Thure von Uexküll
Psychosomatische Medizin

Thure von Uexküll

Psychosomatische Medizin

Herausgegeben von

Rolf H. Adler
Jörg Michael Herrmann
Karl Köhle
Othmar W. Schonecke
Thure von Uexküll
Wolfgang Wesiack

5., neubearbeitete und erweiterte Auflage
Mit 171 Abbildungen im Text und auf Farbtafeln
sowie 125 Tabellen

Urban & Schwarzenberg · München–Wien–Baltimore

Planung und Lektorat:

Inge Pfeifer, Dr. med. Burkhard Scheele

Redaktionelle Mitarbeit:

Heike Asal, Marybeth Bentwood, Bill Bristow, Dr. med. Susanne Büttner, Melanie Girdlestone,
Dr. med. Renate Jäckle, Sigrid Karrer, Gisela Kuhnhäuser, Heather O'Brien,
Dr. med. Elisabeth Pritzen, Susanne Röhrmoser

Herstellung:

Adolf Schmid

Einbandgestaltung:

Dieter Vollendorf

Die Deutsche Bibliothek – CIP-Einheitsaufnahme

Psychosomatische Medizin / Thure von Uexküll.
Hrsg. von Rolf H. Adler... – 5., neubearb. und
erw. Aufl. – München ; Wien ; Baltimore : Urban und
Schwarzenberg, 1996

ISBN 3-541-08845-1
NE: Uexküll, Thure von; Adler, Rolf [Hrsg.]

1. Auflage 1979 ISBN 3-541-08841-9
2. Auflage 1981 ISBN 3-541-08842-7
3. Auflage 1986 ISBN 3-541-08843-5
4. Auflage 1990 ISBN 3-541-08844-3

Satz: Typodata, München
Druck: Beck'sche Druckerei, Nördlingen
Bindung: L. Auer, Donauwörth
Printed in Germany
© Urban & Schwarzenberg 1996
ISBN 3-541-08845-1

Vorwort zur fünften Auflage

Das Vorwort zur ersten Auflage, 1979 erschienen, formuliert das Programm für eine Psychosomatische Medizin, die sich vorgenommen hat, die psychosozialen Aspekte der Heilkunde in die Organmedizin zu integrieren. Damit war die Aufgabe für eine weit in die Zukunft reichende Entwicklung umrissen.

Die folgenden Auflagen zeigen den Verlauf dieser Entwicklung, und die jetzt vorliegende fünfte Auflage ist wieder ein eindrucksvolles Dokument für diesen Prozeß. Er macht deutlich, daß Integration psychosozialer Aspekte »quer« zu der rasch fortschreitenden Aufsplitterung in Spezialdisziplinen verläuft, die der Zuwachs an Wissen über die zellulären und molekularbiologischen Grundlagen von Krankheiten erzwingt. Mit »quer« sind nicht nur die allgemeinen Probleme gemeint, welche die Forderung nach Integration aufwirft, sondern auch die spezifischen Fragen der Diagnostik, der Therapie und der Forschung, welche die Forderung nach Integration der psychosozialen Aspekte in jeder Spezialdisziplin aufwirft, und die nur von diesen Disziplinen beantwortet werden können.

Für die neue Auflage bedeutet dies nicht nur die Weiterentwicklung des theoretischen Grundkonzeptes, sondern auch eine deutlichere Betonung seiner integrativen Funktion in den einzelnen Kapiteln und in dem Aufbau des Buches, das sich in die folgenden acht Abschnitte gliedert:

Abschnitt **I: Wissenschaftstheorie sowie Aus- und Weiterbildung:** Hier bildet ein Vorspann von G. L. Engel den Auftakt, der mit seiner provozierenden Frage nach der Bedeutung des Paradigmawechsels in den Naturwissenschaften für die Medizin deren wissenschaftstheoretische Grundlagen zur Diskussion stellt. Die Kapitel 1 und 2 suchen darauf eine Antwort zu geben. Die Konsequenzen dieser Antwort für eine Theorie des diagnostischen Prozesses und des therapeutischen Geschehens werden in den Kapiteln 20 und 24 dargestellt. Die Folgen einer Integration der psychosozialen Aspekte in die Medizin für die Aus-, Weiter- und Fortbildung zum Arzt werden in den Kapiteln 4 und 5 behandelt.

Der Abschnitt **II: Konzepte und Theorien sowie Epidemiologie** bringt Modelle für die empirische Forschung und deren Ergebnisse. Hier wurden fünf Kapitel – über »Epidemiologie«, über »Vererbung und Umwelt«, über »Entstehung von Beziehungen: Bindungstheorie«, über »Emotion als Mittler zwischen Individuum und Umwelt« sowie über »Bewältigungsstrategien (Coping)« – neu aufgenommen.

In die Abschnitte **III: Diagnostik** und **IV: Therapie** wurden außer den schon erwähnten Kapiteln 20 und 24 die folgenden Kapitel neu aufgenommen: »Indikation als Entscheidungsprozeß«, das »Placebo-Phänomen«, »Rehabilitation aus biopsychosozialer Sicht« und »Ergebnisforschung in Psychotherapie und Psychosomatik«. Dieses letzte Kapitel behandelt ein Thema, das durch die Diskussion über die Forschungsergebnisse Grawes besonders aktuell geworden ist.

In den Abschnitt **V: Institutionalisierung** wurde ein kurzes Kapitel über »Institutionalisierung – Bedarf« neu eingefügt.

Der umfangreichste Abschnitt **VI: Krankheitsbilder** wurde als ein erstes Ergebnis unserer Bemühungen, die organpathologisch orientierten Kapitel durch allgemeine biopsychosoziale Aspekte zu ergänzen, in drei Unterabschnitte gegliedert:
– **VI.1: Verhaltensstörungen als Krankheitsursache,**
– **VI.2: Funktionelle Syndrome** und
– **VI.3: Integrierte Medizin in den Fachgebieten.**
In VI.1 wurde ein Kapitel zur »Psychotraumatologie« und drei Kapitel über »Selbstschädigendes Verhalten« neu aufgenommen.

In VI.3 finden sich drei neue Beiträge – »Familienprozesse bei Krebskrankheiten« und – als besonders eindrucksvoller Beweis für die Richtigkeit unserer These der integrierenden Funktion psychosomatischen Denkens in allen Disziplinen – je ein Beitrag zur »Chirurgie« und »Anästhesiologie«.

Die Abschnitte **VII: Krankheitsverarbeitung und Umgang mit Schwerkranken** und **VIII: Die berufspolitische Situation** wurden neu bearbeitet.

So ist die fünfte Auflage über die Modernisierung früherer Kapitel hinaus wieder ein »neues Buch« geworden. Wir sehen darin nicht nur eine Bestätigung unseres Glaubens an die integrierende Funktion des psychosomatischen Denkens in den von wachsender Aufsplitterung bedrohten Organfächern, sondern auch ein Zeugnis für die Dynamik dieses Prozesses.

Freiburg, Oktober 1995   *Thure von Uexküll*

Vorwort zur ersten Auflage

Wer dieses Lehrbuch in die Hand nimmt, möchte – ehe er sich entschließt, es zu lesen, darüber informiert sein, was ihn erwartet. Vor allem möchte er wissen, was unter »Psychosomatischer Medizin« verstanden, und was nicht darunter verstanden wird. Nicht darunter verstanden wird eine Disziplin, die der Meinung ist, eine begrenzte Anzahl von Krankheiten als »psychosomatisch« etikettieren zu können. In diesem Buch wird vielmehr die Auffassung vertreten, daß psychosoziale Einflüsse auf Entstehung, Verlauf und Endzustände von Krankheiten ebenso wichtige und legitime Probleme für die Heilkunde aufwerfen wie die Einflüsse physikalischer, chemischer oder mikrobiologischer Faktoren. Psychosomatische Medizin unter einem – wie man es auch nennen kann – psychobiologischen Aspekt – hat in Deutschland eine lange Geschichte, die in diesem Jahrhundert auf Ludolf Krehl, Gustav v. Bergmann und Viktor v. Weizsäcker zurückgeht, und die ihren Schwerpunkt in der Inneren Medizin hatte. Mit der Aufsplitterung dieses Faches in eine Reihe von Subdisziplinen ist eine neue Situation entstanden. Eine Reaktion darauf besteht in dem Rat, Psychosomatische Medizin solle sich auf einen ihrer methodischen Ansätze zurückziehen, sei er nun psychoanalytischer oder lerntheoretischer Provenienz, und sich wie die anderen medizinischen Disziplinen zu einem Spezialfach verengen. Eine andere Antwort auf diese Situation verlangt von dem psychosomatisch tätigen Arzt, daß er zu den bisherigen Aufgaben und Problemen auch das Problem einer Integration spezialistischer Ansätze sieht und sich diesem Problem stellt. Die Konsequenz ist eine Öffnung der Psychosomatischen Medizin zu neuen Fragestellungen, neuen Konzepten und neuen Methoden. Diese Antwort auf die Herausforderung der heutigen Situation wird in dem Lehrbuch vertreten. Sie verlangt von dem psychosomatisch tätigen Arzt, daß er bereit ist, sich mit dem Problem der Integration bei Diagnose und Therapie jedes einzelnen Kranken und auf theoretischer Ebene mit neuen Konzepten und deren Erprobung auseinanderzusetzen. Sie verlangt darüber hinaus das Suchen nach neuen Formen der kollegialen Zusammenarbeit, sowohl in der Krankenversorgung wie in der Forschung.

Der Plan zu diesem Lehrbuch und die ersten Anfänge zu seiner Verwirklichung wurden in einer Gruppe von Ärzten gefaßt, die im Rahmen einer Abteilung für Innere Medizin und Psychosomatik zehn Jahre an einer modernen, hochspezialisierten internistischen Universitätsklinik gearbeitet haben. Ich möchte an dieser Stelle allen Mitarbeitern danken, welche die Belastungen einer doppelten Weiterbildung in Innerer Medizin und Psychotherapie, die inneren und äußeren Spannungen und die Schwierigkeiten der Identitätsfindung ertragen haben, denen sie in diesen Jahren ausgesetzt waren. Ihre Mitarbeit an zahlreichen Kapiteln dieses Lehrbuchs ist auch ein Zeugnis ihres Entwicklungsprozesses. Darüber hinaus möchte ich allen anderen Autoren für ihre Bereitwilligkeit danken, ihre Beiträge uns anzuvertrauen. Das gilt besonders für die drei amerikanischen Autoren, deren Beiträge uns in eindrucksvoller Weise zeigen, was Psychosomatische Medizin durch eine Öffnung zu enger Grenzen gewinnen kann. Mein Dank gilt Ursula Lodders, Gertrud Müller, Klara Paulus, Waltraud Pfister, Heidrun Richter und Renate Senft für die vorbildliche Mitarbeit bei der Abschrift von Protokollen und Manuskripten. Schließlich gilt mein Dank nicht zuletzt dem Verleger, vor allem für die Geduld, die er mit uns gehabt hat.

Freiburg, Frühjahr 1979   *Thure von Uexküll*

Inhaltsverzeichnis

VORSPANN

Wie lange noch muß sich die Wissenschaft der Medizin auf eine Weltanschauung aus dem 17. Jahrhundert stützen?

George L. Engel

Teil I
Wissenschaftstheorie – Aus- und Fortbildung

KAPITEL 1

Wissenschaftstheorie: ein bio-psycho-soziales Modell

Thure von Uexküll und Wolfgang Wesiack

Teil II

Konzepte und Theorien – Epidemiologie

KAPITEL 33

Suggestive und übende Verfahren 450

Reinhard Lohmann
mit einem Teilbeitrag von Jörg Michael Herrmann

KAPITEL 34

Körperorientierte Psychotherapie 464

Hans Müller-Braunschweig

KAPITEL 35

**Interaktionsprobleme bei der
Verordnung von Psychopharmaka** 477

Gerhard H. Paar

KAPITEL 36

Rehabilitation aus biopsychosozialer Sicht . 483

Rolf H. Adler

KAPITEL 49

Teil VI.2
Funktionelle Syndrome

KAPITEL 50

KAPITEL 51

KAPITEL 52

KAPITEL 56

KAPITEL 57

Teil VI.3

Integrierte Medizin in den Fachgebieten

KAPITEL 58

KAPITEL 59

KAPITEL 60

Krankheitsverarbeitung und Psychotherapie nach Herzinfarkt – Perspektiven für ein biopsychosoziales Behandlungskonzept . . . 798

Karl Köhle, Ekkehard Gaus und Dirk Waldschmidt

KAPITEL 61

Asthma bronchiale 810

Wolfram Schüffel, Jörg Michael Herrmann, Bernhard Dahme und Rainer Richter

---

KAPITEL 78

Neurologie 1067

Mechthilde Kütemeyer und
Ulrich Schultz-Venrath

KAPITEL 79

Dermatologie 1087

Uwe Gieler und Ulrich Stangier

KAPITEL 80

Phoniatrie 1102

Hans H. Bauer

KAPITEL 81

HNO-Heilkunde 1111

Joseph Sopko und Hans H. Bauer

KAPITEL 82

Zahnheilkunde 1125

*Hans-Joachim Demmel
und Friedhelm Lamprecht*

KAPITEL 83

Krankheiten in Kindheit und Jugend 1131

Dieter Bürgin und Barbara Rost

KAPITEL 84

Psychosomatische Sicht Alternder 1162

Hartmut Radebold

Teil VII

**Krankheitsverarbeitung und Umgang
mit Schwerkranken**

KAPITEL 85

**Körperlich begründbare psychische
Störungen** 1185

Ekkehard Gaus und Karl Köhle

KAPITEL 86

Intensivmedizin 1194

Ekkehard Gaus und Karl Köhle

Teil VIII

Berufspolitische Situation

KAPITEL 89

**Die Einführung der psychosomatischen
Betrachtungsweise als wissenschafts-
theoretische und berufspolitische Aufgabe –
Gedanken zum Problem der ärztlichen
Verantwortung** 1251
Thure von Uexküll

Verzeichnis der Herausgeber und Verfasser

Herausgeber

Prof. Dr. Rolf H. Adler
Universitätsspital
Chefarzt der Med. Abteilung
C.L. Lory-Haus
Inselspital
CH-3010 Bern

Prof. Dr. Jörg Michael Herrmann
Ltd. Medizinaldirektor der Klinik
für Rehabilitation Glotterbad
der LVA Württemberg
79286 Glottertal

Prof. Dr. Karl Köhle
Direktor des Instituts und Poliklinik
für Psychosomatik und
Psychotherapie der Universität
Joseph-Stelzmann-Straße 9
50931 Köln

Prof. Dr. Othmar W. Schonecke
Universität des Saarlandes
Institut Med. und Klin. Psychologie
Universitätskliniken
66421 Homburg

Prof. Dr. Thure von Uexküll
Sonnhalde 15
79104 Freiburg

Prof. Dr. Wolfgang Wesiack
Langgasse 37
A-6065 Thaur

Verfasser

Dr. Peter Aymanns, Dipl.-Psych.
Fachbereich I, Psychologie
Universität Trier
54286 Trier

Prof. Dr. Hans H. Bauer
Neisemeyer-Weg 2a
48165 Münster

Sophinette Becker, Dipl.-Psych.
Abt. für Sexualwissenschaft
Klinikum der Universität
Theodor-Stern-Kai 7
60590 Frankfurt/Main

Prof. Dr. Wolfgang Beischer
Ärztl. Direktor der Med. Klinik III
Bürgerhospital
Tunzhofer Straße 14–16
70191 Stuttgart

Dr. Luciano A. Berti, Dipl.-Psych.
Hinter den Wiesen 19
55127 Mainz-Marienborn

Prof. Dr. Wilfried Biebl
Leiter der Abt. für Psychosomatische
Medizin und
Psychosoziale Psychiatrie
Universitätsklinik für Psychiatrie
Anichstraße 35
A-6020 Innsbruck

Dr. Manfred Beutel, Dipl.-Psych.
Institut für Med. Psychologie und
Psychotherapie der Universität
Langerstraße 3
81675 München

Prof. Dr. Claus Bischoff
Leitender Psychologe
Psychosomatische Fachklinik
Kurbrunnenstraße 12
67098 Bad Dürkheim

Prof. Dr. Ulf Börner
Klinik für Anästhesiologie
und Operative Intensivmedizin
der Universität
Joseph-Stelzmann-Str. 9
50931 Köln

Prof. Dr. Dieter Bürgin
Vorsteher und Chefarzt
Kinder- und Jugendpsychiatr.
Universitätsklinik und -Poliklinik
Schaffhauserrheinweg 55
CH-4058 Basel

Priv.-Doz. Dr. Ulrich Clement,
Dipl.-Psych.
Psychosomatische Universitätsklinik
Thibautstraße 2
69115 Heidelberg

Prof. Dr. Bernhard Dahme
Psycholog. Institut III der Universität
von-Melle-Park 5
20146 Hamburg

Dr. Hans-Joachim Demmel
Lietzenburger Straße 51
10789 Berlin

Prof. Dr. Peter Diederichs,
Dipl.-Psych.
Corneliusstraße 12c
10787 Berlin

Dr. Paul Enck, Dipl.-Psych.
Med. Klinik D der Universität
Moorenstraße 5
40225 Düsseldorf

George L. Engel, M.D.
Prof. of Medicine and Psychiatry
91, St. Gabriel drive
Rochester, N.Y. 14610/USA

Dr. Dirk Fehlenberg, Dipl.-Psych.
Landeskrankenhaus Weißenau
88214 Ravensburg-Weißenau

Prof. Dr. Hubert Feiereis
Med. Universität
Ratzeburger Allee 160
23538 Lübeck

Prof. Dr. Christian von Ferber
Auf dem Ufer 7, Urdenbach
40593 Düsseldorf

Prof. Dr. Sigrun-Heide Filipp
Fachbereich I, Psychologie
Universität Trier
54286 Trier

Prof. Dr. Hans-Ulrich Fisch
Direktor der Psychiatr.
Universitätspoliklinik
Murtenstraße 21
CH-3010 Bern

Prof. Dr. Gottfried Fischer
Wiss. Leiter des Instituts
für Psychotraumatologie
Sternwaldstraße 4
79102 Freiburg

Prof. Dr. Matthias Franz
Stellvertr. Direktor des Klin. Instituts
für Psychosomatische Med. und
Psychotherapie der Universität
Moorenstraße 5
40225 Düsseldorf

Dr. Ekkehard Gaus
Chefarzt d. Psychosomatischen Klinik
Städt. Krankenanstalten
Hirschlandstraße 97
73730 Esslingen

Dr. Werner Geigges
Ärztl. Leiter der Abt.
Familienrehabilitation
Klinik für Rehabilitation Glotterbad
der LVA Württemberg
79286 Glottertal

Prof. Dr. Uwe Gieler
Psychosomatische Dermatologie
Zentrum für Psychosomatische Med.
der Universität
Ludwigstraße 76
35392 Gießen

Dr. Herbert Gschwind
Abt. für Sexualwissenschaft
Klinikum der Universität
Theodor-Stern-Kai 7
60590 Frankfurt/Main

Dr. Ernst-Albrecht Günthert
Englschalkinger Straße 199
81927 München

Norbert Gurris
Behandlungszentrum
für Folteropfer in Berlin
Haus 6, Klinikum Westend
Spandauer Damm 130
14050 Berlin

Prof. Dr. Uwe Heinemann
Abt. Neurophysiologie
Institut für Physiologie der Charité
Humboldt-Universität
Tucholskystraße 2
10117 Berlin

Willi Hemmeler, Dipl.-Psych.
Universitätsspital
C.L. Lory-Haus, Med. Abteilung
Inselspital
CH-3010 Bern

Prof. Dr. Dirk H. Hellhammer
Forschungszentrum
für Psychobiologie und
Psychosomatik der Universität Trier
Universitätsring 15
54286 Trier

Prof. Dr. Sven Olaf Hoffmann
Direktor der Klinik und
Poliklinik für Psychosomatische Med.
und Psychotherapie der Universität
Untere Zahlbacher Straße 8
55131 Mainz

Prof. Dr. Jesper Hoffmeyer
Institute of Molecular Biology
83, Solvgade
DK-1307 Copenhagen

Dr. Marianne Holzamer-Herrmann
Klinik für Rehabilitation Glotterbad
der LVA Württemberg
79286 Glottertal

Dr. Bernd Hontschik
Arzt für Chirurgie
Zeil 65-69
60313 Frankfurt/Main

Dr. Christoph Hürny
Universitätsspital
C.L. Lory-Haus, Med. Abteilung
Inselspital
CH-3010 Bern

Prof. Dr. Paul L. Janssen
Ltd. Arzt der Westf. Klinik
für Psychiatrie
Leiter der Abt. Psychotherapie
und Psychosomatik
Akad. Lehrkrankenhaus
der Universität Bochum
Marsbruchstraße 179
44287 Dortmund

Priv.-Doz. Dr. Günther Jantschek
Leiter des Bereichs Psychosomatik
und Psychotherapie
Zentrum Innere Medizin
Ratzeburger Allee 160
23538 Lübeck

Prof. Dr. Peter Joraschky
Leiter der Abt. für Psychosomatik
Psychiatr. Klinik und Poliklinik
der Universität
Schwabachanlage 6
91054 Erlangen

Dr. Kristina Jung
Institut für Psychosomatik
und Psychotherapie der Universität
Joseph-Stelzmann-Str. 9
50931 Köln

Prof. Dr. Horst Kächele
Leiter der Abt. Psychotherapie
Klinik für Psychiatrie, Psychosomatik
und Psychotherapie der Universität
Am Hochsträß 8
89081 Ulm

Dr. Clemens Kirschbaum
Forschungszentrum
für Psychobiologie und
Psychosomatik der Universität Trier
Universitätsring 15
54286 Trier

Dr. Sibylle Klosterhalfen
Institut für Med. Psychologie
der Universität
Postfach 101007
40001 Düsseldorf

Prof. Dr. Wolfgang Klosterhalfen
Städt. Kinderklinik
Gelsenkirchen Buer
Westerholter Straße 142
45829 Gelsenkirchen

Prof. Dr. Uwe Koch
Direktor der Abt. für Med.
Psychologie
Univ.-Krankenhaus
Hamburg-Eppendorf
Martinistraße 52
20246 Hamburg

Dr. Lotte Köhler
Pienzenauerstraße 91
81925 München

Dr. Hans Kordy
Forschungsstelle für Psychotherapie
Christian-Belser-Straße 79a
70597 Stuttgart

Prof. Dr. Rainer Krause
Universität des Saarlandes
Fachrichtung Psychologie
Universitätscampus, Bau 1.1
66041 Saarbrücken

Prof. Dr. Bernhard Kubanek
DRK-Blutspendezentrale
Abt. Transfusionsmedizin
der Universität Ulm
Helmholtzstraße 10
89081 Ulm

Dr. Mechthilde Kütemeyer
Chefärztin der Psychosomatischen Abt.
St. Agatha-Krankenhaus
Feldgärtenstraße 97
50735 Köln

Prof. Dr. Friedhelm Lamprecht
Abt. III: Psychosomatik und
Psychotherapie
Med. Hochschule Hannover
Konstanty-Gutschow-Straße 8
30625 Hannover

Prof. Dr. Wolfgang Langosch
Abt. Klin. Psychologie
Herz-Zentrum Bad Krozingen
Südring 15
79189 Bad Krozingen

Prof. Dr. Hendrik Lehnert
Direktor der Klinik für
Endokrinologie und
Stoffwechselkrankheiten
Zentrum für Innere Medizin
Leipziger Straße 44
39120 Magdeburg

Dr. Thomas Loew
Psychiatr. Klinik der Universität
Martin-Luther-Platz 3
91054 Erlangen

Prof. Dr. Reinhard Lohmann
Hüttenrothstraße 9
34376 Immenhausen

Dr. Rolf Manz
Elfenstraße 46
68169 Mannheim

Christine Muck-Weich, Dipl.-Psych.
Institut f. Psychosomatik
und Psychotherapie der Universität
Joseph-Stelzmann-Straße 9
50937 Köln

Prof. Dr. Hans Müller-Braunschweig
Volpertstriesch 4
35435 Wettenberg-Launsbach

Prof. Dr. Dr. Fritz A. Muthny
Direktor des Instituts für
Med. Psychologie der Universität
Von-Esmarch-Straße 56
48149 Münster

Dr. Gerhard H. Paar
Chefarzt der Gelderland-Klinik
Fachklinik für Psychotherapie
und Psychosomatik
Clemensstraße 1
47608 Geldern

Prof. Dr. Hannes G. Pauli
Holligenstraße 93
CH-3008 Bern

Prof. Dr. Reinhard Plassmann
Fachklinik für Psychosomatische
Erkrankungen, Burgklinik
Burgstraße 19
36457 Stadtlengsfeld

Christa Probst-Geigges, Dipl.-Psych.
Klinik für Rehabilitation Glotterbad
der LVA Württemberg
79286 Glottertal

Dr. Christian Pross
Behandlungszentrum
für Folteropfer in Berlin
Haus 6, Klinikum Westend
Spandauer Damm 130
14050 Berlin

Prof. Dr. Volker Pudel
Leiter der Ernährungspsycholog.
Forschungsstelle der Universität
von-Siebold-Straße 5
37075 Göttingen

Dr. Gunhild Purtscheller
Universitätsklinik
für Med. Psychologie
und Psychotherapie
Sonnenburgstraße 9
A-6020 Innsbruck

Prof. Dr. Hartmut Radebold
Gesamthochschule Kassel
Interdisziplinäre Arbeitsgruppe
für Angewandte soziale Gerontologie
Mönchebergstraße 19
34125 Kassel

Dr. Andreas Radvila
Chefarzt
Bernische Hoehenklinik Bellevue
Montana
Intern-medizin. Spitalstation
CH-3962 Montana

Prof. Dr. Dr. Hans-Heinrich Raspe
Direktor des Instituts
für Sozialmedizin
der Med. Universität zu Lübeck
St.-Jürgen-Ring 66
23564 Lübeck

Dr. Michael Rassek
Märchenweg 11
34134 Kassel

Ekkehard Reisinger, Dipl.-Psych.
Institut für Psychosomatik und
Psychotherapie der Universität
Joseph-Stelzmann-Straße 9
50931 Köln

Kirsten Reschke, Dipl.-Med.
Zentrum für Innere Medizin
Klinik für Endokrinologie
und Stoffwechselkrankheiten
Leipziger Straße 44
39120 Magdeburg

Prof. Dr. Dietmar Richter
Kreiskrankenhaus
Gyn.-Geburtshilfl. Abteilung
79713 Bad Säckingen

Prof. Dr. Rainer Richter
Universitäts-Krankenhaus
Hamburg-Eppendorf
Abt. für Kinder- und
Jugendpsychiatrie
Martinistraße 52
20246 Hamburg

Prof. Dr. Peter Riedesser
Direktor der Abt. für Kinder-
und Jugendpsychiatrie
Universitäts-Krankenhaus
Hamburg-Eppendorf
Martinistraße 52
20246 Hamburg

Dr. Barbara Rost
Kinder- und Jugendpsychiatr.
Universitätsklinik und -Poliklinik
Schaffhauserrheinweg 55
CH-4058 Basel

Dr. Lore Schacht
Panoramastraße 6/2
79312 Emmendingen-Windenreute

Prof. Dr. Nikolaus Schäfer
Chefarzt der Inneren Abteilung
Kreiskrankenhaus
Am Kälblesrainweg 1
73430 Aalen

Prof. Dr. Heinz Schepank
Ärztl. Direktor
der Psychosomatischen Klinik
Zentralinstitut für Seel. Gesundheit
Quadrat J 5
68159 Mannheim

Priv.-Doz. Dr. Thomas H. Schmidt
Leiter d. Arbeitsbereichs III:
Präventiv- u. Verhaltensmedizin
Abt. Epidemiologie
und Sozialmedizin
Medizinische Hochschule Hannover
Konstanty-Gutschow-Straße 8
30625 Hannover

Prof. Dr. Wolfram Schüffel
Leiter der Abt. Psychosomatik
Zentrum für Innere Medizin
Baldingerstraße
35033 Marburg

Priv.-Doz. Dr. Ulrich Schultz-Venrath
Abt. für Neurologie, Klinikum
der Universität Witten/Herdecke
Gemeinschaftskrankenhaus Herdecke
Beckweg 4
58313 Herdecke

Dr. Anny Seifert-Börner
Ltd. Ärztin der Fachklinik
Phönix-Haus, Schloß Bornheim
Burgstraße 53
53332 Bornheim

Claudia Simons, Dipl.-Psych.
Abt. Med. Psychologie
der Universität Ulm
Am Hochsträß 8
89081 Ulm

Dr. Wolfgang Söllner
Universitätsklinik
für Med. Psychologie
und Psychotherapie
Sonnenburgstraße 9
A-6020 Innsbruck

Beate Sollors-Mossler
Analytische Kinder- und
Jugendlichen-Psychotherapeutin
Edenkobener Straße 4
68549 Ilvesheim

Prof. Dr. Joseph Sopko
Leiter der Abt. Phoniatrie
Universitätsklinik und -Poliklinik
für HNO-Krankheiten
Kantonsspital Basel
Petersgraben 4
CH-4031 Basel

Dr. Ulrich Stangier, Dipl.-Psych.
Psycholog. Institut der Universität
Robert-Mayer-Straße 1
Postfach 11 19 32, Fach 120
60054 Frankfurt/Main

Prof. Dr. Manfred Stauber
Psychosomat. Gynäkologie
I. Frauenklinik
Klinikum Innenstadt der Universität
Maistraße 11
80337 München

Dr. Wolfgang Stiels, Dipl.-Psych.
Klinik für Rehabilitation Glotterbad
der LVA Württemberg
79286 Glottertal

Prof. Dr. Albert J. Stunkard
Hospital of the University
of Pennsylvania
205, Piersol Building
Philadelphia, PA 19104, USA

Dr. Walter Thomas, Dipl.-Psych.
Institut und Poliklinik
für Psychosomatik
und Psychotherapie der Universität
Joseph-Stelzmann-Straße 9
50931 Köln

Prof. Dr. Harald C. Traue
Abt. Med. Psychologie
der Universität Ulm
Am Hochsträß 8
89081 Ulm

Prof. Dr. Dr. Wolfgang Tress
Direktor der Klinik und des Instituts
für Psychosomatische Med. und
Psychotherapie der Universität
Bergische Landstraße 2
40629 Düsseldorf

Dirk Waldschmidt
Institut und Poliklinik
für Psychosomatik und
Psychotherapie der Universität
Joseph-Stelzmann-Str. 9
50931 Köln

Prof. Dr. Herbert Weiner
University of California
Neuropsychiatric Institute
and Hospital
760 Westwood Plaza
Los Angeles, CA 90024/USA

Prof. Dr. Michael Wirsching
Ärztl. Direktor
der Abt. Psychotherapie
und Psychosomat. Medizin
Hauptstraße 8
79104 Freiburg

Prof. Dr. Helmuth Zenz
Leiter der Abt. Med. Psychologie
der Universität Ulm
Am Hochsträß 8
89081 Ulm

Jutta Zenz
Weiterbildungsbeauftragte
des Pflegesektors
Zentrum Innere Medizin
Steinhövelstraße 9
89075 Ulm

Einleitung

Thure von Uexküll

Als wir 1979 die erste Auflage dieses Buches vorbereiteten, hatten wir keine Bedenken, es »Lehrbuch der Psychosomatischen Medizin« zu nennen. Schon damals fielen uns jedoch Widersprüche auf, die mit dieser Benennung verbunden waren: »Lehrbücher« brauchen keine theoretische Einleitung. Sie kommen ohne Umschweife »zur Sache«.

Unser Buch beginnt mit einer theoretischen Einleitung und der Frage, was denn eigentlich »die Sache der Medizin« sei. Weiter: »Lehrbücher« wenden sich, wie Thomas Kuhn (1973) formuliert, an »anerkannte Gemeinschaften« einer »normalen Wissenschaft«.

Unser Buch wendet sich, wie wir es damals formulierten: »in erster Linie an Ärzte und Medizinstudenten, darüber hinaus aber auch an alle, die sich für die Frage interessieren, welche Rolle die individuell erlebte Wirklichkeit eines Menschen für dessen Gesundsein oder Kranksein spielt, wenn wir unter dieser Wirklichkeit nicht nur die hell erleuchtete Bühne verstehen, auf der die bewußt erlebten Auseinandersetzungen mit den Mitmenschen und Gegenständen unserer Umgebung stattfinden, sondern auch den Raum hinter den Kulissen, in dem Stimmungen und Gefühle für die wechselnde Beleuchtung des Vordergrundes sorgen. Damit sind alle angesprochen, die der Beruf mit Problemen des menschlichen Verhaltens und Reagierens konfrontiert, also auch Psychologen, Pädagogen, Soziologen, Sozialarbeiter und Angehörige der Pflegeberufe.«

Die Adressaten unseres Buches bilden keine »anerkannte Gemeinschaft der normalen Medizin«, sondern eine heterogene Gruppe, die für ein sehr allgemein und sehr theoretisch definiertes Ziel interessiert werden soll. Dieser Widerspruch zu einem »Lehrbuch« ist uns im Verlauf der Jahre deutlicher geworden. Daher haben wir schon für die dritte Auflage auf die Bezeichnung »Lehrbuch« verzichtet.

Die Einleitung zur fünften Auflage könnte sich mit dem Hinweis begnügen, daß die Auseinandersetzung mit dem Problem, das hinter diesem Widerspruch verborgen ist, in dem Kapitel über die Theorie-Entwicklung in der Medizin (s. Kap. 1, »Wissenschaftstheorie: ein bio-psycho-soziales Modell«) erfolgen wird. Sie muß aber hinzufügen, daß diese Auseinandersetzung nicht nur einer Standortbestimmung der Medizin in unserer Wissenschaftslandschaft dient; sie soll auch Voraussetzungen für ein vertieftes Verständnis der Konzepte und Modelle schaffen, von denen die Praxis einer Medizin ausgehen muß, die Gesundheit und Krankheit nicht als Probleme von Organen sondern von Menschen als bio-psycho-soziale Wesen versteht.

Nur ein Hinweis sei vorweggenommen: Die Problematik, die der Begriff »Lehrbuch« aufwirft, hängt mit der Problematik des Begriffs »Paradigma« zusammen, den Thomas Kuhn für ein Modell geprägt hat, das in einem Wissenschaftszweig bei der Lösung eines begrenzten aber wichtigen Problems erfolgreicher war, als die bisherigen Modelle, und das nun als Beispiel (Paradigma) auch zur Lösung verwandter Probleme eingesetzt wird. Auf diese Weise begründet es eine Gemeinde von Wissenschaftlern, die den Anwendungsbereich des Paradigmas erweitern und seine Regeln präzisieren. Damit entsteht das, was Kuhn »normale Wissenschaft« nennt, die sich – wie er es ausdrückt – mit »Aufräumarbeit« der Möglichkeiten beschäftigt, die das Paradigma eröffnet hat.

Zu der Bedeutung den der Begriff »Lehrbuch« in diesem Zusammenhang hat, stellt Leithoff (1992) fest, daß »Normalwissenschaft durch eine rigide, autoritär organisierte Ausbildung gekennzeichnet ist, die Kontinuität, Effektivität und Homogenität garantieren soll. Für sie hat das Lehrbuch die Aufgabe, die Autorität aufrecht zu erhalten. Nach Thomas Kuhn ist das autoritäre, allgemein anerkannte Lehrbuch ein typisches Zeichen für das Vorhandensein eines (unangezweifelten) Paradigmas.«

»Normale Wissenschaft« läßt sich demnach als Kunst definieren, das mit erprobten Rezepten Lösbare zu lösen, oder, wie Jakob v. Uexküll es formuliert hat, als Suche nach Beispielen für (bekannte) Regeln. Eine innovative Wissenschaft muß dagegen nach (neuen) Regeln für die Bcispiele suchen, mit denen sie in der Praxis konfrontiert ist. Wir meinen: Das ist die Aufgabe einer bio-psycho-sozialen Medizin. In diesem Zusammenhang schien uns auch eine Diskussion der Begriffe »Paradigma« und »Paradigma-Wechsel« wichtig. Allein die Inflation, die diese Begriffe erlitten haben, macht eine Klärung der Begriffe dringlich.

Ein unmittelbarer Ertrag dieser Auseinandersetzung mit Problemen der Theorie wird schon in der Kapiteleinteilung des Buches sichtbar: Zwei kurze Kapitel über die Theorie des diagnostischen und therapeutischen Prozesses leiten zusammenhängende Abschnitte über die einzelnen Verfahren ein. Die Einteilung in Krankheitsgruppen ist übersichtlicher geworden. Sie ersetzt die bisher vorwiegend organorientierte Betrachtungsweise durch den Versuch einer Gliederung nach bio-psycho-sozialen Aspekten, wie »Verhaltensstörungen als Krankheitsursache« und »Funktionelle Syndrome«.

Die unter der Überschrift »Krankheiten einzelner Fachgebiete« zusammengefaßten Kapitel zeigen wieder deutlich, daß »Psychosomatische Medizin«

1

keine Spezialdisziplin ist, sondern als veränderte Betrachtungsweise des kranken Menschen jedes Fach der Medizin – auch die Chirurgie und die Zahnheilkunde – angeht, die mit zwei neuen Kapiteln vertreten sind.

Diese hocherfreuliche Entwicklung bringt für die Herausgeber und den Verlag zunehmende Schwierigkeiten, den ständig wachsenden Stoff in dem vorgegebenen Rahmen unterzubringen. Daß dieses Kunststück wieder gelang, ist der umsichtigen Planung des Verlags und dem Verständnis der Autoren für die Notwendigkeit einer strengen Disziplin in der Einhaltung des Rahmens ihrer Beiträge zu verdanken.

Wie lange noch muß sich die Wissenschaft der Medizin auf eine Weltanschauung aus dem 17. Jahrhundert stützen?

George L. Engel

Jede Betrachtung eines wissenschaftlichen Modells der Medizin, das das biomedizinische Modell ablösen soll, sei es das biopsychosoziale oder ein anderes, kommt nicht um grundsätzliche Fragen herum: Können die Ärzte beim Studium und bei der Betreuung ihrer Patienten entsprechend dem neuen Modell Wissenschaftler sein? Erlaubt dieses Modell, im menschlichen Bereich wissenschaftlich zu arbeiten – oder entzieht sich in ihm der menschliche Bereich der Wissenschaft? Betrachtet es den menschlichen Aspekt lediglich als eine Kunst, wie es das biomedizinische Modell postuliert? Die Beantwortung dieser Fragen hängt davon ab, was unter Wissenschaft und wissenschaftlicher Methode verstanden wird und noch viel mehr davon, welches wissenschaftliche Paradigma das Forschen nach Wissensvermehrung lenkt und die Form der Problemlösungen bestimmt. Der grundlegende Unterschied liegt nicht zwischen »Wissenschaft« und »Kunst«, sondern zwischen wissenschaftlich denken und vorgehen oder eben nicht so denken und vorgehen.

1 Persönliche Erfahrungen

Mit dieser Frage wurde ich schon früher, nämlich in der Kindheit, konfrontiert, obwohl ich damals noch kein Problem ausmachen konnte und es auch nicht hätte benennen können. Folgende Situation kennzeichnete meine Jugend: Meine beiden Brüder und ich wuchsen im Haus unseres Onkels Emanuel Libman (1872–1946), eines damals berühmten Arztes und Forschers, auf. Unsere Mutter, die den Haushalt für ihren ledigen Bruder Emanuel und den verwitweten Vater führte, hatte spät geheiratet, und so geschah es, daß sich die Engel-Familie im Libmanschen Haus niederließ. Es war ein vierstöckiges »Brownstone«-Haus im mittleren Manhattan. Wir drei Jungen wuchsen in einer von Libmans beruflicher Tätigkeit geprägten Atmosphäre heran. Tagsüber und nachts herrschte ständige, bisweilen hektische Aktivität. Die Praxis mit Bibliothek und Laboratorium belegte das Erdgeschoß, der Keller war zu einem Pathologie-Museum ausgebaut. Schlaf- und Wohnzimmer, wo unser Onkel oft Besucher empfing, lagen im 4. Stock, neben unseren eigenen Schlafzimmern. Libmans Ruhm konnte uns, seinen Neffen, nicht lange verborgen bleiben. Alle drei begannen

wir schon bald zu rätseln, was er eigentlich tat und warum er so berühmt und gefragt war. Zu seinen Patienten gehörten bekannte Persönlichkeiten und unter seinen Besuchern, die mit ihm Gespräche führten, waren medizinische Größen, aber auch solche aus anderen Wissenschaftsbereichen aus der ganzen Welt z. B. William Welch, Ludwig Aschoff, Alexis Carell, Simon Flexner, Albert Einstein.

Die Familie nahm selbstverständlich an, daß wir zu gegebener Zeit alle drei Ärzte werden würden, »wie Onkel Manny«. Aber mein Bruder Lewis (1908–1978) entschloß sich schon mit zehn oder elf Jahren anders: Er wollte nicht Arzt, sondern Wissenschaftler werden. Zielstrebig und hartnäckig widmete er sich der Chemie. Es begann mit Chemie-Bastelkästen in einem behelfsmäßigen Labor im Keller, wo die jüngeren Brüder als Hilfskräfte eingesetzt wurden. Den größten Teil seiner Laufbahn verbrachte er an der »Harvard Medical School« als »American Cancer Society Professor of Biological Chemistry«, schließlich als deren Vorsitzender. Mein Zwillingsbruder Frank (1913–1963) und ich aber schwankten. Wir verschlangen Bücher über medizinische und andere Wissenschaften und Wissenschaftler. Lewis und seine Biochemie-Kommilitonen verspotteten uns erbarmungslos, nur weil wir mit dem Gedanken spielten, ein so unwissenschaftliches Leben wie das eines Arztes zu führen. Aber auf der anderen Seite war da Libman, weltweit anerkannt als außerordentlicher Kliniker mit diagnostischem Scharfsinn. Sein wissenschaftliches Ansehen beruhte jedoch nicht in erster Linie darauf, sondern auf seinen Arbeiten im Labor über Probleme der Pathologie und der Bakteriologie. Am Krankenbett war er ein Hexenmeister und vollbrachte erstaunliche diagnostische Taten – so jedenfalls erzählt es die Familiengeschichte. Oft erlebte ich mit, daß seine Diagnosen durch die Obduktion bestätigt wurden, was den in der Familie zirkulierenden Geschichten eine gewisse Glaubwürdigkeit verlieh.

Aber weshalb galten diese Leistungen an Patienten als weniger wissenschaftlich als seine Laborarbeiten? Frank und ich wunderten uns darüber, konnten aber das Rätsel nicht lösen. Beide hatten wir schon mit 19 Jahren den Sommer über am »Marine Biological Laboratory« in Woods Hole, Massachusetts, zu arbeiten begonnen. Dort lernten wir aus erster Hand das wissenschaftliche Arbeiten im Laboratorium (Engel et al., 1935; Webster et al., 1934) und stießen endlich auf die Lösung unserer Frage: man muß am Patienten auf die gleiche Weise vorgehen, wie es uns die Arbeit im Labor gelehrt hatte: sorgfältig, genau, gründlich, zuverlässig, aufs Wesentliche konzentriert, verständlich. Als wir den klinischen Studienabschnitt erreichten, zahlte sich dieses Verhalten bereits aus. Im vierten Jahr an der Hopkins Universität zollten uns die Lehrer Respekt für klinisches Geschick und diagnostische Fähigkeiten. Offensichtlich hatte Flexner recht, wenn er das Labor für die geeignete Vorbereitung auf den wissenschaftlichen Zugang zum Krankenbett hielt.

1941 nahm ich an einem Forschungsprojekt über das Delir teil und lernte dabei den Psychiater John Romano kennen. Aufgrund dieser Begegnung lernte ich nicht nur die menschlichen, psychosozialen Aspekte der Medizin kennen, sondern – und das war für mich noch bedeutsamer –, ich erfuhr, welche die grundlegenden Daten auf diesem Gebiete sind, und wie man Zugang zu ihnen findet. Die zwischenmenschliche Beziehung mit dem Dialog als Medium, dem Interview als wissenschaftlichem Instrument zur Erforschung des Menschen, erwies sich als wichtiger Schlüssel. Ich bin überzeugt davon, daß das Interview das mächtigste, umfassendste, empfindsamste und vielseitigste Instrument ist, das dem Arzt zur Verfügung steht. Zudem dient es verschiedensten Zwecken. Aber niemand hatte uns je Anwendung oder Regeln des Interviews gelehrt. Seit jenem Zeitpunkt hatten sich meine Einstellung und der Zugang zu meinem Beruf und zur Wissenschaft verändert. Endlich hatte ich einen wissenschaftlichen Zugang zu den menschlichen Seiten der Medizin gefunden, vergleichbar einem Teleskop, dem sich der Himmel öffnet. Wissenschaftliche Haltung, wissenschaftliche Fragestellungen waren also auch am Krankenbett möglich!

2 Wissenschaft im Wandel – Modelle und Paradigmata des 17. und 20. Jahrhunderts

Um zu verstehen, wie dies geschehen kann, müssen wir uns zuerst der Frage zuwenden, was Wissenschaft ist und was es bedeutet, wissenschaftsgerecht vorzugehen. Beginnen wir mit Charles Odegaards Definition (1986):

> **Wissenschaft:**
>
> »Wissenschaft stellt die ausdauernste, konsequenteste Bemühung des Menschen dar, das Wissen zu erweitern und zu ordnen, und zwar durch vernünftiges Vorgehen, wobei sich das Wissen schließlich auf Beweise abstützen muß, die durch Außenkriterien validierbar sind.«

Halten wir fest, daß diese Defintion die Erscheinungen nicht begrenzt, die der wissenschaftlichen Untersuchung unterzogen werden.

> **Wissenschaftliche Methode:**
>
> »Die wissenschaftliche Methode ist in dem Sinne umfassend, als es in der Natur grundsätzlich keine Phänomene gibt, die sich der wissenschaftlichen Methode entziehen, valide Daten zu sammeln und sie zu verifizieren« (Zimmermann, 1984).

Fortschritte in der Wissenschaft hängen von der Entwicklung von Instrumenten und Techniken ab, die den zu untersuchenden Phänomenen angemessen sind und den Umständen, unter denen sie beobachtet werden können. Viren können nicht mit bloßem Auge untersucht werden. Entsprechend können menschliche Phänomene nur mit menschlichen Mitteln und in einer für Menschen typischen Situation wissenschaftlich studiert werden.

Was versteht man unter einem wissenschaftlichen »Paradigma« oder »Modell«?

> **Paradigma:**
>
> »Paradigmata bestehen aus Konzepten, Annahmen und Regeln, die den Forscher lenken, wenn er in seinem Arbeitsgebiet sein Wissen vermehrt und Problemlösungen sucht.«

Paradigmata gewinnen unser Vertrauen in dem Maße, als sie zur erfolgreichen Lösung von Problemen beitragen und sie verlieren es, wenn sich paradoxe Beobachtungen häufen (Kuhn, 1970).

Paradigmata üben auf den Forscher bei der Wahl seines Forschungsgegenstandes und der Wahl seiner Vorgehensweise große Macht aus. Das Paradigma wirkt unaufdringlich, aber kräftig als Werturteil und Anreger, auf die eine oder andere Weise zu verfahren. Forscher sind sich nicht notwendigerweise des Paradigmas bewußt, dem sie gehorchen, und der Art und Weise, wie es ihr Urteil und ihre Motivationen zu beeinflussen vermag. Wird ein Paradigma zum kulturellen Hintergrund eines Forschers, dann ist der Schritt zum Dogma nur noch ein kleiner. Kuhn (1970) faßt die Macht von Paradigmen wie folgt zusammen:

> **Paradigmata:**
>
> »Die Verfechter im Widerstreit liegender Paradigmen ... nehmen verschiedene Sachen wahr, wenn sie vom selben Standort aus in die gleiche Richtung schauen... was man der einen Gruppe von Forschern nicht einmal vorzuführen vermag, ist für eine andere intuitiv selbstverständlich.«

Diese Feststellung verdeutlicht den Konflikt, in dem die Medizin seit drei Jahrhunderten steckt. Wie René Dubos (1965) so treffend formulierte, kann kaum jemand bestreiten, daß sich die Medizin in großem Maße »mit den verschiedenen Aspekten der Existenzbedingungen des Menschen befaßt«. Und trotzdem schließt sie automatisch gerade das charakteristisch Menschliche von Wissenschaft und wissenschaftlichem Handeln aus, weil sie an einem Paradigma hängt, das dem 17. Jahrhundert verpflichtet ist und dessen Wesenszüge Mechanismus, Reduktionismus, Determinismus und Dualismus im Sinne von Newton und Descartes sind.

Das Paradigma des 17. Jahrhunderts ist ein Denksystem, in dem Forscher die Natur als objektive Beobachter betrachten sollen, von ihnen und vom Akt ihres Beobachtens unabhängig.

Als Zugang zur Natur, die den Menschen umgibt, entwickelt, bietet solch ein Paradigma jedoch keine Instrumente an, um menschliche Prozesse einzufangen – und es war auch nie dafür vorgesehen. In der Medizin hat sich dieser Sachverhalt in der Auffassung der Biomedizin fest verankert, daß das typisch Menschliche an der Medizin und ihrer Ausübung nichts als eine Kunst darstellt. Dementsprechend wird der Arzt nur dann als wissenschaftlich Handelnder eingestuft und seine Medizin als wissenschaftlich sauber angesehen, wenn er sich mit Körperprozessen befaßt, nicht aber, wenn Patienten als Menschen im Brennpunkt stehen.

Dieses klassische Modell der Physik, auf das sich solche Denkweisen stützen, wird seit fast einem Jahrhundert mehr und mehr erschüttert. Im Verlauf der Entwicklung der Relativitätstheorie und der Quantenmechanik sah sich die Physik gezwungen, das menschliche Element wieder in die wissenschaftliche Gleichung einzuführen (Bernstein, 1985; Comfort, 1985; Delbruck, 1986; Morowitz, 1986). Reine Objektivität und die absolute Trennung des Beobachters vom Gegenstand seiner Untersuchung sind nicht mehr unumstößliche Merkmale von Wissenschaft und wissenschaftlichem Vorgehen, nicht einmal mehr für den Idealfall. Der Einfluß des Untersuchers ist heute ein Faktor, der zwar berücksichtigt werden muß, der aber nie vollständig berechenbar ist.

Die Relativitätstheorie schloß also den Standpunkt des Beobachters ein: die Quantenmechanik beförderte den Beobachter zum Beteiligten, der durch seine wissenschaftliche Tätigkeit die Ergebnisse seiner Beobachtungen beeinflußt. Wissenschaftler und sein Objekt, sind untrennbar, weil jede Beobachtung ein Element der Subjektivität in sich trägt, also die Entscheidung darüber, was und wie etwas beobachtet werden soll (Delbruck, 1986). Die moderne Physik räumt nicht nur mit der Illusion des total neutralen, distanzierten Forschers auf, sondern belegt die gegenseitige Verbundenheit und Abhängigkeit aller Organisationsebenen natürlicher Systeme.

Der grundsätzliche Gegensatz zwischen den Paradigmata des 17. und des 20. Jahrhunderts reicht weit über die alte Kontroverse zwischen »Realismus« und »Idealismus« hinaus. Obwohl das Paradigma des 20. Jahrhunderts einen Abkömmling von physikalischen Experimenten (aus der Physik) darstellt, fordert es in Tat und Wahrheit, das unumgänglich in die Erklärungssysteme einzubeziehen, was typisch menschlich ist. Es anerkennt Wissenschaft als eine menschliche Aktivität und die Tätigkeit des Wissen-

schaftlers als untrennbar mit dem Gegenstand, den er untersucht, verbunden. Stellen wir die Paradigmen des 17. und 20. Jahrhunderts einander gegenüber, schematisch und vereinfacht:

> **Das Paradigma des 17. Jahrhunderts**
> (Newton, Descartes):
>
> »Der Untersuchungsgegenstand existiert außerhalb und unabhängig vom Forscher, der dessen Eigenschaften und Verhaltensweisen entdeckt und charakterisiert.«

Dies umreißt das Entscheidende der Objektivität, die allein den echten Wissenschaftler ausmacht.

Die Nobelpreisträgerin für Chemie, Marie Curie, ließ Anfang dieses Jahrhunderts keinen Zweifel in ihrer Auffassung darüber, was sie unter Wissenschaft versteht: »Wissenschaft befaßt sich mit Dingen, nicht mit Menschen«, äußerte sie kurz und bündig (Goodfield, 1977). Und sie hatte selbstverständlich recht. Die Wissenschaft, die ihr vertraut war, hatte nie beabsichtigt, den Bereich Mensch einzuschließen – und sie tut es auch heute nicht. Genau darum geht es heute in der Medizin, und die Auseinandersetzung damit steht ihr unmittelbar bevor.

Betrachten wir im Gegensatz dazu die Veränderungen im Wissenschaftsverständis, die das 20. Jahrhundert gebracht hat.

> **Das Paradigma des 20. Jahrhunderts**
> (Einstein, Heisenberg):
>
> »Das zu Untersuchende ist untrennbar mit dem Forscher verbunden. Er entwickelt geistige Konzepte seiner Erfahrungen mit dem zu Untersuchenden, mit dem Ziel, sein Verständnis von dessen Eigenschaften und Verhalten zu fassen« (Delbruck, 1986).

Von dieser Warte aus untersucht der Forscher nicht eine von ihm gesonderte äußere Welt, sondern eigentlich die besonderen Vorgänge, die sich im Zeitpunkt der Beobachtung zwischen ihm und dem zur Diskussion stehenden Phänomen abspielen und die Bedingungen, unter denen sie ablaufen. Heisenberg (1958) drückte dies so aus: »Was wir beobachten ist nicht die Natur an sich, sondern das Zusammenspiel zwischen der Natur und uns; Wissenschaft beschreibt die Natur so, wie sie sich unseren Fragen öffnet«.

Delbruck (1986) anerkannte die Ironie dieser Entdeckung:

> **Das Paradigma des 20. Jahrhunderts**
> (Einstein, Heisenberg):
>
> »Der Akt der Beobachtung ist ein einheitlicher Vorgang, an welchem unsere Wahl einen aktiven subjektiven Anteil hat (...) im Drama des Lebens spielen wir die Doppelrolle des Handelnden und des Beobachters! Wie merkwüdig..., daß diese Erkenntnis... die den Denkkonzepten der Wissenschaft diametral gegenübersteht, uns von der Atomphysik aufgedrängt wird.«

Für den Kliniker, der mit Patienten arbeitet, ist das keine Überraschung. Wir waren uns schon immer bewußt, daß es schwierig ist, klar zu definieren, was wir direkt von unseren Patienten lernen und wie weit dieser Vorgang unabhängig von den subjektiven Hilfsmitteln ist, die wir für das Anstellen der Beobachtungen einsetzen. Diese Haltung könnte man als unwissenschaftlich erklären. Wir stellen heute aber fest, daß dieser Sachverhalt für die gesamte Wissenschaft zutrifft; er ist kein Merkmal, das wissenschaftlich von nichtwissenschaftlich unterscheidet.

3 Der Arzt als Wissenschaftler

Die klinische Begegnung bestimmt Bedingungen und Situation der wissenschaftlichen Arbeit mit Patienten. So gesehen stellt sie kein Hindernis auf dem Weg zur Objektivität dar, sondern viel mehr eine andere Art der Datenerfassung. Konsistenz und Zuverlässigkeit können sogar vervollkommnet werden. Die Voraussetzung dafür steckt in der Fähigkeit zu erkennen, worin sich die wissenschaftliche Untersuchung eines Menschen durch einen anderen von der nicht-menschlicher Phänomene durch einen Menschen unterscheidet. Bei Enzym, Organ oder einem Tier im Experiment, handelt der Experimentator, und es wird auf ihn reagiert. Das Tier aber kann die Untersuchung weder selbst in Gang setzen noch kontrollieren, und noch viel weniger darüber berichten. Das menschliche Subjekt vermag dies alles zu tun, und wird dadurch nicht nur aktiver Teilnehmer der Untersuchung an sich selber, sondern eröffnet auch eine Welt innerer Erfahrung, wie es auf Ebenen niedriger Lebensformen unmöglich ist. In der klinischen Situation wird so die wissenschaftliche Erforschung zu einem gemeinschaftlichen Unternehmen, das zwischen Arzt und Patient (oder der Versuchsperson) abzusprechen ist. Der Arzt als Wissenschaftler handelt dabei auf zwei Ebenen, auf der der Beobachtung und auf der der Beziehung.

Die beiden Ebenen enthalten ganz unterschiedliche Arten von Daten, und ihre Erhebung verwendet ganz unterschiedliche Mittel. Die Ebene der Beobachtung eignet sich für Phänomene, die mit den Sinnesorganen (oder ihren Verfeinerungen) erfaßt werden können, z. B. Hautfarbe, manifestes Verhalten, Herzfrequenz oder der Bilirubinspiegel. Sie alle stellen Beispiele für die typische empirisch-analytische Datengewinnung dar, die oft genauer Messung und Beschreibung zugänglich sind, und wenn nötig ohne die aktive Beteiligung des Patienten erhoben werden können.

3.1 Beziehung und Dialog als wissenschaftliche Werkzeuge

Im Gegensatz dazu benötigen wir eine Form der Datengewinnung, die die Beziehung einschließt, wenn wir uns Erscheinungen widmen, die den spezifisch menschlichen Gebieten der gesprochenen Sprache, der Symbole, Gedanken und Gefühle angehören.

Diese Erscheinungen dienen ja dazu, unsere privaten Erlebnisse und Erfahrungen zu organisieren, mitzuteilen und Beziehungen herzustellen und zu gestalten. Auf dieser Ebene hat der Dialog die Aufgabe, Bedeutungen zu klären und Informationen zu verifizieren (Wiggins et al., 1986). Durch den Dialog erfährt der Arzt Natur und Geschichte der Erlebnisse des Patienten und klärt einerseits ihre Bedeutung für diesen, und andererseits was sie auf den verschiedenen hierarchisch aufgebauten Systemebenen des menschlichen Organismus aussagen könnten. Hierzu gehören die biochemische, physiologische, psychologische und die soziale Ebene. Dieses Vorgehen ist gleichbedeutend mit »Klinischem Denken und Urteilen«. Klärung von Bedeutung und Etablieren von Wahrhaftigkeit gehen bei diesem Modus dem Messen vor.

Traditionellerweise wird dem analytisch-empirischen Zugang als Repräsentanten der Beobachtungs-Ebene Wissenschaftlichkeit zuerkannt, dem Beziehungsaspekt, dem Dialog hingegen nicht. Bei der praktischen Arbeit bewegt sich der Arzt aber immer auf beiden Ebenen zugleich. Er beobachtet, während er spricht, und umgekehrt. Beide Vorgänge sind also nicht nur komplementär am erreichten Ergebnis beteiligt, sondern während der Arbeit verzahnt. Informationen, die auf der einen Ebene eingeholt werden können, mögen auf der anderen unzugänglich sein. Sie können jedoch durch Vorgehen auf der anderen Ebene geklärt, erarbeitet, verifiziert oder widerlegt werden. Manchmal laufen die Prozesse auf beiden Ebenen gleichzeitig. Verbal verleugnete Angst kann aufgrund von Tachykardie und kühlen, feuchten Händen verifiziert werden. Die Antwort »gut« auf die Frage: »Wie fühlen Sie sich?« kann hinterfragt werden, wenn sie von der Geste der Hilflosigkeit begleitet ist. Die Angabe von »Herzklopfen« eines Patienten kann durch die direkte Körperuntersuchung oder elektronisches Aufzeichnen überprüft werden. Die Arbeit auf den zwei Ebenen entspricht also nicht Alternativen, sondern ist ein integriertes Werkzeug zum Erfassen von Daten, Klären und Interpretieren im klinischen Geschehen. Es handelt sich also nicht etwa um eine Verbindung eines wissenschaftlichen und eines nicht-wissenschaftlichen (oder gar unwissenschaftlichen) Vorgehens, sondern die beiden Ebenen erlauben ein einziges Vorgehen, das sich folgerichtig aus den historischen Gegebenheiten entwickelt hat: das Erforschen der Natur von Krankheit und Patientsein nämlich beruhte immer schon sowohl auf dem, was der Patient verbal und nichtverbal mitzuteilen vermag, als auch auf dem, was der Arzt beobachten kann (Engel, 1965; 1973; 1985; Reiser, 1978). Nur die Fesseln des klassischen Paradigma des 17. Jahrhundert schlossen das Gebiet der Beziehung aus der Kategorie des Wissenschaftlichen aus, wie uns Marie Curie so kompromißlos beibrachte (Goodfield, 1977).

Dialog ist für den Patienten das einzige Mittel, um den Arzt von den inneren Erfahrungen in Kenntnis zu setzen, die ihn veranlassen, sich krank zu fühlen und ärztliche Hilfe zu suchen. Gleichzeitig ermöglicht der Dialog Arzt und Patient, eine einleuchtende Folge von Ereignissen (eine Anamnese) zu rekonstruieren, welche die Entwicklung von Hypothesen erlaubt, die durch Dialog und andere Mittel weiter erkundet werden können. Jeder Kliniker weiß aus eigener Erfahrung, daß der Prozeß des klinischen Überlegens aktiv und parallel gleichzeitig mit dem Sammeln der Daten durch Beobachtung und Dialog einhergeht, und nicht »in Serie«, hintereinander, wie es häufiger für Laborexperimente zutrifft. Als integraler Teil des Vorgangs, der dem Kliniker den Zustand des Patienten enthüllt, gehört der **Dialog ganz eindeutig zu den Grundlagen der wissenschaftlichen Arbeit in der klinischen Medizin.**

Sobald der Dialog als wesentliche Grundlage anerkannt wird, zeigt sich das Ergänzende von menschlichem Bereich und dem Wissenschaftlichen, wie es das Paradigma des 20. Jahrhunderts verlangt. Dies geht aus der Gegebenheit hervor, daß das Werkzeug zum Einholen und Verarbeiten von Daten, der Dialog nämlich, von Bedingungen gelenkt wird, die zwischenmenschliche Beziehungen bestimmen. So nehmen Vollständigkeit und Genauigkeit der Daten unter denjenigen menschlichen Bedingungen zu, die den Dialog am besten fördern. Der Arzt kann dabei nicht kneifen. Er muß sich menschlich und empathisch verhalten, muß also verstehen und offen sein, soll der Patient klar und vollständig Auskunft geben. Erst dann kann der Arzt wissenschaftlich vorgehen; menschlich und empathisch sein stellen nicht nur eine Voraussetzung für Mitgefühl dar, wie es uns medizinische Lehrer weißmachen wollen, sondern es ist auch eine Voraussetzung für wissenschaftliches Vorgehen im klinischen Bereich.

Die Ablehnung des Dialogs als grundlegendes wissenschaftliches Werkzeug für das Sammeln von Daten wird durch die Vernachlässigung der Ausbildung im Patienteninterview und der Überwachung des Interviewprozesses, wie überhaupt des Erhebens klinischer Daten, deutlich. Auch die Vorliebe für Fallvorstellungen als klinische Unterrichtsmethode, wo der Student seine Fähigkeiten unter Beweis stellen kann, Befunde zu ordnen und zu diskutieren, ohne die Methoden und Fertigkeiten zu enthüllen, die zur Datenerhebung geführt haben, belegen die Ablehnung als ein wissenschaftliches Werkzeug. Von der Klärung der Beziehung zum Patienten wollen wir schon gar nicht sprechen (Engel, 1971; 1976; Payson et al., 1965; Reichsman et al., 1964; Shankel et al., 1986). Diese durchgehende Vernachlässigung der Umstände und der Voraussetzungen für eine zuverlässige Datengewinnung stellt in sich selbst nichts anderes als eine antiwissenschaftliche Haltung dar.

Der Widerspruch ist offensichtlich. Obwohl alle, Arzt und Patient, darin übereinstimmen würden, daß Beurteilung, Entschluß und Empfehlung des Arztes so weit als möglich auf wissenschaftlich belegten Grundsätzen beruhen sollten und auf Beweisen, also auf Daten, die genau, vollständig und mit reliablen Methoden erhoben wurden, schließt das Abstützen

auf das Paradigma des 17. Jahrhunderts Information aus, die nur durch zwischenmenschlichen Austausch zugänglich ist. Begründet wird diese Haltung damit, daß diese Information »subjektiv« sei und damit »von Natur aus unzuverlässig«. In einer modernen medizinischen Zeitschrift finden wir ein typisches Beispiel für den direkten Weg zu diagnostischen Abklärungen mit Auslassen der Phase des Dialogs. Es folgen direkte Zitate mit Hervorhebungen durch mich:

> »...Wir beschreiben ein klinisches Bild – Likör-Lunge« – bei dem Hämoptysis als Folge von Aspiration von Likör auftrat...
>
> Ein 22jähriger gesunder Nichtraucher begab sich in ärztliche Behandlung, nachdem er eine Tasse hellroten Blutes heraufgehustet hatte. Die Anamnese und die Körperuntersuchung ergaben keine Besonderheiten. Thoraxbild, arterielle Blutgasanalyse, rotes und weißes Blutbild mit Thrombozyten, Gerinnung und Harnstoff-N waren normal.
>
> Innerhalb von 24 Stunden wurde mit dem flexiblen fiberoptischen Instrument bronchoskopiert, weil 75 ml Blut heraufgehustet worden waren. Trachea und rechter Hauptbronchus waren gerötet, ihre Schleimhaut brüchig und sie enthielten etwas frisches Blut. Im untersuchten Material aus den tiefen Luftwegen fanden sich weder Infektionserreger noch maligne Zellen.
>
> Das Bronchoskopieresultat führte zur erneuten Befragung des Patienten. Er gab jetzt an, am Vorabend einen Hustenanfall erlitten zu haben. Er hatte an einer Party »Likör direkt aus der Flasche heruntergekippt«. Während er so trank, kam es zu einem Erstickungsanfall, und er mußte wiederholt husten. Einige Stunden später begann er Blut zu husten« (Conetta et al., 1987).

»Die initiale Anamnese [war] belanglos«! Es mögen einige außergewöhnliche verwischende Umstände dazu beigetragen haben, daß der erste Kontakt mit diesem Mann die Geschichte von der Aspiration nicht erhellte. Nach meiner Erfahrung ist es aber eher Folge der geringen Wertschätzung des Arztes für das, was der Patient mitzuteilen vermag, zusammen mit dem Mangel an Fähigkeit, die Information überhaupt zu erheben. Der Assistenzarzt, der in der Notfallstation ans Bett des Patienten tritt, zeigt eine ähnliche Mißachtung gegenüber der Anwendbarkeit einer wissenschaftlichen Haltung auf den Zugang zum Kranken. Er besteht nämlich sofort darauf, daß die drei Begleiter, die um das Bett des Patienten stehen, den Raum verlassen.

»In meinem klinischen Unterricht spielt der Zugang von Student und Assistenzarzt zum Patienten eine integrale und unverzichtbare Rolle. Um dies zu fördern, stützen wir uns nicht auf die übliche Fallvorstellung. Der Student oder Assistenzarzt, der den Patienten kennt, stellt die Informationsquelle dar und antwortet auf Fragen der Gruppe, nimmt aber sonst nicht aktiv teil. Der Rest der Gruppe, eingeschlossen der Tutor, sollen im voraus nichts über den Patienten wissen. Die Übung beginnt damit, daß ein Mitglied der Gruppe die Beziehung zum Kranken aufnimmt und ihn 5–10 Minuten interviewt, ohne etwas über ihn zu wissen oder ihn je gesehen zu haben« (Engel, 1971).

Nach den Gründen für sein Vorgehen befragt, vermochte der Arzt nur zu äußern, daß dies so Brauch sei; so jedenfalls war er von seinen Ausbildern gelehrt worden. Er hatte bisher noch nie daran gedacht, dieses Verhalten systematisch zu hinterfragen. Sein sonst tüchtiger und forschender Verstand war auf diesem Gebiet einfach untätig (Engel, 1987).

Und dann ein Patient, der bei der Falldemonstration glücklich gepriesen wurde, daß er sich in der Notfallstation und nicht mehr auf der Straße befand, als der Herzstillstand eintrat? Nur der Medizinstudent, dessen aufs Tonband aufgenommenes Interview ich hörte, hatte erfahren, wie ungeheuer sich der Mann aufregte, als es den Ärzten nicht gelang, einen arteriellen Katheter einzuführen, und sie ihn im Untersuchungsraum alleinließen – der Herzstillstand trat Minuten später ein (Engel, 1980). Bei der Falldemonstration war der Student weit und breit der einzige, der sich fragte, ob zwischen dem emotionalen Zustand des Patienten und seinem Herzstillstand eine Beziehung bestehen könnte (Engel, 1971). Hier war ein »scharfsinniger wissenschaftlicher Verstand« am Werk, und der Student stützte sich auf ein wissenschaftliches Konzept, das den Zugang zu Informationen erleichterte, von denen sich eine solche Frage folgerichtig ableitete.

Wer Beziehung und Dialog als Grundlagen des wissenschaftlichen Vorgehens im klinischen Bereich anerkennt, hebt das natürliche Zusammenfallen des Menschlichen und Wissenschaftlichen in der klinischen Begegnung hervor. Wissenschaft zu betreiben ist eine menschliche Tätigkeit, aber das ist nur die eine Seite. Die andere stellt die zwischenmenschliche Beziehung dar. Sie beruht auf sich ergänzenden und grundlegenden Bedürfnissen des Menschen, insbesondere dem **Bedürfnis zu erkennen und zu verstehen und demjenigen, erkannt und verstanden zu werden.** Das erste, zu erkennen und zu verstehen, gehört zum wissenschaftlich sein; das zweite, sich erkannt und verstanden zu fühlen gehört in den Bereich des sich Sorgens und des Umsorgtwerdens. Beide können als Abkömmlinge und Ereignisse von biologischen Prozessen betrachtet werden, die phylo- und ontogenetisch fürs Überleben entscheidend sind. Die Notwendigkeit, zu erkennen und zu verstehen, wurzelt in der Fähigkeit aller lebenden Organismen zur Regulation und Selbst-Organisation. Sie müssen ja Informationen aufnehmen und verarbeiten, die der ständig wechselnden Umgebung entstammen, wenn sie Wachstum, Entwicklung, Selbst-Regulation, Anpassung und Überleben sichern wollen (Evans et al., 1986). Umgekehrt wurzelt die Notwendigkeit, sich erkannt und verstanden zu fühlen – jedenfalls beim Menschen – im Übergang von der Gegenseitigkeit des intrauterinen Lebens zur sozialen Gegenseitigkeit der Neugeborenenphase. Diese führt zum entsprechenden lebenslangen Bedürfnis nach sozialer Verbundenheit mit anderen Menschen. Im Laufe der Entwicklung erfüllen sich beide Bedürfnisse in wechselseitiger Ergänzung in

Form des Gefühls von Selbstvertrauen, Sicherheit und Zugehörigkeit. Das Bedürfnis zu erkennen und zu verstehen erreicht seine höchste Entwicklungsstufe als gezügelte Neugier, die das wissenschaftliche Denken kennzeichnet. Das Bedürfnis, erkannt und verstanden zu werden, zeigt sich in beständigen zwischenmenschlichen Beziehungen und in der sozialen Wechselbeziehung zwischen selbsterlebter Hilflosigkeit und dem Wunsch zu helfen. Hier fließen die wissenschaftliche und die umsorgende (barmherzige, seelsorgerische) Rolle des Arztes ineinander.

3.2 Was bedeutet »wissenschaftliches Verstehen?«

Krankwerden bedeutet für den Patienten den Bruch im einzigartigen Gefühl der Kontinuität von Erkennen, Verstehen, Erkannt- und Verstandenwerden, die so typisch für Gesundheit und Wohlergehen sind. Der Patient sucht Hilfe, weil er etwas als seltsam, anders, störend oder behindernd empfindet, das er nicht versteht und/oder das er nicht selbst meistern kann, oder was zu meistern er sich unfähig fühlt. Gleichzeitig nimmt er an – oder hofft –, daß der Arzt es versteht und die Situation meistern kann. Was genau ihn stört, weiß zum größten Teil nur er, und dies bleibt so, wenn er sich nicht mitteilt oder nicht mitteilen kann. Zwei Sorgen erschweren den Entschluß des Patienten, diese Information mit jemandem zu teilen und sich selbst einem Arzt und dessen Behandlung anzuvertrauen. Die erste betrifft das Vertrauen in die Kompetenz des Arztes; die zweite die Erwartung, oder zumindest die Hoffnung, der Arzt sei verstehend und er, der Patient, werde sich verstanden fühlen. Unternimmt der Patient den Schritt, ist er bereit, Unabhängigkeit aufzugeben und seine Privatsphäre zu teilen, oft in einem Ausmaß, das von keiner anderen Beziehung zwischen zwei Menschen erreicht wird.

Für den Patienten bedeutet das Gefühl, vom Arzt verstanden zu werden, nicht nur, daß der Arzt ihm intellektuell folgen kann, und dadurch »versteht«, was er berichtet und was nicht in Ordnung ist, so wichtig intellektuelles Verstehen für die Lösung der wissenschaftlichen Aufgabe des Arztes auch ist (Evans et al., 1986). Ebenso bedeutsam ist es, daß der Arzt den Patienten auch als Mitmenschen versteht, daß der Arzt mitempfindet, was er erlebt und welches seine Lebensumstände sind. »Wissen meine Ärzte, wer ich bin, wer ich war, und wer ich immer noch sein möchte? Verstehen sie, was ich durchmache, mein Leiden, meinen Schmerz, meine Not? Verstehen sie meine Hoffnungen und Ziele, meine Befürchtungen und meine Beschämungen, Schwächen und Stärken, Bedürfnisse und Verpflichtungen und meine Vorzüge? Und, vor allem, spüren sie mich als Menschen und Einzelwesen? Anerkennen sie mich als menschliches Wesen? Kümmern sie sich um mich?«

Auf den ersten Blick betrachtet, wirkt das ärztliche Bedürfnis zu erkennen und zu verstehen fast ausschließlich kognitiv. Wissenschaftlich verstehen heißt, alle Daten einzuholen, und zwar präzis. Genau so bedeutsam für den Arzt ist es, die menschlichen Aspekte zu verstehen. Dies ist notwendig, damit sich der Patient verstanden weiß. Beide Arten von Verstehen ergänzen sich. Fehlt von seiten des Arztes das menschliche Verstehen und weiß sich der Patient nicht verstanden, dann können Verlaß und Vertrauen mangeln; zudem fehlen dem Patienten die Fähigkeit und der Wille zur Zusammenarbeit; beide Eigenschaften helfen dem Arzt entscheidend dabei, seine Zielsetzung zu erreichen.

Ich möchte dies anhand einer eigenen Erfahrung darlegen: Als Gastprofessor führte ich eine Fallvorstellung durch. Ich wollte zeigen, auf welchen Voraussetzungen der wissenschaftliche Zugang zum Patienten beruht. Dabei besaß ich über ihn weder Vorkenntnisse, noch war ich ihm zuvor begegnet. Das Ganze sollte in einem großen Hörsaal vor sich gehen.

Der Patient, ein Mann in den Vierzigern, erschien in einem Rollstuhl. Nachdem der Assistenzarzt eine kurze Einführung gegeben hatte, fragte ich als erstes, ob man ihm den Zweck der Übung erklärt hätte. Sofort beklagte er sich verärgert darüber, daß ihm niemand die Übung erklärt hätte, ja, man hätte ihn in einem zugigen, kalten Korridor außerhalb des Hörsaals alleine warten lassen; kein Mensch hätte sich um sein Wohlergehen gekümmert. Meine ungeschickten Bemühungen, Mitgefühl und Entschuldigungen zu äußern, quittierte er mit Abwenden des Blicks und Wegdrehen des Kopfes. Auf meine Frage, ob er den Ärzten etwas von seinem Leiden berichten würde, erfolgte ein unbeteiligtes Achselzucken. Mein »Wie fühlen Sie sich?« löste lediglich ein sarkastisches »Wie würden Sie sich fühlen?« aus. Schon waren wir festgefahren.

Damit ich meine Aufgabe als Helfer wahrnehmen konnte, von der des Wissenschaftlers ganz zu schweigen, mußten wir uns zuerst ein Stück weit als Menschen mit einem gemeinsamen Nenner finden. Als Arzt war es an mir, nicht an ihm, diesen zu finden und das Medium mußte der Dialog sein. Nur durch das Geben und Nehmen im Gespräch konnten wir uns einander nähern. Unter den gegebenen Umständen schien sein Leiden noch den vernünftigsten Einstieg anzubieten.

Und wie ich geahnt hatte, reagierte er anfänglich lakonisch und nur auf die Symptome beschränkt; über sich selbst äußerte er sich praktisch nicht. Um über diesen engen Rahmen hinauszukommen, warf ich in seine karge Symptomschilderung wiederholt Fragen ein wie: »Wo befanden Sie sich, als dies geschah?«, »Was taten Sie gerade?« »Wer begleitete Sie?« Allmählich begann er, einzelne persönliche Bemerkungen einzustreuen. Dann, recht unerwartet, zog ein eigenartiges Thema meine Aufmerksamkeit auf sich. Ein Gemüsegarten! Bei der Gartenarbeit hatten nämlich die ersten Thoraxschmerzen eingesetzt; und damit waren wir endlich auf etwas ausgesprochen Persönliches gestoßen. Inmitten der Enge, des Elends und des Gestanks eines großstädtischen Ghettos, in dem er lebte, mußte ein Gemüsegarten etwas über den Menschen hinter dem wütenden Gesicht aussagen. Meine Neugier und Überraschung waren echt: das mußte er gespürt haben, denn jetzt reagierte er auf meine Intervention, »Sie waren bei der Gartenarbeit?« mit einer vorher fehlenden Bereitschaft. In erstaunlich wenigen Minuten tauchte ein anderer Mensch auf, ein Mensch mit einer ganz eigenen Geschichte.

Zunächst Landarbeiter ohne festen Wohnsitz etablierte er sich mit Erfolg als Autofabrik-Arbeiter in Detroit; wegen der Rezession wurde er nach beinahe einem Dutzend Jahren fester Anstellung arbeitslos. Die Versicherung zahlte nicht mehr; das Ersparte schmolz dahin, Haus und Wagen wurden von der Bank belegt; Frau und Kinder kehrten schließlich auf den Hof der Schwiegereltern im Süden zurück. Er blieb allein in Detroit zurück, hoffte wieder Arbeit zu finden und wohnte in einem gemieteten Zimmer. Der Garten, den er unter Abfällen einem herrenlosen Grundstück mühsam abgerungen hatte, stellte eine letzte Anstrengung dar, ein Bild von Unabhängigkeit und Selbstverantwortung aufrecht zu erhalten. Erkrankung und Einlieferung in ein großes öffentliches Spital waren der letzte Schicksalsschlag.

Wie sich diese Geschichte entfaltete, rückten wir alle näher zusammen, der Patient, ich und das Auditorium, vereint durch die gemeinsamen Gefühle von Verzweiflung und Sorge, Stolz und Bewunderung, Wut und Entbehrung. Nur noch die jetzt weiche, gefaßte Stimme des Patienten und meine gelegentlichen averbalen Laute oder Worte der Sorge oder Ermutigung. Schließlich schwieg der Patient, den Kopf gesenkt, den Blick abgewandt, die Kontur des Oberlids gewinkelt, die Augen feucht, die Hände bewegungslos auf den Oberschenkeln. Ich wußte, daß er den Tränen nahe war. Ohne es richtig zu merken, hatte ich meinen Stuhl näher zu ihm herangerückt. Ich legte meine Hand auf seine, drückte sie sanft und sagte leise: »Das muß eine furchtbare Zeit für Sie gewesen sein!« Nun stiegen ihm Tränen auf. Immer noch stumm wischte er sie mit dem Taschentuch weg, das ich ihm angeboten hatte. Dann, mit einem schwachen, entschuldigenden Lächeln hob er seine Hand und ließ sie mit einer Geste der Hilflosigkeit fallen und fügte an: »Was blieb mir anderes übrig?« Ich nickte. Worte waren überflüssig: Wir wußten, wir verstanden uns. Nach kurzer Zeit war ich sicher, alle nötigen Informationen zu besitzen, über seine Krankheit und über ihn selbst und seine Lebensumstände. Ich vermochte jetzt, die Verdachtsdiagnose eines Myokardinfarktes zu stellen und Pläne für weitere Abklärungen und seine Betreuung ins Auge zu fassen. Vor allem aber hatte sich zwischen uns gegenseitiges Vertrauen und Sicherheit eingestellt. Dies, obwohl unsere Begegnung lediglich 18 Minuten gedauert hatte. Als ich das Interview mit Bedauern dem Ende zugeführt hatte, gaben wir uns die Hand. Dieses Mal war er es, der meine Hand drückte. »Danke, Herr Doktor«, sagte er im Wissen, daß wir uns nie wieder treffen würden.

Aus diesem Beispiel geht auf verschiedenen Ebenen klar hervor, daß Wissenschaftlichsein auf Menschlichsein fußt. Um Wissenschaftler zu sein, genügt ein forschender, wissenschaftlicher Geist offensichtlich nicht. Ich mußte die Umstände schaffen, ohne die ein forschendes Denken keinen Zugang zu der Information gefunden hätte, die für meine Aufgabe unverzichtbar war. Dies bedeutet, daß ich ein fruchtbares Gespräch zu ermöglichen hatte. Dies gelang nur über den Zugang als Helfender. Mein Verhalten allein konnte in den wenigen zur Verfügung stehenden Minuten das sich gegenseitig Verstehen herbeiführen, das notwendig ist, damit ein Mensch einem anderen Leben und Wohlergehen anvertraut. Diese Beziehung hatte ich zu einem ganz fremden, feindseligen Mann herzustellen. Meine Fähigkeit dazu beschränkte sich nicht auf Intuition, gesunden Menschenverstand und Erfahrung, so wichtig diese auch sein mögen. Ganz im Gegenteil, sie beruhte auf einem Schatz von Wissen und einigen für menschliches Verhalten und zwischenmenschliche Beziehungen gültigen Grundsätzen. Ich hatte diese durch systematisches Forschen erworben, sie mir also wissenschaftlich erarbeitet.

Mit dem Ziel, die Anwendung wissenschaftlichen Denkens im Bereich des Menschlichen zu beleuchten, möchte ich die 2–3 Minuten in den Brennpunkt rücken, die zum Weinen führten. In den ersten Minuten unseres Zusammentreffens hielt ich den Patienten kaum für einen Menschen, der weinen würde. Als er aber über die Reihe von Verlusten und Entbehrungen zu berichten begann, wurde Weinen nicht nur irgendeine Möglichkeit, sondern eine Möglichkeit, deren Vor- und Nachteile ich abzuwägen hatte. Weinen und von mir getröstet werden, hätte die Empfindung sich gegenseitig verstanden zu fühlen, fördern können. Weinen hätte aber auch Scham, Verlegenheit, ja sogar Wut und Kontrollverlust auslösen können, bei diesem Mann im Rahmen einer Lehrveranstaltung. Zusätzlich hatte ich an medizinische Kontraindikationen fürs Weinen zu denken, z. B. bei einem Patienten nach einer Augenoperation. Selbst die Übernahme der Aufgabe zu helfen, verlangte also nach einem wissenschaftlichen Zugang. Es genügte nicht, mich auf meine Impulse oder Intuition zu verlassen. Meine Beurteilung, ob ich ihn zum Weinen ermutigen oder ihn davon abhalten sollte, mußte sich auf zuverlässige Grundlagen stützen, die wissenschaftlich erarbeitet worden waren. Zudem mußte der Entschluß gefaßt werden, so lange eine Wahl noch offen stand. Wie ging ich vor?

1. Während ich aktiv am Dialog teilnahm, überwachte ich gleichzeitig die Wahrscheinlichkeit, ob der Patient weinen würde. Deshalb achtete ich auf bekannte Anzeichen fürs Weinen wie den Gesichtsausdruck (z. B. Winkelbildung am Oberlid), Gesten (z. B. Hilflosigkeit), Bewegungen und Haltung (z. B. Hängenlassen der Schultern), Verhaltensweisen (z. B. den Finger zum Auge bringen), und was und wie er etwas sagte (z. B. trauriger Inhalt, ein Stocken im Redefluß) (Darwin, 1896; Engel, 1964; 1974; 1977; Schmale et al., 1962; 1967).
2. Ich achtete auf Anzeichen körperlicher und emotionaler Bewegung auf mich zu oder von mir weg, wie Aufrechterhalten oder Abbrechen des Blickkontakts, den Körper zu mir hin oder von mir weg neigen, oder Mitteilen oder Zurückhalten von persönlichen Inhalten.
3. Ich merkte mir seine Reaktionen auf mein Verhalten; etwa wenn ich näher rückte, leiser sprach oder Mitgefühl für sein Schicksal ausdrückte. Dies kennen wir alle mehr oder weniger intuitiv, aber es ist uns nicht notwendigerweise bewußt oder klar, was wir wissen, was uns ein bevorstehendes Weinen ankündigt. Das wissenschaftliche Vorgehen besteht hier im Prüfen und Analysieren des Intuitiven. Seine Validität soll durch Mittel er-

faßt werden, deren Realibilität belegt werden kann. Gesetze sollen abgeleitet werden, deren Verallgemeinerung durch andere Mittel und/oder Forscher untersucht werden kann.

Einstein (1950) charakterisierte Wissenschaft einst als »nichts anderes als eine Verfeinerung des alltäglichen Denkens«., Was war an meinem Verhalten wissenschaftlicher als es alltäglichem Verhalten entsprechen würde? Am deutlichsten geht dies daraus hervor, daß ich nicht nur auf die Möglichkeit vorbereitet war, der Patient könnte weinen – Patienten weinen ja nach unserer Erfahrung, sogar die, von denen man es am wenigsten erwartet – sondern daß ich auch ein Programm dafür besaß, was bei ihm zu tun wäre, sollte er zu weinen beginnen.

Zudem hatte ich aufgrund meiner wissenschaftlichen Ausbildung Zeichen zu beachten gelernt, die auf Weinen hinweisen, und die ich sogar, ohne mich ihnen ganz direkt zu widmen, wahrzunehmen vermag. Solch kognitives Steuern ist ein Aspekt der Verfeinerung, auf die Einstein anspielte. Es geht um das Aufstellen und Benützen ganzheitlicher und akzeptierter Merkmale für das Identifizieren und Charakterisieren natürlicher Phänomene. Indem ich auf diese Merkmale achtete, war ich zusammen mit meiner intuitiven Empfindsamkeit imstande, die Ankündigung des Weinens zu registrieren (Engel, 1974). Gleichzeitig verarbeitete ich Daten, die mir Kriterien lieferten: Sollte ich ihn ermutigen zu weinen oder ihn davon abzuhalten versuchen? Während meines Vorgehens achtete ich ganz bewußt und aufmerksam auf die Zusammenarbeit mit dem Patienten. Ich war nicht lediglich ein kalter, distanzierter Beobachter der Not eines anderen. Durch die Notwendigkeit, mich seiner Notlage anzunehmen, ließ ich mich aber nicht von unserer Gesamtaufgabe ablenken. Im Gegenteil, ich verwandte meine Neigung, Not zu lindern dazu, die Beziehung zu vertiefen und damit das gegenseitige sich Verstehen zu fördern, so daß wir unsere wissenschaftliche Aufgabe weiter verfolgen konnten.

4 Die beschränkte Gültigkeit des »traditionellen« biomedizinischen Modells

Wir haben Wissenschaft im weitesten geschichtlichen Sinne als das konsequenteste Bemühen des Menschen definiert, Wissen mittels überlegtem Vorgehen zu erweitern und zu organisieren, das sich schließlich auf Gegebenheiten stützt, an denen es anhand einer Übereinstimmung mit Außenkriterien validiert werden kann (Flexner, 1925; Harrison, 1984; Odegaard, 1986). Dabei sei betont, daß diese Charakterisierung von Wissenschaft und wissenschaftlich unabhängig von jedem Paradigma ist. Die Natur des Paradigmas dient der Schaffung eines Denkens, das gewisse Fragen zu beantworten erlaubt und bestimmte Methoden zuläßt, während es andere blockiert und ausschließt. In der Medizin haben wir miterlebt, wie still und unwidersprochen ein Paradigma wirkt, das sich auf eine Physik des 17. Jahrhunderts stützt und das im klinischen Bereich Haltungen, die antiwissenschaftlich sind, und Verhaltensweisen, die als unwissenschaftlich bezeichnet werden müssen, fördert. Wissenschaft und wissenschaftliches Vorgehen ist zunehmend von diesem Paradigma bestimmt worden. Als Folge davon wurde der menschliche Bereich für die wissenschaftliche Untersuchung unzugänglich, oder der wissenschaftliche Zugang zu menschlichen Phänomenen hatte sich den reduktionistischen, mechanistischen Aussagen des biomedizinischen Paradigmas zu unterwerfen (Engel, 1985). Dies stellt einen Mißbrauch des Paradigmas dar. Die Befürworter der Allgemeingültigkeit des biomedizinischen Modells hatten versäumt zu berücksichtigen, daß – wie im Falle der klassischen Physik des 17. Jahrhunderts – das biomedizinische Modell nur beschränkte Gültigkeit hat. Seine Nützlichkeit ist keinesfalls vermindert, solange es nur auf Phänomene angewandt wird, für die es einst entworfen worden war. Das biomedizinische Modell bedarf keiner Verteidigung, weder bezüglich vergangener Errungenschaften noch kommender Verwendung, wenn auf diesen Grundsatz geachtet wird. Anders vorzugehen ist **unwissenschaftlich;** anders vorzugehen fördert den Dogmatismus und ist **antiwissenschaftlich.** Damit die Medizin wissenschaftlicher wird, benötigt sie ein Paradigma, das auch den menschlichen Bereich einschließt. Das Paradigma der Physik des 20. Jahrhunderts hält die menschliche Dimension für jede wissenschaftliche Bemühung als fest gegeben. Damit räumt sie ein Hindernis für die Paradigmaentwicklung in der Medizin aus dem Weg. Wie es Einstein poetisch ausdrückte, hängt die Beziehung des Nachfolgeparadigmas, nennt man es nun systemisch oder biopsychosozial, mit dem vorgängigen, d.h. dem biomedizinischen, davon ab, ob dessen beschränkte Gültigkeit akzeptiert wird.

> **Die beschränkte Gültigkeit**
> Die Schaffung einer neuen Theorie (Paradigma) entspricht nicht dem Abreißen einer Scheune und ihrem Ersatz durch einen Wolkenkratzer. Sie entspricht eher einer Bergbesteigung, mit dem Gewinnen neuer und ausgedehnterer Sicht, ...aber der Ausgangspunkt besteht weiter fort und kann gesehen werden, aber er wirkt kleiner und bildet einen kleinen Fleck, der weiter gewordenen Sicht... auf unserem Weg bergwärts.
> Die neue Theorie sagt uns klar, wo klassische Physik Gültigkeit besitzt und wo ihre Grenzen sind (Einstein et al., 1938).

5 Schlußfolgerungen

1. Das biomedizinische Modell hat, wie die klassische Physik, nur eine beschränkte Gültigkeit; es kann nicht als Charakteristikum für Wissenschaft (oder »wissenschaftlich«) in der Medizin gelten.

2. Die Anwendung des biomedizinischen Modells außerhalb seiner Gültigkeitsgrenzen ist unwissenschaftlich; eine solche Verwendung fördert Dogmen und ist antiwissenschaftlich.

3. Die wissenschaftliche Medizin verlangt ein Paradigma, das den menschlichen Bereich einschließt. Das Paradigma der Physik im 20. Jahrhundert versteht die menschliche Dimension als Gegebenheit für alle wissenschaftlichen Unternehmungen und entspricht daher den Voraussetzungen für die Paradigmaentwicklung in der Medizin.

4. Das von der allgemeinen Systemtheorie abgeleitete biopsychosoziale Modell und das noch weiter ausgearbeitete infomedizinische Modell von Foss und Rothenberg sind hoffnungsvolle Nachfolge-Kandidaten des biomedizinischen Paradigmas (Brady, 1978; Engel, 1977; 1978; 1980; Foss et al., 1987; Schwartz et al., 1986).

KAPITEL 1

Wissenschaftstheorie:
ein bio-psycho-soziales Modell

Thure von Uexküll und Wolfgang Wesiack

1 Begründung für eine theoretische Einführung in ein medizinisches Lehrbuch

Medizinische Lehrbücher verzichten gewöhnlich auf eine theoretische Einführung. Sie kommen gleich zur »Sache«. Ein Arzt, der sich über Infektionskrankheiten, Unfallchirurgie oder Vergiftungen informiert, braucht keine Einführung in die Theorie, auf der die betreffenden Lehrbücher aufbauen. So entsteht der Eindruck, das Problem einer Theorie der Medizin würde entweder gar nicht existieren oder habe mit der Sache, die medizinische Lehrbücher vermitteln, nichts zu tun.

In Wahrheit können Ärzte und Medizinstudenten aber diese Lehrbücher nur deswegen ohne theoretische Einführung verstehen, weil sie während der ersten Semester ihrer medizinischen Ausbildung die Theorie erlernt haben, die dort vorausgesetzt wird. Wenn der Medizinstudent mit kranken Menschen in Berührung kommt, weiß er bereits, was »die Sache der Medizin« ist. Er hat während des Studiums in Physik, Chemie, Anatomie, Biochemie und Physiologie die Theorie erlernt, nach der er sich den Aufbau des menschlichen Körpers und die komplizierten Mechanismen, die in seinem Inneren ablaufen, vorzustellen hat. Soweit hier noch theoretische Probleme der Medizin existieren, gehören sie zu den Aufgaben der sogenannten Grundlagenwissenschaften, der Molekularbiologie, der Genetik, der Immunbiologie usw., die an der Aufklärung immer subtilerer biologischer Mechanismen arbeiten.

Auf diese Weise lernen Ärzte schon als Medizinstudenten, ein Modell auf den menschlichen Körper zu übertragen, das die Physik zur Lösung technischer Probleme entwickelt hat und das in der zweiten Hälfte des 19. Jahrhunderts seinen Siegeszug durch die Welt antrat: das Modell der Maschine.

Die Faszination dieses Modells für Ärzte beruht auf seiner Fähigkeit, ein räumliches Ordnungsschema bereitzustellen, von dem sich Handlungsanweisungen für manuelle Eingriffe in den menschlichen Körper ableiten lassen. So wurde der nach dem Maschinenmodell gedeutete Körper »zur Sache der Medizin«.

Von Ferber (1971) hat auf den inneren Zusammenhang dieser Lehre mit dem Entstehen der Industriekultur hingewiesen. Dieser Aspekt läßt uns besser verstehen, wie es möglich war, daß der Grundsatz der räumlichen Orientierung für manuelle Eingriffe in dem hochkomplexen Theoriegebäude der modernen Medizin konsequent durchgehalten wurde. Die zunehmende Verfeinerung der Möglichkeiten für direkte Eingriffe der menschlichen Hand durch technische Apparaturen und für indirekte Eingriffe durch Pharmaka erzwang eine fortschreitende Differenzierung dieses Körpermodells, das dann umgekehrt wieder die Verfeinerung der Technik für Eingriffe vorantrieb.

Krankheit ist nach diesem Modell eine räumlich lokalisierbare Störung in einem technischen Betrieb, der zwar eine sehr komplexe, aber aufgrund des technischen Vorbilds doch überschaubare Struktur besitzt. Von diesem allgemeinen Modell lassen sich Diagnosen für konkrete Krankheiten als spezielle Spielregeln für den Umgang mit Kurzschlüssen, Rohrbrüchen, Transportproblemen oder ähnlichen technischen Fragen ableiten. Wie ein Techniker auf der Basis eines Schaltplans den Betriebsschaden eines Autos, eines Fernsehers oder Computers lokalisieren und danach die Reparatur durchführen kann, so kann der Arzt eine Krankheit, die als Betriebsschaden im menschlichen Körper – als Klappenfehler im Herzen, als Geschwür im Magen oder als Enzymdefekt in einem Gewebe oder Transportsystem – lokalisiert wurde, mit gezielten technischen Eingriffen (chirurgischer oder medikamentöser Art) reparieren.

Damit geriet der einfache Tatbestand, daß die »Sache« der Medizin immer gemeinsame Angelegenheit eines Kranken und eines Arztes ist*, mehr und mehr in Vergessenheit, und mit ihr die noch bis tief in das 19. Jahrhundert hineinwirkende, teils vorwissenschaftliche, teils sozialepidemiologisch fundierte Erfahrung über Zusammenhänge zwischen Lebenssituationen von Individuen, insbesondere ihrer sozialen Lage, und der Entstehung spezifischer Krankheiten (Siegrist, 1975). Die Möglichkeit der Lokalisierung von Krankheitsursachen im Körper machte es scheinbar überflüssig, nach psychischen oder sozialen Ursachen zu suchen.

So entstand die Vorstellung, daß psychische oder sozial ausgelöste Störungen weder »wirkliche« Krankheiten seien, noch zu »wirklichen« Krankheiten führen könnten. Störungen auf psychischer oder sozialer Grundlage würden neben den »wirklichen« Krankheiten, die in der Inneren Medizin, der Chirurgie und den anderen somatischen Fächern gelehrt werden, bestenfalls eine Sondergruppe von Beschwerdebildern darstellen, für deren Behandlung wieder eine neue Spezialdisziplin zuständig sei.

Wie sehr diese Vorstellung an der Wirklichkeit vorbeigeht, erfahren Studenten und Ärzte, sobald sie mit Patienten konfrontiert sind. Hier stellen sie fest, daß Magenbeschwerden, Herzsymptome und andere somatische Erscheinungen psychische und soziale Determinanten haben, und daß auf der anderen Seite seelische Störungen wie ein Delir oder Stimmungsschwankungen und deren soziale Auswirkungen somatisch bedingt sein können. Sie erfahren, daß der Arzt ständig vor der Frage steht, ob und wie weit Symptome eines Kranken oder der Verlauf einer Krankheit durch physische, psychische oder soziale Determinanten oder durch eine Kombination aus allen dreien bedingt sind, daß er immer wieder entscheiden muß, ob und welche biochemische, physikalische oder psychologische Methode für die Diagnostik und Therapie eingesetzt werden muß. Dies soll an einem exemplarischen Krankheitsfall erläutert werden.

1.1   Ein exemplarischer Krankheitsfall

Das Sprechzimmer betritt eine 52jährige Frau und berichtet, daß sie in den letzten drei Wochen zweimal nachts Anfälle von akuter Atemnot bekommen habe. Die Luft sei ihr weggeblieben, und sie habe gemeint, sterben zu müssen. Auf die Bitte des Arztes, die Umstände zu schildern, unter denen die Atemnotanfälle aufgetreten seien, berichtet sie unter tiefem Seufzen, daß sie mit einem Ausländer in schlechter Ehe verheiratet sei, der sie vernachlässige und oft nächtelang wegbliebe. Die so bedrohlich empfundenen Atemnotanfälle seien aufgetreten, als ihr ältester, 18jähriger Sohn ihr erklärt habe, er wolle sich nun von der Familie trennen und wegziehen. Nachdem sie dies alles in recht vorwurfsvollem Ton vorgebracht hat, bricht sie in Tränen aus.

Während des Berichtes der Patientin ändert sich die Stimmungslage des Arztes. Beim Eintreten nahm er eine kleine, adipöse – sie wog, wie sich später herausstellte,

bei 161 cm Größe 108 kg – und kurzatmige Frau mit etwas zyanotischen Lippen wahr, die auf ihn zunächst einen »schmuddeligen« und unsympathischen Eindruck machte, obwohl sie, wie er später bemerkte, keineswegs ungepflegt war. Diese ablehnende Stimmung des Arztes, die der erste Eindruck hervorgerufen hatte, wandelte sich während des Berichtes der Patientin in wohlwollendes Interesse und Hilfsbereitschaft.

Die weitere Untersuchung der Patientin ergab Anzeichen einer durch Adipositas und eine leichte Hypertonie bedingten Herzinsuffizienz mit Linkshypertrophie des Herzens sowie eine leichte Erhöhung der Blutfette.

Dieser »banale Alltagsfall« aus der Sprechstunde, der gerade seiner vermeintlichen Banalität wegen exemplarisch ist, wirft bei etwas genauerem Hinsehen bereits eine Fülle von Problemen auf. Ohne einen Anspruch auf Vollständigkeit zu erheben, wollen wir einige, die uns besonders wichtig erscheinen, aufzählen:

1. Warum kommt die Patientin gerade jetzt zum Arzt?
2. Warum sucht sie diesen und keinen anderen Arzt auf?
3. Woran leidet sie?
4. Wird der Arzt ihr Leiden erkennen?
5. Wird er ihr helfen können?
6. Womit wird er ihr helfen können?

Ad 1: Warum kommt die Patientin gerade jetzt zum Arzt?
Sie hat doch offenbar schon lange eine Adipositas und die dadurch bedingte Herzinsuffizienz. Die unerfreuliche Ehesituation besteht ebenfalls schon seit einiger Zeit. Ob die leichte Hypertonie und Hyperlipidämie älteren oder jüngeren Datums sind, läßt sich, da keine früheren Untersuchungsergebnisse vorliegen, nicht entscheiden. Der Grund ihres Kommens ist wohl darin zu sehen, daß sie die beiden Atemnotanfälle, die möglicherweise etwas mit dem drohenden Auszug ihres Sohnes zu tun haben, sehr beunruhigen. Jetzt erst fürchtet sie, herzkrank zu sein und womöglich sterben zu müssen. Deshalb sucht sie wohl jetzt den Arzt auf.

Ad 2: Warum sucht sie diesen und keinen anderen Arzt auf?
Wir wissen es nicht. Wir können nur vermuten, daß sie – aus welchen Gründen auch immer – gerade von diesem Arzt erwartet, er werde ihr Leiden richtig erkennen und ihr auch helfen können.

Ad 3: Woran leidet sie?
Der Versuch, diese Frage zu beantworten, wirft sofort eine Reihe weiterer Fragen auf. Daß sie eine Adipositas, eine Herzinsuffizienz und eine leichte Hypertonie hat, ist offensichtlich. Aber wie steht es mit den nächtlichen Atemnotanfällen? Welche Rolle spielen dabei physiologische und welche psychische Faktoren? Die Enttäuschung und Verzweiflung über den bevorstehenden Auszug des Sohnes hat offen-

---

* Im Corpus hippokraticum (ca. 410 a. C.) heißt es: »Unsere Kunst« umfaßt dreierlei: die Krankheit, den Kranken und den Arzt.

sichtlich etwas damit zu tun, aber was? Wie wirkt sich Enttäuschung und Verzweiflung auf die Hämodynamik aus? Wie kam es zur schlechten Ehe, zur Adipositas und der wohl daraus folgenden Herzinsuffizienz? Fragen über Fragen, die sich nicht kurzschlüssig beantworten lassen!

Ad 4: Wird der Arzt ihr Leiden erkennen?

Diese Frage ist mit den Problemen unter »ad 3« auf das engste verknüpft und wirft zudem eine Reihe weiterer Fragen auf; wir wollen zwei herausgreifen. Erstens, wie läuft der Erkenntnisprozeß im allgemeinen und der ärztlich-diagnostische Prozeß im besonderen ab? Weiter unten werden wir noch darauf zurückkommen. Zweitens, es steht wohl außer Frage, daß das diagnostische Urteil des Arztes sehr stark von seinen theoretischen Konzepten und »Vor-Urteilen« abhängen wird. Ein reiner Somatiker würde wahrscheinlich nur die Adipositas und die Hyperlipidämie registrieren. Er würde vermutlich die Arzt-Patient-Interaktion so gestalten, daß die Patientin kaum Gelegenheit hätte, von ihren familiären Schwierigkeiten zu berichten und ihre Verzweiflung auszudrücken. Umgekehrt würde sich ein behandelnder Psychologe sehr eingehend für letzteres interessieren, dabei aber möglicherweise die Herzinsuffizienz und damit verbundene Gefahren übersehen.

Ad 5: Wird der Arzt der Patientin helfen können?

Obwohl diese Frage zweifellos die wichtigste ist – denn was nützt alle Diagnostik, wenn sie nicht zu einer zufriedenstellenden Therapie führt – so können wir sie doch erst dann befriedigend beantworten, wenn wir vorher auf die unter 3. und 4. gestellten Fragen eine Antwort gefunden haben. Dies ist aber noch keineswegs der Fall.

Ad 6: Womit wird er ihr helfen können?

Mit Medikamenten oder mit »Worten«; um die beiden Alternativen stichwortartig aufzulisten.

Wir sehen, daß schon ein so banaler Alltagsfall eine Fülle von schwerwiegenden Fragen aufwirft, selbst dann, wenn wir uns nur auf die wichtigsten beschränken. Wie sieht es erst aus, wenn der Arzt mit schwierigen »Problemfällen« konfrontiert ist?

Probleme dieser Art müssen in einem Lehrbuch einer bio-psycho-sozialen Medizin abgehandelt werden. Eine solche Medizin kann aber noch nicht auf eine Theorie der Heilkunde zurückverweisen, die somatische, psychische und soziale Faktoren in einen Zusammenhang bringt, weil die heutige Medizin eine derartige Theorie noch nicht besitzt. Es existieren nur verschiedene, zum Teil einander widersprechende Theorien.

Wir müssen uns daher den Weg zu einer umfassenden Theorie der Heilkunde im Rahmen einer Einführung in das vorliegende Lehrbuch selbst suchen. Wir halten es für notwendig, den Leser zu bitten, uns auf diesem Weg zu begleiten; denn das Konzept für ein umfassendes Ordnungsschema, das wir auf diesem Wege erarbeiten wollen, kann zunächst nicht mehr als ein hypothetisches Modell geben. Es soll

zwar in den folgenden Kapiteln genauer ausgeführt und an konkreten Fragestellungen untersucht werden, bewähren kann es sich aber nur, wenn der Leser das Konzept immer wieder für den eigenen Gebrauch als Orientierungshilfe erprobt.

1.2 Das biomechanische Konzept der modernen Medizin und seine Defizite

Gehen wir davon aus, daß die Medizin im 19. Jahrhundert mit dem biomechanischen oder Maschinen-Konzept ein Erklärungsmodell für den Umgang mit Krankheit und Gesundheit entwickelt hat, das außerordentlich erfolgreich war. Es ist keine Übertreibung, wenn gesagt wird, daß die Medizin seitdem mehr erreicht hat, als in zweitausend Jahren zuvor.

Für Ärzte hat das Erklärungsmodell der Maschine nicht nur die Anziehungskraft klarer Deutungs- und Handlungsweisungen. Es hat auch den Vorteil immer modern zu sein; denn sobald die Technik noch kompliziertere und noch leistungsfähigere Maschinen erfindet, kann die Medizin ihr Bild des »Maschinen-Menschen« weiter verfeinern, ohne ihr Prinzip der mechanischen Erklärbarkeit der Lebensvorgänge aufgeben zu müssen. Das gilt auch für kybernetische Maschinen. Wenn wir uns klar machen, daß der Soll-Wert, der sie als »sich-selbst« regelnde Automaten, von den traditionellen Maschinen unterscheidet, von dem Konstrukteur oder dem Benutzer eingegeben ist, wird deutlich, daß wir es weiter mit dem Erklärungsmodell zu tun haben, mit dem wir das Funktionieren eines Systems als Resultat seiner (letztlich von uns herstellbaren) Struktur deuten. Die gestörte Struktur, die der Pathologe in den Organen Verstorbener findet, gilt dann als Ursache der Krankheit und Erklärung für den Tod eines Patienten. Es stört den Glauben an diese Lehre auch kaum, wenn der Pathologe bei der Sektion eines Verstorbenen keine Strukturveränderungen an dessen Organen findet, die seinen Tod erklären.

Der gravierende Nachteil dieses Erklärungsmodells ist die Unmöglichkeit, psychische und/oder soziale Einwirkungen auf den Organismus eines Menschen zu erklären oder auch nur für möglich zu halten. Für dieses Modell ist »Psyche« nur ein Wort für die Vorstellung von einem Gespenst in einer Maschine. Daran hat auch Freuds Definition der Seele als »psychischer Apparat« nichts geändert. Solange die Medizin nicht einsieht, daß eine neue Definition für »Seele« auch eine neue Definition für den »Körper« erzwingt, müssen alle Erfahrungen über psychische Vorgänge an der Grenze des als Maschine gedeuteten Körpers abprallen (Uexküll, Th. v., 1985). Solange kann subjektives Erleben, seien es Reaktionen auf Schicksalsschläge, seien es Ängste oder Gefühle der Verlassenheit kranker Menschen nicht als »medizinisch relevante« Vorgänge verstanden werden.

Der Preis, den unsere Gesellschaft für die Verkürzung der Lebensphänomene auf das Maschinenparadigma bezahlen muß, ist die absurde Aufspaltung des heutigen Gesundheitswesens in eine somatische Medizin mit hochspezialisierten und kostenintensiven Spezialkliniken für kranke Körper ohne Seelen und eine psychologische Medizin mit Psychotherapeuten und Neurosekliniken für leidende Seelen ohne Körper. Da es jedoch kaum Kranke gibt, die eine organische Krankheit ohne psychische Reaktionen oder ein psychisches Leiden ohne somatische Begleiterscheinungen haben, sind in diesem Gesundheitssystem die meisten Kranken unzureichend, wenn nicht schlecht versorgt.

Bei Diskussionen über diesen Mißstand übersieht man, daß die Medizin sich ihr psychophysisches Problem selbst geschaffen hat, seit sie die Symptome kranker Menschen auf Befunde reduziert, die Pathologen bei der Sektion von Leichen feststellen. Der bekannte Ausspruch Rudolf Virchows, er habe schon viele tausend Leichen seziert, ohne je eine Seele anzutreffen, illustriert die selbstgelegte Falle, in der wir uns gefangen haben.

1.3 Definition des Problems, das sich aus dieser Situation ergibt

Kehren wir zu der Krankengeschichte zurück. Es ist unmöglich, die Symptomatik der Patientin auf ein somatisches oder ein psychologisches oder ein soziologisches Erklärungsmodell zu beziehen. Alle greifen zu kurz und sind zu reduktionistisch. Die Erklärungsmodelle lassen sich aber auch nicht addieren. Hier wird deutlich, daß wir einen neuen Ansatz suchen müssen, um eine Medizin praktizieren zu können, die den biologischen, psychischen und sozialen Problemen der Patientin gerecht wird.

Betrachten wir die Ideengeschichte der Begriffe »Körper« und »Seele« in der modernen Medizin, so können wir feststellen, daß nach dem Sieg des Maschinenmodells für den Körper im 19. Jahrhundert noch vor dessen Ablauf das Modell des »psychischen Apparats« für die Seele auftaucht. Freuds Methode mit Kranken zu sprechen, statt sie mit direkten oder indirekten »Eingriffen der Hand«, also mit physischen Mitteln zu »be-handeln«, löste bis dahin ungelöste Probleme des Umgangs mit Kranken, deren Beschwerden keine nachweisbare körperliche Ursache hatten. Freud hat ein Paradigma für die Psychiatrie und klinische Psychologie geschaffen.

Nur – ebenso wie das Maschinenmodell die Existenz seelischer Ursachen verbietet, so verbietet das Modell des psychischen Apparats letztlich die Existenz physischer Ursachen. Das psycho-physische Problem wurde durch Freuds neues Paradigma nicht gelöst. Im Gegenteil, mit ihm begann das Zeitalter der dualistischen Medizin.

Aber damit wird die Geschichte spannend; denn mit dem Freudschen Modell für die Entstehung seelischer Krankheiten, gewann die Medizin eine neue Dimension: Die Frage, wie Psyche und Soma sich zueinander verhalten, stellt sich jetzt in konkreter Form. Die scheinbar selbstverständlichen, eindeutigen und unanfechtbaren Definitionen für Körper

und körperliche Ursachen werden damit fragwürdig. Wir müssen unsere Definitionen für den Körper neu überdenken und die Wissenschaft kritisch prüfen, die sich »Biologie« nennt, in Wahrheit aber zu einer Subdisziplin der Physik geworden ist. Eine psycho-somatische Medizin, die den psycho-physischen Dualismus überwinden will, muß von einer Biologie ausgehen, die den physikalistischen Körperbegriff des Maschinen-Modells überwunden hat. Erst dann besteht eine Aussicht, ein ganzheitliches Modell zu entwickeln, in dem somatische und psychische Konzepte miteinander verbunden werden können.

Eine solche Biologie muß sich über das Problem Rechenschaft geben, das in dem Begriff »Beobachtung« verborgen liegt: Beobachtung setzt einen Beobachter als »Subjekt« mit Motiven und Fragestellungen voraus. Ein Beobachter »will« etwas wissen, d. h. er will etwas über das beobachtete »Objekt« in Erfahrung bringen.

Damit wird der Nachholbedarf der Medizin sichtbar, die in der Mitte des 19. Jahrhunderts »beschloß, Naturwissenschaft zu werden«, und diesen Beschluß noch heute als Befreiung von scholastischen und romantischen Ideen einer Naturphilosophie feiert. Darüber hat sie verabsäumt, die erforderlichen Konsequenzen aus der Tatsache zu ziehen, daß die Naturwissenschaften im 20. Jahrhundert ihre damaligen Voraussetzungen radikal revidiert haben. Die Medizin ist daher im 20. Jahrhundert immer noch eine Naturwissenschaft des 19. Jahrhunderts.

Die Antwort auf die Frage, was sich in den Naturwissenschaften verändert hat, und warum diese Veränderung für die Medizin so bedeutsam ist, läßt sich sehr verkürzt in der Formel zusammenfassen: Die Naturwissenschaftler haben das Beobachterproblem »entdeckt«. Früher glaubten sie, ihre Aufgabe sei »die Enthüllung« der objektiven Realität; jetzt haben sie erkannt, daß diese Zielsetzung falsch war; denn eine in diesem Sinne »objektive« Realität ist uns niemals zugänglich. Die Veränderung der Zielsetzung und der Weltsicht, die aus dieser Einsicht folgt, wird gewöhnlich als »Paradigmawechsel« bezeichnet, ein Begriff, den Kuhn geprägt hat, und auf den wir noch zurückkommen werden (Kuhn, 1973). Damit stehen wir vor zwei Fragen:

1. Wie spielt sich der Vorgang eigentlich ab, mit dessen Hilfe ein Beobachter Erkenntnis und Wissen gewinnt?
2. Wie sieht der Nachholbedarf für die Medizin aus, der sich aus dem Paradigmawechsel in der Physik ergibt?

2 Das Problem der Erkenntnis und der Theorienbildung

Aus der Schilderung des exemplarischen Krankheitsfalls am Anfang haben wir sechs Fragenkomplexe abgeleitet. Der gewichtigste lautete: Wird der Arzt das Leiden der Patientin erkennen? Dies beinhaltet als Folge das Problem, wie der Arzt Erkenntnis und Wissen gewinnt. Der Zusammenhang dieses

Problems mit dem Problem des Nachholbedarfs der Medizin macht deutlich, daß wir ihm nicht ausweichen können.

Zunächst einige Vorüberlegungen und Begriffsbestimmungen:

Als Wissen wollen wir die Summe unserer Erkenntnisse definieren, die der Überprüfung durch die Erfahrung standhalten. »Wissen« steht zwischen dem Glauben und der Meinung, wobei ersterer Überzeugungen (subjektive Gewißheiten) enthält, die das Individuum zur Bewältigung seines Lebens benötigt, ohne sie in der Umwelt überprüfen zu können, während Meinungen (in der Wissenschaft sprechen wir von Hypothesen) relativ leicht durch korrigierende Erfahrungen veränderbar sind. Wird an Meinungen starr wie an unveränderbaren Glaubenssätzen festgehalten, dann sprechen wir von Dogmen, Ideologien oder Wahnvorstellungen.

Unter **Wissenschaft** wollen wir die methodisch-systematische Erweiterung unseres Wissens im Zusammenhang mit einer Verbreiterung der empirischen Basis und der Ausarbeitung einer Theorie verstehen. Die **Theorie** ist ein sich nicht widersprechendes System von Aussagen, das die empirischen Daten (die Basissätze) ordnet und uns ermöglicht, über unsere Erfahrungen nachzudenken und zu sprechen.

Nur wenn man den Wissenschaftsbegriff so weit und allgemein faßt und ihn nicht an eine bestimmte Methode bindet, kann man die wissenschaftlichen Bemühungen der verschiedensten wissenschaftlichen Disziplinen unter einer Definition zusammenfassen.

Dieses untrennbare Aufeinanderangewiesensein von Empirie und Theorie, von Anschauung und Begriff führt uns zur ersten Schwachstelle der Wissensgewinnung, unabhängig davon, ob es sich dabei um den vorwissenschaftlichen oder wissenschaftlich-systematischen Wissenserwerb handelt: die empirische Datengewinnung.

Da der Mensch keine »Tabula rasa« ist, die einfach Eindrücke sammelt, sondern ein Wesen mit beschränkten Wahrnehmungsorganen, mit einer Geschichte, mit einem komplizierten Sozialisationsprozeß und sehr subjektiven Erfahrungen, sind uns objektive empirische Ausgangsdaten, wie sie von Empirismus und Positivismus als Ausgangsbasis unseres Wissens gefordert wurden, nirgends zugänglich. Alle unsere Wahrnehmungen sind durch ein Vorwissen, eine wie immer geartete »Theorie«, mitgestaltet, so daß Einstein mit Recht darauf hinweisen konnte, daß unsere Theorien darüber bestimmen, was wir sehen und beschreiben (1938). Dazu kommt, daß hinter jeder Theorie ein Motiv steht, für das Wissen gewonnen werden soll.

Ist, so gesehen, bereits die Datengewinnung äußerst problematisch und stets mehr oder weniger »subjektiv verfälscht«, so wird diese erste Unsicherheit des Wissenserwerbs noch durch eine zweite ganz erheblich verstärkt: Alle Daten sind nämlich mehr oder weniger unterschiedlich interpretierbar.

Wissen kann auf zweierlei Arten erworben werden: zum einen durch eigene handelnde Erfahrung, zum anderen durch Übernehmen und Aneignen des tradierten Wissens, das heißt der Erfahrungen, die andere Menschen, manchmal ganze Generationen, vor uns gemacht haben. Da wir immer nur einen begrenzten Ausschnitt von Erfahrungen selbst machen können, sind wir, insbesondere in der Wissenschaft, aber auch sonst, auf das tradierte Wissen angewiesen.

Um zu verdeutlichen, wie Wissen durch handelnde Erfahrung erworben wird, wollen wir das Modell des Wissenserwerbs, wie es Th. v. Uexküll (1963) beschrieben hat, als Handlung kurz umreißen:

Um die Handlung, unverfälscht und unreduziert auf irgendwelche Teilaspekte, zum Modell für unsere Deutungen zu machen, müssen wir zunächst fragen, was sie als eigenständiges Phänomen darstellt. Ursprünglich und auf die allgemeinste Form gebracht ist **Handlung: Umgang mit der Welt.** An diesem Umgang sind wir in irgendeiner Weise beteiligt. Wenn wir das Gesamtgeschehen einer Handlung analysieren, lassen sich darin verschiedene Phasen oder Etappen unterscheiden.

Nehmen wir als Beispiel die Handlung, in der ich das Motiv »Appetit auf Apfel« habe, einen Baum ersteige und einen Apfel pflücke:

- »Ich sehe etwas, zum Beispiel Farben und Formen, die durch eine gleichzeitig einsetzende Deutung als Baum vor einer Mauer mit einem Apfel im Geäst interpretiert werden.
- Apfel, Baum und Mauer geben mir Handlungsanweisungen, die Mauer als Stütze zu sehen, den Baum als Leiter zu benützen und den Apfel zu ergreifen.
- Sobald ich versuche, diese Anweisungen auszuführen, stellt sich heraus, ob die Deutung richtig war. Es könnte ja sein, daß die Mauer nachgibt, der Stamm oder der Apfel faul ist.«

Eine **Handlung** läuft also stets nach folgendem Schema ab:
- Ein Ausschnitt der mich umgebenden Welt wird aufgrund eines Motivs gedeutet.
- Das Gedeutete gibt mir bestimmte Handlungsanweisungen.
- Im Umgang mit der Welt erfolgt eine Prüfung, ob die Deutung und die Handlungsanweisungen richtig waren.

Nach diesem Grundschema entsteht jede menschliche Erfahrung, und zwar sowohl vorwissenschaftlich als auch im Bereich der empirischen Wissenschaften. Dieses Grundschema hat nicht nur einen kognitiven, sondern auch einen emotionalen Aspekt, der für die Medizin sogar von besonderer Wichtigkeit ist. Die Frage, ob eine Handlungsanweisung, die sich aus der hypothetischen Deutung einer Situation ergibt, deren Probleme lösen kann oder nicht, kann für das Überleben des Betreffenden entscheidend sein. Wir werden daher in diesem Zusammenhang von einem »**pragmatischen Realitätsprinzip**« sprechen und aufzeigen, daß eine ungelöste Problemsituation bei entsprechender Dringlichkeit eine Alarmreaktion mit allen psychischen und somatischen Begleiterscheinungen auslöst. In unserem Beispiel des Apfelpflückens würde der Anblick des Apfels im Geäst eines Baumes bei einem Verhungernden eine Aktivität auslösen, die mit Hoffnung auf Errettung vor dem Hungertod einhergeht. Würde sich die Handlungsanweisung dann als nicht praktikabel erweisen, könnte die Stimmung in Verzweiflung und schließlich in Rückzug und Apathie umschlagen, wie das etwa im Rahmen einer Nausea der Fall sein kann (Th. v. Uexküll, 1952; Marschall, 1951; Engel und Schmale, 1972). Erweist sich die Handlungsanweisung dagegen als praktikabel, bedeutet das einen Zuwachs an Vitalität. Verhaltenspsychologisch handelt es sich um Bestrafung oder Belohnung.

Papousek (1975) macht darauf aufmerksam, daß die Grundform dieses Handlungsschemas schon angeboren ist. Er schreibt:

»Situationen, die dem Kind Probleme stellen, für deren Lösung es über keine Programme verfügt, werden schon im frühesten Kindesalter mit einer Alarmreaktion beantwortet ... Wenn der Säugling die richtige Lösung einer Problemsituation nicht findet, steigert er zunächst sein Bemühen, aber seine Reaktionen verlieren bald an Koordination ... Dies kann soweit gehen, daß eine Überlastung des Organismus droht. Hier können wir beim Säugling eine plötzliche Verhaltensänderung beobachten, die an die Pawlowsche Schutzhemmung oder den biologischen Totstellreflex erinnert. Der Säugling bleibt bewegungslos liegen mit konvergenzlos starrenden Augen und geht zur Schlafatmung über.«

Es handelt sich um den Umschlag in einen Zustand, in dem die Umwelt ausgelöscht und der Säugling nur noch Körper ist, ein Vorgang, von dem wir noch sprechen werden.

Neben dem »pragmatischen Realitätsprinzip« mit seinen beiden Reaktionsmustern Aktivierung oder Rückzug müssen wir ein »kommunikatives Realitätsprinzip« annehmen (Uexküll, Th. v., 1979), das ebenfalls sehr frühe, möglicherweise auch schon angeborene Vorstufen hat. Wir werden es als das Gefühl eines Echos beschreiben, das alle unsere Deutungen und Verhaltensreaktionen bei relevanten Personen unserer Mitwelt haben, und das uns die Sicherheit gibt, nie ganz einsam und isoliert zu sein. Winnicott (1973) hat beschrieben, wie in der frühen Kindheit die Anwesenheit der Mutter dem Kind diese Sicherheit gibt, die notwendig ist, damit es sich mit sich selbst beschäftigen kann. Offenbar braucht in diesem Stadium das Gefühl des Echos noch eine sichtbare oder hörbare Unterstützung. Der Verlust des kommunikativen Realitätsgefühls spielt bei bestimmten depressiven Zuständen eine Rolle.

Wir werden später auf die Bedeutung dieser beiden Realitätsprinzipien für unser Körper-Selbst und unser soziales Selbst zurückkommen.

Fassen wir die Überlegungen dieses Abschnitts zusammen: Wissen entsteht durch handelnde Erfahrung und hilft uns, Programme zu entwickeln, mit deren Hilfe wir unsere Lebensaufgaben mehr oder weniger gut bewältigen können.

Sowohl die vorwissenschaftliche als auch die systematisch und methodisch herbeigeführte wissenschaftliche **Wissensbildung** verläuft immer über die folgenden drei Stufen:
1. Wahrnehmung (Datensammlung);
2. Deuten (Interpretieren) des Wahrgenommenen als etwas Bestimmtes (als ein Objekt unseres »Interesses«), das uns Handlungsanweisungen für unser weiteres Verhalten und Vorgehen gibt;
3. Realitätsprüfung.

Die Datensammlung und der Deutungsvorgang sind Schwachstellen jeder Wissenschaftstheorie. Die Schwachstellen sind z. B. bei der psychoanalytischen Methode besonders offenkundig, denn die Daten sind die kaum exakt beschreibbaren Assoziationen und Verhaltensweisen des Analysanden und die Beziehung zwischen Analytiker und Analysand, die wiederum einem zwar nicht beliebigen, aber immerhin mehr- bzw. vielschichtigen Deutungsprozeß unterworfen werden. Diese Schwachstellen sind aber auch bei allen anderen wissenschaftlichen Methoden nachzuweisen. Sie treten dort nur nicht so offenkundig hervor.

Die beiden Schwachstellen des Wissenserwerbs, die Datensammlung und die Interpretation der gesammelten Daten, machen alle unsere diagnostischen Bemühungen so problematisch, unvollkommen und unabgeschlossen. Mit diesen Unsicherheiten müssen wir leben, und es wäre ein verhängnisvoller Irrtum – er wird immer wieder begangen – zu meinen, wir könnten diese Unsicherheiten durch immer neuere und »exaktere« Untersuchungen beheben. Zunächst können wir durch zusätzliche Untersuchungen und zusätzliche Datensammlungen zwar den Grad der Unsicherheit verringern. Von einem gewissen Punkt an – er ist von Fall zu Fall sehr schwer zu bestimmen – tragen jedoch neue Daten nicht mehr zur Klärung, sondern im Gegenteil nur zur weiteren Verwirrung bei.

2.1 Die Theorie einer empirischen Wissenschaft und die Theorien der Einzelwissenschaften

Was lehrt uns das Konzept der Handlung als Modell für die Gewinnung von Erkenntnis in bezug auf das Problem des Arztes, von dem wir ausgingen? Er steht vor der Frage, wie er das erfolgreiche Maschinenmodell für den Körper mit Modellen für psychische und soziale Vorgänge verbinden soll.

Das Modell der Erkenntnisgewinnung beschreibt die Lösung eines Problems. Das Problem erscheint zunächst einfach (Unser Beispiel beschreibt das Problem eines Mernschen, dem sein Hunger die Aufgabe stellt, sein Bedürfnis nach Nahrung zu stillen).

Er löst das Problem, indem er eine Wahrnehmung als Nahrungsobjekt (Apfel) deutet und durch eine Handlung die Richtigkeit seiner Deutung erprobt (durch Ersteigen eines Baumes und Pflücken des Apfels).

Wenn wir das Modell für das Problem des Arztes nutzen wollen, müssen wir zwei Ebenen unterscheiden: die Ebene, auf welcher Patienten ihre Probleme zu lösen suchen, und die Ebene des Arztes, der ihr Problemlösungsverhalten beobachten und interpretieren muß, um Handlungsanweisungen zu finden, die ihnen helfen, ihre Probleme zu lösen. Die beiden Ebenen sind verknüpft: Der Arzt muß Problemlösungen für die Patienten entwickeln, und die Patienten den Arzt durch Rückmeldung über die Effektivität seiner Lösungsvorschläge informieren.*

Gehen wir weiter ins Detail, zeigt sich, daß die Probleme auf beiden Ebenen aus einer Reihe von Teilproblemen bestehen, von denen jedes nach dem Modell der Erkenntnisgewinnung durch Handlung gelöst werden muß. Von diesen Teilproblemen sind:

1. einige technischer Natur (in unserem Beispiel das Problem, wie der hungrige Mensch die Hindernisse überwindet, die ihn vom Nahrungsobjekt trennen);
2. andere psychologischer Natur (in unserem Beispiel etwa die Frage, wie ein biologisches Bedürfnis die Wahrnehmung so beeinflussen kann, daß sie die Umgebung als Szenerie für einen Nahrungssuchenden interpretiert);
3. wieder andere soziologischer Natur (in unserem Beispiel etwa das Problem, wie die Besitzverhältnisse (Wem gehört der Apfelbaum?) das Verhalten und Erleben des hungrigen Menschen beeinflussen).

Mit der Zuordnung der Teilprobleme zu verschiedenen Wissenschaften stellt sich die Frage nach ihrer Verknüpfung, d.h. wie das soziologische Problem das psychologische Problem und wie dieses das Problem der technischen Lösung beeinflussen kann – und umgekehrt.

Aber verwandelt eine derartige Analyse die hilfreiche Metapher des Apfelpflückers nicht in einen undurchsichtigen Urwald? Die Vorgeschichte der Wissenschaften begann mit einem solchen Urwald: In frühen Kulturen wurden psychische und soziale Probleme durch Mythen und Glaubensvorschriften geregelt, die eine Priesterschaft verwaltete. Aber undurchsichtige, gefährliche und komplexe technische Probleme mußten täglich vom Einzelnen gelöst werden. Jede Erfindung, die ein technisches Teilproblem löste, mußte die drei Schritte: Wahrnehmen – Deuten – Realitätsprüfung durchlaufen, um als bleibendes Rezept oder Modell festgehalten und – was ebenso wichtig war – tradiert werden zu können.

Jede neue Technik: Nahrung zu gewinnen und zuzubereiten, Feinde zu bekämpfen oder Hindernisse und räumliche Entfernungen im Urwald, auf Flüssen, Seen oder dem Meer zu überwinden, bedeutete Vorteile anderen Völkern und Kulturen gegenüber. Erfindungen, die größere Teilprobleme lösten (etwa das Feuer oder das Rad), waren Anfänge neuer kultureller Entwicklungen.

Längst ehe es Wissenschaft und Forschung im heutigen Sinne gab, entstanden mit der Entwicklung neuer Techniken neben den Priestern neue Berufe: Handwerker, Bauern, Krieger; mit Möglichkeiten immer differenziertere Probleme zu lösen.

Damit stehen wir mit unserem Modell der Erkenntnisgewinnung vor einer scheinbar paradoxen Situation: Die einfache allgemeine Formel: Wahrnehmung – Deutung – Realitätsprüfung soll stets die gleiche bleiben, aber gleichzeitig sollen immer neue und differenziertere Variationen entstehen?

Diese scheinbare Paradoxie wurde für die Entwicklung der Wissenschaften die Regel. Thomas Kuhn hat das Entstehen neuer Variationen als »wissenschaftliche Revolutionen« beschrieben, und die Begriffe »Paradigma« und »Paradigmawechsel« geprägt (1973).

Aber ehe wir die Bedeutung seiner Gedanken für unser Problem diskutieren können, müssen wir die sprachliche Bedeutung des Begriffs »Paradigma«, unabhängig von der speziellen Definition, die Kuhn ihm gegeben hat, rekonstruieren. Der scheinbar paradoxe Zusammenhang zwischen einer einfachen allgemeinen Formel der Erkenntnisgewinnung und komplizierten speziellen Variationen wird nur von dort her verständlich.

2.2 Paradigma und Syntagma

Der Begriff »Paradigma« ist ein Modewort geworden. Es ist notwendig, ihn auf die Bedeutung zurückzuführen, die Kuhn ihm gegeben hat. Um jedoch die Grenzen zu erfassen, die dem Begriff selbst – unabhängig von der Definition Kuhns – innewohnen, müssen wir seine Funktion als sprachliches Element freilegen. Sobald wir das versuchen, stoßen wir zu unserer Überraschung auf ein Begriffspaar, in dem der Begriff »Paradigma« zusammen mit dem Begriff »Syntagma« auftaucht, und in dem beide Begriffe sich gegenseitig definieren.

Im »Fremdwörterbuch« (Duden, Band 5, 1990) wird unter **»Paradigma«** (neben verschiedenen Bedeutungen) die Funktion der sprachlichen Elemente beschrieben, zu denen der Begriff gehört. Danach sind Paradigmen eine:

»Anzahl von sprachlichen Einheiten, zwischen denen in einem gegebenen Kontext zu wählen ist (z.B. er steht hier/dort/oben/unten), im Unterschied zu Einheiten, die zusammen vorkommen, um einen Kontext, »ein *Syntagma* zu bilden«.

Unter einem **»Syntagma«** (griechisch: das Zusammengestellte) wird eine Kombination (bzw. Komposition) von Elementen in einem Zusammenhang verstanden, der ein gegenseitiges Abhängigkeitsverhältnis darstellt. Ein **»Para-**

---

* Dieser Zusammenhang läßt sich als ein Modell beschreiben, das wir als »symbiotischen Funktionskreis« im folgenden kennenlernen werden. Es beschreibt nicht nur das früheste Kommunikationsverhalten zwischen Kind und Mutter. Es ist auch ein Modell für Kommunikation. Für die Medizin illustriert es gewissermaßen den Text des Corpus hippocraticum, nach dem die ärztliche Kunst dreierlei umfaßt: die Krankheit, den Kranken und den Arzt.

digma« ist demgegenüber eine Klasse von Elementen, die den gleichen Platz in einem Syntagma einnehmen können, und die zueinander in einer Beziehung der Opposition stehen. Saussure hat die paradigmatische Opposition mit Säulen verschiedener Stilrichtungen verglichen, die in einem Gebäude die gleiche Stelle als Stütze einnehmen können (Krampen et al., 1981).

Ein Paradigma ist demnach ein Element in einem Syntagma (z. B. einem Text), das diesem zwar eine besondere Note gibt, aber ausgewechselt werden kann, ohne den allgemeinen Sinn des Textes zu verändern. Der Satz: »Er steht hier/dort/oben/unten« bringt als Syntagma die allgemeine Feststellung zum Ausdruck, daß jemand eine Position im Raum einnimmt. »Hier«, »dort«, »oben« und »unten« sind Paradigmen, die dem Satz jeweils eine andere Note geben, aber ausgetauscht werden können, ohne den allgemeinen Sinn des Satzes zu verändern.«

Wir haben »Wissenschaft« als Bemühung definiert, Wissen durch Gewinnung von Erfahrung zu vermehren, und »Erfahrung« als Einheit einer Handlung beschrieben, die aus einer Folge von drei Schritten besteht, deren Reihenfolge feststeht, und von denen keiner übersprungen oder fortgelassen werden darf. Damit entspricht die Handlung, die zu einem Erfahrungsgewinn führt, einem **Syntagma**. Elemente, die in solchen Handlungen das Interesse der Wissenschaftler auf Probleme richten, die für eine bestimmte Wissenschaft spezifisch sind, entsprechen – wie wir sehen werden, auch in der Termologie Kuhns **Paradigmen***.

Wir gewinnen durch diese Unterscheidung die Möglichkeit, zwei verschiedene Formen oder Arten »wissenschaftlicher Revolutionen« gegeneinander abzugrenzen: begrenzte Revolutionen, die sich innerhalb einer Wissenschaft abspielen, und auf die der Begriff des **Paradigmawechsels** zutrifft, und umfassende Revolutionen, die unsere Vorstellung von Wissenschaft verändern. Bei ihnen handelt es sich um einen **Syntagmawechsel.**

> Ein Paradigma begründet oder verändert ein Fachgebiet. Ein Syntagma begründet oder verändert eine Auffassung von Wissenschaft.

2.3 Zwei syntagmatische Formeln für den Gewinn von Erkenntnis

In Anlehnung an H. v. Foerster können wir davon ausgehen, daß wir zur Interpretation der Veränderungen in unserer Umgebung zwei verschiedene Denkmodelle (Formeln zur Gewinnung von Erkenntnis) verwenden: Ein Modell für mechanische Zusammenhänge und ein Modell für das Verhalten von Lebewesen. Für beide Modelle verwendet Foerster den Begriff »Maschine« als Metapher für eine Vorrichtung zur Produktion von Erkenntnis (1992). Das erste Modell nennt er die »triviale«, das zweite die »nicht-triviale Maschine«. Beide bestehen aus drei »Bauelementen«, einem Input, einem Output und einem »Operator« als Vorrichtung, die den Input in den Output verwandelt. Diese drei »Bau-

elemente« entsprechen den drei Schritten unseres Syntagmas »Handlung, die zu einem Erkenntnisgewinn führt«: Der Input entspricht der Wahrnehmung, die Deutung des Wahrgenommenen dem Operator und der Output dem realitätsprüfenden Verhalten.

2.3.1 Das Modell der »trivialen Maschine«

Der Operator der trivialen Maschine arbeitet nach der Regel der mechanischen Kausalität: Er verwandelt zuverlässig und fehlerfrei mechanische Ursachen in mechanische Wirkungen. Die Maschine arbeitet unabhängig von ihrer Vergangenheit, d. h. sie lernt nicht aus Erfahrung. Genau das erwarten wir von einer kausalen Erklärung: Wir erwarten, daß auf die gleiche Ursache (als Input) immer wieder die gleiche Wirkung (als Output) folgt. Nach diesem Muster arbeitet das Erklärungsmodell der Maschine für den menschlichen Körper.

Für die Anziehungskraft, welche das Modell der Maschine für Ärzte besitzt, haben wir zwei Gründe genannt: Es gibt klare Deutungs- und Handlungsanweisungen und es ist auch in einer Zeit ständiger technischer Fortschritte immer modern. Ein dritter Grund für die Beliebtheit dieses Erklärungsmodells ist aufschlußreicher: Das Modell simuliert unser motorisches Verhalten zu unserer Umgebung. Die Kraft, welche die Maschine antreibt, entspricht der Anstrengung, die wir in unsere Muskelbewegungen investieren, um eine erwünschte Wirkung zu erzielen. Die Gegenkraft, die wir überwinden müssen, verleiht unserer Umgebung den Charakter des Stofflichen. Die Gesetze der Mechanik sind letztlich Formeln, die uns über die Möglichkeiten informieren, unsere Umgebung zu »manipulieren«**. Die früh erlernten Schemata der »sensomotorischen Zirkulärreaktionen«*** sind in sie eingegangen.

Diese Zusammenhänge muß man sich klar machen, um zu verstehen, wie das Maschinenmodell für den Körper entstehen konnte, warum es so erfolgreich ist, und welche Schwierigkeiten überwunden werden müssen, um es zu einem bio-psycho-sozialen Modell zu erweitern.

---

* Kuhn macht den Unterschied zwischen Syntagma und Paradigma nicht. Leithoff, P.: Die paradigmatische Bedeutung der Psychosomatik von Thure und Uexküll. Eine nach Thomas Kuhn geführte wissenschaftstheoretische Untersuchung. Diss. Köln 1992. Darin wird (zu Recht) nachgewiesen, daß es in der Psychosomatik nicht um einen Paradigmawechsel im Sinne Kuhns geht. Als Beispiel für diesen schreibt er: »So verwenden alle Paradigmen quer durch die Geschichte der Chemie den Begriff »Element«, doch bedeutet jeder neue Wechsel etwas anderes«.

** Jakob von Uexküll hat die biologischen Wurzeln der physikalischen Begriffe im Zusammenhang entwickelt (1973): Die Entwicklung der Technik hat die Muskelkraft, die wir einsetzen müssen, um die Umgebung zu verändern durch immer wirkungsvollere »Verstärkungsvorrichtungen« so erfolgreich minimiert, daß meist nur noch ein Knopf gedrückt oder ein Hebel bewegt werden muß, um die gewünschten Effekte zu erzielen. Dadurch geht die Einsicht verloren, daß jede Maschine eine Vorrichtung ist, die unser motorisches Verhalten zu unserer Umgebung simuliert.

*** Piaget (1969): Das Erwachen der Intelligenz beim Kinde. Dort heißt es auf Seite 24: »Die Reflexe (und die aus ihnen entstehenden sensomotorischen Zirkulärreaktionen) ... bilden eine Art antizipatorischer Erkenntnis der Umwelt ...« Wir haben die sensomotorischen Zirkulärreaktionen Piagets mit dem pragmatischen Realitätsprinzip in Beziehung gebracht.

Im Einleitungsteil stellt G. L. Engel die Frage, wie lange die medizinische Wissenschaft noch durch ein Paradigma des 17. Jahrhunderts gefesselt bleiben soll. Damals hatte Descartes (1596–1650) die These aufgestellt, daß wir nur solche Phänomene erkennen können, die wir selbst herstellen. Damit hatte er die **manipulatorische Erklärbarkeit als Kriterium einer »objektiven Wahrheit«** definiert. Die Bereitwilligkeit, mit der diese Definition übernommen wurde, ist verständlich: In einer unberechenbaren Natur haben wir ein vitales Interesse an Sicherheit und Ordnung. Wir wünschen uns eine Natur, in der alles »mit rechten Dingen« zugeht, d. h. die Garantie, daß nichts geschieht, was sich nicht nach den Regeln verstehen läßt, die wir selbst befolgen, wenn wir eine Veränderung in unserer Umgebung herbeiführen. Es ist daher nicht verwunderlich, daß die Naturwissenschaften den manipulatorischen Wahrheitsbegriff von Descartes als Dogma übernahmen.

Mit dem Begriff einer manipulatorischen Wahrheit entstand die Vorstellung einer »objektiven Realität«, deren Gegenstände unabhängig von uns, als (noch unerkannte) »Dinge an sich« existieren. Damit war die Überzeugung verknüpft, die Naturwissenschaften würden mit Hilfe der manipulatorischen Methode die objektive Realität nach und nach enthüllen. Erkenntnis wurde ein Mittel zur Maximierung menschlicher Verfügungsgewalt über Natur und Gesellschaft, und hatte sich als solches zu bewähren[*].

Mit der Vorstellung, die Naturwissenschaften würden die objektive Realität »enthüllen«, entstand eine Definition für Realität, die einen Zirkelschluß enthält: Die manipulatorisch hergestellten »Objekte« werden als Objekte der objektiven Realität definiert.

Für unser Problem lernen wir aus diesem Hinweis, daß die Formel (der trivialen Maschine) Erkenntnisse manipulatorischer Möglichkeiten produziert. Modifikationen dieser Formel, die in einem Bereich der Naturwissenschaften erfolgreicher sind als die bisherigen, müssen wir – in Übereinstimmung mit Kuhn – »Paradigmawechsel« nennen. Sie bleiben im Rahmen einer »manipulatorischen Wahrheitstheorie«.

Änderungen der Formel selbst, die das Wahrheitskriterium relativieren, müssen dagegen als »Syntagmawechsel« bezeichnet werden. Von ihnen soll jetzt die Rede sein.

2.3.2 Das Modell der »nicht-trivialen Maschine« oder die semiotische Alternative

Das Modell der »nicht-trivialen Maschine« besteht aus den gleichen drei »Bauelementen«: Input, Operator, Output und entsprechend besteht auch die Formel zu »Produktion von Erkenntnis« aus den drei Schritten: Wahrnehmung, Deutung des Wahrgenommenen, Realitätsprüfung. Im Unterschied zu dem Modell der trivialen Maschine wird jetzt aber der »innere Zustand« der Maschine wichtig, der sich mit jedem Arbeitstag ändert, weil der Operator mit ihm gekoppelt ist. Dies Modell hat eine Vergangenheit. Es lernt aus Erfahrung, mit dem Erfolg, daß auf

den gleichen Input nicht mehr der gleiche Output folgt. D. h., das Modell wird mit jedem Arbeitsgang gewissermaßen eine andere Maschine.

Um das Verhalten eines Lebewesens zu interpretieren, brauchen wir das Modell der nicht-trivialen Maschine: Denn ein hungriges Tier reagiert auf das gleiche Futter anders als das gesättigte. Mit der Nahrungsaufnahme ändert sich sein innerer Zustand – und mit ihm sein Operator, d. h. seine Bereitschaft, auf den gleichen Input wieder mit dem gleichen Output zu reagieren. Aber ist damit auch das Lebewesen ein anderes Tier geworden?

Für eine Maschine handelt es sich lediglich um eine Frage der Benennung. Für ein Lebewesen hat die Frage eine andere Dimension; es geht darum, ob das Lebewesen »selbst« ein anderes geworden ist, oder ob es nur für den Beobachter so aussieht. Wir werden auf diese Frage zurückkommen. Hier genügt es, festzustellen, daß mit dem Modell der nicht-trivialen Maschine das Problem der Identität auftaucht.

Gleichzeitig wird ein weiteres Problem sichtbar: Wenn wir statt von »Input« von »Wahrnehmung« oder unverfänglicher von »Information über die Umgebung« sprechen, wird deutlich, daß es für Lebewesen keine Umgebung geben kann, die unabhängig von ihrem inneren Zustand existiert.

> Lebewesen interpretieren ihre Umgebung nach ihrem inneren Zustand als Bühne für ihr Verhalten.

Wir sagen stattdessen gewöhnlich, die Umgebung könne für ein Lebewesen ihre Bedeutung verändern. Das klingt harmloser. Da wir aber erkenntnistheoretisch sensibilisiert sind, werden wir stutzig und bemerken plötzlich, daß wir damit etwas höchst Ungewöhnliches behaupten: Wenn sich die Umgebung für ein beobachtetes Lebewesen ändert, ohne für den Beobachter eine andere zu werden, dann muß es nicht nur eine, sondern zwei verschiedene Umgebungen geben! Die Lösung des Rätsels ist die Feststellung, daß die Formulierung, »*für ein Lebewesen verändert sich die Bedeutung der Umgebung*«, den Sachverhalt semiotisch, d. h. als Zeichenprozeß beschreibt: Wahrnehmung (oder Input) wird als Empfang von Zeichen aufgefaßt. Zeichen werden nach dem inneren Zustand des Lebewesens (bzw. durch den mit ihm gekoppelten Operator) interpretiert. Der als »Bühne« interpretierte Ausschnitt der Umgebung, mit dem das Lebewesen durch sein Verhalten in Interaktion tritt, wird als das bezeichnete Objekt (oder Output) definiert. Das nicht-triviale Modell deutet das Verhalten eines Lebewesens als Antwort auf Zeichen, die durch seinen inneren Zustand interpretiert werden. Fassen wir unsere Feststellungen über die beiden Modelle, wie folgt, zusammen.

---

[*] So lautet die Forderung einer mächtigen Strömung des Positivismus. Vergl. Stichwort Positivismus (Ritter und Gründer, 1989).

> Das Modell der trivialen Maschine deutet das Verhalten von Lebewesen als mechanischen Prozeß, d. h. als Wirkungen mechanischer Ursachen. Es entspricht dem Maschinenmodell für den Körper. Das Modell der nicht-trivialen Maschine deutet das Verhalten von Lebewesen als Antworten auf Zeichen, die von seinem inneren Zustand interpretiert werden. Das Modell einer **»mechanischen Ursache«** wird dem Modell einer **»semiotischen Ursache«** gegenübergestellt.

Modelle entsprechen syntagmatischen Formeln, die Wissenschaft auf verschiedene Weise definieren. Wir müssen jetzt drei Fragen beantworten:
1. Kann es eine »semiotische Kausalität« geben?
2. Was ist ein »Zeichenprozeß«?
3. Handelt es sich bei dem Wechsel vom trivialen zum nicht-trivialen Modell um einen Paradigma- oder einen Syntagma-Wechsel?

Wir beginnen mit der ersten Frage:

3 Der neue Ansatz

3.1 Die zwei Bedeutungen von Kausalität

Die Feststellung, daß wir zur Beschreibung der Beziehungen eines Lebewesens zu seiner Umgebung ein anderes Denkmodell verwenden müssen als das mechanische Modell der (trivialen) Maschine, zwingt uns den Begriff der Kausalität genauer zu betrachten: Dabei stellt sich heraus, daß »Kausalität« ursprünglich zwei verschiedene Bedeutungen hatte:
I. die allgemeine Aussage, daß jede Veränderung eine Ursache hat;
II. die spezielle Aussage, die das empirische Gesetz der mechanischen Kausalität formuliert.

Die Unterscheidung zwischen diesen beiden Bedeutungen kann bis in die Antike zurückverfolgt werden. Sie wurde aber erst reflektiert, als man seit Hume* und Kant (1913) mit der Abwendung von der aristotelischen und scholastischen Tradition der Unterscheidung zwischen einer formalen, einer materialen, einer effizienten und einer finalen Ursache die Frage zu analysieren begann, woher unser Bedürfnis stammt, kausale Zusammenhänge festzustellen.

Kant führt die allgemeine Aussage (I) auf einen »*Grundsatz a priori des reinen Verstandes*« zurück, »*der Erfahrung allererst möglich mache: Alles was geschieht (anhebt zu sein) setzt etwas voraus, worauf es nach einer Regel folgt.*« Im Unterschied dazu definiert er die Aussage (II) als einzelnes Gesetz innerhalb der Erfahrung, das daher einen völlig anderen Status besitzt (Scheibe, 1976).

Dieses empirische Gesetz innerhalb der Erfahrung wurde, wie oben dargelegt, unter dem Einfluß Descartes seit dem 17. Jahrhundert zunehmend nach dem Vorbild der Physik interpretiert. Das führte schließlich zu der Überzeugung, der Begriff »Kausalität« sei durch die Gesetze der klassischen Mechanik erstmals präzise definiert worden. Damit wurde der Unterschied zwischen (I) und (II) verwischt, und

Kausalität so eng mit (mechanischer) Determiniertheit verknüpft, daß beide identische Begriffe wurden. Für die Philosophie entstand damit das unlösbare Problem einer Willensfreiheit und für Biologie und Psychologie wurde die Frage unbeantwortbar, wie die Begriffe »Autonomie«, »Spontaneität« und »Selbst« definiert werden sollten.

Seit der Entwicklung der Quantentheorie wird (wenigstens für Mikroprozesse) die streng deterministische Fassung durch probabilistische Vorstellungen ersetzt. Einsteins Überlegungen und die moderne Thermodynamik führten zu dem Ergebnis, daß die mechanistisch-deterministische Definition der Kausalität nur für Zeit-Umkehr-invariante und geschlossene Systeme gilt, zur Beschreibung der Vorgänge in lebenden Systemen (die offen sind und deren Zeit nicht umkehrbar ist) jedoch nicht genügt.

Damit ist auch für Biologie und Medizin eine Revision des Begriffs der empirischen Kausalität unerläßlich geworden. Die Frage, wieweit der Begriff des Zeichens, von dem gleich im Zusammenhang die Rede sein wird, eine andere Regel innerhalb der Erfahrung formuliert als die Regel der klassischen Mechanik, ist seit der Einführung des Informationsbegriffs aktuell. Denn »Information« ist, wie Wiener hervorhebt, weder Materie noch Energie, sondern ein »Drittes«: »*I (Information) is I, not matter or energy. No materialism which does not admit this can survive at the present day.*«

Unter dem Aspekt einer genetischen Erkenntnistheorie könnte man folgende These aufstellen: Kausalität (I) entspricht einer »angeborenen Form der Erfahrung«, und gibt den allgemeinen Rahmen, innerhalb dessen die Modelle einer »mechanischen« und einer »semiotischen Kausalität« als spezielle Varianten entstanden sind. Das Modell einer mechanischen Kausalität würde sich mit dem Auftreten der Willkürmotorik zur Deutung der Umgebung gebildet haben. Es deutet Umgebung als zuverlässiges Medium für eine spontane, d. h. nicht äußeren Zwängen folgende Fortbewegung.**

3.2 Was ist ein Zeichenprozeß?

Wir müssen jetzt die (zweite) Frage beantworten, was unter einem »Zeichenprozeß« zu verstehen ist.

Beginnen wir mit der Feststellung, daß die Analyse unseres Erkenntnis- und Wissenserwerbs eine Antwort auf die Frage gab, wie wir unsere Beziehungen zu unserer Umgebung aufbauen. Die drei Schritte der Handlung, die zu einem Wissenserwerb führen,

---

* Encyclopedic Dictionary of Semiotics. Mouton de Gruyter, Berlin–New York–Amsterdam: »The great innovation of Hume's philosophy is its reduction of the causal relation to what earlier had been understood as a natural indicative sign. Hume veils this innovation, however, by maintaining a strict silence about the doctrine of signs.«

** Nach der Theorie J. v. Uexkülls, von der im folgenden die Rede sein wird, wäre die mechanische Kausalität dem Funktionskreis des Mediums zuzuordnen, während die semiotische Kausalität die allgemeine Regel beschreibt, die allen Funktionskreisen zugrunde liegt.

haben wir 1) als Wahrnehmung (Datensammlung), 2) Deutung des Wahrgenommenen als Objekt des Interesses und 3) als Prüfung der Brauchbarkeit unserer Deutung durch aktiven Umgang mit dem Objekt (Realitätsprüfung) beschrieben. Diese drei Schritte entsprechen den drei Schritten eines Zeichenprozesses oder, wie der semiotische Begriff lautet, einer Semiose. Um die Konsequenz dieser Feststellung für die Theorienbildung in der Medizin zu erfassen, müssen wir darstellen, was die moderne Zeichenlehre (Semiotik) unter einem Zeichenprozeß versteht.

Peirce (1839–1914), der Begründer der modernen Semiotik, hat das Zeichen folgendermaßen definiert: *»Ein Zeichen ist etwas, das für jemanden in einer Hinsicht oder Funktion für etwas (anderes) steht (A sign is something which stands to somebody for something in some respect or capacity).«*

Damit wird das Grundkonzept der Semiotik: die **Semiose** oder der **Zeichenprozeß** eingeführt und als Beziehungsgefüge zwischen einem Zeichenempfänger (einem Jemand) und einem Bezeichneten (einem Etwas) definiert. Der Zeichenprozeß besteht aus drei Gliedern:

1. dem **Zeichen** oder Signifikanten. In unserem Beispiel der Handlung als Methode des Wissenserwerbs war das Zeichen die Wahrnehmung eines farbigen Etwas im Geäst eines Baumes.
2. der **Interpretant**. Er entspricht der Vorstellung, die das Zeichen in der Phantasie des Zeichenempfängers (des Interpreten) erweckt. In unserem Beispiel erweckte das farbige Etwas im Geäst des Baumes in der Phantasie des (hungrigen) Betrachters die Vorstellung eines Apfels als Objekt seines Interesses.
3. das **Bezeichnete** oder das Signifikat, auch Objekt oder Referent genannt. In unserem Beispiel war es ein Apfel, zu dem ein Baum vor einer Mauer mit der Verhaltensanweisung führte, die Mauer als Stütze und den Baum als Leiter zu benutzen. In der Durchführung der Verhaltensanweisung wurde die Deutung auf ihre Richtigkeit überprüft. Die drei Schritte entsprechen im Modell der nicht-trivialen Maschine: dem Input, dem Operator und dem Output.

Der Zeichenprozeß stellt also zwischen einem Zeichenempfänger, dem Betrachter des Baumes, mit dem Apfel in seinem Geäst eine Beziehung her, die auf folgende Weise zustande kommt: Der Zeichenprozeß vermittelt eine **»Information«**, die in der Vorstellung, die der Zeichenempfänger von seiner Umgebung hat, eine Ordnung herstellt, die es vorher nicht gab. Der Begriff »Information« kommt von dem lateinischen Wort »informare«, das »in eine Form oder eine Ordnung bringen« bedeutet. In diesem Fall wird die Vorstellung des Zeichenempfängers von seiner Umgebung »in Form gebracht« (s.a. Kap. 24, »Theorie des therapeutischen Geschehens«). Jetzt gibt es dort einen Apfel an einem Baum, zu dem ein Weg hinführt. Die Ordnung, die der Zeichenprozeß herstellt, fügt Subjekt und Objekt zu einer handlungsfähigen Einheit zusammen.

Von den drei Gliedern der Semiose ist der Begriff des Interpretanten der wichtigste. Für unseren Gebrauch genügt es, wenn wir ihn als »Erwartungshaltung des Interpreten«, d.h. des Zeichenempfängers, definieren. In unserem Beispiel erweckt das Zeichen »farbiges Etwas« in dem Betrachter die Erwartungshaltung, im Geäst eines Baumes einen Apfel zu sehen, der sich pflücken läßt. Um das Zeichen (farbiges Etwas) verstehen zu können, muß der Interpret jedoch über eine Kenntnis der Obstsorten und eine Art Schema für den Umgang mit Äpfeln verfügen. Beides entspricht in der Terminologie der Semiotik einem »Kode«, der eine Erwartungshaltung ermöglicht.

Das Interesse der Medizin (und Biologie) an Semiotik beruht auf der Tatsache, daß Semiosen ein anderes Beziehungsmuster zwischen Lebewesen und ihrer Umgebung, sowie zwischen einem Lebewesen und anderen Lebewesen beschreiben, als die mechanische Kausalität: Semiosen erklären das Verhalten von Menschen oder Lebewesen als Antworten auf Zeichen, die nur auf Grund der dreigliedrigen, »triadischen« Beziehung zwischen dem Zeichen, der Bedeutung (= dem Interpretanten), die der Empfänger (der Interpret) dem Zeichen erteilt, und dem Bezeichneten verstanden werden können, aber nicht auf Grund der »dualen« Beziehung zwischen einer Ursache und einer Wirkung. Peirce betont, daß die triadische Beziehung eines Zeichenprozesses nie auf die zweigliedrige Beziehung zwischen Ursache und Wirkung zurückgeführt werden kann, die nur »für Aktionen roher Gewalt« gelten würde.

Zeichen können nicht auf physikalische und chemische Prozesse reduziert werden, sie benötigen diese Prozesse aber als **»Vehikel«**, um **»Bedeutungen«** oder **»Nachrichten«** (= Informationen) zu »transportieren«. So braucht ein Briefschreiber die chemische Substanz »Tinte« als Vehikel, um dem Empfänger seine Nachricht zu übermitteln. Seine Schriftzüge erhalten ihre Bedeutung als Zeichen (Buchstaben, Worte, Sätze) aber nur auf Grund eines Alphabets, das Briefschreiber und Briefempfänger im Kopf haben müssen, und das dem Kode entspricht. Das gilt im Prinzip auch für Moleküle der DNA, die zwar wie die Tinte eines Briefes, chemisch als Vehikel identifiziert werden können, für sich allein aber noch keine Zeichen sind (s.a. Kap. 2, »Molekularbiologie und Genetik in semiotischer Sicht).

Für uns ist die Tatsache von Wichtigkeit, daß die Semiotik die **Bedeutung** und mit ihr das **Subjekt** wieder in die wissenschaftliche Betrachtung der Phänomene einführt. Das Subjekt ist der individuelle Patient mit seinem lebendigen Körper, der als »Interpret« seiner Umgebung auftritt. Der »Interpret« darf nicht mit dem »Interpretanten« verwechselt werden. Der Interpretant entspricht einer Instanz, die in der Vorstellung des Interpreten die kodierende Funktion übernimmt, die in der Biologie der Rezeptor leistet.

Ehe wir der Frage nach der Bedeutung der Semiotik für die Biologie und die Medizin weiter nachgehen, müssen wir die Frage beantworten, was der Paradigmawechsel in der Quantenphysik für die Medizin bedeutet.

3.3 Die Bedeutung des Paradigmawechsels in der Physik für die Medizin

Wir sprachen von dem Nachholbedarf der Medizin, die im 19. Jahrhundert die wissenschaftlichen Voraussetzungen der Physik übernommen hatte, aber keine Konsequenzen aus der Revision dieser Voraussetzungen durch die Quantenphysik gezogen hat. Wie sieht der Nachholbedarf konkret aus? Kurz: was bedeutet der Paradigmawechsel in der Physik für die Medizin?

G. L. Engel meint im Einleitungsteil dieses Buches, die Tatsache, daß die Physik sich gezwungen sah, »das menschliche Element wieder in die wissenschaftliche Gleichung einzuführen, gebe Anlaß zur Hoffnung«, daß »Menschlichkeit und Empathie als Voraussetzung für wissenschaftliches Vorgehen auch im klinischen Bereich« Anerkennung finden und nicht weiter als wissenschaftsfremde – vielleicht sogar störende – Begleitmusik gelten werde.

Wenn wir »das menschliche Element«, das die moderne Physik in ihre wissenschaftliche Gleichung einführt, aber genauer betrachten, so stellt sich heraus, daß es nicht die von Engel erhofften Eigenschaften enthält. C. F. v. Weizsäcker (1958) beschreibt die menschlichen Eigenschaften des Beobachters, der in die Physik eingeführt wird, genauer: »*Freilich wird nicht das empirische Subjekt mit seinen Affekten und seinem persönlichen Schicksal in die Physik eingeführt, sondern es gehen nur zwei Grundfunktionen des Bewußtseins in jeden Satz der Naturbeschreibung ein: Wissen und Wollen.*«

Formulieren wir diese Aussage konkreter, so sagt sie: Das Wissen, das die Physik in ihre Naturbeschreibung einführt, ist eine Interpretation der Natur für das Wollen – d. h. die Zielsetzung – des Menschen als Physiker. Diese Zielsetzung ist für die Physik – auch die Quantenphysik: Beherrschung der Natur durch Manipulation der beobachteten Phänomene. Das (im Vergleich zur klassischen Physik) neue Paradigma der Quantenphysik ist ein Modell für ein Verfahren, Elementarteilchen so zu manipulieren, daß eine Beherrschung der Natur in Form der Gewinnung von Atomenergie und des Baus von Atombomben resultiert.

Die Konsequenzen dieses Paradigmawechsels sind für die Medizin höchstens in der molekularbiologischen Forschung problemlos. Sie kann Methoden und Befunde der Quantenphysik übernehmen. Aber auf die von Engel gestellte Frage gibt diese Feststellung eine negative Antwort: Menschlichkeit und Empathie sind keine Voraussetzungen für wissenschaftliches Arbeiten in der Molekularbiologie. Für die Medizin ergeben sich noch keine Konsequenzen.

Die Begrenzung des Begriffs »Paradigmawechsel« auf die Physik entspricht der Definition, die Kuhn (1973) ihm gegeben hat. Er betont, daß Paradigmen ihren Status gewinnen, weil sie bei der Lösung begrenzter Probleme einer Wissenschaft erfolgreicher

sind, als andere Lösungsversuche (»*Paradigms gain their status because they are more successfull than their cempetitors in solving a few problems that the group of practitioners has come to recognize as acute.*«)

Der Paradigmawechsel in der Physik hat eine Bedeutung für die physikalische Arbeitsweise im subatomaren Bereich. Aber mit dem Paradigmawechsel in der Physik war auch die erkenntnistheoretische Einsicht verbunden, daß wir keine Aussagen über Gegenstände unserer Beobachtung machen können, ohne die Zielsetzung und Fragestellung des Beobachters in Rechnung zu stellen. Diese Einsicht betrifft nicht nur die Physik sondern den Begriff »Wissenschaft«, d.h. sie geht jede Wissenschaft an. C. F. v. Weizsäcker formuliert sie folgendermaßen: »*Ontologisch (d.h. für den Wissenschaftsbegriff) bedeutet dies, daß der Begriff des Objektes nicht mehr ohne Bezugnahme auf das Subjekt der Erkenntnis verwendet werden kann.*«*

Die Einsicht in die unlösbare Verknüpfung jeder Erkenntnis mit der Fragestellung des erkennenden Menschen bedeutet die Befreiung von dem Dogma, das die Wissenschaften seit dem 17. Jahrhundert beherrscht: dem Glauben, die Physik sei der Weg zu einer Realität, die unabhängig von jeder Beobachtung existieren soll. Daher sei sie der Prototyp für jede Wissenschaft. Das bedeutet aber, daß es sich weder im Sinne Kuhns noch im Sinne des allgemeinen Sprachgebrauchs um den Wandel eines Paradigmas, sondern um den **Wandel des Syntagmas** handelt, das die Formel für den Gewinn von Erkenntnis und Wissen festlegt.

In der Terminologie H. v. Foersters heißt das (1992): Die Ablösung des Modells der »trivialen Maschine« durch das Modell der »nicht-trivialen Maschine«. Zeichentheoretisch, bzw. semiotisch formuliert, heißt das: Ersatz der zweigliedrigen Formel von Ursache und Wirkung der mechanischen Kausalität durch die dreigliedrige (triadische) Formel von Zeichen, Interpretant und Bezeichnetem.

3.4 Die Notwendigkeit »Realität« neu zu definieren

Die Befreiung von dem Dogma des 17. Jahrhunderts hat eine zunächst unerwartete Konsequenz: Wir müssen den Begriff »Realität« neu definieren! Wenn Realität nicht der Bereich der von jeder Erfahrung unabhängigen Dinge sein kann, zu dem die Physik den Zugang erschließt, was ist sie dann?

Die Unmöglichkeit, »Realität« in einem erfahrungsunabhängigen Bereich zu verankern, zwingt uns, den Begriff auf die Bedeutung zu reduzieren, die er im Rahmen unserer sprachlichen Verständigung hat. Hier meint Realität: interindividuelle Gültigkeit.**

---

* »Der entscheidende Unterschied der Quantenphysik von der klassischen Physik (ist), daß sie Sätze gar nicht aussprechen kann, ohne die Art der Kenntnis [des Beobachters] mit auszudrücken.«
** Diese Problematik findet sich in der philosophischen Tradition des Begriffs eines »sensus communis«.

Da »Erfahrung« als Erzeugen und Interpretieren von Phänomenen, vor allem der Sinnesorgane, ein individuelles Geschäft ist, geht es um die Frage, wie individuelle Erfahrungen interindividuelle Gültigkeit erlangen können.

Wir sprachen von einem »pragmatischen« und einem »kommunikativen Realitätsprinzip«. In beiden Fällen handelt es sich darum, daß der Beobachter bei dem Umgang mit den Phänomenen, die seine Sinnesorgane erzeugt haben, und die er seinen Zielsetzungen entsprechend gedeutet hat, »**Rückmeldungen**« erhält. Diese Rückmeldungen informieren ihn darüber, ob seine Deutung richtig war, um sein Verhalten zu dem Ziel zu führen, das bei der Auswahl und Deutung der Phänomene Pate stand. Rückmeldung ist daher die Garantie, daß jeder, der nach dem gleichen Modell (Paradigma) in eine Erfahrenshandlung steigt, die gleichen Rückmeldungen, d.h. Resultate, erhält. In einem Satz: daß der Beobachter austauschbar ist. Dieser Punkt wird uns noch beschäftigen. Hier genügt es, festzustellen, daß wir im Prinzip der **Rückmeldung** (feed back) das gesuchte **Realitätskriterium** gefunden haben. Auf jeder Stufe des Lebens gibt es Vorkehrungen gegen die Gefahr, dies Kriterium zu verfehlen. Wir haben schon erwähnt, daß im biologischen Bereich bei Ausbleiben der Rückmeldung ein Umschlag in Rückzug und Apathie vor der Gefahr schützt, Realität zu verfehlen. In Kap. 19 »Arbeit, Gesundheit und Krankheit«, werden wir Beispielen für Rückmeldung als kommunikatives Realitätsprinzip begegnen. Fassen wir das Ergebnis dieser Überlegungen in einem Satz zusammen, so läßt er sich folgendermaßen formulieren:

> Da wir Realität nicht in einem erfahrungsunabhängigen Bereich finden oder festmachen können, müssen wir sie in Erfahrenshandlungen erzeugen.

Diese Überlegungen besagen folgendes: Die Vorstellung einer Einheit der Wissenschaften auf dem Fundament der Physik war eine Fehlkonstruktion. Jede Wissenschaft hat ihre Zielsetzung, ihre Fragestellungen, und ihre erprobten Modelle (Paradigmata), die zu ihren Zielen führen. Wissenschaften sind geschlossene Erfahrens-Systeme. Sie erzeugen verschiedene Realitäten. Die Frage nach einer übergreifenden Realität, in der sie sich aufeinander beziehen und miteinander in Verbindung bringen lassen, kann erst gestellt und beantwortet werden, wenn man, die einzelnen Realitäten analysiert und ihre Unterschiede definiert hat – und wenn man das Gesamtproblem rekonstruiert, zu dessen Lösung die verschiedenen Wissenschaften Teilantworten beitragen.

Damit haben wir einen Ansatz zur Lösung der Problematik, mit der uns unsere Krankengeschichte konfrontiert hat: Sie stellt uns die Aufgabe, physiologische, psychologische und soziologische Konzepte miteinander zu verbinden. Diese Aufgabe erweist

sich als unlösbar, solange man versucht, die Konzepte in ein und derselben Realität anzusiedeln. Wenn wir es aber mit verschiedenen Realitäten zu tun haben, verändert sich die Aufgabenstellung: Wir müssen jetzt nach der »übergreifenden Realität« fragen, in deren Rahmen sich die Realitäten der verschiedenen Wissenschaften aufeinander beziehen lassen.

Was bedeuten diese Überlegungen für die Medizin? Zunächst und noch sehr allgemein formuliert, bedeutet die Einsicht in die Untrennbarkeit des Beobachters von dem beobachteten Sachverhalt, daß Krankheit mit Überwindung des objektivistischen Ansatzes einen anderen Aspekt gewinnt. Aus einer »Sache«, die Physiologen, Anatomen und Pathologen als neutrale Beobachter beschreiben, ist die »gemeinsame Sache« von einem Kranken und einem Arzt geworden, die, wie die Handlung eines Dramas nach verbindlichen Spielregeln für die Akteure verlangt. Je nach Stück, in das die Akteure verwickelt sind, ändern sich ihre Rollen und die Bilder, die sie sich von der Krankheit und von einander machen. Die Textbücher, in denen die Rollen der verschiedenen Stücke verzeichnet sind, nennen wir »Diagnosen«.

Kehren wir zu dem Beispiel der Patientin in unserem Fallbeispiel zurück: Wenn wir in die Rolle des somatischen Arztes schlüpfen, finden wir im Textbuch die Diagnosen: Adipositas, Herzinsuffizienz und Hypertonie. Im Textbuch des Psychotherapeuten finden wir bei der gleichen Patientin die Diagnosen: Eheschwierigkeiten, Depression und akute Trennungsproblematik. Im Textbuch des Sozialfürsorgers finden wir die Diagnose: Soziale Isolation. Wieder stellen wir fest, daß die Textbücher mit ihren Diagnosen in keinen Zusammenhang gebracht werden können, der die Symptomatik – die nächtlichen Anfälle von Atemnot und Todesangst – erklären kann. Aber wir verstehen jetzt, daß wir versuchen müssen, ein Textbuch zu entwickeln, das die verschiedenen Textbücher als Teilaspekte der vielschichtigen Realität der Patientin wiedergibt.

Ein Ansatz, der verschiedenartige Realitäten ernst nimmt und von dort her eine gemeinsame Realität zu entwerfen versucht, findet sich in der Systemtheorie. Sie hat für diesen Ansatz das Konzept einer »hierarchischen Ordnung« entwickelt, auf das wir später zurückkommen werden.*

---

* Der Begriff »Hierarchie« ist insofern mißverständlich, als er die Vorstellung einer Herrschaftsordnung nahelegt. In selbstorganisierenden Systemen gibt es aber keine Trennung in organisierende, gestaltende oder lenkende Teile und organisierte, gestaltete oder gelenkte Teile (Probst, 1987). Lüscher (1983) formuliert diesen Punkt folgendermaßen: »Die **Demokratie** ist ein Beispiel für **Selbstorganisation**. Die organisierenden Kräfte sind die Spielregeln der Demokratie. Als Gegensatz dazu versteht man unter **Organisation** das kohärente Verhalten eines Systems auf Grund übergeordneter Kräfte, bzw. Befehle. Hier wäre die **Diktatur** als Beispiel anzuführen« (Hervorhebg. von uns). In Kap. 2, »Molekularbiologie und Genetik in semiotischer Sicht«, wird diese Thematik im einzelnen behandelt.

Hier müssen wir zunächst das Problem wieder aufgreifen und weiterverfolgen, das im Zusammenhang mit der Diskussion der Unterschiede zwischen den Modellen der trivialen und der nichttrivialen Maschine aufgetaucht war: das Problem der Identität oder die Frage, wie wir den Begriff des »Selbst« verstehen und methodisch fassen sollen.

3.5 Das Konzept des »lebenden Systems«

Mit dem Auftauchen der Eigenschaft »selbst« zeigt sich etwas Unerwartetes: Wir sagten, Wissenschaften seien geschlossene Erfahrenssysteme, die ihre spezifischen Realitäten erzeugen. Jetzt stellen wir fest, daß bereits biologische Systeme diese Fähigkeit haben. Schon die einzelne Zelle ist ein »autonomes« Gebilde, das ein »Selbst« besitzt und durch Interpretation ihrer Umgebung nach ihren Sollwerten – ihre eigene »Realität« erzeugt.*

Damit stoßen wir auf den Begriff des **»lebenden Systems«** und mit ihm auf eines der beiden Grundprobleme der Biologie und Medizin: die Frage, wie wir uns die Beziehungen zwischen einem Organismus und seiner Umgebung vorstellen sollen.

Lebende Systeme sind mit rezeptorischen und effektorischen Einrichtungen ausgerüstet, mit denen sie Nachrichten empfangen und senden. Diese Einrichtungen dienen primär nicht der Aufgabe, Beziehungen zur Umwelt herzustellen, sondern gewissermaßen zur Führung von »Selbstgesprächen«: Zentren eigener Aktivität, oder primär aktive Systeme (v. Bertalanffy, 1968) empfangen mit ihren Rezeptoren Zeichen, die sie über die eigene Aktivität informieren. Dieses allgemeine biologische Prinzip läßt sich besonders eindrucksvoll für das Erleben unseres »eigenen« Körpers nachweisen. Sherrington hat für diese »Eigen-Information« den Begriff »Proprio-re-ception« oder kurz Proprioception geprägt, um zu beschreiben, wie sich unser Körper in den sensorischen Antworten auf kleinste motorische Aktivitäten »zu eigen nimmt« (Lateinisch: proprium = »eigen«; capere = »nehmen«). Sacks (1989) beschreibt diesen Vorgang genauer:

»Es ist der Muskelsinn (wie er früher genannt wurde, bevor Sir Charles Scott Sherrington ihn untersucht und in »Proprio[re]ception« umgetauft hat, der von den Impulsen der Muskeln, Gelenke und Sehnen abhängig ist und gewöhnlich übersehen wird, weil er im allgemeinen unbewußt ist – es ist dieser lebensnotwendige »sechste Sinn«, durch den der Körper sich selbst erkennt und mit vollkommener, automatischer, augenblicklicher Präzision die Position und Bewegungen aller beweglichen Körperteile, ihr Verhältnis zueinander und ihre Ausrichtung im Raum erfaßt. Früher gab es noch ein anderes altes Wort ... Kinästhesie oder Bewegungssinn (Tiefensensibilität), aber »Proprioception« scheint mir ... ein besseres Wort zu sein, weil damit auf ein Gefühl angespielt wird ..., durch das der Körper in die Lage versetzt wird, sich selbst ... »in Besitz« (property) zu nehmen. Man besitzt sich selbst, man ist man selbst, weil sich der Körper durch diesen sechsten Sinn immer und jederzeit erkennt und bestätigt.«

Der Begriff »Propriozeption« beschreibt ein allgemeines biologisches Prinzip, das (als Rückkoppelung) schon im kybernetischen Modell enthalten ist. Wir können daher sagen, daß lebende Systeme ihr »Selbst« in »Selbstgesprächen« erzeugen, und daß Einwirkungen der Umgebung zunächst »Störungen« ihrer Monologe – Varela (1985) spricht von »Perturbationen« – bedeuten. Diese »Störungen« bilden für die Systeme Zeichen für Vorgänge in der Umgebung, denen sie eine (positive oder negative) Bedeutung erteilen, und die sie veranlassen, dieser Bedeutung gemäß zu reagieren. Die Konsequenz läßt sich in dem Satz ausdrücken:

> Lebende Systeme reagieren nicht mechanisch auf mechanische Einwirkungen, sondern antworten auf Zeichen, zu denen sie mechanische Einwirkungen kodieren.

Damit ist ein prinzipieller Unterschied zu anorganischen Phänomenen formuliert: Physikalische Phänomene haben eine Bedeutung für die manipulatorischen Ziele der Physiker und Techniker. Sie müssen sie für ihre Zielsetzungen interpretieren, um ihr Verhalten berechnen zu können. Wir können das dadurch ausdrücken, daß wir sagen, physikalische Phänomene verfügen über kein Selbst und erzeugen keine »eigenen« Bühnen, sie werden von Physikern und Technikern als »Bühne« für ihre Aktivitäten interpretiert. Im Gegensatz dazu besitzen lebende Systeme ein eigenes Selbst und interpretieren ihre Umgebung als »eigene Realitäten«, bzw. »Bühnen« für ihr Verhalten, auf denen sie die Ressourcen zur Befriedigung ihrer Bedürfnisse finden. Sie bilden mit »ihren Bühnen« untrennbare Einheiten. Bateson hat sie »Einheiten des Überlebens« genannt (1985).

Das bedeutet einen radikalen Unterschied für die Haltung und Fragestellungen des Beobachters: Der Beobachter physikalischer Phänomene ist **Interpret** seiner Beobachtungen. Der Beobachter lebender Systeme muß **»Meta-Interpret«** sein, d. h., er muß die Interpretation der beobachteten Lebewesen interpretieren. Das verlangt von ihm, den »inneren Zustand«, semiotisch den »Interpretanten« bzw. den »Kode« oder kybernetisch den »Sollwert« in Erfahrung zu bringen, nach dem das beobachtete Lebewesen seine Umgebung interpretiert.**

Wir stoßen damit auf die Feststellung, daß die Forschung auf der Ebene lebender Systeme auf eine Terminologie angewiesen ist, die in der Physik und Chemie unbekannt ist, und die dort keinerlei Sinn ergibt. Die Unentbehrlichkeit von Begriffen wie

---

* H. v. Foerster zeigt, wie sich mit dem Begriff »Selbst« unsere traditionelle Logik verändert, wie damit »Begriffe zweiter Ordnung« und eine »nicht stationäre Logik« entstehen. In ihr lassen sich Reize nicht mehr als »Ursachen« für das Verhalten lebender Systeme auffassen. »Nicht der Reiz, sondern der Organismus ist für sein Verhalten verantwortlich« (1992).
** H. v. Foerster spricht von »Kybernetik 2. Ordnung« (1992).

»Bedeutung«, »Nachricht«, »Information«, »Kode« oder »Zeichen« für Biologie und Medizin ergibt sich aus der Tatsache, daß sie notwendig sind, um Lebensphänomene sichtbar zu machen. Verzichten wir auf sie, verschwinden die Phänomene, die sie beschreiben.

Es handelt sich um Begriffe der »Zeichenlehre« oder »Semiotik«, deren Gegenstand für viele Wissenschaftler die Sprache ist. Demgegenüber gibt es aber eine Tradition, für die Semiotik

> »... alle Arten von Kommunikation und Informationsaustausch zwischen Menschen, zwischen nicht menschlichen Organismen und innerhalb von Organismen untersucht. Sie umfaßt also ... Gegenstandsbereiche der meisten Geistes- und Sozialwissenschaften sowie der Biologie und Medizin.«*

Für unser Problem, einen neuen Ansatz für die Medizin zu finden, ist eine Konzeption besonders interessant, die nicht von den Sprachwissenschaften oder einer schon etablierten Semiotik ausging, sondern die umgekehrt aus den Bedürfnissen der biologischen Forschung heraus und für diese eine Zeichenlehre entwickelt hat.

4 Biosemiotik oder die Lehre der biologischen Zeichen

Unter diesem Gesichtspunkt ist es bedeutsam, daß unabhängig von den Semiotikern, die von der Sprache, der Logik und der Mathematik ausgehen, Jakob von Uexküll als Biologe (1864–1944) eine Zeichenlehre für lebende Systeme entwickelt hat (Uexküll, Th. v., 1987). Er hat weder die Arbeiten von Peirce, noch die von einem anderen Semiotiker gekannt, die ihrerseits seine Arbeiten erst relativ spät entdeckt haben (Sebeok, 1978). »Er hat seine Forschung selbst auch nicht als semiotisch bezeichnet, sondern ist erst posthum dem Kreis bedeutender Semiotiker zugerechnet worden« (Nöth, 1985, S. 9). Um so überraschender ist die weitgehende Übereinstimmung seiner Konzeption einer Zeichenlehre mit ihren Konzeptionen. Für uns ist seine Zeichenlehre aus zwei Gründen wichtig: Sie entwickelt eine Semiotik lebender Systeme, eine »Biosemiotik«, und sie führt eine leicht verständliche Terminologie für Begriffe der Semiotik ein.

Das entscheidende Verbindungsglied zwischen den Konzepten J. v. Uexkülls und den Konzepten der Semiotiker ist die Betonung der »Bedeutung«.**

Ein Unterschied besteht möglicherweise darin, daß J. v. Uexküll den Zeichenprozeß als kreisförmiges Geschehen darstellt, während diese Frage bei den meisten Semiotikern offenbleibt.

Sein Modell des Funktionskreises (das wir noch darstellen werden) beschreibt den Aufbau der Umwelt eines Lebewesens als Prozeß, der in den drei Schritten eines Zeichenprozesses verläuft, wie wir ihn am Beispiel der Handlung als Quelle des Wis-

senserwerbs geschildert haben (s. o.). Die einzelnen Schritte nennt er:

1. **Bedeutungserteilung:** Der Rezeptor eines lebenden Systems verwandelt (kodiert) Einwirkungen der Umgebung zu **»Merkzeichen«** und erteilt damit Teilen der Umgebung eine Bedeutung als »Merkmal«.

   Dieser Schritt entspricht der »Wahrnehmung« oder »Datensammlung«, und macht deutlich, daß es sich bei einem Empfang von Zeichen nicht um ein passives Geschehen, sondern um einen aktiven Vorgang handelt.

2. Die Instanz, welche die **Bedeutung definiert,** entspricht bei J. v. Uexküll der Art des Funktionskreises, in den das Lebewesen eingefügt ist. Es gibt Funktionskreise des Mediums (Wasser für Fische, Luft für Vögel, Boden für Landbewohner), des Beutefangs, des Sexualverhaltens usw.

   Sie entsprechen den Interpretanten, welche die Umgebung als Objekte für die biologischen Bedürfnisse des Lebewesens (der Fortbewegung, der Jagd, des Liebesspiels usw.) interpretieren. Dieser Schritt entspricht der Interpretation des Wahrgenommenen als Objekt des Interesses.

3. Bedeutungsverwertung: Ihr entspricht das dadurch ausgelöste Verhalten. Es produziert »Wirkzeichen«, welche die »Merkzeichen« im Sinne einer negativen Rückkoppelung auslöschen. Dazu bedarf das Verhalten jedoch der »Bedeutungs-Erduldung« oder »Unterstützung« durch die Umgebung. Diese entscheidet als »pragmatisches Realitätsprinzip« darüber, ob die Bedeutungserteilung richtig oder falsch war.

   Dieser Schritt entspricht der Realitäts-Prüfung, bzw. der Prüfung der Brauchbarkeit der Interpretationen durch aktiven Umgang mit dem Objekt.

Da biologische Zeichenprozesse nach Tembrock (1975) entweder mit einem »Gebrauchsverhalten« oder einem »Signalverhalten« (als Bedeutungsverwertung) enden, läßt sich das »pragmatische Realitätsprinzip« dem »Gebrauchsverhalten« und das »kommunikative Realitätsprinzip« dem Signalverhalten zuordnen. In beiden Fällen entscheidet die Rückantwort der Umgebung (entweder als Bedeutungserduldung eines Gebrauchsverhaltens oder als Antwort auf ein Signalverhalten) über die »realistische« oder »unrealistische« Qualität der Bedeutungserteilung (= Kodierung).

Das Modell des Funktionskreises faßt Organismen als lebende Systeme auf, die über Rezeptoren und

---

* Nöth, W. (1985; S. 2): »Viele Wissenschaftler beschränken die Wissenschaft der Zeichen programmatisch auf das Gebiet der Anthroposemiotik«. Im Unterschied dazu gibt es eine auf Peirce, Morris und Sebeok zurückgehende Tradition, die den Gegenstandsbereich der Semiotik wie hier wiedergegeben definiert.

** »Da nur diejenigen Wirkungen, die für das betreffende Lebewesen von Bedeutung sind, in seinem Zentralnervensystem in Nervenerregung verwandelt werden, steht die Frage nach der Bedeutung bei allen Lebewesen an oberster Stelle. Deshalb wird die Bedeutung zum ›Leitstern‹, nach dem sich die Biologie zu richten hat.« (Uexküll, J. v., 1970, S. 127).

Effektoren in ständiger Nachrichten(= Zeichen)-Verbindung mit sich selbst und ihrer Umgebung stehen.

Sie reagieren daher – wie wir schon festgestellt hatten – nicht mechanisch auf physikalische Einwirkungen, sondern kodieren Veränderungen, die durch derartige Einwirkungen in ihren Rezeptoren hervorgerufen werden, zu Zeichen, die das System über die Bedeutung der Umgebung für seine biologischen Bedürfnisse informieren. Sie verhalten sich wie »nicht-triviale Maschinen«.

Der Rückkoppelungseffekt, den das Funktionskreismodell beschreibt, löst eine Schwierigkeit, die entsteht, wenn das Objekt des Zeichens nicht eindeutig als eine Größe definiert ist, die ihre Existenz (als Objekt) dem Zeichenprozeß verdankt. Das Objekt entsteht und vergeht im Funktionskreis in der Interaktion mit dem Subjekt. Das Objekt »Futter« gibt es nur für das hungrige Tier, für das gesättigte existiert diese Bedeutung nicht mehr. Damit ist aus dem Objekt ein bedeutungsloses Stück Umgebung geworden.

Biologie und Medizin arbeiten seit Jahrzehnten mit Kreis-Modellen. Die Begriffe »Regelkreis«, »kybernetisches System«, »Rückkoppelungs-Schleife« usw. sind in die Terminologie der Physiologie eingegangen. Aber die Einsicht ist noch nicht in die Physiologie gedrungen, daß es sich bei dem, was diese Termini beschreiben, um Zeichenprozesse handelt, und daß kausalmechanische Erklärungsmodelle zu kurz greifen, weil sie den Bedeutungs-Aspekt unterschlagen, ohne den lebende Systeme nicht zutreffend beschrieben werden können.

Damit stehen wir vor der Frage nach der Beziehung zwischen dem biomechanischen Modell der Maschine und dem semiotischen Modell des lebenden Systems, das durch Zeichenprozesse mit seiner Umgebung verbunden ist. Die Antwort auf diese Frage muß von der Tatsache ausgehen, daß die Medizin dem biomechanischen Modell trotz seiner Grenzen außerordentliche Erfolge verdankt.

4.1 Das biomechanische und das biosemiotische Modell: Maschine und lebendes System

4.1.1 Der Zusammenhang der beiden Modelle

Beginnen wir mir der Frage, wie die Erfolge des biomechanischen Modells zu erklären sind, wenn nur das biosemiotische Modell Lebensphänomene adäquat beschreiben kann? Die Antwort lautet: Das biomechanische Modell beschreibt einen Teilaspekt der Vorgänge, die erst das biosemiotische Modell vollständig darstellen kann. Diesen Teilaspekt müssen wir genauer betrachten.

Bei Morris* taucht der Begriff des »Zeichenträgers« (sign-vehicle) auf, der dem Begriff des »Bedeutungsträgers« bei J. v. Uexküll entspricht. Der Begriff bezeichnet die physikalischen, chemischen, elektrischen oder ähnlichen Vorgänge, welche die Rezeptoren lebender Systeme verändern und von diesen zu Zeichen kodiert werden.

Der Begriff trägt einem Sachverhalt Rechnung, den Sebeok als »Zweiseitigkeit« des Zeichens beschreibt (1978; S. 91, 92): »Dieser Ausdruck besagt, daß das Zeichen aus zwei unentbehrlichen Hälften aufgebaut ist, von denen die eine »aistheton«, wahrnehmbar (oder empfindbar), und die andere »noeton«, verstehbar (oder rational) ist; das Bezeichnende, ein wahrnehmbarer Eindruck auf zumindest eines der Sinnesorgane des Interpreten, und der bezeichnete Inhalt.«

Tatsächlich bedarf jede Nachrichtenübertragung, d. h. jeder Zeichenprozeß, eines physikalischen Vorgangs, der in der Lage ist, die Sinnesorgane (Rezeptoren) des Empfängers zu verändern. Jedes Modell für Nachrichtenübertragung, das diesen Sachverhalt ausblendet, greift ebenso zu kurz, wie ein Modell, das sich auf diesen Sachverhalt beschränkt. Unter diesem Aspekt ist bereits der Begriff »Nachrichtenübertragung« mißverständlich; denn was übertragen wird, sind nicht Nachrichten oder Zeichen, sondern lediglich physikalisch meßbare Zeichenträger.

Das läßt sich am Beispiel eines Telefongesprächs veranschaulichen: Der Sprecher »sendet« mit den Worten und Sätzen, die er in den Telefonapparat spricht, Zeichen bzw. Nachrichten, die er in seiner Sprache kodiert hat. Sobald sie seinen Mund verlassen haben, verlieren sie jedoch ihre Bedeutung als Zeichen oder Nachrichten. Sie bestehen dann nur noch aus Luftwellen, die der Apparat durch ein Mikrophon in elektromagnetische Schwingungen verwandelt, zu dem Empfänger am anderen Ende der Leitung transportiert und dort durch eine Membran wieder in Luftwellen zurückverwandelt. Als solche erreichen sie das Ohr des Empfängers, das die Luftwellen zu Tönen kodieren muß, die der Empfänger mit Hilfe des Kodes, den der Sender verwendet, wieder in die Worte und Sätze zurückverwandeln muß, welche die Zeichen bzw. Nachrichten enthalten.

Ein Spion, der die Telefonleitung anzapft, kann sich in das Gespräch einschalten und genau die gleichen Luftwellen, Töne, Worte und Sätze empfangen, wie der Empfänger, für den sie bestimmt sind. Voraussetzung ist jedoch, daß er den Kode der Sprache kennt, nach dem die Töne, die sein Ohr vernimmt, verschlüsselt sind. Ohne Kenntnis des Kodes kann er nur Zeichen- oder Nachrichten-Vehikel registrieren, aber keine Zeichen oder Nachrichten empfangen. Dieses Beispiel illustriert das Verhältnis und den Zusammenhang der beiden Modelle zueinander:

> Das biomechanische Modell ist ohne das biosemiotische »blind«; das biosemiotische Modell ist ohne das biomechanische »lahm«.

---

* Charles Morris (1901–1979) unterscheidet ebenfalls drei Komponenten von Zeichenprozessen: 1. den Zeichenträger (sign vehicle), ein physischer Vorgang, der auf einen Rezeptor wirkt; 2. den Interpretanten, und 3. den bezeichneten Inhalt oder das »Designat« (vergl. Nöth, W., 1985).

Dieser Zusammenhang erklärt den Erfolg der biomechanischen Modelle in der Medizin, wenn man hinzufügt, daß Mechanik über die Regeln informiert, mit deren Hilfe wir physikalische Phänomene identifizieren und »manipulieren« können. Die Erfolge der biomechanischen Medizin beruhen darauf, daß es mit Hilfe ihrer Modelle erstmals möglich wurde, Zeichen-Vehikel zu registrieren – und zu verändern. Aber das biomechanische Modell interpretiert die Phänomene für den Beobachter und dessen Möglichkeiten, sie mechanisch zu verändern. Es interpretiert nicht, was die Phänomene für das beobachtete lebende System bedeuten, das die Einwirkungen auf seine Rezeptoren empfängt.

4.2 Die »Zweiseitigkeit« des Zeichens semiotisch gedeutet

Die Zweiseitigkeit, nach der jedes Zeichen aus einem »materiellen« Träger oder Vehikel und einem »immateriellen« Inhalt – seiner Bedeutung oder Nachricht – besteht, wirft eine Frage auf, die erkenntnistheoretisch und für die Medizin großes Gewicht hat: *Sie betrifft die Begriffe »materiell« und »immateriell«.* Werden wir mit ihnen wieder auf einen ontologischen Dualismus zurückgeworfen, der im Sinne der Descartesschen Begriffe »res extensa« und »res cogitans« ein »materiell-physisches« und ein »immateriell-geistiges« Sein postuliert?

Der semiotische Ansatz hilft uns, diese Falle zu vermeiden. Er besagt, daß alles, was wir wissen, auf Zeichen beruht, die wir empfangen und deren Bedeutung wir nach unserem Kode interpretieren. Regelkreise, Funktionskreise und Situationskreise (die wir noch darstellen werden) sind rekursive Modelle, die beschreiben, wie Zeichen auf Grund Systemimmanenter Interpretanten kodiert werden.

Die Frage lautet also nicht, was die Begriffe »materiell« und »immateriell« für ein unabhängig von uns existierendes Sein bedeuten, sondern: Was bedeuten sie für uns als Interpreten?

Für uns als Interpreten kann es sich bei beiden Begriffen nur um zwei verschiedene Zeichenprozesse handeln, die bei dem Empfang eines Zeichens in Gang gesetzt werden.

Die Definition des Zeichens als materielles Vehikel ist Resultat eines Zeichenprozesses, der mit einer Bedeutungserteilung als »manipulierbares Etwas« beginnt und über eine Bedeutungsverwertung zu »Etwas« führt, das sich, wenn die Bedeutungserteilung richtig (»realistisch«) war, manipulieren läßt. D.h., wenn sie auf eine Umgebung trifft, die bereit ist, die Bedeutungsverwertung (die Manipulation) zu erdulden oder sogar zu unterstützen. Wenn wir nach dem Interpretanten, d.h. nach der kodierenden Instanz fragen, die in diesem Zeichenprozeß die Bedeutung »materiell« erteilt, stellen wir fest, daß es sich um den Kode handelt, der unsere Willkürmotorik einem räumlichen Medium zuordnet. In der Terminologie J. v. Uexkülls handelt es sich um den Funktionskreis des Mediums, der die motorischen Möglichkeiten eines Lebewesens auf Raum-zeitliche

Qualitäten seiner Umwelt (z.B. Wasser für Fische; Luft für Vögel; Boden für Landbewohner) abstimmt.

Die Definition des Zeichens als »immaterieller Inhalt« ist das Resultat anderer Zeichenprozesse. Jetzt ist der Interpretant, d.h. die kodierende Instanz, ursprünglich ein biologisches Bedürfnis, wie Hunger, Durst, Sexualität oder ein davon abgeleitetes, psychoanalytisch ausgedrückt, »sublimiertes« Bedürfnis. In der Terminologie J. v. Uexkülls haben wir es mit den bedeutungs-erteilenden Potenzen der verschiedenen Funktionskreise zu tun, die Subjekt und Objekt (als Jäger und Beute, als Hungriger und Nahrung, als Sexualpartner usw.) einander zuordnen. Diese Funktionskreise nehmen den Funktionskreis des Mediums in ihren Dienst, d.h. sie bestimmen die Räume und Ziele des Bewegungsverhaltens, soweit es sich nicht um Bewegungen aus reiner Funktionslust handelt.

Auf diesem biosemiotischen Hintergrund wird verständlich, warum biomechanische Modelle, die keine bedeutungserteilenden Instanzen kennen, »blind« sind, und biosemiotische Modelle ohne senso-motorische Inhalte »lahm« bleiben.

4.3 Die »Zweiseitigkeit« des Zeichens systemtheoretisch gedeutet

Diese Interpretation läßt ein Problem ungelöst: Wir können beliebig viele »materielle« Einwirkungen auf unbelebte Gegenstände ausüben, ohne daß bei diesen Zeichen entstehen und Zeichenprozesse in Gang gesetzt werden. Ohne den Rezeptor eines lebenden Systems gibt es weder Zeichen noch Zeichenprozesse. Nur ein Rezeptor kann mechanische Einwirkungen in Zeichen, bzw. Nachrichten verwandeln.

Systemtheoretisch handelt es sich bei einem lebenden System – auch dem einfachsten – um ein »Mehr«, als die Summe seiner materiellen Bestandteile zu erklären vermag. Die Fähigkeit zur Bedeutungserteilung ist zusammen mit dem resultierenden Zeichen ein »emergentes Phänomen«, d.h. etwas Neues, das es auf der Ebene der anorganischen Teile nicht gibt. Dieser an »Zauberei« erinnernde Vorgang läßt sich »natürlich« erklären, wenn man ihn als Resultat der Restriktionen deutet, welche die materiellen Teile im Verbund eines Systems aufeinander ausüben. Das heißt, daß man emergente Phänomene – nachträglich – auf Grund der Regeln erklären kann, welchen die Teile gehorchen.

Die Frage, wie das System mit seinen emergenten Eigenschaften entstanden ist, bleibt unbeantwortet. Das Problem der Entstehung von Leben kann durch die nachträgliche Feststellung nicht wegerklärt werden, daß auf Grund gegenseitiger Restriktionen alles nach »natürlichen«, d.h. physikalisch erklärbaren Regeln abläuft. Hier scheiden sich nach wie vor die Geister: Die Materialisten, allen voran die Neodarwinisten, bestehen auf der Erklärung durch Zufall und Selektion. Die Vitalisten, wie beispielsweise Eccles (1982, S. 428–452), glauben an das Eingreifen »übernatürlicher« immaterieller Kräfte in die materiellen Abläufe. Beide bleiben im Dualismus des Leib-Seele-Problems gefangen.

Demgegenüber führt der semiotische Ansatz zu einer einheitlichen Lösung: Er betrachtet die Bedeutung gebenden Fähigkeiten als integrale Momente von Naturvorgängen (im Sinne von Interpretanten, d. h. kodierenden Instanzen).

J. v. Uexküll hat diese Position dadurch veranschaulicht, daß er von »Naturplänen« und einer »Planmäßigkeit« in der Natur spricht. Biologie hat für ihn die Aufgabe, eine »Kompositionslehre« der Natur zu entwerfen, die das Ineinandergreifen der Naturpläne erforscht (1980). Man hat ihm den Vorwurf gemacht, er würde mit dem Begriff des Naturplans irrationale Spekulationen einführen, die empirische Forschung verhindern. Demgegenüber muß man jedoch die Frage stellen, ob nicht die Leugnung von Naturplänen irrationale Positionen festschreibt, welche die Möglichkeit verhindern, Planmäßigkeit in der Natur zu erforschen. Die Konstruktion von Regelkreisen, Funktions- und Situationskreisen als Modelle für Zeichenprozesse sind das Ergebnis einer Forschung, die nach Plänen in der Natur fragt. Man kann »Naturpläne« mit »Erfindungen« vergleichen, die auch nicht als Resultate von Zufall und Selektion gedeutet werden können.

J. v. Uexküll illustriert das Problem mit der Geschichte einer Religionsversammlung, in der die Buddhisten und Brahminen über das Wesen der Seele diskutieren und von dem anwesenden griechischen Exarchen verspottet werden, weil sie sich über völlig unsichtbare Dinge ereifern würden (1947, S. 26, 27):

»Darauf fragte ihn ein Brahmine, warum er meine, die Seele sei unsichtbar. Der Exarch erwiderte:

›Ist dein Haupt deine Seele?‹

›Nein‹, sagte der Brahmine.

›Oder dein Rumpf, oder deine Beine? – oder deine Arme?‹ Immer mußte der Brahmine mit ›nein‹ antworten.

›Kopf, Rumpf, Beine, Arme sind alles, was ich von dir sehe, also ist deine Seele unsichtbar.‹

Darauf stellte der Brahmine dem Exarchen die Frage, warum er, der doch ein mächtiger Herrscher sei, ohne Wagen zur Versammlung komme. Dieser zeigte lachend auf sein Gefährt und fragte den Brahminen, ob er blind sei.

›Sind die Räder der Wagen?‹ fragte der Brahmine. ›Nein‹, sagte der Exarch. ›Oder die Deichsel? – oder das Geschirr? – oder der Sitz?‹ Immer mußte der Exarch mit ›nein‹ antworten.

›Räder, Deichsel, Geschirr und Sitz sehe ich wohl – der Wagen aber ist unsichtbar?‹

Damit entfernte sich der Brahmine.«

Die Unterhaltung geht um das Problem der Emergenz. Sie illustriert die Unmöglichkeit, Phänomene einer komplexen Systemebene auf der einfacheren Ebene darzustellen: Sie sind dort »unsichtbar«.

Wir halten es für wichtig, uns über die Probleme Rechenschaft zu geben, die mit der Übernahme der Systemtheorie und des »Emergenz-Begriffs« in unserer Theorie- und Modell-Bildung auftreten. Nur so können wir die Offenheit bewahren, die ein nicht reduktionistisch verengter, aber wissenschaftlich disziplinierter Umgang mit Lebensphänomenen erfordert.

4.4 Die »Zweiseitigkeit« des Zeichens medizinisch gedeutet

Die Nutzanwendung dieser Überlegungen auf medizinische Probleme liegt auf der Hand: Unser Gesundheitsversorgungssystem leidet an einem Dualismus: Auf der einen Seite gibt es eine somatische Medizin, die den Körper nach dem biomechanischen Modell deutet und mit direkten oder indirekten »Manipulationen« **be-handelt.** Auf der anderen Seite haben wir eine psychologische Medizin, die sich nicht um den biomechanisch gedeuteten Körper kümmert und für ihre Interventionen »seelische Phänomene« annimmt, die sie nach einem ganz anderen Modell interpretiert.

Man kann diese Verschiedenheit als Dualismus einer Lehre für Eingriffe der »Hand« und einer ganz anderen Lehre für Interventionen mit »Worten« beschreiben und von einem Dualismus der Hand und des Wortes sprechen. Unter Eingriffen der Hand versteht man dann alle Maßnahmen, von physikalischer Therapie, über die Behandlung mit ionisierenden Strahlen, die Verschreibung molekularer Wirkstoffe, die auf bestimmte Zellen oder Organe wirken, bis zu chirurgischen Eingriffen. Unter Interventionen mit Worten kann man alle psychotherapeutischen Maßnahmen psychoanalytischer, verhaltenstherapeutischer oder suggestiver Art zusammenfassen.

Eingriffe der Hand lassen sich nach dem Denkschema mechanischer Einwirkungen in einen Komplex mechanischer Vorgänge verstehen, wie sie in exemplarisch geordneter Form in Maschinen ablaufen. Dieses Denkschema entspricht – wie bereits genannt – der »trivialen Maschine«. Wir haben eingangs dargestellt, daß sich die Faszination, die das Maschinenmodell auf Ärzte ausübt, durch Handlungsanweisungen erklären läßt, die letztlich unsere motorischen Fähigkeiten simulieren.

Interventionen mit Worten lassen sich nur im Rahmen eines anderen Denkschemas verständlich machen. In ihm müssen »Worte« als Zeichen oder Nachrichten und die Strukturen lebender Systeme als Zeichen- bzw. Nachrichtennetze aufgefaßt werden, welche die lebenden Systeme miteinander und mit ihrer Umgebung verbinden. Mit Hilfe dieses Denkschemas, das der »nicht-trivialen Maschine« entspricht, läßt sich ein semiotisches Modell des lebenden Systems entwerfen. In diesem Modell bilden die Nachrichtenverbindungen, die lebende Systeme aufbauen und die sie in ein Netz von Beziehungen zu ihrer Umgebung einhüllen, das »Substrat«. In diesem oder auf dieses Substrat können Zeichen, auch Worte und Nachrichten als therapeutisch »wirksame Prinzipien« wirken.

Wir haben – um diesen Punkt nochmals zu betonen – das Konzept des lebenden Systems (weiter vorne) beschrieben, das sich mit Hilfe von Zeichen- bzw. Nachrichtenverbindungen »autopoietisch« selbst erzeugt und erhält, und haben dargestellt, wie lebende Systeme mechanische Einwirkungen, die ihre Rezeptoren verändern, in Zeichen verwandeln, die ihnen

Nachrichten über die Bedeutung ihrer Umgebung für ihre Bedürfnisse vermitteln. Die Antworten lebender Systeme auf Einwirkungen der Umgebung hängen daher nicht von der physikalischen oder chemischen Beschaffenheit der Einwirkungen ab, sondern von der Bedeutung, die das lebende System ihnen erteilt. Die Fähigkeit, physische Einwirkungen in Zeichen für die Bedeutung der Umgebung zu verwandeln, setzt lebende Systeme instand, deren Ressourcen zu nutzen und dort vorhandene Gefahren zu meiden.

Wir haben betont, daß lebende Systeme nicht nur in Netze aus Nachrichtenverbindungen eingehüllt, sondern auch durch Nachrichtennetze aufgebaut sind, die ihre Subsysteme miteinander verbinden. Weiner (1989) hat das folgendermaßen formuliert:

»So betrachtet, besteht der Organismus aus einer Anzahl von Kommunikationssystemen, die in ein größeres System für Informations-Transfer und -Austausch mit der Umgebung in Gestalt von zahlreichen kodierten Signalen (von Ionen bis zu Worten) integriert sind. Der Informations-Transfer und -Austausch erfolgt innerhalb und zwischen Zellen und Organen, zwischen diesen und dem Gehirn und zwischen dem Gehirn und der Umgebung. Die Prinzipien, nach denen dieser Austausch erfolgt, sind überall die gleichen. Die Trennung zwischen ... Seele und Körper verschwindet, wenn man den Organismus als ein derartig voll integriertes System von Informations-Austausch und -Verarbeitung auffaßt.«

4.5 Die Überwindung des Dualismus von »Hand« und »Wort«

Wie steht es nach diesen Überlegungen mit der Möglichkeit, den Dualismus einer biomechanischen und einer psychologischen Medizin zu überwinden?

Wir wollen von der Feststellung ausgehen, daß »Eingriffe der Hand«, als Anwendung physikalischer, chemischer oder ähnlicher Mittel, die Rezeptoren lebender Systeme: Zellen, Organe oder Organismen verändern, und daß die Antworten dieser Systeme von der Kodierungsfunktion ihrer Rezeptoren abhängen. Eingriffe der Hand sind für lebende Systeme also Vehikel für Nachrichten, und ihre Reaktionen auf diese Einwirkungen werden nicht von einer »mechanischen«, sondern von einer »semiotischen Kausalität« bestimmt.

Wir haben weiter festgestellt, daß auch »Interventionen mit Worten« Luftwellen als physikalische Vehikel verwenden und können hinzufügen, daß auch visuelle Zeichen physikalische Vehikel (in Gestalt von Photonen) benötigen. Die Konsequenz dieser Feststellung ist die zunächst paradox anmutende Einsicht, daß ein prinzipieller Unterschied zwischen Eingriffen der Hand und Interventionen durch Worte nicht existiert!

Als lebendes System besteht der Patient aus Subsystemen verschiedener Integrationsebenen, die alle durch Nachrichtennetze mit ihrer Umgebung und den benachbarten Subsystemen verbunden sind. Jedes dieser Subsysteme verwandelt Einwirkungen auf seine Rezeptoren nach einem anderen Kode in Zeichen bzw. Nachrichten. Daher gehören die Zei-

chen, die auf verschiedenen Integrationsebenen zwischen den dort angesiedelten Systemen »ausgetauscht« werden, verschiedenen Zeichensystemen, gewissermaßen verschiedenen »Sprachen« an. Anti-Ideotype eines Antigens werden nur von bestimmten Lymphozyten, Hormone nur von spezifischen Zellen und Organen, Signalstoffe nur von den Rezeptoren bestimmter Organismen »verstanden« und beantwortet.

»Man erhält den Eindruck, daß die Bedeutungsträger (Vehikel) Geheimzeichen oder Symbole darstellen, die nur von den Individuen der gleichen Art verstanden werden, für die Mitglieder fremder Arten aber völlig unverständlich bleiben« (J. v. Uexküll und Kriszat, 1983).

Mit einer Injektion, der Verschreibung eines Medikaments, einer Röntgenbestrahlung, der Verordnung einer physikalischen Behandlung »unterhält« sich der Arzt gewissermaßen mit Subsystemen verschiedener Integrationsebenen. Da es aber zwischen diesen Ebenen »Übersetzungen« mit »Aufwärts«- und »Abwärts«-Effekten gibt, und weil außerdem jede ärztliche Maßnahme von dem Patienten zu einem Zeichen auf einer zwischenmenschlichen Ebene, d.h. quasi als psychotherapeutische Intervention kodiert wird, kombinieren sich die Effekte zu komplexen Antworten. Das wird in dem Kapitel über »Placebo-Wirkungen« genauer ausgeführt (Kap. 26, »Das Placebo-Phänomen«).

Yates (1991) schlägt daher vor, den hochdimensionalen Zustand einer ärztlichen Situation, den der Arzt mit seiner therapeutischen Maßnahme verändern will, als Interpretanten aufzufassen und die therapeutische Maßnahme als Vehikel, dem der Interpretant die Bedeutung als Zeichen erteilt.

Das Ergebnis dieses Abschnitts in einem Satz:

> Die Zweiseitigkeit der Zeichen gilt auf jeder Integrationsebene lebender Systeme, oder metaphorisch: In jeder therapeutischen Handlung sind Hand und Wort unlösbar – aber mit wechselndem Gewicht – verbunden.

5 Zwischenbilanz

Wir müssen jetzt die Fäden, die wir aus der Analyse des Erkenntnisvorgangs in der Physik und der Biologie gewonnen haben, zusammenfügen und feststellen, was wir mit ihnen für die Probleme des Arztes gewonnen haben. Diese Probleme haben wir an dem Beispiel eines exemplarischen Krankheitsfalls illustriert. Er machte deutlich, daß es nicht genügt, die somatischen, die psychischen und die sozialen Probleme eines Patienten zu registrieren und dann nebeneinander stehen zu lassen, sondern daß wir versuchen müssen, das **Bedeutungsgefüge** zu erfassen, in dem erkennbar wird, wie die verschiedenen Probleme zusammenhängen und sich gegenseitig beeinflussen. Wir wollen die Ergebnisse unserer bisherigen Untersuchung in sieben Punkte zusammenfassen:

1. Die Hinwendung der Medizin zu den psycho-somatischen und psychosozialen Problemen der Kranken bedeutet keinen Paradigmawechsel, wie er sich im Sinne Kuhns in der modernen Physik vollzogen hat.

2. Trotzdem hat dieser Paradigmawechsel für die Medizin weitreichende Konsequenzen. Sie sind aber Ausdruck der Tatsache, daß der Paradigmawechsel in der Physik von einem Syntagma-Wechsel begleitet war: Der erkenntnistheoretische Irrtum, das kausalmechanische Denkschema sei das Fundament für alle empirischen Wissenschaften, wurde durch die Einsicht korrigiert, daß jeder Beobachtungsvorgang eine Bedeutung für den Beobachter hat, die in die Beobachtungsergebnisse mit eingeht.

3. Die Konsequenz dieser Feststellung war die Einsicht in die Notwendigkeit, das zweigliedrige Schema der mechanischen Kausalität in das dreigliedrige Schema einer »semiotischen Kausalität« zu integrieren. Dabei wurde deutlich, daß der Interpretant der mechanischen Kausalität die menschliche Sensomotorik ist, welche die Umgebung als Bühne für unsere Willkürmotorik interpretiert.

4. Mit der Integration der mechanischen Kausalität in die semiotische Betrachtungsweise wird die Möglichkeit einer einheitlichen Terminologie für Physik, Biologie, Psychologie und Sozialwissenschaften sichtbar.

5. Damit tauchen Zusammenhänge, aber auch Probleme auf, die dem reduzierten Denkschema einer mechanischen Kausalität verborgen bleiben. Zu diesen Problemen gehörte die Notwendigkeit, den Begriff »Realität« neu zu definieren und ein Modell für ein »lebendes System« zu entwickeln, das dem Grundproblem jeder Wissenschaft Rechnung trägt, die Lebendiges erforschen will. Dieses Grundproblem: die Frage nach den Beziehungen zwischen einem Organismus und seiner Umgebung wird in dem Sinne beantwortet, daß lebende Systeme eine vorgefundene Umgebung als Bühne für ihr Verhalten und die Lösung ihrer (subjektiven) Probleme interpretieren.

6. Damit zeigt sich, daß zwischen der Haltung und Einstellung des Beobachters unbelebter Phänomene und des Beobachters von Lebewesen ein Unterschied bestehen muß, der sich folgendermaßen definieren läßt:
Der **Beobachter unbelebter Phänomene**, als Prototyp der Physiker, ist **Interpret** seiner Beobachtungen. Er interpretiert sie unter dem Aspekt ihrer Beeinflußbarkeit durch manipulatorische Eingriffe. Diese Einstellung genügt für den Beobachter von Lebewesen nicht. Sie muß durch die eines **Meta-Interpreten** ergänzt werden, der außer der Bedeutung, welche die beobachteten Phänomene für ihn (und seine manipulatorischen Möglichkeiten) haben, die Bedeutungen erforscht, die sie für das beobachtete Lebewesen besitzen.

7. Für die Medizin und ihr Problem, somatische, psychische und soziale Befunde nicht als getrennte Realitäten nebeneinander stehen zu lassen, stellt sich damit die Aufgabe, nach einer übergreifenden Realität zu fragen. Dafür müssen wir den Hinweis aufgreifen, der mit der Erwähnung der Systemtheorie gegeben wurde. Mit ihrer Hilfe lassen sich somatisch orientierte Interaktionen des Arztes mit dem Körper eines Kranken, psychologisch geleitete Interaktionen mit seiner erlebten Wirklichkeit und soziologisch orientierte Informationen über das soziale Gefüge seiner zwischenmenschlichen »Integrationsebenen« abspielen, deren Besonderheiten analysiert werden können (siehe Anmerkung 1 am Ende des Kapitels).

6 Systemtheorie und das Phänomen der Emergenz

Ein Konzept zur Lösung der Frage nach einer übergreifenden Realität, in der in sich geschlossene Realitäten, »aufgehoben«* sein können, ohne ihre Eigenheit zu verlieren, findet sich in der Systemtheorie. Sie hat, wie bereits erwähnt, das Konzept einer »hierarchischen« Ordnung entworfen (Bertalanffy, 1968), in der einfachere Systeme (z. B. Zellen) als Elemente oder Subsysteme in komplexere Systeme (z. B. Organe) zusammengefaßt werden. Sie kann bis hinauf zu sozialen Systemen eine Hierarchie entwerten, in der sich verschiedene Integrationsebenen oder -stufen unterscheiden lassen. Damit ergibt sich die Möglichkeit, Physik, Biologie, Psychologie und Soziologie diesen Integrationsebenen oder -stufen zuzuordnen.

Mit der Betonung der Begriffe »Integration« und »Ebene« oder »Stufe« rückt die Systemtheorie eine Tatsache in den Mittelpunkt, die man bisher nicht zur Kenntnis genommen hatte, obwohl sie schon von Platon als Unterscheidung zwischen einem »Ganzen« (Holon) und dem »Vielen« (Pantha) formuliert wurde. Erst Ende des vorigen Jahrhunderts hat v. Ehrenfels, der Begründer der Gestalttheorie, klar formuliert, daß ein Ganzes (ein System) mehr ist als die Summe der Teile (der Elemente oder Subsysteme). Anders formuliert heißt das: mit der Bildung eines Systems treten neue Eigenschaften auf, d. h. Eigenschaften, die es auf der Ebene der Subsysteme oder Elemente nicht gibt. Dieses Phänomen hat man als »Emergenz« bezeichnet (Popper, 1977; Medawar und Medawar, 1977). Der Nobelpreisträger Medawar beschreibt es folgendermaßen:

»Wenn wir in der oben skizzierten Hierarchie (der Wissenschaften) aufsteigen, finden wir, daß der empirische Reichtum und Informationsgehalt der Wissenschaften zunehmend größer wird ... teilweise weil jede Wissenschaft die Theoreme der Wissenschaft unter ihr enthält, teilweise weil

---

* Hegel hat auf die Doppelbedeutung des Wortes »aufgehoben« hingewiesen, die besagt, daß etwas in einem umfassenderen Zusammenhang verschwunden und bewahrt sein kann.

die Restriktionen, welche fortschreitend mögliche Interaktionen zwischen den Elementen begrenzen, auf jeder höheren Ebene Ideen und Konzepte hervorbringen, die spezifisch für diese Ebene sind. Das sind die ›emergenten Eigenschaften‹.«

Ein Beispiel für solche Restriktionen ist die Beschränkung, die den Bewegungsmöglichkeiten der einzelnen Muskeln auferlegt wird, wenn sie eine koordinierte Bewegung, zum Beispiel Greifen oder Gehen, zustande bringen sollen. Die »neuen Ideen der höheren Ebene« sind hier die neuromuskulären Programme für Greifen und Gehen.

Für unser Problem heißt das folgendes: Mit dem Übergang von einfacheren zu komplexeren Systemebenen, also vor allem mit dem Übergang von der Ebene anorganischer Stoffe zu der biologischer Systeme, dann wieder mit dem Übergang zu psychischen Systemen und schließlich zu sozialen Systemen treten sprunghaft neue Phänomene auf. Sie zwingen uns, jedesmal eine neue wissenschaftliche Disziplin zu entwickeln, deren Terminologie in der Lage ist, die neuen Phänomene adäquat zu beschreiben.

> Die Sprachen der verschiedenen Wissenschaften (Physik, Biologie, Psychologie und Soziologie), die auf diese Weise entstehen, lassen sich nicht ohne weiteres ineinander übersetzen, und vor allem kann keine auf die Sprache der Wissenschaft für die einfachere Systemebene reduziert werden.

Damit wird das Problem sichtbar, wie man sich die Verbindung zwischen diesen heterogenen Systemebenen oder -stufen vorstellen soll. Um es lösen zu können, müssen wir uns zunächst die Unterschiede der Phänomene auf den verschiedenen Integrationsebenen konkret vor Augen führen. Das heißt, wir müssen uns klarmachen, wodurch sich biologische Systeme von anorganischen Zusammenhängen, dann psychische Systeme von biologischen und schließlich soziale Systeme von den vorhergehenden unterscheiden. Diese Fragen hatte man bisher nicht ernstgenommen, weil man überzeugt war, es sei nur eine Frage der Zeit, bis die Naturwissenschaften alle komplexeren Phänomene auf physikalische Zusammenhänge reduziert haben würden. Man wollte nicht sehen, daß ein solcher Reduktionismus zu einer Denaturierung der Phänomene führt, da ihre spezifischen Eigenschaften ja bei einer Zurückführung auf die elementarere Ebene verlorengehen. Halten wir also zunächst fest, daß ein Erklärungsmodell, das somatische und psychische Diagnosen in einem Zusammenhang bringen will, verschiedene Integrationsebenen im Sinne der Systemtheorie darstellen muß. Damit ist das Problem, das wir im Anschluß an unseren Krankheitsfall als Frage formuliert haben, genauer umrissen: Wie sollen wir die verschiedenen Phänomene darstellen, damit sie sich in einen Zusammenhang bringen lassen – ohne ihre spezifischen Unterschiede zu verlieren?

Wir wollen versuchen, die Antworten zu finden, indem wir beobachten, was auf den verschiedenen Ebenen jeweils als neues Phänomen auftritt.

6.1 Die emergenten Eigenschaften der biologischen Systemebene

Mit dem Übergang von der Ebene physikalischer und chemischer Prozesse zu der Stufe biologischer Systeme treten Gebilde auf, welche die neue Eigenschaft besitzen, Zentren eigener Aktivität oder, wie Bertalanffy (1968) es formuliert hat, primär aktive Systeme zu sein. Das Neue, das uns auf dieser Ebene entgegentritt, und das dann auf allen höheren Ebenen in differenzierterer und reicherer Form wieder angetroffen wird, kennzeichnet das Wort »eigen« oder »selbst«. Was damit gemeint ist, haben wir schon ausgeführt.

Die Feststellung, daß biologische Systeme primär aktive Einheiten sind, macht zunächst eine Neufassung der klassischen Reflextheorie notwendig, welche die Beziehung zwischen einem lebenden System und seiner Umgebung nach dem Modell von Reiz und Reaktion beschreibt. Das Ungenügen dieses Modells, das die physikalischen Zusammenhänge von Ursache (als Reiz) und Wirkung (als Reaktion) auf biologische Vorgänge übertragen will, beruht auf der Vorstellung, der Reiz sei ein unabhängig von dem Organismus existierendes Ereignis, das dessen Verhalten (als kausale Folge) hervorbringen würde. Wenn der Organismus und seine Organe aber primär aktive System sind, kann ein Vorgang der Umgebung dort kein Geschehen bewirken (wie er es in einem ruhenden Gebilde könnte), sondern lediglich das Verhalten des bereits aktiven Systems modifizieren, d.h. das Denkmodell der »trivialen Maschine« versagt. Wir sind gezwungen, statt dessen das Denkmodell der nicht-trivialen Maschine heranzuziehen.

Für die Reaktion des biologischen Systems ist also nicht nur der äußere Vorgang (der Reiz) entscheidend, sondern ebenso der innere Zustand (die Reaktionsbereitschaft) des Systems, den man zum Beispiel mit Hilfe des kybernetischen Modells als »Sollwert« beschreiben kann. So wird ein Organismus nicht primär durch Reize, sondern erst durch ein Bedürfnis nach Nahrung, nach einem Geschlechtspartner, nach Wärme usw. veranlaßt, auf Reize zu reagieren. Ohne das Bedürfnis würde der Reiz gar nicht existieren, aber ohne den Reiz könnte die Reaktion, die zur Befriedigung des Bedürfnisses führen soll, nicht zustande kommen.

Auf diesem Zusammenhang beruht die Notwendigkeit, zur Beschreibung selbst einfacher biologischer Vorgänge, die linearen Ursache-Wirkungs-(Reiz-Reaktions-)Modelle durch kreisförmige Modelle zu ersetzen, deren einfachstes das **kybernetische Modell des Regelkreises** darstellt. Bereits dieses Modell beschreibt – und hier wird deutlich, was die Termini »eigen« und »selbst« besagen – wie der (durch einen Sollwert repräsentierte) Zustand eines Systems dessen Umgebung deutet: Nur das, was für den Zustand des Systems (zur Befriedigung eines Bedürfnisses, zur Rückführung eines Istwertes zum Sollwert o.ä.) von Bedeutung ist, existiert für das System, alles andere, was in der Umgebung sonst noch vorhanden sein mag, existiert nur für den Betrachter, aber nicht für das System. In einem Satz:

> Lebende Systems sind Interpreten ihrer Umgebung. Zwischen Reiz und Reaktion herrscht nicht die Regel einer mechanischen sondern einer semiotischen Kausalität.

Die relative Unabhängigkeit von der Umgebung, die lebende Systeme dadurch gewinnen, daß sie deren Vorgänge für ihre Bedürfnisse interpretieren, nennen wir **»Autonomie«** (von den griechischen Worten: »autos« für selbst und »nomos« für Gesetz). Durch diese **»Eigengesetzlichkeit«** unterscheiden sich lebende Systeme von unbelebten Phänomenen.

Von einer bestimmten Organisationsstufe an treten spezifische Einrichtungen auf, die dazu dienen, das »Selbst« zu schützen. Zunächst ist es das Immunsystem, auf einer noch komplexeren Stufe das Schmerz-System und auf der Ebene sozialer Systeme das Angst-System.

Da das Phänomen »Selbst« auf allen Ebenen des Lebendigen in Erscheinung tritt, müssen wir darstellen, wodurch es sich von Stufe zu Stufe unterscheidet. Damit erhalten wir Zugang zu Problemen, die zum Nachteil einer klaren Begriffsbildung lange nicht verstanden waren: Wir sehen dann, daß die Begriffe »Soma« und »Psyche« nicht zwei verschiedene Seinsweisen sondern zwei Systemebenen: eine vegetative und eine animalische, bezeichnen.

J. v. Uexküll hat 1936 diesen Unterschied durch eine anschauliche Formulierung deutlich gemacht (J. v. Uexküll und Kriszat, 1983): Er beschreibt, wie Systeme der vegetativen (oder somatischen) Ebene mit ihrer Umgebung durch **»Wohnhüllen«** in Beziehung stehen, während Systeme der animalischen (oder psychosomatischen) Ebene **»Umwelten«** aufbauen.

6.2 Die vegetative Systemebene

Das Prinzip der »Wohnhülle« kann an dem Verhalten des einzelligen Organismus Paramecium (Pantoffeltierchen) veranschaulicht werden. Paramecium verfügt für alle möglichen Reize mechanischer, chemischer oder thermischer Art nur über eine einzige Antwort: die Fluchtreaktion. Seine »Welt« besteht aus zwei Eigenschaften: feindlichem Nicht-Selbst, vor dem es flieht und freundlichem Nicht-Selbst, bei dem es verweilt und seine Nahrung findet. Diese primitive »Welt« genügt, um das Lebewesen, das als Rezeptoren keine spezifischen Sinnesorgane und als Effektoren nur Wimperhaare besitzt, sicher durch alle Hindernisse und Gefahren in den Bereich optimaler Lebensbedingungen zu führen.

Die vielen Dinge, die der Beobachter in der Umgebung von Paramecium wahrnimmt, Algen, andere Infusorien, kleine Crustaceen, mechanische Hindernisse existieren für Paramecium nicht. Seine »Welt« besteht nur aus den Veränderungen seiner Rezeptoren auf seiner Oberflächenmembran. In dieser »Welt« gibt es auch noch keinen Raum. Der Raum, in dem Paramecium mit großer Sicherheit herumschwimmt, existiert nur in der Welt des Beobachters. Paramecium selbst treibt lediglich die umgebende Flüssigkeit mit seinen Wimpernhaaren solange an den Rezeptoren seiner Oberfläche vorbei, bis ihre Eigenschaften seinem Sollwert entsprechen. Die Flüssigkeit, die mit seinen Rezeptoren in Berührung kommt, bildet seine »Wohnhülle«, jenseits deren für Paramecium nichts existiert. (J. v. Uexküll und Kriszat, 1983; Bertalanffy, 1968).

Auch mehrzellige Lebewesen und Pflanzen stehen mit ihrer Umgebung nur durch die Rezeptoren der Membran ihrer oberflächlichen Zellschicht in Verbindung. Alle Reaktionen auf Veränderungen der Umgebung sind Antworten auf Veränderungen in diesen Zellschichten.

Das **emergente Neue der vegetativen Ebene** ist ein Selbst (als frühestes Subjektäquivalent) und eine dazugehörige Wohnhülle (als frühestes Objektäquivalent). Die Wohnhülle geht auf den komplexeren Integrationsebenen nicht verloren. Sie gehört dort zu dem Organ »Haut«, die aber von einer »Umwelt« als zusätzlichem Produkt rezeptorischer und effektorischer Potenzen lebender Systeme der animalischen Ebene umschlossen wird.

6.3 Die animalische Systemebene

Der Begriff »animalisch« kommt von dem lateinischen Wort »anima« für Seele (Bateson, 1985). Dieser Begriff bezeichnet die Fähigkeit lebender Systeme, eine eigene (subjektive) Lebenssphäre, oder »Umwelt« aufzubauen, wie J. v. Uexküll diese Sphäre genannt hat. Um diese Fähigkeit zu beschreiben, hat er (1920) das Modell des »Funktionskreises« entworfen. Er hat damit ein Fundament für die moderne Verhaltensforschung gelegt, deren physiologische Aspekte dann von Tinbergen und Lorenz weiterentwickelt wurden. Dabei sind aber die subjektiven Aspekte, die »Merkwelten«, wie J. v. Uexküll diesen Teil der Umwelten genannt hat, nicht berücksichtigt worden. Diese Seite der Umwelt-Theorie hat erkenntnistheoretische Konsequenzen, die erst in jüngster Zeit wiederentdeckt werden.

Am deutlichsten wird das bei Bateson (1985). Sein Aufsatz: »Krankheiten der Erkenntnistheorie« formuliert das – ohne J. v. Uexküll zu nennen – in eindrucksvoller Form.

Der Unterschied zwischen Wohnhülle und Umwelt läßt sich am einfachsten durch die Feststellung deutlich machen, daß sich das Verhalten vegetativer Systeme mit dem Modell des Regelkreises beschreiben läßt: Die auf der Zelloberfläche verteilten Rezeptoren entsprechen den Fühlern von Regelkreisen, welche die Umgebung nach Sollwerten messen und damit das Verhalten der Effektoren steuern.

Um das Verhalten von Tieren zu beschreiben, die spezifische Sinnes- und Bewegungsorgane besitzen, genügt das einfache Modell des Regelkreises nicht mehr: Selbst und Nichtselbst der vegetativen Ebene werden im Rahmen der Verrechnung der Werte, welche die Sinnesorgane für das Verhalten der Bewegungsorgane liefern, zu etwas neuem differenziert: Selbst erhält die Eigenschaft »Hier« und Nichtselbst die Eigenschaft »Dort«. Mit beidem entsteht um den Organismus ein sensomotorischer Raum als eine Sphäre, in der Vorgänge der Umgebung als »Objekte« in Erscheinung treten und für die Bewegungsorgane »lokalisiert« werden können. Dieser (subjektive!) Raum, der sich nach den Worten J. v. Uexkülls wie eine feste, für den außenstehenden Beobachter aber unsichtbare Hülle um den Organismus legt, ist das emergente (neue) Phänomen der animalischen Ebene.

J. v. Uexküll beschreibt die »Anatomie« des Organs Umwelthülle, die sich wie eine zweite Haut um den Körper jedes Lebewesens der animalischen Stufe – und dazu gehören auch wir Menschen – legt, 1936 folgendermaßen:

»Jeder Mensch, der in der freien Natur um sich schaut, befindet sich in der Mitte eines runden Eilands, das von der blauen Himmelskuppel überdacht ist. Das ist die ihm zugewiesene anschauliche Welt, die alles für ihn Sichtbare enthält. Und dieses Sichtbare ist entsprechend der Bedeutung, die es für sein Leben hat, angeordnet. Alles, was nah ist und unmittelbar auf den Menschen einwirken kann, steht in voller Größe da; das Ferne und daher ungefährlichere ist klein. Die Bewegungen der fernen Dinge können ihm unsichtbar bleiben, während die Bewegungen der nahen Dinge ihn aufschrecken ... Dinge, die sich dem Menschen unsichtbar nähern, weil sie durch andere Gegenstände verdeckt sind, verraten sich seinem Ohr durch Geräusche oder seiner Nase als Geruch und, wenn sie ganz nahe herangekommen sind, durch den Tastsinn.

Die Nähe ist durch einen immer dichter werdenden Schutzwall der Sinne ausgezeichnet. Tastsinn, Geruchssinn, Gehörsinn und Sehsinn umgeben den Menschen wie vier Hüllen eines nach außen hin immer dünner werdenden Gewandes.«

Das Modell das J. v. Uexküll entwickelt hat, um zu beschreiben, wie ein Tier eine subjektive Umwelt um seinen Organismus herum aufbaut, hat er, wie gesagt, »Funktionskreis« genannt. Es geht davon aus, daß von den Vorgängen und Gegenständen, die der Beobachter in der Umgebung eines Tieres feststellen kann, nur ein kleinerer oder größerer, mehr oder weniger veränderter Ausschnitt von dem beobachteten Tier »gemerkt« und mit seinem Verhalten beantwortet werden kann. Diesen Ausschnitt nennt er die »Umwelt« des Tieres. Ihr Aufbau vollzieht sich folgendermaßen:

Die Sinnesorgane verwandeln Einwirkungen der Umgebung in optische, taktische, olfaktorische und akustische Zeichen und erteilen ihnen eine Bedeutung. Dabei verhalten sie sich nicht als passive Empfänger, sondern als aktive und kreativ tätige »Merk-

organe«, die, wie wir beschrieben haben, den Zeichen die Bedeutung des jeweils herrschenden Funktionskreises (des Mediums, des Beutefangs, des Sexualpartners usw.) als »Merkmale« »aufprägen«. Damit entsteht eine »Merkwelt«, in der Objekte auftreten. Dieser Vorgang wurde als **»Bedeutungserteilung«** bezeichnet.

Die Merkmale der Objekte lösen ein Verhalten, d. h. eine Aktivität der Effektoren oder »Wirkorgane« aus, die den Objekten »Wirkmale« erteilen. Dadurch werden die »Merkmale« subjektiv oder objektiv gelöscht. So verschwindet z. B. das Merkmal »Nahrung« subjektiv durch Sättigung oder objektiv durch Einverleibung. Dieser Vorgang wurde als **»Bedeutungsverwertung«** bezeichnet.

Wichtig war noch die Feststellung, daß jede Bedeutungsverwertung eine **»Bedeutungsermöglichung«** von seiten des Objekts voraussetzt. Schematisch läßt sich das Modell so beschreiben:

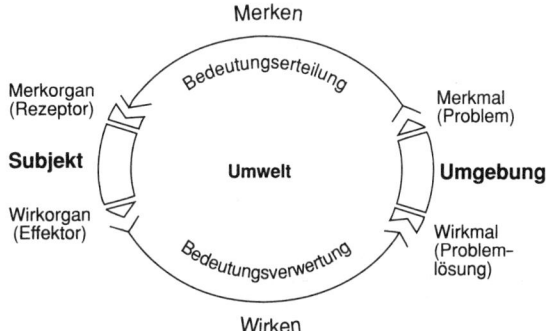

Abb. 1-1 *Der Funktionskreis (modifiziert nach J. v. Uexküll, 1936). Das Lebewesen (Subjekt) prägt seiner Umgebung durch Merken ein Merkmal auf und definiert bzw. erschafft damit ein Objekt. Dadurch wird ein Verhalten in Gang gesetzt, das dem Objekt ein Wirkmal aufprägt, welches das Merkmal auslöscht oder verändert. Merken entspricht als Bedeutungserteilung der Strukturierung der Umgebung als Problem, das durch Wirken als Bedeutungsverwertung gelöst werden muß.*

Man hat J. v. Uexküll den Vorwurf gemacht, er habe eine neue und eigenwillige Terminologie erfunden, die das Verständnis seiner Arbeiten erschweren würde. Dazu ist jedoch zu sagen, daß man etwas Neues nur beschreiben kann, wenn man eine neue Sprache entwickelt. Die von J. v. Uexküll geschaffenen Begriffe machen Zusammenhänge sichtbar, die ohne sie nicht oder nicht in dieser Weise gesehen werden könnten. Die Begriffe **»Merken«** und **»Wirken«** bezeichnen Grundfunktionen lebender Systeme, die noch nichts mit einem bewußten Wahrnehmen oder Wollen zu tun haben, aber deren Voraussetzungen schaffen. Der Begriff **»Bedeutungserteilung«** bezeichnet die Umwandlung neutraler Umgebungsfaktoren in Bestandteile der subjektiven Umwelt und der Begriff **»Bedeutungsverwertung«** bezeichnet deren Assimilation. Schließlich bekommen auch die Begriffe »**Subjekt**« und »**Objekt**« als biologische Phänomene einen neuen Inhalt: Sie bezeichnen Elemente einer Einheit, in der ein primär aktives System mit der Eigenschaft »selbst« eine bestimmte Beziehung zu seiner Umgebung aufbaut.

Wissenschaftstheoretisch besteht die Leistung J. v. Uexkülls in der Begründung einer eigenständigen Zeichenlehre (Biosemiotik), die wir im Abschnitt 4 »Biosemiotik oder die Lehre der biologischen Zeichen«, bereits besprochen haben.

Für J. v. Uexküll findet, wie gesagt, der »Sprung« von einer körperlichen zu einer psychischen Welt nicht an der Grenze zwischen anorganischen Prozessen und biologischen Systemen, sondern an der Grenze zwischen vegetativen und animalischen Systemen statt. Insofern stimmt er mit der Auffassung Freuds, Piagets und Batesons überein, für die der Ursprung der menschlichen Psyche ebenfalls im biologischen Bereich liegt. Das darf aber nicht den Blick für die Tatsache verstellen, daß mit dem Auftreten animalischen Lebens ein Sprung von einer einfacheren (vegetativen) auf eine komplexere (animalische) Systemebene stattgefunden hat.

> Auf dieser komplexeren Stufe bildet das Subsystem Organismus oder Körper mit dem Subsystem Umwelt oder Psyche zusammen ein System, in dem beide als Elemente oder Subsysteme integriert sind. Dabei handelt es sich nicht um eine Addition, sondern um schöpferische Verwandlung der integrierten Teile.

Die erkenntnistheoretischen Konsequenzen. Wir sagten, die Naturwissenschaften hätten mit der Entdeckung des Beobachterproblems eine neue Dimension erobert, und Biologie und Medizin müßten daraus die notwendigen Konsequenzen ziehen. Dafür ist das Modell des Funkionskreises hilfreich; denn es beschreibt Subjekt und Objekt als Elemente eines Systems, in dem sie sich gegenseitig definieren. Das bedeutet für den Beobachter die Notwendigkeit, sich selbst als Subjekt und damit als Zentrum seiner Aktivität beziehungsweise als kreativen Pol einer Subjekt-Objekt-Interaktion zu reflektieren, in der er einem Gegenpol Merk- und Wirkmale aufprägte, welche diesen als Objekt definieren. Er erkennt sich damit als Element in dem pragmatischen System einer Handlung. In diesem System entscheidet das Entgegenkommen oder der Widerstand des Gegenpols, welche der dem Subjekt verfügbaren Merk- und Wirkmale realisiert werden können, d. h., mit welchen Eigenschaften der Gegenpol als Objekt in der Umwelt des Beobachters in Erscheinung treten kann.

Den gleichen erkenntnistheoretischen Ansatz finden wir bei Piaget (1975), dessen zentrale Begriffe »Assimilation« und »Akkomodation« polare Beziehungen zwischen Subjekt und Objekt bezeichnen.

> »Assimilation« steht für eine Beziehung, in welcher der Subjekt-Pol dominiert und der Objekt-Pol sich dessen kreativen Aktivitäten fügt. Demgegenüber bezeichnet der Begriff »Akkomodation« eine Beziehung, in welcher der Objekt-Pol das Übergewicht hat, und das Subjekt seine kreativen Schemata modifizieren muß, damit sie von dem Gegenpol toleriert werden.

In unserem Zusammenhang ist es ferner wichtig zu sehen, daß Winnicott (1973) den gleichen Ansatz gewählt hat. Für ihn ist der Raum zwischen Säugling und Mutter das primäre Spannungsfeld zwischen Subjekt und Objekt und der Schauplatz, auf dem sich die Kreativität des Kindes entwickelt – oder im ungünstigen Fall nicht oder krankhaft entwickelt. Er betont die Bedeutung, welche der »Objekt-Pol« Mutter als Prototyp der späteren Umgebung für das Kind und dessen Entwicklung als Subjekt hat. Die »genügend gute Mutter« muß von einer »genügend guten Umgebung« abgelöst werden, wenn die psychische Entwicklung des Kindes keinen Schaden nehmen soll.

Piaget und Winnicott beschreiben zwei verschiedene Seiten der psychischen Entwicklung des Menschen, deren Zusammenhang noch keineswegs durchschaut ist: die kognitive und die affektive Seite (Ciompi, 1982).

Wir sehen, daß sich der Funktionskreis als Zeichenprozeß beschreiben läßt, in dem »Bedeutungserteilung« Kondierung zu einem Zeichen, »Bedeutungsverwertung« mit »Bedeutungserduldung« das Bezeichnete und die biologischen Bedürfnisse (Sollwerte) die Interpretanten (= kodierenden Instanzen) darstellen. Damit wird deutlich, daß Lebewesen durch Zeichen-(Nachrichten-)Prozesse mit ihrer Umgebung verbunden und ihre Umwelten aus Zeichen (Merk- und Wirk-Zeichen) aufgebaut sind.

Mit der Feststellung, daß jedes Lebewesen seine Umgebung interpretiert, ließ sich das Beobachterproblem definieren: Jeder Beobachter muß die Interpretationen der beobachteten Lebewesen interpretieren. Er muß als Interpret ihrer Interpretationen, oder mit einem Wort, als Meta-Interpret tätig werden.

6.4 Die Systemebene des Humanen

Wir haben beschrieben, wie mit den Umwelten der Tiere emergent psychische Systeme auftauchen. Wie entwickeln sich diese Systeme einer Tierpsychologie zu Systemen, mit denen sich die Psychologie des Menschen befaßt? Hier stoßen wir auf die Schwierigkeiten, daß Phänomene, die einer individuellen und einer sozialen Ebene angehören, so eng ineinandergreifen, daß es nur schwer möglich ist, die Anteile auseinanderzuhalten.

Wir wollen von der Feststellung ausgehen, daß die Fähigkeit der Beobachtung und der Aufbau der Umgebung im Sinne einer objektiven Außenwelt Phänomene sind, die zum ersten Mal mit dem Menschen auftauchen. Hier hätten wir also emergente Phänomene der Ebene des Humanen vor uns. Im Kern handelt es sich um das, was wir mit dem Terminus »Gegenstand« bezeichnen, und das Winnicott (1973) sehr präzise das »objektive Objekt« nennt. Er definiert damit den Unterschied zu den Objekten auf der Stufe des animalischen Lebens, die als »subjektive Objekte« keine Konstanz besitzen, und zu denen die Subjekte keine Distanz halten können. Die subjektiven Objekte der Tiere und kleinen Kinder lösen sich in Nichts auf, sobald sie aus ihrer Umwelt verschwinden, und Tiere und kleine Kinder bleiben als Subjekte an ihre Objekte gekettet, solange diese in ihrer Umwelt gegenwärtig sind.

Den Beweis für die überraschend klingende Behauptung, daß Tiere niemals mit Gegenständen in Beziehung treten, führt J. v. Uexküll anhand eines einfachen Beispiels (1940):

»Gesetzt den Fall«, schreibt er, »ich werde auf der Landstraße von einem wütenden Hund angebellt; um ihn loszuwerden, hebe ich einen Chausseestein auf und verjage den Angreifer mit einem geschickten Wurf – dann wird niemand, der den Vorgang beobachtet und nachher den Stein aufhob, daran zweifeln, daß es derselbe Gegenstand »Stein« war, der anfangs auf der Straße lag und nachher dem Hunde nachgeworfen wurde.

Weder die Form noch die Schwere, noch die sonstigen physikalischen und chemischen Eigenschaften des Steins haben sich geändert. Seine Farbe, seine Härte, seine Kristallbildung sind die gleichen geblieben – und doch hat sich eine grundsätzliche Wandlung an ihm vollzogen: Er hat seine *Bedeutung* gewechselt.

Solange der Stein der Landstraße eingegliedert war, diente er dem Fuß des Wanderers als Unterstützung. Seine Bedeutung lag in seiner Teilnahme an der Leistung des Weges. Er hatte, wir wir uns ausdrücken, einen »Wegton« (eine »Wegqualität«).

Das änderte sich von Grund auf, als ich den Stein aufhob, um ihn nach dem Hunde zu werfen. Der Stein wurde zum Wurfgeschoß – eine neue Bedeutung wurde ihm aufgeprägt. Er erhielt einen »Wurfton« (eine »Geschoßqualität«).

Der Stein, der als beziehungsloser Gegenstand in der Hand des Beobachters liegt, wandelt sich in einen Bedeutungsträger, sobald er in Beziehung zu einem Subjekt tritt. Da kein Tier jemals als Beobachter auftritt, darf man behaupten, daß kein Tier jemals zu einem »Gegenstand« in Beziehung tritt. Durch die Beziehung allein wandelt sich der Gegenstand in den Träger einer Bedeutung, die ihm von einem Subjekt aufgeprägt wird« (und d. h. zu einem Objekt) (J. v. Uexküll, 1970).

Das Beispiel beschreibt nicht nur den Unterschied zwischen dem Objekt, das als beziehungsloser Gegenstand in der Hand des Beobachters liegt, dem »Gegenstand« oder »objektiven Objekt« und dem »subjektiven« Objekt in der Umwelt des Hundes. Es beschreibt auch, wie der Mensch in zwei verschiedenen Welten lebt: einer Beobachterwelt, die von Gegenständen erfüllt ist, und einer Welt der Affekte, in der Objekte auftauchen, die keine Konstanz haben, und zu denen er keine Distanz halten kann.

Der wütende Hund brachte es fertig, daß der unbeteiligte Beobachter in eine dramatische Umwelt versetzt wurde, in der ein vorher objektives Objekt, der Gegenstand »Stein« plötzlich zu einem subjektiven Objekt, dem Wurfgeschoß »Stein« wurde. In beiden Fällen war der Stein eine gemeinsame »Sache«.

Für den Beobachter, der die physikalischen, chemischen und kristallographischen Eigenschaften des Steins untersucht, ist der Stein gemeinsame Sache einer Gruppe von Physikern, Chemikern und Geologen, deren Zielsetzungen, Fragestellungen und Methoden sich der Beobachter zu eigen macht.

Für den von dem Hund Angegriffenen wurde der Stein zur gemeinsamen Sache von ihm und dem Hund, der sich für den Menschen nur deswegen nicht wieder in Nichts auflöste, weil der Stein als Gegenstand konserviert werden konnte.

Erst auf der Stufe des Humanen tritt die Fähigkeit auf, Phänomene als Beobachter (ohne affektives Interesse) gegenüberzutreten, und ihnen eine von jeder subjektiven Einschätzung unabhängige Existenz und Dauerhaftigkeit zu unterstellen. Die Eigenschaften »Objektivität« und »Gegenstandhaftigkeit« sind emergente Phänomene der humanen Integrationsstufe. Gleichzeitig bleiben die Phänomene aber »subjektive Objekte«, d. h. »Eigentum« des Subjekts, dessen »animalische« Kreativität sie als sinnliche Wahrnehmung erzeugt.

Damit löst sich eine Paradoxie, mit der wir ständig konfrontiert sind: Die Gegenstände der menschlichen Welt sind auf der einen Seite Objekte unserer subjektiven Umwelten.

Die Sonne, die ich am Himmel sehe, ist Eigentum meiner Umwelt. Unter diesem Aspekt gibt es so viele Sonnen, wie es Menschen gibt, deren Augen eine sichtbare Welt entstehen lassen. Aber die Sonne ist auf der anderen Seite auch Gegenstand einer Welt des Wissens, in der es für alle Menschen, die dieses Wissen teilen, nur eine Sonne gibt, die jeder entsprechend dem Standpunkt, von dem aus er die Sonne betrachtet, auf seine subjektive Weise wahrnimmt.

Piaget hat mit seinen Untersuchungen über die Entwicklung der Intelligenz beim Kinde Licht in den rätselhaften Vorgang gebracht, den man als Umwandlung einer frühen Umwelt in eine individuelle Wirklichkeit bezeichnen kann. Er spricht von einer **»kopernikanischen Wende«** und versteht darunter eine Veränderung des Verhaltens des Kindes zu sich selbst und zu seiner Umgebung, die in der gesamten Natur nur beim Menschen beobachtet wird und die selbst bei den uns am nächsten verwandten Primaten nur in Andeutung zu finden ist: Mit etwa zwei Jahren beginnt das Kind seine Umwelt, die es bis zu diesem Zeitpunkt ähnlich wie alle höheren Lebewesen nach sensomotorischen Programmen oder Schemata aufgebaut hat, die seine Sinneseindrücke (seine Merkwelt) seinen Bewegungen (seiner Wirkwelt) zuordnen, nach einem neuen Prinzip zu organisieren. Dieses neue Prinzip ist sein **Vorstellungsvermögen**, mit dem außer einer Außenwelt eine Innenwelt der Phantasie entsteht, in der das Kind Objekte und Vorgänge reproduzieren kann, die aus seiner Wahrnehmung verschwunden sind.

»Von diesem Augenblick an«, sagt Piaget, »kehrt das Kind seine anfängliche Welt ganz um, deren bewegte Bilder (bisher) auf eine, ihrer selbst unbewußte Aktivität zentriert waren, und formt sie zu einer festen Welt von koordinierten Objekten, die den eigenen Körper als Element miteinschließt«.

Jetzt können auch Schäden, die das Kind durch seine Umgebung erlitten hat, festgehalten und zu Gegenständen umgeformt werden, vor denen man sich schützen kann, und mit denen man umzugehen lernt. Es beginnt der lange Prozeß des Aufbaus einer Welt des Wissens, für den die Sprache und damit die Gesellschaft, in die das Kind hineingeboren wurde, eine zunehmende Rolle spielen. So entsteht aus Umwelt eine »**Wirklichkeit**«, in der neue Formen des Wirkens aufgrund gemeinschaftlicher Programme zum beherrschenden Prinzip werden und in der die Objekte, die aus dem Horizont der Wahrnehmung verschwunden sind, aufbewahrt und zu permanenten Gegenständen umgeformt werden (Th. v. Uexküll, 1984).

Diese Wirklichkeit ist der individuelle Besitz jedes Einzelnen, und bleibt Zeit seines Lebens dessen feste, für den außenstehenden Betrachter unsichtbare Hülle oder zweite Haut. Aber diese Haut wird jetzt nicht mehr allein von Programmen biologischer Bedürfnisse, sondern auch von den Begriffen der Sprache geprägt, welche die Konzepte und Vorstellungen für den Umgang mit der Umgebung vermitteln, die von der Sprachgemeinschaft einer bestimmten Kultur entwickelt worden sind.

Berger und Luckmann (1969) sprechen von der »gesellschaftlichen Konstruktion der Wirklichkeit«, die dem Einzelnen dann als »Allerweltswirklichkeit« oder dem Wissenschaftler als abstrakte Berufswirklichkeit entgegentritt. Hier stoßen wir überall auf »gemeinsame Sachen« für Zielsetzungen und Methoden gesellschaftlicher Gruppen, deren Spielregeln wir internalisiert haben.

Mit dieser Verankerung der Spielregeln einer gesellschaftlichen Gruppe, mit der wir uns identifizieren, in unserer Vorstellungswelt, haben wir eine komplexere Ebene der Integration erreicht als die Ebene animalischer Umwelten.

7 Das Modell des Situationskreises

7.1 Funktionskreis und Primärprozeß

Um die in dem Modell des Funktionskreises dargestellten Zusammenhänge für die Medizin fruchtbar zu machen, müssen wir uns nach Vorgängen umsehen, die Verbindungen und Übergänge zu dem sehr viel komplexeren Bereich des menschlichen Lebens sichtbar machen. Dabei stoßen wir auf folgenden Zusammenhang: Das quasi automatische Reagieren, mit dem Tiere ihre Problemsituationen nach angeborenen Programmen lösen, entspricht weitgehend einem Verhalten, das die Psychoanalyse als »**Primärprozeß**« beschreibt. Dabei soll ökonomisch-dynamisch gesehen psychische Energie ohne jede Hindernisse abströmen, die der psychische Apparat des erwachsenen Menschen aufgebaut hat. Unter diesem Aspekt entspricht der Vorgang, den der Funktionskreis beschreibt, weitgehend dem, was Freud vorschwebte, als er davon sprach, daß in der Frühphase menschlicher Entwicklung »orales«,

»anales« und »genitales« Triebverhalten primärprozeßhaft realisiert wird. Wir können uns vorstellen, daß beim menschlichen Säugling, ähnlich wie beim Tier, vom ersten Tag an orale Funktionskreise der Nahrungsaufnahme und anale Funktionskreise der Ausscheidung nach angeborenen Programmen ablaufen, und daß der genitale Funktionskreis ähnlich wie beim Tier erst später strukturiert wird.

Auf diese Weise wird die Übereinstimmung des Verhaltens menschlicher Säuglinge mit dem Verhalten von Tieren, was Zwanghaftigkeit, Unaufschiebbarkeit und Unbelehrbarkeit angeht, deutlich.

Entwicklungspsychologisch entspricht das Verhalten des Säuglings während der ersten 2–3 Lebensmonate weitgehend dem Schema des Funktionskreises.

Säuglinge reagieren auf Außenweltreize noch **primärprozeßhaft**. Ein Unterschied zwischen dem Funktionskreisschema, nach dem das Verhalten menschlicher Säuglinge abläuft, und dem Funktionskreismodell, nach dem tierisches Verhalten gedeutet werden kann, ist wichtig:

Tiere sind bald nach der Geburt autark. Sie können dann ihre Problemsituation durch ihr Merken und Wirken, das heißt durch ihre sensomotorischen Aktivitäten selbst lösen. Der menschliche Säugling ist während der ersten Lebensmonate auf eine spezifisch menschliche Umgebung angewiesen, die ihm die Lösung seiner biologischen Probleme zu einem großen Teil abnimmt. Das bedeutet, daß biologische Funktionskreise der Nahrungsaufnahme und der Ausscheidung beim Menschen zwar von Geburt an nach angeborenen Programmen verlaufen, aber – im Unterschied zu den Tieren – vom ersten Tag an **mit Anforderungen der Gesellschaft** konfrontiert sind. Die lebensnotwendige Ergänzung kindlicher Funktionskreise durch die Mutter, die, ohne es zu wollen oder zu wissen, als »Agent der Gesellschaft« fungiert, zwingt den Säugling zu einer Veränderung und Differenzierung primär biologischer Verhaltensformen oder zu einer »Sozialisation biologischer Funktionskreise«.

Diese »**primäre Sozialisation**« des Kindes, die für die Nahrungsaufnahme im ersten Lebensjahr – dem »extrauterinen Frühjahr« (Portmann, 1969) – stattfindet, spielt sich in einer engen Wechselbeziehung zwischen Mutter und Kind ab. Erst in deren Verlauf wird die Mutter für das Kind aus einer anonymen bedürfnisbefriedigenden Umwelt zu einer geliebten Person, einem Objekt, wie es die Psychoanalyse präzise formuliert. Das eng verschränkte Sich-Entwickeln biologischer Reifungsprozesse der Senomotorik mit psychischen Lernvorgängen, zum Beispiel die Unterscheidung zwischen Innen und Außen und später auch das Erlernen der Sprache, sind eng an die Aktivitäten der Mutter oder der sie vertretenden Pflegepersonen gebunden. In dieser Verschränkung erfolgt die erste Modifikation und Sozialisation angeborenen, triebhaften – zunächst oralen, später analen – Verhaltens. Dieser Entwicklungsprozeß, der vom biologischen Funktionskreis schließlich zum Situationskreis des erwachsenen Menschen führt – was darunter zu verstehen ist, werden wir gleich darstellen – läßt sich heute vor allem durch die Untersuchungen von Spitz (1972), Piaget (1975), Mahler und Mitarbeitern (1980) sowie von Balint (1966), Winnicott (1973), Kohut (1979), Lichtenberg (1991), Stern (1979, 1991) und anderen in groben Zügen rekonstruieren.

7.2 Terminologische Probleme

Dabei gibt es jedoch terminologische Probleme. Wir haben schon darauf hingewiesen, wie problematisch manche Begriffe sind, mit denen wir frühe Phasen der psychophysischen Entwicklung beschreiben. Wir sagen, Begriffe wie »Symbiose«, »Dyade« oder »Zweierbeziehung« setzten zwei Individuen und damit etwas voraus, das in dem von den Begriffen bezeichneten Zeitraum, in der Form, in der Erwachsene sie verstehen, noch gar nicht existiert. Die Begriffe sind aber in unsere Terminologie eingeführt, und es wäre unrealistisch zu erwarten, daß sie wieder verschwinden. Vor allem, haben wir vorläufig keine besseren, die uns umständliche und wahrscheinlich wenig präzise Umschreibungen ersparen. Wir müssen sie also beibehalten, aber uns klarmachen, daß wir mit ihnen Zustände bezeichnen, die noch keine Zweierbeziehung sind, wie sie zwischen eigenständigen Individuen geknüpft werden (siehe Anmerkung 2 am Ende des Kapitels).

Ein anderes Problem wirft der Begriff des »undifferenzierten Zustands« auf, der den Anfang der psychophysischen Entwicklung bezeichnen soll. Auch hier verführt der Begriff zu falschen Vorstellungen: Der Embryo ist kein undifferenziertes Gebilde oder gar eine amorphe Masse. Er ist ein außerordentlich differenziertes System, das jedoch in eine völlig andere Umgebung integriert ist als nach der Geburt, und das mit dieser Umgebung eine organische Einheit bildet.

Wir wissen aus Beobachtungen des Verhaltens von Föten im Uterus, daß in dieser Phase bereits wichtige psychische Entwicklungen stattfinden und zwischen Kind und Mutter Beziehungen geknüpft werden, die weit über bloße organische Verbindungen hinausgehen. Trotzdem muß man sich die Umgebungsbedingungen vor der Geburt und die Integration der differenzierten Funktionen des Embryos mit dem Plazentarkreislauf, dem Fruchtwasser, der konstanten Außentemperatur usw. zu einer lebenden Einheit genau vergegenwärtigen und dann mit der neuen Einheit vergleichen, die sich nach der Geburt zwischen dem Kind und der Mutter bilden muß, wenn der Säugling am Leben bleiben und sich entwickeln soll. Dann wird deutlich, daß es sich nicht um eine »Differenzierung« aus einem undifferenzierten, quasi amorphen Zustand, sondern um eine Neuintegration durch Verknüpfung vieler Funktionen des kindlichen Organismus mit einer anderen Umgebung handelt, die an die Stelle der intrauterinen Umgebung treten muß.

Diese Neuintegration ist nur zu einem Teil die Aufgabe der Mutter, denn der Säugling bringt eine erhebliche Kompetenz zur Lösung der neuen Probleme schon angeboren mit. Trotzdem ist die Mutter unentbehrlich. Sie muß die neuen Verknüpfungen ermöglichen und die Programme für den Umgang mit der neuen Umwelt einüben. Die Mutter ist für das Neugeborene – und darin liegt ihre entscheidende Bedeutung für die Frühentwicklung – der **Prototyp der späteren Umwelt** des Kindes.

Die Programme, welche die Verknüpfung mit der neuen Umgebung durch Riechen, Schmecken, Tasten, Hören, Saugen usw. herstellen, müssen im Gehirn des Kleinkindes gespeichert werden. Sie sind die Grundlage für die späteren Programme des Umgangs zwischen dem Menschen und seiner Umgebung. Damit die frühen Programme, die dann allerdings im Vergleich zu denen des Heranwachsenden relativ primitiv und undifferenziert sind, rechtzeitig und mit der erforderlichen Plastizität entstehen und eingeübt werden können, ist eine – um den Winnicottschen Ausdruck zu gebrauchen – **»genügend gute Mutter«** unerläßlich. Mit ihr bildet dann der Organismus des Säuglings eine Einheit, die sich im Verlauf der ersten Wochen und Monate differenziert.

Störungen dieser dynamischen Einheit, wie sie durch zeitweise Trennungen von der Mutter unumgänglich sind, bilden die ersten Problemsituationen, für die vorübergehend keine Lösungen zur Verfügung stehen. Sie legen damit das frühe Muster für Streßerfahrungen, und es kommt alles darauf an, daß diese so dosiert werden, daß sie Anstöße zur Entwicklung und nicht zu Störungen und Retardierungen bilden.

Der früheste Funktionskreis knüpft als »symbiotischer Funktionskreis« die Fäden zwischen dem Neugeborenen und der entstehenden Umwelt, die zunächst der Körper der Mutter ist. Tierversuche, vor allem die von Weiner und Mitarbeitern (Ackerman, 1981; Ackerman et al., 1978; Hofer, 1976 und 1982; Hofer und Weiner, 1972) durchgeführten sehr genauen Beobachtungen der frühen Beziehungen zwischen kleinen Ratten und ihren Müttern, haben Aufschluß über die unglaublich differenzierten und genau abgestimmten Muster gebracht, die realisiert werden müssen, wenn diese Fäden geknüpft werden sollen.

Sie zeigen, wie der Geruch der mütterlichen Brust die kleinen Ratten anzieht, wie die Milch den Herzryhthmus der Kleinen, die Frequenz der Fütterung ihren Schlafrhythmus, die Nestwärme ihre Temperaturregulation steuert. Die von der Mutter ausgehenden Stimuli sind Voraussetzung für das rechtzeitige Einsetzen bestimmter endokriner und enzymatischer Reaktionen im Organismus und vor allem auch im Gehirn des Neugeborenen.

Die Beobachtungen Winnicotts zeigen, wie bedeutsam diese Gegenseitigkeiten für die Verhältnisse zwischen menschlichen Müttern und ihren Neugeborenen sind. Was eingeübt wird, sind nicht Verhaltensweisen sondern von Anfang an Beziehungen, in denen Verhaltensweisen ergänzende Leistungen zu »passenden« Gegenleistungen der Umgebung sind. Die Rückantworten der Umgebung auf die Verhaltens-»Leistungen« des Kindes sind für die Entwicklung entscheidend.

Damit zeichnet sich ein erster Akt in der Frühentwicklung ab, der, wie gesagt, als Neuinszenierung und Neuintegration aufgefaßt werden muß.

7.3 Der symbiotische Funktionskreis

Wir haben aus diesem dramatischen Geschehen einen Aspekt herausgegriffen und wollen jetzt seine Konsequenzen verfolgen: Nicht nur tierexperimentelle (Harlow und Zimmerman, 1959; Henry und Stephens, 1977; Weiner, 1981; Ackerman et al., 1978), auch entwicklungspsychologische Untersuchungen an Neugeborenen (Hofer, 1981; Lichtenberg 1983, 1984; Stern, 1985 u.a.) zeigen, daß die Vorstellung eines **primären Narzißmus,** nach dem das Neugeborene wie ein Ei in der Schale nur mit sich selbst in Interaktion steht, ebenso wie die Vorstellung eines »natürlichen Autismus« (Mahler et al., 1980) zugunsten einer anderen Vorstellung aufgegeben werden müssen. Danach ist das Kind (und bereits der Embryo) von Anfang an mit komplexen Verhaltensmustern oder deren Vorläufern für eine soziale Interaktion mit der Mutter ausgerüstet, denen auf seiten der Mutter ebenfalls z. T. angeborene Antwortbereitschaften gewissermaßen »kontrapunktisch« (d.h. wie Rolle und Gegenrolle) entsprechen.

> Wissenschaftstheoretisch heißt das zweierlei: Das soziale System ist früher als das Individuum. Die Einheit oder das Ganze ist früher als die Teile.

Für die psychosomatische Medizin bedeutet das eine hochinteressante Konstellation: einen Funktionskreis, der zwei Subjekte umfaßt, von denen das eine die Umwelt des anderen bildet. In diesem »symbiotischen Funktionskreis« kann das Verhalten des einen Subjekts unmittelbar in physiologische Vorgänge im Organismus des anderen übersetzt werden. Schematisch läßt sich das in Abbildung 1-2 darstellen.

Das bedeutet, daß Kinder in dieser symbiotischen Phase ihrer Entwicklung durch bestimmte Menschen (die Mutter oder ihre Stellvertreter) außerordentlich vulnerabel und von ihnen in einer kaum vorstellbaren Weise abhängig sind.

Das Modell des symbiotischen Funktionskreises illustriert aber nicht nur das Ausgeliefertsein des Säuglings an die Mutter als Agentin der Gesellschaft, es macht auch nachvollziehbar, daß diese Konstellation dem Neugeborenen etwas völlig Neues eröffnet: Die Anfänge einer Welt als Quelle künftiger Kreativität und Basis für die Wirklichkeit, die es um sich herum aufbauen muß, um autonom zu werden.

In den Kapiteln 58 »Essentielle Hypertonie«, 61 »Asthma bronchiale« und 62 »Ulcus duodeni« werden die Konsequenzen dieser Zusammenhänge für unser Krankheitsmodell genauer dargestellt.

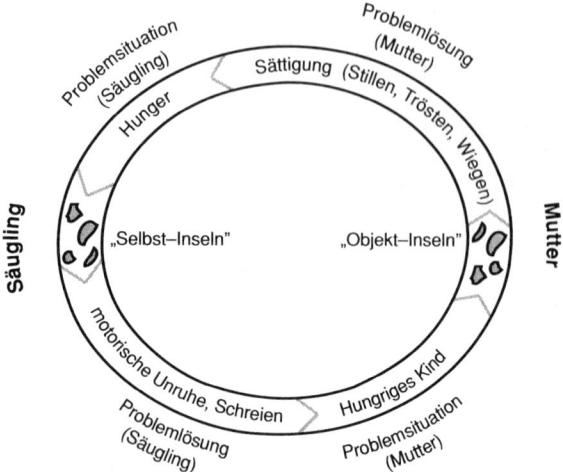

Abb. 1-2 *Der symbiotische Funktionskreis. In dem symbiotischen Funktionskreis einer Zweierbeziehung oder Dyade (wir erinnern uns an die Problematik dieser Begriffe) erlebt der hungrige Säugling sich und seine Umgebung als Problemsituation, die nach angeborenen Programmen gedeutet und mit motorischer Unruhe und Schreien beantwortet wird. Die Problemsituation des Säuglings kann nur durch die Mutter gelöst werden, die ihrerseits den unruhigen Säugling als ihre Problemsituation (ihre Umwelt) erlebt und diese mit Trösten, Liebkosen, Wiegen und Stillen beantwortet (Verhaltensweisen, die zum Teil nach angeborenen, zum Teil nach erlernten Programmen ablaufen). Damit löst sie mit ihren eigenen Problemen gleichzeitig die Probleme des Säuglings.*

Im symbiotischen Kreisgeschehen lernt der Säugling, sein angeborenes Zeichensystem der Signale aus seinem Körperinneren und seinen Sinnesorganen in ein neues, soziales Zeichensystem zu übersetzen. Dabei werden strikt private Sensationen, Gefühle und Sinneszeichen, die der Säugling spürt, an Zeichen gekoppelt, die aussagen, was diese privaten Signale für die Gesellschaft (repräsentiert durch die Mutter) bedeuten, daß zum Beispiel eine besondere Art Unlust Hunger, eine andere Schmerzen und eine dritte Durst bedeutet usw., die bereits gesellschaftlich interpretierte Sensationen darstellen.

Erst im Laufe dieses Differenzierungsprozesses wird aus dem bedürfnisbefriedigenden Medium, das noch, wie Balint sagt, in »primärer Liebe« wie die umgebende Luft gebraucht wird, ein geliebtes Objekt, das aktiv umworben, verlassen und wieder aufgesucht werden kann.

Dabei müssen die Programme gelernt und internalisiert werden, mit denen schließlich eine autonome Ich-Instanz und eine Umwelt entstehen.

> Nach den heutigen Vorstellungen haben Störungen in diesem frühen Differenzierungsprozeß psychosomatische Dispositionen zu späteren Erkrankungen zur Folge.

Tierversuche wie die Henrys an Mäusen, Harlows an Affen und Weiners an jungen Ratten haben diese Vorstellungen in eindrucksvoller Weise untermauert.

7.4 Die Entstehung von Wirklichkeit aus Umwelt

Trotzdem fehlen uns heute noch wichtige Elemente, um die Ergebnisse dieser Tierversuche mit frühen Störungen der psychischen Entwicklung beim Menschen, wie sie zum Beispiel als Ich-Defekte oder »Selbst-Pathologie« (Kohut, 1979) beschrieben werden, in klare Beziehungen zu setzen. Der Grund dafür ist, wie bereits erwähnt, die Tatsache, daß die psychische Entwicklung beim Menschen – jedenfalls vom zweiten Lebensjahr an – anders verläuft als bei Tieren, selbst bei den ihm am nächsten stehenden Anthropoiden.

Dabei spielt die Entstehung des Vorstellungsvermögens eine entscheidende Rolle, das, wie Piaget (1975) überzeugend nachweist, etwa von diesem Zeitpunkt an den Aufbau der Umwelt des Kindes zunehmend bestimmt. Jetzt beginnt die Trennung in die Innenwelt, einer zunehmend von der unmittelbaren Fesselung an die biologischen Triebe gelösten Phantasie, und in eine nach den Programmen oder Schemata unserer Sensomotorik gedeuteten, direkt oder indirekt durch unsere Motorik beherrschbaren Außenwelt kausal geordneter Gegenstände (Th. v. Uexküll, 1984).

Diese Entwicklungen lassen vermuten, daß die Entstehung unserer dualistischen Vorstellungen von einer physisch-materiellen und einer psychisch-immateriellen Welt als Gegenbilder unserer Motorik und unserer Phantasie im Sinne Piagets genetisch in dem Kontinuum unserer Ontogenese zurückverfolgt werden kann. Sie machen verständlich, daß dabei zwei völlig verschiedenartige Körpervorstellungen entstehen: Die Vorstellung eines anatomischen Körpers als Gegenstand der Sensomotorik, dessen Innen und Außen als räumliche Dimension immer wieder zu verhängnisvollen Verwechslungen mit dem Innen und Außen eines erlebten Körpers in einer **semantischen Dimension** führt, in der wir von einem Körper als Repräsentanz innenweltlicher Erlebnisse sprechen (Uexküll, Th. v., Fuchs, Müller-Braunschweig, R. Johnen, 1994).

Das Ergebnis dieser Differenzierung der zunächst nach dem Modell des Funktionskreises, dann nach dem Modell des symbiotischen Funktionskreises gedeuteten Einheit, läßt sich für den erwachsenen Menschen mit Hilfe des Situationskreismodells darstellen (Abb. 1-3).

Freud (1938) beschreibt diese Differenzierung folgendermaßen: »Das Ich schaltet zwischen Triebanspruch und Befriedigungsverhandlung die Denktätigkeit ein, die nach Orientierung in der Gegenwart und Verwertung früherer Erfahrungen durch Probehandlungen den Erfolg der beabsichtigten Unternehmung zu erraten sucht: Das Ich trifft auf diese Weise die Entscheidung, ob der Versuch zur Befriedigung ausgeführt oder verschoben werden soll oder ob der

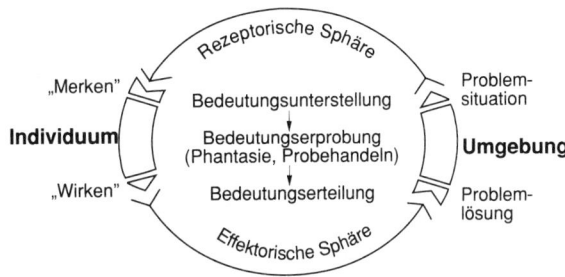

Abb. 1-3 *Der Situationskreis unterscheidet sich von dem Funktionskreis durch eine obligatorische Zwischenschaltung der Vorstellung, in der Programme für Bedeutungserteilung (»Merken«) und Bedeutungsverwertung (»Wirken«) zunächst proberweise als Bedeutungsunterstellung und Bedeutungserprobung durchgespielt werden können, ehe das Ich sie für die Sensomotorik freigibt. Dabei wird in der Vorstellung die Situation (die dem Merkmal bzw. der Problemsituation im Funktionskreis entspricht) quasi experimentell vorstrukturiert: d. h. Bedeutungserteilung erfolgt zunächst als (hypothetische) Bedeutungsunterstellung, deren Konsequenzen (in der Phantasie durch »Probehandeln«) abgetastet werden.*

Anspruch des Triebs nicht überhaupt als gefährlich unterdrückt werden muß.«

Das Modell beschreibt, wie der Automatismus der Primärvorgänge schließlich mit Hilfe der zahlreichen Schranken und Kanäle, die der psychische Apparat inzwischen als Programmreservoir und innere Bühne zur Erprobung der Programme aufgebaut hat, zunehmend durch Sekundärvorgänge ersetzt wird. Aus der biologischen Umwelt, die nach dem Funktionskreismodell aufgrund angeborener Programme aufgebaut wurde, ist eine individuelle Wirklichkeit geworden, die jeder einzelne nach Programmen aufbauen muß, die er im Laufe seiner individuellen Lebensgeschichte in seiner Kultur erworben hat. Damit entsteht wieder jene feste, aber für den außenstehenden Beobachter unsichtbare Schale, die den Körper des einzelnen umgibt und vor dem unmittelbaren Einwirken des Verhaltens seiner Objekte auf seine körperlichen Vorgänge und umgekehrt die Objekte vor seinem unreflektierten Einwirken abschirmt.

7.5 Die Beziehung zwischen biologischen, psychischen und sozialen Realitäten

Zwei Problemkreise müssen von einem biopsychosozialen Modell gelöst werden: Das Problem der Beziehungen zwischen Organismus und Umgebung und das Problem der Beziehungen zwischen biologischen, psychischen und sozialen Vorgängen. Eine Lösung des ersten Problems sehen wir in den Modifikationen, die das Modell des lebenden Systems auf den verschiedenen Integrationsebenen (als Regel-kreis, als Funktionskreis und als Situationskreis) erfahren hat. Die Lösung des zweiten Problems verlangt eine Antwort auf die Frage nach den Beziehungen zwischen den Vorgängen, die sich auf den verschiedenen Integrationsebenen abspielen.

Das erste psychosomatische Modell, das dem Unterschied zwischen verschiedenen Systemebenen Rechnung trägt und auf die Frage nach ihrer Verbindung eine Antwort zu geben versucht, stammt von Freud. Es ist das erste psychosomatische Modell, das diesen Namen verdient. Es handelt sich nicht, wie man irrtümlicherweise meinte, um sein Konversionskonzept, sondern um den **Triebbegriff,** den er bereits 1895 in dem Entwurf einer Psychologie konzipiert hat (Freud, 1975). Damals schrieb er, das psychische System sei den endogenen Erregungsquantitäten schutzlos ausgeliefert, und darin liege die Triebfeder der psychischen Mechanismen.

»Was wir von den endogenen Reizen wissen, läßt sich in der Annahme ausdrücken, daß sie interzellulärer Natur sind, kontinuierlich entstehen und nur periodisch zu psychischen Reizen werden.«

An diesem Entwurf sind zwei Punkte hervorzuheben:
– Die Unterscheidung zwischen interzellulären Vorgängen, die mit Begriffen der Physik und Chemie beschrieben werden können, auf der einen Seite, und Vorgängen in einem psychischen System auf der anderen Seite, für deren Beschreibung andere Begriffe erforderlich sind. Eine der großen Leistungen Freuds ist die Entwicklung einer Sprache, die in der Lage ist, diese andersartigen Phänomene zu beschreiben.
– Die Feststellung, daß zwischen dem System interzellulärer Chemismen, in denen Freud die Ursache der »endogenen Erregungsquantitäten« vermutet, und dem System psychischer Vorgänge periodisch, das heißt nur unter bestimmten Bedingungen, Transformationen stattfinden.

Damit sind zwei große Forschungsthemen formuliert: einmal das erkenntnis- und wissenschaftstheoretische Problem des Unterschiedes und der Beziehungen zwischen einem System interzellulärer Chemismen und einem System psychischer Vorgänge; zum anderen die Frage nach den Bedingungen für das Zustandekommen von Transformationen interzellulärer Chemismen in psychische Reize und umgekehrt. Freud hat an der Weiterentwicklung dieser beiden Themen keinen Anteil genommen, aber sein Entwurf blieb dafür eine Basis. Betrachten wir zunächst das erste Thema.

In dem Triebmodell wird einmal ein hypothetisches somato-psychisches Geschehen beschrieben: Bestimmte chemische Stoffe in den Körperflüssigkeiten sollen bei entspechender Konzentration in einen psychischen Antrieb transformiert werden.

1895 kannte noch niemand derartige Stoffe, unter denen sich Freud irgendwelche Sexualstoffe vorstellte. Der Begriff des Hormons wurde erst 1902 von Bayliss und Starling formuliert.

Zum anderen wird ein psycho-somatisches Geschehen postuliert: Der psychische Antrieb soll ein Verhalten in Gang setzen, das (z. B. über sexuelle Befriedigung) wieder auf den interzellulären Chemismus zurückwirkt und durch Herabsetzung der Konzentration dieser Stoffe die Quelle für den psychischen Drang zum Versiegen bringt.

Mit der Vorstellung einer somato-psychischen Triebquelle und einer psycho-somatischen Triebabfuhr wird die Skizze für einen Regelkreis mit negativer Rückkoppelung entworfen, der zwei heterogene Phänomenebenen verbindet: ein System körperlicher Vorgänge, die durch chemische Reize gesteuert werden, und ein System psychischer Abläufe (Abb. 1-4).

Ein solches Modell bleibt jedoch nebelhaft, solange die erkenntnis- und wissenschaftstheoretische Aufgabe nicht gelöst ist, die Verschiedenartigkeit der beiden Bereiche und ihre Beziehungen zu definieren. Dafür haben erst, wie wir es beschrieben haben, die Systemtheorie und die moderne Zeichenlehre die notwendigen Voraussetzungen geschaffen.

In den vorhergehenden Abschnitten wurde dargestellt, wie die Systemtheorie die verschiedenen Ebenen des Freudschen Modells genauer zu definieren erlaubt, und wie sich damit die Frage nach der Verbindung zwischen diesen verschiedenen Ebenen konkret stellt.

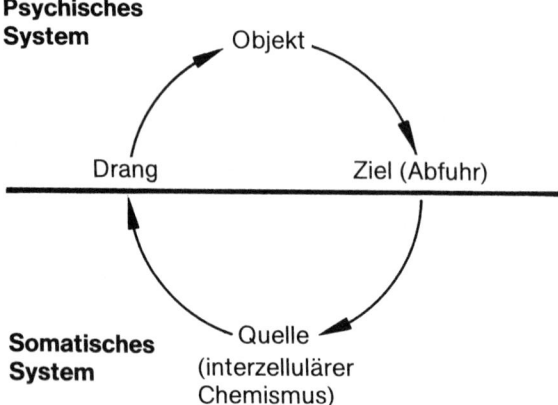

Abb. 1-4 *Freuds Triebkonzept als Regelkreis, der ein System körperlicher Prozesse mit einem System psychischer Vorgänge verknüpft. 1915 beschrieb Freud (in »Triebe und Triebschicksale«) vier Kriterien für den Trieb, die diese Skizze präzisieren: Die Triebquelle, den Triebdrang, das Triebziel und das Triebobjekt. Die Triebquelle würde dem interzellulären Chemismus bzw. den durch diesen ausgelösten Reaktionen physiologischer Systeme entsprechen. Wenn diese Systeme die durch den Chemismus verursachte Homöostasestörung nicht innerhalb des Organismus kompensieren können, wird ein psychischer Drang ausgelöst, der ein Verhalten (das Triebziel) in Gang setzt, das unter Inanspruchnahme der Kompensationsmöglichkeiten der Umgebung (des Triebobjekts) das innerkörperliche Problem löst.*

7.6 Das Konzept der Zeichenlehre und der Beitrag Pawlows

Ein Konzept, das auf diese Frage eine Antwort gibt, stammt aus der modernen Zeichenlehre. Sie kennt das Problem der Kluft zwischen verschiedenen Zeichensystemen, zum Beispiel die zunächst unüberbrückbaren Grenzen zwischen zwei Menschen, die verschiedene Sprachen sprechen. Diese Grenze kann nur überwunden werden, wenn beide gelernt haben, die Sprache des anderen in ihre eigene Sprache zu übersetzen. Der Vorgang der Übersetzung ist daher zeichentheoretisch von besonderem Interesse.

Jakobson (1971) hat dafür ein Konzept entwickelt, das zwischen **Interpretationen** (Übersetzungen in ein und derselben Sprache), zwischensprachlichen **Übersetzungen** (von einer Sprache in eine andere) und **Transmutationen** (Übersetzungen von einem nichtsprachlichen in ein sprachliches Zeichensystem oder von einem nichtsprachlichen in ein anderes nichtsprachliches Zeichensystem) unterscheidet.

Unter diesem Aspekt läßt sich die Notwendigkeit, für jede Integrationsebene der Systemhierarchie eine Wissenschaft mit eigener Sprache zu entwickeln, durch die Annahme interpretieren, daß auf jeder dieser Ebenen spezifische Zeichensysteme die Verbindung zwischen den dort angesiedelten Systemen aufrechterhalten.

Die Sprachen, welche von der Biologie, der Psychologie und der Soziologie entwickelt werden, um die Phänomene ihrer Integrationsebene zu beschreiben, würden dann Transmutationen entsprechen, mit deren Hilfe averbale Zeichenprozesse der verschiedenen Integrationsebenen in Wortsprachen übersetzt werden.

So vermitteln nach unseren heutigen Vorstellungen auf der Ebene der Zellen Zeichen des genetischen Kodes den Informationsaustausch zwischen Zellelementen.

»The information is not merely being transcribed and translated but is operating as instructions – if you want to put it in a fancy jargon, as ›algorithms‹. The DNA makes RNA and the RNA makes a protein and the protein then does something to its surroundings, which result in the production or more varieties of molecules than before« (Waddington, 1968).

Auf der Ebene des Organismus vermitteln Hormone und Nervenaktionsströme den Informationsaustausch zwischen Organen, und auf der nächst komplexeren Ebene vermitteln psychische Prozesse die Verbindung zwischen Organismus und Umgebung.

Das Problem, wie man sich die Verbindungen zwischen diesen verschiedenen Ebenen vorstellen soll, das man systemtheoretisch als die Frage formulieren kann, wie **»Aufwärts«**- und **»Abwärts«-Effekte** in einem hierarchischen System (Popper, 1977) zustande kommen, läßt sich dann mit der Annahme lösen, daß die Zeichensysteme der verschiedenen Ebenen durch Übersetzungen bzw. Transmutationen verbunden werden.

Im Rahmen einer solchen Betrachtungsweise ist das sogenannte psychophysische Problem nur eines

unter anderen. Freuds Annahme einer periodisch erfolgenden Transformation interzellulärer Chemismen in ein psychisch erlebtes Drängen bedeutet unter diesem Aspekt, daß Transmutationen interzellulärer Zeichen in psychische Zeichen erfolgen, daß sie aber nur unter bestimmten Bedingungen zustande kommen.

Diese in dem Modellentwurf Freuds nur sehr allgemein formulierten Hypothesen, die zeichentheoretisch formuliert zunächst sehr abstrakt und theoretisch klingen, haben durch die Versuche Pawlows eine empirische Bestätigung und Konkretisierung gefunden, die für das Triebkonzept und eine psychosomatische Theorienbildung von kaum zu überschätzender Bedeutung sind:

Der Vorgang, den Pawlow als **Bildung bedingter Reflexe** beschrieben hat, ist nichts anderes als eine Übersetzung von Nachrichten aus einem psychischen Zeichensystem in Nachrichten eines Systems somatischer Zeichen und umgekehrt. Mit dieser Übersetzung kommt eine Verbindung zwischen der psychischen und der somatischen Ebene zustande, die ohne diese Übersetzung nicht existiert.

> Dabei finden **»Bedeutungskoppelungen«** statt: Zeichen, welche im Körper Nachrichten über die Bedeutung einer Organreaktion für andere Organe übertragen, werden mit Zeichen zusammengekoppelt, die den Organismus über die Bedeutung von Vorgängen in seiner Umgebung informieren.

Pawlow hat gezeigt, daß solche Bedeutungskoppelungen oder Übersetzungen nur »periodisch«, das heißt nur in Situationen zustande kommen, in denen bestimmte Bedingungen erfüllt sind, und daß die Dauerhaftigkeit solcher Koppelungen von diesen Bedingungen abhängt. In dem bekannten Beispiel begannen seine Versuchshunde auf Geräusche hin, die der Labordiener im Nebenraum bei der Zubereitung des Futters verursachte, Speichel und Magensaft zu sezernieren. Das war bisher nur während der Fütterung geschehen, wenn Geschmacks-, Geruchs- und Berührungsreize nach einem angeborenen Kode (als »unbedingter Reflex«) in nervale Zeichen für die Aktivierung der Speichel- und Magendrüsen übersetzt wurden. Jetzt waren bisher neutrale akustische Phänomene, »akustisches Rauschen«, als Zeichen für Vorgänge von Bedeutung in der Umgebung mit den nervalen Zeichen zusammengekoppelt worden. Solche Koppelungen kamen jedoch nur zustande, wenn die Hunde gesund und hungrig waren. Bei kranken oder gesättigten Hunden blieb die Konditionierung aus (siehe Anmerkung 3 am Ende des Kapitels).

Diese Versuche zeigen zweierlei:

1. Die von Freud angenommene Periodizität beruht auf einem »organischen Entgegenkommen« oder einer »vulnerablen Phase« als Bedingung für das Zustandekommen solcher Koppelungen oder Transmutationen. Anders formuliert: es muß eine entsprechende »Stimmung« vorhanden sein.

2. Wir dürfen nicht nur mit einer, für alle Individuen gleichartigen Physiologie rechnen. Es gibt individuelle Physiologien für bestimmte Organe und Funktionen (Adler und v. Uexküll, 1987). Die Speichel- und Magendrüsen der Pawlowschen Hunde hatten seit ihrer Konditionierung eine andere Physiologie als die Speichel- und Magendrüsen nichtkonditionierter Hunde. Die individuellen Physiologien können nur biographisch, das heißt nur aufgrund der Geschichte verstanden werden, welche über die Situation informiert, in denen Bedeutungskoppelungen stattgefunden oder nicht stattgefunden haben. Wir wissen heute, daß auch das **Immunsystem** zu den Organen zählt, die eine, nur biographisch verstehbare, individuelle Physiologie aufweisen (s. Kap. 10).

Solche Übersetzungen (Transmutationen) oder Bedeutungskoppelungen erreichen zweierlei:

– Sie erteilen einem zuvor neutralen, d. h. für den Organismus nicht existenten Ausschnitt der Umgebung eine Bedeutung als psychisch erlebte Zeichen für die Steuerung des Verhaltens und erweitern damit die subjektive Umwelt.
– Sie schaffen einen Zusammenhang zwischen dem als bedeutungsvoll erlebten Umgebungsausschnitt und bestimmten Organen. Dieser Zusammenhang ermöglicht »Abwärts- und Aufwärts-Effekte« (Medawar et al., 1977; Popper, 1982) zwischen verschiedenen Systemebenen. Wir können dafür das folgende Schema entwerfen (Abb. 1-5).

Für das Problem, das der geschilderte Krankheitsfall uns aufgibt, bedeutet das folgendes: Die somatischen Zeichensysteme endokriner und nervaler Art, welche die Herz-, Kreislauf- und Lungenfunktionen der Patientin regulieren, sind mit psychischen Zeichensystemen gekoppelt, welche die Patientin über – für sie vital wichtige – Aspekte ihrer Umwelt informieren. Der Ehemann und der Sohn sind Bedeutungsträger, d. h. sie vermitteln Nachrichten, die entscheiden, welchen Aspekt die Umwelt für die Patientin hat und welche somatischen Bereitstellungen der Organe jeweils erforderlich sind.

Bedeutungskoppelungen, in denen Bezugspersonen eine derartige Wichtigkeit erlangen, sind meist schon in der frühen Kindheit geknüpft worden. Psychoanalytisch formuliert, handelt es sich um Übertragung von Gefühlen, die ursprünglich der Mutter oder dem Vater gegolten haben, auf andere Personen.

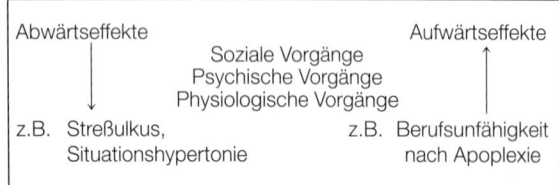

Abb. 1-5 *Auf- und Abwärtseffekte zwischen Vorgängen, die primär auf verschiedenen Systemebenen stattfinden (Adler, v. Uexküll, 1987).*

8 Biopsychosoziale Medizin als Lehre der Beziehungen

Wir müssen jetzt die Frage beantworten, was die Medizin mit einer semiotischen Interpretation der Zusammenhänge gewinnt. Wenn wir sagen, Semiosen würden Beziehungen zwischen lebenden Systemen und ihrer Umgebung beschreiben, wird die Antwort einfach: Wir können dann sagen: Die semiotische Interpretation zeigt, daß Heilkunde Beziehungsmedizin ist und können daraus die Konsequenzen ziehen.

Diese These verlangt jedoch, daß wir den Terminus »Beziehung« konkret definieren; denn der Begriff wird heute für alle möglichen und vor allem auch unmöglichen Zusammenhänge und Vorgänge gebraucht und mißbraucht.

8.1 Kommunikation als semiotisches Problem

Die Frage nach der Beziehung zwischen Organismus und Umgebung formuliert, wie wir sagten, das eigentliche Grundproblem der Biologie und der Medizin. Um eine Antwort auf dies Problem zu finden, haben wir untersucht, wie Beziehungen zwischen lebenden Systemen und ihrer Umgebung entstehen und sich erhalten.

Wir begannen mit dem Konzept der »Handlung« als Modell für den Aufbau unserer eigenen Beziehungen zu unserer Umgebung, und stellten fest, daß dieses Modell den Vorgang beschreibt, in dessen Rahmen wir Erkenntnis und Wissen gewinnen. Wir haben dann auf verschiedenen Integrationsebenen den Regelkreis, den Funktionskreis und den Situationskreis als Modelle für den Aufbau vegetativer, animalischer und humaner Beziehungen zu unserer Umgebung beschrieben. Auf jeder Ebene beschrieb »Beziehung« eine »Entsprechung«, in der Organismus und Umgebung sich gegenseitig definieren und gegenseitig (gewissermaßen wie »Punkt« und »Kontrapunkt« einer Melodie) ergänzen (Uexküll, J. v., 1980).

»Beziehung« erwies sich also als Begriff für den fundamental wichtigen Sachverhalt, daß Leben sich zwar auf jeder Integrationsebene in verschiedenartiger Erscheinung, im Prinzip aber in der gleichen Weise darstellt. Die Medizin gewinnt damit die Möglichkeit »Gesundheit« als intaktes und »Krankheit« als gestörtes Beziehungsgefüge zu definieren. Damit zeigt sich, daß Beziehung dem Begriff »Integration« entspricht, der von dem lateinischen Wort »integer« für »unverletzt« oder »heil« stammt, und einen, für die »Heil-Kunde« zentral wichtigen Sachverhalt beschreibt.

Die Feststellung, daß Beziehungen aus Zeichen- bzw. Nachrichtenverbindungen bestehen, definierte den »Stoff«, aus dem Beziehungen bestehen. Sie lassen sich als die »Fäden« der Nachrichtennetze beschreiben, die lebende Systeme mit anderen Systemen und mit ihrer Umgebung verknüpfen. In jedem dieser Fäden nimmt der Faktor »Bedeutung« konkrete Gestalt an; denn Beziehungen sind »Bedeutungs-Beziehungen«.

Unsere Analyse der Beziehungsstrukturen lebender Systeme auf den verschiedenen Integrationsebenen hat bisher aber eine Frage ausgeklammert, die beantwortet werden muß, wenn die Begriffe »Beziehung« und »Beziehungsstruktur« einen konkreten Inhalt bekommen sollen:

Wir haben lebendes System als »Solipsisten« beschrieben, die in »Selbstgespräche« verwickelt sind, und für die Einwirkungen der Umgebung nur »Perturbationen« bedeuten. Wir haben darüber hinaus gesagt, die Redeweise von »Nachrichtenübertragung« könne zu Verwirrung führen; denn Nachrichten könnten nicht übertragen werden, sondern nur materielle Vehikel, die von dem Sender und dem Empfänger kodiert werden müssen, wenn eine Nachrichtenübertragung zustande kommen soll. Das setzt aber voraus, daß beide über den gleichen Kode (zur Verschlüsselung und Entschlüsselung der Nachrichten) verfügen.

Ein erstes Modell für einen Kommunikationsvorgang zwischen zwei lebenden Systemen haben wir mit dem Modell des symbiotischen Funktionskreises vorgelegt, das die gegenseitige Abstimmung zwischen dem Säugling und seiner Mutter beschreibt. Dabei zeigt sich, daß wir nicht davon ausgehen dürfen, daß Sender und Empfänger über den gleichen Kode verfügen. Im Gegenteil, die Aufgabe, deren Lösung das Modell beschreibt, besteht in einer gegenseitigen Abstimmung anfänglich sehr verschiedener Kode.

Nach dem Modell des symbiotischen Funktionskreises besteht Kommunikation in einer gegenseitigen Kode-Abstimmung, deren Gelingen immer wieder durch die Reaktion des Empfängers bestätigt werden muß. Kommunikation ist also weniger ein Austausch von Nachrichten als die Bestätigung, daß eine Übereinstimmung der gegenseitigen Kode gelungen ist. Dieser Erfolg ist sowohl im kognitiven wie im affektiven Bereich mit einem Gefühl der Befriedigung verbunden. »Verstehen« erweist sich als wesentlich mehr, als ein kognitives Abenteuer! Letztlich handelt es sich wieder um das Prinzip der »Propriozeption«, dem wir bei der Entstehung des »Selbst« begegnet sind: Man erlebt sich als »integriert« in ein System, in dem man anerkannt und bestätigt ist.

Dieser Zusammenhang ist noch unter einem weiteren Gesichtspunkt wichtig: Wir begegnen in ihm dem Prinzip der »Selbstorganisation«, nach dem sich Systeme aus Subsystemen bilden, und das der »hierarchischen Gliederung« komplexer Systeme und ihrer Funktion zugrunde liegt.*

Wir haben schon darauf hingewiesen, daß der Begriff der »Hierarchie« mißverstanden wird, wenn man darunter eine Herrschaftsordnung versteht, die in Wahrheit auf dem Prinzip der Kode-Abstimmung beruht. Diese Zusammenhänge werden anschaulicher, wenn man den Begriff der Beziehung unter dem Aspekt seiner Bedeutung für Gesundheit und Krankheit betrachtet.

---

* In Kapitel 2 beschreibt Hoffmeyer das Prinzip der Selbstorganisation in vielen Beispielen.

8.2 Beziehung als Entsprechung zwischen Organismus und Umgebung

Bildlich kann man sich eine Beziehung als einen »Faden« vorstellen, der von zwei Seiten gesponnen wird. Die Bedeutung dieser Fäden für unsere Gesundheit wird verständlich, wenn wir die pragmatische Seite der Beziehung stiftenden Zeichenprozesse ins Auge fassen und uns klar machen, daß jede Leistung unseres Körpers einer Gegenleistung seiner Umgebung bedarf. Zum Atmen brauchen wir die Gegenleistung der umgebenden Luft. Zum Gehen brauchen unsere Füße die Gegenleistung des Bodens, zum Liegen braucht unser Rücken die Gegenleistung der Unterlage usw. Bleibt die Gegenleistung aus, sind wir behindert oder paralysiert. Genau so verhält es sich mit unseren Beziehungen zu unseren Mitmenschen. Hier braucht jede Rolle die passende Gegenrolle. Sprechen braucht Hören, Geben braucht Nehmen, Fragen braucht Antworten, wenn die Beziehung nicht zerreißen soll. Wieder gilt, daß alles was wir auf der Ebene des Organismus erleben, im Prinzip auch für die Subsysteme im Inneren des Körpers Geltung hat. Auch jede Leistung einer Zelle bedarf der passenden Gegenleistung ihrer Umgebung.

Unter diesem Gesichtspunkt kann man sagen, daß auch der Mensch – wie jedes lebende System – in einen für Außenstehende unsichtbaren »Mantel« gehüllt ist, der aus den Beziehungs-Fäden zu den Menschen und Dingen seiner Umgebung gewoben ist. Wir wissen aus vielen Untersuchungen, daß dieser »Beziehungsmantel« für seine Träger eine vitale Bedeutung hat (Uexküll, Th. v. 1992).

Dies allgemeine Prinzip der Gegenseitigkeit oder der Entsprechung zwischen lebenden Systemen und ihrer Umgebung, das der Begriff »Beziehung« beschreibt, haben Christian und Haas in einem eindrucksvollen Versuch – der für alle Integrationsebenen exemplarisch ist – für die Ebene des Humanen demonstriert (1949):

Sie ließen zwei Personen mit einer zweigriffigen Baumsäge zusammenarbeiten, während die objektiven Meßwerte und ihr subjektives Erleben fortlaufend registriert wurden. Die Untersuchung enthüllte einen verblüffenden Tatbestand: Wir sind nicht so autonom, wie wir meinen. Unser Gefühl der Autonomie, d.h. des gesunden Verfügen-könnens über die eigenen Kräfte setzt – ohne daß wir es bemerken – das harmonische Ergänzt-werden unserer Leistungen durch die Gegenleistungen der Umgebung voraus. Sie schreiben:

»Gerade dann, wenn beide Beteiligte sich auf dem Höhepunkt einer gekonnten Zusammenarbeit maximal selbständig erleben, zeigt die Analyse, daß beide objektiv in strenger Gegenseitigkeit der Abläufe verbunden sind. Daraus folgt, daß bei dem gemeinsamen Tun das (subjektive) Erlebnis freier Selbständigkeit (Autonomie) nur dadurch gewonnen wird, daß die Gegenseitigkeit des Tuns objektiv erreicht ist.«

Es besteht, wie sie sagen, eine »Solidarität, die in Selbstverborgenheit gründet.«

Besonders aufschlußreich war die Untersuchung mit Bewegungsbehinderten:

»Leidet ein Partner an der Baumsäge an einer extrapyramidalen Bewegungsstörung (Morbus Parkinson), so zeigt sich, daß der gesunde Partner nicht um jeden Preis sein normales Verhalten durchsetzt, sondern die normale Arbeitsform zugunsten einer anderen opfert: Meist übernimmt er spontan einige Glieder des Arbeitsaktes und überläßt dem Kranken, die ›einfacheren‹ Glieder.

So zieht z. B. der [...] Bewegungsgestörte [...] bei einer rhythmisch alternierenden Arbeit das Arbeitsobjekt nur taktmäßig an sich und überläßt dem Gesunden Umlenkung und Rückführung oder er übernimmt nur die Abbremsung an den Wendepunkten und überläßt alles andere dem Partner. Gesunde und Kranke vermögen sich in der Zusammenarbeit so aufeinander einzustellen, daß im Zusammenspiel die pathologische Funktion bestmöglich ausgeglichen wird.«

Fassen wir Autonomie als Ausdruck von Gesundheit auf, so heißt das vereinfacht:

> Beziehung erzeugt Gesundheit und ermöglicht Kranken ein Maximum der ihnen noch möglichen Autonomie. Beziehungsstörung macht krank.

Wenn wir bedenken, daß Nachrichtennetze auf jeder Integrationsebene die lebensnotwendigen Beziehungen zwischen lebenden Systemen, ihrer Umgebung und ihren Subsystemen knüpfen, erweist sich »Beziehung« als »bio-psycho-soziales« Modell und d. h., als Modell für Diagnosen, die somatische, psychische und soziale Faktoren zu einheitlichen Vorgängen, dem psycho-physischen Verhalten in sozialen Situationen, verknüpfen.

Die Untersuchungen an den bewegungsgestörten Patienten zeigen eindrucksvoll, wie eine somatische Störung und ihre psychische Verarbeitung durch den Patienten in dem sozialen Kontext modifiziert und als »passendes Element« integriert werden kann.

Christian (1989) zieht daraus eine Konsequenz für den Krankheitsbegriff:

»Der Kranke ist nur in dem Maße krank, in dem er der Zuwendung seiner Mitmenschen ermangelt. Was ihm fehlt, ist nicht nur, was ihm mangelt, sondern auch was die anderen ihm versagen.«

Das Beispiel ist ein Modell für die Bildung von Beziehungsfäden durch Zeichenprozesse: Jeder der beiden Partner an der Baumsäge muß dem Widerstand, den er bei seinen Bewegungen spürt, die Bedeutung einer Nachricht erteilen, die ein bestimmtes Antwortverhalten als »Bedeutungsverwertung« erheischt. Mit anderen Worten: Beide müssen die Sensationen, die sie spüren, zu Zeichen kodieren, zu denen die Zusammenarbeit den Kode gibt, auf den die Partner ihre Kode abstimmen müssen. Wir müssen das Ganze nach dem semiotischen Modell einer kommunikativen Abstimmung beschreiben:

Was A (mit seinem Verhalten, bzw. seiner Leistung) als Zeichen an B sendet, ist gleichzeitig eine unbewußte Frage (nach der Adäquatheit der Leistung). Und das Zeichen, das B (mit seiner Gegen-Leistung) sendet, ist gleichzeitig eine

Antwort auf die Frage von A – und vice versa. Bleiben diese Rückmeldungen aus, so zerfällt nicht nur die bisherige gemeinsame Wirklichkeit, auch die individuelle Wirklichkeit des Einzelnen muß neu aufgebaut werden; denn sie ist auf die ständige Anerkennung der eigenen Leistung durch die Umgebung angewiesen.

Beziehungen verknüpfen das Erleben und Verhalten verschiedener Menschen durch kreisförmige Zeichenprozesse, in denen die Rollen von Sender und Empfänger abwechseln, und in denen jeder seinen Kode auf den des anderen abstimmen muß: Auf diese Weise erhält das Verhalten des einen für den anderen eine Bedeutung als Zeichen, das ihn informiert, wie er sich als Antwort auf das Verhalten des anderen verhalten soll. Zeichenprozesse dieser Art finden wir auf allen Lebensstufen als integrierende Muster.

Auf der Stufe des Humanen begegnen wird diesen Zeichenprozessen in den Emotionen. Krause (Kap. 16) definiert Emotionen als »Mittler zwischen Individuum und Umwelt«. Er betont, daß Emotionen eine »Struktur haben, die ähnlich wie ein gesprochener Satz (als Informationseinheit) aus einem Subjekt, einem Objekt und einem Wunsch des Subjektes an das Objekt besteht«. Mit anderen Worten, Emotionen haben die Struktur von Zeichenprozessen (Semiosen).

Ein wesentlicher Punkt der Christianschen Ergebnisse ist darüber hinaus die Feststellung, daß Beziehungsfäden zwischen Menschen neue Wirklichkeiten stiften, d. h. Wirklichkeiten, die keine Addition der Beiträge von Einzelpersonen sind. »Bipersonale Wirklichkeiten« sind soziale Wirklichkeiten mit Eigenschaften und Möglichkeiten, die es in den Wirklichkeiten der Einzelpersonen nicht gibt. – Es handelt sich im Sinn der Systemtheorie um »emergente« Wirklichkeiten.

Da sie überdies die Voraussetzung für »Autonomie« schaffen, begründen sie – in scheinbar paradoxer Weise – das »Selbst-Gefühl« der Beteiligten: Die Teilnehmer erleben ihr »Selbst« im Rahmen eines Gefühls der »Gemeinsamkeit«, eines »Gefühls des Zusammen«, wie Christian es ausdrückt, auf einer Skala eines »Sich-und-den-anderen-mehr-oder-weniger-gut-Verstehens«. Daraus lassen sich zwei Einsichten ableiten:

1. Die scheinbar so rätselhafte Gabe, die wir »Empathie« nennen, entsteht im Rahmen bipersonaler Wirklichkeiten.
2. Unser »Selbst« schließt, wie schon Martin Buber betont hat und wie die moderne Säuglingsforschung feststellt (Stern, 1985), von Anfang an den »Anderen« mit ein.

8.3 Beziehung als Nachrichten-Austausch

Kehren wir zu dem Bild des Beziehungsfadens aus einen Zeichen- bzw. Nachrichten-Austausch zurück, der ständig von beiden Seiten gesponnen werden muß, so zeigt sich, daß er für die Beteiligten eine existentielle Bedeutung hat: Sie können sich als sie »Selbst« nur verwirklichen, wenn ihre Aktivitäten durch die passenden Antworten des Gegenübers ermöglicht und bestätigt werden.

Das gilt zunächst für unser soziales Selbst: Unser Tun und Lassen bedarf der ständigen Rückmeldungen unserer Mitmenschen, damit wir uns als »uns selbst« wiedererkennen können. Das gilt auch für unser psychisches Selbst, das der Bestätigung durch eine Instanz bedarf, die von der Psychoanalyse »Über-Ich«, von der Umgangssprache »Gewissen« genannt wird. Und das gilt genau so für unser Körper-Selbst als Fundament unseres »Uns-Selbst-Fühlens«, das sich ständig als »Proprio-zeption«, d.h. in den Antworten der Tiefensensibilität auf kleine und kleinste Aktivitäten »zu eigen nehmen« muß. Ein Ausfall der Rückmeldungen, in denen sich der Körper selbst »zu eigen nimmt«, z.B. nach einem Schlaganfall oder einer Nervenentzündung, kann dazu führen, daß Teile des Körpers als »fremd«, d.h. nicht mehr als »proprium« zum eigenen Körper gehörig, erlebt werden.

O. Sacks beschreibt den Fall einer Nervenerkrankung, bei dem fast ausschließlich die propriozeptiven Nervenfasern ausgeschaltet waren: »Die körperlose Frau«; in: Der Mann, der seine Frau mit einem Hut verwechselte (1990).

Mit der Einführung des Zeichenprozesses als Modell für »Beziehung« entsteht das Bild eines Menschen, der von einem Netz aus Beziehungsfäden umsponnen ist, die aus einem ständigen Nachrichtenaustausch mit seiner Umgebung bestehen und die ihn wie mit einer zweiten Haut umgeben. Die »Anatomie« oder »Histologie« dieser »Beziehungsstruktur« wird deutlich, wenn wir uns klar machen, daß die Fäden, aus denen sie besteht, ständig auf einer sozialen, einer psychischen und einer somatischen Ebene gesponnen und mit einander verwoben werden müssen, wenn das Individuum »ganz« und d.h. »gesund« bleiben soll. Jetzt verstehen wir, warum eine bio-psycho-soziale Medizin »Beziehungsmedizin« sein muß, und warum sie auf semiotische d.h. zeichentheoretische Modelle angewiesen ist.

8.4 Konsequenzen für die Praxis

Diese theoretischen Überlegungen haben unmittelbare Konsequenzen für Probleme der Praxis, und zwar auf verschiedenen Ebenen:

1. Die Beziehungen eines Patienten zu den Menschen seiner Umgebung, seiner Familie, seines Freundeskreises und seines Berufs sind integrierende Teile seiner Persönlichkeit. Die **Qualität dieser Beziehungen** entscheidet über sein Befinden und seine Gesundheit. »Objektverluste«, d.h. der Verlust der Beziehung zu Menschen, die uns »viel bedeuten«, oder der Verlust einer Position, die unsere Beziehungen zur Welt stabilisierte, sind »narzistische Kränkungen«: Sie verletzen unser Selbst und bedrohen unsere Gesundheit.

Viele Beschwerden, mit denen Patienten zu uns kommen, sind Reaktionen auf Defekte ihrer Beziehungshaut durch zerrissene oder verknotete Beziehungen zu ihrer Mit-Welt.

2. Wir sprechen von »**Patient-Arzt-Beziehung**« und ihrer Bedeutung für Diagnostik und Therapie. Auch diese Beziehung ist ein Faden aus verbalen und averbalen Nachrichten, die zwischen dem Patienten und dem Arzt ausgetauscht werden müssen, wenn das entstehen soll, was wir ein »therapeutisches Bündnis« nennen. Dieser Faden hat diagnostische und therapeutische Funktionen; er hilft dem Arzt, Defekte in der Beziehungsstruktur eines Patienten zu entdecken, und er kann ihm helfen, Defekte auszubessern und dem Patienten einen Halt zu geben, wenn ein vitaler Faden zu reißen droht. Er kann sogar, wie wir in dem Kapitel über Placebo-Phänomene erfahren, pharmakologisch unwirksamen Medikamenten die Wirkung eines Heilmittels verleihen (Kap. 26).

3. Wir haben betont, daß auch die Leistungen unseres Körpers der passenden Gegenleistungen der physischen Umgebung bedürfen. Schon **innerhalb des Körpers** finden wir die gleichen Verhältnisse von Leistung und Gegenleistung in den Beziehungen zwischen den Organen, Geweben und Zellen zueinander und zu dem sie umgebenden interzellulären Milieu.

Daher können wir sagen, daß auf einer somatischen, einer psychischen und einer sozialen Ebene ständig Beziehungsfäden gesponnen und mit einander verwoben werden müssen, wenn Gesundheit erzeugt und Krankheit abgewehrt werden soll. »Diagnosen« sind nicht nur die Feststellungen eines somatischen Defekts oder einer neurotischen Fehlhaltung, sondern ein Entziffern der Zeichen, die der Patient auf einer körperlichen, einer psychischen und einer sozialen Ebene sendet, und die adäquate Antworten verlangen. Entsprechend heißt »Therapie« nicht lediglich Verschreibung einer Tablette, die Gabe einer Injektion, oder Überweisung an einen somatischen oder psychotherapeutischen Spezialisten.

> Therapie heißt Antworten geben, die dem Patienten zeigen, daß die Zeichen, die er auf einer körperlichen, psychischen oder sozialen Ebene sendet, verstanden werden.

Wir gehen hier nicht auf die wichtige Feststellung ein, daß Gesundheit kein Zustand ist, sondern ein Prozeß, der ständig erzeugt werden muß (Weizsäcker, V. v., 1986; Antonowsky 1979).

Das Situationskreis-Modell kann dem Arzt beim Entziffern der Botschaften helfen. Es beschreibt ein Schema für den Zusammenhang von Zeichenprozessen, die auf verschiedenen Integrationsebenen ablaufen und die im Verlauf einer biographischen Geschichte integriert wurden. Es geht von der Vorstellung aus, daß jeder Mensch im Laufe seiner Kindheit gelernt hat, wie und mit wem er Beziehungsfäden knüpfen muß, um den lebensnotwendigen Rückhalt in seiner Umgebung zu finden. Später verwendet er die damals erlernten »Techniken« bei Personen, die neu in sein Leben treten.

Das zu wissen, ist für den Arzt wichtig; denn dieses Wissen gibt ihm die Möglichkeit, aus dem, was der Patient aus ihm und mit ihm macht, zu erschließen, was der Patient aus seiner Umgebung macht und was sie aus ihm gemacht hat. Dabei kann die Art, wie der Arzt das Verhalten des Patienten erlebt, zu einer wichtigen Information werden, um den Patienten und dessen Verhalten zu verstehen.

Das Bild der zweigriffigen Baumsäge für die Kommunikation zwischen dem Patienten und dem Arzt kann illustrieren, was die psychoanalytischen Begriffe »Übertragung« und »Gegenübertragung« beschreiben.

8.5 Die Anwendung des Situationskreismodells

Kehren wir abschließend wieder zu unserer Patientin zurück. Wir hatten festgestellt, daß wir ihre Problematik weder mit dem somatisch-naturwissenschaftlichen noch mit dem psychologisch-psychoanalytischen Modell ganz erfassen können. Im ersten Fall haben wir einen Körper ohne Seele, im zweiten eine Seele ohne Körper vor uns. Versuchen wir beide Theoriesysteme additiv zu verbinden, dann zwingt uns das Entweder/Oder des Dualismus zu entscheiden, ob ihre Beschwerden psychischer oder aber organischer »Natur« seien. Bezüglich der Adipositas, der Hypertonie und der Hyperlipidämie stellt sich auf der Basis des Dualismus die Frage: Sind diese Befunde »organisch« oder »psychisch« bedingt? Eine Entscheidung für die eine oder aber die andere Seite beinhaltet bereits Handlungsanweisungen für die einzuschlagende Therapie. Wir sind im dualistischen Vorurteil gefangen (siehe Anmerkung 4 am Ende des Kapitels).

Da unsere Theorien und Vorurteile unsere Handlungen leiten – dies gilt sowohl für das Leben schlechthin als auch für die Heilkunde – wird die Interaktion zwischen Arzt und Patient zwangsläufig von der Theorie des Arztes bestimmt sein. Ist der Arzt Anhänger der Maschinentheorie, dann werden ihn nur objektivierbare Befunde interessieren. Das Erleben der Patientin, ihre psychosoziale Problematik wird zu einer »quantité négligeable«. Ist er aber Anhänger einer psychologischen, lerntheoretischen oder psychoanalytischen Theorie, dann wird er zwangsläufig sein Interesse so gut wie ausschließlich auf die psychologischen Vorgänge richten und bestenfalls den Körperbefund von einem »Körperarzt« abklären lassen.

Wenn wir uns die Sprechstundensituation mit unserer Patientin vergegenwärtigen, wird klar, daß beide Alternativen mit hoher Wahrscheinlichkeit nicht zum Erfolg führen werden.

Wenn der Arzt versucht, beide Theoriesysteme additiv oder simultan zu berücksichtigen, wird er der Problematik der Patientin zwar eher gerecht, bleibt aber trotzdem in den Widersprüchen des Leib-Seele-Dualismus gefangen und sieht sich, wie oben angedeutet, bei jedem Symptom gezwungen zu entscheiden, ob es nun »psychisch« oder »organisch« bedingt ist. Bei den nächtlichen Atemnotanfällen der Patientin wird ihm dies alles andere als leicht fallen. Arbeitet der Arzt jedoch mit dem von uns dargestellten Situationskreiskonzept und berücksichtigt dabei seine Rollen als »Interpret« und als »Meta-Interpret«, dann vermag er weitgehend den Fallstricken des Dualismus zu entgehen und der Patientin als Person zu begegnen.

Die Interaktion zwischen Arzt und Patient läßt sich in Anlehnung an das Situationskreiskonzept schematisch folgendermaßen darstellen:

Problemsituation
Interpretation   Meta-Interpretation
(Bedeutung für den Arzt) (Bedeutung für die Patientin)

Die **Problemsituation** besteht aus den Zeichen, welche die Patientin einbringt. Der Arzt muß ihnen als **Interpret** und als **Meta-Interpret** eine Bedeutung erteilen. Die Problemlösung ergibt sich aus Interpretation und Meta-Interpretation. Sie führt von Problemsituation I zu Problemsituation II usw.

Problemsituation I sieht sehr vereinfacht folgendermaßen aus: Die Patientin bringt als Zeichen einmal ihre objektive Erscheinung ein: Adipositas, leichte Dyspnoe und leichte Zyanose – und dann den subjektiven Eindruck: »Unsympathische, schmuddelige Person«.

Bedeutungserteilung Ia: Der Arzt erteilt als Interpret den Zeichen der objektiven Erscheinung die Bedeutung »Adipositas«, mögliche Herzinsuffizienz, mögliche Hypertonie und mögliche Stoffwechselstörung.

Bedeutungserteilung Ib: Als Meta-Interpret deutet der Arzt die Symptome als mögliche Folge psychischer Belastung für die Patientin und für ihre Umgebung.

Bedeutungsverwertung Ia und Ib: Durchführung einer somatischen Untersuchung führt zur Feststellung eines erheblichen Übergewichts, einer mäßigen Hypertonie einer Hyperlipidämie und mäßigen Linkshypertrophie des Herzens.

Damit entsteht **Problemsituation II:** Die Diagnose weist auf eine nicht allzu hochgradige chronische Belastung des Kreislaufsystems hin.

Bedeutungserteilung IIa: Eine Deutung der nächtlichen Anfälle von Atemnot als Asthma cardiale erscheint möglich, ist aber nicht sehr wahrscheinlich. Bei den festgestellten Befunden handelt es sich um medikamentös und/oder diätetisch »manipulierbare« Krankheiten. Das legt die Verschreibung entsprechender Medikamente und einer Diät nahe.

Das würde zu einer **Bedeutungsverwertung IIa** führen, die dem Arzt erlaubte, die Patientin, mit einem Rezept und ggf. der Verabredung eines Termins für eine Kontrolluntersuchung, zu entlassen. Damit hätte der Arzt auf seinen ersten subjektiven

Eindruck (»unsympathische, schmuddelige Person«) mit Zurückweisung eines näheren Kontakts reagiert.

Bedeutungserteilung IIb: Als Meta-Interpret erteilt der Arzt jedoch den Gefühlen der Ablehnung, welche die Patientin bei ihm erweckt hatte, die Bedeutung eines Hinweises auf die psychosoziale Situation der Patientin. Er deutet sie (im Sinne Balints) als Gegenübertragung auf die Gefühle der Patientin, die sich von allen abgelehnt und zurückgewiesen erlebt. Das erweckt sein Interesse, welche Bedeutung das Zurückgewiesensein durch ihre Umgebung für die Krankheit der Patientin haben mag, und veranlaßt ihn die **Bedeutungsverwertung IIa** zu ändern. Statt die Patientin mit einer Verordnung abzuspeisen, wendet er ihr und ihren psychosozialen Problemen sein Interesse zu. Das führte zu Problemsituation III.

Die **Problemsituation III** wird durch den Seufzer der Patientin eingeleitet, den der Arzt als Bestätigung seiner Vermutung deutet, daß die Umwelt für die Erkrankung der Patientin eine pathogene Rolle spielt. Diese Deutung des Seufzers ist gleichzeitig die Feststellung, daß zwischen dem Kode des Arztes und dem der Patientin eine Übereinstimmung besteht. Diese Übereinstimmung erlebt der Arzt (über ihren rationalen Aspekt hinaus) als das, was Christian und Haas bei ihren Partnern an der Baumsäge als »**Gefühl des Zusammen**« beschreiben! Mit ihm hat sich eine begrenzte gemeinsame Wirklichkeit geöffnet, in der die Patientin die traurige Geschichte ihrer Kindheit, ihrer gescheiterten Ehe und den Schmerz über den Verlust des letzten Vertrauten, des ältesten Sohnes, schildern – und weinen kann.

In dem Kapitel des Einleitungsteils schildert G. L. Engel das Entstehen einer gemeinsamen Wirklichkeit zwischen Patient und Arzt und diskutiert die Bedeutung, die das Weinen eines Patienten für diesen und für den Arzt hat.

Bedeutungserteilung III: Es wird erkennbar, daß es sich hier um einen Menschen handelt, der schon in der Primärfamilie abgelehnt wurde, von dort in eine Ehe flüchtete, in der sich die Patientin wiederum abgelehnt fühlte, reaktiv depressiv wurde und ersatzweise vermehrt zu essen begann, wodurch sich ein Circulus vitiosus von Gewichtszunahme, verstärkter Ablehnung und vermehrter Nahrungsaufnahme entwickelte.

In diesem Circulus vitiosus können wir sehr gut die Bedeutungskoppelungen zwischen den verschiedenen Integrationsebenen und die durch sie gebahnten »Abwärts«- und »Aufwärtsbewegungen« von der psychosozialen Systemebene zur körperlichen und von hier wieder zurück beobachten. Weil sich die Patientin abgelehnt fühlt, beginnt sie vermehrt zu essen und wird adipös. Durch diese körperliche Veränderunge stößt sie nun vermehrt auf Ablehnung, wodurch sie verstärkt depressiv wird und noch mehr Nahrung zu sich nimmt usw.

Bei der Patientin können wir aber noch eine weitere »Abwärts-« und »Aufwärtsbewegung« feststellen. Durch die Gewichtszunahme kam es allmählich zu einer relativen Herzinsuffizienz mit Linkshypertrophie des Herzens und leichter Hypertonie, sowie zu eventuellen Asthma-cardiale-Zuständen. Jetzt ist die Patientin »herzkrank«. Damit ist für sie eine neue Erlebnisstufe erreicht, denn wenn sie herzkrank ist, dann muß im naturwissenschaftlich-reduktionistischen Krankheitsverständnis vor allem das Organ Herz beziehungsweise das Kreislaufsystem behandelt werden. Damit ist das Problem für die Patientin von der psychosozialen, mit Kränkungen verbundenen, Ebene auf die somatische Ebene eines kranken Organs verlagert. Sie ist psychisch entlastet und erwartet jetzt vom Arzt die Hilfe, die ihr auf der psychosozialen Ebene versagt bleibt.

Wir erkennen an diesem Beispiel die Aufgaben des mit dem Situationskreiskonzept arbeitenden Arztes. Er muß zunächst mit der Patientin und unter Zuhilfenahme der notwendigen technischen Hilfsmittel alle »**Abwärtsbewegungen**« bis ins Detail nachvollziehen, um die erhobenen Befunde vor dem Hintergrund der Gesamtsituation der Patientin zu interpretieren, wohlwissend, daß letzte und endgültige Sicherheiten des Urteils nie erreichbar sind.

Dann aber – und dies sind die entscheidenden (psycho)therapeutischen Schritte – muß der Arzt in einer »**Aufwärtsbewegung**« der Patientin den Zusammenhang der erhobenen Befunde mit der Gesamtsituation erklären. Jetzt kann er erfolgversprechende therapeutische Empfehlungen geben.

Die notwendige Gewichtsreduktion und Unterstützung des Kreislaufsystems werden aber nur von Erfolg begleitet sein, wenn auch die psychosoziale Situation der Patientin berücksichtigt und nach Möglichkeit therapeutisch modifiziert wird. Wie schwer das einerseits oft ist und wie erfolgversprechend es andererseits aber auch sein kann, weiß jeder erfahrene Arzt.

Da die Begegnung zwischen Arzt und Patient sozial festgelegten Programmen folgt, sind die Prozesse der Bedeutungserteilung und Bedeutungsverwertung nur in gewissen Grenzen frei. Darüber hinaus sind beide, wie alle Lebewesen, an vorgegebene angeborene oder erworbene Wahrnehmungs- und Verhaltensstrukturen gebunden, die beim Menschen ihre individuelle Geschichte haben. Die spezifische Problemsituation des Arztes besteht darin, bei den Patienten charakteristische Merkmale dieser Wahrnehmungs- und Verhaltensstrukturen, die sich in organischen Strukturveränderungen, in Funktionsstörungen, aber auch in Verhaltens- und Beziehungsstörungen manifestieren können, zu erkennen, um sie dann nach Möglichkeit so zu modifizieren, daß sie lebens- und situationsgerechter werden. Den ersten Teil dieses Prozesses, nämlich das Erkennen, bezeichnen wir als **diagnostischen,** den zweiten Teil, das Modifizieren, als **therapeutischen** Teil dieses Prozesses. Da aber Bedeutungserteilung und Bedeutungsverwertung im Situationskreisprozeß stets untrennbar miteinander verbunden sind, lassen sich auch im ärztlichen Bereich Diagnose und Therapie nur künstlich voneinander trennen. Um diese Einheit zu betonen, nennen wir diesen Prozeß den »diagnostisch-therapeutischen Zirkel« (Wesiack, 1974).

Hier kann man einwenden, daß diese Einheit von Diagnostik und Therapeutik in der Realität der Krankenversorgung so gut wie immer, manchmal sogar institutionell, getrennt ist. Man müsse – so wird immer behauptet – erst die Diagnose gestellt haben, ehe man mit der Therapie beginnen könne. Dieser Einwand ist richtig und falsch zugleich und muß deshalb weiter differenziert werden. Er ist insofern richtig, als der Bedeutungsverwertung, also dem »Handeln«, stets die Bedeutungserteilung, also das »Erkennen«, zeitlich vorausgehen muß. So gesehen haben tatsächlich die »Götter die Diagnose vor die Therapie gesetzt« (Vollhard, 1982). Er ist aber falsch, wenn man aus dieser zeitlichen Sukzession einzelner Schritte folgert, man könne unabhängig voneinander erst das »Erkennen« (die Diagnose) zu Ende bringen, ehe man mit dem »Handeln« (der Therapie) beginnen dürfe. Das ist schon deshalb nicht möglich, weil es kein »Erkennen« ohne »Handeln« gibt – selbst wenn sich das Handeln nur in Form von »Zuwendung« des Arztes zum Patienten äußert.

Hier müssen wird, um nicht mißverstanden zu werden, einfügen, daß der Terminus »Diagnose« zwei keineswegs deckungsgleiche Bedeutungen hat. Zunächst einmal bedeutet »Diagnose« die »Summe der Erkenntnis« über diesen einen konkreten Patienten. Diese erweiterte Diagnose ist nie abgeschlossen und wird durch jede Arzt-Patient-Interaktion vertieft und vervollständigt.

Gemeinhin verstehen wir jedoch unter »Diagnose« etwas viel engeres, nämlich die »Zuordnung« eines konkreten Krankheitsgeschehens zum Klassifikationssystem unserer Nosologie. Dementsprechend könnten wir unsere Patientin den »Diagnosen« »reaktive Depression«, »Adipositas« und »Herzinsuffizienz« zuordnen. Diese »Diagnosen« im engeren Sinne sind Integrations- und Ordnungsbegriffe und dürfen nicht mit der Diagnose im Sinne der »Summe der Erkenntnis« über diese Patientin verwechselt werden.

Durch die Arbeit mit dem Situationskreiskonzept ergeben sich einerseits für die Forschung neue Fragestellungen, andererseits ändert sich auch der Interaktionsprozeß zwischen Arzt und Patient. Durch Überwindung des Leib-Seele-Dualismus und durch Aufheben der prinzipiellen Trennung zwischen Diagnostik und Therapeutik wird es möglich, den Patienten als ganze Person zu untersuchen und zu behandeln.

9 Zusammenfassung

Ausgehend von dem Ungenügen des mechanistischen Denkmodells in der Medizin haben wir den Erkenntnisprozeß analysiert, dem wir Erfahrung und Wissenschaft verdanken. Dabei stellt sich auch die Frage nach der Bedeutung des Paradigmawechsels in der modernen Physik für die Medizin.

Die genauere Beachtung der Definitionen, die Kuhn den Begriffen »Paradigma« und »Paradigmawechsel« gegeben hat, zeigt, daß er unter Paradigmen Modelle für die Lösung begrenzter Probleme einer bestimmten Wissenschaft versteht. Dem entspricht auch die Bedeutung, die der Begriff im sprachlichen Zusammenhang hat: Hier sind Paradigmen austauschbare Elemente in einem Kontext, dessen Aufbau als »Syntagma« bezeichnet wird. Da unser Erkenntnisvorgang einen solchen Kontext bildet, gewinnt der Paradigmawechsel in der modernen Physik zwei Aspekte: einer betrifft – als »Paradigmawechsel« – die Physik und ihre Modelle zur Manipulation physikalischer Phänomene; der andere Aspekt betrifft die Struktur des Prozesses wissenschaftlicher Erfahrung, und unsere Definitionen für Realität und Wissenschaft. Bei diesem Aspekt handelt es sich um einen »Syntagmawechsel«.

Er führt zu einer Revision des karthesischen Wahrheitsprinzips und des Begriffs der mechanischen Kausalität, die sich als Spezialfall einer semiotischen Kausalität erweist und in diese integriert werden muß.

Ein Syntagmawechsel dieser Art stellt jeder Wissenschaft die Aufgabe, ihre Paradigmen zu überprüfen und, wenn erforderlich, neue zu entwickeln. Das führt für Biologie und Medizin zu folgenden Konsequenzen:
1. Sie müssen Modelle für »lebende Systeme« entwickeln.
2. Sie müssen die Definition für »Kommunikation« neu fassen.
3. Sie müssen den Beobachtungsvorgang genauer definieren und »Interpretation« und »Meta-Interpretation« als seine Anteile berücksichtigen.

Der Gewinn für die Medizin besteht in einer Überwindung des Leib-Seele-Dualismus durch bio-psycho-soziale Denkmodelle, die sich in der Praxis überprüfen und weiter entwickeln lassen. Solche Modelle sind der Regelkreis, der Funktionskreis, der Situationskreis und das Modell der Beziehungsstrukturen lebender Systeme.

10 Anmerkungen

Anmerkung 1: Wenn wir von »der Systemtheorie« sprechen, so soll damit nicht der Eindruck erweckt werden, es gäbe bereits eine abgeschlossene Lehre mit festen, allgemein anerkannten Begriffsbestimmungen. Systemtheorie ist eine sehr junge Wissenschaft. Sie befindet sich noch in voller Entwicklung. Es gibt verschiedene Ansätze und Konzepte, die sich zum Teil sogar zu widersprechen scheinen.

Dasselbe gilt bis zu einem gewissen Grad für die moderne Zeichenlehre, die Semiotik. Auch bei ihr können die verschiedenen Ansätze und Konzepte den Eindruck mangelnder Einheitlichkeit erwecken. Für Oehler (1984) ist das aber nur das »systemische Problem einer Grundlagenwissenschaft«, deren Aufgabe sich je nach den Ausgangspositionen der Einzelwissenschaften unter verschiedenen Aspekten darstellen würde.

»Der Eindruck (fehlender Einheit) verweist auf ein systemisches Problem der Semiotik als Wissenschaft. Die moderne Semiotik befindet sich trotz ihrer bereits über einhundertjährigen Geschichte immer noch in der formativen Phase. Der Hinweis darauf ist kein Einwand, sondern spricht für die Größe und Bedeutung der Aufgabe der Semiotik als Grundlagenwissenschaft.«

Die Parallelität der Probleme, die sich der Systemtheorie und der Zeichenlehre, der Semiotik, stellen, ist Ausdruck der Tatsache, daß in beiden der Syntagmawechsel als unaufhaltsamer Wandel unserer Einstellung zur Wirklichkeit unter verschiedenen, aber sich ergänzenden Aspekten sichtbar wird. In beiden geht es letzten Endes um das Bemühen, etwas sehr einfaches, zugleich aber sehr rätselhaftes, das unsere bisherige naturwissenschaftliche Betrachtungsweise übersehen hat, in den Blick zu bekommen: die Tatsache, daß ein Ganzes »mehr« ist als die Summe seiner Teile. Die Frage, was dieses »mehr« sei, das Begriffe wie Ganzes, Ganzheit oder Einheit nur annäherungsweise beschreiben, soll durch den Systembegriff und den Begriff des Zeichens genauer beantwortet werden. Das macht verständlich, daß die Definition der Begriffe System und Zeichen in den beiden Wissenschaften im Zentrum der Diskussion steht.

Dabei schält sich als Kern sowohl in der Systemtheorie wie in der Semiotik eine zweifache Einheit heraus:
– daß der Beobachter nicht von den beobachteten Phänomenen geschieden werden kann, und
– daß die bisherigen, an statischen und strukturellen Vorstellungen orientierten Konzepte zur Deutung der Phänomene zugunsten dynamischer Modelle aufgegeben werden müssen. Systeme müssen als Geschehnisse und Zeichen als Prozesse aufgefaßt werden, an denen wir beteiligt sind.

Diesem Wandel stehen die traditionellen, an dem dualistischen Paradigma orientierten Denkformen im Wege. Sie wollen Systeme und Zeichen als statische Gegebenheiten mit bleibenden Strukturen beschreiben, und den Beobachter als an dem Beobachtungsprozeß unbeteiligte Instanz von den beobachteten Phänomenen trennen. Beide sollen – das ist der Kern der dualistischen Voraussetzung – zwei verschiedenen Seinsbereichen angehören.

Eng verknüpft mit der Alternative zwischen einer dynamischen und einer statischen Betrachtungsweise ist die Frage, ob wir in den Naturerscheinungen Kontinuität oder Diskontinuität voraussetzen. Diese Frage hat eine lange Geschichte, die zuerst bei den Vorsokratikern in dem Gegensatz zwischen dem atomistischen Weltbild des Demokrit und dem dynamischen Ansatz des panta rhei des Heraklit faßbar wird. Wir haben darauf hingewiesen, daß das Ringen um diese beiden Paradigmen in der Medizin als Streit um die Priorität der Struktur oder der Funktion zum Ausdruck kommt.

Seine scharfsinnigste und folgenreichste Formulierung fand das dualistische Paradigma, nach dem der Beobachter von den beobachteten Phänomenen getrennt und für deren Veränderungen Kontinuität vorausgesetzt werden muß, in dem Infinitesimalkalkül Newtons und Leibnitz's. Ihm liegt die Annahme zugrunde, daß Veränderungen nur kontinuierlich über beliebig viele Zwischenstufen erfolgen können, und daß der Beobachter an diesen Veränderungen keinen Anteil hat. Damit wird die Möglichkeit diskontinuierlicher, sprunghafter Veränderungen ausgeschlossen (Dell und Goolishian, 1981), und die Beteiligung des Beobachtungsvorganges geleugnet.

Dieses Paradigma hat uns dreihundert Jahre lang die Möglichkeit gegeben, die Natur mit beispiellosem Erfolg für unsere Ziele zu manipulieren. Heute werden die Konsequenzen einer Einstellung, welche den Beobachter als unbeteiligter Instanz einer Natur als Objekt seiner Beobachtung gegenüberstellt, in den ökologischen Katastrophen sichtbar, die sich immer deutlicher als unabwendbare Gefahren unserer Einstellung zur Natur erweisen. Unter diesem Gesichtspunkt gewinnt der Wandel, der sich in unserer Naturbetrachtung vollzieht, eine geradezu existentielle Bedeutung für das Leben und Überleben der Menschheit.

Die Unhaltbarkeit des dualistischen Ansatzes zeigte sich der Physik auch in der Unvereinbarkeit des Korpuskel- und Wellenkonzepts, in denen die Lehren des Demokrit und des Heraklit in modernem Gewand wiederauftauchen. Das Dogma der Kontinuität in den Naturvorgängen war schon vorher mit der Entdeckung des Wirkungsquants durch Planck gefallen.

In der Systemtheorie zeigt sich der Wandel unserer Voraussetzungen in Modellen, die Systeme als in Entwicklung begriffene Gebilde auffassen. Die einzelnen Phasen dieser Entwicklung lassen sich nur in Momentaufnahmen als Gleichgewichtszustände beschreiben, die schon im nächsten Augenblick in einen anderen Gleichgewichtszustand übergegangen sind. Ferner ist für diese Modelle charakteristisch, daß die Übergänge nicht kontinuierlich, sondern sprunghaft erfolgen. Dafür sind die Vorstellungen, die Prigogine (1978, 1982) über Ordnung durch Fluktuation entwickelt hat, von besonderer Bedeutung.

Mit diesen Konzepten stellen sich grundsätzliche erkenntnistheoretische Probleme. Was sollen wir zum Beispiel unter den Begriffen »Dauer« und »Identität« bei Gebilden verstehen, die sich ständig verändern? Dabei wird deutlich, daß diese Probleme bereits bei der Betrachtung eines jeden lebenden Gebildes auftauchen, so daß man sich nur wundern kann, wie stark die erkenntnistheoretischen Brillen die Wirklichkeit verändert haben, daß wir diese Diskrepanz zwischen unseren Begriffen und den beobachteten Phänomenen nicht bemerkt haben.

Ein Baum, ein Vogel oder ein Mensch sind für uns Wesen, die sowohl Dauer wie Identität aufweisen, und zwar nicht obgleich, sondern weil sie sich ständig verändern. Eine Eichel hat mit dem Baum, ein Ei mit dem Vogel, ein Embryo mit dem Menschen nicht die geringste Ähnlichkeit, und doch haben wir keinen Zweifel, daß es sich in allen Fällen um mit sich identische und andauernde Gebilde handelt. Unsere tägliche Wahrnehmung löst diese Probleme spielend. Nur kennen wir vorläufig die Spielregeln nicht, nach denen ihr das gelingt. Diesen Spielregeln versuchen die neuen Konzepte der Systemtheorie auf die Spur zu kommen.

Von dort aus wird einsichtig, daß die Konzepte der Umwelt und des Funktionskreises die Forderungen nach dynamischen, nicht an Strukturen, sondern an Funktionen orientierten Modellen und das Kriterium des Sich-Entwickelns weitgehend erfüllen. Umwelt ist eine nach den Regeln des Funktionskreises sich entwickelnde Handlung, in der sich Subjekt und Objekt als Elemente dieser Handlung ständig neu definieren. Der Begriff der Handlung ist im Sinne eines Dramas zu verstehen, in dem sich eine Geschichte verwirklicht, die durch das Aufeinander-Angewiesensein der Rollen und Gegenrollen ihrer Akteure, durch ihren Anfang und ihr Ende (wie ein Baum, ein Vogel oder ein Mensch) eine sich verwirklichende Einheit – ein System – bildet (Th. v. Uexküll, 1983).

Einblick in derartige sich verwirklichende Geschichten (Systeme) kann kein unbeteiligter Beobachter gewinnen. Für ihn bleiben sie verschlossene Uhren. Einblick gewinnt man nur, wenn man sich an ihnen beteiligt.

Uhren, Bäume, Vögel und Menschen sind als »Gegenstände« Abstraktionen, in die unsere Vorstellung das ständig sich Verwandelnde in Symbole einschießt, die ihm Dauer verleihen. Hier ist einer der Berührungspunkte zwischen der Systemtheorie und der Lehre von den Zeichen. Hier liegt auch eine Möglichkeit, die Paradoxie des »Dinges an sich« aufzulösen, die Kant den Philosophen hinterlassen hat.

Anmerkung 2: In Wahrheit sind die Zusammenhänge noch verwickelter: Auf der biologisch-vegetativen Ebene ist das Kind schon von dem ersten Augenblick seiner Existenz an, das heißt schon seit der Befruchtung der Eizelle, ein von der Mutter genetisch unterschiedenes Individuum. Auf der animalischen Ebene, die sich erst nach der Geburt entwickelt, besteht dagegen die soziale Einheit der Mutter-Kind-Dyade vor der Individualität des Kindes.

Das wird in den Vorstellungen deutlich, die Winnicott, aber auch Piaget von den frühesten Stadien der psychischen Entwicklung des Kindes entworfen haben.

Für Winnicott (1973) ist das Kind zunächst die Mutter, das heißt die Mutter wird als Teil des kindlichen Selbst erfahren. Diesen Zustand einer Subjekt-Objekt-Identität nennt Winnicott »Objekt-Beziehung« und unterscheidet davon die »Objekt-Verwendung«, die erst in einem späteren Stadium, nach einer kritischen Entwicklungsphase, erreicht wird.

Er macht den Psychoanalytikern den Vorwurf: »Sie haben die Subjekt-Objekt-Identität, die ganz am Anfang der Fähigkeit steht, zu sein, und auf die ich hier aufmerksam mache, ... außer acht gelassen« (S. 95).

Piaget betont ebenfalls die Subjekt-Objekt-Identität, ohne sie allerdings so zu nennen, in den frühesten Entwicklungsphasen des Kindes. So heißt es zum Beispiel bei der Interpretation einer Handlung des acht Monate alten Sohnes:

»Das Kind betrachtet also den Effekt B (der in Wahrheit von dem Vater gewissermaßen in Abstimmung mit dem kindlichen Verhalten hervorgebracht war) als eines der zahlreichen Phänomene, die seine eigene Handlung verlängern und nicht etwa als das Produkt eines von dieser Handlung unabhängigen Prozesses« (1975, S. 2, 238).

Anmerkung 3: Die Bereitschaft oder das »Organische Entgegenkommen« für Bedeutungskoppelungen entspricht einem Zustand, den Th. v. Uexküll (1952, 1963) als »Stimmung« bezeichnet und in Anlehnung an Cannon (1975) als »Bereitstellung« gedeutet hat. Der Begriff »Stimmung« soll den Gleichklang oder das Aufeinander-Abgestimmtsein körperlicher Funktionen und seelischer Erlebnisbereitschaften zum Ausdruck bringen, der unserem aktiven Verhalten, unseren Handlungen vorausgeht. Danach sind Stimmungen, Ordnungsprinzipien beziehungsweise Integrationsschemata, die in engem Zusammenhang mit den Affekten und Emotionen stehen.

Der Zusammenhang mit dem Handlungsmodell wird darin gesehen, daß Stimmungen den Boden vorbereiten, auf dem Motive entstehen können, welche – wie in dem Beispiel des Apfelpflückens gezeigt wurde – die Umwelt für

den Verlauf einer Handlung (durch Bedeutungserteilung) vorstrukturieren. Handlungen werden neurophysiologisch mit dem animalischen Nervensystem in Zusammenhang gebracht, während Stimmungen dem vegetativen Nervensystem unterstehen.

In der Darstellung der Unterschiede zwischen Stimmungen und Handlungen sowie des Zusammenhangs zwischen beiden heißt es:

»... die Welt, die wir im Rahmen von Stimmungen erleben, unterscheidet sich von der Welt, die wir im Bann von Motiven erfahren ... Stimmungen geben uns keine Handlungsanweisungen. Sie geben nur Anweisungen für Bereitstellungen. Was draußen entsteht, ist nur Bühne, auf der Handlungen sich abspielen können, ja, auf der alles zur Handlung drängt. Aber die Handlung ist nur vorbereitet, das Stichwort, das sie in Gang setzt und das nur von einem Motiv kommen kann, steht noch aus. Es ist noch »alles« gefährlich, verheißend, feindlich, gleichgültig oder ekelhaft, aber das konzentriert sich noch nicht auf diesen oder jenen Gegenstand. Es gibt nur einen gemeinsamen Ton, auf den unser Körper, unser Ich und unsere Welt abgestimmt sind« (1963, S. 177).

Wir haben das Handlungsmodell im Zusammenhang mit dem Problem der vorwissenschaftlichen und wissenschaftlichen Erfahrung dargestellt und betont, daß es das Verfahren beschreibt, nach dem wir (empirisches) Wissen erwerben. Der enge Zusammenhang mit den Stimmungen macht darauf aufmerksam, wie eng die kognitiven Funktionen mit dem Affektiven und Emotionalen zusammenhängen.

Anmerkung 4: Weed (1969) hat die Tatsache aufmerksam gemacht, daß die meisten Krankenblätter, auf denen in den Kliniken mit viel Mühe und Zeitaufwand die Dokumentation der Krankheitsverläufe vorgenommen wird, praktisch wertlos sind. Als Grund nennt er ungelöste Schwierigkeiten, die medizinisch relevanten Probleme der Kranken zu identifizieren und einander zuzuordnen. Er hat daher eine problemorientierte Patientendokumentation vorgeschlagen, die zweifellos einen wichtigen Fortschritt bringt, aber das Problem des Ordnungsprinzips für eine derartige Dokumentation nicht löst.

Hinter diesen Schwierigkeiten steht das Fehlen einer Theorie, die imstande ist zwei Dinge zu leisten:

– Ereignisse in der Interaktion eines Kranken mit seinem Körper, mit sich und mit seiner Umgebung (auch den Ärzten) als medizinisch relevante Probleme zu identifizieren.

– Diese Probleme aufgrund ihrer Bedeutung für das Krankheitsgeschehen zu ordnen und zueinander in Beziehung zu setzen.

KAPITEL 2

Molekularbiologie und Genetik in semiotischer Sicht

Jesper Hoffmeyer
übersetzt von Jörg Rohrer

1 Von der Biosphäre zur Semiosphäre

Vererbung ist ein heute ziemlich gut verstandenes Phänomen, aber sie wird selten genau erklärt. Dies ist die Bedeutung der Vererbung: Da lebende Systeme sterblich sind, muß ihr Überleben eher durch semiotische als durch physikalische Mittel sichergestellt werden. Vererbung ist semiotisches Überleben, d.h. Überleben durch eine Botschaft, die im Genom einer winzigen Zelle enthalten ist, dem befruchteten Ei sich geschlechtlich reproduzierender Spezies (Hoffmeyer, 1992; Seboek, 1976; Jakobsen, 1973). Die im Genom jedes Organismus enthaltene Botschaft ist auf sich selbst bezogen, da sie die für den Aufbau des Organismus nötigen Instruktionen beherbergt. Der Organismus beweist durch seine Existenz, daß das befruchtete Ei ihn wirklich erzeugen konnte, indem es die Instruktionen benutzte. Diese semiotische Überlebensweise, die für lebende Systeme charakteristisch ist, ist jedoch nur halb verläßlich. In jeder Generation werden die Musterketten aufgespalten zu neuen Mustern und rekombiniert und durch Kreuzreaktionen (Crossing-over) bei der meiotischen Teilung oder durch andere Veränderungen wie Mutationen umgebaut. So weist jede Generation einen einzigartigen Pool von Genotypen auf. Ebenso müssen die befruchteten Eier (oder die Gewebe der wachsenden Embryonen) in jeder Generation die Vorgaben des Genoms in richtiger Weise interpretieren, damit sich die Individuen normal entwickeln. Und dieser Prozeß ist auch nicht sicher. Deshalb schließt Überleben durch Semiose eine in der vorbiotischen Zeit unbekannte dynamische Kreativität ein.

Zusätzlich zu diesem vertikalen semiotischen System, d.h. der genetischen Kommunikation durch die Generationen hindurch, nehmen alle Organismen an einem horizontalen semiotischen System teil, d.h. an der Kommunikation durch den ökologischen Raum (Hoffmeyer und Emmeche, 1991). Jeder Organismus wird in eine Bedeutungswelt hineingeboren. Was ein Organismus empfindet, bedeutet ihm etwas, wie Nahrung, Flucht, sexuelle Fortpflanzung usw. Dies ist eine der wichtigsten Einsichten, die durch die bahnbrechenden Arbeiten Jakob von Uexkülls gewonnen wurden: »Deshalb prägt jede Handlung, die aus Wahrnehmung und Verhalten besteht, dem bedeutungslosen Objekt ihre Bedeutung auf und macht es damit zu einem subjektbezogenen Bedeutungträger in der entsprechenden Umwelt« (J. v. Uexküll, 1982). Da das Cartesianische Erbe immer noch das Wertsystem der modernen Wissenschaft beherrscht, hat die Biologie nur widerwillig die kommunikativen Aspekte des Lebens in ihr theoretisches System aufgenommen. Deshalb werden die Ökosysteme dieses Planeten vornehmlich in Begriffen wie Biomasse, Energiefluß oder Nahrungskette beschrieben. Natürlich werden verhaltensmäßige und kommunikative Aspekte im Tierleben beobachtet, aber irgendeine Rolle im Kräftespiel der Ökosysteme oder in der Evolution wird ihnen nicht zugestanden (Levins und Lewontin, 1985).

Diese Überschätzung der materiellen und energetischen Aspekte im Kräftespiel des Ökosystems hat uns für die Bedeutung des semiotischen Netzwerks, das die Ökosysteme durchzieht, blind gemacht. Aber die Vorteile, bessere Umwelten zu haben und bestimmte semiotische Freiheiten zu besitzen, sind vielfältig. Das Wichtigste ist wohl die Fähigkeit zur Antizipation, die Möglichkeit aktuelle Ereignisse vorauszusehen, sich vor ihnen zu schützen oder auch Vorteile aus ihnen zu ziehen. Horizontale Kommunikation ist auch eine Vorbedingung für eine weiterreichende soziale Komplexität. Ohne sie wären Lernprozesse kaum möglich.

Es besteht kaum Zweifel, daß eine wesentliche Tendenz der Evolution die Entwicklung von Tieren mit zunehmend komplexeren Umwelten war. Durch sie hat das horizontale oder ökologische Netzwerk eine wachsende Autonomie gegenüber dem genetischen semiotischen System gewonnen. D.h. die Autorität, Entscheidungen zu treffen, ging allmählich von den genomischen Systemen auf die Organismen selbst über. Anders gesagt: Die in den Botschaften der Genome enthaltenen Vorgaben wurden mehr und mehr zur antizipatorischen Fähigkeit, die Organismen für ihre erfolgreiche Reproduktion brauchen (Hoffmeyer, 1993).

So umhüllte allmählich ein semiotisches Netzwerk die Erdoberfläche, wie eine Gesamtheit »kontrapunktischer Duette« (J. v. Uexküll, 1982). Wir können das als die Entstehung einer autonomen Kommunikationssphäre, einer **Semiosphäre**, bezeichnen (Hoffmeyer, 1993; Lotman, 1990). Die Semiosphäre ist eine Sphäre, wie die Atmosphäre, die

Hydrosphäre oder die Biosphäre. Sie durchdringt diese Sphären und besteht aus Kommunikation, Geräuschen, Gerüchen, Bewegungen, Farben, elektrischen Feldern, Wellen jeder Art, chemischen Signalen, Berührung usw.

Die Semiosphäre erlegt den Populationen Einschränkungen oder Grenzen auf. Sie zwingt sie, semiotische Nischen aufzubauen, d.h. sie müssen eine Reihe von Zeichen chemischen, visuellen, akustischen, olfaktorischen und sensorischen Ursprungs beherrschen, um in der Semiosphäre zu überleben. Es ist durchaus möglich, daß die semiotischen Anforderungen eine entscheidende Herausforderung sind, Erfolg zu haben. Ein richtiges Verständnis der Dynamik des Ökosystems setzt daher ein Verständnis der semiotischen Vernetzungen in Ökosystemen voraus.

Aus biosemiotischer Sicht erweist sich die Biosphäre überraschend als reduktionistische Kategorie, die im Lichte der besser einsehbaren Kategorie der Semiosphäre verstanden werden muß. Und selbst Lovelooks holistische Idee der »Gaia« (Lovelook, 1979) scheint die wahren Feinheiten und die Tiefe in der Dynamik unseres Planeten nicht ausreichend zu erkennen.

2 Die innere Semiosphäre

Das Studium kommunikativer Prozesse in der Natur war in der Vergangenheit vornehmlich auf die Kommunikation zwischen den Organismen ausgerichtet. Es wurde in folgende Disziplinen eingeteilt: »Ethologie«, »Verhalten der Tiere«, »Kommunikation zwischen Tieren« oder (wenn es Menschen betrifft) »Semiotik«. Die Semiosphäre jedoch umströmt und durchströmt die Organismen und läßt sich nicht von Physiologie, Biochemie oder Molekularbiologie trennen.

»Keine Eigenschaft der Haut rechtfertigt, Prozesse im Inneren und Äußeren des Körpers als qualitativ verschieden zu behandeln. Die Ausscheidung eines Pheromonmoleküls durch ein Insekt und die anschließende Aufnahme durch ein anderes darf nicht als ein kombinierter semiotischer Prozeß außerhalb und innerhalb der Cutikel (Außenhaut) analysiert werden. Der semiotische Zusammenhang, d.h. das Anlocken von Männchen, die biochemische Produktion, die Sekretion, die Aufnahme und schließlich der ›Freisetzungs-Effekt‹ ist nicht nur ein Epiphänomen, sondern vielmehr das Wesentliche, um jeden dieser Prozesse wissenschaftlich richtig zu verstehen« (Hoffmeyer, 1992).

Das Zeitalter der **Endosemiotik**, d.h. das Studium von Zeichenprozessen im Inneren des Körpers (Seboek, 1976), hat erst neuerdings weiterverbreitete Beachtung gefunden (als Referenz siehe z.B. Seboek und Umiker-Seboek, 1992; Kawade, 1992).

Die Abkehr von den klassischen biologischen Modellen begann tatsächlich schon in den fünfziger Jahren. Die bahnbrechende Arbeit von Shannon und Weaver (1949) weckte sofort große Erwartungen unter den Biologen. Sie dachten, daß die mathematische Informationstheorie bald ein neuer Schlüssel für allgemeine Probleme der Komplexität werden würde (Quastler, 1953). Und nachdem das Watson-Crick-Modell der DNA-Doppelhelix 1953 herauskam, wurden eine ganze Reihe von Konzepten, die sich scheinbar von der Informationstheorie ableiten ließen, kurzerhand auf die neue Molekularbiologie übertragen.

Aber lebenden Wesen zu erlauben, »Informationsmoleküle« wie DNA zu enthalten, ist ein großer Schritt angesichts der Perspektive der klassischen Physik (Rosen, 1985). Es wäre tatsächlich so, als ob man lebende Wesen aus der sicheren Welt der unbelebten Natur herausnehmen würde. Dies wurde jedoch nicht rechtzeitig erkannt. Erst im Verlauf der letzten Jahrzehnte beginnen wir die wirkliche Bedeutung dieser veränderten Sicht zu verstehen (Hoffmeyer, in Vorbereitung).

Yates hat das Problem folgendermaßen formuliert: »Die Organische Chemie beschreibt katalytische und andere Reaktionsmechanismen nach den Regeln der Chemie, die im Prinzip auf die Quantenmechanik zurückgehen« (Goddard, 1985). Die Biochemie hat eine eigene Betonung. Sie behandelt die Reaktionen nicht so, als führten sie zu einem Gleichgewicht, sondern als hätten sie »Intentionen« (Yates, 1985). Yates demonstriert das an einer Auswahl von Überschriften aus einem aktuellen Lehrbuch der Biochemie (Stryers, 1981):
- »Kommunikation zwischen Proteinmolekülen«,
- »Bei dem Schritt vom Myoglobin zum Hämoglobin ist ein Makromolekül entstanden, das Information erkennen kann«,
- »Molekulare Pathologie des Hämoglobins«,
- »Die Komplexität des Replikationsapparats ist für die getreue Wiedergabe wohl nötig« ... usw.

Ausdrücke wie »getreue Wiedergabe« oder »Pathologie« setzen eindeutig Intentionen und Werte voraus. Wie aber kann man in einem rein dynamischen biochemischen System von Intention und Werten sprechen?

Für eine Biologie, die immer mehr von Erklärungen abhängig wird, die den Regeln der Information folgen, müßte es eine dringliche Aufgabe sein, auf diese Frage eine Antwort zu geben. Bisher wurden aber nur vereinzelte Versuche einer Antwort angeboten. Ganz offensichtlich hat aber die Metapher »Information« wie ein Deckmantel unser Verständnis für das Wesen von zweckbestimmten Systemen eher verborgen denn erhellt. (In Kap. 24, »Theorie des therapeutischen Geschehens« wird dieses Problem eingehend diskutiert.)

In diesem Kapitel wollen wir die Spur der Semiosphäre im Innern des Körpers bis zur Zellebene verfolgen und sie mit dem genetischen System des Organismus verknüpfen. Und von dieser Grundlinie aus werden wir erneut die Frage nach dem Wechselspiel zwischen den Ebenen, d.h. zwischen der semiotischen und der biologischen Person betrachten.

2.1 Größenordnungen (Größenmaßstäbe)

Ein Grund, warum die semiotischen Fähigkeiten von Lebewesen vernachläßigt wurden, ist wohl auch das Problem der Größenordnungen. Während jeder weiß, daß Zellen etwas ganz winziges sind, werden die entsprechenden räumlichen Konsequenzen leicht vergessen. So scheinen 500 000 Leberzellen viel zu sein, und doch hätten sie in einem Stecknadelkopf Platz. Die Zahl der Nervenzellen im menschlichen Körper schätzt man auf hundert Milliarden. Die Zellzahl des Immunsystems ist wahrscheinlich noch zehnmal größer – eine Billion (Jerne, 1984).

Wenn wir uns also von der »Meter-Welt« der menschlichen Wahrnehmungsebene auf die »Mikrometer-Welt« der Zellen und Gewebe begeben, geraten wir in eine Komplexität jenseits unseres Vorstellungsvermögens. Damit ist das Problem der Komplexität aber erst oberflächlich berührt. Die Arbeit in Zellen leisten Makromoleküle, d. h. Proteine. Um Proteine zu verstehen, müssen wir einen weiteren Sprung in den Nanometer-Bereich machen (1 Nanometer = 10^{-9}m). Ein typisches Protein mißt fünf Nanometer. Das bedeutet, daß eine einzige Leberzelle über 200 Millionen Proteinmoleküle durchschnittlicher Größe enthalten würde, wenn das gesamte Zellvolumen mit Proteinmolekülen vollgepackt wäre. Als Beispiel, sich diese Verhältnisse aus der Perspektive eines Menschen vorzustellen, könnte man die dreidimensionale Zelle mit einer zweidimensionalen Stadt wie z. B. Berlin vergleichen. Die einzelnen Proteinmoleküle hätten dann die Größe von Autos. Dieser Vergleich zeigt, daß die Innenarchitektur der Zelle, d. h. das Zytoskelett, genauso kompliziert ist wie die Architektur Berlins. Die Bewegungen der Proteine innerhalb der Zelle werden durch das Zytoskelett und andere Proteine genauso behindert, wie die Bewegungen der Autos in einer Stadt wie Berlin.

Man darf niemals vergessen, daß die Evolution 2 Milliarden Jahre brauchte, um aus den prokaryotischen Vorläufern eine eukaryotische Zelle zu »bauen«. Das ist länger als jene Zeit, um alle die vielzelligen Lebewesen auf unserer heutigen Erde zu entwickeln. Das Zytoskelett der eukaryotischen Zelle ist vielleicht die genialste Erfindung auf der Erde. Es wurde im Verlauf der Evolution durch die Entwicklung stärker differenzierter Gewebe und Organe noch modifiziert. Es war aber grundsätzlich schon lange da, ehe es auf unserem Planeten Tiere und Pflanzen gab. Dieses Zytoskelett mußte erst vorhanden sein, damit die Botschaften der DNA auf unseren Chromosomen richtig funktionieren konnten. Die DNA kann die dreidimensionale Struktur des Zytoskeletts nicht im einzelnen vorbestimmen, es ist vielmehr für den Organismus notwendig, um den in der DNA verborgenen genetischen Text zu »lesen« und zu »interpretieren«.

2.2 Das Rezeptor-Konzept

Der **Rezeptor** ist der Schlüssel zum semiotischen Netz, das sich in den Organismen entfaltet. Er kann ein traditioneller Sinnesrezeptor sein – wie z. B. die Haarzelle im Innenohr das Körpergleichgewicht reguliert – oder er kann ein »molekularer Rezeptor« sein. In beiden Fällen ist der Rezeptor ein Werkzeug, um Signale von außen aufzufangen und sie zu beantworten. Die Signale werden durch eine Barriere geleitet (Haut, Zellmembran). In beiden Fällen wird das Signal in eine Form übersetzt, die für das System innerhalb der Barriere Sinn macht.

Molekulare Rezeptoren sind Proteinmoleküle in der Zellmembran. Ein Teil des Moleküls ragt ins Innere der Zelle hinein, während der andere Teil sich in den extrazellulären Raum erstreckt und spezifische molekulare Signale auffängt, wie Hormone, Wachstumsfaktoren, Interferone oder Transportmoleküle wie Transferrin usw.

Zellen sind von Millionen solcher Rezeptoren bedeckt. Ein molekularer Rezeptor hat im allgemeinen zwei Fähigkeiten: Er kann erkennen und ein spezifisches Molekül binden, und er kann auf der Innenseite der Membran eine sterische Veränderung erfahren. Das **Erkennen** hängt von einer räumlichen und elektrostatisch genau passenden Anlagerung zwischen den spezifischen Stellen auf den Oberflächen des Rezeptors und den Signalmolekülen ab. Wenn das Signalmolekül an den Rezeptor gebunden ist, findet am anderen Ende des Rezeptormoleküls eine **sterische Veränderung** statt. Dies löst eine Reihe von spezifischen biochemischen Prozessen innerhalb der Zelle aus. Zur Illustration zeigt Abbildung 2-1 etwas vereinfacht die Abfolge von Ereignissen, die stattfinden, wenn ein Adrenalinmolekül an dem β-adrenergen Rezeptor auf der Oberfläche einer Leberzelle gebunden wird und unter Abbau von Glykogen Zucker freigesetzt wird. Das interessante Bindeglied in diesem Schema ist das G-Protein (Gs): Warum sollte dieses Protein eine Signalübermittlung vom Rezeptor zur Adenylatzyklase herbeiführen?

Die einfachste Erklärung wäre, daß das G-Protein als Zeitgeber arbeitet. G-Proteine sind tatsächlich GTP-asen (d. h. Enzyme, die GTP in GDP umwandeln). Die langsame Hydrolyse der GTP-Moleküle, die an die α-Untereinheiten gebunden sind, ist verantwortlich für eine zeitabhängige Inaktivierung des Abbauwegs. Aber dies ist nur ein Teil der Geschichte. Die wirkliche Feinheit der vom G-Protein vermittelten Signalübertragung beruht darauf, daß verschiedene Rezeptoren auf denselben Typ von G-Protein einwirken können, während verschiedene G-Proteine entsprechend auf ein und denselben Effektor innerhalb der Zelle einwirken können. Dies heißt, daß eine Zelle verschiedene konkurrierende Antworten auf eine einzige von außen kommende Botschaft geben kann, und daß sie von Zeit zu Zeit eine unterschiedliche »Auswahl« treffen kann. Gillman und sein Mitarbeiter Linder fassen die Situation folgendermaßen zusammen (1992):

»Es ist ganz klar, daß die Zellmembran ein Schaltbrett von beachtlicher Komplexität ist. Sie nimmt die verschiedenartigsten Signale auf, beurteilt ihre rela-

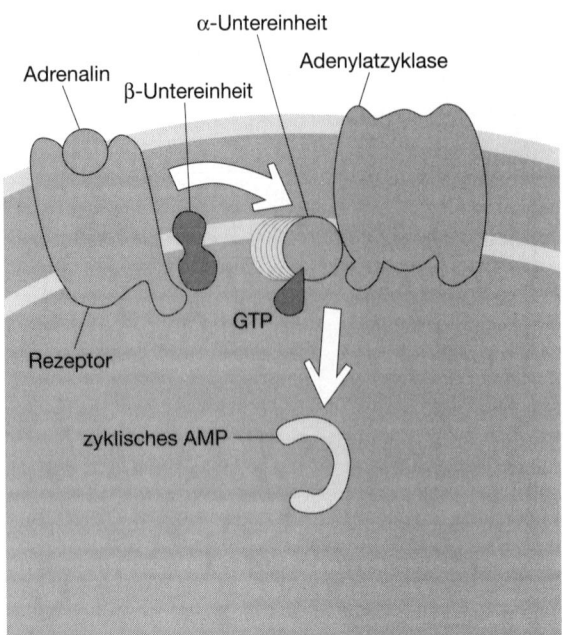

Abb. 2-1 Adrenalin triggert die Adenylatzyklasen-Kaskade, nachdem es an dem β-adrenergen Rezeptor auf der Oberfläche von Leberzellen gebunden hat. Der Hormon-Rezeptor-Komplex (nicht aber der freie Rezeptor) bindet intrazellulär an ein G-Protein, induziert die Freigabe von GDP und erlaubt GTP einzutreten.
Die α-Untereinheit des G-Proteins, die GTP trägt, löst sich von der verbleibenden βγ-Untereinheit ab und aktiviert das Enzym Adenylatzyklase. Adenylatzyklase katalysiert die Bildung von zyklischem AMP, das die Kaskadenabfolge triggert. Dabei wird Glykogen zu Glukoseeinheiten abgebaut.

tive Gewichtung und überträgt die gesammelten Signale auf Zweitboten, die sicherstellen, daß die Zelle in geeigneter Weise auf eine sich verändernde Umgebung reagiert. Die spezifischen Antworten einer Zelle hängen sowohl von der genauen Kombination der Signale ab, die sie von außen erreichen, als auch von der Zusammensetzung ihrer Rezeptoren, ihrer G-Proteine und Effektoren und dem Repertoire der anderen spezialisierten Proteine, die sie produziert. Diese speziellen Proteine einer Zelle sind von besonderer Bedeutung. So antwortet eine Leberzelle, die Phosphorylase und große Glykogenspeicher enthält, auf Epinephrin (Adrenalin) über G-Proteine mit der Freisetzung von Glucose. Herzzellen, die spezielle Kanäle und kontraktile Proteine produzieren, antworten durch G-Proteine mit stärkerer und häufigerer Kontraktion«.

Man hat vorgeschlagen, daß biochemische Prozesse, wie die Bindung eines Signalmoleküls an einen Rezeptor, nicht als wirkliche Zeichenprozesse angesehen werden sollten, sondern als ein Spezialfall von »kategorieller Wahrnehmung« (Stjernfelt, 1992). Kategorielle Wahrnehmung bezieht sich auf die bemerkenswerte Fähigkeit des Menschen, gesprochene Laute zu unterscheiden und zu kategorisieren.

Während der Mensch nicht gesprochene Laute nur identifizieren kann, wenn sie mit einer Frequenz von 7–9mal pro Sekunde wiedergegeben werden, werden gesprochene Laute meistens mit einer Frequenz von 15–20mal pro Sekunde wiedergegeben und verstanden. Gemäß Lieberman unterscheiden wir ein »p« und ein »b« nur aufgrund der »Stimmanfangszeit«, d.h. des Zeitintervalls zwischen dem Öffnen der Lippen und der Tongebung. Wenn das Intervall kürzer als 25 Millisekunden ist, wird der Konsonant als ein »b« gehört, wenn es länger ist, als ein »p« (Lieberman 1991).

»Eine scharfe ›kategorielle‹ Unterscheidung besteht bei 25 Millisekunden; man kann keine Zwischentöne hören.« Man hat jetzt die Vorstellung, daß dieses Konzept der kategoriellen Wahrnehmung gut verallgemeinert werden kann, so daß es auf jeden Prozeß angewendet werden kann, der auf der Unterscheidung von Phänomenen beruht. Und es ist klar, daß die Rezeptor-Erkennungsprozesse auf der Zelloberfläche zu dieser Kategorie von Prozessen gehören.

So arbeiten Rezeptormoleküle wie eine Art zellulärer Sinnesorgane, während eukaryotische Zellen historisch entwickelte Einheiten mit der Fähigkeit sind, spezifische Merkmale (Zeichen) in ihrer Umgebung auszuwählen und sie entsprechend ihres inneren Standards zu interpretieren, der sich in den wechselnden Zuständen der Proteinkomplexe widerspiegelt, die im Netzwerk des Zytoskeletts eingebunden sind. Die Aktivität von Zellen ist nicht direkt von äußeren Signalen abhängig, sondern von dem ganzen Umfeld, in dem solche Signale erscheinen, d.h. in ihrem Kontext mit Zeit und Raum (Edelman, 1989; Chandebois und Faber, 1983).

2.3 Die somatische Ökologie

»Reale Organismen sind wie Städte« schreiben Margulis und Sagan in ihrem Buch »Mikrokosmos«: »Los Angeles und Paris können durch ihre Namen, ihre Ausdehnung und den allgemeinen Lebensstil ihrer Bewohner charakterisiert werden. Aber bei näherer Betrachtung zeigt sich, daß die Stadt selbst aus Einwanderern aus der ganzen Welt, aus Nachbarschaften, aus Verbrechern, aus Philantrophen, Straßenkatzen und Tauben besteht. Individuelle Organismen sind wie Städte, keine platonischen Gebilde mit festen Begrenzungen. Sie sind kumulative Gebilde mit selbständigen Untereinheiten und amorphen Tendenzen« (Margulis und Sagan, 1987).

Buss hat ein ähnliches Argument in seiner sehr überzeugenden Arbeit »Die Evolution der Individualität« entwickelt: »Das Ideal eines Individuums als einer Ganzheit, das als genetisch einheitlich behandelt werden kann, ist bestenfalls eine Annäherung. Es ist offensichtlich, daß Individualität ein abgeleiteter Begriff ist, dem man sich nur in bestimmten Ordnungsbereichen annähern kann«. Und: »Die metazoische Evolution wird durch eine zunehmende Verfeinerung der Zellen, der Gewebe und Organe charakterisiert, welche somatische Aufgaben übernehmen, dem Individuum als Ganzes dienen, die aber von den sie aufbauenden Zellen verlangen, daß sie ihr innewohnendes Potential zur Proliferation begrenzen. Die Neigung zur fortgesetzten Selbstreplikation wurde dem Interesse des Ganzen untergeordnet« (Buss, 1987). Buss führte den Begriff »somatische Ökologie« ein, als Bezeichnung für die dynamischen Mechanismen, die bei potentiellen Konflikten zwischen Zelle und Individuum vermitteln. Bei den meisten Wirbeltieren ist diese somatische Ökologie durch das Netzwerk der Lymphozyten, die den Kern des Immunsystems bilden, verknüpft (Varela, 1991).

In den letzten Jahrzehnten wuchs unter den Immunologen die Erkenntnis, daß die wichtigste Funktion des Immunsystems keineswegs darin besteht, den Körper gegen das Eindringen fremder Zellen oder Substanzen zu verteidigen, sondern daß es die Hauptaufgabe des Immunsystems ist, ein biologisches Selbst zu definieren, das »Selbst zu kennen«. Einen wichtigen Schritt zu dieser neuen Sicht der Immunfunktionen machte Jerne (1974) mit seiner »Idiotypic network theory« (= idiotypische Netzwerktheorie). Er wies darauf hin, daß Teile der vom Körper produzierten Antikörpermoleküle als »Nicht-Selbst« erkannt würden. Diese Abschnitte (auf dem variablen Teil der Antikörper gelegen) nennt man »Idiotope«. Nachdem das Immunsystem eines einzigen Tieres spezifische Antikörper gegen ein Antigen gebildet hat, fährt es fort Antikörper gegen seine eigenen Idiotope zu produzieren. Diese anti-idiotopischen Antikörper zeigen ebenfalls neue idiotopische Profile, und so stellt das Immunsystem ein Netzwerk von idiotopischen Interaktionen dar. In seinem Nobelpreis-Vortrag von 1984 schließt Jerne: »Unser Immunsystem ist in seinem dynamischen Zustand vor allem auf sich selbst gerichtet, es bildet anti-idiotopische Antikörper gegen seinen eigenen Antikörper, die überwältigende Mehrheit der im Körper vorhandenen Antigene sind«.

Varela und seine Mitarbeiter in Paris (1991) haben diese Ideen weiter entwickelt und das Immunsystem als »eine auf sich selbst verweisende, positive Versicherung einer kohärenten Einheit – eine sog. somatische Ökologie – definiert, vermittelt durch freie Immunglobuline und zelluläre Marker in einem dynamischen Austausch« (s.a. Coutinho et al., 1984. Zur Kritik dieser Ansicht siehe Chernyak und Tauber, 1991).

Um die volle Bedeutung dieser veränderten Sicht zu verstehen, müssen wir die neuere Kritik an der Gesamtvorstellung des Immunsystems sorgfältig beachten. Der wesentliche Punkt ist, daß das Nervensystem und das Immunsystem nicht so voneinander getrennt sind, wie man bisher annahm. Es findet eine intensive Kommunikation zwischen Nervenzellen und Zellen des Immunsystems statt, und man denkt sogar daran, daß die 10^{12} Zellen im Immunsystem besser als eine Art »fließendes Gehirn« betrachtet werden können.

Während es heute bekannt ist, daß die Nervenfasern bis in wichtige Teile des lymphatischen Systems hineinreichen, z.B. in Thymus, Knochenmark, Milz und Lymphknoten, war es eine Entdeckung, die die gängige Ansicht des Immunsystems wirklich herausgefordert hat, daß nämlich Rezeptoren, von denen man fest glaubte, daß sie charakteristisch für das zentrale Nervensystems seien, sich tatsächlich auch auf der Oberfläche von beweglichen Zellen des Immunsystems finden. Dies ist der Fall bei Rezeptoren mit einer Spezifität für sogenannte **Neuropeptide,** Hormone, die im Zentralnervensystem produziert werden.

Heute kennt man mehr als 50 Neuropeptide, und die meisten, wenn nicht alle, verändern das Verhalten und die Stimmungszustände. Ihre spezifische Signalwirkung liegt eher in den molekularen Rezeptoren als in ihrer genauen Einpassung an den klassischen Synapsen. Eine Anzahl von Stellen im Gehirn – viele gefühlsvermittelnde Hirnareale – sind mit mehreren Arten von Neuropeptid-Rezeptoren ausgestattet, die eine Konvergenz von Information an diesen »Knotenpunkten« vermuten lassen. »Neuropeptide und ihre Rezeptoren verbinden demnach das Gehirn, die Drüsen und das Immunsystem in einem Netzwerk von Kommunikation zwischen Gehirn und Körper, und stellen wahrscheinlich das biochemische Substrat von Gefühl dar« (Pert et al., 1985).

Die Kommunikation verläuft in beiden Richtungen. Bei Monozyten (Immunzellen) wurde gezeigt, daß sie sich gegen einen Neuropeptid-Gradienten chemotaktisch fortbewegen, und Hormone, die vom Immunsystem ausgeschieden werden, treten mit Rezeptoren in Teilen des Nervensystems in Kontakt. So wird die Körpertemperatur, die von Gehirnzentren reguliert wird, vom Aktivitätsgrad des Immunsystems beeinflußt. Und Immunzellen können sogar ins Gehirn eindringen, indem sie die sogenannte Blut-Hirn-Schranke durchdringen. Pert hat vermutet, daß Makrophagen als eine Art »bewegliche Synapse« dienen könnten, die durch physikalische Translokation eine Information von einem Körperteil zu einem anderen überbringen.

2.4 Ein sich selbst organisierendes Chaos

Aus diesen und anderen Betrachtungen entsteht das Bild des Körpers als ein sich selbst organisierendes Chaos. Nicht nur ist das Gehirn tief in das fließende System der Immunzellen integriert, sondern das Gehirn selbst scheint keineswegs ein einheitliches Ganzes zu sein. Die Suche nach einem »zentralen Prozessor« im Gehirn, der für die Koordination seiner Aufgabenvielfalt verantwortlich wäre, war vergebens. Es scheint nichts dergleichen zu existieren.

Nach Gazzanigas Theorie des »sozialen Gehirns« (1985) lautet dies so: »Was eine persönlich bewußte Einheit zu sein scheint, ist das Produkt einer riesigen Menge von getrennten und voneinander relativ unabhängigen mentalen Systemen, die ständig Informationen aus dem Inneren des Menschen und aus seiner äußeren Umgebung verarbeiten. Allgemeiner gesagt ist der menschliche Geist eher von soziologischer denn psychologischer Art. Das heißt, der menschliche Geist ist aus einer Vielzahl von elementaren Einheiten zusammengesetzt, und viele dieser Einheiten sind in der Lage, ziemlich differenzierte geistige Arbeit auszuführen. Diese Aktivitäten können außerhalb der Wahrnehmung unseres verbalen bewußten Systems vor sich gehen.«

Nach Gazzanigas Ansicht ist das Gehirn in Hunderten oder vielleicht sogar Tausenden modulararbeitenden Systemen organisiert. Sie können sich meist nur durch wirkliche Aktion, nicht durch verbale Kommunikation ausdrücken. Die meisten dieser Systeme, die denen von Tieren nicht unähnlich sind, können sich an Ereignisse erinnern, affektive Reaktionen auf diese Vorgänge speichern und auf Reize, die mit einer bestimmten Erinnerung verbunden sind, antworten.

Aber wenn man Gazzaniga glauben kann, und wir haben vielleicht tausende unabhängiger Module im Gehirn, warum erfahren wir Bewußtsein als ein Ganzes? Die einleuchtendste Erklärung ist, daß alle diese Gehirnmodule in permanenter Interaktion mit Teilen oder Funktionen in ein und demselben Körper arbeiten, der nur eine Lebensgeschichte hat. Obwohl das Bewußtsein ein Gehirn-Phänomen ist, ist dessen Einheit ein Phänomen der Geschichte des Körpers. Das Bewußtsein ist der Repräsentant des Körpers in unseren Gehirnwindungen (Hoffmeyer, 1992).

Eine der bemerkenswerten Schlüsse, die man aus dem Studium sozialer Insekten wie Ameisen oder Bienen ziehen kann, ist, daß offenbar kein bestimmtes Wesen, nicht einmal die Königin, in dem Insektenstaat spezielle Autorität oder Kontrolle hat. Trotzdem funktioniert alles perfekt. So gelingt es auf die eine oder andere Weise zehntausenden von Bienen, von denen jede nur vier Wochen lebt, das Sammeln von Nahrung, das Pflegen der Larven, das Füttern der Königin, das Bauen der Zellen, das Verteidigen des Bienenstocks sowie das Reinigen und das Speichern zu koordinieren.

Der Bienentanz scheint ein wichtiger Regulationsmechanismus zu sein: Der Schlüssel zu dieser Regulation ist die Länge der Zeit, die eine Nektar-Sammlerin nach der Rückkehr in den Stock auf eine »Lagerarbeiterin« warten muß, die ihr den Nektar abnimmt, um ihn in den Vorratskammern zu verstauen. Bienen tanzen viel, wenn die Wartezeit kurz ist, d.h. wenn die Vorratskammern leer sind, und viele Lager-Arbeiter-Bienen in der Nektar-Abgabe-Zone auf die zurückkehrenden Sammlerinnen warten. Der Tanz rekrutiert neue Bienen zur Futtersuche. Je länger die in den Stock zurückkehrenden Sammlerinnen in der Abgabezone auf eine Lagerarbeiterin warten müssen, um so seltener tanzen sie und veranlassen nur wenig Bienen zur Futtersuche, d.h. jetzt sind die Vorratskammern voll (Seeley, 1989).

Die einzelne Biene ist natürlich nicht sehr intelligent. Sie ist leicht täuschbar und kann nicht von ihrer angeborenen Verhaltensweise abweichen. Trotzdem kann die Biene innerhalb ihres begrenzten Repertoirs Situationen interpretieren und konsequent handeln. Man sollte die einzelne Biene weniger als ein Individuum sehen, sondern eher mit einer Gewebsschicht oder irgendeiner anderen Untereinheit unseres Organismus vergleichen. In diesem Fall könnte man die Bienengesellschaft im Ganzen als einen sehr diffusen Organismus betrachten, dessen einzelne Gewebe oder Fragmente umherschwärmen oder zu entfernten Zielen fliegen, um Nahrung einzusammeln und sie »nach Hause« zu bringen.

Wenn man dieses Bild auf uns selbst als vielzellige Organismen überträgt, können wir vielleicht den Sinn erfassen, nach dem unser Organismus tatsächlich eine Art sich selbst organisierendes Chaos ist. Wenn die interpretierende und eine Entscheidung treffende Kapazität an relativ autonom funktionierende Organe wie Drüsen, Gewebe oder Zellen delegiert wird, ergibt sich ein hierarchisches Netzwerk von Zeichenprozessen. Das koordinierte Verhalten des Organismus ist einfach der gesammelte Ertrag dieses enorm komplizierten semiotischen Netzwerks (Hoffmeyer, 1993). Keine einzige Ebene oder kein einziges Wesen regelt dieses sich selbst organisierende Chaos. Sein Funktionieren kann nur erklärt werden, indem man seine wirkliche Geschichte aufzeichnet, d.h. die Erfindungen und Siege auf den Stufen früherer Lebensformen bis zurück zu den Anfängen des vielzelligen Lebens auf der Erde verfolgt.

2.5 Schwarm-Intelligenz

Eine der interessanten Ideen, die aus dem Studium künstlichen Lebens in Großcomputern hervorgeht, ist die Idee der »Schwarm-Intelligenz« (Deneuberg, 1992). Während das Studium künstlicher Intelligenz üblicherweise auf der Idee von Intelligenz als einer logischen und geregelten Reihe von Vorgängen beruht, um in einem Computermodell von oben nach unten simuliert zu werden, beruht das Studium künstlichen Lebens auf der Idee von Leben und Intelligenz als in einer wesentlich von unten nach oben organisierten Weise (Langton, 1989; siehe auch die Arbeit von Emmeche 1992 für eine kritische Prüfung künstlichen Lebens von einem biologischen und philosophischen Gesichtspunkt aus). Deneuberg und Mitarbeiter stellten die Frage, welches die Regeln seien, die das Verhalten der Insekten lenken, ein Nest zu bauen. Sie zeigten, daß relativ einfache Regeln für das Verhalten von einzelnen Ameisen (Algorithmen) diese Aufgabe tatsächlich erfüllen, wenn man sie auf einem Computer simuliert. Die Grundidee hinter einer Schwarm-Intelligenz ist, daß »das Verhalten eines Schwarms sowohl das Entstehen von funktionellen, kollektiven Mustern induziert, welche die Differenzierung und die raum-zeitliche Organisation der Handelnden des Schwarms charakterisiert, als auch die parallele Organisation der materiellen Elemente in der Umgebung, auf die jeder Handelnde reagiert«.

Auf biologischer Ebene war diese Idee tatsächlich schon von Grassé vorweggenommen worden, der 1959 den Begriff »stigmergy« einführte. Seine Vorstellung war, daß die von sozialen Insekten verrichtete Arbeit durch eine Bestätigung früher geleisteter Arbeit geleitet wird. So verändern arbeitende Termiten ihre Umgebung, indem sie neue Stimuli erzeugen. Diese neuen Stimuli induzieren neue Antworten im Verhalten, die ihrerseits die Umgebung verändern: Auf diese Weise »ist es die Arbeit selbst, welche die Koordinierung der Aktivität des Arbeiters übernimmt« (Deneuberg et al., 1992).

»Stigmergy« ist ein sehr gutes Beispiel für eine semiotische Beziehung. Jede einzelne Ameise oder Biene hat dank ihrer phylogenetischen Geschichte eine Art inneren Standard erworben, einen Schlüssel oder einen Interpretanten, der zwischen gegebenen Zeichen in der Umgebung (wie etwa der unfertigen Neststruktur) und spezifischen Bautätigkeiten vermittelt. Auf diese Weise resultiert die Zusammenarbeit von Tausenden von Insekten in einem scheinbar intelligenten Verhalten. Schwarm-Intelligenz ist ein passender Ausdruck für diesen biosemiotisch strukturierten Prozeß, und man ist versucht anzunehmen, daß durch die Evolution die menschliche Intelligenz nach einer ähnlichen Logik gebildet ist. Die menschliche Intelligenz ist in der Tat eine unfaßbar komplexe Art von Schwarm-Intelligenz, die auf Tausenden von unabhängigen Schwärmen oder gar Schwärmen von Schwärmen und sich untereinander vermischenden Schwärmen aufgebaut ist.

Jeden Augenblick bearbeiten Tausende unserer Gehirnmodulen Millionen und Millionen von Sinnesdaten, linguistische und nicht-linguistische, innerhalb oder außerhalb unseres Körpers. Gleichzeitig findet ein intensiver Austausch aller Arten von Zeichen zwischen den Gehirnmodulen oder zwischen Gehirnmodulen und Muskeln, Geweben und Drüsen im Körper statt, während hoch organisierte Gruppen von Zeichen aus Gedankenreihen entnommen oder in ihnen gespeichert werden, die selbst in semiotischen »feedback loops« (Schleifen) mit Muskeln und Drüsen des Körpers verbunden sind. Deshalb fühlen wir es oft schon im Bauch, wenn wir eine gute oder eine schlechte Nachricht bekommen, bevor uns die Nachricht bewußt wird. In Wirklichkeit dauert es fast eine halbe Sekunde, um etwas bewußt zu machen (Libet, 1989). Bewußtsein scheint kein kontinuierlicher Strom zu sein, es ist vielmehr eine Abfolge von diskontinuierlichen Bildern.

Diesen ganzen Komplex des Fühlens und Zeichenverarbeitens nennt man englisch »mind«. In diesem Zusammenhang entspricht dieser Begriff der augenblicklich gültigen Umwelt des Menschen. Es sei darauf hingewiesen, daß genau dieselben semiotischen Schlaufen zwischen Gehirnmodulen und Körperkompartimenten, welche die Integration der Körperfunktion jederzeit sicherstellen, auch die Aufgabe haben, den Anteil unserer momentan gültigen Umwelt, die uns bewußt gemacht wird, zu definieren. Die Umwelt wird als eine bewußte Erfahrung der Anteilnahme in die aktuelle Lebensgeschichte integriert (Hoffmeyer, 1992).

> Bewußtsein ist also die narrative räumliche Interpretation des Körpers – seine momentane Umwelt.

Der Körper ist als ungeheuer komplexer Schwarm aus schwärmenden Schwärmen aufgebaut, in denen selbst die kleinste Einheit, die Zelle, in ihrer inneren Organisation eine historisch bewahrte Erfahrung realisiert, die es ihr erlaubt, innerhalb ihres eigenen begrenzten Repertoirs abgewogene Entscheidungen zu treffen. Deshalb ist es möglich, intelligentes Verhalten ohne Anleitung für zentrale Verarbeitung, ohne einen der üblichen Befehlskanäle, zu erreichen. Wirklich notwendig ist eben ein spezielles, historisch geprägtes System von Zeichenprozessen, ein psychosomatisches Netzwerk oder eine innere Semiosphäre.

Eines der interessantesten semiotischen Werkzeuge, die für das psychosomatische Netzwerk verfügbar sind, ist das schon erwähnte System von Neuropeptiden. Was mit einer Immunzelle geschieht, wenn ihre Rezeptoren Neuropeptide aufnehmen, hängt nicht so sehr von der speziellen Art des Neuropeptids ab, als vielmehr von der Zellart und ihrem Zustand. Ein bestimmtes Neuropeptid kann eine Zelle veranlassen, sich zu bewegen, sich zu differenzieren oder sich zu teilen. Die Information ist wiederum nicht **in** dem Neuropeptid; sie entsteht während des zellulären Interpretationsprozesses. Und es kann wahrscheinlich leicht zu einer Fehlinterpretation kommen (einer Falschreaktion im Hinblick auf gesundes Verhalten), wenn der Organismus gestreßt ist. Die Zellschwärme unserer Gehirnmodulen mißverstehen sich vielleicht untereinander und senden widersprüchliche Botschaften an die Gewebe und Drüsen. Wir werden krank, weil unsere Zellen in ihrem Projekt von uns zu keiner Zusammenarbeit finden können. Unsere somatische Ökologie ist durch Lügen verletzbar, denn Lügen sind ein Gift, das schon in semiotischen Netzwerken wirksam ist.

Basierend auf der triadischen Zeichenkonzeption von Peirce (1955) (Abb. 2-2) können wir nun die Diskussion von Abschnitt 2 in den semiotischen Beziehungen von Abbildung 2-3 zusammenfassen.

3 Das genetische Zeichen-System

Das genetische Zeichensystem ist grundsätzlich verschieden von den bisher betrachteten Zeichensystemen. Während die innere Semiosphäre im Wesentlichen auf räumlichen oder elektrostatischen Merkmalen aufgebaut ist, charakterisiert durch spezifische Stellen auf der Oberfläche von Proteinen oder Zellen, d.h. nach dem Prinzip einer analogen Kodierung, ist das genetische Zeichensystem auf einer Sequenz von diskontinuierlichen Symbolen, Purin-

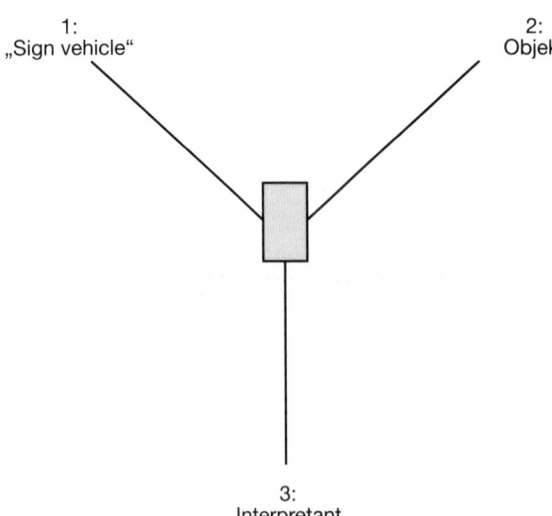

Abb. 2-2 *Ein Zeichen steht in einer triadischen Beziehung, in der ein Interpretant zwischen dem »sign vehicle« (Zeichenträger) und dem Objekt vermittelt.*

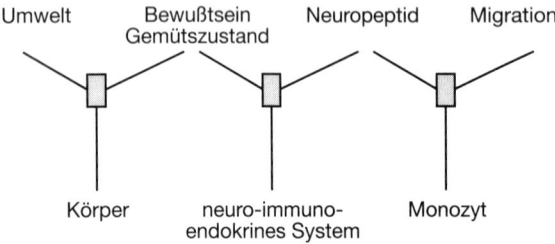

Abb. 2-3 *Psychosomatische Effekte können als kombinierte Verknüpfungen von Zeichenbeziehungen erklärt werden. Ein biologisches System (z. B. das neuro-immuno-endokrine System) das mit äußeren oder inneren Reizen konfrontiert wird, interpretiert die Reize aufgrund der inneren Standards und führt die geeigneten Veränderungen durch.*
Die Konsequenz ist ein modifiziertes Milieu, das nun als Anreiz für neue Zeichenbeziehungen fungieren kann.

oder Pyrimidinbasen, mit einer rein willkürlichen Beziehung zu den Proteinen aufgebaut, für die diese Sequenz kodiert, d. h. DNA und RNA basieren auf einem Digitalcode.

Das hat mehrere wichtige Konsequenzen für das Funktionieren des menschlichen Genoms. Erstens bedeutet es, daß es keine direkte Einwirkung von DNA auf die Zelle oder den Organismus gibt: eine Reihe von Schritten (Transkription, Translation, Faltung und Anpeilen von Proteinen etc.) sind zwischen die Zeichenträger (das Genom) und das Objekt (den ontogenetischen Prozeß) geschaltet. Jeder dieser Schritte ist von Faktoren außerhalb des Wirkbereichs des DNA-Moleküls abhängig. Die oft gehörte Behauptung, Organismen würden von ihrer DNA dirigiert, ist sehr irreführend. Wie Lewontin (1992) es ausdrückt: »Erstens ist die DNA nicht selbst-reproduzierend, zweitens macht sie nichts, und drittens

werden Organismen nicht durch sie determiniert« (Lewontin, 1992).

Daneben schließt der digitale Charakter des genetischen Systems auch ein, daß eine spezifische Übersetzung stattfinden müßte, wenn Ereignisse im Leben einer Zelle oder eines Organismus in der DNA widergespiegelt werden sollen. Es scheint keine solche Übersetzung zu geben, d. h. die Lamarcksche Vererbung findet nicht statt. Anders ausgedrückt: Die DNA ist gegen einen Einfluß erworbener Eigenschaften geschützt. Aus diesem Grund ist sie auch nicht mit dem ontogenetischen Prozeß befaßt. Die DNA kann nicht in einem biologisch adäquaten Sinn handeln. Ihre Rolle besteht darin, verstanden, gelesen und interpretiert zu werden.

3.1 Von der DNA zum Protein

Proteine-kodierende Gene besetzen weniger als 10% des menschlichen Genoms. Es bleibt jedoch noch genug funktionelle DNA übrig, um zwischen 50000 und 100000 verschiedenen Proteinen zu spezifizieren. Jede somatische Zelle wird aber nur einen sehr kleinen Anteil dieser Proteine herstellen. Es bleibt eines der größten Mysterien des Lebens, warum jede einzelne Zelle weiß, welche Proteine sie zu welchem Zeitpunkt produzieren soll, ob während der Ontogenese oder im erwachsenen Alter.

Damit ein Gen wirksam wird, muß es erst einmal in mRNA transkribiert werden. Man ist heute der Meinung, daß dies der Schritt ist, der in erster Linie kontrolliert wird. Ein interessanter Komplex von Proteinen, der etwa 20 verschiedene Proteine enthält, der »Transkriptionskomplex«, muß zuvor gebildet werden, damit der Transkriptionsprozeß ablaufen kann. Einige dieser Proteine, die Transkriptionsfaktoren, binden sich an spezifische Bereiche der DNA und fixieren dabei die DNA-Fäden in bestimmten räumlichen Positionen, während andere Proteine als Enzyme die eigentliche Transkription ausführen. Extrazelluläre oder intrazelluläre Induktoren können aktivierend oder inaktivierend auf solche Transkriptionsfaktoren wirken.

Die neue mRNA kann jetzt bearbeitet werden: DNA besteht aus unterbrochenen Stückchen von Botschaften, die man »Exons« nennt. Abschnitte, die keine genbezogene Botschaft enthalten, werden »Introns« genannt. Sowohl Exons als Introns werden in mRNA transkribiert, aber vor der Translation (Übersetzung) müssen die Introns herausgeschnitten werden, damit die Exons in einer ununterbrochenen Sequenz zusammengehängt werden können. Dieser Schritt bietet interessante Möglichkeiten der zellulären Regulation an. Die sogenannten Zelladhäsions-Moleküle (CAM), die Interaktionen zwischen Zellen im Embryo vermitteln, geben ein anschauliches Beispiel. Das Gen, das für eines dieser Proteine kodiert, N-CAM, enthält 19 Exons, und diese Exons können auf verschiedenste Weise zusammengefügt werden. Einige von ihnen können zu CAMs führen, die sich in dem Bereich, der das Molekül an die Zellmembran bindet, etwas unterscheiden (Edelmann, 1989). Infolgedessen können verschiedene Möglichkeiten des Zusammenbaus bei der Ontogenese dazu benutzt werden, die kollektive Stärke des Zusammenhalts zwischen den Zellen der embryonalen Gewebsschichten zu regulieren.

Das fertige mRNA-Molekül wird durch die Membran des Zellkerns hinaustransportiert. Durch die Ribosomen erfolgt eine Übersetzung der Basensequenz in eine Aminosäuresequenz, ein Protein. Dabei bleibt jedoch das Protein räumlich unspezifiert: Die eindimensionale Kette von Aminosäuren kann zu einer Vielzahl verschiedener dreidimensionaler Strukturen gefaltet werden, von denen nur eine richtig ist. Eine Reihe von Helferproteinen, die sog. Chaperons, sind notwendig, um die exakte Faltung sicherzustellen.

Schließlich muß das Protein in der Zelle an die richtige Stelle gebracht werden (übertragen: Wie findet das Auto seinen Weg durch Berlin?). Wieder sind verschiedene Proteine da, die die neu entstandene Proteinkette erkennen und sie – oft über mehrere Schritte – an ihr endgültiges Ziel bringen.

Fassen wir zusammen: Die Schrift des Genoms ist hermetisch. Sie enthält zweifellos spezifische Angaben, auf welche Weise das eindimensionale Rückgrat (Grundmuster) aller wesentlichen Komponenten der Zelle zusammengesetzt ist. Um aber diese spezifischen Anleitungen herauszuholen, muß zuerst eine komplizierte Reihe von Bedingungen erfüllt sein. Diese Bedingungen betreffen die An- oder Abwesenheit vieler spezifischer Proteine, die selbst nur gebildet werden, wenn auch für sie die notwendigen Bedingungen erfüllt sind. So kommt es zu einer fortlaufenden Rückkehr: die Evolution der DNA hat fast 2 Milliarden Jahre gebraucht, um die Voraussetzungen für die Existenz einer eukaryotischen Zelle zu schaffen. Deshalb sollten wir nicht sagen, daß das Genom die Zelle spezifiziert. Es spezifiziert nicht einmal die Proteine. Vielmehr weiß die Zelle, wie sie das Genom interpretiert, und indem sie das tut, kann sie funktionelle Muster von Proteinen aufbauen.

3.2 Vom Genom zum Organismus

Es ist das Verhalten der Zelle, welches letztlich das Bindeglied zwischen Genen, Mustern und Form bildet. Der ontogenetische Prozeß hat keine zentrale Führung, vielmehr eine Anzahl von kleinen, sich selbst lenkenden Zellregionen. Das Genom des Vielzellers braucht nicht und kann wirklich nicht jedes kleinste Detail der Entwicklung spezifizieren. Nach Buss (1987) sind es die epigenetischen Kontrollen über das Wachstum sich entwickelnder Zellinien, die sie an ihrer eigenen Neigung zur Selbstreplikation hindern und zwar in einer genau abgestimmten Kaskade, so daß die Zellstämme sich selbst zu einem funktionellen Bauplan organisieren: »Epigenetische Programme, wenn sie auf molekularer Ebene enträtselt sind, sollten erkennen lassen, daß das Genom ontogenetische Muster nur dadurch hervorbringt,

daß es die jeweilige kompetitive Beziehung von sich entwickelnden Zellinien lenkt«.

Aber wie Gilbert (1992) bemerkt, »sind diejenigen Zellen, die zu multizellulären Organismen führen und sich nicht nur zum eigenen Nutzen replizieren, auch von außen gelenkte Kooperatoren ... soweit sie den mitotischen Apparat zur Proliferation besitzen. Sie haben auch eine Zellmembran, die sie zur Kommunikation antreibt. Dasselbe Genom, das die Instruktion zur Zellteilung gibt, gibt auch die Instruktion zur Zellinteraktion«.

So scheint der ontogenetische Prozeß ein weiteres Beispiel für einen Prozeß von »stigmergy« zu sein. In jedem Augenblick läßt das aktuelle Verhalten von Zellen oder Zellgruppen unauslöschliche Spuren zurück, die zukünftige Entscheidungen dieser Zellen oder Zellgruppen beeinflussen. »Welche Reaktionen wirklich stattfinden werden, wenn Zellen in Wechselwirkung treten, hängt teilweise von der Geschichte der Zellen ab, z.B. welche Interaktionen sie in der Vergangenheit mit anderen Zellen gehabt haben. Was darüber hinaus bedeutet, daß diese Interaktionen davon abhängen, welche Zellen irgendeine gegebene Zelle umgeben, Zellen an verschiedenen Plätzen also ganz verschieden reagieren« (Edelmann, 1989).

Der relativ konstante Ablauf dieses unglaublich komplizierten Prozesses bestätigt die Wirksamkeit der zellulären »Intelligenz«, d.h. die zelluläre Fähigkeit, eine Reihe von Zeichen in einer Reihe von Kontexten zu interpretieren. Und da die interzelluläre Kommunikation der zentrale Punkt der Entwicklung ist, folgt daraus, daß die genomische Determination der Entwicklung in Abhängigkeit von semiotischen Prinzipien gebildet worden ist. Deshalb ist der Schlüssel zum menschlichen Genom nicht in der Sequenz seiner Basenzusammensetzung verborgen, sondern in den biosemiotischen Mustern der fötalen Entwicklung.

In den letzten Jahrzehnten ist klar geworden, daß sich das Gehirn ohne neurale Aktivität und Stimulierung nicht richtig entwickelt. Erfahrung scheint offenbar neurale Verbindungen, die sonst degenerieren könnten, zu stärken und zu stabilisieren. Die am besten erforschten Beispiele betreffen die Auswirkungen von sensorischer Deprivation auf die Entwicklung des visuellen Systems bei Kätzchen und Affen. So führt Deprivation auf einem Auge in einer frühen kritischen Periode im Leben einer Katze zu irreversibler funktioneller Erblindung des nicht stimulierten Auges als Folge einer Degeneration der kortikalen Verknüpfungen.

Dies ist eigentlich kaum verwunderlich. Offensichtlich kann sich das reifende Nervensystem besser anpassen, wenn es der Erfahrung erlaubt wird, die Feinabstimmung zu beeinflussen. Bei höheren Wirbeltieren kann dieser Prozeß der Verfeinerung über eine längere Zeit gehen. Und der unfertige Zustand des neugeborenen menschlichen Gehirns ist eine Notwendigkeit für die außergewöhnlichen geistigen Kräfte dieses Lebewesens.

4 Die Kontroverse Natur–Umwelt

Aus der in diesem Kapitel dargestellten Analyse könnte man schließen, daß die genomische Bestimmung der menschlichen Persönlichkeit wahrscheinlich nicht sehr streng sein kann. Die Semiosphäre (die kulturelle Umgebung) dringt in den Körper ein und nimmt durch den mütterlichen Organismus an der Dynamik des ontogenetischen Aufbaus vom allerersten Beginn des menschlichen Lebens anteil. Die Wechselwirkung zwischen Erbe und Umweltfaktoren setzt sich das Leben lang fort und kann in keiner sinnvollen Weise auf lineare oder additive Modelle reduziert werden. Vielmehr erschaffen sich beide Teile gegenseitig, wie in einer Ehe, in einem fortlaufenden dynamischen Prozeß.

> Menschliche Kultur und menschliche Genome sind untrennbare Ganzheiten. Einen zum Sklaven des anderen zu machen, zerstört beide.

KAPITEL 3

Gesundheit und Krankheit: Sozialmedizinische und medizinsoziologische Aspekte

Hannes G. Pauli

In Kapitel 1 wurde ein biopsychosoziales Modell der Medizin vorgestellt. Ausgangspunkt dazu war eine ökologische, d.h. die Lebewesen und ihre Umgebung umfassende Biologie, wie sie Jakob von Uexküll zu Beginn dieses Jahrhunderts entwickelt hat.

Die Begriffe »Umwelt« und »Umgebung« werden hier im Sinne Jakob von Uexkülls (1920) verwendet. Danach meint »Umwelt« die von den Rezeptoren eines lebenden Systems aufgebaute subjektive Welt, die dessen Körper wie eine feste, aber für den außenstehenden Beobachter unsichtbare Hülle umgibt. »Umgebung« meint demgegenüber die Summe der neutralen, einem wissenschaftlichen Registrieren zugänglichen »objektiven« Fakten.

Thure von Uexküll hat diese mit den Instrumenten der Systemtheorie und Semiotik vertieft und in den Humanbereich hinein erweitert. Diese Erweiterung geschah unter Einbezug einer neueren Entwicklung in den Sozial- und Kulturwissenschaften. Auf konzeptioneller und empirischer Grundlage ist damit eine Humanmedizin (Th. von Uexküll und Wesiack, 1988) entstanden, deren Ansätze sich in der bisherigen Medizingeschichte bis etwa zur Mitte dieses Jahrhunderts lediglich auf der philosophischen Ebene manifestiert haben. Diese Entwicklung wird auch als »zweite medizinische Revolution« (Foss und Rothenberg, 1987) – nach der ersten naturwisschenschaftlichen – bezeichnet. Was sind die Konsequenzen für ärztliches Handeln, die Organisation der Gesundheitsdienste und für die ärztliche Ausbildung?

Im Vordergrund steht ein gewaltiger Vorsprung an humanwissenschaftlicher Erkenntnis bzw. Theorie gegenüber einem, entsprechend den vorwiegend technischen Entwicklungspotenzen unserer Industriegesellschaft ins Gigantische gewachsenen, als biotechnisch zu bezeichnenden, ärztlichen Handlungsbereich. So ist der Begriff Psychosomatik einerseits auf der Erkenntnisebene historisch gefestigt, andererseits auf der Handlungsebene kaum umgesetzte Zielvorstellung geblieben: Seit der Beschreibung psychisch konditionierter somatischer Reflexe durch Pawlow (1953) zu Beginn dieses Jahrhunderts haben einerseits unzählige experimentelle, klinische und epidemiologische Studien die Existenz psychosomatischer Verbindungsstrukturen erhärtet, andererseits ist der ärztliche Handlungsbereich noch immer nach nosologischen, meist monokausal gedeuteten Krankheitsbegriffen (World Health Organization, 1977, 1978) organisiert. Es wird weiterhin von einem Leib-Seele-Dualismus ausgegangen. Psychosomatik ist im Denken vieler Ärzte noch immer mit der Aura einer Glaubensrichtung umgeben. Sie hat demzufolge auf der Ebene ärztlichen Handelns weitgehend den Stellenwert eines uneingelösten Versprechens beibehalten, obwohl die Theorieentwicklung und die Sammlung empirischer Daten in Übereinstimmung mit dem erwähnten biopsychosozialen Modell, das auch die kulturelle Ebene umfaßt, weit über dieses Vorurteil hinausweist. Es ist für die ärztliche Praxis offensichtlich immer noch notwendig, von historisch geprägten Denk- und Organisationsformen auszugehen, die sich an spezifischen Krankheiten bzw. Fächern orientieren. Sie kommen auch in diesem Buch zum Ausdruck. Ihre Restrukturierung sollte allerdings eine realistische Zukunftsperspektive darstellen (Th. von Uexküll, 1992; Pauli 1993).

1 Zwei grundsätzliche Makel

Es soll in diesem Kapitel versucht werden, unabhängig von diesen etablierten Kategorien der ärztlichen Wissenschaft, den heutigen Kenntnisstand bezüglich der Umstände, die für die Entstehung und Erhaltung von Gesundheit und Krankheit von Bedeutung sind, zu skizzieren. Daraus wird hervorgehen, daß diese Umstände in der heutigen Industriegesellschaft vorwiegend dem soziokulturellen Bereich zuzurechnen sind. Gegenüber den gängigen Konzepten ärztlicher Wissenschaft müssen dabei vor allem zwei Vorbehalte gemacht werden:

1. Ein systemtheoretisches Modell, wie es in Kapitel 1 entwickelt worden ist, muß sich von einem im 19. Jahrhundert etablierten medizinisch-naturwissenschaftlichen **Kausalitätsbegriff** absetzen. Dieser basiert auf der in Kapitel 1 beschriebenen mechanistischen Vorstellung des Lebendigen. Im deutschen Sprachraum hatte der Begründer der modernen Physiologie, Johannes Müller (1801–1856), mit seinem Konzept einer »spezifischen Sinnesenergie« den Grundstein zu einer Biologie gelegt, welche die Interaktion zwischen dem Organismus und seiner Umgebung nicht als linear und mechanistisch verstand, sondern im Sinne einer Eigenaktivität, die nicht direkt und physikalisch auf die von außen einwirkenden

Faktoren zurückzuführen ist. Seine Schüler Emil Du Bois-Reymond, Ernst von Brücke, Hermann von Helmholtz und Carl Ludwig setzten dieser Vorstellung (sie kann als Vision eines Systemmodells betrachtet werden), die sie als »vitalistisch« und damit unwissenschaftlich erachteten, ein auf physikalische Gesetze reduzierbares Reiz-Reaktions-Modell entgegen (Th. von Uexküll und Wesiack, 1988). Die Verlockung, das Leben physikalisch zu erklären und damit nennbare und angehbare Ursachen von Gesundheitsstörungen zu identifizieren, blieb seither bestehen.

Auch die Einführung der Autopsie als Grundlage der pathologischen Anatomie zu Beginn des 19. Jahrhunderts in Frankreich hat mit der Möglichkeit einer dinghaften Visualisierung von Läsionen dieses materialistische Modell gestützt (Cassell, 1979). Die Perspektive, Krankheiten nach stabilen, sichtbaren und beschreibbaren Phänomenen an der Leiche kategorisieren zu können, brachte die Befreiung von den inkohärenten und inkonsistenten Nosologien des 18. Jahrhunderts (Foucault, 1973). Auch die spektakuläre Entwicklung von Physiologie, Biochemie und Mikrobiologie hat in der Folge die an der Leiche vorgefundenen Phänomene zunehmend erklärbar gemacht. Die daraus abgeleitete Verbindung: physische (mechanische) Ursache → somatische Läsion → Diagnose → Krankheit → Therapie → Nicht-Krankheit, hat damit eine scheinbar offensichtliche Rationalität gewonnen. Der naturwissenschaftlich (vor der Begründung einer »neuen« Physik und Biologie im 20. Jahrhundert) entstandene Begriff Krankheit wird damit zu einem Konstrukt, das mit der erwähnten Sequenz die Vorstellung einer linearen (= mechanischen) Kausalität erweckt (gegebene physikalische Ursachen oder Gruppen von Ursachen führen zu bestimmten Krankheiten). Damit wird ursächliche Qualität ausschließlich dem somatischen, vom psychischen und vor allem vom sozialen abgesetzten Bereich zugestanden. Ätiologie wird damit identisch mit mechanischen Ursachen. Dies markiert die Ausgangslage für die nachfolgende gewaltige Technikentwicklung in der Medizin. Kausalität beschränkt sich auf numerisch-quantitativ faßbare Phänomene; qualitative Daten und Einsichten im psychischen und sozialen Bereich werden, wenn überhaupt, mit abschwächenden Termini wie »Risiko« bzw. »statistisch-probabilistisch korrelierend« ausgestattet. Diese Unterscheidung hat im Rahmen des gängigen wissenschaftlichen Paradigmas zu einer kaum hinterfragten Einteilung in »harte« (für mechanische Beziehungen brauchbare) und »weiche« (... unbrauchbare) Daten und schließlich entsprechend selektionierten Erkenntnissen geführt. Dem ist hinzuzufügen, daß mit den Erkenntnissen einer modernen Physik auch die Verknüpfung »harter« Daten als statistisch-probabilistisch bezeichnet werden muß. Die Erweiterung dieser biomechanischen »Weltsicht« zu einem »postmodernen« naturwissenschaftlichen Paradigma geht aus den Grundlagen der Quantenmechanik, der irreversiblen Thermodynamik und der biologischen Evolution hervor. Seine »Erklärungsstrategien« sind die Selbstorganisation, die Interaktion von Ebenen unterschiedlicher Komplexität (d. h. eine systemische Verknüpfung) und das Phänomen »Ordnung aus dem Chaos« (Prigogine, 1987, Foss, 1989).

Die Beschränktheit einer biomechanischen Argumentationslinie ergibt sich aus der scheinbar trivialen Tatsache, daß die Leiche nicht identisch ist mit dem lebenden Organismus. Nur aus ihm lassen sich Erklärungen für den Prozeß – nicht den Zustand (s. u.) – der Gesundheit ableiten. Er unterscheidet sich von der im biotechnischen Denken als Modell betrachteten Leiche durch seine **Autonomie** bzw. **Autopoiese** (Selbstorganisation). Mit diesen Begriffen hat eine moderne Biologie die Vorstellung von Johannes Müller einer »spezifischen Sinnesenergie« wieder aufgenommen und erweitert. Lebewesen sind fähig, »ihre eigene Gesetzlichkeit bzw. das ihnen Eigene zu spezifizieren« (Maturana und Varela, 1987). Die Leiche mag auf einen physikalischen oder chemischen Reiz in einer mechanischen und vorhersagbaren Weise reagieren. Der lebende Organismus ist höchstens unter den Umständen grobmechanischer Zerstörung physischen Einflüssen mit den Merkmalen eines linearen und zwingend eindeutigen Ursache-Wirkung-Zusammenhanges unterworfen. Im übrigen sind es semiotische Prozesse (Zeichenprozesse), die ihn mit seiner Umgebung verbinden. Deren Natur und Bedeutung sind in Kapitel 1 ausführlich dargestellt. Es soll hier lediglich wiederholt werden, daß damit die grundlegende Rolle semantischer (immaterieller) Bedeutungskomplexe für die Beziehung zwischen Organismus/Individuum und Umgebung festgelegt ist. Mit anderen Worten: psycho- und soziokulturell-somatische Verknüpfungen dürfen nicht mehr einer esoterischen, sondern müssen einer rationalwissenschaftlichen Kategorie zugeordnet werden (Pauli, 1993a). Sowohl derartige als auch materiell-physische Verknüpfungen verändern den Organismus individuell-variabel und als Ganzes mittels einer veränderten (adaptierten) Autopoiese. Die Rolle des »Reizes« ist zu relativieren, Maturana und Varela (1987) haben ihn mit dem Ausdruck »Perturbation« qualifiziert. Auf der human-psychologischen Ebene drückt sich die Autopoiese u. a. in der autonomen Perzeption und Verarbeitung von Gesundheit und Krankheit durch die davon Betroffenen aus. Die eminente Bedeutung dieser individuell-subjektiven Prozesse für das ärztliche Handeln ist eines der Hauptanliegen dieses Buches. Die Vorstellung von Krankheit als Ausdruck einer physikalischen Interaktion zwischen Umgebung und Organismus greift zu kurz.

2. Der zweite grundsätzliche Vorbehalt gegenüber den Grundkonzepten der etablierten medizini-

schen Wissenschaften betrifft die »Produktion« von **Gesundheit.** Der Begriff Produktion erweckt in diesem Zusammenhang eine für traditionelles ärztliches Denken ungewohnte Vorstellung. Gesundheit wird eher als gegebene statistische Norm betrachtet, charakterisiert durch eine Sammlung von physikalischen und chemischen Sollwerten, die bei Krankheit über- oder unterschritten sind. Die Betrachtung des für den lebenden Organismus konzipierten Funktionskreises (vgl. Kap. 1) sowie des für das menschliche Individuum spezifizierten Situationskreises (vgl. Kap. 1) läßt aber die Vorstellung einer »Produktion« von Gesundheit als durchaus sinnvoll, ja selbstverständlich erscheinen. Der tierische bzw. menschliche Organismus interagiert mit seiner Umgebung zum Zwecke ihrer **Nutzung** sowie des **Überlebens,** bzw. einer Vermeidung, einer Abwehr schädlicher Entwicklungen. Die Alltagsbegriffe Nutzung und Überleben müssen hier allerdings näher ausgeführt werden. Nutzung ist im Sinne von **Assimilation** zu verstehen. Sie dient dem Aufbau lebendiger Struktur aus den Elementen einer für das Lebewesen »natürlichen« Umgebung. Überleben meint **Akkommodation** der Sollwerte eines lebendigen Systems angesichts veränderter Umgebungsbedingungen (Piaget, 1975). Erst wenn die Möglichkeiten der Akkommodation erschöpft sind, kommt es zu Phänomenen des Schadens bzw. des Mangels. Daraus ergibt sich eine quasi axiomatische Logik der Entstehung und der Existenz lebender Systeme einschließlich ihrer materiellen und semantischen (immateriellen) Anteile: Sie müssen aus der Umgebung aufgebaut werden (Assimilation). Da sich diese Umgebung laufend verändert, dienen Akkommodationsprozesse von Anfang an der Erhaltung dieses Systems. Störung und Zerstörung (Pathogenese) müssen dann als Konsequenzen einer Überforderung vitaler Prozesse interpretiert werden. Das Funktions- und das Situationskreismodell beschreiben Nutzung und Überleben, die Entstehung und Erhaltung von **Leben,** was in der medizinischen Perspektive als Entstehung und Erhaltung von Gesundheit bezeichnet werden kann.

Aaron Antonovsky (1987) hat, als Soziologe von außerhalb des medizinischen Kulturkreises kommend, die Einschränkung der tradierten ärztlichen Sichtweise auf das Konzept der »Pathogenese«, d.h. auf die Einwirkung und Auswirkung von Schäden auf den menschlichen Organismus, kritisiert. Für das wissenschaftliche Brachland, in dem es um die Entstehung und Erhaltung von Gesundheit geht, mußte er zunächst einen Begriff – **»Salutogenese«** – schaffen. Empirische Daten in diesem Bereich sind zwar vorhanden, den ärztlich-wissenschaftlichen Stellenwert, der ihnen bisher zuteil geworden ist, kann man jedoch vernachlässigen, während sich das Denkgebäude der Pathogenese auf unüberblickbare Ausmaße ausgedehnt hat. Antonovsky hat die zentrale Eigenschaft der »salutogenen« Potenz lebender Systeme mit dem Begriff »Kohärenz-Sinn« (»sense of

coherence«, Antonovsky, 1987) umschrieben. Damit ist die Fähigkeit gemeint, aus einer Umgebung, die sich in Richtung von Entropie (Chaos) bewegt, diejenigen Elemente nutzbar zu machen (»herauszusaugen«), die dem Aufbau der eigenen (negentropen) Struktur dienen, und diejenigen Elemente zu meiden, welche die Entropie verstärken würden. Antonovskys salutogenetisches Modell deckt sich weitgehend mit Jakob von Uexkülls und Thure von Uexkülls Modellen des Funktions- und Situationskreises. In diesen Modellen wird der »sense of coherence« Antonovskys als die kreative Potenz eines autopoietischen Systems beschrieben, Teile der Umgebung durch Bedeutungserteilung und Bedeutungsverwertung zu assimilieren, d.h. dem sich selbst erzeugenden und selbst erhaltenden System einzugliedern. Diese kreative Potenz ist sowohl der biologischen wie der psychischen und der sozialen Integrationsstufe eigen.

In der Abbildung 3-1 sind exemplarisch Funktions- und Situationskreise in ein Modell eingefügt, welches das biopsychosoziale System des Individuums und seiner Umgebung veranschaulicht. Die graphischen Komponenten (biotische, psychische, soziokulturelle Ebene) entsprechen verschiedenen Integrationsstufen des hierarchisch aufgebauten Systems. Die Verbindungswege (= Vernetzung) zwischen ihnen durch »Aufwärts«- und »Abwärts«-Effekte sind durch vertikale Pfeile links in der Graphik symbolisiert. Die Existenz dieser Vernetzung läßt sich mit der Perzeption und Erfahrung betroffener Individuen einerseits und mit wissenschaftlichen Daten andererseits verdeutlichen. Norman Cousins (1976, 1979) hat über den von ihm selbst auf der psychosozialen Ebene vorangetriebenen Heilungsprozeß seines als unheilbar betrachteten Leidens (Morbus Bechterew) 1976 berichtet. Seither mehren sich in der Literatur Darstellungen von miteinander verflochtenen perzipierten Phänomen auf der somatischen, psychischen und sozialen Ebene bei Veränderungen des Gesundheitszustandes. Ein Beispiel dafür findet sich im Buch des Neurologen und Schriftstellers Oliver Sacks (1989), dessen vielschichtige Darstellung der Ereignisse nach der somatischen und psycho-neuralen »Abkoppelung« seines verunfallten Beines mit multiplen Unterbrüchen anhand der in Abbildung 3-1 dargestellten horizontalen und vertikalen Verbindungen erklärt werden kann. Solche systemischen Sichtweisen werden häufig in einer sich wissenschaftlich gebenden Literatur abgelehnt oder lächerlich gemacht (Angell, 1985). Eine derartige Ablehnung wäre aber nur durch Bestätigung einer »Nullhypothese« zu rechtfertigen, d.h. aufgrund der Unmöglichkeit, die in der anekdotischen Literatur geschilderte Vernetzung im einzelnen nachzuweisen. Es mehren sich aber Studien, die diesen Nachweis – siehe nachfolgendes Beispiel – mittels biologischer und epidemiologischer Methoden durchaus erbringen. Anstelle einer Ausgrenzung perzipierter Gesundheitsphänomene in den außerwirtschaftlichen Bereich stellt sich vielmehr die Aufgabe, diese durch eine Erweiterung der klinischen

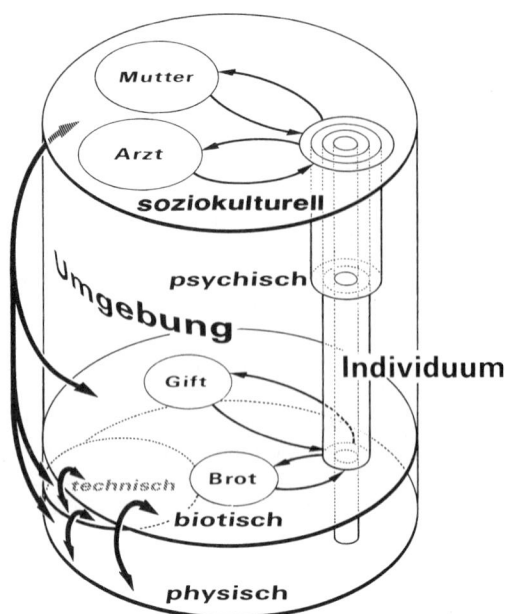

Abb. 3-1 *Graphische Darstellung des Individuum-Um-gebungs-Systems. Das Individuum – als Teil der Umgebung – läßt sich auf vier Ebenen von »physisch« bis »soziokulturell« projizieren bzw. wissenschaftlich beschreiben. Die Eigenschaften auf den »unteren« Ebenen finden sich auf den »oberen« Ebenen als in komplexere Phänomene integrierte Elemente. Von »unten« nach »oben« kommt es zur Ausprägung von neuen, durch die Verhältnisse »unten« nicht erklärbaren Eigenschaften (Phänomen der Emergenz), was graphisch durch erweiterte Abbildungsflächen rechts angedeutet ist. Auf der biotischen und soziokulturellen Ebene sind je zwei Beispiele von Funktions- bzw. Situationskreisen (vgl. Kap. 1) eingetragen. Der Person der Mutter bzw. des Arztes, dem Gegenstand Brot bzw. Gift wird eine Bedeutung erteilt und diese Bedeutung wird verwertet (Bereitschaft zur mütterlichen oder ärztlichen Zuwendung, Nahrungsaufnahme, Vermeidung von oder Schutz vor Vergiftung). Die Graphik stellt die Verhältnisse vereinfacht dar: Situationskreise können mehrere Ebenen (»aufwärts« und »abwärts«) beeinflussen (z. B. der Vorgang des Stillens bzw. die gemeinschaftliche Nahrungsbeschaffung mit ihren biotischen und soziokulturellen Anteilen); diese Vernetzung ist mittels der Pfeile links angedeutet (aus Pauli, 1989).*

Methodik, etwa im Sinne einer »klinischen Ontologie« (Sacks, 1989), zu validieren.

Johannes Siegrist et al. (1980, 1988) haben die Bedeutung der Situation am Arbeitsplatz untersucht. In retrospektiven Studien konnten sie bestimmte Streßsituationen beschreiben, die mit einer hohen Inzidenz von Myokardinfarkt verbunden waren. Diese Situationen können zusammenfassend als langfristig überbeanspruchend und durch die Betroffenen nicht oder kaum beeinflußbar beschrieben werden. In einer prospektiven Studie haben die gleichen Autoren unter derartigen Belastungen Blutlipidwerte erhoben, die mit einem erhöhten Myokardinfarktrisiko zu verbinden sind. James Henry (1982) hat zwei Verbindungswege beschrieben, über die sich soziale Situationen somatisch auswirken.

In einer Streßsituation, deren Bewältigung oder Abwendung die betroffene Person für möglich hält, wird die hypothalamisch-adrenomedulläre neuroendokrine Achse aktiviert. Erweist sich die soziale Streßsituation für das betroffene Individuum als unabwendbar bzw. unbeeinflußbar, kommt es zur hypothalamisch-hypophysär-adrenokortikalen Aktivierung. Im ersten Fall scheint dies mit einer sympathischen (»fight or flight«), im zweiten Fall mit einer trophotropen Stimmung (»conversation-withdrawal«, Engel, 1972) des autonomen Nervensystems einherzugehen. Während eine akute Aktivierung dieser Achsen als physiologischer Regelmechanismus zu verstehen ist, kann es heute als gesichert gelten, daß eine langfristige wiederholte Beanspruchung dieser Mechanismen über einen gegebenen Bereich hinaus mit pathologischen Veränderungen an den Zielorganen einhergeht (Henry, 1982). Das sympathisch-parasympathische Reaktionssystem, das Walter Hess (1948) vor bald 50 Jahren aufgrund von Tierexperimenten beschrieben hat, läßt sich damit als Verbindungselement zwischen bestimmten sozialen Situationen und der Entwicklung von somatischen Veränderungen und schließlich von Läsionen interpretieren.

Zwischen dem System Individuum (Organismus und individuelle Wirklichkeit) und dem Suprasystem Umgebung (im obigen Beispiel die soziale Situation am Arbeitsplatz) besteht somit eine zirkuläre Verbindung. Das Individuum erteilt der speziellen Situation in der Umgebung eine bestimmte Bedeutung und versucht, diese Bedeutung zu »verwerten«, d. h. auf die Situation einzuwirken.

Bedeutungserteilung muß hier im weitesten Sinn verstanden werden: alles was am und im Individuum irgendwelche semiotische Prozesse in Gang setzt, sei es auf bewußter oder unbewußter Ebene.

Diese zirkuläre Verbindung Individuum-Umgebung läßt sich anhand des Schemas des Situationskreises (vgl. Kap. 1) darstellen. Es sei hier die Hypothese aufgestellt, daß eine für die Existenz des Individuums »brauchbare« Bedeutungserteilung und eine entsprechende Bedeutungsverwertung mit Lebensvorgängen einhergeht, die wir als »gesund« zu bezeichnen geneigt sind, und daß eine derartige Situation weitgehend von einem positiven Kohärenz-Gefühl (Antonovsky, 1987) begleitet wird. Stressoren werden nicht nur erfolgreich aufgefangen, sie dienen unter Umständen auch der Erhaltung oder der Verbesserung der Gesundheit.

Streß in der Arbeitssituation bei erhaltener Einflußmöglichkeit durch davon Betroffene (z. B. der Streß des unabhängigen Managers) läßt sich dann nicht mit »krankhaften« Prozessoren korrelieren. Im Gegensatz dazu ist unkontrollierter Streß mit biochemischen und strukturellen Schäden (Lipidstoffwechsel, Schädigung der Kreislauforgane) verbunden. Im letzteren Fall ist der zirkuläre Fluß im Situationskreis an mindestens einer Stelle (Bedeutungsverwertung: Unbeeinflußbarkeit der Arbeitssituation) blockiert.

Unter dieser Perspektive wird Gesundheit ein integraler Teil des biopsychosozialen Modells und kann nicht mehr als unerforschtes oder sogar unerklärbares Residuum betrachtet werden, wie dies im gängigen medizinischen Denksystem geschieht.

2 Die systemische Sichtweise

Es ist nun klargeworden, daß uns eine systemtheoretische und semiotische Betrachtungsweise vor dem irreführenden Schluß bewahren muß, die Begriffe »biotisch«, »psychisch« und »soziokulturell« würden voneinander unabhängige Ebenen beschreiben. Die Einsicht in die Vernetzung durch Aufwärts- und Abwärts-Effekte macht für die Medizin den Nachholbedarf im soziokulturellen Bereich unübersehbar. Ohne auf diese für eine Forschungsplanung und -politik zentrale Frage einzugehen, soll nun eine systemische Beschreibung des Feldes versucht werden, in dem Gesundheit und Krankheit entstehen. Dieses Feld deckt sich, wie wir gesehen haben, weitgehend mit demjenigen, in dem Phänomene des Lebens ermöglicht oder behindert bzw. »verunmöglicht« werden. Man ist versucht, in Analogie zu der Situation in der Evolution der Erdgeschichte, in der erstmals Lebensphänomene auftraten (»Ursuppe«), von einer »Ur-Sache« zu sprechen, aus der durch Organisation aus Entropie Strukturen (= Negentropie) entstehen bzw. wiederum abgebaut werden. Was entsteht bzw. beeinträchtigt wird, drückt sich als **Gesundheitsphänomen** aus, das entweder durch Forscher/Beobachter oder durch betroffene Individuen oder Gruppen wahrgenommen und beschrieben wird. Damit verbunden sind **Gesundheitsfolgen**, die sich wiederum für Betroffene »subjektiv«, für außenstehende Betrachter »objektiv« darstellen. In Abbildung 3-2 (revidiert nach Pauli, 1986) ist diese sequentielle Sicht des »Gesundheitsfeldes« graphisch dargestellt und dessen Abbildung durch wissenschaftliche Fachbereiche angedeutet. Von spezieller Bedeutung im Zusammenhang mit dieser Übersicht sind die Felder »Gesundheits-Ur-Sachen und -Fol-

gen«, während der mittlere Anteil (»Phänomene«) als traditionell ärztlich-wissenschaftliches Arbeitsgebiet weniger einer Erläuterung bedarf. In den folgenden Abschnitten wird auf die drei Teilbereiche in Abbildung 3-2 im einzelnen eingegangen.

2.1 Die »Ur-Sache« von Gesundheit und Krankheit

»Gesundheit« wird in diesem Zusammenhang als bipolarer Begriff verwendet, der sowohl »gute« als auch »gestörte« Gesundheit umfaßt. Den im Bereich »Ur-Sache« beschreibbaren Prozessen und Sachverhalten brauchen keine im traditionell-naturwissenschaftlichen Sinne kausalen Funktionen zuzukommen. Sie bilden vielmehr ein Substrat, aus dem heraus Gesundheitsphänomene (d.h. Lebensphänomene inklusive ihrer Beeinträchtigungen) im systemischen Sinn entstehen (emergieren).

Gleichgewichte – Ungleichgewichte
Der Begriff Gleichgewicht darf hier keineswegs ausschließlich im physikalischen Sinn verstanden werden. Das klassische biologisch-physiologische Konzept in diesem Zusammenhang ist die **Homöostase**. Für Organismen bzw. Individuen charakteristische labile Gleichgewichte lassen sich auf biologischer, psychologischer sowie soziokultureller Ebene beschreiben. So werden beispielsweise intra-/extrazelluläre Gradienten von Elektrolyt- und Eiweißkonzentrationen in den Körperflüssigkeiten durch energetische Prozesse aufrechterhalten. Im psychologischen Bereich lassen sich periodische und ausgleichende Phasen von Motivation bzw. Erregung und Relaxation beschreiben. Auf der soziokulturellen Ebene mag ein Gleichgewicht im Wechsel zwischen sozialen Außenkontakten und der Kommunikation

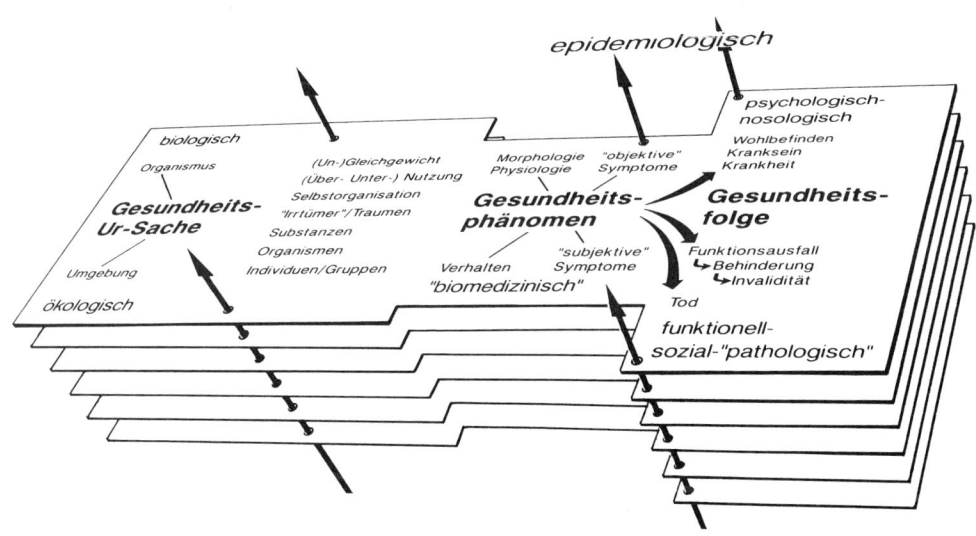

Abb. 3-2 *Die Entstehung, die Phänomene und die Folgen von Gesundheit bzw. Gesundheitsstörungen sowie die wissenschaftlichen Dimensionen, auf denen diese Bereiche analysiert werden. Die einzelne Ebene symbolisiert das »Gesundheitsfeld« eines einzigen Individuums. Die Juxtaposition mehrerer individueller Ebenen schafft die Möglichkeit einer (durch Pfeile angedeuteten) »epidemiologischen« Zusammenfassung von Ur-Sachen, Phänomenen und Folgen. Dabei kommen im allgemeinen statistische Methoden zur Anwendung.*

in Kleingruppen wie Familien und Personengruppen am Arbeitsort als Beispiel dienen. Dem sozialen Gleichgewichtsbereich kommt in der heutigen Gesellschaft ein noch nie dagewesenes Gewicht zu.

Vor allem die Technologieentwicklung verändert in der neueren Geschichte die menschliche Umgebung mit einer Geschwindigkeit, für die in der bisherigen Evolution von Lebewesen, inklusive des Menschen, keine Beispiele bekannt sind. Die gleichzeitige beträchtliche Zunahme der mittleren menschlichen Lebensdauer hat dazu geführt, daß die Gesamtzahl von Veränderungen während eines einzigen Lebensalters zusätzlich erhöht ist (s. Abb. 3-3). Diese Situation birgt andererseits ein Potential an Negentropie durch die Möglichkeit kreativ genutzten Ungleichgewichts. Der in der gesamten Menschheitsentwicklung für die Gesundheit zentrale Umstand einer genügenden bzw. ungenügenden Ernährung wird mindestens in den Industriegesellschaften durch das Phänomen der soziokulturellen Adaptation/Fehladaptation bzw. Akkommodation/Fehlakkommodation verdrängt (McKeown, 1982).

(Über-, Unter-)Nutzung

Das Leben bzw. das Überleben jedes Organismus ist von einem bestimmten Ausmaß an Belastung bzw. Nutzung abhängig. Ein völliges Ausbleiben dieser Belastung beispielsweise im Zustand der Schwerelosigkeit oder der sensorischen Deprivation führt zum Verlust von Strukturen bis hin zum Tode. Diesem Phänomen der salutogenen Nutzung – Piaget (1975) spricht von einem notwendigen Maß an Akkommodation – ist dasjenige der Unter- oder Übernutzung im pathogenen Sinn entgegenzusetzen.

Selbstorganisation

Auch Selbstorganisation/Autopoiese stellt ein existentielles Grundphänomen lebender Systeme dar (Jantsch, 1982; Maturana und Varela, 1987). Selbstorganisation bedeutet einerseits Grundlage der Autonomie von Organismen und Individuen. Autonomiefähigkeit schließt andererseits die Möglichkeit zur Isolation ein, die auf biotischer, psychischer und soziokultureller Ebene das Überleben gefährden kann.

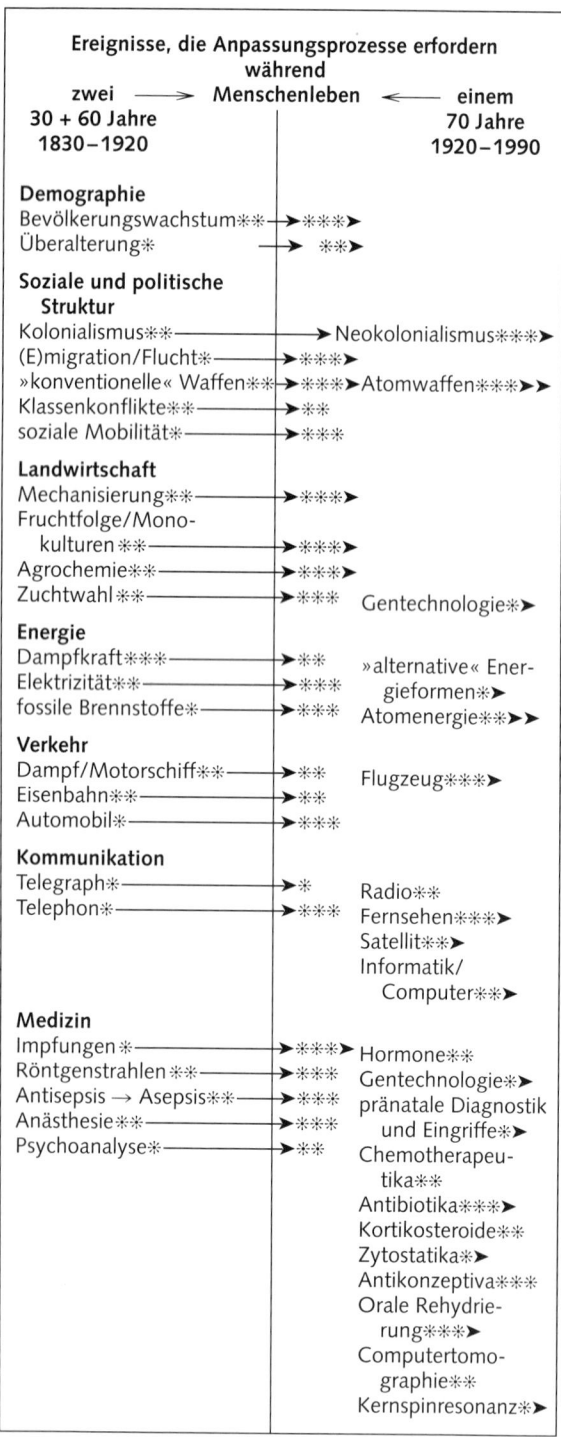

Abb. 3-3 Ereignisse, die sich während der vergangenen 160 Jahre in Industriegesellschaften stark (* bis *** = geschätztes zunehmendes Ausmaß) auf die Gesundheit ausgewirkt haben. Es werden zwei Zeitperioden à 90 bzw. 70 Jahre betrachtet. In der ersten stieg die Lebenserwartung von rund 30 auf 60 Jahre, in der zweiten auf 70 Jahre, so daß sich während der ersten Periode im Mittel zwei Generationen, in der zweiten Periode eine einzige Generation an die sich beschleunigt verändernden Verhältnisse anpassen mußten. In der linken Kolonne sind somit die Ereignisse eingetragen, die in zwei Generationen, in der rechten diejenigen, welche in nur einer bewältigt werden mußten. Mit ➤ sind Ereignisse bezeichnet, die zukünftig wahrscheinlich zusätzliche Auswirkungen haben werden. Es werden vorwiegend materielle/technische Ereignisse aufgeführt, da sich das Ausmaß von Veränderungen auf den Ebenen von sozialen Interaktionen, Einstellungen und Werterhaltungen kaum abschätzen läßt und diese in den Industriegesellschaften stark von materiellen bzw. technischen Entwicklungen abhängen. Die Auswahl und Gewichtung der Begriffe auf dieser Liste erfolgte intuitiv und subjektiv. Es ist anzunehmen, daß andere Beobachter andere Termini und andere Gewichtungen wählen würden, jedoch in der Gesamtbewertung zum analogen Schluß einer gewaltigen Zunahme von Veränderungen pro Lebensalter kommen würden.

»Irrtümer«/Traumen

Unter »Irrtümern« – in semiotischer Sicht als »Übersetzungsfehler« zu bezeichnen – sind hier Anomalien gemeint, die im Innern des Organismus (z. B. genetische strukturelle bzw. biochemische Veränderungen) auftreten und denen im wesentlichen pathogene Bedeutung zukommt. Analog dazu umschreiben Traumen (im weitesten Sinn) Schädigungen durch Einwirkung der physisch-biotischen oder soziokulturellen Umgebung auf das Individuum, die ebenfalls als pathogen zu bezeichnen sind. Die letztere Ebene hat in der Industriegesellschaft an Bedeutung gewonnen. Die Ausschaltung solcher Traumen mittels Herstellung von »künstlichen Nischen« für den Menschen ist zur primären Aufgabe dieser Gesellschaft geworden. So ermöglichen beispielsweise energiekonsumierende Transportsysteme die Existenz in modernen großen Agglomerationen. Andererseits produziert eben diese soziokulturelle Umgebung mit ihren Nischen physische, gesundheitsaktive Elemente (im Sinne der Umweltverschmutzung durch Abgase und Gefährdung durch Unfälle), so daß sich die Gewichtung wiederum in die pathogene Richtung sowie auf die physisch-biotische Ebene verschieben könnte. Am extremen Ende dieses Spektrums von Einwirkungen ist auf jeden Fall die endgültige Bedrohung menschlicher Gesundheit, der atomare Holocaust, zu lokalisieren.

Substanzen

Leben ist vom Stoffumsatz, insbesondere der Assimilation von Substanzen, abhängig und gleichzeitig durch Substanzen bedroht (vgl. Beispiele der Abb. 3-1). Substanzen können sowohl salutogene als auch pathogene Eigenschaften aufweisen (z. B. essentielle Spurenelemente, die in hohen Konzentrationen toxisch wirken).

Organismen

Mikroorganismen (z. B. die für den Stoffumsatz unabdingbare Darmflora bis hin zu den Erregern von akut tödlichen Infektionskrankheiten), Pflanzen und Tiere können in gleicher Weise einerseits eine salutogene, andererseits eine pathogene bzw. lebensbedrohende Rolle spielen.

Individuen/Gruppen

Soziale Beziehungen von der Bipersonalität (Christian, 1949) über Bezugsgruppen und Gemeinden bis hin zur nationalen Identität sind zweifellos für die Gesundheit des Individuums von ausschlaggebender Bedeutung. Im Vordergrund stehen in den Industriegesellschaften einerseits die Lebenspartnerschaft bzw. die Familie, andererseits die Arbeitsumgebung. Die Forschung hat sich im letzteren Bereich vor allem mit seinen männlich-professionellen Anteilen befaßt, während für den Existenzbereich der Frau, insbesondere der »Hausfrau«, ein erhebliches Erkenntnisdefizit besteht.

Die Bedeutung des umgebenden »sozialen Netzes« für die Gesundheit kommt u. a. in einer kalifornischen Studie zum Ausdruck, in der die Sterblichkeit in einer Zufallsstichprobe von fast 7000 Personen während neun Jahren regi-

striert wurde, nachdem und währenddem deren soziale Beziehungen eingehend analysiert worden waren. Die relative alterskorrigierte Sterblichkeit der sozial am meisten isolierten Gruppe gegenüber derjenigen, die sozial am besten integriert war, betrug 2,3 bzw. 2,8 für Männer respektive Frauen. Diese Korrelation zwischen sozialem Netz und Lebenserwartung ließ sich nachweisen unabhängig vom subjektiven Gesundheitszustand (zu Beginn der Studie), vom sozioökonomischen Status, von gesundheitsfördernden oder -beeinträchtigenden Lebensweisen, vom Körpergewicht und vom Ausmaß, in dem Leistungen der Gesundheitsversorgung in Anspruch genommen wurden (Berkman und Syme, 1979).

2.2 Gesundheitsphänomene

Gesundheit als Phänomen (s. Abb. 3-2), wiederum definiert entlang eines Spektrums zwischen »gut« und »gestört«, wird auf verschiedenen Ebenen wahrgenommen (Pauli, 1983). In der biotechnischen Sichtweise hat die Analyse von Strukturen und Funktionen (Morphologie, Physiologie bzw. Pathologie und Pathopsychologie) Priorität. Im professionellen Bereich (mit Ausnahme der Psychiatrie) ist die Beurteilung von Gesundheit durch Beobachtung auf der Verhaltensebene im Vergleich dazu randständig. Klinisch stehen objektive Symptome (»signs«) aufgrund von direkten Beobachtungen bzw. durch Erfassung mit Hilfe von Instrumenten einerseits und subjektive Symptome durch Vermittlung bzw. Aussagen des vom Gesundheitsphänomen betroffenen Individuums im Vordergrund. Das letztere hat als Mitglied einer biotechnisch orientierten Gesellschaft die Tendenz, seine Befindlichkeit entsprechend biotechnisch zu beschreiben (»Medikalisation«, »Somatisation«, s. u.). Trotzdem wird dies durch Ärzte kaum als individuell und kulturell determiniertes »Kranksein« wahrgenommen.

2.3 Gesundheitsfolge

Hier muß unterschieden werden, auf wen sich die Folge bezieht. Die Unterschiede zwischen professioneller und subjektiver Perzeption können sehr bedeutsam sein, bis hin zur Kommunikationsunmöglichkeit. Für die Betroffenen reicht das Spektrum vom Wohlbefinden zum Kranksein; in der professionellen Sichtweise besteht Krankheit und deren Kategorisierung (World Health Organization, 1977, 1978) im Vordergrund. Es ist bemerkenswert, wie stark sich die professionell-nosologische Kategorisierung und Differenzierung entwickelt hat, währenddessen Kategorien der Behinderungen der menschlichen Existenz und Lebensqualität (World Health Organization, 1980) wenig Beachtung gefunden haben.

3 Der Gesundheits-Gesamtbereich: Perzeption und wissenschaftliche Abbildung

Der Gesamtüberblick in Abbildung 3-2 verdeutlicht das oben angedeutete Auseinanderklaffen der subjektiven Perzeption durch die Betroffenen einerseits und der professionell-wissenschaftlichen Repräsentation des Gesundheitsbereiches andererseits, wie sie für unsere Kultur charakteristisch ist. Betroffene haben vergleichsweise begrenzte rationale Erkenntnismöglichkeiten im »Ur-Sachen-Bereich«; für sie steht der »Folgen«-Bereich im Vordergrund. Die westliche biotechnische Medizin hat das Schwergewicht in den vermeintlich empirisch/»objektiv« faßbaren Phänomenbereich gelegt. Im »ur-sächlichen Bereich« ist sie stark materiell orientiert (»Irrtümer«/Traumen, Substanzen, Organismen), während die angeführten Prozeßbegriffe (Gleichgewichts- und Nutzungskonzepte, Selbstorganisation) eher nichtwestlichen Medizinkulturen (Foster, 1986) bzw. neueren Erkenntnissen in Biologie und Sozialwissenschaften entstammen. Im »Folgen«-Bereich schließlich stehen für die biotechnische Sichtweise einerseits wiederum eine materiell – mit dem in der Folge der Autopsie-Methode entstandenen zentralen Fachbereich Pathologie – und davon abgeleitet eine phänomenologisch klassifizierende Orientierung (»Nosologie«, World Health Organization, 1977, 1978) im Vordergrund. Medizinische Intervention ist vorwiegend an den biomechanischen »Ur-Sachen«-Bereichen orientiert. Chirurgie (»Irrtümer«/Trauma) und Pharmakologie (Substanzen) stehen im Vordergrund; beide sind stark durch Einsichten aus dem Bereich der Mikrobiologie (Organismen) determiniert.

Das subjektiv-professionelle Auseinanderklaffen läßt sich zusammenfassend auch so formulieren: was als »wissenschaftliche Repräsentation« gelten will, ist nicht sehr wissenschaftlich, weil dabei grundlegende Daten ausgeklammert werden. Diese Ausklammerung betrifft sowohl die subjektive Perzeption als auch, insbesondere im Bereich der »Ur-Sachen« systemische (z.B. Un-/Gleichgewichte) und soziokulturelle Phänomene.

4 Folgerungen: Soziale Probleme in der Medizin unserer Zeit

Die »Landschaft Gesundheit und Krankheit« läßt sich ohne Einsicht in die Natur des »abbildenden Mediums« (d.h. der Natur und Kultur sowohl der betroffenen Individuen als auch der Praktiker und Forscher im Gesundheitsbereich) nur unvollständig bzw. einseitig darstellen. So lassen sich in der Folge zwei Problemfelder unterscheiden, von denen das erste eher den sozialen Dimensionen von Gesundheit und Krankheit, das zweite eher den sozialen Umständen der Gesundheitsversorgung zuzurechnen sind, die aber in mancher Hinsicht miteinander verflochten sind.

4.1 Die soziale Determination von Gesundheit und Krankheit

Die tiefgreifenden Veränderungen von Morbidität und Mortalität während des zu Ende gehenden Jahr-

hunderts mit dem drastischen Rückgang der Infektionskrankheiten einerseits und der beschleunigten Veränderung der menschlichen Umgebung andererseits haben die sozialen Gesundheitsdeterminanten gegenüber physisch-somatischen in den Vordergrund treten lassen. Auch individuelle Gesundheits- und Krankheitszustände lassen sich häufig nur im Zusammenhang mit soziokulturellen, u.a. biographischen, ethnischen und ökonomischen Umständen verstehen. Dies wird besonders deutlich anhand der Situation von Individuen mit sog. funktionellen Syndromen, bei denen keine ihr Kranksein erklärenden organischen Veränderungen festzustellen sind (siehe Kapitel 1). Diese Syndrome erweisen sich als stark abhängig von den soziokulturellen Umständen, unter denen sie auftreten, insbesondere vom Vorhandensein oder vom Fehlen einer für das betroffene Individuum »tragfähigen« sozialen Umgebung, vor allem im Bereich der Familie und des Arbeitsortes (Weiner, 1987). Das heutige biotechnische Versorgungssystem selbst spielt bei der Ausprägung von funktionellen Syndromen und der Auswirkung auf sie eine wesentliche Rolle. So kommt es in diesem Zusammenhang zu den Phänomenen der »Somatisierung« sowie – seltener – der »Psychologisierung« (Th. von Uexküll, 1988) d.h., das betroffene Individuum präsentiert sein Kranksein in der »Sprache« des ihm zur Verfügung stehenden Versorgungssystems, in unserer Kultur überwiegend derjenigen der somatisch orientierten biotechnischen Medizin sowie neuerdings zunehmend der Psychotherapie.

Die Zusammenhänge zwischen sozialen Umständen und erhaltener bzw. gestörter Gesundheit der beteiligten Individuen beschränken sich wie oben beschrieben nicht auf die Manifestationen der funktionellen Syndrome. Seit der klassischen Studie von Berkman und Syme (1979) zur Bedeutung sozialer Netze für die Sterblichkeit haben eine große Zahl weiterer sozialepidemiologischer Studien ein Ausmaß dieses Chancen- und Risikofaktors aufgezeigt, das sich höchstens mit demjenigen für den Gesundheitsfaktor Rauchen vergleichen läßt (House, 1989).

Unter Berücksichtigung der in Abschnitt »Gleichgewichte – Ungleichgewichte« beschriebenen Akzeleration der Veränderungen menschlicher Lebensbedingungen (s. Abb. 3-3) ist schließlich zu bedenken, daß sich auch die Perzeption und das Bewußtsein von Gesundheit bzw. ihrer Störungen in gleicher Weise dramatisch verändern. Während einige der wichtigsten Krankheits- und Todesursachen (mit Ausnahme der Krebssterblichkeit) in den Industriegesellschaften während der vergangenen 20–50 Jahre eine rückgängige Tendenz aufwiesen und die Lebenserwartung nochmals angestiegen ist, hat sich das gesundheitliche Befinden gegenläufig entwickelt. Es ist zwar methodisch schwierig, über einen Zeitraum von mehreren Jahrzehnten vergleichbare Daten zu gewinnen, einige nordamerikanische Studien lassen aber diesbezügliche Schlüsse zu.

So wurde im Rahmen von Befragungen größerer Bevölkerungsgruppen in den zwanziger Jahren im Mittel über 0,82 Episoden schwerer, akuter und behindernder Gesundheitsstörungen pro Person und Jahr berichtet; in einer vergleichbaren Untersuchung 60 Jahre später wurden 2,12 derartige Episoden angegeben. Auch bezüglich der Dauer dieser Episoden wurde im gleichen Zeitraum ein Anstieg von 16 auf 19 Tage festgestellt (Shorter, 1985).

Während des gleichen Zeitraums hat offenbar der Anteil von Personen abgenommen, die auf Befragung keinerlei Beeinträchtigung der Befindlichkeit angeben. Abgesehen von methodischen Problemen lassen derartige Erhebungen unterschiedliche Interpretationen zu. Generell ergibt sich jedoch die Annahme einer zunehmenden Empfindlichkeit gegenüber Befindlichkeitsstörungen bzw. einer Tendenz, derartige Störungen als Kranksein einzustufen. Einheitlich kommt eine derartige Tendenz zum Ausdruck in der zunehmenden Beanspruchung sämtlicher Gesundheitsdienste in denjenigen Industrieländern, in denen diese zur Verfügung stehen (Weltgesundheitsorganisation, 1983).

4.2 An die heutigen Umstände von Gesundheit, Kranksein und Krankheit angepaßte Gesundheitsdienste?

Die unter 4.1 beschriebene »Gesundheitsparadoxie« (Barsky, 1988), der historische Rückgang von akuten, lebensbedrohenden Zuständen bei gleichzeitiger Zunahme von chronischen und schwer faßbaren Befindlichkeitsstörungen wirft Fragen auf nach der Rolle der gleichzeitig vermehrt beanspruchten und kostspieligen Gesundheitsdienste.

Gesundheitsdienste spielen einerseits eine bedeutsame Rolle in dieser Evolution, und sie haben sich andererseits den sich daraus ergebenden Erwartungen und Anforderungen zu stellen. Die Interaktion zwischen der Natur des Angebotes der Gesundheitsdienste und der Art, in der sich das Gesundheitsbefinden der Bevölkerung ausdrückt, im Begriff der »Medikalisierung« zusammengefaßt, ist zu einem zentralen Gesundheits- und Gesundheitsversorgungsproblem geworden (von Ferber, 1989). Sie findet ihren Ausdruck in der Vermarktung der biotechnischen Angebote (inklusive der Erzeugung und Förderung entsprechender Bedürfnisse und Erwartungen) im Sinne eines sich selbst erhaltenden, ja positiv rückkoppelnden Prozesses. Ein gewisses Mißverhältnis zwischen diesem Angebot und den Erwartungen auf qualitativer Ebene kommt außerdem in der zunehmenden Beanspruchung von sog. alternativer Behandlungsmethoden zum Ausdruck, selbst dort, wo orthodoxe Verfahren in genügendem Ausmaß zur Verfügung stehen. Die Fortsetzung dieser Entwicklung ist mit ethischen, gesundheits- und finanzpolitischen Problemen verbunden. Ansätze einer entsprechenden Wende müssen auf konzeptioneller und struktureller Ebene sowie im Bereich von Bildung und Ausbildung von Angehörigen der Gesundheitsberufe und von »Laien« gesucht werden (Pauli, 1989, 1993b).

Die Einsicht in die dichte Vernetzung im Gesundheitsbereich zwischen biologischen, psychologischen, soziokulturellen und ökologischen Determinanten und Resultanten muß zu einer Ausweitung vor allem der professionell-fachspezifischen Denkweise auf diesem Gebiet führen (White, 1987). Niemand ist »Laie« bezüglich seiner Gesundheit. Im Bereich der Gesundheitsberufe wird Spezialisierung weiterhin als Dienstleistung, quasi Zulieferung an die Ebene der Grundversorgung, ihre Bedeutung beibehalten. Diese selbst muß, mit Ausnahme von Spezialsituationen, durch Generalisten mit einer interdisziplinären Ausbildung und Arbeitsweise erbracht werden (Pauli, 1993b). Vor allem die akademischen Ausbildungsinstitutionen im Gesundheitsbereich haben sich während einer vorwiegend technischen Entwicklung in Konglomerate von (super)-spezialistischen Fragmenten desintegriert. Eine Reintegration ist heute zu fordern. Analog zur Situation des Individuums bezüglich seiner in die Umgebung integrierten Gesundheit (s. Abb. 3-1) können sich Lernende in den Gesundheitsberufen nicht mit den heute etablierten medizinischen Fachinhalten begnügen. Sie sind vielmehr auf die Vermittlung derjenigen (einschließlich von »postmodernen« Konzepten abgeleiteter) Elemente in ihrer wissenschaftlichen Umgebung angewiesen, die sie zur Bewältigung ihrer Aufgabe benötigen, Gesundheit zu erhalten und Gesundheitsstörungen zu vermeiden oder zu behandeln. Lernende sind damit dem lebenden System vergleichbar, das Elementen seiner Umgebung Bedeutung erteilt und diese zur Lösung anstehender Probleme verwertet (s. Kapitel 1). Die neue Situation nach einem Paradigmenwechsel ist dann durch die neue wissenschaftliche Umgebung charakterisiert, die über den alten Paradigmenbereich hinausgeht. Diese Bereicherung durch zusätzliche wissenschaftliche Möglichkeiten, zusammen mit der neuen Freiheit, »benötigte« anstelle von »vorgeschriebenen« Elementen zu verwenden (d.h. »problemorientiert« anstelle von systematisch »fachorientiert« zu lernen) wird die Effizienz der medizinischen Diagnostik und Therapie dem Niveau der heutigen Anforderungen anpassen. Im speziellen sind hier nochmals die unter 2.1 beschriebenen »postmodernen« grundlagewissenschaftlichen Prinzipien zu nennen, die Foss und Rothenberg (1987) als »erklärende Strategien« bezeichnen: Selbstorganisation, interagierende Ebenen unterschiedlicher Komplexität, »Ordnung aus dem Chaos«. Der damit verbundene Aufwand einer Restrukturierung der heutigen Aus- und Weiterbildung wird enorm sein (Association of American Medical Colleges, 1984; World Federation of Medical Education, 1988; White, 1987; Pauli 1993b). Es sind auch beträchtliche Widerstände dagegen zu erwarten (Bloom, 1988). Die entsprechenden Ausbildungsmethoden und curricularen Programme dürfen aber heute als bewährt bezeichnet werden und stehen für eine mehr als experimentelle Umsetzung zur Verfügung (s.a. Kap. 4, »Die Ausbildung zum Arzt«).

Die interprofessionelle Kooperation im Gesundheitsbereich muß in einer sinnvollen Weise Berufsangehörige im Bereich der Pflege, der Physio- und Psychotherapie miteinbeziehen. In der heutigen Situation richtet sich diese Herausforderung vor allem an den ärztlichen Beruf, der im Bereich der Berufssoziologie geradezu zum Prototyp für die Begriffe »Expertise« und »Dominanz« geworden ist. In der medizinischen Wissenschaft müssen die heute noch marginalen sozial- und geisteswissenschaftlichen, die ökologischen, ökonomischen und ethnologischen als ebenso bedeutende Spezialitäten wie die biotechnischen mitintegriert werden (Pauli, 1983). Praktizierende Ärztinnen und Ärzte benötigen nicht weniger, sondern mehr Wissenschaft. Insbesondere muß die unerläßliche soziale Erfahrung, die der immer wieder zitierte »gute alte Hausarzt« im Rahmen einer vergleichsweise stabilen tradierten Gesellschaft handlungsimmanent aus direkter Anschauung erwerben konnte, zu einem beträchtlichen Anteil wissenschaftlich ergänzt werden (Eisenberg, 1988). Die medizinische Aus- und Weiterbildung (vgl. Kap. 4 und 5, »Fort- und Weiterbildung ...«) schließlich hat die Vermittlung entsprechender Inhalte und vor allem die Sozialisation der Ärzte in diesem Sinne zu gewährleisten. Studierende und Praktizierende in der Medizin müssen gezielt für die Teamarbeit ausgebildet werden. Die meisten medizinischen Fakultäten sind für diese Aufgabe denkbar ungeeignet. Sie werden die Grundausbildung zunehmend in die dezentralisierten Bereiche der extra-institutionellen, »gemeindeorientierten« Versorgung zu verlegen haben (Association for American Medical Colleges, 1984).

KAPITEL 4

Die Ausbildung zum Arzt

Wolfram Schüffel und Hannes G. Pauli

1 Vorbemerkung

Die medizinische Ausbildung wird von den Autoren als ein 6jähriger Entwicklungsprozeß verstanden, während dessen sich die Medizinstudierenden grundlegende berufliche Werte aneignen. In der Fachsprache wird dieser Prozeß als »sekundäre Sozialisation« bezeichnet. Die primäre Sozialisation ist der Erwerb derjenigen Werte, Kenntnisse und Fertigkeiten, die das Individuum zu einem Mitglied seiner Familie oder engsten Bezugsgruppe werden lassen.

Für die **sekundäre Sozialisation**, also hier die Arztwerdung, ist aus psychosomatischer Sicht die entscheidende Aufgabe, die krankheitsbezogene Orientierung einer übergeordneten personenbezogenen ärztlichen Vorgehensweise unter- bzw. einzuordnen. Dabei wird es sich um Erhalt und Gewinn von Gesundheit, erst an zweiter Stelle um den Kampf gegen Krankheit handeln. Unter Bezug auf Kapitel 1 und 3, insbesondere die dort dargestellten »Aufwärts- und Abwärtseffekte« in ihrer biographischen Zeitgestalt, geht es um die Vermittlung einer systemischen Perspektive während der Ausbildung des zukünftigen Arztes. Es geht um den Gewinn »einer Perspektive des Systems Gesundheit« (Pauli, 1988a). In der Alltagssprache formuliert fragen wir uns: Wie ermöglichen wir dem angehenden Arzt, demnächst bei jeder Konsultation fragen zu können: »Warum kommt **dieser Mensch** mit **diesem Leiden** zu **dieser Zeit** zu mir, also zu **diesem Arzt**?

Wir nehmen also an, daß die während der Ausbildung erworbenen oder die in den Ausbildungsabschnitt mitgebrachten und dann modifizierten Werte die spätere Tätigkeit des Arztes nachhaltig beeinflussen. Unsere Zielvorstellungen hinsichtlich der ärztlichen Ausbildung sind mit sieben grundsätzlichen Postulaten verbunden:

1. Die Ausbildung erfolgt am Patienten (Patienten-Orientierung).
2. Die Ausbildung ist nach realistischen Problemen der ärztlichen Praxis orientiert (Problem-Orientierung).
3. Studierende lernen in der Gruppe ihrer Mitstudierenden, d.h. die Ausbildung ist gruppenorientiert bzw. orientiert an den Möglichkeiten der Gleichaltrigen bzw. »peers« (Peer-Orientierung).

Weiterhin ist für eine Ausbildung im psychosomatischen Sinne wichtig:

4. daß sie sich an der Persönlichkeit des Auszubildenden orientiert (hier setzt der Gedanke der Supervision ein),
5. daß den Studierenden wachsend Verantwortung zugewiesen wird,
6. daß medizinisches Handeln immer im politischen Raum erfolgt (hier setzen Überlegungen ein, der Allgemeinmedizin gegenüber dem Spezialistentum mehr Gewicht zuzuweisen),
7. daß jede Ausbildung in ihrem Wesen als eine Entwicklung über die Zeit hin gesehen werden muß.

Auf diese sieben Gesichtspunkte und hiermit verbundene Wertvorstellungen wird in den Abschnitten 5 und 6 des Kapitels abschließend eingegangen.

2 Student und Studentin als Subjekte: Umgang mit Betroffenheit, mit dem Wunsch zu helfen und die Begegnung mit Vertretern des Gesundheitswesens

Die Studierenden sammeln im Laufe ihres 6jährigen Ausbildungsgangs eine große Zahl bewegender Erfahrungen, die sie zu verarbeiten suchen. Im Zentrum dieser Erfahrungen geht es um die Frage, inwieweit sie anderen helfen können und wie sie hierzu die notwendigen Hilfsmittel erhalten. Die Fragen sind zum Teil existentieller Natur und können die Studierenden zutiefst berühren. Sie müssen für sich angemessene Formen des Umgangs mit den Problemen entwickeln bzw. können angesichts dieser Aufgabe auch versagen und dekompensieren, um erst sekundär als fertige Ärzte Stabilität zu finden. Vertreter des Gesundheitswesens, d.h. primär die Dozenten und außerhalb der Universität tätige Ärzte übernehmen zum Teil entscheidende Leitbildfunktion.

3 Betroffenheit als unreflektierte emotionale Erfahrung

Bei vielen Medizinstudenten gibt es ein Schlüsselerlebnis für die Wahl des Berufs, das den Wunsch nach einem medizinischen und menschlichen Umgang mit Krankheit und Tod vermittelt. Entscheidende Erfahrungen während des Studiums sind dann Momente der Betroffenheit, wie etwa bei der Konfrontation mit der Leiche im Präpariersaal, mit Verstümmelten, mit Schwerkranken oder mit Sterbenden. Es sind auch die Erfahrungen, die die Studenten machen, wenn sie Professoren und Assistenz- bzw. Spitalärzte im Umgang mit ihren Kranken beobachten.

Mit seiner Betroffenheit bleibt aber der einzelne zumeist allein. Im Unterricht kommen Probleme dieser Art kaum zur Sprache. Dozenten und Pflegepersonal erwecken oft den Eindruck, es sei anstößig, Gefühle zu haben. So entsteht eine Atmosphäre, in der man auch mit den Mitstudierenden nicht über seine Erfahrungen sprechen kann. Zunehmend verfestigt sich eine Erwartungshaltung, Gefühle bei sich und bei anderen auszuklammern. Damit wird der Grund gelegt für die späteren Tendenzen der Studenten im klinischen Abschnitt, einen Befund »objektiv« zu erheben, ihn im Rahmen der klassischen Krankheitslehre überindividuell zu interpretieren und das gefundene Krankheitsbild für den gesamten kranken Menschen zu halten. Auf diese Weise werden die Studierenden vorbereitet, von der Behandlung des Herzinfarkts, des Asthma bronchiale etc. statt vor der Behandlung eines Kranken mit Infarkt oder Asthma bronchiale zu sprechen.

4 Einstellung als zentraler Begriff

In der Hochschuldidaktik wie in der Didaktik allgemein wird von drei Bereichen des Lernens gesprochen: dem kognitiven, dem psychomotorischen und dem einstellungsmäßigen Bereich. Unter kognitivem Lernen wird Aneignung von Wissen verstanden; zum psychomotorischen Lernen gehört der Erwerb von Untersuchungstechniken, anamnestischen Techniken, und schließlich so komplexe Fertigkeiten wie das Mitteilen einer lebensentscheidenden Diagnose. Unter einstellungsmäßigem affektiven Lernen sind Prozesse zu verstehen, die tief in unserer Persönlichkeit ablaufen, scheinbar verborgen sind und sich auf unsere zwischemenschliche Einstellung beziehen. Unter den allgemeinbildenden Veranstaltungen der Medizin wird einstellungsmäßiges und affektives Lernen bevorzugt in den Balintgruppen verfolgt (Balint, 1957).

Der schweizerische Erzieher und Sozialreformer Pestalozzi (1746–1827) sagte in einer sehr viel einfacheren Weise, wir lernten mit Hirn, Hand und Herz. Selbstverständlich sind die drei Lernbereiche eng miteinander verknüpft, doch lassen sie sich schwerpunktmäßig definieren. Für die hier wichtige Einstellung lautet eine weithin akzeptierte Definition (Rezler, 1973):

»Unter Einstellung versteht man eine relativ überdauernde Organisation von Überzeugungen, die sich auf ein Objekt, ein Subjekt oder ein Konzept beziehen. Sie veranlassen dessen Träger zu bevorzugten Handlungsweisen. – Einstellungen werden erlernt und sind anders als bloße Gedanken mit Emotionen verbunden. Eine Einstellung umfaßt drei Komponenten: a) ein kognitives oder Wissenselement; b) ein affektives oder gefühlmäßiges Element; und c) eine Neigung zum Handeln.«

Nachfolgend geht es um Einstellungen gegenüber dem Patienten sowie gegenüber Mitarbeitern, auf die der Arzt der heutigen spezialisierten Medizin mehr denn je angewiesen ist.

4.1 Hilfsbereitschaft gegenüber dem Patienten, die in Zynismus umschlägt?

In der Nachkriegszeit erwachte in den USA das Interesse an Fragen der Entwicklung zum Arzt. In der Mitte der 50er Jahre erschien eine Reihe heute noch äußerst aufschlußreicher Untersuchungen und Beobachtungen zur Sozialisation des Arztes (Becker und Geer, 1958; Merton et al., 1957; Fox 1957; Ham, 1956). Ihnen gemeinsam ist, daß sie die Medizinstudierenden in ihrer Betrachtungsweise als **Subjekte** sehen, d. h. nach den persönlichen Reaktionsweisen der Medizinstudierenden und deren Entwicklung fragen.

Unter den damaligen Forschern haben Eron und Mitarbeiter besonderes Interesse gefunden (1955, 1958). Sie beobachteten eine Veränderung des Umgangs von Medizinstudenten mit Patienten und ihren Problemen vom Beginn bis zum Abschluß, die sie als Entwicklung einer »zynischen« Einstellung bezeichneten. Eron und Mitarbeiter begründeten dies aufgrund eines manifesten Verhaltens. Der Betreffende bestreitet, zwischenmenschliches Interesse und Zuwendung spielten im Umgang zwischen Arzt und Patient eine Rolle, Items für Zynismus waren z. B.: »Die meisten lügen, wenn es um ihr Wohl geht.« – »Die meisten schließen aus Aspekten der Nützlichkeit Freundschaft.« – »Wenn du nicht für dich sorgst, keiner wird es sonst machen.«

Die Autoren untersuchten drei Einstellungen, nämlich Zynismus, Angst und Humanität. Verglichen wurden die Angehörigen der Eingangs- und Abgangsklassen von Yale. Sie faßten die Ergebnisse ihrer Untersuchungen dahingehend zusammen, daß sie mit zunehmender Ausbildungslänge einen Zusammenhang zwischen Zynismus und Angst vorfanden, der um so ausgeprägter war, je stärker die Angst war. Je höher der Zynismus war, um so geringer wurden humanitäre Werte eingestuft.

Nach ihren Berufswünschen gefragt, ergaben sich darüber hinaus zwischen den angehenden Vertretern der Fachgebiete Pädiatrie, Psychiatrie und Chirurgie interessante Unterschiede. Studierende, die Pädiater werden wollten zeigten weniger Zynismus – und wesentlich weniger Angstwerte als Studierende, die Psychiater werden wollten. Den Zynismuswerten der Wunschpsychiater lagen diejenigen der Wunschchirurgen nahe, während die Angstwerte der Wunschpsychiater diejenigen der Wunschchirurgen bei weitem überstiegen.

4.2 Weiterführende Untersuchungen zum Thema »Zynismus« und kritische Stellungnahmen

Diese Untersuchungen lösten lebhafte Diskussionen, zum Teil auch neue Untersuchungen aus. Hierunter findet sich eine der wenigen deutschsprachigen Sozialisationsarbeiten im Medizinbereich. Deren Autoren fanden die Ergebnisse von Eron und Mitarbeitern bestätigt (Beckmann et al., 1972). Sie stellten fest:

»Der durchschnittliche, zum Medizinstudium entschlossene Abiturient glaubt noch, daß er sich eher häufig Sorgen um andere Menschen mache, ... aber während des Medizinstudiums verschwinden diese fürsorglichen Empfindungen mehr und mehr, und am Ende stellt sich der Mediziner als jemand dar, der sich so selten wie niemand sonst unter den Studentengruppen sorgenvolle Gedanken um andere Menschen macht.«

In einer Übersichtsarbeit der Forschungsergebnisse aus dem nordamerikanischen Bereich zwischen 1970 und 1980 fand Rezler die Grundaussage der Ergebnisse von Eron dem Inhalt nach bestätigt (1982): »Mit fortschreitender Ausbildung bleiben der Bedarf nach Zuwendung zum Patienten niedrig, der Bedarf nach Autonomie, Erfolg und theoretischer Orientierung hoch, der Bedarf nach Dominanz, Durchhalten-Wollen verstärkt sich, und es nehmen Spontaneität, spielerisches Vermögen – allerdings auch Dogmatismus und Zwanghaftigkeit – ab.«

Die Abnahme von Dogmatismus und Zwanghaftigkeit kann dahin verstanden werden, daß Neigung zu routinemäßigem Verhalten gepaart mit einer gewissen Gleichgültigkeit zunehmen. Ein neues und liberales Curriculum ermöglicht zwar den Erhalt humanitärer Einstellungen, kann dennoch nicht die Entwicklung zynischer Komponenten verhindern (Weber, 1972). Auch die Teilnahme an einem Programm über Familienmedizin ändert die Entwicklung ebensowenig wie die Teilnahme an einem Seminar über den Einsatz für Patientenbedürfnisse (Canning et al., 1973).

Diese teilweise vor 30 und mehr Jahren gemachten Lehr- und Lernerfahrungen können unverändert auch heute gemacht werden; es wird von einer »mirror like familiarity of 30 year old accounts of medical student life« (Bloom und Speedling, 1989) gesprochen. Im gleichen Jahr wird auf deutscher Seite über ein »gespenstisches Déjà vu-Gefühl« (von Uexküll, 1989) angesichts hiesiger Ausbildungsverhältnisse im Vergleich zu denen der 60er und 70er Jahren berichtet. Es wird gesagt, »daß das Studium wieder mit Theorie überfüllt, immer noch ohne Praxisbezug, immer noch ohne Versuch einer Integration des Stoffes (sei) ...«.

Diese Veränderung in eine negative Richtung, und hier besonders bezogen auf Krebskranke, Sterbende, Abhängige, vollzieht sich zu Beginn der klinischen Erfahrungen (Baldigo et al., 1975; Johnson und Hoffman, 1980; Kutner, 1978). Es findet eine Anpassung ursprünglich liberaler Einstellungen an die konservativen der klinischen Lehrer statt (Coe et al., 1977). In dieser betrüblichen Situation läßt sich als einziger Lichtblick das Ergebnis ausmachen: Bei einem Vergleich unter Ärzten vier Jahre nach ihrer Approbation finden sich bei Berufsangehörigen mit sog. »hoher Interaktion« (z.B. Familienärzte) deutlich ge-

ringfügigere Anzeichen von Zynismus als bei Berufsangehörigen, die eine »niedrige Interaktionsrate« (z.B. Chirurgen) aufweisen (Reinhardt und Gray, 1972). Lediglich aus Großbritannien wird generell ein deutlich zu beobachtender Wandel in Richtung vermehrter Offenheit unter den Abgängern britischer »Medical Schools« berichtet. Er wird auf den Einfluß der psychosozialen Fächer und den der Allgemeinmedizin zurückgeführt (Crisp, 1984).

4.3 Das Verhalten zum Mitstudierenden und das Einüben von Kollegialität

Enge intra- wie interprofessionelle Zusammenarbeit ist im Gesundheitswesen unabdingbar. Gleichgültig, ob im Akutkrankenhaus auf der Station, in der Rehabilitationsklinik, in der Praxis des niedergelassenen Arztes, im Gesundheitsamt oder in einer Beratungsstelle etc. gearbeitet wird, immer geht es um die Zusammenarbeit mit den anderen. Selbst in Großbritannien, dem klassischen Land der Teamarbeit, wird über erhebliche intraprofessionelle Kooperationsschwierigkeiten berichtet (Rout und Rout, 1993): Juniorpartner finden, daß sie nicht mit Seniorpartnern diskutieren können; der Allgemeinarzt meint, daß es nichts bringt, Patienten und Verläufe mit dem Partner und mit anderen Mitgliedern des Gesundheitsteams besprechen zu können, etc.

Es scheint, daß diese Schwierigkeiten bereits während des Studiums aufweisbar sind. So wurde von deutschen Medizinstudenten gesagt, daß sie einander mißtrauten und miteinander wenig freundlich umgingen (Speirer und Weidelt, 1984). Selbst schätzten sie sich dagegen, wie die Autoren kommentieren, in einer »positiv-idealisierenden Tendenz« ein. Die Untersuchungen beruhten auf einer Befragung von 491 deutschen Medizinstudenten im Zeitraum der Sommersemester 1981 bis Wintersemester 1982/83. Gleiches wird aus den USA berichtet (Rezler, 1982):

»Die Mehrheit der Studenten ist nicht bereit, mit anderen Studenten aus den Bereichen der Pflege, verwandter Gesundheitszweige, Sozialarbeit zusammenzuarbeiten. Infolgedessen sind sie auch zu Beginn ihrer Praxis nicht darauf vorbereitet, mit Angehörigen des Gesundheitswesens zusammenzuarbeiten.«

Bereits früher wurde ebenfalls aus den USA berichtet (Canning et al., 1973): »Autoritäre, dogmatische und zynische Studenten finden sich nicht zur Familienmedizin.« Hier war nämlich gefunden worden, daß Vertreter der Familienmedizin Werte wie Freundschaft, Hilfsbereitschaft höher als internistische und chirurgische Assistenzärzte einschätzten (Collings und Roessler, 1975; Holtzmann et al., 1979; Plovnick, 1979; West und O'Donnel, 1982).

In eigenen Untersuchungen, d.h. im Rahmen der Arbeit mit Anamnesegruppen forderten wir die Studierenden auf, 25 Beziehungen aus dem professionellen, dem studentischen und dem privaten Bereich auf 25 Eigenschaften hin zu beurteilen (Schüffel et al., 1983a). Als Methode setzten wir den Repertory Grid (Kelly, 1955) ein, der mit Hilfe der Hauptkomponentenanalyse (Slater, 1977), d.h. faktorenanalytisch ausgewertet wurde und drei Hauptkomponenten (Hk I–III) (Egle, 1982a, b) erbrachte: Hk I = 50% Nähe/Ferne; Hk II = 20% Helfen/Ablehnen; Hk III = 10% Bindung/Bindungslosigkeit.

Zwischen Studienanfängern und höhersemestrigen Studenten ergaben sich unterschiedliche Einschätzungen. Studienanfänger wollten eine umfassende Hilfe leisten. Sie strebten eine Nähe zum Patienten an, die der Nähe zum Partner oder Freund gleich war oder diese sogar übertraf. In ihrer eigenen Beziehung zum Patienten grenzten sie sich deutlich von der real beobachteten Arzt-Patient-Beziehung ab, die sie geradezu als angst- und schreckenerregend ablehnten.

Höhersemestrige (4. klinisches Semester) hatten das Gefühl, dem Patienten nicht ausreichend zur Seite zu stehen. Sie spürten aber auch Abneigung gegenüber dem Patienten, fühlten sich entmutigt und eingeschüchtert. Sie meinten, sich gegenüber dem Patienten bestimmend verhalten zu müssen und dieses Verhalten auch ausbauen zu sollen. Erst in zweiter Linie kam es ihnen auf ein offeneres und einfühlsameres Verhalten an. Gleichzeitig spürten sie ein hohes Maß an Verpflichtung gegenüber dem Patienten.

Kontrastierend zu den Anfängern beruhte ihre Einschätzung der idealen Arzt-Patient-Beziehung weniger auf Vergleichen mit dem Privatbereich als auf solchen mit real beobachteten Arzt-Patient-Beziehungen. In einer widersprüchlichen Weise sahen sie aber diese realen Beziehungen weiterhin als wenig erstrebenswert an. Somit befanden sie sich in einem inneren Konflikt: Einerseits suchten sie Vorbilder, also Rollenträger, um deren Verhalten zu übernehmen; andererseits lehnten sie diese Vorbilder ab (Schüffel et al., 1983a). Von den 25 eingeschätzten Beziehungen wiesen die reziproken Beziehungspaare Arzt-Patient und Patient-Arzt die beiden größten Varianzanteile auf. Man könnte auch sagen, daß die Studierenden diese beiden Beziehungen als die kritischsten ansahen. Wir interpretierten diese Beobachtungen derart, daß wir sagen: Den Studenten geht es um gefühlsmäßige Zustände, die in der Realität einer medizinischen Fakultät praktisch nicht zum Gegenstand einer bewußt herbeigeführten Auseinandersetzung werden. Sie sind aber *vorhanden*, werden konflikthaft erlebt und beanspruchen dementsprechend die Aufmerksamkeit der Studenten.

4.4 Die Schutzbedürftigkeit der angehenden Ärzte

Die Untersuchungsergebnisse zum Umgang mit Patient und Kommilitone bzw. Arzt stimmen nachdenklich. Statt sie verurteilend oder moralisierend zu werten, müssen die Phänomene als Ergebnis langfristig ablaufender Prozesse gesehen und analysiert werden. Besonders der Begriff des Zynismus wird erst im Rahmen der ablaufenden Sozialisationsprozesse,

d.h. als Aufbau eines Schutzmechanismus verständlich.

Das englische Wort »cynicism« oder »cynic« wird im Oxford Dictionary folgendermaßen definiert (1976): »Ancient Greek philosopher of sect founded by Antisthenes, marked by ostentatious contempt for ease and pleasure; one who sarcastically doubts human sincerity and merit«. Für den Begriff »cynical« heißt es: »like a cynic, incredulous of human goodness; sneeking«. »Sneeking« ist mit »höhnisch, spöttisch« zu übersetzen (Cassel's, 1978).

Wir müssen fragen, worauf sich das Urteil »Zynismus« und »zynisches Verhalten« bezieht. Wenn wir es in Zusammenhang mit den ebenfalls durchgehend festgehaltenen Beobachtungen bringen, daß Medizinstudierende helfen wollen, ja geradezu von einem »Helfersyndrom« gesprochen wurde (Schmidtbauer, 1977), so bietet sich die Interpretation an, daß junge Medizinstudenten angesichts kaum vorstellbaren Leidens vor ihren eigenen Hilfsimpulsen Schutz suchen. Kämen sie ihnen nach, könnten sie sich überfordert fühlen, verausgaben oder auch ohnmächtigen Wutimpulsen über ihre Unmöglichkeit zu helfen ausgesetzt sein.

Es besteht Unsicherheit, inwieweit die geschilderten Einstellungsveränderungen überdauernder oder vorübergehender Natur sind (Bloom, 1980). So wird sowohl die Meinung geäußert, es handele sich um eine Anpassung an die Ausbildungssituation, als auch die, es handele sich um eine charakterliche Entwicklung im Sinne einer Panzerung gegen Gefühle.

Eine beträchtliche Gruppe unter den Sozialisationsforschern sieht in diesen Ergebnissen den Niederschlag überdauernder Veränderungen. Sie interpretieren die Befunde als eine Entwicklung weg vom Idealismus des Anfängers und dessen Bestreben zu helfen, hin zu einem distanzierenden Behandeln, das von der Person des Patienten absieht und überindividuell festgelegte Eingriffe entsprechend dem Kanon medizinischer Diagnostik und Therapie vornimmt (Eron, 1955, 1958; Christie und Merton, 1958; Gordon und Mensh, 1962).

Begleitend hierzu wurde ein kognitiv definierter Entwicklungsprozeß beschrieben, der als »detached concern« bezeichnet wurde (Fox, 1957). Mit »detached concern« ist gemeint, daß vom Arzt ein sorgfältiges Abwägen der zur Verfügung stehenden Mittel und ein Absehen vom eigenen Gefühl erwartet wird.

Mit der obigen Formulierung »vorübergehender Natur«, die von einer anderen Gruppe von Sozialisationsforschern vertreten wird, ist gemeint, daß die Studenten zunächst wenig ausdifferenzierte Erwartungen von der Rolle des Arztes haben bzw. sie in Verhaltensweisen umsetzen können (Becker und Geer, 1958; Nathamson, 1958). Die angehenden Ärzte werden sich, so die Hypothese, dem Dozenten-Arzt zunächst anpassen und erst allmählich, gewöhnlich nach dem Abschluß des Studiums, in ihren eigenen Stil hineinfinden. Das einstellungsmäßige Lernen wird hier als ein voranschreitender Reifungs- bzw. Anpassungsprozeß und nicht wie im Falle der ersten Interpretation als ein Prägungsprozeß interpretiert.

Die Kontroverse setzt sich über drei Jahrzehnte Sozialisationsforschung fort und ist auch bei der Diskussion der Ergebnisse zu verfolgen, die Shuval aufgrund ihrer Beobachtungen an Medizinstudenten vom ersten bis sechsten Jahrgang der Universitäten von Tel Aviv und Jerusalem vorlegte (1980). Sie stellte als eines ihrer wesentlichen Ergebnisse fest, daß mit zunehmender Studiendauer der Konsensus der Studierenden hinsichtlich personen-, status- und wissenschaftsbezogener Rollenkomponenten des Arztes abnimmt. Ein Tiefpunkt wird mit dem Abschluß des Studiums erreicht.

Es ist anzunehmen, daß es je nach Entwicklungsfähigkeit des einzelnen Studenten zu vorübergehenden oder überdauernden Persönlichkeitsentwicklungen während des Medizinstudiums kommt. Es wird wesentlich von der Art der Belastung und der Art des angebotenen Lösungsverhaltens abhängen, auf welche Reaktionsweisen und schließlich Einstellungen der Student und beginnende Arzt zurückgreifen wird.

Eine ähnliche Auffassungsweise von der Beeinflußbarkeit ärztlicher Einstellungen vertrat Balint, der annahm, daß praktische Ärzte zunächst Verhaltensweisen verlernen müssen, ehe sie neue Verhaltensweisen einüben können (1957).

Andererseits klagte Balint nach Mitteilung seiner Witwe Enid darüber, wie seine Methode an der Universität nicht Fuß fassen könne, da zwischen ihm und den Studierenden immer der Professor stünde. Er meinte hiermit, daß die von ihm vertretenen affektiven Lerninhalte nicht in den Kanon der Grundwerte der »Medical School« hineinpassen.

Aus diesen Beobachtungen muß folgendes geschlossen werden: Studierende lernen der Not folgend, eigene Impulse zur selbständigen Beziehungsentwicklung zu unterdrücken. Sie müssen hierbei persönliche Bedürfnisse überspielen. Sie sind dann einem Anpassungdruck ausgeliefert, dessen Folgen skizziert werden sollen.

5 Zwei Seiten derselben Medaille: »strong service ethic« und die Häufung von Psychopathologie unter Ärzten

Die Zahl psychosomatischer Zusammenbrüche unter Studierenden und Ärzten scheint erheblich zu sein. So wird in den USA angenommen, daß zumindest 10–25% der Medizinstudenten auf ärztliche oder psychotherapeutische Hilfe zurückgreifen müssen (Nadelson et al., 1983). Sie sehen ihre Umgebung als »fordernd und bedrohlich«, sehen sich in einem »Krieg mit der Fakultät«. Die Probleme werden als Trennungsängste, homosexuelle Ängste, Depressionen, Depersonalisation und Versagensängste beschrieben. Die Dunkelziffern der Dekompensationen bzw. Erkrankungen sind ausgesprochen groß, da

anscheinend informelle Hilfsmöglichkeiten für diese Population zur Verfügung stehen.

Wie sieht die Situation nach der Approbation aus? Wiederum nordamerikanischen Erhebungen zufolge, die in Ermangelung deutschsprachiger Erhebungen herangezogen werden müssen, findet sich unter Ärzten ein hohes Maß an Psychopathologie.

Die quantitativen wie qualitativen Hauptprobleme sind: Medikamenten- und Alkoholabhängigkeit, Depressionen und Eheprobleme. Etwa 7–8% aller nordamerikanischen Ärzte sind Alkoholiker oder werden sich hierzu entwickeln; die Suizidrate ist unter Ärzten (und Sozialarbeitern) zweimal höher als in der Normalbevölkerung. In der Gruppe der 25–39jährigen stellen Suizide 26% aller Todesfälle dar (sämtlich nach Nadelson et al., 1983). Man hat in den USA davon gesprochen, daß ein ganzer Jahrgang einer »Medical School« des Landes rein rechnerisch dafür eingesetzt werden muß, die jährlich durch Suizid aus dem Leben geschiedenen Ärzte zu ersetzen.

Interpretiert man die überdurchschnittlichen Dekompensationen unter Studenten und Ärzten, so ist die wahrscheinlichste Erklärung, daß sie einerseits hohe Anforderungen an sich stellen, bzw. diese auch realiter da sind, und daß sie sich gleichzeitig überfordert fühlen und einen zwischenmenschlichen Rückhalt vermissen. Der Sozialisationsprozeß der Medizinstudenten und jungen Ärzte vollzieht sich offentsichtlich unter größtem Druck. Die resultierenden Verhaltensweisen schwanken dann häufig zwischen zwei Extremen. Das eine Extrem wird repräsentiert durch höchstes professionelles Leistungsvermögen, im Angelsächsischen als »strong service ethic« bezeichnet. Das andere Extem ist die Folge der professionellen Verausgabung in Form von Dekompensation und schwersten psychosomatischen Erkrankungen.

In einer vornehmlich männlich dominierten Berufswelt der Medizin haben die Frauen besonders zu leiden. Eine Studentin sagt: »Im Studium trifft man fast so viele Frauen wie Männer; nachher im Krankenhaus merkt man, daß es plötzlich viel weniger Frauen gibt, daß es anders geworden ist.«

6 Sozialisierende Kräfte: Patient, Arzt, Studierende und Mitarbeiter (patient, physician, peer and personnel)

Um die beoachteten Phänomene der Sozialisation zu erklären, untersucht die Sozialforschung sog. sozialisierende Kräfte (»socializing agents«). Entscheidende sozialisierende Kräfte sind für die Medizinstudenten der Patient, der Arzt-Dozent, der Kommilitone und das Krankenhauspersonal.

Man nimmt an, daß sie eine Entwicklung der Studenten beeinflussen, die sich durch die Bereitschaft ausdrückt, entweder stärker zur Ausübung der studentischen oder stärker zur Ausübung der ärztlichen Rolle zu tendieren. Je stärker die Bereitschaft der Fakultät, so die Annahme, den Studenten Verantwortung zuzutrauen, um so mehr werden diese zur Übernahme der Arztrolle tendieren. Je stärker aber inaktivierende Tendenzen in der Fakultät zu finden sind, um so mehr werden sie in einer studentischen Rolle verharren.

6.1 Der überfordernde Patient

Mit Hilfe der erwähnten Grid-Untersuchungen konnte in unserer Arbeitsgruppe nachgewiesen werden, daß besonders die höhersemestrigen Studenten den Patienten regelmäßig überaus ambivalent einschätzen (Egle, 1982). Sie verspüren dem Patienten gegenüber geradezu Abneigung, sie haben das Gefühl sich nicht genügend für ihn einzusetzen, fühlen sich entmutigt und auch eingeschüchtert. Gleichzeitig streben sie an, ihrer Verpflichtung gegenüber dem Patienten in einem stärkeren Maße als bisher nachzukommen. Kurz: Der Patient wird als überfordernd empfunden.

Studenten geht es immer wieder darum, Patienten umfassend helfen zu können. Dieser Anspruch auf Hilfeleistung wird zunächst in einer Weise empfunden, die als nahezu total zu bezeichnen ist. Die Studenten fühlen sich gedrängt – oft sogar wider besseres Wissen – technisch möglichst perfekte Problemlösungen zu suchen. Dies manifestiert sich u.a. in einer distanzierend-technisch-orientierten Sprache, die mit wachsender Semesterzahl zunimmt.

Entsprechende Phänomene machen sich bereits in der kurzen Zeit zwischen Anfang und Ende des klinischen Untersuchungskurses im 5. Semester bemerkbar. Während am Anfang die Situation des Patienten etwa folgendermaßen geschildert wird: »Der Patient schwitzte und erschien mir ängstlich; er preßte seine Hand auf die linke Brusthälfte und wies auf Schmerzen in dieser Region hin, die in den linken Arm ausstrahlten«, so kann es bereits 8–10 Wochen später heißen: »Der Patient war kollapsig, klagte über substernale Schmerzen; im EKG fand sich eine ST-Senkung«.

6.2 Der distanzierende und abgelehnte Arzt-Dozent

In vielfältigen patienten- und kliniknah geführten Diskussionen wird vom ärztlichen Dozenten erwartet, daß er rezeptartig Hilfen verschreibt. In der Tat ist ja die Klinik, aber auch die Praxis an Rezeptverschreibungen orientiert. Die Studenten sehen aber sehr schnell, daß derartige Rezepturen nur in einem marginalen Bereich der multimorbiden Krankheitssituation helfen. Sie beobachten die krankheitsauslösenden und -unterhaltenden psychosozialen Faktoren und sehen gleichzeitig, daß auf diese nur am Rand eingegangen wird. Sie äußern entsprechende Kritik oder behalten sie in Vorwegnahme einer Zurückweisung für sich. Es kommt in der Folge zu einer Störung der Kommunikation zwischen Studierenden und Fakultät, besonders ausgeprägt im klinischen Bereich.

Bloom (1973) beschreibt in seinen minutiösen Darstellungen eindrucksvoll, wie in einer nordamerikanischen »Medical Faculty«, die stellvertretend für »Medical Schools« allgemein gesehen wird, heftige und teilweise irrationale, aggressiv-hostile Spannungen zwischen Studentenschaft und Dozentenschaft bestehen.

In unseren eigenen Untersuchungen fanden wir, daß Studierende verschiedenster Semester den Arzt fast ausnahmslos in einer derart negativen Form einschätzten, daß er geradezu als Repräsentant eines **Antimodells** ärztlicher Tätigkeit wahrgenommen wurde (Schüffel, 1979; Schüffel et al., 1979). Wir hatten bei der Darstellung dieser Ergebnisse die Formulierung eines »training in anger« geprägt, um hiermit zweierlei auszudrücken: Die Ausbildung vollzieht sich in einem Feld des Ärgers, und sie vermittelt gleichzeitig Fähigkeiten zu mannigfaltiger, zum Teil sublimer Äußerung von Ärger.

Bloom weist darauf hin, daß Studenten widersprüchliche Erwartungen seitens der Fakultät wahrnehmen. Es resultiert hieraus Unsicherheit und nachfolgend Angst: der einzelne Student verhält sich nach dem Motto »nicht auffallen« (don't make waves). Dabei werden Dozenten als uninteressiert am Schicksal des Studenten empfunden. Selbst bei den für deutsche Verhältnisse geringen Studentenzahlen einer nordamerikanischen Fakultät kommt die Vermutung auf, unbekannt geblieben zu sein. Wachsend werden die Fakultätsvertreter als Vertreter einer Mühle, eines »tough grind« empfunden; die negativen Gefühle ihnen gegenüber erreichen den Höhepunkt vor dem Schlußexamen. Während die vorklinischen Fakultätsmitglieder die Studenten als zu klagend, zu ängstlich und zu angespannt, zu unsauber (!) und unhöflich empfinden, beurteilen die klinischen Fakultätsmitglieder die Studenten in erster Linie als unreif, bar jedes Idealismus, aber auch als nicht (!) zynisch. Bloom faßt zusammen (1973, S. 136):

- Die Fakultät findet, daß ihre Vorstellungen und Werte und diejenigen der Studierenden unvereinbar sind (»basically opposed«).
- Studentenwerte sieht die Fakultät als durch »praktische«, d.h. letztlich lust-orientierte Motive bestimmt, während sie ihre eigenen als »humanistisch-akademisch« beurteilt.
- Vollzeitfakultätsmitglieder, klinisch wie vorklinisch, nehmen die schärfsten Beurteilungen der Studenten vor; der weitere Kreis der klinischen Fakultät[1] neigt eher dazu, mit den Studenten gemeinsame grundlegende Wertvorstellungen und Motive zu haben.

6.3 Der zurückweisende und dennoch geschätzte Kommilitone: »peer learning«

Wir müssen fragen, wie unter derart schwierigen Ausbildungsbedingungen zumindest ein Teil der Stu-

---

[1] Hierunter sind zu verstehen: an nichtuniversitären Einrichtungen praktizierende Ärzte und Lehrbeauftragte (Blooms Buch ist ein Standardbuch im Bereich medizinischer Sozialisation und eine wahre Fundgrube für Informationen und weiterführende Fragen).

dentenschaft Wertvorstellungen im Sinne einer personenbezogenen Medizin erhält und weiterentwickelt.

Es scheint, daß dem »peer learning«, also dem Lernen durch und mit Gleichgestellten, im Bereich des einstellungsmäßigen Lernens eine große Bedeutung zukommt. Daher zunächst einige Anmerkungen zu dieser Form des Lernens im Medizinstudium. Miller, einer der prominentesten nordamerikanischen medizinischen Ausbildungsforscher der älteren Generation weist darauf hin, daß die Möglichkeiten des »peer learning« innerhalb der medizinischen Ausbildung nicht im mindesten berücksichtigt sind (1974). Dem stimmt Shuval sinngemäß zu und entwickelt weiterführende Gedanken (1980). Sie weist auf die in diesem Abschnitt eingangs erwähnten vier sozialisierenden Kräfte (»agents«) hin, nämlich Patient, Arzt, Kommilitone und Krankenhauspersonal. Sie weist dem »fellow student« eine bedeutsame sozialisierende Funktion zu. Diese Funktion erscheint uns auf dessen Peer-Eigenschaften beruhend. Daher wurde vorgeschlagen, von den vier sozialisierenden »P's« der Medizinstudierenden zu sprechen (Schüffel, 1983a).

Shuval führt zur Peer-Funktion der Medizinstudierenden aus: »Die Rolle des peer ist ebenso bedeutsam oder, in mancherlei Hinsicht, bedeutsamer als die des offiziellen ärztlichen Ausbilders. Die lange kollektive Gruppenexistenz und deren intimer Stil kritischer Beurteilung ihrer Mitglieder sensibilisieren das Individuum gegenüber Gruppennormen wie gegenüber Reaktionen auf sein Verhalten. Auch wenn Studenten in professionelle Rollen schlüpfen wollen, die Spielregeln begrenzen die Geschwindigkeit und Vollständigkeit, mit der eine Rollenübernahme erwartet werden kann. Es gibt sehr gut bekannte und zu beachtende Fahrpläne. Die Geschwindigkeit wird kontrolliert durch soziale Kontrollmechanismen wie Herablassung, Scham, Wertschätzung und Ironie« (Shuval, 1980, S. 165f).

6.4 Anamnesegruppen und »peer learning«

Dem deutschen medizinischen Ausbildungswesen ist die von Shuval beschriebene »lange kollektive Gruppenexistenz« fremd. Mir selber (Anmerkung des Autors) wurde sie als Student während Famulaturen in Großbritannien vertraut. Während meiner Arbeit in der Abteilung für Innere Medizin und Psychosomatik im Zentrum für Innere Medizin der Universität Ulm konnte ich auf Elemente dieser Gruppenarbeit zurückgreifen und die auf meiner Station praktizierenden Studenten ermutigen, die Anamnese in der von Engel entwickelten und von Adler bearbeiteten Form zu erheben. Die Studenten erhielten ferner die Möglichkeit, Prozeß und Verlauf der Anamneseerhebung ausgiebig zu diskutieren. Auf dieser Weise entstanden die heute bekannten Anamnesegruppen (Schüffel et al., 1983). Zentraler Punkt der in ihr ablaufenden Arbeit ist das »peer learning«. Studenten treffen sich einmal pro Woche in Gruppen von etwa 10 Personen aus Vorklinik und Klinik, männlichen wie weiblichen Geschlechts, um mit zwei studentischen Tutoren das ärztliche Erstgespräch, die Anamnese mit einem Patienten zu üben.

Die Gruppe bleibt für zwei Semester zusammen. Die Tutoren nehmen an einem Tutorentraining teil und erhalten regelmäßig Supervision.

Bei unseren Untersuchungen zum »peer learning« in Anamnesegruppen fanden wir, daß sich die Kommilitonen anfangs untereinander ausgesprochen distanziert einschätzen (Schüffel, 1983a). In den von uns identifizierten drei Hauptkomponenten eines Wertsystems von Studenten zur Beurteilung ihrer Ausbildungssituation fanden wir im Hinblick auf die Einschätzung des Kommilitonen erhebliche Veränderungen. Während der Kommilitone bei einer Einschätzung der Beziehung selbst/Kommilitone bzw. reziprok Kommilitone/selbst zunächst als fernstehend gesehen wurde – d.h. der Gegensatz von Solidarität –, war er zum Schluß der Gruppenarbeit außerordentlich nahe gerückt. In der Beziehung zu Patienten wurde parallel hierzu eine geringere Hilfsbedürftigkeit und eine größere Bindungsfähigkeit im Sinne einer Zunahme der Solidarität mit dem Patienten wahrgenommen.

Diese Veränderungen wurden nach einem Jahr Gruppenarbeit in Anamnesegruppen beobachtet. Gleichzeitig konnte ein psychomotorischer, also verhaltensmäßiger Lernzuwachs verzeichnet werden: Zum Schluß der Gruppenarbeit wiesen die Gruppenmitglieder eine erhebliche Verbesserung in ihrer Fertigkeit auf, Anamnesen zu erheben (Buchinger und Schüffel, 1983).

An Anamnesegruppen beteiligen sich im günstigsten Fall nicht mehr als 5% des Semesters an einer medizinischen Fakultät. Sie können daher lediglich Anregungen bieten, in welcher Weise die sozialisierenden Kräfte im deutschen Curriculum, insbesondere die »Peer«-Kräfte zur Wirkung kommen könnten. Statt der angelsächsischen vier P's hat man in der Bundesrepublik Deutschland derzeit bestenfalls drei Einflußgrößen: **I**nstitut für Medizinische Prüfungsfragen, den **Ko**mmilitonen und den in **Ne**bel gerückten Patienten, die Anfangsbuchstaben in der Merkformel »IKONE« zusammengefaßt. Die IKONE steht als Sinnbild für die Starre dessen, was eigentlich lebende Medizin sein sollte.

7 Versuche zur psychodynamischen Erklärung

Mit der Benennung sozialisierender Kräfte gelingt es, Einflußgrößen während der Ausbildung zum Arzt zu beschreiben. Dieses Konzept kommt dann an die Grenze seiner Aussagemöglichkeit, wenn gefragt wird, welche Kräfte beim einzelnen Studenten darüber entscheiden, wie die genannten sozialisierenden Kräfte ihre Wirkung entfalten. Psychodynamischorientierte Überlegungen können hier weiterführen: Es wird davon ausgegangen, daß die Studenten in ununterbrochener Reihenfolge Momente der Betroffenheit, also besonderen Belastungen ausgesetzt sind, welche der innerpsychischen Bearbeitung bedürfen. Es scheint möglich, bei dieser Bearbeitung regelhaft auftretende Abschnitte zu unterscheiden.

7.1 Zur Bewahrung des Selbstkonzepts

Kahn und Mitarbeiter haben vorgeschlagen, die in einzelnen Studienabschnitten ablaufenden und durch eine Belastung ausgelösten intrapsychischen Bearbeitungsprozesse als das Bemühen des Individuums zu verstehen, sein Konzept vom eigenen Selbst zu erhalten (1981). Unter dem Selbst wird die ganze Person verstanden, somatisch wie psychisch, bewußt wie unbewußt mitsamt ihren Entwicklungsmöglichkeiten. Das Selbst steht in einer ständigen Interaktion mit seiner Umwelt. Diese Interaktion wird wesentlich dadurch bestimmt, daß das Individuum sein Selbstwertgefühl erhalten möchte. Kahn und Mitarbeiter beobachteten bei Studenten, die zu Beginn der klinischen Ausbildung an einem Untersuchungskurs teilnahmen, folgende vier Abschnitte:
– Die Studenten waren verwirrt *(confusion)*.
– Die Studenten leugneten eine Bedrohung ihres Selbstkonzepts *(denial)*.
– Die Studenten äußerten Ärger und versanken gleichzeitig in Depression *(anger, depression)*.
– Die Studenten lernten Problemlösungen oder Reintegration des Selbstkonzepts durch neue Verhaltensstrategien *(resolution or reintegration)*.
Kahn und Mitarbeiter zogen das mehrstufige Modell von Kübler-Ross heran, das beim Krebs- und Sterbenskranken die klinischen Phänomene der initialen Ablehnung und des allmählichen Annehmens der Diagnose erklärt. Ausgangspunkt der Überlegung war, daß die bisherige Sicht des Selbst nicht mehr aufrechterhalten werden kann (s. a. Kap. 88, »Zum Umgang mit unheilbar Kranken«).

7.2 Zur Entwicklung des Selbstkonzepts im Rahmen einer »Lernspirale der Sozialisation«

Bei Studierenden einer Anamnesegruppe wurde eine siebenphasige Entwicklung beschrieben, die zu einem erweiterten Verständnis persönlichen und professionellen Verhaltens führte (Krejci, 1983):
1. Die Studenten stießen auf tabuisierte Bereiche und fühlten sich gehemmt;
2. sie verbündeten sich mit der Abwehr der Patienten, d. h. sie wollten wie diese auch die Konflikte nicht sehen;
3. sie konnten sich selbst und ihre eigenen Reaktionen kaum wahrnehmen;
4. sie konnten nur mit Schwierigkeiten zwischen Hypothese und Realität unterscheiden, d. h. »Bedeutungserteilung« und »Überprüfung« der Bedeutungserteilung im Situationskreis (s. a. Kap. 1 und 3) war erschwert;
5. sie erlebten Selbsterfahrung als Selbstkonfrontation;
6. sie hatten Angst, den Patienten auszunutzen;
7. sie mußten sich zwischen patientenbezogener und gruppenbezogener Selbsterfahrung entscheiden.

Den Mitgliedern der Anamnesegruppe wurde nach Abschluß ihrer Arbeit nahegelegt, ihre Erfahrung jüngeren Studenten weiterzuvermitteln. Sie wurden damit zu Tutoren neuzubildender Anamnesegruppen. In einer Art neuer **Lernspirale der Sozialisierung** arbeiteten die Mitglieder dieser Gruppe ca. eineinhalb Jahre zusammen. Wiederum war Krejci in der Lage, sieben Abschnitte der Gruppenarbeit studentischer Tutoren von Anamnesegruppen zu benennen:
1. Die Tutoren waren in der Anamnesegruppe mit Protest konfrontiert;
2. sie erkannten die Kollision der Interessen einer beziehungsorientierten mit denjenigen einer organorientierten Medizin;
3. sie erkannten die Kollision ihrer eigenen Probleme mit denen der Patienten;
4. sie führten eine innere Auseinandersetzung, bis sie ihre Position als Gruppenleiter akzeptieren konnten;
5. sie wurden in ihrer Autorität als Gruppenleiter in Frage gestellt;
6. sie erkannten, daß Solidarität innerhalb des Selbsthilfekonzepts erforderlich ist, um unrealistisch überhöhte Erwartungen abarbeiten zu können;
7. sie erkannten und anerkannten bisher als selbstverständlich angenommene Gruppenbeziehungen.

Krejci ging von der Überlegung aus, daß die »Verlagerung des Interesses« von einer organbezogenen zu einer personenbezogenen Medizin »eine tiefgreifende Veränderung in dem Rollenverständnis des Arztes« zur Folge hat (1983, S. 190). Obwohl die Lernsituation und teilweise die konzeptionellen Orientierungen unterschiedlich sind, scheinen dennoch Entsprechungen zwischen den Ergebnissen der Arbeiten von Kahn und Krejci aufzeigbar. Krejci legt größeres Gewicht auf die Beschreibung der Lerninhalte, Kahn betont stärker die Abwehrmechanismen bzw. die Bewältigungsformen. Wesentlich erscheint an diesen Ergebnissen, daß regelhaft auftretende Entwicklungsphasen der Sozialisation beschreibbar sind, die mögliche Stationen auf dem Wege zu einer personenzentrierten Medizin darstellen.

Krejci liefert Anregungen, sich nacheinandergeschaltete Entwicklungsphasen vorzustellen, in denen die Studenten zwei Integrationsebenen unterschiedlicher Komplexität durchlaufen. Er beginnt mit einer **biologisch-spezialistisch orientierten** Ausbildungswelt. Inselartig führt er während seiner Arbeit in der Anamnesegruppe psychosoziale Gesichtspunkte in seine Konzepte ein, die sich in eine **personenbezogene, systemische** Richtung zu entwickeln beginnen. Auf der zweiten Integrationsebene und jetzt stärker auf den Ausbildungsplatz bezogen fragen sich die Studenten und Tutoren, wie eine personenbezogene und systemische Ausbildung, und die entsprechenden medizinischen Versorgungsansätze zu realisieren sind. Die Gedankengänge sind nicht zu verfolgen, wenn die gesellschaftliche Realität und erkenntnistheoretische Einsichten außer acht gelassen werden. Dies soll im folgenden betrachtet werden.

8 Paradigmenwechsel in der Medizin, eine integrierte Medizin, Strukturen der alten Paradigmen und neue Zielsetzungen

Eindeutig ist festzustellen, daß »... die medizinische Ausbildung nicht mehr in der Lage ist, den Wandel der wissenschaftlichen, technischen und gesellschaftlichen Verhältnisse sowie die vielfältigen Erwartungen an den Arzt adäquat in das Studium zu integrieren«. Diese Formulierung stammt vom Wissenschaftsrat und ist in den Leitlinien zur Reform des Medizinstudiums enthalten (Wissenschaftsrat, 1992).

Ausdrücklich spricht der Wissenschaftsrat von einem »Paradigmenwechsel« in der Ausbildung der Ärzte. Er verweist darauf, daß wesentliche Strukturmerkmale der derzeit geltenden Approbationsordnung bereits in der ersten reichseinheitlichen Prüfungsordnung aus dem Jahr 1883 enthalten sind. Es wird hervorgehoben, daß die weiterhin gültige Zweiteilung des Medizinstudiums in Klinik und Vorklinik bereits 1861 in Preußen entworfen wurde.

Der Paradigmenwechsel beinhaltet, daß die Medizin von ihrer biologistisch-mechanistischen Selbstbeschränkung Abstand nimmt und eine Art »Bild der Zukunft« entwirft (Robert-Bosch-Stifung, 1989). In diesem Arztbild der Zukunft nimmt der Allgemeinarzt eine zentrale Position ein. Er ist »eher Betreuer als Behandler«. Es wird auf die erschreckende Tatsache verwiesen, daß in unserem Gesundheitswesen Befinden nicht auftauchen kann, weil es nach dem ICD nicht erfaßt wird (= International Classification of Diseases: für die westliche Medizin verbindliche Auflistung von Krankheitsdiagnosen).

Dezidiert wird festgestellt: »Ausbildung ist Sozialisation«. Ein neues Medizincurriculum kann nicht in der Neuorganisation von Lehrveranstaltungen zum ausschließlichen Transfer von Wissen und Fertigkeiten verstanden werden, es ist »vielmehr als ein Erziehungsmodell aufzufassen, ...«.

8.1 Paradigmenwechsel in der Medizin: wissenschaftstheoretische Überlegungen

a) Der »Gegenstand« der Medizin hat seit der Aufklärung und vor allem seit dem frühen 19. Jahrhundert eine tiefgreifende Wandlung erfahren im Sinne einer »Biomechanik« (Interpretation lebender Systeme als »Maschine«) – und erfährt sie heute erneut als grundsätzliche Erweiterung dieser übermächtig gewordenen historischen Sichtweise (Pauli et al., 1992).

b) Lernen, Verhalten und Erfahrung im Studium bedürfen einer dem einzelnen Fachbereich übergeordneten für die curriculäre Organisation verantwortlichen Instanz. Deren Reflexion durch die Studenten selbst ist explizit in die Curriculumplanung zu integrieren (Pauli et al., 1993).

c) Aspekte a) und b) stehen miteinander im Zusammenhang. Mit anderen Worten, eine erneuerte Sicht des Gegenstandes »Mensch in seiner Umgebung« setzt neue Lernformen und neue Lernumgebungen voraus und umgekehrt.

Vielleicht haben so viele Ansätze zu einer Reform des Medizinstudiums Schiffbruch erlitten, weil diese notwendige Verknüpfung bis heute kaum irgendwo vollzogen worden ist: Reformierte Studiengänge haben neue Lernsituationen, aber keine neue Sicht des Humansystems angeboten.

Die Vermittlung einer systemisch-semiotischen Sicht der Humanmedizin

Die Lehre hat vom System »Lebewesen in seiner Umgebung«, bzw. »Mensch in seiner materiellen und soziokulturellen Umgebung« auszugehen. Wir verweisen dazu auf die Kapitel 1, »Wissenschaftstheorie: ...«, und 3, »Gesundheit und Krankheit ...«, und erinnern daran, daß Lebewesen überleben oder gesund sind/bleiben, indem sie neben der inneren Regulation den für Leben und Gesundheit benötigten Elementen in ihrer Umgebung die ensprechende Bedeutung erteilen und diese Bedeutung folgerichtig verwerten (siehe »Modell des Funktionskreises«). Beim Menschen ist diese Erteilung und Verwertung von Bedeutung erweitert und potenziert durch seine im Neocortex verankerten Fähigkeiten (Bedeutungserprobung mittels Erfahrung und Phantasie, sowie Probehandlungen; siehe Kap. 1, »Situationskreis«). Die zirkulären Interaktionen in diesem Bedeutungskontext sind als semiotische oder informatorische Prozesse [2] zu verstehen (s.a. Kap. 1).

Im traditionellen fachorientierten Unterricht kann diese für die Medizin grundlegende Einsicht (wenn überhaupt) höchstens in Form einer Zusatzlehre Aufnahme finden, denn im Zentrum steht die Summe aller in den einzelnen Fachbereichen vermittelten Inhalte. Da sich die letzten traditionellerweise im wesentlichen auf Kenntnisse beschränken, kann dies folgendermaßen ausgedrückt werden: vermittelte Kenntnisse = K (Fach 1) + K (Fach 2) + ...K (Fach 50).

Dieses summative Verfahren (unter der Annahme, daß 50 Fachbereiche für die ärztliche Ausbildung verantwortlich sind) schafft Probleme auf drei Ebenen:

1. Der Gesamtumfang dieser Inhalte droht unüberblickbar und damit unlernbar zu werden – ein an sich unkompliziertes Thema banaler Lernpsychologie.
2. Die Bezüge der Kenntniselemente untereinander und zum ärztlichen Berufsfeld bleiben verborgen.
3. Systemische und semiotische Phänomene, die erst aus der Integration mehrerer Fachbereiche emergieren (siehe Kap. 1), beispielsweise der erwähnte Bedeutungskontext für ein bestimmtes Individuum, werden nicht vermittelt.

---

[2] »Auch die innere Regulation erfolgt in einem analogen Sinn durch »Bedeutungserteilung« und »Bedeutungsverwertung«. So »erkennt« beispielsweise eine Zelle die die »Bedeutung« des durch ein Wachstumshormon gesetzten Zeichens. Die »Bedeutungsverwertung« kommt dann im gesteigerten Zellwachstum zum Ausdruck.«

Wie lassen sich systemische und semiotische Sichten und Einsichten vermitteln? Es können nur sehr allgemeine Antworten auf diese Frage gegeben werden, da entsprechende Erfahrungen fehlen. Generell müßte eine Sequenz der Ausbildungsinhalte vom »Ganzen« zum »Partikulären« gefordert werden. Im Gegensatz dazu wird in traditionellen Ausbildungsprogrammen von partikulären (z. B. der molekularen Ebene = »Grundlagenwissenschaft«) zu mehr integrierten Aspekten (z. B. einer Nosologie), kaum je zum »Ganzen« (Systemischen) vorgegangen.

Mit anderen Worten, das Studium hätte von einer grundsätzlichen und grundlegenden Betrachtung des Systems »Gesamtorganismus bzw. Individuum – Umgebung« auszugehen. Erst auf dieser Grundlage wären ausgewählte vertiefte und u.U. reduktionistische (»fachspezifische«) Inhalte aufzubauen. Anstatt weiterer prinzipieller Erörterungen sei ein solcher Studiengang anhand einer Sequenz von ausgewählten Schwerpunktthemen skizziert:

I. Grundlagen- bzw. Orientierungswissenschaften:
Es müßte von einer eingehenden Betrachtung des Mensch-Umwelt-Mitwelt-Systems ausgegangen werden. Vertiefend wäre auf das System Arzt-Patient einzugehen, insbesondere auf die Entwicklung einer »gemeinsamen Wirklichkeit« für diese zwei Personen (siehe Kap. 1). Aus den Psycho-Neurowissenschaften müßten auf der Basis von biosemiotischen Konzepten und Begriffen v.a. die Phänomene der Wahrnehmung, der Psychomotorik und deren beider Entwicklung vermittelt werden. Damit wären die Elemente des Situationskreises skizziert und seine lebenserhaltende Funktion (»Salutogenese«, Antonovsky, 1987) würde verständlich.

Beispielsweise die Immunologie würde dann eine zirkuläre Interaktion mit der Umgebung auf der somatischen Ebene repräsentieren (Booth und Ashbridge, 1993). Das gleiche gilt für den Begriff der Homöostase in den Bereichen Atmung und Nierenfunktion (Säure-Base-Haushalte), des Kreislaufes (Hämodynamik), der Ernährung und der Gastroenterologie. Die Gebiete der Sexualität und Reproduktion könnten so dann hauptsächlich aus den Ressourcen der Fächer Gynäkologie und Andrologie abgehandelt werden und zur Pädiatrie und Familienmedizin überleiten. Die letzteren lassen sich mit den »Gesundheitswissenschaften«, bzw. mit dem Bereich »Public Health« integrieren.

In all diesen Ausbildungsinhalten wären je relevante Anteile von Anatomie, Physiologie, Biochemie, (Entwicklungs-)Psychologie, Soziologie und allg. Pharmakologie als »Querschnittfächer« zu integrieren.

II. Der weitere »problemorientierte« Studiengang
würde anhand von »Fallbearbeitungen« sämtliche medizinischen Fachbereiche einschließlich der psychologischen, psychotherapeutischen und sozialen Disziplinen miteinbeziehen. Dies müßte unter der Regie der Allgemeinmedizin geschehen, die allein

imstande ist, eine Auswahl der Inhalte aufgrund eines Relevanzkontextes zu treffen.

Der persönliche Situationskreis der Studierenden

Anhand des Situationskreises lassen sich nicht nur die »Lehrgegenstände« verstehen, sondern auch die Situation der Lernenden vergegenwärtigen (genauso, wie die Umstände der Arzt-Patient-Interaktion, die hier nicht speziell zur Diskussion stehen). Die Studierenden lernen, indem sie den Dingen ihrer Umgebung (Inhalte der Lehre, Dozenten, Kommilitonen, Angehörige der Gesundheitsberufe, Patienten, Institutionen) Bedeutung erteilen und diese Bedeutung verwerten.

In diesem Sinne hat die Orientierungsphase gleichzeitig einer Definition der studentischen (im Hinblick auf die ärztliche) Rolle zu dienen. Anders ausgedrückt: Die ärztliche Sozialisation soll bewußt angelegt und begleitet werden. Verschiedene Elemente, die »Ausstattung« des Studienprogramms sind, bieten Anlaß zu vertiefenden Seminarveranstaltungen, z. B. Labortier – Mitwelt – Tier- und Umweltschutz; Leiche – Sterben und Tod; Krankenpflege – Geschlechterrolle in Gesundheitsversorgung und Team; Hierarchien in den Institutionen – Bildungssoziologie, Soziologie der Gesundheitseinrichtungen, Gesundheitspolitik; eigenes Kranksein, subjektive Morbidität.

Ein derart angelegtes Curriculum würde in bewußter Weise auf »Theorie und Theoriedefizit in der Medizin« (Antonovsky et al., 1992) entsprechend den Inhalten, Zielen und Plänen der sogenannten »Berne Group« hinführen. In einem solchen Curriculum lernen die Medizinstudenten, verschiedene Integrationsebenen miteinander in Verbindung zu bringen.

Dies sei am Beispiel des systemisch fundierten Pathogenesemodells ausgeführt, wie es im Kapitel 62, »Ulcus duodeni« unter speziellem Hinweis auf den Situationskreis und die Bedeutungskoppelung ausgeführt wird. Dort war gesagt worden, einer angebotenen Hypersekretion des Magens entspricht eine erhöhte Appetenz des Säuglings und die Tendenz, Umgebungsreize an gastrointestinale Zeichen zu koppeln. Damit beschreiben wir das Entstehen einer Umwelt, in der alles und jedes eine Fütterungsbedeutung, gewissermaßen einen »basalen Freßton« erhält.

Unter Bezugnahme auf die Freudsche Terminologie können wir auch sagen: »Eine angeborene Hyperpepsinogenämie wirkt als somatische Triebquelle. Diese wird in den psychischen Drang übersetzt, Umgebungsreize für die Mund- und Zungenschleimhaut als nahrungsspendende (oder nahrungsverweigernde) Umwelt zu interpretieren, und mit ihrer Hilfe (die Befriedigung des Dranges) zu erreichen. Über Einverleibung von Umwelt (des Triebobjektes Milch) soll es zum Abstellen der somatischen Triebquelle kommen.«

Entscheidend ist bei diesem Denkmodell, daß wir bei der Verknüpfung der verschiedenen Integrationsebenen Verklammerungen im Sinne von »Aufwärts- und Abwärts-Effekten« in ihrer biographischen Zeitgestalt einüben (s. Kap. 1 und 3 bzw. Abb. 1-1). So kann, um ein Beispiel zu bringen, eine Isolierung des Individuums im sozialen Bereich Konsequenzen auf verschiedenen Ebenen haben: Sozial kommt es zu Einschränkungen des Bekanntenkreises, zu Abbruch von Freizeitaktivitäten; psychisch kommt es zu Selbstvorwürfen und Zweifeln am Selbstwert; physiologisch kommt es zu einer blassen Mukosa und einem Verschluß des Pylorus.

Die Studenten können nun ihrerseits lernen, zunächst die verschiedenen Integrationsebenen zu identifizieren und dort nach Symptomen zu fahnden. Dann können sie Verknüpfungen herstellen, indem sie »Aufwärts- und Abwärts-Effekte« in Rechnung stellen. Ferner lernen sie berücksichtigen, daß Bedeutungskoppelungen auch autonom werden können. Das kann bedeuten, daß ein dem Beobachter unauffällig erscheinendes soziales Ereignis vom Patienten als eine soziale Zurückweisung gedeutet wird. Das – scheinbar neutrale – Ereignis könnte dann automatisch mit einer blassen Mukosa und Pylorusverschluß bei entsprechender klinischer Symptomatik verbunden sein.

Aus psychoanalytischer Sicht finden sich bei Krejci Hinweise, wie Lernprozesse ablaufen, die Ereignisse verschiedener Integrationsstufen verknüpfen helfen (1983). Die Studenten lernen in der Tutorengruppe, ihre Mitautoren als die Verfechter unterschiedlicher Integrationsebenen wahrzunehmen. Indem sie aber eine gemeinsame Aufgabe haben, also vor der gleichen Problemkonstellation stehen, lernen sie die unterschiedlichen Äußerungen als Ausdruck unterschiedlicher Betrachtungsweisen der gleichen Situation wahrzunehmen.

Das wesentlichste Geschehnis für die Studenten ist die Erfahrung, daß ihre eigenen Reaktionen, d.h. ihre Gefühle und Stimmungen, berechtigt sind und ernstgenommen werden. Genau das macht den psychosomatischen Zugang aber aus, nämlich die Fokussierung auf die Interaktion bzw. das Beziehungsgefüge, das in der Regel zwei Personen entwickeln. Es ist die Annahme, daß die individuelle Wirklichkeit des Patienten nur dann erfaßt werden kann, wenn es Arzt und Patient gelingt, eine gemeinsame Wirklichkeit aufzubauen. Es ist zu fragen, wie das medizinische Curriculum hilft, die Studierenden auf diese Wirklichkeit vorzubereiten.

8.2 Merkmale des Curriculums

Zu diesen Merkmalen werden hier gezählt: das Curriculum in seinem inneren und äußeren Aufbau, die Dozenten und die von ihnen vertretenen Konzepte, die Prüfungsbedingungen.

Das Curriculum in seinem äußeren Aufbau

Zwischen den Curricula im deutschsprachigen Raum und denjenigen fortschrittlicher Medizinischer Hochschulen im Ausland klafft eine immer größer werdende Lücke. Das soll anhand der bundesdeutschen Situation und anschließend anhand eines idealtypischen Vorschlags dargestellt werden, in dem weiterführende Erfahrungen des Auslandes aufgenommen sind (Pauli et al., 1993).

Als Ausbildungsziel wird in der Bundesärzteordnung vorgeschlagen (Bundesgesundheitsministerium, 1993):

»... eine Ausbildung ..., welche einen wissenschaftlich und praktisch in der Medizin ausgebildeten Arzt zum Ziel hat, der zur eigenverantwortlichen und selbständigen ärztlichen Berufsausübung und zur anschließenden Weiterbildung, Fortbildung oder sonstigen ärztlichen Qualifizierung befähigt ist«.

Für die Approbationsordnung wird als Weiterbildungsziel darüber hinaus detailliert vorgeschlagen: »(Die Ausbildung) hat zum Ziel:
– die grundlegenden medizinischen, fächerübergreifenden und methodischen Kenntnisse,
– die praktischen Fertigkeiten und psychischen Fähigkeiten, insbesondere für die Tätigkeiten des Hausarztes,
– die Kompetenz für die Behandlung von geriatrischen, gesundheitsökonomischen und pharmakotherapeutischen Fragestellungen,
– die geistigen und ethischen Grundlagen der Medizin und
– eine dem einzelnen und der Allgemeinheit verpflichtete ärztliche Einstellung
insbesondere unter dem Gesichtspunkt ärztlicher Qualitätssicherung zu vermitteln, deren es bedarf, um in Prävention, Diagnostik, Therapie und Rehabilitation von Gesundheitsstörungen unter Berücksichtigung der psychischen und sozialen Lage des Patienten und der Entwicklungen in Wissenschaft, Umwelt und Gesellschaft eigenverantwortlich und selbständig handeln zu können. Sie vermittelt die Fähigkeit zur Weiterbildung und fördert die Bereitschaft zur ständigen Fortbildung und zur Zusammenarbeit mit anderen Ärzten und mit Angehörigen anderer Berufe des Gesundheitswesens«.

Wie bisher dauert das Studium der Medizin sechs Jahre. Dem folgt eine achtzehnmonatige Tätigkeit als Arzt im Praktikum. Wie bisher ist das Studium unterteilt in zweicinhalb Jahre Vorklinik und dreieinhalb Jahre Klinik, wobei das letzte Jahr Klinik das bisherige Praktische Jahr umfaßt.

»Als Leistungsnachweise sind zu erbringen (Anlage 1 zu § 2 Abs. 1 Satz 2):
1) Einführung in die praktische und klinische Medizin, Berufsfelderkundung, Terminologie; 2) Einführung in die Untersuchungsmethoden, Einführung in die Notfallmedizin; 3) Biologie, Embryologie, Anatomie einschließlich Anatomie am Lebenden verschiedener Altersstufen, bildgebende Verfahren, Einführung in die Pathologie; 4) Physik, Biophysik, Physiologie und Pathophysiologie; 5) Chemie, Biochemie, Pathobiochemie, Einführung in die Pharmakologie und Toxikologie; 6) Molekularbiologie, Immunologie, Humangenetik, Mikrobiologie/Virologie; 7) Medizinische Psychologie, Medizinische Soziologie, Geschichte, Theorie und Ethik der Medizin, Biomathematik, Epidemiologie; 8) Wahlpflichtfach.

Die Gesamtstundenzahl beträgt 1800 Stunden. Davon entfallen mindestens 938 Stunden auf Praktika, mindestens 182 Stunden auf Seminare, mindestens 84 Stunden auf Unterricht am Krankenbett und mindestens 56 Stunden auf Tutorien.

»Leistungsnachweise, die bei der Meldung zum Zweiten Abschnitt der Ärztlichen Prüfung zu erbringen sind (Anlage 2 zu § 2 Abs. 1 Satz 2):

I. Je ein Leistungsnachweis in den vier Hauptstoffgebieten 1) Allgemeinmedizin und ökologisches Stoffgebiet; 2) Stoffgebiet mit nicht-operativem Schwerpunkt; 3) Stoffgebiet mit operativem Schwerpunkt; 4) Nervenheilkundliches Stoffgebiet.

II. In den Querschnittsbereichen 1) Je ein Leistungsnachweis bei Systemstörungen aus zwei der folgenden Bereiche a. Onkologie, b. Herz-Lungen-Gefäßstörungen, c. Infektionen, d. Stoffwechselstörungen; 2) Je ein Leistungsnachweis bei primärer Gesundheitsversorgung aus zwei der folgenden Bereiche a. Mutter und Kind, b. Alter und Alterskrankheiten, c. Chronische Krankheit und Multimorbidität; 3) Je ein Leistungsnachweis aus folgenden Bereichen a. Klinische Pharmakologie, b. Psychosomatik und Psychotherapie.

III. Je ein Leistungsnachweis in folgenden Blockpraktika 1) Innere Medizin; 2) Chirurgie; 3) Kinderheilkunde; 4) Frauenheilkunde und 5) Nervenheilkunde.

IV. Ein Leistungsnachweis in der Wahlpflichtveranstaltung.« Hier beträgt die Gesamtstundenzahl 1800 Stunden. Davon entfallen mindestens 210 Stunden auf Praktika, 406 Stunden auf Seminare, 483 Stunden auf Unterricht am Krankenbett und 147 Stunden auf Tutorien.

Zum inneren Aufbau des Curriculums

Nach wie vor weisen auch die Vorschläge für das neueste Medizinische Curriculum der BRD zwar einen in sich logischen Aufbau auf, der aber für die Entwicklung personenbezogener Einstellungsweisen in der Medizin verhängnisvoll ist. Im Prinzip ist in diesem Curriculum das alte, naturwissenschaftliche Leitbild bestimmend. Der Unterricht beginnt mit der unbelebten Welt, d.h. mit der Physik und der Chemie, geht über zur Anatomie und läßt allmählich die belebte Welt in Form der Biologie zu, um sich der Biochemie und der Physiologie zuzuwenden. Zwar sind hier Psychologie und Soziologie als Unterrichtsfächer benannt; dies geschieht jedoch in einer additiven, fachorientierten Weise, d.h. nicht in einer problemorientierten, integrativen Vorgehensweise.

In einer verhängnisvollen Weise dominiert das von Bloom (1988) international beobachtete Prinzip des passiven fachbereichorientierten Lernens statt eines aktiven, selbsterfahrungsbetonten Lernens.

Ein vergleichbarer Aufbau findet sich in der Klinik. Pathophysiologie und Pathologie werden zunehmend zu Wegweisern durch die Klinik. Eine Wissenschaft vom menschlichen Verhalten und von Einrichtungen der menschlichen Kultur wird, ohne daß wesentliche Bezüge dazu aufgezeigt werden, in einer zu vernachlässigenden Weise abgehandelt. Am Beispiel der Pathologie ist besonders zu zeigen, daß ausschließlich deren Maßstäbe weiterhin zur Qualitätsbeurteilung herangezogen werden. Uns sind keine medizinischen Fakultäten der BRD und nur in vereinzelten Fällen einige in der Schweiz bekannt, die etwa eine Fallkonferenz unter Hinzuziehung des Hausarztes sowie des Sozialarbeiters oder der Gemeindeschwester anböte, um dort den Studenten Qualitätsmerkmale der Patientenversorgung nahezubringen.

Entscheidend an dem skizzierten Aufbau des Curriculums ist, daß zunehmend komplexe Erklärungsmuster für medizinische Probleme zusammengetragen und den Studenten vermittelt werden. Sie beruhen auf Daten, die aus der anorganischen Umwelt, bestenfalls aus der Umwelt von Säugetieren stammen. Die Gesetzmäßigkeiten der Muskelphysiologie können etwa am Muskel des Frosches, die Kreislauffunktion am Herz-Kreislauf-System des Säugers erläutert werden. Es ist das offensichtliche Ziel eines derart aufgebauten Curriculums, ein sich zunehmend verfeinerndes Erklärungsraster auf biologisch-somatischer Ebene zu liefern, um hiermit die klinische Vielfalt der Patientenproblem anzugeben und den Patienten und seine Krankheit beurteilen zu können. Es handelt sich um ein weltweites Problem. Für die USA wird gesagt (Bloom und Speedling, 1989):

»We are not training tomorrow's physicians for the real needs of the population ... We believe that a narrow reductionistic positivism has prevailed in medical education in spite of the prevalence of functionalism in the social science of medicine«.

Dennoch werden gegenwärtig immer detailliertere und »tiefere« Einblicke in ausschließlich materielle (molekulare) Strukturen des Organismus als »paradigmatische Wende« gefeiert (The Robert Wood Johnson Foundation, 1992).

In Deutschland werden ungeheure Forderungen aufgebaut, die nun neuerdings mit dem erwähnten Ausbildungsziel auch explizit formuliert werden[3].

Wie sollen Studierende eine dem einzelnen Menschen und der Allgemeinheit verpflichtete ärztliche Einstellung erwerben, wenn sie während ihres gesamten Studienganges kein einziges Mal ärztliche Verantwortung einüben lernen? Deutsche Studierende versichern heute glaubhaft, daß sie das gesamte Studium von 6 Jahren durchlaufen können, ohne jemals mit der Aufgabe konfrontiert worden zu sein, den gesamten Untersuchungsbefund eines (!) Patienten zu erheben – geschweige denn dessen Therapie zu entwerfen und die therapeutischen Maßnahmen durchzuführen.

Die Probleme der traditionellen Curricula lassen sich folgendermaßen zusammenfassen:
- Die Befugnis (Macht!) in Ausbildungsbelangen ist in die zahlreichen Fachbereiche aufgesplittert. Keiner der verantwortlichen Fachspezialisten hat den Überblick über »das Ganze« der Ausbildung. Die anhaltende Mehrung des vermittelten (und dann geforderten) Wissens erfolgt ohne systematische Kontrolle.

---

[3] In der Schweiz hat diesbezüglich eine etwas weiterführende Entwicklung stattgefunden, die schließlich zur Formulierung eines knappen, komprehensiven und bio-psycho-sozial orientierten staatlichen Ausbildungsziels führte (Schweizerischer Bundesrat, 1980; Pauli, 1982, 1983b). – Freilich wird von Schweizer Seite kommentiert, »daß dies nicht umsetzbar ist, so könne er (der Mitherausgeber Rolf H. Adler) nicht in diesem Sinne prüfen, weil kein anderer Prüfer diese Ansätze beherrsche«.

– Dies ist begleitet von einer analogen Aufsplitterung auf der konzeptionellen Ebene. Das »Humansystem« wäre nur mittels einer bio-psycho-sozio-kulturellen Integration faßbar.

– Das Lernen erfolgt damit weitgehend außerhalb der Relevanzbezüge zum Mensch-Umwelt-System und überdies vorwiegend unidirektional durch Kenntnisvermittlung von Dozent zu Student. Passives Lernen mit mangelndem oder fehlendem Relevanzbezug widerspricht der lernpsychologisch erprobten Regel der Individualisation: der Möglichkeit zur Selbstbestimmung der Initiative, des Lerntempos und der Evaluation.

Aus dieser Problemliste, die einer Analyse der heutigen Situation entstammt, lassen sich die Aufgaben einer Ausbildungsreform unter dem Begriff **Integration** zusammenfassen:

– Reduktion formeller zugunsten informeller Unterrichtsveranstaltungen durch Zurverfügungstellen von Lernmitteln und -Hilfen;

– bessere Abstimmung der Ausbildung auf das Berufsfeld (kompetenzorientierte an Stelle fachorientierter Ausbildung);

– Schaffung einer integrierenden Instanz von Generalisten: Eine Einheit für Primärmedizin (Allgemeinmedizin) trägt die zentrale Verantwortung für die Planung und Realisation des Curriculums, insbesondere für die Erteilung von Aufträgen an die mehr spezialisierten Fachbereiche.

– Erneuerung wissenschaftlicher Konzepte und Modelle, vor allem von solchen mit einem interdisziplinären, den Menschen und seine Mit- und Umwelt umfassenden Ansatz (s. a. Kap. 1 und 3; Pauli et al., 1992), um bessere Voraussetzungen für das Erkennen (in Forschung und Praxis) von und den Umgang mit den heutigen Umständen von Gesundheit und deren Störungen zu schaffen;

– Verknüpfung zwischen den so erneuerten Grundlagenwissenschaften (»Vorklinik«) und der Klinik während der Gesamtdauer des Studiums;

– einheitliche Planung und Ergänzung der universitären Grundausbildung sowie der postuniversitären Weiter- und Fortbildung;

– bessere Koordination und Zusammenarbeit im ärztlichen Berufsbereich mit den Angehörigen anderer Gesundheitsberufe. Beispiele einer Lösung dieser Aufgaben – vielleicht mit Ausnahme der Erneuerung wissenschaftlicher Konzepte und Modelle (s. Abschnitt 7) – können heute an bestehenden Reformuniversitäten eingesehen werden (Pauli et al., 1993).

Aus den obigen Aufgaben lassen sich die Merkmale des äußeren Aufbaus eines entsprechend renovierten Curriculums (Pauli et al., 1993) ableiten:

– Die Studenten sind in einer ersten Hälfte des Studiums (2,5 Jahre) nach Einführungsveranstaltungen in Gruppen von 5–10 mit einem Tutor zusammen, der nur während eines beschränkten Anteils der gesamten Lernzeit beansprucht wird.

– Unterrichtet wird von Anfang an im Rahmen des »Humansystems«: Ärztliche Probleme aus dem alltäglichen Berufsfeld werden bearbeitet; zunächst anhand von Lernprogrammen (schriftlichen oder audiovisuellen »Problempaketen«), dann anhand simulierter Situationen, später unter Hinzuziehung »echter« Patienten.

– Der zeitliche Hauptanteil des Lernens erfolgt im Selbststudium, für das eine Biblio- und Mediothek sowie Fachberater (neue Rolle von »Dozenten«) zur Verfügung stehen.

– Magistrale Lehrveranstaltungen im Sinne heutiger Vorlesungen werden fakultativ angeboten und sind auf ein Minimum beschränkt. Als weitere formelle Unterrichtsveranstaltung ist die Belegung eines Patient-Arzt-Kurses (Lernziel: ärztliche Kommunikation) vorgeschrieben.

– Die Gruppenarbeit wird durch ein Sozialpraktikum im ersten Studienjahr und – während der ganzen Studiendauer – durch Wahlprogramme unterbrochen.

– In der zweiten Studienhälfte sind die Studierenden in bestehende interprofessionelle Arbeitsgruppen an Kliniken und Instituten nach einem individuellen Rotationsplan integriert.

– Die Herstellung und die Bereitstellung von Lernmaterial erfolgt durch ein Ausbildungszentrum, das in inhaltlicher Hinsicht v.a. durch die primärmedizinische Einheit getragen wird.

– Die Evaluation dient in erster Linie den Studierenden und den für die Ausbildung Verantwortlichen zur qualitativen Information über die jeweiligen Lernerfolge (formative Evaluation). Die gleichen Evaluationsmethoden dienen sporadisch und nach vorgegebenen Kriterien den Entscheidungen über Studienfortsetzung und Promotion.

Dieser äußeren Studienordnung entspricht die folgende interne Studiensituation:

– Die Studenten sind ab Studienbeginn verantwortlich für die Lösung ärztlicher Aufgaben und für ihren persönlichen Lernstil – wie später im Berufsleben!

– Systematisches (Fach-)Wissen wird zu dem Zeitpunkt erworben, in dem es benötigt wird und immer im bio-psycho-sozio-kulturellen Kontext der jeweiligen Situation im Berufsfeld. Dazu gehört – in der 2. Studienhälfte – die interprofessionelle Kommunikation, d.h. die Beteiligung am Gesundheits-»Team«.

– Kernbestandteil einer solchermaßen strukturierten internen Studiensituation müssen in der Berufswelt von außerhalb der Institution kommende **Supervisionsmöglichkeiten** sein.

Die Dozenten

Vor die Anforderungen der Approbationsordnung gestellt, sehen sich Dozenten vor zwei Problemen. Sie sollen zum einen patientennah und zum anderen in kleinen Gruppen unterrichten. Von diesen Dozenten wird in der Regel ein Wissenschaftskonzept vertreten, für das psychosoziale Belange, insbesondere die des intrapsychischen Bereiches als unwissenschaftlich erscheinen. Sie haben ihrerseits eine Sozialisation durchlaufen, während der sie lernten, sich auf isolierte Fragen aus dem biologischen Bereich zu konzentrieren und dieses Vorgehen als beispielhaft für das anzustrebende naturwissenschaftliche Vorgehen in der Medizin anzusehen. Sie haben in der Regel aber nicht gelernt, »Gesundheit als ein Gleichgewicht miteinander verbundener Systeme auf der biologischen, sozialen und soziokulturellen Ebene« zu sehen (Pauli, 1983a).

Für den Beobachter aus der BRD wurde in einer für deutsche Verhältnisse beneidenswerten Art und Weise die Studienreform in der Schweiz vorangetrieben (Pauli, 1978). Auch hier stand im Vordergrund, zu einer größeren Patientennähe zu kommen. Eine im Zuge dieser Reform durchgeführte Begleituntersuchung zum Gruppenunterricht erbrachte, daß er sowohl von Studenten wie auch von ärztlichen Dozenten außerordentlich geschätzt wurde (Bangerter und Noack, 1983).

Exemplarisch spiegelt sich dieser gleichzeitige Wunsch der Studenten nach handwerklicher Anleitung und emotionaler Distanzierung in dem Bericht aus einem Berner Tutorial wieder; hier auszugsweise wiedergegeben (s. Pauli, 1988b):

Herr M., ein 61jähriger angestellter Handwerksmeister mit seit drei Jahren bekannter mittelschwerer bis schwerer Hypertonie, befindet sich seit einer Woche in der Medizinischen Klinik zur Abklärung von transienten ischämischen Attacken.

Der Student W. hat soeben die Anamnese erhoben und eine körperliche Untersuchung vorgenommen. Er hält bei der anschließenden Besprechung als einziger der Gruppe bei diesem kooperativen Patienten ein Eingehen auf psychosoziale Umstände für unangebracht (»Verletzung der Intimsphäre«). So war denn auch die Untersuchung kursorisch, und sein Bericht des Gespräches ist kurz und sachlich. Dies erbringt auch keine weiteren Schlüsse als die Bestätigung der bereits gestellten Diagnose. Die Gruppe insistiert auf einer Vertiefung des Gespräches sowie der Untersuchung. Etwas irritiert willigt W. schließlich ein.

Zurück beim Patienten stellt ihm W. unter Hinweis auf den Auftrag der Gruppe die Frage, wie er seine gesundheitliche Störung eigentlich empfinde; eine Frage die ziemlich abstrakt und wenig einfühlbar wirkt. Herr M. antwortet jedoch mit einer eindrücklichen Schilderung der Situation am Arbeitsort. Er beschreibt seine verantwortungsvolle Position im Betrieb, seine häufige Nachtarbeit mit Nikotinabusus. Er äußert Angst vor seinen gesundheitlichen Ausfällen bis hin zur Arbeitsunfähigkeit.

Als nächstes fragt W. nach dem Verhältnis des Patienten zu seiner Familie. Dieser äußert sich sehr positiv über die Unterstützung durch die Ehefrau bei der Lösung seiner Probleme und vor allem über den sehr engen Kontakt mit seinen erwachsenen und außer Haus lebenden Kindern.

Nun muß sich der Student sichtbar einen innerlichen Stoß geben zur Feststellung, eine »Partnerschaft« werde manchmal durch eine Krankheit beeinflußt. Daraufhin berichtet der Patient noch ausführlicher über die unterstützenden Aktivitäten seiner Frau, die wegen seiner Gesundheitsstörung viel mehr Ängste ausstehe als er selber. Nach dieser Schilderung entsteht eine Pause,

---

worauf der Student fragt – was bei allen Anwesenden Betroffenheit auslöst: »Lieben Sie Ihre Frau?« Im Anschluß daran beginnt der Patient zu weinen, offensichtlich keine Selbstverständlichkeit für einen Mann von stämmiger Konstitution und sicherlich beträchtlichem Selbstbewußtsein. Der Tutor erhebt sich, legt dem Patienten die Hand auf die Schulter und gibt ihm zu verstehen, die Anwesenden hätten nun sehr wohl verstanden, daß seine Familie und insbesondere seine Ehefrau ihm sehr viel bedeuten. Weinend bestätigt dies der Patient und erklärt, es würden ihn vor allem bei »positiven Dingen« derartige Gefühlsregungen überkommen. Im Anschluß daran äußert sich der Patient über seine Berufsperspektive. Er berichtet über seinen sehr verständnisvollen Chef im Betrieb und drückt, etwas unglaubhaft, seine Zuversicht für die nähere Zukunft aus.

Nun ergreift W. die Initiative zu zusätzlichen Untersuchungen z. T. ergänzt durch die Gruppe, und den Tutor: Neurostatus, Palpation der peripheren Pulse, physikalische Untersuchung des Herzens und der dorsalen Lungenpartien, Betrachtung des Karotis-Angiogramms.

Danach beschreibt die Gruppe selbständig die Situation als generalisierte vaskuläre Veränderung möglicherweise im Zusammenhang mit dem Nikotinabusus sowie als periodische zerebrale Ischämie mit hemiparetischen Folgen. Die Natur der schweren, offenbar ebenfalls periodisch verlaufenden Hypertonie sei noch abzuklären. Der Einfluß der Situation in der Familie und am Arbeitsplatz auf die Gesundheit und damit auf die gesamte Lebensumstände des Patienten wird eingehend erörtert.

Es folgt nochmals eine Diskussion über die Bedeutung der Erhebungen im psychosozialen Bereich. Im Zentrum steht die Möglichkeit, mittels »harmloseren«, aber offenen Fragen, Patienten Gelegenheit zu geben, sich zu sehr persönlichen Belangen zu äußern. Alle Mitglieder der Gruppe äußern sich beeindruckt von den medizinisch relevanten Einsichten, die in der zweiten Hälfte des Gespräches gewonnen worden sind und die anschließende sehr viel zielgerichtetere Untersuchung. Dabei wird unterschieden zwischen dem Informationsgewinn einerseits und der direkten Wirkung auf das Befinden des Patienten (»Droge Arzt«) andererseits.

Das Problem der patientenbezogenen Kommunikation in der kleinen Gruppe, d. h. letztlich das Problem des Austausches von Gleichrangigen oder von »peers« und damit das Problem der späteren Kollegialität, zieht sich wie ein roter Faden durch das abschließende Gespräch hindurch.

8.3 Zusammenstoß zwischen alten Paradigmen und neuen Zielsetzungen

Wir müssen uns fragen, wieso längst überholt geglaubte Strukturen des letzten Jahrhunderts für das Jahr 2000 und darüber hinaus gesetzlich verankert und abgesichert werden sollen, während andererseits konkrete Vorschläge zur Reform des Medizinstudiums jederzeit abrufbereit vorliegen. **Warum wird die Zukunft verhindert?**

Hierzu hilft eine weitere Betrachtung der AO-Vorschläge unter Einbeziehung einer studentischen Analyse (Arbeitskreis Medizinstudenten zur Verbesserung der Lehre; Marburg, 27.01.1994):

– Die Zweiteilung von Vorklinik und Klinik perpetuiert die (unter anderem von Wissenschaftsrat angeprangerte) preußische Regelung von 1861 (!).

– Eine achtzehnmonatige AIP-Zeit ist angesetzt. (Nicht ausgesprochener) Grund: Man weiß von vornherein, daß dieses Medizinstudium keine gesundheitliche Versorgung der Bevölkerung ermöglicht, d. h. die Universitäten werden von Beginn an in ihrer Ausbildungskapazität als insuffizient angesehen.

– Zur Vernetzung von Vorklinik/Klinik/AIP wird nichts gesagt. (Nicht ausgesprochener) Grund: Es gibt nur Halbherzigkeit. Einerseits will der Staat den Fakultäten keine Selbständigkeit geben, andererseits scheut er sich – mit Recht – vor Eingriffen zu drastischer Art.

– Zur praktischen Durchführung als wesentlich erachteter Tutorien wird nichts gesagt. Insbesondere bleibt die rechtliche Stellung der Tutoren ungeregelt.

– Die erste ärztliche Prüfung kann vorgezogen werden, was mit einem Bonus gefördert wird. Das hört sich zunächst gut an. Beim zweiten Lesen sollte aber daran gedacht werden, daß es zu Rivalität führt, die Gruppenbildung behindert oder diese sogar zerstört.

– Die Pharmakologie steht im ersten und zweiten Prüfungsabschnitt als obligates Prüfungsfach an. Anamneseerhebung dagegen sowie alternative Therapiekonzepte (Naturheilverfahren) sind nicht mehr Prüfungsgegenstände. (Nicht ausgesprochener) Grund: Bis ins letzte Detail herrscht der Glaube an die Allmacht biologistischer Prinzipien vor, so daß sich selbst das Gespräch erübrigt.

– Die Stellung der Allgemeinmedizin bleibt – von Lippenbekenntnissen abgesehen – ungeregelt.

– Das akademische **Belohnungssystem**, d. h. »**Forschung ist alles, Lehre ist nichts**«, bleibt unangetastet. Ebenso bleiben die Machtansprüche der Fächer unangetastet. Damit streben Integrationschancen – etwa von Allgemeinmedizinern oder von Psychosomatikvertretern ausgehend – gegen Null.

– Schließlich zur gesetzlichen Bedeutung der Approbationsordnung: Diese ist allgemein verbindlich und verhindert aus diesem Grund jede entscheidende Reform. Jeder muß nach ihren Regeln vorgehen, weil sie Gesetz ist. Ein dreißigjähriges Rufen nach einer Experimentierklausel hat nichts gefruchtet.

Fazit: Der Wissenschaftsrat (vgl. dessen Stellungnahme) wird vom Bundesgesundheitsministerium und dessen Beratungsgremien stranguliert.

9 Erfolgte Reformen im Ausland und Ansätze zu Reformen in Deutschland

In den 60er und 70er Jahren wurden weltweit medizinische Hochschulen gegründet, die eine Reform des Medizinstudiums verfolgen. Sie sind seit 1979 in einem »Netzwerk gemeindeorientierter Ausbildungsinstitutionen für Gesundheitswissenschaften« (The Network of Community Oriented Educational Institutions for Health Sciences) verbunden. Zur Zeit gehören hierzu knapp 60 Institutionen, unter ihnen die Reformhochschulen.

Hierzu zählen: die medizinischen Hochschulen von McMaster/Kanada, Maastricht in den Niederlanden, von Albuquerque in New Mexico/USA, die Suez Universität in Ismailia/Ägypten, die Universität von Beer Sheva/Israel, die Universität von Bangkok, die Universität von Iloren/Nigeria, die Universität von New South Wales/Australien. In diesen Schulen wurden in unterschiedlichem Ausmaß die zeitgemäßen pädagogischen und didaktischen Anforderungen (s. Abschnitt 8.2, »Merkmale des Curriculums«) an ein medizinisches Curriculum erfüllt. Unseres Wissens sind aber die inhaltlichen und konzeptionellen Konsequenzen, die sich aus dem Paradigmenwechsel in der Medizin ergeben (s. Abschnitt 8.1, »Paradigmenwechsel in der Medizin: wissenschaftstheoretische Überlegungen«), bis heute international ausgeblieben.

9.1 Über Reformen im Ausland

Die obige Liste der aufgeführten Universitäten des Auslands, die eine ernsthafte Reform des Medizinstudiums anstreben bzw. bewerkstelligt haben, ist keineswegs vollständig[4].

Stellvertretend jedoch für die überseeischen »Reform Medical Schools« soll diejenige von McMaster in Ontario/Kanada genannt werden. Sie wurde 1965 gegründet und mit dem gleichzeitig entwickelten Reformprogramm der bestehenden McMaster Universität angegliedert. Ausgangspunkt war das Bedürfnis, die primärärztliche Versorgung der Provinz Ontario zu fördern und die Ausbildung dieser Ärzte problemzentriert zu gestalten. Der Ausbildungsgang umfaßt drei (!) Studienjahre. Der Bewerber muß einen Bachelor aufweisen und zwei Jahre praktisch gearbeitet haben.

Als ich (W. Schüffel) 1981 die Universität besuchte, wurde ich mit der Aufgabe konfrontiert, die soeben eine Problemlösungsgruppe von Studierenden des ersten Monats erhalten hatte. Sie sollten herausfinden, was das Problem eines 12jährigen Jungen ist, der in Begleitung seiner Mutter zum Arzt geht, dort über viel Durst, Abgeschlagenheit und Müdigkeit während der letzten Wochen klagt. Sieben Studenten und Studentinnen der Problemlösungsgruppe hatten mit Hilfe von Nachfragen bei ihrem Tutor und Nachschlagen entsprechender Bücher in der Bibliothek bald herausgefunden, daß es um Typ-I-Diabetes ging.

Sie hatten als nächstes die Aufgabe erhalten herauszufinden, wie der Junge und seine Familie sich auf den Diabetes einstellen könnten. Mir wurde dann als Besu-

---

[4] Sie kann in ihrer Vollständigkeit besorgt werden bei: Network Secretariat, Rijks-Universiteit Limburg, POB 616, NL-6200 MD Maastricht, Tel.: 0031-43-881522; Fax.: 0031-43-670708. Über Deutschland und hier stattfindende Reformansätze informiert Göbel und Remstedt, 1991; 1994.

cher erläutert, wie in den folgenden Monaten und Jahren der Student in die Verzweigungen der medizinischen Wissens- und Handlungsbereiche eingeführt wurde. Ich erfuhr, daß der Lehr- und Lernbetrieb dieser Universität auf wenigen aber dafür umso konsequenter beachteten Prinzipien beruht: Problembezogenheit, Kleingruppenarbeit, Selbstbestimmung, Vernetzung, Matrix der übergeordneten Probleme bzw. Aufgaben (Zeilen der Matrix) und der akademischen Fächer (Säulen der Matrix).

Das beachtlichste Ergebnis schient mir, daß es in dieser »Medical School« keinerlei Aufteilung mehr gibt in Vorklinik und Klinik. Das Studium findet von ersten Semester an in Gegenwart des Kranken statt. Der größte Anteil der Zeit dient dem Selbststudium; die Gruppe trifft sich täglich; die Studenten können hierzu in die bestausgestatteten Videotheken wie in sogenannte »skill labs« gehen. Hier ist zu beobachten, wie sie mit größter Begeisterung allein oder gemeinsam Untersuchungstechniken einüben. Studieren macht Spaß!

Alle Prüfungen sind formativer Natur, d.h. dienen der Rückkoppelung der Studenten und der Unterrichtenden. Unabhängig davon müssen alle Studenten von McMaster am regulären kanadischen Staatsexamen teilnehmen. Der nationale Vergleich zeigt, daß sie keineswegs schlechter dastehen als die »Peers« ihrer Nachbaruniversitäten. McMaster wurde zu einem Vorbild, ja zu einer Meßlatte für nahezu jede Neugründung im medizinischen Ausbildungsbereich der letzten zwei bis drei Jahrzehnte.

Die medizinische Fakultät der Unviersität von Maastricht in Limburg/Niederlande ließ sich ebenfalls von McMaster als Modell leiten. Sie wurde 1970 gegründet, wobei die Ausbildung 1974 begann. Auch hier stand am Anfang der Wunsch Pate, die Allgemeinmedizin zu fördern. Das Curriculum umfaßt entsprechend der europäisch verbindlichen Studiendauer sechs Jahre. Wiederum sind die Ausbildungsprinzipien Problemorientiertheit, Unterricht in selbstgesteuerten und konstant zusammengesetzten Ausbildungsgruppen. Unterricht in kommunikativen Techniken ist wesentlich.

Ich selber (W. Schüffel) war bei meinen Besuchen davon beeindruckt, daß Vertreter verschiedenster akademischer Disziplinen, d.h. der Medizin, der Soziologie, der Psychologie etc., Tutoren auch in Kernbereichen der klinischen Ausbildung sein konnten. Hier wurde mir besonders deutlich, daß es bei der Reform des Medizinstudiums um die Aufgabe geht, den Studierenden dabei behilflich zu sein zu lernen, ein Leben lang weiterzulernen, d.h. selbstgesteuerte Fort- und Weiterbildung zu betreiben. Auch hier erweist sich, daß die Absolventen von Maastricht durchaus mit ihren »Peers« der holländischen Universitäten konkurrieren können und in den Niederlanden hohes Ansehen genießen. Meine Besuche in McMaster, Maastricht sowie in Beer Sheva und in New South Wales waren freilich immer mit einer Beobachtung gekoppelt: An jeder Stelle tat man sich schwer, interaktionelle Momente in systematischer Weise in den Unterricht einzubeziehen. Als ich in McMaster 1981 über die Anamnesegruppen einen Vortrag gehalten hatte, bekannte man freimütig in der nachfolgenden Diskussion, daß man in der Tat praktisch nie auf Probleme der Verliebtheit, des Weinens, also tiefergehende Gefühlsregungen eines Studenten eingiehe.

In Maastricht habe ich diese Frage über die Jahre verfolgen können. Zu meiner Genugtuung habe ich feststellen können, daß im Laufe dieser Jahre sogenannte »attitude groups« zunehmend Gewicht bekamen. Es handelt sich um eine Art themenzentrierter Selbsterfahrungsgruppen, in denen innerhalb eines vertrauten Gruppenrahmens tiefergehende Gefühle behandelt werden. Hier spielt sich das eigentlich »attitudinal learning« oder einstellungsmäßiges Lernen ab, das den Kerninhalt der Anamnesegruppen darstellt.

Soviel ich erfahren habe, nehmen die meisten Studierenden an diesen Gruppen teil. Ich kann mir dies nur mit der großen Zwanglosigkeit erklären, die ich unter den dortigen Studierenden beobachten konnte. Das fiel mir z.B. im Präparierkurs der Anatomie auf. Noch nie hatte ich eine so entspannte und lockere Atmosphäre wie im dortigen Präpariersaal kennengelernt. Ich erfuhr dann, daß die Studenten alle freiwillig an diesen Veranstaltungen teilnahmen. Anatomie ist in Maastricht kein (!) Pflichtfach. Hierüber wurde ich von den Anatomiedozenten informiert. Dennoch haben beim Abschluß des Studiums 70% aller Studenten mehr als die erwartete Pflicht getan, 90% sind durch den Präpariersaal hindurch gegangen. Diese Mitteilung war für mich als Deutscher schockierend. Wie ist Medizin ohne Anatomie als Pflichtfach zu vermitteln? Ich erfuhr für einige Momente den Kulturschock, über den vor allem Ausländer berichten, die nach Maastricht gehen. Sie erzählen von ernsthaften vegetativen Schwierigkeiten in den ersten Monaten ihres Einlebens.

9.2 Reformansätze in Deutschland

Maastricht wie McMaster waren nur deshalb möglich, weil die zuständigen Parlamente eine Ausnahmegenehmigung gaben. Dies war in Deutschland bisher nicht der Fall. Die Folge war, daß eine grundlegende Reform des Medizinstudiums in Deutschland bisher – auch als Experiment – unterblieb. Hierauf hat Th. von Uexküll als Gründungsmitglied der Universitäten von Ulm und Aachen über Jahrzehnte hingewiesen.

In analoger Weise äußerte sich hierzu Wiedersheim, ein erfahrener medizinischer Hochschuldidaktiker und Gründungsdekan der Universität Witten/Herdecke (Wiedersheim, 1994). Diese Universität mußte trotz bester Reformvorsätze allen Vorschriften der Approbationsordnung folgen, so daß nur beschränkte Veränderungen im Ablauf des Medizinstudiums möglich wurden. Jedoch sind sie beachtlich, wie eine Darstellung ihrer Entwicklung seit 1982 erweist (Schwinge und Stiegler, 1994).

Auf eine Experimentierklausel hofft eine engagierte Berliner Planungsgruppe, die mit dem Streik der Studierenden anläßlich des »Uni-Mut« 1989 begann. Sie hat ein Reformkonzept vorgelegt (Busse und Schwinge, 1994), das die wesentlichen Erfahrungen der aufgeführten Universitäten des Auslandes und weiterer Universitäten (insbesondere Linköping) zu berücksichtigen sucht. Auch hier geht es um problemorientierten Unterricht, um Ausbildung in Kleingruppen und um Betonung des Selbststudiums. Aus psychosomatischer Sicht beeindruckend ist die durchgehende Betonung des Interaktionsgeschehens während der Ausbildung, das in speziell hierfür vorgesehenen Gruppen gelernt wird (vgl. Stundenplan). Dieses Vorhaben wird durch ebenfalls durchgehende Veranstaltungen zur Untersuchung und Diagnostik verstärkt. Der Stundenplan weist darüber hinaus einen erheblichen Anteil von Selbststudium aus. Die Pflichtstundenzahl ist 23 pro Woche! Das kontrastiert mit den vollgestopften Stundenplänen der medizinischen Fakultäten in Deutschland, die 35 und streckenweise 40 Wochenstunden umfassen.

Entsprechend den EG-Richtlinien umfaßt das Studium 5500 Stunden in sechs Jahren. Das Berliner Studium ist in Kleingruppenarbeit und **Selbststudium** (I), begleitende **Seminare mit praktischen Übungen** (II) und **Praktika** (III) unterteilt. Die Themenauswahl erfolgt nach folgenden Kriterien:

- Häufigkeit der Erkrankungen unter Berücksichtigung des Lebensalters;
- Bedeutung der Erkrankungen in der primär-ärztlichen Praxis;
- exemplarische Bedeutung der Erkrankungen für das Verständnis grundlegender bio-psycho-sozialer Zusammenhänge;
- Bedeutung von Krankheitssymptomen, die ein sofortiges Eingreifen des Arztes erfordern (vgl. Plan des Gesamtcurriculms).

Entsprechend der Erfahrung von McMaster ist ein Ausbildungszentrum vorgesehen. Hier wird eine ständige Planungsgruppe angesiedelt. Sie hat die Aufgabe der inhaltlichen Ausgestaltung des Curriculums, der Ausbildungsforschung und der Evaluation.

Dies ist der verheißungsvollste Reformansatz, der seit langem, genauer seit 1965, in Deutschland existiert. Zu diesem Zeitpunkt wurde unter Th. von Uexküll in Gießen (ohne Experimentierklausel) versucht, die neue AO zu entwickeln bzw. eine neuartige Ausbildung für Ulm vorzubereiten, dessen Universität 1967 gegründet wurde aber leider unter studienreformerischen Gesichtspunkten und nach zunächst verheißungsvollen Ansätzen in die Bedeutungslosigkeit versank.

Unterdessen hat der Wissenschaftsrat ein positives Votum für den Berliner Reformstudiengang abgegeben. Nunmehr wartet man auf die Experimentierklausel, die für Wintersemester 1994/95 erhofft wird und die vom Bundesgesundheitsministerium kommen muß.

Es ist beeindruckend zu sehen, daß sich trotz aller Schwierigkeiten, d.h. trotz aller Stagnation seit Ein-

führung der Approbationsordnung im Jahre 1970, der Glaube und die Überzeugung bei einer beträchtlichen Gruppierung von Ärzten wie Studierenden gehalten haben, daß auch in der Bundesrepublik Deutschland eine Reform des Medizinstudiums möglich ist. Was erhält diesen Glauben und diese Überzeugungen aufrecht?

10 Curriculumsentwicklung heißt, Langmut entwickeln

Allenthalben ist ein Paradigmenwechsel angesagt. Seine zentralen Inhalte sind die Sicht des Menschen als ein offenes System, der gleichzeitig im Gleichgewicht mit seiner Umgebung, d.h. gesund, leben will. Die von uns aufgeführten sieben Grundpostulate mögen helfen, den Paradigmenwechsel zu bewerkstelligen. Unabdingbar ist hierbei, daß der Faktor Zeit zu einem festen und integralen Bestandteil ärztlicher Ausbildungsplanung wird.

10.1 Alle sprechen vom Paradigmenwechsel – keiner wechselt

Es war gesagt worden (s. Abschnitt 9, »Erfolgte Reformen im Ausland u. Ansätze zu Reformen in Deutschland«), daß unseres Wissens die inhaltlichen und konzeptionellen Konsequenzen, die sich aus dem Paradigmenwechsel in der Medizin ergeben, bis heute international ausgeblieben sind. Alle sprechen vom Paradigmenwechsel – doch keiner wechselt.

Wohin sollte er/sie wechseln und warum geht es nicht? Wir hatten ausgeführt, daß sich Studenten wie Ärzte regelhaft mit dem Patienten zu identifizieren suchen. Diese Identifikation darf derzeit aus verschiedenen Gründen nicht stattfinden. Einer der Hauptgründe ist, daß sich die Studenten angesichts scheinbarer Hilfsbedürftigkeit und Schwäche ihrer Kranken überfordert fühlen (s.a. Abschnitt 6).

Die Frage nach dem Befinden wird unterlassen, Befindensstörungen werden nicht mehr registriert (s.a. Abschnitt 8). Das ist weltweit, wie nicht nur die ICD zeigt. Der führende japanische Internist und Psychosomatiker Ikemi (Japanese Society of Psychosomatic Medicine, 1994) spricht in Anlehnung an dem Begriff »Alexithymie« von »Alexisomia«, d.h. der Unfähigkeit, die Körpersprache lesen zu können. Damit hat die scheinbar so körperlich, in Wirklichkeit aber biologistisch-labormäßig ausgerichtete moderne Medizin den Körper verloren!

Es werden daher professionelle Verhaltensregeln benutzt, den Identifizierungsprozeß mit dem körperlich und psychisch Leidenden zu vermeiden. Diese Verhaltensregeln sind im Laufe eines jahrhundertelangen Prozesses entstanden, der unter Einwirkung eines biologistisch-mechanistischen Weltbildes geformt wurde. Hierauf wird an anderer Stelle detailliert eingegangen (Pauli, 1988a; Pauli, 1994). Es entstanden Erklärungsmodelle, mit denen die beobachteten Phänomene beurteilt und verwertet werden. Übergeordnete, scheinbar unumstößlich wissenschaftlich abgesicherte Erklärungsmodelle, etwa zur Frage der Beurteilung und Verwertung von »objektiv« und »subjektiv« wurden zu Paradigmen, d. h. zu Modellen zur Erklärung der Welt des Patienten.

Wissenschaftler, die derartige Modelle entwickeln (s. a. Abschnittd 8.2, »Die Dozenten«), definieren sich und ihre Gruppenzugehörigkeit durch ihre Teilhabe an den von ihnen entwickelten Modellen bzw. Paradigmen.

»(Das Paradigma) begründet eine Gemeinschaft von Wissenschaftlern, die den Anwendungsbereich des Paradigmas auszudehnen und zu praktizieren versuchen« (von Uexküll und Wesiack, 1988, S. 58). Gegen die Einführung neuer Paradigmen leistet die normale Wissenschaft, also die Vertreter bisheriger Paradigmen, größten Widerstand: »Die Normalwissenschaftler sind die Fachleute. Auf ihre Urteile hören die staatlichen und privaten Organisationen zur Finanzierung von Wissenschaft und Forschung. Sie haben ein starkes, wenn auch nicht immer bewußtes Interesse an der Erhaltung des Status quo« (ebd.).

Vom naturwissenschaftlich-biologistisch begründeten Paradigma der heutigen Medizin zum neuen ganzheitlich-systemischen Paradigma überwechseln, hieße nunmehr: »Los-lassen« von äußeren Bezügen zur erwähnten Gemeinschaft der alten Paradigmatiker naturwissenschaftlicher (Schein-)Objektivität und »los-lassen« von verinnerlichten Positionen. Hierzu gehört etwa beim zitierten Studenten W. (Abschnitt 8.2, »Die Dozenten«) das »Los-lassen« von seiner unausgesprochenen Überzeugung, daß die »Intimsphäre« des Patienten nichts mit dessen Krankheit zu tun habe. In der Peer-Gruppe hatte er sich von vorherrschenden Paradigmen des dominierenden medizinischen Lehrgebäudes lösen können, daß ausschließlich biologistisch-naturwissenschaftliche Mechanismen zur Erklärung der Krankheit geliefert werden müssen.

Noch etwas ungeschickt aber seinem Selbst vertrauend hatte der Student W. die entscheidende Frage gewagt: »Lieben Sie Ihre Frau?« Damit hat er bisher verinnerlichte Positionen aufgegeben und sich auf den Patienten eingelassen. Er wird hierfür in der Untersuchungsgruppe der Peers anerkannt. In der Begegnung mit dem Patienten hat er mit seiner Frage ausdrücklich sein eigenes Selbst eingebracht. Er selbst wie die Gruppe der Peers spürt, daß in der Tat damit die Hauptthemen menschlicher Intimität angerührt werden: Sterben, Sexualität und Sucht (vgl. Anschütz, 1992). Geschehen konnte das, weil er, die Peers und vor allem der Tutor, hier der ärztliche Dozent, das Vorgehen guthießen, vom Gesamtbefinden zur einzelnen Störung vorzuschreiten.

10.2 Komplementäre Erklärungsmuster von Salutogenese und Pathogenese

Der ärztliche Tutor dieser Untersuchungsgruppe vertritt ein Konzept, das sich durch zwei Merkmale kennzeichnet und anderenorts mit Hilfe konkreter klinischer Fälle detailliert dargestellt wird (Pauli, 1987):

1. Der Untersucher geht vom Ganzen zum Partikulären, und
2. der Untersucher verfolgt den Lebensentwurf des Patienten und sieht die Krankheit als Teil eines zum Gesunden ausgelegten Lebens.

Mit dem ersten Merkmal wird nicht nur der eingangs gestellten Frage V. von Weizsäckers nachgekommen. In ihrer Anlage entspricht dieses Merkmal den praktizierten bzw. geplanten Curricula von McMaster und Berlin. Mit dem zweiten Merkmal wird in entschiedener Weise das neue Paradigma aufgegriffen. Es geht um die Anerkennung der jeweils einmaligen Welt des Individuums, das gesund sein möchte. Als gesund wird hier die Fähigkeit verstanden, kreativ mit sich und seiner Umwelt umzugehen.

Es war ausgeführt worden, (Abschnitt 8.1, »Paradigmenwechsel, persönlicher Situationskreis der Studierenden«), wie die Studierenden lernen, klinische Befunde in systemischer Weise im Sinne einer Auf- und Abwärtsbewegung zu beurteilen und zu bewerten. Es geht darum, Wege zu entwickeln, wie die Gesundheit im Sinne der Salutogenese (Antonovsky, 1987) als Leitvorstellung einbezogen wird. Dem Konzept der Salutogenese liegt der »Sense of Coherence« zugrunde. Er ist folgendermaßen definiert:

»Der Sinn für Selbstvertrauen (Sense of Coherence) ist überzeitlich. Er steht für ein durchgehend-beständiges und doch dynamisches Gefühl des Übereinstimmens mit drei Grundannahmen:
1. Innere und äußere Wirklichkeiten sind strukturiert, voraussagbar, abwägbar.
2. Wir haben in uns und mit den anderen die Mittel, den Anforderungen dieser Wirklichkeiten zu entsprechen.
3. Die Anforderungen sind Heraus-Forderungen existentieller Art.«

Mit den Zahlen 1 bis 3 sind Grundelemente des Konzeptes von Antonovsky gekennzeichnet, nämlich die Begriffe »comprehensibility«, »manageability« und »meaningfulness«. In dem von Antonovsky benutzen Sinne wären sie am besten zu übersetzen mit Erfaßbarkeit, Gegenseitigkeit und Sinnhaftigkeit.

Erfaßbarkeit (comprehensibility): Es geht darum, daß die Dinge »predictable«, »alterable«, »explicable« sind, also voraussagbar, strukturiert und ableitbar. Das gilt für Inhalte, Prozesse und Strukturen, die von innen wie von außen kommen und wahrgenommen werden. Es ist wichtig, daß die Wertung »positiv/negativ« keine Rolle spielt.

Gegenseitigkeit (manageability): Der Mensch hat die Gewißheit, daß ihm Ressourcen zur Verfügung stehen, um die Ereignisse zu beeinflussen oder entscheidend zu steuern. Es sind die Ressourcen der eigenen Person wie diejenigen der Umwelt. Indem der Mensch in seinem sozialen Netzwerk eingebunden ist und seine persönlichen Fähigkeiten entwickelt und erweitert, findet er zur entscheidenden Lösung anstehender Probleme. Es ist dasjenige Element unseres Lebens, das eine erste und zweite »victimization« (Opferhaltung) verhindert. Aufgrund seines

Bezuges zur Umwelt könnte es mit dem Begriff der Gegenseitigkeit übersetzt werden.

Sinnhaftigkeit (meaningfulness): Hier spricht Antonovsky wörtlich von »the importance of being involved as a participant in the process shaping one's destiny as well as one's daily experience«. Man kann sagen, daß alles, was man getan hat, heute und morgen tut, eine Bedeutung, einen Sinn hat, daß an ihm ein Sinn haftet. Diese Sinnhaftigkeit ist besonders dann erlebbar, wenn der Spürende anderen Menschen »ver-haftet« ist. Mit »Sinnhaftigkeit« ist daher die emotionale Beteiligung an unserer Welt zu verstehen.

Wie dieses Konzept der Salutogenese im konkreten Falle angewendet werden kann, ist in dem Kapitel 62, »Ulcus duodeni«, explizit, in den Kapiteln 61, »Asthma bronchiale«, und 54, »Funktionelle Syndrome im gastrointestinalen Bereich«, implizit dargestellt. Es muß ausdrücklich betont werden, daß der Arzt aus der Sicht dieses Konzeptes die Begriffe »gesund« und »krank« als zwei unabhängige Dimensionen sieht. Das Konzept der Pathogenese wird also nicht hinfällig, sondern wird als komplementär zum Konzept der Salutogenese gesehen.

10.3 Die sieben grundsätzlichen Postulate als Wegweiser für den Curriculumsreformer

Das geplante Berliner Curriculum (s.a. Abschnitt 8.2) berücksichtigt:
- Die durchgehende Interaktion mit dem Patienten (1),
- eine kriteriengeleitete (also nicht eine zufällige) Auswahl des Lernstoffes (2),
- adäquate (nämlich ca. 50%ige) Bemessung der Lernzeit zum Selbststudium bei durchgehend beibehaltener Gruppenbildung (3),
- Bildung von Interaktionsgruppen in offensichtlicher Übereinstimmung mit den »attitudinal groups« von Maastricht (4),
- Übernahme wachsender Verantwortung bei der Versorgung von Kranken (5),
- aktive politische Betätigung (6) im Sinne einer Lobby von »Neudenkern« (gegenüber Wissenschaftsrat, hinsichtlich der Experimentierklausel gegenüber dem BMG),
- lediglich der Zeitfaktor (7) scheint unterbewertet.

Ein Vergleich mit den eingangs aufgeführten und grundsätzlichen Postulaten zeigt, daß diese nahezu ausnahmslos berücksichtigt sind:
- **P**atienten-Orientierung (1),
- **P**roblem-Orientierung (2),
- **P**eer-Orientierung (3),
- **P**ersönlichkeit-Orientierung (4),
- Zuweisung von Verantwortung (5),
- **P**olitik-Orientierung (6),
- lediglich vom Zeitfaktor (7) wäre zu sagen, daß er nachhaltiger berücksichtigt werden muß.

Im Sinne einer Merk-Hilfe kann Verantwortung mit »Perseveranz« (Ausdauer, Beharrlichkeit hinsichtlich der Versorgung), und der Zeitfaktor mit »Pro-

gression über die Zeit« umschrieben werden. Auf diese Weise ergeben sich sieben P's der grundsätzlichen Postulate in der Gestaltung des medizinischen Curriculum (Schüffel, 1995). Diese sieben Punkte sind auch in einer Bestandsaufnahme der Aktivitäten studentischer Anamnesegruppen in Deutschland, Österreich und der Schweiz wieder zu finden (Falk, 1994).

Patienten-Orientierung heißt vor allem: Befinden und chronische Krankheit (Empfinden) berücksichtigen, wie es der ärztliche Tutor in dem oben zitierten Tutorium anspricht. Hiermit beginnt der oben zitierte Weg, die Salutogenese in ärztliches Arbeiten einzubeziehen. Beispielhaft wird das in dem Konzept der subjektiven Anatomie ausgeführt (von Uexküll et al., 1994). Problembezogen heißt, die Gesamtsituation unter salutogenetischen Aspekten ansprechen und erst dann zu spüren suchen, was stört. Hier wird der Paradigmenwechsel besonders deutlich.

Peer-Orientierung bedeutet, daß auf die oben zitierten Beobachtungen von Shuval und diejenigen von G. Miller Bezug genommen wird, daß mit Hilfe des Peers gewünschtes Lernen in einer außerordentlichen Weise verstärkt werden kann. Mit der Persönlichkeitsorientierung wird die Supervision eingeführt. Die Psychotherapie hat zur Genüge gezeigt, daß der Psychotherapeut berufsbegleitend eine Supervision benötigt. Nicht anders verhält es sich beim Arzt und ärztlichen Ausbilder. Das wird evident, wenn die Ausbildung mit Hilfe des Patienten erfolgt, der längerfristig versorgt wird. Gerade der Umgang mit schwer depressiven Patienten, die vielfach erhebliche Suchtstrukturen haben, macht es nötig, daß einerseits langfristig von Studierenden klinische Verantwortung übernommen und diese gleichzeitig in Form von Supervision begleitet wird. Anderenfalls werden die Irrwege moderner Medizin unvermeidlich, die von Anschütz (1987) klar beschrieben werden.

Aus dem Entwurf zur Bundesärzteordnung wird ersichtlich (Abschnitt 8.2), daß keinerlei konkrete Maßnahmen vorgesehen sind, wie 1) eigenständige Patientenversorgung eingeübt und 2) diese unter sachverständiger Begleitung, sprich Supervision gewährleistet wird. Vielmehr war bereits dort in der Interpretation des Entwurfes gesagt worden, daß der Staat indirekt zu erkennen gibt, daß er die Universitäten als unfähig erachtet, eine versorgungsgerechte Ausbildung zu gewährleisten (Abschnitt 8.3).

Die oft zitierte Experimentierklausel ist ein anderes Beispiel dafür, wie bei Politikern das Bewußtsein wachgerufen werden muß, daß entschiedene Anstrengungen zur Reform der Ausbildung erforderlich sind.

Es scheint, daß die Progression über die Zeit hin gesehen, um auf das letzte Postulat zu kommen, langsam ist. Hier war von »Déjà vu-Erlebnissen« gesprochen worden. Die langsame Progression über die Zeit hin kann an zwei Beispielen erläutert werden. Als an der damaligen Reformuniversität Ulm

1969/70 die ersten Studierenden aufgenommen wurden, gründeten diese in Zusammenarbeit mit den dortigen Dozenten der Abteilung Psychosomatik die Anamnesegruppen (Abschnitt 6.4, »Anamnesegruppen und peer learning«), also von studentischer Initiative getragene Arbeitsgruppen. Wenig später wurden im Rahmen des regulären Unterrichts von studentischen Tutoren angeleitete Arbeitsgruppen für den Psychosomatikkurs eingerichtet, in denen die Studierenden ausdrücklich zu Gruppenleitern ernannt wurden, während die akademisch qualifizierten Dozenten als Begleiter der Gruppen fungierten. Diese übernahmen eine Art Supervisionsfunktion, d. h. sie respektierten die Autonomie der studentisch geleiteten Arbeitsgruppen.

Während das System der Anamnesegruppen sich innerhalb der letzten 25 Jahre unter den Studenten in Deutschland ausbreiten konnte, wurde unseres Wissens das zweite System einer Kooperation Studierender/Graduierter an keiner deutschen medizinischen Fakultät bzw. keinem deutschen Fachbereich entsprochen. Am plausibelsten ist die Erklärung, daß es sich im ersten Falle um die Weitergabe und Aneignung eines Subsystems handelt, während im zweiten Falle bereits ein Austausch zwischen zwei Subsystemen (Subsystem studentischer Tutoren, Subsystem graduierter »Supervisoren«) stattfindet, was derzeit kaum zu bewerkstelligen ist.

Möglicherweise wird dies in Berlin geschehen können. Anders als in Ulm, wo Studierende nicht bei der Planung des regulären Unterrichtes beteiligt waren, ist dies in Berlin der Fall. Zur Zeit des »Uni-Muts« und in Rückerinnerung an die 68er Jahre mit Benno Ohnesorg und Rudi Dutschke ist man hier bereit gewesen, entsprechend den obrigen Überlegungen (s. a. Abschnitt 8.3) zwischen den zwei Subsystemen der Studentenschaft und Dozentenschaft einen Austausch herbeizuführen. Es bleibt dennoch abzuwarten, inwieweit übergeordnete gesellschaftliche Systeme bereit sind, sich auf einen derartigen innovativen Vorstoß einzustellen. Es muß versucht werden, die Widerstände und die Möglichkeiten zu antizipieren.

11 Die Zeit – eine gestaltende Kraft?

Der bedeutende Arzt und psychosomatisch arbeitende Internist J. J. Groen (1903–1990) hat darauf hingewiesen, daß die heute gültige Zweiteilung des Medizinstudiums in Vorklinik und Klinik auf den holländischen, damals in Leiden tätigen Arzt und Professor der Medizin Boerhaave (1668–1738) zurückzuführen ist. Das seither existierende, in Kli-

nik und Vorklinik aufgeteilte medizinische Ausbildungssystem wurde von der preußischen Ausbildungsreform 1861 übernommen, d. h. nach einer ca. 150jährigen Latenzzeit. Es dauerte nahezu 300 Jahre, bis mit der Medical School von McMaster ein grundlegend neues Ausbildungsmodell etabliert wurde. Müssen wir in Analogie hierzu in Deutschland mit einer 150jährigen Latenzzeit oder mit einer 300jährigen Entwicklungszeit rechnen, um unsere medizinische Ausbildung zu reformieren?

Oder wird das Berliner Modell der Freien Universität erfolgreich sein, gleichsam unter den Augen der einstmals weltweit hochangesehenen Charité der Humboldt-Universität, so wie es heute Maastricht unter den Augen des einstmals führenden Leiden tut?

Es wird davon abhängen, wie sorgfältig Subsysteme identifiziert und Auf-/Abwärtsbewegungen innerhalb des gesellschaftlichen Systems insgesamt zugelassen werden. Die Antwort hierauf wird auch davon abhängen, inwieweit Politikvertreter, Universitätsdozenten und Studenten willens sind, die Abfolge der oben beschriebenen affektiven Lernspiralen (s. Abschnitt 7) zuzulassen. Diese abfolge steuert den diffizilen Wechsel von der Studentenrolle in die Arztrolle. Das Beispiel des mehrfach zitierten Tutoriums sowie die oben zitierten Beobachtungen von Krejci (1983) machen deutlich, wie ein derartiger Wechsel geradezu unter therapeutischen Bedingungen gesehen werden muß, die nur im Rahmen wechselseitigen Vertrauens möglich sind[5].

Die kritische Frage erscheint hierbei, inwieweit die Einsichtnahme eines Dritten zugelassen wird, der als Begleiter und Berater fungieren kann. Einsichtnahme ist das, was die Supervision in der Psychotherapie bzw. die formativ evaluierende Didaktik tun. Während die erste auf affektive Prozesse eingeht, stellt die zweite Verbindungen zwischen kognitiven Konzepten her, die gleichermaßen an Überlegungen von Paracelsus (1493–1541) anknüpfen, wie sie den Ursprung kartesianischer Gedankengänge aufgreifen (Pauli, 1988a; 1994).

Damit wird die Frage nach der Realisierbarkeit einer angemessenen Ausbildung zum Arzt eine Frage nach der Realisierbarkeit von **Supervision** und nach der Realisierbarkeit **formativer Evaluation** in der medizinischen Ausbildung. Sie wird auch zur Frage, wie die Erfahrung des eigenen Selbst in der Medizin zur befreienden Entdeckung des Subjektes wird.

---

[5] Entsprechende Erfahrungen werden derzeit in einem Projekt »Subjektive Anatomie in der ärztlichen Ausbildung« (Schüffel et al.; Manuskript, Marburg, 1992) gesammelt, das im Rahmen des Programmes »Verbesserung der Lehre an den Hessischen Hochschulen« gefördert wird.

KAPITEL 5

Fort- und Weiterbildung unter Berücksichtigung der Entwicklung in der Schweiz und in Österreich

Karl Köhle, Paul L. Janssen, Rainer Richter mit Teilbeiträgen von Rolf H. Adler und Wolfgang Wesiack

> *»Was als psychisches oder somatisches Phänomen erscheint, ist bereits Resultat der Parteinahmen ...«*
>
> *(V. v. Weizsäcker, 1925)*

1 Ärzte

Einleitung

»Psychosomatische Medizin« bezeichnet
* ein Grundlagenfach mit integrativen Aufgaben *und*
* eine Spezialdisziplin: aus der Psychoanalyse entstanden vertritt sie ein psychogenetisches Krankheitsverständnis.

Holistischer und spezialistischer Ansatz können sich ergänzen: bei der Entwicklung von Verständniskonzepten für die Wechselbeziehungen zwischen den Subsystemen des menschlichen Organismus und bei der Umsetzung der Psychosomatik als Beurteilungs- und Handlungs-Dimension (Meyer, 1994) in die Praxis. In Deutschland haben sich beide Ansätze seit etwa 1920 außerhalb der Psychiatrie entwickelt – anders als u. a. in der Schweiz und den USA. Der holistische Ansatz wurde von einzelnen Internisten und Neurologen an Universitätskliniken gefördert, der spezialistische von Psychoanalytikern in der Praxis und an Amabulatorien der Ausbildungsinstitute weiterentwickelt. Freud plädierte bereits 1913 für eine psychotherapeutische Tätigkeit »des Spezialarztes« anderer Fächer; V. v. Weizsäcker erkannte, daß die Integration eines ernstzunehmenden psychologischen Verständnisansatzes nicht nur eine Erweiterung des ärztlichen Selbstverständnisses, sondern auch neue Formen der Kooperation zwischen den Berufsgruppen, organisatorische Veränderungen an den Institutionen und eine Modifikation des Honorierungssystems erfordert.

Frühe Kooperationsansätze wurden durch Widerstände gegen die Rezeption der Psychoanalyse behindert; diese verschärften sich mit der Machtergreifung der Nationalsozialisten drastisch. In der Nachkriegszeit begannen beide Richtungen aufzublühen:
* Anerkennung der tiefenpsychologisch fundierten und der psychoanalytischen Psychotherapie als Leistung im kassen- und vertragsärztlichen Bereich (1967);
* Einführung des Faches »Psychosomatische Medizin und Psychotherapie« in die ärztliche Approbationsordnung (1970) und Aufbau entsprechender Abteilungen an den medizinischen Fakultäten;
* Gründung des Deutschen Kollegiums für Psychosomatische Medizin (1974);
* Entwicklung des Fachgebietes »Allgemeinmedizin«.

Mit der Institutionalisierung entwickelten sich Interessenkonflikte. Die Fachvertreter an den Universitäten – überwiegend Psychoanalytiker – forderten eine wissenschaftlich fundierte Ganztagsweiterbildung in einem breiten Spektrum von Verständnisansätzen und therapeutischen Methoden und damit den Gebietsarzt für »Psychosomatik und Psychotherapie«. Das Deutsche Kollegium für Psychosomatische Medizin (DKPM) verteidigte »Psychosomatische Medizin« als einen für alle Ärzte bedeutsamen Verständnis- und Handlungsansatz. Vertreter der Allgemeinmedizin wollten gleichsinnig eine »sprechende Medizin« fördern, die Kassenärztliche Bundesvereinigung die Qualifikation primär versorgender Ärzte für eine »psychosomatische Basisversorgung« sicherstellen. Zeitweise blockierten diese Gruppierungen sich gegenseitig. Das übergeordnete Ziel, den psychosozialen Zugang differenziert in die medizinische Versorgung einzubeziehen, schien gefährdet. 1984 fand Paul Janssen eine Lösung für diesen Konflikt: Als Vorsitzender des Fachausschusses der Bundesärztekammer schlug er ein dreistufiges Qualifikationsmodell vor, das beiden Verständnisansätzen und damit den Versorgungsbedürfnissen der Bevölkerung gerecht wurde. 1992 beschloß der Deutsche Ärztetag dieses Konzept in leicht modifizierter Form: das **Drei-Stufen-Konzept.**

In der Bundesrepublik Deutschland gilt für die vertragsärztliche Versorgung – für die sog. Richtlinienpsychotherapie – heute ein dreistufiges Qualifikationssystem; es orientiert sich an den vom Bundesausschuß der Ärzte und Krankenkassen beschlossenen »Richtlinien« und den von der Kassenärztlichen Bundesvereinigung mit den Krankenkassen getroffenen »Vereinbarungen« (Übersicht und Geschichte : Faber und Haarstrick, 1994). Folgende Bereiche werden unterschieden:

– **Psychosomatische Grundversorgung:** Sie soll die »Basisversorgung« sichern, d. h. den psychosomatischen Verständnisansatz in die hausärztliche und – noch nicht formalisiert – in die klinische Versorgung integrieren helfen.

- **Zusatzbezeichnung Psychotherapie:** Sie soll Ärzten, die weiter in ihrem (somatischen) Fachgebiet arbeiten, ermöglichen, wissenschaftlich anerkannte Psychotherapieverfahren in ihre Tätigkeit zu integrieren.
- **Gebietsarzt Psychotherapeutische Medizin und Zusatzbezeichnung Psychoanalyse:** Der Gebietsarzt soll die spezialisierte psychotherapeutische Versorgung insgesamt, der Facharzt mit Zusatzbezeichnung »Psychoanalyse« die Krankenversorgung mit dieser speziellen Methode sicherstellen.

Die Fortbildung zur psychosomatischen Grundversorgung stellen wir – dem Konzept dieses Buches entsprechend – ausführlicher, die Weiterbildung für die Tätigkeit auf den anderen Versorgungsstufen knapp zusammengefaßt dar.

»Am wichtigsten erscheint mir, daß in einer umfassenden Therapie der Arzt sich selbst vom Patienten verändern läßt, daß er die Fülle aller Regungen, die von der Person des Kranken ausgehen, auf sich wirken läßt, daß er sich nicht einengt in das System der Diagnostik und der systematischen Krankheitseinheit ...«

(V. v. Weizsäcker, 1928).

1.1 Psychosomatische Grundversorgung

Definition

Die – jetzt als kassenärztliche Leistung anerkannte – »psychosomatische Grundversorgung« soll es dem Arzt ermöglichen, den biopsychosozialen Verständnisansatz systematisch in sein diagnostisches und therapeutisches Handeln einzubeziehen. Die psychosomatische Grundversorgung unterscheidet sich von ärztlicher Beratung und ärztlicher Erörterung. Sie stellt an den Arzt höhere Anforderungen, ist jedoch keine Psychotherapie im Sinne der Richtlinien. Sie betrifft:

- Diagnosestellung: Die »Gesamtdiagnose« enthält Untersuchung und Bewertung biologischer, psychischer und sozialer Anteile am Krankheitsgeschehen auch hinsichtlich ihrer ätiologischen Bedeutung und der differentialdiagnostischen Zuordnung.
- Indikation: Somato- und psychotherapeutische Verfahren und ihre Verbindung sind entsprechend der aktuellen Krankheitssituation zu prüfen.
- Begrenzte Zielsetzung: Symptombeseitigung, Einsichtsvermittlung in psychogene Zusammenhänge und die Notwendigkeit einer »prophylaktischen Umorientierung«.
- Therapiemethoden: verbale Interventionen; übende und suggestive Techniken (Faber und Haarstrick, 1994).

Diese Zielvorstellungen enthalten eine Neubewertung der Patient-Arzt-Beziehung: Die Reflexion und Gestaltung dieser Beziehung wird zum zentralen Element der ärztlichen Tätigkeit, die Förderung professioneller kommunikativer Kompetenz zur wichtigsten Aufgabe der Fortbildung.

Erforderliche Kenntnisse und Fähigkeiten

Die Aufgaben in Diagnostik, Indikationsstellung und Therapie erfordern:

- eingehende Kenntnisse in der biopsychosozialen Krankheitslehre;
- die Fähigkeit, eine tragfähige Beziehung zum Patienten aufzubauen, systematisch zu reflektieren und so für Diagnostik und Therapie zu nutzen;
- die Fähigkeit, das biopsychosoziale Konzept in die Anamneseerhebung zu integrieren (s. a. Kap. 21, »Anamnese und körperliche Untersuchung«) und
- die Fähigkeit zur Anwendung verbaler Interventionen sowie übender und suggestiver Techniken (s. u.).

Verbale Intervention

Sie stellt in den Richtlinien eine besondere Form der ärztlichen Gesprächsführung dar. Sie orientiert sich an der aktuellen Krankheitssituation und verfolgt das Ziel, die Introspektion des Patienten zu fördern, ihm Einsichten in die psychosomatischen Zusammenhänge seines Krankheitsgeschehens zu vermitteln und ihm die Bedeutung evtl. krankmachender persönlicher Konflikte erkennbar zu machen.

Die ärztliche Gesprächsführung verfolgt mit der verbalen Intervention noch ein weiteres Ziel. Es wird angestrebt, die »Bewältigungsfähigkeiten des Kranken ... aufzubauen«. Dabei geht es nicht nur um den Aufbau, sondern um die faktische Bewältigung pathogener Einflüsse und die Absicherung einer erreichten Stabilisierung; sie kann die Einschaltung von Beziehungspersonen aus dem engeren Umfeld des Patienten verlangen (Faber und Haarstrick, 1994).

Übende und suggestive Techniken

Hierzu gehören:

- Autogenes Training als Einzel- oder Gruppenbehandlung (Unterstufe),
- Relaxationstherapie nach Jacobson als Einzel- oder Gruppenbehandlung,
- Hypnose in Einzelbehandlung.

Diese Verfahren werden in Kap. 33, »Suggestive und übende Verfahren«, dargestellt.

»Die Reflexion der Wirkung des Arztes wird zur wichtigsten Aufgabe, mehr noch als die detaillierte Kenntnis des Patienten«

(V. v. Weizsäcker, 1925)

Qualifikation

Die **Psychotherapie-Richtlinien** legen fest: »Die Teilnahme des Arztes an der psychosomatischen Grundversorgung setzt mehrjährige Erfahrung in selbständiger ärztlicher Tätigkeit, Kenntnisse in der Theorie einer psychosomatisch orientierten Krankheitslehre und reflektierte Erfahrungen über die therapeutische Bedeutung der Arzt-Patient-Beziehung voraus.«

Die **Psychotherapie-Vereinbarungen** fordern »für Maßnahmen der psychosomatischen Grundversorgung nach dem Leistungsinhalt der Nrn. 850 und 851 BMÄ/E-GO:

- eine mindestens dreijährige Erfahrung in selbstverantwortlicher ärztlicher Tätigkeit;
- Kenntnisse in einer psychosomatisch-orientierten Krankheitslehre;
- reflektierte Erfahrungen über die Psychodynamik und therapeutische Relevanz der Arzt-Patient-Beziehung und
- Erfahrungen in verbalen Interventionstechniken als Behandlungsmaßnahme.

Aus Zeugnissen und Bescheinigungen muß hervorgehen, daß entsprechende Kenntnisse und Erfahrungen in einem Umfang von mindestens 80 Stunden erworben wurden. Im Rahmen dieser Gesamtdauer müssen gesondert belegt werden:

- **Theorieseminare** von mindestens 20stündiger Dauer, in denen Kenntnisse zur Theorie der Arzt-Patient-Beziehung, Kenntnisse und Erfahrungen in psychosomatischer Krankheitslehre und der Abgrenzung psychosomatischer Störungen von Neurosen und Psychosen und Kenntnisse zur Krankheits- und Familiendynamik, Interaktion in Gruppen, Krankheitsbewältigung (Coping) und Differentialindikation von Psychotherapie-Verfahren erworben wurden.
- **Reflexion der Arzt-Patient-Beziehung** durch kontinuierliche Arbeit in Balint- oder Selbsterfahrungsgruppen von mindestens 30stündiger Dauer (d.h. bei Balint-Gruppen mindestens 15 Doppelstunden) und
- **Vermittlung und Einübung verbaler Interventionstechniken** von mindestens 30stündiger Dauer.

Die Kenntnisse und Erfahrungen müssen in anerkannten Weiterbildungsangeboten und die Reflexion der Arzt-Patient-Beziehung bei anerkannten Balint-Gruppen-Leitern bzw. anerkannten Supervisoren erworben worden sein.« (Deutsches Ärzteblatt 90 (1993) 3456).

Diese Vereinbarungen sind am 1. 1. 1994 in Kraft getreten, ihre Umsetzung ist in den einzelnen Bezirken der Kassenärztlichen Vereinigung unterschiedlich weit fortgeschritten; Modellcurricula gibt es an verschiedenen Orten der BRD.

Dieses Fortbildungskonzept für die Vertragsärzte ist in die Musterweiterbildungsordnungen für fast alle Gebietsärzte übernommen worden. Die Ausführungsbestimmungen werden z. Zt. erarbeitet.

Empfehlungen

Eine kontinuierliche – wöchentliche oder 14tägige – Fortbildung in kleinen Gruppen erscheint am sinnvollsten. Die Wissensvermittlung in Theorieseminaren kann sich an Kompendien für die psychosomatische Grundversorgung (Helmich et al., 1991; Tress, 1994; Mark und Bischoff, 1994 oder den bekannten Lehrbüchern) orientieren. Für die Reflexion der Arzt-Patient-Beziehung sind nach wie vor die Balint-Gruppen die Methode der Wahl.

Anamneseerhebung und verbale Interventionstechnik erfordern ebenfalls systematisches Üben.

Hierfür stehen mehrere Methoden zur Verfügung; ihre endgültige Bewertung ist erst nach Abschluß der dringend erforderlichen wissenschaftlichen Evaluation möglich.

Balint-Gruppen, in denen Video- bzw. Audio-Aufnahmen oder Verbatim-Protokolle von Praxis-Gesprächen die mündliche Vorstellung ergänzen: Die Gesprächsführung des Arztes läßt sich so Sequenz um Sequenz analysieren; die Gruppe kann entsprechend der erarbeiteten Beziehungsproblematik Interventionsalternativen diskutieren, evtl. im Rollenspiel erproben. Das erarbeitete Vorgehen läßt sich oft schon beim nächsten Besuch des Patienten anwenden.

Trainingsprogramme für Gesprächsverhalten: Sie werden z. Zt. vor allem für die Arbeitssituation in der Klinik erarbeitet und dort erprobt (Langewitz, 1993). Ihr Vorzug ist die didaktische Systematik; ihre Anpassung an den Gesprächszusammenhang und die Beziehungsproblematik erfordert Lernschritte, die über einfache Formen des Gesprächstrainings hinausgehen.

Themenzentrierte Gruppenarbeit: Typische therapeutische Probleme aus der Praxis werden vorgegeben oder von Teilnehmern – aus den zurückliegenden Tagen – eingebracht: Die Gruppe diskutiert Interventionsmöglichkeiten und erprobt sie im Rollenspiel (Schüffel et al., 1994; Koerfer et al., 1995).

»Qualitätszirkel« sind in den Psychotherapie-Vereinbarungen *nicht* als Fortbildungsinstrument für die ärztliche Grundversorgung vorgesehen. In ihnen »geht es um eine durch den Moderator gelenkte Reflexion und Erarbeitung von diagnostischen und therapeutischen Strategien. Dabei steht nicht der einzelne Patient im Zentrum, sondern eine Verbesserung der Effizienz in der Diagnostik und Behandlung einer bestimmten Erkrankung und der Umgang mit praxisrelevanten Problemfeldern (Personal, schwierige Patienten). Bei den 4- bis 6wöchigen Zirkeltreffen wird ein kollegiales Gespräch von einem fortgebildeten Hausarzt als konstantem Moderator über ein spezielles Thema, z.B. Hypertonie, geführt« (Niebling et al. 1994). Die Arbeit in Qualitätszirkeln hat an einigen Orten bereits einen hohen Standard erreicht und eignet sich dort gut als Maßnahme zur Qualitätssicherung bzw. -verbesserung (Bahrs und Szecsenyi, 1993; Bahrs et al., 1994).

Alternativ zur kontinuierlichen Fortbildung kann auch die Durchführung von Blockveranstaltungen, z.B. 10 Fortbildungstage im Zeitraum von 1–2 Jahren empfohlen werden, nicht dagegen der diskontinuierliche Erwerb einzelner »Bausteine« im Rahmen größerer Tagungen.

Die Effektivität der Fortbildung sollte evaluiert werden.

Anmerkungen zur Selbsterfahrung

Für Beziehungsdiagnostik und Beziehungstherapie ist die Fähigkeit des Arztes zur Selbstwahrnehmung in der Patient-Arzt-Beziehung, die Fähigkeit zur Analyse seiner »Gegenübertragung« (s.a. Kap. 24, »Psychoanalyse und psychoanalytisch orientierte Therapieverfahren«) von zentraler Bedeutung. Die Balint-Gruppe vermittelt ein Mindestmaß an Selbsterfahrung – sie hat eine »deutliche, jedoch begrenzte Einstellungsänderung des Arztes zum Ziel« (Balint). Die Konfrontation mit dem eigenen Gesprächsverhalten bei der Diskussion von Videoaufnahmen unterstützt diese Selbsterfahrung. Manche Ärztinnen und Ärzte wünschen eine intensivere Selbsterfahrung; ihnen empfehlen wir psychotherapeutische Einzelsitzungen. Hier können sie sich selbst in der Patientenrolle wahrnehmen und Übertragungsprozesse intensiv erleben.

Qualifikation der in der Fort- und Weiterbildung Tätigen

Für die Durchführung der Fort- und Weiterbildungsmaßnahmen sind vor allem psychotherapeutisch weitergebildete Ärzte geeignet, die selbst ausreichende Erfahrung mit einem integrierten psychosomatischen Arbeitsansatz haben. Als Balint-Gruppenleiter können Psychoanalytiker mit entsprechender Erfahrung und Fortbildung anerkannt werden.

Anspruch und Wirklichkeit

Die Einführung der psychosomatischen Grundversorgung bietet eine Chance, die Heilkunde auf wissenschaftlicher Basis um die psychosoziale Dimension zu erweitern. Ob eine ausreichende Annäherung an dieses Ziel gelingen wird, hängt von mehreren Faktoren ab:

Qualität der Fortbildung: Die Richtlinien müssen in die Praxis umgesetzt, die Effektivität der neuen Curricula muß evaluiert werden. Die Einführung von Maßnahmen zur Qualitätssicherung ist vorzubereiten. Die Befähigung zur psychosomatischen Grundversorgung sollte – längerfristig gesehen – während der Weiterbildungszeit zum Facharzt erworben werden.

Kooperation zwischen den verschiedenen Ebenen des Versorgungssystems: Psychosomatische Versorgung und Psychotherapie sollten über geeignete Maßnahmen – u. a. offene Sprechstunden der Fachpsychotherapeuten und Vermittlungsstellen wie z. B. Polikliniken – verbunden werden.

Verbesserung der Honorierung: Die Honorierung von Leistungen der psychosomatischen Grundversorgung müßte den Praxiskosten (z. Zt. 150 bis 250 DM/Std.) angepaßt werden. Heute beträgt das Honorar für ein Gespräch von 20 Minuten Dauer nur ca. 25 DM. Bei gleichbleibenden Gesamtausgaben im Gesundheitssystem ist eine solche Anpassung nur über eine Neubewertung der persönlich zu erbringenden ärztlichen Leistungen im Verhältnis zu anderen Leistungen möglich.

1.2 Zusatzbezeichnung Psychotherapie

Definition

»Psychotherapie umfaßt die Erkennung, psychotherapeutische Behandlung, Prävention und Rehabilitation von Erkrankungen, an deren Verursachung psychosoziale Faktoren einen wesentlichen Anteil haben, sowie von Belastungsreaktionen infolge körperlicher Erkrankungen«.

Die Zusatzbezeichnung »Psychotherapie« ermöglicht es, entsprechende diagnostische und therapeutische Leistungen in die Tätigkeit niedergelassener Ärzte anderer Gebiete (u. a. Internisten, Gynäkologen, Pädiater) zu integrieren. Tätigkeitsfeld und Weiterbildung sind in zwei Schwerpunkte, den tiefenpsychologischen und den verhaltenstherapeutischen gegliedert.

Qualifikation

Voraussetzung: 2 Jahre klinische Tätigkeit, davon 1 Jahr Weiterbildung im Fach Psychiatrie und Psychotherapie.*

Die **dreijährige Weiterbildung** ist grundsätzlich berufsbegleitend. »Besondere Kenntnisse und Erfahrungen« müssen erworben werden, wie folgt:

Theoretische Grundlagen der Psychotherapie (Kurse und Seminare, 140 Std.): Entwicklungspsychologie, Persönlichkeitslehre, allgemeine und spezielle Neurosenlehre, Tiefenpsychologie, Lernpsychologie, Psychodynamik der Familie und der Gruppe, Psychopathologie, Psychosomatik; Technik der Erstuntersuchung; Indikation und Methodik der psychotherapeutischen Verfahren einschließlich Prävention.

Psychiatrische Diagnostik: Psychiatrische Anamnese und Befunderhebung bei 60 Patienten; Kenntnisse und Erfahrung in der Diagnostik und Differentialdiagnostik zur Abgrenzung von Psychosen, von Neurosen und körperlich begründbaren Psychosen und in der allgemeinen und speziellen Psychopathologie.

Reflexion der Arzt-Patient-Beziehung: Tiefenpsychologischer Schwerpunkt: 35 Doppelstunden Balint-Gruppenarbeit; Verhaltenstherapeutischer Schwerpunkt: 35 Doppelstunden Fallbesprechungsgruppen.

Selbsterfahrung: Tiefenpsychologischer Schwerpunkt: entweder 150 Stunden Einzelselbsterfahrung oder 70 Doppelstunden Gruppenselbsterfahrung. Verhaltenstherapeutischer Schwerpunkt: 60 Doppelstunden Gruppenselbsterfahrung.

Therapeutische Verfahren: Tiefenpsychologischer Schwerpunkt: 10 dokumentierte tiefenpsychologisch-biographische Anamnesen und 3 abgeschlossene kontinuierlich supervidierte und dokumentierte tiefenpsychologische Behandlungen von insgesamt 150 Stunden (sowohl Einzeltherapien als auch Behandlungen von Paaren, Familien, Gruppen).

Verhaltenstherapeutischer Schwerpunkt: 10 diagnostische Verhaltensanalysen und 6 abgeschlossene kontinuierlich supervidierte und dokumentierte Behandlungen von insg. 150 Stunden (sowohl Einzeltherapien als auch Behandlungen von Paaren, Familien, Gruppen).

Weitere Verfahren: Entspannungsverfahren, z. B. autogenes Training oder progressive Muskelentspannung, und ein weiteres wissenschaftlich anerkanntes Verfahren.

Kommentar

Mit der neuen Weiterbildungsordnung wurden die Anforderungen angehoben und das Weiterbildungskonzept ausreichend strukturiert. Da künftig jeder niedergelassene Arzt Facharzt und in seinem Fach tätig sein muß, können Träger des Zusatztitels »Psychotherapie« nicht mehr wie bisher eine psychotherapeutische Fachpraxis ausüben. Die angestrebte Integration der Psychotherapie in die hausärztliche Tätigkeit des primärversorgenden Arztes wird durch die in der Sache berechtigten erhöhten Anforderungen mit der Neuregelung erschwert; hinzukommt, daß die Honorierung der vertragsärztlichen Psychotherapie in Facharztpraxen nicht kostendeckend ist.

---

* Bei Ärzten mit mindestens fünfjähriger praktischer Berufstätigkeit kann dieses Jahr durch den Nachweis entsprechender psychiatrischer Kenntnisse ersetzt werden, die in einem Fachgespräch überprüft werden.

1.3 Gebietsbezeichnung Psychotherapeutische Medizin

Definition

»Die psychotherapeutische Medizin umfaßt die Erkennung, psychotherapeutische Behandlung, Prävention und Rehabilitation von Krankheiten und Leidenszuständen, an deren Verursachung psychosoziale Faktoren, deren subjektive Verarbeitung und/oder körperlich-seelische Wechselwirkungen maßgeblich beteiligt sind.« Der Schwerpunkt des Gebiets liegt in der **psychotherapeutischen Behandlung** psychogener Leidenszustände (Neurosen, Persönlichkeitsstörungen, funktionelle Syndrome, psychosomatische Krankheiten im engeren Sinne). Das Gebiet umfaßt auch somatopsychische Erkrankungen und die psychischen Krankheitsverarbeitungsprozesse. Im Gebiet werden zwei Grundorientierungen unterschieden, die »psychoanalytisch begründete« und die »kognitiv-behaviorale«.

Qualifikation

Mindestens fünfjährige Weiterbildung, davon:
- je 1 Jahr Innere Medizin und Psychiatrie (eingehende Kenntnisse, Erfahrungen und Fertigkeiten, soweit dies für die Diagnostik und Behandlung psychosomatischer Krankheiten erforderlich ist);
- 3 Jahre im Gebiet der psychotherapeutischen Medizin: ganztägig in hauptberuflicher Stellung; davon 2 Jahre im Stationsdienst.

Im einzelnen wurden in der Musterweiterbildungsordnung und den Weiterbildungsrichtlinien folgende Weiterbildungsinhalte festgelegt:
Theoretische Grundlagen: 240 Stunden Seminare, Kurse und Praktika.

Naturwissenschaftliche Basiswissenschaften wie Psychobiologie, Psychophysiologie.
Psychologische Grundlagen wie Entwicklungspsychologie, Persönlichkeitslehre, Psychopathologie, Neurosenlehre.
Sozialwissenschaftliche Grundlagen: Sozial- und Lernpsychologie, Verhaltenslehre, Dynamik der Paarbeziehung, der Familie und der Gruppe.
Prävention, Rehabilitation und Krisenintervention; Suizid- und Suchtprophylaxe, Organisationspsychologie und Familienberatung.

Diagnostik und Differentialdiagnostik: Nachzuweisen sind eingehende Kenntnisse, Erfahrung und Fertigkeiten in der gewählten Grundorientierung, eingehende Kenntnisse in der jeweils anderen Grundorientierung.

Analytisches Erstinterview, tiefenpsychologische biographische Anamnese bzw. Verhaltensanalyse.
Grundlagen der klinischen Diagnostik mit psychodiagnostischen Testverfahren.
Diagnostische und differentialdiagnostische Erwägungen zu somatischen und psychiatrischen Erkrankungen.
Insgesamt ist die Untersuchung von 60 Patienten unter qualifizierter Supervision nachzuweisen. Zusätzlich werden eingehende Kenntnisse, Erfahrung und Fertigkeiten im psychosomatischen Konsiliar- und Liaison-Dienst, sowie in der psychosomatischen Begutachtung gefordert.

Therapie:
1500 dokumentierte Therapiesitzungen bei insgesamt 40 Patienten, davon 20 psychosomatisch Erkrankten – tiefenpsychologische oder kognitiv-behaviorale Verfahren; dabei sollen jeweils Einzel-, Gruppen-, Paar- und Familientherapie sowie Kurzzeit- und Langzeitverfahren berücksichtigt werden.
Erfahrungsgeleitete Weiterbildung in der jeweils anderen Grundorientierung: Fallseminar mit 50 Doppelstunden oder Co-Therapie von 80 Stunden.
Supportive Therapie und Notfalltherapie.
Erlebnisorientierte und averbale Verfahren.
Zwei Entspannungsverfahren.

Selbsterfahrung und Balint-Gruppen:
Tiefenpsychologischer Schwerpunkt: 150 Stunden Einzeltherapie; 70 Stunden Gruppentherapie, 50 Doppelstunden Balint-Gruppen.
Kognitiv-behavioraler Schwerpunkt: je 70 Doppelstunden einzeln und in der Gruppe und 50 Doppelstunden interaktionsbezogene Fallarbeit.

Kommentar

Das Fach »Psychotherapeutische Medizin« wird mit der Einführung des Gebietsarztes institutionalisiert; damit tritt die klinische Vollzeitweiterbildung an die Stelle der bisherigen »Abendschule«. Die hohen Anforderungen und das die wissenschaftlich begründeten Therapieverfahren integrierende Konzept wird die psychotherapeutische Krankenversorgung qualitativ erheblich verbessern.

Die Einführung des Gebietsarztes wird auch der Fort- und Weiterbildung der integriert psychosomatisch-psychotherapeutischen Arbeitenden zugute kommen. Revolutionär für die ärztliche Weiterbildungsordnung ist die erstmalige Einbeziehung von Selbsterfahrung. Wünschenswert ist die Anhebung der Weiterbildungszeit in Innere Medizin auf 2 Jahre.

Der Gebietsarzt kann z. Zt. mit den Kassen keine anderen Leistungen abrechnen als der Arzt mit Zusatztitel »Psychotherapie«. Die Honorierung weiterer Leistungen z. B. für Paar- und Familientherapie sollte rasch geklärt werden (vgl. Janssen et al., 1994).

1.4 Zusatzbezeichnung Psychoanalyse

Definition

»Die Psychoanalyse umfaßt die Erkennung und psychoanalytische Behandlung von Krankheiten und Störungen, denen unbewußte seelische Konflikte zugrunde liegen, einschließlich der Verwendung in der Prävention und Rehabilitation sowie zum Verständnis unbewußter Prozesse in der Arzt-Patient-Beziehung.«

Qualifikation

Voraussetzung: 2jährige klinische Tätigkeit, davon 1 Jahr Weiterbildung im Fach Psychiatrie.*

---

* Bei Ärzten mit mindestens fünfjähriger praktischer Berufstätigkeit kann dieses Jahr durch den Nachweis entsprechender psychiatrischer Kenntnisse ersetzt werden, die in einem Fachgespräch überprüft werden.

Die Weiterbildung ist berufsbegleitend, ihre Mindestdauer beträgt 5 Jahre. Gefordert werden:
Theorie: Kurse und Seminare (240 Std.).

Psychoanalytische Entwicklungstheorie, psychoanalytische Persönlichkeitslehre, allgemeine und spezielle psychoanalytische Krankheitslehre (einschließlich psychiatrischer und psychosomatischer Krankheitsbilder); Traumlehre; Kulturtheorie und analytische Sozialpsychologie; Theorie der psychoanalytischen Untersuchungs- und Behandlungstechnik, sowie der Indikationsstellung; prognostische Gesichtspunkte verschiedener Behandlungsverfahren einschließlich präventiver und rehabilitativer Aspekte.

Diagnostik: Psychiatrische Diagnostik (s. Abschnitt 1.3, »Zusatzbezeichnung Psychotherapie«).
Psychoanalytische Erstuntersuchung: 20 kontinuierlich supervidierte und dokumentierte Interviews.

Therapieverfahren: Das psychoanalytische Verfahren ist definiert durch die analytische Psychotherapie, d.h. die Analyse von Übertragung, Gegenübertragung, Widerstand und Nutzung regressiver Prozesse.

Insgesamt 600 kontinuierlich supervidierte und dokumentierte Behandlungsstunden, davon 2 psychoanalytische Behandlungen von je 250 Stunden.
Psychoanalytische Kurz-, Fokal-, Paar-, Familien- und Gruppentherapien werden erwähnt, Vorschriften hinsichtlich Patienten oder Behandlungsstunden werden nicht gemacht.

Selbsterfahrung
Lehranalyse von 250 Std., kontinuierlich weiterbildungsbegleitend mit 3 Einzelsitzungen pro Woche.

Kommentar

Die berufsbegleitende Weiterbildung zur Psychoanalyse – bisher meist an den privaten, von den Ärztekammern anerkannten Weiterbildungsinstituten durchgeführt – ist mit dieser Regelung kein Facharztäquivalent mehr. Sie dient der Einübung des (angehenden) Facharztes in eine spezielle Behandlungskompetenz; sie läßt sich in die Weiterbildung zum Gebietsarzt mit tiefenpsychologischem Schwerpunkt integrieren.

2 Psychologen

Einleitung

Die Stellung von Psychologen im Gesundheitswesen – auch mit qualifizierter psychotherapeutischer Weiterbildung – ist derzeit sozial- und berufsrechtlich nicht ausreichend geregelt. »Psychologischer Psychotherapeut« ist kein eigenständiger Heilberuf. Die unerlaubte Ausübung der Heilkunde – damit auch der Psychotherapie – ist strafbar.

Das Psychologiestudium bereitet inhaltlich – bei Wahl der entsprechenden Ausrichtung nach dem Vordiplom – zwar intensiver auf den Psychotherapeutenberuf vor als das Medizinstudium, eine Niederlassung in eigener Praxis ist z.Zt. jedoch nur auf zwei (Hilfs-)wegen möglich:

– über das Heilpraktikergesetz können auch Psychologen zur »Ausübung der Heilkunde« zugelassen werden;
– über das »Delegationsverfahren« können sie vom ärztlichen Psychotherapeuten im Rahmen der vertragsärztlichen Versorgung Patienten zugewiesen bekommen,
– soweit sie eine Ausbildung als Psychoanalytiker oder Verhaltenstherapeut abgeschlossen haben (s.u.).

Ein »Psychotherapeutengesetz« befindet sich noch im Gesetzgebungsverfahren. Es soll eine rechtlich verbindliche qualifizierte Ausbildung und die Möglichkeit zur Kontrolle der Berufsausbildung und damit auch einen rechtlichen Schutz für Patienten schaffen. Wir stellen die bisherigen, gewachsenen Strukturen der Fort- bzw. Weiterbildung und die im Rahmen des »Psychotherapeutengesetzes« vorgesehenen Anforderungen dar.

2.1 Klinischer Psychologe

Definition

Die Gesundheitsbehörden der Länder können eine auf Psychotherapie eingeschränkte Erlaubnis zur Ausübung der Heilkunde nach dem Heilpraktikergesetz erteilen. Dies erfordert in den meisten Bundesländern eine postgraduale klinische Weiterbildung.

Der Berufsverband Deutscher Psychologen (BDP) und die Deutsche Gesellschaft für Psychologie haben ein dreijähriges Weiterbildungs-Curriculum konzipiert und verleihen nach dem Abschluß den Titel »klinischer Psychologe/Psychotherapeut«.

Qualifikation

Die dreijährige Vollzeit-Weiterbildung findet im Anschluß an das Diplomstudium in einem von den Psychologenverbänden anerkannten Weiterbildungsgang in Kooperation mit oder an einer Universität statt. Die Inhalte sind:
– Theoretische Grundlagen, Diagnostik, Selbsterfahrung (insgesamt 1000 Stunden);
– 10 dokumentierte Behandlungen mit engmaschiger Supervision (4:1).

Kommentar

Diese Qualifikation entspricht trotz einer deutlichen Verbesserung in den letzten Jahren nicht den Anforderungen der maßgeblichen Verbände an eine fachpsychotherapeutische Weiterbildung. Sie wird jedoch von einer Ersatzkasse (Technikerkasse) als Voraussetzung für die Kostenerstattung bei psychotherapeutischer Behandlung ihrer Mitglieder anerkannt.

2.2 Psychologischer Psychotherapeut

Definition

Zur Sicherstellung der vertragsärztlichen Versorgung kann der ärztliche Psychotherapeut einen psychologischen Psychotherapeuten im sogenannten Delegationsverfahren hinzuziehen.

Qualifikation

Psychologische Psychoanalytiker und psychologische Verhaltenstherapeuten haben eine mindestens dreijährige psychotherapeutische Weiterbildung an einem von der Kassenärztlichen Bundesvereinigung anerkannten (privaten) psychotherapeutischen Ausbildungsinstitut abgeschlossen.

Kommentar

Die Ausbildung ist in den speziellen Verfahren hochqualifiziert. Sie entspricht derjenigen des ärztlichen Psychotherapeuten. Da die Verantwortung für Indikation und Durchführung der Psychotherapie beim ärztlichen Psychotherapeuten liegen, ist der psychologische Psychotherapeut vom Arzt abhängig. Im Rahmen der Richtlinienpsychotherapie können auch vom psychologischen Psychotherapeuten nur die drei »anerkannten« Verfahren angewandt werden; andere, wie Paartherapie, Familientherapie und gesprächstherapeutische Verfahren, können mit den Kassen nicht abgerechnet werden.

2.3 Der neue Heilberuf des »Psychologischen Psychotherapeuten«

Mit dem Psychotherapeutengesetz wird ein neuer Heilberuf, der des »Psychologischen Psychotherapeuten« geschaffen werden, der im Bereich der Psychotherapie selbständig und eigenverantwortlich tätig ist. Hierzu sind eine qualifizierte psychotherapeutische Ausbildung und eine wirksame Berufsausübungskontrolle vorgesehen.

Qualifikation

Voraussetzung: Psychologiestudium. Die Vollzeitweiterbildung dauert mindestens 3 Jahre (Teilzeitweiterbildung mindestens 5 Jahre); sie umfaßt insgesamt ca. 2500 Stunden und ist in zwei Bereiche gegliedert: die Verfahrensübergreifende Ausbildung und die Schwerpunktausbildung.

Verfahrensübergreifende Ausbildung (ca. 850 Std.)

Sie umfaßt folgende Inhalte:
- theoretische und empirische Grundlagen verschiedener psychotherapeutischer Verfahren,
- Behandlungstechniken und -settings verschiedener psychotherapeutischer Verfahren,
- Psychologie abweichenden Verhaltens und Pathopsychologie,
- Psychodiagnostik und Indikationslehre mit 20 dokumentierten psychodiagnostischen Untersuchungen,
- Nachbardisziplinen (vor allem Psychosomatik und Psychiatrie),
- institutionelle, sozial- und berufsrechtliche Rahmenbedingungen,
- Selbsterfahrung/Lehrtherapie,
- Praxiserfahrung unter Supervision.
Die verfahrensübergreifende Ausbildung findet in anerkannten Ausbildungsinstituten bzw. in anerkannten stationären, teilstationären oder ambulanten Institutionen und Praxiseinrichtungen der psychotherapeutischen Versorgung statt.

Schwerpunktausbildung (ca. 1650 Stunden)

Sie kann nur in den derzeit in den Psychotherapievereinbarungen anerkannten Verfahren stattfinden: tiefenpsychologisch-fundierter Psychotherapie, analytischer Psychotherapie oder Verhaltenstherapie. Im einzelnen wird gefordert:

- Psychodiagnostik und Indikationsstellung mit 10 weiteren dokumentierten Erstuntersuchungen unter Supervision;
- Spezielle Behandlungstheorie und -techniken (mind. 450 Stunden);
- Behandlungen unter Supervision – in verschiedenen Settings bei Einzelnen, Paaren, Familien und Gruppen (insg. 10 Therapien: davon mind. zwei mind. 50 Std. und mind. zwei mit 10–30 Stunden Dauer); Selbsterfahrung/Lehrtherapie (350 Std., davon mind. 150 im einzelpsychotherapeutischen Setting).

Kommentar

Durch das Psychotherapeutengesetz und die damit verbundenen berufs- und sozialrechtlichen Konsequenzen wird das Angebot qualifizierter Therapie quantitativ und qualitativ deutlich verbessert. In Zukunft wird außer dem ärztlichen Psychotherapeuten nur noch derjenige Psychologe eigenverantwortlich und selbständig psychotherapeutisch tätig sein können, der über eine qualifizierte psychotherapeutische Ausbildung verfügt. Da es sich dabei um einen neuen Heilberuf handelt, werden sich auch die Strukturen der Kooperation zwischen Ärzten und psychologischen Psychotherapeuten im Sinne einer Verbesserung der psychotherapeutischen Versorgung ändern.

3 Fort- und Weiterbildung in der Schweiz
Rolf H. Adler

In der Schweiz existiert keine formale Regelung der Weiterbildung in »Psychosomatischer Medizin«. Im Leitfaden der Weiterbildungsordnung der Verbindung der Schweizer Ärzte (ab. 1. 7. 1993) wird die Zeit bis zum Jahre 1998 als Übergangszeit bezeichnet. Voraussetzungen und Bedingungen für die Erteilung und Führung eines Facharzttitels FMH (Foederatio Medicorum Helveticorum) sind das eidgenössische Arztdiplom, der Doktortitel, das absolvierte Weiterbildungsprogramm der entsprechenden Fachgesellschaft. Nach Ablauf der Übergangsfrist am 1. 1. 1998 wird kein Facharzttitel mehr erteilt ohne Nachweis der bestandenen Facharztprüfung, immer vorausgesetzt, daß die FMH bis dann eine Weiterbildungsordnung beschlossen hat. Auch in anderen als operativen Fächern sind dabei kontrollierte Behandlungen denkbar, beispielsweise Psychotherapie unter Supervision. In den Richtlinien für die Weiterbildung in Innerer Medizin und Allgemeiner Medizin, den Fächern, in denen noch am ehesten eine Integration psychischer und sozialer Aspekte zu erwarten ist, finden sich tatsächlich Inhalte, die an eine psychosomatische Grundversorgung erinnern.

Innere Medizin

»Der Internist soll befähigt sein zu integrierendem medizinischem Verhalten im Sinne ganzheitlicher Betreuung und Behandlung«. In bezug auf die Haltung werden unter grundsätzlichen Anforderungen unter anderem »konsequentes Festhalten am Prinzip vollständiger (nicht organbezogener) Befragung und Untersuchung«, »Geschick und Takt im Gespräch mit dem Patienten«, »einfühlende Betreuung von Patienten mit funktionellen und psychosomatischen Erkrankungen« genannt.

Unter den Kenntnissen und Fertigkeiten finden sich diagnostisch der »Erwerb von anamnestischen Daten und klinischen Befunden«, »Grundkenntnisse der psychiatrischen und psychotherapeutischen Betrachtungsweise«, »Erfassung psychosomatischer Zusammenhänge«.

Therapeutisch werden »Befähigung zu therapeutischem Entscheiden unter Berücksichtigung von potentiellem Nutzen und Schaden der Therapie sowie der zu erwartenden Lebensqualität des Patienten, seiner psychologischen, familiären und sozialen Gegebenheiten« aufgezählt.

Allgemeine Medizin

Bei der Betreuung durch den Arzt für Allgemeine Medizin FMH wird aufgezählt: »Sie ist individuell, indem sie auf einer persönlichen Beziehung mit dem Patienten aufbaut und sich an dessen Persönlichkeit und Lebensumstände anpaßt«, »umfassend, indem die körperlichen, die psychischen und sozialen Aspekte in ihrer gegenseitigen Verflechtung berücksichtigt und beeinflußt werden«. Die Dauer und Gliederung der Weiterbildung umfaßt mindestens 5 Jahre, davon 1 Jahr Chirurgie, 2 Jahre Innere Medizin und verwandte Fachgebiete, und 2 Wahljahre. Unter letzterem kann auch Psychiatrie absolviert werden. Unter allgemeinen Lernzielen wird genannt: »Von besonderer Bedeutung sind die kommunikativen Fähigkeiten, die Fähigkeit, eine Beziehung aufzubauen und erfolgreich ein Gespräch zu führen. Dies beinhaltet, effizient eine Anamnese zu erheben, in deren Verlauf auch die relevanten, auch weniger vordergründigen Zusammenhänge erfaßt werden und bei der auch die nicht-verbalen Signale des Patienten bewußt zur Informationsgewinnung genutzt werden«. Bei der allgemeinmedizinischen Fachkompetenz wird erwähnt: Es muß die Fähigkeit erlangt werden, daß von frisch erhobenen Daten ausgehend »eine fundierte Beurteilung beziehungsweise Diagnose zu erarbeiten ist, welche den somatischen und psychischen Zustand sowie die soziale Situation des Patienten einbezieht«.

Von einer formalen Weiterbildung in »psychosomatischer Medizin« ist also nirgends die Rede. Es regen sich aber Bemühungen für die Formalisierung einer Ausbildung im Sinne der deutschen Grundversorgung in psychosomatischer Medizin.

Psychiatrie

Die Weiterbildung umfaßt 5 Jahre, 3 davon im klinischen und 1 Jahr im poliklinischen Bereich und 1 klinisches Fremdjahr. Aus dem Inhalt seien genannt:

»Kenntnisse und Erfahrungen in der Anamneseerhebung unter Berücksichtigung biologisch-somatischer, psychodynamischer und sozialer Gesichtspunkte«.

Der Fachunterricht umfaßt unter vielen anderen Inhalten »Psychosomatische Medizin« und verlangt während 4 Semestern 2 Wochenstunden. Die Psychotherapie fordert mindestens 3 Behandlungen unter Kontrolle mit mindestens 100 einstündigen Kontrollsitzungen bei im ganzen mindestens 200 Therapiesitzungen.

Psychoanalyse (Zürich)

Der Schwerpunkt der Ausbildung liegt auf der eigenen Analyse und den Kontrollanalysen. Die dabei gewonnenen Erfahrungen und Einsichten sollen in die Lage versetzen, den Entscheid darüber, ob sich der Kandidat für geeignet hält, die psychoanalytische Behandlungsmethode selbst an Patienten anzuwenden, in eigener Verantwortlichkeit zu fällen. Dieser Entscheid wird folglich am Psychoanalytischen Seminar Zürich mit keiner Prüfung über theoretisches oder praktisches Fachwissen verbunden.

Es besteht ein Rahmenprogramm in vier Abschnitten, die sich an den Entwicklungsprozeß der Psychoanalyse anlehnen. Jeder Abschnitt dauert in der Regel 1,5 – 2 Jahre und ist neben der persönlichen Eignung und Begabung sowie der Absolvierung der eigenen Analyse die Voraussetzung für die Ausübung des Berufes eines Psychoanalytikers.

Die Aufnahme als Mitglied in die Schweiz. Gesellschaft für Psychoanalyse folgt den Bestimmungen dieser Gesellschaft und steht in keinem direkten Zusammenhang mit der Frage der Erfüllung oder Nichterfüllung von Forderungen, die man aus dem Rahmenprogramm ableiten könnte.

4 Fort- und Weiterbildung in Österreich
Wolfgang Wesiack

In Österreich ist die Fort- und Weiterbildung durch drei Entwicklungstendenzen gekennzeichnet, deren Koexistenz und Konsequenzen z. Zt. noch nicht endgültig abzusehen sind. Es sind dies:
1. das österreichische Psychotherapiegesetz,
2. die Weiterbildungsordnung der österreichischen Ärztekammern für die Bereiche Psychotherapie und Psychosomatische Medizin und
3. die Novelle zum Krankenanstaltengesetz.

Das österreichische Psychotherapiegesetz

Am 1. 1. 1991 ist das neue österreichische Psychotherapiegesetz in Kraft getreten. Nachfolgend seine wichtigsten Bestimmungen:

– Es wird ein neuer Beruf geschaffen, der des »Psychotherapeuten« ohne Bindung an andere Grundberufe wie etwa den des Arztes oder Psychologen.

– Der Zugang zu diesem Beruf soll möglichst weit geöffnet werden. Er setzt weder die Bewährung in einem anderen Beruf voraus und schon gar nicht den erfolgreichen Abschluß eines akademischen Studiums. Der Beruf des »Psychotherapeuten« wird also in Zukunft in Österreich kein wissenschaftlicher Beruf, der ein Universitätsstudium voraussetzt, sein.

– Um die offensichtlichen Mängel und Schwierigkeiten, die durch den offenen Zugang und das fehlende Universitätsstudium hervorgerufen werden, auszugleichen, wurde ein kompliziertes Ausbildungssystem geschaffen, das sich in ein »Propädeutikum« und ein »Fachspezifikum« gliedert. Das erstere kann auch von den Universitäten und eventuell noch zu schaffenden Akademien, das letztere von den verschiedenen psychotherapeutischen Schulen und privaten Ausbildungsinstitutionen angeboten werden.

– Als Kontrollorgan über diese qualitativ sehr unterschiedliche personelle und Ausbildungssituation wird ein »Psychotherapiebeirat« geschaffen. Ihm gehören alle in den Dachverband der österreichischen psychotherapeutischen Vereine aufgenommenen »Schulen« an unter Vorsitz des Bundesgesundheitsministers, sowie Vertreter des Bundesministeriums für Wissenschaft und Forschung, der Universitäten, der österreichischen Ärztekammer, der Bundeskammer der gewerblichen Wirtschaft, des Hauptverbandes der österreichischen Sozialversicherungsträger, des österr. Arbeiterkammertages, der Gewerkschaften, der Präsidentenkonferenz der Landwirtschaftskammern sowie des ebenfalls neu einzurichtenden Psychologenbeirates.

Die Zusammensetzung des Psychotherapiebeirates zeigte bereits, daß wir es hier mit einem politischen und nicht mit einem wissenschaftlichen Gremium zu tun haben und daß die, die eigentlich kontrolliert werden sollten, sich weitgehend selbst kontrollieren.

Weiterbildungsordnung für die Bereiche Psychotherapie und Psychosomatische Medizin

In den letzten Jahren wurde von Fachleuten in Zusammenarbeit mit den österreichischen Ärztekammern eine Weiterbildungsordnung für Ärzte bezüglich der Bereiche Psychotherapie und psychosomatische Medizin erarbeitet, die dem deutschen Drei-Stufen-Modell weitgehend ähnelt. Es sind dies:

– der »Arzt für psychosoziale Medizin« entsprechend der psychosomatischen Grundversorgung in Deutschland;

– der »Arzt für psychosomatische Medizin«, entsprechend dem deutschen Zusatztitel »Psychotherapie« und

– der »Arzt für psychotherapeutische Medizin«, der z. Zt. noch in Form einer anspruchsvollen Zusatzausbildung erworben werden kann. Es sind auch in Österreich Bestrebungen im Gange, diese Zusatzausbildung in eine anerkannte Facharztanerkennung und Facharztausbildung umzuwandeln.

Die Lehrinhalte dieser drei Zusatzausbildungen, die aufeinander aufbauen, entsprechen weitgehend den Forderungen, die an die deutschen Ärzte gestellt werden. Österreichische Ärzte, die eine psychotherapeutische Qualifikation erwerben wollen, haben also zwei Möglichkeiten der Weiterbildung: Sie können nach dem österreichischen Psychotherapiegesetz gemeinsam mit den nichtärztlichen und nichtakademischen Ausbildungskandidaten die Berufsqualifikation »Psychotherapeut« oder aber nach der Weiterbildungsordnung der Ärztekammern das Diplom »Arzt für psychotherapeutische Medizin« erwerben.

Die Novelle zum Krankenanstaltengesetz

1993 wurde zunächst als Bundesrahmengesetz eine Novelle zum Krankenanstaltengesetz verabschiedet, das die Forderung erhebt, an allen Krankenhäusern – natürlich vor allem auch an den Universitätskliniken – psychotherapeutische und psychologische Dienste einzurichten. Die Durchführung im einzelnen muß durch Landesgesetze geregelt werden. Da diese Landesgesetze noch nicht erlassen sind, kann darüber zur Zeit noch nichts ausgesagt werden. Es ist aber zu hoffen, daß dadurch die psychotherapeutische und psychosomatische Versorgung der stationären Patienten entscheidend verbessert wird.

KAPITEL 6

Epidemiologie

Wolfgang Tress, Rolf Manz und Beate Sollors-Mossler
neubearbeitet von Wolfgang Tress, Heinz Schepank und Matthias Franz

Ziel epidemiologischer Forschung – auch im Bereich der psychosomatischen Medizin – ist die Gewinnung von Daten zu Häufigkeit und Verlauf von krankheitsbezogenen Merkmalen, deren schlußfolgernde analytische Aufarbeitung und die Einordnung in wissenschaftlich-gesetzmäßige Zusammenhänge. Epidemiologie muß ein- und ausschließende Merkmale nosologischer Einheiten definieren, quantifizieren und operationalisieren (»Fälle von ...«), um epidemiologische Fragen statistisch-mathematisch bearbeiten und zu Aussagen über Häufigkeit, Verteilung, Verlauf und Ätiologie psychosomatischer Störungsbilder gelangen zu können.

1 Grundlagen

Die Epidemiologie befaßt sich mit der qualitativen und quantitativen Verteilung gesundheits- und krankheitsrelevanter Merkmale im zeitlichen Quer- und Längsschnitt. Solche Merkmale können sowohl der biologischen, der innerseelischen, aber auch der sozialen Befundebene angehören. Ebenso beschäftigen den Epidemiologen ätiologische Einflüsse wie die Abhängigkeiten und Auswirkungen gesundheits- und krankheitsrelevanter Merkmale auf allen drei genannten Ebenen. Nach der Komplexität des Ansatzes und des erhofften Erkenntnisgewinnes gestaffelt beginnt Epidemiologie *deskriptiv* mit der Beschreibung der Bestandshäufigkeit definierter Merkmale innerhalb eines bestimmten Zeitraumes (Prävalenz) sowie ihres Neuauftretens zwischen vorgegebenen Zeitpunkten (Inzidenz), beides zumindest aufgeschlüsselt nach demographischen Kernvariablen (Alter, Geschlecht, Sozialstatus, Stadt/Land etc.). Die *analytische* Epidemiologie ermittelt regelhafte Zusammenhänge und Abfolgen verschiedener Einzelvariablen, um zum Beispiel wahrscheinliche Teilursachen von Krankheiten und ihren Verläufen zu erfassen. Die *experimentelle* Epidemiologie prüft,

etwa im Rahmen von Präventiv- oder Interventionsstudien, Hypothesen zur ätiologischen Determinierung von Erkrankungen.

Zu diesem Zweck sucht die Epidemiologie zumeist in repräsentativen Stichproben (nur selten steht die zu beforschende Grundgesamtheit in toto zur Verfügung) nach »Fällen von ...«, d.h. nach jeweiligen Trägern definierter Merkmale (zum Beispiel nach klar definierten Krankheitsbildern, einer gesundheitlich riskanten Lebensweise oder auch Indikatoren eines erblichen Risikos etc.). Die Falldefinition legt fest, wie sich ein gesuchtes Merkmal inhaltlich bestimmt (qualitatives Kriterium: Diagnose – z.B. ICD, quantitatives Kriterium: Ausprägungsschwere der Beeinträchtigung – z.B. durch Festlegung eines »cut-off points«, zeitliches Kriterium: Prävalenzintervall – z.B. Punktprävalenz). Die Fallidentifikation gibt den Rahmen vor, in dem bestimmte diagnostische Methoden in der epidemiologischen Forschungspraxis zur Anwendung kommen. Zumeist handelt es sich dabei um standardisierte Interviews oder psychometrische Testverfahren. Epidemiologische Forschungsprojekte werden entweder als administrative Studien oder als Feldstudien durchgeführt. Erstere betreiben die Sekundäranalyse von Daten, die sich in den Dokumentationen von Behörden und Institutionen finden (Todesursachen, Statistiken, meldepflichtige Erkrankungen, Statistiken der Krankenkassen und Krankenhäuser); sie hängen damit von der Inanspruchnahme bzw. den Zugangskriterien der dokumentierenden Versorgungseinrichtung ab. Die epidemiologische Aussagekraft von administrativen Studien bei der Untersuchung psychogener/psychosomatischer Störungen ist aufgrund von Selektionsprozessen und einer relativ heterogenen Zugangserschließung recht gering. Ihre Stärke liegt bei unmittelbar bedrohlichen Zuständen wie etwa deliranten Syndromen, Herzinfarkten oder bestimmten Malignomen, die nahezu vollständig institutionell erfaßt werden.

Hingegen haben Feldstudien in der Bevölkerung eine Chance, die tatsächliche Inzidenz und Prävalenz psychogener Krankheiten zu erfassen, sofern sie die Probleme der Stichprobenauswahl sowie der selektiven Verweigerung und einer expertengestützten Diagnostik bewältigen. Administrative Erhebungen und Feldstudien kombinieren sich in Reihenuntersuchungen an vorselektierten Personengruppen, etwa im Rahmen von gewerberechtlich vorgeschriebenen Vorsorgeuntersuchungen, Rekruteneingangsuntersuchungen oder Untersuchungen bei Einschulung. Schließlich unterscheiden wir epidemiologische Querschnittuntersucungen und Longitudinalstudien. Letztere untersuchen in aufeinanderfolgenden zeitlichen Querschnitten dieselben Individuen mehrfach nach (Kohortenstudien), oder sie ermitteln im Laufe der Zeit an immer wieder anderen repräsentativen Stichproben aus derselben Grundpopulation die Konstanz bzw. Veränderungen der Merkmalshäufigkeit.

2 Grundprobleme der Epidemiologie psychogener Erkrankungen

Allgemein können psychogene Erkrankungen definiert werden als reaktive Anpassungsstörungen von klinischer Relevanz; sie sind Ausdruck einer konflikthaft situationsbezogenen und persönlichkeitsspezifischen Erlebnisverarbeitung. Sie stehen unter vorrangigem Einfluß der psychosozialen Biographie eines Individuums, einschließlich der aktuellen Lebensumstände und deren innerer Verarbeitung. Einerseits besitzen alle – auch vorwiegend organisch determinierte – Erkrankungen psychische und psychosoziale Aspekte wie z.B. in Form der durch die krankheitsbedingten Einschränkungen verursachten psychischen Belastungsreaktion, der adaptiven Symptombewältigung oder der kognitiven Organisation des Krankheitserlebens innerhalb eines Krankheitskonzeptes. Ebenso sind zahlreiche vorwiegend somatische Beschwerden auch einer psychischen Einflußnahme – beispielsweise durch Suggestion – zugänglich. Andererseits können als psychogene Erkrankungen im engeren Sinn diejenigen Störungen gelten, an deren Auslösung und Verlaufsgestaltung maßgeblich unbewußte intrapsychische Konflikte beteiligt sind, die in konfliktassoziierten Belastungssituationen eine Erlebnisverarbeitung unter Rückgriff auf somatische, psychische und/oder sozialkommunikative Symptombildungen bewirken.

Das Konversionsmodell S. Freuds, die Konzepte der De- bzw. Resomatisierung M. Schurs, der vegetativen Neurose F. Alexanders, der zweiphasigen Abwehr A. Mitscherlichs, der pensée opératoire von Marty und de M'Uzan oder auch der sekundären Alexithymie von Sifneos stellen Versuche dar, die triebhaft regulierte konflikthafte Interaktion von pathologischen Objektrepräsentanzen mit Realobjekten in ihrer ätiopathogenetischen Bedeutung für die Entstehung und den Verlauf psychogener Erkrankungen zu formulieren. Wissenschaftshistorisch ist das psychogenetische Paradigma verwurzelt in der dialogischen Erforschung der subjektiven Phantasie- und Erlebniswelt des Patienten innerhalb der psychoanalytischen Beziehung.

In Anlehnung an die ICD-9 lassen sich die psychogenen Erkrankungen einteilen in die **Psychoneurosen** (ICD 300) mit den Unterformen der narzißtischen Neurose, der depressiven Neurose, der Angstneurose, der Phobie, der Zwangsneurose und hysterischen Neurose. Die zweite übergeordnete Gruppe stellen die **Persönlichkeitsstörungen** (ICD 301–305) dar, die z.B. als schizoide oder in neuerer Terminologie u.a. als narzißtische oder Borderlinestörungen imponieren. Die Suchterkrankungen können ebenfalls zu den Persönlichkeitsstörungen gezählt werden. Eine weitere Krankheitsgruppe stellen die **funktionellen und psychosomatischen Störungen** (ICD 306, 307) dar, die entweder als unspezifische psychovegetative Allgemeinbeschwerden oder als organbezogene Funktionsstörungen (z.B. Herzangstneurose, Hyperventilationssyndrom, Colon irritabile, Störungen der Sexualfunktionen, Konversionssymptome) auftreten können. Zu den **psychosomatischen Erkrankungen im engeren Sinne** zählen beispielsweise das Ulcus duodeni, bestimmte Formen des Asthma bronchiale oder der koronaren Herzkrankheit. Bei diesen Krankheitsbildern werden psychogene Komponenten in der Ätiopathogenese sowie somato-psychische Reaktionen im Rahmen der Krankheitsverarbeitung beschrieben. **Reaktive und somato-psychisch bedingte Symptome** (ICD 308, 309) können darüber hinaus den Verlauf vieler chronisch verlaufender Organ- oder Systemerkrankungen (Krebs, AIDS) aber auch psychiatrischer Krankheitsbilder (endogene Depressionen) komplizieren. (Tab. 6-1).

Dieses Spektrum, das viele der in diesem Lehrbuch behandelten Krankheitsbilder nicht einmal enthält (z.B. chronische Polyarthritis, Diabetes mellitus, Infektionskrankheiten etc.) stellt den Epidemiologen vor spezielle Probleme, die in der Vergangenheit nicht immer mit der wünschenswerten Klarheit erkannt wurden und von daher die Aussagekraft älterer Untersuchungen deutlich einschränken. Folgende, stichwortartig aufgeführte Charakteristika psychogener Erkrankungen bereiten dem Epidemiologen Schwierigkeiten:

1. Beginn und Dauer der Störung liegen oft nicht eindeutig fest.
2. Die beobachteten Verläufe variieren in starkem Maße (kurzzeitige vs. langfristige Episoden, schleichender vs. akuter Beginn).
3. Die aufgrund psychogener Symptome bestehende Beeinträchtigungsschwere ist nicht nur inter- sondern auch intraindividuell verlaufsabhängig zum Teil deutlich unterschiedlich ausgeprägt.
4. Meist bestehen mehrere Symptome auf körperlicher, seelischer und sozialer Ebene nebeneinander, wobei die Akzentuierungen erheblich wechseln, von Person zu Person wie auch im Krankheitsverlauf. Eine wirkliche Monosymptomatik indessen darf als Rarität gelten. Die damit ange-

Tab. 6-1 Psychogene Erkrankungen (ICD; WHO 9. Rev.). Neurosen, Persönlichkeitsstörungen (Psychopathien) und andere nichtpsychotische psychische Störungen (300–316).

300   Neurosen
.0   Angstneurose
.1   Hysterische Neurose
.2   Phobie
.3   Zwangsneurose
.4   Neurotische Depression
.5   Neurasthenie
.6   Neurotisches Depersonalisationssyndrom
.7   Hypochondrische Neurose
.8   Andere Neurosen
.9   Nicht näher bezeichnete Neurosen

301   Persönlichkeitsstörungen
     (Psychopathien, Charakterneurosen)
.0   Paranoide Persönlichkeit
.1   Zyklothyme (thymopathische) Persönlichkeit
.2   Schizoide Persönlichkeit
.3   Erregbare Persönlichkeit
.4   Anankastische Persönlichkeit
.5   Hysterische Persönlichkeit
.6   Asthenische Persönlichkeit
.7   Persönlichkeitsstörung mit vorwiegend soziopathischem oder asozialem Verhalten
.8   Andere Persönlichkeitsstörungen
.9   Nicht näher bezeichnete Persönlichkeitsstörungen

302   Sexuelle Verhaltensabweichungen und Störungen
.1   Sodomie
.2   Pädophilie
.3   Transvestismus
.4   Exhibitionismus
.5   Transsexualität
.6   Störungen der psychosexuellen Identität
.7   Frigidität und Impotenz
.8   Andere sexuelle Verhaltensabweichungen und Störungen
.9   Nicht näher bezeichnete sexuelle Verhaltensabweichungen und Störungen

303   Alkoholabhängigkeit

304   Medikamenten-/Drogenabhängigkeit
.0   Morphintyp
.1   Barbiturattyp
.2   Kokain
.3   Cannabis
.4   Amphetamintyp und andere Psychostimulanzien
.5   Halluzinogene
.6   Abhängigkeit von anderen Medikamenten/Drogen
.7   Polytoxikomanie einschießlich des Morphintyps
.8   Polytoxikomanie ohne Morphintyp
.9   Nicht näher bezeichnete Medikamenten-/Drogenabhängigkeit

305   Drogen- und Medikamentenmißbrauch ohne Abhängigkeit
.0   Alkoholmißbrauch
.1   Nikotinmißbrauch
.2   Cannabismißbrauch
.3   Halluzinogenmißbrauch
.4   Mißbrauch von Barbituraten und Tranquilizern
.5   Mißbrauch vom Morphintyp
.6   Mißbrauch vom Kokaintyp
.7   Mißbrauch vom Amphetamintyp
.8   Mißbrauch von Antidepressiva
.9   Anderer, kombinierter und nicht näher bezeichneter Medikamenten-/Drogenmißbrauch

306   Körperliche Funktionsstörungen psychischen Ursprungs
.0   Muskulatur und Skelettsystem
.1   Atmungsorgane
.2   Herz- und Kreislaufsystem
.3   Haut
.4   Magen-Darm-Trakt
.5   Urogenitalsystem
.6   Endokrines System
.7   Sinnesorgane
.8   Andere funktionelle Störungen psychischen Ursprungs
.9   Nicht näher bezeichnete funktionelle Störungen psychischen Ursprungs

307   Spezielle, nicht anderweitig klassifizierbare Symptome oder Syndrome
.0   Stammeln und Stottern
.1   Anorexia nervosa
.2   Ticks
.3   Wiederholte stereotype Bewegungen
.4   Spezifische Schlafstörungen
.5   Andere und nicht näher bezeichnete Eßstörungen
.6   Enuresis
.7   Enkopresis
.8   Psychalgie
.9   Andere und nicht näher bezeichnete spezifische Symptome oder Syndrome, die nicht anderweitig klassifiziert werden können

308   Psychogene Reaktion
     (Akute Belastungsreaktion)
.0   Akute Belastungsreaktion mit vorherrschender emotionaler Störung
.1   Akute Belastungsreaktion mit vorherrschender Bewußtseinsstörung
.2   Akute Belastungsreaktion mit vorherrschender psychomotorischer Störung
.3   Andere akute Belastungsreaktion
.4   Mischformen
.5   Nicht näher bezeichnete akute Belastungsreaktion

309   Psychogene Reaktion
     (Anpassungsstörung)
.0   Kurzdauernde depressive Reaktion
.1   Länger dauernde depressive Reaktion
.2   Anpassungsstörung mit vorwiegend emotionaler Symptomatik
.3   Anpassungsstörung vorwiegend im Sozialverhalten
.4   Anpassungsstörung im Sozialverhalten mit emotionaler Symptomatik
.8   Andere Anpassungsstörungen
.9   Nicht näher bezeichnete Anpassungsstörungen

deutete Vielfalt der Erscheinungsbilder erschwert die diagnostische Festlegung erheblich.

5. Im Gegensatz zu vornehmlich somatischen Erkrankungen zeigen psychogen Kranke extreme Unterschiede in ihrem Inanspruchnahmeverhalten. Sie beschäftigen nicht nur die »Psycho-Disziplinen«, sondern nahezu alle Sparten der Medizin, paramedizinische Anbieter, diverse Beratungsdienste, Kirchen, Sozialämter, gelegentlich Gerichte. Häufig nehmen sie überhaupt keine Hilfe in Anspruch.

In der Konsequenz muß der Epidemiologe seine diagnostischen Zielgruppen präzise definieren und spezifische Fallfindungsstrategien anwenden. Beispielsweise sind rein psychiatrische Explorationen hierfür unzureichend, wenn auch psychovegetative oder somatische Störungen zu der angezielten Symptomgruppe gehören. Ferner sind Fragebögen zur Selbstbeurteilung schon als Screening-Verfahren weitgehend ungeeignet, während halbstrukturierte, offen gestaltete Explorationen durch gut ausgebildete und klinisch erfahrene Experten die Erhebung der tatsächlichen Prävalenz solide fundieren. Die Qualität jeglicher Studien über psychogene Erkrankungen steht und fällt mit der klinisch-psychotherapeutischen Kompetenz des Feldforschers. Trainierte Laien etwa, die in vielen großen Studien eingesetzt werden, bleiben grundsätzlich als Diagnostiker insuffizient. Schließlich sind klare Vorgaben zu Prävalenzzeiträumen, von der Punkt- bis zur lebenslangen Prävalenz, für die Falldefinition unerläßlich. Ferner dienen Instrumente zur Einschätzung des Schweregrades des Krankheitsbildes dem klinischen Bezug, wobei häufig ein operationalisierter cut-off-point die epidemiologischen Fälle von den Nichtfällen trennt.

3 Die Epidemiologie psychosomatischer Störungen im Spiegel der Literatur

Bis in die Mitte der 70er Jahre können wir den Erkenntnisstand der deskriptiven Epidemiologie psychosomatischer Krankheitsbilder, ganz zu schweigen von den komplexeren Varianten, auch bei gutwilliger Betrachtung nur sehr bescheiden nennen. Oberflächlich gesehen liegt der Hauptgrund dafür in der Tatsache, daß frühere Autoren speziell die funktionellen psychovegetativen Syndrome unter dem Oberbegriff der Neurosen subsumierten. Ihnen das klinisch oder theoretisch als Mangel an Reflexion anzulasten, wäre voreilig. Vielmehr sehen wir darin eher ein Zeichen für die nach wie vor nur willkürlich und unbefriedigend gelöste Schwierigkeit, einen individuellen Patienten mit seinem Krankheitsbild ohne erheblichen Entscheidungszwang entweder der Kategorie der Psychoneurosen oder der psychosomatischen Syndrome zuzuordnen.

Zu erwähnen sind hier die Midtown-Manhattan-Studie I und II (Srole et al., 1962; Langner und Michael, 1963; Srole, 1975), die Sterling-County-Studie (Leighton et al., 1963) oder die Studie von Hagnell (1966, 1970) an der gesamten Bevölkerung zweier südschwedischer Gemeinden. In Abhängigkeit von der Weite der jeweils angelegten Forschungskriterien wird unter Einschluß der zumeist funktionellen psychosomatischen Syndrome eine Prävalenz neurotischer Störungen zwischen 13% und 80% berichtet. Schon Pflanz (1962) kommt in einer Übersicht von 54 Studien aus westlichen Ländern zu dem Schluß, daß etwa ein Drittel der Patienten, die um ärztliche Hilfe nachsuchen, an psychovegetativen Störungen leidet. Neugebauer et al. (1980) stellten 24 bedeutende Feldstudien aus Nordamerika und Europa aus der Zeit nach 1949 zusammen, wiederum ohne funktionell-psychosomatische Störungen gesondert zu betrachten. Für Neurosen wird dabei ein Median der tatsächlichen Prävalenz von 9,4% in der Gesamtbevölkerung und für Persönlichkeitsstörungen von 4,8% mitgeteilt, freilich mit Maximalschwankungen von unter 1% bis über 60%.

Schepank (1986) nennt als Ursache für diese extremen Schwankungsbreiten »1. fehlende Differenzierung nach verschiedenen Kennwerten in der Gesamtauflistung: Inzidenzraten ergeben sehr niedrige Werte, lebenslange Prävalenzraten sehr hohe; 2. unterschiedlich strenge Falldefinitionen in den verschiedenen Forschungsprojekten, sowohl den Schweregrad der Störung als auch die Art der in die Untersuchung einbezogenen Symptome/Störungen/Krankheiten betreffend; 3. Fallidentifikations-Instrumente von unterschiedlicher Sensitivität; 4. unterschiedliche Kompetenz der Untersucher und schließlich 5. unterschiedliche Untersuchungs-Designs (bezüglich Probandengewinnung, Fokussierung der Fragestellung, Altersgruppen)«.

Für die Belange einer psychosomatischen Epidemiologie sind exemplarische Erörterungen (Helmchen und Rüger, 1980) zu dem alltäglichen Dilemma relevant, das entsteht, wenn individuelle Patienten einer einzigen Rubrik traditioneller Klassifikationen (hier der ICD) zugeordnet werden sollen. Als effiziente Lösung hierfür bietet sich bislang lediglich das multiaxiale Diagnostizieren an, etwa nach den Dimensionen Symptomatik, Ätiologie, Persönlichkeitsstruktur und Charakteristik des zeitlichen Verlaufs. Nach wie vor fehlt es noch an der probeweisen Realisierung einer solchen psychiatrisch bereits bewährten Lösung auch für psychomatische Erkrankungen, wenngleich das Verfahren der dimensionalen Beeinträchtigungsschwere nach Schepank (Tress, 1987a) dem schon entgegenkommt.

In einem differenzierten Tabellenwerk, das auf Angaben einschlägiger Untersuchungen basiert, stellte Schepank (1986), die Prävalenz- und gegebenenfalls die Inzidenzraten sowohl für psychosomatische Erkrankungen im engeren Sinne wie für funktionelle psychosomatische Beschwerden zusammen. Wir geben hiervon eine vereinfachte Version wieder (Tab. 6-2).

Diese Auflistung dokumentiert den bestenfalls uneinheitlichen, häufig aber undifferenzierten Gebrauch der Begriffe »Prävalenz« und »Inzidenz« in der Literatur. So verblieben alle Versuche, zu allgemeinen Aussagen über die tatsächliche Prävalenz

Tab. 6-2 Vereinfachte Übersicht von Prävalenzangaben psychosomatischer Störungen in westlichen Industriestaaten (basierend auf einer Durchsicht einschlägiger Publikationen).

Psychosomatische Erkrankungen i. e. S.	Prävalenz		Bezugspopulation
Asthma bronchiale*	0,5–1,0%	P?	»Bevölkerung«
Ulcus ventriculi	1,0%	1JP	alle Männer
Adipositas	35,0%	Pktp	Männer 40 J
	40,0%	Pktp	Frauen 40 J
Anorexia nervosa	2,0%	lIP	(Studentinnen 18 J)
Morbus Crohn	0,009–0,03%	1JP	»Bevölkerung«
Colitis ulcerosa	0,1%	bP	(intern. beh. Pat.)
Arthritis (rheumatoide)	0,3–3,0%	P?	Bevölkerung

Funktionelle psychosomatische Beschwerden	Prävalenz		Bezugspopulation
Funktionelle Syndrome	25,5–40,0%	bP	(Inanspr. med. Polikliniken u. Praxen)
Kopfschmerzen	20,0%	P?	»Bevölkerung«
Herzneurose, Herz-Kreislauf-Beschwerden	6,5%	bP	(Pat. aus nervenärztl. Praxis)
Funktionelle gastrointestinale Beschwerden	7,4–8,8%	bP	(Pat. aus med. Polikliniken)
Essentielle Hypertonie	8–19,0%	P	(20–80j. Erw. in USA)
	ca. 10,0%	P	(alle Einw. d. BRD)

*	Diese Zahlen konnten noch nicht die heute bekannte psychosomatische Heterogenie dieser Krankheitsbilder berücksichtigen	1JP	1-Jahres-Prävalenz
		lIP	lebenslange Prävalenz
bP	»behandelte Prävalenz«	Pktp	Punktprävalenz
P?	unbestimmte Häufigkeitsangabe	P	undifferenzierter Prävalenzbegriff

psychosomatischer Störungen in der Gesamtbevölkerung zu gelangen, im Stadium der Mutmaßungen.

Wenn die Literatur zur Prävalenz psychosomatischer Syndrome nichts Verbindliches aussagen kann, so um so weniger zu einzelnen Aspekten der Demographie, zur Verteilung psychosomatischer Erkrankungen nach Alter und sozialer Schicht; lediglich geschlechtsspezifische Mitteilungen sind hiervon ausgenommen. So berichten Dohrenwend und Dohrenwend (1969) sowie Neugebauer et al. (1980) von sehr unterschiedlichen Angaben über Altersgipfel neurotischer (und damit implizit psychosomatischer) Syndrome vor oder nach dem 40. Lebensjahr. Hinsichtlich der mit dem Alter ansteigenden Somatisierungsraten bleibt es nach Hönmann (1986) unklar, ob hier die Tendenz zur Somatisierung tatsächlich ansteigt oder »ob die im Alter gehäuft auftretenden Beeinträchtigungen es dem Probanden ermöglichen, das mehr psychoneurotisch/psychovegetative Beschwerdeangebot aufgeben zu können«. Lediglich hinsichtlich der Geschlechtsvariable besteht in der Literatur Einigkeit, daß psychosomatische Störungen beim weiblichen Geschlecht signifikant häufiger anzutreffen sind. Dies gilt sowohl für Prävalenz- wie auch für Inzidenzraten (Dohrenwend und Dohrenwend, 1976; Neugebauer et al., 1980). Bezüglich der sozialen Schichten schließlich setzte sich seit Freedman und Hollingshead (1956) die Auffassung durch, daß psychosomatische Syndrome sich in den unteren sozialen Schichten häufen. Diese Annahme basiert jedoch auf einer Inanspruchnahme-Klientel, deren Repräsentativität angesichts unübersichtlicher Selektionsmechanismen erheblich zu bezweifeln ist.

Zusätzlich ist zu bedenken, daß anders als bei Alter und Geschlecht das soziologische Konzept der sozialen Schicht umfangreiche Vorentscheidungen hinsichtlich der Theoriebildung und Operationalisierung verlangt, wobei unterschiedliche Ansätze zu unterschiedlichen Ergebnissen führen müssen.

Die 70er Jahre brachten ausgehend von Europa, mit Schwerpunkten in England und der Bundesrepublik Deutschland, eine Neubesinnung auf die Epidemiologie als Grundlagendisziplin für den Gesamtbereich seelischer Gesundheit und Krankheit (Dilling, 1983). Dem entsprachen erhebliche theoretische Anstrengungen, Grundbegriffe und Standards des Fachs zu klären (Pflanz, 1973; Cooper und Morgan, 1977; Häfner, 1978; Wing, 1981) und verbindlich festzulegen.

Im Rahmen dieser Entwicklung stellten Dilling und Weyerer 1978 die Ergebnisse einer zwischen 1975 und 1977 durchgeführten repräsentativen Felduntersuchung an 1536 Einwohnern ländlicher bzw. kleinstädtischer Gemeinden in Oberbayern (psychiatrische Assistenzärzte als Interviewer: Fallidentifikation: Goldberg-Cooper-Interview, 1970; Beschwerdelisten nach von Zerssen, 1976) zusammen. Man diagnostizierte gemäß ICD-8 aktuelle (Punktprävalenz) dementielle und psychotische Erkrankungen (ICD 290–299), Psychoneurosen (ICD 300), psychosomatische Syndrome (ICD 305, 306.4, 306.5, 306.8), Persönlichkeitsstörungen (ICD 301, 302) sowie Süchte (ICD 303, 304). Die Hauptdiagnose einer neurotischen oder psychosomatischen Erkrankung (wobei die Untersucher hier deutliche Unsicherheiten berichten) wurde am häufigsten gestellt, und zwar für 26,4% der erwachsenen Bevölkerung (11,3% aus psychiatrischer Sicht behandlungsbedürftige und leichtere Störungen zusammengenommen). Der Anteil der Psychoneurosen betrug 20,5%, psychosomatische Störungen (ICD 305, 306.4, 306.8), angeführt von Beeinträchtigung des Magen-Darm-Traktes und des Herz-Kreislauf-Systems, waren mit 5,6% (Bevölkerungsanteil) unter den Hauptdiagnosen vertreten, Persönlichkeitsstörungen (ICD 301, 302, 303, 304) mit 7,3%. Wie immer wieder in der Literatur berichtet, überwog der Frauenanteil eindeutig bei den neurotischen und psychosomatischen Diagnosen, der Männeranteil dagegen bei Alkoholproblemen. Dem Kriterium der psychiatrisch-psychotherapeutischen Behandlungsbedürftigkeit (Tress, 1985) entsprachen für die Psychoneurosen 9,4% der Gesamtbevölkerung, für die psychosomatischen Störungen 1,8% Bevölkerungsanteil und 2,5% unter der Rubrik der Persönlichkeitsstörungen, vornehmlich des Alkoholismus. – Auch bei dieser Studie ist zu erwähnen, daß sie überwiegend von psychiatrischen Assistenzärzten, die sich in der Diagnostik psychosomatischer Erkrankungen nicht sonderlich kompetent fühlten, durchgeführt wurde. Die Quote der psychosomatischen Syndrome dürfte insbesondere deshalb zu niedrig ausgefallen sein, weil das diagnostische Hauptinstrument, das Goldberg-Cooper-Interview, im Vergleich zu den übrigen Passagen recht grobmaschig gehalten ist.

1984 legte das National Institute of Mental Health (NIMH) der USA erste Ergebnisse seines Epidemiologic Catchment Area Program (Regier et al., 1984; Robins et al., 1984; Myers et al., 1984) aus drei amerikanischen Großstädten vor. Trainierte Laienberater hatten mit Hilfe des sog. Diagnostic Interview Schedule (DIS) 9543 Personen befragt und sie anhand dieses Manuals gegebenenfalls einer Kategorie des Diagnostic and Statistical Manual of Mental Disorders, 3. Aufl. (DSM-III, American Psychiatric Association, 1980; Deutsch: Koehler und Saß, 1984) zugeordnet. Für sämtliche psychiatrisch relevanten Diagnosen zusammengenommen erbrachte die ungewöhnlich aufwendige Untersuchung eine 6-Monats-Prävalenz zwischen 16% und 24% und eine lebenslange Prävalenz zwischen 30% und 40% für alle psychiatrischen Erkrankungen insgesamt. Die Rangreihe der Diagnosen wird angeführt von Alkoholabusus und Persönlichkeitsstörungen bei Männern sowie von Phobien und depressiven Episoden bei Frauen. Lediglich im Fall der funktionell-vegetativen und der psychosomatischen Störungen im engeren Sinne blieben die Resultate dieser Erhebung hinter aller klinischer Erfahrung unrealistisch zurück: Die Diagnose »somatization« wurde an nur 0,1% der gesamten Stichprobe vergeben! Die Folgeuntersuchung replizierte dieses zweifelhafte Ergebnis (Robins und Regien, 1991).

Dieses Artefakt macht das Epidemiologic Catchment Area Program für alle Belange der Psychosomatischen Medizin leider gegenstandslos und wirft erhebliche Zweifel an der diagnostischen Kompetenz der Interviewer und der diesbezüglichen Brauchbarkeit des DIS und des DSM-III auf. Darüber darf der Psychosomatiker deshalb nicht zur Tagesordnung übergehen, weil das DSM-III als multiaxiales diagnostisches Instrument die Unterscheidung von Neurosen und Psychosen aufgegeben hat und damit dem Geltungsanspruch der biologischen Psychiatrie (Stichwort: »Panikattacke«) kräftigen Vorschub leistet, weltweit immer stärkere Anerkennung als das führende Klassifikationssystem für sämtliche seelischen Erkrankungen findet. Verschwinden aber erst einmal die Begriffe wie »Neurose« oder »psychosomatische Erkrankung«, gerät auch der Gegenstand bald in Vergessenheit.

Allerdings können auch DSM-III-orientierte Erhebungen bei entsprechenden Vorgaben die tatsächlichen Verhältnisse adäquat wiedergeben. Das zeigt beispielsweise die »Somatization Study« in Manchester (Bridges und Goldberg, 1985; Goldberg und Bridges, 1988) an den Patienten von 15 General Practitioners. Am Ausgangspunkt stand die These, Somatisierung sei ein basaler Mechanismus, auf psychosozialen Streß im Erleben und in zwischenmenschlichen Kommunikationen zu reagieren, und etwa in Entwicklungsländern der am weitesten verbreitete Ausdruck seelischer Erkrankung. Dazu führte die Manchester-Studie folgende Operationalisierung ein: Somatisierung liegt vor, wenn ein Patient somatische Beschwerden ausschließlich körperlich attribuiert, für ihn aber gleichzeitig eine psychiatrische DSM-III-Diagnose gilt und die zugrundeliegende affektive Störung zusammen mit dem körperlichen Beschwerdebild voraussichtlich positiv auf eine psychopharmakologische (Psychotherapie wurde nicht in Betracht gezogen) Behandlung anspricht. Auf dieser Grundlage konnte etwa ein Drittel der Patienten gemäß DSM-III als psychiatrisch krank diagnostiziert werden, allerdings nur 5% als »rein psychiatrisch«, d.h. frei von einer gleichzeitig vorliegenden körperlichen Störung. Die Gruppe der somatisierenden psychiatrisch Kranken wurde von den General Practitioners nur zur Hälfte, die rein psychiatrischen Fälle aber zu 95% erkannt. Hausärzte neigen also dazu, seelische Störungen dann zu übersehen, wenn sie sich auch körperlich manifestieren. Offenbar ziehen viele Allgemeinärzte ein seelisches Krankheitsgeschehen erst in Betracht, wenn der Patient keine körperlichen Symptome anbietet. Ferner gelang es in der Studie trotz intensiven Bemühens nicht, die somatisierenden von den eher psychoneurotisch erkrankten Patienten anhand ihres psychosozialen Umfelds oder ihrer Biographien zu differenzieren. Die Häufigkeitsangaben der Manchester-Studie, einer der neueren epidemiologischen Untersuchungen an der Klientel von Allgemeinärzten, konvergieren eindrucksvoll mit Praxisstudien aus Österreich (Strotzka et al., 1969) und Deutschland (Dilling und Weyerer, 1978; Zintl-Wiegand et al., 1980). Stets wird von mehr als einem Drittel unter den Patienten der Allgemeinärzte berichtet, welches mit psychogenen, vorwiegend vegetativ-funktionellen Beschwerden zur Behandlung kommt. In stationären Patientenkollektiven von Allgemeinkrankenhäusern liegt der Anteil psychogen erkrankter Patienten zwischen 37% und 45% (Künsebeck et al., 1984; Gathmann und Friedmann, 1987; Stuhr und Haag, 1989).

Das Konzept der Somatisierung und seine klinische Anwendung greift Lipowski (1988) auf. Diverse von ihm referierte Mitteilungen zur Inanspruchnahme-Prävalenz bestätigen die eben genannten Zahlen. Zumeist stehen depressive oder Angstkrankheiten im Hintergrund. Andererseits betont Lipowski in aller wünschenswerten Klarheit, daß eine Vielzahl somatisierender Patienten körperliche Klagen als Eröffnungszug (opening gambit) der Konsultation ihres Allgemeinarztes einsetzen und damit die Somatisierung auch ein soziales Kunstprodukt der gegenseitigen Rollenerwartungen von Ärzten und Patienten aneinander, besonders in Entwicklungsländern und in unteren sozialen Schichten, darstellt.

4 Das Mannheimer Kohortenprojekt

Ein Überblick

Seit 1979 erforscht die Gruppe um Schepank (Schepank, 1986, 1987, 1990; Schepank und Tress, 1987; Tress, 1987b; Franz et al., 1994, 1995) Häufigkeiten, Verlauf und Bedingungen psychogener Erkrankungen in der Stadtbevölkerung. Es ist unseres Wissens das einzige Projekt, welches von psychoanalytischen Psychotherapeuten/Psychosomatikern durchgeführt, sich umfassend und ausschließlich den psychogenen Erkrankungen in einer Feldstudie zuwendet. Das Projekt untersuchte in einer ersten Querschnitterhebung von 1979 bis 1983 (A-Studie) und in seiner zweiten Erhebung von 1983 bis 1985 (B-Studie; Tab. 6-3) zweimal dieselben 600 zufällig ausgelesenen Probanden (erwachsene Bürger Mannheims, BRD), um die Verbreitung und den Verlauf psychogener Erkrankungen für die psychotherapeutisch besonders relevante Altersgruppe der 25- bis 50jährigen aufzuklären. Man entschied sich für die Untersuchung von je 200 Personen der Geburtsjahrgänge 1935, 1945 und 1955 (Kohortendesign), um so den eventuellen

Tab. 6-3 Durchschnittliche Häufigkeit (Punktprävalenz) psychosomatischer Krankheitsbilder im engeren Sinne in der erwachsenen Allgemeinbevölkerung auf der Basis subjektiver Angaben. Gemittelte Zahlen aus 2 Untersuchungen im Abstand von 3 Jahren (280 Männer, 248 Frauen, 25.–48. Lebensjahr). B-Studie (528 Probanden).

	Männer	Frauen
Anorexia nervosa	./.	0,6%
Asthma bronchiale	0,3%	1,0%
Magenulkus	2,3%	1,8%
Morbus Crohn	0,3%	./.
Colitis ulcerosa	0,3%	0,6%
rheumatische Arthritis	1,2%	1,2%
Hyperthyreose	./.	0,6%
psychogen mitbedingte Dermatosen	1,5%	1,2%
Migräne	2,1%	6,0%

Einfluß unterschiedlicher zeitgeschichtlicher und sozialer Entwicklungsbedingungen auf die Entstehung psychogener Krankheitsbilder offenzulegen. Die Interviewer mit fortgeschrittener psychoanalytischer Qualifikation und klinisch-psychosomatischer Erfahrung (Ärzte und Psychologen) suchten die Probanden zu Hause auf. Im Mittelpunkt des dreistündigen Untersuchungsgesprächs stand bei beiden Untersuchungen eine halbstandardisierte, strukturierte biographische Anamnese. In der Vielzahl aktueller und anamnestischer Befunde zur Morbidität, zur Entwicklung, zu frühkindlichen Lebensbedingungen, zu Aspekten des Berufs-, Familien- und Freizeitlebens gingen demographische, psychologische, psychiatrische und psychoanalytische Fragenkomplexe ineinander über. Dazwischen waren zahlreiche psychometrische und sozialempirische Fragebögen eingeschoben. Der persönliche Einsatz aller Mitarbeiter hielt die Quote der Primärverweigerer mit 23% vergleichsweise niedrig. Substantielle Hinweise (Schepank, 1990) legen nahe, daß selektive Verzerrungen unserer Ergebnisse dadurch sehr gering blieben.

Wie eingangs erläutert, kommt der Falldefinition für die Epidemiologie psychogener Erkrankungen eine kardinale Bedeutung zu. Sie war hier über drei Kriterien bestimmt:

- **Zeitliches** Kriterium: Im Sinne der Punktprävalenz waren die psychogenen Syndrome für die zurückliegenden sieben Tage einzustufen (1-Jahres-, 3-Jahres- und lebenslange Prävalenzen wurden ebenfalls notiert).
- **Qualitatives** Kriterium: Die psychogenen Syndrome hatten einer der ICD-Ziffern 300 bis 309 (9. Rev.) zu entsprechen.
- **Quantitatives** Kriterium: Nach Vergleichsstudien an Patienten der psychosomatisch-psychoanalytischen Ambulanz und Bettenstation mußte der für dieses Projekt eigens modifizierte Beeinträchtigungsschwere-Score für psychogene Erkrankungen (BSS) nach Schepank (vgl. Tress, 1987; Manz, 1987) mindestens fünf Punkte bzw. das Goldberg-Cooper-Interview (1970) 20 Punkte aufweisen.

Letzteres Verfahren diente vornehmlich der Vergleichbarkeit mit anderen epidemiologischen Projekten, weist allerdings erhebliche Schwächen hinsichtlich psychosomatischer Syndrome auf (Manz, 1987). Der Beeinträchtigungsschwere-Score (BSS) indessen gewichtet als konzeptorientiertes, komplexes Rating primär psychogene (nicht organisch bedingte) Symptome nach ihrer körperlichen, ihrer psychischen und ihrer sozialkommunikativen Schwere der Beeinträchtigung, jeweils zwischen den Punktwerten 0 und 4 (Schepank, 1987). Diese drei Einzelratings summieren sich zu einem Gesamtwert von maximal 12 Punkten (Abb. 6-1).

Probanden mit einem Summenscore von mehr als 4 Punkten galten als Fälle einer psychogenen Erkrankung. Es wäre aber eine Fehleinschätzung zu meinen, Probanden mit einer Belastungsschwere von »nur« 3 oder 4 Summenpunkten seien ohne psychogene Auffälligkeiten. Vielmehr liegen auch hier klinisch prägnante Beschwerden vor, die angesichts

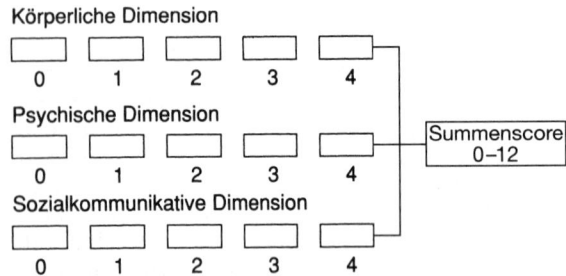

Körperliche Dimension

0   1   2   3   4

Psychische Dimension

0   1   2   3   4

Summenscore
0–12

Sozialkommunikative Dimension

0   1   2   3   4

Abb. 6-1 *Der Beeinträchtigungsschwere-Score nach Schepank. Fallgrenze ≥ 5.*

der Risiken zukünftiger Progredienz unter präventiven Gesichtspunkten erhöhte Beachtung verdienen. Gemäß der obigen Definition und bezogen auf die zurückliegenden letzten sieben Tage (Punktprävalenz) waren 26% der untersuchten Mannheimer Bevölkerung als Fälle von psychogener Erkrankung einzustufen. Weitere 24% der Probanden wiesen klinisch identifizierbare psychogene Syndrome auf (ICD-Diagnose), ohne deshalb schon als »Fälle« zu rangieren.

Die 26% Fälle verteilen sich gemäß ihrer Erstdiagnose folgendermaßen:

Psychoneurosen (ICD 300):	7,2%
Persönlichkeitsstörungen (ICD 301):	5,7%
Suchterkrankungen (incl. Drogen-/ Medikamentenabusus) (ICD 303, 304, 305):	1,5%
Funktionelle und psychosomatische Störungen (ICD 306, 307):	11,6%
Psychogene Reaktionen (ICD 308, 309):	0,0%

Die Fallrate bei den Frauen betrug 34%, bei den Männern 18%. Während die Männer in ihren Hauptdiagnosen bei den Persönlichkeitsstörungen (einschließlich des Alkoholmißbrauchs) anteilmäßig überwiegen, besetzen die Frauen vornehmlich den Bereich der psychoneurotischen und der psychosomatischen bzw. funktionellen Syndrome. – Wie in anderen Untersuchungen sind hier unter den Fällen die Angehörigen der Unterschicht überproportional vertreten. Ledige, Getrenntlebende und Geschiedene wiesen ebenfalls ein erhöhtes Fallrisiko auf. Keinen Einfluß auf die Fallraten hatte die Jahrgangskohorte. Dagegen bestand bei einer hohen frühkindlichen Belastung (z.B. Mutterdefizit oder deutliche Psychopathologie der Mutter) ebenfalls ein erhöhtes Fallrisiko. Unangenehme, kritische Lebensereignisse wurden von den Probanden, die die Fallkriterien erfüllten, signifikant häufiger für die vergangenen 12 Monate angegeben. Schließlich wurden verschiedene frühkindliche Entwicklungsfaktoren identifiziert, die zu einer späteren Fallzuweisung prädisponierten. Unter anderem waren dies uneheliche Geburt, pathologische Elternbeziehungen, häufige Abwesenheit der Mutter oder beispielsweise ein erheblicher Altersunterschied zwischen den Eltern. Nach Tress (1986) kann bei Vorliegen solcher frühkindlicher Risikokonstellationen durch die Existenz einer

positiven und verfügbaren Bezugsperson in der Frühkindheit die spätere Manifestation einer psychogenen Erkrankung verhindert werden. Nicht bestätigt hatte sich zu diesem Zeitpunkt die Erwartung, deutlich unterschiedliche Fallraten für die drei Jahrgangskohorten und damit Hinweise auf soziohistorisch-politische Einflüsse des frühkindlichen Kollektivschicksals auf die Häufigkeit psychogener Erkrankungen zu finden.

Auf der Symptomebene von Beschwerdefragebögen (nicht zu verwechseln mit der epidemiologischen Falleigenschaft!) berichten 96% der 600 Probanden irgendwelche psychogenen Beeinträchtigungen während der vergangenen 7 Tage. Das jeweilige Leitsymptom war in 23% eine psychoneurotische, in 22% eine charakterneurotische, in ca. 48% aber eine psychosomatische Manifestation! Dazu gehören in abfallender Folge Kopfschmerzen, allgemeine innere Unruhe, Oberbauchbeschwerden, Schlafstörungen und Ermüdungserscheinungen. Die Untergruppe der »Fälle« im Sinne unserer Definition gab als psychosomatische Symptome vornehmlich Herzklopfen und Herzschmerzen an. Betrachten wir die Geschlechter für sich, dann tendieren Frauen im allgemeinen zu psychosomatischen Beschwerden wie Alibidinie, Appetitstörungen, Kopfschmerzen und funktionellen gynäkologischen Beschwerden, Männer hingegen zu Übelkeit und Potenzstörungen. Begrenzen wir uns wiederum auf die weiblichen und männlichen Fälle, so berichten uns Frauen von Ermüdung und Erschöpfung (43%), Kopfschmerzen (41%), Schlafstörungen (40%), Männer indessen von Oberbauchbeschwerden (39%), Schlafstörungen (38%) sowie Unterbauchbeschwerden (21%).

In einer ersten Follow-up-Untersuchung wurden von den 600 Probanden der A-Studie zwischen 1983 und 1985 insgesamt 528 (88%) ein zweites Mal untersucht (B-Studie). Ablauf, Expertenqualifikation der Interviewer und Instrumentarium entsprachen der A-Studie. Ziel bzw. Gegenstand dieser Untersuchung war die Evaluation von Verlaufscharakteristika psychogener Erkrankungen. In der B-Studie (Schepank, 1990) konnten die wesentlichen deskriptiv-epidemiologischen Befunde der A-Studie repliziert werden. Im Längsschnitt wechselten jeweils ca. 11% der Probanden die Falleigenschaft in beide Richtungen. Frauen überwogen unter den Fällen nicht mehr so deutlich wie zum Zeitpunkt der A-Studie. Diese Tendenz läßt sich auch in anderen Längsschnittuntersuchungen nachweisen (Fichter et al., 1990; Lethinen et al., 1981; Srole, 1975). Die sozialwissenschaftlichen Konstrukte »belastende Lebensereignisse« sowie »verschlechterte Supportstruktur« erbrachten zwischen 6% und 24% Varianzaufklärung der vorliegenden psychogenen Beeinträchtigung. Die ICD-Diagnosen verschoben sich im Verlauf von der A- zur B-Studie insofern, als eine deutliche Zunahme der Charakterneurosen (ICD 301, 303, 304) zu verzeichnen war (A-Studie 11,4%; B-Studie 23,1%). Der Anteil der psychosomatisch-funktionellen Störungen nahm demgegenüber von 28,2% auf 21,4% ab, die Rate der Psychoneurosen blieb in etwa gleich (ca. 10%). Möglicherweise handelt es sich hier um ein diagnostisches Artefakt, da zunächst als psychosomatisch-funktionell diagnostizierte psychogene Störungen aufgrund ihrer zeitlichen Persistenz im Langzeitverlauf eher vor dem Hintergrund einer Persönlichkeitsstörung verstanden wurden. Die Gründe hierfür liegen wohl nur z. T. in einer faktischen Veränderung in dem Sinne, daß mit zunehmendem Alter die charakterneurotische Fundierung einer auch schon früher vorhandenen Störung (z. B. depressive Neurose, hysterische Neurose) bzw. ein Wandel von einem hervorstechenden psychoneurotischen oder psychosomatischen Symptom in eine Suchtform deutlicher wird. Wichtiger erscheint uns, daß sich Diagnoseetiketts in der ICD überschneiden, insbesondere viele hysterische oder depressive Erscheinungsbilder ebensogut unter den Psychoneurosen (ICD 300) wie unter den Persönlichkeitsstörungen (ICD 301) einzuordnen sind. Zu betonen ist folgendes: Jeder Proband konnte mehrere Haupt- und Nebendiagnosen zugewiesen bekommen. In unserer Auswertung berücksichtigten wir jedoch nur die erste Hauptdiagnose. Die Verschiebung einer Erst- und Zweitdiagnose zwischen A und B bei einem Probanden täuscht unter Umständen einen größeren Wechsel vor, während es tatsächlich nur Gewichtsverlagerungen sind.

Wir halten das nicht für einen entscheidenden Fehler, sondern sehen darin nur unsere Gesamtkonzeption bestätigt, alle psychogenen Erkrankungen zusammenzufassen und in einem einheitlichen epidemiologischen Forschungsprojekt zu erkunden. Gerade innerhalb dieser Gruppen besteht nämlich eine große Fluktuation im Zeitablauf. Man denke z. B. an einen häufigen, fast regelhaften Symptomwandel bei einem Menschen, dessen Symptomatik mit einer Herzneurose beginnt, sich zur Angstneurose entwickelt und über Alkohol und Medikamentenabusus und phobischer Einengung zu charakterneurotischen Komplikationen führt. – Hier zeigt sich auch noch einmal deutlich, wie notwendig es war, neben der »qualitativen« diagnostischen Etikettierung für jegliche Falldefinition zusätzlich eine Schweregradeinstufung einzuführen.

Im Gegensatz zur A-Studie ließ sich zum Zeitpunkt der B-Studie jetzt retrospektiv – insbesondere statistisch signifikant bei den Männern – ein Einfluß der Jahrgangskohorte auf den Grad der lebenslangen psychogenen Beeinträchtigung nachweisen. Die Männer des Jahrgangs 1945 waren durchweg um den Faktor 1,5 stärker von psychogenen chronischen Beeinträchtigungen betroffen als die beiden Vergleichsjahrgänge 1935 und 1955. Als eine mögliche Ursache hierfür kann die Langzeitwirkung einer gestörten und belasteten Primärsozialisation (Vaterverlust, Realtraumatisierungen durch Kriegsfolgen) dieses Jahrganges in der Nachkriegszeit angenommen werden. »Die kollektiv stärkste Frühgenesebelastung des Geburtsjahrganges 1945 hatte die stärkste pathogene Wirkung in Form der höchsten lebenslangen Prävalenzrate – und zwar bei den Männern noch signifikant deutlicher als bei Frauen. Die im Lebensalter

von 7 bis 14 Jahren erfolgte kollektive Schicksalsbelastung bei den Probanden des Geburtsjahrganges 1935 wirkte sich ebenfalls – jedoch nicht so gravierend wie beim Geburtsjahrgang 1945 – pathogen aus. Der Geburtsjahrgang 1955, kollektiv in einer vergleichsweise wenig belasteten Zeit aufgewachsen, ist der gesündeste (p ≤ 0,001)« (Schepank, 1990).

Schepank (1990) schätzte aufgrund der zum Zeitpunkt der B-Studie vorliegenden Daten die lebenslange Prävalenz psychogener Beeinträchtigung annäherungsweise ein. Hiernach sind 30% der untersuchten Probanden in ihrem Leben zeitweise Fälle einer psychogenen Erkrankung (32% der Frauen, 28% der Männer), 29% bleiben stabil gesund, 41% gehören ebenfalls der Gruppe der Nicht-Fälle an, allerdings mit einem klinisch grenzwertigen Beeinträchtigungsschweregrad.

In einem forschungsstrategischen Neuansatz wurde schließlich eine weitere Follow-up-Untersuchung (C-Studie) begonnen. Nach Aufklärung von Häufigkeit und Verlauf psychogener Erkrankungen soll in dieser Studie mit Mitteln der experimentellen Epidemiologie eine Aufklärung ätiologisch relevanter Bedingungsfaktoren psychogener Erkrankungen geleistet werden.

Im Zentrum dieser epidemiologischen Untersuchung steht die Frage nach der ätiologischen Bedeutung des psychoanalytisch konzipierten Konstrukts **Persönlichkeit** (tiefenpsychologisches Konstrukt aus Ich-Funktionen, Abwehrorganisation, internalisierten Objektbeziehungen) und der sozialwissenschaftlichen Konstrukte **Lebensereignisse** und **soziale Unterstützung** für psychogene Erkrankungen (Psychoneurosen, Charakterneurosen, psychosomatische Erkrankungen, Suchterkrankungen) im Langzeitverlauf. Den konzeptuellen Bezugsrahmen bildet hierbei die psychoanalytische Persönlichkeitstheorie.

Die in der B-Studie untersuchten Probanden stellen die Ausgangspopulation dieser Studie zur ätiologischen Aufklärung der Verlaufsdynamik psychogener Erkrankungen dar. Zur Bearbeitung der Fragestellung wurden aus der Grundgesamtheit der B-Studie 292 Risikoprobanden mit einer mittelschweren psychogenen Beeinträchtigung (operationalisiert über den BSS) selegiert. Zwischen 1988 und 1990 wurden 240 der 292 Risikoprobanden erneut im Rahmen eines halbstandardisierten tiefenpsychologischen Interviews unter Einsatz sozialempirischer und testpsychologischer Instrumente untersucht. In dieser Feldstudie wurden zentrale psychoanalytische Konstrukte zur Persönlichkeit mit theoriekonformen Operationalisierungen erfaßt.

100 Probanden, die die festgelegten Kriterien erfüllten, wurde ein Psychotherapieangebot gemacht (Franz, 1994). 33% akzeptierten dieses und nahmen an einer psychoanalytisch orientierten Psychotherapie im Gruppen- oder Einzelsetting teil. Diese quasi experimentelle Intervention erfolgte, um die intraindividuelle Verlaufsvarianz im Konstruktbereich Persönlichkeit zu erhöhen und hierdurch ätiologische Wirkungszusammenhänge besser abzubilden. Es war

– das sei ausdrücklich betont – nicht das Ziel, erneut die Effektivität einer bestimmten Therapieform nachzuweisen. Bemerkenswert erscheint, daß durch ein einfaches Angebot und wenige motivierende Informationsgespräche eine – gemessen an der spontanen-eigeninitiativen Inanspruchnahme von Psychotherapie in dieser Population – Verzehnfachung der Inanspruchnahme von Psychotherapie erzielt werden konnte. Das Yavis-Stereotyp »Young, attractive, verbal, intelligent, successful«) war nicht statistisch signifikant nachweisbar.

Allenfalls tendenziell nahmen jüngere, weibliche Probanden und Angehörige der mittleren und oberen Schichten das Therapieangebot an.

Der »typische Therapieablehner« verfügt in signifikant höherem Ausmaß über relevante und befriedigende, konfliktärmere Beziehungen innerhalb seines sozialen Netzes. Statistisch ebenfalls hochsignifikant hatten die Therapieannehmer im Verlauf des letzten Jahres vermehrt unangenehme und belastende lifeevents. Verfügen die Therapieablehner anscheinend über die besseren sozialen Ressourcen, so tendieren sie möglicherweise eher zu einem organisch-somatischen Krankheitskonzept und sind häufiger psychosomatisch erkrankt. Sie sind eher an sozial erwünschten Normen orientiert und in einem höheren Ausmaß depressiv strukturiert als die Therapieannehmer. Darüber hinaus zeigen sie einen unoffenvermeidenden Interaktionsstil und sind eher nicht auf die Kommunikation affektiv signifikanter, möglicherweise konflikthafter Inhalte eingestellt.

In ersten Teilauswertungen der C-Studie deutet sich an, daß die tiefenpsychologisch konzipierten Konstrukte »Reife der Persönlichkeit und der utilisierten Abwehrmechanismen« einen größeren Einfluß auf psychogene Beeinträchtigung ausüben als kritische Lebensereignisse und soziale Unterstützung. Soziale Unterstützung hat erwartungsgemäß einen direkten Einfluß auf psychische Gesundheit, wobei allerdings auch Art und Güte des sozialen Netzes Ausdruck mehr oder weniger adaptiver Persönlichkeitsmerkmale sein können. Die aus der C-Studie aus einem über 10jährigen Untersuchungsintervall heute vorliegenden Daten erlauben im Gegensatz zu klinischen Untersuchungen Aussagen zum Spontanverlauf psychogener Erkrankungen in der Bevölkerung (Franz et al., 1994, 1995). Die bestehende psychogene Beeinträchtigung wurde über verschiedene Variablen (Symptomatik, ICD-Diagnose, Beeinträchtigungsschwere/BSS, Fallrisiko) operationalisiert. Die Daten belegen eine hohe Stabilität psychogener Beeinträchtigungen im Spontanverlauf. Gruppenstatistisch nimmt die Ausprägungsschwere im Verlauf sogar zu. Clusteranalytisch lassen sich jedoch von der Verlaufsdynamik der Beeinträchtigungsschwere her unterschiedliche Subpopulationen in der untersuchten Risikostichprobe differenzieren. Die beiden extremen Verlaufstypen – die Probanden, die den besten bzw. schlechtesten Langzeitspontanverlauf aufwiesen – wurden hinsichtlich potentiell verlaufsdeterminierender Variablen untersucht. Es zeigte sich, daß Persönlichkeitsvariablen (stärker ausgeprägte Nervosität, Depressivität, emotionale Labilität, eine unreife Abwehrorganisation, relativ geringer ausgeprägte internale Kontrollüberzeugungen und Ich-Stärke) und die Bedingungen der Primärsozialisation (s. o.) einen deutlichen Einfluß auf den realisierten Langzeitspontanverlauf der psychogenen Beeinträchtigung ausübten. *Ein Hauptkonflikt der Probanden in CN besteht aufgrund der erhobenen Befunde mit hoher Wahrscheinlichkeit in einer von den Probanden selbst möglicherweise nur unzureichend registrierten gestörten Fähigkeit befriedigende Beziehungen im engeren Lebensbereich herzustellen und zu unterhalten.*

Die skizzierten Resultate zeigen beispielhaft Möglichkeiten und Grenzen deskriptiver, analytischer und experimenteller Epidemiologie im Bereich der Psychosomatik auf. Der objektivierend-sozialempirische Ansatz in der Erforschung der psychogenen Erkrankungen stellt im Rahmen gesundheitspolitischer Fragestellungen und im wissenschaftlichen Dialog mit den medizinischen Nachbardisziplinen eine hilfreiche und notwendige Ergänzung der heuristischen, an der Spezifität von Einzelfallkasuistiken ausgerichteten, klinisch-tiefenpsychologischen Forschung dar.

KAPITEL 7

Vererbung und Umwelt

Heinz Schepank

1 Forschungsmethoden

Auf die molekularbiologische Forschung setzt man heute – besonders auch im Rahmen der biologisch orientierten Psychiatrie – begründete Hoffnungen. Nach den Erkenntnissen aus den letzten zwei Dezennien (z.B. bezügl. PKU-Schwachsinn, Trisomie 21, Genkartierung etc.) sind künftig nicht nur für die humangenetische Grundlagenwissenschaft, sondern auch praktisch und primärpräventiv höchst bedeutsame neue Befunde zu erwarten. Bis heute noch weitgehend ungeklärt ist demgegenüber die molekularbiologische Genetik der sog. psychosomatischen bzw. der im weiteren Sinne als überwiegend psychogen angesehenen Erkrankungen, d.h. der funktionellen psychosomatischen Störungen (als häufigster Gruppe) sowie der Psychoneurosen und der Charakterneurosen/Verhaltensdeviationen.

Einige theoretische und methodische Vorbemerkungen sind notwendig, um landläufige Mißverständnisse und daraus resultierende Argumente zu entkräften:

»Erblich« bezieht sich in diesem Zusammenhang nicht auf das menschenspezifische Erbpotential im Gegensatz zum Tier. Das wäre trivial. Vielmehr ist immer auf die Unterschiede zwischen verschiedenen Menschen abgehoben. Die Frage lautet, ob solche bestehenden Unterschiede etwa erlernt sind bzw. von außen kommen, wie z.B. die Muttersprache oder eine Kleidermode, oder ob erbliche Einflüsse, also letztlich die Gene, an einem manifestierten Merkmal bzw. einer Krankheit beteiligt sind (Schepank, 1974). Die entscheidende empirisch fundierte Antwort auf diese Frage ist nicht einfach. Forschungstechnisch und erkenntnismäßig klafft noch eine große Lücke zwischen dem Erscheinungsbild einer psychogenen Erkrankung und den molekularbiologischen Radikalen.

Vier Ebenen der Beobachtung sind zu unterscheiden (Abb. 7-1). Die klinische Beobachtung und die bisherigen Untersuchungen fanden im Bereich der Psychosomatik bisher fast ausschließlich auf der obersten, der phänotypischen Ebene statt: Zwillings, Adoptions- oder genealogische Studien wurden durchgeführt. Die Verbindung und die Zwischenglieder zur untersten Ebene der Gene liegen bei den psychogenen Erkrankungen noch weitgehend im dunkeln.

Abbildung 7-2 zeigt die beiden grundverschiedenen forschungsmethodischen Zugänge für die genetische Erkenntnisgewinnung bei psychischen Störungen.

Zielfrage der Genetik ist letztlich der Zusammenhang von phänotypisch Beobachtbarem (= oberste Ebene in Abb. 7-1) und den Genen (= unterste Ebene) – im Falle psychischer Phänomene könnte man auch von einer psycho-somatischen Verbin-

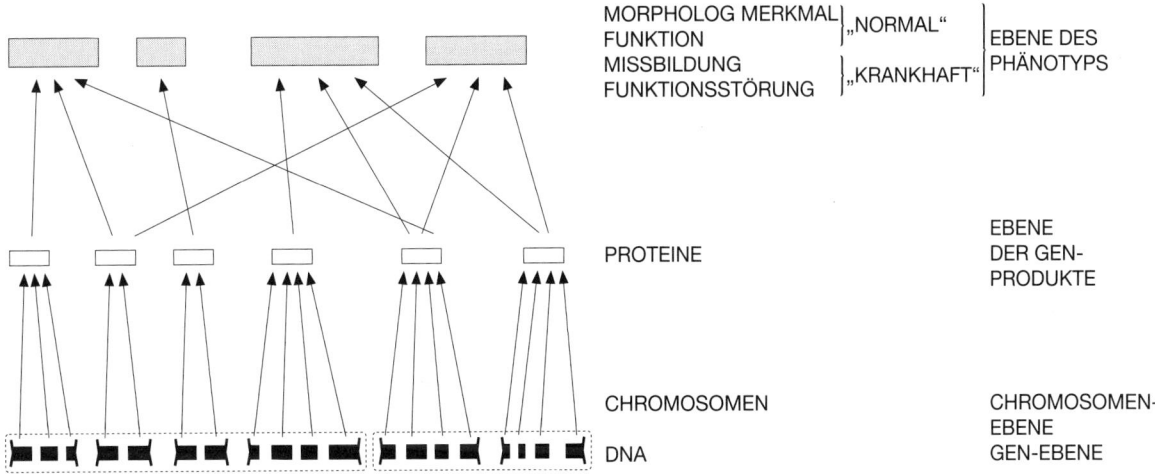

Abb. 7-1 *Vier Ebenen der genetischen Analyse. Die meisten phänotypisch untersuchbaren Merkmale sind Endstrecke zahlreicher genetischer Mechanismen. Nur ausnahmsweise läßt sich von einem Phänotyp über ein Gen-Produkt unmittelbar auf ein verändertes Gen rückschließen (aus Propping, 1989).*

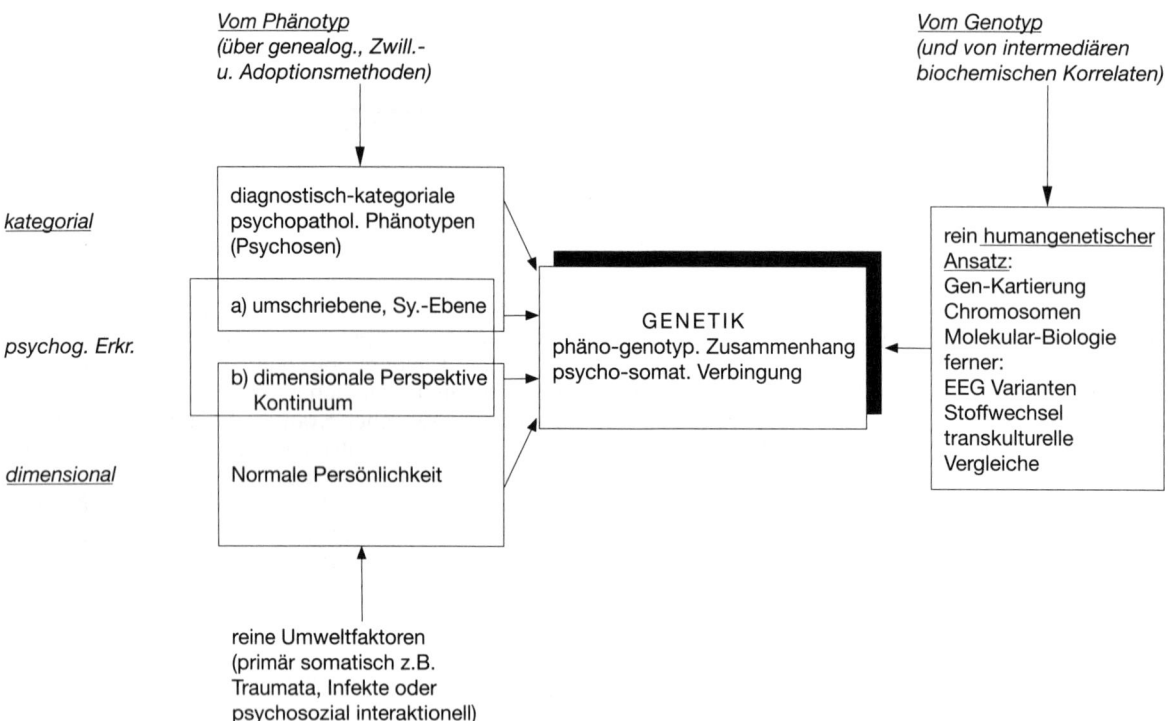

Abb. 7-2 *Forschungsmethodischer Zugang für die genetische Erkenntnisgewinnung bei psychischen Erkrankungen/ Störungen/Phänomenen (Schepank, 1992).*

dung sprechen. Verschiedene Disziplinen liefern Beiträge zur Erforschung des **Genotyps** (= unterste Ebene in Abb. 7-1, rechte Seite in Abb. 7-2) und die intermediär-biochemischen Korrelate; vor allem die Humangenetik, die Molekularbiologie sowie auch Neuropathologie, Biochemie, Neurophysiologie und andere Fächer sind beteiligt (deutschsprachige Zusammenfassung bei Propping, 1989).

Die Erforschung der **Phänotypen** (= oberste Ebene in Abb. 7-1 und linke Seite in Abb. 7-2) geschieht insbesondere bei psychischen Erkrankungen mit den Mitteln der Genealogie, der Zwillingsmethodik und von Adoptionsstudien. Hier unterscheiden sich die Zugangswege der klinischen Psychiater einerseits und der Persönlichkeitspsychologen andererseits fundamental. Erstere bilden diagnostische Kategorien, letztere erarbeiten dimensionale Konstrukte und Faktorentypen. Dieser Unterschied ist besonders hervorzuheben, weil die psychogenen Erkrankungen eigentlich genau in der Mitte stehen, wie die linke Seite der Abbildung 7-2 verdeutlicht.

Im Gegensatz zu den vergleichsweise seltenen **Psychosen,** die bestimmten abgrenzbaren Kategorien zuzuordnen sind, handelt es sich bei den von Psychologen untersuchten **Persönlichkeitszügen** oder auch bei der Intelligenzforschung um ubiquitäre phänotypische Merkmale, die in gleitenden Übergängen kontinuierlich verteilt auftreten. Die Psychologen können deshalb – anders als die klinischen Psychopathologen – mit außerordentlich umfangreichen Zahlen von Zwillingen aufwarten. Die Per-

sönlichkeitszüge werden testpsychologisch meist mit Fragebögen gemessen und dimensionalen Konstrukten zugeordnet. Erst durch ausgefeilte, höchst komplizierte statistisch-mathematische Operationen schält sich dann so etwas heraus wie z.B. Eysencks Persönlichkeitsdimensionen der Extraversion, des Neurotizismus und des Psychotizismus. Letztgenannter hat zum kategorialen Phänomen einer diagnostizierten manifesten Psychose nur noch eine sehr lockere, theoretisch konstruierte Beziehung.

Die **psychogenen Erkrankungen*** stehen genau zwischen den kategorialdiagnostischen Konzepten der klassischen Psychosen und den dimensionalen Konstrukten der Persönlichkeits- und Intelligenzforscher.

Einige psychogene Erkrankungen lassen sich kategorial betrachten und dann diagnostisch meist recht eindeutig bestimmen, z.B. umschriebene Krankheitsbilder wie Anorexia nervosa, oder man kann sie wenigstens auf der Symptomebene kategorisieren,

---

* Zur Begriffsklärung: »Psychogen« zielt auf ein ursächliches Prinzip, »psychisch« meint eine Manifestationsform. Psychogene Erkrankungen können sich einerseits psychisch manifestieren (z.B. eine neurotische Angst oder Depression), andererseits als Körpersymptom in Erscheinung treten (hysterische Lähmung der quergestreiften Muskulatur). Umgekehrt kann etwas »Somatogenes« – ein ungebräuchliches Wort, weil meist ein unstrittiger Zusammenhang – eine Körperkrankheit verursachen (pathologisches Zellwachstum führt zum Karzinom, zur Metastase, zu pathologischer Fraktur) sowie auch eine psychische Symptommanifestation bewirken (Amyloidablagerung in bestimmten Zellen führt zu Gedächtnisverlust bis Demenz) (Schepank, 1995c).

wie das Stottern. Für die meisten psychogenen Störungen gilt, insbesondere bei Betrachtung von Langzeitverläufen, daß die Grenzen unscharf werden, Symptomwandel auftritt und wir uns – sowohl intraindividuell wie vergleichend interpersonell – in einem gleitenden Kontinuum zwischen gesund und krank bewegen. Das entspricht dann mehr der dimensionalen Perspektive der Psychologie.

Das noch immer beste Untersuchungsverfahren ist nach wie vor die Zwillingsmethode (P. E. Becker, 1980; Propping, 1989; Schepank, 1974; Vogel und Motulski, 1979; Zerbin-Rüdin, 1985). Sie beruht auf einem faszinierenden Naturexperiment, das zwei Variablen klar trennt: die Erb- und die Umweltvariable (Abb. 7-3).

Das klassische Verfahren basiert auf folgender Überlegung: Eineiige Zwillinge (EZ) haben die genau identische Ausstattung, zweieiige (ZZ) dagegen sind nur zur Hälfte erbgleich, wie übliche Geschwister sonst auch. Wächst ein Zwillingspaar in derselben Familie auf, so kann man davon ausgehen, daß beide Zwillinge dieses Paares weitgehend von denselben bio-psychosozialen Umwelteinflüssen geprägt werden: Die **Umweltvariable** wurde also beim Vergleich beider **konstant** gehalten. Stellt man fest, daß die beiden Partner eines eineiigen, also erbgleichen Zwillingspaares einander signifikant ähnlicher sind als zweieiige, also erbverschiedene Zwillingsgeschwister, daß sich also die Konkordanzraten der EZ und der ZZ statistisch signifikant unterscheiden, so

muß das untersuchte Merkmal mehr oder weniger erblich mitbedingt sein!

Bei einem anderen Verfahren läßt man die **Erbvariable konstant** und untersucht jeweils nur eineiige, also erbgleiche Zwillingspaare. Man vergleicht dann solche EZ, die in derselben Familienumwelt, also mit konstanter Umwelt, aufgewachsen sind, mit solchen, die frühkindlich getrennt, also ganz verschiedenen Umwelt-Familien-Konstellationen exponiert waren. Hier ist also der Erbfaktor konstant, und die Umwelt variiert bei den verglichenen Gruppen. Auch dieses Verfahren ist theoretisch grundsätzlich korrekt, allerdings wegen der extremen Seltenheit von solchen seit der Frühkindheit getrennt aufgewachsenen Zwillingspaaren fast gar nicht praktikabel. Für die Untersuchung ubiquitärer Persönlichkeitsmerkmale (Intelligenz, emotionale Stabilität etc.) bekommt man vielleicht in 20 Forschungsjahren weltweit noch 100 getrennt aufgewachsene Paare zusammen (Bouchard, 1990); für einzelne pathologische Ereignisse/Merkmale dagegen (z. B. Suizid, Psychoneurosen, psychosomatische Störungen etc.) erlauben die vorhandenen solitären Zwillingszahlen keine statistischen Berechnungen mehr.

Bei der Anwendung der bewährten klassischen Zwillingsmethode stellt man für diagnostizierte Krankheitseinheiten die Ergebnisse in Vierfelderschemata dar (Abb. 7-4).

Die Daten führen zu einer Konkordanzrate am Ende der Zeile: Es ist die Prozentzahl der in dem

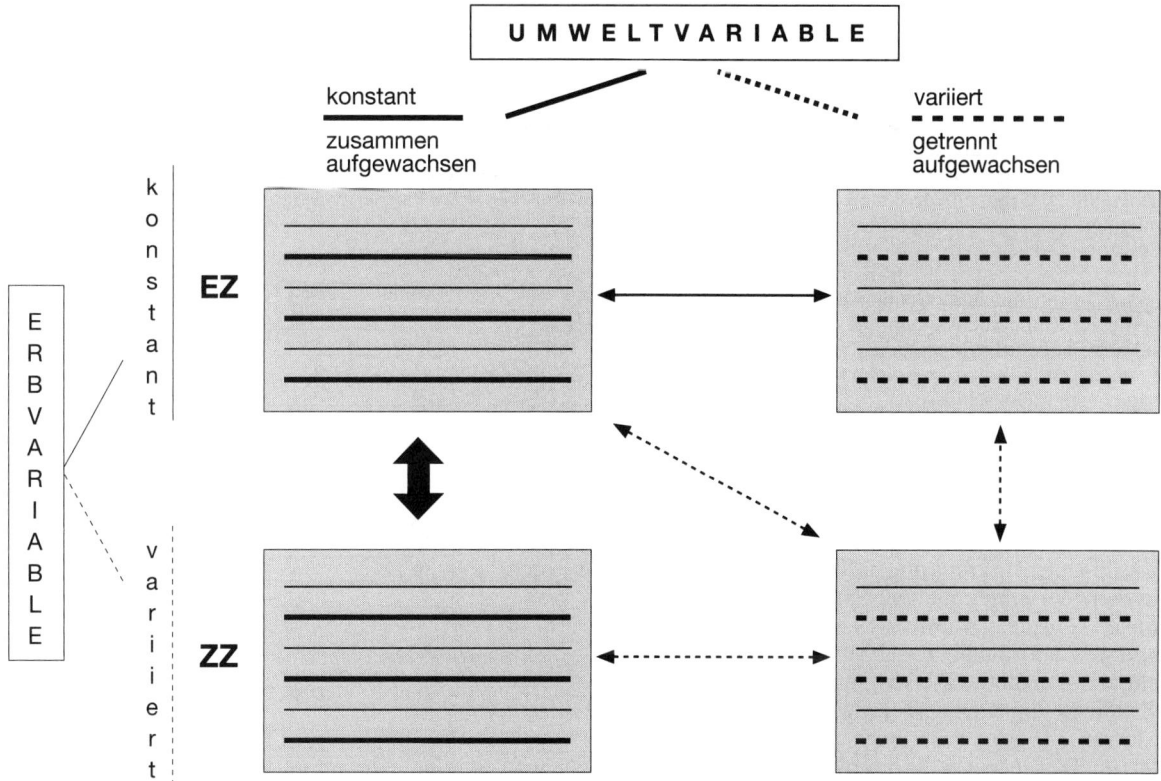

Abb. 7-3 *Unterscheidung von Erb- und Umweltvariable nach der Zwillingsmethode.*

	Konk.	Disk.	Konkordanzrate
EZ	a	b	... %
ZZ	c	d	... %

Abb. 7-4 *Klassisches Zwillingsdesign: Vierfelderschema. (Erblich, wenn Konk.-Rate EZ signifikant größer als Konk.-Rate ZZ, n = Zahl der Paare).*

untersuchten Merkmal übereinstimmenden Paare, bezogen auf die jeweilige Gesamtzahl pro Zeile. Liegt nun die Konkordanzrate bei den eineiigen Paaren signifikant (!) höher, sind sie sich also im Durchschnitt ähnlicher als die zweieiigen, kann man den Einfluß von Erbfaktoren als nachgewiesen betrachten!

Übrigens ermöglicht eine Spezialmethode, die sog. Diskordanzanalyse von eineiigen Zwillingen, ganz dezidiert Umweltfaktoren herauszufinden, die für die individuelle Entwicklung von bestimmten Krankheitssymptomen verantwortlich sein können (Muhs und Schepank, 1993; Schepank 1975, 1993, 1995 b).

In dieser Abhandlung sollen folgende Problemkreise und methodische Fragen außer Betracht bleiben: die besonderen intrauterinen und perinatalen Risiken von Zwillingen sowie ihre – nachweislich häufigen, aber meist aufholbaren – Entwicklungsverzögerungen. Auch die Fragen ähnlicherer Umwelten von eineiigen im Vergleich zu zweieiigen Zwillingen und die möglicherweise dadurch bedingten höheren Konkordanzraten werden hier nicht diskutiert, ebensowenig die neuesten Befunde von zwei zu unterscheidenden Gruppen von eineiigen Zwillingen und ihrem möglichen Einfluß auf gefundene Diskordanzraten bei Schizophrenen.

Argumente gegen die Repräsentativität von Zwillingsuntersuchungen und ihre Generalisierung auf Einlinge bleiben ebenso unberücksichtigt wie die Notwendigkeit einer soliden Eiigkeitsdiagnostik, die Fragen der Meßfehlerbreite sowie der oftmals unklaren Selektion der Samples mit entsprechenden Fehlschlüssen.

2 Ergebnisse

Die einzige größere Untersuchung an Zwillingen mit psychogenen Erkrankungen führten in Deutschland in den 60er Jahren die von Frau Heigl-Evers in Göttingen und dem Autor in Berlin geleiteten Arbeitsgruppen koordiniert durch, mit insgesamt 100 psychogen erkrankten Zwillingspaaren, 36 EZ- (eineiige Zwillings-) und 64 ZZ-(zweieiige Zwillings-)Paare (davon 34 ggZZ- und 30 Pärchenzwillings-PZ)-Paare. Der jeweilige Indexzwilling hatte eine stationäre (Niedersächs. Landeskrankenhaus Tiefenbrunn) oder ambulante (Institut für Psychogene Er-

krankungen der AOK Berlin) psychotherapeutische Einrichtung aufgesucht (Heigl-Evers und Schepank, 1980/81; Schepank, 1974; 1995 b).

Unsere Ergebnisse zeigten zusammenfassend eine statistisch hochsignifikant deutlich höhere Konkordanzrate der (lebenslang und kumulativ erfaßten) psychogenen Krankheitsmanifestationen bei den eineiigen Zwillingen, nämlich 31,4 % gegenüber nur 16,5 % Konkordanz bei den zweieiigen (Tab. 7-1).

Bezogen auf die drei großen genannten Krankheitsgruppen, zeigt sich die interessante Differenzierung, die in Tabelle 7-2 dargestellt ist. Größte Heredität mit der größten Distanz der Konkordanzraten fand sich bei den Charakterneurosen/Persönlichkeitsstörungen: mit 51 % Konkordanz bei den eineiigen und 11 % bei den zweieiigen Zwillingen. In der Mitte standen die Psychoneurosen mit 34 % versus 21 %. Am geringsten, aber noch immer statistisch signifikant war der erbliche Einfluß für die Gruppe der (überwiegend funktionellen) psychosomatischen

Tab. 7-1 Untersuchung an Zwillingen mit psychogenen Erkrankungen.
(EZ = eineiige Zwillinge; ZZ = zweieiige Zwillinge; die Zahl in den vier Feldern gibt hier nicht die Zwillingspaare, sondern die übereinstimmenden oder diskordanten Symptome aller 200 Menschen im bisherigen Lebenslauf an).

	Konk.	Disk.	Konk.-Raten
Symptomatik bei EZ	149	325	31,43 %
Symptomatik bei ZZ	147	745	16,50 %

Tab. 7-2 Untersuchung an Zwillingen mit psychogenen Erkrankungen.
Differenzierung in drei Krankheitsgruppen.
(EZ = eineiige Zwillinge; ggZZ = gleichgeschlechtig zweieiige Zwillinge; PZ = Pärchenzwillinge).

Charakterneurotische Symptome

	Konk.	Disk.	Konk.-Raten
EZ	37	36	50,68 %
ggZZ	7	54	11,50 %
PZ	6	50	10,91 %

Psychoneurotische Symptome

	Konk.	Disk.	Konk.-Raten
EZ	46	89	34,10 %
ggZZ	30	111	21,30 %
PZ	27	106	20,30 %

Organneurotische Symptome

	Konk.	Disk.	Konk.-Raten
EZ	66	200	24,81 %
ggZZ	46	214	19,69 %
PZ	31	210	12,86 %

Störungen: Die Konkordanzrate der eineiigen lag bei 25% gegenüber 16% bei den zweieiigen Zwillingspaaren.

Auch mit einer anderen Meßmethode, der Intrapaardifferenzen (Schepank, 1995a) bezüglich der Beeinträchtigungsschwere (lebenslangen kumulativen bzw. durchschnittlichen Prävalenz), konnte von uns Erblichkeit für die Gesamtgruppe der psychogenen Erkrankungen nachgewiesen werden.

Unsere Ergebnisse blieben auch bei einer 25 Jahre später (Muhs et al., 1990) erfolgten Nachuntersuchung aller noch lebenden von den ursprünglich 50 Zwillingspaaren aus Berlin annähernd gleich. Das bedeutet: Die Erbeinflüsse nehmen mit zunehmendem Lebensalter unter den im Laufe des Lebens einwirkenden Umwelteinflüssen keineswegs ab, wie man vielleicht denken könnte (Schepank, 1995b).

3 Spezielle Krankheitsbilder

Von zahlreichen Forschern wurden an klinischen Subgruppen – verständlicherweise mit kleineren Patientenzahlen – auch für einzelne **psychoneurotische Erkrankungsgruppen,** wie Depressionen, Zwangsneurosen, frei flottierende Ängste, Panikangstattacken oder verschiedene Phobien, Konkordanzraten bei den EZ um 20–40% gefunden und Werte für ZZ um 5–15% (Slater und Shields, Gottesman in England/USA; Ihda, Inouje/Japan und andere Zwillingsforscher aus Skandinavien und den USA. Literaturübersichten in Schepank, 1974; Vogel und Motulski, 1979; P. E. Becker, 1980; Propping, 1989). W. Maier (1990) fand für bipolar affektive Störungen mehr als für monopolar depressive in Familienuntersuchungen ebenfalls maßgebliche hereditäre Determinanten.

Trotz der engen klinischen Nähe zur Depression zeigte eine vom Autor zusammengetragene Sammelkasuistik (Schepank, 1974) für vollendete **Suizide** nur geringe (17%) Konkordanzraten der Eineiigen und 0% bei den Zweieiigen. Geht man der Kasuistik im einzelnen nach, so finden sich unter den konkordanten Eineiigen allerdings auffällig viele Psychosen (Abb. 7-5).

Auch für **delinquentes** Verhalten wurden gewisse Erbkomponenten anhand von Zwillingsuntersuchungen eruiert (P. E. Becker, 1980; Schepank, 1974). Man nimmt an, daß basale genetisch determinierte Persönlichkeitsfaktoren wie Ich- und Steuerungsschwäche, Frustrationsintoleranz, emotionale Instabilität die Grundlage für solche justitiablen Verhaltensabweichungen abgeben.

Alkoholismus, an zahlreichen Zwillings- und auch Adoptionsstudien evaluiert, zeigt – selbstverständlich neben auch pathogenen Umwelteinflüssen – deutliche genetische Determinanten (Propping, 1989). Bemerkenswert ist, daß für den Alkoholismus bereits zwei solide Befunde über Verbindungen zu wichtigen somatisch-genetischen Zwischengliedern existieren:

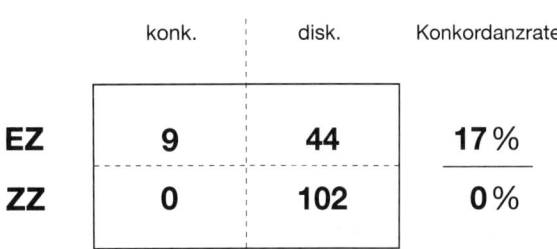

Abb. 7-5 Konkordanzraten beim Suizid (n = 155).

1. die erbliche und in Ostasien häufige Variante des Alkoholabbaus im Körper durch Acetaldehydrogenase und
2. die von Propping (1977) an Zwillingen nachgewiesenen erblichen unterschiedlichen EEG-Varianten. Einige von diesen sind durch Alkohol synchronisierbar und prädisponieren damit zum Alkoholismus.

Auch für die Kerngruppe der »**männlichen Neigungshomosexualität**«[*] halte ich die noch immer umfangreichsten Serien von Kallmann (1952) und die von Habel (1950) mit Konkordanzraten für EZ von 100% bzw. 66% versus 25% bzw. 0% bei ZZ immer noch für aussagekräftig.

Zu beachten ist, daß Homosexualität bei Frauen psychodynamisch und vermutlich auch genetisch ganz anders gelagert ist, was jüngst auch in der Minnesota-Zwillingsstudie eine Bestätigung fand (Eckert et al., 1986).

Wenig bekannt sind die Ergebnisse aus einer Londoner Gruppe über die **Anorexia nervosa:** Crisp (1985) fand in den 80er Jahren – zeitgleich mit und völlig unabhängig von uns – hohe Konkordanzraten um 50% für die EZ und unter 10% für die ZZ. Wir (Schepank 1981, 1983, 1991) ermittelten bei 25 Paaren 57% Konkordanz für die Eineiigen und 9% für die Zweieiigen (Abb. 7-6). Auch für die Bulimia ner-

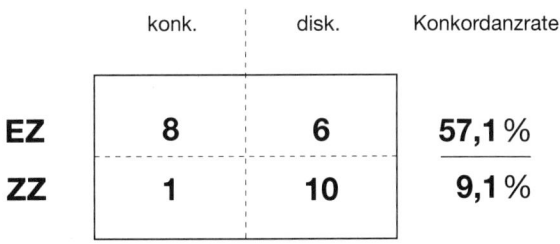

Abb. 7-6 Konkordanzraten bei der Anorexia nervosa. n = 25 Paare; faktisch handelt es sich um 22 Zwillingspaare und ein Drillingspaar, das in seiner Paarkonstellation dreimal Eingang in die Abbildung fand (EZ = eineiige Zwillinge; ZZ = zweieiige Zwillinge).

[*] Zu betonen ist, daß die häufigste Form der sog. Neigungshomosexualität beim Mann heute nicht als pathologisch betrachtet wird und nicht als Perversion. Wegen der noch immer häufigen psychotherapeutischen Intentionen, dieses Verhalten in heterosexuelles Erleben umzupolen, wird es hier ausdrücklich erwähnt.

vosa fand man jüngst entsprechende Konkordanz-ratenunterschiede (Kendler et al., 1991).

Einige **psychosomatische Funktionsstörungen oder Erkrankungen** im engeren Sinne wurden früher schon untersucht (Zusammenfassung s. Schepank, 1974; P. E. Becker; 1980). Besonders eindrucksvoll im Sinne einer nachgewiesenen genetischen Komponente waren die Ergebnisse bei der Enuresis (Hallgren, 1960) und beim – übrigens stark männlich geschlechtsgebundenen – Stottern (Godai und Tatarelli, 1974) sowie bei der Adipositas (Stunkard, 1991) und anderen Störungen.

4 Persönlichkeitsfaktoren

Mit größeren Zahlenwerten konnten in den letzten Jahren ausländische Forschergruppen – unbelastet von politischen Bedenken und den Skrupeln des Datenschutzes – operieren. Aufgrund vorhandener Zwillingsregister sammelten insbesondere die skandinavischen Kollegen jeweils Samples von mehreren tausend Zwillingsprobanden, allerdings meist keine klinischen Gruppen, sondern in der Regel eine gemischte und somit überwiegend normal gesunde Population. Auch fanden oft keine persönlichen gründlichen Untersuchungen statt, vielmehr erfolgten die Persönlichkeitsdiagnostik und auch die Eiigkeitsdiagnose meist nur aus der Entfernung über Testbögen und schriftliche Befragungen, was man als methodischen Mangel in Kauf zu nehmen hat. Man eruierte auf diese Weise statistisch gesicherte Heritabilitätskoeffizienten über Persönlichkeitsfaktoren, wie Extraversion und Neurotizismus, zwischen 35% und 60%, also eine relativ hohe erbliche Komponente (Bouchard und Propping, 1993). Weitere Faktoren waren die neuerdings sog. Big Five*:
1. »surgency or extraversion«,
2. »agreeableness«,
3. »dependability or responsibility«,
4. »emotional stability«,
5. »intellectual orientation«.

Loehlin (1992) verglich und errechnete aufgrund von zahlreichen internationalen Zwillings-, Adoptions- und genealogischen Studien Korrelationen und Heritabilitätswerte von 28% bis 46%.

---

* Diese fünf die Persönlichkeit konstituierenden Faktorengruppen wurden – über Cattell (1943), Fiske, Norman u.v.a. – von faktorenanalytisch arbeitenden Psychologen aus 4504 Eigenschaften bezeichnenden Wörtern herauskristallisiert. Gängige deutsche Bezeichnungen für die in der angloamerikanischen Persönlichkeitspsychologie schon als populär geltenden Big Five sind bei deutschen Forschern noch nicht eingebürgert:
  1. surgency = extraversion, dominance; entspricht etwa emotionalem Eindruck;
  2. agreeableness = likeability, friendliness; etwa Freundlichkeit;
  3. consciousness = conformity, will to achieve; etwa Gewissenhaftigkeit;
  4. emotional stability = (Negativ von) anxiety, neuroticism; etwa affektive Stabilität;
  5. culture = intellect, openness to experience; etwa Bildung, Intelligenz.

5 Diskussion

Nachdem sogar »life events« als genetisch gesteuert beschrieben wurden (Bouchard und McGue 1990), sprechen Plomin und Bergemann (1991) – vielleicht etwas überpointiert – von »the nature of nurture«: Der genetisch so oder so ausgestattete Mensch formt, sucht, selektiert sich seine speziell passende Umwelt. Daß bei psychogenen Erkrankungen zwar Heritabilität anhand von Zwillingsuntersuchungen mit Sicherheit nachweisbar war, diese aber offensichtlich niedriger liegt als die Erblichkeit der ungestörten Persönlichkeitsentwicklung in der Durchschnittsbevölkerung, weist ebenso wie die speziellen Ergebnisse der Diskordanzanalyse von eineiigen Zwillingen darauf hin, daß bestimmte Risikofaktoren oder pathogene Mikroumwelteinflüsse in der familiären Beziehungsstruktur den Erbfaktoren entgegensteuern und einen maßgeblichen Einfluß auf die Entwicklung psychogener Erkrankungen ausüben.

Vielleicht ist es auch sinnvoll, das schon von Freud (1904) – er sprach von »Konstitution« – entwickelte Modell der sog. **Ergänzungsreihe** noch einmal graphisch darzustellen (Abb. 7-7).

Von fast 100%ig erbbedingten Merkmalen, Phänomenen, Krankheiten reicht es bis zu fast 100%ig umweltbedingten Manifestationen. Erbe und Umwelt ergänzen sich.

Es ist allerdings schon sinnvoll zu wissen, ob ein manifestiertes Merkmal mehr links oben einzuordnen ist bei den überwiegend erblich determinierten Erscheinungen, wie z.B. die Hautfarbe oder Intelligenz, oder eher rechts unten, wie die Muttersprache, die praktisch nichts mehr mit Erbfaktoren zu tun hat. In der Abbildung 7-7 sind ein paar Merkmale und Krankheiten gegenübergestellt und aufgelistet, die mehr oder weniger überwiegend erblich (links oben) oder die (rechts unten) auch noch nachweislich deutlich, aber abnehmend erblich, also überwiegend umweltbedingt sind. Diese Position bei je einer einzelnen Störung und ggf. einem Individuum zu kennen, ist ein wichtiger grundlagenwissenschaftlicher Erkenntnisfortschritt und auch für die Diagnostik und Indikationsstellung im Einzelfall praktisch bedeutsam.

Eine solche additive Modellvorstellung wird allerdings der wahren Komplexität bei weitem nicht gerecht! Wir haben es in Wirklichkeit mit noch schwer faßbaren Interaktionen zwischen Erb- und Umweltfaktoren zu tun. Man denke allein an das komplizierte Geflecht zwischen der bereits erwähnten teilweise genetischen Determination der normalen Persönlichkeit einerseits und der Partnerwahl von Menschen, die ja ihrerseits, wie wir heute wissen, zwar stark persönlichkeitsgesteuert ist, aber auch von unwägbaren Zufälligkeiten abhängt. Eine juristisch verbindliche Entscheidung zur ehelichen Dauerbindung hat wiederum weichenstellende Funktion und kann als »life event« Wohlbefinden oder Krankheitsentwicklung beeinflussen. Circuli

phänotypische Merkmale oder Krankheiten, z.B.:

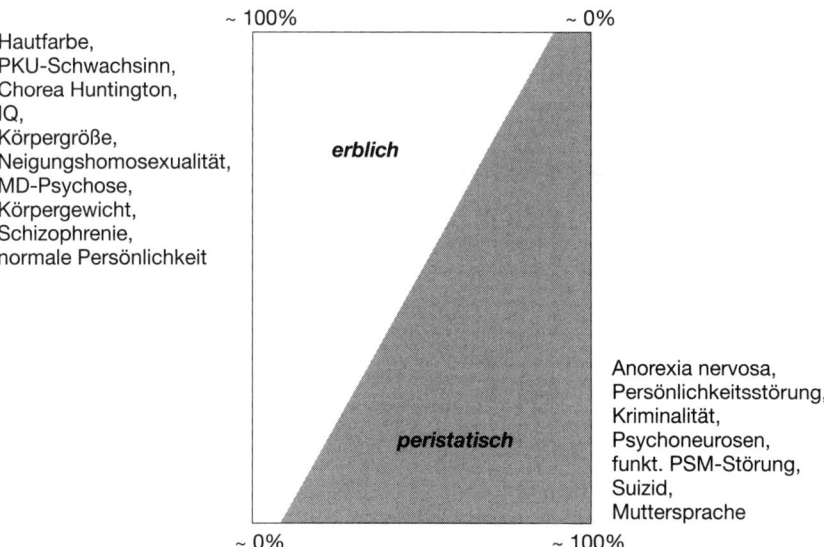

Hautfarbe,
PKU-Schwachsinn,
Chorea Huntington,
IQ,
Körpergröße,
Neigungshomosexualität,
MD-Psychose,
Körpergewicht,
Schizophrenie,
normale Persönlichkeit

Anorexia nervosa,
Persönlichkeitsstörung,
Kriminalität,
Psychoneurosen,
funkt. PSM-Störung,
Suizid,
Muttersprache

Abb. 7-7 *Additives Modell der Erbe-/Umwelt-Relation: Ergänzungsreihe.*

vitiosi wie auch andererseits positive Regelkreise und günstige Veränderungen durch »social support« und »Coping«-Strategien moderieren den manifesten Phänotyp.

KAPITEL 8

Neurobiologie

Neurobiologische Grundlagen des emotionalen Verhaltens

Uwe Heinemann

1 Geschichtliches

Seele und Gemüt wurden in der klassischen Philosophie als Prinzip des abstrakten Denkens interpretiert, während Hippokrates in seiner Lehre (400 v. Chr.) Seele und Gemüt bereits als körperliche Funktionen interpretierte. Galen vermutete das Gehirn als Ausgang der Emotionen und Sitz der Seele. Der Kirchenvater Augustinus plazierte Vorstellung, Vernunft und Gedächtnis in die vordere, mittlere und hintere Schädelgrube. Claude Bernard (1878) schließlich kam zu der Schlußfolgerung, daß die Lebensvitalität in Teilen des Hirnstammes angesiedelt sei, wo sich tatsächlich Kreislaufzentrum und Atemzentrum befinden. Paul Broca (1878) war es schließlich, der den Gebrauch des Begriffs »Limbisches System« anregte, indem er erkannte, daß die ringförmig um den Hirnstamm angelegten Hirnstrukturen an der Regulation des emotionalen Verhaltens beteiligt sind. Er bezeichnete diese Strukturen als großen limbischen Lappen. Papez (1937) beschrieb wesentliche Verbindungen zwischen einzelnen Teilen des limbischen Ringes, die eine morphologische Grundlage für die Analyse der physiologischen Funktionen des limbischen Systems schufen. MacLean (1949, 1955) erkannte, daß Teile der Formatio reticularis, des Frontalhirns, des Temporallappens und die Mandelkerne an der Regulation von Emotionen beteiligt sind. Er schuf den Begriff des limbischen Systems (Abb. 8-1).

2 Leistungen des limbischen Systems

Emotionales Verhalten ist nicht ohne Bewußtsein eigener Identität und eigener Bedürfnisse möglich und deshalb auf kognitive Interpretationen der äußeren Situation und der inneren Bedarfslage angewiesen (LeDoux, 1989). Das emotionale Verhalten resultiert wenigstens teilweise aus angeborenen Instinktverhaltensweisen, die aber an die soziale und ökologische Situation des Individuums angepaßt werden (Bard, 1928). Emotionales Verhalten wird deshalb durch Lernen und Gedächtnis modifiziert. Umgekehrt hinterlassen gerade Situationen, die emotiona-

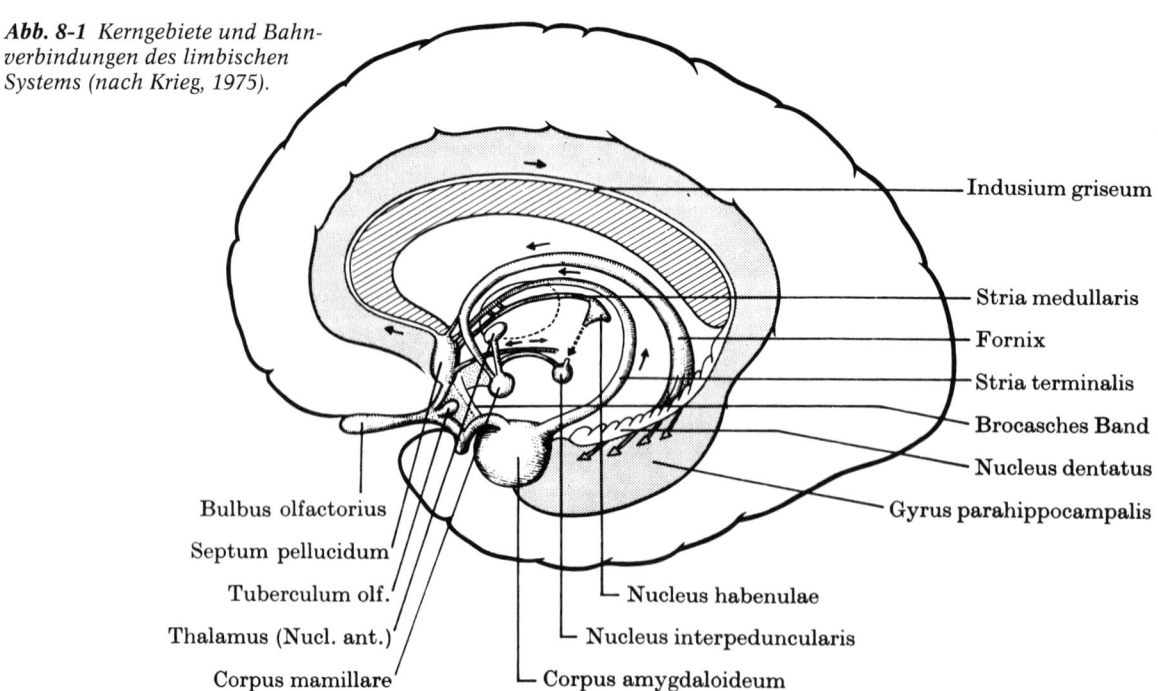

Abb. 8-1 *Kerngebiete und Bahnverbindungen des limbischen Systems (nach Krieg, 1975).*

Indusium griseum
Stria medullaris
Fornix
Stria terminalis
Brocasches Band
Nucleus dentatus
Gyrus parahippocampalis

Bulbus olfactorius
Septum pellucidum
Tuberculum olf.
Thalamus (Nucl. ant.)
Corpus mamillare

Nucleus habenulae
Nucleus interpeduncularis
Corpus amygdaloideum

les Verhalten auslösen, Gedächtnisspuren, sog. Engramme (Woody, 1986).

Emotionalem Verhalten wird sehr häufig nachgesagt, es laufe reflexartig ab und sei durch das Bewußtsein nur bedingt steuerbar. Handlungskonzepte entstehen aber auch sonst in unserem Organismus oft vorbewußt und werden erst kurz vor der eigentlichen Handlung »bemerkt«. Dies sei anhand der Bereitschaftspotentiale belegt, die sich vor Willkürbewegungen und zwischen konditionierendem und imperativem Reiz aus dem Elektroenzephalogramm durch Mittelung ableiten lassen (Kornhuber und Deecke, 1965). Sie sind besonders über den frontalen und zentralen Abschnitten des Gehirns als langsame negative Potentiale registrierbar. Bereitschaftspotentiale treten nicht bei reflexhaften Bewegungen auf. Das Bereitschaftspotential beginnt ca. 1 Sekunde vor Beginn der Willkürhandlung. Der Wille zur Handlung wird aber erst wesentlich später, nämlich ca. 200–500 ms vor Beginn einer Handlung bewußt (Rockstroh et al., 1989). Die geplante motorische Aktivität ist dann nur für kurze Zeit modifizierbar und anhaltbar. Stark trainiertes Verhalten, wie es sich etwa beim Fahren des täglichen Weges zur Arbeit ausbildet, bleibt in vielen Teilen ebenfalls unbewußt bzw. wird uns erst durch die Handlung selbst bewußt. Ähnlich mag es mit den Verhaltensrepertoires sein, die als Instinktverhaltensweisen genetisch determiniert sind, aber durch Lernen, Erziehung und andere soziale Kontrollfaktoren modifiziert werden (Kupfermann, 1988). Viele dieser Instinktverhaltensweisen belegen für uns die ausgelöste Emotion. Sie drückt sich darüber hinaus in der Art unserer Körperhaltung, der Bewegungen und der Mimik sowie in der Färbung der Sprachmotorik aus. Im Labor lassen sich zudem Änderungen vegetativer Funktionen (Speichelsekretion, Darmmotorik, Herzfrequenz, Blutdruck, Hormonspiegel) nachweisen (Birbaumer und Schmidt, 1975).

Für die Aufnahme von Informationen, die das emotionale Verhalten steuern, sind die üblichen Mechanismen kognitiver Prozesse zu diskutieren: Signalaufnahme – Verarbeitung – Interpretation – Zugang zum Bewußtsein – Zugang zum Handlungsantriebssystem nach Vergleich mit im Gehirn gespeicherten Modellen – Handlung – Rückmeldung zum Gehirn – erneuter Zugang zum Bewußtsein.

Nur bestimmte im Organismus entstehende Signale sowie auf den Organismus einwirkende Reize erzeugen Emotionen. Im Bereich der Angst sind es Reize, die sich aus Situationen entwickeln, die man individuell nicht kontrollieren zu können glaubt und die mit möglichen Gefahren für den Fortbestand der eigenen Existenz verbunden sind. Im Bereich der Wut sind Reize von besonderem Interesse, die mit einem (vermeintlichen) »Persönlichkeitsrecht« zu tun haben (innerartliches Aggressionsverhalten). Daneben entstehen schwer kontrollierbare Wutzustände auch aus Situationen, in denen auf »Genuß« verzichtet werden muß: so in der Entzugsphase bei Nikotin- und Alkoholentzug. »Freude« entsteht, wenn einem etwas gelungen ist, von dem man nicht unbedingt erwartet, daß es gelingt, ebenso wenn man etwas geschenkt bekommt, mit dem man nicht gerechnet oder so nicht gerechnet hat. Die nach der erfolgten Nahrungsaufnahme auftretende Entspannung, die mit der Verdauungsarbeit assoziiert ist, ist gleichzeitig gebunden an eine Umgebung, in der das Tier und der Mensch sich sicher fühlen, und wird mit angenehmen Gefühlen assoziiert.

Für emotionales Verhalten müssen Informationen aus der Außenwelt und Meldungen über den Zustand der inneren Organe sowie die Allgemeinempfindungen (Hunger, Durst, sexuelle Appetenz etc.) integrativ verarbeitet werden. Neben neuronalen Signalen vermitteln Hormone und wahrscheinlich auch Signalsubstanzen des Immunsystems die notwendigen Informationen (Stellar und Stellar, 1985; s.a. Kap. 1, »Wissenschaftstheorie ...«).

Zu den emotionalen Verhaltensweisen gehört auch eine regelhafte Anpassung des Organismus an die ausgelöste Emotion, die sich in Anpassungsvorgängen verschiedener Hormonsysteme und der Kreislaufregulation sowie dem Muskelstoffwechsel und der Verdauungstätigkeit etc. bemerkbar machen (McEwen, 1989). Auch das Immunsystem wird über die zentral regulierte Hormonfreisetzung beeinflußt (Stellar und Stellar, 1985). Viele dieser Veränderungen können zur Beurteilung der ausgelösten Emotionen herangezogen werden.

An den verschiedenen Facetten emotionalen Verhaltens ist das limbische System entscheidend beteiligt. Funktion des limbischen Systems ist es, für die innere und äußere Homöostase zu sorgen, d.h. hormonelle und vegetative Funktionen mit den äußeren Existenzbedingungen und den Bedürfnissen des Organismus zu integrieren und innere sowie äußere Existenzbedingungen einander anzupassen (Bernard, 1978). Sofern nicht körperliche homöostatische Prozesse zur Aufrechterhaltung des inneren Milieus und der Lebensfunktionen ausreichen, entstehen im limbischen System Mangelempfindungen wie Hunger und Durst, zu kalt oder zu warm etc., aus denen Antriebe werden, die den Mangelzuständen durch entsprechendes Verhalten wie Nahrungssuche, Essen, Trinken, Heizungabstellen entgegenwirken (Kupfermann, 1988). Diese Art des Verhaltens ist aber nicht nur homöostatisch reguliert, sondern kann aus individuellem Entschluß durch neokortikale Strukturen gehemmt oder gefördert werden. Durch antizipatorische Bedürfnisbefriedigung (»Brot und Spiele«) kann die Entstehung von emotionalem Antrieb sowie starker Motivation durch »Sättigung von Bedarf« gebremst werden (Rolls, 1981; Rolls und Rolls, 1982).

Aus den Strukturen des limbischen Systems heraus entstehen also Antriebe und Emotionen, die der Erhaltung des Individuums dienen, aber auch Antriebe wie sexuelle Appetenz und exploratives Verhalten, die Neugier. Wichtiges Merkmal des Antriebsverhaltens ist es, daß es zur Sättigung neigt, d.h. wenn das Grundbedürfnis erfüllt ist, verliert sich der Antrieb. Das Sättigungsempfinden steht in Beziehung zu Lust- und Unlustempfindungen. Folgerichtig gehören zum limbischen System Strukturen, die diese Empfindungen vermitteln.

Auch im Sinne homöostatischer Bedürfnisse können Emotionen wie Wut, Aggressivität, Gelassenheit, Angst und Furcht interpretiert werden. Sie stellen dem Organismus arttypische Verhaltensrepertoires zur Verfügung, die entsprechend abgerufen und eingesetzt werden können. Diese dienen der Selbstverteidigung, dem Kampf ums Überleben und der Erhaltung der Art. Die Aktivierung von Emotionen weist aber auch bestimmten biologischen Situationen eine besondere Bedeutung zu, die die kognitive Bewertung einer gegebenen Situation intensiviert und zu Modifikationen des Verhaltens beiträgt. Das limbische System ist an den verschiedensten Lernprozessen und an der Regulation des Zugangs zu Gedächtnisspeichern und zum Bewußtsein beteiligt.

Für die unterschiedlichen Funktionen des limbischen Systems sind selten einzelne Kerne und Regionen zuständig, sondern Schleifen von Verbindungen zwischen verschiedenen Strukturen, in denen unterschiedliche Aspekte von Emotionen, instinktiven Verhaltensmustern, Antrieb und Sättigungsempfinden ausgearbeitet werden.

3 Funktionelle Anatomie des limbischen Systems

3.1 Der Hypothalamus

Das Rückenmarksäquivalent für die homöostatischen Funktionen des limbischen Systems ist der Hypothalamus (Abb. 8-2). Er sorgt für die Anpassung von vegetativen und hormonellen Regulationsprozessen an die biologischen Notwendigkeiten. Dazu existieren im Hypothalamus verschiedenste »Sensor«- und »Effektor«-Funktionen, die vier grundsätzlich differenzierte Arten von Reflexen zur Verfügung stellen (Kupfermann, 1988):
– Neuron-neuronale Reflexe,
– Neuron-neurohumerale Reflexe.
– humero-neuronale Reflexe,
– humero-hormonale Reflexe.
Diese Reflexe laufen offensichtlich vorwiegend in den medialen Anteilen des Hypothalamus ab. Die medialen Anteile des Hypothalamus enthalten im übrigen Kerngruppen, die an Allgemeinempfindungen wie Hunger, Durst, zu warm und zu kalt beteiligt sind. Der Regelungserfolg in diesen »Reflexbögen« scheint dabei zu bestimmen, ob Antriebe für entsprechendes bewußtes Verhalten entstehen, wie Hunger, Durst, sexuelle Appetenz etc., die mehr in den lateralen Anteilen des Hypothalamus zu suchen sind (Kupfermann, 1988).

Zudem sind in den meist lateral gelegenen Kernen des Hypothalamus Strukturen vorhanden, die es erlauben, die biologische Uhr an äußere Zeitgeber anzupassen und entsprechend Hormonfreisetzung, vegetative Nervenfunktionen etc. über Strukturen des medialen Hypothalamus zu synchronisieren. Es ist sehr wahrscheinlich, daß im Hypothalamus auch die Uhr für den zirkadianen Rhythmus und seine Unterrhythmen wie Vigilanz und Schlafperiodik mit Steuerung der rhythmischen Hormonfreisetzung etc. zu suchen sind, wobei der N. suprachiasmaticus und der N. praeopticus im Zentrum des Interesses stehen (Schwartz und Gainer, 1977). Diese Rhythmen haben die Funktion, den Tag zu organisieren und zu bestimmten Tageszeiten optimal für bestimmte Leistungen zu programmieren. Dies geschieht durch eine zyklische Freisetzung von Hormonen, durch zyklische Regulation der Aufmerksamkeitsstrukturen (Vigilanzschwankungen), die sich in die Schlafperiodik fortsetzen und durch Umstellen des Gleichgewichtes zwischen den beiden Ästen des vegetativen Nervensystems, dem Parasympathikus und Sympathikus.

Schließlich sind im lateralen Hypothalamus Kerngruppen zu finden, bei deren Reizung Handlungsschablonen wie Wut und Aggressionsverhalten, sexuelle Aktivität, Rückzugs- und Unterwerfungsverhalten u.a. auszulösen sind, wobei den jeweiligen Verhaltenskomponenten immer auch eine adäquate Veränderung in der Regulation der Hormonfreisetzung und im Tonus des vegetativen Nervensystems entspricht (Hess, 1948, 1949, 1956).

3.2 Verbindungen des Hypothalamus zu anderen Hirnstrukturen

Der Hypothalamus ist eng verbunden mit einem Ring kortikaler Strukturen, die Teil des limbischen Systems sind (Abb. 8-3). Dazu zählen der subkallosale Gyrus, der Gyrus cinguli, der parahippokampale Kortex und die hippokampale Formation mit entorhinalem Kortex, Area dentata, dem Cornu ammonis mit seinen Subregionen CA3, CA2 und CA1 und dem Subiculum (Abb. 8-4). Letzteres erreicht über den Fornix die Corpora mamillaria, das Septum, den zu den Basalganglien zählenden N. accumbens und medial gelegene Thalamuskerne. Diese einzelnen Strukturen sollen an der Ausarbeitung der Emotionen beteiligt sein, wobei sie hauptsächlich in die Mamillarkörper des Hypothalamus projizieren.

Die Corpora mamillaria nehmen mit dem Gyrus cinguli wiederum Kontakt auf, wobei diese Bahnen in ventralen Thalamuskernen umgeschaltet werden. Auf das Belohnungssystem im ZNS mit den dazugehörigen Lust- und Unlustempfindungen könnten die Corpora mamillaria über eine Bahn zum Tegmentum Einfluß nehmen, von dem die mesolimbische dopaminerge Bahn ihren Ursprung nimmt (Nieuwenhuys et al., 1981). Verbindungen existieren darüber hinaus zwischen Hypothalamus und Formatio reticularis sowie den dort gelegenen Zentren für die Regulation des Parasympathiko- und Sympathikotonus und Atem- und Kreislaufzentrum. Unerwartete intensive Reize andererseits, die über die Formatio reticularis Weck- und Orientierungsreaktionen auslösen, werden auch die hypothalamischen Kerne erreichen und dort das Sekretionsverhalten von Hormonen beeinflussen.

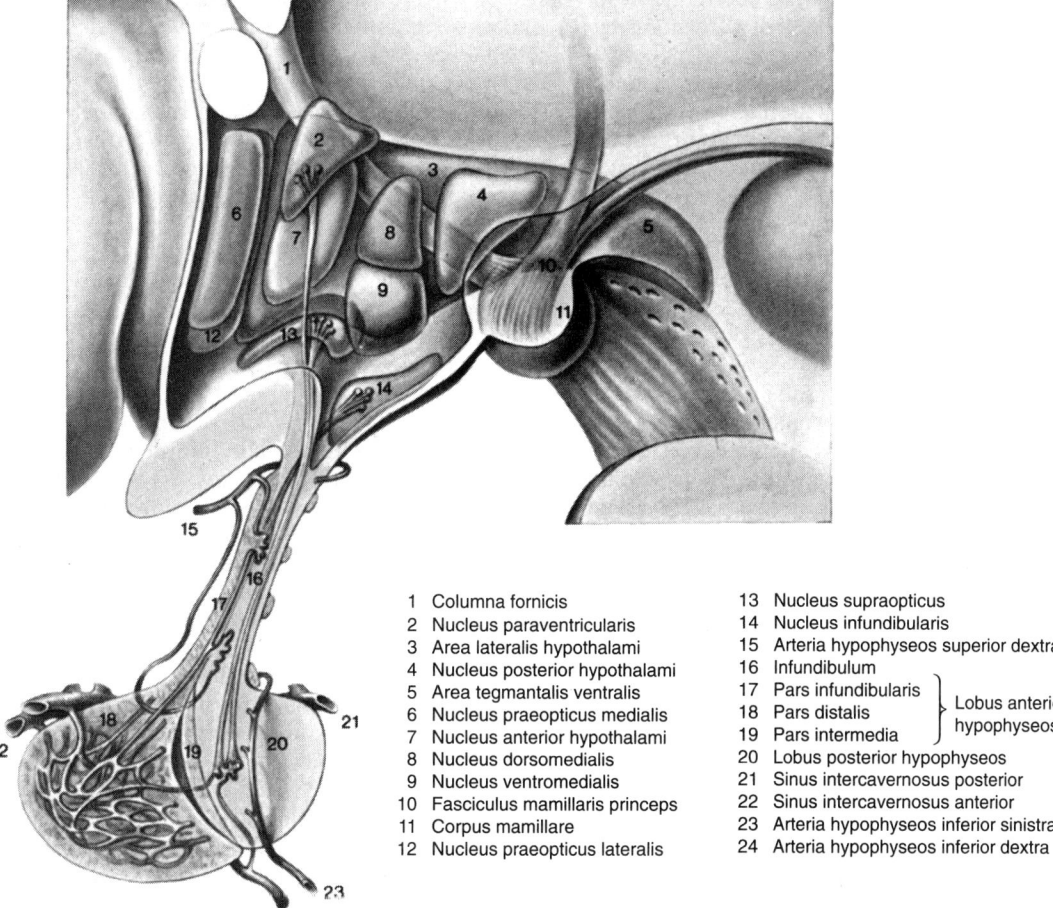

1 Columna fornicis
2 Nucleus paraventricularis
3 Area lateralis hypothalami
4 Nucleus posterior hypothalami
5 Area tegmantalis ventralis
6 Nucleus praeopticus medialis
7 Nucleus anterior hypothalami
8 Nucleus dorsomedialis
9 Nucleus ventromedialis
10 Fasciculus mamillaris princeps
11 Corpus mamillare
12 Nucleus praeopticus lateralis
13 Nucleus supraopticus
14 Nucleus infundibularis
15 Arteria hypophyseos superior dextra
16 Infundibulum
17 Pars infundibularis ⎫
18 Pars distalis   ⎬ Lobus anterior hypophyseos
19 Pars intermedia   ⎭
20 Lobus posterior hypophyseos
21 Sinus intercavernosus posterior
22 Sinus intercavernosus anterior
23 Arteria hypophyseos inferior sinistra
24 Arteria hypophyseos inferior dextra

Abb. 8-2 *Hypothalamische Kerne und Beziehung zwischen Hypothalamus und Hypophyse (aus Nieuwenhuys et al., 1980).*

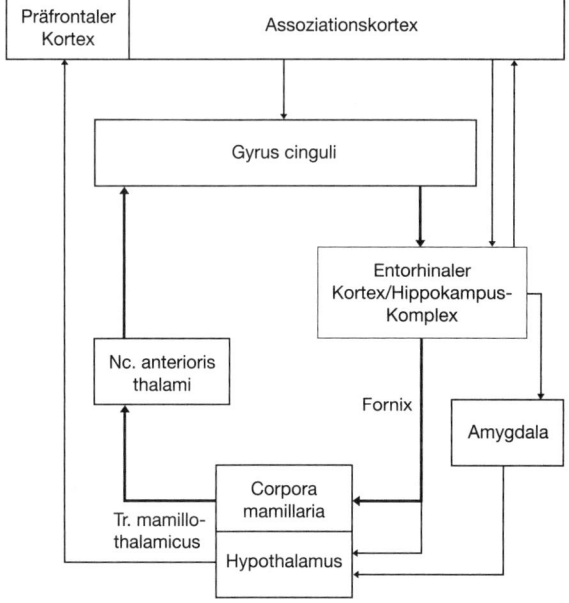

Abb. 8-3 *Einige Regelschleifen im limbischen System.*

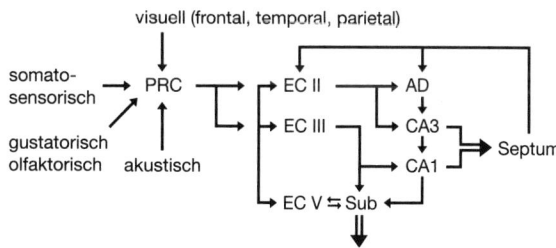

Abb. 8-4 *Vereinfachter Informationsfluß durch den entorhinalen Kortex-Hippokampus-Komplex (PRC = perirhinaler Kortex, EC = entorhinaler Kortex, AD = Area dentata, Sub = Subiculum).*

3.3 Der Mandelkernkomplex

Zum limbischen System gehören neben den genannten Zielstrukturen des limbischen Ringes aber auch der sich an den parahippokampalen Kortex anschließende Mandelkernkomplex, der seine Informationen aus verschiedenen Assoziationskortexarealen sowie aus dem Hippokampus erhält.

Mit all diesen Regionen sind die einzelnen Kerne im Mandelkernkomplex reziprok verschaltet. Er projiziert darüber hinaus hauptsächlich in laterale hypothalamische Regionen außerhalb der Corpora mamillaria. Die aktivierten hypothalamischen Kerngebiete sind besonders mit der Auslösung von Instinktverhaltensweisen verknüpft, so daß auch vom Mandelkernkomplex Instinktverhaltensweisen durch elektrische Reizung mit feinen Mikroelektroden ausgelöst werden können (Delgado, 1963, 1967; Kaada, 1967). Diese wirken allerdings wesentlich kompletter und realer als die bei elektrischer Reizung einzelner hypothalamischer Kerne ausgelösten Verhaltensweisen.

Der Mandelkern ist an der Steuerung des Freßverhaltens, des Aggressionsverhaltens wie z.B. an der Verdauungsregulation beteiligt. Die ausgelösten Verhaltensweisen werden wohl als Efferenzkopie an den präfrontalen Kortex übergeben, wodurch die emotionale Grundstimmung und das entsprechende Verhalten bewußt werden und in Lernprozesse integriert werden können. Demgemäß entstehen bei Zerstörung der Mandelkerne ein Verlust der affektiven Zuordnung von Reizsituationen und Störungen des emotionalen Verhaltens.

Tiere, denen beide Mandelkerne entfernt wurden, entwickeln große Zahmheit, wie aus den Experimenten von Klüver und Bucy erstmals belegt wurde (1939).

4 Grundprinzipien der Informationsverarbeitung im Nervensystem

Die vielfältigen Funktionen des limbischen Systems können aus einigen wenigen Grundprinzipien abgeleitet werden. Hier seien einige Aspekte angeführt, die in der gegenwärtigen neurobiologischen Emotionsforschung eine Rolle spielen.

Das Nervensystem ist aus Neuronen und Gliazellen aufgebaut. Gliazellen lassen sich in Mikroglia, Oligodendroglia und Astrozyten unterteilen.

Oligodendroglia ist unter anderem für die Isolation der Nervenfasern durch die Bildung von Myelin verantwortlich. Sie beeinflussen ferner durch die Bildung von wachstumsregulierenden Faktoren die Fähigkeit zur Reinnervation nach Nervenfaserverletzungen.

Astrozyten spielen eine wichtige Rolle bei der Entwicklung des Nervensystems, indem sie Straßen für die migrierenden Zellen aus den Proliferationsgebieten in die verschiedenen Strukturen des ZNS anbieten (Rakic, 1990). Sie sind an der Ionenhomöostase (Orkand et al., 1966; Dietzel et al., 1989) und der Regulation der extrazellulären Transmitterspiegel beteiligt (Barbour et al., 1988). In bezug auf den Metabolismus der Nervenzellen gelten sie als das »Leber-Äquivalent« des Gehirns, d.h. sie sorgen für die Synthese einer ganzen Reihe von Substanzen, auf die die Nervenzellen angewiesen sind. In ähnlicher Weise sind sie an Entgiftungsfunktionen beteiligt. Astro-zyten können ihre Form ändern, und es wird deshalb vermutet, daß sie an der Regulation der Effizienz synaptischer Übertragung beteiligt sind. Schließlich sind sie zusammen mit Mikroglia an immunologischen Reaktionen des Zentralnervensystems beteiligt (Barbour et al., 1988; Gehrmann et al., 1991). Sie sind in ihren präzisen Funktionen möglicherweise nicht nur altersabhängig, sondern auch regional variabel. So wurde beschrieben, daß Gliazellen die Aufnahmefähigkeit für Neurotransmitter der lokalen Umgebung anpassen (Schousboe et al., 1993). Gliazellkulturen aus humanem Hirngewebe zeigen umgebungsabhängig unterschiedliche Eigenschaften. Da derartige Prozesse die Effizienz synaptischer Übertragung mitsteuern, ist nicht auszuschließen, daß Astrogliazellen an Lernprozessen beteiligt sind (Müller und Best, 1989).

Die wesentlichen Träger der Informationsverarbeitung von Lernen und Gedächtnis als auch von emotionalen Reaktionen sind die Nervenzellen. Ihr Aufbau ist trotz erheblicher morphologischer Variabilität recht einheitlich. Signale aus der Umwelt und von Signalstoffen (Hormonen, Neuromodulatoren und Transmittern) werden von rezeptiven Strukturen, meist auf den Dendriten gelegen, gebunden und in elektrische (sowie häufig auch metabolische und genregulatorische) Signale transformiert. Die elektrischen erregenden und hemmenden postsynaptischen Potentiale werden im Zellsoma integriert. Dieser Integrationsprozeß hängt unter anderem von den intrinsischen elektrischen Eigenschaften der gegebenen Nervenzellsomata und der die synaptischen Signale aufnehmenden Dendriten ab. Die elektrischen Eigenschaften von Nervenzellen variieren fast so stark wie die Form der Nervenzelle. So unterscheiden wir »schnell entladende« Zellen von »regulär entladenden« und von »Bursterzellen« im Kortex (Connors und Gutnick, 1989). Kortex- als auch Thalamuszellen haben u.U. mehr als ein bevorzugtes Entladungsverhalten (Pape und McCormick, 1989). Die verschiedenen Arbeitsmodi der Zellen können sich unter dem Einfluß von Hormonen und Neuromodulatoren ändern (s.a. Kap. 2, »Molekularbiologie und Genetik in semiotischer Sicht«). Das Entladungsverhalten einer Nervenzelle kann zudem mit dem Lebensalter variieren. Sie wird dann je nach Situation unterschiedliches elektrisches Integrationsverhalten ausbilden.

Auf einer Nervenzelle können im Bereich der Dendriten und des Somas mehr als 100 000 synaptische Kontakte enden. Im Somabereich werden die anflutenden Informationen integriert und ggf. bei Ausbildung von Aktionspotentialen an nachgeschaltete Nervenzellen weitergeleitet. Die Aktionspotentiale werden in den Axonen in die präsynaptischen Endigungen übertragen, wo vesikulär gespeicherte Neurotransmitter aktivitätsabhängig freigesetzt werden. Dies geschieht über die Aktivierung von Kalziumkanälen, deren Öffnen für einen Einstrom von Kalziumionen aus dem Extrazellulärraum in den Intrazellulärraum sorgt. Dies sorgt für die Fusion von Vesikeln mit der präsynaptischen Membran, wodurch der vesikulär gespeicherte Neurotransmitter freigesetzt wird. Die axonalen Verzweigungen einer kortikalen Pyramidenzelle beginnen kurz nach Austritt des Axons aus dem Soma. Axonkollateralen werden dann im Verlauf der Bahn an verschiedenen Stellen abgegeben. In den jeweiligen Terminalgebieten verzweigen sich die Axone erneut, so daß viele 1000 Nervenzellen fast gleichzeitig durch die Aktivierung einer Nervenzelle Informationen erhalten können. Das beinhaltet, daß z. B. Axonkollateralen des Pyramidentraktes in den Hirnstamm und das Cerebellum Efferenzkopien einer geplanten Handlung übermitteln, die im Hirnstamm zur Anpassung der Haltemotorik und der vegetativen Funktionen und im Kleinhirn für die Anpassung von Bewegungsplan und Bewegungsausführung verrechnet werden können.

Die von den Terminalen freigesetzten Transmitter sind in allen Nerventerminalen einer Nervenzelle die gleichen. Die Neurotransmitter binden an Rezeptoren der postsynaptischen Membran und erzeugen dort synaptische Potentiale. Wir unterscheiden heute ionotrope von metabotropen Rezeptoren (s. u.). Bei **ionotropen Rezeptoren** ist der Rezeptor in der postsynaptischen Membran als Erkennungsstelle für den Neurotransmitter Bestandteil eines aus verschiedenen Untereinheiten zusammengesetzten Proteins, das eine die Zellmembran durchspannende Pore bildet (Abb. 8-5). Bindet der Transmitter an den Rezeptor, öffnet sich die Pore. Sie ist ionenselektiv und läßt einen Ionenstrom durch die Poren zu. Die Ionenart, die durch die Pore strömt, bestimmt die Polarität des postsynaptischen Potentials. Bei erregenden Neurotransmittern (Glutamat, Aspartat, Acetycholin, Ho-

mocysteinsäure in der Reihenfolge ihrer Bedeutung im ZNS) werden Poren für Na+- und K+-Ionen sowie in wechselndem Umfang für Ca^{2+}-Ionen geöffnet. Durch den Einstrom positiver Ladungen in die Zelle entsteht eine lokale Depolarisation. Diese bleibt in fast allen Nervenzellen unterschwellig und führt nur dann zur Erregung der Zellen, wenn gleichzeitig viele exzitatorische postsynaptische Potentiale (EPSPs) sich bis zur Erregungsschwelle der Zelle summieren. Bei den inhibitorischen Transmittern GABA und Glycin werden Poren für Cl-Ionen geöffnet, wodurch es zu einem Chloridstrom in oder aus der Zelle kommt. In der Regel entsteht so eine Hyperpolarisation der Nervenzellen und damit eine synaptische Hemmung. Die molekularbiologische Analyse der Eigenschaften von Ionenkanälen und ionotropen Rezeptoren sowie die durch die Entdeckung der Patchclamp-Methode (Sakmann und Neher, 1983) möglich gewordene Analyse der Permeabilitäts- und Schalteigenschaften dieser Kanäle zeigt, daß die ionotropen Rezeptoren sowie die spannungsabhängig regulierten Ionenkanäle bei geringfügiger Variation in der Zusammensetzung der Untereinheiten erhebliche Änderungen in der Affinität gegenüber Transmittern, in der Spannungsabhängigkeit und in der Ionenpermeabilität sowie im Desensitisierungs- bzw. Inaktivierungsverhalten aufweisen können (Stühmer et al., 1989; Verdoorn et al., 1990). Das erlaubt, durch genregulatorische Prozesse die Eigenschaften der postsynaptischen Rezeptoren wie der Erregbarkeit der Zelle erheblich zu variieren.

Metabotrope Rezeptoren sind nicht unmittelbar an einen Ionenkanal gebunden. Die Bindung eines Transmitters bewirkt immer eine Veränderung in der chemischen Zusammensetzung der Intrazellulärflüssigkeit, die auf die Erregbarkeit der Zelle oder Transmitterfreisetzung zurückwirken kann. Metabotrope Rezeptoren sind häufig mit einem G-Protein gekoppelt. Durch Bindung des Transmitters an den Rezeptor werden die in der Membran diffusiblen G-Proteine aktiviert, wobei sie sich gleichzeitig vom Rezeptorprotein lösen. Sie diffundieren nun in der Membran an G-Protein-bindende Strukturen, wobei es sich um Enzyme oder Ionenkanäle handeln kann. Im Fall von Ionenkanälen werden diese geöffnet oder geschlossen, wodurch sich das Verhalten der Zelle für Zeiten bis zu mehreren Sekunden ändert (Millhorn et al., 1989; Reed, 1990; Birnbaumer et al., 1991).

Bei Bindung der G-Proteine an Enzyme werden »second messenger« gebildet, die in der Zelle andere Enzyme aktivieren können. Zyklisches Adenosin-Monophosphat (cAMP), Inositoltriphosphat (IP3), Diacylglycerin sind solche als »second messenger« bezeichnete Moleküle. In diese Klasse zählt auch das aus intrazellulären Speichern durch IP3 oder Kalzium freigesetzte Kalzium, das ebenso bei bestimmten Untergruppen ionotroper Rezeptoren das Zellinnere über die Plasmamembran erreicht (Ascher und Nowak, 1988).

Es ist von Interesse, daß die wichtigsten erregenden und hemmenden Neurotransmitter (Glutamat,

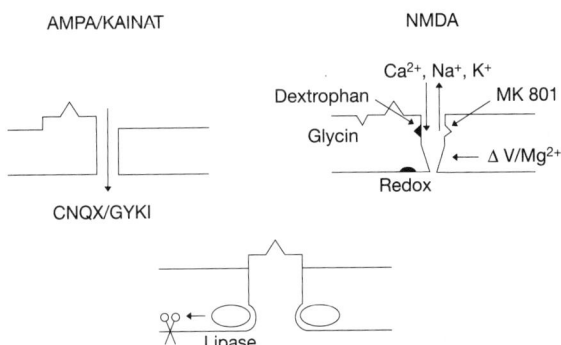

Abb. 8-5 *Ionotrope und metabotrope Glutamatrezeptoren :*
- *AMPA/Kainat (Agonisten für spannungsunabhängig regulierte Glutamatrezeptoren): Diese werden durch Quinoxalin (NQX) und spez. Benzodiazepine (GYKI) blockiert. Verantwortlich für schnelle synaptische Transmission.*
- *NMDA: Spannungs- und Magnesium-abhängige Glutamatrezeptoren; Agonist: N-Methyl-D-Aspartat.*
- *Unten: Metabotrope Glutamatrezeptoren wirken über G-Proteine in der Membran auf Enzymkaskaden im Zytoplasma und diese auf sekundäre Botenstoffe in der Zelle.*

Acetylcholin und GABA) sowohl ionotrope wie metabotrope Rezeptoren aktivieren können. Bei den Glutamatrezeptoren gibt es zudem die ionotropen AMPA-Rezeptoren mit hoher Ca^{2+}-Permeabilität sowie die NMDA-Rezeptoren, die eine spannungsabhängige Regulation besitzen (s. Abb. 8-5). Aktivierung dieser Rezeptoren führt immer zu einem Anstieg der intrazellulären Kalziumkonzentration. Bei GABA-Rezeptoren können GABA-B-Rezeptoren über G-Proteine Kalium- und Kalziumkanäle modulieren. Bei Acetylcholin scheinen die metabotropen Rezeptoren (muscarinische Rezeptoren) im Zentralnervensystem weit über die ionotropen Rezeptoren zu überwiegen (Brunner und Misgeld, 1994). Viele der sogenannten Co-Transmitter, Peptide, die wie Enkephalin, VIP, CCK etc. in den synaptischen Terminalen vorkommen und aktivitätsabhängig freigesetzt werden, aktivieren ebenso wie die sog. Neuromodulatoren (Serotonin, Noradrenalin, Histamin, Dopamin) weitgehend nur metabotrope Rezeptoren. Mit der Bildung der »second messenger« ist ein erhebliches Amplifikationspotential verbunden. Ein aktiviertes Enzymmolekül wird viele »second messenger«-Moleküle aktivieren, die wiederum Kinasen oder Proteasen aktivieren. Diese modifizieren Kanalproteine und Rezeptorkanäle in ihrer Aktivierbarkeit. Daraus resultiert eine Speicherfunktion, die die Zellen zu einer veränderten Reaktion bewegt, wenn das nächste Mal die veränderten Rezeptoren oder Ionenkanäle benutzt werden (Kandel und Schwartz, 1982). Diese Systeme werden auch unter emotionalen Bedingungen aktiviert und beteiligen sich so an den Lern- und Gedächtnisbildungsprozessen.

Die »second messenger«-Moleküle bewirken in aller Regel auch Anpassungsprozesse im Stoffwechsel der Zelle, die z. B. der Energiebereitstellung dienen. Schließlich kann die Produktion von »second messengern« genregulatorische Auswirkungen haben, indem sie sog. Transkriptionsfaktoren aktivieren können. Diese binden sequenzspezifisch im Zellkern an die Promotorregion von Genen und regulieren dadurch deren Expression. Zum Beispiel verursacht die rezeptorinduzierte Erhöhung des cAMP-Spiegels eine Dissoziation des inaktiven Komplexes aus den regulatorischen und katalytischen Untereinheiten der cAMP-abhängigen Proteinkinase A. Nach Dissoziation kann die katalytische Untereinheit in den Zellkern wandern und dort das cAMP-sensitive Elementbindungsprotein phosphorylieren. Dies führt zu einer erhöhten Transkriptionsrate derjenigen Gene, deren Promotorregionen eine funktionelle Konsensussequenz T/G T/ACGTCA besitzen.

In ähnlicher Weise können sensorische Reize oder abnorme Aktivität im Zentralnervensystem die Synthese von c-fos vorübergehend steigern: c-fos ist ein Protein, das zusammen mit c-jun ein sogenanntes AP1-Protein bilden kann. c-jun wird ebenfalls durch neuronale Aktivität reguliert. Der AP1-Komplex lagert sich im Zellkern ebenfalls an Promotorregionen der DNA an (DNA-Konsensussequenz TGANTCA). So werden die Promotoren der Gene für Proenkephalin und für den Nervenwachstumsfaktor durch den AP1-Komplex aktiviert (Heumann, 1987; Kaminska et al., 1994). Diese Beispiele zeigen, daß wahrscheinlich jede Nervenzelle über einen Apparat verfügt, mit dem neuronale Aktivität langfristig in das genetische Regulationsgeschehen der Zellen eingreift. Dadurch können dann langanhaltende Änderungen der Zellform, des synaptischen Apparats, der Synthese und Freisetzung von Neuromodulatoren und Transmittern und der postsynaptischen Zusammensetzung der Neurotransmitterrezeptoren und der Ionenkanäle entstehen.

Wie bei immunologisch aktiven Zellen werden auch membrangängige Stoffe gebildet, die auf die vorgeschaltete Nervenendigung wie auf Gliazellen zurückwirken können. Zu diesen Substanzen zählen neben den Autoabgasen NO und CO wahrscheinlich Lipidabbauprodukte wie Arachidonsäure u.a. (Ross et al., 1990; Bredt und Snyder, 1992). Diese Substanzen können über die Aktivierung von Kinasen oder Phosphatasen wiederum auf Ionenkanäle und Transmitterrezeptoren einwirken und damit neben dem Erregungszustand auch die Erregungsbereitschaft von Nervenzellen beeinflussen. Wie weit solche Substanzklassen anschließend über retrograden Transport zu den Nervenzellsomata wandern können und dort Transkriptionsprozesse regulieren, ist noch unklar.

Biologisch wichtige Informationen werden dann eine Modifizierung der neuronalen Übertragung bewirken, wenn diese Information häufig die gleichen Synapsen benutzt. So läßt sich experimentell zeigen, daß repetitive Reizung synaptischer Verbindungen zu langanhaltenden Änderungen der synaptischen Kopplung im Sinne einer Langzeitpotenzierung (Bliss und Lomo, 1973) oder im Sinne einer Langzeitdepression führen können (Stanton und Sejnowski, 1989). Veränderungen in der synaptischen Kopplung können auch dann zu Veränderungen der synaptischen Übertragung führen, wenn gleichzeitig modulierende Systeme, die metabotrope Rezeptoren oder andere »second messenger«-Systeme im ZNS ansprechen, und kognitive Systeme aktiviert werden (Stanton und Sarvey, 1985).

Die Aktivierung entsprechender Systeme geschieht immer dann, wenn ein Verhalten oder eine Information abweichend von einem im Zentralnervensystem gespeicherten Modell abläuft. Dies führt zu sogenannten Orientierungsreaktionen und bei stärkeren Abweichprozessen zur »arousal«- oder Schreckreaktion. Diese Reaktionen werden unter anderem von der Formatio reticularis ausgelöst und führen zur Aktivierung von Bahnen, die Neuromodulatoren wie Noradrenalin, Serotonin, Dopamin und Histamin freisetzen. Diese Reaktionen haben zum einen die Funktion, eine im Zentralnervensystem verarbeitete Information ins Bewußtsein zu holen, wobei gerade bearbeitete Prozesse im ZNS in den Hintergrund geschoben werden. Zum anderen wird der Organismus auf eine mögliche körperlich-motorische Aktivität vorbereitet und eingestellt. Und schließlich wird die Fähigkeit, den gerade laufenden Vorgang abzuspeichern, stark gefördert (Birbaumer und Schmidt, 1975).

5 Prinzipien kognitiver Prozesse

5.1 Modalitätsspezifische Verarbeitung

Die im Organismus entstehenden Informationen als auch die von außen auf den Organismus einwirkenden Reize werden in den entsprechenden Rezeptoren in bioelektrische Signale umgewandelt und bei hinreichender Stärke in Aktionspotentialsequenzen umkodiert. Die zum ZNS zuleitenden Systeme sind retinotopisch, sonotopisch und somatotopisch angeordnet, so daß zusammengehörende Informationen verarbeitet werden können. Die Informationen werden zum großen Teil parallel verarbeitet, wobei in jedem spezialisierten Subsystem sequentielle Informationsverarbeitung stattfindet. Die Informationen werden in den einzelnen Umschaltstationen des Zentralnervensystems im Sinne von Merkmalsextraktion bearbeitet. Dabei dient die erste und zweite Informationsverarbeitungsstufe oft als Filter. So verändern sich die rezeptiven Felder entsprechend der Aufmerksamkeitszuwendung auf eine bestimmte Reizkonfiguration hin. Diese zentrale Kontrolle beeinflußt auch die Effizienz der synaptischen Hemmung in den entsprechenden Kernen. Laterale Hemmung wird dazu benutzt, Divergenz und Konvergenz auszugleichen, Kontrastverschärfung zu erreichen und spezifische Details aus der dargebotenen Information herauszufiltern. Durch geeignete Verschaltungen werden die Reizangebote in entsprechenden Komponenten zerlegt. Die zusammengehörenden Reize eines Merkmales werden wahrscheinlich durch hochfrequente Rhythmen im 30–40 Hertz-Bereich zusammengebunden (Gray und Singer, 1993). Hochfrequente Rhythmen sind an konzentriertes Wachsein gebunden. Dafür sorgen retikuläres System und frontaler Kortex mit den entsprechenden Informationen aus dem limbischen System, die allen Informationen mit hohem biologischen Wert für die Erhaltung des Individuums entsprechende kognitive Priorität einräumen. Die medialen Thalamuskerne tragen zu der Entscheidung bei, welche Neurone gleichzeitig synchron in dem gegebenen Rhythmus aktiv werden. Dies geschieht wahrscheinlich über eine Innervation apikaler Dendriten kortikaler Nervenzellen (Wang und McCormick, 1993). Acetylcholin über muscarinische Rezeptoren blockiert Kaliumströme in diesen Zellen und erhöht damit die Rhythmusbereitschaft.

5.2 Der Thalamus – das »Tor« zum Bewußtsein

Das heißt nicht, das Informationen im entspannten Wachzustand nicht ebenfalls den Kortex erreichen. Sie werden allerdings stark gefiltert, und außerdem wird eine einmal aufgenommene Information über längere Zeiten konstant im Bewußtsein oder Halbbewußtsein gehalten. In diesem Zustand ist die Gehirnaktivität durch niederfrequente Rhythmen, wie dem Alpharhythmus, gekennzeichnet (Andersen und Andersson, 1968). Dieser Rhythmus beruht auf der Tatsache, daß thalamokortikale Umschaltzellen über eine spezifische Klasse von Kalziumkanälen verfügen, die transient aktiviert und dann sofort inaktiviert werden. Werden thalamokortikale Zellen auf ein Membranpotential von ca. -60 bis -50 mV eingestellt, sind diese Kanäle inaktiviert. Durch synaptische Erregung der thalamokortikalen Projektionsneurone werden inhibitorische Zellen im Nucleus reticularis thalami (NRT) ebenso aktiviert wie Kortexzellen. Die GABAergen Zellen im NRT erzeugen hemmende synaptische Potentiale in einem ganzen Cluster von thalamokortikalen Projektionszellen. Dadurch wird der Kalziumkanal aus dem inaktivierten in den aktivierbaren Zustand überführt, und nach Beendigung der synaptischen Hemmung kommt es zur Aktivierung dieser Ionenkanäle. Dadurch werden die Zellen re-exzitiert, und der Vorgang wird solange fortgesetzt, bis es im Rahmen einer Orientierungsreaktion oder »startle«- oder »arousal«-Reaktion zu einem »resetting« der entsprechenden Aktivität kommt (Deschenes et al., 1984; Llinás et al., 1984; Andersen und Andersson, 1968; Creutzfeld und Houchin, 1988). Die rhythmische Aktivität hat unter diesen Bedingungen die Funktion, die einmal aufgenommene Information zur Verfügung zu halten. Sie macht gleichzeitig Kapazitäten des Gehirns für Überlegungen, Gedankenschweifungen und Tagträume frei.

Im Schlaf sind die thalamokortikalen Zellen soweit hyperpolarisiert, daß es nicht mehr ohne weiteres zur Durchschaltung der an Sensoren aufgenommenen Informationen in den Kortex kommt (Hobson und Steriade, 1986; Steriade und McCarley, 1990; Steriade, 1981). Dabei sind im Tiefschlaf die thalamokortikalen Umschaltneurone so stark hyperpolarisiert, daß nur sehr intensive Reize den Kortex erreichen. Das heißt aber nicht, daß der Kortex in dieser Zeit inaktiv wird. Er ist sich nur weitgehend selbst überlassen und kann sich auseinandersetzen mit Informationen, die im Laufe des Tages in die neuronalen Netze eingegeben wurden. Daneben können angeborene Instinktverhaltensweisen abgespult werden und mit der realen Lebens- einschließlich der sozialen Konfliktwelt in Beziehung gebracht werden, ohne daß dies unmittelbare Konsequenzen für das reale Verhalten hat. Daß Instinktverhaltensweisen in REM-Perioden eine Rolle spielen, läßt sich in Experimenten zeigen, in denen durch Eingriffe in den Locus coeruleus die sogenannte Schlaflähmung aufgehoben wird (Morrison, 1988). Tiere mit einer so aufgehobenen Schlaflähmung leben in der REM-Schlafphase offenbar stereotype Instinktverhaltensmuster aus. Es kann gut sein, daß das häufigere Durchlaufen von REM-Schlafanteilen während der kindlichen Entwicklung mit den Anpassungsprozessen von Instinktverhaltensweisen an biologische Notwendigkeit und soziale Randbedingungen zu tun hat (Roffwarg et al., 1966; Dement und Kleitmann, 1957). Auf diese Weise ließe sich vielleicht doch klären, ob und was wir im Schlaf lernen.

Für die Hypothese, daß Schlafverhalten und Lernen zusammenhängen, sprechen auch folgende Beobachtungen (Birbaumer und Schmidt, 1975):

- Schlafentzug im Kindesalter beeinträchtigt das Hirnwachstum. Die Proteinsynthese im Gehirn wird durch Schlafentzug deutlich geschwächt.
- Die Konsolidierung von Gedächtnisinhalten ist besonders gut, wenn diese kurz vor dem Schlafen gelernt wurden.
- Umgekehrt interferiert Schlafentzug mit der Lernleistung.

5.3 Bewußtsein und Kurzzeitgedächtnis

Letztlich entscheidet über unser Bewußtsein, welche Informationen gerade im Kurzzeitgedächtnis vorhanden sind. Obwohl wir nur ein Kurzzeitgedächtnis (KZG) gleichzeitig aktivieren können, verfügen wir über mehrere Kurzzeitgedächtnisspeicher (Sperry, 1969). Der Inhalt im Kurzzeitgedächtnis steht für relativ kurze Zeit zur Verfügung, kann aber immer wieder aufgefrischt werden.

Die Kenntnis von mehr als einem Kurzzeitgedächtnisspeicher resultiert u. a. aus Untersuchungen an »split brain«-Patienten. Bei diesen Patienten ist infolge einer Kallosotomie die Verbindung zwischen linker und rechter Großhirnrinde unterbrochen. Diese Patienten können getastete Gegenstände mit der nicht dominanten Hemisphäre aus mehreren Gegenständen richtig herausfinden, obwohl sie sie nicht benennen können (Wissensgedächtnis). Gegenstände, die der dominanten Hemisphäre angeboten werden, können dann auch sprachlich benannt werden. Weitere Untersuchungen zu den Eigenschaften von Kurzzeitgedächtnisspeichern auch an Patienten mit einer anterograden Amnesie haben ergeben, daß für räumliche, zeitliche, verbale und emotionale Kontexte unterschiedliche Kurzzeitgedächtnisspeicher zur Verfügung stehen.

Jedem Kurzzeitgedächtnisspeicher werden Informationen aus den verschiedenen Verarbeitungssystemen als Ressourcen zugeordnet. Derjenige Kurzzeitgedächtnisspeicher, dessen Informationsinhalt am stärksten von gespeicherten Modellen abweicht, wird wahrscheinlich zum gerade dominanten KZG-Speicher. Die Mühe, die mit einer Aufgabe verbunden ist, bedingt ebenfalls eine verstärkte Ressourcenzuordnung. Schließlich beeinflußt die biologische Bedeutung einer Reizkonstellation die Entscheidung, welcher KZG-Speicher das Bewußtsein bestimmt.

Welche Informationen bewußt geworden sind, läßt sich neuerdings anhand der P300-Welle in akustisch evozierten Potentialen entscheiden. So tritt diese Welle in evozierten Potentialen immer dann auf, wenn die Informationen verstanden worden sind. In gleicher Weise lassen sich auch »out-of context«-Potentiale im EEG durch Mittelung als »missmatch«-Potentiale bestimmen. Solche Potentiale

erlauben es, mit einer gewissen Wahrscheinlichkeit zu bestimmen, welche kognitiven Funktionen beispielsweise einem dementen Patienten noch zur Verfügung stehen.

Welcher Gedächtnisspeicher für Kurzzeitinformation gerade dominiert, wird durch das sog. Aufmerksamkeitskontrollsystem kontrolliert. Dieses sorgt einerseits dafür, daß nur zusammengehörende Informationen in den gerade dominierenden Kurzzeitgedächtnisspeicher transportiert werden. Für diese Bindungsaufgabe wird die Synchronisierung der Hirnaktivität über hochfrequente Rhythmen und Assoziationsbahnen verantwortlich gemacht (Engel et al., 1991; Freeman, 1975). Zum anderen regelt es, welcher Kurzzeitgedächtnisspeicher gerade dominiert. Die Umorientierung auf andere Kurzzeitgedächtnisspeicher ist durch sogenannte Orientierungsreaktionen jederzeit möglich (Routtenberg, 1968). Tatsächlich hat auf diese nicht dominanten Kurzzeitgedächtnisspeicher die ganze Zeit hin eine Informationsverarbeitung stattgefunden, so daß diese sofort mit allen Informationen zur Verfügung stehen, wenn es erforderlich wird.

Für die Aktivierung des Bewußtseins sind die mesencephalen retikulären Aktivierungssysteme (MRF) zusammen mit den medial gelegenen Thalamuskernen sicher von Bedeutung. Lösung dieser Verbindungen führt zu einem Dauerschlafverhalten (Bremer, 1936). Entsprechend sind Ödeme im Hirnstammbereich, die die MRF außer Funktion setzen, vermutlich für komatöse Zustände verantwortlich, obwohl durchaus Sinnesinformationen noch die Hirnrinde erreichen können. Für die Regulation der Interaktion zwischen den verschiedenen Kurzzeitgedächtnisspeichern wurde ursprünglich das retikuläre aszendierende System mit dem Transmitter Acetylcholin verantwortlich gemacht. Es ist aber sehr wahrscheinlich, daß die serotonergen, dopaminergen und noradrenergen Bahnen ebenso wie vielleicht auch die histaminergen aszendierenden Bahnen aus Kernen des Stamm- und Mittelhirns hier ebenfalls eine wichtige Funktion besitzen.

Die MRF kann aber nur allgemein auf die Bewußtseinslage Einfluß nehmen, hat vermutlich aber wenig Einfluß auf die Entscheidung, welcher Kurzzeitgedächtnisspeicher gerade unser Bewußtsein dominiert. Hier werden dem präfrontalen Kortex, dem parietalen Assoziationskortex und dem limbischen System erhebliche Bedeutung zugeschrieben. Eine Schlüsselfunktion könnte diesbezüglich die Amygdala besitzen, in denen »Wissensaspekte« und emotionale Aspekte der Informationsverarbeitung konvergieren.

In den Kurzzeitgedächtnisspeichern werden vermutlich unterschiedliche Aspekte unserer Umwelt bearbeitet. So ist für zeitlich verzögerte Zuordnungen ein Teil des frontalen Kortex notwendig (Fuster, 1982). Dieser Teil weist bei Patienten mit Psychosen wie der Schizophrenie eine Minderdurchblutung auf (Ingvar und Lassen, 1977). In diesem Gebiet sind bei einem

Teil von Patienten mit Schizophrenie auch eine Untergruppe von Dopaminrezeptoren in ihrer Expression verändert. In diesem Teil des Kortex werden aus den visuellen, somatosensorischen, akustischen Abläufen und motorischen Programmen zeitlich in bezug stehende Informationen verarbeitet (Fuster, 1982). Elektrophysiologische Untersuchungen von Fuster zeigen, daß Zellen in diesen Strukturen während entscheidungsrelevanter zeitlich auseinandergezogener Reizdarbietungen aktiviert werden. Für räumliches Erkennen sind sowohl zeitliche wie räumliche Informationsfolgen zu integrieren. Folglich konvergieren beide Informationswege im perirhinalen Kortex, von wo sie den entorhinalen Kortex und Hippokampus erreichen. Tatsächlich sind bei anterograden Amnesien, wie der Alzheimer Erkrankung, Zellen in den oberflächlichen Schichten des perirhinalen Kortex und des entorhinalen Kortex die ersten, die von der Krankheit betroffen zugrundegehen (Braak und Braak, 1990, 1993).

5.4 Gedächtnisformen

Wir unterscheiden sowohl aus tierexperimenteller als auch aus psychologischer Sicht verschiedene Gedächtnisformen, wobei die Nomenklatur je nach Schule unterschiedlich ist. Das Verhaltensgedächtnis, das Gewohnheitsgedächtnis einschließlich des motorischen Lernens und das Wissensgedächtnis benutzen unterschiedliche neuronale Systeme, an denen meistens Teile des limbischen Systems beteiligt sind. Innerhalb des Wissensgedächtnisses lassen sich wiederum je nach Erinnerungsart, Dauer und Leichtigkeit der Verdrängung gespeicherter Informationen ein Arbeitsgedächtnis und ein Langzeitgedächtnis unterscheiden. Die Engramme des Langzeitgedächtnisses sind so in die kognitiven Funktionen der jeweiligen sensorischen Systeme eingewoben, daß diese Informationen praktisch nicht löschbar sind.

Jedem Gedächtnissystem sind eigene Formen von Lernmechanismen zuzuordnen. Eine besondere Form von Lernen findet dabei während der postnatalen Entwicklung des Gehirns statt. In dieser Phase bestimmen stärker als später Prägungsprozesse die Fähigkeiten des Individuums. Hierzu gehören die Stabilisierung von synaptischen Verbindungen, dendritischer Verzweigungen und Zellzahl nach Art der Informationsnutzung während sog. kritischer Perioden, wobei sinnvolle Informationen zur Stabilisierung von synaptischen Verbindungen, sinnlose Informationen zur Regression der Nervenzellverbindungen führen (Sperry, 1963; Greuel et al., 1988; Bear et al., 1990). Deshalb führt sensorische Deprivation während kritischer Phasen zu einer starken Reduktion der neuronalen Verarbeitungsfähigkeiten. Eine Reizüberflutung andererseits, die zu Streßsymptomen führt, kann aber ebenfalls zum Absterben und Zurückbilden von Nervenzellen zumindest im erwachsenen Gehirn führen (Uno et al., 1989). Für das Verhaltensgedächtnis sind typische Lernvorgänge die Habituation und die Sensitivierung,

also die Abstumpfung und das Empfindlichwerden gegenüber bestimmten Reizkonstellationen (Hawkins et al., 1993; Kandel und Schwartz, 1982). Diese nicht-assoziativen Lernformen werden den assoziativen Lernformen gegenübergestellt, bei denen zeitliche Paarung von Reizen im Sinne klassischer Konditionierung zur Auslösung eines Reflexes (Pavlow, 1927) oder einer Verhaltensäußerung auf an sich zunächst inadäquate Reize führt. Diese Lernformen können wahrscheinlich in allen Teilen des Nervensystems ausgebildet werden, also in vegetativen Ganglien, auf Rückenmarksebene bei querschnittgelähmten Patienten, im Kleinhirn und in limbischen wie nicht-limbischen Strukturen. Auch die operante Konditionierung, bei der im ZNS angenehme oder unangenehme Empfindungen in Verbindung mit bestimmten Reizkonstellationen entstehen, haben verhaltensmodifizierende Folgen und verändern entsprechend das Verhaltensgedächtnis. An dieser Form des assoziativen Lernens sind folgerichtig limbische Strukturen wesentlich stärker beteiligt. Tatsächlich wird durch Belohnung verstärktes Lernverhalten im kognitiven Bereich stark beeinträchtigt, wenn die Mandelkerne oder bestimmte Teile von ihnen beschädigt werden (Mishkin und Appenzeller, 1990; Mishkin, 1982).

Zum Gewohnheitsgedächtnis gehören alle Lernformen, die unser motorisches Geschicklichkeitsverhalten bestimmen, wie das Lernen von Schreiben verschiedener Schriften, motorische Abläufe im Sport und bei Operationen, das Fahren zur Arbeit etc. Sie sind ganz wesentlich durch Übung und Training geprägt, wobei ein Teil des Lernens durch mentale Rekapitulation erfolgen kann. An diesen Lernformen scheinen Basalganglien und Cerebellum stark beteiligt zu sein, wobei manche Autoren dem Kleinhirn ein Übergewicht für mehr automatisierte Bewegungsfolgen ohne emotionale Komponenten zuschreiben (Lisberger, 1988; Seitz et al., 1994). Die Basalganglien sollen eine wichtige Funktion in der Ausbildung von Gewohnheiten besitzen, die mit emotionalen Aspekten durchsetzt sind (Mishkin und Appenzeller, 1990). Entsprechend sollen psychomotorische Automatismen bei bestimmten Epilepsieformen auf die Beteiligung des Striatums angewiesen sein.

Das Wissensgedächtnis schließlich ist auf kognitive Interpretation räumlich-zeitlicher und sprachlicher Informationen angewiesen, wobei biologisch wichtige Informationen besser und schneller gelernt werden als unwichtig eingestufte Informationen. Dabei spielt die emotionale Bewertung und das Antriebsverhalten sowie die Motivation ebenso eine Rolle wie beim Lernen bestimmter Aspekte des Gewohnheitsgedächtnisses (Birbaumer und Schmidt, 1975).

Wissensgedächtnis

Entsprechend steht das Wissensgedächtnis in enger Beziehung zum limbischen System. Für das Arbeitsgedächtnis werden vor allem zwei funktionelle Systeme verantwortlich gemacht: das Mandelkern-frontaler Kortex-System und das System des entorhinalen Kortex-Hippokampus-Komplexes (Mishkin, 1982; Mishkin und Appenzeller, 1990). Beide Systeme sind in Teilen komplementär, das heißt, Ausfall des einen Systems kann durch das andere ersetzt werden. Das Mandelkern- und das Hippokampussystem sind aber auch in Teilen spezialisiert, d. h. Ausfall des einen Systems führt zu umschriebenen Defiziten, die nicht ohne weiteres zu ersetzen sind.

In beide Systeme münden polymodale Informationen. Die Speicherung dieser Informationen in den assoziativen Gedächtnisspeichern der Hirnrinde ist wahrscheinlich auf Zwischenverarbeitungsschritte angewiesen, bei denen die Mandelkerne und der Hippokampus eine entscheidende Rolle spielen. Tatsächlich ist aus den Untersuchungen von Klüver und Bucy seit den 30er Jahren bekannt, daß eine bitemporale Ablation des Temporallappens mit gleichzeitiger Läsion der Mandelkerne zu schweren Störungen des Lernverhaltens führt (Klüver, 1958). Auch aus Operationen an epileptischen Patienten ist bekannt, daß diese nach beidseitiger Hippokampusexzision schwere Störungen im Lernverhalten aufweisen, die allerdings nicht das motorische und nur bedingt das Verhaltensgedächtnis betreffen, dafür aber das anterograde Speichern von ortsabhängigen Informationen, die für die Orientierung erforderlich sind (Penfield und Milner, 1958; Milner, 1966, 1970). Ähnliche Störungen weisen Korsakoff-Patienten auf, bei denen die Corpora mamillaria betroffen sind, in die sowohl Informationen aus dem Hippokampus als auch aus den Mandelkernen konvergieren. Beim Korsakoff-Syndrom fällt aber auch der Zugang von den Corpora mamillaria zum Hippokampus ebenso aus wie die Projektion in Teile des Thalamus, die zu basal gelegenen Teilen des Frontalhirns laufen (Hassler, 1964). Tatsächlich werden ähnliche amnestische Wirkungen ausgelöst, wenn die Corpora mamillaria zerstört werden. Auch umschriebene Störungen in den thalamischen Umschaltkernen zum Frontalhirn wie in diesem Gebiet selbst führen zu Störungen des Wiedererkennensgedächtnisses.

Das entorhinale Kortex-Hippokampus-System ist beim Menschen nicht nur an den für räumliche Orientierung notwendigen Funktionen beteiligt, sondern spielt auch eine wichtige Rolle bei der Organisation von Streßadaptationsverhalten und in der Regulation kognitiver Anteile sexueller Prozesse sowie im sprachlichen Lernen. Nach Untersuchungen an Ratten und Affen werden unterschiedliche Zonen des perirhinalen, entorhinalen und Hippokampus-Systems für diese kognitiven Funktionen und damit verbundene Lernprozesse verantwortlich gemacht (Lopes da Silva et al., 1988).

Es ist sehr wahrscheinlich, daß die Extraktion verschiedener Merkmale aus einem angebotenen Bild oder von einem getasteten Gegenstand innerhalb der sensorischen Verarbeitungsfelder und ihrer Projektionen in bestimmte Assoziationsfelder bis hin zum Wernicke-Zentrum geschieht. Für visuelle und ge-

tastete ebenso wie gehörte Informationen ist diese stufenweise Extraktion von Merkmalen in verschieden hintereinander geschalteten Arealen wichtig. Komplexe Erregungsmuster führen dann mehr und mehr zu einem ortsunabhängigen Aktivieren bestimmter Zellen, so den von Gross und Mitarbeitern (Cowey und Gross, 1970) beschriebenen komplexen Zellen des Gyrus temporalis inferior, die nur noch auf bestimmte Reizkonstellationen wie Hand, Gesicht etc. hin reagieren. Läsionen in diesem Gebiet führen folgerichtig zu Schwierigkeiten in der kognitiven Interpretation gebotener Reize. Für das visuelle Erinnern sind aber auch bestimmte räumliche Anordnungen von Reizkonstellationen wichtig, für die Bahnen aus den visuellen Verarbeitungsfeldern in den Parietallappen von Bedeutung sind. Dort wird die räumliche Konstellation von bestimmten Reizen ausgearbeitet, wobei auch Informationen aus verschiedenen Modalitäten in ihrer räumlichen Konstellation erkannt werden können. Hier ist die Informationsverarbeitung ebenfalls unabhängig von der Positionierung der Reizkonstellation im Gesichtsfeld. Tatsächlich fällt es Ratten, Affen und Menschen nach Läsion der visuellen Assoziationsareale im Parietallappen schwer, räumliche Beziehungen wiederzuerkennen. Für zeitliche Aspekte verschiedener Reizdarbietungen sind okzipitofrontale Verarbeitungsmechanismen von Bedeutung.

Während für das Wiedererkennen von Gegenständen Mandelkerne und Hippokampus einander ersetzen können, gilt dies nicht für die räumlichen Beziehungen (Mishkin und Appenzeller, 1990). Umschriebene Läsionen im entorhinalen Kortex-Hippokampus-System sowie in der Interaktion zwischen Corpora mamillaria und Hippokampus führen zu Defiziten im räumlichen Orientierungslernen (Hagan et al., 1992; Rogers et al., 1989; Eichenbaum et al., 1994; McNaughton et al., 1989).

Auch das Streßadaptationsverhalten ist auf eine intakte Verarbeitung im perirhinalen-entorhinalen Hippokampus-System angewiesen, wobei die hohe Dichte von Glukokortikoid- und Mineralokortikoidrezeptoren in dieser Struktur von besonderer Wichtigkeit sind (Joels und De Kloet, 1990; Sarrieau et al., 1988).

Im entorhinalen Kortex-Hippokampus-Komplex erreichen visuelle, akustische und somatosensorische Informationen zunächst den perirhinalen Kortex. Im perirhinalen Kortex scheinen die einzelnen Modalitäten noch segregiert zu sein. Das visuelle System mit seinen für Bewegungssehen und Okulomotorik wichtigen okzipitofrontalen Projektionssystemen erreicht im perirhinalen Kortex andere Terminationsgebiete als das okzipitotemporale System, dem Funktionen in Musterextraktionsprozessen zugeschrieben werden können. Schließlich konvergieren hier visuelle Informationen, die aus dem Parietallappen stammen und die räumliche Beziehung verschiedener Reizquellen analysieren. In ebenfalls noch segregierten Arealen münden akustische und somatosensorische Informationen aus verschiedenen Assoziationskortexarealen. Die im perirhinalen Kortex in noch unbekannter Weise vorverarbeiteten Informationen konvergieren auf die oberflächlichen Schichten des entorhinalen Kortex, von denen aus der Hippokampus über die Area dentata erreicht wird. Gustatorische und olfaktorische Informationen erreichen auch tiefe Zellen des entorhinalen Kortex. Die Informationen laufen von der Area dentata über das CA3-Gebiet zum CA1-Gebiet und von dort aus zum Subiculum, von dem aus der entorhinale Kortex mit seinen tiefen Schichten erreicht wird. Diese projizieren zurück ins Subiculum, wodurch ein Vergleich zwischen Informationen ermöglicht wird, die den entorhinalen Kortex erreichen und Informationen, die vom entorhinalen Kortex durch die leicht modifizierbare Erregungsschleife des Hippokampus gesandt wurden. Die tiefen Zellen des entorhinalen Kortex projizieren gleichzeitig auf mittlere und oberflächliche Schichten im entorhinalen Kortex, wodurch potentiell eine erregende Schleife geschlossen wird, die aus entorhinalem Kortex, Area dentata, Hippokampus proper und Subiculum besteht. In dieser Schleife können Informationen kreisen. Diese Kreisübertragung wird gelegentlich für Speicherung in Kurzzeitgedächtnisspeicher verantwortlich gemacht. Es wird aber auch postuliert, daß die Ausbildung rhythmischer Aktivität im Thetabereich zusammen mit eventuell kreisender Erregung im entorhinalen Kortex-Hippokampus-Komplex zur Funktion der Kurzzeitgedächtnisspeicherung gehören könnte. Tatsächlich wird immer dann in diesen Strukturen Thetaaktivität ausgebildet, wenn im Kortex hochfrequente Rhythmen dominieren, wie wir aus Tieruntersuchungen, aber auch aus Tiefenableitungen beim Menschen wissen (Mitchell und Ranck jr., 1980). Ebenso löst eine Orientierungsreaktion häufig Thetaaktivität in diesen Strukturen aus (Haider et al., 1968).

Wenn die Ausbildung von Gedächtnisspuren an den Thetarhythmus gebunden ist, kommt dem Septum in dieser Beziehung ebenso wie den oberflächlichen Schichten des entorhinalen Kortex als Schrittmacherstrukturen für den Thetarhythmus besondere Bedeutung zu (Stewart und Fox, 1990; Alonso und Llinás, 1989; Alonso und Garcia-Ausst, 1987). Eine weitere Bedeutung scheint das Septum in der Regulation der Durchlässigkeit der Area dentata für aus dem entorhinalem Kortex projizierte Informationen zu besitzen (Frotscher et al., 1988; Misgeld und Frotscher, 1986). In elektrophysiologischen Untersuchungen zeigt sich, daß die oberflächlichen Zellen des entorhinalen Kortex nur dann leicht zu erregen sind, wenn diese mit hochfrequenten Reizen »bestürmt« werden (Heinemann und Jones, 1989, 1990; Jones, 1994). Reizung des Tractus perforans, der den entorhinalen Kortex mit der Area dentata verbindet, führt unter vielen physiologischen Bedingungen zu einer raschen Abnahme der postsynaptischen Signale in der Area dentata und in den nachgeschalteten Strukturen des Cornu ammonis. Diese Filterfunktion der Area dentata kann über septale Eingänge dadurch verstellt werden, daß die sehr effektive Hemmung der Area dentata über septale GABAerge Hemmprozesse an inhibitorischen Interneuronen verstellt wird (Rausche et al., 1989, 1991). In diesem Schaltkreis kommt dem Subiculum eine besondere Bedeutung zu, weil in ihm Informationen aus entorhinalen Kortex und Hippokampus konvergieren. Das Subiculum ist zudem eine wichtige Ausgabestruktur für Informationen, die entorhinalen Kortex und Hippokampus durchlaufen. Von dort aus werden z. B. der Nucleus accumbens, das Cingulum und mesolimbische Areale in den Basalganglien erreicht (Lopes da Silva et al., 1988).

Es wird vermutet, daß über dieses System auch kortikale Informationen modifiziert werden, so daß sich allmählich eine Verfestigung von bestimmten Mustern im Sinne einer Speicherung der Informationen in den assoziativen Gedächtnisspeichern der Großhirnrinde ergeben könnte.

Interessanterweise gibt es noch einen zweiten Zugang zum Hippokampus. So lassen sich vom perirhinalen Kortex und den mittleren Schichten des entorhinalen Kortex Zellen im Subiculum erregen, während große Teile der Area CA1 gehemmt werden. Die Ausgangszellen für dieses System werden bereits bei Einzelreizen erregt, bei repetitiver Reizung aber stark gehemmt. Es ist gut möglich, daß dieses System die durch einzelne EC-Hippokampusschleifen (EC = entorhinaler Kortex) durchgeleiteten Informationen weiter fokussiert (Empson und Heinemann, 1995). Diese Projektion könnte die Information an Platzzellen liefern, die nur reagieren, wenn das Tier sich in einer bestimmten definierten räumlichen Konstellation befindet.

Das zweite, für das Wissensgedächtnis wichtige System ist das Mandelkern-frontaler-Kortex-System. Dieses vermittelt die Assoziation zwischen Gedächtnissystem und Belohnung bzw. Bestrafung. Zerstörungen beider Mandelkernkomplexe führen im Verhaltensexperiment zu einer völligen Unfähigkeit, Muster wiederzuerkennen, die vorher durch Belohnung verstärkt worden waren (Mishkin, 1982; Mishkin und Appenzeller, 1990). Affen mit solchen Läsionen weisen auch Schwierigkeiten auf, zeitlich versetzt angebotene Reize wiederzuerkennen, wenn zwischen der Darbietung des Reizes und dem Wiedererkennenstest ein Intervall von mehr als 2 Minuten gelassen wurde. Diese Störungen betreffen auch Informationen, die über taktile Reize angeboten worden waren.

Die Bahn über den Mandelkernkomplex ist auch noch in anderer Weise spezialisiert. Dort konvergierende polymodale Informationen werden nicht für das räumliche Orientierungslernen benutzt, hingegen aber für den intermodalen »recall«, also z. B. die Assoziation eines Geschmacks, wenn man eine Frucht sieht (Mishkin, 1979).

Speicherung von Informationen im Hippokampus und entorhinalem Kortex

Konditionierende Reize, etwa der mit einem Ton assoziierte Strahl auf die Kornea, führen bei Lernen dieses bedingten Reflexes zu einer relativ weit ausgedehnten Abnahme eines hemmenden Kaliumstroms, der über einen intrazellulären Anstieg des Kalziums aktiviert wird (Thompson et al., 1983). Eine entsprechende Abnahme läßt sich durch Neurotransmitter wie Acetylcholin und Noradrenalin sowie über Serotonin erreichen. Teilweise beeinflussen diese Transmittersysteme zudem die Effizienz synaptischer Hemmung. Die Abnahme der Kalzium-aktivierten Kaliumleitfähigkeit soll im Laufe des weiteren Lernens immer weniger Zellen im Hippokampus betreffen. Für diesen bedingten Reflex werden schließlich nur noch wenige modifizierte Synapsen benötigt.

Bei repetitiver Reizung oder Reizung im Thetarhythmus werden vor allem präsynaptische Funktionen verändert (Tsien und Malinow, 1990; Errington et al., 1987). Es ist mittlerweile klar, daß derartige Reizung zu einer langanhaltenden Änderung der synaptischen Kopplung führen kann (Langzeitpotenzierung, LTP). Dabei wird vor allem die präsynaptische Transmitterfreisetzung in den betroffenen Synapsen hochreguliert. Es wird angenommen, daß intrazellulärer Kalziumanstieg über die Aktivierung von Lipasen zur Genese von retrograden Transmittern führt, wobei Arachidonsäure und ähnliche Substanzen diskutiert wurden. Zudem kann es über einen intrazellulären Kalziumanstieg zu einer vermehrten Produktion von NO und/oder CO kommen, die ebenfalls als diffusible Substanzen auf die aktivierten präsynaptischen Endigungen zurückwirken können und dort die Mechanismen der Transmitterfreisetzung verstärken.

Die Aktivierung von modulierenden Systemen wie dem noradrenergen System kann im Hippokampus und vor allem in der Area dentata ebenfalls zu langanhaltenden Modifikationen in der synaptischen Kopplung führen. So ist bei Ausschaltung des noradrenergen Systems Langzeitpotenzierung (LTP) viel weniger leicht auszulösen (Abb. 8-6), während Applikation von Noradrenalin und seinen Beta-Rezeptoragonisten, gepaart mit synaptischer Reizung des Kortex, zu langanhaltenden Änderungen der synaptischen Kopplung führen kann (Stanton und Sarvey, 1985; Stanton et al., 1989).

Neben der Langzeitpotenzierung (LTP) können bestimmte Reizkonfigurationen auch eine Abnahme in der Effizienz synaptischer Kopplung bewirken (Langzeitdepression, LTD). LTD kann besonders leicht offenbar durch niederfrequente Reize erreicht werden. LTD und LTP koexistieren auch in neokortikalen Arealen und im entorhinalen Kortex (Alonso et al., 1990; Artola und Singer, 1993). LTP läßt sich leicht in den Mandelkernen auslösen. Im Kleinhirn, das an motorischen Lernaufgaben beteiligt ist, kann dagegen offenbar nur Langzeitdepression ausgelöst werden (Kano et al., 1992).

Verhaltensgedächtnis

Unter Verhaltensgedächtnis verstehen wir die Anpassung angeborener Verhaltensprogramme an biologisch relevante Bedingungen. Hierzu zählen die

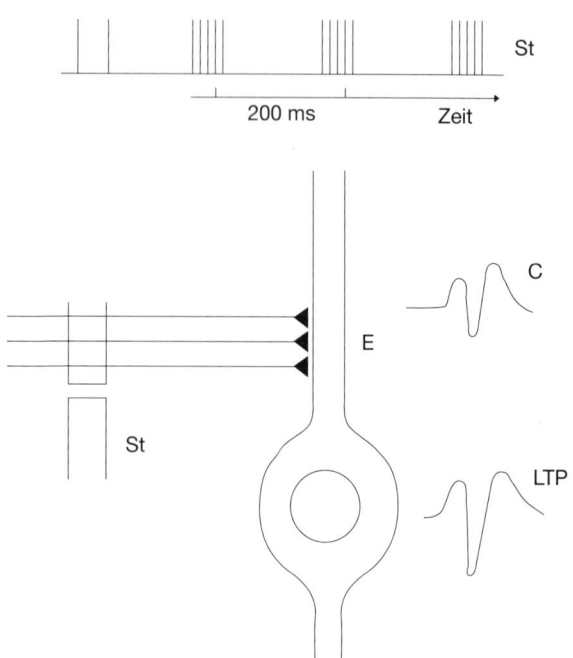

Abb. 8-6 *Speicherung von Informationen im Arbeitsgedächtnis: Repetitive Reizung führt zu langanhaltenden Änderungen synaptisch evozierter Potentiale (LTP).*

klassische und die instrumentale Konditionierung. Bei der klassischen Konditionierung wird das genetisch determinierte Programm eines Reflexes auf biologisch relevant werdende Reflexe übertragen. Zu diesen angeborenen Reizen können auch Instinktverhaltensweisen gehören (Pavlow, 1927).

Bei der instrumentellen Konditionierung werden bestimmte Verhaltensweisen durch das Auslösen von Belohnungs- oder Bestrafungsgefühlen verstärkt bzw. abgeschwächt. Das ist dadurch möglich, daß das Gehirn die Fähigkeit besitzt, Lust- und Unlustgefühle auszubilden.

5.5 Neurobiologische Grundlagen von Lust- und Unlustgefühlen

Die Suche nach den hedonistischen Zentren im Gehirn hat in der Tat dazu geführt, daß Reizpunkte im Gehirn gefunden wurden, deren Aktivierung zu stark euphorisierenden Empfindungen führt (Olds und Milner, 1954; Hall et al., 1977; Olds, 1958, 1966, 1977). Implantiert man Elektroden in solche Areale, reizen sich die Tiere selbst, wann immer man ihnen die Gelegenheit dazu gibt. Man kann die Reizung dieser Strukturen auch in Lernexperimenten einsetzen. Strukturen, von denen diese Art von Selbstreizung auslösbar ist, befinden sich einerseits im entorhinalen Kortex und im Frontalhirn, andererseits in Bereichen des Stamm- und Mittelhirnes sowie im Hypothalamus. Anatomische Beziehungen und pharmakologische Befunde legen nahe, daß dieses System mit dem dopaminergen System des ZNS zu tun hat und daß dieses System in enger Beziehung zu

Strukturen steht, in denen besonders endogene Opiate vorkommen (Routtenberg, 1968).

Letztere spielen also nicht nur in der Hemmung der Schmerzwahrnehmung eine Rolle, sondern lösen auch Befriedigungsgefühle aus. So läßt sich zeigen, daß nach Kopulationsverhalten die Freisetzung endogener Opiate stark angestiegen ist (Olson et al., 1993).

In bezug auf sexuelles Kopulationsverhalten wird dem Hormon GnRH eine wichtige Rolle zugeschrieben: Es steigert insbesondere die sexuelle Appetenz. Ein Teil der Sexualhormone kann darüber hinaus Unterklassen von GABA-A-Rezeptoren beeinflussen, wodurch möglicherweise ebenso die sexuelle Appetenz beeinflußt wird (Herbison, 1994).

Oxytocin, das während des Orgasmus ausgeschüttet wird und an den peripheren Reaktionen beteiligt ist, entfaltet gleichfalls im ZNS Wirkungen (Caruso et al., 1993), die vielleicht zur Lusterfahrung beitragen.

Umgekehrt bewirken Schmerzreize oft extreme Unlustgefühle sowie Ekel und Abscheu. Nahrungsmittel, die irgendwann zu Übelkeit oder Vergiftungserscheinungen geführt haben, lösen ähnliche Gefühle aus. Bei Ratten wurde gefunden, daß diese einmal als ungenießbar erkannte Nahrung ihr weiteres Leben lang vermeiden. Ekel, Abscheu und Unlustgefühle lassen sich ebenfalls durch Reizung in verschiedenen Strukturen des limbischen Systems auslösen. Eine Neuropharmakologie der Unlustgefühle zeichnet sich aber zur Zeit nicht ab.

5.6 Allgemeinempfindungen und Handlungsantrieb

Allgemeinempfindungen entstehen immer dann, wenn homöostatische Prozesse zur Erhaltung des »milieu intérieur« nicht mehr ausreichen. Das betrifft Empfindungen wie Hunger und Durst sowie die Empfindungen des zu warm oder zu kalt. Darüber hinaus ergeben sich Allgemeinempfindungen auch aus der Einwirkung von Sexualhormonen auf das Zentralnervensystem, wodurch sexuelle Appetenz entsteht. Schließlich bestimmen neue Möglichkeiten für den biologischen Organismus die Empfindung Neugier. Auch die der unmittelbaren körperlichen Homöostase dienenden Regelmechanismen sind nicht nur durch innere Reize aktivierbar. So werden Hunger und Durst durchaus auch durch adäquate Angebote ausgelöst, selbst wenn der Organismus eigentlich keinen Hunger oder Durst verspürt (Birbaumer und Schmidt, 1975).

Für das Durstgefühl sind dabei unter Umständen afferente Einflüsse aus der Körperperipherie verantwortlich wie der Füllungszustand der Gefäße und die im Primärharn gemessene Natriumkonzentration durch den juxtaglomerulären Apparat (Rolls und Rolls, 1982). Veränderungen im Natriumgehalt führen zur Ausschüttung von Renin, das im Zentralnervensystem ebenso wie das Angiotensin auf eigene Rezeptoren trifft, die an der Vermittlung der Durst-

empfindung, aber auch an der Regulation vegetativer Funktionen wie an der Ausschüttung des antidiuretischen Hormons (ADH) beteiligt sind (Severs et al., 1982). Änderungen der Osmolarität können jedoch ebenso im Hypothalamus selbst gemessen werden.

Durst entsteht aber auch antizipatorisch. Ebenso wie bei anderen Allgemeinempfindungen sind tageszeitliche Rhythmik, Wahrnehmung eigener (und fremder) körperlicher Arbeit, Exposition gegenüber hohen Temperaturen etc. an der Durstempfindung beteiligt (Rolls, 1981).

Die Wahrnehmung eines Durstgefühls löst einen Handlungsantrieb aus, in den mehr und mehr kognitive Ressourcen gebündelt werden, die letztlich zum Beschaffen eines Getränkes führen. Ist der Durst gelöscht, werden die kognitiven Ressourcen wieder freigegeben (Birbaumer und Schmidt, 1975).

Führt die zur Löschung des Trinkbedürfnisses gewählte Strategie nicht zur Löschung des Durstes, entstehen Wut, Aggressionen und bei länger anhaltenden Verweigerungen der Bedürfniserfüllung Frustrationen, die sich in aversiven Reaktionen ausdrücken können.

An der Allgemeinempfindung Durst sind wenigstens zwei Strukturen beteiligt: der Mandelkern und der Hypothalamus. Tatsächlich läßt sich aus beiden Strukturen durch Reizung Trinkverhalten etc. auslösen.

Ähnlich sind die Verhältnisse bei der Allgemeinempfindung Hunger (Rolls, 1981). Hier spielt der Füllungszustand des Magens und Darmes eine wesentliche Rolle, wobei die Empfindung über vegetative Afferenzen zum Hypothalamus gelangt. Dort befinden sich zudem Zellen, die für Hormone empfindlich sind, die während der Verdauungsarbeit gebildet werden, als da sind Cholecystokinin, VIP, Insulin, Glukagon etc. (Geracioti et al., 1992). Injiziert man derartige Peptide in den Hypothalamus oder die Ventrikel, vermindert sich die Freßrate bei Tieren. Andererseits führen Injektionen von Noradrenalin und anderen Medikamenten in den lateralen Hypothalamus bei Tieren zur selektiven Bevorzugung einer proteinreichen, einer kohlehydratreichen oder einer fettreichen Kost, so daß wahrscheinlich ist, daß der Hypothalamus auch in der Lage ist, die Schattierungen des Appetits zu vermitteln (Kissileff und Van Itallie, 1982). Zudem können Zellen im Hypothalamus den Glukosegehalt des Blutes messen, werden aber erst bei höheren Abweichungen von der Norm aktiv. Schließlich kann der Hypothalamus wohl auch den Fettgehalt des Blutes ermitteln und darauf reagieren.

Die Nahrungsaufnahme wird durch den Hypothalamus um einen mittleren Gewichtspegel hin reguliert. Bei größeren Abweichungen nach oben wird das Freßverhalten herabgesetzt, bei größeren Abweichungen nach unten heraufgeregelt (Kupfermann, 1991). Dieser »Sollwert« kann allerdings wie beim Hochdruck verändert werden. Die Regelung um diesen Sollwert erfordert die Interaktion verschiedener

Hypothalamuskerne, deren Zerstörung oder Reizung zu Verschiebungen dieses Sollwertes bzw. zum Ausfall der Regelung insgesamt führt. So wird durch Zerstörung der medial gelegenen Kerne eine Hyperphagie induziert, während bei Zerstörung lateral gelegener Kerne eine Gleichgültigkeit gegenüber der Nahrungsaufnahme entsteht (Anand und Brobeck, 1951).

Der Hypothalamus ist aber nicht die einzige Region, die für das Freßverhalten entscheidend ist. Die dort entstehenden Informationen werden über ventrale Thalamuskerne in limbische Assoziationsareale gelenkt, von wo sie unter anderem den Mandelkernkomplex erreichen. Reizung umschriebener Strukturen in diesem Komplex löst dann ebenfalls Freßverhalten aus (Gray, 1972). Wie wir aus den von Klüver und Bucy (1939) durchgeführten Temporallappen-Läsionsexperimenten wissen, führt eine Zerstörung der Mandelkerne insgesamt zu einer sehr starken oralen Tendenz, wobei eßbare und nicht eßbare Gegenstände von den betroffenen Tieren in den Mund gesteckt werden.

Für die Allgemeinempfindung sexuelle Appetenz sind wahrscheinlich ebenfalls nicht nur hypothalamische Strukturen verantwortlich. So finden sich Hormonrezeptoren für Sexualhormone in vielen Teilen des Zentralnervensystems. Epileptische Patienten mit Temporallappenepilepsien berichten ebenso über Veränderungen ihrer sexuellen Appetenz wie Menschen, die Opiate zu sich nehmen. An der Auslösung sexueller Appetenz sind wahrscheinlich aber auch Geruchsinformationen beteiligt, wobei Immunglobuline im Schweiß offenbar Attraktion und Ablehnung mit beeinflussen (Ferstl, persönl. Mitteilung).

Untersuchungen während des Kopulationsverhaltens zeigen zudem, daß während des Orgasmus ausgehend vom Septum eine Synchronisierung der EEG-Aktivität in limbischen Strukturen stattfindet, die Ähnlichkeiten mit einem epileptischen Anfall besitzen sollen (DeFrance, 1976).

Weniger wissen wir zum Entstehen der Allgemeinempfindung Neugier. Sie kann im Tierexperiment als Explorationsverhalten untersucht werden. Explorationsverhalten wird bei Tieren ausgelöst, wenn sie in eine neue Umgebung verbracht werden. Explorationsverhalten wird aber auch ausgelöst, wenn nach unerwarteten Reizen die Schreckreaktion überwunden ist oder das Tier nach einem epileptischen Anfall im limbischen System das Bewußtsein zurückerlangt. Ebenso wie für Durst, Hunger und Sexualverhalten gibt es aber auch in bezug auf das Explorationsverhalten eine Art Sättigung.

5.7 Angst

Wie bei der Entstehung anderer Emotionen ist auch die Entstehung des Angstgefühls noch nicht vollständig verstanden (Kandel, 1991). Einblicke in das Angstgeschehen geben aber Versuche, bei denen

Tiere mit anxiogenen Substanzen behandelt werden. Sie können dann dazu gebracht werden, zwischen Futterarten zu wählen, die unterschiedlich effektive angstlösende Substanzen enthalten. Injektion von Beta-Carbolinen sowie der anxiogenen Substanz Pentetrazol in jeweils weit subkonvulsiven Dosen aktivieren dabei Corpora mamillaria, ventrale Thalamuskerne und frontale Kortexareale. Elektrische Reizung limbischer Areale im Gyrus cinguli kann beim Patienten zu Panikattacken führen. Patienten mit Panikattacken weisen im frontalen Pol des Temporallappens eine starke neuronale Aktivitätssteigerung auf (DeFrance, 1976; Reiman et al., 1984, 1989). Diese läßt sich auch zeigen, wenn Menschen oder Tiere in eine Situation gebracht werden, in der sie mit einem Elektroschock oder anderen schmerzhaften Reizen rechnen müssen. Eine Aktivierung von Panikattacken durch Injektion von Natriumlaktat bei empfindlichen Patienten führt ebenso bereits vor Auftreten der Panikattacke zur Aktivierung von Neuronenpopulationen im ventralen Pol des Temporallappens. Im Magnetresonanzbild von »Panik«-Patienten lassen sich häufig Läsionen im parahippokampalen Gyrus nachweisen (Reiman et al., 1984; 1989).

In Verbindung mit Streßsituationen dürfte aber auch der Hippokampus an der Entstehung von Angstgefühlen beteiligt sein. Er ist für diese Funktion dadurch bestens ausgerüstet, weil er über die höchste Dichte von Glukokortikoidrezeptoren verfügt. Aufregende Befunde zeigen, daß starke Reduktionen der Konzentrationen dieser Hormone im Blut zu einem Absterben von Körnerzellen der Area dentata führt, während eine ungewöhnliche Zunahme der Glukokortikoide zu einem Zellverlust im CA1-Gebiet des Hippokampus führt (Sloviter et al., 1989; Uno et al., 1989). Beide Veränderungen werden den Hippokampus und entorhinalen Kortex in jenem Teil, der für Streßadaptionsverhalten zuständig ist, verändern.

5.8 Wut

Die Emotion Wut steht in enger Beziehung zum Aggressionsverhalten. Vegetative und hormonelle Veränderungen, wie mimische, sprachliche und andere Aspekte der Wut, lassen sich durch Reizung der Amygdala und von Kernen des Hypothalamus auslösen (Delgado, 1963, 1967, 1971). Auslöser für Aggressionsverhalten sind im Tierexperiment Konkurrenzsituationen in der Nahrungsbeschaffung, der Befriedigung sexueller Appetenz etc. Bei sozial lebenden Tieren läßt sich durch elektrische Auslösung von Zeichen des Aggressionsverhaltens die soziale Stellung eines Tieres in der Gruppe verändern, wie beispielsweise bei Totenkopfäffchen gezeigt werden konnte. Läsionen des orbitofrontalen Kortex und des anterioren Gyrus cinguli führen dazu, daß Tiere keine Zeichen von Aggressionsverhalten mehr entwickeln, wenn ihnen nach einer erfolgreich gelösten Aufgabe die Nahrungsgabe als Belohnung verweigert wird.

6 Schlußbemerkung

Allgemeinempfindungen, Appetenz, Antrieb und Emotionen sind ebenso wie kognitive Analysen von Reizen aus der Umwelt an die Verarbeitung in neuronalen Netzen gebunden. Dabei werden Informationen über den Zustand des Organismus und Informationen aus der Umwelt miteinander verrechnet. Je stärker die Abweichung von einem Sollwert, je geringer die Chance, dem Mangelzustand durch körpereigene Regulationsprozesse abzuhelfen, um so größer wird der Antrieb, durch Aktivierung von teilweise fest programmierten Verhaltensrepertoiren dem Mangelzustand abzuhelfen. Dazu werden kognitive Ressourcen und »psychische Energie« mehr und mehr auf die Bedürfnisbefriedigung gerichtet. Diese werden oft erst durch die Befriedigung des Bedürfnisses wieder freigegeben. Antrieb und Emotion regeln auch den Zugang von Informationen in die aktiven Kurzzeitgedächtnisspeicher. Aktivierung von Emotionen in Verbindung mit bestimmten Reizkonstellationen führt zu besonders »guten« Lernerfolgen, die sowohl das Verhaltensgedächtnis, das prozedurale Gewohnheitsgedächtnis und das Wissens- oder deklarative Gedächtnis betreffen. Insofern bestimmen letztlich Emotionen stark das Verhaltensrepertoire von Mensch und Tier.

KAPITEL 9

Psychoneuroendokrinologie

Dirk H. Hellhammer, Clemens Kirschbaum und Hendrik Lehnert

1 Einleitung

Die beständige Kommunikation zwischen Gehirn und peripheren Organen erfolgt mittels sehr unterschiedlicher Nerven- und Hormonsignale. Bei akuter oder chronischer Belastung nutzt der Organismus diese Kommunikationsmittel, um adäquate Anpassungsreaktionen einzuleiten. Die neuroendokrinen Abläufe sind dabei außerordentlich vielseitig. Sie können intraindividuell mit der sozialen, kognitiven und affektiven Situation, interindividuell darüber hinaus mit Alter, Geschlecht und Erbanlagen variieren. Diese Komplexität neuroendokriner Veränderungen bewirkt eine große intra- und interindividuelle Heterogenität psychosomatischer Reaktionsmuster. Schließlich beeinflussen periphere Signale des Hormon-, Immun- und Nervensystems nachhaltig die zentralnervösen Prozesse. Das Verständnis dieser Vorgänge ist Forschungsgegenstand der Psychoneuroendokrinologie. Deren Erkenntnisse dienen der Psychosomatik zu einem vertieften Verständnis von Erkrankungen (vgl. Kap. 1, »Wissenschaftstheorie: ein bio-psycho-soziales Modell«; Weiner, 1992).

Die derzeit sehr intensive Forschung in der Neuroendokrinologie bewirkt nicht nur eine rasche Zunahme von Spezialwissen, sondern ergibt auch erste Hinweise auf recht spezifische entwicklungsbiologische Zusammenhänge. Demnach scheinen einzelne Botenstoffe an der Steuerung eine ganze Reihe von ähnlichen Reaktionen zu partizipieren, welche allerdings auf sehr unterschiedlichen Ebenen ablaufen können. So schreibt Weiner (1992, S. 284): »The information transfer and exchange occurs within and between cells and organs, between them and the brain, and between the brain and the environment. The principles underlying these exchanges are everywhere the same.«

Bestimmte Botenstoffe beeinflussen gleichsinnig Erleben, Verhalten und physiologische Reaktionen. Sie tun dieses in unterschiedlichen Funktionen, z.B. als Neurotransmitter, als parakriner Botenstoff oder als Hormon. Das Verständnis komplexer psychoendokrinologischer Zusammenhänge kann sich für den klinischen Bereich zunehmend als fruchtbar erweisen.

2 Grundlagen

Das Gehirn kann Hormone der Hirnanhangsdrüse (Hypophyse) und Zirbeldrüse (Epiphyse) als endokrine Signale nutzen. Die Hirnanhangsdrüse besitzt einen Vorderlappen (Adenohypophyse) und einen Hinterlappen (Neurohypophyse) und ist über den Hypophysenstiel (Infundibulum) mit der Schädelbasis verbunden. Die Epiphyse befindet sich an der Hinterwand des dritten Ventrikels und erinnert in ihrer Form an einen winzigen Pinienzapfen; sie wird als Corpus pineale bezeichnet. Beide Drüsen sind unpaarig angelegt und besitzen die Möglichkeit über eine neurohämale Kontaktzone Hormone direkt in die Blutbahn abzugeben. Die Epiphyse kann das von ihr produzierte Hormon Melatonin darüber hinaus auch in den Liquorraum freisetzen.

Die Freisetzung der Hypophysenhormone wird weitestgehend vom Hypothalamus kontrolliert. Einige Hypothalamusneurone besitzen lange Axone, welche in den Hypophysenhinterlappen projizieren und an den Nervenendigungen Hormone direkt in die Blutbahn abgeben. Andere Hypothalamusneurone geben ihre Botenstoffe in ein im Hypophysenstiel gelegenes kleines Pfortadersystem ab, welches im Vorderlappen in ein weitlumiges Kapillarnetz mündet.

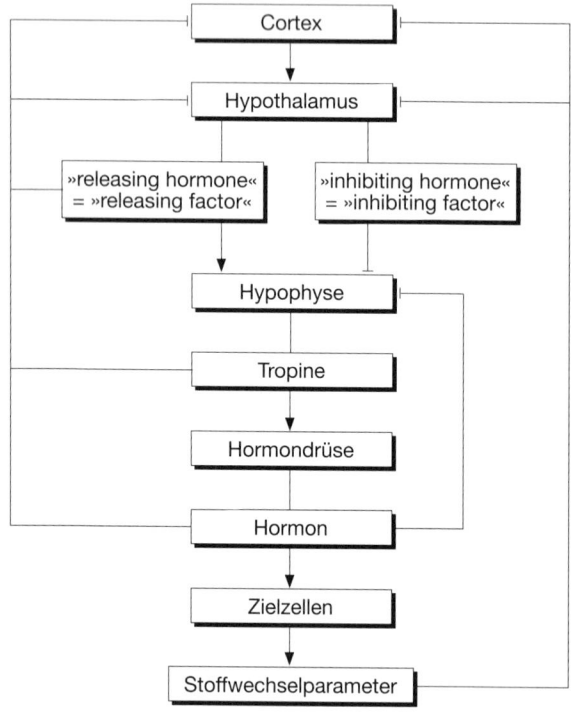

Abb. 9-1 *Regelkreise hypophysär gesteuerter Hormone (nach Deetjen und Speckmann, 1994).*

Tab. 9-1 Hormonbildung im Hypophysenvorderlappen (Adenohypophyse) und Wirkung (nach Deetjen und Speckmann, 1994).

Bezeichnung des Hormons	Wirkung des Hormons
Wachstumshormon Growth hormone = GH, STH	Stimuliert das Körperwachstum
Mammotropes oder luteotropes Hormon, Prolaktin = LTH, PRL	Stimuliert Proliferation und Sekretbildung in der Brustdrüse
Gonadotrope Hormone Gonadotropine: • Follikelstimulierendes Hormon = FSH • Luteinisierendes Hormon = LH	Einwirkung auf die Gonaden: • Stimuliert Follikelreifung und Spermatogenese • Stimuliert die Hormonbildung in den Zwischenzellen von Ovar und Hoden
Thyreotropes Hormon = TSH	Stimuliert die Aktivität der Schilddrüse
Pro-Opio-Melano-Cortin-Derivate • Adrenocorticotropes Hormon = ACTH • β-/γ-Lipotropin = LPH • α-/β-Melanotropin = MSH • β-Endorphin	• Stimuliert die Hormonbildung in der Nebennierenrinde • Beim Menschen ungenügend geklärt • Hohe Dosen führen beim Menschen zur Hyperpigmentierung der Haut; physiologische Wirkung ungeklärt • Potentes Opioid

Tab. 9-2 Hormonbildung in Nervenzellen des Hypothalamus und Freisetzung im Hypophysenhinterlappen (Neurohypophyse) und Wirkung (nach Deetjen und Speckmann, 1994).

Bezeichnung des Hormons	Wirkung des Hormons
Oxytocin = OT	Bewirkt Kontraktion sensibilisierter glatter Muskelfasern, z. B. in Uterus und Mamma
Arginin-Vasopressin = AVP oder ADH	Fördert Wasserretention; bei Ausfall tritt Diabetes insipidus auf; Freisetzung von ACTH in der Adenohypophyse
Thyreotropin-releasing-hormone (oder factor) = TRH	Freisetzung von TSH in der Adenohypophyse
Gonadotropin-releasing-hormone (oder factor) = GnRH	Freisetzung von LH und FSH in der Adenohypophyse; induziert die Ovulation
Somatostatin = SS	Hemmung der Sekretion von GH in der Neurohypophyse, Hemmung der TRH-induzierten Sekretion von TSH; kommt auch in disseminierten endokrinen Zellen im Verdauungstrakt vor
Corticotropin-releasing factor = CRF	Freisetzung von ACTH in der Adenohypophyse
Prolactin release-inhibiting factor = PiF	Hemmung der Sekretion von Prolaktin (PRL)
Growth hormone-releasing-hormon = GHRH	Stimuliert die Freisetzung von Growth hormone (GH)
Substanzen, die auf die MSH-Sekretion einwirken (z. B. Melatonin)	Experimente legen die Existenz von Stoffen nahe, die in der Neurohypophyse freigesetzt werden und die Hormonproduktion im Zwischenlappen beeinflussen. Große Speziesdifferenzen erschweren die Deutung der vorliegenden Befunde und ihrer Relevanz für den Menschen

Im Vorderlappen erreichen diese Neurohormone so spezifische Empfangsstellen (Rezeptoren) an Zellen, über welche die Synthese und Freisetzung der dort produzierten Hormone kontrolliert werden kann. Die Hypothalamusneurone und die Hypophysenzellen werden auch durch sehr verschiedene andere zentrale und periphere Botenstoffe beeinflußt.

An dieser Stelle sollen allerdings nur die wichtigsten psychoneuroendokrinologischen Zusammenhänge vorgestellt werden (Abb. 9-1 sowie Tab. 9-1 und 9-2). Weiterführende Informationen hierzu, aber auch zu den besonderen Bestimmungsmethoden und klinischen Anwendungsbereichen findet sich bei Hesch (1989), Nemeroff (1992) sowie Hellhammer und Kirschbaum (in Druck). Die besondere klinische Relevanz psychoendokrinologischer Befunde haben wir kürzlich an anderem Ort zusammengefaßt (Hellhammer und Pirke, in Druck); dieser Beitrag enthält für den interessierten Leser auch eine Zusammenstellung der speziellen Referenzliteratur, insoweit diese nachstehend nicht gesondert angegeben ist (s. a. Kap. 67, »Klinische Psychoneuroendokrinologie«).

3 Adrenocorticotropes Hormon und Cortisol

Im Hypophysenvorderlappen wird das Adrenocorticotrope Hormon (ACTH) synthetisiert und freigesetzt. Es erreicht über die Blutbahn Rezeptoren auf Zellen der Nebennierenrinde, welche das Steroidhormon Cortisol herstellen und freisetzen können. ACTH und Cortisol können ihrerseits über Rezeptoren in Gehirn und Hypophyse mittelbar und unmittelbar die Freisetzung inhibieren (negative Rückmeldung).

Die Kontrolle der Synthese und Freisetzung von ACTH ist von zahlreichen Botenstoffen abhängig, die wichtigsten sind zweifellos der »Corticotropin-releasing-factor« (CRF) und Arginin-Vasopressin (AVP). Beide Hormone werden in kleinzelligen (parvozellulären) Neuronen im paraventrikulären Kern des Hypothalamus hergestellt, deren Axone in den Hypophysenstiel projizieren. Dort setzen etwa die Hälfte dieser Neuronen CRF, die andere Hälfte CRF und AVP gemeinsam in die kleinen Portalgefäße des Hypophysenstiels frei, von wo aus sie Rezeptoren an corticotropen Zellen des Hypophysenvorderlappens erreichen und die Synthese und Freisetzung von ACTH einleiten können.

Neuronen, in welchen CRF und AVP koexistieren, reagieren besonders sensitiv auf negative Rückmeldung von Cortisol. Das Zusammenspiel dieser Hormone innerhalb der Hypothalamus-Hypophysen-Nebennierenrinde-Achse (HHNA) gewährleistet wichtige Anpassungsreaktionen bei psychischer und physischer Belastung. Die biologische Bedeutung dieser Achse ist daher für die Psychosomatik besonders relevant. Dabei interessiert vor allem, welche psychischen und sozialen Bedingungen die HHNA aktivieren, und welche psychosomatischen Veränderungen im Rahmen der Achsenaktivierung auftreten.

Schon 1968 machte Mason darauf aufmerksam, daß die HHNA vor allem dann aktiviert wird, wenn sich ein Individuum in einer als neu, mehrdeutig, unvorhersehbar oder unkontrollierbar erlebten und persönlich bedeutsamen Situation antizipativ um Orientierung bemüht. In einer als bedrohlich erlebten Situation kennzeichnen diese psychischen Vorgänge das Erlebnis der Angst. Bei den begleitenden neuroendokrinen Abläufen im zentralen Nervensystem spielen dabei CRF, ACTH und Cortisol eine besonders wichtige Rolle (vgl. Hellhammer und Ehlert, 1991).

Tierexperimentelle Untersuchungen haben gezeigt, daß bei Streß hypothalamisches und extrahypothalamisches CRF aktiviert wird. CRF kann nicht die Blut-Hirn-Schranke überwinden. Um Effekte von CRF im Gehirn zu untersuchen, hat man in Tierexperimenten dieses Peptid intrazerebroventrikulär (icv) verabreicht. Erstaunlicherweise konnte man rasch eine ganze Palette von Reaktionen beobachten, welche auch bei Streß zu beobachten sind. So bewirkt CRF (icv) einen raschen Anstieg von Herzfrequenz, Blutdruck sowie Plasmaspiegeln von Adrenalin und Noradrenalin. Ferner wird die Aktivität von Magen, Dünndarm, Galle und Pankreas inhibiert, die des Dickdarms und somit Ausscheidungsfunktionen aktiviert. Neben diesen Veränderungen des autonomen Nervensystems zeigen sich im endokrinen System mit kurzer zeitlicher Verzögerung ein Anstieg von ACTH, Cortisol und Wachstumshormon sowie eine Hemmung der Hypophysen-Gonaden-Achse. Darüber hinaus induziert CRF in sehr unterschiedlichen tierexperimentellen Tests angstähnliches Verhalten, eine Reduktion von Sexualverhalten und Nahrungsaufnahme sowie eine Zunahme streßinduzierten Angriffsverhaltens (Dunn und Berridge, 1990; Owens und Nemeroff, 1991).

Man erkennt sehr deutlich, daß CRF offenbar integrativ eine Vielzahl endokriner, autonomer Reaktionen sowie Verhaltensreaktionen beeinflußt. Fraglich ist, ob diese Palette CRF-vermittelter Reaktionen auch durch assoziative Reize beeinflußt werden kann. In der Tat konnte unsere Arbeitsgruppe zeigen, daß sich die durch CRF (icv) induzierten autonomen und endokrinen Reaktionen klassisch konditionieren lassen (Kreutz et al., 1992). So verwundert es nicht, daß CRF auch als Mediator psychischer (Angst, Depression) und psychosomatischer Störungen (Reizkolon, psychogene Sterilität, Anorexia nervosa) diskutiert wurde.

ACTH hat nicht nur die Aufgabe, die Synthese und Freisetzung von Cortisol zu stimulieren. Vielmehr verbessert ACTH im Tierexperiment offensichtlich Aufmerksamkeit, Konzentrationsfähigkeit und Vermeidungsverhalten. Im Humanversuch scheint dieses Hormon stimmungsverbessernde und aktivierende Wirkung zu besitzen (Pietrowsky et al., 1992). Auch Cortisol scheint psychotrope Wirkungen zu besitzen und die Informationsverarbeitung und Schwellen für sensorische Reize zu verändern (Fehm-Wolfsdorf, 1994). Diese peripher vermittelten Hormonwirkungen scheinen dazu zu dienen, die mentale Leistungsfähigkeit bei Belastung zu verbessern.

Die bisherigen Ausführungen machen deutlich, daß CRF zunächst über das autonome Nervensystem den Organismus in die Lage versetzt, sich physiologisch und mental angemessen mit einem (antizipierten) Stressor auseinanderzusetzen. Myokard und quergestreifte Muskulatur werden verstärkt durchblutet, Ausscheidungsfunktionen mobilisiert, Verdauungstätigkeiten gehemmt. Nach etwa 20 Minuten erfolgt dann über Cortisol mittels Stimulation der Glukoneogenese, Mobilisierung freier Fettsäuren aus Fettdepots und Hemmung des Glukoseverbrauchs im Gewebe eine Bereitstellung neuer Energiereserven.

Während alle diese Veränderungen für eine optimale Anpassungsreaktion sprechen, wurden die immunsuppressiven Wirkungen von Cortisol kontrovers diskutiert. Bei akutem Streß scheinen die immunsuppressiven Wirkungen von Cortisol durch parallele Freisetzung von Wachstumshormon und Prolaktin antagonisiert zu werden (Kelley und Dantzer, 1992). Bei länger anhaltendem Streß kann eine streßinduzierte dauerhafte Freisetzung von Cortisol wahrscheinlich das Auftreten von Infektionserkrankungen begünstigen. Bei posttraumatischer Belastungsreaktion und Erschöpfung kann es schließlich auch zu einer Minderproduktion von Cortisol kommen.

Unsere Untersuchungen an Patienten lassen vermuten, daß ein Hypocortisolismus einerseits periphere Funktionsstörungen begünstigt, andererseits über eine Disinhibierung von CRF im Gehirn die genannte Palette psychischer und psychosomatischer Störungen zu begünstigen scheint. Klinisch variieren derartige Störungen mit dem Geschlecht sowie sozialen, genetischen, kognitiven und emotionalen Faktoren. In der Tat zeigten sich auch bei Streßprovokation in unserem Labor die erwarteten Unterschiede in der HHNA-Reagibilität (Hellhammer et al., 1993).

Diese psychoneuroendokrinologische Forschung hat gerade in jüngster Zeit eine große Vielzahl an Informationen erbracht, welche für die Psychosomatik große Bedeutung besitzen. Sie haben aber auch gelehrt, daß eine adäquate Beurteilung der psychobiologischen Funktionen der HHNA eine erweiterte Sichtweise erfordert, welche extrahypothalamische und autonome Veränderungen einschließt.

4 Gonadotropine und Sexualsteroide

In der Adenohypophyse werden das follikelstimulierende Hormon (FSH) und das Luteinisierende Hormon (LH) freigesetzt, welche die Funktionen der Gonaden bei Mann und Frau steuern. Die Synthese und Freisetzung der Gonadotropine FSH und LH werden hypothalamisch kontrolliert. Diese Kontrolle erfolgt mittels des Peptidhormons »Gonadotropin-releasing-hormone« (GnRH), welches hauptsächlich von Neuronen des Nucleus arcuatus (kleinzellige Kerngebiete des Hypothalamus) produziert wird. Axone dieser neuroendokrinen Zellen ziehen zum Hypophysenstiel, wo sie GnRH in die hypophysären Portalgefäße abgeben. Über diese Blutgefäße erreicht GnRH im Hypophysenvorderlappen Rezeptoren auf gonadotropen Zellen, über welche die Synthese und Freisetzung von FSH und LH ausgelöst wird. Über die Blutbahn erreichen LH und FSH die männlichen und weiblichen Keimdrüsen.

Beim Mann stimuliert LH beispielsweise die Leydig-Zellen zur Freisetzung und Synthese von Testosteron, während FSH die Funktionen der Sertoli-Zellen beeinflußt, welche gemeinsam mit Testosteron an die Steuerung der Samenreifung beteiligt sind. Testosteron sowie das von den Sertoli-Zellen freigesetzte Hormon Inhibin beeinflussen im Sinn einer negativen Rückmeldung die hypothalamisch-hypophysären Mechanismen der Gonadotropinfreisetzung. Testosteron werden psychotrope Wirkungen auf rollenspezifisches männliches Verhalten, Aggressivität und spezifische kognitive Leistungen zugeschrieben, die wissenschaftlichen Evidenzen sind allerdings recht marginal und widersprüchlich (Christiansen, in Druck).

Effekte von Sexualhormonen auf Erleben und Verhalten wurden sehr häufig untersucht. So wird das Absinken von Östrogen und Progesteron bei Frauen nach der Geburt als bedeutsam für postpartale Verstimmung und der Wegfall dieser Hormone im Klimakterium als ursächlich für Hitzewallungen, Schlafstörungen und Stimmungsveränderungen diskutiert. Veränderungen der Befindlichkeit wurden auch bei Störungen der Hypothalamus-Hypophysen-Gonaden-Achse (HHGA) berichtet, etwa bei hy-pothalamischer Amenorrhoe und dem polyzystischen Ovar. Ungesichert ist bisher, ob prämenstruelle Veränderungen der Stimmung und des Verhaltens unmittelbar auf zyklusabhängige Hormonveränderungen zurückzuführen sind (Schweiger und Pirke, in Druck; Abb. 9-2).

Störungen der Fortpflanzungsfähigkeit treten auch infolge von Untergewicht auf. Diese hypothalamisch induzierten Funktionsstörungen der HHGA wurden besonders gut bei der Anorexia nervosa dokumentiert. Störungen des Menstruationszyklus können auch bei intermittierendem Fasten beobachtet werden. Diese Zusammenhänge wurden bei der Bulimia nervosa, aber auch bei Frauen beobachtet, welche häufig Reduktionsdiäten durchführen.

Bei Zyklusstörungen infolge gezügelten Eßverhaltens stehen Anovulation und Störungen der Lutealphase im Vordergrund. Andererseits kann auch Übergewicht Zyklusstörungen mit polyzystischen Veränderungen am Ovar bewirken und die Androgenkonzentration im Serum erhöhen. Bei Normalisierung von Eßverhalten und Gewicht normalisieren sich die HHGA-Funktionen. Bemerkenswert ist, daß durch hypothalamische Minderproduktion von GnRH induzierte Zyklusstörungen auch durch intensive sportliche Aktivität ausgelöst werden können (Schweiger und Pirke, in Druck).

Auch psychische Belastung kann die Funktionen der HHGA bei Mann und Frau erheblich beeinträchtigen und Sterilität begünstigen. Beim Mann scheint aktiver Umgang mit Streß über Aktivierung des sym-

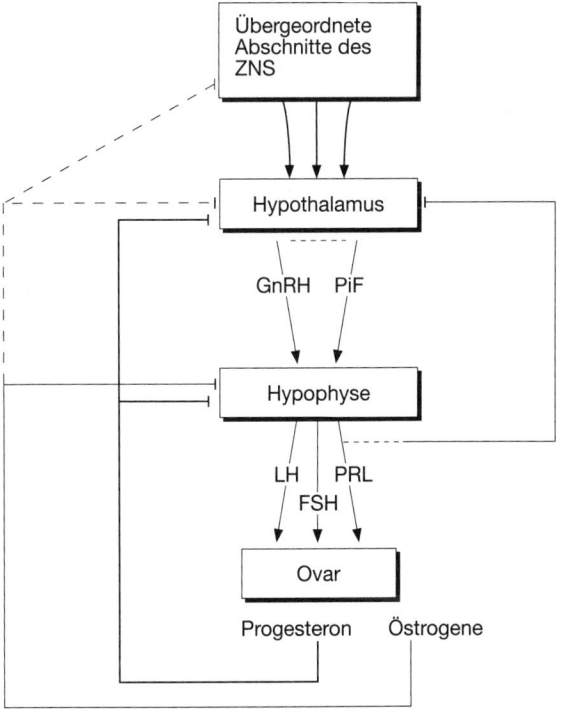

Abb. 9-2 *Regelkreis zwischen Ovar, Hypophyse und Hypothalamus (nach Deetjen und Speckmann, 1994).*

pathischen Nervensystems eine Vasokonstriktion testikulärer Blutgefäße zu bewirken. In Folge der Mangeldurchblutung scheinen die Leydig-Zellen nicht mehr ausreichend durch LH stimuliert zu werden, so daß eine Reduktion der Testosteronproduktion erfolgt, mit nachfolgender Degeneration von Samenzellen in Testosteron-sensitiven Reifungsphasen. Ferner liegen Hinweise vor, daß eine besonders durch unkontrollierbare und unvorhersehbare Belastung induzierte Aktivierung von CRF die HHGA-Funktionen stört, wodurch eine Reduktion von Anzahl und Beweglichkeit der Spermien einzutreten scheint. Psychotherapie kann eine Normalisierung derartiger Störungen bewirken (Hellhammer et al., 1989).

Auch bei der Frau wurden relevante Zyklusstörungen infolge von Streß beschrieben. Besonders einschneidend scheinen dauerhafte Leistungsanforderungen sowie Veränderungen der Lebensumwelt zu sein. Als relevanter physiologischer Mechanismus wird auch hier eine Aktivierung von hypothalamischen CRF angesehen, in deren Folge die HHGA mittelbar gestört wird (Schweiger und Pirke, in Druck).

5 Thyreotropes Hormon und Schilddrüsenhormone

Bei psychoendokrinologischen Untersuchungen zur Hypothalamus-Hypophysen-Schilddrüsen-Achse stehen in aller Regel psychotrope Effekte der Schilddrüse im Vordergrund. Veränderungen der Achse in Folge psychischer Ereignisse scheint keine besondere Bedeutung zuzukommen. So wurden bisher auch anekdotische Berichte nicht eindeutig bestätigt, wonach traumatische Ereignisse eine Hyperthyreose auslösen können.

Die nachstehenden Ausführungen beziehen sich auf einen aktuellen Übersichtsartikel von Schaaf und Usadel (in Druck).

Über die Portalgefäße erreicht das hypothalamische »Thyreotropin-releasing-hormone« (TRH) den Hypophysenvorderlappen, wo es die Synthese und Freisetzung von thyreotropem Hormon (TSH) anregt. TSH erreicht über die Blutbahn die Schilddrüse und bewirkt hier die Synthese und Freisetzung von Thyroxin (T4) und Trijodthyronin (T3). TRH kommt auch extrahypothalamisch vor und scheint als Kotransmitter verschiedene neuronale Funktionen zu modulieren. T3 und T4 sind in bedeutsamer Weise am Kohlenhydrat-, Fett-, Eiweiß- und Mineralstoffwechsel beteiligt; sie beeinflussen ferner die Funktionen des Zentralen Nervensystems und der Fortpflanzungsorgane.

Aufgrund der Vielzahl ihrer Wirkungen, bewirkt eine veränderte Verfügbarkeit von T3 und T4 zahlreiche Störungen. Bei **Schilddrüsenüberfunktion** können Wärmeintoleranz mit verstärkter Schweißneigung, Herzklopfen, Belastungsdyspnoe, Tremor, Gewichtsverlust und Nervosität auftreten. Eine **Unterfunktion der Schilddrüse** kann demgegenüber

Ermüdbarkeit, Kälteintoleranz und Gewichtszunahme begünstigen. Eine detaillierte Übersicht über die zentralnervös vermittelten Effekte der Schilddrüsenhormone auf kognitive, affektive und behaviorale Funktionen finden sich bei Schaaf und Usadel (in Druck).

Nicht selten simulieren Störungen der Schilddrüse das Bild psychischer und psychosomatischer Störungen. In der psychosomatischen Differentialdiagnostik spielt daher die Abklärung derartiger Störungen eine bedeutsame Rolle (Adler und Hemmeler, 1992, S. 249).

Häufig wurde eine Komorbidität zwischen Schilddrüsenstörungen und psychiatrischen Erkrankungen untersucht. Dabei ergab sich die Hypothese, daß eine Hypothyreose zur Depression prädisponiert. Bei einigen Patienten variieren Schilddrüsenunterfunktion und Depression gemeinsam, bei anderen eher unabhängig. Bei der überwiegenden Zahl von Patienten besteht allerdings keine Komorbidität. Bemerkenswert ist in diesem Zusammenhang auch, daß T3 die Wirkung von Antidepressiva zu verstärken scheint, und daß der nach Schlafentzug zu beobachtende Anstieg von TSH ein Indikator der therapeutischen Effizienz dieses Verfahrens bei depressiven Patienten zu sein scheint.

6 Wachstumshormon und Prolaktin

Wachstumshormon (Growth hormone; GH oder STH) wird durch »Growth-hormone-releasing hormone« (GHRH) aus dem Hypophysenvorderlappen freigesetzt. GNRH wird in neuroendokrinen Zellen im Nucleus arcuatus und im ventromedialen Hypothalamus synthetisiert und über Axonendigungen in die Portalgefäße freigesetzt. Die Freisetzung von GH wird dagegen durch Somatostatin (SS) gehemmt, ein anderes hypothalamisches Hormon, welches wie GHRH über die Portalgefäße die Adenohypophyse erreicht.

Bei Nagetieren scheint die inhibitorische, bei Primaten die exitatorische Komponente zu überwiegen. GH stimuliert das Längenwachstum und besitzt anabole und Insulin-antagonistische Wirkungen. So induziert GH über Lipolyse den Anteil freier Fettsäuren, erhöht den Blutzuckerspiegel, vermindert die Insulinsensitivität, erhöht den Grundumsatz und steigert die Aminosäureaufnahme und Proteinsynthese der Zelle. Die anabolen Wirkungen von GH scheinen einen vermittelnden Effekt von Substanzen aus Leber und Niere vorauszusetzen, welche Somatomedine oder »Insulin-like growth factors« (IGF) genannt werden. Somatomedine scheinen im Sinn einer negativen Rückmeldung die Prolaktin-(PRL-) Freisetzung über Somatostatin zu inhibieren. Die Sekretion von GH erfolgt pulsatil und vorwiegend in der Nacht in Tiefschlafphasen.

Prolaktin (LTH oder PRL) wird in laktotropen Zellen des Hypophysenvorderlappens synthetisiert. Im

Gegensatz zu den anderen Hypophysenhormonen steht die Freisetzung von PRL vorwiegend unter inhibitorischer Kontrolle. Die Hemmfunktionen werden durch Dopamin (DA) gewährleistet, ein biogenes Amin, welches von tubero-infundibulären Neuronen in die Portalgefäße abgegeben wird. Andererseits scheinen TRH und das vasoaktive intestinale Peptid (VIP) die Sekretion von PRL zu stimulieren. Die Sekretion von PRL erfolgt weitgehend gleichmäßig, ist nachts und in der Mitte des Menstruationszyklus leicht erhöht (s.a. Abb. 9-2). Die basale und stimulierte Sekretion von PRL ist bei der Frau etwas ausgeprägter. In der Schwangerschaft und Stillzeit findet sich eine deutliche Zunahme der PRL-Sekretion.

Bei den meisten Spezies zeigt sich bei Streß ein Anstieg von GH und PRL. Auch beim Menschen wurden PRL-Anstiege bei physischer Aktivität, Operationsstreß, Hypoglykämie und emotionaler Belastung beim Fallschirmsprung beobachtet. Erstaunlicherweise wurde keine Veränderung von PRL bei stark angstinduzierender Reizüberflutungstherapie an Phobikern oder bei Belastung durch Venenpunktion beobachtet.

Einige tierexperimentelle Befunde deuten an, daß Stressoren, welche hypothalamisches VIP aktivieren, resp. tubero-infundibuläres DA hemmen, einen PRL-Anstieg einleiten. Auch GH steigt bei physischem und physischem Streß an. So wurde ein Anstieg von GH schon bei Antizipation von psychischer Belastung beobachtet, der sogar größer war, als während der Streßprovokation. Bei streßinduziertem Anstieg von GH ist in aller Regel auch ein Cortisolanstieg zu beobachten. Umgekehrt kann bei einigen Versuchspersonen auch nur ein isolierter Cortisolanstieg beobachtet werden. Einige Befunde deuten darauf hin, daß erst dann ein zusätzlicher Anstieg von GH erfolgt, wenn der Stressor subjektiv als besonders beängstigend erlebt wird (Rose, 1984; Reichlin, 1988; s.a. Kap. 1, »Wissenschaftstheorie: ...«, Abwärtsbewegung sowie Bedeutungssprung).

Im Bereich der Psychosomatik ist bedeutsam, daß beiden Hormonen eine protektive Bedeutung beim Streßgeschehen zugeschrieben wird (Hellhammer und Buske-Kirschbaum, 1994). Unterschiedlichsten Formen der Streßbelastung ist eine Aktivierung des dorsalen noradrenergen Systems gemeinsam. Dieses System hat seinen Ursprungsort im Locus coeruleus des Hirnstamms, von wo aus Axone in nahezu alle höher und tiefer gelegenen Hirnareale projizieren. Dieses nordadrenerge System mobilisiert und synchronisiert zahlreiche psychische Leistungen und verbessert so die Adaptation des Nervensystems. Bei noradrenerger Aktivierung können hypothalamische Kontrollmechanismen so moduliert werden, daß im Hypophysenvorderlappen gleichzeitig eine Sekretion von Cortisol, GH und PRL erfogt.

Kelley und Dantzer (1991) haben postuliert, daß GH und PRL die immunsuppressiven Wirkungen von Cortisol antagonisieren. Sie legen eine Reihe von Untersuchungsergebnissen vor, welche deutlich machen, daß die Wirkungen von GH und PRL recht spezifisch jene Immunreaktionen aktivieren, welche durch eine streßinduzierte Cortisolfreisetzung blockiert werden. In eigenen Untersuchungen konnten wir unter experimenteller Streßbelastung einen Anstieg von GH, PRL und ACTH beobachten (Kirschbaum et al., 1993), allerdings zeigten sich bei weiteren Datenanalysen nur positive Korrelationen zwischen PRL und ACTH, nicht aber mit GH.

7 Oxytocin

Das Neurohypophysenhormon Oxytocin (OT) wird in großzelligen (magnozellulären) Neuronen des supraoptischen und paraventrikulären Kerns des Hypothalamus synthetisiert und über den Hinterlappen der Hypophyse in die Blutbahn abgegeben. Darüberhinaus wird OT zu einem kleinen Teil auch in parvozellulären Neuronen synthetisiert, welche das Hormon in die Portalgefäße abgeben, über welche es den Vorderlappen erreicht, wo es die Wirkung von CRF fördert. Schließlich kommt OT auch als Neurotransmitter in zahlreichen Hirnarealen vor. Neuere Übersichtsarbeiten zu psychobiologischen, physiologischen und anatomischen Aspekten findet man bei Pedersen und Mitarbeitern (1992) und North und Mitarbeitern (1993).

Stimulation der Brustwarzen der Mutter bewirkt eine rasche Stimulation der Freisetzung von PRL und OT in die Blutbahn. OT bewirkt in der Brust über eine Kontraktion der Milchdrüsen die Milchfreisetzung, während es ggf. über den Vorderlappen die Freisetzung von ACTH und so mittelbar Glukokortikoiden fördert, welche die Laktation aufrecht erhalten. Daneben bewirkt OT bei der Geburt Kontraktionen der glatten Uterusmuskulatur und die Austreibung des Neugeborenen. Die Wirkung von OT scheint in hohem Maß von Östrogen abzuhängen, welches die Speicherung von OT zu vermehren und die Rezeptorsensitivität zu erhöhen scheint. Da die Östrogenspiegel bei der Geburt sehr hoch sind, sind die Wirkungen von OT zu diesem Zeitpunkt besonders ausgeprägt.

In den vergangenen Jahren wurden hochinteressante tierexperimentelle Untersuchungen zu extrahypophysären Effekten von OT vorgelegt. So zeigte sich, daß OT (icv) bei weiblichen Tieren die gegengeschlechtliche Partnersuche und das Paarungsverhalten fördert. Ferner löst es bei diesen Tieren das komplette Bemutterungsverhalten (Nestbau, Lecken, Säubern, Gruppieren fremder Neugeborener, Einnehmen der Stillposition) aus. Da Antagonisten von OT die sozialen Beziehungen zum männlichen Partnertier und zu den eigenen Neugeborenen unterbrechen, wird OT auch eine Funktion bei der Etablierung und Aufrechterhaltung bei partnerschaftlicher Bindung und Mutter-Kind-Beziehungen zugesprochen. Auch beim Neugeborenen scheint OT bedeutsam zu sein. So kann Milchaufnahme eine Dehnung des Magens bewirken, welche OT im zentralen Nervensystem des Neugeborenen aktiviert. OT scheint daraufhin einerseits über Vagusstimulation die Freisetzung von Magensäure und somit den Verdauungsvorgang einzuleiten, andererseits die Kind-Mutter-Beziehung zu etablieren.

Man erkennt, daß ein und derselbe Botenstoff außerordentlich vielseitige Wirkungen auf Verhalten und Körperreaktionen haben kann, wobei imponiert, daß die Palette dieser Reaktionen einem ähnlich psychobiologischen Kontext zuzuordnen sind. OT scheint eine besondere Bedeutung bei den sozialen Aspekten der Reproduktion zuzukommen (Partnerschafts- und Sexualverhalten, Bemutterungsverhalten, Beziehungen zwischen Mutter und Kind). Diese Überlegungen basieren bisher ausschließlich auf tierexperimentellen Befunden.

Bei stillenden Frauen wurde beobachtet, daß mentaler Streß (Kopfrechnen) die pulsatile Freisetzung von OT stört. Die OT-Freisetzung scheint ferner bei Frauen sensibler auf Lärmstreß zu reagieren als bei Männern. Schließlich wurde beobachtet, daß OT die Konsolidierung und das Wiederfinden von Gedächtnisinhalten vermindert. Da die hypophysäre OT-Freisetzung nicht die OT-Aktivität im übrigen Gehirn repräsentiert, bestehen kaum Möglichkeiten, Aspekte der sozialen Reproduktion auch beim Menschen zu untersuchen.

8 Vasopressin

Arginin-Vasopression (AVP) entstammt wie Oxytocin magnozellulären Neuronen im paraventrikulären und supraoptischen Hypothalamus, welche in die Neurohypophyse projizieren und dort das Hormon in die Blutbahn abgeben. AVP bindet an unterschiedliche Rezeptoren (V1 und V2). Über V2-Rezeptoren übt AVP seine antidiuretische Wirkung aus; AVP wird daher auch als antidiuretisches Hormon (ADH) bezeichnet. AVP steigert die Permeabilität der Sammelrohre und Tubuli der Nieren und fördert so die Wasserretention. Die magnozellulären AVP-Neuronen reagieren auf osmotische Stimuli und Natriumionen und registrieren so die Verfügbarkeit von Wasser und Blutvolumen.

Über V1-Rezeptoren an der glatten Muskulatur der Blutgefäße kann AVP vasopressorisch wirken. Sobald eine Vasokonstriktion eingetreten ist, erfolgt eine gegenläufige Vasodilatation, welche über V2-Rezeptoren vermittelt wird. AVP kann den Blutdruck regulieren, wenn über kardiopulmonare oder arterielle Barorezeptoren ein Absinken des Blutdrucks oder des Blutvolumens signalisiert wird. AVP ist auch als zentralnervöser Neurotransmitter an der Blutdruckregulation beteiligt. So bewirkt Applikation von AVP (icv) einen Anstieg von Blutdruck und Herzfrequenz.

AVP kommt als Neurotransmitter in zahlreichen Hirngebieten vor. Die Neurotransmission scheint zumindest bei Tieren in hohem Maß von Testosteron beeinflußt zu werden. Testosteron scheint dabei nicht die Rezeptoren, sondern die Plastizität der Nervenendigungen zu beeinflussen: Kastration verringert, Testosteron erhöht die Nervenfaserdichte und männliche Tiere zeigen besonders in sexuell dimorphen Hirnarealen eine erhöhte Innervationsdichte. Wie schon erwähnt, koexistiert AVP mit CRF auch in parvozellulären hypothalamischen Neuronen, von wo es über die Portalgefäße der Hypophyse den Vorderlappen erreicht und die Wirkung von CRF auf die ACTH-Freisetzung fördert.

Die Bedeutung von AVP als Neurotransmitter wurde bisher vornehmlich tierexperimentell untersucht. Dabei zeigte sich, daß AVP (icv), im Gegensatz zu OT, die Konsolidierung und Wiederabrufbarkeit von gelernten Informationen verbessert. Beim Hamster erhöht AVP (icv) ein artspezifisches Verhalten, welches als »flank marking« bezeichnet wird. Männliche Hamster reiben ihre Flanken an Objekten der Umgebung und markieren diese mit Duftstoffen. Dieses Verhalten ist besonders bei dominanten Männchen ausgebildet und nimmt mit der Höhe des Testosteronspiegels zu. Das »flank marking« scheint den sozialen Status eines männlichen Tiers zu signalisieren und die soziale Aggression anderer Artgenossen zu erniedrigen. Ob AVP, ähnlich wie OT, eine besondere Bedeutung bei reproduktionsbezogenem Sozialverhalten zukommt, ist derzeit noch nicht geklärt.

Veränderungen von AVP wurden auch unter Streßbedingungen beobachtet. Dabei variiert die Freisetzung von AVP mit Wasser- und Salzverlust (Schwitzen), der streßinduzierten Aktivität des autonomen Nervensystems sowie der Art und Dauer der Belastung. Die AVP-haltigen magnozellulären und parvozellulären Zellen reagieren dabei ganz unterschiedlich auf die verschiedenen Streßbedingungen. Aus den vorliegenden Befunden ergeben sich Hinweise, daß der Plasmaspiegel von AVP bei physischem Streß ansteigt, bei psychischem Streß dagegen eher absinkt. Das bei emotionalem Streß beobachtete Absinken von AVP wurde als potentielle Ursache der Enuresis nocturna diskutiert, zumal bei betroffenen Kindern vor allem der nächtliche AVP-Anstieg fehlt und die meisten von ihnen symptomatisch gut auf die AVP analoge Substanz Desmopression ansprechen.

Ferner wird bereits deutlich, daß auch dem Neurotransmitter AVP klinische Bedeutung zukommen kann. Erste tierexperimentelle Arbeiten zeigen, daß AVP (icv) an streßvermittelten gastrointestinalen Störungen beteiligt sein kann. Die meisten Untersuchungen am Menschen beschäftigen sich mit der potentiellen Bedeutung von zentralnervösem AVP und kognitiven Defiziten. Zu diesem Zweck werden üblicherweise Liquorspiegel von AVP untersucht.

Erhöhte Liquorwerte von AVP wurden bei Patientinnen mit Anorexia nervosa und Bulimia nervosa gefunden, welche mit dem Durstempfinden korrelieren und ggf. Folgen einer gestörten Osmoregulation sind. Ferner wurden positive Beziehungen zwischen Zwangsverhalten und AVP-Spiegeln im Liquor berichtet. Demgegenüber wurde eine Reduktion von AVP im Liquor bei Patienten mit Schizophrenie und Depression beobachtet. Bei depressiven Patienten normalisieren sich diese Befunde unter antidepressiver Behandlung. Wenig ermutigend verliefen dagegen Therapieversuche mit AVP-analogen Substanzen an Patienten mit Demenz, Depression, Alkoholismus und Schädel-Hirn-Trauma, welche auf eine Verbesserung kognitiver Defizite abzielten.

9 Melatonin

Melatonin wird vornehmlich in den Zellen der Epiphyse, zum Teil auch in Retinazellen und Lymphozyten synthetisiert. Epiphysäres Melatonin wird lichtabhängig inhibiert. Lichteinflüsse erreichen über die Retina und den retino-hypothalamischen Trakt den suprachiasmatischen Kern des Hypothalamus. Bei zunehmender Dunkelheit stimulieren Zellen dieses Kerngebiets eine Bahn, welche über den paraventrikulären Kern zu sympathischen Zellen im Rückenmark projizieren. Diese stimulieren wiederum über Betarezeptoren Zellen der Epiphyse und somit die Melatoninfreisetzung.

Rezeptoren für Melatonin finden sich in zahlreichen Hirnrealen: Bei Tieren, welche Winterschlaf halten, scheint Melatonin den Schlaf zu fördern und über eine Hemmung der Schilddrüsenfunktionen mittelbar die Reproduktions- und Stoffwechselfunktionen zu reduzieren. Auch beim Menschen scheint Melatonin eine koordinierende Wirkung auf Schlaf, Stoffwechsel, Reproduktion und Immunsystem auszuüben. Bei Yu und Reiter (1993) findet sich eine aktuelle Dokumentation des gegenwärtigen Kenntnisstandes zu diesem Hormon.

In der Psychoneuroendokrinologie hat Melatonin bisher nur wenig Beachtung gefunden. Die pulsatile, zirkadian variierende Freisetzung von Melatonin, die Abhängigkeit von Lichtverhältnissen und Menstruationszyklus erschweren das Studium dieses Hormons. Manche Untersuchungen wurden an nachtaktiven Tieren durchgeführt, so daß eine Generalisierung von Ergebnissen auf die menschliche Situation besonders fraglich wird.

Tierexperimentelle Untersuchungen verweisen auf einen streßinduzierten Anstieg von Melatonin bei subordinaten, aber eine Reduktion bei dominanten Tieren. Dauerhafte Belastung scheint den nächtlichen Anstieg von Melatonin zu verzögern. Diskutiert wird ferner eine inverse Beziehung zwischen Cortisol und Melatonin. So verhalten sich die zirkadianen und streßinduzierten Veränderungen beider Hormone offensichtlich gegenläufig. Streßinduzierten Magengeschwüren und immunologischen Veränderungen (Reduktion der Antikörperproduktion und T-Zellfunktion) konnte durch Melatonin vorgebeugt werden. Ferner liegen Ergebnisse vor, die auf einen onkostatischen und lebensverlängernden Effekt von Melatonin verweisen. Aufgrund derartiger Ergebnisse wurde Melatonin eine eher protektive Rolle im Rahmen regenerativer Schlaffunktionen zugesprochen.

Beim Menschen sind ebenfalls streßinduzierte Veränderungen von Melatonin unter physischer Belastung beobachtet worden, allerdings sind diese Befunde noch nicht eindeutig. Bei Patienten mit streßbezogener Unfruchtbarkeit, Anorexia nervosa und Bulimia nervosa wurden erhöhte Melatoninspiegel als potentielle Ursache gestörter Fortpflanzungs-

funktionen diskutiert. Hinweise auf eine eher niedrige Melatoninfreisetzung zeigen sich bei Patienten mit prämenstruellem Syndrom, Depression und Clusterkopfschmerzen. Da saisonal abhängige affektive Störungen lichtabhängig zu variieren scheinen, wurde Melatonin besondere Aufmerksamkeit geschenkt, bislang allerdings ohne eindeutige Ergebnisse.

Da Melatonin, ähnlich wie Benzodiazepine allosterisch die Effekte von Gamma-Amino-Buttersäure verstärken können, wurde die therapeutische Brauchbarkeit von Melatonin, resp. Melatoninagonisten bei Angst- und Schlafstörungen untersucht. Erste Ergebnisse sind ermutigend, da Melatonin selbst bereits zur Therapie von Einschlafstörungen ausreichen kann, andererseits in Kombination mit Benzodiazepinen eine deutliche Reduktion dieser Präparate gestattet. Chronotherapeutische Effekte von Melatonin wurden überdies bei Befindlichkeitsstörungen nach Transatlantikflügen (Jet-Lag) und bestimmten, im Tages-, Wochen- und Jahresrhythmus variierenden Formen der Epilepsie untersucht. Dabei ergaben sich erste Hinweise auf positive Effekte einer Kombination von Lichttherapie und Melatonin.

10 Ausblick

Erkenntnisse der Psychoneuroendokrinologie werden erst ansatzweise in der psychosomatischen Forschung berücksichtigt. Die rasche Entwicklung dieser Disziplin und der sich dabei bereits deutlich abzeichnende Erkenntnisgewinn werden zu einer wissenschaftlichen Absicherung psychosomatischer Konzepte führen können. Denkbar ist auch, daß Konzepte verworfen werden müssen, welche nicht im Einklang mit unserem Wissen über das Gehirn und das endokrine System stehen (Gray, 1971).

Gegenwärtig zeichnet sich ab, daß zunehmend mehr auf die protektiven und regenerativen Funktionen des endokrinen Systems geachtet wird (Hellhammer und Buske-Kirschbaum, 1994). Der Organismus scheint bestimmte Komponenten des Hormonsystems zu aktivieren, um sich vor noxischen Einflüssen zu schützen. Wir haben schon darauf hingewiesen, daß Wachstumshormon und Prolaktin die immunsuppressiven Wirkungen von Cortisol gegenregulieren können. Aber auch auf zellulärem Niveau üben etwa enzymatische und nicht-enzymatische Radikalenfänger, Mechanismen der DNA-Reparatur oder Streßproteine spezifische Schutzfunktionen aus. Die Wahrscheinlichkeit, in einer Belastungssituation körperlich zu erkranken, scheint daher nicht nur von pathogenen Effekten von Stressoren abzuhängen, sondern auch von der Fähigkeit des Organismus, protektive und regenerative Faktoren zu mobilisieren. Es könnte sehr vielversprechend sein, zu erfahren, mittels welcher psychologischer Verfahren derartige Schutzfunktionen aktiviert werden können.

Die Verbesserung von Sensitivität und Praktikabilität der endokrinologischen Meßverfahren wird dazu beitragen, daß die Hormonmessung zunehmend Eingang in die klinisch-psychosomatische Forschung finden kann. So können schon jetzt Cortisol, Testosteron und einige andere Steroidhormone zuverlässig im Speichel gemessen werden. Dieses Verfahren erlaubt die selbständige, laborunabhängige und belastungsfreie Probensammlung in nahezu beliebigen Intervallen (Kirschbaum et al., 1992; Malamud und Tabak, 1993).

Das Wissen der Psychoneuroendokrinologie basiert vielfach auf tierexperimenteller Forschung, welche nur mit Vorbehalt auf die Situation beim Menschen übertragen werden kann. Diese Situation ist recht unbefriedigend, zumal vorliegende tierexperimentelle Befunde darauf hinweisen, daß Kenntnisse über neuroendokrine Botenstoffe im zentralen Nervensystem außerordentlich vielversprechend für Diagnostik und Therapie sind. Die Verbesserung bildgebender Verfahren läßt allerdings hoffen, daß langfristig auch diese Methoden in der psychosomatischen Forschung eingesetzt werden können.

KAPITEL 10

Psychoimmunologie

Wolfgang Klosterhalfen und Sibylle Klosterhalfen

1 Zusammenfassende Einschätzung der Forschungsergebnisse

- Nerven- und Immunsystem sind durch zahlreiche Neuro- und Immunohormone verbunden.
- Stressoren haben meist hemmende Effekte auf immunologische Funktionen. Immundepressive Streßeffekte sind durch Tierexperimente unter methodischen Aspekten besser belegt als durch Humanstudien; sie scheinen bei zellulären Parametern häufiger als bei humoralen aufzutreten.
- Erste Experimente sprechen dafür, daß Immunfunktionen beim Menschen durch streßreduzierende Interventionen günstig beeinflußt werden können.
- Bei Mensch und Tier wird die Entwicklung von **Infektionskrankheiten** wahrscheinlich durch Streßeinflüsse gefördert.
- In Tierexperimenten sind sowohl stimulierende als auch hemmende Effekte von Stressoren auf die **Entwicklung von Malignomen** festgestellt worden; ob beim Menschen belastende Lebensereignisse die Entwicklung von Krebs fördern, ist noch unklar.
- Streßeffekte auf die **Entwicklung von Gelenkentzündungen** sind bisher nur in einzelnen Tierexperimenten sowie einigen retrospektiven Humanstudien beobachtet worden; die Ergebnisse der Tierexperimente sind heterogen. Arthritis-Patienten berichten meist über eine Häufung von belastenden Ereignissen vor Ausbruch der Krankheit.
- In einer Reihe von Arbeiten ergaben sich Zusammenhänge zwischen unterschiedlichen Persönlichkeitsmerkmalen und immunologischen Parametern. Angesichts der Vielzahl der in diesen Arbeiten insgesamt untersuchten psychologischen und immunologischen Maße bleibt noch zu prüfen, inwieweit es sich um Zufallskorrelationen oder tatsächliche Zusammenhänge handelt.
- Beziehungen zwischen Persönlichkeitsmerkmalen einerseits und der Entwicklung von Infektionskrankheiten, Krebserkrankungen oder Gelenkentzündungen (rheumatoide Arthritis) andererseits sind noch nicht überzeugend dokumentiert worden. Auch hier fehlt es an Replikationsversuchen.
- Immunologische Vorgänge lassen sich beim Tier durch konditionierte Stimuli, die vorher mit der Verabreichung immunmodulierender Substanzen (unkonditionierte Stimuli) gepaart worden waren, beeinflussen (Phänomen der konditionierten Immunmodulation). Die Ergebnisse der Experimente zur konditionierten Immundepression sind bemerkenswert konsistent. Konditionierte immunmodulierende Effekte müssen beim Menschen noch repliziert werden.
- Die Mechanismen psychoimmunologischer Streß- und Konditionierungseffekte sind bisher nicht bekannt. Neuroanatomische, psychoneuroendokrinologische und immunpharmakologische Untersuchungen sprechen aber für eine – im einzelnen noch nicht hinreichend verstandene – neuroendokrinologische Mediierung, an der eine Vielzahl von Hormonen und Neuropeptiden sowie unterschiedlichen Zellen des Immunsystems beteiligt sind.

Langfristig gesehen sind von der Psychoimmunologie (weiterhin) wesentliche Beiträge zur psychosomatischen Medizin zu erwarten. Die bisherigen Ergebnisse lassen es aussichtsreich erscheinen, Fragen der Entstehung, der Verlaufs, der Prävention und der Therapie von Infektionskrankheiten, Krebserkrankungen, Allergien und Autoimmunkrankheiten unter Einbeziehung psychologischer, neuroendokrinologischer und immunologischer Methoden zu untersuchen.

Vorbemerkungen

Kaum ein anderes Teilgebiet der psychosomatischen Grundlagenforschung hat in den letzten Jahren so viel Beachtung gefunden wie die Psychoimmunologie (Synonym: Psychoneuroimmunologie). Zahlreiche Monographien und Kongreßberichte (z. B. Ader (1981a); Ader et al. (1991); Jankovic et al. (1987); Locke et al. (1985); Schmoll et al. (1992); Spector et al. (1988), sowie Hunderte von Zeitschriftenartikeln zeugen von einem regelrechten Forschungsboom.

In der Psychoimmunologie geht es bisher primär um die Effekte von psychologischen Faktoren und damit assoziierten Neurohormonen auf das Immunsystem und auf den Verlauf von Krankheiten, bei denen das Immunsystem abwehrende oder mediierende Funktionen hat; Nervensystem und Immunsystem beeinflussen sich jedoch wechselseitig (Abb. 10-1).

Im Unterschied zu vielen anderen Psychoimmunologie-»Reviews« beschränken wir uns nicht auf eine selektive Darstellung der schönsten Ergebnisse der Psychoimmunologie (»Psychoneuroimmunmythologie«), sondern muten unseren Lesern auch viele nicht hypothesenkonforme Ergebnisse zu. Langfristig gesehen berechtigt die Psychoimmunologie jedoch zu Hoffnungen in Hinblick auf präventive

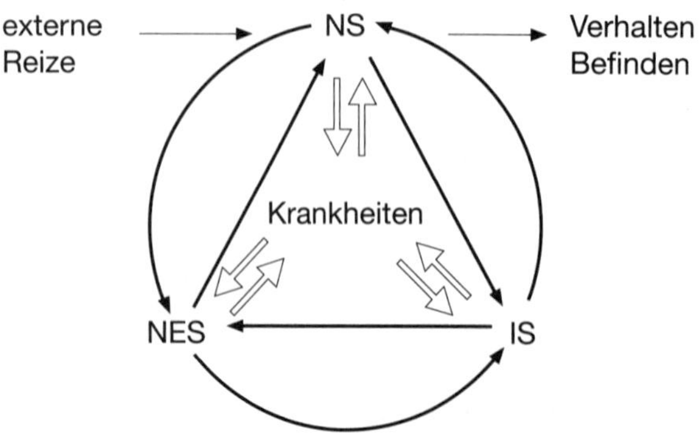

Abb. 10-1 *Schematische Darstellung der wechselseitigen Beziehungen zwischen Nervensystem (NS), neuroendokrinologischem System (NES), Immunsystem (IS) und Krankheiten. Die psychologischen Dimensionen sind durch »externe Reize« sowie »Verhalten und Befinden« repräsentiert.*

und therapeutische Maßnahmen. Beim gegenwärtigen Stand des (Un-)Wissens sind entsprechende Interventionen aber noch nicht von den vorliegenden Forschungsergebnissen ableitbar.

2 Streß, Persönlichkeitsfaktoren und Immunität

2.1 Patientengeschichte

N. C. war zehn Jahre alt, als er im Jahre 1925 aufgrund einer Fehldiagnose 6 Monate in einem Sanatorium verbringen mußte. Dem Jungen fiel auf, daß sich in diesem Sanatorium zwei verschiedene Gruppen von Kindern gebildet hatten. Während die einen zuversichtlich waren, daß sie ihre Tuberkulose besiegen würden, hatten die anderen resigniert und sich auf eine langwierige, tödlich verlaufende Krankheit eingestellt. Norman gehörte zu den untereinander befreundeten Optimisten, die versuchten, Neuankömmlinge auf ihre Seite zu ziehen, »bevor die bleiche Brigade ans Werk ging«. Das Kind konnte sich des Eindrucks nicht erwehren, daß die Chance, als geheilt entlassen zu werden, in seiner Gruppe erheblich größer war als bei den Pessimisten.

Mit einer bedrohlichen Diagnose wurde N. C. erst wieder im Alter von 39 Jahren konfrontiert, als er mit Rücksicht auf seine Familie eine Erhöhung seiner Lebensversicherung beantragt hatte. Die ärztliche Diagnose lautete, er habe eine Verengung der Herzkranzgefäße und – bei völliger Schonung – höchstens noch eineinhalb Jahre zu leben. Als er nach Hause kam, rannten ihm seine Töchter entgegen, die es liebten, von ihm zur Begrüßung in die Luft geworfen zu werden. Er zögerte nur kurz. Dann warf er seine Töchter noch höher als je zuvor. Am nächsten Tag nahm er wie geplant aktiv an einem Tennisturnier teil. Den geliebten Sport aufzugeben, kam für ihn ebensowenig in Frage, wie seine erfolgreiche Arbeit als Herausgeber des »Saturday Review« zu beenden.

Zehn Jahre später reiste N. C. als Leiter einer amerikanischen Delegation nach Petersburg und Moskau. In Petersburg konnte er wegen der Hitze und des durch die

geöffneten Fenster zu hörenden Baustellenverkehrs nachts nicht gut schlafen; beim Aufstehen war ihm etwas übel. Ein Empfang in Moskau verlief frustrierend, weil er aufgrund eines Mißverständnisses erst mit vierstündiger Verspätung bei seinen Gastgebern ankam. Beim Abflug geriet er auf dem Moskauer Flughafen in die Abgase einer startenden Verkehrsmaschine. Als er nach einem langen Flug in einer überfüllten Maschine schließlich wieder in den USA landete, fühlte er sich schlecht. Eine Woche später wurde er ins Krankenhaus eingeliefert. Er konnte sich kaum noch bewegen. Die Blutsenkungsrate stieg auf 115 mm/h. Es wurde eine systemische Bindegewebserkrankung (ankylosierende Spondylitis; Synonym: Bechterewsche Krankheit) diagnostiziert.

N. C. erfuhr von seinem Arzt, mit dem er befreundet war, ein hinzugezogener Experte beurteile die Heilungschance mit 1:500. Dem sich bis zu diesem Zeitpunkt eher angepaßt verhaltenden Patienten wurde nach dieser Hiobsbotschaft klar, daß er, um »der eine von 500« zu sein, mehr als nur ein passiver Beobachter sein müßte. Da er bei Selye (1956) gelesen hatte, daß negative Emotionen negative körperliche Folgen haben, fragte er sich, ob nicht positive Emotionen therapeutisch wirksam werden könnten. Er ließ sich einen Filmprojektor und lustige Filme bringen und machte die Entdeckung, daß Lachen eine anästhetische Wirkung hatte, und er anschließend mindestens 2 Stunden lang gut schlafen konnte. Sein Lachen störte andere Patienten, aber N. C. war schon unabhängig davon zu der Auffassung gelangt, daß ein Krankenhaus für einen Menschen, der ernsthaft krank ist, kein geeigneter Ort ist. Er zog in ein Hotel und genoß es, nicht laufend geweckt zu werden (»Bettenbau«, Waschen, Medikamenteneinnahme, Blutabnahme, Untersuchungen, Mahlzeiten). Außerdem war der Hotelaufenthalt wesentlich billiger und das Essen besser. Die Lachtherapie kombinierte er mit einer »Überdosis« Vitamin C (25 g pro Tag). Es gelang ihm, ohne entzündungshemmende Mittel und Schlaftabletten auszukommen. Sein körperlicher Zustand war nach 1 Woche deutlich verbessert, und bereits nach 14 Tagen lernte er am Strand einer karibischen Insel wieder zu stehen, zu gehen und bald auch zu laufen.

N. C. erholte sich fast vollständig. Als Teile seiner ungewöhnlichen Krankengeschichte in der Öffentlichkeit bekannt wurden, und er deswegen häufig Anfragen bekam, schrieb er für das »New England Journal of Medicine« einen ausführlichen Bericht (Cousins, 1976). Die Resonanz auf diesen Artikel war ebenfalls ungewöhnlich. Er erhielt über 3000 Zuschriften von Ärzten, zahlreiche Briefe und Anfragen von Kranken oder von deren Angehörigen (vgl. Cousins, 1979) und Spendengelder zur Förderung einschlägiger Forschungsarbeiten in Höhe von mehreren Millionen Dollar.

Waren für das Auftreten der Spondylitis die frustrierenden Ereignisse der Auslandsreise entscheidend? Cousins (1976, S. 1459) schreibt dazu: »Es wuchs die Überzeugung in mir ... daß der Grund dafür, daß die Auto- und Flugzeugabgase nur mir, aber nicht meiner Frau etwas anhaben konnten, eine Erschöpfung der Nebennierenfunktionen war, so daß ich weniger Widerstandskraft besaß« (unsere Übersetzung).

Die in den folgenden Abschnitten referierten Ergebnisse der Psychoimmunologie zeigen, daß diese Auffassung im Prinzip keineswegs abwegig ist. Es ist in den letzten Jahren gezeigt worden, daß Lärm,

Schlafentzug und verschiedene andere psychisch belastende Ereignisse Funktionen des Immunsystems beeinflussen können. Darüber hinaus gibt es Hinweise, daß der Verlauf von Krankheiten, für die das Immunsystem (potentiell) wichtig ist, von Persönlichkeitsfaktoren abhängt. In diesem Zusammenhang werden auch – bei Norman Cousins offensichtlich stark ausgeprägte – Eigenschaften wie »fighting spirit« und »hardiness« diskutiert.

2.2 Streßhormone und Immunität

Das Nervensystem besitzt durch das neuroendokrine System zahlreiche Möglichkeiten, das Immunsystem zu beeinflussen (Berczi und Kovacs 1987; Selye 1956). Es kann Hormone direkt ins periphere Blut abgeben oder auf nervösem Weg das Nebennierenmark sowie auf humuralem Weg Nebennierenrinde und Gonaden zur Hormonausschüttung anregen; umgekehrt wirkt auch das Immunsystem über »Immunohormone« auf das Nervensystem ein (Abb. 10-2; s.a. auch Kap. 1, »Wissenschaftstheorie: ein bio-psycho-soziales Modell«). Es ist daher möglich, daß belastende Ereignisse, die zu einer Ausschüttung von »Streßhormonen« führen, das Immunsystem beeinflussen. Neurohormone können unmittelbar auf Lymphozyten und akzessorische Zellen einwirken, denn diese haben Rezeptoren für Kortikosteroide, Wachstumshormon, Östrogen, Testosteron, beta-adrenerge Substanzen, Azetylcholin und beta-Endorphin.

Das größte Interesse haben bisher die Glukokortikosteroide gefunden (Übersicht bei Munck und Guyre, 1991), deren entzündungshemmende Wirkung allgemein bekannt ist. In pharmakologischer Dosierung überwiegen suppressive Effekte, aber geringe Kortikoidmengen können auch Abwehrfunktionen fördern (z.B. Jefferies, 1991). Meerschweinchen, Affen und Menschen sind vergleichsweise resistent. Bei Kindern, die eine Woche lang täglich 1–2,5 mg/kg Prednison oral erhielten, kam es jedoch zu einer (reversiblen) Verkleinerung des Thymusschattens um 19–44% (Caffey und Silbey 1960). Bei Gesunden und Patienten führte schon eine einmalige Kortikoidgabe zu einer vorübergehenden Leukozytopenie, die offensichtlich nicht auf Lyse, sondern auf Redistribution der Leukozyten zurückgeht. In Tierexperimenten wurde außerdem die Infektionsresistenz durch Kortikoidgaben herabgesetzt.

Neuroanatomische bzw. histologische Befunde sprechen dafür, daß Noradrenalin, Adrenalin und noch weitere Neurotransmitter wesentlich an der Regulation des Immunsystems beteiligt sind. Die Innervation von Lymphknoten sowie des Thymus wurde schon früh beschrieben. Die meisten Veröffentlichungen zur Innervation lymphatischer Gewebe sind jedoch erst in den letzten Jahren erschienen (Übersicht bei Felten und Felten, 1991). Giron und Mitarbeiter (1979) fanden noradrenerge Nervenfasern in zervikalen Lymphknoten von Ratten: Diese

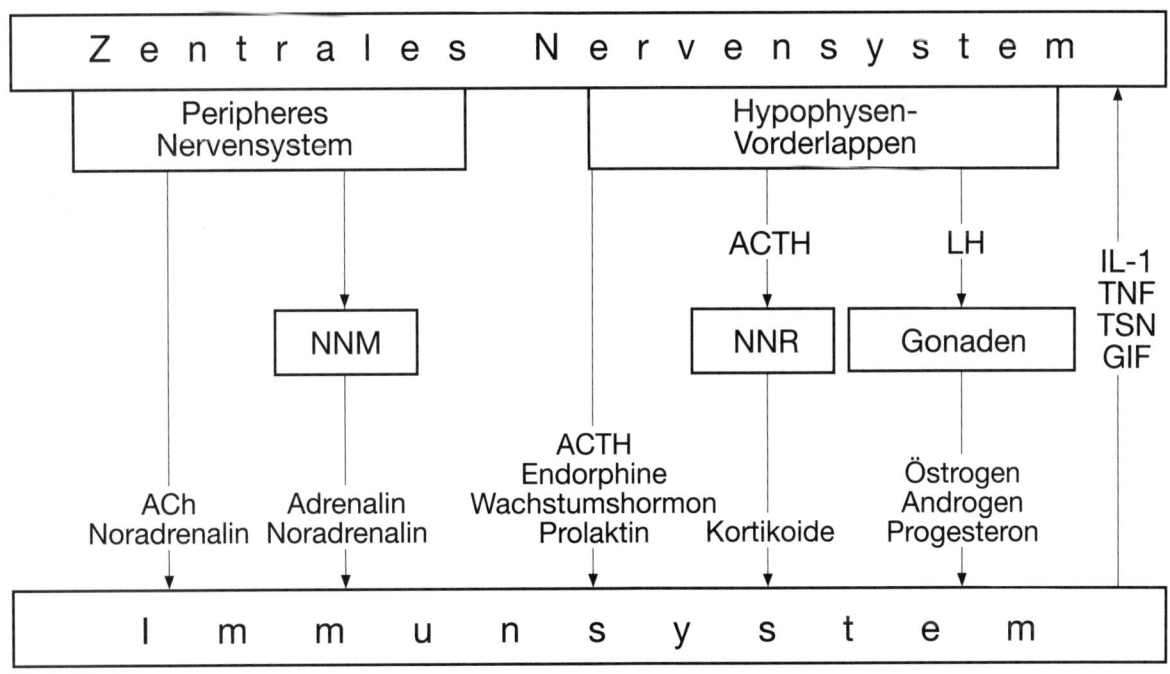

Abb. 10-2 Schematische Darstellung der neuroendokrinen Beeinflussung des Immunsystems sowie der reziproken Beeinflussung des Nervensystems durch »Immunohormone«.
ACh = Azetylcholin, ACTH = adrenocortikotropes Hormon, GIF = »glucocorticoid-increasing-factor«,
IL-1 = Interleukin-1, LH = luteinisierendes Hormon, NNM = Nebennierenmark, NNR = Nebennierenrinde,
TNF = Tumornekrosefaktoren, TSN = Thymosine.

Fasern waren nicht nur mit Blutgefäßen assoziiert, sondern fanden sich auch in medullären und internodularen Gebieten. Auch Thymus und Milz von Mäusen enthalten noradrenerge Nervenfasern, die überwiegend – aber nicht ausschließlich – Gefäßen folgen. Im Thymus liegen sowohl perivaskuläre als auch parenchymale Fasern nahe an Mastzellen, so daß eine sympathische Modulation der Histaminausschüttung möglich erscheint. In der Milz gibt es einzelne adrenerge Fasern, die die Gefäße verlassen und sich in lymphozytenreiche Gebiete der weißen Pulpa verzweigen.

Es ist daher denkbar, daß das vegetative Nervensystem nicht nur über eine Regulation der Gefäßdurchmesser in lymphatischen Organen, sondern auch neurohumoral auf das Immunsystem einwirkt. Ob eine solche Beeinflussung in vivo tatsächlich stattfindet, ist bisher nicht bekannt.

Obwohl die hier skizzierten Befunde keinen Zweifel daran lassen, daß das Nervensystem Funktionen des Immunsystems modulieren kann, ist man bei der Abschätzung der klinischen Bedeutung des Phänomens der Neuroimmunomodulation weiterhin aufs Spekulieren angewiesen.

Von der »in-vivo-veritas« ist man u.a. deshalb noch weit entfernt, weil:
- meist die Effekte einer *einzelnen* immunotropen Substanz untersucht werden,
- ein *einzelner* immunologischer Parameter gemessen wird,
- die klinische Bedeutung des immunologischen Parameters – auch bei starken Effekten – oft unklar ist,
- meist in vitro gearbeitet wird, und diese Vorgehensweise die zahlreichen Interaktionen in und zwischen den beteiligten Körpersystemen unberücksichtigt läßt.

2.3 Stressoren und Immunität

2.3.1 Streßeffekte auf immunologische Parameter

Innerhalb der Psychoimmunologie befaßt sich eine größere Zahl von Arbeiten mit den Effekten von Stressoren (z.B. Lärm, Bewegungsrestriktion, schmerzhafte elektrische Reize) auf immunologische Funktionen bei Ratten und Mäusen. Die Ergebnisse solcher Experimente sind nicht »auf den Menschen übertragbar«, aber wegen der geringen Kontrollmöglichkeiten bei nicht-experimentellen bzw. ethischen Bedenken bei experimentellen Humanstudien und der offensichtlich eher komplizierten Beziehungen zwischen Nervensystem und Immunsystem unter heuristischen Aspekten außerordentlich wichtig.

In vielen dieser Arbeiten wurden als Indikator immunologischer »Abwehrbereitschaft« Lymphozytenproliferationsraten bestimmt. Dabei werden in vitro T-Zellen durch die pflanzlichen Antigene »Phytohämagglutinin (PHA)« oder »Concanavalin A (ConA)« oder B-Zellen durch Lipopolysaccharide (LPS) stimuliert; »pokeweed mitogen« (PWM) regt T- und B-Zellen zur Teilung an. Die Zellteilungsrate wird indirekt über den Einbau radioaktiv markierter Eiweiße ermittelt.

Unmittelbar nach der Streßexposition ist in diesen Experimenten meist eine deutliche Verminderung der Lymphozytenproliferationsrate festgestellt worden. Wie die folgenden Literaturbeispiele zeigen, kommt es aber bei immunologischen Streßeffekten (ähnlich wie bei pharmakologischen Effekten) auf die »Streßdosis«, die Meßintervalle und die untersuchten immunologischen Variablen an.

Monjan und Collector (1977) setzten Mäuse an 0, 4, 20, 26, 34 oder 39 Tagen Lärmgeräuschen aus (100 db, 5 sec/min, 1 h täglich). Die Proliferation von B-Lymphozyten durch LPS und von T-Lymphozyten durch ConA war nach 4 und nach 20 Tagen erniedrigt, nach 26 und 34 Tagen erhöht und nach 39 Tagen im Vergleich zu Kontrolltieren unverändert. Zu diesem vielzitierten Experiment ist kritisch anzumerken, daß keine Inferenzstatistik vorliegt und pro Meßzeitpunkt jeweils nur zwei Versuchs- und zwei Kontrolltiere untersucht wurden.

In mehreren Arbeiten wurden Elektroschocks als Stressor eingesetzt. Keller und Mitarbeiter (1981) bestimmten die Anzahl verschiedener Zellen im peripheren Blut und die Lymphozytenproliferation durch PHA bei Ratten, die zuvor 20 Stunden lang sehr intensive oder mittelstarke elektrische Schocks (2 sec/min) erhalten hatten oder mäßig stark bewegungsrestringiert worden waren; eine vierte Gruppe wurde nicht aversiv stimuliert. Bei der Anzahl von Monozyten oder polymorphkerniger Leukozyten sowie beim Prozentsatz der T-Zellen gab es keine Gruppenunterschiede. Es kann jedoch zu einer streßinduzierten Lymphozytopenie. Die Lymphozyten der Streß-Gruppen ließen sich durch PHA sowohl im Gesamtblut als auch nach Isolation weniger gut stimulieren. In einer bemerkenswert systematischen Nachfolgeuntersuchung, in der außerdem Adrenalektomie als Faktor eingeführt wurden, konnten Keller und Mitarbeiter (1983) diese »dosisabhängigen« Streßeffekte bestätigen. Interessanterweise verhinderte Adrenalektomie zwar die streßinduzierte Lymphozytopenie, sie hatte aber relativ wenig Einfluß auf die Streßeffekte bei den PHA-Tests. Bei hypophysektomierten Ratten fielen die Streßeffekte auf die Stimulation von Lymphozyten im peripheren Blut sogar besonders stark aus (Keller et al., 1988), woraus die Autoren schließen, daß a) hypophysäre Mechanismen an einer Gegenregulation von Streßeffekten beteiligt sind und b) wahrscheinlich Katecholamine eine wesentliche Rolle bei der Vermittlung immunologischer Streßeffekte spielen.

Croiset und Mitarbeiter (1987) verglichen eine Kontrollgruppe von Ratten (home-cage) mit Tieren, die mehrfach auf eine hell erleuchtete Plattform gesetzt worden waren, von der sie Zugang zu einer dunklen Box hatten. Beim vierten von fünf Durchgängen erhielt ein Teil der Tiere in der Box einen Fußschock (0,9 mA, 2 sec). Überraschenderweise war gegenüber den Kontolltieren die Lymphozytenproliferationsrate (ConA) der nicht-geschockten Versuchstiere stark erhöht. Dieser Effekt trat nicht bei den Tieren auf, die den Schock erhalten hatten und 5 Tage später erneut auf die Plattform gesetzt worden waren (sog. passive-avoidance-Test). Die Autoren vermuten, daß nicht der Schock, sondern der »avoidance«-Test sich depressiv ausgewirkt hat.

In einer faktoriellen Versuchsanordnung variierten Lysle und Mitarbeiter (1987) die Anzahl von Schocks pro Sitzung (4, 8 oder 16 Schocks) sowie die Anzahl solcher Sitzungen (1, 3 und 5 Tage); eine Kontrollgruppe erhielt keine Schocks. Nach vier Schocks war die Proliferationsrate (ConA) praktisch noch unverändert; am Ende der dritten bzw. fünften Sitzung lag sie bei ca. 70%. Nach einer Sitzung mit 8 Schocks ging die Proliferationsrate aber auf ca. 20% zurück, wobei durch Wiederholung der Sitzung der Effekt nicht verstärkt wurde. Bei 16 Schocks pro Sitzung lagen die Werte unabhängig von der Anzahl der Sitzungen bei jeweils etwa 10%. In einem zweiten Experiment wurde geprüft, wie lange solche Streßeffekte anhalten. Bei Lymphozyten aus der Milz war schon 24 Stunden nach einer Sitzung mit 16 Schocks kein Effekt mehr nachzuweisen. Lymphozyten aus dem peripheren Blut sprachen dagegen noch 48 Stunden später weniger stark (ca. 35% der Kontrollwerte) auf das Mitogen an; nach 96 Stunden war die Reaktion aber wieder normal.

Funk und Jensen (1967) benutzten eine erheblich weniger aufwendige Methode, um Streßeffekte auf zelluläre Reaktionen zu quantifizieren. Sie beschallten (123 db) Mäuse vom 5. Tag vor bis zum 14. Tag nach der subkutanen Implantation eines Baumwolltupfers. Bei den beschallten Tieren wurden anschließend weniger Kapselbildung, weniger zelluläre Infiltrate und ein geringeres Gewicht des Implantats als bei der Kontrollgruppe festgestellt.

Shavit und Mitarbeiter (1984) verglichen bei Ratten die Wirkungen intermittierender Fußschocks, die einschließlich der Pausen 10 min dauerten, mit den Effekten kontinuierlich applizierter Fußschocks (Dauer: 2 min). Aus früheren Arbeiten der Forschergruppe war bekannt, daß die intermittierenden, aber nicht die kontinuierlichen Schocks die Freisetzung endogener Opioide bewirken (Lewis et al., 1980). Als abhängige Variable diente die Aktivität von »natural killer« (NK)-Zellen. (Killerzellen können ohne vorherige Aktivierung Tumorzellen und virusinfizierte Zellen zerstören.) Im Unterschied zu den kontinuierlichen Schocks bewirken die »opioiden« Schocks eine Reduzierung der NK-Zellaktivität. Dieser Effekt konnte auch durch die Gabe von 4×30 mg/kg Morphium hergestellt bzw. durch den Opiat-Antagonisten Naltrexon blockiert werden. Die neuroendokrine Mediierung immunologischer Streßeffekte scheint jedoch spezifisch für den jeweiligen Stressor zu sein: Wenn die NK-Zellaktivität durch Schwimmen gehemmt wird, tritt nur eine Analgesie auf, der immunologische Effekt ist aber Naltrexonresistent (Ben-Eliyahu et al., 1990).

Cunnick und Mitarbeiter (1988) bestimmten bei Ratten sowohl die NK-Zellaktivität als auch die Sti-mulierbarkeit von T-Lymphozyten. Eine Sitzung mit 16 signalisierten Schocks wirkte sich auf beide Parameter hemmend aus. Da sich nur der Streßeffekt auf die NK-Zellaktivität durch Naltrexon blockieren ließ, ist anzunehmen, daß den Streßeffekten auf die Lymphozytenproliferation ein anderer neuroendokrinologischer Mechanismus zugrunde liegt.

Zu den Effekten von Stressoren auf humorale Immunfunktionen liegen nur relativ wenige Tierexperimente vor. Die Antikörperbildung gegen Flagellin war bei neun Wochen alten Ratten, die in den ersten drei Lebenswochen täglich ein »handling« erhielten, erhöht (Solomon et al., 1968), nach »overcrowding« bei erwachsenen Ratten reduziert und nach Elektroschocks unverändert (Solomon, 1969). Einzeln aufgezogene Mäuse zeigten verminderte Antigen-Antikörper-Reaktionen (Edwards et al., 1980), wenn sie zwei Wochen lang gemeinsam mit anderen Tieren (16 je Käfig) gehalten wurden.

Boranic und Mitarbeiter (1982) untersuchten den Einfluß von Bewegungsrestriktion auf die Anzahl der plaquebildenden Zellen in der Milz. Dazu wurden am Tag 0 Ratten intraperitoneal mit Schafserythrozyten stimuliert. An den Tagen 0 bis 3 wurden die Tiere mit Hilfe von Klebeband jeweils drei Stunden lang immobilisiert. Bei den immobilisierten Ratten lag die Zahl der plaquebildenden Zellen niedriger als in der nicht-restringierten Kontrollgruppe.

Laudenslager und Mitarbeiter (1988) berichten über einen bei Ratten noch nach zwei Monaten nachweisbaren Effekt von Schockprozeduren auf die Antikörperbildung gegen ein Neoantigen (keyhole limpet hemocyanin).

In den psychoimmunologischen Humanstudien sind hauptsächlich prä- und quasiexperimentelle Untersuchungsanordnungen verwendet worden, wobei berufliche und private Belastungen zu immunologischen Variablen in Beziehung gesetzt wurden. Besonders bekannt geworden sind Untersuchungen an Witwen und Witwern und an studentischen Prüflingen.

Die meisten Arbeiten über Prüfungsstreß und Immunität kommen aus dem Labor von J. Kiecolt-Glaser. Kurz vor Prüfungen zeigten Medizinstudenten erniedrigte Lymphozyten-Proliferationsraten, eine abgeschwächte NK-Zellaktivität und im peripheren Blut weniger Interferon sowie weniger T-Zellen, T-Helferzellen und T-Suppressorzellen; außerdem waren die Antikörpertiter gegen Herpes- und Epstein-Barr-Viren erhöht, was als verminderte Aktivität des zellulären Immunsystems interpretiert wird (Literaturangaben bei Kiecolt-Glaser und Glaser, 1991). Diese sowie die meisten anderen Prüfungsstreß-Studien enthalten jedoch keine Kontrollgruppe, und selbst kontrollierte quasi-experimentelle Studien sind bekanntlich äußerst artefaktanfällig.

Bartrop und Mitarbeiter (1977) erhoben bei 26 Witwen und einer nach Alter, Geschlecht und ethnischer Zugehörigkeit parallelisierten Kontrollgruppe (Klinkpersonal) immunologische Maße. Die Blutproben wurden etwa zwei und sechs Wochen nach dem Tod des Ehepartners entnommen. Unter Verwendung von PHA war die Lymphozytentransformation bei den Witwen zu beiden Meßzeitpunkten, unter ConA nur beim zweiten Termin, relativ zur Kontrollgruppe erniedrigt; bei beiden Methoden lagen die 6-Wochen-Werte der Witwen niedriger als die 2-Wochen-Werte. Bei den folgenden Parametern ergaben sich jedoch keine Unterschiede: Anzahl der T- und B-Zellen, IgG (Immunglobulin G), IgA, IgM, alpha-2-Makroglobulin, verschiedene Autoantikörper und verzögerte Hypersensitivität (verschiedene Hauttests). Bemerkenswert erscheint, daß die Gruppen sich nicht bei Hormonen unterschieden, die häufig als Streßindikatoren verwendet werden: Thyroxin, Trijodthyronin, Cortisol, Prolaktin und Wachstumshormon.

Schleifer und Miterarbeiter (1983) erhielten bei Männern (n = 15), deren Frauen Brustkrebs hatten, in einer prospektiven Studie ähnliche Ergebnisse: Im Vergleich zu Ausgangswerten, die wenige Monate vor dem Tod der Frauen erhoben wurden, war die Lymphozytentransformation der Witwer auf PHA und ConA 1 bis 2, jedoch nicht 4 bis 14 Monate post mortem erniedrigt; bei der Anzahl der peripheren T- und B-Lymphozyten gab es keine Unterschiede. Bei zeitlich parallel untersuchten Männern (n = 13) mit gesunden Ehefrauen wurden keine Veränderungen in den Mitogentest registriert.

Die hier zitierten »bereavement«-Studien scheinen dafür zu sprechen, daß die mit dem Verlust des Ehepartners verbundenen emotionalen Vorgänge bzw. deren neuroendokrinologische Korrelate sich hemmend auf die Lymphozytenproliferation und die NK-Zellaktivität auswirken können. Alternativ ist aber mit der Möglichkeit zu rechnen, daß mit dem Partnerverlust einhergehende Verhaltensänderungen immunologische Alterationen nach sich ziehen. Hier wäre z. B. an eine vermehrte Einnahme von Psychopharmaka oder Alkohol zu denken sowie an eine Änderung der Eßgewohnheiten. Natürlich können veränderte Lebensgewohnheiten auch zu wesentlichen Veränderungen im Spektrum der auf den Organismus einwirkenden Antigene und entsprechenden immunologischen Effekten führen.

Gegenwärtig bieten die an Menschen durchgeführten psychoimmunologischen Streßstudien ein eher verwirrendes Bild. Es fehlt zwar nicht an Hinweisen, daß sich Streßreaktionen auch im Immunsystem manifestieren, hinreichend konsistente Ergebnisse traten bisher aber lediglich bei der Lymphozytenproliferationsrate sowie bei der NK-Zellaktivität auf. Zu diesen Studien gehören auch Arbeiten von Palmblad und Mitarbeitern (1976, 1979 a, b), in denen über verminderte Lymphozytenproliferationen sowie erhöhte Blutsenkungsraten nach Schlafentzug berichtet wird. Es handelt sich hier jedoch nicht um Experimente, sondern um unkontrollierte Verlaufsstudien.

Erst in letzter Zeit sind einschlägige *Experimente an Menschen* veröffentlicht worden. Vor Beginn einer 15minütigen Streßperiode, in der Aufgaben

unter Lärm zu bearbeiten waren, wurden erniedrigte Zahlen von Lymphozyten, T-Zellen, T-Helferzellen, T-Suppressorzellen und B-Zellen registriert; nach dem Testende waren die entsprechenden Frequenzen (nicht signifikant) erhöht. Naliboff und Mitarbeiter (1991) verwendeten einen 18minütigen Rechentest, wobei vermehrt T-Suppressorzellen und NK-Zellen, aber keine Veränderungen bei anderen Subpopulationen gefunden wurden.

Insgesamt sprechen die Ergebnisse der Tierexperimente und Humanstudien dafür, daß Stressoren immunologische Funktionen beeinflussen, wobei hemmende Effekte überwiegen. Bei der Beurteilung der klinischen Relevanz solcher Streßeffekte scheint jedoch noch Zurückhaltung angebracht zu sein. Zu der wichtigen Frage, ob immunologische Funktionen durch Streßreduktion aktiviert werden können, sind nach der Pionierarbeit von Kiecolt-Glaser und Mitarbeitern (1985) inzwischen etwa 20 weitere Studien erschienen. Bei den häufig untersuchten Parametern (Lymphozytenproliferationsrate, NK-Zellaktivität) konnte durch Entspannung in der Hälfte der entsprechenden Studien eine Verbesserung erreicht werden; hemmende Effekte wurden nicht beobachtet.

2.3.2 Streßeffekte bei Infektionskrankheiten, Malignomentstehung und Gelenkentzündungen

Wie die Literaturübersicht von Plaut und Friedman (1981) zeigt, ist zur Frage von Streßeffekten auf das Auftreten und den Verlauf von **Infektionskrankheiten** bereits eine größere Zahl tierexperimenteller Arbeiten publiziert worden. Dabei fällt die erhebliche Variation der verwendeten Krankheitsmodelle auf. Nach Streßexposition traten häufig erhöhte, gelegentlich aber auch unveränderte oder erniedrigte Morbiditäts- und Mortalitätsraten auf. Daß überwiegend krankheitsfördernde Effekte festgestellt wurden, könnte daran liegen, daß der Zeitabstand zwischen Streßexposition und Krankheitsinduktion in den meisten Arbeiten kurz war. »Die angeschnittenen Fragen erfordern noch viel Kleinarbeit, da die einzelnen Tiergattungen, darunter die Menschen, verschieden reagieren« (Haberland, 1926, S. 1393).

Jemmott und Locke (1984) sowie Cohen und Williamson (1991) haben in ihren ausführlichen Literaturübersichten dargestellt, daß psychische Belastungen in der Regel die Entwicklung von Infektionskrankheiten beim Menschen begünstigen. Über entsprechende Befunde bei Herpes labialis haben Schmidt und Mitarbeiter (1985) in einer retrospektiven Studie berichtet. In der Woche vor einem erneuten Ausbruch der Krankheit traten »daily hassles, stressful life events, anxiety« gehäuft auf. Über eine neuere prospektive Studie berichten Graham und Mitarbeiter (1986): Personen, die zu Beginn oder während des 6monatigen Untersuchungszeitraums bei allen drei verwendeten Streß- bzw. Streßbewältigungsmaßen (Life Events Inventory; Daily Hassles Scale; General Health Questionnaire) überdurchschnittlich hohe Werte hatten, litten häufiger und insgesamt länger an Atemwegserkrankungen als Personen, die bei allen drei Maßen unterhalb des Medians lagen. (Hohe Werte im General Health Questionnaire reflektieren eine geringe Fähigkeit, »Streß« zu bewältigen.) Cohen und Mitarbeiter (1991) setzten Versuchspersonen Viren aus. Psychischer Streß ging mit einem erhöhten Risiko einher, an einer Atemwegsinfektion zu erkranken.

Streßeffekte auf die **Entwicklung von Malignomen** hängen nach einer Literaturanalyse von Justice (1985) sowohl von zeitlichen Faktoren als auch von der Methode der Tumorinduktion ab: Bei viral induzierten Tumoren und kurzem Intervall zwischen Streßexposition und Induktion treten meist wachstumsfördernde, bei größerem Abstand aber protektive Streßeffekte auf; entgegengesetzte Effekte, also Hemmung bei akutem Streß und Stimulation bei länger zurückliegender Streßbelastung ergeben sich hingegen, wenn der Tumor chemisch ausgelöst oder transplantiert wird.

Aus der Fülle der Arbeiten sollen hier zwei – nicht in dieses Schema passende – Untersuchungen herausgegriffen werden. Sie sind besonders interessant, weil ihre Ergebnisse dafür sprechen, daß die Kontrollierbarkeit von Stressoren für das Tumorwachstum kritisch ist. Mäuse bzw. Ratten wurden kontrollierbaren oder physikalisch gleichen, aber unkontrollierbaren Schocks ausgesetzt, nachdem ihnen 24 Stunden zuvor Tumorzellen injiziert worden waren. Während im Vergleich zu einer ungestreßten Gruppe die Tumorentwicklung durch kontrollierbare Schocks nicht wesentlich beeinflußt wurde, führten unkontrollierbare Schocks zu einem schnellen Tumorwachstum und einer Verkürzung der Überlebenszeit (Sklar und Anisman, 1979) bzw. zu einer verminderten Abstoßungsrate (Visintainer et al., 1982). Wegen der Verschiedenartigkeit der Krankheiten und ihrer Wirte bleibt es jedoch fraglich, ob Streßexperimente an Nagetieren mit künstlich induzierten Tumoren wesentlich zu einem besseren Verständnis der Pathogenese von Krebserkrankungen beim Menschen beitragen können.

Von der Annahme ausgehend, daß Zellen des Immunsystems die Entwicklung von (bestimmten) Tumoren verhindern oder zumindest behindern können (Burnet, 1970), wird in der Psychoimmunologie auch die Bedeutung von psychisch belastenden Ereignissen für Krebserkrankungen beim Menschen diskutiert. In den methodenkritischen Übersichten von Temoshok und Heller (1984) sowie Scherg (1986) findet sich keine prospektive Streßstudie. Es gibt aber neuerdings eine prospektive Studie, die zeigt, daß bei Frauen (jedoch nicht bei Männern), die sozial isoliert sind, das Krebsrisiko erhöht ist (Reynolds und Kaplan, 1990). Die Ergebnisse retrospektiver Untersuchungen sind heterogen.

Vom methodischen Ansatz her interessante retrospektive Studien haben Muslin und Mitarbeiter (1969), Greer und Morris (1975) und Schonfield (1975) durchgeführt. Frauen, bei denen Verdacht auf Brustkrebs bestand, wurden vor der Biopsie nach belastenden Lebensereignissen befragt: Zwischen »Streß in den letzten Jahren« und Diagnose (gutartige versus bösartige Geschwulst) wurde kein Zusammenhang gefunden. Diese Ergebnisse sprechen gegen Streßeffekte auf das Wachstum schon vorhandener, aber noch nicht eindeutig diagnostizierter Tumoren (zwischen dem Auftreten der ersten malignen Zelle und der Diagnose eines Mammakarzinoms vergehen viele Jahre), lassen aber die Möglichkeit offen, daß Stressoren über mutationsfördernde Effekte das Risiko, an Krebs zu erkranken, erhöhen. In der o.g. Studie von Muslin und Mitarbeitern (1969) waren allerdings »early separation experiences« und Biopsieergebnisse ebenfalls nicht korreliert. Weniger, aber als stärker belastend bewertete »life events« hatten Frauen mit Krebsdiagnose in der Studie von Cooper und Mitarbeitern (1986); über ähnliche Ergebnisse berichtet auch Geyer (1991).

Große Beachtung hat die Studie von Spiegel und Mitarbeitern (1989) gefunden, in der Frauen mit metastasierendem Brustkrebs ein Jahr lang wöchentlich eine stützende Gruppentherapie erhielten. (Die folgenden Zitate wurden von uns übersetzt.)

»Die Überlebenszeit unterschied sich vom Zeitpunkt der Randomisierung und dem Beginn der Intervention an gerechnet signifikant zwischen Behandlungsgruppe (Mittelwert: 36.6, Streuung: 37.6 Monate) und Kontrollgruppe (Mittelwert: 18.9, Streuung: 10.8 Monate)« (S. 888).

»Wie ist dieser Unterschied zu erklären? Die Tatsache, daß die Patientinnen der Versuchsgruppe eine längere Überlebenszeit hatten, könnte eine Folge der Wirkung der psychosozialen Intervention sein. Wichtig war dabei möglicherweise, daß die Gruppe Rückhalt bot, und daß hier Gefühle ausgedrückt werden konnten. Es war offensichtlich, daß die Patientinnen in diesen Gruppen untereinander intensive Bindungsgefühle entwickelten und sich auf der Basis ihrer gemeinsamen Problemlage untereinander akzeptierten« (S. 890).

»Die Patientinnen der Therapiegruppe besuchten sich wechselseitig im Krankenhaus, schrieben Gedichte und trafen sich sogar im Haus eines im Sterben liegenden Mitglieds der Gruppe. Auf diese Weise wirkten die Gruppen der sozialen Entfremdung zwischen den Krebspatientinnen und deren wohlmeinenden, aber ängstlichen Familien und Freunden entgegen. Ihr Gruppenengagement könnte den Patientinnen ermöglicht haben, ihre Kräfte besser zu mobilisieren, sei es durch bessere Compliance, sei es durch mehr Appetit und Nahrungsaufnahme infolge einer verminderten Depressivität. Die behandelten Patientinnen wurden in Hypnose zur Schmerzkontrolle unterrichtet und waren daher möglicherweise eher in der Lage, körperliche Übungen und andere Alltagsaktivitäten aufrechtzuerhalten. Beim neuroendokrinen System und dem Immunsystem dürfte es sich um wichtige Bindeglieder zwischen emotionalen Vorgängen und dem Krebsverlauf handeln. Es erscheint aussichtsreich, bei weiteren Studien über den Einfluß psychosozialer Interventionen auf körperliche Erkrankungen Variablen wie Compliance, Gesundheits- und Ernährungsverhalten sowie immunologische und neuroendokrinologische Funktionen einzubeziehen« (S. 891).

Stützen diese erstaunlichen Ergebnisse tatsächlich die These, daß »psychosoziale« Interventionen bei fortgeschrittenem Krebs lebensverlängernd wirken können? LeShan (1991) argumentiert, das Ergebnis sei auf einen lebensverkürzenden Frustrationseffekt in der Kontrollgruppe zurückzuführen, der die psychologische Behandlung vorenthalten worden sei. Aus unserer Sicht ist es außerdem möglich, den angeblichen Therapieeffekt im wesentlichen damit zu erklären, daß die Krebserkrankung zu Beginn der »Randomisierung« und der Intervention bei der Kontrollgruppe schon wesentlich weiter fortgeschritten war (was bei der Publikation der Ergebnisse nicht berichtet wird):

»Die durchschnittliche Zeit seit der Diagnose eines Rezidivs (bis zum Interventionsbeginn, d. Verf.) betrug bei der Versuchsgruppe 54 und bei der Kontrollgruppe 68 Monate« (Spiegel et al., 1981, S. 529).

Ceteris paribus war daher zu erwarten, daß die Frauen der Versuchsgruppe durchschnittlich 14 Monate länger leben würden. Der »Therapieeffekt« betrüge nach dieser Rechnung nur 2 Monate und wäre statistisch sicherlich nicht signifikant. Spiegel hält es jedoch für denkbar, daß die hier zitierten Angaben aus der Veröffentlichung von 1981 falsch sind (D. Spiegel, pers. Mitteilung, Hamburg, August 1992).

Zu Streßeffekten bei **Autoimmunkrankheiten** liegen erst wenige tierexperimentelle Arbeiten vor. Neben Diabetesmodellen (z. B. Carter et al., 1987) sind hauptsächlich experimentell induzierte Gelenkentzündungen untersucht worden (Weiner, 1991). »Crowding« hatte fördernde (Amkraut et al., 1991) oder hemmende (Sofia, 1980) Effekte auf die Entwicklung einer Adjuvans-Arthritis, einer bei Ratten induzierbaren Krankheit, die unter morphologischen, klinischen, immunologischen und pharmakologischen Aspekten der **rheumatoiden Arthritis** ähnlich ist (vgl. Klosterhalfen, 1987). Divergierende Streßeffekte sind auch bei einem anderen Arthritis-Modell, der kollageninduzierten Arthritis, beschrieben worden. In einer Serie eigener Experimente haben wir als Stressoren Lärm oder Bewegungsrestriktion verwendet und den Zeitabstand zwischen Streßexposition und Induktion der Adjuvans-Arthritis systematisch variiert (Klosterhalfen, 1987). Angesichts methodischer Probleme bei den oben genannten »crowding«-Experimenten und relativ schwacher und inkonsistenter Streßeffekte bei den von uns durchgeführten Experimenten sind wir der Ansicht, daß Streßeinflüsse für die Entwicklung einer Adjuvans-Arthritis eher von geringer Bedeutung sind.

Bei der Gruppe der Autoimmunkrankheiten beziehen sich die bisher vorliegenden Streßstudien an Patienten überwiegend auf die **rheumatoide Arthritis** (Synonym: chronische Polyarthritis; Übersicht bei Klosterhalfen, 1987; Köhler, 1989; Krüskemper, 1985; s. a. Kap. 65, »Chronische Polyarthritis«). In retrospektiv angelegten Untersuchungen stellten z. B. Meyerowitz und Mitarbeiter (1968) und Baker (1982) vor Ausbruch der Erkrankung eine Häufung psychisch belastender Ereignisse fest. Über negative Ergebnisse haben jedoch Lewis-Faning (1950) und Hendrie und Mitarbeiter (1971) berichtet. Erst in den letzten Jahren ist experimentell untersucht wor-

den, ob der Verlauf der Arthritis durch psychologische Interventionen günstig beeinflußt werden kann. Die Ergebnisse waren leider durchweg enttäuschend.

Zusammenfassend kann gesagt werden, daß der Einfluß von Stressoren auf Infektionskrankheiten schon relativ gut dokumentiert ist. Bei den Krebserkrankungen, den Autoimmunkrankheiten und den Allergien fehlt es noch an prospektiven Humanstudien sowie an Studien mit Einsatz der Psychotherapie. Die Bereitschaft, solche meist aufwendigen Untersuchungen durchzuführen, dürfte durch die Ergebnisse der Psychoimmunologie wesentlich erhöht worden sein.

2.4 Persönlichkeitsfaktoren und Immunität

2.4.1 Persönlichkeitsfaktoren und immunologische Parameter

Neben Untersuchungen an psychiatrischen Patienten (vgl. Kaschka und Aschauer, 1990) sind in einer Reihe von Arbeiten bei gesunden Probanden Beziehungen zwischen Persönlichkeitsfaktoren und Immunfunktionen untersucht worden. Entsprechende Korrelationen werden meist im Sinne einer Beeinflussung des Immunsystems durch das Nervensystem interpretiert. Umgekehrt läßt sich aber auch spekulieren, daß Monokine und Lymphokine psychotrope Effekte haben (zu neurotropen Effekten von Cytokinen s. a. Abschnitt 3). Natürlich ist auch denkbar, daß dritte (z. B. genetische) Faktoren psychoimmunologische Zusammenhänge herstellen. Obwohl sich die folgenden Arbeiten in der psychologischen Methodik wesentlich von den psychoimmunologischen Streßstudien unterscheiden, ist inhaltlich die Nähe zum Streßparadigma nicht zu übersehen.

Mit Hilfe des »Thematischen Apperzeptionstests« selektierten McClelland und Mitarbeiter (1980) eine Gruppe von Studenten, denen u. a. überdurchschnittlich starke Machtbedürfnisse zugeschrieben wurden. Im Vergleich zu den restlichen Studenten war die Konzentration von IgA im Speichel bei diesen Studenten erniedrigt. Diese Ergebnisse konnten an Strafgefangenen repliziert werden. Jemmott und Mitarbeiter (1983, 1990) verglichen in ähnlichen Arbeiten zwei Gruppen von Studenten, die entweder durch ein »inhibited power motive syndrome« (IPS) oder durch ein »relaxed affiliative syndrome« (RAS, Bedürfnis nach sozialer Nähe und Wärme) charakterisiert waren. Die RAS-Gruppe hatte eine höhere Speichel-IgA-Sekretionsrate bzw. eine stärkere NK-Zellaktivität als die IPS-Gruppe.

Ursin und Mitarbeiter (1984) korrelierten bei Lehrerinnen Fragebogenergebnisse (u. a. Extraversion, Neurotizismus, »internal locus of control«) mit immunologischen Werten (IgM, IgG, IgA; Komplementfaktoren C3, C4; C1-Inhibitionsfaktor); die Untersuchung wurde ein und zwei Jahre später wiederholt. In allen drei Untersuchungen gab es signifikante negative Korrelationen zwischen Extraversion und C1-Inhibitionsfaktor sowie zwischen »internal locus of control« und IgA; C4 war bei allen Tests und Untersuchungen unkorreliert.

Eine Beziehung zwischen Einsamkeitsgefühlen (UCLA Loneliness Scala) und immunologischen Maßen fanden Kiecolt-Glaser und Mitarbeiter (1984b) bei neu aufgenommenen psychiatrischen Patienten, die weder Psychosen noch Alkohol- oder Drogenprobleme hatten und auch nicht schwachsinnig waren: Patienten mit »high loneliness« (Medianhalbierung) zeigten eine verminderte NK-Zellaktivität sowie schwächere Reaktionen auf PHA; bei einer Stimulation mit PWM traten aber keine Unterschiede auf. Studierende mit »high loneliness« hatten unter Prüfungsstreß geringere Antikörpertiter gegen das Epstein-Barr-Virus als ihre weniger einsamen Kollegen (Glaser et al., 1985).

Zwischen Skalen des »Minnesota Multiphasic Personality Inventory« (MMPI) und der NK-Zellaktivität fanden weder Kiecolt-Glaser und Mitarbeiter (1984a) noch Heisel und Mitarbeiter (1986) hohe Korrelationen (Kiecolt-Glaser et al. ohne nähere Angaben; bei Heisel et al. lag der höchste Wert bei rho = −.30).

In einer eigenen Untersuchung (Ernst et al., 1987) erhielten 120 Medizinstudenten die Kurzfassung des Freiburger Persönlichkeitsinventars (FPI-K) und den Streßverarbeitungsfragebogen (SVF). Die Untersuchung wurde eine Woche später an einer zweiten Stichprobe wiederholt. Die Ergebnisse waren im wesentlichen negativ, d. h. es gab praktisch keine reproduzierbaren Korrelationen zwischen FPI- oder SVF-Maßen einerseits und IgA-Werten andererseits.

Kamen-Siegel und Mitarbeiter (1991) verglichen Attributionsstil und zelluläre Immunität bei alten Menschen. Ein pessimistischer Stil war mit dem Anteil von T-Suppressorzellen positiv und mit der PHA-induzierten Lymphozyten-Proliferationsrate negativ korreliert.

2.4.2 Persönlichkeitsfaktoren bei Infektionskrankheiten, Malignomentstehung und Gelenkentzündungen

Einige prospektive Untersuchungen weisen auf die Bedeutung von Persönlichkeitsfaktoren für die Entwicklung von **Infektionskrankheiten** hin. Bei jungen Soldaten, die in Hinblick auf die angestrebte Militärlaufbahn ehrgeizig waren oder ehrgeizige Väter hatten und bereits Antikörper gegen das Epstein-Barr-Virus besaßen, war das Risiko, an Pfeiffer-Drüsenfieber (Mononucleosis infectiosa) zu erkranken, erhöht (Kasl et al., 1979). Canter (1972), der bei freiwilligen Versuchsteilnehmern eine fiebrige Infektion induzierte, fand bei Probanden, die zuvor als psychologisch vulnerabel eingestuft worden waren, vermehrt klinische Symptome. Totman und Kiff (1979) verwendeten Rhinoviren bei freiwilligen Versuchspersonen. In ihrer Studie zeigten Introvertierte stärkere Erkältungssymptome; Neurotizismus war in diesem Zusammenhang hingegen kein Prädiktor für die Stärke des Schnupfens.

Die Bedeutung von Persönlichkeitsfaktoren als Risikofaktoren für die **Malignomentstehung** wird seit etwa 20 Jahren (Bahnson und Bahnson, 1969; Stavraky et al., 1968) wissenschaftlich diskutiert (Übersicht bei Cooper, 1988; Fox, 1981). In prospektiven Studien waren die folgenden Persönlichkeitsmerkmale mit erhöhten Krebsraten assoziiert: »substable personality«, ein geringer Grad an »closeness-to-parents« und »high scores for rationality and antiemotionality«. Diese Korrelationen sind jedoch insofern mit Zurückhaltung zu beurteilen, als jeweils mehrere Variablen untersucht wurden. Umgekehrt sollte auch bei den negativen Ergebnissen von Cassileth und Mitarbeitern (1985) berücksichtigt werden, daß es sich um Patienten mit statistisch nur noch geringer Lebenserwartung handelte und nur zwei (»hopelessness«, »adjustment to diagnosis«) der sieben getesteten Variablen aus der psychosomatischen Krebsliteratur übernommen wurden. Graves und Mitarbeiter (1986) werteten Rorschach-Antworten von Medizinstudenten hinsichtlich der Art der beschriebenen sozialen Interaktionen aus. Nach 19–35 Jahren trat bei Personen mit einem »avoidant response pattern (distant, withdrawn, no scorable responses)« häufiger Krebs auf als bei Personen, die ein »flexible (well-adjusted) pattern« aufwiesen (4,1 : 1).

In einigen »retrospektiven« Untersuchungen sind psychologische Datensätze, mit deren Hilfe z. B. Herzinfarktraten vorhergesagt werden sollten, im Hinblick auf Krebserkrankungen reanalysiert worden. Bei Probanden, die später an Krebs erkrankten, waren die Depressionswerte im MMPI erniedrigt (Dattore et al., 1980). In der Arbeit von Shekelle und Mitarbeitern (1981) waren jedoch relativ hohe MMPI-Depressionswerte mit einer Verdoppelung des Risikos verbunden, innerhalb der folgenden 17 Jahre an Krebs zu sterben (s. a. Persky et al., 1987). Diese Ergebnisse werden durch die Arbeit von Kaplan und Reynolds (1988) »vervollständigt«, in der keine Assoziation zwischen Depression und Krebsmorbidität oder -mortalität festgestellt wurde.

Shaffer und Mitarbeiter (1987) definierten 14 Persönlichkeitsmerkmale und berichten:

»Die Gruppe der ›loners‹, die wahrscheinlich ihre Emotionen unterdrückt hatte, hatte im Vergleich zu der Gruppe, die Emotionen äußerte, die ungünstigste Überlebenskurve und ein 16faches Risiko, an Krebs zu erkranken« (S. 41; unsere Übersetzung).

Fox und Mitarbeiter (1987) fanden bei Typ-A-Personen (ermittelt durch ein strukturiertes Interview) eine im Vergleich zum Typ B erhöhte Krebsmortalität von ca. 1,5 : 1. In einer prospektiven Studie stellten Cooper und Mitarbeiter (1986) jedoch bei Frauen, bei denen durch eine Biopsie Brustkrebs festgestellt wurde, ein weniger stark ausgeprägtes Typ-A-Verhalten fest.

In einer dritten Gruppe von Längsschnittuntersuchungen ist versucht worden, psychologische Prädiktoren des Krankheitsverlaufs zu finden. Als Verlaufskriterium diente in diesen »semiprospektiven« Studien meist das zeitliche Intervall zwischen der

Krebsdiagnose und dem Tod der Patienten. Die »Prognose« war bei latenter Feindseligkeit ohne Verlust der emotionalen Kontrolle bzw. bei kämpferischer Einstellung oder Leugnung relativ günstig, bei Angst, Depression, Schuldgefühlen und Feindseligkeit, wenig Aggressivität und eher stark emotionaler Kontrolliertheit sowie bei wenig Auseinandersetzung mit der Krankheit relativ ungünstig. Bei Frauen mit Brustkrebs waren »expressive activities at home or away from home, extroversion, low anger, low cognitive disturbance« Prädiktoren für relativ günstige Verläufe (Hislop et al., 1987).

Es muß gegenwärtig konstatiert werden, daß es trotz vieler Untersuchungen noch kaum gelungen ist, Persönlichkeitsmerkmale zu definieren, die in reproduzierbarer Weise zur Vorhersage des Auftretens und des Verlaufs von Krebserkrankungen beitragen. Entsprechende Bemühungen konzentrieren sich u. a. auf den »fighting spirit« bzw. den sogenannten Typ C (»cancer-prone personality«; Greer und Watson, 1985).

Innerhalb der Gruppe der Autoimmunkrankheiten hat die **rheumatoide Arthritis** (RA) das meiste Interesse gefunden. Johnson und Mitarbeiter (1947) veröffentlichten eine Hypothese, der das Freudsche Konzept der Konversionshysterie zugrunde liegt:

»Wir nehmen an, daß muskuläre Verspannungen und gesteigerter Muskeltonus, die durch verdrängte feindselige Antriebe verursacht sind, unter gewissen Bedingungen einen arthritischen Anfall auslösen können« (Alexander, 1951, S. 160 f.).

Ausgehend von Alexander, ist eine umfangreiche Literatur entstanden, in der u. a. mit testpsychologischen Methoden versucht wurde, die Bedeutung von Persönlichkeitsvariablen für Auftreten und Verlauf der RA zu untersuchen. So herrscht denn auch kein Mangel an Behauptungen über psychologische Merkmale von Rheumatikern (s. a. Solomon, 1981). Nach einer Auswertung durch Moos und Solomon (1965) wurden RA-Patienten insgesamt 140 (!) »diskriminative« Persönlichkeitseigenschaften zugesprochen. Besonders häufig wurde das MMPI eingesetzt. Regelmäßig wurden erhöhte Depressionswerte (mindestens eine Standardabweichung über der Norm), häufig aber auch erhöhte Werte bei den Skalen »Hypochondrie« und »Hysterie« oder »soziale Introversion« festgestellt. Es kann jedoch nicht ausgeschlossen werden, daß solche Werte lediglich Folgen der Erkrankung sind. Spergel und Mitarbeiter (1978) halten die häufig postulierte »RA-Persönlichkeit« für einen psychodiagnostischen Mythos. Tatsächlich finden sich die oben angegebenen MMPI-Ergebnisse oder Hinweise auf »gehemmte Aggressivität« z. B. auch bei Patienten mit chronischem Lymbalsyndrom. Eine psychoimmunologische Hypothese scheint in bezug auf die RA erstmals Moos (1964) formuliert zu haben:

»Möglicherweise kann das ZNS über verschiedene autoimmunologische Faktoren im Blut, wie z. B. die Rheumafaktoren, eine teilweise Kontrolle ausüben. Persönlichkeits-

variablen könnten hier außerdem eine Rolle spielen. Dies ist ein vernachlässigtes, aber wichtiges Forschungsgebiet, das für alle psychosomatischen Krankheiten von Bedeutung ist« (S. 51; unsere Übersetzung).

Diese Hypothese wird inzwischen durch Arbeiten von Crown und Crown (1973) sowie Vollhardt und Mitarbeiter (1982) gestützt, in denen seropositive gegenüber seronegativen Patient(inn)en erhöhte Neurotizismuswerte hatten. Gardiner (1980) fand bei den genannten Untergruppen jedoch ähnliche Neurotizismuswerte. Pow (1987) fand, daß der Rheumafaktor mit »negative style of thinking« und »believe in powerful external forces« assoziiert war.

Die Bedeutung psychologischer Faktoren für den Verlauf der RA haben McFarlane und Mitarbeiter (1987) untersucht. Überraschenderweise waren Depression und Neurotizismus Prädiktoren für einen relativ günstigen Verlauf (Beobachtungszeitraum: 3 Jahre). Nach außen gerichtete Feindseligkeit und die Leugnung der emotionalen Implikationen der Krankheit gingen mit schlechteren Verläufen einher.

Prospektive Untersuchungen, die von Gesunden ausgehen, liegen bisher nicht vor. Insgesamt muß festgestellt werden, daß sowohl die psychomechanische Hypothese Alexanders als auch die psychoimmunologische Hypothese von Moos nach etwa vier bzw. drei Jahrzehnten wenig von ihrem hypothetischen Charakter eingebüßt haben.

Bisher haben Persönlichkeitsmerkmale u.E. wenig zum Verständnis psychoimmunologischer Beziehungen beigetragen. Bei vielen der berichteten Korrelationen dürfte es sich um sogenannte Zufallskorrelationen handeln, die regelmäßig auftreten, wenn in einer Studie zahlreiche Korrelationen (hier: zwischen mehreren Persönlichkeitsvariablen und immunologischen Parametern) berechnet werden. Ob sich unter dieser Spreu auch Weizen befindet, bleibt noch zu klären.

3 Konditionierte Immunmodulation

3.1 Konditionierte Immundepression

Obwohl wie sich später herausstellte, die Annahme nicht neu war (s. a. Ader, 1981b), formulierte Ader (1974) in einem »letter to the editor« eine Hypothese, die ihn bzw. die Rochester-Gruppe sowie viele Forscher in unabhängigen Labors zu einer Überprüfung und Präzisierung veranlaßt hat. Ader hatte beobachtet, daß Ratten in einem Experiment zur gelernten Geschmacksaversion unerwartet starben, als sie eine Saccharinlösung, den konditionierten Stimulus (CS), statt Wasser zu trinken erhielten. Vorher war die Saccharinlösung (Sac) nicht mit LiCl, dem beim Geschmacksaversionslernen am häufigsten verwendeten unkonditionierten Stimulus (US), sondern mit Cyclophosphamid gepaart worden. In höherer Dosierung induziert Cyclophosphamid (CY) nicht nur Übelkeit, was wahrscheinlich die Basis für das Geschmacksaversionslernen ist, sondern es wirkt auch immundepressiv. Daher spekulierte Ader, durch die Paarung von Sac und CY seien nicht nur die übelkeitserregenden Effekte von CY konditioniert worden, sondern auch die immundepressive Wirkung. Infolgedessen hätte die Anfälligkeit der Ratten gegenüber Pathogenen sich stark erhöht, so daß letztere bei einigen Tieren letal wirkten.

In nachfolgenden Experimenten wurde geprüft, ob tatsächlich die immundepressive Wirkung von CY konditioniert werden kann. Es lag nahe, die Hypothese über die Konditionierbarkeit pharmakologisch induzierter Immundepression zu testen, indem ein immunologischer Parameter gemessen wurde. Ader und Cohen (1975) wählten in ihrem ersten Experiment die Menge von Antikörpern gegen Schafserythrozyten (Antigen) als abhängige Variable. Das von den Autoren verwendete Design wurde von vielen Forschern auf dem Gebiet der konditionierten Immunmodulation im wesentlichen übernommen und wird daher kurz dargestellt (Tab. 10-1).

Tab. 10-1 Design zur Überprüfung konditionierter immunpharmakologischer Effekte (nach Ader und Cohen, 1975).

Gruppe	Akquisition			Test	
	Tag 0			Tag 3	Tag 9
	CS	US	Antigen	CS	Messung
CS	Sac	CY	SRBC	Sac	Anti-
CS$_0$	Sac	CY	SRBC	H$_2$O	körper-
NC	H$_2$O	CY	SRBC	Sac	titer

CS: konditionierter Stimulus; US: unkonditionierter Stimulus; Sac: Saccharinlösung; CY: Cyclophosphamid; SRBC: Schafserythrozyten (sheep red blood cells); CS$_0$: Sac nur am Tag 0 gegeben, NC: »not conditioned«.

Insgesamt wurden sechs Gruppen von Ratten untersucht; für die Frage der Konditionierbarkeit immunpharmakologischer Effekte sind jedoch nur die folgenden drei kritisch: Gruppe CS, für die nach einmaliger Paarung von Sac und CY der CS unverstärkt präsentiert wird; Gruppe CS$_0$, für die Sac und CY einmal gepaart werden, der CS aber nicht wieder präsentiert wird, und Gruppe NC, für die Sac und CY nicht gepaart, d.h. zeitlich getrennt präsentiert werden.

Prozedural unterscheiden die Gruppen sich weder durch die CY-Injektion (hier 50 mg/kg) noch durch die Stimulation mit Schafserythrozyten, sondern durch die Paarung von Sac und CY (Gruppen CS und CS$_0$ versus NC) bzw. durch die unverstärkte Sac-Darbietung (Gruppen CS und NC versus CS$_0$).

Am Tag 3 zeigten die Tiere der Gruppe CS eine ausgeprägte Geschmacksaversion, d.h. die stark wasserdeprivierten Tiere vermieden es, Sac zu konsumieren, während die Tiere der Gruppen CS$_0$ und NC die für flüssigkeitsdeprivierte Ratten üblichen Mengen an Wasser bzw. Sac tranken. Am Tag 9 hatte die Gruppe CS einen signifikant niedrigeren Antikörpertiter als die beiden Gruppen CS$_0$ und NC.

Ader und Cohen (1975) interpretierten ihr Ergebnis, nämlich einen signifikant geringeren Antikörpertiter in der Gruppe CS als in den Gruppen CS$_0$ und NC, als Evidenz für eine »behavioral konditionierte Immunsuppression«.

Bereits in diesem ersten Experiment stellte sich die Frage, ob die relative Immunsuppression in der Gruppe CS nicht auf unspezifische Streßeffekte durch die gelernte Geschmacksaversion zurückzuführen ist. Ader und Cohen (1975, 1985) erschien dies jedoch nicht plausibel, da die Gruppen sich weder nach der unverstärkten CS-Präsentation in ihrem Plasmakortisolspiegel unterschieden noch in einem zweiten Experiment in ihren Antikörpertitern, nachdem die Geschmacksaversion gegenüber Sac mit LiCl (das in der verwendeten Dosierung keine immunologischen Effekte hat) anstatt mit CY induziert worden war.

Die Resultate wurden mit CY als US zuerst von Rogers und Mitarbeitern (1976) repliziert.

Auch Wayner und Mitarbeiter (1978); s.a. Schulze et al. (1988) fanden eine CS-bedingte verminderte Antikörpertiter gegen Schafserythrozyten, nicht aber gegen Brucella abortus.

Daß Alterationen immunologischer Reaktionen nach CS-Darbietung nicht auf humorale Effekte eingeschränkt werden müssen, legen Experimente nahe, in denen zellmediierte Immunreaktionen durch ähnliche Konditionierungsprozeduren mit CY als US supprimiert werden konnten (Ader und Cohen, 1981, 1985; Kusnecov et al., 1988; O'Reilly und Exon, 1986). In dem vielzitierten Experiment von Ader und Cohen (1982) schließlich konnte die Überlebenszeit von Mäusen mit systemischem Lupus erythematodes dadurch verlängert werden, daß bei konditionierten Tieren zwischen Sac-CY-Paarungen der CS (Sac) unverstärkt gegeben wurde, während für nicht-konditionierte Tiere Sac und CY mit gleicher Häufigkeit, aber immer explizit ungepaart appliziert worden waren. (Ob diese prozedurale Differenz kritisch für die Ergebnisse des Experiments war, ist nicht klar. Moynihan und Mitarbeiter (1989, 1990) fanden, daß wiederholtes Handling und i.p.-Injektionen von Saline die immunologischen Reaktionen sehr wohl beeinflussen können.)

Die Resultate scheinen zu belegen, daß die Reaktivität des Immunsystems durch Lernvorgänge, die sich im ZNS abspielen, modifiziert werden kann. Wie der folgende Abschnitt zeigt und wie schon eingangs erwähnt, ist diese Sichtweise keineswegs neu.

3.2 Konditionierte Immunstimulation

1926 berichteten Metal'nikov und Chorine, daß nach wiederholter Paarung thermischer und taktiler Reize (CS) mit intraperitonealen Injektionen von Staphylokokken-Infiltrat (US) beim Meerschweinchen durch den CS allein eine unspezifische immunologische Reaktion, nämlich eine Erhöhung der Anzahl polymorphkerniger Leukozyten im Peritoneum, evoziert wurde. Im Gegensatz zu den weiter oben beschriebenen Experimenten wird hier also nicht eine immunpharmakologische Substanz, sondern ein Antigen als US angesehen. Aus heutiger Sicht sind die Versuche Metal'nikovs und auch die vielen Arbeiten zur konditionierten Immunstimulation, die in den 30er und 50er Jahren in der Sowjetunion erschienen sind (vgl. Ader, 1981b), unzureichend kontrolliert oder dokumentiert.

Neue Experimente zur konditionierten Immunstimulation (in denen die antigene Stimulation als US dient) scheint es nur wenige zu geben. Interessant ist eine Arbeit von Russell und Mitarbeitern (1984), die dafür spricht, daß sich bei Meerschweinchen nach Paarung von Geruch (CS) mit einem die Histaminausschüttung stimulierenden Antigen (US) ein erhöhter Histaminspiegel im Plasma als konditionierte Reaktion (CR) hervorrufen läßt. In einem Replikationsversuch ergab sich, daß nur »gestreßte« Tiere einen erhöhten Histaminspiegel nach CS-Darbietung zeigten (Peeke et al., 1987).

MacQueen und Mitarbeiter (1989) stimulierten bei Ratten die mukosalen Mastzellen mit Injektionen von Eieralbumin (US). Der CS war ein audiovisueller Reiz, der in der gepaarten Gruppe den drei USs jeweils sowohl vorausging als auch folgte und in der »ungepaarten« jeweils einen Tag vor dem US verabreicht wurde. In der gepaarten Gruppe konnte eine CR beobachtet werden: Der in der Testphase nur noch von einer NaCl-Injektion begleitete CS bewirkte eine Erhöhung der Mastzellprotease II, d.h. eines Mediators der Histaminausschüttung.

Häufig – aber unkritisch – zitiert wird ein Transplantationsexperiment von Gorczynski und Mitarbeitern (1982), bei dem die Transplantationsprozedur als CS und das Transplantat als US definiert wurde. Nach dreimaliger Paarung führte eine Scheintransplantation bei einigen der Versuchstiere zu einer Erhöhung der Anzahl von Vorläufern zytotoxischer T-Lymphozyten. Konditionierte und nicht-konditionierte Tiere wurden jedoch immunologisch unterschiedlich behandelt; bei der Konditionierungsgruppe wurde Haut von Mäusen eines anderen Stamms transplantiert, bei den Kontrolltieren aber eine bestimmte Menge allogener Lymphozyten injiziert.

Dyck und Mitarbeiter (1986, 1987, 1989) fanden nach wiederholten Pharmakon-Injektionen mit einer Substanz, die bei Mäusen die NK-Zellaktivität anregt (polyisosinische: polycytidilische Säure; PolyI:C), eine Toleranzentwicklung und untersuchten, inwieweit dabei klassische Konditionierung eine Rolle spielt. Wenn Stimuli, die vorher mit den PolyI:C-Injektionen gepaart wurden, im Intervall zwischen einer entwickelten Toleranz und einer Test-Injektion unverstärkt präsentiert (extingiert) wurden, wurde die Toleranz gegenüber den immunstimulatorischen US (PolyI:C) aufgehoben; die Exposition von Stimuli, die vorher nicht mit dem US gepaart wurden, hob die Toleranz gegenüber PolyI:C jedoch nicht auf. Die Resultate liefern Evidenz dafür,

daß die gegenüber dem Immunmodulator PolyI:C entwickelte Toleranz auf klassische Konditionierung zurückzuführen ist. Sie geben außerdem Anlaß dazu, an ihre potentielle klinische Relevanz zu denken: In der Klinik werden immunologisch wirksame Pharmaka meist in ritualisierter Weise und im gleichen Kontext appliziert, so daß es leicht zu einer Assoziation zwischen Pharmakon und Ritual und/oder Kontext kommen kann. Die Effekte bei der Toleranzentwicklung sind jedoch nicht gut vorhersagbar. Wie Daten von Ghanta und Mitarbeitern (1987a) zeigen, bekommen sie nach wiederholten PolyI:C-Injektionen in der gleichen Dosierung wie bei Dyck und Mitarbeitern (1986, 1987, 1989) keinen Hinweis auf eine Toleranzentwicklung. In neueren Arbeiten (Solvason et al., 1991, 1992) versuchen sie allerdings, die Konditionierung der NK-Zellaktivität auf »one-trial-learning« zurückzuführen.

Mit CY als US, das in geringer Dosierung immunstimulierend wirkt (s. unten), steigerten Bovbjerg und Mitarbeiter (1987) bei Mäusen eine zellmediierte Immunreaktion. Dies darf jedoch nicht damit verwechselt werden, daß immunsuppressive CY-Effekte durch Konditionierung kompensiert werden können, d.h., der CS nach Paarung mit einer immunsuppriemierenden CY-Dosis eine immunstimulierende Funktion hat (Krank und MacQueen, 1988; MacQueen und Siegel, 1989; MacQueen et al., 1990). Möglicherweise, aber dies müßte zuerst noch genauer erforscht werden, ist dabei die Modalität des CS kritisch: Geschmacksreize scheinen eher Reaktionen zu fördern, die in derselben Richtung wie die direkt beobachtbaren Effekte von CY, während Kontextstimuli eher kompensatorische Reaktionen auszulösen scheinen.

3.3 Ein alternativer Erklärungsansatz: die »Streßhypothese«

Die klassische Konditionierung ist ein elegantes Modell neuroimmunologischer Interaktionen, in dem bidirektionale oder »feedback«-Mechanismen untersucht werden können. Trotz vielfältiger Bemühungen war es bisher jedoch schwierig auszuschließen, daß immunologische Alterationen nach CS-Darbietung nicht das Resultat von Streßeffekten sind und damit lediglich auf einen »feedforeward«-Mechanismus (Bovbjerg et al., 1982) beruhen. Dies liegt daran, daß in den bisher veröffentlichten Experimenten zur konditionierten Immunmodulation (vgl. Ader und Cohen, 1985, 1991) die verwendeten Pharmaka bzw. verschiedene Aspekte der Konditionierungsprozedur als Stressor aufgefaßt werden können. Eine CY-Injektion bewirkt bei Ratten einen dramatischen Anstieg des Plasma-Corticosterons (Ader, 1976), der als Streßindikator angesehen wird und der eine Immundepression mediieren könnte (Riley, 1981; Zalcman et al., 1991). Daß die Erhöhung des Plasma-Corticosteron-Spiegels konditionierbar zu sein scheint (Ader, 1976), steht nicht in Widerspruch zu der These, die Sac-evozierte Immundepression nach Sac-CY-Paarung sei eine Streßreaktion, denn der CS muß nicht immunpharmakologische Effekte signalisieren, um eine ACTH-Ausschüttung und damit die adrenerge Reaktion zu evozieren: LiCl hat den gleichen unspezifischen Streßeffekt (Ader, 1976).

Außerdem steht mit der »Streßhypothese« in Einklang, daß die Präsentation von CSs, die vorher mit Elektroschocks gepaart worden waren, in einer Depression von Immunfunktionen (Lymphozytenproliferationsrate nach Stimulation mit ConA bzw. PHA) resultieren kann (Lysle et al., 1988, 1990). Die »Streßhypothese« wird schließlich direkt durch den Befund gestützt, daß eine mit Hilfe von LiCl induzierte Geschmacksaversion hinreichend war, eine zellmediierte Immunreaktion bei Mäusen zu supprimieren (Kelley et al., 1984, 1985). Wenn dagegen ein US genommen wird, der ein Produkt des Immunsystems ist, z.B. Interleukin-1, ein Makrophagenprodukt, so zeigten Dyck und Mitarbeiter (1990), daß nach CS-Gabe (Pfefferminz) das Plasma-Corticosteron, das immundepressiv wirken kann, erhöht ist.

Wie schon erwähnt, wurde eine humorale Immunreaktion von einer Geschmacksaversion gegenüber Sac, das mit LiCl gepaart worden war, nicht modifiziert, noch hatte exogenes Corticosteron anstelle der CS-Exposition einen immunmodulierenden Effekt (Ader et al., 1979). Im Gegensatz zu CY war auch eine LiCl-induzierte Geschmacksaversion nicht effektiv, die Anzahl der Leukozyten im peripheren Blut bei Ratten zu reduzieren (Klosterhalfen und Klosterhalfen, 1987b).

Bovbjerg und Mitarbeiter (1984) versuchten, eine konditionierte Geschmacksaverion von einer Immundepression zu dissoziieren und fanden bei Ratten eine CS-bedingte verminderte »graft-versus-host«-Reaktion, nachdem die CY-induzierte Geschmacksaversion gegenüber dem CS (Sac) 9 oder 8mal anstatt 0 oder 4mal extingiert worden war. Klosterhalfen und Klosterhalfen (1987a) überlegten unter Berücksichtigung der einschlägigen Literatur, daß Corticosteron nicht ansteigt, wenn Ratten nicht »gezwungen« werden, Sac (CS) zu trinken, d.h. wenn sie nicht wasserdepriviert sind bzw. wenn konditionierte Tiere Wasser statt den CS erhalten. Sie verglichen daher die Effekte von CS-Expositionen mit einem »one-bottle« (die Flasche enthält den CS) versus einen »two-bottle«-Test (eine Flasche enthält den CS, die andere Wasser) und fanden unabhängig von der Art der CS-Exposition eine geringere Anzahl von Leukozyten bei konditionierten im Vergleich zu nicht-konditionierten Tieren.

King und Mitarbeiter (1987) haben Corticosteron in einem Experiment zur konditionierten Immunmodulation direkt gemessen. Sie paarten Sac mit Antilymphozytenserum (ALS) und fanden nach CS-Präsentation keinen signifikanten Anstieg im Plasma-Corticosteron. Da konditionierte relativ zu unkonditionierten Tieren aber eine Immundepression zeigten, schlossen die Autoren, zwischen dem Corticosteron-Spiegel und dem konditionierten immundepressiven Effekt bestehe keine Beziehung (s.a. Rou-

debush und Bryant, 1991). Insgesamt sprechen zwar diese Resultate dagegen, daß CS-bedingte immunologische Alterationen grundsätzlich auf die adrenerge Reaktion zurückzuführen sind. Es ist jedoch auch denkbar, daß beim Geschmacksaversionslernen andere »Streßhormone« freigesetzt werden, die für die Mediierung der Konditionierung immunpharmakologischer Effekte ebenfalls in Frage kommen.

3.4 Konditionierte immunpharmakologische Effekte ohne gelernte Geschmacksaversion

Die Tatsache, daß Tiere einen für sie neuen Geschmack vermeiden, nachdem dieser Geschmack (z.B. Sac) mit einem immunmodulierenden Pharmakon oder auch Antigen (Marcovic et al., 1988) gepaart wurde, weist darauf hin, daß die als US verwendeten Substanzen als »aversiv« bzw. als Stressor wahrgenommen werden. Mit dieser Annahme steht in Einklang, daß sogar ALS, das offenbar keine sensorischen Nebenwirkungen hat (Kusnecov et al., 1983), eine Erhöhung des Plasma-Corticosteron-Spiegels provoziert.

Auch wenn dies kein Beweis im strengen Sinne ist, könnte das Fehlen einer Geschmacksaversion darauf hindeuten, daß die Applikation des entsprechenden US bzw. dessen Wirkung nicht als »aversiv« oder »stressend« perzipiert wird. Der Annahme von Ader und Mitarbeitern (1987) zufolge müßte CY in einer *geringen Dosierung* (wegen seiner immunstimulierenden Effekte) bei Tieren mit einer Autoimmunkrankheit ein potenter US für eine zu lernende Geschmacksaversion sein, während CY in *hoher Dosierung* bei solchen Tieren (wegen seiner therapeutischen Effekte; Hill, 1975) keine Geschmacksaversion induzieren sollte. Sie sind der Hypothese nachgegangen (s.a. Grota et al., 1987, 1989, 1990) und verglichen den Sac-Konsum von Mäusen mit (Lupus) und ohne genetisch bedingte Autoimmunerkrankung nach Paarung von Sac mit unterschiedlich hohen CY-Dosierungen. Bei der niedrigen Dosierung ergaben sich jedoch keinerlei Effekte: Weder unterschieden die genetisch unterschiedlichen Stämme sich in ihrem Sac-Konsum, noch lernten die nicht-erkrankten Mäuse eine Geschmacksaversion. In hoher Dosierung war CY offenbar für beide Stämme aversiv; beide vermieden Sac. Nur bei einer mittleren Dosierung zeigten die nicht-erkrankten Mäuse eine Aversion gegenüber Sac, nicht aber die erkrankten.

Ader und Mitarbeiter (1987) konzidieren, wegen der Konfundierung von genetischen Unterschieden und Verhaltensdifferenzen sei es schwierig, die Daten eindeutig zu interpretieren. Nichtsdestoweniger erscheint die Hypothese einer weiteren Überprüfung wert; die Konfundierung ließe sich leicht vermeiden, indem autoimmun erkrankte Tiere differentiell konditioniert (s.a. Kap. 15, »Lernpsychologische Grundlagen«) werden, um dann die Effekte vorher verstärkter bzw. explizit nicht-verstärkter Geschmacksreize in unabhängigen Gruppen zu untersuchen.

Ratten mit Adjuvans-Arthritis, die auch als Autoimmunkrankheit angesehen wird, verhalten sich, wenn CY als US verwendet wird, entgegen der Annahme von Ader und Mitarbeitern (1987). Sie entwickeln zwar nach einer niedrigen, krankheitsverstärkenden Dosis von CY eine ausgeprägte Geschmacksaversion (Klosterhalfen und Klosterhalfen, 1985); nach einer höheren krankheitssupprimierenden Dosis ist die Differenz bezüglich des CS-Konsums zwischen konditionierten und nicht-konditionierten arthritischen Ratten jedoch noch deutlicher (Klosterhalfen und Klosterhalfen, 1983). Mit CY scheint es – zumindest bei Ratten – besonders schwierig zu sein, *keine Geschmacksaversion* auszulösen. Aus dieser Perspektive ist es erstaunlich, daß manche Autoren (Cohen et al., 1979; Ghanta et al., 1987a; Jenkins et al., 1983; Solvason et al., 1988) mit Hilfe von LiCl die Aversivität des CS verstärken. Ein aversiver CS hat u. a. auch prozedural den Nachteil, daß das Tier durch seine Vermeidungsreaktion verhindert, dem CS lange exponiert zu werden; die von Bovbjerg und Mitarbeitern (1987) gefundene negative Korrelation zwischen der Stärke einer konditionierten Geschmacksaversion und Immundepression nach CS-Exposition ist somit nicht überraschend.

Es erscheint wünschenswert, ein Pharmakon mit definierter immunologischer Wirkung als US einzusetzen, das unabhängig vom Immunstatus keine Geschmacksaversion induziert. In eigenen Pilotstudien vermieden Ratten jedoch nach ein oder zwei Paarungen eines für die Tiere neuen Geschmacks (CS) mit einer von unterschiedlichen Dosen von beispielsweise Azathioprin, Levamisol oder CY in Kombination mit Dexamethason den CS (vgl. Kusnecov et al., 1990; Revusky, 1985). Cyclosporin (CyS) erfüllt das gewünschte Kriterium – zumindest unter bestimmten Bedingungen: Wenn immunologisch nicht-stimulierten Ratten wiederholt eine geringe Menge CyS injiziert wird, trinken sie weiterhin von einer mit Cyclamat gesüßten Lösung, die ihnen unmittelbar vor jeder Injektion angeboten wurde (Hampel, 1986). CyS, das Azathioprin und andere Immunsuppressiva bei Organtransplantationen ablöst und auch bei der Behandlung von Autoimmunkrankheiten eingesetzt wird, ist in hoher Dosierung toxisch (Magnus et al., 1985) und induziert dann auch eine Geschmacksaversion. In niedriger Dosierung scheint es jedoch vornehmlich auf T-Lymphozyten zu wirken (wobei wahrscheinlich die Expression von Rezeptoren für Interleukin-2 und/oder dessen Produktion inhibiert wird (White, 1982). CyS supprimiert u. a. auch die Entwicklung von Adjuvans-Arthritis, und zwar für die Zeit, in der das Pharmakon gegeben wird (Borel et al., 1976; Hampel, 1986).

Klosterhalfen und Klosterhalfen (1990) untersuchten daher, ob die therapeutischen Effekte, die CyS auf die Entwicklung der experimentellen Autoimmunkrankheit hat, sich konditionieren lassen, ohne daß dabei eine Geschmacksaversion auftritt (s. aber Grochowicz et al., 1991, die statt Alkohol plus

Miglyol (s. a. Krank et al., 1992) Phosphat-gepufferte Kochsalzlösung gebrauchten). Dazu wurden arthritische Ratten differentiell konditioniert, indem für alle Tiere ein bestimmter Geschmack (süß oder sauer) an sieben Tagen mit einer CyS-Injektion (US) gepaart wurde (CS+), während der andere Geschmack (süß oder sauer) an sieben Tagen nie mit dem US gepaart wurde (CS−). Danach erhielt die Hälfte der Tiere (Gruppe CS+) unverstärkte CS+-, die andere Hälfte (Gruppe CS−) unverstärkte CS−-Präsentationen. Es zeigte sich, daß gegenüber der Gruppe CS−- die Gruppe CS+ eine weniger stark ausgeprägte klinische Symptomatik der Arthritis (Pfotenschwellung) hatte. Bezüglich ihres CS+- bzw. CS−-Konsums unterschieden die Gruppen sich nicht signifikant. Interessanterweise ergab sich aber ein Interaktionseffekt (Gruppen × Zeit), der darauf beruhte, daß die Tiere im Verlauf der unverstärkten CS−-Darbietung immer weniger tranken, während der Konsum der CS+-Tiere konstant blieb. Etwas spekulativ lassen sich die Ergebnisse zum Trinkverhalten wie folgt interpretieren: Die Tiere hatten während der Akquisition allmählich die negative Kontingenz zwischen CS−- und CyS-Injektion gelernt und zögerten daher, den CS− während des Tests zu trinken. Falls die Annahme richtig ist, dürfte sich ein Interaktionseffekt nicht ergeben, wenn die differentielle Konditionierung (Akquisition) *vor Induktion* der Arthritis liegt, d. h. wenn CyS noch keine therapeutischen Effekte auf die Autoimmunerkrankung haben kann.

Klosterhalfen und Klosterhalfen (1990) überprüften diese Hypothese und fanden tatsächlich weder einen Gruppenunterschied noch gruppenabhängige Verlaufsunterschiede beim Trinkverhalten während der unverstärkten CS-Darbietungen. Wie im ersten Experiment hatten jedoch die Tiere der Gruppe CS+ signifikant weniger starke Pfotenschwellungen als die der Gruppe CS−.

Das Fehlen einer Geschmacksaversion ist zwar kein Beweis für eine Assoziation zwischen Geschmacksreiz und *positiven* (therapeutischen) Effekten des US (vgl. Ader et al., 1987), es legt jedoch nahe, daß das als US verwendete Pharmakon *keine aversiven* Effekte hat oder »Streß« induziert. Entsprechende Konditionierungsexperimente sind daher die beste Stütze für den postulierten bidirektionalen Mechanismus zwischen Immunsystem und ZNS.

3.5 Konditionierungsversuche beim Menschen

Zwar wird durch die Möglichkeit, konditionierte immunpharmakologische Effekte bei experimentellen Autoimmunkrankheiten (Ader und Cohen, 1993; Klosterhalfen und Klosterhalfen, 1993; Lysle et al. 1992) nachzuweisen und auch bei Krebsmodellen (Ghanta et al., 1987b, 1990; Hiramoto et al., 1991), ebenfalls die klinische Relevanz der konditionierten Immunmodulation suggeriert, im Humanbereich sind entsprechende Hinweise jedoch eher spärlich. In der psychosomatischen Literatur wird häufig eine Fallbeschreibung von MacKenzie (1986) zitiert, in der mit einer künstlichen Rose bei einer gegen Rosen allergischen Frau ein Heuschnupfenanfall provoziert wurde. Eine echte Rose, die sich die Patientin einige Tage später demonstrativ unter die Nase hielt, löste merkwürdigerweise aber keine allergische Reaktion aus.

Aus einer niederländischen Laborstudie gibt es Hinweise, daß ein CS bei Patienten asthmatische Symptome induzieren kann (Dekker et al., 1957). Von Studien zum Einfluß von Hypnose auf den Tuberkulin-Hauttest ausgehend, versuchten Smith und McDaniel (1983) beim Menschen eine DTHR (delayed type hypersensitivity response) durch Konditionierung zu modifizieren. Dazu wurde in monatlichen Intervallen 5mal Tuberkulin mit einer roten Spritze in denselben Arm injiziert, als Kontrolle physiologische Kochsalzlösung mit einer grünen Spritze in den anderen Arm. Als bei der sechsten Injektion Verum und Placebo vertauscht wurden, löste die Kochsalzlösung keine DTHR aus, aber die Hautreaktion im vorher mit Placebo behandelten Arm war stark reduziert. Dieser Effekt konnte jedoch nicht repliziert werden (Smith, pers. Mitteilung, Bethesda, November 1984).

Buske-Kirschbaum und Mitarbeiter (1992) paarten 4mal den Geschmack bzw. das Prickeln eines Brausebonbons mit einer Injektion von Adrenalin (US), das die NK-Zellaktivität steigert (Tonnesen et al., 1984). Die fünfte Injektion bestand aus physiologischer Kochsalzlösung. Die Kontrollgruppen unterschieden sich im Intervall zwischen Brausebonbons und Adrenalin-Injektion oder erhielten nur Brausebonbons und physiologische Kochsalzlösung. Die Autoren fanden einen Konditionierungseffekt in der experimentellen Gruppe, ein Resultat, das unter modifizierten Bedingungen nicht replizit werden konnte (Heijnen und Jabaaij, pers. Mitteilung, Florenz, Mai 1990).

Bovbjerg und Mitarbeiter (1990) haben Medikamente verwendet, die Tumorpatienten sowieso erhalten, nämlich Cytostatika, die neben der Immunsuppression u.a. Übelkeit verursachen. Sie haben in einer korrelativen Studie untersucht, ob Übelkeit und immunologische Parameter im peripheren Blut sich situationsabhängig (Klinik versus zu Hause) unterscheiden. Tatsächlich war in der Klinik die Übelkeit ausgeprägter bzw. die mit PHA oder ConA stimulierte Lymphozytenproliferation geringer als zu Hause.

3.6 Klinische Relevanz

Es ist wiederholt vorgeschlagen worden, die Konditionierbarkeit immunpharmakologischer Effekte klinisch anzuwenden (z.B. Ader, 1985a, b).

Ein Vorteil wäre z.B., Pharmaka einzusparen, wenn anstelle des US ab und zu ein CS gegeben würde. Einen ersten Fallbericht haben kürzlich Olness und Ader (1992) publiziert. (Konzeptuell läßt sich dies natürlich auch auf nicht-immunmodulierende Pharmaka generalisieren.) Dem ist das oben Dargestellte zusammenfassend, wie folgt, entgegenzuhalten:

– Die Richtung der konditionierten immunpharmakologischen Effekte ist selbst im gut kontrollierten Tierexperiment derzeit nicht mit Sicherheit vorherzusagen.

– Entsprechende Konditionierungseffekte sind bei Krankheitsmodellen zwar eher reliabel, aber klein. Die Erfahrungen beziehen sich im wesentlichen auf zwei Modelle von Autoimmunkrankheiten und auf drei Modelle mit Tumoren.

– Relevante Konditionierungseffekte sind im Humanbereich bisher nicht überzeugend nachgewiesen worden.

Außerdem ist zu bedenken, daß, wenn ein CS, der vorher mit der Applikation eines Immunsuppressivums etwa bei Organtransplantationen oder bei der chemotherapeutischen Tumorbehandlung gepaart wurde, anstelle des US verabreicht würde, er nach der Stimulussubstitutions-Theorie (Pavlov, 1927; Eikelboom und Stewart, 1982) u.a. auch die *unerwünschten Nebenwirkungen* des US provozieren sollte. Hier ist an antizipatorische Nebenwirkungen unter Chemotherapie bei Tumorpatienten zu denken (Bovbjerg et al., 1992; Carey und Burish, 1988; Kvale et al., 1991; Stockhorst et al., 1992).

Bevor an eine Anwendung der Konditionierung immunpharmakologischer Effekte zu denken ist, erscheint es dringend erforderlich, zunächst zu erforschen, was den US und die unkonditionierte Reaktion (UR) des jeweiligen Pharmakons konstituiert (Klosterhalfen und Klosterhalfen, 1993). Zwar wird die Verabreichung des Pharmakons prozedural als US definiert; welche Effekte aber nach Metabolisierung des Pharmakons als *effektiver US* auf den afferenten Arm des ZNS treffen (Eikelboom und Stewart, 1982), ist für die in den einschlägigen Konditionierungsexperimenten verwendeten Pharmaka nicht bekannt. Die UR ist nicht die unmittelbare Reaktion einer Zelle des Immunsystems, die sich etwa in der Expression bestimmter Rezeptoren äußert, sondern die Antwort des ZNS auf das Pharmakon als US. Da die üblicherweise verwendeten Pharmaka eine ganze Reihe von Effekten (meist an verschiedenen Organsystemen) haben, ist es wahrscheinlich, daß es auch eine Vielzahl von USs und damit URs gibt, die jeweils ihre eigene Kinetik haben.

Falls die Gesetzmäßigkeiten des klassischen Konditionierens für immunmodulierende Pharmaka zutreffen – bisher spricht zumindest wenig gegen die Hypothese (s.a. McCoy et al., 1986) – ist z.B. zu erwarten, daß CSs, die in kurzem Intervall vor dem effektiven US präsentiert werden, eher mit diesem assoziiert als solche in längerem Intervall. Außerdem ist mit CS-US-Interaktionen zu rechnen, d.h. CSs einer bestimmten Modalität, Intensität und Dauer werden mit bestimmten USs leichter assoziiert als andere (vgl. z.B. Rescorla, 1988). Die von Krank und MacQueen (1988) gefundene CS-evozierte kompensatorische Immunreaktion nach Paarung von CY mit Kontextstimuli (nicht aber nach Paarung von CY mit einem gustatorischen Stimulus) könnte im Sinne eines solchen CS-US-Interaktionseffekts interpretiert werden. Auf der Basis der Kenntnis des effektiven US und seiner UR(s) ließen sich nicht nur gerichtete Hypothesen bezüglich der CR formulieren, sondern möglicherweise auch gewünschte Konditionierungseffekte gezielt vergrößern und unerwünschte hemmen.

3.7 Zur Frage der Mechanismen

Prinzipiell kommen als URs alle neurohormonellen Reaktionen in Frage. Für die konditionierte Immunmodulation sind vor allem solche Neurohormone und Neuropeptide interessant, von denen bereits bekannt ist, daß sie Effekte auf immunologische Vorgänge haben (z.B. Berczi und Kovacs, 1987). Es ist damit zu rechnen, daß weitere entdeckt werden. Sofern sie nicht peripher-physiologisch mediiert wurde, kann als UR auch eine Veränderung in der Körpertemperatur angesehen werden. Von einigen Substanzen ist die Richtung der Änderung bekannt: Poly I:C und Interleukin-1 sind beispielsweise pyrogen,

während CyS die Körpertemperatur reduziert (Dantzer et al., 1987).

Zur Frage neuroimmunologischer Interaktionen haben Besedovsky und Mitarbeiter (Übersicht: Besedovsky und del Rey, 1986) eine Reihe außerordentlich interessanter Untersuchungen vorgelegt, die dafür sprechen, daß das Nervensystem auf Vorgänge im Immunsystem reagiert. Die Autoren registrierten nach Antigen-Gabe auf der Höhe der Immunreaktion eine gesteigerte neuronale Aktivität im ventromedialen Hypothalamus (Besedovsky et al., 1977). Sie wiesen außerdem nach, daß in vitro stimulierte Lymphozyten einen »glucocorticoid increasing factor« (GIF) produzieren, der in vivo via Hypophyse bei Ratten den Corticosteron-Spiegel im Blut erhöht und so möglicherweise überschießende immunologische Reaktionen verhindert (Besedovsky et al., 1985). Ferner zeigten sie, daß auch (subpyrogene) Dosen von Interleukin-1 eine starke ACTH- bzw. Corticosteron-Ausschüttung provozieren (Besedovsky et al., 1986; Berkenbosch et al., 1987; s.a. Lumpkin, 1987) und stimulierende Effekte auf den Noradrenalinmetabolismus im Gehirn haben (Kabiersch et al., 1988). Bei der von den »Immunohormonen« (Sorkin) »GIF« und Interleukin-1 induzierten ACTH-Ausschüttung handelt es sich um eine UR (Abb. 10-3). Es wäre interessant zu untersuchen, ob sich diese UR konditionieren läßt. Erste Hinweise liefern die Ergebnisse von Bovbjerg (1988) und Dyck und Mitarbeitern (1990).

Tierexperimente mit der Zielsetzung, die URs immunologisch wirksamer Substanzen aufzuspüren und zu prüfen, ob und unter welchen Bedingungen sich diese URs konditionieren lassen, könnten zur Klärung der Mechanismen der konditionierten Immunmodulation entscheidend beitragen. Darüber hinaus könnten entsprechende Experimente einem besseren Verständnis neuroimmunologischer Interaktionen dienen. Es ist z.B. noch unbekannt, aus welchen Molekülen »GIF« besteht. Unter der Voraussetzung, daß sich aus dem Überstand stimulierter Lymphozyten (der »GIF« enthält) hinreichend große, d.h. biologisch wirksame Mengen unterschiedlicher Moleküle isolieren und dann Tieren als US injizieren lassen, könnte das Phänomen der konditionierten Geschmacksaversion dazu benutzt werden, Lymphokine (und weitere Monokine) mit neurotroper Wirkung zu identifizieren.

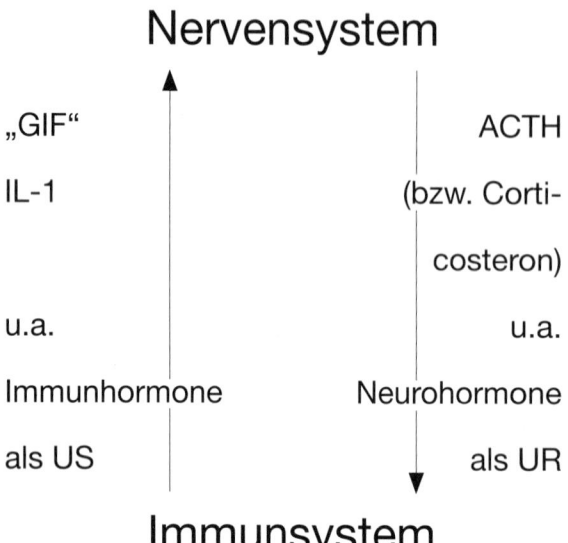

Abb. 10-3 *Neuroimmunologische Interaktionen, bei denen Immunohormone als unkonditionierte Stimuli (US) und Neurohormone bzw. deren Effekte auf das Immunsystem als unkonditionierte Reaktionen (UR) aufgefaßt werden.*

KAPITEL 11

Psychophysiologie

Othmar W. Schonecke und Jörg Michael Herrmann

1 Einleitung

Im vorliegenden Kapitel werden Konzepte der Psychophysiologie in ihrer Bedeutung für die Psychosomatische Medizin bzw. Medizin dargestellt. In der Einleitung wird in Anlehnung an das medizintheoretische Modell von Th. v. Uexküll Psychophysiologie als notwendige Konsequenz der in der Medizin aufgegebenen »ganzheitlichen« Betrachtungsweise herausgestellt. Der unbestreitbare und wertvolle Fortschritt in der Medizin basiert zumindest teilweise auf Vorgängen der Isolierung. Der einen Sachverhalt Erkennende ist von seinem Gegenstand einem Teil der Natur, im Sinne einer »objektiven« Methode isoliert, obwohl er selbst Teil der Natur ist, ebenso wie der Vorgang der Erkenntnis. Weiterhin wird der natürliche Gegenstand der Erkenntnis zur wissenschaftlichen Analyse in immer kleinere Untereinheiten isoliert, was den Fortschritt der Erkenntnis einerseits fördert, aber auch zu oft dazu führt, daß das Ganze aus dem Blickfeld gerät. In der Medizin wird der Körper eines Menschen auf diese Weise zu sehr als Körper im physikalischen Sinne verstanden und als Organismus in seiner Umgebung (Schonecke, 1988). Das bedeutet nicht, daß das »isolierende« Erkennen sinnlos ist, es ist vielmehr die Voraussetzung für die Erkenntnis des Ganzen.

Die Konsequenz aus diesen Überlegungen kann nun nicht sein, nur das Ganze zu betrachten und die naturwissenschaftliche Methodik aufzugeben, sondern sie besteht darin, die Grenzen fachspezifischer Methodik zu überschreiten, unter Beibehaltung einer wissenschaftlichen Methodik, wenn es ein zu erklärendes Phänomen erfordert. Psychophysiologie versucht nun gerade, dies zu tun, d.h. die Methodik der Physiologie mit der der Psychologie zu verbinden, um beispielsweise ein Phänomen wie Emotion hinreichend zu erklären. Hieraus ergeben sich besondere methodische Schwierigkeiten, die im folgenden nur angedeutet werden können, vor allem im Abschnitt 2.1 über Aktivierungsmessung. Diese Schwierigkeiten resultieren vor allem auch aus der Tatsache, daß in der Psychophysiologie das Objekt der Erkenntnis ein in einer bestimmten Umgebung lebendes Subjekt ist, dessen »objektivierbare« Interaktionen mit einer z.B. experimentellen Umgebung untersucht werden. Die sich daraus ergebenden »Unschärfen« des Erkennens machen den umfangreichen Gebrauch statistischer Analyseverfahren notwendig.

1.1 Wissenschaftshistorische Überlegungen

Sowohl »Psychophysiologie« als auch »Psychosomatik« beziehen sich entsprechend den begrifflichen Elementen, die sie in der Bezeichnung für ihren Inhalt enthalten, auf »Körperliches« und »Psychisches«. Man kann der Meinung sein, Psychophysiologie habe den Stellenwert einer Grundlagendisziplin, die sich mehr auf Forschung bezieht, während Psychosomatik sich mehr auf die medizinische Anwendung richtet. Vergleichbares kommt etwa im Titel eines Aufsatzes von Fahrenberg (1979) zum Ausdruck: »Das Komplementaritätsprinzip in der psychophysiologischen Forschung und psychosomatischen Medizin«. Thure v. Uexküll (1979) stellt dazu die folgenden drei Fragen und versucht, diese auf »dem Hintergrund einer wissenschaftsgeschichtlichen Überlegung« zu beantworten:
1. Sind »Physiologie« und »Somatik« identisch?
2. Verstehen Psychophysiologie und Psychosomatik unter »Psyche« das Gleiche?
3. Was verstehen schließlich beide Disziplinen unter »Beziehung« zwischen Seelischem und Körperlichem?

Thure v. Uexküll verweist darauf, daß der Begriff »Physis« ursprünglich soviel wie Natur bedeutet hat, also bedeutend weiter gefaßt war, als der Begriff »Soma«, der sich nur auf »Körper« bezog. Mit dem Fortschritt der Naturwissenschaften schränkte sich die Physiologie immer mehr auf die physikalischen Prozesse im Körper ein und wurde zu einer »Körper-Physik«. So sei die Psychologie zunächst Teil einer »ganzheitlichen« Physiologie als der »Lehre von den belebten Naturerscheinungen« gewesen, dann aber im Laufe der genannten Entwicklung als eigene Disziplin entstanden, jedoch »nicht ohne Verfremdung der Teilstücke«, da Leben nicht zusammengesetzt sei wie Kochsalz aus Natrium und Chlor.

Der Zerfall einer ganzheitlichen Betrachtungsweise von Natur wird dann am »Werdegang« des Begriffs der »psychischen Energie« verdeutlicht, die bei Johannes Müller (1840) als »Sinnesenergie« bezeichnet wird und die für das Bewußtsein eine durch den Zustand eines Sinnesnerven vermittelte Einheit »äußerer« Ursachen mit der spezifischen Qualität der Sinne darstellt und so eine Empfindungsqualität bewirkt. Nach dem genannten Zerfall einer ganzheitlichen Betrachtungsweise wurde Wahrnehmung das Thema einer »Psycho-Physik«, die versuchte, Wahrnehmung als Folge eines physikalischen Vorgangs objektiv zu erfassen, das heißt mit physikalisch-quantitativen Methoden. In den Augen der Physiologie sei dieser Versuch gescheitert. Psychische Energie als Begriff der Psychoanalyse verweise auf Triebenergie und gelte als »Markenzeichen« einer unwissenschaftlichen Einstellung. So sei auch Pawlow auf dem Standpunkt eines »äußeren Beobachters« bei seinen »psychischen Versuchen« geblieben. »Sowohl die Methoden und die Verhältnisse unseres Experimentierens, als auch die Planung der einzelnen Aufgaben, die Bearbeitung des Materials und schließlich seine Systematisierung, alles das bleibt im Bereich der Tatsachen, der Begriffe und der Terminologie der Physiologie des Nervensystems«. So wird ein äußerer Anteil von einem inneren, subjektiven beim Phänomen des Lernens abgetrennt. Lernen wird als Teil einer höheren Nerventätigkeit angesehen, die die Verbindung des Organismus zur Außenwelt herstellt (s.a. Kap. 15, »Lernpsychologische Grundlagen«). W. B. Cannons (1927, 1931) Theorie der Emotion könne dagegen als »psychosomatisches« Modell angesehen werden, da durch die Einbeziehung von Gefühlsqualitäten eine subjektive Wirklichkeit Teil dieses Modells wird.

Dies gilt ebenso für das Modell der Bereitstellung (emergency states), in dem der Organismus in der Auseinandersetzung mit der Umgebung gesehen wird, als Gesamtorganismus auf eine Gesamtsituation antwortend. Insofern, als das Verhalten als Reaktion im Hinblick auf die Umgebung gesehen wird, läßt sich daraus eine Ordnung im Sinne eines gemeinsamen »teleonormen Nenners« aufzeigen. Emotionen sind daher keine das Verhalten störenden Prozesse, sondern »organisierte Reaktionsmuster, deren Programme man erforschen kann, und die Vorbereitungen für Handlungen beziehungsweise Bereitstellungen zuwege bringen, in denen jeweils eine bestimme Umweltsituation vorweg genommen wird« (v. Uexküll, 1979). Wichtig dabei sei die Subjektivität der in der Emotion resultierenden Interpretation der Umgebung.

Das Dilemma der unvermittelten Wissenschaftssysteme der Physiologie und Psychologie, das darin besteht, daß keines der Systeme Sachverhalte des jeweiligen anderen Bereichs wissenschaftlich zu Begriff bringen kann, läßt sich nach Th. v. Uexküll dadurch lösen, daß man ein »Modell für die Einheit eines Systems konstruiert, in dem physische und psychische Elemente im Rahmen von Aufgaben miteinander in Beziehung stehen, die sie für einander und für das System erfüllen« (v. Uexküll, 1979). Ein solches Modell enthielte Begriffe, die es gestatten würden, physiologische und psychologische Begriffe gleichsam zu übersetzen (s.a. Schonecke, 1972).

1.2 Der Situationskreis und das Leib-Seele-Problem

Th. v. Uexküll zeigt anschließend auf, wie das Modell des Situationskreises als systemtheoretisches Konzept die oben genannten Schwierigkeiten überwinden könnte. Wesentlich für eine systemtheoretische Betrachtungsweise ist, daß die jeweilige Ebene der Betrachtung relativ bleibt, das heißt als ein Element einer Analyse einer höheren Ebene dient, insofern ist es eine hierarchische Betrachtungsweise.

So läßt sich ein Körper als ein geschlossenes System denken, solange sein Gleichgewicht autonom durch innere Prozesse aufrechterhalten werden kann. Ist dies nicht mehr der Fall, das heißt, werden äußere Quellen benötigt, so entsteht ein Bedürfnis, wodurch die Umgebung im Hinblick auf dieses Bedürfnis bedeutungsvoll wird, das System ist nicht mehr geschlossen. Durch das Bedürfnis wird die Umgebung als individuelle Wirklichkeit in das Gesamtsystem mit einbezogen. Dieser Sachverhalt impliziert einen Bedeutungssprung und kann nicht als ein Kontinuum angesehen werden, da Programme für innerkörperliche Vorgänge des zunächst geschlossenen Systems in Beziehung gesetzt werden mit Programmen, die »Umgebung in individuelle Wirklichkeit transponieren«. Damit ist für die Betrachtung »Psyche« als Systemanteil integriert.

Konditionieren sei bei dieser Betrachtungsweise aufzufassen als Entstehen von Programmen, die eine Bedeutungskoppelung zweier Integrationsebenen herstellen, der physiologischen und der psychologischen Integrationsebene. Derartige Programme der Bedeutungskoppelung, abhängig von den Erfahrungen eines Organismus, stellen den Organismus zu einem gegebenen Zeitpunkt neben einem kausalen in den »historischen« Zusammenhang, da die individuelle Wirklichkeit unter anderem von diesen Erfahrungen abhängig ist. Aus diesem Grunde ist für die psychophysiologische Forschung zu erwarten, daß psychophysische Reaktionen eine starke individuelle Spezifität (s. u.) aufweisen.

Programm bedeutet dabei stets die Integration verschiedener Einzelelemente zu einer »Gestalt«, die dabei jedoch nicht als ein »nur subjektives Phänomen der Wahrnehmung« aufgefaßt wird. In einer Sinnesempfindung sind Nachrichten über die Umgebung und den Zustand verschiedener körperlicher Zustände und Prozesse enthalten, zu einem »einheitlichen Phänomen verschmolzen«.

Programme lassen sich einerseits unterscheiden nach ihrer Dringlichkeit, womit der Intensitätsaspekt angesprochen wird, zum anderen nach »Offenheit« und »Geschlossenheit«, womit die Flexibilität möglicher Änderungen des Ablaufs bezeichnet wird. Geschlossene Programme lassen sich durch Erfahrung nicht modifizieren, sie laufen, einmal ausgelöst, starr ab. Lediglich ihre Einbeziehung in verschiedene andere, dann komplexere Programme ist änderbar, nicht ihr Ablauf. Offene Programme dagegen können durch Erfahrung, durch Lernen geändert werden, es sind lernfähige Programme. In der menschlichen Entwicklung etwa findet eine Zunahme offener Programme statt, ein Sachverhalt, der von der Psychoanalyse mit dem Begriff des »Sekundärprozesses« gekennzeichnet wird.

Geht man davon aus, daß Programme strukturell im Gehirn gespeichert sind, wobei deutlich wird, daß das Speichersubstrat nicht mit dem Gespeicherten identisch ist, so ist es auch notwendig, anzunehmen, daß dieses Substrat durch Erfahrung geändert wird, das heißt, Vorgänge auf der psychischen Integrationsebene ändern und beeinflussen die physiologische. Somit sind beide Integrationsebenen gegenseitig abhängig. Erfahrungen ändern im weitesten Sinne auch das ZNS, dieses beeinflußt die später geänderte Interpretation der Umgebung.

Für die Psychosomatische Medizin sei es wesentlich, »den kranken Menschen unter dem Aspekt eines offenen Systems« zu betrachten und nicht, wie die klassische Medizin, als geschlossenes System im Sinne einer »komplizierten anatomisch-biochemischen Maschinerie«. Krankheit, auf diese Weise betrachtet, ist ein »persönliches Schicksal« in einem historischen Zusammenhang der individuellen Lebensgeschichte, bedingt auch durch die Art der Verknüpfung beider Integrationsebenen. Die Auswirkungen derartiger Verknüpfungen sowie der Einfluß der Umgebungsbedingungen auf die Verknüpfung stellen den Gegenstandsbereich der Psychophysiologie dar, die mit ihren Methoden versucht, dem die Bereiche beziehungsweise Integrationsebenen übergreifenden Aspekt gerecht zu werden.

Betrachtet man Psychophysiologie als eine Forschungsrichtung beziehungsweis als einen Inhaltsbereich, dessen Gegenstand sich auf das Zusammenwirken von Prozessen physiologischer, behavioraler und erlebnismäßiger Art bezieht, so ist es zumindest naheliegend, dieses Zusammenwirken als wesentlich für die Entstehung von Krankheiten oder ihre Verarbeitung anzunehmen. Dies gilt um so mehr, wenn davon ausgegangen wird, wie dies im Bereich der Psychosomatischen Medizin getan wird, daß für Krankheiten, wenn auch in unterschiedlichem Maße, psychologisch beschreibbare Bedingungen eine wesentliche Rolle spielen. »Psychosomatische Medizin muß versuchen zu erklären, wie psychosoziale Reize übersetzt werden in akute oder chronische Veränderungen von Struktur und physiologischen und biochemischen Funktionen ... Um es noch bündiger zu formulieren, wir verstehen einfach nicht, wie unmaterielle, symbolische Ereignisse – wie psychologische Reaktionen auf Lebenserfahrungen und Lebensereignisse – »übersetzt« werden in materielle Änderungen – wie die Ausschüttung von Hypophysenhormonen, anhaltende Blutdruckerhöhungen, Veränderungen von Immunprozessen, autonom neurale Entladungen oder die Induktion von Enzymen oder Viren« (Weiner, 1977).

Unterschiedliche Konzepte einer »Psychogenese« sind kaum geeignet, Fragen dieser Art zu klären, zumal sie meist vage und mißverständlich verwendet werden. Vor allen Dingen beschreiben sie nicht den von Weiner angesprochenen Prozeß, sondern konstatieren höchstens dessen Resultat. In der als psychophysiologisch im weitesten Sinne zu bezeichnenden Forschung wird versucht, eben jene Prozesse und ihre Bedingungen zu erfassen und zu klären, von denen in der Psychosomatischen Medizin an-

genommen wird, daß sie für die Entstehung von Krankheiten wesentlich sind.

Im Bereich der Psychophysiologie sind mehrere Ansätze zu nennen, mit denen versucht wird, diese Probleme einer Lösung näher zu bringen. So wird versucht, Prozesse einer möglicherweise speziellen Reaktivität bei Patienten mit verschiedenen Störungen zu untersuchen. Es gibt für die hier interessierenden Krankheitsbilder inzwischen zahlreiche Untersuchungen, die in den jeweiligen Kapiteln dargestellt werden. Im Abschnitt 4.4.1 sind Arbeiten dargestellt (z. B. Weiss, 1972b, zur Pathogenese des Ulcus ventriculi), in denen versucht wird, bestimmte Merkmale belastender Lebensbedingungen experimentell herzustellen, in der Annahme einer pathogenen Relevanz dieser Merkmale. In mehreren dieser Untersuchungen hatte sich beispielsweise gezeigt, daß die Dauer der Belastung eine wesentliche Rolle spielt (Brady, 1975), oder die Schwierigkeit, eine Reaktion zu erlernen, um aversive Ereignisse zu vermeiden bei der Anwendung sog. Sidman avoidance schedules.

Diesem Ansatz, wie den am Begriff Streß orientierten Ansätzen, ist die Annahme gemeinsam, daß bestimmte oder weniger spezifische Bedingungen zu Reaktionen des Organismus führen, die langfristig schädigend wirken und Krankheiten verursachen können. Dabei sind die eher lernpsychologisch orientierten Ansätze mehr an spezifischen Paradigmen interessiert, mit denen schädigende Reaktionen produziert werden können. Ebenso ist die Erforschung der belastenden Lebensereignisse zunächst an diesen Ereignissen interessiert gewesen, also an der belastenden Bedingung, und erst später an der Art der Prozesse, die die Wirkung vermitteln. Gemeinsam ist diesen Ansätzen jedoch, daß sie nicht davon ausgehen, daß spezifische Bedingungen zu spezifischen Erkrankungen führen. Mit dem Paradigma des »Yoked Control Designs« lassen sich ulzerative Veränderungen der Magenschleimhaut produzieren, aber auch kardiovaskuläre Veränderungen, die sogar zum Tode führen können.

Die im folgenden dargestellten psychophysiologischen Modelle und Forschungsergebnisse stellen lediglich einen exemplarischen Ausschnitt dar, von dem angenommen wird, daß er für die Psychosomatische Medizin Relevanz besitzt. Diese Relevanz muß nicht unbedingt darin bestehen, daß Ergebnisse oder Konzepte auf vermutete pathogene Prozesse oder therapeutische Anwendungsmöglichkeiten bezogen werden können, sondern kann auch dadurch gegeben sein, daß eher theoretische Fragen, wie sie in der Einleitung als sehr grundsätzliche für die Psychosomatik dargestellt wurden, einer Klärung näher gebracht werden. Dies gilt etwa für die Ergebnisse zum Problem der Spezifität, nicht nur im Sinne der Auffindung möglicher spezifischer pathogener Prozesse, sondern ebenso im Sinne der Integration verschiedener Ebenen eines Organismus in der Beziehung zu seiner Umgebung. Der Schwierigkeit derartiger Probleme entspricht die Komplexität und Aufwendigkeit des methodischen Vorgehens beim Versuch, einer Lösung dieser Probleme näher zu kommen. Die Bedeutung, die die Psychophysiologie für die Psychosomatische Medizin – nicht nur im Sinne einer Grundlagenforschung – besitzt, rechtfertigt es jedoch in hohem Maße, diese Schwierigkeiten auf sich zu nehmen.

2 Aktivierung

Das Konzept der Aktivierung ist grundlegend, da es diejenigen Aspekte psychischer Prozesse bezeichnet, die über die rein psychologische Betrachtungsweise hinausgehen und körperliche Prozesse mit einbeziehen. Um dem Gesamtphänomen beispielsweise von Emotionen erklärend gerecht zu werden, muß die Grenze psychologischer Betrachtungsweisen und Methoden jedoch überschritten werden, da das Phänomen der Emotion auch auf der Erlebnisebene körperliche Vorgänge beinhaltet und von diesen bestimmt wird.

Das Konzept der Aktivierung bezieht sich auf den Aspekt von Emotion, der körperliche und psychische Phänomene aufeinander bezieht, indem psychische Phänomene eine körperliche Bedeutung gewinnen oder umgekehrt. Dies ist beispielsweise dann der Fall, wenn ein Außenreiz ein Gefahrensignal darstellt, das Gefühl der Angst auslöst und den Körper aktiviert, damit der Organismus sich durch Flucht dem Reiz entziehen kann.

Diese Betrachtungsweise beinhaltet, daß psychologische Modelle um physiologische Modelle erweitert werden und umgekehrt. Darin liegt eine besondere Schwierigkeit, da die jeweiligen Modelle für sich in einer physiologischen bzw. psychologischen Wissenschaftssprache beschrieben werden und nun mit einer anderen Sprache in Berührung kommen, wobei es nicht möglich ist, eine Sprache auf die andere zu reduzieren oder in die andere zu übersetzen. Es gibt jedoch auch keine Metasprache, die beide Wissenssysteme integriert beschreiben würde. In der Psychophysiologie führt dies neben dem Aufwand an Meßmethodik aus zwei Wissensbereichen auch zu einem Aufwand an methodisch-logischen und statistischen Konzepten, mit denen beide Bereiche aufeinander bezogen werden. Der »grenzüberschreitende« Charakter der Psychophysiologie wird besonders an dem grundlegenden Konzept der Aktivierung deutlich.

»Psychophysische Aktivierungsprozesse begleiten alle menschlichen Lebensäußerungen. Es sind ebenso universelle Funktionen wie die Informationsverarbeitung und das Lernen« (Fahrenberg et al., 1979). Die Allgemeinheit des Begriffs der Aktivierung beinhaltet auch die Schwierigkeiten der Abgrenzung. So wurde von Fahrenberg (1979) darauf hingewiesen, daß in diesem Konzept Begriffe wie Emotion oder auch Streß mit enthalten sind, beziehungsweise diese bei einer genaueren Betrachtung

darin aufgehen (vgl. Lazarus, 1993). Entsprechend groß ist die Vielfalt von Modellen, die auf unterschiedliche Art versuchen, den Vorgang von Aktivierung zu beschreiben. So werden die Begriffe »Aktivierung« (Aktivation) und »Streß« häufig austauschbar verwendet.

Geht man von der eigentlichen Bedeutung des Wortes **Aktivierung** aus, so wird damit der Umstand gekennzeichnet, daß ein Organismus aktiv ist. Eingangs wurde darauf verwiesen, daß ein Organismus als ein geschlossenes System gedacht werden kann, solange ein Gleichgewicht durch innere Prozesse aufrecht erhalten wird. Ist dies nicht mehr der Fall, so entsteht ein Bedürfnis, das den Organismus im Hinblick auf seine Umgebung aktiv werden läßt. Das Ausmaß der Aktivierung oder – als Zustand – Aktiviertheit ist abhängig von der Dringlichkeit oder Intensität des Bedürfnisses und der damit verbundenen Relevanz und Bedeutung einer Situation. Der Begriff Aktivierung würde demnach auf das Ausmaß hinweisen, in dem ein Organismus durch irgendwelche inneren oder äußeren Ereignisse »aus der Ruhe gebracht« wird. Aus dieser Bestimmung ergibt sich einerseits eine Nähe zum Begriff der Motivation (Bedürfnis), zum anderen aber auch die Möglichkeit, Aktivierung oder Aktiviertheit als ein eindimensionales Konzept aufzufassen, wie dies auch im Sinne der Intensitätsdimension geschehen ist (z.B. Duffy, 1972). Danach ließe sich Aktivierung nur auf das Mehr oder Weniger des Aktiviertseins eines Organismus beziehen.

Dieser Auffassung widerspricht, daß anhand vorliegender Ergebnisse Aktivierung nicht als ein solcher eindimensionaler Prozeß nur im Hinblick auf Intensität aufgefaßt werden kann, sondern in verschiedener Hinsicht Spezifität beinhaltet, z.B. im Hinblick auf die Merkmale von aktivierenden Reizen und von aktivierten Individuen. Dies bedeutet, daß nicht jede Aktivität identische psychophysische Muster aufweisen muß. Die Diskussion dieser Frage ist jedoch noch keineswegs abgeschlossen (Neiss 1988, 1990, Anderson 1990).

Im folgenden sollen zunächst verschiedene Aspekte von Aktivierung dargestellt werden, da diese auch für das Verständnis psychophysiologischer Konzepte im Bereich der Psychosomatischen Medizin wichtig sind. Dies gilt z.B. für die methodischen Aspekte der Erfassung von Aktivierung. Die dort angestellten Überlegungen sind für das Verständnis multifaktorieller pathogenetischer Konzepte ebenfalls relevant.

Will man etwa die Bedeutung psychischer Belastung in der Pathogenese der Hypertonie konzeptualisieren, so ist es notwendig, sich die Subjektivität von »Belastung« zu vergegenwärtigen, die auch für die Erfassung von Aktivierung bestimmte methodische Konsequenzen hat (s. u.). Gleichzeitig ist es notwendig, die pathogenetischen Konzepte, die die Bedeutung des Faktors »Belastung« beinhalten, in einer Weise zu entwickeln, die dem methodischen Vorgehen bei der »komplementären« Erfassung der aktivierenden Wirkung psychischer Bedingungen entsprechen.

Eine Theorie der Pathogenese, d.h. ein System von Aussagen über die Genese einer Erkrankung, muß Aussagen über eine Beobachtungsebene enthalten, die der Beobachtungsmethodik aktivierungstheoretischer Forschung entspricht. Diese Methodik ist die Voraussetzung dafür, die Frage nach dem häufig unscharfen »Wie« zu klären, in der bestimmte pathogenetisch wichtige Elemente den Organismus beeinflussen. Die Kenntnis der methodischen Schwierigkeiten in diesem Bereich ermöglicht einen ausgewogenen und »vorsichtigen« Standpunkt bei der Beurteilung pathogenetischer Konzepte und kann vorschnelle Annahmen über einen psychosomatischen Einfluß verhindern. So sind die Ausführungen über Aktivierung ebenfalls sowohl für das Streßkonzept als auch das der Emotion wichtig.

2.1 Erfassung von Aktivierung

Psychophysiologische Forschung betrachtet, vor allem unter methodischem Aspekt, die physiologischen Funktionen als abhängige Variablen, abhängig von Bedingungen, die mit Methoden der Psychologie herstellbar und beschreibbar sind. Dies bedeutet, daß man psychologisch möglichst exakt beschreibbare Bedingungen schafft, die auf einen Organismus einwirken, oder mit einer möglichst exakten Methodik vorhandene Bedingungen beobachtet. Wichtig dabei ist, daß diese Bedingungen nicht willkürlich gewählt werden, sondern letztlich konkreter Teil eines theoretischen Systems sind und dabei auf die Fragestellungen bezogen sind, die man untersuchen will. Dies wird in vielen Fällen nur annäherungsweise der Fall sein. Demnach wäre die Meßebene der abhängigen Variablen die der Erfassung physiologischer Funktionen. Allerdings dienen auch psychologische Parameter als abhängige Variablen, wenn beispielsweise der Effekt einer experimentellen Manipulation zur Induktion einer Emotion in seiner Wirkung überprüft und in Beziehung zu den Effekten auf die physiologischen Funktionen gesetzt werden soll.

In vielen Untersuchungen zur Aktivierung wird also versucht, den Einfluß psychologisch beschreibbarer Bedingungen auf physiologische Funktionen zu erfassen. Aus dieser Vorgehensweise ließe sich leicht ein »einseitig gerichtetes« kausales Modell ableiten, in dem angenommen werden könnte, die eine oder andere psychische Bedingung wirke auf die physiologischen Funktionen und verändere sie. Gleichzeitig könnte davon ausgegangen werden, daß sich die Intensität einer Emotion oder das Ausmaß der Aktiviertheit in der Größe der Veränderungen der physiologischen Funktionen zeige, so daß sich die Intensität von Emotion gleichsam physiologisch bestimmen lasse und damit auch die Relevanz, die eine Situation für einen Organismus besitzt. Diese eingeengte Interpretationsweise ergibt sich jedoch nicht notwendigerweise aus der Art des methodischen

Vorgehens, wenn man in Betracht zieht, daß Emotion ein ganzheitlicher Vorgang ist und einen Organismus als ganzen betrifft. Hinzu kommt, daß die Korrelation verschiedener Ebenen, z.B. von Emotion, sehr unterschiedlich, oft recht gering ist. So kann ein Patient nach einer Behandlung kaum noch Angst in einer ehemals angstauslösenden Situation spüren, aber dennoch mit deutlichen Änderungen physiologischer Parameter, etwa der Herzfrequenz, darauf reagieren.

Aktivierung ist nicht direkt erfaßbar, sondern kann als theoretischer Begriff durch bestimmte Daten (**Indikatoren**) erschlossen werden. Eine Untersuchung zur Erfassung von Aktivierung muß also derart gestaltet werden, daß die Untersuchungs- und Meßbedingungen mit dem theoretischen Modell der Aktivierung verknüpft sind. Sowohl für die Herstellung von Untersuchungsbedingungen, deren Einfluß auf einen Organismus untersucht werden soll, als auch für die Erfassung dieses Einflusses auf Erleben, Verhalten und physiologische Vorgänge sollten also Operationalisierungen vorliegen, die etwa die Wiederholbarkeit einer Untersuchung, aber vor allem eine möglichst stringente Interpretation der Ergebnisse ermöglichen. Dies ist abhängig davon, wie stringent eine Versuchssituation aus einem theoretischen System abgeleitet ist.

So ist es beispielsweise nicht immer leicht, eine »Belastung« optimal für viele Probanden zu standardisieren. Benutzt man etwa eine Rechenaufgabe einer bestimmten Schwierigkeit, so ist bereits die Schwierigkeit aufgrund unterschiedlicher Rechenfähigkeit nicht für alle Probanden gleich. Darüber hinaus ist vermutlich die Motivation zur Lösung von Rechenaufgaben bei den einzelnen Probanden verschieden. Liegt eine ausgeprägte Leistungsmotivation vor, so könnte die Belastung stärker wirken. Es ist in diesem Beispiel prinzipiell an eine Interaktion zu denken zwischen den Faktoren Motivation und Leistungsfähigkeit, wobei die Motivation von weiteren Bedingungen der Untersuchung beeinflußt sein kann, so ist etwa die Wettbewerbssituation wichtig für die Reagibilität von Personen mit ausgeprägtem Typ-A-Verhalten (s.u.). Benutzt man eine solche Bedingung, um etwa die Reagibilität von Personen auf Belastung zu erfassen, so ergibt sich aus diesen Erwägungen die Notwendigkeit, möglichst viele Bedingungen von Belastung herzustellen, um die spezifischen Einflüsse einer speziellen Belastung im Hinblick auf die Fragestellung erfassen und kontrollieren zu können. Die Verwendung mehrerer Belastungen gestattet es, diesen für die aktivierende Bedingung spezifischen Anteil der Varianz zu bestimmen.

Wenn bedacht wird, daß die Kovariation zwischen Veränderungen von Werten innerhalb einer der genannten Meßebenen unter verschiedenen Bedingungen häufig sehr gering ist, so wird unmittelbar deutlich, daß die Intensität einer Emotion nicht nur durch die Messung der Veränderung, etwa der Herzfrequenz, erfaßbar ist, also einer einzelnen Funktion der physiologischen Meßebene, sondern daß eine möglichst große Anzahl von Variablen auf möglichst vielen Ebenen erfaßt werden muß.

Die Erhebung von Daten aus verschiedenen Bereichen und Funktionssystemen ist auch darum notwendig, weil die Beziehung zwischen verschiedenen Funktionssystemen nicht nur nicht eng, sondern auch nicht notwendigerweise linear ist. So ist der Fall denkbar, daß eine Person angibt, sie empfinde ein bestimmtes Gefühl in großer Intensität, ohne daß es zu größeren Änderungen physiologischer Funktionen kommt oder zu nennenswerten Änderungen des Verhaltens. Dies kann einerseits abhängen von der Art der Emotion oder aber von einem nicht linearen Zusammenhang zwischen dem Erleben einer Emotion und den entsprechenden Änderungen physiologischer Funktionen. So fanden beispielsweise Johnston und Anastasiades (1990) keine nennenswerten Beziehungen zwischen der Herzfrequenz und Emotionen in der Alltagssituation bei jungen gesunden männlichen Probanden. Die sehr mäßigen Korrelationen verringerten sich noch, wenn die gleichzeitig gemessene physische Aktivität berücksichtigt wurde. Daraus ergibt sich die Forderung nach einer multivariaten Untersuchungsstrategie, die eine Beziehung der Daten aus verschiedenen Funktionssystemen untereinander und auf ein Konstrukt, zum Beispiel einer bestimmten Emotion, ermöglicht.

Die Forderung nach der Messung physiologischer Funktionen unter »natürlichen Lebensbedingungen« impliziert die Annahme, daß unter den »künstlichen« Bedingungen von Laboruntersuchungen zum Beispiel keine für eine Erkrankung typischen Reaktionen auftreten, da im Labor lebensechte Anforderungen und Belastungen nicht herstellbar seien.

Es ist sicher zutreffend, daß der Herstellung experimenteller Bedingungen im Hinblick auf die Lebensnähe dieser Bedingungen im Labor im Vergleich zu Feldstudien recht enge Grenzen gesetzt sind. Dies muß jedoch keineswegs bedeuten, daß Laborbefunde nicht auch für bestimmte Personen oder Personengruppen typisch und für die Erforschung pathogener Mechanismen relevant sein können. Dies wäre nur dann nicht der Fall, wenn bestimmte für eine Personengruppe spezifische Aktivierungsmuster, die zum Beispiel als pathogenetisch bedeutsam erscheinen, nur in sehr wenigen, im Labor nicht herstellbaren Bedingungen auftreten. Tatsächlich aber scheint es häufig so zu sein, daß belastende Situationen durch bestimmte Merkmale der Situation belastend, beziehungsweise aktivierend wirken, etwa durch den Mangel an Kontrollmöglichkeiten beim Vermeiden aversiver Bedingungen (Thompson, 1981) oder durch Wettbewerbscharakter usw.

Laborsituationen können derartige Merkmale durchaus aufweisen, allerdings im Vergleich zur »echten« Lebensbedingung nur in abgeschwächter Form. Tatsächlich zeigen zahlreiche Laboruntersuchungen, stellt man Situationen mit bestimmten Merkmalen her, daß es zu »krankheitsspezifisch« relevanten Reaktionen kommt (Fredrikson et al., 1990).

Matthews, Owens, Allen und Stoney (1992) verglichen die Blutdruckwerte im Alltag in Abhängigkeit von der Stärke negativer Emotionen bei Probanden, die vorher unter Laborbedingungen verschiedenen Belastungen ausgesetzt waren. Es zeigte sich, daß die Reaktivität der Probanden unter Laborbedingungen für die Höhe, sowohl des systolischen als auch des diastolischen Blutdrucks prädiktiv war (Abb. 11-1 und 11-2).

In derartigen Untersuchungen zeigte sich auch, daß spezifische experimentelle Aktivierungsbedingungen notwendig sein können, um von der Aktivität der Probanden im Labor auf eine unter Alltagsbedingungen schließen zu können, beispielsweise, daß die Belastung eine aktive Auseinandersetzung erfordert (Johnston et al., 1990). Der Wert von Laboruntersuchungen wird nicht dadurch verringert,

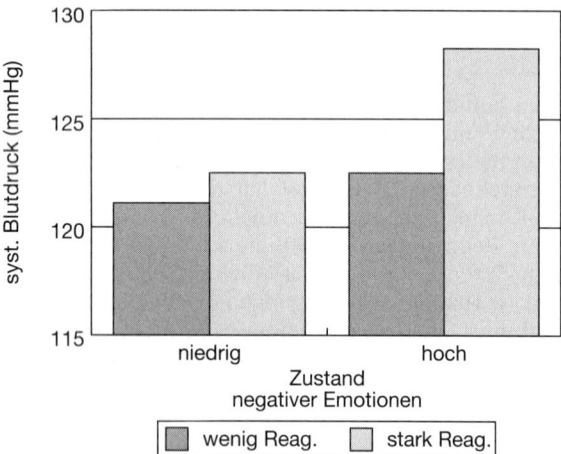

Abb. 11-1 *Systolischer Blutdruck (mmHg) für Personen mit hoher und niedriger »Labor-Reaktivitä« während Perioden starker und geringer negativer Emotion im Alltag (aus Matthews et al., 1992).*

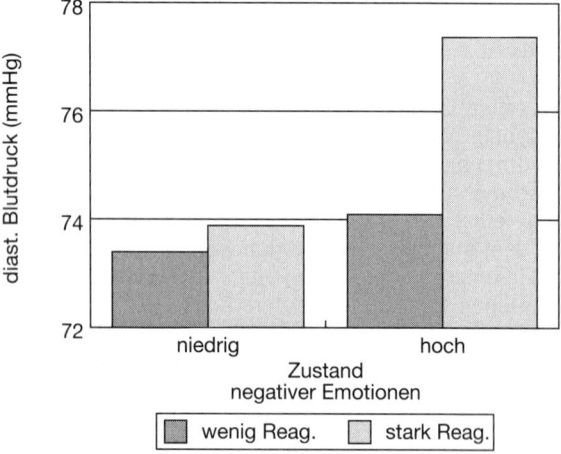

Abb. 11-2 *Diastolischer Blutdruck (mmHg) für Personen mit hoher und niedriger »Labor-Reaktivität« während Perioden starker und geringer negativer Emotion im Alltag (aus Matthews et al., 1992).*

daß die Reaktionen unter natürlichen Bedingungen oft stärker ausfallen würden. Dies wäre allerdings dann anders, wenn sich mit dem Zuwachs an Reaktionsintensität auch deren Muster ändert und erst unter der Bedingung großer Intensität zum Beispiel für eine Patientengruppe spezifische Reaktionsmuster auftreten würden.

Im Vergleich zu Laboruntersuchungen weisen Untersuchungen in der natürlichen Lebenssituation eine Reihe zusätzlicher Schwierigkeiten auf. Die gesamte Meßelektronik muß soweit miniaturisiert sein, daß sie für den Probanden »tragbar« ist. Durch die Entwicklung im Bereich der Mikroelektronik ist dies heute weitgehend zu realisieren. Weiterhin müssen die zum Teil sehr komplizierten Geräte auf irgendeine Weise vom Probanden bedient werden, was zu Fehlern führen kann. Elektroden müssen so angebracht werden, daß sie für längere Zeiträume einen sicheren Sitz aufweisen, so daß sie auch nicht durch Bewegungen verändert werden. Es entstehen Probleme, die durch die Bewegung der Probanden gegebenen Artefakte bei der Auswertung zu kontrollieren (usw.). Eines der wesentlichsten Probleme besteht jedoch in der Schwierigkeit, die physiologischen Meßdaten mit den Ereignissen und Situationen in Beziehung zu setzen, die während der Messung, etwa eines Tages, auftreten. Angaben der Personen sind dabei oft unzuverlässig. Sind sie es nicht, das heißt werden auch die Situationen und ihre Bedeutungen möglichst genau erfaßt, zum Beispiel durch das Beantworten einiger Fragen auf einem Bogen, so ist bereits dadurch die Situation verändert, indem über die Situation und ihre Valenz nachgedacht wird, was vielleicht sonst nicht geschehen wäre, so daß die Messung eigentlich gar nicht unter »natürlichen« Bedingungen erfolgt. Dennoch ist es von Wert, wenn bei einer über einen Tag dauernden Messung, etwa des Blutdrucks eines Hypertonikers, festgestellt werden kann, was gerade geschah, oder was gedacht oder empfunden wurde, als der Blutdruck besonders hoch oder auch niedrig gewesen ist.

Aus diesen Überlegungen kann festgehalten werden, daß es in jeder Hinsicht »ideale Untersuchungsbedingungen« nicht gibt, es wird stets notwendig sein, Einschränkungen in Kauf zu nehmen. Von der jeweiligen Fragestellung wird es dann abhängen, welche Einschränkungen tolerierbar sind.

Will man die aktivierende Wirkung einer bestimmten Situation erfassen, so ist es notwendig, den Grad der Aktivierung mit einem Bezugspunkt zu vergleichen. Im allgemeinen wird eine Ruhesituation verwendet, die der aktivierenden Situation vorausgeht. Das **Ausmaß von Aktiviertheit** kann dann definiert werden als der Unterschied des Befindens, Verhaltens und verschiedener physiologischer, endokriner und immunologischer Funktionen zwischen der Ruhe- und der Aktivierungssituation, also als die Differenz zwischen den Werten, die diese Funktionen in den verschiedenen Situationen aufweisen.

Wilder (1931) hat darauf hingewiesen, daß diese Differenz abhängig ist vom Ruhe- bzw. Ausgangswert. Er formulierte das sogenannte »Ausgangsgesetz«, das besagt, daß die Differenz zwischen Ruhe- und Belastungswert um so geringer sein wird, je höher die Aktiviertheit bereits bei der Ruhesituation ist, je höher also die Werte in dieser Situation sind. Andererseits wird der Differenzwert um so höher sein können, je niedriger der Ausgangswert ist, das heißt, die Korrelation des Differenz- oder Reaktionswertes mit dem Ausgangswert ist negativ.

Von Lacey (1956) wurde ein Korrekturverfahren der Ausgangswertabhängigkeit vorgeschlagen, der sogenannte »autonomic lability score« (ALS), der in der standardisierten Abweichung des bei einer Person gemessenen Belastungswertes vom erwarteten Belastungswert besteht. Der erwartete Belastungswert entspricht dem mittleren Belastungswert derjenigen Personen, die denselben Ausgangswert besitzen (s. Myrtek et al., 1977; Myrtek, 1980). Diese Auffassung ist verschiedentlich kritisiert worden (Johnson und Lubin, 1972; Myrtek, 1980; Myrtek und Förster 1986). Sinnvoll ist jedoch die Anwendung des ALS nur in Fällen, in denen eine echte Ausgangswertabhängigkeit besteht, was, wie Myrtek gezeigt hat, nur selten der Fall ist. So hat er die Ausgangswertabhängigkeit von 64 Reaktivitätsmaßen überprüft und dabei nur in 3 Fällen (5%) eine entsprechende Abhängigkeit der Reaktivitätswerte nachweisen können, bei 66% dieser Werte bestand eine positive Korrelation zwischen Ausgangs- und Reaktivitätswert, also genau umgekehrt, als dies vom Ausgangswert postuliert wird.

Die vorliegenden methodischen Fragen der Aktivierungsmessung lassen sich in einem allgemeineren Sinne als Fragen einer »differentiellen Psychophysiologie« verstehen, d.h. im Sinne von Fragen wie »unter welchen Meßbedingungen sind zuverlässig (reliable) Unterschiede der Reaktionsmuster oder der Reaktivität von verschiedenen Personen erfaßbar«. Es sind dies Fragen, die besonders von der psychologischen Testtheorie behandelt worden sind, aber für alle Bereiche von Messung gelten (s.a. Kap. 22, »Methoden psychologischer Diagnostik«). So ist in diesem Bereich eine Methode der **Überprüfung der Reliabilität** eines diagnostischen Verfahrens der Testwiederholung. Für die Abschätzung der Reliabilität der diagnostischen Methode ist die zeitliche Instabilität des gemessenen Merkmals als Fehlervarianz zu betrachten, d.h. Unterschiede zwischen zwei Meßzeitpunkten können auf die Ungenauigkeit des Meßverfahrens, aber auch auf zwischenzeitliche Änderungen des Merkmals zurückzuführen sein.

So fanden Kasparowicz und Mitarbeiter. (1990), daß nach vier Wochen bei einer Wiederholungsmessung zahlreicher hämodynamischer Parameter unter mentaler Belastung die Korrelationen der Differenzwerte zwischen Ruhe und Belastung zwischen beiden Meßzeitpunkten geringer war als die zwischen den jeweiligen Niveauwerten. Diese Unterschiede der Stabilität zwischen Differenz- und Niveauwerten werden meist gefunden (Stemmler und Fahrenberg,

1989). Es gab jedoch auch Unterschiede der Stabilität zwischen den einzelnen Parametern. So war vor allem die Stabilität des peripheren Widerstands und des diastolischen Blutdrucks geringer. Sherwood und Turner (1993) fanden beispielsweise unterschiedliche Stabilitäten von Reaktionswerten bei verschiedenen Körperpositionen (Sitzen und Stehen) und auch eine unterschiedliche Regulation der Blutdruckreaktivität in beiden Körperpositionen.

Andererseits ist die **Stabilität der Reaktivität** bestimmter physiologischer Parameter für sich von Interesse, wenn beispielsweise deren pathogenetische Bedeutung für bestimmte Erkrankungen untersucht wird.

So fand Drummond (1985), allerdings bei einer Wiederholungsmessung nach nur drei Tagen, bei labilen Hypertonikern eine stabil höhere kardiovaskuläre Reaktivität bei emotionaler Belastung im Vergleich zu normotonen Kontrollpersonen. Im subjektiven Gefühl der Belastetheit unterschieden sich die Gruppen jedoch zu beiden Zeitpunkten nicht.

Eine andere Frage in diesem Zusammenhang betrifft die **Validität eines Meßverfahrens,** d. h. die Frage, inwieweit das Verfahren, also eine bestimmte experimentelle Bedingung und die Messung bestimmter Parameter, das zu erfassende Merkmal tatsächlich erfassen. So könnte beispielsweise der Fall gedacht werden, daß eine Person oder eine Gruppe von Personen eine erhöhte Reagibilität bestimmter Parameter nur unter bestimmten Bedingungen aufweist. Mißt man andere Parameter unter ungeeigneten experimentellen Bedingungen, so würde die vorhandene erhöhte Reagibilität nicht erfaßt. So hat sich gezeigt, daß das Merkmal »Provokation« von experimentellen Belastungsbedingungen für die kardiovaskuläre Reaktivität von Personen mit dem sog. Typ-A-Verhalten wesentlich ist. In einer Metaanalyse verschiedenster Studien, in denen eine erhöhte kardiovaskuläre Reaktivität von Personen mit erhöhten Feindseligkeitswerten im Vergleich zu solchen Personen ohne erhöhte Feindseligkeit untersucht worden war, ergaben sich keine signifikanten Effekte der Feindseligkeit im Hinblick auf die kardiovaskuläre Reaktivität. Dieser Sachverhalt änderte sich jedoch, wurde die Art der aktivierenden Bedingung in Betracht gezogen. Bei »provokativen« Aktivierungsbedingungen zeigten feindselige Probanden eine höhere Reaktivität der Blutdruckwerte (Suls und Wan, 1993). In dieser Metaanalyse zeigte sich weiterhin, daß es von Bedeutung ist, mit welchem Verfahren Feindseligkeit erfaßt wird.

Im Sinne einer prädiktiven Validität ließe sich dann noch fragen, inwieweit erfaßte Reaktionsmuster das Auftreten irgendwelcher Störungen oder Erkrankungen vorhersagen können bzw. ein Risiko für eine Erkrankung darstellen. In diesem Sinne gibt es beispielsweise eine Vielzahl von Studien zur Prädiktivität erhöhter kardiovaskulärer Reaktivität im Zusammenhang mit dem Typ-A-Verhalten für die koronare Herzerkrankung und den Herzinfarkt (s. u.).

Für den Bereich der hauptsächlich klinisch orientierten Psychophysiologie wurde daher von Dahme und Richter (1980) die Forderung nach einer »Funktionsdiagnostik« aufgestellt, worunter die Autoren die »bevorzugte Untersuchung derjenigen physiologischen Funktionen, die bei der jeweiligen psychosomatischen Erkrankung beeinträchtigt sind«, verstehen. So hatten schon Malmo und Shagass (1959) eine Beziehung zwischen Reaktivität von physiologischen Funktionen und auf diese beziehbaren Beschwerden gefunden.

Dahme und Richter (1980) schlagen folgende Untersuchungsbedingungen für die Funktionsdiagnostik vor: die Erfassung experimentell kontrollierter Reaktionsmuster auf emotionale Belastungen, symptomatischer Veränderungen im therapeutischen Setting, der interozeptiven Wahrnehmung der beeinträchtigten Funktion und deren Veränderung, des Langzeitverlaufs der beeinträchtigten Funktionen in natürlichen Lebensbedingungen und der operanten Kontrolle der symptomatischen Funktion. Die Autoren sehen vor allem einen Nutzen im Hinblick auf die »Aktivierungsdiagnostik« für den Einzelfall. Inwieweit im Einzelfall derartige Meßbedingungen herstellbar sind, wird unterschiedlich sein.

2.2 Der Spezifitätsaspekt von Aktivierung

Die meist nur geringe Kovariation zwischen verschiedenen Funktionsgrößen unter Aktivierungsbedingungen legt die Vermutung nahe, daß physiologische Teilsysteme unter Umständen unabhängig oder nur mäßig abhängig voneinander, das heißt inhomogen, auf verschiedene Bedingungen reagieren. Der Spezifitätsaspekt von Aktivierung betont die spezifischen Einflüsse der Faktoren: Reiz (oder Stimulus), Individuum und Motivation. Dies bedeutet, daß spezifische Stimulusgegebenheiten spezifische Aktivierungsmuster hervorrufen beziehungsweise, daß ein erfaßtes Aktivierungsmuster zu einem bestimmten Anteil für die aktivierende Bedingung spezifisch ist.

2.2.1 Situationsspezifität

Von Lacey und Mitarbeitern wurde ein eindimensionales Konzept der Aktivierung kritisiert (1962, 1974). Neben dem Grad der Aktivierung in einer Situation, aufgefaßt als intervenierende Intensitätsvariable, wurde von ihm dem Aspekt der Gerichtetheit von Verhalten besondere Bedeutung zugemessen. Dabei wurde zwischen interner und externer Informationsverarbeitung unterschieden, so daß je nach dem Anforderungscharakter, den eine Situation für ein Individuum besitzt, ein verschiedenes Aktivierungsmuster auftritt.

Lacey untersuchte seine Hypothese, indem er Probanden verschiedene Aufgaben stellte, bei denen ein Aufgabentyp eine vermehrte Aufmerksamkeit für Außenreize erforderte, etwa indem stroboskopische Lichtreize beobachtet werden sollten (Lacey et al., 1963), oder ein »Signalton« von 513 Hz in einer Serie von 500-Hz-Tönen entdeckt werden sollte (Lacey und

Lacey, 1974b). Diesem Typ von Aufgaben wurden Aufgaben eines zweiten Typs gegenübergestellt, von denen angenommen wurde, daß sie eine interne Informationsverarbeitung beinhalten, wie z.B. das Lösen von Rechenaufgaben. Die folgende Abbildung 11-3 zeigt, daß bei der Aufgabe, in der ein Signalton entdeckt werden sollte, ein Abfall der Herzfrequenz stattfindet, dagegen bei den Aufgaben, die eine interne Informationsverarbeitung erfordern, die Herzfrequenz ansteigt.

In vielen Untersuchungen dieser Art zeigte sich eine vergleichbar unterschiedliche Reaktion der Herzfrequenz bei den beiden Typen von Aufgaben. Wesentlich dabei ist die Tatsache, daß andere Indikatoren von Aktivierung, wie die Veränderung der Hautleitfähigkeit, bei Aufgaben beider Typen nicht unterschiedlich beeinflußt wurden, so daß sich ein verschiedenes Muster der physiologischen Reaktion ergibt.

Lacey hatte in seinen Untersuchungen zur Situationsstereotypie gefunden, daß eine verstärkte Stimulation der Barorezeptoren zentral inhibitorisch wirkt und dadurch eine Barriere gegenüber der Verarbeitung von Außenreizen bedingt. Diese Ergebnisse bezogen sich zunächst auf einen Aufgabentyp, der von Probanden verlangte, bei »internem Problemlösen« Außenreize als störende Ablenkung zu unterdrücken.

Dworkin (1979) zeigte, daß Ratten, die durch Laufen eine aversive Stimulation vermeiden konnten, weniger liefen, wenn durch Phenylephrin der Blutdruck erhöht wurde. Vergleichstiere mit denervierten Barorezeptoren zeigten diesen Effekt nicht. Der Autor zieht daraus den Schluß, daß Hypertonie auch als operant bedingtes Verhalten angesehen werden kann. So hatten schon Richter-Heinrich und Mitarbeiter (1982) bei Hypertonikern andere Schwellwerte für Außenreize im Vergleich zu Normotoni-

kern gefunden. Sie haben die Hypothese bekräftigt, daß eine chronische Erhöhung des Blutdrucks und damit eine verstärkte Aktivität der Barorezeptoren belohnenden Charakter haben könnten, indem aversive Reize dadurch weniger deutlich wahrgenommen würden. Unter Bedingungen chronisch aversiver Belastung durch Schmerz oder sonstige Belastungen könnte durch eine Erhöhung des Blutdrucks das Ausmaß der Aversivität verringert werden.

Erste Untersuchungen, die dieser Hypothese nachgingen, waren bestätigend, es ergaben sich jedoch darüber hinaus Hinweise dafür, daß die Modulation der Schwelle für Schmerzreize durch die Aktivität der Barorezeptoren ihrerseits abhängig ist vom tonischen Niveau des Blutdrucks (Larbig et al., 1985). Diese Vermutung wurde von Elbert und Mitarbeitern (1988) bestätigt. Sie manipulierte die Aktivität der Barorezeptoren durch Druckveränderungen einer Halsmanschette. Bei Probanden mit normotonen (bis 120 mmHg systolisch) oder labil hypertonen Blutdruckwerten (130–160 mmHg systolisch) wurde neben der Herzfrequenz, der Pulsamplitude und der Pulslaufzeit auch das EEG abgeleitet. Unter verschiedenen Druckverhältnissen der Halsmanschette und damit verschiedener Aktivität der Barorezeptoren wurden am Unterarm Schmerzreize durch elektrische Schocks gesetzt und die Schmerzschwelle durch Abbruch der Schmerzreize durch die Probanden erfaßt. In einer Vorphase der Untersuchung wurde die Schockintensität ermittelt, bei der die Probanden die Schocks ohne irgendeine Manipulation abgebrochen hatten. Die Ergebnisse zeigten, daß es bei erhöhter Aktivität der Barorezeptoren nur bei den labilen Hypertonikern zu einer Erhöhung der Schmerzschwelle kam, bei den normotonen Probanden kam es dagegen zu einer Verringerung (Abb. 11-4).

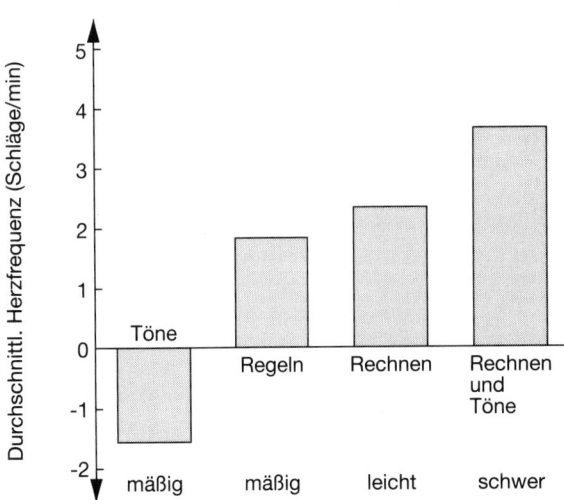

Abb. 11-3 *Durchschnittliche Herzfrequenzveränderung von einminütigen Perioden erhöhter Aufmerksamkeit im Gegensatz zu Aufgabenperioden mit Problemlösen. Die Schwierigkeitseinstufungen der Aufgaben sind unterhalb der Blöcke vermerkt (aus Lacey und Lacey, 1974).*

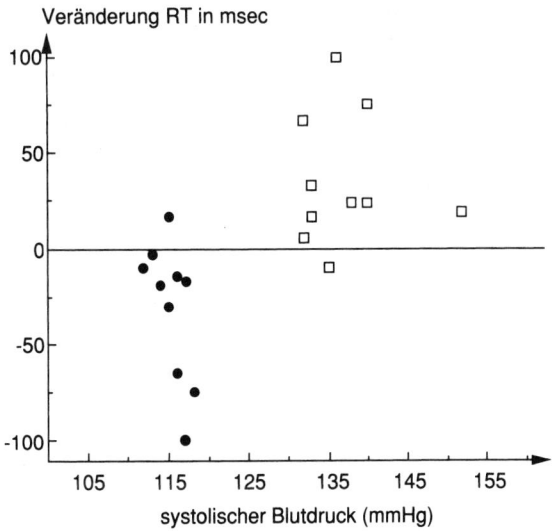

Abb. 11-4 *Veränderungen der Reaktionszeit (RT) zur Beendigung des Schmerzreizes durch Stimulierung der Barorezeptoren bei Normotonikern und Hypertonikern (aus Ebert et al., 1988).*

Dabei gab es keine Unterschiede der Reaktivität der gemessenen Kreislaufparameter, so daß angenommen werden kann, daß die Stimulierung bei beiden Gruppen vergleichbare afferente Effekte auf das Kreislaufzentrum hatte.

2.2.2 Individuelle Spezifität

Von der Situationsspezifität ist eine bei einer Person erfaßte Aktivierungsreaktion unterscheidbar, die zu einem bestimmten Anteil für diese Person spezifisch, also unabhängig von der aktivierenden Bedingung ist. Nochmals davon unabhängig ist die aktuelle Motivationslage einer Person, die die Reaktion auf eine aktivierende Bedingung beeinflußt. Zu einem anderen Zeitpunkt könnte die Motivation einer Person, etwa zur Lösung einer Rechenaufgabe, verschieden sein, so daß eine erfaßte Reaktion auf eine spezifische Situation bei einer spezifischen Person nochmals für die aktuelle Motivationslage spezifisch ist.

Aus der Wirksamkeit dieser Einflußgrößen auf Aktivierungsreaktionen ergeben sich bestimmte Notwendigkeiten für deren Erfassung. Auf eine kurze Formel gebracht besagen sie, daß möglichst viele Funktionen bei möglichst vielen Personen unter möglichst vielen Bedingungen zu möglichst vielen Zeitpunkten erfaßt werden müssen. Faßt man Personen, Zeitpunkte und Bedingungen als Einflußfaktoren auf, so ergibt sich daraus die Notwendigkeit für mehrfaktorielle Versuchspläne. Spezifitäten lassen sich ermitteln durch korrelationsstatistische, univariate oder multivariate varianzanalytische Verfahren (s. Laux, 1976).

Fahrenberg und Mitarbeiter (1979; s.a. Walschburger, 1976; Myrtek, 1980) fanden in ihren Untersuchungen bestätigt, daß sich unter Belastung die verschiedensten Parameter erwartungsgemäß im Sinne eines »allgemeinen Belastungs-Beanspruchungs-Effekts« veränderten. Nicht aufrechterhalten werden können jedoch Annahmen eines eindimensionalen Aktivierungsprozesses, der beinhalten würde, daß in verschiedenen Funktionsbereichen psychischer und körperlicher Art homogene Prozesse der Aktivierung stattfinden, so daß ein vorhersagbarer Zusammenhang zwischen diesen Systemen bestünde. »Die individuellen Aktivierungsprozesse sind so verschieden, daß weder aus Selbsteinstufungen der erlebten Aktivierung die physiologischen Aktivierungsvariablen, noch aus einzelnen physiologischen Aktivierungsvariablen die Veränderungswerte in anderen Aktivierungsvariablen systematisch und substantiell, d.h. praktisch relevant, vorhergesagt werden können« (Fahrenberg, 1980). Daraus läßt sich unter anderem unter einem methodischen Gesichtspunkt schließen, daß »einfache Funktionsprüfungen« zur Erfassung etwa der »Reagibilität« von Personen mit einfachen univariaten Versuchsplänen unzureichend sind. Das bedeutet andererseits nicht, daß nicht »symptomatische Funktionsänderungen«, etwa bei Patienten mit bestimmten Funktionsstörungen, auf ihre Veränderbarkeit hin untersucht werden könnten, allerdings mit der Einschränkung, daß Ergebnisse dieser Art nur auf diese Funk-

tionen hin interpretiert werden dürfen, also keine Aussagen über eine allgemeine Reagibilität zulassen. Allen, Bouquet und Shelley (1991) fanden für verschiedene Belastungstypen (Reaktionszeit, cold pressure test, Rechnen) verschiedene Muster kardiovaskulärer Reaktivität, die auf die unterschiedliche Vermittlung alpha- oder betaadrenerger Vermittlung zurückzuführen waren. Die individuelle Spezifität der Probanden zeigte sich in einer unterschiedlichen Gewichtung dieser Vermittlung und damit auch Reaktivität in den einzelnen Situationen.

Im folgenden werden Themen behandelt, die bestimmte Aspekte von Aktivierung konzeptualisieren wie Emotion, Streß und spezielle Fragen der Spezifität. Das Thema der Emotion ist ein klassisches Thema der Psychophysiologie und hat für die Psychosomatik besondere Bedeutung, da theoretische Ansätze in der Psychosomatik der Emotion einen wichtigen Stellenwert einräumen. Häufig wird eine eingeschränkte Fähigkeit, Emotionen auszudrücken, angenommen (s. Kap. 58, »Essentielle Hypertonie«) oder eine gesteigerte Aggressivität bzw. Feinseligkeit angenommen (s.a. Kap. 60, »Krankheitsverarbeitung und Psychotherapie nach Herzinfarkt«). Sind derartige Annahmen zutreffend, so müßten diese Merkmale des Umgangs mit Emotion in irgendeiner Weise Auswirkungen auf körperliche Prozesse haben. Insofern ist es wichtig, dieses Thema zu behandeln.

Der Begriff Streß wird häufig gleichbedeutend mit Aktivierung verwendet, es wird jedoch angenommen, daß Streß in irgendeiner Weise schädlich und pathogen sein kann. So gibt es viele Untersuchungen, die sich mit derartigen Fragen empirisch auseinandersetzen und für die Psychosomatik von besonderem Interesse sind. Einordnen ließen sich diese Fragen unter das allgemeinere Thema der Stimulusspezifität, d.h. es werden Fragen behandelt nach spezifischen Bedingungen, die im Unterschied zu anderen schädigend auf einen Organismus einwirken.

Im Sinne der individuellen Spezifität lassen sich Fragen nach pathogen wirksamen dispositionellen Bedingungen verstehen. Nimmt man beispielsweise an, daß eine bestimmte Weise der Verarbeitung emotionaler Reize im oben genannten Sinne pathogen wirksam sei, so sind Prozesse anzunehmen, die diese pathogene Wirksamkeit vermitteln. So wird beispielswiese beim sog. Typ-A-Verhalten, das ein Risiko für die koronare Herzkrankheit und den Herzinfarkt sein soll, eine erhöhte kardiovaskuläre Reaktivität angenommen (s.a. Kap. 59, »Arterielle Verschlußkrankheiten: ...«). Bei Fragen nach derartigen Dispositionen wird zunächst offen gelassen, ob sie als genetisch bedingt oder erworben anzusehen sind.

3 Emotion

3.1 Emotion als Gefühlszustand

Emotion als Gefühlszustand betrifft das Erleben eines Zustands. Dabei beinhaltet »Zustand« ein einheitliches Phänomen, das die Beziehung eines Organismus zu seiner Umgebung darstellt. Diese Beziehung ist geprägt von für den Organismus bedeutsamen Merkmalen der Umgebung, die etwa »Anforderungscharakter« enthalten können, von Reaktionen auf die Umgebung, deren Bewertung usw.

Im folgenden Abschnitt werden diejenigen Konzepte dargestellt, die von diesem Aspekt von Emotion ausgehen. Diese Konzepte haben ihrerseits verschiedene Schwerpunkte. Kognitiv orientierte Konzepte gehen zum Teil kaum auf physiologische Reaktionsanteile ein, setzen diese voraus. Zum Teil wird die Veränderung physiologischer Funktionen und deren Wahrnehmung als wesentliche Bedingung für das Entstehen von Emotionen angesehen, wobei die Spezifität von »Gefühlen« zum einen als abhängig von spezifischen physiologischen Reaktionen angesehen, zum anderen als durch Merkmale der Umgebung bedingt betrachtet wird.

Fahrenberg (1979) unterscheidet zwischen Stimmungen, Gefühlen, Emotionen und Affekten. Stimmungen bezeichnen danach »relativ überdauernde Qualitäten, welche das persönliche Erleben färben, entweder als leibbezogenes Befinden ... oder als mehr atmosphärische Qualitäten ... Wenn sich aus diesen eher diffusen Gestimmtheiten unter dem Einfluß bestimmter Ereignisse und Reize aktuelle Regungen herausdifferenzieren, bezeichnet man sie als Gefühle. Introspektiv lassen sie sich als stärker umrissene, gerichtete und aktualisierte Erlebnisqualitäten beschreiben«. Werden diese weiter verstärkt, handele es sich um Emotionen oder bei einer weiteren Steigerung der Erlebnisintensität, »welche die ganze Person ergreift, erschüttert und ausrichtet«, um Affekte. Hierbei wird eine Typisierung an einer Dimension vorgenommen, die eine Kombination von Intensität und Zielgerichtetheit enthält. Sie bezieht sich damit auf zentrale Elemente verschiedener Emotionstheorien, in denen nicht immer eine derartige Bemühung um Definitionen enthalten ist, in denen aber ebenfalls die erlebnisbezogene Betrachtungsweise deutlich wird.

Emotion wird unter verschiedenen Aspekten betrachtet, die sich im wesentlichen ergänzen und zusammengenommen die Komplexität des Phänomens Emotion verdeutlichen. So besteht ein Aspekt in der Valenz, der wertenden Funktion von Emotion. Es gibt positive und negative Emotionen bzw. Reize werden positiv oder negativ bewertet und lösen entsprechend valente Emotionen aus. Die Bewertung eines Reizes hat ebenfalls Konsequenzen für das Verhalten eines Organismus im Sinne von Annäherung bzw. Vermeidung oder Verhaltensaktivierung und Verhaltenshemmung. Damit besteht ein weiterer Aspekt in der Wirkung emotional relevanter Reize auf Verhalten.

Zudem kann gefragt werden, wie Emotion unter welchen Bedingungen entsteht. Emotion ist nicht einfach vorhanden, sondern ist ein unter bestimmten Bedingungen in einer bestimmten Weise stattfindender Prozeß. Ein Reiz muß wahrgenommen und analysiert, d. h. auch bewertet werden, bevor er ein emotionaler Reiz ist. Ein emotionaler Reiz ist nicht per se emotional, sondern nur in Beziehung zu einem bestimmten Organismus in einer bestimmten Situation. Aus der Bewertung ergibt sich dann die Valenz der entstehenden Emotion.

Der Aspekt der Bewertung wurde vor allem in kognitiven Modellen der Emotion behandelt. Dabei hat sich gezeigt, daß die Bewertung eines Reizes beispielsweise im Hinblick auf seine Bedrohlichkeit davon abhängt, welche Mittel einem Organismus zur Bewältigung der entsprechenden Situation zur Verfügung stehen. Der Aspekt der Bewältigung wurde, vor allem auch im Hinblick auf Streß und die Modulation der pathogenen Wirkung von Streß, in zahlreichen Studien untersucht (s. a. Kap. 18, »Bewältigungsstrategien (Coping)«).

Mit der Valenz emotionaler Prozesse hängt ebenfalls die Frage der Spezifität von Emotionen zusammen bzw. die Frage nach der Unterscheidbarkeit von Emotionen oder der Anzahl unterscheidbarer Emotionen. So wurde versucht, Taxonomien von Emotionen zu erstellen und zwischen basalen oder Grundemotionen und sekundären oder Mischemotionen zu unterscheiden. Von Grundemotionen (basic emotions) wird angenommen, daß sie transkulturell stabil sind. Diese Annahme beruht auf Studien zum emotionalen Ausdruck, d. h. der transkulturellen Vergleichbarkeit des emotionalen Gesichtsausdrucks.

Mit dem Ausdruck hängt die Kommunikationsfunktion zusammen, d. h. der emotionale Ausdruck hat eine wichtige Rolle bei der Regulation sozialer Interaktion (s. Kap. 16, »Emotion als Mittler zwischen Individuum und Umwelt«). Von dieser nahm Darwin (1872) an, daß sie ein Ergebnis der Evolution sei. Schließlich ist es von Interesse, durch welche Hirnstrukturen emotionale Prozesse vermittelt werden. Auch diese neurophysiologische Frage berührt die anderen genannten Aspekte, z. B. den der Spezifität oder Valenz (s. Kap. 9, »Psychoneuroendokrinologie«).

3.2 Spezifität und Valenz von Emotionen

Von vielen Emotionstheorien wird die Valenz als ein wichtiges Element von Emotion angesehen. Im allgemeinen wird zwischen positiver und negativer Valenz unterschieden oder entsprechend der lerntheoretischen Unterscheidung zwischen Annäherung und Vermeidung oder der Art der Verstärkung (positiv/negativ).

Mit dem Begriff »Valenzkonträre Aktivierungsdimension« bezeichnet Andresen (1987) den Umstand, daß »viele Gefühlskategorien auf einer Ordnungsdimension der emotionalen Valenz bipolar korreliert bzw. geladen sind«. Dies zeigt sich nicht nur in bipolaren Emotionsbezeichnungen wie Freude/Trauer, sondern hat auch einen Stellenwert in Konzepten habitueller Reaktionstendenzen, anhand derer Personen unterscheidbar sind. In diesen Modellen spielt die Annahme der Bestimmtheit von Verhalten durch den unterschiedlich ausgeprägten Einfluß von Annäherungs- oder Vermeidungssystemen (Gray, Fowles; s. u.) oder eine unterschiedlich ausgeprägte Empfindlichkeit gegenüber bestrafenden oder belohnenden Ereignissen in der Umgebung eine wesentliche Rolle. In einer eigenen Untersuchung konnte Andresen den Einfluß einer bipolaren Valenzdimension nicht nur auf der Ebene subjektiven Befindens, sondern auch auf der der peripherphysiologischen Reaktivität nachweisen. Dabei waren die Valenzdimensionen, ausgehend vom Modell Izards (1993; s. u.), durch »Angst« und »Reizsuche« (information seeking) definiert. Untersuchungssituationen ließen sich anhand dieser Dimension gruppieren, und ihr Einfluß war der bedeutsamste auf die physiologische Reaktivität. Vor allem war in dieser Untersuchung der Einfluß individuell invarianter Reaktionsprofile sehr gering ausgeprägt, so daß der Schluß gezogen wird, es ergebe sich »die Unmöglichkeit, diagnostische Aussagen über individuelle multivariate Reaktivitäten zwischen den Situationen zu generalisieren bzw. vorherzusagen« (Andresen, 1987).

Lang (1985) definiert Emotionen als Verhaltensdispositionen, die grundsätzlich anhand zweier Dimensionen zu verstehen sind, »arousal« oder Intensität und Valenz. Unter Verhaltensdisposition versteht er eine Tendenz zur Annäherung oder konsumatorischem Verhalten versus Vermeidung, Flucht oder Abwehrverhalten. Zu jedem Zeitpunkt ist ein Organismus mehr oder weniger intensiv und mehr oder weniger deutlich im Hinblick auf diese Tendenz orientiert. So unterscheiden sich beispielsweise die Bilder eines hungernden von denen eines zufriedenen Kleinkinds in den Einschätzungen von Beobachtern weniger im Hinblick auf die Intensitätsdimension »arousal«, jedoch sehr stark im Hinblick auf die Valenzdimension »angenehm« versus »unangenehm«. Das Bild des hungernden Kindes wird im Hinblick auf die Valenzdimension etwa gleich eingeschätzt wie das Bild eines Mordes, jedoch sehr unterschiedlich auf der Dimension »arousal«.

Exterozeptive Reize treffen auf ein System, das in einem unterschiedlichen Zustand im Hinblick auf Valenz und »arousal» ist. Lang geht nun davon aus, daß die Valenz der exterozeptiven Reize den jeweiligen Zustand verstärkt, wenn sie mit ihm in der Valenz kongruent sind bzw. ihn verringert, wenn sie inkongruent sind. Mit Hilfe des »startle«-Reflexes, dessen Valenz negativ ist, hat er diese Annahmen in verschiedener Hinsicht überprüft. Die Grundannahme besagt, daß ein Systemzustand mit einer eher negativen Valenz den Startleflex eher verstärken, einer mit eher positiver Valenz den Startleflex verringern würde. In verschiedensten Untersuchungen ließ sich diese Hypothese bestätigen. Es zeigte sich bei diesen Untersuchungen, daß das Ausmaß von »arousal« keinen Einfluß auf den Startleflex hatte. Die Übereinstimmung der Darbietungsmodalität (akustisch versus optisch) von Hintergrundreizen zur experimentellen Beeinflussung des emotionalen Zustands

des Systems und Startlereizen hatte ebenfalls keinen Einfluß auf die additive Beziehung zwischen Valenz des Zustands und Startlereflex. Die Autoren sehen dies als Beleg dafür an, daß Aufmerksamkeit für diese Beziehung ebenfalls nicht kritisch ist (Bradley et al., 1993). Sie fanden jedoch in weiteren Untersuchungen, daß Aufmerksamkeit dann für die Stärke des Startlereflexes eine Rolle spielt, wenn der Hintergrundreiz erst sehr kurz (300 mSek.) dargeboten worden ist (Bradley et al., 1993).

Dawson (1993) konnte zeigen, daß bei sehr kurzen Darbietungszeiten des Hintergrundreizes Aufmerksamkeit den Startlereflex verringert, bei längeren Darbietungszeiten des Hintergrundreizes der Startlereflex jedoch verstärkt wird. Wird der Startlereiz sehr kurz nach Beginn des Hintergrundreizes dargeboten, so wird dessen inhibitorischer Effekt auf den Startlereflex durch den »arousal«-Wert verstärkt. Dies bedeutet, daß im Falle des Einflusses von Aufmerksamkeit auf kaum verarbeitete, bedeutsame Reize die Verarbeitung der bedeutsamen Reize durch zusätzliche Reize weniger gestört wird, als dann weniger bedeutsame Reize verarbeitet werden.

In anderen Studien zum Modell Langs konnte gezeigt werden, daß zur Herstellung des emotionalen Hintergrunds nicht nur externe Reize, sondern auch Vorstellungen benutzt werden können (zusammenfassend Lang et al., 1990) bzw. konditionierte Reize. Auch mit diesen Reizen bestätigte sich die Annahme des Modells, daß emotionaler Zustand und Außenreize sich additiv verhalten.

Die im groben mögliche Einteilung in positive und negative Emotionen kommt der Aufteilung in positive, die Auftretenswahrscheinlichkeit von Verhalten vergrößernde, Verhaltenskonsequenzen und negative Verhaltenskonsequenzen nahe, die diese Wahrscheinlichkeit verringern. So definiert Gray (1972) Emotionen als »jene (hypothetischen) Zustände des konzeptuellen Nervensystems, die durch verstärkende Ereignisse hervorgerufen wurden oder durch Reize, die in der vorangegangenen Erfahrung des Subjekts von solchen verstärkenden Reizen gefolgt wurden«. Man brauche dann nur noch die Klassen unterscheidbarer verstärkender Ereignisse aufzuzählen und hätte damit gleichzeitig die Anzahl operational unterscheidbarer Emotionen gefunden. So würde die Klassifizierung der auf das Verhalten einwirkenden Umgebungsbedingungen einer der emotionalen Grundstimmungen entsprechen und umgekehrt. Gray (1972) unterscheidet dann ein System für Annäherungsverhalten oder Aktivierung (behavioral activation system: BAS), ein Hemmsystem (behavioral inhibition system: BIS), ein Bestrafungssystem (»flight-/fight-system«) und ein »Arousal-System«. Dieses Arousal-System repräsentiert somit eine Intensitätsdimension und ist mit dem Retikularsystem verknüpft, wobei die Verknüpfung mit den anderen Systemen relativ unklar bleibt. Für die weiteren Überlegungen Grays, das Verhältnis dieser Systeme zu psychobiologischen Persönlichkeitsdimensionen betreffend, sind jedoch nur drei der Systeme wichtig geblieben, das behavioral activation system (BAS), das inhibitorische System (BIS) und das fight-/flight-System.

Fowles (1980) bezieht sich in seinen Überlegungen hauptsächlich auf die drei Grayschen Systeme BAS, BIS und Arousal-System. Im Unterschied zu Gray versucht er die Wirkung dieser Systeme auf physiologische Funktionen zu beschreiben, im wesentlichen auf die Herzfrequenz und die elektrodermale Aktivität. Dabei verknüpft er das behaviorale activation system (BAS) mit kardiovaskulärer Aktivität, vornehmlich dem Parameter der Herzfrequenz. In verschiedenen Arbeiten konnte gezeigt werden, daß Steigerungen der Herzfrequenz durch belohnende Einflüsse beeinflußt werden, d.h. entweder durch erfolgreiches Vermeiden aversiver Reize oder durch Herstellen positiver oder belohnender Reize. Um den Einfluß von Belohnung auf die Herzfrequenz zu untersuchen, wurden Studien unternommen, in denen Belohnung systematisch variiert wurde. Die Studien zeigten, daß mit zunehmender Belohnung auch die Herzrate zunahm. Aversive Motivation durch Manipulation von Mißerfolg zeigte keinen Einfluß auf die Herzfrequenz, allerdings auf die elektrodermale Aktivität. Die Gruppe mit dem höchsten Mißerfolg hatte die höchsten GSR-Reaktionen. Allerdings gelang eine Replikation dieser Ergebnisse nicht (Fowles, 1988).

Die Sachlage ist viel weniger klar bei der Verbindung von Fluktuationen der elektrodermalen Aktivität (EDA) und dem behavioral inhibition system (BIS). Es gibt zwar Untersuchungen, die zeigen, daß die Fluktuationen der EDA von der Kontrollierbarkeit von Schocks abhängig waren, im Gegensatz zur Herzfrequenz, die durch diese Bedingung nicht beeinflußt wurde, jedoch gibt es auch Untersuchungen, die einen »nicht-inhibitorischen« Effekt anderer Reizbedingungen auf die EDA deutlich machen. In den Untersuchungen von Andresen (1987) ließ sich diese Zuordnung peripherphysiologischer Parameter zum behavioral activation system oder behavioral inhibition system nicht auffinden.

Fowles (1988) hat versucht, sein Modell auf die Erklärung psychopathologischer Zustände anzuwenden. Grundannahme ist wieder die Unterscheidung zwischen einem appetitiven und einem aversiven Motivationssystem, die antagonistisch wirken, das dritte Erregungssystem spielt hierbei keine bzw. nur eine untergeordnete Rolle. Das appetitive System wirkt als Aktivierung und resultiert in Annäherungsverhalten (BAS). Es wirkt auch bei negativer Verstärkung (hope and relief). »Relief« ist Resultat eines konditionierten Reizes als Sicherheitssignal. Das aversive Motivationssystem hemmt Aktivierung (BIS) in Anwesenheit von Reizen, die aversive Konsequenzen signalisieren. Passive Vermeidung hemmt Annäherungsverhalten, das durch Belohnung motiviert wird, und produziert Angst; »frustrative non-reward« ist ebenfalls Teil des BIS. Aus diesen Komponenten läßt sich eine mehrdimensionale Matrix generieren mit folgenden Einflüssen: Typ der Motivation (BIS or BAS), Temperament-

stärke der Motivation, Umgebungsbedingungen und Regulation des Motivationssystems durch die Umgebung.

Angstneigung als zeitlich überdauerndes Merkmal wird dabei einer starken Ausprägung des BIS zugeschrieben, aktuelle Angst- oder Panikattacken seien das Resultat einer fehlenden Regulierung durch externe Reize (s.u.). Die in verschiedenen Untersuchungen deutlich geringere Beeinflussung durch aversive Reize bei der Psychopathie wird durch eine geringe Ausprägung des BIS erklärt. Depression wird durch eine Überaktivierung des BIS als Reaktion auf Unkontrollierbarkeit bedingt, bei verringerter appetitiver Motivation durch das BAS, das auch als Belohnungssystem bezeichnet wird. Führt man den Begriff der Erwartung von Belohnung ein, so sei dies Modell kompatibel mit den kognitiven Theorien der Depression, der erlernten Hilflosigkeit.

Ax (1953) hat den Versuch unternommen, die Emotionen Furcht und Ärger anhand verschiedener körperlicher Reaktionsmuster zu differenzieren. Die Ergebnisse versucht Ax in Beziehung zu setzen zur Wirkung von Adrenalin bei Furcht und Noradrenalin bei Ärger. So waren beispielsweise die Anstiege des diastolischen Blutdrucks, Verringerungen der Herzfrequenz, Anstiege der Muskelpotentiale sowie die Anzahl der Hautwiderstandsänderungen bei Ärger größer als bei Furcht, bei der es zum Anstieg der Herzfrequenz, Anstieg des Niveaus der Hautleitfähigkeit, der Anzahl der Muskelpotentiale und Anstieg der Atemfrequenz kam. Ax weist darauf hin, daß die Unterschiede zwischen den beiden Emotionen sich nicht nur in den Amplituden der Meßwerte zeigten, sondern daß die Richtung der Reaktionen bei fast allen Variablen verschieden war, so daß es sich um »echte« Unterschiede handelte (s. Kap. 9, »Psychoneuroendokrinologie«).

Stemmler (1984) versuchte, spezifische physiologische Emotionsmuster aufzuzeigen. Bei diesem Versuch ist bemerkenswert, daß neben der Messung einer Vielzahl physiologischer Funktionen auch die Ebene des Erlebens sehr differenziert erfaßt wurde. Neben einer freien Befindensäußerung, Selbsteinstufungen von Gefühlen nach einer Befindlichkeitsliste sowie einer Befragung im Interview wurden die sprachlichen Äußerungen der Probanden einer Sprachinhaltsanalyse unterzogen.

Auf diese Weise ließ sich zeigen, daß die Mehrzahl der Befindensäußerungen mit den experimentellen Bedingungen zur Emotionsinduktion von Freude, Angst und Ärger übereinstimmten, allerdings nicht ausnahmslos bei allen Probanden.

In der univariaten statistischen Analyse zur Bestimmung des Profils der physiologischen Variablen, die die Emotionsbedingungen unterscheiden, zeigte sich, daß 41 % dieser Variablen zwischen den Emotionsbedingungen statistisch signifikant unterschieden, im Sinne verschiedener physiologischer Emotionsprofile. In die Analyse gingen Messungen in einer sogenannten Referenzphase ein, die zeitlich auf die Induktion der Emotion folgte. In dieser Phase traten keine irgendwie gearteten Anforderungen an die Probanden auf, da es sonst schwierig gewesen wäre, die »reine« Emotion von der Anforderung der Situation zu trennen. Damit folgte Stemmlers Interpretation von Emotion der »jahrhundertealten und auch in zeitgenössischen Emotionstheorien geäußerten Vorstellung, daß Emotionen mit »Passivität« verknüpft seien« (Stemmler, 1984). Physiologische Reaktionen, die ohne erkennbare Ursache in der Umgebung auftreten, würden eher mit Emotion verknüpft als solche, die durch die Umgebung und ihre Anforderungen begründet seien.

Auch im multivariaten Diskriminanzraum, der durch die Reaktionen auf die drei Emotionsinduktionen definiert wurde, bestätigten sich die Profilunterschiede zunächst. Andererseits hatte sich bereits bei den univariaten Analysen gezeigt, daß auf der Ebene der Befindlichkeit auch in Antizipationsphasen beispielsweise Angst erlebt worden war, die mit physiologischen Mustern verbunden gewesen war, die sich erheblich von denen der Angst-Referenzphase unterschieden hatten. Infolgedessen wurden multivariate Diskriminanzanalysen gerechnet, in die alle 52 Untersuchungsphasen mit eingingen.

Im Diskriminanzraum aller 52 Untersuchungsbedingungen, einer »physiologischen Landkarte« der Emotionen, ließ sich ein Unterschied zwischen den Bedingungen Ärger und Freude nicht mehr nachweisen. Stemmler erklärte diesen Befund mit der Annahme, daß physiologische Muster eine Person-Umwelt-Interaktion widerspiegeln, bei der eine emotionale Reaktion nur ein Teil einer bestimmten Interaktion sein könnte. »Aus der Lage eines Musters auf der »physiologischen Landkarte« wird die Person-Umwelt-Interaktion, momentan und aktuell stattfindend und antizipiert, sichtbar, soweit sie sich auf die physiologische Landkarte projiziert« (Stemmler, 1984). Diese Interpretation psychophysiologischer Erlebnismuster (nicht Emotionsmuster im Sinne der zitierten Arbeit) als Beziehung zwischen Person und Umwelt definiert Emotion als unter Umständen daraus resultierende Bedeutung, die eine Situation für eine Person hat (s. Abschnitt 1 Einleitung).

Sinha, Lovallo und Parsons (1992) vergleichen bei Angst, Trauer und Aggression kardiovaskuläre Parameter. Dabei zeigten sich bei Ärger und Freude vergleichbare Anstiege des systolischen Blutdrucks. Der diastolische Blutdruck stieg jedoch nur bei Ärger und nicht bei Freude. Der totale periphere Gefäßwiderstand änderte sich bei beiden Bedingungen nicht. Angst und Freude führten gleichermaßen zu Anstiegen des systolischen bei unverändertem diastolischem Blutdruck (Abb. 11-5 und 11-6).

Ebenso konnten Levenson, Ekman und Friesen (1990) emotionsspezifische Veränderungen physiologischer Parameter durch eine Emotionsinduktion herstellen. Die Methode der Emotionsinduktion bestand in einem willkürlich hergestellten emotionalen Gesichtsausdruck. Anhand der physiologischen Parameter der Herzfrequenz und der elektrodermalen Aktivität ließen sich positive von negativen Emotionen unterscheiden sowie innerhalb der positiven Emotionen Überraschung von Freude. Bei Ärger, Furcht und Traurigkeit stiegen die Herzfrequenz und die Amplituden der elektrodermalen Aktivität deutlich stärker an. Ähnliche Ergebnisse hatte auch eine Studie von Vrana (1993).

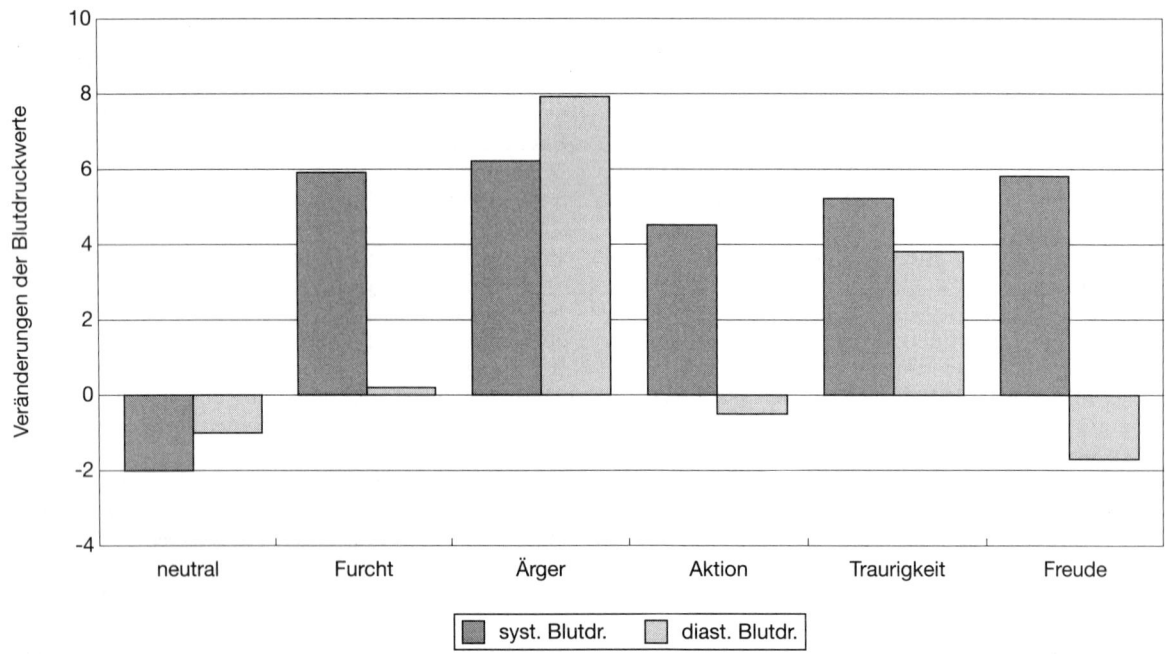

Abb. 11-5 *Mittlere Veränderungen des systolischen und diastolischen Blutdrucks (mmHg) bei der Imagination verschiedener emotionaler Zustände (aus Sinha et al., 1992).*

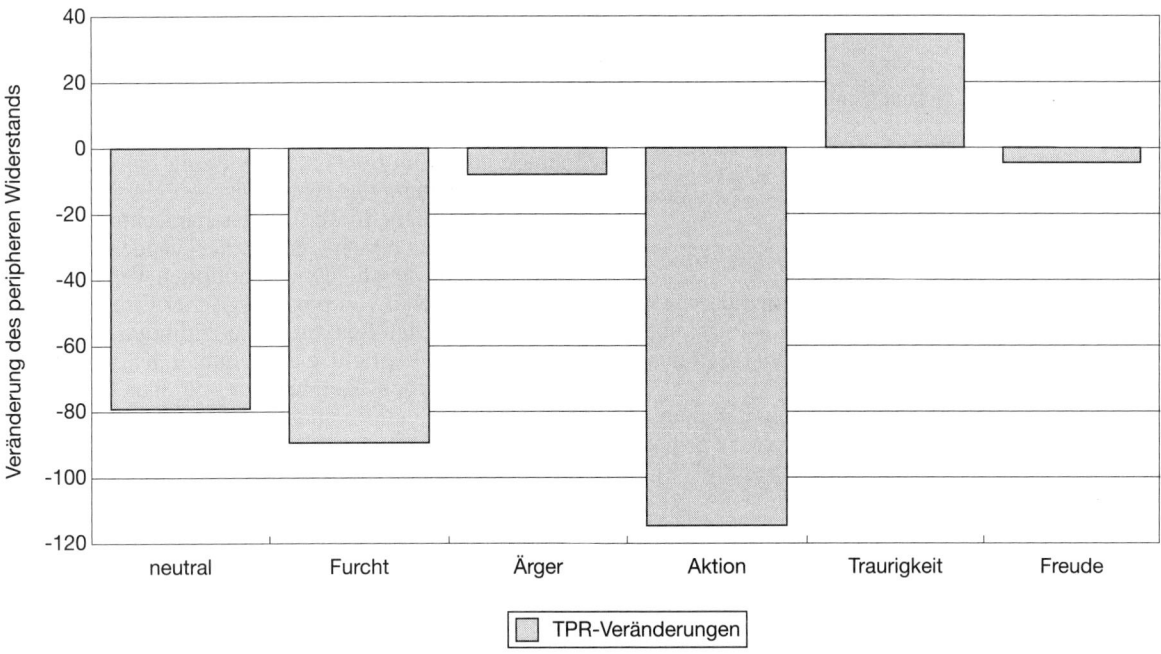

Abb. 11-6 *Mittlere Veränderungen des totalen peripheren Widerstands (dynes-sec/cm³) bei der Imagination verschiedener emotionaler Zustände (aus Sinha et al., 1992).*

Izard und Buechler (1980) gehen von angeborenen Grundemotionen aus, die durch Information in der Umgebung ausgelöst werden. Sie nehmen an, daß bewußtes Erleben auch stets emotionales Erleben ist, so daß Situationsinformation nicht schlechthin Emotionen bewirkt, sondern Emotionen ändert. Ebenso können Gedanken oder propriozeptive Impulse Emotionen ändern beziehungsweise beeinflussen. Sie »ändern das Niveau oder Muster elektrochemischer Aktivität im Nervensystem«. Diese Änderung ruft einen bestimmten angeboren determinierten Gesichtsausdruck hervor, der als sensorische Rückmeldung das subjektive Erleben der Emotion bedingt. Es werden also vier Systeme der Aktivierung von Emotion angenommen:
1. direkte neurale Prozesse,
2. sensomotorische Prozesse,
3. affektive Prozesse und
4. kognitive Prozesse.
Die Wirkung von Kognitionen wirft in diesem Zusammenhang einige Probleme auf. Man kann annehmen, daß eine Kognition Emotion auslöst, es ist allerdings dann die Frage, ob eine derartige Kognition nicht schon emotional ist, d. h. was bringt eine Person dazu, eine derartige Kognition zu aktivieren (Izard, 1993). Ist die Emotion auf eine Weise einmal hervorgerufen, so »sind hormonelle, kardiovaskuläre, auf die Atmung bezogene und andere Lebenssysteme in die Verstärkung und Regulation der Emotion eingeschlossen«. So haben Izard und Buechler (1980) versucht, über die Einschätzung des Gesichtsausdrucks Grundemotionen aufzufinden. Sie kamen zu zehn Grundemotionen, die als Interesse, Freude, Überraschung, Traurigkeit, Ärger, Ab-

scheu, Verachtung, Furcht, Scham und Schuld erlebt werden. Tatsächlich erlebte Emotionen stellen meist eine Mischung oder schnelle Abfolge verschiedener dieser Grundemotionen dar.

Plutchik (1977, 1980) geht von in der Evolution entwickelten »primären Anpassungsreaktionen« aus, die auf allen phylogenetischen Stufen aufzufinden seien, wie »Schutzreaktionen, Zerstörungsreaktionen und solche der Fortpflanzung«. Kognitive Prozesse hätten sich in der Evolution, im Dienste dieser mit Emotionen verbundenen Anpassungsreaktionen entwickelt. Sie hätten hauptsächlich die Funktion, die Umgebung zu bewerten und Vorhersagen über zukünftige Ereignisse zu ermöglichen.

»Da eine Emotion eine komplexe Abfolge von Reaktionen ist, kann man verschiedene Aspekte einer solchen Sequenz mit verschiedenen Begriffen beschreiben« (Plutchik, 1980), man könne die Reizcharakteristik beschreiben, die zur Emotion führt, oder das Gefühl, Verhalten usw. Man könne darüber hinaus Emotion nach zwei grundlegenden Dimensionen ordnen: Ähnlichkeit und Gegensatz. Daraus ergebe sich eine »analoge« Kreisstruktur, wobei die meisten Emotionen am Rand des Kreises anzuordnen seien. Plutchik geht darüber hinaus davon aus, daß die »State-Trait« (Zustand-Merkmal)-Unterscheidung nicht nur für Angst gelte, sondern für jede Emotion. Daraus läßt sich eine Beschreibung von Persönlichkeit ableiten anhand des Vorherrschens verschiedener Emotionen. Den faktorenanalytisch ermittelten acht Grundemotionen entsprechen dann bestimmte Typen der Persönlichkeit, denen auch diagnostische Klassifikationen zugeordnet werden können (Tab. 11-1). In diesem Klassifikationsschema wird nicht direkt

Tab. 11-1 Klassifizierungsschema für auf Verhalten einwirkende Ereignisse (Erklärung siehe Text).

	Unkonditioniert		Konditioniert	
Vorhanden +	+ (+ E)	+ (– E)	+ (+ E)	+ (– E)
Nicht vorhanden –	– (+ E)	– (– E)	– (+ E)	– (– E)
Beendet				

Bezug genommen auf physiologische und neurophysiologische Prozesse, die der Spezifität zugrunde liegen könnten, wie dies etwa bei Gray (1972) der Fall war.

Stemmler (1992) hat sich kritisch mit dem Problem physiologischer Emotionsspezifität auseinandergesetzt und vorhandene Modelle anhand von vier Grundpositionen zusammengefaßt:

1. die Annahme einer nicht gegebenen Spezifität physiologischer Reaktionsprofile für unterscheidbare Emotionen,
2. absolute Spezifität, d. h. Emotionen sind eindeutig anhand physiologischer Reaktionsprofile unterscheidbar, etwa wie in klassischen Modellen von James und Lange (s. o.), oder Ax (1953) und Funkenstein (1956) (s. u.),
3. kontextabhängige Spezifität, das Emotionsprofil ist vom situativen Kontext abhängig, in dem die Emotion auftritt, z. B. die Theorie von Lang (s. o.) und
4. die Spezifität, die durch prototypische Verhaltensweisen definiert ist, von denen meist angenommen wird, daß sie sich als Anpassungsreaktionen in der Evolution entwickelt haben, z. B. Plutchik (s. o.).

Zur empirischen Überprüfung dieser verschiedenen Positionen oder Emotionskonstrukte wird eine Vorgehensweise vorgeschlagen, die sich am Konzept der Konstruktvalidierung orientiert (s. o.).

3.3 Emotion als Prozeß

Sowohl James (1884) als auch Lange (1885) gehen davon aus, daß emotionalem Erleben spezifische körperliche Prozesse zugrunde liegen, deren Wahrnehmung Emotionen verursacht. Es wird angenommen, daß zuerst ein bestimmter Reiz die Sinnesorgane stimuliert, dann die Erregung über afferente Bahnen zur Großhirnrinde gelangt und schließlich von dort periphere Organe stimuliert werden. Diese Stimulierung wird der Großhirnrinde über afferente Bahnen rückgemeldet, was zu emotionalem Erleben führt. Wichtig an diesem Ansatz ist die Annahme spezifischer körperlicher Prozesse, die Emotion ist mehr oder weniger als Epiphänomen dieser spezifischen Prozesse anzusehen. Von James stammt der Satz: »Man weint nicht, weil man traurig ist, sondern man ist traurig, weil man weint«.

Die Grundannahmen dieses Modells sind vielfach kritisiert worden, unter anderem von Cannon (1927, 1931), vor allem die Annahme, daß emotionales Erleben auf der Rückmeldung oder Wahrnehmung der

Veränderung physiologischer Funktionen beruhen soll. Er (Cannon, 1931) betonte den Gedanken einer zentral vermittelten Bereitstellung von energetischen Reserven des Körpers für plötzlich notwendig werdende Aktivität. In seinem Modell der »emergency states« der Emotion ist Aktivierung eng verknüpft mit der Erregung des sympathischen Nervensystems bei gleichzeitiger Inhibition des parasympathischen Systems. Andererseits ist immer wieder versucht worden, für verschiedene Emotionen verschiedene Muster entweder von physiologischer Erregung oder von hormonellen Reaktionen aufzufinden (s. o.). Die Annahme, daß eine wie auch immer geartete Wahrnehmung körperlicher Erregung für das Zustandekommen von emotionalem Erleben eine wesentliche Bedingung ist, auch wenn die Annahme spezifischer körperlicher Erregung abgelehnt wird (Schachter und Singer, 1962), ist wesentlicher Bestandteil vieler Emotionstheorien geblieben.

Für neuere Emotionstheorien ist die Annahme kognitiver Faktoren für die Erklärung spezifischer Emotionen wesentlich. So gingen Schachter und Singer (1962) davon aus, daß Emotion zum einen auf der Wahrnehmung körperlicher Aktivierung beruht, zum anderen die Art der Emotion durch Merkmale der Situation und deren kognitive Verarbeitung bedingt ist. So nahmen sie an, daß eine gleiche physiologische Aktivierung in Abhängigkeit vom kognitiven Aspekt einer Situation einmal als Freude, ein anderes Mal als Zorn oder Aggression erlebt werden kann. Die Autoren injizieren Versuchspersonen Adrenalin und informierten die Probanden über den Effekt der Injektion auf unterschiedliche Weise, indem ein Teil der Probanden zutreffend über die aktivierende Wirkung des Adrenalins aufgeklärt wurde, ein Teil der Probanden jedoch darüber uninformiert blieb. Einer Vergleichsgruppe wurde als Plazebo eine Kochsalzlösung injiziert. Nach der Injektion kam eine in den Versuch eingeweihte Person in den Raum und verhielt sich entsprechend dem Versuchsplan in einem Falle ärgerlich, im anderen Fall euphorisch. Das Ausmaß der Information über den Effekt der Injektion hatte einen wesentlichen Einfluß auf die erlebte Emotion. So war zum Beispiel das Ausmaß der erlebten Euphorie in der uninformierten Gruppe etwa doppelt so hoch wie in der Gruppe, die über den aktivierenden Effekt der Injektion aufgeklärt worden war.

So hatte Schachter (1959) bereits früher angenommen, daß die Wahrnehmung einer physiologischen Aktivierung zu einem Erklärungsbedürfnis führen würde. Ist, wie im vorliegenden Fall, durch die Instruktion eine Erklärung für die erlebte Aktivierung vorhanden, so braucht keine neue gesucht zu werden. Ist sie jedoch nicht vorhanden, so wirkt die erlebte Aktivierung, indem sie das aus der Bewertung der Situation resultierende Erleben verstärkt. Die Annahme Schachters und Singers, daß Emotion das Resultat des Wirksamwerdens der zwei Faktoren »Kognition« und »Aktiviertheit« darstellt, ist kritisiert worden (Erdmann und Janke, 1978; Marshall und Zimbardo, 1979; Maslach, 1979). Erdmann und

Janke kritisieren zum einen die Methode, mit der von Schachter und Singer emotionales Erleben gemessen wurde, als zu wenig differenziert. Zum zweiten wurden nur die Emotionen Ärger und Euphorie erfaßt, zudem gab es keine neutrale Kontrollbedingung und einen Mangel an signifikanten Erlebnissen, vor allem der Unterschiede zwischen der Plazebobedingung und der kritischen Bedingung (Adrenalin und fehlende Information, s. o.). So könne nach Erdmann und Janke nicht davon ausgegangen werden, daß die Untersuchung von Schachter und Singer gezeigt habe, daß das Ausmaß emotionaler Veränderung mit dem Maß von Aktiviertheit variiert.

Ähnlich fanden Marshall und Zimbardo (1979), daß mit steigender Dosierung von Adrenalin lediglich negative Emotionen und nicht Euphorie zunahmen. Dem entgegneten Schachter und Singer (1979), daß sie keinen linearen Zusammenhang zwischen der Dosierung von Adrenalin und erlebter Emotion annehmen, sondern daß die »emotionale Plastizität«, d. h. Beeinflussung durch kognitive Faktoren, nur bei einer »milden« Dosierung möglich ist.

Die Untersuchung von Erdmann und Janke allerdings zeigt ein der ursprünglichen Untersuchung vergleichbares Resultat für die Bedingung »Euphorie«, nicht jedoch für Angst. Kürzlich haben Tulen und Mitarbeiter (1993) gezeigt, daß die Infusion von Adrenalin und Noradrenalin zwar zu den zu erwartenden Anstiegen kardiovaskulärer und endokriner Parameter führt, jedoch nicht zu Veränderungen von Stimmung oder anderen psychologischen Parametern wie der Zustandsangst.

Stemmler und Fahrenberg (1989) fanden unter Ärgerinduktion bei 48 gesunden männlichen Probanden deutliche alpha-adrenerg, aber auch beta-adrenerg vermittelte physiologische Reaktionen. Der erlebte Ärger wurde jedoch nicht durch die pharmakologische Blockade dieser Reaktionsanteile beeinflußt, so daß nicht davon ausgegangen werden kann, daß die Rückmeldung peripherer physiologischer Reaktionsanteile das Erleben der Emotion beeinflußt.

Bei Lazarus und Mitarbeitern (1980) wurde der Begriff der Bewertung oder Einschätzung zum zentralen Element ihrer Emotionstheorie. Die bewertende Funktion entscheidet zwischen positiven und negativen Bedeutungen von Ereignissen für einen Organismus und bestimmt damit auch die Valenz der Emotion (s. o.). Diese erste Bewertungsfunktion wird »primär« genannt. Es gibt dabei drei Möglichkeiten eines Ergebnisses; ein Ereignis kann im Hinblick auf das Wohlergehen irrelevant, positiv oder negativ (stressfull) sein. Ein negatives Ereignis kann wiederum auf drei verschiedene Weisen negativ sein, schädlich, wenn es bereits eingetreten ist, bedrohlich, wenn es antizipiert wird und als Herausforderung, wenn es Möglichkeiten sowohl positiver als auch negativer Art enthält. Die Beziehung einer Person zu seiner Umgebung ist zu einem gegebenen Zeitpunkt abhängig von den Erfahrungen dieser Person mit seiner Umgebung. Bestimmte Elemente der Umgebung haben auch aufgrund dieser Erfahrungen eine bestimmte Bedeutung, die im Zusammenhang

mit den Zielen und Wertsystemen der Person die Bewertung der Umgebungsreize bestimmt und damit die Emotion (Lazarus, 1993).

Die sekundäre Bewertung richtet sich zunächst auf die Möglichkeiten, die einem Organismus zur Verfügung stehen, mit einer Situation umgehen zu können. Der Begriff der sekundären Bewertung ist bei Lazarus bedeutend weitreichender. Sie bedingt nicht nur die Wahl von Verhaltensalternativen, sondern sie determiniert auch die Art der Emotion. So wird die Furcht einer Person größer sein, wenn sie im Zuge der sekundären Begegnung keine Möglichkeit findet, der Bedrohung adäquat zu begegnen. Lazarus mißt der sekundären Bewertung eine größere Bedeutung zu als dem belastenden Ereignis selbst (Lazarus et al., 1980). Hat eine Auseinandersetzung mit der Umgebung stattgefunden, so werden wiederum deren Ergebnis und die Situation als ganze erneut bewertet (Wiederbewertung »reappraisal«). Diese Wiederbewertung kann in zwei Arten stattfinden, einmal als Informationsaufnahme aus der Umgebung, zum anderen aber auch als Beurteilung der Bedeutung, die die Situation beinhaltet. Darin wird eine intrapsychische Bewältigung (coping) gesehen, die z. B. in Verleugnung oder Ablenkung bestehen kann. Diese Art der Wiederbewertung wird als defensiv bezeichnet. Die Art der Bewertung kann also einen Bewältigungsversuch beinhalten, im Gegensatz zu Aktionen, die auf eine Veränderung oder Beeinflussung der Situation abzielen.

Die Einschätzung der eigenen Möglichkeiten, sich in einer Situation angemessen zu verhalten, ist in neuen Situationen aufgrund der mangelnden Erfahrung entsprechend erschwert. In einer Reihe von Studien haben Epstein und Fenz den Einfluß von Erfahrung auf die Angstbewältigung bei Fallschirmspringern untersucht. Dabei hat es sich gezeigt, daß eine adaptative Angstkontrolle erst gelernt wird, das heißt, daß sich auch das physiologische Muster der Aktivierung vor einem Absprung in Abhängigkeit vom Neuheitsgrad der Situation ändert. Es wurde deutlich, daß sich die Verarbeitung von Reizen, die einen Hinweischarakter auf den Angstinhalt besitzen, im Sinne einer erhöhten Hinwendung verstärkt, so daß Angst in kleinen Quantitäten verarbeitet wird (Epstein und Fenz, 1965; Epstein, 1967). Neuere Untersuchungen bei Fallschirmspringern von Schedlowski und Tewes (1992), konnten diese Ergebnisse jedoch nicht bestätigen. Bei unerfahrenen und erfahrenen Fallschirmspringern zeigten sich keine Unterschiede vor, während und nach dem Absprung. Die subjektive Einschätzung der Aktiviertheit und Angst jedoch war bei den unerfahrenen Fallschirmspringern stärker, dagegen hatten die erfahrenen eine genauere Körperwahrnehmung. Der Grund für die Unterschiede dieser Ergebnisse im Vergleich zu denen von Epstein und Fenz liegt möglicherweise in der Möglichkeit der kontinuierlichen Messung der Herzfrequenz und der Atmung in allen Phasen der Untersuchung, die in der Untersuchung von Epstein und Fenz nicht gegeben war. Die Neuheit einer Situation bzw. die Menge verfügbarer Informationen, ist also ein wichtiges Element für die Art der erlebten Emotion in Abhängigkeit von der sekundären Bewertung, vor allem auch im Hinblick auf die Bewältigung einer bedeutsamen Situation. Der Prozeß der Bewertung ist ein kontinuierlicher Vorgang, der emotionales Erleben beeinflußt und zu ständigen Änderungen der Art der erlebten Emotion führt. Mit der Einbeziehung sog. »interner« Prozesse in theoretische Modelle ist zwar ein Verständnisgewinn für das Phänomen Emotion verbunden, andererseits entstehen aber auch erhebliche methodische Schwierigkeiten, etwa der experimentellen Unterscheidung der beiden Stufen der Bewertung. Dennoch scheint der Verständnisgewinn bzw. die Unvollständigkeit von Erklärungsversuchen, die derartige Prozesse ausklammern, die Einführung derartiger Erklärungselemente zu rechtfertigen. Zudem ist dieser Ansatz außerordentlich einflußreich für die Entwicklung von Modellen auch in der psychosomatischen Medizin gewesen, trotz der genannten methodischen Schwierigkeiten (s. Kap. 18, »Bewältigungsstrategien (Coping)«).

3.3.1 Verleugnung

Die Verleugnung ist eine häufig untersuchte Strategie des Umgangs mit Belastung. Wolff und Mitarbeiter (1964) untersuchten die Eltern von Kindern, die an Leukämie erkrankt waren. Diejenigen Eltern, die den Ernst der Erkrankung ihrer Kinder verleugneten, hatten eine niedrigere 17-Hydrocorticosteroid-Ausscheidung im Urin als diejenigen Eltern, die die Realität anerkannten. In einer prospektiven Studie bei 367 Patienten mit Herzinfarkt wurde von Havik und Maeland (1988) während des Klinikaufenthalts auf dreifache Weise »Verleugnung« erfaßt und in einer Nachuntersuchung nach 3 bzw. 5 Jahren mit Gesundheit und Befinden in Beziehung gesetzt. Ein hohes Maß von »denial of illness« (Verleugnung der Krankheit und der damit verbundenen Behandlungsnotwendigkeiten) war mit weniger Problemen bei der Arbeit, Sexualität, physischer Aktivität und geringerer Mortalität verbunden. »Denial of impact« (Verleugnung der mit Krankheitsepisoden verbundenen Angst), war verbunden mit besserem emotionalem Befinden, aber höherer Mortalität. »Suppression« (das bewußte Vermeiden krankheitsbezogener Gedanken) hatte keinen Einfluß auf die Überlebenszeit.

Levenson und Mitarbeiter (1989) untersuchten die Verleugnung der Krankheit und deren Verlauf bei 48 Patienten mit instabiler Angina. Die Patienten wurden in Gruppen mit starker und geringer Verleugnung eingeteilt. Es gab dabei keine Unterschiede in soziodemographischen Variablen oder dem Vorhandensein von Risikofaktoren. Die Gruppe der Patienten mit starker Verleugnung hatten signifikant weniger Episoden von Angina während des Krankenhausaufenthalts und ließen sich medikamentös besser behandeln. Myokardinfarkte und ein Todesfall traten nur bei Patienten mit wenig Verleugnung auf. Die Autoren ziehen daraus den Schluß, daß zumindest während der akuten Hospitalisierung Verleugnung eher vorteilhaft ist.

Zu ähnlichen Ergebnissen waren schon Levine und Mitarbeiter (1987) gekommen, die Patienten während ihres Krankenhausaufenthalts wegen eines Myokardinfarkts oder einer Bypassoperation untersucht hatten. Allerdings zeigte sich in dieser Studie, daß Patienten, die ein Jahr nach dem Herzinfarkt noch stark verleugneten, weniger compliant waren und häufiger rehospitalisiert worden waren. Esteve und Mitarbeiter (1992) fanden jedoch keine Unterschiede im Krankheitsverlauf bei 67 Patienten nach einem akuten Myokardinfarkt, die sie ein Jahr nach dem Infarkt untersuchten. Die Patienten mit wenig Verleugnung zeigten jedoch signifikant mehr Angst und Depression und sonstige psychische Probleme.

Dean und Surtees (1989) untersuchten 122 Frauen vor und nach Mastektomie wegen eines Mammakarzinoms. Dabei blieben Frauen mit einer starken Verleugnungstendenz 6–8 Jahre später häufiger ohne Rezidiv und hatten eine bessere Überlebenschance. Thomas und Mitarbeiter (1988) fanden hingegen, daß beim Rektumkarzinom Verleugnung eher mit einer schlechten Prognose einherging. Bei diesen Befunden muß die unterschiedliche Erfassung von Verleugnung bedacht werden, d.h. zu welchem Zeitpunkt im Krankheitsgeschehen sie auftritt und worauf sie sich bezieht (Levine et al., 1987).

Nur in wenigen Studien wird, wie in der von Havik und Maeland (1988), zwischen verschiedenen Aspekten der Verleugnung unterschieden. So kann Verleugnung nicht generell als eine unangemessene Verarbeitungsstrategie angesehen werden, sondern muß differenzierter betrachtet werden, wie die verschiedenen Ergebnisse zeigen. So ist es sehr gut denkbar und auch plausibel, daß kurz nach einem Herzinfarkt durch Verleugnung das Erregungsniveau gesenkt wird, was sich günstig auf die Belastung des Herzmuskels auswirkt. Tritt Verleugnung jedoch zu einem späteren Zeitpunkt im Hinblick auf die durch den Herzinfarkt gegebenen Notwendigkeiten, etwa bestimmte Aspekte des Lebensstils ändern zu müssen, auf, so kann dies negative Konsequenzen für die weitere Prognose haben.

3.3.2 Emotionale Expressivität

In psychosomatischen Theorien zu den verschiedenen Krankheitsbildern wird oft als eine pathogene Bedingung die Unterdrückung von emotionalem Erleben genannt. Unter dem Aspekt der verbalen, aber auch averbalen Ausdrucksfähigkeit von Emotionen wurde er Begriff »Alexithymie« verwendet (Nemiah und Sifneos, 1970). Dabei besteht die Vorstellung, daß die mangelnde Ausdrucksmöglichkeit der vor allem negativen Emotionen mit einer gesteigerten physiologischen Erregung einhergeht. Gross und Levenson (1990) ließen Personen neutrale Filme und solche mit einer negativen emotionalen Valenz (Verbrennung und Amputation) betrachten. Einer Gruppe der Probanden wurde beim zweiten Film mit negativer Valenz die Instruktion gegeben, sich so zu verhalten, daß eine dritte Person nicht bemerken würde, welche Gefühle sie erlebe. Unter dieser Bedingung zeigten die Probanden eine stärkere physiologische Erregung, was sich in einer Verkürzung der Pulslaufzeit, stärkeren Reaktionen der elektrodermalen Aktivität und stärkerer Vasokonstriktion zeigte.

In einer Untersuchung von Linden und Whittal (1990) hatten Personen mit einem hohen Alexithymiewert unter Ruhebedingungen eine geringere Herzfrequenz als Personen mit niedrigeren Alexithymiewerten, jedoch unter einer Aktivierungsbedingung, die die verbale Diskussion von Problemen beinhaltete, höhere Anstiege des systolischen und diastolischen Blutdrucks, obwohl sie diese Bedingung subjektiv als weniger belastend erlebten. Allerdings zeigte sich kein Zusammenhang der Alexithymiewerte mit unter Alltagsbedingungen gemessenen Herzfrequenz- und Blutdruckwerten, ebenso nicht mit den subjektiven Angaben von alltäglicher Belastung.

McDonald und Prkachin (1990) zeigten, daß sich die alexithyme Tendenz vornehmlich auf negative Emotionen, aber auch auf den Ausdruck von »Glück« (happiness) bezieht. Eine andere Beziehung zwischen Reaktivität und dem Ausdruck von Emotionen zeigte sich in einer Untersuchung von Contrada et al. (1991). Hier hatten Personen mit dem Typ-B-Verhalten im Unterschied zu solchen mit Typ-A-Verhalten eine höhere Expressivität negativer Emotionen wie Ärger, Angst und Distreß, aber auch eine höhere kardiovaskuläre Reaktivität. Diese Erlebnisse stehen im Widerspruch zu den Erwartungen, die sich aus dem Typ-A-Konzept ergeben.

Chesney und Mitarbeiter (1990) korrelierten emotionalen Gesichtsausdruck mit Komponenten des strukturierten Interviews – einer der validesten Methoden zur Erfassung des Typ-A-Verhaltens. Dabei zeigten sich Korrelationen zwischen negativen Emotionen wie Ekel und der Kompetitivität, Ärgerausdruck und Sprechgeschwindigkeit im Interview.

3.3.3 Negative Affektivität und »disclosure«

Angst, Depression und Neurotizismus, bzw. »emotionale Labilität« oder »Emotionalität« werden mit einer Vielzahl von Methoden, meist Fragebögen, erfaßt. Betrachtet man den Zusammenhang zwischen diesen Maßen, so findet man im allgemeinen recht hohe Korrelationen zwischen ihnen. Aus diesem Grunde wurde von Watson und Clark (1984) das Konstrukt der »negativen Affektivität« (NA) vorgeschlagen. Es soll einen Stimmungszustand beschreiben, der als negativer Zustand durch angespannte, ängstliche, nervöse, traurige, aber auch ärgerliche Stimmung, mit einer Neigung zu negativen Beurteilungen, vor allem im Hinblick auf sich selbst, und Mißerfolg gekennzeichnet ist. Diese Stimmung ist jedoch nicht permanent vorhanden, sondern wird situativ beeinflußt. Unterscheiden sich zwei Personen im Ausmaß der NA, so würden sie dieselbe Situation mit großer Wahrscheinlichkeit unterschiedlich positiv erleben. Die Wahrscheinlichkeit, daß eine Person mit hoher NA eine solche Situation ebenso positiv gestimmt erlebt wie eine mit niedriger NA ist gering. In einer entspannten Situation wird diese Person mehr negative Erinnerungen haben im Vergleich zu

einer Person mit einer geringen Ausprägung dieses Merkmals. Entsprechend empfindlich wird eine solche Person auf die Schwierigkeiten und die Belastungen des Alltagslebens reagieren und mehr »distress« erleben. NA wird durch den Faktor vier des »Fünf-Faktoren-Modells« im Bereich der Persönlichkeitstheorie repräsentiert (Digmann, 1990). »Positive Affektivität« stellt eine eigene Dimension dar, die nur mäßig negativ mit negativer Affektivität korreliert, sie ist also nicht identisch mit geringer NA.

Die Einschätzung der Bedeutung der NA für den Gesundheitsstatus einer Person wird unterschiedlich beurteilt. In einigen Studien hat sich ein Zusammenhang zwischen Depression und Gesundheitsstatus oder dem Ergebnis rehabilitativer Maßnahmen gezeigt (Myrtek und Welsch, 1987; Silverstone, 1990). So kommen beispielsweise auch Booth-Kewley und Friedman (1987) in einer Metaanalyse psychologischer Prädiktoren der koronaren Herzkrankheit zu dem Schluß, daß der Depression eine ebenso große prädiktive Bedeutung für die koronare Herzkrankheit zukommt, wie dem mit dem strukturierten Interview erfaßten Typ-A-Verhalten. Angst spiele ebenfalls eine, wenn auch geringere Rolle.

Watson und Pennebaker (1989) kommen aufgrund einer Zusammenfassung verschiedener eigener Arbeiten und einer Übersicht der Literatur zu einer unterschiedlichen Bewertung des Zusammenhangs zwischen NA und gesundheitlichem Status. Sie interpretieren NA nicht nur im Sinne der Emotionalität, sondern allgemeiner als »somatopsychic distress«. Dieser zeigte eine sehr deutliche Beziehung zu Maßen subjektiver Beschwerden, jedoch kaum eine nennenswerte Beziehung zu objektiven Maßen des Gesundheitsstatus. So gibt es beispielsweise kaum eine Beziehung zur Höhe des systolischen und diastolischen Blutdrucks. Auch die Cholesterinwerte (HDL und LDL) korrelieren nicht mit NA. Lediglich mit der Harnsäure gibt es negative Korrelationen. Positive Affektivität korreliert nicht mit geklagten körperlichen Beschwerden.

Andere Autoren fanden in prospektiven Studien jedoch einen Zusammenhang zwischen Depressivität und, in diesem Falle, nicht durch Karzinome bedingte Mortalität (Kaplan und Reynolds, 1988). Diese Autoren fanden ebenfalls eine mäßige Beziehung zwischen niedriger positiver Affektivität (Lebenszufriedenheit, »well being«) und Karzinommortalität bei Frauen, nicht bei Männern und keine Beziehung zwischen NA und Karzinominzidenz und Mortalität.

Wenn NA stark mit der Angabe von Intensität und Häufigkeit körperlicher Beschwerden korreliert, so wäre es vielleicht naheliegend, anzunehmen, daß es ebenfalls eine Beziehung gibt zum Krankheitsverhalten, etwa der Häufigkeit von Arztbesuchen. Dies ist anscheinend nicht der Fall. Die von Watson und Pennebaker (1989) zitierten Arbeiten sind allerdings in ihren Ergebnissen nicht einheitlich. In den von ihnen zu dieser Frage untersuchten fünf Stichproben von insgesamt 519 erwachsenen Personen ergab sich keine signifikante Beziehung zwischen NA und der Anzahl der Arztbesuche, Anzahl der Tage in einem Krankenhaus und krankheitsbedingten Fehltagen bei der Arbeit. Von Korff und Mitarbeiter (1991) fanden bei der Analyse von Patienten mit chronischen Schmerzsyndromen ebenfalls keinen Zusammenhang zwischen der Inanspruchnahme ärztlicher Dienste und »distress«.

Allerdings zeigten Myrtek und Mitarbeiter (1991) einen Zusammenhang zwischen körperlichen Beschwerden, Neurotizismus, dem Gebrauch von Tranquilizern, Introversion und Inanspruchnahme bei Patienten mit symptomatischem Herzinfarkt. Diese Merkmale unterscheiden sich auch von Patienten mit asymptomatischem Infarkt. Betrachtet man Patienten mit funktionellen Störungen, die über eine Vielzahl von Beschwerden klagen und ärztliche Dienste sehr häufig in Anspruch nehmen, so haben diese Patienten fast immer erhöhte Werte von Depression und Angstneigung, also von Maßen, die als Indikatoren von NA angesehen werden (s. a. Schonecke, 1987). Die meisten Stichproben in den von Watson und Pennebaker zitierten Studien sowie ihre eigenen Stichproben rekrutierten sich nicht aus Patienten. Der Unterschied in diesen Ergebnissen bedeutet, daß es eine größere Anzahl von Personen mit hoher NA und körperlichen Beschwerden gibt, die ärztliche Dienste nicht in Anspruch nehmen (»Gesunde«) als solche mit hoher NA und körperlichen Beschwerden, die ärztliche Dienste in Anspruch nehmen (z. B. Patienten mit funktionellen Beschwerden). Es muß also eine zusätzliche Bedingung angenommen werden, die dazu führt, daß eine Person mit hoher NA und vielen körperlichen Beschwerden auch häufig den Arzt aufsucht. Neben der bereits diskutierten emotionalen Expressivität könnte der »emotionalen Kommunikation« in diesem Zusammenhang eine Bedeutung zukommen.

Die Ergebnisse zur »psychosomatischen Relevanz« des Ausdrucks von Emotionen, vor allem von negativen Emotionen, ist sicherlich nicht einheitlich. Es zeigt sich jedoch eine Tendenz, daß die Verhinderung des emotionalen Ausdrucks die physiologische Reaktivität eher steigert (Leventhal und Mosbach, 1983). Zieht man die kommunikative Funktion von Emotionen in Betracht, so ergibt sich die Frage, ob die verbale »Enthüllung« (disclosure) negativer emotionaler Erlebnisse ebenfalls einen Einfluß auf den Organismus hat. Vor allem Pennebaker, Barger und Tiebout (1989) haben auf einen Zusammenhang zwischen gesundheitlichem Status und »disclosure« im Hinblick auf traumatisierende Ereignisse hingewiesen. So untersuchten sie 33 Überlebende des Holocaust im Hinblick auf das Ausmaß von »disclosure« in Gesprächen über deren Erlebnisse im 2. Weltkrieg. Es zeigte sich, daß ein hohes Maß an »disclosure« mit einem besseren gesundheitlichen Status – im Sinne einer geringeren Inanspruchnahme ärztlicher Dienste – einherging.

Pennebaker, Kiecolt-Glaser und Glaser (1988) fanden, daß Personen, die über traumatische Ereignisse berichteten, anschließend ärztliche Dienste seltener in Anspruch nahmen als Personen, die dies nicht getan hatten. Es zeigte sich ebenfalls insofern ein Effekt in der Immunkompetenz, als die Lymphozyten-Reaktion auf die Mitogene ConA und PHA stärker war. Besonders ausgeprägt war dieser Effekt bei Personen, die bisher vermieden hatten, über die traumatischen Ereignisse zu sprechen. In diesen Studien wurden die Probanden in der experimentellen Gruppe aufgefordert, über belastende Ereignisse zu schreiben, während die Probanden in der Kontrollgruppe lediglich über triviale Ereignisse schreiben sollten.

In einer besonders bemerkenswerten Studie wurden Arbeitslose aufgefordert, über ihre Gefühle und Gedanken im Hinblick auf den Verlust ihrer Arbeit zu schreiben. In der Kontrollgruppe wurden die Probanden gebeten, über spezifische Pläne zu schreiben, die sie im Hinblick auf die Suche nach einem neuen Arbeitsplatz hatten. Auch in dieser Studie zeigte sich ein Einfluß auf den Gesundheitsstatus. Darüber hinaus hatten nach acht Monaten mehr als doppelt so viele Probanden in der experimentellen Gruppe im Vergleich zur Kontrollgruppe (53% versus 24%) einen Arbeitsplatz gefunden (Spera, Buhrfeind und Pennebaker, 1993).

In einer ganzen Reihe von Studien ging Pennebaker (zusammenfassend Pennebaker, 1993) der Frage nach, über welche Prozesse der Einfluß von »disclosure« auf den Gesundheitsstatus zustande kommt. Er konnte ausschließen, daß sich das Gesundheitsverhalten, etwa im Sinne von Nikotin- und Alkoholkonsum, geändert hätte oder daß die Probanden, die von »disclosure« im Hinblick auf ihren Gesundheitsstatus profitierten, über andere Themen geschrieben hätten. In einer Computeranalyse der Texte derjenigen experimentellen Probanden, die in den verschiedensten Studien am meisten, im Vergleich zu denjenigen, die am geringsten profitiert hatten, zeigte sich, daß die Anzahl der auf negative Emotionen verweisenden Wörter in den Texten ein wichtiger Prädiktor für den späteren gesundheitlichen Status war, d. h. je mehr negativ emotionale Worte benutzt worden waren, desto größer war der positive Einfluß auf den Gesundheitsstatus. Eine »kognitive« Dimension, die als Gedanken über Verursachung oder Einsicht beschrieben werden könnte, repräsentiert in den Texten über die Häufigkeit des Gebrauchs von Worten wie: »weil«, »verstehen«, »denken«, »wissen«, erwies sich als prädiktiv, nicht durch die allgemeine Anzahl der Benutzung dieser Worte, sondern über ihre Veränderungswerte über 3–4 Tage, an denen die Probanden über Belastungen geschrieben hatten. Hier war es vor allem der Anstieg im Gebrauch von Worten, die als »Einsicht«-bezogen angesehen werden konnten.

3.4 Angst

Eines der wohl am häufigsten im Bereich der Psychophysiologie untersuchten emotionalen Phänomene ist das der Angst. Dies hat sicherlich viele Gründe. Es ist ein Grundgefühl organismischer Existenz, sein Erleben beinhaltet in der Regel die Wahrnehmung körperlicher Erregung. Der Angst wird eine zentrale Bedeutung im klinischen Bereich zuerkannt, als eine wesentliche Bedingung psychischer Störungen. Viele der bisher referierten Ansätze implizieren mehr oder weniger deutlich eine Konzeption des Phänomens Angst, als auf Bedrohung erfolgende Emotion extrem negativer Valenz, die eine extreme Intensität annehmen kann und dann gelegentlich als Panik bezeichnet wird. Ein wesentlicher Teil der kognitiven Emotionsmodelle bezieht sich eigentlich auf den Prozeß des Umgangs mit Bedrohung, d.h. zumindest potentiell angstinduzierenden Situationen, wobei Angst sicherlich nicht die einzige Reaktionsmöglichkeit auf Bedrohung darstellt. Angst ist ebenfalls diejenige Emotion, von der am plausibelsten gesagt werden kann, daß sie stattfindendes Verhalten stört. Die konditionierte emotionale Reaktion, deren Parameter die Verhaltensunterdrückung ist, d.h. das Ausmaß, in dem stattfindendes Verhalten durch einen konditionierten aversiven Reiz gestört wird, ist im wesentlichen ein Operationalisierungsversuch experimentell herstellbare Angst im Verhalten zu quantifizieren (Estes und Skinner, 1941). Ist Angst eine mögliche Antwort auf Bedrohung, so ist sie abhängig von der Einschätzung der Möglichkeiten und wohl auch den tatsächlichen Möglichkeiten, mit der Bedrohung umzugehen, d.h. abhängig von der Kompetenz einer Person (s. Abschnitt 3.3, Lazarus). Möglicherweise ist dies ein Grund dafür, daß Angst oder emotionales Reagieren oder emotionaler Ausdruck ganz allgemein, wenn auch kulturell unterschiedlich ausgeprägt, oft unterdrückt wird. So fanden Ekman (1971), daß Japaner und Amerikaner beim Betrachten von Streßfilmen ihr emotionales Mitreagieren mimisch zum Ausdruck brachten, japanische Probanden jedoch deutlich weniger, wenn eine zweite Person mit im Raum anwesend war.

Angst wird in der Psychologie unter zwei Aspekten behandelt, einmal als psychischer Prozeß der Auseinandersetzung mit Bedrohung, zum anderen aber auch im Sinne eines Merkmals einer habituellen Art der Auseinandersetzung mit Bedrohung, anhand dessen man Personen unterscheiden kann, dem Merkmal »Angstneigung«, »Ängstlichkeit« oder »Angstbereitschaft« (trait anxiety). Beide Aspekte spielen in der Psychophysiologie eine Rolle: Angst als psychophysisches Geschehen und Ängstlichkeit als Merkmal einer differentiellen Psychophysiologie, beispielsweise mit der Frage, ob ängstliche Personen physiologisch reagibler sind als nicht-ängstliche.

3.4.1 Angst als psychophysischer Prozeß

Angst ist eine Reaktion von Organismen auf Bedrohung oder Gefahr, die zunächst als nicht zu bewältigen eingeschätzt wird. Es kommt zu einer allgemeinen sympathisch vermittelten Erregung (Aktivierung) mit Anstieg der Herzfrequenz, des Blutdrucks,

Erhöhung der Hautleitfähigkeit aufgrund erhöhter Schweißsekretion, Erhöhung des Muskeltonus und zur Inhibition motorischer Reaktionen, Anstieg der Atemfrequenz bis zur Hyperventilation, jedoch ohne daß die Veränderungen der CO_2-Konzentration im Blut damit kovariieren (Suess et al., 1980). Die Veränderung dieser Parameter bietet auch die Möglichkeit, Angst bei Patienten zu erkennen. Eine beschleunigte Atmung, beim Händedruck feuchte Hände, die u.U. leicht zittern, eine veränderte höhere und vielleicht etwas heisere Stimme und Schweißperlen auf der Stirn, die nicht durch die Umgebungstemperatur erklärbar sind, sprechen für das Vorliegen von Angst. Auch eine gewisse Starre aufgrund des erhöhten Muskeltonus und reduzierte Aufmerksamkeit im Hinblick auf die Umgebung (weniger Blickbewegungen) sind beobachtbar. Es kommt weiterhin zur Ausschüttung von Katecholaminen, wobei die Anstiege der Konzentration von Adrenalin gegenüber der von Noradrenalin bei Angst im Vergleich zu Zuständen von hoher Aggression überwiegen sollen (Funkenstein, 1956; Frankenhaeuser und Rissler, 1970). Diese Unterschiede scheinen davon abhängig zu sein, ob eine Person bei derartigen Reizen die Möglichkeit zur Bewältigung hat. Dabei kommt es dann wohl eher zu Anstiegen von Noradrenalin. Netter (1987) fand, daß bei gesunden Probanden und Hypertonikern das Ausmaß der erlebten Aversivität mit der Noradrenalinkonzentration im Blut korrelierte und wertet daher die Noradrenalinkonzentration als Indikator für Bewältigung. Trotz derartiger Befunde ist es bisher nicht überzeugend gelungen, ein spezifisches physiologisches oder endokrines Reaktionsmuster für Angstreaktionen zu definieren.

Bei hoher Erregung, also auch Angst, kommt es zu einer veränderten Aufmerksamkeit bzw. einer eingeschränkten Aufmerksamkeit. Die kognitiven Leistungen sind daher in Situationen mit hoher Angst eingeschränkt (z.B. Wirkung von Examensangst in Prüfungssituationen). Dabei spielt das Ausmaß von Besorgtheit um die zu erbringende Leistung eine Rolle, da ein Teil der informationsverarbeitenden Kapazität durch Gedanken an die Leistung besetzt ist und auf diese Weise nicht für die Lösung von Aufgaben zur Verfügung steht. Die Rolle »besorgter Gedanken« (worry) im Rahmen von Angststörungen wurde häufiger untersucht.

So konnten Jones und Davey (1990) zeigen, daß die Löschung einer konditionierten Furchtreaktion durch den Gedanken an den unkonditionierten Furchtreiz während der alleinigen Darbietung des konditionierten Furchtreizes erheblich verzögert wurde. Lovibond und Rapee (1993) fanden, daß Personen mit einer erhöhten Angstneigung häufiger besorgte Gedanken im Hinblick auf negative soziale, aber auch körperliche Ereignisse hatten, Personen mit einer erhöhten Depressivität jedoch häufiger besorgte Gedanken nur im Hinblick auf negative soziale Ereignisse.

Ebenso ist es wahrscheinlich, daß ein Teil der Aufmerksamkeit durch die mit der Angst verbundene körperliche Erregung und die dadurch vorhandenen körperlichen Empfindungen in Anspruch genommen wird. Dies gilt vor allem, wenn die körperliche Erregung mit der Erwartung von Mißerfolg erklärt wird, d.h. als Anzeichen von Mißerfolg interpretiert wird (Douglas und Anisman, 1975). Die Veränderung der Aufmerksamkeit bzw. Informationsverarbeitung besteht vor allem darin, daß angstrelevante Reize mit einer höheren Priorität verarbeitet werden (MacLeod und Rutherford, 1992). Dabei kommt es zu einer Verschiebung der Aufmerksamkeit auf die angstbezogenen Reize. Dies gilt allerdings in besonderem Maße für Patienten mit Angststörungen. Bei gesunden Probanden werden angstbezogene Reize eher vermieden (Mogg et al., 1991). Dieser Effekt wurde im Sinne der »Stimmungskongruenz« interpretiert. Foa und Mitarbeiter (1989) haben beispielsweise gezeigt, daß für die Gedächtnisfunktion die Stimmungskongruenz eine Rolle spielt; und Bradley und Mitarbeiter (1993) konnten zeigen, daß bei Personen mit hohem Neurotizismus die Stimmungskongruenz bei negativ besetzten Stimmungen besonders ausgeprägt ist. Personen mit derartigen Merkmalen der Informationsverarbeitung angstbezogener Reize haben eine größere Vulnerabilität gegenüber der Ausbildung einer Angststörung (Mathews, 1990).

In einer realen Gefahrensituation Angst zu erleben, gilt als angemessene Reaktion eines Organismus auf die Situation. Neben dieser sog. Realangst gibt es jedoch sehr häufig den Sachverhalt, daß Angst in Situationen erlebt wird, die »real« keine Bedrohung für den Organismus beinhalten, also als harmlos bezeichnet werden können. Erleben Personen derartige Ängste, so wird vom Vorhandensein einer Angststörung gesprochen. Diese Ängste können sich auf verschiedenste äußere Objekte oder Situationen richten, z.B. Tiere, deren Nähe dann vermieden wird, oder bestimmte soziale Situationen. In diesen Fällen wird von einer **Phobie** gesprochen. Die Bedrohung kann jedoch auch im Hinblick auf die Funktionstüchtigkeit etwa des Herzens, also im Hinblick auf den eigenen Körper, bestehen. Hierfür gibt es eine Vielzahl von Bezeichnungen, im vorliegenden Zusammenhang ist der der »Herzphobie« zu nennen (s.a. Kap. 51, »Funktionelle Herz-Kreislauf-Störungen«).

Es hat nun verschiedene, sich teilweise ergänzende Versuche gegeben, den Sachverhalt zu erklären, daß derartige Ängste bestehen bleiben, obwohl die betroffene Person praktisch nie irgendwelche vom angstbesetzten Objekt ausgehende gefährliche oder aversive Erfahrungen machten. Personen mit einer Spinnenphobie haben in der Regel nie irgendeine von einer Spinne ausgehende Bedrohung erlebt. Für die Erklärung der Aufrechterhaltung von nicht realen Ängsten spielt eine Rolle, daß es neben der körperlichen Reaktion und der Beeinflussung kognitiver Prozesse zu einer intensiven Tendenz kommt, dem bedrohenden oder angstauslösenden

Reiz zu entkommen. Zunächst handelt es sich dabei um eine Fluchtreaktion, die zur Folge hat, daß die Erregung nachläßt und damit die negative Emotion. Durch diesen Vorgang der negativen Verstärkung wird auch die Tendenz verstärkt, den Reiz zu vermeiden, wodurch die Vermeidungsreaktion weiter verstärkt wird. Als Zwei-Stufen-Theorie der Angstentstehung wurde von Mowrer (1956) ein Modell vorgestellt, das in der ersten Stufe das klassische Konditionieren eines neutralen auf einen aversiven Reiz annimmt und in der zweiten Stufe die eben beschriebene negative Verstärkung. Ein Organismus kann auf diese Weise kaum die Erfahrung machen, daß ein konditionierter Reiz harmlos ist, da er sich ihm nicht aussetzt. Als Modell zur Erklärung persistierender, unrealistischer Ängste ist dieses Modell sicher nicht ausreichend, enthält jedoch wesentliche, zu jeder Erklärung notwendige Elemente. So enthalten fast alle therapeutischen Ansätze in irgendeiner Weise die Konfrontation mit den angstauslösenden Reizen, verhindern also die Vermeidungsreaktion (s.a. Kap. 30, »Methoden der Verhaltensmodifikation«).

Das Inkubationsmodell der Angstentstehung nach Eysenck (1968) versucht den Sachverhalt zu erklären, daß Angstreaktionen sich relativ schnell gleichsam verselbständigen, die Reaktion also trotz ausbleibender externer, negativer Konsequenzen nicht gelöscht wird. Sein Grundgedanke in diesem Modell besteht darin, daß die physiologischen Anteile der konditionierten Angstreaktion in sich stark aversiv erlebt werden, so daß die sie auslösenden Reize nicht als harmlos erlebt werden, da sie zu diesen aversiven Körperreizen führen. Dadurch wird die konditionierte Reaktion durch diese Anteile eher noch verstärkt. Es handelt sich dabei also um eine Angst vor der Angst bzw. vor der Angsterregung, ein Sachverhalt, der in vielen Aussagen von Patienten enthalten ist. Es würde erklären, warum Patienten, die täglich gezwungen sind, sich der angstinduzierenden Situation auszusetzen, etwa im Fahrstuhl oder der Straßenbahn, die Angst nicht verlieren, obwohl im Fahrstuhl nichts Aversives geschieht, außer daß sie Angst empfinden und die damit verbundenen körperlichen Reaktionen, durch die die Situation immer wieder als »gefährlich« – zumindest für das Auftreten der Angst – erlebt wird.

Daher wird in allen therapeutischen Methoden entweder verhindert, daß Angst und damit die körperlichen Reaktionen auftreten, z.B. im Falle der systematischen Desensibilisierung, oder aber, daß vor dem Beenden der angstinduzierenden Situation, d.h. in Anwesenheit des Angstreizes, die körperlichen Reaktionen nachlassen, z.B. im Falle der Reizüberflutung. In beiden Fällen erlebt der Patient einen Angstreiz ohne Angst. Fährt jemand, trotz des Auftretens von Angst, täglich mit dem Fahrstuhl, so wird die angstinduzierte Situation beendet, während die Angst vorhanden ist, d.h. das Verlassen des Fahrstuhls wirkt wie eine Flucht, und die Tendenz zur Flucht oder die Vermeidung wird dann dadurch (negativ) verstärkt, daß die Angst erst nachläßt, wenn die Situation beendet worden ist, also nach dem Verlassen des Fahrstuhls. Würde sich der Patient etwa eine Stunde ununterbrochen im Fahrstuhl aufhalten, so würde die Angst vermutlich noch im Fahrstuhl nachlassen.

Die von Seligman (1971) als »Preparedness-Hypothese« bezeichnete Auffassung versucht ebenfalls zu erklären, warum Angstreaktionen sehr schnell gelernt werden und in hohem Maße löschungsresistent sind. Seiner Auffassung nach treffen diese Merkmale von Angstreaktionen nur auf solche zu, die durch bestimmte Reize ausgelöst wurden. Gerade bei Tierphobien erscheint die Annahme plausibel, daß in der Evolution Angstreaktionen auf gefährliche Reize durch andere Tiere ein gewisser Überlebenswert zukommt, so daß Tierphobien aufgrund einer Art phylogenetischen Gedächtnisses schneller zustande kommen und auch schwerer zu löschen sind; Organismen sind also vorbereitet (prepared), auf diese Weise auf Reize, die von Tieren ausgehen, zu reagieren. In zahlreichen Untersuchungen wurde die Hypothese psychophysiologisch untersucht und konnte hauptsächlich im Hinblick auf die Löschungsresistenz bestätigt werden, jedoch weniger in bezug auf die Schnelligkeit der Akquisition (McNally, 1987). In derartigen Untersuchungen wird im allgemeinen so vorgegangen, daß die zur Diskussion stehenden Reize mit einem aversiven Reiz, einem elektrischen Schock als Schmerzreiz, kontingent dargeboten, also konditioniert werden. Die abhängigen Variablen sind dann meist Veränderungen der elektrodermalen Aktivität oder der Herzfrequenz. Im zweiten Teil der Untersuchung werden dann die unterschiedlichen konditionierten Reize (z.B. Schlange, Spinne, Gewehr) ohne die aversiven Reize dargeboten (Extinktion oder Löschung), und die Schnelligkeit der Löschung wird durch die Stärke der physiologischen Reaktion erfaßt.

Johnsen und Hugdahl (1988) konnten zeigen, daß auch für kulturell und spezifisch menschliche Gefahrenreize (ein Bild eines auf den Betrachter gerichteten Gewehres) als konditioniertem Reiz für eine Angstreaktion eine höhere Löschungsresistenz besteht. Dies ist nicht der Fall, wenn das Gewehr zur Seite gerichtet ist. Dimberg und Oehman (1983) konnten für den emotionalen Gesichtsausdruck von menschlichen Gesichtern einen ähnlichen Zusammenhang ermitteln. Zornige (angry) Gesichter als konditionierte Reize resultieren nur dann in einer höheren Löschungsresistenz für Angstreaktionen, wenn sie auf die Probanden gerichtet waren, sie also ansahen. Die Autoren interpretieren dies ebenfalls in einem phylogenetischen Sinn, da von zornigen Personen eine Gefahr ausgeht. Die mit dem »Preparedness«-Modell erklärten phobischen Inhalte beziehen sich also auf Tierphobien und soziale Phobien. Nun ist es meist so, daß die Phobiker wissen, daß von den Tieren oder den sozialen Situationen keine wirkliche Gefahr ausgeht. Trotz dieses Wissens gelingt es ihnen jedoch nicht, die Angst zu beherr-

schen. Dies spricht dafür, daß sich die angstauslösenden Prozesse der bewußten Kontrolle entziehen. Es wird angenommen, daß archaische Prozesse der Informationsverarbeitung hierfür verantwortlich sind, die zeitlich vor bewußten Prozessen der Informationsverarbeitung ablaufen (Soares und Oehman, 1993). In einem Konditionierungsexperiment konnten die Autoren zeigen, daß es unter der Bedingung des »backward-masking«, bei der nach dem kritischen Reiz unmittelbar ein anderer Reiz folgt, was zur Folge hat, daß der kritische Reiz nicht bewußt wahrgenommen wird, Unterschiede einer konditionierten elektrodermalen Reaktion kamen, abhängig davon, ob der phobisch relevante Reiz zuvor konditioniert worden war, oder nicht. Dies war der Fall, obwohl die konditionierten und die Kontrollreize in der Testphase von den Probanden nicht bewußt wahrgenommen wurden. Auf diese Weise ließe sich erklären, warum das Auftreten der Angstreaktion mit der Tendenz zur Flucht und Vermeidung sich der bewußten Kontrolle entzieht.

3.4.2 Angstbereitschaft

Im vorangegangenen Abschnitt wurde Angst kurz als ein allgemeines Phänomen menschlicher oder tierischer Existenz beschrieben. Es ist nun weiterhin möglich, Individuen im Hinblick auf ihre Bereitschaft und das Ausmaß zu unterscheiden, mit dem sie mit Angst z. B. auf Bedrohung reagieren. Dies bedeutet, daß eine Person in einer für eine andere Person mäßig oder gar nicht bedrohlich erscheinenden Situation bereits mit Angst reagiert. Man kann Personen mit Hilfe von Fragebögen unterscheiden, d. h. Personen können verbal über das Ausmaß ihrer Ängstlichkeit Auskunft geben. Dabei wird angenommen, daß dieses Merkmal Angstneigung, Angstbereitschaft oder Ängstlichkeit zeitlich relativ invariant ist, sich also nicht schnell ändert. Es stellt sich die Frage nach dem Zusammenhang dieses Merkmals mit anderen psychologisch oder psychophysiologisch erfaßbaren Merkmalen.

Es gibt verschiedene Ansätze, mit denen versucht wird, Angstbereitschaft als psychologisches Merkmal zu konzeptualisieren. Eysenck (1957) stützt sich in seinen Annahmen zu Dimensionen der Persönlichkeit auf die Unterscheidung zwischen kortikalem Arousal und autonomer oder vegetativer Aktivierung. Ein hohes Ausmaß von vegetativer Aktivierung kennzeichnet seiner Auffassung zufolge Personen mit einer hohen emotionalen Labilität, während ein hohes Maß von kortikalem Arousal Personen mit hoher Introversion kennzeichnet. Personen mit einer hohen Angstbereitschaft sind diesem Modell zufolge durch ein hohes Maß an emotionaler Labilität und Introversion gekennzeichnet. Wie ebenfalls bereits erwähnt, wurden diese Faktoren von Gray (1972) um 45 Grad rotiert, wodurch sich die neuen Faktoren »Impulsivität« (extravertiert/emotionale Labilität) und »Angst« (introvertiert/emotionale Labilität) ergeben. Die so im System Eysencks (1957) als »angstbereit« definierten Personen zeichnen sich also durch ein hohes kortikales Arousal aus, sind also leichter konditionierbar und neigen schneller zu vegetativer Aktivierung bei einer labileren autonomen Regulation.

In vielen Untersuchungen wurde das Zusammenspiel zwischen kortikalem Arousal und autonomer Aktivierung bei Personen mit einer hohen Angstbereitschaft durch die Bestimmung des Habituationsverlaufs erfaßt. Die Habituation ist verzögert bei hoher autonomer Erregung bzw. bei einem hohen emotionalen Wert eines Reizes. So verglich beispielsweise Lader (1967) Patienten mit verschiedenen Arten von Angststörungen im Hinblick auf deren Habituationsgeschwindigkeit. Er fand dabei, daß diejenigen Personen, die am ehesten durch Introversion und hohe emotionale Labilität gekennzeichnet waren, die längsten Habituationsverläufe aufwiesen, was als Bestätigung der Einordnung in das Schema von Eysenck (1957) gewertet werden kann. In vielen anderen Untersuchungen wurde lediglich die Reaktivität physiologischer Parameter auf verschiedene Belastungen erfaßt, wobei sich oft bestätigte, daß Personen, mit hohen Werten auf Angstskalen, in derartigen Untersuchungen stärker vegetativ reagierten, und daß die Erregung sich langsamer zurückbildete.

Bond und Mitarbeiter (1974) zeigten darüber hinaus, daß sich Patienten mit Angststörungen nicht so sehr in Situationen, die einen deutlich aktivierenden Einfluß hatten, von normalen Kontrollpersonen unterschieden, sondern daß die Unterschiede zwischen beiden Gruppen in sehr milden aktivierenden Situationen am größten waren. Dies bedeutet, daß die Personen mit Angststörungen bereits durch sehr gering aktivierende oder belastende Reize stärker als Kontrollpersonen aktiviert wurden, was dem Konzept der erhöhten Angstbereitschaft zumindest im Sinne der Plausibilität entspricht. Andererseits muß in diesem Zusammenhang auf die, wenn überhaupt vorhandene, meist sehr geringe Kovarianz zwischen auf Fragebogenebene erfaßten und physiologisch gemessenen Daten zur emotionalen Labilität hingewiesen werden (s. o.).

Patienten mit Angststörungen weisen in der Regel eine höhere Reaktivität der Herzfrequenz (s. Sartory et al., 1992) und der elektrodermalen Aktivität auf (s. Smith und Levis, 1991). Dabei wird die Stärke der physiologischen Erregung durch das Ausmaß der Kontrollierbarkeit, etwa über angstinduzierende Reize moduliert (Sartory und Daum, 1992).

Andere Ansätze beziehen sich auf die sog. Angstverarbeitung und versuchen kognitive Prozesse zu beschreiben, die einen Umgang mit bedrohlicher oder gefahrenrelevanter Information in der Umgebung beinhalten. Diese Ansätze wurden im wesentlichen bereits dargestellt, gemeint sind hier die Modelle von Epstein und Fenz, Byrne und Lazarus. Allerdings sind diese Konzepte weniger geeignet, auf der Ebene von Fragebögen Personen mit einer hohen von solchen mit einer geringen Angstbereitschaft zu unterscheiden, wie sich vor allem am Konzept »Repression-Sensitization« gezeigt hat.

4 Streß

4.1 Zum Begriff Streß

Es ist bereits darauf hingewiesen worden, daß die Begriffe Streß, Aktivierung und mitunter Emotion fast austauschbar verwendet werden (Lazarus, 1993). Ursprünglich stammt der Begriff Streß aus der Materialprüfung und bezeichnet den Vorgang der Belastung eines Materials, um dessen Belastbarkeit zu definieren. Selye (1981) definiert Streß in einem sehr breiten Sinne: »Streß ist die unspezifische Reaktion des Körpers auf irgendeine Anforderung«. Er räumt zwar ein, daß die genannten Anforderungen spezifisch sind, »alle diese Anforderungen jedoch haben eines gemeinsam, sie erhöhten die Notwendigkeit für eine Wiederanpassung (readjustment), für die Leistung adaptativer Funktionen, die Normalität wieder herstellen.«

Er unterscheidet weiter zwischen »Eustreß« und »Distreß«, zwischen angenehmem oder heilsamem Streß und solchem, der unangenehm ist und zur Krankheit führen kann. Als Konsequenz der Allgemeinheit dieser Definition folgert er, »Streß ist nicht etwas, das vermieden werden muß. Tatsächlich kann er per definitionem nicht vermieden werden ... Komplette Freiheit von Streß ist Tod«.

Es ist fraglich, ob eine so breite Definition eines Sachverhalts einen Nutzen hat, denn wenn jeder Lebensvorgang als Streß(-Reaktion) aufzufassen ist, fügt die Verwendung des Begriffes nichts Wesentliches zu irgendeiner Erklärung hinzu. Dennoch erfreut sich der Begriff großer Beliebtheit und wird im alltagssprachlichen Bereich häufig eingesetzt; hier allerdings in der Bedeutung, die von Selye dem Begriff »Distreß« zuerkannt wird. Unter Streß wird dann jedoch meist nicht eine Reaktion, sondern eine belastende Bedingung verstanden, die im wissenschaftlichen Gebrauch eher als Stessor bezeichnet wird.

Die relative Verwirrung im Hinblick auf das, was durch den Begriff Streß bezeichnet wird, rührt möglicherweise daher, daß mit diesem Begriff weder die belastende Bedingung noch die Antwort eines Organismus darauf jeweils allein beziehungsweise isoliert bezeichnet wird, sondern Streß den Aspekt der Beziehung zwischen beiden bezeichnet. Er bezeichnet die Einheit zwischen Organismus und Umgebung in einer Situation beziehungsweise als Situation, insofern als die Umgebung für den Organismus bedeutsam ist.

4.2 Klassische Streßmodelle

4.2.1 Das Konzept des generellen Adaptationssyndroms von Selye

Es gibt verschiedene Ansätze, mit denen versucht wird, das Phänomen Streß näher zu spezifizieren. Selye (1956, 1971, 1981) war einer der ersten, der sich ausführlich mit Streß beschäftigt hat. Er betrachtete Streß als allgemeines biologisches Phänomen. Er legte den Schwerpunkt auf die Erforschung allgemeiner körperlicher Anpassungs- und Reaktionsmuster. Es ging ihm darum, die körperlichen Prozesse, die für die Streßreaktionen wesentlich sind, in einem System zu erfassen, in dem die Interaktion zwischen Umgebungsbedingungen, Prozessen des Zentralnervensystems, endokrinen Funktionen und dem beobachtbaren Verhalten erfaßt und systematisiert werden. Derartige Modelle enthalten differenzierte Vorstellungen über die Rolle gegenseitiger Interdependenzen der beteiligten körperlichen Teilsysteme. Mit hormonellen Reaktionsanteilen haben sich schon früh Mason (1972, 1975) und Frankenhaeuser (1971) beschäftigt.

Selye versteht unter Streß einerseits die Reaktion eines Organismus auf irgenwelche Anforderungen. Er spicht von Streß-Reaktionen, die auf die Anforderungen hin entweder lokal (lokales Adaptationssyndrom) oder generell (generelles Adaptationssyndrom) erfolgen. Für den vorliegenden Zusammenhang ist das generelle Adaptationssyndrom von hauptsächlicher Bedeutung. Es besteht aus mehreren Phasen:

1. Alarmreaktion,
2. Widerstandsphase,
3. Phase der Erschöpfung.

Die **Alarmreaktion** tritt auf, wenn der Organismus mit irgendwelchen Umständen konfrontiert wird, an die er nicht »angepaßt« (adaptiert) ist. Die Reaktion teilt sich auf in die Schockphase, die erste unmittelbare Reaktion auf die belastende Bedingung. Es kommt zu körperlichen Reaktionen wie Tachykardie, verringertem Muskeltonus und Blutdruck sowie einem Abfall der Körpertemperatur. In der Gegenschockphase kommt es zur Gegenregulation gegen diese körperlichen Reaktionen. Die Sekretion von Nebennierenrindenhormonen wird verstärkt.

In der **Widerstandsphase** kommt es zur Anpassung an die belastende Bedingung und zu einem Verschwinden der Symptome. Jedoch ist der Widerstand gegen andere Belastungen verringert. Dauert die Belastung jedoch zu lange oder ist sie zu stark, so kommt es zur **Erschöpfung.** Auch ist der direkte Übergang von Alarmreaktion in die Phase der Erschöpfung möglich.

Selye sieht in Cannons (1953) »Notfallreaktion«, die mit erhöter Sekretion von Adrenalin und anderem zu Anstiegen von Blutdruck und Herzfrequenz führt, eine mögliche Phase der Alarmreaktion als Abwehr gegen eine äußere Bedrohung (Selye, 1981). Wichtig an Selyes Auffassung ist, daß er den Organismus in der Auseinandersetzung mit der Umgebung als veränderbar ansieht. Dies nicht nur auf einer organischen Ebene, obwohl er Streß immer als »biologischen Streß« ansieht. Er habe die Bezeichnung »generelles Adaptationssyndrom« gewählt, um eine Klasse von Symptomen zu beschreiben, die in einer Vielzahl von Situationen konsistent beobachtet werden können. Es müsse ein gemeinsamer Nenner existieren, den er »biologischen Streß« genannt habe (Selye, 1981). Der Zustand eines Organismus ist zu jedem Augenblick von der Einwirkung verschiedenster Belastungen bedingt, an die er sich anpassen muß. Ihr Effekt ist kumulativ, das heißt, die Auseinandersetzung mit einer Belastung verändert die Möglichkeiten der Anpassung an eine andere Belastung. Streß sei zwar nicht zu vermeiden, aber man könne unnötigen Streß vermeiden oder verhindern, daß neutrale Ereignisse zu Stressoren würden, empfiehlt Selye.

4.2.2 Das Modell des »sozialen Streß« von Henry und Stephens

Henry und seine Mitarbeiter gehen von einem Standpunkt aus, der für Organismen, die in sozialen Gruppen leben, biologische und soziale Bedingungen des Lebens zugrunde legt. »Soziale Systeme von Säugetieren, einschließlich Affen und Nagetiere, können im Kontext dreier gemeinsamer Spezialisierungen von Rollen und Verhalten betrachtet werden:

1. Alle besitzen eine soziale Hierarchie, in der einige Individuen dominant, andere untergeordnet sind.
2. Alle besitzen eine funktionelle Unterteilung in männliche und weibliche Individuen mit unterschiedlichen biologischen Rollen, die dennoch in das Gebilde einer einheitlichen Gruppe verwoben sind.
3. Alle Individuen entwickeln sich von einer hilflosen, verwundbaren Kindheit durch Reifung, Stärke und Aktivität hin zu Abhängigkeit und Tod« (Henry und Stephens, 1977).

In zahlreichen Untersuchungen mit Mäusen, »die in zwei Jahren das Äquivalent einer vollen menschlichen Lebensspanne durchlaufen«, fanden sie, daß für die Fähigkeit, stabile soziale Hierarchien zu bilden oder in ihnen zu leben, die ersten frühen Lebenserfahrungen von Wichtigkeit sind. Diese können gestört werden durch soziale Isolierung oder durch ein gestörtes Verhalten der Muttertiere. Derartig gestörte Tiere sind später nicht fähig, in sozialen Gruppen zu leben. Sie bilden für sie eine ständige Belastung.

»Als Konsequenz zeigen sie wiederholtes Arousal des sympathischen Nervensystems und des Nebennierenmarks (Henry et al., 1971) und der Nebennierenrinde (Henry und Stephens, 1977b). So sind die notwendigen Bedingungen zur Induzierung chronischer Erkrankungen erfüllt« (Ely und Henry, 1980). Dominante Tiere in sozialen Verbänden zeigen eine höhere Aktivität der »Sympathikus-Nebennierenmark-Achse«, submissive Tiere eine höhere Aktivität der »Hypophysen-Nebennierenrinden-Achse«, wobei die Aktivität dieser Systeme dem Ausmaß der induzierten sozialen Belastung entspricht. So neigen dominante Tiere unter sozialer Belastung zur Ausbildung einer Hypertonie als Anzeichen bzw. Folgen einer chronisch erhöhten sympathischen Erregung, wie die folgende Abbildung 11-7 zeigt.

Die Autoren sehen eine Beziehung zum Konzept der erlernten Hilflosigkeit von Seligman (1975), indem die Möglichkeit einer aktiven und erfolgreichen Bewältigung von Umgebungssituationen, hier sozialer Natur, einhergeht mit sympathisch adrenerger Erregung. Bleibt der Erfolg jedoch aus bzw. besteht keine Möglichkeit, die Umgebung erfolgreich zu

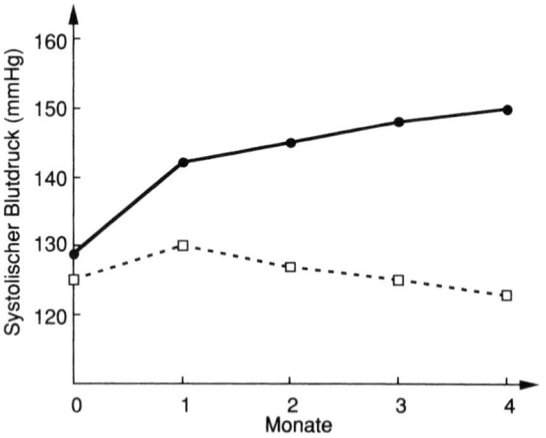

Abb. 11-7 *Blutdruckreaktionen dominanter männlicher Tiere –●– im Vergleich zu submissiven Tieren –□–, die in einer Kolonie sozial interagieren (aus Ely und Henry, 1980).*

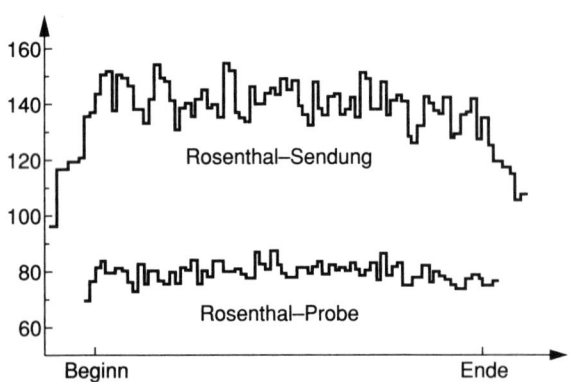

Abb. 11-8 *Streßbelastung bei öffentlichen Auftritten gemessen an der Herzfrequenz. Obere Linie: Live-Sendung, untere Linie: Probe derselben Sendung (aus Becker-Carus, 1981).*

beeinflussen, so kommt es zu erhöhter Nebennierenrinden-Aktivität und Hilflosigkeit. Solange eine Situation von Unsicherheit und Neuheit gekennzeichnet ist, also noch nicht entschieden ist, ob eine Bewältigung erfolgreich sein wird, so lange sind beide Systeme aktiv.

In zahlreichen Untersuchungen wurde versucht, den belastenden Charakter bestimmter Situationen zu ermitteln. Dies geschieht im allgemeinen dadurch, daß in einer Laborsituation die entsprechenden Bedingungen hergestellt werden und ihre aktivierende Wirkung ermittelt wird. Aus der aktivierenden Wirkung kann jedoch noch nicht unbedingt auf die Erlebnisvalenz (lästig/unangenehm) oder eine schädigende Wirkung geschlossen werden. Tatsächlich implizieren fast alle Ansätze, daß belastende Bedingungen erst dann eine schädigende Wirkung besitzen, wenn sie eine bestimmte Dauer, Häufigkeit und Intensität haben. Dies wird im Modell von Selye (1981) oder in dem von Henry und Mitarbeitern (1977) ebenfalls angenommen. Dennoch ist es von Interesse zu ermitteln, ob bestimmte Situationen in hohem Maße aktivierend und belastend sind. Dies gilt vor allem für berufsbezogene Belastungen, die die jeweiligen Personen ja nur schwer vermeiden können. Als Beispiel hierfür soll eine Untersuchung von Becker-Carus (1981) dienen, der bei einem Showmaster die Herzfrequenz in einer Probe- und in der Auftrittssituation einer Life-Sendung gemessen hat. Die folgende Abbildung 11-8 zeigt den Verlauf der Herzfrequenz für beide Situationen.

Für die Psychosomatische Medizin sind psychophysiologische Erkenntnisse wichtig, die sich auf die Pathogenese bestimmter Erkrankungen beziehen und dabei mögliche pathogene Mechanismen beschreiben, die eine Teilantwort von Organismen auf Streß sind. So können beispielsweise oft auftretende Blutdruckerhöhungen als Teil einer Streßreaktion langfristig zu Schädigungen des Gefäßsystems

führen und damit einen wichtigen Teil in einer pathogenen Kette von Ereignissen darstellen.

4.3 Aktivierung und Streß

Aktivierung wurde definiert als Ergebnis der Notwendigkeit für einen Organismus, sich mit Bedingungen der Umgebung auseinanderzusetzen. Eine derartige Definition ließe sich auch für den Begriff Streß verwenden, zumindest beinhaltet Streß diese Notwendigkeit. Betrachtet man Streß als einen »Sonderfall« von Aktivierung (Schandry, 1981), der belastende oder schädigende Umgebungsbedingungen enthält, so treffen die unter dem Begriff Aktivierung dargestellten Merkmale des Prozesses oder des Zustands auch auf Streß zu. Die schädigend oder belastend aktivierende Wirkung einer Bedingung ist abhängig von ihrer Art, Dauer und Intensität. Es ist, wenn überhaupt, nur sinnvoll, den Begriff Streß zur Bezeichnung einer Organismus-Umgebung-Interaktion zu verwenden, die für den Organismus entweder u.U. nur vorübergehend, schädigend oder belästigend bzw. störend ist.

Der Begriff »Eustreß« wird gelegentlich verwendet, um Ereignisse zu kennzeichnen, die zwar eine eher positive Valenz aufweisen, wie im allgemeinen beispielsweise eine Eheschließung, aber dennoch eine Belastung darstellen. Allerdings fanden Theorell und Emlund (1993), daß sich die physiologische Wirkung von signifikanten Lebensereignissen mit positiver Valenz, wie Geburt eines Kindes oder Eheschließung, in einer Längsschnittstudie von Ereignissen mit einer eher negativen Valenz unterschieden. So stiegen der Blutdruck und Triglyzeride bei negativen und verringerten sich bei positiven Lebensereignissen. Allerdings war in dieser Untersuchung die Anzahl der untersuchten Probanden recht gering.

Streß läßt sich anhand der Spezifitätskategorien der Aktivierung (s.o.) verstehen, einmal im Sinne der

Stimulus- oder Situationsspezifität und zum anderen im Sinne der individuellen Spezifität: Was für den einen Streß ist, ist es für einen anderen nicht unbedingt. Streß ist also die Aktivierung der Interaktion zwischen einem Organismus und bestimmten Umgebungsbedingungen und kann nicht isoliert betrachtet werden. Ein Hitzereiz kann nur zu einem Schmerzreiz werden, wenn die Temperatur auf die entsprechenden Rezeptoren eines Organismus trifft. Für diesen enthält dieser Reiz eine Bedrohungsinformation im Hinblick auf seine körperliche Integrität, ohne den Organismus stellt die Temperatur keine Belastung oder Schmerz dar. Aus methodischen Gründen wird allerdings danach geforscht, ob es Reize bzw. Bedingungen gibt, die für viele Organismen oder Menschen eine Belastung darstellen im Sinne der o.g. Stimulusspezifität.

Bei der Diskussion von Aktivierung war bereits erörtert worden, daß in bestimmten Organismus-Situation- bzw. Stimulus-Interaktionen eine systematische, bei verschiedenen Organismen vergleichbare Komponente von Reaktion feststellbar ist, die dann spezifisch für die Situation oder den Reiz ist. Im Fall von Streß geht es um Situationen, die nicht nur ein spezifisches psychophysiologisches Reaktionsmuster hervorrufen, sondern um Situationen, die in irgendeiner Weise schädigend oder zumindest belastend wirken. Im Kontext der Psychosomatischen Medizin sind vor allem Belastungen interessant, die eine direkt körperlich schädigende Wirkung haben. Dabei sollte jedoch nicht übersehen werden, daß eine Belastung auch behaviorale Konsequenzen haben kann, die für sich genommen bereits schädigende Wirkungen haben. Es sei an den Examensstreß erinnert, der unter bestimmten Umständen dazu führen kann, daß jemand trotz ausreichenden Wissens eine Prüfung nicht besteht. In diesem Fall ist die körperliche Reaktivität nicht körperlich schädigend, jedoch sind die behavioralen Wirkungen in hohem Maße unerwünscht und auch schädlich. Es ist ebenfalls denkbar, daß die behavioralen Konsequenzen einer Belastung für sich nicht störend oder aversiv erlebt werden, jedoch körperlich schädigend sein können, wie im Fall des Rauchens als Reaktion auf Belastung.

4.4 Bewältigung von Streß

Neben den Fragen nach allgemein oder spezifisch belastenden Merkmalen von Situationen ist die Wirksamkeit von Belastungen von der Art der Bewältigung der Belastung durch die Person oder den Organismus abhängig. Allgemein formuliert würde dies bedeuten, daß der belastende Charakter einer Situation wiederum von der Art der Interaktion zwischen Organismus und Umgebungsbedingungen abhängig ist. Das bedeutet, daß eine Situation für einen Organismus einen erheblichen Streß darstellen kann, für einen anderen in keiner Weise.

Der Angriff eines Leoparden auf eine Antilope stellt für diese meist eine erhebliche Belastung dar, der auf ein Nashorn für dieses weniger, das Beute-

verhalten von Leoparden berücksichtigt diesen Unterschied. Dieser besteht in der unterschiedlichen Wehrhaftigkeit der beiden Tierarten, d.h. der Kompetenz in der Interaktion mit der Umgebungsbedingung »angreifender Leopard«. Nimmt die Antilope den Leoparden allerdings aus sicherer Entfernung wahr, so ist die Belastung ebenfalls geringer, da sie ihre Kompetenz in der rechtzeitig möglichen Flucht besitzt. So wird der Examensstreß einer sehr gut vorbereiteten Person in vielen Fällen geringer ausfallen als der einer kaum, oder gar nicht angemessen vorbereiteten.

Darüber hinaus gibt es längerfristig invariantere dispositionelle Merkmale, wie beispielsweise Angstbereitschaft, die unabhängig vom Ausmaß der Examensvorbereitung, die Stärke des Examensstreß beeinflussen, unabhängig von der situativ inhaltlichen Kompetenz (s.o.). Dies bedeutet, daß es nicht nur die Merkmale einer Situation sind, die eine Belastung verursachen, sondern das Verhältnis dieser Merkmale zu solchen des Organismus im Hinblick auf die jeweilige Situation.

Bereits bei der Behandlung von Emotion wurde deutlich, daß für den Prozeß von Emotion die Beurteilung der Bewältigungsmöglichkeiten, z.B. im Hinblick auf eine Bedrohung, außerordentlich wichtig ist. In einem eigenen Kapitel wird die Rolle von Bewältigungsprozessen im Hinblick auf die Verarbeitung von schweren Erkrankungen diskutiert (Kap. 18, »Bewältigungsstrategien (Coping)«). Im vorliegenden Zusammenhang sollen psychophysiologische Ergebnisse in einem engeren Sinne dargestellt werden, in der der Einfluß von Bewältigung auf die physiologischen Reaktionsmuster untersucht worden ist.

Von Obrist wurde die Dimension »aktive« versus »passive« Bewältigung von Streß als Bedingung mit dem Ergebnis manipuliert, daß das Ausmaß der aktiven Einstellung für den sympathischen Einfluß ausschlaggebend ist (Elliott, 1974). Glaubten Probanden beispielsweise, sie könnten das Auftreten der aversiven Ergebnisse beeinflussen, ohne daß dies tatsächlich der Fall war, so zeigten sie im Verlauf der Untersuchung ein erhöhtes Niveau der kardiovaskulären Aktivität, im Gegensatz zu denjenigen Probanden, die dies nicht glaubten (Houston, 1973; Malcuit, 1973).

Wright und Mitarbeiter (1992) konnten ebenfalls zeigen, daß die Annahme von Probanden, sie hätten die Möglichkeit, aktiv einen unangenehmen Reiz zu vermeiden, zu einer höheren kardiovaskulären Reaktivität führte. Moduliert wurde dieser Einfluß durch die von den Probanden angenommenen und der tatsächlichen Schwierigkeit der Bewältigung der Vermeidung. Die Reaktivität war in der Gruppe am höchsten, bei der die Aufgabe zur Vermeidung schwierig war, die Vermeidungswahrscheinlichkeit jedoch hoch.

Anastasiades und Mitarbeiter (1990) untersuchten im Labor die unterschiedliche Prädiktivität von Belastungstypen, die entweder passive oder aktive Bewältigung erforderten, für Feldmessungen. Sie fanden für die aktive Bewältigung erfordernden Belastungssituationen im Labor eine höhere Prädiktivität für die kardiovaskuläre Reaktivität unter Alltagsbedingungen.

King und Mitarbeiter (1990) untersuchten den unterschiedlichen Einfluß von Bewältigung durch »repression« oder »sensitization« auf physiologische Aktivierungsmuster. Repressoren zeigten dabei sowohl höhere Blutdruckwerte unter Ruhebedingungen als auch während der Aktivierung, ein Ergebnis, das der Grundhypothese von Byrne (1964) entspricht.

In den letzten zehn Jahren ist physisches Training zunehmend mehr, auch unter psychophysiologischen Aspekten, interessant geworden. Neben dem Interesse an der protektiven Wirkung physischer Fitness im Hinblick auf kardiovaskuläre Erkrankungen ging es auch um Fragen, wie diese protektive Wirkung vermittelt sein könnte. Dabei wurde die Hypothese aufgestellt, daß Personen mit einem hohen Maß physischer Fitness eine geringere Streßreaktivität aufweisen könnten. Um dieser Frage nachzugehen, wurden Studien durchgeführt, die den kurzfristigen Einfluß körperlicher Belastung auf die physiologische Reaktivität bei einer nachfolgenden mentalen Belastung untersuchten. So fanden Roy und Steptoe (1990), daß eine akute körperliche Belastung bei einer nachfolgenden mentalen zu einer geringeren kardiovaskulären Reaktivität führt, und zwar durch eine Verringerung des totalen peripheren Gefäßwiderstands (Roy und Steptoe, 1991). Steptoe und Mitarbeiter (1990) gingen der Frage nach, inwieweit durch ein längeres Trainingsprogramm ein Einfluß von Fitness auf die Reaktivität verbessert werden kann. Sie fanden zunächst vor dem Trainingsprogramm eine Beziehung zwischen dem Ausmaß von Fitness und der kardiovaskulären Reaktivität. Durch ein anschließendes Training von zehn Wochen veränderte sich jedoch die Reaktivität der Probanden nicht. Damit stellt sich die Frage, ob in einigen Studien, in denen eine Beziehung zwischen Fitness und Reaktivität gefunden wurde, der Selektionsprozeß der Probanden die Ergebnisse beeinflußt hat. Es könnte der Fall sein, daß eine bestimmte Selektion von Personen körperliches Training betreibt, die per se eine geringere Reaktivität aufweist. So haben andere Autoren keine Veränderung der Reaktivität durch körperliches Training gefunden (z.B. Albright et al., 1992; Geus et al., 1990).

Wichtig ist diese Überlegung vor allem für den oft angenommenen Zusammenhang zwischen Stimmung (mood), Wohlbefinden und körperlichem Training. Einen derartigen Zusammenhang fanden beispielsweise Norris und Mitarbeiter (1992). Er war jedoch vornehmlich bei denjenigen Personen vorhanden, die ein recht hohes Maß an negativen Lebensereignissen angegeben hatten. Diese Probanden zeigten die stärkste Verringerung der kardiovaskulären Reaktivität und hatten auch subjektiv den stärksten Einfluß des Trainings auf ihr Befinden angegeben.

Desharnais und Mitarbeiter (1993) gingen der Frage nach, ob die positive Veränderung des Wohlbefindens durch körperliches Training tatsächlich durch Veränderung physischer Fitness bedingt ist oder durch eine Art von Placeboeffekt, also durch die mit Fitness verbundenen allgemeinen Annahmen eines solchen Zusammenhangs. Sie manipulierten in einer Studie zum Einfluß von körperlichem Training auf Fitness und Befinden über eine entsprechende eingehende Instruktion zu Beginn des zehnwöchigen Trainings die Erwartungen der Probanden in einer der beiden Gruppen. Sie fanden in beiden Gruppen, mit und ohne die Erwartung des Einflusses des Trainings auf Stimmung und Befinden, einen Anstieg von Fitness, jedoch nur in der Gruppe mit der Erwartung eine entsprechende Veränderung des psychischen Befindens. Andere Autoren (z.B. Lennox et al., 1990) fanden die Probanden, die unter keiner klinisch relevanten Stimmungsveränderung (Depression) litten, durch körperliches Training zwar einen Einfluß auf Fitness, jedoch keinen Einfluß auf die Stimmung. So kann unter normalen Bedingungen wohl eher nicht von einer Verbesserung der allgemeinen Stimmung und des Wohlbefindens durch körperliches Training per se ausgegangen werden, wohl aber von einer Verbesserung des körperlichen Trainingszustands, Fitness und vermutlich auch von einer Beeinflussung der Streßreaktivität, zumindest bei einem Teil von Personen.

4.4.1 Streß und Kontrollierbarkeit

Im Kapitel über die lerntheoretischen Grundlagen der Psychosomatik (s. Kap. 15) wurde Lernen als ein wesentlicher Prozeß der Anpassung von Organismen an ihre Umgebung und als Grundlage der Möglichkeit, die Umgebung beeinflussen zu können, betrachtet. Es ist gezeigt worden, daß sowohl beim klassischen Konditionieren als auch beim operanten Konditionieren das Lernen in Abhängigkeit von der Korreliertheit von Reizen untereinander oder von Verhalten und Reizen, etwa den Konsequenzen des Verhaltens, abhängig ist. Das bedeutet, daß sich das Verhalten von Organismen an der Vorhersagbarkeit und Kontrollierbarkeit von Ereignissen in der Umgebung im Verhältnis zu ihm orientiert. Für das Verständnis von Streß ist dieser Sachverhalt wichtig. Im folgenden werden Studien referiert, die sich mit den körperlichen Auswirkungen beschäftigt haben, wenn entweder Vorhersagbarkeit und/oder Kontrollierbarkeit nicht oder nur eingeschränkt gegeben ist. Damit verbunden ist vermutlich eine der stärksten Belastungen von Organismen, vor allem, wenn eine vorhandene Kontrollmöglichkeit von bedeutsamen Lebensereignissen verloren geht (Engel, 1971). Ebenso wie Engel für den plötzlichen Herztod fand Apples (1989), daß der Verlust von Kontrollmöglichkeiten über wichtige Lebensbedingungen prädiktiv für vitale Erschöpfung und damit für das Auftreten einer koronaren Herzerkrankung war.

In vielen Untersuchungen hat sich gezeigt, daß die Technik der »Verhaltensunterdrückung«, wie sie von

Estes und Skinner (1941) zur Erzeugung einer »konditionierten emotionalen Reaktion« benutzt worden war, zu besonderen Veränderungen auch im endokrinen und physiologischen Bereich führt. Der Effekt einer Verhaltensunterdrückung kann folgendermaßen hergestellt werden: Es wird ein bestimmtes Verhalten, z.B. das Drücken eines Hebels, durch eine positive Bekräftigung aufrecht erhalten. Die Darbietung eines klassisch konditionierten aversiven Reizes, eines Signalreizes, der von einem Schock gefolgt wird, führt zur Verhaltensunterdrückung. Die Darbietung des Signalreizes wird vom Verstärkerplan »überlagert« (superimposed). Wesentlich dabei ist, daß ein aversiver Reiz mit einem positiven, operantes Verhalten auslösenden Reiz interagiert.

Mason und Mitarbeiter (1966) untersuchten den Zusammenhang zwischen 17-OH-CS-Plasmakonzentration und Verhaltensunterdrückung. Abbildung 11-9 zeigt die entsprechenden Veränderungen der 17-OH-CS-Plasmakonzentration und des Hebeldrückens. Abbildung 11-10 stellt diesen Einfluß normalem Vermeidungslernen gegenüber, Abbildung 11-11 schließlich zeigt die Wirkung einzelner, die Lernleistung erschwerender Komponenten auf die Plasmakonzentration von Adrenalin und Noradrenalin.

In mehreren der geschilderten Untersuchungen bestand eine wesentliche Bedingung darin, daß die Schocks in zufälligen Zeitabständen erfolgten und daher für die Versuchstiere nicht vorhersagbar waren. Dies stellt offensichtlich eine besondere Belastung dar.

Die im folgenden behandelten Untersuchungen zur Pathogenese des Ulkus sind für die Psychosomatische Medizin von besonderem Interesse. Sie stellen einen experimentellen Ansatz dar, pathogene Bedingungen zu operationalisieren. Es gelang dabei, Bedingungen herzustellen, deren Übertragbarkeit auf Lebensverhältnisse von Patienten durchaus möglich

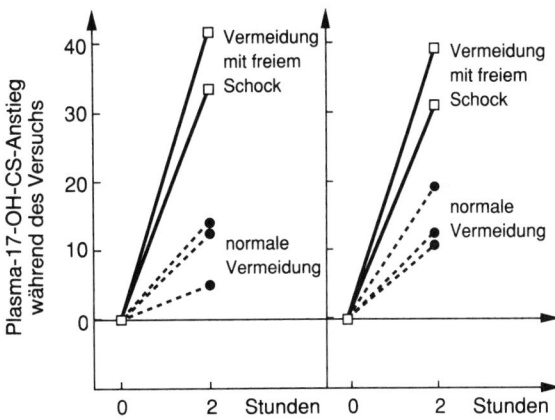

Abb. 11-10 *17-OH-CS-Plasmakonzentration während »normalen« Vermeidungsversuchen ohne exterozeptives »Warnsignal« (----●) und während Vermeidungsversuchen mit zufälligen Schocks (——□) (aus Brady, 1975).*

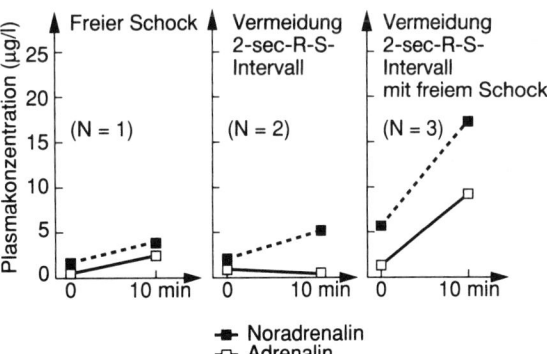

Abb. 11-11 *Adrenalin- und Noradrenalin-Plasmakonzentration während eines Zufalls-Schock-Versuchs vor einem Vermeidungstraining (linker Teil), während eines Leistungsversuchs nach einem Vermeidungstraining ohne Warnsignal (mittlerer Teil) und während eines Leistungsversuchs mit Zufalls-Schocks (rechter Teil) (aus Brady, 1975).*

ist. Die folgende klassische Untersuchung von Brady (1958) scheint dem zu widersprechen. Der Autor hatte in mehreren Untersuchungen jeweils zwei Affen paarweise einem »Yoked-Control«-Design (Jochkontrolle) unterworfen. Die Versuchstiere waren in Primatenstühlen weitgehend immobilisiert. Eines von jeweils beiden Tieren, das »Exekutivtier«, konnte durch Hebeldrücken Schocks vermeiden, das andere Tier konnte dies nicht und wurde identisch wie das Exekutivtier behandelt, erhielt also dieselbe Anzahl von Schocks derselben Dauer, Intensität usw. Die Tiere waren diesem Untersuchungsplan 6–7 Wochen unterworfen, wobei 6stündige Perioden der geschilderten Anordnung mit ebenso langen schockfreien Perioden abwechselten. Nach 3–4 Wochen hatten die Exekutivtiere ausnahmslos gastrointestinale Läsionen entwickelt, die anderen Tiere nicht, obwohl sie das Auftreten der Schocks weder vorher-

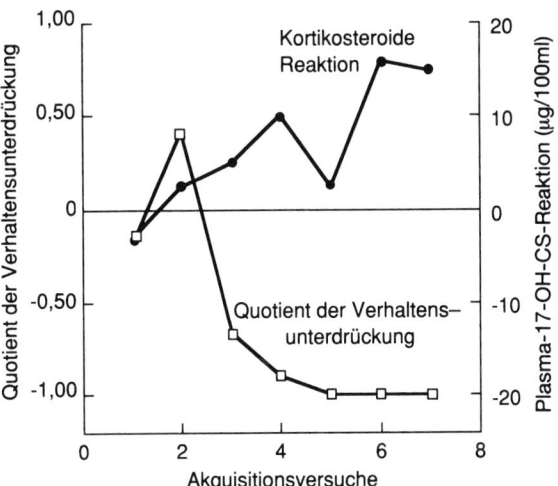

Abb. 11-9 *Beziehung zwischen emotionalem Konditionieren und Veränderungen der 17-OH-CS-Plasmakonzentration (aus Brady, 1975).*

sagen noch beeinflussen konnten. Bei kürzeren Trainingsphasen kam es nicht zu den Läsionen. Die Autoren interpretierten ihre Ergebnisse dahingehend, daß nicht die Tatsache, aversiven Ereignissen ausgesetzt zu sein, allein schädigend wirke, sondern das ständige Bemühen, diese zu beeinflussen, also ein ständiges und langanhaltendes Aktiviertsein.

Seligman (1975) wie auch Weiss (1972a, b) wiesen jedoch darauf hin, daß eine bestimmte methodische Besonderheit der Experimente von Brady zu diesem Ergebnis geführt hat. Brady hatte die Zuordnung seiner Versuchstiere zu den beiden experimentellen Gruppen nach einem Maß der »Emotionalität« vorgenommen, das darin bestand, daß alle Tiere zunächst der »Exekutivbedingung« unterworfen wurden, und diejenigen Tiere, die als erste begannen, auf den Hebel zu drücken, in die Exekutivgruppe kamen, die restlichen in die »Yoked-Gruppe«. Es hat sich gezeigt, daß diese Art der Zuordnung der Tiere die Ergebnisse wesentlich beeinflußt hat. Die »Emotionalität« der Tiere stellte eine Disposition dar, die in ihrer Wirkung, zumindest in der Studie von Brady, stärker wirksam zu sein schien im Vergleich zum Paradigma der Hilflosigkeit (s. Abschnitt 4.6, »Streßanfälligkeit als Disposition«).

Weiss wiederholte den Versuch in exakt derselben Weise und kam zu den gleichen Ergebnissen, wie die Abbildung 11-12 zeigt.

Nach den oben referierten Ergebnissen hätte eigentlich die Bedingung der Unbeeinflußbarkeit der Schocks belastend sein müssen, die Tiere der »Yoked-Gruppe« hätten also die Läsionen aufweisen müssen und nicht die Exekutivtiere. Es sei in diesem Zusammenhang daran erinnert, daß der belastende Effekt von Vermeidungsplänen dadurch erheblich verringert werden kann, daß ein Warnsignal zur zeitlichen Orientierung gegeben wird. Damit wird die Vorhersagbarkeit der Schocks erhöht und damit auch die Voraussetzung für ihre Kontrollierbarkeit.

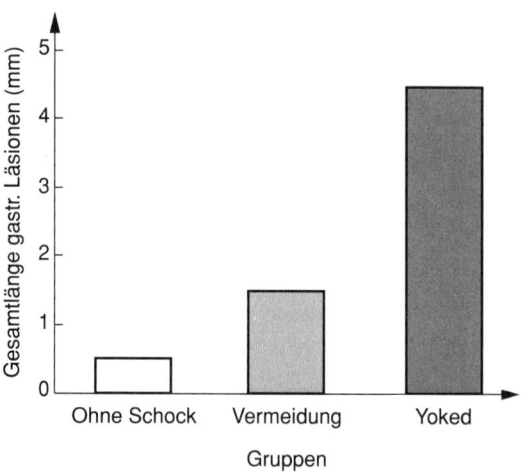

Abb. 11-13 *Durchschnittliche Gesamtlänge gastrischer Läsionen für die Gruppen ohne Schock, Vermeidung möglich, »Yoked-Control«. Die Läsionen wurden bei jedem Tier (in mm) gemessen und die Gesamtlänge für jedes Tier errechnet. Die Graphik zeigt die Durchschnittswerte für jede Gruppe. Wie sich zeigt, kommt es auch bei der Gruppe ohne Schocks zu geringfügiger Ulzeration. Dies ist auf die Versuchsanordnung mit teilweiser Immobilisierung, Futter- und Wasserdeprivation zurückzuführen (aus Weiss, 1970).*

Weiss (1970) wiederholte die Versuchsanordnung der ursprünglichen Untersuchung von Brady, allerdings mit Ratten und dem wesentlichen Unterschied, daß die Exekutivtiere ein Warnsignal erhielten, so daß die Schocks vorhergesagt und leichter kontrolliert werden konnten. Die Zuordnung der Tiere zu den beiden Gruppen erfolgt randomisiert und nicht entsprechend eines Wertes von »Emotionalität«. Auch hierbei waren die Exekutivtiere zu ständiger Aktivität gezwungen, jedoch mit erheblich reduzierter Unsicherheit. Die Abbildung 11-13 zeigt deutliche Unterschiede zur Versuchsanordnung, wie sie von Brady verwendet wurde. Jetzt zeigen die Tiere in der »Yoked-Gruppe« deutlich mehr Läsionen als die Tiere, die die Schocks kontrollieren konnten.

Engel (1972) kommentiert die Arbeiten von Weiss zur Pathogenese des Ulkus folgendermaßen: »Ihre Untersuchungen sind für mich aufregend, weil Sie erfolgreich etwas getan haben, was vorher niemand erreicht hat. Sie haben einen Versuchsplan gefunden, der dem sehr nahe kommt, was wir klinisch vorfinden. Nach unseren Erfahrungen besteht das einzige und wichtigste Ereignis, das mit dem Beginn der Krankheit korreliert war, darin, daß, bevor die Krankheit manifest wird, der Patient eine Periode des »giving up« durchmacht mit Affekten, die Schmale als Hilflosigkeit oder Hoffnungslosigkeit definiert hat (Schmale, 1958, 1969; Sweeney et al., 1970). Sie haben im Sinne eines Laborexperiments das operationalisiert, was der Kliniker »giving up« nennt, weil »giving up« bedeutet, daß eine Person das Gefühl hat, keine Lösungsmöglichkeit zu besitzen, oder diese tatsächlich nicht besitzt und nichts tun kann. Egal, was sie tut oder denkt (dies kann

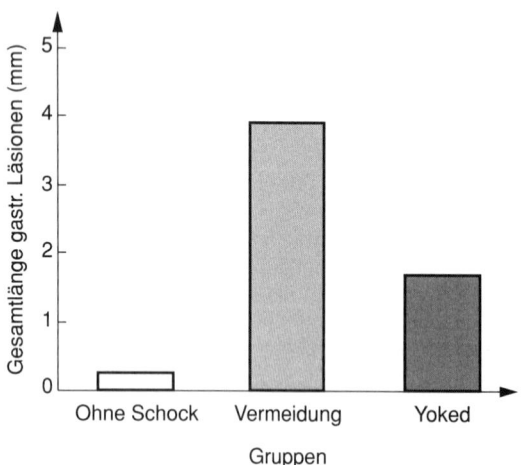

Abb. 11-12 *Durchschnittliche Gesamtlänge gastrischer Läsionen bei Versuchstieren, die der gleichen Gruppenzuordnung unterworfen waren wie im Experiment von Brady et al., 1958 (aus Weiss, 1972).*

intrapsychisch geschehen oder als direkte Reaktion auf die Umgebung), sie erhält keine Erfolgsrückmeldung«. In dieser Übereinstimmung klinischer Beobachtungsdaten und ihrer Konzeptualisierung mit experimentell operationalisierbaren Bedingungen kommt nicht nur der Wert dieser Untersuchungen zum Audruck, sondern auch der des klinisch gewonnenen Konzepts der Hoffnungslosigkeit von Engel und Schmale. Weiner (1991) kommt ebenfalls in einer Übersichtsarbeit über tierexperimentelle Studien zur Pathogenese des Ulkus zu dem Schluß, daß Unkontrollierbarkeit eine wichtige pathogene Bedingung für Ulkusentstehung darstellt.

Caul und Mitarbeiter (1972) untersuchten den Einfluß abgestufter Vorhersagbarkeit von Schocks, ohne daß die Schocks in irgendeiner Weise kontrolliert werden konnten. Hierbei zeigt sich, daß die Bedingung der Vorhersagbarkeit die Bildung von gastrischen Läsionen beeinflußte. Insgesamt ist bei diesen Untersuchungen zu bedenken, daß die Schwierigkeit der Vorhersagbarkeit und/oder Kontrollierbarkeit von signifikanten Ereignissen in der Umgebung eine Belastung darstellt, daß aber andererseits die mit einer bei gegebener Vermeidungsmöglichkeit verbundene Anstrengung ebenfalls eine aktivierende Wirkung haben kann, wie sie von Brady (1958) angenommen wurde.

Die »Anstrengung« der Vermeidung hängt sicherlich einerseits davon ab, wieviel ein Organismus für die Vermeidung zu leisten hat, aber auch davon, wie schwierig die Vermeidung vorherzusagen ist, d.h. wie aktiviert und aufmerksam der Organismus sein muß, um die Vermeidung zu erreichen. So konnten Gerin und Mitarbeiter (1992) zeigen, daß die Kontrollierbarkeit die kardiovaskuläre Reaktivität beeinflußt, und die Reaktivität bei nicht vorhandener Kontrollierbarkeit am größten ist, wenn bei verschiedenen Versuchsbedingungen, in denen die Kontrollierbarkeit variiert wird, die Anstrengung (effort) konstant gehalten wird.

Abbott und Mitarbeiter (1987) untersuchten bei Personen mit Typ-A-Verhalten die Reaktivität kardiovaskulärer Parameter bei unterschiedlichen Bedingungen von Kontrollierbarkeit und Aufgabenschwierigkeit. Sie fanden, daß die Reaktivität am stärksten bei Personen mit dem Typ-A-Verhalten bei mangelnder Kontrollierbarkeit und großer Aufgabenschwierigkeit war.

Kushner und Mitarbeiter (1993) untersuchten den Zusammenhang zwischen Schwere eines posttraumatischen Streßsyndroms (PTSD) und dem Ausmaß der erlebten Kontrollierbarkeit bei Opfern von Verbrechen. Es zeigte sich ein Zusammenhang zwischen der Schwere des PTSD und der erlebten und der in einem denkbaren Wiederholungsfall erwarteten Kontrollierbarkeit.

Sartory und Daum (1992) fanden in einer experimentellen Untersuchung des Einflusses der Kontrollierbarkeit auf phobische Angst, daß der Einfluß auf die Darbietungszeit eines phobischen Reizes zu einer schnelleren Rückbildung der Herzfrequenz und zu geringerer Angst führte.

Corley und Mitarbeiter (1975) fanden ebenfalls eine erheblich größere Belastung durch vollständig fehlende Kontrollierbarkeit im Vergleich zu einer Vermeidungsbedingung, auch bei Verwendung eines Sidman-Vermeidungsplanes. Diese Autoren untersuchten den Einfluß der Belastung auf das kardiovaskuläre System. Bei dieser Untersuchung wird besonders deutlich, wie wichtig die Dauer einer derartigen Untersuchung ist. Ursprünglich war geplant worden, das Experiment für jeweils ein Paar von Versuchstieren zu beenden, wenn das Exekutivtier aufhörte, den Hebel zu drücken. Durch das Auftreten besonderer Schwächeeffekte (Bradykardie) bei den »Yoked-control«-Tieren mußte der Versuch jedoch vorzeitig beendet werden. Die Abbildung 11-14 faßt die Ergebnisse für die Herzfrequenz zusammen.

Wie in dieser Untersuchung deutlich wird, spielt die Dauer einer Belastung neben anderen Bedingungen eine wesentliche Rolle. Seligman und Groves (1970) fanden, daß ein einmaliges Erlebnis von unkontrollierbarem Schock zumindest bei Hunden seinen negativen Effekt auf effektives Fluchtverhalten nach einiger Zeit wieder verliert. Sind die Tiere dieser Erfahrung jedoch für längere Zeit ausgesetzt gewesen, so kann es mehrere Wochen dauern, bis die Tiere wieder normales Fluchtverhalten zeigen. Bei Ratten reichen jedoch bedeutend kürzere Erfahrungszeiträume der Unkontrollierbarkeit von Schocks, um diesen Effekt zu erzielen (Seligman et al., 1974), so daß auch hier deutlich wird, daß die Merkmale eines Organismus die Wirksamkeit derartiger belastender Bedingungen wesentlich mit beeinflussen.

Darüber hinaus hatte sich bei den Langzeituntersuchungen herausgestellt, daß die Zeit vor den Vermeidungsphasen von Veränderungen physiologischer Parameter begleitet war. Brady (1975) hatte, ähnlich wie Anderson und Brady (1973), einen stetigen Anstieg des systolischen Blutdrucks gefunden,

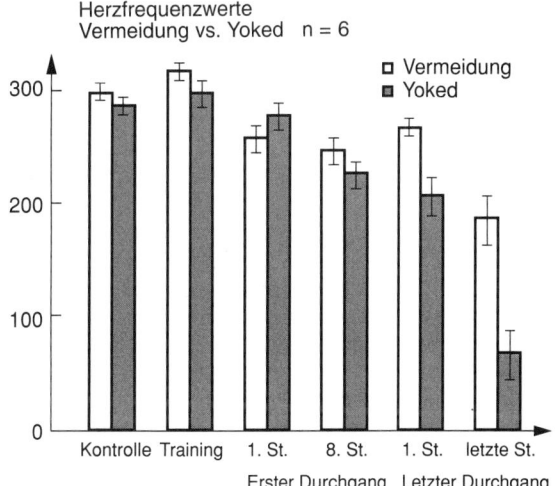

Abb. 11-14 *Durchschnittliche Herzfrequenzwerte mit Standardabweichungen von 6 Vermeidungs- und 6 »Yoked-Control«-Affen zu verschiedenen Zeitpunkten des Versuchs (aus Corley et al., 1975).*

und weniger ausgeprägt auch des diastolischen. Dabei ist bemerkenswert, daß die Herzfrequenz zunächst leicht erhöht war, dann jedoch, trotz weiter ansteigenden Blutdrucks, nach etwa 9 Stunden abfiel. Die Dauer der entsprechenden Phasen vor dem Vermeidungstraining betrug dabei 15 Stunden.

Solomon und Mitarbeiter (1980) untersuchten die Frage, zu welchem Zeitpunkt in einer Vermeidungssequenz der Effekt der Kontrollierbarkeit am stärksten ist. Auch sie fanden eine Beziehung zwischen Aufwand der Vermeidung aversiver Ereignisse und der Reduzierung von Aktiviertheit, vor allem jedoch in der Phase der Erwartung des aversiven Ereignisses und weniger während des Vermeidungsverhaltens.

Bei diesem Befund stellt sich die Frage nach der Regulation des Blutdrucks zu den verschiedenen Zeitpunkten der Phase vor der Vermeidung, da Herzfrequenz und Blutdruck zu verschiedenen Zeitpunkten verschieden korreliert sind. Dies könnte bedeuten, daß zu Beginn der Phase der erhöhte Blutdruck durch ein erhöhtes Herzminutenvolumen, später aber auch durch einen erhöhten peripheren Widerstand verursacht wird. Interessant ist dies im Hinblick auf Überlegungen zur Pathogenese der essentiellen Hypertonie. Zwei verschiedene pathogene Mechanismen, von denen angenommen wird, daß sie im zeitlichen Verlauf der Erkrankung unterschiedliches Gewicht besitzen, treten möglicherweise unter bestimmten experimentellen Bedingungen kurz hintereinander auf.

Carroll und Roy (1989) untersuchten die kardiovaskuläre Reaktivität und Regulation des Blutdrucks bei längerem mentalem Streß bei 18 normotensiven Probanden. Während der ersten vier Minuten war vor allem die Herzfrequenz erhöht, die jedoch dann auf die Werte während der Ruhe vor der Belastung abfiel. Vergleichbar verhielt sich auch die Amplitude der T-Welle im EKG. Der diastolische Blutdruck blieb jedoch erhöht, und zwar stabiler als der systolische. Dies könnte bedeuten, daß die Regulation des Blutdrucks über den totalen peripheren Widerstand im weiteren Verlauf der Belastung verursacht wird, daß also alpha-adrenerge Einflüsse die beta-adrenergen übersteigen. Das über die Herzfrequenz erhöhte Herzminutenvolumen triggert wahrscheinlich autoregulative Prozesse des Gefäßwiderstands, d. h. um eine normale Perfusion zu erreichen, konstringieren sich die Arteriolen. Der so reduzierte venöse Rückstrom führt zu einer Verminderung des HMV auf Kosten eines erhöhten, vor allem diastolischen Blutdrucks.

Wie gezeigt wurde, ist der Verlust von Kontrollmöglichkeiten im Hinblick auf bedeutsame Lebensumstände eine außerordentlich starke Belastung. Dieser Verlust kann tatsächlich gegeben sein. Andererseits wurde gezeigt, daß die Herstellung von Kontrolle über Lebensbedingungen ein wichtiges Ziel bzw. Bedürfnis von Organismen ist. Dieses Bedürfnis kann unterschiedlich ausgeprägt sein. Je stärker es aus-

geprägt ist, desto stärker werden die Bemühungen einer Person sein, das angestrebte Niveau von Kontrolle zu erreichen. Erst dann besteht vielleicht das Gefühl, sich mit den Umständen arrangiert zu haben. Eine ganze Reihe von bedeutsamen Lebensereignissen ist mit der Notwendigkeit verbunden, sich anzupassen bzw. zu arrangieren bzw. eine ausreichend erscheinende Kontrolle über die Bedingungen zu erreichen. Mit dieser Anpassungsleistung ist ein Aufwand verbunden, der eine Belastung bzw. Streß darstellt (s. Abschnitt 4.5, »Belastende Lebensereignisse«). Die Belastung durch die Erreichung von Kontrolle kann interindividuell auch durch das verschieden stark ausgeprägte Bedürfnis nach Kontrolle verschieden stark sein. Je stärker dieses Kontrollbedürfnis ausgeprägt ist, desto stärker wird auch die mit dem Erreichen der entsprechenden Kontrolle verbundene Anstrengung und Belastung sein. Goetz und Mitarbeiter (1990) fanden, daß das Kontrollbedürfnis bei Frauen, die einen Schlaganfall erlitten hatten, im Vergleich zu Patienten mit anderen Erkrankungen und gesunden Kontrollpersonen besonders stark ausgeprägt war. In einer Studie von Seeman (1991) zeigte sich eine Beziehung zwischen der Stärke des Kontrollbedürfnisses und der Schwere der Arteriosklerose. Dies war auch der Fall, wenn andere Risikofaktoren und das Typ-A-Verhalten kontrolliert wurden. In einer Untersuchung von Hatton und Mitarbeitern (1989) stellte sich das Kontrollbedürfnis als ein wesentlicher Risikofaktor für anhaltende ventrikuläre Arrhythmien heraus. Derartige Studien zeigen, daß eine »Disposition« wie etwa das Kontrollbedürfnis, körperliche Prozesse beeinflußt.

4.5 Belastende Lebensereignisse (life stress)

Außer in direkt traumatischen Situationen werden Bedingungen erst dann schädigend wirken, wenn sie eine bestimmte Dauer und Intensität aufweisen. Geht man davon aus, daß Streß beinhaltende Situationen eine Anforderung an einen Organismus zur Anpassung stellen, so ist dies in Lebenssituationen der Fall, die eine mehr oder weniger starke Änderung der Lebensumstände mit sich bringen, an die sich eine Person anpassen muß.

Hinkle und Wolff (1957) kamen in einer epidemiologischen Untersuchung zur Verteilung von Krankheiten in einer Stichprobe von fast 3000 Angestellten einer amerikanischen Telefongesellschaft zu dem Ergebnis, daß die Krankheiten sich nicht auf alle Personen nach der statistisch zu erwartenden Häufigkeit verteilen. Das Auftreten von Krankheiten war bei denjenigen Personen gehäuft, die starken sozialen Belastungen ausgesetzt waren. Auch bei der Betrachtung dieser Personen zeigte sich, daß Krankheiten hauptsächlich zu Zeiten auftraten, in denen die Personen den genannten Belastungen ausgesetzt gewesen waren. Mit der Anzahl der Krankheitsepisoden stieg die Anzahl der betroffenen Organsysteme sowie die Anzahl der Stimmungs- und Verhaltensstörungen.

Holmes und Rahe (1967) entwickelten einen Fragebogen, der 43 Lebensereignisse enthielt, das »Schedule of Recent Experiences« (SRE). Da die belastende Bedeutung der einzelnen Ereignisse verschieden war und damit auch die Notwendigkeit zur Anpassung, wurde eine Skala zur Einschätzung der für jedes Ereignis notwendigen Anpassungsleistung, die »Social Readjustment Rating Scale« (SRRS), entwickelt. Diese Skala ordnet jedem Ereignis ein bestimmtes Gewicht, entsprechend der notwendigen Anpassungsleistung, zu. Das Ergebnis dieses Fragebogens besteht dann in der sogenannten »Life Change Unit« (LCU), d.h. dem Gewicht eines Ereignisses, multipliziert mit der Häufigkeit seines Auftretens. Mit diesem Instrument konnten die Autoren in vielen Untersuchungen einen Zusammenhang zwischen hoher Lebensbelastung und dem gehäuften Auftreten von Erkrankungen aufzeigen. In einer prospektiven Studie bei Angehörigen der US-Marine konnte der prädiktive Wert des LCU-Wertes gezeigt werden, wie die Abbildung 11-15 zeigt (Rahe et al., 1970).

Trotz der zum Teil eindrucksvollen Ergebnisse dieses zunächst eindimensionalen Ansatzes ergibt sich eine Reihe von Fragen, die im Prinzip denjenigen gleichen, die sich im Zusammenhang mit einem eindimensionalen Konzept der Aktivierung gestellt hatten, es sind Fragen nach dem möglichen Einfluß von Spezifitäten. In der oben erwähnten Untersuchung von Hinkle und Wolff (1957) hatte sich gezeigt, daß bestimmte Personen häufiger belastet und entsprechend häufiger erkrankt waren. Damit stellt sich die Frage nach einer besonderen psychosozialen Vulnerabilität (Hinkle, 1974), die ihrerseits wiederum mehrere Faktoren enthalten kann wie Konfliktanfälligkeit, Bewältigungsmöglichkeiten und ähnliches (Siegrist und Dittmann, 1981).

Johnson und Sarason (1978) erstellten eine Übersicht über sog. Moderatorvariablen, die den Zusammenhang zwischen belastenden Lebensereignissen und Krankheit beeinflussen. Sie nennen im einzelnen:

– »Soziale Unterstützung«,
– »Locus of Control«,
– »Perceived Control«,
– »Sensation Seeking«,
– Level of Arousability«.

Sarason und Mitarbeiter (1985) zeigten beispielsweise, daß »soziale Unterstützung« allein keinen Einfluß auf die Erkrankungsrate von Angehörigen der amerikanischen Navy ausübte, jedoch in Verbindung mit negativen Lebensereignissen. Der Einfluß negativer Lebensereignisse war bei denjenigen Probanden geringer, die eine höhere soziale Unterstützung angegeben hatten.

Suls und Fletcher (1985) zeigten den Einfluß von »Self Attention« auf den Zusammenhang zwischen negativen Lebensereignissen und dem Auftreten von Erkrankungen. Je weniger eine Person auf sich achtet, in dem Sinne, daß sie Anzeichen von Streß wahrnimmt, desto stärker ist der Einfluß von Lebensstreß auf den Gesundheitsstatus.

Ebenso zeigten Davey und Mitarbeiter (1993) in einer prospektiven Studie, daß der Stil der Informationsverarbeitung im Hinblick auf Belastung (»monitoring« versus »blunting«), unabhängig von der Anzahl negativer Lebensereignisse oder Angstneigung, prospektiv zu mehr körperlichen Symptomen im Zusammenhang mit psychischen Symptomen und Symptomen opportunistischer Infektionen führt. Dies wird darauf zurückgeführt, daß anfängliche Symptome übersehen werden und auf diese Weise erst spät eine angemessene Reaktion auf die Krankheit erfolgen kann.

Roth und Holmes (1987) konnten zeigen, daß sich körperliches Fitnesstraining positiv auf die möglicherweise depressive Verarbeitung von negativen Lebensereignissen auswirkt, jedoch nicht unmittelbar auf den Gesundheitsstatus.

Irvin und Mitarbeiter (1987) zeigten den Einfluß von negativen Lebensereignissen und depressiver Verarbeitung auf die Immunkompetenz, parametrisiert beispielsweise durch die Zytotoxizität der Killerzellen. Zu vergleichbaren Ergebnissen kamen auch Kemeny und Mitarbeiter (1989), die bei Personen mit einem hohen Maß von negativen Lebensereignissen oder Depression, Angst, aber auch Feindseligkeit eine erniedrigte Anzahl von Helfer- und Suppressorzellen fanden.

Von Dohrenwend und Dohrenwend (1978) wurde daneben als wichtiger Faktor die individuelle Erfahrung einer Person im Umgang mit Belastungen herausgestellt. Rahe (1978) betont den Einfluß von Verarbeitungsmechanismen wie Verleugnung oder Verdrängung, denen in diesem Zusammenhang eine schützende Funktion zuerkannt wird (s.o.). Goodkin und Mitarbeiter (1992) fanden bei HIV-infizierten homosexuellen Männern einen Zusammenhang zwischen der Art der Verarbeitung negativer Lebensereignisse, sozialer Unterstützung und der Zytotoxizität der Killerzellen. Soziale Unterstützung sowie ein aktiver Umgang mit Belastung verringerten den negativen Einfluß von Lebensbelastung auf das Immunsystem.

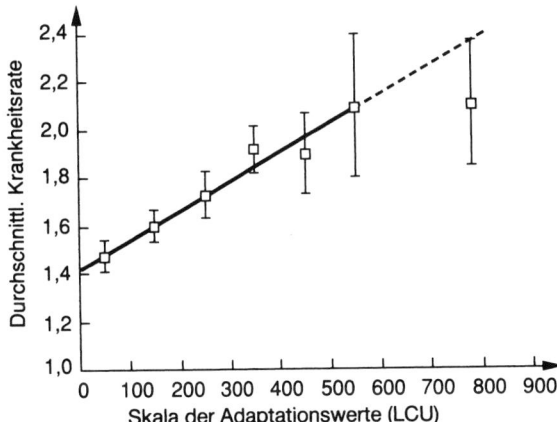

Abb. 11-15 *Beziehung der Durchschnittszahl der Krankheiten zum mittleren Gesamt-LCU-Wert während des Einsatzes zur See (Rahe et al., 1970).*

Alle diese Studien zeigen, daß einerseits durchaus die Anzahl belastender, negativer Ereignisse einen Einfluß auf den Gesundheitsstatus ausübt, daß aber die Art des Umgangs mit diesen Ereignissen deren Einfluß nachhaltig moduliert. Diese Ergebnisse stehen im Einklang mit der umfangreichen Literatur zur Verarbeitung von Streß (s. a. Kap. 18, »Bewältigungsstrategien (Coping)«). Sie bestätigen die Relevanz dieser Forschungsergebnisse für die Betrachtung von Krankheitsprozessen oder solchen der Erhaltung von Gesundheit.

Neben der Verarbeitung belastender Lebensereignisse spielt es sicherlich auch eine Rolle, um welche Art von Ereignissen es sich handelt. Dies kommt in den unterschiedlichen Gewichtungen entsprechender Ereignisse in den Fragebögen zu deren Erfassung zum Ausdruck. So wird sehr häufig der Verlust einer nahestehenden Person als besonders gravierend angesehen (Monroe und Simons, 1991). Dies gilt vor allem für eine depressive Verarbeitung von Verlusten, von der gezeigt wurde, daß sie auch den körperlichen Gesundheitsstatus beeinflußt. Unterschiedlich ist die Einschätzung gehäufter kleinerer Lebensbelastungen im Sinne von Alltagsstreß (»daily hassles«). Während Monroe und Simons (1991) in einer Übersichtsarbeit deren Bedeutung, allerdings für eine depressive Verarbeitung von Belastung, eher gering einschätzen, fanden Appels und Mitarbeiter (1993) bei Frauen, die durch Beruf und Haushalt doppelt belastet waren, ein erhöhtes Maß an Erschöpfung (»vital exhaustion«) und damit ein erhöhtes Gesundheitsrisiko.

4.6 »Streßanfälligkeit« als Disposition

Es gibt inzwischen eine ganze Reihe von Studien, die zeigen, daß bei Probanden, die entweder hypertone Eltern haben oder aber bereits unter Ruhebedingungen einen höheren Blutdruck aufweisen, eine höhere kardiovaskuläre Reaktivität vorliegt. Dies gilt auch für adoleszente Probanden, wie Manuck und Proietti (1982) zeigen konnten. Sie verglichen die Reaktivität von insgesamt 36 Probanden, von denen 18 normotone und 18 hypertone Eltern hatten. Die Anstiege von Herzfrequenz und Blutdruck waren unter verschiedenen kognitiven Belastungsbedingungen bei den Probanden mit hypertonen Eltern deutlich größer als bei denjenigen mit normotonen Eltern.

Drummond (1985) konnte dabei zeigen, daß diese Unterschiede stabil sind, da er vergleichbare Belastungssituationen an drei verschiedenen Tagen wiederholte, wobei diese Unterschiede bestehen blieben. Dies galt ebenfalls für die Reaktionen auf Orthostasebelastung. Keine Unterschiede gab es jedoch in der subjektiv erlebten Belastung zwischen den Gruppen.

Lovallo, Pincomb und Wilson (1986a, b) konnten dies für Komponenten der Blutdruckregulation (HMV, peripherer Widerstand, Herzfrequenz und Kontraktilität) sowie Kortisol und Noradrenalin nachweisen, wobei sie verschiedene Belastungstypen verwendeten. Für Personen mit einer hohen

Reaktivität der Herzfrequenz beim »Cold-Pressure«-Test zeigte sich bei den übrigen Belastungen eine konsistente Reaktivität der kardiovaskulären Parameter. Die verschiedenen Arten der Belastung verstärkten im Falle der Notwendigkeit, aktiv einen aversiven Reiz zu vermeiden, dieses Muster der Reaktivität. Es gab in dieser Untersuchung jedoch keinen Unterschied von Typ-A- im Vergleich zu Typ-B-Personen, von denen angenommen wird, daß sie ein erhöhtes Risiko für das Auftreten eines Herzinfarktes haben.

McCann und Matthews (1988) untersuchten ebenfalls den Einfluß des Vorliegens von Hypertonie bei den Eltern auf die kardiovaskuläre Reaktivität bei Probanden. Die Ergebnisse zeigen ebenfalls, daß Probanden mit hypertonen Eltern einen höheren diastolischen Blutdruck während aller Belastungen hatten. Dieser Effekt war jedoch bei Typ-A-Personen besonders ausgeprägt. Außerdem hatten während isometrischer Belastung Personen mit hohen Werten auf einer Aggressionsskala die höchsten Blutdruckwerte.

Filipowski und Mitarbeiter (1988) spezifizierten Aggression in nach innen und nach außen gerichtete Aggression. Die Ergebnisse einer Aktivierungsstudie zeigen, daß Probanden mit niedriger, nach innen gerichteter Aggression in allen Aufgaben die höchste Reaktivität des systolischen Blutdrucks und der Herzfrequenz hatten, aber unter mentaler Belastung die niedrigsten Reaktionen des diastolischen Blutdrucks.

Matthews und Stoney (1988) konnten den genetischen Einfluß auf die kardiovaskuläre Reaktivität noch weiter bestimmen. Dabei zeigte sich, daß die Reaktivität des diastolischen Blutdrucks zwischen normotonen Eltern und Kindern in multivariaten Ähnlichkeitsanalysen in keiner Belastungssituation ähnlich war. Nur bei isometrischer Belastung gab es eine Ähnlichkeit in den Reaktionen des systolischen Blutdrucks, während das Vorliegen elterlicher Hypertonie zu ähnlichen Reaktionen zwischen Eltern und ihren Kindern, unabhängig vom Alter der Kinder, führte. Dies bedeutet, daß die familiäre Belastung durch Hypertonie eine Ähnlichkeit kardiovaskulärer Reaktionen bedingt, nicht aber die familiäre Beziehung für sich.

Andere Untersucher Ditto (1988) oder Cumes-Rayner und Price (1988) konnten zeigen, daß auch unter Ruhebedingungen deutliche Unterschiede zwischen durch elterliche Hypertonie belasteten und Vergleichspersonen bestehen, die Unterschiede sogar oft größer sind, als die der Reaktivität unter Belastungsbedingungen. Dabei gab es kaum Unterschiede in Persönlichkeitsmaßen (Sims et al., 1988). Allerdings bleibt durch derartige Ergebnisse die Frage unbeantwortet, warum nur ein Teil der Personen mit grenzwertiger oder milder Hypertonie später eine fixierte Hypertonie entwickeln (Julius und Conway, 1986; Julius, 1988).

Die genannten Untersuchungen sprechen also für das Vorliegen einer teilweise genetisch bedingten Disposition, die als spezifisch kardiovaskuläre Überreaktivität in einer Gruppe von Personen im Sinne einer Symptomspezifität vorliegt. Allerdings scheint sich diese Erhöhung der Reaktivität hauptsächlich auf behaviorale Belastung auszuwirken und nicht auf körperliche, vor allem dynamische Belastung (Julius und Conway, 1986). Mit dieser spezifischen Aktivierungsreaktivität sind jedoch keine besonderen, psychologisch erfaßbaren Merkmale verbunden, zumindest nicht solche, die mit persönlichkeitsmetrischen Verfahren erfaßbar sind. Die hauptsächlich durch behavioralen Streß gegebene Hyperreaktivität ist zudem sehr wahrscheinlich nicht der einzige Weg zur Hypertonie und der koronaren Herzerkrankung.

Manuck und Mitarbeiter (1989) konnten zeigen, daß Streß bei Affen in Verbindung mit erhöhter Herzfrequenzreaktivität zu einer stärkeren Arteriosklerose der Koronargefäße führt. Die Gabe von Beta-Blockern reduziert die Arteriosklerose bei Affen, jedoch nicht die Aggression im Sozialverhalten (Kaplan und Manuck, 1989), die eine Interaktion mit der sozialen Dominanz aufweist. Eine fettarme Diät jedoch führt in diesem Tiermodell zu einer Steigerung der Aggression, vor allem bei dominanten Tieren (Kaplan und Manuck, 1990).

Für den Bereich der Koronarerkrankung gibt es in der Zwischenzeit eine Fülle von Untersuchungen, in denen eine im weitesten Sinne kardiovaskuläre Übererregbarkeit von Personen mit einem hohen Risiko für eine koronare Herzerkrankung festgestellt wurde. Dabei ist wichtig, daß sowohl auf der Ebene der Stimuli oder Stressoren als auch auf der Ebene der Reaktionen diese Spezifitäten gefunden wurden. So fanden Steptoe und Ross (1981), daß Personen mit hoher kardiovaskulärer Reaktivität, gemessen an Änderungen der Herzfrequenz und der Pulswellengeschwindigkeit, in Parametern der Atmung (Atemtiefe und Frequenz) und der Hautleitfähigkeit nicht mehr reagierten als Personen mit vergleichsweise niedriger kardiovaskulärer Reaktivität. Allerdings zeigte sich in dieser Studie kein Zusammenhang mit Werten auf der »Jenkins Activity Scale« (JAS), mit der das Typ-A-Verhalten erfaßt worden war.

Dembroski und Mitarbeiter (1979) hatten entsprechend gefunden, daß die JAS für die Erfassung des Anteils des Typ-A-Verhaltens, das mit erhöhter kardiovaskulärer Reaktivität einhergeht, weniger geeignet ist als ein semistrukturiertes Interview. Die Autoren führen den fehlenden Zusammenhang zwischen den Werten auf der JAS mit kardiovaskulärer Reaktivität unter anderem darauf zurück, daß die Belastungssituation einen zu geringen Grad an »Anforderung« (challenge) aufwies. So hat sich in einer Studie von Gastorf (1981) gezeigt, daß nicht nur das Ausmaß von Aufgabenschwierigkeiten bei Typ-A-Personen zu einer stärkeren kardiovaskulären Reaktivität führt, sondern daß es auch durch die Erwartung einer hohen Schwierigkeit bei objektiver Einfachheit von Aufgaben zu der erhöhten Reaktivität kommt.

Goldband (1980) konnte zeigen, daß Merkmale einer Belastungssituation, die für das Typ-A-Verhal-

ten Relevanz besitzen, wie Zeitdruck oder Wettbewerbscharakter, für die erhöhte Reaktivität von Typ-A-Personen wesentlich sind und nicht nur der Schwierigkeitscharakter der Aufgabe. Nur unter dieser Bedingung unterschieden sich Personen mit ausgeprägtem Typ-A-Verhalten von Personen mit Typ-B-Verhalten. Die Ergebnisse von Dembroski und Mitarbeitern (1979) zeigen auch, daß bei Vorliegen der entsprechenden Verhaltensmerkmale bereits eine geringfügige Relevanz der Situation im Sinne von »challenge« bei Typ-A-Personen zu deutlich höheren physiologischen Reaktionen führt im Vergleich zu Typ-B-Personen.

Neuere Untersuchungen (Perini und Bühler, 1984; Shekelle et al., 1984; Appels et al., 1984) machen es jedoch zweifelhaft, daß das Typ-A-Verhalten, so wie es zunächst global als unabhängiger Risikofaktor definiert worden war, tatsächlich einen Vorhersagewert für das Auftreten von koronaren Herzerkrankungen besitzt. Es scheint vielmehr, daß lediglich einige Komponenten des Verhaltens wie »hostility« (Feindseligkeit) prädiktive Potenz für die Vorhersage der KHK besitzen.

In einer Metaanalyse von Suls und Wan (1993) waren auch bei provokativen Aktivierungsbedingungen die Reaktivitätsunterschiede zwischen feindseligen und nicht-feindseligen Probanden recht gering. So läßt sich die Frage stellen, ob die kardiovaskuläre Reaktivität zum Risiko des Typ-A-Verhaltens für die koronare Herzkrankheit oder den Herzinfarkt beiträgt, wenn die Reaktivitätsunterschiede oft recht gering sind. Dies würde vielleicht voraussetzen, daß provozierende Streßereignisse in einer großen Häufigkeit auftreten. Allerdings kommt Myrtek (1993), ebenfalls auf der Basis einer Metaanalyse, zu einer anderen Einschätzung des durch das Typ-A-Verhalten oder Feindseligkeit gegebenen Risikos für die koronare Herzkrankheit oder den Herzinfarkt. »Wie die Metaanalyse zeigt, beträgt heute die Effektgröße für den Zusammenhang zwischen Typ-A-Verhalten und KHK nur noch 0.0087 (N = 46 877, p = .029), in der Analyse von Booth-Kewley und Friedman vor 6 Jahren betrug sie immerhin 0.045 (N = 6907, p = .00009). Somit muß festgestellt werden, daß der Vorhersagewert praktisch bei Null liegt. Ähnlich negativ hat sich die Befundlage für den Zusammenhang zwischen Typ-A- und physiologischer Reaktivität entwickelt. ...Der Zusammenhang zwischen Feindseligkeit-Ärger-Aggression und KHK beträgt nur 0.018 (N = 4867, p = .099) und ist somit zu vernachlässigen«. Eine ausführliche Darstellung von Forschungsergebnissen aus diesem Bereich findet sich im Kapitel 59, »Arterielle Verschlußkrankheiten«.

Es ist festzuhalten, daß es nicht die »objektiven« Merkmale von Anforderungen sind, die diese angenommenen pathogenen Mechanismen in Gang setzen, sondern die Bewertung der Situation durch das Individuum. Wird diese als Herausforderung oder Wettbewerbssituation bzw. Provokation bewertet, dann kommt es zu den entsprechenden Reaktionen, d.h. die individuelle Wirklichkeit, die sich aus der Interaktion zwischen Individuum und Umgebung ergibt (s. Abschnitt 1.2), beinhaltet dann Reaktionen, die möglicherweise der Situation nicht angemessen sind und damit pathogen sein können. Die erhöhte Anstrengung und Erregung führt nicht immer zu erhöhter Leistung (Gastorf, 1981). Darüber hinaus spielt für die aktivierende und möglicherweise schädigende Wirkung einer Belastung nicht nur ihre »objektive« Schwierigkeit eine Rolle, sondern auch die Möglichkeiten des Individuums zu ihrer Bewältigung oder ihrer Kontrolle.

Karasek und Mitarbeiter (1982) schlagen ein zweidimensionales Modell zur Wirkung belastender Situationen auf einen Organismus vor, mit den Dimensionen »Stressor« (stark/schwach) und »Kontrolle« (niedrig/hoch). Einen hohen Belastungswert haben nur die Situationen mit starken Stressoren und niedriger Kontrollmöglichkeit in bezug auf die Situation. Situationen, die starke Stressoren enthalten, aber durch das Individuum kontrolliert werden können, führen zu einer Erhöhung der eigenen Kapazität. Die Autoren versuchen, ihr Modell mit Modellen der Aktivierung (z.B. dem Streßmodell von Selye) zu verbinden, wie die folgende Abbildung 11-16 zeigt.

Das Beispiel des Typ-A-Verhaltens und seine Beziehung zum erhöhten Risiko für eine koronare Herzerkrankung wurde gewählt, um pathogene psychophysiologische Mechanismen zu erläutern. Es gibt zum einen eine Vielzahl von Untersuchungen auf diesem Gebiet, zum anderen ist eine Verbindung zu Spezifitätskonzepten der allgemeinen Aktivierungstheorie herstellbar. Es ist sicher noch zu früh, um eine tatsächliche Gültigkeit der in diesem Modell implizierten Spezifitätsannahmen anzunehmen. Die Entwicklung dieses Modells wirft jedoch auch ein Licht auf die methodischen Notwendigkeiten psychophysiologischer Forschung, um derartige pathogenetische Zusammenhänge wirklich stringent zu überprüfen. Die anfängliche Euphorie ist einer eher nüchternen Betrachtungsweise gewichen, die die Gültigkeit des Modells bzw. der entsprechenden psychophysiologischen Faktoren in der Pathogenese der koronaren Herzkrankheit realistischer betrachten läßt.

Das Modell des Typ-A-Verhaltens ist jedoch auch aus einem weiteren Grund interessant, es ist in einem methodischen Sinne spezifisch. Im allgemeinen wurde mit bestimmten vorhandenen Methoden zur Erfassung von Merkmalen der Persönlichkeit versucht, spezifische Merkmale von Personen mit bestimmten Erkrankungen aufzufinden, von denen dann angenommen werden sollte, daß sie ursächlich in der Pathogenese der entsprechenden Erkrankung wirksam seien. Diese Forschungsrichtung hat ihren Ursprung in psychoanalytischen Spezifitätsannahmen, die sich auf spezifische Entwicklungsdefekte und daraus resultierende Merkmale und Defekte der dann unter Umständen erkrankten Persönlichkeit beziehen. Davon unterscheidet sich der Ansatz des Typ-A-Verhaltens vor allem dadurch, daß aus der klinischen Beobachtung spezifische Methoden entwickelt wurden, um das klinisch Beobachtete zu erfassen, und nicht auf vorhandene Methoden, etwa zur Messung der Persönlichkeit, zurückgegriffen wurde, deren Validität in diesem Zusammenhang fragwürdig gewesen wäre. Dies bedeutet nicht, daß die Operationalisierung des Typ-A-Verhaltens gegenwärtig als endgültig gelöst anzusehen wäre (Matthews, 1982, 1983).

Aus diesen Überlegungen ergeben sich eine Reihe von Fragen für die Erforschung des Phänomens Streß. Nicht jede Person reagiert beispielsweise auf Examensstreß mit einer Blockade der Informationsverarbeitung. Es ergibt sich daraus die Frage, ob es Merkmale von Personen gibt, die sie für eine derartige Reaktion prädisponieren, also allgemein die Frage nach einer **Streßdisposition,** oder wie es häufig genannt wird, Streßanfälligkeit. Diese ließe sich dann als Sonderfall einer Individualspezifität verstehen, etwa im Sinne einer Symptomspezifität. In diesem Zusammenhang ist zu bedenken, daß eine derartige Symptomspezifität wiederum von bestimmten Merkmalen der belastenden Situation abhängig sein kann. Es ist vom theoretischen Standpunkt abhängig, ob man annimmt, es handele sich bei Personen mit dem Typ-A-Verhalten um spezifische Persönlichkeiten, deren persönliche Spezifität sich unter anderem im Typ-A-Verhalten zeigt. Von Vertretern dieses Ansatzes wird oft betont, daß es sich bei Typ-A-Verhalten nicht um Zeichen eines oder mehrerer Merkmale der Persönlichkeit (trait) handele (Matthews, 1982). Dieser Aussage liegt eine Merkmalsdefinition zugrunde, die ein Persönlichkeitsmerkmal als global betrachtet, d.h. seine Wirkung auf Verhalten nicht in Abhängigkeit von bestimmten Situationen ansieht. Vom Typ-A-Verhalten wird hingegen angenommen, daß es nur in bestimmten Situationen wirksam und beobachtbar wird. So kommt beispielsweise dem Merkmal der Kompetitivität von Belastungssituationen bei Personen mit dem Typ-A-Verhalten eine derartige Bedeutung zu (Shahidi und Salmon, 1992). Das bedeutet allgemein, daß die für eine Gruppe von Personen vermutete oder bestätigte spezifische Reaktivität nicht unter allen Belastungsbedingungen auftritt, sondern nur, wenn ein oder mehrere spezifische Merkmale in der Situation vorhanden sind. Im

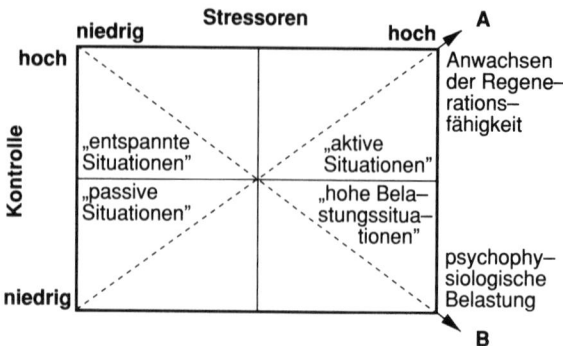

Abb. 11-16 *Kategorisierung von Umweltsituationen und physiologischen Reaktionen (aus Karasek et al., 1982).*

Falle des Typ-A-Verhaltens könnte dies bedeuten, daß nicht nur eine – möglicherweise angeborene – erhöhte kardiovaskuläre Reaktivität vorhanden ist, sondern daß die mögliche Disposition eine behaviorale Komponente besitzt, die für die Auslösung der Reaktivität wichtig ist, etwa Feindseligkeit (Houston et al., 1992) und Kontrollbedürfnis (Siegrist und Matschinger, 1988). Eine derartige psychophysiologische Disposition würde also darin bestehen, daß in spezifischen Situationen spezifische Verhaltenstendenzen ausgelöst werden, die mit einer spezifischen Reaktivität einhergehen.

Es läßt sich jedoch auch denken, daß es bestimmte Belastungen gibt, die, weitgehend unabhängig von einer dispositionellen Komponente des belasteten Individuums als Streß, also schädigend, wirksam sind. Eine andere Frage bezieht sich darauf, ob spezifische Situationen eine spezifische psychophysiologische Reaktivität im Sinne der Situationsspezifität bedingen, also für jedermann einen Streß darstellen, wie dies beispielsweise für die mangelnde Kontrollierbarkeit oder deren Verlust gezeigt wurde.

In der Herzinfarktforschung schienen sich möglicherweise gewisse Spezifitäten anzudeuten, indem bei bestimmten Personen eine Disposition vorliegt (Typ-A-Verhalten), die unter anderem bewirkt, daß sie auf bestimmte Situationen (Leistung im Zusammenhang mit sozialem Wettbewerb) mit bestimmten (sympathisch-adrenergen) Prozessen und Verhalten (coronary prone behavior) antworten, was zu einer erhöhten Wahrscheinlichkeit des Auftretens einer bestimmten Erkrankung (Herzinfarkt) führt.

5 Ausblick

Die für den Bereich der Psychophysiologie ausschnitthafte Darstellung verschiedener theoretischer und auf den Bereich der Psychosomatischen Medizin angewandter Modelle und Methoden hat gezeigt, daß die Ergebnisse aus diesem Inhaltsbereich für die Psychosomatische Medizin zu wesentlichen Erkenntnissen geführt haben. Das Verständnis pathogener Prozesse ist detailreicher und der Sache angemessener geworden, auch wenn viele Fragen noch nicht beantwortet worden sind. Mit der Zunahme des Interesses an psychophysiologischer Forschung wuchs die Einsicht in die Notwendigkeit bestimmter methodischer Anforderungen, die der Komplexität der zu behandelnden Probleme auch im Bereich der Psychosomatischen Medizin entsprechen. Für den Bereich psychophysiologischer Forschung wäre es wünschenswert, wenn methodische Ansätze entwickelt würden, die den kognitiven oder Erlebensbereich, mehr als dies bisher geschehen ist, integrieren. So hat sich bei der Darstellung der verschiedenen Konzepte gezeigt, daß eine gewisse methodische Kluft zwischen den kognitiv orientierten und etwa den behavioral orientierten Ansätzen besteht. Es wird hier nicht davon ausgegangen, daß diese Kluft prinzipiell bestehen muß, da Erleben einer wissenschaftlichen Erfassung nicht zugänglich sei, sondern eher daher rührt, daß die damit verbundenen Probleme erheblich größer sind. Andererseits hat sich am Beispiel des Typ-A-Verhaltens gezeigt, wie notwendig eine Berücksichtigung des Erlebens für das Verständnis von Krankheitsprozessen, aber auch für Möglichkeiten der Behandlung ist.

An diesem Konzept haben sich jedoch auch methodische Schwierigkeiten verdeutlicht, die vielleicht dazu geführt haben, daß der Stellenwert des Typ-A-Verhaltens in der Pathogenese der koronaren Herzkrankheit und des Herzinfarkts gelegentlich überschätzt worden ist. So hat die Entwicklung der Psychophysiologie in den letzten Jahren, gerade wegen der Wichtigkeit der Psychophysiologie für die Psychosomatische Medizin, neben klinisch orientierter Forschung auch in verstärktem Maße methodisch orientierte Grundlagenforschung beinhaltet. Viele der klinisch orientierten Studien hatten bislang aus methodischen Gründen eher heuristischen Wert. In den letzten Jahren jedoch hat eine Präzisierung psychophysiologischer Konzepte stattgefunden, die zu aussagekräftigeren Ergebnissen geführt hat, jedoch auch zu einer gewissen Ernüchterung in der Beurteilung der Bedeutung psychophysiologisch beschreibbarer Vorgänge in der Pathogenese von körperlichen Störungen.

Betrachtet man den die Bereiche von Physiologie und Psychologie verbindenden Charakter von Psychophysiologie und den die Bereiche Medizin und Psychologie verbindenden Charakter der Psychosomatik, so wird hierfür die Notwendigkeit der Interdisziplinarität wissenschaftlicher Handlung unmittelbar einsichtig. Dies widerspricht in keiner Weise der Forderung nach einer ganzheitlichen Betrachtungsweise von Lebensvorgängen in der Medizin, von der eingangs die Rede war, sondern entspricht ihr ausdrücklich. Die Forderung nach einer multivariaten Forschungsstrategie setzt sich also gleichsam fort in der nach einer multidisziplinären Strategie wissenschaftlichen Handelns, da diese erst die Ganzheitlichkeit der Betrachtung und der Handlung ermöglicht.

KAPITEL 12

Psychoanalyse als Verständniskonzept: Der Beitrag der Psychoanalyse zur Entwicklung der Psychosomatik

Rolf H. Adler
mit einem Teilbeitrag von Othmar W. Schonecke

1 Für die Psychosomatik bedeutsame Elemente der Psychoanalyse

Ohne einen Blick auf die Geschichte der modernen Medizin zu werfen, kann die Bedeutung der Psychoanalyse für die Psychosomatik nur ungenügend verstanden werden. Ohne die Grundelemente der Psychoanalyse wenigstens gestreift zu haben, bleibt unklar, warum Psychoanalyse überhaupt einen Einfluß auf die Entstehung und Entwicklung der Psychosomatik genommen hat. Bestimmte Gesichtspunkte, die sich im Laufe der Entwicklung der Psychoanalyse herausgeschält haben, lassen Merkmale erkennen, welche die Bedeutung der Psychoanalyse für die Psychosomatik beleuchten. Dabei erwähne ich diese Gesichtspunkte nur soweit, als sie für unser Thema bedeutsam sind: Der topographische Gesichtspunkt besagt, daß die entscheidenden Determinanten des Verhaltens unbewußt sind; der ökonomische Gesichtspunkt, daß alles Verhalten Energie abführt; der dynamische Gesichtspunkt, daß alles Verhalten letzten Endes triebbestimmt ist, daß die psychischen Phänomene das Resultat von Konflikten und Kräfteverbindungen sind, die ein vom Trieb abstammendes Drängen ausüben. Nach Erkenntnissen der modernen Säuglingsforschung müssen der ökonomische und der dynamische Gesichtspunkt jedoch zu einem guten Teil aufgegeben werden. Der strukturelle Gesichtspunkt meint, daß das Verhalten strukturelle Determinanten besitzt.

Der topographische Gesichtspunkt schließt die Zensur und die Verdrängung ein, die unbewußten Vorstellungen und Affekten den Zutritt zum Bewußtsein verwehren. Der ökonomische Gesichtspunkt besagt, daß im Unbewußten Energien schlummern, die nach Abfuhr drängen. Der dynamische Gesichtspunkt läßt psychische Phänomene als Resultat von Konflikten verstehen. Zu ihnen gehört z.B. die Konversion – der Ausdruck von Konflikten in der Körpersprache. Der strukturelle Gesichtspunkt postuliert die Instanz »Ich«. Sie erlaubt zu verstehen, wie das Individuum in seiner Ontogenese Signalaffekte als Wegweiser für den Umgang mit Triebbedürfnissen entwickelt. Diese Elemente machen die Psychoanalyse für das psychosomatische Denken fruchtbar.

2 Die reduktionistische Medizin

Die Einführung der Newtonschen Mechanik in die Medizin anfangs des 18. Jahrhunderts hat eine Entwicklung eingeleitet, die bis heute anhält. Sie wurde von Foss und Rothenberg (1987) als »die erste medizinische Revolution« bezeichnet. Mit ihr setzte die »Austreibung des Menschen als Subjekt aus der Medizin« ein (Th. v. Uexküll). Einer der führenden Ärzte und Physiologen des 19. Jahrhunderts, Dubois-Reymond, schrieb 1842: »Brücke (ein Lehrer Freuds) und ich haben uns verschworen, die Wahrheit geltend zu machen, daß im Organismus keine anderen Kräfte wirksam sind, als die gemeinen physikalischen und chemischen«. Diese Auffassung drückte aus, daß die Lebensvorgänge in den Organismen und damit auch im Menschen durch die Erforschung der Gesetze, welche die kleinsten Bauelemente lenken, vollständig verstanden werden können, also durch »reduzieren«. Dies charakterisiert die bis heute dominierende Medizin als eine reduktionistische Medizin.

3 Freuds Entwurf einer Psychologie

Durch seinen Aufenthalt bei Charcot an der Salpétrière in Paris 1885 und seinen Besuch bei Bernfeld in Nancy (1889) kam Freud mit neurologisch anmutenden Krankheitsbildern, ohne somatisch faßbares Substrat, in Berührung (Jones, E., 1956). Er lernte die Hypnose kennen und entwickelte daraus in seiner neurologischen Praxis die therapeutische Technik der freien Assoziation. Diese Technik brachte ihm zusammen mit Josef Breuer die Einsicht, daß hinter gewissen Symptomen, die körperlichen Ursprungs zu sein scheinen, unbewußte Konflikte stecken. Diese werden in Symptomen neutralisiert. Durch freie Assoziation des Patienten können sie bewußt gemacht werden. Dies kann dazu führen, daß sie aufgegeben werden (Freud, 1972a).

Freud nannte den Vorgang der Umwandlung des Konflikts in ein Körpersymptom Konversion (s. a. Kap. 49, »Konversion«). Er stellte bei seinen Kranken Konversionen fest, die das willkürmotorische System und die Sensorik betrafen. Zur Symptombildung entwickelte er im »Entwurf einer Psychologie« Vorstellungen mit dem Ziel, eine Theorie der Psyche zu schaffen, in der gezeigt wird, daß psychische Prozesse den gleichen Gesetzen folgen, denen die Physik und Chemie gehorchen: Psychische Prozesse seien also quantitativ erfaßbare, umschriebene Zustände auf materieller Basis, die den allgemeinen Gesetzen der Bewegung folgen. Freud schrieb an diesem Entwurf fieberhaft, mit Begeisterung und Enttäuschung, und sandte das unvollständige Manuskript an seinen Freund Fliess, von dem er es nie zurückverlangte (Jones, E., 1956). Es gelangte auf abenteuerlichen Wegen nach England und blieb erhalten. 1905 nahm Freud zu Gedanken, die im »Entwurf« stehen, noch einmal Stellung. Er behauptete keineswegs, daß die derzeit bekannten Neuronensysteme psychischen Bahnen entsprechen würden, hielt es aber dereinst für möglich, solche Bahnen in Form organischer Strukturen darzulegen.

Er beschränkte sich von dieser Zeit an auf Psychologie und forderte auch von seinen Schülern und Mitarbeitern (Freud in einem Brief an V. v. Weizsäcker), sich um die Psychologie zu kümmern und das somatische Substrat außer acht zu lassen, weil die Zeit für eine Psychologie, die auf Neuroanatomie und Neurophysiologie beruht, noch fern sei. Ich denke, Freud tat gut daran, diesen Weg zu wählen, denn er hätte mit seinem »Entwurf« scheitern müssen, weil er zwischen dem neurologisch-physiologischen Substrat und der »Bedeutung« (Information) (s.a. Kap. 2, »Molekularbiologie und Genetik in semiotischer Sicht«), welche dieses trägt, nicht unterschied. Mit anderen Worten hätte er die elektrischen Phänomene, die ein Spion beim Anzapfen einer Telefonleitung aufzeichnen kann, nicht zu interpretieren vermocht, weil ihm die Sprache, welche die zwei Telefonierenden benützen, fremd war. Erst die Semiotik (Lehre von den Zeichen) dürfte hier weiter helfen (s. weiter unten und Kap. 2).

Daneben enthält der »Entwurf« aber Konzepte, die für die Psychanalyse und die Entwicklung der Psychosomatik bedeutsam geblieben sind. Zu diesen gehört z.B. die Entdeckung von Primär- und Sekundärprozeß.

Der **Primärprozeß** umfaßt seelische Vorgänge im Unbewußten, die auf Logik, Kohärenz, Organisation und Ordnung des Denkens keine Rücksicht nehmen, wo Worte, Abstraktionen und Symbole nicht streng und eindeutig Gefühlen, Vorstellungen und Wünschen zugeordnet sind. **Sekundärprozeß** bezeichnet die gewöhnliche psychische Aktivität im Wachzustand, die gebührend Logik, Kohärenz und zeitliche und örtliche Beziehungen berücksichtigt und Widersprüche vermeidet. Primärprozeßhafte Erscheinungen kommen in Träumen, in Fehlleistungen, im Witz und in Neurosen und Psychosen vor.

Im Primärprozeß nach Freud herrscht ungehemmter Fluß der Energie, die als Affektbeitrag oder Erregungssumme beschrieben wird. Die Energiebeiträge können von einer unbewußten Vorstellung auf eine andere verschoben werden. Vorstellungen werden »verdichtet«, d.h. eine Vorstellung vertritt mehrere damit assoziierte Vorstellungen, oder eine

Idee wird auf mehrere aufgeteilt oder eine Vorstellung durch die ihr gegenteilige ausgedrückt usw. Im unbeeinflußten Primärprozeß gehen Energiebeiträge, die aus den im Kern des Zentralnervensystems lokalisierten Neuronen (ψ-Neuronen) stammen, ungehemmt und direkt in Neurone über, die für die Motorik verantwortlich sind. Als Beispiel sei der Hunger verspürende Säugling genannt, der schreit. Später, nach einigen Erfahrungen der Sättigung, erregen die ψ-Neuronen, wenn er erfolglos schreit, ω Neuronen, die Erinnerungsspuren an vorangehende Sättigungserfahrungen tragen. So entsteht die halluzinatorische Stillung des Hungers. Dieser Zustand kann aber nur solange andauern, als die Energiebeiträge aus den ψ-Neuronen nicht zu groß werden. Ist dies der Fall, setzt Motorik mit Schreien, Zappeln, usw. ein. Im Laufe der Entwicklung schlagen sich die Erfahrungen um die Sättigung der Bedürfnisse, also sensorische Reize, Gerüche, Geräusche und solche, die bei Bewegungen entstehen (z.B. beim In-den-Arm-genommen-werden), im System der dem Gedächtnis dienenden ψ-Neuronen nieder. Im später von Freud im strukturellen Modell »Ich« genannten System entsteht eine Instanz, die Vorstellungen des Körperinnern, der Umwelt, und immer komplexere Lösungsmöglichkeiten für Probleme umfaßt. Diese Instanz arbeitet mit kleinen Energiebeiträgen (ω-Neuronen), die gut verschiebbar sind. Die Energien sind gebunden, werden blockiert, gehemmt, kanalisiert. Die Trieb- und Entladungsaffekte des Primärprozesses treten gegenüber Signalaffekten zurück. Diese machen das »Ich« aufmerksam, daß Lösungen gefunden werden müssen. Lösungen werden in Probegedankenabläufen erwogen und erst für die Motorik, das Handeln oder, wie im Kapitel 2 geschildert, das »Wirken« freigegeben, wenn sie einen günstigen Ausgang versprechen. Zwischen das Wahrnehmen (von Bedürfnissen), das »Merken« und das »Wirken« wird das »Ich« als Puffer eingeschaltet. Freud postulierte, daß damit die aufgebaute Erregungssumme aus den ψ-Neuronen abgeleitet wird, wobei Unlust in Lust umgewandelt wird.

4 Die Konversion

Bei seinen Patienten mit merkwürdigen, pseudoneurologischen Symptomen nahm er an, die mit Bewußtseins-unzulässigen Wünschen verbundene Energie werde umgeleitet, ins Symptom konvertiert und darin neutralisiert. Gelingt die Neutralisierung nicht vollständig, wandelt sich ein Teil der Energie in Angst um (erstes Konzept zur Entstehung von Angst; Freud, 1972b).

Dem Konversionskonzept »verfielen« einige seiner Schüler und Anhänger: Sie dachten darin ein spirituelles Gegenmodell zum mechanischen Modell der reduktionistischen Medizin gefunden zu haben und interpretierten damit Krankheiten, die weit über die Konversion, wie Freud sie verstand, hinausgingen (Groddeck).

Daß Konversionsvorgänge nicht nur auf die oben genannten Organsysteme beschränkt sind, sondern jede Körperregion und -funktion einbeziehen können, die psychisch repräsentiert werden kann, hat dann später Engel gezeigt (s.a. Kap. 49, »Konversion«). Wichtig für die Bedeutung der Konversion in der Psychosomatik ist zudem, daß das Konversionssymptom Komplikationen nach sich ziehen kann, die keinen Ausdruckscharakter besitzen. Beim Konversionssymptom »Atemnot« z. B. kann eine respiratorische Alkalose mit Synkope auftreten. Bedeutsam ist auch, daß somatische Vorgänge im Bereich einer psychisch repräsentierten Körperregion, die später in eine Konversion einbezogen wird, durch die Konversion wieder ablaufen können: Rötung und Schwellung am Gesäß beispielsweise, wo einst Schläge entgegengenommen worden waren, in einer Situation, in der Wünsche vorliegen, aber nicht bewußtseinsfähig sind, die damals ausgelebt worden waren und zu Schlägen als Bestrafung durch die Eltern geführt hatten. In der ursprünglichen Situation mit der psychischen Repräsentation des körperlichen Vorgangs sehen wir eine Aufwärts-, bei der Bildung des Konversionssymptoms und der körperlichen »Komplikation« eine Abwärtsbewegung im Sinne von Kapitel 1, »Wissenschaftstheorie: ein bio-psycho-soziales Modell«.

5 Freuds Triebmodell

Die aus den ψ-Neuronen stammenden Energiebeiträge, die ein Bedürfnis ausdrücken, bezeichnet Freud als Triebquelle (s.a. Kap. 1). Chemische Reize wirken auf bestimmte Hirngebiete (ω-Neurone, die der Wahrnehmung dienen). Sie werden so beeinflußt, daß die Sinnesorgane von der Umgebung Objekte vermitteln, die das Bedürfnis vielleicht zu stillen vermögen. Die chemische Triebquelle ist in ein psychisches Drängen umgewandelt worden, das (in der Sprache des »Situationskreises« aus Kap. 1) einem Ausschnitt der Umgebung die Bedeutung eines Triebobjekts erteilt. Das Triebziel ist die Interaktion mit dem Triebobjekt. Führt diese zur Befriedigung des Dranges, so beruhigt sich die Triebquelle. In einer späteren Phase der Theoriebildung, in der Freud zur Strukturierung des psychischen Apparates in »Es«, »Ich« und »Über-Ich« kam (strukturelles Konzept), entwickelte er die Auffassung, daß die Signalangst, wie oben dargestellt, im »Ich« entsteht. Wird sie stärker, so wird sie von körperlichen Zeichen der Angst begleitet wie Herzklopfen, Zittern usw. (Freud, 1972). Damit entstand sein zweites Konzept, mit dem sich in bezug auf die Beziehung zwischen Angst und physiologischen Vorgängen die Kampf-Flucht-Reaktion von Cannon (1929) und Th. v. Uexkülls Bereitstellungsreaktion (1963) decken.

Mit diesen beiden Konzepten brachte die Psychoanalyse für die Psychosomatik bedeutende Einsichten. Freud war und blieb als Sohn seiner Zeit aber trotz seines Triebmodells, das man auch als Regel-

kreis darstellen kann (Kap. 1) und die somatischen und psychischen Bereiche verbindet, ein Reduktionist. Er erwartete ja, daß die Zeit kommen werde, wo man Drang, Verdrängung, die im »Ich« neutralisierte Energie, mit Gesetzen erklären wird, die auch der Physik und der Chemie zugrunde liegen.

6 Die klassische Psychosomatik und das Problem der Spezifität

In den dreißiger Jahren begann die amerikanische Psychoanalytikerin Dunbar (1902–1959; Mitbegründerin des Journals »Psychosomatic Medicine« und der Amerikanischen Psychosomatischen Gesellschaft), bestimmten Persönlichkeiten bestimmte Kategorien von Krankheiten zuzuordnen (Dunbar, 1943). Dabei ging es ihr noch nicht um die Frage, über welche Zwischenstufe Persönlichkeitsausprägungen und Krankheiten in Verbindung stehen könnten. Alexander[*] (1950) entwickelte die Vorstellung, daß Patienten mit bestimmten Krankheiten – er wählte solche aus, bei denen die somatische Ätiologie ungeklärt war (Asthma bronchiale, essentielle Hypertension, Hyperthyreose, Neurodermitis, chronische Polyarthritis, Ulcus duodeni, Colitis ulcerosa) – sowohl in für jede dieser Störungen typischen Konfliktsituationen erkrankten als auch typische psychodynamische Persönlichkeitskonstellationen aufwiesen.

In Studien, die noch heute Bewunderung verdienen, testeten er und seine Mitarbeiter die klinischen Eindrücke: Psychoanalytiker, welche die Patienten und ihre Krankheiten nicht kannten, interviewten Patienten mit einer der genannten sieben Krankheiten. Die Interviews wurden transkribiert, und, nachdem die Texte durch Analytiker und Internisten von somatischen Hinweisen auf die Krankheiten gereinigt waren, einer Gruppe von Ärzten vorgelegt. Diese prüften die Transkripte bezüglich der erfolgreichen Entfernung somatischer Hinweise. Analytiker und Internisten versuchten dann gestützt auf Alexanders psychodynamische Formulierungen die Transkripte den einzelnen Krankheiten zuzuordnen: Beispielsweise litten 18 Männer und 6 Frauen an einem Ulcus duodeni. Die Psychoanalytiker ordneten 49% der Männer und 16% der Frauen richtig zu, die Internisten 40% und 10%, bei einer Zufallstrefferquote von 14%.

Diese Ergebnisse zeigen, daß die Zuordnung die Zufallswahrscheinlichkeit nur bei den männlichen Ulcus-duodeni-Patienten übertraf. Es konnte also nur ausgesagt werden, daß Männer mit Ulcus duodeni unbewußte orale, passive Abhängigkeitstendenzen aufweisen (Alexander, 1968). Kritische Gedanken zu dieser Arbeit können geäußert werden:
– Es ist nicht sicher, ob die interviewenden Analytiker nicht doch während des Interviews Beobach-

---

[*] 1891 in Budapest geboren, 1930 nach den Vereinigten Staaten emigriert, leitete von 1932 an das Psychoanalytische Institut in Chicago.

tungen über die Art der Krankheit gemacht haben, welche das weitere Interview und auch dessen nichtsomatische Teile beeinflußt haben.

- Es könnte sein, daß die Patienten wußten, daß bei den Ärzten Vorstellungen über psychische Konflikte bei Kranken mit bestimmten Störungen herrschen, die die Aussagen der Interviewten beeinflußten.
- Es ist nicht ausgeschlossen, daß die beobachteten Merkmale Folgen der Krankheit sind (auch wenn diese Einwände nicht sehr plausibel erscheinen).

Obwohl kritische Einwände erhoben werden können, haben diese Untersuchungen die Psychosomatik bis heute zu recht beeinflußt. Als Beispiel füge ich Arbeiten an, die mir besonders nahe liegen, ohne eine Übersicht über alle bedeutsamen Arbeiten zur Entwicklung der Psychosomatik zu geben.

»Psychosomatic Medicine« publizierte 1983 eine kontrollierte Studie an Männern mit arteriosklerotisch bedingter Claudicatio intermittens: Bei männlichen Patienten mit arteriosklerotisch bedingter Claudicatio intermittens wurde nach der Technik des offenen Interviews (s.a. Kap. 21, »Anamnese und körperliche Untersuchung«) die Anamnese aufgenommen, ebenfalls bei Männern mit vergleichbar schweren Leiden, die nicht mit Arteriosklerose einhergingen. Schließlich wurden drei Gruppen gebildet: Eine Gruppe mit Claudicatio, eine zweite ebenfalls mit Claudicatio und zusätzlich Koronararteriosklerose, darunter einige, die auch Symptome aufwiesen, die auf Arteriosklerose von Gehirngefäßen beruhten. Die dritte Gruppe bildeten die Kranken mit nicht-arteriosklerotisch bedingten Leiden. Die auf Band registrierten Interviews wurden transkribiert, die Texte von Hinweisen auf das somatische Leiden gereinigt, die Transkripte von Internisten auf die Vollständigkeit dieser Reinigung geprüft und dann von zwei psychosomatisch geschulten Bewertern, die in bezug auf die Gruppenzugehörigkeit der Patienten nicht informiert waren, bewertet. Die Bewertung ergab eine psychodynamische Persönlichkeitsspezifität, eingeschlossen einer »Dosis-Wirkungs-Beziehung«: Kranke ohne arteriosklerotische Leiden zeigten das am wenigsten ausgeprägte »pressured pattern of behavior« (s.u.), Patienten mit Claudicatio ein stärkeres, solche mit Claudicatio und koronarer Herzkrankheit ein noch ausgeprägteres, und Männer mit dem zusätzlichen klinischen Bild von transienten ischämischen zerebralen Attacken oder ischämischem Hirnschlag das ausgeprägteste »pressured pattern of behavior«. Diese Ergebnisse konnten unabhängig testpsychologisch mit dem Bortner-Test validiert werden (Cottier et al., 1983)

1994 veröffentlichte »Psychosomatic Medicine« eine epidemiologische Studie über Claudicatio intermittens (Deanz et al., 1994): 1592 Männer und Frauen zwischen 55–74 Jahren wurden untersucht. Feindseliges Verhalten nahm mit zunehmende peripherer arterieller Störung zu und zwar unabhängig von den üblichen Risikofaktoren. Dominanzverhalten, eingeschlossen feindselige Handlungen, war bei asymptomatischen Menschen mit peripherer arterieller Störung, erfaßt mit dem Unterschenkel-Arm-Druckindex, ausgeprägter als bei Gesunden. Damit entfällt der kritische Einwand, der bei manchen Studien berechtigt war, das Leiden könnte zum spezifischen Verhalten beigetragen haben.

Die im Kap. 59, »Arterielle Verschlußkrankheiten: ...« aufgezählten Studien (Friedmann und Rosenmann, 1959) zum »coronary prone behavior pattern«, ein von somatischen Risikofaktoren unabhängiges Verhaltensmuster, das in bestimmten Lebenslagen bei bestimmten Personen hervortritt, handeln auch von der Spezifität im Sinne Alexanders. Auch wenn sich das ursprünglich Typ A genannte Verhalten in den achtziger Jahren nicht mehr so zuverlässig mit der koronaren Herzkrankheit korreliert zeigte, ließen sich doch immer wieder Aspekte des Risikoverhaltens herausschälen (z.B. Feindseligkeit; Williams et al., 1980), die auch prospektiv einen Zusammenhang mit der Neigung, an koronarer Herzkrankheit zu leiden, zeigen.

Teile des Risikoverhaltens scheinen genetisch bestimmt zu sein (Matthews et al., 1984), andere frühkindlich erworben (Matthews und Angulo, 1980). Matthews und Mitarbeiter fanden bei eineiigen im Vergleich zu zweieiigen Zwillingen, daß die Aspekte Aggressionsbereitschaft/Feindseligkeit bei ersteren signifikant häufiger übereinstimmten und daß Züge wie Unterdrückung von Ärger, sich unter Zeitdruck setzen usw., erlernte Verhaltensmuster sind. Der oder die somatische(n) Faktor(en), der/die dem Pepsinogen beim Ulcus duodeni entsprechen würde(n), sind noch ungeklärt.

7 Das »somatopsychisch-psychosomatische Konzept«

Mirsky* postulierte, hinter der Spezifität könnte ein genetisch oder frühkindlich erworbener somatischer Faktor stecken, der sowohl für die psychische Entwicklung hin zu einer psychodynamisch erfaßbaren Spezifität der Persönlichkeit verantwortlich wäre als auch für das konflikthafte Verhalten in einer belastenden Lebenssituation.

Derselbe Faktor könnte ebenfalls für die Neigung des Organismus, auf die psychische Belastung mit einer spezifischen Körperstörung zu reagieren, verantwortlich sein. Er sprach vom »somatopsychisch-psychosomatischen« Konzept. Den Serum-Pepsinogen-Spiegel nahm Mirsky als Maß für die HCl-Sekretionskapazität des Magens als den somatogenen Faktor an. Im Begriff »somatopsychisch-psychosomatisch« steht er für (das erste) »somato«. Dieser Kapazität wird der orale Triebdrang zugeordnet: Je nach dem Vermögen der Mutter entwickelt sich ein geringer oder stärker ausgeprägtes oralgetöntes Bedürfnis des Kindes. Bei einer Mutter, die dieses Bedürfnis ungenügend befriedigen kann, hält der übergroße Triebdrang bis ins Erwachsenenalter an, bestimmt die psychodynamische Persönlichkeitsstruktur (»psychisch« steht dafür im Begriff »somatopsychisch-psychosomatisch«). Die verminderte Belast-

---

* 1907 in Montreal geboren, kam nach dem Studium der Medizin und Physiologie an der McGill Universität 1931 nach New York und Chicago und bildete sich psychoanalytisch aus. In Cincinnati widmete er sich ab 1946 psychosomatischen Fragen, die sich um die »Spezifität« beim Ulcus duodeni drehten.

barkeit in Konflikten, in denen die Befriedigung von (oralen) Abhängigkeitsbedürfnissen frustriert wird, steht für (das zweite) »psycho« und die Gefährdung, wegen der Fähigkeit zur HCl-Hypersekretion an Ulcus duodeni zu erkranken für (das zweite) »somatisch«.

In einer klassischen Studie der Psychosomatik gelang der Beleg dieser Hypothesen (Weiner et al., 1957):

> Bei 2073 jungen Männern, die in die Rekrutenschule eintraten, wurde das Serum-Pepsinogen bestimmt. 63 unter den 15% mit den höchsten und 57 unter den 9% mit den tiefsten Werten konnten durch psychologische Tests statistisch überzufällig korrekt dem Serum-Pepsinogen-Spiegel zugeordnet werden. Diejenigen, die entweder schon ein Ulcus duodeni aufwiesen oder es im Verlauf der 4 Monate dauernden Grundausbildung entwickelten, waren mit den psychologischen Tests richtig vorausgesagt worden und sie gehörten der Gruppe mit den höchsten Pepsinogen-Werten an (s.a. Mirsky, 1958; Kap. 62, »Ulcus duodeni«).

Diese Studie ist deshalb besonders beachtenswert, weil sie auf eine auffällige Veränderung in der Entwicklung der Beziehung zwischen Psychoanalyse und Psychosomatik hinweist, nämlich auf den Übergang auf empirische, prospektive Forschung, während frühere Analytiker Patienten, an denen sie psychosomatische Konzepte entwickelten, während Psychoanalysen in ihrer Praxis beobachteten:
Schur* beispielsweise entwickelte gestützt auf Psychoanalysen einzelner Patienten das Konzept der Desomatisierung und Resomatisierung.
Im Laufe der Ontogenese wird zwischen Gefühlen und deren unmittelbarem Ausdruck in Form von motorischen Handlungen das »Ich« mit seiner Fähigkeit zum Probedenken und Probehandeln eingeschaltet, diese Prozesse also desomatisiert.

Dieses Modell läßt sich gut in v. Uexkülls Situationskreismodell integrieren (s.a. Kap. 1). Bei ihm schaltet sich das »Ich« zwischen »Merken« und »Wirken«. Bei »Ich«-Überforderungen kommt es zur Resomatisierung mit Auswirkungen der Gefühle im Körper. »Fixierungen« in der Ontogenese bestimmen mit, welche organischen pathologischen Prozesse ablaufen werden.

8 Schwierigkeiten beim Studium des Individuums in der psychosomatischen Forschung

In den anschließenden Studien werden Patienten in nicht-analytischen Situationen von Psychoanalytikern unter Anwendung von psychoanalytischen Konzepten studiert (Engel, 1968). Damit ist die

Brücke zur epidemiologischen Forschung geschlagen. Der einzelne Psychoanalytiker sieht in den Jahren seiner klinischen Tätigkeit selten viele Kranke mit somatischen Störungen, ihre Zahl ist auf jeden Fall zu klein, um genügend Material zur Testung psychosomatischer Hypothesen sammeln zu können. Er kann zudem während der Analysestunde nicht ohne Störung von Übertragung und freier Assoziation des Patienten somatische Daten erfassen. Dies gilt auch für den Zeitraum vor und nach der Therapiestunde. Werden Messungen vorgenommen, so besteht keine Gewißheit darüber, ob sie repräsentativ sind (z.B. eine Blutdruckmessung nach einer Sitzung). Bei der großen Zahl von psychologischen Daten, die »überdeterminiert« sind, und physiologischen, die während den einzelnen Stunden anfallen, ist es schwer zu entscheiden, welche bedeutsam sind und für welchen begrenzten Zeitraum überhaupt mit einem Zusammenhang zwischen psychischen und somatischen Vorgängen gerechnet werden kann. Engel (1968) hat Studien aufgezählt, bei denen vor, während oder nach analytischen Sitzungen physiologische Messungen vorgenommen wurden, und darauf hingewiesen, daß die Ergebnisse den hohen Erwartungen eben wegen der genannten methodischen Schwierigkeiten nicht entsprechen konnten.

Zur Illustration wähle ich zwei Gebiete aus: Blutdruckmessung und Magensaftuntersuchung. Mahls und Karpes zwei Patienten wurde der Mageninhalt vor und nach analytischen Stunden insgesamt zehnmal innerhalb von 4 Wochen mit dem Schlauch abgesogen. Nach Stunden mit viel Angst maßen sie ein hohes Sekretionsvolumen, bei Vorherrschen von Abhängigkeitswünschen ein niedriges. Alexander interpretierte das identische Material aus den Stunden ganz anders: Beim Vorliegen oral getönter Wünsche fand er ein großes Sekretionsvolumen (bei Weiner, 1977). Diese Diskrepanz spiegelt die von Engel erwähnten Schwierigkeiten wider. Trotzdem sind die anschließend aufgezählten Studien für die Psychosomatik bedeutsam geworden.

> Auf dem Gebiet der Hypertension ist Alexanders Arbeit (1939) im ersten Heft von »Psychosomatic Medicine« erwähnenswert: Sie betrifft einen 47jährigen Mann, der leicht übergewichtig war und an einer schwankenden, jedoch beträchtliche Werte erreichenden Hypertonie litt. Vor und nach über 200 Sitzungen wurde sein Blutdruck gemessen. Alexander beschrieb einen klaren Zusammenhang zwischen emotionalen Spannungen (Feindseligkeit) und Schwankungen des Blutdrucks. Trotz methodischen Schwachpunkten stellt sie einen Meilenstein in der Psychosomatik dar.
>
> Die »Feindseligkeit« spiegelt in der psychosomatischen Forschung auf dem Gebiet der kardiovaskulären Erkrankungen bis heute eine wichtige Rolle (s.a. Williams et al., 1980). Als Beispiel sei die Untersuchung von Wolf und Wolff (1951) genannt: Sie interviewten 203 normo- und 103 hypertensive (≥ 160/95 mmHg) Personen. Der Blutdruck der Hypertensiven stieg stärker an, aber je nach vorherrschendem Affekt verschieden. Dominierten Gefühle, wie gezügelte Feindseligkeit oder verdeckte Angst, so stieg allein der periphere Widerstand an; bei

---

* Max (Moses) Schur (1897) geb. in Stanislaus, gest. 1969 in New York): Besuchte noch während des Medizinstudiums in Wien (1915) Freuds Vorlesungen. Verband in seiner internistischen Praxis Innere Medizin mit Psychoanalyse (Mühlleitner, 1992, S. 294 ff.).

offener Angst erhöhte sich der kardiale Auswurf, der periphere Widerstand fiel. Bei Verzweiflung und Überwältigtsein fielen beide Werte.

Zur psychoanalytischen Erforschung der Colitis ulcerosa hat Engel* entscheidend beigetragen: Seine Beobachtungen stützen sich auf psychoanalytische Behandlungen und Anamneseerhebungen solcher Patienten. Er hat die oft hinter Pseudonormalität verborgenen psychischen Besonderheiten dieser Kranken und die Bedingungen, unter welchen Schübe auftreten oder sich verschlimmern oder abklingen, fein herausgebildet (Engel, 1955).

9 Die den Erkrankungen vorangehende Phase: Hilf- und Hoffnungslosigkeit

Für die weitere Entwicklung der Beziehung zwischen Psychoanalyse und Psychosomatik ist es wichtig, an dieser Stelle zu erwähnen, daß Engel und Schmale, die zum Kern der für die Psychosomatik zwischen den fünfziger und achtziger Jahren prägenden Rochester-Gruppe gehören, die in der Lebenssituation vor Ausbruch einer Krankheit häufig die Gefühle von Hilf- und Hoffnungslosigkeit feststellten und das Gefühl, in einer Sackgasse zu stecken (s.a. Kap. 11, »Psychophysiologie«). Diese Beobachtungen fußen auf einer Technik der Anamneseerhebung, die in Kapitel 21 ausführlich dargestellt ist, und die weiter unten noch einmal gestreift wird. Die genannten Gefühle stellen sich bei realem, phantasiertem und drohendem Objektverlust ein, bei Forderungen der Umgebung, die ein Individuum nicht zu erfüllen vermeint, bei persönlichem Versagen und bei frustrierendem Verhalten der Umgebung. Die Neigung, mit Hilflosigkeit zu reagieren, wird nach Schmale in der Kindheitsphase der Abhängigkeit, nach Etablierung der Objektkonstanz geprägt, diejenige zur Hoffnungslosigkeit in der Zeit der Über-Ich-Bildung, wenn das Kind beginnt, Verantwortung und Schuld zu erfassen (Engel und Schmale, 1967).

Die von der Psychoanalyse betonte Bedeutung der frühen Kindheit für die spätere Fähigkeit, gesund zu bleiben oder für die Neigung, beim Vorliegen gewisser Vorbedingungen zu erkranken, hat die Konzeptbildung der Rochester-Gruppe stark geprägt. Dabei hat Engel stets betont, daß die genannten Gefühlszustände nur zur Neigung zu erkranken beitragen, aber weder notwendig, noch hinreichend zur Krankheitsauflösung sind, und daß die Physiologie der beteiligten Affekte noch ungenügend erforscht ist. Engel und Schmale (1977) haben die Überzeugung ausgedrückt, die Grundlage dieser Gefühle sei ein biologisch verankertes Muster, die sog. Rückzug-Konservierungsreaktion, der Gegenpart der von Cannon beschriebenen Emergency oder »fight-flight-Reaktion«.

Gefühle der Hilf- und Hoffnungslosigkeit wurden von der Gruppe um Engel in retrospektiven Studien vor manchen Krankheiten festgestellt: bei Männern, die einen ischämiebedingten Hirnschlag erlitten (Adler et al., 1971; s.a. Kap. 59), sowie in einer prospektiven Studie an 68 Frauen im Stadium III nach Papanicolaou, bei denen das Potential zu Hilf- und Hoffnungslosigkeitsreaktionen klinisch erfaßt und in 73,6% der Fälle (p < 0.001) korrekt vorausgesagt wurde, bei welchen der sich gesund fühlenden Frauen die nachher durchgeführte Konisation ein Karzinom ergeben würde (Schmale und Iker, 1971). Schmale betonte, daß der Affekt der Hoffnungslosigkeit die Entstehung eines Karzinoms erleichtern könnte, aber nicht die psychogene Ursache dafür sei.

10 Der hierarchische Aufbau des lebenden Organismus, Systemtheorie, Semiotik und die Bedeutungskoppelung

Die Anwendung der Psychoanalyse und des psychoanalytischen Denkens hat bei der Entstehung psychosomatischer Konzepte vor allem die Bedeutung der psychischen Entwicklung und die Beziehung zwischen dem Individuum und seiner Umwelt zu erhellen vermocht. Die Frage, wie soziale und psychische Vorgänge mit denen auf den somatischen Ebenen absteigend und aufsteigend verknüpft sind, beantwortet sie jedoch nicht. Konzepte, die hier weiterführen, sind im Kapitel 2 unter den Begriffen »Hierarchischer Aufbau lebender Systeme«, »Systemtheorie« und »Semiotik« erläutert worden. Für die Frage, in welcher Beziehung die Psychoanalyse zu einer Psychosomatik steht, die nach einem biopsychosozialen Konzept denkt und handelt (Kap. 1 und 2) ist es entscheidend, daß sie die »Zeichen«, die zwischen dem Organismus und seiner Umgebung und zwischen den verschiedenen Ebenen im hierarchisch aufgebauten Organismus ausgetauscht werden, berücksichtigt. Dabei müssen wir uns klar sein, daß die Zeichen, die auf den verschiedenen Integrationsebenen zwischen den dort angesiedelten Systemen ausgetauscht werden, verschiedenen Zeichensystemen oder »Sprachen« angehören. Sie werden nur von den Systemen der entsprechenden Integrationsebene »verstanden«. Das Modell eines in Integrationsebenen hierarchisch gegliederten Systems erlaubt dem Arzt, die oft vielschichtigen, komplex verknüpften Probleme eines Patienten zu ordnen und in einer einheitlichen Terminologie, nämlich als Antwort auf Zeichen, zu beschreiben, ohne die Unterschiede zwischen biologischen, psychischen und sozialen Phänomenen zu verwischen.

Zwischen den verschiedenen Integrationsebenen biologischer, psychischer und sozialer Systeme besteht ein »Bedeutungssprung« (Kap. 2). Nach diesem Konzept entscheiden die »Bedeutungskoppelungen« und »Bedeutungsentkoppelungen« zwischen den verschiedenen Ebenen im Verlauf der Ontogenese mit über Gesundheit und Krankheit eines Lebewesens. Als Beispiel sei daran erinnert,

---

* Engel, G. L. (geb. 1913 in New York; seit 1946 in Rochester, New York).

daß der Zeichenaustausch zwischen jungen Ratten und ihren Müttern nicht nur das Verhalten der Jungen sondern auch die physiologische Entwicklung und die Reifung ihres Gehirns reguliert (Weiner, 1982).

Die Beobachtung des Mädchens Monica, dem von Engel und seinen Mitarbeitern viele Jahre lang beobachteten Kind mit einer Ösophagusatresie (Engel und Reichsmann, 1956; Engel et al., 1956), zeigt eine solche Bedeutungskoppelung: Durch eine Magenfistel wurde das Kind während der ersten 15 Monate mittels eines Trichters, der in die Fistel eingelegt war, ernährt. Vermutlich durch Frustration seiner oralen Bedürfnisse durch eine Mutter, die ihren Säugling alle 6 Stunden mit der Flasche ernährte, ohne auf dessen Hunger- und Sättigungszyklus Rücksicht zu nehmen und ohne ihr Kind bei der Flüssigkeitsaufnahme in den Arm zu nehmen, lernte Monica, daß Schreien nutzlos ist und den ersehnten Kontakt mit dem mütterlichen Objekt nicht herstellt. Monica entwickelte ein energiesparendes, die Phase der aktiven Bemühung (fight-flight) mit der Zeit auslassendes Verhalten. Es bestand in Rückzug, Abwendung und Einschlafen, gekoppelt mit Versiegen der Magensäuresekretion bis zur histaminrefraktären Achylie. Im Verlauf der Hospitalisation vom 15. Monat an lernte es zuverlässige Pflegepersonen kennen. Diesen begann es sich allmählich zuzuwenden. Die Magensäuresekretion setzte in den Phasen lustvoller oder unlustbetonter Interaktion mit den Pflegenden reichlich ein, beim Auftauchen eines Unvertrauten setzte sofort das Rückzug-Konservierungsmuster mit Achylie ein. Eine Koppelung zwischen unvertrautem Objekt und dem Stop der Magensäuresekretion hatte sich eingeschlichen. Im Verlauf der weiteren Entwicklung von Monica entkoppelten sich Affekt, Interaktion und Säuresekretion, so wie es die Psychoanalyse beim Hinter-sich-Lassen der oralen Phase postuliert.

Das Konzept der Zeichenlehre und der Beitrag Pawlows zur Frage der Bedeutungskoppelung ist in Kapitel 2 beschrieben worden. Ein Experiment Aders (Kap. 10, »Psychoimmunologie«) kann auch als Beitrag zur Bedeutungskoppelung gesehen werden: Er injizierte Ratten intraperitoneal das Übelkeit erzeugende Immunosuppressivum Cyclophosphamid und ließ die Tiere gleichzeitig Saccharinlösung trinken. Diese Lösung allein getrunken rief Tage später ebenfalls die Immunsuppression hervor.

Die letzten Hinweise machen deutlich, daß psychoanalytische und lerntheoretische Konzepte nicht Gegensätze sind, sondern sich gegenseitig ergänzen. Ganz allgemein gilt, daß Übertragung und Gegenübertragung in jeder Psychotherapie eine Rolle spielen und daß es keine psychotherapeutischen Veränderungen ohne Lernprozesse gibt. Wie wir uns die Zusammenhänge im Einzelnen vorstellen müssen, ist häufig noch unklar, aber eine wichtige Aufgabe für die Forschung. Der Exkurs im Abschnitt 11, »Psychoanalyse und Lerntheorie«, soll das deutlich machen.

11 Psychoanalyse und Lerntheorie

Othmar W. Schonecke

Im Kapitel 15 »Lernpsychologische Grundlagen«, wird Lernen als ein Prozeß dargestellt, der das Verhalten eines Organismus in der Unmittelbarkeit seiner Beziehung zu Reizen ändert bzw. relativiert. Eine unkonditionierte Reaktion folgt unmittelbar auf einen auslösenden, den unkonditionierten Reiz. Die Beziehung zwischen Reiz und Reaktion ist in diesem Fall unmittelbar und fest. Die unkonditionierten Reize sind Teil der Umwelt des Organismus und stehen in Beziehung zu anderen Reizen. Weist die Beziehung eines unkonditionierten Reizes zu einem anderen Reiz eine Regelmäßigkeit auf, so »merkt« der Organismus diese Regelmäßigkeit und nutzt sie, um sich auf das Auftreten des unkonditionierten Reizes einzustellen. Die aus diesem »Merken« sich ergebende Verhaltensänderung wird als Lernen oder Konditionierung bezeichnet. So kann beispielsweise ein Säugling am Abend des zweiten Tages den Geruch der mütterlichen Brust von dem einer fremden Brust unterscheiden, vorausgesetzt, er wird gestillt (MacFarlane, 1975; Sullivan et al., 1991). Der Geruchsreiz der mütterlichen Brust ist regelmäßig mit den unkonditionierten Reizen beim Vorgang des Stillens verbunden und erhält auf diese Weise eine Bedeutung, die er im Falle des Nichtstillens nicht erhält. Das Verhalten eines Organismus ist auf diese Weise nicht mehr auf die unmittelbaren, festen Beziehungen zu unkonditionierten Reizen beschränkt, sondern bildet gleichsam die Beziehungen zwischen Reizen in der Umwelt ab, es wird damit flexibel, der Organismus kann sich an die wechselnden Bedingungen der Umwelt anpassen, im Sinne eines »Realitätsprinzips« des Lernens.

Die Unmittelbarkeit der unkonditionierten Reaktion entspricht vermutlich dem Begriff des Primärprozesses im Modell der Psychoanalyse; der Prozeß des Lernens ist aber nicht gleich zu setzen mit dem Begriff des Sekundärprozesses, stellt aber vermutlich ein erstes wesentliches Element bzw. eine Voraussetzung für diesen dar. Der erste Schritt zum Sekundärprozeß bewirkt, daß Triebspannung sich nicht mehr unmittelbar entlädt, sondern deren Entladung für einige Zeit aufgeschoben werden kann. Entladungsaffekte treten gegenüber Signalaffekten zurück. Von Pawlow wurden konditionierte Reize als Signalreize bezeichnet, da sie den unkonditionierten Reiz ankündigen. Der Geruch der Mutter sowie andere in der Situation des Stillens auftretende Reize bilden durch den Vorgang des Lernens Signale für das Gestilltwerden. Mit dem Lernen ist jedoch nicht nur der Aspekt des Signals verbunden, sondern auch eine evaluative Funktion; man unterscheidet zwischen den Aspekten des »Signal-Lernens« und des »evaluativen Lernens« (Bayens et al., 1992). Das bedeutet, daß die mit dem Stillen assoziierten Reize eine positive und beruhigende Bedeutung besitzen. Auf diese Weise läßt sich ein Vorgang denken, in dem der Säugling aufgrund von Körpersignalen Hunger verspürt und die Signalreize zu einem Zeitpunkt wahrnimmt, an dem er noch nicht zu schreien begonnen hat. Durch die positive und beruhigende Bedeutung bzw. Wirkung dieser Signalreize (Signalaffekte) wird der Säugling statt zu schreien sich vielleicht den Signalreizen zuwenden, wodurch die Latenz zwischen Hungergefühl und Schreien verlängert wird. Es muß dabei beachtet werden, daß der Säugling dadurch auch die mit dem Schreien mit Wahrscheinlichkeit verbundenen Steigerung seines negativen Affekts (s. a. Kap. 11, »Psychophysiologie«; Abschnitt Emotionen) vermeidet, wodurch das statt des Schreiens stattfindende Verhalten operant verstärkt und die Wahrscheinlichkeit des Schreiens verringert wird. Wird durch den oben geschilderten Vorgang die Latenz zwischen Hungergefühl und Schreien vergrößert, so steigt damit die Wahrscheinlichkeit, daß der Säugling gestillt wird, bevor er schreit. Dieser Vorgang setzt allerdings voraus, daß der Säugling gelegentlich gestillt wird, bevor er schreit, da sonst durch das Stillen das Schreien operant verstärkt wird und zunehmend häufiger auftreten müßte. Die »Erwartung«, die der Säugling auf diese Weise aufgrund seiner Erfahrungen ausbildet, bezieht vermutlich dann auch die Hungerreize als Signalreize für die zu erwartende Anwesenheit der Mutter und das Gestilltwerden mit ein. Das könnte sogar bedeuten, daß leichte Hungerreize, die geschilderten Erfahrungen vorausgesetzt, eine positive Bedeutung erhalten, da sie die zu erwartende Anwesenheit der Mutter usw. signalisieren. Zumindest ließe sich auf diese Weise lerntheoretisch erklären, daß die Unmittelbarkeit der »Entladungsaffekte« der Flexibilität der »Signalaffekte« weicht und bewirkt, daß der Säugling die Befriedigung des Bedürfnisses aufschieben kann.

Im Kapitel 15 wurde ebenfalls dargestellt, wie das menschliche Individuum im Verlauf seiner Entwicklung lernt, die Regelmäßigkeiten, die zwischen Ereignissen in seiner Umwelt auftreten, zu abstrahieren und auf andere Situationen zu übertragen. Dadurch wird der »Verhaltensaufwand« von erneutem Lernen bei der notwendigen Anpassung an eine sich ändernde Umgebung verringert, da diese Regelmäßigkeiten auch für andere Situationen Gültigkeit besitzen und darauf angewendet werden können. So wird die Unmittelbarkeit des Verhaltens weiter reduziert, zumal wenn Einsicht in die Kontingenzen zwischen Ereignissen das Verhalten beeinflußt. Dadurch wird es ebenfalls möglich, mit derartigen Einsichten gedanklich zu operieren (Probehandeln) und über sie sprachlich zu kommunizieren. Diese Art der Prozesse würde dann am ehesten dem entsprechen, was in der psychoanalytischen Theorie als »Sekundärprozeß« bezeichnet wird.

12 Die Bedeutung des Interviews (Anamneseerhebung) für die Psychosomatik

Die psychosomatische Forschung muß sich zum Ziel setzen, die Bedeutungskoppelungen und Entkoppelungen im Verlaufe der Ontogenese zu verstehen. Der psychosomatische Kliniker hat die Aufgabe, mißglückte Koppelungen und Entkoppelungen zu erfassen. Hier komme ich auf das Interview, d. h. die Anamneseerhebung zurück, das durch die Psychoanalyse eine Bereicherung erhalten hat. Das »offene« medizinische Interview (s. a. Kap. 21; Morgan und Engel, 1969) erlaubt mit der Erfassung psychischer, somatischer und sozialer Daten in einem Arbeitsgang, unter Berücksichtigung der historischen Beziehung zwischen den Ebenen, eine Vielzahl von Patienten mit verschiedensten Leiden zu untersuchen. Dabei ist bemerkenswert, wieviel zusätzliches Verständnis für die Daten entsteht, wenn der Interviewer mit Entwicklungspsychologie und Neurosenlehre vertraut ist. Erstaunlich ist die meist große Bereitschaft der Kranken im Erstinterview, psychische und soziale Daten zu liefern. Die Abhängigkeit und Hilflosigkeit der Patienten läßt häufig Material sichtbar werden, das in kompensierte Lebensphasen unbewußt und unzugänglich ist (Engel, 1968).

Gerade durch das Interview kann die Psychoanalyse dazu beitragen, daß die Geschichte der Bedeutungskoppelungen eines Menschen und damit seine individuelle Wirklichkeit erfaßt werden kann. Beim Interview tragen neben dem verbalen Inhalt auch die von der Psychoanalyse mit den als Übertragung und Gegenübertragung bezeichneten Phänomene zum Verstehen der individuellen Wirklichkeit des Patienten wesentlich bei. Der Gegenübertragung in längeren Therapien entspricht im Erstgespräch ein Phänomen, das z. B. als Interviewerreaktion bezeichnet werden könnte. Affektive und vor allem körperliche Interviewerreaktionen vermögen auf Widerstände und Verdrängtes beim Patienten hinzuweisen. Darüber hinaus können die körperlichen Reaktionen auf Erlebnisse des Patienten hinweisen, die noch vor dem Stadium der Symbolbildung und des verbalen Bezeichnenkönnens stattgefunden haben, also auf Geschehnisse, an die das Kind gar keine Erinnerungen haben kann. In jener frühen Entwicklungsphase fanden ja »nur« intrapsychische Niederschläge von Erfahrungen statt, die Komplexe aus sensorischen, motorischen, affektiven und Wahrnehmungsverfahrungen darstellen. Hier berühren sich Psychoanalyse und Säuglingsdirektbeobachtung und werden für die Psychosomatik fruchtbar.

KAPITEL 13

Die früheste Kindheitsentwicklung und ihre Störungen aus der Sicht Winnicotts

Lore Schacht

Vorbemerkung

Thure von Uexküll

Die vorangehenden Kapitel machten deutlich, wie groß das Interesse der Psychosomatischen Medizin an den frühesten Perioden der kindlichen Entwicklung und deren Störungen ist. Der in vielen Untersuchungen auftauchende Hinweis auf frühe Störungen in den Beziehungen zur Mutter als disponierendem Faktor zu den verschiedensten körperlichen Erkrankungen kann ohne einen Einblick in die vielfältigen und verschiedenartigen Aufgaben, die diese Beziehungen für die körperliche und seelische Entwicklung des Kindes haben, gar nicht verstanden werden.

Die besondere Schwierigkeit, mit der die Erforschung der frühen Entwicklungsphasen und die Darstellung ihrer Ergebnisse zu kämpfen hat, liegt darin begründet, daß unsere vorsprachliche Existenz nur in Annäherung und oft genug nur metaphorisch mit den Mitteln der Sprache zu fassen ist. Die Gefahr einer adultomorphen Mißdeutung der kindlichen Welt wird um so größer, je frühere Phasen unserer Entwicklung gedeutet werden müssen.

Schließlich tauchen mit der Hinwendung zu den frühen Vorstufen unserer kognitiven Entwicklung auch erkenntnistheoretische Probleme von großem Gewicht auf. Sie zu sehen und zu formulieren, erfordert eine philosophische Betrachtungsweise und ein hohes Maß an Unvoreingenommenheit – vor allem aber eine neue Sprache, die in der Lage ist, die neuen Einsichten zu beschreiben. Das alles können wir bei Winnicott lernen.

In Kapitel 27 Psychoanalyse und psychoanalytisch orientierte Therapieverfahren wird näher auf die Bedeutung der von Winnicott entscheidend beeinflußten neuen Entwicklungen in der Theorie für die psychoanalytischen Therapieverfahren eingegangen.

1 Vorwort

Der englische Titel des ersten Sammelwerkes, »Through Paediatrics to Psycho-Analysis« (1958), umgrenzt besser als seine deutsche Übersetzung »Von der Kinderheilkunde zur Psychoanalyse« in nur wenigen Worten den Bereich klinischer Tätigkeit des Pädiaters und Psychoanalytikers D. W. Winnicott (1896–1971), wirkt er doch im Originaltext dynami-

scher und läßt somit mehr das Hin und Her zwischen Winnicotts Aufmerksamkeit an der therapeutischen Arbeit mit Kindern und der mit Erwachsenen – eine die andere fortwährend stimulierend – ahnen.

»A word like ›self‹ naturally knows more than we do; it uses us, and can command us« (1960c; s. Anmerkung 1 am Ende des Kapitels).

Schon in seinen frühen Artikeln ist das Prisma seiner Beobachtungsfähigkeit und seiner Interpretation des Umganges zwischen dem heranreifenden Subjekt und dessen Umwelt als eben das gleiche erkennbar, das in dem weiteren Werk erst explizit dargelegt wird. So verweist der klassische Aufsatz »Die Beobachtung von Säuglingen in einer vorgegebenen Situation« (1941) nicht nur auf sein Interesse an der klinischen Situation, d. h. am Setting, sondern unterstreicht darüber hinaus sein Gespür für die Interdependenz zwischen der Mutter-Kind-Beziehung und der möglichen Erfahrung des Spielens – beschrieben in dem Spiel des Säuglings mit dem Spatel. Dies ist die Erfahrung, die Winnicott in dem späteren Konzept vom Übergangsobjekt im »intermediären Raum« ansiedeln wird. Nicht zuletzt werden aber schon damals Hinweise auf Winnicotts Idee von der fördernden Umwelt gegeben.

Der Kreis seiner originellen klinischen Forschung, die in der jahrzehntelangen Tätigkeit am Paddington Green Children's Hospital ihren Ausgang genommen und später Bereicherung ganz besonders in der Behandlung erwachsener Borderline-Patienten gefunden hatte, schließt mit der Beschreibung des Schnörkelspiels während der »therapeutischen Arbeit mit Kindern« (1973). Hier wird die Erfahrung des »intermediären Raumes« sowohl beim Therapeuten als auch beim Kind als Voraussetzung für die geglückte therapeutische Begegnung demonstriert.

In dem folgenden Essay wird der Versuch unternommen, einer der weiteren gebündelten Linien des Winnicottschen Denkens zu folgen, die, durch seine so eigene Betrachtungsweise entstanden, sporadisch über sein Werk verteilt auftaucht.

2 Der Begriff des Selbst

Das Selbst ist für Winnicott immer das werdende Selbst, verankert in der frühen Beziehung zwischen dem Kleinkind und der Mutter und unlösbar in seinem Schicksal, ob bzw. wie es sich entwickeln kann, mit ihr verbunden. Das Wort Selbst führt direkt auf den zentralen Bereich seines klinischen Denkens und Verstehens zu, den er um 1940 vor der British Psychoanalytic Society in dem beinahe dramatischen Ausspruch anklingen ließ: »There is no such thing as a baby« (s. Anmerkung 2 am Ende des Kapitels).

Später gestand er sich rückblickend ein, daß er alarmiert war, als er sich diese Worte aussprechen hörte, mit denen er zum Ausdruck bringen wollte, daß, so man ihm ein Baby zeige, man ihm gewiß auch jemanden zeigen werde, der für das Baby sorgt, wenigstens aber »a pram with someone's eyes glued to it« (wenigstens aber einen Kinderwagen, an dem jemand mit Augen und Ohren hängt). Er fügte hinzu, daß er jetzt ruhiger sagen würde:

»That before object relationships the state of affairs is this: that the unit is not the individual, the unit is an environment-individual set-up. The centre of gravity of the being does not start off in the individual. It is in the total set-up. By good-enough child care, technique, holding and general management the shell becomes gradually taken over and the kernel (which has looked all the time like a human baby to us) can begin to be an individual« (1952a; s. Anmerkung 3 am Ende des Kapitels).

Ausreichend gute oder nicht ausreichend gute »child care« oder »management« ist, so könnte man sagen, ein Grundthema Winnicotts, das in immer neuen Variationen auftaucht und von dem seine klinischen Hypothesen ihren Ausgang nehmen. Schon in einer seiner frühen Arbeiten heißt es:

»The mental health of the human being is laid down in infancy by the mother who provides an environment in which complex but essential processes in the infant's self can become completed« (1948; s. Anmerkung 4 am Ende des Kapitels).

Von 1949 an taucht der Begriff Selbst in den meisten Aufsätzen auf und steht dabei bis zu den späteren Artikeln in einem sich stets erweiternden Zusammenhang. Winnicott gibt indessen vorläufig keine ausführliche Beschreibung dessen, was er unter seinem Konzept vom Selbst versteht. Es scheint ihm nichts daran zu liegen. Er läßt den Begriff gleichsam für weitere klinische Bedeutungen offen. Dieser auf Vorläufigkeit eingestellte Umgang mit einem Begriff ist nicht ungewöhnlich für sein Vorgehen und läßt daran denken, wie Winnicott andere Begriffe handhabe. So meinte er im Hinblick auf »personalisation«:

»Nevertheless, it is possible for me to take the word ..., which I have used in another context, and to see how it becomes illustrated in detailed clinical work in child psychiatry and psychonanalysis ...« (1972; s. Anmerkung 5 am Ende des Kapitels).

Der Begriff Selbst wird für Winnicott durch detaillierte klinische Arbeit illustriert. Deshalb ist es kaum erstaunlich, daß Winnicott bei dem Versuch einer Definition, den er schließlich machte, die wesentlichen klinischen Konzepte aus den verschiedenen Phasen seiner Arbeit mit einbezog. Seine französi-

sche Übersetzerin, Mme. Jeannine Kalmanovitch, mit der Übertragung seines Aufsatzes «Basis for Self in Body» befaßt, hatte auf Schwierigkeiten bei der Übertragung des Begriffes »Selbst« hingewiesen. Winnicott antwortete ihr in einem Brief vom 19. 1. 1971 ausführlich. Der Brief traf bei ihr nach seinem Tode ein.

Ich möchte diesen Briefauszug, soweit er in der Nouvelle Revue de Psychanalyse 1971 (in Englisch!) abgedruckt ist, ausführlich wiedergeben. Es ist dies die letzte, aber auch umfassendste Äußerung Winnicotts zum Begriff Selbst, wie er ihn zu der Zeit sah, die zugleich eine unmittelbare Begegnung mit den klinischen Konzepten zuläßt, denen Winnicott im Hinblick auf das Selbst Bedeutung zumißt. Zudem zeigt sich Winnicott hier in seinem abwägenden und differenzierten, zögernden und sich immer in Frage stellenden Denken, das auf Änderung vorbereitet bleibt: »Certainly I might want to alter it«.

»In regard to this article, the main thing has to do with the word self. I did wonder if I could write something out about this word, but of course as soon as I came to do it I found that there is much uncertainty even in my own mind about my own meaning. I found I had written the following:

For me the self, which is not the ego, is the person who is me, who is only me, who has a totality based on the operation of the maturational process. At the time the self has parts, and in fact is constituted of these parts. These parts agglutinate from a direction interior-exterior in the course of the operation of the maturational process, aided as it must be (maximally at the beginning) by the human environment which holds and handles and in a live way facilitates. The self finds itself naturally placed in the body, but it may in certain circumstances become dissociated from the body or the body from it. The self essentially recognizes itself in the eyes and facial expression of the mother and in the mirror which can come to represent the mother's face. Eventually the self arrives at a significant relationship between the child and the sum of the identifications which (after enough of incorporation and introjection of mental representations) become organised in the shape of an internal psychic living reality. The relationship between the boy or girl with his or her own internal psychic organisation becomes modified according to the expectations that are displayed by the father and mother and those who have become significant in the external life of the individual. It ist the self and the life of the self that alone makes sense of action or of living from the point of view of the individual who has grown so far and who is continuing to grow from dependence and immaturity towards independence, and the capacity to identify with mature love objects without loss of individual identity.

You may find this unhelpful but at any rate it seemed to me to be a valuable thing to do to try to write it down. Certainly I might want to alter it.

You of course are left with the same problem that you had at the beginning, which is how to translate the self without using the same word that you would use to translate the ego. Let me try to be more helpful. I think that the user of the term self is on a different platform from the user of the term ego. The first platform has to do with life and living in an direct way; the second, where the word le moi is used, the speaker or writer ist more detached, less involved, perhaps clearer because of being able to use all that there is of the intellectual approach ...« (1971a; s. Anmerkung 6 am Ende des Kapitels).

Diese komprimierte und vielschichtige, ja multidimensionale Definition läßt erkennen, daß man kaum eine Idee vom Selbst bei Winnicott gewinnen kann, ohne eine Reihe seiner wichtigsten theoretischen Konzepte zu berücksichtigen und sie in einen Zusammenhang zu stellen, dessen Ausgangspunkt die frühe Beziehung zwischen dem Kleinkind und der Mutter ist.

Winnicott weist hier auf den unterschiedlichen Gebrauch der Begriffe Selbst und Ich hin. Seine hilfreiche Erklärung, die er dazu aus der Distanz des Rückblickes auf sein Werk gegeben hat, entspricht im wesentlichen dem Vorgehen Winnicotts in seinen Arbeiten. Sie läßt zugleich vermuten, daß es ihm nicht von vornehmlicher Wichtigkeit war, eine genaue Anwendung der Begriffe zu erreichen, sondern daß es ihm vielmehr darum ging, mit dem Begriff des Selbst etwas von der Erfahrung des Lebendigseins, etwas vom Leben in einer sehr direkten Weise festzuhalten. Mir scheint, daß bei Winnicott der Begriff Selbst zumeist an den Begriff der Erfahrung gebunden ist. Mit dem Begriff des Selbst versucht Winnicott, die Bedeutung der Erfahrungen des Individuums vom frühesten Anfang an innerhalb des »environment-individual set-up« festzuhalten.

Ich möchte hier eine Passage, in der Winnicott Ich und Selbst voneinander abzugrenzen versucht, einer solchen gegenüberstellen, in der der Begriff Selbst nur verständlich erscheint, weil er in Verbindung mit dem Wort Erfahrung auftritt, weil eben der Begriff Selbst Winnicott dazu verhilft, den menschlichen Säugling als ein erlebendes (experiencing) Individuum in der Beziehung zu seiner Umwelt zu sehen:

»The term ego can be used to describe that part of the growing human personality that tends, under suitable conditions, to become integrated into a unit ... It will be seen that the ego offers itself for study long before the word self has relevance. The word self arrives after the child has begun to use the intellect to look at what others see or feel or hear and what they conceive of when they meet this infant body ...« (1962a; s. Anmerkung 7 am Ende des Kapitels).

Im Gegensatz dazu spricht Winnicott an anderer Stelle von einem äußerst frühen Beginn des Selbst, und hier taucht zugleich das Wort »experiencing« auf:

»Certainly before birth it can be said of the psyche that there is a personal going-along, a continuity of experiencing. This continuity, which could be called the beginnings of the self, is periodically interrupted by phases of reaction to impingement. The self begins to include memories of limited phases in which reaction to impingement disturbs the continuity« (1949; s. Anmerkung 8 am Ende des Kapitels).

Dies schließt nicht aus, daß auch die Begriffe Ich und Selbst in der Verbindung mit dem Wort »experiencing« verwandt werden, wie z.B. im folgenden Text:

»Ego here implies a summation of experience. The individual self starts as a summation of resting experience ...« (1956; s. Anmerkung 9 am Ende des Kapitels).

Wenn ich der Frage nach Winnicotts Gebrauch des Begriffes Selbst nachgehe, so werde ich dies entlang der imaginären Linie des sich entwickelnden Selbst tun, wie er sie in seiner Definition 1971 gezeichnet hat. Das Denken Winnicotts läßt Linien erkennen, die von seinen frühen Arbeiten bis zu seinen späten Schriften reichen, und die sich dann leichter erkennen lassen, wenn man seine Aufsätze in ihrer chronologischen Abfolge liest. Es verhält sich oftmals mit einem Gedanken so, daß er kurz auftaucht, dann später wieder aufgegriffen wird, um einige neue Überlegungen oder klinische Beobachtungen erweitert. Manchmal greift Winnicott die Linie in der Weise wieder auf, daß er Bezug darauf nimmt, wann er zuvor schon den selben Gedanken gebracht hat – dann wiederum kann es geschehen, daß Winnicott die Verbindung zu dem vorherigen Gebraucht des Begriffes nicht herstellt. Dies kann zu Unklarheiten führen, weiß man als Leser doch nicht, ob ihm die Beziehung, die sich zu sehen anbietet, nicht mehr wichtig erscheint oder ob er voraussetzt, daß der Leser diese Brücke zu früheren Ausführungen selbst herstellt.

Das eine Thema, das niemals fallengelassen, sondern stets weiter differenziert wird, ist das der Mutter-Kind-Beziehung, wenngleich auch hier Aspekte dieser Beziehung, wie sie in früheren Arbeiten beschrieben worden waren, in den späteren nicht mehr aufgegriffen werden.

Winnicott selbst hat auf eine andere Eigenart seines Arbeitstiles hingewiesen, die mir hier erwähnenswert erscheint. So beginnt er seinen Vortrag »Primitive Emotional Development« wie folgt:

»I shall not first give an historical survey and show the development of my ideas from the theories of others, because my mind does not work that way. What happens is that I gather this and that, here and there, settle down to clinical experience, form my own theories and then, last of all, interest myself in looking to see where I stole it. Perhaps this is as good a method as any« (1945; s. Anmerkung 10 am Ende des Kapitels).

Neben dem besonderen Umgang mit den Begriffen, auf den ich schon hingewiesen hatte, wird sich insbesondere in Winnicotts Umgang mit dem Begriff des Selbst zeigen, daß er sich nicht oder wenig daran interessiert zeigt, was andere Autoren darunter verstehen, sondern daß er für sich und unabhängig eine Vorstellung davon sucht. Für die Ausrichtung seiner klinischen Tätigkeit war die Tatsache entscheidend, daß Winnicott in den frühen 20er Jahren pädiatrischer Facharzt war, als er erstmals mit der Psychoanalyse in Kontakt kam. Er führt aus, weshalb er sich, wenn er als Psychoanalytiker spricht, auch zugleich als Pädiater mitteilen möchte, als

»a paediatrician who is in the habit of thinking of the developing child and indeed of the developing infant. For the paediatrician there is a continuity of development of the individual ... The aim in child care is not only to produce a healthy child but also to allow of the ultimate development of the healthy adult« (1952b; s. Anmerkung 1 am Ende des Kapitels).

Es wird sich zeigen, wie dieser Blick, der auf die anhaltende menschliche Entwicklung ausgerichtet ist, seine Idee vom Selbst formt, so wie er dies in der oben angeführten Definition schon in wenigen Worten zum Ausdruck bringt: »... and who has grown so far and who is continuing to grow from dependence and immaturity towards independence.« Von hier aus ergibt sich auch eine Beziehung zu dem Optimismus in seinem klinischen Vorgehen, in das Winnicott immer wieder so überraschend Einblick gewährt: »A belief in human nature and in the developmental process exists in the analyst if work is to be done« (1954; s. Anmerkung 12 am Ende des Kapitels).

Winnicott, der sich immer als Pädiater verstanden hat, hat seine klinisch-theoretischen Beiträge aus der wechselseitigen Anregung bezogen, die sich aus seiner Arbeit mit Müttern und Säuglingen einerseits und mit schizoiden oder Borderline-Patienten andererseits ergab.

In diesem Sinne schrieb er (1967), daß wir die Antwort über frühe Vorgänge zwischen Baby und Mutter von den psychoanalytischen Patienten erhalten, die zu frühen Phänomenen zurückreichen können und diese verbalisieren können »(when they feel they can do so) without insulting the delicacy of what is preverbal, unverbalized, and unverbalizable except perhaps in poetry« (s. Anmerkung 13 am Ende des Kapitels).

Ein Jahr später griff Winnicott die Frage der Wechselseitigkeit abwägend wieder auf. Er betonte, daß wir von Müttern und Babies für die Übertragungssituation mit schizoiden Patienten lernen und umgekehrt, daß wir von schizoiden Patienten lernen können, wie wir Mütter und ihre Babies sehen können und damit einen klareren Blick dafür gewinnen, was sich dort abspielt. Er schließt mit der Überlegung, daß unser Wissen über die Bedürfnisse von Patienten in psychotischen Phasen ganz wesentlich von Müttern und Babies stammt (1968).

Ich habe die Absicht, möglichst Winnicott selbst sprechen zu lassen und bedeutsame Passagen und die manchmal hier und da verstreuten Bemerkungen den Linien im Werk Winnicotts folgend zusammenzutragen und zusammenzufügen, ohne eine falsche Systematisierung vorzutäuschen. Mir scheint nämlich, daß ich dem Leser etwas Kostbares vorenthalten würde, ließe ich ihn nicht die lebendige und so ganz und gar persönliche Sprache Winnicotts mithören, dem Hin und Her folgen, dem Zaudern und Innehalten, das dann überraschend recht bestimmten Formulierungen Platz macht, die Anspruch darauf erheben, gehört zu werden.

Als Winnicott später einmal auf die Schriften zurückblickte, die die Entwicklung seines Denkens markierten, gelangte er bis zu seinem ersten Buch »Clinical Notes on Disorders in Childhood« (aus dem Jahre 1931, 1972, S. 3). Aus diesem frühen Buch stammt ebenfalls ein Aufsatz, in dem erstmals der Begriff Selbst auftaucht. Er taucht dort so wie selbstverständlich und wie nebenbei auf, und doch schon eine Tonart verratend, die unmißverständlich die von Winnicott ist. Er beschreibt ein Mädchen, zwei Jahre und sechs Monate alt, und zwar in folgenden Worten:

»Instead of being her own contented self she now gets quickly tired of things, losing interest in one toy after another« (1931; s. Anmerkung 14 am Ende des Kapitels).

Zwischen diesem »instead of being her own contented self« 1931, in Verbindung mit der Unfähigkeit zu spielen, und der Formulierung in der obigen Definition 1971: »... It is the self and the life of the self that alone makes sense of action and of living ...« erstreckt sich das Werk Winnicotts.

3 The Unit Self

Winnicott unterscheidet zwei Aspekte des Selbst:
- Das Selbst, das sich in der interpersonalen Kommunikation erfährt und aus ihr Lebendigkeit bezieht, das aus der Erfahrung erwächst, in seiner ersten Impulsivität, in seiner spontanen Geste beantwortet zu sein. Die Entwicklungslinie führt von der Beantwortung der frühesten spontanen Geste durch die ausreichend gute Mutter über die Erfahrung der Illusion auf der Basis einer gemeinsamen Lebenserfahrung zwischen Kleinkind und Mutter zur Erfahrung des intermediären Raumes, zum Erleben in der kulturellen Erfahrung.
- Das nichtkommunizierende Selbst, das im Falle von Gesundheit primär nicht kommuniziert, und das er auch das zentrale Selbst nennt.

»Certainly before birth it can be said of the psyche (apart from the soma) that there is a personal going-along, a continuity of experiencing. This continuity, which could be called the beginnings of the self, is periodically interrupted by phases of reaction to impingement. The self begins to include memories of limited phases in which reaction to impingement disturbs the continuity (1949).

Here it may be observed that the infant that is disturbed by being forced to react is disturbed out of a state of ›being‹. This state of being can obtain only under certain conditions. When reacting, an infant is not ›being‹ (1949).

It may be pointed out that the most important thing is the trauma represented by the need to react. Reacting at this stage of human development means a temporary loss of identity. This gives an extreme sense of insecurity, and lays the basis for an expectation of further examples of loss of continuity of self, and even a congenital (but not inherited) hopelessness in respect of the attainment of a personal life« (1949; s. Anmerkung 15 am Ende des Kapitels).

In einem anderen Zusammenhang spricht Winnicott von einer »continuity of being« (1960a), die nicht unterbrochen werden darf, so eine gesunde Entwicklung möglich sein soll. Voraussetzung dafür ist eine perfekte Umgebung. Eine solche perfekte Umgebung paßt sich aktiv den Bedürfnissen des neugeformten Psycho-Somas an. Die Umgebung, die sich nicht in dieser Weise anpaßt, wird zum Übergriff, auf den das Kleinkind reagieren muß.

»The first ego organization comes from the experience of threats of annihilation which do not lead so annihilation and from which, repeatedly, there is recovery« (1956; s. Anmerkung 16 am Ende des Kapitels).

Auf der Basis solcher Erfahrungen entwickelt sich die Fähigkeit zum Vertrauen auf Wiederherstellung.

Das Ich beziehungsweise das Selbst – die Begriffe werden austauschbar verwandt – entsteht aus der Summation von Erfahrung. Gelingt es der Mutter nicht, sich den Bedürfnissen des Säuglings anzupassen, so führt dies zu einer »annihilation of the infant's sense of self«.

Winnicott unterscheidet zwischen zwei extremen Fällen: Babies, die aufgrund geglückter Erfahrungen einen Glauben an Zuverlässigkeit entwickeln können, und Babies, die das Versagen der Umwelt in solch hohem Maße erfahren mußten, daß eine Erholung davon nicht mehr möglich ist. Von diesen nimmt Winnicott an, daß sie die Erfahrung von unvorstellbarer oder archaischer Angst in sich tragen:

»They know what it is to be in a state of acute confusion or the agony of disintegration. They know what it is like to be dropped, to fall forever, or to become split into psychosomatic disunion. – In other words, they have experienced trauma, and their personalities have to be built round the organization of defences following trauma ...« (1970; s. Anmerkung 17 am Ende des Kapitels).

Winnicott findet immer wieder neue Ausdrucksweisen, um zu betonen, daß der Reifungsprozeß, den das Individuum erlebt, nur insofern eine Vorwärtsbewegung zustande bringt, als eine fördernde Umwelt vorhanden ist. Dabei schreitet das Individuum von absoluter Abhängigkeit (es besteht keine Möglichkeit, etwas von der mütterlichen Fürsorge zu wissen) über relative (der Säugling kann das Bedürfnis nach den Einzelheiten der mütterlichen Fürsorge bemerken) hin zur Unabhängigkeit (Anhäufung von Erinnerungen an Fürsorge, Projektion, persönliche Bedürfnisse und Introjektion von Einzelheiten der Fürsorge, die zu Vertrauen führen und, um intellektuelles Verstehen bereichert, bewirken können, daß der Säugling die Möglichkeit entwickeln kann, ohne Fürsorge auszukommen).

Winnicott klassifiziert die Entwicklung des Kindes als Integration, Personalisation und »object-relating«.[*] Der mütterlichen Umwelt kommt dabei ein eigenes Wachstum zu, das in Abhängigkeit von den sich stets verändernden Bedürfnissen des Säuglings steht, und das Winnicott als primäre Mütterlichkeit definiert. Die Mutter, die in der Lage ist, diesen Zustand erhöhter Sensitivität zu entwickeln,

»provides a setting for the infant's constitution to begin to make itself evident, for the development tendencies to start to unfold, and for the infant to experience spontaneous movement and become the owner of the sensations that are appropriate to this early phase of life« (1956; s. Anmerkung 18 am Ende des Kapitels).

Winnicott, der die Bedeutung der stets sich den Bedürfnissen des Kindes anpassenden Aufmerksamkeit der Mutter hervorhebt, hat dies selten in so anschaulicher Weise getan, mit so viel Bemühen, die Behutsamkeit seiner Schilderung der unaufdringlichen mütterlichen Präsenz anzugleichen, wie in der folgenden Passage:

»Let us attempt to study the mother's job. If the infant is to be able to start to develop into a being, and to start to find the world to know, to start to come together and to cohere, then the following things about a mother stand out as vitally important: she exists, continues to exist, lives, smells, breathes, her heart beats. She is there to be sensed in all possible ways. She loves in a physical way, provides contact, a body temperature, movement, and quiet according to the baby's needs. She provides opportunity for the baby to make the transition between the quiet and the excited state, not suddenly coming at the child with a feed and demanding a response. She provides suitable food at suitable times. At first she lets the infant dominate, being willing (as the child is so nearly a part of herself) to hold herself in readiness to respond. Gradually she introduces the external shared world, carefully grading this according to the child's needs which vary from day to day and hour to hour. She protects the baby from coincidences and shocks (the door banging as the baby goes to the breast) trying to keep the physical and emotional situation simple enough for the infant to be able to understand, and yet rich enough according to the infant's growing capacity. She provides continuity. By believing in the infant as a human being in its own right she does not hurry his development and so enables him to catch hold of time, to get the feeling of an internal personal going-along. For the mother the child is a whole human being from the start, and this enables her to tolerate his lack of integration and his weak sense of living-in-the-body« (1948; s. Anmerkung 19 am Ende des Kapitels).

Ich werde die einzelnen Abschnitte der frühen Entwicklung hin zur Einheit Selbst skizzieren, wie sie Winnicott unterscheidet, mit der Einschränkung, daß, wie er einmal sagt, »the beginning is a summation of beginnings« (1962a; s. Anmerkung 20 am Ende des Kapitels).

Aus der primären Unintegration entwickelt sich allmählich Integration. Zu Beginn ist der Säugling durch eine Anzahl von Motilitätsphasen und Sinneswahrnehmungen bestimmt. Winnicott stellt hier die Beziehung zum Konzept des primären Narzißmus her. Ein Weg zurück zur Unintegration ist dann möglich, wenn sich das Kind durch die Mutter gehalten fühlt, Unintegration und Reintegration können dann, ohne daß Angst eintritt, zusammen stattfinden. »Relaxation for an infant means not feeling a need to integrate, the mother's ego-supportive function being taken for granted« (1962a; s. Anmerkung 21 am Ende des Kapitels). Winnicott stellt sich vor, daß es lange Zeitphasen gibt, in denen es für das Baby nichts ausmacht, ob es im Gesicht seiner Mutter lebt, in seinem eigenen Körper oder ob es aus vielen Einzelstücken besteht, wenn es durch das Gehaltenwerden von Zeit zu Zeit die Erfahrung machen kann, daß es sich wieder zusammenfügt und etwas fühlen kann. Die Auflösung dieser Integration zu einer Einheit Selbst jedoch ist Desintegration, und Desintegration ist schmerzlich. Das Ergebnis der gesunden Entwicklung in dieser Phase ist, daß das Kind einen »unit status« erreicht, daß es eine Person wird, ein Individuum um seiner selbst willen. Zu dieser Phase gehört als besondere Form der mütterlichen Pflege das Halten, das in dem vorangegangenen längeren Zitat so eindrucksvoll von Winnicott beschrieben worden ist.

---

[*] Meine frühere Übersetzung dieses schwierigen Begriffes war »Beziehung zu einem Objekt haben« (Schacht, 1973); in der Kindler-Ausgabe 1974 lautet die Übersetzung »Kontaktaufnahme mit dem Objekt«.

Ebenso bedeutsam wie Integration ist der Beginn einer engen Beziehung zwischen Psyche und Soma, »the feeling that one's person is in one's body« (1945) oder die psychosomatische Existenz (1960a) oder das, was er das Innewohnen im Soma nennt. Schließlich wählt er den Begriff der Personalisierung, um damit zum Ausdruck zu bringen, daß es sich um ein »achievement in health« (1972) handelt.

»The basis for the indwelling is a linkage of motor and sensory and functional experiences with the infant's new state of being a person. As a further development there comes into existence what might be called a limiting membrane, which to some extent (in health) is equated with the surface of the skin, and has a position between the infant's ›me‹ and his ›not me‹. So the infant comes to have an inside and an outside, and a body-scheme (1960a; s. Anmerkung 22 am Ende des Kapitels).

An anderer Stelle sagt Winnicott, daß bei einer ausreichend guten mütterlichen Fürsorge

»the centre of gravity of being in the environment-individual set-up can afford to lodge in the centre, in the kernel rather than in the shell. The human being now developing an entity from the centre can become localized in the baby's body and so begin to create an external world at the same time as acquiring a limiting membrane and an inside « (1952a; s. Anmerkung 23 am Ende des Kapitels).

Der Personalisierung entspricht auf der Seite der mütterlichen Pflege das Handhaben. Damit meint Winnicott einen großen Teil der physischen Pflege, die dem Kind zuteil wird, wie Anfassen, Baden, und wodurch dem Kind die Möglichkeit, eine psychosomatische Existenz zu erreichen, vermittelt wird (1977).

Die Mutter, die aufgrund ihrer Identifikation mit dem Kind während und nach der Schwangerschaft sich an die Stelle des Kindes versetzen kann, vermag sich auf die Bedürfnisse des Kindes einzustellen, sie zu beantworten. Diese Bedürfnisse, die, wie Winnicott sagt, erst körperliche Bedürfnisse sind und allmählich in Ich-Bedürfnisse umgewandelt werden, insofern, als eine Psychologie aus der imaginativen Verarbeitung physischer Erfahrungen erwächst (1956), werden entweder beantwortet oder nicht beantwortet. Der Effekt jedoch dessen, ob sie beantwortet werden oder nicht, ist ein ganz anderer, als wenn ein Es-Impuls auf Befriedigung oder Frustration stößt. Anders ausgedrückt vermittelt die Mutter, die sich in ihrem Halten und Handhaben sensibel auf das Kind einstellt, ihm mehr als die Befriedigung eines Triebbedürfnisses. »One might say, that the mother makes the baby's weak ego into a strong one, because she is there, reinforcing every-thing, like power-assisted steering on a motor-bus« (1962b; s. Anmerkung 24 am Ende des Kapitels). Für diese besondere Beziehung zwischen Mutter und Säugling wählt Winnicott den Begriff der ego-relatedness (Ich-Beziehung) und hebt hervor, daß die Mutter sich von ihr erholt (1956). Im Rahmen dieser Ich-Beziehung zwischen Mutter und Kind können Es-Beziehungen das Ich stärken. Auf die traumatisierende Diskrepanz zwischen Ich-Bedürfnissen und Es-Bedürfnissen werde ich im Zusammenhang mit dem Konzept vom Falschen Selbst ausführlicher eingehen.

In seiner obigen Definition von 1971 sagte Winnicott, daß sich das Selbst ganz wesentlich in den Augen und im Gesichtsausdruck der Mutter erkennt und in dem Spiegel, der das Gesicht der Mutter vertreten kann. Hier ist von dem die Rede, was Winnicott die Spiegel-Funktion der Mutter nennt: Eine gesunde Entwicklung vorausgesetzt, sieht sich das Kind im Gesicht der Mutter. Winnicott stellt sich vor, wie in diesem Falle der visuelle Austausch zwischen Baby und Mutter, dieser Zwei-Wege-Prozeß abläuft. Das Baby schaut, schaut in das Gesicht der Mutter und findet sich darin, d.h., die Mutter hat das Baby angeschaut, und ihr Gesicht gibt nun wieder, was sie sieht. Man könnte sagen, daß sie in ihrem Anschauen dem Bild, das sie vom Gesicht des Babys gewinnt, Raum in ihrem Gesicht gibt: »What she looks like is related to what she sees there« (1967; s. Anmerkung 25 am Ende des Kapitels). Dies ist der Beginn eines bedeutsamen Austausches mit der Welt, in dem Selbst-Bereicherung mit der Entdeckung dessen abwechselt, was die Welt der Dinge für das Kind bereithält. Den historischen Prozeß in der individuellen Entwicklung, der sich auf das Gesehenwerden gründet, hält Winnicott in folgenden Zeilen fest:

»When I look I am seen, so I exist.
I can now afford to look and see.
I now look creatively and what I apperceive I also perceive.«
(s. Anmerkung 26 am Ende des Kapitels).

Eine Beziehung zwischen den vorangegangenen Phasen und den Begriffen Selbst und »unit self« ergibt sich in dem Begriff des »imaginative self«. Winnicott meint damit, daß der lebendige Körper mit seinen Begrenzungen, mit seiner Innenseite und seiner Außenseite von dem Individuum als Kern seines imaginativen Selbst gefühlt wird. Hierher gehört auch die Definition, die Winnicott von der inneren psychischen Realität gibt:

»Let us look ... at inner psychic reality, the personal property of each individual in so far as a degree of mature integration has been reached which includes the establishment of a unit self, with the implied existence of an inside and an outside, and a limiting membane, there again there is to be seen a fixity that belongs to inheritance, to the personality organization, and to environmental factors introjected and to personal factors projected« (1971b S. 8; s. Anmerkung 27 am Ende des Kapitels).

4 Der Anfang des Object-Relating

Winnicott hat sein ganzes Augenmerk auf diese frühesten Phasen in der Entwicklung des Kindes gerichtet, in denen das Kind zunächst noch verschmolzen mit der Mutter sich durch eine Reihe von komplizierten Mechanismen aus diesem Zustand herausbewegt und infolgedessen allmählich Beziehung zu Objekten aufnimmt, die außerhalb des Selbst liegen, die nicht Teil des Selbst sind. Es ist der Reifungsprozeß, der das Baby dazu drängt, Objektbeziehungen zu erreichen. Die Fähigkeit jedoch, Beziehung zu Objekten zu haben, kann nur dann wachsen, wenn sich die Umwelt aktiv auf das Kind einstellt. Hinsichtlich des Object-Relating besteht für den Reifungsprozeß dieselbe Abhängigkeit von der fördernden Umwelt wie für die Integration und Personalisation. Als die wesentliche Aufgabe der fördernden Umwelt in dieser Phase bezeichnet Winnicott das Präsentieren des Objektes (»Object-Presenting«). Der Darstellung dessen, was die Mutter zum Gelingen dieser notwendigen Entwicklungsschritte beiträgt, versucht Winnicott durch eine immer weitere Auffächerung ihrer Funktionen gerecht zu werden. So geht er in seinen klinischen und theoretischen Überlegungen in vielfachen Versionen auf die sich überlagernden Prozesse ein, die sich in dieser Phase zwischen Mutter und Kind abspielen, in der sich das Kind auf die Entdeckung der Nicht-Ich-Welt zubewegt.

Das Präsentieren des Objektes besagt, daß die Mutter dem Kind das Objekt in einer solchen Weise präsentiert, daß das Kind den Eindruck bekommen kann, das Objekt selbst geschaffen zu haben. Das Kind hat eine vage Erwartung, die einem unformulierten Bedürfnis entspringt. Die sich adaptierende Mutter präsentiert nun dem Baby ein Objekt oder eine Handhabung, die den Bedürfnissen des Babys entspricht. So geschieht es, daß das Baby just das zu brauchen beginnt, was die Mutter für das Kind bereithält oder ihm präsentiert. Auf diese Weise gewinnt das Baby allmählich das Vertrauen, die aktuelle Welt schaffen zu können. Die sich in dieser Weise anpassende Mutter gewährt dem Kind eine kurze Periode, in der für das Kind Omnipotenz erlebbar wird. Mit dieser »initialen Erfahrung von Omnipotenz« (1968) meint Winnicott mehr als magische Kontrolle, schließt sie doch »den kreativen Aspekt von Erfahrung« ein. Das Kind, das in dieser Weise die Erfahrung von Omnipotenz machen kann, schafft und wiedererschafft das Objekt. Das Objekt wird geschaffen, nicht gefunden (created, not found). Allerdings muß das Objekt gefunden werden, um geschaffen zu werden, ein Paradox, auf das Winnicott aufmerksam macht.

Winnicott führt hier den Begriff der Illusion an und sagt, daß die Mutter, die dem Kind die Illusion gewährt, daß das, was dort ist, vom Baby geschaffen ist, damit die Voraussetzung dafür vermittelt, daß die Realität vom Baby als etwas gesehen wird, über das man Illusionen haben kann. In diesem Sinne spricht er vom Baby und der Brust der Mutter als zwei Phänomenen, die nicht in Beziehung miteinander treten können, ehe nicht Mutter und Kind miteinander eine Erfahrung gelebt haben. Die Mutter ist diejenige, die die Situation schaffen muß, in der, wenn alles gutgeht, das Kind einen ersten Kontakt mit einem äußeren Objekt macht, einem Objekt, das vom Standpunkt des Kindes aus außerhalb des Selbst liegt.

»I think of the process as if two lines came from opposite directions, liable to come near each other. If they overlap, there is a moment of illusion – a bit of experience which the infant can take as either his hallucination *or* a thing belonging to external reality« (1945; s. Anmerkung 28 am Ende des Kapitels).

Indem die Mutter dem Kind die Illusion gewährt, daß das, was dort ist, vom Baby geschaffen ist, vermittelt sie mehr als Triebbefriedigung. In der Wiederholung dieser Erfahrung lernt das Baby die Illusion zu gebrauchen, ohne die kein Kontakt zwischen Psyche und Umwelt möglich wird. Setzt man nun an die Stelle des Wortes Illusion das Wort Daumen oder Tuchzipfel, so sagt Winnicott, gelangt man zu dem, was er das Übergangsobjekt nennt (1952b).

»From the observer's point of view there may seem to be object-relating in the primary merged state, but it has to be remembered that at the beginning the object is a ›subjective object‹. I have used this term subjective object to allow a discrepancy between what is observed and what is being experienced by the baby« (1971b, p. 10; s. Anmerkung 29 am Ende des Kapitels).

Winnicott nimmt an, daß die Mutter, die in glücklicher Weise ihrem Kind die Fähigkeit zur Illusion vermitteln kann, mit ihrer späteren Aufgabe, nämlich der graduellen Desillusionierung, keine Schwierigkeiten hat. Die Phase, die Illusion und Desillusion umfaßt, in der das Kind in die Erfahrung der Omnipotenz eintritt bis hin zum Verzicht auf die Omnipotenz, bis das Kind die Omnipotenz als Lebensraum aufgibt, ist die Phase, in der sich für das Kind die Natur des Objektes, mit dem es kommuniziert, vom zunächst subjektiv wahrgenommenen zum objektiv wahrgenommenen wandelt.

Das Konzept, das die Prozesse auf seiten der Mutter festzuhalten trachtet, ist das der »good-enough mother«, die zunächst eine fast vollständige Anpassung an die Bedürfnisse des Kindes vornimmt und im Laufe der Zeit sich zunehmend weniger anpaßt in Abstimmung an die wachsende Fähigkeit des Kindes, mit ihrem Versagen fertig zu werden. Winnicott weist hier auf den entscheidenden Unterschied zwischen den Wegen hin, auf denen Mutter und Baby zu dieser Gegenseitigkeit von Beziehung gelangen: Die Mutter ist selber einmal ein Baby gewesen, in ihr ist das Erfahrungsgut, das ihren Weg von der Abhängigkeit zur Unabhängigkeit umfaßt, sie hat vielleicht schon gespielt, wie es ist, ein Baby zu sein, während für das Baby alles »eine erste Erfahrung« ist.

»In describing communication between baby and mother, then, there is the essential dichotomy – the mother can shrink to infantile modes of experience, but the baby cannot blow up to adult sophistication« (1968; s. Anmerkung 30 am Ende des Kapitels).

5 Das Konzept des Wahren und Falschen Selbst

Hinsichtlich der Frage der Ätiologie treffen sich in seinem Aufsatz 1960 »Ego Distortion in Terms of True und False Self« zwei Linien der Definition.

In seinen früheren Arbeiten, in denen Winnicott über die Entstehung des Falschen Selbst gesprochen hatte (das Konzept wurde zum ersten Mal 1949 in dem Aufsatz »Mind and its Relation to the Psycho-Soma« gebraucht), hatte Winnicott hinsichtlich der Genese den Begriff »impingement« angeführt.

»In the early development of the human being the environment that behaves well enough enables *personal growth to take place.* The self processes then may continue active, in an unbroken line of living growth. If the environment behaves not well enough, then the individual is engaged in reactions to impingement, and the self processes are interrupted. If the state of affairs reaches a quantitative limit the core of the self cannot make new processes unless and until the environment failure situation is corrected ... With the true self there develops a false self built on a defence-compliance basis, the acceptance of reaction to impingement. The development of a false self is one of *the most successful defence organizations* designed for the protection of the true selfs's core, and its existence results in the sense of futility« (1954; s. Anmerkung 31 am Ende des Kapitels).

Wie bereits dargelegt, impliziert der Begriff »impingement« (Übergriff) bei Winnicott die Möglichkeit einer sehr frühen Beeinträchtigung der Entwicklung. Nachdem er von einem Übergriff durch die Umwelt vor der Geburt gesprochen hatte, erscheint es nur konsequent, wenn er (im Jahre 1949) von der Möglichkeit einer falschen oder ungesunden Vorwärtsbewegung in der emotionalen Entwicklung vor der Geburt spricht.

Als eine besondere Form der Traumatisierung beschreibt er in seinem Aufsatz 1960 Es-Erregungen, für die das Ich noch nicht reif genug ist, indem er auf den Begriff der Es-Bedürfnisse und Ich-Bedürfnisse zurückgreift:

»It must be emphasized that in referring to the meeting of the infants's needs I am not referring to the satisfaction of instincts. In the area that I am examining the instincts are not yet clearly defined as internal to the infant. The instincts can be as much external as can a clap of thunder or a hit. The infant's ego is building up strength and in consequence is getting towards a state in which id-demands will be felt as part of the self, and not as environmental. When this development occurs, then id-satisfaction becomes a very important strengthener of the ego, or of the True Self, but id-excitements can be traumatic when the ego is not yet able to include them, and not yet able to contain the risks involved and the frustrations experienced up to the point when idsatisfaction becomes a fact« (1960b; s. Anmerkung 32 am Ende des Kapitels).

Dazu vermittelt Winnicott ein anschauliches Beispiel in einem anderen Aufsatz im Jahre 1960, der in enger Verbindung mit dem über das Konzept vom Wahren und Falschen Selbst gesehen werden kann:

»Example: a baby is feeding at the breast and obtains satisfaction. This fact by itself does not indicate whether he is having an ego-syntonic id-experience or, on the contrary, is suffering the trauma of seduction, a threat to personal ego continuity, a threat by an id-experience which is not ego-syntonic and with which the ego is not equipped to deal« (1960a; s. Anmerkung 33 am Ende des Kapitels).

Indem Winnicott auf diese besondere Form der Störung der Kontinuität der Lebenslinie hingewiesen hat, hat er die Linie der Beschreibung, zentriert um den Begriff des »impingement«, fortgesetzt.

Dem fügt er nun einen neuen Akzent hinzu, oder, wie ich sagen würde, eine neue Linie der Beschreibung. Er zentriert seine weiteren Ausführungen zur Ätiologie um den Begriff der »good-enough mother«

(hinreichend gute Mutter), die dem Kind die Erfahrung der Omnipotenz vermittelt, mit der im Einklang das Kind die Beantwortung seiner spontanen Geste erleben kann. Als Folge dessen, daß es der hinreichend guten Mutter immer wieder gelingt, die spontane Geste oder die sensorische Halluzination des Kindes zu beantworten, wird das Wahre Selbst zur lebendigen Realität.

Für Winnicott hat es wenig Sinn, die Idee des Wahren Selbst zu formulieren, außer um das Konzept vom Falschen Selbst zu verstehen. Das Konzept vom Falschen Selbst muß gewissermaßen durch die Idee vom Wahren Selbst ausbalanciert werden. Mit diesem Vorbehalt sei nun kurz von dem Urspung des Wahren Selbst die Rede, wie ihn sich Winnicott vorstellt.

Das Wahre Selbst – ich passe mich hier der Schreibweise Winnicotts in seinem Aufsatz von 1960 an, in welchem er die Begriffe Wahres Selbst und Falsches Selbst durch die Großschreibung hervorhebt – stammt aus der Lebendigkeit des Körpers, vom Schlagen des Herzens, vom Atmen, von der Aktion der Körperfunktionen. Winnicott geht hier zu der frühen Phase des Reifungsprozesses zurück, die mit den Begriffen »Unintegration – Integration« gekennzeichnet ist, und in der die haltende Funktion der Mutter den verschiedenen Empfindungselementen des Kindes Kohäsion verleiht. In dieser frühen Phase nun findet das Kind Ausdruck in einer spontanen Geste, es tut es wiederholt.

Das Wahre Selbst ist die Quelle dieser Geste, oder umgekehrt formuliert, die Geste weist auf die Existenz eines potentiellen Wahren Selbst hin. Winnicott stellt so ausdrücklich eine Beziehung zwischen der spontanen Geste des Kindes und dem her, was er Wahres Selbst nennt. Er nennt in dieser frühen Phase das Wahre Selbst eine theoretische Position, von der die spontane Geste und der persönliche Impuls ausgehen. Die spontane Geste ist das Wahre Selbst in Aktion.

Ihm liegt daran, diese Phase als eine sehr frühe zu verdeutlichen, in welcher er den Ursprung der spontanen Geste vermutet, indem er sie von der späteren Phase abhebt, in welcher man bereits von einer inneren, psychischen Realität sprechen kann. In der frühen Phase, in der das Kind die spontane Geste zeigt, ist es von entscheidender Bedeutung, das Verhalten der Mutter in Betracht zu ziehen. In dieser frühen Phase ist die Abhängigkeit wirklich gegeben und fast absolut. Winnicott unterscheidet zwei extreme Möglichkeiten: Entweder die Mutter ist eine hinreichend gute Mutter, oder sie ist eine nicht hinreichend gute Mutter (good-enough mother oder not-good-enough mother). Ich hatte zuvor im Zusammenhang mit dem Begriff »object-presenting« gesagt, daß die hinreichend gute Mutter dem Kind die Erfahrung der Omnipotenz vermittelt, indem sie ihm das Objekt in dem Moment präsentiert, in dem das Kind ein vages Bedürfnis nach dem Objekt verspürt. Das Kind beginnt, an eine äußere Realität zu glauben, die sein Gefühl von Omnipotenz nicht stört.

Die zusätzliche Betonung, die Winnicott jetzt im Hinblick auf sein Konzept Wahres Selbst und Falsches Selbst macht, ist die, daß er den Begriff der spontanen Geste oder der sensorischen Halluzination beim Kind hervorhebt und die Notwendigkeit unterstreicht, daß die Geste von der Mutter beantwortet wird. Es ist ein essentieller Teil seiner Theorie, daß das Wahre Selbst nur eine lebende Realität wird, wenn es der Mutter wiederholt gelungen ist, der spontanen Geste des Kindes oder seiner sensorischen Halluzination zu begegnen. Das Wahre Selbst beginnt nun dadurch zu leben, daß die Mutter dem schwachen Ich des Kindes dadurch Stärke vermittelt hat, daß sie seine omnipotenten Ansprüche erfüllt hat (1960b). Das Wahre Selbst besitzt nun eine Spontaneität, die beantwortet worden ist, und – einen weiteren Kreis des Erlebens andeutend – fügt Winnicott hinzu, daß die Spontaneität in Beziehung zu den Ereignissen der Welt getreten ist.

Die nicht hinreichend gute Mutter ist unfähig, die Omnipotenz des Säuglings zu erfüllen, und so verpaßt sie wieder und wieder die Gesten des Säuglings. Statt dessen drängt sie dem Kind ihre eigene Geste auf. Damit ist das Kind gezwungen, sich der Geste der Mutter anzupassen. Diese Anpassung des Säuglings an die Mutter, die einer Umkehrung der Verhältnisse entspricht, wie sie für die Beziehung zwischen Baby und hinreichend guter Mutter postuliert werden, nennt Winnicott Gefügigkeit. Dies führt zu der frühesten Stufe des Falschen Selbst. Das kleine Kind wird verführt, sich anzupassen, oder es wird zur Gefügigkeit verführt.

Im Sinne des Object-Relating heißt es hier:

»The process that leads to the capacity for symbol-usage does not get started (or else it becomes broken up, with corresponding withdrawal on the part of the infant from advantages gained)« (1960b; s. Anmerkung 34 am Ende des Kapitels).

In der klinischen Arbeit unterscheidet Winnicott Organisationen des Falschen Selbst, die von dem Extrem reichen, in dem das sich anpassende Selbst als real betrachtet wird und das Wahre Selbst versteckt bleibt, bis hin zu dem natürlichen Zustand, in dem das Falsche Selbst gekennzeichnet ist durch die höfliche Haltung, daß man »sein Herz nicht auf der Zunge trägt«.

Als einen besonderen Fall beschreibt er den, daß es bei einem Individuum mit hohem intellektuellem Potential zu einer Dissoziation zwischen intellektueller Aktivität und psychosomatischer Existenz kommen kann, mit der Tendenz, daß der Intellekt der Ort des Falschen Selbst wird. Mit dem Begriff der Dissoziation schließt er an eine Definition an, die er in seinem Aufsatz »Primitive Emotional Development« (1945) macht:

»Out of the problem of unintegration comes another, that of dissociation ... According to my view there grows out of unintegration a series of what are then called dissociations, which arise owing to integration being incomplete or partial« (s. Anmerkung 35 am Ende des Kapitels).

Winnicott wird den Begriff der Dissoziation noch verwenden, um andere Formen der Veränderung der Persönlichkeitsstruktur zu kennzeichnen, auf die ich jedoch hier nicht eingehen kann, wie Delinquenz oder, wie in der obigen Definition von 1971 angedeutet, die Gegengeschlechts-Dissoziation.

Ich vermute, daß das theoretische Argument, das die Frage in den Mittelpunkt stellt, ob die Mutter die spontane Geste, den spontanen Impuls oder die sensorische Halluzination aufgreift oder nicht, eine Verschiebung des Akzentes oder eine Veränderung des Akzentes im Denken Winnicotts anzeigt. Winnicott, der früher einmal gesagt hatte, daß es eine heikle Sache sei, ob oder ob es nicht zwischen Mutter und Säugling »klickt« (1948), beschreibt folgendermaßen, was eintreten kann, falls die Mutter die spontane Geste des Kindes hat aufgreifen können:

»The infant can now begin to enjoy the *illusion* of omnipotent creating and controlling, and then gradually come to recognize the illusory element, the fact of playing and imagining. Here is the basis for the symbol which at first is *both*, the infant's spontaneity or hallucination, *and also* the external object created and ultimately *cathected*« (1960b; s. Anmerkung 36 am Ende des Kapitels).

Hier hat Winnicott sein Konzept vom Wahren und Falschen Selbst ausdrücklich mit dem des Übergangsobjektes verbunden, ein Schritt, der in seinem früheren Aufsatz »Psychosis and Child Care« (1952b) vorbereitet schien. Hier wird die Beziehung zwischen Lebendig-Sein, Lebendig-Werden, Wahrem Selbst und Kreativität in dem Bereich der frühen geglückten Wechselseitigkeit zwischen Baby und Mutter explizit formuliert, ein Gedanke, um den Winnicott in seinen späten Aufsätzen immer wieder kreisen wird. Im Gegensatz dazu hatte sich die Formulierung, die sich um die Frage des Übergriffes zentriert hatte, auf die Vorstellung der Beeinträchtigung, des Störens oder Nichtstörens einer Entwicklung beschränkt.

Schließlich greift Winnicotts Beschreibung des klinischen Erscheinungsbildes bei verschiedener Ausprägung der Organisation des Falschen Selbst beide Gedankenlinien auf:

»In the healthy individual who has a compliant aspect of the self but who exists and who is a creative and spontaneous being, there is at the same time a capacity for the use of symbols. In other words health here is closely bound up with the capacity of the individual to live in an area that is intermediate between the dream and the reality, that which is called cultural life.

By contrast where there is a high degree of split between the True Self and the False Self which hides the True Self, there is found a poor capacity for using symbols, and a poverty of cultural living. Instead of cultural pursuits one observes in such persons extreme restlessness, an inability to concentrate, and a need to collect impingements from external reality so that the living-time of the individual can be filled by reactions to these impingements« (1960b; s. Anmerkung 37 am Ende des Kapitels).

Wenn Winnicott sagt, daß es wenig Sinn hat, die Idee des Wahren Selbst als solche zu verfolgen, wenn nicht zu dem alleinigen Zweck, das Falsche Selbst zu verstehen, so gewinnt man den Eindruck, daß er unterstreichen möchte, daß das Wahre Selbst außerhalb des Konzeptes vom Falschen Selbst seinen Sinn verliert. Tatsächlich taucht der Begriff in seinen späten Aufsätzen 1971, in denen Winnicott so oft vom Selbst spricht, so gut wie nicht mehr auf.

Es ergibt sich jedoch eine Beziehung zu seinem Aufsatz »The Theory of the Parent-Infant-Relationship«, aus dem Jahre 1960, der in der Nähe des Konzeptes vom Wahren und Falschen Selbst zu sehen ist. Hier stellt Winnicott eine Beziehung zwischen dem Wahren Selbst und dem zentralen Selbst her, ein Gedanke, den er 1963 in der Idee vom nichtkommunizierenden Selbst aufgreifen wird.

Ich werde nicht den Versuch unternehmen, das Konzept des Wahren Selbst und Falschen Selbst in Zusammenhang mit der psychoanalytischen Theorie zu diskutieren (Morse, 1972), nicht nur, weil es zu Mißverständnissen führen könnte, sondern nicht zuletzt auch deshalb, weil es für Winnicott kein Anliegen zu sein schien. Sein Versuch, das Wahre Selbst im Hinblick auf die psychoanalytische Theorie einzuordnen, bleibt knapp: »It is closely linked with the idea of the Primary Process ... and is, at the beginning, essentially not reactive to external stimuli, but primary« (1960b; s. Anmerkung 38 am Ende des Kapitels). Winnicott schloß seinen Artikel mit der Bemerkung, daß seines Erachtens sein Konzept des Wahren und Falschen Selbst keine wesentliche Veränderung der grundlegenden Theorie erforderlich macht.

6 Die Beziehung zu objektiv wahrgenommenen Objekten

Das Übergangsobjekt oder die Übergansphänomene weisen auf die frühen Phasen des Gebrauches von Illusion hin, »without which there is no meaning for the human being in the idea of a relationship with an object that is perceived by others as external to that being« (1951; s. Anmerkung 39 am Ende des Kapitels). Das Übergangsobjekt hat eine Funktion der Nicht-Ich-Welt, oder, wie Winnicott sagt, man kann am Gebrauch des Übergangsobjektes, das er auch den ersten »Nicht-Ich«-Besitz nennt, die Fähigkeit des Kindes studieren, das Übergangsobjekt als ein Nicht-Ich-Objekt zu erkennen. Der Übergang von dem Beziehung-Haben zu subjektiven Objekten zum Beziehung-Haben zu objektiv wahrgenommenen Objekten stellt eine Entwicklung dar, die die Fähigkeit voraussetzt, auf die Erfahrung der Omnipotenz zu verzichten und das objektiv wahrgenommene Objekt zu entdecken. Diese Reise, die das Kind bewältigen muß, wird von Winnicott in seinem theoretisch bedeutsamen Aufsatz »The Use of an Object an Relating through Identifications« 1969 als das vielleicht schwierigste Ding bezeichnet, das das Kind im Laufe seiner Entwicklung zu bewältigen hat. Winnicott versucht dem durch den neuen Ausdruck vom Gebrauch des Objektes (use of an object) gerecht zu werden.

7 Das Leben des Selbst

Wenn Winnicott in der oben erwähnten Definition von 1971 schrieb, »Es ist das Selbst und das Leben des Selbst, das allein der Aktion oder dem Leben vom Gesichtspunkt des Individuums aus Sinn verleiht«, so ist damit all das impliziert, was er auf dem Hintergrund des intermediären Raumes über das Spielen gesagt hat.

»It is in playing and only in playing that the individual child or adult is able to be creative and to use the whole personality, and it is only in being creative that the individual discovers the self« (1971b, Kap. 4; s. Anmerkung 40 am Ende des Kapitels).

Winnicott wird schließlich von dem potentiellen Raum zwischen Baby und Mutter und von dem dritten Bereich, dem Bereich der kulturellen Erfahrung, der ein Abkömmling des Spielens ist, sprechen.

Wie ich schon zu Beginn sagte, hat Winnicott niemals einen solchen umfassenden Versuch gemacht, zu dem Begriff Selbst, wie er ihn verwandte, Stellung zu nehmen, wie in der obigen Definition 1971. Der erste, längere Teil seiner Ausführungen hier meint den Entwicklungsprozeß, die frühen Phasen des Selbst, während er gegen Ende vom Leben des Selbst spricht. Die Frage nach dem Leben des Selbst entspricht dem Anliegen, das ihn zunehmend in einigen seiner späten Aufsätze beschäftigt, die in dem Buch »Playing and Reality« (Vom Spiel zur Kreativität) zusammengefaßt sind, nämlich »was es mit dem Leben auf sich hat« oder, formuliert als Titel eines Artikels, »The Place where we Live«. Es ist nicht mehr nur die Frage, wie das Baby das Individuum verpassen kann – ich beziehe mich hier auf einen Ausdruck Winnicotts, als er meinte, daß Babies, die eine nicht hinreichend gute Pflege erhalten, »sich nicht erfüllen, auch nicht als Babies« (1968) –, sondern wie sich das Individuum in seiner Kreativität gewinnen kann, wie es sich »spielend« erfahren kann als Selbst, in der Begegnung mit der Umwelt, aber auch mit sich selbst.

Winnicott stellt das Spielen als ein Subjekt als solches in den Raum und in die Zeit. Spielen ist eine Erfahrung, die an das Raum-Zeit-Kontinuum gebunden ist. Es ist eine basale Form des Lebens, es ist Begegnung, es ist ein universales Phänomen. Spielen, so sagt Winnicott,

»facilitates growth and therefore health, playing leads into group relationships; playing can be a form of communication in psychotherapy, and lastly, psychoanalysis has been developed as a highly specialized form of playing in the service of communication with oneself and others« (1971b, Kap. 3; s. Anmerkung 41 am Ende des Kapitels).

Winnicott ist fasziniert vom Phänomen Spielen. Er sagt von sich, daß er schon immer in seiner konsultativen Technik ein großes Interesse für das Spiel empfunden habe, das sich auf der Basis von Vertrauen zwischen Baby und Mutter entwickeln kann.

»I have always known Freud's description of the game with the cotton reel and have always been stimulated by it to make detailed observations on infant play« (1941; s. Anmerkung 42 am Ende des Kapitels).

Früher hatte Winnicott einmal mit dem Hinweis auf das erste Spiel des Babys an der Brust der Mutter gesagt, daß ohne die Chance des Spiels Baby und Mutter füreinander Fremde bleiben (1948). Nun verlegt er das Spielen in den potentiellen Raum zwischen Baby und Mutter. Damit meint er die »hypothetical area that exists (but cannot exist) between the baby and the object (mother or part mother) during the phase of the repudiation of the object as not-me, that is at the end of being merged in with the object« (1971b, Kap. 8). Die Trennung von Baby und Mutter, die durch den Gebrauch des Übergangsobjektes zugleich auch initiiert wird, wird vermieden, indem der potentielle Raum mit dem Gebrauch von Symbolen, mit kreativem Spielen angefüllt wird, was schließlich zum kulturellen Leben führt. Winnicott, der die Idee des Kreierens unabhängig von dem sehen will, was Kunst ist, sondern als etwas, was universal ist, das dazugehört, wenn von Lebendigsein die Rede ist, greift auf den Begriff des kreativen Impulses zurück, den er zusammen mit dem der spontanen Geste in Zusammenhang mit dem Konzept vom Wahren und Falschen Selbst verwandt hatte. Wenn auch keine Erklärung für den kreativen Impuls zu finden ist, so sind doch die Gründe zu studieren, weshalb kreatives Leben verloren werden kann oder weshalb das Gefühl, daß das Leben real und lebenswert ist, einem Menschen verlorengehen kann. Die Unfähigkeit des Babys, in der beschriebenen Weise die Verläßlichkeit der Mutter zu erfahren, führt zu einer Einschränkung des Spielbereiches. Der »potentielle Raum« hat keine Bedeutung, und der kreative Gebrauch von Objekten ist unsicher oder fehlt ganz. In früheren Worten Winnicotts würde es heißen, daß die kreative Geste nicht beantwortet worden ist. Die Entwicklung, die sich daraus ergeben kann, führt zurück zum Konzept des Falschen Selbst. Winnicott drückt sich selbst so aus, daß das Falsche Selbst das Wahre Selbst versteckt, das die Fähigkeit zum kreativen Gebrauch von Objekten hat. An sein Konzept vom Wahren und Falschen Selbst anschließend, werden jetzt zwei extreme Möglichkeiten in der Kommunikation des Babys und der Mutter gegenübergestellt und mit Begriffen von schöpferischer Haltung und Anpassung zusammengefaßt.

»On the basis of seeing and reaching to the world creatively the baby can become able to comply without losing face. When the pattern is the other way round and compliance dominates, then we think of ill-health and we see a bad basis for the development of the individual« (1968; s. Anmerkung 43 am Ende des Kapitels).

Für die Entwicklung der Fähigkeit zu Objektbeziehungen, im Laufe derer das Kind von der Beziehung zu subjektiven zu der zu objektiv wahrnehmbaren Objekten überwechselt, hatte Winnicott den Begriff des »living with« diskutiert. »The term ›living with‹ implies object relationships, and the emergence of the infant from the state of being merged with the mother, or his perception of objects as external to the self« (1960a). Dieser Begriff ist der Vorläufer der idealen Sequenz von Beziehungen, die im Laufe des

Entwicklungsprozesses zu dem hinführen, was Winnicott das Zusammenspielen in einer Beziehung nennt (1971b, Kap. 3).

Bereichert um den Begriff des krativen Impulses und um die Betonung der Zuverlässigkeit der Mutter, die den »potentiellen Raum« zur möglichen Erfahrung macht, setzt Winnicott fort, was er hinsichtlich der Entstehung der Spontaneität des Wahren Selbst, das Leben zu haben beginnt, angedeutet hatte. Geändert, so könnte man sagen, hat sich das Vorzeichen. Während es ihm mit dem Konzept vom Wahren und Falschen Selbst primär darum ging, die Entstehung des Falschen Selbst zu verstehen, und er infolgedessen die Idee vom Wahren Selbst einführte und den theoretisch notwendigen Schritt machte, das Wahre Selbst zu definieren, geht es Winnicott in den späteren Aufsätzen darum, die Idee von der Erfahrung der Lebendigkeit zu formulieren. Er widmet sich zunehmend der Frage, was es mit dem Leben auf sich hat. Ähnlich wie er zuvor gesagt hatte, daß es die Patienten seien, die die Idee vom Falschen Selbst nahelegen oder aufkommen lassen, so führt er auch jetzt wiederum die Patienten an, die zu der Frage nach dem Sinn des Selbst anregen. Indessen, es wird deutlich, daß sich die Frage von den Patienten löst, daß sie unabhängig von der Psychopathologie Raum einnimmt und Zeit.

Das Wort Selbst taucht in den letzten Aufsätzen 1971 in solchen Formulierungen auf wie »sense of self« oder »lack of sense of self« oder »searching for self« oder in so eng damit verbundenen Ausdrücken wie »sense of existing as a person« oder »creative experiences« oder »creative living«. In der folgenden Sequenz hat Winnicott die Begriffe Erfahrung, Spielen, Kreativität und Sinn vom Selbst zueinander in Beziehung gesetzt:

»a) Relaxation in conditions of trust based on experience;
b) creative, physical, and mental activity manifested in play;
c) the summation of these experiences forming the basis for a sense of self« (1971b, Kap. 4; s. Anmerkung 44 am Ende des Kapitels).

Wenn man die Definition, die Winnicott vom Selbst gegeben hat, auf dem Hintergrund seines Werkes liest, so wird einem bewußt, daß sie in ihrer Dynamik dem zu entsprechen scheint, was Winnicott zu benennen versucht, nämlich die ständige Entfaltung des Selbst. Zunächst geht es ihm darum, die ungeheure Fragilität dieser Entfaltung des Selbst in den frühesten Phasen hervorzuheben und diese Entfaltung auf das engste mit der Beziehung zwischen Baby und Mutter zu verbinden. Das Selbst erwacht in der Gegenseitigkeit der Beziehung, in der Begegnung, in der Aufeinanderfolge und Überlagerung der Erfahrung, gehalten, gehandhabt, gesehen und in der kreativen Geste beantwortet zu werden. In Anschluß an seine oben zitierte Definition spricht Winnicott von der »ersten Plattform der Betrachtung«, die mit Leben und Lebendigkeit zu tun hat. Es ist dort, wo er sich zumeist aufhält. Pontalis (1975) hat darauf aufmerksam gemacht, daß Winnicott gerade in seinem letzten Buch immer wieder Verlaufsformen benutzt, wodurch er den Prozeß des Geschehens, das Anhalten eines Prozesses oder der Bewegung festzuhalten trachtet, wie z. B. playing, being, experiencing. Die Unverwechselbarkeit der Sprache Winnicotts und ihre Unmittelbarkeit kommt dadurch zustande, daß sie das Miterleben eines Prozesses möglich machen will. Es gibt aber einen weiteren Grund. Winnicott mußte vermutlich eine ganz eigene Sprache entwickeln, um die Intimität dieser sehr frühen Erfahrung zu beschreiben oder, wie er sich ausdrückte, diese »sacred area«.

»It is as if a work of art were being subjected to an analytic process. Can one be sure that the capacity to appreciate the work of art fully will not be destroyed by the searchlight that is played upon the picture?« (1968; s. Anmerkung 45 am Ende des Kapitels).

Es liegt Winnicott daran, immer wieder an das Werden und an das Gewordensein zu erinnern, an die frühen Phasen des Reifungsprozesses, in denen von Anfang an die Chance der persönlichen Entwicklung neben der Gefahr besteht des Sich-Verfehlens. Der Begriff des Selbst wird, wie sich in der Definition Winnicotts zeigt, zu einer Verdichtung seines theoretischen und klinischen Anliegens, das Person-Sein aus der frühen Mutter-Kind-Beziehung sich entfalten zu sehen und zu zeigen, daß es sich auch weiterhin in der Ausdehnung des potentiellen Raumes zwischen Baby und Mutter bewegt und realisiert.

8 Das nichtkommunizierende Selbst

Es mag einem in den Sinn kommen zu fragen, was Winnicott in seiner Definition vom Selbst (1971) nicht aufgegriffen hat von dem, was er früher schon über das Selbst gesagt hatte. Winnicott hat 1963 einen Aufsatz geschrieben, den er mit einer sehr persönlichen Bemerkung einleitete: »Während ich ... von keinem festgelegten Punkt ausging, kam ich zu meiner Überraschung bald dazu, das Recht zur Nicht-Kommunikation zu verteidigen. Dies war ein Protest aus meinem Innersten gegen die erschreckende Phantasie, unendlich ausgenützt zu werden«. Der Aufsatz heißt »Communicating and not Communicating Leading to a Study of Certain Opposites«. In Anlehnung an den Gedanken, den er vorher (1960a) in der Frage nach einem zentralen Selbst und dabei noch in Verbindung mit dem Begriff des Wahren Selbst geäußert hatte, vertritt Winnicott hier die Auffassung, daß in jedem Menschen, im Zentrum einer jeden Person ein geheimes Selbst ist, ein »incommunicado element«, das für immer schweigt. Er nimmt an, daß es auch im Falle von Gesundheit einen Kern der Persönlichkeit gibt, der niemals mit objektiv wahrgenommenen Objekten kommuniziert, und weiter, daß die einzelne Person darum weiß, daß niemals mit diesem Kern kommuniziert werden darf, ebenso wie er für die äußere Realität unerreichbar sein muß. Winnicott nimmt an, daß beim gesunden Individuum ein Bedürfnis be-

steht, das dem Wahren Selbst der Persönlichkeit mit einer Organisation von einem Falschen Selbst entspricht, oder, wie er kurz sagt, der gespaltenen Persönlichkeit, nämlich ein Bedürfnis, mit subjektiven Objekten umzugehen.

»Although healthy persons communicate and enjoy communicating, the other fact is equally true, that *each individual is an isolate, permanently non-communicating, permanently unknown, in fact unfound*« (1963; s. Anmerkung 46 am Ende des Kapitels).

Hier besteht eine Beziehung zu dem, was Winnicott zuvor über die Fähigkeit, allein zu sein, geschrieben hatte, von der er sagte, daß sie entweder ein höchst verfeinertes Phänomen ist, das sich nach der Herstellung der Dreierbeziehung entwickelt, oder daß sie ein Phänomen der frühen Kindheit ist, das deshalb von Interesse sei, weil es die Grundlage für die differenzierte Form des Alleinseins darstellt.

Bei einer normalen Entwicklung nimmt Winnicott drei Linien der Kommunikation an: die Kommunikation, die für immer eine schweigende ist (aktiv im Gegensatz zur reaktiv schweigenden Kommunikation beim Wahren Selbst in der gespaltenen Persönlichkeit), weiter die explizite Kommunikation, die indirekt ist, Freude bereitet und unter anderem den Gebrauch der Sprache einschließt, und schließlich die Kommunikation, die dem intermediären Raum verhaftet ist, zum Spielen führt und weiter zur kulturellen Erfahrung, eine Kommunikation, die Winnicott einen höchst wertvollen Kompromiß nennt.

Die Nicht-Kommunikation ist nicht averbal: »it is like music of the spheres, absolutely personal. It belongs to being alive. And in health, it is out of this that communication naturally arises« (1963). Der Künstler ist für Winnicott der Mensch, der in ganz besonderer Weise einem Dilemma ausgesetzt ist – da er sich zwei gleichzeitig bestehenden Tendenzen ausgesetzt sieht – dem Bedürfnis, das ein sehr drängendes ist, sich mitzuteilen, und dem noch drängenderen Bedürfnis, nicht gefunden zu werden, d. h., das Zentrum seiner Person zu schützen und schweigend mit subjektiven Objekten zu kommunizieren.

Winnicott streift auch in diesem Artikel nur kurz die Möglichkeit, seine theoretische Annahme mit der psychoanalytischen Theorie in Verbindung zu diskutieren. Die Frage, ob die hier beschriebene schweigende Kommunikation mit dem Konzept des primären Narzißmus zu tun hat, wird von ihm aufgeworfen und unbeantwortet gelassen. Statt dessen geht er auf die klinische Bedeutung seiner Hypothese ein. Klinisch hat für Winnicott die Annahme vom Individuum als einem isolierten Wesen Relevanz für das Studium der Kindheit, der Adoleszenz und der Psychose. Ich möchte mit einem Auszug aus seinen Gedanken über die Adoleszenz schließen, der klinische Erfahrung und persönliche Aussage in einer für Winnicott ungewöhnlichen Weise verbindet:

»Jungen und Mädchen in der Adoleszenz lassen sich auf mancherlei Weise beschreiben, und eine davon betrifft den Jugendlichen als Isolierten. Die Bewahrung der persönlichen Isoliertheit ist ein Teil der Suche nach Identität und nach dem Erwerb einer persönlichen Kommunikationstechnik, die nicht zu einer Vergewaltigung des zentralen Selbst führt. Dies kann ein Grund sein, warum Jugendliche im allgemeinen die psychoanalytische Behandlung scheuen, obwohl sie sich für psychoanalytische Theorien interessieren. Sie haben das Gefühl, sie würden durch die Psychoanalyse vergewaltigt, nicht sexuell, aber geistig. In der Praxis kann es der Analytiker vermeiden, derartige Ängste des Jugendlichen zu bestätigen, aber er muß darauf gefaßt sein, ganz und gar auf die Probe gestellt zu werden, und bereit, indirekte Kommunikation anzuwenden und einfache Nicht-Kommunikation zu erkennen.

In der Adoleszenz, wenn das Individuum pubertären Veränderungen unterworfen ist und noch nicht ganz bereit ist, ein Mitglied der Erwachsenengesellschaft zu werden, verstärkt sich die Abwehr gegen das Gefundenwerden, das heißt gegen das Gefundenwerden, bevor man da ist, um gefunden zu werden. Was wirklich personal ist und sich real anfühlt, muß um jeden Preis verteidigt werden, selbst dann, wenn dies eine vorübergehende Blindheit gegen den Wert des Kompromisses bedeutet. Jugendliche bilden eher ›Haufen‹ als Gruppen, und dadurch, daß sie gleich aussehen, betonen sie die fundamentale Einsamkeit jedes Individuums« (1963).

Anmerkungen

Anmerkung 1: »Ein Wort wie ›Selbst‹ weiß mehr als wir, es gebraucht uns und vermag uns zu beherrschen.« (Übersetzung von L. Schacht)

Anmerkung 2: »So ein Ding wie ein Baby gibt es gar nicht.« (Übersetzung von L. Schacht)

Anmerkung 3: »Daß, bevor Objektbeziehungen bestehen, sich die Sachlage folgendermaßen darstellt: Die Einheit ist nicht das Individuum, die Einheit ist ein Gefüge aus Umwelt und Individuum. Der Schwerpunkt des Seins geht nicht vom Individuum aus. Er liegt im Gesamtgefüge: Durch genügend gute Kinderpflege, Technik, genügend gutes Halten und genügend gute Versorgung wird die Schale allmählich übernommen, und der Kern (der für uns die ganze Zeit wie ein menschliches Baby ausgesehen hat) kann anfangen, ein Individuum zu sein.« (Übersetzung aus Winnicott, 1976)

Anmerkung 4: »Die geistige Gesundheit des menschlichen Wesens wird in der frühen Kindheit durch die Mutter festgelegt, die eine Umwelt vermittelt, in der komplexe, aber wesentliche Prozesse im Selbst des Kleinkindes vervollständigt werden können.« (Übersetzung von L. Schacht)

Anmerkung 5: »Nichtsdestoweniger, es ist mir möglich, das Wort zu nehmen ..., das ich in einem anderen Zusammenhang gebraucht habe, und zu sehen, wie es durch detaillierte klinische Arbeit in der Kinderpsychiatrie und -psychoanalyse veranschaulicht wird.« (Übersetzung von L. Schacht)

Anmerkung 6: »Im Bezug auf diesen Artikel hat die Hauptsache mit dem Wort ›Selbst‹ zu tun. Ich habe mich gefragt, ob ich etwas über dieses Wort niederschreiben könnte, aber natürlich, kaum hatte ich mich daran gemacht, fand ich, daß auch in meiner Vorstellung reichlich Ungewißheit dazu besteht, welche Bedeutung ich ihm beimesse. Ich fand, daß ich das Folgende geschrieben hatte:

Für mich ist das Selbst, das nicht das Ich ist, die Person, die sie selbst ist, die ausschließlich sie selbst ist, die in ihrer Ganzheit auf der Operation des Reifungsprozesses basiert. Zur gleichen Zeit besitzt das Selbst verschiedene Teile, ja, es setzt sich in der Tat aus diesen Teilen zusammen. Diese Teile agglutinieren im Verlaufe der Operation des Reifungs-

prozesses in der Richtung, die von innen nach außen geht, unterstützt, wie dies der Fall sein muß (maximal zu Beginn), durch die menschliche Umgebung, die hält, die handhabt und in lebendiger Weise begünstigend wirkt. Das Selbst findet sich natürlich im Körper angesiedelt, doch mag es unter Umständen vom Körper oder umgekehrt der Körper von ihm dissoziiert werden. Das Selbst erkennt sich wesentlich in den Augen und im Gesichtsausdruck der Mutter wieder und im Spiegel, der das Gesicht der Mutter vertreten kann. Schließlich gelangt das Selbst an einer signifikanten Beziehung zwischen dem Kind und der Summe von Identifikationen die (nach genügender Inkorporation und Introjektion von mentalen Repräsentanzen) in der Gestalt einer inneren psychischen lebendigen Realität organisiert werden, in Erscheinung. Die Beziehung zwischen dem Jungen oder dem Mädchen mit seiner oder ihrer eigenen inneren psychischen Organisation wird entsprechend der Erwartungen modifiziert, die von seiten des Vaters oder der Mutter oder von denen ausgehen, die im äußeren Leben des Individuums bedeutend geworden sind. Es ist das Selbst und das Leben des Selbst, das allein der Handlung oder dem Leben vom Standpunkt des Individuums aus Sinn verleiht, das bisher gewachsen ist und das fortfährt von der Abhängigkeit und Unreife in Richtung Unabhängigkeit und in Richtung der Fähigkeit zu wachsen, sich mit reifen Liebesobjekten zu identifizieren, ohne die individuelle Identität aufzugeben.

Sie mögen das nicht hilfreich finden, doch auf jeden Fall schien es mir eine wertvolle Sache zu sein, dies versuchsweise niederzuschreiben. Wahrscheinlich mag ich es ändern wollen.

Sie stehen natürlich allein da mit demselben Problem das Sie zu Beginn hatten, das darin liegt, wie ›Selbst‹ zu übersetzen ist, ohne dasselbe Wort zu wählen, das Sie auch für die Übersetzung von ›Ich‹ wählen würden. Lassen Sie mich versuchen hilfreicher zu sein. Ich nehme an, daß derjenige, der den Begriff ›Selbst‹ verwendet, sich auf einer anderen Ebene befindet als derjenige, der den Begriff ›Ich‹ verwendet. Die erste Ebene hat mit dem Leben und mit leben in direkter Weise zu tun, auf der zweiten Ebene, wo das Wort ›Ich‹ (le moi) gebraucht wird, ist derjenige, der spricht oder schreibt, distanzierter, weniger involviert, vielleicht klarer wegen der Fähigkeit, all das gebrauchen zu können, was den intellektuellen Zugang umfaßt.« (Übersetzung von L. Schacht)

Anmerkung 7: »Man kann den Ausdruck ›Ich‹ gebrauchen, um jenen Teil der wachsenden menschlichen Persönlichkeit zu bezeichnen, der dazu neigt, sich unter geeigneten Bedingungen zu einer Einheit zu integrieren ... Wir werden sehen, daß das Ich sich der Untersuchung darbietet, lange bevor das Wort ›Selbst‹ relevant ist. Das Wort ›Selbst‹ wird sinnvoll, wenn das Kind angefangen hat, seinen Intellekt zu benützen, um das anzuschauen, was andere sehen oder fühlen oder hören und was sie begreifen, wenn sie diesem Säuglingskörper begegnen.« (Übersetzung aus Winnicott, 1974)

Anmerkung 8: »Gewiß kann vor der Geburt über die Psyche gesagt werden, daß es ein persönliches Vorwärtsgelangen gibt, eine Kontinuität der Erfahrung. Diese Kontinuität, die auch der Beginn des Selbst genannt werden könnte, wird periodisch durch solche Phasen unterbrochen, die Reaktionen auf Übergriffe beinhalten. Das Selbst beginnt Erinnerungen von begrenzten Phasen einzuschließen, in denen die Reaktion auf einen Übergriff die Kontinuität stört.« (Übersetzung von L. Schacht)

Anmerkung 9: »Ich bedeutet hier eine Summe von Erfahrung. Das Individuelle Selbst beginnt als eine Summation von Erfahrungen der Ruhe.« (Übersetzung von L. Schacht)

Anmerkung 10: »Ich werde nicht damit beginnen, einen historischen Überblick zu geben und zu zeigen, wie sich meine Ideen aus den Theorien anderer entwickelt haben, denn meine Gedanken gehen andere Wege. Ich nehme dies und das hier und dort auf, und dann, zu allerletzt, schaue ich interessiert nach, um herauszubekommen, wo ich was gestohlen habe. Vielleicht ist diese Methode nicht schlechter als irgendeine andere.« (Übersetzung aus Winnicott, 1976)

Anmerkung 11: »... weil ich als Pädiater sprechen möchte, der gewohnheitsmäßig an das sich entwickelnde Kind und an den sich entwickelnden Säugling denkt. Für den Pädiater gibt es eine Kontinuität in der Entwicklung des Individuums ... Das Ziel der Kinderpflege besteht nicht nur darin, ein gesundes Kind hervorzubringen, sondern auch darin, die Entwicklung eines gesunden Erwachsenen zu ermöglichen.« (Übersetzung aus Winnicott 1976)

Anmerkung 12: »Wenn überhaupt analytische Arbeit geleistet werden soll, muß der Analytiker an die menschliche Natur und an den Entwicklungsprozeß glauben.« (Übersetzung aus Winnicott, 1976)

Anmerkung 13: »(wenn sie spüren, daß sie dazu in der Lage sind) ohne das Delikate an dem zu verunglimpfen, was präverbal, nicht in Worte gefaßt oder faßbar ist, es sei denn in der Dichtung.« (Übersetzung von L. Schacht)

Anmerkung 14: »Anstatt ihr ganz eigenes Selbst zu sein, wird sie jetzt schnell der Dinge überdrüssig und verliert jedes Interesse an einem nach dem anderen Spielzeug.« (Übersetzung von L. Schacht)

Anmerkung 15: »Gewiß kann vor der Geburt ... (s. Anm. 8) Hier mag beobachtet werden, daß der Säugling zur Reaktion gezwungen ist, aus einem Zustand des ›Seins‹ herausgedrängt wird. Dieser Zustand des Seins kann nur unter bestimmten Bedingungen zustande kommen. Wenn er reagieren muß, befindet sich der Säugling nicht im Zustand des ›Seins‹.

Es mag hervorgehoben werden, daß am bedeutendsten das Trauma ist, das die Notwendigkeit zu reagieren darstellt. Reagieren kommt in dieser Phase der menschlichen Entwicklung einem vorübergehenden Verlust an Identität gleich. Dadurch wird ein extremes Gefühl von Unsicherheit bewirkt und die Basis für die Erwartung weiterer Beispiele von Verlust der Kontinuität des Selbst, ja sogar eine angeborene (wenn nicht ererbte) Hoffnungslosigkeit im Hinblick auf das Erlangen eines persönlichen Lebens.« (Übersetzung von L. Schacht)

Anmerkung 16: »Die erste Ich-Organisation entsteht aus dem Erleben drohender Vernichtung, zu der es jedoch nicht kommt, auf die immer eine Wiederherstellung folgt.« (Übersetzung aus Winnicott, 1976)

Anmerkung 17: »Sie wissen, was es heißt, im Zustand akuter Konfusion oder in der Todesangst der Desintegration zu sein. Sie wissen, was es heißt, fallengelassen zu werden, für immer zu fallen oder in die psychosomatische Uneinigkeit gespalten zu werden. Mit anderen Worten, sie haben Trauma erfahren, und ihre Persönlichkeiten müssen um die Organisierung von Abwehrformen, die auf das Trauma gefolgt war, aufgebaut werden.« (Übersetzung von L. Schacht)

Anmerkung 18: »... bietet die Voraussetzung, daß die kindliche Konstitution hervortreten kann, daß die Entwicklungsmöglichkeiten beginnen können, sich zu entfalten, und daß das Kind spontan Bewegung erleben und die diesen frühen Lebensphasen angemessenen Empfindungen haben kann.« (Übersetzung aus Winnicott, 1976)

Anmerkung 19: »Lassen Sie uns versuchen, den Job der Muttrer zu studieren. Wenn der Säugling sich zu einem Wesen entwickeln soll und die Welt zu erfassen beginnen soll, wenn er je innerlich zusammenwachsen und kohärent werden soll, dann sind folgende Gegebenheiten auf seiten der Mutter lebensnotwendig: sie muß existieren, fortfahren zu existieren, sie muß riechen, atmen, und ihr Herz muß schlagen. Sie muß in jedweder Weise spürbar werden. Sie liebt in einer körperlichen Weise, vermittelt Berührung, Wärme, Bewegung und Ruhe entsprechend den Bedürfnissen des Babys. Sie stellt für das Baby die Gelegenheit dar, einen Übergang zwischen dem Ruhezustand und dem der Erregung zu durchstehen – indem sie das Baby nicht plötzlich mit Nahrung überfällt oder mit der Forderung nach einer Erwiderung auf sie. Sie stellt angemessene Nahrung zur angemessenen Zeit zur Verfügung. Zu Beginn läßt sie den Säugling bestimmen, während sie bereit ist, sich für eine Antwort zur Verfügung zu stellen (da das Kind noch zu sehr ein Teil ihrer selbst ist). Allmählich führt sie die gemeinsame Umwelt ein, indem sie diesen Vorgang vorsichtig abstuft entsprechend den von Tag zu Tag und Stunde zu Stunde wechselnden Bedürfnissen des Kindes. Sie schützt das Baby vor Zwischenfällen und Schocks (Türenknallen während das Baby gestillt wird), indem sie die körperliche und gefühlsmäßige Situation einfach genug hält, so daß der Säugling diese verstehen kann und dennoch reich genug im Einklang mit der wachsenden Fähigkeit des Kindes. Sie stellt Kontinuität zur Verfügung. Indem sie an das Kind als an ein eigenständiges, um seiner selbst willen existierendes Wesen glaubt, überstürzt sie diese Entwicklung nicht und versetzt den Säugling somit in die Lage, Zeitgefühl zu entwickeln und das Gefühl eines inneren persönlichen Wachstums. Für die Mutter ist das Kind von Anfang an ein ganzheitliches menschliches Wesen, und das befähigt sie, seinen Mangel an Integration und sein schwaches Im-Körper-Leben zu ertragen.« (Übersetzung von L. Schacht)

Anmerkung 20: »... der Beginn ist eine Summation von Anfängen.« (Übersetzung von L. Schacht)

Anmerkung 21: »Entspannung bedeutet für den Säugling, daß er nicht das Gefühl haben muß, Integration leisten zu müssen, da die ichstützende Funktion der Mutter gewährleistet ist.« (Übersetzung von L. Schacht)

Anmerkung 22: »Die Grundlage für dieses Innewohnen ist eine Verknüpfung motorischer und sensorischer und funktionaler Erfahrungen mit dem neuen Zustand des Säuglings, eine Person zu sein. Als weitere Entwicklung entsteht etwas, das man als begrenzende Membran bezeichnen könnte, die (im gesunden Zustand) in gewissem Maß mit der Oberfläche der Haut gleichzusetzen ist und ihre Stellung zwischen dem Ich und dem Nicht-Ich des Säuglings einnimmt. So kommt der Säugling dazu, ein Innen und ein Außen und ein Körperschema zu haben.« (Übersetzung aus Winnicott, 1974)

Anmerkung 23: »... kann der Schwerpunkt des Seins im Mittelpunkt des Gefüges aus Umwelt und Individuum liegen, im Kern und nicht in der Schale. Der Mensch, der sich nun als Wesen vom Mittelpunkt her entwickelt, kann seinen Ort im Körper des Kindes finden, er kann beginnen, eine äußere Welt zu erschaffen und zugleich eine begrenzende Membran und ein Inneres zu erwerben.« (Übersetzung aus Winnicott, 1976)

Anmerkung 24: »Man könnte sagen, die Mutter mache aus dem schwachen Ich des Babys ein starkes, weil sie da ist und alles verstärkt, wie die Servolenkung bei einem Autobus.« (Übersetzung aus Winnicott, 1974)

Anmerkung 25: »Wie sie ausschaut, hängt davon ab, was sie selbst erblickt.« (Übersetzung von L. Schacht)

Anmerkung 26: »Wenn ich schaue, werde ich gesehen, also existiere ich. Ich kann es mir jetzt leisten zu schauen und zu sehen. Ich schaue nun in kreativer Weise und was ich erfasse, nehme ich auch wahr.« (Übersetzung von L. Schacht)

Anmerkung 27: »Betrachten wir ... die innere psychische Realität, den individuellen Besitz jedes einzelnen, soweit er in seiner Entwicklung eine reife Integration und den Aufbau eines einheitlichen Selbst mit Innenwelt, Außenwelt und Grenzschicht erreicht hat. Auch hier ergeben sich aus dem Erbgut und dem Persönlichkeitsaufbau, aus introjizierten Anteilen der Umwelt und projizierten Anteilen der Persönlichkeit fest vorgegebene Voraussetzungen.« (Übersetzung aus Winnicott, 1973)

Anmerkung 28: »Ich stelle mir den Prozeß so vor, als ob sich aus entgegengesetzten Richtungen zwei Linien einander näherten, die sich wahrscheinlich berühren werden. Wenn sie sich schneiden, entsteht ein Augenblick der Illusion – ein Stückchen Erfahrung, das der Säugling entweder als seine eigene Halluzination oder als ein Ding nehmen kann, das zur äußeren Realität gehört.« (Übersetzung aus Winnicott, 1976)

Anmerkung 29: »Vom Standpunkt des Beobachters aus scheint eine ›Beziehung zu einem Objekt haben‹ im Sinne eines primären Fusionszustandes vorzuliegen, aber man muß sich daran erinnern, daß das Objekt zu Beginn ein subjektives Objekt ist. Ich habe diesen Begriff subjektives Objekt deshalb gewählt, um die Diskrepanz zwischen dem was beobachtet, und dem, was vom Baby erfahren werden kann, hervorzuheben.« (Übersetzung von L. Schacht)

Anmerkung 30: »Wenn man die Kommunikation zwischen Baby und Mutter beschreibt, dann besteht da die essentielle Dichotomie. Die Mutter kann zu den kindlichen Formen des Erlebens zusammenschrumpfen, aber das Baby kann sich nicht zur erwachsenen Aufgeklärtheit aufplustern.« (Übersetzung von L. Schacht)

Anmerkung 31: »In der Frühentwicklung des Menschen ermöglicht die Umwelt, die sich gut genug verhält (die eine ausreichend gute aktive Anpassung zuwege bringt), persönliches Wachstum. Die Prozesse des Selbst können dann aktiv weiterlaufen in einer ununterbrochenen Abfolge lebendiger Weiterentwicklungen. Wenn die Umwelt sich nicht gut genug verhält, wird das Individuum zu Reaktionen auf Übergriffe veranlaßt, und die Prozesse des Selbst werden unterbrochen. Wenn dieser Zustand eine gewisse quantitative Grenze erreicht, wird der Kern des Selbst geschützt; es tritt eine Stockung ein, das Selbst kann keine weiteren Fortschritte machen, bis die verfehlte Umweltsituation auf die Weise wieder in Ordnung gebracht wird, die ich beschrieben habe. Während das Wahre Selbst geschützt wird, entwickelt sich ein Falsches Selbst, das auf der Grundlage von Abwehr und Gefügigkeit, auf der Annahme der Reaktion auf Übergriffe aufgebaut ist. Die Entwicklung eines Falschen Selbst ist eine der erfolgreichsten Abwehrorganisationen, die den Kern des Wahren Selbst schützen soll, und ihr Vorhandensein ruft das Gefühl der Vergeblichkeit hervor.« (Übersetzung aus Winnicott, 1976)

Anmerkung 32: »Es muß betont werden, daß ich, wenn ich von der Erfüllung der Bedürfnisse des Säuglings spreche, nicht Triebbefriedigung meine. In dem Bereich, den ich untersuche, sind die Triebe für den Säugling noch nicht klar als etwas Inneres definiert. Die Triebe können ebenso außen sein wie ein Donnerhall oder ein Schlag. Das Ich des Säuglings baut Stärke auf und erlangt infolgedessen allmählich einen Zustand, in dem Es-Forderungen als Teil des Selbst empfunden werden und nicht als etwas, das aus der Umwelt kommt. Wenn diese Entwicklung eintritt, wird die Es-Befriedigung zu einer sehr wichtigen Verstärkung des

Ichs oder des Wahren Selbst; aber Es-Erregungen können traumatisch sein, wenn das Ich noch nicht fähig ist, sie einzubeziehen, und die damit verbundenen Risiken und die Frustrationen, die erlebt werden bis zu dem Zeitpunkt, in dem die Es-Befriedigung zur Tatsache wird, zu ertragen.« (Übersetzung aus Winnicott, 1974)

Anmerkung 33: »Ein Beispiel: Ein Baby trinkt an der Brust und erlangt Befriedigung. Dieser Umstand an sich zeigt noch nicht, ob es ein ichsyntones Es-Erlebnis hat oder ob es, im Gegenteil, das Trauma einer Verführung erleidet, eine Bedrohung der persönlichen Ich-Kontinuität oder eine Bedrohung durch ein nicht ichsyntones Es-Erlebnis, mit dem das Ich nicht fertigzuwerden imstande ist.« (Übersetzung aus Winnicott, 1974)

Anmerkung 34: «Der Prozeß, der zur Fähigkeit des Symbolgebrauchs führt, kommt nicht in Gang (oder er wird unterbrochen), womit ein Sich-Zurückziehen des Säuglings von bereits gewonnenen Vorteilen einhergeht.« (Übersetzung aus Winnicott, 1974)

Anmerkung 35: »Aus dem Problem der Unintegriertheit erwächst ein anderes, das der Dissoziationen ... Meiner Meinung nach erwächst aus der Unintegriertheit eine Reihe von Erscheinungen, die man dann Dissoziationen nennt, weil die Integration unvollständig oder bruchstückhaft geblieben ist.« (Übersetzung aus Winnicott, 1976)

Anmerkung 36: »Der Säugling kann jetzt anfangen, die Illusion des omnipotenten Erschaffens und Lenkens zu genießen; dann kann er allmählich das illusorische Element erkennen lernen, die Tatsache, daß er spielt und phantasiert. Hier ist die Grundlage für das Symbol, das zunächst sowohl die Spontaneität oder Halluzination des Säuglings ist, als auch das geschaffene und schließlich besetzte äußere Objekt.« (Übersetzung aus Winnicott, 1974)

Anmerkung 37: »Das gesunde Individuum, dessen Selbst einen gefügigen Aspekt hat, das aber existiert und ein kreatives und spontanes Lebewesen ist, hat zugleich eine Fähigkeit, Symbole zu gebrauchen. Mit anderen Worten, Gesundheit ist hier eng verbunden mit der Fähigkeit des Individuums, in einem Bereich zu leben, der zwischen Traum und Realität liegt, dem Bereich, den man das ›kulturelle Leben‹ nennt. Im Gegensatz dazu findet sich, wo ein hoher Grad der Spaltung zwischen dem Wahren Selbst und dem Falschen Selbst besteht (das das Wahre Selbst verbirgt), eine schlechte Fähigkeit des Symbolgebrauchs und eine Verarmung des kulturellen Lebens. An Stelle kultureller Aktivitäten beobachtet man bei solchen Menschen äußerste Ruhelosigkeit, Konzentrationsunfähigkeit und ein Bedürfnis, aus der äußeren Realität störende Einflüsse auf sich zu ziehen, so daß die Lebenszeit des Individuums mit Reaktionen auf diese Störungen ausgefüllt werden kann.« (Übersetzung aus Winnicott, 1974)

Anmerkung 38: »Es ist eng verknüpft mit der Vorstellung vom Primärvorgang und ist am Anfang im wesentlichen nicht reaktiv gegenüber äußeren Reizen, sondern primär.« (Übersetzung aus Winnicott, 1974)

Anmerkung 39: »... ohne sie hat die Vorstellung von einer Beziehung zu einem Objekt, das von anderen als etwas außerhalb des betreffenden Menschen Liegendes wahrgenommen wird, keine Bedeutung für diesen Menschen.« (Übersetzung aus Winnicott, 1976)

Anmerkung 40: »Gerade im Spielen und nur im Spielen kann das Kind und der Erwachsene sich kreativ entfalten und seine ganze Persönlichkeit einsetzen, und nur in der kreativen Entfaltung kann das Individuum sich selbst entdecken.« (Übersetzung aus Winnicott, 1973)

Anmerkung 41: »... Spielen ermöglicht Reifung und damit Gesundheit, es führt zu Gruppenbeziehungen; es kann eine Form der Kommunikation in der Psychotherapie sein; und schließlich hat sich Psychoanalyse als eine hochdifferenzierte Art des Spielens im Dienste der Kommunikation des Patienten mit sich selbst und anderen entwickelt.« (Übersetzung aus Winnicott, 1973)

Anmerkung 42: »... Obwohl ich Freuds Beschreibung des Spiels mit der Garnrolle schon lange kenne und obwohl sie mich immer schon zur eingehenden Beobachtung des Spiels kleiner Kinder angeregt hat ...« (Übersetzung von L. Schacht)

Anmerkung 43: »Auf der Basis des Sehens und des kreativen Nach-der-Welt-Ausreichens kann das Baby in die Lage versetzt werden, sich anzupassen, ohne das Gesicht zu verlieren. Wenn das Muster anders herum verläuft und die Willfährigkeit überwiegt, dann denken wir an einen krankhaften Zustand und sehen eine schlechte Voraussetzung für die Entwicklung des Individuums.« (Übersetzung von L. Schacht)

Anmerkung 44: »a) Entspannung, die sich unter der Voraussetzung vollzieht, daß der Patient aufgrund von Erfahrung genügend Vertrauen entwickelt hat; b) schöpferische, körperliche und geistige Aktivität, die sich im Spiel manifestiert; c) die Zusammenfassung dieser Erfahrungen, die die Grundlage für ein Selbstgefühl abgibt.« (Übersetzung aus Winnicott, 1973)

Anmerkung 45: »Es ist, als wenn ein Kunstwerk einem analytischen Prozeß unterzogen würde. Kann man sicher sein, daß die Fähigkeit, das Kunstwerk wertzuschätzen, nicht durch das Suchlicht zerstört werden wird, das auf das Bild geworfen wird?« (Übersetzung von L. Schacht)

Anmerkung 46: »Wenn auch gesunde Menschen kommunizieren und es genießen, so ist doch die Tatsache ebenso wahr, daß jedes Individuum ein isoliertes Wesen ist, ständig nichtkommunizierend, ständig unbekannt, tatsächlich ungefunden.« (Übersetzung von L. Schacht)

KAPITEL 14

Entstehung von Beziehungen: Bindungstheorie

Lotte Köhler

1 Einleitung

Menschliche Beziehungen entstehen aus Interaktionen, die das Neugeborene mit seinen Pflegepersonen hat. Diese in der Gegenwart stattfindenden Interaktionen finden ihren Niederschlag in Gedächtnisspuren, die zu sogenannten »Arbeitsmodellen« (Bowlby, 1975), organisiert werden. Diese beinhalten Erwartungen dessen was kommen wird, und Verhaltensprogramme, die gestatten, damit in optimal angepaßter Weise umzugehen. Auf diese Weise wird allmählich Chaos in jene Information verwandelt, die zum Überleben notwendig ist. Dabei eignet sich das Neugeborene auch solche Informationen an, über die die Umgebung verfügt. Es kommt daher zu einer nicht nur biologisch-genetisch vermittelten, sondern auch zu einer sozial vermittelten Vererbung. Aus den derart entstehenden Gedächtnisspuren und Arbeitsmodellen werden schließlich »generalisierte Interaktionsrepräsentanzen« (Stern, 1992), die auch in Abwesenheit des Objektes aufgerufen werden können, die somit »halluzinierte Wunscherfüllungen« gestatten oder auch Phantasien, Tagträume etc. Man muß vermuten, daß die frühesten Repräsentanzen »Ereignisrepräsentanzen« sind, in denen Selbst, Objekt und die wechselseitige Interaktion einschließlich der dazugehörigen Motivationslage und Affekte als Ganzes aufbewahrt werden.

Die modernen Methoden der Beobachtung und Untersuchung präverbaler Kinder haben in den letzten zwei bis drei Jahrzehnten die zuvor bestehenden Ansichten über Säuglinge revolutioniert.* Das menschliche Neugeborene ist demnach nicht, wie Freud meinte, ein »polymorph-perverses« Triebbündel, das durch Abfuhr seiner Triebspannungen den bedürfnislosen Nirvana-Zustand anstrebt, wie er angeblich in utero herrscht. Es ist auch nicht passiver Empfänger der Fürsorge der Mutter bzw. der nährenden Pflegeperson. Es ist vielmehr von Geburt an mit vielen im Laufe der Phylogenese entwickelten Möglichkeiten ausgestattet, den Kontakt mit den für sein Überleben wichtigen Bezugspersonen in Gang zu setzen und zu regulieren sowie die Interaktion mit ihnen und die sich daraus entwickelnde Beziehung **aktiv** mitzugestalten. Es sucht nicht Nirvana, sondern optimale Stimulation, die bei entsprechender Regelmäßigkeit zu Vorhersagbarkeit wird und damit aus Ungewißheit Information, aus Unvorhersagbarkeit Gewißheit entstehen läßt.

2 Bedeutung angeborener Eigenschaften und Fähigkeiten

Für die frühe Interaktion mit der Pflegeperson sind von Belang**:

2.1 Temperament

Darunter versteht man laut Thomas und Chess (1977) neun offenbar genetisch bedingte Verhaltensstile:
1. die motorische Aktivität;
2. die Rhythmik (sie bezieht sich auf die zeitliche Vorhersagbarkeit einer jeden biologischen Funktion);
3. die Annäherung (die Art der ersten Reaktion auf einen neuen Reiz);
4. die Anpassungsfähigkeit (Reaktionen auf neue oder veränderte Situationen);
5. den Schwellenwert der Reaktion (Intensität, die ein Reiz haben muß, um eine Reaktion auszulösen);
6. Intensität der Reaktion (d.h. ihr Energieniveau);
7. Qualität der Stimmung (freudig versus unzufrieden, weinerlich);
8. die Ablenkbarkeit (in welchem Ausmaß wird die Richtung des ablaufenden Verhaltens durch Umgebungsreize geändert);
9. die Aufmerksamkeitsspanne und Ausdauer (Zeitdauer, über die hinweg eine Aktivität, auch angesichts von Hindernissen, verfolgt wird).

Man sieht, daß hier ganz andere Kategorien als die von der frühen Psychoanalyse für ausschlaggebend angesehen orale Triebbefriedigung eine Rolle spielen.

2.2 Affekte

Man weiß heute, daß es angeborene distinkte Affekte mit bestimmten mimischen Muskelbewegungen und mit bestimmten Reaktionsmustern des autonomen Nervensystems, wie Pulsrate, Atemgeschwindigkeit, elektrischem Hautwiderstand u.ä. gibt (Izard, 1981). Diese Affekte sind vom hedonischen Tonus, d.h. Lust oder Unlust, zu unterscheiden. Die angeborenen Affekte sind: Distreß – ein Ausdruck von Qual, Verzweiflung oder Traurigkeit – ferner Wut, Freude,

---

* Ausgiebige Literatur hierzu findet man bei Dornes (1993).
** Das folgende gilt für nicht mit einem Risiko behaftete Säuglinge. Entsprechende Literatur über Risikokinder findet sich bei Greenspan (1989), solche über Frühgeburten bei Malatesta et al. (1989).

Überraschung, Ekel und Interesse. Letzteres ist jener Affekt, der das Explorationsverhalten stimuliert. Später kommen die Affekte von Furcht und Scham hinzu. Was der Säugling von diesen Affekten erlebt, ist umstritten. Auf jeden Fall erlebt er ein propriozeptives Feedback von seiner mimischen Muskulatur, deren Innervation bereits bei der Geburt voll ausgereift ist. Darüber hinaus erlebt er die zum jeweiligen Affekt gehörenden Reaktionen des autonomen Nervensystems so wie der Erwachsene.

Die qualitativ unterschiedlichen Affekte haben aber nicht nur unterschiedliche Ausdrucksmuster mit unterschiedlicher Intensität, Dringlichkeit und hedonischem Tonus, sondern ihr Ausdruck hat eine in der Zeit verlaufende Bewegungskontur. Ein Lächeln z. B. hat einen zeitlichen Ablauf: langsam ansteigend oder heftig ausbrechend etwa, langanhaltend oder abrupt endend. Gleiches gilt für andere Bewegungen und Haltungen. Derartige Bewegungsabläufe sagen etwas über den Charakter und die Befindlichkeit aus, wic z. B. der schleppende Gang eines Depressiven, noch bevor er spricht, auf seine Gemütsverfassung hinweist. Affektive Erlebnis- und Ausdrucksweisen haben ein zeitliches Ablaufmuster. Ein Gefühlsansturm, eine Freude, ein Kummer, eine Einsicht etc. können blitzartig eintreten oder allmählich. Stern (1992) hat diese Bewegungsabläufe »Vitalitätsaffekte« genannt. Sie sind durch alle Erlebnisschichten, Ausdrucks- und Handlungsformen hindurch wirksam. Jeder Mensch scheint ein bestimmtes Bewegungsprofil zu haben, das allen seinen Äußerungen zugrunde liegt, ganz gleich, ob sie sich z. B. in Pflegehandlungen, Stimmduktus oder Zärtlichkeit ausdrücken. Die Art des »neuronalen Feuerns«, wenn auch in unterschiedlichen Bereichen des Nervensystems, scheint gleich zu sein. Diese Konturen gehen also in ganz verschiedene Verhaltens- oder Gefühlsweisen ein. Säuglinge scheinen über angeborene Ordnungsprinzipien zu verfügen, die ihnen gestatten, die Aktivitätskontur vom Verhalten zu abstrahieren und **amodal,** d. h. unabhängig vom Modus des Inputs, sei er nun visuell, auditiv, propriozeptiv usw. wahrzunehmen und zu enkodieren. Was als gleichbleibend wahrgenommen wird, ist eher abstrakt, nämlich Intensität, zeitlicher Ablauf (Dauer, Rhythmus, Takt) und hat eine globale Gestalt.

2.3 Wahrnehmungs- und Kognitionsfähigkeiten

Drei Wochen alte Kinder nehmen nicht nur amodal wahr, sondern auch transmodal: d. h. sie können unterschiedliche Wahrnehmungsmodi wie Sehen, Hören oder Tasten miteinander koordinieren und zwischen ihnen hin- und herschalten. So können Kinder z. B. einen Schnuller mit einem Buckel, den sie im Mund hatten, auch visuell wiedererkennen. Sie koordinieren eine gestrichelte Linie mit einem BipBipBip-Laut und eine durchgezogene Linie mit einem anhaltenden Laut. Sie können ein sprechendes Gesicht, das aber mit einem falschen akustischen Laut dargeboten wird, von einem Gesicht unterscheiden, bei dem Lippenbewegung und Laut über-

einstimmen. Alles dies muß nicht gelernt werden. Es gibt offenbar eine angeborene Verdrahtung zwischen einzelnen Sinneswahrnehmungen.

2.4 Fähigkeit zur Nachahmung der Affekte der Bezugsperson

Kinder ahmen bereits mit drei Tagen einen Erwachsenen, der die Zunge herausstreckt, lächelt, die Stirn runzelt oder Überraschung zeigt, nach (Meltzoff et al., 1993). Laut Auffassung von Basch (1992) liegt diesem Verhalten eine durch das Gesicht des Erwachsenen ausgelöste Reflexhandlung des Neugeborenen zugrunde und nicht etwa eine echte Imitation, die eine größere Reifung des Zentralnervensystems zur Voraussetzung hätte. Wie dem auch sei: Für das Erleben des Kindes ist wichtig, daß es beim Imitieren propriozeptiv das, was es sieht, auch spürt. Auf diese Weise eröffnet sich sozusagen ein Fenster ins Erleben des anderen. Das gilt für die Mutter wie für das Kind. Dieser Mechanismus bildet eine der Grundlagen der Empathie.

3 Vorteile einer Theorie von Motivationssystemen gegenüber der Triebtheorie

Die subtilen Untersuchungsmethoden haben gezeigt, daß die frühen Interaktionen zwischen Mutter und Säugling sich durchaus nicht nur auf die Stillung seiner Nahrungsbedürfnisse und seine Körperpflege beschränken. Schon Spitz (1965) stellte in seinen Untersuchungen zum Hospitalismus fest, daß Kinder in Waisenhäusern und Pflegeheimen trotz medizinisch-hygienisch einwandfreier Pflege erkrankten und starben, wenn etwa zehn Säuglinge von einer Schwester versorgt wurden und sich auf diese Weise mit einer Pflege begnügen mußten, die eine Mutter ohne Hilfe Zehnlingen angedeihen lassen könnte. Spitz meinte, die Säuglinge verkümmerten wegen »fehlender Affektzufuhr«. Was darunter zu verstehen ist, läßt sich heute auf Grund von Beobachtungen der Mutter-Kinder-Interaktion viel genauer beschreiben. Entsprechendes gilt für die Freudsche Auffassung der Frühentwicklung. Freud versuchte, das gesamte Erleben und Verhalten letztlich auf die Wirkung von zwei einander entgegengesetzten Trieben, wie etwa Libido und Aggression und deren Neutralisierung bzw. Abwehr durch das Ich zurückzuführen. Gegen eine so stark vereinfachte Grundannahme spricht u. a. die hohe Komplexität des menschlichen Gehirns. Daher gewinnt die Vorstellung, von »Motivationssystemen« auszugehen, an Plausibilität. Lichtenberg (1989) z. B. vertritt die Hypothese, daß es fünf verschiedene Motivationssysteme gibt, die durch unterschiedliche Auslöser aktiviert werden, nämlich: ein Motivationssysteme zur Regulierung physiologischer Bedürfnisse, eines für Bindung und Verbundenheit, eines, das Erkundung und Selbstbehauptung bestimmt, eines für aversive Reaktionen im Sinne von Widerspruch und Kampf oder von Rückzug, und schließlich eines für sinnlich-sexuelle Bedürfnisse.

4 Das Bindungssystem

In seinem 1969 in englischer, 1975 in deutscher Sprache erschienenen Buch »Bindung« postulierte Bowlby ein biologisch angelegtes Bindungssystem, das in Gefahrensituationen aktiviert wird und sogenanntes Bindungsverhalten auslöst. Bowlby vereinte in seiner Theorie sowohl psychoanalytische wie (aus der Verhaltenslehre abgeleitete) ethologische Gesichtspunkte. Im Gegensatz zu psychoanalytischen Untersuchungen, die sich weitgehend auf Einzelfallstudien stützen, wurden die Bowlby'schen Thesen durch eine von Ainsworth und Mitarbeitern (1978) entworfene Versuchsanordnung, die »Fremde Situation« genannt, einer empirischen Erforschung zugänglich. Mehrere Beobachtungskohorten in den USA, Deutschland (Grossmann) und anderen Ländern, wie z. B. Japan, wurden über Jahre hinweg weiter beobachtet. Es zeigte sich, daß das bei Einjährigen feststellbare Bindungsverhalten zuverlässige Vorhersagen der weiteren Entwicklung gestattet wie sonst keine andere Verhaltensweise. Die Literatur zur Bindungstheorie ist zwischenzeitlich zu Tausenden von Arbeiten angeschwollen, es hat sich eine Schule der Bindungstheorie gebildet, von deren Vertretern neben Bowlby und Ainsworth hier nur Mary Main, Alan Sroufe in den USA sowie Klaus Grossmann und Karin Grossmann in Deutschland genannt seien*.

5 Das Bindungsverhalten

Das Bindungsverhalten zeigt sich darin, daß Nähe zur Bindungsperson – und das ist eine bestimmte, von anderen unterschiedene Person – als einem sicheren Hort gesucht wird. Die fünf Prototypen des Bindungsverhaltens sind 1. Suchen bzw. Rufen, 2. Weinen, 3. Nachfolgen, 4. Anklammern und 5. Protest bei Trennung von der vertrauten Person. In seinen unterschiedlichen Formen, wie z. B. sich rückversichern, anlehnen, Nähe und Kommunikation suchen, tritt es nur auf, wenn Gefahr droht. Diese kann von außen kommen, z. B. durch Reizüberflutung, Ungewißheit oder Trennung von der Bindungsperson, aber auch aus inneren Befindlichkeiten wie Krankheit, Schmerz oder Müdigkeit herrühren, wenn diese nicht aus eigenem Vermögen behoben werden können. Bindungsverhalten entspricht also nicht etwa einem generellen »Abhängigkeitsbedürfnis«. Auch sind *durchaus nicht alle Verhaltensweisen eines Kindes gegenüber seinen Eltern als Bindungsverhalten* zu verstehen. So ist Bindungsverhalten unabhängig von Ernährungs- oder Sexualverhalten.

Das Bindungsverhalten hat sein Gegenstück im biologisch präformierten Pflegeverhalten Erwachsener. Bereits der Schrei des Neugeborenen wirkt auf

alle Erwachsenen so, daß sie das Schreien abstellen wollen.

Das Verlangen, sich an eine Pflegeperson zu binden, ist phylogenetisch angelegt. Die ontogenetische Ausgestaltung findet in den ersten sechs Lebensmonaten statt und ist von den konkreten Eigenschaften der jeweiligen Pflegeperson während dieser Zeit abhängig. Bindungsbedürfnisse bleiben das ganze Leben über bestehen und beeinflussen Emotionen. Man denke an den Kummer, wenn eine Beziehung z. B. durch Tod oder Trennung endet, an die Partnerbeziehung, die aus mehr besteht als aus reiner Sexualität, an die Sehnsucht nach einem Wiedersehen, an das Gefühl der Sicherheit, das man zu finden hofft, wenn man Schutz sucht bei einem Mächtigen oder Rat und Hilfe bei einem Arzt, dem man sich anvertraut.

6 Bindungssystem und Erkundungssystem als Antagonisten

Für Bowlby (1975), der sich hier auch auf Piaget bezieht, sind Erkundung und Erforschung ebenso grundlegende Antriebe wie Nahrungssuche, Sexualität oder Bindungsverhalten. Das Erkundungssystem ist ein Verhaltenssystem (bzw. Motivationssystem im Sinne Lichtenbergs, 1989), das nur aktiviert werden kann, wenn das Bindungssystem nicht zur gleichen Zeit aktiviert ist. Das ist eher bei einem Kind der Fall, das sich sicher fühlt, weil es in seiner Bindungsperson einen sicheren Ausgangspunkt hat, von dem aus es sich Erkundungen freier hingeben kann. Wenn Schutzbedürftigkeit besteht und Bindungsverhalten ausgelöst wurde, steht letzteres im Widerstreit zum Explorationsbedürfnis und den späteren Autonomiebestrebungen, dem Selbermachenwollen des Kindes. Es ist daher logisch, wenn Lichtenberg Erkundung und Selbstbehauptung in einem Motivationssystem zusammenfaßt. Man könnte Bindung, Anlehnung, Schutzsuche, sogenanntes »oknophiles Verhalten« (Balint, 1959) daher auch als den einen Pol eines Gegensatzpaares ansehen, dessen anderer Pol aus Erkundungsverhalten oder »philobatischen« Tendenzen bestünde. Auch könnte man die Mahlersche Phase der Symbiose vom etwa zweiten bis zum siebten Lebensmonat als einen Höhepunkt des Bindungsverhaltens betrachten und den folgenden Trennungs- und Individuationsprozeß als ein phasenspezifisches Schwanken zwischen Bindung und Exploration (Mahler, 1978).

7 Entstehung der Bindung

7.1 Die ersten zwei Lebensmonate: Einstimmung der Grundregulation

Die Entstehungsgeschichte des Bindungsverhaltens beginnt spätestens nach der Geburt, wenn das abgenabelte Neugeborene seine physiologischen Rhythmen in eine eigene Ordnung bringen und mit

---

* Ausgiebige Literatur bei Köhler (1992).

der Umwelt koordinieren muß. Regulationssysteme wie z. B. das der Atem- und Pulsfrequenz, der Körpertemperatur, des Blutzuckers, Wachstumshormons oder Kortisolspiegels müssen allmählich in eine innere Kohärenz gebracht werden, die zirkadian mit dem Schlaf-Wach-Rhythmus verzahnt ist.

Tierversuche an Rattenjungen legen die Hypothese nahe, daß die Anwesenheit der Mutter einzelne dieser Systeme stimuliert, z. B. die Bildung von Wachstumshormon, andere hingegen hemmt, etwa den Kortisolspiegel senkt. Wird ein Rattenjunges von der Mutter getrennt, so entfällt die von ihr ausgeübte »verborgene Regulation« (Hofer, 1994), so daß die Subsyteme eigengesetzlich funktionieren. Im Tierversuch zeigte sich, daß nach etwa zwölfstündiger Trennung die Aktivität, wie etwa Suchverhalten oder Reaktion auf etwas Neues, abgenommen hat. Der »Auskühlung« wird nicht durch erhöhte »Verbrennung«, gegengesteuert. Das wäre das physiologische Korrelat jener »Sparflammenschaltung«, die Mahler bei achtmonatigen Kindern nach der Trennung von ihrer Mutter beschrieb. Herzfrequenz und Wachstumshormonspiegel sinken, der Schlaf-Wach-Rhythmus bricht zusammen, jedoch saugt das Rattenbaby verstärkt, selbst an einem leeren Schnuller, der Kortikosteronspiegel steigt an. Interessant ist nun, mit welchen von der Rattenmutter ausgehenden Reizen den einzelnen Veränderungen bzw. Ausfällen im Experiment gegengesteuert werden kann: Der Zusammenbruch des Schlaf-Wach-Rhythmus ist auf ein Verlust periodisch zugeführter Nahrung und periodisch erfolgender taktiler Reizung zurückführbar. Das Sinken der Herzfrequenz kann durch Nahrungszufuhr behoben werden, jedoch nur, wenn diese durch den Magen erfolgt. Wird das Nest des alleingelassenen Jungen warmgehalten, ist anstelle der Apathie Hyperaktivität zu beobachten. Diese Hyperaktivität wiederum läßt sich verhindern, wenn man dem alleingelassenen Jungen eine nicht laktierende Ratte beigibt; da es von dieser aber keine Nahrung erhält, bleibt die Pulssenkung unbeeinflußt. Das Absinken des Wachstumshormonspiegels ist, zumindest teilweise, auf den Verlust der sensomotorischen Interaktion mit der Mutter zurückzuführen. Es kann durch eine nicht laktierende Pflegmutter oder starke taktile Reize verhindert werden.

Bei menschlichen Frühgeburten konnte nach Beendigung der Inkubatorbehandlung das Absinken des Wachstumshormonspiegels gemildert werden, wenn die Babies zehn Tage lang dreimal täglich fünfzehn Minuten lang gestreichelt und ihnen die Glieder bewegt wurden (Schanberg und Field, 1987).

Dieses sind nur einige Beispiele der vielfältigen Verflochtenheit der von der Mutter bewirkten »verborgenen Regulation«. Erst wenn sich in der Interaktion mit der Mutter kortikale Regulationsmuster beim Jungen gebildet haben, kann auf die Fremdregulation verzichtet werden. Man muß vermuten, daß auch beim Menschen die Vorläufer der späteren Bindung in jenen interaktiv entwickelten physiologischen Regulationsmustern zu suchen sind, die später mit Affekten verknüpft auch symbolisch repräsentiert werden. Dann kann auch die Repräsentanz als Regulator wirken. Es liegen noch keine Untersuchungen vor, inwieweit es bei Trennungserlebnissen neben der bekannten Abfolge von Protest zu Verzweiflung und Hoffnungslosigkeit auch zu einer Entgleisung der physiologischen Regulation kommt, die ursprünglich in der Interaktion mit der Pflegeperson entstanden ist.

Beim menschlichen Neugeborenen werden die einzelnen Subsysteme vornehmlich durch die Pflegehandlungen der Mutter allmählich in eine innere Kohärenz gebracht, die zirkadian mit dem Schlaf-Wach-Rhythmus verzahnt ist. Die Schlaf-Wach-Zustände mit ihren spezifischen »States« – nämlich »Non-REM-Schlaf«, »REM-Schlaf«, »wacher Inaktivität«, »wacher Aktivität« und »Distreß-Schreien« gehören zu den wichtigsten frühen Regulationen und Erfahrungen. Je näher die Mutter mit ihren Pflegehandlungen den Eigenrhythmen des Säuglings kommt, desto schneller wird die Phasenübereinstimmung der Biorhythmen erreicht, desto eher kann das Kind ein Gefühl entwickeln, Ursache zu sein, und auf diese Weise seine **Effektanz** wahrnehmen.

7.2 Dritter bis sechster Lebensmonat: Einstimmung im Spiel von Angesicht zu Angesicht

Wenn sich nach etwa dem zweiten Lebensmonat die von Spitz (1965) beschriebenen neurophysiologischen Reifeschritte vollzogen haben, folgt in der Interaktion die Zeit der »Lächelspiele«, der Spiele von Angesicht zu Angesicht. Dabei treffen sich die Augen der beiden Partner in einem gewissen Rhythmus, der normalerweise vom Kind bestimmt wird. Gewöhnlich schaut die Mutter auf das Kind und das Kind wendet ihr den Blick zu. Das wird begleitet von allen möglichen anderen Äußerungen, wie Lauten, Körper- und Gesichtsbewegungen, und findet seine höchste Steigerung in einem weiten gegenseitigen Lächeln. Das Ganze ist wie ein Tanz in einem Rhythmus mit verschiedenen Figuren. Jeder der beiden Partner verfügt über eine ganze Skala von Ausdrucksmöglichkeiten: Das Kind z. B. schaut die Mutter mit neutralem Gesichtsausdruck an, der Mund öffnet sich, weitet sich, es bewegt den Kopf auf die Mutter zu, gibt Laute von sich, es lächelt voll. Das Lächeln verschwindet, es schaut noch zur Mutter, das Gesicht wird nüchtern, verzieht sich, es schaut durch die Mutter hindurch, wendet den Blick ab, wendet den Kopf weg, wird schlaff, bewegungslos, auch wenn die Mutter es noch zu engagieren versucht. Die Skala der Mutter geht von fehlendem oder geringem Interesse bis zu starkem Interesse: Sie hat ein kleines Lächeln, ein großes Lächeln und ein erstauntes Lächeln. Sie kann mit dem Baby sprechen, sie kann es bewegen, sie kann seinen Finger ergreifen usw. Das Ganze spielt sich in Bruchteilen von Sekunden ab. In einer Sekunde können drei bis vier Verhaltenswechsel stattfinden. Die Interaktionen sind nur durch die Analyse von Zeitlupenaufnahmen in dieser Exaktheit wahrnehmbar.

Eine einfühlsame Mutter sucht sich auf den affektiven Inhalt, die Intensität und deren Änderung – zunehmend oder abnehmend – einzustellen. Es gibt ein Spektrum von affektiver Beteiligung und affektivem Rückzug, das sich in der Orientierung der Aufmerksamkeit, dem Gesichtsausdruck und der Haltung gegenüber dem Partner zeigt. Was zwischen Mutter und Kind zur Übereinstimmung gebracht wird, ist die Richtung der affektiven Änderung. Dabei eilt einer dem anderen um einen Hauch voran, selten befinden sich beide auf genau dem gleichen Beteiligungsniveau.

Die Interaktion mit der Mutter hat aber auch eine physiologische Seite: Der Blickkontakt ist für den Säugling höchst erregend. Sein Puls steigt an. Wendet das Kind nun den Blick ab, um auf diese Weise die Erregung zu vermindern, geht schlagartig auch die Herzfrequenz zurück. Das macht die enge Verzahnung von Interaktion und Selbstregulation deutlich: Das interaktive Moment des Blickkontaktes ist unausweichlich mit der Selbstregulation in Gestalt der Pulsfrequenz verquickt.

Begreift eine Mutter nicht, daß das Blickabwenden ein Indiz für eine benötigte Verarbeitungspause beim Säugling ist, wird dieser gezwungen, die Interaktion abzubrechen, um nicht in einen unerträglichen Erregungszustand zu geraten. Das kann bei einer selbstunsicheren Mutter zur weiteren Folge haben, daß sie sich als Versager fühlt und mit immer stärkeren Annäherungen reagiert. Das Kind macht in diesem Fall die Erfahrung, daß sein Verhalten statt der benötigten Beruhigung eine Steigerung der mütterlichen Aktivität bewirkt, so daß es sich selbst beruhigen muß, indem es immer stärkere Rückzugsmanöver durchführt und zwar gegen den Widerstand der Mutter. Hier erfolgt eine pathologische Entkoppelung von Interaktion und Selbstregulation (Taylor, 1992). Der positive Affekt dieses Kindes wird beeinträchtigt, weil es keine Übereinstimmungserfahrung macht.

Sollten derartige Abläufe die Regel werden, wird ein solches Kind Ereignisrepräsentanzen von Fehlregulationen aufbauen. Es wird negative Interaktionen erwarten, es wird chronisch extreme Affekt- und Erregungszustände erleben oder sie abzuwehren suchen, sein affektiver Kern wird negativ getönt.

7.3 Coping, Selbstaufrichtung und Abwehr

Nun finden selbst bei gut aufeinander eingespielten Mutter-Kind-Paaren laufend momentane Fehleinstellungen statt, aber sie werden repariert. Die sog. Coping-Mechanismen, derer das Kind sich dabei bedient, wurden im Experiment untersucht, indem man Mütter aufforderte, entweder ein ganz ausdrucksloses Gesicht (»still face«) zu machen oder eine leidend depressive Miene aufzusetzen. Ein dreimonatiges Kind versucht nun, die Mutter dazu zu bewegen, sich doch wieder so zu verhalten, wie es das von ihr gewöhnt ist. Es bedient sich dabei entweder freundlicher Ouvertüren wie Gurren, Lächeln oder es beginnt ein Spielchen, das unter normalen Bedin-

gungen eine Reaktion bei der Mutter hervorruft; oder es setzt unfreundliche Manöver wie Schreien, Weinen, Umsichschlagen ein, um die Mutter wieder zum Mitspielen zu animieren. Im gleichen Ausmaß, in dem es einem Kind gelingt, einen entgleisten Dialog wieder in Gang zu bringen, steigt sein »Effektanzgefühl«. Das ist mit positiven Affekten verbunden und trägt zur Ausbildung eines positiv getönten affektiven Kerns bei.

Wenn ein Kind mit seinen Coping-Mechanismen auf Dauer den Dialog nicht wiederherstellen kann und seine Wirkungslosigkeit, seine negative Effektanz erfährt, zerfällt der zuvor wohlorganisierte affektive Ausdruck. Es fühlt sich hilflos. Ein Säugling erfährt sich erst dann als hilflos, wenn er seine Wirkungslosigkeit erfährt. Er gibt seine Versuche auf, die zwischenmenschliche Regulation zu beeinflussen. Stattdessen verwendet er seine ganze Energie nun darauf, seine Selbstregulation zu stabilisieren und die hervorgerufenen negativen affektiven Reaktionen unter Kontrolle zu halten. Wie im Falle der Überstimulation, wird nun der Austausch mit der Umwelt eingeschränkt. Das Kind wendet seine Aufmerksamkeit von der Mutter ab und vielleicht einem unbelebten Objekt zu. Es tröstet sich selbst mit Daumen oder Schnuller, es schaukelt. Es biegt sich zurück, fällt in sich zusammen, schaut ausdruckslos »glasäugig«. Oder es blickt in der Umgebung umher, ohne jedoch dabei seine Aufmerksamkeit konzentrieren zu können. Ein derartig zerstreutes Verhalten wird als Anzeichen einer partiellen Desorganisation angesehen. Auf diese Weise entsteht ein negativ getönter affektiver Kern. Er bestimmt nun die Erwartungen des Kindes. Im schlimmsten Falle, d.h. wenn nicht andere Bezugspersonen bessere Erfahrungen vermitteln, ist es vorprogrammiert, jede neue Situation von vornherein als furchterregend einzuschätzen und sich zurückzuziehen, bevor es sie auch nur ins Auge gefaßt hat. Die Coping-Mechanismen des Rückzugs sind zur Abwehr geworden. Da sie auch in Situationen angewendet werden, die einen positiven Ausgang nehmen könnten, beraubt sich das Kind damit der Möglichkeit, andere, bessere Erfahrungen zu machen.

7.4 Weitgehende Festlegung des Bindungsverhaltens bis zum sechsten Lebensmonat

Die Beobachtungen von Mutter-Kind-Paaren im Alter des Kindes von drei und sechs Monaten ergaben, daß die Verhaltensweisen des drei Monate alten Kindes noch flexibel sind, mit sechs Monaten aber liegen sie fest. Ist das Kind etwa ein Jahr alt, kann in der sogenannte Fremde Situation von Ainsworth (1978) die Art der Bindung des Kindes an seine Mutter untersucht werden. Kinder, die beim »still-face«-Experiment mit sechs Monaten aktiv auf die Mutter einzuwirken versuchten, sind im Fremdentest mit einem Jahr zu einem hohen Prozentsatz sicher gebunden, nicht hingegen jene Kinder, die mit den verschiedenen Rückzugs-Verhaltensweisen reagieren. Verlaufsstudien, die im Fremdentest qualifizierte Kinder mit zwei, sechs und etwa zwölf Jahren verfolgten (Grossmann und Grossmann, 1991), ergaben, daß sich die Bindungsqualität nicht verändert hatte, d.h. daß das Bindungsverhalten, das bis zum sechsten Lebensmonat geprägt ist, zumindest bis zum Beginn der Pubertät konstant bleibt. Darüber hinausreichende Beobachtungen liegen noch nicht vor.

Die große Bedeutung der Interaktionserfahrungen des Neugeborenen im ersten Lebenshalbjahr wird damit evident: Beim geglückten Wechselspiel macht das Kind die Erfahrung, daß eine andere Person sich seinen Bedürfnissen, seinem Erleben, seinem Rhythmus und Ausdruck angleicht. Es erwirbt in der Interaktion mit der Mutter Erfahrungen mit der Regulierung seines Erregungsniveaus und Affektzustandes. Es lernt die Erregung an- und abzustellen. Es lernt in den frühen Interaktionen, wie es seine emotionalen Signale einsetzen kann, um auf seine Umgebung einzuwirken. Es erfährt etwas über das Verhalten anderer, aber auch etwas über sich selbst: über das, was es erreichen kann und was nicht. Die Effektanz, also sein Erfolg, Mutter oder Partner dazu zu bringen, seine Ziele zu teilen und zu unterstützen, beeinflußt die positive oder negative Tönung seines sich bildenden affektiven Kerns und formt seinen sozialen Stil: seine Ausdauer im Verfolgen einer Handlung und die Vielzahl der Mittel, die es dafür einsetzt.

8   Feststellung der Bindungsmuster in der »Fremde Situation«

Bei der Versuchsanordnung werden Mutter und Kind zunächst aufgefordert, im Spiellabor in Gegenwart eines »freundlichen Fremden« so zu spielen, wie sie es gewöhnt sind. Dann verläßt die Mutter den Raum für drei Minuten, kehrt zurück, um nach drei Minuten noch einmal für drei Minuten den Raum zu verlassen und erneut zurückzukehren. Das Kind wird somit einem zunehmendem Streß ausgesetzt. Sein Verhalten in der ungewohnten Umgebung beim Spiel mit der Mutter, seine Reaktion auf ihr Weggehen und bei ihrer Wiederkehr läßt sich in vier verschiedene Kategorien – A, B, C und D – einordnen.

8.1   Sichere Bindung: Kategorie B

Sicher gebundene Kinder verhalten sich während der Trennung so, wie man es erwartet: Manche sind freundlich gegenüber dem Fremden, manche sind deutlich durch die Abwesenheit der Mutter gestört. Bei der Wiederkehr der Mutter freuen sie sich, suchen Nähe und Kontakt zu ihr, wollen auf den Arm genommen sein, bevor sie sich neuen Spiel- und Erkundungsaktivitäten zuwenden.

8.2   Unsichere Bindung

Bei den unsicher gebundenen Kindern unterscheidet man die Kategorie A der den Kontakt mit der Mutter (bzw. Bindungsperson) vermeidenden Kinder von der Kategorie C der im Kontakt zur Mutter (bzw. Bindungsperson) ambivalenten Kinder und der Kategorie D der im Kontakt zur Mutter (bzw. Bindungsperson) desorientiert/desorganisiert erscheinenden Kinder.

8.2.1   Unsicher-vermeidend gebundene Kinder: Kategorie A

Kinder der Kategorie A meiden die Nähe der Mutter. Sie zeigen keinen besonderen Distreß, wenn die Mutter abwesend ist. Sie fahren, zur Verwunderung der Beobachter, fort, das Untersuchungszimmer und die Spielsachen aktiv zu erforschen. Sie erwecken dabei nicht den Anschein, wütend oder ängstlich zu sein. Wenn die Mutter zurückkommt, wird sie ignoriert, ja ihre Nähe sogar aktiv umgangen. Der Fremde wird eher weniger gemieden als die Mutter. In psychosomatischer Hinsicht ist interessant, daß Spangler und Grossmann (1993) feststellten, daß der streßbedingte Kortisolanstieg bei diesen Kindern ebenso erfolgt, wie bei den sicher gebundenen Kindern, denen auch im Verhalten der Trennungsstreß anzumerken war. Trennungsversuche bei Affen zeigten, daß ein Kortisolanstieg nur stattfindet, wenn keine verfügbare Verhaltensstrategie vermag, die Nähe zur Mutter wiederherzustellen. Das bedeutet, daß diese somatische Reaktion nur stattfindet, wenn Bewältigungsversuche durch Verhaltensäußerungen erfolglos bleiben.

8.2.2   Unsicher-ambivalent gebundene Kinder: Kategorie C

Diese Kinder sind ängstlich und abhängig von ihrer Bindungsperson. Sie sind oft schon vor der ersten Trennung bedrückt und fürchten sich vor der Person, die den Fremden spielt. Während der Abwesenheit der Mutter sind sie extrem belastet. Sie können von dem anwesenden Fremden keinen Gebrauch machen. Ihr widerstrebend ambivalentes Verhalten hat aber auch einen unverkennbar zornigen Anstrich. Bei Wiederkehr der Mutter ist ein deutliches Schwanken zwischen Kontaktwunsch und Widerstand gegen eine Annäherung zu beobachten.

8.2.3   Desorganisiert/desorientiert erscheinende Kinder: Kategorie D

Kinder der Kategorie D zeigen in der »Fremde Situation« im gleichen Augenblick widersprüchliche Verhaltensmuster, als ob miteinander nicht vereinbare Verhaltenssysteme gleichzeitig aktiviert wären. Auch sind unerwartete Verhaltenssequenzen, Stereotypien, Verlangsamung oder »Einfrieren« der Bewegung, Anzeichen von Konfusion und Furcht zu beobachten. Die D-Klassifikation gilt insbesondere, wenn dieses Verhalten auch in Anwesenheit der Eltern auftritt. Bei Nachuntersuchungen im Alter von sechs Jahren verhielten sich die meisten D-Kinder gegenüber ihren Eltern entweder kontrollierend bestrafend oder kontrollierend fürsorglich. Es war, als hätten sie auf subtile Weise die Rolle der Eltern übernommen.

9 Einfluß des Charakters der Bezugspersonen auf die Art der entstehenden Bindung

Die Art der Bindung, die ein Kind und später der Erwachsene entwickelt, ist von gewissen Eigenschaften und Verhaltensweisen der Bezugsperson abhängig, mit der die meisten Interaktionen stattfinden. Die »Fremde Situation« zeigt, daß das gleiche Kind gegenüber Mutter und Vater unterschiedliche Bindungsmuster entwickeln kann. Durch eine standardisierte Befragung, das in den USA von Main und Mitarbeitern, in Deutschland von Fremmer-Bombik und Mitarbeitern entwickelte Erwachsenen-Bindungs-Interview*, läßt sich die Einstellung einer Person in bezug auf die Bedeutung von Bindungsbeziehungen ermitteln. Es zeigt sich, daß den vier Bindungsmustern beim Kind (sicher, vermeidend, ambivalent oder desorientiert/desorganisiert) vier Bindungseinstellungen bei Erwachsenen (autonom, beziehungsablehnend, beziehungsüberbewertend oder von unverarbeiteten Objektverlusten bestimmt) entsprechen. Letztere gestatten erstaunliche Vorhersagen über die Art der Bindungsbeziehung, die ein Neugeborenes zu ihnen aufbauen wird. Die Befragung schwangerer Erstgebärender ließ Vorhersagen von ca. 80%iger Sicherheit zu, welches Bindungsmuster das noch ungeborene Kind zu seiner Mutter aufbauen würde (Fonagy et al., 1991). Auch hieraus wird klar, daß weitgehend die Bezugsperson und nicht das Kind die Art der Bindung bestimmt. Aus den folgenden Schilderungen der Ergebnisse des Erwachsenen-Bindungs-Interviews wird die mögliche Einstellung der Mutter bzw. Bezugsperson gegenüber den Bindungsbedürfnissen des Kindes deutlich. Man sieht, wie sich das Kind auf den Interaktionstil einstellt und auf diese Weise eine *Transmission des Bindungsverhaltens zwischen den Generationen* stattfindet. Maßgeblich für das künftige Bindungsmuster sind die Vorhersagbarkeit des mütterlichen Verhaltens und die Angemessenheit ihrer Reaktion, wobei letztere wiederum von der Feinfühligkeit der Mutter abhängig ist. Während die Angemessenheit der Reaktion auf kindliches Verhalten vertrauensbildend wirkt, fördert ihre Vorhersagbarkeit das Effektanzgefühl.

Für die Feinfühligkeit gelten folgende Kriterien: schnelles Erfassen der vom Säugling ausgehenden Signale; Verstehen dieser Signale aus seiner und nicht etwa projektiv aus eigener Sicht; prompte Reaktion, damit der Säugling einen Zusammenhang zwischen seinem Verhalten und der spannungsmildernden Pflegehandlung herstellen kann, auf diese Weise seine Effektanz erfährt und sich nicht hilflos fühlen muß; Angemessenheit der Reaktion auf das Signal des Säuglings. Er sollte nicht mehr, aber auch nicht weniger erhalten als er bei seinem jeweiligen Entwicklungsstand braucht.

---

* Beide Interviews existieren bislang nur als unveröffentlichte Manuskripte. Es bedarf einer ausgiebigen Schulung um Interrater-Reliabilität zu erlangen.

10 Bindungseinstellungen von Erwachsenen

10.1 Distanziert – beziehungsabweisende Bindungseinstellung

Im Erwachsenen-Bindungs-Interview als distanziert, beziehungsabweisend eingestufte Personen haben wenige Erinnerungen an ihre Kindheit, d.h. sie haben viel verdrängt. Sie neigen dazu, die Eltern und deren Erziehungsmethoden zu idealisieren, ohne daß sie konkrete Begebenheiten erzählen könnten, die dies rechtfertigen. Vielmehr berichten sie möglicherweise im gleichen Atemzug mit der Verherrlichung ihrer Eltern über Erfahrungen fehlender Nähe und Unterstützung, versteckter oder offener Abweisung. Dem Bericht fehlt es an Kohäsion, da die eher abstrakte Idealisierung den wenigen konkreten Erinnerungen widerspricht. Selbst wenn derartige Erfahrungen erinnert werden, wird nicht akzeptiert, daß sie auf die Entwicklung der eigenen Persönlichkeit oder der jetzigen Art, zu fühlen und zu erleben, Einfluß gehabt haben könnten, d.h. die affektive Bedeutung dieser Erfahrungen wird verleugnet. Die fehlende Hilfe haben diese Menschen nicht vermißt. Sie fühlen sich dadurch auch nicht verletzt oder wütend. Sie verlassen sich auf die eigene persönliche Stärke. Sie setzen alles daran, nicht abhängig zu sein.

Mütter mit dieser Einstellung stellen sich am besten auf die überschäumenden affektiven Ausdrucksweisen des Kindes bei seinen Bemeisterungsversuchen im Spiel ein. Sie können allerdings auch manipulierend in die Handlungen des Kindes eingreifen und eindringen, wenn es ruhig für sich spielt. Dadurch wird möglicherweise schon sehr früh mit einem Leistungszwang begonnen. Sie schätzen es, wenn das Baby sich autonom und selbständig verhält. Braucht und sucht das Kind aber Hilfe und Beruhigung, haben sie für sein Anlehnungsbedürfnis kein Verständnis. Sie nehmen seinen Affekt nicht ernst, verdrehen ihn oder spielen ihn herunter.

Eltern, die zur Gruppe dieser beziehungsablehnenden Personen gehören, bringen zu einem großen Prozentsatz Kinder mit dem Bindungsmuster der Gruppe A, d.h. des beziehungsvermeidenden Typus, hervor. Sie verhalten sich zwar vorhersagbar, aber unangemessen oder abweisend, so daß ihre Kinder durchgehend unangemessene Reaktionen von ihren Eltern erwarten. Um die quälende, jedoch nutzlose Aktivierung ihres Bindungssystems zu umgehen, wenden sie allmählich ihre Aufmerksamkeit von der Bindungsperson ab oder sie gehen allen Situationen aus dem Wege, in denen das Bindungssystem aktiviert werden könnte. In der »Fremde Situation« meiden sie die Mutter. Als Erwachsene werden sie zwar kein Vertrauen, möglicherweise aber ein hohes persönliches Effektanzgefühl entwickeln. Das sind später besonders schwierige Patienten. Ein Großteil ihrer Sicherheit beruht auf der Vorhersagbarkeit der schlechten Erfahrungen, die kommen werden.

10.2 Beziehungsüberbewertende Bindungseinstellung

Als beziehungsüberbewertend eingestufte Mütter sind von Erinnerungen an ihre Kindheit überflutet und in die alten Probleme verstrickt. Idealisierung, Wut und Abhängigkeitsgefühle bestehen nebeneinander. Noch immer kämpfen sie darum, von ihren Eltern Gerechtigkeit zu erfahren. Sie hatten meist ängstliche, schwache und inkompetente Mütter, die ihnen in Notfällen keinen Schutz bieten konnten, ja unter Umständen selbst in Panik gerieten. Die Unsicherheit einer Mutter beseitigt die Angst des Kindes nicht, was eine vermehrte Anklammerung zur Folge hat. Die Ablösung von einer inkompetenten Mutter wird darüber hinaus erschwert, weil eine solche Mutter ihr Kind zur Aufrechterhaltung ihres eigenen narzißtischen Gleichgewichtes braucht, es in eine Rollenumkehr zwingt und parentifiziert. Den Schilderungen zufolge, die Erwachsene im Interview über ihre Kindheit gaben, verhinderten die Eltern Aggression, Trotzverhalten und Unabhängigkeitsstreben, sie entmutigten Erkundungsverhalten und Eigeninitiativen. Es ist dies ein Verhalten, das oft als »Überverwöhnung« bezeichnet wird. In der Tat wurden solche Kinder durch Verwöhnungsangebote oder durch Schuldgefühle genötigt, sich ganz auf die Eltern einzustellen. Diesem Druck fügten sich die meisten Personen dieser Gruppe als Kinder. Sie versuchten in schwierigen Zeiten eher, die Gefühle in sich auszuhalten, als sich abzuwenden oder den Aufmerksamkeitsfokus zu wechseln, wie dies ein Kind vom Vermeidungstyp tun würde.

Das Gefühl einer eigenständigen Identität kann sich unter solchen Bedingungen nur schwer entwickeln. Denn als Kompaß kann nicht die eigene Gefühls- und Motivationslage dienen, sondern die der Mutter, die es zu erfassen gilt. Die Unvorhersagbarkeit der mütterlichen Reaktionen hat außerdem zur Folge, daß bei diesen Personen die konkreten »Ereignisrepräsentanzen« nicht auf einem abstrakteren Niveau hierarchisch organisiert werden können, weil die für eine Abstraktion erforderlichen gemeinsamen Merkmale fehlen. In ihrem Inneren besteht sozusagen ein ungeordnetes Nebeneinander von Bindungsrepräsentanzen, bildhaft ausgedrückt: ein »Salat« von Bindungsschemata und nicht ein »Baum«. Wenn es aber keine gut organisierten Arbeitsmodelle zwischenmenschlicher Beziehungen gibt, führt dies zu großen Schwierigkeiten, einander zu verstehen und mitzuteilen und neue mitmenschliche Erfahrungen einzuordnen. Die fehlende innere Sicherheit dieser Personen führt dazu, daß sie gegenüber ihren eigenen Kindern auf nicht vorhersagbare Weise manchmal angemessen, dann aber wieder aversiv oder überverwöhnend reagieren. Daraus entsteht jene Ungewißheit und Ambivalenz der »C-Kinder«, die in der »Fremde Situation« ängstlich die Nähe der Mutter suchen, dann aber zornig sind und sich nicht trösten lassen. Beziehungsüberbewertende Frauen haben zu einem hohen Prozentsatz ambivalent gebundene »C-Kinder«. Sie sind gegenüber ihrem

Baby überaufmerksam, was ein Ausdruck ihrer Unsicherheit und unbewältigten Angst sein mag, vielleicht aber auch darauf beruht, daß sie sich kein zutreffendes Bild von ihm machen können. Letzteres führt zu Fehlinterpretationen des kindlichen Verhaltens und zu Fehlreaktionen, die aus den irrigen Interpretationen folgen. Anders als die bindungsentwertenden Mütter, gehen sie kaum auf Initiativen ihres Babies ein und machen sein überschwengliches Spiel nicht mit. Ihre einfühlsamsten Momente haben solche Mütter hingegen, wenn das Kind Furcht und Schrecken zeigt. Das könnte zur Folge haben, daß das Kind gerade diesen Zustand herzustellen sucht, weil es nur so eine intersubjektive Einheit mit der Mutter herstellen kann. Das wäre für die Entstehung des Masochismus bedeutsam, wie überhaupt die Anpassung der Kinder solcher Mütter an deren wechselnde Stimmung eine masochistische Unterwerfungshaltung fördern mag.

10.3 Von unverarbeiteten Objektverlusten beeinflußte Bindungseinstellung

Auf die Mütter der als desorientiert/desorganisiert eingestuften Kinder (Kategorie D) kann hier nur kurz eingegangen werden. Es gibt offenbar eine Beziehung zwischen dem Bindungsverhalten dieser Kinder und einem nicht abgeschlossenen Trauerprozeß bei den Eltern, die wiederum Bindungsfiguren durch Tod verloren haben. Auch gibt es Hinweise darauf, daß unverarbeitete Erfahrungen von Mißhandlung oder sexuellem Mißbrauch bei den Bindungspersonen in der nächsten Generation zu einer desorganisierten Bindung führen. Eine furchterregte/furchterregende Bindungsperson vermag keinen Schutz zu gewähren. Obgleich hierüber nur wenige Beobachtungen vorliegen, dürfte dieses Modell wichtige Hinweise für die therapeutische Arbeit mit Patienten bringen, beispielsweise auch für solche, die Kinder von Holocaust-Überlebenden sind.

10.4 Autonome Bindungseinstellung

Die derart eingestuften Personen sind sich sowohl der negativen wie der positiven Affekte gegenüber ihrer eigenen Eltern in realistischer Weise bewußt. Sie haben die guten und schlechten Seiten der Beziehung emotional und lebendig zu einer kohäsiven Kindheitsgeschichte integriert. Sie stellen diese nachdenklich dar, haben liebevolle Erinnerungen, sprechen aber auch frei und mit angemessenem Affekt darüber, wenn sie den Eindruck hatten, man sei ihnen als Kind nicht gerecht geworden. Im Gegensatz zu jenen Frauen, die in eine narzißtische Bindung zur eigenen Mutter gezwungen wurden, um deren narzißtisches Gleichgewicht aufrechtzuerhalten, liegt bei diesen Personen keine unbewußte Identifikation mit den Eltern vor. Dem entspricht die Entwicklung einer starken persönlichen Identität. Sie idealisieren die Eltern und Beziehungen auch nicht, sondern sehen sie realistisch.

Personen mit autonomer Bindungseinstellung reagieren in der Regel vorhersagbar und angemessen. Sie haben zu einem großen Prozentsatz sicher gebundene Kinder, die sich vertrauensvoll an sie wenden, wenn sie aufgeregt sind oder Beruhigung benötigen und die ihre Eltern als sichere Ausgangsbasis für ihre Erkundungen benutzen können. Mütter sicher gebundener Kinder können eine ganze Spanne von Emotionen und Motivationen bei ihrem Baby wahrnehmen und akzeptieren, wie z. B. Initiative, Unabhängigkeitsstreben, Wut oder Verlangen nach Nähe. Dadurch vermitteln sie dem Kind das Gefühl, daß es seine Sehnsucht nach Geborgenheit ausdrücken kann, ohne Gefahr zu laufen, von einer Mutter zurückgewiesen zu werden, die sich selbst und ihrem Baby solche Gefühle nicht gestattet. Ein sicher gebundenes Kind erfährt auch, daß es offen Furcht, Mißbehagen oder Wut, aber auch Eigeninitiative und Autonomiewünsche ausdrücken kann, ohne Zurückweisung oder Ignorierung durch die Bindungsperson befürchten zu müssen. Unsicher gebundene Kinder müssen hingegen solche Regungen unterdrücken, weil andernfalls der noch verbliebene Schutz durch die Bindungsperson gefährdet würde.

Die Mütter sicher gebundener Kinder hatten entweder ihrerseits eine Kindheit, die ihnen die Ausbildung einer sicheren Bindung ermöglichte, oder aber sie haben ihre Bindungsrepräsentanzen im Laufe ihres Lebens gewandelt. Es gibt Mütter, die ihre eigene Mutterbeziehung als schlecht bezeichnen und die doch ihrerseits sichere Bindungen bei ihren Kindern zustande bringen. Sie haben die widrigen Umstände der eigenen Erziehung nicht vergessen, sondern sie im Rückblick zu einer reflektierten, kohäsiven Geschichte integriert, ohne von den Erinnerungen an die wenig fördernde Umgebung überflutet zu werden. Im Gegensatz zu jenen Frauen, die unsichere Bindungen an die nächste Generation weitergeben, wehren diese Mütter ihre schmerzlichen Affekte weder durch Verdrängung noch durch Idealisierung ab. Sie setzen die Eltern, wenn sie versagt haben, nicht herab, sondern scheinen ihnen zu vergeben. Sie haben Verständnis und Empathie für sie entwickelt. Man muß vermuten, daß bei diesen Frauen dritte, alternative Beziehungen die frühe dyadische Beziehung modifiziert haben, etwa die Beziehung zum Vater oder einer anderen Person in der Kindheit. Sehr häufig ermöglicht auch der Ehepartner andere Perspektiven – und natürlich der Psychotherapeut.

11 Bedeutung der Bindungsforschung für den Psychosomatiker

Die Ergebnisse der Bindungsforschung sind für den mit psychosomatischen Erkrankungen befaßten Arzt aus zwei Gründen besonders interessant: Zum einen befindet sich der Patient, der einen Arzt aufsucht, just in der Lage, in der sein Bindungssystem aktiviert wird: Krankheit oder Schmerz, die nicht aus eigenem Vermögen behoben werden können, gehören zu den klassischen Auslösern. Die Kenntnis des Bindungsverhaltens in seinen verschiedenen Ausformungen wird dem Arzt daher den Zugang zu den auf psychischer Ebene oft schwer erreichbaren psychosomatisch erkrankten Patienten erleichtern. Zum anderen zeigt sich, daß die Wirkungen des Bindungssystems auch sehr konkrete physiologische Komponenten haben. Störungen der physiologischen, psychologischen und zwischenmenschlichen Zusammenhänge könnten bei psychosomatisch erkrankten Patienten, deren Regulation bzw. Fehlregulation vorwiegend auf der physiologischen Ebene stattfindet, in Beeinträchtigungen ihres Bindungssystems zu suchen sein, – seien diese nun durch Fehlentwicklung oder Objektverlust verursacht. Damit eröffnen sich der psychosomatischen Forschung und Praxis Möglichkeiten, von denen man noch viel erwarten darf.

KAPITEL 15

Lernpsychologische Grundlagen

Othmar W. Schonecke

1 Der lerntheoretische Ansatz

Die Lernpsychologie hat einen Ausgangspunkt unter anderem in den Arbeiten von Pawlow zum Vorgang des klassischen Konditionierens. In der angelsächsischen Literatur wird daher häufig auch der Begriff »Pavlovian conditioning« verwendet. Die Versuche, die Pawlow in diesem Zusammenhang durchgeführt hat, bezeichnete er als »psychische Versuche«, da sie sich mit dem Einfluß äußerer Reize auf körperliche Reaktionen beschäftigten (Pawlow, 1953 III). Etwa zur selben Zeit etablierte sich in den USA eine psychologische Denk- und Methodenrichtung, verbunden u.a. mit den Namen Thorndike (1913) und Watson, die sich den Namen »behaviorism« (Behaviorismus) gab. Dieser wissenschaftstheoretisch sehr strikte Ansatz, der mit Skinner theoretische Formulierungen über interne, nicht beobachtete Zustände von Organismen für überflüssig hielt, hat für einen längeren Zeitraum psychologisches Denken in den USA beeinflußt.

Es ist jedoch nicht sinnvoll, lerntheoretische Ansätze mit dem Behaviorismus gleichzusetzen, er stellt lediglich eine Strömung dar, die lerntheoretisch orientiert ist. Für die Lernpsychologie wesentlich ist allerdings, daß das Interesse zunächst auf äußere Bedingungen des Verhaltens gerichtet ist. Damit ist ein wesentlicher Unterschied zu den tiefenpsychologischen Modellen vorhanden. Letztere versuchen, Verhalten hauptsächlich aus internen, der direkten Beobachtung nicht zugänglichen Bedingungen, psychischen Strukturen zu erklären. Aber auch in der Lernpsychologie werden Konstrukte verwendet, die sich auf interne Bedingungen beziehen, wie Triebstärke (Hull, 1952). Dennoch ist beispielsweise Fahrenberg (1979) der Meinung, daß die Lernpsychologie aufgrund ihrer Methoden und ihres Interesses an direkt beobachtbaren Sachverhalten, die Verhalten beeinflussen, letztlich in einem engeren Zusammenhang mit der Physiologie steht als mit einer Psychologie, für die im Begriff des »Psychischen die beiden sehr verschiedenen Phänomenbereiche Verhalten und Erleben zusammengefaßt sind«.

Betrachtet man die Konzepte der Lernpsychologie, so scheint es, daß eine entsprechende Trennung zwischen Psychischem und Physischem nicht vorhanden ist und schon gar nicht methodisch gefordert wird. Dies gilt sowohl für die Anfänge der Lernpsychologie, z.B. die Ergebnisse der Arbeiten von Pawlow oder Thorndike, als auch für Entwicklungen in besonderem Maße (Rescorla, Mackintosh, Grant,

u.a.). Es muß allerdings eingeräumt werden, daß Vertreter der Lernpsychologie häufig dazu neigen, ihre Arbeiten in einem anderen Licht zu betrachten. So lehnt Skinner (1950) theoretische Formulierungen über nicht beobachtbare Vorgänge ab und fordert, sich auf mit Methoden der Psychologie beobachtbare Sachverhalte in einer »funktionalen Analyse« zu beschränken. Für ihn sind Aussagen, die physiologische Komponenten für den Vorgang des Lernens mit berücksichtigen, theoretische Aussagen, da physiologische Prozesse im Hinblick auf das Lernen interne, mit Methoden der Lernpsychologie nicht erfaßbare Vorgänge sind.

1.1 Funktionale Analyse

Lerntheoretische Konzepte beziehen sich ganz allgemein auf die Beeinflussung von »Lebensvorgängen«. Diese können sowohl in physiologischen Reaktionen bestehen als auch in recht komplexen Verhaltensweisen der Einwirkung auf die Umgebung. Dabei wird paradigmatisch und methodisch kein Unterschied gemacht, ob eine physiologische Reaktion auf einen Reiz konditioniert wird oder eine Verhaltenssequenz.

Für diesen Sachverhalt ist der funktionale Charakter lerntheoretischer Modelle von Bedeutung, d.h. sie beschreiben Regelmäßigkeiten bestimmter Lebensvorgänge, nicht deren Inhalt. Der jeweilige Inhalt des Lernens ist vom individuellen Organismus und von den Ereignissen, auf die er in seiner Umgebung trifft, abhängig. Da die jeweiligen Inhalte dessen, was gelernt wird, nicht Teil der lernpsychologischen Modelle sind, gehen auch die von ihnen abgeleiteten Therapieformen der Verhaltenstherapie am Einzelfall orientiert vor, um jeweils zu ermitteln, was in der individuellen Lerngeschichte gelernt worden ist. Das bedeutet allerdings nicht, daß es nicht eine Fülle empirischer Ergebnisse gibt, die sich auf die Auseinandersetzung von bestimmten Organismen mit bestimmten Ereignissen beziehen, und die ebenfalls zum Bereich der Lernpsychologie gehören. Diese Ergebnisse wurden jedoch mit der methodischen Anwendung lerntheoretischer Prinzipien gewonnen, und ihr Inhalt läßt sich daher über die Elemente der funktionalen Analyse eindeutig auf Beobachtbares beziehen. Damit kommt der funktionalen Analyse in einem zweiten Schritt auch eine methodische Dimension zu.

Wird ein neutraler Reiz mit einem unkonditionierten Reiz nach bestimmten Regeln (s.u.) zusammen dargeboten, so erhält der dann konditionierte Reiz die Qualität eines Signals und damit eine bestimmte, für den Organismus spezifische Bedeutung. Bezieht man diesen Sachverhalt auf sehr komplexe Situationen, etwa solche des sozialen Lernens, das funktional nach Gesichtspunkten des Konditionierens betrachtet werden kann, so wird deutlich, daß die individuelle Lerngeschichte eines Menschen auch soziale Bedeutungen bedingt, also Bedeutungen, die andere Menschen und deren Verhaltensweisen für ein Individuum haben. Bedeutungen, die im Verlauf der Lerngeschichte eines Individuums erworben worden sind, sind also subjektiv, in einem gewissen Sinne einmalig, auch wenn angenommen wird, daß sie nach beschreibbaren, allgemeinen Prinzipien des Lernens erworben worden sind.

In der funktionalen Analyse werden Verhaltensweisen betrachtet, unabhängig davon, ob sie nach gängiger Klassifikation als physisch oder psychisch eingestuft würden.

1.2 Assoziation und Bedeutung

Ein Grundgedanke, der dem Modell des klassischen Konditionierens zugrunde liegt, besagt, daß eine Verbindung zwischen Reizen stattfindet, wenn sie in zeitlicher Nähe auftreten, es findet eine Assoziation zwischen beiden statt. Tritt mit einem unkonditionierten Reiz (UCS) in bestimmten Grenzen »gleichzeitig« ein für die unkonditionierte Reaktion (UCR) neutraler Reiz auf, d.h. ein Reiz, der die UCR nicht hervorruft, so wird durch diesen Reiz nach einigen Wiederholungen eine Reaktion hervorgerufen, die der UCR zumindest ähnlich ist, die konditionierte Reaktion (CR). Der neutrale Reiz ist zu einem konditionierten Reiz (CS) geworden. Im Hinblick auf den CS wird vom Organismus eine CR erworben, der Vorgang wird Akquisition genannt (Abb. 15-1).

Dabei besteht die »Gleichzeitigkeit« am besten darin, daß der CS vor dem UCS beginnt und beide Reize sich zumindest teilweise zeitlich überlappen.

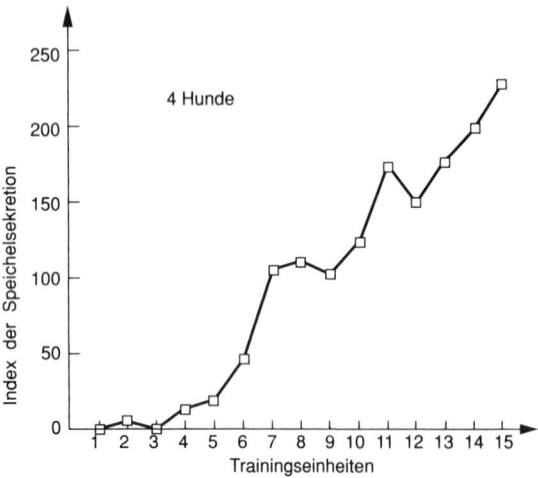

Abb. 15-1 *Verlauf der Akquisition von konditioniertem Speichelfluß (aus Hilgard und Bower, 1966).*

Aufgrund dieser Tatsache wird der CS auch als »Signalreiz« bezeichnet, er kündigt gleichsam an, daß der UCS auftreten wird. Bei näherer Betrachtung der konditionierten Reaktion stellt sich heraus, daß sich diese von der unkonditionierten Reaktion unterscheidet, es ist nicht dieselbe Reaktion, ist ihr allerdings gewöhnlich ähnlich. In einigen Fällen ist dies jedoch nicht der Fall. So besteht die unkonditionierte Reaktion auf einen elektrischen Reiz unter anderem in einer Erhöhung der Herzfrequenz, die auf einen mit einem Schmerzreiz konditionierten Reiz unter anderem in einer Verringerung der Herzfrequenz (Obrist et al., 1965; s.a. Kap. 8, »Psychophysiologie«).

Pawlow ging dabei von neurophysiologischen Vorstellungen der Ausbreitung von Erregung aus, indem er annahm, daß die Erregung, die von einem Reiz ausgeht, sich mit der, die von einem gleichzeitig dargebotenen ausgeht, verbindet. »So ist die zeitweise nervöse Verbindung das universellste physiologische Phänomen, sowohl in der Welt der Tiere als auch in unserer eigenen. Gleichzeitig ist es ein psychologisches Phänomen – das, was die Psychologen Assoziation nennen, egal ob sie von einer Kombination von irgendwelchen Aktionen stammt, oder von Eindrücken, Buchstaben, Worten und Gedanken« (Pawlow, 1934, zit. nach Hilgard und Bower, 1966).

So besteht im Falle des Lernens im Sinne des klassischen Konditionierens eine Verknüpfung von Reizen, die dem Verhalten vorausgehen oder gleichzeitig mit ihm auftreten. Dabei wird die Verknüpfung zwischen einem Reiz, dem unkonditionierten Reiz (UCS = Unconditioned Stimulus), und einer Reaktion, der unkonditionierten Reaktion (UCR = Unconditioned Response), als angeborene Verknüpfung vorausgesetzt. Dies bedeutet, daß der UCS jedesmal bei seinem Auftreten zu einer UCR führt.

Bedenkt man, daß durch die gleichzeitige Darbietung des CS mit dem UCS eine Verbindung zwischen beiden Reizen sowie eine zwischen dem CS und der CR hergestellt wird, betrachtet man weiterhin den Vorgang der Akquisition, bei dem z.B. die Reaktionsamplitude der CR mit der Anzahl der Versuchsdurchgänge ansteigt, so wird deutlich, daß die gleichzeitige Darbietung der beiden Reize die genannten Verbindungen verstärkt. Infolgedessen bezeichnet man die gelegentliche gemeinsame Darbietung vom UCS mit dem CS, auch nachdem die Konditionierung stattgefunden hat, als Verstärkung. Der Begriff der Verstärkung im Rahmen des klassischen Konditionierens ist nicht zu verwechseln mit dem Begriff der Verstärkung im Zusammenhang des operanten Lernens (s. u.).

Unterbleibt die Verstärkung, so werden die genannten Verbindungen zwischen dem CS und der CR sowie zwischen dem UCS und dem CS abgeschwächt. Dieser Vorgang wird Extinktion oder Löschung genannt. Unter Umständen, wenn die Verbindung gar nicht mehr verstärkt wird, verschwindet die CR vollständig (Abb. 15-2).

Betrachtet man den Verlauf der Löschung, so zeigt sich, daß nach einigen Durchgängen die CR nicht

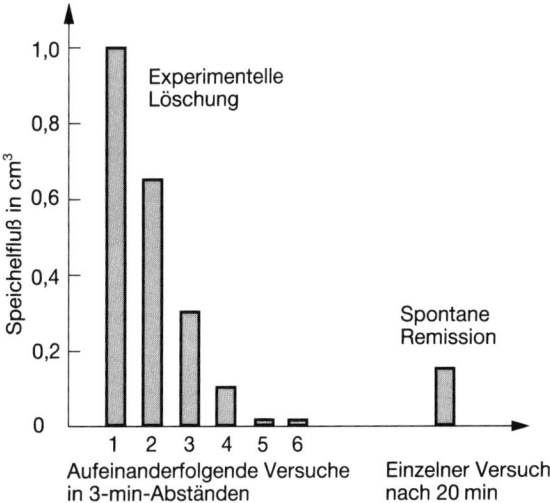

Abb. 15-2 *Verlauf der Extinktion einer Speichelsekretion sowie das spontane Wiederauftreten der Reaktion (spontaneous recovery) (aus Hilgard und Bower, 1966).*

mehr auftritt, nach einigen weiteren jedoch wieder. Dieser Vorgang wird »Spontanremission« (»spontaneous recovery«) genannt. Zu beachten ist dieses Phänomen beispielsweise bei Behandlungen, bei denen eine Verhaltensweise gelöscht werden soll, z. B. eine Angstreaktion. Es besteht dann die Tendenz, daß diese Reaktion nach einiger Zeit »von selbst« wieder auftritt, was häufig von Patienten mit Beunruhigung aufgenommen wird.

Der Vorgang der Löschung ist außerordentlich wichtig, wenn man sich vergegenwärtigt, daß er eine Anpassung an veränderte Umgebungsbedingungen darstellt. Hat sich ein Tier daran gewöhnt, daß bestimmte Reize beispielsweise die Verfügbarkeit von Nahrung ankündigen, und ändert sich dieser Sachverhalt, d. h. der ehemals ankündigende Reiz kündigt keine Nahrung an, so wäre es für das Tier ungünstig, wenn es diesen Reizen weiter nachginge. Die Tendenz des Tieres, auf diese Reize mit Suchverhalten usw. zu antworten, muß gelöscht werden, will es überleben.

Es läßt sich nun auch feststellen, daß nicht nur der CS eine CR hervorruft, sondern auch andere, ihm ähnliche Reize. Mit abnehmender Ähnlichkeit verringert sich ebenfalls die »Ähnlichkeit« der hervorgerufenen Reaktion mit der CR. So nimmt die Frequenz des Auftretens der Reaktion ab, die Amplitude wird geringer, die Latenz nimmt zu, d. h. die Zeit, die vergeht von der Darbietung des Reizes bis zum Auftreten der Reaktion. Dieser Sachverhalt wird Generalisierung genannt. Die Beziehung zwischen den oben genannten Merkmalen der Reaktion und der Ähnlichkeit des Reizes heißt »Generalisationsgradient« (Abb. 15-3).

Der Vorgang der Generalisierung ist beispielsweise wichtig bei der »Ausbreitung« von Angst in einer zunehmenden Anzahl von Situationen. So kommt es oft vor, daß Patienten, die etwa in einem Stau auf der Autobahn Angst erlebt haben, zuerst bestimmte Strecken nicht mehr befahren können, schließlich gar nicht mehr auf der Autobahn, dann zu bestimmten Zeiten nicht mehr in der Stadt oder auf der Landstraße, dann unter Umständen gar nicht mehr Auto fahren können usw. Auf vergleichbare Weise treten auch häufig soziale Ängste in immer mehr Situationen auf, die dann vermieden werden. Wichtig ist dabei, daß es in diesen Fällen von Generalisierung um »Ähnlichkeit« von Situationen geht, die im Hinblick auf ein bestimmtes Merkmal der Situation ähnlich sind. Im Fall des Autofahrens geht es meist darum, daß die Autobahn oder sonstige Straßen im Stau nicht verlassen werden können, d. h. die Situation nicht kontrolliert werden kann. So ist eine kritische Situation dann oft das Warten in einer Schlange an der Kasse eines Supermarktes.

Besteht der CS in einem Wort, so läßt sich feststellen, ob eine Generalisierung auf laut- oder bedeutungsähnliche Wörter stattfindet (Razran, 1949, zit. nach Foppa, 1968). Eine Generalisierung anhand der Bedeutungsähnlichkeit wird semantische Generalisierung genannt. Interessanterweise zeigen Kinder bis zum Alter von knapp 10 Jahren eher eine Generalisierung anhand der Lautähnlichkeit, danach anhand der Bedeutungsähnlichkeit (Riess, 1946, zit. nach Foppa, 1968).

Der Vorgang des Diskriminationslernens beruht prinzipiell auf der differentiellen Verstärkung spezifischer Reize. Er bewirkt, daß die Reizgeneralisierung im Hinblick auf bestimmte Reize nicht stattfindet. Es wird dabei ein bestimmter Reiz stets mit dem UCS zusammen dargeboten, ein weiterer dagegen stets ohne den UCS. Der Organismus lernt dabei »diskriminativ«, daß der eine Reiz den UCS ankündigt, der andere Reiz jedoch keinen Zusammenhang mit diesem aufweist. Dadurch verläuft der Generalisierungsgradient anders, als dies aufgrund der Reizähnlichkeit zu erwarten wäre. Dabei ist wichtig, daß der Unterschied zwischen den Gruppen nicht nur darin besteht, daß die Gruppen mit Diskriminations-

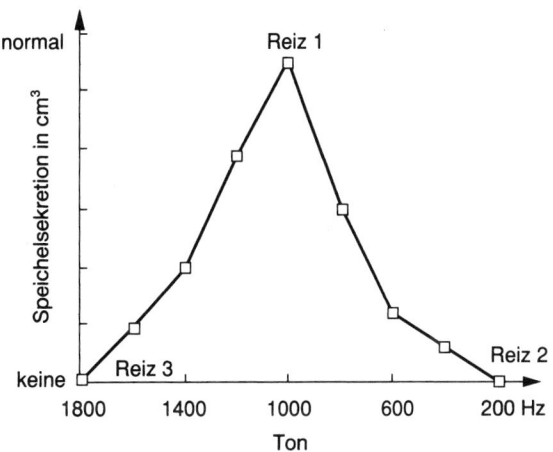

Abb. 15-3 *Generalisationsgradient. Mit zunehmender Unähnlichkeit des Reizes nimmt die Reaktionsamplitude ab (aus Hilgard und Bower, 1966).*

lernen bei S⁻ im Gegensatz zur Gruppe ohne Diskriminationslernen keine Reaktionen zeigt, sondern auch, daß sie beim S⁺ eine größere Anzahl von Reaktionen zeigen (Abb. 15-4).

Das Diskriminationslernen spielt in vielen Situationen »natürlichen« Verhaltens, d.h. außerhalb der Laboratorien, eine ganz wesentliche Rolle, ebenso die Vorgänge der Generalisierung oder der Konditionierung höherer Ordnung. In Situationen werden ständig neue Reizkonfigurationen vorhanden sein, deren untereinander bestehende Beziehungen das Verhalten beeinflussen und damit auch ständig modifizieren. Sich in vergleichbaren (ähnlichen) Situationen vergleichbar zu verhalten (Generalisation) oder etwa bei der zusätzlichen Anwesenheit einer anderen Person verschieden zu verhalten (Diskrimination), setzt eine wenn auch endliche so doch fast unüberschaubare Menge von Einzellernleistungen voraus.

Pawlow (1953 III, 1) merkt an, daß das »Psychische« am Vorgang des Lernens darin besteht, daß vom Organismus eine Beziehung hergestellt wird zwischen Reizen, die für die (in seinen Versuchen physiologischen) Reaktionen »unwesentlich« sind. Für eine unkonditionierte Reaktion ist nur der unkonditionierte Reiz »wesentlich«, er ist starr mit der Reaktion verbunden. Ein akustischer Reiz beispielsweise ist zunächst für den Speichelfluß unwesentlich. Macht ein Organismus jedoch die bestimmte Erfahrung, daß ein akustischer Reiz die Bedeutung erhält, ein Signal für Futter zu sein, so wird er für diesen Organismus und dessen Reaktion des Speichelflusses wesentlich. Das »Psychische« im Sinne von Pawlow besteht demnach darin, daß ein Reiz seine Bedeutung erhält, die er vorher nicht hatte, zusätzlich zu der, die er schon haben mag. Das Psychische ist damit in der Funktionalität des Lernens und nicht in dem, was gelernt wird, gegeben, d.h. es besteht im Vorgang des Lernens selbst.

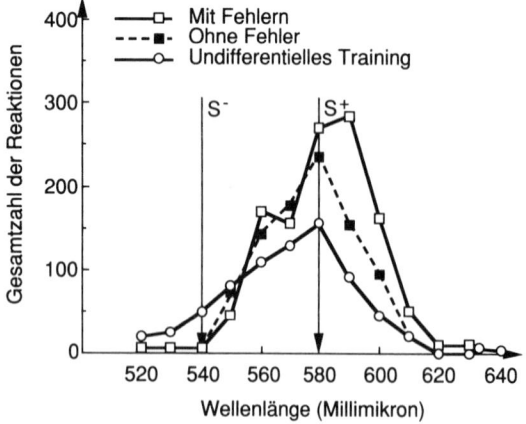

Abb. 15-4 *Diskriminationslernen: Unterschiedliche Generalisationsgradienten, einmal ohne Diskriminationslernen* O———O *und zweimal mit unterschiedlichem Diskriminationslernen* ■------■ □———□ *(aus Hilgard und Bower, 1966)*

1.3 Lernen als Änderung der Beziehung zwischen Organismus und Umgebung

Es sei in diesem Zusammenhang auf das theoretische Konzept des »Funktionskreises« verwiesen (vgl. Kap. 1, »Wissenschaftstheorie: ein bio-psychisch-soziales Modell«), in dem das Erteilen einer Bedeutung für Außenreize ein wesentliches Element darstellt. In diesem Modell wird allerdings nicht unterschieden zwischen unkonditionierter und konditionierter »Bedeutung«, beide werden als subjektiv in Abhängigkeit von den rezeptorischen Fähigkeiten des Organismus betrachtet, also nur das, was die Sinne vermitteln, ist für einen Organismus Umgebung, seine »subjektive« Umwelt.

Wesentlich für das Modell des Funktionskreises, wie für Modelle des Lernens, ist der Ausgangspunkt, der Vorgänge des Lebens eines Organismus in der Beziehung zur Umgebung versteht und nicht Umgebung und Organismus isoliert betrachtet. So betrachtet die funktionale Analyse des Verhaltens die Beziehung zwischen dem Organismus und seiner Umgebung, die im Falle des Lernens beinhaltet, daß Regelmäßigkeiten (Kontingenzen, Beziehungen zwischen Ereignissen) in der Umgebung für den Organismus insofern bedeutsam werden, als er diese erfassen kann und in seinem Verhalten »berücksichtigt« und entsprechend sein Verhalten ändert. Diese Fähigkeit zur Anpassung bzw. »Erfahrung« setzt voraus, daß der Organismus – als Teil seiner Umwelt – Assoziationen bilden kann.

Lernen bewirkt eine mehr oder weniger stabile Änderung der Beziehung des Organismus zu seiner Umgebung. Es bewirkt keine Änderung der Reize, geändert wird lediglich ihre Beziehung zum Organismus, also ihre Bedeutung. Im lerntheoretischen Schrifttum wird häufig die Formulierung verwendet, ein Reiz erwerbe durch Lernen die »Fähigkeit«, eine Reaktion auszulösen. Diese Formulierung mag der Tatsache entsprechen, daß in den meisten lernpsychologischen Untersuchungen das Verhalten die abhängigen Variablen und die Reize die unabhängigen darstellen, sie ist jedoch ansonsten irreführend. Lernfähigkeit ist ein Merkmal von Organismen und nicht von Reizen.

Deutlich wird dies in Untersuchungen zum latenten Lernen. Dabei lernt beispielsweise ein Tier, in einem Labyrinth zu einer Zielbox zu laufen. Es macht an Entscheidungspunkten eine meßbare Anzahl von Fehlern. In der Zielbox wird es zunächst nicht belohnt. Wird es schließlich doch dort belohnt, sinkt die Fehlerquote an den Entscheidungspunkten in mitunter nur einem Durchgang auf das Niveau derjenigen Tiere, die dort von Anfang an belohnt wurden. Das Tier hat also bereits in den vorherigen Durchgängen etwas gelernt, auch ohne daß eine Belohnung wirksam geworden wäre (s.a. Abschnitt 1.11).

1.4 Lernen als »Distanz« zum Reflex und das »Realitätsprinzip«

Der Reiz erlangt also keine Fähigkeit, sondern eine Bedeutung für einen individuellen Organismus, der sich dadurch in einer für ihn veränderten Umgebung wiederfindet. Lernen betrifft immer die Beziehung zwischen einem Organimus und seiner Umgebung. Das »Psychische« des Vorgangs besteht darin, daß das Verhalten seine »Reflexhaftigkeit« verliert. Deshalb ist es sinnvoll, von einem unkonditionierten Reflex zu sprechen, da er fest mit dem unkonditionierten Reiz verbunden ist; irreführend ist es, von einem konditionierten Reflex zu sprechen statt sinnvollerweise von konditioniertem Verhalten.

Wird auf einen CS ein weiterer zunächst neutraler Reiz konditioniert, so wird dieser Vorgang als Konditionieren höherer Ordnung bezeichnet (»second order conditioning«). In der Abbildung 15-5 sind die verschiedenen Phasen des Konditionierens höherer Ordnung dargestellt. Zunächst wird eine Abwehrreaktion auf einen Tonreiz konditioniert, der allein dargeboten die Reaktion hervorruft (Konditionieren 1. Ordnung). Dann wird ein Lichtreiz zusammen mit dem Tonreiz dargeboten, der dann ebenfalls die Abwehrreaktion hervorruft (Konditionieren 2. Ordnung). Schließlich wird mit dem Lichtreiz ein taktiler Reiz zusammen dargeboten, der dann ebenfalls die Abwehrreaktion hervorruft (Konditionieren 3. Ordnung).

Auf diese Weise lassen sich sehr mittelbare Verbindungen von Reizen mit einem unkonditionierten

Reiz denken, ein Vorgang, der sicherlich sehr wichtig ist, versucht man die Komplexität menschlicher Verhaltensweisen zu erklären. Es wird dabei ebenfalls deutlich, daß der Vorgang des Konditionierens bzw. dessen Resultat, die Reiz-Reiz-Verbindung (UCS-CS) und/oder die Reiz-Reaktions-Verbindung (UCR-CS), als sinnvolle Grundeinheit von Verhalten angenommen wird, d.h., daß sich auch komplexeres Verhalten aus derartigen Verhaltenseinheiten zusammensetzt.

Beim sensorischen Vorkonditionieren · (»sensory preconditioning«), das auch als assoziatives Konditionieren bezeichnet wird (Foppa, 1968), werden im ersten Versuchsteil zwei oder mehrere Reize gemeinsam dargeboten (CS1 und CS2). Im zweiten Versuchsteil wird einer der beiden Reize, z.B. CS1, mit einem UCS gemeinsam dargeboten und so eine CR auf CS1 ausgebildet. Im letzten Versuchsteil wird schließlich geprüft, inwieweit auf CS2 mit einer CR geantwortet wird. Durch die im ersten Versuchsteil hergestellte Assoziation zwischen CS1 und CS2 wird auch auf CS2 mit einer CR geantwortet, obwohl nie eine gemeinsame Darbietung mit dem UCS stattgefunden hat und auch bei der Bildung der Assoziation zwischen CS1 und CS2 noch keine Beziehung zwischen CS1 und dem UCS vorhanden war.

Besteht die Reiz-Reiz-Verbindung nicht in der »Gleichzeitigkeit« des Auftretens der Reize in dem Sinn, daß sie sich zumindest teilweise zeitlich überlappen, sondern nur in einer zeitlichen Nähe insofern, als der zu konditionierende Reiz dem UCS vorausgeht, so findet eine Spurenkonditionierung (»trace conditioning«) statt. In Abbildung 15-6 wird deutlich, daß die Reaktion (Speichelfluß) deutlich geringer ausfällt.

Geht der CS dem UCS nicht voraus, sondern folgt ihm ohne zeitliche Überlappung, so handelt es sich um eine sog. Rückwärtskonditionierung (»backward conditioning«). Es ist umstritten, ob dieser Vorgang tatsächlich wirksam ist, Razran (1971) bezweifelt ihn jedoch nicht. Erwähnt sei eine Möglichkeit zur Behandlung der Enuresis: In einer Bettunterlage ist eine stromleitende Anordnung von Drähten angebracht, die bewirkt, daß durch Feuchtigkeit ein Kontakt geschlossen wird und eine Klingel ertönt, die das Kind weckt. Der Ton wäre demnach als CS zu

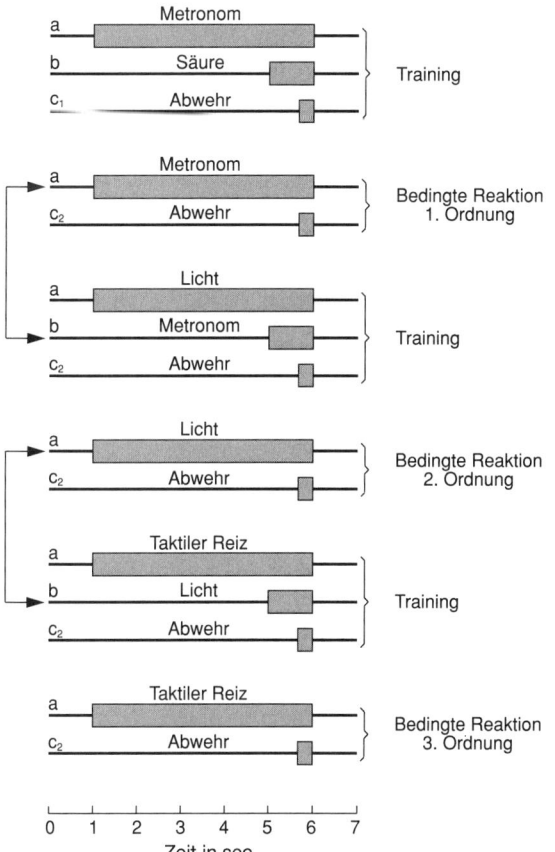

Abb. 15-5 Bedingte Reaktionen höherer Ordnung (aus Angermaier und Peters, 1973).

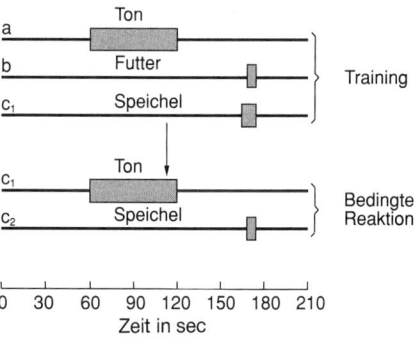

Abb. 15-6 Spurenkonditionierung (aus Angermaier und Peters, 1973).

betrachten, der dem UCS der Blasenfüllung und der UCR der Blasenentleerung folgt. Trotzdem ist diese Anlage recht wirksam. Sie ist auch anders interpretierbar, indem die Blasenfüllung als CS, der Klingelton als UCS (Weckreiz) und das Aufwachen als UCR betrachtet wird.

Das Reflexhafte eines konditionierten Verhaltens wird wohl darum mitunter angenommen, weil der Vorgang des Lernens von den Kontingenzen der Reize in der Umgebung abhängig ist, die im Experiment manipuliert werden. Wäre das Lernen abhängig davon, wäre es sinnlos. Aber gerade weil es nicht sinnlos ist, weil es dem Organismus angemessenere Einflußmöglichkeiten auf seine Umgebung ermöglicht, handelt es sich beim Resultat des Lernens – einem außerhalb der Laboratorien niemals abgeschlossenen Vorgang – nicht um Reflexe, sondern um Verhalten, das im Sinne eines »Realitätsprinzips« an den Regelmäßigkeiten der Umgebung, an der Information, die die Umgebung enthält, orientiert ist.

Es ist also ganz wesentlich, daß gelernte Verhaltensweisen oder Reaktionen die ausschließliche Bindung des Organismus an Reflexe relativieren. Die Freiheitsgrade im Hinblick auf die Auseinandersetzung mit der Umwelt werden dadurch erweitert bzw. kommen dadurch erst zustande.

Für Pawlow bestand in der Sprachfunktion der wesentlichste Unterschied zwischen Tieren und Menschen. »Wenn unsere Empfindungen und Vorstellungen, die sich auf die Außenwelt beziehen, für uns die ersten und dabei konkreten Signale der Wirklichkeit sind, so bildet die Sprache, und in erster Linie speziell die kinästhetischen Reize, die von den Sprachorganen der Hirnrinde übermittelt werden, eine zweite Ordnung von Signalen, die Signale der Signale. Sie stellen selbst eine Abstraktion von der Wirklichkeit dar und gestatten die Verallgemeinerung, die unser übriges, speziell menschliches, höheres Denken bildet, das zuerst die allgemeine menschliche Erfahrung und schließlich die Wissenschaft begründet hat« (Pawlow, 1953, zit. nach Foppa, 1968).

Wichtig dabei ist, daß im zweiten Signalsystem dieselben Regeln des Lernens gelten wie im ersten, allerdings gestattet die Sprache für den Erwerb von Verhalten neue Möglichkeiten über das Verwenden von Instruktionen. Neue Verhaltensweisen können durch die sprachliche Formulierung von Regeln erfaßt und mitgeteilt werden, die z. B. das Verhältnis von CS und CR betreffen (»Wenn der Reiz S auftritt, drücke auf den Knopf«, CR-Äquivalent).

1.5 Lernen als Orientierung an Beziehungen in der Umgebung

Im Modell des Funktionskreises wird als ein wesentliches Element eine Art von Erkenntnisfunktion angenommen, die im »Merken« die Umwelt als »merkbare« für den individuellen Organismus definiert. Dies geschieht in Abhängigkeit von einer »Merkfähigkeit« (hier in diesem ganz speziellen Sinn) des

Organismus. Diese Vorstellung, die in einer gewissen Nähe zur Philosophie Kants zu stehen scheint, macht jedoch keine Unterscheidung zwischen bedingtem und unbedingtem »Programm«. Auch der unbedingte Reiz wird »gemerkt« und erhält durch das Merken eine bestimmte Bedeutung im Hinblick auf das unbedingte Programm, mit dem er fest verbunden ist. Könnte der Organismus ihn nicht wahrnehmen, könnte er auch nicht darauf reagieren. Wahrnehmen und Merken bedeuten hier nicht dasselbe. Wahrnehmen und »Wahrnehmen-Können« beziehen sich auf Grundeigenschaften eines Organismus, nämlich die Möglichkeiten der Informationsaufnahme und -verarbeitung. Sie sind durch die Eigenschaften des Organismus begrenzt. So können beispielsweise elektromagnetische Wellen nur eines bestimmten Frequenzbandes wahrgenommen werden. Merken ist ebenfalls begrenzt durch die Bedeutung, die prinzipiell wahrnehmbare Reize für einen Organismus besitzen. Bedeutungslose Reize werden nicht gemerkt. Konditionieren wird hierbei aufgefaßt als Verbindung zweier Integrationsebenen, der »innerkörperlichen« mit der »psychischen«, als Verbindung zweier Ebenen von Bedeutung, als »Bedeutungskoppelung«.

Der Unterschied zwischen einem unbedingtem Reflex und bedingtem Verhalten soll hier als sehr wesentlich betont werden. Lernen ist damit das »Lernen von Beziehungen zwischen Ereignissen in der Umgebung, die außerhalb der Kontrolle des Organismus geschehen« (Rescorla, 1978). Lernen besteht demnach in einer »sinnvollen« Bedeutungserteilung für im Sinne Pawlows »unwesentliche Reize«, die Neues schafft, nämlich die Integration von verschiedenen Informationen. Sie setzt eine ganz besondere »Merkfähigkeit« des lernenden Organismus voraus, das »Merken« von Beziehungen zwischen Ereignissen, deren logischer oder »probabilistischer« (s. u.) Verknüpfung. Diese Fähigkeit, die sowohl als Grundlage für das klassische Konditionieren als auch für das instrumentelle Lernen gilt, ist die Voraussetzung für die Umstrukturierung der subjektiven Umwelt. Der lernende Organismus findet sich in einer durch das Lernen für ihn veränderten Umwelt wieder.

1.6 Lernen und Anpassung

Pawlow hat häufig die Anpassungsqualität des Lernens hervorgehoben. Der Organismus ist durch das Lernen in der Lage, Reize, die im Hinblick auf das (physiologische) System »distanter« sind, zu beantworten. »Es besteht kein Zweifel, daß wir die Tatsache einer weiteren Anpassung vor uns haben. Im gegebenen Fall lenkt eine derart feine Verbindung auf Distanz, wie die Verbindung der charakteristischen Schrittgeräusche eines bestimmten Menschen, der dem Tier gewöhnlich die Nahrung bringt, mit der Funktion der Speicheldrüse, sicher nur wegen ihrer Feinheit und nicht wegen einer besonderen physiologischen Wichtigkeit die Aufmerksamkeit auf sich« (Pawlow, 1953 III/1).

Pawlow betont weiterhin, daß der Organismus durch das Lernen »vorbeugend« auf seine Umgebung reagieren kann. Lernen ist »zukunftsorientiert«, ein Merkmal, das häufig mit dem Begriff des Handelns in Verbindung gebracht wird. Dieser Aspekt wird um so deutlicher, wenn daran gedacht wird, daß Lernen ebenfalls durch die Konsequenzen, die auf ein Verhalten folgen, beeinflußt wird.

Hat ein Organismus gelernt, daß auf ein bestimmtes Verhalten eine verstärkende Konsequenz (Belohnung) folgt, so könnte angenommen werden, daß die Erhöhung der Frequenz des Verhaltens erfolgt, damit die Konsequenz eintritt. Hierbei wäre wieder eine Zukunftsorientierung bzw. eine Zielgerichtetheit des Verhaltens deutlich. Beobachtbar ist diese jedoch nicht, beobachtbar ist lediglich die Zunahme der Auftretenshäufigkeit eines bestimmten Verhaltens oder dessen Stabilisierung.

1.7 Lernen und Erwartung – Zielgerichtetheit

Besteht beim klassischen Konditionieren die kritische Bedingung für das Lernen in der Beziehung zwischen Reizen, die einer Reaktion zeitlich vorausgehen, so besteht sie im Falle des operanten oder instrumentellen Lernens in der Beziehung von Reizen, die zeitlich auf das Verhalten folgen. Auch im Modell des operanten Lernens ist eine Reaktion auf einen Reiz oder eine spontane Reaktion, für die kein direkt auslösender Reiz beobachtet werden kann, die grundlegende Verhaltenseinheit.

Vor allem Skinner hat das Modell des operanten Lernens geprägt, und die folgende Darstellung orientiert sich weitgehend an seinen Vorstellungen (Abb. 15-7).

Von Skinner (1953) wurde spontan »geäußertes« (»emitted«) Verhalten als operant bezeichnet, von Reizen ausgelöstes Verhalten wird als »respondent« bezeichnet. Dabei wird als spontane Äußerung von Verhalten angenommen, daß auslösende Bedingungen nicht direkt mit den Methoden der Verhaltenspsychologie beobachtbar sind. Die Annahme, daß physiologische Reize ein Verhalten auslösen, wird

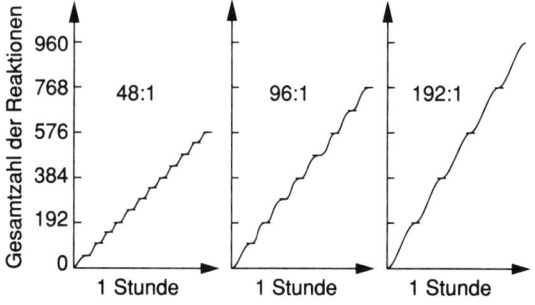

Abb. 15-7 Kumulativkurve von Reaktionen, die mit einem Verhaltens-Verstärkerplan bekräftigt wurden, mit verschiedenen Verhältnissen zwischen Anzahl der Reaktionen und dem Auftreten des Verstärkers. Die höchste Reaktionsrate zeigt sich beim niedrigsten Verstärkungsverhältnis (aus Hilgard und Bower, 1966).

von Skinner als theoretische und damit unzulässige Erklärung verworfen, zumindest für den Bereich einer Verhaltenspsychologie. Vorgänge des klassischen Konditionierens bezeichnet Skinner als Konditionieren vom »Typ S«, solche des operanten Konditionierens als »Typ R«.

Beim klassischen Konditionieren geht es gleichsam um die Erweiterung des »Verhaltensrepertoirs« eines Organismus: Neue Beziehungen zwischen Reizen und Reaktionen werden gebildet. Wenn man bedenkt, daß eine konditionierte Reaktion nicht identisch ist mit der unkonditionierten, zu der eine Beziehung besteht, so werden durch den Vorgang des klassischen Konditionierens auch neue Reaktionen erworben. Beim operanten Lernen ist dies zunächst prinzipiell nicht der Fall. Hierbei wird lediglich die Wahrscheinlichkeit für das Auftreten einer im Repertoire eines Organismus vorhandenen Reaktion verändert oder beeinflußt.

Ein Reiz hat für einen Organismus die Wirkung der Verstärkung (»reinforcement«), wenn er die Auftretenswahrscheinlichkeit eines zeitlich vor ihm stattfindenden Verhaltens des Organismus erhöht. Für Skinner gilt diese rein operationale Definition, er bezieht sich nicht darauf, wie z.B. Hull (1952), daß ein Verstärker einen Trieb reduziert und darum verstärkend wirkt, was etwa durch den Begriff der Belohnung nahegelegt wird. In seinen Untersuchungen hat er allerdings z.B. durch Nahrungsentzug einen Zustand der Deprivation hergestellt bzw. manipuliert, um die Abhängigkeit des Verstärkungswertes von Futterpillen von der Dauer der Deprivation zu untersuchen. Er verzichtet jedoch auf das theoretische Konstrukt »Trieb«, da es redundant ist, wenn man es operational als Deprivation definiert, sonst jedoch wissenschaftlich unzulässig ist.

Als positive Verstärker werden Reize bezeichnet, deren Vorkommen die Auftretenswahrscheinlichkeit von Verhalten erhöht, bei der negativen Verstärkung wird sie durch die Beendigung von Reizen erhöht. Somit ist die negative Verstärkung nicht zu verwechseln mit Strafreizen, deren Vorkommen die Auftretenswahrscheinlichkeit verringert. Diese Verringerung ist jedoch nur vorübergehend, die Reaktion wird nicht aus dem Verhaltensrepertoire gelöscht, sondern wird wieder auftreten. Der Vorgang der operanten Extinktion kann durch Strafreize, die emotional wirken, sogar behindert (Skinner, 1938, zit. nach Hilgard und Bower, 1966) werden.

Als Verhaltensmaß für die Wirkung der Verstärkung bzw. des operanten Konditionierens wird die Reaktionsrate (»response rate«) benutzt. Im Bereich des operanten Lernens ist die Registrierung von Kumulativkurven üblich. Jedes Ansteigen der Reaktionsrate resultiert in einer größeren Steigung der Kurve. Im allgemeinen wird die Gabe eines Verstärkers durch einen kurzen senkrechten oder waagrechten Strich durch die Kurve angezeigt. Auf diese einfache Weise ist es möglich, den Lerneffekt sehr übersichtlich darzustellen.

Durch die Verbindung (»Assoziation«) eines Reizes mit einem primären, aber sonst wirksamen Verstärker erwirbt dieser Reiz verstärkende Wirkung. Er wird sie verlieren, wird er nicht gelegentlich von einem primären Verstärker gefolgt, vergleichbar der Löschung beim klassischen Konditionieren. Ähnlich gelten hierfür auch die Gesetze der Generalisierung im Sinne des klassischen Konditionierens. Geld ist wohl das beste Beispiel für einen sekundären Verstärker.

Bei der Behandlung autistischer Kinder beispielsweise war es notwendig, »normale« Verstärker wie Zuwendung in Form von Streicheln durch die Koppelung mit der Gabe von Bonbons als sekundäre Verstärker zu etablieren, um sie später einsetzen zu können. Die operante Löschung bzw. Extinktion besteht in der Wegnahme des verstärkenden Reizes. Dadurch wird die Verhaltensrate reduziert. Die Resistenz gegenüber der Löschung wird als ein Maß für die Wirksamkeit der Verstärkung benutzt (»operant strength«). Dabei kann sich zeigen, daß bereits eine einzige Verstärkung eine gewisse Extinktionsresistenz erzeugt.

Skinner unterschied zwei Arten der Diskrimination. In einem Fall wird die Verstärkung gegeben, wenn ein Verhalten, z. B. Hebeldruck in Gegenwart eines Reizes (z. B. Licht) stattfindet. Das Verhalten wird bei Abwesenheit des Reizes (Licht) nicht verstärkt. Der Lichtreiz ist in diesem Falle ein diskriminierender Reiz, die Diskrimination heißt »Reizdiskrimination«. Bei der »Reaktionsdiskrimination« wird dagegen nur eine Reaktion einer bestimmten Art verstärkt, z. B. wenn der Hebeldruck mit der linken Vorderpfote durchgeführt wird.

Unter Verstärkungsplänen (»schedules of reinforcement«) versteht man die Art der Kontingenz, mit der die Verstärkung auf ein Verhalten folgt. Es lassen sich prinzipiell kontinuierliche und intermittierende (»intermittend«) Verstärkung unterscheiden. Bei der kontinuierlichen Verstärkung wird jedes Verhalten verstärkt, bei der intermittierenden nur eine bestimmte Anzahl von Reaktionen. Dies kann in Abhängigkeit von einem Zeitintervall, das verstrichen sein muß, geschehen oder aber in Abhängigkeit von der Anzahl der aufgetretenen Reaktionen.

Bei Verstärkung nach festen Quotenplänen (»fixed ratio«, FR) wird nach einer bestimmten Anzahl von Reaktionen eine Verstärkung gegeben, z. B. wird nach 100 Reaktionen oder nach 10 Reaktionen verstärkt. Abgekürzt schreibt man FR100 oder FR10. In derartigen Programmen wird meist mit relativ niedrigen Quoten begonnen und dann schließlich zu höheren Quoten übergegangen. Dieser Vorgang heißt »Ausschleichen der Verstärkung« (»fading out of reinforcement«).

Bei der variablen Quotenverstärkung (»variable ratio«, VR) wird nach einer durchschnittlichen Anzahl von Reaktionen eine Verstärkung gegeben, z. B. VR50: nach durchschnittlich 50 Reaktionen. Dem Verstärkungsplan wird eine Zufallsfolge von Raten zugrunde gelegt, deren Mittelwert in diesem Fall 50

wäre. Die Grenzen dieser Zufallsfolge haben einen Einfluß auf das Verhalten und sind willkürlich. Man kann in diesem Beispiel bei 0 beginnen und bis 100 gehen oder aber den Bereich begrenzen von 45–55.

Bei der Verstärkung nach einem festen Intervallplan (»fixed interval«, FI) wird die erste Reaktion nach einem festen Zeitintervall, z. B. nach 1 min (FI1) verstärkt. Bei der Verstärkung nach einem variablen Intervallplan ist wiederum das durchschnittliche Intervall angegeben, z. B. VI10: nach durchschnittlich 10 min wird die erste Reaktion verstärkt. Die Regeln für die Erstellung der Zeitintervalle sind vergleichbar denen bei der variablen Quotenverstärkung.

Jeder dieser Verstärkungspläne hat bestimmte Charakteristika des resultierenden Verhaltens zur Folge. Bei Quotenplänen kommt es zu recht hohen Reaktionsraten, bei Intervallplänen, je nach der Dauer des Intervalls, zu stabilen, aber niedrigen Raten, wobei nach jeder Reaktion eine Pause eintritt.

Es gibt darüber hinaus eine ganze Reihe sog. gemischter Verstärkungspläne, in denen zwei oder mehrere Pläne alternierend oder in einer bestimmten Reihenfolge oder Abhängigkeit wirksam sind. Jeder dieser Pläne bewirkt eigene Charakteristika des Verhaltens.

Durch intermittierende Pläne etablierte Verhaltensraten sind schwerer löschbar als solche, die durch kontinuierliche Verstärkerpläne aufgebaut worden sind. Dies ist beispielsweise bei Erziehungsmaßnahmen wichtig. Läßt man ein unerwünschtes Verhalten, das für das Kind belohnende Konsequenzen hat, gelegentlich zu, so wird es intermittierend verstärkt und ist dann sehr schwer zu löschen, einer der Gründe für den Vorteil »konsequenter« Erziehung.

Unter Verhaltensforschung (»shaping«) versteht man das approximative und schrittweise Annähern an eine Zielreaktion, die ursprünglich nicht im Repertoire des Verhaltens vorhanden ist. Zunächst wird eine vorkommende, der Zielreaktion möglichst ähnliche Reaktion verstärkt. Da diese Reaktion nicht immer genau die gleiche ist, sondern es kleine Abweichungen gibt, wird es zu Reaktionen kommen, die der unerwünschten noch ähnlicher sind. Diese werden selektiv weiter verstärkt usw., bis die erwünschte Reaktion schließlich erreicht ist. Dieser Vorgang spielt eine wichtige Rolle im alltäglichen Leben, und Skinner (1953) vergleicht ihn mit der Tätigkeit eines Bildhauers, der das Ausgangsmaterial in kleinen Schritten in einen Zielzustand überführt: Durch diesen Vorgang lerne ein Kind zu stehen, zu laufen, nach Objekten zu greifen usw.

Der Begriff der Zielgerichtetheit würde den nicht unproblematischen Sachverhalt erklären, daß eine Konsequenz, im Prinzip also ein äußerer Reiz, wirksam ist, bevor er tatsächlich vorhanden ist. Zum Zeitpunkt des instrumentellen Verhaltens, z. B. dem Drücken auf einen Hebel, ist der auf das Verhalten folgende, belohnende Reiz materiell ja nicht vorhanden. Wie kann er dennoch als Konsequenz wirksam sein, wenn man den Organismus als lediglich passiv reagierend versteht, d.h. wie kann ein Organismus auf einen noch nicht vorhandenen Reiz reagieren?

Von seiten »kognitiver« Lerntheoretiker (z.B. Tolman, 1932) wurde angenommen, daß der Organismus die Konsequenz seines Verhaltens »erwartet«. Diese Annahme wird z.B. durch das Phänomen der überschießenden (»overshooting«) Reaktion oder durch den »Depressionseffekt« (»undershooting«) gestützt. Diese Effekte gehen von der Tatsache aus, daß die Größe der Belohnung einen Einfluß hat auf Merkmale eines Verhaltens, beispielsweise die Laufgeschwindigkeit in einem Gang, der zu einer Zielbox führt. Crespi (1942) konnte zeigen, daß eine Ratte, die mit einer geringen Belohnung trainiert wurde, den Laufgang entlang zu laufen, die Laufgeschwindigkeit steigerte, wenn sie mit einer größeren Belohnung verstärkt wurde. Das »overshooting«-Phänomen besteht nun darin, daß sie noch schneller läuft als ein Tier, das von Anfang an mit dieser größeren Belohnung verstärkt worden war. Wurde nun umgekehrt dieses Tier so belohnt wie das erste, so verringerte es seine Laufgeschwindigkeit unter die des ersten Tieres.

Die Interpretation dieses letzten Effekts als »frustrative Nicht-Belohnung« (Amsel, 1962) setzt voraus, daß das Tier eine bestimmte Erwartung im Hinblick auf das Ergebnis seines Verhaltens hat. Es wird vom Tier offenbar eine gespeicherte Verbindung (Assoziation) hergestellt zwischen dem Verhalten und dessen Konsequenz. Darüber hinaus legen diese Ergebnisse nahe, daß das Tier Abweichungen von dieser Erwartung feststellen kann; es kann vergleichen.

1.7.1 Lernen und Vorhersage

Schon Pawlow betrachtete den CS als Signal, der den UCS ankündigt. Noch deutlicher wird dieser Sachverhalt in den Untersuchungen zum sog. »Blockierungseffekt« (»blocking«). Dieses zuerst von Kamin (1968) systematisch untersuchte Phänomen bezieht sich auf folgenden Sachverhalt: Eine Gruppe von Versuchstieren erhält in einem Versuchsabschnitt eine Darbietung von einem UCS zusammen mit einem zusammengesetzten Reiz, der die Elemente AB enthält. Ein Teil dieser Gruppe hatte vorher Lerndurchgänge, in denen nur das Element A zusammen mit dem UCS dargeboten worden war, der andere Teil hatte diese Erfahrung nicht. Das hier interessierende Ergebnis dieser Prozedur besteht darin, daß in dem Fall, in dem A vorher den UCS angekündigt hat, eine bedeutend geringere Konditionierung vom Element B erfolgt, als wenn keine Konditionierung von A der von AB vorausgegangen ist. Die vorherige Konditionierung von A »blockiert« die von B. Dies läßt sich dadurch nachprüfen, indem man B alleine darbietet, nachdem die Konditionierung von AB erfolgt ist (Abb. 15-8).

Rescorla (1980) hat dieses Paradigma in experimentellen Strategien zum Konditionieren zweiter Ordnung zum Nachweis verwendet, daß es letztlich der Informationsgehalt des CS im Hinblick auf das Auftreten des UCS ist, der die Stärke der Konditio-

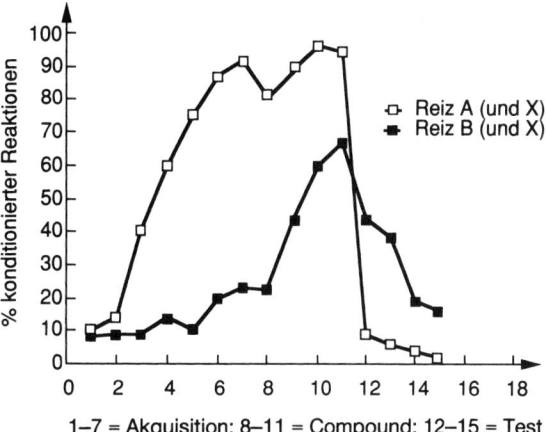

Abb. 15-8 *Durchschnittliche Lidschlußreaktion während der drei Phasen eines »Blocking«-Experiments. Während der Akquisitionsphase wird einer Gruppe der Reiz A zusammen mit dem UCS dargeboten, in der »Compound«-Phase werden beide Reize A und B zusammen mit dem UCS beiden Gruppen dargeboten. In der Testphase wird nur der Reiz B beiden Gruppen dargeboten. Es zeigt sich in der Stärke der CR auf den Reiz B in der Testphase, daß die vorherige Darbietung des Reizes A in dieser Gruppe die Assoziation von Reiz B mit dem UCS blockiert (aus Wagner, 1978).*

nierung moduliert. Die Stärke hängt ab vom Ausmaß, in dem beide Reize korreliert sind. Ist beim Blockierungsphänomen A zusammen mit dem UCS vorher dargeboten worden, so enthält er bereits die Information für das Auftreten des UCS. Der Reiz B fügt dieser in den darauffolgenden Durchgängen, in denen AB zusammen mit dem UCS dargeboten worden, keine neue Information hinzu, was die Konditionierung von B blockiert, da B redundant ist, und somit die »Aufmerksamkeit« beeinflußt (Mackintosh, 1975, 1978).

Wagner et al. (1968, zit. nach Mackintosh, 1977) konnten darüber hinaus zeigen, daß nach einer Konditionierung eines CS, der den UCS mit einer Wahrscheinlichkeit von 50% voraussagte, diese Konditionierung gelöscht wurde, wenn ein anderer Reiz später den UCS genauer voraussagte. Somit ist die wesentliche Bedingung für den Vorgang des Konditionierens nicht nur die zeitliche Nähe, sondern der prädiktive Wert des CS für das Auftreten des UCS.

1.8 Lernen und qualitative Beziehungen zwischen Reizen

Daß die zeitliche Kontiguität zwischen CS und UCS nicht der allein wirksame Faktor sein kann, belegen auch die Untersuchungen zur Geschmacksaversion (Garcia und Koelling, 1972; Garcia 1972; Revusky und Bedarf, 1972). Hierbei kommt es zu einer Assoziation zwischen einer bestimmten Geschmacksqualität und dem Auftreten von Nausea, auch wenn Zeiträume bis zu Stunden zwischen dem Auftreten beider Reize liegen. Eine Voraussetzung für dieses Phänomen besteht allerdings in der »Ungewohnheit« der Geschmacksqualität, eine vergiftete Nahrung muß neu sein, sonst wäre die Ratte vermutlich schon tot« (Revusky und Bedarf, 1972). Im Sinne von Rescorla könnte auch argumentiert werden, daß durch das Gewohntsein der Geschmacksqualität in einem Zusammenhang, der keine Nausea produziert, der Vorhersagewert für die Nausea sehr gering ist.

Bei der Konditionierung der Geschmacksaversion ist ein weiterer Sachverhalt wichtig, der von Garcia und Koelling (1972) als »cue to consequence« bezeichnet wurde. Nicht jeder Reiz eignet sich als CS für die Konditionierung der Geschmacksaversion. So bildete sich keine Assoziation im Hinblick auf akustische oder visuelle Reize, wenn sie zusammen mit der Aufnahme einer Geschmackslösung dargeboten wurden. Umgekehrt war bei diesen Reizen eine Assoziation mit peripher applizierten Schocks möglich, die dagegen mit Geschmacksreizen nicht zustande kam. In einem Fall wird die CS-UCS-Assoziation durch ein interozeptives Ereignis (Nausea) verstärkt, im anderen Fall durch ein exterozeptives (Schock). Es scheint sich darin eine biologische Prädisposition von Organismen zu zeigen, die den Gesetzen des Lernens Grenzen setzt. »Wenn ein Organismus in ein Experiment zum klassischen Konditionieren gebracht wird, können die verschiedenen CS mehr oder weniger wahrnehmbar sein für einen Organismus, und die UCS mehr oder weniger starke Reaktionen hervorrufen, aber auch die CS und UCS können mehr oder weniger assoziierbar sein. Das Tier kann mehr oder weniger durch die Evolution der Art vorbereitet (»prepared«) sein, einen gegebenen CS und UCS oder eine gegebene Reaktion und einen Verstärker zu assoziieren« (Seligman und Hager, 1972). Von Seligman und Hager wurden diese Befunde also als Zeichen eines speziellen Lernsystems interpretiert, das die üblichen Prinzipien des klassischen Konditionierens in Frage stellt.

Ob qualitative Beziehungen zwischen CS und UCS die Bildung von Assoziationen fördern oder hemmen, kann in einem speziellen Paradigma, das von Rescorla und Furrow (1977) als »doppeltes Dissoziationsexperiment« bezeichnet wurde, untersucht werden. Dabei werden verschiedene Gruppen von Individuen qualitativ zusammengehörige CS1 und UCS1 oder CS2 und UCS2 dargeboten. Anderen Gruppen werden dagegen nicht zusammengehörige (z.B. CS1 und UCS2) gemeinsam dargeboten (Abb. 15-9). Die Ergebnisse zeigen, daß qualitative Ähnlichkeit oder qualitative Beziehung die Bildung von Assoziationen fördert. Dies gilt also nicht nur für spezielle biologisch relevante Systeme, sondern scheint ein generelles Prinzip zu sein, das allerdings in unterschiedlichem Zusammenhang auch ein unterschiedliches Gewicht hat.

1.9 Lernen als natürliche Rationalität

Revusky (1971) konnte darüber hinaus zeigen, daß die Kontiguität durchaus als ein die Konditionierung unterstützendes Element auch in derartigen Untersuchungen erhalten bleibt. Gibt man nämlich in

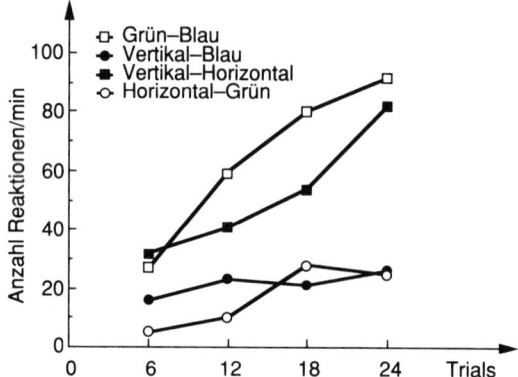

Abb. 15-9 *Konditionierung zweiter Ordnung als Funktion der Ähnlichkeit der beiden konditionierten Reize CS1 und CS2. Gehören beide Reize zu einer Dimension (Farbe oder Lage), so zeigt sich eine stärkere konditionierte Reaktion (aus Mackintosh, 1977).*

größerer zeitlicher Nähe zur Nausea den Tieren eine weitere noch unbekannte Substanz, so wird die Geschmacksaversion auf diese konditioniert. »Die Organismen scheinen sich auf komplexe, ja fast rationale Weise zu verhalten. Sie schreiben das Auftreten eines Verstärkers seiner wahrscheinlichsten vorauslaufenden Ursache zu und assoziieren ihn auf Kosten entlegenerer Ereignisse selektiv mit Ereignissen, die ihm in engerem Abstand vorausgehen, sowie mit Ereignissen, die durch eine Sequenz von Durchgängen hindurch auf Kosten nicht ganz so gut korrelierter Ereignisse besser mit ihm korreliert sind« (Mackintosh, 1977). In Abbildung 15-10 wird die Abhängigkeit der Konditionierungsstärke von der Prädiktivität des CS dargestellt. Diese ist dabei von zwei Faktoren abhängig:

– davon wie hoch die Wahrscheinlichkeit ist, daß mit dem CS auch der UCS auftritt (Verlauf der Kurven) und

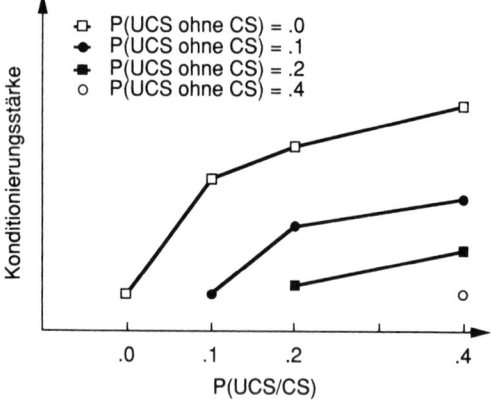

Abb. 15-10 *Abhängigkeit der Konditionierung von der Wahrscheinlichkeit des Auftretens der UCS während des CS (Verlauf der Kurven) und des zusätzlichen Auftretens des UCS ohne CS (verschiedene Kurven) (aus Rescorla, 1988).*

– davon wie hoch die Wahrscheinlichkeit ist, daß der UCS auch ohne den CS auftritt (Typ der Kurve).

Beide Faktoren zusammen bedingen dann die tatsächliche Konditionierungsstärke. Wird also der UCS niemals ohne den CS dargeboten (offenes Viereck, obere Kurve), so ergibt das die bei einer Wahrscheinlichkeit von .4 für das gemeinsame Auftreten des CS mit dem UCS die höchste Reaktionsstärke. Wird der CS genauso häufig mit dem UCS dargeboten, der UCS aber genauso oft ohne den CS, so ist die Reaktionsstärke sehr gering (geschlossener Kreis), da der CS keinen prädiktiven Wert besitzt.

Der Vorgang des Konditionierens scheint, auch in einfachen Formen, Regeln zu folgen, die auch im Hinblick auf wissenschaftliche Theorien gelten. Diese müssen einen Vorhersagewert besitzen für zukünftige Ereignisse und sollten nur die mindestens notwendige Anzahl von Elementen besitzen, also möglichst ökonomisch sein (»Ockham's razor«). Auch im »blocking«-Phänomen zeigt sich diese Ökonomie, es wird keine überflüssige Assoziation gebildet zwischen einem Reizelement und dem UCS, das den Vorhersagewert eines Ereignisses (UCS) nicht erhöht. Des weiteren ist ein Merkmal wissenschaftlicher Hypothesen, daß sie nur vorläufig gültig sind. Wenn eine Hypothese bzw. ein theoretisches Modell einen besseren prädiktiven Wert besitzt, löst sie das frühere Modell ab. Die Untersuchungen von Wagner et al. (1968) zeigen etwas ganz entsprechendes beim Konditionieren. Ist ein Reiz mit einem UCS aufgrund eines bestimmten prädiktiven Wertes assoziiert, so wird diese Verbindung zugunsten eines neuen Reizes gelöst, wenn der neue Reiz das zukünftige Ereignis, den UCS, besser vorhersagt.

Diese Entsprechung ist vermutlich nicht zufällig. Das Bilden von Assoziationen, wie es beim Konditionieren stattfindet, setzt, wie bereits oben ausgeführt, eine bestimmte Art der »Erkenntnisfähigkeit« voraus, eine Erkenntnisfähigkeit für Beziehungen zwischen Ereignissen. Diese Fähigkeit könnte als eine sehr grundlegende aufgefaßt werden, die bei unbedingtem Reagieren nicht notwendig ist, sondern erst beim Lernen wirksam wird. Lernen beinhaltet danach immer einen »Erkenntnisgewinn«, der bewirkt, daß der Organismus sich anhand von Vorhersagen, also damit anhand von »Hypothesen« verhält. Es ist sinnvoll, anzunehmen, daß die Methode des Erkenntnisgewinns, der ja nicht unabhängig von der Umwelt stattfindet, durch die Beziehung zur Umwelt mit bedingt ist und somit an verschiedenen Orten anzutreffen ist, an denen es um diesen Erkenntnisgewinn geht, also auch bei der Bildung wissenschaftlicher Theorien. Das Grundlegende am Lernen wäre demnach auch nicht ein konditionierter Reflex, sondern das Wirksamwerden dieser Fähigkeit von Organismen in Beziehung zu ihrer Umgebung. Lernen ist somit immer ein »kognitiver« Prozeß, ein solcher findet nicht erst statt, wenn z. B. sprachliche Prozesse beteiligt sind.

1.10 Lernen und Abstraktion

Bei komplexeren Lernleistungen treten deutliche Speziesunterschiede zutage, wie beispielsweise beim Zuordnungslernen. Hierbei wird die Beziehung zwischen zwei Reizen zum kritischen Element, von dem abhängt, ob eine Belohnung erfolgt oder nicht. So wird ein Standardreiz zusammen mit zwei anderen Reizen dargeboten. Die richtige Reaktion des Tieres besteht dann darin, daß der kleinere bzw. größere im Vergleich zum Standardreiz für die Belohnung gewählt werden muß. Die Tiere können lernen, diese Regel zu »abstrahieren«. Es wird ja nicht auf den Reiz als solchen, sondern auf das Verhältnis, das er zu einem anderen hat, reagiert.

Noch deutlicher wird dies, wenn von einer gelernten Situation die Regel auf eine Situation mit vollständig neuen Reizen, in denen jedoch die Regel enthalten ist, übertragen werden muß. Hier zeigen sich deutliche Speziesunterschiede (Abb. 15-11). Dies ist eine Aufgabe, die sehr leicht von Primaten gelöst wird, Tauben jedoch einige Schwierigkeiten bereitet. Ähnliche Unterschiede treten auf, wenn der Standardreiz vor den kritischen Auswahlreizen dargeboten wird und zur Zeit der Wahlaufgabe nicht mehr wahrnehmbar ist. Dabei können Primaten ebenfalls bei Verzögerungen der Auswahl gegenüber der Darbietung des Standardreizes von mehreren Minuten korrekt reagieren. Hier spielt offenbar auch die Dauer von Gedächtnis eine Rolle.

So ist für Premack (1978) die Übertragung von Erlerntem eine operationale Definitionsmöglichkeit von »Abstraktheit«, d. h. die Übertragung erlernter Beziehungen zwischen Reizen, die eine Regel darstellen. Spence (1937) hatte das von Koehler (1929) als »Transposition« bezeichnete Phänomen eher als Ergebnis »absoluten« Lernens und nicht als das von Beziehungslernen aufgefaßt. Er sah es als das Resultat von Diskriminationslernen, wobei die Erregungsstärke eines Reizes, auf der Dimension von Grautönen, von erfahrener Nichtverstärkung (Hemmung)

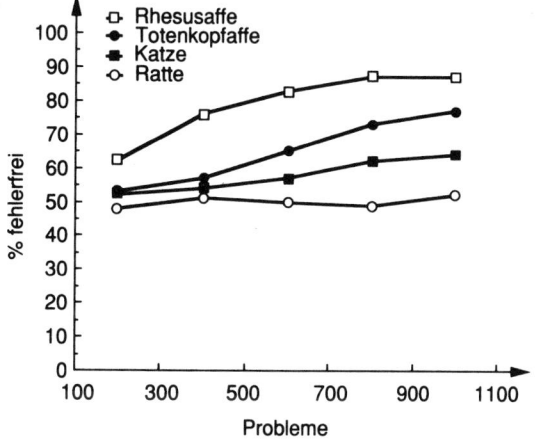

Abb. 15-11 *Die Leistung verschiedener Tiergruppen bei einer Reihe von visuellen Diskriminationsproblemen (aus Mackintosh, 1977).*

und Verstärkung (Erregung) abhängt. Dabei wird der Nettobetrag der Erregungsstärke eines neuen Reizes abhängen von der Generalisation der früheren Erfahrung auf diesen Reiz, die zusammengesetzt ist aus spezifischer Erregung und Hemmung.

1.10.1 Abstraktionsfähigkeit: Lernen ist nicht immer das gleiche

Premack (1978) ist der Ansicht, daß bei verschiedenen Tierarten beide Prozesse (absolutes und Beziehungslernen) von unterschiedlichem Gewicht sind. Dies sei an folgendem Beispiel zum sog. Umlernen (»reversal learning«) verdeutlicht.

Hat z. B. eine Ratte im Sinne des Diskriminationslernens gelernt, daß in einem T-Labyrinth das Futter in der schwarzen und nicht in der weißen Seite zu finden ist, so benötigen die Tiere eine bestimmte Anzahl von Lerndurchgängen, um umzulernen, daß ab einem bestimmten Zeitpunkt das Futter nunmehr in der weißen Seite zu finden ist. Menschen lernen derartiges sehr viel schneller. Dies ist jedoch nicht das Ergebnis einer größeren Lerngeschwindigkeit beim Menschen, sondern es liegt daran, daß Menschen in derartigen Situationen ein vermittelndes Konzept bilden (hell/dunkel), das die Funktion einer Regel hat und in der neuen Situation beibehalten werden kann (»reversal shift«-Aufgabe).

In folgender Situation lernen jedoch Tiere schneller als Menschen: Der diskriminative Stimulus beinhaltet neben einer kritischen Dimension (Helligkeit: schwarz/weiß) eine weitere Dimension (Größe: groß/klein), die jedoch in der ersten Lernphase zufällig variiert wird, also für die Diskrimination irrelevant ist. In der zweiten Lernphase jedoch ist diese zweite Dimension die wichtige, d. h. der richtige Reiz ist immer der große und nicht der kleine. Es besteht kein Zusammenhang mehr zur ersten relevanten Dimension, Helligkeit (»non-reversal shift«-Aufgabe). Diese Aufgabe lernen Tiere und Kinder bis etwa zum 6. Lebensjahr schneller als erwachsene Menschen (Kendler und Kendler, 1970).

Erklärung: Im ersten Fall, der »reversal shift«-Aufgabe, lernen Tiere absolut, während Menschen nach dem 6. Lebensjahr ein Konzept bilden, das auch in der zweiten Lernphase beibehalten werden kann. Im Falle der »non-reversal shift«-Aufgabe muß diese Regel jedoch zuerst gelöscht werden, damit ein neues vermittelndes Konzept (Größe) gebildet werden kann. Damit wird die Akquisition der korrekten Reaktion gegenüber dem absoluten Lernen verzögert.

Abbildung 15-12 zeigt die Lernleistung von vier- und siebenjährigen Kindern in Abhängigkeit von der Benennung der Dimension. Bezieht sich die Benennung auf die irrelevante Dimension, ist die Lernleistung der älteren Kinder besonders schlecht.

An diesem Beispiel wird deutlich, daß die Kapazität für die Abstraktion und Anwendung von Regeln nicht nur Unterschiede zwischen den Arten aufweist, sondern beim Menschen von der Entwicklung abhängig ist.

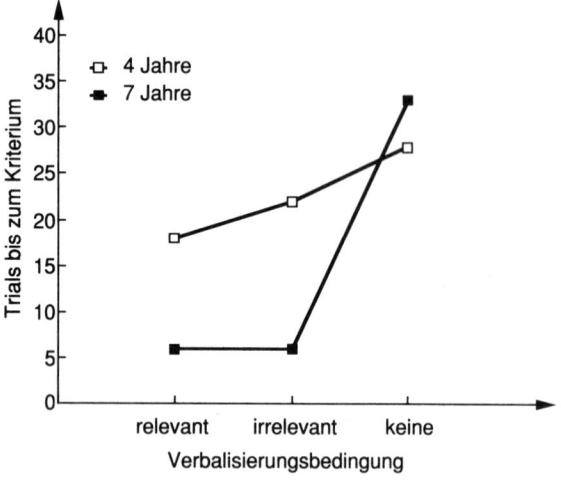

Abb. 15-12 *Abhängigkeit der Leistung in Reversal-shift-Aufgaben vom Alter (aus Razran, 1971).*

1.11 Interne Bedingungen des Verhaltens

Das vorangehende Beispiel zeigt einen weiteren wichtigen Zusammenhang. Bei Ratten und Menschen wurde das gleiche Experiment vorgenommen: das Verhalten war jeweils verschieden. Diese Unterschiedlichkeit des Verhaltens läßt sich somit nicht aus den unterschiedlichen Reizgegebenheiten erklären, die Varianz stammt aus Merkmalen der verschiedenen Organismen, also aus Sachverhalten, die der direkten Beobachtung nicht zugänglich sind. Somit beziehen sich lerntheoretische Erklärungen keineswegs nur auf die der direkten Beobachtung zugänglichen Sachverhalte, sondern auch auf interne, nicht direkt beobachtbare Faktoren. Dasselbe gilt für wesentliche Elemente etwa der Theorie von Hull. Die darin verwendeten Begriffe, wie »Trieb« (»drive«) oder »Anreiz« (»incentive«) beziehen sich ebenfalls auf interne Zustände von Organismen (Hull, 1952).

Tolman (1932) legte großes Gewicht auf die Tatsache, daß es einen Unterschied zwischen Lernen und Verhalten gibt. Dieser Unterschied ist wichtig, betrachtet man Lernen, wie es hier geschieht, als eine in irgendeiner Form »erkennende« Auseinandersetzung von Organismen mit ihrer Umgebung. Dies gerät häufig aus dem Blickfeld, wenn beispielsweise davon gesprochen wird, ein Reiz erwerbe die Fähigkeit, bei einem Organismus irgendeine Reaktion hervorzurufen. Dieser Sprachgebrauch kommt vermutlich daher, daß in der Mehrzahl von Experimenten der Effekt des Lernens durch das Auftreten bestimmter Reaktionen erfaßt wird, und daß dabei das Verhalten des Organismus als abhängige, die Reize als unabhängige Variablen betrachtet werden. Tatsächlich lernen nicht die Reize, sondern der Organismus wird durch das Lernen ein anderer.

Man kann dies deutlich am Beispiel des sog. »latenten Lernens« zeigen. Hierbei werden zwei Gruppen von Tieren gebildet: Die Tiere der einen Gruppe werden von Anfang an nach dem Durchlaufen eines

T-Labyrinths in einer der beiden Seiten durch Futter belohnt, die Tiere der anderen Gruppe jedoch nicht. Nach etwa zehn Versuchsdurchgängen ist die Leistung der stets in einer Zielbox verstärkten Tiere deutlich besser als die der Tiere, die keinerlei Verstärkung erhalten hatten; dies ist nach den Prinzipien des operanten Lernens auch nicht anders zu erwarten. Nicht ohne weiteres zu erwarten ist hingegen die Veränderung des Verhaltens der Tiere, die nicht verstärkt worden waren, wenn man beginnt, sie nun für die richtigen Reaktionen, also die Wahl einer Seite am Entscheidungspunkt, zu belohnen. Ihre Leistung wird schlagartig besser (Abb. 15-13).

Diese Tiere haben offensichtlich etwas über das T-Labyrinth gelernt, das im unverstärkten Verhalten bis dahin nicht sichtbar geworden ist, aber die anschließend vorhandene Leistung vermittelt.

Allerdings äußert das Tier in dieser Situation auch in den Durchgängen, in denen es nicht belohnt wurde, ein Verhalten. Es geht ja beim operanten Lernen um die Änderung der Wahrscheinlichkeit des Auftretens eines Verhaltens. Daß, auch ohne daß es zu beobachtbarem Verhalten kommt, etwas gelernt wird, sich also der Organismus »latent« verändert bzw. Reize eine Bedeutung erhalten, zeigt sich auch beim sog. »sensorischen Vorkonditionieren«. Dabei werden zwei Reize häufig miteinander dargeboten. Anschließend wird einer der Reize auf einen UCS konditioniert. Man kann dann zeigen, daß auch der andere Reiz eine bestimmte assoziative Verbindung mit dem UCS besitzt, und zwar durch seine Verbindung mit dem ersten CS. Daran zeigt sich deutlich, daß sich beim Lernen der Organismus verändert und nicht der Reiz, wie der oben erwähnte Sprachgebrauch nahelegen könnte.

Tolman war der Auffassung, daß im Verlauf des Lernens ein inneres Abbild, eine »kognitive Karte«, der relevanten Aspekte der Umgebung angelegt wird, an der sich der Organismus dann orientiert. Zumindest scheint ein Speichervorgang im Hinblick auf die räumliche Anordnung bestimmter Elemente der Umgebung stattzufinden, dessen Ergebnis die Leistung später erleichtert. Auch hierbei sollte man sich klarmachen, daß die Nutzung der gespeicherten Struktur zu einem späteren Zeitpunkt im eigentlichen Sinne hypothetischen Charakter hat, nämlich die Hypothese beinhaltet, daß sich diese Struktur in der Zeit erhält und in Zukunft nicht ändert und damit für zukünftiges Verhalten valide ist. Dies ist also hier ganz ähnlich wie beim klassischen Konditionieren, bei dem zeitliche Ereignisabfolgen gleichsam erwartet werden und darum assoziiert werden.

Diese internen Zustände haben einen wesentlichen Einfluß auf die Beziehung des Organismus zu seiner Umgebung, z.B. darauf, ob ein bestimmter Reiz positiv bekräftigend wirkt oder nicht. Ein sattes Tier kann mit der Gabe von Futterpillen schlecht verstärkt werden. Sind nun die Beziehungen zwischen Organismen und ihrer Umgebung wesentlich von Zuständen und Merkmalen der Organismen selbst abhängig, so können Organismen nicht als passiv auf die Umgebung reagierend verstanden werden, sie verhalten sich in bezug auf ihre Umgebung aktiv.

1.11.1 Neugier – Organismen verhalten sich aktiv

Von Popper (1981) wurde die Theorie des Konditionierens unter anderem in dem Punkt kritisiert, daß der Organismus in dieser Theorie als passiv reagierend verstanden werde. Aus diesem Grund lehne er die Begriffe des Reflexes ab. »Pawlows Interpretation sieht den Hund als einen passiven Mechanismus, während meine Interpretation dem Hund ein aktives (wenn auch zweifellos unbewußtes) Interesse an seiner Umgebung zuerkennt, einen exploratorischen Instinkt«. Ein derartiger Instinkt wurde allerdings durchaus auch von seiten der Lerntheorie gesehen, allerdings unterschiedlich benannt. So nahm Thorndike (1913, zit. nach Hunt, 1971) Bezug auf einen »Neugiertrieb« (»curiosity drive«), Harlow (1950) benutzte den Begriff »Explorationstrieb« (»exploratory drive«) und wie Hunt (1971) den der intrinsischen Motivation« (»intrinsic motivation«).

Für diesen Zusammenhang sind die Untersuchungen zur sensorischen Verstärkung wichtig. Unter dem Begriff »sensorische Verstärkung« (»sensory reinforcement«) wird verstanden, daß die Gabe von sensorischen Reizen, die lediglich in der gegebenen Situation den Informationsgehalt vergrößern, einen verstärkenden Effekt haben (Kish, 1966). Von Berlyne (1950) wurde beispielsweise das Ausmaß des Neugierverhaltens bei Tieren untersucht, indem gemessen wurde, in welchem Umfang sie sich neuen Reizen näherten, daran rochen usw., d.h. Aktivität zeigten.

Neugkeit ist eine wesentliche Bedingung für die Auslösung der Orientierungsreaktion, und von Miller et al. (1960) wurde der Inkongruenz zwischen einem Sollwert und einem Istwert ein motivationaler Charakter zugemessen. Nimmt man eine Bedingung wie Neugier als eine Verhalten bedingende Größe an, so ist zweifelhaft, ob ein dadurch bedingtes Verhalten im Sinne der Wiederherstellung einer

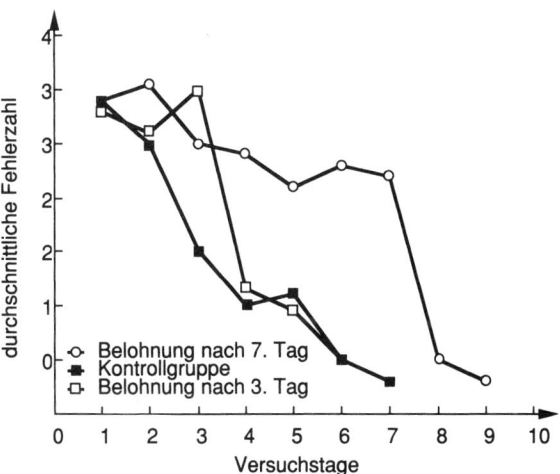

Abb. 15-13 Lernleistung nach unterschiedlichem Beginn von Belohnung (aus Foppa, 1968).

Homöostase verstanden werden kann. Popper geht davon aus, daß der Organismus Hypothesen im Hinblick auf seine Umgebung entwirft und diese gezielt durch sein Verhalten testet.

1.12 Sprache

Bekanntlich hat Pawlow das sog. »zweite Signalsystem«, die Sprachfunktion, als wesentliche menschliche Fähigkeit angesehen. Über den Erwerb dieser Fähigkeit gibt es eine weitreichende Kontroverse mit der Frage, ob Sprache ausschließlich nach Regeln von Reiz-Reaktions-Verknüpfungen erworben wird, oder ob der Erwerb hierarchische Regeln beinhaltet (z. B. Arbib, 1969; Suppes, 1969).

Daß Sprache bei menschlichem Lernen einen ganz wesentlichen Einfluß hat, haben zahlreiche Untersuchungen gezeigt. Hier soll das Phänomen der »semantischen Generalisierung« als Beispiel kurz erläutert werden. Konditioniert man beispielsweise eine Änderung der Hautleitfähigkeit (PGR) auf ein bestimmtes Wort, so zeigt sich ein Generalisierungseffekt im PGR bei Kindern bis etwa zum 8. Lebensjahr hauptsächlich auf lautähnliche Wörter, d. h. die physikalische Ähnlichkeit des Reizes ist ausschlaggebend. Bei älteren Kindern und Erwachsenen hingegen tritt der Generalisierungseffekt bei Wörtern auf, die mit der sprachlichen Bedeutung des ersten Wortes zusammenhängen. Dabei kommt es interessanterweise bei Kindern von etwa 10 Jahren zur stärksten Generalisierung bei Bedeutungsgegensätzen, später, ab etwa dem 14. Lebensjahr bei Bedeutungsähnlichkeiten (Grant, 1972).

Vorgänge des Lernens, d. h. solche, die den Prinzipien des Lernens folgen, spielen auch in sehr komplexen menschlichen Lebenssituationen eine wesentliche Rolle, auch wenn derartige Vorgänge nicht darauf reduzierbar sind. Die Ergebnisse der sozialen Lerntheorien sind dafür ein wichtiges Beispiel.

1.13 Soziales Lernen

Soziale Lerntheorien gehen prinzipiell davon aus, daß die Klasse von Reizen, die Verhalten kontrollieren, um solche erweitert werden muß, die von anderen Personen ausgehen. Dies bedeutet nicht, daß damit die funktionalen Gesetze etwa des operanten Konditionierens keine Gültigkeit mehr besitzen. Der Ansatz trägt zunächst eher der Tatsache Rechnung, daß eine Vielzahl sozialer Verhaltensweisen verstärkende Wirkung besitzen. Dies gilt für eine ganze Reihe »normaler« Verhaltensweisen, deren verstärkender Charakter nicht unbedingt unmittelbar erkennbar ist.

Wichtig bei dieser Betrachtungsweise ist die Tatsache, daß soziales Verhalten wechselseitig das Verhalten des jeweiligen oder der jeweiligen Interaktionspartner kontrolliert. In den oberen referierten Modellen, deren Lebensnähe nicht unmittelbar einsichtig ist, wurde meist von in hohem Maße isolierten und standardisierten Laborbedingungen ausgegangen, die die Erfassung möglichst »reinen« Verhaltens ermöglichen sollten, sozusagen die Grundeinheit von Verhalten. Eine Ratte in einer sog. Skinner-Box, deren Zweck es war, neben präzisen und möglichst automatisierten Steuerungs- und Registrierbedingungen eine weitgehende Ausschaltung von störenden Situationseinflüssen zu gewährleisten, konnte wohl kaum im Sinne einer wechselseitigen Verhaltensbeeinflussung das Verhalten des Versuchsleiters kontrollieren. Betrachtet man die Interation zwischen zwei Menschen, so verfügen beide prinzipiell über vergleichbare Möglichkeiten sozialen Verhaltens und damit auch über die entsprechenden Kontrollmöglichkeiten in dem Maße, in dem dieses Verhalten verstärkende Wirkung hat.

Das Modell des sozialen Lernens ist in vielen Studien und Untersuchungen auf die Beeinflussung kindlichen Verhaltens angewandt worden. Es hat sich dabei gezeigt, daß die funktionelle Analyse verstärkender Bedingungen, wie die Betrachtung der Wirkung von Verstärkungsplänen, die Berücksichtigung zeitlicher Verhältnisse von Kontingenzen in derartigen Plänen von großer Wichtigkeit ist. Dies soll an einem Beispiel von Gewirtz (1977) verdeutlicht werden, in dem ein eigentlich sensationelles Ergebnis einer Studie von Bell und Ainsworth (1972) analysiert wird.

Bell und Ainsworth (1972) hatten in einer Studie gefunden, daß Kinder weniger »Schreiverhalten« zeigen, wenn Mütter sich jedesmal den Kindern zuwenden, wenn sie schreien. Dies Ergebnis scheint den Prinzipien des operanten Lernens zu widersprechen, insofern, als Zuwendung eine Verstärkung darstellt und somit das Schreiverhalten, da es verstärkt wird, in seiner Frequenz zunehmen müßte; derartig behandelte Kinder müßten also mehr schreien. Demgegenüber steht ein Ergebnis von Etzel und Gewirtz (1967), daß sog. »operantes« Schreien seltener auftritt, wenn Bezugspersonen nicht darauf reagieren. Operantes Schreien wird dabei definiert als nicht durch aversive Reize, wie Hunger oder Durst, ausgelöstes Schreien, sondern ist Schreien, das gleichsam einem Ziel dient, z. B. Zuwendung zu erreichen. Nicht-operantes Schreien wird als »nicht konditioniert«, »ausgelöst« oder »expressiv« genannt.

Die Analyse dieser Ergebnisse richtet sich auf folgende Merkmale des Sachverhalts:

– Das Schreien der Kinder ist kein einheitliches Geschehen, es kann kurz oder lang, laut oder weniger laut geschrien werden usw.
– Das Verhalten der Mütter, die nicht auf das Schreien der Kinder reagierten, ist ebensowenig als einheitlich zu erwarten. So ist anzunehmen, daß sie auf bestimmte Arten zu schreien intermittierend reagierten und so recht stabile Frequenzen des Auftretens des Schreiens bewirkten. Aus den Prinzipien des operanten Lernens (s. o.) ist ableitbar, daß bei intermittierender Verstärkung relativ wenige Verstärker ausreichen, um hohe Reaktionsraten zu erreichen.

– Ganz wesentlich für eine angemessene Interpretation ist die Berücksichtigung der »Latenz« der mütterlichen Reaktionen. Aus verschiedenen Untersuchungen ist bekannt, daß gerade bei kleinen Kindern die Verstärkung durch soziale Zuwendung recht schnell auf das zu verstärkende Verhalten folgen muß (2–3 sec). Es läßt sich nun denken, daß die auf das Schreien reagierenden Mütter wenigstens zum Teil nach dieser kritischen Latenz auf die Kinder reagiert haben und damit nicht das Schreien, sondern das auf das Schreien folgende Verhalten verstärkt haben, das möglicherweise mit dem Schreien inkompatibel war. Damit würde das Schreien in der Frequenz reduziert.

Diese Überlegungen machen deutlich, daß man nicht einfach das Verhalten der Mütter und der Kinder als Gesamtheit in Beziehung bringen kann, sondern es im Hinblick auf seine Funktionalität im Sinne des operanten Lernens betrachten muß.

1.14 Wirkung der »Kenntnis« von Verhaltenskontingenzen

Im Falle des klassischen Konditionierens der Lidschlußreaktion im Humanexperiment läßt sich zeigen, daß die Kenntnis der Konditionierungskontingenz zu einer Form der Akquisition der Lidschlußreaktion führt, die sich unterscheidet von der Akquisition ohne Kenntnis der Kontingenz (»awareness of contingency«). Es wird dabei zwischen »wahr konditionierten« und »willkürlichen« Reaktionen unterschieden (»V-form conditioning für voluntary« und »C-form conditioning« fur »classical«) (Spence und Taylor, 1951, zit. nach Saltz, 1973).

Rotter (1954, 1972) hat den Gedanken betont, daß Personen im Hinblick auf ihr Verhalten bestimmte verstärkende Konsequenzen erwarten. Er definiert Erwartung als »die Wahrscheinlichkeit, die eine Person dem Auftreten einer bestimmten Verstärkung nach einem bestimmten Verhalten in einer bestimmten Situation zumißt« (Rotter, 1972). Diese Einschätzung der Wahrscheinlichkeit des Auftretens der Verstärkung ist unabhängig von dessen Verstärkungswert. Dies setzt voraus, daß eine Person Kenntnis von der wirksamen Kontingenz der Verstärkung hat (»awareness«).

De Nike (1964) führte eine Untersuchung durch, in der Personen durch einen sozialen verbalen Verstärker dafür belohnt wurden, wenn sie in einer Aufgabe, in der Wörter benannt werden sollten, bestimmte Hauptwörter nannten. Die Rate der Nennung dieser Wörter stieg in dem Augenblick sprunghaft an, in dem den Probanden die Verstärkungskontingenz klar wurde. Die Probanden, die die Kontingenz nicht erkannten, verhielten sich wie die Probanden der Kontrollgruppe, die zufällig verstärkt worden waren (Abb. 15-14).

Um die Abhängigkeit der Lernleistung von der Einsicht in die Kontingenzen des Verhaltens zu ermitteln, sind u.U. wie bei der Verhaltensformung sehr lange Untersuchungen notwendig, bis etwa eine

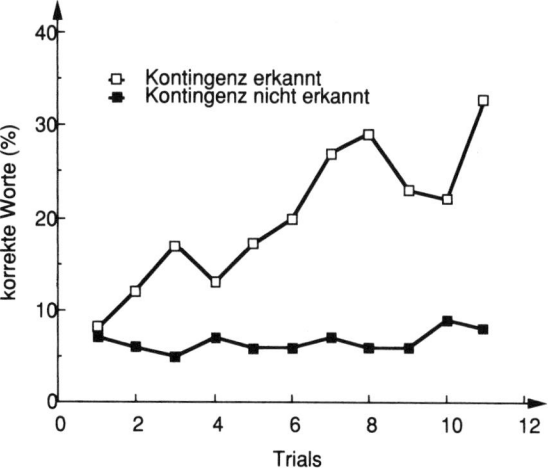

Abb. 15-14 *Prozentsatz korrekter Worte, deren Nennung verstärkt wurde, in Abhängigkeit von der Einsicht in die Kontingenz (aus Spielberger und DeNike, 1966).*

Ratte gelernt hat, zu tun, was man von ihr will. Menschen kann man dagegen mittels einer Instruktion mitteilen, was man von ihnen will. In verhaltenstherapeutischen Zusammenhängen wird man also Instruktionen benutzen, um einen bestimmten Verhaltenseffekt zu erzielen. Mit der Instruktion erhält eine Person eine Einsicht in das, was von ihr erwartet wird.

Abbildung 15-15 zeigt, daß eine derartige Einsicht zwar wirksam, gleichsam »der erste Schritt zur Besserung« ist, aber allein, ohne daß eine Person, »etwas davon hat«, nicht ausreicht, um einen stabilen Effekt zu erzielen. Die Kurve fällt wieder ab, um dann bei Einführung der zusätzlichen Belohnung wieder steil anzusteigen.

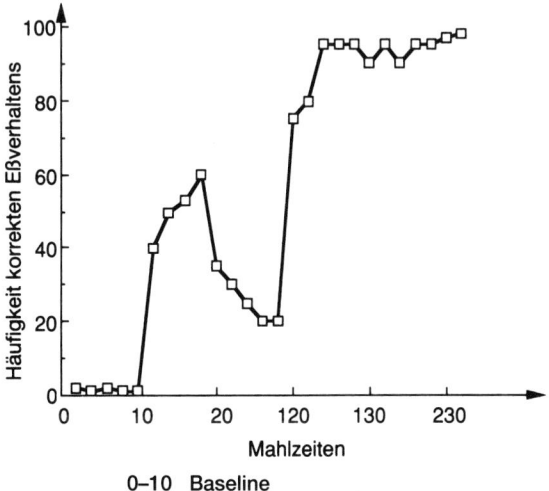

0–10 Baseline
10 Instruktion
120–230 Instruktion plus Reinforcement

Abb. 15-15 *Korrektes Eßverhalten nach Instruktion allein (10) und Instruktion mit zusätzlicher Belohnung (120–230) (aus Ayllon und Azrin, 1964).*

1.14.1 *Lernen durch Beobachtung*

Der Begriff »Beobachtungslernen« (»vicarious learning« – stellvertretendes Lernen – oder »observational learning«) wird von vielen Autoren austauschbar benutzt. Ebenso werden die Begriffe »Imitation« oder »Modellernen« verwendet. Man versteht darunter den Sachverhalt, daß einer Person die Gelegenheit gegeben wird, eine andere zu beobachten, die einer bestimmten Lernkontingenz ausgesetzt ist. Dies gilt sowohl im Sinne des Paradigmas des klassischen als auch des operanten Lernens. So können Verhaltensweisen geändert werden, indem ein »Modell« beobachtet werden kann, das vergleichbares Verhalten ausübt, z.B. Annäherung an einen angstauslösenden Reiz. Ebenso kann emotionales Verhalten erworben werden, ohne daß z.B. die Aversivität eines Reizes selbst erfahren wurde.

Daß die Beobachtung in diesem Sinne auch bei Tieren wirksam ist, konnte Miller (1967, zit. nach Bandura, 1969) zeigen. Er trainierte Rhesusaffen in einem signalisierten Vermeidungsversuch, in dem ein Lichtreiz einen Schock signalisierte, der dann durch das Drücken eines Hebels vermieden werden konnte. In einem zweiten Versuchsabschnitt wurden die Tiere paarweise angeordnet und zwar so, daß ein Tier den Lichtreiz wahrnehmen konnte, aber keinen Reaktionshebel hatte, also die Schocks nicht vermeiden konnte. Das andere Tier verfügte über einen Hebel, konnte aber den die Schocks signalisierenden Lichtreiz nicht sehen. Die Tiere konnten sich gegenseitig beobachten. Es zeigte sich, daß das Tier, das zwar reagieren, jedoch den ankündigenden Reiz nicht wahrnehmen konnte, dennoch in der Lage war, die Schocks zu vermeiden, indem er das andere Tier beobachtete und offensichtlich an dessen Verhalten die Furchtmerkmale erkennen konnte.

In diesem Zusammenhang wird von vielen Autoren angenommen, daß die Beobachtung der Kontingenz bei einem Modell »Einsicht« vermittelt, die einen Vorgang der Übung überflüssig macht. Dies ist in dem oben zitierten Tierversuch von Miller sicher nicht der Fall. Das Tier, das durch das Drücken des Hebels die Schocks vermeiden konnte, hatte bereits vorher dieses Verhalten als Vermeidungsreaktion gelernt. Der Versuch zeigt aber, daß das Verhalten eines anderen Tieres als Hinweisreiz (»cue«) dienen kann, sogar ohne daß die äußere Verhaltenskonsequenz beobachtbar wäre. Tatsächlich hat das Tier ja die Schocks auch für sich selbst vermieden, d.h. das Verhalten wurde weiter durch »äußere« Konsequenzen verstärkt bzw. aufrechterhalten.

Bandura (1969) sieht den Vorgang des Beobachtungslernens als einen kognitiven Vorgang: »Eine stellvertretende (»vicarious«) Verstärkung vermittelt nicht nur Informationen die wahrscheinlichen Verstärkungskontingenzen betreffend, Wissen über die Arten der Situationen, in denen das Verhalten angemessen ist, sowie eine Darbietung von Belohnungen, die aktivierende Merkmale enthalten, sie schließt darüber hinaus einen affektiven Ausdruck des Modells ein, das den belohnenden oder bestrafenden

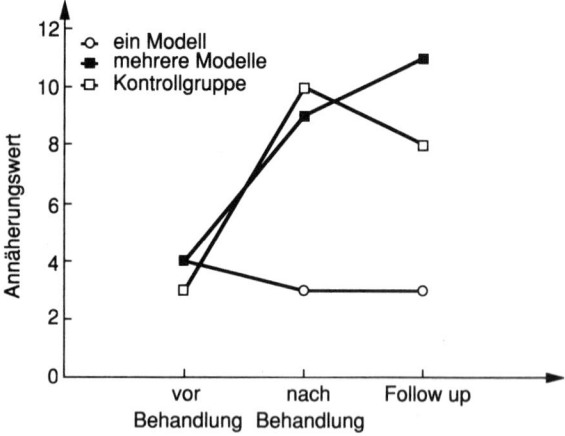

Abb. 15-16 *Durchschnittliches Annäherungsverhalten von Kindern an einen Hund nach der Beobachtung von einem oder mehreren Modellen (aus Bandura und Menlove, 1968).*

unterzogen ist«. Das genannte Wissen über die Kontingenz der Verstärkung oder Bestrafung ersetzt dieser Auffassung zufolge die Notwendigkeit der Übung. Abbildung 15-16 zeigt die Wirkung der Beobachtung eines oder mehrerer Modelle bei der Annäherung an ein Angstobjekt. In der Kontrollgruppe stand kein Modell zur Verfügung.

Gewirtz (1977) hat die kognitive Interpretation des Beobachtungslernens als nicht stringent kritisiert. Er wendet ein, »daß imitative Reaktionen einfach instrumentelle Reaktionen sind, die den Hinweisreizen zugeordnet werden, die von den verschiedenen Reaktionen der Demonstrationsmodelle geliefert werden. Derartige imitative Reaktionen sind konditional, wie jene beim gewöhnlichen Zuordnungslernen, und bilden für das Kind eine funktionale Klasse von Zuordnungsreaktionen«.

Geht man jedoch, wie in dieser Darstellung des Lernens und seiner Bedeutung für Vorgänge des Lebens von der Annahme aus, daß Lernen erst sinnvoll in der Beziehung eines Organismus, oder im vorliegenden Zusammenhang besser Individuums, zu seiner Umgebung gesehen werden kann, so zeigt sich, daß Lernen immer ein kognitiver Vorgang ist. Dies gilt erst recht, wenn die Bildung von Erfahrung und die »Erteilung von Bedeutung« im Sinne Pawlows von den konkreten, physikalischen Ereignissen in einem sehr weitreichenden Sinne »distant« ist.

2 Die Rolle des Lernens in der Genese organischer Störungen

Die Lernpsychologie hat in den letzten Jahren erheblich dazu beigetragen, das Verständnis für Krankheitsprozesse und deren Entstehung zu erweitern. Eine der dafür wesentlichen Voraussetzungen besteht in der Annahme, daß organische Prozesse mittelbar oder unmittelbar durch Vorgänge des Lernens beeinflußt werden. Es ist dargestellt worden, daß lerntheoretische Modelle prinzipiell keine Unterscheidung zwischen Verhaltensvorgängen machen, die man gemeinhin als psychisch klassifizieren würde, und solchen, die als somatisch eingestuft würden. Bereits im klassischen Versuch Pawlows wurde das Auftreten einer organischen Reaktion durch für sie »unwesentliche« Reize hervorgerufen.

Die Orientierungsreaktion (OR) (Sokolow, 1963) ist die Reaktion eines Organismus auf neue, unerwartete Reize. Sie besteht in einer unspezifischen Desynchronisation im gesamten Kortex, einem Ansteigen der Hautleitfähigkeit, einer biphasischen Reaktion der Herzfrequenz (unmittelbar nach dem Reiz kommt es zu einer kurzen Erniedrigung der Herzfrequenz, dann zu einem Ansteigen), einer Erhöhung der Muskelaktivität, einer Erhöhung der Atemfrequenz, einer Vasodilatation im Kopfbereich, sowie Vasokonstriktion in den Fingern. Es kommt zu einer Hinwendung des Organismus zur Reizquelle, etwa durch eine Kopfdrehung. Das Auftreten der OR ist abhängig vom Neuigkeitsgrad des Reizes. Wird er einige Male wiederholt dargeboten, so verschwindet die OR, sie habituiert.

Der Vorgang der Habituation besteht darin, daß ein »Organismus lernt, daß eine Reaktion unnötig geworden ist und diese Reaktion einstellt. Dadurch wird das informationsverarbeitende Nervensystem für neue Reaktionen frei, da immer nur eine begrenzte, kleine Zahl von Reaktionen zur selben Zeit ablaufen kann« (Birbaumer, 1975). Der Vorgang der Habituation ist kein assoziativer wie das Konditionieren und betrifft nur angeborene, also unkonditionierte Reaktionen (Razran, 1971) wie die Orientierungsreaktion, die sehr schnell habituiert, zumindest unter normalen Umständen. Bei bestimmten Personen ist die Habituation verlangsamt. Solche Personen zeichnen sich in Fragebögen zur Erfassung von Merkmalen der Persönlichkeit durch ein recht hohes Maß an Neurotizismus aus und neigen zu Angstreaktionen (Lader und Wing, 1966). Es ist wichtig, den Vorgang der Habituation von dem der Extinktion, der konditionierte Reaktionen betrifft, zu unterscheiden.

Die OR könnte als Reaktion auf Neuigkeit bezeichnet werden, die Habituation als Antwort auf das Fehlen von Information oder Neuigkeit. Untersucht man die Habituation auf einen recht komplexen Reiz, der durch mehrere Dimensionen beschreibbar wäre, und hat eine Habituation stattgefunden, so kommt es zur Dishabituation, wenn eine Dimension des Reizes geändert wird oder ein Reiz hinzugefügt wird (Vinogradova und Lindsley, 1963, zit. nach Razran, 1971).

Unter Sensibilisierung kann ein der Habituation entgegengesetzter Vorgang verstanden werden. Besteht die Habituation in der Abschwächung einer Reaktion bei wiederholter Stimulierung mit einem gleichbleibenden Reiz, so besteht die Sensibilisierung in einer Verstärkung der Reaktion. Die Reaktionsamplitude nimmt zu, die Latenzzeit wird kürzer.

Es treten unter denselben Reizbedingungen ebenfalls neue Reaktionen auf, die ursprünglich nicht mit dem Reiz verknüpft waren. Dieser Vorgang wird Pseudokonditionierung genannt.

Harris und Brady (1974) klassifizierten drei Typen des Lernens autonomer bzw. physiologischer Reaktionen, die für das Verständnis der Entstehung von Krankheitsprozessen nützlich sind:
- klassisches Konditionieren autonomer Reaktionen,
- gleichzeitiges Konditionieren autonomer Reaktionen,
- operantes Konditionieren autonomer Reaktionen.

Wichtig ist eine weitere Kategorie, das
- interozeptive Konditionieren.

2.1 Klassisches Konditionieren autonomer Reaktionen

Hierzu würde der Versuch Pawlows zählen, in dem eine physiologische Reaktion auf einen neutralen Reiz konditioniert wurde. Hierbei handelt es sich um eine isolierte Reaktion, wichtiger im vorliegenden Zusammenhang dürfte der Sachverhalt sein, daß auch ein ganzes Muster autonomer Reaktionen auf neutrale Reize konditionierbar ist bzw. ein Ablauf derartiger Reaktionen. In der Pathogenese funktioneller Herz-Kreislauf-Störungen findet sich häufig der Sachverhalt, daß bestimmte Reize, oder besser Situationen, recht zuverlässig die Beschwerden auslösen. Der Vorgang der Reizgeneralisierung führt dann weiterhin dazu, daß in einer zunehmend größeren Anzahl von Situationen die Beschwerden auftreten.

Von gegenwärtig noch nicht absehbarer Bedeutung sind die Studien zur klassischen Konditionierung immunbiologischer und immunsuppressiver Reaktionen (vgl. Kap. 10, »Psychoimmunologie«). Ausgehend von Studien zum Erwerb von Geschmacksaversionen fanden Ader und Cohen (1975), daß ein Teil der Tiere, die mit Cyclophosphamid, einer Nausea produzierenden Substanz, behandelt worden waren, in der Phase der Löschung der Geschmacksaversion starben. Dabei war interessant, daß die Tiere gestorben waren, die die größte Menge einer Saccharinlösung als CS erhalten hatten. Da Cyclophosphamid eine starke immunsuppressive Wirkung hat, schlossen die Autoren daraus, daß die Tiere möglicherweise aufgrund einer Abwehrschwäche an einem Infekt gestorben waren, die durch den Vorgang der Konditionierung von Saccharin (CS) mit Cyclophosphamid (UCS) verstärkt und verlängert worden war. Die Tiere starben nicht nach der Injektion des Endoxans, sondern in der Zeit, in der die Saccharinlösung ohne UCS dargeboten worden war.

In den folgenden Jahren führten Ader und Cohen sowie andere Autoren eine Reihe von Untersuchungen durch, mehr oder weniger mit dem Ziel, eine »reine« konditionierte Immunsuppression nachzuweisen. Trotz vieler methodischer Verbesserungen, die dem Ausschluß möglicher Fehlerquellen dienten, konnte in vielen Untersuchungen ein stabil reproduzierbarer, jedoch immer recht geringer immunsuppressiver Effekt durch das Konditionieren nachgewiesen werden. Dafür könnte die Tatsache ausschlaggebend sein, daß »zirkulierende Antikörper das Resultat einer komplexen Kette von Ereignissen sind, und der Einfluß des Konditionierens auf ein oder mehrere frühe Ereignisse stattfindet, die für die Produktion von Antikörpern wichtig sind« (Ader und Cohen, 1981).

Eine weitere Überlegung zur Erklärung des stets geringfügigen Ausmaßes der konditionierten Immunsuppression geht davon aus, daß durch das verwendete Paradigma zwei gegenläufige Vorgänge ausgelöst werden: Die Applikation von Antigenen stelle für die Produktion von Antikörpern einen UCS dar. Zunächst werden dann ein neutraler mit einem immunsuppressiv wirksamen Reiz konditioniert, der dann für die Immunsuppression ein konditionierter Reiz wird. In der eigentlichen Testphase der Wirkung der Konditionierung wird der CS für Immunsuppression zusammen mit dem UCS für eine Immunreaktion dargeboten. Die Ergebnisse bestehen entsprechend in einer Verminderung der Immunreaktion, nicht in ihrer totalen Unterdrückung.

Wie bei den Untersuchungen zur Geschmacksaversion ist auch hierbei ein wichtiger Sachverhalt, daß nicht alle Reize gleichermaßen als CS tauglich sind, d. h. nicht jeder CS mit dem UCS zu assoziieren ist. Von Garcia und Koelling (1972) wurde dieser Sachverhalt als »cue to consequence« bezeichnet. Eine Geschmacksaversion war entsprechend nicht auf akustische oder visuelle Reize konditionierbar, sondern nur auf Geschmacksreize (s. o.). Auch bei der konditionierten Immunsuppression scheinen »Reize, die proximale Rezeptoren im Vergleich zu distalen Rezeptoren beeinflussen, den Vorgang der Konditionierung zu fördern« (Ader, 1981).

Die Ergebnisse zur konditionierten Immunsuppression sind in einer weiteren Hinsicht wichtig. Sie legen neben den Untersuchungen zur Beeinflussung von Immunreaktionen durch »Streß«, Untersuchungen, die oft dem Paradigma des gleichzeitigen (»concurrent«) Konditionierens (s. u.) entsprechen, den Einfluß zentralnervöser Vorgänge auf das Abwehrsystem nahe. Dies ist ein weiterer Hinweis dafür, daß Verhalten den ganzen Organismus betrifft und beeinflußt, und der ganze Organismus von der Beziehung zu seiner Umgebung betroffen ist.

2.2 Gleichzeitiges Konditionieren autonomer Reaktionen

Beim gleichzeitigen autonomen Konditionieren (»concurrent autonomic conditioning«) wird ein willkürliches Verhalten durch Konditionieren beeinflußt. Mit diesem Vorgang gehen erfaßbare physiologische Veränderungen einher, die in einer systematischen Beziehung dazu stehen.

Betrachtet man das experimentelle Vorgehen in Untersuchungen, die sich am Prinzip des gleichzeitigen Konditionierens orientieren, so zeigt sich, daß

die Art der Ergebnisse sehr stark vom methodischen Vorgehen beeinflußt werden. Mit Hilfe des »yoked control designs«, bei dem die Erfahrung, die ein Tier in der experimentellen Situation macht (Anzahl, Stärke usw. von Schocks beispielsweise), von der Reaktion eines anderen Tieres abhängt und nicht vom Verhalten des »yoked« Tieres, läßt sich ein Verhalten erreichen, das als depressiv interpretiert wurde (Seligman, 1975). Es kam zu einer Ulzerierung der Magenschleimhaut (Weiss, 1972) oder zu erheblichen kardiovaskulären Effekten, z. T. bis zum Tod (Corley et al., 1975).

Das, was in der entsprechenden experimentellen Situation gemessen wird, hängt vom Interesse des Untersuchers ab, entsprechend auch die Ergebnisse und deren Interpretation. In derartigen Untersuchungen zeigt sich, daß ein Organismus als ganzer auf eine entsprechende Situation reagiert, also »gleichzeitig« mit einer Fülle von Verhaltenskomponenten.

Es existiert eine Fülle von Untersuchungen, in denen mit bestimmten Versuchsplänen z. T. erhebliche Effekte auf organische Abläufe erzielt werden. Hierzu gehört die konditionierte emotionale Reaktion (»conditioned emotional response«, CER) (Estes und Skinner, 1941), die einen erheblichen Einfluß auf physiologische Funktionen und hormonelle Prozesse hat (Brady, 1975). Im Kapitel 11, »Psychophysiologie«, wird eine Reihe derartiger Untersuchungen ausführlich dargestellt.

In vielen dieser Untersuchungen werden Individuen, meist Tiere, einem bestimmten Paradigma ausgesetzt, zum Teil auch in längerfristigen Versuchsplänen, und es wird festgestellt, welche Wirkung diese Situation auf den Organismus hat. Fraglich dabei ist, inwieweit in der realen Lebenssituation, wenn vergleichbare Bedingungen längerfristig wirksam sind, habituelle Verhaltensmuster entstehen, die ihrerseits u. U. schädlich auf den Organismus wirken. Ein Beispiel wäre das sog. »coronary prone behavior« (Typ-A-Verhalten) , das durch eine Reihe von habituellen Merkmalen geprägt ist. In einer Vielzahl von Untersuchungen konnte gezeigt werden, daß Personen, die bestimmte Merkmale (Feindseligkeit, Arbeit unter Zeitdruck und eine kompetitive Einstellung) dieses Verhaltensmusters aufweisen, ein höheres Risiko für die Entwicklung einer koronaren Herzerkrankung haben (z. B. Rosenman und Chesney, 1981).

Die bisherigen Ergebnisse scheinen dafür zu sprechen, »daß Typ-A-Personen keine konstitutionelle Hyperreaktivität besitzen, sondern verstärkte adrenerge Reaktionen aufgrund ihrer Wahrnehmung der meisten sozialen Stressoren (»milieu stressors«) als herausragende Herausforderungen« (Rosenman, 1983), d. h. aufgrund der Bedeutung, die bestimmte Situationen für sie besitzen und auf die sie entsprechend reagieren. Versuche, meist mit Hilfe von Entspannungstechniken, diese Verhaltensmuster zu ändern, zeigten, daß die verstärkten adrenergen Reaktionen durch derartige Techniken reduziert werden können (Benson, 1983). Zudem ist erfolgreich versucht worden, die Ausprägung der o.g. Merkmale des Typ-A-Verhaltensmusters zu reduzieren und damit eine Reduzierung des Risikos für eine koronare Herzerkrankung zu erreichen (Rosenman und Friedman, 1977). Es ist jedoch darauf hingewiesen worden, daß es schwierig ist, einem Patienten klarzumachen, eine Art des Verhaltens aufzugeben, das »ein integraler Faktor in moderner Berufskarriere ist, d.h. als eine Stärke wahrgenommen wird, die belohnt wird und nicht mit psychologischem Mißbefinden (»distress«) einhergeht« (Rosenman und Chesney, 1981).

Es läßt sich nun denken, daß das Typ-A-Verhalten das Resultat früherer Erfahrungen darstellt, wobei diese Art von Verhalten belohnt, d.h. operant verstärkt wurde. Im Sinne der oben angestellten Betrachtungsweise des Lernens, in der Lernen in der Beziehung eines Individuums zu seiner Umgebung gesehen wird, in der die Bedeutung der Umgebung für das Individuum von dessen Bedürfnissen und Erfahrungen, seiner Lerngeschichte abhängt, ist es ganz wesentlich, daß die Personen, von denen hier die Rede ist, ihre Umgebung auf eine für sie typische Weise interpretieren. Diese Interpretation ist keineswegs unabhängig von der Art der Umgebung bzw. den Kontingenzen, Beziehungen, die in der Umgebung vorhanden sind und waren, und die die Erfahrung bedingt haben. So zeigt sich, daß andere Personen in denselben experimentellen Situationen, in denen versucht wird, das spezifische Erleben von Typ-A-Personen zu erfassen, ganz anders darauf reagieren, sie offensichtlich nicht oder weniger als Herausforderung erleben.

2.3 Instrumentelles autonomes Konditionieren

Unter instrumentellem autonomem Konditionieren versteht man den Vorgang, daß eine autonome Reaktion durch die Konsequenzen ihres Auftretens oder Unterbleibens oder ihrer Veränderung kontrolliert wird. Aufgrund der größeren Komplexität der Lernsituation wurde das operante oder instrumentelle Lernen stets als höhere Form des Lernens angesehen. So wurde angenommen, daß autonome Funktionen als »niedere« Prozesse nur durch Vorgänge des klassischen Konditionierens beeinflußbar seien. Diese Annahme folgte der funktionalen Aufteilung des Nervensystems in einen niederen viszeralen oder autonomen und in einen höheren zerebrospinalen Teil.

Man glaubte daher, daß operantes Lernen lediglich willkürliches Verhalten beeinflussen könne, klassisches Konditionieren dagegen vegetative oder viszerale Funktionen (vgl. Kimmel, 1974). Miller bezweifelte jedoch die Notwendigkeit, zwei verschiedene Arten des Lernens anzunehmen: »Alles, was für den vorliegenden Zweck nötig ist, ist eine Theorie der Verstärkung im weitesten Sinne des Wortes. Man könnte ... wie Skinner (1938) und Mowrer (1947) annehmen, es gäbe zwei Arten der Verstärkung: Triebreduktion für somatische und Kontiguität für autonome Reaktionen (»responses«). ... Alle Gewohnheiten scheinen exakt denselben Ge-

setzen zu gehorchen, d.h. dem Gradienten der Verstärkung, der Generalisierung, Löschung und Spontanremission usw. ... Dies scheint anwendbar zu sein auf Gewohnheiten (»habits«), die instrumentelle Reaktionen beinhalten, unter der Kontrolle des somatischen Nervensystems, als auch solche, die emotionale oder viszerale Reaktionen, unter der Kontrolle des autonomen Nervensystems, beinhalten« (Dollard und Miller, 1950).

Um zu zeigen, daß diese Annahme zutreffend ist, mußte der Nachweis erbracht werden, daß autonome Reaktionen, wie etwa die Herzfrequenz oder der Blutdruck, direkt operant zu beeinflussen sind. Bei einem derartigen Nachweis ist es wesentlich, daß der vermittelnde Einfluß willkürlicher Reaktionen ausgeschlossen ist. Untersucht man etwa die Modifizierbarkeit der Herzfrequenz durch operantes Konditionieren, so ist es notwendig, bekannte willkürliche Beeinflussungsmöglichkeiten, wie z.B. die Atmung, auszuschließen. Ohne diesen Ausschluß könnte lediglich eine Willkürreaktion und die damit autonome Reaktion nur mittelbar beeinflußt werden, wie dies beim »gleichzeitigen Konditionieren autonomer Funktionen« (s.o.) der Fall ist. Aus diesem Grund wurden in den zahlreichen Untersuchungen von DiCara und Miller die Versuchstiere kurarisiert (1968).

DiCara und Miller (1968) untersuchten beispielsweise die Möglichkeit, bei kurarisierten Ratten den systolischen Blutdruck zu beeinflussen (Abb. 15-17). Die eine Hälfte der Tiere wurde durch Vermeidung eines milden elektrischen Schocks dafür belohnt, den Blutdruck zu senken, die andere Hälfte dafür, ihn zu erhöhen. Um den absoluten Einfluß der Schocks zu kontrollieren, wurden jeweils zwei Kontrollgruppen gebildet, die in einem »yoked control design« identisch wie die Versuchstiere behandelt wurden, mit dem einzigen Unterschied, daß die Schocks in keinerlei Beziehung zum Verhalten des Blutdrucks standen.

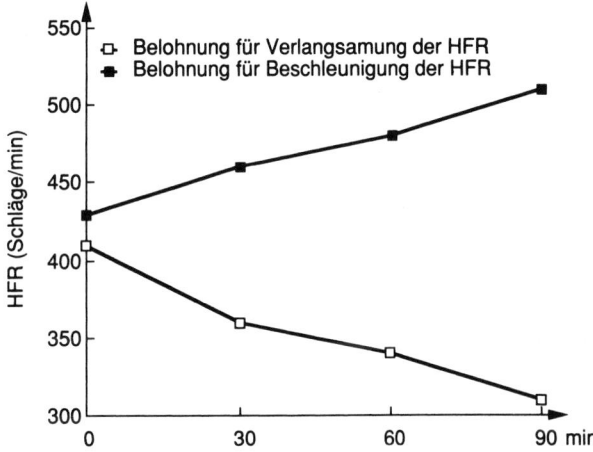

Abb. 15-17 *Herzfrequenzveränderungen von kurarisierten Ratten, die für Anstiege oder Verringerungen der Herzfrequenz mit Elektrostimulation belohnt worden waren (aus DiCara, 1971).*

Die Ergebnisse zeigten erwartungsgemäß einen Einfluß der operanten Prozedur auf den Blutdruck, interessanterweise ohne daß eine Korrelation (0.08) zu Veränderungen der Herzfrequenz bestanden hätte. Diese Art von Arbeiten war hauptsächlich theoretisch und methodisch motiviert gewesen. In den Labors von Miller und DiCara zeigten sich recht stabile Effekte in Replikationsstudien. In anderen Laboratorien ließ sich auch stets ein derartiger Effekt nachweisen, nur war er meist sehr viel geringer. Es hat ausgiebige Diskussionen über den Einfluß der Technik der Kurarisierung gegeben, wobei unter anderem angenommen wurde, daß die Art der künstlichen Beatmung der Tiere ihrerseits unter Umständen einen Einfluß auf die Ergebnisse von DiCara gehabt haben könnten. Es scheint jedoch festzustehen, daß autonome Reaktionen direkt operant beeinflußbar sind, auch wenn über das Ausmaß dieses Effekts Uneinigkeit bestehen mag.

Die Übertragung dieser fast ausschließlich aus dem tierexperimentellen Bereich stammenden Befunde auf den Menschen ist sicher problematisch. Hier muß stets an die Möglichkeit einer kognitiven Vermittlung gedacht werden. Katkin und Murray (1968) schlagen daher vor, bei Anwendung derartiger Methoden bei Menschen nicht von operantem Lernen, sondern von Kontrollernen zu sprechen. Brener (1974) schlägt den Begriff der »willkürlichen Kontrolle« (»voluntary control«) vor.

Für den vorliegenden Zusammenhang sind derartige Ergebnisse von einiger Bedeutung. Sie eröffnen die konzeptuelle Möglichkeit, körperliche Prozesse im Sinne einer Ersatzhandlung zu verstehen, vor allem in einem sozialen Kontext.

Cahoon und Turner (1971) führen als einfaches Beispiel für die direkte operante Kontrolle autonomer Funktionen das psychogene »fainting« an. Es trete auf, damit sozial unangenehme Situationen vermieden werden können. Die Vermeidung der Situation würde dabei die dem »fainting« zugrunde liegenden physiologischen Prozesse verstärken, wodurch die Auftretenswahrscheinlichkeit des »fainting« erhöht würde.

Auf vergleichbare Weise lassen sich zahlreiche Möglichkeiten denken, in denen etwa die Reaktionen von Bezugspersonen eher dazu führen, daß Funktionsänderungen stabilisiert werden, anstatt, wie meist intendiert, zu verschwinden.

2.4 Interozeptives Konditionieren

Razran (1971) zeigte anhand einer Fülle sowjetischer Studien, daß interozeptive Stimuli, ohne daß sie bewußt wahrgenommen werden (»conditioning without awareness«), als konditionierte Reize dienen können. Eine Vielzahl der Studien benutzte Magensonden, die mit verschieden temperiertem Wasser gefüllt werden konnten. Dabei konnten dann Temperaturunterschiede, die von den Versuchspersonen nicht bewußt unterschieden werden konnten, als konditionierter Reiz benutzt werden. Dabei ist es un-

wesentlich, daß der Vorgang des Konditionierens länger dauert, also die Akquisitionskurve flacher verläuft.

Studien zum Phänomen der Wahrnehmungsabwehr belegen deutlich, daß vor einer bewußten Wahrnehmung Prozesse der Informationsverarbeitung ablaufen, die die notwendige Darbietungszeit, die zu einer bewußten Wahrnehmung des Reizes führt, beeinflussen (vgl. zusammenfassend Erdely, 1974). Ebenso zeigt der sog. »subception«-Effekt, der darin besteht, daß es zu Reaktionen im Hautwiderstand kommt, bevor ein aversiver Reiz bewußt wahrgenommen wird, daß nicht-bewußte Wahrnehmungen einen Einfluß, in diesem Falle auf eine physiologische Reaktion, haben.

Wichtig sind in diesem Zusammenhang Untersuchungen, die von Hefferline und Bruno (1973) zusammenfassend referiert werden. In einer von Hefferline 1950 durchgeführten Untersuchung trainierte er eine Albinoratte, durch das Niedergedrückthalten eines Hebels helles Licht zu vermeiden. Das Versuchstier hielt den Hebel bis zu 45 Minuten niedergedrückt. Danach rannte es wild im Käfig umher und drückte erneut den Hebel herunter. Nach einer Löschungsphase konnte beobachtet werden, daß das Tier, wenn es zufällig den Hebel berührte, diesen erneut herunterdrückte und festhielt. Es war unfähig, den Hebel loszulassen. In einer Folgestudie wurde die Versuchsanordnung derart geändert, daß festgestellt werden konnte, auf welche Art der Hebel gedrückt gehalten wurde. Der Weg des Hebels war genau im Hinblick auf kleinste Bewegungen des Loslassens registrierbar. So konnte festgestellt werden, daß das Versuchstier auch nach der Löschungsphase den Hebel für kleine Bewegungen losließ, dann aber wieder niederdrückte.

Die Hypothese, daß die propriozeptiven Reize der Bewegung des Loslassens ihrerseits als Reiz für eine emotionale Reaktion dienten, wurde in einem weiteren Experiment, in dem die Atmung registriert wurde, überprüft. Es zeigte sich, daß die Atemfrequenz während des Loslassens, vor allem kurz vor dem erneuten Drücken des Hebels, stark anstieg. Daß derartige »subliminale Körperwahrnehmungen« auch eine diskriminative Funktion haben können, zeigt eine Untersuchung von Hefferline und Perrera (1963): Sie registrierten elektromyographisch kleinste Bewegungen eines Daumens und ließen diesen so schnell wie möglich einen Ton folgen. Die Probanden hatten die Aufgabe, so schnell wie möglich nach jedem Ton mit dem Zeigefinger auf einen Knopf zu drücken. War dieser Zusammenhang gut gelernt, wurde die Intensität des Tons langsam reduziert, bis kein Ton mehr präsentiert wurde. Die Probanden berichteten, daß die Töne immer schwerer zu entdecken waren, aber nicht, daß sie keinen Ton mehr hörten. Darüber hinaus zeigte es sich, daß 72% der Veränderungen im Elektromyogramm des Daumens vom Drücken auf den Knopf gefolgt wurden. Die Probanden gaben an, daß sie auf den Knopf drückten, weil sie den Ton gehört hätten.

Für die Frage des dabei stattfindenden Wahrnehmungsvorgangs, obwohl es sich nicht um einen solchen handelt – zumindest im Hinblick auf die nur vermeintlich wahrgenommenen Töne – ist es notwendig, einen Faktor einzuführen, der in klassischen psychophysischen Wahrnehmungsversuchen als »Raten« bezeichnet wurde. Im Rahmen der »signal detection theory« wird dieser Faktor als »response bias« bezeichnet. Darunter ist ein »verfälschender« Einfluß, der unabhängig von der Signalintensität ist, zu verstehen.

Eine Untersuchung von Davids (1952) zeigt deutlich einen solchen Einfluß. Er präsentierte Versuchspersonen zwei aufeinanderfolgende Töne vollständig gleicher Qualität und Intensität. Die Probanden hatten die Aufgabe mit der einen Hand auf einen Knopf zu drücken, wenn der erste Ton lauter empfunden wurde, mit der anderen Hand, wenn der zweite lauter empfunden wurde. Tatsächlich waren ja beide Töne gleich laut. Eine Entscheidung muß in diesem Fall von anderen als von Wahrnehmungsfaktoren abhängen.

Die Ergebnisse zeigen, daß jeweils mit der Hand der Knopf gedrückt wurde, deren Muskelaktionspotentiale kurz vor dem zweiten Ton höher waren. Damit zeigt sich deutlich ein Einfluß eines Faktors, der vollständig abhängig vom wahrgenommenen Signal war. Hefferline (1973) nimmt in diesem Zusammenhang Bezug auf das Modell der »signal detection theory« und interpretiert das eben geschilderte Ergebnis als »response bias«.

Die eben dargestellten Untersuchungen zeigen, daß Körpervorgänge als diskriminative Reize dienen können, ohne daß sie bewußt wahrgenommen werden. Sie können so Verhalten steuern und beeinflussen. In Studien aus dem Bereich der Biofeedback-Forschung (Katkin et al., 1981; Clemens, 1979; Ashton et al., 1979) wird ebenfalls deutlich, daß die Wahrnehmung von Körpervorgängen erlernt werden kann bzw. durch Biofeedback verbessert wird (Brener und Jones, 1974). Hierbei handelt es sich jedoch auch um bewußte Wahrnehmungen meistens der Herzfrequenz, obwohl in einigen der Arbeiten deutlich wird, daß wiederum ein »Rate«-Faktor eine wesentliche Rolle spielt.

In diesen Untersuchungen geht es hauptsächlich darum, zu ermitteln, inwieweit eine bewußte Wahrnehmung der Herzfrequenz möglich ist. Es wird im allgemeinen dabei so vorgegangen, daß Probanden entscheiden müssen, ob eine rhythmische Abfolge von Tönen oder sonstigen Reizen mit den eigenen Herzaktionen synchron verläuft (McFarland, 1975; Brener, 1977). Ein anderer methodischer Ansatz erfordert vom Probanden, zwischen zwei rhythmischen Abfolgen von Tönen zu unterscheiden und zu entscheiden, welche der eigenen Herzfrequenz entspricht. Dabei wurden von verschiedenen Autoren methodische Besonderheiten eingeführt, um sicher zu gehen, daß die Probanden, etwa durch Atemmanöver, die eigene Herzfrequenz nicht beeinflussen und damit Entscheidungshilfen haben. Darüber hinaus haben diese Untersuchungen, wenigstens zu einem wesentlichen Teil, gezeigt, daß eine Wahrnehmung der Herzfrequenz dieser Art durch Biofeedback insofern beeinflußt werden kann, als die Treffer-Rate erhöht werden kann (Katkin, et al., 1981).

3 Therapeutische Anwendungen

Über Anwendungsmöglichkeiten lernpsychologischer Prinzipien in der Psychosomatischen Medizin informiert das Kapitel 30, »Methoden der Verhaltensmodifikation«. Dort werden sehr ausführlich die einzelnen Strategien sowie deren Anwendung bei spezifischen Krankheitsbildern berichtet. Hier soll lediglich auf einige spezielle Besonderheiten der Anwendung von Verhaltenstherapie hingewiesen werden.

Die Verhaltenstherapie hatte ihren Ausgangspunkt durch Wolpe (1958) in der Behandlung der Angst. Er entwickelte ein Verfahren, das später die Bezeichnung »systematische Desensibilisierung« erhielt. Er ging davon aus, es müsse ein der Angst entgegengesetzter Zustand hergestellt werden und der Patient, wenn er sich in diesem Zustand befindet, mit mäßigen angstauslösenden Reizen konfrontiert werden. Angst sei demgemäß ein über das sympathische Nervensystem vermittelter Zustand, so daß der damit inkompatible Zustand parasympathisch vermittelt sein müsse. Auf diesem Weg kam er zur Anwendung der »progressiven Relaxation« nach Jacobson (1938).

Wichtig im vorliegenden Zusammenhang ist dabei, daß Angst als »autonomes Reaktionsmuster, das charakteristischerweise Teil der Reaktion (»response«) eines Organismus auf schädliche, Reize ist« (Wolpe, 1958), angesehen wird. Wird Angst so definiert, wird die Antwort eines Organismus auf seine, in diesem Falle schädliche, Umgebung »ganzheitlich« betrachtet. Die auf dieser Basis entwickelte Therapie ist in einem gewissen Sinne eine »psychosomatische« Therapie, da sie körperliche Reaktionsanteile als wesentlich miteinbezieht. Entsprechend werden gerade auch im Bereich sog. »psychosomatischer« Störungen häufig Methoden der Entspannung angewandt.

Die im Kapitel 30,»Methoden der Verhaltensmodifikation« dargestellten Interventionsformen entsprechen ebenfalls weitgehend diesem »ganzheitlichen« Ansatz, auch wenn kognitive Therapiekomponenten betont werden. Für Ansätze, die auf dem Prinzip des operanten Konditionierens autonomer Reaktionen beruhen, wie die Methoden des Biofeedback, gilt dies in besonderem Maße. Aber auch wenn es um die Änderungen von Einstellungen geht, werden diese, wie oben am Beispiel des Typ-A-Verhaltens verdeutlicht wurde, konzeptuell als intervenierende Variable gesehen, als Teil des Verhaltens und gleichzeitig als Verhaltensbedingung, indem Verhalten nicht als lineares Geschehen, sondern als dynamischer Prozeß gesehen wird.

KAPITEL 16

Emotion als Mittler zwischen Individuum und Umwelt

Rainer Krause

1 Begriffsfragen

Die Begriffe Emotion, Affekte, Gefühle werden in der Literatur teilweise synonym verwendet. Folgende Klassifikationsmerkmale sind im Umfeld von Emotionen bedeutungsvoll:

Die **zeitliche Dauer:**
Sie schlägt sich begrifflich in der Unterscheidung Affekt – Stimmung nieder. Im allgemeinen sind die Begriffe Affekt und Emotion eher kurzen Ereignissen reserviert. Die zeitliche Dimension ist im Umfeld der Doppelfunktion der Emotionen als abbildendes und unterbrechendes System von Bedeutung (Moser et al., 1991). Die erste Funktion ist unbegrenzt und wird klinisch in den Selbst- oder strukturellen Affekten wie Stolz, Schuld- und Schamgefühlen erfaßbar. Die Selbstaffekte sind im allgemeinen un- oder vorbewußt und prägen als Stimmungen das sonstige psychische Geschehen. Die unterbrechenden Affekte sind von hoher Intensität, kurzer Dauer und stark motivierender Kraft (Tomkins, 1962). Sie sollen den Abbruch von laufenden Aktivitäten erzwingen und eine neue bereitstellen. Sie sind per definitionem nicht unbewußt, aber sie können falsch interpretiert und durch andere Affekte überlagert bzw. gehemmt werden. Die entsprechenden Affekte sind Angst, Ekel, Wut, Verachtung, Trauer. Die entsprechenden Begriffe in der Literatur sind Trigger-Affekte (Moser, 1983, 1985) oder »change of current concern system« (Frijda, 1986). Chronifizierungen von Trigger-Affekten, wie z. B. »Weltekel«, sind Zeichen einer Persönlichkeitsveränderung (Krause, 1990).

Die **hedonische Tönung:**
Im allgemeinen werden angenehme von unangenehmen Emotionen unterschieden. Neutrale Emotionen scheint es nicht zu geben. Neugier und Interesse werden als in der Tönung positiv erlebt (Frijda, 1988).

Die **Intensität:**
Der Erregungszustand, die Leidenschaftlichkeit kann erheblich variieren. Ein Affekt kann vollständig von einer Person Besitz ergreifen. Die entsprechenden Begriffe sind einerseits Affektsturm, Affekthandlung bei Ausschaltung jeder kognitiven Kontrolle, andererseits Leidenschaft auf Grund der Durchschlagskraft eines bestimmten Affektes als handlungsleitendes Motiv. So kann Rache zu einem alles bestimmenden Motiv werden. Diese Form der Leidenschaftlichkeit kann mit hoher kognitiver Steuerungsfähigkeit gepaart sein. Auf der anderen Seite kann man affektive Zustände finden, die man als »interesseloses Wohlgefallen« beschreiben kann und im allgemeinen im Umfeld des ästhetischen Erlebens anzusiedeln sind.

Die **bewußte Erlebbarkeit durch den Emotionsproduzenten:**
Es gibt emotionale Prozesse, die durch den Affektproduzenten introspektiv nicht als solche wahrgenommen werden, obgleich es körperliche Indikatoren für ihr Vorhandensein gibt, die von anderen mit oder ohne Hilfsmittel registriert werden können. In der Begrifflichkeit der Affektäquivalente (Fenichel, 1946) oder der »occuring emotion« als von der »experienced emotion« unterschieden (Moser, 1983, 1985) ist diese Klassifikation enthalten. Das Angstsignal, das die Reaktivierung eines neurotischen Konfliktes steuert, ist ein Affektrudiment und nicht bewußt (Freud, 1973a).

Die **Erlebbarkeit durch die Sozialpartner:**
Emotionen können sicht-, hör-, fühl- und riechbar sein, oder sie können sich ohne äußere Phänomene im mentalen Bereich abspielen. Im allgemeinen sind die Trigger-Affekte sichtbar und ideomotorisch ansteckend für die Sozialpartner, wohingegen die Stimmungen und die monitorierenden Affekte sekundär erschlossen werden müssen und – wenn überhaupt – zu komplementären Reaktionen führen. Offene Angst z. B. breitet sich dann aus, wenn der Sozialpartner nicht durch eine Wutreaktion der Urheber der Angst ist. Die Scham- und Schuldreaktion einer Person führt ohne bewußte Kontrolle zum Komplement des Stolzes und der Überlegenheit.

Die **Anzahl der am emotionalen Prozeß beteiligten Subsysteme:**
Sie schlägt sich in Klassifikationen, wie heiße und kalte Emotionen, nieder. Bei einer heißen Emotion ist die Peripherie des Körpers und die Physiologie beteiligt, bei einer kalten Emotion denkt man vorwiegend an kognitive Vorgänge. Diese Einteilung muß nicht deckungsgleich mit Intensität, Erlebbarkeit und Bewußtheit sein, obgleich die Schnittmenge der Zustände »heiß«, bewußt und intensiv groß ist.

Im allgemeinen werden wenigstens drei bis fünf solche Subsysteme unterschieden, die als Ausdrucks-, Handlungs- und neurophysiologisches Subsystem auf entsprechenden Aktivierungen des Körpers beruhen (Scherer, 1990). Das erstere hat eine eigene nur der Mitteilung dienende Funktion, z.B. im Gesicht (Hjortsjő, 1969). Die anderen sind Formen der Bereitstellungen von affekttypischen Handlungen durch Veränderung der Bindegewebs- und der Bewegungsmuskulatur und durch hormonelle Veränderungen. Die Verkleinerung des Körperumfanges in Angst und Trauer geht z.B. auf solche Bindegewebsveränderungen zurück. Der hohe Tonus der Bewegungsmuskulatur bei Wut kann ebenfalls als eine Bereitstellungsaktivität betrachtet werden (Rolf, 1977). Das neurophysiologische Subsystem wird andernorts näher besprochen (s.a. Kap. 11, »Psychophysiologie«).

Ein ikonisches inneres Monitorsystem verändert in Form einer physiognomischen Wahrnehmung die Objekte nach Maßgabe des Affektes. So wird der Interruptaffekt Wut eine Sichtweise herbeiführen, die das behindernde Objekt als eben ein solches wahrzunehmen **zwingt** (frech, nutzlos, gefährlich und böse). Das heißt jeder Affekt hat einen projektiven Anteil, der die Weltsicht lebendig und eben affektiv macht (Krause, 1992). Auf der anderen Seite führen spezifisch wahrgenommene Situationen zur Entwicklung der korrespondierenden Emotion (Frijda, 1988). Durch die bloße Beschreibung der Erlebnisweise einer Situation kann die sich daraus entwickelnde Emotion mit hoher Wahrscheinlichkeit vorausgesagt werden.

Die sprachlich **semantische Fassung affektiven Geschehens** ist ethymologisch als Beschreibungsversuch körperlicher Vorgänge (Angst – Enge) von Handlungstendenzen, physiognomischen Prozessen und projektiven Bildern (»könnte ihm in die Fresse schlagen« – Wut) oder physiologischer Reaktionen verstehbar. In den indogermanischen Sprachen findet man ca. 450 solcher Sprachzeichen (Davitz, 1969). Sie sind nur dann in der Lage, die anderen affektiven Subsysteme zu mobilisieren, wenn sie durch Lernvorgänge, z.B. Konditionierung, mit ihnen verbunden wurden. Dies ist im Zusammenhang mit dem freien Assoziieren einerseits und intellektualisierenden Einsichten andererseits von Bedeutung.

Die **Objekthaltigkeit versus Objektlosigkeit von Emotionen:**
Panikattacken z.B. laufen nach Maßgabe amerikanischer Autoren (Wittchen et al., 1989) ohne Kenntnis des Angstobjektes ab. Desgleichen ist das Phänomen »Angst vor der Angst« im allgemeinen dadurch zu kennzeichnen, daß das Ursprungsobjekt gegenstandslos geworden ist. Von der Struktur des Affektsystems her sind solche objektlosen Affekte pathologisch, weil der Interrupt, den der Affekt herbeibringen sollte, nicht mehr möglich ist.

Die **Klassifikation der Emotionen nach den Objekten,** auf die sie gerichtet sind:
Im allgemeinen haben Emotionen eine zu ihnen passende festgelegte kognitive Struktur, die ähnlich wie die Proposition des gesprochenen Satzes, aus einem Subjekt, einem Objekt und einem Wunsch des Subjektes an das Objekt besteht. Emotionen, die einer solchen Struktur folgen, werden von manchen Autoren eben deshalb »it-emotions« genannt, was man sinngemäß mit objektgerichteten Emotionen übersetzen kann (De Rivera, 1977). Im deutschen haben wir diese Affekte »beziehungsregulierend« genannt (Krause, 1990). Richtet sich die Emotion auf den Emotionsproduzenten selbst, sind also in der Proposition Subjekt und Objekt deckungsgleich, spricht De Rivera (1977) von »me-emotions«, was man sinngemäß mit selbstreflexiven Emotionen übersetzen kann. Erstere sind deckungsgleich mit den oben erwähnten Interrupt-Affekten, letztere mit den strukturellen Affekten. Sie setzen in Abhebung von den beziehungsregulierenden eine Ich-Spaltung in einen erlebenden und einen evaluierenden Persönlichkeitsanteil voraus, die selbst ein gewisses Ausmaß an strukturbildender Verinnerlichung benötigt.

Die **Echtheit von Emotionen:**
Emotionen werden häufig als falsch oder echt bezeichnet. Falschheit kann intendiert und bewußt sein und muß dann unter der Psychologie der Dissimulation bzw. Simulation und der Lüge abgehandelt werden. Sie kann aber auch unbemerkt und unbewußt »verfälscht« werden. Einmal kann eine entstehende Emotion in einem Handlungsgeschehen systematisch falsch verordnet werden, so daß z.B. anstelle der Angstentwicklung Erregung generiert wird. Das Weltuntergangsgelächter mancher Schizophrener oder die Entwicklung von Scham bei erfolgreichem Handeln würde man von der Lokalisation im Handlungsverlauf z.B. als nichtstimmig ansehen. Die veränderte Affektivität der Hysteriker ist vom zeitlichen Verlauf und der Gestaltbildung als solche erkennbar. So ist beim hysterischen Lächeln statt des N. zygomaticus major häufig der N. zygomaticus minor innerviert. Unsere Auswertungssysteme erkennen die hysterischen Emotionsausdrücke als uncht (Merten, et al., 1993). Eine besonders bedeutsame Form der Unstimmigkeit liegt vor, wenn an zu erwartenden Stellen *keine* Emotion entwickelt wird. Ist dies ein durchgängiges Merkmal, hat man es im allgemeinen mit einer sehr schweren Störung zu tun (Krause, 1990; McDougall, 1984). Eine weitere Variante der Unstimmigkeit sind die oben erwähnten Affektäquivalente, in denen nur physiologische Subsysteme aktiviert werden. Indikatoren für Echtheit findet man im Ausdruckssubsystem im zeitlichen Verlauf. Die meisten negativen, objektbezogenen Emotionen bewegen sich wenigstens in ihren sichtbaren Anteilen in einem Zeitfenster von maximal vier Sekunden. Gehen sie darüber hinaus, werden sie als nichtstimmig erlebt (Ekman, 1985). Schließlich wird die zeitliche Verlaufskontur eines emotionalen Prozesses als solche von Bedeutung sein. Während Ärger häufig langsam und kontinuierlich wachsen kann und sich in entsprechenden Verlaufskonturen der Signale (z.B. Knurren) bzw. des Erlebens niederschlägt, kann dies z.B. für Überraschung nicht gelten (Tomkins, 1962, 1963).

Einbettung in Handlungsvollzüge:
Emotionen tauchen – wie oben erwähnt – an vorhersehbaren Stellen von Handlungsvollzügen auf, wie z. B. Ärger nach einer intentionalen Zielverhinderung durch ein Objekt, dem sich der Affektproduzent nicht unterlegen fühlt. Diese Struktur der Handlungsvollzüge ist weitgehend kulturinvariant und kann als die kognitive Innenseite einer Emotionsentstehung betrachtet werden (Dörner und Stäudel, 1990). Auf der anderen Seite steuern Emotionen aber Handlungen, indem sie diese unterbrechen und/oder andere Alternativen erzwingen. In der Freudschen Theorie der Signalaffekte, der Affekte als Interruptsysteme und der Vorstellungen über den »change of current concern« ist diese Klassifikation von Bedeutung (Frijda, 1986).

Wenn ansonsten negative Affekte als finites Handlungsziel angestrebt werden, wie z. B. in der Angst-Lust (Balint, 1960), liegt ebenfalls eine gezielte, häufig pathologische Veränderung des affektiven Prozesses vor. Prinzipiell sind aber Affekte und hedonische Tönung entgegen der oben eingeführten Einteilung entkoppelbar. Es kann also Wut/Lust, Ekel/Lust etc. geben. Solche Verkoppelungen können sehr komplex und weitgehend unbewußt ablaufen. Sie bilden die Basis für den Einfluß der Sozietät auf das Unbewußte der Einzelindividuen und werden deshalb von Tomkins (1991) »emotional scripts« und von Hochschild (1979) »feeling rules« genannt. Eine »feeling rule« ist das häufig nicht ausformulierte vorbewußte Wissen, welcher Person man in welcher Situation welches Gefühl »schuldet«. So schuldet man in unserer Kultur einer verlorenen, geliebten Person und deren Angehörigen das Gefühl »Trauer«. Schwierigkeiten, die entsprechenden Gefühle zu entwickeln, führen einerseits zu Schuld- und Schamgefühlen – andererseits zu »Gesichtsverlust« gegenüber der Referenzgruppe. Dies ist wichtig, weil der Austausch von Emotionen ein wesentliches Zahlungsmittel in allen Gruppen darstellt. Die Empathie in den Varianten Selbst- und Fremdempathie schließt die Kenntnis dieser »feeling rules« einer Familie bzw. Kultur mit ein. Ansonsten kann man Empathie definieren als die Entwicklung einer Emotion für bzw. mit einer anderen Person unter korrekter Berücksichtigung der inneren Welt des anderen und seiner Verarbeitungsfähigkeit (Basch, 1983).

2 Zusammenfassender Definitionsversuch

Obwohl eine komplexe Fassung nicht vorliegt, ist Scherers Vorschlag als Einstieg recht hilfreich, Emotion »als Abfolge von aufeinander bezogenen, synchronisierten Veränderungen in den fünf Subsystemen Ausdruck, Körpermuskulatur, Physiologie, Erleben und Sprache, die durch die Bewertung eines externen oder internen Reizes als bedeutsam für die zentralen Bedürfnisse und Ziele des Organismus ausgelöst wird« (Scherer, 1990) zu sehen.

Diese Definition schließt die folgenden konstitutiven Merkmale für die Emotionsentstehung ein:

1. Handlungsziele,
2. Relevanzentscheid,
3. diachrones und synchrones Geschehen in organisierten Subsystemen des Körpers und des mentalen Systems.

Der diachrone Aspekt bezieht sich auf die Abfolge der Mobilisierung der Subsysteme. So kann die Bewertung einer Situation als relevant, unangenehm, zielbehindernd oder ungefährlich die Voraussetzung für die Entstehung der Emotion Ärger in den nichtkognitiven Subsystemen sein. Das Vorhandensein der Emotion Ärger in den nichtkognitiven Systemen kann aber auch zu spezifischen Kognitionsbereitschaften führen. Diese Überlegung ist im Umfeld der Vorgänge von Projektionen von Bedeutung. Die Mehrzahl der Forscher ist sich einig, daß man über die verschiedenen Subsysteme Zugang zum Gesamtkomplex haben kann, daß aber die einzelnen Systeme auch isoliert aktiv sein können. Ersteres heißt, daß man einen vollständigen Emotionsprozeß über die Ausdruckskomponente, das physiologische, das kognitive, das ikonisch-bildhafte, das sprachliche und das neurophysiologische Subsystem prinzipiell abrufen kann (Bloch, 1987). Sie unterscheiden sich allerdings in der willentlich oder willkürlichen und der gedächtnismäßigen Verfügbarkeit. Während der sprachliche Zugang zu Emotionen für die meisten Personen relativ einfach scheint, ist eine willentliche neurophysiologische Ankurbelung ohne Verzicht auf Drogen nur beschränkt möglich. Der intermodale Austausch zwischen den verschiedenen Subsystemen und ihre Synchronisierung scheint einerseits hochgradig ideosynkratisch, andererseits lern-, kultur- und geschlechtsabhängig. Während es in unserer Kultur in der Öffentlichkeit einer Gruppe gänzlich unmöglich scheint, bestimmte Emotionen als innerlich erlebt zu konzidieren, z. B. den Ekel vor einem anderen Menschen, wird er im Signalsystem sehr häufig gezeigt (Hufnagel et al., 1991). Männern ist es durchaus möglich, Angst sprachlich zu konzidieren, sie wird aber fast nie gezeigt, wohingegen Frauen signifikant weniger Ärger zeigen, obgleich sie ihn gleich häufig erleben (Schwab et al., 1993; Stearns, 1992).

3 Modellvorstellungen über die Emotionen

Versucht man, die oben aufgeführten Klassifikationssysteme und Definitionen in empirisch einigermaßen haltbare, einheitlichere deskriptive Modelle einzubetten, die für das Thema der Vermittlung zwischen Individuum und Umwelt bedeutsam sind, bieten sich mehrere sich keineswegs ausschließende Ausarbeitungen an.

De Rivera (1977) und von ihm ausgehend Dahl (1979) haben, wie aus Tabelle 16-1 ersichtlich, mit der Klassifikation der Objekte, auf die sich die Emotionen richten, als Ordnungsgesichtspunkt begonnen. Die hedonische Tönung schließt sich an, und dann folgt eine Art von Vektorisierung im Raum. Die Links-Rechts-Aufteilung ist nach Maßgabe der Auto-

Tab. 16-1 Dreidimensionaler Klassifikationsbaum (nach Dahl, 1979). Die Emotion wird durch fortlaufende Entscheidungen in den hypostasierten Dimensionen bestimmt.

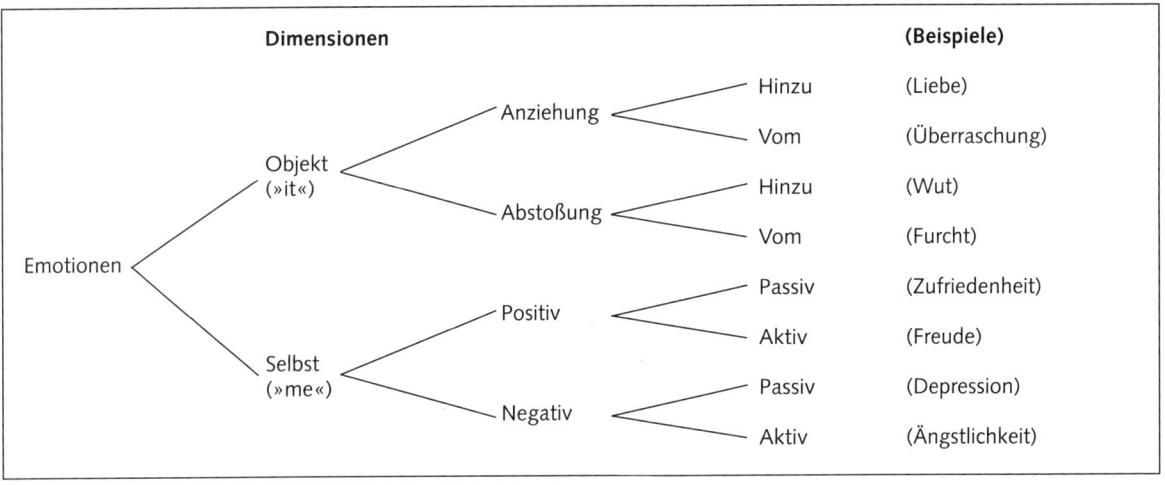

Tab. 16-2 Die propositionale Struktur der Affekte.

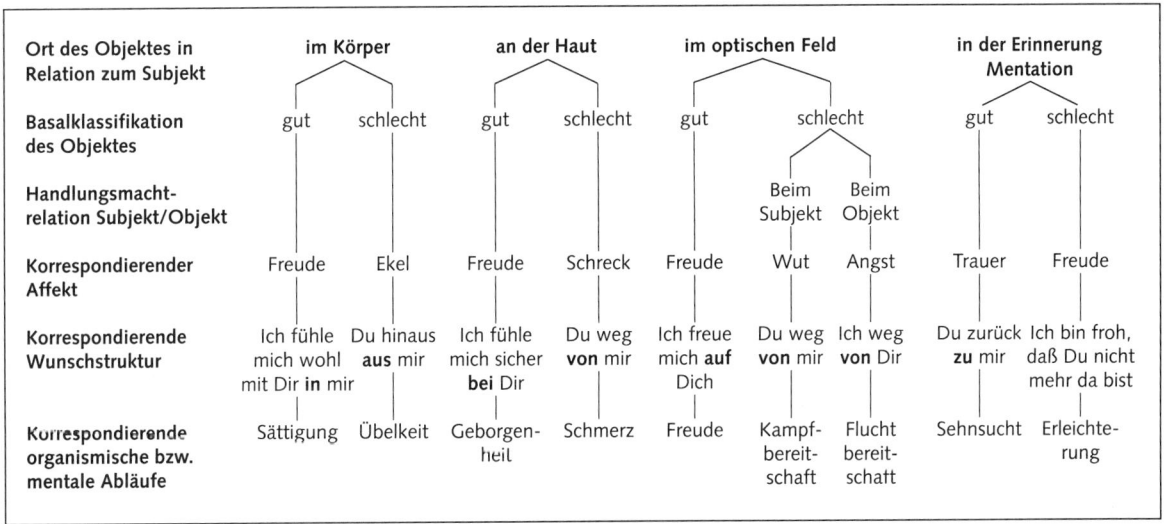

ren nicht als zwingend zu verstehen, sondern entstand aus der Untersuchung des semantischen Raumes von Emotionswörtern.

Dieser Einteilung zufolge sind die »it-emotions« explizit sozial, wohingegen die »me-emotions« unsozial sind. So ist ein depressives Gefühl in jedem Fall »selbstbezogen«. Es wird auch diskutiert, ob die »me-emotions« nicht im Zuge von Verinnerlichungsprozessen die Spiegelung der erfahrenen »it-emotions« sind und zwar dergestalt, daß sich die erfahrene Liebe in Zufriedenheit, der erfahrene Ärger in Depression umsetzt (Krause, 1990). Ansonsten ist das Schema wenig ergiebig, einmal, weil es eine Reihe von sehr wichtigen Emotionen, wie z.B. Ekel, nicht erfassen kann und zum anderen, weil es wichtige diachrone Prozeßschritte, wie z.B. die Relevanzentscheidung, ausgelassen hat.

Krause (1990) hat ein erweitertes Schema entwickelt, das von der explizit sozialen Natur der Primäremotionen ausgeht. Diesen Überlegungen zufolge, muß man zumindest die objektbezogenen Emotionen als Beziehungswünsche definieren, die einen spezifischen kognitiven Aufbau haben, der stets ein Subjekt (der Produzent des Affektes), ein Objekt (der Adressat des Affektes) und einen spezifischen Interaktionswunsch zwischen Subjekt und Objekt beinhaltet. Je nach der hedonischen Tönung des Objektes, der relationalen Machtverteilung zwischen Subjekt und Objekt und der Verortung des Objekts im Erlebensraum des Subjektes kommt man zu den Einteilungen, die in Tabelle 16-2 dargestellt sind (s.a. Kap. 1, »Wissenschaftstheorie, ein bio-psycho-soziales Modell«; die Abschnitte über Semiotik).

In bezug auf den Ort gibt es vier Möglichkeiten: Das Objekt ist im Subjekt, also im Mund oder im Magen-Darm-Bereich, an der Körperperipherie des Subjekts, im optisch apperzeptiven Feld des Subjekts, also visuell gegenwärtig, oder das Objekt ist mental repräsentiert, aber abwesend. Die Objekte werden je nach diesen Ortsrelationen als gustatorische, taktile, visuelle bzw. mentale erlebt. In der Entwicklung des Kindes wechseln die Affekte und die Objekte mit der Entwicklung der Bedürfnisstruktur ihre Erlebens- und Darstellungsmodalität, so daß z. B. die frühen Objekte gustatorischer Natur sind. Dies ist klinisch relevant, weil die Perzeption eines Objektes im Rahmen einer optisch wahrnehmbaren leib-seelischen Einheit – also in einer Haut steckend – ein später Erwerb ist. Die Konstituierung eines solchermaßen nach den Gesetzen der Geometrie organisierten Körperschemas kann unter bestimmten Randbedingungen einer gustatorischen, taktilen oder rein mentalen Objektkonstituierung Platz machen. Die Prävalenz solcher Klassifikationen ist für die Beschreibung von psychopathologischen Prozessen von Bedeutung. Wer sich vor allem ekelt, ist von der Phantasie heimgesucht, alle Objekte hätten freien Zugang in seinen Subjektbereich. Während die Ortsklassifikation nur eine sehr einfache Unterscheidung perzeptiver Art voraussetzt, wird in der zweiten Klassifikation der Tabelle 16-2 das Objekt hinsichtlich bereits gemachter Erfahrungen kogniziert. Das Erfahrungswissen kann aus der Phylogenese stammen und/oder aus sich darauf aufbauenden individuellen Erfahrungen. Es sind archaische Klassifikationen, die das Objekt als wohltuend, benevolent, im weitesten Sinne »gut« oder als schädigend, schmerzend, im weitesten Sinne »schlecht« erscheinen lassen. Freilich wechselt für »gut« und »schlecht« wenigstens partiell auch die Darstellungsmodalität, je nachdem, wo das Objekt in Relation zum Subjekt ist.

»Schlecht« im gustatorischen Bereich ist Übelkeit, »schlecht« im taktilen Bereich ist Schmerz, wohingegen »schlecht« im optisch-apperzeptiven Feld »Angst/Wut« bedeutet. Die mit den Affekten korrelierten Konditionierungsprozesse verändern ihre Zeitkonstanten. So liegt bei Ekel das für Lernen optimale Intervall zwischen konditioniertem Reiz und der unkonditionierten Reaktion bei 3–4 Stunden, bei Schmerz und/oder Angst in Sekundengröße. Obgleich man mit einem rein optischen Objekt eigentlich keine schlechten Erfahrungen machen kann, legt die heutige Forschung nahe, daß bestimmte Gestaltkonfigurationen im optischen – wie im auditiven – Bereich auf Grund eines phylogenetisch erworbenen »pattern-detection«-Verfahrens alle anderen Primäraffekte auslösen können (Orr und Lanzetta, 1984). Eine dritte, relativ grundlegende Klassifikation ist die Attribuierung der relationalen Handlungsmacht, d. h. ob das Subjekt sich dem Objekt überlegen fühlt oder vice versa. Auch hier gibt es phylogenetisch erworbene Muster für Überlegen- vs. Unterlegenheit, z. B. Unterschiede des Körperumfangs zwischen Subjekt und Objekt. Freude signalisiert der Umgebung, daß die laufende Form der Interakton zwischen Subjekt und Objekt weitergehen soll. Sie ist ein artspezifisches Reinforcementsystem. Die anderen Affekte signalisieren jeweils einen

Wunsch nach Veränderung einer laufenden Objektbeziehung. Kognitiv kann man diese Wünsche als Propositionen formulieren mit den Aussagebestandteilen Subjekt, Objekt und gewünschte Interaktion. Objekt und Subjekt müssen jeweils in Termini des Ortes, in dem sich die Interaktion abspielt, betrachtet werden. So gibt es gustatorische Mundraumobjekte, die durch die »Interaktion« in diesem Raume beschrieben werden können. Ekel repräsentiert so gesehen den Wunsch, »Du (Objekt), geh hinaus aus mir (Subjekt)«, Wut, repräsentiert den Wunsch, daß das Objekt verschwinden möge, wobei das Subjekt bleibt (»Du verschwinde, ich bleibe«), wohingegen Angst den Wunsch repräsentiert, das Subjekt vom Ort des Objekts zu entfernen. Trauer repräsentiert den Wunsch, eine einmal gehabte Interaktion mit dem Objekt in einem der vier Bereiche wieder in Gang zu setzen (»Du Objekt, komm zurück zu mir«). Die Abwesenheit eines »bösen« Objektes ist im Moment der mentalen Vergegenwärtigung des Objektes von Erleichterung und Freude begleitet.

Die korrespondierenden organismischen bzw. mentalen Abläufe kann man Überlegungen der Semiotik folgend ihrer Ikonizität, Indexikalität und Symbolizität folgend klassifizieren (s. a. Kap. 1). Sättigung, Geborgenheit und Schmerz werden nach v. Uexküll durch überwiegend Ikonizität, wechseln aber immer nur geringe Indexikalität und fehlende Symbolizität gekennzeichnet sein. Freude, Kampf und Fluchtbereitschaft seien durch Ikonizität und ansatzweise Symbolizität charakterisierbar. Sehnsucht und Erleichterung beinhalten einzig einen erheblichen Anteil an Symbolizität. Nach Maßgabe der biologischen Semiotik sind Ikonizität und Indexikalität biologische Kategorien, die mit primärprozeßhaftem Verhalten verknüpft sind, während die Symbolbildung soziale Übereinkünfte und damit menschliches sekundärprozeßhaftes Verhalten voraussetzt.

Dieses Schema hat den Vorteil, daß es die mentale Repräsentation des Subjekt-/Objektverhältnisses besser abbildet. So wird ein negativ valentes Objekt, das als Teilobjekt im Selbst lokalisiert wird, Ekel hervorrufen und nicht Ärger. Tatsächlich läßt sich zeigen, daß männliche Patienten mit einer schweren psychosomatischen Störung (Colitis ulcerosa) einerseits dadurch gekennzeichnet werden können, daß sie große Mühe haben, sich gegenüber Objekten interaktiv abzugrenzen (Schwab et al., 1993) und andererseits in einem ansonsten ganz reduzierten affektiven *Ausdrucksmuster* besonders viel Ekel zeigen. Dieser Leitaffekt im Ausdruck ist typisch für eben dieses Krankheitsbild und kann bei Konversionsstörungen, z. B. Patienten mit einem funktionellen Wirbelsäulensyndrom, und gleichzeitig bei paranoid halluzinatorischen Schizophrenen nicht gefunden werden. Erstere lokalisieren das Objekt nicht im eigenen Systembereich, letztere tun dies wohl, benutzen aber als Abwehr den Vorgang der Projektion, der zur Reexternalisierung eines im Binnenbereich lokalisierten Objektes führt. Der korrespondierende

Leitaffekt ist Verachtung (Hufnagel et al., 1991). Der Schluß vom Ausdruck auf die anderen Subsysteme ist nicht gerechtfertigt. So gaben viele Patienten mit Konversionsstörungen an, Ekel zu empfinden, er ist aber im Ausdruckssystem kein Leitaffekt.

Diesem Modell zufolge versteht der Sozialpartner auf Grund eines phylogenetisch erworbenen Wissens den im spezifischen Affekt enthaltenen Interaktionswunsch. In einem Prozeß der Koevolution hat sich zusammen mit den Affekten – als humanspezifischen Beziehungswünschen – ein Zeichensystem und das Verständnis desselben entwickelt. Tatsächlich läßt sich zeigen, daß sowohl für die Produktion als auch für das Verständnis von Emotionen keine höheren kognitiven Funktionen und keine individuellen Erfahrungen notwendig sind, so daß wir schon bei den Säuglingen davon ausgehen müssen, daß sie die Emotion ihrer Sozialpartner entschlüsseln und imitieren können (Leventhal und Scherer, 1987; Oliveira und Krause, 1989; Hobson, 1990). Obgleich die Organisation des perzeptiv-kognitiven Feldes des Kleinkindes nicht eindeutig zu definieren ist, kann es als gesichert gelten, daß bedeutungsvolle emotionale Interaktionen extrem früh stattfinden (Stern, 1992). Man kann also nach dem heutigen Forschungsstand davon ausgehen, daß die frühen Formen der Wahrnehmung wie Werner (1959) konstatiert hat, aktional und affektiv physiognomisch und damit sozial sind.

Das setzt nicht notwendigerweise eine Objekt- und Selbstauffassung voraus, obgleich die modernen Entwicklungspsychologen eher dazu neigen, frühe kognitive Korrelate von Selbst- und Objektrepräsentanzen anzunehmen (Stern, 1992). In jedem Falle setzt aber die Existenz eines emotionalen Mustererkennungssystems im frühen Kindesalter die Attribuierung von Intentionen voraus. Das Verständnis des affektiven Zeichens bedeutet die Attribuierung von Intentionalität hinter das Zeichen, im Sinne einer Voraussage der möglichen folgenden Handlung.

Tatsächlich haben eine ganze Reihe von Experimenten zeigen können, daß die Wahrnehmung der Objektwelt nach Maßgabe der Affekte der signifikanten Bezugsperson wohl die wesentliche Form des Lernens in der Zeit bis zum zweiten Lebensjahr darstellt (Campos und Sternberg, 1981). Dieser Vorgang wird »social referencing« genannt. Diese Studien haben gezeigt, daß Kleinkinder die affektiven Informationen aus den Reaktionsweisen der anderen Personen extrahieren und auf die ihnen unbekannte Objektwelt anwenden. Das bekannteste Beispiel ist die Reaktion auf den visuellen Abgrund, ein mit einer Glasplatte überdecktes Loch, über das die Kinder dann keineswegs hinüberkrabbeln, wenn die Mutter auf der anderen Seite ängstlich schaut, wohl aber wenn sie lächelt.

Weit darüber hinausgehend haben zahllose Experimente zeigen können, daß die Affektivität des Sozialpartners das prominenteste Reinforcement-System der frühen Kinderzeit darstellt. Die Affekte sind bei den folgenden frühkindlichen Lernprozessen von Bedeutung:

A. **Klassische Konditionierungen:** Neutrale Stimuluskonfigurationen gewinnen durch Lernvorgänge die Fähigkeit zur Auslösung emotionalen Verhaltens. Die Gesetzmäßigkeiten dieser Vorgänge sind wohl bekannt, weil die meisten Konditionierungsvorgänge eigentlich Affektkonditionierungen waren, meist aus dem Umfeld von Furchtkonditionierungen (Hilgard u. Bower, 1971). Die klassischen Konditionierungen müssen um das »social referencing« ergänzt werden.

B. **Operante Konditionierung:** Das affektive Ausdrucksmuster wird durch instrumentelles Lernen und später durch willkürliche Kontrolle modifiziert. So verhalten sich die Mütter kontingent, geordnet und repetitiv auf die Emotionsausdrücke der Kinder und verändern somit deren Häufigkeit. Auf Grund des mütterlichen Verhaltens auf kindlichen Affekt konnte Malatesta (1990) die Expressivität und die Gefühlslage von Kindern im Alter von 2,5 – 7,5 Monaten voraussagen.

C. **Beobachtungslernen und Imitation:** Bandura unterscheidet beim Beobachtungslernen Aufmerksamkeits-, Behaltens-, motorische Reproduktions- und motivationale Prozesse. Für das Affektlernen aus Imitation und Beobachtung dürften vor allem motivationale Prozesse eine Rolle spielen, da die Aufmerksamkeits- und motorischen Reproduktionsprozesse im Umfeld der Emotionswahrnehmung vorwiegend genetisch sind. Die Frage, welche Konsequenzen der Affektausdruck der Mutter für sie und das Kind hat, ist wohl von zentraler Bedeutung. Beobachtet das Kind eine Freudereaktion der Mutter und reagiert selbst mit einer solchen und die Mutter antwortet wiederum gleichsinnig, führt die Beobachtung des mütterlichen affektiven Verhaltens zu einer stellvertretenden Belohnung beider Protagonisten. So steigen im allgemeinen die Korrelationen zwischen Mutter- und Baby-Ausdrucksverhalten an, und mütterliche Imitation von Freude und Interesse in Form von Kreisreaktionen im Alter von 2,5 Monaten sind mit der Häufigkeit von Freude- und Interessenreaktionen des Babies im Alter von 7 – 12 Monaten korreliert. Umgekehrt bleiben die für die Depression typischen affektiven Reaktionen von Müttern während der ersten drei Monate post partum weit über das Abklingen der Depression hinaus wirksam.

D. **Ansteckung und Affektinduktion:** Über die bloße Ansteckung hinaus, die auf eine Form der motorischen Mimikry zurückgeht, die ganz unwidersprochen ist, bleibt zu untersuchen, ob es bestimmte Formen von stets neu zu beobachtenden Affektinduktionen gibt, die über die Herstellung des gleichen Zustandes hinausgehen. Den Untersuchungen von Malatesta und Haviland (1982) zufolge zeigen 2,5 Monate alte Kinder und ihre Mütter folgende Induktionsmuster in Simulationsexperimenten:

– Zeigt die Mutter Trauer, führt dies zu einer Hemmung des Ärgerausdrucks und Anstieg von Saugbewegungen sowie Blickvermeidung beim Kind.

– Zeigt die Mutter Ärger, führt dies zu einer Inhibition von Interesse, Anstieg von Ärgerausdruck, Anstieg motorischer Hemmung (eventuell einer Angstreaktion) sowie Blickvermeidung auf Seiten des Kindes.

– Die Kreisreaktionen im Zusammenhang mit Freude wurden bereits erwähnt.

E. **Affektabstimmung:** Des weiteren gibt es affektive soziale Phänomene, die sich als sehr wesentlich herausgestellt haben, die in die Choregraphie des Erwachsenenverhaltens übergehen. Es handelt sich dabei um die zeitliche Synchronisierung von gleichzeitig ausgeführten Verhaltensweisen, welche die Sinnesmodalitäten im Dialog überschreiten; z.B. Vokalisierung und Blick einerseits und das Einklinken dieser Verhaltensweisen in die zeitliche Struktur der Verhaltensweisen des Partners. Man kann diese Phänomene Selbst- und Fremdsynchronisierungen nennen, wobei beides Hand in Hand geht, so daß das Baby in den Rhythmus mütterlichen Verhaltens eingebettet wird. Die Parameter der Abstimmung werden von Stern (1992) in der Intensität, des zeitlichen Verlaufs und der Gestalt der Bewegungsabläufe gesehen, die sich in ganz verschiedenen Sinnesmodalitäten zeigen können. Solche Phänomene sind sehr schwer zu operationalisieren, obwohl dem Kliniker die Fehlabstimmungen zwischen Mutter und Kind sogleich auffallen. Solche Fehlabstimmungen sind im allgemeinen das behaviorale Korrelat psychischer Erkrankungen der Mütter (Malatesta und Haviland, 1982).

In mehreren unserer Untersuchungen lassen sich die Gefühlserlebnisse, die am Ende einer Begegnung mit einem validen Fragebogen erfaßt wurden, zu einem sehr hohen Prozentsatz aus der zeitlichen Organisation der Affekte vorhersagen (Merten und Krause, 1993): 80% der Schuldgefühle eines Therapeuten aus der *Varianz* des Lächelns seiner angstneurotischen Patientin, 70% der Varianz der wechselseitigen Sympathieurteile aus den Synchronisierungen von Körperbewegungen.

Schließlich gibt es Synchronisierungen im Sinne der Erhaltung von rhythmischen Aktivitätszyklen. Die von Stern (1992) Vitalitätsaffekte genannten intra- und intersubjektiven Zustände finden ihren Niederschlag in dieser intermodalen und interaktionellen Synchronizität zwischen Mutter und Kind, die bereits 20 Minuten nach der Geburt beobachtet werden kann. Intermodal bedeutet, daß die »Kanäle«, in denen sich das Verhalten manifestiert, z.B. Stimme, Blick, Körperbewegungen in gewissem Rahmen austauschbar sind. Die mit diesen Verhaltensweisen verbundenen affektiven Zustände scheinen konstitutiv für die Entwicklung von Lebensfreude. Sie sind es auch, die bei auffälligen psychopathologischen Entwicklungen als erste verschwinden (Ellgring, 1989). Klages (1950) hat dies folgendermaßen formuliert: »Jede ausdrückende Körperbewegung verwirklicht das Antriebserlebnis des in ihr ausgedrückten Gefühls«, so daß es ihm zufolge keine Bewegung unseres Körpers gibt, von der nicht der Ausdruck *eine* Seite wäre.

4 Emotion und Persönlichkeit

Die Stabilität emotionalen Verhaltens über längere Zeitperioden scheint bei weitem höher als bei anderen Persönlichkeitsmerkmalen. Für »Ängstlichkeit« bei männlichen Kindern im Alter von 1–8 Jahren ist dies nachgewiesen (Bronson, 1970). Das gleiche gilt für »Bindung« und »Aggression« sowie »Schüchternheit« vom 2.–4. Lebensjahr. Die Antwort nach der Ursache für die überraschend hohe Stabilität steht noch aus.

Da die Emotionen spezifische Auslöserbedingungen haben, die ich mit den Propositionen beschrieben hatte, könnte es sein, daß die hohe Stabilität an der Häufigkeit und Intensität der stets gleichbleibenden auslösenden Kontexte liegen könnte.

Möglich wäre allerdings auch, daß die Stabilität weniger aus den Auslösern stammt als aus dem Selbstsystem, das durch eine bereits vorhandene Bereitschaft bestimmt ist, eine Emotion bevorzugt zu entwickeln, die dann sekundär zu einer spezifisch veränderten Weltwahrnehmung führt, die dann wiederum zu solch häufigem Ausdruck und Erleben führt.

Zwillingsforschungen zeigen, daß auf der Ebene der Mimik und der Vitalitätsaffekte von einer hohen genetischen Determination ausgegangen werden muß. Schließlich kann es sein, daß die hohe Stabilität aus der Prävalenz einer Emotion der wichtigen Beziehungsperson stammt:

Wenn eine Mutter sehr ängstlich ist, dann wird sie in ihrem Ausdrucksverhalten viel Angst zeigen, auch wenn sie es vermeintlich kontrolliert. Dieses Verhalten wirkt auf das Kind als »unconditioned stimulus« und führt zu konditionierten Furchtreaktionen auf alle die Situationen und Stimuli, in denen die Mutter die Angst gezeigt hat. Was die innere Abbildung solcher Konditionierungsprozesse betrifft, bedeutet das einfach, daß die Objektwelt zunehmend als bedrohlich kodiert wird und die Anzahl der potentiellen Auslöser für weitere Furchtreaktionen fortlaufend ansteigt. Für die anderen Emotionen kann man sich ähnliche Szenarios ausdenken. Wenn man so hohe Stabilitätswerte bekommt, kann man im allgemeinen davon ausgehen, daß die verschiedenen Einflußfaktoren zusammenwirken.

In der *Beziehung* sind die verschiedenen Lernprozesse vereinigt und systematisiert. Die Untersuchung des Bindungsverhaltens, die mit Ainsworth (1969) begann, ist im wesentlichen um solche affektiven Mehrfachdeterminierungen herum angesiedelt. Sensitive Reaktionen der Mutter auf die Signale des Kindes während des Fütterns, bei Hautkontakt, wenn das Kind weint und beim Spiel, während der ersten drei Monate, führen zu sog. sicheren Bindungen am Ende des ersten Lebensjahres (Sameroff und Ende, 1989; s.a. Kap. 14, »Entstehung von Beziehungen: Bindungstheorie«).

Mittlerweile sind die Forschungen bis ins Erwachsenenalter ausgedehnt worden und lassen eine recht hohe Kontinuität vermuten (Bretherton, 1988) die sich dann wiederum in der emotionalen Handhabung des Umgangs mit den eigenen Kindern zeigen läßt, so daß wahrscheinlich eine der wesentlichen transgenerationalen Mechanismen gefunden wurde. Malatesta (1990) hat, ausgehend von den

Bindungstypologien des ersten Lebensjahres, eine Furcht-, Ärger-, und Trauer-Organisation der Persönlichkeit beschrieben, für deren Existenz beeindruckende Evidenz vorliegt. Je höher das Lebensalter, desto stärker wird allerdings der Einfluß der Sozialpartner und damit, in den Fällen hoher Stabilität, die Partnerwahl. Sie müssen in ihrer präferierten Affektivität ein Komplement der in den Affekten auszudrückenden oder fehlenden Beziehungswünsche übernehmen. In der Beschreibung der Funktion des steuernden Objektes für den Angstpatienten durch König (1991) ist dies geschehen. Diese Emotions- und Beziehungsgestaltung selbst ist wieder in den mikro- und makrosoziologischen Gefühlsregulationsbereich eingebettet, den Tomkins (1991) als »ideoaffektive Lage«, Hochschild (1990) als »Gefühlsarbeit« und »Gefühlsscript« bezeichnet hat. Darauf soll nun im letzten Teil eingegangen werden.

5 Die soziale Konstruktion von Gefühlen

Man kann das »Soziale« sowohl makrosoziologisch als auch familial definieren und wird beides nicht trennen können, denn die Eltern werden als Repräsentanten ihrer jeweiligen sozialen Klasse, ihrer Nation und sonstiger Gruppenzugehörigkeiten die Aufgaben der Entwicklung von Gefühlsschemata oder Skripts entsprechend der erzieherischen Erwartung der Makrosozietät zu erfüllen versuchen.

Der erste, der sich in größerem Stil wissenschaftlich damit beschäftigte, war Elias (1976). Er versuchte, anhand der mit den Umgangsformen verbundenen Affektkultur zu zeigen, daß die Entwicklung von Zivilisation als eine Form der Verinnerlichung mit einer steten Verlagerung des affektiven Lebens aus dem sozialen Raum in ein inneres Arbeitsmodell des Selbst beschrieben werden kann: Inhaltlich handele es sich um eine fortlaufende Absenkung der Scham- und Ekelschwellen gegenüber der Affektivität, Intimität und Körperlichkeit des anderen. Mittels der Entwicklung der Tisch-, Trink-, Kampf- und Sexualsitten seit dem frühen Mittelalter versucht er aufzuzeigen, daß der Prozeß des Verzichts auf offene individuelle Gewalt und Lust sowie die Abgabe der individuellen Gewalt an den Staat mit der Entwicklung neuer »Kampfformen« wie Überlegung, Berechnung, Selbstbeherrschung, genaueste Regelung der eigenen Affekte, Kenntnis der Menschen und des sozialen Terrains einherging. Die Verbindung von Lust und Gewalt als Teil der öffentlichen Unterhaltung, wie das öffentliche, musikalisch untermalte Verbrennen von Katzen im Beisein des Hofes, gilt nunmehr als unangemessen. Die Geschichte des Sports einerseits und der Hinrichtungen andererseits als sozial-kulturelle Veranstaltungen, deren Gewinn zumindest für die passiven Teilnehmer in der Entwicklung von Angst- und Ekellust bestand, reiht sich ein in die modernen Versionen der Horrordarstellungen und des »reality« TVs, in dem die Inzidenzrate von Tötungen zur Erheiterung, allerdings in einer pseudorealen

Scheinwelt angesiedelt, bei weitem höher ist als in allen vorhergehenden Kulturen.

Buck (1988) vertritt die Ansicht, daß es einen »Affekthunger« gäbe, der auch in Kulturen, in denen kein realer Anlaß für die Entwicklung »negativer« Affekte besteht, die Personen nach den Affekten entsprechenden, wenn auch phantastischen Situationen suchen läßt. Elias (1976) These war die, daß im Verlaufe der Veränderung der Beziehungen der Menschen untereinander, z. B. im Sinne des unmittelbaren Verzichtes auf Affektreaktionen, das Bewußtsein weniger affektgeladen wird und damit weniger unmittelbare Projektionen im Sinne der Wahrnehmung von Dämonen und bösen Objekten stattfinden, aber umgekehrt die Triebe und Affekte weniger bewußtseinsfähig werden. Im Zuge dieses Prozesses wandele sich das Bewußtsein selbst in Richtung auf eine zunehmende Rationalisierung. Neben der Rationalitätsentwicklung spiele die Verinnerlichung von Scham- und Peinlichkeitsempfinden als Motor des Aufbaus eines inneren Probehandelns anstelle des impulsiven Handelns eine zentrale Rolle (s. a. Kap. 1, Abschnitt »Situationskreis«).

Die Verinnerlichung von Scham und Peinlichkeit, zusammen mit dem Verzicht auf die Projektionen, schufen ab dem 16. Jahrhundert den modernen Menschen. Manche dieser Überlegungen sind nicht unwidersprochen geblieben. So hat vor allem Duerr (1990) die vermeintliche Schamlosigkeit der vorneuzeitlichen Kulturen bestritten.

Die gegenwärtigen Emotionshistoriker (Hochschild, 1979, 1990; Stearns, 1993), die mit sehr viel breiteren Datenbasen arbeiten, sind weniger geneigt, linear auf eine Weltzivilisation ausgerichtete psychohistorische Modelle anzunehmen, wie De Mausse (1982), Aries (1980) und Erdheim (1982), die sehr stark modellorientiert interpretieren. Trotz der vielfältigen ungelösten Probleme gibt es einen breiten Konsens bezüglich folgender Ansichten:

– Es gibt gesellschaftlich definierte Normen in bezug auf das Gefühlserleben, die sich auf Zeit, Ort, Anlaß und Intensität des Erlebens beziehen. Die Entwicklung eben dieser Gefühle ist der unbewußte Tribut an die gemeinsame Situationsdefinition in einer Kultur. Deren Verletzung führt zu sekundären strukturellen Gefühlen der Schuld, Scham und/oder des Ausgeschlossenseins. Diese Regeln werden Gefühlsregeln (»feeling rules«) genannt und beziehen sich auf das Tiefenerleben, also keineswegs die ritualisierte Imitation einer Emotion wie bei den sogenannten Vorzeigeregeln (»display rules«) (Ekman, 1988).

– Der Aufwand, die entsprechenden Gefühle zu entwickeln, wird **Gefühlsarbeit** genannt und umfaßt die Unterdrückung spontaner unerwünschter Emotionen und die Evokation der gewünschten. Mittel dazu können die ritualisierten expressiven emotionalen Gesten sein. Die innere und soziale Argumentationslogik im Umfeld der Gefühlsregeln geht implizit von einem Rechtsempfinden und Pflichtenkontext der Gefühle aus (Dank schulden, gerechter Zorn). Diese Gefühlsregeln sind essentieller Kernbereich der Weltsicht einer Kultur und die Schaltstellen zwischen Ökonomie, Kultur und Religion.

– Die Folgekosten einer solchermaßen definierten Gefühlsarbeit, die mit den zunehmenden Dienstleistungssektoren die Arbeit der Zukunft überhaupt darzustellen scheint, sind ganz unbekannt. Untersuchungen an Krankenschwestern (Ekman, 1988), Stewardessen (Hochschild, 1990) und des Psychotherapeutengewerbes (Aronson et al., 1983) lassen vermuten, daß eine kontinuierliche Erosion des emotionalen Erlebens zumindest eine nicht unwahrscheinliche Folge der professionellen Gefühlsarbeit sein könnte.

– Fast alle Definitionen von psychischer und psychosomatischer Krankheit nehmen explizit Rekurs auf solche Gefühlsregeln, wobei die normativ fixierte Gefühlsreaktion eines »gesunden durchschnittlichen« Experten die gesellschaftlich anerkannte oder umstrittene Meßlatte darstellt.

– Es ist unzweifelhaft, daß sowohl psychosomatische wie psychische Erkrankungen mit der Verletzung solcher Gefühlsregeln zusammenhängen. So können die Gefühlsregeln selbst derart unbiologisch und gefährlich sein, daß sie die Vitalität und Überlebensfähigkeit sowohl von Einzelpersonen als auch Kulturen einschränken können. Diese Befunde werden etwas ausführlicher bei Adler (1986) und Köhle und Mitarbeiter (1986) behandelt.

– Obgleich es noch kein formalisiertes Wissen über die Zusammenhänge zwischen sozialer Regulation, Gefühlsregeln und physiologischen Reaktionen gibt, kann man zur Zeit folgende tentative kulturübergreifende Befunde feststellen:

A. Gefühlskontrolle und wirtschaftliche Produktivität sind in 80 untersuchten Kulturen positiv interkorreliert (Lomax, 1975).

B. Gesellschaftliche Macht und Ansehen schlagen sich in einer Asymmetrie der Gefühlsregeln nieder, die darin besteht, daß nur der Statushohe in den Gefühlsbereich des Statusniedrigen eindringen darf (Niederer, 1975). So darf sich der Ranghohe nach dem Gefühlsbereich des Untergebenen erkundigen (»Wie geht es uns heute?«), was Untergebene ohne explizite Erlaubnis nicht dürfen. Dieses im durchaus positiven Sinne paternalistisch zu nennende Verhalten wird auch Kindern gegenüber angewandt.

– Viele Affektregeln sind geschlechtsspezifisch, wobei in den sog. patriarchalischen Kulturen eine Wechselwirkung zwischen Geschlechts- oder Statusregeln existiert, die im allgemeinen ontologisiert werden muß (Henley, 1977). So wurde die für die viktorianische Zeit essentielle Theorie von der natürlichen Eifersucht der Männer, die sogar das Duellieren rechtlich ungefährlich machte, von einer Theorie der natürlichen *weiblichen* Eifersucht abgelöst (Stearns, 1993). An Männer werden im allgemeinen höhere Kontrollanforderungen – was die Bindungsemotionen betrifft – gestellt: Sie sollen bei Verlusten nicht hemmungslos weinen;

wenn sie aber gar keine Gefühlsäußerungen zeigen, ist dies auch nicht angemessen, weil sie dann als kalt gelten. Ähnlich schwierige Gefühlsregeln gibt es für Frauen im Aggressionsbereich. Tatsächlich sind in diesen – sich in der Entwicklung befindlichen – Bereichen die geringsten Stabilitätswerte für die beiden Geschlechter zu finden (Bloom, 1964).

– Statushohe zeigen in öffentlichen Situationen überhaupt weniger Affekte, vor allem aber keine aus dem Furcht- und Bindungsbereich wie Angst und Trauer.

– Die Gefühlsregeln sind immer Bestandteil von Weltanschauung, Ideologie und Religion, und die Mitglieder der verschiedenen Ideologien tauschen nicht nur Ideen aus, sondern vor allem Gesten und Zeichen emotionaler Arbeit. Im allgemeinen sind solche Zeichen bei weitem wirksamer als der materielle Wert der Güter.

– Die Verkoppelung von Ideologie und Gefühlsregeln scheint nach vielen Untersuchungen eine Art von Zweiteilung zu erlauben, die man ungefähr so beschreiben kann (Tomkins, 1962, 1963, 1991):

Stark auf der Ungleichheit von Menschen beruhende Ideologien und Religionen beinhalten viele tabuisierte Gefühle im Bindungsbereich einerseits und eine differenzierte Steigerung im Angst-, Wut-Verachtungsbereich andererseits. Meist geht die Vergrößerung der »Wutscripts« und die Entwicklung von Feindbildern nach außen einher mit einer Geschlechts- und Generationsstratifizierung nach innen, in der Frauen, Kinder und die niedrigrangigen Personen als furchtsam, bindungssüchtig und gefährlich für die »Krieger«-Männer schematisiert werden, die vor allem stolz, verachtungsvoll und erhaben gegenüber den bindungsmotivierten Frauen reagieren sollen und ein Schmerz-Angst-Scham-Gefühlsscript aufbauen, das von Erdheim (1980) für die Azteken und von Stoller und Herd (1982) für eine Kopfjägerkultur in Neu-Guinea sehr genau beschrieben wurde. Das Festhalten der Ordnung, auch der Geschlechterordnung, bedarf fortlaufender Gefühls- und ritueller Arbeit. Es gibt eine angeblich natürliche Tendenz, daß die Krieger den Bindungsmotiven anheimfallen und auf die »Wut-Verachtungsscripts« verzichten, deshalb werden die Frauen in solchen Kulturen leicht als »Hexen« perzipiert und verfolgt. Nähere Zusammenhänge von Bindungs- und Autonomiemotivationen hat Bischof (1985) beschrieben.

Tomkins hat die westlichen politischen und philosophischen Systeme auf die in ihnen enthaltenen Gefühlsscripts untersucht und herausgearbeitet, daß die Zweiteilung in egalitär/elitär über weite Strecken die ideoaffektive Position von Scham und Identifikation einerseits sowie Verachtung und Ärger als Motor der Disidentifikation andererseits reflektiert. Wann immer soziale Stratifizierung und ungerechtfertigte Ungleichheit in den Gefühlsregeln abgesichert werden muß, erfordert dies Disidentifikations- und Verachtungsscripts, wohingegen egalitäre Systeme schaminduzierend wegen des Verpassens der Identifikation mit den anderen sind.

6 Metamodelle affektiven Geschehens

Es gibt einige Versuche, Modelle des affektiven Prozesses zu entwickeln, welche die Aktualgenese der Gefühlsentstehung, die sozietalen Regulationsmomente und die psychophysiologischen Aspekte einschließt. Sie sind bestechend und für die Forschung anregend. Für ein solches Lehrbuch sind sie aber noch zu einseitig auf bestimmte Gegenstandsbereiche ausgerichtet.

Das Modell von Moser, v. Zeppelin und Schneider (1991) ist explizit auf die innere mentale Regulierung ausgerichtet und berücksichtigt die sozialen Regulierungen allenfalls als innere simulierte Welten; das Modell von Bischof (1985) versucht die Affekte aus den Motivsystemen von Bindung und Autonomie abzuleiten. Er verfährt dabei weitgehend deduktiv und kann der klinisch und empirisch vorfindbaren Komplexität der affektiven Prozesse nur teilweise gerecht werden. Frijdas Modell der affektiven Prozesse als Agenturen, die in spezifischer Weise die Motivstruktur verändern und eine spezifische Handlungsbereitschaft erzwingen (1986, 1988), hat immerhin zu zwölf Gesetzesaussagen geführt, die teilweise mit gutem Erfolg in einem Computerprogramm implantiert wurden (Frijda, 1987). Ihm wurde vorgeworfen, seine Gesetze seien nicht im eigentlichen Sinne empirisch, sondern logische Folgerungen aus den vorgegebenen Emotionsdefinitionen (Smedslund, 1992).

Für die Leser, die Anschluß an die Humanethologie suchen, ist Bischofs Modell (1985) zu empfehlen, für die Psychoanalytiker das von Moser, v. Zeppelin und Schneider (1991) und für die Experimentalpsychologen das von Frijda (1986, 1988). Eine Integration scheint durchaus möglich, steht aber noch aus.

KAPITEL 17

Schmerz

Rolf H. Adler

Schmerz könnte als unangenehme Empfindung definiert werden, die dem Leiden entspricht, das durch die Warhnehmung einer Verletzung hervorgerufen wird. Diese Definition würde folgenden Beobachtungen nicht gerecht werden: Schwere Schmerzen können ohne Gewebsverletzungen bestehen; schwere Verletzungen brauchen nicht mit Schmerz verbunden zu ¸sein (Beecher, 1956). Angst kann Schmerz verstärken, Ablenkung kann ihn lindern; Placebos vermögen analgetisch zu wirken. Für eine Schmerzempfindung ist also die Reizung einer peripheren schmerzempfindlichen Struktur weder notwendig noch hinreichend. Auch wenn bei Schmerzen, zu denen Gewebsverletzungen beitragen, an peripheren Rezeptoren und afferenten Nerven Ionenverschiebungen und elektrische Potentiale mit Instrumenten erfaßt werden können, handelt es sich beim Schmerzempfinden um ein psychisches Phänomen, eine Empfindung, die zu der individuellen Wirklichkeit eines Menschen gehört. Ein anonymer Versschmied hat dies folgendermaßen ausgedrückt: »There was a young lady of Deal, who said: although pain isn't real, if I sit on a pin, and it punctures my skin, I dislike what fancy I feel.«

Die individuelle Wirklichkeit, mit der Erfahrung eng verbunden, trägt also zu Schmerzempfinden und -verhalten bei. In Isolation aufgezogene Hunde stecken später ihre Schnauze in eine Flamme, ohne eine Schmerzreaktion zu zeigen (Melzack und Scott, 1957). Erwachsene, die viele Schmerzzustände durchmachen die oft kein somatisches Korrelat aufweisen, und die häufig operiert werden, haben als Kinder häufig Brutalität zwischen ihren Eltern und auf sie selbst gerichtete Aggressionen erfahren (Engel, 1959; Adler et al., 1989). Die Nähe eines Vertrauen ausstrahlenden Menschen kann Schmerz lindern. Diese Beobachtungen beleuchten, daß zwischen den neurophysiologischen Abläufen bei der Schmerzentstehung, also Zeichen, die zwischen Zellen, Geweben und Organen »verständigen«, und intrapsychischen Vorgängen, die als Zeichen zwischen Bedürfnissen des Organismus und Anforderungen der Umgebung vermitteln, Zusammenhänge bestehen. Die Zeichen in den beiden Systemen sind völlig verschiedene und können nicht mit der gleichen Wissenschaftssprache wiedergegeben werden. Es besteht also ein »Bedeutungssprung« zwischen den Systemen oder den Integrationsebenen. Die zweite ist die komplexere und schließt Organismus und Umwelt zusammen. Diesem Konzept liegt zugrunde, was Pawlow über die Bildung bedingter Reflexe oder Konditionierungen, also über die Koppelung von Zeichen verschiedener Integrationsebenen, geschrieben hat. Der unbedingte Reiz beim Schmerz entspricht dann der Reizung des peripheren Rezeptors, der bedingte Reiz beispielsweise der Drohung mit Strafe durch einen Elternteil. So entsteht dann eine persönliche, individuelle Schmerzphysiologie, deren Verständnis für das Behandeln von klinischen Schmerzzuständen unerläßlich ist.

1 Grundlagen des Schmerzes

1.1 Peripherer Schmerzapparat

Zu den peripheren kutanen Endorganen, die bei der Schmerzentstehung eine Rolle spielen, gehören mechanosensitive, hitzesensitive und polymodale Nozizeptoren. Letztere werden durch starke mechanische und Hitzereize erregt. Die Spezifität der Rezeptoren für bestimmte Reize ist eine relative. Sehr starke Reize erregen alle Rezeptoren (Handwerker und Zimmermann, 1976). Diese Rezeptoren sind durch markarme A-δ- und marklose C-Fasern mit dem Rückenmark verbunden. Die viszeralen Nozizeptoren werden durch Dehnung, chemische Reize und Ischämie erregt. Freie marklose Nervenendigungen dienen ebenfalls der Nozizeption.

Bei der Reizung eines Rezeptors entsteht ein Generatorpotential, dessen Amplitude eine Funktion der Reizstärke ist. Erreicht sie eine bestimmte Höhe, entstehen an der Membran des Nerven Aktionspotentiale nach dem »Alles oder Nichts«-Gesetz. Ihre Frequenz stellt eine Potentialfunktion der Generatorpotentialhöhe dar. Die Erregung der schneller leitenden Fasern löst Sensationen wie Druck aus, die der dünnen A-δ-Fasern hellen, schnell abklingenden, sog. Erstschmerz, die der C-Fasern dumpferen, brennend-bohrenden Zweitschmerz, der von vegetativen Zeichen wie Übelkeit, Schwitzen usw. begleitet sein kann (Casey, 1973).

1.2 Schmerzapparat im Rückenmark

Im Hinterhorn konvergieren die peripheren Fasern auf Nervenzellen, hauptsächlich in den Schichten 2 und 3 der Substantia gelatinosa, welche die eintreffenden Impulse zentralwärts leiten. Zusätzlich konvergieren auch markreiche A-α- und -β-Fasern auf die Synapsen der A-δ- und C-Fasern mit den Hinterhornzellen. Die Entladungsschwelle an den Synapsen wird von ihnen und von zentrifugal in der weißen Substanz deszendierenden Fasern moduliert. Sie stammen aus dem periaquäduktalen Grau, dem Nucleus raphe, dem Nucleus coeruleus, lateralen Teilen der Formatio reticularis, dem Nucleus gigantocellularis und dem sensomotorischen Kortex (Mayer und Price, 1976).

Schon auf dieser Ebene läuft der Informationsfluß nicht ausschließlich zentripetal, Abläufe im afferenten Bereich führen zu efferenten Vorgängen, die auf die Rezeptoren rückwirken. Es kommt zu einem kreisförmigen Prozeß, dessen Flußrichtung festgestellt werden kann. Dennoch ist es obsolet von Ursache und Wirkung zu sprechen, denn es handelt sich um ein Kreisgeschehen, um einen Regelkreis. Bezeichnet ein Nozizeptor einen Reiz als schädigend, z. B. aus einer Gelenkkapsel, werden die afferenten Impulse im Rückenmark als Zeichen gedeutet, die Motoneurone aktivieren. Agonistische und antagonistische Muskelgruppen stellen das Gelenk ruhig. Die erhöhte Muskelspannung kann lokal aber durch Stoffwechselprodukte, z. B. unter Beteiligung von Durchblutungsänderungen, zur zunehmenden Aktivierung der Nozizeptoren führen. So wird der Regelkreis auf einen höheren Sollwert eingestellt. Die Schmerzen halten an. Erhöhte Aktivität im Regelkreis kann zur Aktivierung sympathischer Efferenzen auf Rückenmarkniveau führen. Als Folge treten Durchblutungsveränderungen im Rezeptorgebiet auf. Der Rezeptor kann mit Substanzen in Kontakt kommen, die seine Empfindlichkeit steigern. Der Sollwert im Regler des Rückenmarks wird, wie später präziser ausgeführt wird, zusätzlich auch von übergeordneten Systemen beeinflußt. Wird z. B. dem auf den peripheren Rezeptor einwirkenden Reiz aufgrund individueller Erfahrung eine Bedeutung erteilt, die Angst oder Bedrohung heißt, werden vom Gehirn deszendierende Bahnsysteme aktiviert. Sie verstellen den Sollwert im untergeordneten Regelkreis zusätzlich (Seemann und Zimmermann, 1990).

Dem Regelkreis »Rezeptor-Rückenmark-Rezeptor« hat sich ein hierarchisch höheres System übergeordnet. Wegen der Beteiligung des psychischen Apparates wird ein solcher Regelkreis »Funktionskreis« genannt (s. a. Kap. 1, »Wissenschaftstheorie: ein bio-psycho-soziales Modell«). Die Einwirkung dieses Suprasystems verändert die Eigenschaften des Subsystems. Wo der Regelkreis einmal durch Ruhigstellung des Gelenkes Schutzcharakter aufwies, kann jetzt, wenn der Schmerz z. B. zur liebevollen Zuwendung der Umgebung führt (siehe unten) der Sollwert höher gestellt bleiben. Die Rückmeldung wird also umgeschaltet. Die höhere Integrationsebene hat zu einem veränderten Funktionsablauf im Subsystem geführt. Der Schmerz kann anhaltend werden.

1.3 Das sensorisch-diskriminierende System

Von den Hinterhornzellen (T-Zellen) leitet eine zum Tractus spinothalamicus anterolateralis zusammengefaßte Neuronengruppe, die auf Rückenmarkniveau zwei bis drei Segmente ansteigend kreuzt, die Impulse via Lemniscus medialis zu ventrokaudalen und rostralmedialen Thalamuskernen, letztere erhalten auch Fasern aus der Formatio reticularis. Vom ventrokaudalen Thalamus führt das dritte Neuron zum somatosensorischen Kortex, vom medialen Thalamus zum Assoziationskortex. Das spinothalame Faser- und Kernsystem projiziert die Körperregionen nach zentral und erlaubt die Analyse der auf den Reiz folgenden Impulse bezüglich Raum, Zeit und Intensitätsmerkmalen der durch den Stimulus betroffenen Körpergebiete. Dieses System wird deshalb das »sonsorisch-diskriminierende« genannt (Melzack, 1970).

Das sensorisch-diskriminierende System hat bei akuten Schmerzen Schutzaufgaben. Es beteiligt sich z. B. an der Bewegung, die dazu führt, daß sich das Individuum aus der Schmerz erzeugenden Situation entfernt. Je nach seinem Sollwert trägt es zu Abläufen in den deszendierenden Bahnen bei. Meldet es beispielsweise große Internsität, kann Angst auftreten, über deszendierende Bahnen vermindert sich die Hemmung in tieferen Regelkreisen und der zentripetale Impulszustrom erhöht sich.

1.4 Das motivierend-affektive System

Von den T-Zellen steigen paramedian die Neuriten der phylogenetisch alten Schmerzfasern auf. Sie zweigen Fasern an die Formatio reticularis, an mediale intralaminäre Thalamuskerne und an das limbische System ab. Dieses Faser- und Kernsystem kennt keine präzise topographische Projektion der Peripherie nach zentral. Es ist für den Weh-Charakter des Schmerzes verantwortlich und bewirkt, daß das Individuum sich dem schmerzerzeugenden Stimulus zuwendet oder sich vor ihm zurückzieht. Dieses System wird deshalb das »motivierend-affektive« genannt (Melzack, 1970).

Das motivierend-affektive System ist ebenfalls Supra- und Subsystem. Es kann Verhalten motivieren, das aus der »Schmerzsituation« herausführt. Es kann aber die Eigenschaften der Subsysteme so verändern, daß der Schmerz eher anhält und eventuell chronisch wird.

1.5 Das zentrale Kontrollsystem

Das »sensorisch-diskriminierende« und das »motivierend-affektive« System sind untereinander verbunden und stehen beide unter dem Einfluß neokortikaler Zentren. Diese bewirken, daß die Bewußtseinslage, die Aufmerksamkeit, die Erfahrung mit Schmerz, die jeweilige Situation und der symbolische Gehalt des Stimulus zum Schmerzempfinden und -verhalten beitragen. Das neokortikale System wird durch schnelleitende Hinterstrangbahnen benachrichtigt und wirkt hemmend und bahnend für die afferenten Impulse bis hinab auf Rückenmarkniveau. Es wird deshalb »zentrales Kontrollsystem« genannt.

1.6 Das »spinal gate control system«

Die Hypothese von Melzack und Wall (1965), daß im Rückenmark in der Nähe der T-Zellen gelegene Substantia-gelatinosa-Zellen die über die C-Fasern hereinströmenden Impulse modulieren, hat sich auf die Schmerzforschung befruchtend ausgewirkt. Die Autoren postulierten, daß die Reizung myelinisierter dicker A-β-Fasern in der Peripherie via Substantia-gelatinosa-Zellen den Impulsstrom von den A-δ- und den C-Fasern zur T-Zelle präsynaptisch hemmt, während die über die C-Fasern hereinströmenden Impulse die Substantia-gelatinosa-Zellen hemmen und deren blockierenden Einfluß auf die Synapse zwischen C-Faser und T-Zelle aufheben. Dieses System nannten sie das »spinal gate control system«. Mit ihm lassen sich schmerzhemmende Wirkungen von Eis, Akupunktur, Vibrationsmassage, transkutaner Elektrostimulation usw. erklären. Es sind nicht alle Befunde von Mendell und Wall (1964) verifiziert worden, auf die sich die Theorie stützt. Nach ihnen führt die Reizung markreicher, dicker peripherer Fasern zu einem Hemmung anzeigenden negativen Hinterwurzelpotential und diejenige von C-Fasern zum positiven Hinterwurzelpotential. Zimmermann (1968) hingegen fand bei C-Faserstimulation auch negative Potentiale. Die Konvergenz noxischer und nicht-noxischer Afferenzen an zentralen Neuronen und die Hemmung noxischer Reize durch vorausgehende nicht-noxische ist aber belegt (Larbig, 1982).

1.7 Hormone und Überträgersubstanzen

Im Schmerzempfinden und -verhalten wirken lokale Hormone und Überträgersubstanzen im Zusammenspiel mit den peripheren und zentralen Anteilen des Nervensystems. Im peripheren Gewebe wird durch Schädigung (Entzündung, Verletzung) Kallikrein frei, das Bradykinin aktiviert, welches die Schmerzrezeptoren reizt. Es wirkt vasodilatierend und erhöht die Kapillarpermeabilität, so daß weitere, die Rezeptoren reizende Substanzen ins Gewebe ausfließen können, wie H^+- und K^+-Ionen etc. Bei Gewebsschädigung entstehen aus Arachidonsäure unter der Einwirkung von Bradykinin via Aktivierung der Phospholipase A_2 Prostaglandine, welche die Schmerzrezeptoren ebenfalls sensibilisieren. Der am längsten bekannte algetische Stoff, ein Neuropeptid, wird »Substanz P« genannt. Sie wirkt in spinalen Neuronen als Neurotransmitter und wird in der Synapse durch die den Morphinen ähnlichen endogenen Substanzen (Endorphine) blockiert. Serotonin, das aus Tryptophan via 5-Hydroxytryptophan entsteht, findet sich im Nucleus raphe, im Mittelhirn und im Seitenhorn des Rückenmarks. Es ist vermutlich für deszendierende Hemmung von Hinterhornneuronen verantwortlich (Reubi, 1980). Wird die Serotoninsynthese blockiert, so nehmen bei Kopfschmerzpatienten die Symptome zu (Sicuteri et al., 1973). Die schmerzhemmende Wirkung des Antidepressivums Amitriptylin (Sternbach et al., 1975) beruht vermutlich auf seiner Fähigkeit, den Serotoninspiegel in deszendierenden Hemmbahnen zu erhöhen.

Endogene opiatähnliche Substanzen (Endorphine) wurden nach der Entdeckung spezifischer Opiatrezeptoren im Nervensystem vermutet (Pert und Snyder, 1973). Radioaktive Opiate besetzen Hirnregionen, wo gehäuft Rezeptoren für l-konfiguriertes Morphin vorkommen. Die elektrische Reizung in diesen Gebieten, z. B. des periaquäduktalen Höhlengraus, des Mandelkerns, kann zur Schmerzhemmung führen. Die vermuteten Substanzen wurden von Hughes und Mitarbeitern (1975) und Terenius (1975) in Form der Pentapeptide Methionin- und Leukinenkephalin entdeckt. Sie finden sich im Striatum, dem Nucl. amygdalae, dem Nucl. caudalis. Das größere Molekül (3500) mit 31 Aminosäuren, β-Endorphin genannt, wurde von Cox und Mitarbeitern 1975 aus der Hypophyse isoliert. Seine Aminosäuresequenzen entsprechen dem β-Lipotropin aus der Hypophyse, aus dem ACTH und Endorphine entstehen (Mains et al., 1977). β-Endorphine kommen auch im Hypothalamus und Mesenzephalon vor. Rezeptoren für die β-Endorphine finden sich vor allem entlang der paläospinothalamen Bahnen. Die Wirkung dieser Substanzen ist wie die des Morphins. Sie stimulieren die schmerzhemmenden deszendierenden Bahnen, sie werden durch Selbstreizung zur Schmerzlinderung im zentralen Höhlengrau freigesetzt (Reynolds, 1969; Liebeskind et al., 1974; Boethins et al., 1976) und fanden sich z. B. bei Ratten, deren Füße durch Elektroschocks gereizt wurden, im Plasma mehrfach erhöht, wobei die Schmerzempfindlichkeit längere Zeit nach Applikation des Stresses noch erniedrigt ist. Nach verlängertem Streß nimmt die Schmerzempfindlichkeit zu, während die Endorphinaktivität im ZNS und peripher abnimmt (Madden et al., 1977; S. Amir und Z. Amir, 1978). Da Naloxon, der Morphinantagonist, die schmerzhemmende Wirkung der Akupunktur, der transkutanen Nervenstimulation und von Placebos zumindest partiell aufhebt, müssen die Endorphine bei diesen schmerzlindernden Maßnahmen eine Rolle spielen (Mayer et al., 1977; Levine et al., 1981).

1.8 Psychische Entwicklung und Schmerz

Die Beobachtung von Melzack und Scott (1957), daß in Isolation aufgezogene Hunde später ihre Schnauze in eine Flamme stecken, ohne Schmerzreaktionen zu zeigen, weist auf den engen Zusammenhang zwischen der Funktionsweise des »Schmerzapparates« und der psychophysiologischen individuellen Entwicklung hin. In dieser stehen die ersten Erfahrungen mit afferenten Impulsen, die zum Erlebnis Schmerz führen, mit dem Aufbau des intrapsychischen Körper-Selbst in Zusammenhang. Man muß annehmen, daß das Neugeborene unfähig ist zu erkennen, ob Reize, die auf es eindringen, aus seinem Körperinnern oder von außen stammen. Es empfindet von einer gewissen Reizstärke an diffuses Unbehagen. Es befindet sich im Stadium des primären Narzißmus (Freud, 1969). Die Begriffe des primären Autismus (Mahler, 1952) oder der objektlosen Phase (Spitz, 1969) meinen weitgehend dasselbe. Unter der Voraussetzung einer intakten Beziehung zu einer Pflegeperson (Mutter), die Mißempfindungen des Säuglings behebt, indem sie ihn z. B. stillt und trocknet, und seines reifenden Nervensystems, erwirbt er allmählich die Fähigkeit, innere Reize von äußeren zu unterscheiden und wahrzunehmen, daß in seiner Umgebung etwas geschieht, das mit dem Verschwinden seiner Mißempfindungen zu tun hat. Diese Wahrnehmung des eigenen Körpers und der Gestalt der Mutter geschieht anfänglich nur bruchstückhaft. Je vollständiger sie wird, desto mehr tritt das Kind in die prä- oder teilobjektale Phase ein (Klein, 1962). Die Begriffe symbiotische Phase (Mahler, 1952) und anaklitische Phase (Spitz, 1969) sind für die gleiche Periode verwendet worden. Man stellt sich vor, daß die in der Phase des primären Narzißmus diffus im Körperinnern verteilte Energie in der symbiotischen Phase mehr und mehr die Körperoberflächenstrukturen und die Sinnesorgane besetzt, und daß das Ausmaß, in dem diese Besetzung erfolgt, für die Schärfe verantwortlich ist, mit der der eigene Körper differenziert wahrgenommen, als von der Umgebung getrennt erlebt und Reize intensiv empfunden werden.

Der Begriff »Besetzung« wird im psychoanalytischen Sinn verwendet (eine bestimmte psychische Energie, die an eine Vorstellung oder Vorstellungsgruppe, einen Teil des Körpers, ein Objekt gebunden ist) (vgl. Laplanche, J. L., J.B. Pontalis, Suhrkamp, Frankfurt a.M. 1973).

Das heißt, daß Reize (Schmerzreize) nötig sind, damit die Wahrnehmungsorgane besetzt werden, und daß diese Besetzung ihrerseits dafür verantwortlich ist, wie intensiv Reize später empfunden werden. Es wird vermutet, daß sich die Erfahrung der Hunde von Melzack und Scott in einer verminderten Rezeptorendichte niedergeschlagen hat. Das Ausmaß der Besetzung der Wahrnehmungsorgane kann testpsychologisch erfaßt werden (Witkin et al., 1962). Eine hohe Besetzung der Wahrnehmungsorgane geht mit hoher Schmerzempfindlichkeit einher (Petrie, 1967; Adler und Lomazzui, 1973; Adler et al., 1973; Adler und Lomazzi, 1974). Da schmerzunempfindliche Individuen bei identischer organischer Läsion andere klinische Schmerzbilder zeigen als schmerzempfindliche Personen (Libman, 1934), scheint die Stärke der »Besetzung« für das entstehende klinische Bild und damit die Differentialdiagnose von Schmerz bedeutsam zu sein (Breuer und Freud, 1895).

Die oben erwähnte Beobachtung von Melzack und Scott (1957) und diejenige von Mahler (1952), daß autistische Kinder, die sich selbst schlecht als von ihren Bezugspersonen losgelöst und getrennt erfahren, schmerzunempfindlich sind, passen zur Vorstellung vom Zusammenhang zwischen Schmerzempfindlichkeit und Ausmaß der Besetzung der Wahrnehmungsorgane. Die Besetzung der Wahrnehmungsorgane ist also einerseits mit neurophysiologischen Vorgängen verbunden, und andererseits mit Erlebnissen zwischen Individuum und Umwelt.

Neurophysiologische Abläufe und Interaktionen zwischen Subjekt und Umwelt gehören verschiedenen Ebenen an und werden mit Begriffen aus verschiedenen Wissenschaftssprachen bezeichnet. Sie werden aber durch ihr gleichzeitiges Vorkommen verbunden, eine Bedeutungskoppelung findet statt, und sie beeinflussen sich wechselseitig während der Entwicklung und Reifung des Individuums.

Die in früher Kindheit erlebten Schmerzen werden in die Beziehung des Kleinkindes zu seinen Pflegepersonen integriert. Leidet es unter Schmerz und drückt es ihn in seinem Verhalten aus, so führt dieses Signal zur Zuwendung der geliebten Person, des sog. Objektes. Zuwendung des Objektes und Abklingen der Schmerzen verbinden sich erlebnismäßig. Es entspricht einer geläufigen Beobachtung, daß ein Kind, das sich beim Sturz weh getan hat, zu weinen beginnt, wenn es die Mutter gewahrt und zu weinen aufhört, sobald sie es aufnimmt und tröstet. Darauf beruht ein wesentlicher Anteil der Wirkung von Placebos: Sie besitzen eine viel größere analgetische Wirkung beim Vorliegen von Erregung als beim ruhigen Patienten (Beecher, 1962), weil zum Medikament das schutzbietende Objekt kommt. Die Placebowirkung kommt zum Teil durch Freisetzung von Endorphinen im Zentralnervensystem zustande (Levine et al., 1981).

Wiederum können wir die Bedeutungskoppelung zwischen Körpervorgängen einerseits und Interaktionen zwischen Subjekt und Umwelt erkennen. Die Verletzung, die zu neurophysiologischen Vorgängen führt, z.B. Ausschüttung von lokalen Gewebshormonen, Na^+-Ionenverschiebung usw., kann als unkonditionierter Reiz und die Reaktion im Körper als Antwort darauf bezeichnet werden. Die Zuwendung der schutzbietenden Person stellt den konditionierten Stimulus dar, der später allein, durch Bedeutungskoppelung, die Körperantwort auszulösen vermag.

In der frühen Entwicklung verbinden sich auch Aggression und Schmerz im Erleben. Das Kind lernt, daß es durch aggressive Handlungen anderen Schmerz zufügen kann, und daß die anderen auf sein Verhalten mit Zufügen von Schmerz zu antworten pflegen, den es dann als Strafe empfindet. Da es nicht wie der Erwachsene Gedanken und Handlung auseinanderzuhalten vermag, verbinden sich für das Kind nicht nur aggressive Verhaltensweisen mit Bestrafung in Form von Schmerz, sondern es verquickt schon aggressive Gedanken mit Schmerz, den es als Buße für solche Gedanken zu erleben beginnt (dies wird für die Entstehung psychogener Schmerzen in Form sog. Konversionssymptome und die Lebenshaltung des »Schmerz-Erleiden-Müssens« vgl. bedeutsam; Engel, 1970). Moderne Sprachen scheinen Zeugnis für diese Zusammenhänge abzulegen. Im Englischen besitzen z. B. die Wörter »pain« (Schmerz) und »punishment« (Bestrafung) oder »penalty« (Buße) eine gemeinsame Wurzel. Auch hier läßt sich eine Bedeutungskoppelung zwischen Interaktionen des Subjekts mit der Umwelt und Körpervorgängen erkennen.

Die Verbindung zwischen Schmerz und Vereinigung mit dem geliebten Objekt und zwischen Schmerz und Sühne läßt verstehen, daß Schmerz auch in der sexuellen Beziehung eine Rolle spielen kann. Dabei ist nicht das Zufügen von Schmerz im Sadismus lustvoll und sein Erleiden im Masochismus, sondern er stellt die Vorbedingung für die sexuelle Befriedigung dar.

2 Klinische Schmerzbilder und der Einfluß psychischer Faktoren

2.1 Der konversionsneurotische Schmerz und die »Neigung, Schmerz erleiden zu müssen«

Anhand von Ausschnitten aus Anamnesen von zwei Patientinnen sollen die Kriterien, die den konversionsneurotisch bedingten Schmerz und die »Neigung, Schmerz erleiden zu müssen«, diagnostizieren lassen, herausgearbeitet werden. Die Anamnesen sind zu Beginn des Krankenhausaufenthaltes aufgenommen worden. Die verwendete Anamnesetechnik ist im Kapitel 21 dargestellt.

Das Symptom, seine Beschreibung und das Verhalten des Patienten während der Erhebung der Anamnese

1. Fallgeschichte: H. Q., eine 37jährige unverheiratete Frau leidet an Blähungen, Erbrechen und Schmerzen im Oberbauch, die zehn bis zwanzig Minuten nach jeder Mahlzeit auftreten, nach rechts in die Flanke und den Rücken, in den Unterbauch und in die Vorderseite der Oberschenkel ausstrahlen. Sie sind unabhängig von der Körperstellung, der Art der Speisen und der Stuhltätigkeit. Zusätzlich bestehen Schmerzen im Nacken, beiden Schultern und Ellbogen. Die Patientin klagt über Müdigkeit und Mühe, sich zu konzentrieren. Sie gibt spontan, bescheiden und zurückhaltend Auskunft. Sie betont, daß es sich um organische Störungen handeln müsse, obwohl sie durch Aufregung verstärkt werden. Die Angaben erfolgen detailliert, bereiten dem Arzt aber Mühe, sie in ihm vertraute Kategorien einzuordnen. Die Kranke erzeugt im Arzt das Gefühl, ein schweres Schicksal tapfer zu ertragen. Bei der Schilderung der Gelenkschmerzen ihres Vaters im Bereich des Nackens, der Schultern, der Ellbogen und der Oberschenkel sowie bei der Beschreibung der Oberbauchschmerzen ihrer leberleidenden Mutter macht die Patientin die gleichen Handbewegungen und legt die Hände an die gleichen Körperstellen wie bei der Darstellung ihrer eigenen Schmerzen.

2. Fallgeschichte: D. S., eine 32jährige unverheiratete Mutter eines Kindes erleidet anderthalb Stunden nach einer Zahnbehandlung in Lokalanästhesie heftigste Schmerzen im Bereich des linken Unterkiefers. Sie strahlen in die linke Gesichtshälfte aus, hinter das linke Ohr, in den Nacken, die linke Schulter, den linken Arm. Nach zwei Tagen kommen noch Erbrechen, Schwindel und Kraftlosigkeit hinzu. Die Schilderung erfolgt spontan, farbig und dramatisch. Die Patientin wirkt schutzlos und den Schicksalsschlägen ausgesetzt. Bei der Beschreibung gerade vorliegender, heftigster Schmerzen lächelt sie.

Klinische Untersuchungen und Laborbefunde erklären bei beiden Patientinnen die Symptome nicht, die keinem bekannten Krankheitsbild zuzuordnen sind. Die Patientinnen können die Symptome in bezug auf Lokalisation, Ausstrahlung, verschlimmernde und lindernde Faktoren, Begleitsymptome usw. nicht präzise umreißen. Die ausgesprochen schüchterne, zurückhaltende Art der ersten Patientin und die farbig-dramatische Darstellung der zweiten, die beim Beschreiben intensivster Schmerzen lächelt, fallen auf.

Die persönliche Anamnese

H. Q.: Mit sechs Jahren Diphtherie. Mit vierzehn Jahren Schwächezustände, die sie zwingen, während fast allen Schulferien das Bett zu hüten. Menses von Beginn an sehr schmerzhaft. Zwischen dem zwanzigsten und vierundzwanzigsten Lebensjahr vier gynäkologische Operationen wegen Schmerzen und Blutungen. Diese Beschwerden verschwinden erst mit zweiunddreißig Jahren nach der Hysterektomie, der partiellen Ovarektomie links und der totalen rechts.

Schon kurz nach dem Eingriff setzt das jetzige Beschwerdebild ein. In den fünf Jahren seines Bestehens fallen verschiedene, vom Gastroenterologen durchgeführte Abklärungen normal aus.

D. S.: Mit zehn Jahren Nasenbeinbruch. Mit elf und zwölf Jahren Eingriffe am Nasenseptum. Mit vierzehn Jahren Appendektomie. Mit zwanzig erleidet sie einen Skiunfall mit Oberkieferbruch links. Wegen dauernder Schmerzen in der linken Wange wird der N. infraorbitalis zweimal dekomprimiert und ein Neurom entfernt, ohne daß die Schmerzen nachlassen. Mit siebenundzwanzig wird der Nerv reseziert. Die Patientin bleibt zwei Jahre lang beschwerdefrei. Mit neunundzwanzig setzen die gleichen Schmerzen wieder ein. Während des letzten Jahres klingen sie überhaupt nicht mehr ab. Zu ihnen kommen in den letzten Monaten Oberbauchschmerzen rechts, die sich nicht näher charakterisieren lassen. Das Cholezystogram fällt normal aus.

Die Anamnese beider Patientinnen ist gekennzeichnet durch jahrelang anhaltende Beschwerden, vorwiegend Schmerzen, die in der Pubertät begannen und zu den verschiedensten Interpretationen, Abklärungen und Behandlungen führten, ohne daß eine Heilung erzielt werden konnte.

Die Beziehung zu den Eltern und die persönliche Entwicklung

H. Q.: Vater, jähzornig und brutal, züchtigte die Patientin bis fast ins Erwachsenenalter körperlich und schlug auch seine Ehefrau. Vom Arzt wegblickend schildert die Patientin, wie der Vater sie vom fünfzehnten Lebensjahr an sexuell mißbraucht hat. Sie geriet in fürchterlichen Zwiespalt. Einerseits habe sie ihren Vater überaus gern gehabt und liebt ihn heute noch, und andererseits habe sie ihn gehaßt und über sein Verhalten aus Angst vor seiner Rache niemandem etwas anvertraut. Mit zwanzig

Jahren verliebte sie sich in einen bescheidenen, zuverlässigen Burschen, ertrug seine Annäherungsversuche aber nicht und brach deshalb die Beziehung zu ihm ab. Sie habe ihn noch nach seiner Verheiratung und bis zu seinem Tode an Lungenkrebs geliebt. Spätere Freunde versuchten sie lediglich auszunutzen.

Mit zweiundzwanzig Selbstmordversuch. Im Einweisungszeugnis für den jetzigen Krankenhausaufenthalt bemerkt der Hausarzt, daß die Patientin auffällig viele Analgetika und Spasmolytika braucht.

D. S. wuchs bei Eltern auf, die sie wiederholt mit Lederriemen und Stöcken züchtigten; sie erleidet dabei Verletzungen im Bereich der Nase. Sie fragt sich in der Kindheit oft, ob sie wohl ein so böses Kind sei, daß sie geschlagen werden muß. Sie verläßt das Elternhaus kurz nach Schulabschluß und zieht in eine 200 km entfernte Stadt, befreundet sich mit einem Mann und wird schwanger. Erst dann erfährt sie, daß ihr Freund bereits verheiratet ist. Er will für die Unterbrechung der Schwangerschaft aufkommen. Sie lehnt ab, zieht nach Geburt des Kindes in eine größere Stadt und wohnt hier isoliert von ihrer weit weg lebenden Familie, ohne Freunde und Bekannte. Sie arbeitet ganztägig, gibt das Kind tagsüber in eine Krippe und betreut es abends und besorgt den Haushalt, ganz erschöpft von der Tagesarbeit. Sie hat keine Beziehungen zu den anderen Hausbewohnern und kennt niemanden, der das Kind abends einmal hüten würde. Am Arbeitsplatz leidet sie stark. Sie fühlt sich von den Vorgesetzten zu Unrecht häufig geplagt.

Beide Patientinnen haben in der Kindheit unter der Brutalität ihrer Eltern gelitten, die nicht nur gegenüber dem Kind, sondern auch gegenseitig körperlich tätlich wurden. Die Mutter der ersten Patientin war dabei selbst dauernd krank. Die spätere Entwicklung war bei beiden gekennzeichnet durch Beziehungen zum anderen Geschlecht, die nie in eine harmonische Verbindung mündeten, sondern zusammenbrachen und die Patientinnen vereinsamt zurückließen. Beide leben eingeengt, gequält, leiden an ihrem Arbeitsplatz und tragen ihr Los, ohne aus ihrer mißlichen Lage herauszukommen. Oberflächlich betrachtet scheint sich das Schicksal gegen sie verschworen zu haben. Eine Prüfung der Lebensgeschichte zeigt hingegen, daß Kräfte, die in diesen Kranken selbst liegen, sie immer wieder in schwere Lebenslagen treiben. Die Neigung zu Depressionen, zum Selbstmord und die Abhängigkeit von Medikamenten fallen auf.

Zeitpunkt des Auftretens der Schmerzen, Wahl der Art des Symptoms und seine Lokalisation

Bei H. Q. setzen die Schmerzen im Unterleib zu einer Zeit ein, in der sie sich erstmals mit einem Jungen befreundet und die Beziehung scheitern lassen muß.

Die Oberbauchschmerzen beginnen, nachdem gynäkologische Eingriffe mit der Hysterektomie geendet haben. Sie werden zweimal während Konflikten mit Kollegen am Arbeitsplatz intensiver.

Bei D. S. intensivieren sich die Schmerzen in der Zeit einer Auseinandersetzung mit einer älteren Vorgesetzten am Arbeitsplatz.

Bei H. Q. lokalisieren sich die Schmerzen im Genitalbereich, wobei sexuelle Konflikte auf der Hand liegen. Für die Wahl der Art und Lokalisation der Gelenkbeschwerden stehen diejenigen des Vaters Modell, zu dem eine ambivalente Beziehung besteht. Die Oberbauchschmerzen stützen sich auf das Vorbild der leberleidenden Mutter.

Bei D. S. erfolgt die Wahl der Symptome und ihre Lokalisation entsprechend den Schmerzen, die sie in der Kindheit wiederholt erlitten hat und die ihr von bedeutsamen Bezugspersonen zugefügt worden sind.

Der konversionsneurotische Schmerz tritt demnach in Konfliktsituationen auf, in denen verpönte Wünsche, Affekte usw., z. B. Aggression, vom Bewußtsein abgehalten werden müssen (Freud, 1972), bei drohendem oder realem Verlust einer (meist ambivalent) geliebten Person, einer hochgeschätzten Tätigkeit, eines Besitzes und anderem mehr. Die Wahl und Lokalisation der Symptome erfolgt aufgrund von früher selbst erlebten Schmerzen, von Schmerzen, die von bedeutsamen Bezugspersonen erlebt wurden, oder in einem Körperbereich, der dem Ausdruck von (verpönten) Wünschen dient (Engel, 1951, 1959, 1970). Das Symptom Schmerz drückt dann diese Strebungen sowie die sie unterdrückenden Tendenzen der ethischen und moralischen Teile der Persönlichkeit als Kompromiß aus. Schmerz eignet sich für solche symbolischen Ausdrucksweisen besonders gut, denn er bringt die verpönte Regung zum Ausdruck und bestraft das Individuum gleichzeitig dafür.

Die Schilderung des Symptoms erfolgt nach der intrapsychischen Vorstellung des Patienten und entspricht nicht anatomischen und pathophysiologischen Gegebenheiten. Eine Ausnahme bildet der konversionsneurotische Schmerz, der als Modell einen vom Individuum selbst früher erlebten organisch bedingten Schmerz verwendet. Als Beispiel sei der Patient mit Pseudoangina pectoris genannt, der einen Myokardinfarkt erlitten hat, in dessen Folge er seine berufliche Situation nicht mehr meistern kann und in einen Konflikt gerät.

Konversionsneurotische Schmerzen bedürfen zur Diagnose **positiver Kriterien.** Wir müssen nachweisen, **warum das Symptom** »Schmerz« gewählt wurde und nicht ein anderes, wie z. B. Atemnot, wir müssen belegen, warum es **gerade jetzt** auftritt, und wieso es **diese Lokalisation** wählt. Wir müssen zeigen, daß ein bestimmter Konflikt im Symptom **neutralisiert** wird (primärer Krankheitsgewinn) und daß dem Patienten aus dem Kranksein heraus neue Möglichkeiten der Beziehung erwachsen (sekundärer

Krankheitsgewinn). Hinweise, daß es sich um einen konversionsneurotischen Schmerz handeln könnte, sind die auffallend gehemmte, bescheidene oder aber dramatisch-theatralisch wirkende Schilderung, die Vagheit, mit der das Symptom beschrieben wird, die Neigung, den Arzt gefühlsmäßig zu fesseln, die Suggestibilität, die Übernahme verschiedener Rollen innerhalb kurzer Zeiträume, die übermäßige Abhängigkeit von Bezugspersonen, die Neigung zu depressiven Reaktionen, Suizidversuchen, zur Abhängigkeit von Medikamenten, sowie eine Anamnese mit Symptomen, die sich keinem organischen Krankheitsbild zuordnen lassen. Häufig finden sich Störungen im sexuellen Verhalten wie häufiger Partnerwechsel, Scheidungen, Frigidität und Impotenz. (Diese Hinweise können unter dem Begriff des hysterischen Charakters zusammengefaßt werden.)

Wie die Beispiele zeigen, finden sich konversionsbedingte Schmerzen oft (aber nicht nur) bei Patienten, die »Schmerz erleiden müssen«. Sie wirken oft traurig, schuldbeladen, schwernehmerisch, selbstquälerisch. Sie weisen Lebensgeschichten auf mit vielen Schmerzzuständen, die schwer einem organischen Krankheitsbild zugeordnet werden können, belastende Erfahrungen während der Kindheit wie z.B. Mißhandlungen (Merskey und Boyd, 1978; Adler et al., 1989), viele Operationen mit zum Teil unverständlicher Indikation, frustrierende zwischenmenschliche Beziehungen, die immer wieder auseinanderbrechen, und sie versagen häufig, wenn ihnen die Umwelt günstig gesinnt ist und ertragen schwerste Lebenssituationen. Engel hat diese Züge unter dem Begriff der »pain proneness« (»Neigung, Schmerz erleiden zu müssen«) zusammengefaßt (Engel, 1959, 1970).

Kontrollierte klinische Studien haben die Beziehung zwischen Kindheitserlebnissen (Eltern brutalisieren sich gegenseitig verbal und körperlich, Eltern brutalisieren das Kind, ein Elternteil ist brutalisierend, der andere unterwürfig, Eltern strafen oft und zeigen anschließend in der Reue große Zuneigung zum Kind, Eltern sind kalt und ablehnend außer wenn das Kind krank oder verletzt ist, das Kind schädigt sich selbst, damit sich die Eltern ihm zuwenden, das Kind lenkt die Aggressionen der Eltern gegeneinander auf sich, Eltern mit Krankheiten und Schmerzen, für die das Kind sich verantwortlich fühlt und mit Schuldgefühlen reagiert, heftige Bestrafung des Kindes für aggressionsbetontes Verhalten, sexuelle Mißhandlung des Kindes) und Schmerzintensität, Unfall- und Operationshäufigkeit, Schwierigkeiten in mitmenschlichen Beziehungen und am Arbeitsplatz bestätigt (Adler et al., 1989; Michel et al., 1992).

Behandlung konversionsneurotischer Schmerzen

Die Schmerzen können bei Änderungen in der Lebenssituation des Patienten ohne spezifische Therapie verschwinden. Sie können aber auch hartnäckig andauern. Ihre Beeinflussung wird dadurch erschwert, daß das Symptom »Schmerz« den intra-

psychischen Konflikt neutralisiert. Damit fehlen Leidensdruck und Motivation für eine Therapie. Dazu kommt, daß bei Patienten mit konversionsneurotischem Schmerz dieser schon früh in der Kindheit für die Erhaltung des psychischen Gleichgewichts bedeutsam geworden sein kann und diese Funktion später beibehält (Sauvant et al., 1988). Daraus ergibt sich, daß eine Behandlung, die auf die Befreiung vom Symptom hinzielt, den Patienten seines psychischen Gleichgewichts beraubt. Die Beziehung zum Arzt wird für einen solchen Patient damit bedrohlich. Er muß sie entweder scheitern lassen – oder sein Schmerz exazerbiert, oder es tritt ein neues Schmerzsyndrom auf. Der Arzt muß deshalb geduldig warten können, bis die Arzt-Patient-Beziehung so stabil geworden ist, daß der Kranke es riskieren kann, sein Symptom aufzugeben. Es kann nützlich sein, als Überbrückung der dafür nötigen Zeitspanne eines der mehr somatisch bedingten Symptome des Patienten mit physikalischen Mitteln oder medikamentös zu behandeln. Dabei darf der Arzt nicht »mitagieren«, d.h. dem Wunsch nach somatischer Behandlung des Patienten nicht immer weitgehender entgegenkommen. Er soll im Gegenteil keine Gelegenheit verstreichen lassen, den Patienten im Sinne von Konfrontationen (Greenson, 1967) auf Lebensschwierigkeiten und emotionale Probleme hinzuweisen, auf die der Patient im Laufe der Zeit oft spontan zu sprechen kommt, wenn er im Arzt einen wohlwollenden und verständnisvollen Zuhörer kennenlernt. Die Aufgabe, den Patienten die zeitlichen und inhaltlichen Zusammenhänge zwischen Schmerzentstehung oder -exazerbation und Wünschen, Phantasien und Affekten erleben zu lassen, stellt in bezug auf Wahl des Zeitpunktes, der Worte, der Stimmlage usw. an den Arzt Anforderungen, denen zu genügen er der Anleitung und Übung bedarf. Die »Neigung, Schmerz erleiden zu müssen« kann aber bei gewissen Patienten so ausgeprägt sein, daß der Arzt schon viel erreicht, wenn er dem Kranken helfen kann, seine Schmerzen zu akzeptieren und ihn vor neuen, unnötigen Abklärungen und Eingriffen schützt.

Schmerz als Konversionssymptom findet sich bei psychogenem Schmerz signifikant häufiger bei Frauen als bei Männern.

2.2 Schmerz als Regulator des narzißtischen Gleichgewichts

Männer zeigen psychogenen Schmerz signifikant häufiger als »Substitutionssymptom« (Michel et al., 1992). Der Schmerz hat die Aufgabe wie eine Plombe auf einem verletzten Zahn ein verletztes psychisches Gleichgewicht zu schützen. Dabei geht es um die Verdeckung der gestörten Phantasie, körperlich unverletzlich, hypermaskulin, und mit ihrem narzißtisch übermäßig »besetzten« Körper zu jeglicher physischen Leistung fähig zu sein. Die Zerstörung dieser aus der Kindheit stammenden Phantasie tritt nach z.T. banalen Krankheiten oder Unfällen ein, die Erinnerungen an Verletzlichkeit und Hilflosigkeit wecken. Das Symptom »Schmerz« schützt das Individuum vor Verlust der Körperintegrität, des Selbstwertes und des Selbstvertrauens. Zur Wahl des Symptoms tragen also eigene Erfahrungen mit dem Körper bei.

2.3 Hypochondrie und hypochondrische Reaktion

Sie stellen einen Zustand dar, bei dem sich der Patient übermäßig mit seinem Körper und Krankheiten beschäftigt. Sie reichen von der vorübergehenden, leichten Störung (hypochondrische Reaktion), z.B. des Studenten, der erstmals in der Klinik mit einem Schmerz beinhaltenden Krankheitsbild in Berührung kommt, oder des Menschen, der eine wichtige Bezugsperon an einem mit Schmerz verbundenen Leiden verloren hat, bis zur hartnäckigen, invalidisierenden Überzeugung krank zu sein (Hypochondrie). Solche Patienten beachten leichte Störungen, die mit Schmerz einhergehen, Flecken auf der Haut, mit der Darmtätigkeit in Beziehung stehenden leicht schmerzhaften abdominellen Druck übermäßig und leiten aus ihnen schwere Krankheiten ab wie Krebs usw., vor denen sie sich fürchten. Von der Konversion unterscheidet sich das hypochondrische Symptom hauptsächlich dadurch, daß es noch vager ist, wechselnden und nagenden, quälenden Charakter hat, während sich der Patient mit Konversion durch seine Unbeteiligtheit – »belle indifférence« – seinem Symptom gegenüber auszeichnet. Er beantwortet beispielsweise die Frage, an was er leide, mit »ich weiß es nicht«, während der Patient mit hypochondrischem Schmerz antwortet »ich habe Angst, daß der Schmerz Krebs usw. bedeutet«.

Prognose und Therapie entsprechen weitgehend dem unter Konversion Gesagten. Der Arzt soll nur diejenigen Patienten gezielt beruhigen und ihnen die Harmlosigkeit ihrer Befürchtungen bestätigen, die psychisch weitgehend ausgeglichen sind, bei denen eine akute, belastende äußere Situation hypochondrische Befürchtungen ausgelöst hat. Bei neurotischen psychotischen Patienten führt die aufmunternde Beruhigung vielleicht zu einer kurzdauernden Besserung, dann aber zum Wiederauftreten der Befürchtungen und zum Aufsuchen eines neuen Arztes. Der geduldige Aufbau einer soliden Beziehung zum Patienten ist lohnender.

2.4 Depressive Reaktionen

Sie sind gekennzeichnet durch Gefühle der Entmutigung, abnehmendes Interesse an der Arbeit und den Mitmenschen, Mangel an Energie und Lebenslust, Müdigkeit und Apathie, Weinanfälle »ohne Grund«. Inaktivität und Schlafbedürfnis oder gespannte Unruhe und Schlaflosigkeit sind typisch. Gewisse Patienten verlieren den Appetit und nehmen ab, andere essen vermehrt, aber ohne Vergnügen und nehmen zu. Frigidität und Impotenz können sich einstellen. Somatische Symptome sind häufig, unter ihnen auch Schmerz, beispielsweise im Bereich des Bewegungs-

apparates. Die Hauptrolle bei der Schmerzentstehung spielt wahrscheinlich der veränderte Muskeltonus, denn der depressiv reagierende Patient, wie schon aus seiner vornübergebeugten Haltung, den hängenden Schultern hervorgeht, zeigt eine andere Innervation bestimmter Muskelgruppen, wie elektromyographische Untersuchungen bei psychisch Ausgeglichenen und depressiven Patienten mit Ableitung aus Gesichtsmuskeln gezeigt haben (Schwartz et al., 1974). Die im Abschnitt 1 erwähnten Zusammenhänge können schmerzverstärkend wirken. Depressive Reaktionen finden sich häufig nach Verlust einer bedeutsamen Bezugsperson, einer geschätzten beruflichen Tätigkeit, beispielsweise nach der Pensionierung, Schmerzzustände bei reaktiv deprimierten Menschen können selbstverständlich auch konversionsneurotischer Natur sein.

Die Behandlung des Schmerzes soll nicht symptomatisch erfolgen, auch wenn als Brücke zur Therapie der reaktiven Depression das Symptom »Schmerz« beispielsweise mit Physiotherapie angegangen wird. Bei einer reaktiven Depression, die vor allem durch äußere Lebensumstände ausgelöst worden ist, bildet das patientenorientierte Interview mit seinen psychotherapeutischen Aspekten den Schlüssel zur Behandlung. Die Unterstützung der Trauerarbeit, die der Patient zu leisten hat, durch den Arzt stellt die Hauptaufgabe dar. Liegen der Depression neben äußeren Umständen, die auch einen ausgeglicheneren Menschen getroffen haben würden, Konflikte zugrunde (depressiv-neurotische Entwicklung), dann stellt sich die Frage der Psychotherapie. Ihre Einleitung kann in manchen Fällen nicht sofort erfolgen, sondern der Patient bedarf der Vorbereitung, wie sie beim konversionsbedingten Schmerz beschrieben worden ist.

2.5 Endogene Depression

Sie kann ebenfalls mit Schmerz einhergehen. Sie unterscheidet sich von der depressiven Reaktion und der depressiv-neurotischen Entwicklung hauptsächlich durch den Verlust der Realitätsprüfung und das unlogische Denken. Die Gefühle von Wertlosigkeit, Scham, Schuld entsprechen nicht der realen Situation. Stimmung und die Intensität der körperlichen Symptome zeigen die bekannte Tagesschwankung mit morgendlicher Verschlimmerung und Besserung am Abend. Dem Schmerz kann eine wahnhafte Denkstörung zugrunde liegen im Sinne eines Kompromisses, die dem Kranken ermöglicht, sich für seine vermeintlichen Verfehlungen zu bestrafen, vergleichbar der Vorstellung zu verhungern oder zu verarmen. Schmerz kann auch über Veränderungen des Muskeltonus zustande kommen.

Die Behandlung richtet sich nicht nach dem Symptom, sondern nach der zugrundeliegenden Störung, nämlich der endogenen Depression. Der Leser findet sie in Lehrbüchern der Psychiatrie. Das Auftreten von Schmerzen bei endogener Depression ist umstritten, steht aber nicht im Vordergrund (Merskey, 1980). Sie lassen unter der Behandlung der Depression nach (Bradley, 1963; Ward et al., 1979; Webb und Lascelles, 1962).

Chronische organisch bedingte Schmerzen können zu psychischen Folgen führen, die depressive Züge aufweisen. Sie schwächen sich ab, wenn der Schmerz nachläßt (Kissen, 1964; Merskey und Boyd, 1978; Sternbach und Zimmermans, 1975; Armentrout, 1979).

Der Zusammenhang zwischen Depression und Schmerz ist noch ungenügend geklärt (Ward, 1990). Ansätze zu Theorien finden sich bei Bonica (1990). Über die Bedeutung der endogenen Opioide bei Depression und Schmerz gehen die Befunde auseinander. Sie reichen von der Auffassung, tiefe Endorphinspiegel seien Basis sowohl für Depression und Schmerz bis zu derjenigen, daß Menschen mit Depression und Schmerz erhöhte Plasma- und Liquor-Endorphine zeigen. Es ist ein methodisch schwieriges Gebiet, denn Spiegel und biologische Aktivität sind nicht identisch, die Lokalisation des Entnahmeorts muß nicht für wichtige Zentren repräsentativ sein, und neben β-Endorphin existieren noch andere Opioide wie Enkephaline und Dynorphine. Auf dem Gebiet der biogenen Amine (Serotonin, Norepinephrin und Dopamin) ist es ähnlich. Auch hier könnten Störungen der biogenen Amine die Basis für Schmerz und Depression darstellen. Eine zu hohe basale Noradrenalinaktivität mit verminderter Stimulierbarkeit wird postuliert, und eine Verarmung an zentralem Serotonin könnte zu Schmerz und Depression beitragen. Die analgetische Wirkung bestimmter Antidepressiva löst das Problem nicht. Serotoninerge, aber auch noradrenerge Medikamente können analgetisch wirken und diese Stoffe haben im Zentralnervensystem verschiedenste gleichzeitige Einwirkungsorte. Hinzu kommt, daß sich chronischer und akuter Schmerz bezüglich des Stoffwechsels der endogenen Opioide und der biogenen Amine unterscheiden dürften.

2.6 Schmerz als körperliches Begleitzeichen von Affekten

Unangenehme Affekte wie Angst, Furcht, Scham, Schuld, Ekel, Ärger und Wut treten auf, wenn Veränderungen im Bereich des eigenen Körpers z.B. bei einer Krankheit, im Bereich der Psyche z.B. bei einer bedrohlichen Phantasie, oder in der Umwelt den Menschen vor eine Problemsituation stellen, zu deren Lösung er kein Programm gebrauchsfertig zur Verfügung hat. Die sog. Affekte stellen dann Signal- oder Prüfaffekte dar, die das Individuum zu einer Bereitstellungsreaktion veranlassen. Diesen Affekten sind als Bereitstellungsreaktionen die zwei biologischen Grundmuster zugeordnet, von denen das eine von Cannon (1920) als »Flucht-Kampf«-Muster, das andere von Engel (1976) als »Rückzug-Konservierungsmuster« bezeichnet worden ist. Zu den Affekten Ärger und Wut gehört das erstere, mit den körperlichen Zeichen wie Herzklopfen, Zittern, Schwitzen, Schwindel und – für uns hier wichtig – Muskelanspannung, zum zweiten Nausea, Erbrechen. Auf

Nausea und Erbrechen im Zusammenhang mit dem Rückzugs-Konzept hat v. Uexküll unabhängig von Engel hingewiesen (1952).

Patienten mit Schmerz durch Muskelanspannungen als Begleitzeichen der Affekte Ärger und Wut begeben sich mit ihrem Symptom zum Hausarzt oder Internisten, weil sie die auslösende äußere Situation und/oder intrapsychische Konflikte, die zu den genannten Affekten geführt haben, oder sogar die vorliegenden Affekte selbst verleugnen oder verdrängen. Solche Patienten klagen über Herklopfen, Zittern und Schmerzen im Bereich der Schläfen, des Nackens, des Unterkiefers im Gebiet der Kaumuskulatur, der Schultern und des Rückens (s.a. Kap. 66 »Lumbago-Ischialgie-Syndrome«). Dem Angebot von Muskelschmerzen als Leitsymptom an den Arzt liegt nicht immer Verleugnung und Verdrängung zugrunde, sondern es kann auch darauf beruhen, daß der Patient erfahren hat, daß sich Ärzte wohl mit körperlichen Symptomen abgeben, nicht aber mit quälenden Vorstellungen, Affekten und Erlebnissen. Patienten mit Muskelschmerzen, die Affekte von Ärger und Wut selbst nicht gewahren, verraten sich häufig durch zusammengepreßte Lippen, geballte Kiefermuskulatur, verkrampfte Fäuste, gezwungenes Lächeln, Verneinen jeglicher Ärgergefühle und die Schilderung ärgerlicher und gespannter mitmenschlicher Beziehungen mit Worten ausgewählter Freundlichkeit und Liebenswürdigkeit. Elektromyographische Untersuchungen bei Rücken- und Kopfschmerzpatienten zeigen aber in den meisten Untersuchungen der basalen und dynamischen EMG-Qualität schwache Korrelationen (Ward, 1990).

Wiederum liegt der therapeutische Schlüssel im richtig gehandhabten Interview (s.a. Kap. 21), das erlaubt, den Patienten auf seine Affekte aufmerksam zu machen und die mit ihnen verbundenen Erlebnisse zu klären. Oft sind die Affekte so bewußtseinsnah, daß eine konfliktgerichtete Kurztherapie hilft. Schon die Entdeckung des Patienten, daß er beim Arzt auf einen Menschen trifft, dem Affekte von Ärger und Wut wichtig sind, und denen er nicht ausweicht, sondern sie beim Kranken sogar erwartet, kann zum raschen Abklingen der Symptome führen. Voraussetzung ist, daß der Arzt seine eigenen Gefühle bemerken und verstehen kann. Bei zu Schmerz führenden Muskelspannungen kann Relaxationstraining zur Entspannung beitragen. Es muß aber die Therapeut-Patient-Beziehung zur Klärung der Affekte und den damit verbundenen Umwelt- und intrapsychischen Problemen gleichzeitig gehandhabt werden, denn die Relaxation verlangt das Aufgeben einer gewissen Kontrolle (über die Motorik), die gerade bei zu Dauerverspannungen der Muskeln neigenden Individuen streßbewältigen hilft, also vor psychischer Dekompensation schützt.

Bei Spannungskopfschmerzen, die über Jahre andauern und zum chronischen Analgetikagebrauch geführt haben, wurde die Spannung des M. frontalis elektrisch abgeleitet und dem Patienten in Form akustischer Signale so zugeführt, daß einer erhöhten Spannung eine Zunahme und einer verminderten

Spannung eine Abnahme in der Frequenz der Signale entsprach. Dabei lernte eine erste Gruppe von Patienten sich so einzustellen, daß sie bewußt eine Entspannung des Frontalmuskels herbeiführen konnten. Diese Gruppe zeigte eine erstaunliche Verminderung der Kopfschmerzen und des Analgetikaverbrauchs, die noch nach 18 Monaten nachweisbar waren, während eine durch falsche Signale benachrichtigte zweite Gruppe und eine dritte, die auf die Warteliste für die Behandlung kam, keinerlei Erfolge zeigten (Budzynski et al., 1973). Hier scheint die erlernte Koppelung intrapsychischer Vorstellungen mit einer verminderten Muskelspannung zur Schmerzabnahme beigetragen zu haben, möglicherweise über eine Dämpfung des Beitrages des »motivierenden affektiven Systems« zum Schmerzempfinden. Da Entspannungsübungen bei Spannungskopfschmerz erfolgreich sein können (Warner und Lance, 1975), spielen vermutlich noch weitere Faktoren eine therapeutische Rolle (Jessup et al., 1979).

2.7 Simulation

Die willentliche Vortäuschung einer Krankheit, hier von Schmerz, trifft man in der zivilärztlichen Tätigkeit selten. Sie kommt im Militärdienst, bei Gefangenen und bei Kindern vor und verschwindet meist, wenn die List entdeckt wird. Der Laie als Simulant ist leicht zu erkennen, denn er besitzt nicht genügend Kenntnisse über das dem vorgegebenen Schmerz zugrundeliegende Krankheitsbild. Schwieriger bis unmöglich sind Simulanten zu erkennen, die beruflich mit Kranken zu tun haben. Zu ihnen gehört das gesamte paramedizinische Personal, wie Laboranten, Physiotherapeuten, Röntgenassistenten und Krankenschwestern. Heute gesellen sich noch die Drogensüchtigen dazu, die durch Vortäuschung einer schmerzhaften Erkrankung zu Suchtmitteln zu gelangen versuchen. Hier können sich diagnostische Schwierigkeiten ergeben, wenn der Simulant einen Schmerz anbietet, der einem Symptom entspricht, das er in der Vergangenheit anläßlich einer organischen Störung einmal erlebt hatte. Sind rechtliche und finanzielle Aspekte im Spiel, so kann der Simulant dem Arzt die für die Diagnose nötigen Informationen vorenthalten.

Die Unterscheidung von Simulation und Konversion kann schwer sein. Als Hilfszeichen kann verwendet werden, daß der Simulant meist mürrisch, verstimmt, verschlossen, geheimnisvoll und abweisend ist, der Konversionskranke hingegen ist offener, freundlicher, zugewandter, anhänglicher und unbekümmerter.

Das Stellen der Diagnose beim Symptom »Schmerz« beruht auf der in Kapitel 21 dargestellten Anamneseerhebung, auf der Kenntnis organisch bedingter Schmerzsyndrome, auf derjenigen der entwicklungspsychologischen Bedeutung von Schmerz und auf dem Wissen um die Mechanismen der Symptombildung bei der Konversion und bei Schmerz, der psychoprothetische Funktion hat. Es kann nicht genug betont werden, daß »Schmerz« nie nach dem Ausschlußverfahren als »psychogen« oder »funktionell« bezeichnet werden darf. Fehlende organische Veränderungen sind nur einer unter vielen Hinweisen auf das mögliche Vorliegen eines vorwiegend oder ganz psychogen bedingten Schmerzzustandes, aber noch lange kein Beweis dafür. Man denke nur an Schmerzsyndrome, bei denen die organischen Veränderungen diskret sind, oder gar nur auf biochemischen Störungen beruhen, wie bei der akuten, intermittierenden Porphyrie, dem Fabry-Syndrom usw.

3 Hilfsmittel für die Differentialdiagnose zwischen vorwiegend psychogenen und organisch bedingten Schmerzen

Aus den einleitenden Bemerkungen über Neurophysiologie/Anatomie und Schmerz in der psychischen Entwicklung sollte klar geworden sein, daß jede Trennung in »psychogenen Schmerz« und »organischen Schmerz« eine künstliche sein muß. Aus diagnostischen und therapeutischen Gründen ist eine Gewichtung der jeweiligen sozialen, psychischen und somatischen, zum Schmerz beitragenden Faktoren jedoch unerläßlich. Der Arzt muß aus der Diagnose (die mehrere Ebenen – vom biochemischen bis zum sozialen Bereich – betreffen kann) die Anweisung ableiten können, ob er beispielsweise auf weitere somatische Tests verzichten darf, ob er sich bei der Begleitung des Schmerzkranken um die Klärung sozialer und psychischer mitverursachender Faktoren bemühen soll, oder ob die Suche nach einer wahrscheinlich noch verborgenen organischen Komponente fortgesetzt werden soll.

Für die Unterscheidung zwischen psychisch und organisch bedingtem Schmerz wurden weitere testpsychologische Methoden gesucht. Eine Reihe von Studien vermochte mit dem MMPI (Minnesota Multiphasic Personality Inventory) organische von psychogenen Schmerzen zu trennen (Calsyn et al., 1976; Cox et al., 1978; Freeman et al., 1976; Hanvik, 1951; McCreary et al., 1977). Die Überlappung beider Gruppen war aber beträchtlich und das Instrument dadurch für den Einzelfall schlecht brauchbar. Andere Autoren konnten diese Beobachtungen nicht bestätigen (Fordyce et al., 1978; Sternbach et al., 1973). Aus dem MPQ (Maudsley Personality Questionnaire) abgeleitete Skalen vermochten die organischen und möglicherweise organischen Schmerzpatienten von Patienten mit Schmerzen psychogenen Ursprungs zu trennen (Leavitt et al., 1979). Eine »Back Pain Classification Scale« ließ beobachten, daß sich Patienten ohne nachweisbare somatische Läsion, die auf der genannten Skala denen mit Läsion glichen, im Unterschied zu Patienten mit sicher psychogenen Rückenschmerzen sich erfolgreich einer Physiotherapie unterzogen. Unterschiede im Plasmakortisolspiegel zwischen organischen und psychischen Schmerzpatienten wurden festgestellt (Johansson, 1982; Lascelles et al., 1974; Shenkin, 1964). Wiederum war die Überlappung störend. Im

Liquor organischer Schmerzpatienten wurden niedrigere Endorphinspiegel gefunden als bei psychogenen Schmerzpatienten (Almay et al., 1968). Das ausgefeilteste Instrument zur Schmerzerfassung wurde von Melzack und Torgerson (1971) entwickelt, der McGill Pain Questionnaire (MPQ). Sein Kern umfaßt schmerzbeschreibende Wörter, in Gruppen von drei bis fünf verwandten Adjektiven – z. B. »einschießend«, »elektrisierend«, »durchzuckend« – geordnet und in drei übergeordneten Dimensionen klassifiziert: sensorisch, affektiv und evaluativ. Diese drei Dimensionen konnten mit Faktoranalysen bestätigt werden, u. a. im »Berner Schmerzfragebogen« (BSF), der deutschen Übersetzung des MPQ (Radvila et al., 1987, 1989). Einigen Forschern gelang es mit dem MPQ bestimmte Schmerzsyndrome, teilweise auch psychogene, von organischen zu trennen. Nach eigener klinischer Erfahrung können im Interview, neben Konversionsschmerz beweisenden Kriterien, solche Kriterien beobachtet werden, die auf Psychogenie respektive organische Genese von Schmerz hinweisen (Radvila et al., 1989).

Tabelle 17-1 stellt die Merkmale vorwiegend organisch bedingter Schmerzen den vorwiegend nichtorganisch bedingten Schmerzen gegenüber. Die meisten Unterscheidungskriterien verstehen sich leicht. Unter dem Merkmal »Abhängigkeit von Willkürmotorik« wird die Beobachtung verstanden, daß Schmerzen mit organischer Läsion im Hintergrund in Abhängigkeit von der Willkürmotorik des Patienten eine Zunahme oder Linderung aufweisen. Ein Patient beispielsweise, der sich auffällig benimmt, schon ein halbes Jahr lang über Schmerzen in der rechten Hüfte klagt, ohne daß die differenziertesten technischen Untersuchungsmethoden eine Läsion nachweisen lassen, und der erzählt, daß seine Schmerzen abnehmen, wenn er im Sitzen das Knie nach außen rotiert, hat wahrscheinlich eine organische, nur noch nicht erfaßte Läsion (Adler, 1981). Beim Merkmal »Betonung der Ursache« läßt sich eine Faustregel aufstellen: Patienten mit organischem Hintergrund für die Schmerzen ziehen als Erklärung psychische Gründe heran, solche mit

psychogen bedingten Schmerzen, beispielsweise einem konversionsneurotischen Schmerz, betonen, daß dem Schmerz eine noch nicht erfaßte organische Störung zugrunde liegen müsse (Engel, 1970).

4 Schmerzbehandlung

4.1 Therapeutisches Vorgehen

Zahlreiche Untersuchungen mit experimentellem Schmerz und klinische Beobachtungen zeigen, daß Angst das Schmerzempfinden steigert. Deshalb soll der Arzt bei jedem Patienten, der Schmerzen hat, die Beziehung so gestalten, daß Angst vermindert wird. Dadurch lassen sich Analgetika einsparen und es kann gelingen, mit milden Analgetika auszukommen, wo bei gesteigerter Angst schon zu Narkotika gegriffen werden muß. Daß dabei beruhigende und ermutigende Worte nicht in jedem Fall genügen, geht aus Untersuchungen hervor (Lazarus und Alfest, 1964; Egbert et al., 1964), die zeigen, daß der Arzt die Persönlichkeit des jeweiligen Patienten und die individuelle Situation berücksichtigen sollte. Bei einem Patienten mit einer dramatisierenden, ausdrucksvollen, suggestiblen, anklammernden Persönlichkeit soll der Arzt aufmerksam, warm und mitfühlend sein, sich aber davor hüten, nachzugeben und sich manipulieren zu lassen. Der zu Ordnung, Kontrolle und intellektuellem Verstehen neigende Patient bedarf der sachlichen, kurzen Information. Er sollte nur im Notfall Sedativa erhalten, da sie seine Bemühungen um Kontrolle und Meistern der Situation beeinträchtigen können.

Antidepressiva und **Neuroleptika** sollen bei psychogenen Schmerzen nur im Rahmen einer Depression gegeben werden. Ihre Verwendung als Analgetika im weiteren Sinne spielt bei organisch (z. B. Karzinom) bedingten Schmerzen eine Rolle (siehe unten).

Verhaltenstherapeutische Maßnahmen machen sich die Erkenntnis zunutze, daß Schmerz nicht allein ein vom Stimulus abhängiges neurophysiologi-

Tab. 17-1 Merkmale »vorwiegend organisch« und »vorwiegend nichtorganisch« bedingter Schmerzen.

Merkmal	organisch	nichtorganisch
Schmerzlokalisation	eindeutig, umschrieben	vage, unklar, wechselnd
Affekte des Patienten	passen zu geschildertem Schmerz	inadäquat
Zeitdimension	eindeutige Phasen von Präsenz und Fehlen bzw. deutlicher Abnahme	dauernd da, etwa gleich intensiv
Abhängigkeit von Willkürmotorik	vorhanden	fehlt
Reaktion auf Medikamente	pharmakokinetisch plausibel	nicht verständlich
Schmerz u. mitmenschliche Beziehung	unabhängig davon	damit verbunden
Schmerzschilderung	Bild paßt	Bild inadäquat, z. B. dramatisch
Betonung der Ursache	psychische betont	organische betont
Sprache	einfach, klar, nüchtern	intelligenzlerisch, Ärztejargon
Affekte des Arztes beim Zuhören	ruhig, aufmerksam, einfühlend	Ärger, Wut, Langeweile, Ungeduld Lächeln, Hilflosigkeit, Verwirrung

sches Geschehen ist, sondern sich bei chronischem Vorliegen mit gewissen Reaktionen der Umwelt verknüpft. Im Laufe der Zeit lernt der Patient, daß sein Schmerzverhalten gewisse Reaktionen bei den Mitmenschen auslöst. Als »operant« wird die als Signal dienende, Schmerz einschließende Verhaltensweise bezeichnet, als »positiver Verstärker« eine das Verhalten fördernde Umweltreaktion. Die Einflußnahme setzt sich zum Ziel, die Beziehung zwischen Schmerzverhalten und positiven Verstärkern zu lösen. Ein Aktivierungsprogramm, z. B. auf dem Gebiet der Physiotherapie, wird in Schritte zerlegt und immer nur so weit geübt, daß noch keine Schmerzen auftreten. Auf Schmerzverhalten wird möglichst nicht eingegangen. Die Schmerzmittelart, -dosierung und das Zeitintervall der Verabreichung muß der Patient ganz dem Arzt überlassen, der die Reduzierung nach einem unabhängig vom Wissen des Patienten festgelegten Schema vornimmt. Dem Patienten wird geholfen, soziale Beziehungen aufzubauen, und die Angehörigen werden trainiert, Schmerzverhalten des Patienten nicht zu fördern und auf »gesundes« Verhalten vermehrt zu reagieren (Fordyce, 1978). Gegenüber Kontrollpatienten (Roberts und Reinhard, 1980) und gemäß subjektiven Angaben (Ignelzy et al., 1977; Seres und Newman, 1976) scheint sich diese Therapieform zu bewähren.

Von Turk und Meichenbaum (1984) wurde ein Behandlungskonzept entwickelt, das kognitives sensorisches und affektives Erleben von Schmerz zu beeinflussen versucht. Es ist abgeleitet aus der sog. »kognitiven Verhaltenstherapie«. Die Anwendung dieser Verfahren auf den Umgang mit Schmerz beinhaltet sechs Behandlungsstufen, die jedoch nicht strikt zu trennen sind.

Nach einer Phase der Erfassung des gegenwärtigen Zustands im Hinblick auf Annahmen des Patienten über Schmerz, sein Schmerzverhalten (Einnahme von Medikamenten, Arztbesuche, unmittelbare Reaktionen auf Schmerz) sowie seine sonstigen Lebensbedingungen (Ehe, Familie, Arbeit) wird begonnen, diese Aspekte auf ihre Bedeutung für das Schmerzerleben mit dem Patienten zu erörtern. Dabei wird er damit konfrontiert, daß bestimmte Aspekte seiner Gedanken und seines Verhaltens das Schmerzerleben eher verstärken. Es werden wissenschaftliche Konzepte über den Schmerz mit ihm besprochen, so etwa auch der Gedanke, daß Bedingungen, die er als angenehm erlebt, das Auftreten der Schmerzen verstärken können. In diesem Zusammenhang werden die Therapieziele erarbeitet.

In der nächsten Stufe werden diese Konzepte auf seine konkrete Situation angewandt, es werden Entspannungs-, Atmungs- und Aufmerksamkeitsübungen durchgeführt. Die weiteren Stufen dienen der Konsolidierung dieser Fertigkeiten und der Generalisierung im Lebensbereich des Patienten.

Durch eine Fülle von Studien wurde die Effektivität dieses Vorgehens für sehr verschiedene Schmerzbereiche (rheumatische Arthritis, Verbrennungsschmerz usw.) belegt.

Der Beitrag der **Hypnose** zur Schmerzbehandlung ist alt und heute unbestritten. Übermäßige Hoffnung in sie und ihr Gebrauch bei dafür ungeeigneten Patienten und Läsionen haben zu ihrer wechselhaften Beurteilung geführt. Die experimentelle Schmerzforschung der letzten Jahre hat ihren Wert und ihre Grenzen besser erkennen lassen. Die Hypnotisierfähigkeit ist von Mensch zu Mensch ganz unterschiedlich, aber recht konstant über die Zeit (Shealy et al., 1967) und korreliert mit der hypnotischen Schmerzverminderung im experimentellen Schmerztest (Evans und Paul, 1970; Hilgard, 1967).

Die Macht des Placebos zur Linderung von Schmerz ist ein so eindrückliches Phänomen, daß eine Prüfung eines Analgetikums ohne Doppelblindbedingung heute nicht mehr akzeptiert wird. Die Wirkung von Hypnose wurde oft der Placebowirkung zugeschrieben. McGlashan und Mitarbeiter (1969) konnten aber nachweisen, daß sich die beiden unterscheiden. Gut hypnotisierbare Menschen zeigten unter hypnotischer Analgesie eine starke Zunahme der Schmerztoleranz in einem ischämischen Muskelschmerztest, unter Placebo aber überhaupt keine analgetische Wirkung. Schlecht hypnotisierbare Personen zeigten unter beiden Bedingungen eine identische, leichte Zunahme der Schmerztoleranz. Hypnose ist auch nicht lediglich der Angstverminderung zuzuschreiben (Hilgard, 1975).

Obwohl die Hypnose die Schmerzempfindung bei manchen Personen vermindert, zeigen die physiologischen, den Schmerz normalerweise begleitenden Funktionen eine Mitreaktion. Dies besagt, daß durch die Hypnose die Schmerzempfindung im Bereich des »zentralen Kontrollsystems« beeinflußt wird, nicht aber in Systemen, die mit den physiologischen Begleitreaktionen eng gekoppelt sind, wie z. B. im »motivierend-affektiven System«. Die Beobachtung, daß die »offene« Angabe eines Menschen unter Hypnose über die Schmerzintensität nicht mit der »verdeckten« übereinstimmt, legt diese Interpretation nahe (Hilgard, 1975). So gibt die Versuchsperson in hypnotischer Analgesie im experimentellen Schmerztest verbal nur geringe Schmerzen an, während sie mit der Hand, die in der Hypnose zum automatischen Schreiben aufgefordert wird, eine Schmerzintensität angibt, die nur wenig unter derjenigen liegt, die im Wachzustand im gleichen Experiment verspürt wird. Nach Hilgard stört die Tatsache, daß es »verdeckten« Schmerz in der Hypnose gibt, ihren klinischen Gebrauch nicht, solange die hypnotisierbaren Individuen und die klinischen Zustände sorgfältig ausgewählt werden (Hilgard, 1978).

Die Schmerzbehandlung verlangt das diagnostische Erkennen organischer Veränderungen, der »Neigung, Schmerz zu erleiden«, des konversionsneurotischen und des psychoprothetischen Schmerzsyndroms, ferner die Erfassung psychischer Faktoren wie Angst usw., welche Schmerzempfinden und -verhalten beeinflussen. Die Handhabung der psychischen Faktoren ist für jede Form von Schmerz wichtig, sei er konversionsneurotischer oder vorwiegend

Verwendung viel kleinerer Dosen, erzeugt auch weniger allgemeine Nebenwirkungen. Die Anwendung gehört in die Hände eines Anästhesisten und der Einbau von Systemen zur Dauerapplikation in diejenigen des Neurochirurgen.

Die bei der medikamentösen Schmerzbehandlung verwendeten Substanzen werden am besten in einem Stufenschema gegeben (Tab. 17-6):

Die Basis besteht in der dauernden Berücksichtigung der psychischen und sozialen Faktoren im Schmerzgeschehen und in der wiederholten Überprüfung, ob andere als medikamentöse Therapien angezeigt sind. Reichen milde Analgetika, eventuell kombiniert mit Codein, nicht aus, so kann ein Neuroleptikum und/oder ein Antidepressivum dazugegeben werden. Wird damit keine genügende Schmerzlinderung erreicht, so empfiehlt sich die Kombination von Antidepressiva und Neuroleptika mit Morphin. Eine erste prospektive Studie (Schreml et al., 1983) über die Schmerzbehandlung von Tumorpatienten in einem onkologischen Zentrum zeigt, daß im Bereich sup-

Tab. 17-6 Stufenplan (Adler, 1983).

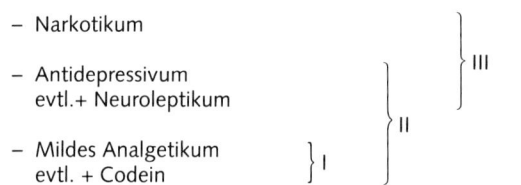

Fortwährend Berücksichtigung der psychischen Faktoren; Einsatz nicht-medikamentöser analgetischer Therapien, wenn möglich bzw. nötig.

I, II, III Übergang auf nächste Stufe, wenn die verabreichte Kombination in Maximaldosierung und vierstündlich gegeben nicht ausreicht.

portiver Maßnahmen Behandlungspläne sinnvoll sind, wie sie schon längst für die Chemotherapie selbstverständlich wurden.

KAPITEL 18

Bewältigungsstrategien (Coping)

Sigrun-Heide Filipp und Peter Aymanns

1 Einführung

Umwelt und Organismus bilden ein dynamisch miteinander verflochtenes und sich entwickelndes Ganzes. In Zeiten des »normalen Funktionierens« können wir davon sprechen, daß eine Passung besteht zwischen den individuellen Handlungskompetenzen und den Handlungsanforderungen, die die Umwelt an das Individuum stellt. Beide Systemeinheiten, also Subjekt und Umwelt, sind an dem Prozeß des Aufbaus und des Erhalts dieses Passungsgefüges beteiligt: Menschen gestalten ihre Umwelten nicht nur aktiv eingreifend, sondern auch durch interpretative Prozesse, also durch Bewertung, Sinngebung und Einordnung von Erfahrungen in interne Umweltmodelle; umgekehrt befindet sich die Umwelt in steter Veränderung und verlangt dem Subjekt Anpassungsleistungen ab. Menschen passen sich Umweltveränderungen in flexibler Weise an, d.h. sie formen und verändern ihre Wahrnehmungs- und Handlungscharakteristika im Austausch mit diesen Umwelten fortlaufend. In anderen Worten: Das Subjekt-Umwelt-System befindet sich im Zustand des Fließgleichgewichts.

In der Regel erfüllen Menschen also die Anforderungen, die seitens der Umwelt an sie gestellt werden, wie sie auch umgekehrt ihr eigenes Leben und ihre Umwelt aktiv gestalten. Bedeutsame Lebensereignisse, wie der Verlust einer nahestehenden Person, die Diagnose einer schweren Krankheit oder der unerwartete Verlust des Arbeitsplatzes attackieren jedoch dieses Gleichgewicht und das bis dahin aufgebaute Passungsgefüge zwischen Subjekt und Umgebung. Wer etwa von einer schweren körperlichen Krankheit bedroht ist, wird plötzlich mit einer Vielzahl an Fragen und Problemen konfrontiert: Kann der Beruf weiter ausgeübt werden? Wie kann das Selbstwertgefühl auch dann aufrechterhalten werden, wenn bisherige Quellen der Bestätigung verloren gehen? Kann die Ungewißheit über die Zukunft ertragen werden? Ist die Existenz der Familie gesichert? Wie kann Gefühlen der Angst, der Verzweiflung, der Trauer oder auch der ohnmächtigen Wut begegnet werden? Wie werden die Familie und die soziale Umgebung auf die Diagnose einer schweren Krankheit reagieren?

Die dominante Botschaft solcher traumatischen Erfahrungen lautet: Die Welt ist nicht mehr die, die sie einmal war, und auch die betroffene Person ist nicht mehr dieselbe wie vor dem Eintritt des Ereignisses. Wenn die Person an die Grenzen ihrer personalen und sozialen Ressourcen stößt, greifen jene Regulationsvorgänge, die zuvor den Erhalt des Fließgleichgewichts zwischen Subjekt und Umwelt ermöglicht haben, nicht mehr. Das System droht in eine Krise zu geraten. Andererseits sind Menschen nicht tatenlose Opfer von Lebenskrisen, die keine Anstrengungen unternehmen, um mit dem belastenden Ereignis und dessen Folgen zurechtzukommen. Vielmehr sind es gerade die individuellen Bemühungen, mit den jeweiligen Belastungen umzugehen, von denen entscheidend abhängt, ob die Konfrontation mit einem belastenden Ereignis zu einer anhaltenden Krise mit somatischen, psychischen und sozialen Beeinträchtigungen führt oder nicht. Eine Aufgabe der Bewältigungs- oder Copingforschung ist es, jene Regulationsvorgänge zu beschreiben und auf ihre adaptive Funktion hin zu untersuchen, die Menschen angesichts einer Bedrohung oder eines Verlustes einsetzen, um die gestörte Subjekt-Umwelt-Beziehung in ein neues Gleichgewicht zu überführen. Bevor verschiedene Formen der Auseinandersetzung mit belastenden Lebensereignissen näher betrachtet werden, soll zunächst kurz auf zwei allgemeine Modellvorstellungen zur Beziehung zwischen Streß und körperlicher Gesundheit eingegangen werden.

2 Modellvorstellungen zur Beziehung zwischen belastenden Lebensereignissen und Gesundheit

Als ein Kriterium, an dem sich die Güte der Auseinandersetzung mit einem belastenden Lebensereignis erweisen soll, wird immer wieder das Ausbleiben gravierender gesundheitlicher Folgen genannt (Lazarus, 1993). Die Forschungsbemühungen haben sich u.a. an zwei theoretischen Modellen unterschiedlicher Perspektive orientiert (s.a. Schwarzer, 1992): zum einen am pathogenetischen Modell, das nach Erklärungen dafür sucht, warum Personen in der Folge belastender Erfahrungen erkranken (Holmes und David, 1989), und zum anderen am salutogenetischen Modell, das versucht, Ressourcen zu bestimmen, die dazu beitragen, daß Menschen gesund bleiben, obwohl sie mit Verlusten und Traumata konfrontiert sind (Antonovsky, 1987).

2.1 Das pathogenetische Modell

Lange Zeit galt als eine der grundlegenden Annahmen, daß das Risiko, körperlich zu erkranken, für jene Personen enorm ansteigt, die dramatische Lebensveränderungen durchlaufen haben bzw. mit spezifischen Belastungsereignissen konfrontiert sind. Auf der einen Seite wurde dies in Laborstudien erforscht, in denen Art, Dauer und Intensität der Belastung manipuliert und die Effekte auf das neuroendokrine System untersucht wurden (Landsberg und Krieger, 1989). Auf der anderen Seite wurde als Untersuchungsgegenstand der »Streß des Lebens« herangezogen, entweder in Form von chronischem Streß (z. B. am Arbeitsplatz) oder als (gehäufte) Konfrontation mit kritischen Lebensereignissen. Gesundheitsschädliche Effekte wurden insbesondere für unvorhersehbare, unkontrollierbare, im allgemeinen negative Lebensereignisse beobachtet (zum Überblick s. a. Cohen, 1988; Coyne und Downey, 1991). Unter einigen Bedingungen scheinen jedoch auch *positive* Lebensereignisse zu einer Beeinträchtigung des Wohlbefindens zu führen, etwa wenn Personen mit negativem Selbstbild sehr positive Ereignisse erleben, die sie mit ihrer bisherigen Identität nicht in Einklang bringen können (Brown und McGill, 1989).

Reaktionen auf Lebensveränderungen sind mitunter jedoch nicht zielführend, d. h. die Belastungsverarbeitung kann fehlschlagen. Nach dem Streß-Modell von Selye (1982) soll so der Weg für den Ausbruch verschiedener Krankheiten geebnet werden, die häufig auch als »Anpassungskrankheiten« bezeichnet werden (z. B. Ulcus pepticum im Magen und oberen Verdauungstrakt, Bluthochdruck oder Herzanfälle).

Über eine solche eher vereinfachende Modellvorstellung hinaus wurden mindestens drei Hypothesenstränge zu der Frage formuliert, wie der Zusammenhang zwischen belastenden Lebensereignissen und Gesundheitsbeeinträchtigungen vermittelt wird (Holroyd und Lazarus, 1982):

– Indem, erstens Belastungsereignisse die Häufigkeit, Intensität und Muster neuroendokriner Streßreaktionen beeinflussen, die wiederum auf zelluläre und metabolische Prozesse des Körpers einwirken, kann es zum Ausbruch der verschiedenen Krankheiten kommen (obwohl sich die somatischen Folgen keineswegs immer so »geradlinig« einstellen). Mit dem Anwachsen der Psychoneuroimmunologie als neuer Disziplin wurden insgesamt überzeugende Belege für immunsuppressive Effekte maladaptiver Streßbewältigungsversuche gesammelt und die Verknüpfungen zwischen Streß und Gesundheitsbeeinträchtigung in neuen Konzepten formuliert (s. a. Kap. 11, »Psychoimmunologie« und Kap. 12, »Psychoneuroendokrinologie«; zum Überblick auch Ader, 1981; Buske-Kirschbaum, Kirschbaum und Hellhammer, 1990).

– Eine zweite Verbindungslinie zwischen Streßereignissen und Gesundheit läßt sich ziehen, wenn man berücksichtigt, daß die Art der Reaktionen der Betroffenen ein besonderes Risiko in sich bergen können. Aus lerntheoretischer Sicht ist beispielsweise argumentiert worden, daß in Streßsituationen bei manchen Menschen physiologische Reaktionen (z. B. Anstieg des Blutdrucks) dadurch verstärkt wird, daß sie streßbezogene Emotionen (z. B. Angst) abschwächen. Basierend auf dem Prinzip der negativen Verstärkung soll es dadurch sogar zu einer Habitualisierung eines erhöhten Blutdrucks in Belastungssituationen kommen können. In dieser Perspektive sind dann entsprechende Zusammenhänge zwischen Persönlichkeitsmerkmalen, Formen der Streßbewältigung und dem Risiko, etwa an Herzinfarkt zu erkranken, von besonderem Interesse (Friedman, 1990).

– Ein dritter Pfad, der zwischen belastenden Lebensereignissen und Gesundheit vermittelt, betrifft unmittelbar die Art und Weise des Umgangs mit Belastungen: Aufgrund bestimmter Reaktionsweisen kann es auf *direktem* Wege zu einer Beeinträchtigung des körperlichen Wohlbefindens und der körperlichen Leistungsfähigkeit kommen. Versuche, Belastungen durch exzessiven Alkoholkonsum oder anderen Substanzmißbrauch zu mindern (Shiffman, 1985) sind hier ebenso zu nennen wie belastungsinduzierte Probleme der Aufmerksamkeitssteuerung, die zu Unfällen und damit gesundheitlichen Beeinträchtigungen der unterschiedlichsten Art führen können.

Schließlich kann die Frage, wie der »Streß des Lebens« und Gesundheit miteinander zusammenhängen, dadurch angegangen werden, daß man (chronische) Krankheit selbst als Beispiel für ein belastendes Lebensereignis heranzieht und analysiert, inwieweit das Bewältigungsverhalten den Krankheitsverlauf beeinflußt. Dies ist recht intensiv an Herzinfarktpatienten (Booth-Kewley und Friedman, 1987) sowie an Krebspatienten (Klauer und Filipp, 1990) untersucht worden. Beispielsweise fanden Levy et al., (1990) eine reduzierte natürliche Killerzellaktivität bei solchen Frauen, die nach der Brustkrebsoperation stärker belastet und als »fehlangepaßt« diagnostiziert worden waren, im Vergleich zu jenen Frauen, die ruhig und wohlangepaßt erschienen. Greer (1991) kommt nach Sichtung neuerer Studien, in denen bei Stichproben von Krebspatienten der medizinische Ausgangsstatus sehr sorgfältig kontrolliert worden war, zu dem Ergebnis, daß psychologische Faktoren in der Vorhersage der Überlebensdauer bzw. des Rezidivrisikos durchaus eine eigenständige Rolle spielen und daß die Kritik, solche Faktoren würden häufig »überbewertet« werden, unzutreffend ist.

2.2 Das salutogenetische Modell

Die Schlüsselfrage innerhalb der salutogenetischen Modellvorstellung lautet: Wie bleiben Menschen angesichts von verlusthaften, bedrohlichen oder traumatischen Ereignissen gesund? Insbesondere Antonovsky (1987) plädierte für eine Aufgabe des pathogenetischen zugunsten des salutogenetischen Modells und forderte die Erforschung der »Ressourcen«, also jener Faktoren, die Personen im Angesicht belastender Ereignisse widerstandsfähiger oder invulnerabel machen und die somit zur Aufrechterhaltung von Gesundheit und Wohlbefinden beitragen

(Rosenbaum, 1990). Solche Faktoren werden vor allem mit Merkmalen seelischer Gesundheit (Becker, 1992) oder dispositionalem Optimismus in Verbindung gebracht (Scheier und Carver, 1987). Eine in der Literatur besonders häufig zitierte Ressource ist das Konzept der »Widerstandskraft« (hardiness), das ursprünglich von Kobasa (1979) eingeführt wurde.

Die »widerstandsfähige Persönlichkeit« charakterisieren mindestens drei miteinander verknüpfte Komponenten:

1. **Engagement** (commitment; im Gegensatz zu Entfremdung), d.h. der Glaube an die Wichtigkeit und den Wert der eigenen Person und dessen, was man tut;

2. das Gefühl der **Kontrolle** (im Gegensatz zu Machtlosigkeit), worunter die Überzeugung verstanden wird, den Verlauf der Ereignisse durch eigenes Zutun angemessen beeinflussen zu können;

3. **Herausforderung** (im Gegensatz zu der Bewertung von Veränderungen als eine Bedrohung), was auf der Überzeugung basiert, daß Veränderungen und weniger Stabilität das Leben allgemein kennzeichnen; Menschen mit einem hohen Gefühl der Herausforderung bewerten daher Veränderungen nicht als besonders streßreich, sondern eher als typisch für das Leben und sehen darin einen Ansporn für die persönliche Weiterentwicklung.

Orr und Westman (1990) geben einen Überblick über Studien zu personaler Widerstandsfähigkeit und kommen zu dem Schluß, daß Widerstandsfähigkeit in unterschiedlichsten Belastungssituationen einen streßpuffernden Effekt hat, der sich nicht nur für emotionales Wohlbefinden, sondern auch für körperliche Gesundheit nachweisen läßt. Personen mit einer ausgeprägten Widerstandsfähigkeit können demnach ihr gewöhnliches Funktionsniveau auch unter Belastung aufrechterhalten.

Eine andere Persönlichkeitsvariable, die eine potentielle Ressource darstellt, ist **private Selbstaufmerksamkeit,** also die Tendenz, die Aufmerksamkeit stärker auf die eigene Person, d.h. auf eigene Gefühle, Körpersensationen und Reaktionen als auf die Umwelt zu richten (Filipp und Freudenberg, 1989; Filipp et al., 1993). Wenn sich hoch selbstaufmerksame Personen belastenden Ereignissen gegenübersehen, sollten sie sich ihrer eigenen emotionalen und somatischen Reaktionen stärker bewußt sein und daher eher gesundheitsbezogene Handlungen einleiten als Personen mit niedriger Selbstaufmerksamkeit und so den Ausbruch von Krankheit vermeiden, was Mullen und Suls (1982) in einer prospektiven Studie auch bestätigen konnten. In einer weiteren Studie konnten Suls und Fletcher (1985) zeigen, daß die Ausbildung psychosomatischer Symptome nach der Konfrontation mit belastenden Lebensereignissen nur bei Personen mit geringer Selbstaufmerksamkeit, nicht aber bei Personen mit hoher Selbstaufmerksamkeit zu beobachten war. Die Ergebnisse unserer eigenen Studie mit Krebspatienten (Filipp et al., 1993) verweisen schließlich darauf, daß eine hohe

Selbstaufmerksamkeit auch mit verstärkten Bewältigungsanstrengungen der Patienten einhergeht; einige dieser Bewältigungsbemühungen sind adaptiv im Sinne der Verminderung von Hoffnungslosigkeit und der Steigerung des Selbstwertgefühls sowie des emotionalen Wohlbefindens.

Verschiedene Untersuchungen haben sich mit der Frage befaßt, welche Rolle körperliche Fitness in der Aufrechterhaltung der Gesundheit nach Belastungsereignissen zukommt. Diese Frage scheint insofern bedeutsam, als Personen ja in der Regel eher ihre Fitness als ihre Persönlichkeit beeinflussen und somit gegebenenfalls selbst aktiv zu einer Stärkung ihrer Widerstandsfähigkeit beitragen können.

Roth und Holmes (1985) untersuchten beispielsweise eine Gruppe junger Erwachsener, deren Fitness sie mit dem Fahrrad-Ergometer bestimmt hatten. Die Probanden wurden auf zwei Gruppen mit hoher versus geringer Streßbelastung in den vorausgegangenen zwölf Monaten (erfaßt auf Grundlage des »Life Experiences Survey«) aufgeteilt, und sie sollten neun Wochen lang Aufzeichnungen hinsichtlich ihres körperlichen Wohlbefindens erstellen (z.B. Arztbesuche, Medikamenteneinnahme) sowie Depressions- und Angstskalen ausfüllen. Den Daten zufolge stand ein hohes Maß an Streßbelastung im vorausgegangenen Jahr nur dann in Zusammenhang mit Gesundheitsbeeinträchtigungen, wenn es sich um Probanden mit geringer Fitneß handelte, während in der Gruppe der körperlich trainierten Probanden das Ausmaß der Belastung keinen bedeutsamen Effekt auf die Gesundheit hatte. Die gleichen Zusammenhänge zeigten sich für Depression und Angst.

Diese Befunde werden u.a. mit Verweis auf die Rolle immunologischer Parameter erklärt, wobei sich besonders im Hinblick auf Depression die Belege für die Wichtigkeit von Neurotransmittern (wie z.B. Noradrenalin) häufen. Auch hat sich gezeigt, daß eine starke sportliche Betätigung die Neurotransmittertätigkeit beeinflußt (besonders im Hinblick auf den Noradrenalin- und den Serotoninspiegel); darin könnte ein Verbindungsglied zwischen körperlicher Fitness und Gesundheit nach der Konfrontation mit belastenden Lebensereignissen liegen. Ähnlich argumentiert Dienstbier (1992) mit seinem Konzept der körperlichen »Zähigkeit« (toughness) als Puffer gegen gesundheitsschädigende Streßeffekte.

Sicherlich wäre die Darstellung der »Ressourcen« im Umgang mit Belastung und Verlusten unvollständig, wenn soziale Unterstützung unerwähnt bliebe. Eine Vielzahl von Studien belegt, daß Menschen, die über hinreichenden sozialen Rückhalt verfügen, die Auseinandersetzung mit belastenden Lebensereignissen gerade auch im Hinblick auf mögliche gesundheitliche Folgen unbeschadet überstehen als jene, die nur unzureichende soziale Unterstützung erfahren (Schwarzer und Leppin, 1989). Allerdings erweist sich die Thematik bei näherem Hinsehen als komplexer, als es zunächst erscheinen mag. So können die Unterstützungsbemühungen anderer Personen auch unerwünschte Nebeneffekte haben, wenn das Selbstwertgefühl oder das Streben nach Autonomie auf seiten des Empfängers untergraben wird oder wenn die Art der Unterstützung mit dem Bewältigungsverhalten der Person interferiert (Sarason, Sarason und Pierce, 1990; Aymanns et al., 1993).

Andererseits ist die aktive Mobilisierung sozialer Unterstützung durch den Betroffenen selbst auch eine Form adaptiver Ereignisbewältigung. Protektive Faktoren hängen nicht nur indirekt mit dem Bewältigungsverhalten zusammen, sondern das Bewältigungsverhalten selbst kann eine wichtige Ressource darstellen und wieder Ressourcen freisetzen.

Wir werden uns nun im folgenden mit »Bewältigungsverhalten« beschäftigen, also damit, wie Personen mit Verlust und Bedrohung umgehen, was sie denken und fühlen, wie sich der Prozeß der allmählichen Anpassung an häufig dramatisch veränderte Lebenssituationen gestaltet und unter welchen Bedingungen sich die Bewältigungsbemühungen als adaptiv oder maladaptiv erweisen.

3 Das »Coping«-Konzept

Wie bereits angeklungen, werden unter Bewältigungsverhalten alle jene Versuche verstanden, die Menschen bei belastenden Lebensereignissen einsetzen, um mit internen oder externen Anforderungen umzugehen, d. h. wie sie solche Anforderungen meistern, tolerieren oder aber auch – sofern möglich – vermeiden (Braukmann und Filipp, 1984; Lazarus und Folkman, 1984). Erst unter Berücksichtigung dieser individuellen Formen des Bewältigungsverhaltens wird auch das in Tabelle 18-1 dargestellte »Zufriedenheitsparadox« verständlich, wonach es Menschen auch in schwierigen Lebenslagen gelingen kann, Zufriedenheit und subjektives Wohlbefinden aufrechtzuerhalten. (Daß auch der umgekehrte Fall beobachtbar ist, bei dem trotz objektiv guter Lebensbedingungen eine geringe Lebenszufriedenheit besteht – das sog. Unzufriedenheitsdilemma – sei hier nur am Rande vermerkt.)

Ein fundamentales Problem in der Erforschung des Bewältigungsverhaltens besteht nun darin, daß Verhaltensweisen, die im Umfeld belastender Lebensereignisse als »Coping« bezeichnet werden, sich rein äußerlich nicht von anderen Verhaltensweisen un-

terscheiden müssen. Ein Beispiel mag dieses »Unterscheidungsproblem erster Ordnung« der Bewältigungsforschung (Braukmann und Filipp, 1984) verdeutlichen: So kann das Aufsuchen guter Freunde als eine Bewältigungsreaktion angesehen werden, wenn dies in der Absicht erfolgt, sich von bedrohlichen Ereignissen abzulenken; gleichzeitig könnte dieser Besuch aber auch nur Ausdruck des Bedürfnisses sein, gute Freunde zu treffen. Viele, wenn nicht gar alle Verhaltensweisen können somit im Dienste der Bewältigung stehen. Dies mag verdeutlichen, daß Bewältigungsverhalten keine homogene Klasse von Reaktionen darstellt, sondern es ist auf eine spezifische »streßreiche« Situation gerichtet, in der sich die betreffende Person befindet. Deren Spezifikum liegt darin, daß sie mit ihren Anforderungen die adaptiven Ressourcen der Person herausfordert, oft auch übersteigt und die Person-Umwelt-Passung beträchtlich aus dem Gleichgewicht geraten ist. Somit ist »Coping« zunächst einmal ein Oberbegriff, dem alle möglichen Reaktionen im Kontext einer belastenden Situation subsumiert werden können.

Es trägt jedoch nicht wesentlich zur Klärung des Begriffs bei, »Bewältigung« lediglich unter Rückgriff auf »Belastung« oder »Streß« definieren zu wollen. Vielmehr sehen wir uns einem »Unterscheidungsproblem zweiter Ordnung« gegenüber: Wenn Bewältigung konzeptuell mit belastenden Situationen verknüpft ist, sollten dann alle Verhaltensweisen, die im Kontext der Belastung gezeigt werden, als Bewältigungsverhalten angesehen werden? Die meisten Forscher würden dies vermutlich verneinen und würden dies nur für solche Verhaltensweisen gelten lassen, die eine **protektive** Funktion erfüllen (Pearlin und Schooler, 1978). »Bewältigung« als deutsche Übersetzung für »Coping« hat genau diese Konnotation und setzt »Coping« mit hilfreichen und erfolgreichen Versuchen gleich, belastende Situationen zu verarbeiten. Allerdings ist eine einzelne Bewältigungsreaktion angesichts eines bestimmten Ereignisses weder per se adaptiv oder maladaptiv, noch übt sie ihre protektive Funktion unter allen Bedingungen aus. Denn Bewältigungsbemühungen können in Abhängigkeit von Merkmalen des belastenden Ereignisses, dem situativen Kontext sowie dem Zeitpunkt, zu dem man die Effektivität von Bewältigungsbemühungen bewertet, positive oder negative Effekte haben (Mullen und Suls, 1982). Zudem ist es nicht einfach zu entscheiden, was eigentlich »erfolgreiche« Bewältigung ausmacht (Filipp und Klauer, 1991). Ein bekanntes Beispiel hierfür ist die Frage, ob man den Erfolg der Bewältigungsanstrengungen von Patienten, die an einer lebensbedrohlichen Krankheit leiden, an der Überlebenszeit oder an ihrer Lebensqualität messen will. Betrachten wir als Beispiel eine 40jährige Brustkrebs-Patientin: Wenn ihre Art der Auseinandersetzung mit ihrer Erkrankung vorwiegend darin bestünde, daß sie die Schwere der Erkrankung leugnet und in Folge eine notwendige chemotherapeutische Behandlung ablehnt, so könnte sie damit kurzfristig ein hohes Maß subjektiver Lebensqualität »erkaufen«, doch wäre

Tab.18-1 Zusammenhänge zwischen objektiven Lebensbedingungen und subjektiver Lebensbewertung.

objektive Lebensbedingungen	subjektive Bewertung des eigenen Lebens	
	gut	schlecht
gut	»die Glücklichen«	Unzufriedenheitsdilemma
schlecht	Zufriedenheitsparadox	»die Benachteiligten«

mit Blick auf die Überlebenszeit dieses Verhalten sicherlich nicht als adaptive Form der Bewältigung zu kennzeichnen. So gesehen mögen viele Bewältigungsreaktionen in bezug auf ein Bewertungskriterium zwar günstig, in bezug auf ein anderes jedoch äußerst dysfunktional sein. Auch mögen sie sich kurzfristig als funktional, langfristig jedoch ebenfalls als dysfunktional erweisen.

Infolgedessen ist es nicht sinnvoll, »Bewältigung« von »Nicht-Bewältigung« dadurch unterscheiden zu wollen, daß man erstere mit »guter Anpassung« gleichsetzt. Vielmehr sollte »Bewältigung« als übergeordneter Begriff verwendet werden, mit dem die Vielfalt von Verhaltensweisen beschrieben wird, die ihrerseits unterschiedliche (subjektive) Funktionen im angesicht von Verlust und Bedrohung erfüllen *können*. Häufig haben Bewältigungsreaktionen eine positive Funktion, indem sie z. B. die emotionale Überlastung der Person verhindern; dieselben Reaktionen können jedoch unter anderen personalen oder situativen Bedingungen negative Folgen haben, wenn sie z. B. zugleich die »Compliance« (d. h. die Bereitschaft des Patienten, therapeutische Maßnahmen einzuhalten) mindern. Folglich sind *allgemeine* Ratschläge dazu, was effektive Bewältigung sei, meist voreilig und oft auch unverantwortlich.

4 Grundlegende Dimensionen des Bewältigungsverhaltens

In Anbetracht der Unterschiedlichkeit, mit der Menschen auf belastende Lebensereignisse reagieren können, verwundert es nicht, daß in den bisherigen Studien ein breites Spektrum an Bewältigungsformen untersucht worden ist. Dennoch sind bislang erst wenige Versuche unternommen worden, diese Vielfalt auf einige grundlegende Dimensionen zu reduzieren, entlang derer Bewältigungsreaktionen geordnet und beschrieben werden können. Hier sollen drei Grunddimensionen näher betrachtet werden (Filipp und Klauer, 1988):

1. **Aufmerksamkeitsfokus und Realitätstestung:** Bewältigungsreaktionen unterscheiden sich darin, inwieweit durch sie Aufmerksamkeit auf die Ursache der Belastung gerichtet oder inwieweit (selektiv) Aufmerksamkeit von der Belastungsquelle abgewendet wird. Versuche der Aufmerksamkeitsabkehr können allerdings sehr unterschiedlich ausfallen und sich in verschiedenen Formen der Leugnung (indem z. B. körperliche Symptome ignoriert werden) oder in Versuchen, den bedrohlichen Realitätsanteil mental auszublenden (indem z. B. stark beanspruchende Arbeitsprojekte in Angriff genommen werden, die die volle Aufmerksamkeit der Person auf sich ziehen), äußern. Ein zentraler Aspekt des Bewältigungsverhaltens, der in der Literatur entsprechend breite Anerkennung gefunden hat, ist daher, inwieweit Menschen, die von Lebenskrisen betroffen sind, »in Kontakt mit der Realität« stehen.

2. **Soziale Eingebundenheit:** Bewältigungsreaktionen können einerseits sozialen Rückzug widerspiegeln, andererseits können sie sich direkt auf die soziale Umwelt richten, indem z. B. soziale Unterstützung mobilisiert oder der Kontakt mit anderen Personen gezielt aufgesucht wird. In dieser Hinsicht reflektieren sie auch Unterschiede in dem Bedürfnis nach Zuwendung angesichts einer Belastung.

3. **Ebene der Reaktion:** Bewältigungsreaktionen können entweder auf kognitiver Ebene ablaufen, indem z. B. belastenden Ereignissen »Sinn« zugeschrieben wird, oder sie können sich in offenem Verhalten manifestieren, wie z. B. in Informationssuche oder in »Flucht aus dem Alltag«. Die Differenzierung zwischen kognitiven und aktionalen Bewältigungsformen wird zuweilen irrtümlich gleichgesetzt mit der Unterscheidung von »emotions-« und »problemzentriertem« Bewältigungsverhalten (Lazarus und Folkman, 1984). Unter emotionszentrierter Bewältigung werden alle Reaktionen verstanden, die in erster Linie auf die Regulierung aversiver Emotionen (wie Verzweiflung, Angst oder depressive Verstimmung) abzielen und somit eine »palliative« Funktion erfüllen, was allerdings – wie leicht erkennbar – sowohl durch kognitive wie auch aktionale Strategien (z. B. durch Anschluß an andere Personen) erreichbar ist. Problemzentriertes Bewältigungsverhalten umfaßt Reaktionen, die darauf abzielen, die Belastungssituation selbst (also das »Problem«) zu beseitigen oder zu mindern. Auch dies kann durch offenes Verhalten, aber auch durch kognitive Reaktionen erfolgen.

So mag beispielsweise jemand mit intensiven Schmerzen im Brustbereich einen Arzt konsultieren und das Problem auf diese Weise angehen, er mag aber auch durch (palliative) Selbstbeschwichtigung den Bedrohungsgehalt herunterspielen und so sogar die Schmerzschwelle anheben. Insofern wäre es unangemessen, die Verhaltensebene (kognitiv oder aktional) mit den Funktionen, die Bewältigungsreaktionen erfüllen sollen, zu vermischen.

Auf »Problembeseitigung« gerichtetes, instrumentelles Bewältigungsverhalten hat in der Literatur interessanterweise weniger Beachtung gefunden als Verhalten, das der Emotionsregulation dient. Dies hängt vermutlich damit zusammen, daß viele Belastungsereignisse im menschlichen Leben durch aktives Eingreifen nicht einfach »ungeschehen« gemacht werden können: Das Wachstum eines Krebsgeschwürs entzieht sich dem eigenen Handeln, wie man auch die Struktur einer ländlichen Region selbst nicht so verändern kann, daß man als arbeitsloser Ingenieur dort wieder Arbeit findet. Oft bleibt daher nur, sich mit der Endgültigkeit von Verlusten oder der Unkontrollierbarkeit von Ereignissen kognitiv auseinanderzusetzen, d. h. den Verlust zu akzeptieren, nach Sinn für das Geschehene zu suchen, das Verlorene zu ersetzen und »einfach« weiterzuleben. Doch ist dies – wie Menschen in Lebenskrisen wissen – ein langwieriger und schmerzhafter Prozeß. Welcher

Strategien bedienen sie sich? Dies soll Gegenstand der folgenden zwei Abschnitte sein.

5 Aufmerksamkeitsfokussierung und »Offenheit für die Realität«

Wie bereits erwähnt, bezieht sich eine fundamentale Unterscheidung in der Literatur auf die Rolle der Aufmerksamkeit im Bewältigungsprozeß. Damit ist die Frage verbunden, in welchem Ausmaß Menschen im Angesicht hoher Belastung bedrohliche Informationen aufnehmen und verarbeiten und so für die »Schattenseiten« der Realität offen bleiben können. Dabei gibt es verschiedene Möglichkeiten, bedrohliche Realitätsaspekte auszublenden und aus dem Bewußtsein fernzuhalten:

1. Man kann die Realität verleugnen oder Bedrohliches meiden.
2. Man kann die Realität »verbiegen« und in illusionärer Weise umdefinieren.
3. Die eigene Situation läßt sich dadurch »schönen«, daß man sie mit der anderer Personen vergleicht denen es (vermeintlich) noch viel schlechter geht.

Diesen – im übrigen – weit verbreiteten und somit durchaus »normalen« Strategien des Umganges mit Belastung und Bedrohung wollen wir uns im einzelnen nun zuwenden.

5.1 Annäherung und Vermeidung

Horowitz (1979) und andere Autoren vertreten die Auffassung, daß von der ersten Konfrontation mit einem traumatischen Ereignis bis hin zu dessen »Akzeptanz« ein langwieriger Prozeß durchlaufen wird, in dem es gilt, sich den »schlechten Nachrichten« des Lebens zu stellen und sie in das eigene Selbst- und Weltbild zu integrieren. Inwieweit und wie rasch dies einer Person gelingt, hat etwas mit ihrer Aufmerksamkeitsfokussierung und mit »Annäherung« versus »Vermeidung« (Krohne, 1993) zu tun. Solche Prozesse, die sich bis auf psychoanalytische Theorien des »Durcharbeitens« und der »Abwehr« (Freud, 1915) zurückverfolgen lassen, haben auch in neueren Konzeptionen wie z. B. »monitoring« versus »blunting« (Miller, 1992) Eingang gefunden. In der traditionellen Auffassung gelten Abwehrvorgänge als unbewußte Versuche, eine Wiederbelebung *vergangener* traumatischer Erfahrungen zu verhindern, während Bewältigung die (realitätsoffene) Auseinandersetzung mit einer *aktuellen* Situation abbilden soll. In den neueren Ansätzen wird aus der Perspektive der Informationsverarbeitung eine strikte Trennung beider Vorgänge als nicht sinnvoll angesehen und betont, daß beide Teile des Auseinandersetzungsprozesses sind und sich wechselseitig ablösend auftreten können (wie dies im Rahmen von Phasenmodellen der Bewältigung postuliert wird; s. u.). Das folgende (in Anlehnung an Miller et al., 1993 gewählte) Beispiel soll beide Bewältigungsformen illustrieren.

Betrachten wir jemanden, dem kürzlich ein positives HIV-Testergebnis mitgeteilt wurde. Wie wird er reagieren? Geht er auf den bedrohlichen Charakter dieser Nachricht ein und unterzieht er sich regelmäßigen Untersuchungen, beobachtet er seinen Körper auf Symptome hin, schließt er sich einer Selbsthilfegruppe an, oder informiert er sich über alle denkbaren Möglichkeiten alternativer »Heilung«? Oder aber versucht er, sich der Bedrohung zu entziehen und sie herunterzuspielen, indem er die Brauchbarkeit von HIV-Tests in Frage stellt, Gedanken an die Diagnose zurückdrängt oder gar versucht, so weiterzuleben, als sei nichts geschehen?

Im ersten Falle würden wir von einer »vigilanten« Form der Bewältigung sprechen, im zweiten Falle von »Abwehr« oder »Meidung«, die im Extremfall zu einer vollständigen Leugnung des Befundes führen kann. Vielleicht wird derjenige aber nicht die ein oder andere Form des Umgangs zeigen, sondern zwischen »Vigilanz« und »Leugnung« gleichsam hin- und hergeworfen sein, bis es ihm allmählich gelingt, die Bedrohung einer HIV-Diagnose zu »akzeptieren«.

In der Tat läßt sich in den meisten Fällen die Realität nicht vollständig leugnen (und wenn, dann erfolgt dies häufig zu Lasten psychopathologischer Auffälligkeit), doch sind leugnungsähnliche Reaktionen auf bestimmten Ebenen keineswegs etwas Außergewöhnliches. So hat bereits Weisman (1972) aufgrund seiner Beobachtungen an Krebspatienten im terminalen Stadium und ihren Angehörigen drei Facetten der Leugnung beschrieben:

1. Menschen können **Tatsachen** leugnen: Die alte Frau, die sich weigert zu akzeptieren, daß ihr Sohn an *Krebs* gestorben ist, mag ein Beispiel dafür sein.
2. Menschen können die **Implikationen** leugnen, die sich aus Tatsachen ergeben: Der Patient, der um seine Diagnose »Lungenkarzinom« mit deren ungünstiger Prognose weiß, der aber *für sich* auf der Grundlage eines »Systems stützender Rationalisierungen« (ebd., S. 71) gleichwohl einen günstigen Verlauf annimmt.
3. Patienten können schließlich die **Möglichkeit des eigenen Todes** leugnen und selbst bei der schlechtesten Prognose der »Illusion der Unsterblichkeit« erliegen.

Solche Prozesse der Abwehr und Leugnung zeigen sich oft gerade darin, daß einerseits die Patienten über Art und Schwere ihrer Erkrankung scheinbar aufgeklärt sind, andererseits – und scheinbar im Widerspruch dazu – so agieren, als wüßten sie von nichts; gelegentlich beharren sie sogar darauf, daß ihnen die Diagnose nicht mitgeteilt worden sei. Solche intrapsychischen Manöver, mittels derer bedrohliche Informationen – zumindest über bestimmte Zeiträume hinweg – abgewehrt und im Bewußtsein unterdrückt werden sollen, erfüllen zweifelsohne eine wichtige Funktion, indem sie den Patienten eine **allmähliche** Annäherung an die Realität erlauben. Demgemäß können Aufmerksamkeitszuwendung

Tab. 18-2 Phasenmodell der Verarbeitung eines belastenden Lebensereignisses (nach Horowitz, 1979).

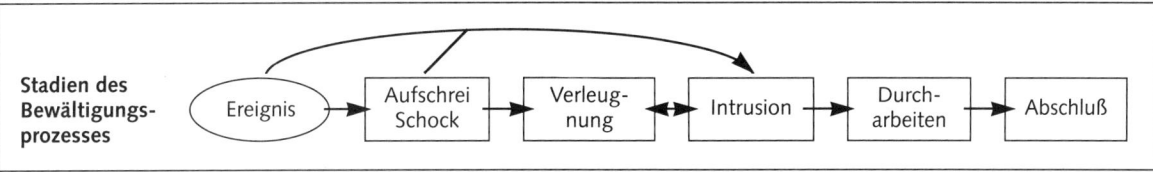

und -abkehr auch als vorübergehende Phasen in dem gesamten Bewältigungsprozeß aufgefaßt werden. Horowitz (1979) hat diesen Prozeß in einem Modell abgebildet (Tab. 18-2).

Diesem Modell entsprechend sollen – nach einer kurzen Schockphase – innerhalb des Auseinandersetzungsprozesses Phasen der Leugnung und der selektiven Unaufmerksamkeit auf der einen Seite mit Phasen der Aufmerksamkeitszuwendung (u. a. in Form unkontrollierbarer »intrusiver« Gedanken; zur Registrierung dieser Phasen, vgl. Ferring und Filipp, 1994) auf der anderen Seite abwechseln. Dies soll so lange geschehen, bis die mit dem Ereignis einhergehenden bedrohlichen Implikationen verarbeitet werden können.

Leugnung und Aufmerksamkeitszuwendung scheinen dabei durch zwei verschiedene Prinzipien geleitet zu werden, nämlich einmal durch das Bedürfnis, von dem traumatischen Ereignis nicht emotional überwältigt zu werden, und zum anderen durch das Bedürfnis, von der Realität nicht allzu weit entfernt zu sein, um noch »funktionieren« zu können. Beide Bedürfnisse scheinen zu verschiedenen Zeitpunkten unterschiedlich stark zu sein und das Oszillieren zwischen »Verleugnung« und »Aufmerksamkeitszuwendung« zu steuern. Im Laufe der Zeit sollen diese Oszillationen dann weniger intensiv werden, und in der Phase des »Durcharbeitens« soll es zu einer allmählichen Akzeptanz des Geschehens und zu seiner Integration in das Selbst- und Weltbild der Person kommen.

Kontrovers wird allerdings dabei die Frage diskutiert, ob es sich bei Annäherung versus Vermeidung in der Tat um **Phasen** innerhalb des Prozesses der Auseinandersetzung handelt oder nicht eher um individuelle **Stile** des Umgangs mit Bedrohung oder traumatischen Ereignissen.

Miller (1992) spricht sich wohl am deutlichsten für die letztgenannte Position aus, indem sie die Neigung von Menschen, bedrohliche Reize ständig im Auge zu behalten (sog. »monitoring«) von dem Bedürfnis, durch Umdeutung oder Aufmerksamkeitsabwendung bedrohliche Reize auszublenden (sog. blunting) unterscheidet. In einem Experiment gingen Miller und Mangan (1983) der Frage nach: »Sollte der Arzt alles erzählen?«. Hierzu waren die Patientinnen, die sich am folgenden Tag einer Kolposkopie zu unterziehen hatten, (auf der Grundlage einer entsprechenden Meßskala) der »Monitoring«-respektive der »Blunting«-Gruppe zugeteilt worden. Jeweils die Hälfte einer Gruppe wurde anschließend über den Eingriff sehr umfassend informiert, während die andere Hälfte das übliche, eher geringe Ausmaß an Information erhielt. Sofern nun die Menge an bereitgestellter Information mit dem Bewältigungsstil der Patientinnen konsistent war, d. h. wenn den

»*blunters*« wenige Informationen und den »*monitors*« viele Informationen zur Verfügung gestellt worden waren, so waren die Angstwerte der Patientinnen gering; sofern die Menge der bereitgestellten Information nicht dem Bewältigungsstil entsprach und entweder zu groß (bei den »*blunters*«) oder zu gering (bei den »*monitors*«) war, so waren die Angstwerte signifikant erhöht.

Für »Aufklärungsgespräche« bedeutet dies offenkundig, daß der Arzt berücksichtigen muß, wieviele Informationen der Patient – seinen individuellen Abwehr- versus Vigilanztendenzen entsprechend – verarbeiten kann, bevor er ihn über seine Erkrankung oder deren Behandlung informiert (s. a. Kap. 88, »Umgang mit unheilbar Kranken«).

Prozesse der Leugnung und Verdrängung wurden häufig an Herzinfarkt-Patienten untersucht (z. B. Shaw et al., 1985), insbesondere bei der Überprüfung der Effektivität von Rehabilitationsprogrammen. Viele dieser Programme zielen bekanntlich auf eine Verbesserung des rehabilitationsrelevanten Wissens der Patienten ab, wobei unklar bleibt, inwieweit dieses Wissen die Erholung nach einem Infarkt positiv beeinflußt oder nicht. Individuelle Präferenzen für das Aufsuchen oder Vermeiden von Informationen sollten auch hier eine entscheidende Rolle spielen.

So berichten Shaw et al. (1985), daß Patienten mit vigilantem Bewältigungsstil, die die Rehabilitationsklinik mit geringem Wissen über Risikofaktoren verlassen hatten, die Hinweise und Empfehlungen des Krankenhauspersonals häufig nicht richtig verstanden hatten und daher in bestimmten Situationen überreagierten und ihre sozialen Funktionen unnötigerweise einschränkten. Diejenigen Patienten, die in angemessenem Umfang Informationen erhalten hatten, zeigten in den folgenden Monaten hingegen äußerst adaptives Verhalten.

Diese Ergebnisse machen deutlich, daß ein ungünstiger Genesungsverlauf mit einer fehlenden Passung zwischen dem Bewältigungsstil des Patienten und der verfügbaren Informationsmenge zusammenhängen kann. Psychologische Faktoren verdienen demnach nicht nur bei der Planung von Rehabilitationsprogrammen Beachtung, sondern sollten generell in der Interaktion zwischen Arzt und Patient berücksichtigt werden.

Eine andere Kontroverse betrifft den **adaptiven** Wert von Tendenzen der Annäherung versus Vermeidung. Bereits Freud (1915) hatte die negativen Konsequenzen von leugnungsähnlichen Prozessen, wie etwa Verdrängung, betont. Haan (1977) hat wiederholt gefordert, defensive Reaktionen nicht dem Bewältigungskonzept zu subsumieren, da Abwehr und Vermeidung eine »unreife« Form des Umgangs mit Bedrohung darstellten, hingegen nur vigilante Verhaltensweisen »reife« Form seien, mittels derer Menschen den Kontakt zu der Realität aufrechterhalten könnten. Lazarus (1982) hingegen vertritt hier nicht a priori eine wertende Position, sondern versucht, unter den jeweils gegebenen Umständen die Kosten und den Nutzen von leugnungsähnlichen Vorgängen zu erhellen. Seiner Argumentation zufolge ist Leugnung dort maladaptiv, wo Vigilanz und aktives Eingreifen die Bedrohung tatsächlich minimieren könnten. In der Tat kann Leugnung langfristig dem eigenen Wohlbefinden höchst abträglich sein, wenn dadurch etwa Bemühungen vereitelt werden, Bedrohung aktiv anzugehen oder gar Krankheiten frühzeitig zu erkennen. Umgekehrt können Vermeidung und selektive Unaufmerksamkeit sogar als »weise« Reaktionen betrachtet werden, wenn die Quelle der Bedrohung nicht aus der Welt zu schaffen ist – wie zum Beispiel bei unwiederbringlichen Verlusten, bei unheilbarer Krankheit oder schmerzhaften medizinischen Eingriffen.

Der adaptive Wert von Vermeidung und Aufmerksamkeit hängt mithin wesentlich von den Merkmalen des belastenden Ereignisses selbst ab, aber auch davon, in welchem Zeitrahmen Kosten und Nutzen von Leugnung bewertet werden.

In diesem Sinne konnten Mullen und Suls (1982) in ihrer Metaanalyse einschlägiger Studien zeigen, daß Abwehr kurzfristig gesehen adaptiver ist als Vigilanz, während sich dies auf längere Sicht gesehen umkehrt und Vigilanz anpassungsförderlicher ist – ein Befund der durch klinische Beobachtungen immer wieder bestätigt wird.

Demgemäß dürfte eine der effektivsten Bewältigungsstrategien darin bestehen, während der **unmittelbaren** Konfrontation mit dem Stressor die Aufmerksamkeit zu dezentrieren und danach zu einer gesteigerten Aufmerksamkeitszuwendung überzugehen. Allerdings ist noch unklar, wodurch diese unterschiedlichen Effekte zustandekommen. Es mag sein, daß Abwehr auf Dauer Energie absorbiert, die ansonsten für die Bekämpfung des Stressors oder für entsprechende Anpassungsleistungen verwendet werden könnte. Vigilanz hingegen könnte die (körperliche) Anpassung langfristig verbessern, indem dadurch instrumentelle Handlungen erleichtert werden, die dazu dienen, den Stressor zu eliminieren oder zumindest seine Auswirkungen zu begrenzen. Zudem muß bei der Bewertung von Leugnungsprozessen immer berücksichtigt werden, ob die Person sich in einer stützenden sozialen Umwelt bewegt oder sich in der Konfrontation mit Bedrohung auf sich allein gestellt erlebt. Bevor also z. B. der Kliniker einem Patienten »Vigilanz« gegenüber bislang gemiedener Information abverlangt, wird er sich jeweils zu fragen haben, inwieweit der Patient über ausreichenden sozialen Rückhalt verfügt, die ihm dabei hilft, die durch Verleugnung ausgeblendeten bedrohlichen Elemente seiner Krankheit wahrzunehmen und zu verarbeiten.

5.2 Die Rolle positiver Illusionen

Im vorangehenden Abschnitt wurde betont, daß Aufmerksamkeitsprozesse und somit Unterschiede im »Kontakt mit der Realität« eine zentrale Rolle im Bewältigungsgeschehen spielen. Von der Realität entfernt zu sein, wurde als eine Folge leugnungsähnlicher Reaktionen auf Verlust, bedrohliche Ereignisse oder traumatische Erfahrungen betrachtet. Darüber hinaus ist eine weitere Form, Distanz zur Realität zu wahren im Umgang mit Bedrohung oft zu beobachten, nämlich indem versucht wird, Realität so umzudefinieren, daß »positive Illusionen« auch angesichts widersprechender Belege aufrechterhalten werden können.

Diese Sicht der Bewältigung von Verlust und Bedrohung ist zentral für die Theorie der kognitiven Adaptation an belastende Umstände, wie sie von Taylor (1983) ausgearbeitet wurde. Dieser Theorie zufolge beruht Anpassung grundlegend auf der Fähigkeit, »ein System von Illusionen zu bilden und aufrechtzuerhalten« (ebd., S. 1161; Übers. d. Verf.). Innerhalb dieses Anpassungsprozesses sollen drei Aspekte zentral sein:
1. die Suche nach Bedeutung, um den Glauben an eine verstehbare, vorhersagbare und kontrollierbare Welt aufrechtzuerhalten;
2. der Versuch, die Kontrolle über das Ereignis sowie – allgemeiner – über das eigene Leben wiederzuerlangen;
3. das Bemühen, das eigene Selbstwertgefühl wiederherzustellen, indem selbstwertdienliche Vergleiche mit anderen Personen vorgenommen werden, bei denen die eigene Person –zumindest mit Blick auf ausgewählte Dimensionen »günstiger« abschneidet.

Entscheidend in Taylors Überlegungen ist die Annahme, daß die erwähnten Prozesse der Bedeutungszuschreibung, der Wahrnehmung von Kontrolle und der Aufrechterhaltung eines positiven Selbstbildes sich weitgehend auf Illusionen gründen. Derartige Illusionen spiegeln sich etwa in unangemessenem Optimismus, in überzogenen Einschätzungen personaler Kontrolle sowie in einem unrealistisch positiven Selbstkonzept wider (Taylor und Brown, 1988).

Häufig können die negativen Effekte eines Ereignisses auf das Selbstwertgefühl und die Wahrnehmung von Kontrolle nicht einfach beiseite geschoben werden. In diesen Fällen wird die Person z. B. versuchen, die negativen Implikationen des Ereignisses mit Gewinnen, die aus dieser Erfahrung resultieren können, aufzuwiegen. Dies kann man in der Tat häufig beobachten, wenn Betroffene argumentieren, daß sie nach überstandener Belastung stärker geworden seien oder nun erst erfahren hätten, wie unterstützend ihre Familie tatsächlich sei.

In Übereinstimmung mit dieser Argumentationslinie fand Taylor (1983) in einer Studie mit Krebspatienten, daß über die Hälfte der Patienten über positive Lebensveränderungen in der Folge der Diagnose berichteten. Viele waren der Ansicht, nicht nur emotional gut angepaßt zu sein, sie hielten sich sogar für emotional stabiler als vor der Erkrankung. Sie berichteten weiter über neue Einsichten, die sie in bezug auf ihr Leben und sich selbst gewonnen hätten, und über positive Veränderungen in ihren Orientierungen.

So kann der Prozeß, nach einer traumatischen Erfahrung positive Illusionen verteidigen zu müssen, in der Tat dazu führen, daß die Person dadurch ein Wachstum erlebt. Die Auffassung, daß Bewältigung nicht nur der Aufrechterhaltung von positiven Illusionen angesichts von Verlust und Bedrohung dient, sondern sogar positivere Überzeugungen begründet, eröffnet eine relativ neue Perspektive – vor allem mit Blick auf die traditionelle Sichtweise, derzufolge Bewältigung vornehmlich darauf zielt, negative Folgen von Ereignissen abzuschwächen oder zu verhindern.

Der Gedanke, daß normales psychisches Funktionieren stark von positiven Illusionen abhängt, wird zunehmend durch verschiedene Quellen gestützt, u. a. durch Studien zur Entstehung und Aufrechterhaltung der Depression. In dieser Perspektive werden Depressive als Personen gesehen, deren Gebäude positiver Illusionen zusammengebrochen ist, und tatsächlich zeigen sich im Vergleich von Depressiven mit Nicht-Depressiven entsprechende Unterschiede. So sind Nicht-Depressive eher als Depressive der Ansicht, andere Personen hätten einen positiven Eindruck von ihnen; Nicht-Depressive glauben eher, daß sie (objektiv) Einfluß auf nicht-kontrollierbare Sachverhalte haben, während sich Depressive der objektiven Unkontrollierbarkeit eher bewußt sind; Nicht-Depressive unterschätzen das Ausmaß negativer Rückmeldung durch andere und können dieses weniger exakt angeben als Depressive. Die Ausbildung und Verteidigung positiver Illusionen stellt somit nicht nur eine Form des Umgangs mit traumatischen Ereignissen und Bedrohung dar, sondern scheint auch in der »normalen« Art der Regulation der Stimmung und des Wohlbefindens von herausragender Bedeutung zu sein (zum Überblick über relevante Studien siehe Taylor und Brown, 1988).

Obwohl überzeugende Evidenz für den Nutzen positiver Illusionen vorliegt, wandte sich die Forschung auch möglichen unerwünschten Nebenwirkungen der Verteidigung positiver Illusionen zu. Beispielsweise hat Frese (1992) jene Bedingungen näher untersucht, unter denen sich Illusionen oder »unbegründeter Optimismus« in bezug auf die Realitäten des Lebens langfristig als destruktiv erweisen könnten. In seinen Längsschnittstudien zu Arbeitslosigkeit und unkontrollierbarer Belastung am Arbeitsplatz zeigte sich, daß positive Illusionen zwar zur Aufrechterhaltung der Gesundheit beitragen, auf längere Sicht jedoch ihren puffernden Effekt verlieren, sofern Belastungssituationen von Dauer sind und aktives Handeln erfordern. In diesem Fall haben nur problemzentrierte Strategien positive Auswirkungen, und häufig übersehen Menschen unter Streßbelastung ihr Potential, die Realität auch tatsächlich verändern zu können.

Diese Überlegungen rufen die oben erwähnte duale Natur des Bewältigungsprozesses ins Gedächtnis, der auf die Regulation negativer Affekte resp. die Veränderung der Problemsituation selbst gerichtet ist. Die Verteidigung positiver Illusionen, ebenso wie Leugnung und Vermeidung, sind äußerst funktional mit Blick auf die Reduktion von negativem Affekt, wohl aber – als unerwünschte Nebenwirkung – verhindern sie oftmals Versuche, die Realität zu verändern. Gleichwohl können Hoffnung und Optimismus – über die Verteidigung positiver Illusionen hinaus – durchaus adaptiv sein, wenn sie zum Beispiel schwerkranken Patienten helfen, ihren »Kampfgeist« zu bewahren, und deren Bereitschaft stützen, sich schmerzhaften oder nebenwirkungsreichen Formen medizinischer Behandlung zu unterziehen.

5.3 Die Rolle von Vergleichsprozessen

Es ist eine relativ landläufige Beobachtung, daß Menschen angesichts von Bedrohung oder Verlust Trost aus der Überlegung ziehen, daß *andere* noch traumatischeren Ereignissen ausgesetzt sind und ein schwereres Schicksal zu tragen haben. Auch Versuche, andere in Belastungssituationen »trösten« zu wollen, stützen sich oft auf den Verweis, daß es »noch viel schlimmer« hätte kommen können. Offenbar ist die Generierung solcher sog. sozialer **»Abwärtsvergleiche«** eine weit verbreitete Form der kognitiven Auseinandersetzung mit belastenden Lebensereignissen und ein vorrangiges Mittel der Aufrechterhaltung positiver Illusionen, besonders im Hinblick auf das Selbstwertgefühl. Häufig werden soziale »Abwärtsvergleiche« zugunsten der eigenen Person sogar dann angestellt, wenn konkrete Personen, denen es noch viel schlechter ergeht, gar nicht »verfügbar« sind. In solchen Fällen sind die Betroffen oft geneigt, eine »hypothetische« Person in ihren Vorstellungen oder hypothetisch schlechtere Welten (»Es hätte noch schlimmer kommen können«) zu erschaffen (zum Überblick siehe Wood, 1989).

Solche »Abwärtsvergleiche« erfüllen offenbar eine wichtige Bewältigungsfunktion, wie u. a. Wood et al., (1985) aus einer Studie an 78 Krebspatienten in Primärbehandlung berichten. Dabei ergab die Analyse von Interviewprotokollen, daß die Patienten dazu tendierten, sich mit vermeintlich noch stärker erkrankten Personen zu vergleichen, und daß sie ihre eigene Krankheitsanpassung im Vergleich zu der anderer Patienten als sehr viel günstiger beurteilten. Ähnliche Befunde erbrachte eine Studie an über dreihundert Krebspatienten, die sich im Hinblick auf Krankheitsdauer und Krebslokalisation unterschieden (Filipp, 1992): Eine überwältigende Anzahl von Patienten betrachtete die eigene Bewältigungseffektivität als der anderer Patienten überlegen. Überdies waren diese Vergleiche positiv mit Maßen des Selbstwertgefühls, der Hoffnung und einer positiven emotionalen Befindlichkeit korreliert.

Betrachtet man die verschiedenen Studien in der Zusammenschau, so scheint die Annahme empirisch hinreichend gestützt, daß »Abwärtsvergleiche« eine herausragende Form der Bewältigung kritischer Lebensereignisse darstellen. Allerdings ist wenig darüber bekannt, *welche Personen* besonders dazu neigen, soziale »Abwärtsvergleiche« anzustellen, und ob alle in gleicher Weise einen Nutzen für ihr Selbstwertgefühl und Wohlbefinden aus solchen Vergleichen ziehen. Nach den Befunden von Gibbons und Gerard (1989), die Studierende über (angeblich) nicht bestandene Prüfungen anderer Studierender informierten, scheint die Vorgabe solcher abwärts gerichteter Vergleichsinformationen vor allem bei den Probanden mit erhöhter Depressivität eine Stimmungsverbesserung zu bewirken, während diese für die nicht depressiven Probanden ohne Effekt blieb.

Wenn »Abwärtsvergleiche« also häufig günstige Effekte zeitigen, so könnte man fragen, ob »Aufwärtsvergleiche«, also der Vergleich mit Personen denen es besser geht als einem selbst, gegenläufige Effekte hervorrufen und das Wohlbefinden beeinträchtigen. Taylor und Lobel (1989) kommen aufgrund einer Übersicht über verschiedene Feldstudien an Krebspatienten zu dem Ergebnis, daß sich Vergleiche (z. B. im Hinblick auf den Gesundheitszustand oder auf die Bewältigungseffektivität) vornehmlich in Abhebung zu »weniger bevorzugten« Menschen vollziehen (Abwärtsvergleich), hingegen Informationssuche und sozialer Anschluß vorzugsweise zu Personen gesucht wird, denen es besser geht als einem selbst **(Aufwärtsaffiliation)**. Solche selektiven Vergleichs- und Affiliationsprozesse haben entsprechende positive affektive Konsequenzen, was sowohl bei einer Stichprobe von Krebspatienten und HIV-positiven jungen Männern als auch bei einer Stichprobe von Probanden mit Eheproblemen beobachtet werden konnte (Taylor et al., 1992). Insbesondere abwärtsgerichtete Vergleiche scheinen die emotionale Befindlichkeit zu verbessern, indem sie die Zufriedenheit mit der eigenen Lage steigern; aufwärtsgerichtete Kontakte hingegen liefern Informationen dazu, daß es auch »besser werden« kann, und sie stellen somit eine Quelle der Anregung und Hoffnung dar. So könnte auch die Funktion von Selbsthilfegruppen darin zu sehen sein, daß sie Vergleichsinformation bereitstellen und soziale Abwärtsvergleiche ermöglichen, zugleich aber auch Möglichkeiten zu aufwärtsgerichteten Kontakten eröffnen (s. a. Abschnitt 6.1 und Kap. 31, »Gruppentherapiemethoden und Selbsthilfegruppen«).

Obwohl die Studien in der Gesamtschau darauf hindeuten, daß negative Folgen sozialer Vergleiche relativ selten sind, darf nicht übersehen werden, daß hier stets auch negative Implikationen gegeben sein können: »Abwärtsvergleiche« können dem Patienten verdeutlichen, daß sich die Dinge auch zum Schlechten wenden können, und »Aufwärtskontakte« können ihm bewußtmachen, daß es anderen besser geht. Dies zeigt, daß weitere Differenzierungen notwendig sind, um die Bedingungen zu verstehen, unter denen Affiliations- und Vergleichsprozesse günstige Formen der Bewältigung darstellen und dem Erhalt positiver Illusionen dienen.

5.4 Die Bedeutung der Frage »Warum ich?«

Es ist ein grundlegendes menschliches Motiv, die Welt und sich selbst verstehen zu wollen; »Warum-Fragen« zu stellen und zu beantworten, trägt diesem Motiv Rechnung. Dabei gilt, daß sich Menschen insbesondere im Kontext bedrohlicher Ereignisse mit dieser Frage beschäftigen. Menschen fragen nicht, warum sie glücklich sind, sondern sie stellen sich die Frage, warum sie unglücklich sind. Positive Ereignisse werden gerne als gegeben hingenommen, aber negative Ereignisse fordern gerade die Warum-Frage heraus. So ruminieren beispielsweise Krebspatienten häufig über die Ursachen ihrer Erkrankung, obwohl die Ätiologie vieler Krebserkrankungen weithin unbekannt ist. Dementsprechend kann der Bewältigungsprozeß auch als ein Vorgang beschrieben werden, in dem Antworten auf diese Frage gesucht (und gefunden) werden (Montada, 1991).

In einer oft zitierten Studie untersuchten Bulman und Wortman (1977) junge Männer, die aufgrund eines Verkehrsunfalls eine Querschnittlähmung erlitten hatten. Die Autorinnen berichten, daß sich alle Patienten die Frage »Warum ich?« gestellt und daß – mit einer Ausnahme – alle eine Antwort für sich gefunden hatten. In diesem Zusammenhang ist von Bedeutung, daß diejenigen Patienten, die sich für ihr Schicksal selbst verantwortlich erlebten (indem sie sich unabhängig von der objektiv erfaßten Schuld als »mitschuldig« fühlten), vergleichsweise gute Anpassungswerte zeigten (z. B. gemessen über Compliance-Einschätzungen durch das Krankenhauspersonal), während umgekehrt diejenigen, die ausschließlich anderen die Schuld an dem Unfall gaben, schlechtere Anpassungswerte aufwiesen. Dieser auf den ersten Blick kontraintuitive Befund ist seitdem dahingehend interpretiert worden, daß Selbstbeschuldigungen eine bestimmte Funktion im Bewältigungsprozeß haben, nämlich ein Gefühl der Kontrolle im Angesicht scheinbar unkontrollierbarer Lebenslagen zu bewahren.

Diese Befunde sind jedoch nicht unwidersprochen geblieben. Rogner et al. (1987) untersuchten zum Beispiel Unfallopfer mit weniger schweren Verletzungen als in der oben erwähnten Stichprobe und fanden, daß sich Schuldzuweisungen zur eigenen Person als maladaptiv erwiesen: In diesem Falle blieben die Patienten länger im Krankenhaus, hatten einen höheren Verbrauch an Medikamenten, blieben länger vom Arbeitsplatz fern und hatten generell problematischere Genesungsverläufe.

Janoff-Bulman (1970) nahm in ihrer Untersuchung an Opfern sexueller Gewalt eine differenzierte Perspektive mit Blick auf die eigene Schuldzuschreibung ein. Sie argumentierte, daß die Verantwortlichkeitsübernahme und Schuldzuweisung zur eigenen Person verschiedene Funktionen erfüllen kann, je nachdem, ob sich diese auf relativ stabile Persönlichkeitszüge gründen (»Ich bin zu vertrauensselig«) oder aber auf umgrenzte Verhaltensweisen (»Ich hätte ein Taxi nehmen sollen, anstatt nachts alleine zu laufen«). Ihren Befunden zufolge war lediglich die auf Verhalten begründete Schuldzuschreibung im Zuge der Erholung von dem Vergewaltigungstrauma adaptiv, indem diese den Vergewaltigungsopfern dazu verhalf, ein Gefühl personaler Kontrolle aufrechtzuerhalten und sich überdies gegen zukünftige Viktimisierung zu schützen. Charakterologische Zuschreibung eigener Schuld erwies sich demgegenüber als maladaptiv; vermutlich beinhaltet diese auch die Botschaft, daß man nicht in der Lage ist, das eigene Leben »im Griff« zu haben. Somit müssen verschiedene Arten der Schuldzuweisung ebenso unterschieden werden, wie es gilt, die Suche nach *Ursachen* von der Zuschreibung von *Verantwortung* konzeptuell zu trennen (Montada, 1992).

Ungeachtet der Beobachtung, daß die Effekte von Schuldzuweisungen einmal negativ, einmal positiv ausfallen und manchmal gar nicht nachweisbar sind, ist überdies angezweifelt worden, ob Opfer von Lebenskrisen tatsächlich über die Frage »Warum ich?« nachdenken (z. B. Gotay, 1985). Solche Zweifel werden durch unsere eigene Interviewstudie an 112 Krebspatienten gestützt (vgl. Filipp et al., in Druck). Die Patienten waren zu Beginn des Interviews gebeten worden, ihre Gedanken und Gefühle zu beschreiben, die auftauchten, als sie mit ihrer Krebsdiagnose konfrontiert worden waren. Bei über der Hälfte der befragten Patienten enthielten die entsprechenden spontanen Äußerungen keinerlei Verweise auf vermutete Krankheitsursachen, ebensowenig ließen sie erkennen, daß die Patienten mit der Suche nach Ursachen befaßt waren. Insofern ist die Frage, wie verbreitet das Phänomen der Ursachensuche nach kritischen Lebensereignissen ist, letztlich noch ungeklärt, ebenso wie die Faktoren, die dazu beitragen mögen, daß tatsächlich Ursachenfragen aufgeworfen und bestimmte Antworten gefunden werden.

6 Die soziale Eingebundenheit von Bewältigung

Da Menschen, die sich mit belastenden Ereignissen auseinanderzusetzen haben, in der Regel in soziale Systeme eingebunden sind, ist auch das individuelle Bewältigungsverhalten mit einem sozialen Umfeld verzahnt, das die jeweiligen Bewältigungsbemühungen unterstützen oder aber auch in Frage stellen kann (Filipp und Aymanns, 1987). Zudem ist davon auszugehen, daß unter Belastung das Bedürfnis, sich anderen Menschen anzuschließen, erhöht ist (Schachter, 1959) und somit Bewältigung sich auch im Kontakt zu anderen Menschen vollzieht.

Zwei Formen des »sozialen« Bewältigungsverhaltens sollen hier näher betrachtet werden, die sich wiederum darin unterscheiden, ob die Aufmerksamkeit der Person auf die Quelle der Belastung gerichtet oder von ihr abgekehrt ist, nämlich im einzelnen: Suche nach Hilfe von anderen und Bewältigung durch eigene Hilfeleistungen für andere.

6.1 Bewältigung durch Hilfesuche

In dem Maße, in dem die supportive Funktion sozialer Netzwerke erkannt wurde, wurde auch die Suche nach Hilfe oder die aktive **Mobilisierung sozialer Unterstützung** als eine Form des Bewältigungsverhaltens untersucht; dabei wurde davon ausgegangen, daß soziale Unterstützung die Funktion hat, der Person in ihren Bewältigungsbemühungen beizustehen (»coping assistance«, Thoits, 1986). Wie Wills folgert (1987), kommen die einschlägigen Untersuchungen nahezu übereinstimmend zu dem Ergebnis, daß Suche nach Unterstützung durch nahestehende Personen (wie Familienangehörige oder Freunde) – im Vergleich zu anderen Bewältigungsformen, wie direktem Handeln oder dem Akzeptieren des Geschehens – die am häufigsten realisierte Bewältigungsform darstellt. Dabei suchen viele Menschen bereits bei einer geringfügigen Bedrohung der eigenen körperlichen Gesundheit um Unterstützung nach, und bei bedeutenderen Lebensereignissen scheinen die meisten im Verlauf des Bewältigungsprozesses in irgendeiner Form Hilfe zu mobilisieren, wobei das Hilfeersuchen entweder explizit formuliert wird oder sich indirekt in der (Selbst-)Darstellung der eigenen Problemlage äußern kann (Wills und DePaulo, 1991).

Vor diesem Hintergrund ist von Interesse, unter welchen Bedingungen Personen um Hilfe nachsuchen. Eine Reihe von Variablen ist in diesem Zusammenhang untersucht worden (demographische Variablen, Persönlichkeitsmerkmale einschließlich Einstellungen gegenüber Hilfe, situative Faktoren). Dabei wurde wiederholt bestätigt, daß Frauen häufiger Hilfe aufsuchen als Männer und Personen mit niedrigerem Bildungsniveau häufiger als solche mit höherer Bildung (zum Überblick siehe Nadler, 1991). Ferner suchen Personen jüngeren und mittleren Alters häufiger um Hilfe nach als ältere Personen, was zu Spekulationen hinsichtlich der Rolle der Altersvariablen geführt hat. Einerseits ist bekannt, daß soziale Netzwerke mit zunehmendem Alter eine geringere Dichte aufweisen und die verfügbare Unterstützung abnimmt, was zu einem Rückgang in der Mobilisierung von Hilfe beitragen könnte. Andererseits ist es möglich, daß ältere Personen seltener Hilfe von anderen suchen, weil Unabhängigkeit gerade im Alter einen hohen Stellenwert besitzt und daher die psychischen Kosten, die mit der Inanspruchnahme von Hilfe verbunden sind, höher ausfallen könnten als für jüngere Menschen.

Persönlichkeitsvariablen haben sich ebenfalls als Prädiktoren für das Hilfesucheverhalten erwiesen; das belegt, daß es unangemessen ist, soziale Unterstützung lediglich als *externale* Ressource aufzufassen, die von den Merkmalen des Empfängers unabhängig ist (Filipp und Aymanns, 1987). Zum Beispiel finden sich Belege dafür (Zusammenfassung bei Wills, 1987), daß die Höhe des Selbstwertgefühls negativ korreliert mit der Suche nach Unterstützung (Nadler, 1991); dies wird damit erklärt, daß es Personen mit hohem Selbstwertgefühl widerstrebt

»schwach« zu erscheinen – insbesondere in Situationen, in denen die Inanspruchnahme von Hilfe selbstwertabträglich sein könnte oder in denen keine Möglichkeit gesehen wird, sie zu erwidern. Auch eine hohe dispositionale Selbstaufmerksamkeit, die mit einer selbstkritischen Haltung verbunden sein soll, kann die Suche nach Hilfe ebenso verhindern wie Schüchternheit und soziale Ängstlichkeit.

Von zentraler Bedeutung für den Prozeß der Mobilisierung von Hilfe ist die potentielle Quelle der Unterstützung. Sowohl eine hohe emotionale Nähe zu der Person, die Hilfe leisten soll, als auch eine hohe Anonymität in der Beziehung zu dem Helfer können das Hilfesucheverhalten positiv beeinflussen. Anonymität spielt dabei vor allem dann eine förderliche Rolle, wenn der Hilfesuchende sein Problem entweder als peinlich oder als geringfügig erachtet; insofern kann die zunehmende Inanspruchnahme von Krisenberatung via Radio oder Telefon damit erklärt werden, daß die Ratsuchenden anonym bleiben können (Raviv et al., 1989). Emotionale Nähe zu der Person, von der Hilfe erhofft wird, scheint hingegen insbesondere dann förderlich zu sein, wenn die Personen mit schwerwiegenden oder traumatischen Ereignissen wie einer Krebsdiagnose konfrontiert sind (z.B. Aymanns, 1992).

Mit Blick auf die »Reziprozität« der Hilfeleistungen spielt die Quelle sozialer Unterstützung eine Rolle. Bei der Mobilisierung von Unterstützung durch die Familie oder enge Freunde scheint die »Reziprozitätsnorm«, d.h. die subjektive Verpflichtung, erhaltene Hilfe »wiedergutmachen« zu müssen, eine geringere Rolle zu spielen als bei der Unterstützung durch entferntere Personen. Im letztgenannten Fall wird die Suche nach Hilfe eher unterlassen, sofern sie nicht erwidert werden kann. Aymanns (1992) fand in seiner Studie an Krebspatienten, daß diese innerhalb der Familie soziale Unterstützung unabhängig von einer möglichen Verpflichtung zur Wiedergutmachung mobilisieren und in Anspruch nehmen. Allerdings wirkten sich andere, mit der Aufnahme von Unterstützung verbundene psychische Kosten, wie etwa die Furcht vor zunehmender Abhängigkeit, negativ auf das Hilfesucheverhalten der Patienten aus.

Viele Studien belegen die adaptive Funktion der Suche nach Hilfe für das emotionale Wohlbefinden einer Person. Dies berichtet auch Heim (1988) nach einer Sichtung von Studien, die an Krebspatienten durchgeführt wurden: Sich an andere zu wenden, um den eigenen Gefühlen Luft zu machen, erwies sich dort (zusammen mit einer optimistischen Grundhaltung sowie einer kämpferischen Einstellung) als eine der effektivsten Bewältigungsformen. Neuere Studien verweisen schließlich darauf, daß der Immunstatus von Krebspatienten durch ein hohes Ausmaß wahrgenommener sozialer Unterstützung in positiver Weise beeinflußt werden kann (Levy et al., 1990).

Natürlich hängt der Erfolg der Hilfesuche auch von der Responsivität der sozialen Umgebung ab; und

selbst wenn sich die Umgebung responsiv verhält, bedeutet dies noch nicht, daß andere immer das Richtige zum richtigen Zeitpunkt tun. Es gilt daher, zwischen der Verfügbarkeit sozialer Unterstützung und ihrer Angemessenheit, etwa im Hinblick auf eine langfristige Krankheitsanpassung, zu unterscheiden. Eine solche Differenzierung wird insbesondere dann relevant, wenn man längerwährende Unterstützungsprozesse in Familiensystemen auf ihre Adaptivität hin untersucht. Solche Austauschprozesse sind häufig multifunktional, d.h. sie helfen dem Adressaten der Unterstützung nicht nur, sich an die veränderte Situation anzupassen, sondern dienen auch oft der Belastungsregulation desjenigen, der Unterstützung gewährt, und können insgesamt als Versuch verstanden werden, das Beziehungsgefüge des Familiensystems zu bewahren. Diese Austauschprozesse zeigen aber eine Reihe unerwünschter Nebenwirkungen, die in einer Beeinträchtigung des Selbstwertgefühls auf seiten des Empfängers sowie der Herausbildung von Abhängigkeit liegen. Wie Studien an Herzinfarkt- und an Krebspatienten nahelegen (Coyne et al., 1988), gehen derartige Nebeneffekte häufig auf ein wohlgemeintes emotionales Überengagement der Helfer zurück oder sie basieren auf unrealistischen Annahmen dazu, wie sehr die belastende Situation durch Unterstützung von außen überhaupt beeinflußbar ist.

Mobilisierung und Annahme von sozialer Unterstützung zeigen also offensichtlich nicht immer nur positive Effekte. Nehmen wir als weiteres Beispiel die Tendenz, sich Selbsthilfegruppen anzuschließen, was meist als Indikator für ein gestiegenes Bedürfnis nach Hilfe gesehen wird. Es ist vielfach berichtet worden, daß Selbsthilfegruppen positive Effekte auf ihre Mitglieder haben. Dabei wird jedoch übersehen, daß deren vermeintliche Effektivität auch auf Artefakten beruhen kann, da sich Personen, die sich einer Selbsthilfegruppe anschließen, schon a priori von solchen unterscheiden können, die dies nicht tun. So fanden Taylor et al. (1986), daß Krebspatienten, die ein stärkeres Gefühl der Kontrolle über ihre Krankheit haben, sich mit höherer Wahrscheinlichkeit einer Selbsthilfegruppe anschließen als Patienten, die ihrer Krankheit eher ohnmächtig gegenüberstehen. Was sich als »positiver Effekt« der Selbsthilfegruppe darstellt, könnte demnach mit diesen unterschiedlichen Ausgangsbedingungen zu tun haben. Diese Beobachtung schließt allerdings nicht aus, daß Selbsthilfegruppen in manchen Fällen als hilfreich erlebt werden, indem sie Unsicherheit reduzieren oder instrumentelle und emotionale Unterstützung bereitstellen können.

6.2 Bewältigung durch eigenes »Hilfehandeln«

Es wurde bereits angesprochen, daß Hilfe, die man durch andere Personen erhält, nicht uneingeschränkt positive Effekte haben muß. Während der Empfänger von Hilfe eine Rolle einnehmen kann, die ihn als »unfähig« erscheinen läßt, den Anforderungen des Lebens zu genügen, erscheint die Rolle des Helfers in einem positiven Licht: Helfer sind »kompetente« und »gute« Menschen.

»Hilfehandeln« als eine Form des Bewältigungsverhaltens aufzufassen, eröffnet relativ neue und in mancherlei Hinsicht überraschende Perspektiven, die kürzlich von Midlarsky (1991) vorgestellt wurden. Im Mittelpunkt stehen dabei nicht die positiven Folgen der Hilfe für den *Empfänger,* sondern die Auswirkungen, die »Hilfehandeln« für den Helfenden selbst hat, wobei dieses als ein effektives Mittel dafür gesehen wird, belastende Lebensereignisse erfolgreich zu bewältigen.

Midlarsky (1991) führt fünf Argumente an, warum Hilfehandeln den Umgang mit belastenden Lebensereignissen erleichtern kann: Anderen zu helfen, lenkt erstens von den eigenen Schwierigkeiten ab und kann so eher zu emotionaler Stabilität beitragen, als die Aufmerksamkeit in den Zeiten hoher Belastung allein auf die eigene Person zu richten. Zweitens trägt »Hilfehandeln« dazu bei, dem eigenen Leben Bedeutung zu verleihen; es geht mit der Übernahme bestimmter Rollenverpflichtungen einher und kann Gefühlen der Nutzlosigkeit vorbeugen, was vermutlich insbesondere für ältere Menschen von Belang ist (Midlarsky und Hannah, 1989). Drittens verstärkt Hilfehandeln die Wahrnehmung eigener Kompetenz und trägt so zu einer positiven Selbstwertschätzung bei – unter Umständen gerade dann, wenn kritische Lebensereignisse das Selbstwertgefühl unterminiert haben. Demgemäß wird auch berichtet, daß selbst unter extremster Belastung sich etwa Insassen von Konzentrationslagern wirkungsvoll als Helfende betätigt haben und so Identität und Selbstwert sichern konnten (Kahana et al., 1986; Oliner und Oliner, 1988). Diese Beobachtungen stehen auch in Einklang mit Taylors (1983) Resümee einer Literaturübersicht, wonach Patienten, denen mehr Verantwortung in der Pflege für sich selbst und für andere Patienten zugebilligt wurde, einen günstigeren Genesungsverlauf zeigten als Patienten, die keine Gelegenheit zu entsprechenden Hilfeleistungen erhalten hatten. Viertens kann »Hilfehandeln« die Stimmung in der Regel positiv beeinflussen und so den befindlichkeitsabträglichen Effekten kritischer Lebensereignisse entgegenwirken. Fünftens kann »Hilfehandeln« die soziale Einbindung begünstigen und vor Einsamkeit schützen, da es mit Gefühlen der Solidarität respektive einem Wir-Gefühl verbunden ist. So gab in einer Studie die überwiegende Mehrzahl der befragten älteren Personen an, daß das wichtigste Merkmal der Personen, die sie als ihre Freunde bezeichneten, deren »Fürsorglichkeit« sei (Shenk und Vora, 1985).

Es ist mehr als plausibel, daß die Beziehungen zwischen »Hilfehandeln« als Bewältigungsstrategie und Wohlbefinden reziproker Natur sind und beides sich wechselseitig verstärkt, »sobald dieser heilsame Kreislauf einmal in Gang gekommen ist« (Midlarsky, 1991; Übers. d. Verf.). Da »Hilfehandeln« als eine Möglichkeit, mit Bedrohung, Verlust oder Trauma umzugehen, bislang kaum thematisiert worden ist, erscheint es lohnend, ihm als Bewältigungsform künftig vermehrt Beachtung zu schenken.

7 Zusammenfassung und Schlußfolgerungen

Die vorangegangene Darstellung sollte zeigen, daß »Bewältigung« ein Schlüsselkonzept ist, wenn es darum geht, die Auswirkungen belastender Lebensereignisse auf Gesundheit und emotionales Wohlbefinden zu untersuchen. Bewältigungsverhalten stellt das Bindeglied zwischen Belastung und Beeinträchtigung dar, und daher war es immer von entscheidendem Interesse zu verstehen, wie Personen unter den verschiedensten Bedingungen mit den Belastungen ihres Lebens umgehen. Einige Formen des Bewältigungsverhaltens (z. B. Hilfesuche oder Vermeidung bedrohlicher Information) haben große Aufmerksamkeit von seiten der Wissenschaft erfahren. Doch stellt man die Komplexität eines solchen Forschungsfeldes in Rechnung, so überrascht es nicht, daß die Befunde zu den Implikationen belastender Lebensereignisse für die Gesundheit sowie zum adaptiven Wert einzelner Formen der Bewältigung bislang kein in sich stimmiges und schlüssiges Bild ergeben.

Selbst Studien, in denen Bewältigungsreaktionen besonders sorgfältig untersucht wurden, stellen bisher keine solide Datengrundlage zur Verfügung, aufgrund derer entschieden werden könnte, ob bestimmte Bewältigungsformen uneingeschränkt als riskant bzw. als wirkungsvoll zu bewerten sind.

Dies hängt, wie deutlich werden sollte, damit zusammen, daß die Effektivität von Bewältigungsreaktionen u. a. davon beeinflußt wird, welche Anforderungen an die betroffene Person gestellt werden, ob die Effekte kurzfristig oder langfristig betrachtet werden und in welchem sozialen Umfeld die Person sich befindet. Wesentlich erscheint jedoch, inwieweit es ihr gelingt, *flexibel* und situationsangemessen mit belastenden Ereignissen umzugehen (Krohne, 1993). Andere Autoren (z. B. Aldwin und Revenson, 1987) argumentieren darüber hinaus, daß es im wesentlichen von der (oftmals illusionär verzerrten) Einschätzung der eigenen Bewältigungseffektivität abhängt, ob bestimmte Bewältigungsreaktionen erfolgreich sind oder nicht. Diese Annahme wird durch experimentelle Befunde gestützt, wonach allein die subjektive Einschätzung der Probanden, sie besäßen Kontrolle über auslösende Reize, positive Auswirkungen auf verschiedene Parameter der Immunkompetenz hatte (Wiedenfeld et al., 1990).

Schließlich ist zu sehen, daß häufig erst das *Zusammenspiel* verschiedener Bewältigungsreaktionen und weniger eine spezifische Einzelreaktion bestimmte positive Effekte zeitigt. So berichtet beispielsweise Glass (1977), daß die Pathogenese koronarer Herzerkrankungen weniger mit dem Belastungsausmaß als vielmehr mit einem bestimmten Bewältigungsstil verknüpft ist, der gekennzeichnet ist durch einen Wechsel zwischen intensiven Anstrengungen, belastende Situationen kontrollieren zu wollen, und einem »hilflosen« Rückzug, wenn sich diese Anstrengungen als erfolglos erwiesen haben.

Der Mangel an eindeutigen Belegen für gesundheitserhaltende bzw. gesundheitsbeeinträchtigende Auswirkungen von Bewältigungsreaktionen ist zweifellos auch auf die Tatsache zurückzuführen, daß sich zu wenige Studien explizit dem *Bewältigungsverhalten* gewidmet haben. Statt dessen hat die »Co-ping«-Forschung, wie Coyne und Downey (1991) argumentieren, oftmals ihr eigenes zentrales Thema außer acht gelassen, indem häufig eine Beziehung zwischen belastenden Lebensereignissen und gesundheitsbezogenen Auswirkungen hergestellt wurde, ohne die vermittelnde Rolle von Bewältigungsreaktionen zu berücksichtigen. Aus anwendungsbezogener Perspektive dürfte somit noch ein weiter Weg vor uns liegen, ehe wir in präventiv orientierten Programmen als »effectiv« nachgewiesene Bewältigungsformen trainieren können.

KAPITEL 19

Arbeit, Gesundheit und Krankheit

Christian von Ferber

1 Problemstellung

1.1 Psychosozialer Streß als Gesundheitsrisiko

Die gesundheitliche Bedeutung der menschlichen Arbeit steht außer Frage: Arbeitsschutz, betriebliche Gesundheitsförderung und Arbeitstherapie verweisen auf Gefahren, die der Gesundheit aus den Arbeitsbedingungen drohen, aber auch auf deren gesundheitserhaltende und gesundheitsfördernde Wirkungen. Die gesundheitliche Bilanz der menschlichen Arbeit, ihrer Bedingungen und ihrer gesellschaftlichen Organisation enthält Passiva und Aktiva. Mit der menschlichen Arbeit verbinden sich pathogenetische Wirkungen, sie begründet den Arbeitsschutz; auf sie richten sich salutogenetische Erwartungen und Hoffnungen, dies macht den Inhalt der betrieblichen Gesundheitsförderung aus (Bundeszentrale für gesundheitliche Aufklärung, 1992).

Die Maßnahmen des Arbeitsschutzes und der betrieblichen Gesundheitsförderung bezeichnen die umfassenden gesellschaftlichen Anstrengungen, die der Gefahrenabwehr und der Gesundheitssicherung in der Arbeit dienen (Kliesch et al., 1978). Die Arbeitswelt gehört zu den gesellschaftlichen Lebensbereichen, die hinsichtlich ihrer Auswirkungen auf die menschliche Gesundheit am intensivsten untersucht werden.

Die Arbeitswelt unterliegt einer kontinuierlichen Gesundheitsberichterstattung: Die Beobachtung der Krankenstände und der Frühinvalidität, die arbeitsmedizinischen und gewerbeärztlichen Untersuchungen dienen einem gesundheitlichen Monitoring des Gesundheitszustandes der Beschäftigten und der Evaluation der zur Gesundheitssicherung getroffenen Maßnahmen.

Mit zwei langfristigen Veränderungen – dem Wandel der Arbeitsbedingungen und der Zunahme chronischer Erkrankungen und Beschwerdezustände, der »neuen« Befindlichkeitsstörungen in der Bevölkerung – haben psychosoziale Beanspruchungen besondere Aufmerksamkeit gefunden (Slesina, 1987). Ihnen kommt unmittelbar psychosomatische Bedeutung zu. Zwar spielen auch weiterhin stoffliche Gefahren, wie kanzerogene und mutagene Arbeitsstoffe, und muskuläre Belastungen, z.B. einseitige statische Muskelarbeit, eine wichtige Rolle. Daneben aber haben an allen Arbeitsplätzen psychomentale und psychosoziale Anforderungen eine dominante Rolle erlangt. Zu ihnen gehören – *»psychomental«* – Aufmerksamkeit, Konzentration, Nachdenken,

Kontrolle und Verantwortung sowie – *»psychosozial«* – die Zusammenarbeit mit Kollegen, Vorgesetzten und Kunden. Diese Anforderungen, die an allen Arbeitsplätzen, gerade auch der gewerblichen Güterproduktion – und darin liegt das Überraschende – von den Beschäftigten in ihrer Bedeutung durchgängig sehr hoch eingestuft werden (Slesina, 1987) verweisen auf einen bemerkenswerten Wandel der Arbeitsorganisation.

Offensichtlich werden zunehmend Steuerungsaufgaben in den Arbeitsprozessen und damit »Verantwortung« in die ausführende Ebene verlagert (Ulich, 1994a). Es entstehen Handlungs- und Entscheidungsspielräume, die von der Überwachung und Kontrolle von Anlagen bis zur teilautonomen Gestaltung der Produktionsabläufe reichen können (Ulich, 1994b). Mit zunehmender Arbeitsverdichtung und zeitlicher Verflechtung der Arbeitsaufgaben (Termineinhaltung: »just in time«) entstehen ubiquitär Situationen der Überforderung, des antizipierten und unmittelbar erfahrenen Kontrollverlusts in der Arbeit, die von den Beschäftigten als »Hektik«, »Zeitdruck« oder schlicht als »Streß« oder »stressig« erlebt und geschildert werden. Psychosozialer Streß am Arbeitsplatz wird zu einem ernstzunehmenden gesundheitlichen Risiko der Arbeitsbedingungen, insbesondere der Organisation der Arbeit (Pfaff, 1989).

Da psychosozialer Streß an die Wahrnehmung der Betroffenen gebunden, ja mehr noch von deren Perspektive, d.h. von ihrer Reflexion und Bewertung der Situation abhängig ist, wird das gesundheitliche Risiko durchaus ambivalent eingeschätzt: als Herausforderung, an der man sich bewähren, seine »Meisterschaft« zeigen kann, also salutogenetisch, und als Bedrohung, die Angst erzeugt, überwältigt zu werden, Niederlagen einstecken zu müssen, seine Kräfte sinnlos zu verausgaben, d.h. pathogenetisch (Forschungsverbund Laienpotential, 1987, S. 198ff, S.222ff).

1.2 Paradigma-Erweiterung in den Arbeitswissenschaften

Für die Arbeitswissenschaften ergeben sich aus der geschilderten Entwicklung drei Konsequenzen grundsätzlicher Art:
1. Wenn die Beschäftigten wichtige Steuerungsaufgaben im Arbeitsprozeß wahrnehmen, psychomentale und psychosoziale Anforderungen domi-

nant werden, wird es methodisch unumgänglich, das »Arbeitssubjekt« in den Begriff der menschlichen Arbeit als ein konstitutives Element aufzunehmen. »Den Arbeitswissenschaften stellt sich – solange sie daran festhalten, menschliche Arbeit zum Gegenstand zu haben – stets auch die Frage, wie sie es denn mit dem Menschen halten. Das gilt nicht nur für das Verhältnis von Mensch und Arbeit, sondern auch für das Verhältnis von Mensch und Wissenschaft.« (Pöhler, 1991, S. 75). Im Paradigma der Arbeitswissenschaften scheiden sich »objektiver« und »subjektiver« Arbeitsbegriff (v. Ferber, 1991).

2. Insoweit, wie die somatischen Wirkungen der Arbeitsbedingungen durch die Wahrnehmungen der Beschäftigten vermittelt werden, verliert die Annahme, daß zwischen spezifischen Arbeitsbedingungen und somatischen Schädigungen lineare Kausalbeziehungen bestehen, ihren ausschließlichen Erklärungswert (s.a. »Situationskreis« im Kap. 1, »Wissenschaftstheorie: ...«). Für den Arbeitsschutz, der seine Maßnahmen auf das Modell gründet, daß gesundheitliche Gefahren sich in den Beziehungen von »Exposition und Beanspruchung« und in »Dosis-Wirkungs-Beziehungen« abbilden lassen, – ein Modell, das für stoffliche Gefahren durchaus seine Berechtigung behält – ergibt sich eine neue Situation. Statt einzelner »wesentlicher« Ursachen müssen multifaktorielle oder – denken wir an die Streß allererst konstituierende Wahrnehmung der Beschäftigten – »integrative Bedingungskomplexe« für arbeitsbedingte Erkrankungen angenommen werden. Statt des experimentellen und an jedem Einzelfall nachzuvollziehenden Nachweises der Kausalbeziehungen zwischen Noxe und Schädigung, liefern jetzt epidemiologische Zusammenhangsanalysen, die sich auf belastungshomogene »Populationen« beziehen, »Hinweise« für den Arbeitsschutz (Slesina, 1987). »Berufskrankheiten«, für deren Nachweis strenge kausale Anforderungen weiterhin gelten, und »arbeitsbedingte Erkrankungen«, für deren »Nachweis« epidemiologisch gesicherte, wohlgemerkt ohne vollständige Entschlüsselung der kausalen Verknüpfungen, auf Plausibilität und Erfahrung sich gründende Erkenntnisse hinreichen, treten begrifflich, juristisch und in den praktischen Konsequenzen auseinander (v. Ferber, 1992 b). Das Paradigma des Arbeitsschutzes erweitert sich um das der »arbeitsbedingten Erkrankungen«.

Aus beidem ergibt sich eine dritte Konsequenz:

3. Wenn das Arbeitssubjekt für den Begriff der menschlichen Arbeit wesentlich wird, wenn das Verständnis arbeitsbedingter Erkrankungen in seinen Modellen die Wahrnehmung und Bewertung der Arbeitsbedingungen durch das Arbeitssubjekt als eine wesentliche Einflußgröße berücksichtigen muß, dann können Maßnahmen des Arbeitsschutzes und der betrieblichen Gesundheitsförderung schon bei ihrer Begründung und Planung auf die Beteiligung der Beschäftigten

nicht verzichten. Das »Erfahrungs- und Veränderungswissen der Beschäftigten« wird unentbehrlich. Das Paradigma des betrieblichen Arbeitsschutzes, das sich bisher ausschließlich auf das Fachwissen von Experten gründete, erweitert sich um die Einbeziehung der Beschäftigten (Voß, 1991; Slesina, 1992).

Institutionen wie die Arbeitswissenschaften und der Arbeits- und Gesundheitsschutz vollziehen grundsätzliche Revisionen ihres Selbstverständnisses, einen Paradigmawechsel oder eine Paradigmaerweiterung nicht von heute auf morgen. Institutionen und Professionen leben – soziologisch gesehen – von der Handlungssicherheit. Erweiterungen und Veränderungen handlungsleitender Grundsätze führen vorhersehbar zur Verunsicherung, zu Selbstzweifeln und zu weltanschaulichen Diskussionen (Baldamus, 1961). Die Anerkennung des psychosozialen Streß als arbeitsschutzrelevantes Gesundheitsrisiko ebenso wie eine begriffliche Verständigung über »arbeitsbedingte Erkrankungen« bereiten auch heute noch in der Praxis erhebliche Schwierigkeiten, obwohl dieses Thema seit den 50er Jahren ständig in der sozialpolitischen und arbeitswissenschaftlichen Diskussion ist (Ryan, 1947, v. Ferber, 1994 b).

1.3 Der subjektive Entscheidungs- und Handlungsspielraum im Umgang mit chronischen Erkrankungen

Die Notwendigkeit, diese Fragen nicht nur theoretisch zu klären, sondern auch für die Praxis des Arbeits- und Gesundheitsschutzes zu entscheiden, ergibt sich jedoch nicht allein aus dem Wandel der Arbeitsbedingungen, sondern aus der gesundheitspolitischen Bedeutung chronischer Krankheiten und Beschwerden, die die Aufgabenstellung der Medizin und die Kosten der gesetzlichen Krankenversicherung bzw. im Gesundheitsbudget der Bundesrepublik Deutschland bestimmen (Blohmke et al., 1975–1977; Sachverständigenrat f. d. Konzertierte Aktion ..., 1987 ff; v. Ferber, 1994). Chronische Krankheiten sind definitionsgemäß nicht heilbar, sie sind lebensbegleitend und treten episodisch auf. Beschwerdefreie Zeiten wechseln mit Phasen akuter Beschwerden. Das Auftreten dieser Beschwerden kann jedoch nicht aus dem Krankheitsverlauf allein erklärt werden, sondern verweist auf situative Bedingungen, zu denen ganz wesentlich die Aufmerksamkeit, die Wahrnehmung und die Bewertung der aktuellen Lebenssituation und des eigenen Körperempfindens der Betroffenen gehören. Wie Engelhardt und Mitarbeiter (1973) gezeigt haben, wird das »klinische Beschwerdebild« von der biographischen Entwicklung und von der aktuellen Lebenssituation der Patienten geprägt. Mit diagnostischen Tests ermittelte »objektive« Befunde einerseits und Krankheitsgefühl und Beschwerdeäußerung der Betroffenen andererseits treten auseinander, für die Beurteilung des Arztes weisen die beiden diagnostischen Wege, der »naturhistorische und der personale

Krankheitsbegriff« (Hartmann, 1966) eine größere oder kleinere Schnittmenge auf.

Untersuchungen zu betrieblichen Krankenständen stoßen daher wiederkehrend auf die scheinbar paradoxe Tatsache, daß vergleichbare »objektive Befunde« im einen Fall zur Arbeitsunfähigkeit führen, im anderen jedoch nicht. Für die verschiedenen chronischen Erkrankungen, die ärztlich behandelt werden, ergeben sich sehr unterschiedliche Raten der Arbeitsunfähigkeit. Die Behandlungsprävalenz chronischer Krankheiten ist stets größer als die Arbeitsunfähigkeitsprävalenz. Das Verhältnis von Behandlungs- und Arbeitsunfähigkeitsprävalenz aber variiert typisch nach Krankheitsgruppen. Eine relativ hohe Arbeitsunfähigkeitsprävalenz in bezug auf die Behandlungsprävalenz weisen die Erkrankungen des rheumatischen Formenkreises, der Halte- und Bewegungsorgane, auf, relativ niedrige die Stoffwechselerkrankungen (z.B. Diabetes mellitus) und die Herzkreislauferkrankungen (v. Ferber und Köster, 1994).

Das Auseinanderklaffen von medizinisch objektivierbaren Krankheitsbefunden und Krankheitsbeschwerden der Betroffenen, von Behandlungs- und Arbeitsunfähigkeitsprävalenz könnte als ein theoretisches Problem auf sich beruhen bleiben, das die Medizintheoretiker lösen mögen oder auch nicht, wenn es nicht in einem sozialstaatlichen System umfassender Krankheitsbehandlung, das ganz wesentlich die Einkommenssicherung im Krankheitsfall einschließt, zu schwer abschätzbaren und daher kontrovers beurteilten Folgen hinsichtlich Kosten, sozialer Gerechtigkeit (»Solidarität«) und Lebensqualität führen würde. Die Lohnfortzahlung im Krankheitsfall, das krankheitsbedingte vorzeitige Ausscheiden aus dem Erwerbsprozeß (die sog. Frühverrentung) sind gesellschaftspolitische Themen, die weit über die Diskussion um eine Kostenbegrenzung im Gesundheitsbudget hinausreichen (Rosenow, 1992).

Wenn es in der Tat nicht bestritten werden kann, daß der Eintritt in den Krankenstand, aber auch der Eintritt in die ärztliche Behandlung (»Der Entschluß zum Arzt zu gehen«; Pflanz, 1964) zwar von individuellen Entscheidungen abhängen, diese aber wiederum von kaum prognostizierbaren, geschweige denn kontrollierbaren subjektiven Wahrnehmungen und der Beurteilung der Arbeits- und Lebenssituation gesteuert werden, dann bedarf diese Verkettung einer eingehenderen wissenschaftlichen Begründung als nur des schlichten Hinweises, daß für diese Verknüpfung von subjektiver Einschätzung der Arbeitssituation, Entschluß zum Arzt zu gehen, in die Arbeitsunfähigkeit oder Frühinvalidität einzutreten, eine hinreichend wissenschaftlich gesicherte hohe Wahrscheinlichkeit besteht.

Es kann allerdings nicht Aufgabe dieses Beitrages sein, die vielschichtigen soziopsychosomatischen Zusammenhänge von Arbeit, Krankheit und Gesundheit bis in ihre Verästelungen hinein zu verfolgen, zumal vieles bei dem heutigen Stand unseres Wissens auf Unbekanntes verweist. Auch wird man von einem Soziologen nicht erwarten, daß er sich auf die vielfältigen Schnittstellen zwischen Psyche und Soma konzentriert, die sich bei den umweltoffenen biologischen Systemen ergeben, oder daß er sich bevorzugt den Übergangsstellen zuwendet, die zwischen dem Erleben, der sozialen Wahrnehmung von Individuen, den gesellschaftlichen Deutungsmustern und der Sozialstruktur einerseits und den molekularbiologischen und physiologischen Prozessen andererseits bestehen. Vielmehr stehen die weiteren Ausführungen unter den folgenden Leitthemen:

1. Arbeitswissenschaftliche Grundlagen einer Psychosomatik der Arbeit: Arbeitssubjekt und subjektiver Arbeitsbegriff.
2. Statussicherheit, Statusunsicherheit und Statusbedrohung in der Arbeit (Erwerbsarbeit, Hausarbeit und Arbeitslosigkeit) als psychosomatisches Problem.
3. Arbeitsbedingte Erkrankungen – pathogenetische und salutogenetische Aspekte.

2 Arbeitssubjekt und subjektiver Arbeitsbegriff

Die müßige, ja philosophisch erscheinende Frage, ob Menschen als Personen Arbeit leisten, ob ihren Empfindungen und Gefühlen, ihren sinnverleihenden Aktivitäten in der betrieblich organisierten Erwerbsarbeit eine für den Arbeitsprozeß funktionale, ja unentbehrliche Rolle zukommt, wird verständlich nur auf dem Hintergrund der »tayloristischen«, von Ford in seinen Automobilfabriken zur Perfektion entwickelten Arbeitsorganisation (Friedman, 1952). In der nach dem Fließbandprinzip arbeitsteilig organisierten Produktionsweise haben Empfindungen und Gefühle oder die Selbstorganisation der Beschäftigten den Stellenwert von Störungsquellen, die es durch »emotional engineering«, durch Pflege der »human relations« auszuschalten oder durch Lohnanreize zu überspielen gilt (Roethlisberger und Dickson, 1950). Unter der Vorherrschaft des »Taylorism« wurde viel Scharfsinn und Forscherfleiß darauf verwendet, die Rolle des Arbeitssubjekts, die Bedeutung der subjektiven Erfahrungswelt der Beschäftigten in der Absicht zu systematisieren, sie axiomatisch für die Arbeitsorganisation zu sichern. Arbeitspsychologie und Arbeitssoziologie sind dabei getrennte Wege gegangen (Ryan, 1947; Baldamus, 1960, 1961).

Für die Arbeitssoziologie hat der von Popitz und Bahrdt in ihrer bahnbrechenden Rheinhausener Untersuchung (1957) entwickelte und von Pöhler wieder aufgenommene (1969) und weitergeführte (1991) *phänomenologische Ansatz* die größte praktische Bedeutung erlangt; er bildet auch die theoretische Grundlage der Gesundheitszirkel. In der hier gebotenen Kürze lassen sich die Elemente des phänomenologischen Ansatzes unter zwei Leitbegriffen charakterisieren:

– dem der **Situation:** Sie ist einem handelnden Subjekt gegeben und wird von diesem sinnhaft strukturiert. Arbeitssituationen werden daher auch für praktische Zwecke mit den objektiven, vom Betrieb gesetzten Arbeitsbedingungen nicht ausreichend beschrieben, sondern diese Arbeitsbedingungen sind stets Träger von Bedeutungen für die Beschäftigten: Monotonie, Hektik, Zeitdruck, Betriebsklima etc. bezeichnen handlungsrelevante Bedeutungsaspekte von Arbeitssituationen,

– dem des **handelnden Subjekts:** Beschäftigte bringen in die Arbeitssituation Vorerfahrungen, Erwartungen, Identifikationen ein (s. a. Kap. 1, »Wissenschaftstheorie ...«; Bedeutungserteilung). Sie strukturieren die Arbeitsaufgaben selbst unter repetitiver monotoner Arbeit (Baldamus, 1960, 1961). Die Arbeitsleistung wird daher unvollständig durch das meßbare Arbeitsergebnis beschrieben, auch das Arbeitsergebnis ist Träger von Bedeutungen, die durch Sozialisierungsprozesse angeeignet und internalisiert sowie durch Anreizsysteme, z. B. Status und Einkommen, in Geltung gehalten werden.

Je stärker eine Arbeitssituation auf den selbständigen Beitrag der Beschäftigten setzt, ja mit dem Vordringen dezentraler Organisationsformen zunehmend setzen muß, desto intensiver wird sie von deren sinnstrukturierenden Aktivitäten getragen und wird von diesen abhängig (Ulich, 1994 b).

Die psychosomatisch relevanten pathogenetischen wie salutogenetischen Aspekte der Arbeit liegen in den Bedeutungen, die die Beschäftigten in der Arbeitssituation wahrnehmen, in diese hineinlegen und von denen sie sich in ihrer Arbeit leiten lassen. Für eine Psychosomatik der Arbeit sind die Begriffe Arbeitssituation und handelndes Subjekt, so wie sie die phänomenologische Arbeitssoziologie entwickelt hat, grundlegend, weil in ihnen die Entäußerung der Subjekte in der Arbeit und die Rückbezüglichkeit der Arbeitssituation auf Subjekte theoretisch begründet ist (v. Ferber, 1994 b).

3 Statussicherheit, Statusunsicherheit und Statusbedrohung in der Arbeit

Status als der umfassende Ausdruck der gesellschaftlichen Integration eines Menschen gründet sich in seinen wesentlichen Dimensionen auf die Arbeit: Einkommen, soziale Sicherheit, Sozialprestige und Sozialkontakte außerhalb von Familie und Partnerschaft beziehen sich sichtbar für die aktuell Erwerbstätigen oder mittelbar für die noch nicht oder nicht mehr Erwerbstätigen auf die Arbeit. Für alle diejenigen, die aufgrund gesundheitlicher, ökonomischer oder familiärer Gründe, aber auch aus selbstgewähltem Entschluß nicht (mehr) erwerbstätig sind, ergeben sich hieraus Defizite ihrer gesellschaftlichen Integration. Sie werden durch sozialstaatliche Maßnahmen der Eingliederung (z. B. Rehabilitation, Arbeitsförderung, Frauenförderung), zunehmend aber auch durch eigene Interessenorganisationen (z. B. Behindertenorganisationen, Arbeitsloseninitiativen, Frauenverbände) soweit als möglich kompensiert.

Unter psychosomatischen Fragestellungen interessieren die durch den Status vermittelten individuellen Erfahrungen der Sicherheit, der Anerkennung und Bestätigung sowie die mit dem Status gegebene Zukunftsperspektive (Statuskontinuität und Statusdiskontinuität). Die in der subjektiven Wahrnehmung des Status gegebenen, aber auch die antizipierten Erfahrungen enthalten die Anreize unter Konkurrenz einen Status zu erwerben, z. B. Vorleistungen in der Ausbildung zu erbringen, durch Mobilität seinen Status zu verbessern, durch Engagement seinen Status zu sichern. Es kommt – in einem gesellschaftspolitisch erwünschten, ja funktionalen Sinne – zu einer persönlichen Identifikation mit Arbeit und Beruf, der »Internalisierung von Arbeits- und Berufsnormen«, oder – wie es auch bezeichnet wird – zu einer sozialen Identitätsbildung, bei der individuelles Engagement, die Selbstverwirklichung und die Aufgaben in Beruf und Arbeit zu einer partiellen Deckung kommen. Die Verschmelzung von Selbstbild und Selbstverwirklichung, die ihre Bestätigung aus der Arbeit erfahren, einerseits und der Arbeitsaufgabe andererseits variiert in der Realität allerdings erheblich in Abhängigkeit von individuellen Neigungen (der »workoholic« oder der »jobber«) sowie von den Erwartungen des Status selbst (von einer bestimmten Position an werden »Überstunden« z. B. als selbstverständlich erwartet oder eine hohe Identifikation mit dem Beruf wird bewußt in der Aus-, Weiter- und Fortbildung gefördert).

Von den skizzierten wechselseitigen und im Lebenslauf dynamisch sich entwickelnden Beziehungen, die zwischen Status, Arbeit und Persönlichkeit bestehen, können pathogenetische, aber auch salutogenetische Wirkungen ausgehen. In dem Maße, wie die Persönlichkeit sich in der Arbeit zu verwirklichen strebt, ihre Ich-Identität in die Arbeitsaufgabe verlagert, setzt sie sich »inneren Verletzungen« durch äußere Umstände aus: Verlust des Arbeitsplatzes, Entwertung der beruflichen Fähigkeiten, Ausbeutung und Überforderung, vorzeitiger Verlust der Leistungs- und Erwerbsfähigkeit durch Krankheit oder Unfall. Die soziale Absicherung kann dabei wohl die Risiken der materiellen Einbußen abfedern oder gar ausgleichen, die sinnhafte und emotionale Bewältigung der veränderten Situation verbleibt bei der Persönlichkeit und fordert ihre persönlichen und sozialen Ressourcen heraus (Badura, 1981).

Versuchen wir uns die Situation »innerer Verletzungen« der Selbstverwirklichung in der Erwerbsarbeit infolge Arbeitslosigkeit an einer Krankengeschichte, die in den »jungen« Bundesländern erhoben wurde (Sternkopf, 1995), zu veranschaulichen.

Die von uns befragte Person war weiblich, 58 Jahre alt, geschieden, lebte in einer Lebensgemeinschaft und war seit über einem Jahr arbeitslos:

Wegen ihrer Arbeitslosigkeit ist die Patientin oft traurig, weint häufig, fühlt sich zurückgesetzt, schämt sich und sieht sich mit vielen Problemen allein gelassen. Sie sieht kaum eine Chance für eine Neubeschäftigung und hat Angst, ins soziale Abseits zu rutschen.

Sie beschrieb uns im Zusammenhang mit ihrer Arbeitslosigkeit nach der Wende neu aufgetretene Schlafstörungen. Wegen anhaltender Depressionen und Angstzustände mußte sich die Patientin in psychologische Behandlung begeben. Dort fühlt sie sich aber eher nicht gut betreut und ist der Meinung, die Ärzte könnten mehr gegen ihre Erkrankungen tun. Einen Teil der Probleme versucht sie, nach eigenen Angaben, im Alkohol zu ertränken. Sie bezeichnet sich selbst nicht als süchtig.

Auch in den anderen Bereichen ihres Lebens stellt die Patientin Veränderungen fest. Mit der jetzt vorhandenen Freizeit kann die Patientin aus Geldknappheit und mangels Bekannten, die an ihren Aktivitäten teilhaben, zu wenig anfangen. Insgesamt stellte sie weniger Besuche im Freundeskreis fest, was auf Veränderungen der eigenen Person, der Bekannten und auf bewußtem Verzicht beruht. Sie berichtete uns von selteneren Besuchen in der Familie, von zu wenig Anteilnahme und Verständnis für ihre Situation, von insgesamt zu geringer Einbindung in die Familie. Als Ursache für seltenere Intimkontakte zu ihrem Partner im Vergleich zur Vorwendezeit gab die Patientin psychische Probleme an.

Die Patientengeschichte verdeutlicht die hintergründige »Abfederung« der materiellen Not der Arbeitslosigkeit, die Patientin klagt über finanzielle Probleme, aber nicht über materielle Not, und die manifesten Schwierigkeiten der sinnhaften und emotionalen Bewältigung einer bis in die Strukturierung des Tagesablaufs veränderten Situation. Bemerkenswert ist der Verlust an sozialen Beziehungen, die Angst, »ins soziale Abseits zu rutschen«. Die Patientin »antwortet« mit psychischen, psychosomatischen und somatopsychischen Beschwerden (»die Ärzte könnten mehr gegen ihre Erkrankungen tun«).

Die Bewältigungsforschung im Umgang mit den durch Krankheit, aber auch durch lebensverändernde Ereignisse (life events) entstandenen »inneren Verletzungen« hat einige soziale Ressourcen offengelegt, die in diesen Situationen durch psychosoziale Unterstützung (social support) mobilisiert werden können (Mueller, 1980):

a. Informationen, die aufgrund sachlich fundierten Wissens, aber auch durch authentische Erfahrungen überzeugen.
b. Emotionale Zuwendung, die die Verarbeitung der Verlusterfahrungen unterstützt (Tab. 19-1).
c. Stiftung und Vermittlung neuer Kontakte, die den notwendigen Wechsel der Bezugsgruppen erleichtert, aber auch dem Verlust an sozialen Beziehungen entgegenwirkt (»social networking«). Die Bedeutung, die einer (Re)aktivierung dieser Ressource zukommt, wird aus der Schilderung der Patientin überdeutlich.

d. Materielle Hilfen und persönliche Dienstleistungen (z. B. Fachberatung).
e. Unterstützung der Selbstfindung, der sinnaktivierenden Tätigkeit zur Aufrechterhaltung und Wiedergewinnung der sozialen Identität. Die Beratung der Patientin würde in einer Gesellschaft, in der »Vorruhestand« zur Regel geworden ist, vergleichbare Situationen altersspezifischer Bezugsgruppen anzusprechen versuchen, Wege zur Wiedergewinnung einer sozialen Identität aufzeigen; leider teilt die Patientengeschichte hierfür keine biographischen Anknüpfungspunkte mit.

Diese sozialen Ressourcen werden wegen der geforderten Nähe zur Persönlichkeit überwiegend aus dem primären sozialen Netzwerk der betroffenen Person erbracht, hierin liegt zweifellos eine »Domäne der Selbsthilfe« (Braun und Kettler, 1994), sie werden aber zunehmend auch von den Berufen erwartet, die beim Eintritt der gefährdeten Ereignisse in Anspruch genommen werden, wie die Hausärzte und sozialberatende bzw. -therapeutischen Berufe. Die Erwartungen der Patientin scheinen einen ganzheitlichen Zugang zu ihren Beschwerden und Nöten nahezulegen.

Wie wir uns die Beziehungen zwischen professioneller Hilfe und der psychosozialen Unterstützung (social support) vorzustellen haben, die in dem primären sozialen Netzwerk einer Person aktiviert

Tab. 19-1 Beispiel aus der Oldenburger Herzinfarktstudie für »social support« in der Beziehung zur (Ehe-)Partnerin (Ehekontext und negatives Selbstgefühl im Krankenhaus. Anteil der Patienten je Ehekategorie mit hohen Werten auf der negativen Dimension der Rosenberg-Skala: Gruppe I, unverheiratet; Gruppe II, verheiratet aber unzufrieden mit Ehe; Gruppe III, verheiratet und zufrieden mit Ehe; n = 980; Forschungsverbund Laienpotential, 1987, S. 60).

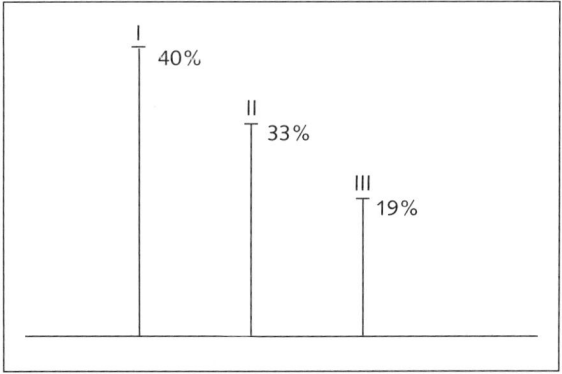

Eine negative Selbsteinschätzung wurde mit Hilfe der Selfderogation-Skala von Rosenberg gemessen. Alleinstehende und Individuen, die mit ihrem Ehepartner unzufrieden waren, wiesen eine relativ höhere negative Selbsteinschätzung auf als Patienten der Gruppe III. Gleichzeitig korrelierte Selbstwertgefühl mit sozialer Unterstützung und Eheproblemen. Diese Ergebnisse bestätigen unser theoretisches Modell:
– Soziale Unterstützung schützt das Selbst vor den negativen Folgen der Krankheit, die oben beschrieben worden sind.
– Unbewältigte Lebensprobleme in der Ehebeziehung sind eine zusätzliche Bedrohung des Selbst.

werden, macht die folgende Krankengeschichte deutlich, über die Pauli berichtet hat (Pauli, 1988).

> Ein 55jähriger verantwortlicher Leiter eines Konzern erleidet aus intensivster beruflicher und gesellschaftlicher Belastung heraus einen ausgedehnten Herzinfarkt. Er wird in bewußtlosem Zustand in die Intensivpflegestation eines Spitals gebracht. Dort erholt er sich allmählich in körperlicher Hinsicht. Der schließlich erreichte Zustand ist charakterisiert durch eine minimale körperliche Leistungsfähigkeit. Eine Wiederaufnahme der früheren oder einer vergleichbaren beruflichen Tätigkeit fällt außer Betracht. Die Einnahme des Rentner-Status stellt schwere Anforderungen an den Patienten und seine Ehefrau. Er wird im Zustand einer schwersten Depression in die Hauspflege entlassen.
>
> Diese drastische Veränderung der Lebenssituation des Patienten führt – nach Erreichen eines somatisch-funktionellen Kompensationszustandes zu einer radikalen Neubesinnung. Der Patient stellt sich der vorausgehenden Phase seiner Existenz gegenüber kritisch ein und übernimmt allmählich eine Reihe von vor dem verdrängten Normen und Werten. Er baut veränderte und verbesserte Beziehungen zum Familien- und Freundeskreis und zu sozialen und politischen Bezugsgruppen auf und analysiert und bearbeitet intensiv intellektuelle und kulturelle Themen. Er übt zunehmend für gewisse Kreise und Institutionen wesentliche Funktionen aus. Er betrachtet schließlich sein Dasein als wesentlich erfüllter als die vor dem akuten Herzinfarkt. Abgesehen von der eingeschränkten körperlichen Leistungsfähigkeit leidet er seither auch weniger unter alltäglichen Gesundheitsstörungen (Erkältungen, Kopfschmerzen, Schlaflosigkeit u.ä.).

Diese Krankengeschichte arbeitet die unterschiedlichen Domänen biomedizinischer Versorgung und psychosozialer Gesundheitsselbsthilfe anschaulich und überzeugend heraus. Sie relativiert insofern den »ganzheitlichen« Anspruch einer psychosomatischen Behandlung, als die Hilfen sichtbar werden, die aus dem Lebenskreis des Patienten aktiviert werden und über die der Therapeut nicht verfügt. Die Literatur zur psychosozialen Unterstützung bezeichnet sie als »persönliche« (d.h. in der Persönlichkeit des Patienten liegende) und als »soziale« Ressourcen (Badura, 1981). Welche wesentliche und unverzichtbare Rolle sie bei der Genesung eines Patienten spielen, haben Badura und Mitarbeiter (1987), in ihrer versorgungsepidemiologischen Studie an Patienten nach Herzinfarkt gezeigt (Forschungsverbund Laienpotential, 1987, S. 56ff; Tab. 19-1). Für die psychosomatische Therapie stellt sich auf diesem Hintergrund die Frage, wie die Therapeuten die persönlichen und sozialen Ressourcen ihrer Patienten aktivieren und wie sie mit den Personen des primären sozialen Netzwerks zusammenarbeiten können.

Während die pathogenetischen Folgen möglicher »innerer Verletzungen« in den Beziehungen Status – Persönlichkeit – Arbeit am Leitfaden der Krankheitsbewältigungsforschung inzwischen breit erforscht und z.T. als »somatopsychische Erkrankungen« benannt sind, werden die salutogenetischen Wirkungen einerseits im Umkehrschluß vermutet, andererseits aus soziologisch theoretischen Annahmen über gesellschaftliche Integration, relative Benachteiligung, gesellschaftliche Ausgliederung und sozialer Isolation abgeleitet.

Vom Standpunkt einer am Arbeitssubjekt orientierten Psychosomatik der Arbeit kommt das von R. K. Merton (1957) in seiner Theorie der »reference group behavior« entwickelte Theorem der »relative deprivation« der beobachtbaren Vielgestaltigkeit der gesellschaftlichen Realität am nächsten. »Relative deprivation« besagt, daß die von einer Person bzw. von Personen, die ihre soziale Lage in gleicher Weise wahrnehmen, ja sich gemeinsam mit ihr identifizieren, empfundene Benachteiligung sich im Verhältnis zu relevanten Bezugsgruppen bemißt. Der erfahrene oder gar als »innere Verletzung« empfundene Verlust ergibt sich aus dem Vergleich mit der Lage anderer, die für die Einschätzung und Bewertung der eigenen Situation bedeutsam sind. Der vorzeitig von chronischer Krankheit Betroffene vergleicht sich mit gleichaltrigen »Gesunden«, der Arbeitslose vergleicht seine Lage mit der von Berufskollegen, Familienangehörigen, Freunden, die einen Arbeitsplatz haben. Nichtberufstätige oder in Teilzeit arbeitende Frauen und Mütter vergleichen ihre soziale Lage mit der vollberufstätiger Frauen und Mütter, aber auch umgekehrt. Das Theorem der »relative deprivation« bewahrt vor Schlußfolgerungen aus vorschnellen Kategorisierungen: »der« Arbeitslose, »der« Frühinvalide, »der« Vorruheständler, »die« Hausfrau, »der« chronisch Kranke. Diese und ähnliche Kategorisierungen – so hilfreich sie als gesellschaftliche Deutungsmuster für die Mobilisierung von Verständnis und sozialen Hilfen auch sein mögen – sind für die Diagnose und Therapie im Einzelfall eher zudeckend und von geringem prognostischem Wert; vor allem stehen sie möglichen, für den Betroffenen u.U. hilfreichen innovativen Bewältigungsstrategien im Wege. Für die Patientin in dem gegebenen Beispiel ist für die sinnhafte Bewältigung ihrer »inneren Verletzung« ein Durchbrechen solcher kollektiver Deutungsmuster u.U. hilfreich. Für den Manager war die Lösung aus bisherigen Deutungsmustern ein wichtiger Schritt zur Wiedergewinnung sozialer Identität: »Der Patient stellt sich der vorausgehenden Phase seiner Existenz gegenüber kritisch ein und übernimmt allmählich eine Reihe von vor dem verdrängten Normen und Werten.«

Ohne die Kenntnis des subjektiven Erwartungshorizonts und der diesen normativ ausfüllenden Bezugsgruppen läßt sich weder das Ausmaß des empfundenen Verlustes (der »inneren Verletzung«) abschätzen, noch das Potential an Ressourcen zur Überwindung der psychosomatischen Krise erkennen und mobilisieren. Der gesellschaftspolitische Anspruch, allen Menschen im erwerbsfähigen Alter einen ihren Fähigkeiten möglichst entsprechenden Arbeitsplatz zu sichern, beantwortet nicht zugleich schon die Frage des Psychosomatikers nach den salutogenetischen Wirkungen der Arbeit. Ihre Beantwortung erfordert differenziertere empirische Untersuchungen als sie bisher vorliegen (Gawatz und Novak, 1993).

Auf dem in dieser Hinsicht noch dürftigen Stand gesicherter Erkenntnisse können wir die folgenden Feststellungen treffen:

a. Eine in der Wahrnehmung Betroffener »erzwungene« Arbeitslosigkeit erzeugt psychische und psychosomatische Beschwerden.

b. Eine in der Wahrnehmung Betroffener »erzwungene« Hausfrauentätigkeit, Teilzeitbeschäftigung oder unterqualifizierte Arbeit von Frauen erzeugt psychische und psychosomatische Beschwerden.

Daneben aber gilt gleichermaßen:

c. Eine in der Wahrnehmung Betroffener »erzwungene« Aufrechterhaltung der Erwerbstätigkeit erzeugt psychische und psychosomatische Beschwerden.

d. Die Beendigung einer Erwerbstätigkeit, die unter hohem Einsatz mit biomedizinischer Hilfe, durch Medikamente und ständige Inanspruchnahme ärztlicher Behandlung aufrecht erhalten wurde, hat salutogenetische Wirkungen.

Generell gilt der seit den sozialpsychologischen Experimenten der 20er Jahre immer wieder bestätigte Grundsatz, daß die in und aus der Arbeit erfahrene Lebensqualität relativ im Verhältnis zu relevanten Bezugsgruppen bemessen wird. In der Wahl der Bezugs- und Vergleichsgruppen besteht ein individueller Entscheidungsspielraum, zugleich aber kommen kollektive Deutungsmuster und biographische Festlegungen zum Tragen (s.a. Kap. 18, »Bewältigungsstrategien (Coping)«). Für den Therapeuten stellt sich diagnostisch die Frage nach den für seinen Patienten jeweils bedeutsamen Bezugsgruppen, deren Normen seine Verhaltensorientierung bestimmen, und therapeutisch das Problem den Patienten bei der Veränderung seines Bezugsgruppenverhaltens zu unterstützen. Ein Weg dazu ist z.B. die Empfehlung, sich einer Selbsthilfegruppe anzuschließen (Braun und Kettler, 1994).

4 Arbeitsbedingte Erkrankungen – pathogenetische und salutogenetische Aspekte

»Arbeitsbedingte Erkrankungen« wurden mit dem Arbeitssicherheitsgesetz (ASiG) 1973 als ein handlungsleitender Rechtsbegriff in das Arbeitsschutzrecht eingeführt. Er enthält eine Handlungsanweisung für den Betriebsarzt, »die Ursachen arbeitsbedingter Erkrankungen zu untersuchen« und für Abhilfe zu sorgen (ASiG § 3, Abs. 1, Zfr. 3c). Das Gesundheitsreformgesetz (1989) ermächtigt die Krankenkassen in Zusammenarbeit mit den Berufsgenossenschaften, die betriebliche Gesundheitsförderung bevorzugt auf die Verringerung arbeitsbedingter Erkrankungen auszurichten (§ 20, Abs. 2, SGB V). Das EG Recht und in seiner Anpassung das Arbeitsschutzrecht der Bundesrepublik Deutschland sieht sehr viel weitergehende Dokumentationspflichten der Arbeitgeber als bisher vor, über gesundheitsgefährdende und -beeinträchtigende Arbeitsbedingungen Auskunft zu geben. Die Vielfalt gesetzgeberi-

scher Aktivitäten belegt sowohl die praktische Bedeutung »arbeitsbedingter Erkrankungen« als auch die Schwierigkeiten, einen entsprechenden Arbeitsschutz aufzubauen.

»Arbeitsbedingte Erkrankungen« sind in der Tradition der deutschen Sozialgesetzgebung »unbestimmte Rechtsbegriffe«, die die angewandten Wissenschaften, hier die Arbeitswissenschaften (Arbeitsmedizin, Ergonomie, Arbeitspsychologie und Arbeitssoziologie) herausfordern, den Schutzbegriff für die Praxis zu definieren und diese Definition für die Praxis anwendbar zu machen, d.h. sie auf möglichst einfache Weise zu operationalisieren. Die Einführung des Begriffs 1973 hat zunächst eine wenig ergiebige Diskussion in der Arbeitsmedizin ausgelöst mit der Tendenz, den Begriff auf die bereits eingeführte Definition der Berufskrankheit zu reduzieren, verständlicher Weise, verdankt doch die Arbeitsmedizin ihre wissenschaftliche Existenz ganz wesentlich der Handhabung des »unbestimmten Rechtsbegriffs« der »Berufskrankheit«. Nur wenige Arbeitsmediziner waren bereit, sich auf die psychosoziale Dimension, auf die streßbedingten arbeitsbedingten Erkrankungen einzulassen, und epidemiologische Nachweisverfahren mit dem Ziel der Gesundheitsförderung zu akzeptieren (v. Ferber et al., 1983).

In der Tat bedeutet es eine, methodisch und zielbezogen gedacht, neue Perspektive, wenn nicht die Entschädigung eines einzelnen anspruchsberechtigten Versicherten für einen nachgewiesenen Gesundheitsschadens, sondern das Aufdecken einer gesundheitsbeeinträchtigenden Arbeitssituation mit dem Ziel, gesundheitsfördernde Maßnahmen für eine besonders belastete Arbeitsgruppe zu planen und vorzuschlagen, die wissenschaftliche Arbeit leitet. Nach zwei Jahrzehnten kann es als eine »gesicherte arbeitswissenschaftliche Erkenntnis« gelten, daß »arbeitsbedingte Erkrankungen« im Unterschied zu den »Berufskrankheiten« vorzugsweise streßbedingte Erkrankungen sind, die bei belastungshomogenen Arbeitsgruppen unter standardisierten Nachweismethoden (Alter, Geschlecht) häufiger festgestellt werden als unter nichtbelasteten Arbeitsgruppen (Vergleich mit anderen Arbeitsgruppen oder mit der Gesamtbelegschaft). Zuverlässige Hinweise geben Arbeitsunfähigkeitsraten, die auf belastungshomogene Gruppen bezogen sind (Tab. 19-2). Grundlage für das Aufdecken »arbeitsbedingter Erkrankungen« sind betriebliche Gesundheitsberichte, die sich betriebsepidemiologischer Verfahren bedienen (Schröer, 1989; Voß, 1991).

5 Gesundheitszirkel

Die mit betriebsepidemiologischen Methoden gemessenen Belastungen sind integrative, die Arbeitssituation von Gruppen objektivierende Belastungen (Tab. 19-3). Sie entbehren daher der Möglichkeit experimenteller Reproduzierbarkeit. Die Ergebnisse indizieren gesundheitsbeeinträchtigende oder gar

Tab. 19-2 Beispiele für betriebliche Gesundheitsberichte – Prävalenzraten chronisch-degenerativer Krankheiten in belastungs-homogenen Tätigkeitsgruppen in zwei Stahlwerken[a] – begrenzt auf die Gruppen mit erhöhter Prävalenzrate (Forschungsverbund Laienpotential, 1987, S. 212).

Tätigkeitsgruppen	Krankheitsgruppen												
	Werk A						Werk B						
		Wirbel-säulen-Kranke		Herz-Kreis-lauf-Kranke		Magen Darm-Kranke			Wirbel-säulen-Kranke		Herz-Kreis-lauf-Kranke		Magen-Darm-Kranke	
	n	n	(%)	n	(%)	n	(%)	n	n	(%)	n	(%)	n	(%)
Deutsche Arbeitnehmer	2189	113	5	92	4	87	4	1532	85	5,5	97	6	100	6,5
Schmelzer	30	6	16	0	0	1	3	–						
Maschinenbediener	139	10	8	4	3	4	3	115	9	8	5	4	10	7
Oberflächenkontrolleure	52	8	14	2	3	3	8	37	4	9	7	16	2	5
Verlader	69	6	8	3	4	0	0	72	5	6	5	6	3	5
Stationsschlosser	80	4	3	0	0	7	8	87	10	13	6	10	7	5
Betriebshandwerker	102	0	0	4	6	1	0	32	2	9	1	1	2	5
Werkzeugmacher	–							30	3	11	2	7	1	4
Materialbereitsteller	28	3	9	1	4	2	7*	–						
Meister	92	1	1	18	16	3	3	85	0	0	4	4	2	2
Steuerleute Warmwalzen	29	0	0	3	7	2	5	39	1	2	2	4	2	5*
Werkstoffprüfer	52	3	6	6	12	3	5	50	0	0	3	6	5	8
Kranfahrer	102	5	4	8	6	4	3	121	8	6	7	7	11	13
Disponenten	51	2	4	1	0	2	4	37	1	2	6	14	0	0
Glüher	33	2	4	1	2	1	4	64	3	4	7	12	5	10
Werkstattschlosser	31	2	7*	0	0	2	7*	25	1	2	4	16*	3	11
Stationselektriker	110	1	0	2	2	6	4	49	2	4	3	11	4	5
Zurichtereiarbeiter	–							56	1	2	6	9	2	3
Fahrer	40	1	3	1	2	5	11	–						
Kaltwalzer	26	1	5	1	3	4	17	–						
Drahtzieher	31	2	5	1	2	4	14	32	1	6	0	0	1	2
Kolonnenführer	138	7	5	2	1	10	7	73	4	5	2	3	4	5
Mechaniker	36	4	4	0	0	0	0	33	2	6*	1	3	4	11
Werkstattelektriker	–							27	1	5	0	0	3	12

[a] Einbezogen wurden alle deutschen gewerblichen Arbeitnehmer(innen) und Meister, die seit mindestens 6 Jahren den Werken angehörten.
Stichtag der Prävalenzbestimmung war für Werk A der 31. 12. 1980, für Werk B der 31. 12. 1981. Bei den Prävalenzraten der Tätigkeitsgruppen handelt es sich um altersstandardisierte Werte. Drei Altersgruppen lagen der Berechnung zugrunde: < 35 Jahre, 35–49 Jahre, ≥ 50 Jahre. Bei einigen kleineren Tätigkeitsgruppen führte die Standardisierung aufgrund kleiner Altersklassen zu stark abweichenden Prävalenzwerten. In diesen Fällen wurde der nichtstandardisierte Wert angegeben und durch * gekennzeichnet. Die Prävalenzwerte wurden auf- bzw. abgerundet.
Das Symbol »–« bedeutet, daß die betreffende Tätigkeitsgruppe in dem Werk nicht vorkommt oder nicht in die Untersuchung einbezogen war oder daß die Gruppe weniger als 25 Beschäftigte umfaßt.

-schädigende Arbeitssituationen. Sie sind hinreichend Anlaß, gesundheitsfördernde Aktivitäten einzuleiten. Ein erfolgversprechender Weg ist die Einrichtung von Gesundheitszirkeln. Ihre Aufgabe ist eine doppelte, die belastende Arbeitssituation mit den Betroffenen und Beteiligten hinsichtlich ihrer gesundheitsbeeinträchtigenden Elemente aufzuarbeiten und zum andern auf dieser Erfahrungsgrundlage Vorschläge zur gesundheitsgerechten Arbeitsgestaltung zu erarbeiten (Slesina und Broekmann, 1992; Abb. 19-1).

Gesundheitszirkel sind multiprofessionell zusammengesetzte Projektgruppen im Betrieb. Neben erfahrenen und von ihren Kollegen gewählten Vertretern der Beschäftigten, meist aus zwei miteinander

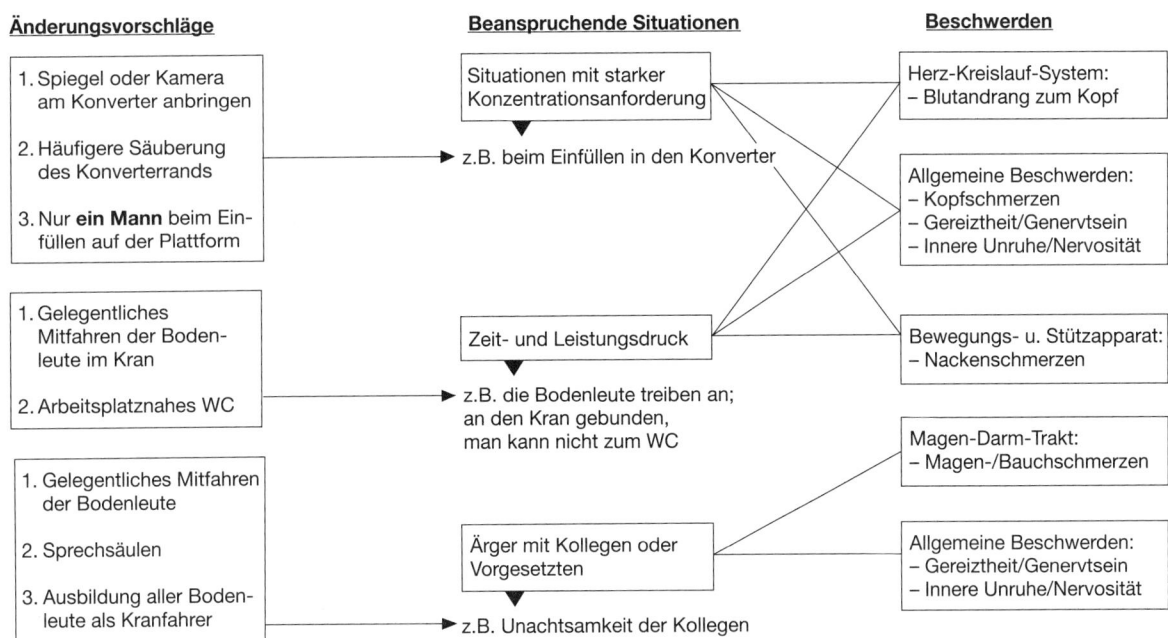

Abb. 19-1 *Beispiel aus einem Gesundheitszirkel für den Zusammenhang von psychosozialem Streß (»beanspru-chende Situationen«), wahrgenommenen gesundheitlichen Beeinträchtigungen (»Beschwerden«) und gesundheitsbe-zogener Arbeitsgestaltung (»Änderungsvorschläge«). Kranfahrer (n = 23). Abbildung nach Slesina, 1988 (unveröffentlicht).*

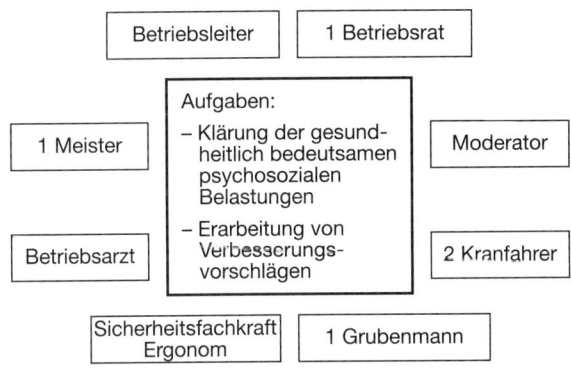

Abb. 19-2 *Zusammensetzung eines Gesundheitszirkels. Abbildung nach Slesina und Broekmann, 1992, S. 172.*

kooperierenden Arbeitsbereichen nehmen Meister, Betriebsrat, Ergonom und Arbeitssicherheitsinge-nieur sowie über ständige Information und bei Betei-ligung zu spezifischen Fragen der Betriebsarzt und der Abteilungsleiter/Betriebsleiter an den Sitzungen der Gesundheitszirkel teil (Abb. 19-2). Die Modera-tion sowie die Vor- und Nachbereitung übernimmt ein »Unabhängiger«, der mit den Arbeitsprozessen vor Ort vertraut ist und über entsprechende fachli-che Erfahrungen verfügt. In der Modellerprobung war dies ein Wissenschaftler, in der Praxis kann diese Aufgabe ein Psychologe oder (Medizin-)Soziologe sein (Slesina, 1988). Nach vorliegenden Erfahrungen sind sechs bis acht einstündige Sitzungen ausrei-chend, um die beiden oben genannten Aufgaben zu

erfüllen. Die Teilnahme an den Gesundheitszirkeln gilt als bezahlte Arbeitszeit.

Die psychosomatische Bedeutung der Gesundheits-zirkel liegt zweifellos in ihrer Funktion, die subjektiv der Selbstwahrnehmung in der Arbeitssituation ge-gebenen und daher herkömmlichen Verfahren nicht zugänglichen Erfahrungen der Beschäftigten aufzu-decken und sie in ihrer gesundheitlichen Bedeutung zu bewerten; sie aber auch bei entsprechenden Ver-änderungsvorschlägen zu berücksichtigen. Die Ge-fahr, statt Belastungsabbau nur eine Belastungsver-schiebung zu bewirken, wird in der Regel infolge der Freude, überhaupt etwas erreicht zu haben, unter-schätzt.

Sicher wird mit der Teilnahme an Gesundheitszir-keln die gesundheitliche Kompetenz bei allen Teil-nehmern erhöht. Im Sinne der Strategie der WHO, der Gesundheit als Zielwert des Handelns eine mög-lichst breite Akzeptanz zu sichern, kommt den Ge-sundheitszirkeln eine prominente Rolle in der be-trieblichen Gesundheitsförderung zu. Für die Be-triebe, die jedoch anders als die WHO oder die Kran-kenkassen keine »Organisationen ohne Erwerbscha-rakter« sind, hat eine flächendeckende Einführung nur unter zwei einander ergänzenden Vorausetzun-gen Interesse:

– Es kommt zu einer weiteren Konkretisierung des Arbeitsschutzes gegen streßbedingte arbeitsbe-dingte Erkrankungen.
– Gesundheitszirkel werden ein auch von den Inter-essenvertretungen der Arbeitnehmer akzeptierter Weg, Schwachstellen der Arbeitsorganisation auf-

Tab. 19-3 Ergebnisse zur gesundheitsgerechten Arbeitsgestaltung aus mehreren Gesundheitszirkeln – typische beanspruchende Arbeitssituationen und Änderungsvorschläge (Slesina, 1988, unveröffentlicht).

	psychosozial	muskulär	Umgebung	Sicherheit
Stations-instand-halter	Fehlerdiagnose und -behebung, Probleme lösen, häufige Unterbrechungen, Anfragen, fehlende bzw. unvollständige Pläne	fehlende Kranunterstützung in Kellerbereichen; Verzicht auf Kraneinsatz wegen starkem Zeitdruck	Hitze, Gerüche etc. in den Kellern	bei Reparaturen: Mißverständnisse zwischen Instandhalter und Anlagenbediener
Kran-fahrer	Verantwortung für Sicherheit; häufige Verstöße gegen Verkehrsregeln durch Bodenleute	ständiges Sitzen; häufiges Drehen des Rumpfes bei Rückwärtsfahrten	Sichtprobleme, z. B. Blendung, »toter Winkel« etc.	Risiko durch mißverständliche Zeichen; Karambolage-Risiko
Kalt-walzer	hohes Anlagentempo – hohe Qualitätsanforderung; Konkurrenzverhalten zwischen den Schichten	ständiges Stehen; Sammeln der Unterlegklötze	Ölnebel	Ablösen des Bandes von der Haspel
Zerteil-anlagen-bediener	Ausgleichen von Anlagenmängel durch die Bediener; Aufgabenüberforderung	Handstapeln der Paletten	teilweise ungünstige Beleuchtung bei Kontrollarbeiten	besonders bei Ersatzleuten erhöhtes Risiko
Warm-walzer	langformatige Schnellstähle, keine Möglichkeit zum »Zwischenparken«	gebeugtes Sitzen	teilweise beleuchtungsbedingte Sichtprobleme	Entfernen von Walzgut aus der Anlage
Gerüst-bauer/ Wartungs-arbeiter	Zeitdruck bei kleinen Walzprogrammen	Zusammenbau der Walzgerüste mit schwerem Werkzeug	Hitzearbeiten an den Haspeln	Abrutschgefahr auf Gerüsten; Unfallrisiken durch aggressives Verhalten

zudecken und die Mitarbeiter für die Mitgestaltung der Arbeitsprozesse z. B. für Beteiligungsarbeit zu motivieren.

Die Weiterentwicklung des Arbeitsschutzes wird auch in Zukunft ein wichtiges Thema der sozialpolitischen Gesetzgebung bleiben, nicht zuletzt im Gefolge der fortschreitenden europäischen Einigung. Aus der Sicht des Managements betrachtet, sind Gesundheitszirkel Bestandteil der Organisationsentwicklung (v. Ferber, 1992a). Wir können – verstärkt durch den Wettbewerb auf internationalen Märkten – eine Hinwendung zu dezentralen, mitarbeiterorientierten Formen der Betriebsführung feststellen. Die Bereitschaft im Management, Arbeitsschutz in die Organisationsentwicklung zu integrieren, könnte sich daher durchaus verstärken. Vorausgesetzt allerdings, daß es den Arbeitswissenschaften gelingt, den Erfolg von Gesundheitszirkeln zu objektivieren.

Einer **Evaluation der Gesundheitszirkel,** die auch zu einer dringend erwünschten präziseren begrifflichen Verständigung führen würde, stehen allerdings erhebliche, in der Sache selbst begründete Schwierigkeiten im Wege. Gefragt ist eine ergebnisorientierte Evaluation. Sie setzt eine Verständigung über das angestrebte Ergebnis voraus. Im Interesse des Unternehmens liegt eine Senkung des Krankenstandes und/oder eine Erhöhung der Arbeitsproduktivität. Im Interesse der Gesundheitsförderung liegt eine Verringerung gesundheitsbeeinträchtigender Belastungen und/oder eine höhere Kompetenz der Beschäftigten in Fragen der gesundheitsgerechten Arbeitsgestaltung (v. Ferber, 1992a; Tab. 19-3).

Evaluation setzt eine Kontrolle konkurrierender Einflüsse voraus: Veränderungen der Arbeitssituation ereignen sich ständig und häufig unvorhergesehen; Beschäftigte wechseln den Arbeitsplatz; geplante Veränderungen im Arbeitsschutz erfolgen inkremental. Dies alles erschwert eine Zurechnung der Effekte von Gesundheitszirkeln und damit eine Messung ihrer Erfolge.

Nachhaltige Bedeutung für die weitere Diskussion um die Gesundheitszirkel dürfte daher der Tatsache zukommen, daß auf keine andere Weise eine objektivierbare Einsicht in die von den Beschäftigten selbst erfahrene gesundheitsbeeinträchtigende Wirkung von Arbeitsbedingungen zu gewinnen ist, die zugleich realistische Wege zur Verringerung der Belastungen öffnet. Wer anerkennt, daß Arbeitserfahrungen, d.h. die subjektive Verarbeitung von Arbeitsbedingungen krank machen, aber auch gesund erhalten können, wird nicht umhin können, Gesundheitszirkeln einen hohen Stellenwert für die Gesundheitsförderung zuzuerkennen.

KAPITEL 20

Theorie des diagnostischen Prozesses

Thure von Uexküll und Wolfgang Wesiack

1 Was ist eine Diagnose?

Sobald Medizinstudenten kranke Menschen kennenlernen, werden ihnen zwei Grundsätze eingeprägt. Der erste lautet: »Bevor ihr behandelt, müßt ihr eine Diagnose gestellt haben.« Der zweite Grundsatz: »Diagnosen verwenden Symptome, um Krankheiten zu identifizieren«. Leider – und dies kann nicht nachdrücklich genug betont werden – klärt im allgemeinen niemand die Studenten über die Problematik der Begriffe »Diagnose«, »Symptome« und »Krankheit« auf. Wir wollen versuchen, das in diesem Kapitel nachzuholen.

R. H. Braun (1970) unterscheidet, gestützt auf Richard Koch (1920), zwei Diagnosebegriffe: einmal die Diagnose als »Summe der Erkenntnis« (ein Prozeß, der nie abgeschlossen ist), andererseits die Diagnose als »Zuordnung eines Krankheitsfalls zu einem Begriff unseres nosologischen Systems«. Andere Ärzte unterscheiden zwischen krankheitsbezogenen und Individual-Diagnosen. Balint (1957) spricht von umfassender Diagnose (»overall diagnosis«) und meint damit die Integration von klinischer, individueller und in der Beziehung von Arzt und Patient sich konstellierender Diagnose.

Das griechische Wort »diagnosis«, von dem unser Wort Diagnose abgeleitet ist, bedeutet ursprünglich »Entscheidung« und weist bereits auf die Aktivität bzw. Kreativität des diagnostizierenden Arztes hin. Entscheidung meint Wahl zwischen zwei oder mehr Möglichkeiten. Diese Möglichkeiten sind keine vorfindbaren Gegebenheiten, sondern Interpretationen komplexer Abläufe, die Ärzte durch ihre Beobachtungen kranker Menschen entwickelt haben. »Krankheiten« sind Interpretationsmodelle, und Diagnosen sind Entscheidungen zwischen den verschiedenen Interpretationen, welche die Medizin jeder Zeit in einem »nosologischen Katalog« zusammenfaßt. Diagnosen werden uns also nicht einfach geschenkt, dürfen auch nicht unkritisch von anderen (weder von Ärzten noch von Patienten) übernom-

men werden, sondern müssen in einem schwierigen Suchprozeß erarbeitet und »gestellt« werden.

Ähnliches gilt für die Begriffe »Symptom« und »Krankheit«. Ob einzelne Phänomene als Symptome bestimmter Krankheiten anerkannt werden, hängt von der Übereinkunft der wissenschaftlich tätigen Ärzte ab. Symptome sind, wie die Krankheiten, zwischen denen Diagnosen die Wahl treffen, **Konstrukte** des menschlichen Verstands. Im angelsächsischen Sprachgebrauch wird »symptom« im Gegensatz zu »sign« als *subjektive* Beschwerde verstanden. Dahinter steht die Bedeutungsunterstellung, Krankheitszeichen (»signs«) seien unabhängig von jeder Interpretation.

Foucault (1981) hat dies folgendermaßen ausgedrückt: »Das Symptom ist die Form, in der sich die Krankheit präsentiert: daher seine wichtige Rolle. Von allem Sichtbaren ist es dem Wesenhaften am nächsten; es ist die erste Umschreibung der unzugänglichen Natur der Krankheit. Husten, Fieber, Seitenschmerzen und Atembeschwerden machen nicht selber die Brustfellentzündung aus – diese ist nämlich den Sinnen niemals zugänglich, sondern entdeckt sich nur der Verstandestätigkeit...«

Jetzt können wir den Begriff »Diagnose« auch eindeutig definieren: **»Diagnosen« sind Entscheidungen zwischen Interpretationsmodellen für Vorgänge, die den Sinnen nicht unmittelbar zugänglich sind und die wir »Krankheiten« nennen.**

2 Wozu brauchen wir Diagnosen?

In Kapitel 1, »Wissenschaftstheorie: ein bio-psychosoziales Modell«, wurde ausgeführt, daß nach den Modellen des Funktions- bzw. Situationskreises Erkenntnis zwischen den Polen »Bedeutungserteilung« und »Bedeutungsverwertung« entsteht und immer über die Stufen »Wahrnehmung«, »Deutung« und »Realitätsprüfung« verläuft. Sobald es sich nicht mehr um einzelne Zeichen, sondern wie beim kranken Menschen, so gut wie immer um ein ganzes Zeichenensemble handelt, kann dieser Deutungsvorgang mit Hilfe von Modellvorstellungen vollzogen werden. Die Interpretationsmodelle, die wir »Krankheiten« nennen und zwischen denen Diagnosen entscheiden müssen, haben also einen **Erkenntniszweck:** Sie geben dem Arzt in einer undurchsichtigen Situation eine Orientierung, wie er bestimmte Phänomene deuten soll. Da Deutung aber niemals Selbstzweck ist, sondern immer – selbst in der Botanik – Orientierung für unser Verhalten zum Ziel hat, geben Diagnosen nicht nur Deutungsanweisungen sondern auch **therapeutische Handlungsanweisungen.**

Jede wissenschaftlich begründete Therapie setzt daher eine Diagnose voraus; d.h. in der Sprache des Situationskreises ausgedrückt: der Bedeutungsverwertung muß die Bedeutungserteilung vorausgehen. Im Fallbeispiel des Kapitels 1, »Wissenschaftstheorie: ein bio-psycho-soziales Modell«, haben wir gezeigt, wie die verschiedenen Diagnosen zu unterschiedlichen therapeutischen Konsequenzen führen. Werden die nächtlichen Angst- und Atemnotanfälle der dort geschilderten Patienten als Konversionssymptome diagnostiziert, dann führt dies zu ganz anderen therapeutischen Handlungsanweisungen, als etwa die Diagnose »Asthma cardiale«.

Diagnosen sind darüber hinaus auch **Medien der Kommunikation.** Sie schaffen Spielregeln, innerhalb derer Arzt und Patient in Form von »Rolle« und »Gegenrolle« ein »Interaktionsspiel« inszenieren. Die »Sache«, über die Arzt und Patient »verhandeln«, ist die durch eine Diagnose bezeichnete Krankheit (s. Kap. 1). Wenn ein Mensch sich krank fühlt, hat dieses Gefühl den Charakter des Unheimlichen und Gefährlichen. Dieses Gefühl des Bedrohtseins steigert sich bei längerem Bestehen des Sich-krank-fühlens, solange der vermutete Krankheitsprozeß unverstanden und ungeklärt ist. Wird dieser Prozeß mit einem Namen (= Diagnose) belegt, dann ist das Bedrohliche zu einer »Sache« in der Interaktion mit einem Arzt geworden, in der die Spielregeln feststehen. Damit entsteht oft in berechtigter, manchmal aber auch in unberechtigter Weise der beruhigende Eindruck, das Krankheitsgeschehen sei jetzt im Wesentlichen geklärt und unter Kontrolle. Diagnosen sind daher auch **Sedativa.** Dies ist der positive Aspekt des Sedativums »Diagnose«. Den negativen Aspekt teilt es mit allen Sedativa: Es beruhigt oft zu früh, erzeugt falsche Sicherheit, verhindert dadurch ein Offenbleiben für weitere Entwicklungen und blockiert ein weiteres Suchen. So kann eine vorzeitig und unvollständig gestellte Diagnose zur Pathogenese einer Fehldiagnose werden.

3 Diagnostik als Indizien-Wissenschaft

Diagnostik ist also die Suche nach etwas, das den Sinnen nicht zugänglich ist, sich ihnen aber in Form von Symptomen präsentiert. Das heißt: Symptome sind »Zeichen«, die – wie Leibniz (1646–1716) formuliert hat – ein Wahrgenommenes sind, aus welchem man auf die Existenz eines Nicht-Wahrgenommenen schließen kann.

Nach Ginzburg (1983) ist die Methode, wahrnehmbare Zeichen als »Indizien« für etwas den Sinnen nicht Verfügbares zu verwenden, das älteste Paradigma, das der menschliche Geist in den Jägerkulturen erfunden hat. Er schreibt: »Jahrtausendelang war der Mensch Jäger. Im Verlauf zahlreicher Verfolgungsjagden lernte er es, aus Spuren im Schlamm, aus zerbrochenen Zweigen, Kotstücken, Haarbüscheln, verfangenen Federn und zurückgebliebenen Gerüchen, Art, Größe und Fährte von Beutetieren zu rekonstruieren. Er lernte es, blitzschnell komplexe geistige Operationen auszuführen, im Dickicht des Waldes wie auf gefährlichen Lichtungen. Über viele Generationen hinweg bereicherten die Jäger dieses Erkenntnisvermögen und überlieferten es.« Er erläutert dieses Erkenntnisvermögen dann genauer: »Charakteristisch für dieses Wissen ist die Fähigkeit, aus scheinbar nebensächlichen empirischen Daten eine komplexe Realität aufzuspüren, die nicht direkt erfahrbar ist. Man kann hinzufügen: Der Beobachter organisiert die Dinge, so daß Anlaß für eine erzählende Sequenz entsteht, deren einfachste Formel lauten könnte: ›Jemand ist dort vorbeigekommen.‹ (...) Der Jäger hätte demnach als erster *eine Geschichte erzählt*, weil er als einziger fähig war, in den stummen – wenn nicht unsichtbaren – Spuren der Beute eine zusammenhängende Folge von Ereignissen zu lesen«.

Ginzburg meint, die frühen Ärzte hätten aus diesem Indizien-Paradigma das Paradigma der medizinischen Diagnostik gewonnen. Sie hätten gelernt, die einfache Geschichte »Jemand ist dort vorbeigekommen« zu Geschichten weiterzuentwickeln, welche die Vergangenheit (Anamnestik) und die Zukunft (Prognostik) der komplexen, nicht direkt erfahrbaren Realität eines Kranken erzählen, und sie damit in die Geschichten einer bekannten Krankheit verwandeln. Generationen von Ärzten hätten dieses Wissen bereichert und ihren Schülern überliefert (natürlich auch mit allen Fehlerquellen von Überlieferungen).

Zum Verständnis der heutigen Situation ist es notwendig, daran zu erinnern, daß in der Medizin zu Beginn des 19. Jahrhunderts ein Paradigmawechsel stattgefunden hat: Das Paradigma des Indizienbeweises und das Modell des lebenden Systems, wurde von dem Galilei-Newton-Paradigma der klassischen Mechanik und des Maschinenmodells abgelöst. Damit wurde aus Diagnostik als Spurensicherung und Indizienbeweis, mechanistisch-kausale Ursachenforschung zur Feststellung eines »Maschinenschadens«.

In Kapitel 1 wurde dargestellt, daß die Biologie in den letzten Jahrzehnten zu der Einsicht gekommen ist, die physikalischen und chemischen Prozesse würden im Organismus keineswegs nur mechanische Energie, sondern vor allem Nachrichten übertragen. Damit ist wieder ein Paradigmawechsel eingeleitet: Es handelt sich um die Wiederentdeckung des Zeichen- oder Indizien-Paradigmas. Damit steht die Medizin vor der Notwendigkeit, Diagnostik wieder zu einer Grundlagenwissenschaft einer Heilkunde zu machen, für die Krankheiten nicht nur biomechanische Probleme sind.

Für diese Diagnostik sind Krankheiten wieder »Dramen der Natur«, die Menschen ergreifen und ihnen Rollen aufzwingen, gegen die sie sich nicht wehren können. Die Verstandestätigkeit des Arztes ist wieder der Versuch, unscheinbare empirische Daten als Zeichen, d.h. als Indizien (Symptome) für die nicht direkt erfahrbare Realität dieser Dramen zu identifizieren, um sie auf diese Weise als Geschichten festzuhalten, die sich unter verschiedenen Namen in dem Erfahrungsschatz der Medizin speichern lassen. Diese Geschichten dürfen jetzt nicht nur Schicksale von Organen wie »Typhus abdominalis«, »Bronchopneumonie«, »Colitis ulcerosa« usw., erzählen, sondern müssen **Schicksale von Menschen** berichten, denen diese Organe gehören. Sie müssen dem Arzt Verhaltensanweisungen geben, »mit der Krankheit dieses einmaligen Patienten umzugehen«. Wie müssen Diagnosen aussehen, die dazu imstande sind?

4 Die Konstruktionsfehler der biotechnischen klinischen Medizin

Diagnosen sind, wie wir festgestellt haben, »Werkzeuge«, die undurchsichtige Situationen für das Eingreifen des Arztes ordnen. Sie sagen ihm, was er wann und wie tun muß, um ein guter und erfolgreicher Arzt zu sein. Solange wir keine Diagnose haben, sind wir unsicher, und Unsicherheit erzeugt Angst. Unsicherheit zu ertragen, haben wir weder gelernt noch eingeübt. Diagnosen können – wie bereits erwähnt – für den Arzt daher auch zu Sedativa werden, die zu Fehldiagnosen verführen.

Damit ist das Szenario für Patienten beschrieben, die mit einem Leiden zu einem Arzt kommen, für das er keine Diagnose kennt: Sie stürzen ihn in Unsicherheit. Was soll der gewissenhafte Arzt anderes tun, als immer von neuem nach einer Diagnose fahnden? Ohne Diagnose keine Krankheit, und d.h. keine Spielregeln, nach denen Patient und Arzt miteinander umgehen können. Epidemiologische Untersuchungen haben ergeben, daß Ärzte bei solchen Patienten die Fahndung nach einer Diagnose 7–11 Jahre lang fortsetzen. In dieser Zeit entsteht das, was man »Patientenkarrieren« nennt, in deren Verlauf Fehldiagnosen, Fehlbehandlungen an der Tagesordnung und nicht indizierte Operationen nicht selten sind.

Die Tatsache, daß sich diese unerfreuliche Situation bei 30–60% aller Patienten einstellt, die einen Arzt oder ein Krankenhaus aufsuchen, beweist die Vermutung, daß die Diagnosen, welche die biomechanische Medizin uns zur Verfügung stellt, einen Konstruktionsfehler haben müssen. Werkzeuge werden für bestimmte Aufgaben gebaut. Vor ihnen müssen sie sich bewähren. Das gilt – wie wir festgestellt haben – auch für Diagnosen. Sie müssen sich vor der Aufgabe bewähren, undurchsichtige Situationen für das ärztliche »Eingreifen« zu ordnen. Diagnostik läßt sich nicht von Therapeutik trennen. Wir spre-

chen daher in Kapitel 1 »Wissenschaftstheorie: ein bio-psycho-soziales Modell«, vom diagnostisch-therapeutischem Zirkel.

Es wird ein Fall berichtet, in dem sieben Ärzte, eingeschlossen in ihr jeweiliges spezialistisches Bezugssystem, sieben verschiedene (Teil-)-Diagnosen stellen, die zu unterschiedlichen Handlungsanweisungen führten. Jedem Arzt schrieb seine Diagnose sein therapeutisches Eingreifen vor. Diese Hinweise zeigen unserer Suche nach dem Konstruktionsfehler eine heiße Spur: Es gibt zwei verschiedene Arten ärztlichen Eingreifens: Eingriffe der Hand und Eingriffe des Wortes. Diagnosen, die für Eingriffe der Hand konstruiert sind, bewähren sich nicht für Eingriffe des Wortes und umgekehrt. Hier sei jedoch angemerkt, daß es nur selten Diagnosen gibt, die sich ausschließlich der »Hand« oder dem »Wort« zuteilen lassen.

Eingriffe der Hand lassen sich als mechanische Einwirkungen in einem Komplex mechanischer Vorgänge verstehen, wie sie in exemplarisch geordneter Form in Maschinen ablaufen. Nach diesem Denkschema hat die somatische Medizin ihr Modell für den Körper entworfen und ihre Diagnosen für somatische Krankheiten konstruiert. Sie fassen Symptome als Wirkungen von »Krankheits-Ursachen« auf. Wir sprechen von »Ätiologie« als »Lehre der Krankheitsursachen« und von einer »ätiologischen Behandlung«, welche mit den Krankheitsursachen auch die Symptome beseitigen soll.

Im Unterschied dazu werden »Eingriffe« mit Worten nur im Rahmen eines anderen Denkschemas verständlich. In ihm müssen Worte als Nachrichten-Träger und Beziehungen als Nachrichten-Verbindungen aufgefaßt werden. Nach diesem Denkschema hat die psychologische Medizin ihr Modell für psychotherapeutische Interventionen entworfen.

Diese beiden heterogenen Denkschemata stehen hinter den Diagnosen unserer somatischen und unserer psychologischen Medizin. Wir bleiben in ihrem Dualismus gefangen, solange wir auf sie angewiesen sind, aber nicht, weil Kranke aus einem materiellen Körper und einer spirituellen Seele bestehen.

Wenn wir jetzt einen Schritt weitergehen und die beiden Denkschemata mit den zugehörigen Modellen kritisch betrachten, stellt sich heraus, daß das mechanische Modell zwar viele Vorteile und Verdienste hat, daß es aber vor der Aufgabe versagt, einen lebenden Körper zu deuten. Aus diesem Grund wurde es, wie gesagt, in der Biologie inzwischen durch ein neues Modell abgelöst, das für die psychosomatische Medizin von besonderem Interesse ist.

5 Das Modell des lebenden Systems

Das neue Modell betrachtet Organismen als lebende Systeme, d.h. als Gebilde, die sich »autopoietisch« selbst erzeugen und selbst erhalten, indem sie aus ihrer Umgebung die benötigten Stoffe und Energien auswählen und sich einverleiben. Das Wesentliche an dem neuen Modell ist die Einsicht, daß mechanische Einwirkungen auf lebende Systeme nicht nur mechanische Reaktionen hervorrufen, sondern mechanische Einwirkungen auf ihre Rezeptoren in Zeichen verwandeln, die Nachrichten über die Bedeutung vermitteln, welche die Umgebung für die Bedürfnisse der Systeme haben. Dies ermöglicht ihnen, dort die benötigten Stoffe zu erkennen und zu assimilieren und auf Umweltsituationen adäquat zu reagieren. Solche Zeichenprozesse lassen sich nach den Modellen des Funktions- und Situationskreises beschreiben, die in Kapitel 1 »Wissenschaftstheorie: ein bio-psycho-soziales Modell«, dargestellt sind.

Nach dem Konzept der Systemtheorie (Bertalanffy, 1968) sind lebende Systeme hierarchisch in Integrations-Ebenen gegliedert: Auf biologischen Integrations-Ebenen sind Zellen in Organe und Organe in einem Organismus integriert; auf einer psychischen Ebene bilden Organismen mit Teilen ihrer Umgebung komplexere Einheiten; schließlich verbinden sich auf einer noch komplexeren Ebene Organismen zu sozialen Systemen. Auf jeder neuen Ebene treten »emergent«, d. h. nicht ableitbar von den Elementen der einfacheren Ebenen, neue Eigenschaften und neue Zeichensysteme auf. Biologische, psychische und soziale Eigenschaften lassen sich daher nicht kausal voneinander ableiten. Sie beschreiben Phänomene, die durch Bedeutungskoppelung verknüpft sind.

Nach diesem in Kapitel 1 dargestellten Modell sind lebende Systeme in Nachrichten-Netze eingebunden, die ständig gesendet und empfangen werden, und über die sie mit ihrer Umgebung und anderen lebenden Systemen verbunden sind. Zum Nachrichten-Empfang verfügen sie über Rezeptoren und zum Senden von Nachrichten über Effektoren.

Krankheitssymptome lassen sich als Störungen der Nachrichten-Verbindungen deuten, die verschiedene Ursachen haben können. Gemeinsam ist ihnen, daß sie die Beziehungen stören oder unterbrechen, die lebende Systeme miteinander und mit lebensnotwendigen Objekten ihrer Umgebung verbinden.

Weiner (1989) hat das so formuliert: »Der Organismus ist ein dynamisches System in einer ständig wechselnden Umgebung. Es läßt sich am besten als eine Serie miteinander verbundener Subsysteme beschreiben, die in rhythmischer Form über die Zeit funktionieren. Die Verbindung der Subsysteme wird durch eine Vielfalt von Kommunikationssignalen erreicht, die in regelmäßiger und unregelmäßiger Weise gesendet werden. Krankheit kann entstehen, wenn neue Rhythmen auftreten oder frühere verschwinden oder sich ändern. Einige dieser Änderungen sind auch Folge einer veränderten Kommunikation zwischen Zellen, Organen oder des Organismus mit seiner Umgebung«.

Wenn wir dieses neue Modell für den Organismus genauer betrachten, fällt seine Ähnlichkeit mit dem Modell auf, das die psychologische Medizin entwickelt hat, um zu erklären, wie Worte Wirkungen entfalten. Nach dem neuen Modell sind Beziehungen, die durch Nachrichten-Austausch gebildet und aufrecht erhalten werden, auch für den Körper das wesentliche Element. »Eingriffe der Hand« sind auch Vehikel, die von Zellen und Organen in Zeichen transportiert werden, die Nachrichten übermitteln. Auch »Eingriffe mit Worten« verwenden Luftwellen als Vehikel, die der Empfänger wieder in Worte mit Nachrichten-Bedeutung übersetzen muß.

Diagnostik ist jetzt nicht mehr mit den unlösbaren Problemen des psychophysischen Dualismus konfrontiert, sondern mit den zwar schwierigen, aber lösbaren Übersetzungs-Problemen zwischen den Zeichensystemen verschiedener Integrations-Ebenen, die sich als »Aufwärts«- und »Abwärts-Effekte« beschreiben lassen (Kap. 1). Damit zeichnet sich die Möglichkeit für »Gesamtdiagnosen« von Krankheiten ab, die somatische und psychische Symptome in ihrem sozialen Kontext erfassen. Das ist die Antwort auf unsere Frage, wie Diagnosen aussehen müssen, die dem Arzt Verhaltensanweisungen geben, die ihm sagen, wie er nicht nur mit Organen umgehen muß, sondern auch mit den Krankheiten individueller Patienten.

6 Über die Schwierigkeit, Diagnosen zu stellen

6.1 Ein exemplarischer Krankheitsfall

Zwei Jahre vor der Konsultation eines psychosomatisch arbeitenden Arztes erlitt ein damals 33jähriger Mann in einer Drahtzieherei einen Arbeitsunfall mit linksseitigem Rippenbruch. Der Unfall passiert, weil er versuchte, sich gegen einen stark schwingenden Drahtzug zu stemmen, der die ganze elektrische Schaltanlage dieses Arbeitsraumes zu zertrümmern droht. Nach glatter Abheilung der Rippenfraktur wurde der Patient aber nicht beschwerdefrei, sondern bekam unbestimmte Oberbauchbeschwerden, die er selbst als »Wundsein« beschrieb und die er übrigens seit seinem 16. Lebensjahr immer wieder hatte. Da der Patient immer stärker über Beschwerden klagte und gleichzeitig begann, an Gewicht zu verlieren, wurde er von seinem Hausarzt wegen Verdachts auf eine Magenerkrankung an einen Internisten überwiesen. Dieser äußerte den Verdacht auf eine Pankreaserkrankung und veranlaßte die Einweisung des Patienten in eine namhafte gastroenterologische Klinik. Dort wurden bei einer Laparoskopie »Verwachsungen zwischen Colon ascendens und Peritoneum parietale« festgestellt. Da man in diesem Befund die »Ursache« der Beschwerden des Patienten sah, wurde er in eine Universitätsklinik zur operativen Behandlung überwiesen. Der Versuch einer Adhäsiolyse war jedoch nicht erfolgreich, weil »die Verwachsungen offenbar nur weit dorsal lagen«. Das Befinden des Patienten hatte sich – inzwischen waren $1^{1}/_{2}$ Jahre seit dem auslösenden Unfall vergangen – durch die vielen diagnostischen und therapeutischen Eingriffe laufend verschlechtert. Durch Appetitmangel hatte er fast 20 kg an Gewicht abgenommen und war nur bei Einnahme von Dolantinsuppositorien, deren Tagesdosis häufig bei zwei bis drei lag, einigermaßen beschwerdefrei. Um den sehr ordentlichen und fleißigen, mittlerweile aber völlig verzweifelten Mann vor der drohenden Frühinvalidität zu bewahren und um nicht doch »irgend etwas übersehen zu haben, veranlaßte der sehr gewissenhafte und besorgte Hausarzt noch eine Durchuntersuchung des Patienten in der Klinik für Diagnostik in Wiesbaden. Dort wurde der Patient erstmals auch einem Psychosomatiker vorgestellt und neben einigen wohl mehr oder weniger bedeutungslosen körperlichen Befunden der Verdacht auf eine »Konversionsneurose« geäußert und der Patient zunächst an einen Psychotherapeuten und nach Scheitern dieser Behandlung an einen psychosomatisch arbeitenden Arzt überwiesen.

Bei der ersten Konsultation macht der Patient einen sehr gedrückten und verschlossenen, ja fast versteinerten Eindruck, wobei an seiner Sprechweise eine eigenartig scharfe Artikulation und Betonung der Zischlaute auffällt. Wie gut gezielte Geschosse schleudert er dem Arzt abgehackt einzelne Worte und Satzteile entgegen. Aus der Lebensgeschichte des Patienten ist zu erfahren, daß er aus einer zerrütteten Ehe stammt, als Kind zwischen den geschiedenen Eltern, der Stiefmutter und den Großeltern hin und her geschoben wurde und sich ein Leben lang zurückgesetzt und zu kurz gekommen gefühlt hat. Nur seinen Lehrherrn hat er in einigermaßen freundlicher Erinnerung behalten.

Zu seinem Betrieb hat er ein recht ambivalentes Verhältnis. Da er sich dort durch Fleiß und Pünktlichkeit ein gewisses Ansehen erworben hat, betrachtet er seinen Betrieb inmitten einer feindlichen und bedrohlichen Welt als relativ sicheren Festpunkt. Deshalb hat er auch versucht, ihn unter Einsatz aller seiner Kräfte und mit der Folge eines Rippenbruchs vor empfindlichen Schaden zu bewahren (was ihm übrigens auch gelungen ist). Andererseits blieb er stets mißtrauisch und sieht jetzt sein Mißtrauen durch den Unfall bestätigt, der bedingt, daß er sich zwischen dem Betrieb und den verschiedenen Ärzten und Kliniken unverstanden und ungeliebt hin und her geschoben fühlt wie in der Kindheit zwischen den Eltern und Großeltern.

Diese Krankengeschichte verdeutlicht die Probleme, Schwierigkeiten und weittragenden Konsequenzen des diagnostischen Prozesses. Der bis zum Unfall »gesunde« Mann erleidet einen Betriebsunfall, als dessen Folge ein Rippenbruch diagnostiziert wird. Nach glatter Abheilung der Fraktur ist jedoch die Gesundheit des Patienten nicht wiederhergestellt. Er fühlt sich nicht wohl, leidet an Appetitstörungen, nimmt an Gewicht ab und klagt über unbestimmte Oberbauchbeschwerden, die er schon seit seinem 16. Lebensjahr, im Anschluß an ein stumpfes Bauchtrauma immer wieder hatte. Diese Beschwerden haben sich jetzt dramatisch verschlimmert.

Die nach dem Unfall gestellte Diagnose »Rippenfraktur« war zweifellos richtig. Sie hätte auch genügt, wenn die weitere Rekonvaleszenz komplikationslos verlaufen wäre. Dies war jedoch nicht der Fall. Es zeigt sich, daß die an sich richtige Diagnose »Rippenfraktur« das gesamte Krankheitsgeschehen nicht abdecken und erklären konnte, weil eben mechanische Ursachen nicht nur mechanische Folgen haben, sondern vom Organismus auch als Zeichen interpretiert und beantwortet werden: Die Ärzte sahen sich also genötigt, nach weiteren Teildiagnosen bzw. einer umfassenderen Gesamtdiagnose zu suchen. Dem Ausbildungsstand der Ärzte entsprechend konzentrierte sich der weitere diagnostische Suchprozeß zunächst so gut wie ausschließlich auf den Körper des Patienten. Die psychosoziale Dimension blieb ausgeklammert. Nach dem Ausschluß einer Magen- oder Pankreaserkrankung wurden »Verwachsungen zwischen Colon ascendens und Peritoneum parietale« festgestellt. Dem kausal-mechanischen Modell entsprechend wird nun die Vermutungsdiagnose »verwachsungsbedingte Bauchbeschwerden« gestellt und ein operativer Eingriff vor-

genommen, der jedoch keinen Erfolg bringt. Ganz im Gegenteil: der Patient wird immer kränker und mit ärztlicher Beihilfe abhängig von einem Schmerzmittel. Der Weg zur hoffnungslosen Chronifizierung wäre unabwendbar gewesen, hätte nicht der Psychosomatiker der Deutschen Klinik für Diagnostik in Wiesbaden den psychosozialen Aspekt in den diagnostischen Prozeß miteinbezogen und die ergänzende Teildiagnose »Konversionsneurose« gestellt (begründet durch die Funktion des Symptoms – Nichtbeachtung seines persönlichen Einsatzes für das Wohl seiner Firma, ohne Rücksicht auf seine körperliche Gesundheit). Die Überweisung an einen Psychotherapeuten führt allerdings zunächst nicht zum Erfolg, weil der Patient die psychotherapeutische Behandlung mit dem Hinweis abbricht, er sei ja schließlich körperlich und nicht seelisch krank und »kein Psychopath«. Hier zeigt sich deutlich, wie sehr die Theorien der Medizin – hier der Leib-Seele-Dualismus – auch die Vorstellungen der Patienten beeinflussen.

Was war hier falsch gelaufen? Der Rippenbruch wurde zwar richtig diagnostiziert, es wurde jedoch versäumt, diese Teildiagnose in eine Gesamtdiagnose zu integrieren. Die Bedeutung, die der Unfall für diesen Patienten hatte, blieb zunächst unberücksichtigt. So kam es (durch »Aufwärts«-Bewegung) zur konversionsneurotischen Entwicklung des Krankheitsgeschehens mit verhängnisvollen therapeutischen Konsequenzen. Alte Beschwerden (die seit dem 16. Lebensjahr bestehenden Oberbauchbeschwerden) bekamen eine neue Bedeutung, und auf dem Wege einer neuen »Abwärts«-Bewegung kam es zu Appetitmangel, starker Gewichtsabnahme und Dolatinabusus.

An dieser Stelle sollten wir innehalten und die wichtigsten diagnostischen Probleme auflisten, die diese Krankheitsgeschichte aufwirft.
1. Wie sicher sind Diagnosen? Wie können wir Irrtümer ausschließen?
2. In welchem Verhältnis stehen Teildiagnosen zur Gesamtdiagnose? Oder anders ausgedrückt: Wie läßt sich die »Zuordnung eines bestimmten Kranken zu einem Krankheitsbegriff unseres nosologischen Systems« in die »Summe der Erkenntnis über diesen Patienten« bzw. eine Gesamtdiagnose integrieren?

6.2 Wie sicher sind unsere Diagnosen?

Im dritten Abschnitt dieses Kapitels haben wir gezeigt, daß der diagnostische Prozeß in der Spurensuche nach Krankheitszeichen besteht. Zeichen müssen jedoch immer interpretiert werden und beinhalten daher mehr oder weniger große Unsicherheiten. Es gibt Krankheitszeichen, die so eindeutig sind, daß man sie »indices« für bestimmte Erkrankungen nennen kann. Andere sind mehrdeutig und können nur in Gemeinschaft mit anderen (ebenfalls unsicheren) Zeichen als Indizien für Krankheitsprozesse gewertet werden. Sichere Krankheitszeichen sind beispielsweise eindeutige bakteriologische, histologische und hämatologische Befunde oder typische Röntgenbilder oder Kurvenverläufe im EKG – im vorliegenden Krankheitsfall: der röntgenologische Nachweis einer Rippenfraktur. Die Schilderung von Zwangshandlungen oder von Wahnideen ermöglichen ebenfalls ziemlich sichere Interpretationen und Schlußfolgerungen.

Es ist ein weitverbreiteter und folgenschwerer Irrtum anzunehmen, daß nur körperliche Krankheitszeichen als »hart« und sicher, psychosoziale jedoch als »weich« und unsicher zu gelten haben. Diese Denkweise hat in unserem Fallbeispiel dazu geführt, daß die relativ belanglosen »Verwachsungsbefunde« über- und damit falsch bewertet wurden und die wichtigen psychosozialen Befunde völlig unbeachtet blieben. Da jedes Zeichen einen materiellen Zeichenträger – bei einer Nachricht etwa die Schallwellen des gesprochenen Wortes – hat, der interpretiert werden muß, müssen wir bei der Spurensuche immer berücksichtigen, welche Sicherheit wir einem Zeichen beziehungsweise einer Zeichenkombination zumessen und wie wir beides für unser Konstrukt »Diagnose« verwerten können.

Dabei darf nicht übersehen werden, daß der Weg der Spurensuche auf den verschiedenen Systemebenen natürlich unterschiedlich und dem Gegenstand beziehungsweise der jeweiligen Situation angemessen sein muß. Die Spurensuche auf der molekularbiologischen Ebene muß mit anderen Methoden durchgeführt werden, als auf der Zell- oder Organebene. Analoges gilt für die individualpsychische und die soziale Ebene. Interpersonelle Beziehungsdiagnostik und Beziehungstherapie kann nur auf der psychosozialen Integrationsebene sinnvoll sein, denn die »Wohnhülle« einer Zelle oder eines Organs ist eine andere als die individuelle Wirklichkeit eines Menschen (s. Kap. 1).

6.3 Der schwierige Weg zur Gesamtdiagnose

Auf den verschiedenen Systemebenen können nur Teildiagnosen – im vorliegenden Fall »Rippenfraktur«, »Verwachsungen«, »Konversionsneurose«, evtl. »Persönlichkeitsstörung«– gestellt werden. Die Integration dieser (richtigen und wichtigen) Teildiagnosen in eine Gesamtdiagnose ist zwar schwierig und problematisch, aber in manchen Fällen unerläßlich. Im Idealfall hätte bereits der erstversorgende Arzt nicht nur die »Rippenfraktur« festgestellt, sondern auch den psychosozialen Kontext des Unfallhergangs berücksichtigt. Dann wäre die Bedeutung von Einsatz und »Opfer« des Patienten für seine Firma in etwa deutlich geworden. Hätte man den Patienten von Anfang an für seine Leistung und sein Opfer belohnt und nicht – wie er es erlebt hat – mit diagnostischen und therapeutischen Eingriffen bestraft, wäre der Krankheitsverlauf sicherlich ein ganz anderer gewesen.

Zwar müssen und können wir uns in vielen Fällen mit einer richtigen Teildiagnose begnügen. Niemand wird verlangen, daß der Arzt bei der Versorgung jeder Wunde oder der Behandlung eines Fußpilzes die psychosoziale Situation des Patienten erforscht. Wir müssen uns aber in jedem Fall darüber klar sein, daß es einseitig ist, die diagnostischen Bemühungen auf eine Integrationsebene einzuschränken, eine Teildiagnose – sie mag noch so richtig und folgenschwer sein – zur einzigen Diagnose hochzustilisieren und dabei die Integration in die Gesamtdiagnose zu unterlassen. Im geschilderten Fallbeispiel hat weder die Beschränkung auf die richtige Teildiagnose »Rippenfraktur« noch auf die ebenfalls richtige Teildiagnose »Konversionsneurose« zu einem befriedigendem Heilerfolg geführt.

Betrachten wir abschließend die Suchbewegungen der Diagnosefindung: Der Prozeß beginnt auf der persönlichen Interaktionsebene zwischen Arzt und Patient, wird dann in den Bereich der Sub- und Suprasysteme fortgesetzt, um schließlich wiederum auf der personalen Interaktionsebene unter Integration in eine Gesamtdiagnose seinen vorläufigen Abschluß zu finden.

7 Zusammenfassung

1. Der diagnostische Prozeß beginnt mit der Selbstinterpretation des Kranken (= subjektive Krankheitstheorie) und der Inanspruchnahme des Arztes. Arzt und Kranker interpretieren Zeichen, die immer einen materiellen Zeichenträger und eine immaterielle Bedeutung haben.

2. Der Arzt muß die Krankheitszeichen und Interpretation des Patienten in die »Zeichensprache der Medizin« übersetzen.

3. Von dem jeweiligen Stand des medizinischen Wissens hängt ab, was als »Krankheitszeichen« (= Symptom) und was als »Krankheit« bezeichnet wird.

4. Krankhafte Prozesse sind kreative Versuche des psychophysischen Organismus, mit Belastungen durch die physische und psychosoziale Umgebung umzugehen.

5. Diagnosen sind Konstrukte des diagnostizierenden Arztes bzw. der Gemeinschaft der wissenschaftlich tätigen Ärzte.

6. Wir müssen Gesamtdiagnosen (= Summe der Erkenntnis über diesen Patienten) und (Teil-)Diagnosen (= Zuordnung dieses Kranken zu einem Krankheitsbegriff unseres nosologischen Systems) unterscheiden. Auf jeder Systemebene gilt ein anderes Zeichensystem, das in das Zeichensystem der Gesamtpersönlichkeit integriert bzw. übersetzt werden muß.

7. Der diagnostische Prozeß des Arztes beginnt auf der personalen Ebene (= Begegnung zwischen Arzt und Patient), um dann in einer »Abwärts«- oder »Aufwärts«-Bewegung die Einflüsse der Sub- und Suprasysteme aufzuklären.

8. Die Ergebnisse dieser Spurensuche im Bereich der Sub- und Suprasysteme und die dort gestellten (Teil-)Diagnosen müssen dann auf der personalen Ebene (= Begegnung zwischen Arzt und Patient) zu einer Gesamtdiagnose integriert werden.

KAPITEL 21

Anamnese und körperliche Untersuchung

Rolf H. Adler mit einem Teilbeitrag von Willi Hemmeler
neubearbeitet von Rolf H. Adler

1 Einleitung

Die Verwirklichung einer biopsychosozialen Medizin beruht auf drei Voraussetzungen:

- Der Arzt muß entscheiden können, welche psychischen und sozialen anamnestischen Angaben im Zusammenhang mit den erhobenen somatischen Daten wichtig sind. Dies setzt medizinisch-psychologisches Wissen und ärztliche Erfahrung voraus.
- Er muß die Fähigkeit besitzen, diese psychischen und sozialen Daten herauszufinden. Dies verlangt eine Technik der Anamneseerhebung.
- Der Arzt muß verstehen, die Beziehung zum Patienten so zu gestalten, daß der Patient Vertrauen fassen kann, damit sich ein »Arbeitsbündnis« entwickelt. Es ermöglicht die optimale Anwendung und Wirksamkeit der Technik.

Dieses Kapitel befaßt sich mit der zweiten Voraussetzung, mit einer Technik der Anamneseerhebung, die es erlaubt, psychische, soziale und somatische Daten integriert zu erfassen. Der dritte Aspekt, der Aufbau eines Arbeitsbündnisses, kann praktisch von der zweiten Voraussetzung, der Technik, nicht getrennt werden. Die beste Technik ist unnütz, wenn der Aufbau eines Vertrauensverhältnisses nicht gelingt. Aus didaktischen Gründen wird die Technik hier gesondert behandelt.

Anamnesen können auf verschiedene Arten erhoben werden. Alle gehen auf zwei Prinzipien zurück: das der »offenen« und das der »geschlossenen« (determinierten) **Frage.**

Unter »offener« Frage verstehen wir eine Frage, die nicht mit »Ja« oder »Nein« beantwortet werden kann, sondern den Patienten dazu bringt, seine Geschichte in seinen eigenen Worten und mit den damit verbundenen Gefühlen zu schildern. Der Syntaktik nach »geschlossenen« Fragen können je nach Betonung auch wie eine »offene« Frage wirken.

Die typische internistische Anamnese und auch die psychiatrische Exploration erfolgen mehr nach dem Prinzip der »geschlossenen« Frage. Der Vorteil ist die vermeintliche Zeitökonomie und die Übersichtlichkeit. Die Nachteile sind Informationen, die »in den Patienten hinein« gefragten Vorstellungen des Arztes entsprechen und ein falsches Bild von seinen Überlegungen, Vorstellungen und Erlebnissen ergeben können. Das psychoanalytische Interview, welches die »offene Frage« bevorzugt, die dem Patienten einen breiten Spielraum gibt, hilft dem Interviewer, auf psychische Vorgänge im Patienten und

die Interaktion zwischen dem Patienten und ihm selbst zu achten. Es erlaubt aber nicht, Informationen über die somatische Störung zu erfassen.

Abschnitt 2 stellt eine Technik der Anamneseerhebung dar, die es ermöglicht, beide Anamneseformen zu integrieren. Sie empfiehlt sich vor allem für den Nichtpsychiater, obwohl grundsätzliche Aspekte der Technik auch für das psychiatrische Interview gelten. Die dargelegte Anamnesetechnik wurde von Engel entwickelt, praktizierender Internist und Psychoanalytiker. Dies muß vorausgeschickt werden, um klarzumachen, daß der Hintergrund für das Verständnis bedeutsamer psychologischer Daten in der psychoanalytischen Entwicklungslehre besteht, wie sie z.B. von Engel in »Psychisches Verhalten in Gesundheit und Krankheit« (1969) dargelegt wurde, und daß diese Anamnesetechnik sowohl auf Engels praktischer internistischer als auch auf seiner psychoanalytischen Tätigkeit beruht. Sie ist keine Addition, sondern im Sinne der Systemtheorie und Hierarchie ein Suprasystem, das die Subsysteme »Internist« bzw. »Psychoanalytiker« integriert hat und emergent neue Möglichkeiten zum Vorschein bringt (s.a. Kap. 1 »Wissenschaftstheorie: ein bio-psycho-soziales Konzept«).

Diese Technik soll es Arzt und Student erleichtern, in **einem** Arbeitsgang die mehr unpersönlichen, objektiven Daten zusammen mit den mehr persönlich-subjektiven zu erheben. Den meisten Vorschlägen für eine integrale Erfassung des Kranken und seines Leidens haften Mängel an. Entweder wird die Aufgabe des Somatikers nicht berücksichtigt, oder es erfolgt keine konkrete Anweisung, wie sich das »klinisch-objektive« und das »subjektiv-teilnehmende« Vorgehen kombinieren lassen. Die nachfolgende Darstellung möchte dazu beitragen, daß ein Patient nicht erst dann subjektiv-teilnehmend, d.h. Psychisches und Soziales einschließend, erfaßt wird, wenn der Somatiker keine oder nur ungenügende Befunde zur Erklärung der vorgebrachten Beschwerden erhoben hat, denn die diagnostischen und therapeutischen Um- und Irrwege dieses zweistufigen Vorgehens liegen auf der Hand. Dabei verläuft jedes Interview wieder anders und ein sklavisches Befolgen der Interviewanleitung kann nicht das Ziel sein. Die aus didaktischen Gründen systematische Darlegung der Interviewtechnik darf nicht darüber hinwegtäuschen, daß ihr intellektuelles Verstehen noch keine erfolgreiche Handhabung bedeutet. Diese verlangt Kenntnisse der psychoanalytischen Entwicklungslehre, fundiertes Wissen in somatischer Medizin und Übung unter Anleitung.

Das Üben muß neben der Interviewtechnik zum Ziel haben, den Interviewer Empfindungen und Gedanken, die sich während der Anamneseerhebung in ihm entwickeln, sorgfältig beobachten zu lassen. Nur so kann er lernen, den Einfluß seiner eigenen Reaktionen auf die Arzt-Patient-Beziehung wahrzunehmen und zu verstehen. Beim Beispiel des unter Schritt 3 des Interviewschemas erwähnten Patienten mit zerebraler Insuffizienz reagiert der Arzt auf die Mühe des Patienten, die Anamnese geordnet zu schildern, mit Verärgerung. Diese findet in der Krankengeschichte dann Ausdruck in Begriffen wie »unkooperativer Patient«. Eine Selbstbefragung des Interviewers über sein Ärgergefühl hätte ihn nicht nur die Diagnose »zerebrale Insuffizienz« stellen lassen, sondern ihm auch erlaubt, die Schwierigkeiten des Patienten zu verstehen, seine Wut und Ungeduld aus der Beziehung zum Patienten herauszuhalten und das Interview ruhiger zu führen. Im Kommentar zum wörtlich wiedergegebenen Interview finden sich solche Selbstbeobachtaungen (s. Abschnitt 4).

2 Interviewschema

Schon hier liegt die Erfahrung zugrunde, daß die Krankengeschichte, einschließlich der Bedeutung von psychischem Material und dessen Zusammenhang mit somatischen Daten, um so zuverlässiger und typischer für den jeweiligen Patienten wiedergegeben wird, je geschickter und behutsamer der Arzt das Interview führt und strukturiert und es dem Patienten ermöglicht, seine Angaben in seinen Worten, in seiner Reihenfolge und zu einem ihm möglichen Zeitpunkt zu machen.

Der Vorwurf übermäßigen Zeitaufwandes läßt sich nicht entkräften. Ich kann aus Erfahrung sagen, daß der in dieser Technik Geübte nicht mehr Zeit benötigt als andere Ärzte, um eine zuverlässige Anamnese zu erheben, und daß sich diese Technik mit entsprechender Modifikation auch beim Schwerkranken, in der Notfallsituation und beim Befragen von Angehörigen bewährt. Dauert ein Erstinterview eine ganze Stunde, so handelt es sich um Patienten, bei denen das Verpassen bedeutsamer psychischer und sozialer Faktoren bereits zu einem diagnostischen und therapeutischen Zeitaufwand geführt hat, der weit über die für das Erstinterview benötigte Zeit hinausgegangen ist.

Nun zum Ablauf eines Erstinterviews, das zum besseren Verständnis in mehrere Schritte gegliedert ist.

Erster Schritt: Der Arzt begrüßt den Patienten und stellt sich vor.

Zweiter Schritt: Er bringt den bettlägerigen wie auch den ambulanten Patienten für das Interview in eine möglichst bequeme Lage. (Er achtet beispielsweise darauf, daß der bettlägerige Patient nicht durch mühsames aktives Heben des Kopfes in Augenkontakt mit dem Interviewer bleibt, sondern erleichtert dies durch stützende Anordnung des Kopfkissens.)

Auch erkundigt er sich, ob der Zeitpunkt für das Interview günstig ist oder ob es für den Patienten in die Essens- oder Besuchszeit fällt.)

Die ersten beiden Schritte sollen dem Patienten von Beginn an das Interesse des Arztes signalisieren. Fühlt sich der Patient der Zuwendung seines Arztes nicht sicher, so hält er wesentliche Informationen zurück oder entstellt sie.

Diese beiden Schritte mögen für selbstverständlich und nicht erwähnenswert gehalten werden. Die Beobachtung von Ärzten und Studenten zeigt aber immer wieder ihre Vernachlässigung mit nachteiliger Auswirkung auf den Interviewablauf.

Die Mutter eines 12jährigen, stark abgemagerten Jungen, der seit zwei Monaten an einer Eßstörung leidet, wird interviewt. Obwohl die Hospitalisation des Kindes als dringlich erscheint, lehnt es die Mutter, die selbst Krankenschwester war, ab, den Knaben für längere Zeit im Krankenhaus zu lassen. Bei der Besprechung des auf Tonband aufgenommenen Gesprächs zwischen Student und Mutter fällt dem Tutor die schon zu Beginn angespannt-ärgerliche Stimme der Mutter auf. Er fragt, ob dem Interviewer aufgefallen sei, daß er am Anfang des Gesprächs und auch in seinem Verlauf die Mutter nie nach ihren eigenen Gedanken und Empfindungen zu der Krankheit ihres Kindes gefragt habe. Jetzt teilt der Student mit, daß drei Monate vor Beginn der Eßstörung des Kindes beim Ehemann der Mutter eine Myelose festgestellt worden sei.

Es muß angenommen werden, daß das Übersehen des gespannten Zustandes der Mutter und das Vermeiden des Studenten, gleich zu Beginn darauf einzugehen und mit der Mutter die Bedeutung der schweren Erkrankung ihres Mannes für sie zu besprechen, am Zusammenbruch der Beziehung zwischen ihm und der Mutter beteiligt waren.

Dritter Schritt: Der Patient wird mit einer »offenen« Frage (z. B. »Wie fühlen Sie sich?«) angeregt, alle Beschwerden und den Grund für das Aufsuchen des Arztes mit seinen eigenen Worten zu schildern. Dieser Schritt versichert dem Patienten, daß er sich frei äußern darf. Er umfaßt die Hauptbeschwerden und -probleme, ihre wichtigsten zeitlichen Zusammenhänge, gibt einen Überblick über die derzeitigen Lebensumstände, die bedeutsamen Bezugspersonen und vermittelt einen Eindruck vom »Stil« des Patienten und seiner Persönlichkeit. Der Arzt kann daraus ableiten, ob er im weiteren Verlauf des Interviews seine Technik modifizieren muß.

Einen weitschweifigen Patienten bringt er durch strukturierende Fragen auf das eigentliche Thema zurück; einen ängstlich-unsicheren regt er zu spontaner Schilderung an, indem er beispielsweise den letzten Teil des vom Patienten gesprochenen Satzes wiederholt oder fragt: »Haben Sie sonst noch was bemerkt?« Er soll schon zu diesem Zeitpunkt erkennen, wenn ein Patient mühsam nach Worten sucht, beim Bemühen, Daten zu erinnern, angestrebt die Brauen runzelt, sich zeitlich in Widersprüche verwickelt, Fragen lächelnd oder sarkastisch abweist und vermutlich das Bild der zerebralen Insuffizienz zeigt (Delir, Demenz), wie es bei hospitalisierten Patienten so häufig vorliegt und praktisch bei jeder schweren Störung vorkommt, die den Gehirnstoffwechsel indirekt oder direkt beeinträchtigt (Anämie, respiratorische Insuffizienz, Elektrolytstörung, Medikamentennebenwirkung usw.). Ein ausgedehntes Interview lohnt sich hier wegen der gestörten Gedächtnisfunktionen, der erlahmenden Aufmerksamkeit und Konzentrationsfähigkeit nicht, und das Befragen einer dritten Person ist angezeigt. Der Arzt soll zu diesem Zeitpunkt auch schon den pseudounabhängigen Patienten erkennen – wie er sich beispielsweise unter den an Myokardinfarkt Erkrankten häufig findet (s.a. Kap. 59, »Arterielle Verschlußkrankheiten ...«) – und das Interview dessen Persönlichkeitszügen anpassen. Er muß wissen, daß ein solcher Patient seine Symptome bagatellisiert, seine Gesundheit betont, ängstlich reagiert, wenn er sich als hilflos und krank erkennen muß, und gereizt und verärgert antwortet, den Interviewer als lästigen Eindringling sogar zurückweist, wenn dieser auf die detaillierte Symptombeschreibung drängt. Hier muß der Interviewer die Symptome indirekt erfahren, indem er beispielsweise im Verlauf der Anamnese das Augenmerk darauf richtet, zu welchem Zeitpunkt der Patient in seinen üblichen Tätigkeiten eingeschränkt zu werden begann. Er sollte also nicht auf das Symptom lossteuern, das der Patient aus intrapsychischen Gründen bagatellisiert oder verleugnet.

Wird zu früh aktiv und detailliert gefragt, so gerät der Patient in passives Abwarten, das Interview führt zum »Ausfragen« und läuft Gefahr, diejenige Anamnese zu ergeben, die der Arzt in den Patienten hineinlegt und nicht mehr eigene Krankengeschichte ist. Die Folgen sind diagnostische Irrtümer und eine von Beginn an gestörte Wechselbeziehung zwischen Arzt und Patient.

Vierter Schritt: Der Arzt erforscht das jetzige Leiden. Er erhellt jedes der bei Schritt 3 erwähnten Symptome nach:
– seinem zeitlichen Auftreten (a);
– seiner Qualität (b);
– seiner Intensität (c);
– der Lokalisation und eventuellen Ausstrahlung (d);
– dem Zusammenhang mit anderen Beschwerden (e);
– den Umständen, unter denen es auftritt (f);
– den Umständen, unter denen es sich intensiviert und mildert (g).
(a)–(g) sind die »**7 Dimensionen**« **des Symptoms.**

Beim **zeitlichen Auftreten (a)** achtet der Interviewer auf den Zeitpunkt des Beginns, die Dauer, die Reihenfolge, die Periodizität und freie Intervalle des Symptoms; bei der **Qualität (b)** auf den gewählten beschreibenden Ausdruck, der unter Umständen die Ätiologie eines Symptoms schon ein Stück weit verraten kann.

Die Bemerkung »der Arm ist gelähmt, ich kann ihn nicht mehr heben«, stellt bei einem mit Verdacht auf Herzinfarkt zugewiesenen Mann, der den in den linken Arm ausstrahlenden Schmerz beschreibt, einen Hinweis auf die Möglichkeit eines konversionsbedingten Schmerzes dar (s.a. Kap. 17, »Schmerz«).

Bei der Qualität darf man sich mit Ausdrücken wie »es war ein Bauchkrampf« oder »eine Gallenkolik« nicht zufriedengeben. Der Patient wird aufgefordert zu beschreiben, was er dabei verspürt hat. Der Interviewer stellt dann fest, daß der eine Patient unter Bauchkrampf ein Völlegefühl versteht, ein anderer Blähungen und ein dritter eine Kolik. Wenn der Patient nicht imstande ist, seine Empfindungen genau zu beschreiben, kann man ihn fragen, ob er sie mit früher erlebten Empfindungen vergleichen könne. Zuletzt bietet man ihm verschiedene Möglichkeiten wie »ein innerhalb einiger Sekunden ansteigender Schmerz«, »ein Gefühl, wie wenn man Stuhlgang haben müßte« usw. an, ohne dabei aber eines der Angebote überzubetonen. Denn gewisse suggestible Patienten neigen dazu, die vom Interviewer angebotenen Möglichkeiten zu übernehmen und zu bestätigen, so daß zuletzt nicht mehr eruierbar ist, ob der Patient wirklich das empfunden hat, was er jetzt angibt.

Eine 38jährige ledige Frau, die bei ihrer Mutter wohnt, schildert »Bauchkrämpfe«. Ihre Anamnese enthält die verschiedensten Schmerzzustände vieler Körperregionen, die schwer einem bekannten Krankheitsbild zuzuordnen sind, und viele schmerzhafte, diagnostische und therapeutische Eingriffe mit zum Teil fraglicher Indikation. Sie ist aber unfähig, die »Bauchkrämpfe« näher zu beschreiben. Sie übernimmt das Angebot des Interviewers eines Schmerzes »wie wenn Winde abgehen müßten« so unauffällig und bereitwillig, daß der unachtsame Interviewer irregeleitet wird. Erst die Beobachtung, daß sich dasselbe bei den verschiedensten Körperregionen und Organsystemen wiederholt, läßt ihn die Suggestibilität erkennen, die wahrscheinlich an einigen der schlecht indizierten Eingriffe in der Vergangenheit schuld war (eine beidseitige Nephropexie bei Wanderniere und drei Laparotomien mit Adhäsiolyse innerhalb von knapp zwei Jahren).

Die **Intensität (c)** betrifft den Stärkegrad, die Funktionseinbuße, das Volumen (z.B. Menge des erbrochenen Blutes) und die Auftretenshäufigkeit (z.B. Fieberschübe) eines Symptoms. Auch hier soll der Interviewer darauf achten, in welchem Zusammenhang das Symptom geschildert wird, beispielsweise welche mimischen Veränderungen und Gebärden es begleiten.

Das distanzierte, zweideutige Lächeln einer 28jährigen Frau während der Beschreibung unerträglich heftiger »Neuralgien«, die von der Gegend des linken Ohres in die Schläfenregion, die Schulter und den Nacken ausstrahlen, erwecken beim Interviewer den Verdacht auf die für ein konversionsneurotisches Schmerzsyndrom typische »belle indifférence« (s.a. Kap. 17). Der Interviewer ist im weiteren Verlauf des Interviews nicht erstaunt zu erfahren, daß dem Schmerz ein Konflikt am Arbeitsplatz mit einer Vorgesetzten vorangegangen ist, und daß die Patientin eine Kindheit mit brutalen Züchtigungen (Schläge ins Gesicht) durch Eltern, die sich schlecht vertrugen, durchgemacht hat.

Bei der **Lokalisation (d)** achtet man darauf, ob eine Empfindung beispielsweise in der Tiefe oder oberflächlich liegt, und wohin sie ausstrahlt.

> Ein 34jähriger Mann leidet seit einer Erkältung im Militärdienst vor 8 Jahren an einer »Trigeminusneuralgie« des zweiten Astes rechts, die auf die verschiedensten Medikamente nicht angesprochen hat. Das Interview ergibt, daß die Lokalisation im Bereich der rechten Wange die rechte Nasenseite, die Oberlippe und das rechte Unterlid nicht einbezieht, was von einer klassischen Trigeminusneuralgie des zweiten Astes erwartet werden müßte.

Der **Zusammenhang mit anderen Beschwerden (e)** oder das Fehlen von Begleitsymptomen ist für das Verständnis ebenfalls bedeutsam.

> Ein 32jähriger Mann mit einem gut eingestellten Diabetes mellitus klagt über ausgesprochene Müdigkeit. Dieses Symptom steht allein da und tritt jeweils kurz nach Arbeitsbeginn auf. Nächtlicher Schlaf sowie Ausruhen und Schlafen während des Tages ändern am Müdigkeitsgefühl nichts. Die Beschwerde »Müdigkeit« wird vom Patienten stark betont. Dies sind Merkmale, die auf eine psychogene Genese dieses Symptoms hinweisen (Engel, 1969). Der Interviewer erfährt weiter, daß sich der Patient am Arbeitsplatz in der Funktion als Vorgesetzter überfordert fühlt, kurz vor der Entlassung steht und sich mit seinem schon jahrelang bestehenden Diabetes keineswegs auseinandergesetzt hat.

Die **Umstände, unter denen sich ein Symptom intensiviert oder mildert (f),** sind für das Symptomverständnis sehr wichtig.

> Ein 60jähriger Mann klagt über Brennen im linken Oberbauch, das bis in den linken Unterbauch und die Analgegend ausstrahlt. Das Symptom steigert sich während der Woche von Montag bis Freitag und klingt über das arbeitsfreie Wochenende wieder etwas ab.
>
> Die körperliche Untersuchung und die Labortests ergeben bis auf die Zeichen einer mäßigen chronischen obstruktiven Bronchitis normale Befunde; insbesondere wird bei der klinischen Untersuchung der Wirbelsäule und des Abdomens keine Abnormalität festgestellt.
>
> Am Arbeitsplatz besteht eine ausgeprägte Konfliktsituation, auf die der Patient seit Monaten mit Hilflosigkeit und Verzweiflung und mit dem Wunsch reagiert, sich nach 39 Dienstjahren vorzeitig pensionieren zu lassen. Diesem Wunsch steht ein starkes Streben nach Pflichterfüllung und mannhaftem Ertragen gegenüber.
>
> Der zuweisende Arzt denkt an eine Depression. Der Interviewer stellt fest, daß der Patient beim Sitzen den Oberkörper leicht nach vorn und seitlich links neigt und berichtet, daß das Brennen beim Flachliegen abnimmt und sich bei Arbeiten mit erhobenem linkem Arm steigert. Der Interviewer denkt deswegen an eine organische Störung und vermutet, daß das Brennen ein sog. Substitutionssymptom bei einem hyposensitiven Mann sein könnte. Die Prüfung der Schmerzsensitivität mit dem Libman-Test (Libman, 1934; Adler und Lomazzi, 1973) ergibt Hyposensitivität. Die Vermutung liegt nahe, daß dieser Patient Brennen angibt, wo ein normo-

oder hypersensitiver Mensch bei gleicher organischer Läsion Schmerz als Symptom angeben würde. Die Untersuchung wird ausgedehnt. Auf der Röntgenaufnahme der Brustwirbelsäule finden sich multiple Kompressionsfrakturen im Bereich der Wirbelkörper, die den Dermatomen, in denen das Brennen empfunden wird, entsprechen.

Fünfter bis achter Schritt: Handelt es sich nicht um ein eng beschriebenes Symptom bei einem bis dahin ganz gesunden Individuum, dann kommt der Patient während seiner Schilderung spontan auf frühere Krankheiten (5. Schritt), die Gesundheit seiner Angehörigen (6. Schritt), seine persönliche Entwicklung (7. Schritt) und seine sozialen Lebensumstände (8. Schritt) zu sprechen. Der Arzt folgt den Assoziationen des Patienten zu den Schritten 5–8, während er das jetzige Leiden erforscht, und integriert sie dadurch in Schritt 4.

Die Berücksichtigung assoziativer Verknüpfungen, die mit Empathie und Intuition wahrgenommen werden, erlaubt, Zusammenhänge zu erkennen, die der direkten Befragung entgehen.

> Eine ledige junge Frau wird hospitalisiert. Sie leidet seit einigen Monaten an Enge im Halsbereich und Atemnot. Sie erwähnt, daß ihre Mutter (6. Schritt) etwa vor einem halben Jahr an Herzversagen gestorben sei. Wegen der Erkrankung der Mutter habe sie widerwillig ihre Stelle im Ausland aufgegeben (7. und 8. Schritt). Vom Leiden der Mutter habe sie durch die Tonbandkorrespondenz mit ihr erfahren, auf dem die schwere Atmung der jetzt Verstorbenen sie so beeindruckt habe. Der Interviewer denkt aufgrund der zeitlichen Zusammenhänge, der Ähnlichkeit der Symptome von Mutter und Patientin sowie deren Einstellung gegenüber der Heimkehr an die Möglichkeit eines Konversionssymptoms.

> Ein Mann Mitte Sechzig wird mit atemabhängigen Schmerzen im Bereich des linken unteren seitlichen Thorax ins Krankenhaus eingewiesen. Die körperliche Untersuchung ergibt eine Dämpfung links lateral basal, das Atemgeräusch ist dort abgeschwächt. Das Thoraxbild zeigt einen Zwerchfellhochstand links sowie pleurale Veränderungen. Obwohl Temperatur, BKS und EKG normal sind und der Patient kein Blut gehustet hat, ist als wahrscheinlichste Diagnose eine Lungenembolie angenommen worden.
>
> Der unvoreingenommene Interviewer erfährt über die jetzige Lebenslage und die Umstände, unter denen das Leiden aufgetreten ist (8. Schritt), zusätzlich, daß die Frau des Patienten (6. Schritt) genau eine Woche vor Krankheitsbeginn des Patienten im gleichen Spital an einer Lungenembolie verstorben ist. Ein daraufhin gesuchtes früheres Thoraxröntgenbild des Patienten ergibt, daß sich die pleuralen Veränderungen schon vor mehr als einem Jahr feststellen ließen. Die Beschwerden der Frau haben also als Modell für die Symptomatik beim Patienten gedient.
>
> Dieser Fall macht auch deutlich, daß zur Familienanamnese nicht nur die Blutsverwandten, sondern alle bedeutsamen Bezugspersonen gehören.

Neunter Schritt: Der Arzt forscht systematisch nach Symptomen der verschiedenen Organsysteme, von denen er die für das Leiden des Patienten bedeutsamen schon in den Schritten 3–8 erfahren haben sollte, und vervollständigt sie. Hier entspricht sein Vorgehen der traditionellen Anamnese, wobei er aber auch jetzt Suggestivfragen, Doppelfragen sowie den Gebrauch von Worten, die der Kranke bis dahin nicht zur Beschreibung seiner Symptome verwendet hat, möglichst vermeidet.

Zehnter Schritt: Abschließend soll der Patient Gelegenheit erhalten, Fragen aufzuwerfen und noch nicht Besprochenes beizufügen. Erkundigt sich der Kranke nicht spontan nach den Vorstellungen, die sich der Arzt während des Interviews von Ursache und Behandlungsmöglichkeiten des Leidens gebildet hat, so bringt sie der Interviewer ins Gespräch und ersucht den Kranken, sie zu beantworten (z. B. »Wie denken Sie, kam es zu Ihrer Krankheit?« und »Wie soll die Behandlung in Ihren Augen vor sich gehen?«).

Die Beantwortung durch den Patienten bringt oft entscheidende Klarheit darüber, wie bewußtseinsnah Zusammenhänge zwischen psychischen Problemen und Symptomen dem Patienten sind, oder umgekehrt, wie stark dieser deren Erkennen noch von sich weisen muß. Daraus gewinnt der Arzt Anhaltspunkte, inwieweit er Widerstand und Abwehr des Kranken – beide Begriffe sind im psychoanalytischen Sinn verstanden –, im Behandlungsplan zu berücksichtigen hat (Meerwein, 1969), und er vermag sich für die Erläuterung seiner diagnostischen und therapeutischen Pläne, die den Abschluß des Interviews bilden, patientgerechter einzublenden.

Ein Lehrer wird mit der Klage über Doppeltsehen eingewiesen. Er führt seine Störung auf eine Zeit voller Konflikte und Meinungsverschiedenheiten mit seinen Berufskollegen zurück, die sich über die Art der Einrichtung des Naturkundezimmers nicht zu einigen vermögen: Seine Augen würden so auseinanderweichen – bemerkt der Patient – wie die Auffassung seiner Arbeitskollegen von seiner eigenen Meinung. Es wird eine organische neurologische Störung diagnostiziert.

Dieser Fall illustriert den Versuch des Patienten, eine Kausalität zwischen Lebensumständen und Erkrankung herzustellen unter Benützung des psychischen Abwehrmechanismus der Rationalisierung. Aus ihm läßt sich die Faustregel ableiten, daß die Betonung von Konflikten und Lebensumständen als Ursache eines Symptoms den Interviewer mehr an eine organische Läsion denken lassen soll und umgekehrt.

---

3 Schwierigkeiten der Interviewtechnik

Eine Schwierigkeit liegt darin, daß die Information nicht einem vorgefaßten Plan eingeordnet werden kann, wie bei der traditionellen Technik. Läßt der Interviewer die Informationsfäden sich nach ihrer eigenen Logik (die psychodynamischen Prozessen des Patienten entspricht) zu einem Teppich weben, dann tritt aber ein Anamnese-»Muster« hervor, das den Vorzug hat, für den jeweiligen Patienten charakteristisch zu sein und somatische, psychische und soziale Faktoren in engem Zusammenhang wiederzugeben. Eine weitere Erschwerung kommt hinzu: Die Interviewtechnik zwingt den Interviewer, sich den psychischen Spannungen und Konflikten des Patienten zu stellen, was seine eigenen unerledigten Konflikte aktiviert (eine Schwierigkeit, aus der dem Interviewer die Chance erwächst, seine eigene Persönlichkeit ein Stück weit kennenzulernen; dies ist eine Voraussetzung für die bio-psycho-soziale ärztliche Tätigkeit).

Die Technik sollte anfänglich bei Patienten geübt werden, die nicht nach psychologischen Gesichtspunkten ausgewählt wurden. So entgeht der Interviewer der Gefahr anzunehmen, daß psychologische Beobachtungen nur am psychiatrischen Patienten gemacht werden können, und es wird für ihn selbstverständlich, daß jeder körperlich Kranke auch psychische Phänomene – und meist auch Probleme – aufweist.

Der Interviewer, der die dargestellte Technik benützt, wird auf spezielle Fragen stoßen: Schweigepausen, Weinen, Feindseligkeit, Verwirrtheit, Einfluß schwerer körperlicher Erkrankung auf die Bedürfnisse des Patienten während des Interviews, persönliche, an den Interviewer gerichtete Fragen usw. Diese speziellen Fragen zu diskutieren, würde den Rahmen dieses Kapitels sprengen (Näheres darüber bei Adler und Hemmeler, 1992).

Die in unserem Buch dargestellten Interviews verhelfen auch zur vermehrten Einsicht in die häufig vorkommenden psychischen Aspekte der vom Somatiker gesehenen Kranken:

- hypochondrische und konversionsneurotische Beschwerden (s. a. Kap. 17);
- anhaltende und unbeeinflußbare Schmerzzustände (s. a. Kap. 17);
- unspezifische Syndrome wie Nervosität, Müdigkeit und Erschöpfung;
- psychische Faktoren, die bei Auslösung, im Verlauf und in der Heilungsphase organischer Leiden wirken (Kap. 56, 58–66);
- psychische Komponenten bei den früher als eigentliche »psychosomatische« Leiden bezeichneten Krankheiten (die heute besser unter den Begriff »somatopsychisch-psychosomatisch« eingereiht werden) (Kap. 58–64);
- psychische Probleme des Schwerkranken und des sterbenden Patienten (Kap. 85–88)

4 Interview und Interpretation

Herr H. S., geb. 1967 (Interview vom Dezember 1987). Fragestellung des Hausarztes: Verdacht auf »verborgene psychosomatische Störungen« bei 20jährigem Mann mit unklaren Schmerzen im rechten Handgelenk, Diagnose? Therapie?

1 Die Begrüßung hat im Wartezimmer stattgefunden, zu Interviewbeginn haben sich Arzt (A) und Patient (P) bereits gesetzt.

(Dimensionen des Symptoms a–g und Schritte des Interviewers am Rand, *Kommentar kursiv.*)

A: Ich habe hier den Bericht des Hausarztes, den ich noch nicht gelesen habe, damit ich mir ein eigenes Bild machen kann. Ich werde ihn nach unserem Gespräch lesen.

Solche Klarstellungen tragen zum Aufbau des Arbeitsbündnisses bei. Der Patient wird als Partner ernstgenommen.

2 A: Sind Sie so bequem?
P: Ja, ja.
A: Und hören Sie normal, so daß ich normal laut sprechen kann?
P: Ja, ja.

3 A: Sagen Sie mir bitte, wie Sie sich fühlen.
P: Also im Moment arbeite ich nicht, ich habe starke Schmerzen beim Arbeiten im rechten Handgelenk.
A: Mhm ...
P: Was sonst noch? ... einfach diese Schmerzen beim Arbeiten. Am Abend gehen sie zurück, auch am Sonntag. Sie sind am Morgen schwächer und gegen Abend stärker. Daran leide ich seit etwa einem Jahr, damals setzten die Schmerzen ein. Sie zwangen mich wiederholt zum Pausieren bis zu zwei Monaten.
A: Bis zu zwei Monaten.
P: Vom Mai an habe ich dann nicht mehr gearbeitet. Bin dann in den Wehrdienst gegangen, mußt ihn wegen des Handgelenks abbrechen, und habe dann bis anfangs Oktober nicht gearbeitet.
A: Und der Wehrdienst? ...

(d) P: Abgebrochen wegen dem Handgelenk.
A: Haben Sie außer den Problemen mit dem Handgelenk noch andere Beschwerden?

Ergänzung der »Landkarte« *

P: Mit dem Knie habe ich etwas wegen des Fußballspielens ... es hat keinen Zusammenhang ...
A: Aber es scheint mir wichtig, alles zu erfahren ...
P: Bei einem Zusammenstoß beim Fußballspiel wurde das Knie unterhalb der Kniescheibe verletzt ... jetzt muß ich deswegen aussetzen.
A: In welcher Liga spielen Sie?

Ich möchte den Stellenwert des Sports in seinem Leben erfahren und sein Verhalten bei der Ausübung.

P: 4. Liga, manchmal auch 1. (Amateurliga).
A: Bei welchem Verein?
P: Fußballclub U.
A: Andere Beschwerden außer Handgelenk und Knie?
P: Keine.
A: Keine ... wenn sie Handgelenk und Knie nicht schmerzhaft spüren würden, arbeiteten Sie und würden Fußball spielen?
P: Ja.

4(a) A: Wann waren Sie letztmals wirklich gesund?

Die »Landkarte« ist skizziert, das jetzige Leiden muß erfaßt werden.

P: Im Oktober vor einem Jahr.
A: Erzählen Sie mir bitte vom Augenblick an, wo Sie etwas verspürten, bis heute.

Diese offene Frage übergibt Initiative und Verantwortung dem Patienten.

(d) P: Anfang Oktober 1986 erlitt ich am linken Handgelenk eine Sehnenscheidenentzündung. Ich erhielt eine Schiene, natürlich belastete ich jetzt mehr rechts. Die Schiene half nichts. Nach Wiederaufnahme der Arbeit traten links und rechts Schmerzen auf. Man versuchte es, mit Elektroden zu heilen, das brachte auch kein Ergebnis.

Der Patient ist ein einfacher, zutraulicher junger Mann.

Dann kamen die Weihnachtsferien ... es besserte sich ...

4(a, f) *Die Schmerzen scheinen mit der Arbeit zusammenzuhängen und in der Zeit ohne Arbeit abzunehmen. Bei psychogenen Schmerzen, z. B. wegen eines Konflikts am Arbeitsplatz, würden die Zusammenhänge zwischen Schmerz und Arbeiten nicht so deutlich erwähnt.*

P: Nach den Ferien und der Wiederaufnahme der Arbeit traten die Schmerzen wieder auf, ich ging zum Arzt, es war Dr. Z., der mich zu einem Rheumatogen, Dr. A., sandte. Damals arbeitete ich noch, dann wieder zwei Monate nicht. Dann habe ich wieder mit einer Schiene versucht zu arbeiten, bis Mai, dann empfahl man mir, mit dem Beruf aufzuhören, eine neue Lehre zu machen ...
A: Sie haben Maler gelernt.
P: Ja, dann bin ich in den Wehrdienst eingerückt. Ich wurde aufgefordert, mich beim Auftreten der Schmerzen zu melden. Dann wurde ich um ein Jahr zurückversetzt.
A: Wie lange nach Beginn war das?
P: Nach 17 Tagen. Dann kam ich ins Krankenhaus zur Untersuchung. Zu der Zeit war ich aber schmerzfrei, weil ich ja nicht arbeitete. Dann wurde ich zur Arbeit geschickt, damit man mich untersuchen konnte, während ich Schmerzen hatte.
A: Wann war das?
P: Anfang August. Dann ging ich arbeiten und wieder zur Untersuchung. Man sagte mir, ich hätte eine Schwäche der Handgelenke.
A: In welcher Abteilung waren Sie zur Untersuchung?
P: Handgelenk ... in einer Poliklinik.
A: Es gibt verschiedene ...
P: Die handchirurgische.
A: Und was sagten Ihnen die Ärzte?
P: Eine Schwäche des Handgelenks, mehr habe ich nicht erfahren.
A: Was wurde Ihnen empfohlen?
P: Nichts.
A: Haben Sie vom Hausarzt ein Ergebnis erfahren?
P: Nein.
A: Gearbeitet haben Sie jetzt nicht?
P: Doch ich arbeite.
A: In Ihrem Beruf?
P: Ja.
A: Und wie geht das?
P: Schlecht, ich bin vom Gerüst gefallen, ich mußte mich festhalten, kriegte Schmerzen,

---

* Landkarte: Ein von G. L. Engel eingeführter Begriff für die Lokalisation der psychosomatischen Beschwerden.

mußte loslassen und rutschte ab. So ist es gefährlich.

A: Können Sie mir diesen Vorfall genau schildern,
ich verstehe ihn nur zum Teil. Sie mußten auf
ein Gerüst steigen, sich halten, mit einer
Hand, der kranken, während des Malens ...

P: Und bin ausgerutscht mit der Hand und zwei
Meter hinuntergefallen.

A: Mhm ... sind Sie Rechts- oder Linkshänder?

P: Rechts.

A: Wie kann das geschehen, daß man als Maler
und Rechtshänder mit der Linken malt?

P: Mauer und Gerüst standen so, daß es nicht
anders möglich war ...

A: Und so kam es, daß Sie sich nicht festhalten
konnten. Was war der Grund, daß Sie sich
nicht festhalten konnten?

P: Es tat weh, so ließ ich los.

(e) A: Man könnte sich auch vorstellen, daß die
Kraft nachließ, wie ist es mit der Kraft?

P: Schwächer als in der linken Hand.

A: Und wie ist es mit dem Gefühl in der Hand?

P: Das ist gut, das Gefühl habe ich.

*Die Angaben klingen vom anatomischen und
physiologischen Gesichtspunkt aus logisch.
Ein sekundärer Gewinn (s. a. Kap. 49, »Konversion«) ist nicht ersichtlich.*

4(f, g) A: Und Sie haben gesagt, daß die Schmerzen in
den Ferien, übers Wochenende und in der
Nacht abnehmen, habe ich das richtig verstanden?

P: In den Ferien nehmen sie ab, am Morgen sind
sie merklich geringer.

(g) A: Lindern andere Maßnahmen als Nichtarbei-
ten die Schmerzen?

P: Ich weiß nicht.

A: Man macht etwa die Erfahrung, daß man ein
linderndes Moment feststellt und sich danach
richtet.

P: ... Ich habe alles versucht, Tabletten, gar
nichts hat geholfen.

A: Auch Tabletten nicht?

P: Nein.

A: Was für Tabletten haben Sie genommen?

P: Ich weiß es nicht mehr.

A: Sie haben noch von Elektroden gesprochen ...

P: Zwei Plättchen ...

A: Mit Drähten zu einem Apparat?

*Ich denke an TENS (transkutane elektrische
Neurostimulation). Die Effekte von Medikamenten und anderen Hilfsmitteln können
aufschlußreich sein.*

P: Das war in der Therapie.

A: Und wie häufig hat man behandelt?

P: 10 Minuten pro Tag.

A: Es war nicht ein Apparat, den man Ihnen mit
nach Hause gegeben hat?

P: Nein.

(g) A: Haben Sie bemerkt, ob Sie mit der Lagerung
des Armes oder der Hand etwas beeinflussen
können?

P: Daß die Schmerzen schlimmer werden? ... Sie
werden mit der Bewegung stärker.

A: Können Sie mir sagen, was sie schlimmer
macht?

P: Wenn ich die Hand so nach hinten halte, so –
und sie dann drehe (gebeugter Unterarm,
ventral flektierte Hand und Supination).

*Umschriebene Abhängigkeit von der Will-
kürmotorik spricht für organischen Faktor.*

A: Gibt es noch eine andere Bewegung, die
schmerzt?

P: Bewegen der Hand nach oben und unten,
seitwärts weniger.

A: Gibt es eine Haltung, die mehr schmerzt?

P: Abwärts tut mehr weh.

A: Und höher lagern? Bringt das etwas?

P: Nein.

A: Hat die Temperatur einen Einfluß?

P: Nein.

A: Und die linke, wie ist sie jetzt?

P: Ich arbeite mit der rechten.

A: Und Sie haben eine Malerlehre gemacht und
wann beendet?

P: 1986.

A: War die jetzige Stelle Ihre erste nach der
Lehre?

P: Ich bin am gleichen Ort geblieben, wo ich die
Lehre gemacht habe.

A: Warum?

P: Weil mir so die Zeit während des Wehrdien-
stes bezahlt wurde.

A: Hat es andere Gründe gegeben, in dieser
Stelle zu bleiben oder wegzugehen?

P: Es hat mir dort gefallen zu arbeiten.

A: Wie war die Lehrzeit dort, können Sie mir
darüber erzählen?

*Ich möchte herausfinden, ob am Arbeitsplatz
Konflikte bestehen.*

P: Normaler Maleralltag, Streichen, Schleifen,
Spachteln, ich konnte alles machen ... und
dann hat es mit der Sehnenscheidenentzündung angefangen.

*Ich finde kein Material, das die Vermutung
des Hausarztes stützt, der Patient habe seinen Beruf nicht gern.*

4(b) A: Beschreiben Sie mir bitte die Art der Schmerzen, die Sie verspürt haben!

P: ... stechend war es nicht, es ist einfach ...

A: Gibt es sonst Wörter, die passen würden?

P: (Pause)

A: Es gibt viele Wörter wie schneidend, reißend,
brennend ...

Die Vorschläge dürfen nicht suggestiv sein.

P: Eher ein Brennen ...

A: Können Sie es mit einem früher erlebten
Schmerz vergleichen?

P: Mit einer Muskelzerrung, es ist ähnlich.

A: Wie beim Fußballspiel?

P: Ja.

A: Welche Verletzungen haben Sie beim Fußball
gehabt?

P: Zweimal leichte Dehnungen in der Leiste.

A: Sonst?

P: Das Knie, man mußte einen Teil der Kniescheibe entfernen.

A: Hatten Sie sonst noch Unfälle?

*Menschen, die aus seelischen Gründen dazu
neigen, Schmerz zu erleiden, verunfallen auffällig häufig.*

P: Nein, nichts.

A: Treiben Sie neben dem Fußball sonst noch
Sport?

P: Joggen.
A: Fahren Sie Auto ... wie fahren Sie?
P: Normal, nicht zu schnell, nicht zu langsam.
A: Haben Sie je einen Unfall gehabt?
P: Einmal beim Rückwärtsfahren.

Besonders Männer mit psychogenem Schmerz drücken Aggressionen in der Fahrweise aus.

A: Skifahren?
P: Sehr viel.
A: Wie fahren Sie dort?
P: Ich wedle.
A: Fahren Sie riskant?
P: Ich kenne meine Grenzen.
A: Motorradfahren, Deltasegeln, Tauchen?
P: Nein.
A: Und Sie sind aus U.
P: Ja.
A: Und wie war Ihre Gesundheit als Kind?
P: Gut.
A: Können Sie mir mehr darüber sagen?

Offene Frage, stimuliert den Patienten, aktiv am Gespräch teilzunehmen.

P: Ich habe nie etwas gehabt, bis auf das Knie.
A: Blinddarm, Mandeln?
P: Nein.
6, 8 A: Sind Sie allein aufgewachsen oder haben Sie noch Geschwister?
P: Ich bin der Jüngste, habe einen Bruder. Der Bruder, er ist 5 Jahre älter.
A: Was macht der Bruder?
P: Er ist Schreiner.
A: Wie geht es dem Bruder?
P: Gut; die Mutter hat auch Sehnenscheidenentzündung gehabt, oft. Der Vater hat es ebenfalls am Handgelenk, er mußte einen Knorpel operieren lassen.

Das »auch« zeigt, daß die Krankheiten der Eltern vom Patienten bewußt mit der eigenen in Beziehung gebracht werden. Damit fallen sie als Modell für eine Konversion weg (s. a. Kap. 49).

A: Wie alt ist Ihre Mutter?
P: 44.
A: Hat sie außer den Sehnenscheidenentzündungen sonst noch gesundheitliche Probleme?
P: Nein, gar nichts.
A: Und als Sie ein Kind waren, wie war damals die Gesundheit der Mutter?

Bei Menschen mit psychogenen Schmerzen findet man in ihrer Jugend häufig kränkelnde Eltern.

P: Gut.
A: Wie alt ist Ihr Vater?
P: 48.
A: Erzählen Sie mir, wie es zu Hause während Ihrer Kindheit zugegangen ist.

Patienten mit psychogenen Schmerzen haben häufig eine belastende Kindheit durchgemacht mit Brutalität zwischen den Eltern, zum Kind, Verwöhnen des Kindes, nachdem es geschlagen worden ist, Nähe zu ihm nur in Zeiten von Krankheit, nach Unfall ... (s.a. Kap. 17)

P: Fußball gespielt, lieber als Aufgaben gemacht; es gibt nicht viel zu erzählen, eine normale Kindheit.
A: Wie haben die Eltern Sie erzogen?
P: Von der 7. Klasse an durfte ich bis 21 Uhr draußen sein.
A: Wie war die Strenge der Eltern?
P: Gerade gut, nicht zu streng und nicht zu wenig streng.
A: Hat es je Schläge gegeben?
P: Es kam vor.
A: Durch Vater oder Mutter?
P: Eine Ohrfeige vom Vater.
A: Sind Sie je mit einem Gegenstand geschlagen worden?
P: Nein.
A: Und die auslösende Situation?
P: Zu recht.
A: Können Sie mir ein Beispiel geben?
P: Eine Scheibe eingeschlagen.
A: Hatte es damit sein Bewenden oder kam der Vater einige Tage lang darauf zurück?
P: Nein.
A: Wie war die Mutter zu Ihnen?
P: Normal, wenn ich die Aufgaben erledigt hatte.
A: War sie streng?
P: Normal, nicht zu streng.
A: Und im Vergleich zu den Geschwistern?
P: Wir sind gleich behandelt worden.
A: Hat je ein Geschwister während Ihrer Kindheit einen schweren Unfall erlitten?

(Und damit Anlaß zu Schuldgefühlen gegeben.)

P: Nein, nichts.
A: Und wie ist die Stimmung zwischen den Eltern?
P: Gut.

Die Stimme klingt ruhig, spontan.

A: Gibt es Spannungen zwischen ihnen?
P: Das Normale.
6, 8 A: Wer gehört sonst noch zu Ihren wichtigen Bezugspersonen?
P: Die Freundin, die Kollegen, die Großeltern.
A: Leben noch alle Großeltern?
P: Der Großvater mütterlicherseits lebt nicht mehr.
A: Wann starb er?
P: Dies ist schon lange her.
A: Haben Sie zu einem der Großeltern eine besonders nahe Beziehung gehabt?
P: Zu allen gleich, wobei die Eltern des Vaters in U., die der Mutter in W. leben.
A: Und Sie haben eine Freundin, Kollegen; hat es bei diesen eine Krankheit, einen Unfall gegeben?

Ich denke an Modelle, an Schuldgefühle.

P: Ein Kollege hat die Kreuzbänder gerissen.
A: Seit wann haben Sie die Freundin?
P: Anderthalb Jahre.
A: Und wie finden Sie, geht es?
P: Gut.
A: Hat die Freundin eine Krankheit oder einen Unfall gehabt?
P: Nein.
A: Haben Sie das Gefühl, es sei stabil mit der Freundin oder bricht es auseinander?

P: Es ist stabil.

A: Wenn ich Sie frage, wie Sie sich diese Schmerzen erklären, was würden Sie antworten?

P: ... weiß nicht ...

A: Gut, Sie sind nicht Doktor.

P: Keine Ahnung, ich werde von Doktor zu Doktor geschickt, Sie sind der siebente.

A: Einer hat gesagt, Sie hätten ein schwaches Handgelenk. Was haben die anderen gesagt?

P: Außer von dem Arzt im Krankenhaus habe ich von keinem etwas gehört.

4(b) A: Haben Sie am Handgelenk je etwas gesehen?

P: Hier (am rechten) war es hie und da leicht geschwollen, aber nie war es rot.

Diese nüchterne (nicht farbig-dramatische) Beschreibung paßt zu einer organischen Schmerzentstehung.

10 A: Habe ich etwas zu fragen vergessen?

P: ... Ich glaube nicht.

A: Mir kommt noch etwas in den Sinn: Wenn man von Umschulen spricht, woran hat man gedacht?

P: An noch nichts.

A: Wie wäre es für Sie?

P: Mühsam ... es würde mir wohl schwerfallen.

A: Käme etwas in Frage?

P: Computer, das hat Zukunft.

A: Wäre das von Ihrer schulischen Begabung her eine Möglichkeit?

P: Schon.

A: Was waren Ihre Lieblingsfächer in der Schule?

P: Rechnen, ... Turnen.

A: Wie wäre es, wenn Sie beim Malen eine Schiene tragen würden?

P: Das kann ich nicht, ich kann damit nicht streichen.

A: Da braucht man das Handgelenk!? Also geht es jetzt um vieles, beim Verstehen, was man tun kann. Und Sie möchten bei diesem Beruf bleiben?

P: Wenn's geht, schon.

10 A: Haben Sie sonst noch Fragen? ... Ich habe noch eine Frage, ob Ihnen außer den Handgelenken noch andere Gelenke je weh getan haben?

P: Das Knie wie gesagt, sonst keines.

A: Und Sie haben gesagt, es habe keine anderen Krankheitszeichen wie Fieber, Schüttelfrost ...

P: Nein, nichts.

A: Gut, ich schlage vor, den Bericht zu lesen, die Berichte der Handchirurgie zu bestellen, dann Ihrem Hausarzt Bericht zu geben, so daß er Sie einbestellen kann, um mit Ihnen über all das zu sprechen, von dem Sie zu recht gesagt haben, Sie hätten noch nichts erfahren. Ich werde 14 Tage benötigen, bis der Bericht fertig sein wird. Haben Sie noch eine Frage? ...

P: Nein.

A: Gut, dann schließen wir hier ab; sollte ich noch Ideen haben nach dem Lesen der Unterlagen und Sie deshalb nochmals sehen wollen, werde ich mit Ihnen telefonieren.

Dieser junge Mann hat nach meiner Auffassung somatogene Schmerzen, das Interview hat keine Anhaltspunkte für psychische Faktoren ergeben. Ich bestelle ihn deshalb für die 8 Tage später anberaumte Schmerzsprechstunde ein. Der Handchirurg untersucht ihn, betrachtet die Röntgenbilder der Hand und gibt die folgende Beurteilung: Druckdolenz des distalen Radioulnargelenks ohne pathologische Luxierbarkeit oder Synovitis. Schmerz bei dorsalem Druck auf den Processus styloideus ulnae. Normale Bewegungsamplituden, keine interkarpale Instabilität, jedoch allgemein laxe Kapselbandführung der Handwurzelknochen. Bei Prüfung der sagittalen Schublade Gelenk in Ulnarduktion recht gut subluxierbar. Im Röntgenbild steiler Anstellwinkel der Radiusgelenkfläche, rechts im Skaphoulnarspalt diskrete Unschärfe. Er denkt an **Überlastungsarthropathie durch repetitive Handgelenksbewegungen bei allgemein mäßiger Bandlaxität.** Ein Schaden des »triangular fibrocartilage complex« könnte vorliegen. Er schlägt Lokalanästhesie-Infiltration des distalen Radioulnargelenks und in zweiter Linie ein Handgelenksarthrogramm vor.

Verlauf (Der Hausarzt berichtet 11 Monate später): Infiltrationen brachten jeweils eine leichte Besserung. Die Arbeit als Maler konnte wieder aufgenommen werden, erzeugte aber immer wieder die gleichen Schmerzen. Der Patient begann berufsbegleitend eine Handelsschule zu besuchen mit dem Ziel, einen Beruf in der elektronischen Datenverarbeitung zu erlernen. Psychisch ging es ihm in den vergangenen Monaten deutlich besser als im letzten Jahr vor dem Konsilium.

Das folgende Fallbeispiel soll zeigen, welche praktischen Konsequenzen für Diagnostik und Therapie eine nicht integrative Medizin und Technik der Anamneseerhebung haben, also eine rein somatische Medizin (mechanische = M'-Medizin), eine somatische, die psychosoziale Aspekte ergänzend addiert (additive = M'-Medizin), und im Gegensatz dazu eine Medizin, die somatische, psychische und soziale Aspekte integriert (integrative = I-Medizin).

Eine 1960 geborene Frau wird 1988 wegen »Chondropathia patellae beidseits mit hysterischer Aggravation der Kniebeschwerden, die zur 100%igen Invalidität mit Berentung geführt haben«, vom Orthopäden zugewiesen.

Angaben aus den Unterlagen: Seit dem 3. Lebensjahr Temporallappenepilepsie bekannt. 1981 Computertomogramm und Elektroenzephalogramm wegen Kopfschmerzen. Kurz vorher psychiatrische Hospitalisation zum Medikamentenentzug. Nachher Betreuung durch psychiatrische Poliklinik, dabei psychogene Gangstörung, Schreianfälle, Episoden mit Atemnot. 1984 Hospitalisation in Lehrspital, medizinische Abteilung, wegen Kopfschmerzen.

Operative »lateral release« der Patellae beidseits. Postoperativ verschwindet Kopfweh, Kniebeschwerden treten auf. Führen 1986 zur Verlagerung der Tuberositas tibiae links, 1987 rechts, zu dieser Zeit atypischer Gesichtsschmerz.

Körperstatus: Unauffällig bis auf beidseitige habituelle Luxation der Patellae. Orthopäde empfiehlt Operation wegen Gefahr der Arthrose.

Lebenslauf: Scheidung der Eltern, als Patientin 3 Monate alt war. Wegen Vernachlässigung durch Mutter zu Pflegeeltern. Mit 3 Jahren Epilepsie, deswegen über 1 Jahr lang in Anstalt für Epileptiker. Nachher zurück zu

Pflegeeltern. Mit 5 Jahren ins Waisenhaus. Mit 14 Jahren zur zum zweiten Mal geschiedenen Mutter. Wegen Streit mit ihr 1 Jahr später Rückkehr zur Pflegefamilie. Verkäuferinnen-Lehre, dann Verkäuferin, viele Stellenwechsel. Mit 23 Jahren Verlobung mit einem 14 Jahre älteren Mann.

Kommentar: Die Patientin wird wegen Kopfschmerzen, die nicht erklärt werden können, eingewiesen, aber wegen einer anatomischen Störung operiert, die nur zu geringen Beschwerden geführt hatte. Die Kopfschmerzen verschwinden und Kniebeschwerden treten auf, die seither anhalten. Psychische und soziale Angaben werden zwar in der Krankengeschichte festgehalten, aber es findet sich darin kein Versuch, diese mit den Kopfschmerzen in Zusammenhang zu bringen.

Medizintheoretische Aspekte: Die Patientin wird betrachtet, als wenn Medizin »Medizin an sich« wäre, unabhängig von einem medizinischen Weltbild, medizinischen Grundlagenwissenschaften, einer bestimmten Krankheitsdefinition und einer ebensolchen, was die Therapie betrifft. Die zur Anwendung gelangte Medizin besitzt aber Merkmale, die eine dahinter verborgene, bestimmte Theorie verraten, die von den sie ausübenden Ärzten nicht bewußt wahrgenommen wird. Die Theorie dieser Medizin ist die Biomedizin (Foss und Rothenberg, 1987), die besser »Mechano-Medizin« genannt werden sollte, weil sie alle nicht-mechanischen Eigenschaften des Lebens unberücksichtigt läßt. Sie ist **reduktionistisch** (Erklärung des Ganzen durch Erforschung der kleinsten Bausteine des Organismus), **deterministisch** (gleiche Ursachen bedingen gleiche Folgen), **unpersönlich** (der Körper funktioniert mit Seele gleich gut oder schlecht wie ohne) und **ungeschichtlich** (Erfahrungen des Individuums spielen keine Rolle). Der Arzt ist ein außenstehender, unabhängiger Beobachter. Diese Medizin hat wissenschaftliche Grundlagen, die nicht für die Medizin geschaffen wurden. Es sind die klassische Mechanik von Newton und die statistische Thermodynamik. Die Mechano-Medizin erwartet, daß durch Anwendung dieser Grundlagen die Forschung schließlich Bau- und Funktionsweise der kleinsten Einheiten des Körpers so weit zu analysieren vermag, daß daraus auf Bau und Funktion des gesamten Organismus geschlossen werden kann. Sie definiert Krankheit als Abweichung physikalischer und chemischer Parameter von der Norm, und Therapie entsprechend als Korrektur dieser Abweichungen durch physikalische und chemische Maßnahmen. Foss und Rothenberg verwenden die bekannte Untersuchung von Levine und Mitarbeitern (1981), um die Denkweise dieser Medizin zu beleuchten: Die Schmerzverminderung durch Placebo kann durch den Morphinantagonisten Naloxon aufgehoben werden. Sie interpretiert dieses Phänomen durch die Fähigkeit des Placebos, Endorphine freizusetzen. Die Möglichkeit, daß durch die Korrektur der Vorstellungen und Erwartungen – »es ist nur ein Placebo« – die Endorphinausschüttung verhindert werden könnte, wird nicht berücksichtigt. Damit wird

auch nicht erkannt, daß psychische Phänomene »materiell« ins Körpergeschehen einzugreifen vermögen.

Weitere Bemerkungen zum Fallbeispiel: Die Unterlagen enthalten neben Hinweisen auf organische Veränderungen auch solche auf psychogene Körpersymptome (Gangstörung, Schreianfälle, Atemnot, Medikamentenmißbrauch) und auf soziale Erfahrungen, wie den Verlust des Vaters mit 3 Monaten durch Scheidung der Eltern, Hospitalisierung während mehr als einem Jahr, wechselnde Unterbringung bei Pflegeeltern und im Waisenhaus, später viele Stellenwechsel. Sie werden aber weder in die Diagnose noch in die Therapie integriert.

Die Mechano-Medizin hat hier zwar beachtet, daß es psychische und soziale Faktoren gibt, die bei dieser Patientin erwähnenswert sind, aber schließt sie nicht in ihre Medizin ein und leitet aus ihnen keine Handlungsanweisungen ab. Foss und Rothenberg (1987) nennen die Mechano-Medizin das »engineering model (E)«. Es wird zum E'-Modell, wenn psychische und soziale Faktoren erwähnt, aber nicht integrativ verwendet werden, dies bezeichnen sie als additiv. Wir verwenden anstatt des englischen E ein M (Mechano)-Modell und für das additive ein M'. Seine Grundlagen sind die der Physik und Chemie des 17. bis 19. Jahrhunderts.

Das nach der dargestellten Technik durchgeführte Interview bringt folgende Informationen zutage: Die Patientin trug tiefschwarz gefärbtes Haar, war stark geschminkt, hatte sehr lange lackierte Fingernägel, jeder Nagel mit einem Herzchen versehen, dazu Krücken, mit Stofftierchen behangen. Sie wirkte burschikos, kindlich, offen und vertrauensselig. Ihre Ausführungen waren dramatisch, farbig, und sie gebrauchte häufig medizinischen Jargon. Ihre aufgeräumte Stimmung paßte oft nicht zum betrüblichen Inhalt ihrer Geschichte. Als Interviewer war ich mehrmals verwirrt über den zeitlichen Ablauf ihrer Angaben, die Dimensionen ihrer Symptome, und ich fühlte mich manchmal berührt, dann wieder weit entfernt. Sie gab an, mit 23 Jahren (im Jahr vor der Spitaleinweisung 1984) einen 14 Jahre älteren Alkoholiker kennengelernt zu haben. Er war oft brutal zu ihr, hat z. B. ihren Kopf gegen die Wand geschlagen. Sie ist wegen seiner Verwahrlosung spät abends fast täglich von ihrem 35 km entfernten Arbeitsplatz – einer Bar – mit einem Taxi zu ihm gefahren, um ihm zu helfen. Sie ist vom Gefühl her in einer verwirrenden Lage gewesen, einerseits geplagt und abgestoßen durch die Brutalität und andererseits innerlich gezwungen, ihm beizustehen. Als sie sich zu wehren begonnen und gedroht hatte, ihn zu verlassen, hat er seine Brutalität aufgegeben und nicht mehr getrunken. Bei der Arbeit ist sie hin und wieder in den Knien eingeknickt, aber dadurch nicht eigentlich gestört gewesen. Jetzt aber kann sie nur noch an Stöcken gehen, und sie ist nicht mehr in der Lage, die Knie zu strecken.

Mit 6 Jahren wurde sie vom Stiefvater sexuell mißbraucht, und mit 12 Jahren vom Freund der Mutter. Sie hat häufig Schläge erhalten. Im Waisenhaus war die Atmosphäre kalt, bei Krankheit aber wurde man in der Wohnung des Leiterehepaars untergebracht und liebevoll behandelt. Während der Zeit im Waisenhaus habe sie im Streit ein anderes Mädchen so stark gewürgt, daß ein

Erwachsener sie habe wegreißen müssen, und sie habe ein anderes Kind mit einem Stein am Kopf verletzt. Beide Vorfälle führten zu strengen Bestrafungen. Mit 17 Jahren hat sie ihr Vater mit dem Kopf gegen die Wand des Wohnwagens geschleudert. Damals haben die Kopfschmerzen begonnen.

In einer kontrollierten Studie verglichen Adler und Mitarbeiter (1989) Patienten mit psychogenen Schmerzen (Definition nach DSM-III) mit solchen mit organisch bedingten Schmerzen, weiter mit Patienten, die an körperlich erlebten, psychogenen Symptomen (aber nicht Schmerz) litten, und mit einer vierten Gruppe, die organische Krankheiten ohne Schmerzen hatte. Unter anderen Merkmalen fanden sich bei den Patienten mit psychogenem Schmerz signifikant häufiger Brutalität der Eltern dem Kind bzw. späteren Schmerzpatienten gegenüber, Zuneigung nur dann, wenn das Kind krank oder verletzt war, Blockierung des kindlichen Aggressionsausdrucks mit Entwicklung von Schuldgefühlen, sexueller Mißbrauch und später als Erwachsene häufiger schwere Operationen, Unfälle und Probleme am Arbeitsplatz sowie Mißbrauch von Medikamenten.

5 Wissenschaftlichkeit verschiedener Medizinmodelle

Korrelationen werden von der M-Medizin als valide erachtet, wenn der als ursächlich bezeichnete Faktor der Krankheit zeitlich vorangeht, die Beziehung nach Elimination von intervenierenden Variablen signifikant bleibt und eine Dosis-Wirk-Beziehung besteht (Morrison und Pfaffenbarger, 1981). Dieses ist in der zitierten Studie der Fall, aber auch in manchen anderen, in denen psychische bzw. soziale Faktoren mit somatischen Parametern korrelieren. Eigenartigerweise würdigt die M-Medizin diese Faktoren aber höchstens als Risikofaktoren, nicht aber als ursächliche (Foss und Rothenberg, 1987). Dies zeigt, daß »wissenschaftlich« in der M-Medizin nicht vom Vorgehen abhängt, sondern vom Gebiet, dem die Forschung gilt. Dieser »Wissenschaftlichkeit« muß eine vom Fachgebiet unabhängige gegenübergestellt werden (Odegaard, 1986): »Science represents man's most persistent effort to extend and organize knowledge by reasoned efforts that ultimately depend on evidence that can be consensually (übereinstimmend, nach allgemeiner Übereinstimmung) validated.« Engel (1988) merkt dazu an: »Note that this definition places no limits on what phenomena may be subject of scientific inquiry«.

6 Ein integratives Medizinmodell (I-Modell)

Die Patientin hätte viel eher vor invalidisierenden Operationen geschützt werden können, wenn die M'-Ärzte die Beziehung zwischen Kindheitserfahrungen und der Neigung als Erwachsene, aus psychi-

schen Gründen Schmerz erleiden zu müssen (»pain proneness«, Engel, 1959; s.a. Kap. 10, »Psychoimmunologie«) gewürdigt hätten. Das Beispiel verdeutlicht, daß ein Paradigmawechsel im Sinne Kuhns (1973) zu einem Modell der Medizin vollzogen werden muß, das bio-psycho-sozio-kulturelle Faktoren integrativ erfaßt und das M- und M'-Modell als eine Ebene unter vielen einschließt. Ein solches Modell ist von Engel (1977) entworfen und von Foss und Rothenberg (1987) weiterentwickelt worden. Es deckt sich weitgehend mit dem in Kapitel 1 dargestellten Konzepten von v. Uexküll und Wesiack. Dieses Krankheitsmodell ist charakterisiert durch:
- sein **Offensein** (vgl. Situationskreis in Kap. 1);
- seine **kybernetischen Regelkreise,** (vgl. Zeichen, Bedeutung, Merkmal und Wirkmal in Kap. 1);
- die **Indeterminiertheit** (eine Ursache zeigt nicht immer die gleiche Folge, sondern wird durch den Zustand des komplexen Organismus und dessen Programme mitbestimmt);
- die **hierarchische Schichtung,** (mit ihren Auf- und Abwärtsbewegungen, s.a. Kap. 1);
- die **Emergenz** (Auftreten neuer Eigenschaften beim Zusammenschluß von Subsystemen zu Suprasystemen, s.a. Kap. 1);
- die **Selbstorganisationstendenz** lebender Systeme (Neigung, sich zu immer komplexeren Strukturen zu organisieren);
- den Einbau der **Lebensgeschichte** in die Programme des Organismus;
- die **Beteiligung des Arztes,** der in den Situationskreis eingeschlossen ist.

Wissenschaftliche Grundlagen bilden Quantenphysik und irreversible Thermodynamik. Die Krankheitsdefinition hängt nicht nur von äußeren Faktoren wie Bakterien oder inneren wie Enzymdefekten ab, sondern zusätzlich von den Regeln und Programmen, eingeschlossen psychische, soziale und kulturelle, des Organismus. Die Therapie greift multisystemisch an, kann also gleichzeitig chemisch, physikalisch, interaktionell und sozial sein.

Das I-Modell in der klinischen Forschung: Dieses Modell sei anhand eines Beispiels aus der Analgetikaprüfung mit experimentell erzeugtem ischämischem Muskelschmerz erläutert (Adler und Lomazzi, 1974).

Versuchspersonen wurden mit dem »submaximal effort tourniquet test« (randomisiert und doppelblind) vier Versuchen unterzogen, bei denen sie drei verschiedene Analgetika und einmal Placebo per os erhielten. Die Zeit-Schmerzintensitäts-Kurven unterschieden sich unter den vier Bedingungen nicht (Sicht vom Standpunkt des M-Modells aus). Nach jedem Versuch wurden die Versuchspersonen interviewt und mit offenen Fragen aufgefordert, über etwaige »Ängste« und »Bemühungen tapfer auszuhalten« zu berichten. Dann wurden die »ängstlichen« und »tapferen« Versuchspersonen ausgeschieden und zwar aufgrund von Überlegungen, die auf dem Schmerzmodell von Melzack und Wall (1965; s. Kap. 53, »Synkopen«) beruhen: Es ist ein hierarchisch aufgebautes Interaktions-(I)-Modell und besteht aus dem »sensorisch-diskriminierenden« System, das afferente Impulse nach Qualität, Lokalisation und zeitlichem Muster analysiert, aus dem »motivierend-affektiven« System, das den Weh-Charakter zum Schmerzerleben und -verhalten beiträgt, und aus dem »zentralen Kontrollsystem«, das die lebensgeschichtlich gesammelte Erfahrung mit Schmerzreizen in Schmerzempfinden und -verhalten integriert. Unsere Hypothese, die bestätigt wurde, nahm an, daß die 4 Versuchsbedingungen nur von Personen unterschieden werden können, bei denen das »sensorisch-diskriminierende« System relativ ungestört arbeiten kann, wenig beeinflußt vom »motivierend-affektiven« und vom »zentralen« Kontrollsystem, also klinisch nur von den ruhigen, nicht aber von den »angstvollen« und/oder »tapferen« Versuchspersonen. (Vom Standpunkt des I-Modells aus ließen sich also Analgetikawirkungen unter bestimmen psychosozialen Bedingungen nachweisen, die das M-Modell nicht erfassen konnte.) Diese Anwendung eines I-Modells illustriert, wie eine bestimmte Theorie entscheidet, welche Beobachtungen gemacht und zur Interpretation benutzt werden, und zeigt die Integration der Versuchsleiter-Versuchsperson (= Arzt-Patient)-Beziehung in die Untersuchung.

7 Wissenschaftliche Erfassung der Arzt-Patient-Beziehung

Es stellt sich die Frage, ob die im I-Modell berücksichtigte Arzt-Patient-Beziehung überhaupt wissenschaftlich erfaßt werden kann oder ob sie als – zwar hochgeschätzte – ärztliche Kunst weiter aus der wissenschaftlichen Medizin ausgeklammert bleiben muß.

Diese Frage sei an der vom Kliniker häufig beobachtbaren Aufwärtsbewegung des Armes (mit Handflächen nach oben) besprochen: Engel und Schmale (1969) hatten diese Bewegung als Begleitzeichen des Affektes »Hilflosigkeit« interpretiert. Wie kann diese Interpretation wissenschaftlich untersucht werden? Verschiedene Möglichkeiten sind denkbar:
– Pantomimen könnten aufgefordert werden, den Affekt »Hilflosigkeit« in der Körpersprache auszudrücken.
– Versuchspersonen könnte in Hypnose die Suggestion gegeben werden, sich hilflos zu fühlen und dabei könnte die Gestik beobachtet werden.
– Versuchspersonen könnte ein Film gezeigt werden, der Hilflosigkeit erzeugen dürfte, und sie könnten beobachtet und nach ihren Gefühlen befragt werden.
Ein klinisches Beispiel soll die praktische Bedeutung des I-Modells zeigen, das die Arzt-Patient-Beziehung erfaßt und für wissenschaftlich analysierbar hält. Engel begab sich bei einem Besuch einer Universitätsklinik mit dem Gastroenterologen auf Visite. Dieser begrüßte eine im Bett wartende Frau und teilte ihr mit, die Leberbiopsie sei normal ausgefallen und sie dürfe am nächsten Tag nach Hause gehen. Als er sie fragte, ob sie sich freue, sagte sie »ja«. En-

gel entging die gleichzeitige Gestik der Hilflosigkeit (Heben des Unterarmes mit Handfläche nach oben und Fallenlassen des Armes) nicht, er trat an ihr Bett und wiederholte fragend »ja«? Daraufhin brach sie in Tränen aus, schilderte ihre Angst vor der Heimkehr in ihr leeres Haus, das der Ehemann vor kurzem verlassen hätte, weil er zur Freundin gezogen sei. Die soziale Situation dieser Patientin, die früher Alkohol mißbraucht hatte, und die Gefahr lief, ihre Sucht unter den trüben Lebensaussichten wieder aufzunehmen, konnte anschließend besprochen werden (Engel; 1972).

8 Der Übergang vom M- und M'-Modell zum I-Modell

Der Kliniker kommt unserer Meinung nach um den Paradigmawechsel zum I-Modell nicht herum. Lehnt er ihn ab und bleibt er beim M- oder M'-Modell, so ist er mitverursachend an immer komplizierteren Patientenschicksalen beteiligt.

> Der Paradigmawechsel hat zur Folge, daß der psychosomatische Kliniker über eine Technik der Anamneseerhebung verfügen muß, die es ihm erlaubt, Daten der verschiedenen Ebenen des Patienten in **einem** Arbeitsgang zu erfassen und aufgrund seines bio-psycho-sozio-kulturellen Wissens ihre Bedeutung zu erkennen. Er bemüht sich, sie zu gewichten, ihre Wechselbeziehungen zu erarbeiten und sie in Diagnostik und Therapie einzubeziehen, ohne aus Bevorzugung der einen oder Abneigung gegenüber der anderen Art von Daten einer von ihnen mehr Aufmerksamkeit zu schenken als der anderen.

In unserem Fallbeispiel konzentriert er sich nicht einfach auf den einzigen von der Norm abweichenden Körperbefund – die Patellaluxation –, sondern er erfährt, daß die Patientin häufig Stellenwechsel vollzog, einen brutalen Alkoholiker als Freund wählte; er bemerkt, daß ihre Kindheitserfahrungen sie prädestinieren, als Erwachsene ein masochistisches Verhalten und »pain proneness« zu zeigen. Vielleicht wird er ihr später raten, wegen der Gefahr der Arthrose einen Eingriff vornehmen zu lassen. Er wird sich aber vorher bemühen, ihr bei der Klärung der verworrenen sozialen Lage zu helfen, mit ihr die Beziehung zwischen ihren Kindheitserlebnissen und ihrer Partnerwahl zu verstehen und für sie eine zuverlässige, konstante Bezugsperson zu sein, bzw. eine solche zu finden, wie z.B. einen Hausarzt, eine Sozialarbeiterin, welche das I-Modell in ihrer Arbeit verwenden, das Symptom nicht isoliert betrachten und um jeden Preis zu beseitigen versuchen. Der somatische Kliniker, der keine Tätigkeit anstrebt, welche die Persönlichkeit des Patienten, seine soziale Situation, seine zwischenmenschlichen Beziehungen und diejenige zum Arzt versteht, läßt sich vom psychosomatischen Kliniker klar unterscheiden. Der somatische Kliniker, falls er sich zum M'-Modell bekennt, kann den Unterschied aber nicht erfassen, obwohl er sich ja um psychische und soziale Faktoren kümmert. Er geht mit ihnen nur additiv um, klärt zuerst somatisch ab, behandelt zuerst somatisch und – wenn dies nicht zum Ziel führt – beginnt er mit dem Patienten die psychosoziale Situation zu besprechen und überweist ihn zum Psychiater. Das Fallbeispiel zeigt, was dabei geschieht: Neben der somatischen Abnormität wird die psychische Problematik festgehalten und vom Psychiater zu behandeln versucht. Das M'-Modell integriert aber Sucht, Konversionssymptom, »pain proneness« und die Gefahr des sekundären Gewinns nach der allfälligen Knieoperation nicht.

Das Verhalten des Gastroenterologen in Engels Beispiel entspricht dem M-Modell. Er achtete nicht auf die averbale Mitteilung der Patientin, verpaßte ihre soziale Situation und setzt sie der Gefahr des Rückfalls ins Trinken aus.

Der (psychoanalytisch) geschulte Psychotherapeut als Konsiliarius ist vom Psychologischen her für die psychosomatische klinische Tätigkeit gut gerüstet. Er besitzt aber auf somatischen Gebieten wie der Differentialdiagnose, der Pathophysiologie usw. nicht die Erfahrung und das Wissen, um die verschiedenen Ebenen, die im I-Modell berücksichtigt werden müssen, sicher beurteilen zu können. Sein Denken im M'-Modell hinderte ihn, den Chirurgen vor dem sekundären Gewinn nach der Knieoperation zu warnen.

9 Das Bild des Patienten in Abhängigkeit vom verwendeten Modell

Einen weiteren Nachteil beim Praktizieren des M'-Modells bildet die Auswahl der Patienten, die der Somatiker dem Liaison-(Konsiliar-)Psychiater zuweist. Es werden ihm Patienten geschickt, die mit Suizid drohen oder einen Selbstmordversuch hinter sich haben, Patienten mit Depressionen, alterspsychiatrisch Kranke und solche, bei denen kein organischer Befund festgestellt wurde. Eine bedeutende Gruppe, bei der psychische und soziale Aspekte nicht ins Auge springen, deswegen aber nicht minder wichtig sind, entgeht ihm.

10 Der Lehrer der psychosomatischen Medizin

Die Bedeutung des psychosomatischen Klinikers als Lehrer sei nicht vergessen. Der Somatiker, arbeite er nach dem M- oder M'-Modell, der annimmt, Intuition und »common sense« genügten, beschäftigt sich mit psychosozialen Aspekten nicht oder rein intuitiv. Da er sie nicht bewußt meistert, kann er sie schlecht erfassen, erklären und mitteilen. Wir stoßen auf das Bild des »guten« Arztes, gelangen aber nicht zu einem wissenschaftlichen Verständnis dieser grundlegenden Phänomene (Engel, 1975), wie sie am Beispiel der »Hilflosigkeit« oben erwähnt wurden. Zudem vermag weder er noch der psychiatrische Konsiliarius psychosomatische Medizin so vorzu-

leben, daß der Student ein Modell zur Identifikation vor sich hat, das die Spaltung in »eine Medizin für den Körper ohne Seele und eine für die Seele ohne Körper« erst gar nicht entstehen läßt. Die Erfahrung zeigt, daß sich psychosomatisches Arbeiten nicht von selbst einstellt, wenn man vom Somatiker in körperlichen und vom Psychiater in psychischen Aspekten der Medizin unterrichtet wird.

11 Die Arbeit des Klinikers im I-Modell

Die Tätigkeit des psychosomatischen Klinikers ist schwierig: Es werden ihm zum Teil Patienten zugewiesen, die hartnäckigste Probleme aufweisen, beispielsweise solche mit chronischen Schmerzen, bei denen unter Umständen »pain proneness« vorliegt oder solche mit Medikamentenabhängigkeit usw. Da er heute noch Pionierarbeit leistet und ihm Kollegen Patienten als letzte Instanz zuweisen, möchte er die Berechtigung seines Ansatzes unter Beweis stellen und Erfolge aufweisen. Dies kann bei den zuweisenden Kollegen und bei ihm selbst allzu große Erwartungen und entsprechende Enttäuschungen auslösen. Die Tatsache, daß sich die Auswirkungen seiner Arbeit erst nach längerer Bemühung zeigen und mit großem Einsatz erarbeitet werden müssen, macht die Aufgabe des psychosomatischen Klinikers auch nicht leichter. Zudem muß er es ertragen können, von den M- und M'-Ärzten als Psychiater und von den Psychiatern als Somatiker betrachtet zu werden. Er muß um eine eigene Identität ringen und aushalten, eine beruflich »marginale« Existenz zu führen (Friedman, 1988). Seine Konzepte bringen ihn in Gegensatz zu Kollegen, medizinischen Fachgesellschaften, Krankenkassen, Versicherungen, Gesetzgebung und Gesundheitspolitik. Nicht zuletzt hat dies ein geringeres Einkommen zur Folge, denn Labor- und Röntgenuntersuchungen werden meistens besser bezahlt als die Erhebung einer Anamnese, die die verschiedensten Ebenen des Patienten berücksichtigt.

> Der psychosomatische Kliniker ist kein hochspezialisierter – in unserem Fall – Internist oder Psychotherapeut, und er muß die Grenzen seines Wissens annehmen können. Er wird aber durch die Integration der verschiedenen Ebenen und Arbeitsgebiete in sich selbst die Emergenz »neuer Eigenschaften« erleben und dadurch Befriedigung erfahren.

12 Psychische Aspekte der körperlichen Untersuchung

Vom Standpunkt der Biomedizin aus begibt sich der Patient als geschlossenes System zum Fachmann, dem Mechaniker oder Ingenieur, um »repariert« zu werden. Die Berücksichtigung einer reflektierten Beziehung zwischen Arzt und Patient ist dabei so überflüssig wie beim Kontakt zwischen einem Mechaniker und einer defekten Maschine. Selbstverständlich spielt aber die Beziehung zwischen Arzt und Patient bei jedem Kontakt eine Rolle, und jeder Arzt wirkt durch die Beziehung auf den Patienten, ob er diese bedenkt oder nicht. Hier geht es um die Klärung der Bedeutung der Arzt-Patient-Beziehung bei der körperlichen Untersuchung. Der Arzt soll aus dem Verstehen der Beziehung möglichst viel Nutzen für den Patienten ziehen.

Die ersten Erfahrungen des Neugeborenen sind körperlicher und zwar untrennbar sensorischer, affektiver und motorischer Natur. Sie schließen Interaktionen mit der Pflegeperson ein. Ohne Interaktion gibt es keine gesunde Entwicklung, auch keine körperliche, wie viele Beobachtungen an Menschen und Experimente an Tieren zeigen. Wir wollen die Beziehung von Arzt und Patient während der Körperuntersuchung vom Standpunkt der menschlichen Entwicklung aus betrachten. Die sensorisch-affektiv-motorische Interaktion mit der Mutter entwickelt sich im Verlauf von Monaten und ersten Lebensjahren zu einer Beziehung, in der sensorisch-affektiv-motorische Komponenten gegenüber solchen des Denkens, Fantasierens und Sprechens allmählich zurücktreten. Ein eindrückliches Beispiel dafür stellt Engels Monika dar (1956): Bei ihr waren in der Säuglings- und Kleinkinderzeit bei der Interaktion mit Bezugspersonen die Affekte Wut und Freude mit starker Magensäuresekretion verbunden, die bei Rückzug aus der Beziehung versiegte. Diese Koppelung verschwindet beim Kind etwa mit dem vierten Lebensjahr, in dem die Sekretion nur noch eine Koppelung an Appetit, Essen und Sättigung zeigt (Dowling, 1980). Im Alter des Schuleintritts erhalten Denken und Sprechen mehr und mehr Gewicht. Dieser Übergang kennzeichnet die Reife für den Schuleintritt. Wir können deshalb vom Übergang einer »Mutter-Kind«- oder »Abhängigkeits«-Beziehung zu einer »Arbeits«-Beziehung sprechen. Aber auch beim Erwachsenen spielen Aspekte der »Mutter-Kind«-Beziehung in die »Arbeits«-Beziehung hinein, mitgeprägt von individuellen Erfahrungen in den frühen Beziehungen. Frühe Beziehungserfahrungen werden, ohne daß sich der betreffende Mensch dessen bewußt wird, in seine Beziehungen als Erwachsener zu seiner Umgebung hineingenommen, in der Fachsprache »übertragen«. Die Beziehung zwischen Arzt und Patient, auch bei der Körperuntersuchung vollzieht sich auf drei Ebenen: Der Ebene der Arbeits-, der Mutter-Kind- und der Übertragungsbeziehung.

12.1 Aspekte der Arbeitsbeziehung

Die Arbeitsbeziehung steht unter der Ägide des reifen Ich, das relativ konfliktfrei funktioniert und realitätsgerecht arbeitet (in der Sprache der Psychoanalyse nach dem Sekundärprozeß).

Zur Arbeitsbeziehung gehören von seiten des Patienten seine Bereitschaft, sich berühren zu lassen, intime Körperbereiche zu entblößen, den Arzt Körperöffnungen untersuchen zu lassen, aber auch das Recht – als mündiger Partner – vom Arzt Mitteilung

über die bei der Körperuntersuchung festgestellten Befunde zu erhalten. Von seiten des Arztes gehören zu ihr komplementär das Recht (und die Pflicht) zu berühren, zu entblößen, in Körperöffnungen einzudringen und sich über die Befunde zu orientieren.

Der Pflichtaspekt erklärt, warum sich der Arzt bei diesen Tätigkeiten nicht entschuldigen soll. Die Neugier des Arztes muß dabei »neutralisiert« sein (Greenson, 1975), frei von Bedürfnissen, die in der Beziehung zwischen Erwachsenen unter bestimmten Umständen sonst ausgedrückt werden. Während der Anamnese kann der Arzt erfahren, was sich der Patient zu den Veränderungen gedacht hat, die ihn zum Arzt führten. Er kann sich ein Bild über die Krankheitsverarbeitung machen. Dies hilft ihm, angepaßt an den Patienten zu informieren.

12.2 Aspekte der Mutter-Kind- bzw. der Abhängigkeitsbeziehung

Die Not des Patienten, seine Angst und Unsicherheit, seine Erwartungen, Hoffnungen und seine Erfahrungen in der Kindheit, in der seine Mutter seine Not zu lindern und seine Bedürfnisse zu befriedigen pflegte, lassen ihn neben der Arbeitsbeziehung zusätzlich in eine Beziehung zum Arzt treten, die als Mutter-Kind- bzw. Abhängigkeitsbeziehung bezeichnet werden kann. Zu dieser Neigung tragen das Liegen während der Untersuchung, das Schweigen des Arztes, das Entblößt- und Berührtwerden bei. Wie die Mutter dem Kind gegenüber besitzt der Arzt in dieser Beziehung seinem Patienten gegenüber Macht. Der Mißbrauch dieser Macht stellt eine latente Gefahr dar. Er ist nicht selten und führt bis zu sexuellen Beziehungen (Kardener, 1973). Ärzte, die ihre Macht so mißbrauchen, rationalisieren ihr Tun und behaupten, damit den Patienten zu befreien. In Wirklichkeit täuschen sie den Kranken und bestärken ihn in der Illusion, daß damit Leiden und Konflikte aus früheren Jahren geheilt werden. In Tat und Wahrheit hat sich der Patient ja nur ausgeliefert und seine Bedürfnisse nicht in Freiheit und Übereinstimmung mit seinen reiferen psychischen Seiten befriedigt (Vasella, 1986). Für die Patienten sind die Folgen verheerend (Apfel und Simon, 1985).

Bei der Psychotherapie geht es im übrigen nicht um Enthemmung, sondern um den bewußten konfliktarmen oder konfliktfreien Umgang mit Hemmungen.

12.3 Aspekte der Übertragungsbeziehung

Die Mutter-Kind-Beziehung führt beim Patienten während der Körperuntersuchung häufig zur Abnahme von Angst, aber auch zur Übertragung von konflikthaften Beziehungsmustern, Wünschen, Erwartungen, Befürchtungen und Ängsten, die mit Beziehungen aus der Kindheit zusammenhängen (Übertragungsbeziehung). Die Mutter-Kind-Beziehung als Teil der Arzt-Patient-Beziehung kann streng genommen auch als Übertragungsbeziehung bezeichnet werden. Da sie aber milde, positiv und konfliktfrei ist, wollen wir sie hier nicht dazu zählen, sondern diese Bezeichnung für intensive, konflikthafte Beziehungen reservieren. In der Übertragungsbeziehung kommt deutlich zum Ausdruck, daß die Wirklichkeit, in der der Arzt lebt, für den die Körperuntersuchung Routine ist, und die des Patienten während der Körperuntersuchung nicht identisch sind.

Die individuelle Wirklichkeit des Patienten während der Körperuntersuchung kann vom Arzt – wenigstens ein nützliches Stück weit – erfaßt werden, wenn er die Anamnese nach dem in diesem Kapitel vorgeschlagenen Konzept erhebt. Die Anamnese soll deshalb der Körperuntersuchung vorangehen – außer in Notfällen bei Patienten mit versagenden vitalen Funktionen (Morgan und Engel, 1977), wo sich die Anamnese, wenn sie überhaupt durchgeführt werden kann, auf die Hauptpunkte des jetzigen Leidens zu beschränken hat. Während der Anamnese erfährt der Arzt über die Einstellung des Patienten zu seinem Körper und zu den Veränderungen, welche die Erkrankung mit sich gebracht hat.

Er erfährt etwa, daß sein Patient immer Mühe bekundet hatte, auf die Kontrolle seiner Lebenssituation zu verzichten, andern zu vertrauen, Mitarbeitern Verantwortung zu übergeben, sich zu entspannen, und daß er seine Bedürfnisse nach Umsorgtwerden, Geborgenheit vor sich selbst verbergen mußte. Bei der Körperuntersuchung dieses »pseudounabhängigen« Menschen kann er erwarten, daß sein Patient es kaum ertragen wird, zu liegen und zu schweigen, und er wird nicht überrascht sein, wenn der Patient in gereizter Stimmung wiederholt demonstriert, welche Tätigkeiten und Funktionen er mit seinem Körper noch auszuüben vermag. Er wird beispielsweise einen gelähmten Arm immer wieder mit der gesunden Hand ergreifen, ihn wütend hochheben und zeigen, daß er noch kräftig ist. Der Arzt wird vorausahnen, daß dieser Patient während der Untersuchung dauernd den Kopf von der Unterlage abheben wird, auch wenn er ihn ersucht, ihn zur Entspannung der Bauchdecken und zur Lockerung der Extremitäten abzulegen.

Bei einer Frau, bei der die Anamnese auf die Erziehung in einem strengen, restriktiven Milieu hingewiesen hat, wird er bei der Untersuchung der Brüste eine Schamreaktion erwarten, wobei das Gefühl der Scham auch auf den Arzt übergreifen kann (Gegenübertragungsreaktion) und ihn unter Umständen unmerklich dazu veranlassen kann, die Brüste nur flüchtig oder gar nicht zu untersuchen.

Seine Untersuchung soll der Arzt immer sachlich, effizient und professionell durchführen und seine Mimik und Gestik ruhig und beherrscht und nicht Erstaunen, Überraschung oder Befürchtung ausdrücken. Das ruhige, sachliche und fließende Untersuchen hilft dem Patienten, mit dem Arzt auf der Ebene der Arbeitsbeziehung zu bleiben. Es gibt Patienten, die den Arzt immer wieder drängen, ihren Körper zu untersuchen. Diesem Drängen darf er nicht einfach entsprechen, sondern er muß mit dem

Patienten erarbeiten, welche Befürchtungen, Wünsche, Fantasien hinter diesem Bedürfnis und Drängen stecken, und weshalb sie gerade im jetzigen Zeitpunkt auftreten. Er soll dem Patienten bedeuten, daß die Körperuntersuchung vom Ziel des Verstehens des Leidens ablenkt und eine Illusion nähren würde, nämlich, daß die Körperuntersuchung zur Lösung der Probleme beitragen würde, wo ja nur das Verstehen der Motive hinter dem Bedürfnis danach weiterhilft.

13 Anmerkungen zum praktischen Untersuchungsablauf

Die Körperuntersuchung soll in einem geschlossenen Raum stattfinden. Der Arzt soll sich so viel Zeit reservieren, daß er die Untersuchung wenn möglich ohne Unterbrechung durchführen kann. Muß er unterbrechen, soll er dem Patienten eine kurze Erklärung geben. Dies fördert die Arbeitsbeziehung und gibt Sicherheit. Erwartet der Patient die Untersuchung eines bestimmten Körperteils, und dehnt der Arzt die Untersuchung auf andere Körperteile aus, so muß er dies dem Patienten erklären. Wir empfehlen, die Untersuchung bei der Hand zu beginnen, einem Körperteil, den der Patient zu exponieren gewohnt ist. Inspiziert und palpiert er Körperhöhlen, wie den Pharynx oder das Rektum, so soll er dem Patienten andeuten, daß dieser Untersuchungsteil unangenehm sein könnte. Wenn er den Oberkörper untersucht hat, so soll er ihn wieder zudecken, wenn er zum Bauch übergeht. Nach der oberflächlichen und vor der tiefen Palpation des Abdomens soll er dem Patienten mitteilen, daß dieser Teil der Untersuchung Beschwerden auslösen könnte. Stellt der Patient während der Untersuchung Fragen, soll der Arzt kurz auf sie eingehen und, falls nötig, dem Patienten erklären, daß er auf diese Fragen erneut nach Abschluß der Körperuntersuchung eingehen wird. Bevor er nach Abschluß der Untersuchung informiert, soll er den Patienten sich anziehen lassen, damit dieser aus der Abhängigkeitsbeziehung wieder in die Arbeitsbeziehung zurückfindet.

Körperuntersuchung bei Verwandten und Freunden: Wenn möglich sollte darauf verzichtet werden. Dem Arzt fehlt die Distanz, die ihn auf dem Boden der Arbeitsbeziehung erlaubt, klar zu überlegen. Er läuft Gefahr, vom Wunschdenken gelenkt zu werden. Häufig fehlt ihm die gezügelte, neutralisierte Aggressivität, die für gewisse Entscheidungen nötig ist, gegenüber Verwandten oder Freunden. Ein Beispiel aus der chirurgischen Medizin soll diese Überlegungen erläutern: Bei der Operation wegen eines Malignoms im Hals-Nasen-Ohren-Bereich teilen sich die Chirurgen in ein Resektionsteam und ein Team für die Reparation, da sonst das Resektionsteam unweigerlich an den nächsten Schritt der Reparation und dessen Schwierigkeiten denken würde und dabei Gefahr läuft, die Resektion nicht weit genug im Gesunden vorzunehmen.

KAPITEL 22

Methoden psychologischer Diagnostik

Walter Thomas, Christine Muck-Weich und Othmar W. Schonecke

In diesem Kapitel soll die diagnostische Methodik unter zwei Aspekten dargestellt werden: Zum einen liegt der Schwerpunkt auf der Testtheorie und zum anderen auf der anders gearteten, mehr einzelfallorientierten Methodik der verhaltenstherapeutischen Diagnostik. Der Abschnitt über die Testtheorie beschränkt sich auf die klassische Testtheorie und geht nur am Rande auf probabilistische Ansätze ein.

1 Testtheorie – Begriffsbestimmung

Unter einem psychologischen Test versteht man nach Lienert (1969) ein »wissenschaftliches Routineverfahren zur Untersuchung eines oder mehrerer empirisch abgrenzbarer Persönlichkeitsmerkmale mit dem Ziel einer möglichst quantitativen Aussage über den relativen Grad der individuellen Merkmalsausprägung«. Diese Definition begrenzt die Bedeutung des Wortes »Test«, so daß ein psychologisches Untersuchungsverfahren nur dann Anspruch auf die Bezeichnung Test hat, wenn man bei der Testkonstruktion die folgenden Bedingungen berücksichtigt:

1. Zunächst muß das Verfahren wissenschaftlich begründet sein. Neben der Einbindung in eine psychologische Theorie muß das Instrument nach den weiter unten beschriebenen Kriterien konstruiert worden sein. Der überwiegende Anteil der in Studien eingesetzten Fragebögen genügt diesen Kriterien nicht.
2. Einem Test kommt durch die Tatsache, daß man dieses Verfahren routinemäßig einsetzen kann, die Bedeutung eines Handwerkzeugs zu. Man provoziert unter standardisierten Bedingungen ein Verhalten, das zwar auch ohne Testanweisung der freien Beobachtung zugänglich ist, auf dessen Auftreten der Untersucher aber unter Umständen sehr lange warten kann.
3. Nur dann, wenn man die relative Postition einer untersuchten Person hinsichtlich des zu testenden Merkmals im Vergleich zu einer Referenzpopulation auf einer Skala bestimmen kann, sind Aussagen über ein »mehr oder weniger« möglich.
4. Diejenigen Eigenschaften, Bereitschaften, Fähigkeiten oder Fertigkeiten, die ein Test untersuchen soll, sind der direkten Beobachtung nicht zugänglich. Sie müssen aber empirisch bestimmt worden sein und dürfen nicht auf vorwissenschaftlichen Annahmen beruhen.

Aus den bisherigen Darstellungen ergibt sich, daß Tests zwei Aspekte zum Inhalt haben, zum einen die Aufgabe oder Untersuchungssituation, die ein bestimmtes Verhalten auslösen soll, und zum anderen eine Anweisung, wie man von dem beobachteten Verhalten auf die diesem zugrunde liegenden Persönlichkeitsmerkmale schließen kann. Im folgenden Überblick sollen die Methoden beschrieben werden, mit denen Tests konstruiert werden, und wie man die Konstrukte, die Tests zu untersuchen vorgeben, zu erfassen sucht.

2 Geschichtlicher Überblick

Das Wort »Test« hat in der heutigen Umgangssprache mehrere Bedeutungen. So versteht man darunter nicht nur ein psychologisches Untersuchungsinstrument sondern auch ein statistisches Prüfverfahren z. B. den t-Test, aber auch eine Untersuchung von Waren oder Dienstleistungen, man denke nur an die Stiftung Warentest. Das Wort Test übernahm man Anfang des 20. Jahrhunderts aus dem Englischen. Dort bedeutet es soviel wie Probe. Laut Dudens Herkunftswörterbuch (1963) läßt es sich auf das altfranzösische Wort »test« zurückführen, was soviel wie irdener Topf bzw. Tiegel für alchimistische Experimente bedeutet.

Zwar gibt es erst seit einigen Jahrzehnten eine wissenschaftlich begründete Testmethodik, jedoch haben schon immer Menschen versucht, Methoden oder Techniken zu entwickeln, mit denen sie feststellen wollten, wie gut ein Einzelner für wichtige gesellschaftliche Funktionen geeignet ist. Diese Versuche lassen sich als die Vorläufer der modernen psychologischen Tests ansehen. In den archaischen menschlichen Gesellschaften kann man heute noch Initiationsriten beobachten. Durch sie soll geprüft werden, ob der jugendliche Stammesgenosse den Anforderungen eines Erwachsenen genügt. Meist handelt es sich um Methoden, mit denen man Mut und Selbstbeherrschung, manchmal auch die Verstandeskraft prüft. In der geschichtlichen Überlieferung vieler Völker finden sich Hinweise darauf, daß man sich bemühte, Prüfungen zu entwickeln, mit denen man diejenigen Personen im voraus erfassen konnte, die in für die Allgemeinheit bedeutsamen oder gefahrvollen Situationen nicht versagen würden. Diese Prüfungen wurden nötig, weil sich entsprechende Fähigkeiten im Alltagsleben nur schwer oder gar nicht beobachten lassen.

In die Psychologie führte der Psychologe James McKeen Cattell (1890) das Wort Test durch das Buch

»Mental tests and measurement« ein. Aber schon etwas früher begann der französische Forscher Galton (1883) sich für individuelle Unterschiede zu interessieren.

In dieser ersten Phase der Testpsychologie versuchte man, psychische Einzelfunktionen, wie Gedächtnis, Konzentrationsfähigkeit, Reaktionsgeschwindigkeit oder Wahrnehmungsfunktionen zu prüfen. Erstaunlicherweise haben einige dieser ersten Testverfahren mit nur unwesentlichen Modifikationen bis zum heutigen Tage überdauert. Der jetzt noch gebräuchliche Pauli-Test nach Arnold (1970) zur Erfassung der Konzentration über einen längeren Zeitraum bei relativ einfach strukturierten, stereotypen Rechenaufgaben, geht beispielsweise auf einen Rechentest des deutschen Psychiaters Kraepelin (1895) zurück. Ebenso haben sich Techniken, die die Reaktionsgeschwindigkeit erfassen, bis auf die apparative Ausstattung nur unwesentlich geändert. Eine Reihe von Gedächtnistests läßt sich auf die Lückenprobe des Psychologen Ebbinghaus (1897) zurückführen.

Die nächste Phase der Testentwicklung zeichnet sich dadurch aus, daß man nun versucht, die hinter diesen Einzelfunktionen stehenden psychologischen Konstrukte zu erfassen. Beispielhaft wird diese Entwicklungsgeschichte der Tests im folgenden an den Persönlichkeitsfragebogen dargestellt, die für die psychosomatische Praxis und Forschung von besonderer Bedeutung sind.

2.1 Zur Geschichte der Persönlichkeitsfragebogen

Persönlichkeitsfragebogen bestehen aus Listen mit Fragen und vorgegebenen Antwortmöglichkeiten, von denen der Proband sich für eine entscheiden soll. Es liegt somit eine gebundene Antwortform vor, der Proband kann nicht individuell oder beliebig antworten. Im Vordergrund der Entwicklung dieser Testart stand nach Angleitner (1976), der eine ausgezeichnete Einführung in die Konstruktionsprinzipien von Persönlichkeitsfragebogen sowie eine kritische Überprüfung und Bewertung aller bedeutenden deutschsprachigen Fragebogen gibt, die Diagnostik psychischer Fehlanpassung. Darüber hinaus wurden diese bevorzugt als Untersuchungsinstrumente für schul- und berufspsychologische Eignungsuntersuchungen entwickelt.

2.1.1 Die Phase der intuitiven Testkonstruktion

Der erste wirkliche Persönlichkeitsfragebogen, zumindest für den Bereich des neurotischen Fehlverhaltens, ist das »Personal Data Sheet« von Woodworth (1917). Man entwickelte ihn, um in Massenerhebungen seelische Störungen bei Rekruten zu entdecken. Der Test bestand aus 116 mit »ja« oder »nein« zu beantwortenden Items und stellte ein abgekürztes psychiatrisches Interview dar. Probanden, die eine gewisse Anzahl der Items in Auswertungsrichtung beantworteten, wurden anschließend psychiatrisch interviewt.

Bei den ersten Fragebogen standen intuitive Konstruktionsprinzipien im Vordergrund: auf Grund von

Expertenaussagen formulierte man Items, die das zu messende Konstrukt, in diesem Fall »emotionelle Fitness«, erfassen sollten. Eine Nachprüfung der Gültigkeit der Expertenmeinung und damit der Validität der einzelnen Items entfiel. Zu Beginn der Testkonstruktion hatten Woodworth und seine Mitarbeiter eine Stichprobe von 200 Items zusammengestellt, die man einer Gruppe von Rekruten und Collegestudenten zur Beantwortung vorlegte. Nachdem man zuvor die Verschlüsselungsrichtung der einzelnen Items festgelegt hatte, schied man jene Fragen aus, denen mehr als ein Viertel der Analysestichprobe zustimmten, da mit solchen Items jene Symptome erfaßt wurden, die auch in unauffälligen Stichproben relativ häufig vorkamen.

Bei der intuitiven Testkonstruktion lassen sich nach Hase und Goldberg (1967) zwei Vorgehensweisen unterscheiden, nämlich eine rationale Strategie ohne direkten Bezug zu einer psychologischen Theorie, sowie eine mehr theoriegeleitete Vorgehensweise, bei der man die Testfragen auf Grund theoretisch fundierter Annahmen über das zu untersuchende Konstrukt formuliert. Für beide Strategien gilt, daß je exakter und ausführlicher man das zu untersuchende Merkmal definiert, desto eher kann nachgeprüft werden, inwieweit es verschiedenen Skalenkonstrukteuren gelingt, mit derselben Merkmalsdefinition gleichwertige Skalen zu erarbeiten. Durch diese Kontrollmöglichkeit relativiert sich der Nachteil der intuitiven Testkonstruktion, der in einer starken Abhängigkeit der Skala von der Erfahrenheit und Geschicklichkeit des Testkonstrukteurs besteht.

Während Woodworths »Personal Data Sheet« eine Einzelskala war, erwies es sich bald als nützlich, mehrere Persönlichkeitsskalen in einem Test zusammenzufassen. Für diese mehrdimensionalen Fragebogen, sogenannte Persönlichkeitsinventare, ist Bernreuters (1931) Personality Inventory (»BPI«) der bekannteste frühe Vertreter. Bei der Konstruktion dieses Fragebogens wurden, wie es bis heute noch üblich ist, Items und auch ganze Skalen aus bereits veröffentlichten Fragebogen übernommen.

2.1.2 Die Phase der externalen Testkonstruktion

Um die Mitte der dreißiger Jahre dieses Jahrhunderts ändern die Testkonstrukteure ihre Strategie, mit der sie geeignete Items für Fragebogentests auswählen. Die Auswahl stützt sich nun in der Regel nicht mehr auf intuitive Vorannahmen oder rationale Überlegungen, sondern gründet auf empirischen Analysen, indem man die Gültigkeit der einzelnen Testfragen an Kriterien- und Kontrollgruppen, z.B. Depressive und Gesunde, überprüft. Nur die Items werden in den endgültigen Test aufgenommen, in denen sich die beiden Gruppen hinsichtlich ihrer Beantwortungstendenzen deutlich unterscheiden. Voraussetzung für diese Art der Testkonstruktion ist zum einen ein großer Itempool, von dem man annimmt, daß er das zu untersuchende Merkmal erfaßt, und zum anderen die Existenz eines geeigneten Außenkriteriums. Ein entscheidender Unterschied zur intuitiven Teststrategie besteht darin, daß man für die einzelnen Items noch nicht festlegt, wie die Antworten auf die einzelnen Fragen in der zukünftigen Skala überhaupt bewertet werden sollen. Diese Festlegung erfolgt erst, nachdem die Items sowohl von der Kriteriengruppe, die das zu untersuchende Merkmal extrem ausgeprägt aufweisen soll, als auch von einer unauffälligen, vergleichbaren Kontrollgruppe beantwortet wurden. Von dieser Gruppe nimmt man an, daß sie sich auf dem entgegengesetzten Pol des zu messenden Merkmals einordnen läßt. Man wählt für den endgültigen Test nur diejenigen Items aus, die die beiden Gruppen bedeutsam trennen. Dann verschlüsselt man die einzelnen Fragen in derjenigen Richtung, die den von der Kriteriengruppe bevorzugten Antworten entspricht.

Mit diesem Wandel des Konstruktionsprinzips von Persönlichkeitsfragebogen ändert sich zugleich die Auffassung, wie die Antworten der getesteten Personen auf die einzelnen Testfragen zu interpretieren sind. Während man zuvor aus den jeweiligen Antworten unmittelbar auf ein Vorhandensein des erfragten Symptoms schloß, erkannte man nun, daß die Annahme, die Antworten der Probanden als Tatsachenberichte anzusehen, erhebliche methodische Schwierigkeiten mit sich brachte. Wenn beispielsweise jemand die Aussage: »Ich habe häufig Kopfschmerzen« mit »stimmt« beantwortet, so weiß man im Grunde genommen nicht, was der Betreffende sich unter »häufig« vorstellt und wie er den Begriff »Kopfschmerzen« interpretiert. Darüber hinaus stellt diese Art der Iteminterpretation einen hohen Anspruch an die Fähigkeit des Untersuchten, sich selbst zu beurteilen und an seine Bereitschaft, bei der Untersuchung mitzuwirken. In der Phase der externalen Testkonstruktion glaubte man nun, diese Probleme als nicht mehr relevant ansehen zu müssen, da man die Items empirisch analysierte. Man interessierte sich nicht mehr, warum zwei Versuchspersonen eine Testfrage unterschiedlich beantworteten, entscheidend war nun, daß man die getesteten Personen an Hand der Summe aller differenzierenden Items überzufällig richtig klassifizieren konnte.

Auf diese Art und Weise wurde unter anderem der wohl bekannteste Persönlichkeitsfragebogen, das Minnesota Multiphasic Personality Inventory »MMPI« von Hathaway und McKinlay (1943) entwickelt. Zielsetzung bei der Konstruktion des »MMPI« war es, eine bessere Zuordnung von Patienten zu den Kategorien der Kraepelinschen Typologie zu liefern. Die Items entstammten aus psychiatrischen Lehrbüchern und Prüfungsformen, wurden aus anderen Tests übernommen oder auf Grund der klinischen Erfahrung der Autoren formuliert. Mit diesen Fragen beabsichtigte man, einen weiten Bereich menschlichen Verhaltens zu erfragen, nicht zuletzt, um aus diesem Itempool zukünftig weitere Skalen entwickeln zu können.

Diese Fragen mußten verschiedene Kriteriengruppen, die als repräsentativ für die zu bildenden Skalen angesehen wurden, sowie verschiedenen Kontrollgruppen beantworten. Die Stichprobengröße der Krieteriengruppen für die einzelnen zehn klinischen

Skalen des MMPI waren erstaunlich klein, sie umfaßten im einzelnen 50 Hypochondriker, 50 Depressive, 50 Hysteriker, eine unbekannte Anzahl von Psychopathen, 13 männliche Homosexuelle, eine unbekannte Anzahl von Paranoikern, 20 Psychastheniker, 50 Schizophrene, 24 manisch Kranke, sowie 50 Personen mit hohen, 50 Personen mit niedrigen Werten im Test über soziale Introversion. Zu jeder Skala wählte man diejenigen Items aus, in denen sich die Kriterien- und Kontrollgruppen bedeutsam unterschieden. Das Konstruktionsverfahren der MMPI-Skalen bedingt, daß sich mehrere Kriteriengruppen in gleichen Items von ihren Kontrollgruppen unterscheiden können. Folglich sind viele Items gleichzeitig in unterschiedlichen Skalen vertreten. Diese Tatsache führt zu artefiziellen Korrelationen der einzelnen Skalen, die gemeinsame Konstrukte vortäuschen.

Zusammenfassend läßt sich zu dieser Strategie sagen, daß der Iteminhalt im Grunde genommen unwichtig ist. Auch unsinnig erscheinende oder widersinnige, sog. subtile Items werden dann als brauchbar angesehen, solange sich in ihnen Kriterien- und Kontrollgruppe unterscheiden. Der Nachteil der externalen Strategie besteht zum einen darin, daß ein gewisser Prozentsatz der differenzierenden Itembeantwortungen rein zufällig auftritt und nicht sicher von den wirklich differenzierenden Items unterschieden werden kann. Zum anderen wurde das Problem der Gültigkeit der Expertenaussage nicht gelöst. Es wurde im Grunde nur von der Formulierung der Items auf die Definition der Kriteriengruppen verschoben.

2.1.3 Die Phase der internalen Testkonstruktion

Bei Nachanalysen von external konstruierten Fragebogentests, traten »Schönheitsfehler« auf, indem einzelne Items oft wesentlich bedeutsamer mit einer fremden Skala als mit der eigenen korrelierten. Weiter fand man, daß einzelne Skalen eines Fragebogens oft zueinander in starker Beziehung standen. Dieser Effekt trat nicht nur bei solchen Skalen auf, die zum Teil gemeinsame Items enthielten, sondern auch bei vollkommen unterschiedlich zusammengesetzten. Bald vermutete man, daß sich Gesetzmäßigkeiten, die »eigentlichen« Persönlichkeitsdimensionen, hinter den Mustern, die sich in diesen Zusammenhängen andeuteten, verbargen.

Die Faktorenanalyse, deren Entwicklung fast parallel mit der der Persönlichkeitsfragebogen verläuft, findet jetzt als neue statistische Methode Einzug in die Psychologie. Bei Untersuchungen im psychologischen Bereich handelt es sich nicht um direkt meßbare Größen, wie z. B. Blutdruck, Körpertemperatur oder Gewicht. In den Reaktionen der Probanden auf bestimmte Teststimuli, wie z. B. Fragen, Aufgaben oder Lichtreize, werden individuelle Differenzen der zugrunde liegend gedachten hypothetischen Konstrukte erfaßbar. Solche sind z. B. Intelligenz, Gedächtnis oder im persönlichkeitspsychologischen Bereich Neurotizismus, Aggressivität oder Extraversion. In der psychologischen Forschung entwickelte man mathematische Methoden, die es erlauben, die den einzelnen Variablen zugrunde liegenden gemeinsamen Faktoren, oder Dimensionen zu berechnen. Diese Methoden faßt man unter dem Oberbegriff »Faktorenanalyse« zusammen. Mit ihrer Hilfe konnte man die Vermutungen über die Persönlichkeitsdimensionen überprüfen, sowie die Beziehungen der einzelnen Items zueinander untersuchen und bei der Skalenbildung berücksichtigen.

Man war durch diese neuen Methoden auf einmal nicht nur unabhängig von geeigneten Kriteriengruppen, sondern auch von den theoretischen Annahmen über die Außenkriterien. Die internale Strategie postuliert, daß man das Merkmal dann optimal messen kann, wenn man die interne Struktur der Items berücksichtigt. Die Zugehörigkeit von Items zu einer Skala bestimmt der Testkonstrukteur, indem er ihre interne Konsistenz, signifikante Trennschärfen oder die Höhe und Richtung ihrer Ladungen auf einem Faktor berechnet. Ein bekanntes Beispiel für diese Art der Testkonstruktion ist das Sixteen Personality Factor Questionaire 16-PF von R.B. Cattell und Eber (1964).

Durch diese neue Methode wurde es relativ einfach, die einzelnen Dimensionen eines Fragebogens exakt zu bestimmen, indem man den Intempool einer Stichprobe von Probanden zur Beantwortung vorgibt. Nach einer Faktorenanalyse nimmt man von denjenigen Items, die jeweils einen Faktor bilden, an, daß sie einer gemeinsamen Skala angehören. Deren Benennung erfolgt meist nach Durchsicht der Texte der betreffenden Items. Sie ist daher nur in seltenen Fällen unabhängig von der subjektiven Eindrucksbildung des Testkonstrukteurs. So gibt es Skalen unterschiedlicher Tets, die so hoch korrelieren, daß man sie fast als Paralleltests einsetzen kann. Nach Meinung der einzelnen Testautoren sollen diese Skalen jedoch Depression, Angst, Neurotizismus oder Beschwerden messen.

Vor allem nach der rapiden Entwicklung der elektronischen Datenverarbeitung und der Verfügbarkeit von Statistikprogrammen, bei denen der Forscher in einem der Umgangssprache ähnelnden »Dialekt« eine Fragestellung formulieren kann, kam es zu einem rapiden Ansteigen der veröffentlichten Fragebogen bzw. zu »Unter-« oder »Zusatzskalen« bestehender Tests. Für den »MMPI« nahm diese Tendenz inflationäre Ausmaße an; laut Dahlstrom und Mitarbeiter (1975) gibt es für den MMPI mehr Zusatzskalen als überhaupt Items vorhanden sind.

Obwohl man nun in der Lage war, Fragebogen nach empirischen Konstruktionsprinzipien zu entwickeln, wurden sehr oft zusätzliche Kontrollskalen, die die Bezeichnung Lügenskalen, Korrekturskalen oder Offenheitsskalen erhielten, in die Persönlichkeitsinventare aufgenommen. Dies deutet darauf hin, daß man sich von der externalen Sichtweise, Itembeantwortungen als Annäherungen an den wahren Sachverhalt zu sehen, doch nicht vollständig ablöste. Man nahm Verfälschungstendenzen bei der Beantwortung von Fragebogen an, und versuchte sie mit den Kontrollskalen zu erfassen, um von da aus auf die Gültigkeit der Beantwortung aller Fragen schließen zu können. Bei solchen Verfälschungstendenzen handelt es sich beispeilsweise um die Gewohnheit, auf eine Frage eher mit »ja« als mit »nein« zu erwidern. Oft beantwortet der Getestete die einzelnen Fragen nicht wahrheitsgemäß, sondern so, daß er sich durch die Antworten in ein gutes Licht setzt, indem er sozial unerwünschte Verhaltensweisen oder Gedanken ableugnet. Eine andere Verfälschungstendenz ist die mangelnde Motivation, diesen Fragebogen überhaupt auszufüllen. Bei der Auswertung ist es daher nützlich, wenn man Maße zur Verfügung hat, mit denen man feststellen kann, ob der Proband überhaupt hingesehen hat, als er die Fragen ankreuzte, ob er bereit oder fähig war, kleinere Fehler an sich selbst zu erkennen bzw. diese dem Testleiter oder sich selbst gegenüber zuzugeben, und wie groß seine Tendenz war, auf Fragen mit »ja« zu antworten.

3 Klassifikation von Tests

Es fehlt an dieser Stelle der Platz einen erschöpfenden Überblick über die gebräuchlichsten psychologischen Tests zu geben. Stattdessen soll versucht werden, ein Ordnungsschema darzustellen, in das sich die unterschiedlichen Tests einordnen und bewerten lassen. Jedes Klassifikationssystem das Tests in verschiedene Gruppen einteilt, ist letzlich willkürlich. Daher sollte man demjenigen Schema den Vorzug geben, das für den Anwender am nützlichsten ist. Die Typisierung von Tests kann zum einen auf Grund formaler und zum anderen auf Grund inhaltlicher Gesichtspunkte erfolgen und hat jeweils eine unterschiedliche Auswirkung auf die praktische Bedeutung.

Formale Klassifikationsgesichtspunkte sagen nichts über den eigentlichen Zweck des betreffenden Tests aus, sondern informieren über Art und Gestaltung der einzelnen Aufgaben, Anforderungen an das Untersuchungsmaterial, Auswertungsmodalitäten, Standardisierung oder Anforderungen an den zu Untersuchenden. Formale Klassifikationskriterien können für den Praktiker durchaus brauchbar sein, wenn er eine Untersuchung oder Versuchsreihe plant. So kann es wichtig sein, zu wissen, ob für eine Untersuchung ein kostspieliges Gerät nötig ist, welche Anforderungen an das Sprachverständnis des Untersuchten gestellt werden, oder ob es sich um einen standardisierten Test handelt usw. Lienert (1969) führt eine Reihe wichtiger zumeist formaler Ordnungsschemata für psychologische Tests an, die zum größten Teil dichotome Typen bilden.

Die beliebte Aufgliederung in psychometrische Tests einerseits und projektive Verfahren andererseits kann keine sinnvolle Einteilung sein, da diese beiden Begriffe keine Gegensatzpaare sind, sondern unterschiedliche Aspekte psychologischer Tests hervorheben. Psychometrische Tests versuchen mit bestimmten Methoden quantitative Differenzen individueller Persönlichkeitsmerkmale zu erfassen. Projektion beinhaltet im Zusammenhang mit psychologischen Tests keinen Abwehrmechanismus, sondern bestimmte Annahmen, wie man sich die Reaktionen des Probanden auf das Testmaterial erklärt. Demnach ist nicht jeder non-metrische Test automatisch ein projektiver Test, so wie es auch projektive Tests gibt, die metrischen Ansprüchen genügen.

Formale Ordnungsschemata geben keine Auskunft darüber, welche psychischen Bereiche oder Funktionen ein bestimmter Test erfassen will. Dazu ist eine Klassifikation nach inhaltlichen Kriterien notwendig. Diese kann so gestaltet werden, daß man idealtypische Anwendungsbereiche für psychologische Tests, wie »klinische Tests«, »Schultests«, »Eignungstests«, usw. benennt, und die vorhandenen Untersuchungsverfahren in diese Klassen einordnet. Diese Einteilungsart ist unabhängig davon, ob es für die einzelnen Gebiete überhaupt schon irgendwelche bzw. genügende Testverfahren gibt. Einteilungen nach Anwendungsbereichen werden immer widersprüchlich sein, da es sehr oft möglich sein wird, ein und dasselbe Verfahren unterschiedlichen Gebieten zuzuordnen. Eine eindeutige, disjunktive Klassifikation ist durch diese Methode also nicht möglich.

Anstatt Tests in solch vorgegebene Anwendungsbereiche einzuordnen, ist es auch möglich, von den vorhandenen Tests auszugehen, und aus diesen selbst die klassifikatorische Ordnung zu bilden. Bei dieser Art der Gruppenbildung kann man zwei Typisierungsmöglichkeiten unterscheiden, einmal eine Nebeneinanderstellung oder Aufzählung von gleichwertigen Bereichen, wie Intelligenztests, Begabungstests, Persönlichkeitstests usw. Tests, die sich nicht einordnen lassen, bilden eine inhomogene Residuengruppe. Die andere Möglichkeit ist die der hierarchischen Ordnung der inhaltlichen Klassen. So wählt Lienert (1969) als Oberbegriffe Intelligenztests, Leistungstests und Persönlichkeitstests. Innerhalb der Leistungstests unterscheidet er sodann zwischen motorischen, sensorischen und psychischen Leistungstests. Aber auch diese Art der Klassifikation schließt nicht aus, daß Tests uneindeutig zugeordnet werden können oder daß sich nicht einzelne Bereiche überschneiden.

3.1 Das Klassifikationsmodell nach Brickenkamp

Sehr brauchbar ist das Brickenkampsche »Klassifikationsmodell psychologischer und pädagogischer Tests« (1975). Er hebt zunächst die Leistungstests von den Persönlichkeitstests ab, ohne damit eine Aufspaltung der Persönlichkeit in zwei relativ unabhängige Bereiche zu implizieren; auf Grund der fundamental unterschiedlichen Konstruktionsgesichtspunkte hält er diese Unterscheidung für gerechtfertigt. Der Persönlichkeitstestbereich wird in zwei Klassen weiter untergliedert, nämlich in psychometrische Persönlichkeitstests und in Persönlichkeitsentfaltungsverfahren. Diese letzte Gruppe wird wegen ihrer Heterogenität auf Grund formaler Merkmale klassifiziert, während die Einteilung der übrigen Tests an Hand inhaltlicher Kriterien erfolgt.

3.1.1 Leistungstests

Entwicklungstests

Entwicklungstests sind alle diejenigen Verfahren, die primär im Dienste der Entwicklungsdiagnostik stehen. Sie haben somit zur Aufgabe, den aktuellen Entwicklungsstand eines Probanden zu erfassen. Zumeist entwickelte man diese Tests für Kinder und Jugendliche. Es sind jedoch Tests für alle menschlichen Entwicklungsphasen denkbar.

Intelligenztests

Da eine allgemeingültige Definition des Intelligenzmerkmals fehlt, werden unter diesem Oberbegriff sämtliche Verfahren zusammengefaßt, von denen die Testautoren angeben, daß sie in der Hauptsache intellektuelle Fähigkeiten zu erfassen beanspruchen.

Allgemeine Leistungstests

Es handelt sich dabei um Tests, die Aufmerksamkeit, Konzentration, allgemeine Aktiviertheit erfassen wollen, also das, was man unter anhaltender Konzentration bei geistiger Tempoarbeit versteht.

Schultests

Die Gruppe der Schultests läßt sich weiter unterteilen, nämlich einmal in die Gruppe der Schulreife- und Schulfähigkeitstests und zum anderen in jene Methoden, die den augenblicklichen Leistungs- und Kenntnisstand der Lernenden während eines definierten Ausbildungsabschnittes in einem Lernfach erfassen sollen. Es handelt sich also um die sehr heterogene Gruppe der pädagogischen Tests, deren feinere Einteilungen bei Brickenkamp wiedergegeben sind.

Spezielle Funktionsprüfungen und Eignungstests

Diese Gruppe umfaßt noch wesentlich heterogenere Tests als die vorangehende Gruppe. Es geht um die Prüfung spezieller Funktionen wie Händigkeit, Psychomotorik, Geschicklichkeit oder technischen Verständnisses. Es sind Fertigkeiten, die nötig sind, um den Ansprüchen eines bestimmten Berufes nachkommen zu können. Diese Berufseignungstests unterscheiden sich notwendigerweise entsprechend den vielfältigen und unterschiedlich gestalteten Anforderungen der einzelnen Berufe stark voneinander.

3.1.2 Persönlichkeitstests

Psychometrische Persönlichkeitstests

Persönlichkeitsstrukturtests: Der Strukturbegriff ist in diesem Zusammenhang nicht derjenige, den bestimmte Persönlichkeitstheorien, wie beispielsweise die Psychoanalyse benutzen. Er ist wesentlich allgemeiner gefaßt und bedeutet, daß es sich hier um eine Gruppe mehrdimensionaler Persönlichkeitstests handelt, denen jeweils eigene Ordnungsgesichtspunkte zugrunde liegen. Ihnen allen ist gemeinsam, daß sie mehrere Persönlichkeitsmerkmale aus dem »normalpsychologischen«, d.h. dem nicht psychopathologischen Bereich quantifizierbar erfassen.

Einstellungs- und Interessentests: Mit Einstellungsskalen erfaßt man die Einstellung einzelner oder mehrerer Probanden zu Sachverhalten. Mit ähnlichen Methoden kann man die Meinung oder Vorurteile über bestimmte Gruppen oder Personen versuchen zu messen. Im Rahmen der Sozialpsychologie wurden sehr viele Einstellungsskalen entwickelt, von denen jedoch nur ein sehr geringer Teil als standardisierte Tests in den Handel kamen.

Die Interessentests unterscheiden sich von den Einstellungstests darin, daß hier ein mehr intentionaler Objektbezug gemessen wird. Im Gegensatz zu manch anderen Persönlichkeitstests haben diese beiden Testarten zur Voraussetzung, daß der Proband über seine Vorlieben, Abneigungen und sonstigen Einstellungen in unmittelbarer Reaktion auf die Fragen Auskunft geben kann.

Klinische Tests: Tests aus der Gruppe der klinischen Tests sollen Anhaltspunkte für eine klinische Diagnosestellung geben, psychopathologische Erscheinungen erfassen und Hilfen für eine differentialdiagnostische Fragestellung anbieten. Sie sind jedoch nicht in der Lage, eine psychiatrische Diagnose zu ersetzen. Es ist verständlich, daß diese Verfahren ein besonderes Maß klinisch-psychologischer Erfahrung voraussetzen, ohne die eine Interpretation der Testergebnisse nicht möglich sein kann.

Persönlichkeitsentfaltungsverfahren

Der Projektionsbegriff wurde von Frank (1948) in die Testpsychologie eingeführt. Er verstand darunter, »Methoden, welche die Persönlichkeit dadurch untersuchen, daß sie die Versuchsperson einer Situation gegenüberstellen, auf welche sie entsprechend der Bedeutung reagiert, die diese Situation für sie besitzt ... Das Wesen eines projektiven Verfahrens liegt darin, daß es etwas hervorruft, was – auf verschiedene Art – Ausdruck der Eigenwelt des Persönlichkeitsprozesses der Versuchsperson ist.« Brickenkamp verzichtet in seiner Klassifizierung auf den Projektionsbegriff, da er zu mehrdeutig und problembefrachtet ist. Es scheint ihm sinnvoller zu sein, diese Art von Tests als »Entfaltungsverfahren« zu bezeichnen.

Während sich die bisherigen Persönlichkeitstests darauf beschränken, bestimmte, wohldefinierte Verhaltensmerkmale zu erfassen, ist der Anspruch der Persönlichkeitsentfaltungsverfahren ein anderer. Der Aufforderungscharakter der einzelnen Testaufgaben ist nicht mehr eindeutig, die formale Gliederung in Testaufgaben kann vollkommen aufgehoben sein, und es soll kein bestimmtes festumschriebenes Verhalten provoziert werden. Statt dessen versucht man mehr oder weniger unbestimmte Verhaltensaspekte des Probanden zu provozieren, die der Diagnostiker nach heterogenen Konzepten meist qualitativ deutet. Aus diesem Grunde werden diese Verfahren auch häufig »Breitbanddiagnostika« genannt.

Diese kurze Einführung macht bereits deutlich, daß es sich bei diesen Tests um eine Ansammlung sehr unterschiedlicher Untersuchungsverfahren handelt, für die eine Klassifikation nach inhaltlichen Gesichtspunkten fast nicht möglich ist. Daher erfolgt diese auf Grund formaler Aspekte, die sich aus den unterschiedlichen Reaktionsweisen, die die Tests provozieren wollen, ergeben.

Formdeuteverfahren: Wie schon der Name sagt, ist den Formdeuteverfahren gemeinsam, daß die Probanden ein relativ unstrukturiertes, uneindeutiges Bildmaterial, wie z.B. Klecksbilder, deuten sollen. Diese Verfahren gründen auf der bekannten Tatsache, daß der Wahrnehmungsprozeß von Persönlichkeitseigenschaften gesteuert wird. Aufgabe des Diagnostikers ist es, diese Deutungen vorgegebenen Oberbegriffen zuzuordnen, zu signieren und zu »verrechnen« und sie dann zu interpretieren. Dazu haben Autoren unterschiedlicher »Schulen« heterogene, manchmal auch widersprüchliche und daher kaum vergleichbare Richtlinien zur Auswertung und Interpretation formuliert, die zumeist intuitiv theoretisch ausgearbeitet worden sind. Der Rorschach-Test (1962) ist wohl das bekannteste Verfahren dieser Test-Klasse.

Verbal-thematische Verfahren: Die verbal-thematischen Verfahren konfrontieren den Probanden mit Reizen, die ihn zu einer thematischen Auseinandersetzung anregen sollen. Dazu gehören Verfahren, bei denen der Proband auf vorgegebene »problematische« Worte mit dem ersten Einfall antworten soll. Diese Assoziationstests gehen auf Jung (1906) zurück. Wird der Proband aufgefordert, unvollständige Sätze oder angefangene Geschichten zu ergänzen, so spricht man von Ergänzungsverfahren. Eine andere Gruppe von Tests bietet den Probanden Bilder dar, auf denen uneindeutige, meist soziale Situationen dargestellt sind, zu denen er eine möglichst spannende Geschichte erzählen soll. Der Thematische Apperzeptionstest TAT nach Murray (1943) soll als Beispiel für diese Erzählverfahren dienen. Auch hier gibt es, wie bei den Formdeuteverfahren, keine eindeutigen Auswertungs- und Interpretationsrichtlinien.

Zeichnerische und Gestaltungsverfahren

Zeichnerische Verfahren sollen den Probanden anregen, eine oder mehrere Zeichnungen zu produzieren, die etwas über ihn aussagen sollen. Dazu kann man ihm entweder ein Thema vorgeben, also einen Menschen, einen Baum oder seine Krankheit zu zeichnen bzw. zu malen, oder man läßt ihn vorgegebene »offene«, abstrakte Formen zu thematisch freien, sinnvollen Gebilden vervollständigen, wie es im Wartegg Zeichentest (1953) geschieht.

Die Gestaltungsverfahren setzen sich aus noch heterogeneren Tests zusammen, als dies schon bei den zeichnerischen Verfahren der Fall ist. Dem Probanden werden in den einzelnen Tests die unterschiedlichsten Materialien, wie Puppenstuben, Knetmasse oder bunte Plättchen zur Verfügung gestellt, mit denen er irgendetwas gestalten soll. Typisch für diese Methoden ist, daß von den Probanden keine Leistung verlangt wird, es gibt keine richtige oder falsche Lösung, statt dessen soll man sich mit diesen Verfahren, die nicht selten als psychotherapeutische Hilfsmittel dienen, neue oder andere Ausdrucksmöglichkeiten erschließen.

4 Die Gütekriterien von Tests

Lienert (1969) fordert, daß ein guter Test Objektivität, Reliabilität und Validität als Hauptgütekriterien besitzen muß. Darüber hinaus wäre eine Normierung des Tests an einer Eichstichprobe wünschenswert. Nützlich ist es, wenn man die Testergebnisse an Hand von Paralleltests oder validitätsähnlichen Tests vergleichen kann. Ein guter Test sollte darüber hinaus ökonomisch durchgeführt, ausgewertet und interpretiert werden können. Schließlich muß ein Test auch nützlich sein: das bedeutet, daß für die Untersuchung des Persönlichkeitsmerkmals einmal ein Bedürfnis vorliegt, und die Beschaffenheit des Tests zum anderen so ist, daß man ihn durch keinen anderen ersetzen kann.

4.1 Objektivität

Laut Wilde (1951) gilt ein Verfahren in der psychologischen Diagnostik dann als objektiv, wenn es von einer Reihe von Beurteilern in identischer Weise gedeutet oder bewertet werden kann. Lienert (1969) unterscheidet dabei folgende drei Aspekte der Objektivität.

4.1.1 Durchführungsobjektivität

Die Durchführungsobjektivität betrifft den »Grad der Unabhängigkeit der Testergebnisse durch zufällige oder systematische Verhaltensvariationen des Untersuchers während der Testdurchführung, die ihrerseits zu Verhaltensvariationen des Probanden führt und dessen Ergebnis beeinflußt« (Lienert, 1969). Die höchste Durchführungsobjektivität erhält man demnach, wenn die Untersuchungsinstruktionen möglichst genau, eindeutig und verständlich in schriftlicher Form festgelegt werden. Die Untersuchungssituation muß standardisiert werden, indem die Reihenfolge der einzelnen Aufgaben feststeht. Für eine ganze Reihe von Tests müssen aber noch weitere Standardisierungsbedingungen erfüllt sein. Bei manchen Wahrnehmungstests müssen gleiche Beleuchtungsverhältnisse vorliegen. Nachteilig wirkt sich aber auf diese hohe Durchführungsobjektivität aus, daß die soziale Interaktion zwischen Versuchsleiter und Proband stark eingeschränkt wird, was notwendigerweise im Widerspruch zu den Intentionen einer Reihe von Tests, insbesondere der Entfaltungsverfahren, steht.

4.1.2 Auswertungsobjektivität

Die Auswertungsobjektivität »betrifft die numerische oder kategoriale Auswertung des registrierten Testverhaltens nach vorgegebenen Regeln« (Lienert, 1969). Sie ist fast immer dann gegeben, wenn der Proband eine Reihe von Antwortmöglichkeiten vor-

gelegt bekommt, aus denen er lediglich die richtigen oder für ihn zutreffenden auszuwählen braucht oder wenn ein elektronisches Gerät die Reaktionen der Probanden fehlerfrei registriert. Beispiele für diese Art von Tests sind Fragebogentests oder die meisten Leistungstests. Nachteilig macht sich jedoch bei diesen Testarten bemerkbar, daß manche Probanden die vorgeschlagenen Antwortmöglichkeiten für zu allgemein, zu grob oder für sie nicht zutreffend halten. Die Auswertungsobjektivität ist dann weniger gegeben, wenn es Aufgabe des Versuchsleiters ist, an Hand der Antwort des Probanden zu entscheiden, ob diese im Sinne der Schlüsselrichtung zu bewerten ist. Besonders problematisch wird dies, wenn der Proband sich ungeschickt, umständlich oder wenig verständlich ausdrückt. Ungünstig wirkt es sich auf die Auswertungsobjektivität aus, wenn die Antworten der Versuchsperson völlig frei sein können, wie dies z.B. bei projektiven Tests der Fall ist, denn diese Art der Testauswertung bringt es mit sich, daß einzelne Auswerter die Antworten der Probanden unterschiedlich deuten können und verschiedenen Testkategorien zuordnen.

4.1.3 Interpretationsobjektivität

Die Interpretationsobjektivität »betrifft den Grad der Unabhängigkeit der Interpretation des Testergebnisses von der Person des interpretierenden Psychologen, der nicht mit dem Untersucher oder Auswerter identisch zu sein braucht« (Lienert, 1969).

Die Interpretationsobjektivität ist bei allen normierten Tests gegeben, die es erlauben, die relative Position der getesteten Person auf einer Skala anzugeben. Bei vielen Tests ist dies nicht der Fall, da die Angaben des Testautors dem Testleiter nur ungenaue oder widersprüchliche Hinweise zur Interpretation geben. Oft wird die Auswertung solcher Verfahren als »Kunst« hingestellt, zu deren Erlernung große Erfahrung und ein besonderes »Gespür« notwendig sind. Da auf Grund von Testergebnissen nicht selten Entscheidungen über Probanden getroffen werden (und die großen Künstler auch in der psychologischen Diagnostik nicht allzu zahlreich vertreten sein dürften), sollte man aus ethischen Gründen kritisch prüfen, ob der Einsatz solcher »Tests« gerechtfertigt ist.

4.2 Reliabilität

Unter der Reliabilität eines Tests – dieser Begriff wurde durch Spearman (1910) in die Testtheorie eingeführt – versteht man, wie genau dieses Verfahren ein bestimmtes Persönlichkeits- oder Verhaltensmerkmal mißt, und zwar unabhängig davon, um welches Merkmal es sich überhaupt handelt. Jede Messung und damit auch jede Testung kann trotz sorgfältigster und gewissenhaftester Durchführung niemals vollkommen fehlerfrei sein. Diese zufallsbestimmten, unsystematischen Fehlerwerte lassen sich in mehrere Komponenten aufteilen. Sie betreffen einmal die Ungenauigkeit des Meßinstrumentes selbst. Sodann spielen Umgebungsfaktoren, unter denen man die Messung durchführte, wie etwa Lärmpegel oder Beleuchtungsverhältnisse, eine Rolle.

Temporäre Veränderungen der untersuchten Person selbst, wie Ablenkung, Ermüdung oder Desinteresse an der Untersuchung, können die Meßergebnisse ebenso verfälschen wie eine ungenaue Durchführung und Auswertung der Tests durch den Versuchsleiter.

4.2.1 Die Axiome der klassichen Testtheorie

Die klassische Testtheorie geht von zwei Grundbegriffen, dem wahren Wert und dem Meßfehler, aus. Würde man einen Probanden beliebig oft untersuchen können, so verteilen sich die einzelnen Meßergebnisse nach einer bestimmten Funktion. Der wahre Wert des Probanden wird als Erwartungswert über diese unabhängigen Meßwiederholungen definiert. Rechnerisch ist er der Mittelwert dieser unendlich großen Anzahl von Meßwiederholungen, da die Fehler genauso häufig zu erniedrigten wie zu erhöhten Messungen führen und sich im Mittel aufheben. Der Meßfehler wird als die Differenz zwischen dem beobachtbaren Wert und dem wahren Wert der Versuchsperson definiert.

Aus diesen Definitionen lassen sich die Grundannahmen der klassischen Testtheorie herleiten:
1. Der durchschnittliche Meßfehler in jeder beliebigen Population oder Teilpopulation ist Null.
2. Die Korrelation zwischen dem wahren Wert und dem Meßfehler strebt gegen Null, weil der unsystematisch streuende Meßfehler in keiner systematischen Beziehung zu dem wahren Wert stehen kann. Bei einem systematischen Fehler würde man dagegen, wie z. B. bei einem zu langen oder zu kurzen Metermaß, konstant entweder eine zu hohe oder zu niedrige Punktzahl erhalten.
3. Ebenso haben die Fehlerwerte in zwei verschiedenen Messungen nichts miteinander zu tun, ihre Korrelation ist ebenfalls Null.
4. Ungleich Null dagegen ist die Korrelation zwischen beobachteten Werten und Fehlerwerten, da definitionsgemäß der beobachtende Wert die Summe aus wahrem Wert und Fehler ist. Es läßt sich aber nachweisen, daß diese Korrelation um so stärker gegen Null geht, je geringere Unterschiede sich zwischen wahren und beobachteten Werten ergeben, je größer also die Meßgenauigkeit ist. Denn in diesem Falle wird der Anteil der Fehlervariabilität im Verhältnis zur Variabilität der wahren Werte immer unbedeutender.

In dieser letzten Grundannahme ist bereits der Begriff der Reliabilität enthalten, denn diese wird definiert als Verhältnis der wahren Varianz zur gemeinsamen Varianz, die sich aus wahrer und Fehlervarianz zusammensetzt. Der Begriff der Reliabilität beinhaltet nicht ein einheitliches Meßkonzept, sondern ist vielmehr ein Oberbegriff für eine Reihe von Konzepten, die jeweils bestimmte Aspekte der Meßgenauigkeit betreffen. Man unterscheidet vier Methoden der Reliabilitätsbestimmung, nämlich die Paralleltest-, Testwiederholungs- und Testhalbierungsmethode sowie die Konsistenzanalyse. Bevor auf die

verschiedenen Reliabilitätsmaße im einzelnen eingegangen wird, muß gesagt werden, daß in die Berechnung der Testwiederholungs- und Parallelreliabilität sowohl die Meßungenauigkeit des Tests selbst als auch situationsabhängige Fehler eingehen, wohingegen letztere bei der Testhalbierungsreliabilität und den Konsistenzmaßen zwar miterfaßt werden, als Konstanten die Berechnung jedoch nicht beeinflussen. Daher führen diese beiden Methoden zu günstigeren Reliabilitätskoeffizienten.

4.2.2 Paralleltestreliabilität

Die Methode der Reliabilitätsbestimmung durch parallele Tests ist für die klassische Testtheorie besonders bedeutsam, weil sich mit ihrer Hilfe nicht nur Angaben über beobachtbare Werte machen lassen, wie bei einer einzigen Messung auch, sondern weil man darüber hinaus Berechnungen über die nicht beobachtbaren wahren Werte und die Meßfehler durchführen kann.

Definitionsgemäß liegen parallele Tests dann vor, wenn in beiden Tests zum einen die wahren Werte und zum anderen die Varianzen der Fehlerwerte gleich sind. Aus dieser Definition folgt, wenn man die oben geschilderten Grundannahmen der klassischen Testtheorie berücksichtigt, daß die Korrelation zwischen zwei parallelen Tests gleich dem Verhältnis von wahrer Varianz zur beobachteten Varianz und damit gleich der Reliabilität ist. Mathematische Ableitungen finden sich z. B. bei Lord und Novick (1968).

Da sich die Korrelation zweier paralleler Tests berechnen läßt und die Varianz der beobachteten Werte bekannt ist, läßt sich der Meßfehler als sogenannter Standardmeßfehler ebenfalls bestimmen. Mit ihm steht ein Maß zur Verfügung, durch das man nach einer Testung angeben kann, innerhalb welcher Grenzen der wahre Wert eines Probanden wahrscheinlich liegt.

Es ist schwierig, wirklich parallele Tests zu konstruieren, zumal dann, wenn die einzelnen Testaufgaben einen gewissen Originalitätsgrad aufweisen, wie es z. B. bei Denkproblemen der Fall ist, wenn ein Transfer der Lösungsstrategie von dem einen auf den anderen Test relativ einfach ist oder wenn eine Testung bei der untersuchten Person einen Übungsfortschritt im Hinblick auf das Testergebnis mit sich bringt.

4.2.3 Testwiederholungsreliabilität

Die Retest- oder Testwiederholungsreliabilität eines Tests läßt sich berechnen, nachdem eine Probandenstichprobe diesen zweimal hintereinander bearbeitete, indem man beide Testreihen miteinander korreliert. Diese Methode wendet man innerhalb der Naturwissenschaften an, um die Exaktheit einer Messung zu vergrößern. In diesem Wissenschaftsbereich ist es im Gegensatz zur Psychologie zumeist möglich, einen Gegenstand oder ein Ereignis beliebig oft wiederholt zu messen. Bei psychologischen Messungen verändert man fast immer den Untersuchungsgegenstand allein durch die Tatsache der Messung, so daß die zweite Untersuchung zugleich den Einfluß der vorgehenden mit erfaßt. Bekannte Phänomene für diese Tatsache sind der Übungsfortschrtitt bei Determinationsaufgaben, Einsicht in die Lösungsstrategien bei Intelligenztests oder Ablenkung der Versuchsperson durch eine stereotype Testsituation bzw. eine zu langdauernde Untersuchung. Zu den psychologischen Untersuchungen, bei denen sich Testwiederholungseffekte nur unbedeutend auswirken, gehören einfache Wahrnehmungsversuche. In der Praxis berechnet man die Testwiederholungsreliabilität oft bei Fragebogen und »Speed«-Tests. Diese enthalten sehr viele leichte Aufgaben. Mit Absicht ist die Untersuchungsdauer so zu bemessen, daß es keinem Probanden gelingt, alle Aufgaben in der zur Verfügung stehenden Zeit zu lösen. Es kommt also besonders auf die Schnelligkeit der Aufgabenbearbeitung an. Für die meisten anderen psychologischen Tests, dies betrifft vor allen Dingen Leistungstests, ist es empfehlenswert, Testwiederholungsmethoden zur Reliabilitätsbestimmung zu vermeiden. Falls dies nicht möglich ist, sollte zumindest ein längeres Intervall zwischen zwei Untersuchungen liegen. Ansonsten wird eine Scheinreliabilität bestimmt, indem man nur zum Teil die Genauigkeit des Tests erfaßt und zum anderen das Gedächtnis der Probanden prüft.

4.2.4 Die Testhalbierungsmethode

Oft ist es nicht möglich für einen Test eine Parallelform zu konstruieren, es ist aber auch nicht angebracht, die Reliabilität mittels der Testwiederholungsmethode zu bestimmen. Man kann dann der Analysestichprobe den Test nur einmal vorlegen und anschließend diesen künstlich in zwei gleichwertige Teile zerlegen. Nachdem man die Rohwerte jeder Testhälfte miteinander korreliert hat, korrigiert man diese Korrelation mittels einer geeigneten Formel für die volle Testlänge. Eine ideale Voraussetzung für die Durchführung der Testhalbierungsmethode ist dann gegeben, wenn der Test ein homogenes Merkmal mißt. Ein Test der komplexere Merkmale wie z. B. Studieneignung, Intelligenz oder Therapiefähigkeit erfaßt, besteht naturgemäß aus vielen unterschiedlichen Items, so daß eine Halbierung in zwei gleichwertige Teiltests nicht ohne weiteres möglich ist. Zumindest müssen die beiden Testhälften die zu untersuchenden Dimensionen gleichsinnig erfassen, in beiden Testhälften muß sich also die gleiche Faktorenstruktur nachweisen lassen. Die verschiedenen Möglichkeiten, mit denen man Tests halbieren kann, werden bei Lienert (1969) dargestellt.

4.2.5 Konsistenzanalyse

Ausgehend von der Methode der Testhalbierung entwickelte man die Konsistenzanalyse, die der älteren Methode mit Einschränkungen überlegen ist, und die man als deren Verallgemeinerung ansehen kann. Theoretisch lassen sich für einen Test so viele Halbierungskoeffizienten berechnen, wie Halbformen zu bilden möglich sind. Um die innere Konsistenz zu bestimmen, versucht man nun alle Informationen

der Items, nämlich Aufgabenschwierigkeit und Trennschärfe, für eine Schätzung der Reliabilität auszunutzen. Kuder und Richardson (1937) sowie Hoyt (1941) entwickelten dazu eine Reihe von Formeln, die jeweils auf verschiedenen Annahmen aufbauen. Einschränkend muß gesagt werden, daß die Berechnung der inneren Konsistenz nur dann sinnvoll ist, wenn alle Items des Tests homogen sind, das heißt, wenn der Test oder die Skala nur einen singulären Faktor erfaßt.

4.3 Validität

Unter Validität versteht man den Grad der Genauigkeit, mit dem ein Test das mißt, was er messen soll. Die Validität erlaubt also eine Aussage über den Zusammenhang zwischen dem Meßinstrument und dem Merkmal, welches der Test erfassen will, wohingegen die Reliabilität lediglich angibt, wie genau die Messung ist. Eine zufriedenstellende Meßgenauigkeit ist eine notwendige, nicht jedoch hinreichende Bedingung für eine befriedigende Validität eines Tests. Ist die Reliabilität niedrig, handelt es sich also um ein ungenaues Meßinstrument; dann sind auch keine validen Voraussagen möglich. Ist die Reliabilität gut, aber die Methode ungeeignet, das zu untersuchende Material zu erfassen, dann ist die Validität des Verfahrens dennoch gering.

Auch bei der Validität kann man wie bei der Reliabilität verschiedene Aspekte berücksichtigen. Dies führte dazu, daß im Laufe der Zeit eine Vielzahl verwirrender Bezeichnungen entstanden ist. Darum empfahl die American Psychological Association 1954 die Validitätsmaße in vier Klassen zu unterteilen: Konstruktvalidität, Inhaltsvalidität, Übereinstimmungsvalidität und Vorhersagevalidität.

Merkmale, die Tests erfassen wollen, können psychologische Konstrukte sein, wie z. B. Intelligenz, bestimmte »Fähigkeiten« oder »Eigenschaften«, die der direkten Beobachtung nicht zugänglich sind. Bei der »Konstruktvalidierung« versucht man einen Zusammenhang zwischen dem Testverhalten und dem diesem Verhalten zugrundeliegend gedachten Konstrukten herzustellen. Diese Art der Validierung hat also unter anderem die theoretische Klärung dessen, was der Test überhaupt mißt, zum Ziele.

Die Frage der psychologischen Bedeutung des Testresultats ist für die drei anderen Validitätsmaße nur von nachgeordnetem Interesse. Diese prüfen der Beobachtung zugängliche Merkmale, also Verhaltensweisen außerhalb der Testsituation, mit dem Testergebnis kovariieren. Bei solchen operational definierten äußeren Merkmalen, sogenannten Kriterien, kann es sich um das gleiche Verfahren außerhalb der Testsituation handeln. Durch einen »Repräsentationsschluß« nach Michel (1971) folgert man von der Verhaltensstichprobe, die der Test erfaßte, auf ein Gesamtverhalten außerhalb der Testsituation. Man nennt diese Art der Validierung inhaltliche Gültigkeit.

Der »Korrelationsschluß« beruht auf einem empirisch nachgewiesenen Zusammenhang zwischen dem Testverhalten und anders gearteten Verhaltensweisen außerhalb der Testsituation. Wenn diese Kriterien zur gleichen Zeit existieren, spricht man von »concurrent validity« oder Übereinstimmungsvalidität. Will man die Gültigkeit der Vorhersage hinsichtlich eines erst in der Zukunft beobachtbaren Kriteriums ermitteln, so heißt dieses Maß Vorhersagevalidität oder »predictive validity«.

4.3.1 Konstruktvalidität

Das Hauptanliegen der Konstruktvalidierung ist die Erforschung der psychologischen Bedeutung der Testresultate. Theoriegeleitet überprüft sie, ob der Test wirklich das mißt, was er zu messen vorgibt. Eine solche Validierung ist methodisch wesentlich komplizierter, als die Berechnung der Korrelation zu einem Außenkriterium, wie Schulerfolg oder Risikoverhalten, denn es gibt zunächst einmal keine Möglichkeit, die Testergebnisse unmittelbar mit psychischen Konstrukten wie Extraversion, Intelligenz, oder Konzentrationsfähigkeit in Beziehung zu setzen. Wie Lienert (1969) feststellt, stehen hier Empirie und Theorie in enger wechselseitiger Beziehung. So kann das Testverfahren die Annahmen über das Konstrukt genauso beeinflußen, wie es möglich ist, daß die Einsicht in das Konstrukt, eine Modifikation des Tests zur Folge hat.

Lienert führt in Anlehnung an Cronbach und Meehl (1955) sieben Methoden auf, die zwar nicht das Konstrukt selbst messen können, wohl aber in der Lage sind, den in Frage kommenden psychischen Aspekt von verschiedenen Seiten her zu betrachten und ihn dadurch gleichsam »einzukreisen«, denn ein einheitliches Maß der Konstruktvalidität gibt es nicht. Zunächst untersucht man den Zusammenhang zwischen dem Test und einem geeigneten Außenkriterium. Durch Vergleiche mit Untersuchungsverfahren, die einen ähnlichen Validitätsanspruch haben, bestimmt man sodann die sogenannte konvergierende Validität. Darüber hinaus muß der zu untersuchende Test nur geringe Beziehungen zu Persönlichkeitsmaßen aufweisen, die er nicht messen soll. Die Korrelationen mit Tests, von denen bekannt ist, daß sie ganz andere Persönlichkeitsmerkmale erfassen, sollen also möglichst unbedeutend sein. Ist dies der Fall, so spricht man auch von diskriminierender Validierung.

Sehr ökonomisch kann man mit Hilfe von Faktorenanalysen eine Ordnung dieser Vielzahl von Korrelationsmaßen erhalten, wobei es notwendig ist, daß der zu validierende Test möglichst hoch auf jenem Faktor lädt, der das interessierende Konstrukt repräsentiert.

Eine andere Methode, die man bei der Konstruktvalidierung heranziehen kann, ist zu überprüfen, ob sich unterschiedlich zusammengesetzte Stichproben so in ihrem Testverhalten voneinander unterscheiden, wie dies schon vorher auf Grund der Theorie gefordert wurde. Längsschnittstudien haben bei der Konstruktvalidierung zur Aufgabe, festzustellen, ob mit dem Test habituelle oder aktuelle Persönlichkeitsmerkmale erfaßt werden und ob sich diese Er-

gebnisse mit den theoretischen Annahmen decken. Schließlich darf eine solche Validierung nicht nur den vollständigen Test betreffen, sondern muß auch die Einzelaufgaben inhaltlich validieren.

4.3.2 Inhaltliche Validität

Bei der inhaltlichen Validität ist das Verhalten in der Testsituation eine repräsentative Stichprobe eines Gesamtverhaltens, das der Test diagnostizieren soll. Es ist in diesem Falle also kein Symptom für andere Verhaltensweisen; daher lassen sich die Ergebnisse dieser Untersuchung verallgemeinern, indem man vom Testergebnis auf das zu untersuchende Verhalten schließt. Eine Grundvoraussetzung für diese Art der Validierung ist, daß man einerseits das zu erfassende Verhalten exakt begrifflich bestimmen kann und daß andererseits die Testaufgaben geeignet sind, dieses zu untersuchen.

Aus dem Gesagten ergeben sich drei nicht selten zu beobachtende Fehler, die zu vermeiden sind, wenn man einen Test inhaltlich validieren will, nämlich einmal eine ungenaue bzw. zu weite Definition des Untersuchungszieles, sodann eine unausgewogene Verhaltensstichprobe und schließlich eine zu starke Verallgemeinerung des Untersuchungsergebnisses. Eine inhaltliche Validierung wird im allgemeinen bei Kenntnis- oder Schulleistungstests möglich sein, jedoch sind auch hier Fehler nicht ausgeschlossen.

4.3.3 Übereinstimmungsvalidität und Vorhersagevalidität

Die kriterienbezogene Übereinstimmungs- und Vorhersagevalidität läßt sich bestimmen, indem man die Korrelation zwischen Test- und Kriterienpunktwert berechnet. Es braucht sich bei dem Zusammenhang, der sich auf diese Art und Weise aufzeigen läßt, lediglich um eine empirisch nachgewiesene Wenn-Dann-Beziehung zu handeln; es ist jedoch nicht erforderlich, den Zusammenhang zwischen beiden Phänomenen wissenschaftlich aufzuklären. Die Hauptschwierigkeit dieser Art der Validierung besteht darin, ein einwandfreies und geeignetes Außenkriterium zu finden, denn es ist offensichtlich, daß dieses selbst den Ansprüchen hinsichtlich Reliabilität und Validität genügen muß. Betrachtet man einen Validitätskoeffizienten für sich alleine, so ist es von diesem Maß aus noch nicht möglich zu beurteilen, ob der Test für eine bestimmte Fragestellung praktisch brauchbar ist, denn jedes Maß, das sich auf ein Kriterium bezieht, ist eng und spezifisch. Es sagt zunächst nur wie eng der Zusammenhang bei einer möglichst genau beschriebenen Stichprobe von Versuchspersonen unter festgelegten Versuchsbedingungen zwischen dem Testverhalten und dem Kriteriumsverhalten war. Es gibt daher nicht »die« Validität eines Tests; ein Test kann theoretisch beliebig viele Validitätsmaße haben, die sich zudem stark voneinander unterscheiden können. Wenn ein Test gegenüber unterschiedlichen Kriterien unterschiedliche Validitätsmaße aufweist, spricht man von der differentiellen Validität des Verfahrens. Der Anwender des Tests muß im Einzelfall entscheiden, ob der Test für die aktuelle Fragestellung der Untersuchung geeignet ist. Dies kann er nur, wenn die Angaben der Validitätsuntersuchungen möglichst exakt, ausführlich und eindeutig beschrieben worden sind.

Selbst beim besten Willen lassen sich nicht alle Bedingungen einer psychologischen Untersuchung eindeutig festlegen. Daher ist es sinnvoll, daß andere Versuchsleiter, Auswerter sowie Beurteiler der Kriterienvariablen die Validitätsuntersuchung replizieren. Sind die Ergebnisse unabhängiger Gültigkeitsstudien vergleichbar, so spricht man von einer sogenannten Kreuzvalidierung.

Zur Validitätsproblematik sagt Lienert (1969) abschließend: »Für eine praktisch psychologische Diagnostik ist der Nachweis von Korrelationen zwischen Test und Kriterium mindestens so unentbehrlich wie die Aufklärung der psychologischen Faktoren, die hinter einem Test stehen. Auf die Kenntnis dessen, was hinter einem Test steht, kann vom pragmatischen Aspekt her unter Umständen verzichtet werden, nicht aber auf die kriterienbezogene Validität. Die nachgewiesene Korrelation eines Tests mit einem wohldefinierten Kriterium allein berechtigt den in der Praxis stehenden Diagnostiker, seine Methoden als brauchbar und anderen Verfahren als überlegen zu kennzeichnen.«

5 Normen

Ein individuelles Testergebnis ist nicht aus sich heraus interpretierbar, sondern erst dann, wenn man es in Beziehung setzt zu den Testergebnissen einer vergleichbaren Stichprobe. Für einen guten Test müssen daher Normdaten zur Verfügung stehen, durch die man die relative Position des Probanden innerhalb der Verteilung der Testresultate einer Referenzpopulation bestimmen kann.

In Anlehnung an die technische Sprache wird die Prozedur zur Gewinnung von Normdaten auch »Eichung« genannt. Liegen für einen Test Normdaten vor, so gilt dieser als »geeicht«. Wie Michel (1971) feststellt, kann dies zu Mißverständnissen führen, da es sich bei der Eichung psychologischer Tests um einen ganz anderen Vorgang als im Bereich der Physik oder der Technik handelt. Dort eicht man einen Gegenstand, indem man prüft, ob er mit einem festgelegten Maß, z. B. dem Urmeter übereinstimmt, ob also der Gegenstand richtig mißt. Bei der Eichung eines psychologischen Tests gewinnt man dagegen Vergleichsdaten an einer möglichst exakt definierten Stichprobe von Probanden. Michel weist weiter darauf hin, daß die »Eichung« eines Tests häufig überschätzt wird. Auch wenn ein Test an umfangreichen Stichproben geeicht worden ist, kann er trotzdem unbrauchbar sein, wenn die Reliabilität schlecht ist.

Allgemein gilt, daß sich nur für hochreliable Tests große Eichstichproben lohnen und auch nur für solche Tests feinere Normen berechnet werden sollten, da ansonsten der Standardmeßfehler bei weitem die scheinbare Genauigkeit der Vergleichsskala übertrifft.

5.1 Organisation einer Eichstichprobe

Repräsentative Eichstichproben sollten mit den gleichen Methoden organisiert werden, die die Soziologie für Bevölkerungsumfragen ausgearbeitet hat. Testautoren haben in der Regel nicht die Möglichkeit, nach der Phase der Testkonstruktion mit einem erfahrenen und eingearbeiteten Mitarbeiterstab eine der Testintention entsprechende repräsentative Normgruppe zu untersuchen, in der zudem keine Angehörigen der Analysestichprobe vertreten sein dürfen. Daher übernahmen es renommierte Meinungsforschungsinstitute in den letzten Jahren, für einige gut konstruierte deutschsprachige Fragebogentests Eichstichproben zu erheben.

5.2 Klassifikation der Normmaße

Normmaßstäbe lassen sich in zwei Gruppen differenzieren, nämlich Äquivalentnormen einerseits und Variabilitätsnormen andererseits. Wie bereits bei der Darstellung des Intelligenzquotienten dargestellt, orientieren sich Äquivalentnormen an Mittelwerten, also an Lageparametern von Gruppen. So sollen einem IQ von 100 die durchschnittlichen Testergebnisse einer interessierenden Altersgruppe im Hamburg-Wechsler-Intelligenz Test für Erwachsene (Wechsler, 1964) entsprechen. Allen Variabilitätsmaßen dagegen ist gemeinsam, daß sie die Stellung eines Probanden innerhalb einer Häufigkeitsverteilung angeben, sie orientieren sich also an Streuungsparametern. Beispiele für Variabilitätsnormen sind die üblichen Standardwerte, T-Werte, oder Stanine-Werte (s. Abschn. 5.2.1) von Fragebogen- oder Leistungstests, ein anderes Variabilitätsmaß sind Prozentrangnormen von Schulleistungstests.

5.2.1 Standardnormen

Standardnormen lassen sich nur dann sinnvoll berechnen, wenn sich die Rohwerte nach einer charakteristischen Glockenkurve verteilen. Die Streuungsparameter müssen – mit anderen Worten – die Bedingungen der Normalverteilung erfüllen. Dann ist es leicht, die Rohwerte in sogenannte z-Werte der Standardnormalverteilung zu überführen. Diese hat als Mittelwert 0 und die Standardabweichung 1. Werte unter 0 geben demnach unter-, Werte über 0 überdurchschnittliche Testleistungen wieder. Da es aber unpraktisch und wenig anschaulich ist, wenn negative Dezimalbrüche ein Testergebnis ausdrücken, transformiert man die z-Werte so, daß sich der Mittelwert der Skala von 0 auf die Punktzahl 5, 50 oder 100 verschiebt, und die Standardabweichung so gedehnt wird, daß sie im ersten Fall 2 und für die beiden übrigen Fälle 10 Punkte beträgt. Rechnerisch geschieht dies, indem man den individuellen z-Wert mit der gewünschten Standardabweichung multipliziert und als Konstante den entsprechenden neuen Mittelwert addiert. Die erste Skalenart wird C-Skala genannt. Ihr Bereich reicht von –1 bis +11. Diese Skala ist heutzutage kaum mehr gebräuchlich, wohl aber eine abgeleitete Form, bei der sich der Meßbereich von 1 bis 9 beschränkt. Höhere oder niedrigere Werte, die sehr selten auftreten, werden den jeweiligen Endpunkten zugeordnet. Diese Skala nennt man Stanine-Skala; Stanine ist ein Kunstwort, das sich aus Standard und Nine zusammensetzt.

Skalen die einen Mittelwert von 50 und eine Standardabweichung von 10 haben, werden T-Wert-Skalen genannt. Beträgt der Mittelwert 100 und die Standardabweichung 10, so spricht man von Z-manchmal auch von Standardwerten.

Darüber hinaus gibt es vor allem bei Tests, die der Wechsler-Test-Familie angehören, noch einige seltener verwendete Transformationen, deren Gebrauch bei unerfahrenen Benutzern leicht zu Mißverständnissen führt. Es ist einmal die Wertpunktskala der einzelnen Untertests mit einem Mittelwert von 10 und der Standardabweichung 3 und die IQ-Äquivalente.

5.2.2 Prozentrangnormen

Bei den oben genannten Transformationen handelt es sich um lineare Transformationen, die den Mittelwert der Skala verschieben und den Meßbereich entsprechend der gewünschten Standardabweichung spreizen. Diese Transformationsart hat jedoch die Normalverteilung der Rohdaten zur Voraussetzung. Bei Prozentrangnormen führt man eine Flächentransformation der Rohwerte, an deren Verteilungsform man zudem keine besonderen Anforderungen stellt, durch. Berechnet werden diese Normen, indem man feststellt, wieviel Prozent der untersuchten Probanden die gleiche oder eine niedrigere Punktzahl erreichen. Häufig bildet man aus Prozentrangnormen Qualitätsnormen, die angeben, in welchem Viertel der Verteilung die Untersuchungsergebnisse eines Probanden einzuordnen sind.

Nachteilig wirkt sich bei Prozentrangskalen aus, daß diese gerade in dem Bereich, der von den meisten Probanden abgedeckt wird, also zumeist im Mittelbereich, stark differenziert, in den Randbereichen der Verteilung dagegen kaum noch, weil relativ wenige Probanden sehr niedrige oder sehr hohe Testergebnisse erzielen. So ist der Leistungsunterschied zwischen zwei Probanden, von denen einer in einem Intelligenztest den Prozentrang von 45% und der andere von 55% erreicht, wesentlich geringer als der von Probanden, die 98% bzw. 99% erzielen. Es handelt sich bei Prozentrangnormen um einen nicht linearen Maßstab, der z.B. keine Mittelwertsberechnung erlaubt, denn die Abstände zwischen zwei benachbarten Punkten sind nicht in jedem Bereich der Skala gleich groß.

5.2.3 Weitere nicht-lineare Transformationen

Auf McCall (1939) geht die Idee zurück, nicht-lineare Rohwertverteilungen so zu transformieren, daß die berechneten Standardwerte kaum noch von der Normalverteilung abweichen. Dazu bestimmt man zunächst den Prozentrang jedes Rohwerts. Jedem Prozentrang entspricht eine bestimmte Fläche unter der Standardnormalverteilung. Die dazugehörige Abszisse verkörpert den zu berechnenden z-Wert, den man nun mühelos in einen T-Wert oder

einen anderen Maßstab transformieren kann. Die Berechnung der z-Werte aus Prozenträngen ist relativ mühsam, jedoch liegen diese Werte tabelliert, z.B. bei Weber (1964), vor. Darüber hinaus ist die Berechnung mit Hilfe der elektronischen Datenverarbeitung sehr leicht, entsprechende Unterprogramme finden sich in sehr vielen Programmpaketen.

6 Probleme der testpsychologischen Methodik in der psychosomatischen Forschung

Lange Zeit versuchte man mit Hilfe standardisierter psychologischer Tests Erkenntnisse über ausgewählte Krankengruppen zu gewinnen. Dabei hatte man zum Ziel, diejenigen psychischen Strukturen zu identifizieren, die an der Manifestation der Erkrankung beteiligt sind oder im Verlauf als Reaktion auf die Erkrankung oder deren Behandlung auftreten. Solche Untersuchungsansätze, die auf den ersten Blick plausibel erscheinen, sind in Wirklichkeit äußerst problematisch:

Die Tests wurden in der Regel an körperlich gesunden Probanden analysiert und geeicht. Dabei fragt ein relativ großer Anteil der Items von Persönlichkeitsfragebogen nach körperlichen Symptomen, die in somatisch unauffälligen Stichproben mit Dimensionen der emotionalen Labilität korreliert sind und daher in entsprechenden Skalen verrechnet werden. Diese Beschwerden können jedoch bei körperlich Kranken Folge der Erkrankung sein und dürfen nicht ohne weiteres zur Diagnostik emotionaler Probleme herangezogen werden. Bei hoher Meßgenauigkeit vieler Persönlichkeitstests ist deren Validität daher bei diesen Patienten eingeschränkt.

Bei Untersuchungen von chronisch körperlich Kranken mit dem MMPI zeigt sich z.B. durchgängig, daß, unabhängig vom Krankheitsbild, die ersten drei klinischen Skalen – man faßt sie unter dem Begriff »neurotische Trias« zusammen – bedeutsam erhöht sind. Der Schluß, daß bei chronisch Kranken als Folge der Erkrankung neurotische Störungen im Sinne der Testautoren auftreten, ist sehr gewagt.

Psychologische Tests, die in der psychosomatischen Forschung eingesetzt werden sollen, müssen demnach den zu Beginn des Kapitels beschriebenen Anforderungen Lienerts an psychologische Tests genügen. Darüber hinaus müssen sich mit diesen Tests die zu untersuchenden Merkmale bei den Kollektiven valide erfassen lassen. Dies stellt den Forscher vor die oft nur mit erheblichem Aufwand zu lösende Aufgabe, neue Untersuchungsinstrumente, die für seine Fragestellung adäquat sind, zu entwickeln.

Als Reaktion hierauf zeichnet sich zur Zeit der Trend ab, so wie am Anfang der Entwicklung psychodiagnostischer Testverfahren, ad hoc intuitiv konstruierte Items zu Skalen zusammenzustellen. Typisch hierfür ist die unüberschaubare Menge von Fragebögen zur Erfassung von Lebensqualität. Dabei ist das zu untersuchende Merkmal in der Regel nicht besser definiert als Woodworths »emotionale fitness«. Die Bögen haben in der Regel eine hohe »face validity«, genügen jedoch in keiner Weise den Anforderungen die ein psychologisches Untersuchungsinstrument zu erfüllen hat.

6.1 »Lebensqualität« als methodisches Problem

Untersucht man die vorhandene Literatur zur »Lebensqualität« so zeigt sich, daß fast sechs von sieben Veröffentlichungen relativ unspezifisch allgemeine Aspekte der Lebensqualität ansprechen. Dies weist darauf hin, daß zwar zunehmend die Subjektivität der Patienten berücksichtigt wird, die Verwirklichung dieses Zieles erfolgt jedoch nur unsystematisch und oberflächlich. Gleichzeitig weist die Menge der Stichworte, die Vielzahl der Autoren und deren geringe Spezialisierung darauf hin, daß man den Begriff Lebensqualität als Kürzel verwendet, um unterschiedlichste subjektive Phänomene zu beschreiben. Sicherlich wurde die inflationäre Verwendung des Begriffes dadurch begünstigt, daß das Wort Lebensqualität präzise und unpräzise zugleich ist. Präzise deswegen, weil es wissenschaftlicher klingt, wenn man sagen kann: »Die Lebensqualität unserer Patienten ist unter Therapie um 15 Prozent gestiegen«, als wenn man ganz banal feststellt: »Unseren Patienten geht es gut.« Unpräzise, weil nicht operationalisiert sich jeder etwas anderes unter Lebensqualität vorstellen kann. Feinstein (1987) beschreibt die Situation wie folgt: »Die Idee (Lebensqualität) ist zu einer Art Regenmantel geworden, unter den zahlreiche unterschiedliche Indizes gesteckt werden, die gerade das erfassen, was den Untersucher interessiert.«

Klinische Studien berücksichtigen in der letzten Zeit vermehrt neben rein somatischen Parametern subjektive Maße zur Beurteilung des Behandlungserfolges. Aus diesem Hintergrund ist verständlich, daß aus dem Spektrum subjektiver Parameter vor allem solche zur Beurteilung der Lebensqualität als relevant wahrgenommen werden, in denen sich die unmittelbaren Folgen ärztlichen Handelns abbilden. Es ist daher nicht erstaunlich, wenn sich der Begriff »Lebensqualität« quasi auf das Befinden reduziert. Die Mehrzahl der ad hoc entwickelten »Instrumente« sind daher Paraphrasen herkömmlicher Befindens- und Beschwerdenlisten, also stark spezialisierter Untersuchungsmethoden. Deren Ergebnisse werden bedenkenlos generalisiert: So kann man ohne großen Protest nach Vorlage einer Beschwerdenliste auf jedem Kongreß Aussagen über das Ausmaß der Lebensqualität von Patienten machen. Würde man jedoch das Ausmaß von Gesundheit nur mit einem Fieberthermometer bestimmen, hätte dies unmittelbar Widerspruch zur Folge.

Erstaunlicherweise hat die Einführung des Konzeptes »Lebensqualität« in die Medizin nicht zu einer stärkeren Auseinandersetzung geschweige denn Integration derjenigen Fächer, die sich traditionell mit subjektiven Phänomenen beschäftigen, geführt. Wie die Analyse zeigt, findet die Diskussion bisher weitgehend isoliert von den psychosozialen Nachbardisziplinen statt. In dieser Isolation gründet eine

der Ursachen, warum der diffuse Begriff »Lebensqualität« die gegenwärtige Bedeutung gewinnen konnte. Sowohl der Medizin als auch den psychosozialen Fächern ist es nicht gelungen, in eine fruchtbare Auseinandersetzung zu kommen.

Für die Lebensqualitätsinstrumente bedeutet dies, daß die beteiligten Berufsgruppen bevorzugt an denjenigen Merkmalen interessiert sind, die unmittelbar durch ihr Handeln beeinflußbar sind. Daher ist es nicht verwunderlich, daß Fragen, die man jahrzehntelang in Beschwerdenlisten und Befindensfragebögen stellte, nun den Kern von »Instrumenten zur Erfassung der Lebensqualität« ausmachen.

In der Regel verzichtet man auf eine Überprüfung der Gültigkeit der Expertenmeinung über die zugrundeliegenden Lebensqualitätskonzepte. Ohne diese Kontrolle sind intuitiv konstruierte Instrumente wertlos. Daher kann man über die Validität der einzelnen Items bzw. der Inventare wenig aussagen.

Wenn man Menschen fragt: »Wie geht es Ihnen?« so laufen nach Campbell und seinen Mitarbeitern (1976) sehr komplexe Vorgänge ab, die weder dem Befragten noch dem Fragestellenden unmittelbar bewußt zu sein brauchen: Anscheinend werden zur Beantwortung dieser Frage sehr rasch zahlreiche Lebensbereiche, die dem Befragten im Augenblick wichtig sind, bewertet und zu einer Gesamtaussage verschmolzen. Die objektiven Verhältnisse der Lebensbereiche, z.B. Befinden und Beschwerden, Krankheitssymptome, finanzielle oder berufliche Situation, soziale Unterstützung, werden je nach Person unterschiedlich wahrgenommen und bewertet. Die individuelle Zufriedenheit mit diesen Bereichen hängt zunächst von Persönlichkeitszügen des Befragten ab. So ist zu erwarten, daß Optimisten mit 1800 DM Monatseinkommen zufriedener sind als Pessimisten. Andererseits wird diese Einschätzung jedoch massiv von Standards beeinflußt, an denen man sich vergleicht. Ein Berufsanfänger ist in der Regel mit diesem Monatseinkommen zufriedener, als wenn er bereits längere Zeit im Berufsleben steht.

Wie ein Patient Schmerzen beurteilt und erlebt, hängt sowohl von Persönlichkeitszügen, von bisherigen Erfahrungen mit Schmerzen und seinem gegenwärtigen Zustand ab. Weiterhin wird das Urteil davon beeinflußt, wie der Patient mit den Informationen zur Entstehung des Schmerzes umgeht. Die subjektive Wahrnehmung wird dadurch beeinflußt, ob die Ursache Schmerz als bedrohlich oder ungefährlich angesehen wird, kurzfristig oder überdauernd angesehen (s. Abschnitt 7 in diesem Kapitel).

Wenn man bei Patienten eruieren will, wie groß Schmerzen sind, unter denen sie leiden, so fällt immer wieder auf, daß einzelne Patienten bei vergleichbarer Ursache die Schmerzen vollkommen unterschiedlich beurteilen. Weiterhin kann dieses Urteil bei ein und demselben Patienten ohne zwischenzeitliche medikamentöse Intervention erheblich variieren.

Diese Ausführungen sollen ausreichen, um die komplexen Prozesse zu veranschaulichen, die ablaufen, wenn man einen Patienten bittet, auf einer Schmerzskala das Ausmaß seiner gegenwärtigen Schmerzen anzugeben. Es wird aber ebenfalls klar, daß die Antwort auf die alte Frage nach der Lebensqualität: »Wie geht es Ihnen?«, noch stärker als die Beurteilung von Schmerzen durch eine Vielzahl von Bewertungen unterschiedlicher Lebensbereiche, bisherigen Erfahrungen und gegenwärtiger Situation sowie der Persönlichkeit des Patienten zustande kommt. Weiterhin ist wahrscheinlich, daß sich das Wertesystem im Laufe des Lebens und insbesondere in Folge einer lebensbedrohlichen oder lebensverändernden Krankheit äußert. Diese Veränderung innerhalb des Bewertungssystems ist die Ursache, warum sich in zahlreichen Untersuchungen die »Lebensqualität« Krebskranker nicht von der Gesunder unterscheidet.

Um diese methodischen Schwierigkeiten zu umgehen, untersuchen die herkömmlichen Lebensqualitätsinstrumente einzelne Indikatoren, von denen man annimmt, daß sie maßgeblich an der Beurteilung der allgemeinen Lebensqualität beteiligt sind. Der Vorteil, besteht darin, daß diese Indikatoren einfacher und reliabler zu erfassen sind.

Kliniker sind oft ratlos oder überfordert, wenn sie vor der Aufgabe stehen, ein geeignetes Instrument zur Erfassung von Lebensqualität für eine klinische Studie auszuwählen. Wenn Sozialwissenschaftler zu Rate gezogen werden, dann in der Hoffnung kurz und knapp den »gold standard« der Lebensqualitätsmessung genannt zu bekommen. Enttäuscht hört man noch, daß dieser nicht existiert. Die Hoffnung, dann wenigstens ein allgemein anerkanntes Lebensqualitätsmaß genannt zu bekommen, verflüchtigt sich sehr rasch. Statt dessen wird man kritischen Fragen und methodischen Problemen konfrontiert. Als Reaktion darauf, stellt man den Kontakt zu dem Kollegen ein und beschränkt sich auf Maße, die man im Kollegenkreis kennt. Dabei scheint eine unausgesprochene Übereinkunft zu bestehen, Fragen der Gültigkeit nicht anzuschneiden.

Im folgenden sollen drei bekannte Lebensqualitätsinstrumente kritisch vorgestellt werden.

Karnofsky-Index

Der Karnofsky-Index wird seit mehr als 40 Jahren in klinischen Studien als das Instrument zur Erfassung von Aktivität und Leistungsfähigkeit eingesetzt. Aber erst 30 Jahre nach seiner Einführung erfolgte eine erste wissenschaftliche Evaluation der psychometrischen Eigenschaften. Das mag daran liegen, daß der Autor Chirurg war und das Maß jahrzehntelang nur in Chirurgenkreisen bekannt war und in entsprechenden Studien zum Einsatz kam (Karnofsky et al., 1948).

Heute ist bekannt, daß Reliabilität und Validität des Maßes nicht befriedigen. Dies liegt besonders an der Konstruktion der elfstufigen Skala. Erfragt werden Informationen zu drei Bereichen: Symptome, Aktivität und Selbstfürsorge, die jedoch nicht gleichsinnig auf allen Abschnitten der Skala erscheinen. Daher sind unterschiedliche Einschätzungen für ein und denselben Patienten durch verschiedene Beurteiler möglich.

Verbunden sind die Ankerreize mit obskuren Prozenträngen, die die relative Aktivität des Patienten wiedergeben sollen. Im »Idealfall« reduziert sich die Einschätzung auf folgenden Originaldialog: Stationsarzt: »Also Herrn B's Lebensqualität ist 40%«, Oberarzt: »Eher 50%«, Klinikdirektor (weise): »Also 45%«. Der lange, unkritische Einsatz dieser Skala ist das größte Hindernis für eine längst überfällige Verbesserung. Der Karnofsky-Index gehört zu der Gruppe von Instrumenten, die aufgrund ihres Alters und Bekanntheitsgrades praktisch immun gegen Veränderungen sind.

WHO Performance status

Um die Mängel des Karnofsky-Index, der auf den einzelnen Skalenabschnitten mit unterschiedlichen Ankerreizen arbeitet, auszugleichen, wurde von der WHO ein Index empfohlen, der mit nur fünf Stufen einfacher und schneller durchzuführen ist. Obwohl mit einem bedeutenden Namen versehen und deswegen unkritisch eingesetzt, wurden die psychometrischen Eigenschaften bis heute nicht überprüft. Zudem spricht sehr viel dafür, daß die Reduktion der Skala um mehr als die Hälfte der Skalenpunkte den letzten Vorteil des Karnofsky-Index, bei einer Reihe von Tumorerkrankungen den Verlauf gut prognostizieren zu können, zunichte macht.

Sowohl beim Karnofsky-Index als auch beim WHO-Performance-Status schätzt der behandelnde Arzt für seinen Patienten die Lebensqualität ein. Dadurch wird das Konzept Lebensqualität ad absurdum geführt, weil man die subjektive Wirklichkeit des Patienten, die ja gerade untersucht werden soll, als Störgröße eliminiert. Am besten vergißt man die Existenz dieser obskuren Aktivitätsmaße, die ausschließlich durch ehrwürdiges Alter geschützt, vornehme Herkunft geadelt und gebetsmühlenhafte Wiederholung im Stil von »... die Lebensqualität der so behandelten Patienten stieg um 20%, nächstes Dia bitte ...«, den Status der Pseudowissenschaftlichkeit erreicht haben.

EORTC Study Group

Die Quality of Life Study Group der European Organization for Research and Treatment of Cancer hat in den letzten Jahren ein mehrdimensionales Instrument zur Erfassung der Lebensqualität entwickelt (Aaronson, 1987). Es handelt sich um einen zweiseitigen Fragebogen, der spezifische Informationen über Funktionsstatus, Beschwerden und Symptome sowie psychische Belastungen in 37 Fragen liefert. Dieses Instrument wird zur Zeit in mehreren großen internationalen Studien evaluiert.

Dazu wurde der Fragebogen solange in mehrere europäische Sprachen übersetzt bis eine »erfolgreiche« Rückübersetzung ins Englische möglich war. Kritisch läßt sich anmerken, daß es gelungen ist, innerhalb des Fragebogens drei unterschiedliche Skalierungen einzusetzen. Offensichtlich war das ursprüngliche Instrument, dessen einzelne Skalen von divergierenden Arbeitsgruppen beigesteuert wurden, wesentlich umfangreicher, ehe es in mehreren Konsensuskonferenzen auf die gegenwärtige Länge gekürzt wurde.

Bei diesem Fragebogen wurde ein Modulprinzip eingesetzt. Für alle Patientengruppen soll der Kernfragebogen verwendet werden. Darüber hinaus existieren bereits mehrere krankheitsspezifische Module, deren psychometrische Qualität jedoch extrem variieren soll.

Der zeitliche Aufwand zur Entwicklung testtheoretisch gut fundierter Instrumente zur Erfassung von Parametern der Lebensqualität darf nicht gering eingeschätzt werden. Für den EORTC-QLQ Core Questionaire wurden mehr als 6 Jahre benötigt.

Diese Ausführungen sollen genügen aufzuzeigen, daß die Untersuchung der Lebensqualität keine Methode sondern ein Problem ist. Überspitzt ausgedrückt stellt sich die Situation der »Lebensqualitätsforschung« in der Medizin so dar, daß man sehr häufig versucht, Psychologie ohne deren Methodik zu betreiben.

7 Diagnostik in der Verhaltenstherapie

7.1 Aufgaben einer verhaltenstherapeutischen und Möglichkeiten der traditionellen Diagnostik

Nach Kanfer und Saslow (1976) sollte Diagnostik im Rahmen der Verhaltenstherapie die folgenden drei Fragen beantworten:
1. Welche besonderen Verhaltensmuster verlangen eine Veränderung hinsichtlich ihrer Verhaltenshäufigkeit, ihrer Intensität, ihrer Dauer oder der Bedingungen, unter denen sie auftreten?
2. Welches sind die Bedingungen, unter denen dieses Verhalten erworben wurde, und welche Faktoren halten es momentan aufrecht?
3. Welches sind die praktikabelsten Mittel, um die erwünschten Veränderungen bei einem Individuum zu erzielen?

Danach wird deutlich, daß verhaltenstherapeutische Diagnostik in ihrer Zielsetzung auf das praktisch-therapeutische Handeln ausgerichtet ist (Schulte, 1980).

7.1.1 Der »Interaktionismus« der Persönlichkeitstheorie

Seit den 70er Jahren wird die Annahme der traditionellen, eigenschaftstheoretischen Persönlichkeitspsychologie, daß sich Individuen unabhängig von der Situation stabil, d. h. situationsvariant verhalten, kritisiert (z. B. Mischel, 1968). Damals wiesen vor allem die »Situationisten«, die die Ursachen von Verhalten nicht in Dispositionen der Person, sondern in Situationsfaktoren lokalisiert sehen, darauf hin, daß die Gleichartigkeit dieses Verfahrens um so geringer wird, je mehr sich die Situation wandelt. Heute erscheint ein interaktionistischer Standpunkt angemessen, dessen Vertreter (z. B. Magnusson und Endler, 1977; Bowers 1973) davon ausgehen, daß Verhalten eine Funktion von Person und Situation ist, d. h. die Varianz im Verhalten am besten erklärt werden kann, wenn Person- und Situationsmerkmale diagnostisch berücksichtigt werden. Wie Heckhausen (1980) es formuliert, nimmt die Annahme eines gegenseitigen Wechselwirkungsprozesses Abschied von der Vorstellung, die »Situation sei immer das zeitlich Vorauslaufende und damit Unbeeinflußte, worauf die Person dann reagiere«. Betrachtet man menschliches Verhalten unter einem interaktionistischen Blickwinkel, erscheinen auf der Personseite die Interaktion kognitive und motivationale Faktoren, auf der Situationsseite hingegen die psychologische Bedeutung, die eine bestimmte Situation für ein Individuum hat, als wesentliche Determinanten des Verhaltens (Magnusson und Endler, 1977). Diese Auffassung entspricht der des Situationskreises, in der davon ausgegangen wird, daß das Individuum die Situation aktiv, z. B. durch vorhandene Bedürfnisse mitbestimmt und die Situation dadurch ein System aus Umgebung und Individuum ist.

Diesen neueren Erkenntnissen bzw. Befunden wird die klassische Persönlichkeitsdiagnostik jedoch auch heute nur in Ausnahmefällen gerecht. Nach wie vor gilt das Hauptaugenmerk einer Interpretation der Testantworten und weniger einer repräsentativen Auswahl der Testitems in dem Sinne, daß situative Determinanten des Verhaltens, wie beispielsweise im »S-R-Inventory of Anxiousness« von Endler und Mitarbeitern (1962) Berücksichtigung fänden.

Insgesamt ist festzuhalten, daß die traditionellen diagnostischen Ansätze zur Gewinnung von Informationen, die für die Auswahl und Durchführung verhaltensmodifizierender Interventionen notwendig erscheinen, wenig geeignet sind.

7.2 Der funktionale verhaltenstherapeutische Ansatz

Diagnostik in der Verhaltenstherapie erhebt nicht den Anspruch, die gesamte Persönlichkeit eines Individuums zu erfassen, sondern beschränkt sich auf die Variablen, die für verhaltenstherapeutische Interventionen relevant sind (Schulte, 1980). Darüber hinaus vermeidet der funktionale verhaltenstherapeutische Ansatz die Einführung von hypothetischen Konstrukten und beobachtet statt dessen das konkrete Verhalten, das eine Person in einer bestimmten Situation zeigt. Dabei schließt der Begriff »Verhalten« nicht nur beobachtbare Handlungen, sondern auch Kognitionen, Emotionen und körperliche Reaktionen ein. Verhaltenstheoretische Persönlichkeitsdiagnostik bemüht sich damit um eine direkte Messung der problematischen Reaktionsweisen eines Individuums in Situationen, in denen dieses Verhalten charakteristischerweise auftritt. Wird das symptomatische Verhalten in einer repräsentativen Auswahl kritischer Situationen untersucht, wird angenommen, daß damit eine adäquate Stichprobe von möglichen Kriteriumsverhaltensweisen angenommen wird, wobei die Reaktionen das Kriteriumsverhalten selbst darstellen. Im Sinne des sog.

Stichprobenansatzes geht man davon aus, daß das Testverhalten eine Untergruppe des tatsächlichen problematischen Verhaltens ist. Bei dieser auch als kriteriumsorientiert bezeichneten Art der Messung, der allgemein eine größere prognostische Validität zugeschrieben wird, reduziert sich somit die Anzahl der induktiven oder deduktiven Schlüsse samt der theoretischen Annahmen (zeitliche Stabilität von Verhalten, Situationsinvarianz u.a.), die im Rahmen des Zeichenansatzes notwendig sind (Schluß von Test auf ein zugrundeliegendes Konstrukt und weiter zu einer Verhaltensvorhersage unter spezifischen Bedingungen), siehe Abschnitt 4.3.3.

Somit kann eines der wesentlichen Merkmale verhaltenstheoretischer Diagnostik die erhöhte Ähnlichkeit zwischen der untersuchten Reaktion und dem tatsächlichen problematischen Verhalten angesehen werden (Goldfried und Kent, 1976).

Aus lerntheoretischer Sicht wird menschliches Verhalten nicht nur als Produkt der individuellen Lerngeschichte, sondern auch als durch aktuelle situative Bedingungen und/oder durch die Konsequenzen des betreffenden Verhaltens determiniert angesehen.

Die Ursachen von Verhalten werden somit in den aufrechterhaltenden Bedingungen lokalisiert, wobei zwischen historisch-genetischen Bedingungen, die zur Entstehung eines Problems geführt haben, und Bedingungen, die das Verhalten gegenwärtig aufrechterhalten, unterschieden wird, die beide nicht identisch sein müssen. Im Gegensatz zur klassischen psychiatrischen Diagnostik, bei der die Zuordnung zu einer Krankheitskategorie in der Regel bereits die Entscheidung für eine Therapie einschließt, geht die Verhaltenstherapie davon aus, daß für jeden Einzelfall ein eigenes Behandlungskonzept zu entwickeln ist, das »in seiner individuellen Komposition völlig individuell und in seiner Gesamtheit unvergleichbar ist mit jeder nächsten Behandlungsmethode« (Kaminski, 1967). So wird in jedem einzelnen Fall nach den spezifischen aufrechterhaltenden Bedingungen gesucht, konstant bleibt nur das theoretische Modell, nach dem Verhalten erklärt wird, sowie das daraus abgeleitete (formale) Prinzip der Therapie. Welche Bedeutung, bzw. welche funktionale Qualität spezifische situative Bedingungen für ein Individuum haben, muß im Sinne der obigen Ausführungen zum Interaktionismus (Determinanten des Verhaltens auf Situationsseite, s. oben) jeweils ermittelt werden.

Wie Schulte (1976a) ausführt, ist »das Kriterium für die Zielaussage und die Auswahl der Technik also nicht die Bezeichnung oder Klassifikation des Symptoms bzw. die Aussage über den Ausprägungsgrad eines bestimmten Verhaltens- oder Persönlichkeitsmerkmals, sondern die (zunächst hypothetische) Aussage über die funktionale Beziehung zwischen symptomatischem Verhalten und vorausgehenden und nachfolgenden Umweltbedingungen, d.h. das funktionale Modell des Symptoms.« Ermittelt werden die funktionalen Reiz-Reaktionszusammenhänge im Rahmen der sog. Verhaltensanalyse

(s.u., Schritt I des verhaltensdiagnostischen Prozesses) traditionell gemäß der Verhaltensgleichung: S - O - R - C - K von Kanfer und Saslow (1965, 1969).

R (Reaktion) steht dabei für das symptomatische Verhalten, das es zunächst detailliert zu erfassen gilt, S (Stimulus = Reiz) für Ereignisse, die R vorausgehen, C für nachfolgende Konsequenzen, die sowohl situativer als auch organismischer Art sein können, und K für die Kontingenz, d.h. den jeweiligen Verstärkungsplan nach dem die betreffenden Konsequenzen auf das Verhalten folgen. Kanfer und Saslow erweiterten diese um die Variable O, mit der biologische Bedingungen des Verhaltens, die insbesondere im Falle körperlicher Störungen in Betracht zu ziehen sind, gemeint sind.

Diese Gleichung bietet die Möglichkeit, sowohl Verhalten, das nach den Prinzipien des klassischen Konditionierens erworben wurde, wie auch Verhalten, das operant erlernt wurde, in seinen funktionalen Zusammenhängen darzustellen. Vor dem Hintergrund dieses allgemeinen Modells ergeben sich als diagnostische Aufgaben, zunächst jedes Element der Gleichung einzeln empirisch zu bestimmen und auf dieser Grundlage ein Bedingungsmodell zu erstellen, das dem vermuteten funktionalen Reiz-Reaktionszusammenhang gerecht wird. Die Variablen, von denen das problematische Verhalten als abhängig angenommen wird, werden sodann zu therapeutischen Änderungspunkten, d.h. es wird überlegt, wie diese zu verändern sind, um eine Modifikation des Verhaltens in die gewünschte Richtung herbeizuführen.

7.3 Der diagnostisch-therapeutische Prozeß in der Verhaltenstherapie

In der Verhaltenstherapie werden psychische Störungen als unerwünschte Verhaltensweisen aufgefaßt, die infolgedessen verändert werden sollten. Beschwerden gelten nicht als Symptome, sondern werden als Probleme angesehen, die folglich auch einer Problemlösung zugänglich sind. Somit wird der diagnostisch-therapeutische Prozeß in der Verhaltenstherapie auch als ein Problemlösungsprozeß aufgefaßt, der unangemessenes Verhalten auf der Basis lerntheoretischer Gesetzmäßigkeiten verändern will.

Die diagnostischen Aufgaben, die sich im Rahmen der Planung und Durchführung einer Verhaltenstherapie stellen, sind Analyse des Verhaltens, Zielbestimmung und Therapieplanung, wobei die einzelnen Aufgaben eng aufeinander bezogen sind. So wird das funktionale Modell des symptomatischen Verhaltens, das am Ende der diagnostischen Phase erstellt wird, zunächst als noch nicht verifizierte Erklärung dieses Verhaltens betrachtet, deren Gültigkeit sich erst im weiteren Verlauf der Behandlung erweisen muß. Die Therapie bzw. der Therapieerfolg dient somit – ähnlich wie bei einem psychologischen Experiment, wenn auch weniger kontrolliert – einer Überprüfung in der diagnostischen Phase aufgestellten Hypothesen. In diesem Zusammenhang erklärt sich die besondere Bedeutung, die der therapiebegleitenden Diagnostik in der Verhaltenstherapie zukommt. Nur wenn die Effekte der therapeutischen Intervention kontinuierlich mit Hilfe geeigneter Parameter kontrolliert werden, ist gewährleistet, daß die erarbeiteten Hypothesen in Frage gestellt werden und gegebenenfalls das therapeutische Vorgehen entsprechend modifiziert wird.

Ein Schema zur Diagnose und Therapieplanung

Im deutschsprachigen Raum wurde von Schulte (vor allem 1976b; 1980, 1986) aufbauend auf den Arbeiten von Kanfer und Saslow (1965, 1969, 1976) ein Schema für Diagnose und Therapieplanung in der Verhaltenstherapie entwickelt, das einer Systematisierung und strukturierten Verarbeitung der zur Durchführung einer verhaltenstherapeutischen Intervention notwendigen diagnostischen Information dient. Da sich das Schema in der klinischen Praxis als sehr nützlich erwiesen hat, werden die wesentlichen diagnostischen Schritte, die danach zu erarbeiten sind, im folgenden kurz skizziert.

Verhaltensanalyse: Primäres Ziel der Verhaltensanalyse ist es, Hinweise auf das funktionale Bedingungsmodell zu gewinnen. Zu diesem Zweck werden insbesondere differentialdiagnostisch
– die Topographie des symptomatischen Verhaltens;
– die Reizbedingungen, die dem Verhalten mehr oder weniger regelmäßig unmittelbar vorausgehen und folgen;
– erfolgreiche oder erfolglose Selbstkontrollversuche des Patienten und
– die Genese des Symptoms und seine Veränderungen im Laufe der Symptomgeschichte.
In Anbetracht der möglichen Komplexizität von Patientenschilderungen empfiehlt Schulte (1976b), die aktuellen Beschwerden oder Probleme eines Patienten prinzipiell zunächst nach Problemkreisen zu ordnen und nach ihrer Relevanz in eine Rangreihe zu bringen. Die Verhaltensanalyse erfolgt dann für jeden Problembereich getrennt, bis am Ende der verhaltensanalytischen Phase der Zusammenhang zwischen den Einzelsymptomen untersucht wird (s. u. Zusammenhänge zwischen den Symptomen). Die Analyse des symptomatischen Verhaltens beginnt zunächst mit einer Beschreibung der symptomatischen Verhaltensweise. Dazu sollte aus den Beispielen eines Problemkreises ein möglichst charakteristisches, klar umschriebenes Verhalten ausgewählt werden, das hinsichtlich seiner Topographie und Intensität auf der motorischen, verbalen und physiologischen Ebene präzise (z. B. mittels Puls, Atemfrequenz etc.) beschrieben werden kann. Es sollte festgehalten werden, mit welcher Frequenz dieses Verhalten auftritt, und inwieweit Schwankungen der Frequenz in Abhängigkeit von äußeren Bedingungen auftreten. Danach sollte der Typ der vorliegenden Symptomatik festgelegt werden:
– völlig unangemessenes Verhalten;
– an sich normales Verhalten, das zu häufig auftritt;
– normales Verhalten, das zu selten gezeigt wird;
– Verhalten fehlt völlig (im Sinne einer Verhaltenslücke).

Der Beschreibung des problematischen Verhaltens schließt sich die Analyse der vorausgehenden und nachfolgenden Bedingungen oder Verhaltensweisen an. Auch diese sind möglichst exakt zu beschreiben und, wenn möglich, mit ihrer Auftretenswahrscheinlichkeit zu belegen. Differentialdiagnostisch besonders zu berücksichtigen sind hier auch die Situationen, in denen das problematische Verhalten nicht auftritt. Werden verschiedene vorausgehende oder nachfolgende Reize eruiert, ist zu prüfen, inwieweit diese unter einem abstrakteren Merkmal zusammengefaßt werden können. Sollte das nicht möglich sein, ist zu untersuchen, ob die vorläufige Aufteilung der verschiedenen Problembereiche beim gegenwärtigen Informationsstand noch aufrechterhalten werden kann. Abschließend sollte die zeitliche Abfolge von Reizen und Reaktionen, die in Zusammenhang mit dem Symptom beobachtet werden, in der Form von »Zeitketten« dargestellt werden; auf eine funktionale Interpretation der Reiz-Reaktionszusammenhänge sollte jedoch noch verzichtet werden.

Bevor ein vorläufiges Bedingungsmodell erstellt werden kann, ist zu prüfen, inwieweit Organismusvariablen (O der Verhaltensgleichung) als vorausgehende oder nachfolgende Bedingungen mit der Symptomatik in Verbindung stehen. Darüber hinaus ist differentialdiagnostisch zu verwerten, ob und unter welchen Bedingungen es dem Patienten gelingt, seine Beschwerden durch eigenes Verhalten, das selbst nicht wieder als Verhaltensstörung (z. B. Vermeidungsverhalten) angesehen werden muß, günstig zu beeinflussen, bzw. welche Selbstkontrollversuche nicht wirksam waren.

Sind diese Fragen beantwortet, kann mit der Aufstellung des vorläufigen funktionalen Bedingungsmodells begonnen werden. Damit stellt sich als zentrale Frage, welcher Art das symptomatische Verhalten ist, bzw. welches Lernprinzip zu seiner Erklärung herangezogen werden kann. Im einzelnen ist zu belegen, ob es sich um ein operantes Verhalten handelt, das von den nachfolgenden Reizbedingungen kontrolliert wird, oder um ein respondentes Verhalten, das durch vorausgehende Bedingungen ausgelöst wird. Liegt ein operantes Verhalten vor, ist zudem zu klären, ob es sich um ein Annäherungsverhalten, d. h. ein positiv verstärktes Verhalten handelt oder ein Flucht- oder Vermeidungsverhalten, das negativ verstärkt wird (z. B. durch Angstreduktion). Dabei sind diejenigen Reize, denen funktionale Qualität zugewiesen wird, im einzelnen genau auszuführen. Zu Zwecken einer Veranschaulichung hat es sich als sinnvoll erwiesen, das hypothetische Bedingungsmodell anhand der üblichen lerntheoretischen Symbolik (s. Verhaltensgleichung) mit den jeweils zugeordneten konkreten Reizen bzw. Reaktionen darzustellen.

Die Exploration der Symptomgenese dient einer nochmaligen Überprüfung des vorläufigen funktionalen Bedingungsmodells. Aus differentialdiagnostischen Gründen sollte hier besonders darauf geachtet werden, ob zum Zeitpunkt des Beginns der Symptomatik ein klassischer Konditionierungsvorgang stattgefunden hat. Des weiteren interessiert, inwieweit im Laufe der Symptomgeschichte Prozesse der Reiz- und/oder Reaktionsgeneralisierung wirksam wurden, was bei der Planung der konkreten therapeutischen Interventionen besonders zu berücksichtigen wäre. Auch die Bedeutung von Modellpersonen bei der Entwicklung der Störung sollte hier geklärt werden.

Die Verhaltensanalyse der einzelnen Symptome endet mit der vorläufigen prinzipiellen Therapieplanung, wobei zunächst nach dem Typ der vorliegenden Symptomatik (s. oben) die Richtung der gewünschten Veränderung festzulegen ist:
- Typ 1: Veränderung der Topographie oder völliger Abbau,
- Typ 2: Reduktion,
- Typ 3: Förderung,
- Typ 4: Aufbau.

Aus dem vorläufigen funktionalen Bedingungsmodell wird abgeleitet, an welcher Stelle der funktionalen Reiz-Reaktionseinheit eine Veränderung des Symptoms erreicht werden kann.

Abschließend ist zu beantworten, mit welchem oder welchen lerntheoretischen Änderungsprinzipien eine solche Veränderung zu realisieren ist (z. B. mittels Löschung, einer Veränderung der operanten Verstärkungsbedingungen etc.).

Wurde jeder der im Einzelfall festzustellenden Problembereiche in Hinblick auf die angegebenen Kriterien analysiert, endet die Phase der Verhaltensanalyse damit, daß die Zusammenhänge zwischen den Symptomen analysiert werden. So ist theoretisch möglich, daß zwei Symptome genetisch auf das gleiche Ereignis zurückgehen, oder daß ein Symptom als Folge des anderen entstanden ist, sich inzwischen aber verselbständigt hat. Verschiedene Symptome können auch durch gleiche Verstärkungsbedingungen aufrechterhalten werden, so daß therapeutisch an dieser Bedingung angesetzt werden sollte. Schließlich können sich Symptome gegenseitig bedingen, in dem Sinne, daß das eine Symptom das Auftreten des anderen Symptoms fördert. In jedem Fall ergeben sich Konsequenzen für die Auswahl der therapeutischen Ansatzpunkte.

Zielanalyse: Aufgabe der Zielanalyse ist es festzustellen, inwieweit, über die bislang bekannten Bedingungen des symptomatischen Verhaltens hinaus, gesellschaftliche, soziale oder ökonomische Bedingungen existieren, die zu einer Aufrechterhaltung der Symptomatik beitragen. Daneben soll die weiterreichende Bedeutung des symptomatischen Verhaltens für den Patienten analysiert werden. So sollte geklärt werden, inwieweit der Verhaltensspielraum des Patienten durch das symptomatische Verhalten eingeschränkt ist, welche Aktivitäten infolge der Symptomatik vermieden werden, welche positiven oder negativen Konsequenzen die Störung im Hinblick auf die sozialen Kontakte des Patienten zeigt etc. Zu berücksichtigen ist in diesem Zusammenhang auch, welche Bedeutung die Symptomatik für den Sozialpartner hat, um diesen ggf. direkt oder indirekt in die Therapie einbeziehen zu können. Schließlich sollte untersucht werden, welche Folgen eine Symptom-

veränderung, wie sie in der vorläufigen prinzipiellen Therapieplanung vorgeschlagen wurde, erwarten läßt. Inwieweit sind z. B. Partnerschaftsprobleme zu erwarten, wenn der Partner seine fürsorgende Rolle aufgeben muß; stehen dem Patienten alternative Verhaltensweisen zur Verfügung, wenn ihm die Möglichkeit fehlt, über das symptomatische Verhalten Zuwendung zu erzielen etc.?

Wurden diese Fragen geklärt, ist im Rahmen der Zielbestimmung zu entscheiden, welche Verhaltensweisen und/oder situativen Bedingungen therapeutisch verändert werden sollen, d. h. welche Punkte des funktionalen Bedingungsmodells oder aber auch andere den Patienten nicht primär belastenden Verhaltensweisen oder Verhaltensweisen von Bezugspersonen, die symptomverstärkend wirken, zu therapeutischen Ansatzpunkten werden sollen. Dabei ist in der Regel davon auszugehen, daß ein Ansatzpunkt allein nur in den seltensten Fällen ausreichend ist. Mehrere Ansatzpunkte sollten jedoch insbesondere dann gewählt werden, wenn ein respondentes Verhalten zusätzlich durch ein Flucht- oder Vermeidungsverhalten oder durch soziale Verstärkung aufrechterhalten wird. Gleiches gilt, wenn der Patient über kein Alternativverhalten verfügt und von daher mit einer Symptomverschiebung zu rechnen ist, wenn eine Verschlechterung der sozioökonomischen Situation oder eine Beeinträchtigung der sozialen Beziehungen zu erwarten ist.

Sind die therapeutischen Ansatzpunkte bestimmt, ist für das gewünschte zukünftige Verhalten genau anzugeben, wie Topographie und Frequenz dieses Verhaltens aussehen sollen, unter welchen situativen Bedingungen das Verhalten auftreten soll, und welche weiterreichenden, langfristigen Folgen von dieser Veränderung zu erwarten sind.

Therapieplanung: Im Rahmen der Therapieplanung ist zu klären, welche Änderungssprinzipien für die angestrebte Veränderung eines therapeutischen Ansatzpunktes herangezogen werden sollen (prinzipielle Planung), und wie die therapeutischen Maßnahmen im einzelnen gestaltet werden können (konkrete Planung). Sollten sich innerhalb der Zielbestimmung keine neuen therapeutischen Ansatzpunkte ergeben haben, kann die »vorläufige prinzipielle Therapieplanung«, wie sie innerhalb der Symptomanalyse vorgenommen wurde, beibehalten werden. Anderenfalls sind aus dem Bedingungsmodell der neuen Ansatzpunkte entsprechende Änderungsprinzipien abzuleiten.

Zweck der konkreten Therapieplanung ist es, die gewonnenen Änderungsprinzipien in konkrete therapeutische Interventionen umzusetzen. Kann auf Standardverfahren der Verhaltenstherapie (s. u.) zurückgegriffen werden, sollte hier z. B. geplant werden, welche effektiven Verstärker eingesetzt werden können etc. Auch die Reihenfolge der einzelnen therapeutischen Maßnahmen ist an dieser Stelle festzulegen. Darüber hinaus sollten, um den Effekt der durchgeführten Maßnahmen kontinuierlich kontrollieren zu können, überlegt werden, welche therapiebegleitenden Kontrollmessungen durchgeführt werden. Ebenso sind zu diesem Zeitpunkt bereits die Erhebungsinstrumente auszuwählen, die zur Messung des Therapieerfolgs nach Beendigung der Behandlung herangezogen werden sollen. In diesem Zusammenhang ist besonders hervorzuheben, daß nicht nur die Ausprägung des symptomatischen Verhaltens beurteilt werden sollte, sondern auch andere Lebensbereiche oder Persönlichkeitsmerkmale des Patienten, die nicht unmittelbar Gegenstand der therapeutischen Veränderung waren.

7.4 Erweiterungen der klassischen Verhaltensanalyse

Erweitert wurde die klassische Verhaltensanalyse, die sich vor allem auf die Analyse offen beobachtbaren Verhaltens konzentrierte, im wesentlichen in zweierlei Hinsicht. Zum einen wurden in den siebziger Jahren zunehmend die Selbstkontroll- bzw. Selbstregulationsmöglichkeiten von Patienten registriert und nach dem Motto »Power to the Person« (Mahoney und Thoresen, 1974) therapeutisch genutzt. Damit wurde das Individuum nicht mehr nur als durch externe Kontingenzen gesteuert angenommen, sondern als ein »reflexives Subjekt« (Groeben und Scheele, 1977) angesehen, das aktiv gestaltend auf seine Umgebung einwirkt. Parallel zu dieser Entwicklung wurden die ersten kognitiven Verhaltenstheorien (Mahoney, 1974, dt. 1977; Meichenbaum, 1974, dt. 1979) formuliert. Diese Ansätze nehmen an, daß Kognitionen – als subjektiv-verbales Verhalten – in Form eines inneren Dialogs die Auseinandersetzung mit einer Situation begleiten und dementsprechend auch das Verhalten beeinflussen. Da Kognitionen vom Individuum in verbaler Form aktualisiert werden (sog. »Selbstverbalisationen«), sind sie intersubjektiv erschließbar und einer therapeutischen Beeinflussung nach lerntheoretischen Prinzipien zugänglich.

Im deutschsprachigen Raum wurde u. a. von Fiedler (1979) darauf hingewiesen, daß nicht nur die Kognitionen, die in der spezifischen Situation aktualisiert werden, das Verhalten steuern, sondern Kognitionen auch situationsübergreifend, im Sinne von »Verhaltensdispositionen« Verhalten bestimmen.

Dabei werden Verhaltensregeln und Verhaltenspläne, aber auch Stimuluserwartungen, Werthaltungen und Verhaltensbewertungen als zentrale Bedingungsvariablen unterschieden. Ziel einer solchen handlungstheoretisch orientierten kognitiven Verhaltensanalyse ist somit die Exploration des Regelsystems, das der jeweiligen Verhaltensstörung zugrundeliegt.

Lazarus (1971, 1976) geht in seinem Ansatz der »multimodalen« Verhaltenstherapie noch weiter und schlägt vor, auch Methoden anderer Therapierichtungen eklektisch zu berücksichtigen, sofern sie dazu beitragen, Verhalten auf den Ebenen »behavior« (Verhalten), »affect« (Affekt), »sensation« (Empfindung), »imagery« (Vorstellungen), »cognition« (Kognitionen), »interpersonal« (soziale Beziehungen) und »drugs« (Medikamente) – abgekürzt BASIC-ID – zu beschreiben und zu verändern. Inwieweit die Berücksichtigung zusätzlicher potentieller Bedingungsvariablen (Schulte, 1986) bei der Verhaltensanalyse tatsächlich eine Erweiterung der Analysemöglichkeiten bringt, ist bislang jedoch noch sehr unklar. So existieren bei verschiedenen Konstrukten Überlappungen, wie sie z. T. auch den gleichen Sachverhalt aus unterschiedlicher theoretischer Perspektive bezeichnen. Die Variable »Reaktions-Ergebnis/Folge-Erwartung« scheint z. B. den gleichen Sachverhalt wie Skinners Konzept des diskriminativen Stimulus zu erfassen. Darüber hinaus ist zu vermuten, daß verschiedene Variablen nicht nur mit dem symptomatischen Verhalten in funktionaler Beziehung stehen, sondern auch untereinander abhängig sind, so daß die Erhebung weiterer Variablen unter Umständen nur zu einem sehr geringen Beitrag an inkrementeller Validität führt. Bislang ist weder eine empirische Bestimmung des Beziehungsgefüges der verschiedenen Variablen untereinander durchführbar, noch erscheint eine Integration der verschiedenen Teiltheorien in Sicht (Schulte, 1986).

7.5 Methoden der Informationsgewinnung in der Verhaltenstherapie

Verhaltensdiagnostische Erhebungen sind zum einen notwendig, um die vorliegende Symptomatik samt der vorausgehenden und nachfolgenden Reizbedingungen möglichst exakt zu beschreiben – als Voraussetzung für die Erstellung des funktionalen Bedingungsmodells (explorative Funktion der Diagnostik). Zum anderen sind die Veränderungen der Symptomatik im Therapieverlauf systematisch zu dokumentieren. Eingetretene Veränderungen – als Abweichungen von der Baseline, die zu Beginn der Therapie erhoben wird – sollen hinsichtlich ihrer Auftretenshäufigkeit, Intensität und Dauer, aber auch in bezug zu den auslösenden Bedingungen eingeschätzt werden (therapiekontrollierende Funktion).

Darüber hinaus wird angenommen, daß der Diagnostik in der Verhaltenstherapie, die sich um eine enge Einbeziehung des Patienten in den diagnostischen Prozeß bemüht, auch eine therapeutische Funktion zukommt, nachdem die systematische Form der Informationserhebung zu einer Strukturierung des Problems auf seiten des Klienten führen sollte, er zu einer aktiven Selbstkontrollorientierung ermuntert wird, und durch Rückmeldungen über den Behandlungserfolg für erfolgreiches Verhalten verstärkt wird.

Verhaltenstherapeutische Diagnostik strebt, wie oben beschrieben, eine kriteriumsorientierte Art der Messung an, so daß die direkte Beobachtung des symptomatischen Verhaltens zum wesentlichen diagnostischen Instrument wird. Dabei kann das Verhalten in der natürlichen Lebensumgebung des Patienten beobachtet werden, aber auch unter künstlichen (Labor-)bedingungen im Sinne eines »Verhaltenstests« evoziert werden. Es kann das Problemverhalten selbst oder der Grad der Annäherung an das gewünschte Zielverhalten registriert werden, z. B. die Entfernung (in Metern), die der Patient zum angstauslösenden Objekt zu einem bestimmten Zeitpunkt tolerieren kann (sog. Vermeidungstest). Auch ist es möglich, die Reaktionsrate in Abhängigkeit von den auslösenden Bedingungen zu protokollieren. Wichtig erscheint bei allen Formen der Verhaltensbeobachtung (frei oder systematisch, kontinuierlich oder diskontinuierlich), daß die zu beurteilenden Verhaltenseinheiten klar definiert sind (z. B. zum Schmerzverhalten bei frischoperierten Patienten: Welche motorischen, mimischen oder verbalen Reaktionen werden als Indikatoren herangezogen?) und ein geeignetes Kodierungssystem vorhanden ist (Welche Verhaltensaspekte werden wann registriert? Beschränkt sich die Protokollierung auf Häufigkeiten, oder werden Intensitätsaspekte, und wenn ja, wie berücksichtigt etc.?). Vielfach erweist sich ein Beobachtertraining als notwendig, dessen Erfolg durch eine Bestimmung der Beurteilerübereinstimmung überprüft werden sollte. In den letzten Jahren wurden für verschiedenste Problembereiche – so z. B. auch für den Bereich zwischenmenschlicher Interaktionen –, Beobachtungssysteme entwickelt, die genau vorgeben, nach welchen Regeln welches Verhalten auf welche Weise zu registrieren ist (Mash und Terdal, 1980).

Erweist sich im Einzelfall eine direkte Verhaltensbeobachtung als nicht durchführbar, kann ersatzweise mit Hilfe von Rollenspieltechniken versucht werden, die reale Situation zu simulieren. Dabei wird der Patient veranlaßt, sich so zu verhalten, als ob er sich tatsächlich in der betreffenden Situation befände. Wie nachgewiesen werden konnte, ähnelt das gespielte Verhalten in hohem Maße dem realen Verhalten, so daß bei dieser Methode der Reaktionserfassung nur sehr geringe Einbußen an Validität in Kauf genommen werden müssen.

Neben der Fremdbeobachtung des problematischen Verhaltens kommt der Selbstbeobachtung des Patienten eine besondere diagnostische Bedeutung zu. Selbstbeobachtungsmethoden werden – auch wenn sie weniger objektiv und zuverlässig sind –, zur Datengewinnung vor allem dann eingesetzt, wenn eine Fremdbeobachtung, wie z. B. bei der Erfassung kognitiver Prozesse (Gedanken/Selbstverbalisationen, Selbstbewertungen etc.) nicht möglich ist. Sie werden auch angewandt, wenn dem Patienten das Problemverhalten nicht auf allen Verhaltensebenen deutlich ist, oder er über die Auftretenshäufigkeit des Symptoms in Abhängigkeit von verhaltenssteuernden Bedingungen keine Auskunft geben kann. Analog zur Fremdbeobachtung ist auch hier auf eine exakte Beschreibung der zu protokollierenden Verhaltensweisen und situativen Bedingungen, auf eindeutige Begriffe oder Symbole, die zur Registrierung verwendet werden und eine genaue Definition der zeitlichen Bedingungen, unter denen die Aufzeichnung stattfinden soll, zu achten. Da sich gezeigt hat, daß der Selbstbeobachtung allein bereits therapeutische Funktion zukommt (Protokollierung vor dem Auftreten einer unerwünschten Verhaltensweise,

wird zum Hinweisreiz, dieses Verhalten zu unterlassen; positive Verstärkung durch Registrierung von Therapiefortschritten, etc.) wurden in der letzten Zeit eine Vielzahl von standardisierten Selbstbeobachtungsinventaren zur Erfassung verschiedenster körperlicher Beschwerden entwickelt. Besonders bekannt sind die sog. Schmerztagebücher, die in Schmerzkliniken oder Schmerzambulanzen heute bereits routinemäßig eingesetzt werden.

Auch wenn der verhaltensdiagnostische Ansatz primär darum bemüht ist, das Verhalten unter den natürlichen Bedingungen direkt zu registrieren, werden auch Selbstberichte (»self-report«) als Informationsquelle verwandt; d. h. der Bericht des Patienten, wie er sich in der betreffenden Situation seiner Erinnerung nach üblicherweise verhält, wird diagnostisch genutzt. Diese Art der Informationserhebung, die zwangsläufig weniger objektiv als eine direkte Messung ist, kommt beispielsweise innerhalb des verhaltensdiagnostischen Interviews zur Anwendung, wo bereits versucht wird, das symptomatische Verhalten durch eine strukturierende Fragetechnik möglichst präzise auf den verschiedenen Verhaltensebenen zu erfassen. Zum anderen existieren inzwischen eine Vielzahl von standardisierten Fragebögen, die zur Identifikation von Problembereichen aber auch zur Erfassung spezifischer Symptome entwickelt wurden (Schulte, 1980, 1986). Fragebögen erscheinen in Ergänzung zur Exploration jedoch insbesondere dann sinnvoll, wenn kognitive Prozesse, wie Selbstverbalisationen oder Selbstbewertungen erfaßt werden sollen, die einer direkten Messung nicht zugänglich sind und dem Patienten evtl. nicht ausreichend bewußt sind, um über sie berichten zu können. Auch zur Feststellung wirksamer verstärkender Reize, die therapeutisch eingesetzt werden können, liegen inzwischen verschiedene sog. Verstärkerlisten vor (Schulte, 1980; Mash und Terdal, 1980). Fragebögen, die speziell für den Einsatz bei (psycho-)somatischen Störungen geeignet sind, wurden von Miltner (1986) zusammengestellt.

Verhalten äußert sich aus lerntheoretischer Sicht nicht nur auf der motorisch-handlungsmäßigen und der subjektiv-erlebnismäßigen Ebene, sondern auch auf der physiologischen Ebene, die besonders für Störungen mit hoher emotionaler Beteiligung bzw. bei körperlichen Symptomen von Relevanz ist. Um diese Ebene ebenso systematisch zu berücksichtigen, werden psychophysiologische Meßverfahren angewendet, die den Vorteil besitzen, durch entsprechende Ableitungen objektive und unmittelbar registrierbare Meßwerte zu liefern, die kontinuierlich erhoben und ausgewertet werden können. Physiologische Parameter, die im Rahmen verhaltenstherapeutischer Diagnostik verwendet werden, sind EKG, EEG, EMG, Hautwiderstand und Hautleitfähigkeit, Atemfrequenz, Blutdruck, Herzfrequenz, aber auch Augenbewegungen, biochemische Reaktionen u. a. Ein genauer Überblick über die Anwendungsgebiete der einzelnen Parameter, einschließlich der Darstellung von Meß- und Interpretationsproblemen findet sich z. B. bei Lang (1977).

KAPITEL 23

ICD-10 und DSM-III-R – eine kritische Stellungnahme zum Gebrauch der internationalen Diagnoseschlüssel

Jörg Michael Herrmann, Marianne Holzamer-Herrmann und Wolfgang Stiels

Einleitung

»Classification ist the process by which a person reduces the complexity of phenomena by arranging them into categories according to some established criteria for one and more pruposes« (Freedman et al., 1978).

Divergierende Definitionen (wie z. B. »Neurose«), unterschiedliche Krankheitskonzepte und verschiedenartige Traditionen in Psychiatrie, Psychologie und Psychotherapie, sowie die mangelnde Vergleichbarkeit wissenschaftlicher Arbeiten und Vorgehensweisen auf diesen Gebieten lassen die Notwendigkeit einer übergreifenden, gemeinsamen Klassifikation pathophysiologischer und besonders psychopathologischer Vorgänge und Zustände deutlich werden.

Dieser übergreifenden Klassifikation liegen die jeweiligen Denkmodelle zugrunde, so ist z. B. in den USA die psychosomatische Medizin lediglich eine Subdisziplin der Psychiatrie, obwohl Psychiatrie eher als Subdisziplin der Psychosomatik aufgefaßt werden sollte (s. a. Kap. 73, »Anwendung psychosomatischer Konzepte in der Psychiatrie«). Dies beinhaltet ein anderes Paradigma, das im DSM nicht berücksichtigt wird.

Vielfältige Kompromisse, Überschneidungen, Unschärfen und Vernachlässigungen führen dann zwar zu einer Lösung dieser Probleme, rufen jedoch bei fast allen an der Kompromißbildung Beteiligten Unzufriedenheit und Kritik hervor.

Neben diesen Sachfragen nehmen auch gesundheits-, wissenschafts-, berufs- und gesellschaftspolitische Überlegungen und Entscheidungen Einfluß auf eine derartige Lösung.

Zwei der namhaftesten Versuche dieser Art, die ICD und das DSM, sollen hier exemplarisch und auszugsweise vorgestellt und diskutiert werden.

1 International Classification of Diseases (ICD)

Da die in der ICD aufgeführten psychiatrischen Krankheiten vor allem durch deskriptive Kriterien definiert werden, ist die genaue Beobachtung des Kranken und seiner Symptome Voraussetzung für die richtige Benutzung dieses Glossars.

»Der englische Ausdruck ›to gloss over‹ oder ›to gloze‹ (deutsche Übersetzung: beschönigen), der von der gleichen Wortwurzel wie Glossar abstammt, bezeichnet eine unehrliche Tätigkeit ... Unsicherheit und Tücken ... psychiatrischer Glossare ... werden durch die Spärlichkeit objektiver Daten erhöht, von denen Definition und Diagnose abhängen müssen. Ein psychiatrisches Glossar kann entweder auf klinischen Querschnittsbildern (Syndromen) oder auf dem klinischen Verlauf aufgebaut sein; es kann psychodynamisch, ätiologisch (genetisch) oder pathogenetisch ausgerichtet sein. Da jedoch Krankheiten in jedem Fall abstrakte Konzepte sind, nimmt es nicht wunder, daß sich die Krankheitskonstrukte, mit denen die Psychiater arbeiten, überlappen und undeutliche Begrenzungen haben. Fehlende Beobachterübereinstimmung ist hierfür von entwaffnender Evidenz; die Reliabilität ist zu niedrig, um wissenschaftlich zufriedenzustellen; Widersprüche können in einzelnen Fällen verringert, in anderen minimalisiert werden, in Abhängigkeit davon, ob sie von ungenauer Beobachtung, subjektiver Beurteilung oder von Diskrepanzen der benutzten nosologischen Systeme oder Fachausdrücke herrühren« (Lewis, 1974).

Die ICD-10 ist in 17 Hauptkapitel, die mit römischen Ziffern bezeichnet sind, unterteilt (ICD-10, 1994). Diese Hauptkapitel sind nach unterschiedlichen, vor allem eklektischen Kriterien erarbeitet worden, so wurden z. B. die Infektionskrankheiten nach ätiologischen, die Atmungskrankheiten nach topographischen oder die Schwangerschaftskomplikationen nach situationsabhängigen Gesichtspunkten geordnet.

Die psychiatrischen Krankheiten wurden – bei zumeist nicht geklärter somatischer Ätiologie oder Pathogenese – durch Symptome, Verhaltensähnlichkeiten oder den Krankheitsverlauf definiert. Daher basiert das Glossar zum Hauptkapitel V »Psychiatrische Krankheiten« der ICD-9 (1980) hauptsächlich auf der Beschreibung von Symptombildern und Syndromen und nicht auf klaren Definitionen. Zwei Zusatzklassifikationen für die äußeren Ursachen bei Verletzungen und Vergiftungen (»E-Schlüssel«) und die Faktoren, die den Gesundheitszustand und die Inanspruchnahme der Gesundheitsdienste beeinflussen (»V-Schlüssel«), erlauben eine genauere, insbesonder statistische Zuordnung psychiatrischer Krankheitsbilder.

Das Kapitel V, das die psychiatrischen Krankheiten enthält, wurde von 1965 bis 1972 durch eine internationale Expertengruppe der WHO erarbeitet, die jährlich ein spezielles Thema diskutierte:

- 1965 (London): funktionelle Psychosen mit besonderer Berücksichtigung der Schizophrenie;
- 1966 (Oslo): Borderline- und reaktive Psychosen;
- 1967 (Paris): psychiatrische Störungen im Kindesalter;
- 1968 (Moskau): psychische Störungen im Alter;
- 1969 (Washington, D.C.): Oligophrenie;
- 1970 (Basel): neurotische und psychosomatische Störungen;
- 1971 (Tokio): Persönlichkeitsstörungen und Medikamenten- und Drogenabhängigkeit;
- 1972 (Genf): Zusammenfassung, Schlußfolgerungen, Empfehlungen und Vorschläge für zukünftige Forschung;
- 1977: Einführung ICD-9;
- 1982 (Kopenhagen): Neubearbeitung der ICD durch die WHO und die »Alcohol and Drug Abuse and Mental Health Administration« (ADAMHA) anläßlich der Konferenz über »Diagnose und Klassifikation psychischer Störungen sowie Alkohol- und Drogenprobleme«;
- 1984 (Jakarta und Genf): Klassifikationsschema zum psychiatrischen Teil der ICD-10;
- 1986: Vorlage der ersten Fassung der ICD-10 in Kooperation mit dem Weltverband für Psychiatrie (WPA) zur kritischen Stellungnahme für die nationalen psychiatrischen Fachgesellschaften;
- 1987: Feldstudie zu den »klinischen Beschreibungen und diagnostischen Leitlinien« (ICD-10, Kapitel V);
- 1989 (Genf): Revisionskonferenz (ICD-10, Kapitel V);
- 1990: Publikation der ICD-10;
- 1992: allgemeine Einführung der ICD-10 (Dilling et al., 1991).

2 ICD-10 und psychosomatische Medizin

Stichtag für die Einführung des ICD-Codes in der Bundesrepublik Deutschland – auch für Kassenärzte – ist der 1.1.1996.

Seit dem ersten Klassifikationsentwurf 1984 des Kapitels V (F) auf den WHO-Konferenzen in Jakarta und Genf wurde in umfangreichen Feldstudien, Expertenratings und Revisionskonferenzen kontinuierlich an dieser zehnten Revision gearbeitet. Das Kapitel V (F) der ICD-10 soll in mehreren Versionen für unterschiedliche Verwendung veröffentlicht werden. Den »klinisch-diagnostischen Leitlinien« als Basis folgen »Forschungskriterien« für wissenschaftliche Arbeiten, die wesentlich explizierter und schärfer die diagnostischen Operationalisierungen vorschreiben. Eine weitere Version in »Kurzfassung« ist für die allgemeine Medizin vorgesehen und ein »Schlüssel« soll den Vergleich zu früheren ICD-Revisionen, sowie dem DSM-III und DSM-III-R ermöglichen.

Das Kapitel V (F) der ICD-10 vermeidet theoretische Implikationen und möchte typische Störungen definieren.

Aus den vier Hauptbereichen der ICD-9 wurden zehn Gruppierungen (F0–F9). Durch ein alphanumerisches System ermöglicht die ICD-10 die Klassifikation in 100 Hauptkategorien, gegenüber nur 30 in der ICD-9. Basis der ICD-10 ist, daß jedem medizinischen Fachgebiet ein Buchstabe des Alphabets zugeordnet wurde: Die psychischen Störungen wurden durch den Buchstaben F (Tab. 23-1) gekennzeichnet, kardiovaskuläre Erkrankungen durch den Buchstaben I oder neurologische Krankheiten durch den Buchstaben G. Die Unterscheidung zwischen Neurose und Psychose wurde aufgegeben. Stattdessen wurden die Störungen nach der Hauptthematik oder einer deskriptiven Ähnlichkeit zusammengefaßt.

Im Abschnitt F 3 »Affektive Störungen« wurde z. B. der Schweregrad (»leicht«, »mittelgradig« und »schwer«) Hauptunterscheidungsmerkmal zwischen der früher sog. endogenen und der neurotischen Depression: Dementsprechend wird die »manische Episode« (F 30) in »Hypomanie« (F 30.0), »Manie ohne psychotische Symptome« (F 30.1) und »Manie mit psychotischen Symptomen« unterteilt, die »depressive Episode« (F 32) in »leichte depressive Episode« (F 32.0), »mittelgradige depressive Episode« (F 32.1), »schwere depressive Episode ohne psychotische Symptome« (F 32.2) und »schwere depressive Episode mit psychotischen Symptomen (F 32.3).

Begriffe wie »Krankheit« oder »Erkrankung« wurden grundsätzlich durch den Ausdruck »Störung« ersetzt.

Der Abschnitt F 4 »Neurotische, Belastungs- und somatoforme Störungen« enthält in den Unterabschnitten F 44 die dissoziativen Störungen (u. a. »Konversionsstörung«), in F 45 die somatoformen Störungen (hierher gehören die funktionellen Beschwerdebilder), in F 50 die Eßstörungen, in F 52 die sexuellen Funktionsstörungen und in F 54 psychische und Verhaltensstörungen bei andernorts klassifizierten Störungen.

Die Kategorie F 54 entspricht der Kategorie 316 der ICD-9 und ermöglicht die Kombination somatischer Erkrankungen, bei deren Genese psychische Faktoren von Bedeutung sind (z. B. Asthma, Magenulkus oder Colitis ulcerosa).

Die somatoformen Störungen (F 45) sind unterteilt in Somatisierungsstörung, undifferenzierte somatoforme Störung, hypochondrisches Syndrom, somatoforme autonome Funktionsstörung (mit der Möglichkeit, das Organgebiet zu spezifizieren), anhaltende Schmerzstörung und andere, sowie nicht näher bezeichnete somatoforme Störungen. Die Abschnitte enthalten allgemeine Hinweise, diagnostische Leitlinien, dazugehörige Begriffe, sowie die Differentialdiagnose.

Erste Erprobungen der ICD-10 in der Praxis zeigen einen relativ hohen Grad an Akzeptanz in den deutschsprachigen Ländern, wobei allerdings auch »Adaptationsprobleme« mit den neuen konzeptuellen klassifikatorischen Veränderungen sichtbar werden (Freyberger et al., 1990).

Auf die multikausale Genese dieser Erkrankungen wird nicht eingegangen, sondern es wird lediglich zwischen psychisch und somatisch unterschieden.

Tabelle 23-1 Internationale Klassifikation psychischer Störungen: Die diagnostischen Kategorien.

F0 Organische, einschließlich symptomatischer psychischer Störungen:
- Demenz bei Alzheimerscher Erkrankung,
- vaskuläre Demenz,
- Demenz bei Morbus Parkinson oder HIV-Infektion,
- Delir (nicht alkohol- oder drogenbedingt).

F1 Psychische und Verhaltensstörungen durch psychotrope Substanzen:
- Alkohol, Opioide, Cannabis, Kokain, Sedativa, Hypnotika u. a.

F2 Schizophrenie, schizotype und wahnhafte Störungen.

F3 Affektive Störungen:
- bipolare affektive Störung,
- depressive Episode,
- rezidividierende depressive Störungen u. a.

F4 Neurotische-, Belastungs- und somatoforme Störungen:
- phobische Störung (Agoraphobie oder Panikstörung),
- Zwangsstörung,
- Reaktionen auf schwere Belastungen und Anpassungsstörungen (Posttraumatic Streß Disorder = PTSD u. a.),
- dissoziative Störungen (Konversion),
- somatoforme Störungen,
- andere neurotische Störungen (Neurasthenie, Depersonalisationssyndrome u. a.).

F5 Verhaltensauffälligkeiten mit körperlichen Störungen und Faktoren:
- Eßstörungen (Anorexia nervosa, Bulimia nervosa),
- nicht-organische Schlafstörungen (Pavor nocturnus u. a.),
- sexuelle Funktionsstörungen (Ejaculatio praecox, Dyspareunie, Vaginismus u. a.)
- psychische oder Verhaltensstörungen im Wochenbett,
- Mißbrauch von Substanzen, die keine Abhängigkeit hervorrufen.

F6 Persönlichkeits- und Verhaltensstörungen:
- Persönlichkeitsstörungen (paranoide, schizoide, anankastische, ängstliche oder Borderline-störung),
- abnorme Gewohnheiten und Störungen der Impulskontrolle (pathologisches Spielen, Pyromanie, Trichotillomanie u. a.),
- Störungen der Geschlechtsidentität (Transsexualismus, Transvestitismus u. a.),
- Störungen der Sexualpräferenz (Fetischismus, Exhibitionismus, Voyeurismus, Pädophilie, Sadomasochismus u. a.),
- psychische und Verhaltensprobleme in Verbindung mit der sexuellen Entwicklung und Orientierung (sexuelle Beziehungsstörung u. a.).

F7 Intelligenzminderung.

F8 Entwicklungsstörungen:
sprachlich, schulisch, motorisch, Autismus ect.

F9 Verhaltens- und emotionale Störungen mit Beginn in der Kindheit und Jugend.

»Die gegenwärtigen psychiatrischen Debatten über Klassifikationssysteme, die vielen hypothetischen und unbestätigten Schemata psychodynamischer Mechanismen zugrunde liegen, und die Beschäftigung mit ätiologischen Schlußfolgerungen statt einer Beweisführung aufgrund objektiver Beobachtung, sind nosologische Aktivitäten, die einen manchmal an mittelalterliche Taxonomisten erinnern« (Feinstein, 1974).

3 DSM-III-R

Auch die Klassifikation psychischer Erkrankungen (»Störungen«) durch das DSM-III-R (»Diagnostic and Statistical Manual of Mental Disorders«, Revision der dritten Auflage der American Psychiatric Association, 1987) beruht auf einer klinisch unbefriedigenden Beschreibung dieser psychischen Störungen. Im Vordergrund dieses deskriptiven Vorgehens stehen diagnostische Kriterien, die aus Symptomen, zeitlichen und Verlaufsaspekten, Schweregraden und psychosozialen Merkmalen bestehen.

Die über 200 DSM-III-Kategorien sollen mit Hilfe eines multiaxialen Systems beurteilt werden: Achse I und II beinhalten alle psychischen Störungen, mit Achse III werden alle körperlichen Störungen erfaßt, Achse IV bestimmt den Schweregrad psychosozialer Belastungsfaktoren und mit Achse V erfolgt die Globalbeurteilung des psychosozialen Funktionsniveaus. Zwar haben diese diagnostischen Kategorien des DSM Eingang in die wissenschaftliche Literatur gefunden, eine weitergehende Zuordnung entsprechend den 5 Achsen erfolgte jedoch bisher zumeist nicht.

Besondere Probleme bietet die Übersetzung des DSM-III-R ins Deutsche, z.B. wird »mental disorder« durchgehend mit »psychische Störung«, »mental illness« mit »psychische Erkrankung« oder »mood disorder« mit »affektive Störung« übersetzt. Der deutsche Terminus »schizophrener Schub« wird – wegen fehlender amerikanischer Entsprechung – durch »schizophrene Episode« oder »schizophrene Phase« ersetzt. An der »zyklothymen Störung« im Sinne Kraepelins wird festgehalten.

Während noch in der ersten Auflage des DSM (1952) psychische Störungen als Reaktionen der Persönlichkeit auf psychische, soziale und biologische Faktoren dargestellt wurden, wurde dieser theoretische Bezugsrahmen mit dem DSM-II (1968) verlassen. Mit dem DSM-III (1980) und dem DSM-III-R (1987), von 26 Beratungsausschüssen mit mehr als 200 Mitgliedern erstellt, wurde ein rein deskriptiver Ansatz verwirklicht. Allerdings wird mit diesem Ansatz das in den Industrieländern vorherrschende anatomisch-biochemische Maschinenmodell bevorzugt und ein intrakultureller Vergleich nicht berücksichtigt.

Im DSM-III-R entsprechen nun erstmals alle Kodierungsnummern der ICD-9. Zukünftig soll nicht nur die 4. Auflage des DSM, sondern auch eine mit dem DSM-IV in noch größerer Übereinstimmung stehende 10. Version der ICD (ICD-10) vorliegen.

Von der Arbeitsgruppe zur Revision des DSM-III wurden folgende Ziele für die Benutzer genannt (DSM-III-R, 1987):

- klinische Brauchbarkeit für therapeutische und administrative Entscheidungen in verschiedenen klinischen Arbeitsgebieten;
- Reliabilität der diagnostischen Kriterien;
- Akzeptanz für Kliniker und Forscher mit unterschiedlicher theoretischer Ausrichtung;
- Brauchbarkeit als Ausbildungsgrundlage für Heilberufe;
- Erhaltung der Kompatibilität mit der ICD-9;
- soweit wie möglich Vermeidung neuer Terminologien und Konzepte, die mit der Tradition brechen;
- Erreichen eines Konsensus über den Bedeutungsinhalt derjenigen notwendigen diagnostischen Begriffe, die zuvor unterschiedlich verwendet wurden, und ferner der Verzicht auf solche Begriffe, die ihren Nutzen überlebt haben;
- Angleichung an die Ergebnisse von Forschungsstudien über die Validität diagnostischer Kategorien;
- Brauchbarkeit zur Beschreibung von Probanden in Forschungsstudien;
- während der Entwicklung von DSM-III-R Aufgeschlossenheit gegenüber Kritik anderer Kliniker und Forscher.

4 DSM-III-R und psychosomatische Medizin

Während in der ICD-10, »neurotische Störungen« (F 4) noch als Kategorie aufgeführt werden, spart das DSM-III-R das Neurosenkonzept fast vollständig aus: Die Angstneurose (300.0) erscheint als »nicht näher bezeichnete Angststörung«, die Konversion wird den »Somatoformen Störungen« und die »Hysterische Neurose« den »Dissoziativen Störungen« zugerechnet und dann unterteilt in »Multiple Persönlichkeitsstörung« (300.14), »Psychogene Fugue« (300.13), »Psychogene Amnesie« (300.12), »Depersonalisationsstörung« (300.60) sowie »nicht näher bezeichnete dissoziative Störung« (300.15), insgesamt Begriffe, die in der ICD-9 nicht vorkommen.

Funktionelle Beschwerden wurden im DSM-III-R überhaupt nicht aufgenommen und die »Psychosomatischen Erkrankungen im engeren Sinne« (316) werden kurz auf 1½ Seiten als »körperlicher Zustand, bei dem psychische Faktoren eine Rolle spielen«, abgehandelt. Als »gebräuchliche Beispiele« für diese Kategorie werden dann Adipositas, Spannungskopfschmerz, Migräne, Angina pectoris, Menorrhagie, Sakroiliakalschmerz, Neurodermitis, Akne, rheumatoide Arthritis, Asthma, Tachykardie, Arrhythmie, Ulcus ventriculi, Ulcus duodeni, Kardiospasmus, Pylorospasmus, Übelkeit und Erbrechen, regionale Enteritis, Colitis ulcerosa und Pollakisurie angeführt. Diese Auswahl wird nicht begründet und genügt dem im Vorwort betonten wissenschaftlichen Anspruch in keiner Weise.

Die »Eßstörungen« (u.a. Anorexia nervosa – 307.10 – und Bulimia nervosa – 307.15), bei denen im DSM-III, im Gegensatz zum DSM-III-R, noch Bruch und Stunkard verantwortlich mitarbeiteten, erscheinen unter »Störungen mit Beginn typischerweise im Kleinkindalter, Kindheit oder Adoleszenz«.

Wie auch bei den anderen »psychischen Störungen« werden zwar Haupt- und Nebenmerkmale, Alter bei Beginn, Verlauf, Beeinträchtigungen, Komplikationen, prädisponierende Faktoren, Prävalenz, Geschlechtsverteilung, familiäre Häufung oder Differentialdiagnose entsprechend dem augenblicklichen wissenschaftlichen Forschungsstand beschrieben, jedoch werden theoretische Konzepte zu Ätiologie und Pathogenese, insbesondere psychodynamische Konzepte nicht erwähnt. Konsequenterweise wird auch die »Neurotische Depression« (300.4) zur »Dysthymen Störung (oder depressiven Neurose)«, obwohl zu dem im angloamerikanischen Sprachbereich weitgefaßten Begriff der »Dysthymia« auch die funktionellen Syndrome gerechnet werden.

Die im DSM-III neu eingeführten Begriffe der »major depression« und »minor depression« (s.a. Kap. 73, »Anwendung psychosomatischer Konzepte in der Psychiatrie«) lassen sich weder einigermaßen adäquat ins Deutsche übersetzen noch entsprechen sie traditionsreichen psychiatrischen Krankheitsbildern unseres Sprachraumes. Insofern kann z.B. die »major depression« im Deutschen folgende Bezeichnung tragen (Peters, 1984): monopolare endogene Depression, bipolare endogene Depression, schizophrene Depression, körperlich begründbare Depression, Erschöpfungsdepression, neurotische Depression und depressive Erlebnisreaktion – allerdings nur dann, wenn die diagnostischen Kriterien erfüllt sind.

6 Jahre nach der Veröffentlichung von DSM-III-R war die Publikation von DSM-IV für 1993 geplant. (Frances et al., 1989). Zimmerman und Mitarbeiter (1991) sind nach einer Umfrage bei über 900 amerikanischen Psychiatern allerdings der Ansicht, daß auf Grund der nicht ausreichenden Diskussion und Erfahrung mit dem DSM-III-R das DSM-IV 1993 zu vorzeitig veröffentlicht würde. Dies hat sich inzwischen bestätigt.

5 Kritik

Das deskriptive Konzept des DSM-III und DSM-III-R, das sich grundlegend von allen früheren psychiatrischen Klassifikationen, inklusive DSM-I und DSM-II, unterscheidet, ist das Produkt einer kleinen homogenen psychiatrischen Arbeitsgruppe in den USA, die sich selbst als »Neo-Kraepelinians« bezeichnen.

Der deutsche Psychiater Emil Kraepelin (1856 bis 1926) war nicht nur der Begründer des neuzeitlichen psychiatrischen Klassifikationssystems, sondern vertrat auch den Standpunkt, daß psychische Störungen den organischen Krankheiten ähnlich sind und insofern die für die Organmedizin gültigen Methoden und Perspektiven von der Psychiatrie übernommen werden müssen (Kraepelin, 1896).

Daher ist es nicht verwunderlich, daß in der Einleitung des DSM-III-R die diagnostische Hierarchiebildung durch folgendes Prinzip bestimmt wird: »Wenn eine organisch bedingte psychische Störung die Symptome verursacht, so steht diese Diagnose über jeder anderen Diagnose irgendeiner psychischen Störung mit den gleichen Symptomen (z. B. steht die organisch bedingte Angststörung vor der Panikstörung)«.

Auf Kraepelin verweisend, fordern die Neo-Kraepelinianer eine fortschrittliche psychiatrische Klassifikation nach folgenden Gesichtspunkten (Young, 1988):

- Jede psychische Störung hat – wie jede andere Krankheit – eine bestimmte Ätiologie.
- Eine Klassifikation psychischer Störungen kann durch sorgfältige empirische Beobachtungen erreicht werden.
- Die Forschung wird beweisen, daß psychische Störungen eine organische oder biochemische Ursache haben.

Dabei wird impliziert, daß ein pathophysiologischer Prozeß für alle Krankheiten verantwortlich ist, bzw. daß es eine monokausale Erklärung für die meisten psychischen Störungen gibt. Andere theoretische Erklärungsmodelle, insbesondere die Psychoanalyse, werden abgelehnt.

Mit dem »DSM-III ist eine Richtung führend geworden, die man als ›statistische Phänomenologie‹ oder nach einer bestimmten Methodik auch als ›Exklusio-Inklusionismus‹ bezeichnen kann« (Peters, 1984).

Im deutschen Sprachraum blieb die in den USA heftig geführte Diskussion um das DSM-III relativ unbeachtet. Von den wenigen Kritikern wurde die Abkehr vom psychodynamischen Konzept der Neurosen problematisiert (Bluestone, 1985). Bluestone (1985) und Schuster und Strotzka (1985) weisen jedoch auf gesundheitspolitische Entwicklungen hin, die eher Ökonomiegrundsätzen folgend eine Hinwendung zu nichtanalytischen Therapien begünstigten. Auch Hoffmann (1985) macht nicht das DSM-III für die Abschaffung des Neurosenbegriffs verantwortlich, sieht jedoch die neue Nomenklatur als Wegbereiter für eine Rücknahme von Kassenfinanzierungen der Psychotherapie neurotischer Erkrankungen.

Die gesellschaftliche und vor allem ökonomische Verflechtung jedes Klassifikationsschemas kann nicht wegdiskutiert oder gar versachlicht werden, sondern bedarf der kritischen Reflexion sowohl auf der Basis der wissenschaftlichen Kriterien als auch der oben genannten wissenschaftspolitischen Ebene.

Diese kritische Auseinandersetzung mit den augenblicklichen psychiatrischen Konzepten wurde bisher nur von Young (1988) in Angriff genommen.

Von Uexküll (1988) betont, daß »mit dem Paradigmawechsel eine völlig neue nicht-anatomische Systematik möglich« wird. Dieser Paradigmawechsel wurde bisher von der Psychiatrie noch nicht vollzogen, zumal das, was im Inneren eines Menschen vor sich geht, zwar in Beziehung steht mit dem, was sich äußerlich zeigt, damit aber keineswegs identisch sein muß. Von der neuen psychiatrischen Nosologie wird dies bisher nicht berücksichtigt.

Zusammenfassend zeigt sich, daß die operationalisierte Diagnostik mit den beschriebenen Klassifikationssystemen den diagnostischen Prozeß auf die Erfassung objektiv beobachtbarer Kriterien reduziert und biographische, strukturelle und dynamische Aspekte psychischer Erkrankungen (»Störungen«) bei der Diagnosestellung nicht berücksichtigt werden (Sass, 1990).

IV

THERAPIE

KAPITEL 24

Theorie des therapeutischen Geschehens

Thure von Uexküll und Wolfgang Wesiack

»In der Medizin des 19. Jahrhunderts entstand ein neues Modell medizinischer Anthropologie; dieses Modell, das weder ein mechanisches noch ein vitalistisches ist, dürfen wir als ökologisches Modell bezeichnen. Das Leben nämlich in diesem Modell ist identisch mit der Fähigkeit des individuellen Organismus, eine Umwelt zu schaffen. ... Tatsache ist, daß dies Menschenbild durch die moderne Medizin nicht repräsentiert wird und damit fängt die Parodoxie an.«

N. Tsouyopoulos (1983)

1 Therapie als Weg von Krankheit zu Gesundheit

Wir haben in den Kapiteln 1, »Wissenschaftstheorie: ein bio-psycho-soziales Modell«, und 20 »Theorie des diagnostischen Prozesses«, dargestellt, wie die Medizin im frühen 19. Jahrhundert das »neue ökologische Modell« des Menschen entwickelt hat, das, wie Tsouyopoulos formuliert,

»Leben als die ›Fähigkeit des individuellen Organismus‹ definiert, eine Umwelt zu schaffen«.

Wir haben dort auch dargestellt, wie die Medizin dies Modell schon bald darauf gegen das Modell der Newtonschen Mechanik eingetauscht hat. Mit diesem Tausch verlor ihr Modell mit seinem anthropologischen Gehalt auch die Möglichkeit, Leben zu definieren. Damit fing die Parodoxie an, denn jetzt war sie nicht mehr imstande »Gesundheit« und »Krankheit« zu definieren.

Eine Theorie des therapeutischen Prozesses muß aber von diesen beiden Begriffen ausgehen, denn jeder therapeutische Prozeß führt, wenigstens seiner Tendenz nach, von Krankheit zu Gesundheit.

In den beiden Kapiteln 1 und 20 wurde dargestellt, wie das verlorene »ökologische Modell« der Medizin mit dem Modell des »lebenden Systems« wiedergewonnen wurde. Als anthropologisches Modell bildet es den Menschen als ein System ab, das aus Subsystemen besteht, die durch Nachrichten-Netze mit-

einander verbunden sind, und das selbst wieder in einem ständigen Nachrichten-Austausch mit seiner Umgebung steht. Die Systemtheorie beschreibt, wie immer wieder einfachere Systeme in komplexere Systeme integriert sind.

Mit diesem Modell ist der Begriff »Integration« für die Definition der Begriffe Gesundheit und Krankheit bedeutsam geworden. Wir haben darauf hingewiesen, daß der Begriff »Integration« von dem lateinischen Wort »integer« kommt, das »unverletzt« oder »heil« bedeutet, und daher für eine »Heil-Kunde« eine zentrale Bedeutung besitzt: Unter systemtheoretischem Aspekt läßt sich »Gesundheit« als »Integriert-sein« sowohl der Subsysteme in dem System, wie des Systems in seine Suprasysteme definieren. Damit wird »Krankheit« als Störung des Integriertseins eines Systems auf einer oder mehreren seiner Integrations-Ebenen definierbar. Eine Integrations-Störung entspricht einer »Verletzung«, die der »Heilung«, d. h. der Re-Integration bedarf.

Das »Medium« oder »Substrat«, in dem Störungen der Integration oder »Verletzungen« angreifen können, besteht, nach diesem Modell aus »Nachrichten-Fäden«, die jedes lebende System mit seiner Umgebung »vernetzen«. Diese Nachrichten-Fäden müssen, wie wir ausgeführt haben, ständig von zwei Seiten, dem lebenden System und ausgewählten Teilen seiner Umgebung, »gesponnen« werden, wenn sie intakt bleiben sollen. Entscheidend ist dabei, daß Integration kein Zustand, sondern ein fortdauerndes Geschehen ist, und daß »Spinnen« der »Nachrichten-Fäden« eine aktive und kreative Leistung des lebenden Systems darstellt.

Für die Frage nach einem Modell für das therapeutische Geschehen ist daher die Fähigkeit lebender Systeme, den Nachrichten-Austausch mit der Umgebung in die Wege zu leiten und aufrecht zu erhalten, von zentraler Bedeutung. Das gilt, wie in Kapitel 1, »Wissenschaftstheorie: ein bio-psycho-soziales Modell«, an dem Beispiel von Paramecium dargestellt ist, bereits für einzellige Lebewesen. Nur diese Fähigkeit kann bei Störungen der Integration deren Wiederherstellung gewährleisten.

2 »Information« als Salutogenese

Übertragen wir diese theoretisch gewonnenen Einsichten in die Alltagssprache des Arztes, so können wir einen Menschen als »gesund« bezeichnen, der in der Lage ist, endogene und exogene Integrations-Störungen ohne fremde Hilfe auszugleichen. Dabei ist es gleichgültig, ob die Störungen auf der biologischen, der psychischen oder der sozialen Systemebene angreifen. Auf jeder Ebene müssen Systeme sich ihre »Umwelt« schaffen und damit den für sie bedeutsamen Teil ihrer Umgebung integrieren.

In der Terminologie des Modells, das in Kapitel 1 dargestellt ist, heißt das: Auf der Ebene der Zellen muß Umgebung als »Wohnhülle«, auf der Ebene des Organismus als »Umwelt« und auf der Ebene der menschlichen Individuen als »individuelle Wirklichkeit« integriert werden, und individuelle Wirklichkeiten müssen sich auf einer noch komplexeren Ebene in soziale Wirklichkeiten integrieren.

In der Sprache des Situationskreiskonzepts (Kap. 1) können wir daher formulieren: Ein Mensch ist gesund, der bei entsprechenden Angeboten der Umgebung seine biologischen, psychischen und sozialen Bedürfnisse »erkennen« und befriedigen kann. »Erkennen« als kreativer Prozeß heißt: Verarbeitung von Informationen, die das lebende System über seine Bedürfnisse und die Möglichkeiten ihrer Befriedigung in der Umgebung unterrichten.

Aber was ist »Information«? Wir sprechen davon, daß Informationen »empfangen« werden. Dieser Ausdruck legt nahe, daß es sich um ein passives Geschehen handelt. Im Gegensatz dazu betonen wir seinen aktiven und kreativen Charakter. Wie ist das zu verstehen? Der Terminus »Information« kommt von dem lateinischen Verbum »informare«, das ursprünglich »in-Form-bringen«, »formen« oder »eine Ordnung herstellen«, also eine aktive Tätigkeit, bedeutet. Schelers Lateinisch-Deutsches Lexikon aus dem Jahre 1807 übersetzt »informare« mit:

»der Sache eine Form geben = ›gestalten‹, ›entwerfen‹, ›zurechtmachen‹ und zitiert Cicero: ›animus bene a natura informatus‹ = ›recht gebildet‹, ›gut beschaffen‹, ferner: ›durch Worte beschreiben‹, ›abbilden‹, ›zeigen, wie etwas sein soll‹ – ›durch Unterricht bilden‹, weiter: ›in der Seele entwerfen‹ = ›bilden‹ oder ›sich vorstellen‹.«

Die Informationstheorie versucht die Definition mathematisch zu fassen. Dafür geht sie von dem Gedanken aus, daß der Empfänger einer Information vor deren Empfang auf Vermutungen angewiesen sei, d.h. die Selektion zwischen verschiedenen Möglichkeiten ungewiß bleibt. Durch diese Konstruktion wird es möglich, die Information bzw. den Informationsgehalt einer Mitteilung als die mit ihrem Empfang »beseitigte Unsicherheit« zu messen. Shannon (1948) definierte diese »selektive Unbestimmtheit« und damit das Informationsmaß als logarithmische Funktion der statistischen Wahrscheinlichkeit verschiedener möglicher Mitteilungen.

Mit dieser Konstruktion ist aus dem aktiven »In-Form-bringen« ein passives »Von-Unsicherheit-befreit-werden« geworden. Von Foerster (Segal, 1988) hat darauf hingewiesen, daß diese Definition nur dann einen Sinn ergibt, wenn die Zahl der Wahlmöglichkeiten vorher feststeht. Vor einer offenen Zukunft mit unbekannten Möglichkeiten versagt sie jedoch. Dieser Einwand gilt speziell für die »selektive Informationstheorie«.

Ganz allgemein steht aber hinter allen Versuchen, Information mathematisch zu fassen, die Vorstellung, lebende Systeme und deren Umwelten seien unabhängig voneinander existierende Größen, und der Erwerb von Informationen sei ein passiver Vorgang. In Wahrheit handelt es sich aber um ein aktives Geschehen: Lebende Systeme bringen ihre Umgebung und ihre offene Zukunft »in eine Form«. Das heißt, sie erzeugen dort Möglichkeiten, die ohne das lebende System nicht existieren. Informationen verringern daher keine Wahlmöglichkeiten, sondern erschaffen sie erst.

Das Problem einer Definition des therapeutischen Geschehens ist daher auch nicht der Unterschied zwischen einer somatischen und einer psychischen Einwirkung, zwischen »Hand« und »Wort«. Wie bereits in Kapitel 20, »Theorie des diagnostischen Prozesses«, ausgeführt wurde, besteht dieser Unterschied nur für den behandelnden Arzt. Abgesehen von Eingriffen, die zu Gewebszerstörung führen, macht es für lebende Systeme – im Prinzip – keinen Unterschied, ob es sich bei einer Therapie um Eingriffe physikalischer, medikamentöser oder verbaler Art handelt. Für das lebende System geht es in allen Fällen um zwei Dinge: einmal um mechanische Einwirkungen, die zu Veränderung von Rezeptoren bestimmter Subsysteme auf einer bestimmten Integrationsebene führen; und dann um die Kodierung dieser Vorgänge als »Zeichenträger« oder »Vehikel« zu Zeichen oder Nachrichten.

Davon machen auch Worte keine Ausnahme. Sie erreichen ihre Adressaten als Luftwellen, die zu Veränderungen akustischer Rezeptoren führen. Diese Veränderungen müssen als Zeichen-Träger oder »Vehikel« zu Zeichen für bedeutsame Vorgänge in der Umgebung des Adressaten kodiert werden, wenn sie Information »übertragen« sollen.

Der Ausdruck »übertragen« ist, wie schon in Kapitel 1 ausgeführt wurde, mißverständlich: Zeichen »übertragen« keine Informationen von einem Sender zu einem Empfänger. Der Sender »überträgt« z.B. beim Sprechen mit Vehikeln in Form von Luftwellen physikalische Energie auf den Empfänger. Dieser muß die Vehikel zu Zeichen kodieren und ihnen damit die Bedeutung einer Information erteilen, die das Verhalten des Senders »in Form bringt«.

Die großen und imponierenden Erfolge der biomechanischen Medizin beruhen unter semiotischem Aspekt auf ihren Möglichkeiten, Zeichenträger zu identifizieren und zu verändern. Zur Deutung der Effekte solcher Veränderungen (z.B. auch operativer

Eingriffe) wurde bisher nur die Kategorie der mechanischen Kausalität mit Materie und Energie herangezogen. Der semiotische Aspekt der Bedeutung blieb ausgeklammert. Erst die Einführung dieses Aspektes macht verständlich, daß nicht nur Patienten, sondern auch Zellen und Organe gleiche Eingriffe sehr unterschiedlich beantworten können, weil sie die Einwirkung des Zeichenträgers unterschiedlich interpretieren.

Unter dem Gesichtspunkt von Aktivität/Passivität handelt es sich bei dem Informationsprozeß also um eine raffinierte Kombination: Der Rezeptor sorgt für eine strenge Auswahl der Außenweltvorgänge, die passiv empfangen werden können. Das lebende System erteilt dieser Auswahl aktiv und kreativ eine Bedeutung, indem es sie zu Zeichen für Vorgänge in der Umgebung kodiert, die für das System von Belang sind. Gleichzeitig stellt sich das lebende System auf die so interpretierte Umgebung (als seine Umwelt!) ein, indem es seine Verfassung beibehält oder ändert. Diese beiden Möglichkeiten, die Piaget (1969) »Assimilation« und »Akkommodation« genannt hat, sorgen für eine »kontrapunktische« Entsprechung zwischen System und Umwelt (1969).

Der Begriff »kontrapunktische Entsprechung« wurde durch J. v. Uexküll der Musiklehre entlehnt, um die gegenseitige Ergänzung von Organismus und Umwelt deutlich zu machen (J. v. Uexküll, 1970).

Piaget (1969) spricht von einer

»Interdependenz von Subjekt und Objekt oder auch von der Assimilation des Objekts durch das Subjekt und der Akkommodation des Subjekts an das Objekt.«

Subjekt und Objekt bzw. lebendes System und Umwelt, sind auf diese Weise »in-Form-gebracht«, d. h. zu einem einheitlichen System integriert.

Bei einem Empfang von Zeichen, der zu einem Informationszuwachs führt, sei es im Verlauf einer Beobachtung, eines Gesprächs oder der Reizung einer Zelle, handelt es sich daher nie um ein passives Geschehen. Immer »macht« der Empfänger aus dem, was empfangen wird, etwas, mit dem er etwas »anfangen« kann.

Der »Zuwachs an Information« ist ein Zuwachs an Ordnung, die Umgebung als Umwelt, und damit als Teil in ein lebendes System integriert. Die Rückbezüglichkeit der Informationsaufnahme kann nur durch Kreis-Modelle abgebildet werden, wie sie, unabhängig voneinander, J. v. Uexküll 1920 als »Funktionskreis«, V. v. Weizsäcker 1933 als »Gestaltkreis«, J. Piaget 1936 als sensomotorische Zirkulärreaktion und N. Wiener 1943 als Regelkreis entwickelt haben.

Am Beispiel des Regelkreises läßt sich der Informations-Prozeß durch den Empfang von Zeichen (= Informationen) am einfachsten deutlich machen: Die Differenz zwischen dem »Ist-Wert« der Regelstrecke und dem »Soll-Wert« des Systems, die durch dessen Fühler gemessen wird, enthält als Zeichen die Information, wie weit die Umgebung den Bedürfnissen des Systems nach einer passenden Umwelt entspricht bzw. wie weit in beiden die einander entsprechende Ordnung herrscht. Die Information ermög-

licht ein Verhalten, welches das Problem einer mangelhaften Ordnung (Winnicott, 1983, spricht von einer »nicht genügend guten Umgebung«) entweder durch Angleichung des Ist-Wertes der Regelstrecke an den Soll-Wert löst oder die Situation durch Modifikation des Soll-Wertes bzw. durch eine Kombination von beiden (Assimilation und Akkommodation im Sinne Piagets) bereinigt. Anders formuliert: Die Information interpretiert die Umgebung als (mehr oder weniger gute) »Umwelt«, und macht sie damit zu einem (modifizierbaren) Teil des lebenden Systems. Im Wort »Mit-teilen« hat unsere Sprache ein Wissen um diesen Vorgang bewahrt.

Als Ergebnis dieser Überlegung können wir festhalten, daß der geheimnisvolle Vorgang der »Integration« durch Information, d.h. durch »In-Form-bringen« der Beziehung zwischen dem lebenden System und seiner Umgebung geleistet wird: Information integriert zwei heterogene Elemente: Einwirkungen der Außenwelt auf Rezeptoren eines lebenden Systems – und Kodierung dieser Einwirkungen zu einem (informationstragenden) Zeichen. Um dieses »Einwickeln« einer Außenwelt-Einwirkung in einen Zeichenprozeß deutlich zu machen, haben wir das Bild des »Beziehungsfadens« verwendet, der von zwei Enden (dem lebenden System und seiner Umgebung) gesponnen wird. Wir haben gesagt, solche Informations- oder Beziehungsfäden, würden jedes lebende System als dichtes Netz, wie ein »Mantel«, umhüllen.

Information läßt sich also als Grundvorgang, ja als Voraussetzung jedes gesunden Lebensprozesses definieren. Alle Grundvorgänge des Lebens: Stoffwechsel, Wachstum und Fortpflanzung setzen »Information« voraus.

Zusammengefaßt: Integration entspricht einem Informationserwerb – und das heißt einer (durch Assimilation und Akkommodation) »in-Form-gebrachten« Beziehung zwischen lebendem System und seiner Umgebung. Krankheit als gestörte Integration oder als Integrations-Defekt kann als Störung des Erwerbs oder der Verarbeitung von Informationen verstanden werden.

Der therapeutische Vorgang als »Weg von Krankheit zu Gesundheit« läßt sich daher auf allen Stufen als Wiederherstellen der Fähigkeit definieren, Information zu erwerben oder zu verarbeiten und damit ungeordnete Umgebung in geordnete Umwelt zu überführen. In dem Kapitel über Plazebo-Wirkung (Kap. 26, »Das Placebo-Phänomen«) wird ausgeführt, daß diese Definition auch für Arzneimittelwirkungen Gültigkeit hat (Yates, 1991). Damit wird Information zum gemeinsamen Nenner aller therapeutischen Bemühungen, unabhängig davon, ob wir schwerpunktmäßig die biologische, die psychische oder die soziale Systemebene im Auge haben.

Wir erreichen durch diese Betrachtungsweise zweierlei: Einmal erhält das gesprochene Wort, der Dialog, mit Mimik und Gestik, kurz die Interaktion zwischen Arzt und Patient, wieder die zentrale Bedeutung, die sie früher in der Heilkunde hatte, die der modernen Medizin mit der Übernahme des biomechanischen Modells aber weitgehend verloren gegangen ist. Zum anderen bekommen auch medikamentöse und operative Behandlungsverfahren einen neuen Stellenwert und erscheinen gewissermaßen in einem neuen Licht.

3 Theorie des therapeutischen Geschehens als »Meta-Theorie«

Ehe wir jedoch eine Theorie des therapeutischen Prozesses formulieren können, müssen wir einen Punkt nachtragen. Er betrifft das Beobachterproblem: Wie wir eben gesehen haben, interpretieren lebende Systeme ihre »Umgebung« als ihnen gemäße »Umwelt«. Diesen Vorgang nannten wir »Information«, weil es sich um ein »In-Form-bringen« der Beziehung zwischen einem lebenden System und einer zunächst offenen und unstrukturierten Umgebung handelt.

Pflanzen und Tiere interpretieren ihre Umgebung aufgrund angeborener, artgemäßer Schemata mit relativ geringem Spielraum für Modifikationen durch Erfahrung. Um diese Vorgänge zu beschreiben, wurden die Modelle des Regelkreises und des Funktionskreises entwickelt. Fassen wir sie als Zeichenprozesse auf, so sehen wir in dem »Interpretanten« die bedeutungserteilende Instanz, die als Vertreter einer biologischen Natur das kreative, »Form«-gebende Prinzip darstellt.

Diese biologische Natur erscheint beim Menschen als ein Bereich, den die Psychoanalyse als »Es« bezeichnet. Ihr bedeutungserteilendes bzw. kodierendes Prinzip gehorcht, wie Freud deutlich macht, dem Lustprinzip. In seiner 1911 erschienenen Schrift *»Formulierung über zwei Prinzipien des psychischen Geschehens«* zeigt er, wie beim Menschen die Möglichkeit auftaucht, sich die Gegenstände des Verhaltens nicht durch die jeweils drängenden Schemata und Interpretanten der biologischen Natur vorschreiben zu lassen, sondern diese selbst zu Gegenständen einer Auseinandersetzung zu machen. Das haben wir (in Kapitel 1) als Fähigkeit zur Bildung von Theorien nach dem Modell des Situationskreises beschrieben.

Unter dem Aspekt des Beobachterproblems handelt es sich bei Regelkreis und Funktionskreis zunächst um Modelle zur Interpretation von Interpretationsvorgängen lebender Systeme, d.h. um Meta-Interpretationen, bzw. um Theorien über das biologische Verhalten lebender Systeme. Beim Menschen kommt zu seinem biologischen Verhalten jedoch der zusätzliche Schritt hinzu, daß er, wie in dem Modell des Situationskreises beschrieben, sein Verhalten von seinen Theorien über sein biologisches Verhalten beeinflussen läßt. Das bedeutet, daß eine Theorie des therapeutischen Geschehens beim Menschen auch positive oder negative Auswirkungen von Theorien über Krankheit und Heilung auf das therapeutische Geschehen in Rechnung stellen, oder mit einem Wort eine »Meta-Theorie« sein muß. Diese etwas haarspalterische Begriffsbestimmung ist

notwendig, um die Auswirkungen zu verstehen, die z.B. Diagnosen auf das therapeutische Geschehen bei einem Menschen haben können.

Diagnosen enthalten nach unserer Definition Theorien über gestörte Integration durch Störungen des Erwerbs oder der Verarbeitung von Informationen und damit zugleich über Möglichkeiten therapeutischen Geschehens. Daher ist die Kenntnis der Diagnose für den Arzt Voraussetzung für den Beginn der Therapie. Und wie steht es mit dem Kranken? Das Netz aus Informationen, das jeden Menschen auf die vielfältigste Weise mit seiner Umgebung verknüpft, bringt in jedes Krankheits- und Therapie-Geschehen nicht nur eine soziale Dimension, sondern mit dieser unweigerlich auch Komponenten von Theorien über Krankheiten. Krankheit und mit ihr das therapeutische Geschehen sind unter diesem Aspekt daher nicht einmal bei Spontanheilungen eine Angelegenheit des Patienten allein.

Die Bedeutung dieser Zusammenhänge unterstreicht Balint (1957) mit dem Hinweis, daß der Name der Krankheit für Patienten eine fast existentielle Bedeutung haben kann:

»Die ganze Atmosphäre«, schreibt er, »ja, des Patienten ganze Lebenseinstellung wird zutiefst davon beeinflußt, ob man ihm sagt, er habe einen gutartigen Bluthochdruck oder er leide an der neurotischen Lösung seines fundamentalen Persönlichkeitsproblems.«

Es gibt bei Ärzten viele Phantasien über antitherapeutische Effekte, welche die Mitteilung einer ungünstigen Diagnose auf das Krankheitsgeschehen eines Menschen haben kann. In Kapitel 88, »Zum Umgang mit unheilbar Kranken«, werden die Hintergründe dieser Befürchtungen, aber auch die Bedeutung der Diagnose-Mitteilung für den Patienten und dessen Angehörige eingehend dargestellt.

Eine »Theorie des therapeutischen Geschehens« muß daher auch die Tatsache berücksichtigen, daß Theorien in Form von Diagnosen zu einem Teil eines pathogenen Geschehens werden können, und daß es zu den Aufgaben des Arztes gehört, sie soweit wie irgend möglich zu einem Teil des therapeutischen Prozesses werden zu lassen. Hinter diesen Überlegungen steht auch die Frage, ob es eine »psychosomatische Therapie« gibt, und wenn ja, wie sie aussieht. Wir wollen zum Schluß versuchen, sie zu beantworten.

4 Schlußbetrachtung

Diese Frage wird oft an uns gestellt. Gewöhnlich wird dabei ausgeführt, man kenne somatische Therapien, Psychotherapien und Familientherapie als Form einer sozialen Therapie. Man könne sich sogar vorstellen, daß in einer Klinik oder einer Abteilung, die über eine genügende Anzahl Therapeuten verfügt, verschiedene Therapieformen kombiniert würden, wenn es dafür eine Indikation gibt. Aber, wird dann mit Recht gesagt, eine solche Kombination sei eine »Addition«, wie etwa die gleichzeitige Behandlung eines Patienten durch einen Internisten und einen Psychotherapeuten aber keine »Integration«, wie sie der Begriff einer »psychosomatischen Therapie« zu behaupten scheine. Nach einer solchen Argumentation wird dann schließlich die Frage gestellt, ob der Begriff einer »psychosomatischen Therapie« nicht in die Irre führe.

Wenn wir Patienten jedoch als lebende Systeme und die Struktur solcher Systeme als ein Netzwerk von Zeichenprozessen verstehen, in denen das Gehirn Nachrichten aus dem Körper mit Nachrichten aus der Umgebung verbindet, stellen wir fest, daß das Problem nicht in der Definition, was eine psychosomatische Therapie ist, liegt, sondern vielmehr umgekehrt in der Definition dessen, was keine psychosomatische Therapie ist. Da jede Therapie, wo sie auch ansetzt, im Prinzip das ganze System in Mitleidenschaft zieht, lautet das Problem letztlich, warum nicht »alles« »alles« macht?

Die Antwort auf diese Frage gibt die Semiotik mit der Feststellung, daß jeder Kode eine Grenze zieht, die nur durch »Übersetzungen« von einem Zeichensystem in das andere überwunden werden kann. Die Netzwerke aus Nachrichtenströmen bestehen aus Zeichen, die sehr verschiedenen und differenzierten Zeichensystemen angehören, über deren Eigenart und Zusammensetzung wir noch viel zu wenig wissen.

Eine psychosomatische Therapie wird daher bei jeder somatischen Therapie die psychischen und sozialen Konsequenzen in Rechnung stellen, und umgekehrt, bei jeder Psychotherapie die somatischen Effekte im Auge haben müssen. Psychosomatische Therapie läßt sich dann als verantwortliches ärztliches Handeln definieren, das von einer unverkürzten Vorstellung des therapeutischen Geschehens ausgeht.

Das erfordert die Beachtung der Persönlichkeit des Kranken und der Erwartungen, die er mit der Therapie verbindet, ebenso wie eine Kenntnis der psychosozialen Wirklichkeit, in welcher der Patient lebt. Es sind die Faktoren »set« und »setting«, die nach Yates (Kap. 26, »Das Placebo-Phänomen«) den Kontext bilden, der die Antwort des »Systems Patient« auf jede Therapie bestimmt.

KAPITEL 25

Indikation als Entscheidungsprozeß

Horst Kächele und Hans Kordy

1 Einleitung: Indikation – Weichenstellungen auf dem Wege zur Psychotherapie

Nach Strotzka (1984) ist Psychotherapie ein bewußter und geplanter **interaktioneller Prozeß** zur **Beeinflussung** von **Verhaltensstörungen und Leidenszuständen,** die in einem **Konsensus** (möglichst zwischen Patienten, Therapeut und Bezugsgruppe) für **behandlungsbedürftig** gehalten werden, mit **psychologischen Mitteln** (durch Kommunikation) meist verbal aber auch averbal, in Richtung auf ein **definiertes Ziel** (Symptomminimalisierung und/oder Strukturänderung der Persönlichkeit), mittels **lehrbarer Techniken,** auf der Basis einer **Theorie des normalen und pathologischen Verhaltens.**

Der Zugang, die Realisierung, der Verlauf und schließlich das Ergebnis einer Psychotherapie sind nur als Folgen sozialer Aushandlungsprozesse zu verstehen. Dies äußert sich in einer unübersehbaren Diskrepanz zwischen epidemiologisch eingeschätzter Prävalenz seelischer und psychosomatischer Krankheiten und der tatsächlichen Inanspruchnahme einer psychotherapeutischen Behandlung.

Schepank (1987) berichtet, daß bezogen auf die Stichprobe von 600 Probanden einer Großstadtbevölkerung im Alter zwischen 25 und 45 Jahren, für 22,8% eine fachpsychotherapeutische Behandlung von Experten zwar für notwendig und wünschenswert gehalten wird, aber nur die Hälfte dieser Probanden »als für eine Therapie motiviert bzw. motivierbar eingeschätzt wird«. Eine empirische Überprüfung dieser Schätzung führt sogar noch zu einer Korrektur nach unten; statt der geschätzten 50% nahmen nur 35% der als behandlungsbedürftig Eingeschätzten ein konkretes ambulantes Psychotherapieangebot an (Franz et al., 1990). Damit ergibt sich aus dieser Studie für eine Großstadtbevölkerung, daß ca. 8% der 25–45jährigen einer Behandlung bedürfen und diese auch beginnen. Berücksichtigt man, daß sich für die Landbevölkerung in der Regel niedrigere Quoten ergeben, so kommt man zu einer gewichteten Schätzung von 5,3% der Bevölkerung der alten Bundesländer, die einer Fachpsychotherapie bedürfen (nach Meyer et al., 1991).

Der Weg zur Psychotherapie ist lang; viele Entscheidungen sind von den unmittelbar und mittelbar Betroffenen zu fällen. Dies führt dazu, daß selbst bei ausgeprägter Symptomatik (oft zu) viel Zeit vergeht, bis eine psychotherapeutische Behandlung tatsächlich begonnen wird.

»Das arithmetische Mittel der Leidensdauer, bis ein psychoneurotisch-psychosomatischer Kranker erstmals von einem Experten für Psychotherapie behandelt wird, betrug 1958/59 12 Jahre, 1979 – also 20 Jahre danach – 9 Jahre und 1985/86 – fast dreißig Jahre danach – 7 Jahre.« (Meyer et al., 1991)

Viele Menschen suchen Hilfestellungen für ihre seelischen Probleme zunächst im Selbstgespräch oder in Gesprächen mit Familienangehörigen oder Bekannten. Professionelle Hilfe ist oft die letzte Instanz in einer langen Kette von Selbsthilfe-Versuchen. Psychotherapeutische Behandlungen müssen deshalb als Ausschnitt einer viel größeren Zahl von psychologisch oder somatisch orientierten Veränderungsbemühungen betrachtet werden. Der Weg zur Psychotherapie ist eine Serie von Entscheidungen an verschiedenen Stationen, die wie folgt klassifiziert werden können (Tab. 25-1).

Es gibt also eine Reihe von Alternativen, von Stufen und Vorstufen zu einer Psychotherapie bei einem professionellen Therapeuten. Soll man nun alle Entscheidungen, die von den Beteiligten bei der Suche oder Gewährung bzw. Bereitstellung von psychotherapeutischen Hilfen getroffen werden, als Indikationsentscheidungen auffassen? Wie können andernfalls Indikationsentscheidungen von anderen Entscheidungen abgegrenzt werden und wie kann ihr Verhältnis zu den übrigen Entscheidungen beschrieben werden? Bevor wir eine Begriffsklärung geben und zu einem Indikationsmodell kommen, möchten wir die Thematik anhand von drei typischen Beispielen illustrieren.

Beispiel 1:
Eine seit sieben Jahren an M. Crohn erkrankte 23jährige Patientin befindet sich zum wiederholten Male zur Behandlung auf einer internistischen Station. Seit der Erst-

Tab. 25-1 Stationen und Entscheidungstypen auf dem Weg zur Psychotherapie.

Stationen	Entscheidungstyp
Laiensystem (z. B. Verwandte, Bekannte)	*Empfehlung*
Halbprofessionelle Berater (z. B. Pfarrer)	*Beratung*
Nicht-psychotherapeutische Fachleute	*Selektion*
Gesundheitssystem (z. B. Allgemeinärzte)	*(selektive Indikation)*
Psycho-therapeuten a.) zu Beginn	*Prognose (prognostische Indikation)*
b.) im Verlauf	*Adaption (adaptive Indikation)*

manifestation der Erkrankung zeigt sich ein fast chronisches Beschwerdebild mit allenfalls wenige Wochen anhaltenden Teilremissionen. Die Patientin ist durchgehend mit Kortikoidpräparaten, intermittierend auch mit einem Immunsuppressivum behandelt worden. Seit dem ersten Erkrankungsschub im Alter von 16 Jahren hat die Patientin mittlerweile sieben weitere stationäre Aufenthalte erlebt und acht schubweise Verschlechterungen ihres Krankheitsbildes hinter sich. Immer wieder ist sie krankgeschrieben.

Die Patientin spricht im Erstgespräch vielerlei soziale Belastungen an. So hat ihre verringerte berufliche Leistungsfähigkeit in der Vergangenheit letztendlich zum Verlust ihres vorletzten Arbeitsplatzes und zu einer etwa ein halbes Jahr währenden Arbeitslosigkeit geführt. Auch in der letzten Zeit hat es wieder, ausgelöst durch mehrfache, krankheitsbedingte Fehlzeiten, Ärger mit dem neuen Chef gegeben. In ihrer Beziehung zum Freund gab es immer wieder Konflikte, die schließlich – wenige Wochen vor Beginn der letzten, noch anhaltenden Verschlechterung – zur Trennung führten. Sie wohnt jetzt wieder bei den Eltern, die seit Jahren eheliche Probleme haben und sich scheiden lassen wollen.

Der chronische Verlauf des Morbus Crohn mit wiederholten massiven Entzündungsschüben unterstreicht, wie wichtig gerade für diese Patienten eine vertrauensvolle, langfristige Beziehung zu einem Arzt wäre. Die differenzierte Diagnostik der Krankheitsbewältigung zeigt jedoch gerade im Hinblick auf die Compliance eine durch Mißtrauen gegenüber Ärzten und starke Skepsis gegenüber Behandlungsmöglichkeiten gekennzeichnete Haltung. Selbstmitleid und Wunschdenken sind dagegen stark ausgeprägt. Ein solches Muster der Krankheitsbewältigung ist Indikator für einen ungünstigen Krankheitsverlauf (nach Kordy und Normann, 1992).

Dies ist eine typische Situation für einen Therapeuten im Konsiliar-Liaisondienst. Die desolate psychosoziale Situation sowie das im Hinblick auf den Krankheitsverlauf ungünstige Coping-Muster markieren potentielle Ziele einer psychotherapeutischen Behandlung. Die sich in der Lebensgeschichte andeutende Reihe von zurückliegenden und aktuellen Trennungserlebnissen formen einen potentiellen Fokus für eine konfliktorientierte Therapie. Es ist die Aufgabe des Therapeuten, mit der Patientin auszuhandeln, ob und welche Art von psychotherapeutischer Hilfe für sie geeignet ist. Sie werden sich darüber verständigen, ob die Symptombelastungen durch den Morbus Crohn, die Möglichkeiten der Patientin mit der Krankheit angemessener umzugehen, im Mittelpunkt einer Behandlung stehen sollen oder etwa die Bearbeitung der zu vermutenden Trennungskonflikte. Bei seinen Therapieempfehlungen und etwaigen Therapieangeboten wird der Therapeut die persönlichen Möglichkeiten der Patientin (z.B. ihre Offenheit für eine Therapie), ebenso einbeziehen wie die konkreten Realisierungsmöglichkeiten (z.B. für die Patientin erreichbare Therapeuten mit freien Plätzen). Es spricht in diesem Falle vieles für eine supportive Therapie. Diese könnte sowohl als kognitiv-behaviorale Intervention als auch als tiefenpsychologisch orientierte Therapie gestaltet werden. Die Patientin und der Konsiliar werden sich in dem interpersonellen Indikationsprozeß schließlich darüber verständigen, ob und gegebenenfalls welche Therapieform sie wagen kann.

Beispiel 2:

Eine 22jährige Medizinstudentin leidet nach einer in der Pubertät milde verlaufenden anorektischen Phase nun seit drei Jahren an einer Bulimie, Angst vor Intimverkehr und Konzentrationsstörungen. Verschiedene kürzere stationäre Behandlungen in analytisch orientierten psychosomatischen Kliniken hatten nur wenig erbracht, da die Patientin sich von den Therapeuten überhaupt nicht verstanden fühlte. Eine Konsultation bei einem niedergelassenen Psychoanalytiker hatte nur den Ratschlag erbracht, sich einer Selbsthilfegruppe anzuschließen, da ihr Symptom schon chronifiziert sei.

›Als letzten Ausweg‹ wendet sie sich an eine Psychotherapeutische Ambulanz. Das Erstgespräch zur Abklärung einer weiteren Behandlung verläuft dementsprechend nicht gerade leicht: »Ich brauche jemand, der auf meine Fragen Antwort gibt, der nicht ›undurchsichtig wie ein Spiegel‹, sondern der faßbar und greifbar ist.« Im Gegensatz zu dem vorhergehenden Beispiel, in dem der Konsiliar die Initiative zur Psychotherapie bestimmte, formuliert die Patientin ihre Wünsche sehr deutlich selbst. Im Sinne des Aushandelungsmodells – und unter Berücksichtigung der adoleszenten Situation der Patienten – münden die Indikationsüberlegungen (des Therapeuten) schließlich in den Vorschlag, sich selbst ein Behandlungssetting auszudenken, in dem sich sich wohlfühlen würde. Die Patientin entschied sich für eine längerfristige, ein- bis zweistündige Therapie im Sitzen (nach Kächele und Hettinger, 1993).

Beispiel 3:

Ein 32jähriger Naturwissenschaftler wendet sich wegen sexueller Impotenz an einen Allgemeinarzt, der ihm für seine psychosomatische Orientierung bekannt ist. Die beiden verständigen sich darauf, es zunächst mit dem autogenen Training zu versuchen, das als gängige Methode in diesem (Vor-)Feld der psychosomatischen Versorgung weit verbreitet ist. Diese Intervention führt für kurze Zeit zu einer Verringerung der Ängste vor dem Geschlechtsverkehr.

Das Wiederaufleben der Symptomatik veranlaßt den Hausarzt, eine systematische verhaltenstherapeutische Behandlung der Sexualstörung an einer Beratungsstelle zu empfehlen. Der Patient beginnt mit seiner Partnerin eine entsprechende Symptom-orientierte Beratung. Diese Intervention führt zu einer positiven Veränderung der sexuellen Beziehungsmöglichkeiten. Als die Verlobte, die bisher ca. 80 km entfernt wohnte, nun die bislang bestehende Wochenendbeziehung überwinden will und zunehmend auf eine Heirat drängt, tritt die Impotenz, begleitet von schweren Depressionen und manifesten Arbeitsstörungen, noch stärker als zuvor auf. Auf Wunsch des Patienten überweist der vorbehandelnde Allgemeinarzt ihn gezielt zu einer psychoanalytischen Behandlung. Im Erstgespräch wird eine charakterneurotisch verankerte Potenzproblematik diagnostiziert. Die subtile Form des »Nicht-Könnens« des Patienten bezieht sich vorbewußt auf die gefürchtete Entthronung seiner Chefs; unbewußt ist damit der Triumph über die beschränkten Leistungen seines Vaters verbunden, der es nur zum mittleren Beamten gebracht hatte. Seine gehemmte Sexualität ist weiterhin durch verinnerlichte Gebote seiner Mutter bestimmt, die eine Ablehnung von Schmutz und Sexualität diktierten. Das klinische Gesamturteil ergibt die Diagnose einer zwanghaft-schizoiden Charakterstruktur, dafür sieht der Psychoanalytiker die Indikation zu einer hochfrequenten Psychoanalyse als begründet an. Er kann sich mit dem Patienten darauf verständigen, daß nur eine Durcharbeitung der vielfältigen Einengungen in fast allen Lebensbereichen eine nachhaltige Besserung verspricht (nach Thomä und Kächele, 1988).

2 Begriffsklärung

Der Begriff der Indikation beschreibt ein traditionelles Konzept in der Medizin. Es geht darum, für einen Patienten eine geeignete Therapie zu finden. Die schlichte Formulierung des Problems verspricht leider keine einfache Lösung. Alle drei eingeschlossenen Komponenten verändern sich dynamisch:

- Die Vorstellungen von Gesundheit und Krankheit wandeln sich sowohl beim Individuum als auch in der Gesellschaft.
- Bestimmte Krankheiten verlieren an Bedeutung und andere, bis dahin unbekannte oder unbeachtet, finden vermehrt Aufmerksamkeit.
- Neue Therapieformen entstehen; einige, die sich bewährt haben, werden gepflegt oder weiterentwickelt, andere werden aufgegeben.
- In Wechselwirkung damit ändern sich auch die Vorstellungen über das, was »geeignet« meint.

Lange Zeit galt, ganz in Anlehnung an die moderne »naturwissenschaftliche« Medizin, die Wunschvorstellung, für jede durch eine Diagnose gesicherte Krankheit eine – möglichst kausal – wirksame Behandlung zu finden. Der leidende Mensch, mit seinen individuellen Behandlungswünschen und Gesundungsmöglichkeiten wurde ebensowenig beachtet wie der Therapeut mit seinen persönlichen und professionellen Kompetenzen und Vorlieben. Die Rahmenbedingungen der therapeutischen Arbeit, seien sie institutioneller, gesellschaftlicher oder ökonomischer Art, wurden in ihrer Bedeutung für die Indikation kaum reflektiert. So stellt ein Standardwerk zur »Indikation in der Psychotherapie« noch immer die von Paul (1969) erstmals formulierte Forderung voran: Es geht um die »korrekte Ermittlung der geeigneten Therapieform für die jeweilige Störung beim jeweiligen Patienten« (Baumann und von Wedel, 1981). Dieses Leitmotiv findet sich auch in der gegenwärtigen Variante einer »Syndrom-gesteuerten« Indikation (z. B. Perrez und Baumann, 1991).

Viele Hoffnungen und viele Illusionen an eine aus sicheren Forschungsergebnissen ableitbare therapeutische Praxis sind mit dieser Form der Indikationsfrage verbunden. Heute ist klar, daß diese Frage sich nur als ein komplexes Bündel von Teilfragen mit mehr oder weniger gut begründeten Teillösungen bearbeiten läßt. Die Hauptbeteiligten – Patienten und Therapeuten – handeln unter von ihnen nur wenig beeinflußbaren Rahmenbedingungen solche Teillösungen miteinander aus. Die Vision einer »maßgeschneiderten Therapie« (Goldstein und Stein, 1976) ist mehr denn je umstritten (Westmeyer, 1981; Kordy, 1986). Trotzdem ist systematische empirische Therapieforschung für die Indikationsfrage von großem Nutzen. Nur wird das Verhältnis von Forschung und Indikation heute anders gesehen: an die Stelle vereinfachender (logischer) Schlußfolgerungen tritt ein dialogisches Begründungsmodell (z. B. Westmeyer, 1979, 1981), in dem verschiedene Therapiemöglichkeiten auf dem Hintergrund des vorliegenden Wissens (aus verschiedenen Perspektiven) bewertet werden. Das Ergebnis sind dann nicht mehr »richtige« oder »falsche« Indikationsentscheidungen, sondern »gut« oder »schlecht« begründete Entscheidungen.

3 Ein komplexes, Schulen-ungebundenes Modell der Indikation

Wie die einführenden Fallbeispiele illustrieren, entstehen Indikationsentscheidungen in komplexen mehrstufigen sozialen Prozessen: Verschiedene Personen mit unterschiedlichen Motiven und Bedürfnissen, Kompetenzen und Ressourcen sind in verschiedenen Rollen – z. B. als Patient, als Therapeut, aber auch als Partner, als Angehöriger oder als Arbeitgeber – beteiligt. Es geht um rückgekoppelte Prozesse insofern, als die Konsequenzen vorhergehender Entscheidungen die aktuellen beeinflussen. Viele Detailinformationen müssen zusammenfassend bewertet werden, dabei sind kompliziert miteinander verbundene Teilprobleme zu lösen, und schließlich sind solche Teillösungen in möglichst eindeutige Handlungsentscheidungen zu integrieren.

Beutler und Clarkin (1990) haben für dieses Schlüsselproblem jeder Therapie das »Modell einer differentiellen Behandlungswahl« vorgeschlagen (Abb. 25-1).

Ihr Ansatz ist ein Versuch, »anzuwenden was wir wissen über ›wann was für wen wirken kann‹ und

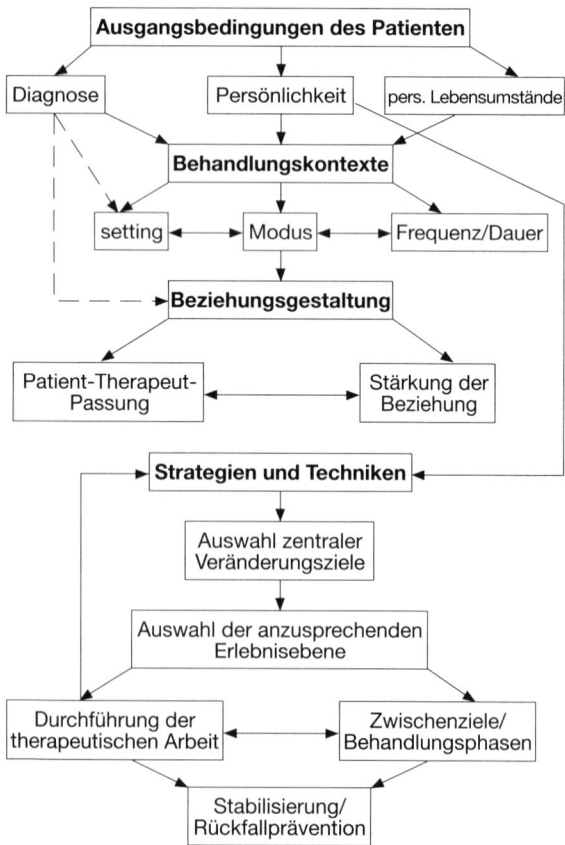

Abb. 25-1 Ein Schulen-unabhängiges Modell des Indikationsprozesses (nach Beutler und Clarkin).

die Anwendung behandlungstechnischer Prozeduren für spezifische Arten von Patienten und Problemkonstellationen zu fördern«. Damit stellen sie sich selbst in die Tradition von Autoren wie Goldstein und Stein (1976). Obwohl wir die – für das amerikanische Denken charakteristische – technische Ausrichtung eher skeptisch sehen, betrachten wir das Modell als sehr hilfreich und heuristisch nützlich. Es systematisiert die große Menge verfügbarer Forschungsergebnisse und macht gleichzeitig die gegenwärtigen Wissenslücken deutlich. Insofern eignet es sich hervorragend für die Entwicklung eines Forschungsprogamms zur Indikation. Es kann in einer strategischen Bedeutung daher dem »generischen Modell der Psychotherapie« (Orlinsky und Howard, 1986; s.a. Kap. 37, »Ergebnisforschung«) an die Seite gestellt werden.

Das Modell verknüpft vier Klassen von Variablen, die in nahezu allen Indikationsüberlegungen eine zentrale Rolle spielen.

3.1 Ausgangsbedingungen des Patienten

Hierzu zählen als Unterklassen die diagnoserelevanten Aspekte, die Persönlichkeit und die persönlichen Lebensumstände. Abbildung 25-2, auf die wir hier nicht näher eingehen wollen, demonstriert die Vielschichtigkeit dieser Gesichtspunkte. Im Gegensatz zu den somatisch orientierten Teilgebieten der Medizin spielt die Diagnose für die Indikation zur psychodynamischen Psychotherapie eher eine untergeordnete Rolle. Die Spezifitätshypothese, d.h. die An-

nahme, daß bestimmten Krankheiten ein jeweils spezifischer Konflikt zugrundeliege, konnte in empirischen Studien nicht gestützt werden (Kordy et al., 1991); für eine von manchem erhoffte kausal-wirksame Therapie fehlen also immer noch überzeugende empirische Argumente. Dennoch sind diagnostische Beurteilungen für die klinische Diskussion durchaus von Bedeutung. Sie erleichtern die Kommunikation unter Fachkollegen und führen unter Berücksichtigung von Aspekten der Persönlichkeit (z.B. Persönlichkeits- oder Abwehrstruktur) und den individuellen Lebensumständen (z.B. familiäre und berufliche Situation, Partner oder Freunde etc.) zu einer ersten Orientierung in bezug auf die Art und die Zielsetzung einer möglichen Behandlung. Für bestimmte Diagnosen wie z.B. Agoraphobie wird zwar gegenwärtig von behavioraler Seite sehr entschieden die Auffassung vertreten, daß bei sorgfältiger Diagnostik spezifische Therapieindikationen empirisch gestützt sind (Fiegenbaum, 1992, Schulte 1992); die Praxisrelevanz dieser Ergebnisse ist jedoch noch sehr umstritten.

3.1.1 *Exkurs: Prognostische Indikation*

Traditionellerweise konzentriert sich die Diskussion genau auf den eben angesprochenen Ausschnitt der Indikationsthematik. In der Fachliteratur wird sie im allgemeinen unter dem Begriff »*Prognostische Indikation*« behandelt. Diese Benennung macht deutlich, daß sich hier die Aufmerksamkeit auf die Situation am – unmittelbaren – Beginn einer Psychotherapie richtet. Demzufolge sind hier genau die Eigen-

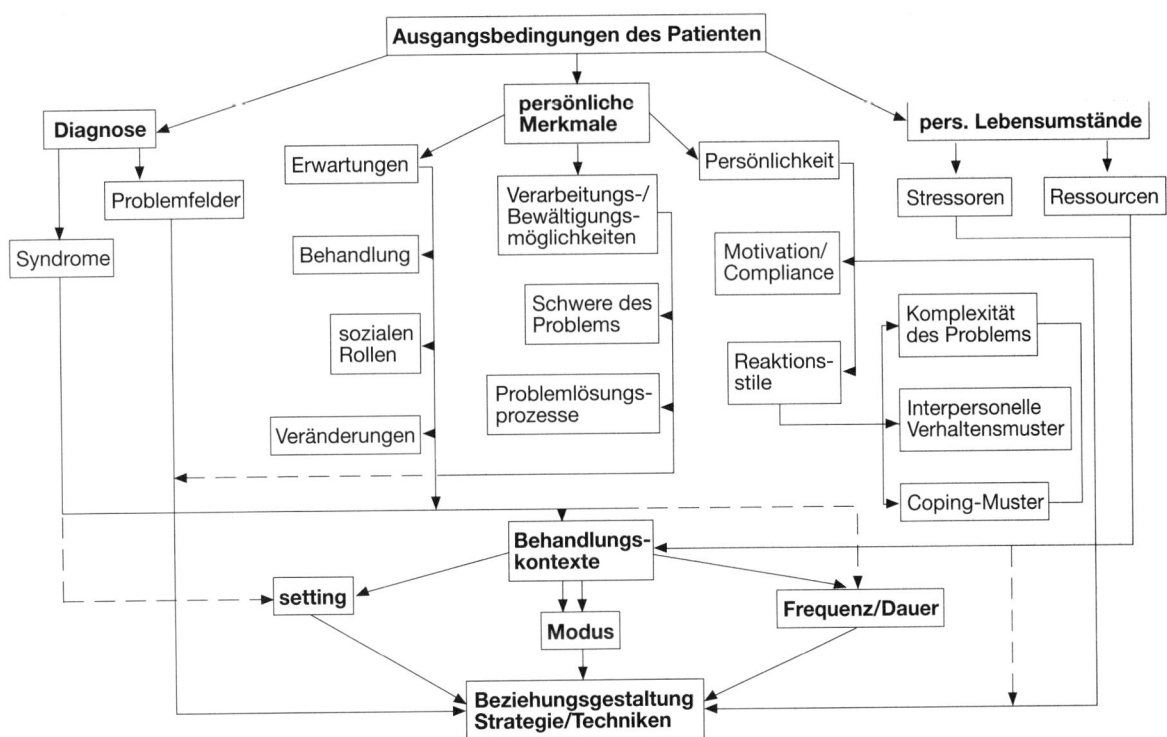

Abb. 25-2 *Differenzierte Betrachtung der Ausgangsbedingungen des Patienten.*

schaften von Interesse, die der Patient bereits »mitbringt« und die für das Ergebnis prädiktiv sind.

Heigl (1987) unterscheidet phänomentale, prognostische und strukturell prognostische Kriterien, die sich im einzelnen wie folgt aufgliedern lassen:
– Art und Schwere der Symptomatik,
– Schwere und Bedeutung der Auslösesituation,
– Art der prämorbiden (frühinfantilen) Entwicklung sog. Primordialsymptomatik,
– psychodynamische Struktur,
– Gewicht der chronifizierenden sozialen Umgebungsbedingungen.

Selbstverständlich leitet das Wissen um die Ausgangsbedingungen die Überlegungen, welche therapeutischen Maßnahmen positive Veränderungen beim Patienten herbeiführen können. Wie sollte denn auch sonst die Wahl einer Behandlung begründet werden? Umstritten ist jedoch, wie bindend solch eine erste Wahl sein sollte. Gehören nicht alle Überlegungen zur Weiterführung, evtl. Änderung, Beendigung, etc. nicht ebenso zur Indikation? Diese Auffassung ist unter dem Begriff »Adaptive Indikation« in der Fachliteratur zu finden (s. u.).

Mit der Einbeziehung des potentiellen Ergebnisses, Erfolg und Mißerfolg, wird das Konzept der prognostischen Indikation erweitert und wird dann als *bedingte prognostische Indikation* bezeichnet. Die Frage nach der Indikation einer bestimmten Therapieform wird hier zur »Frage nach der Erfolgswahrscheinlichkeit einer Behandlungsmaßnahme bei gegebenen Patienten-, Störungs-, Therapeuten- und Zielmerkmalen« (Baumann, 1981). Eine bedingte prognostische Indikation ist somit der Versuch zu spezifizieren, unter welchen Bedingungen welche Veränderungen zu erwarten sind. Als ein typisches – schon historisch zu nennendes – Beispiel ist in diesem Kontext das »Menninger Psychotherapy Project« (Sargent et al., 1968) zu erwähnen, in dem u.a. der heroische Versuch unternommen wurde, die spezifische Eignung unterschiedlicher Varianten der psychoanalytischen Therapie für bestimmte Gruppen von Patienten nachzuweisen. Das Ergebnis war eher ernüchternd (s.a. Kap. 37, »Ergebnisforschung«). Generell finden sich trotz einiger ambitionierter Studien nur wenige eindrucksvolle Beziehungen zwischen Einzelmerkmalen und dem Erfolg einer Psychotherapie (Luborsky et al., 1979; Smith et al., 1980; Kächele und Fiedler, 1985). Dies gilt zumindest dann, wenn man statistische Befunde sorgfältig auswertet (und nicht nur die Überlegenheit der »eigenen« Schule sehen will). Luborsky und Mitarbeiter (1988) berichten zwar eine auf den ersten Blick beeindruckend lange Liste von empirischen Befunden, die sich jedoch bei genauerer Betrachtung ganz überwiegend als Korrelationen um r = 0,30 herausstellen. Nach replizierten Befunden hält man vergeblich Ausschau. Auch für die von Luborsky geleitete Penn-Studie gilt die Feststellung, daß prognostische Faktoren nur bescheidene prädiktive Potenz aufweisen. Zwar wurde für die Stichprobe von 73 Patienten dieses Projekts eine statistisch signifikante Beziehung zwischen den Variablen aus dem kli-

nisch-prognostisch orientierten Interview und mit Erfolg der psychoanalytischen Psychotherapie von r = 0,54 gefunden. Im Klartext heißt dies aber nur, daß ca. 25% der Varianz des Therapieerfolgs durch die untersuchten prognostischen Variablen aufgeklärt werden. Dabei trugen besonders die Unterkategorien »emotionale Freiheit«, »Eigeninitiative«, »Flexibilität« und »positive Erwartungen« des Patienten des Prognose-Interviews zu dem Ergebnis bei.

3.2 Der Behandlungsrahmen

Der Behandlungsrahmen wird durch
– die äußere Form des settings (z. B. ambulant oder stationär),
– den Therapiemodus (z. B. Psycho- oder Pharmakotherapie; Einzel-, Gruppen-, Familientherapie; kombinierte Therapie), sowie
– durch den Gesamtumfang der Therapie und seine Verteilung über die Therapiedauer charakterisiert.

Bei ambulanten Behandlungen sind diese Komponenten leicht zu unterscheiden, auch wenn sie sich oft wechselseitig bedingen. So führt die Frequenz der wöchentlichen Sitzungen (1–4× pro Woche) bei psychoanalytischen Therapien zu bestimmen empirisch bestätigten Schätzungen über die Gesamtdauer der Behandlung (Kächele, 1990). Bei stationären Behandlungen wird der Gesamtaufwand oft durch vorgegebene Aufenthaltszeiten von seiten der Kostenträger limitiert, auch wenn innerhalb von Behandlungsprogrammen in unterschiedlichem Maße »Behandlungspakete« zum Tragen kommen. In diesem Sinne sind die drei Teilkomponenten aufeinander bezogen. Das gilt besonders für die Entscheidung über den Therapieaufwand (Frequenz und Therapiedauer), der offensichtlich immer in Zusammenhang mit einem bestimmten setting und Modus steht. Damit wird eine weitere – von vielen an der Therapie Beteiligten als extern angesehene – Dimension ins Blickfeld gerückt: »Die übergeordnete Aufgabe besteht darin, jenen Therapieaufwand zu identifizieren, der den größten Effekt auf die wichtigsten und umfassendsten Probleme hat und die geringsten Kosten aufweist« (Beutler und Clarkin, 1990). Gerade dieser letztgenannte Aspekt hat in den aktuellen Diskussionen über eine Kostenbegrenzung im Gesundheitssystem eine hohe Aktualität gewonnen. Der »Sachverständigenrat für die Konzertierte Aktion im Gesundheitswesen« betont ausdrücklich, daß sowohl Wirksamkeit als auch Wirtschaftlichkeit in den Indikationsüberlegungen berücksichtigt werden müssen (Sachverständigenrat, 1989).

Die wenigen derzeit verfügbaren empirischen Studien stützen die These, daß Patienten unterschiedlich schnell »auf Therapie reagieren« (Howard et al., 1986). Um für verschieden schwer gestörte Patienten vergleichbare Chancen auf eine erfolgreiche und damit auch wirtschaftliche Behandlung sicherzustellen, ist ein völlig unterschiedlicher therapeutischer Aufwand zu leisten (Kordy et al., 1988).

In einigen Arbeiten werden die Teilprobleme diese Ausschnitts der Indikationsfrage unter dem Begriff

»Differentialindikation« subsumiert. Es ist unbestritten, daß eine breite und über viele Jahrzehnte gewachsene klinische Erfahrung gute Begründungen für Entscheidungen zwischen verschiedenen »konkurrierenden« Behandlungsalternativen liefert. Die empirischen Befunde der Ergebnisforschung reichen jedoch leider nicht aus, um eine »präskriptive« Differentialindikation zu begründen. Dieses Fazit erleichtert den klinischen Alltag sicher nicht. Selbst erfahrene Forscher lassen sich verführen Indikationsempfehlungen zu geben, die über die wissenschaftlichen Ergebnisse ihrer Studien weit hinausgehen (Grawe et al., 1990). Empirisch gesichertes Wissen reicht nicht aus, um bindende Orientierungspunkte für den Indikationsprozeß zu setzen; einen weit stärkeren Einfluß auf die konkreten Ergebnisse von Indikationsprozessen haben u.E. die zu einem bestimmten Zeitpunkt lokal und personell verfügbaren Therapieverfahren. Die persönlichen Erfahrungen, die Therapeut und Patient selbst gemacht haben oder die ihnen bekannt geworden sind, spielen eine vielfach unterschätzte Rolle (Rudolf, 1991).

3.3 Variablen der Beziehungsgestaltung

Nicht jeder Patient »kann« mit jedem Therapeuten. Diese Alltagserfahrung findet in den offiziellen Behandlungstheorien und Ausbildungsplänen im allgemeinen wenig Beachtung. Manchmal wird postuliert, daß der Therapeut aufgrund seiner therapeutischen Kompetenzen einen Zugang zu »jedem« Patienten finden sollte; manchmal werden die Schwierigkeiten allein dem Patienten und seiner Störung zugeschrieben (v. Drigalski, 1979; Strupp, 1978). In der konkreten Praxis wird dieses Problem durch Selektion geregelt: Mehr oder weniger reflektiert wählen erfahrene Therapeuten die Patienten aus, mit denen sie erfolgversprechend arbeiten können (Dantlgraber, 1982). Genauso nehmen sich mit wachsender Therapeutendichte Patienten die Freiheit, den »passenden« Therapeuten auszuwählen.

Es ist derzeit wenig darüber bekannt, nach welchen Gesichtspunkten Patienten sich »ihren« Therapeuten aussuchen. Der relativ hohe Anteil (bis ca. 50%) von angebotenen Behandlungen, die von den Patienten nicht angenommen werden (Kordy, 1982; Hohage et al., 1987; Rudolf, 1991) unterstreicht jedoch, daß diese »systematische« Wissenslücke in bezug auf die Patienten-Therapeuten-Passung unbekannte, aber evtl. beträchtliche Risiken in bezug auf das Ergebnis einer Psychotherapie birgt. Tritt mit der Indikationsentscheidung auch ein Wechsel des Therapeuten und/oder der Institution ein, dann führt diese Unterbrechung sehr oft zum Abbruch der Bemühungen, eine Behandlung einzuleiten.

Etwas mehr, aber immer noch sehr wenig, weiß man über den Zusammenhang von Therapieerfolg und Patient-Therapeut-Passung. In den – wenigen – Studien zu diesem Thema konzentrierten sich die Untersuchungen überwiegend auf die Ähnlichkeit-Unähnlichkeit von Patient und Therapeut. Es zeigt sich eine leichte Tendenz zu einer positiven, aber im allgemeinen niedrigen Korrelation von Patient-Therapeut-Ähnlichkeit (Luborsky et al., 1988). Die Einschätzung der Ähnlichkeit-Unähnlichkeit beschränkt sich häufig auf einige leicht zugängliche sozio-demographische Variablen (Grande et al., 1987; Rudolf et al., 1987). Sie werden von einigen Autoren als Indikatoren dafür angesehen, daß sich allgemeine Überzeugungen und Ansichten von Patient und Therapeut wenigstens berühren und so eine Verständigung erleichtern. Direkte empirische Untersuchungen zu dieser sehr interessanten Thematik fehlen (Tjelveit, 1986). Es mag viel mit den Realitäten des therapeutischen Alltags zu tun haben, daß systematische empirische Studien über Auswahlprozesse im Erstkontakt zwischen Patient und Therapeut so selten sind.

Luborsky und Mitarbeiter (1988) haben in einer Vorstudie Patienten die Möglichkeit eingeräumt, zunächst zwei Therapeuten kennenzulernen und sich dann »ihren« auszuwählen. Die Behandlungsergebnisse waren in der Tendenz besser als ohne Wahlmöglichkeit. Leider ist die eigentliche Studie nie durchgeführt worden. Ob die Beschränkungen durch die meistens bestehenden klinischen Randbedingungen Grund genug sind, systematische Untersuchungen über die Bedeutung von Therapeutenmerkmalen für Auswahlprozesse von seiten der Patienten nicht durchzuführen, möchten wir dahingestellt sein lassen.

Das persönliche »intuitive Geschick« von Patient und Therapeut, sich das jeweils passende »Gegenüber« auszuwählen, ist nur ein Aspekt. Ergänzt werden muß er durch eine erlernbare Fertigkeit des Therapeuten: »Zusätzlich zu dem Talent, Patienten auszuwählen, die in der Lage sind förderliche Beziehungen aufzubauen, geht es darum, diese solchen Therapeuten zu vermitteln, die diese Talente zum Blühen bringen« (Beutler und Clarkin, 1990). Ein Therapeut hat die Möglichkeit (und die Aufgabe), den Patient auf die Therapie vorzubereiten, seine Hoffnungen und Erwartungen in die Indikationsüberlegungen aufzunehmen. Nicht etwa nur für Unterschichtpatienten (Reiter, 1973; Moras und Strupp, 1982) sind Art und Weise psychotherapeutischer Behandlung häufig befremdend; insofern erleichtern Aufklärung und geschickte Einführung den Einstieg in den therapeutischen Prozeß (Beese, 1975). Es gilt, die Behandlungsbedingungen auf die Möglichkeiten und Bedürfnisse des Patienten abzustimmen (was nicht heißt, daß man sie einfach übernimmt) und so die positiven Erwartungen und Hoffnungen – im Sinne der »Remoralisierung« – (Frank, 1982) zu nutzen. Auf diese Weise wird die therapeutische Arbeitsbeziehung (Rudolf, 1991) gestärkt und so mittelbar die Basis für eine effektive Behandlung geschaffen.

3.4 Strategien und Techniken

Das Beutler-Clarkinsche Modell (s. Abb. 25-1) beansprucht, den Indikationsprozeß Schulen-unabhängig abzubilden. Nach Ansicht der beiden Autoren genügen wenige – genau: vier – Dimensionen für ein

Bezugssystem, um die Gemeinsamkeiten und Unterschiede der Indikation zwischen den verschiedenen Psychotherapieformen darzustellen:

1. Die Auswahl von zentralen Veränderungszielen:
»Zentral für wirksame Behandlung ist es, die Natur des Problems des Patienten in einer Weise auf den Begriff zu bringen, daß eine zeitlich konsistente Fokussierung ermöglicht wird« (Beutler und Clarkin, 1990). Einige Therapieschulen betonen in ihren Strategien (die sie nicht immer so nennen) die Veränderungen von Symptomen und möchten dabei auch besonders effektiv sein; andere legen den Schwerpunkt auf die Veränderung zugrundeliegender psychischer Konflikte. So ist die Konkurrenz zwischen den verschiedenen Schulen in der Psychotherapie immer auch eine Konkurrenz unterschiedlicher Krankheits- bzw. Gesundungstheorien.

2. und 3. Die Auswahl von Mitteln und Zwischenzielen:
»Viele Wege führen nach Rom«, und es kann durchaus einen Unterschied ausmachen, ob man wie Goethe einige Wochen in einer Kutsche reist und dabei zunächst Italien »erfährt«, oder ob man mit dem Flugzeug über die Alpen fliegt und direkt in Rom landet. Wege können durchaus auch die Ziele, zumindest ihre subjektive Bedeutung, verändern. Zwar sind sich die verschiedenen Schulen einig in dem globalen Ziel, eine positive Veränderung des Leidens des Patienten zu erreichen; ihre Mittel und Wege sind jedoch verschieden. Krankheitstheorien und Gesundheitsvorstellungen beeinflussen sich wechselseitig und bestimmen die Formulierung der konkreten Ziele. Zielsetzungen, die auf einen psychodynamischen Konflikt fokussieren, umfassen eine andere Folge von Zwischenzielen und verlangen andere Interventionen als solche, die direkt auf das Symptom ausgerichtet sind. Patienten erleben diese Unterschiede nicht nur, sie gestalten sie auch mit. Es ist durchaus offen, inwieweit die Unterschiede in den Darstellungen, die Patienten über ihre Erfahrungen sogar mit ein und demselben Therapeuten in der gleichen Therapieform wiedergeben, allein durch Attribuierungsvorgänge erklärt werden können (Bräutigam et al., 1990).

4. Die Durchführung der therapeutischen Arbeit:
Der Therapeut kann einen allgemeinen therapeutischen Plan – z.B. eine stationäre analytische Psychotherapie mit anschließender ambulanter Fortsetzung oder eine kognitiv-behaviorale Therapie – und entsprechende Globalziele wählen, die über die gesamte Behandlungszeit gültig bleiben. Es gibt jedoch viele Detailentscheidungen, die erst in den konkreten Interaktionen des therapeutischen Prozesses getroffen werden können. Solche Entscheidungen stützen sich z.B. auf die Beobachtung der Antwortbereitschaft oder des Widerstands, auf das Ausmaß der akuten Belastungen durch die Symptome oder auf den Stand der Veränderungen, den der Patient in der Zwischenzeit erreicht hat. Patienten-, Behandlungs-

und Umgebungsmuster müssen von Zeit zu Zeit neu evaluiert werden, so daß evtl. Modifikationen eingeleitet werden können, um die Aussichten auf eine positive Weiterentwicklung zu verbessern und das Risiko von Rückfällen zu reduzieren.

Solche behandlungsrelevanten Entscheidungsschritte im therapeutischen Prozeß werden in ihrer Bedeutung für das Konzept der Indikation noch nicht genügend gesehen. Nach wie vor stehen Überlegungen zur Zuweisung von Patienten zur »richtigen« Therapie im Vordergrund. Die radikalere Auffassung, die sich im Konzept der »adaptiven Indikation« ausdrückt, verdient ausführlicher abgehandelt zu werden.

3.4.1 Exkurs: Adaptive Indikation

Adaptive Indikation betont – im Unterschied zur prognostischen Indikation – die Anpassung der Wahl und der Gestaltung der Therapie im Prozeß. Das Konzept der adaptiven Indikation stammt ursprünglich aus der Verhaltenstherapie, die sich bei ihrer Symptom-orientierten Therapiestrategie ausdrücklich auf die speziellen funktional-analytisch erfaßten Eigenarten des Patienten einzustellen hatte. Die Planung des therapeutischen Prozesses und explizite Formulierung von Zielen und Zwischenzielen mag dem psychodynamischen Verständnis auf den ersten Blick fremd sein. Die tradierte Theorie der »Heilung« in der Psychoanalyse wird allzuoft im Sinne eines Homogenität-Mythos (ein Prozeß für alle und alles!) mißverstanden (Luborsky und Schimek, 1964), obwohl schon Freud auf adaptive Aspekte im Behandlungsprozeß hingewiesen hatte. Zentral für die adaptive Indikation ist die Beobachtung des Patienten in der therapeutischen Situation selbst. In Abhängigkeit vom Verlaufsprozeß werden Entscheidungen über die formale Gestaltung der weiteren Therapie getroffen, es werden Erhöhungen oder Verminderungen von Wochenstundenzahlen, Vereinbarungen über Unterbrechungen oder Beendigungen verabredet. Manche Autoren gehen gar so weit, daß sie auch einzelne therapeutische Interventionen als Resultat von adaptiven (in situ) Indikationsentscheidungen sehen. Zumindest ist es im stationären setting nicht übertrieben, die tägliche Teambesprechung als einen zentralen Ort der adaptiven Indikationsüberlegung zu verstehen (Becker und Senf, 1988; Janssen, 1987; Schmitt et al., 1993).

Im Unterschied zur prognostischen Indikation unterstreicht die adaptive Indikation, daß erst in der Verbindung von Patient und Methodenelementen die Wirksamkeit der einzelnen Aspekte abgeschätzt werden kann. Am einfachen Beispiel der Stundenfrequenz in der psychoanalytischen Therapie kann verdeutlicht werden, daß im Einzelfall entschieden werden muß, wieviel wöchentliche Sitzungen ein Patient braucht, um einen psychoanalytischen Prozeß zu fördern. Es macht einen großen Unterschied aus, ob ein »gelehriger« Patient auf der Couch liegt, z.B. ein Ausbildungskandidat, der weiß, was von ihm »erwartet« wird, der die »Spielregeln« schon internalisiert hat, bevor er überhaupt mit der Analyse beginnt, oder ob ein Patient erst mit diesen Spielregeln vertraut gemacht werden muß. Ebenso muß der Analytiker zu gewissen Zeitpunkten entscheiden, welche (Zwischen-)Ziele er mit welcher Stundenfrequenz glaubt bearbeiten zu können. Das von Thomä und Kächele (1985) vertretene »Bühnenmodell« der psychoanalytischen Situation (das in anderer Form die Komplexität der Indikationsentscheidungen illustriert) zeigt, daß die Größe der Bühne, die Beleuchtung, die Zahl der Personen etc. die Ausgestaltung eines Werkes nicht unerheblich mitbestimmen. Die flexible, aber strategisch ausgerichtete Handhabung von Regeln im therapeutischen Prozeß entscheidet über die relationalen Aspekte, womit keineswegs Regellosigkeit gemeint ist (Kächele, 1993).

Adaptive Indikation ist von einem Ziel-Mittel-Denken bestimmt. Die Methoden sind dabei dem theoretischen Denken untergeordnet, das die therapeutischen Ziele begründet (z.B. Freud's bekanntes Ziel der »Arbeits- und Liebesfähigkeit«). Wie oft kommt es in der Praxis vor, daß ein Psychoanalytiker zunächst für einen Patienten eine nicht-psychoanalytische Methode indiziert, weil der Patient sich anfangs schwertut mit der gemeinsamen Suche nach dem Sinn seiner Symptome! Viele psychosomatische Patienten konfrontieren den Therapeuten mit einem Divergenz-Problem: Ihre Behandlungserwartungen sind aus ihrer Sicht berechtigt von dem Wunsch bestimmt, das lästige Symptom loszuwerden, und auf eine Erörterung des lebensgeschichtlichen Stellenwertes wollen sie sich nicht einlassen. Die Vereinbarung einer »zudeckenden«, übenden Therapie könnte aber dazu beitragen, eine hilfreiche Beziehung aufzubauen, indem zunächst einmal der Erwartung des Patienten entsprochen wird. Damit vergrößert sich die Chance, diese Patienten für weitergehende therapeutische Schritte zu gewinnen. Das Balint'sche Konzept des Behandlungsauftrags formulierte schon 1962 den Kerngedanken der adaptiven Indikation (Hohage et al., 1981).

Beispiel 4:
Eine 22jährige Patientin, die während einer stationären Therapie psychotisch dekompensiert ist, wird mit den typischen Symptomen einer nieder-strukturierten Borderline-Störung zur ambulanten Weiterbehandlung an die Psychotherapeutische Ambulanz verwiesen. Ihre multiplen Ängste betreffen besonders ihre Lokomotorik, weshalb sie u.a. weder allein ausgehen und so auch nicht allein zur Therapie kommen kann.

Der Analytiker bewertet die Situation folgendermaßen: Erstes Ziel muß die Wiederherstellung der alltäglichen Autonomie dieser Patientin sein, weil die ständig notwendige Begleitung zugleich neurotische Befriedigung und neurotische Schuldgefühle hervorruft. Über das gemeinsame Studium des Busfahrplanes, das genaue Durchgehen der Schritte, die sie zu bewältigen hat, gelingt es der Patientin nicht nur innerhalb weniger Wochen allein zu kommen, sondern sich auch genau dort verstanden zu fühlen, wo sie ihr labiles Selbstgefühl am meisten bedroht sah, nämlich nicht mehr Subjekt ihrer Handlung zu sein. Diese übende Phase, die nach Balint auch als »Ich-Pädagogik« gekennzeichnet werden könnte, läßt sich dann in einer psychoanalytisch-aufarbeitenden Therapie weiterentwickeln, bei der die unbewußte Wiedergutmachungsphantasie der Pa-

tientin, die sie auf die Mutter gerichtet hat, im Mittelpunkt der Arbeit steht. In einem dritten Therapieabschnitt, der musiktherapeutisch ausgelegt ist, erarbeitet sich die sehr talentierte Patientin eine bessere Integration ihrer oft überschäumenden Impulse.

Die Integration verschiedener Behandlungsansätze, sei es nacheinander oder gleichzeitig, ist gegenwärtig in der stationären Psychotherapie weit verbreitet. In der ambulanten Therapie wird u.E. von diesen adaptiven Möglichkeiten der Indikation noch zu wenig Gebrauch gemacht (Fürstenau, 1992). Bedauerlicherweise stehen dem auch entsprechende Anweisungen der Richtlinien-Psychotherapie entgegen (Faber und Haarstrick, 1989). Die Optimierung des Prozesses der Indikationsstellung muß sich an einer Vielfalt von seelischen und sozialen Aspekten des Patienten und seines Umfeldes orientieren. Dabei nimmt sie unvermeidlich implizite Wertsetzungen des Patienten und des Therapeuten mit auf:

»Psychoanalytiker unterliegen oft dem Mißverständnis, daß die Handhabung der Abstinenz das einzige moralische Problem sei. Die Indikation zwischen Standardtechnik und Kurztherapie, die Finanzierungsfrage und viele andere einsame Entscheidungen des Psychoanalytikers haben wenig diskutierte moralische Implikationen« (Strotzka, 1982).

Das von Strotzka thematisierte ethische Problem der Indikation beruht auf der Tatsache, daß es selten rein aus der Krankheit ableitbare Ziele sind, die die Psychotherapie behandelt, sondern daß sie von Zielen lebt, die mit dem Patient gemeinsam erarbeitet werden können. Diese bilden dann auch eine verläßliche Basis für die ebenfalls indikations-relevante Motivation, den Wunsch des Patienten nach Veränderung.

4 Excmplarischc Situationen und Orte der Indikation

Eine Indikationsentscheidung wird von uns, wie oben betont, als Ergebnis eines sozialen Aushandelungsprozesses verstanden, in dem in professioneller Bewertung die Ausgangssituation des Patienten, seine Behandlungsbedürftigkeit, seine Störung oder Krankheit, seine eigenen inneren und äußeren Möglichkeiten der Gesundung oder Besserung mit den verfügbaren therapeutischen Ressourcen abgewogen werden (Newman und Howard, 1986). Mit den ersten drei Fallbeispielen haben wir skizziert, daß Indikationen zur Psychotherapie an verschiedenen Orten des therapeutischen Versorgungssystems und in Abhängigkeit von den jeweils dort gegebenen Situationsbedingungen erarbeitet werden.

Die Bereiche psychosomatisch-therapeutischer Versorgung in den alten Bundesländern lassen sich grob in fünf Klassen unterteilen:
I Psychosomatische Grundversorgung
II Konsiliar-/Liaisondienst
III Ambulante Psychotherapie
IV Stationäre Psychotherapie in der Akutversorgung
V Stationäre Psychotherapie in der Rehabilitation

Zwischen diesen Klassen gibt es fließende Übergänge, oft in beide Richtungen. Sie werden durch Indikationsentscheidungen geregelt. Zwei dieser Bereiche, ihre institutionelle Einbettung in das Versorgungssystem und die daraus resultierenden Einflüsse auf die dort vereinbarten Indikationsentscheidungen, werden im folgenden exemplarisch beschrieben.

4.1 Indikationsprozesse an einer (universitären) Psychotherapeutischen Ambulanz

An der Ulmer Psychotherapeutischen Ambulanz arbeiten alle Mitarbeiter der Abteilung Psychotherapie der Universität Ulm mit. Dies sind neben dem Leiter und dem ltd. Oberarzt zwölf psychotherapeutisch weitergebildete wissenschaftliche Mitarbeiter (Ärzte, Psychologen, Sozialarbeiter, Musiktherapeuten). Aus dem Ulmer Stadtgebiet, dem Ulmer und Neu-Ulmer Landkreis werden jährlich ca. 450 Patienten formal der Ambulanz zu einem Erstgespräch zugewiesen. Nur vereinzelt melden sich Privatpatienten direkt beim ärztlichen Direktor (Freund, 1990) an. Jedem Patienten wird ein 45–60 minütiges Erstgespräch angeboten, dem in der Regel (d. h. bei über 50% der Patienten) eine zweite Sitzung folgt. Im Mittelpunkt dieses Interviews stehen Überlegungen, welche Behandlungsform für die geklagten Beschwerden und Störungen unter gegebenen psychosozialen und somatischen Konstellationen sinnvoll und realisierbar erscheint. Vier übergeordnete Merkmale des Gesprächsabschlusses haben sich für die Beschreibung der Entscheidungsbildung bewährt (Hohage et al., 1987):

A. Wird das gesprächsleitende Anliegen des Patienten aufrechterhalten?
B. Wird der Gesprächsauftrag des Patienten aufrechterhalten?
C. Werden konkrete therapeutische Maßnahmen vereinbart?
D. Wird die therapeutische Beziehung fortgesetzt?

Anhand dieser Merkmale lassen sich durch systematische Kombination sieben klinisch sinnvolle Kategorien des Gesprächsabschlusses entwickeln:
1. Verbindliche Therapieempfehlung,
2. unverbindliche Therapieempfehlung,
3. gelegentliche Kontakte,
4. nicht-psychotherapeutische Maßnahmen,
5. Problem gelöst,
6. ohne Ergebnis,
7. Kontaktabbruch.

Die Therapeuten unterscheiden sich zum Teil beträchtlich darin, wie sie die Erstgespräche abschließen. Die Häufigkeitsangaben in Tabelle 25-2 unterstreichen die interindividuelle Variabilität der Entscheidungsprozesse schon zu diesem frühen Zeitpunkt auf dem Weg in die Psychotherapie.

In einer Institution wie der Ulmer Ambulanz, an der Therapeuten mit verschiedener Ausbildung (psychoanalytisch, verhaltenstherapeutisch, sozialtherapeutisch, musiktherapeutisch) tätig sind, steht ein

Tab. 25-2 Verteilung der gestellten Indikationen und realisierten Behandlungen an der Psychotherapeutischen Ambulanz der Universität Ulm (1973–1986: n = 1554).
(Die sog. Standardtechnik, die hochfrequente Psychoanalyse, deckt nur einen geringen Prozentsatz von 4,1% ab; Beratung und Kurztherapie dagegen sind für ca. $\frac{1}{3}$ der Patienten vereinbart worden. Die vorwiegend von zwei Sozialarbeitern durchgeführte supportive Therapie ist mit knapp 18% die zweitgrößte Einzelkategorie.)

Therapieform	Prozent
Beratung	12,9
Kurztherapie	21,9
psychoanal. Therapie 1–2 Std.	12,0
psychoanal. Therapie 3–4 Std.	4,1
Paartherapie	8,3
Familientherapie	2,3
Verhaltenstherapie	6,0
Supportive Therapie	17,8
Gruppentherapie	7,7
Gruppenarbeit	2,3
Autogenes Training	4,6

relativ breites Spektrum ambulanter Therapieformen zur Verfügung; darüber hinaus werden beim Indikationsprozeß auf dem Wege von Empfehlung und Weiterleitung auch stationäre Psychotherapie und nicht-psychotherapeutische Maßnahmen erwogen. Der Therapeut, der *professionelle* Partner im Prozeß der Entscheidungsfindung, kann somit nicht nur aus seinen eigenen Möglichkeiten wählen, sondern er hat auch einen relativ direkten Zugang zu den Kompetenzen seiner Kollegen. Doch: Wer die Wahl hat, hat die Qual! Es stellt sich das Problem der differenzierten Indikation. Für eine Institution heißt dies auch, Organisationsformen zu entwickeln, die die Kommunikation von Experten mit sehr unterschiedlichen Kompetenzen und Auffassungen erleichtern. Teambesprechungen haben sich für diese Aufgabe in vergleichbaren Einrichtungen hervorragend bewährt. Der Therapeut, der das Erstgespräch mit dem Patienten geführt hat, stellt seine Sicht von Inhalt und Verlauf des Gesprächs mit dem Ziel dar, die Kollegen in den Indikationsprozeß miteinzubeziehen. Diese beraten nicht nur, sondern sie entscheiden mit und sind daher auch mitverantwortlich. Gerade unter dem Aspekt der Verantwortung bekommt die Frage nach der Realisierbarkeit einer Indikationsempfehlung ein besonderes Gewicht. Es ist eben nicht nur die Frage zu beantworten: Welcher Art der Psychotherapie für diesen Patienten? Es geht ebenso darum abzuwägen: Bei welchem Therapeuten und zu welchem Zeitpunkt? An einer psychotherapeutischen Ambulanz werden daher Überlegungen zur differentiellen Therapieindikation immer auch im Rahmen vorgegebener, vom Patienten unabhängiger Größen verhandelt, wie z. B. die Zahl freier Therapieplätze in Gruppen oder etwa spezielle Interessen und Kompetenzen von einzelnen Therapeuten. Vor diesem allgemeinen – oder besser: institutionellen Hintergrund – wird in der Teambesprechung eine Patienten-orientierte und klinisch begründete Wahl getroffen: z.B. Psychoanalytische Therapie, Verhaltenstherapie, Gesprächstherapie – mit ihren vielfältigen Möglichkeiten; Rahmenbedingungen; setting (ambulant/stationär; Einzel-/Paar-/Gruppen-/Familientherapie; Kurztherapie/Langzeittherapie nieder-, mittel- und hochfrequent).

Die Verteilung der Indikationsvereinbarungen sowie die an der Ulmer Psychotherapeutischen Ambulanz selbst realisierten Behandlungen an einer Stichprobe von 1554 Patienten aus den Jahren 1973–1986 demonstriert das breite Spektrum der verfügbaren und genutzten therapeutischen Möglichkeiten (Tab. 25-2).

4.2 Indikationsprozesse in der Praxis eines niedergelassenen Psychotherapeuten

Eine Psychotherapie beim niedergelassenen Psychotherapeuten ist wohl die bekannteste Form der psychotherapeutischen Versorgung (was nicht heißt, daß dort die größte Zahl von Patienten behandelt wird). Bei der Skizzierung der Indikationsprozesse unter diesen institutionellen Bedingungen sollen die formalen Regelungen (z.B. Überweisungsmodi, Delegations- und Gutachterverfahren etc.) hier außer acht gelassen werden, obwohl sie die Indikationsprozesse nicht unbeträchtlich beeinflussen.

Der niedergelassene Praktiker wird im allgemeinen bemüht sein, so wenig freie Behandlungsstunden wie eben möglich »ungenutzt« zu halten. Das ist sein gutes Recht! Gleichzeitig erwarten kranke Menschen, haben sie sich erst einmal entschieden, zu einem Psychotherapeuten zu gehen, möglichst ohne Zeitverzug Hilfe zu bekommen. Diesen zwei Positionen kann nicht zugleich entsprochen werden: Beide Partner müssen einen Kompromiß aushandeln. Wegen der offensichtlichen Ungleichheit von Therapeut und Patient besteht ein nicht unerhebliches Risiko: Extrem lange Wartezeiten von sechs Monaten und länger bei unklarer Vertragssicherheit – »Lohnt sich das Warten auf einen Therapieplatz?« – tragen zur Nicht-In-Anspruchnahme bis zu 50% bei. Dies sind Indikatoren für die Schwierigkeiten, einen für beide Seiten zufriedenstellenden Kompromiß zu finden.

Ein niedergelassener Psychotherapeut ist dabei in einer grundsätzlich anderen Situation als sein Kollege an einer klinischen Institution. Die Unterschiede beziehen sich auf das Spektrum der ihm zur Verfügung stehenden therapeutischen Ressourcen, hinsichtlich der eigenen therapeutischen Kompetenzen werden sie im allgemeinen gering sein. Insofern gibt es für diejenigen Patienten kaum einen Unterschied, die er selbst behandeln kann und will. Anders jedoch für die »vielen«, für die eine Behandlung indiziert werden könnte und die er – sei es wegen fehlender freier Behandlungskapazitäten (»Ich bin auf Jahre hinaus belegt«), wegen fehlender Kompetenzen (»Eßstörungen behandle ich nicht«) oder wegen rascher negativer subjektiver Indikation des Therapeuten (»Mir gefiel seine Stimme am Telefon nicht«) – entweder nur mit dem vagen Ratschlag ver-

sieht, weitere telefonische Anbahnungsversuche zu machen oder zu einem mehr oder weniger explizit kooperierenden Kollegen zu vermitteln sucht. Dieser Kollege wird die gestellte Indikation nicht einfach übernehmen, sondern sich selbst – entsprechend ärztlicher Verpflichtung – ein Bild machen wollen. Im Unterschied zu einer Ambulanz, wo jeder Patient zumindest einen Erstgesprächstermin bekommt, muß in der Praxis davon ausgegangen werden, daß bereits im Vorfeld, beim ersten (telefonischen) Kontakt, mehr oder minder reflektierte Entscheidungen des Psychotherapeuten den Weg in die ambulante Psychotherapie erschweren oder erleichtern.

Für die Praxis eines Psychotherapeuten mag es durchaus adäquat sein, daß er zunächst seine freien Kapazitäten denjenigen Patienten zur Verfügung stellt, die davon voraussichtlich den größten Nutzen haben. So ist es ja nicht unmoralisch, einen YAVIS-Patienten (young, attractive, verbal, intelligent, successful) zu behandeln. Nur ist damit die Indikationsaufgabe zumindest eines psychotherapeutischen Kassenarztes nicht gelöst. Er hat auch zu überlegen, welche therapeutischen Hilfen für diejenigen in Frage kommen, die er nicht selbst versorgen will und kann. Die Vermutung, daß hier ein selektives, schichtorientiertes Indikationsdenken vorherrscht, wird durch das folgende ökonomische Faktum nahegelegt:

»Der Vergleich der Ausgaben für Ersatzkassen vs. Primärkassenpatienten verdeutlicht ..., daß für Psychotherapie bei Versicherten der Primärkassen erheblich weniger Geld ausgegeben wird als entsprechend ihrem Anteil an der Gesamtzahl der Versicherten zu erwarten wäre« (Meyer et al., 1991).

Indikationsprozesse beim niedergelassen, allein arbeitenden Psychotherapeuten sind durch Vorurteile besonders gefährdet (Blaser, 1977; Leuzinger, 1984). Sein Denken und Handeln orientiert sich an solchen Patienten, die den Großteil seiner Arbeitszeit bestimmen. Dabei wächst das Risiko, daß durch unreflektierte Verallgemeinerungen der eigenen Situation Illusionen über das Versorgungssytem aufgebaut werden. Vessey et al. (1994) haben mittels einer Computersimulation analysiert, wie bestimmte Randbedingungen die Versorgungsstruktur einer Praxis bestimmen:

Sie formulierten als zentrale Modellannahme, daß ein Therapeut in seiner neu eröffneten Praxis seine Therapiekapazität auf vier Therapietypen verteile (Krisenintervention, Kurztherapie, mittellange Therapie und Langzeittherapie) und zwar proportional zu bestimmten Bedarfsschätzungen für diese Typen in der Bevölkerung. Weiter nahmen sie an, daß Patienten proportional zu diesen Quoten Therapieplätze suchen und frei werdende Plätze gleich wieder besetzt werden. Bereits ein Jahr nach der Praxiseröffnung ergibt sich eine eindrucksvolle Verschiebung in der Klientel-Struktur. Es werden deutlich mehr Patienten in Langzeittherapie behandelt (55%) als es der Bedarfsschätzung (19%) entspricht, und dies geht »auf Kosten« der Patienten, die eine Krisenintervention suchen. Die Autoren konnten zeigen, daß sich unter den gewählten Modellannahmen nach einer Zeitspanne von ca. 12 Monaten die Verteilung stabilisiert.

Das praktisch relevante Fazit dieser Modellrechnung liegt darin, daß sich die Patientenstruktur einer Praxis »automatisch« von der Bedarfsstruktur wegentwickelt. Will ein Therapeut dieses Abdriften vermeiden, muß er durch entsprechende Indikationen aktiv gegensteuern. Die Botschaft solcher Analysen enthält zwei Gesichtspunkte:

1. Es sind nicht die Unfähigkeit oder die individuellen Vorlieben von Therapeuten, die zu Ungleichgewichten zwischen Therapiebedarf und -angebot führen. Gleichgewichte und Ungleichgewichte stellen sich unter bestimmten Rahmenbedingungen her. Jede Einflußnahme bedeutet ein Risiko. Solange genügend Patienten einen Therapieplatz suchen, muß kein Platz lange frei bleiben. Die Patienten »zahlen« durch lange Wartezeiten den Preis. Hält ein Therapeut gezielt Plätze für bestimmte Patienten in Reserve – oder zwingt ihn eine abnehmende Nachfrage dazu –, dann »zahlt« er durch Einnahmeverzicht.

2. Die Praxis eines Psychotherapeuten (das gilt im übrigen auch für Institutionen wie Ambulanzen oder Fachkliniken) spiegelt die Versorgungswirklichkeit immer verzerrt wieder.

Verzichtet man auf Reflexion solcher Verzerrungen, wächst die Gefahr, daß Indikationsstereotype dominant werden, die dem Bedürfnis und den Möglichkeiten der Patienten nicht mehr entsprechen. Leuzinger (1984) interpretiert Indikationsstereotype als »kollektive Lösung der Konfliktsituation bei der Indikationsstellung«. Dies erleichtert die Identifikation mit je einer bestimmten psychotherapeutischen Schule und kann als gesellschaftlicher und persönlicher Schutz des Klinikers betrachtet werden.

5 Ausblick

Indikation zur maximal geeigneten Therapie im einzelnen Fall ist eine evtl. sogar riskante Wunschvorstellung. Es geht darum, eine möglichst optimale Lösung für die individuellen Bedürfnisse und Möglichkeiten des Patienten im gerade aktuellen Spektrum der Behandlungsmöglichkeiten zu finden. Die Alternative »Therapie-geeignet« vs. »Therapie-ungeeignet« sollte allenfalls kurzfristig die Entscheidungsfindung leiten; mittelfristig muß sie immer als Herausforderung begriffen werden, geeignete Methoden für diese »Therapie-ungeeigneten« Patienten zu entwickeln (Becker und Senf, 1988). Eine Psychoanalyse ist ebensowenig für jeden Patienten »die« richtige Wahl wie eine Verhaltenstherapie. Das heute zur Verfügung stehende Spektrum wissenschaftlich begründeter psychotherapeutischer Verfahren und ihrer (setting-) Varianten ist so breit, daß es mehr eine Frage der Findigkeit des Therapeuten ist, eine für seine Patienten geeignete und annehmbare Behandlung zu finden. Die Befunde der Therapieforschung berechtigen u. E. zu der optimistischen Haltung, daß es sich für die ganz überwiegende Zahl der Patienten lohnt, das Wagnis einer Psychotherapie einzugehen. »Irgendeine« Art von Psychotherapie – die sich wissenschaftlicher Prüfung gestellt hat – dürfte für viele besser sein als keine Psychotherapie. Das Risiko, eine suboptimale Entscheidung zu treffen, ist im Vergleich dazu gering.

Klinische Entscheidungen wie die Indikationsstellung sind immer kompliziert. Ein professioneller Helfer mit besonderen Kompetenzen und daraus resultierender Verantwortung – der Therapeut – und ein leidender, von gerade diesen Kompetenzen in bestimmter Weise Abhängiger – der Patient – handeln miteinander »geeignete« therapeutische Maßnahmen aus. Dies muß trotz der offensichtlichen Asymmetrie der Beziehung geschehen.

KAPITEL 26

Das Placebo-Phänomen

Thure von Uexküll

*Eine Theorie der Medizin muß das Placebo-Phänomen im Rahmen ihres Konzepts
für den therapeutischen Prozeß deuten können.*

1 »Placebo« – die unverstandene Macht zu heilen

»Placebo« ist das lateinische Wort für »Ich werde gefallen« und meint – sehr allgemein formuliert – eine Art »Versprechen«, daß Beschwerden durch irgendeine therapeutische Maßnahme eines Heilbehandlers, Arzt oder Quacksalber, verschwinden werden. Schonauer (1992) berichtet über die Geschichte des Begriffs, daß es im lateinischen Spätmittelalter bei christlichen Totenfeiern gebräuchlich war, den Psalm 116 zu zitieren: »Placebo Domino in regione vivorum« (»Ich werde dem Herrn gefallen im Lande der Lebenden«). In einem medizinischen Wörterbuch taucht der Begriff erst 1803 auf. Heute wird mit dem Begriff »Placebo« jede (positive) Wirkung einer therapeutischen Maßnahme bezeichnet, die nicht durch einen physikalisch-chemischen Wirkungsmechanismus erklärt werden kann.

Als »Pseudo-« oder »unreines Placebo« werden Substanzen bezeichnet, deren pharmakologische Wirkung in keinem Zusammenhang mit dem intendierten therapeutischen Effekt steht (Schonauer, 1992). Ein Beispiel ist die häufige Verschreibung von Antibiotika gegen eine fieberhafte Erkältung, die einen Kliniker zu der sarkastischen Bemerkung veranlaßte, Fieber sei für viele Ärzte offenbar ein Antibiotika-Mangel-Syndrom.

Die wissenschaftliche Erforschung des Placebo-Effekts begann mit der Entwicklung des »Doppelblindversuchs« zur Prüfung von Arzneimittel-Wirkungen. Bei diesem Verfahren weiß weder der Arzt, der das Mittel verschreibt oder appliziert, noch der Patient, der das Mittel erhält, ob es die Substanz enthält, deren Wirkung getestet werden soll, oder einen neutralen Stoff wie Stärke oder Zucker. Die erwünschten (oder unerwünschten) Wirkungen der Substanz können dann durch den Vergleich zwischen zwei Gruppen statistisch errechnet werden, von denen die eine die zu testende Substanz, die andere das Placebo erhalten hat. Dabei erwies sich das Placebo als ein »Vehikel« für therapeutische Wirkungen, die nicht aus den physikalischen und chemischen Eigenschaften der verabreichten Substanz erklärt werden können. Die ersten Veröffentlichungen über Ergebnisse von Doppelblindversuchen lösten eine Flut von Untersuchungen aus. Allein zwischen 1976 und 1978 erschienen mehr als 1500 Arbeiten über Placebo und Placebo-Effekte (Fricke, 1983). Man fand, daß der Preis, der Name und vor allem die Neuheit den Effekt eines Mittels steigern können, Zusammenhänge, die klugen Ärzten schon lange geläufig waren. Von Trousseau (1801–1866), stammt der Rat an seine Kollegen: »*Nutzt eine Medizin, solange sie neu ist und die Macht hat, zu heilen.*«

Aufschlußreich waren auch Beobachtungen, daß die Anwesenheit einer Krankenschwester oder eines Arztes den Placebo-Effekt zu steigern vermögen (Lasagna, 1954; Hamilton nach Paar, 1979). Damit wird die Bedeutung der Situation, in der eine Therapie erfolgt, d.h. das »setting« oder die »aura curae«, (Langer, 1989), zum Thema.

Als überraschendes Ergebnis einer Übersicht über 15 Arbeiten, die den Placebo-Effekt bei verschiedenen Medikamenten untersucht hatten, stellte Beecher (1955) fest, daß etwa 35% der Wirkungen Placebo-Effekte waren. Frank (1965, 1974, 1975) kommt aufgrund ausgedehnter Untersuchungen zu dem Schluß, daß alle pharmako-, physio- und psycho-therapeutischen Maßnahmen der modernen Medizin 30–60% ihrer Erfolge Placebo-Effekten verdanken. Moerman (1979) errechnet nach Auswertung aller ihm zugänglichen Untersuchungen über Therapie-Effekte in der inneren Medizin, daß sie nur zu 50% einer spezifischen Wirkung zugeschrieben werden können. 50% würden auf »dem enthusiastischen Aktivismus« der behandelnden Ärzte basieren, der ihnen während des Medizinstudiums durch eine Ausbildung eingeimpft worden sei, welche die Macht der modernen medizinischen Verfahren predigt.

In diesem Zusammenhang ist die Frage nach dem Placebo-Effekt chirurgischer Maßnahmen von besonderem Interesse. Moerman (1979) referiert Beobachtungen, die vermuten lassen, daß der Eingriff des Chirurgen in den Körper des Patienten für die Frage nach dem Placebo-Effekt von herausragender Bedeutung sei. Im Unterschied zum Hausarzt und zum Internisten, stünde dem Chirurgen mit Operationsvorbereitung, Narkose, Operation und Erwachen auf der Intensivstation ein unerhört eindrucksvolles Ritual zur Verfügung!

Moerman (1983) demonstriert die Placebo-Wirkung der Chirurgie an der Geschichte der Eingriffe zur Verbesserung der Durchblutung des Herzmuskels:

1935 hatte Beck eine als »Bypass-Verfahren« bezeichnete Methode empfohlen, die in einem relativ einfachen Eingriff bestand: Man unterband die an der Innenseite des Brustkorbs verlaufenden Arterien (Aa. mammariae internae), die mit anderen Blutgefäßen die Muskulatur zwischen den Rippen versorgen. Durch diese Maßnahme sollten sich Kollateralen zwischen den unterbundenen Arterien und dem Herzmuskel bilden. Bis zum Jahre 1968 waren chirurgische Eingriffe dieser Art, unter Umständen auch die Einpflanzung der Arterie in den Herzmuskel, die Methode der Wahl. Die Erfolge wurden als »ermutigend« bezeichnet.

Berichte, daß ein bloßer Hautschnitt, ohne Freilegung der Arterie, die gleichen Effekte erzielte, machten deutlich, daß die Erfolge reine Placebo-Wirkungen waren (Adams, 1958; Cobb et al., 1959; Dimond et al., 1960). Die Reaktion der Herzchirurgen war »der Durchbruch« zu einem heroischen Eingriff: Jetzt wurde der Brustkorb eröffnet und die Aorta über eine verpflanzte Vene mit einer Arterie des Herzmuskels hinter der verengten Stelle verbunden. Dieser Eingriff wurde zur Standardmethode, die seitdem an Hunderttausenden von Patienten vorgenommen wird. 1987 wurden in den USA allein in nichtstaatlichen Kliniken 230 000 Operationen durchgeführt. Killip (1988), der diese Zahl berichtet, stellt lakonisch fest: »*Die Koronararterien-Chirurgie hat sich zu einer expandierenden Multi-Milliarden-Dollar-Industrie entwickelt.*«

Obwohl die Logik des Verfahrens überzeugend ist und dramatische Erfolge berichtet werden, bleibt die Beurteilung kontrovers: Die Angina-pectoris-Schmerzen werden zwar bei 80–90% der Patienten beseitigt oder gebessert; aber die Funktion des Herzmuskels zeigt nach der Operation nur in 20% der Fälle eine Besserung, in 60% ist sie unverändert und in weiteren 20% sogar verschlechtert. Vor allem wird die Lebenserwartung durch die Operation nur bei Patienten mit hohem Infarkt-Risiko verbessert. Darüber hinaus nimmt mit zunehmendem Abstand von der Operation der Vorteil gegenüber der medikamentösen Therapie ab (Killip, 1988).

Moerman (1983) kommt zu dem Urteil, daß die Operation zwar wirke, die Wirkung aber in den meisten Fällen – wie bei einem Pseudo-Placebo – nicht auf den Effekten beruhe, die man von ihr erhofft und derentwegen sie ausgeführt wird. Zu dem Argument mancher Chirurgen, es sei gleichgültig, wie chirurgische Eingriffe wirkten, solange ihre Wirksamkeit bewiesen werden könne, meint er, es sei sicher nicht gleichgültig, was Chirurgen denken. Denn sie würden ihren Patienten mitteilen, welche Wirkungen ihre Eingriffe nach ihrer Überzeugung erzielen. Er macht auf das dramatische Ritual aufmerksam, das eine Operation am Herzen für den Patienten bedeutet:

»Sein Herz, die Quelle seines Lebens, von Schmerzen gepeinigt, wird von dem Chirurgen zum Stillstand gebracht. Der Patient ist jetzt nach allen vernünftigen Definitionen –

tot. Der Chirurg repariert das Herz und den Patienten, der wie Christus von den Toten aufersteht.«

Sein Resümee lautet:

»... in der modernen westlichen Biomedizin ... kann die Form der Behandlung, internistisch oder chirurgisch, das Effektive der Therapie sein.«

Die Beispiele zeigen, daß physikalische oder chemische Effekte eines Medikaments oder eines chirurgischen Eingriffs allein die heilende Wirkung einer therapeutischen Maßnahme nicht erklären. Alle Behandlungsarten müssen auch als »Vehikel« aufgefaßt werden, die über ihre kausalmechanischen Wirkungsmechanismen hinaus noch etwas »transportieren«, dem die unerklärte Wirkung zuzuschreiben ist.

Ehe wir uns der Frage nach diesem geheimnisvollen »Etwas« zuwenden können, müssen wir uns mit den schädlichen Wirkungen von Placebo-Maßnahmen befassen, die die gleichen grundsätzlichen Probleme aufwerfen.

2 Nocebo – die unverstandene Macht zu schaden

Placebo-Effekte sind nicht nur psychologische Wirkungen. Spiro (1986) macht es sich zu einfach, wenn sie behauptet, Placebo würde Symptome bessern, aber den Krankheitsprozeß, biomedizinisch definiert, nicht beeinflussen. Placebo-Effekte haben auch Auswirkungen auf physiologische und biochemische Prozesse (Fricke, 1983). Bei Patienten mit entzündlichen Gelenkerkrankungen wurden nach Placebo-Gaben nicht nur Besserungen des Schmerz- und Funktionsstatus sondern auch von objektiven Befunden beschrieben. Die Analgesie nach Placebo konnte durch Morphin-Antagonisten aufgehoben und dadurch eine Endorphinproduktion bewiesen werden. Neuerdings werden auch Reaktionen des Immunsystems für wahrscheinlich gehalten (Ader und Cohen, 1985). Fricke, 1983 betont, daß der durch ein Placebo induzierte Vorgang in allen wesentlichen Zügen den Vorgängen entspricht, die durch wirksame Arzneimittel in Gang gesetzt werden.

Diese Feststellungen sind wichtig, da der heilsamen Wirkung des Placebo in einer beachtlichen Häufigkeit schädliche Wirkungen gegenüberstehen (30–40%). Das Auftreten schädlicher Wirkungen unterscheidet sich daher nicht von der Inzidenz unerwünschter Wirkungen nach der Gabe aktiver Medikamente.

Bei Placebo-Effekten hat man sich bisher mehr für die heilsamen Wirkungen interessiert. Man hat zwar den Begriff »Nocebo« (»Ich werde schaden«) geprägt, ist aber der Frage, wann und warum ein »Placebo« zu einem »Nocebo« wird, nicht nachgegangen.

Die Dringlichkeit dieser Frage wird jedoch deutlich, wenn wir erfahren, daß auch diagnostische Maßnahmen die gleichen (positiven und negativen) Effekte haben können wie therapeutische (Fricke, 1983) und daß die negativen Auswirkungen diagnostischer Prozeduren bei Patienten mit »Funktionellen Syndromen« zu »Patientenkarrieren« und »Chronifizierung« somatischer Beschwerdebilder führen können (s. Kap. 50, »Funktionelle Syndrome«). Diese Zusammenhänge werden nur deswegen nicht erkannt – oder anerkannt – weil sie, wie alle Placebo-Wirkungen, nicht auf kausalmechanische Effekte der ärztlichen Maßnahmen zurückgeführt werden können.

Die Krankengeschichte, die das Kapitel über »Funktionelle Syndrome« einleitet, ist bereits ein exemplarisches Beispiel für Nocebo-Effekte diagnostischer Maßnahmen: Sie schildert, wie sich die relativ leichten Beschwerden einer organisch gesunden 37jährigen Patientin nach der Untersuchung in einer Medizinischen Poliklinik verschlimmern. Sieben Monate später muß sie der Hausarzt in ein Krankenhaus einweisen, in dem neue Untersuchungen und eine nicht indizierte Herzbehandlung durchgeführt wird. Vier Wochen nach der Entlassung überweist sie der Hausarzt zu einer Schilddrüsen-Untersuchung an einen Chirurgen, der sie kurz darauf strumektomiert. Sieben Monate danach (zwei Jahre nach der ersten Untersuchung) wird sie von ihrem Hausarzt wieder in der Medizinischen Poliklinik vorgestellt, weil sie ständig mit neuen Beschwerden in die Sprechstunde kommt und zuhause tagelang im Bett bleiben muß.

Die Erfahrungen mit Patienten, die von ihren Hausärzten wegen somatischer Beschwerden ohne organischen Befund der genannten Poliklinik zur Klärung der Diagnose überwiesen wurden, haben mich seinerzeit zur Psychosomatischen Medizin bekehrt: Als gewissenhafte Internisten untersuchten wir jeden dieser Patienten von Kopf bis Fuß, um ihm und dem behandelnden Arzt die – wie wir meinten – beruhigende Versicherung geben zu können, daß somatisch nichts Krankhaftes vorliege. Anfangs glaubten wir, die Patienten damit geheilt und ihre Ärzte beruhigt zu haben. Aber nach längerer oder kürzerer Zeit, im Durchschnitt etwa nach sechs Wochen, kamen die Patienten mit den gleichen, manchmal auch mit neuen Beschwerden wieder und verlangten eine neue Untersuchung, die wir dann, um unseren internistischen Standardvorstellungen von »guter Medizin« zu entsprechen, wieder mit der gleichen Gewissenhaftigkeit durchführten.

Nachdem wir das eine Weile getrieben hatten, stellten wir fest, daß die Beschwerden der Patienten nicht nur jedem derartigen »Therapieversuch« trotzten, sondern mit jeder Untersuchung hartnäckiger und für die Patienten – und für ihre Ärzte – quälender wurden. Außerdem machten wir die Erfahrung, daß ein relativ hoher Prozentsatz dieser Patienten Internisten fand, die ihre Beschwerden trotz unseres negativen Organbefundes als organische Krankheit behandelten oder einen Chirurgen, der sie operierte.

Zu unserem Trost stellten wir dann fest, daß andere Kliniker die gleichen Erfahrungen machten. Anläßlich eines Studienaufenthaltes in den USA erzählte mir der Internist Edward Weiss – einer der beiden Autoren des ersten Lehrbuchs für Psychosomatische Medizin – er habe vor seiner »Bekehrung« zur

psychosomatischen Medizin alle Krankenblätter seiner Abteilung der letzten zwei Jahre, die mehr als zwei englische Pfund wogen, heraussuchen lassen und festgestellt, daß sie fast alle von »Drehtür-Patienten« stammten, die immer wieder in die Klinik gekommen und immer wieder von Kopf bis Fuß durchuntersucht worden waren.

Auch den hohen Prozentsatz unnötiger Operationen, die bei diesen Patienten durchgeführt wurden, fanden wir damals bereits in zwei Arbeiten beschrieben (Th. v. Uexküll, 1960). Ein Beispiel dafür, daß chirurgische Eingriffe auch für Nocebo-Wirkungen besonders »effektiv« sein können, ist eine 34jährige Patientin, die wegen Hüftbeschwerden, die von der psychosozialen Situation abhängig waren, einen Orthopäden aufgesucht hatte und die, obgleich röntgenologisch kein größerer Befund zu erheben war, operiert wurde. Damit begann eine 14jährige Patientenkarriere, in deren Verlauf in verschiedenen orthopädischen Kliniken, darunter vier Universitätskliniken, zehn Hüftoperationen mit immer radikaleren Eingriffen durchgeführt wurden (Th. v. Uexküll, 1989).

3 Placebo- und Nocebo-Wirkungen als semiotisches Problem

3.1 Das »Zeichen« als neuer Begriff

Wir haben in Kapitel 1, »Wissenschaftstheorie: ein bio-psycho-soziales Modell«, ein Modell entwickelt, das den menschlichen Körper als gegliedertes System aus Subsystemen beschreibt, die durch Nachrichtennetze miteinander verbunden sind und das selbst wieder in einem ständigen Nachrichtenaustausch mit seiner Umgebung steht. Entscheidend ist, daß lebende Systeme nach diesem Modell auf mechanische Ursachen nicht mit mechanischen Wirkungen reagieren, sondern Veränderungen ihrer Rezeptoren zu Zeichen kodieren, auf die ihre Reaktionen antworten.

Sebeok (1979) betont, das Placebo-Phänomen sei für die Lehre der Zeichen, die Semiotik, ebenso faszinierend wie für die Medizin. Keine der beiden Wissenschaften könne die Rätsel, das es aufgibt, ohne die andere lösen. Ullmann (1962) meint, die Placebo-Erfahrungen würden uns vor ein analoges Problem stellen, wie die Frage nach dem Unterschied zwischen Lärm (Rauschen) und Sprechen. Wenn wir die physikalischen Eigenschaften des Sprechens messen, erhalten wir lediglich Informationen über Lärm; erst die Konzepte der Zeichenlehre machen Mitteilungen über das Sprechen.

Ein wichtiger Beitrag der Semiotik zur Lösung des Placebo-Problems läßt sich aus ihrem Konzept für die Struktur des Zeichens gewinnen, welches Zeichen als »zweiseitig« beschreibt. Dieser Ausdruck besagt, daß Zeichen aus zwei Komponenten aufgebaut sind (Sebeok, 1979). Von diesen ist die eine – nach unserer Terminologie das »Vehikel« ein »*wahrnehmbarer*« (oder *empfindbarer*) Eindruck auf zumindest eines der Sinnesorgane des Empfängers. Die andere Komponente ist eine Information oder Nachricht, d.h. eine Bedeutung, die der Empfänger dem Vehikel erteilt.

Fassen wir therapeutische Maßnahmen, welcher Art auch immer, nach diesem Konzept als Zeichen auf, so können wir an ihnen eine »Vehikel-Komponente« unterscheiden, die physikalische, chemische, elektrische oder ähnliche Wirkungen auf die Sinnesorgane eines Patienten und/oder die Rezeptoren der Zellen und Organe seines Körpers ausübt. Diese Wirkungen lassen sich mit physikalischen, chemischen usw. Methoden messen. Außerdem gibt es eine zweite, die »Informations-« oder »Nachrichten-Komponente«. Sie entspricht dem »geheimnisvollen Etwas«. Sie enthält die Bedeutung, welche der Patient und sein Organismus einer therapeutischen Maßnahme erteilen.

In einem Satz: Die Vehikel-Komponente ist mechanische Energie, die semiotische Komponente ist Bedeutung. Der zweiten Komponente verdanken therapeutische Maßnahmen etwa die Hälfte ihrer heilenden oder schädigenden Kraft. Um Placebo- (und Nocebo-) Wirkungen zu verstehen, müssen wir daher die Hilfe der Zeichenlehre oder Semiotik in Anspruch nehmen (s. Kap. 1, »Wissenschaftstheorie: ...«).

Das hat aber eine unerwartete Konsequenz: Da es praktisch keine therapeutische Maßnahme ohne Placebo- (oder Nocebo-) Wirkung gibt, und da sich überdies die Prozesse nach »Verum«-Gaben im Prinzip nicht von den Vorgängen unterscheiden, die durch Placebo-Gaben ausgelöst werden, wird die Unterscheidung in »Verum« und »Placebo« überhaupt problematisch. Letzten Endes beruht sie auf der noch nicht hinterfragten Vorstellung des alten Modells für den Organismus, nach dem therapeutische Effekte kausalmechanische Wirkungen sein müssen, von denen man alle Effekte zu trennen habe, die nicht als solche Wirkungen zu deuten sind; denn sie könnten ja keine »wirklichen Wirkungen« sein.

3.2 Eine »Pharmakologie« und »Toxikologie« für Nachrichten

Die Konsequenz dieser Überlegungen gipfelt in der Frage nach der Wirkungsweise eines Medikaments an die Pharmakologie. Yates (1991) gibt darauf folgende Antwort:

»Medikamente (therapeutic drogs) sind molekulare Wirkstoffe für die Zielsetzung des Arztes, den Zustand eines Patienten durch Einverleibung ausgewählter chemischer Substanzen in das komplexe System seines Körpers zu bessern. Er erwartet damit eine Folge kausaler Ereignisse in Gang zu setzen, die zu makroskopischen Veränderungen führen, die von dem Arzt beobachtet oder vom Patienten gefühlt werden können. [...] Wir versuchten für eine Therapie, gleichgültig ob sie zu einer objektiv beobachteten oder subjektiv erlebten Veränderung im Zustand des Patienten führt, eine kausale Begründung zu geben.«

Er fährt dann fort, es sei ein Triumph der modernen pharmakologischen Forschung, daß sie gestützt auf molekulare und zellbiologische Untersuchungen, auf Tierversuche und klinische Beobachtung, die kau-

salen Wirkungsmechanismen der meisten Medikamente beschreiben könne. Dadurch entstünde der Eindruck, daß für eine Metaanalyse oder eine semiotische Perspektive keinerlei Bedarf bestehe. Aber, stellt er dann fest, unsere »simple newtonisch-kausale Betrachtungsweise« genüge nicht, um bestimmte Aspekte medikamentöser Therapie zu erklären.

Am offensichtlichsten sei das Ungenügen dieser Betrachtungsweise in der Therapie mit Psychopharmaka. Hier habe sich gezeigt, daß die Wirkungen der Medikamente von Person zu Person und bei derselben Person von Zeit zu Zeit unvorhersehbar variierten, solange man »set« und »setting« nicht berücksichtige. Bei Beachtung dieser beiden Variablen würden die Beobachtungen aber plötzlich klar.

»Set« bezeichnet die Erwartungen, die ein Mensch auf dem Hintergrund seiner Gesamtpersönlichkeit von der Wirkung des Medikaments hat. Unter »setting« versteht man die physische und soziale Umgebung, in der das Medikament genommen wird.

Semiotisch entspricht »set« dem »Interpretanten«, d.h. der Instanz, die – vergleichbar dem Sollwert eines kybernetischen Systems – einer Einwirkung der Umgebung auf einen Rezeptor die Bedeutung erteilt, welche die Umgebung für das System hat; »setting« beschreibt die Bereitschaft der Umgebung, sich dieser Bedeutungserteilung entsprechend gebrauchen (»verwerten«) zu lassen. Beispiele für positive Auswirkungen dieser Bereitschaft sind die beruhigende Gegenwart eines Arztes oder allgemein eine hilfreiche Einstellung der Umgebung, die als »social support« bezeichnet wird. Beispiele für negative Auswirkungen fehlender Bereitschaft sind Objektverluste, d.h. Verluste tragender Beziehungen. »Set« und »setting« bilden auf diese Weise den »Kontext«, in dem Nachrichten ihre Bedeutung erhalten.

Yates (1991) betont, daß sich diese Prinzipien verallgemeinern und in dem Satz zusammenfassen lassen: »*Der Kontext ist das organisierende Prinzip*« (*The context is the operator*). Man könne den Kontext mit der physiologischen Verfassung des Systems gleichsetzen, und wegen der hohen Freiheitsgrade in biochemischen Netzwerken sei es sinnvoll, den hochdimensionalen Zustand als den Kontext aufzufassen, der die Veränderungen bestimmt, die ein Medikament erzielt, das der Arzt verordnet. Diese Veränderungen ließen sich als Interpretation der Nachricht auffassen, die das Medikament vermittelt.

Er schlägt vor, den molekularen Rezeptor lebender Systeme als Brücke zwischen Physiologie und Nachricht (d.h. zwischen Vehikel und Zeichen) aufzufassen. Rezeptoren stünden zwischen chemischen Veränderungen in der Umgebung und Veränderungen der zellulären Dynamik, die Biologen informell als »Interpretationen« der Umgebung (durch die Zelle) auffaßten.

»Rezeptoren binden chemische Substanzen ihrer Umgebung (das entspricht dem Schritt ›Erkennen‹) und modulieren dynamische Möglichkeiten oder Vorgänge innerhalb der Zellen, welche die Rezeptoren tragen (das entspricht dem Schritt ›Aktivierung‹). Semiotisch entspricht er einer Modifikation des Interpretanten (bzw. einer Veränderung des Sollwertes).

Dieser Vorgang geht mit Variationen chemischer Verbindungen als ›second messenger‹ einher, die in der Kette um den Rezeptor zentrierter Ereignisse oft Ströme von Calcium-Ionen oder cyclischen Nucleotiden seien. An der inneren Oberfläche der Zellmembran koordinieren G Proteine die Zellantworten auf eine Vielzahl von Signalen aus der Umgebung« (Linder und Gilman, 1992).

Diese Ausführungen zeigen, daß der Begriff Placebo sinnvoll verwendet, die Unterschiede der Antworten in Rechnung stellt, die in dem systemischen Aufbau eines Menschen Zellen, Organe oder der Gesamtorganismus auf Rezeptorveränderungen durch die Einwirkung von Medikamenten geben.

4 Versuch einer biosemiotischen Analyse

Eine biosemiotische Analyse der Placebo- und Nocebo-Wirkungen muß davon ausgehen, daß »set« und »setting« den Effekt jeder Therapie mitgestalten.

Das ist für »setting« als »therapeutisches Milieu«, oder »aura curae« (Langer) in zahlreichen Untersuchungen nachgewiesen (zitiert bei Fricke, 1983; Shapiro et al., 1978; Honigfeld, 1963; Rashkis und Smarr, 1957), wobei die »Droge Arzt« deren Pharmakologie und Toxikologie Balint (1957) schon vor Jahrzehnten gefordert hat, eine besondere Rolle spielt.

Man hat geglaubt, man könne einen Persönlichkeitsfaktor für »set« identifizieren. Aber die Ansprechbarkeit auf ein Placebo (»responder« oder »non responder«) wechselt von Situation zu Situation (Fricke, 1983). Entscheidend ist die Erwartungshaltung, die ein Patient der Wirkung eines Medikaments entgegenbringt, d. h. semiotisch der »Interpretant«. Bereits die Kenntnis der Wirkungen und Nebenwirkungen von Medikamenten, die bei bestimmten Krankheiten gegeben werden, kann die Erwartungshaltung der Versuchspersonen beeinflussen. So reagierten in einem Versuch, in dem die Wirksamkeit eines Streptomycinpräparats gegen Tuberkulose getestet wurde, 61% der Placebogruppe mit Hörstörungen, die als Nebenwirkung bei Streptomycin bekannt sind (Piechowiack, 1983).

Im Rahmen seiner Untersuchungen hat Beecher (1955, 1960, 1961) den Placebo-Effekt bei experimentell erzeugten Schmerzen mit dem Placebo-Effekt bei Schmerzen als Folge eines organischen Leidens verglichen. In der ersten Gruppe war der Placebo-Effekt minimal (3,6%), in der zweiten Gruppe dagegen fast 10mal so hoch (32,6%). Die Ergebnisse demonstrieren die Wichtigkeit der subjektiv erlebten Situation und die Bedeutung, die Schmerzen für den Betroffenen haben: Die Versuchspersonen konnten den experimentell erzeugten Schmerz jeden Augenblick beenden. Seine Ursache war klar und für ihr künftiges Schicksal bedeutungslos. Die Patienten waren ihren Schmerzen hilflos ausgeliefert, und in ängstlicher Unsicherheit über deren Bedeutung für ihr künftiges Schicksal. In der ersten Situation war die Gabe eines Placebo praktisch wirkungslos. In der zweiten Situation hatte das Placebo einen deutlichen Effekt, der besonders ausgesprochen war, wenn die Patienten befürchteten, ihre Selbstkontrolle zu verlieren. Die Stimmung einer Situation, die Menschen für die Wirkung eines Placebo empfänglich macht, läßt sich nach diesen Befunden als Unsicherheit und Hilflosigkeit beschreiben.

In einer Situation der Hilflosigkeit sind wir von eigenen Ressourcen abgeschnitten und auf fremde Hilfe angewiesen, d. h. »set« und »setting« sind nicht mehr zu trennen. Bei dem Ausbleiben fremder Hilfe kann Hilflosigkeit schnell in Hoffnungslosigkeit übergehen. Schmale (1962) sowie Engel und Schmale (1972) haben festgestellt, daß ein Zustand der Hilf- und Hoffnungslosigkeit mit erhöhter Anfälligkeit für Erkrankungen einhergeht. Im Extremfall kann er zu Rückzug und Selbstaufgabe führen. Die Berichte über psychogenen Tod (Woodoo-Tod) sind in diesem Zusammenhang eindrucksvoll (Literatur bei Kächele, 1970).

Die Empfänglichkeit für Placebo- (und wahrscheinlich auch für Nocebo-) Wirkungen hängt offenbar von dem Grad der Hilflosigkeit ab, in der ein Patient sich und seine Situation erlebt sowie von der Gefahr in Hoffnungslosigkeit abzugleiten. Der Persönlichkeitsfaktor, der die Bereitschaft des Kranken bestimmt, auf ein Placebo anzusprechen – semiotisch der »Interpretant« – wird von der Situation mit ihren physischen und sozialen Ressourcen, also von »set« und »setting«, bestimmt. Beide Faktoren definieren sich gegenseitig in zyklischen Zeichenprozessen (wie es die Modelle des Regelkreises und des Funktionskreises beschreiben).

Wenn man den Gedanken, daß die Beziehungen eines Menschen zu seiner Umgebung aus Zeichenprozessen bestehen, konsequent verfolgt, muß man die Frage nach der Entwicklung dieser Zeichenprozesse vom Säuglingsalter bis zum Spracherwerb stellen. Damit wird der Vorschlag Singers (1984) interessant, die Entwicklung der Beziehungsmuster des Menschen semiotisch nach dem Konzept der Universalkategorien von C. S. Peirce zu deuten. Danach läßt sich die Situation der Hilflosigkeit als »Regression« auf einen frühen Zustand der semiotischen Entwicklung des Menschen interpretieren.

5 Entwicklungspsychologische Aspekte: die drei »Universalkategorien« von Peirce

5.1 Definition dieses Begriffs

Auf den ersten Blick mutet der oben angesprochene Vorschlag sehr theoretisch an. Er eröffnet aber für das Placebo-Problem neue Aspekte. Ich will die Lehre der drei **»Universalkategorien«,** zu der Peirce die Kategorientafeln der Philosophen von Aristoteles bis Kant und Hegel kondensiert hat, und die er **»Erstheit«, »Zweitheit«** und **»Drittheit«** nennt, kurz erläutern und dann die Konsequenzen für die Entwicklungspsychologie und das Placebo-Problem besprechen:

Erstheit ist

»dasjenige, dessen Sein einfach in sich selbst besteht, das weder auf etwas verweist noch hinter einem anderen steht« (Nöth, 1985).

»Stellen Sie sich ein Bewußtsein vor, in dem es ... nichts als eine einfache, positive Beschaffenheit gibt. Ein solches Bewußtsein könnte vielleicht ein Wohlgeruch sein...; oder ... ein unendlicher Todesschmerz. ... Die erste Kategorie ist dann die Empfindungsqualität oder das, was positiv so ist, wie es ist, ohne Rücksicht auf etwas anderes« (Peirce, 1991).

Von den drei Zeichenklassen »Ikon«, »Index« und »Symbol« gehört das **Ikon,** als Zeichen, das allein durch seine Ähnlichkeit auf sein Objekt verweist, zu dieser Kategorie.

Zweitheit ist das Sein in bezug auf ein Zweites. Es ist die Kategorie dessen, das durch sein Dasein auf etwas anderes hinweist.

»Es könnte keine Anstrengung ohne einen entsprechenden Widerstand geben, ebenso wie es keinen Widerstand ohne eine entsprechende Anstrengung gibt, die ihm widersteht« (Peirce, 1991).

Zu dieser Kategorie gehört der **Index,** das Zeichen, das durch räumliche oder zeitliche Verbindung auf sein Objekt hinweist, wie Anstrengung auf Widerstand oder Rauch auf Feuer.

Drittheit stellt schließlich

die Beziehung zwischen einem Ersten und einem Zweiten her. Es ist die Kategorie des Allgemeinen, des Gesetzmäßigen, der Gewohnheit« (Nöth, 1985).

Ihre Zeichenklasse ist das **Symbol.** Zu ihr gehören für Peirce die konventionellen, auf sozialer Übereinkunft beruhenden Zeichen. So sind Sprachen Zeichensysteme, die vorwiegend symbolische Zeichen verwenden. Diese Definition des Symbolbegriffes ist für das Problem der Entwicklung des Denkens und der »Symbolbildung«, wie es z. B. von Bion entwickelt worden ist, von besonderem Interesse.

5.2 Die Konsequenzen für die Entwicklungspsychologie und das Placebo-Problem

Semiotisch würde »**Erstheit**« das früheste Stadium einer Entwicklung beschreiben, in dem Säuglinge nur Qualitäten und Qualitätsunterschiede erleben. Qualitäten werden noch nicht als Eigenschaften bestimmten Phänomenen zugeordnet, sondern als »vorwirkliche Atmosphäre« (Th. v. Uexküll, 1963) erlebt, in der nur eine einzige Zeichenbeziehung existiert: die Ähnlichkeit (Ikonizität) zwischen verschiedenen Intensitätsgraden einer Sensation oder Stimmung oder zwischen verschiedenen Sensationen und Stimmungen.

Die moderne Säuglingsforschung (Stern, 1985) datiert den Beginn des »Bindungsverhaltens«, d. h. der Fähigkeit Beziehungen zur Umgebung auf Grund von Informationen aufzubauen,

»Spätestens nach der Geburt, wenn das abgenabelte Neugeborene seine eigenen physiologischen Rhythmen, zu denen Atmung, Pulsfrequenz, Körpertemperatur, Blutzucker, Hormonspiegel, Schlaf/Wach/-Rhythmen usw. gehören, in eine eigene Ordnung bringen und mit der Umwelt koordinieren muß« (Kap. 14).

»In-formation« bedeutet hier »Entwicklung von Beziehungen: Bindungstheorie« »In-Form-Bringen« als Herstellen einer Übereinstimmung zwischen dem Organismus und seiner Umgebung. Für das früheste Stadium sind Fühlen, Schmecken und Riechen die wichtigsten Modi der Orientierung und Kontaktherstellung und damit die ersten Modi des »In-Form-Bringens«. Die ikonischen Zeichen, die diese Kontakte begründen, werden in Formen eines Erlebens erfahren, die Peirce »**Quali-Zeichen**« nennt. Sie bestehen nur aus Qualitätsunterschieden und schaffen eine »Entsprechung« zwischen Organismus und Umgebung, die als Qualität der »Stimmigkeit« oder »Zusammengehörigkeit« erlebt wird. Die Bedeutung dieser Qualität für Wissen, das nicht auf abstrakte Rationalität reduziert ist, hat sich in dem lateinischen Wort »sapientia« für Weisheit erhalten, das von »sapere« schmecken, kommt.

Gefühle wie Hunger, Durst Wachheit, Müdigkeit aber auch Schmerzen und Angst, vor allem aber ein Grundgefühl, für »heil« – gleich »gesund« – sind »Quali-Zeichen«. Sie bilden das Fundament und den Hintergrund für alle späteren Stadien unseres Erlebens.

»**Zweitheit**« würde die folgende Entwicklungsperiode beschreiben, die von der modernen Säuglingsforschung vom dritten bis sechsten Lebensmonat angesetzt wird. In dieser Zeit beginnt das Kind einen Bewegungsraum zu entdecken, mit dem sich nach Stern ein »sense of agency« (Stern, 1985) entwickelt. Mit ihm tauchen »Hier« und »Dort« sowie »Jetzt« und »Dann«, d. h. indexikalische Zeichenprozesse auf, die nach Peirce als »**Sin-Zeichen**« (d. h. »singuläre Ereignisse«) erlebt werden.

Jetzt würde das Auftauchen von Motiven zu bestimmten Handlungen die Abgrenzung in Subjekt und Objekt innerhalb einer Stimmung einleiten (Th. v. Uexküll, 1963). In dieser Zeit werden in einem intensiven Austausch mit der Mutter »soziale Spiele« eingeübt, die mit Gesichts- und Körperbewegungen sowie rhythmischen Abläufen einhergehen.

»**Drittheit**« würde schließlich das Stadium bezeichnen, in dem das Kind die Fähigkeit der Vorstellung und der sprachlichen Verständigung erwirbt. Jetzt werden symbolische Zeichen, vor allem der Sprache, für den Aufbau einer individuellen Wirklichkeit erworben.

In Phasen einer weitgehenden Regression kann der frühe Zustand der »Erstheit«, der für gewöhnlich nur unterschwellig als »Grundstimmung« in den später erworbenen Zeichenbeziehungen, mitschwingt, wieder vorherrschende Bedeutung gewinnen. Semiotisch ließe sich diese Situation als ein Zurückgeworfensein auf einen Zustand der »Erstheit« mit reinen Quali-Zeichen beschreiben.

Damit entspräche die Situation wieder der Hilflosigkeit kleiner Kinder, die nur ebenso mächtige wie unbegreifliche Wesen (wie sie anfangs von den Eltern verkörpert wurden) aus ihrer Not erlösen und vor dem Abgleiten in Hoffnungslosigkeit bewahren können.

Von den drei Typen der Interpretanten, die Peirce unterscheidet, würde in dieser Situation allein der »emotionale Interpretant« den Eindrücken ihre affektive Bedeutung erteilen. Nöth (1985) charakterisiert ihn folgendermaßen:

»Der emotionale oder auch unmittelbare Interpretant ist das Gefühl (feeling), das ein Zeichen bewirkt. Peirce nennt die Wirkung von Musik als Beispiel für einen emotionalen Interpretanten.«

Diese Überlegungen erlauben uns, die Situation, in der Placebo-Gaben eine Wirkung entfalten, semiotisch zu rekonstruieren. Sie zeichnen das Bild einer Regression auf ein sehr frühes Stadium kindlichen Erlebens von Hilflosigkeit mit einem Wieder-Vorherrschen von Quali-Zeichen. In dieser Situation können beliebige Maßnahmen einer mütterlichen oder väterlichen Person das erlösende Gefühl »Mir wird geholfen« – »Ich erlebe mich nicht mehr als hilflos« – hervorrufen. Semiotisch würde es sich um eine Bedeutungserteilung handeln, die einen beliebigen Eindruck durch seine Verbindung mit der Zuwendung eines Heilbehandlers zu einem ikonischen Zeichen für die Qualität »heil« kodiert und dafür sorgt, daß Selbst und Umwelt, set und setting, wieder zusammenstimmen.

Als Psychoanalytiker und Kinderarzt hat Winnicott (1973) beschrieben, daß Kinder in den ersten Monaten ihres Lebens beliebige Dinge als Vehikel für Zeichen verwenden, die dem Kind das Gefühl einer »Ergänzung« für etwas, das ihm »fehlt«, vermitteln. Er hat dafür die Bezeichnung »Übergangsphänomen« oder »Übergangsobjekt« vorgeschlagen und die Entwicklung dieses Phänomens folgendermaßen beschrieben:

»Die Entwicklungsreihe, die damit beginnt, daß das Neugeborene die Faust in den Mund steckt und (die) schließlich zur Anhänglichkeit an einen Teddybären, eine Puppe oder irgendein anderes Spielzeug führt, zeigt eine große Variationsbreite... All dies bezeichne ich als Übergangsphänomene. Und es läßt sich auch (durch die Beobachtung jedes beliebigen Kleinkindes) feststellen, daß daraus Dinge oder Phänomene hervorgehen können, die für das Kind in der Zeit des Schlafengehens lebenswichtige Bedeutung erlangen und als Abwehr gegen Ängste – vor allem gegen depressive Ängste – verwendet werden, mag es sich dabei um eine Handvoll Wolle, den Zipfel der Decke oder des Kissens, um ein Wort, eine Melodie oder eine stereotype Geste handeln. Häufig gerät das Kind dabei an irgendeinen weichen oder andersartigen Gegenstand, den es dann benutzt; dieser wird dann ein sogenanntes Übergangsobjekt und bleibt für das Kind von Bedeutung.«

Placebo (»Ich werde gefallen«) läßt sich danach sowohl mit den Beobachtungen der Säuglingsforscher (»baby-watcher«) in einem Zusammenhang bringen als auch mit den Winnicottschen Beobachtungen über die Rolle, die Übergangsphänomene für Kinder in Situationen der Bedrohung durch depressive Ängste spielen. Das kann die These stützen, daß die Kategorie der Erstheit einem frühen Stadium der psychischen Entwicklung zuzurechnen ist.

6 Schlußüberlegung

Für unser Verständnis des rätselhaften Vorgangs »Heilen« ist die Feststellung bedeutsam, daß es im Kern unseres Erlebens ein unmittelbares Gefühl für die Qualität »heil«, »ganz«, »integriert« gibt, und daß dieses Gefühl vom ersten Augenblick unseres Daseins die »Einheit des Überlebens aus Organismus und Umwelt« (Bateson, 1985) überwacht.

Wir können die Ontogenese der Persönlichkeit eines Menschen unter dem Aspekt der wachsenden Differenzierung des kindlichen Erlebens als »Verwicklungsreihe« betrachten, in der sich immer wieder neue »Schalen« um ein »Kern-Erleben« legen. Um das Quali-Zeichen »heil« und dessen Stimmung eines Integriert-Seins als Kern würde sich mit der Bindung an die Mutter oder eine Ersatzperson eine zweite Schicht indexikalischer Sin-Zeichen legen und die Entstehung eines sich entwickelnden Kind-Mutter-Systems ermöglichen. Dieser Vorgang entspricht dem Entstehen der Beziehungen zwischen dem Kind und einer mitmenschlichen Umgebung, wie sie die Bindungstheorie (Bowlby, 1975) schildert und wie Lorenz (1963) sie im Tierreich als »Prägung« der Jungen an die Mutter oder den Pfleger beschrieben hat.

Die Kategorie der Drittheit würde dann mit der Vorstellungsfähigkeit und der Ausbildung einer Metaposition den eigenen Zeichenprozessen gegenüber entstehen. Mit ihr würde eine weitere »Verwicklungsphase« beginnen, die den ikonischen Kern »heil« und die indexikalische Schicht »heil in einer mütterlichen Umwelt«, in eine dritte, symbolische Schicht sprachlicher und rationaler Zeichen einhüllen würde.

Natürlich müssen wir die »Reihe der Verwicklungen« auch in den Bereich der endosemiotischen Zeichenprozesse verfolgen, die bereits in das Zeichen »heil« als Elemente »eingepackt« sind. Hier liegt ein weites Gebiet für zukünftige biosemiotische Forschung. Fragen, wie Zeichenprozesse auf der Ebene primärer Gefühlsqualität mit Zeichenprozessen auf der Ebene der Organe und Zellen, z.B. den Zellen des Immunsystems zusammenhängen, zeichnen sich bereits als Forschungsprojekte ab. Als erstes Ergebnis einer Forschung, die zu »endosemiotischen« Prozessen vorstößt, wurde schon die Entdeckung erwähnt, daß der Placebo-Prozeß möglicherweise als »angeborene Bedeutungskoppelung« endosemiotisch mit der Sekretion von Endorphin einhergeht.

KAPITEL 27

Psychoanalyse und psychoanalytisch orientierte Therapieverfahren

Wolfgang Wesiack mit einem Teilbeitrag von Wilfried Biebl
neubearbeitet von Wolfgang Wesiack

Die Psychoanalyse ist nicht nur für die Theorie, sondern ebenso für die therapeutische Praxis der Psychosomatischen Medizin ein Grundelement. Sie soll deshalb nachfolgend sowohl in den Grundzügen ihrer klassischen Form, als auch in ihren für die Psychosomatische Medizin wichtigsten Weiterentwicklungen dargestellt werden.

Um Mißverständnisse zu vermeiden, muß darauf hingewiesen werden, daß man psychotherapeutische Techniken nicht ausschließlich aus Büchern, sondern durch geduldige Übung unter Anleitung und Supervision von Erfahrenen erlernen kann.

In diesem Kapitel wollen wir einen zusammenfassenden Überblick über die von der Psychoanalyse ausgehenden und für die Psychosomatische Medizin bedeutsamen therapeutischen Techniken zu geben, um dann das nächste Kapitel dem diagnostisch-therapeutischen ärztlichen Gespräch zu widmen, das viele Elemente sowohl psychoanalytischer als auch nichtpsychoanalytischer Herkunft enthält.

1 Psychoanalyse

Freud hat uns mehrere Definitionen dessen gegeben, was wir unter Psychoanalyse zu verstehen haben. Eine der klarsten ist am Anfang seines Aufsatzes »Psychoanalyse und Libidotheorie« zu finden. Sie lautet: »Psychoanalyse ist der Name

1. eines Verfahrens zur Untersuchung seelischer Vorgänge, welche sonst kaum zugänglich sind;
2. einer Behandlungsmethode neurotischer Störungen, die sich auf diese Untersuchung gründet;
3. einer Reihe von psychologischen, auf solchem Wege gewonnenen Einsichten, die allmählich zu einer neuen wissenschaftlichen Disziplin zusammenwachsen.«[1]

Über die Grundpfeiler der psychoanalytischen Theorie schreibt Freud in der gleichen Arbeit: »Die Annahme unbewußter seelischer Vorgänge, die Anerkennung der Lehre vom Widerstand und der Verdrängung, die Einschätzung der Sexualität und des Ödipus-Komplexes sind die Hauptinhalte der Psychoanalyse und die Grundlagen ihrer Theorie, und wer sie nicht alle gutzuheißen vermag, sollte sich nicht zu den Psychoanalytikern zählen.«[2] Einige Seiten weiter heißt es: »Die Psychoanalyse ist kein System wie die philosophischen, das von einigen scharf definierten Grundbegriffen ausgeht, mit diesen das Weltganze zu erfassen sucht, und dann, einmal fertig gemacht, keinen Raum mehr hat für neue Funde und bessere Einsichten. Sie haftet vielmehr an den Tatsachen ihres Arbeitsgebietes, sucht die nächsten Probleme der Beobachtung zu lösen, tastet sich an der Erfahrung weiter, ist immer unfertig, immer bereit, ihre Lehren zurechtzurücken oder abzuändern. Sie verträgt es so gut wie die Physik oder die Chemie, daß ihre obersten Begriffe unklar, ihre Voraussetzungen vorläufige sind, und erwartet eine schärfere Bestimmung derselben von zukünftiger Arbeit.«[3]

Viel wichtiger als die Theorie der Psychoanalyse (die sog. »Metapsychologie«, die Freud selber in seiner »Selbstdarstellung« den »spekulativen Überbau der Psychoanalyse« genannt hat, »von dem jedes Stück ohne Schaden und Bedauern geopfert oder ausgetauscht werden kann, sobald eine Unzulänglichkeit erwiesen ist«[4]), ist für unsere Betrachtungsweise die psychoanalytische Methode. Sie ist es, die erstmals einen neuen wissenschaftlichen Zugang zur Subjektivität des Menschen bahnte, der sich bisher zwangsläufig naturwissenschaftlicher Objektivierung verschloß und lediglich philosophischer Kontemplation und Spekulation zugänglich war.

Freud entwickelte seine Methode, nachdem er vorher bei Charcot in Paris und bei Bernheim in Nancy Erfahrungen mit hypnotischen Heilbehandlungen gesammelt hatte, und nachdem er die sog. »kathartische Therapie« Breuers kennengelernt und selbst an einer größeren Anzahl von Kranken erprobt hatte. Bei den Hypnosetherapien lernte er den Einfluß der ärztlichen Suggestionen, aber auch die Kraft der unbewußten Phantasien kennen, während ihm die kathartische Therapie Breuers zeigte, daß es mit ihrer Hilfe in Hypnose gelang, »seelische Vorgänge zu einem anderen als dem bisherigen Verlaufe zu bringen, der in die Symptombildung eingemündet hat«.[5]

Breuer und Freud erklärten sich die therapeutische Wirksamkeit dieses Verfahrens mit der »Abfuhr« bzw. dem »Abreagieren« des bis dahin gleichsam

---

[1] Vgl. S. Freud (1923): Ges. W. Bd. XIII S. 211.
[2] Vgl. S. Freud (1923): Ges. W. Bd. XIII S. 223.
[3] Vgl. S. Freud (1923): Ges. W. Bd. XIII S. 229.
[4] Vgl. S. Freud (1925): Ges. W. Bd. XIV S. 58.
[5] Vgl. S. Freud (1904): Ges. W. Bd. V S. 4.

»eingeklemmten« Affektes, der an unterdrückten seelischen Aktionen gehaftet hatte.[6] Freud verzichtete später auf Suggestion und Hypnose, »da das Hypnotisiertwerden, trotz aller Geschicklichkeit des Arztes, bekanntlich in der Willkür des Patienten liegt ...«[7], und ersetzte sie durch die Technik der freien Assoziation. »Die technische Grundregel, dieses Verfahren der ›freien Assoziation‹, ist seither in der psychoanalytischen Arbeit festgehalten worden. Man leitet die Behandlung ein, indem man den Patienten auffordert, sich in die Lage eines aufmerksamen und leidenschaftslosen Selbstbeobachters zu versetzen, immer nur die Oberfläche seines Bewußtseins abzulesen und einerseits sich die vollste Aufrichtigkeit zur Pflicht zu machen, andererseits keinen Einfall von der Mitteilung auszuschließen, auch wenn man 1. ihn allzu unangenehm empfinden sollte, oder wenn man 2. urteilen müßte, er sei unsinnig, 3. allzu unwichtig, 4. gehöre nicht zu dem, was man suche. Es zeigt sich regelmäßig, daß gerade Einfälle, welche die letzterwähnten Ausstellungen hervorrufen, für die Auffindung des Vergessenen von besonderem Wert sind.«[8]

Freud ließ dabei seine Patienten, »ohne andersartige Beeinflussung eine bequeme Rückenlage auf einem Ruhebett einnehmen ... während er selbst, ihrem Anblick entzogen, auf einem Stuhle hinter ihnen«[9] Platz nahm.

»Die Erfahrung zeigte bald, daß der analysierende Arzt sich dabei am zweckmäßigsten verhalte, wenn er sich selbst bei gleichschwebender Aufmerksamkeit seiner eigenen unbewußten Geistestätigkeit überlasse, Nachdenken und Bildung bewußter Erwartungen möglichst vermeide, nichts von dem Gehörten sich besonders im Gedächtnis fixieren wolle, und solcher Art das Unbewußte des Patienten mit seinem eigenen Unbewußten auffange. Dann merkte man, wenn die Verhältnisse nicht allzu ungünstig waren, daß die Einfälle des Patienten sich gewisser maßen wie Anspielungen an ein bestimmtes Thema herantasteten, und brauchte selbst nur einen Schritt weiter zu wagen, um das ihm selbst Verborgene zu erraten und ihm mitteilen zu können. Gewiß war diese Deutungsarbeit nicht streng in Regeln zu fassen und ließ dem Takt und der Geschicklichkeit des Arztes einen großen Spielraum, allein wenn man Unparteilichkeit mit Übung verband, gelangte man in der Regel zu verläßlichen Resultaten, d.h. zu solchen, die sich durch Wiederholung in ähnlichen Fällen bestätigten.«[10]

Mit Hilfe dieser Methode gelang es Freud, hinter dem »manifesten Inhalt« auch den »latenten«, d.h. den »dynamisch unbewußten« Teil der Mitteilungen des Patienten zu erfassen, und so kommt er zu den beiden »Grundpfeilern« der psychoanalytischen Technik, die darin bestehen, »daß mit dem Aufgeben der bewußten Zielvorstellungen die Herrschaft über den Vorstellungsablauf an verborgene Zielvorstellungen übergeht, und daß oberflächliche Assoziationen nur ein Verschiebungsersatz sind für unterdrückte tiefer gehende ...«[11]

Die konsequente Anwendung der psychoanalytischen Methode brachte nun Freud eine Reihe von fundamentalen Entdeckungen, wie etwa diese: Die »verborgenen Zielvorstellungen« der Patienten sind ihnen selbst unbewußt und meistens triebbedingt.[12] Da sie mit der Zielvorstellung der Person, den bewußten »Ich«-Anteilen und den im »Über-Ich«[13] introjizierten Normen der Gesellschaft nicht vereinbar sind, werden sie abgewehrt[14] und damit nicht nur am Bewußtwerden, sondern an jeglicher Integration und harmonischen Verschmelzung mit der Gesamtpersönlichkeit gehindert. Die triebbedingten »verborgenen Zielvorstellungen« werden so zu störenden Fremdkörpern innerhalb der psychischen Struktur der Patienten, konstituieren mit den abwehrenden Instanzen »Ich« und »Über-Ich« einen ungelösten intrapsychischen Konflikt und führen so zu den verschiedensten Symptomen.

Die sich daran anschließenden Entdeckungen Freuds waren folgende: Die »verborgenen Zielvorstellungen« der Patienten zeigten sich nicht nur in ihren Träumen, Fehlhandlungen und Symptomen, sondern bereits in allen ihren Äußerungen und Mitteilungen – sofern man nur darauf achtete. Freud erkannte, daß die neurotisch Kranken so gut wie immer sowohl die Person des Arztes als auch alle anderen wichtigen Bezugspersonen, wie z.B. Familienangehörige, Vorgesetzte, Mitarbeiter und Untergebene, unbewußt in ihre neurotischen Konflikte einbeziehen, und nannte dies »die Übertragung«.[15] In der Übertragung manifestieren sich also die alten ursprünglichen und infantilen Verhaltensmuster, die meist mit den Forderungen der Realität unvereinbar sind. Aufgabe der psychoanalytischen Therapie ist es, die Manifestationen der Übertragung möglichst auf den Arzt zu konzentrieren, weil sie auf dieser Ebene einer therapeutischen Bearbeitung und Auflösung am besten zugänglich sind. »Was sind die Übertragungen? Es sind Neuauflagen, Nachbildungen von den Regungen und Phantasien, die während des Vordringens der Analyse erweckt und bewußtge-

---

[6] Vgl. S. Freud (1904): Ges. W. Bd. V S. 4.
[7] Vgl. S. Freud (1904): Ges. W. Bd. V S. 5.
[8] Vgl. S. Freud (1923): Ges. W. Bd. XIII S. 214/215.
[9] Vgl. S. Freud (1904): Ges. W. Bd. V S. 5.
[10] Vgl. S. Freud (1923): Ges. W. Bd. XIII S. 215.
[11] Vgl. S. Freud (1900): Ges. W. Bd. II/III S. 536/537.
[12] Der Triebbegriff und die Trieblehre haben für die psychoanalytische Betrachtungsweise eine zentrale Bedeutung. In der psychoanalytischen Theorie haben »Trieb«-Kräfte ihren Ursprung in einer somatischen Triebquelle. Sie repräsentieren sich durch ihren dranghaften Charakter, werden durch ihre Vorstellungs- und Affektrepräsentanzen psychisch deutlich und suchen ihr Ziel in der Befriedigung an einem Objekt (s.a. Loch: Die Krankheitslehre der Psychoanalyse, S. 17ff.).
[13] In seiner zweiten Theorie des psychischen Apparates unterscheidet Freud drei psychische Instanzen: Das Es, das Ich und das Über-Ich. Das Es bildet das Hauptreservoir der psychischen Energie, der Triebe. Es ist unbewußt. Das Über-Ich wird durch Verinnerlichung der elterlichen Gebote und Verbote gebildet, während das Ich zwischen den triebbedingten Ansprüchen des Es, den Geboten des Über-Ich und den Forderungen der Realität vermitteln muß. (s.a. z.B. Loch: Die Krankheitslehre der Psychoanalyse, S. 27ff.).
[14] Der »Abwehr«-Begriff ist ebenfalls ein Zentralbegriff der psychoanalytischen Theorie. Mit Hilfe verschiedener Abwehrmechanismen versucht sich das Ich der Triebansprüche des Es zu erwehren (s.a. Anna Freud: Das Ich und die Abwehrmechanismen und Loch: Die Krankheitslehre der Psychoanalyse , S. 38 f.).
[15] s.a. Sandler et al., 1973.

macht werden sollen, mit einer für die Gattung charakteristischen Ersetzung einer früheren Person durch die Person des Arztes.«[16]

Die sich in allen mitmenschlichen Beziehungen manifestierende Übertragung nannte Argelander später treffend »die Szene« und meint damit die »situationsgerechte Darstellung einer unbewußten, infantilen Konfiguration – einer relativ stabilen, persönlichkeitsgebundenen Triebszene«.[17] Demnach ist »szenisches Verstehen« eine der wichtigsten Aufgaben des Psychoanalytikers. Da sich »die Szene« im Gegensatz zu anderen objektiven und subjektiven Informationen des Patienten, die oft erst nach längerer Zeit zu erhalten sind, meist »in Sekundenschnelle« schon im ersten Sprechstundeninterview entfaltet, ist das »szenische Verstehen« vor allem für die Sprechstundentherapie von überragender Bedeutung.[18]

Bei dem Versuch, die »verborgenen Zielvorstellungen« der Patienten bewußtzumachen und den intrapsychischen Konflikt und die Übertragung durchzuarbeiten, stieß Freud auf das Phänomen des Widerstandes und stellte fest: »Der Widerstand in der (psychoanalytischen) Kur geht von denselben höheren Schichten und Systemen des Seelenlebens aus, die seinerzeit die Verdrängung durchgeführt haben.«[19]

Nach Greenson (1973) umfaßt die psychoanalytische Technik vier mehr oder weniger deutlich voneinander unterschiedene Verfahren: die Konfrontation, die Klärung, die Deutung und das Durcharbeiten. Die Konfrontation mit dem und die Klärung des Konfliktes des Patienten bereiten die Deutung vor, die das Herzstück und das Spezifische der Psychoanalyse darstellt. Durch die Deutung werden unbewußte Phänomene bzw. unbewußte Anteile der »Situation« (im Sinne unseres Situationskreismodells, s. a. Kap. 1) bewußtgemacht. Das zeitraubendste Element der psychoanalytischen Therapie ist aber meist das Durcharbeiten, weil sich neue Einsichten im allgemeinen nicht sofort, sondern erst allmählich und unter Überwindung von Widerständen in Verhaltensänderungen umsetzen lassen.

Hier möchte ich einige Anmerkungen darüber machen, wie sich Theorie und Praxis der Psychoanalyse zwanglos in das im einführenden Kapitel entwickelte Situationskreismodell einfügen lassen:

Zunächst wird die Problemsituation des Patienten durch die Konfrontation mit dem Konflikt und seiner eventuellen weiteren Klärung etwas aufgehellt. Bei sehr bewußtseinsnahe gelegenen Konflikten genügen schon manchmal diese ersten beiden Schritte, die die Problemsituation klar herausarbeiten, um dem Patienten selbst die weitere Problemlösung zu ermöglichen und zu überlassen. Häufig gelingt dies dem Patienten selbst jedoch nicht, weil er unfähig ist, die unbewußten Anteile der Situation, meist die triebbedingten Programme, mit den Forderungen des eigenen Über-Ich, der Sozietät und der Außenwelt in Einklang zu bringen. Hier muß durch das Interpretationsangebot (= die Deutung) des Arztes das Programm-Repertoire und damit ein Stück

individueller Wirklichkeit des Patienten verändert und umstrukturiert werden.

Wieso wirken sich jedoch therapeutische Deutungen des Analytikers im günstigen Fall »mutativ« auf das Erleben und damit auch früher oder später auf das Verhalten des Patienten aus? Wieso vermögen sie seine individuelle Wirklichkeit im Sinne des Situationskreismodells zu verändern? Die Antwort darauf scheint mir folgende zu sein: Freud war es durch Schaffung des typischen psychoanalytischen »Settings« gelungen, eine therapeutische oder genauer gesagt eine Lebensatmosphäre zu schaffen, die in mancher Hinsicht die symbiotische Mutter-Kind-Beziehung wiederbelebt. Der den Blicken des entspannt liegenden Patienten entzogene Analytiker ist, wie seinerzeit die verstehende Mutter, einfach da; er kann gehört, aber nicht gesehen, wohl aber »erfühlt« werden.

Die psychoanalytischen Deutungen sind im Gegensatz zu sonstigen Feststellungen des Arztes besonders dann wirksam, wenn es dem Analytiker gelingt, in der Regression auf die symbiotische Stufe (s. a. Kap. 1) die schützende Hülle der »Realität« des Patienten zu durchstoßen und mit ihm gemeinsam in der partiell symbiotischen analytischen Dyade eine neue Wirklichkeit zu konstituieren. Im psychoanalytischen Durcharbeiten wird dann diese neue Wirklichkeit mit der Entwicklung neuer Programme Schritt für Schritt weiter ausgebaut und es werden dabei neue Erlebens- und Verhaltensweisen (= Programme) eingeübt. So vollzieht sich im psychoanalytischen Prozeß ein Stück Neuaufbau von Wirklichkeit.

Dies gilt, in abgeschwächter Form, für die psychoanalytisch orientierten Therapien überhaupt, wie für andere Formen der (Psycho-)Therapie. Auch hier sind die ärztlichen Deutungen und Suggestionen dann besonders wirksam (= mutativ), wenn es gelingt, wie z. B. durch einen Flash (s. u.), die unsichtbare Hülle der »Realität« des Patienten zu durchstoßen und zumindest für Augenblicke die symbiotische Ebene zu erreichen. Im Kapitel 1 haben wir gezeigt, wie im symbiotischen Funktionskreis in der Interaktion zwischen Mutter und Kind »Wirklichkeit« entsteht; gelingt es dem Arzt (bzw. dem Psychoanalytiker) mit seinem Patienten zumindest partiell auf diese Stufe zu regredieren, dann vollzieht sich hier ein ähnlicher kreativer Prozeß und es entsteht zwischen Arzt und Patient ein Stückchen »gemeinsamer Wirklichkeit«.

Nach diesen Ausführungen über das Situationskreiskonzept und die Freudsche psychoanalytische Methode, die erstmals einen wissenschaftlichen Zugang zur Subjektivität, also gewissermaßen zum Persönlichkeitskern der Patienten ermöglichte, müssen wir noch ein Ergebnis dieser Methode, nämlich die Theorie der Symptombildung, näher ins Auge fassen.

---

[16] Vgl. S. Freud (1904): Ges. W. Bd. V S. 279.
[17] Vgl. A. Argelander: Die szenische Funktion des Ichs ... Psyche 24 (1970) S. 325.
[18] Vgl. O. Goldschmidt, 1973.
[19] Vgl. S. Freud (1920): Ges. W. Bd. XIII S. 17.

Bereits 1896 erkannte Freud, daß die Symptome bei den Psychoneurosen »... Kompromißbildungen zwischen den verdrängten und den verdrängenden Vorstellungen«[20] darstellen. 20 Jahre später schrieb er in den berühmten »Vorlesungen zur Einführung in die Psychoanalyse«: »Von den neurotischen Symptomen wissen wir bereits, daß sie der Erfolg eines Konfliktes sind, der sich um eine neuere Art der Libidobefriedigung erhebt. Die beiden Kräfte, die sich entzweit haben, treffen im Symptom wieder zusammen, versöhnen sich gleichsam durch den Kompromiß der Symptombildung. Darum ist das Symptom auch so widerstandsfähig; es wird von beiden Seiten her gehalten. Wir wissen auch, daß der eine der beiden Partner des Konfliktes, die unbefriedigte, von der Realität abgewiesene Libido ist, die nun andere Wege zu ihrer Befriedigung suchen muß. Bleibt die Realität unerbittlich, auch wenn die Libido bereit ist, ein anderes Objekt an Stelle des versagten anzunehmen, so wird diese endlich genötigt sein, den Weg der Regression einzuschlagen und die Befriedigung in einer der bereits überwundenen Organisationen oder durch eines der früher aufgegebenen Objekte anzustreben. Auf den Weg der Regression wird die Libido durch die Fixierung gelockt, die sie an diesen Stellen ihrer Entwicklung zurückgelassen hat.«[21]

In dem oben zitierten Freud-Text sind wir auf zwei weitere psychoanalytische Grundbegriffe, nämlich »Libido« und »Regression«, gestoßen, die noch kurz erklärt werden müssen. »Libido ist ein Ausdruck aus der Affektivitätslehre. Wir heißen so die – als quantitative Größe betrachtete – wenn auch derzeit nicht meßbare – Energie solcher Triebe, welche mit all dem zu tun haben, was man als Liebe zusammenfassen kann.«[22] Der Freudsche Begriff der Libido ist dadurch gekennzeichnet, daß er qualitativ auf den Sexualtrieb und seine verschiedenen Ausprägungen bezogen ist, darüber hinaus aber als quantifizierbare psychische Energie aufgefaßt wird. Nach Freud durchläuft die Libido in der psychosexuellen Entwicklung jedes Individuums die »orale«[23], die »anale«[24] und die »phallische«[25] Stufe, ehe sie in der Pubertät die reife »genitale« Stufe erreicht (Engel, 1970; Erikson, 1965). Jede dieser Entwicklungsstufen ist wiederum mit bestimmten »Objektbeziehungen« verknüpft, denn die Libido ist immer auf ein Objekt gerichtet. Dieses Objekt muß nicht immer eine wichtige Bezugsperson, sondern kann auch, je nach Organisations- und Reifungsstufe der Libido, lediglich ein Teil von ihr (etwa die Mutterbrust) sein. Wenn sich die Libido von den Objekten der Umwelt zurückzieht und sich dem eigenen Selbst, dem eigenen Körper oder Teilen desselben zuwendet, dann sprach Freud in Anlehnung an die griechische Mythologie, in der der Jüngling Narkyssos in sein eigenes Spiegelbild verliebt war, von Narzißmus.

Die verschiedene Stufen durchlaufende Entwicklung bzw. Organisation der Libido kann gestört werden, wodurch es zu Fixierungen auf den einzelnen Stufen kommen kann. Im Gegensatz zur Fixierung spricht man von Regression, wenn das Individuum eine bereits erreichte Entwicklungsstufe wieder aufgibt und auf eine bereits früher durchlaufene Stufe der psychosexuellen Entwicklung bzw. Objektbeziehung zurückfällt. Diese summarische Kenntnis der psychoanalytischen Grundbegriffe ist nötig, falls man die psychoanalytische Theorie der Symptombildung verstehen will.

Obwohl Freud selbst Organkranke nie behandelt hat und allen Versuchen einiger seiner Schüler, die psychoanalytische Methode auch auf Organkranke anzuwenden, mit erheblicher Zurückhaltung begegnete, wurde er doch zum Initiator der modernen Psychosomatischen Medizin. Cremerius hat in seiner Übersichtsarbeit »Freuds Konzept über die Entstehung psychogener Körpersymptome« (1957) dargestellt. Demnach hat Freud schon sehr früh sowohl beim Studium der Hysterie als auch bei der Angstneurose die Entstehung grundsätzlich verschiedener psychogener Körpersymptome beobachten können. Wie wir oben gehört haben, erkannte Freud, daß der neurotische Konflikt aus dem Gegensatz zwischen unbefriedigten Triebwünschen und abwehrenden Instanzen besteht, und daß man die Symptome am besten als »Kompromißbildungen zwischen den verdrängten und den verdrängenden Vorstellungen« auffassen könne. »Bei der Hysterie erfolgt die Unschädlichmachung der unverträglichen Vorstellung dadurch, daß deren Erregungssumme ins Körperliche umgesetzt wird, wofür ich den Namen der Konversion vorschlagen möchte.«[26] Diese Umsetzung der »Erregungssumme ins Körperliche« konnte sich Freud offenbar nur mit Hilfe eines quantitativen Libidobegriffes vorstellen. Obwohl der Konversionsbegriff inzwischen durch Deutsch (1959), Rangell (1969) und andere eine erhebliche Erweiterung erfahren hat, ist er nach wie vor auch für die Psychosomatische Medizin ein Grundbegriff, mit dessen Hilfe wir einen Teil der psychosomatischen Symptombildung erklären können.

Völlig anders geartete Körpersymptome entdeckte Freud beim Studium der Angstneurose: Es sind dies vasomotorische Störungen, wie Tachykardie und Schwindelzustände, Störung der Atmung, Schweißausbrüche, Zittern und Schütteln, Heißhunger, Durchfälle und Parästhesien. Er schreibt, daß sich die Psyche so verhalte, »als projiziere sie die Erregung nach außen« und »das Nervensystem reagiert gegen eine innere Erregungsquelle wie in dem entsprechenden Affekt gegen eine analoge äußere«.[27]

---

[20] Vgl. S. Freud (1896): Ges. W. bd. I S. 387.
[21] Vgl. S. Freud (1917): Ges. W. Bd. XI S. 373.
[22] Vgl. S. Freud (1921): Ges. W. Bd. XIII S. 98.
[23] Erste Stufe der Libidoentwicklung. Die Lustempfindungen sind vorwiegend um die Mundzone zentriert.
[24] Zweite Stufe der Libidoentwicklung, in der die Vorgänge der Defäkation (Ausstoßen/Zurückhalten) von besonderer Bedeutung sind.
[25] Auf dieser Entwicklungsstufe rückt das Genitale in den Mittelpunkt des Interesses. Nach der psychoanalytischen Theorie besteht die Unterscheidung der Geschlechter auf dieser Entwicklungsstufe in der Feststellung a) mit Phallus (männlich) oder b) ohne Phallus (kastriert bzw. weiblich).
[26] Vgl. S. Freud (1894): Ges. W. Bd. I S. 63.
[27] Vgl. S. Freud (1895): Ges. W. Bd. I S. 339.

Der Mechanismus der körperlichen Symptomentstehung ist also bei der Hysterie und bei der Angstneurose nach Freud wesensverschieden. Bei der Hysterie entsteht das Symptom durch Konversion und es ist der Repräsentant eines ins Unbewußte verdrängten Erlebnisses. Bei der Angstneurose entsteht jedoch das Symptom durch Projektion der Angstquelle nach außen oder ist überhaupt nicht im Bewußtsein enthalten, und es ist lediglich das somatische Äquivalent eines psychischen Zustandes, nämlich der Angst.

Diese von Freud erstmals beschriebene Unterscheidung einerseits von Konversionssymptomen bei der Hysterie, die Kompromißbildungen eines intrapsychischen Konfliktes sind und somit verdrängte Triebwünsche repräsentieren bzw. ausdrücken, und andererseits körperlichen Begleitsymptomen bei der Angstneurose, die keine verdrängten Triebwünsche ausdrücken, sondern lediglich somatische Angstäquivalente sind, wurde später von vielen psychosomatischen Forschern übernommen. So unterschieden z. B. Fenichel (1945) Konversionssymptome und Organneurosen, Alexander (1951) Konversionsneurosen und vegetative Neurosen und Th. v. Uexküll (1963) Ausdrucks- und Bereitstellungserkrankungen. Allen diesen Unterscheidungen liegt der Freudsche Gedanke zugrunde, daß viele Körpersymptome als Kompromißbildungen und Repräsentanten unterdrückter Triebwünsche aufgefaßt werden können, andere aber lediglich Begleitsymptome verschiedener Affekte sind und somit im Gegensatz zu den ersteren nichts repräsentieren bzw. ausdrücken, also auch nicht symbolisch interpretiert werden können.

Neben diesen beiden von Freud entwickelten und von der Psychosomatischen Medizin übernommenen Grundbegriffen, nämlich der Konversion und dem Affektäquivalent, wurde für manche Autoren auch Freuds Narzißmuskonzept zur wichtigen theoretischen Grundlage der Psychosomatischen Medizin. Wir haben bereits festgestellt, daß Freud sich die »Libido« als prinzipiell quantifizierbare psychische Energie vorstellte, die das Individuum zu den Objekten aussendet, und er sprach von Narzißmus, wenn diese Libido von den Objekten abgezogen und auf das Individuum selbst zurückgezogen wurde. Psychosen und hypochondrische Zustände erklärte er libidotheoretisch so, daß bei diesen Krankheitszuständen die »Objektlibido« aufgegeben und in das Ich zurückgenommen wurde. So schreibt er z. B. in seiner Arbeit »Zur Einführung des Narzißmus«: »Wir bilden so die Vorstellung einer ursprünglichen Libidobesetzung des Ichs, von der später an die Objekte abgegeben wird, die aber, im Grunde genommen, verbleibt und sich zu den Objektbesetzungen verhält wie der Körper eines Protoplasmatierchens zu den von ihm ausgeschickten Pseudopodien. Dieses Stück der Libidounterbringung mußte für unsere von den neurotischen Symptomen ausgehende Forschung zunächst verdeckt bleiben. Die Emanationen der Libido, die Objektbesetzungen, die ausgeschickt und wieder zurückgezogen werden können, wurden

uns allen auffällig. Wir sehen auch im groben einen Gegensatz zwischen der Ichlibido und der Objektlibido. Je mehr die eine verbraucht, desto mehr verarmt die andere. Als die höchste Entwicklungsphase, zu der es die letztere bringt, erscheint uns der Zustand der Verliebtheit, der sich uns wie ein Aufgeben der eigenen Persönlichkeit gegen die Objektbesetzung darstellt und seinen Gegensatz in der Phantasie (oder Selbstwahrnehmung) der Paranoiker vom Weltuntergang findet.«[28]

Im Gegensatz zu den Psychoneurosen, die Freud auch »Übertragungsneurosen« nannte, weil bei ihnen die »Objektlibido« auf den Arzt übertragen und damit der neurotische Konflikt in der Analyse bearbeitet werden konnte, nannte Freud die Psychosen, psychotischen Reaktionen und Hypochondrien »narzißtische Neurosen«, weil die Libido bei diesen Krankheitsbildern ganz auf das Individuum zurückgezogen ist. Er war deshalb auch überzeugt, daß diese Krankheitsbilder einer psychoanalytischen Behandlung grundsätzlich nicht zugänglich sind, weil ja das Prinzip der psychoanalytischen Therapie in der deutenden Bearbeitung von Übertragung und Widerstand besteht und zwangsläufig da nicht anwendbar ist, wo es keine Übertragung gibt. Die inzwischen gesammelten Erfahrungen bei der psychoanalytischen Behandlung von Psychosen haben allerdings gezeigt, daß auch Psychotiker »übertragen«. Allerdings entnehmen sie die ihren »Übertragungen« zugrundeliegenden Verhaltensmuster sehr frühen Entwicklungsstadien, und es ist letztlich eine Frage der Definition, ob man diese Form der Beziehung zum Therapeuten noch Übertragung nennt oder nicht. Kein Zweifel aber kann darüber bestehen, daß die Beziehung, d. h. Übertragung des neurotisch Kranken zum Therapeuten eine andere ist als die des psychotisch Kranken und daß Freuds Unterscheidung in »Übertragungsneurosen« und »narzißtische Neurosen« jenseits von theoretischen und terminologischen Schwierigkeiten zwei wichtige unterschiedliche Sachverhalte kennzeichnet.

Meng machte bei der psychoanalytischen Behandlung von Patienten mit Magersucht, Tuberkulose, Diabetes und Gallenleiden schon sehr früh die Beobachtung, daß diese Patienten frühe Ich-Schädigungen, wie wir sie sonst nur bei Psychosen zu beobachten gewöhnt sind, und einen weitgehenden Rückzug der Objektlibido, entsprechend dem Freudschen Konzept der narzißtischen Neurose, aufweisen, und machte deshalb bereits 1934 den Vorschlag, diese Erkrankungen nicht als Organneurosen, sondern als »Organpsychosen« aufzufassen.

Die von Freud libidotheoretisch interpretierte Zweiteilung der psychischen Erkrankungen in »Übertragungsneurosen«, die der psychoanalytischen Therapie zugänglich sind, und in »narzißtische Neurosen«, die der psychoanalytischen Therapie nicht zugänglich sind, wurde später durch Balints Theorie der Grundstörung noch präzisiert.

---

[28] Vgl. S. Freud (1914): Ges. W. Bd. X S. 141.

2 Die psychoanalytisch orientierten Psychotherapien

Das Ziel der Psychoanalyse, das mittels deutender Bearbeitung von Übertragung und Widerstand erreicht werden soll, hat Freud folgendermaßen definiert: »Die Psychoanalyse ist ein Werkzeug, welches dem Ich die fortschreitende Eroberung des Es ermöglichen soll«[29]: »Wo Es war, soll Ich werden.«[30] Dieses weitgesteckte Ziel wird mittels der psychoanalytischen Behandlungsmethode zu erreichen gesucht.

Um die klassische Psychoanalyse von den psychoanalytisch orientierten Therapieverfahren, denen ebenfalls die Theorie der Psychoanalyse zugrunde liegt, abzugrenzen, hat man sich darauf geeinigt, von Psychoanalyse im klassischen Sinne nur dann zu sprechen, wenn die Therapie den Freudschen Vorschriften entsprechend im Liegen und zwar mindestens drei- bis viermal wöchentlich durchgeführt wird. Alle anderen von der Psychoanalyse abgeleiteten Therapieformen nennt man psychoanalytisch orientierte Therapieverfahren. Sie sind dadurch gekennzeichnet, daß sie an der Theorie der Psychoanalyse und an Freuds Forderung »dem Ich die fortschreitende Eroberung des Es« zu ermöglichen, festhalten, das ursprüngliche psychoanalytische »Setting« der viermal wöchentlichen Behandlung auf der Couch aber modifiziert bzw. aufgegeben haben.

Wir werden uns hier nur auf eine kurze Charakterisierung und Beschreibung jener Methoden beschränken, die für den Psychosomatiker besonders bedeutsam sind und denen keine gesonderten Kapitel innerhalb dieses Lehrbuches gewidmet wurden: die analytische Psychotherapie , die Fokaltherapie, die Flash-Technik und die analytisch orientierte Notfallpsychotherapie .

Dic Mcthoden der Fokal , Flash- und Notfallpsychotherapie spielen als Kurzspychotherapie eine besondere Rolle. Da letztere aber auch aus anderen Elementen besteht, wird anschließend in einem gesonderten Kapitel noch auf die Sprechstundenpsychotherapie eingegangen werden.

Luborsky (1984) hat, basierend auf jahrzehntelanger Forschungsarbeit, neue Grundlagen zum Verständnis des psychoanalytischen und psychotherapeutischen Prozesses erarbeitet. Er gab die klassische Trennung in zudeckende und aufdeckende psychotherapeutische Methoden auf und unterscheidet auch im psychoanalytischen Prozeß die supportive Beziehung von den expressiven Methoden. Durch die Konzepte der »hilfreichen Beziehung« und des »zentralen Beziehungskonfliktes« hat Luborsky zwei Eckpfeiler jedes psychotherapeutischen Prozesses herausgearbeitet.

2.1 Die analytische Psychotherapie

Die geringste Modifikation der klassischen psychoanalytischen Technik stellt die analytische Psychotherapie dar. Die Behandlung erfolgt in der Regel auf der Couch und nur in Ausnahmefällen im Sitzen. Die Stundenzahl ist jedoch auf ein bis drei, am häufigsten wohl auf zwei Wochenstunden reduziert. Die im Abschnitt 1 in diesem Kapitel beschriebene Technik der Psychoanalyse wird im Grundsatz unverändert beibehalten, wobei allerdings zu berücksichtigen bleibt, daß die Verringerung der Behandlungsstunden pro Woche häufig eine geringere Regression des Patienten in der Behandlung zur Folge hat, d.h., die sog. »Übertragungsneurose« ist nicht so stark ausgebildet wie in der klassischen Psychoanalyse. Dadurch sieht sich der Therapeut in der analytischen Psychotherapie manchmal genötigt – was bei richtiger Handhabung nicht unbedingt ein Nachteil sein muß – sich etwas aktiver zu verhalten als in der klassischen Psychoanalyse.

Meist sind es zeitliche und finanzielle, also außerhalb des eigentlichen Krankheitsgeschehens liegende Gründe, die zur Anwendung dieser Behandlungsmodifikaton zwingen. Indiziert ist die analytische Psychotherapie bei allen der klassischen Psychoanalyse zugänglichen Erkrankungen, in erster Linie also bei den Psychoneurosen. Darüber hinaus wird sie auch bei psychosomatischen Erkrankungen, bei Charakterstörungen, Süchten, Perversionen und neurotisch-psychotischen Grenzfällen (sog. »borderline cases«) und vereinzelt auch bei Psychosen angewandt.

Wie die klassische Psychoanalyse, ist auch die analytische Psychotherapie dann indiziert, wenn vor allem eine psychische Strukturänderung des Patienten und nicht lediglich eine Symptombeseitigung intendiert wird. Je stärker die Strukturänderung des Patienten angestrebt wird, um so eher wird man sich für die klassische Psychoanalyse entscheiden. Ist die therapeutische Zielsetzung, was häufig der Fall sein wird, nur auf eine bessere Einsichtsfähigkeit und verbesserte Lebensbewältigung des Patienten ausgerichtet, so ist die analytische Psychotherapie der klassischen Psychoanalyse sogar vorzuziehen.

2.2 Die Fokaltherapie

Der Wunsch, die psychoanalytische Behandlung abzukürzen, ist nahezu so alt wie die Psychoanalyse selbst. Bereits 1913 hat Freud in seiner Arbeit »Zur Einleitung der Behandlung« gesagt: »die Abkürzung der analytischen Kur bleibt ein berechtigter Wunsch ...« Er hat aber gleich einschränkend hinzugefügt: »Es steht ihr leider ein sehr bedeutsames Moment entgegen, die Langsamkeit, mit der sich tiefgreifende seelische Veränderungen vollziehen, in letzter Linie wohl die ›Zeitlosigkeit‹ unserer unbewußten Vorgänge.«[31] Freuds ambivalente Einstellung zur Kurzpsychotherapie spiegelt sich bis heute in den Diskussionen der Psychoanalytiker wider. Der klinisch und praktisch arbeitende Psychosomatiker wird allerdings an der Notwendigkeit einer psychoanalytischen Kurzpsychotherapie nicht mehr zweifeln können.

---

[29] Vgl. S. Freud (1923): Ges. W. Bd. XIII S. 286.
[30] Vgl. S. Freud (1932): Ges. W. Bd. XV S. 86.
[31] Vgl. S. Freud (1913): Ges. W. Bd. VIII S. 462.

Die ersten Versuche, die Psychoanalyse »aktiver« und damit kürzer zu gestalten, sind von Ferenczi (1939) und von Stekel (1938) unternommen worden. Ende der vierziger Jahre entwickelten dann Deutsch (1949) die »Sektor«- und Alexander (1949) die »Vektor-Therapie«. Erst durch die Arbeitskreise um Bellak und Small (1972) und um Balint (1972) (s.a. Malan, 1965) wurde die analytische Kurzpsychotherapie und insbesondere die Fokaltherapie in ihrer heutigen Form geschaffen.

Die systematische Erforschung der Kurzpsychotherapie verdanken wir den umfangreichen Forschungsprogrammen von Strupp und Binder (1984). Die Behandlung wird im allgemeinen auf 25 Sitzungen begrenzt, in der nach Herausarbeitung des »dynamischen Fokus« die »Inszenierungen« (enactments) des Patienten im Umgang mit seinen wichtigsten Beziehungspersonen, den »bedeutsamen Anderen« (significant others), hier vertreten durch den Therapeuten, durchgearbeitet werden.

Nach D. Beck ist die Fokaltherapie indiziert »bei relativ Ich-starken Patienten mit gutem Behandlungsmotiv, bei denen sich ein umschriebenes Problem als Therapieziel finden läßt, und die mit ihrem Therapeuten und seinen Deutungen arbeiten können« (1974).

Sie wird im Sitzen, in der Regel einmal wöchentlich, durchgeführt und umfaßt einen Behandlungsumfang von 10 bis 30 Behandlungsstunden. Die therapeutischen Interventionen (= Deutungen + Durcharbeiten) werden fast ausschließlich auf das vorher als Fokus definierte Problem ausgerichtet, unter relativer Vernachlässigung aller anderen Probleme des Patienten.

Dies soll durch ein Beispiel, das auch gleichzeitig als Beispiel für eine Notfalltherapie gelten kann, illustriert werden:

Eine 45jährige unverheiratete Angestellte erkrankt an Symptomen einer depressiven Erschöpfung. Sie fühlt sich zunehmend beruflich und persönlich überfordert, wird zunächst völlig appetit- und teilnahmslos und psychisch »wie gelähmt«. Todesängste stellen sich ein und steigern sich nachts zu panikartigen Zuständen. Wegen starker stenokardischer Beschwerden, die in den linken Arm ausstrahlen und von Schwindelzuständen begleitet sind, wird die Patientin ins Krankenhaus eingewiesen. Dort wird ein »nervöser Erschöpfungszustand mit hypotonen Kreislaufregulationsstörungen« diagnostiziert und ein psychischer Hintergrund vermutet.

Zum Erstinterview wird sie von ihrem um fast 30 Jahre älteren Freund gebracht und meint, etwas verlegen, als ob sie sich dessen schämen müßte, daß sie einen totalen Zusammenbruch erlitten habe und am Ende ihrer Kräfte sei, daß ihr Leben vermutlich bald zu Ende gehen werde, obwohl die Krankenhausärzte an ihrem Herzen bisher noch keinen ernsten organischen Schaden feststellen konnten. Während des Gesprächs ist sie offensichtlich bemüht, mit dem Arzt zusammenzuarbeiten, und macht im ganzen einen etwas zwanghaften Eindruck. Sie berichtet, daß sie als Tochter eines Großgrundbesitzers in den ehemals deutschen Ostgebieten aufgewachsen sei. Zur Mutter habe sie kein gutes Verhältnis gehabt, weil diese sie gegenüber dem älteren Bruder und der jüngeren Schwester »vernachlässigt« habe. Der Vater sei ein »fernes Ideal« gewesen, von dem sie aber »nicht genügend Sicherheit« bekommen habe. Die Ehe der Eltern sei nicht gut gewesen. Sie und ihre Geschwister seien »streng und gottesfürchtig« erzogen worden. Als sie 13 Jahre alt war, sei bei ihr eine Schieloperation durchgeführt worden, und ein Jahr darauf sei der Vater im Krieg gefallen. Nach dem Krieg habe sie zunächst mit der Mutter und beiden Geschwistern in ärmlichsten Verhältnissen gelebt. Die ganzen Anstrengungen der Familie waren darauf ausgerichtet, dem Bruder, dem »Star der Familie«, ein Studium zu ermöglichen.

Sie habe sich dann in zäher Arbeit nach dem Abitur und nach einer kaufmännischen Lehre zur Abteilungsleiterin eines großen Unternehmens hochgearbeitet. Die Arbeit sei ihr ganzer Lebensinhalt gewesen. Seit vor eineinhalb Jahren durch Organisationsveränderungen des Betriebes einen jüngeren Vollakademiker zum Vorgesetzten bekommen habe, fühle sie sich durch die Arbeit in zunehmendem Maße überfordert, habe aber in eiserner Disziplin ausgehalten.

Freunde und Freundinnen hatte sie in ihrer Jugend eigentlich kaum. Im Alter von 35 Jahren hatte sie ein erstes und nur flüchtiges sexuelles Erlebnis. Seit 8 Jahren hat sie nun mit ihrem ehemaligen, inzwischen pensionierten Chef eine intime Freundschaft. Obwohl seine Ehe »ganz zerrüttet« sei, belasten sie diese »ungeklärten Verhältnisse« ebenso wie ihre nach wie vor bestehenden sexuellen Hemmungen und das Alter ihres Freundes.

Über die mögliche Verursachung ihres »Zusammenbruchs« wurde gemeinsam herausgearbeitet:
- Die völlige Dekompensation ist erst nach einem glücklicherweise glimpflich verlaufenen Autounfall, den sie gemeinsam mit ihrem Freund hatte, und nach einer vom behandelnden Arzt verabreichten Spritze aufgetreten.
- Die »Überarbeitung« im Betrieb, verbunden mit dem neuen Vorgesetzten und der dadurch erfolgten Zurücksetzung.
- Das »ungeklärte« Dreiecksverhältnis mit starken Schuld- und Aggressionsgefühlen gegenüber der Ehefrau des Freundes, Vorwürfe gegen den Freund, daß er nicht längst »klare Verhältnisse« geschaffen habe, und eigenen Zweifeln, ob diese Bindung an einen so alten Mann für sie »das Richtige« sei.
- Eine allgemeine Identitäts- und Lebenskrise in der Lebensmitte mit der Frage, ob nicht der Lebenssinn bisher weitgehend verfehlt wurde.

Nach dieser hier in Stichworten und stark verkürzt wiedergegebenen »Situationsanalyse« erhob sich die Frage: Um welchen Problemkreis läßt sich das Krankheitsgeschehen dieser Patientin am zwanglosesten fokussieren? Welcher Fokus ist am ehesten geeignet, als gemeinsamer Nenner zu dienen und dabei gleichzeitig dazu beizutragen, den unbewußten (und damit vor allem pathogenen) Anteil der Situation zu erhellen?

Die zunächst nicht eindeutig ausgesprochene bzw. nur vorsichtig angedeutete Vermutung des Arztes, daß die Patientin jetzt wohl eine Neuauflage ihrer noch nie ganz durchgearbeiteten Ödipalproblematik erlebe, wird von ihr in der folgenden (dritten) Behandlungsstunde durch einen Traum »bestätigt«, den sie überrascht und völlig unaufgefordert berichtet: Sie habe mit ihrem Vater sexuelle Beziehungen. Beide werden deshalb von ihrer Mutter gehaßt, die in einer mittelalterlichen Festung einen Aufstand gegen sie vorbereite.

Ausgehend von diesem Traumbild wie die Ödipalproblematik zum Fokus bestimmt und der Patientin zu zeigen versucht, wie sehr sie unerledigte infantile Konflikt- und Verhaltensmuster noch in der Gegenwart agiert.

> Die aktuellen Probleme und Konflikte konnten nachfolgend mit den weitgehend unbewußten infantilen Problemen und damit mit dem Fokus in einen sinnvollen Zusammenhang gebracht werden. Es war beeindruckend zu beobachten, wie sehr sich nach der Formulierung des Fokus durch den Arzt und der Annahme desselben durch die Patientin ihr Befinden gebessert hat.

Durch diese Auszüge einer Behandlungsgeschichte habe ich versucht, das Prinzip der Fokaltherapie darzustellen, die bei der Behandlung von psychosomatisch Kranken angezeigt ist, wenn die Patienten über eine genügende Ich-Stärke (= Reife) verfügen und der Fokus klar definiert werden kann.

2.3 Die Flash-Phänomene

Als sich M. Balint bemühte, im Rahmen seiner kurzpsychotherapeutischen Forschungen bei seinen Patienten jeweils einen Fokus zu bestimmen, machte er die Entdeckung, daß dies auf zweierlei verschiedenen Wegen möglich ist:

- auf dem klassisch psychoanalytischen Wege einer sog. »Detektivtechnik«, die unter Beachtung von Übertragung und Widerstand den Fokus allmählich sich »herauskristallisieren« läßt und
- durch ein »Einstimmen« (= tuning in) des Arztes in die Problematik des Patienten, die zu einem blitzartigen »Aha-Erlebnis« führt, das von Balint und Mitarbeitern »Flash« genannt wurde.

In der Einleitung zur deutschen Ausgabe (1975) des Buches von E. Balint und Norell schreibt Loch über den Flash (S. 9): »Wird das im Flash erfahrene Reaktionsmuster einschließlich der ihm zugehörigen Gefühle nun in geeigneter Weise, in einer der Situation entsprechenden Weise formuliert, dann konstituieren sich für Patient und Arzt neue Einstellungen und Erwartungen. Es wird so eine neue Realität für das Erleben des Patienten geschaffen, was bedeutet, daß er die alten pathogenen Verhaltensmuster aufzugeben vermag«.

Mit Hilfe der Flash-Phänomene wird also die ganze Psychopathologie des Patienten einschließlich seiner Abwehrsysteme unterlaufen. Inwieweit dieser die durch das »Aha-Erlebnis« gewonnene neue Einsicht und Lebenserfahrung ohne ein intensives Durcharbeiten zu nutzen vermag, muß allerdings von Fall zu Fall offenbleiben.

Obwohl wir erst am Anfang der Erforschung der Flash-Phänomene stehen, und diese deshalb auch noch nicht planmäßig herbeiführen, sondern nur sich ereignen lassen können, läßt sich heute nach den Arbeiten von Balint und Mitarbeitern folgendes sagen:

- Mit dem, was wir heute »Flash« nennen, ist nicht so sehr die Neuschöpfung einer weiteren therapeutischen Technik gemeint, als vielmehr die Wiederentdeckung und systematische Erforschung eines schon immer von erfolgreichen Ärzten intuitiv geübten therapeutischen Verfahrens.
- Flashes vollziehen sich in Sekundenschnelle. Sie sind deshalb im Gegensatz zu allen anderen recht zeitaufwendigen psychotherapeutischen Verfahren in der allgemeinärztlichen Sprechstunde keine Fremdkörper.
- Flashes beziehen sich immer auf die gesamte »Situation« und bearbeiten nicht, wie die klassischen psychoanalytischen Deutungen, selektiv nur den unbewußten Anteil der Situation.
- Im Gegensatz zur klassischen psychoanalytischen Technik, die auf dem Umweg über die »Übertragungsneurose« heilt und den Patienten dadurch vorübergehend vermehrt abhängig macht und infantilisiert, stellen geglückte Flashes für den Patienten eine Ich-Stärkung dar, ermöglichen ihm dadurch etwas mehr Freiheit und geben ihm so die Chance einer Neuorientierung. Sie sind deshalb durchaus auch bei Patienten mit einer Grundstörung im Sinne von Balint (= Alexithymie) mit Erfolg anwendbar und gewinnen so für die Psychosomatische Medizin besondere Bedeutung.

Nachfolgend sollen auch die Flash-Phänomene an einem einfachen Beispiel illustriert werden:

> Eine 29jährige Frau, Mutter einer 3jährigen Tochter, die ich schon seit einiger Zeit kenne, weil sie an Angstzuständen und funktionellen Herzbeschwerden leidet, kommt eines Tages in einem so stark verängstigten Zustand in die Sprechstunde, daß sie einen geradezu verstörten Eindruck macht. Auf meine Frage, wie es ihr denn gehe, bricht sie sofort in Tränen aus und berichtet, daß sie immer weinen müsse, wenn sie jemand nach ihrem Befinden frage. Sie müsse auch immer dann weinen, wenn sie ihre arme kleine Tochter ansehe. Vor einigen Tagen sei eine um zwei Jahre jüngere Arbeitskollegin an Brustkrebs verstorben und hinterlasse drei kleine unversorgte Kinder. Seither könne sie selbst keinen klaren Gedanken mehr fassen und sei völlig verzweifelt. Auf mich macht sie dabei den Eindruck eines völlig verängstigten hilflosen kleinen Kindes (= szenische Information im Sinne von Argelander).[32]

Während ich die Worte der Patientin und die »Szene« auf mich wirken lasse, erinnere ich mich plötzlich daran, daß mir die Patientin beim Erheben der Vorgeschichte erzählt hat, daß sie selbst im Alter von etwa vier Jahren ihre Mutter durch vorzeitigen Tod verloren habe. Blitzartig schießt mir der Gedanke durch den Kopf (= Flash), die Frau erlebt jetzt die Verzweiflung und Angst wieder, die sie als Kind beim Tode ihrer Mutter erfahren hat. Sie ist überzeugt, selbst in naher Zukunft sterben zu müssen und glaubt, daß ihre arme kleine Tochter dann das gleiche Elend und die gleiche Verzweiflung wird durchmachen müssen, wie sie damals.

Während ich ihr das alles sage und diese Thematik mit ihr gemeinsam noch etwas vertiefe, beruhigt sie sich zusehends und fragt erstaunt: »Können Sie denn Gedanken lesen, Herr Doktor?!«. Nach diesem kurzen Gespräch, das eine weiterhin kontrollierte völlige Beschwerdefreiheit (»alles wie weggeblasen«) zur Folge hatte, fühlten wir wohl beide einen

---

[32] Vgl. H. Argelander: Die szenische Funktion des Ichs ... Psyche 24 (1970).

zentralen Punkt ihres Krankheitsgeschehens getroffen und ein Stückchen positiver therapeutischer Arbeit geleistet zu haben.

Da blitzartige Erkenntnisse, die Karl Bühler »Aha-Erlebnisse« genannt hat, in jeder Analyse vorkommen, sei abschließend nochmals der Unterschied zwischen der Benützung der Flash-Phänomene und der klassischen psychoanalytischen Deutungstechnik herausgearbeitet: Während letztere mit Hilfe der Methode des »Meisterdetektivs« »jeden Stein umdrehen« muß, wie Balint sich ausdrückte, um dann in mühevoller Kleinarbeit Übertragung und Widerstand deutend zu beurteilen, versucht man mit Flash-Phänomenen durch ein »Sich-Einstimmen« (tuning-in) die Situation blitzartig zu erhellen. Die Deutungen, die der Arzt gibt, sind weder Übertragungsdeutungen noch sog. »tiefe Deutungen«, sondern beziehen sich ausschließlich auf die gegenwärtige Situation des Patienten, die ihm in der Rückspiegelung durch den Arzt verständlicher wird.

Der Arbeit mit Flash-Phänomenen, die mit dem »Sich-Einstimmen« arbeitet, auf das engste verwandt ist die von Loch beschriebene »Episoden-Technik«. »Mit der Episoden-Technik ist gemeint, daß der Arzt ein plötzlich ihn in der Interaktion mit dem Patienten überfallendes Gefühl oder auch einen plötzlichen Einfall als Indikator für das momentane interaktionelle Problem des Patienten nimmt und sofort benutzt, um nach rascher Analyse dieses Gefühls oder Einfalls eine sinnvolle Intervention anzuschließen« (Loch, 1972, 1975).

Das »Einstimmen« in den Patienten, dieses »tuning-in«, dieses blitzartige Erfassen der »Situation« läßt sich jedoch nicht rational erlernen, sondern nur im Umgang mit Patienten erfahren. Die lernende Verarbeitung dieser Erfahrungen geschieht am zweckmäßigsten in sog. »Balint-Gruppen«.[33]

Es kann nicht nachdrücklich genug darauf hingewiesen werden, daß man Flashes nicht einfach wie ein Medikament applizieren kann. Man kann nur den ermöglichenden Raum schaffen, warten bis sie sich ereignen und muß dann adäquat mit ihnen umgehen können. Insofern kann man auch nur mit Einschränkung von einer therapeutischen »Technik« sprechen. Flashes ereignen sich relativ selten!

2.4 Die analytisch orientierte Notfall-psychotherapie

Mit der Fokaltherapie und den Flash-Phänomenen haben wir schon zwei therapeutische Prinzipien kennengelernt, die wir für die Notfallpsychotherapie benötigen. »Als Notfallpsychotherapie bezeichnen wir eine Kurzpsychotherapie in besonderen Dringlichkeits- und Krisensituationen« (Bellak und Small, 1972). Die drohende oder bereits eingetretene (psychische) Dekompensation oder Desintegration der Patienten ist ihre Domäne.

Bedient man sich zum besseren Verständnis der psychischen Vorgänge der psychoanalytischen Strukturtheorie mit ihren »Konstrukten«[34] »Es«, »Ich« und »Über-Ich«, dann kommt dem Ich eine ver-

mittelnde, eine »synthetische« Funktion (Nunberg, 1959) zu. Es hat zwischen den Ansprüchen des Es, des Über-Ich und der äußeren Realität zu vermitteln. Mißlingt diese Synthese, dann kommt es zur Dekompensation und zur Desintegration.

So gesehen hätte die Notfallpsychotherapie zwei Aufgaben zu erfüllen: Sie muß zum einen dem desintegrierten oder von Desintegration bedrohten Patienten Schutz und Anlehnungsmöglichkeit bieten, um ihn vor weiterer Desintegration zu bewahren, und sie muß zum anderen die synthetischen Funktionen seines »Ich« stärken, um ihm behilflich zu sein, zu einer besseren Integration zu finden.

Die erste Aufgabe erfüllt der Arzt dadurch, daß er für den desintegrierten Patienten zumindest zeitweilig die beschützende Mutterrolle einnimmt, ihm also gestattet, eine symbiotische Beziehung (s.a. Kap. 1) zum Arzt einzunehmen. Der Arzt muß für den Patienten einfach dasein, zumindest stets (telefonisch) erreichbar. Diese beschützende und stützende Funktion ist vom Arzt aus äußeren und inneren Gründen nicht immer leicht durchzuhalten. Äußerlich stören ihn die vielen anderen Aufgaben und Verpflichtungen, innerlich muß er erst seine eigene Abwehr und Angst überwinden, nämlich von dem sich anklammernden Patienten ganz in Beschlag genommen, »aufgefressen« und »ausgesaugt« zu werden, ehe er diese tragende und schützende Funktion dem in Not Geratenen gegenüber einnehmen kann. Hat man erst einmal erkannt, daß man einen von Desintegration bedrohten Patienten ebensowenig im Stich lassen kann wie einen Unfallverletzten, und daß die phantasierte Bedrohung durch das »Aufgefressen-« und »Ausgesaugtwerden« viel größer ist als die reale Gefahr, – das Angebot jederzeit erreichbar zu sein, schützt meist davor, zur Unzeit gestört zu werden –, dann wird man allmählich auch fähig, diese schwierige ärztliche Aufgabe zu erfüllen.

Zur schützenden und stützenden Funktion des Arztes gehört es manchmal, den Patienten allzu großen krankmachenden Einwirkungen seiner Umgebung zu entziehen, ihn also in den schützenden Bereich einer Klinik aufzunehmen.

Die Ich-Stärkung des von Desintegration bedrohten oder bereits desintegrierten Patienten kann durch mehrere Stufen bzw. Schritte erfolgen:
– Der beschriebene stützende und schützende Halt führt bereits zu einer gewissen Ich-Stärkung des Patienten, was man sich mit Hilfe des libidotheoretischen Modells der Psychoanalyse so vorstellen kann, daß in der symbiotischen Phase der Zwei-Einheit von der Mutter zum Kind bzw. vom Arzt zum Patienten ein Zufluß einer Art von »psychischer Energie« stattfindet.

---

[33] Unter Balint-Gruppen versteht man Fallbesprechungsseminare, in denen unter sachkundiger Leitung eines psychoanalytisch ausgebildeten Arztes die Sensibilität der Seminarteilnehmer für die Arzt-Patient-Interaktion und insbesondere ihre unbewußten Komponenten gesteigert wird.

[34] Der Terminus »Konstrukt« soll ausdrücken, daß es sich dabei nicht um »Sachen«, sondern um wissenschaftliche Modelle im Sinne der »Modelltheorie« handelt.

- Eng verbunden, vielleicht sogar identisch mit jener stützenden und schützenden (= symbiotischen) Funktion des Arztes ist seine bedingungslose Annahme des Patienten, der sich dadurch vom Arzt bestätigt und damit narzißtisch gestärkt fühlt.
- Eine weitere Unterstützung der synthetischen Funktion des Ich wird durch die innere Spannungslösung, also durch die Katharsis der Affekte, erreicht. Man sollte deshalb den erregten, verzweifelten oder weinenden Patienten sich äußern und im Rahmen des Möglichen sich auch abreagieren lassen und nicht versuchen, durch vorzeitiges Trösten oder sonstige Aktivitäten den kathartischen Prozeß zu unterbrechen. Anteilnehmendes und verständnisvolles Zuhören hilft dem Patienten im allgemeinen viel mehr als noch so gut gemeinte Aktivität seitens des Arztes.
- Einen weiteren Schritt der Ich-Stärkung finden wir in geglückten Flashes. Das im vorhergehenden Abschnitt gebrachte Beispiel der in Panik geratenen Patientin illustriert die Ich-stärkende und damit angstlösende Funktion eines geglückten »Aha-Erlebnisses«.
- Ebenso kann man durch die Fokaltherapie eine entscheidende Ich-Stärkung erzielen, wie das Fallbeispiel im entsprechenden Abschnitt zeigt, bei dem es sich ja auch um einen psychischen bzw. psychosomatischen Notfall handelt. Die Anwendung der Fokaltherapie setzt aber eine gewisse Ich-Stärke voraus, ebenso wie die klare Definition eines Fokus.

Ist der Patient völlig desintegriert, dann muß man sich zumindest zunächst mit den ersten vier hier erwähnten Stufen begnügen.

Dem psychosomatisch tätigen Arzt begegnet die akute Desintegration vor allem in drei Formen:

- hochgradige, bis zur Panik sich steigernde Angstzustände,
- der akute depressive Rückzug,
- die akute psychosomatische Dekompensation in Form von akuter Verschlechterung des körperlichen Befindens.

Obwohl die erwähnten Maßnahmen der Ich-Stärkung bei allen Notfallpatienten Anwendung finden können und sollen, seien nachfolgend einige spezielle Maßnahmen, bezogen auf die drei Erscheinungsformen der akuten Dekompensation, skizziert:

1. Beim Angstpatienten hat die Angst nicht nur Signalfunktion, sondern gewinnt von einer gewissen Intensität an eine ausgesprochen desintegrative Kraft. Der Arzt wird daher bestrebt sein müssen, den »circulus vitiosus« der Angst notfalls medikamentös zu durchbrechen, um den Patienten wieder eine Besinnungs- und Wiederfindungspause zu gewähren, die dann allerdings psychotherapeutisch genutzt werden muß.
2. Beim depressiven Rückzug des Patienten besteht eine der größten Gefahren darin, daß alle Aggressivität, die nicht mehr nach außen gerichtet werden kann, gegen die eigene Person (z.B. Suizid) gewendet wird. Hier hat sich gezeigt, daß eine gute und tragfähige Arzt-Patient-Beziehung nach wie vor die beste Suizidprophylaxe ist. Dies ist deshalb so wichtig, weil ja nicht jeder akut depressive und suizidgefährdete Patient in eine Klinik eingewiesen werden kann und soll. Hier wird der behandelnde Arzt bestrebt sein müssen, neben der Gabe entsprechender (antidepressiver) Medikamente dem Patienten behilflich zu sein, äußere Aggressionsobjekte zu finden, um seine innere Aggressionsspannung im Sinne der Katharsis etwas zu entlasten.
3. Bei der akuten psychosomatischen Dekompensation ist der Arzt zunächst einmal genötigt, die akute somatische Bedrohung (z.B. den Status asthmaticus, die Kolik, die Ulkusblutung, die Angina pectoris usw.) zu versorgen. Hier schafft eine gute und sachkundige somatische Versorgung jene stützende und schützende (symbiotische) Patient-Arzt-Beziehung, die dann zu einer weiteren (psycho-)therapeutischen Interaktion ausgebaut werden kann. Gerade bei der akuten psychosomatischen Dekompensation zeigt sich, wie wichtig und vorteilhaft es ist, wenn die somatische und psychische Versorgung des Patienten in einer ärztlichen Hand liegt.

3 Anhang: Die neuen Narzißmustheorien und ihr Einfluß auf die psychoanalytische Therapie

Die Erforschung der frühen und frühesten psychischen Entwicklungsstörungen des Menschen stößt auf große methodische Schwierigkeiten. Wenn wir die präzisen Beobachtungen der Interaktionen zwischen Mutter und Kind interpretieren, sind wir gezwungen, diese Interpretationen aus der Sicht des Erwachsenen vorzunehmen. Das unmittelbare Erleben des Neugeborenen und des Kleinkindes ist uns nicht zugänglich.

Die Forschungen von Piaget (1974), Spitz (1967), Mahler und Mitarbeitern (1980) und anderen haben unser Wissen über diese frühen Entwicklungsphasen erweitert und damit nicht nur die Theorie der Psychoanalyse befruchtet. Obwohl man Abschließendes über die weitere Entwicklung auf diesem Forschungsfeld noch nicht sagen kann, erscheint ein Hinweis auf diese Entwicklungen wichtig, weil vieles dafür spricht, daß organisch sich manifestierende Erkrankungen ihre Wurzeln in dieser höchst vulnerablen Phase der menschlichen Entwicklung haben. Hinweisen möchte ich deshalb ergänzend auf die Ausführungen in Kapitel 1, »Wissenschaftstheorie: Ein bio-psycho-soziales Konzept«, Kapitel 12, »Psychoanalyse als Verständniskonzept« und Kapitel 13, »Entwicklungspsychologie«: ...«.

In seinem Buch »Die Urform der Liebe und die Technik der Psychoanalyse« weist M. Balint (1966) darauf hin, daß die klassische Theorie der Psychoanalyse eigentlich eine »Ein-Körper-Psychologie« ist. Er führt aus: »Fast alle unsere Bezeichnungen und Begriffe stammen aus dem Studium pathologischer Formen und gehen kaum über die Region der Ein-Körper-Psychologie hinaus (Zwangsneurose,

Melancholie, Schizophrenie). Deswegen kann sie nur eine grobe, annähernde Beschreibung dessen liefern, was in der psychoanalytischen Situation geschieht, die doch im wesentlichen eine Zwei-Personen-Situation ist« (S. 271).

Seit Balint – es war im Jahre 1950 – diese Zeilen schrieb, hat sich einiges verändert. Die psychoanalytische Entwicklungspsychologie hat ihr Forschungsinteresse in immer stärkerem Ausmaß (z. B. Spitz und Mahler) den frühen Objektbeziehungen zugewandt, so daß uns heute – insbesondere aus dem Blickwinkel der Psychosomatischen Medizin – die Störungen und Defekte in diesen frühen Stadien der Entwicklung noch viel bedeutsamer und folgenschwerer erscheinen als die späteren auf der Ödipalebene sich ereignenden Konflikte.

Balint (1970) spricht deshalb von »zwei Ebenen der analytischen Arbeit«, die sich einerseits mit Hilfe der klassischen und analytischen Technik – durch Deutung von Übertragung und Widerstand – auf der Ebene der Ödipalproblematik bewegt, andererseits aber in frühe Bereiche der symbiotischen Mutter-Kind-Beziehung vorzustoßen sucht. Er nennt diese Ebene die Ebene der »Grundstörung« und beschreibt sie wie folgt:

»Die Hauptmerkmale der Ebene der Grundstörung sind:
1. daß alle in ihr sich abspielenden Vorgänge zu einer ausschließlichen Zwei-Personen-Beziehung gehören – es gibt dabei keine dritte Person;
2. daß diese Zwei-Personen-Beziehung sehr eigenartig und gänzlich verschieden ist von den wohlbekannten menschlichen Beziehungen auf der ödipalen Stufe;
3. daß die auf dieser Ebene wirksame Dynamik nicht die Form eines Konfliktes hat, und
4. daß die Erwachsenensprache oft unbrauchbar und irreführend ist, wenn sie Vorgänge auf dieser Ebene beschreiben will, da die Worte nicht mehr ihre konventionelle Bedeutung haben.«

Die »Grundstörung« entwickelt sich nach Balint auf einer sehr frühen Ebene der »Objektbeziehung«, die er »primäre Liebe« genannt hat. Diese ist dadurch charakterisiert, daß die Mutter vom Säugling noch nicht als eigenständige Person, sondern als ein bedürfnisbefriedigendes Wesen wahrgenommen wird, das noch ein Teil des kindlichen Selbst ist.

Da jedoch die Entwicklung dieser frühen Objektbeziehung zwischen Mutter und Kind ein dynamischer Prozeß ist, entspricht der primären Liebe des Kindes auf der Seite der Mutter eine »primäre Mütterlichkeit«, die Winnicott (1958) beschrieben hat. Winnicott versteht unter »primary maternal preoccupation« eine erhöhte Sensibilität der Mutter, die bereits während der Schwangerschaft einsetzt und sie in die Lage versetzt, sich auf die Bedürfnisse des Kindes optimal einzustellen und es zu »tragen«. Winnicott spricht von der »holding function« der Mutter. In dieser frühen Phase der Objektbeziehung erlebt auch die Mutter, zumindest teilweise, ihr Kind als Teil ihrer selbst. Durch die »holding function« schafft die Mutter das »facilitating environment«,

den ermöglichenden Raum, in dem sich das Kind allmählich zurechtfinden und entwickeln kann.

Balint (1970) meint nun, daß Arzt und Patient manchmal auf diese Ebene regredieren müssen. Der Arzt sollte dem Patienten einen ermöglichenden Raum schaffen, damit dieser einen »Neubeginn« wagen kann. Er schreibt: »Wenn es dem Analytiker gelingt, auf die primitiven, unrealistischen Wünsche des Patienten auf die rechte Weise zu antworten, kann ihm geholfen werden, die bedrückende Ungleichheit zwischen sich und seinem Objekt zu verringern. Mit dem Schwinden dieser Ungleichheit kann auch die Abhängigkeit vom Primärobjekt, die der Patient in der Phase des »Neubeginns« wieder aufleben ließ, ebenfalls beträchtlich nachlassen oder sogar gänzlich aufhören. Wenn die Ungleichheit und die damit zusammenhängende Abhängigkeit reduziert werden, ist die Abwehr gegen sie nicht mehr nötig, der Haß kann weitgehend aufgegeben werden, und die aggressiven, destruktiven Impulse lassen nach.« Thomä hat sich 1983 mit der Problematik der »Grundstörung« und des »Neubeginns« im Sinne von Balint kritisch auseinandergesetzt und kommt, im Gegensatz zu Balint, zu dem Schluß, daß der »Neubeginn« kein plötzliches und einmaliges Ereignis, sondern Teil eines kontinuierlichen, immer wiederkehrenden therapeutischen Prozesses sei, den man dem Durcharbeiten an die Seite zu stellen habe.

Von den neuen Narzißmustheorien wurden am bekanntesten die von Kohut (1973, 1979) und von Kernberg (1978).

Deren Ausgangspositionen decken sich mit denjenigen von Balint. Sie stellen in Übereinstimmung mit vielen Psychotherapeuten fest, daß es eine große Zahl von Patienten gibt, die mit den Mitteln der klassischen Psychoanalyse nicht erfolgreich behandelt werden können. Das gemeinsame Kennzeichen dieser Patienten ist ein schwer gestörtes Selbstwertgefühl und pathologische Objektbeziehungen. Beide sind sich darüber im klaren, daß es nötig ist, zum Zweck der Behandlung dieser Patienten die klassische psychoanalytische Technik zu modifizieren. Der Hauptunterschied zwischen den beiden Autoren besteht darin, daß Kernberg bemüht ist, lediglich die Theorie der Psychoanalyse zu erweitern, aber in ihrem triebtheoretischen Rahmen zu verbleiben, während Kohut eine separate narzißtische Entwicklungslinie postuliert, die getrennt von der Entwicklung der Libido verläuft.

Kohut sieht die Ursache der narzißtischen Störung in einer pathologischen Fixierung an das »archaische Größen-Selbst« und an die archaische »idealisierte Eltern-Imago«. Im Laufe seiner frühen Entwicklung erfährt das Kind – und dies stellt eine große Frustration und Verunsicherung für es dar –, daß die Mutter ein von ihm unabhängiges Wesen ist, das nicht seiner magischen Kontrolle unterliegt. Um die dadurch hervorgerufene Verunsicherung zu kompensieren, kann es seine illusionäre Omnipotenzgefühle entweder dem eigenen Selbst oder den elterlichen Objektrepräsentanzen zuschreiben.

Bei der Fixierung an das archaische Größen-Selbst kommt es nach Kohut zu einer »Persönlichkeitsspaltung«, die den Patienten zwischen Größenideen und Minderwertigkeitsgefühlen, häufig verbunden mit depressiven Verstimmungen und hypochondrischen Befürchtungen, hin und her schwanken läßt.

Bei der Fixierung an die archaische Eltern-Imago mißlingt den Patienten die natürliche Entidealisierung der Eltern und der Aufbau eines soliden Selbstwertgefühles. Sie bleiben zeitlebens abhängig, sei es von Autoritätspersonen oder aber von Stoffen, an die sie suchtartig gebunden sind.

Während Kohut die Ursache des pathologischen Narzißmus in einer mehr oder weniger isolierten Entwicklungsstörung des Selbst sieht, die unabhängig von der libidinösen Triebentwicklung verläuft, läßt sich nach Kernberg die Entwicklung des pathologischen Narzißmus nicht von der libidinösen und aggressiven Triebentwicklung trennen. Nach Kernberg stellt das Größen-Selbst ein pathologisches Verschmelzungsprodukt von Anteilen des Real-Selbst, des Ideal-Selbst und der Ideal-Objekte dar. Das Real-Selbst beinhaltet nach Kernberg die Vorstellung »jemand besonderes zu sein«; das Ideal-Selbst umfaßt Größenphantasien und die Ideal-Objekte beinhalten Phantasien von grenzenlos liebenden und spendenden Elternfiguren.

Kernberg (1978) hat auch den Versuch unternommen, die Borderline-Persönlichkeitsstörungen eindeutig einerseits von den Neurosen und andererseits von den Psychosen abzugrenzen. Seiner Meinung nach besteht der Unterschied zwischen den narzißtischen und den Borderline-Persönlichkeitsstörungen darin, daß die narzißtischen Persönlichkeitsstörungen über ein relativ kohärentes Selbst verfügen, während die Kohärenz des Selbst der Borderline-Patienten so mangelhaft ist, daß sie große Schwierigkeiten haben, zwischen Selbst- und Objektrepräsentanzen zu differenzieren, was dann entweder zu massiven Deintegrationsängsten oder aber infolge permanenter Vulnerabilität der »individuellen Wirklichkeit« des Patienten (s.a. Kap. 1, »Wissenschaftstheorie: Ein bio-psycho-soziales Modell«) zu psychosomatischen Störungen führen kann.

4 Der Einfluß der neueren Narzißmustheorien auf die therapeutische Technik bei frühen Störungen

Als therapeutische Richtlinien gelten nach Rohde-Dachser (1979) folgende Hinweise, die sich von der klassischen psychoanalytischen Therapie durchaus erheblich unterscheiden:
- variables, den jeweiligen Bedürfnissen des Patienten angepaßtes Setting,
- Durchführung der Therapie in der Regel im Sitzen,
- Steuerung der inhaltlichen Mitteilungen des Patienten in die Richtung eines verbesserten Realitätsbezugs anstelle der Aufforderung zur freien Assoziation,
- ausgiebige Information des Patienten über die Art seiner Krankheit, über den Sinn des jeweils gewählten therapeutischen Settings und des techni-

schen Vorgehens des Analytikers und über psychodynamische Zusammenhänge,
- Verbesserung des Arbeitsbündnisses durch Forcierung der positiven Übertragung (z.B. dadurch, daß der Analytiker eindeutig für den Patienten Partei ergreift),
- schnelles Unterbrechen von Schweigepausen.
- Wiederkehrende verbale Bestätigungen, daß die Abstinenz des Analytikers keine Ablehnung des Patienten bedeute, und wiederkehrende verbale Versicherungen, daß der Analytiker die Integrität des Patienten respektiere.
- Keine Interpretation der positiven Übertragung.
- Aufspüren der abgespaltenen und außerhalb der Therapie agierten negativen Übertragung.
- Sorgfältiges Aufspüren der am wenigsten konflikthaften Persönlichkeitsbereiche des Patienten und Konzentration der Deutungen zunächst auf diese Peripherie; Deutung des depressiven Materials in der Regel vor dem paranoiden Material, des Masochismus vor dem Sadismus.
- Statt genetischer Deutungen überwiegend Deutungen, die den Realitätsbezug des Patienten verbessern, insbesondere Deutung der pathologischen Abwehrmechanismen in ihrer destruktiven Auswirkung auf diesen Realitätsbezug.
- Freimütiges Mitteilen von Gegenübertragungsgefühlen, durch die der Analytiker für den Patienten als eigenständiges Individuum erlebbar wird; sofortige Richtigstellung der verzerrten, oft paranoid getönten Wahrnehmungen der Person des Analytikers (auch durch Beantwortung von Fragen); alsbaldiger Abbau der illusionären Erwartungen gegenüber dem Analytiker, die sich an die primitive Idealisierung knüpfen.
- Kontrolle des Agierens des Patienten, gegebenenfalls durch strikte Grenzsetzungen oder auch durch eine vorübergehende Hospitalisierung.
- Notfalls massive Konfrontation des Patienten mit hartnäckig verleugneten Inhalten, insbesondere mit verleugneten realen Gefahren.
- Wiederkehrende Bestätigung der grundsätzlichen Liebesfähigkeit des Patienten (und seiner frühen Bezugspersonen); Deutung der Verzerrungen, in denen sich diese Liebesbedürfnisse manifestieren, und Aufzeigen befriedigender Möglichkeiten für die Verwirklichung dieser Bedürfnisse.
- Entzerren der Bilder von den frühen Bezugspersonen (»Entteufelung« und »Entidealisierung«) zu realen Menschen mit Vorzügen und Schwächen.
- Übersetzung des »Borderline-Dialogs« in wirkliche Kommunikation.
- Herausarbeiten der unbewußten Identifikationsphantasie, nach der der Patient seine »Schicksalsneurose« gestaltet, nach dem Ziel, die Fremdbestimmung durch eine sichere eigene Identität zu ersetzen.

Die Hauptunterschiede der Borderline-Therapie bestehen gegenüber der klassischen Psychoanalyse in einem veränderten Setting, einer veränderten Deutungstechnik und dem Vermeiden tieferer Stadien der Regression.

KAPITEL 28

Das ärztliche Gespräch –
Versuch einer Strukturanalyse

Wolfgang Wesiack

1 Vorbemerkungen

Die Psychosomatische Medizin, die sich die Aufgabe gestellt hat, die gesamte Interaktion zwischen Arzt und Patient zu erfassen, und dabei vor allem die Aspekte der Beziehung und des emotionellen Erlebens berücksichtigt, ist in ganz besonderem Maße genötigt, die diagnostischen und therapeutischen Qualitäten des gesprochenen Wortes zu untersuchen und zu nützen. In Kapitel 1 haben wir im Anschluß an die Darstellung des Situationskreismodells den diagnostisch-therapeutischen Zirkel beschrieben und darauf hingewiesen, daß im ärztlichen Gespräch diagnostische und therapeutische Interventionen stets auf das engste miteinander verknüpft und kaum voneinander zu trennen sind. Im Kapitel über das so wichtige Erstinterview (s.a. Kap. 21, »Anamnese und körperliche Untersuchung«) sind die verschiedenen Funktionen und die Technik des Erstinterviews eingehend beschrieben, und im Kapitel 27 sind die Psychoanalyse und die für die Psychosomatische Medizin wichtigsten psychoanalytisch orientierten Therapieformen dargelegt.

Jetzt wollen wir noch auf das ärztliche Gespräch als zentrales Kommunikationsmittel zwischen Arzt und Patient eingehen und es zunächst als Über- bzw. Sammelbegriff für alle zwischen Arzt und Patient gewechselten Worte verstehen. Eine so weite Definition des Terminus »ärztliches Gespräch« umfaßt das Erstinterview, die Psychoanalyse, die verschiedenen psychoanalytisch und nicht-psychoanalytisch orientierten Gesprächstherapieformen und reicht bis zu dem mehr oder weniger funktionsbezogenen Gespräch zwischen Arzt und Patient am Krankenbett oder in der ärztlichen Praxis. Aus diesem weiten Feld des »ärztlichen Gesprächs« haben wir bereits verschiedene klar abgrenzbare Formen und Techniken ausgegliedert und gesondert beschrieben. Da aber »ärztliches Gespräch« nicht nur in Form dieser besonders beschriebenen Verfahren angewandt, sondern ununterbrochen in den Sprechstunden und am Krankenbett praktiziert wird, wollen wir sehen, ob es sich nicht auch für die alltägliche ärztliche Tätigkeit brauchbar strukturieren läßt.

Seit es eine wissenschaftliche Medizin gibt, ist diese nahezu ausschließlich damit beschäftigt, vorhandene diagnostische und therapeutische Techniken zu überprüfen, zu verbessern und neue zu entwickeln. In diesem Zusammenhang wurde das ge-sprochene Wort meist nur als notwendiges Hilfsmittel im Rahmen dieser Bemühungen betrachtet, ohne daß ihm selbst besondere Aufmerksamkeit gewidmet worden wäre. Dies hatte zur Folge, daß das ärztliche Sprechstundengespräch lange Zeit keinen Platz in der medizinischen Theorie hatte, sondern der sog. »ärztlichen Kunst« zugeordnet wurde, worunter man eine Mischung mehr oder weniger verschwommener Vorstellungen aus den magischen und charismatischen Fähigkeiten des Arztes einerseits und seinem Einfühlungsvermögen, Taktgefühl und allgemeiner Lebenserfahrung andererseits verstand. Ohne diese Bereiche »ärztlicher Kunst« geringschätzen zu wollen, scheint es doch höchste Zeit zu sein, das ärztliche Sprechstundengespräch einer wissenschaftlichen Analyse zugänglich zu machen und es in den Bereich der lehr- und lernbaren ärztlichen Verhaltensweisen überzuführen.

Eine Analyse des ärztlichen Sprechstundengesprächs kann methodisch auf verschiedenen Wegen erreicht werden. Als praktisch brauchbares Gerüst scheint mir vorläufig die informationstheoretische und die psychoanalytische Methode auszureichen, die sich gegenseitig ergänzen und zusammen ein umfassendes Bild des ärztlichen Gesprächs ergeben.

Noch eine Anmerkung zum Zeitfaktor: Da in der Vergangenheit die theoretische Bedeutung des ärztlichen Gesprächs nicht erkannt oder mißachtet wurde, wurde auch im praktischen Vollzug der Gesprächskontakt zwischen Arzt und Patient immer mehr reduziert und durch, von der rein naturwissenschaftlichen Theorie her gesehen, »wichtigere« Maßnahmen ersetzt. So kommt es, daß verschiedenen Untersuchungen zufolge (Braun, 1965, 1970; Erdmann et al., 1974) der Gesprächskontakt zwischen Arzt und Patient sowohl in der ärztlichen Sprechstunde als auch in der Klinik nur auf wenige Minuten reduziert ist (s.a. Kap. 29, »Die Krankenvisite ...«). Durch eine mehr psychosomatisch ausgerichtete Heilkunde und durch organisatorische und strukturelle Änderungen unserer gegenwärtigen Krankenversorgung wird es, so hoffen wir, in Zukunft möglich sein, diesen beklagenswerten Zustand etwas zu mildern. Wir dürfen aber die Augen nicht davor verschließen, daß das Zeitproblem auch in einer optimal organisierten Krankenversorgung insbesondere für die ärztliche Praxis stets ein schwer zu bewältigendes Problem bleiben wird. Für die Vielzahl der notleidenden Patienten und das nahezu unbegrenzte Informationsbedürfnis des Arztes, das dem Situationskreiskonzept zufolge nie endgültig gestellt sein kann, werden sich die Anforderungen mit den Möglichkeiten nie ganz zur Deckung bringen lassen. Der niedergelassene Arzt, der den Patienten oft schon von früheren Kontakten her kennt und über dessen Familienverhältnisse mehr oder weniger gut informiert ist, wird sowohl seine Kenntnisse in fraktionierter Form erhalten, als auch seine therapeutischen Interventionen auf mehrere Sprechstundenkontakte verteilen. Auf diese und andere Probleme werde ich in Kapitel 39 »Psychosomatische Medizin in der Praxis des niedergelassenen Arztes« noch ausführlicher eingehen.

In den letzten Jahren sind viele Untersuchungen über die Arzt-Patient-Interaktion und das ärztliche Gespräch erschienen. Einen guten und kritischen Überblick über diese Arbeiten haben Koerfer und Köhle (1993) gegeben, interessant auch die Arbeit von Obliers, Köhle, et.al. (1994). In einer umfassenden Theorie der Medizin, wie sie in Kapitel 1 entworfen wurde, gewinnt die Informationsvermittlung »Bedeutungserteilung« und »Bedeutungsverwertung« und damit das ärztliche Gespräch ein besonderes Gewicht.

2   Zwei exemplarische Krankheitsfälle

Die Problematik des ärztlichen Gesprächs bei einem niedergelassenen Arzt soll nachfolgend am Beispiel zweier typischer Patienten aus der alltäglichen Praxis dargestellt werden. Es sei dabei darauf hingewiesen, daß die Untersuchung und Behandlung beider Patienten unter großem Zeitdruck in der allgemeinen Sprechstunde erfolgen mußten, so daß Erstinterview und gründliche erste Untersuchung zusammen nicht länger als eine halbe Stunde dauerten. Viele biographisch und psychodynamisch wichtige Informationen konnten daher erst im weiteren Verlauf der Behandlung gewonnen werden. Von Anfang an aber war es besonders wichtig, die jeweils bedeutendsten Informationen herauszugreifen und zu bearbeiten.

1. Fallbeispiel: Das Sprechzimmer betritt erstmals ein 49jähriger etwas übergewichtiger Mann, der keinen schwerkranken Eindruck macht. Er berichtet, daß er Handelsvertreter sei und ein ziemlich gehetztes Leben führe. Seit ungefähr einem halben Jahr bekomme er in zunehmendem Maße bei Anstrengungen, insbesondere beim Treppensteigen, aber auch nach reichlicheren Mahlzeiten, drückende Schmerzen hinter dem Brustbein, die ihn mehr belästigen als beunruhigen. Daß er bei längerem Gehen auch Schmerzen in der linken Wade bekomme, so daß er oft stehenbleiben müsse, bis die Schmerzen abgeklungen sind, berichtet er erst auf direktes Fragen, nachdem bei der Untersuchung abgeschwächte Fußpulse aufgefallen waren. Die EKG-Untersuchung ergibt dann das Bild eines nicht mehr ganz frischen, bis auf die Herzspitze übergreifenden Herzmuskelhinterwandinfarktes.

Dieser eher zur Dissimulation neigende Patient mußte also zunächst so versorgt werden, daß möglichst neuen

Infarktschüben vorgebeugt wurde, um dann seine ganze Lebensweise von Grund auf umzustellen. Zunächst schien eine Krankenhauseinweisung die zweckmäßigste Form der Einleitung einer Behandlung zu sein. Auf lange Sicht aber sollte erreicht werden, daß der Patient seinen ganzen Lebensstil ändert. Er mußte abnehmen, das Rauchen einstellen, später genügend körperliche Bewegung haben, Ruhepausen einlegen und das Arbeitstempo auf ein vernünftiges Maß reduzieren. Diese für ihn sehr einschneidenden Änderungen des Lebensstils waren jedoch nur auf dem Boden eines Vertrauensverhältnisses zu seinem Arzt zu erreichen, der ihn neben der Überwachung verschiedener Kreislauf- und Blutbefunde im Gespräch ständig beraten konnte. Über Einzelheiten der Therapie dieses Patienten orientiere man sich in Kapitel 59, »Arterielle Verschlußkrankheiten ...«.

2. Fallbeispiel: 1. Beratung. Das Sprechzimmer betritt erstmals eine etwas ängstlich und unsicher, aber körperlich gesund wirkende 29jährige Patientin und berichtet, daß sie seit mehreren Wochen schlaflos und unruhig sei und dauernd Herzklopfen habe. Die Beschwerden seien während des Umbaus des großväterlichen Hauses und bei den anschließenden Putzarbeiten aufgetreten. Der Großvater sei nämlich vor drei Monaten verstorben, und jetzt werde sein Haus für den Bruder der Patientin umgebaut und hergerichtet. Da sie bei diesen Arbeiten viel Staub habe schlucken müssen, sei ihr Hausarzt der Meinung gewesen, sie habe sich eine »Staubvergiftung« zugezogen und habe ihr deshalb ein Sulfonamid verordnet. Davon sei es aber nicht besser, sondern schlechter geworden und sie habe noch zusätzlich Übelkeit, Brechreiz und Durchfälle bekommen.

Auf meine Frage, wie denn ihre Beziehung zum verstorbenen Großvater gewesen wäre, berichtet sie, daß ihre Mutter sehr früh, als sie selbst erst vier Jahre alt war, gestorben sei und daß sie dann bei den Großeltern aufgewachsen sei, zu denen sie ein herzliches Verhältnis gehabt habe. Nachdem die Großmutter schon vor mehreren Jahren gestorben sei, habe sie jetzt ihren Großvater bis zu seinem Tode gepflegt.

Sie berichtet spontan weiter, daß sie schon seit längerer Zeit in einem ihr selbst absonderlich erscheinenden Drang alle Todesnachrichten mit besonderem Interesse verfolge und dann immer denken müsse: »So schnell kann es gehen!« Diese Mitteilung wird noch dadurch szenisch untermalt, daß sie ängstlicher und hilfloser als zu Anfang wirkt und nur mühsam die Tränen unterdrücken kann. Auf mich macht sie dabei den Eindruck eines hilflosen verängstigten Kindes, dem ich gerne helfen möchte, ohne zunächst selbst so recht zu wissen wie.

Nach dem einleitend-anamnestischen Teil des ärztlichen Gesprächs wird am gleichen und darauffolgenden Tag eine gründliche internistische Untersuchung vorgenommen, die außer einer erhöhten vegetativen Labilität und einer kleinen unverdächtigen Struma ein leises systolisches Geräusch links parasternal im 2. und 3. ICR ergibt, bei sonst völlig normalem Herzbefund. Da alle anderen somatischen Befunde völlig regelrecht sind, handelt es sich wohl nur um ein akzidentelles Herzgeräusch.

Abschließend wird der Patientin mitgeteilt, daß sie körperlich vollkommen gesund sei und die eingehende internistische Untersuchung nur zwei »Schönheitsfehler« ergeben habe, nämlich einen kleinen harmlosen Kropfknoten und ein ebenfalls harmloses Herzgeräusch, die beide mit ihren Beschwerden sicherlich in keinem Zusammenhang stehen. Diese seien vielmehr der Ausdruck eines Angstzustandes, der mit körperlichen Begleiterscheinungen wie allgemein nervöser Unruhe, Herzklopfen, Zittern usw. einhergehe. Danach wird die

Patientin mit einem Rezept für ein leichtes Sedativum (ein Baldrian-Hopfen-Präparat) entlassen und nach 2 bis 3 Wochen zur Kontrolle wiederbestellt.

2. Beratung. Nach zweieinhalb Wochen erscheint die Patientin wieder in der Sprechstunde und berichtet, daß alles in Ordnung sei. Sie wird mit dem Hinweis, daß sie mich jederzeit aufsuchen könne, wenn sie mich brauche, entlassen; diesmal ohne Rezept.

3. Beratung. Nach über fünf Wochen kommt die Patientin wieder in die Sprechstunde. Sie berichtet, daß sie jetzt keine Angst und auch keine Herzbeschwerden mehr habe, wohl aber immer etwas schwindelig sei. Da sie keine weiteren Informationen anbietet, wird sie wiederum mit einem Rezept für das oben erwähnte Sedativum entlassen.

4. Beratung. Nach knapp zwei Wochen erscheint sie wieder. Diesmal ist sie stark verängstigt und macht einen geradezu verstörten Eindruck. Auf meine Frage, wie es ihr denn gehe, bricht sie sofort in Tränen aus und berichtet, daß sie immer weinen müsse, wenn sie jemand nach ihrem Befinden frage. Sie müsse auch immer dann weinen, wenn sie ihre arme kleine dreijährige Tochter ansehe. Vor einigen Tagen sei eine um zwei Jahre jüngere Arbeitskollegin an Brustkrebs verstorben und hinterlasse drei kleine Kinder. Seither könne sie selbst keinen klaren Gedanken mehr fassen, sitze nur noch da und grüble und werde selbst nachts von bösen Träumen verfolgt. So habe sie zum Beispiel in der vergangenen Nacht der verstorbene Großvater aus dem Sarg böse angesehen.

Während sie mir das alles berichtet, macht sie auf mich in noch viel stärkerem Maße als bei der ersten Beratung den Eindruck eines völlig verängstigten hilflosen Kindes. Ich sage ihr das und äußere, daß ich den Eindruck habe, daß die Todesfälle in ihrer Umgebung alte, nur schlecht vernarbte seelische Wunden wieder aufgerissen und alte Ängste in ihr wiedererweckt haben. All das Fürchterliche, das sie im Alter von vier Jahren beim frühen Tod ihrer Mutter habe erleiden müssen, werde jetzt wieder lebendig. Beim Anblick ihrer kleinen Tochter müsse sie unwillkürlich denken, jetzt werde die arme Kleine bald die gleiche Angst und Verzweiflung durchmachen müssen, die sie bei dem Tod ihrer Mutter erlebt und nur mühsam überwunden habe, denn sie selbst sei ja wohl davon überzeugt, in nächster Zukunft sterben zu müssen, d. h. zum Tode verurteilt zu sein.

Während ich das sage und diese Thematik noch mit ihr gemeinsam etwas vertiefe, beruhigt sie sich zusehends und fragt erstaunt: »Können Sie denn Gedanken lesen, Herr Doktor?!«

Nach diesem Gespräch hatten wir beide den Eindruck, einen zentralen Punkt ihres Krankheitsgeschehens getroffen und ein Stückchen positiver therapeutischer Arbeit geleistet zu haben. Eine weiterhin kontrollierte Beschwerdefreiheit (»alles wie weggeblasen«) bestätigte diesen Eindruck (Auszüge dieser Krankengeschichte wurden bereits im Kapitel 27, »Psychoanalyse und psychoanalytisch orientierte Therapieverfahren«, als Beispiel eines »Flashs« gebracht).

3 Versuch einer informations-
theoretischen Analyse

Auf einige grundsätzliche informationstheoretische Gesichtspunkte, vor allem die verbale, die nonverbale und die außersprachliche Kommunikation sind wir bereits in Kapitel 1 ausführlicher eingegangen.

Hier wollen wir nur zum besseren Verständnis und zur besseren Strukturierung unserer ärztlichen Gespräche drei Informationsebenen aus der Sicht des Arztes und des Patienten voneinander unterscheiden, die im gesamten Interaktionsgeschehen natürlich miteinander verwoben sind:
- Die Ebene der objektiven Informationen.
- Die Ebene der subjektiven Informationen bzw. der Bedeutungen.
- Die Ebene der szenischen Informationen.

Auf der Ebene der objektiven Informationen berichten uns die Patienten über Tatbestände, die auch von anderen zumindest grundsätzlich nachprüfbar sind, wie z. B. die wichtigsten Lebensdaten. Zu den objektiven Informationen zählen wir auch alle Befunde, die wir erhoben haben und die ebenso von anderen Ärzten erhoben und überprüft werden könnten. Hier zeigt sich bereits, wie unlösbar eng die Ebene der objektiven Information mit der subjektiven verbunden ist. Entsprechend den Überlegungen, die wir im Kapitel 1 nach der Diskussion des Situationskreismodells über den Unterschied zwischen der individuellen und der sozialen Wirklichkeit angestellt haben, ist das nicht weiter überraschend. Die objektive Ebene entspricht der sozialen, die subjektive der individuellen Wirklichkeit. Während die rein naturwissenschaftliche Medizin fast ausschließlich an der objektiven Informationsebene bzw. an der »sozialen Wirklichkeit« im Sinne unseres Situationskreismodells interessiert ist und Bedeutungen nur im Sinne eines sozialen Konsensus zuläßt, versucht die Psychosomatische Medizin, die subjektive Informationsebene, d. h. die subjektive Bedeutung aller Informationen und Befunde bzw. die »individuelle Wirklichkeit« unserer Patienten, zu erreichen.

Einen wichtigen Zugang zur individuellen Wirklichkeit des Patienten stellt die szenische Information dar. Seine Mimik, sein Verhalten, kurzum seine unbewußte »Inszenierung« der Gesprächssituation sagen mehr über die individuelle Wirklichkeit des Patienten aus als seine Worte. In der szenischen Information manifestiert sich das, was die Psychoanalyse mit »Übertragung« und »Gegenübertragung« bezeichnet.

Unser erster Patient verleugnet seine Beschwerden und verdrängt seine Ängste. Er erwartet vom Arzt nur eine gründliche und eine möglichst rasche Beseitigung eventuell festgestellter Schäden. »Szenisch« vermittelt er den Eindruck eines keineswegs besonders gefährdeten Kranken. Er bagatellisiert seine Beschwerden und versucht den Eindruck zu erwecken, es sei alles halb so schlimm. Diese szenische Information sagt über das Krankheitserleben und das Krankheitsverhalten des Patienten mehr aus als lange Gespräche.

Auch bei unserer zweiten Patientin können wir diese drei Informationsebenen recht gut voneinander unterscheiden. Die (grundsätzlich objektiv nachprüfbare) Mitteilung, daß sie mit 4 Jahren ihre Mutter, vor einigen Monaten ihren Großvater und vor wenigen Tagen eine Arbeitskollegin durch den Tod verloren habe, hat sicherlich für die Patientin und den Arzt nicht die gleiche Bedeutung. Der Arzt kann aber diese (objektive) Information nur richtig verstehen und werten, wenn er in seiner Interpretation dieser Ereignisse der Bedeutung nahekommt, die die Patientin diesen Ereignissen beimißt. Verwirft er die Interpretationsangebote der Patientin als »zeitraubendes, lästiges Geschwätz«, dann wird er sie nie verstehen und ihr auch nicht helfen können. Zum Verständnis der subjektiven Ebene der Patientin, d. h. zum Verstehen ihrer individuellen Wirklichkeit, trägt aber ganz besonders die szenische Information bei. Erst das Wahrnehmen und »Verstehen« der szenischen Information des völlig verängstigten und hilflosen Kindes ermöglicht dem Arzt unter Einbeziehung der objektiven Informationsdaten der Patientin eine hilfreiche Deutung zu geben und damit eine Klärung der Situation zu schaffen.

Mit den Konstrukten objektive, subjektive und szenische Information bzw. Informationsebene gelingt es dem Arzt schon recht gut, die Vorgänge des ärztlichen Gespräches zu strukturieren und es damit besser zu handhaben. Diese Vorgänge werden aber noch durchsichtiger, wenn wir die von der Psychoanalyse herausgearbeiteten verschiedenen Übertragungs- bzw. Beziehungsebenen mit in unsere Strukturanalyse einbeziehen.

4   Die psychoanalytische Interpretation des ärztlichen Gesprächs

Im Gegensatz zur Informationstheorie, die im ärztlichen Gespräch einen Informationsaustausch sieht und diesen zu analysieren sucht, sieht die Psychoanalyse im ärztlichen Gespräch einen Teil des Interaktionsprozesses zwischen Arzt und Patient, der sich auf verschiedenen Übertragungs- und Gegenübertragungsebenen abspielt und der das Ziel verfolgt, »die für die Ich-Funktionen günstigsten psychologischen Bedingungen« herzustellen (Freud, 1937). Unter Ich-Funktionen (Loch, 1967a) versteht die Psychoanalyse die Wahrnehmungsfähigkeit, die willkürliche Motorik, das Gedächtnis und die Intelligenz, – Fähigkeiten also, die zur Lebensbewältigung erforderlich sind und bei Neurosen, Psychosen und psychosomatischen Erkrankungen gestört sind.

Hier kann natürlich kein Abriß der psychoanalytischen Theorie geboten werden (Freud, 1913, 1917; Kuiper, 1968, Loch, 1967a). Zum besseren Verständnis des Gesagten muß auf die verschiedenen Übertragungs- und Gegenübertragungsebenen eingegangen werden, wie sie z. B. von Loch (1967b) unter Berücksichtigung der wesentlichen Literaturbeiträge herausgearbeitet wurden:
- 1. Ebene: Die Beziehung zwischen dem »fiktiven Normal-Ich« des Patienten und dem »fiktiven Normal-Ich« des Arztes, wobei es natürlich eine Frage der Definition bzw. der Wortwahl ist, ob man diese Beziehungsebene bereits als Übertragung bezeichnet. Es ist jene Ebene der therapeutischen Allianz und der »personalen Begegnung« von Arzt und Patient, von der in der ausgedehnten Literatur der »personal und anthropologisch« ausgerichteten Autoren sehr eingehend die Rede ist. Die Psychoanalyse hat sich mit dieser Ebene, ohne ihre Existenz zu leugnen oder ihre Bedeutung herabzusetzen, nicht eingehender beschäftigt, weil sie nicht eigentlich zu ihrem Untersuchungsfeld gehört.
- 2. Ebene: Die Ebene der zielgehemmten Libido, der »milden« bzw. »unanstößigen« Komponente der Übertragung, der »anaklitisch-diatrophischen Gleichung« (Gitelson, 1962)*. Es ist jene »bewußtseinsfähige und unanstößige Komponente« der Übertragung, die nach Freud (1905) in der Psychoanalyse »ebenso die Trägerin des Erfolges wie bei anderen Behandlungsmethoden«, ist, und die auch nach »Aufheben« bzw. »Vernichten« der neurotischen Übertragung bestehenbleibt. Es ist die Ebene jeder suggestiven Beeinflussung des Patienten durch den Arzt. Sie ist, wie Loch (1965), gestützt auf Gitelson (1962), schreibt, »eine primitive narzißtische Übertragung, mittels der über Besetzung einer pflegenden Person die Umwandlung narzißtischer Libido in Objektlibido in die Wege geleitet wird«. Die frühe Mutter-Kind-Beziehung, die Spitz (1967) eingehend studiert hat, ist der Prototyp dieser grundlegenden Übertragungsebene: »Alle späteren Beziehungen mit Objektqualität, die Liebesbeziehung, die hypnotische Beziehung, die Beziehung der Gruppe zu ihrem Führer und letzten Endes alle zwischenmenschlichen Beziehungen haben ihren ersten Ursprung in der Mutter-Kind-Beziehung«.
- 3. Ebene: Das ist die Ebene der neurotischen Übertragung und Gegenübertragung im eigentlichen Sinn, die Ebene der neurotischen Objektbeziehungen. Das heißt, der Patient »wendet dem Arzt ein Ausmaß von zärtlichen, oft genug mit Feindseligkeiten vermengten Regungen zu, welches in keiner realen Beziehung begründet ist und nach allen Einzelheiten seines Auftretens von den alten und unbewußt gewordenen Phantasiewünschen des Kranken abgeleitet werden muß« (Freud, 1913).

Was die Entstehungsgeschichte betrifft, müssen wir natürlich die drei Lochschen Beziehungs- bzw. Übertragungsebenen in anderer Reihenfolge sehen: Die Ebene der anaklitisch-diatrophischen Gleichung ist die früheste und entspricht unserem symbiotischen Funktionskreis. Im Umgang mit den ersten Beziehungspersonen – psychoanalytisch gesprochen den frühen Objektbeziehungen – bildet sich dann die neurotische Übertragungsebene. Die Ebene des »fiktiven Normal-Ichs« ist die jüngste und reifste Beziehungsebene, in der die anderen beiden als die genetisch älteren mitschwingen.

Die Analyse des ärztlichen Gesprächs unter dem Gesichtspunkt der hier skizzierten Übertragungs-

---

* Unter der anaklitisch-diatrophischen Gleichung versteht man jene Beziehung auf Gegenseitigkeit, die auf der symbiotischen Mutter-Kind-Ebene zwischen den anlehnenden Bedürfnissen des Säuglings einerseits und den nährend-pflegenden Bedürfnissen der Mutter andererseits besteht.

und Gegenübertragungsebenen ist deshalb so fruchtbar, weil das ärztliche Gespräch integrierender Bestandteil der Arzt-Patient-Beziehung ist und ohne Mitberücksichtigung dieser Beziehung weder theoretisch noch praktisch voll ausgeschöpft werden kann.

Wird die Arzt-Patient-Beziehung auf der reifsten (der des »fiktiven Normal-Ichs« bzw. der personalen) Beziehungsebene verfehlt, oder, was in der Realität viel häufiger ist, gar nicht angestrebt (um der Fiktion einer falsch verstandenen Objektivität willen), dann wird der Patient zwangsläufig zum Objekt selbstsüchtiger wissenschaftlicher oder materieller Strebungen des Arztes, mit allen daraus folgenden, erschreckenden Gefahren einer rein technischen Medizin. Bringt der Patient die ursprüngliche »milde« bzw. »unanstößige« Komponente der Übertragung nicht zustande, dann wird er für den Arzt psychotherapeutisch unerreichbar, unbehandelbar. Ein etwaiger physikalisch-chemischer Eingriff, der ja prinzipiell immer möglich ist, bleibt ohne jeden mutativen Effekt für die Gesamtpersönlichkeit des Kranken. Auf der symbiotischen bzw. anaklitisch-diatrophischen Ebene der Übertragung entwickelt sich also das für jede Behandlung so notwendige Vertrauen des Patienten zum Arzt.

Stellen die beiden genannten Übertragungsebenen die Voraussetzung dafür dar, daß ein fruchtbares ärztliches Gespräch überhaupt zustande kommen kann, so ist es die Übertragungsebene der neurotischen Objektbeziehung, die uns durch die szenische Information Einblick in die tieferen psychodynamischen Vorgänge des Patienten gewährt.

Die von der Psychoanalyse erarbeitete Trennung in die drei Beziehungs- bzw. Übertragungsebenen ermöglicht uns eine Trennung der verschiedenen Dialogformen des ärztlichen Gesprächs, die allein durch informationstheoretische Analyse nicht möglich ist. Der wissenschaftliche Dialog und das Funktionsgespräch des Alltags beschränken sich auf die Ebene des »fiktiven Normal-Ichs«. In das freundschaftliche oder seelsorgerische Gespräch ist die Ebene des Vertrauens, die anaklitisch-diatrophische Übertragung, miteinbezogen. Wenn das ärztliche Gespräch, wie es bisher meist der Fall war, nicht auf dieser Stufe stehenbleiben will, dann muß es die Übertragungsebene der neurotischen Objektbeziehungen mit hereinnehmen und gewinnt damit eine neue fruchtbare diagnostische und therapeutische Dimension.

Erst wenn diese Übertragungsebene, die sich informationstheoretisch unter anderem als szenische Information beschreiben läßt, in das ärztliche Gespräch miteinbezogen wird, wird es zum psychoanalytisch orientierten ärztlichen Gespräch.

Ohne Einbeziehung dieser Übertragungsebene bleibt das ärztliche Gespräch eine sachliche Belehrung (Ebene des »fiktiven Normal-Ichs«) oder ein philanthropisch-suggestiver Akt (Ebene der »infantil-narzißtischen Ichanteile«, also der frühen Mutter-Kind-Beziehung). Diese beiden (Vor-)Stufen des ärztlichen Gesprächs sollen keineswegs gering geachtet werden, denn sie bilden nicht nur die notwendige Basis jedes darüber hinausgehenden thera-

peutischen Gesprächs, sondern genügen gewöhnlich zur Betreuung der vorwiegend akut somatisch Erkrankten. Zur Versorgung von Patienten mit funktionellen Syndromen, Neurosen und Psychosomatosen, vor allem vieler chronisch und lebensbedrohlich erkrankter Patienten reicht dieses verkürzte ärztliche Gespräch nicht aus.

Strebt man eine konfliktlösende Therapie an, dann gilt für das (psychoanalytisch orientierte) ärztliche Gespräch bei allen sehr wesentlichen methodischen und technischen Unterschieden die gleiche Zielvorstellung wie für die Psychoanalyse selbst, die Freud (1937) folgendermaßen definiert hat: »Die Analyse soll die für die Ich-Funktionen günstigsten Bedingungen herstellen; damit wäre ihre Aufgabe erledigt.«

Wie aber stellt die Psychoanalyse bzw. das psychoanalytisch orientierte ärztliche Gespräch »die für die Ich-Funktionen günstigsten Bedingungen« her? Durch die deutende Bearbeitung von Übertragung und Widerstand. Loch (1967b), dem ich hier folge, hat das folgendermaßen zusammengefaßt: »Die erfolgreiche, die ›mutative Deutung‹ wird ermöglicht, wenn 1. drei Übertragungsdimensionen zur Konvergenz gebracht sind, die des ›fiktiven Normal-Ichs‹, die der ›infantil-narzißtischen Ich-Anteile‹ und die der ›neurotischen‹ Objektbeziehung, und wenn 2. die Übertragungsdeutung den ›dringlichsten Punkt‹ trifft.«

Aufgrund von Einsichten, die uns die Theorie des Situationskreises (s. a. Kap. 1, »Wissenschaftstheorie...«) bietet und die von Balint und Mitarbeitern bei der Erforschung der Flash-Phänomene gemacht wurden (s. a. Kap. 27, »Psychoanalyse und psychoanalytisch orientierte Therapieverfahren«), können wir die von Loch gemachte Feststellung noch durch einen weiteren Punkt erweitern und feststellen: Die erfolgreiche, die mutative Deutung wird ermöglicht, wenn:

– die drei Übertragungsdimensionen zur Konvergenz gebracht sind,
– die Übertragungsdeutung den dringlichsten Punkt trifft und/oder
– in Form eines »Aha«-Erlebnisses (= Flash) der Patient innerhalb seiner »subjektiven Wirklichkeit« die Lösung »seines Problems« erfährt und entdeckt.

Kehren wir nun zu unseren eingangs geschilderten Fallbeispielen zurück. Beim ersten Patienten bewegen wir uns zunächst so gut wie ausschließlich auf der Ebene des »fiktiven Normal-Ichs«. Wir müssen ihm die Diagnose »Herzinfarkt« mit allen Implikationen mitteilen. Vom Erreichen der zweiten, der infantil-narzißtischen Übertragungsebene wird es dann abhängen, wieweit der Patient die ärztlichen Ratschläge befolgen und seine Lebensweise ändern wird. Die dritte Ebene (Ebene der Objektbeziehungen) wird zunächst nicht erreicht und auch nicht vom Arzt angestrebt. Sie wird möglicherweise zu einem späteren Zeitpunkt der Behandlung eine Rolle spielen, wenn man mit dem Patienten seine zwanghafte Fixierung an Leistung durcharbeiten wird. Viele Arzt-Patient-Interaktionen brauchen diese

Ebene nicht zu erreichen und führen trotzdem zu befriedigenden Resultaten.

Wenden wir uns nun dem zweiten Fallbeispiel zu. Auf der Übertragungsebene des »fiktiven Normal-Ichs« findet der Informationsaustausch zwischen Arzt und Patient statt, den ich weiter oben als Informationsaustausch auf der Ebene der objektiven Informationen beschrieben habe. Der Patient teilt Daten mit, der Arzt Ergebnisse der Befunderhebung und Diagnosen.

Unterhalb dieser Ebene des rationalen Gesprächs aber konstelliert sich die Ebene des Vertrauens, die zweite psychoanalytische Übertragungsebene, die »anaklitisch-diatrophische«, die der »infantil-narzißtischen Ichanteile«, die wir alle prototypisch in der frühen symbiotischen Kind-Mutter-Beziehung erleben und die in der Patient-Arzt-Beziehung wiederbelebt wird. Sie ist bei unserer Patientin so stark ausgeprägt, daß nach der ersten Beratung und gründlichen Untersuchung die Symptomatik zunächst verschwindet (s. zweite Beratung). Dieses Phänomen – wir nennen es »Suggestion« – können wir immer wieder beobachten. Wir finden es nicht nur in der ärztlichen Sprechstunde, sondern genauso bei Kurpfuschern und Scharlatanen, vorausgesetzt der Patient bringt das nötige Vertrauen auf.

Die dritte Beratung zeigt uns, daß sich eine Symptomverschiebung anbahnt. Die auffällige Symptomatik der ersten Beratung, die Herzbeschwerden und die Angst sind verschwunden. Das Aufsuchen des Arztes und die leichten Schwindelerscheinungen deuten jedoch darauf hin, daß die Patientin zwar oberflächlich beruhigt, ihr neurotischer Konflikt nicht gelöst ist und sie weiterhin Angst hat.

In der vierten Beratung ist dann, offenbar ausgelöst durch den Krebstod der Arbeitskollegin, der neurotische Grundkonflikt, nämlich die mit dem frühen Tod der Mutter zusammenhängende und nur unzureichend verarbeitete neurotische Problematik, wieder voll aufgebrochen. Die Patientin bietet »in der Übertragung« erneut die szenische Information, das panisch verängstigte hilflose Kind, die dem Arzt jetzt nicht nur einen diagnostischen Zugang zum neurotischen Grundkonflikt, sondern auch seine deutende Bearbeitung ermöglicht. Der weitere Verlauf zeigt, daß hier offenbar der »dringlichste« Punkt getroffen wurde.

Was haben wir nun am Ende der vierten Beratung erreicht? Sind wir weiter als nach den vorhergehenden drei Beratungen, oder haben wir nach der akuten Verschlimmerung nur den status quo ante, wie er etwa zum Zeitpunkt der zweiten Beratung bestand, wieder erreicht? Haben wir die Patientin gar von ihrer Neurose geheilt?

Um mit der zuletzt gestellten Frage zu beginnen: Nach unserem heutigen Wissen können wir eine neurotische Erkrankung, die auf primäre Traumen (Loch, 19870) in der Kindheit zurückzuführen ist und die zu entsprechenden psychischen Strukturveränderungen geführt hat, durch eine noch so treffsichere und gute Deutung nicht heilen. Dazu bedarf es einer langfristigen Durcharbeitung (Freud, 1914) der

gesamten neurotischen Problematik, insbesondere der infantilen Neurose, die – wenn überhaupt – nur in einer psychoanalytischen Behandlung erfolgversprechend durchgeführt werden kann. Das heißt aber keineswegs, daß der Zustand der Patientin nach der vierten Beratung, in der eine konfliktbearbeitende Deutung vorgenommen wurde, mit ihrem Zustand nach den vorhergehenden Beratungen gleichzusetzen wäre, in denen lediglich (suggestiv) durch Vertrauen, durch die symbiotische bzw. die »anaklitisch-diatrophische« Ebene der Übertragung der Konflikt zugedeckt und damit die Symptomatik gebessert wurde. Wie labil dieses Gleichgewicht geblieben ist, zeigt nicht nur die Symptomverschiebung in der dritten Beratung, sondern auch die dramatische Exazerbation nach dem Tod der Arbeitskollegin in der vierten Beratung.

Der Unterschied nach der vierten konfliktbearbeitenden Beratung gegenüber früher besteht darin, daß die Ich-Funktionen der Patientin jetzt weniger eingeschränkt sind als vorher. Die Patientin ist nun imstande, ihre früheren bisher unbewußten Ängste in ihre bewußte Wahrnehmung, Einsicht und Motorik einzubeziehen. Sie ist jetzt gesünder und gegen erneute belastende Auslösungssituationen widerstandsfähiger geworden.

5 Abschließende Hinweise

In den vorhergehenden Abschnitten haben wir das ärztliche Gespräch nach den Qualitäten der Information (objektive, subjektive und szenische) sowie nach den Dimensionen der Übertragung (Ebene des »fiktiven Normal-Ichs«, der »infantil-narzißtischen Ich-Anteile« und der »neurotischen Objektbeziehungen«) zu analysieren versucht. Abschließend wollen wir unser Augenmerk noch auf allgemeine Verhaltensweisen des Arztes richten, die für das Gelingen oder Mißglücken eines ärztlichen Gespräches verantwortlich sind.

Rogers und Mitarbeiter (1978) haben drei Verhaltensweisen von Psychotherapeuten ermittelt, die für das Zustandekommen eines psychotherapeutischen Erfolges von entscheidender Bedeutung sind. Es sind dies:

– die Verbalisierung emotionaler Erlebnisinhalte der Patienten
– die emotionale Wärme und positive Wertschätzung, die der Therapeut dem Patienten entgegenbringt und
– die Echtheit bzw. Selbstkongruenz, die der Therapeut zwischen seinem Erleben, seinen Wertvorstellungen und seinen verbalen und nonverbalen Äußerungen herzustellen vermag.

Koerfler und Köhle (1993) haben auf Grund ihrer Literaturübersicht und allgemeiner Erfahrungen die wichtigsten Gebote und Verbote zusammengefaßt, die ein erfolgreiches ärztliches Gespräch ermöglichen. Diese »Gesprächsmaximen«, die noch kritisch hinterfragt und empirisch überprüft werden müssen, sollen nachfolgend zitiert werden:

– Gib dem Patienten Raum für seine Beschwerdeschilderung!
– Laß den Patienten ausreden!
– Nimm dich selbst im Gespräch zunächst zurück!
– Ermuntere den Patienten zur Weiterrede!
– Höre mit Aufmerksamkeit und Interesse zu!
– Zeige dein Verständnis!
– Halte Blickkontakt!
– Versichere dich des richtigen Verständnisses!
– Knüpfe an die Patientenäußerungen an!
– Nimm die subjektiven Krankheitstheorien auf!
– Frage dort weiter, wo der Patient aufhört!
– Stelle offene Fragen!
– Sei verständlich!
– Rede in der Sprache des Patienten!
– Informiere den Patienten so gut wie möglich!
– Verhalte dich in allem, was du tust, transparent!
– Ermuntere den Patienten seinerseits zu Fragen!
– Antworte im Sinne der vom Patienten gestellten Fragen!
– Zeige Empathie!
– Gib angemessenen Trost!
– Schaffe Vertrauen!
– Beteilige den Patienten an der Therapieplanung!
– Fördere die Selbstverantwortlichkeit!
– Sei offen und ehrlich!
– Vermeide Unterbrechungen!
– Vermeide Nebentätigkeiten! (Lesen, Schreiben)
– Vermeide geschlossene Fragen!
– Vermeide insbesondere Entscheidungsfragen!
– Vermeide insbesondere Suggestivfragen!
– Vermeide Mehrfach-Fragen!
– Vermeide Themensprünge!
– Vermeide Abwiegelungen!
– Vermeide Bagatellisierungen!
– Vermeide vorschnellen Trost!
– Vermeide vorschnelle Kritik!
– Vermeide Warum-Fragen, die den Patienten in einen Erklärungs-, Beweis- oder Rechtfertigungsnotstand bringen könnten!
– Vermeide sogenannte Notlügen!

Die »Technik« des gut geführten diagnostisch-therapeutischen Gesprächs erlernt der wenig Erfahrene durch Teilnahme an Balint-Gruppen und die sachkundige Interpretation von Videobändern.

Hat der Arzt die richtige Grundeinstellung zum Patienten gefunden, wird ihm die Kenntnis der Qualitäten der Information und der Ebenen der Übertragung eine Richtschnur bieten, jedes ärztliche Gespräch zu strukturieren. Der kritische Leser wird hier einwenden, daß das ärztliche Gespräch ein so vielschichtiges und komplexes Gebilde ist, daß wir ihm Gewalt antun und es zu sehr vereinfachen, wenn wir es auf einige wenige Dimensionen reduzieren. Dieser Einwand ist prinzipiell richtig und gilt vor allem für den Erfahrenen und Geübten.

Wir wollen aber nicht vergessen, daß der Lernende doch vereinfachende Schemata braucht, um sich in der verwirrenden Vielheit der Interaktions-Phänomene zurechtzufinden. Wenn er bei entsprechender Grundeinstellung seine Aufmerksamkeit auf die Qualitäten der Information und die Ebenen der Übertragung richtet, dann weiß er, vergleichbar dem Chirurgen bei der Operation, in welcher Schicht er sich befindet, und er vermag, den Umständen entsprechend, zu unterscheiden, bis zu welchem Ziel er das Gespräch fortzusetzen gedenkt.

KAPITEL 29

Die Krankenvisite –
Probleme der traditionellen Stationsarztvisite und Veränderungen im Rahmen eines psychosomatischen Behandlungskonzepts

Dirk Fehlenberg, Claudia Simons und Karl Köhle

1 Problemstellung: Die Visite als Gesprächssituation für Arzt und Patient

Diagnose wie Behandlung sind in einer psychosomatisch-ganzheitlich praktizierten Medizin entscheidend auf einen intensiven Dialog zwischen Arzt und Patient angewiesen (vgl. Kap. 21, »Anamnese und körperliche Untersuchung«; Adler und Hemmeler, 1988): Es geht darum, die Erkrankung als Teil der Lebensgeschichte, im Hinblick auf ihre Entstehung und auf die subjektiv geprägten Folgen zu verstehen und die »individuelle Wirklichkeit des Patienten« (v. Uexküll, 1982) zu erfassen. Darüber hinaus ist es wichtig, in welcher Art Patienten ihr Problem im Gespräch präsentieren, wie sie die Beziehung zum Arzt zu gestalten suchen. Die Arzt-Patient-Beziehung kann als Modell für andere soziale Beziehungen des Patienten verstanden werden. In Verbindung mit biographischer Information ergibt sich für den Arzt ein Verständnis des Beitrags der Persönlichkeit zum Leiden, wenn er sich auf eine Reflexion der Beziehung einläßt (Balint, 1983).

Im Zusammenhang mit medizinischen Behandlungen vermögen Gespräche, die die Erwartungen und Bedürfnisse des Patienten angemessen berücksichtigen, bereits selbst Entlastung zu schaffen. Vor allem bilden sie eine notwendige Voraussetzung dafür, daß eine vertrauensvolle Arzt-Patient-Beziehung aufgebaut wird. Psychosomatische Medizin mißt dem ärztlichen Gespräch aber auch spezifischere therapeutische Aufgaben bei. Der Arzt kann unterstützend und korrigierend die Prozesse des Krankheitserlebens und der Krankheitsverarbeitung beeinflussen. Er kann dem Patienten die gewonnene Einsicht in die lebensgeschichtliche Bedeutung der Erkrankung rückvermitteln, um direkt oder indirekt eine Perspektive für eine psychosoziale Veränderung zu bahnen. Gespräche können auch unmittelbare Änderungen im psychischen wie im körperlichen Befinden des Patienten bewirken. Dieser Zusammenhang zwischen Arzt-Patient-Kommunikation und Befinden gilt wohl allgemein; in besonderer – manchmal dramatischer – Weise läßt er sich aber bei »klassischen« psychosomatischen Krankheitsbildern beobachten. Beispiele dafür sind die Verbesserung oder Verschlechterung der Asthmasymptomatik durch Gespräche, das Auftreten von Rezidiven bei Colitis-ulcerosa-Patienten sowie die Möglichkeit von Reinfarkten bei Herzinfarkterkrankungen durch Auslösung von Ängsten bzw. die Verhinderung von Rezidiven und die Stabilisierung des somatischen Heilungsprozesses durch therapeutisch geführte Gespräche.

Wir haben eine Zusammenfassung über die Bedeutung des Arzt-Patient-Dialogs deswegen an den Anfang dieses Kapitels über die Krankenvisite gerückt, weil sie genau die Perspektive bezeichnet, unter der wir die Visite* betrachten wollen: Welche Voraussetzungen für ein Arzt-Patient-Gespräch bietet die Visite? Wie lassen sich die Rahmenbedingungen für einen Dialog mit dem Patienten in der Visite verbessern? Gibt es Wege, die Visite für ein therapeutisches Gespräch zu nutzen?

Antworten auf diese Fragen zu finden, ist nicht zuletzt ein Erfordernis der klinischen Praxis: Die Visite ist die Hauptkontaktmöglichkeit für Krankenhausarzt und Patient. Mit einer Dauer von durchschnittlich 1–2 Stunden nimmt sie bis zu einem Viertel der täglichen Arbeitszeit des Arztes ein. Schließlich kommt ihr bei der Aus- und Weiterbildung von Medizinstudenten und Assistenzärzten eine herausragende Bedeutung im Hinblick auf den Erwerb sozialer Kompetenzen im Umgang mit den Patienten zu.

2 Die Stationsarztvisite in ihrer traditionellen Form

2.1 Ergebnisse empirischer Forschung zur traditionell organisierten Krankenvisite

Die Krankenvisite ist eine vergleichsweise oft und methodisch vielfältig untersuchte Form medizini-

---

* Wir beschäftigen uns hier nur mit der täglichen Stationsarztvisite. Oberarzt- und Chefarztvisiten, die im Stationsbereich andere Funktionen erfüllen, bleiben außer Betracht (vgl. dazu v. Uexküll, 1977; Gück et al., 1981, 1983a, b).

scher Kommunikation. Das Gespräch mit dem Patienten kommt in ihr zu kurz. Mit dieser Feststellung lassen sich alle Ergebnisse medizinsoziologischer, medizinpsychologischer und kommunikationswissenschaftlicher Untersuchungen zusammenfassen (Übersicht bei Fehlenberg, 1983).

Quantitative Befunde der medizinsoziologischen und medizinpsychologischen Visitenforschung

Üblicherweise dauert eine Visite etwa 3,5 Minuten pro Patient. Während der Arzt einen Gesprächsanteil von etwa 60% hat, entfallen auf den Patienten nur 30%, der Rest verteilt sich auf die übrigen Teammitglieder (Pflegepersonal). Von den Patientenäußerungen ist der weitaus größte Teil wiederum reaktiv, d.h. sie bestehen zu ca. 80% aus Antworten auf Arztfragen. Umgekehrt stammt der überwiegende Teil der Fragen vom Arzt (82%); in einer durchschnittlichen Visite stehen 11 Arztfragen einer Patientenfrage gegenüber. 94% aller Unterbrechungen im Gespräch erfolgen durch den Arzt.

Krankheitsbezogene Informationen muß der Patient häufig (zu etwa 40%) in indirekter Weise dem Gespräch entnehmen, das das Team neben seinem Bett stehend über ihn führt. Die Information, die der Arzt dem Patienten direkt gibt, ist wiederum zum größten Teil durch die Arztinteressen bestimmt. Sie erfolgt zwei- bis dreimal so oft initiativ (Themenwahl nach den Prioritäten des Arztes) wie reaktiv (Themenwahl nach den Prioritäten des Patienten).

Besonders ungünstig sieht die Situation für schwerkranke Patienten aus. Bei ihnen steigt der Anteil indirekter Informationen noch einmal deutlich an. Während die Fragen leichter erkrankter Patienten in gut einem Drittel aller Fälle ausreichend beantwortet werden, erhalten Patienten mit infauster Prognose auf über 90% ihrer Fragen keine angemessene Antwort.

Es gibt viele Befunde zu Zusammenhängen zwischen dem Gesprächsverhalten von Arzt und Patient und zwischen Gesprächsmerkmalen und außerkommunikativen Variablen. Drei seien hier angeführt, die die Problematik der Situation besonders deutlich machen:

– Viele Arztfragen – genauso wie ein häufiger Gebrauch unerläuterter Fachtermini – gehen einher mit einer geringeren Redeaktivität des Patienten (quantitativ: Redeanteile; qualitativ: Fragen) und einer insgesamt kürzeren Visitendauer.
– Mit zunehmender Berufserfahrung des Arztes nimmt die Dauer seiner Visiten ab.
– Die einschätzungsmäßig erhobene »Patientenorientiertheit des Arztes«, die mit einer Reihe von Sprachverhaltensmerkmalen positiv korreliert, wie längere Redezeit für den Patienten, weniger Fragen des Arztes, geht bei Patienten deutlich zurück, wenn sie mehrfach wegen einer Krankheit behandelt werden müssen.

Diese Zahlen zeigen den Arzt als die das Gespräch dominierende Person. Der Patient hat vergleichsweise geringe Einflußchancen. Je kränker er ist, desto schlechter stellt sich seine Situation dar.

Qualitative Ergebnisse gesprächsanalytisch-hermeneutischer Untersuchungen des Visitengesprächs

Neben dem rein quantitativ ausgerichteten Nachweis, daß die Patientenbelange in der Krankenvisite zu kurz kommen, haben sich »qualitative«, gesprächsanalytisch-hermeneutische Untersuchungen* mit typischen Abwicklungsstrukturen beschäftigt, die zeigen, daß Kommunikationsinteressen des Patienten übergangen werden. Dabei wurden drei Phänomengruppen beschrieben, die verhindern, daß der Patient – bei jeweils unterschiedlichen Graden aktiver Gesprächsbeteiligung – seine kommunikativen Interessen erfolgreich wahrnehmen kann.

Der Patient kommt nicht zu Wort: Was bewirkt den Ausschluß des Patienten aus dem laufenden Gespräch?

Mit dem fast vollständigen Ausschluß des Patienten aus dem Gespräch als Sprecher und als Adressat haben sich vor allem die Arbeiten von Nothdurft (1978, 1981, 1982) beschäftigt.

Nach den Kriterien einer »alltagsweltlichen Gesprächsmoral« müssen drei Bedingungen erfüllt sein, damit ein Zuhörer initiativ werden kann, so daß er zum aktiven Teilnehmer wird, ohne einen kommunikativen Konflikt zu riskieren: Die ablaufende Kommunikation muß beobachtbar, durchschaubar und absehbar sein. Nach den Ergebnissen von Nothdurft sind genau diese Kriterien für die zwischen dem Team stattfindende Kommunikation zumeist nicht erfüllt.

Unbeobachtbarkeit der Teambesprechungen entsteht beispielsweise dadurch, daß das Gespräch in den entsprechenden Passagen zu leise und damit für den Patienten akustisch unverständlich wird. Weiter dadurch, daß am Bett eines Patienten im Wechsel über diesen – und auch über einen Nachbarpatienten gesprochen wird.

Undurchschaubarkeit, d.h. Unmöglichkeit, die aktuelle Gesprächsentwicklung mitzuverfolgen, stellt sich ein, wenn das Personal Jargon benutzt (s.a. Gück et al., 1983) oder in verkürzter, nur Insidern verständlicher Form kommuniziert. Die Kommunikation zwischen den Teammitgliedern ist zudem oftmals so verschachtelt und komplex in ihrer Themenentwicklung, sie wechselt so schnell über die verschiedenen Teammitglieder hinweg, daß der Patient weder dem Thema folgen noch »einstiegsrelevante« Stellen entdecken kann.

Die folgende Passage bietet dafür ein typisches Beispiel (wiedergegeben bei Nothdurft, 1982, S. 28):

A1:	Schreiben Sie mal auf, bitte: Äh, was wollte er noch mal haben?
MA:	Schädel
A1:	Kreuzbein
MA:	Kreuzbein

---

* Wir benutzen den Terminus »gesprächsanalytisch« hier als Oberbegriff für verschiedene Arten der qualitativ verfahrenden mikrostrukturellen Kommunikationsanalyse, wie (ethnomethodologischer) Konversationsanalyse oder Diskursanalyse usw.

A1: Kreuzbein, äh, Femur beiderseits und äh Tibia beiderseits und Schädel. Und machen wir noch mal die alkalische Phosphatase bei ihr (blättert in der Kurve). Bis jetzt nie gemacht, ja, machen wir mal die alkalische Phosphatase und Bili dazu.

S: Was war das jetzt noch »Kreuzbein«?

A1: Kreuzbein, Tibia, Femur und äh Schädel. Und dann die Atmung, a. P. und Bili. Ach, machen wir gleich die ganze Leber mit.

MA: Die Prostata auch?

A2: (lacht)

A1 = Arzt 1, A2 = Arzt 2, MA = Medizinalassistent, S = Schwester.

Der Patient beteiligt sich am Gespräch, kann aber nicht initiativ werden.

Selbst wenn der Patient in das laufende Visitengespräch einbezogen wird, sei es als Adressat oder sei es, daß er selbst Beiträge liefert, geschieht dies vielfach nur im Dienste medizinischer Aufgabensetzungen, nicht im Sinne persönlicher Kommunikation. Besonders deutlich wird das in einer Analyse von Gück et al. (1981, 1983b) aus dem Bereich der Intensivmedizin:

Die Autoren machen bei Oberarztvisiten auf einer Intensivstation die Beobachtung, daß das am Bett stehende Team den Patienten in kurzen Frage-Antwort-Sequenzen in das ansonsten nur zwischen dem Medizinpersonal laufende Gespräch einbezieht. Dabei wird der Wechsel hin zum Patienten nicht deutlich markiert. Die Patientenreaktionen werden nicht quittiert, der Patient erhält keine Rückmeldung vom Team. Das Team unterstellt also offensichtlich, daß der Patient dem für ihn größtenteils unverständlichen Gespräch zwischen den einzelnen Teammitgliedern mit ständiger Aufmerksamkeit folgt und ständig bereit ist, als Lieferant von Informationen zur Verfügung zu stehen, ohne selbst eigene Kommunikationsinteressen einbringen zu können. Die Autoren kennzeichnen die beschriebene Situation als »permanente kommunikative Verfügbarkeit« des Patienten – eine besonders erschreckende Situation angesichts der auf intensivmedizinischen Stationen ohnehin unumgänglich gegebenen körperlichen Verfügbarkeit des Patienten.

Quasthoff-Hartmann (1982) hat gezeigt, daß auch in einem Gespräch, in dem sich längere erklärende Diskurseinheiten direkt an den Patienten richten, der Arzt unter Ausnutzung konversationstechnischer Mittel (Sacks et al., 1978) weitergehende Aktivitäten des Patienten zu verhindern weiß. An Stellen, an denen der Patient eigentlich initiativ werden dürfte (etwa wenn der Arzt eine längere Erklärung abgeschlossen hat), verhindert der Arzt eine Patientenaktivität dadurch, daß er übergangslos ein weiteres komplexes Ablaufmuster initiiert; oder er bindet die Patientenaktivität, indem er eine Frage anschließt, deren Beantwortung Vorrang beansprucht.

Der Patient wird initiativ, hat damit aber keinen Erfolg beim Personal.

Bereits in den quantitativen Untersuchungen zur Visitenkommunikation wurden »transaktionsanalytische« Merkmale (Siegrist, 1978, 1982) herangezogen, die ausweichendes oder abwehrendes Gesprächsverhalten von Ärzten gegenüber Patienteninitiativen klassifizieren, insbesondere im Gegenzug zu Fragen nach krankheitsbezogener Information: das »Nichtbeachten«, der »Themen- oder Adressatenwechsel«, der »Beziehungskommentar«, die »Mitteilung funktionaler Unsicherheit«.

Wir geben hier zwei typische Beispiele für ein Ausweichen des Arztes von der Sachebene auf die Beziehungsebene des Gesprächs (Siegrist, 1982; S. 19):

1. Eine schwerkranke Patientin versucht, den Zeitpunkt ihrer Entlassung zu erfahren.
   Patientin: Das geht bestimmt noch lange, bis ich ... noch ein paar Wochen, daß ich da oben bin. Nicht?
   Arzt: Wir wollen Sie ja nicht unnötig plagen?
2. Im Anschluß an eine Röntgenuntersuchung fragt ein Patient den Arzt:
   Patient: Herr Doktor, haben Sie eine Vermutung, was es sein könnte?
   Arzt: Ich vermute nicht, ich sammle Fakten!

Eine vertiefte Behandlung hat die Entwertung von Patienteninitiativen bei Bliesener (1980a, b, 1982a) erfahren. Patienten brauchen vor allem zwei Typen von Initiativen:

1. Das **Erzählen**. Der Konflikt zwischen Patient und Arzt resultiert bei Erzählungen – sofern sie überhaupt zugelassen werden – daher, daß der Arzt gemäß den für ihn im Vordergrund stehenden medizinischen Erfordernissen einen Bericht erwartet und sein Rückmeldungsverhalten entsprechend ausrichtet. Das vom Patienten initiierte Muster – Erzählung* – wird in den Reaktionen des Arztes nicht aufgenommen, sondern durch Rückfragen, Minimalreaktionen und ähnliches zum Erliegen gebracht.

Patienten gelingt es dadurch, daß sie einerseits das Erzählmuster charakteristisch verkürzen und andererseits parallel das vom Arzt erwartete Muster bedienen, beide Kommunikationszwecke wenigstens rudimentär zu verwirklichen (Bliesener, 1980a). Der ursprüngliche Konflikt – institutionelle Zielsetzungen versus individuelle Zielsetzungen – wird vom Patienten zum innerpsychischen Zielkonflikt internalisiert.

2. **Krankheits- und behandlungsbezogene Fragen** als Patienteninitiative. Damit eine Frage Aussicht auf eine angemessene Reaktion hat, bedarf es der besonderen Vorbereitung durch den Patienten. Bliesener (1980b) unterscheidet hier zwei Strategien: die Plazierung und die Lancierung. *Plazieren* einer Frage heißt, der Patient bringt seine Initiative an ge-

---

* Diese Spannung zwischen beabsichtigtem Erzählen durch den Patienten mit dem Zweck der Solidaritätsherstellung und erwartetem Bericht durch den Arzt mit dem Zweck von Informationstransfer scheint auch in anderen Bereichen der Arzt-Patient-Kommunikation oder Berater-Klient-Interaktion ein grundlegendes Problem zu bilden (vgl. Quasthoff, 1979).

eigneten Stellen des Gesprächs ein (etwa wenn er bereits in das Gespräch einbezogen ist, wenn er einer Antwortverpflichtung nachgekommen ist, wenn seine Frage thematisch »paßt«, wenn gerade kein dringenderes Thema behandelt wird). *Lancierung* bedeutet dagegen, der Patient bereitet seine Initiative aktiv vor (etwa durch »direkte Kommentare«, Vorfragen, Sondierungen, Ankündigungen usw.). Beide Strategien sind mit Risiken verbunden. Die erste erfordert vor allem ein hohes Maß an mentaler Aktivität und enthält die Gefahr, daß einfach keine passende Stelle auftritt; die zweite birgt durch ihre oft umständliche Vorbereitung die Gefahr, zu früh erkannt zu werden und damit auch zu früh angreifbar zu sein.

Am Siegriestschen Material hat Bliesener 12 lokale Strategien der Abweisung von Patienteninitiativen herausgearbeitet, die sich durch Elaboriertheit ihrer Planungsform und ihren zu unterstellenden Effekt auf den Patienten voneinander unterscheiden (»Abriegeln, Überfahren, Hinhalten, Leerlaufenlassen, Abwinken, Stillegen, Problematisieren, Abbiegen, Verlagern, Filibustern, Abgleiten, Sich-Rausreden«).

Als Beispiel für eine komplexere, in diesem Fall aus zwei Schritten bestehende Strategie, eine Patienteninitiative zu entwerten, sei hier der für die Strategie »Abbiegen« von Bliesener zitierte Text wiedergegeben:

A: Nur die eine Aufnahme. Wissen Sie, die Lunge kann man so schlecht ...
P: Was ist es denn überhaupt?
A: ... die Lunge kann man so schlecht beurteilen, wenn man liegt, gell?
P: Herr Doktor, gestern hätte ich bald einen Herzschlag gekriegt!
A: Warum denn? Warum haben Sie denn einen Herzschlag bekommen?
P: Sie haben mir gerade wollen eine Spritze geben.
A: ICH habe Ihnen eine Spritze gegeben?
P: Nein. Sie nicht, die Schwestern.
A: Was hat denn die Schwester gesagt?
P: (unverständlich)
A: Ne, Valium?

A = Arzt, P = Patient (Bliesener, 1982, S. 162)

Die Zeile sechs stellt einen typischen Auftakt für das Erzählen einer Geschichte dar. Der Arzt ermuntert die Patientin im Gegenzug auch zuerst mit seiner Reaktion. Nachdem die Patientin aber gerade mit der Erzählung begonnen hat (Zeile 10), unterbricht er sie mit einem Korrekturhinweis (11). Dieser Korrekturhinweis entwertet zwar nicht die Initiative, zwingt die Patientin aber zu einer »Selbst-Berichtigung«, die das Thema in nicht beabsichtigter Weise präzisierend ausweitet. Der Arzt nimmt nun genau diesen auf seinen Korrekturhinweis erst eingeführten thematischen Aspekt in seiner nächsten Frage auf (13), womit er suggeriert, daß die Schwester das eigentlich aktuelle Thema sei. Das Thema der Patienteninitiative ist durch die Reaktion des Arztes soweit verän-

dert (»abgebogen«) worden, daß es – wie Bliesener berichtet – der Patientin in der restlichen Visite nicht gelingt, bis zum Kern ihrer beabsichtigten Initiative, der Erzählung mit dem Thema der Beunruhigung, vorzudringen (Bliesener, 1982a, b).

Alle 12 Abweisungsstrategien zielen auf eine unmittelbare lokale Unterbindung der Patienteninitiative ab. Sie lösen den grundsätzlichen Konflikt zwischen den Informations- und Mitteilungsbedürfnissen des Patienten einerseits und den Erfordernissen des medizinischen Arbeitsablaufs andererseits kurzfristig zugunsten der institutionellen Aufgabe. Damit bergen sie die Gefahr der Eskalation in Folgekonflikten. So finden sich etwa »ausufernde Selbstdarstellung«, »forciertes Rechthabenwollen« oder »Boykottieren durch minimale Reaktion« – ein Mittel, von dem auch eine Analyse von Glück et al. (1981) gezeigt hat, daß es offenbar die ultima ratio der Gesprächssteuerung für den Patienten darstellt. Diese Reaktionsstrategien sind dann weniger auf die nachträgliche Durchsetzung der abgewiesenen Initiativen gerichtet als vielmehr auf globalere Ziele, wie einen Ausgleich für eine persönliche Verletzung zu erlangen. Die Ärzte reagieren in Konflikten dieser Art, die die Beziehung umfassender in Frage stellen, anders als angesichts von Patienteninitiativen. Sie verwenden »Begründungen/Rechtfertigungen«, machen »Versprechungen«, »Zugeständnisse«, schaffen »Entschädigungen« und stellen »Familiarität über Scherzen« her – Reaktionsstrategien, die als Konflikt-Befriedungsstrategien zusammengefaßt werden können (Bliesener und Siegrist, 1981). Sie ändern am zugrundeliegenden Widerspruch zwischen Patientenbedürfnissen und der durch die Institution abverlangten passiven Rolle aber nichts.

2.2 Die traditionelle Krankenvisite – das gescheiterte Arzt-Patient-Gespräch

Das Gespräch mit dem Patienten kommt in der Krankenvisite zu kurz. Typische Kommunikationsmuster scheinen so angelegt zu sein, den Patienten aus dem Gespräch auszuschließen oder doch zumindest seine Kommunikationsinteressen einzugrenzen. Woran liegt das?

Zwei Erklärungen bieten sich an. Die erste nimmt eine allgemeine Paradigmakritik medizinischer Theorie und Praxis auf (s. Kap. von Engel, G. L., im Einleitungsteil des Buches). Die zweite wird durch eine organisationssoziologische Perspektive charakterisiert. Beide Erklärungsansätze ergänzen sich. Sie liefern eine allgemeine und eine institutionsspezifische Erklärung für die beobachtete Praxis.

Die Kritik an einer einseitig biomechanischen Ausrichtung der Medizin diskutiert negative und problematische Konsequenzen neuer medizinischer Technologien (von den Kostenauswirkungen bis zu den inhumanen Behandlungskonsequenzen der die Grenzen des Machbaren immer weiter hinaus verlagernden »Apparatemedizin«). Weniger Resonanz hat die subtile und doch ungleich fundamentalere Kritik gefunden, die auf den Zusammenhang von medizinischer Alltagspraxis – wie sie sich beispielsweise im Arzt-Patient-Gespräch spiegelt – und dem naturwissenschaftlichen Paradigma in den medizinischen Grundlagenwissenschaften aufmerksam macht (Mishler, 1981, 1984).

Genaue Analysen von Ambulanzgesprächen lassen den Arzt-Patient-Dialog als dialektische Auseinandersetzung zweier kontroverser Realitätsorientierungen verstehen. Vom Arzt wird die Gesprächsentwicklung durch Themen bestimmt, deren Relevanz sich aus dem biomedizinischen Krankheitsmodell ableitet. Symptome müssen beispielsweise möglichst objektiv (d.h. auch nicht-individuell) beschrieben werden, um zu Syndromen zusammengefaßt und diagnostischen Klassifikationen zugrunde gelegt werden zu können. Beim Patienten bilden dagegen subjektive und damit individuell unterschiedlich erfahrene Erlebenszusammenhänge (Beschwerden, Einschränkungen usw.) den Anlaß zur Konsultation.

Was heißt das für das Gesprächsverhalten? Der dem Ideal einer angewandten Naturwissenschaft verpflichtete Mediziner steht vor der Notwendigkeit, die vom Patienten angebotene psychosoziale Information als nicht relevant aus dem Gespräch zu eliminieren. Sagt ein Patient auf die Frage nach dem Beginn einer Beschwerde etwa, »seit Frühjahr, als meine Frau starb«, so wird der Arzt allein die zeitliche Information verwenden, rückrechnen und feststellen, daß die Magenschmerzen vor ca. 6 Monaten zum ersten Mal auftraten. Noch weniger wird er nur indirekt erwähnte psychosoziale Hintergründe aufgreifen, oder von sich aus thematisieren, wenn Patienten sich selbst einer biomedizinischen (Laien-) Sprache bedienen.

Was weiß man über die Abwicklungsprinzipien solcher Arzt-Patient-Gespräche? Nicht-zweckgebundene Alltagsgespräche werden zum großen Teil in Beitragsparen abgewickelt. Auf einen Gruß folgt ein Gegengruß, auf eine Frage eine Antwort. Die Partner haben gleiche Rechte und Pflichten, Initiativen und zugehörige reaktive Paarteile zu benutzen. Für Arzt-Patient-Dialoge gelten unterschiedliche Abwicklungsregeln (Fisher, 1984; Todd, 1984; Mehan, 1979). Die Kommunikation vollzieht sich in 3teiligen Mustern: Einer Arztinitiative (etwa einer Frage) folgt eine Patientenreaktion (eine Antwort), die nachfolgend vom Arzt kommentiert bzw. quittiert wird. Die Beziehung zwischen den drei Schritten einer solchen Sequenz muß hierarchisch gedacht werden:

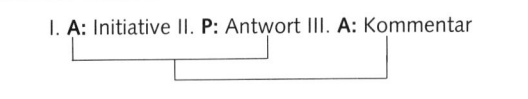

I. **A:** Initiative II. **P:** Antwort III. **A:** Kommentar

Beispiel (übersetzt aus Todd, 1984):

    I. Arzt: »Also, Sie haben seitdem keine Blutung mehr gehabt?«

    II. Patientin: »Nein.«

    III. Arzt: »In Ordnung ...«

Der dritte Schritt, ein Kommentar, bezieht sich auf die vorausgegangene vom Arzt initiierte Sequenz. Er ist der interaktive Ausdruck der Asymmetrie. Er erlaubt dem Arzt, den Gesprächablauf zu kontrollieren und garantiert ihm am Ende des Musters das Rederecht, was er zur Initiierung einer weiteren Drei-Schritt-Sequenz nutzen kann. Diese Form der Gesprächskontrolle ist notwendig, um die Zwecke eines Experte-Klient-Dialogs zu erfüllen. Der biomedizinisch ausgerichtete Arzt setzt dieses Abwicklungsmuster ein, um den psychosozialen »Bedeutungsüberschuß« der Patientenäußerungen auszublenden (»context-stripping«, nach Mishler, 1981, 1984). Nur die für eine biomedizinische Konzeptualisierung relevanten Teile der Äußerung des Patienten werden als angemessen quittiert und in Folge-Initiativen vom Arzt weiter berücksichtigt. Im allgemeinen kooperieren Patienten mit ihrem Gesprächsverhalten, um den Zweck der Kommunikation nicht grundsätzlich zu gefährden. Auf den ersten Blick wirken typische Arzt-Patient-Gespräche geordnet und konfliktfrei. Eine Analyse zeigt aber, daß es auch eine thematische Kohärenz zwischen den vom Patienten als scheinbare Überschußinformation eingebrachten »Einsprengseln« gibt. Der Patient verfolgt offensichtlich ein eigenes Gesprächsskript. Die strukturell verankerte Kontrolle des Arztes garantiert zwar eine reibungsfreie Abwicklung des Gesprächs Zug um Zug, die Gesamtsituation ist aber richtiger beschrieben, wenn man sagt, daß das Gespräch eine Auseinandersetzung zwischen zwei Realitätsorientierungen darstellt: einer technokratischen, die inhaltlich gesehen am biomedizinischen Modell orientiert ist – sie bildet das Gesprächsskript des Arztes – und einer an alltagsweltlichen Sinnzusammenhängen (symbolisch) orientierten, die die eigeninitiativen Gesprächsanteile des Patienten kennzeichnet. Die beschriebene Form der Gesprächsabwicklung in drei Schritten garantiert, daß die technokratisch-biomedizinische Orientierung situationsbestimmend bleibt.

Die im vorausgegangenen Abschnitt beschriebenen Abschottungs- und Abweisungsstrategien sichern ebenfalls die Durchsetzung einer biomedizinischen Zweckausrichtung der Visitenkommunikation. Sie alle stellen Strategien zur Ausblendung individuell bestimmter Sinnbezüge des Patienten dar. Sie sind im Vergleich zur Zwei-Personen-Situation im Ambulanzgespräch zum Teil komplexer, weil die zweckrationale Orientierung hier von mehr als nur einer Person getragen wird. Diese letzte Feststellung führt zur zweiten, der organisationssoziologischen Erklärung: Die Behandlung in einer modernen Klinik ist durch Arbeitsteilung bestimmt. Die Behandlungsleistungen müssen deswegen fortlaufend organisiert, koordiniert und kontrolliert werden. Die Visite übernimmt zumeist den überwiegenden Teil dieser teaminternen Koordinierungsaufgaben. Dazu gehören vor allem:

– das ärztliche Konsil, d.h. die ärztliche Fachdiskussion über Diagnose, Diagnosemaßnahmen und über die Therapie,

– die Anordnung von diagnostischen und therapeutischen Maßnahmen gegenüber dem Pflegepersonal sowie

– an akademischen Lehrkrankenhäusern zusätzlich die Ausbildung für Medizinstudenten.

Die Abwicklungsmuster der Visite müssen eine doppelte Aufgabe erfüllen. Einerseits müssen sie einen – für die biomedizinische Zweckorientierung – störenden »Überschuß« an alltagsweltlichen Lebensbezügen aus dem Gespräch heraushalten. Andererseits müssen sie ein effizientes Funktionieren der teaminternen Kommunikation gewährleisten und diese gegen eine störende Beteiligung des Patienten abschirmen. Dies führt zu einer klaren Priorität: Die arbeitsorganisatorischen Aufgaben und damit das Arzt-Team-Gespräch strukturieren den Gesamtablauf der Visite. Der Patient wird hauptsächlich dann beteiligt, wenn es um körperbezogene Informationen geht, die zur Abwicklung der Teamkommunikation unerläßlich sind. Die (alltagsweltlich bestimmten) Patienteninteressen erfahren dagegen eine Zurücksetzung. So gibt es für eine direkte Information des Patienten in der Visite keinen systematischen Ort. Zeitpunkt, Art und Ausmaß liegen im Belieben des Arztes. Die Behandlung von Patienteninitiativen zeigt, daß eine personenbezogene Arzt-Patient-Kommunikation nur in Minimalform vorliegt und im wesentlichen nur erfolgt, um die Patientencompliance zu sichern.

Der medizinsoziologische Weg der Veränderung soll die Position des Patienten über eine Versorgung mit adäquater und ausreichender Information stärken. Diese soll dem Patienten dann eine Bewältigung (coping) der Kranken- und Krankenhaussituation aus eigenem Handlungsvermögen erlauben. Praktisch erprobt wurden ein Aufklärungsheft für Krankenhauspatienten, das Informationen bereitstellte und zu aktivem Verhalten anregen sollte, sowie ein »Patientenfunk«, der entsprechende Ziele über ein für den Zimmerrundfunk produziertes Programm verfolgte. Eine Befragung (von Troschke und Siegrist, 1977) zeigt, daß eine solche Informationshilfe von den Patienten begrüßt wird, aber auch eine deutlich zurückhaltendere Beurteilung durch das Medizinpersonal. Damit zeichnet sich die Problematik dieses Weges ab: Er dürfte nur da erfolgreich sein, wo ein solches Informationsheft vom Personal aktiv eingesetzt wird. Andernfalls besteht die Gefahr, daß hier eher Konfliktpotentiale geschaffen als abgebaut werden.

Die medizinpsychologischen und gesprächsanalytischen Autoren haben demgegenüber am Sprachverhalten direkt und indirekt angesetzt. Trainingsziele wie »Unterbrich nicht!«, »Frage weniger festlegend!«, »Gib direkte und nicht ausweichende Antworten!«, »Mach längere Visiten!«, »Gebrauche weniger Fachtermini!« usw. wurden vorgeschlagen. Sie sind sicher übbar, aber ihre Verwirklichung wird allein noch keine die Patienteninteressen befriedigende Visitenführung sicherstellen. Der von den gesprächsanalytischen Autoren hergestellte Praxisbezug verfolgt vor allem die Sensibilisierung der beteiligten Ärzte, die ein tieferes Verständnis der Auswirkungen der eigenen (unreflektierten) Gesprächs-

praxis erlangen sollen (s. Quasthoff-Hartmann, 1982; Bliesener, 1982a). Dazu bietet die ablauforientierte qualitative Textanalyse die besseren Voraussetzungen. Allerdings muß man sich darüber im klaren sein, daß individuelles Lernen einzelner Ärzte allein noch keine ausreichende Veränderung der Visitensituation erwarten läßt. Die Idee einer Veränderung durch (individuelle) Sensibilisierung kann höchstens für solche Kommunikationseigenschaften als erfolgversprechend gelten, die für den institutionellen Kontext nicht funktional oder zumindest nicht in zentraler Weise funktionsstabilisierend sind.

Eine patientzentrierte Veränderung der Visiteninteraktion bedarf deswegen eines komplexen Ansatzes, der eine Erweiterung des allgemeinen medizinischen Behandlungskonzepts auf psychosoziale Faktoren ebenso einschließt wie die organisatorische Umgestaltung der Visite und die Bereitschaft der beteiligten Ärzte und des Pflegepersonals, ihr eigenes Verhalten der kritischen Reflexion auszusetzen.

3 Die Veränderung der Stationsarztvisite mit dem Ziel einer psychosomatisch-ganzheitlichen Behandlung

Unser Erfahrungsbericht stützt sich auf eine an der Universitätsklinik Ulm im Department für Innere Medizin in den Jahren 1972 bis 1979 geführte internistische Allgemeinstation mit 15 Betten, deren Belegung der einer internistischen Station einer Universitätsklinik entsprach (s. Kap. 40, »Die Institutionalisierung im klinischen Bereich«).

Wir sprechen im folgenden von der »psychosomatischen Visite«, wobei es sich um eine unter psychosomatischen Zielsetzungen geführte internistische Visite handelt. Weiter ist zu berücksichtigen, daß die Veränderung der Visite nur ein – allerdings entscheidendes – Teilelement im Rahmen einer umfassenden patientzentrierten Umstrukturierung war.

3.1 Ein Konzept für eine patientzentrierte Visitenführung

Vermehrte Patientenzentriertheit der Visite sollte durch eine Reihe von Veränderungen erreicht werden, die sowohl organisatorisch-strukturelle Aspekte wie auch Änderungen des individuellen Interaktionsverhaltens der beteiligten Stationsärzte und des Pflegepersonals umfaßten. Für die Änderung der Visite haben wir drei Zielbereiche unterschieden: die den allgemeinen Ablauf betreffende funktionale Entflechtung und zwei das Interaktionsverhalten der Ärzte betreffende Ziele, Symmetrie im Gesprächsverhalten und (psycho-)therapeutische Unterstützungsfunktionen.

Funktionale Entflechtung: Übergang vom Mehrgruppengespräch zum Arzt-Patient-Dialog

Bevor man an ein patientenzentriertes und therapeutisch unterstützendes Gespräch in der Visite denken kann, muß man das Arbeitsprogramm so verändern, daß die Visite von einem Mehrgruppen- zu einem Arzt-Patient-Gespräch wird. Die Visite am Bett des Patienten soll idealerweise ausschließlich für den Arzt-Patient-Dialog und die körperliche Untersuchung, also für die patientenbezogenen Funktionen der traditionellen Visite, genutzt werden. Andere Aufgaben (beispielsweise »Kurven-Visite«, Supervisionsaufgaben und alle weiteren institutions- und arbeitsorganisatorischen Aufgaben) werden vor und nach der Kernvisite und außerhalb des Krankenzimmers wahrgenommen. Der behandelnde Stationsarzt wendet sich am Krankenbett ausschließlich dem Patienten zu. Er setzt sich auf einen Stuhl direkt an das Bett des Patienten und befindet sich damit in natürlicher Gesprächsposition (gleiche Augenhöhe wie ein im Bett sitzender Patient). Die übrigen Teammitglieder stehen dagegen mit einem größeren Abstand am Fußende des Bettes.

Weitere Faktoren der Arbeitsorganisation wirken sich unterstützend aus:

– Die Ärzte der Station teilen sich die Zuständigkeit für die Patienten auf. Soweit es der Dienstplan erlaubt, wird die Visite – unter Begleitung der noch an der Versorgung des Patienten beteiligten Teammitglieder – täglich vom jeweils zuständigen Arzt geführt.

– Die Visite findet zu einer festgelegten Zeit statt. Dies unterstreicht ihren Stellenwert und hilft, die Teilnahme des gesamten Teams zu sichern. Der Patient erhält eine sichere und verläßliche Kontaktmöglichkeit zu seinem Arzt. Es wird leichter für ihn, sich auf die Visite vorzubereiten, beispielsweise sich Fragen und Probleme zu überlegen.

– Der Zeitraum für die Visite ist mit ca. 2 Stunden (für 15 Patienten, einschließlich Vor- und Nachbesprechung) weiter gesteckt als üblich.

– Außer der Vor- und Nachbesprechung gibt es eine Reihe von regelmäßigen Veranstaltungen (Morgenbesprechung, Stationskonferenzen, Entlassungs- und Organisationsbesprechungen – vgl. dazu Kap. 40, »Die Institutionalisierung im klinischen Bereich«), die eine ausreichende Kommunikationsgelegenheit für das Personal bieten. So ist gewährleistet, daß die Kernvisite für das Arzt-Patient-Gespräch freibleibt. Die Vor- und Nachbesprechung kann ebenfalls »patientenbezogen« geführt werden, d.h., Schwestern können beispielsweise ihre Beobachtungen und Informationen einzelfallbezogen einbringen. Die Wahrnehmungen in der Visiteninteraktion können gemeinsam besprochen werden. Allgemeine Koordinationsaufgaben können zu anderen Zeitpunkten durchgeführt werden.

Symmetrie zwischen Arzt und Patient im Verlauf des Visitengesprächs

Der Arzt-Patient-Dialog am Krankenbett soll die Kommunikationsinteressen des Patienten, beispielsweise seine Bedürfnisse nach verständlicher, krankheitsbezogener Information angemessen berücksichtigen. Die Themen des Visitengesprächs sollten demnach gleicherweise durch die Aufgaben und Interessen des Arztes bestimmt werden. Neben der Berück-

sichtigung von im engeren Sinne krankheitsbezogenen Informationswünschen gehört hierher auch das Eingehen auf Kommunikationsbedürfnisse des Patienten, die mit dem emotionalen Erleben der Krankheits- und Krankenhaussituation in Zusammenhang stehen (beispielsweise über seine Bedürfnisse, Entbehrungen und Ängste zu sprechen). Patientenzentriertheit impliziert die Kommunikationsinteressen des Patienten nicht nur nicht zu übergehen, sondern aktiv und fördernd zu berücksichtigen.

Symmetrie im Sinne unserer Zielsetzung verlangt, daß ein Arzt einer »unbequemen« Patientenfrage nicht ausweicht, und daß der Patient ausdrücklich ermuntert wird, Fragen zu stellen, bzw. daß man Bemerkungen des Patienten daraufhin anhört, ob sie nicht eine Frage enthalten.

Psychotherapeutische Unterstützung des Patienten

Ein so bestimmtes symmetrisches Gesprächsverhalten bietet noch nicht in jeder Hinsicht Gewähr für eine umfassende Unterstützung des Patienten. In allen Fällen, in denen der Patient beispielsweise psychische Belastungen aus seinem Leben ausblendet (sie verleugnet oder verdrängt), kann es notwendig sein, auch gegen die unmittelbaren Kommunikationsinteressen des Patienten gerade diese Aspekte des Erlebens zu verbalisieren. Eine solche aufdeckende therapeutische Strategie macht es dem Patienten möglich, über die bewußte Erfahrung und Integration seines abgewehrten Erlebens zu realitätsangemesseneren Formen der Bewältigung von Krankheit und Krankheitsfolgen zu gelangen. Weiter bietet sich die Gelegenheit, die Kommunikation gezielt für die Stabilisierung somatischer Heilungsprozesse einzusetzen.

Mit der psychotherapeutischen Unterstützung ist gemeint, daß die Visite in bestimmten Teilabschnitten für psychotherapeutische Interventionen im Sinne der »Sprechstundentherapie« (Balint und Norell, 1975) genutzt wird. Ein Schwerpunkt liegt dabei auf Krankheitsverarbeitung und Krankheitsverhalten, die in der aktuellen Arzt-Patient-Beziehung besonders bedeutsam sind.

3.2 Resultate der Begleitforschung

Evaluation

Anhand einer für die Station repräsentativen Stichprobe (7 Ärzte, 123 Patienten mit jeweils fünf Visitengesprächen vom Anfang ihres Aufenthalts) haben wir Gesprächsparameter untersucht, die in den medizinsoziologischen und medizinpsychologischen Untersuchungen als Indikatoren für eine die Patienteninteressen übergehende Interaktionsstruktur benutzt wurden.

Tabelle 29-1 stellt eine Auswahl aus zentralen Ergebnissen für Ulm den entsprechenden Werten für das traditionelle Setting gegenüber.[*]

---

[*] Ausführlichere Angaben finden sich in Westphale und Köhle, 1982a, 1982b; Safian et al., 1982; Fauler und Safian, 1983. Für eine Untersuchung zur Emotionalität in der psychosomatischen Visite (Gottschalk-Gleser-Analyse) vgl. Sodemann et al. 1982.

Tab. 29-1 Gesprächsparameter für das traditionelle Visitengespräch und für die psychosomatische Visite
(Die Angaben zur traditionellen Visite stammen aus Raspe, 1983; Siegrist, 1978; Begemann-Deppe, 1978; Nordmeyer, 1982; Jährig und Koch, 1982).

Variable	traditionelle Visite	psychosomatische Visite
Zeit (min)	3,5	6,7 (am Bett) + 3 (außerhalb)
Redeanteile in Sätzen (absolut)		
alle Teilnehmer (einschl. Pat.)	43	97
Patienten	13	44
in Sätzen (%)		
Arzt	59	51,5
Patient	30	45
andere	10	3,5
Anteil in direkter Informationsvermittlung in %	59	3
Anteil ausweichender Antworten (%) auf Fragen nach krankheitsbezogener Information		
Patienten mit günstiger	36	16
ungünstiger Prognose	92	15

Bereits an den Redeanteilen sieht man, daß das Ziel der funktionalen Entflechtung weitestgehend erreicht wurde. Konsil, Therapie- und Pflegefestlegung finden in etwa 3 Minuten vor und nach der Visite und nicht in Gegenwart des Patienten statt. Die Visite am Krankenbett wird trotzdem länger, sie beträgt durchschnittlich 6,7 Minuten.

Diese Zeit bleibt vollständig für Gesprächsbeiträge von Ärzten und Patienten. An einer kleineren, aber ebenfalls repräsentativen Stichprobe konnten wir mit Hilfe eines sequentiellen Auswertungsansatzes nachweisen, daß die psychosomatische Visite als ein – typischerweise ein- bis zweizügiges – Wechselgespräch zwischen Arzt und Patient abgewickelt wird (Fehlenberg, 1987). Die weiteren Teilnehmer schalten sich nur sporadisch, in ergänzender Funktion ein. Für Arzt und Patient ist die Visite tatsächlich zur Dialogsituation geworden. Diese Feststellung läßt sich für Visiten bei leichter erkrankten Patienten wie für solche bei schwerkranken Patienten treffen. Damit ist auch klar, daß die Koordinationsproblematik für die Ärzte bei dieser Form der klinischen Visite entfällt. Der Arzt kann, ohne Gefahr zu laufen, andere Aufgaben zu vernachlässigen, auf die Kommunikationsinteressen des Patienten eingehen. Erwartungsgemäß finden sich in der Ulmer Visite sehr viel weniger ausweichende, entwertende Reaktionen auf Patientenfragen. Safian et al. (1982) konnten auch im direkten Vergleich von Visiten aus einem Hamburger Akutkrankenhaus und einer nach Patientenmerkmalen parallelisierten Stichprobe aus dem Ulmer Material zeigen, daß Patienteninitiativen in der psychosomatischen Visite besser respektiert und die von Patienten geäußerten Affekte eher aufgegriffen werden.

Ergänzend zeigt auch hier eine sequentielle Analyse der Gesprächssteuerung, daß der direkte Informationsaustausch (Frage-Antwort-Sequenzen in beiden Richtungen zwischen Arzt und Patient) tatsächlich chancengleich verläuft (Fehlenberg, 1987). Fragen des Patienten zu einem vom Arzt zu beantwortenden Themenbereich werden in gleicher Weise angemessen beantwortet wie umgekehrt Fragen des Arztes zu einem vom Patienten zu beantwortenden Sachverhalt. Beide Sprecher besitzen gegenüber einer Informationsfrage des jeweils anderen Partners den gleichen Handlungsspielraum und zeigen keine unterschiedlichen Tendenzen in der Gesprächsfortsetzung. Ebenso sind ihre Fragemöglichkeiten vergleichbar. 85% des psychosomatischen Visitengesprächs – soviel machen die um den Informationsaustausch zentrierten Zusammenhänge aus – werden damit im angestrebten Sinn symmetrisch abgewickelt. Die sequentielle Analyse macht aber auch auf eine (weiter-)bestehende Asymmetrie aufmerksam. Dabei geht es um Entscheidungssequenzen. Die typische Form der Arztbeteiligung besteht in einer aktiven Umsetzung von Informationen (eigener oder vom Patienten gegebener) in (Be-)Handlungsentscheidungen, während die typische Form der Patientenbeteiligung einer Differenzierung eines Entscheidungskontextes entspricht, der zuvor vom Arzt eingeführt wurde. Dazu vier Belegstellen aus unseren Texten (I = erster Zug; II = zweiter, fortsetzender Zug).

A: (I) Da ist immer noch 'ne ganze Menge (...) hier (...)
　　(II) Ich glaub, wir setzen einfach mal das (Totocillin) ab.

- -

P: (I) Des is morgens nämlich ein scheußlicher, äh, (schmatzt) ja, Geruch, Geschmack, des ist doch wie ich aufwach ganz schrecklich.
A: (II) Ja (?) (.) Wir können höchstens versuchen, Ihnen jetzt mal 'ne Weile Nasentropfen zu geben.

- -

P: (I) Also das würd ich auf jeden Fall weglassen, die Nachmittagstablette (II) und die früh, soll ich noch nehmen oder?

- -

P: Soll ich Schwimmen noch einen Tag lassen?
A: (I) Ja.
P: (II) Ich geh ganz gerne zum Duschen rüber (...) aber ich weiß nicht, ob's gut wäre, wenn ich ins Wasser ginge, es ist zwar nicht sehr kalt, aber
A: (I) Wenn Sie so's Gfühl ham und ich find des ganz gut, / daß
P: Ja /
A: Sie sich dann / auf sich mal so
P: (II) Dann werde ich / morgen die Gymnastik machen und (drei Worte unverständlich)

A = Arzt, **P** = Patient

In den ersten beiden Beispielen, wie in allen entsprechenden Belegstellen für die arzttypischen Sequenzen, herrschen Schlußfolgerungsrelationen vor. Der Arzt stellt eine behandlungsrelevante Information fest bzw. nimmt eine behandlungsrelevante Information des Patienten auf und legt (schlußfolgernd) eine Behandlungskonsequenz fest. Die für Patienten typische Beteiligung an Entscheidungen sieht dagegen – wie in den beiden folgenden Beispielen – anders aus: Detaillierung, Konkretisierung bzw. Ergänzung eines (eingeführten) Handlungs- und Entscheidungskomplexes, Kombination von Aufforderung zu Direktiven, die an den Arzt gerichtet ist, und eigenen Entscheidungen sowie Entscheidungen, die vom Arzt geforderte Direktiven bestätigen. In der für Arzt und Patient unterschiedlichen Abfolgestruktur drückt sich eine qualitativ unterschiedliche Beteiligung in den Entscheidungssequenzen aus: Der Arzt besitzt ein »Transformationsprivileg« für die Umsetzung von Informationen in Handlungen; die Rolle des Patienten ist dagegen eher in einer nachgeordneten Beteiligung, in der Konkretisierung bereits eingeführter Entscheidungskontexte, zu sehen. Die Interaktionsanalyse wirft somit die Frage auf, inwieweit Chancengleichheit außer einer angemessenen Informationsmöglichkeit auch eine verstärkte eigeninitiative Beteiligung in Entscheidungskontexten bedeuten soll. Dabei geht es nicht nur um die »großen« Entscheidungen der Behandlung, sondern auch (vielleicht sogar vor allem) um solche, die im häuslichen Lebensbereich des Patienten seiner Eigenverantwortung überlassen wären. Einer aktiveren Beteiligung des Patienten sind natürlich Grenzen gezogen, die im Flexibilitätsrahmen der Stationsorganisation, in ökonomischen Faktoren und in einem nichtreduzierbaren Anteil fachlichen Expertentums der Mediziner genauso begründet liegen wie in den »Versorgungs-Erwartungen« von Patienten. Nur im letzten Punkt kann eine gezielte Änderung des Gesprächsverhaltens der Ärzte mit zu einer Verbesserung beitragen (vgl. dazu das nächste Fallbeispiel: »Klärung emotionaler Erlebnisinhalte«; s.u.). Ansonsten ist klar, daß hier ein Bereich angesprochen ist, in dem Kommunikationsanalyse zwar zur Evaluation faktisch bestehender Handlungsstrukturen beitragen kann, anzustrebende Änderungen aber der weitergehenden klinischen Diskussion und programmatisch umfassender Bemühungen bedürfen.

Wird die veränderte Situation auch von den Patienten als Verbesserung empfunden?

Eine vergleichende Untersuchung, die diese Frage direkt beantworten würde, konnten wir aus methodischen Gründen nicht durchführen. Indirekt läßt sie sich aber aus den Ergebnissen einer Untersuchungsserie beantworten, die sich mit dem Zusammenhang von Gesprächsverhalten in verschiedenen psychosomatischen Visiten und der Beziehungsbeurteilung durch den Patienten beschäftigt hat. Die wichtigste Skala des Beziehungsurteils läßt sich mit »emotionaler Befindlichkeit des Patienten in der Beziehung zum Arzt« bezeichnen (Guth, 1985). Ihr Wert läßt sich zu immerhin 60% aus Merkmalen des jeweiligen Gesprächs vorhersagen. Wie Ärzte und Patienten miteinander sprechen, bestimmt entscheidend mit darüber, wie gut sich ein Patient in emotionaler Hinsicht aufgehoben fühlt. Die beste Beziehungsstruktur wurde in denjenigen der psychosoma-

tischen Visiten erreicht, in denen sich die Handlungsrollen von Ärzten und Patienten am deutlichsten von denen unterscheiden, die in Arzt-Patient-Gesprächen mit dem Hintergrund eines naturwissenschaftlich-biologistischen Behandlungskonzeptes beobachtet werden. Die Beurteiler werten eine aktive Beteiligung des Patienten an den medizinischen Behandlungsaufgaben positiv und honorieren darüber hinaus die Bemühung des Arztes um Gesprächsthemen als beziehungsförderlich, die nicht traditionelle Behandlungsthemen sind, sondern das psychosoziale Lebensumfeld des Patienten mit einbeziehen (Fehlenberg, 1987).

In der psychosomatischen Visite kann sich das Arzt-Patient-Gespräch entlastet von konkurrierenden Ansprüchen organisatorischer Routineaufgaben entwickeln, die Patienteninteressen finden eine bessere Beachtung als im herkömmlichen Setting, die Veränderung wird von den Patienten emotional akzeptiert. Neben diesen Zielsetzungen zur Verbesserung der Visitenkommunikation war es aber auch ein Ziel, die psychosomatische Visite als (psycho-)therapeutisches Gespräch zu nutzen. In den beiden folgenden Abschnitten wollen wir uns mit diesem spezifischen Anspruch der psychotherapeutischen Unterstützung beschäftigen. Die Besonderheit des Visitengesprächs liegt – beispielsweise gegenüber Therapiedialogen – in der Verbindung von einerseits praktisch orientiertem Handeln (Körperbehandlung bzw. dem Sprechen darüber) und andererseits einem reflektiv ausgerichteten Gesprächsverhalten, das ganz andere Formen der kommunikativen Kooperation und der Beziehungsdefinition erforderlich macht.

Psychotherapeutische Interventionen in der psychosomatischen Visite

Unter psychotherapeutischen Interventionen verstehen wir Verbalhandlungen des Arztes, die auf der Grundlage klinischer Erwägungen eine Änderung im Erleben des Patienten bewirken sollen. Der erste Schritt unserer Auswertung zielte auf eine Beschreibung der von den Ärzten prinzipiell intendierten Interventionen. Dazu wurden auf der Station tätige Ärzte und die für die Supervision zuständigen Mitarbeiter befragt. Aus allen genannten therapeutischen Intentionen haben wir in gemeinsamer Diskussion mit den Klinikern 13 Typen psychotherapeutischer Interventionen spezifiziert (vgl. Tab. 29-2), die unter klinischen Gesichtspunkten jeweils einer von vier übergeordneten Interventionsstrategien zugeordnet werden können:
– Explorierende Interventionen,
– stützende Interventionen,
– konfrontierende und interpretierende Interventionen,
– direkte Führung bei psychischen Problemen.
Um einen Eindruck zu geben, wie eine Intervention konkret aussehen kann, seien hier zwei Belege aus unseren Texten angeführt*

---

* Eine ausführliche Sammlung von Textbelegen zu allen aufgeführten Interventionstypen findet sich in Fehlenberg et al., 1982.

Tab. 29-2 Psychotherapeutische Interventionen im Visitengespräch.

Explorierende Interventionen (Sondieren, Klären):
- Klärung emotionaler Erlebnisinhalte
- biographisch orientierte Klärung

Stützende Interventionen beim Umgang mit negativen Affekten durch Fördern von:
- Krankheitsverständnis
- differenzierter Leidenswahrnehmung
- Hinwendung zu positiven Aspekten der aktuellen Situation
- Hinwendung zu positiven Aspekten der Biographie

Konfrontierende und interpretierende Interventionen, Anregung zu einer vertieften Auseinandersetzung mit dem Bereich:
- Mitverantwortung des Patienten
- Zusammenhang von somatischer Erkrankung und psychischem Leiden
- Widersprüche innerhalb der Bereiche oder zwischen den Bereichen Erleben, Äußern, Verhalten des Patienten (konfrontierende Intervention)
- biographische Dimensionen aktueller Probleme
- Tod und Sterben des Patienten
- Beziehung Arzt-Patient (Übertragung)

Kategorie: **Klärung emotionaler Erlebnisinhalte**
P: Und, und, ja, man möchte ja mal wissen, was (Ursache für Schmerzen) los ist.
A: Daß man immer wieder sich so ausgeliefert fühlt, oder was ist das, wenn des immer, plötzlich wieder aus heiterem so –, sozusagen heiterm Himmel der Schmerz kommt?

Kategorie: **Konfrontieren mit Widersprüchen** innerhalb der Bereiche oder zwischen den Bereichen Erleben, Äußern, Verhalten des Patienten
(Patient versucht seine traurige Stimmung hinter einem oberflächlich scherzhaften »Umgangston« zu verbergen.)
A: Nun es ist so, daß man bei Ihnen, Sie lachen ja immer sehr viel und man hat den Eindruck eigentlich, daß Sie sehr viel lachen, ja.
P: Ja, ich bin doch ein lustiger Kerle, des is klar. Das, äh, lustig und johle und alles, was is, was, tati und tatüt, das hab ich alles bei mir, ja.
A: Also dahinter können Sie doch auch gleichzeitig traurig sein.
A: = Arzt, P = Patient.

Der zweite Auswertungsschritt galt einer Bedingungsanalyse für den Gebrauch dieser Interventionen. Grundlage dafür war die inhaltsanalytische Auswertung von 296 auf Tonband aufgezeichneten und transkribierten Visitengesprächen, die von 7 Ärzten und 74 Patienten der Ulmer Station stammen. Jeder Patient ist mit vier Gesprächen vom Anfang seines Aufenthalts vertreten. 37 Patienten gelten hinsichtlich ihrer Prognose als schwer erkrankt, 37 Patienten als leichter erkrankt. Die beiden Gruppen wurden hinsichtlich Alters- und Geschlechtsverteilung der Patienten und der Beteiligung der sieben Stationsärzte parallelisiert.

Als schwer erkrankt galten Patienten, auf die mindestens eine der zwei folgenden prognostischen Aussagen zutraf: 1. Die mittlere Überlebenszeit ist kürzer als zwei Jahre. 2. Die Wahrscheinlichkeit, innerhalb von drei Monaten nach Stationsaufnahme zu sterben, beträgt 30% oder mehr. Die Zuordnung wurde auf der Basis der in der medizinischen Literatur berichteten mittleren Mortalitätsraten zu den entsprechenden Krankheitsbildern getroffen.

In einer Visite, die für die untersuchte Stichprobe im Mittel etwa 7 Minuten dauert, werden durchschnittlich drei Interventionen realisiert. Dabei unterscheiden sich einzelne Visiten allerdings erheblich. In etwa einem Drittel der untersuchten Visiten wurden keine Interventionen formuliert. Zusammen mit der Gesamtverteilung (vgl. Abb. 29-1) machen diese Zahlen deutlich, daß die psychosomatische Visite nicht ausschließlich und nicht unter allen Umständen als ein psychotherapeutisches Gespräch gehandhabt wurde. In einer nicht geringen Zahl von Fällen war es den Stationsärzten wichtiger, das Gespräch unter anderen als psychotherapeutischen Gesichtspunkten zu führen. Andererseits ist zu beobachten, daß die psychotherapeutische Zielsetzung in einzelnen Gesprächen in den Vordergrund rücken kann.

Gibt es personengebundene Merkmale, die Ausmaß und Art der Interventionen beeinflussen?

Untersucht haben wir auf der Patientenseite Alter, Geschlecht und Erkrankungsschwere, und außerdem wurde das Verhalten der 7 Ärzte untereinander verglichen.

Bei den Patientenmerkmalen zeigte sich, daß weder Alter noch Geschlecht Häufigkeiten und Art der von den Ärzten formulierten Interventionen beeinflussen.

In Abhängigkeit von der Erkrankungsschwere der Patienten wurde dagegen ein quantitativ und qualitativ unterschiedliches psychotherapeutisches Gesprächsverhalten festgestellt (vgl. Tab. 29-3).

Betrachtet man global alle Teammitglieder, zeigt sich kein signifikanter Unterschied im Verhalten gegenüber den beiden Patientengruppen (Tab. 29-3: Gesamtteam). Der visiteführende Arzt interveniert häufiger bei den leichter erkrankten Patienten. Die übrigen Teammitglieder (d.h. die weiteren Ärzte und

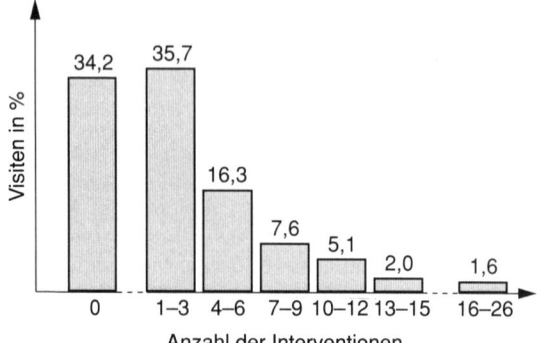

Abb. 29-1 *Verteilung der untersuchten Visiten (n = 296) auf Interventionshäufigkeiten.*

Tab. 29-3 Interventionshäufigkeiten bei schwerkranken und nicht-schwerkranken Patienten (Mann-Withney-U-Test, zweiseitig).

Variable	Interventionshäufig-keiten (x̄)		Irrtumswahr-scheinlich-keit
	nicht schwer-krank	schwer-krank	
Interventionen visiteführender Arzt pro Visite	3,29	2,24	0,045
Interventionen Gesamtteam (einschl. visitef. Arzt) pro Visite	3,39	2,54	0,141
Interventionen anderer Team-mitglieder (ohne visitef. Arzt) pro Visite	0,10	0,30	0,035
Interventionen Gesamtteam pro 1000 Worte	7,35	5,63	0,043

Schwestern) intervenieren dagegen häufiger bei den schwer erkrankten Patienten.

Vergleicht man nicht die absolute Zahl der Interventionen, sondern die auf die Anzahl der gesprochenen Worte relativierte Zahl von Interventionen, ergibt sich für das Gesamtteam ebenfalls eine signifikante Differenz: Im Gespräch mit den Schwerkranken finden sich, bezogen auf die Redemenge, weniger häufig Interventionen. Die nicht-psychotherapeutischen Funktionen des Gesprächs werden bei den Schwerkranken offensichtlich ausführlicher oder vielfältiger wahrgenommen.

Beim Vergleich der Unterdimensionen ergeben sich zwei Unterschiede: Bei den schwerkranken Patienten realisiert der Arzt weniger (absolut wie relativ berechnet) konfrontierende und interpretierende Interventionen und weniger Interventionen des Typs direkte Führung. Für die anderen Interventionstypen sind keine bedeutsamen Unterschiede festzustellen.

Zusammenfassend lassen sich diese Befunde so verstehen, daß in Abhängigkeit von der Erkrankungsschwere klinisch und interaktiv unterschiedliche psychotherapeutische Interventionsstrategien verwandt wurden. »Klinisch«, insofern die Interventionen bei Schwerkranken weniger aktiv konfrontierenden und direkten Charakter haben und hinsichtlich ihres Gesamtumfangs in Relation zu den übrigen Gesprächsfunktionen vergleichsweise geringeren Raum einnehmen; »interaktiv« insofern, als bei der psychotherapeutischen Unterstützung schwerkranker Patienten das Team eine vergleichsweise aktivere Rolle spielt.

Der Vergleich zwischen dem Interventionsverhalten der einzelnen Ärzte erbrachte zum Teil erhebliche Unterschiede (vgl. dazu im einzelnen Fehlenberg et al., 1982). Die untersuchten 7 Ärzte unterscheiden sich hinsichtlich der Gesamthäufigkeit, mit der sie Interventionen formulieren, wie im Ausmaß, mit dem sie Unterschiede zwischen schwer- und leichtkranken Patienten machen. Die Ärzte, die überhaupt häufiger intervenieren, zeigen diese hohe Interventionshäufigkeit unabhängig von der Erkrankungsschwere sowohl bei schwerkranken wie bei nicht schwerkranken Patienten. Ärzte, die allgemein seltener psychotherapeutisch intervenieren, verhalten sich demgegenüber bei schwerkranken Patienten deutlich zurückhaltender.

Daß zwischen den Ärzten unserer Untersuchung eine erhebliche Variation hinsichtlich ihres psychotherapeutischen Vorgehens bestand, spricht dafür, daß die Verwirklichung therapeutischer Gesprächsqualitäten nicht allein durch organisatorische Veränderung zu gewährleisten ist, sondern eine Schulung der kommunikativen und psychologischen Kompetenzen der Ärzte durchgeführt werden muß. Kommunikationsanalytische Untersuchungen können dabei die Funktion übernehmen, die in der Praxis von den beteiligten Ärzten analysierten Strategien psychotherapeutischer Intervention zu beschreiben und der Reflexion zu erschließen.

Praktikable Gesprächsformen für die psychosomatische Visite

Anhand von zwei Texten wollen wir zeigen, welche Aufgaben und Probleme sich für die Gesprächsführung einer veränderten Visitensituation ergeben und wie Kommunikationsanalysen dazu beitragen können, praktikable Gesprächsformen und Interventionsstrategien zu finden. Einerseits sind diese Aufgaben natürlich in den Visitendiskurs eingebaut, d. h., es handelt sich um Schaltstellen des Gesprächs, die in jeder Visite auftreten und die bestimmte Steuerungsleistungen des Arztes und des Patienten notwendig machen. In einer typischen (internistischen) Visite gibt es zumindest vier solcher notwendig auftretenden Schaltstellen: die Gesprächseröffnung, Beginn und Ende der körperlichen Untersuchung und die Gesprächsbeendigung. Zum anderen handelt es sich um Aufgaben, die sich aus den beschriebenen Zielvorstellungen von »Symmetrie« und »Therapie« ergeben. Es sind also Aufgaben, die aus der aktuellen Gesprächs- und Beziehungsentwicklung, deren Wahrnehmung und (klinischer) Bewertung für den Arzt entstehen. In unseren Beispieltexten wird dabei das grundsätzliche Handlungsproblem einer psychosomatischen Gesprächsführung deutlich: Zielsetzungen symmetrischer Kommunikationen mit (aufdeckenden) therapeutischen Gesprächselementen zu verbinden.

Die in Abschnitt 3.2, »Resultate der Begleitforschung«, beschriebenen Zielsetzungen von kommunikativer Symmetrie und psychotherapeutischer Unterstützung können unter bestimmten Umständen in Widerspruch geraten. Ihre Verwirklichung würde ein unterschiedliches Gesprächsverhalten des Arztes erforderlich machen. Dieser Zielkonflikt zeigt sich in unserem ersten Visitenausschnitt in deutlicher Form. Er wird hier zu einem Interaktionsproblem, zu einem Problem der Verständigung von Arzt und Patient.

Bevor wir das Gespräch unter diesem Aspekt betrachten, folgen Erklärungen zum Kontext:

Es ist eine Visite, die zu Beginn des Krankenhausaufenthaltes eines 73jährigen Patienten stattfindet. Die Einweisungsdiagnose lautet »paroxysmale Tachykardie«. Langfristig besteht eine Hypertonie. Nach der von den behandelnden Stationsärzten erhobenen Einschätzung wird die Erkrankung des Patienten unter den Gesichtspunkten Gefährdung und Prognose als vergleichsweise günstig eingestuft. Aus der Sicht des Patienten sind diese Feststellungen allerdings zu relativieren: Abgesehen von einer 24 Jahre zurückliegenden Blinddarmoperation ist der Patient zum ersten Mal so schwer erkrankt, daß er zur Behandlung in ein Krankenhaus eingewiesen werden muß.

Der Patient schläft sehr viel und verhält sich, auch wenn er wach ist, sehr inaktiv – das ergibt sich aus dem vorangehenden, nicht wiedergegebenen Teil der Visite. Diese aus medizinischer Sicht unbegründete und für das Behandlungsziel schädliche Inaktivität empfindet der Arzt offensichtlich als problematisch. Er versucht, dieses Verhalten einerseits mit der Belastung des Krankenhausaufenthaltes in Beziehung zu bringen. So etwa mit folgenden drei Äußerungen, die sich an verschiedenen Stellen der Visite befinden:

> Da wollte ich noch mal eins nachfragen, äh, schlafen Sie jetzt im Krankenhaus so viel oder war das zu Hause auch so?
> Hm, hat das (gemeint ist das häufige Schlafen) vielleicht mit dem Krankenhaus zu tun? Hm?
> Mhm, nun, ich meine, vielleicht ist Ihnen die Situation hier im Krankenhaus zu sein, nach diesen Herzanfällen, nicht so angenehm?

Zum anderen fordert der Arzt den Patienten an zwei Stellen nachdrücklich auf, sich aktiver zu verhalten, etwa mit:

> Ich würde Ihnen dann empfehlen, daß Sie ruhig weiter aufstehen, ja.
> Mhm, äh, ich glaube, eins sollte man noch einmal ganz deutlich sagen, Herr N., wenn die Anfälle nicht da sind (**P**: ja), dann können Sie Ihr Herz ganz normal belasten, so wie Sie das vorher getan haben. (**P**: ja) Da brauchen Sie, glaub ich, keine Angst zu haben.

Für den Arzt ist offensichtlich folgender Zusammenhang gegeben: Die Tatsache des Krankenhausaufenthaltes belastet den Patienten, macht ihn vielleicht sogar depressiv. Die Inaktivität des Patienten ist eine Reaktion auf diese Situation, sie stabilisiert ihrerseits das Schwächegefühl des Patienten usf. Die Antworten des Patienten zeigen, daß er eine andere Sicht des Zusammenhangs hat. Für ihn sind seine

Schwäche und Müdigkeit das primär Bedrohliche. Weil er sich (körperlich) so geschwächt fühlt, verhält er sich – seinem Verständnis nach – angemessen vorsichtig. Diese beiden Positionen bleiben im ersten Teil des Gesprächs relativ unvermittelt nebeneinander stehen. Im zweiten Teil gibt der Arzt dem Patienten Erklärungen zur Medikation. Danach schließt sich die folgende Passage an:

```
 1  (3 sec Pause)
    A: Ja, können wir noch was miteinander bespre-
       chen?
    P: Naja, ich wüßte an sich nichts.
 5  (2,5 sec Pause)
    A: Wiedersehn
    P: Weil die, (.) was wollen Sie eben unternehmen,
       daß ich doch langsam wieder zu Kräften komme,
       ich meine, daß ich (.) beim Laufen mal so a bißl
10     mehr Sicherheit hab, und so?
    A: Nhä (...) Sie meinen das geht alleine nicht, daß
       Sie da noch ne Unterstützung brauchen?
    P: Na ich kann wohl laufen, aber
    A: Mhm
15  P: vorsichtig natürlich und immer so, daß ich mich
       g'schwind eventuell wo anhalten kann.
    A: War denn das vor dem Krankenhausaufenthalt
       auch schon?
    P: Nein, nein das war nicht.
20  A: (nn)
    P: Das ist erst jetzt (..) durch die Behandlung.
    A: Durch die Behandlung?
    P: Naja, also nach (.) (indem), nachdem ich eben
       liege im Krankenhaus.
25  A: Mhm
       (2 sec)
    P: Diese Schwäche
    A: Mhm (..) wir werden da unsere Krankengymna-
       stin mal zu Ihnen schicken, daß die mit Ihnen das
30     mal trainiert.
    P: Ah-ja
    A: Aber es ist ja doch schon ein bemerkenswerter
       Punkt, daß Sie sich offensichtlich jetzt im Kran-
       kenhaus und nach der Behandlung so ge-
35     schwächt fühlen, daß Sie (äh), gar nicht mehr
       sich so alleine raustrauen aus dem Bett.
    P: Ja, also ich trau mich schon,
    A: Mhm
    P: aber ich bin halt vorsichtig.
40  A: Ja.
    A = Arzt, P = Patient; (...) = Pausen unter 2 sec.
```

Eine Äußerung wie in (2/3), »Ja, können wir noch was miteinander besprechen?« läßt sich als Pro-Initiative bezeichnen (Bliesener, 1982a und b), d.h., Äußerungen dieser Art dienen dazu, dem Gesprächspartner das Recht auf eine eigene Initiative einzuräumen. Funktional äquivalente Formulierungen, »Haben Sie noch eine Frage?«, »Haben Sie noch etwas auf dem Herzen?«, »Kann ich/können wir noch etwas für Sie tun?«, finden sich in etwa der Hälfte der Ulmer Visiten gegen Ende des Gesprächs. Sie wurden gebraucht, um dem Patienten noch einmal ausdrücklich Gelegenheit zu geben, noch nicht behandelte oder im Laufe des Gesprächs problematisch gewordene Fragen ansprechen zu können. Pro-Initiativen in dieser Form sind damit Gesprächsmittel, die bewußt im Sinne der Zielsetzung von Symmetrie eingesetzt wurden. Die hier vom Arzt gewählte Formulierung ist besonders wenig festlegend, was mögliche Gesprächsinteressen des Patienten angeht.

Daß diese Möglichkeit, initiativ zu werden – wie in unserem Beispiel –, auch bei bestehenden Problemen von den Patienten nicht so ohne weiteres spontan genutzt wird, ist in unseren Visiten ebenfalls häufiger zu beobachten. Ob sich hier die für Krankenhauspatienten oft beschriebene rollenspezifische Schwierigkeit niederschlägt, gegenüber dem Arzt initiativ zu werden, Fragen zu stellen usf. (vgl. u.a. Måseide, 1981), oder ob es sich hier um eine allgemeine Schwierigkeit im Umgang mit solchen vom Partner zugewiesenen Initiativerechten handelt, läßt sich schwer entscheiden. Auf jeden Fall muß eine Pro-Initiative, damit sie im Sinne von Symmetrie wirken kann, durch ein entsprechendes Zuhörerverhalten begleitet werden. Der Arzt muß dem Patienten ausreichend Zeit zum Überlegen geben (Pause!), durch nonverbales Verhalten (Blickkontakt, Körperhaltung) klarmachen, daß er auf eine Initiative des Patienten wartet und bereit ist, sie zu beantworten. Schließlich muß der Arzt damit rechnen, daß nach einer spontanen Ablehnung doch noch eine Initiative nachgeschoben wird, wie in unserem Beispiel. Es kann deswegen durchaus sinnvoll sein, eine Pro-Initiative noch einmal zu wiederholen.

Interessant für den Zielkonflikt Symmetrie versus Psychotherapie im ärztlichen Gesprächsverhalten sind die nachgeschobene Patienteninitiative (7–10) und die darauf bezogenen nachfolgenden Sequenzen (11–40). Die Patienteninitiative (7–10) ist ihrer Sprechaktform nach eine Frage an den Arzt, welche Maßnahmen von seiten der Mediziner zur Mobilisierung vorgesehen seien. Da bisher keineswegs besprochen wurde, daß überhaupt solche Maßnahmen erfolgen sollten, wirkt diese Frage als Aufforderung an den Arzt, solche Maßnahmen zu überlegen und anzuordnen. Durch die mit der Pro-Initiative verbundene Selbstverpflichtung befindet sich der Arzt in einem verschärften Antwortzwang. Er muß eine entsprechende medizinische Maßnahme vorschlagen und ihre Durchführung in Aussicht stellen oder alternativ erläutern, warum solche Maßnahmen nicht sinnvoll sind. Genau die erste Alternative wird in 28–30 realisiert, d.h. mit einer Verspätung von sechs Redebeiträgen. Die Berechtigung, von einer die Antwortverpflichtung verletzenden Verspätung zu sprechen, ergibt sich daraus, daß die Beiträge in 11–27 keine für eine definitive Beantwortung notwendigen Zwischenschritte (Rückfragen, Verständigungssicherung usf.) sind, sondern andere Ziele verfolgen.

Was geschieht in 11–27? Mit 11/12 thematisiert der Arzt die impliziten Voraussetzungen und den Aufforderungsgehalt der Patienteninitiative. Damit die Frage nach professionellen Maßnahmen berechtigt und sinnvoll ist, muß gelten, daß eine Besserung nicht durch die Eigeninitiative des Patienten erreichbar ist. Mit seiner Frage bittet der Patient den Arzt um professionelle Hilfe. Die Formulierung »Unterstützung« leistet dabei eine re-definierende Präzisierung des »was« des Patienten, der allgemein nach Maßnahmen des Arztes gefragt hatte. Eventuelle medizinische Maßnahmen können nur Beistand bei einer zuerst vom Patienten geforderten Aktivität sein.

Die in 11/12 vorgenommenen Explizierungen und Präzisierungen sind sicher nicht notwendig für die definitive Beantwortung der Patienteninitiative. Der Arzt verfolgt hier eine andere Zielsetzung als die Einlösung der durch die Patienteninitiative gesetzten Verpflichtung; er versucht, die Patienteninitiative nach den hinter ihr stehenden Vorstellungen zum Krankheitsgeschehen und zu den krankheitsbezogenen Erlebnisqualitäten zu hinterfragen. Form, d.h. Art der Bezugnahme, Formulierung und Intonation entsprechen dabei ganz den in psychotherapeutischen Verbaltherapien üblichen Vorgehensweisen – allerdings die Patientenerwiderung (13, 15/16) nicht. Der Patient unterstützt seine Initiative mit Argumenten. Offensichtlich hat er die Arztäußerung eher als Kritik, als kritische Frage nach der Rechtfertigung seines Vorschlags verstanden.

Auch die in 17/18 gestellte Frage des Arztes ist für die Anordnung von Therapiemaßnahmen nicht unbedingt notwendig. Bereits am Anfang der Visite hatte der Patient geantwortet, daß Müdigkeit und Schwäche erst seit Krankheit und Behandlung aufgetreten seien. Vermutlich hat der Arzt hier die negative Antwort des Patienten antizipiert und ihm geht es gerade darum, mit der Frage den Patienten auf diesen »bemerkenswerten Punkt«, wie er es in 32/33 formuliert, aufmerksam zu machen.

Zusammengefaßt versucht der Arzt in 11–22, den Patienten in ein reflektierendes Gespräch über seine Ängste, seine Passivität und die daraus resultierende inaktive Versorgungshaltung zu ziehen. Dieser Ansatz zu einem therapeutischen Diskurs wird dann in 28–30 mit der verpflichtungsgemäßen Beantwortung der Patienteninitiative unterbrochen und schließlich in 32–36 in einer expliziteren Form fortgesetzt.

Im hier vorliegenden schnellen Wechsel zwischen therapeutischen Interventionsversuchen und verpflichtungsgemäßer Beantwortung der Patienteninitiative finden wir das allgemeine Handlungsproblem der psychosomatischen Visite. »Psychotherapie« in der Visite richtet sich auf die Korrektur krankheitsbezogener Kognitionen (Emotionen, Werthaltungen, Wissensbestände) und möchte sie realitätsangemessener machen. Immer dann, wenn diese – aus der Sicht des Arztes unbegründeten – Kognitionen zu einer realen Forderung des Patienten an den Arzt führen (Information, Prognosen – oder wie im Fall oben – Behandlungsmaßnahmen), befindet sich der Arzt in der Zwickmühle. Das Mittel psychotherapeutischer Intervention ist der nichtwertende, aber kritisch-reflektierende Dialog mit dem Patienten, der als notwendige Voraussetzung eine Modifikation gegenüber dem Alltagsdiskurs hat (vgl. Flader und Grodzicki, 1982; Koerfer und Neumann, 1982). Forderungen an den Therapeuten werden in einer psychotherapeutischen Situation prinzipiell nicht mit den nach den Formen des »Alltags«-Handelns erwartbaren Reaktionstypen beantwortet, sondern werden im Hinblick auf die mit dem Sprechakt assoziierten Einstellungen des Klienten verbalisiert. Verfährt der Arzt in der Visite in gleicher Weise, verstößt er notwendigerweise gegen die Zielsetzung der »Symmetrie«. Vor allem läuft er Gefahr, da die Visite – jedenfalls bei primär körperlich erkrankten Patienten – aus der Patientenperspektive alles andere als eine psychotherapeutische Situation ist, die Behandlungs- und Kooperationserwartungen des Patienten zu frustrieren, ohne ihm den therapeutischen Zweck (und damit eine Kooperation »zweiter Stufe«; Ehlich, 1981) einsichtig zu machen.

Auch von Psychotherapie-Klienten sind solche Frustrationsempfindungen besonders zu Beginn der Therapie gut belegt. Sie können mit der Situation aber leichter zurecht kommen. Durch bestimmte »Initiationsriten« (Mitteilung der Grundregeln in der Psychoanalyse, Offenlegung des Gesprächsverfahrens in der klientzentrierten Gesprächstherapie) oder durch die Konstanz der Verweigerung des Therapeuten lernen sie vergleichsweise schnell, ihre Erwartungshaltung zu modifizieren und die Bewertung des aktuellen Gesprächsnutzens zugunsten eines langfristigen therapeutischen Nutzens zu relativieren. Über eine psychotherapeutische Kooperation hinaus erfordert die Visite demgegenüber aber in jedem Fall auch eine alltagsweltliche Kooperation, die sich im Gegensatz zur Therapie nicht nur auf den Rahmen der Erhaltung von Kommunikation bezieht (Arbeitsbeziehung), sondern an realen Körperbehandlungsinteressen festmacht.

Das Hauptproblem einer psychosomatischen Gesprächsführung – in der der Arzt sowohl als Körpermediziner wie als Psychotherapeut professionell aktiv ist – liegt demnach darin, daß innerhalb einer Gesprächssituation ein Wechsel zwischen zwei Diskursformen mit tendenziell antagonistischen Kooperationsmustern notwendig ist. Dies ist eine Aufgabe, die nur interaktiv als wechselseitige Re-Definition der Kommunikationssituation lösbar ist. Im günstigen Fall besteht eine Übereinstimmung des jeweiligen »kommunikativen Rahmens«. In diesem Sinne ist auch die Forderung nach »Symmetrie« im Hinblick auf das ärztliche Gesprächsverhalten präziser zu fassen: Der Arzt muß seine eigenen Gesprächsintentionen für den Patienten transparent machen. Er muß verdeutlichen, wenn es ihm auf eine therapeutische Reflexion ankommt (beispielsweise durch offenes Sprechen über seine Absichten und Zielsetzungen). Diese Offenheit stellt Symmetrie in einem umfassenderen Sinn her, weil sie es dem Patienten möglich macht, sich bewußt auf einen therapeutischen Dialog einzulassen (oder auch sich ihm zu verweigern). Kommt ein reflektierendes Gespräch zustande, fördert die Transparenz des Vorgehens ein »Reflexionswissen« des Patienten. Er gewinnt nicht nur Einsichten in einen bestimmten Krankheits-

zusammenhang, sondern lernt darüber hinaus den reflektierenden Umgang mit krankheitsbezogenen Problemen.

Warum mißlingt der Aufbau eines therapeutischen Dialogs in unserem Beispiel? Die körperliche Abklärung der Müdigkeit zugunsten der Hypothese einer depressiven Verstimmung erfolgt nicht ausreichend und die Wünsche des Patienten nach einer intensiveren körperlichen Versorgung haben einen berechtigten Kern. Die nicht-transparente Gesprächsführung des Arztes läßt diesen Ausgangskonflikt zu einem Beziehungsproblem werden. In den Arztäußerungen unseres Textes sind die beiden Gesprächsmuster therapeutischer und alltagsweltlicher Kooperation ineinander verschränkt. Damit entsteht die Gefahr, daß der jeweilige Wechsel für den Patienten uneinsehbar bleibt. Weil gleichlautende Äußerungen je nach dem kommunikativen Rahmen unterschiedliche Funktionen erfüllen und unterschiedliche Antwortverpflichtungen, Fortsetzungsraster aufbauen, muß der Patient die Arztintention zwangsläufig mißverstehen, wenn seine Interpretation des kommunikativen Rahmens von der des Arztes abweicht. Die angemessene Antwort auf eine Rückfrage, wie sie der Arzt in unserem Beispiel oben gestellt hat (11/12), wäre im alltagsweltlich organisierten Gespräch eine Rechtfertigung und argumentative Stützung der Forderung, wie sie der Patient auch realisiert. In einem therapeutischen Bezugsrahmen würde eine solche Rückfrage aber dazu dienen, Sequenzen der Bedeutungsaushandlung zu initiieren **(Kindt, 1984)**. Inwieweit sich der Patient darauf einlassen will, ist eine Frage, die sich unabhängig von den realisierten Kommunikationsstrukturen stellt. In unserem Beispiel spricht vieles dafür, daß es die Strukturen der ärztlichen Gesprächsführung sind, die eine Konfusion zwischen den zwei Kooperationsmustern herbeiführen und die es dem Patienten unmöglich machen, sich auf einen therapeutischen Diskurs einzulassen.

Nachdem wir gezeigt haben, wie der Zielkonflikt »Symmetrie« versus »Psychotherapie« für das Gesprächsverhalten des Arztes zu einem Verständigungsproblem in der Arzt-Patient-Interaktion werden kann, wollen wir anhand eines zweiten Textes zeigen, wie sich auch im beschränkten Zeitrahmen eines Visitengesprächs bei einer vergleichbaren Ausgangslage, die sowohl körperbehandlungsbezogene Versorgung als auch therapeutische Unterstützung erfordert, eine nach unserer Auffassung gewinnbringende Verbindung beider Elemente ergibt.

Der Patient ist hier ein 58jähriger Landwirt. Nach einem schweren Vorderwandinfarkt verlor er das Bewußtsein, mußte im Notarztwagen reanimiert und in die Ulmer Universitätsklinik eingeliefert werden. Auf der Intensivstation erlitt er einen Reinfarkt, und es trat eine Lungenentzündung auf. Nach 19 Tagen kann er dann auf die internistisch-psychosomatische Station verlegt werden. Die Visite findet dort am zweiten Tag des Aufenthaltes statt. Der Patient wirkt auf der Aufzeichnung noch kurzatmig und insgesamt beeinträchtigt. Vor dem Gespräch hat die Ärztin von der Schwester erfahren, daß der Patient sich sehr gewünscht hat, daß ihn ein Pfarrer während des Krankenhausaufenthaltes besucht, und daß er sehr enttäuscht ist, weil dieser bisher nicht erschienen ist.

(Gesamtdauer 10 Minuten und 3 Sekunden)

1 **A:** Herr T., guten Morgen
(2 sec)
S1: (Guten Morgen)
(3 sec)
5 **S2:** hmhm
(2 sec)
P: Mir geht's gut.
A: Ja?
P: Hab gut geschlafen, (..) die Gymnastiklehrerin
10 hat heut den neuen Reiseplan aufgehängt,
(Tag für Tag) drauße (Han i wieder gesehe.)
A: Waren S' schon mal auf dem Flur?
P: Ja.
15 **A:** Und?
P: /(3 Worte unverständlich, setzt mit einer Äußerung ein)
A: Wie gefällt's/Ihnen draußen?
P: Ach, bin halt noch a bißle osicher.
20 **A:** mhm
P: Aber es geht. Es steht noch a Weile an, des merk i schon da.
A: Strengt Sie's an?
P: Ach, wenn i, des möcht i gar net bsonders
25 sage. War auch heut s'erste Mal draußen auf 'em Klo.
A: mhm (..) Gibt's denn irgendwas, was Ihnen nicht so, oder was Sie gern besser hätten?
P: I weiß net, warum daß ich manchmal, von hier
30 bis hier, da (3 Worte unverständlich), ich find da gar koin Ausdruck. (Anmerkung: Patient präsentiert seinen Arm.)
A: Unverändert?
(Anmerkung: körperliche Untersuchung bis
35 ca. Zeile 81)
P: Ja, / äh,
A: oder /
P: äh,/äh
A: Wenn/ich so entlangfahr', fühlt sich des über-
40 all gleich an?
P: Ja, des fühlt sich überall gleich an. Ha, des isch manchmal a bißle schwer, i woiss net.
A: Aber nur an dem kleinen Stück da?
P: Ja.
45 **A:** Net der ganze Arm schwer?
P: Nein. Ich weiß net, wird's besser, wenn i lauf, oder/wenn i
A: Tut's/weh, wenn man da hindrückt?
(4 sec)
50 **P:** /Nein.
A: Da/haben S' doch den Katheter dringehabt, gell?
P: Ich weiß net.
A: doch, doch
55 **P:** Ja? (.) Daß' daher ist. Ja do, wo Sie jetzt grad nadrückt han.
A: Da hat's wehtan?
P: Ja, han i gspürt, das
A: Hier?
60 **P:** Ja.
A2: Auch wenn man drückt, und auch wenn Sie (ihn) bewegen?
A: (/Wissen Sie)
P: Bitte?/

65 **A2:** Wenn Sie den Arm bewegen auch?
P: Nein, des kann ganz in Ruhestellung/sein.
A: Mhm/Also was mir am ehe, als erstes jetzt dazu einfällt, ist, daß da wahrscheinlich 'n kleiner Bluterguß drin ist. Wissen/Sie,
70 **P:** Ja./
A: die Vene ist ganz schön geärgert worden, hm, durch den Katheter. Und daß da noch a bißel so ein Bluterguß drin ist und das drückt vielleicht auf den Nerven, der hier läuft ja, und
75 reibt den a bißel.
P: Des ischt aber net lang. Des kann nach a paar Minuten kann alles wieder weg sein.
A: Ist Ihnen/des aufgefallen, ob es in einer bsonderen Lage so eher kommt?
80 **P:** Ha, ich, i tu meinen Arm dann hoch, und aber i kann's net sage.
A: Mhm. Und es ist nur an dem Arm?
P: Ja.
A: Am anderen net?
85 **P:** Nein.
(5 sec)
A: Und das ist so alles, was es,
P: Ja.
A: Sie/beunruhigt?
90 **P:** Ja./
A: Ja?
P: Ja, ja.
A: Und sonst so, von der Betreuung her?
P: Gut. Gut.
95 **A:** Ja? Ich dachte, Sie hätten a bißl eigentlich bedauert, daß noch kein Pfarrer bei Ihnen war?
P: Ja, des, (.) weil, weil unser Gemeindepfarrer, der isch auch in ärztlicher Behandlung.
100 **A:** Ah ja.
P: Und die Frau Pfarrer hat gleich nach Ulm agrufe, und (.) es hat sich bis jetzt nichts getan. Und ich kenne a paar in Ulm, einige Pfarrer, persönlich,
105 **A:** mhm
P: und meine Frau hat einen angesprochen, der vor acht Tag bei uns a Predigt draußen ghalte hat, soll doch er mal'n Herrn T. besuche, aber er hat in der letzten Woch auch koi Zeit ghabt.
110 (.) Aber heut soll ja
A: Der Pfarrer Sch., äh, Sch. heißt er glaub ich?
(zu S1:)
S: ja.
A: wieder hier ist. Und den möchten Sie dann
115 gern sehen? (.) Ham'S viel mit ihm zu besprechen?
P: Ah, ich, i war zwölf Jahre im Kirchengemeinderat und zwölf Jahre in der Bezirkssynode.
120 **A:** Ah ja.
P: Und no interessiert man sich doch weiterhin auch (drei Worte unverständlich).
A: mhm.
P: Ich fend, wenn man so vierzehn Tag, drei
125 Woche unten in der Intensivstation liegt und dann so aufwacht, (..) würd's gar nix schade, wenn da mal a Pfarrer a guts Wort spreche tät.
A: Des bräuchten Sie doch, gell. Sie sagen
130 zwar immer im ersten, wenn man reinkommt, daß es Ihnen so gut geht, aber wie Sie mich da neulich nach, danach gfragt ham, was jetzt mit dem Herz so los ist und was da eigentlich jetzt so (.) passiert ist und

135 passieren wird, da hab ich doch dacht, daß Sie sich halt schon (.) Sorgen auch machen, oder wie's weiterläuft.

P: Ich meine, es ist halt, darüber bin ich mir völlig im klaren, daß mein Gesundheitszustand

140 nicht mehr ist wie er war und daß,

A: mhm

P: daß eben nicht viel dazukommen kann. Daß ich da (.), damit rechnen muß, daß ich, daß ich net alt werd.

145 (3 sec)

A: Ja?

P: Des isch mei Meinung.

A: mhm.

P: Je nachdem, des kommt drauf an.

150 A: Mhm, ja, zumindestens, ich glaub auf der Intensivstation haben sie auch schon so ähnlich mit Ihnen gredet, (.) daß, ja/daß

P: Ja/

A: man damit rechnen muß./Ja.

155 P: Ja./

A: mhm

P: auch der, (..) ich weiß den Namen vom Arzt (ein Wort unverständlich) grad nicht.

A: Der B., der mit dem Bart?

160 P: ja

A: Mhm. Doktor/B.

P: Der/ der hat zu meiner Frau gsagt, wenn ich mal rauskomm und Ihre Mann hat a Gabel in der Hand, no geht's ihm schlecht.

165 (Patient lacht)

Weil ich soll scheinbar nicht mehr (.) viel arbeiten oder schwer überhaupt nicht.

A: Mhm.

P: Des muß mir klar sein, scheinbar.

170 A: Und wie ist des für Sie, die Aus/sicht?

P: Ja/i war bislang sehr aktiv.

A: Mhm.

P: Gibt eine Umstellung, aber (.)/(ein Wort unverständlich)

175 A: Sagen Sie/, Sie ham vorher überhaupt keine Beschwerden ghabt?

P: Nein.

A: Haben'S voll garbeitet?

P: Ja.

180 A: Ja? (.) Oder/haben S'

P: War sechzig/

A: manchmal schon ein bißel sich schonen müssen?

P: Nein.

185 A: Gar nicht?

P: Ich war sechzig Prozent kriegsbeschädigt, i war abends oft schon au scho arg müde.

A: Mhm, (.) ja.

P: Ich war allerdings, äh, vorher doch in Behand-

190 lung.

A: Ja, weshalb eigentlich, wenn Sie keine Beschwerden hatten?

P: I hab immer rheumatische Schmerzen.

A: Ja,/aber

195 P: (zwei Worte unverständlich)

A: Sie haben doch schon auch dieses Marcumar bekommen ghabt.

P: Ja, und dann (..) isch der Arzt, der mir, der mir die Spritze gebe hat, isch dann in Ur-

200 laub, dann sagt mei Tochter, geh doch amal zu meim Arzt, die isch im Neu-Ulmer Krankenhaus. Und der hat dann festgestellt, daß doch mei Blut zu dick sei. Und hat mir dann die

205 A: mhm

P: Tabletten verschriebe. Und i glaub halt, daß es dann doch schon viel zu spät war.

A: Und Sie haben nie was gemerkt, (.) nie Beschwerden ghabt, haben voll gearbeitet?

210 P: Ja, ich, ich sag no ja zu meiner Frau, ich (ha i hab heut) wieder einen Arbeitsgeist. (lachend gesprochen)

(2 sec)

A: Wieder?

215 P: Ja.

A: Also haben Sie eine Zeitlang doch schlechter arbeiten können?

P: Ja, manchmal war man scho müder, (gell des) auf die Witterungseinflüsse und so.

220 A: Wie ist denn des? Haben Sie eigentlich schon übergeben? Das ist bei Bauern doch immer ein ganz wichtiger Zeitpunkt, wenn sie ein/en

P: Nein./

225 A: Haben Sie einen Sohn?

P: Ja. Ja.

A: Und ham noch net übergeben?

P: Nein, aber (.) (des mach i gewiß), wenn ich wieder soweit hergestellt bin, daß des über

230 die Bühne geht.

A: Des werden'S jetzt machen?

P: Ja, ja. (.) Des hat ja keinen Wert. Wenn die andere Leut die Arbeit machen (er lacht kurz) und i bloß angeb (..). Des geht ja

235 nicht.

A: Fällt Ihnen das schwer?

P: Ja, das fällt schon schwer. (..) Ma hat fünf Kinder. (Aber) des geht schon.

A: Ja.

240 P: Die sind alle so einsichtig.

A: Ja? (deutliche Frageintonation)

P: Ja, (..) hoffen wir's (Möglichste).

A: Ja? (deutliche Frageintonation)

A2: Sind Sie nicht ganz sicher?

245 P: Bitte?

A2: Sie sind sich nicht ganz sicher?

P: Ach, aha (...) weil wir ham einen ganz neuen Hof gebaut habet, nicht?

A: /Mhm.

250 P: Der hat/einiges gkostet und (.) damit, daß die andere vielleicht da e bißle ins Hintertreffen kommen, dadurch.

A: Weil/man des halt

P: des isch ja/

255 A: immer nur einem geben kann, gell.

P: jaja, jaja

(2 sec)

A2: Mhm.

A: Und des fällt Ihnen schwer, die Entschei-

260 dung?

P: Oh, noi. (..) Und es war doch so: i war jetzt doch die ganze Ernte weg und die hant alle gut zusammengschafft, (.) so gut (zwei Worte unverständlich)

265 A: Und später gehört der Hof einem und die anderen werden weiter mitarbeiten?

P: Ja, die ham ja nachher ihren Beruf.

A: mhm

P: Aber sie werden in der Freizeit ihn do unter-

270 stütze.

A: mhm

P: Weil sie ja wisset von Jugend auf, wie's ebe isch, daß ebe doch Arbeitsspitzen gibt, die man allein nicht gut bewältigen kann.

275 **A:** Mhm (..) Aber Sie hoffen auf die Einsicht.
　　P: Ja.
　　A: Haben'S (.) Gründe dafür, daß Sie guter Hoffnung sein können, Anhaltspunkte?
　　P: Doch, /doch.
280 **A:** Ja?/Gibt's noch etwas, wo Sie a bißel im Zweifel sind, ob's klappt?
　　P: Ach, des glaub ich nicht.
　　A: Glauben S' nicht. (..) Gut, Herr T., dann lassen Sie sich/Ihr Essen
285 **P:** Vielen Dank/
　　A: schmecken, gell.
　　A2: Mahlzeit
　　A: Wiedersehn.
　　P: Wiedersehn.

A = visiteführender Arzt; **A2** = begleitender Arzt; **S1**, **S2** = Schwestern; **P** = Patient. (Text) = ungenau verständliche Passage; /Text/ = simultan gesprochene Passagen; (...) Pausen unter 2 sec.

Wie man aus dem Gesprächsablauf sieht, hatte sich die Ärztin vorgenommen, über die Enttäuschung mit dem Patienten zu reden. Daß der Patient nicht spontan und offen negative Erlebnisse und Gefühle äußern kann, ist ein allgemeineres Problem. So ist er zu Gesprächsbeginn deutlich bemüht, der Ärztin gegenüber eine Fassade von positiver Gelassenheit und Zuversicht aufrechtzuerhalten (7–12), obwohl sich später (29–31) zeigt, daß er über die Schmerzen in seinem Arm beunruhigt ist. Der Patient neigt dazu, Krankheits- und Schwächegefühle aus seinem Erleben zu verbannen (175ff). Diese grundlegenden Reaktionsmuster des Patienten scheinen der Ärztin klar zu sein, und damit stellt sich für sie die Aufgabe, seiner Tendenz zur Krankheitsverleugnung entgegenzuwirken.

Jetzt wollen wir im Ablauf des Gesprächs nach Einschnitten Ausschau halten, die durch das Verhalten der Gesprächsteilnehmer selbst als Zäsuren markiert werden (Pausen, Beendigungs-, Gliederungs-, Einleitungssignale oder Floskeln, Themenwechsel usf.) und es zudem nach klinischen Gesichtspunkten gliedern.

Wir wollen dabei klären, wie die Ärztin und der Patient die beiden Aufgabenkomplexe einer patientenzentrierten Visite abwickeln, und insbesondere mit welchen Mitteln und über welche Stufen es die Ärztin erreicht, den Patienten in einen therapeutischen-reflektierenden Dialog zu ziehen.

Legen wir diese Kriterien an, kommen wir zu folgendem Ablaufschema unserer Visite.

1–6	**Begrüßung/Gesprächseröffnung**
7 – 26	»Antwort« des Patienten auf die antizipierte Frage: »Wie geht es Ihnen?«: »Mir geht's gut« und Begründung dieser Feststellung
27 – 28	**A:** mhm (..) Gibt's denn irgendwas, was Ihnen nicht so, oder was Sie gern besser hätten?
29 – 85	Patient schildert Körperbeschwerden und initiiert damit eine körperliche Diagnostik als Antwort der Ärztin.

86 (Pause: 5 sec)
87 **A:** Und das ist so alles, was es,
88 **P:** Ja.
89 **A:** Sie/beunruhigt?
90 **P:** Ja./
91 **A:** Ja?
92 **P:** Ja, ja.
93 **A:** Und sonst so, von der Betreuung her?
94 **P:** Gut. Gut.
95 **A:** Ja? Ich dachte, Sie hätten a bißl eigentlich
96 bedauert, daß noch kein Pfarrer bei Ihnen
97 war?

98 – 128 Gespräch über das Ausbleiben des Pfarrers, in dem die Enttäuschung des Patienten anklingt.

129 **A:** Des bräuchten Sie doch, gell. Sie sagen zwar immer im ersten, wenn man reinkommt, daß es Ihnen so gut geht, aber wie Sie mich da neulich nach, danach gfragt ham, was jetzt mit dem Herz so los ist und was da eigentlich jetzt so (.) passiert ist und passieren wird, da hab ich doch dacht, daß Sie sich halt schon (.) Sorgen auch machen, oder wie's
137 weiterläuft.

138 **Therapeutisch motivierter Diskurs:**
　　(a) Prognose
　　(b) Krankheitsverleugnung (Krankheitsgeschichte)
　　(c) Krankheitsfolgen, soziale Prognose

283 – 289 **Gesprächsbeendigung/Verabschiedung**

An der Gesprächseröffnung (1–6) sind zwei Dinge bemerkenswert: Zum einen fehlt ein Gegengruß des Patienten, zum anderen gibt es eine längere, mit Hintergrundgeräuschen gefüllte Pause zwischen dem Gruß der Ärztin und der ersten Äußerung des Patienten.

Der erste Punkt läßt sich durch allgemeine Situationsbedingungen erklären. Die Begrüßung in der Visite ist eine komplexe Aktivität. Üblicherweise grüßen der visiteführende Arzt und auch die weiteren Teammitglieder beim Betreten des Zwei-Bett-Zimmers beide Patienten. Beide Patienten grüßen dann üblicherweise zurück. Danach wendet sich der visiteführende Arzt dem Patienten zu, mit dem er zuerst sprechen will und beginnt das Gespräch zumeist mit einem zweiten Gruß, der oft mit einer Anrede verbunden wird oder auch mit einer Partikel mit oder ohne Anrede (»So, Herr …«. »Ja, Frau …«). Daß der zweite Gruß durch solche Signale, die der Aufmerksamkeitsfokussierung dienen, ersetzt werden kann, zeigt, daß er nicht im konventionellen Sinn als Gruß gemeint ist. In Verbindung mit anderen Aktivitäten (Hinsetzen am Bett des Patienten, Blickkontakt) erfüllt er vielmehr tatsächlich die Funktion der Aufmerksamkeitslenkung. Aus dem gleichen Grund besteht keine Verpflichtung für einen Gegengruß des Patienten. Im allgemeinen schließt der Arzt eine erste thematische Initiative, eine Frage nach dem Befinden des Patienten an.

Dies passiert hier nicht. Vielmehr schafft die Ärztin dadurch, daß sie nicht fragt »Wie geht es Ihnen (heute)?«, eine interaktive Leerstelle. Die entstehende Pause bringt den Patienten in die Position, von sich aus die erste Initiative zu ergreifen. Man könnte diese Form der Gesprächsführung in der Eröffnungsphase deshalb als »offen« bezeichnen. Andererseits ist es nur eine relative Offenheit, das zeigt die erste Initiative des Patienten.

Diese Initiative (7) ist ihrer Form nach genau die Antwort auf die übliche Eröffnungsfrage. Für dieses Verhalten des Patienten gibt es zwei – sich ergänzende – Erklärungen: Zum einen ist es Ausdruck davon, daß der Patient gelernt hat, wie eine Visite üblicherweise abläuft und wie seine Rolle in diesem Ablauf definiert ist. Nimmt man hinzu, daß der Patient hier eine beschönigende und übertrieben optimistische Darstellung seines Befindens gibt, kann die Bereitwilligkeit, mit der der Patient die Rolle eines »Muster-Patienten« erfüllt, als Ausdruck seiner Überangepaßtheit und seiner Konfliktvermeidungstendenzen verstanden werden. Auf jeden Fall kann die Ärztin nach diesem Gesprächsbeginn sicher sein, daß der Patient das für ihn belastende Thema »Enttäuschung über den ausbleibenden Pfarrer« nicht anschneiden wird. Sie muß, um ihr Gesprächsziel zu erreichen, selber aktiv werden.

Die im Ablaufschema zwischen den nach Themen zusammengefaßten Blöcken wörtlich wiedergegebenen Passagen bezeichnen die verschiedenen Ansätze der Ärztin, das kritische Thema einzubringen. Es sind Versuche, die Visite von einem körperbezogenen Gespräch in einen psychotherapeutischen, ein psychosoziales Problem reflektierenden Dialog zu überführen.

Zwei Dinge fallen beim Vorgehen der Ärztin auf. Einmal steigert sie Deutlichkeit und Intensität der Versuche sukzessiv mit verschiedenen sprachlichen Mitteln, zum anderen macht sie diese Versuche nicht eher für den Patienten zwingend, als nicht dessen aktuelle Bedürfnisse (eine Erklärung für seine körperlichen Beschwerden zu bekommen) im Rahmen der gegebenen Möglichkeiten befriedigt worden sind.

Die anfänglich gebrauchte ambivalente Formulierung (27/28), »Gibt's denn irgendwas, was Ihnen nicht so oder was Sie gern besser hätten?«, ist zwar vom späteren Gesprächsverlauf eindeutig als Versuch zu identifizieren, das kritische Thema anzuschneiden. Ihre Offenheit im Hinblick auf eine körperbezogene oder psychische Problematik erlaubt es dem Patienten aber noch, diese Frage auf sein körperliches Befinden zu beziehen, was dem momentan für ihn bedeutsamen Problem entgegenkommt (die durch die Venenkatheterisierung verursachten Schmerzen im Arm) und wohl eher seinen Erwartungen an die üblichen Themen eines Arzt-Patient-Gespräches entspricht. Indem die Ärztin in der folgenden Sequenz ihren Plan zurückstellt und auf die vom Patienten geschilderten Körperbeschwerden eingeht, übernimmt sie dessen Situationsdefinition und seine Themenpräferenzen. Sie erfüllt also die Erwartungen des Patienten. Obwohl die Ärztin bei

oberflächlicher Betrachtung die Gesprächssteuerung in dieser Phase des Gesprächs fast vollständig übernimmt (sie stellt viele »geschlossene« Fragen, denn sie will zu einer Diagnose kommen), verhält sie sich im Sinne einer übergeordneten Interaktionsstrategie vollständig – für den Patienten erkennbar – »patientenzentriert«, insofern dieses Verhalten genau die Erwartungen des Patienten nach einer gründlichen ärztlichen Untersuchung erfüllt. Die Plazierung der körperlichen Untersuchung erfolgt in dieser Visite also als Reaktion auf die Beschwerdenschilderung des Patienten. Neben der Funktion der Befunderhebung und somatischen Abklärung erhält sie damit einen positiven kommunikativen Stellenwert: Der Patient kann den Eindruck haben, daß die Ärztin seine Beschwerden ernst nimmt und adäquat beantwortet.

Der nächste Versuch der Ärztin, in den von ihr angestrebten psychotherapeutischen Dialog einzutreten, findet sich erst, nachdem die durch die Beschwerden des Patienten initiierte Episode als vollständig abgehandelt gelten kann. Dieser Versuch (87, 89) ist ähnlich wie der erste offen gehalten. Während er auf das von der Ärztin angestrebte Thema hinleitet, bietet er dem Patienten noch einmal die Möglichkeit, andere Dinge, die ihn belasten – auch körperbezogene –, zur Sprache zu bringen. Die Offenheit dieser »Intervention« der Ärztin erfüllt bei näherem Hinsehen, also genau wie dies bei der ersten der Fall war, eine dreifache Funktion: Eine psychotherapietechnische, etwa »Verbalisieren eines bestimmten emotionalen Erlebens beim Patienten«, eine der allgemeinen Beziehungsförderung im Dialog, »explizites Angebot an den Gesprächspartner, eigene Bedürfnisse zu artikulieren«, und eine Orientierungsfunktion für die Ärztin. – Eine Orientierungsfunktion in doppelter Hinsicht: Einmal kann die Ärztin anhand der Antwort des Patienten erkennen, ob sie in ihrem Versuch, auf das kritische Thema zu kommen, weitergehen kann oder ob beim Patienten momentan noch für ihn dringlichere Probleme vorliegen, die ihn in seiner Aufnahmebereitschaft vielleicht blockieren würden. Zum anderen erfüllt sie aber auch noch eine Orientierungsaufgabe im Rahmen der somatischen Funktionen der Visite. Erst wenn sichergestellt ist, daß die Körperbeschwerden keine unmittelbare somatische (Krisen-) Behandlung erfordern, kann die Ärztin sich den weitergehenden psychotherapeutischen Aufgaben der Visite zuwenden.

Trotz aller Offenheit enthält dieser zweite Ansatz der Ärztin auch eine Intensivierung gegenüber dem ersten. Beim ersten Mal versucht die Ärztin, die vermutete Verärgerung in einer »Wunschformulierung« anzusprechen, also mit dem Komplement des negativen Affekts »Beunruhigung«, »Verärgerung« zu arbeiten. Der zweite Versuch nennt ausdrücklich den unterstellten negativen Gefühlszustand.

In den folgenden Ansätzen gebraucht die Ärztin drei weitere Mittel der Intensivierung: Insistierende Nachfrage (91), thematische Eingrenzung, die gezielt im Hinblick auf das angestrebte Thema, »Enttäuschung des Patienten über den ausbleibenden Besuch des Pfarrers«, erfolgt, das Thema aber noch nicht explizit benennt (93), Konfrontation (im Sinne der dritten Kategorie unserer konfrontierenden Interventionen: Ansprechen von »Widersprüchen innerhalb der Bereiche oder zwischen den Bereichen Erleben, Äußeren, Verhalten des Patienten«), die einen Widerspruch zwischen verschiedenen Äußerungen des Patienten aufzeigt und gleichzeitig explizite Benennung des angestrebten Themas (95–97).

Der Patient geht in der folgenden Gesprächsepisode auf die Themenwahl der Ärztin ein und äußert in der Form eines ironisch abgemilderten Vorwurfs (»würd's gar nix schade, wenn da mal a Pfarrer a guts Wort sprechen tät« – 126–128) sein Gefühl der Kränkung und Verärgerung. In dieser Passage ist das erste Kriterium für ein therapeutisches Gespräch erfüllt. Ärztin und Patient sprechen gemeinsam über ein »psychosoziales« Thema, ein begrenztes, den Patienten aber besonders bedrückendes Problem.

Wiederum über eine Konfrontation verwirklicht die Ärztin dann auch das von uns erwartete zweite Kriterium für ein psychotherapeutisches Gespräch: die Behandlung des allgemein zugrundeliegenden Themas der Verleugnung im Sinne einer kritischen Reflexion. Sie verallgemeinert die in der Visiteninteraktion im konkreten Fall aufgetretene Diskrepanz zwischen Empfindungen und beschönigender Darstellung des belastenden Sachverhalts durch den Patienten, indem sie an dieser Stelle (129–137) eine Diskrepanz im emotionalen Erleben des Patienten aufzeigt: sein Bedürfnis nach Unterstützung und Trost einerseits und seine Schwierigkeit, sich seine Hilflosigkeit und die daraus resultierenden Bedürfnisse zuzugestehen. An dieser Stelle ist der Übergang von einem an Alltagserwartungen orientierten Interaktionsverhalten zu einem an psychotherapeutischen Handlungsmustern orientierten vollzogen und der Prozeß der »Umdefinition der Gesprächssituation« zu einem vorläufigen Abschluß gekommen.

Das Ergebnis unserer Untersuchung im Hinblick auf die von der Ärztin benützten konversationellen und sprachlichen Mittel läßt sich in drei Punkten zusammenfassen:

– Die Ärztin benutzt eine flexible, gegenüber den Interessen des Patienten sensible Strategie bei der Einführung der psychologisch akzentuierten Themen, sowie eine Technik sukzessiver Intensivierung. Die verdeckten Erwartungen des Patienten werden zuerst geklärt und soweit wie möglich abgehandelt, sie können damit nicht zu Konflikten im späteren Gespräch führen. Die Intensivierung der Interventionsansätze geht mit dem Fortschritt dieses Klärungsprozesses einher.
– Die Ärztin arbeitet mit dem sprachlichen Mittel offener Formulierungen bei den verschiedenen Ansätzen, das Gespräch als psychotherapeutisches zu führen.
– Unter Gesichtspunkten »klinischer Strategie« benutzt die Ärztin ein begrenztes, aber besonders relevantes und situationsnahes Problem zum Einstieg für ein Gespräch über allgemeinere Probleme des Patienten.

4 Voraussetzungen der patientzentrierten Gestaltung einer psychosomatischen Visite

Auf jeden Fall ist eine Änderung der Visitenablauforganisation wie in Abschnitt 3, »Die Veränderung der Stationsarztvisite mit dem Ziel einer psychosomatisch-ganzheitlichen Behandlung«, dargestellt eine notwendige Voraussetzung.

Die Textbeispiele des letzten Abschnitts haben ebenso deutlich gemacht, daß die Anforderungen an die Stationsärzte wachsen. Je mehr sie sich auf eine persönliche Beziehung einlassen, desto stärker werden emotionale Belastung und Arbeitsaufwand. Entsprechend steigen die Ansprüche an die therapeutischen und kommunikativen Kompetenzen der Ärzte. Sie brauchen zusätzliche Unterstützung, um ihre Aufgaben erfüllen zu können. Diese umfaßt fünf Bereiche: Konzeptvermittlung (psychologischer, psychosomatischer und psychopathologischer Theorien), Hilfe beim Erwerb der Fähigkeit zur Reflexion von Sozialbeziehungen im Berufsfeld, Selbsterfahrung, Supervision für Interventions- und Therapieplanung und Techniken der Gesprächsführung.

Eine psychotherapeutische Weiterbildung für die Stationsärzte würde die breiteste Basis für den Erwerb psychotherapeutischer Kompetenzen bilden (vgl. Kap. 5, »Fort- und Weiterbildung ...«). Läßt sich diese Möglichkeit nicht realisieren, so würden Balint-Gruppen (die unabhängig von einer psychotherapeutischen Weiterbildung angeboten werden) die Möglichkeit sichern, Beziehungen zu reflektieren und damit einen Teil der emotionalen Belastungen aufzuarbeiten. Eine Fortbildung in personzentrierter Gesprächsführung und/oder in personzentrierten Formen der Anamnese- bzw. Interviewtechnik (vgl. Kap. 21, »Anamnese und körperliche Untersuchung«; Froelich und Bishop, 1973; Meerwein, 1984) könnte die Vermittlung grundlegender Fähigkeiten therapeutischer Kommunikation garantieren. Schließlich sollten auch ganz konkrete, auf die Behandlungsplanung und die Gesprächsführung in der Visite bezogene Hilfen bereitstehen. Klinisch ist hier die Supervision durch einen erfahrenen Psychosomatiker unerläßlich. Von der gesprächstechnischen Seite ist an eine fallbezogene Zusammenarbeit von Klinikern mit Kommunikationsspezialisten (Kommunikationspsychologen, Gesprächsanalytikern) in Video- oder Audioseminaren zu denken.

Es gibt sicher eine Reihe von Problemen in der Arzt-Patient-Interaktion, die tatsächlich visiten- oder zumindest krankenhausspezifisch sind oder in der Visite verschärft auftreten. Über das schon besprochene Grundproblem einer psychosomatischen Gesprächsführung hinaus denken wir dabei beispielsweise an die folgenden konkreten Problemsituationen:

Fokussieren des Gesprächs: Auch in der psychosomatischen Visite ist Zeit ein knappes Gut. Das Gespräch über psychische Probleme muß deswegen fokussiert, d. h. auf die besonders relevanten Aspekte eingegrenzt werden. Nicht viele Facetten eines Problems sollen angerissen werden, sondern die beim Patienten im Vordergrund des Erlebens stehenden Schwierigkeiten sollen vertieft werden. Die Möglichkeit für weitergehende Einzelgespräche außerhalb der Visite sollte bestehen; die Führung solcher Gespräche kann aber nicht die Regel sein.

Störung des Arzt-Patient-Verhältnisses und der Compliance: Die Compliance-Problematik hat im stationären Bereich zum Teil eine andere Prägung als in der ambulanten Versorgung. Die subjektiv und objektiv existentielle Bedrohung der Gesundheit, die die Krankenhauseinweisung nötig gemacht hat, die Situation der Hospitalisierung selber, die mit ihr einhergehenden Zwänge verschiedener Art, einschließlich des Zwanges, einem bestimmten zumeist nicht frei wählbaren Arzt zugewiesen zu werden, kann eine kritisch-aggressive, Behandlungsmaßnahmen abwehrende Haltung des Patienten auslösen. Wichtig ist es hier für den Arzt, nicht auf die Aggressivität und die mit ihr verbundene Kränkung durch den Patienten zu reagieren, sondern sie im Gespräch zu hinterfragen, zu versuchen, die dahinter liegende Angst und Verzweiflung zu verstehen, zu verbalisieren und gemeinsam mit dem Patienten zu reflektieren.

Die Problematisierung von Laientheorien: Eine im Krankenhaus gestellte Diagnose bedeutet zumeist, daß sich Patienten auch kognitiv mit in ihrem Körper ablaufenden Krankheitsprozessen auseinandersetzen müssen. Diese Auseinandersetzung ist immer mitgeprägt durch naive, vorwissenschaftliche Vorstellungen über bestimmte Krankheitsbilder, Körpervorgänge usf. Es ist wichtig, diese Laientheorien im Gespräch explizit zu machen, sie zu verstehen und – wenn nötig – zu korrigieren. Korrektur bedeutet hier mehr als Aufklärung im naturwissenschaftlichen Sinn. Laientheorien zur eigenen Erkrankung und emotionale Prozesse der Krankheitsverarbeitung bilden für den Patienten natürlich subjektiv eine untrennbare Einheit. Die Gesprächsführung muß diesem komplexen Zusammenhang Rechnung tragen. Aufklärung ohne Berücksichtigung der an vielleicht falsche Vorstellungen gebundenen Ängste wird ebenso erfolglos sein wie eine Exploration des emotionalen Erlebens, die nicht nach den beim Patienten bestehenden Vorstellungen zum Körpergeschehen fragt.

Aktivierung passiver Patienten und Abbau von Macht: Den Patienten zum aktiven Partner, zum Experten der eigenen Krankheit und Behandlung zu machen, ist im Krankenhaus besonders schwierig. Diese Zielsetzung stößt an die durch die Struktur und Vorschriften der Institution gezogenen Grenzen. Eine wesentliche Aufgabe der Gesprächsführung in der Visite besteht deswegen darin, auf unnötige

Machtausübung zu verzichten und den Patienten – soweit es geht – aktiv in die Behandlung einzubeziehen, beispielsweise dadurch, daß man ihn bei der Medikation nach Vorerfahrungen fragt und die erhaltene Information berücksichtigt, daß man ihn bei der Entscheidung über Behandlungsalternativen beteiligt usf.

Ein besonderes Problem, das hier nicht besprochen wird, ist der Umgang mit unheilbar kranken und sterbenden Patienten (s. Kap. 88, »Zum Umgang mit unheilbar Kranken«).

Bei allen genannten Problemen können die in der Literatur gesammelten Erfahrungen aus psychotherapeutischen Gesprächen, ambulanter Behandlung und aus Beratungsgesprächen wertvolle Anregungen und Orientierungshilfen geben. Sie ersetzen aber nicht die Forschung und die klinische Reflexion für den Handlungsraum des Visitengesprächs. Aus diesem Grund halten wir die fallbezogene Diskussion der Gesprächsführung in der Visite – zumindest im Kollegenkreis, besser noch unter Supervision eines Experten – für eine wertvolle Hilfe.

Aber nicht nur die Ärzte, sondern auch die Schwestern brauchen Hilfen bei einer Umgestaltung der Visite. Die Änderung der Visite in ein Arzt-Patient-Gespräch bedeutet natürlich gleichzeitig eine Verminderung der Beteiligung der Schwestern. Wichtig ist es, hier einen Ausgleich zu schaffen. Die Arbeitsorganisation für die Schwestern sollte über die pflegerische Versorgung hinaus genügend Möglichkeiten für Schwester-Patient-Gespräche bieten – (zimmerbezogenes Pflegesystem, Erstgespräch und Pflegevisiten durch die zuständigen Schwestern), – zusätzlich muß es genügend Kommunikationsmöglichkeiten für Ärzte und Schwestern geben. Die Vor- und Nachbesprechung der Visite mit Beteiligung der Schwestern ist unter diesen Aspekten besonders wichtig. Darüber hinaus sollten feste Veranstaltungen für organisatorische und patientenbezogene Besprechungen bestehen (s. Kap. 40; Stichworte: »Konsultations- und Liaisondienste«).

Eine Änderung der Visite läßt sich natürlich um so leichter bewerkstelligen, je »patientzentrierter« die Gesamtorganisation einer Station angelegt ist. Daraus läßt sich die Empfehlung ableiten, eine Änderung des Visitenablaufs dann behutsam anzugehen, wenn die Möglichkeit zu einer grundlegenden Veränderung des Stationskonzepts nicht ohne weiteres besteht. Unter diesen Umständen ist die Strategie sinnvoll, schrittweise vorzugehen, d. h., die Visite zuerst nur bei einzelnen Patienten (zimmerweise) in der gewünschten Richtung zu ändern. Die Beteiligten haben so Gelegenheit, mit den auftretenden Effekten Erfahrungen zu sammeln und ihr eigenes Erleben zu reflektieren. Schwierigkeiten und Konflikte lassen sich begrenzen, und das Experimentieren mit der Visite gefährdet nicht den gesamten Arbeitsablauf auf der Station.

KAPITEL 30

Methoden der Verhaltensmodifikation

Othmar W. Schonecke und Christine Muck-Weich

1 Einleitung

In den letzten Jahren hat sich im Bereich der psychosomatischen Medizin der Einfluß verhaltenstheoretisch orientierter Denkmodelle und Therapiemethoden erheblich verstärkt. Es gibt dafür eine Reihe von Ursachen. Unter einem historischen Blickwinkel sind zwei verschiedene Wege zu betrachten, die eine Verbindung von Lern- oder Verhaltenstheorie und Medizin betreffen. Diese Wege sind sehr eng mit wesentlichen Inhalten der Lernpsychologie verknüpft sowie dem biologischen Ausgangspunkt und Blickwinkel der Lerntheorie.

Der erste Weg besteht darin, daß die Verhaltens- oder Lerntheorie ihren Ausgangspunkt in den Arbeiten eines Physiologen hat, und autonome Reaktionen stets eine wesentliche Ebene von abhängigen Variablen im Bereich des klassischen Konditionierens bleiben. Dies hat sich bis heute nicht geändert, und Wolpe entwickelte (1958) eine verhaltenstherapeutische Behandlungsform der Angst, die zum einen wesentlich auf dem Modell des klassischen Konditionierens beruht, zum anderen »Angst« als ein psychophysisches Geschehen auffaßt, als »ein autonomes Reaktionsmuster, das charakteristischerweise Teil der Reaktion eines Organismus auf schädliche Reize ist«. Diese Definition der Angst sieht in einer biologischen Denktradition die Beziehung eines Organismus zu seiner Umgebung als wesentlich für sein Verhalten, und dieses Verhalten betrifft den gesamten Organismus als psychophysische Gesamtheit.

Wolpe ging in seinen therapeutischen Überlegungen davon aus, es müsse ein der Angst entgegengesetzter psychophysischer Zustand hergestellt werden und der Patient, wenn er sich in diesem Zustand befindet, mit mäßigen angstauslösenden Reizen konfrontiert werden. Er ging von der Tatsache aus, daß Angst ein über das sympathische Nervensystem vermittelter Zustand ist, so daß ein damit inkompatibler Zustand parasympathisch vermittelt sein müsse. So kam er zur Anwendung der »Progressiven Muskelrelaxation« nach Jacobson (1938).

Die Verhaltenstherapie der Angst war und ist zwar sehr wirksam, zumindest immer dann, wenn sie sich auf relativ gut überschaubare Störungen bezieht, die theoretische Diskussion der Angst ist jedoch auch heute noch nicht abgeschlossen (s.a. Kap. 11, »Psychophysiologie«). Dabei geht es nicht so sehr um die Charakterisierung klinisch relevanter Angst, sondern eher um deren Zustandekommen und vor allem um deren langfristigen, d.h. chronischen Bestand. Es ist hier nicht möglich, die kontroversen Aspekte der Angstentstehung zu diskutieren. Klinisch relevante Angstzustände können jedoch nicht ausschließlich als konditionierte Furchtreaktionen betrachtet werden, wie dies in der Vergangenheit geschehen ist. Ein wesentlicher Grund besteht darin, daß einzelne physiologische Anteile konditionierter Furchtreaktionen phasischer Natur sind, nach kurzer Zeit (10–20 sec) wieder abklingen, zum zweiten recht rasch nach einigen Versuchsdurchgängen an Stärke abnehmen. Betrachtet man Tiere, die sich in einem Paradigma zur Konditionierung von Furchtreaktionen befinden, so fällt auf, daß sie recht ruhig sind, wenn kein konditionierter Stimulus dargeboten wird; sie haben gelernt, daß sie sicher sind, wenn der Stimulus nicht auftritt, der dem unkonditionierten Reiz vorausgeht. Im Gegensatz zur klinisch beobachtbaren Angst befinden sich die Versuchstiere in einer Situation relativer Sicherheit, was die Vorhersagbarkeit aversiver Ereignisse angeht, obwohl die Ereignisse nicht kontrollierbar sind. Dieses Problem wurde durch die Theorie der »Angstinkubation« (Eysenck, 1968) einer Lösung näher gebracht, nach der die physiologischen Anteile einer Angstreaktion nicht nur als Ergebnis von Angstreizen, sondern auch als angstinduzierende oder angstverstärkende Reize wirksam werden. Der Prozeß wird also nicht mehr linear, sondern dynamisch aufgefaßt. Dabei bilden die physiologischen Reaktionsanteile ihrerseits einen Reiz für einen Organismus, der als gefährlich und damit angstauslösend erlebt wird und so die Angst aufrecht erhält. Angst wird damit als ein im eigentlichen Sinne psychosomatischer Prozeß aufgefaßt.

Der zweite historische Weg verlief zunächst gegensätzlich zu dem oben geschilderten. In den Vereinigten Staaten wurde unter der Bezeichnung »Behaviorismus« eine empirisch sehr fruchtbare Denkrichtung entwickelt. Hier wurden lediglich direkt der Beobachtung zugängliche Bedingungen und Verhaltensweisen als relevant für eine Verhaltensanalyse angesehen. Nach Auffassung Skinners (1953) waren physiologische Reaktionen und physiologische Bedingungen von Verhalten für eine Analyse des Verhaltens nicht bedeutsam. Körperliche, nicht willkürliche, sondern autonome Reaktionen, die der direkten Beobachtung nicht zugänglich sind, wurden auf diese Weise von der funktionalen Analyse (s.a. Kap. 15, »Lernpsychologische Grundlagen«) des operanten Denkmodells zunächst ausgeschlossen.

Entsprechend bestand zwischen diesen beiden Denkrichtungen eine zunächst unüberprüfte theoretische Übereinkunft, die in der Annahme bestand, physiologische Reaktionen seien nur mit der Methode des klassischen Konditionierens zu beeinflussen und operantes Lernen betreffe nur die Ebene von willkürlichen Verhaltensweisen. Auf diese Weise wurde zwischen zwei Arten von Lernen unterschieden, die durch die jeweiligen Paradigmen der beiden Schulen definiert wurden, das **operante Konditionieren** als Lernen an der Beziehung des Verhaltens zu Ereignissen, die auf das Verhalten folgen, den positiven oder negativen Konsequenzen des Verhaltens, Belohnung oder Strafe, und das **klassische Konditionieren** als Lernen an den Beziehungen zwischen Elementen der Umgebung, konditioniertem und unkonditioniertem Reiz, auf die ein Organismus trifft und die einem Verhalten vorausgehen.

Die Meßebene beim klassischen Konditionieren blieb ihrem Ausgangspunkt, der Physiologie, bis heute verbunden. Dies sei am Beispiel der Operationalisierung von Furchtreaktionen in beiden Paradigmen verdeutlicht. Im Paradigma des klassischen Konditionierens wird die Stärke einer konditionierten Furchtreaktion durch Veränderungen etwa der Herzfrequenz, des Blutdrucks oder der elektrodermalen Aktivität überprüft, die die Präsentation eines konditionierten Furchtreizes, der vorher mit einem Schmerzreiz kontingent dargeboten worden war, hervorruft. Die abhängige Variable ist also ein physiologischer Reaktionsanteil und nicht eine Willkürreaktion.

Im Paradigma des operanten Lernens ist die Meßebene die der sog. »Verhaltensunterdrückung«. Die Darbietung eines mit einem aversiven Reiz konditionierten Reizes unterdrückt Verhalten, das gerade stattfindet, und die »emotionale« Stärke der Wirkung eines solchen Reizes wird nach diesem Paradigma von Estes und Skinner (1941) im Ausmaß der Verringerung des vorhandenen Verhaltens gemessen (vgl. dazu ausführlich Kap. 11, »Psychophysiologie«, Abschnitt »Die konditionierte emotionale Reaktion«).

Die Unterscheidung zwischen diesen beiden Arten des Lernens wurde jedoch auch in Zweifel gezogen, z.B. von Dollard und Miller (1950) oder Kimmel (1974). So wurde begonnen, einen möglichen, direkten Einfluß operanter Bedingungen, also Belohnung oder Strafe, auf physiologische Prozesse nachzuweisen. Dieser Nachweis gelang zweifelsfrei und hatte zwei Wirkungen. Zum einen war eine theoretische Frage vorangetrieben worden, zum anderen aber war die Ebene der Physiologie in die Denkrichtung des operanten Lernens eingeführt worden, der sie vorher fremd gewesen war. Mit diesen Ergebnissen wurde auch die Frage verbunden, inwieweit diese nachgewiesenen Effekte therapeutisch nutzbar gemacht werden könnten.

Alles, was heute als »Biofeedback« bezeichnet wird, geht auf derartige Ergebnisse zurück. Weiterhin war der Bereich physiologischer Folgen operanter Versuchsbedingungen gleichsam entdeckt worden und es folgte eine Vielzahl von Untersuchungen, die jetzt nicht mehr nur am Effekt der Verhaltensunterdrückung konditionierter emotionaler Reaktionen interessiert waren, sondern auch an ihren physiologischen Auswirkungen. So wurde auf mehrere Weisen klinisch geforscht, im Sinne möglicher therapeutischer Nutzen operanter Techniken auf physiologische Reaktionen, aber auch im Sinne einer Pathogeneseforschung, indem man versuchte, pathogenetisch relevante Bedingungen im Verhältnis eines Organismus zu seiner Umgebung zu ermitteln.

Wie wichtig die Vorhersagbarkeit auch von nicht aversiven Ereignissen ist, wurde schon im Labor von Pawlow in Erfahrung gebracht. Hunde wurden im Sinne des Diskriminationslernens trainiert, nach Darbietung eines Kreises Futter zu erwarten, sie reagierten entsprechend mit Speichelsekretion, dem Maß für die erfolgte Konditionierung, und nach Darbietung einer Ellipse kein Futter zu erwarten. Auf diese Weise konnten die Tiere die Verabreichung des Futterpuders genau vorhersagen. Die Form der Ellipse wurde dann schrittweise der eines Kreises angenähert bis zu einem Punkt der Ähnlichkeit, bei dem das Verhalten der Hunde schlagartig anders wurde, sie winselten, waren motorisch extrem unruhig und schienen alles vergessen zu haben, was sie gelernt hatten. Es war anschließend sehr viel schwieriger, das ursprüngliche Diskriminationsverhalten wieder herzustellen. Bei den geschilderten Umgebungsverhältnissen war ausschließlich die Vorhersagbarkeit des Futters für die Tiere unmöglich geworden, alles andere war gleich geblieben. Dennoch reagierten sie viel heftiger als Tiere mit konditionierten Furchtreaktionen und vor allem viel länger andauernd, und dies nur, weil die keineswegs aversiven Ereignisse nicht mehr vorhersagbar waren. An diesem Beispiel wird deutlich, daß Lernen ganz wesentlich die Funktion hat, dem Organismus eine Orientierung in seiner Umgebung zu ermöglichen, indem die Beziehung zwischen den Elementen der Umgebung erfaßt wird. Lernen impliziert also stets auch eine kognitive Leistung. Es wird weiterhin deutlich, daß die Orientierungsmöglichkeit an den Ereignissen der Umgebung extrem wichtig zu sein scheint, und die Unmöglichkeit dieser Orientierung im Hinblick auf bedeutsame Reize eine starke Belastung darstellt.

Lerntheoretische Modelle haben sich immer mit Vorgängen beschäftigt, die auch für die Medizin und vor allem für die psychosomatische Medizin relevant sind. Diese Inhalte der Lernpsychologie sind auch die Grundlage für die wesentlichsten Konzepte der verhaltenstherapeutischen Verfahren. Im folgenden sollen die Grundlagen verhaltenstherapeutischer Verfahren sowie ihre Anwendungsmöglichkeiten im Bereich der Medizin dargestellt werden.

2 Prinzipien der Verhaltensmodifikation

2.1 Verhalten ist determiniert

Eine der wesentlichsten Grundannahmen der Verhaltensmodifikation besteht in der Annahme, daß menschliches Verhalten, wie das anderer Organismen, determiniert ist. Es gibt Ursachen dafür, wie ein Organismus sich zu einem gegebenen Zeitpunkt verhält, das Verhalten ist nicht zufällig. Diese Annahme wurde von Freud als »psychischer Determinismus« bezeichnet und bildet ebenfalls die Grundlage psychoanalytischen Denkens; eine Psychologie ohne diese Annahme ist nicht denkbar.

2.2 Die Methoden der Verhaltenstherapie stützen sich weitgehend auf empirisch gesicherte Befunde der Psychologie

Ein Unterschied zwischen Psychoanalyse und Verhaltenstheorie besteht jedoch in der Antwort auf die Frage, wie Verhalten erklärt werden kann. Die Verhaltenstheorie geht davon aus, daß auch menschliches Verhalten hinreichend erklärt werden kann durch Anwendung allgemeiner Prinzipien, die empirisch wissenschaftlich ermittelt werden können, z. B. den Prinzipien des Lernens. Dies bedeutet nicht, daß sämtliche allgemeine Prinzipien bereits bekannt sind, die notwendig sein können, um ein individuelles Verhalten ausreichend zu erklären. Es ist jedoch keine vom sonst üblichen wissenschaftlichen Vorgehen abweichende Denkmethodik notwendig, um zu erklären, warum jemand zu einem Zeitpunkt etwas Bestimmtes tut oder nicht. Aus intersubjektiv überprüfbaren Beobachtungen, experimenteller oder anderer Art, werden Regeln abgeleitet, die dann als allgemeine wissenschaftliche Prinzipien zur Erklärung eines spezifischen einzelnen Verhaltens angewendet werden. Die Aufgabe der Psychologie ist es, diese Prinzipien zu ermitteln, aus denen u. a. auch ihre wissenschaftlichen Ergebnisse bestehen.

Hieraus scheint sich jedoch eine sehr grundlegende Schwierigkeit zu ergeben – die der Individualität. Mit Recht kann gefragt werden, wie die Anwendung allgemeiner Prinzipien der Einmaligkeit menschlicher »Persönlichkeit«, des Erlebens, das ja Verhalten beeinflußt, gerecht werden soll. Diese Frage soll lediglich im vorliegenden Zusammenhang behandelt werden, was sie nicht unter jedem Aspekt grundsätzlich klärt. Im Kapitel 15, »Lernpsychologische Grundlagen«, wurde bereits darauf hingewiesen, daß die Prinzipien des Lernens einen formalen und weniger, oder oft gar nicht, inhaltlichen Charakter haben. Sie beziehen sich darauf, wie unter welchen Bedingungen gelernt wird, aber weniger darauf, was gelernt wird. Die Individualität eines der Hunde Pawlows bestand u. a. darin, daß ein akustischer Reiz einer bestimmten Frequenz Futter signalisierte, und das unterschied ihn von anderen Hunden. Lerntheoretische Prinzipien verallgemeinern diesen Reiz mit dieser individuellen Bedeutung als »konditionierten Reiz«. Es ist Ergebnis des »formalen Vorgangs« des Konditionierens, daß dieser spezifische Reiz diese individuelle inhaltliche Bedeutung bekommt.

Selbstverständlich sind nicht alle Ergebnisse der Psychologie auf diese Weise formal. Im Kapitel 11 sind Ergebnisse empirischer Forschung dargestellt, die eher als inhaltlich zu bezeichnen sind, z. B. die Wirkung der formalen Bedingung der Unkontrollierbarkeit von aversiven Ereignissen auf die Magenschleimhaut. Der Gültigkeitsbereich dieses empirisch intersubjektiv überprüfbaren Sachverhalts muß ebenfalls empirisch ermittelt werden, beispielsweise ob der Sachverhalt für alle Arten von Tieren gültig ist oder nur für einige. Der Umfang des Gültigkeitsbereichs definiert damit den Grad der Allgemeinheit von erklärenden Aussagen über einen individuellen Sachverhalt. Tritt bei einem Organismus ein Ulkus auf und kann ermittelt werden, daß der Organismus eine Zeit lang aversive Ereignisse nicht oder nicht mehr kontrollieren konnte, so kann das Auftreten des Ulkus damit erklärt werden. Da jedoch empirisch ermittelte Sachverhalte nie mit absoluter Sicherheit zutreffen, sondern aufgrund der Variabilität und Individualität von Organismen sowie der begrenzten Genauigkeit von Meßverfahren lediglich mit einer bestimmten Wahrscheinlichkeit, enthält eine derartige Erklärung ein entsprechendes Maß an Unsicherheit. Man könnte sagen, diese Unsicherheit bei der Erklärung des Verhaltens eines Individuums zu vernachlässigen, bedeutet, der Individualität z. B. einer Person nicht gerecht zu werden.

Aus diesen Überlegungen ergeben sich weitere Grundsätze der Verhaltensmodifikation, das quasi-experimentelle Vorgehen sowie die Einzelfallorientiertheit.

2.3 »Experimentelle« Methode

Das experimentelle Vorgehen bedeutet, daß man aufgrund der o. g. Unsicherheit, die empirischen Erklärungen eigen ist, solche Erklärungen fortlaufend überprüfen muß. Ist man beispielsweise aufgrund der Analyse eines Symptoms (vgl. Abschnitt 5) der Auffassung, daß dieses vom Patienten aufgrund der Verstärkung durch ein Familienmitglied aufrecht erhalten wird, so wendet man das Prinzip des operanten Lernens an, um den Sachverhalt zu erklären, warum das Symptom zu einem bestimmten Zeitpunkt besteht. Um das Symptom zu beseitigen, müßte anhand des Prinzips der operanten Löschung in der Behandlung diese Verstärkung beseitigt werden. Man könnte dem Familienmitglied mitteilen, daß seine gut gemeinte Zuwendung beim Auftreten der Symptomatik mit dazu führt, daß diese noch vorhanden ist, und daß es besser ist, dem Patienten die Zuwendung zu Zeitpunkten zukommen zu lassen, wenn es ihm gut geht. So haben beispielsweise Flor et al. (1987) gefunden, daß die Intensität und Häufigkeit von Schmerzen bei Patienten mit chronischem Schmerz mit der geschilderten positiven Qualität der Zuwendung durch den Ehepartner korreliert. In diesem Beispiel wird das Auftreten selbstverständlich nicht ausschließlich durch die Verstärkung von seiten des Ehepartners erklärt, was deutlich macht, daß die Anwendung allgemeiner Prinzipien ein Phänomen teilweise, aber nicht vollständig erklären können muß, ebenso wie die meisten Phänomene nicht nur eine einzige Ursache haben.

Hat man mit dieser Mitteilung an das Familienmitglied Erfolg, und die Symptomatik verschwindet, so war die Hypothese über die Aufrechterhaltung der Symptomatik durch die Verstärkung durch den Ehepartner ausreichend zutreffend. Verändert sie sich nicht oder nur geringfügig, so gibt es eine Reihe denkbarer Möglichkeiten, warum dies der Fall ist: Es ist beispielsweise denkbar, daß der Patient seinerseits die Zuwendung des Partners verstärkt und in diesem Zusammenhang ein großer Teil der ehelichen Kommunikation stattfindet. Die einfache Mitteilung an den Partner des Patienten ist also nicht wirkungsvoll, da das Verhalten aufgrund der Verstärkung nicht aufgegeben werden kann. Dabei zeigt sich, daß eine Verhaltensweise nicht isoliert im Hinblick auf die unmittelbaren vorausgehenden und nachfolgenden Reize betrachtet werden kann, sondern in einem »Handlungskontext« gesehen werden muß. Man würde also wie in einem Experiment davon ausgehen, daß die Hypothese zur Erklärung des beobachteten Phänomens falsch oder unzureichend war, da nicht alle Einflußfaktoren berücksichtigt worden sind.

2.4 Orientierung am Einzelfall

Das Beispiel kann hier nicht bis in alle denkbaren Einzelheiten weiter verfolgt werden; es wird daran jedoch die Einzelfallorientiertheit deutlich. Nicht jede Symptomatik wird durch die Verstärkung eines Partners aufrecht erhalten, man muß klären, ob dies der Fall ist und wenn es der Fall ist, so muß die Verstärkung der Zuwendung durch den Patienten keineswegs immer gegeben sein. Die Verhaltensanalyse als Grundlage des therapeutischen Vorgehens hat die Aufgabe, die individuellen Bedingungen der Symptomatik soweit zu erhellen, wie es zu ihrer dauerhaften Veränderung notwendig ist. Sie zielt auf die »Aufdeckung« der individuellen Lerngeschichte eines Patienten.

2.5 Orientierung am Symptom und seinen Bedingungen

Das Kriterium für das Zutreffen einer den therapeutischen Maßnahmen zugrunde liegenden Hypothese ist das Eintreten der erwarteten Verhaltensänderung und weniger eine Einsicht von Patient und/oder Therapeut. Dieses Vorgehen beinhaltet auch, daß die Phase der Diagnostik die Therapie begleitet, d.h. im Grunde nie abgeschlossen werden kann, da es sich bei den meisten zu behandelnden Problemen nicht um isolierte, wirklich abgrenzbare Verhaltensweisen handelt. Aus diesem Grunde wird verhaltenstherapeutisches Vorgehen häufig als symptomorientiert betrachtet, was nur insoweit stimmt, als es die Krite-

rien betrifft. Verhaltenstherapeutisches Vorgehen zielt auf die Veränderung derjenigen Bedingungen, die das Symptom bedingen, seien es äußere, direkt beobachtbare, wie das Verhalten eines anderen Menschen, oder nicht direkt beobachtbare, wie die Gedanken eines Patienten. Dabei wird davon ausgegangen, daß die Gedanken eines Patienten ebenso wie sein beobachtbares Verhalten den Prinzipien des Lernens unterliegen, was jedoch wiederum nicht bedeutet, daß man Gedanken in allen Aspekten auf die Wirksamkeit dieser Prinzipien reduzieren kann. So können Gedanken eine wesentliche Bedingung für die Aufrechterhaltung eines Symptoms sein. Und daß das so ist, kann durch selektive Verstärkung verursacht worden sein.

3 Diagnostik in der Verhaltenstherapie

3.1 Der funktionale verhaltenstherapeutische Ansatz

Diagnostik in der Verhaltenstherapie erhebt nicht den Anspruch, die gesamte Persönlichkeit eines Individuums zu erfassen, sondern beschränkt sich auf die Variablen, die für verhaltenstherapeutische Interventionen relevant sind (Schulte, 1980). Darüber hinaus vermeidet der funktionale verhaltenstherapeutische Ansatz die Einführung von hypothetischen Konstrukten und beobachtet stattdessen das konkrete Verhalten, das eine Person in einer bestimmten Situation zeigt. Dabei schließt der Begriff »Verhalten« nicht nur beobachtbare Handlungen, sondern auch Kognitionen, Emotionen und körperliche Reaktionen ein.

Verhaltenstheoretische Persönlichkeitsdiagnostik bemüht sich damit um eine direkte Messung der problematischen Reaktionsweisen eines Individuums in Situationen, in denen dieses Verhalten charakteristischerweise auftritt. Wird das symptomatische Verhalten in einer repräsentativen Auswahl kritischer Situationen untersucht (zu den verschiedenen Methoden der Informationsgewinnung s.a. Abschnitt 5), wird angenommen, daß damit eine adäquate Stichprobe von möglichen Kriteriumsverhaltensweisen gewonnen wird, wobei die Reaktionen das Kriteriumsverhalten selbst darstellen. Im Sinne des sog. »Stichprobenansatzes« geht man davon aus, daß das Testverhalten eine Untergruppe des tatsächlichen problematischen Verhaltens ist. Bei dieser auch als kriteriumsorientiert bezeichneten Art der Messung, der allgemein eine größere prognostische Validität zugeschrieben wird, reduziert sich somit die Anzahl der induktiven oder deduktiven Schlüsse samt der theoretischen Annahmen (zeitliche Stabilität von Verhalten, Situationsinvarianz etc.), die im Rahmen des Zeichenansatzes notwendig sind (Schluß vom Test auf ein zugrundeliegendes Konstrukt und weiter zu einer Verhaltensvorhersage unter spezifischen Bedingungen). Somit kann als eines der wesentlichen Merkmale verhaltenstheoretischer Diagnostik die erhöhte Ähnlichkeit zwischen der untersuchten

Reaktion und dem tatsächlichen problematischen Verhalten angesehen werden (s. a. Goldfried und Kent, 1976).

Aus lerntheoretischer Sicht wird menschliches Verhalten nicht nur als Produkt der individuellen Lerngeschichte, sondern auch als durch aktuelle situative Bedingungen und/oder durch die Konsequenzen des betreffenden Verhaltens determiniert angesehen. Die Ursachen von Verhalten werden somit in den aufrechterhaltenden Bedingungen lokalisiert, wobei zwischen historisch-genetischen Bedingungen, die zur Entstehung eines Problems geführt haben, und Bedingungen, die das Verhalten gegenwärtig aufrechterhalten, unterschieden wird, da beide nicht identisch sein müssen. Im Gegensatz zur klassischen psychiatrischen Diagnostik, bei der die Zuordnung zu einer Krankheitskategorie in der Regel bereits die Entscheidung für eine Therapie einschließt, geht die Verhaltenstherapie davon aus, daß für jeden Einzelfall ein eigenes Behandlungskonzept zu entwickeln ist, das »in seiner individuellen Komposition völlig individuell und in seiner Gesamtheit unvergleichbar ist mit jeder nächsten Behandlungsmethode« (Kaminski, 1967). D. h., in jedem einzelnen Fall wird nach den spezifischen aufrechterhaltenden Bedingungen gesucht, konstant bleibt nur das theoretische Modell, nach dem Verhalten erklärt wird, sowie das daraus abgeleitete (formale) Prinzip der Therapie. Welche Bedeutung bzw. welche funktionale Qualität spezifische situative Bedingungen für ein Individuum haben, muß im Sinne der obigen Ausführungen zum Interaktionismus (Determinanten des Verhaltens auf Situationsseite) jeweils ermittelt werden. Im Kapitel 22, »Methoden psychologischer Diagnostik«, ist die Verhaltensanalyse ausführlich beschrieben.

4 Patientengeschichte

> Eine 26jährige, verheiratete Patientin wurde wegen depressiver Stimmungslage und nur mäßigem Erfolg der somatischen Therapie eines Morbus Crohn (MC) zur psychosomatischen Untersuchung und Mitbehandlung überwiesen. Sie litt unter anfallsartigen Schmerzen im unteren Abdomen, die häufig durch »Aufregung« ausgelöst wurden. Sie hatte zudem an manchen Tagen bis zu zehn Stühle. Weder die Patientin, noch ihr Ehemann waren über die chronische Natur der Erkrankung oder die Prognose informiert. Beide gingen von der Möglichkeit einer vollständigen, allerdings nur schwer erreichbaren Heilung aus. Die Patientin war seit zwei Jahren auf insgesamt fünf Jahre befristet arbeitsunfähig und war vorher, bis kurz nach der Eheschließung als kaufmännische Angestellte, berufstätig. Erste Beschwerden waren während der Phase der Trennung von einem erheblich älteren, verheirateten Partner aufgetreten, die Lösung von diesem Mann war ihr sehr schwer gefallen, und ihr erst endgültig gelungen, als sie ihren Ehemann kennengelernt hatte. Im Rahmen dieser neuen Beziehung zog sie vom Wohnort der Mutter weg, um in der Nähe ihres Verlobten sein zu können, was zu einer Ver-

schlechterung der Beschwerden führte und schließlich zur Diagnose des Morbus Crohn. Die befristete Berentung war von der Patientin nur widerwillig hingenommen worden, obwohl sie Schwierigkeiten am Arbeitsplatz mit einer Kollegin gehabt hatte, der Ehemann begrüßte die Berentung jedoch aus Gründen der Schonung für seine Frau. Tatsächlich trat nach der Berentung eine weitere Verschlechterung ein, die zu einer stationären Behandlung in einer internistisch-psychosomatischen Institution führte, bei der sie das Autogene Training erlernte und psychotherapeutisch behandelt wurde. Es trat auch eine Besserung ein, die jedoch nach der Entlassung nur von kurzer Dauer war.

Neben der körperlichen Symptomatik bestand eine ausgeprägte Depression mit Antriebsverlust, niedergedrückter Stimmung und Selbstvorwürfen. Daneben war es im Laufe der Zeit zu einer fast totalen sozialen Isolation gekommen, sie hatte lediglich noch zu einer Mitbewohnerin aufgrund deren Initiative Kontakt. Die Hausarbeit wurde im wesentlichem vom Ehemann, der von Beruf Polizist war, geleistet. So war die Patientin nicht in der Lage, morgens zur selben Zeit wie ihr Mann aufzustehen, etwa um ihm das Frühstück zu machen. Sie stand gegen Mittag auf und verbrachte dann den Tag damit, kleinere Hausarbeiten, zum Teil mehrmals zu wiederholen. Diese Tätigkeit wurde von ständigem Grübeln begleitet, dessen Inhalt fast ausschließlich aus Selbstvorwürfen bestand.

Die Patientin war jüngstes von vier Kindern, die Mutter hatte aus erster Ehe Zwillinge gehabt, die bei der Geburt der Patientin bereits 20 Jahre alt gewesen waren. Der Vater hatte aus erster Ehe eine Tochter, die kurz vor der Geburt der Patientin beim Baden ertrunken war. Da die Patientin dieser Tochter sehr ähnlich war, war sie vom Vater sehr verwöhnt und bevorzugt worden, ebenso wie von der Mutter, die ihr alle Schwierigkeiten aus dem Weg geräumt hatte. Dies hatte in der Schule dann zu ersten Schwierigkeiten geführt, da sie nicht daran gewöhnt gewesen war, irgend etwas selbständig zu machen. Im Haushalt hatte sie nie helfen müssen, sie hatte es gut haben sollen. Der Vater hatte im Krieg eine Kopfverletzung davongetragen, die zunehmend zu Schmerzen geführt hatte, die er mit dem Genuß von zunehmenden Mengen von Alkohol zu dämpfen versuchte. Dies hatte dazu geführt, daß er immer unberechenbarer und gewalttätig geworden war, und es häufig zu tätlichen Auseinandersetzungen zwischen den Eltern gekommen war. Schließlich hatte auch die Patientin ihn nicht mehr beeinflussen können, was ihr anfangs noch gelungen war. Als die Patientin 20 Jahre alt war, verstarb der Vater in einer psychiatrischen Klinik. Die Patientin hatte sich wegen ihres Vaters stets geschämt, was in der Schule zu einer sozialen Isolierung geführt hatte. Sie war in der Schule mittelmäßig gewesen und hatte nach der Schule eine Lehre als kaufmännische Angestellte gemacht.

Art der Störung

Im Gespräch mit der Patientin wurde sehr schnell deutlich, daß sie eine Beeinflussung bzw. Änderung ihrer Verhaltensprobleme wünschte. Sie litt anscheinend mehr unter ihrer depressiven Symptomatik als unter den Symptomen des Morbus Crohn. Sie war zudem der Meinung, daß eine Veränderung dieser Probleme einen günstigen Einfluß auf die körperliche Erkrankung ausüben würde. So wurde das bereits oben geschilderte Verhalten als zu verändernde Störung definiert.

Auslösende Bedingungen

Das geschilderte Verhalten trat hauptsächlich auf, wenn die Patientin sich allein in ihrer Wohnung aufhielt. Es gab keinen äußeren Reiz, der sie morgens zum Verlassen des Bettes veranlaßt hätte. Der Ehemann war der Auffassung, daß es für die Gesundheit seiner Frau günstig war, wenn sie sich schonte und lange im Bett blieb. Die zum Teil repetitiven Tätigkeiten wurden weniger durch Außenreize als durch Gedanken kontrolliert. Vorhandene Außenreize besaßen keine motivierende Qualität, dies galt auch für die seltenen Besuche der Nachbarin, deren Einladungen, diese zu besuchen, sie niemals nachgekommen war.

Biologische Bedingungen

Es kann angenommen werden, daß der durch den MC insgesamt ungünstige körperliche Zustand der Patientin ihr antriebsarmes Verhalten begünstigt hat.

Reaktion, bzw. Verhalten

Untätigkeit, zielloses Verhalten, soziale Isolierung, quälende Gedanken der Insuffizienz und Selbstvorwürfe.

Konsequenz

Wesentlich ist das Fehlen von Verstärkung für zielorientiertes Verhalten. Der Ehemann verstärkte das vorliegende Verhalten durch besorgte Zuwendung und »bestrafte« Ansätze von Initiative durch entmutigende Äußerungen, das sei zuviel für sie, das schaffe sie doch nicht usw. Aufgrund von im Verhältnis zum gegebenen Zustand überhöhten Zielen bestrafte sich die Patientin durch entwertende Gedanken von Mißerfolg für tatsächlich erbrachte Leistungen.

Kontingenz

Die durch die Gedanken gegebene Selbstbestrafung erfolgt quasi verhaltenbegleitend. Der Einfluß des Ehemanns verstärkt vor allem die entwertenden Gedanken der Patientin ihr Versagen und ihren Unwert betreffend. Auf diese Weise ist dieser Einfluß »mittelbar« ebenfalls während des Verhaltens präsent und wirksam.

Genese der Störung

Das Selbstwertgefühl der Patientin wurde von seiten des Vaters dadurch gemindert, als er ihr gegenüber seine besondere Zuwendung durch ihre »Ersatzfunktion« für die verstorbene Halbschwester begründete. Im weiteren Verlauf der Entwicklung verringerte sich ihr Selbstwertgefühl durch den schlechten Ruf ihres Vaters, was zu sozialer Isolierung führte.

Durch das extrem verwöhnende Verhalten und die massive Hilfe durch beide Eltern bei vielen Tätigkeiten, was Eigeninitiative verhinderte, wurde die Patientin in der Bewertung ihrer eigenen Kompetenz behindert. Statt dessen machte sie die Erfahrung,

daß sie ohne fremde Hilfe nichts oder nur sehr wenig zu leisten imstande ist. Gleichzeitig dürften die mit der Hilfe der Eltern erbrachten Leistungen höher gewesen sein, als es ihrem damaligen tatsächlichen Leistungsvermögen entsprochen hätte. Der sich daraus ergebende überhöhte Leistungsanspruch an sich selbst mußte ebenfalls zum Gefühl eigener Unfähigkeit führen. Es kann zudem vermutet werden, daß beim geschilderten Erziehungsstil der Eltern eine Unabhängigkeit zwischen eigenem Verhalten und positiven Konsequenzen – wie Lob – bestanden hat; vermutlich wurde sie für alles gelobt. Daraus ergibt sich die Tendenz, Erfolg als durch äußere Hilfe gegeben anzusehen, Mißerfolg jedoch eigener Unfähigkeit zuzuschreiben (depressive Attribution). So blieb sie stets auf andere Personen und sogar deren Präsenz angewiesen. Auf diese Weise konnte sie sich aus der problematischen ersten Beziehung erst lösen, als sie ihren späteren Ehemann kennengelernt hatte. Der berufliche Rahmen scheint ebenfalls, trotz der vorhandenen Belastung, eine stützende Funktion gehabt zu haben; zumindest erlebte sie bei dessen Fortfall durch die Berentung eine erhebliche Verschlechterung ihres Befindens. Das depressive Verhalten trat ebenfalls im vollen Umfang erst auf, als die Patientin berentet tagsüber in ihrer Wohnung allein war.

Therapieziele

1. Veränderung »depressiver« Einstellungen und Attributionen. Diese wurden als wesentlich vermittelnde Bedingung für die unangemessenen Verhaltensweisen angesehen. Sie hinderten die Patientin daran, alternative Verhaltensweisen auch nur probeweise durchzuführen.

2. Erwerb von Selbstkontrolle für organisierte und zielgerichtete Tätigkeiten im Haushalt.

3. Kontrolle des Auftretens störender Gedanken, die die Tätigkeiten der Patientin häufig unterbrochen hatten, und die sie nicht kontrollieren konnte.

4. Veränderung der Interaktion zwischen dem Ehemann und der Patientin, da dieser die oben ausgeführten Einstellungen der Patientin verstärkte.

5. Erwerb einer Technik der Entspannung. Die Patientin vermied eigene Verhaltensweisen und Situationen, die zu Aufregung geführt hatten, da sie realistischerweise befürchtete, daß es dann zu einer Verstärkung der körperlichen Symptomatik kommen könnte. Da sie bereits früher, während ihrer stationären psychosomatischen Behandlung, das Autogene Training erlernt, jedoch später nicht mehr angewendet hatte, sollte diese Technik erneut eingeübt werden.

6. Abbau sozialer Ängste. Hierbei wurde jedoch davon ausgegangen, daß es unter Umständen nicht nötig sein würde, eine spezielle Angstbehandlung durchzuführen, da die Ängste weitgehend durch die o.g. Einstellung und Attributionen bedingt sein könnten, so daß deren Änderung zu einem Abbau der Angst führen müßte.

7. Üben sozialer Verhaltensweisen, wie aktiv Kontakt zu anderen Personen aufnehmen.

Therapieplan

1. Es wurden mehrere ausführliche Gespräche mit der Patientin und ihrem Ehemann geführt, in denen zu klären war, inwieweit der Ehemann zu beeinflussen war, sein Verhalten gegenüber seiner Frau so zu ändern, daß er ihr »depressives« Verhalten nicht mehr verstärkte. Dazu war es notwendig, mit beiden die der Störung zugrunde liegenden Mechanismen zu erörtern. Die anzuwendenden Therapiestrategien wurden ebenfalls erörtert.

2. Kognitive Umstrukturierung der inadäquaten vermittelnden Kognitionen. Diese sollten in ihrem Zusammenhang bei der entsprechenden Interpretation aktueller Situationen durch die Patientin erfaßt und alternative Sichtweisen argumentativ aufgezeigt werden.

3. Verbalisierung dieser alternativen Sichtweisen in bezug auf konkrete Aufgabensituationen. Gemeinsam wurden mit der Patientin Gründe für erfolgreiches Handeln aufgezeigt, die zu einer die eigene Kompetenz beinhaltenden Aussage führten, die dann verbalisiert wurde.

4. Es wurden detaillierte Tagespläne erstellt. Dabei wurde von einer Grundlinie, die ungefähr dem Status quo entsprach, ausgegangen, damit die Patientin beim Ausführen dieser Pläne nicht überfordert wurde. Erlebnisse von Mißerfolg wurden auf diese Weise verhindert.

5. Es wurden äußere Signale (Küchenwecker) zur Strukturierung und Limitierung von Zeitabläufen benutzt. Beim Erstellen der Tagesabläufe wurde für jeden Handlungsabschnitt der Zeitbedarf, ebenfalls am Status quo orientiert, geschätzt, auf den dann der Küchenwecker gestellt wurde. Beim Ertönen des Signals war die Tätigkeit abzubrechen. Die Zeiten wurden zunehmend verkürzt. Zur Vorverlegung des Zeitpunkts des Aufstehens wurde ein elektronischer Wecker beschafft, dessen Wecksignal solange ertönte, bis er ausgeschaltet wurde. Es zeigte sich, daß dieser Wecker außerhalb der Reichweite der Patientin aufgestellt werden mußte, damit sie ihn nicht vom Bett aus ausschalten konnte.

6. Die Patientin wurde angehalten, durch Verbalisierung von Lob sich selbst zu verstärken.

7. Das Autogene Training wurde erneut eingeübt und dann vor und in Situationen angewendet, von denen die Patientin annahm, sie würden sie aufregen.

8. In den Therapiestunden wurden soziale Verhaltensweisen geübt, die dann »in vivo« angewendet wurden, z.B. Anmeldung eines Besuchs bei der Nachbarin.

Kontrolle des Therapieverlaufs

Zur Kontrolle des Therapieverlaufs dienten die Berichte der Patientin und gelegentlich die des Ehemanns. In den Therapiesitzungen konnte ebenfalls relevantes Verhalten beobachtet werden, z.B., ob die Patientin zur Stunde an die Tür klopfte, wie laut sie sprach und wie häufig sie »depressive« Gedanken aussprach. Die Planung der Tagesabläufe war täglich zu erstellen und schriftlich zu fixieren, wobei der Erfolg oder Mißerfolg für jede Tätigkeit festzuhalten war, genauso wie eine Skalierung, wieviel Spaß die Tätigkeit gemacht hatte und wie hoch der erlebte Erfolg eingeschätzt wurde.

Verlauf der Therapie

Nach der Verhaltensanalyse wurde prototypisch ein Tagesplan aufgestellt, der für die einzelnen Wochentage variiert werden konnte. Die zeitlichen Einzelabschnitte mußten zunächst sehr klein gewählt werden. In den zunächst einwöchigen therapeutischen Sitzungen wurden Erfolge und Schwierigkeiten der Tagesabläufe erörtert. Dabei wurde die Patientin angehalten, im Hinblick auf Ereignisse laut positive Gedanken zu verbalisieren und dies auch in ihrer häuslichen Umgebung zu tun. Nach einigen Stunden konnten diese Verbalisierungen »verdeckt« durchgeführt werden. Zusätzlich wurde das »morgendliche« Aufstehen vorverlegt, zunächst in 15-Minuten-Intervallen. Nach einigen Sitzungen stellte sich heraus, daß es notwendig war, zusätzlich zu Selbstverbalisierung von Lob einen »äußeren« Verstärker in Form von Geld einzuführen. Für jeden erfolgreich durchgeführten Abschnitt konnte sie DM 0,50 aus einer vom Ehemann zur Verfügung gestellten Kasse entnehmen. Dabei zeigte sich die Notwendigkeit, die Patientin anzuhalten, eigene Wünsche zu formulieren und zu erfüllen; sie hatte das Geld zunächst ihrer Haushaltskasse hinzugefügt.

Durch den Fortschritt der Therapie entstand für die Patientin zunehmend mehr Freizeit, die sie zunächst nicht nutzen konnte. Zunächst begann sie mit Tätigkeiten, die sie als Hobbies empfand, die sie zuhause durchführen konnte, wie Glasmalerei oder das Knüpfen eines Teppichs. In späteren Phasen der Therapie wurden die Hobbies mehr aus dem häuslichen Bereich heraus verlegt, so besuchte sie Kurse in der Volkshochschule, zum Teil mit dem Ziel, ihre beruflichen Fähigkeiten wieder aufzufrischen. Dabei knüpfte sie zunehmend mehr soziale Kontakte, die schließlich auch zu gegenseitigen Besuchen führten, so daß ihre soziale Isolation auch hierdurch verringert wurde. Im Zuge dieser Veränderungen, vor allem nach der Verbesserung der körperlichen Symptomatik, entwickelte sich bei der Patientin ein Kinderwunsch, andererseits der Wunsch nach Berufstätigkeit. Beide Wünsche schlossen sich für die Patientin aus, da sie der Meinung war, mit der Erziehung eines Kleinkindes sei eine berufliche Tätigkeit nicht zu verbinden. Der Ehemann unterstützte ihren beruflichen Wunsch, da er durch eine Schwangerschaft die gesundheitliche Situation seiner Frau als gefährdet ansah. So setzte sich die Patientin mit dem Arbeitsamt in Verbindung, ließ ihre Arbeitsunfähigkeit vor dem durch die Befristung ergebenen Termin beenden und fand schließlich nach einigen Schwierigkeiten eine Halbtagsstelle als Schreibkraft.

Schwierigkeiten ergaben sich aus dem Umstand, daß der Ehemann sich nur schwer an die Veränderung seiner Frau anpassen konnte. Er empfand die zunehmende Selbständigkeit als Abkehr von seiner Person und als Gefährdung der Partnerschaft. Zu einer Eskalation dieses Problems kam es, als er nicht, wie geplant, zusammen mit der Patientin zu einer Karnevalseinladung gehen konnte und sie »rhetorisch« dazu aufgefordert hatte, doch alleine dort hinzugehen, was sie zu seiner enttäuschten Überraschung dann auch getan hatte. Daraufhin nahm der Ehemann an zwei therapeutischen Stunden mit teil und schien danach diese Schwierigkeit überwunden zu haben; zumindest kam es zu keinen weiteren Schwierigkeiten mehr. Als die Patientin begann, sich eine Stelle als Schreibkraft zu suchen, erlebte sie zunächst Mißerfolg. So wurde sie wiederholt auch wegen ihrer Erkrankung abgelehnt, was sie wiederum an ihrem Wert als Person zweifeln ließ. Es ist nicht zu entscheiden, ob das therapeutische Vorgehen in dieser Schwierigkeit oder schließlich ihr Erfolg bei der Stellensuche ausschlaggebend war, zumindest hatte sie sich nicht »entmutigen« lassen, weiter eine Stelle zu suchen.

Erfolgskontrolle

Es wurden insgesamt 34 therapeutische Sitzungen durchgeführt, von denen die ersten 18 in wöchentlichen Abständen, die folgenden 8 in 14tägigem Abstand und der Rest im Abstand von vier Wochen stattgefunden haben. Die Patientin erschien, wie vereinbart, ein Jahr nach Beendigung der Therapie. Sie war berufstätig und hatte keine Schwierigkeiten, neben ihrer Berufstätigkeit ihren Haushalt zu erledigen. Die körperliche Symptomatik war gebessert geblieben, die Medikation mit Cortison war bereits während der Therapie abgesetzt worden und nicht wieder erforderlich; die Therapie mit Azulfidine war reduziert geblieben. Für den Erfolg der Therapie war wohl nicht unwesentlich, daß der Ehemann die Therapie sehr unterstützt hatte und sich auch im Hinblick auf seine Einstellungen und Erwartungen an seine Frau sehr »einsichtig« gezeigt hatte.

5 Methoden der Verhaltensmodifikation

Prinzipiell kommen in der Medizin sämtliche Techniken der Verhaltensmodifikation zur Anwendung, weil bei somatisch kranken Patienten jede mögliche psychische Störung auftreten kann. Im folgenden soll jedoch auf diejenigen Techniken und ihre Anwendungen eingegangen werden, denen in der Medizin besondere Bedeutung zukommt, da sie in irgendeiner Weise in Krankheitsprozesse involviert sind. Auch dies kann im Prinzip sämtliche Vorgehensweisen betreffen, es hat sich jedoch gezeigt, daß bestimmte Techniken besonders häufig angewendet werden. Es ist zudem zu bedenken, daß es in der Verhaltenstherapie zwar bestimmte »feststehende« Verfahren gibt, wie die systematische Desensibilisierung oder andere Verfahren der Konfrontation zur Behandlung der Angst oder das »Biofeedback« zur Beeinflussung physiologischer Reaktionsanteile, meistens jedoch ein individueller Behandlungsplan aus mehreren Komponenten zusammengesetzt wird.

Im folgenden Teil des Kapitels sollen kurz die einzelnen Techniken oder Komponenten verhaltenstherapeutischen Vorgehens dargestellt werden, die für die Psychosomatik, oder für ein Verständnis des verhaltenstherapeutischen Ansatzes eine besondere Bedeutung besitzen. Es ist dabei im gegebenen Rahmen nicht möglich, sämtliche Anwendungsbereiche dieser Techniken im Bereich der Medizin zu erörtern, dies wird mit einem Schwerpunkt im Hinblick auf die Behandlung von Patienten mit Kreislauferkrankungen und Patienten mit akutem oder vor allem chronischem Schmerz geschehen. In den einzelnen, auf spezielle Erkrankungen bezogenen Kapiteln wird ebenfalls auf die Anwendung verhaltenstherapeutischer Techniken eingegangen, wenn sie in der Behandlung der jeweiligen Erkrankung eine besondere Rolle spielen, wie beispielsweise bei der Adipositas oder dem Kopfschmerz. Eine umfassende Übersicht über verhaltenstherapeutisches Vorgehen in der Medizin findet sich in Miltner et al. (1986): »Verhaltensmedizin«. Dort werden vor allem nicht nur therapeutische Aspekte, sondern auch diesen zugrunde liegende pathogenetische Modelle und Forschungsergebnisse ausführlich dargestellt.

5.1 Methoden des klassischen Konditionierens

Im Kapitel 15 wurde das Paradigma des klassischen Konditionierens ausführlich dargestellt. Es bezieht sich auf die Relation von Reizen, die einer Reaktion oder einer Verhaltensweise vorausgehen. So gibt es bei Angstreaktionen beispielsweise regelmäßig Reizkonstellationen, die die Angstreaktion auslösen. Diese Reaktion besteht aus mehreren Komponenten, von denen eine als physiologisch bezeichnet werden könnte. Geht man davon aus, daß eine Angstreaktion auf harmlose Reize eine klassisch konditionierte Reaktion ist, so bestünde die Technik zur Beseitigung dieser Reaktion in einem Verfahren der Löschung. Eine konditionierte Reaktion auf einen konditionierten Reiz wird dadurch gelöscht, daß der Reiz häufig ohne den unkonditionierten Reiz dargeboten wird. Da eine wesentliche Bedingung für die Aufrechterhaltung der Angst in einer angstverstärkenden physiologischen Reaktionskomponente besteht (s. a. Kap. 11), müssen die Reize in einer Intensität dargeboten werden, die diese Komponente nicht auslöst. Diesem Prinzip entspricht das abgestufte Vorgehen bei der »Systematischen Desensibilisierung«, SD (Wolpe, 1958). Es wird eine Hierarchie angstauslösender Reize erstellt und dargeboten, wobei sichergestellt wird, daß es zu keiner ausgeprägten physiologischen und erlebnismäßigen Aktivierung kommt. Die Wirkung der Systematischen Desensibilisierung ist verschieden interpretiert worden, als Löschung im Sinne des klassischen Konditionierens (Wilson und Davison, 1971), oder als Habituation (Watts, 1979) sowie als Gegenkonditionierung einer neuen Reaktion (Entspannung) auf die angstauslösenden Reize. Die Methode der SD beinhaltet die graduelle Konfrontation mit angstauslösenden Reizen. Die Methode der Reizüberflutung (»flooding«) dagegen beinhaltet ebenfalls die Konfrontation mit einem angstauslösenden Reiz, jedoch in seiner stärksten Ausprägung. Der Patient wird dann daran gehindert, den Reiz zu vermeiden (»response prevention«; Baum, 1970), was dazu führt, daß die physiologischen Reaktionskomponenten abklingen und der Patient die Erfahrung macht, daß er in Anwesenheit der angstauslösenden Reize ruhiger wird.

Neben phobischen Störungen ist diese Methode sehr erfolgreich bei Patienten mit Waschzwang eingesetzt worden (Turner et al., 1979). Abbildung 30-1 zeigt die Wirkung von Flooding auf ein derartiges Zwangsverhalten, sie zeigt auch, daß das Hinzufügen einer Komponente, die in kognitiver Therapie bestand, den Effekt nicht erhöhte.

Im Vergleich zur ursprünglichen Technik der SD, bei der meist die angstauslösenden Reize in der Vorstellung »dargeboten« wurden, wird bei der Reizüberflutung der Reiz »in vivo« dargeboten. Dieses Vorgehen hat sich dann bei den konfrontierenden Verfahren zunehmend durchgesetzt, beispielsweise wird der Patient nach Durchführung der Methode bei einigen Reizen in der Vorstellung angehalten, sich diesen Reizen konkret in seinem Alltagsleben auszusetzen.

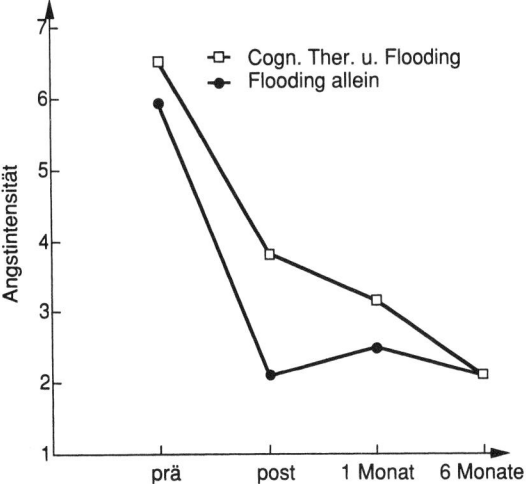

Abb. 30-1 *Reduzierung der Angstintensität durch Konfrontation oder Konfrontation und kognitive Therapie bei Patienten mit Waschzwang (aus: Emmelkamp, 1980).*

Im oben beschriebenen Fallbeispiel der Patientin mit Morbus Crohn war das Vorgehen bei dem Einüben sozialer Verhaltensweisen einer SD recht ähnlich. Kritische Situationen wurden dabei im Rollenspiel in den Therapiestunden geübt und dann das geübte Verhalten von der Patientin in ihrem Lebensbereich, also »in vivo«, angewendet. So bestand eine Situation mit Variationen anhand von Schwierigkeiten in Besuchen bei derjenigen Nachbarin, von der sie selbst gelegentlich Besuch bekam. Bevor die Patientin die Nachbarin aufsuchte, wurden verschiedene Varianten im Rollenspiel geübt, etwa daß die Nachbarin sie erfreut zum Tee einlädt, den sie sich gerade gemacht hatte, aber auch, daß diese ihr sagt, es passe ihr gerade nicht, da sie in die Stadt müsse, ob sie nicht in zwei Stunden oder an einem anderen Tag wiederkommen könne.

Komponenten der Angstbehandlung, wie sie hier dargestellt worden sind, lassen sich gut in der Behandlung von Patienten mit funktionellen Herz-Kreislauf-Störungen anwenden (s. Kap. 51, »Funktionelle Herz-Kreislauf-Störungen«). Eines der zentralen Symptome der Patienten ist bei dieser Störung eine auf die Funktionstüchtigkeit des eigenen Körpers bezogene Angst. Die Patienten haben zudem meist die Erfahrung gemacht, daß die Beschwerden in bestimmten Situationen aufgetreten sind, die sie dann in der Regel wie einen Angstreiz vermeiden. Hierbei ist ein abgestuftes Vorgehen jedoch vorzuziehen, Methoden der Reizüberflutung sind weniger angezeigt. Es ist weiterhin wesentlich, die kognitiven Komponenten der Angst in die Behandlung mit einzubeziehen (Margraf und Schneider, 1991). Die Patienten haben meist genaue, wenn auch nicht zutref-

fende Vorstellungen über ihren körperlichen Zustand, der oft auch die Art der Beschwerden mehr bestimmt als physiologische Zusammenhänge. Diese Gedanken bestimmen das vermeidende Verhalten und das Auftreten und Aufrechterhalten der Symptomatik der Patienten mit. Werden diese Gedanken unbeeinflußt gelassen, so kann der Patient die Behandlung, in der er sich diesen dann immer noch als schädigend interpretierten Situationen aussetzen soll, nicht mitvollziehen. Patienten mit funktionellen Herz-Kreislauf-Störungen sind zunächst davon überzeugt, daß ihre Angst realistisch ist. Diese Tatsache darf beim therapeutischen Vorgehen nicht außer acht gelassen werden. Wesentlich sind in diesem Zusammenhang auch diejenigen Gedanken, die bei den ersten Anzeichen der Symptomatik auftreten und meist zu einem »Aufschaukeln« der Symptomatik führen. In der Therapie ist es wichtig, diese Gedanken zu verändern und durch solche zu ersetzen, die einen erfolgreichen Umgang mit der entsprechenden Situation und den Symptomen beinhalten.

Inwiefern Prozesse des klassischen Konditionierens auch beim Schmerz wirksam werden können, und somit Schmerz nach diesen Prinzipien auch behandelt werden kann, soll anhand zweier Beispiele erläutert werden.

Ein Patient reagiert in einer spezifischen konflikthaften Situation mit Muskelanspannung (UCS), die langfristig zu Schmerz (UCR) führt. Nach dem klassischen Konditionierungsparadigma ist denkbar, daß spezifische situative Reize, Gedanken oder Vorstellungen, die im Laufe der kritischen Situation auftreten, zu konditionierten Reizen (CS) werden, die im weiteren die Muskelanspannung und die Schmerzreaktion auslösen, auch wenn zuvor keine Muskelanspannung (als ursprünglicher Auslöser des Schmerzes) vorlag.

Ein anderer Patient reagiert in einer subjektiv bedeutsamen Situation mit Angst, die zu muskulärer Verspannung im Sinne einer unkonditionierten Reaktion führt. Diese unkonditionierte Reaktion kann jedoch wiederum zum konditionierten Reiz (CS) für die Angst werden, die wiederum mit Verspannung (CR) beantwortet wird. Auf diese Weise kann es langfristig zu einem Aufschaukelungsprozeß mit der Konsequenz einer stetigen Schmerzzunahme als Folge der Verspannung kommen (sog. »Angst-Spannungs-Zyklus«)!

Die Entspannung ist eine wesentliche Komponente vieler verhaltenstherapeutischer Verfahren. In zahlreichen Untersuchungen wurde die Wirkung von Entspannung für sich allein untersucht. Sie stellt vermutlich die am häufigsten angewandte therapeutische Komponente dar (s. a. Kap. 33, »Suggestive und übende Verfahren«). Die Anwendung reicht von Angststörungen (Levin und Gross, 1988) über Hypertonie (Benson et al., 1974; Agras et al., 1987; McCoy et al., 1988; Walter et al., 1988), Rückenschmerzen (»low back pain«) (Jamison et al., 1988), Diabetes (Lammers et al., 1984), Kopfschmerz (Budzynski et al., 1970), Tinnitus (Ireland, 1985), Asthma (Maß et al., 1988), Schlafstörungen (Espie et al., 1989) bis zur Epilepsie (Rousseau et al., 1985) und Chemotherapie bei Krebspatienten (Burish und Carey, 1986; Carey und Burish, 1988). Stets wurde eine positive Wirkung der verschiedenen Entspannungsverfahren festgestellt, wobei diese Wirkung größer war, wenn die Entspannung Teil eines übergreifenden Behandlungskonzepts war. Dabei wurde diese meist als alternative Reaktion in bestimmten aktivierenden Situationen im Sinne der Gegenkonditionierung eingesetzt. Dabei wird davon ausgegangen, daß bestimmte Reize eine physiologische Reaktion (Erhöhung des Blutdrucks, Anstieg der Muskelspannung usw.) auslösen, die durch die Gegenkonditionierung, ebenso wie bei der Behandlung der Angst die Angstreaktion, durch die alternative Reaktion gelöscht wird. Es zeigt sich dabei, daß das lerntheoretische Modell keine Unterschiede zwischen körperlichen und psychischen Verhaltenskomponenten einführt, was der ganzheitlichen Betrachtungsweise der Psychosomatik sehr entgegenkommt.

Zu den in der Schmerzbehandlung am häufigsten eingesetzten Entspannungsmethoden zählt die Progressive Muskelrelaxation nach Jacobson (1938) und das Autogene Training von Schultz (1932), deren Effektivität bei verschiedensten Schmerzzuständen (z.B. Spannungskopfschmerz, Geburtsschmerz, Rückenschmerz, Gesichtsschmerz etc.; vgl. Weisenberg, 1982; Wurner und Chapman, 1982) untersucht wurde. Nach diesen Studien scheint Entspannung – ein entsprechendes Maß an Übung vorausgesetzt – ein wirksames Mittel zur Erhöhung der Schmerztoleranz zu sein, sie erweist sich allerdings nicht immer als die wirksamste Behandlungsart. Indiziert sind Entspannungsverfahren vor allem, wenn ein Angst-Spannungs-Zyklus vorliegt, wobei auch hier angenommen wird, daß Entspannung antagonistisch

zur Angst wirkt. Durch den Einsatz von Entspannung kann somit in der Regel ein Aufschaukelungsprozeß von Angst, Verspannung und Schmerz verhindert werden. Andererseits wird im Falle akuten Schmerzes das Erleben von Angst allgemein als eine schmerzverstärkende Bedingung angesehen, die durch Entspannung erfolgreich reduziert werden kann.

5.2 Operante Methoden

Ein Teil der Methoden der Verhaltenstherapie nutzen Techniken des operanten Lernens. Es wird also versucht, Verhalten zu ändern, indem die Konsequenzen des Verhaltens geändert werden. Prinzipiell wird damit, wie im Kapitel 15 ausführlicher erörtert, die »Auftretenswahrscheinlichkeit« eines Verhaltens beeinflußt. Durch positive Konsequenzen (positive Verstärkung durch einen positiven Reiz oder negative Verstärkung durch Fortfall eines negativen Reizes) erhöht sich diese Wahrscheinlichkeit, durch negative Konsequenzen (Bestrafung: ein negativer Reiz folgt auf das Verhalten oder ein positiver Reiz unterbleibt) verringert sie sich. Tatsächlich bestimmt dieses Prinzip nicht nur therapeutisches Vorgehen oder das in einem erzieherischen Zusammenhang, sondern auch, meist unsystematisch, soziales Verhalten. Nicht nur Psychotherapeuten verstärken z.B. Klassen von Aussagen ihrer Patienten durch ein verstärkendes »Mmh«, Kopfnicken oder zustimmenden Gesichtsausdruck, also selektive Zuwendung (Krasner, 1962). Im Rahmen der Verhaltenstherapie wird dieses Prinzip der Verstärkung systematisch angewendet, um erwünschtes Verhalten zu festigen oder unerwünschtes zu löschen, wobei Methoden der Bestrafung durch Strafreize kaum eine Anwendung finden.

Es gibt nun eine ganze Reihe von unterschiedlichen Möglichkeiten, operante Prinzipien in der Verhaltenstherapie anzuwenden.

5.2.1 Positive Verstärkung

Ein positiver Reiz folgt auf ein erwünschtes Verhalten. Im o.g. Fallbeispiel wurde dies in den therapeutischen Sitzungen angewendet, zum einen im Hinblick auf Verhalten wie ausreichend lautes Sprechen, Verbalisieren sich selbst positiv bewertender Gedanken usw. Die Patientin verstärkte sich selbst jedoch durch »Eigenlob« nach erfolgreich ausgeführten Tätigkeiten im Haushalt, eine ihr bis dahin fremde Strategie.

5.2.2 Negative Verstärkung

Das im Fallbeispiel genannte Vorgehen impliziert ebenfalls eine negative Verstärkung, indem die negativen, sich selbst entwertenden Gedanken entfallen.

5.2.3 Operante Löschung

Dieses Prinzip besteht darin, daß Verhalten durch den Fortfall der Verstärkung gelöscht werden kann. Es wird immer dann sehr wesentlich, wenn unerwünschtes Verhalten durch Verstärkung, oft durch wohlgemeinte Zuwendung von Angehörigen oder sonstige Bezugspersonen, aufrecht erhalten wird. Es ist sehr wichtig, derartige, gelegentlich als »sekundärer Krankheitsgewinn« bezeichnete Bedingungen, zu ermitteln und zu ändern. Im Fallbeispiel war dies durch das Verhalten des Ehemanns gegeben, der die Patientin nicht nur in ihrer entwertenden Einstellung bestätigte, sondern ihre Passivität durch Zuwendung ebenfalls direkt verstärkte. Für den Erfolg der Therapie war es ganz wesentlich, daß er sein Verhalten tatsächlich änderte. Nicht wenige Patienten mit funktionellen Syndromen erleben im Zusammenhang mit ihren Symptomen eine verstärkte Zuwendung durch ihre Angehörigen, aber auch bei Patienten mit chronischem Schmerz wurde ein derartiger Einfluß nachgewiesen (Flor et al., 1987).

5.2.4 »response cost«

Diese Verfahrenskomponente beinhaltet den Fortfall eines positiven Reizes beim Auftreten eines unerwünschten Verhaltens. Dies beinhaltet, daß der positive Reiz kontrolliert werden kann.

> Bei einer Patientin mit einer psychogenen generalisierten Verkrampfung der Muskulatur im Kopf- und Rumpfbereich und der Arme und Hände sowie einem Blepharospasmus, der zu einer »Blindheit« geführt hatte, da sie schon für Jahre die Augen nicht mehr hatte öffnen können, wurde dies Verfahren angewandt. Eine Lieblingsbeschäftigung der Patientin bestand im Hören von Musik. Ihre Platten wurden auf einen Kanal eines Stereotonbands überspielt, auf die andere Spur ein mäßig lauter Sinuston von 1 kHz. Es war beobachtet worden, daß die spastische Symptomatik in der Verkrampfung der linken Hand gelegentlich nachließ und die Hand für kurze Zeit entspannt war. Die Patientin hörte zunächst ihre Musik zu den Zeiten, zu denen die Hand entspannt war. Begann sie, die Hand zu verkrampfen wurde der Kanal umgeschaltet und sie hörte statt der Musik den Sinuston. So wurde schrittweise vorgegangen, indem das Kriterium für das Hören der Musik erweitert wurde, also der Arm, der Hals, der rechte Arm usw. entspannt sein mußte. Auf diese Weise gelang es der Patientin, nach insgesamt 14 Jahren erstmals wieder, zunächst für Augenblicke, dann für Minuten, ihre Augen zu öffnen. Es soll nicht verschwiegen werden, daß die Behandlung damit nicht beendet werden konnte, da die Patientin sich zu diesem Zeitpunkt weigerte, dies Verfahren weiter durchzuführen. Zudem handelte es sich bei dem spastischen Syndrom nur um einen Bereich einer übergreifenden Störung. Andererseits führte das angewandte Verfahren von »response cost« zu einer erheblichen Verringerung der motorischen Störung.

5.2.5 Verhaltensformung (»shaping«)

Hierunter versteht man einen Vorgang, durch den ein zunächst nicht im Verhaltensrepertoire vorhandenes Verhalten in einzelnen Schritten angenähert und schließlich erreicht wird. In beiden genannten Fallbeispielen wurde dieses Verfahren angewandt. Das Öffnen der Augen war zunächst nicht im Verhaltensrepertoire der Patientin mit dem spastischen Syndrom enthalten, konnte also auch nicht durch Verstärkung in der Auftretenswahrscheinlichkeit erhöht werden. Also wurde zunächst ein anderes, vorhandenes Verhalten verstärkt, das Entspannen der linken Hand usw. Im Fall der Patientin mit dem Morbus Crohn wurde auf diese Weise der Zeitpunkt des »morgendlichen« Aufstehens angenähert, ebenso das Durchführen von Tätigkeiten im Haushalt. Wichtig dabei ist, daß das Kriterium für die Verstärkung langsam erhöht wird, sonst erreicht man keine Annäherung an das gewünschte Verhalten. Ein weiterer Vorteil besteht darin, daß man das Kriterium für eine Verstärkung so wählen kann, daß der Patient mit großer Wahrscheinlichkeit eine Verstärkung erfährt, was seine Motivation erhöht. Im Falle der Patientin mit dem MC war dies besonders wichtig, wie bei allen Patienten, die unter depressiven Störungen mit Antriebsverlust leiden.

5.2.6 Münzverstärkersystem (»token economy«)

In verschiedenen Zusammenhängen kann es wichtig sein, daß die Verstärkung sofort erfolgt, jedoch eine primäre Verstärkung nicht zu jedem notwendigen Zeitpunkt erfolgen kann. In solchen Fällen wird ein Münzsystem benutzt, d.h. der Patient erhält eine Marke, für die er zu einem späteren Zeitpunkt einen primären Verstärker eintauschen kann. Man hat dieses Vorgehen vor allem bei psychotischen Patienten angewendet, um erwünschtes Verhalten zu erreichen (Ayllon und Azrin, 1965; Woods et al., 1984). Es liegt auf der Hand, daß der Wert des Geldes diesem System entspricht, und bei der Patientin mit dem MC war es zu einem Zeitpunkt notwendig, ihr Verhalten durch Geld zu verstärken, das ihr Ehemann zur Verfügung gestellt hatte. Dabei zeigte sich eine Schwierigkeit, die Motivation der Patientin schien dadurch nicht sonderlich beeinflußt zu werden, und es stellte sich heraus, daß die Patientin das Geld nicht für sich ausgab, sondern es sparte. Als sie es für angenehme Dinge ausgab, wirkte die Verstärkung.

5.2.7 Stimuluskontrolle

Betrachtet man die bisher referierten Komponenten verhaltenstherapeutischen Vorgehens, so könnte der Eindruck entstehen, als seien bei einer Maßnahme im Hinblick auf ein bestimmtes Verhalten stets alle lerntheoretischen Aspekte klar zu trennen. Tatsächlich sind Vorgänge des klassischen und operanten Konditionierens stets eng miteinander verknüpft. So kann es notwendig sein, in einem bestimmten Zusammenhang diejenigen Reize zu beeinflussen, die ein Verhalten auslösen, das man mit operanten Methoden ändern will. Ein wichtiges Anwendungsfeld hierfür ist das »Selbst-Kontroll-Lernen« (s. u.), etwa bei der Behandlung der Adipositas (Stunkard, 1972; Kirschbaum et al., 1985). Aufgrund des Einflusses von Außenreizen auf das Eßverhalten, der bei Patienten mit Adipositas größer ist als bei Normalgewichtigen, ist ein wesentliches Element der Therapie, Nahrungsmittel aus den Wohnräumen zu entfernen, so daß sie als Reize nicht wirksam werden, wenn der Patient sich dort aufhält. Damit werden ein unerwünschtes Verhalten auslösende Reize im Sinne der Stimuluskontrolle beeinflußt (s. a. Kap. 45, »Adipositas«).

Auch Schmerz wird nicht nur durch die jeweilige Läsion, sondern auch durch die nachfolgenden Konsequenzen nach dem Prinzip des operanten Lernens geformt. Jede Verstärkung von Klagen und Passivität kann dazu führen, daß das Schmerzverhalten in Zukunft vermehrt auftritt. Demzufolge beschäftigen sich die operanten Methoden in der Schmerzbehandlung mit der Veränderung von Schmerzverhalten, indem die verstärkenden Konsequenzen dieses Verhaltens als therapeutische »Ansatzpunkte« gewählt werden. Da sich Schmerzverhalten bei chronischen Schmerzpatienten nicht selten in einer reduzierten Aktivität, Medikamentenabhängigkeit und einer Tendenz, bei Bezugspersonen Zuwendung zu erzielen, äußert, wurde von Fordyce et al. (1976; s. a. Fordyce und Steger, 1982) ein operantes Therapieprogramm entwickelt, das gerade dieses Verhalten zu verändern sucht. Es zielt im wesentlichen ab auf:

1. eine Erhöhung des Aktivitätsniveaus, sowohl allgemein als auch bezogen auf die beeinträchtigten Verhaltensbereiche,
2. eine schrittweise Reduktion der Einnahme von schmerzreduzierender Medikation,
3. eine Beseitigung der Verstärkung für Schmerzverhalten in der unmittelbaren sozialen Umgebung des Patienten,
4. den Aufbau von »gesundem Verhalten«, einschließlich einer Verbesserung der sozialen Fertigkeiten und der interpersonellen Kommunikation.

Die konkrete Behandlung besteht im wesentlichen aus einer Medikation nach Zeitplan, und nicht nach Schmerzintensität, um die Beziehung zwischen Schmerzzunahme und Medikamenteneinnahme, die meist mit sozialer Zuwendung verbunden ist, zu entkoppeln, aus Bewegungstherapie und Buchführung über »up-time«, d.h. die Zeit, die der Patient außerhalb des Bettes verbringt, und aus sozialer Verstärkung für nicht schmerzbezogenes Verhalten.

Voraussetzung für eine individuell angepaßte Therapie ist allerdings eine umfassende Verhaltensanalyse des Patienten. Besonders zu berücksichtigen ist auch hier die weiterreichende Bedeutung, die den Beschwerden im Leben des Patienten zukommt. So liegen häufig Verhaltensdefizite (z.B. mangelnde soziale Kompetenz) vor, die dazu beitragen, daß der Patient die Störung aufrechterhält. Da bei chronischen Schmerzpatienten in der Regel auch die unmittelbaren Bezugspersonen (Partner, Eltern) an der Aufrechterhaltung des Schmerzverhaltens beteiligt sind, sind diese sowohl im Rahmen der Verhaltensanalyse als auch in die Therapie einzubeziehen.

5.2.8 Beeinflussung physiologischer Funktionen durch operantes Lernen (»Biofeedback«)

Seit den Untersuchungen, die erstmals den Nachweis erbracht haben, daß autonome Funktionen direkt durch operantes Lernen beeinflußbar ist, hat eine ganze Anzahl von weiteren Untersuchungen die direkte Beeinflussung autonomer Funktionen durch operantes Lernen für den tierexperimentellen Bereich belegt, auch wenn die experimentellen Effekte unterschiedlich ausgeprägt waren. Die Übertragung dieser Befunde auf den Menschen ist in dieser Stringenz ausgeschlossen. Experimentell läßt sich das tierexperimentelle Vorgehen aus ethischen Gründen nicht übertragen. Hinzu kommt die nicht kontrollierbare Möglichkeit der Beeinflussung der autonomen Funktionen durch vermittelnde kognitive Prozesse, die sich in vielen Entspannungstechniken als wirksam erwiesen hat. Katkin und Murray (1968) schlagen deshalb wie viele andere sinnvollerweise vor, beim Menschen nicht vom operanten Lernen autonomer Funktionen zu sprechen, sondern von Kontroll-Lernen oder willkürlicher Kontrolle (s. a. Kap. 11).

Neben der Bedeutung dieser Befunde für pathogenetische Erklärungskonzepte, beispielsweise bei funktionellen Störungen, liegt die Relevanz für die Behandlung von Störungen nahe, bei denen physiologische Funktionsänderungen eine Rolle spielen. Leidet also ein Patient unter Tachykardien oder sonstigen Arrhythmien, so ist es hilfreich, wenn er eine Technik erlernen kann, mit der er ihr Auftreten kontrollieren kann (Engel, 1973; Bleeker und Engel, 1973).

Es hat sich für das Erlernen einer willkürlichen Kontrolle über autonome Funktionen beim Menschen als sehr hilfreich erwiesen, wenn man der betreffenden Person eine möglichst kontinuierliche Information über die zu kontrollierende Funktion als Konsequenz seines Verhaltens darbietet. Organismen orientieren sich an den Konsequenzen ihres Verhaltens, die sie über ihre Beziehung zu ihrer Umgebung informieren. Im Falle der Beeinflussung eigener Körperfunktionen besteht die »Umgebung« beim Menschen unter einem bestimmten Aspekt in einem Teilsystem des eigenen Organismus; d.h., im Hinblick auf die die Veränderung vermittelnden willkürlichen, meist kognitiven Prozesse ist die Umwelt der eigene Körper. Denkt eine Person an etwas Bestimmtes und erreicht damit eine Verringerung der Herzfrequenz als Konsequenz des kognitiven Verhaltens, so liegt die Konsequenz dieses willkürlichen kognitiven Verhaltens im eigenen Organismus. Im Tierexperiment ist dies anders: das Tier erlernt eine Reaktion, beispielsweise die Senkung der Herzfrequenz, und kann damit z.B. Schocks vermeiden; d.h., das Verhalten ist im Hinblick auf seine (experimentelle) Umgebung instrumentell. Die Rückmeldung der Körperfunktion beim Menschen ersetzt die Information, die im Tierexperiment durch das Auftreten oder Ausbleiben der Schocks gegeben ist. Insofern hat sie eine operante Bedeutung, d.h. sie hat einen verstärkenden Aspekt und wohl auch einen ebensolchen Effekt. Es ist jedoch fraglich, ob diese Information, wie im Tierexperiment durch den motivational wirksamen Reiz der Schocks, in sich motivationale Relevanz besitzt, oder ob diese durch das Ziel, die Beeinflussung der Herzfrequenz, nicht zusätzlich zustande kommt; das Tier »will« Schocks vermeiden, der Mensch seine Herzfrequenz senken. Man kann nun annehmen, daß die durch die Rückmeldung gegebene Information dadurch verstärkende, d.h. operante Wirkung bekommt.

In den 70er Jahren wurde die Wirkung von Biofeedback auf verschiedene Störungen eher isoliert untersucht. Budzynski et al. (1970) behandelten Patienten mit Spannungskopfschmerz mit Rückmeldung des Elektromyogramms und der Instruktion, die Muskelaktivität zu senken. Bei einer Kontrollgruppe wurden ebenfalls dieselben Signale wie bei der Rückmeldung verwendet, jedoch ohne daß diese eine Beziehung zur Muskelaktivität gehabt hätten. Die Ergebnisse zeigten nicht nur eine Verringerung der muskulären Aktivität, sondern auch eine Verringerung der Kopfschmerzen bei den Patienten, die Biofeedback erhalten hatten. Elder et al. (1973) untersuchten den Einfluß von Rückmeldung des Blutdrucks auf den diastolischen Blutdruck bei Patienten mit Grenzwerthypertonie. Dabei erhielt eine der Gruppen (III) zusätzlich zur Rückmeldung des Blutdrucks eine Verstärkung durch Lob, das je nach Erfolg abgestuft war. Die Behandlung dauerte vier Tage mit zwei Sitzungen pro Tag. Dabei wurde das Kriterium für die Rückmeldung von Erfolg vom Ausgangswert von 105 mmHg in Abhängigkeit vom Erfolg schrittweise gesenkt. Abbildung 30-2 zeigt den Verlauf des diastolischen Blutdrucks für die drei Gruppen.

Der Blutdruck änderte sich am stärksten in derjenigen Gruppe, die zusätzlich zur Rückmeldung verstärkt worden war, bei der Kontrollgruppe veränderte er sich nicht.

Patel und North (1975) behandelten ambulante Patienten mit Hypertonie, die einer Behandlungs- oder Kontrollgruppe ohne Behandlung zugeteilt wurden. Die Behandlung bestand in Informationen über die Erkrankung, zwölf Sitzungen von 30 min Dauer, mit Relaxation, Meditation und Biofeedback

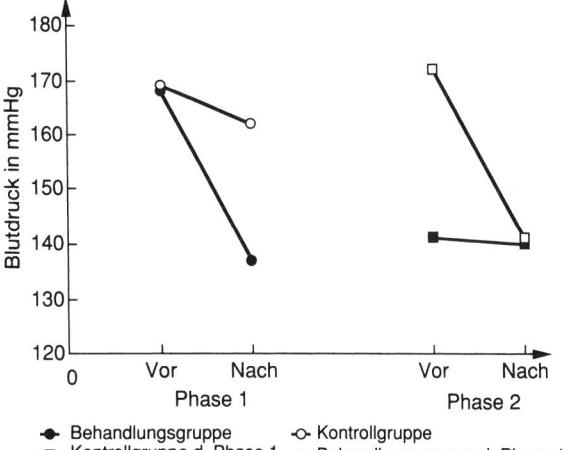

Abb. 30-3 *Durchschnittliche Veränderung des Blutdrucks in zwei Phasen der Behandlung. In der zweiten Phase wird die Kontrollgruppe der ersten Behandlungsphase behandelt, die Behandlungsgruppe nicht (aus: Patel und North, 1975).*

des Hautwiderstands und der Muskelspannung. Nach zwei Monaten wurde die Behandlung beendet, nun erhielt die Kontrollgruppe die Behandlung. Die Ergebnisse zeigen einen deutlichen Einfluß der Behandlung.

Abbildung 30-3 zeigt, daß der Effekt der Behandlung in der Behandlungsgruppe der Phase 1 auch während der 2. Phase, in der die Patienten nicht weiter behandelt wurden, erhalten bleibt. In dieser Untersuchung wurde das Biofeedback als die Relaxation unterstützende Methode angewandt; es wurde ja nicht der Blutdruck, sondern Parameter der Entspannung rückgemeldet. Tatsächlich ist es sinnvoll, einen allgemeinen, entspannenden Einfluß des Biofeedback anzunehmen, der zum spezifischen, die rückgemeldete Funktion betreffenden, hinzukommt. Wie stark die unspezifisch entspannende Wirkung des Biofeedback ist, zeigt eine Studie von Steptoe und Ross (1982). Sie bildeten drei Gruppen, von denen in einer die Pulswellenlaufzeit rückgemeldet wurde, in der zweiten Relaxation geübt wurde und in der dritten Gruppe keine Intervention durchgeführt wurde. Die Probanden wurden dann im Verlauf des Trainings Aufgabensituationen unterzogen und das Ausmaß der Änderungen der Pulswellenlaufzeit durch die Aufgaben wurde gemessen.

Abbildung 30-4 zeigt deutlich, daß die aufgabeninduzierten Änderungen in den beiden Trainingsgruppen schnell kleiner wurden, in der Kontrollgruppe durch den Wiederholungseffekt zwar ebenfalls, aber viel langsamer und geringer. Es zeigt sich aber auch, daß in diesem Parameter kaum ein Unterschied zwischen der Gruppe, die eine Entspannungsmethode erlernt hatte, und der mit Biofeedback bestand. Anders ist dies jedoch in der Wirkung beider Verfahren auf die Abstände der Herzschläge, also die Herzfrequenz, wie Abbildung 30-5 zeigt.

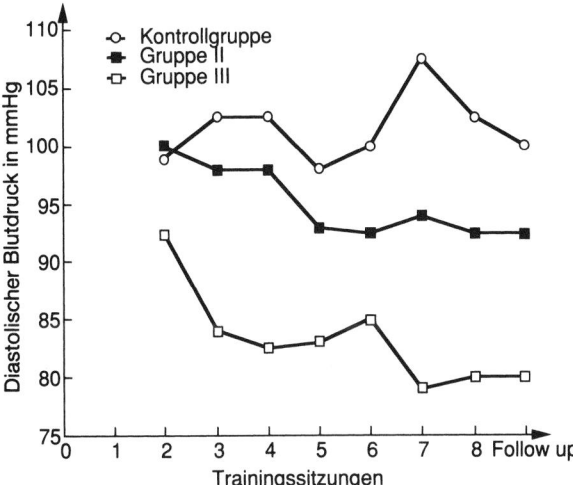

Abb. 30-2 *Beeinflussung des Blutdrucks durch operantes Lernen (aus: Elder et al., 1973).*

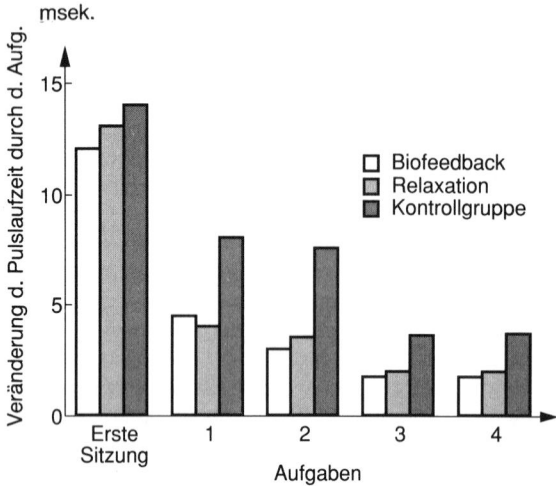

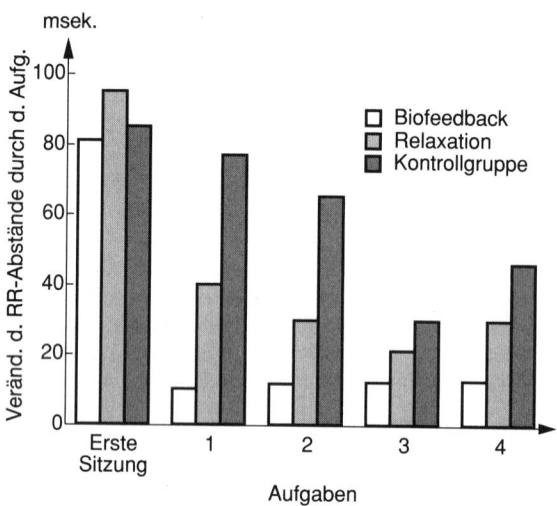

Abb. 30-4 *Veränderungen der Pulslaufzeit durch Belastung. Einfluß dieser Veränderungen durch Biofeedback und Relaxation (aus: Steptoe und Ross, 1982).*

Abb. 30-5 *Veränderungen des »interbeat interval« durch Belastung. Einfluß dieser Veränderungen durch Biofeedback und Relaxation (aus: Steptoe und Ross, 1982).*

Im Hinblick auf die unterschiedliche Wirkung von Biofeedback und Relaxation auf das »interbeat interval« zeigt sich, daß Biofeedback diesen Parameter sehr viel schneller und auch stärker beeinflußt als Relaxation. Diese Art von Studien legt den Schwerpunkt auf die unterschiedliche Wirksamkeit einzelner Komponenten, die in übergeordneten Therapieplänen Anwendung finden. So hat es sich als wesentlich erwiesen, in den therapeutischen Sitzungen Eingeübtes in den Lebensbereich des Patienten zu übertragen, wie die Daten von Patel et al. (1985) im Hinblick auf das Üben von Entspannung eindrucksvoll zeigen (Abb. 30-6). Wichtig dabei ist die Tatsache, daß die unterschiedlichen Ausgangswerte dadurch zustande kommen, daß die Probanden, die die Entspannung nicht übten, lediglich ein erhöhtes Cholesterin aufwiesen und rauchten, während diejenigen Probanden, die über immerhin vier Jahre

regelmäßig ihre Entspannungsübungen durchführten, mit der Diagnose einer Hypertonie konfrontiert waren, was in diesem Fall die Compliance gefördert hat. Es wurde keine zusätzliche medikamentöse Behandlung durchgeführt, so daß die Unterschiede auf die unterschiedlichen Übungsgewohnheiten zurückgeführt werden können.

Auch in der Behandlung von Schmerzzuständen wird Biofeedback eingesetzt, insbesondere dann, wenn – wie z. B. beim Spannungskopfschmerz – autonome oder zentralnervöse physiologische Variablen in kausalem Zusammenhang mit dem Schmerzerleben stehen. Wie sich gezeigt hat, ist ein dauerhafter Effekt dieser Methode allerdings in hohem Maße davon abhängig, inwieweit es dem Patienten gelingt, die unter Laborbedingungen (operant) erlernte Reaktion auch ohne Rückmeldung in der natürlichen Lebensumgebung auszuführen. Die Anwendung von Biofeedback hat sich vor allem bei Spannungskopfschmerz, Migräne und Rückenschmerzen als effektiv erwiesen. Ein Biofeedbacktraining sollte in der Regel jedoch – wie andere Entspannungsverfahren – in ein umfassenderes verhaltenstherapeutisches Training eingebettet sein (s. a. Turk et al., 1982; vgl. Kap. 17, Schmerz).

5.3 Komplexe Therapiepläne

Es hat sich gegenüber den Anfängen der Verhaltenstherapie gezeigt, daß die Anwendung isolierter Techniken zwar durchaus einen Effekt hat (vgl. Fallbeispiel »Spastisches Syndrom«), daß dieser Effekt jedoch erhöht werden kann, wenn Verhalten auf mehreren Ebenen betrachtet und beeinflußt wird. Im Beispiel der Patientin mit dem Morbus Crohn wurde bereits deutlich, daß bestimmte Gedanken ihr Verhalten in einzelnen Situationen beeinflußten. Eine Veränderung der Verhaltensweisen durch operante

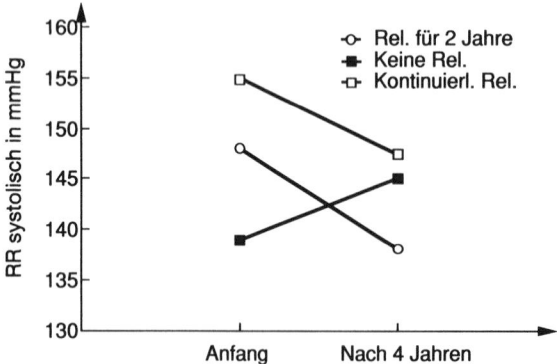

Abb. 30-6 *Verlauf des Blutdrucks bei drei Behandlungsgruppen, von denen die Probanden in der ersten Gruppe über vier Jahre, die in der zweiten für zwei Jahre und die in der dritten keine Entspannungsübungen durchgeführt hatten (aus: Patel et al., 1985).*

Verstärkung hätten sicherlich einen Einfluß gehabt, und der Verlauf der Therapie hat auch gezeigt, wie wichtig dieser Faktor gewesen ist, die langfristige Effektivität hing jedoch auch von den Gedanken der Patientin ab, d.h. einer Verhaltensweise, die andere Verhaltensweisen beeinflußte bzw. kontrollierte. So wie Verhaltenstherapie nicht auf die Änderung eines isolierten Symptoms als eine isolierte Verhaltensweise abzielt, sondern auf die Änderung eines Verhaltensgefüges, so werden verschiedene therapeutische Komponenten im Hinblick auf die Änderung verschiedener Komponenten dieses Gefüges angewandt.

5.3.1 Selbstkontrolle

Das Erlernen von eigener Kontrolle über Verhaltensweisen, über die eine Kontrolle zunächst nicht oder nicht mehr besteht, läßt sich als ein grundlegendes Ziel therapeutischen Vorgehens verstehen. Andererseits lassen sich verschiedene Gesichtspunkte von Selbstkontrolle zu einem Vorgehen zusammenfassen, dessen Anwendung sich bewährt hat. Um den Begriff »Selbst« zu erläutern, nennt Skinner (1953) eine funktionale Verhaltenseinheit ein System vereinheitlichter Reaktionen. Menschen würden sich also auch dann »verhalten«, wenn sie sich oder ihr Verhalten kontrollieren würden. Sie würden sich ebenso kontrollieren, wie sie das Verhalten einer anderen Person zu kontrollieren versuchten, durch den Einfluß auf diejenigen Variablen oder Faktoren, die das entsprechende Verhalten beeinflussen, deren Funktion es ist.

Grundsätzlich wird eine Verhaltensweise, die dazu dient, eine andere eigene Verhaltensweise zu kontrollieren, als Ausübung von »Selbstkontrolle« angesehen. Steckt sich jemand keine Zigaretten in die Tasche, um unterwegs nicht zu rauchen, so ist dies ein Kontrollverhalten. Wichtig ist dabei, daß die Person diese Verhaltensweise selbst ausführt und damit die Reizbedingungen für das Auftreten der Reaktion, in diesem Falle das Rauchen, ändert. Der Erfolg der so ausgeübten Selbstkontrolle verstärkt das Kontrollverhalten. Der Erfolg ist jedoch von einer Reihe von anderen Faktoren abhängig und zunächst unter Umständen instabil, wenn z. B. aufgrund organischer Bedingungen eine Bedürfnisspannung kontinuierlich anwächst und durch das zu kontrollierende Verhalten reduziert wird, was dann ebenfalls verstärkenden Einfluß hat. Personen unterscheiden sich jedoch in dem Ausmaß, in dem Bedürfnisspannungen für eine gewisse Zeit ertragen werden können, eine Fähigkeit, die in der Entwicklung (unterschiedlich ausgeprägt) gelernt wird (Mischel und Straub, 1965) und durch geeignete Methoden erweitert werden kann.

Kanfer (1970) hat drei Komponenten des Selbstkontrolltrainings genannt:
- **Selbstbeobachtung (self monitoring):** Es erfolgt eine genaue Analyse des Verhaltens und seiner kontrollierenden Bedingungen sowie eine Aufzeichnung seines Auftretens.

- **Bewertung und Zielanalyse:** Es werden Zielvorstellungen erarbeitet und das tatsächliche Verhalten anhand der Aufzeichnungen des Verhaltens bewertet. Dabei muß darauf geachtet werden, daß beim schrittweisen Verändern des vorhandenen Verhaltens die Bewertung an »Zwischenzielen« erfolgt, die am ändernden Vorgehen orientiert sind und nicht am endgültig anzustrebenden Ziel, um Mißerfolgserlebnisse zu vermeiden. Dieser Vorgang begleitet die gesamte Therapie und ist auch darum ein wesentlicher Bestandteil, um den Patienten an adäquate Bewertungen zu gewöhnen.
- **Selbstverstärkung:** Der Patient wird angehalten, sich nach einer erbrachten Leistung selbst zu loben, oder es werden äußere verstärkende Ereignisse eingeführt, beispielsweise durch Geld, wie im Beispiel der Patientin mit dem Morbus Crohn. Dabei ist die Selbstverstärkung ein Verhalten, das die Auftretenswahrscheinlichkeit des vorangehenden Verhaltens ändert und damit nach der oben angeführten Definition von Skinner Ausüben von Selbstkontrolle.

Im Kapitel 45, »Adipositas«, ist die Anwendung dieser Methode bei der Verhaltenstherapie der Adipositas sehr ausführlich dargestellt worden, so daß hier nicht weiter darauf eingegangen werden muß.

5.3.2 Streß-Bewältigung

Im Kapitel 11, »Psychophysiologie«, wurde der Begriff »Streß« als zu weitgefaßt kritisiert, jedoch auch angemerkt, daß eine (wenn überhaupt mögliche) sinnvolle Definition, Streß als eine Organismus-Umwelt-Interaktion betrachten müßte, die eine Auseinandersetzung des Organismus mit der Umgebung beinhaltet, die ihn aus unterschiedlichen Gründen überfordert. Dadurch wird die Auseinandersetzung suboptimal, was negative Folgen für den Organismus hat. Bei der Streß-Bewältigung wird davon ausgegangen, daß es Bedingungen einer suboptimalen Auseinandersetzung gibt, die auf seiten des Organismus liegen und geändert werden können. Hat jemand vor einem Examen »zuviel« Angst, so kann dies in der Auseinandersetzung mit dieser Situation eine Reihe von Konsequenzen haben, die ein suboptimales Ergebnis zur Folge haben. Neigt die betreffende Person dazu, Angstreize zu vermeiden, so wird sie sich u.U. zu selten als Vorbereitung auf die Prüfung mit dem Stoff beschäftigen, da sie dies an das angstbesetzte Examen erinnert und Angsthinweisreize von ihr vermieden werden. Infolgedessen wird sie in der eigentlichen Examenssituation intensiv Angst erleben, was dazu führt, daß sie angstbezogene Information verarbeitet und nicht auf den Inhalt des Examens bezogene. Daraus wird sich dann ergeben, daß der Betreffende Mißerfolg erlebt, was seine Angst weiter steigert usw. Fragt man sich, warum er zuviel Angst hat, so kann dies daran liegen, daß er seine eigene Leistungsfähigkeit unterschätzt oder die Wichtigkeit des Examens überschätzt.

Meichenbaum und Cameron (1983) nennen die folgenden Komponenten oder Phasen des Trainings:

Phase 1: Konzeptualisierung

a) Datenerhebung und Integration:
Identifizierung der Problemdeterminanten durch Interviews, gezielte Imagination und Verhaltensbeobachtung; Unterscheidung zwischen Leistungsversagen und Defizit an Fähigkeiten; Behandlungsplan und Aufgabenanalyse.

b) Training der Fähigkeiten der Selbstbeobachtung:
Unabhängig vom Therapeuten soll der Patient seine im Alltag auftretenden Probleme analysieren lernen.

Phase 2: Aneignen und Üben von Bewältigungsfähigkeiten

a) Training zur Aneignung von Fähigkeiten:
beispielsweise der Kommunikation, Selbstsicherheit, Problemlösen, Arbeitsverhalten oder »palliativer« Fähigkeiten (z. B. bei Schmerz) wie Ablenkung, Suche nach sozialer Unterstützung, Relaxation, angemessener Gefühlsausdruck; Entwicklung eines flexibel einsetzbaren Repertoires dieser Fähigkeiten.

b) Üben dieser Fähigkeiten:
im Rollenspiel, in der Imagination; Training von Selbstinstruktion, um Bewältigungsreaktion kognitiv zu vermitteln.

Phase 3: Anwendung und »Durcharbeiten«

a) Induzierung der Anwendung:
Bewältigung in der Vorstellung, wobei frühe Anzeichen von Streß als Hinweisreize zur Anwendung der Bewältigung dienen; Anwendung im Rollenspiel antizipierter Streßsituationen; abgestufte Anwendung in realen Situationen, denen sich der Patient aussetzt.

b) Generalisierung und Pflege der Fähigkeiten:
In bezug auf belastende Situationen soll das Gefühl der erfolgreichen Bewältigung konsolidiert werden; Entwicklung von Strategien, um mit Mißerfolg umzugehen; Follow up.

Bei diesem Vorgehen ist es wichtig, den Patienten zu eigenem aktivem Teilnehmen zu motivieren. Die Abfolge muß daher so strukturiert werden, daß Selbstvertrauen durch Erfolgserlebnisse erhöht wird, was voraussetzt, daß Ziele realistisch aufgestellt werden. Wenn nötig sollten Angehörige einbezogen werden.

In der Medizin wird eine suboptimale Auseinandersetzung mit der Umgebung (Streß) insofern relevant, als die negativen Folgen körperlicher Natur sein können; das wiederum spielt bei einer Reihe von Erkrankungen eine Rolle (s.a. Kap. 58, »Essentielle Hypertonie«; 59, »Arterielle Verschlußkrankheiten ...« und 55, »Kopfschmerz«). Vor allem für das sog. »Typ-A-Verhalten«, als ein Risikofaktor (Booth-Kewley und Friedman, 1987; Friedman und Booth-Kewley, 1988; Matthews, 1988) für Koronare Herzkrankheit und Herzinfarkt konnten Verhaltensmodi als wesentlich ermittelt werden, die beinhalten, daß Personen mit diesem Verhalten sich durch Aufgaben oder Beruf mehr belastet fühlen (Sims, 1988), mehr und intensiver arbeiten, kompetitiver und feindseli-

ger sind, ein höheres Kontrollbedürfnis haben und sich häufiger Belastungen aussetzen. Es scheint eine Interaktion im Hinblick auf kardiovaskuläre Reaktivität zwischen genetischer Belastung durch hypertone Eltern und Typ-A-Verhalten zu bestehen (McCann und Matthews, 1988), die den Effekt des Typ-A-Verhaltens auf das Kreislaufsystem vermittelt.

Man hat nun versucht, mit der Methode der »Streß-Bewältigung« das Typ-A-Verhalten zu beeinflussen, um dadurch eine Verringerung des damit verbundenen erhöhten Morbiditäts- und Mortalitätsrisikos durch Herzinfarkt zu erreichen. Dabei gibt es mehrere Arten von Studien. Zum einen wird versucht, durch eine derartige therapeutische Intervention die physiologische Streßreaktivität zu verringern. In einer Reihe von Studien war gezeigt worden, daß eine zwischen Typ-A-Verhalten und Krankheit vermittelnde Bedingung mit einiger Wahrscheinlichkeit in einer erhöhten kardiovaskulären Reaktivität besteht. So konnten beispielsweise Zurawski et al. (1987) durch ein Streß-Bewältigungstraining eine verringerte Reaktivität vor allem des diastolischen Blutdrucks nachweisen. Der systolische Blutdruck war ebenfalls in Ruhesituationen erniedrigt. Die Autoren verglichen diese Veränderungen mit den Effekten von Biofeedback der elektrodermalen Aktivität.

Wie aus Abbildung 30-7 ersichtlich wird, ist das Streß-Bewältigungstraining dem einfachen Biofeedback in der Veränderung der Blutdruckwerte überlegen.

Andere Ergebnisse erzielte allerdings Roskies (1988). Sie behandelte 118 noch gesunde Personen mit ausgeprägtem Typ-A-Verhalten mit drei verschiedenen Behandlungsmethoden: Körperliches Training, Streß-Bewältigungstraining und Gewichtskontrolle; innerhalb jeder Behandlungsart wurden drei Untergruppen gebildet. In der Fitneßgruppe wurden drei wöchentliche, in den beiden anderen Gruppen zwei wöchentliche Sitzungen für 10 Wochen

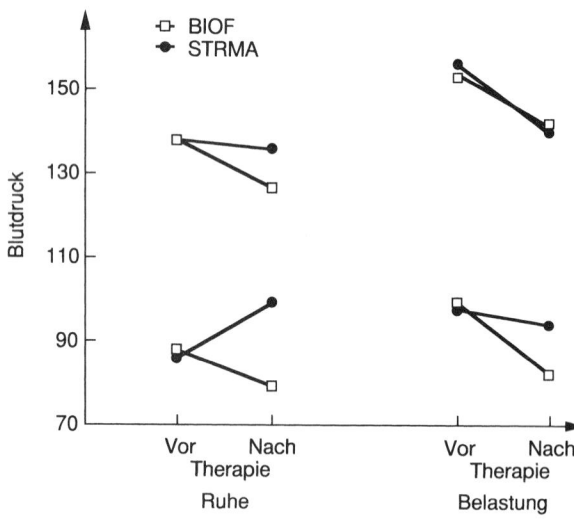

Abb. 30-7 *Beeinflussung des Blutdrucks durch Streßmanagement (STRMA) und Biofeedback der elektrodermalen Aktivität (BIOF) unter Ruhebedingung und Belastung (nach Daten aus Zurawski et al., 1987).*

durchgeführt. Die Ergebnisse der Reaktivität physiologischer Parameter zeigte keine Unterschiede zwischen den drei Behandlungsgruppen, das Streß-Bewältigungstraining war jedoch in der Reduktion des Typ-A-Verhaltens den anderen Verfahren deutlich überlegen. Friedman et al. (1984) berichten, daß vergleichbare Veränderungen des Typ-A-Verhaltens bei Postinfarktpatienten die Anzahl von Reinfarkten und die Mortalität senkten.

Walter Rüddel und v. Eiff (1988) behandelten Patienten mit einer milden Hypertonie nach Absetzen der Medikation entweder durch Streß-Bewältigungstraining oder durch Fortsetzen der bis dahin erfolgreich eingesetzten Medikation. Das Streß-Bewältigungstraining wurde in einer der beiden Gruppe durchgeführt. Die Ehepartner der Patienten nahmen an den Sitzungen teil, die insgesamt zwei Stunden dauerten, sechsmal in wöchentlichem Abstand, dann zweimal im Abstand von 14 Tagen und dann noch einmal nach sechs Wochen stattfanden. Das therapeutische Vorgehen beinhaltete das Üben des Autogenen Trainings als Entspannungsmethode, kognitive Verhaltensmodifikation, Information über Blutdruck, Ernährung und körperliches Training. Die Ergebnisse zeigen eine deutliche Überlegenheit des Streß-Bewältigungstrainings ohne zusätzliche medikamentöse Behandlung gegenüber der üblichen antihypertensiven Medikation. Dies gilt vor allem für die mit einem tragbaren Blutdruckmeßgerät gemessenen systolischen und diastolischen Blutdruckwerte während eines normalen Arbeitstages, aber auch für übliche »klinische« Messungen. Dabei gibt es eine deutliche Beziehung zwischen dem Ausmaß der Blutdrucksenkungen und einem in der Therapie angestrebten Umgang mit Streß, der zusammengefaßt als »geringes Typ-A-Verhalten« bezeichnet werden kann. An dieser Studie ist besonders bemerkenswert, daß das verhaltenstherapeutische Vorgehen die Medikation ersetzt hat und dabei dieser überlegen war, bei sehr relevanten und genauen Messungen des Blutdrucks (im Alltag). Wichtig ist ebenfalls die Beziehung zwischen reduziertem Typ-A-Verhalten und anderen vergleichbaren psychometrisch erfaßten Merkmalen und der erzielten Reduktion des Blutdrucks.

Nunes et al. (1987) führten eine Metaanalyse von 18 kontrollierten Studien zur therapeutischen Beeinflussung des Typ-A-Verhaltens durch. Die kombinierten Ergebnisse zeigen, daß sowohl das Typ-A-Verhalten reduziert wurde, als auch die Infarktmorbidität und Mortalität nach drei Jahren. Auch hier fand sich ein Zusammenhang zwischen der Reduktion des kritischen Verhaltens und der Reduktion von Morbidität und Mortalität. Weiterhin zeigte sich, daß der Erfolg einer Behandlung um so größer war, je komplexer sie angelegt war, d.h. je mehr Komponenten sie enthielt. Allerdings waren von den 18 Studien nur fünf methodisch soweit akzeptabel, daß sie im Hinblick auf die Mortalität über ein Jahr aussagekräftig waren und nur zwei für die von drei Jahren nach der Therapie. Zudem bestanden die Stichproben meist aus Männern im mittleren Alter.

Die therapeutische Intervention zielt also darauf ab, die Ursachen und die Art der suboptimalen Auseinandersetzung der Personen (hier mit Typ-A-Verhalten) mit ihrer Umgebung zu verändern.

Ähnliches gilt beispielsweise auch für Patienten mit Kopfschmerz (Spannungskopfschmerz und/oder migränoider Kopfschmerz). Die Patienten fühlen sich ebenfalls belasteter, sind leistungsorientiert, ängstlicher und feindseliger (Andrasik et al., 1982). Martin et al. (1988) konnten einen Zusammenhang zwischen Stimmung und Kopfschmerzaktivität fest-stellen, das Verhältnis von Schmerz und erhöhter Muskelspannung im Kopfbereich scheint auch für Patienten mit Migräne zu gelten, ebenso das Vorliegen eines erhöhten Ruhetonus für diese Muskelgruppen.

Da es im Falle des Stressors Schmerz nicht möglich ist, diesen direkt zu beeinflussen, kommt der kognitiven Bewältigung – als intrapsychischem Coping – eine besondere therapeutische Bedeutung zu. Von »Selbstkontrolle« spricht man, wenn Verhalten oder physiologische Reaktionen durch interne, informationsverarbeitende Prozesse modifiziert werden können und Individuen so in die Lage versetzt werden, ihr Verhalten unabhängig von äußeren Kontingenzen zu regulieren. Als wesentlichen Wirkfaktor nimmt man heute an, daß Methoden der Selbstkontrolle die wahrgenommene »Selbsteffizienz« (Bandura, 1977), d.h. die Einschätzung der eigenen Bewältigungsmöglichkeiten, erhöhen. Verfügt eine Person über eine hohe Selbsteffizienzerwartung, ist es unwahrscheinlich, daß sie Angst und Hilflosigkeit, als schmerzverstärkende Bedingungen, erlebt.

Zu den wichtigsten kognitiven Schmerzbewältigungsstrategien zählen die Techniken der **Aufmerksamkeitsfokussierung, Ablenkung** und **Imagination.** Im einzelnen unterscheidet man folgende Strategien (zit. nach Birbaumer, 1984):

- Externale Aufmerksamkeitslenkung (Fokussierung auf Umgebungsreize)
- Internale Aufmerksamkeitslenkung (Konzentration auf Gedanken, Kopfrechnen etc.)
- Somatisierung (Lenkung der Aufmerksamkeit auf schmerzhafte Körperzonen bei gleichzeitiger Distanzierung durch Vorstellung, dieser Körperteil wäre unempfindlich; genaues Beschreiben der Körperreaktionen)
- Imaginative Unaufmerksamkeit (angenehme, schmerzinkompatible Phantasien)
- Imaginative Transformation des Schmerzes (Neuinterpretation der aversiven Reizung als willkommene Erfahrung, Autosuggestion schwacher Reizung)
- Imaginative Transformation des Kontextes der Schmerzerfahrung (Schmerzerfahrung in anderen Kontext einbauen, in dem der Schmerz eine andere Bedeutung erhält)

Obwohl bislang nicht geklärt ist, wie die sensorische und affektive Komponente der Schmerzerfahrung verarbeitet werden (parallel oder additiv), besteht doch Übereinstimmung darin, daß Schmerz kein linearer Ausdruck des sensorischen Inputs ist, sondern durch Prozesse der Informationsverarbeitung kontrolliert wird. Die Schmerzerfahrung ist abhängig von der Aufmerksamkeit, die dem sensorischen Input zugewandt wird und der Art und Weise, wie diese Information emotional verarbeitet wird. Da die Verarbeitungskapazität des Kurzzeitgedächtnisses begrenzt ist, kann Ablenkung zielgerichtet eingesetzt werden, um die Prozesse der Informationsverarbeitung dahingehend zu verändern, daß der sensorische Input – durch die Einführung zusätzlicher Reize – nur unzureichend verarbeitet und gespeichert wird.

Der alleinige Einsatz von Ablenkungsstrategien scheint allerdings nur bei niedrigeren Schmerzintensitäten ausreichend (vgl. McCaul und Malott, 1984).

Bei der Darstellung von Selbstkontrollmethoden in der Schmerzbehandlung ist auch auf die Möglichkeit einer Modifikation der sog. „Selbstverbalisationen" hinzuweisen. Wie man weiß, ist Verhalten oft weniger von objektiven Merkmalen einer Situation abhängig, als vielmehr davon, wie die Situation vom Individuum wahrgenommen und interpretiert wird. Danach erscheint „Verhalten als Funktion der kognitiven Bewertung, die sich eine Person von einer streßhaften Situation macht" (McGrath, 1970). Wie die kognitive Verhaltenstherapie annimmt, ist Verhalten damit auch durch eine Veränderung der Kognitionen (Erwartungen, Handlungsziele, Motive, Vorstellungen, frühere Erfahrungen etc.), die in Form von internen Dialogen oder Selbstverbalisationen die Auseinandersetzung mit einer Situation begleiten, zu kontrollieren. In einer Studie zum postoperativen Schmerz konnten Schonecke, Muck-Weich und Lehmann (1993) zeigen, daß Art und Häufigkeit negativer Gedanken die postoperative Schmerzintensität und die Menge verbrauchter Analgetika unter der Bedingung der patientenkontrollierten Analgesie bestimmten. Das Ziel einer kognitiv orientierten Schmerztherapie besteht somit darin, negative Selbtverbalisationen bzw. Gedanken durch positive, d.h. solche, die die Schmerzbewältigung fördern, zu ersetzen. Dabei werden Selbstverbalisationen als positiv erachtet, wenn sie die Ernsthaftigkeit der Situation anerkennen, die physiologische Aktivierung als Schlüsselreiz für Bewältigungsverhalten verstehen, negative Gedanken kontrollieren, Mut machen (in dem Sinne, daß die Situation zu bewältigen ist) und den Erfolg bei gelungener Schmerzbewältigung betonen.

So behandelten Holroyd et al. (1977) Patienten mit chronischem Spannungskopfschmerz mit Streß-Bewältigungstraining, allerdings mit einem Schwerpunkt auf den kognitiven Komponenten der Streßreaktionen. Sie verglichen dieses Vorgehen mit Biofeedback der muskulären Aktivität (M. frontalis) und einer Wartegruppe. Abbildung 30-8 zeigt auch hier die Überlegenheit des Streß-Bewältigungstrainings gegenüber dem Biofeedback und der Kontrollgruppe.

Das Schmerzbewältigungstraining, das von Bullinger und Turk (1982) entwickelt wurde und einer Modifikation des Streßbewältigungstrainings von Meichenbaum (1977) entspricht, integriert verschiedene bereits angesprochene therapeutische Elemente. Das Training, das auch als Gruppenbehandlung durchgeführt werden kann, besteht aus drei Phasen, wobei dem Patienten sowohl antizipatorische – auf den Schmerz vorbereitende – als auch reaktive Schmerzbewältigungsstrategien vermittelt werden.

In der ersten „edukativen" Phase wird der Patient zunächst über die sensorische, affektive und evaluative Dimension der Schmerzerfahrung (vgl. Kap. 17, »Schmerz«), z.B. anhand des Modells von Melzack

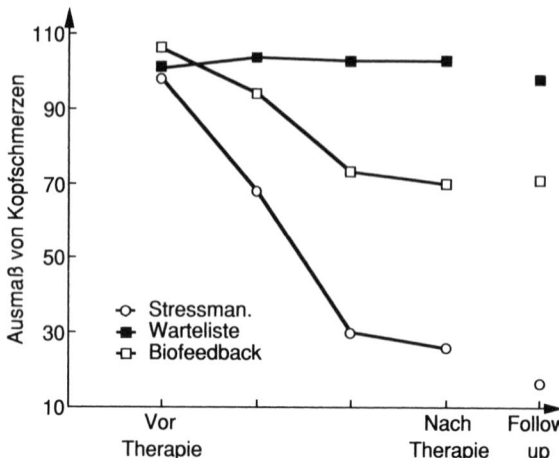

Abb. 30-8 *Durchschnittliche Kopfschmerzaktivität in Blöcken von zwei Wochen und nach zwei Jahren Follow-up (aus: Holroyd et al., 1977)*

und Casey (1968), unterrichtet. Anhand dieses Modells wird diskutiert, was Schmerz auslösen kann, und wie durch eine selektive Beeinflussung dieser Dimensionen Schmerz kontrolliert werden kann (Entspannungstechniken – Reduktion des sensorischen Inputs; Strategien der Aufmerksamkeitslenkung – motivational-affektive Komponente; Selbstverbalisation – kognitiv-evaluative Komponente).

In der anschließenden Übungsphase wird durch eine Verhaltensanalyse geprüft, wie der Patient üblicherweise mit Schmerz umgeht, und welche Bewältigungsstrategien er dabei anwendet. Daraufhin werden ihm verschiedene Verhaltensstrategien (z.B. Entspannungs- oder Bewegungsübungen) und auch kognitive Bewältigungsstrategien (z.B. Techniken der Aufmerksamkeitslenkung oder imaginative Verfahren) vorgestellt, unter denen er sich die Methoden auswählen kann, die ihm zur Selbstregulation am geeignetsten erscheinen. In dieser Phase ist ein wesentlicher Aspekt des Trainings die vorbereitende Planung der Reaktion auf den Schmerzreiz und die Veränderung der Selbstverbalisierungen, die die Auseinandersetzung mit dem Schmerz begleiten. Es werden Selbstäußerungen für jede Phase der Auseinandersetzung mit dem Schmerz (Vorbereitung auf den schmerzhaften Reiz, Konfrontation mit dem Schmerz, Verhalten in kritischen Situationen, Verstärkung für erfolgreiche Bewältigung) erarbeitet. Die abschließende Praxisphase dient einer Generalisierung, d.h. der Übertragung des am künstlichen Schmerzreiz gelernten Bewältigungsverhaltens auf die natürliche Schmerzsituation.

6 Abschließende Bemerkungen

Im Vorangegangenen sind verschiedene verhaltenstherapeutische Methoden dargestellt worden, die bei den verschiedensten Erkrankungen angewendet werden. Es ist nur selten möglich, für eine spezifische Störung spezifische Methoden anzuwenden. Dies ist nur dann der Fall, wenn körperliche Funktionen, die für die jeweilige Störung wichtig sind, direkt beeinflußt werden wie beim Biofeedback. Im allgemeinen haben sich Vorgehensweisen als sinnvoll und therapeutisch effektiv erwiesen, die bei verschiedenen Störungen angewendet werden können. So sind beispielsweise Entspannungsübungen generell sinnvolle Verfahren und stellen daher meist eine Komponente therapeutischen Vorgehens dar, auch wenn sie an bestimmte Störungen angepaßt durchgeführt werden.

Eine weitere Komponente, die in verschiedener Weise angewendet wird, ist das Erlernen einer angemessenen Auseinandersetzung mit Aversivität, seien es nun Schmerzen, oder aber aversive Bedingungen in der sozialen oder sonstigen Umgebung des Patienten. So wird es für den Patienten mit chronischem Schmerz wichtig sein, zu lernen, angemessene Gedanken im Hinblick auf den Schmerz zu entwickeln oder den Wert von Ablenkung zu erkennen, um sich von der Aversivität des Schmerzes zu distanzieren. Für einen Herzinfarktpatienten wird es ebenfalls sinnvoll sein, zu lernen, angemessene Gedanken beispielsweise im Hinblick auf seine Arbeitssituation zu entwickeln und zu lernen, sich durch Entspannung von dieser Situation zu distanzieren. In diesem Falle wird das schwerer zu erreichen sein, da die für ihn wenig hilfreichen Gedanken, die er in dieser Hinsicht hat und die die Aversivität und Belastung durch die Situation nur vergrößern, häufig auf andere Weise verstärkt worden sind und nicht selten Teil einer allgemeineren Lebenseinstellung sind.

Auch wenn die Probleme bei verschiedenen Patienten mit verschiedenen Störungen oder Erkrankungen, ebenso wie die eingesetzten therapeutischen Strategien, sich in mancher Hinsicht ähneln, so ist ganz wesentlich, die individuellen Bedingungen, die bei einem individuellen Patienten wichtig sind, im Sinne einer individuellen Lerngeschichte zu erfahren und therapeutisch zu berücksichtigen. Es ist wirkungslos, jemandem vorschreiben oder raten zu wollen, was er in einer Situation denken und wie er handeln soll. Dies kann nur mit ihm zusammen erarbeitet werden; nur dann wird der Patient es nachvollziehen und auch anwenden können. Es ist zwar richtig, daß Therapeut und auch Patient in einem allgemein gültigen Sinne auf die Funktionalität des Verhaltens achten, aber der Weg des Patienten dahin, dies einsehen zu können, ist individuell, ebenso wie sein Weg zur Dysfunktionalität bestimmter Verhaltensweisen individuell ist. Verhaltenstherapie stülpt

also nicht über verschiedene Patienten das immer gleiche Schema.

Es wurde bereits im Kapitel 15, »Lernpsychologische Grundlagen«, zu Beginn dieses Kapitels darauf hingewiesen, daß lerntheoretisches Denken für die Medizin allgemein und für die Psychosomatische Medizin im besonderen von großer Wichtigkeit ist, da es nicht die prinzipielle terminologische Unterscheidung in psychisch und somatisch impliziert. Gestaltet ein Arzt seinen Umgang mit einem Patienten mit funktionellen Störungen anhand der verhaltenstherapeutischen Vorgehensweisen, so kommt er nie in Verlegenheit, wie es leider ansonsten so oft der Fall ist, seinen Patienten davon überzeugen zu müssen, daß dieser keine somatische, sondern eine psychische Störung hat. Erhebt er die ärztliche Anamnese, so wird er sich für alle Kontingenzen der Beschwerden interessieren, ebenso wie für alle Bedingungen der Entwicklung der Störung. Auf diese Weise spricht er mit dem Patienten auch über dessen Gedanken, Erlebnisse oder Motive und zeigt ihm auf diese Weise, daß derartige Faktoren ebenfalls eine Rolle spielen können (vgl. Kap. 21, »Anamnese und körperliche Untersuchung« und Kap. 22, »Moderne psychologischer Diagnostik«, Abschnitt »Verhaltensanalyse«), ohne ausdrücklich darauf hinweisen zu müssen. Aus diesem Vorgehen ergeben sich Anhaltspunkte für Beeinflussungsmöglichkeiten der Beschwerden, die mit dem Patienten erprobt werden können. Da der verhaltenstherapeutische Arzt kein ausdrückliches Krankheitskonzept beinhaltet, können derartige Beeinflussungs- oder Änderungsversuche ähnlich verstanden werden wie beispielsweise eine Änderung der Ernährung im Hinblick auf Magenbeschwerden, wenn die Beschwerden kontingent zur Aufnahme bestimmter Nahrungsmittel auftreten. Treten die Beschwerden jedoch in oder nach bestimmten Situationen auf, so kann mit dem Patienten zusammen ergründet werden, welche Merkmale der Situation unter Umständen als belastend empfunden werden (s.a. Abschn. 5.3.2).

Dieses Vorgehen kann im Umgang mit dem Patienten dazu führen, daß sich langsam der Schwerpunkt der Auseinandersetzung mit den Beschwerden oder einer Erkrankung auf Verhaltenskontingenzen verlagert. Ist dies geschehen, so fällt es sowohl dem Arzt, als auch dem Patienten viel leichter, eine evtl. notwendige Überweisung an einen Psychotherapeuten zu akzeptieren, falls die notwendig gewordenen therapeutischen Bemühungen den Handlungsspielraum des Arztes übersteigen. Aus diesen Gründen scheint der verhaltenstherapeutische Ansatz gerade auch in der Primärversorgung von besonderer Bedeutung zu sein.

KAPITEL 31

Gruppentherapiemethoden und Selbsthilfegruppen

Wolfgang Wesiack und Gunhild Purtscheller sowie Wolfgang Söllner

1 Gruppentherapiemethoden

Wolfgang Wesiack und Gunhild Purtscheller

1.1 Vorbemerkungen

In den letzten Jahren gewinnen gruppentherapeutische Methoden in der Psychotherapie und in der Psychosomatischen Medizin zunehmend an Bedeutung. Deshalb wollen wir einen Überblick über die am häufigsten geübten Verfahren geben. Wer eine eingehendere Information über dieses weite Feld sucht, sei auf die Spezialliteratur verwiesen und daran erinnert, daß man gruppentherapeutische, wie auch andere psychotherapeutische Methoden nur durch eigene längerfristige Teilnahme an Gruppenprozessen erlernen kann.

Der Mensch ist ein soziales Wesen und vom Tag der Geburt an auf die Unterstützung durch und die Interaktion mit der Soziität angewiesen. Nach den ersten Interaktionen mit der Mutter verläuft unsere Primärsozialisation in der Familie, das heißt in einer Gruppe. Paläoanthropologen wie z.B. Claessens (1980) weisen überzeugend darauf hin, daß sich der Mensch ohne den Schutz der Kleingruppe nicht zum Menschen hätte entwickeln können. Gruppenbildung und Gruppenabhängigkeit sind also konstitutiv für den Menschen. Um so erstaunlicher ist es, daß die therapeutische Relevanz der Gruppe erst relativ spät entdeckt wurde.

Moreno hat bereits vor dem ersten Weltkrieg die therapeutische Wirkung des Stegreiftheaters wiederentdeckt und den Grundstein zur später von ihm entwickelten Rollenspielmethode gelegt.

Später waren es wohl in erster Linie ökonomische Überlegungen, die zur Bildung von Therapiegruppen führten. Insbesondere bei sehr lange dauernden und zeitaufwendigen Therapien, wie zum Beispiel einer psychoanalytischen Behandlung, ist die 1:1-Relation von Arzt und Patient ausgesprochen unökonomisch. Bei diesen Versuchen wurde bald der Eigenwert und die Reichweite der therapeutischen Gruppenprozesse entdeckt.

1.2 Exemplarisches Beispiel

Das Beispiel ist einer Gruppe von 6 Teilnehmerinnen und 3 Teilnehmern entnommen, die sich in Abständen von 5–10 Wochen jeweils am Wochenende für 8 Doppelstunden treffen. Zwei Doppelstunden finden Samstag am Vormittag, 3 Doppelstunden am Samstagnachmittag und die verbleibenden 3 Doppelstunden am Sonntagvormittag statt. Es haben bereits 5 Wochenenden mit insgesamt 40 Doppelstunden stattgefunden. Hier werden einige Auszüge aus dem sechsten Wochenende gebracht.

Die Morgensitzung wird von Herrn U. eröffnet, der in zweiter Ehe verheiratet ist, heftig um die Anerkennung durch seinen Vater kämpft und mit seiner gegenwärtigen Berufssituation sehr unzufrieden ist. Er berichtet, daß er zur Zeit Lebensläufe für Bewerbungen schreibt, die er aber nicht abschicken könne, weil ihm stets ganze »Haßtiraden« in die Feder fließen. Dann meldet sich Frau S. zu Wort und berichtet, daß sie sich zur Zeit in einem Zustand der »resignativen Aggression« befindet wegen Schwierigkeiten mit ihrem auf den Philippinen geborenen Adoptivsohn. Sie schildert ihre Gefühle, die ein zunächst schwer entwirrbares Konglomerat von Zuneigung, Schuldgefühlen, Hoffnung, Enttäuschung und Wut darstellen. Herr H. der in den vergangenen Sitzungen fast immer geschwiegen hat und von dem wir kaum mehr wissen, als daß er mit einer Ausländerin, »eine gute, aber nicht unproblematische Ehe« führt, wird erst langsam gesprächig und berichtet aus seinem Leben. Er sei immer der Liebling seiner Mutter gewesen und vor seiner Ehe habe eine Freundin, die ihn gerne geheiratet hätte, einen Selbstmordversuch unternommen. Mittags kurz vor Sitzungsende meldet sich Frau K. zu Wort. Sie ist die Tochter einer deutschen Mutter und eines ausländischen Vaters und äußert mit gepreßter Stimme, daß sie sich ganz unwohl und wütend fühle, sie habe den Eindruck, von der Gruppe ausgeschlossen und nicht akzeptiert zu werden.

Nach einem Nachmittag in bewegter Atmosphäre sprechen wir in der abschließenden Sitzung sehr rational und distanziert über das »Problem Aggressivität« und unsere allgemeine Angst davor.

Das erste Treffen am nächsten Morgen wird wiederum von Herrn H. eröffnet, der einen Traumfetzen berichtet. Er habe sich in einem niedrigen Raum befunden und mußte aufpassen, daß er sich nicht an den niedrigen Balken, die ganz scharfe Kanten hatten, verletzt. Dann war noch das Gesicht einer z.Zt. schwangeren Gruppenteilnehmerin da. Herr H. berichtet weiter, daß es bei der Geburt seiner jüngsten Tochter bedrohliche »Zwischenfälle« gab und daß seine 15jährige Tochter aus erster Ehe immer wieder Versuche (z.B. Geburtstagseinladungen usw.) unternimmt, ihre geschiedenen Eltern zusammenzuführen.

In der folgenden Stunde wird unter sichtlichem Wohlbehagen und Lachen vor allem über Schulstreiche berichtet und wie man Lehrer und »Professoren« provoziert und übertölpelt hat.

In der letzten Sitzung meldet sich dann wieder Frau K. zu Wort und berichtet einen Traum aus der letzten Nacht: Ihr ehemaliger Freund, dem sie nahezu hörig gewesen wäre und von dem sie sich nur sehr schwer trennen konnte, habe an der Gruppensitzung teilgenommen und sei hier gestorben.

Die Sequenz dieser Gruppensitzungen zeigt sehr eindrucksvoll, wie sich das Grundthema »Aggressivität«, das von einem Gruppenmitglied (Herrn H.) aus aktuellem Anlaß zu Beginn der Wochenendsitzungen aufgegriffen wird, von anderen Gruppenmitgliedern (hier vor allem von Frau S., Herrn U. und Frau K.) aufgenommen und durch die eigene Problematik erweitert, vertieft und bearbeitet wird. Die Beiträge der anderen Gruppenmitglieder, die auch diese Thematik aufgegriffen haben, mußten hier aus Gründen der Raumersparnis weggelassen werden. Sie haben keine wesentlich neuen Gesichtspunkte erbracht.

In seiner affektiven Resonanz (d.h. seiner Gegenübertragung) spürt der Gruppenleiter und spricht dies auch an, wie sehr er selbst in der Übertragung der Gruppe immer mitgemeint ist. Besonders erwähnenswert ist in diesem Zusammenhang die zweite Sitzung am Sonntagvormittag, in der vor allem Schulstreiche und Auseinandersetzungen mit Lehrern und Professoren thematisiert werden. Hier wird deutlich, daß die Bearbeitung der Aggressionsproblematik vor allem das Ziel der Verselbständigung hat, was dann durch den berichteten Traum von Frau K. in der letzten Sitzung über den Tod ihres Freundes, von dem sie sich inzwischen getrennt hat, noch unterstrichen wird.

Die Abfolge dieser Gruppensitzungen zeigt, wie die Bearbeitung eines Themas (hier die Aggression) den Gruppenprozeß in Gang hält und die Gruppe dem Therapieziel der Verselbständigung näher bringt.

1.3 Historische Entwicklung der Gruppentherapiemethoden

Einen guten Überblick über die historische Entwicklung der gruppenpsychotherapeutischen Methoden bieten die Publikationen von Heigl-Evers (1978), Schulte-Herbrüggen (1979) und Deter (1988). Hier sollen nur die wichtigsten Entwicklungsschritte angeführt werden.

Bei Patienten einer Tuberkulosestation in den USA richtete J. Pratt bereits 1906 »Tuberkulosenklassen« mit 80–100 Patienten ein, die dort Gelegenheit hatten, über ihre gemeinsamen Probleme zu diskutieren und Belehrungen für ihr Verhalten zu bekommen. Pratt stimulierte seine Großgruppen zu einer positiven Beziehung zum ärztlichen Leiter. Er wurde so zu einer stark idealisierten Vaterfigur. Rückblickend können wir diese ersten Therapiegruppen als leiterzentrierte, ermutigende, stützende pädagogische Gruppen bezeichnen.

In Antithese zu Pratts **leiterzentrierten** Gruppen, die viele Nachahmer fanden, entwickelte L. G. Marsh ab 1931 mit Psychosekranken ein Gruppentherapiemodell, bei dem die Bedeutung der **Peer-Orientierung,** also eine Bruderschaftsstruktur von Gleichberechtigten, ganz im Vordergrund stand und die Person des Leiters in den Hintergrund trat. Dieses Gruppenmodell wurde zum Vorbild der Gruppensitzungen bei den Anonymen Alkoholikern (AA), die 1935 von Wilson und Smith gegründet wurden. Die relativ großen Erfolge der AA-Gruppen lösten dann in der Zeit nach dem zweiten Weltkrieg weltweit die rasch wachsende Bewegung von Selbsthilfegruppen aus (s.a. Abschnitt »Selbsthilfegruppen«).

Unabhängig von diesen beiden Gruppentherapiemodellen, der leiterzentrierten pädagogischen Gruppe nach Pratt und der »Peer-Group« nach Marsh, entwickelte Moreno aus dem Stegreiftheater die »Rollenspiel-Methode«, die zunächst durch Externalisierung der eigenen Bedürfnisse in Rollen zum Ausagieren der eigenen Spannungen und Wünsche führte und die später unter Mitberücksichtigung psychoanalytischer Gesichtspunkte zum **Psychodrama** weiterentwickelt wurde.

Der stärkste und wohl auch bedeutendste Anstoß zur Entwicklung und Weiterentwicklung von Gruppentherapiemethoden ging von der Psychoanalyse aus. Obwohl Freud selbst keine Gruppenpsychotherapien durchführte, wurde seine Lehre und vor allem sein Buch »Massenpsychologie und Ich-Analyse« zur Grundlage psychoanalytischer Gruppentherapiekonzepte.

Nachdem Bernfeld und Aichhorn psychoanalytische bzw. individualpsychologische Gesichtspunkte in ihre Arbeit mit Jugendlichen integrierten, wendete erstmals Burrow (1926) psychoanalytische Deutungstechniken in Therapiegruppen an. Er konzentrierte sich zunächst auf die Psychoanalyse des Einzelnen in der Gruppe (die Gruppe wurde gewissermaßen als Resonanzkörper der Analyse des einzelnen Gruppenmitgliedes verwendet). In den dreißiger Jahren führte Schilder (1936) zum ersten Mal Gruppentherapien mit Psychosekranken unter Verwendung psychoanalytischer Gesichtspunkte durch. Später wurde von Ezriel (1952), Bion (1970), Foulkes (1986) und anderen der Gruppenprozeß als solcher psychoanalytisch erforscht und gedeutet. Der Begriff »group psychotherapy« wurde erstmals 1934 von Slavson in die Literatur eingeführt.

Schultz hat bereits 1932 seine Methode des »Autogenen Trainings« sowohl als individual- als auch als gruppentherapeutische Methode konzipiert. Seither haben viele psychotherapeutische Schulen, wie z.B. die Gesprächspsychotherapie, die Verhaltenstherapie, körperorientierte Therapien, Musiktherapien und Kunsttherapien eigene gruppentherapeutische Methoden entwickelt.

Gruppentherapeutische Methoden haben sowohl in der Klinik als auch in der Praxis eine weiterhin zunehmende Bedeutung.

1.4 Die in Gruppenpsychotherapien angewandten therapeutischen Prinzipien und Methoden

Nachfolgend bringen wir eine Übersicht über die wichtigsten gruppenpsychotherapeutischen Methoden ohne Anspruch auf Vollständigkeit und Wertung:

1. Die **pädagogische** Gruppe: Hier wird nur Wissen und Information zu bestimmten Themen, wie zum Beispiel Gesundheits- und Krankheitsverhalten, Diät, Diagnose und Prognose bestimmter Krankheitsbilder vermittelt (z. B. Informationsgruppen in Klinik und Praxis).

2. Die **direktiv-suggestive** Gruppenpsychotherapie: Hier geht es darum, die Patienten suggestiv zu beeinflussen, zu lenken und zu bestimmten Zielen hinzuführen (z. B. Erlernen des autogenen Trainings in Gruppen).

3. Die **analytische** Gruppenpsychotherapie: In ihr bemüht sich der Gruppenleiter, die latenten pathogenen Konflikte der Patienten mittels freier Assoziation bzw. Interaktion der Gruppenmitglieder zu erfassen und durch deutende Bearbeitung von Übertragung und Widerstand einerseits, aber auch durch Bewußtmachen der symbiotischen Bedürfnisse und Phantasien andererseits einer besseren Lösung zuzuführen.

4. Die **Aktivitätsgruppen:** In diesen Gruppen steht das Ausagieren der Affekte im Mittelpunkt. Diese Methode wird vor allem in Kinderspielgruppen, aber auch in der Gestalttherapie nach Perls angewandt.

5. Die **themenzentrierte** Interaktion nach Ruth Cohn beruht auf vier Faktoren: In jeder Gruppe gibt es die einzelne Person, die Interaktion zwischen den Personen, ein Thema oder eine Aufgabe und ein Umfeld. Alle Faktoren stehen gleichwertig nebeneinander.

6. Die **sozialkommunikative** Gruppenpsychotherapie: Sie strebt eine Verbesserung der manifesten sozialen Wahrnehmung und Interaktion an. Hierher gehören vor allem die Encountergruppen nach Rogers.

7. Die **Rollenspielmethode** bzw. das **Psychodrama** nach Moreno: In diesen Gruppen werden persönlichkeitsspezifische Konflikte durch wechselseitige Übernahme bestimmter Rollen innerhalb der Gruppe dargestellt und bearbeitet.

8. Das **Verhaltenstraining in Gruppen:** Diese Methode hat sich besonders bei der Raucherentwöhnung und bei der Arbeit mit Adipösen bewährt.

9. Die **Kunst- und Musiktherapiegruppen:** In diesen Gruppen sind das Malen, das Werken, das Gestalten und die Musik das verbindende Medium der Gruppentherapie.

10. Die **körperbezogenen Gruppentherapien:** Sie gewinnen immer mehr an Bedeutung und werden oft in Gruppen angewandt z. B. Entspannungsmethoden (Autogenes Training, Funktionelle Entspannung, Konzentrative Bewegungstherapie, Feldenkraismethode, Bioenergetik u. a.).

11. Die **Großgruppen:** Sie begegnen uns im täglichen Leben, vor allem in Versammlungen, im Unterricht, in Institutionen. Ihre Dynamik wurde bereits durch Freud im Buch »Massenpsychologie und Ich-Analyse« beschrieben. Auffallendes Merkmal ist der starke regressive Sog, den große Gruppen auf das Individuum ausüben. Großgruppenexperimente sind ein gutes Lernfeld für angehende Therapeuten. Anwendungsfelder im klinisch-therapeutischen Bereich sind die sogenannten Stationsgruppen, in denen das Personal und die Patienten zusammen Gruppensitzungen abhalten, aber auch Vollversammlungen von Klinikabteilungen, in denen man mit Hilfe von Großgruppentechniken den Ursachen und Konflikten, die das soziale System einer Station beeinflussen, auf den Grund geht. Kernberg (1984) beschreibt solche Großgruppenerfahrungen, die in der Tavistock-Klinik erprobt wurden.

12. Die **Selbsthilfegruppen:** Sie sind nach dem Vorbild der AA-Gruppen (anonymen Alkoholikergruppen) gebildet und arbeiten ohne Leiter, benötigen aber meistens sogenannte Berater (s. entsprechender Abschnitt).

1.5 Die Rahmenbedingungen in der Gruppentherapie und einige Begriffsbestimmungen

»Setting«: Dieser Begriff erfaßt als abstrakter Terminus die konkreten Fragen der jeweiligen Gruppenzusammensetzung, der Gruppengestaltung sowie der angewandten gruppentherapeutischen Technik. Beispiele dafür sind die psychoanalytisch orientierte Gruppenpsychotherapie stationärer Patienten, die ein- oder zweimal in der Woche für 90 Minuten zusammentreffen oder die ambulante Myokardinfarktgruppe, welche sich einmal pro Woche für 2 Stunden trifft, wobei das Programm aus 30 Minuten Gymnastik, 15 Minuten autogenem Training und anschließend einem Gruppengespräch mit Informationen über Art und Prognose der Krankheit und Erarbeitung psychosozialer Bewältigungsstrategien besteht (s. a. »Psychotherapie nach Herzinfarkt« in Kap. 60). Die Rahmenbedingungen und die vom Gruppentherapeuten angewandte Methode beeinflussen entscheidend den gruppenpsychotherapeutischen Prozeß (s. a. das vorgestellte Beispiel einer zeitlich fraktioniert durchgeführten Wochenendgruppe, bei der der Zusammenhang und die Bearbeitung einer Thematik über die Gruppensitzungen hinweg besonders deutlich wird).

Geschlossene – halboffene – offene Gruppen: Darunter sind die verschiedenen Modalitäten der Konstanz innerhalb einer Gruppe gemeint. In einer geschlossenen Gruppe (s. a. vorgestelltes Beispiel) einigen sich die Mitglieder darauf, den gesamten Gruppenprozeß gemeinsam zu durchlaufen. Ausgeschiedene Gruppenteilnehmer werden nicht ersetzt. Scheiden zu viele Teilnehmer aus, endet die Gruppe

(z. B. in einer streng geführten Gruppenpsychoanalyse, wie sie z. B. Argelander 1972 durchgeführt hat).

Im Gegensatz dazu strebt die offene Gruppe ein produktives Arbeitsklima an, etwa in einer Ambulanz für Karzinomkranke oder auf einer Dialysestation, die den Teilnehmern eine Atmosphäre bietet, in der Informationsaustausch stattfinden kann und die ermöglicht, daß die Patienten gefühlsmäßig zueinander finden unter Verzicht auf einen geschlossenen Gruppenprozeß.

Am häufigsten wird das Setting einer halboffenen Gruppe gewählt: Der Wechsel von einzelnen Teilnehmern ist möglich, jedoch nach ausreichender Zeit, um der Gruppe als ganzer die Verarbeitung des Verlustes sowie die Neuintegration von Teilnehmern zu ermöglichen.

Homogene – heterogene Gruppen: Die damit gemeinte Gleichartigkeit oder Verschiedenheit der Gruppenteilnehmer bezieht sich in der Praxis auf die Art der Organerkrankung (Asthma, Hypertonie, Ulcus duodeni) bzw. auf das neurotische Symptom (Phobiker, neurotische Depressionen), oder man unterscheidet nach Alter, Geschlecht usw. Bei den Patienten wird dabei auch auf die Qualität der psychoneurotischen Abwehr, der Ich-Stärke und des Bewältigungsverhaltens geachtet.

In der Literatur gibt es Beispiele für jegliche Form der Homogenität oder Heterogenität einer Gruppe. Unterschiede betreffen eher das Setting oder die Wahl der gruppentherapeutischen Methode.

Die meisten klinischen Erfahrungen wurden bei Patienten mit neurotischen und funktionellen Störungen in halboffenen heterogenen Gruppen gemacht. Bei der gruppentherapeutischen Arbeit mit körperlich Kranken werden jedoch häufig homogene Gruppen bevorzugt (Deter, 1988).

In unserem Fallbeispiel handelt es sich um eine heterogene Selbsterfahrungsgruppe von 6 Frauen und 3 Männern im Alter von 28–45 Jahren.

Gruppenprozeß: Methodenunabhängig läßt sich der Gruppenprozeß nach Ohlmeier (1983) in drei Stadien einteilen.
1. Das initiale Stadium: Anklammerungswünsche und symbiotische Verschmelzungsphantasien herrschen in der Übertragung vor.
2. Das Stadium der Auseinandersetzung: Hier geht es um die Auseinandersetzung mit dem Gruppenleiter, der Gruppenmitglieder untereinander und der beginnenden Trennung.
3. Das Stadium der Ablösung: Hier sind die Themen Depression, Separation und Trennung vorherrschend.

Der Gruppenprozeß unseres Beispiels ist noch dem Stadium der Auseinandersetzung zuzurechnen, leitet aber bereits zum Stadium der Ablösung über.

Therapie der Gruppe als Ganzes – Therapie des Einzelnen in der Gruppe: Diese beiden Pole des therapeutischen Ansatzes betreffen die Aufmerksamkeitsfokussierung des Therapeuten im Hinblick auf seine Interventionen vor allem in psychoanalytisch geführten Gruppen. Gruppendeutungen beinhalten das Ergebnis der Assozationen und Reflexionen des Therapeuten, welche aus den Einzelbeiträgen der Gruppenmitglieder herrühren. Auf die Einzelbeiträge wird nicht direkt eingegangen; sondern die Voten der Gruppenmitglieder werden analog zur Psychoanalyse des Einzelnen als Auseinandersetzung von Gruppen-Ideal-Ich, Gruppen-Über-Ich und Gruppen-Es der Reflexionsfähigkeit des Gruppen-Ichs anheim gestellt (Argelander, 1972).

In der Einzeldeutung – das ist das Eingehen auf die Problematik eines einzelnen Gruppenmitglieds – wird der Gruppenprozeß durch die Bearbeitung und Erhellung der Konflikte und Bedürfnisse des Einzelnen gefördert. Die Gruppe stellt den »Resonanzkörper« für den analytischen Prozeß des einzelnen Gruppenmitglieds dar. In der pragmatischen Realität einer psychoanalytischen Psychotherapiegruppe werden die Pole des therapeutischen Ansatzes und die Aufmerksamkeitsfokussierung des Gruppenleiters nicht starr eingehalten. Gruppendeutungen und Einzeldeutungen ergänzen einander und fördern sowohl den psychoanalytischen Entwicklungs- und Einsichtsprozeß des einzelnen Gruppenmitglieds als auch den Gruppenprozeß als Ganzes.

In unserem Beispiel wurden sowohl die Probleme der einzelnen Gruppenmitglieder als auch der Gruppenprozeß als Ganzer (die Aggressionsproblematik und die Verselbständigungstendenz) bearbeitet.

1.6 Die Indikation zur Gruppentherapie

Heigl-Evers und Heigl (1970) sowie Heigl (1978) haben einige Kriterien für die Indikationsstellung zur Gruppentherapie herausgearbeitet. Das spezifisch Neue im Setting der therapeutischen Gruppe, verglichen mit der Einzeltherapie, ist die Pluralität. Anhand von vielen Merkmalen der Pluralität (Unter mehreren sein; Vielheit und Verschiedenheit; nicht souverän sein; Unabsehbarkeit der Folgen des eigenen Tuns) wird die Indikation für die analytische Gruppenpsychotherapie entwickelt.

In den Anfangsphasen einer Behandlung ist nach Heigl-Evers und Heigl meist eine Einzeltherapie angezeigt. Wenn sich jedoch der Patient auf die verstehende und tolerierende Haltung des Analytikers als Dauereinrichtung einzustellen beginnt, dann zieht er, wenn man seine Toleranzschwelle berücksichtigt, aus der Gruppentherapie vermehrten Gewinn. In Ergänzung dazu hat Kutter (1976) die Erfahrung gemacht, daß im Anschluß an eine Gruppentherapie oft erstaunliche Fortschritte in einer anschließenden relativ kurzen Einzeltherapie beim selben Therapeuten erzielt werden.

Die Gruppentherapie ist auch bei Patienten mit Organsymptomen, die über eine vermehrte emotionale Ausdrucks- und Introspektionsfähigkeit verfügen, der Einzeltherapie oft vorzuziehen. So beschreiben Mahler et al. 1983, daß die Gruppe für Herzinfarktpatienten eine Konfrontation mit der eigenen

Lebensgeschichte ermöglicht (Mahler et al., 1986). Der Patient hat die Möglichkeit, sich mit seinen psychischen und sozialen Entwicklungsbedingungen auf einer tiefergehenden emotionalen Ebene auseinanderzusetzen. Wie in einem Spiegel kann er eigene Probleme an anderen Gruppenmitgliedern für sich nachvollziehen und daraus eine Umorientierung der eigenen Lebensweise entwickeln.

Patienten mit Charakterneurosen bzw. frühen narzißtischen Störungen sind nach den Erfahrungen des Ehepaares Heigl (1970, 1978, 1983) und Finger-Trescher (1991) ebenfalls in der Gruppe erfolgreicher zu behandeln, weil sie die Auseinandersetzung mit der Störung als weniger kränkend und demütigend erleben, wenn sie sehen, daß andere Menschen ähnliche Schwierigkeiten haben. Für depressiv strukturierte Patienten stellt die Gruppe einerseits eine tragende Matrix, andererseits aber eine besondere Frustration ihrer Verschmelzungstendenzen dar und bietet dadurch Anreize zur Identitätsfindung. Patienten mit Allmachtsphantasien lernen in der Gruppe besser als in der Einzeltherapie, daß ihre Möglichkeiten durch die anderen begrenzt sind. Andere wiederum lernen hier ein verbessertes Sozialverhalten, indem sie wahrnehmen, daß man in der Gruppe nicht nur konkurrieren, sondern auch koalieren kann. Auch bei Schwierigkeiten im Umgang mit Autoritäten und bei dissozialen Jugendlichen hat sich die Gruppentherapie, oft in Kombination mit Einzelsitzungen, sehr bewährt. Sowohl hysterische Patienten, die die Folgen ihres Tuns meist wenig berücksichtigen, als auch zwangsneurotische Patienten, die im Gegensatz dazu jede Veränderung fürchten, machen in einer gut geführten analytischen Gruppe erfreuliche Fortschritte.

Sandner (1990) vertritt die Ansicht, daß 60–80% aller Patienten, die psychotherapeutische Hilfe brauchen, gruppenpsychotherapeutisch behandelt werden könnten. Kontraindiziert sieht er, wie auch Yalom (1989), Gruppentherapien bei Patienten, die unter einem akuten Konfliktdruck stehen und bzw. oder deren äußere Bedingungen sehr schlecht sind. Außerdem findet Sandner Gruppentherapie nicht angezeigt bei Patienten, die über eine zu geringe Reflexionsfähigkeit verfügen, so daß sie auf der Ebene der Symptombeschreibung, des Be- und Verurteilens bleiben und jedes unmittelbare Zulassen eigener Gefühle im hier und jetzt vermeiden. Auch bei Patienten mit schweren Problemen in Zusammenhang mit Nähe und Distanz wird von der Gruppentherapie abgeraten.

Zusammenfassend kann man feststellen, daß fast alle Patienten »gruppenfähig« sind, mit Ausnahme jener so schwer narzißtisch gestörten, deren Toleranzschwelle die Pluralität noch nicht erträgt. Andererseits ist wegen des starken Regressionssogs in der Gruppentherapie und der haltgebenden Funktion derselben diese für Patienten mit frühen Störungen durchaus geeignet. Vor allem bei Patienten mit körperlichen Erkrankungen haben sich Gruppentherapien sehr bewährt (Deter, 1988).

Die Indikationsstellung für die Patienten läßt sich heute nicht mehr auf die Alternative Einzel- oder Gruppentherapie einengen, sondern muß darüber hinaus berücksichtigen, ob bei dem jeweiligen Patienten eher eine tiefenpsychologisch orientierte Gruppentherapie indiziert ist, wenn er über genügend Einsichts- und Reflexionsfähigkeit verfügt, oder ob es angeraten ist, ihm eine mehr körperorientierte bzw. mit Entspannungsübungen arbeitende Gruppe zu empfehlen. Nicht selten wird jedoch heute noch die Indikation weniger von inhaltlichen, sondern von äußeren Faktoren beeinflußt sein: Ist z. B. überhaupt ein Therapieplatz und Therapeut in erreichbarer Nähe (s. a. Kap. 25, »Indikation als Entscheidungsprozeß«).

1.7 Zielsetzungen und Wirkfaktoren in Gruppentherapien

Die verschiedenen (psycho)therapeutischen Schulen unterscheiden sich vor allem dadurch, ob ihre Zielsetzung mehr krankheits- oder persönlichkeitsorientiert ist. Im ersten Fall besteht das Therapieziel schwerpunktmäßig in einer Änderung, Aufhebung oder Besserung der Symptomatik, im zweiten Fall in einer Veränderung des Erlebens und der Persönlichkeitsstruktur. Da die Veränderung bzw. Aufhebung der Symptomatik zu einer Veränderung des Erlebens und umgekehrt eine Veränderung des Erlebens meist zu einer Veränderung der Symptomatik führt, verändern beide Zielsetzungen die individuelle Wirklichkeit im Sinne des Situationskreiskonzeptes (s. a. Kap. 1 »Wissenschaftstheorie...«).

Diese globalen Therapieziele lassen sich für die Gruppentherapie noch etwas spezifizieren. Ziel der Gruppentherapie ist neben der Symptomverbesserung eine erweitere Information über und eine verbesserte Einsicht in das Krankheitsgeschehen. Darüber hinaus intendiert die Gruppentherapie eine Persönlichkeitsveränderung im positiven Sinn und vor allem eine Änderung des Sozialverhaltens. Yalom (1989) hält z. B. folgende Faktoren für therapeutisch besonders wirksam:

- Hoffnung-Einflößen,
- Wahrnehmung der Universalität des Leidens,
- Mitteilen von Information,
- Altruismus,
- Katharsis,
- existentielle Faktoren,
- korrigierende Rekapitulation der primären Familiengruppe,
- Entwicklung von Techniken des mitmenschlichen Umgangs,
- nachahmendes Verhalten,
- Gruppenkohäsion,
- interpersonales Lernen.

Gerade die letztgenannten, die sich in einem Wir-Gefühl äußern, sind gruppenspezifisch.

Über unsere Kenntnis der therapeutischen Wirkfaktoren äußert sich Tschuschke (1990; S. 267–268) recht pessimistisch: »Alles in allem betrachtet, läßt sich auch für die Gruppenpsychotherapie derzeit nicht schlüssig beantworten, welche Faktoren den therapeutischen Veränderungsprozeß maßgeblich bestimmten (...). Was in der Psychotherapie und Gruppenpsychotherapie wirklich wirkt, was in den unterschiedlichen theoretischen Ansätzen mit tatsächlichem Veränderungspotential zum Tragen kommt und was allen gemeinsam ist, das scheint immer noch offen zu sein und harrt neuer, angemessener Forschung.«

Kernberg (1975) spricht von der »boundary function« des Gruppentherapeuten und meint damit das Herstellen und Fördern von intrapsychischen und interpersonellen Grenzen, die sich schließen und öffnen können. Für König (1991) ist das optimale Widerstandsniveau besonders wichtig. Kreische (1990) betont, daß die Gruppentherapie sowohl dem Einzelindividuum als auch der Gesamtgruppe die Möglichkeit geben muß, dysfunktionale Strukturen zu verändern und ein Fließgleichgewicht zwischen strukturstabilisierenden und strukturverändernden Prozessen wiederherzustellen.

So gut wie alle Autoren sind sich einig, daß, wie in der Einzeltherapie, die therapeutische Beziehung ein ganz wesentlicher, wenn nicht der wichtigste therapeutische Faktor ist.

1.8 Zur Frage der Effektivität gruppentherapeutischer Prozesse

Obwohl Effektivitätsstudien auf große methodische Schwierigkeiten stoßen (Cremerius, 1962; Kächele, 1975), sind die Gruppentherapeuten von der Wirksamkeit der von ihnen angewandten Methoden überzeugt. Eckert et al. (1981) fanden die von Yalom genannten Heilfaktoren bestätigt. Sie untersuchten psychoanalytische, gesprächstherapeutische und Encountergruppen im ambulanten und stationären Setting.

S. Bloch et al. (1981) geben einen umfassenden Überblick über die methodischen Probleme der Effektivitätsmessung. Sie kommen zu dem Schluß, daß nur wenige Arbeiten einen akzeptablen Forschungsplan haben und daher die meisten Arbeiten nur von geringer klinischer Relevanz sind.

Als Beispiel für methodisch sauber durchgeführte Effektivitätsstudien seien zwei neuere Arbeiten angeführt. Tschuschke et al. (1992) haben eine Gruppe von acht Patienten mit schweren neurotischen Persönlichkeitsstörungen, die nach dem Gruppenkonzept von Foulkes und Anthony über 83 Sitzungen in $5^{1}/_{2}$ Monaten behandelt wurden, katamnestisch nach folgenden Wirkfaktoren beurteilt: interpersonelles Lernen, Verhaltensänderungen, Rekapitulation der Primärfamilie und Kohäsion. Zur Anwendung kamen u.a. das Symlog von Bales und Cohen (zur Bewertung des Interaktionsverhaltens aller Gruppenmitglieder) und das »Repertory-Grid« von Kelly (zur Einschätzung der Selbstaspekte der anderen Gruppenmitglieder sowie der persönlichen Bezugspersonen). Vor allem der Faktor »Rekapitulation der primären Familiengruppe« stellte sich in dieser analytischen Gruppentherapie als bedeutend im Veränderungsprozeß der Therapiegruppe heraus. Die »erfolgreichen« Grup-

penpatienten erlebten Vater- und Mutter-Introjekte (auch Geschwister, Partner und Freunde) signifikant anders und positiver als zu Beginn der Therapie. Bei 7 von 8 Patienten konnten eindeutige, bei 3 davon sogar hochgradige Therapieerfolge festgestellt werden. Für den Therapieerfolg schien es keine Rolle zu spielen, an welcher Störung die Patienten litten.

Keller und Schneider (1993) verglichen Daten aus einer Verbundstudie von Gruppentherapien an acht Kliniken mit unterschiedlichen Patientensymptomatiken und unterschiedlichen tiefenpsychologisch orientierten Behandlungssettings (stationär/ambulant, homogen/inhomogen) bezüglich der Effekte der Gruppentherapie auf den Verlauf interpersoneller Probleme. Sie verwendeten das Inventar zur Erfassung interpersoneller Probleme (IIP von Horowitz) und die Symptom-Check-List (SCL-90R) und setzten dies in Beziehung zu Behandlungserfolg und Behandlungsdauer. Sie fanden in allen Stichproben eine Reduktion der interpersonellen Probleme und zwar in Abhängigkeit von der Behandlungsdauer, am deutlichsten in der Einjahreskatamnese.

1.9 Hinweise für das Einrichten und Führen von Gruppen

Lonergan (1982), die jahrelang mit der Koordination und der Weiterentwicklung von Gruppentherapien beauftragt war, hat ihre Erfahrungen aus über 30 stationären und ambulanten Gruppen dokumentiert. Sie macht auf folgende Punkte aufmerksam, die vor Beginn einer Gruppentherapie beachtet werden sollen: Der Supervisor und der Gruppenleiter müssen großes Augenmerk auf das Krankenhaussystem legen, wenn sie eine Gruppe planen. Die Idee, eine Gruppe zu installieren, muß mit verschiedenen Mitarbeitern auf verschiedenen hierarchischen Ebenen besprochen werden. Bevor die Gruppe startet, muß der Leiter auf der vertikalen und horizontalen Ebene sich die Erlaubnis dazu einholen und den Wert der Gruppenarbeit den anderen Mitarbeitern nahebringen. Im Endeffekt sollte die Gruppenarbeit als notwendiger Teil der Behandlung der Patienten gelten.

Die Ergebnisse der Gruppenprogramme faßt Lonergan folgendermaßen zusammen: Verbesserung des Selbstwertgefühls, Verminderung von Depression, Hilflosigkeit und Angst, mehr Wissen über die Krankheit, Verbesserung der Atmosphäre in der Klinik, Verbesserung des Umgangs der Patienten mit Personal und Mitpatienten, Verbesserung der Zusammenarbeit und Kommunikation innerhalb des Teams, ganzheitlicheres Kennenlernen des Patienten (dadurch bessere Behandlungspläne) und ein Erkennen von Patienten, die besonders hilfsbedürftig sind.

Bei den heute durchgeführten Gruppentherapien in Klinik und Praxis kann man neben der Anwendung der klassischen Methoden der Psychoanalyse und Verhaltenstherapie vor allem die Tendenz zu einer Methodenkonvergenz feststellen. Für die psychosomatische Praxis, in der es um die Berücksichtigung aller Systemebenen geht, sind nach Deter (1988) eklektische Behandlungsverfahren oder die Kombination einzelner Therapieverfahren vorteilhaft. Er unterscheidet folgende Systemebenen, die in einer Gruppentherapie berücksichtigt und bearbeitet werden müssen:

- Medizinisch-technisches System: Medikamenteneinnahme, Kontrolluntersuchungen, Arztbesuche, Krankenhausaufenthalte,
- Medizinisches Kommunikationssystem: Informationsvermittlung (Vermitteln eines subjektiven Krankheitsverständnisses, Vermittlung eines adäquaten Krankheitsverhaltens).
- Innerpsychisches System (auf einer emotionalen, kognitiven und Verhaltensebene): innere Entlastung, Katharsis, Erhöhung der Autonomie mit verstärkter Selbstwahrnehmung und Selbstkontrolle, Klärung von individuellen Schwierigkeiten der Patienten selbst und ihrer sozialen Beziehungen.
- Psychosoziales Kommunikationssystem: Verstärkung der sozialen Kompetenz, Entlastung von Konflikten mit wichtigen Bezugspersonen.
- Individuum versus Umweltsystem: soziale Integration und Erhaltung der Arbeitsfähigkeit.

Die Gruppentherapie mit körperlich Kranken soll nach Deter (1988) vor allem folgende Themen bearbeiten:

1. Information und Aufklärung über die Krankheit.
2. Lernen, sich zu seiner Krankheit zu bekennen.
3. Auseinandersetzung mit dem Trauma, Trauerarbeit über den Objektverlust.
4. Lernen mit der Krankheit, der Medikation, verschiedenen Kontrollen und angepaßter Lebensführung umzugehen.
5. Kennenlernen und Einüben von Entspannungstechniken.
6. Erfahrungsaustausch in der Gruppe, Kennenlernen verschiedener emotionaler Erlebnis- und Umgangsweisen (coping skills).
7. Aufheben der Isolation, Vermitteln von Gefühl und Geborgenheit.
8. Aufzeigen der Spannung zwischen Kontrolle und Triebdurchbrüchen, Bearbeitung von Schuldgefühlen, Selbstvorwürfen, Verzweiflung und Projektionen auf den Gruppenleiter.
9. Bearbeitung der Beziehungskonflikte auf Grund der Krankheit innerhalb und außerhalb der Gruppe.
10 Aufzeigen des sekundären Krankheitsgewinns.
11. Erarbeiten von Zusammenhängen zwischen Befindlichkeit und Symptom.

In kurzdauernden Gruppentherapien ist es das Ziel, Information und Aufklärung über die Krankheit zu geben und Verhaltensweisen zu lernen, um mit der Krankheit adäquat umzugehen. Dabei bietet die Gruppe gegenseitige Unterstützung und Motivation.

In längerdauernden Gruppentherapien hingegen kommen die meisten der oben angeführten Themen zur Bearbeitung und sollen tiefergehende Veränderungen der Patienten bewirken.

1.10 Schlußbemerkungen

Wie läßt sich der Gruppentherapieprozeß aus der Sicht des Situationskreiskonzeptes (s. a. Kap. 1, »Wissenschaftstheorie...«) verstehen?

In Kapitel 1 und im Kapitel über den therapeutischen Prozeß (Kap. 24) haben wir festgestellt, daß nach dem Situationskreiskonzept das, was wir »Krankheit« nennen, durch gestörte Beziehungen auf den verschiedensten Integrationsebenen und ein dadurch beschädigtes »Selbst« hervorgerufen wird. Dementsprechend bedeutet »Heilung« die Wiederherstellung der gestörten Beziehungen und eine Restitution des »Selbst« bzw. den Aufbau einer neuen »individuellen Wirklichkeit«. In Ergänzung zur Einzeltherapie, in der dieses Ziel durch die Gestaltung und Entwicklung der Arzt-Patient-Beziehung erreicht wird, entwickelt sich in der Gruppentherapie nicht nur eine intensive Beziehung zwischen Gruppenteilnehmer und Therapeut, sondern zusätzlich ein Beziehungsgeflecht zwischen den einzelnen Gruppenteilnehmern. Sie lernen dabei, zwischen Übertragungs- und Realbeziehung zu unterscheiden. Es entsteht so vorübergehend ein »Gruppen-Selbst«, das die Neubewertung des Selbstwertgefühls der einzelnen Gruppenteilnehmer erleichtert. Dieser Prozeß und das sich ständig weiterentwickelnde und verändernde multiple Beziehungsgeflecht in der Gruppe stellt das Spezifikum jeder Gruppentherapie dar, vor allem dann, wenn es gelingt, in der Gruppe jenes »facilitating environment« nach Winnicott zu schaffen, in dem sich dies entfalten kann.

2 Selbsthilfegruppen

Wolfgang Söllner

2.1 Selbsthilfegruppen und Selbsthilfeorganisationen im Gesundheitswesen

Die überhöhten Erwartungen, die die technologisch orientierte Medizin nicht erfüllen konnte, und die Defizite, die gleichzeitig in der psychosozialen Versorgung kranker Menschen zutage traten, haben in den sechziger und siebziger Jahren auf breiter Ebene zur Entstehung von Selbsthilfeinitiativen und -vereinigungen in den westlichen Industrieländern geführt. Diese sind entweder in Opposition zum bestehenden Medizinsystem (z. B. feministische Gesundheitsgruppen), neben diesem System (Anonyme Alkoholiker, Emotions Anonymous) oder von Anfang an in dieses System integriert (Koronargruppen, Multiple-Sklerose-Gesellschaft) entstanden.

Im Zuge der Entwicklung eines neuen Demokratieverständnisses im Sinne eines Strebens nach aktiver gesellschaftlicher Partizipation und somit auch der Suche nach alternativen und selbstverantwortlichen Ansätzen im Gesundheitswesen hat sich, ausgehend von den USA, in Europa in den siebziger Jahren die sog. Selbsthilfegruppenbewegung entwickelt (Katz und Bender, 1976; Gartner und Riessman, 1977, Kickbusch und Trojan, 1981). Viele dieser ursprünglich basisdemokratisch entstandenen Gruppen und Initiativen haben inzwischen einen Prozeß der Integration ins Gesundheitssystem und der Institutionalisierung durchgemacht (Söllner, 1989).

Heute ist die Zahl der Selbsthilfegruppen und -organisationen kaum mehr überschaubar. In Deutschland kommt im städtischen Bereich eine Selbsthilfegruppe auf ca. 1000 Einwohner, im ländlichen Bereich auf 1800 (von Ferber, 1993). Selbsthilfegruppen sind zu einem wesentlichen Faktor v.a. bei der Rehabilitation, der psychosozialen Versorgung und der Selbstorganisation chronisch Kranker, Behinderter und psychisch Kranker geworden.

Selbsthilfezusammenschlüsse entstehen immer dann, wenn traditionelle soziale Netzwerke brüchig werden, Defizite in der Versorgung durch professionelle Hilfsangebote entstehen und von einer gemeinsamen Krankheit oder Krise Betroffene sich ihrer Lage bewußt werden.

Es entstehen dabei einerseits Selbsthilfe-Initiativen, die vorwiegend nach außen wirken (zur Verbesserung der sozialen Lage, zur Durchsetzung bestimmter gesundheitspolitischer Reformen) und solche, deren Hauptarbeitsfeld im Entwickeln von gegenseitiger Unterstützung nach innen liegt. Nach außen (mit dem Ziel sozialer Veränderung) wirkende Selbsthilfeorganisationen, z.B. die Frauenselbsthilfe nach Krebs, die Rheuma-Liga oder die Multiple-Sklerose-Gesellschaft, sind häufig überregional organisiert, benötigen Leitungsstrukturen, funktionieren nach dem Prinzip von Großgruppen und unterliegen naturgemäß einem Prozeß der Institutionalisierung (Gussow und Tracy, 1973). Vorwiegend nach innen (mit dem Ziel persönlicher Veränderung) wirkende Selbsthilfegruppen sind zumeist dezentral organisiert, relativ homogen und mehr oder weniger stabile Kleingruppen (z.B. Gesprächs Selbsthilfe Gruppen bei Eßstörungen, Emotions Anonymous). Es gibt eine große Bandbreite von Mischformen dieser beiden Arten von Selbsthilfevereinigungen; etwa indem sich dezentrale Selbsthilfegruppen zu überregionalen Selbsthilfeorganisationen zusammenschließen (Bildung von »Netzwerken«) oder Selbsthilfeorganisationen dezentral kleine Selbsthilfegruppen initiieren.

Selbsthilfe-Initiativen bilden sich vor allem dort, wo chronische, körperliche oder seelische Krankheit bzw. Behinderung starke psychosoziale Belastungen mit sich bringt. Sie werden von Kranken, ehemals Kranken, den Angehörigen oder von in Gesundheitsberufen Tätigen initiiert. Neben Gruppen, in denen sich Kranke zur Selbsthilfe zusammengeschlossen haben, bestehen Angehörigen-Gruppen (z.B. »Al-Anon«, Angehörige von psychisch Kranken) oder Selbsthilfegruppen von in Helferberufen Tätigen (Krankenschwestern, Sozialarbeiter, Psychoanalytiker).

Die **aktive Teilnahme** von Personen, die von Krankheit oder Lebensproblemen betroffen sind, an

Selbsthilfegruppen wird von Grunow et al. (1983) in einer repräsentativen Umfrage im städtischen und ländlichen Raum für Deutschland mit 1–4% angegeben. Dieser relativ kleinen Zahl aktiver Teilnehmer steht eine große Zahl von Befragten gegenüber, die eine positive Einstellung gegenüber Selbsthilfe-Initiativen angaben (85%) und die sich vorstellen können, im Falle einer persönlichen Betroffenheit an einer Selbsthilfegruppe teilzunehmen (35%). Pfrang und Schenk (1982) weisen darauf hin, daß die positive Einstellung des sozialen Umfelds für die Teilnahmebereitschaft des Einzelnen wesentlich ist.

Diejenigen, die Bereitschaft zur Teilnahme zeigen, sind häufiger alleinstehend, geben oft Probleme in Partnerschaft und Familie an und fühlen sich häufiger in der Nachbarschaft und am Arbeitsplatz isoliert. Selbsthilfegruppen scheinen also brüchig gewordene traditionelle Laienhelferpotentiale zu ersetzen.

Motive für die Teilnahme sind einerseits, von anderen Betroffenen lernen zu wollen, einen adäquateren Umgang mit Krankheit und Lebensproblemen zu finden, und andererseits Unzufriedenheit mit der bestehenden medizinischen Versorgung, gerade was den psycho-sozialen Bereich angeht.

An Selbsthilfegruppen nehmen häufiger Frauen als Männer teil. Angehörige der mittleren und oberen Mittelschicht sind häufiger in Gesprächs-Selbsthilfegruppen und in Gruppen chronisch Kranker aktiv, als Angehörige der unteren Mittelschicht und der Unterschicht. Für Gruppen von Behinderten und deren Angehörige trifft dies nicht zu (Scheer und Moeller, 1976).

2.2 Gesprächs-Selbsthilfegruppen

Hauptsächliches Ziel dieser nach dem Prinzip der Kleingruppe funktionierenden Gruppen ist die bessere Bewältigung von Krankheit, Behinderung oder Krisen, also die **persönliche Veränderung**. Moeller (1978) nennt diese Gruppen »psychologisch-therapeutische Selbsthilfegruppen«. In ihrer reinen Form machen sie in den deutschsprachigen Ländern nur ca. 15% der Selbsthilfe-Initiativen aus, können aber von ihrer Wirkungsweise her als Modell für therapeutische Prozesse in Selbsthilfegruppen gelten. Es handelt sich meist um halboffene Gruppen, die sich regelmäßig treffen und aus 6–15 Mitgliedern bestehen. Meistens hat keiner der Teilnehmer eine Leitungsfunktion. Wenn eine solche von der Gruppe selbst eingesetzt wird, wird der/die Leiter/in im Rotationsprinzip gewählt.

Bei Gruppen, die im Rahmen größerer Selbsthilfe-Verbände entstehen, werden häufiger von Anfang an Personen mit Leitungsfunktionen betraut oder nehmen solche als Initiatoren de facto ein (z.B. sog. facilitators, häufig ehemals Kranke). Dies kann in der Gründungsphase vorteilhaft sein, stellt aber im weiteren Verlauf ein gruppendynamisches Problem dar, das – wenn es nicht reflektiert wird – zum Scheitern der Gruppe führen kann.

Zur Bearbeitung gruppendynamischer Probleme in Selbsthilfegruppen ohne professionelle Leitung sind verschiedene Modell entwickelt worden, die im Abschnitt »Kooperation mit Experten« beschrieben werden.

Die **Prinzipien** der Arbeit in Selbsthilfegruppen können nach Moeller stichwortartig folgendermaßen beschrieben werden: Selbstorganisation, demokratisches Arbeitsbündnis, autonome gegenseitige Hilfe, Schweigepflicht nach außen, Spontaneität und Kraft zur Veränderung und Erneuerung.

Das **therapeutische Potential** von Selbsthilfegruppen wird von vielen Ärzten und Psychotherapeuten angezweifelt. Für Gesprächs-Selbsthilfegruppen ist es inzwischen gut untersucht (Trice und Roman, 1970; Kadis et al. 1974; Hurwitz, 1974; Moeller, 1977; Levy, 1982; Lieberman und Borman, 1979). Sie wirken auf zweifache Weise.

Zum einen haben Selbsthilfegruppen ein therapeutisches Potential in Form von:
- Überwinden der Vereinzelung und der Isolation Kranker bzw. deren Angehöriger, Stärkung der sozialen Unterstützung;
- Annehmenkönnen der Erkrankung/des Lebensschicksals;
- Erkennen und Vertiefen der Fähigkeit zum Gespräch, zur Kommunikation mit gleichermaßen Betroffenen;
- für die »Starken in der Gruppe«: Anerkennung eigener Schwächen und Hilflosigkeit und zunehmende Bereitschaft, Hilfe annehmen zu können;
- für die »Schwachen« in der Gruppe: Erkennen eigener Bewältigungspotentiale;
- Stärkung des Willens, Probleme zu bearbeiten und sich dabei konkrete Ziele zu setzen;
- modellhaftes Lernen in der Gruppe.

Zum anderen scheinen Selbsthilfegruppen auch bis zu einem gewissen Grad in der Lage zu sein, zur Aktualisierung, Bewußtwerdung, Klärung und Bearbeitung seelischer Konflikte beizutragen. Lieberman und Bond (1976) beschreiben dies mit dem Begriff »reconstructing the inner person«; Moeller (1975) nennt es »verändernde Einsicht durch teilnehmende Resonanz in der Gruppe« analog dem von Kadis et al. (1974) beschriebenen Prozeß der reaktiven Assoziation in Therapiegruppen.

Voraussetzung dafür ist die Konstanz der Gruppe über einen längeren Zeitraum, die Fähigkeit zur Reflexion gruppendynamischer Prozesse (z.B. mit Hilfe von sog. Gesamttreffen oder regelmäßiger psychotherapeutischer Beratung) und das Vorhandensein von Empathie, gegenseitiger Wertschätzung und

Echtheit (Rogers, 1957), also von Faktoren, die in der Psychotherapieforschung als die »unspezifischen Wirkfaktoren« bezeichnet werden.

Bezüglich des Auftretens und der Bearbeitung von Widerständen und Übertragungsprozessen in Selbsthilfegruppen, die zu einem großen Ausmaß die Wirksamkeit bzw. das Scheitern des Gruppenprozesses bedingen, sei auf die Spezialliteratur verwiesen (Moeller, 1977, 1991).

2.3 Die Kooperation zwischen Experten und Selbsthilfegruppen

In dem Maße wie einerseits Aktivisten der Selbsthilfebewegung ihre Initiativen als Alternativen zur Schulmedizin und zur traditionellen Psychotherapie darstellen und andererseits Vertreter der beiden letzteren ihre fachliche Dominanz über die Selbsthilfegruppen betonen, konnte die Frage der Kooperation zwischen Selbsthilfegruppen und medizinischen bzw. psychologischen Experten nur unter dem Aspekt dieser Ideologiedebatte geführt werden. Schlagwörter wie »Vereinnahmung der Selbsthilfe-Initiativen« (Behrendt et al., 1981) und »Selbsthilfegruppen als unverantwortliche Risikofaktoren für Kranke« beherrschten die Diskussion.

Forschungsergebnisse, daß Selbsthilfegruppen für psychisch und schwer körperlich Kranke keine erhöhte Selbstmordgefährdung und keine erhöhte Gefahr des Abgleitens in eine Psychose darstellen (Moeller, 1978; Söllner und Wesiack, 1987), daß Teilnehmer an Selbsthilfegruppen nicht seltener, sondern häufiger ärztliche oder fachpsychotherapeutische Hilfe in Anspruch nehmen (Grunow et al., 1983), und die sich auf breiter Ebene im stillen entwickelnde Kooperation zwischen Selbsthilfegruppen und Experten, haben die Diskussion in den letzten Jahren verändert. Statt danach zu fragen, ob zusammengearbeitet werden soll und darf, steht die Frage nach dem wie der Kooperation im Mittelpunkt.

Dabei scheinen Teilnehmer von Selbsthilfegruppen weniger Berührungsängste zu haben als die Fachleute: Untersuchungen in den USA (Steinmann und Traunstein, 1976), Kanada (Romeder, 1989) und England (Levy, 1982) zeigen übereinstimmend, daß 70–80% der Selbsthilfegruppen regelmäßig mit professionellen Helfern (vorwiegend Ärzten, Psychologen, Psychotherapeuten und Sozialarbeitern) kooperieren. Behrent und Kegler (1986) finden in ihrer Hamburger Studie, daß durchschnittlich die Hälfte der Selbsthilfegruppen mit professionellen Helfern zusammenarbeitet. Es zeigt sich die in Tabelle 31-1

Tab. 31-1 Einstellung von Fachleuten zur Kooperation mit Selbsthilfegruppen (Behrent und Kegler, 1986).

	Ärzte	Psychologen	Sozialarbeiter
– »Zusammenarbeit kommt nicht in Frage«.	11%	5%	1%
– »Könnte mir eine Zusammenarbeit vorstellen.«	45%	51%	40%
– »Arbeite tatsächlich häufig zusammen.«	14%	7%	24%

dargestellte Einstellung der Fachleue zur Kooperation mit Selbsthilfegruppen.

Verschiedene **Modelle der Kooperation** haben sich dabei entwickelt: Moeller und Mitarbeiter (1981) haben als erste in Deutschland systematisch die Zusammenarbeit von Psychotherapeuten und Selbsthilfegruppen initiiert, organisiert und reflektiert. Sie haben zuerst an der Universität Gießen, dann auch in Frankfurt das »Modell des Gesamttreffens von Selbsthilfegruppen« entwickelt, wobei sich autonom und ohne Leitung arbeitende Selbsthilfegruppen in regelmäßigen Abständen zu den sog. Gesamttreffen zusammenfinden, an denen auch psychotherapeutische Fachleute teilnehmen und mit den Gruppenmitgliedern über gruppendynamische Schwierigkeiten, Modelle der Arbeit in den Gruppen und Aktivitäten nach außen beraten.

Wesiack (1984) hat in einer internistisch-psychosomatischen Praxis das Modell der sog. Semi-Selbsthilfegruppe entwickelt, bei dem ein Psychotherapeut am Ende jeder Gruppensitzung für 20 Minuten als Berater zur Verfügung steht.

Hesse (1980) entwickelte in Verbindung mit seiner allgemeinärztlichen Praxis eine Kooperationsform, bei der er das in den USA und den Niederlanden verbreitete System der »facilitators« einsetzte: Ehemals Kranke oder Angehörige von Gesundheitsberufen stehen bei der Gründung der Selbsthilfegruppe zur Verfügung und nehmen auch in der Folge regelmäßig eine Zeitlang an den Gruppensitzungen aktiv teil.

An den Universitätskliniken Innsbruck (Maurer et al., 1991) und Frankfurt (Daum und Leszczynska-Koenen, 1991) wurden in den letzten Jahren ähnliche Modelle der Kooperation zwischen Gesprächs-Selbsthilfegruppen und Psychotherapeuten entwickelt, bei denen Psychotherapeuten – vorzugsweise ein männlicher und ein weiblicher – in der Gründungsphase intensiv mit der Selbsthilfegruppe kooperieren (mehrere gemeinsame Sitzungen in Blockform). So nehmen beim Innsbrucker Modell die Psychotherapeuten nach Aufforderung der Gruppe alle 4–6 Wochen beratend an einer Gruppensitzung teil (maximal über ein Jahr; später nur bei größeren gruppendynamischen Schwierigkeiten).

Schwerpunkt der Beratung sind jeweils Probleme und Konflikte, die sich in der Gruppenarbeit ergeben (offene oder latente Dominanzkonflikte, Geschlechterkonflikte, Gruppenwiderstände und Übertragungsprozesse).

Übereinstimmend legen alle Autoren, die sich mit der Beratung von Selbsthilfegruppen befassen, größeren Wert auf die Reflexion von Gegenübertragungseinstellungen und -prozessen der Berater (Moeller, 1981; Matzat, 1985; Maurer et al., 1991).

Kadis und Mitarbeiter (1974) beschrieben anläßlich der Entwicklung koordinierter Gruppentherapiemethoden (Kombinaton geleiteter und ungeleiteter Sitzungen) einen »**Gegenwiderstand**« der Leiter gegen eigenverantwortliches Arbeiten der Gruppen und schlagen vor, daß sich die Leiter folgende Fragen stellen sollten:

– Wieviel Aggression und Regression kann ich ertragen, ohne selbst zu einer verbietenden, bestrafenden Position zu regredieren?
– Wäre ich sehr verstört, wenn sich die Wertvorstellungen der Gruppe als sehr verschieden von meiner eigenen erweisen?
– Kann ich damit fertig werden, nicht zu allen Zeiten voll im Bilde zu sein?
– Werde ich mit der direkten Herausforderung zurechtkommen?

Wenn die Angst des Beraters, Verantwortung abzugeben bzw. der selbstauferlegten Verantwortung nicht gerecht zu werden, reflektiert und bewältigt werden kann, entsteht ein fruchtbarer gegenseitiger Lernprozeß und sinnvolle Unterstützung für die Gruppe. Ärzte können für Selbsthilfegruppen vor allem medizinische Information und Beratung zur Lebensführung (Risikofaktoren, protektive Faktoren) ermöglichen.

Söllner und Hörtnagl (1987) haben auf die wichtige Rolle des Hausarztes bei der Initiierung von Selbsthilfegruppen und bei der Motivation zur Teilnahme verwiesen. Hesse (In: Helmich et al., 1991) beschreibt die Aufgaben des Hausarztes bei der Einbeziehung des sozialen Umfeldes des Patienten, das oft ausschlaggebend für die Bereitschaft zur Teilnahme ist.

Psychologen und Psychotherapeuten können vor allem Hilfe bei der Bewältigung gruppendynamischer Probleme anbieten; Sozialarbeiter können zur Verbesserung der sozialen Kompetenz der Teilnehmer beitragen. In bestimmten **Phasen des Gruppenprozesses** ist Beratung besonders wertvoll:

– in der Gründungs- und Konstituierungsphase (ca. erstes Jahr);
– wenn sich eine Selbsthilfegruppe dazu entschließt, neue Mitglieder aufzunehmen oder sich mit einer zweiten Gruppe zusammenschließt;
– wenn gruppendynamische Krisen eintreten (Tod von Teilnehmern, Zerfallserscheinungen, Austritt mehrerer Mitglieder);
– wenn Gesprächs-Selbsthilfegruppen sich entschließen, nach außen (sozialpolitisch etc.) tätig zu werden.

Moeller (1991) stellt folgende Forderungen an die **Ausbildung der Berater von Selbsthilfegruppen:** eigene Gruppen-Selbsterfahrung und eine angemessene Fortbildung der Berater, kontinuierliche Erfahrung in der Begleitung von Selbsthilfegruppen, regelmäßige Supervision der Berater durch gruppentherapeutisch erfahrene Psychoanalytiker und mindestens zweimal im Jahr eine einwöchige Selbsthilfegruppe für Berater.

Art und Ausmaß der Kooperation muß von den jeweiligen Bedingungen vor Ort bestimmt, regelmäßig überdacht und dem Entwicklungsstand der Gruppen angepaßt werden: Zumindest gleich gefährlich wie ein prinzipielles »Abschotten« gegen jede Art von Beratung und Kooperation kann ein Übermaß an Beratungsangeboten oder -wünschen sein, das die

Eigeninitiative der Gruppe hemmt und die traditionelle Rollenverteilung zwischen aktivem Arzt/Helfer und passivem Patienten zementiert.

2.4 Zur Effektivität von Selbsthilfegruppen

Trojan und Mitarbeiter (1986) befragten 232 Teilnehmer aus 65 Selbsthilfegruppen (Gruppen mit chronisch körperlich Kranken, Psychiatriegruppen, Gruppen mit Behinderten, Angehörigengruppen). Sie stellten eine Verbesserung der Krankheitsbewältigung (Verringerung der seelischen Belastung, weniger Angst vor krankheitsbedingten Krisen) und eine Verminderung der Symptome, die die Betroffenen in die Selbsthilfegruppen geführt hatten, fest. Zusätzlich beobachteten sie eine soziale Aktivierung und das Erwerben neuer Verhaltensweisen: Die Teilnehmer zeigten mehr Bereitschaft, Krankheit zu akzeptieren, mehr Verständnis und Einfühlbereitschaft für andere Betroffene, größere Durchsetzungsfähigkeit gegenüber professionellen Helfern, größere Kontaktfähigkeit und eine Verbesserung der Beziehungen mit der Familie und Freunden, sowie mehr Fachwissen und eine gezieltere Nutzung von Diensten des Gesundheitswesen (Tab. 31-2).

Stübinger (1977) beobachtete bei 109 Teilnehmern an 18 Selbsthilfegruppen bei 44% der Teilnehmer eine signifikante Veränderung des Erlebens und Verhaltens in Richtung von mehr Entspannung, Gelassenheit und Optimismus.

48% der von Daum (1984) untersuchten 108 Teilnehmer an 18 verschiedenen Selbsthilfegruppen zeigten nach einjähriger Gruppenteilnahme eine signifikant positive Veränderung des Erlebens und Verhaltens (Fragebogen nach Zielke und Kopf-Mehnert, 1978) und gegenüber dem Beginn der Gruppenteilnahme eine Verminderung der depressiven Stimmungslage (gemessen mit dem Gießen-Test, Beckmann und Richter, 1972). Nach mehrjähriger Teilnahme verstärkten sich diese Effekte, im Gießen-Test zeigte sich zudem ein durchlässigeres und weniger zwanghaftes Selbstbild.

Söllner und Wesiack (1987) berichten in einer 3-Jahres-Katamnese bei 107 Patienten mit funktionellen Syndromen, die an Semi-Selbsthilfegruppen teilgenommen hatten, daß die Teilnehmer über einen geringeren Beschwerdedruck klagten (22,8% beurteilten die Symptomatik als »sehr gebessert«, 43% als »gebessert«, 24,2% als »unverändert«, 7,2% als »verschlechtert« und 1,1% als »sehr verschlechtert«). Der Verbrauch von Medikamenten (v.a. von Psychopharmaka und Analgetika) sowie die stationären Behandlungstage in Akutkrankenhäusern waren zurückgegangen. Im Vergleich mit Patienten, die zusätzlich an einer analytischen Psychotherapie teilgenommen hatten, wiesen Selbsthilfegruppen-Teilnehmer zwar eine geringere Symptomverbesserung bei Kopfschmerz und Angstsymptomen auf, in beiden Gruppen war jedoch kein Unterschied in der Verbesserung sonstiger funktioneller Beschwerden zu beobachten (Tab. 31-3).

Bei derselben Stichprobe konnten Söllner et al. (1989) mit Hilfe des Gießen-Tests eine Verminderung der Depressivität und der negativen sozialen Resonanz und eine Verminderung des Auseinanderklaffens von Selbst-Bild und Ideal-Bild nachweisen (Tab. 31-4).

Schauwecker (1988) untersuchte die therapeutischen Effekte bei Teilnehmern, die regelmäßig in den Selbsthilfegruppen mitarbeiteten und verglich sie mit solchen Teilnehmern, die frühzeitig ausschieden: Er beobachtete eine Veränderung des Selbsterlebens (die Teilnehmer beschrieben sich als weniger depressiv, selbstbewußter, kontaktfreudiger und kontakt-

Tab. 31-2 Positive Wirkungen krankheitsbezogener Selbsthilfegruppen auf die Gesundheit (Trojan et al., 1986).

Wirkungen auf die Gesundheit	Betroffene, die eine Verbesserung angeben (in Prozent)
• Physische und psychosoziale Befindlichkeit	
– Besserung des Hauptsymptoms der Krankheit	40
– Verringerung seelischer Belastung	70
– Größeres Geborgenheitsgefühl	65
– Verringerung der Angst vor Krankheitsrisiken	62
– Weniger Belastung durch Reaktionen der Umgebung	51
– Weniger Angst, anderen Menschen eine Belastung zu sein	41
– Neuen Lebenssinn entdeckt	39
• Kompetenzerweiterung	
– Erlernen neuer Verhaltensweisen	92
– Besseres Vertreten der eigenen Meinung	66
– Größeres Selbstvertrauen	58
– Entdecken neuer Fähigkeiten bei sich	58
• Soziale Aktivierung	
– Unternehmungslustiger geworden	54
– Kontaktfreudiger geworden	61
– Verstärkter Wunsch, anderen zu helfen	69
– Neues Ziel, Interessen aller Betroffenen nach außen zu vertreten	35

Tab. 31-3 Veränderung der Symptomatik nach durchschnittlich einjähriger Teilnahme an Selbsthilfegruppen bei 67 Teilnehmern ohne und 40 Teilnehmern mit gleichzeitiger oder nachfolgender Gruppenpsychotherapie-Erfahrung (Söllner und Wesiack, 1987).

Symptome	Teilnehmer ohne Psychotherapie	Teilnehmer mit Psychotherapie
	Mittelwerte auf der 5teiligen Skala[1]	
Funktionelle Herz-Kreislauf-Beschwerden	2,16	2,04
Kopfschmerz	2,82	1,57[2]
Gliederschmerzen	2,75	3,00
Funktionelle abdominelle Beschwerden	2,44	2,18
Sexuelle Störungen	2,86	2,5
Depression	2,41	2,42
Angst-Symptome	2,35	1,95

[1] Selbsteinschätzung mittels einer 5teiligen Skala (1 = sehr verbessert, 2 = verbessert, 3 = unverändert, 4 = verschlechtert, 5 = sehr verschlechtert).
[2] Signifikanter Mittelwertsunterschied zwischen den beiden Gruppen (T-Test für unabhängige Stichproben; $P < .05$).

Tab. 31-4 Veränderung von Persönlichkeitsmerkmalen nach durchschnittlich einjähriger Teilnahme an Selbsthilfegruppen bei 67 Teilnehmern ohne und 40 Teilnehmern mit Gruppenpsychotherapie-Erfahrung (Söllner et al., 1989). Signifikanz der Veränderung im Gießen-Test.

Veränderung des Selbstbildes	Teilnehmer ohne Psychotherapie	Teilnehmer mit Psychotherapie
Positivere soziale Resonanz	.075	.025*
Weniger Dominanz	.140	.060
Verminderte Zwanghaftigkeit	.044*	.063
Verminderte Depressivität	.000**	.000**
Mehr Offenheit	.318	.262
Mehr soziale Potenz	.084	.430
Angleichung von Selbstbild und Ideal-Selbstbild		
Soziale Resonanz	.004**	.000**
Dominanz	.001**	.017*
Kontrolliertheit	.075	.637
Grundstimmung	.001**	.000**#
Durchlässigkeit	.377	.042*
Soziale Potenz	.047*	.515

• Vergleich vor Gruppenteilnahme – Follow-up (T-Test für abhängige Stichproben): * $p < .05$, ** $p < .01$
• Vergleich zwischen den Gruppen zum Follow-up-Zeitpunkt (T-Test für unabhängige Stichproben): # $p < .05$

fähiger) und eine Verbesserung der Krankheitsbewältigung gegenüber den Abbrechern.

In einer Studie bei jungen Frauen mit Eßstörungen konnten Rathner et al. (1993) nachweisen, daß Betroffene, die über 15 Monate regelmäßig an einer Gesprächs-Selbsthilfegruppe teilgenommen hatten, ihre Eßstörungssymptomatik stärker reduzieren konnten (Tab. 31-5), weniger depressiv waren (Gießen-Test; P = .04) und bessere Kontakte zu ihrer unmittelbaren Umgebung aufbauen konnten (FPI: Soziale Orientierung; P = .029) als eine Gruppe bulimischer Frauen, die nicht an einer Selbsthilfegruppe teilgenommen hatte. Diese Effekte waren nach 6 Monaten zum überwiegenden Teil noch nicht nachweisbar. Das unterstreicht Erfahrungswerte bei Selbsthilfegruppen mit anderer Zielsetzung: Eine mindestens einjährige regelmäßige Teilnahme ist notwendig, um therapeutische Effekte zu erzielen.

Berichte über **negative Auswirkungen** von Selbsthilfegruppen sind selten: 10% der von Trojan et al. (1986) befragten Teilnehmer gaben an, daß sie in der Gruppe zu wenig Nähe und persönliche Beziehung erlebt hätten, 6% fühlten sich von den vielen Aufgaben, die die Gruppenarbeit mit sich gebracht hätte, überfordert. Schauwecker (1988) konnte keine negativen Auswirkungen bei Selbsthilfegruppen-Teilnehmern beobachten und begründete dies damit, daß Teilnehmer, die in Selbsthilfegruppen negative Erfahrungen machten, frühzeitig aussteigen würden und andere Hilfsangebote wahrnähmen. Grunow et al. (1984) widerlegten die Befürchtung, daß Teilnehmer an Selbsthilfegruppen notwendige professionelle Hilfe nicht in Anspruch nehmen könnten, sondern konnten im Gegenteil zeigen, daß diese solche Hilfs- und Behandlungsangebote stärker nützen.

Tab. 31-5 Veränderungen der Symptomatik bei Teilnehmerinnen an einer Bulimie-Selbsthilfegruppe (N = 9) im Vergleich zu Frauen, die sich nicht zu einer Teilnahme entschließen konnten (N = 5); (nach Rathner et al., 1993).

Teilnehmerinnen Nicht-Teilnehmerinnen	TL NT	Vor Teilnahme	Nach 6 Monaten	Nach 15 Monaten
Summen-Score EDI	TL	66.11	48.67	39.00*
	NT	65,80	65.40	68.40
Summen-Score ANIS	TL	80.22	65.11	53.00*
	NT	84.40	81.20	73.60
Signifikante Veränderungen von Einzel-Scores:				
– Der Drang abzunehmen (EDI)	TL	12.89	9.67*	6.56*#
	NT	11.60	13.80	14.00
– Bulimisches Verhalten (EDI)	TL	11.56	8.00	6.11*
	NT	10.00	8.40	7.00
– Negative Auswirkungen des Essens (ANIS)	TL	11.78	6.56*	6.44*
	NT	15.40	11.00	10.60

- EDI = Eating Disorders Inventory (Garner und Olmstedt, 1984).
- ANIS = Anorexia Nervosa Inventar zur Selbstbeurteilung (Fichter und Keeser, 1980).
- * Signifikanter Mittelwertsunterschied: Vor Beginn vs. Follow-up (P < .017).
- # Signifikanter Gruppenunterschied Teilnehmer vs. Nicht-Teilnehmer (P < .05).

Informationen über Selbsthilfeinitiativen, Kontaktadressen, Broschüren für Interessenten und weitere Literatur sind erhältlich bei:

Deutschland:
Deutsche Arbeitsgemeinschaft Selbsthilfegruppen e.V.
c/o Friedrichstraße 28, 35392 Gießen
(Tel: 0641/702-2478)
Nationale Kontakt- und Informationsstelle zur Anregung und Unterstützung von Selbsthilfegruppen
Albrecht-Achilles-Straße 65
10709 Berlin 31
(Tel: 030/140 19)

Österreich:
Service- und Informationsstelle für Gesundheitsinitiativen und Selbsthilfegruppen des Forums Gesundes Österreich (SIGIS)
Laxenburgerstraße 36
A-1100 Wien
Tel: 0222/7 11 72-43 67
Fax: 0222/7 11 72-43 95

Schweiz:
TEAM Selbsthilfe
c/o Stiftung Hilfsstelle
Hopfenrain 10
CH-3007 Bern
Tel: 031/3 71 45 27

KAPITEL 32

Familiendynamik und Familientherapie

Michael Wirsching

1 Auf dem Weg zu einem ökologischen Krankheitsverständnis

Die Familiendynamik und die Familientherapie als Wege zum Verständnis und zur Veränderung menschlicher Beziehungen sind ein wesentlicher Teil der ökosystemischen Krankheitstheorie. In der Praxis leisten sie einen Beitrag zu einer ganzheitlichen (holistischen) Medizin, die im Rückgriff auf Familienmedizin, Patientenselbsthilfe und Naturheilverfahren Lösungen einer Krise unserer Gesellschaft, wie sie sich unter anderem als Krise des Gesundheitswesens zeigt, anstrebt. Das verbindende Element solch scheinbar entfernter Gebiete ist eine ökologische Sicht, die zugleich Grundlage weitreichender Veränderungen der naturwissenschaftlichen und psychosozialen Anteile unseres Weltbildes ist. Es geht in diesem Kapitel also ausdrücklich nicht nur um die Einführung veränderter diagnostischer Kategorien und neuer Behandlungstechniken, sondern vielmehr um die konsequente Anwendung der in den Anfangskapiteln ausführlich dargestellten erkenntnistheoretischen (epistemologischen) Überlegungen, wie sie sich aus der allgemeinen Systemtheorie herleiten lassen. Wir werden allerdings auch zeigen, daß manch altbekannte klinische Phänomene in neuem Licht erscheinen und sich manche Alternativen zu den vertrauten »gesicherten« Behandlungswegen ergeben, wenn eine veränderte Sicht zugrunde gelegt wird. Zwar hat Richardson (1948) bereits frühzeitig mit dem programmatischen Satz »Patienten haben Familien« auf die Bedeutung des Patientenumfeldes für die ärztliche Praxis hingewiesen, aber erst in jüngster Zeit sind unter den Titeln »Familienpsychosomatik« (Weakland, 1977), »Familienmedizin« (Huygen und Smits, 1983; Doherty und Baird, 1983), »Family Systems Medicine« (Bloch, 1983) oder »Systems Consultation« (Wynne et al., 1986) intensivere Anstrengungen unternommen worden, familiendynamische bzw. familientherapeutische Aspekte in die Psychosomatik einzuführen.

2 Zur Familiendynamik körperlicher Krankheiten

Beim nach wie vor schwachen Entwicklungsstand der familiendynamischen Theorie und Methode ist es sinnvoll, mit einer phänomenologischen Betrachtung zu beginnen (L'Abate, 1985; Ransom, 1986). Ausgehend von teilweise ganz unterschiedlichen Konzepten wird mit ganz verschiedenen Begriffen eine Reihe wiederkehrender Merkmale beschrieben, die in einer Vielzahl der Untersuchungen als Charakteristika von Familien mit chronisch körperlich kranken Mitgliedern beschrieben wurden (Übersicht bei Meissner, 1974; Grolnick, 1972; Milman und Todd, 1973; Waring, 1980; Smits, 1981; Campbell, 1986; Kazak, 1989; Rolland, 1994).

2.1 Fallbeispiel

Betrachten wir zunächst einen typischen Fall, Familie Kahl: Von der Medizinischen Klinik wurde ein psychosomatisches Konsil bei einer 20jährigen Patientin erbeten, die in den vergangenen 6 Monaten 12 kg an Gewicht verloren hatte (sie wiegt jetzt 43 kg bei einer Körpergröße von 1,69 m; die Periode bleibt seit 5 Monaten aus).

Beim ersten Besuch auf der Station liegt die Patientin im Bett, anwesend ist auch die 52jährige Mutter, die den ganzen Tag bei ihrer Tochter verbringt. Beide verhalten sich sehr freundlich. Die Patientin Regina spricht wenig, ihre Mutter berichtet dagegen mit großer Besorgnis, »wie alles angefangen hat«: Regina verließ vor einem halben Jahr das Elternhaus, um an einer ca. 90 km entfernten Universität zu studieren. Wenn sie an den Wochenenden heimkam, wirkte sie sehr unruhig und bedrückt. Sie sei mit dem Studium nicht klargekommen und fand keinen Kontakt zu ihren Kommilitonen. Ihr »Leistungsversagen« habe überrascht, da sie bislang eine sehr gute Schülerin war. Frage an die Tochter, wie es der Mutter ergangen sei nach ihrem Auszug? Sie habe sich wohl große Sorgen gemacht und beide hätten sie unter dieser ersten Trennung gelitten. Die Mutter sei tagsüber im großen Haus ganz allein. Ihr seit 20 Jahren bestehendes Colitis-ulcerosa-Leiden habe sich erneut verstärkt. Der Vater ist als Industriemanager 12 Stunden täglich außer Haus und verreist fast jeden Monat beruflich. Er leidet seit Jahren an »nervösen Herzbeschwerden« (offenbar eine Herzneurose), die jetzt unter dem Eindruck von Reginas Krankheit zunahmen. Dazu kommen noch schwere Berufsprobleme. Er habe das Gefühl, der täglichen Belastung kaum noch gewachsen zu sein.

Es gelingt einige Tage später, ein Familiengespräch mit allen drei Angehörigen zu vereinbaren. Hier bekommen wir zusätzliche Informationen zur Vorgeschichte: Herr Kahl verlor seinen Vater zu Beginn des 2. Weltkrieges. Bei Mutter und Großmutter sei er sehr behütet aufgewachsen, aber in einer bedrückenden, von der Außenwelt abgeschlossenen Atmosphäre. Die beiden Frauen seien vor allem in der Trauer um den gefallenen Mann bzw. Sohn verbunden gewesen. Von dem Jungen wurde erhofft, daß er das Leben seines früh verstorbenen Vaters ersetzt. Als Herr Kahl 20 Jahre alt war, starb die Großmutter. Zwei Jahre später wurde bei seiner Mutter ein Brustkrebs entdeckt, dem sie nach dreijährigem Leiden erlag. Als junger Mann sei er ganz allein gestanden und war dann sehr froh, Anschluß an die weitläufig verwandte Familie seiner späteren Frau zu finden, die ihn fast wie ein weiteres Kind aufnahm.

Frau Kahl blieb als ältere von 2 Töchtern auch nach der Eheschließung (1959) stark ihrer Herkunftsfamilie verbunden. 1962 erkrankte Frau Kahl, während sie mit Regina schwanger war, an Colitis ulcerosa. Sie gab ihren Büroberuf auf, um sich ganz ihrem Kind zu widmen. Sie sorgte aber auch sehr für ihre eigenen Eltern, denn die Mutter litt an einer vorzeitigen Arteriosklerose, wurde immer hinfälliger und verwirrter. Ganz schwierig wurde die Lage, als Herr Kahl 1966 in eine ca. 150 km entfernte Stadt versetzt wurde. Jedes Wochenende fuhr die Familie zu den Großeltern, damit die Tante, die während der Woche die Hauptlast übernommen hatte, bei ihrer eigenen Familie sein konnte. 1968 starb Frau Kahls Mutter, aber die Sorge um den hinterbliebenen Vater blieb, bis dieser 1980 an einem 2 Jahre dauernden Magenkrebsleiden verstarb.

Die Kahls schildern, wie ihr Familienleben über 20 Jahre durch die Versorgung der Großeltern geprägt war. Sie hätten kaum ein eigenes Leben entwickeln können, fanden zum Beispiel kaum Kontakte an ihrem neuen Wohnort. Sie fuhren niemals in Urlaub und hätten alle Kraft zur Erfüllung ihrer schwierigen Versorgungsaufgaben gebraucht. Auf der anderen Seite seien sie so einander sehr stark verbunden geblieben und hätten ein sehr harmonisches, inniges Familienleben geführt. Zeit und Energie für andere Lebenserfahrungen fehlten allerdings.

Es fällt den Kahls in diesem ersten Gespräch schwer, einen Zusammenhang zwischen Reginas Erkrankung und der Situation der Familie zu sehen. Sie nehmen viel eher körperliche Ursachen an, z. B. die Umstellung der Ernährung durch den Auszug von zu Hause. Dennoch wird gegen Ende der ersten Sitzung allen Beteiligten deutlich, daß die Veränderungen der Familie, die Reginas Studienbeginn mit sich brachte, schwerer wiegen als ursprünglich angenommen wurde. Wir äußern die Vermutung, daß Regina es einerseits aufgrund ihrer bisherigen Lebenserfahrung schwer hatte, sich in der neuen Situation außerhalb der Familie zurechtzufinden, daß sie aber auch zu Hause, vor allem der Mutter, fehlte. Die Eltern machen sich Sorgen um Regina, die Tochter sorgt sich um ihre Eltern. Die krankheitsbedingte Studienunterbrechung hat diese Konflikte zunächst »neutralisiert«, aber um den Preis eines anorektischen Symptoms und sicher nur für eine begrenzte Zeit. Weitergehende Konflikte, wie z. B. auch der aggressiv-ambivalente Anteil einer so starken Familienbindung oder Fragen von Reginas sexueller Entwicklung, können anfangs noch nicht besprochen werden. Aggression und Sexualität erscheinen zunächst als fehlende Dimensionen. Dennoch sind alle Beteiligten an einer Fortsetzung der Familiengespräche interessiert, zumal auch der Hausarzt und die Medizinische Klinik dringend zu einer Familienbehandlung raten.

2.2 Merkmale krankheitsanfälliger Familien

Welche Elemente tauchen bereits in dieser Fallskizze auf, die auch sonst in der Literatur oder in der eigenen klinischen Arbeit als Charakteristika von Familien mit chronischen körperlichen Krankheiten angesehen werden?

Eingeengtheit

Ausgehend vom charakteristischen Kommunikationsstil psychosomatisch Kranker wurde auch für die Familie als Ganzes ein Muster qualitativ und quantitativ eingeschränkter Kommunikation beschrieben (Fleck, 1976). Es wird in diesen Familien weniger gesprochen und das wenige erscheint zwar logisch und klar, jedoch gefühlsärmer und mehr sach- als personenbezogen.

Titchener und Mitarbeiter sprechen von einem gespannten Zusammenhalt (»tight cohesion«), um eine Art von Familienleben zu beschreiben, »in dem die Individuen um den hohen Preis versteckter Angst nahezu verzweifelt ihren Zusammenhalt als Gruppe aufrechterhalten« (1974, S. 240).

Im gemeinsamen Rorschach- bzw. Zullinger-Test, bei dem sich die Familie auf eine Bezeichnung für das jeweilige Klecksbild einigen soll, fand sich bei Familien mit einem psychosomatisch kranken Kind das höchste Maß an spontaner Übereinstimmung, allerdings wieder nur auf dem Niveau sehr undifferenzierter vager Beschreibungen (»irgendein Tier ..., eine Wolke ..., irgendeine Blüte« etc.), es handelt sich um Scheinlösungen durch Verallgemeinerungen.

Jackson und Yalom (1974) wählten in ihrer wegweisenden Arbeit über Familien mit kolitiskranken Kindern das Bild der eingeengten Familie (»restricted family«), um diese Situation zu beschreiben. Alle Mitglieder schienen darauf bedacht, sich gegen unvorhergesehene Ereignisse abzusichern und an einem bestimmten Verhaltensmuster festzuhalten, wie immer sich auch die äußere Situation ändern mochte. Die Kommunikation innerhalb der Familie schien leicht vorhersagbaren Regeln zu folgen, die von allen Mitgliedern strikt eingehalten wurden. Es läßt sich zum Beispiel gut vorhersagen, wer nach wem zu wem spricht (Haley, 1964).

Die sozialen Kontakte der Familie sind stark eingeengt, bei intensiven Bindungen an die erweiterte eigene Familie. Diese Eingeengtheit wird meist über Generationen weitergegeben (Prugh, 1963; Finch und Hess, 1962). Minuchin und Mitarbeiter (1982) hatten infolge solcher Familienstarrheit auf eingeschränkte Entwicklungsmöglichkeiten hingewiesen. Schwierigkeiten sind unvermeidbar, wenn Veränderungen von außen aufgezwungen werden (Olson et al., 1983). Die Adoleszenz, während der sich vielfältige Reifungs- und Ablösungsaufgaben stellen, wird nicht nur die Jugendlichen selbst (Laufer, 1989) sondern für die Familie als Ganzes zur Krisenperiode, in der es oft zu psychosomatischen Symptombildungen kommt (Zauner, 1978). Einmal erworbene Verhaltens- oder Beziehungsmuster werden beibehalten, auch wenn sich die Umstände verändert haben. Solch unzulängliche Versuche, das Familiengleichgewicht zu bewahren, haben dauerhafte Spannungen und Angst vor neuen Erfahrungen zur Folge. Gleiches zeigt auch die wiederholte Untersuchung von 45 Familien in den ersten beiden Jahren einer Bronchialkrebserkrankung (Wirsching, 1988). Die homöostatische Wirkung der einengenden Starrheit läßt sich nur um den Preis reduzierter Entwicklungs- und Konfliktverarbeitungsmöglichkeiten erzielen.

Konfliktvermeidende Harmonisierung

Von Minuchin und Mitarbeitern (1975) wurden frühzeitig die Schwierigkeiten psychosomatischer Familien bei der Konfliktlösung betont. Eine besonders unverbindliche Form der Kommunikation folgt dem Ziel, Stellungnahmen und Aussagen jederzeit abzuändern, zurückzunehmen oder in ihr Gegenteil zu verkehren, wann immer Konflikte drohen (Jackson und Yalom, 1974). Das affektive Klima ist gedämpft. Stärkere Gefühlsäußerungen, insbesondere von Ärger oder Wut, werden vermieden. Dabei ist die reale Situation der Familie keinesfalls harmonisch. Tiefgreifende existentielle Konflikte sind allen Beteiligten ständig bewußt. Jedoch scheint eine stillschweigende Übereinkunft darüber zu bestehen, diese Konflikte mit den anderen Familienmitgliedern oder gar mit Außenstehenden nicht zu besprechen (Jackson und Yalom, 1974). Ein weiteres Element der Konfliktvermeidung ist, daß offene Äußerungen über Beziehungen der Familienmitglieder vermieden werden. Offene Allianzen sind undenkbar, niemand erklärt sich offen zu einer Führungsrolle, alle streben das Ideal einer Generationen-, Geschlechter- oder Altersunterschiede negierenden Gleichheit an (Selvini-Palazzoli, 1976). Schließlich kommt dem jeweiligen »Patienten« der Familie noch eine wichtige, konfliktvermeidende Funktion zu, sei es, daß Kinder eine neutralisierende Vermittlerposition zwischen konfliktbelasteten Eltern einnehmen (Minuchin nennt dies »Triangulierung«), oder daß im Zuge neuer Erkrankungen bzw. Krankheitsrückfälle Ruhe eintritt und die Familie noch enger zusammenrückt (Minuchin et al., 1982).

In ihrem Verhältnis zum Umfeld strebt die Familie größtmögliche Anpassung an und erreicht so oft den Zustand einer überangepaßten Pseudonormalität. Meist vermittelt über Generationen ein strenger religiöser oder ethischer Kodex die Leitlinien der Konfliktvermeidung. Am Ende steht aber, daß nichts mehr offen besprochen werden kann. Vielfältige ungelöste Probleme wirken in einer Weise bedrohlich, die in keinem Verhältnis mehr zum ursprünglichen Anlaß steht. Die Familie hat sich in einem Teufelskreis gefangen, wo alltägliche, jederzeit zu erwartende unvermeidbare Aufgaben und Konflikte zur existenzbedrohenden zusätzlichen Belastung werden. Die unweigerlich in Krisenzeiten auftretenden körperlichen Krankheiten haben einen verzweifelten Rückgriff auf die immer gleichen untauglichen Bewältigungsversuche zur Folge und führen zur weiteren Einengung und Belastung. Dies belegt auch die oben erwähnte Studie der Bronchialkrebs-Familienanamnese (Wirsching, 1988).

Verschmelzende Bindung im Inneren, Isolation nach außen

Das starke Überwiegen zentripetaler, die Familie zusammenhaltender Kräfte und die Aufhebung bzw. Verwischung der Grenzen in der Familie, also ein Höchstmaß an Integration bei einem sehr niedrigen Grad an psychologischer Differenzierung (Wirsching und Stierlin, 1982), zählt zu den Hauptmerkmalen psychosomatischer Familien.

Minuchin und Mitarbeiter (1982) sprechen von einer Verfilzung: Jeder ist in hohem Maße empfänglich für die Probleme der anderen, jeder scheint in die Angelegenheiten der anderen verwickelt zu sein. Die Folge ist eine wechselseitige Abhängigkeit, individuelle Abgrenzungen werden ständig überschritten. Die Fähigkeit, zwischen eigenen und fremden Gefühlen, Gedanken und Wahrnehmungen zu unterscheiden, ist gering. Die Grenzen sind in diesen Familien so verwischt, daß kaum Eigenständigkeit herrscht. Jeder mischt sich in die Angelegenheiten des anderen ein und erlebt selbst, daß die anderen sich einmischen. Die Generationengrenzen sind weitgehend aufgehoben, die Kinder werden als Vermittler in eine Elternposition gedrängt, die sie überfordert (Parentifizierung). Solche Fusion erstreckt sich aber, wie unsere eigenen Untersuchungen zeigen (Wirsching und Stierlin, 1982), nur in den seltensten Fällen auf das gesamte Familiensystem. Viel häufiger ist die Verschmelzung zwischen Müttern und Kindern bei tiefer Entfremdung (Isolation) der Ehepartner. Immer fehlt aber ein ausgewogenes Verhältnis von Nähe und Distanz, die Fähigkeit zum Dialog. In der Mehrzahl der Fälle hatte bereits zwischen den Eltern und ihren eigenen Eltern eine Differenzierung und Ablösung nicht stattgefunden. Die Verschmelzung erstreckt sich dann über mindestens drei Generationen, läßt aber den jweiligen Partner aus.

Noch ausgeprägter wird solche Mehrgenerationendynamik, wenn wir die Art der jeweiligen Bindungskräfte betrachten. Vor allem Bindungen auf der Überich-Ebene erweisen sich als Klammer, die die Familie über Generationen zusammenhält. Ein starres, rigides Familiengewissen wacht über die Einhaltung oft anachronistisch wirkender Ideale.

Charakteristisch sind weiterhin Bindungsprozesse auf der Es-Ebene, die von Minuchin und Mitarbeitern (1982) als »overprotectiveness« beschrieben wurden: Die Familienmitglieder sind demnach auch über die Krankheit des jeweiligen Patienten hinaus stark um das Wohlergehen des anderen besorgt. Sie sehen einander häufig nur unter dem Aspekt der Sorge, die man sich aus verschiedenen Gründen umeinander machen muß. Selbst die Kinder machen sich Gedanken darüber, wie sich die Familie vor der feindlichen Umwelt schützen läßt. Verständlicher wird solche Überbesorgtheit wieder unter einer Mehrgenerationenperspektive (Sperling et al., 1982), denn die Eltern schildern ihre eigene Herkunftsfamilie meist als kalt, versagend und fordernd. Die Familie versucht heute, das, was die Eltern selbst einmal vermißten, einander zu geben.

Schließlich lassen sich auf der Ich-Ebene Bindungsprozesse beschreiben, die mit dem Austausch von Wahrnehmungen, Gedanken oder Gefühlen zusammenhängen. Im Extremfall gilt hier die von allen

Familienmitgliedern geteilte Regel: Wir sehen die Welt durch die gleichen Augen. Wir denken, fühlen und empfinden alle das gleiche. Da solch ein Gedankenlesen nur selten gelingt, kommt es zu einer Vielzahl von Wahrnehmungsverzerrungen – projektiven und mystifizierenden Zuschreibungen. Keiner spricht für sich selbst. Alle versuchen, sich am Umfeld zu orientieren, intellektuelle Unabhängigkeit bleibt verwehrt.

2.3 Zusammenfassende familiendynamische Hypothese

Fassen wir die vorangegangenen Einzelbefunde zusammen, so läßt sich die folgende Hypothese zur Entstehung und Wirkung psychosomatischer Krankheiten in Familien formulieren:

In einem System, das seine Stabilität aus der rigiden Einhaltung vorgegebener Regeln, dem engen Zusammenschluß seiner Mitglieder und einer grenzverwischenden Verschmelzung zu gewinnen sucht, kommt es schnell zu einer Häufung vielfältiger ungelöster Fragen und Konflikte, zu einer Ausbreitung familiärer Tabuzonen und einer Verkrustung der Entwicklungs-Anpassungsmöglichkeiten des einzelnen wie der Familie als Ganzes.

Werden Veränderungen aufgezwungen, etwa wenn Kinder im adoleszenten Reifungs-Ablösungsprozeß voranschreiten oder wenn gar ein Mitglied der Familie stirbt (Perinelli und Günther, 1983), so liegt es nahe zu versuchen, durch eine Verstärkung der vertrauten Abwehrmechanismen das seelische oder körperliche Überleben der Familie zu retten.

Verstärkte Konfliktvermeidung, engeres Zusammenrücken, noch rigideres Festhalten am Status quo versprechen zwar eine kurzfristige Erleichterung, machen aber auf mittlere Sicht die Beteiligten noch verwundbarer. Die nächste Krankheitskrise scheint vorprogrammiert. Alltägliche unvermeidbare Ereignisse werden zu unerträglichen Krisenauslösern.

Die Problemlösungsversuche sind in diesem Teufelskreis selbst zum Hauptproblem der Familie geworden (Wirsching, 1988).

2.4 Gibt es »die« psychosomatische Familie? Fragen der Spezifität

Auch in der Familienpsychosomatik wird diskutiert, wie spezifisch die beschriebenen Störungsformen sind: Gibt es eine bestimmte psychosomatische Familienstruktur, unterscheiden sich Familien mit verschiedenen Krankheiten voneinander, sind Untergruppen identifizierbar etc. (Loader et al., 1980).

Gegen eine Spezifitätsannahme sprechen vor allem zwei Gründe: Zum einen erscheint es falsch, Kausalbeziehungen herzustellen zwischen Prozessen, die sich in ganz verschiedenen Subsystemen abspielen, also z. B. zwischen einer bestimmten Familieninteraktionsform und einer neurodermitischen Läsion der Haut. Zum zweiten erscheint die Etikettierung einer Familie aufgrund klinischer Diagnosen

einzelner Familienmitglieder immer etwas willkürlich, denn je weiter wir den Familienkreis ziehen, um so mehr werden wir fast immer eine ganze Reihe verschiedener körperlicher oder seelischer Störungen antreffen. Unser eingangs erwähnter Fall könnte z. B. je nach Standort des Untersuchers als anorektische, kolitische oder herzneurotische Familie angesehen werden.

Die vorliegenden Befunde wurden von einer größeren Zahl von Untersuchern mit ganz verschiedenen Methoden bei einer Vielzahl verschiedener Krankheitsbilder erhoben, zum Teil auch im Vergleich zu anderen neurotischen oder psychischen Störungen (Campbell, 1986; Liedtke, 1987; Overbeck, 1985). Das Spektrum umfaßt die Anorexia nervosa (Selvini-Palazzoli, 1982; Rosman et al., 1976; Minuchin et al., 1982; Buddeberg und Buddeberg, 1979; Petzold, 1979; Becker 1980), die atopischen Leiden Asthma und Neurodermitis (Block, 1969; Pinkerton, 1970; Liebmann et al.,1974; Minuchin et al., 1982; Lask und Kirk, 1979; Overbeck und Overbeck, 1978; Bovensiepen et al., 1980; Haland-Wirth und Wirth, 1981; Wirsching, 1984; Liedtke, 1987), Colitis ulcerosa und Morbus Crohn (Finch und Hess, 1962; Jackson und Yalom, 1974; McMahon et al., 1973; Liedtke, 1987; Scheib, 1991), juveniler Diabetes (Cierpka, 1982; Deak, 1991; Minuchin et al., 1982), Krebs (Sheldon et al., 1970; Thomas et al., 1974; Louhivuori et al., 1976; Bahnson, 1978; Wirsching et al., 1988; Wirsching und Stierlin, 1982; Stierlin et al., 1983; Buddeberg, 1985; Möhring, 1988), Tod eines Familienmitgliedes (Pattison, 1976; Baider, 1977; Hare-Mustin, 1979; Solomon und Hersch, 1979; Uhlenberg, 1980; Shanfield, 1983); Hämodialyse (Engel, 1978; Levenberg et al., 1978), Rheuma (Rekola, 1973), chronische Schmerzen (Roy, 1982) und Appendektomie (Hilpert, 1980). Danach läßt sich als gesichert annehmen, daß die beschriebenen Merkmale, wie sie unter den Oberbegriffen rigider Entwicklungsstillstand, harmonisierende Konfliktvermeidung und verschmelzende Bindung zusammengefaßt wurden, mit einer erhöhten Anfälligkeit für körperliche Krankheiten einhergehen (Wirsching et al., 1988), wie es z. B. die herabgesetzte Lymphozytenzahl nach dem Verlust eines Ehepartners vermuten läßt (Bartrop et al., 1977; D. D. Schmidt, 1983). Auch die in vielen großen epidemiologischen Studien nachgewiesene Erhöhung der Krankheitsanfälligkeit bzw. Verkürzung der Lebenserwartung als Folge des Mangels an sozialer Unterstützung ist hier erwähnenswert (House et al., 1988).

Darüber hinaus ist aber auch festzustellen, daß die Gesamtgruppe in bezug auf das vorherrschende Beziehungsmuster keineswegs homogen ist. So fanden wir bei einer Typenanalyse von 55 unausgelesenen Familien atopisch bzw. gastroenterologisch erkrankter Jugendlicher drei teilweise sehr unterschiedliche Grundmuster (Wirsching und Stierlin, 1982), die auch innerhalb der Krankheitsgruppen verschieden häufig vorkamen: Der in der Literatur besonders hervorgehobene Typus einer **gebundenen**

Familie war zwar mit insgesamt 44% aller Fälle am häufigsten, kam aber vor allem in der Gruppe der gastroenterologisch erkrankten Jugendlicher vor, wo fast zwei Drittel der Fälle diesem Muster zugeordnet wurden. Es handelt sich dabei um fast geschlossene Systeme, die nichts und niemanden hinein- oder herauslassen. Das Familienklima ist bestimmt von depressiven Affekten der Trauer um nicht bewältigte Verluste. Diese Konstellation war auch in den Familien Lungenkrebskranker am häufigsten (Wirsching, 1988).

In der atopischen Gruppe fanden wir hingegen in fast der Hälfte aller Fälle den Typus einer **gespaltenen Familie,** wo die verschmelzende Beziehung auf zwei voneinander isolierte oder gar verfeindete Lager beschränkt war. Das Familienklima war dann eher durch aggressive Auseinandersetzungen von beinahe mörderischem Ausmaß geprägt.

Der dritte Typus, der immerhin ein Viertel bis ein Drittel aller Fälle einschließt, wurde bislang in der Literatur kaum berücksichtigt, vielleicht weil die meisten Arbeiten von ausgelesenen, psychotherapeutisch zugänglichen Familien ausgingen. Zum Familientherapeuten kommt diese Gruppe, die wir **Familien in Auflösung** nannten, aber meist nicht. Die jugendlichen Patienten erschienen hier emotional vernachlässigt, in vorzeitige Selbständigkeit getrieben und erkrankten mit schwersten, oft lebensbedrohenden Verläufen. Eine charakteristische Situation ist etwa: Ein Elternteil steht in abhängiger Bindung an die Herkunftsfamilie und sucht die Befreiung durch einen pseudoselbständigen ausgestoßenen Partner, der seinerseits in eine »echte« Familie aufgenommen zu werden hofft. Solche widersprüchlichen Bestrebungen sind schnell zum Scheitern verurteilt und münden meist in einer langen Kette ähnlicher Wiederholungen. Hier fanden wir die größte Zahl zerbrochener unvollständiger Familien mit Kindern, die verschiedenen Verbindungsversuchen entstammten. Hier gab es auch eine besondere Häufung psychosomatischer Symptome neben vielfältigen anderen, darunter psychotischen oder delinquenten Störungen.

3 Familientherapie bei schweren und chronischen körperlichen Krankheiten

3.1 Indikationskriterien zur Einbeziehung des Patientenumfeldes

Gegen das diagnostische oder informatorische Familiengespräch gibt es im Grunde keine Einwände. Vor allem in der Anfangsphase einer Behandlung oder bei akuten Krankheitskrisen kann der behandelnde Arzt so die Situation des Patienten besser verstehen und sicherstellen, daß seine Mitteilungen alle Beteiligten in gleicher Weise erreichen. Es hat sich als günstig erwiesen, das Familiengespräch so früh wie möglich zu führen und eher später den Gesprächskreis einzugrenzen, als nach einer Reihe von Einzelgesprächen zu versuchen, das Umfeld hineinzuzie-

hen. Als besonders sinnvoll hat sich diese Reihenfolge auch im psychosomatischen Konsiliardienst erwiesen (Wirsching, 1983a, b; McDaniel et al., 1986; Sluzki, 1986; Wellisch und Cohen, 1986; Munson, 1986). Mehr spezifische Indikationen ergeben sich im Lichte der oben dargestellten verschiedenen Familientypen:

Bei gebundenen und verschmolzenen Familien hat der Versuch, ein Mitglied durch eine ablösungsbetonte Einzeltherapie herauszulösen, fast immer eine Krise des Gesamtsystems zur Folge, wenn nicht die Loyalität der Familie ohnehin überwiegt und der Behandlungsprozeß frühzeitig abgebrochen wird.

Eine etwas andere Indikationsstellung ergibt sich beim Spaltungstyp. Hier können sich in zwei Richtungen Probleme bei der Einzelbehandlung stellen: Begibt sich nur einer der Ehepartner zum Therapeuten, so steigt die Gefahr, daß die Familie ohne Chance der Bearbeitung ihres neurotischen Zusammenspiels (Kollusion) zerbricht. Ist eines der Kinder krank, so wird im Zuge der ablösungsfördernden Wirkung der Einzeltherapie auch dessen Einbindung in den Elternkonflikt aufgelöst, und eine Familienkrise droht.

Bei Familien in Auflösung sind gemeinsame Familiengespräche meist nicht realisierbar und auch nicht angezeigt. Hier muß als erster Schritt der Behandlung zunächst die Vertrauensbeziehung zu dem ausgestoßenen, vernachlässigten psychosomatisch Kranken gefestigt werden. Wird dieser Prozeß durch ein vorzeitiges Hereinzerren der Restfamilie gestört, so kommt meist überhaupt keine Behandlung zustande. Erst in späteren Phasen gelingt unter Umständen die Rekonstruktion eines Bezugssystems, nachdem die Beziehungs- und Vertrauensfähigkeit des Patienten sich im geschützten Einzelkontakt entwickelt hat.

Weitere Situationen, die gegen ein familientherapeutisches Vorgehen sprechen, sind solche, bei denen die Familie nicht das entscheidende Bezugssystem ist. Dies gilt z.B. für viele psychosomatische Konsiliarsituationen, wo im Mittelpunkt die Interaktionskrise der Station steht und somit das Teamgespräch Vorrang hat. Auch gibt es viele Situationen im Randgruppenbereich, wo außerfamiliäre Institutionen Aufgaben und Verantwortungen übernomen haben, die sonst der Familie vorbehalten sind. Hier wäre eine Ausweitung des Beziehungskontextes im Sinne einer Netzwerkinterpretation zu erwägen (Speck et al., 1976).

Schließlich sei noch eine Kontraindikation erwähnt, die im klinischen Alltag wohl am häufigsten zum Tragen kommt: Das Fehlen von erfahrenen Familientherapeuten und von Supervisionsmöglichkeiten. Die Behandlung von Familien mit schweren und chronischen psychosomatischen Symptomen gehört zu den schwierigsten und gefährlichsten Feldern der Familientherapie, vergleichbar der Arbeit mit psychotischen Familien, die nicht nur den erfahrenen einzelnen, sondern unter Umständen ein eingespieltes Behandlungsteam erfordert.

3.2 Verschiedene Behandlungskonzepte bedingen unterschiedliche Wege bei der Behandlung von Familien

Familientherapie steht oft nur als Sammelbegriff für ganz verschiedene Behandlungskonzepte und -methoden. Drei »Schulen« haben ausführliche Angaben zur Behandlung bei schweren chronischen körperlichen Krankheiten gemacht und haben teilweise sehr unterschiedliche Indikationsbereiche erschlossen. In der Reihenfolge ihrer historischen Entwicklung sollen hier die psychoanalytische, die strukturelle und die systemische Familientherapie vorgestellt werden (Übersicht bei Gurman und Kniskern, 1981; Simon und Stierlin, 1984).

Psychoanalytisch orientierte Familientherapie

Ausgehend vom psychoanalytischen Paradigma soll hier die Aufdeckung und Durcharbeitung langfristig angelegter Familienkonflikte zu einer schrittweisen und kontinuierlichen Veränderung der Familienbeziehungen führen (Richter, 1963, 1970; Bauriedl, 1980). Vor allem dem Bewußtsein der Betroffenen verborgene Komplexe bedingen, wenn sie auf andere Familienmitglieder übertragen werden, eine Vielzahl von Einstellungs- und Wahrnehmungsverzerrungen und Beziehungsdeformationen. Das analytische Konzept ist stark historisch orientiert. Die Aufarbeitung der Familiengeschichte und der Beziehungen über die Generationen steht meist im Mittelpunkt. Die Methodik wird von der familientherapeutischen Grundregel bestimmt: »Versuchen Sie soweit als möglich über die Themen zu sprechen, die Sie bisher vermieden haben, zum Beispiel Familiengeheimnisse, Enttäuschungen, Ungerechtigkeiten, Vertrauensbrüche« (Boszormenyi-Nagy und Spark, 1981). Der Therapeut wirkt als Mittler in einem konstruktiven Familiendialog. Die Deutung von Übertragungen und Widerständen ist das Hauptmittel, um einen Bewußtwerdungs- und Entwicklungsprozeß zur Entfaltung zu bringen. Oft werden mehrere Generationen in die Gespräche einbezogen (Sperling et al., 1982).

Aufgrund eigener langjähriger klinischer Erfahrungen hat sich gezeigt, daß die psychoanalytische Familienbehandlungsmethode vor allem in Anfangs- und Krisensituationen modifiziert werden muß (ähnlich wie die psychoanalytische Einzeltherapie), um in allen Fällen schwerer und chronischer körperlicher Störungen realisierbar und wirksam zu sein.

Die strukturelle Familientherapie

Sie ist in den USA am weitesten verbreitet. Ursprünglich aus der Beratungsarbeit im Randgruppenbereich entstanden, wurde sie durch die Aktivitäten von Minuchin und Mitarbeitern an der Philadelphia Child Guidance Clinic schon bald zu einem der Hauptansätze in der Familienpsychosomatik (Combrinck-Graham, 1974).

Die konzeptuellen Wurzeln entspringen hier der Lerntheorie und der Kommunikationsforschung. In der Praxis wird versucht, das psychosomatische Pro-

blem mit irgendeiner Form falschen Verhaltens zu verbinden, das während der Sitzung durch aktiven Einsatz des Therapeuten so lange modifiziert wird, bis eine konstruktive Alternative in Szene gesetzt ist (Minuchin und Fishman, 1981). Beispielhaft demonstriert diese Gruppe ihr Vorgehen im gemeinsamen Familienlunch, bei dem die Familie eines anorektischen Mädchens unter heftigsten Auseinandersetzungen zu einer eindeutigen und klaren Kommunikation angehalten wird. Der Hungerstreik soll so seinen Sinn verlieren (Rosman et al., 1976).

Die Vorteile dieses Vorgehens im psychosomatischen Bereich liegen auf der Hand: Der Therapeut stellt eine starke positive Bindung zu allen Familienmitgliedern her (»joining«), er gibt klare und konkrete Verhaltensanweisungen und orientiert sich ganz an der Veränderung aktueller Nöte und Konflikte der Familie, ohne den teilweise sehr belastenden Konflikthintergrund zu berühren. Außerdem verschwinden auch chronifizierte Symptome frühzeitig und nachhaltig, womit in vielen Fällen bereits das Behandlungsziel erreicht ist. Als bisher einzige Gruppe haben die strukturellen Familientherapeuten ihre Behandlungsergebnisse katamnestisch überprüft. Bei der Anorexia nervosa, bei steroidabhängigen asthmakranken Jugendlichen und beim stoffwechsellabilen juvenilen Diabetiker wurden durchweg dauerhafte Symptombesserungen erreicht.

Als alleinig angewandte Methode erscheint die strukturelle Familientherapie jedoch zu eingeengt. Elemente der direkten Verhaltensänderung haben Eingang in alle anderen Schulen gefunden, so wie die strukturelle Familientherapie sich selbst auch der nun noch zu besprechenden systemischen Familientherapie angenähert hat (vgl. z. B. Andolfi, 1982).

Systemische Familientherapie*

Obwohl die Anfänge dieser Methode bis zu den Ursprüngen der Familientherapie zurückreichen (Watzlawick et al., 1969, 1974), hat sie sich erst in den letzten Jahren sprunghaft verbreitet. Das Schlagwort der paradoxen Intervention hat die Runde gemacht (Selvini-Palazzoli et al., 1977; Steinglass, 1978; Cade, 1980; Stanton, 1981; Madanes, 1981; Hoffmann, 1982).

Im Mittelpunkt steht hier ganz stark das systemtheoretische Paradigma. Eine Reihe behandlungstechnischer Besonderheiten, die diesem Vorgehen seine spezifische Form verliehen haben, ermöglichen einen besonders konstruktiven Umgang mit dem homöostatisch wirkenden Familienwiderstand (Selvini-Palazzoli et al., 1981): Anstatt einen Dialog innerhalb der Familie oder zwischen den Familienmitgliedern und den Therapeuten anzuregen, befragen die Therapeuten die einzelnen Mitglieder über die jeweils anwesenden anderen (zirkuläre Befragung). Anstelle von empathischer Allparteilichkeit oder »joining« streben sie eine strikte Neutralität an.

---

* Synonym wird der vor allem im angelsächsischen Sprachraum verbreitete Begriff der »strategischen Familientherapie« gebraucht

Jegliche Stellungnahme, Wertung oder Interpretation wird vermieden. Seine Richtung gewinnt das Gespräch aufgrund bestimmter familiendynamischer Hypothesen, die ständig, beginnend noch vor dem Erstgespräch, erweitert, modifiziert oder bestätigt werden, bis ein verläßliches Bild des zugrundeliegenden Familienkonfliktes gewonnen ist. Die jeweiligen Hypothesen sind auch Grundlage einer Schlußintervention, die meist in einer Pause im Gespräch zwischen Therapeuten und Co-Therapeuten, eventuell auch mit einem Beobachtungsteam, entwickelt wird. Von den oft paradox anmutenden »Verschreibungen« wird eine zusätzliche verändernde Wirkung erwartet, welche in den langen Intervallen (4 bis 6 Wochen und länger) zwischen den Sitzungen zum Tragen kommen soll. (Ein Beispiel solch paradoxer Verschreibung ist weiter unten wiedergegeben.)

Dieses Vorgehen ist verschiedentlich als zu technisch, manipulativ oder unaufrichtig kritisiert worden (Bauriedl, 1980). Dem ist entgegenzuhalten, daß auch eine paradoxe Intervention nur auf der Grundlage einer positiven, vertrauensvollen Beziehung zwischen der Familie und dem Therapeuten bei einem sehr weitreichenden Verständnis der Gesamtproblematik gelingen kann. Es handelt sich um keinen technischen Trick, sondern um eine einseitige, die regressive Widerstandsanteile des jeweiligen Ambivalenzkonfliktes betonende Mitteilung des Therapeuten, die es den Familien nunmehr erlaubt, im Schutze des Therapeuten die eigene Situation in Frage zu stellen und somit selbst das Ausmaß und Tempo etwaiger Veränderungen zu bestimmen.

In der klinisch-psychosomatischen Arbeit hat die systematische Familientherapie in den vergangenen Jahren entscheidende Anregungen geliefert, die es möglich machten, auch bei schwersten chronischen Familienstörungen therapeutische Entwicklungen in Gang zu bringen. Die Behandlung psychosomatischer oder psychotischer Familienstörungen erscheint heute ohne die Anregungen der systemischen Familientherapie nicht mehr vorstellbar.

Abschließend sollen einige behandlungsmethodische Grundsätze dargestellt werden, die sich in der täglichen therapeutischen Arbeit herausgebildet haben. Sie sind unabhängig von den jeweiligen sog. Schulbesonderheiten bei jeder Familienintervention im psychosomatischen Störungsbereich von Bedeutung, helfen aber ganz besonders wiederum in den Anfangs- und Krisenphasen der Therapie.

3.3 Leitlinien zur Behandlung von Familien

Wir haben gezeigt, wie Familien, die sich mit wiederkehrenden Krankheitsrisiken oder chronischen körperlichen Leiden einzelner oder mehrerer Familienmitglieder auseinandersetzen, oft versuchen, durch Konfliktunterdrückung, enges Zusammenrücken und Vermeiden von Veränderungen, ihr Gleichgewicht zu erhalten. Solche Bewältigungsversuche haben jedoch nicht nur eine ausgesprochen gesundheitsbelastende Wirkung, sondern sie stehen gerade

im Gegensatz zu jeglichem Versuch einer unmittelbar veränderungsorientierten konfliktaufdeckenden Therapie. In der Regel begegnet ein Therapeut in seiner Sprechstunde also nur einer sehr kleinen (weniger als 10% umfassenden) ausgewählten Untergruppe psychologisch aufgeschlossener psychosomatischer Familien. Um in der Praxis dennoch in größerem Umfang sinnvolle familientherapeutische Hilfe geben zu können, haben sich die folgenden Gesichtspunkte bewährt (Stierlin et al., 1980; Wirsching, 1988).

Behandlungskontext

Entscheidend ist der Kontext, in dem die Behandlung stattfindet. Nur bei größtmöglicher Integration in den medizinischen Behandlungsablauf hat eine Familientherapie überhaupt Aussichten, zustande zu kommen. Das heißt, die Familiengespräche finden über weite Strecken vor Ort im ambulanten oder stationären medizinischen Rahmen statt (Kellner, 1963; Wellish et al., 1978; Eastman und Mesibov, 1981). Die Familien erleben, daß die Behandlung von allen Beteiligten mitgetragen wird, vor allem vom Stationspersonal und von den Hausärzten. Ein Austausch durch konsiliarische Kontakte ist oft unerläßlich (Wirsching, 1983).

Erstinformationen

Die ersten Informationen werden so gewonnen, daß eine Vertrauensbeziehung zu allen Beteiligten geschaffen wird. Eine etwas aktivere strukturierende Gesprächsform hat sich in der Anfangsphase bewährt. Wir versuchen, Verständnis für die Sicht der einzelnen Familienmitglieder zu entwickeln und zu zeigen. Etwaige Widersprüche werden zunächst nicht interpretiert. Damit folgen wir stärker dem von Boszormenyi-Nagy und Spark (1981) eingeführten Prinzip der Allparteilichkeit als etwa Minuchins bewußt kriseninduzierender Gesprächstechnik. Auch Selvini-Palazzolis (1981) Vorschlag, eine strikte Neutralität zu wahren, schien uns am Anfang oft nicht realisierbar.

Konstruktive Anteile der Familiendynamik (Familienressourcen)

Die Schwierigkeiten und tiefgreifenden Konflikte einer psychosomatischen Familie werden gerade im Lichte beschwichtigender Harmonisierungsanstrengungen sehr bald deutlich. Eine pathologie- oder störungszentrierte Gesprächsführung würde die brüchige Familienabwehr unzulässig gefährden. Je stärker das Familiengleichgewicht bedroht wird, um so mehr wird ein Gespräch als zusätzliche Belastung erlebt, gegen die sich die Familie zur Wehr zu setzen versteht. Möglicherweise zu Recht sieht sie von weiteren Kontakten ab, wenn man bedenkt, daß etwa im Fall der schweren Kolitis oder des chronischen Bronchialasthmas die nächste Krise einen neuen, unter Umständen verhängnisvollen Krankheitsschub bedingen kann. Wir sind also gut beraten, wenn wir unseren Blick bewußt auch auf die intakten Familienbereiche richten, z. B. die Fähigkeit bei der Bewältigung vorangegangener Belastungen anerkennen. Auch die Umdeutung (positive Konnotation; Selvini-Palazzoli et al., 1977) scheinbar tief gestörter Einstellungen und Verhaltensweisen gehört hierher. Vielleicht zum ersten Mal erlebt eine überängstliche, besorgte Mutter, daß ihre Rolle nicht kritisiert, sondern tatsächlich verstanden wird. Die Kontrolle der Gegenübertragung des Therapeuten ist jedoch eine unerläßliche Voraussetzung, um nicht in vordergründiger Beschwichtigung steckenzubleiben.

Die Verknüpfung von Krankheit und Konflikt nicht zu früh deuten

Besonders vorsichtig sind wir bei der Deutung der krankheitsfördernden Konfliktdynamik. Da die Zusammenhänge den Beteiligten selbst ohnehin auf schmerzliche Weise bewußt sind, wirkt deren Hervorhebung durch den Therapeuten als zusätzliche, die Schuldgefühle steigernde Belastung. Gerade deswegen versucht die Familie sich zu schützen, und gerade solche Schuldabrechnung wird in negativer Weise von einem Familiengespräch erwartet. Wir heben uns generell in der Anfangsphase jede Deutung des Familienkonfliktes für unsere abschließende Gesprächszusammenfassung auf.

Die Chancen des Gesprächsabschlusses nutzen

Wenn das Familiengespräch in der angedeuteten positiv konnotierenden, allparteilichen Weise geführt wurde, kommt der Punkt, wo sich die Beteiligten fragen, was wohl der Therapeut von ihrer Situation hält. Die Erwartungsspannung wird noch gesteigert, wenn das Familiengespräch vor dem endgültigen Abschluß unterbrochen wird. Eine Gesprächspause ist in stärker gestörten Familien sehr hilfreich, da der Therapeut hier regelmäßig besonders stark in die Familienabwehrprozesse (z. B. in eine harmonisierende Verschmelzung) hineingezogen wird. Im Gespräch mit einem bis dahin abwartenden Co-Therapeuten bzw. Beobachter kann bei räumlicher Trennung eine Metaperspektive gewonnen werden, eine Gesamtschau, die das Zusammenwirken aller Beteiligten erhellt. In der Anfangsphase konzentrieren wir uns vor allem auf die symptomfördernden Familienabwehrversuche. Wenn wir abschließend unsere Gesprächseindrücke zusammenfassen, so vermeiden wir jedes direkte Infragestellen der Familie. Statt dessen versuchen wir zu verstehen und zum Ausdruck zu bringen, auf welche Weise die einzelnen Familienmitglieder versucht haben, zur Stabilisierung der Situation beizutragen. Besondere Aufmerksamkeit verdient hier wieder der mit den jeweiligen Symptomen verknüpfte Teil der Familiendynamik.

Im Falle unserer oben dargestellten Familie Kahl, deren Tochter ein magersüchtiges Verhalten zeigte, betonten wir, wie alle Familienangehörigen seit langem versuchten, ein besonders harmonisches Zusammenleben zu verwirklichen und wie gerade die Jugendliche selbst versuchte, alle sonst in diesem Alter anfallenden Konflikte von ihren Eltern fernzuhalten, deren Belastung durch eigene Krankheiten

und Sorgen um ihre eigenen Eltern sie seit langem gespürt hatte. Als Regina wegen ihres Studiums nicht mehr im Hause leben konnte, wurde ihre Sorge um die alleingebliebenen Eltern so stark, daß sie sich entschloß, nicht mehr zu essen. Die Familie war gern bereit, sie wieder aufzunehmen, und sie wird bei ihren Eltern bleiben, bis die Zeit für eine Trennung gekommen ist. Als Therapeuten wissen wir, daß solche Trennungen keinesfalls zu stark beschleunigt werden dürfen. Wir wollen deshalb abwarten und die Familie erst in einigen Wochen erneut sehen. Bis dahin empfehlen wir, nichts zu verändern.

Die Wirkung solcher Form von Abwehrdeutung ist, wie sich leicht vorstellen läßt, oft paradox. Es erweist sich als sehr schwer, ein Abwehrmuster, das bislang auf unbewußte Weise seine Wirkung entfaltete, bewußt fortzusetzen.

Die Möglichkeit eines langen Sitzungsintervalls nutzen

Statt tatsächlich »weiterzumachen wie bisher«, begann die Familie Kahl, sich mit der einseitigen, überspitzten Mitteilung des Therapeuten auseinanderzusetzen. Damit setzte jedoch sofort auch ein Prozeß der Auseinandersetzung mit einem Teil ihrer eigenen problematischen Familiensituation (die ja vom Therapeuten zurückgespiegelt wurde) ein. Jedoch geschah dies auf eine Weise, bei der die Familie selbst Richtung, Ausmaß und Tempo der Entwicklung gestalten konnte.

Wir hören in der folgenden Sitzung fünf Wochen später, daß Regina sich unmittelbar im Anschluß an unser Gespräch entschlossen hatte, wieder ein normales Eßverhalten anzunehmen. Die Eltern seien von unserer abschließenden Mitteilung sehr betroffen gewesen. Der Vater wußte nicht, wie sehr seine Frau unter dem Alleinsein gelitten hatte. Jetzt, wo Regina aus dem Haus geht, will er versuchen, eine Veränderung in seinem Arbeitsbereich herbeizuführen. Er hat bereits mit seinen Chefs gesprochen und stieß zu seiner eigenen Überraschung auf Verständnis. Man hatte sich in der Firma ohnehin seit längerem Gedanken gemacht, warum er in seinem Alter und bei seiner Position so viel Aufgaben selbst übernommen hatte, die durchaus an jüngere Kollegen delegiert werden konnten. Herr Kahl möchte versuchen, die nun gewonnene Zeit stärker seiner Familie zu widmen. Die Eheleute hatten darüber gesprochen, daß sie eigentlich in ihrer über zwanzigjährigen Ehe kaum eine Gelegenheit für gemeinsame Unternehmungen hatten.

Die Therapeuten äußern in diesem Gespräch ihre Überraschung über so weitreichende schnelle Veränderungen. Sie warnen sogar davor, eine Situation, die sich in so vielen Jahren entwickelt hat, nun in so kurzer Zeit so stark verändern zu wollen. Es wird vereinbart, daß die Eltern zum nächsten Termin allein kommen, um Gelegenheit zu haben, in Ruhe über ihre Situation weiterzusprechen. Auch Regina bieten wir an, daß sie sich an uns wenden kann, wenn sie über ihre eigenen Fragen mit uns allein sprechen will.

Damit die paradoxe Mitteilung nicht zum zynischen manipulativen Trick wird, was die Familie sofort spüren würde, ist es also wichtig, daß sie sich zum einen auf tatsächlich in der Sitzung bewußt gewordene Zusammenhänge bezieht, oft sogar nur noch etwas zusammenfaßt, was bereits in der Luft lag, und zum zweiten, daß der Therapeut tatsächlich hinter seiner Deutung steht, also das Dilemma der Familie auch emotional erfaßt hat und vor allem akzeptieren kann, wenn die Familie sich tatsächlich entschließt (dann aber bewußt), alles beim alten zu lassen, um gemeinsam auf einen günstigeren Entwicklungszeitpunkt zu warten. Um die volle Wirkung eines so geführten Familiengesprächs nicht zu mindern, eine Familie nicht zu stark zu bedrängen und vor allem auch oft unerwartete Selbstentwicklungsmöglichkeiten in der Familie zur Entfaltung zu bringen, haben sich vor allem in der Anfangsphase längere Sitzungsintervalle (4–6 Wochen) sehr bewährt. Vor allem, wenn die Gespräche in einem medizinischen Kontext stattfinden, ergeben sich so im allgemeinen keine Schwierigkeiten, auch zu sehr schwer gestörten, primär wenig motivierten Familien einen kontinuierlichen und vertrauensvollen Kontakt herzustellen.

Das Gesprächs-Setting flexibel halten

Familientherapie bedeutet keinesfalls, daß von Anfang bis Ende einer Behandlung alle Beteiligten zu gemeinsamen Gesprächen zusammenkommen. Vielmehr muß immer wieder neu entschieden werden, welcher Teil des Ganzen aus beziehungsdynamischer Sicht für die Bearbeitung der jeweiligen Konflikte entscheidend ist. Gerade in stark verschmolzenen Familien mit jugendlichen Patienten kann das gemeinsame Familiengespräch eine individuationshemmende Wirkung entfalten.

Im Fall der Familie Kahl hatten wir den Eindruck gewonnen, daß die Eltern nach der ersten Intervention eine Bereitschaft zeigten, die Tochter aus ihrer gebundenen Position zu entlassen und sich mit ihren eigenen Konflikten auseinanderzusetzen. Auch Regina signalisiert mit der Aufgabe ihres Eßsymptoms ihren Entschluß, die zentrale, vermittelnde, alle Aufmerksamkeit absorbierende Stellung

in der Familie zu verlassen. Sie wird sich später einer studentischen Selbsthilfegruppe anschließen. Wir sehen sie nur noch einmal vor dem endgültigen Abschluß der Therapie. Ihr ist es gelungen, von Symptomen frei zu bleiben und eine altersgerechte Selbständigkeitsentwicklung aufzunehmen. Sie hat jetzt einen festen Freund, den sie beim Studium kennenlernte.

Die Eltern durchlaufen einen intensiven paartherapeutischen Prozeß, in dem sie eine deutliche Wiederannäherung erfahren. Das ganze Ausmaß ihrer depressiven Existenz und einer inhaltlosen, freudlosen Beziehung, das von der Tochter offenbar schon immer wahrgenommen worden war, zeigte sich erst, nachdem die harmonisierende, konfliktvermeidende Abwehr schrittweise aufgegeben wurde. Als ganz zentral erwies sich hier die Bearbeitung der Verluste, die beide Eltern erlitten hatten (Perinelli und Günther, 1983). Im Zuge dieser Trauerarbeit wurde deutlich, wie beide Eltern versucht hatten, in Regina einen Ersatz für den nicht überwundenen Verlust der eigenen Eltern zu finden. Die krankmachende Wirkung der ungeleisteten Trauer war die seelische Grundlage von Frau Kahls Colitis-ulcerosa-Leiden. Sie fühlte sich bis heute schuldig, weil sie sich nicht genug um die alten und kranken Eltern gekümmert hätte. Erst jetzt wagt auch Herr Kahl seiner Frau mitzuteilen, wie enttäuscht er gleich zu Anfang der Ehe war, weil seine Frau den eigenen Eltern zuliebe ihn, den Ehemann vernachlässigte. Frau Kahl bestätigt, daß es ihr eigentlich immer klar gewesen sei, daß der scheinbar unvermeidbare berufsbedingte Umzug ein Versuch des Partners war, der ständigen Präsenz der Schwiegereltern zu entrinnen. Auf unausgesprochene Weise hatte zwischen den beiden Partnern über die vielen Jahre ein tiefgreifender Konflikt bestanden mit intensiven, gleichwohl verborgenen Gefühlen der Enttäuschung und des wechselseitigen Schuldvorwurfs.

In der Familientherapie gelingt es, Verständnis für die jeweiligen Positionen zu entwickeln. Die Partner erleben erstmals eine weitgehend von Symptomen befreite entspannte Partnerschaft. Sie nehmen auch die jahrelang unterbrochenen sexuellen Beziehungen wieder auf.

KAPITEL 33

Suggestive und übende Verfahren

Reinhard Lohmann
mit einem Teilbeitrag von Jörg Michael Herrmann

> *»Die alten Komplexe sind wie große Steine*
> *im Flußbett, die bei tiefem Wasserstand*
> *störend über die Oberfläche kommen.*
> *Steigt der Pegelstand, so liegen dieselben*
> *Steine bedeutungslos auf dem Grund und*
> *die Schiffe fahren ruhig oben weg.«*
> *(E. Kretschmer, »Psychotherapeutische*
> *Studien«, 1949)*

1 Suggestive Verfahren

1.1 Vorbemerkungen zum Suggestionsbegriff *

Unter **Suggestion** verstehen wir »die Beeinflussung
des Denkens, Fühlens, Wollens oder Handelns eines
anderen Menschen unter Umgehung seiner rationalen Persönlichkeitsanteile auf der Grundlage eines
zwischenmenschlichen Grundvollzugs, der zur affektiven Resonanz führt« (Stokvis und Pflanz, 1961).
Die Suggestion spielt im Leben des einzelnen sowie
ganzer Völker eine große Rolle, die sich sowohl nor-
malpsychologisch als auch psychopathologisch
äußert. Man denke an ihre Bedeutung im Bereich der
Religion, der Politik, der Pädagogik, der Reklame
und der Mode, in der Geschichte wie im Zeitalter der
modernen Massenmedien. Wir unterscheiden dabei
eine »negative Suggestion« (= beunruhigende bzw.
ängstigende Suggestion) von einer »positiven Suggestion« (= beruhigende bzw. ermutigende Suggestion). Für die Psychotherapie ist die »positive Suggestion« von Belang, welche die affektive Beziehung
zwischen Arzt und Patient konstelliert, u. a. in Form
von Beruhigung, Ermutigung, Hoffnung, Tröstung,
Vertrauen und Glauben. Weiter wird unterschieden
zwischen einer »getarnten« oder »larvierten«, meist
indirekten und einer »gezielten«, meist direkten Suggestion. Mit der larvierten Suggestion arbeiten viele
naturheilkundliche und homöopathische Ärzte sowie nichtärztliche Heilpraktiker. Ihr Glaube an die
Wirksamkeit der von ihnen angewendeten Heilmittel
und bzw. oder ihre Überzeugungskraft übertragen
sich auf die Patienten und bewirken bei diesen mitunter verblüffende Anfangs- oder Teilerfolge. Aber
auch im Bereich der Schulmedizin geschieht vieles
»unter dem Schein körperlicher Therapie«, was zur

larvierten Suggestion zu rechnen ist. Das betrifft u. a.
die Medikamentenwirkung, bei der ein »Placebo-
Effekt« mit im Spiel sein kann, auch wenn es sich um
eine pharmakodynamisch wirksame Substanz handelt. In diesem Zusammenhang muß auf M. Balint
(1957) hingewiesen werden, der uns die große Bedeutung der »Droge Arzt« ganz allgemein und besonders bei der Verschreibung von Medikamenten
gezeigt hat (s. a. Kap. 26, »Das Placebo-Phänomen«).

Der russische Psychiater Bechterew (1904) gibt für
den komplizierten Vorgang der Suggestion einen
einfachen und anschaulichen Vergleich, wenn er davon spricht, daß sich die Suggestion wie ein Dieb des
Nachts durch die Hintertür in ein fremdes Haus ein-
schleicht, um es am kommenden Morgen als Haus-
eigentümer verkleidet durch die Vordertür wieder zu
verlassen. Anhand dieses Vorgangs können wir die
drei Stadien des »erlebnismäßigen Gesamtgesche-
hens« bei der Suggestion (Stokvis, 1959) erkennen:

- Das **Stadium der Annahme** eines Ich-fremden
  Bewußtseinsinhaltes ohne nähere Motivation, genauere Kontrolle und eingehendere Realitätsprüfung = unauffälliges Eindringen in das fremde
  Haus.
- Das **Stadium der Verwirklichung,** in dem das für
  die Suggestion Typische stattfindet, nämlich das
  »subgerere« (= unterschieben, eingeben, einbil-
  den). Ein Ich-fremder Bewußtseinsinhalt wird nun
  vom Suggerierten als dessen eigene Meinung, eigenes Gefühl, eigener Wille, eigene Handlung erlebt
  = Inbesitznahme des fremden Hauses.
- Das **Stadium der Handlung,** wobei es zur Ausführung des Ich-fremden Bewußtseinsinhaltes in
  Gestalt einer eigenen Vorstellung, eines eigenen
  Gefühls, eines eigenen Willensaktes kommt = Wie-
  derverlassen des fremden Hauses als dessen Be-
  sitzer.

Ehe wir zur psychoanalytischen Theorie des Sugge-
stionsvorganges kommen, müssen wir uns noch mit
dem Begriff der **Suggestibilität** beschäftigen. Hierunter wird die affektive Empfänglichkeit für Bewußt-

---

* Bezugnehmend auf das erste theoretische Kapitel sei hier angemerkt, daß sich die in der Literatur als »Suggestion« beschriebenen Vorgänge innerhalb des »symbiotischen Funktionskreises«,
wie er in Kapitel 1 beschrieben wurde, abspielen, wobei zwischen
Arzt und Patient ähnliches geschieht wie in den ersten Lebenswochen und -monaten zwischen Mutter und Kind.

seinsinhalte verstanden, die ohne Reaktionsprüfung oder Nachprüfung »untergeschoben« werden sollen. Die Suggestibilität kann bei ein und demselben Patienten je nach seinem affektiven Zustand und seiner »Übertragung« schwanken. Sie ist von zahlreichen Einflüssen abhängig. Neben dem Lebensalter (Kinder sind besonders suggestibel) werden dem Geschlecht (Frauen werden aufgrund ihrer für gewöhnlich stärkeren affektiven Ansprechbarkeit als suggestibler beurteilt), dem Triebleben, dem Temperament, der Intelligenz, der Rasse und auch der Volkszugehörigkeit Einflußnahmen zugeschrieben. Bekannt sind auch Verstärkungen der Suggestibilität in Zuständen von Ermüdung und Erschöpfung mit den damit zusammenhängenden Senkungen der Bewußtseinsschwelle. Auch hier wird zwischen einer negativen Suggestibilität, die bis zur Verwerfung der Suggestion (= »regressive Nein-Haltung«) führen kann, und einer positiven unterschieden, die sich im Extremfall als »masochistische Ja-Haltung« ausdrückt.

Psychoanalytisch gesehen, drückt die Suggestibilität in erster Linie die Bereitschaft zur Wiederbelebung infantiler Objektbeziehungen (Übertragung) aus (Freud und Breuer, 1895, 1970; Freud, 1921, 1970; Ferenczi 1910, 1911). »Die Allmacht des Suggestors wird als Wiederholung der Allmacht der Eltern über die Kinder erlebt. In beiden Fällen sind Liebe und Furcht die Beweggründe für das Zeigen einer Art von Gehorsam, die über das Normale hinausgeht. Frühere, lang vergessene Lebenssituationen wiederholen sich« (Stokvis, 1958, 1959). Die Fremd-(Hetero-)Suggestion wird von Jones (1936) auf die Vater-Imago zurückgeführt, die Selbst-(Auto-)Suggestion auf den Narzißmus. Fremdsuggestion besagt demnach, daß ein Stadium vorausgegangen ist, in dem das Ich-Ideal in das frühere Vater-Ideal aufgelöst wurde. Selbstsuggestion bedeutet in diesem Sinne, daß zwischen dem narzißtischen Ich-Ideal und dem realen Ich eine harmonische Vereinigung stattfindet. Diese wird durch Regression in autoerotische Richtung möglich, wenn der primäre Narzißmus aufgegeben und dann durch Konzentration auf die Vorstellung des Selbst wiedererlebt wird. In den meisten Suggestionstheorien sind die klassischen psychoanalytischen Gesichtspunkte wiederzufinden, nach denen immer eine Interaktion zwischen zwei Personen, zwischen zwei Ichs oder zwischen zwei Teilen einer Persönlichkeit stattfindet.

Bei den Interaktionen zwischen dem »**Suggestor**« und dem »**Suggerendus**« spielt der zu Suggerierende die wichtigere Rolle. Das gilt vor allem hinsichtlich seiner Persönlichkeit. Begünstigend sind hier u.a. masochistische Charakterzüge, Ich-Schwäche, Intelligenzschwäche, aber auch Hingabefähigkeit, Duldsamkeit, Gläubigkeit bei guter Intelligenz. Von Bedeutung sind weiter die Einstellung des Patienten zum Arzt (Sympathie/Antipathie, positive »Übertragung«/negative »Übertragung«) sowie zur Krankheit (Hoffnung auf Besserung bzw. Heilung/Selbstaufgabe). Demgegenüber tritt der **Suggestor** zurück. Dieser muß jedoch immer eine überzeugende Selbst-

sicherheit und Selbstvertrauen zum Ausdruck bringen, egal, welcher Zweifel am eigenen Tun sich dahinter verbirgt, und muß so Vertrauen erwecken sowie Glauben an ihn als den »Arzt der Wahl« einflößen. Selbstunsicherheit und übertriebene Selbstkritik können hinderlich für den Suggestor sein und dessen suggestive Wirkungen beeinträchtigen. Schließlich sind noch der **Suggestionsinhalt** und die **Situation** von Bedeutung. Außer der Affektwirkung ist die moralische und ethische Seite des Suggestionsinhaltes zu beachten. So kann der Suggerendus die fremde Vorstellung nur mit Billigung seines Ideal-Ichs zur eigenen machen. Hinsichtlich der Formgebung ist die Wiederholung besonders hervorzuheben, weiter die Monotonie der Reizgebung. Mitunter wirkt aber auch ein einzeitiger aktiver Reiz (z.B. scharfes Kommando, energischer Befehl, eventuell in Verbindung mit faradischem Reiz) schon heilsam. Auch die Situation, in der die Suggestion gegeben wird, darf nicht unberücksichtigt bleiben. Hier können zahlreiche Imponderabilien eine Rolle spielen, so das Erscheinungsbild und das Auftreten des Suggestors, seine Kleidung, seine Überzeugungskraft, seine Fähigkeit zur Dramatisierung im gegebenen Falle, seine Geistesgegenwart, Intelligenz, nicht zu vergessen die Mitmenschlichkeit.

Das Problem **Heterosuggestion/Autosuggestion** ist in der Literatur viel diskutiert worden. Bei der Fremdsuggestion handelt es sich um zwei Personen, die in einem gegenseitigen affektiven Beeinflussungsverhältnis zueinander stehen. Bei der Autosuggestion geht es demgegenüber um zwei Teile derselben einheitlichen Persönlichkeit, um das Ich und um das Selbst. Auch hier hat man es nach Stokvis (1959) mit einer (auto)erotischen Gefühlsbeziehung zu tun. Unter dem Einfluß triebhafter Bedürfnisse identifiziert sich das bewußte Ich mit dem eigenen Selbst (narzißtische Identifikation). Die Vorstellung, die zum Objekt der Autosuggestion werden soll, muß für den Betreffenden eine affektive Bedeutung haben. Jedes Erleben kann Inhalt einer Autosuggestion sein. Die **Autosuggestibilität** schwankt, ebenso wie die Suggestibilität, inter- und intraindividuell beträchtlich und ist von denselben Faktoren abhängig. Auch hier unterscheiden wir eine negative von einer positiven Form. Negative Autosuggestibilität kann z.B. durch die Angst zustandekommen, daß gewisse vom Ideal-Ich nicht geduldete Triebneigungen bewußt werden. Dann fühlt oder tut der Betreffende das Entgegengesetzte von dem, was er sich selbst suggeriert hat.

Die **Wirkungsweise** der Suggestion kann nur ganzheitlich betrachtet werden. Zusammen mit den psychischen Einflüssen auf Denken, Fühlen und Wollen vollziehen sich, entsprechend dem psychosomatischen, »zweieinheitlichen Affektgeschehen« (Stokvis, 1958, 1959; Stokvis und Pflanz, 1961), auch solche auf die somatischen Funktionen. Von besonderer Bedeutung sind jene auf den Muskeltonus, die zum Ausgangspunkt zahlreicher Entspannungsverfahren geworden sind. Ihnen eng verbunden sind die Wirkungen auf das Gefäßsystem sowie auf alle vom vegetativen Nervensystem innervierten inneren Organsysteme im Sinne eines »Plus-« bzw. »Minus-Effektes« bzw. einer Ruhigstellung in eutoner Mittellage. Dazu gehören auch die Auswirkungen auf die Haut.

Mit Nachdruck verteidigt J. H. Schultz (1953) in den Vorworten zu seiner »Hypnose-Technik« die suggestiven Verfahren, wenn er schreibt: »Allgemein verständnisvolle Menschenführung (Psychagogik), Unterstufe des autogenen Trainings und besonders auch methodisch einwandfreie Hypnotherapie richtiger Indikation können Wertvolles leisten (bei etwa 50–60% ›funktioneller‹ Anomalien)«.

1.2 Geschichtlicher Exkurs zu den Suggestivverfahren

Die Suggestion ist in der Geschichte der Heilkunst das älteste und am häufigsten verwendete Heilmittel zur Linderung menschlicher Not. Berichte über fremdsuggestive Behandlungsmaßnahmen reichen bis in die Frühzeit der Menschheit zurück. So heißt es im Papyrus Ebers (1552 v. Chr.), der ältesten Urkunde der Ägypter, die unter den Trümmern von Theben gefunden wurde:

»Lege die Hände auf ihn, um den Schmerz der Arme zu beruhigen, und sage, daß der Schmerz verschwinden wird.«

Auch bei den Chaldäern blühte die weiße (gute) und schwarze (böse) Magie, wie zahlreiche Bibelstellen zeigen. So findet sich im Evangelium Marcus 16 (17, 18) folgende Stelle:

»In meinem Namen werden sie Teufel austreiben, mit neuen Zungen reden, Schlangen vertreiben, und so sie etwas Tödliches trinken, wird's ihnen nicht schaden; auf die Kranken werden sie die Hände legen, so wird's besser mit ihnen werden.«

Erinnert sei auch an das Institut des Tempelschlafes, das noch bis ins 6. Jahrhundert n. Chr. existierte. Die Mönche traten später das Erbe der Tempelpriester an und vollzogen Wunderheilungen mittels Gebeten, Reliquien von Märtyrern und Weihwasser. Sogar die Päpste, Könige und Kaiser beteiligten sich bis ins Mittelalter an diesem Heilgeschäft. So behandelte z. B. Ludwig der XIV. mit Vorliebe Skrofulöse, denen er nach der Berührungsprozedur ein Geschenk von 2–5 Sous überreichen ließ mit den Worten: »Le Roi te touche, Dieu te guérit«. Indessen, während die suggestiven Phänomene hier zu einem nützlichen therapeutischen Zwecke Verwendung fanden, machten sich daneben in zunehmendem Maße hypnotische und somnambule Erscheinungen spontaner und fremder Entstehungsart geltend, die die Grundlage der mittelalterlichen Massenepidemien sowie der Hexenverfolgungen bildeten. Visionen und Halluzinationen, lethargische und somnambule Zustände, Nymphomanien und Dämonomanien herrschten endemisch und epidemisch und wurden teils abergläubisch verehrt, teils zum Gegenstand grausamster Verfolgung gemacht.

In jüngerer Zeit ist Mesmer (1733–1815, 1952) mit seiner Lehre vom **»animalischen Magnetismus«** hervorgetreten. Er hat als erster geschulter Arzt der Neuzeit, wie J. H. Schultz (1952) ausführt, die Wirkung erlebt und immer wieder hervorgerufen, die von einer suggestiven Persönlichkeit ausgeht, von ihrem Nahesein, Sprechen, Reden und Befehlen erschütterte Kranke heilsam erreicht. Jedoch vermochte Mesmer diese Wirkung nicht zu erklären und sah in der ihm unverständlichen psychischen Mechanik noch mittelalterliche Magie. Ihm fehlte, wie allen seinen Zeitgenossen, der entscheidende Begriff der Suggestion. Dieser ist J. Braid (1843), einem englischen Augenarzt zu verdanken, der die Grundlagen der Hypnose gelegt und dieser heterosuggestiven Methode den Namen gegeben hat. In seiner Nachfolge ist die Schule von Paris (Charcot, 1889) zu erwähnen, die die Hypnose als Ausdruck eines »hysterischen Psychismus«, als Erscheinung einer »kollektiven Pathologie« auffaßte. Die erste Schule von Nancy (Bernheim, 1888) stellte dieser pathophysiologischen Hypothese von Charcot eine psychologische, nämlich die der Suggestion, entgegen. Diese hat sich bis heute behauptet. In beiden Forschergruppen arbeitete Freud mit und schuf so die Voraussetzungen für die 1895 gemeinsam mit J. Breuer in den »Studien über Hysterie« (1970) beschriebene »Psychokatharsis«, aus der er dann später die Psychoanalyse entwickelte. In Hypnose wurden für das betreffende Krankheitsbild entscheidende Erlebniszusammenhänge aufgedeckt und hinsichtlich ihrer »eingeklemmten Affekte« kathartisch abreagiert, mit dem Erfolg, daß die vorwiegend hysterischen Krankheitsbilder sich vorübergehend oder dauerhaft zurückbildeten.

Um den weiteren Ausbau des **wissenschaftlichen Hypnotismus** in Deutschland haben sich J. H. Schultz (1952–1983, 1991), der Begründer der Selbsthypnose des autogenen Trainings und E. Kretschmer (1959) mit D. Langen (1969) durch die »gestufte Aktivhypnose« und die »zweigleisige Methode« verdient gemacht, weiter der Niederländer B. Stokvis (1955, 1958, 1959, 1965), der seine wichtigsten Hypnoseveröffentlichungen in deutscher Sprache geschrieben hat. Gerade in jüngerer Zeit liegen aus anglo-amerikanischen, französischen, italienischen und spanischen, sowie sowjetischen und osteuropäischen Quellen so viele Forschungsergebnisse und Veröffentlichungen vor, daß von einer »Renaissance der Hypnose« gesprochen werden kann. Diese Entwicklung geht einher mit einer allgemeinen Wiederaufwertung der stützenden und insbesondere der suggestiven Methoden bei der Behandlung der Psycho- und vor allem Somato-Neurosen (= psychosomatische Störungen und Erkrankungen).

1.3 Hypnosuggestion

Bei der Hypnose handelt es sich nach Stokvis (1955) um einen mittels bestimmter Einleitungstechniken durch »affektive Faktoren hervorgerufenen Zustand einer (oftmals geringen) Senkung des zuvor eingeengten Bewußtseins, in dem ein Rückschritt der

Grundfunktionen der Persönlichkeit (Denken, Fühlen, Wollen) sowie der animalischen Verrichtungen eintritt. Die Einsicht in die reale Situation geht höchst selten verloren. Seine Reaktionsweise in der Hypnose bleibt dem Hypnotisierten fast immer bewußt«.

Das Wesentliche an der Hypnose ist der vor allem auf den Hypnotiseur eingeengte Bewußtseinszustand sowie die unterschiedlich starke Senkung des Bewußtseins, die mit einer erhöhten Suggestibilität einhergeht. Mit diesen Bewußtseinsveränderungen kommt es zu einer Regression, einem Zurückschreiten in frühere (infantile) Entwicklungsstufen mit Wiederherstellung von Verhaltensweisen, die diesen Perioden angehören. Vorrangig ist dabei das Wiederaufleben eines »Gefühlsprimitivismus« (s.a. Kap. 26, »Das Placebo-Phänomen«). Abgesehen von der frühkindlichen Einstellung der Passivität und Hingabe, kommt dabei das Magisch-Archaische dieser Entwicklungsstufe zur Wiederbelebung. Wie das Kind seinen Eltern, so traut der Patient seinem Hypnotiseur eine magische Potenz zu und gewinnt selbst mit Hilfe der Identifikation Anteil an dieser magischen Macht. Bedeutsam für das Gelingen der Hypnose ist eine positive affektive Beziehung zwischen dem Hypnotiseur und dem Hypnotisanden. Diese wird aus psychoanalytischer Sicht auch als »infantilerotische Bindung« bezeichnet. Unter ihrem Einfluß »nimmt die Neigung zur Identifikation mit dem Arzt stark zu, wodurch auf dem Wege der Introjektion die suggerierten Vorstellungen eher angenommen werden und der Psychismus der Suggestion im engeren Sinne sich leichter vollziehen kann. Diese Neigung zur Identifikation ist zuweilen derartig stark, daß der Hypnotisand in der Befolgung der Suggestionen einen narzißtischen Vorteil erblickt« (Stokvis, 1955), bzw. sich gelegentlich sogar masochistisch verhält. Dementsprechend wird der Hypnotiseur, je nach seinem mehr autoritären Auftreten als »Vater-Imago« oder mehr fürsorglichen Eindruck als »Mutter-Imago« erlebt.

Bei der Hypnose (Bongartz et al., 1992) läßt sich vereinfacht ein oberflächliches (leichtes) von einem tiefen Stadium unterscheiden. In den Zustand der **leichten Hypnose** kann jeder Mensch versetzt werden, der einsichtig genug und bereit dazu ist. Charakteristisch, wenn auch nicht spezifisch sind: Wach-Sein unterschiedlichen Grades bis zum »Hypnoid« (Zustand unmittelbar vor dem Einschlafen) mit Ruhe, Schwere, Wärme, Müdigkeit, Verlangsamung von Herzaktion und Atmung, eventuell Wachträumen. Therapeutische Suggestionen werden schon in leichter Hypnose mitunter besser akzeptiert und realisiert als in der **tiefen Hypnose.** Kennzeichnend sind hier Schlaferscheinungen unterschiedlichen Grades vom Pseudoschlaf bis zum »echten«, hypnotischen Schlaf. Der Somnambulismus, in dem der Hypnotisierte schlafend mit geschlossenen oder offenen Augen umhergehen kann, in dem Katalepsie auftritt, außerdem posthypnotische Suggestionen meist verwirklicht werden und Amnesie besteht, kann sowohl im Pseudo- als auch im echten Schlaf

auftreten. Er wird nur relativ selten erreicht und dann besonders bei dazu disponierten Hypnotisanden (z.B. besondere Fähigkeiten zur »Ideoplasie«; hysterische Charakterzüge bzw. Verhaltensweisen) oder aufgrund längerer Wiederholung und Vertiefung von Hypnosen. Der »Rapport« (= die Beziehung) zwischen Hypnotiseur und Hypnotisand bleibt erhalten. Therapeutische Suggestionen und insbesondere posthypnotische werden realisiert, wenn die entsprechenden Voraussetzungen gegeben sind.

Die Voraussetzung der Hypnotherapie (sowie jeder anderen Psychotherapie) ist eine gründliche körperliche und psychische Untersuchung mit Diagnose und Indikationsstellung. Von besonderer Bedeutung ist eine ausreichende psychische Vorbereitung des Patienten auf die geplante Hypnotherapie. Dabei hat sich als günstig erwiesen, das ominöse Wort »Hypnose« zu vermeiden und statt dessen von »Ruhe- und Entspannungsbehandlung« zu sprechen. Ein eventueller Zweifel des Patienten, ob es sich bei der geplanten Behandlung nicht doch um Hypnose handele, sollte nicht negiert, aber dadurch entkräftet werden, daß kein automatenhafter Gehorsam, keine lächerliche Zurschaustellung, keine Entlockung von persönlichen Geheimnissen und keine Erinnerungslosigkeit stattfinden, sondern daß es bei dieser Form der Therapie ganz wesentlich auf die Mitarbeit des Patienten ankommt. »Die Leistung liegt bei dem Hypnotisierten, der Hypnotisierende kann ihm die Aufgabe nur erleichtern« (J.H. Schultz, 1952–1983).

Hypnosen werden sowohl im Sitzen als auch im Liegen durchgeführt. Die Lagerung in der Horizontalen ist für therapeutische Zwecke vorzuziehen. Dabei ist der Patient weniger des Wärmeverlustes als seines Wohlgefühls wegen leicht zuzudecken. Sehr wichtig ist das Vertrauensverhältnis zwischen Arzt und Patient. Dieses wird z.B. durch eine anfängliche Pulskontrolle noch gestärkt. Die älteste Form der Einleitungstechnik ist die **Faszinations-Methode.** Der Patient fixiert dabei die Pupillen des Arztes, dieser jedoch eher die Glabella des Patienten, um nicht in die Gefahr einer eigenen Spontanhypnose zu kommen, wenn der Widerstand des Patienten zu groß und die eigene Ermüdung mit im Spiel ist. Diese Form der Hypnose-Einleitung wird vor allem von Laien-Hypnotiseuren geübt. Wegen ihres autoritären Unterwerfungscharakters wird sie heutzutage in der ärztlichen Praxis nur noch selten benutzt. Im Vordergrund stehen demgegenüber die Fixations- und die Farbkontrast-Methode mit begleitender Verbalsuggestion. Bei der **Fixations-Methode** wird ein kleiner, eventuell glänzender Gegenstand (z.B. Zeigefingerkuppe, Reflexhammerende, Kugelschreiberspitze) möglichst nahe fixiert, bis die üblichen Ermüdungserscheinungen der Augen und ein Undeutlichwerden des fixierten Gegenstandes auftreten, was durch begleitende, monotonisierende Verbalsuggestionen der Ruhe, des Wohlgefühls, der Geborgenheit, zunehmender Müdigkeit, Schläfrigkeit, Schwere usw. verstärkt wird, bis der Patient von selbst oder mit Hilfe des Arztes die Augenlider schließt und damit die für den weiteren Behandlungsgang notwendige »optische Subtraktion« und »Introversion« durchführt. Die **Farbkontrast-Methode** beruht auf dem physiologischen Simultankontrast der Farben und wird mit einer Farbtafel (Blau-Gelb- oder Rot-Grün-Kontrast) durchgeführt. Auftreten der Gegenfarbe im Umkreis der fixierten Farbe sowie damit verbundene weitere Farbsensationen werden verbal begleitet und als Suggestionshilfen benutzt. Die Allgemeinsuggestionen, die zum Augenschluß und zur Introversion führen sollen, sind im übrigen dieselben wie bei der Fixations-Methode.

Ist mit einer der geschilderten Techniken die **»neuroorganismische Umschaltung«** (J. H. Schultz, 1952–1983) zu Ruhe, Entspannung und Erholung erreicht worden, so bietet der Patient, äußerlich betrachtet, den Anblick eines ruhig Schlafenden, was zu der irreführenden Bezeichnung »Heilschlaf« geführt hat. In Wirklichkeit handelt es sich dabei nur um einen behaglichen Ruhezustand, in dem eine gesteigerte Suggestibilität gegenüber verbalen und haptischen Reizen besteht. Alle kontrollierbaren Körperfunktionen zeigen eine gelöste Mittelstellung. Die willkürliche Körpermuskulatur ist entspannt (= Schweregefühl). Die oberflächlichen Hautgefäße sind ebenfalls entspannt, erweitert und mehrdurchblutet (= Wärmegefühl). Die Atmung ist wegen Unruhe und Angst anfangs beschleunigt und wird dann ruhig und regelmäßig, ebenso der Herzschlag. Befragt man die Patienten nach einem solchen Zustand über ihr Selbsterleben, so geben sie in der Regel an, daß sie sich sehr ruhig und ausgesprochen wohl gefühlt hätten.

Es ist verständlich, daß dieser Ruhe-, Entspannungs- und Erholungszustand in vielen Fällen von »konstitutioneller Nervosität« (Bumke, 1936; J. H. Schultz, 1928), »vegetativer Stigmatisierung« (v. Bergmann, 1926), »funktionellen Syndromen« (v. Uexküll, 1960, 1963) mit ihren vielfältigen psychovegetativen Symptomen als wiederholt durchgeführte Behandlungsmaßnahme manchmal allein ausreicht, aber in schwierigen Fällen bis zu Schlafhypnosen unterschiedlicher Dauer vertieft bzw. verlängert werden muß. Bei speziellen Krankheitsindikationen und -symptomen wird die hypnotische Beeinflussung durch gezielte Verbalsuggestionen in die gewünschte Richtung weiter fortgesetzt und ausgebaut. Dabei ist die Auswahl der Suggestionen wichtig. Diese sollen ruhig, klar, sicher und insbesondere anschaulich gegeben werden, unter Einschluß der den Suggestionsvorgang allgemein begünstigenden Hilfsmittel der Wiederholung und der Monotonie. Die Reichweite dieser gezielten hypnotischen Suggestionen ist, entsprechend der ganzheitlichen Wirkungsweise von Suggestionen, außerordentlich groß und erstreckt sich auf die gesamten vegetativen Regulationen innerer Organsysteme. Im Prinzip ergibt sich von daher eine ausgedehnte Wirkungs- und Verwendungsmöglichkeit der Hypnose. »Gleichgültig, ob es sich um einen organisch gesunden oder kranken Organismus handelt, kann grundsätzlich Hypnose (oder Psychotherapie anderer Form) Heilwirkungen entfalten, soweit funktionelles Geschehen reicht.« Diese Bemerkung von J. H. Schultz (1952–1983) bezieht sich u.a. auch auf den Schmerz, von dem bekannt ist, daß er in besonderer Weise hypnosuggestiv beeinflußbar ist. Das hat z. B. dazu geführt, daß Operationen und Entbindungen in hypnotischer Analgesie durchgeführt worden sind.

Ein wichtiger Punkt ist die **Desuggestion,** die in einer dem individuellen Verlauf der jeweiligen Hypnose angepaßten Form zu geschehen hat, bei der möglichst alle Suggestionen in einer schonenden Form wieder zurückgenommen werden, die eventuelle Störungen des Wohlbefindens nach dem Aufwecken verursachen können. Vor allem sind dies die Suggestionen zur Müdigkeit, Schläfrigkeit und Schwere, während jene zur Ruhe und Erholung posthypnotisch fixiert werden. Die Zurücknahme des hypnotischen Zustandes geschieht entweder drei- oder besser sechszeitig. Die Dauer der Hypnose wird unterschiedlich beurteilt. Zeiten von einer viertel bis zu einer halben Stunde reichen aber für gewöhnlich aus. Auch über die Anzahl der Wiederholungen bestehen Differenzen in der Literatur. J. H. Schultz rät, nicht zu früh abzubrechen. Als Anhalt mögen 30 bis 50 Hypnosen gelten, die je nach den Umständen in Form einer großen hypnotischen Kur (1. Woche 2×tgl., 2. Woche 1×tgl., 3. Woche 3×wchtl., 4. Woche 2×wchtl., 5. und 6. Woche 1×wchtl., dann alle 14 Tage, alle Monate je eine Behandlung) oder 2- bis 3mal wöchentlich stattfinden.

Die besten Hypnosezeiten werden bestimmt durch den jeweiligen Tagesablauf des Patienten und die Zeiten ausreichender Konzentration und Hingabefähigkeit. Diese Zeiten sollten nach Möglichkeit bei den Wiederholungen beibehalten werden. Die Einzelbehandlung ist im allgemeinen der Gruppenbehandlung vorzuziehen; im Gegensatz zum autogenen Training.

Laut J. H. Schultz (1982) ist es wenig sinnvoll, eine spezielle Indikationsliste für die Hypnose aufzustellen, weil diese im Prinzip eine ausgedehnte Wirkungs- und Verwendungsmöglichkeit hat. Deshalb sollte einer symptomatischen Indikation gegenüber einer nosologischen der Vorzug gegeben werden. Dabei sind Entspannung und Sammlung als wesentliche Ziele des Versenkungszustandes der Hypnose anzusehen, mit ihren Folgen der Ruhigstellung, der affektiven Resonanzdämpfung (insbesondere der Entängstigung), der Ermutigung, der Erholung, der Schmerzlinderung bzw. -abstellung, der Schlafförderung und mit den Möglichkeiten einer erweiterten und vertieften Innenschau der Neu- bzw. Wiedergewinn seelischer Selbsthilfe.

Bei einer Besprechung der Indikationen der Hypnose darf eine Erwähnung der **Kontraindikationen** nicht fehlen. Hierzu gehören in erster Linie alle Formen von Psychosen sowie die paranoischen Entwicklungen. Eine Ausnahme macht jedoch die Involutionsdepression, bei der sich, entweder in

Kombination mit einer antidepressiven Therapie oder in der Nachbehandlung, mitunter gute Heilerfolge zeigen. Auch bei larvierter Depression kann die Hypnose in Kombination mit anderen psychotherapeutischen Verfahren eventuell eine gute Hilfe sein. Weitere Kontraindikationen sind Vergewaltigungserlebnisse in der Vorgeschichte, soweit diese noch nicht aufgearbeitet worden sind und deshalb hypnotisch reaktiviert werden können. Es versteht sich von selbst, daß Patienten mit einer »negativen Suggestibilität« oder einer ablehnenden Einstellung zur Hypnose aus den verschiedensten Gründen sowie sehr Erregte und Ängstliche nicht dazu veranlaßt bzw. überredet werden sollten. Einen Hinderungsgrund stellen auch engere persönliche Beziehungen zwischen Hypnotiseur und Hypnotisand dar. Hysterisch strukturierte Patienten sind mit Vorsicht zu hypnotisieren, am besten in Gegenwart einer vertrauensvollen dritten Person.

1.4 Hypnokatharsis (Psychokatharsis) und Hypnoanalyse

Hier handelt es sich um »aufdeckende« Formen der Hypnose mit dem Ziel, unbewußte Konfliktsituationen freizulegen und je nach Möglichkeit zur Abreaktion zu bringen. Die **Hypnokatharsis** wurde zuerst von Freud und Breuer (1895) benutzt. Aus ihr entwickelte Freud dann später die Psychoanalyse. Durch den vom Arzt provozierten und auch geleiteten Affektausdruck des in der Hypnose erinnerten und wiederbelebten traumatischen Materials oder Komplexes kommt es unter günstigen Umständen zu einer »Reinigung der Seele« (»Katharsis« im Sinne von Aristoteles) und damit nachträglich zu einer Konflikt- bzw. Komplexlösung unter therapeutischen Bedingungen. Stokvis (1955, 1965) legt dabei großen Wert auf eine nachfolgende Besprechung und Aufarbeitung des kathartischen Geschehens im Wachzustand (»epikritische Nachschau«), weil das bloße Wiedererinnern und Abreagieren allein oft nicht für eine dauerhafte Besserung oder Heilung ausreichen. Es ist zweckmäßig, das zum Teil unbewußte Material dem Bewußtsein zur Bearbeitung zu übergeben. Wenn auch die Hypermnesie und gesteigerte Integrationsfähigkeit für frühere Konflikterlebnisse in der Hypnose günstige Voraussetzungen für einen Behandlungserfolg darstellen, so muß doch gerade bei psychosomatisch Kranken mit Organschäden auch auf die Gefahren hingewiesen werden, die mit einer affektiven Wiederbelebung und Abreaktion psychischer Traumen aufgrund der starken vegetativen Begleitwirkungen einhergehen. Das damit verbundene Risiko muß von dem eine Hypnokatharsis durchführenden Arzt stets sorgfältig beachtet werden.

Unter **Hypnoanalyse** verstehen wir ein 1940 von Hadfield eingeführtes Verfahren, das zwischen der Hypnokatharsis und dem klassischen analytischen Vorgehen liegt. Hier wird größerer Wert auf die hypnotische Hypermnesie als auf die affektive Abreaktion gelegt. Im Laufe der Behandlung werden auch

Widerstand und Übertragung angesprochen und bearbeitet, in Verbindung mit darauf folgender suggestiver psychagogischer Führung. Sind trotzdem die affektiven Begleitwirkungen noch zu stark oder gar gefährdend, wird eine Indifferenzhaltung in der Hypnose angestrebt.

1.5 Gestufte Aktivhypnose, zweigleisige Methode

Diese von Kretschmer (1959) entwickelte und von Langen (1969) weiter ausgebaute psychotherapeutische Methode ist ein aktiv-autohypnoides Verfahren, das sich eng an die später zu schildernde Grundstufe des autogenen Trainings anlehnt, dessen Versenkungszustand (= Hypnoid) jedoch aktiver und rascher zu erreichen versucht wird, indem es sich auf die beiden »psychotherapeutischen Grundübungen« der Schwere und der Wärme beschränkt und diese durch heterohypnotische Hilfen wie Begleitsprechen und Fixationshypnosen zu vertiefen sucht. In der Praxis ist die **gestufte Aktivhypnose** immer gekoppelt an einen selbständigen und parallel laufenden tiefenpsychologischen Arbeitsgang. Aus der Kombination beider psychotherapeutischer Verfahren resultiert die »zweigleisige Methode« nach Kretschmer (1959). Die aus dem tiefenpsychologischen Arbeitsgang gewonnenen Einsichten und Ansätze zu Einstellungs- sowie Verhaltensänderungen werden unter Mitwirkung des Patienten zu richtunggebenden Persönlichkeitsformeln (»wandspruchartige Leitsätze«) geformt und im Hypnoid der Aktivhypnose ins Unbewußte eingepflanzt, um später durch übende Wiederholung selbsttätig wirksam werden und um so Hindernisse und Hemmnisse der freien Selbstgestaltung besser zu überwinden. Die Übungen finden zuerst in kürzeren Abständen statt, später, je nach den Fortschritten, in größeren Zwischenräumen. Sie können heterohypnotisch unterstützt bzw. begleitet werden und werden jeweils wie bei der Hypnose und beim autogenen Training wieder zurückgenommen. Überhaupt sind die psychosomatischen Störungen und Krankheiten laut Stokvis und Langen (1965) die Domäne kombinierter psychotherapeutischer Verfahren, weil ausschließlich analytische Methoden aus mehreren Gründen nur bei etwa 10–20% der Kranken in Frage kommen.

1.6 Wachsuggestion

Grundsätzlich ist bei jeder ärztlichen, insbesondere therapeutischen und erst recht psychotherapeutischen Tätigkeit die Suggestion in unterschiedlicher Weise und Stärke mit im Spiel, ob es sich dabei um die Verordnung von Medikamenten und Bettruhe, von Diät und Kuren, um die Anwendung von physikalischen Heilmitteln jeglicher Art oder um die in der Arzt-Patient-Beziehung immer wieder zu Wort kommende »Beeinflussung der inneren Haltung« des Patienten handelt, wie z.B. in Form von Beruhigung, Bagatellisierung, Ignorierung, Überredung (Persuasion), Tröstung und Ermutigung, oder um »Beeinflussung der äußeren Haltung«, z.B. durch Ablenkung und Zerstreuung, Übung, Isolierung und Milieuwechsel. Das gilt auch für die Psychoanalyse, wo die Suggestion durch ihre ständige Bearbeitung bewußt klein gehalten wird, für die Verhaltenstherapie, wo dies durch eine möglichst rationale Versuchsanordnung geschieht, und erst recht für das Psychodrama, wo sie eine sehr große

Bedeutung hat, um nur einige wenige Beispiele aus dem engeren Kreis psychotherapeutischer Methoden zu nennen. Es würde im Rahmen dieser Abhandlung zu weit gehen, auf die zahlreichen speziellen wachsuggestiven Verfahren einzugehen, die zum Teil auf uraltes ärztliches Allgemeingut gegründet sind, zum Teil nicht mehr in unsere Zeit hineinpassen.

2 Übende Verfahren

2.1 Vorbemerkungen zum Übungsbegriff

Übung ist nach Jaspers (1965) »die Steigerung der Leichtigkeit, Schnelligkeit und Gleichmäßigkeit einer Leistung durch deren Wiederholung. Diese geschieht zum Teil durch Mechanisierung ursprünglich mehr absichtlicher, willkürlicher seelischer Leistungen zu mehr reflektorischen, mechanisch ablaufenden«. Ebenso wie die Suggestion ist die Übung ein allgemein menschliches Wirkungsprinzip, daß sich von der »immanenten Übung« (= biologisch vorhandene, aber nicht durch Leistungssteigerung zutage tretende Übung mit dem Ziel, unter geringem Energieaufwand das leistungsübliche Maß zu erreichen bzw. zu erhalten) über die psychophysische Fähigkeits- und Fertigkeitsschulung in Schule, Universität und Beruf bis hin zur Rehabilitation (= Wiederherstellung verlorengegangener Fähigkeiten durch Übung und Umübung) erstreckt. Auch hier unterscheiden wir zwischen einer positiven (erfolgreichen) und negativen Übung (»Paradoxübung« = Leistungsverschlechterung aus Unlust und Hemmung). In der **Psychotherapie** ist der Mechanismus der Übung und der mit ihm eng verbundene Mechanismus des Lernens in allen Methoden mit enthalten und wirksam. Besonders deutlich ist dies bei der Verhaltenstherapie. Die speziellen psychotherapeutischen Übungsmethoden haben zum Inhalt, daß der Kranke nach bestimmten Vorschriften an sich selber arbeitet, und zum Ziel, daß auf diese Weise therapeutisch »erwünschte Veränderungen der seelischen Haltung« erreicht und neue »Fähigkeiten erworben werden«. Zwischen den übenden und suggestiven, insbesondere autosuggestiven Verfahren sind die Grenzziehungen oft schwer durchführbar, und es bestehen fließende Übergänge, wobei im einen Falle der Akzent mehr auf dem Suggestiv-, im anderen mehr auf dem Übungsfaktor liegt.

2.2 Autogenes Training (Grundstufe)

Das autogene Training (A.T.) ist das klassische Beispiel einer psychotherapeutischen Methode, bei dem sich Autosuggestion und Übung zu einer Einheit verbinden. Dieses aus dem Selbst (griech. = autos) entstehende (griech. = genos) Üben (= Training) ist eine »aus alten und sicheren ärztlichen Erfahrungen der Hypnose« hervorgegangene Methode der Selbst-(Auto-)Hypnose.

Das A.T. wurde aus Anregungen von Vogt (»prophylaktische Ruhepausen«) und auf der Grundlage von Selbsterfahrungen hypnotisierter Versuchspersonen in den zwanziger Jahren von J. H. Schultz (1989, 1991) entwickelt und zu einer klaren, systematischen Selbstentspannungsmethode ausgebaut. So wird das A.T. z.B. in der Schule, im Betrieb, im Sport – einschließlich des Leistungssports – eingesetzt, um hier das Gleichmaß zwischen Spannung und Entspannung zu wahren und damit gesundheitlichen Störungen, die aus anhaltenden Überspannungen und Streß herrühren, vorbeugend zu begegnen. Der wichtigste Anwendungsbereich liegt im Bereich der Heilkunde und hier besonders in der Psychotherapie, wo es bei einem größeren Prozentsatz funktionell Gestörter allein ausreicht, um wieder eine »eutone Mittellage« herzustellen, in anderen Fällen und insbesondere bei den psychosomatischen Krankheiten im engeren Sinne wie auch bei den Psychoneurosen eine wichtige und vielfach unentbehrliche psychotherapeutische Hilfe darstellt. Dabei kann das A.T. einmal als »übungsmäßig erworbene Umschaltung von Körpersystemen« betrachtet werden, »deren Funktionsänderung wieder den Gesamtzustand in erwünschter Weise beeinflußt«, zum anderen als eine »Umkehrung des Ausdrucksgesetzes, indem Funktionen, die sonst unter dem Einfluß affektiver Erregungen sich verändern, nunmehr durch selbstgesetzte Veränderungen gewissermaßen einen rückwirkenden Einfluß ausüben«. Die konzentrative Selbstentspannung des A.T. hat den Sinn, mit genau vorgeschriebenen Übungen sich immer mehr innerlich zu lösen und zu versenken und so eine von innen kommende Umschaltung des gesamten Organismus zu erreichen, die es erlaubt, Gesundes zu stärken, Ungesundes zu mindern oder abzustellen. Wie der Mensch, der Lesen gelernt hat, nun lebenslänglich lesen »muß«, wenn er Schriftzeichen sieht, »muß« dem autogen Trainierten eine entsprechend gelassene Haltung zur zweiten Natur werden. Wir sprechen von einem »erworbenen Vollzugszwang im normalen Seelenleben«. Dabei kann grundsätzlich alles aus eigener Leistung erreicht werden, was auch in der Hypnose hinsichtlich Entspannung und Versenkung erreicht wird. Allerdings ist zu berücksichtigen, daß es schwerer ist, sich selbst zu hypnotisieren als hypnotisiert zu werden, und daß die zur erhöhten Suggestibilität und Autosuggestibilität führende Bewußtseinssenkung und -einengung für gewöhnlich nicht so stark ist wie in der Hypnose. Das hat Kretschmer (1959) und Langen (1969) dazu gebracht, die Variante der »gestuften Aktivhypnose« zu entwickeln. Deshalb sind »sorgfältige und ausdauernde Mitarbeit und ausreichende Selbstverfügung der Versuchspersonen« wichtige Voraussetzungen erfolgreicher Selbstbehandlung, und es dauert immer sehr viel länger, als bei der Hypnose, ehe sich die Heilerfolge einstellen.

Zu den erreichbaren **Zielen** des autogenen Trainings gehören:
- Selbstentspannung, insbesondere der willkürlichen Körpermuskulatur und der Blutgefäße, hier vor allem der oberflächlichen Hautgefäße.

– Selbstruhigstellung mit Entängstigung durch »Resonanzdämpfung des Affektes«; von daher auch Schlafförderung.
– Erholung mit Leistungssteigerung (z. B. Gedächtnis).
– Selbstregulierung sonst »unwillkürlicher« Körperfunktionen (z. B. Herz-Kreislauf-, Atmungs-, Verdauungssystem).
– Schmerzlinderung bzw. -abstellung.
– Selbstkritik und Selbstkontrolle durch Innenschau in der Versenkung.
– Selbstbestimmung durch in die Versenkung eingebaute formelhafte Vorsätze, die wie posthypnotische Suggestionen automatisch wirken.

Wie schon unter den Voraussetzungen zur Hypnotherapie erwähnt, ist eine ausreichende **psychische Vorbereitung** des Patienten unbedingt erforderlich, um ihm das nötige Verständnis und die erforderliche Motivation zur aktiven Mitarbeit an seiner Gesundung zu vermitteln. Wir tun dies in Gestalt eines zweistündigen Aufklärungsvortrages mit klaren Anleitungen zur praktischen Durchführung des Trainings für die jeweilige Patientengruppe. Beim A. T. ziehen wir die Gruppentherapie vor, sowohl aus zeitlich-ökonomischen Gründen als auch im Hinblick auf didaktische Gesichtspunkte, insbesondere auf eine Verbesserung des Verständnisses durch die zahlreichen Zwischenfragen der Beteiligten, wie auf eine allgemeine Verstärkung der aktiven Mitarbeit durch die lebendigen und inhaltsreichen Gruppendiskussionen über die Selbsterfahrung der einzelnen Teilnehmer, über ihre Schwierigkeiten und Fehler im A. T. sowie die diesbezüglichen Erklärungen, Ratschläge und Hilfen zu deren Behebung.

Erfahrungen mit der Vermittlung des A. T., besonders in Gruppenkursen, finden sich bei J. H. Schultz (1991) sowie in zahlreichen Veröffentlichungen u. a. von Binder et al. (1993), Haring (1979), Hoffmann (1981), Iversen (1969), Kleinsorge (1986, 1991), Kraft (1989), Krapf (1991), Lohmann (1980), Mensen (1988), Rosa (1973, 1975), Thomas (1972), Wallnöfer (1979). Zur Theorie des A. T. hat Garcia (1983) einen wichtigen Beitrag geliefert. Das A. T. hat in den letzten Jahren auch zunehmend Eingang in die Kinderheilkunde gefunden (G. Biermann, 1978; Kruse, 1988, 1992).

Wie bei zahlreichen ostasiatischen Meditationspraktiken und inbesondere beim Yoga erleichtern bzw. ermöglichen bestimmte **Übungshaltungen** (»Asanas«) die Selbstentspannung und -versenkung. Diese sind für das A. T.:

– **Liegehaltung** in horizontaler Rückenlage mit den Armen über einer leichten Zudecke, mit im Ellbogen abgewinkelten Armen, pronierten Händen und mit Adduktoren-Entspannung der Beine.
– **Droschkenkutscherhaltung** auf einem Hocker oder Stuhl ohne Seitenlehnen (ca. 10 cm von der Rückenlehne entfernt) mit im Knochen-Gelenk-Bandapparat der Wirbelsäule möglichst entspannt ruhendem Rumpf, leicht nach vorn fallendem Kopf, zwanglos aufgestellten und gespreizten Beinen, auf deren Oberschenkeln die Unterarme ruhen, während die Hände locker in den Schoß fallen.

– **Passive Sitzhaltung** in einem bequemen Lehnsessel (»Fernsehsesselhaltung«).

Weitere Voraussetzungen für die A. T.-Übungen sind der Augenschluß, analog zum »reflektorischen Lidschluß« bei den Einleitungstechniken der Hypnose, ein abgedunkelter, möglichst geräuscharmer und angenehm temperierter Raum. Notwendig ist möglichst zweimalig tägliches Üben zu gleichen Tageszeiten in einer der angegebenen Haltungen, wobei ein Wechsel zwischen Liege- und Sitzhaltungen günstig ist. Die Übungszeiten sollen anfangs nicht zu lang sein, um die Übungen nicht durch ein »Zu-gut-machen-Wollen« in Gefahr zu bringen. Sie brauchen nach unseren Erfahrungen zwischen 3 und 10 Minuten Dauer, um gelingen zu können. Eventuell empfiehlt sich bei starker Unruhe und Erwartungshaltung eine Zweiteilung in jeweils eine Vor- und eine Nachübung. Unentbehrlich, ähnlich wie bei der Hypnose (vgl. Desuggestionierung!), ist das »Zurücknehmen« der einzelnen Übungen, das vor allem der Muskelentspannung (= Schwere) und allgemeinen Entspannung (= Ruhe), der optischen Subtraktion und Introversion (= Augenschluß und Selbstversenkung) gilt und dreizeitig durchgeführt wird mit dem kurzen Formelkommando:

1. **Arm(e) fest!** Dabei werden die Arme im Ellbogen ein paarmal kräftig gebeugt und gestreckt.
2. **Tief atmen!** Es wird tief ein- und ausgeatmet.
3. **Augen auf!** Die Augen werden wieder weit geöffnet.

Die Zurücknahme (Weckreiz) erfolgt jedoch nicht, wenn das A. T. als Einschlafhilfe benutzt wird. Dann dreht sich der Patient im Hypnoid in die gewohnte Schlafhaltung, um einzuschlafen, und das A. T. löst sich im Schlaf ohne Zurücknahme ganz von selbst wieder auf. (Ausnahmen sind einzelne Perfektionisten, die nicht einschlafen können, ehe sie nicht eine ihnen gegebene Vorschrift von A Z erfüllt haben.)

Das A. T. hat einen sechsstufigen **Übungsaufbau.** Die einzelnen Übungen werden im Abstand von gewöhnlich 14 Tagen erlernt, wozu die Patientengruppe jeweils wieder zusammenkommt, die Erfahrungen mit der vorausgegangenen Übung diskutiert und in die nächste Übung eingeführt wird.

1. Schwereübung: Sie dient der Muskelentspannung. Dabei wird der dominante Arm mit der »inneren Stimme« nach den Regeln der Suggestion monoton und etwa sechsmal wiederholt im Präsens angesprochen: »Der (mein) rechte(r) bzw. linke(r) Arm ist ganz schwer.« Ist konzentrative Höchstsammlung in dem betreffenden Arm entstanden, so fließt diese normalerweise auf die übrigen Gliedmaßen über (»Generalisierung«). In dem Maße, wie dies geschieht, werden die Suggestionsformeln erweitert.

2. Wärmeübung: Entsprechend der Schwereübung beziehen sich hier die Formeln auf die Suggestion bzw. Vorstellung von Wärme zur Entspannung der oberflächlichen Hautgefäße mit dem zugehörigen Wohlgefühl.

Die übrigen Übungen 3 bis 6 werden als »autogene Organübungen« bezeichnet und erstrecken sich auf das Herz-Kreislauf-System, die Atmung, die Verdauungs- und Urogenitalorgane (»Sonnengeflechts-übung«) und den Kopf (»Stirnkühleübung«) mit adäquaten Suggestionsformeln bzw. Vorstellungen. Sie dienen insgesamt einer trophotropen Ruhe und Erholungsumschaltung, enthalten aber auch gezielte Organeinwirkungen.

Hat der Patient nach ca. 3 Monaten auf diese Weise eine »selbstgesetzte Entspannungs-Spannungs-Umschaltung« mit den geschilderten Leistungen erworben (»Vereinheitlichung«), so bietet sich als Ergänzung für den momentanen Gebrauch bzw. als Ersatz auch eine »Teilentspannung« an, zu der sich das Schulter-Nackenfeld besonders eignet (Formel: »Schulter-Nackenfeld ganz weich und warm; ich bin ganz ruhig«). Diese kann auch ohne die eingangs beschriebenen Übungshaltungen, im Sitzen, Stehen und Gehen ohne Augenschluß und Introversion an beliebigem Ort und zu verschiedenen Zwecken (z.B. zur Selbstruhigstellung, affektiven Resonanzdämpfung und kurzfristigen Erholung bei akuter Erregung bzw. Überlastung) durchgeführt werden und wird als **Schulter-Nackenfeld-Übung** bezeichnet.

Hier noch einige Bemerkungen zur Technik des A.T.: Für einen großen Teil der Patienten ist die Verbalisation der Übungsformeln angemessen, allerdings ohne diese laut oder leise vorzusprechen, es würde die Konzentration ablenken (»innere Stimme«). Sog. Eidetiker müssen sich bildlicher Vorstellungen (»Einbildungen«) bedienen, um zu dem gewünschten Erfolg zu kommen, andere kommen besser mit »Leuchtbuchstabenschrift im Dunkel der geschlossenen Augen«, mit »Klangsprüchen« oder ähnlichem zurecht. Das muß ausprobiert und flexibel gehandhabt werden. Der stufenweise Aufbau des A.T. verlangt ferner, daß jede einzelne Übungsstufe durchschritten wird, wobei sich mit zunehmender Einübung die bereits beschriebene »Mechanisierung« bzw. »Automatisierung« der einzelnen Teilübungen vollzieht, so daß es oft schon bei Einnahme der gewohnten Übungshaltung zur »Vereinheitlichung« der »organismischen Gesamtumschaltung« kommt. Demzufolge können im weiteren Übungsverlauf die erreichten Übungen weitgehend autosuggestiv verkürzt werden (z.B. »Schwere«, »Wärme«, »Herzschlag«), während jede neue Übung zunächst einmal wiederholt und monotonisierend eingeübt werden muß. Zuletzt ein Wort zu den »**formelhaften Vorsatzbildungen**« (s.a. die »wandspruchartigen Leitsätze« in der gestuften Aktivhypnose). Diese wirken, in den Übungsaufbau der Grundstufe des A.T. günstig eingepaßt und persönlichkeitsgerecht formuliert, in der übenden Wiederholung automatisch wie posthypnotische Suggestionen und dienen zur besseren Selbstbeherrschung, Selbstbestimmung und Selbstverwirklichung. Beispiele dafür sind: »Angst geht vorüber«, »Mut ist Sieg«, »Ordnung ist Freiheit«, »Arbeit macht Freude«. Die formelhaften Vorsatzbildungen können auf bestimmte neurotische Zielsymptome ausgerichtet sein und wirken natürlich auf diese nur insoweit reduzierend, wie der betreffende Patient dazu bereit ist.

Die Oberstufe des A.T., die erst nach vollständiger und sicherer Beherrschung der zuvor geschilderten Grundstufe erlernt werden kann, ist ein vertiefter und systematischer Einstieg in die Welt der inneren Bilder mit der Zielsetzung einer bewußten Einflußnahme auf die Innenerlebnisse und damit auf das Unbewußte des betreffenden Menschen (»autogene Imagination«).

Von der Oberstufe des A.T. bestehen enge Beziehungen zum »Bildstreifendenken« (Happich, 1932; Kretschmer, 1975) sowie insbesondere zum »katathymen Bilderleben« (Leuner, 1981).

Hinsichtlich der **Indikation** ist hervorzuheben, daß das A.T., entsprechend seinem Wesen als selbstgesetzte »allgemein organismische Umschaltung«, eine überaus weite Anwendung hat. Es gibt praktisch keine psychosomatische Störung bzw. Erkrankung, bei der das A.T. nicht eingesetzt werden kann oder angewendet worden ist, meist im Rahmen eines mehrdimensionalen Behandlungskonzeptes zur Unterstützung der übrigen klinischen und insbesondere psychotherapeutischen Therapiemaßnahmen. Das sechsbändige Handbuch des autogenen Trainings (Hrsg. W. Luthe, 1969–1973) referiert die einschlägigen Veröffentlichungen bis zum Jahre 1969 kritisch und umfassend. Sie reichen von den Krankheiten der Verdauungsorgane über die des Herz-Kreislauf-Systems, der Atmungsorgane, der inneren Drüsen und des Stoffwechsels, der Bewegungsorgane, des hämatopoetischen Systems, des Urogenitalsystems bis hin zu Anwendungen im Bereich der Gynäkologie, Geburtshilfe, Dermatologie, Ophthalmologie, Chirurgie und Zahnheilkunde.

Kontraindikationen sind nicht bekannt, wobei daran erinnert werden muß, daß psychisch Gesunde mit freier Selbstverfügung und ausdauernder Mitarbeit das A.T. am besten erlernen. Nervöse, psychosomatisch sowie chronisch körperlich Kranke tun sich schwerer, während psychisch schwer Gestörte (z.B. Patienten mit Kernneurosen, psychopathische Persönlichkeiten), Menschen mit psychiatrischen Erkrankungen und Geistesschwache das A.T. meist gar nicht lernen. Wegen der mitunter beträchtlichen Schwierigkeiten beim Erlernen des A.T. bei psychosomatischen und somatopsychischen Patienten, die mit der mangelnden freien Selbstverfügung und der vielfach nicht ausdauernden Mitarbeit zusammenhängen, sind Geduld, Geschick und Überzeugungskraft von seiten des Therapeuten besonders wichtig. Als wertvolle Hilfe hat sich für uns hier in der Einzelbehandlung oft der anfängliche Einstieg in die Hypnose erwiesen, mit sukzessiver Überleitung in das A.T. und mit wiederholtem »Begleitsprechen« im weiteren Verlauf der Übungen.

2.3 Katathymes Bilderleben

Jörg Michael Herrmann

Das von H. C. Leuner (1954, 1955) entwickelte, tiefenpsychologisch orientierte Verfahren des katathymen Bilderlebens (K.B., auch als »Tagtraumtechnik« oder »Symboldrama« bezeichnet) beruht darauf, daß es möglich ist, sich in einem hypnoiden, Ichregressiven Zustand Bilder (Tagträume) vorzustellen.

Bereits 1932 publizierte Happich eine Arbeit, in der er über Imaginationen während einer meditativen Psychotherapie berichtete. Ähnliche Phänomene wurden als »Bildstreifendenken« von Kretschmer (1975), als »hypnagoge Imaginationen« von Holt (1964) und in der Oberstufe des autogenen Trainings von J. H. Schultz (1991) beschrieben.

Diese Fähigkeit des Menschen zur Imagination (d. h. innerseelische Zustände als Bilder, die Symbolcharakter besitzen, zu äußern), wurde von Leuner (1964) experimentell und systematisch untersucht und weiterentwickelt:

12 Standardmotive (Motivvorstellungen) dienen als Kristallisationskern, auf den der eigene innere Zustand projiziert werden kann, d. h., die imaginierten Bilder spiegeln gleichzeitig den individuellen – unbewußten – Konfliktbereich des Patienten wider.

Mit Hilfe einer Entspannungstechnik, z. B. der Grundstufe des autogenen Trainings, kommt der Patient in einen Zustand der Ich-Regression, eines leichten Hypnoids, in dem ihm vage formulierte Vorstellungsmotive als Kristallisationskern angeboten werden. Standardmotive der Grundstufe des katathymen Bilderlebens sind die Wiese (symbolischer Ausdruck der aktuellen Gestimmtheit), der Bachlauf (symbolischer Ausdruck der fließenden Dynamik des seelischen Geschehens, der Entwicklung, des »Lebensflusses«), der Berg (symbolischer Ausdruck des eigenen Leistungsverhaltens und Anspruchsniveaus), das Haus (symbolischer Ausdruck der eigenen Persönlichkeit) und der Waldrand (symbolischer Ausdruck für das Unbewußte und verdrängte, verborgene Inhalte). Während die therapeutischen Techniken bei den Standardmotiven der Grundstufe die Entfaltung kreativer Imaginationen üben, stehen bei den Standardmotiven der Mittelstufe ein assoziatives Vorgehen, die Fokussierung akuter Konflikte, das Durcharbeiten und Übertragungsphänomene im Vordergrund. Zu den Standardmotiven der Mittelstufe gehören das Erscheinen naher Beziehungspersonen (Ausdruck der Familienbeziehungen und der Familiendynamik), die Ermittlung des Ich-Ideals (Ausdruck von Identitätsproblemen), Einstellung gegenüber der Sexualität mit dem Motiv »Autostop« für Patientinnen und »Rosenbusch« für Patienten und schließlich die Prüfung aggressiver Impulse mit dem Motiv »Löwe«.

Zu den Standardmotiven der Oberstufe gehören die »Höhle« (symbolischer Ausdruck unbewußter Fehlhaltungen und Probleme der Homoerotik und Rivalität), der »Vulkan« (Ausdruck stark andrängender aggressiver Impulse [Leuner, 1980] oder narzißtischer Wut [Roth, 1984]) und »Folianten« (symbolischer Ausdruck der kindlichen Sicht von »stereotypen Erwachsenen« [Kosbab, 1972] und von archaisch verschlüsselten Inhalten [Leuner, 1980]).

Patientengeschichte

Ein 60jähriger Arzt mit ängstlich zwanghafter Struktur und essentieller Hypertonie, die bereits zu Organkomplikationen in Form von Augenhintergrundsveränderungen und Linksherzhypertrophie geführt hat, erlebt bereits in der Anfangsphase der Behandlung mit dem katathymen Bilderleben die Auseinandersetzung mit seinen eigenen aggressiven Anteilen:

Beim Motiv »Bach« wird er plötzlich, als er in einem Ruderboot flußabwärts fährt, von Schwänen angegriffen und möchte diese sofort mit einem Ruder abwehren und erschlagen. Da er damit eigene Ich-Anteile zerstören würde, muß dies bei der therapeutischen Intervention berücksichtigt werden. Der Patient wird aufgefordert, einen Schwan, der drohend hinter ihm aufs Boot fliegt, detailliert zu beschreiben und zu schauen, ob er nicht etwas zu essen bei sich hat. Er findet Weißbrotstücke, die er dem Schwan zuwirft, so daß sich dieser wieder entfernt.

Als therapeutische Technik wurde, da die Auseinandersetzung noch mit dem Standardmotiv »Bach« der Grundstufe erfolgte, die Entfaltung kreativer Imaginationen (Leuner, 1981) benutzt. Als »Regieprinzip«, d. h. Operation am Symbol, stand »Versöhnen« und »Nähren« während dieser Sitzung im Vordergrund.

Die – für Hypertoniker charakteristischen – gehemmten aggressiven Impulse konnten anhand des Traumes anschließend mit dem Patienten bearbeitet werden, ohne daß Schuldgefühle auftraten, die entstanden wären, wenn der Patient die Schwäne erschlagen hätte.

Im weiteren Therapieverlauf konnten aggressive Inhalte (vor allem ärgerliche Gefühle gegen die überfürsorgliche Ehefrau und die ihn »im Stich lassenden«, erwachsenen Söhne) geäußert und bearbeitet werden. Gleichzeitig sanken nach insgesamt 15 Sitzungen, in denen die Standardmotive der Grund- und Mittelstufe angewandt wurden, die Blutdruckwerte von durchschnittlich 180/100 mmHg auf durchschnittlich 150/90 mmHg. Eine medikamentöse antihypertensive Therapie war bei einer Nachbeobachtungszeit von 12 Monaten nicht mehr notwendig.

Die Interpretation des Symbolcharakters der Imaginationen erfolgt nach der allgemein gültigen Traumsymbolik (Freud, 1972; Jung, 1948), der individuellen Symbolik und einer phänomenologischen Betrachtungsweise.

Inzwischen liegen eine Reihe von Untersuchungen vor, die die therapeutische Wirksamkeit des katathymen Bilderlebens bei Patienten mit Colitis ulcerosa (Wilke, 1980), bei Patientinnen mit psychisch bedingten gynäkologischen Symptomen und Sexualstörungen (Roth, 1976) und Patienten mit Anorexia nervosa (Klessmann und Klessmann, 1978) belegen.

Gut dokumentierte Einzelfallstudien zeigen noch folgende Indikationsbereiche: Hyperhidrosis, Urtikaria (Pszywyj, 1980), Spannungskopfschmerzen (Roth, 1980), Betreuung von Malignompatienten (Landau, 1980; Szonn, 1980), Morbus Crohn (Simmet, 1980), Asthma bronchiale (Zepf, 1980; Wilke, 1984), funktionelle Herzbeschwerden (Steiner, 1982; Eibach, 1982) und Zwangsneurosen (Salvisberg, 1982).

Nach den bisherigen Untersuchungen und Erfahrungen ist – nach Leuner (1981) – das katathyme Bilderleben bei mangelnder Intelligenz, bei Psychosen und hirnorganischen Syndromen, schweren Depressionen, hysterischen Neurosen, Borderline- und narzißtischen Syndromen kontraindiziert.

Neuere Studien zeigen, daß der Anwendungsbereich des katathymen Bilderlebens kontinuierlich erweitert wird, z.B. durch Einführen des katathymen Bilderlebens in die Behandlung von Suchtpatienten (Stettler, 1984), als gruppentherapeutisches (Sachsse, 1984) und paartherapeutisches Verfahren (Kottje-Birnbacher, 1981).

Die therapeutischen Techniken des katathymen Bilderlebens entsprechen den tiefenpsychologischen Methoden (Wilke und Leuner, 1989):

Die Technik der freien Assoziation bezieht sich auf die imaginative Ebene; die Regression kann der Patient als konfliktbesetzte oder harmonische Kindheitsszene vor dem Konflikt erleben und dann zwischen konfliktzentrierten Imaginationen und der realen Situation eine Beziehung herstellen. Weiterhin kann ein akuter Konflikt fokussiert und imaginativ durch vorsichtig gelenktes Probehandeln ausgedrückt werden. Da Mißerfolge in der Therapie zumeist Folge einer nicht geklärten Gegenübertragung des Therapeuten sind, sind Selbsterfahrung und Ausbildung in Neurosenlehre für den K.B.-Therapeuten unabdingbare Voraussetzungen.

Die Kombination von katathymem Bilderleben und psychoanalytischer Therapie ist unter der Voraussetzung möglich, daß das K.B.-Material unter psychoanalytischen Aspekten bearbeitet wird, daß das katathyme Bilderleben als Hilfsmittel in der klassischen Psychoanalyse genutzt wird, um Widerstände zu bearbeiten, und daß die Imagination für die Psychoanalyse bei Patienten eingesetzt wird, die nicht träumen.

2.4 Progressive Relaxation

Von experimentell-psychologischen und psychophysiologischen Erfahrungen ausgehend, hat E. Jacobson (1938), in den zwanziger Jahren seine Methode der progressiven Relaxation (P.R.) entwickelt. Hier liegt der Akzent eindeutig auf dem Faktor der Übung. Im Unterschied zum A.T. handelt es sich bei der P.R. um eine Selbstentspannungstechnik auf der Grundlage einer psychophysiologischen Muskelarbeit, während die systematische Erzielung eines Ruhe- und Versenkungszustandes durch konzentrative Vergegenwärtigung fehlt. Dementsprechend stellt die im A.T. zentrale Bewußtseinsveränderung des Hypnoids mit organismischer Gesamtumschaltung bei Jacobson nur einen Nebenbefund dar. Die P.R. besteht aus »willkürlich fortgesetzter Reduktion des Tonus oder der Aktivität von Muskelgruppen und von motorischen oder assoziierten Teilen des Nervensystems. Ist die Relaxation auf eine besondere Muskelgruppe oder einen Teil davon begrenzt, wird sie ›lokal‹ genannt; schließt sie den ganzen Körper ein, so wird sie allgemein genannt«. Auf die engen

Beziehungen zwischen psychischer und motorischer Spannung sowie umgekehrt zwischen motorischer und psychischer Entspannung, die bis zur »Bewußtseinsleere« gehen kann, sei hingewiesen. Von lokaler Muskelentspannung ausgehend, schreitet die Versuchsperson durch tägliches Üben zu den verschiedenen Hauptgruppen der Körpermuskulatur fort und kommt so mehr und mehr zu einer »Gewohnheit der Ruhe«, die sich als Haltung automatisiert. Die Muskelarbeit von Jacobson ist darauf ausgerichtet, durch das systematische Erleben von muskulären Spannungs- und Entspannungszuständen quasi eine »Kultur des Muskelsinnes« herzustellen, mit dem Ziel, »einen glücklichen Durchschnitt« zwischen zu viel und zu wenig Aufmerksamkeit zu erreichen. Ist die Relaxation ausgebildet, so soll sie »am besten automatisch und mit weniger oder nicht deutlich bewußter Führung weitergehen«.

Die psychische Vorbereitung ist knapp und allgemein gehalten. Rasch geht es zu den praktischen Übungen. Diese geschehen im Liegen unter Augenschluß und halbschwebender Aufmerksamkeit täglich 1–2 Stunden lang, unter Zuhilfenahme von $^1/_2$–1stündigen gemeinsamen Übungssitzungen, die je nach der Aufgabe und den Schwierigkeiten dreimal wöchentlich für Wochen, Monate und eventuell Jahre stattfinden. Man beginnt mit einer Entspannung der Gliedmaßen in ihren einzelnen muskulären Anteilen und größeren Muskelgruppen, worauf in den folgenden Schritten die Muskeln von Brust, Stirn, Augen, Zunge, Lippen, Kehle und Kehlkopf zur lösenden Entspannung gelangen. Als besondere Geschicklichkeitsprobe dient die Augen- und Lidentspannung, einschließlich der Brauen. Hier sind die Vorbedingungen zu partiellen Einschlaferlebnissen besonders deutlich, was die Methode, ähnlich dem A.T., gut zur Linderung von Schlafstörungen geeignet sein läßt. Zur Überleitung auf »geistige Entspannung« führt Jacobson seine Versuchspersonen auf den Weg, sie die kleinen Kontraktionserlebnisse der Augen, des Sprachapparates und anderer hoch ausdruckswertiger Systeme kontrollieren zu lassen, die bei »Gedanken« und »Gefühlen« auftreten.

»Sprachwerkzeug«-Entspannung soll Gedankenruhe bringen. Vereinfacht und verkürzt kann das Verfahren werden, indem nur einige Muskelgruppen bearbeitet oder bilaterale Übungen angestellt werden; auch einheitliche Zusammenfassung von Muskelgruppen kann diesen Zweck erfüllen, ferner Auslassung der Ausbildung des Muskelsinnes. Im einfachsten Falle besteht die Arbeit lediglich in Anleitung zur Entspannung solcher Partien, die dem Arzt besonders verkrampft erscheinen, ohne daß irgendein allgemeines Training stattfindet. Es handelt sich dann um den »Relaxationsfall örtlicher Gymnastik«. Eine differentielle, gewissermaßen nur graduelle Relaxation soll entspannte Aktivität vermitteln, wie sie auch im Unterricht der Körperbildung gymnastischer und künstlerischer Art angestrebt wird.

Die P.R. hat sich vor allem in den USA durchgesetzt, während sie bei uns nur wenig Zuspruch gefunden hat. Der Grund dafür ist vor allem in der einseitigen Ausrichtung auf die Muskelarbeit, dem komplizierten Übungsaufbau bis zum allgemeinen Training sowie dem erheblichen Zeitaufwand zu sehen. Erfolge werden, wie bei dem A.T., bei den psychosomatischen Störungen und Krankheiten beschrieben. In vereinfachter Form dient die P.R. als einleitende Entspannungstechnik bei der Verhaltenstherapie (s. Kap. 30, »Methoden der Verhaltensmodifikation«).

2.5 Hypnotherapie nach Erickson

Die Hypnotherapie von Erickson (1980) in einen knappen, klaren und das Wesentliche zusammenfassenden Lehrbuchbeitrag zu bringen, ist ein schwieriges Unterfangen. Entzieht sie sich doch dem Versuch, sie gleichzeitig im Extrakt und doch verständlich darzustellen, weit mehr als die klassische Hypnose. Dies hängt wohl zusammen mit ihrer Komplexität und Unschärfe einerseits, andererseits mit der großen Variationsbreite ihrer Techniken und außerordentlichen Flexibilität des methodischen Vorgehens von Fall zu Fall sowie von Therapeut zu Therapeut. Halten wir uns an die von Erickson selbst initiierten Gedanken und Handlungsweisen, so ist zuvorderst eine fast radikale Änderung der herkömmlichen Sichtweise im Hinblick auf das diagnostische und das therapeutische Vorgehen erforderlich, welche nicht ohne Widerspruch im einzelnen geschehen kann. Die Diagnostik wird so kurz wie möglich gehalten, die Therapie als »Prozeß des Erreichens und Nutzens von Ressourcen« nimmt einen viel breiteren Raum ein. Dies verstellt jedoch keineswegs den Blick auf die faszinierende Persönlichkeit eines begnadeten Psychotherapeuten mit zweifelsohne großen Heilerfolgen, der in der Hoch-Zeit seines beeindruckenden Wirkens in den mittleren Lebensjahren leider nicht die weltweite Aufmerksamkeit und Anerkennung gefunden hat, die er verdient gehabt hätte. Im nachhinein fand Ericksons Methode erst eine erstaunliche Aufwertung, welche ihrerseits wieder die Gefahr einer modischen Übertreibung enthält, die dem Erscheinungsbild und Wirken dieses im Grunde bescheidenen Mannes so gar nicht entspricht. Um die besondere Form dieser Hypnotherapie vorab zu kennzeichnen, wollen wir sie als eine systemische Kommunikationstherapie beschreiben, bei welcher die »formale Hypnose« eine relativ untergeordnete Rolle spielt, weil diese nur in ca. 20% der Fälle von Erickson eingesetzt wurde (Beahrs, 1971).

Erickson wurde 1901 geboren und wuchs in einer kinderreichen Familie eines einfachen Bergarbeiters auf, der später einen Bauernhof betrieb. Er war von Geburt an partiell farbenblind, tontaub und legasthenisch; auch litt er an einer allergischen Diathese, welche ihn z.B. nach harmlosen Insektenstichen und einer später einmal erforderlich gewordenen Tetanusprophylaxe ins Koma fallen und schwer erkranken ließ. Mit 17 Jahren erlitt er eine schwere Kinderlähmung. Sie machte ihn fast ein Jahr lang weitgehend bewegungsunfähig und fesselte ihn nach einer Wiederholung im Alter von 48 Jahren mehr und mehr an den Rollstuhl. Er starb mit 79 Jahren nach einem reichen Leben, erfüllt von Mut, Freude und schöpferischer Kraft. Trotz seiner vielen Behinderungen schaffte er einen langen Berufsweg vom abgeschlossenen Psychologiestudium zum Medizinstudium, zum Facharzt für Psychiatrie mit späterer außerordentlicher Professur, zu einer regen Lehrtätigkeit, Privatpraxis und zu vielbesuchten Lehrseminaren mitsamt den zahlreichen Veröffentlichungen. Dabei vergaß er sein Privatleben nicht: er führte eine glückliche Ehe, unterhielt ein harmonisches Familienleben und pflegte viele Freundschaften.

Alle seine vielfältigen Behinderungen hat Erickson in einer erstaunlichen Weise genutzt und positiv umdeutend verwertet. Von daher ist es leicht verständlich, daß im Mittelpunkt seiner zukunftsorientierten Psychotherapie das **»Utilisationsprinzip«** steht. Danach ist jedes vom Patienten gezeigte Verhalten als Form der Kooperation mit dem Therapeuten anzusehen und als etwas, das letztlich zu einer konstruktiven Lösung führt (Schmidt, 1985). Den Legastheniker führte u.a. sein bewundernswerter Eifer und seine nie nachlassende Ausdauer beim mühevollen Erlernen der Schrift und des Lesens dazu, daß er als Schüler den Spitznamen »dictionary« bekam. Dabei waren ihm visuelle Halluzinationen autohypnoiden Charakters vielfach behilflich, welche richtungsweisend für den späteren Gebrauch von Hypnosen sein könnten. Ein unlösbares Problem stellte es für Erickson als Kind z.B. dar, eine ›3‹ von einem ›m‹ zu unterscheiden. Plötzlich sah er nach seinem eigenen Bekunden »innerhalb eines blendenden Lichtblitzes die ›3‹ und das ›m‹ nebeneinander. Das ›m‹ stand auf seinen Füßen und die ›3‹ lag auf der Seite und streckte die Füße von sich« (Erickson und Rossi, 1977, 1978, 1981). So nutzte Erickson die fast einjährige Zeit der langsamen und mühevollen Rekonvaleszenz nach der ersten Poliomyelitis-Erkrankung, indem er die noch verbliebenen Fähigkeiten seiner natürlichen Beobachtungsgabe, seines Hör- und Sprachvermögens sowie seiner Sensorik systematisch steigerte und den Wiedergewinn der Motorik dank unermüdlichen Lernens in kleinen Schritten aufmerksam begleitete und in Erinnerung bewahrte. Von daher ist vielleicht sein besonderes Interesse für ideomotorische und ideosensorische Phänomene in der Hypnose, welche er reichhaltig einsetzte, nicht verwunderlich und seine in der Therapie bis zu 30 000mal angeblich benutzte Arm-Levitation (Zeig, 1988) gut verständlich, welche er meist freudig und auch staunend als erstes Zeichen einer positiven Veränderung seinen Patienten in der verschiedensten Weise mitteilte, als Nachklang eigenen langwierigen Bemühens zur Wiedererlangung einmal verlorengegangener und doch so kostbarer manueller Beweglichkeit. Mit dem Utilisationsansatz eng verbunden ist jener der **Veränderung.** Therapie ist danach hauptsächlich ein Prozeß des Erreichens und Nutzens von eigenen unausgeschöpften Ressourcen. Dazu ist Veränderung erforderlich, ohne daß Einsicht vorausgehen noch begleitend dabei sein muß, wenn auch Einsicht und Verständnis nicht ausgeschlossen zu werden brauchen. Veränderung zu fördern, hat bei Erickson den absoluten Vorrang gegenüber dem Erhellen der Vergangenheit und der Bedeutung der Krankheitssymptome. Diese Veränderungen geschahen bei Erickson vielfach in einer Weise, welche seinen Patienten gar nicht bewußt wurde (Haley, 1988). Dazu diente ihm seine Fabulierfähigkeit, im Verein mit einer treffsicheren Beobachtungsgabe und Kombinationsfähigkeit im Hinblick auf sein Gegenüber. Die vorgetragene Anekdote wurde oft mit Herstellung einer »Alltagstrance« verbunden, um den therapeutisch bedeutungsvollen Anteil der Anekdote dadurch tiefenwirksamer zu gestalten. Obwohl sich viele seiner Geschichten aus dem ländlichen Milieu, in dem er aufgewachsen war, wiederholten, verstand er es, diese so individuell zu vermitteln, daß der Betreffende sie als für sich persönlich gegeben empfand, um dann jeweils seine eigenen Folgerungen daraus zu ziehen. Sehr zu Hilfe kam Erickson dabei seine ungewöhnliche sprachliche Ausdruckskraft und Modulationsfähigkeit. Durch den Einsatz solcher Geschichten in seinen therapeutischen Gesprächen gab Erickson Menschen mit ganz verschiedenartigen Ansichten und Verhaltensmustern Metaphern (= Redewendungen in einem übertragenen, meist bildlichen Sinne, welche mehrdeutig sind und zum Ziel haben, positive Veränderungen zu bewirken). In enger Verbindung damit steht die Methode des **schrittweisen Vorangehens** – man denke dabei an das eigene schrittweise Vorangehen von Erickson beim Wiedererlangen der postinfektiös verlorengegangenen Fähigkeiten, insbesondere denen motorischer Natur – und des **Aussähens** (Einstreuens) zukünftiger Suggestionen, was literarisch dem Erwecken von Vorahnungen ähnelt (Zeig, 1988). Bei dem schrittweisen Vorangehen werden Veränderungen durch kleinste strategische Schritte aufgebaut, beim Aussähen Schritte vorausgesagt, bevor diese ausführlicher beschrieben werden. Auch **paradoxe Interventionen** spielen eine bedeutende Rolle in dem Therapiekonzept von Erickson. Die Frage nach einer möglichst schnellen Veränderung bei seinen Patienten pflegte er so zu beantworten: Man sollte langsam vorgehen; oder: »Wenn Du eine große Veränderung willst, bitte um eine kleine«; bzw. »wenn Du teilst, eroberst Du«. Eine der größten Fähigkeiten von Erickson war es, durch **indirekte Einflußnahme** (Suggestion) auf Menschen zu wirken. Zeig (1988) gibt ein sehr anschauliches Beispiel dazu im Hinblick auf eine angestrebte Levitation des rechten Armes in Hypnose: »Ich hätte gern, daß Sie wirklich wahrnehmen, auf eine erhebende Art wahrnehmen, daß Hypnose für Sie wirklich die rechte Erfahrung ist, in einer Weise, die Sie handlich finden können für sich.« Die indirekte Art, Assoziationen zu lenken, schloß jedoch keineswegs aus, daß Erickson nicht auch direktive Techniken anwendete, insbesondere dann, wenn kein Widerstand zu umgehen oder zu unterlaufen war, welcher der anzustrebenden Veränderung im Wege stand. Wie Haley (1988) schreibt, vertrat Erick-

son hier schon frühzeitig eine gegenteilige Position zur herkömmlichen, nicht direktiven Therapie. »Er argumentierte, daß Veränderung dadurch bewirkt werde, daß der Therapeut direktiv sei. Er war der Ansicht, daß alles direktiv sei, was man in Gegenwart eines Klienten sage oder tue. Die Frage sei nur, wie geschickt man hierbei ist, man solle aber nicht annehmen, daß man nicht direktiv sei.«

In dem fast unerschöpflichen und deshalb schwer abzuklärenden Reservoir innovativer Techniken, welche Erickson zum Teil intuitiv erfand, experimentell-spielerisch gebrauchte und strategisch handhabe, sind noch viele enthalten, welche hier nicht angeführt werden können, vom Gebrauch von Unlogik und Verwirrung (Konfusion), von Doppelbindung (= Beziehungsfalle; Stierlin, 1990) über das Lebendigmachen konstruktiver Emotionen mittels der Stilmittel der Überraschung, des Humors oder der Dramatisierung, die strukturierte Amnesie – oft in Verbindung mit fraktionierter Hypnose – bis hin zu therapeutischen Aufgaben mit Symbolcharakter in enger Verbindung mit der jeweiligen Lebenssituation der Patienten, bis hin zu Veränderungen des sozialen Kontextes (= Bezugsrahmen bzw. Zusammenhang, in dem verbale wie averbale Mitteilungen und Verhaltensweisen ihre Bedeutung erlangen; Simon und Stierlin, 1984) und bis hin zu zweckorientierten und mitunter weit in der Zukunft liegenden Zielen. Dazu gibt Zeig (1988) wieder ein schönes Beispiel aus der persönlichen Lebensgeschichte von Erickson. Auf dessen ausdrückliches Verlangen mußte Zeig ein Photo von Erickson zusammen mit seinem 26. Enkelkind Laurel anfertigen, bei dem Erickson darauf bestand, eine Eule aus Eisenholz in der Hand zu halten, welche er Laurel am Tage ihrer Geburt zum Geschenk gemacht hatte. Er erklärte Zeig dazu, »daß in 16 Jahren, wenn er schon lange tot sein würde, Laurel das Photo betrachten werde. Sie werde das Baby und die kleine Eisenholzeule sehen. Dies werde sich mit ihrem Empfinden vermischen, herangewachsen und in der high school zu sein. Er sagte mir, ich solle merken, wie Erinnerungen strukturiert sind. Erickson bemerkte, daß die Eisenholzeule dem Bild eine gewaltige Portion Menschlichkeit gebe.« Und Zeig kommentiert dieses Erlebnis: »Eine Aussaat trägt nie unmittelbare Früchte, sie benötigt vielmehr Zeit zur Reife. Erickson als ›Bauernsohn‹ verstand sich auf den Reifungsprozeß einer Aussaat.«

Was war dies für ein Mensch? Nach ihm wurde eine Psychotherapiemethode benannt. Von ihm wird einerseits gesagt, daß sich viele Menschen in seiner Gegenwart »unwohl« gefühlt hätten, weil sie die Macht seines Einflusses fürchteten. Andererseits konnte er aber rücksichtsvoll und entgegenkommend sein. Haley (1988), der viele Jahre intensiv mit Erickson zusammengearbeitet hat, sagt dazu: »Ich denke, es ist ein glücklicher Umstand, daß er bei aller Bereitschaft, Macht auszuüben und Einfluß zu nehmen, ein wohlwollender Mann war. Wenn diese Fähigkeit, Einfluß auf andere auszuüben, zu destruktiven Zwecken benutzt worden wäre, wäre das sehr nachteilig gewesen.« Eine der herausragenden Eigenschaften von Erickson, die dies verhindert hat, ist sein Sinn für Humor gewesen. Er liebte einfache Witze, Wort- und Satzspiele sowie Rätsel, so wie er auch vieles in Rätseln ließ und absichtlich vage formulierte. Haley (1988) faßt sein Urteil über die »mystische Persönlichkeit« von Erickson zusammen: »Weder hatte ich je einen Zweifel an seiner Ethik oder seinen guten Absichten.« So kann auch das suggestive Motto nicht mehr beunruhigend wirken, das dem letzten Lehrseminar von Erickson vorangesetzt war unter dem Titel: »Meine Stimme begleitet Sie überall hin, sie verwandelt sich in die Stimme Ihrer Eltern, Ihrer Lehrer, Ihrer Spielgefährten und in die Stimmen des Windes und des Regens...«

Bei der Darstellung der Hypnotherapie von Erickson gerät man in Versuchung, das Zauberwort »Hypnose« gar nicht zu benutzen. Hier wird meist von »Trance« und »Trance-Induktion« gesprochen. Es ist in diesem Rahmen nicht der Platz, auf das breite Spektrum der Induktionstechniken einzugehen, die Erickson im Laufe seines Lebens entwickelt und verwendet hat, ebensowenig auf Definitionen dieses »Sonderzustandes«, welche Erickson mit seinem ausgeprägten Sinn für praktisches Handeln weitgehend vermied. Hier stehen die **Symptomorientierung** und der »autogene« Ansatz, den Erickson ja selbst so vielfältig erfahren und genutzt hat, mit Recht im Mittelpunkt des Geschehens. Im Gegensatz zum analytischen Zeitgeist vertrat Erickson schon frühzeitig die Meinung, »daß man die Charakterstruktur dadurch ändert, daß man die Therapie auf das spezifische Problem konzentriert. Nach seinen Worten ist das Symptom wie der Griff eines Topfes; wenn man den Griff gut in der Hand hat, kann man eine Menge mit dem Topf machen. Er lehrte, daß man das Symptom nicht ignoriercn, sondcrn sämtliche Details erfassen sollte« (Haley, 1988). Zu einer Veränderung diente ihm auch Hypnose (= Trance) in ihren vielfältigen Schattierungen von der Alltagstrance über die beiläufig eingestreute Trance bis hin zur tiefen Trance. Neben der autogenen Mitarbeit des Patienten an diesem Vorgang und dem durch ihn ausgelösten inneren Suchprozeß, ohne die keine Trance gelingen kann, legte Erickson großen Wert auf den Kontext, in dem Trance induziert wird. Trance war ein Mittel für Erickson, »die vorhandene zwischenmenschliche Ansprechbarkeit hervorzurufen und zu entwickeln« (Zeig, 1988), man könnte aber auch sagen, besser mit dem Unbewußten seines Gegenüber zu kommunizieren, um dieses in der therapeutischen Interaktion wirksamer zu beeinflussen. Dabei war Ericksons Sichtweise des Unbewußten das Gegenteil der psychodynamischen Anschauung seiner Zeit. Er sah in ihm vor allem eine schöpferische Kraftquelle, welche mehr Wissen und Weisheit in sich birgt als das Bewußte (»vertraue Deinem Unbewußten«). Wenn man bei einer Person einfach ihr Unbewußtes arbeiten lasse (= unbewußter Suchpro-

zeß zu konstruktiven Lösungen), würde sich dieses um alles Erforderliche in einer positiven Weise kümmern (Haley, 1988). Schmidt (1985) geht sogar so weit, im Hinblick auf den hypnotherapeutischen Anteil in der Psychotherapie von Erickson festzustellen: »Auch Milton H. Erickson hat nicht eine einzige Person in Trance versetzt, sondern er hat in höchst gekonnter Weise Verhandlungsangebote gemacht, auf die viele Leute schließlich in autonomem Handeln eingingen. Das Resultat dieser Einigung wurde dann Trance genannt, und auch darüber einigten sich die Beteiligten.«

Um Erickson in seinem therapeutischen Wirken besser verstehen zu können, muß man sich vergegenwärtigen, daß er in einem großen Land, den Vereinigten Staaten von Amerika, aufgewachsen ist und daß er dort sein ganzes Leben verbracht hat. Sein Weltbild ist dementsprechend »amerikanisch« geprägt – von all dem Pragmatismus dieser relativ jungen dynamischen Nation, von ihrem Wirklichkeitssinn, ihrem Gemeinschaftsgeist und ihrer sozialen Hilfsbereitschaft, nicht zu vergessen: von therapeutisch durchaus positiv zu bewertender Naivität. Erickson vertrat eine andere Tradition als die, welche ihre Wurzeln in Europa hat. Dies macht es uns Europäern nicht immer leicht, ihm zu folgen. »Erickson beschäftigte sich nicht mit philosophischen Schulen, er richtete seine Aufmerksamkeit vor allem auf die reale Welt und reale Probleme« (Haley, 1978 und 1988). Seine Lebensphilosophie skizziert Rosen (1985) in zwei kurzen Sätzen: »1. Bleib in Bewegung; 2. Freu dich deines Lebens.« Die überraschende Renaissance seiner Hypnotherapie, vor allem nach seinem Tode, hat viel zu tun mit unserem wachsenden Interesse an dem »geheimen Band zwischenmenschlicher Kommunikation« und an seiner großen Bedeutung für die individuelle wie auch kollcktivc Vcrhaltcnsstcucrung, dcrcn Grundlagen dic in Palo Alto tätige Gruppe um G. Bateson und Erickson gelegt hat, der eine durch seine theoretischen Überlegungen und Anstöße, der andere durch sein praktisches Handeln, welches seiner Zeit um »20 Jahre voraus war«. Er hat wertvolle und ermutigende neue Anregungen gegeben, welche Perspektiven für die Zukunft enthalten, über die Individualtherapie hinaus für die Paar-, die Familien- und die Gruppentherapie. Wie Haley (1978, 1988) betont, ist es bei charismatischen Persönlichkeiten, welche eine Leitbildfunktion haben, für die Zukunft erforderlich, ihre Handlungsweisen (Techniken), welche innerhalb eines wohlbegründeten Systems ihren berechtigten Platz haben, von denen sorgsam zu scheiden, welche auf den Menschen zentriert sind, der sie ausgeführt hat. Erickson ist ein Vorbild im Hinblick darauf, wie ein Mensch mit seinen Behinderungen, Hemmnissen und Hindernissen körperlicher und seelischer Art umgehen kann, sie zum Besten wendet und wie der »Geist« – mag er nun mehr unbewußt oder mehr bewußt sein – sich den Körper schafft, in dem er wohnt (Stefan Zweig, 1932).

KAPITEL 34

Körperorientierte Psychotherapie

Hans Müller-Braunschweig

In der Vorgeschichte körperlicher Erkrankungen mit stärkeren psychischen Anteilen finden sich oft »Dauerhaltungen«, die sich sowohl im psychischen wie im körperlichen Bereich ausdrücken können und nicht voneinander zu trennen sind. So beschreibt z.B. Jenkins (1971) u.a. folgende Merkmale bei Patienten mit erhöhtem Risiko für einen Myokardinfarkt: »Hast, Ungeduld, Ruhelosigkeit, explosible Sprechweise, Gespanntheit der Gesichtsmuskulatur.« Rosenmann (1978) spricht u.a. von »Zeichen der Aggressionsbereitschaft«. Diese Merkmale sind psychisch **und** somatisch. Innere Spannung drückt sich in Muskelspannung, Mimik, Gestik und Motorik aus. Sowohl der psychische als auch besonders der körperliche Spannungszustand werden aber von diesen gefährdeten Patienten häufig entweder nicht ernst genommen oder gar nicht bemerkt, körperliche Warnzeichen werden nicht beachtet. Insbesondere wird oft kein Zusammenhang zwischen psychischen und körperlichen Phänomenen erlebt (s.a. Kap. 59, »Arterielle Verschlußkrankheiten...« und Kap. 60, »Krankheitsverarbeitung und Psychotherapie nach Herzinfarkt...«).

Diese Störung der Beziehung zum eigenen Körper ist oft schwer beeinflußbar. Die Chance der Änderung erhöht sich, wenn ein solcher Patient mit unmittelbarer Evidenz erlebt, wie z.B. das Nachlassen einer starken Muskelspannung einen überraschenden Ausdruck von Weinen zur Folge haben kann oder wie bei Spannungskopfschmerz nach wiederholter Entspannung in Nacken und Schulterbereich und/oder stark erlebter, bisher unbewußter Trauer und Wut, eine Besserung der Symptomatik eintritt (s.a. Kap. 55, »Kopfschmerz«). Zu derartigen Evidenzerlebnissen können körperorientierte Psychotherapieformen einen wesentlichen Beitrag leisten.

Körperorientierte psychotherapeutische Methoden werden heute im ambulanten Bereich zunehmend häufiger angewandt. Die Vermittlung dieser Methoden über eine schriftliche Darstellung ist allerdings nur begrenzt möglich. Die Qualität des Körpererlebens während der Arbeit und die damit einhergehenden Empfindungen und Emotionen sind auf diese Weise noch schwieriger zu vermitteln, als es in der Darstellung verbaler psychotherapeutischer Verfahren der Fall ist (soweit keine Selbsterfahrung vorliegt). Eine minimale körperbezogene Selbsterfahrung ist vielleicht durch die folgenden Anregungen möglich, die Ursula Kost (1985) in einem Vortrag ihren Zuhörern gab, und die sich beim Lesen nachvollziehen läßt:

»Bitte ändern Sie jetzt nichts an ihrer augenblicklichen Haltung. Schließen Sie die Augen für einen Moment, fragen Sie sich: Was spüre ich von mir? Wie sitze ich? Wo habe ich Kontakt zum Boden, wo ist mein Gewicht – wie ist meine Sitzfläche auf dem Stuhl, was fühle ich im (am) Rücken, wie halte ich meinen Kopf, die Arme und Hände? Was spüre ich von der Atmung – wieviel Raum habe ich in mir, wo enge ich mich ein...«

Nach dieser ersten Beschreibung wird empfohlen, auf Verkrampftheit oder Entspannung zu achten (wo im Körper?), einem eventuellen Wunsch nach Veränderung nicht gleich nachzugeben, ihn zunächst in der Vorstellung zu vollziehen und dann – nach tatsächlicher Veränderung – sich zu fragen, was sich damit verändert hat.

»Schließlich dann die Reflexion, die Erweiterung zu der Frage: Was bedeutet das für mich? Wie gehe ich mit mir um? Wie plaziere ich mich im Hier und Jetzt und sonst im Leben.«

Im folgenden soll der Versuch gemacht werden, Möglichkeiten und Grenzen einiger körperorientierter Verfahren darzustellen. Dazu ist einleitend auch ein kurzer Blick in ihre Geschichte notwendig.

1 Zur Geschichte

Die heutigen Methoden haben ihre Wurzeln in Tendenzen, die sich in der Pädagogik (Gymnastik), der Kunst und der Psychotherapie besonders in den ideenreichen 20er Jahren unseres Jahrhunderts entwickelten. Die Gymnastik zeigte bereits seit der Antike den Doppelaspekt von Therapie und allgemeinerer körperlich-seelischer Bildung. Die Entwicklung der heutigen körperorientierten Verfahren aus heil- und rhythmischer Gymnastik, Ausdruckstanz (»modern dance«) und Psychotherapie bedeutet damit auch ein Ansprechen des Kranken auf verschiedenen Ebenen – von der physiologischen Funktion über den Ausdruck bis hin zu sprachlicher Symbolik. In diesem Sinne »verkörpert« die bereits 1869 geborene Bess Mensendieck in ihrer Person die Verbindung dieser verschiedenen Ansätze. Sie war Gymnastiklehrerin, hatte außerdem Bildhauerei, Atem- und Gesangstechnik studiert und sich ausgiebig mit Anatomie und Physiologie beschäftigt. Sie bildete bereits vor dem Ersten Weltkrieg Schülerinnen aus. Zu nennen ist in diesem Zusammenhang auch der Tänzer, Tanzpädagoge und -theoretiker Rudolf v. Laban. Er betonte freie Improvisation beim künstlerischen Tanz als Ausdruck seelischen Erlebens.

»Atmung, Stimme und Bewegung waren die somatischen Funktionsbereiche, die zu Beginn des 20. Jahrhunderts in ihrer Erlebnisbedeutung für den Gesunden und Kranken wieder entdeckt wurden« (Stolze, 1981). Innerhalb der Psychotherapie zeigten sich entsprechende Tendenzen in der Atemtherapie, z.B. bei den Psychotherapeuten G. R. Heyer (1925) sowie Steger und Heyer-Grote. Aus der Psychoanalyse kam Wilhelm Reich und wies u. a. auf die Entsprechung von »Muskel- und Charakterpanzer« (Reich, 1933) hin (s. a. Abschnitt 3, »Bioenergetik«). S. Ferenczi versuchte mit seiner »aktiven Technik« den Körper in gewissem Ausmaß in die psychoanalytische Arbeit mit einzubeziehen. Er setzte sich damit in Widerspruch zu Auffassungen Freuds (1914), der bestrebt war, alle verfügbaren Kräfte in das Wort zu lenken und jedes andere »Abreagieren« auszuschließen. So sah Freud Körperbewegungen während der Behandlung vor allem als »Widerstand« (Cremerius, 1984). Heute würden sie – wie das »Agieren« überhaupt, als »Sonderform der Kommunikations- oder Äußerungsweisen« betrachtet werden (Sandler et al., 1973; Becker, 1981; Thomä und Kächele, 1985). Beschreibend wies aber auch Fenichel (1928) in dieser Zeit auf die Bedeutung des Körperausdrucks hin (Grunert, 1977; Müller-Braunschweig, 1995). Während die Emigration von Psychoanalytikern aus Deutschland in die USA nach 1933 in der Psychoanalyse eher zu einem Verschwinden dieser frühen körperorientierten Ansätze führte, ging eine Linie der Entwicklung durch Schülerinnen der bedeutenden Berliner Gymnastiklehrerin Elsa Gindler weiter, die erkannt hatte, »daß mit mechanischem Üben, und mag es noch so physiologisch aufgebaut sein, keine entscheidende Änderung im Gesamtverhalten zu erzielen« ist (Wilhelm, 1961). Ihre Schülerinnen G. Heller und C. Speads emigrierten nach England und in die USA. Dort kam die Methode Gindlers mit klinischer Arbeit und der Psychoanalyse in Verbindung. Die zuletzt genannten Linien führten zur Konzentrativen Bewegungstherapie (s. u.). Andere der frühen Ansätze kamen mit den Pionieren der psychosomatischen Medizin in Deutschland in Kontakt, und zwar im Bereich der Inneren Medizin u. a. mit Viktor v. Weizsäcker (»Funktionelle Entspannung«).

Von besonderer Bedeutung für die Entwicklung körperbezogener Psychotherapie waren die schon kurz erwähnten Ansichten von Wilhelm Reich über den Zusammenhang von Muskelspannung, Emotion und neurotischer Erkrankung, die er nach seiner Emigration zunächst in Skandinavien, dann in den USA entwickelte. Sie wurden später im wesentlichen durch A. Lowen und J. Pirrakos in New York zur »Bioenergetik« weiterentwickelt. In den 60er Jahren spielte auch das Esalen Institut in Kalifornien eine wesentliche Rolle bei der Entwicklung körperorientierter Methoden.

In den 60er und besonders in den 70er Jahren förderte dann die besondere soziokulturelle Situation in der Bundesrepublik Deutschland eine in Europa und den USA einmalige günstige Lage für das Entstehen stationärer Psychosomatik und Psychotherapie (Schepank, 1987). Es handelt sich dabei u. a. um die Einführung der Kassenleistung für Psychotherapie, um die Einrichtung von Kliniken für Psychotherapie und Psychosomatik und die Aufnahme diese Fächer als Prüfungsfach in das Medizinstudium. Damit verbunden war auch die Möglichkeit einer breiten klinischen Anwendung und Erprobung körperbezogener Psychotherapieverfahren im Rahmen stationärer Behandlung, also auch in der Zusammenarbeit mit verbaler Psychotherapie.

2 Falldarstellungen

Zwei stichwortartig vorgestellte Patientengeschichten sollen einen ersten Eindruck der Wirkung im ambulanten und stationären Setting vermitteln und typische Merkmale zur Diskussion stellen. Eine nähere Beschreibung dieser und anderer Methoden schließt sich an.

Pat. A: Eine 41jährige Patientin sucht wegen ungeklärter ständiger Schmerzzustände eine Psychotherapeutin auf, die auch die Funktionelle Entspannung beherrscht. Die Patientin will keine verbale Psychotherapie, sondern »Entspannungsübungen«. Sie nimmt ständig Medikamente und ruft wegen der Schmerzen oft den Notarzt. Organisch ist sie ohne Befund.

Im Gespräch fällt auf, daß sie auf der Stuhlkante sitzt, die Schultern hochgezogen, die Beine aneinandergepreßt, die Arme unbewegt. Der Atem ist flach und kurz. Körperlich wie psychisch wirkt sie »verhalten«.

In der Behandlung geht es u. a. um diese Einengung. Ihr Becken erscheint erstarrt (sie lokalisiert es anatomisch in der Bauchmitte), die Wirbelsäule unbeweglich. Sie kann sich nicht entspannt setzen oder hinlegen, ihr Gewicht nicht wirklich »abgeben«. Im Verlauf der Behandlung wird klar, daß in der elterlichen Familie gehäuft Suizide auftraten, u. a. ein traumatisch wirkender Suizid der geliebten Großmutter im Nebenzimmer, als die Patientin ein kleines Kind war. Hinzu kam eine depressive Mutter. Die Patientin wagte nicht, »ihren« Raum einzunehmen und eigene Emotionen auszudrücken, auch nicht körperlich, aus Furcht, damit weitere Katastrophen auszulösen. Nach 39 Behandlungsstunden mit Funktioneller Entspannung hatte sie selber ein Gefühl für diese körperliche Einengung entwickelt. Zu diesem Zeitpunkt war sie neun Monate ohne Notarzt ausgekommen. Der Medikamentenverbrauch war stark zurückgegangen. Die Behandlung ging dann in eine verbale Psychotherapie über, in der sie nun zunehmend über **seelische** Schmerzen klagte, während die körperlichen Schmerzen weiter zurückgingen. *

Pat. B: Ein 39jähriger Patient mit 16jähriger Ulkusanamnese ($^2/_3$ Resektion des Magens vor acht Jahren) beunruhigt das Behandlungsteam der psychosomatischen Klinik durch übermäßige Aktivität. Er schlägt eine »völlige räumliche architektonische und inhaltliche Umstrukturierung der Station« vor und fordert mehr politische Aktivität. Er wird mit dieser Einstellung auch in der verbalen Gruppe zum »anerkannten Führer und Co-Therapeuten«. Durch Vorbehandlung und Literaturstudium verfügt er auch über eine gute Kenntnis der psychoanalytischen Theorie. Seine theoretische »Einsicht« in den Abwehrcharakter seiner Aktivität (auch aufgrund von früheren Deutungen) blieb ohne emotionale Beteiligung und hatte keine Wirkung. Das Team ließ ihn aber zunächst seine Abwehrseite agieren. In der Konzentrativen Bewegungstherapie war dann eine erste Annäherung an die abgewehrten Impulse und passiven Wünsche möglich. Er rollte sich dort in der Stunde »auf dem Boden zusammen, klammerte sich geradezu an Gruppenmitglieder... In einer anderen Situation, wo er mit einem anderen Gruppenmitglied Rücken an Rücken saß, war es dem Mitpatienten kaum möglich, sein Anlehnungsbedürfnis zu ertragen. In diesem Erleben wurde für den Patienten erst deutende Arbeit möglich...« (Becker und Lüdecke, 1978).

2.1 Diskussion

Es gibt in diesen beiden Darstellungen einige Punkte, die für die weiteren Ausführungen besonders wichtig sind.

---

* Frau Dr. med. Th. Woelk danke ich für die ausführliche Information über diesen Fall. Durch die Supervision der verbalen Therapie konnte ich den weiteren Verlauf in den letzten drei Jahren verfolgen.

Zur 41jährigen Patientin:
- Eine Patientin, die sich nicht auf eine verbale Therapie einlassen will (und auch zu dieser Zeit dafür nicht geeignet erschien), kommt auf dem Wege über eine körperbezogene Methode auch zu einem langen verbalen psychotherapeutischen Prozeß.
- Mit der Körperarbeit verändert sich auch ihr Körperbild. Durch die Veränderung des Körperempfindens und der Körperhaltung verändert sich ebenfalls die seelische Haltung und der Atemrhythmus. Das Symptom bessert sich in der ersten Behandlungsphase vorwiegender Körperarbeit erheblich.

Zum 39jährigen Patienten:
- Eine vom Patienten in der vorhergehenden ambulanten und zu Beginn der stationären Therapie durchgehaltene Abwehr wird erst in der partiell nonverbalen Körpertherapie erschüttert. Er erlebt »leibhaftig« seine bisher abgewehrte Seite.
- Es zeigt sich dabei eine emotional sehr intensive Annäherung an die bisher abgewehrten Inhalte. Das steht im Gegensatz zur bisherigen rein rationalen Einsicht.
- Eine Bearbeitung erfolgt nach Aussagen der Verfasser dann längerfristig in der verbalen Gruppe. Wie noch zu zeigen sein wird, kann im Wechsel von Körperarbeit und verbaler Besprechung des Erlebten (oder durch ein neues körperbezogenes »Angebot«) auch in den körperbezogenen Verfahren eine mehr oder weniger weitgehende »Durcharbeitung« der Probleme erfolgen.

Ein wichtiges Kennzeichen der hier besprochenen Methoden ist der »Wechsel der Ebenen« (vgl. Eberspächer, 1987; v. Uexküll et al., 1994): Auf der Körperebene wird unmittelbar erlebt. Im Durchsprechen des Erlebten wird zwar zuweilen erst beim Erzählen die durch die Körperarbeit ausgelöste emotionale Bewegung empfunden, aber hier doch schon mit dem Wort verbunden und damit auch berichtend und reflektierend auf eine andere Organisationsstufe gehoben. Der Körpertherapeut wird dabei über die Reaktion auf das vorhergehende Angebot auf der Körperebene informiert und kann sich in der Wahl seiner folgenden Körperangebote wiederum darauf einstellen. Dadurch kommt es zu einem fortwährenden Wechsel von unmittelbarem Erleben und verbaler ansatzweiser Verarbeitung – ein Wechsel, der natürlich auch zur verbalen analytischen Psychotherapie gehört, in diesen Verfahren durch das Einbeziehen des Körpers aber besonders intensiv erlebt wird.

Zur Bedeutung einer unmittelbar emotional erlebten Körpererfahrung sagt Loewald: »Dies Aufsteigen zum bewußten emotionalen Erleben würde ... das psychoanalytische Element ausmachen, sofern es ›Unbewußtes‹ bewußt macht, vom gedanklichsprachlichen her gesehen eine nicht voll entwickelte Bewußtheit.«* Es muß also noch die sprachliche Formulierung hinzukommen, die das Erlebte in eine andere Organisationsstufe einbindet.

---

* Persönliche Mitteilung von H. Loewald.

3 Bioenergetik

Von Reich wurde das ganzheitliche Konzept des Menschen übernommen, seine Auffassungen über Charakteranalyse und vor allem »seine Begründung pathologischer Strukturen als Ergebnis von Hemmungen freifließender biologischer Energie, Bioenergie« (Sebastian, 1985). Schon früh in der Kindheit sieht die Bioenergetik den natürlichen Gefühlsausdruck häufig unterbrochen, seine Äußerung ist dann mit Angst (u. a. vor Liebesverlust) verbunden. »Die Folge ist ein Energiestau... um sich zu schützen, reduziert das Kind ganz allgemein die Atmung als eine Möglichkeit, das sozial Unerwünschte einzudämmen, zu ›blockieren‹. Zusätzlich werden auch die mit den Impulsen verbundenen Muskelgruppen kontrahiert« (Sebastian, 1985). Wenn ein entsprechendes Verhalten der Umwelt in der Entwicklung über Jahre anhält, kommt es nach Auffassung der Bioenergetik zu einer »chronischen Panzerung« der Muskulatur in den betroffenen Bereichen. Dieser »Panzer« bindet auch die Energie, die bei ihrer Freisetzung Angst auslösen würde. In der bioenergetischen Praxis wird »das Aktivierungsprinzip auf der somatischen Ebene mit dem analytischen Verfahren auf der psychischen Ebene« kombiniert. Der Therapeut »wählt dem Patienten und der Situation angemessene Übungen und beobachtet die Reaktion des Patienten darauf« (Sebastian, 1985).

Exemplarische Patientengeschichte

Ehrensperger (1985) berichtet über einen 48jährigen Patienten mit Rückenschmerzen in der Lendenwirbelsäule, die seit 10 Jahren auftreten. »Im Röntgenbild fanden sich lediglich geringfügige degenerative Veränderungen an den Lendenwirbeln, viele vorhergehende stationäre und ambulante physiotherapeutische Behandlungen blieben erfolglos, ebenso hatte er praktisch sämtliche schmerzhemmenden und antirheumatischen Substanzen ausprobiert.« Im ärztlichen Gespräch ergaben sich auch bei Ehrensperger zunächst keinerlei Anhaltspunkte für eventuelle psychische Belastungen. Er ließ den Patienten dann u. a. einige bioenergetische Übungen machen, »die diese chronische Verkrampfungen im Bereich der Lendenwirbelsäule lockerten«. Es kam »ganz plötzlich zu einem starken emotionalen Durchbruch, der Patient ließ sich zu Boden fallen und begann zu weinen«. Jetzt erst wurde dem Arzt und dem Behandler die sehr belastende Lebenssituation deutlich, über die der Patient im folgenden mit starkem Gefühl berichten konnte. Es waren seit der Kindheit auftretende Belastungen, die durch eine aktuelle Erkrankung seiner Frau verstärkt und aktualisiert worden waren, denen der Patient aber mit der ihm geläufigen Haltung des »Durchhaltens« (= sich krampfhaft aufrechthalten) begegnen mußte. Dieser Bericht war dann der Beginn einer längeren psychotherapeutischen Behandlung, die auch bioenergetische Körperarbeit einschloß und zum dauerhaften Abklingen der Rückenschmerzen führte.

Die Bioenergetik bezieht sich aufgrund ihrer psychoanalytischen Vorgeschichte weiterhin auf die Annahme unbewußter Vorgänge und den Begriff des Widerstands, behält also die psychodynamischen Gesichtspunkte bei. Die heutigen Formen der Bioenergetik zeigen in der Art ihrer Technik vielfältige Variationen und werden häufig auch als »Neo-Reichianische Schulen« bezeichnet. Oft werden auch die Ergebnisse der modernen Psychoanalyse, wie die »Objektbeziehungstheorie« (Winnicott; Mahler, Kernberg) und die »Narzißmustheorie« (Kohut), in verschieden starkem Maße miteinbezogen (s. a. Ware, 1984; Muller, 1984; Phlaum, 1984). Auch Phänomene wie Übertragung und Gegenübertragung werden heute mehr oder weniger einbezogen. Der Energiebegriff wird dagegen z. T. kritisch diskutiert (z. B. Berliner, 1994).

Häufig ist in der Bioenergetik von »Energie« die Rede, von ihrem »freien Fließen« durch den Körper, von »Blockaden« dieser Energie, von ihrem »Pulsieren« usw. (s. a. Boadella, 1989). Sicherlich kann oftmals bei der Beobachtung eines Menschen seine Körperhaltung und sein Verhalten mit energetischen Begriffen plastisch wiedergegeben werden, z. B. auch die herabgesetzte Energie bei Depressionen oder die »Unterbrechung des Energieflusses« bei »schizoider Struktur«. Unzweifelhaft spielt natürlich auch Energie in allen Lebensäußerungen eine Rolle (wie auch immer man sie definieren mag). Häufig entsteht aber auch der Eindruck einer »Insider-Sprache« der Bioenergetik, und Ehrensperger weist sicher mit Recht darauf hin, daß dieser Begriff die Verständigung mit Außenstehenden erschwert (1985). Es könnten Mißverständnisse vermieden werden, wenn »eher über Muskelspannung, Durchblutung, Bewegung und Beweglichkeit sowie über Gefühlsausdruck gesprochen würde«.

Wichtig erscheint auch das bioenergetische Prinzip der »Erdung« (»grounding«), das auch im eingangs geschilderten Fallbeispiel bereits deutlich wurde.

»Geerdet sein heißt, mit beiden Füßen auf dem Boden stehen, selbständig und eigenständig der Welt zu begegnen, ... in seiner Realität (z. B. im Beruf oder der Familie) gut verbunden und eingebettet zu sein. Auf den eigenen Beinen zu stehen heißt auch, beweglich und ohne Verspannungen stehen zu können, das Gleichgewicht zu halten, selbst wenn äußere Einflüsse dies verhindern möchten« (Ehrensperger, 1985).

In solchen Ausführungen finden sich Gemeinsamkeiten mit anderen körperbezogenen Therapieformen, z. B. der Konzentrativen Bewegungstherapie (KBT) oder der Funktionellen Entspannung (FE), aber auch Hinweise auf Prinzipien von M. Feldenkrais oder Ida Rolf. Das ist nicht erstaunlich, da es sich um grundlegende Weisen des »In-der-Welt-seins« handelt, um »Haltungen«, die – hier zunächst körperlich beschrieben – in enger Verbindung mit der psychischen »Haltung« und Verfassung gesehen werden können (z. B. »Stand-halten« oder »Selb-

ständigkeit«). Es handelt sich allgemeiner gesagt auch um »Grundhaltungen« der Umwelt gegenüber, die z. B. im »Sich-zusammenziehen«, »Sich-verkrampfen« oder im Gegenteil »Sich-weitmachen-und-öffnen« zeigen können. Hier bestehen weiterhin Verbindungen zur (psychisch verstandenen) »Haltungsspezifität«, wie sie etwa Grace und Graham bereits 1952 in Verbindung mit psychosomatischen Erkrankungen betonten (s. a. Bräutigam, 1954/55). Die oben genannten Beispiele, wie etwa das »Stand-halten«, weisen auch auf die vorsprachlichen Wurzeln dieser Begriffe hin.

Die Diagnostik der Bioenergetik benutzt u. a. derartige körperliche Äußerungsweise als Hinweise auf die Gesamtpersönlichkeit. Eine sorgfältige Diagnostik einschließlich des »body-reading« erscheint vor Beginn einer derartigen Behandlung besonders notwendig.

In der schon erwähnten Variationsbreite der neo-reichianischen Techniken finden sich heute differenzierte Überlegungen über die Art des jeweiligen Vorgehens, u. a. auch das »timing« der Körperarbeit und den Zeitpunkt eventueller Berührung (vgl. Phlaum, 1984). Das ähnelt also den Überlegungen des Zeitpunkts einer Deutung in der psychoanalytischen Arbeit. Zuweilen wird die Bioenergetik auch in einer Variationsbreite gesehen, die vom »klassischen, am ›Brechen‹ von Blockaden orientierten Ansatz bis hin zu einer zurückhaltenden, fürsorglichen, den Körper nur noch beobachtenden Arbeitsweise geht«. Letzteres wird vor allem bei frühen Störungen praktiziert (M. Hepke, persönl. Mitteilung). Ehrensperger betont den Gesichtspunkt einer »Bioenergetik der Beziehung« in der »bioenergetischen Arbeit der zweiten Generation« (persönl. Mitteilung).

Gudat und Kubierschky (1989) weisen darauf hin, daß z. B. die sog. Streßpositionen der Bioenergetik zur »Aufgabe gewohnheitsmäßig eingenommener Fehlhaltungen oder Selbstbeschränkungen« sowie zu »einem plötzlichen, oft schmerzhaften unmittelbaren Erleben tieferliegender und vielleicht schon lange verschütteter Gefühle und Konflikte« führen können. »Oder es vollzieht sich ein mehr allmählicher Prozeß der schrittweisen ›Aufweichung‹. Gefühlsdurchbrüche durch Lockerung des ›Muskelpanzers‹ können z. B. bei früh gestörten Patienten mit schwacher Ich-Struktur eine starke Gefährdung bedeuten, im Extremfall zu psychotischer Dekompensation führen oder, in weniger starken Fällen, zum reinen Ausagieren, vielleicht auch zur Verstärkung der Abwehr, da das ausgelöste Material bzw. die damit verbundenen Emotionen nicht verarbeitet und integriert werden können«. Gudat und Kubierschky betonen deshalb in diesem Zusammenhang, ebenso wie andere Autoren, daß hier zunächst mit einer »aufbauenden Strategie« gearbeitet werden müsse, die an den Defiziten der Ich-Funktion ansetzt. Beispiel: Eine Patientin liegt auf dem Rücken, die Beine lehnen leicht hochgestellt an der Wand, der Therapeut sitzt hinter ihr und hält ihren Kopf.

»Die Patientin atmet bewußt und drückt beim Ausatmen die Füße leicht gegen die Wand; dabei wird ihre Aufmerksamkeit allmählich – über mehrere Sitzungen – auf die verschiedenen, durch ihren Atmen hervorgerufenen leichten Bewegungen in den verschiedenen Körperregionen gelenkt: Bauch, Thorax, Rückgrat, Füße usw. und Kopf. Sie spürt sich selbst und erfährt gleichzeitig, daß die Therapeutin sie spürt. Diese Erfahrung ist für die Patientin sichtbar wohltuend, manchmal auch beunruhigend, kann jedoch nicht sprachlich ausgedrückt werden. Hier wird eine Erfahrung simuliert, die ein Kind durch den Kontakt mit seinen ›hinreichend guten Eltern‹ in der vorsprachlichen Phase, z.B. beim Wickeln, macht« (Gudat und Kubierschky, 1989).

3.1 Bioenergetik und psychosomatische Medizin

Die bioenergetische Sichtweise erwähnt Ehrensperger (1991) in Verbindung mit einer Reihe von Erkrankungen, die dem niedergelassenen Praktiker häufig in der Sprechstunde begegnen. Hier kann nur ein kurzer Hinweis gegeben werden: Rezidivierende Infekte des Rachens könnten neben einer Schwächung des Immunsystems auch durch eine »Blockierung im Halsgebiet und im Nacken« gefördert werden – im Hals als wichtiger »Brücke zwischen Kopf und Körper (Denken und Fühlen)«. »Blockierung heißt hier immer, daß eine durch Verspannungen bedingte Verschlechterung der Durchblutung und des Stoffwechsels in der betreffenden Region vorliegt.« Beim Asthma bronchiale wird darauf hingewiesen, daß die »Sehnsucht nach einer liebevollen Bezugsperson in der frühesten Kindheit immer wieder frustriert und enttäuscht (wurde), so daß eine chronische Anspannung im Schultergürtel (frustriertes Ausstrecken der Arme nach der Mutter) und eine Anspannung der glatten Bronchialmuskulatur um die Bronchien herum in einer tieferen Schicht vorhanden sind«.

Diese Ansichten des Autors sind Annahmen, die aus den Erfahrungen seiner bioenergetischen Arbeit entstanden sind. Sie müßten noch wissenschaftlich überprüft werden. Aber auch wenn diese Aussagen nur einen möglichen Faktor in einem multifaktoriellen Geschehen bezeichnen (s.a. Kap. 61, »Asthma bronchiale«), könnte doch die Sichtweise der Bioenergetik dazu beitragen, die Aufmerksamkeit auf den möglichen Einfluß der erwähnten langdauernden »Haltung« im oben genannten Sinne bei der Pathogenese dieser Erkrankungen zu fördern (tatsächlich löst ein vergebliches Ausstrecken der Arme auch bei Erwachsenen in einer bestimmten Workshop-Übung überraschend heftige Emotionen und Spannungsgefühle aus).

3.2 Diskussion der Methode

In der letzten Zeit sind verschiedene Ansätze der »klassischen Bioenergetik« kritisiert worden. So kritisiert Jaques Berliner die Annahme, daß forciertes Atmen mehr Energie mobilisiere. Bewegung, Übung, Berührung, Atmen, Schreien usw. könnten allerdings dazu dienen, den Widerstand dann zu vermindern, wenn der Patient nicht mehr allzuweit von einer optimalen Öffnung entfernt sei. Weiterhin könnten unbewußte Phantasien oder Erinnerungen, die auf andere Weise nicht erscheinen würden (besonders prägenitale Bedürfnisse), erlebbar werden. Das reale Halten des Patienten könne dort wirken, wo der Patient nicht fähig sei, die »Mutter in sich« zu fühlen und mit ihr zu kommunizieren. Er brauche in diesen Fällen ein Übergangsobjekt, um sich den entsprechenden Erlebnissen, Emotionen, Erinnerungen zu nähern (Jaques Berliner, persönl. Mitteilung; s.a. Berliner, 1994).

Die Kritik dieses Autors richtet sich besonders gegen den Einsatz von Körper-»Techniken«, ohne daß die **Beziehung** zwischen Therapeut und Patient im o.g. Sinne, die Übertragung und Gegenübertragung, berücksichtigt würde. Er spricht nicht mehr von »Bioenergetik«, sondern von »körpervermittelter analytischer Therapie«.

Die Auffassung Berliners berührt grundsätzliche Fragen der bioenergetischen Behandlungstechnik und der manipulierenden Anwendung von »Körper-Techniken« überhaupt. Körperarbeit sollte sich prinzipiell sowohl an der psychischen und körperlichen Situation des Patienten, als auch an der Situation zwischen Therapeut und Patient, d.h. an der gegenwärtigen bewußten und unbewußten Beziehung der beiden Personen orientieren. Variationen der Bioenergetik betonen diese Tendenz (z.B. Downing) ebenso wie die schon genannte »zweite Generation« der Ausübenden. Berliner betont auch die Versuchung, die es für einen Therapeuten bedeuten kann, rasch eine sehr intime und relativ emotional Situation herzustellen. Er verweist auf Kernberg (1978), der eine ungenügende Bearbeitung narzißtischer Charakterwiderstände des Therapeuten in diesen Fällen beobachtete (ebenso eine Abneigung gegen die lange geduldige analytische Arbeit mit Patienten).

3.3 Indikation

Berliner sieht die Anwendung der Bioenergetik vorzugsweise bei frühen Störungen, bei denen – wie schon erwähnt – die Sprache noch nicht ihre volle Symbolfunktion erreicht hat (M. Hepke, persönliche Mitteilung). Andere Autoren beziehen aber neurotische Erkrankungen selbstverständlich mit ein, wie etwa Gudat und Kubierschky (1989), die in einer Studie ihre in den letzten zwei Jahren beendeten bioenergetischen Behandlungen nach dem Grad der Veränderung einschätzten (s.a. Gudat, 1994). Die Einschätzung erfolgte mit dem »Global Assessment of Functioning Scales« DSM-III-R von 1–90. Dabei zeigten psychosomatische Störungen eine erhebliche Besserung (77,8% aller Fälle), auch von den neurotischen Störungen waren 66% in einem Bereich, in dem keine wesentlichen Störungen im Sinne des DSM festzustellen waren.

Eine Untersuchung zur Körperdiagnostik der Bioenergetik führte Michael Hepke (1989) durch. Es zeigte sich, daß die Beurteilungen der Patienten, die Bioenergetiker aufgrund des Körperbaus machten, überzufällig übereinstimmten.

4 Exkurs: Gestalttherapie

Da die Gestalttherapie in Theorie und Technik den Körper mit einbezieht und andererseits Techniken dieser Methode in körperorientierte Verfahren (u.a. in die Bioenergetik und in die Integrative Bewegungstherapie) Eingang gefunden haben, sollen hier einige kurze Hinweise gegeben werden:

Prinzipien der Gestaltpsychologie (Wertheimer, Köhler, Koffka) und der Psychoanalyse wurden durch die von F. Perls begründete Gestalttherapie erweitert. So wird u.a. die Persönlichkeit als »Ganzheit«, als »Gestalt« gesehen, in der die jeweils herrschenden Bedürfnisse als »Figur« vor einem »Grund« hervortreten. Der Neurotiker kann seine Bedürfnisse nicht mehr angemessen wahrnehmen und sie deshalb nicht regulieren. Aus »unvollendeten« Bedürfnissen entsteht ständiges Ungleichgewicht und Verarmung. Techniken der Gestalttherapie, die an das bewußte Wiedererleben des nicht Erlebten heranführen sollen, sind »Regeln und Spiele«. So wird der Patient z.B. aufgefordert, mit imaginierten Elternfiguren oder auch mit getrennten Anteilen seiner Person einen Dialog zu führen bzw. auch wechselnde Rollen einzunehmen. U.a. führt auch das Wahrnehmen von Dichotomien zwischen verbalem und averbalem Ausdruck zur Wahrnehmung bisher verborgener Tendenzen. Der Patient kann auch aufgefordert werden, über seinen Körper in der Ich- statt der Es-Form zu sprechen (vgl. Thetford und Schucmann, 1988). Im Versuch einer Integration auch des körperlichen Bereichs und der damit verbundenen psychischen Anteile liegt die Verwandtschaft zur körperbezogenen Psychotherapie. Jedoch spielt der verbale Anteil in der Gestalttherapie in der Regel eine größere Rolle (auch wenn es, wie ersichtlich, immcr mchr Übergangs- und Zwischenformen gibt).

Weitere Methoden

Eine Integration von Gestalttherapie, psychoanalytischen Auffassungen (mit besonderer Berücksichtigung der aktiven Technik von Ferenczi), der modernen Säuglingsforschung und anthropologischer Ansätze, strebt E. Petzold (1977) mit der Integrativen Therapie an. Sie bezieht u.a. die differenzierte Beachtung von Körperbewegungen, Gestik, Mimik des Patienten und Körperarbeit sowie gestalterischen Ausdruck in die Therapie ein. In der Praxis hat sich eine gewisse Annäherung an die Konzentrative Bewegungstherapie vollzogen (s.a. Rahm et al., 1993).

Nur hingewiesen werden kann hier auf die »Psychomotorische Therapie« von Pesso (1986). Zur Tanztherapie siehe Siegel (1986).

Im Zusammenhang mit der Bioenergetik ist auch auf George Downing hinzuweisen, der in seiner »Körperorientierten Psychotherapie« zeitweilig direktive Körpertechniken (Reich, Lowen) mit verbaler, analytischer Arbeit und auch mit Elementen der Gestalttherapie verbindet. Übertragung und Gegenübertragung werden in die Arbeit einbezogen. Die verbale Arbeit hat stärkeres Gewicht als in der klassischen Bioenergetik; sie ist hier der »rote Faden«, an dem sich der Therapeut orientiert. Körpertechniken werden bei Bedarf eingeschoben.

Im deutschsprachigen Raum ist der Psychoanalytiker Tilman Moser mit seiner »psychoanalytischen Körpertherapie« durch zahlreiche Publikationen bekannt geworden, in denen er engagiert für die Integration des Körpers in die psychoanalytische Praxis eintritt (Moser, 1988, 1989, 1991; s.a. bes. Heisterkamp, 1993).

Auch Eva Weissmann (in Vorbereitung) strebt eine Verbindung psychoanalytischer Einsichten (z.B. Übertragung – Gegenübertragung) mit nichtdirektiver Körperarbeit an. Wichtig werden hier u.a.:

1. »Signal-Arbeit«, d.h. im Gespräch Beachtung auch minutiöser Ausdrucksphänomene in Gestik, Stimme, Hautfarbe etc. (vgl. Integrative Therapie).
2. »Symptom-Arbeit«, d.h. stärkeres Erleben der Bedeutung körperlicher Symptome durch gestaltenden Umgang. So kann sich z.B. die Anregung ergeben, darzustellen, was die Krankheit mit dem Patienten macht, d.h., die Krankheit vorübergehend selbst zu »verkörpern«, als möglicher Schritt zu mehr Emotion ud Integration (vgl. Gestalttherapie).
3. Erfahren der verschiedenen Möglichkeiten von Berührung.

Die Punkte 1–3 sind jeweils im Kontext der jeweiligen Beziehung in die Arbeit zu integrieren.

Der Psychoanalytiker kann sich entweder darauf beschränken, sein Wahrnehmungsfeld innerhalb der jeweiligen Übertragung und Gegenübertragung in dieser Richtung (z.B. der Ausdrucksmerkmale) zu erweitern und damit in dem ihm vertrauten imaginären Raum von Vorstellung und Phantasie zu bleiben, oder er kann – wenn es Prozeß und Setting ermöglichen – gestaltende Arbeit, Berührung etc. auch direkter einbeziehen. Für bestimmte Patientengruppen (z.B. frühe Störungen mit Somatisierungstendenzen) könnten derartige Erweiterungen, insbesondere in der analytisch orientierten Einzeltherapie, die Behandlungsmöglichkeiten verbessern.

5 Funktionelle Entspannung

Die Funktionelle Entspannung (FE) versucht, als eine Art »feinspürige Methode« vom Atemrhythmus ausgehend mit vergleichsweise »leisen« Abläufen die Blockaden im Körper spürbar zu machen. Da sie nicht ursprünglich von der Psychoanalyse herkommt wie die Bioenergetik, sondern in Zusammenarbeit mit der Inneren Medizin entstanden ist, liegt der Schwerpunkt weniger auf der Auslösung von Emotionen, Erinnerungen etc. durch Körperarbeit, sondern auf einem Einspüren in und eine langsame Äußerung (»Umstimmung«) von unwillkürlichen und willkürlichen körperlichen Abläufen, auch im vegetativen Bereich. Dadurch wird sie für die Psychosomatik interessant. Die Methode wurde von Marianne Fuchs entwickelt (Fuchs, 1994).

Patientengeschichte

Die 49jährige Abteilungsleiterin eines Großbetriebs wurde wegen eines medikamentös nicht beeinflußbaren arteriellen Hypertonus auf die psychosomatische Station eines Akutkrankenhauses aufgenommen. Die systolischen Werte lagen bei 260 mmHg und darüber. In der vorangegangen sechsjährigen internistischen Therapie konnte der Blutdruck nie unter 200 mmHg systolisch gesenkt werden.

Die Patientin war sehr leistungsbetont, mußte aber in der Konkurrenz mit Männern im Betrieb immer wieder Niederlagen hinnehmen. In privaten Beziehungen wurde sie meistens ausgenutzt. »Ich mußte immer geben.« In einigen Gesprächen ließen sich diese aktuellen Haltungen auf frühkindliche Erlebnismuster zurückführen: Mit der weichen, depressiven Mutter war sie in ihren ersten zwei Lebensjahren alleine. Sie erinnert sich aus späteren Zeiten, daß sie die Mutter eigentlich immer stützen mußte. Von dem aus dem Krieg zurückkehrenden Vater fühlte sie sich zunächst abgelehnt, später nur über Leistung anerkannt. Feindselige Impulse mußte sie verdrängen, um nicht die depressive Mutter zu verletzen und damit die Zuneigung der Eltern zu verlieren. Selbst eher subdepressiv suchte sie Halt und Anerkennung von seiten des Vaters. Dafür mußte sie aber Leistung zeigen und tüchtig sein. Daraus resultierte ein chronischer Spannungszustand. Der ärztliche Therapeut berichtet weiter, daß durch die Gespräche die ganz hohen Blutdruckwerte (bei gleichbleibender Medikation) zurückgingen. Da aber die Spannung im körperlichen Bereich persistierte und sie gleichzeitig eine starke Abwehr gegen Körpererleben zeigte (auch Ablehnung des Autogenen Trainings, AT) wurde sie in die FE eingeführt.

Aus dem Bericht der FE-Therapeutin: In der FE war die außerordentliche Beherrschtheit der Patientin zu Beginn besonders auffällig. Ihrem Leben »mit zusammengebissenen Zähnen« entsprach die Spannung im Mundraum und Unterkiefer. Da diese Region viel mit ihrer Leistung und damit ihrem »Halt« zu tun hatte, wurde zunächst nur am »Aus« (atmen) gearbeitet, an dem Versuch, »den Atem strömen zu lassen«. Ebenso wie Gähnen wurde das von der Patientin zunächst nicht gewagt. Bei der Arbeit am »unteren Kreuz« (s. u.) trat, während sie den Atem »herauspreßte«, eine außerordentlich starke Hyperämie im Kopf auf, die sie nach einiger Zeit aber der Anregung folgend »nach unten wegpusten« konnte. Danach konnte auch die Verspannung im Unterkiefer bearbeitet werden. Ein »Loslassen« war erst allmählich möglich. Die bei einer Arbeit am Brustkorb angelegten Hände der Therapeutin empfand die Patientin als sehr wohltuend und hilfreich. »Wir arbeiteten anschließend vor allem im unteren Kreuz und im Becken-Bauchbereich. Dort zu lockern ist immer bei Hypertonikern außerordentlich wichtig, stauen sie doch, ähnlich den Kopfschmerzpatienten, viel zu viel nach oben, statt in der breiten, lockeren Mitte des Bauch-Beckenbereiches zu ruhen.« Nach der 7. Stunde FE konnte die Patientin sich so gut entspannen, daß sie im Anschluß fast hypoton wurde. Sie erlebte plötzlich den Gegensatz zur bisherigen depressiven Gespanntheit. »Ach, das Leben ist schön!« Nach der 21. Stunde FE wurden die Übungen beendet, die sie instand setzten, den Blutdruck weitgehend selbst zu regulieren.

Aus dem Bericht des Arztes: »Durch das weitere Üben der FE und in größeren Abständen durchgeführte Bera-

tungsgespräche blieb der Blutdruck mit ganz geringer Medikation in normalen Grenzen, um etwa 140–155 systolisch und 80–90 diastolisch…« (Bepperling und Klotz, 1978).

Zu diesem Problemkreis vgl. auch Kapitel 58, »Essentielle Hypertonie«.

5.1 Methode

Die Möglichkeit, Blockaden und Verspannungen leibhaftig zu spüren, läßt sich beispielsweise so vorbereiten, daß man den Patienten bittet, einmal die Augenlider während des Ausatmens zufallen zu lassen und das gleiche dann nochmals während des Einatmens durchzuführen. Das Körpererleben in beiden Fällen kann dann vom Patienten verglichen werden. Ein Gleiches kann mit der Anspannung und Lösung der Kiefermuskulatur ausprobiert werden, ebenso parallel zum Nicken des Kopfes oder dem Hochziehen und Fallenlassen der Schultern – jeweils also parallel zum Aus- oder Einatmen. Übereinstimmend berichten Patienten bzw. die Teilnehmer eines Fortbildungskurses, daß das Nicken, Entspannen des Kiefers, Zufallen der Lider etc. beim Ausatmen als wesentlich selbstverständlicher, »leichter«, »organischer« »passender« usw. empfunden wird, als beim Einatmen, und dieses Gefühl nicht auf Lider, Kopf, Kiefer beschränkt bleibt, sondern Halsmuskulatur, Brustkorb und Becken miteinbezieht, ja, sich bis in die Beine fortsetzen kann. Das Ausatmen betone eher die Richtung des »nach unten«, des Abgebens von Gewicht, des Kontakts mit der Sitz-/Bodenfläche und erzeuge ein Schweregefühl. Das Einatmen sei eher mit der Richtung des »nach oben« und mit Spannung verbunden. Die oben angeführten Bewegungsabläufe können nun auf andere Körperbereiche ausgedehnt werden, z. B. als kleine Bewegungen im Skelettsystem beim Ausatmen (»Tun im Lassen«).

Die Arbeit richtet sich nach den sogenannten »Spielregeln«, die den folgenden Ablauf der durch den Therapeuten gemachten Angebote empfehlen:
1. Alle Reize (Tun/Spüren) werden in einer Phase des Atemrhythmus gebunden;
2. der jeweilige Reiz wird nur 2–3mal wiederholt;
3. Nichttun und Nachspüren;
4. sich der autonomen Reaktion überlassen;
5. verbalisieren.

Das heißt: Die Verbindung der Fokussierung auf ein Körpergebiet mit der Phase des Ausatmens verlängert diese Ausatemphase und erleichtert damit auch die Umstellung von einer bewußteren Haltung, die das »Machen« betonen würde, zu einer einspürenden Einstellung auf die innere »koenästhetische Ebene« (vgl. Spitz 1969; Johnen und Müller-Braunschweig, 1989). Die Bindung an den Atemrhythmus, der ja sowohl willkürlichen wie autonomen Steuerungen unterliegt, erleichtert nochmals diese Umstellung. Durch die erwähnte Änderung der Aufmerksamkeit wird das Erfassen von rückgemeldeten Signalen aus dem fokussierten Körperbereich (Propriozeption), die sonst unbemerkt blieben, erleichtert.

Derartige Abläufe, z.B. im Bereich des oberen Kreuzes (Querverbindung von Schultergelenk zu Schultergelenk), können dann etwa zum Erleben einer Verspannung in den Schultergelenken führen, die vorher nicht bemerkt wurde.

So berichtet Fuchs (1988) von einem Patienten mit Torticollis, der während der FE erstmalig bemerkte, daß er häufig die Schultern hochzieht. Dabei wurde ihm bewußt, daß die hochgezogenen Schultern Schutz geben sollten, d.h. ein psychisches Phänomen (bzw. eine »psycho-somatische Haltung«, die bisher unbewußt war) wurde bewußt und die mit dieser Körperbewegung verbundene Angst spürbar. Weiter wurde ihm bei der Arbeit plötzlich klar, daß er bei offiziellen Anlässen den Bauch einzieht..., »sich zusammennimmt«. Aber dieses »Zusammennehmen« verhinderte gerade die psychische Flexibilität, die u.a. bei diesen Anlässen erwünscht war und führte ihn von seinem Eigenrhythmus, d.h. von seinem autonomen Atemrhythmus, weg. Im weiteren Verlauf wurde auch das starre Becken bewußter. Statt an der Basis beweglich zu sein und sie als Kraftquelle zur Verfügung zu haben, hatte der Patient Schutz und Abwehr in den oberen Bereich (u.a. in die hochgezogenen Schultern) verlagert.

Während der oben beschriebenen Übung am oberen Kreuz kann auch deutlich werden, wie starr die Wirbelsäule beim Auswärtsdrehen der Schultergelenke oder beim Zusammenschieben der Schulterblätter ist. Spürt der Patient das nicht, kann der FE-Therapeut durch leichtes Anlegen der Hand an dieser Partie beim Spüren helfen und damit eine (zugleich »haltende«) **Rückmeldung** geben, die wiederum oft erstmalig ein zunächst diffuses Spüren, und dann bewußteres Merken ermöglicht. Auch hier zeigt sich die Wichtigkeit einfühlender **Beziehung** bei dieser Arbeit. Bei sehr gespannt lebenden Patienten findet sich oft diese Unbeweglichkeit der Wirbelsäule in Verbindung mit einer psychischen Haltung des »Durchhaltens« des »Aufrechtbleibens um jeden Preis«, die schließlich beispielsweise zu Rückenschmerzen führen kann (psychoanalytisch könnte man hier auch vom »rigiden Über-Ich« sprechen). Auch bei Asthmatikern findet sich diese Rigidität, die oft mit der erwähnten Haltung des »krampfhaften Durchhaltens und Aufrechthaltens« verbunden ist, die sich wesentlich im oberen Teil des Körpers abspielt, und die den eigenen, gelassenen Rückhalt nicht kennt. In der Genese finden sich dann oft Defizite mütterlicher Zuwendung mit ambivalenter Haltung zum Kind und seinem Körper. Das heißt, die kindlichen Impulse wurden nicht wohlwollend aufgenommen und rückgespiegelt. Das führt zu basaler Unsicherheit und Affektabspaltung, die sich körperlich als »Unbelebtheit« und Unsicherheit im Beckenbereich zeigen kann. Der fehlende mütterliche Rückhalt führt in der weiteren Entwicklung dann zu dem Versuch, dieses Defizit durch Verlagerung nach oben in den Brust- und Schulterbereich zu kompensieren. Der Rücken wird starr und wirkt in der FE oft wie »gepanzert«. Der Brustkorb wird aufgebläht (»stark sein wollen und müssen«). Die – auch im körperlichen Bereich – tieferliegende Labilität wird außerdem durch »Kopflastigkeit« kompensiert, die sich in der körperlichen Haltung oft durch einen hängenden oder auch starr erhobenen Kopf manifestiert; psychisch z.B. durch intellektualisierende Abwehr (s.a. Kap. 61, »Asthma bronchiale«).

Die Funktionelle Entspannung setzt im Vergleich mit anderen körperpsychotherapeutischen Richtungen sehr direkt an den körperlichen Ausdrucksformen der gestörten vegetativen Regulation an, die als Dauer-Haltungen über Störungen der Funktion oft zu schweren körperlichen Läsionen führen können.

Eine wichtige Variation der FE entwickelte Krietsch in jahrzehntelanger Arbeit in der Psychiatrie. Für viele dieser Patienten war die FE in der oben beschriebenen Form nicht geeignet. Man erreichte sie nicht. Krietsch entwickelte in ihrer Arbeit besonders die Faktoren Berührung und Beziehung. Die Haut als Grenz- und Kontaktorgan spielt eine besonders wichtige Rolle. Sehr frühe Defizite werden damit eher erreicht, beispielsweise auch bei psychosomatischen Patienten. Die berührten Teile des Körpers werden plötzlich lebendig gespürt. Eine Patientin beim Umschließen des Fußgelenks durch die Therapeutin: »Ich habe mich noch nie so geborgen gefühlt!« (Krietsch, 1993)

Die FE ist eine eher »stille« Methode. Es kommt im Vergleich zu anderen körperbezogenen Psychotherapieformen seltener zu starken emotionalen Bewegungen, wie etwa in KBT-Gruppen oder – oft noch ausgeprägter – in der Bioenergetik und verwandten Verfahren. Dafür ist es aber eher möglich, auch ängstliche und abwehrende Patienten zu erreichen. In der Weiterentwicklung der FE dürfte sich ebenfalls eine stärkere Beachtung der Übertragungsvorgänge herauskristallisieren.

5.2 Indikation

Detaillierte Falldarstellungen finden sich bei Fuchs (1994) sowie bei Bepperling und Klotz (1978), u.a. über die Behandlung von Migräne, Hypertonie, Asthma bronchiale (besonders bei Kindern und Jugendlichen), Obstipation, Sprechstörungen, Beziehungsproblemen, Erythrophobie, beginnender Magersucht. Wiesenhütter (1983) nennt als Indikation u.a. Fehlspannungen im Bewegungsapparat, rheumatische und neurologische Beschwerden. Weiter werden u.a. Zwangsneurosen, Phobien, Depressionen nicht zu schweren Ausmaßes genannt.

Es wird weitere Behandlungserfahrung und Forschungsarbeit notwendig sein, um hier zu allgemeingültigeren Aussagen zu gelangen; dazu gehört auch die Frage, inwieweit die FE als alleinige oder als kombinierte Behandlungsform angewandt wird.

Johnen (1987) berichtet in einer Studie über neun »schwierige Patienten« im stationären Setting, die mit der laufenden Therapie unzufrieden waren und teilweise vor dem Abbruch standen. Sie hatten verschiedenartige psychosomatische Symptome und fanden keinen Zugang zur verbalen Behandlung. Die Patienten erhielten 12 FE-Sitzungen. Johnen zeigt in der Studie, daß die FE »zum Therapieeinstieg und zur Motivationsverstärkung« dienen kann. Bepperling und Klotz (1978) betonten, daß zuweilen erst in der FE ein Zugang zur Ebene der Dualunion gefunden wird.

Deter und Heintze-Hook (1986) untersuchten 90 Asthmapatienten, die eine analytische Gruppentherapie erhielten sowie jeweils entweder FE oder AT. Die Kontrollgruppe erhielt keine Behandlung. Nach dem Bericht von Heintze-Hook (1986) zeigte sich als Ergebnis der Behandlung durch analytische Gruppe und FE die »Verringerung von Klinik- und Notfallbehandlung, Arztbesuchen und Medikamentengebrauch (Kortison!) sowie Gewinn von mehr Unabhängigkeits- und Selbstwertgefühl«.

6 Zum Problem kontrollierter Untersuchungen in der körperorientierten Psychotherapie

Kontrollierte Untersuchungen über Behandlungserfolge in der Funktionellen Entspannung (FE) gibt es bisher kaum. Trotzdem ist zu hoffen, daß in der Zukunft nun auch im Bereich dieser Methoden, soweit es möglich und sinnvoll ist, häufiger Erfolgskontrollen durchgeführt werden (s. a. Kap. 37, »Ergebnisforschung«).

Sehr viel häufiger gibt es kontrollierte Untersuchungen im Bereich der Verhaltensmedizin. Hier werden oftmals kognitive Methoden (z. B. Änderung angstbesetzter Vorstellungen) mit übenden Entspannungsverfahren (Progressive Entspannung nach Jacobson) oder auch Biofeedback kombiniert (so z. B. in der Untersuchung von van Dixhoorn et al., 1987, über Rehabilitation nach Herzinfarkt). Für unser Thema ist interessant, daß sowohl die **Kombination** von Verhaltenstherapie mit entspannenden Verfahren als auch die Klärung bisher unbewußter Anteile im analytisch orientierten Gespräch in Verbindung mit der FE häufig gute Resultate zeigt. Das verweist wieder auf das Ansprechen verschiedener Ebenen einer Person (s. a. Kap. 30, »Methoden der Verhaltensmodifikation« und Kap. 33, »Suggestive und übende Verfahren«).

Bei aller Verschiedenheit der Methoden können folgende übergreifende Faktoren vermutet werden:
- Sensibilisierung für körperliche Vorgänge zusammen mit dem Erfahren/Erlernen von Entspannen und damit dem Wissen um eine mögliche Beeinflussung des Symptoms beim Patienten;
- physiologische Umstellung durch Entspannung;
- menschliche Nähe, Berührung, Rückmeldung, »holding function« (zumindest Beachtung des subjektiven Körpererlebens) durch den Therapeuten (s. a. Müller-Braunschweig, 1994).

7 Konzentrative Bewegungstherapie

Die enge Verbindung des Körpererlebens mit psychischen Prozessen ist auch eine Voraussetzung der Konzentrativen Bewegungstherapie (KBT), die in vielen psychosomatisch-psychotherapeutischen und psychiatrischen Kliniken zum festen Bestandteil der stationären Therapie gehört. Außerdem wird sie von

den niedergelassenen Praktikern durchgeführt. An ihrer Entwicklung nach dem Krieg waren u. a. J. E. Meyer, H. Stolze und Myriam Goldberg beteiligt.

Patientengeschichte

Ein älterer Pädagoge mit analytischer Vorerfahrung, narzißtischer Problematik, Beziehungsstörungen und psychosomatischen Symptomen liegt während einer Übung auf dem Boden. Auf Vorschlag der Leiterin liegt ein Teil der Gruppe, der andere geht umher. Der Teilnehmer sieht die anderen Teilnehmer also aus der liegenden Position und fühlt sich einen Moment unbeweglich und fremd, wie die in einen Käfer verwandelte Hauptperson in Kafkas »Verwandlung«. Bei einem späteren Angebot, beim »Durchspüren des Körpers«, wird dann angeregt, die Hand anzuspannen und wieder locker zu lassen. Der Teilnehmer sagt dazu später: »Als ich die Hand anspannte, hatte ich ein sicheres Gefühl. Als ich sie lockerte und eine Art zärtlicher Bewegung machen wollte, fühlte ich mich resignativ und wurde traurig.« Die gleiche Folge von Aktivität/Aggression in Verbindung mit Sicherheit einerseits und weicheren Gefühlen andererseits, die mit Depression und Resignation verbunden sind, vollzieht sich am nächsten Tag als ein Stab zur freien Verfügung der Teilnehmer steht. Der Teilnehmer rollt damit zunächst seinen Körper ab (spürt seine Körpergrenzen), schlägt dann aggressiv auf einen Ball und läßt den Stab pfeifend durch die Luft sausen, geht schließlich mit »drohendem« Rhythmus des Stabs (mit dem er rhythmisch auf den Boden klopft) durch den Raum. Mit geschlossenen Augen (wie die übrige Gruppe) trifft er auf eine viel jüngere Teilnehmerin, die er bei einem kurzen Blinzeln erkennt. Es entwickelt sich ein zarter Kontakt über den Stab, dann über die Hände. Nach der Beendigung dieses Kontakts durch den Teilnehmer selbst, trifft ihn plötzlich Resignation mit »großer Wucht«, und er ist durch die Trennung »wie gelähmt«. Die Teilnehmerin hat die gleiche Trennung ganz anders erlebt: »Es war beinah wie mit einem Vater, der mich entläßt – ich durfte dann in die Welt (in den Übungsraum) hinausgehen.« Das tat sie auch – zu neuen Kontakten.

Es wird deutlich, wie auch in diesem Fall durch Körperhaltung und Bewegung ganz verschiedene Seiten aus der persönlichen Entwicklungsgeschichte angesprochen werden: die Lage des Pädagogen auf dem Boden mit dem Vorbeigehen der »Erwachsenen« ähnelt dem frühkindlichen Erlebnisraum und läßt in diesem Fall ein offenbar sehr früh erlebtes Fremdheitsgefühl anklingen, das der Patient später, für ihn evident, mit Erzählungen aus seiner Kindheit und seinen Beziehungsstörungen verbinden konnte. (In der Erzählung Kafkas ist dieses Erlebnis im übrigen mit **Körperentfremdung** – Verwandlung in einen Käfer – verbunden!) Die Beziehungsproblematik wird dann auch in der traurig-resignativen Regung deutlich, die die »zärtliche Handbewegung« begleitet, während der »harte Griff« eher das Gefühl der Sicherheit gibt. Diese harte männlich-phallische Seite zeigt sich zunächst auch im Umgang mit dem Stab. Sie geht dann aber in eine eher zärtliche Kontaktaufnahme über und endet mit starkem Trennungsschmerz. Diese Ergebnisse waren für den Teilnehmer sehr überraschend und hinterließen einen starken Eindruck. Spätere verbale Äußerungen und Reflexionen wiesen deutlich auf eine ungelöste Bindung zur Mutter hin, die auf das Verhältnis zur Tochter übertragen wurde. Deutlich wird hier auch eine Haltung, bei der mit »Leistung« Sicherheit verbunden ist, während z. B. Hingabe und Emotionalität verunsichert. Daraus resultiert wieder **Dauerspannung.**

7.1 Methode

Einer der Gründe für die häufige Anwendung der KBT im stationären Setting dürfte ihre bevorzugte Anwendung in der Gruppe sein. Mit dieser Gruppenbezogenheit hängen auch noch andere Merkmale zusammen, die diese Methode von der FE unterscheiden: Die **Beziehung** der Teilnehmer untereinander spielt eine wichtige Rolle (so wie es auch im oben angeführten Beispiel des Ulkuspatienten der Fall war), häufig auch die Beziehung zum Gruppenleiter. Damit wird auch im psychoanalytischen Sinne das Moment der Übertragung wichtig und für die Therapie nutzbar. Die Kontaktaufnahme kann – und das ist ein weiteres Kennzeichen der KBT – insbesondere bei Patienten mit besonderer Angst vor Nähe durch den Gebrauch von verschiedenen Materialien (Bälle, Seile, Stäbe, kleine Sandsäcke etc.) erfolgen. Ihre Verwendung erschöpft sich natürlich nicht in der Unterstützung einer dosierten Kontaktaufnahme, sondern wirkt auch über den jeweiligen Symbolgehalt und regt die dazugehörigen psychischen Inhalte an, die sich dann im jeweils individuellen Umgang mit dem Material zeigen. Hinzu kommt weiterhin die Verwendung des Raumes und seiner Symbolik sowie grundlegender Entwicklungsphasen, wie es sich z. B. in der Verwendung von Haltungs- und Bewegungsformen wie Liegen, Aufstützen, Sitzen, Krabbeln, Stehen, Gehen zeigt. Diese Elemente spielen auch in der Feldenkrais-Methode (s. u.) eine Rolle und können Erlebnisse der entsprechenden Phasen mobilisieren. Wie schon oben im Fallbeispiel des Ulkuspatienten erwähnt, löst das Erleben dieser Körperhaltungen und -bewegungen sehr häufig starke Emotionen beim Patienten aus, die in ihrer Intensität und Farbigkeit sowohl für Patienten als auch für die Teilnehmer von Fortbildungskursen oft sehr überraschend sind.

Die KBT ist dabei, trotz des erwähnten stärkeren emotionalen Erlebens, eine behutsame Methode, die nicht forciert und manipuliert, sondern eher »Anstöße« gibt und besonders in einer länger laufenden Gruppe auch zu Prozessen des Erinnerns, Wiederholens und Durcharbeitens führen kann (vgl. Stolze, 1984). Becker (1981) empfiehlt im stationären Bereich analytische Gruppe + KBT in getrennten Sitzungen bei einem oder zwei Therapeuten. In den Teamkonferenzen werden die Erfahrungen integriert.

7.2 Indikation

Becker (1981) nennt als Indikation: Psychosomatische und funktionelle Beschwerden, Neurosen, geistige und körperliche Behinderung. Es wird die Bedeutung der Methode für Patienten mit frühen Störungsanteilen hervorgehoben.

Hinweise auf ausgesprochene Kontraindikation werden nicht gegeben. Bei psychotischen Patienten oder Borderline-Symptomatik sind gewisse Modifikationen der Technik notwendig (mehr Ich-Stützung, Abgrenzung, Realitätswahrnehmung). Von Fall zu Fall zu überlegen ist die Möglichkeit der Integration von Körperbehinderten in eine KBT-Gruppe.

In einer Studie (Tammen, 1988) über die »katamnestische Untersuchung von stationär oder ambulant behandelt Patienten mit Ulcus duodeni und/oder -ventriculi in der Psychosomatischen Universitätsklinik Heidelberg« gaben 64,3% der Patienten an, »in der KBT wichtige Erfahrungen gemacht zu haben. Ebenfalls 64,3% beurteilten die KBT als sehr hilfreich bzw. hilfreich. 42,9% konnten über die KBT erstmals deutlich Konfliktbereiche wahrnehmen. Bei 21,4% wirkten sich die Übungen der KBT direkt und positiv auf die Beschwerden des Patienten aus. 28,6% bewerteten dieses therapeutische Angebot als für sie hilfreicher als die Gespräche«. In einer kontrollierten Studie wurden von Carl und Mitarbeitern (1982) die Verläufe in einer KBT-Gruppe und einer parallel laufenden analytischen Gruppe (AGT) untersucht. Es zeigte sich, daß »Prozeßverläufe bei AGT und KBT gleichsinnig« sind und bestimmte Gruppenphänomene in der KBT einen oder mehrere Tage früher auftreten als in der analytischen Gruppe.

Wichtig erscheinen auch die Erfahrungen, die aus Einzelbehandlungen mit KBT resultieren, über die L. Koch berichtete (1988). Nahe der KBT, aber noch stärker auf die Körperarbeit in der Gruppe konzentriert, ist die »Körperorientierte Psychotherapie analytischer Orientierung« von Maaser und Mitarbeitern (1993).

8 Feldenkrais

Die Feldenkrais-Methode wird in Gruppen oder Einzelarbeit (»Funktionale Integration«) durchgeführt. Sie wurde von Moshe Feldenkrais (1904–1984) entwickelt.

In Rußland geboren, wanderte er mit 15 Jahren nach Palästina aus, studierte später in Frankreich Physik und war mit Joliot-Curie an der ersten Kernspaltung in Frankreich beteiligt. In England und später in Israel hatte er höhere Posten, u. a. als Leiter eines wissenschaftlichen Forschungsinstitutes, inne. Er wandte sich der Neuro- und Verhaltensphysiologie sowie der Neuropsychologie zu und veröffentlichte 1949 sein Buch »Body and Mature Behaviour«. Feldenkrais unterrichtete die von ihm entwickelte Methode in den verschiedensten Ländern. Zu seinen Schülern gehören u. a. Künstler wie Yehudi Menuhin, Igor Markevitch, Peter Brooke.

Die Feldenkrais-Methode bezeichnet sich ausdrücklich als Lehrmethode, die ein »Umlernen« erreichen will und nicht als Therapie. Eingefahrene Bewegungsmuster sollen in einem langsamen, schrittweisen Prozeß wahrgenommen werden. Dabei sollen die im Gehirn niedergelegten Muster langsam aufgelöst und es soll die Freiheit erreicht werden, neue, angemessenere Muster zu erreichen, die dann auch das Denken und die Emotionen beeinflussen:

»Wenn die Körperhaltung nicht geändert wird, kommen auch die alten Gefühle zurück«, sagt die Feldenkrais-Lehrerin Beatrix Walterspiel. Auch wenn diese Methode also nicht im engeren Sinne unter die körperorientierten Psychotherapieverfahren fällt, weist diese Äußerung darauf hin, daß die Verbindung von Körper und Psyche gesehen wird, so auch in häufigen Äußerungen des Gründers (Feldenkrais, 1978, 1981). Aber es wird nur an der körperlichen Änderung gearbeitet. Das Sprechen über eventuell auftauchende Probleme nimmt keinen oder nur minimalen Raum ein. Gleichzeitig handelt es sich um eine außerordentlich präzis durchdachte und in sich logisch aufgebaute Methode, die auch theoretisch fundiert ist. Das wissenschaftlich geschulte Denken des Begründers wird deutlich.

In der Gruppenarbeit (»Bewußtheit durch Bewegung«) lernt der Schüler durch wiederholte einfache Bewegungen die vielen Variationsmöglichkeiten kennen und damit auch die Möglichkeit, seine »eingefahrenen Muster« zu verändern. Diese neuen Bewegungsmuster beeinflussen aufgrund der engen Verbindung von Motorik und Psyche auch Erleben und Verhalten, obgleich das Schwergewicht der Methode immer auf der Bewegung liegt.

In der »Funktionalen Integration« der Einzelarbeit bleibt der Schüler passiv. Er wird vom Lehrer (meist im Liegen) berührt, bewegt. Diese vorsichtigen, eher kleinen Bewegungen stellen oft überraschende Beziehungen zwischen ganz verschiedenen Körperteilen her (s. a. Kirschner, 1985).

9 Rolfing

Ähnlich wie Feldenkrais in der »Funktionalen Integration«, ist das nach der Begründerin Ida Rolf genannte »Rolfing« (»Strukturelle Integration«), nicht als körperbezogene Psychotherapie im engeren Sinne anzusehen. Ihr Ziel ist nicht die Behandlung bestimmter Symptome, sondern eine Veränderung der **Körperstruktur,** die allerdings nach Ansicht ihrer Vertreter zu einem wesentlichen Teil durch die spezifische Lebensgeschichte des einzelnen Menschen beeinflußt wurde.

Der »Kampf mit der Schwerkraft« spielt in den Ausführungen zur Strukturellen Integration eine wesentliche Rolle. Nach Auffassung von Ida Rolf ist der menschliche Körper so gebaut, daß er ohne übermäßige Anstrengung im Schwerkraftfeld der Erde bewegt werden kann (Rolf, 1977). Erst bei Verschiebungen in der Körperstruktur gerät er in die Gefahr, in dauernder Spannung zu leben. Das wird z. B. an der Stellung des Kopfes verdeutlicht, der, wenn er nach vorne gebeugt wird, ein beachtliches Gewicht darstellt. Dieses Gewicht wird vom Nacken getragen. Das »Nach-vorne-verschieben« des Kopfes wird aber als eine (Fehl-)Haltung von vielen Menschen unbemerkt (unbewußt) ständig eingenommen. Der dadurch angespannte Nacken wird sich auf den gesamten Rücken und andere Bereiche auswirken.

»So wird die Verschiebung unseres Kopfes schließlich im ganzen Körper sichtbar« (Schwind, 1991). Auf die eventuelle psychische Bedeutung dieser Haltung wird nicht näher eingegangen. Es entsteht also im Verlauf des Lebens, u. a. durch Umwelteinflüsse, eine bei jedem Menschen etwas andere Körperstruktur, die sich in der Anordnung der einzelnen Teile zueinander manifestiert. Diese »Struktur« wird als etwas Dauerhaftes angesehen und von der »Haltung« unterschieden, die wechselnden Einflüssen, z. B. Stimmungen, unterworfen ist. In einer Arbeit von etwa zehn Stunden Dauer mit der Strukturellen Integration soll eine »erstarrte Struktur« geändert werden und sich in Richtung einer besseren Anordnung im Schwerefeld neu ordnen. Das geschieht durch Arbeit an den »Faszien«, d. h. der sehnig-faserigen Bindegewebshaut, die Muskeln, Muskelgruppen, aber auch Teile einzelner Organe umgibt. Da Faszien auch Wechselwirkungen zwischen Muskeln sowie Muskeln und Organen mitbestimmen, also übergreifende Funktionen haben, kann sich die Arbeit an ihnen auf größere Bereiche unseres Körpers auswirken. Das wird in zahlreichen Erlebnisberichten über diese Methode deutlich.

10 Theoretische Gesichtspunkte

10.1 Motorik und Emotion

Die enge Verbindung von Motorik und Emotion ist in der bisherigen Darstellung verschiedentlich betont worden. Birbaumer (1983) schildert drei Experimente. Im ersten Experiment wurden Versuchspersonen verschiedene Gefühlszustände suggeriert (Trauer, Furcht, Freude etc.). Dabei lag der Mittelfinger der Versuchsperson auf einem empfindlichen Meßknopf auf, der die Ausschläge des Mittelfingers registrierte. Bei einer größeren Gruppe von Versuchspersonen ergaben sich typische Bewegungsformen für die einzelnen Emotionen, die man klar voneinander unterscheiden konnte. In anderen Experimenten wurden aus diesen Mikrobewegungen spezifische Kurvenverläufe für wesentliche Grundemotionen gewonnen. Clynes (zit. n. Birbaumer, 1986) bat »die Versuchspersonen, die Kurvenverläufe für eine bestimmte Emotion auf einem Bildschirm mit ihrem Finger nachzufahren«. Er berichtet, »daß bei einigen Versuchspersonen nach wiederholten Durchgängen... rein muskulären ›Nachzeichnens‹... das entsprechende Gefühl auch subjektiv« empfunden wurde (Birbaumer, 1986). In einem anderen Experiment wurden z. B. kleinste, unsichtbare aber meßbare EMG-Änderungen der Gesichtsmuskeln in Richtung Depression verstärkt. Nach längerem »Training« trat schließlich das Gefühl der Depression auch bewußt auf. »Rückmeldung und operantes Training der EMG-Reaktionen oder Fingerausschläge führen also ohne Mitwirkung der Versuchsperson zu den jeweils in der physiologischen Rückmeldung repräsentierten Emotionen« (Birbaumer, 1983). Es wird an den Satz von James/Lange erinnert »Wir weinen nicht, weil wir traurig sind, sondern wir sind traurig, weil wir weinen«.

Im Anschluß an Clynes wird festgestellt, daß sich »die autonome und motorische Spezifität von Gefühlen... nicht nur im Gesichtsausdruck nieder(schlägt), sondern in fast jedem Körpersystem... Gesten und Körperhaltung sind ebenso den einzelnen Grundemotionen zuzuordnen wie Mikrobewegungen einzelner Muskeln...« (Birbaumer, 1986).

Diese Befunde treffen sich mit den Feststellungen des Psychoanalytikers G. S. Klein. Klein betont, daß Phantasien »zusammen mit Emotion und Handlung eine kognitiv-emotional-motorische Einheit« bilden. Diese Einheiten können der Verdrängung verfallen. »Trotz der Verdrängung bleibt die gesamte Einheit von Phantasie, Emotion und Handlung als zusammenhängendes ›Pattern‹ aber aktiv...« (Klein, 1967; zit. n. Kutter, 1983).

Die Wirkung der Berührung ist in vielen Tierversuchen nachgewiesen worden (vgl. Thompson und Grusec, 1970; Hofer, 1984; Paar, 1988). Bei Menschen ist diese Wirkung aus verschiedenen Gründen schwerer nachzuweisen. Die Ergebnisse entsprechender Untersuchungen sind noch umstritten (vgl. Krieger, 1976).

10.2 Körperbild und Körperselbst

In diesem Zusammenhang ist nun auch auf den Begriff des Körperbildes und des Körperselbst einzugehen. Beginnend mit Schilder gibt es besonders in den letzten Jahren eine ausgedehnte Literatur mit experimentellen, psychotherapeutischen (psychoanalytischen) und psychosomatischen Fragestellungen (s. a. Kiener, 1973 (Sammelreferat); Joraschky, 1986; »Werkstattgespräche zum Thema Körperbild«, 1983).

Abgegrenzt wird der Begriff vom »Körperschema«, der sich auf neurologische Gesichtspunkte bezieht. Lichtenberg (1978) sieht im Begriff des Körperselbst den ganzen Umfang der Erlebnisse einbezogen, die sich um den Körper zentrieren, d. h. die Körperoberfläche und das Körperinnere mit den entsprechenden (unbewußten und bewußten) Vorstellungen.

Wenn wir an die oben erwähnten Experimente über den engen Zusammenhang von Motorik und Emotion denken, so wird auch deutlich, daß durch die persönliche Entwicklung hindurch eine ständige enge Koppelung von Motorik sowie anderen körperlichen Prozessen mit spezifischen Emotionen in jeder Entwicklungsphase erfolgen muß. Dieser Prozeß wird verstärkt durch die besondere Rolle, die die Sensomotorik zu Beginn des Lebens hat und damit in einer Phase besonderer Prägungsmöglichkeiten. Piaget (1976) hat auf diese Phase besonders hingewiesen. Der Körper ist zunächst »das Bezugsfeld für jedes Kind, das Zentrum seines Aktionsfeldes. Hand in Hand mit der Orientierung am eigenen Körper organisiert sich die Umweltwahrnehmung« (Joraschky,

1986; s. a. Bruner, 1971). Aber auch später im Leben können schwerwiegende körperliche Eingriffe stärkere psychische Krisen auslösen, z. B. eine Herzoperation (Möhlen und Davies-Osterkamp, 1979). Auch Besuden weist darauf hin, daß Defizite im Bereich der Ichstruktur mit Defiziten im Bereich des Körperbildes verbunden sein können.

In Analysen wird zuweilen die Entfremdung von Teilen des eigenen Körpers sehr deutlich erlebt. Bei weiblichen Patienten kann diese Entfremdung im Unterbauch lokalisiert sein. Diese Bereiche waren in eigenen Behandlungen in zwei Fällen assoziativ mit einem malignen Mutterbild verbunden. In diesem Zusammenhang traten Störungen von Konzeption und Schwangerschaft auf. Neben verbaler Therapie kann eine kürzere oder längere zusätzliche körperbezogene Methode in diesen Fällen sehr hilfreich sein. Maurer (1987) folgert aus Fragebogenuntersuchungen: »Wenn es gelingt, die Körperbesetzung zu... verbessern, werden sich auch Störungen im Selbst durch bessere Selbstbesetzung vermindern.«

Zurück zur Entwicklung: Auch für Bruner (1971) existiert für das Kind die Außenwelt im ersten Lebensjahr wesentlich durch den »handelnden Umgang«. Die optische Dimension tritt zurück. (Erinnert sei hier wieder an das Gehen mit geschlossenen Augen in der KBT.) Beziehungen bestehen hier auch zum »Gestaltkreis« Viktor v. Weizsäckers (1973) (s. a. Wiesenhütter, 1983; Blankenburg, 1983). Nun erlebt das Kind nicht allein Greif- und Tasterlebnisse, sondern bei jeder Handlung auch Emotion. So ist schon das Stillen eine »Sequenz« (vgl. Müller-Braunschweig, 1975), mit der Organempfindungen, Berührung, Bewegung und – bei ungestörtem Ablauf – Lusterleben von Spannung zur Entspannung eingeht. Ebenso ist es später mit dem Gehen: Es setzt voraus, daß das Kind aufsteht, sich also vom tragenden Boden entfernt und im Vollzug des Gehens sein Gewicht von einem Bein auf das andere verlagert. Dieser labile Moment ist außerdem mit »Fort-Schreiten« von der Mutter verbunden und ist die Voraussetzung für Fortschritt. Je nach der Sicherheit, mit der die Mutter diese Versuche begleitet, werden sie eher von positiven oder auch von negativen Gefühlen begleitet sein (vgl. KBT).

10.3 Frühe Konditionierungen

Aber schon früher, in den ersten Lebensmonaten, vor der Subjekt-Objekt-Differenzierung, können in der symbiotischen Beziehung offenbar vegetative Abläufe folgenreich beeinflußt, d. h. auch konditioniert werden. »Beebel, Stern und Jaffe fanden, daß im dritten Monat Mutter und Kind in einer Welt der ›Mikroreaktivität‹ leben, in der jede Seite extrem sensitiv für die Körperbewegung des anderen ist und in weniger als einer Sekunde auf sie antwortet« (Krause, 1983). Krause weist auch darauf hin, daß in der Interaktion Mutter und Kind »offensichtlich... nur sehr feine Abweichungen in der zeitlichen Verlaufsstruktur ursächlich für das Zusammenbrechen der dialogischen Interaktion« sind. So litt ein Säugling an einer zunächst unerklärlichen kindlichen Magenkolik. Als Ursache stellte sich heraus, daß die Mutter jeweils während des Stillens mit ihren Freundinnen telefonierte (Lempp, zit. n. Krause, 1983). Häufige Wiederholungen derartiger Abläufe könnten zu einer spezifischen Vulnerabilität des betreffenden Organs führen. Th. v. Uexküll (1986) spricht von der »individuellen Physiologie« (von) Organen ... bei denen eine Konditionierung erfolgt« ist. »Die individuelle Physiologie kann nur biografisch ... verstanden werden ...« (v. Uexküll, 1986). Auf diese Weise kommt es zu einem erworbenen individuumspezifischen Erregungsmuster (Lacey et al., 1953; s.a. Müller-Braunschweig, 1980).

Sicher stellen diese mehr oder weniger stabilen Muster nur einen Teil der Faktoren dar, die zu einer psychosomatischen Erkrankung führen. So hat z.B. H. Weiner (1986) Beispiele für die multifaktorielle Genese gegeben. Körperbezogene Psychotherapieformen haben aber in gewissen Fällen die Möglichkeit, diese sehr früh erworbenen und verbal schwer erreichbaren Muster zu beeinflussen und damit einen Faktor des pathologischen Systems zu beeinflussen, der Änderungen im Gesamtsystem nach sich ziehen kann (vgl. FE).

Eine Nichtbeachtung bestimmter Affekte (z.B. Wut oder Ärger) durch die Mutter kann auf Dauer auch zur Löschung des »Signalanteils« (also des Ausdrucksanteils) führen. Bei Fortfall der Ausdruckskomponente verstärkt sich aber nach Anderson (1981) der physiologische Anteil des Affekts – präziser: »Es besteht eine negative Korrelation zwischen motorisch-expressivem System und bestimmten physiologischen Abläufen« (Anderson 1981; zit. n. R. Krause, 1988a). Ein Wiederbeleben des Ausdrucksanteils kann also auch aus diesem Grunde heilsam sein.

10.4 Motorisch-affektive Vorstellungsbilder

Mit der Differenzierung von Selbst- und Objektbildern in der weiteren Entwicklung können dann vorwiegend unbewußte Vorstellungsbilder entstehen, in die auch die affektiven und motorischen frühen Erlebnisse in der Interaktion eingehen (Kratzsch, persönl. Mitteilung; Müller-Braunschweig 1970, 1975). Im negativen Fall können diese Vorstellungsbilder als »maligne Introjekte« relativ isoliert vom Gesamtorganismus existieren und als ständige Bedrohung der Integrität z.B. zu Dauerspannung führen (Kernberg, 1981 spricht von »unverdauten internalisierten Objektbeziehungen«).

11 Abschließende Bemerkungen

Alle körperbezogenen Psychotherapiemethoden versuchen u.a., diese verschiedenen Anteile des Individuums wieder zu reintegrieren, also auch die Verbindung verschiedener Stufen oder Ebenen zu verbessern. Die Übermittlung von Nachrichten zwischen Funktions- und Situationskreis (v. Uexküll et al. 1988; v. Uexküll und Wesiack, 1986) wäre damit ein Ziel, das bei den Körpermethoden durch die Beteiligung des Körpers neben der Psyche besonders hervorgehoben wird. In diesem Sinne ist an die eingangs erwähnte Bess Mensendieck zu erinnern. Ihre Verbindung von künstlerischer Tätigkeit (die eine ungestörte Fluktuation zwischen unbewußten und bewußten Ebenen voraussetzt) mit naturwissenschaftlichen Kenntnissen in Anatomie und Physiologie sowie dem Umgang mit Ausdrucksformen wie Atem, Stimme und Bewegung, weist auf das gleichzeitige Arbeiten an verschiedenen Stufen einer Entwicklungshierarchie hin. Nimmt man die sprachliche Symbolisierung hinzu, zeigt sich in den körperorientierten Methoden eine Möglichkeit ganzheitlicher Psychotherapie, deren Weiterentwicklung lohnend erscheint.

Kapitel 35

Interaktionsprobleme bei der Verordnung von Psychopharmaka

Gerhard H. Paar

1 Einleitung und Patientengeschichte

Im folgenden Kapitel werden die Einflüsse der Psychopharmakotheapie auf die Arzt-Patient-Beziehung diskutiert, sowie spezielle Probleme erörtert, die sich aus der Interaktion zwischen Psychotherapie und Psychopharmakotherapie ergeben. Wir gehen dabei von der These aus, daß die Verordnung eines Medikamentes immer aus einer bedeutsamen Konstellation der Arzt-Patient-Beziehung heraus geschieht und auf diese einwirkt. Umgekehrt beeinflussen die Gegebenheiten der therapeutischen Beziehung die Wirksamkeit des Psychopharmakons. Im weitesten Sinn geht es um einen multidimensionalen Kontext, in dem Psychopharmaka verordnet und eingenommen werden. Unglücklicherweise werden bis heute pharmakologische Daten in einem »steady-state«-Charakter präsentiert unter Vernachlässigung des psychosozialen Kontextes (Yates, 1987; Fisher und Greenberg, 1990).

Für Fragen der klinischen Pharmakotherapie psychischer Erkrankungen wird auf die entsprechenden Lehrbücher verwiesen (Langer und Heimann, 1983; Benkert und Hippius, 1992; Laux et al., 1993).

Patientengeschichte

In der psychotherapeutischen Ambulanz stellt sich eine 25jährige Patientin vor. Die mimisch starre Frau beginnt, sie wisse nicht, was sie erzählen solle. Nach einigem Zögern beschreibt sie ihre vielfältigen Beschwerden. Vor 6 Wochen sei sie auf der Straße ohnmächtig geworden und erst im Krankenwagen wieder zu sich gekommen. Sie demonstriert, daß ihre Hände in Pfötchenstellung gestanden hätten. Ferner klagte sie über Platzangst in Räumen und in der Straßenbahn. Die anfallsartigen Zustände erscheinen nicht eindeutig wie Hyperventilationsanfälle, zumal sie nicht mit einer Veränderung der Atmung einhergehen; zu denken ist an ernährungsbedingte Stoffwechselstörungen im Zusammenhang mit einer bestehenden Eßstörung. Nach Angaben der Patientin bestehen seit 1973 Freßanfälle; sie stopfe wahllos alles in sich hinein und müsse dann spontan auf der Toilette erbrechen. Ihrem bisher ausgeübten Beruf als Verkäuferin könne sie nicht mehr nachgehen, weil sie den Arbeitsplatz öfter wegen panischer Ängste verlassen mußte.

Als Kind war sie normalgewichtig, in der Pubertät nahm sie massiv bis auf 80 kg zu. Hier sieht sie einen Zusammenhang mit der 1972 begonnenen Lehre. Im Geschäft sei es ihr schwergefallen, auf die Kunden zuzuge-

hen und diese anzusprechen. Sie habe auch angefangen, Abführmittel zu nehmen. Schließlich entdeckte sie, daß sie willkürlich erbrechen konnte. Bei 1,67 m Körpergröße nahm sie bis auf 45 kg ab. Dann entdeckte sie die Appetitzügler für sich, die sie »topfit« machten. Später nahm sie verschiedene Benzodiazepine, schließlich kam Alkohol dazu. Seit einer Entziehungskur 1980 blieb sie trocken. Zweimal war sie wegen Selbstmordversuchen in psychiatrischen Kliniken. Später begann sie wieder verstärkt zu essen und anschließend zu erbrechen. Seit 2 Jahren ist sie arbeitslos, lebt zurückgezogen in ihrer eigenen Wohnung, liegt auf der Couch, kann sich nicht konzentrieren. In solchen Augenblicken überfallen sie starke Angstzustände. Neben den geklagten agoraphobischen Zuständen sind es Dunkelangst und die Angst auf der Straße von Männern angesprochen zu werden.

Der Vater ist Stahlarbeiter, die Mutter arbeitet als Näherin, die Patientin ist das mittlere von 3 Kindern. Zunächst berichtet sie wenig über ihre Familie und schildert ihre Kindheit als harmonisch. Mit 12 Jahren mußte sie für ihre berufstätige Mutter den Haushalt übernehmen (in dieser Phase begann sie, an Gewicht zuzunehmen). Ihren damaligen Tagesablauf schildert sie als eine für sie unproblematische Selbstverständlichkeit. Sie habe alles gerne gemacht. Dies von ihr entwickelte aktive Bild steht im Kontrast zur jetzigen Energielosigkeit. Freundschaften habe sie kaum gehabt. Während der Entziehung nahm sie eine intime Beziehung zu einem Mann auf. Sexualität habe ihr aber nichts bedeutet.

In der Diagnosekonferenz sehen wir, daß es im Leben der Patientin um Versorgen und Versorgtwerden geht. Als sie ihrer Mutter während der Pubertätsphase den Haushalt macht, ist sie hyperaktiv, kommt aber selber zu kurz. Es bestehen frühe Ängste und die Schwierigkeiten, orale Impulse zu steuern. In der Abwehr ihrer eigenen Sexualität hat sie eine Bulimie entwickelt. Tabletten haben im Leben dieser Frau eine vielfältige Funktion: beruhigende Aspekte, Ersatzaspekte für nicht vorhandene oder unbefriedigende Objektbeziehungen, selbstzerstörerische Aspekte.

Kurz nach Beginn der 6monatigen stationären psychotherapeutischen Behandlung geht die Einzeltherapeutin in Urlaub. Die Patientin fühlt sich alleingelassen, ohne ihre Wut wirklich äußern zu können. Sie entwickelt eine depressive Selbstentwertung mit Suizidphantasien. In der Klinik kann sie es kaum aushalten und möchte entlassen werden. In den ersten Wochen laufen viele wichtige Gespräche mit der Nachtschwester, der sie etwas von ihren Ängsten mitteilen kann. So habe sie seit früher Kindheit Angst, ihre Eltern könnten vor ihr sterben. Später kam die Angst hinzu, jemand könne nachts in ihr Zimmer eindringen. Die mütterlich beruhigende Hilfe der Nachtschwester kann sie zunächst annehmen. Bei dieser Annäherung steigert sich aber ihre Panik, sie kommt immer häufiger in ein »Gerangel« mit den Schwestern und möchte erneut das Krankenhaus verlassen. Die Richtlinien der Klinik sieht sie als Beschränkungen, gegen die sie sich wehren muß. Die Schwestern erleben die Patientin immer wieder als suizidal, sie versuchen, mit der Patientin im Gespräch zu bleiben. Dann stellt sich heraus, daß die Patientin sich ständig außerhalb heimlich Medikamente besorgt und einmal einen ganzen Beutel voller Medikamente mitbringt. Den liefert sie dann aber von sich aus bei den Schwestern ab. Gegen die sie bedrohende Angst vor dem Alleinsein schützt sie sich mit Beruhigungs- und Schlafmitteln. Daneben wird auch ein anderes Einnahmemuster sichtbar. Als sie einmal das Gefühl hat, eine Mitpatientin werde ihr vorgezogen, verläßt sie die Station und besorgt sich Schlafmittel. Sie versucht damit das Personal in die Rolle bestrafender Eltern zu bringen. Ein weiteres Suchtmittel wird zusätzlich bekannt. Wir erfahren, daß die Patientin nach jeder Mahlzeit bis zu 13 Tabletten eines Abführmittels zu sich nimmt. Sie erinnert sich, wie sie früher gehänselt wurde wegen ihrer Übergewichtigkeit und kann dann sagen: bevor ich mich verletzen lasse, mach ich mich lieber selber kaputt. Bestrafungsphantasien tauchen in ihr auf, vielleicht würde sie entlassen und in eine geschlossene Abteilung eingesperrt, wenn sie weiterhin in der Klinik Medikamente einnimmt. Neben dem selbstzerstörerischen Aspekt sehen wir, wie sie versucht, über Tabletten ihre Autonomie zu bewahren. Dies zeigt sich in der Auseinandersetzung um die Kaliumsubstitution. Immer wieder ist sie infolge ihres Erbrechens und des häufigen Abführens hypokaliämisch. Sie weigert sich, ein kaliumhaltiges Medikament einzunehmen; sie phantasiert, sie falle um, und wir seien daran schuld. Schließlich gelingt es, den von der Patientin inszenierten Kampf mit der Therapeutin um die Abgabe der Abführtabletten und der Beruhigungsmedikamente in die Beziehung zu überführen. Aufschlußreich für den Versuch der Patientin, die Therapeutin zu einer kontrollierenden und bösen Mutter zu machen, ist der folgende Traum: Es liegt eine Frau auf ihr, die etwas in sie hineinstopft; die Patientin kann sich nicht rühren und fühlt sich erdrückt. Die Therapeutin versteht dies als Phantasie der Patientin, von einer mächtigen Mutter erdrückt zu werden. Es läßt sich dann aber herausarbeiten, daß es auch die eigenen selbstzerstörerischen Tendenzen der Patientin sind, die sie zu erdrücken drohen. Als Hinweis auf die Beendigung der Medikamenteneinnahme treten Entzugserscheinungen in Form merkwürdiger Schmerzbilder auf. Die Patientin klagt über massive neuralgische Beschwerden im Bereich ihres Kiefers und erreicht, daß ausführliche zahnärztliche und HNO-ärztliche Untersuchungen durchgeführt werden.

Erst zum Ende der stationären Behandlung kann sie auch ihre »lockeren« Seiten zeigen. Erstmalig erzählt sie von sich selber und von ihren eigenen Interessen. Wir glauben, daß eine Entwicklung erkennbar ist in Richtung auf ein Vertrautwerden und eine Auseinandersetzung mit einem Objekt bei allmählichem Überwinden des primären Mißtrauens. Die Patientin wirkt depressiv, kann weinen, sie zeigt ihre Sehnsucht nach körperlicher Nähe, Wärme und Geborgenheit. Die intensiven Einzelgespräche bereiten ihr aber auch Angst, sie muß auf Distanz gehen; in dieser Wegbewegung greift sie gelegentlich zu Medikamenten. Zum Ende der Behandlungsphase zeigt sie uns mehr von ihrer gewonnenen Autonomie, am Wochenende versucht sie auszuprobieren, inwieweit sie mit sich selber zurechtkommt. Auf die Entlassung reagiert sie dann psychisch, nicht mehr mit Medikamenten. Das erste Nachgespräch kreist um Essen und Brechen, dann kommen mehr die Ängste vor

dem Alleinsein ins Gespräch. Die Patientin nimmt ihre alte Arbeit wieder auf. Nach einigen Monaten kommt sie erneut auf die Therapeutin zu, als sie feststellt, daß sie sich für einen Arbeitskollegen interessiert. Sie möchte darüber mit ihr sprechen. Die Eßproblematik hat sich noch nicht völlig zurückgebildet, beherrscht sie aber auch nicht mehr. Sie nimmt keine Medikamente mehr ein.

2 Historische Auffassung

Wichtige, bis heute gültige Erfahrungen für die psychologische Wirkung von Psychopharmaka wurden von einigen Pionieren in Psychotherapien und Psychoanalysen gemacht (Azima, 1959; Kubie, 1960; Sarwer-Foner, 1960; May, 1971; Ostow, 1979; Danckwardt, 1978). Von den dabei entwickelten metapsychologischen Wirkungsvorstellungen seien das Ich-psychologische und das Objekt-psychologische Konzept erwähnt.

Beim Ich-psychologischen Konzept wird die Wirkung von Psychopharmaka in der Stärkung der Abwehr des Patienten und in seiner wachsenden Realitätsprüfung gesehen (Winckelmann, 1960). In einer Doppelblindstudie untersuchten Bellak und Mitarbeiter (1973), die Ich-stabilisierende Funktion eines Anxiolytikums im psychotherapeutischen Prozeß. Verschiedene Ich-Funktionen (Realitätsprüfung, Objektbeziehung, Abwehr usw.) bei sogenannt normalen, neurotischen und psychotischen Patienten wurden durch unabhängige Beobachter im Verlauf einer Psychotherapie über 6 Monate ohne Katamnese überprüft. Die Anwendung von Diazepam verbesserte den Behandlungserfolg gegenüber den Placebo-Kontrollen. Ich-psychologisch ließen sich die stabilisierenden Effekte als Ich-Stärkung, Stärkung der Abwehr sowie Verminderung von Ängsten beschreiben.

Aus der Sicht des Patienten beschreibt Sarwer-Foner (1975) die Ich-psychologische Wirkung folgendermaßen: »Wenn eine Medikamentenwirkung von dem Patienten als eine Verstärkung seiner Kontrollfunktionen über die ihm angstmachenden Impulse erlebt wird, dann ist die Möglichkeit gegeben für eine Verbesserung und eine Ich-Integration« (Übersetzung durch den Autor). Über lerntheoretische Mechanismen wird der Eintritt einer erleichternden Wirkung erwartet, die mit der Einnahme des Medikaments den Patienten entlastet.

Das objektpsychologische Konzept zum Verständnis der Wirkung von Psychopharmaka wurde vor allem von Balint und Mitarbeitern (1975) entwickelt: Das Medikament ersetzt symbolisch ein dringend benötigtes inneres Objekt und wird damit zum Übergangsobjekt (Adelman, 1985).

Die Verordnung eines Medikamentes geschieht immer in einem Interaktionsprozeß zwischen Arzt und Patient. In diesem Zusammenhang gehören auch Überlegungen, in welcher Situation ein Medikament gegeben und eingenommen wird. Ist in einer Arzt-

Patient-Beziehung oder in einer stationären Behandlungssituation das Psychopharmakon die therapeutische Modalität, so werden sich im Erleben vom Patienten, von Ärzten, Schwestern und der Familie alle Vorstellungen über Veränderungen mit dem Medikament und seiner Wirkungsweise verbinden und damit therapeutische Beziehungen eine geringere Rolle spielen.

3 Zur Interaktion von Psychotherapie und Psychopharmaka

Wenn Psychopharmaka in einer Psychotherapie verordnet oder umgekehrt, wenn eine Psychotherapie bei fortlaufender Psychopharmakotherapie begonnen wird, ergibt sich die Chance, Antagonismen und Synergismen genauer zu studieren. Interaktionsweisen müssen in vergleichenden und kontrollierten Studien herausgearbeitet werden. Voraussetzung für ihre Erforschung ist die »Standardisierung« beider Behandlungsformen (Elkin et al., 1988). In der psychopharmakologischen Forschung kann man Blutspiegel eines Pharmakons bestimmen, um Aussagen über die Compliance des Patienten, über Medikamentenabsorption und Metabolismus zu gewinnen. Schwieriger ist die »Standardisierung« von Psychotherapien. Es wurden Behandlungsmanuale entwickelt, die spezifische Charakteristika, Behandlungsstrategien, Interventionsformen und Behandlungsziele zu operationalisieren suchen. Genannt seien das Manual von Klermann und Mitarbeitern (1984) zur Behandlung von Depressionen mit der interpersonellen Psychotherapie, die Manuale von Duborsky (1988), von Strupp und Binder (1991) zur psychodynamischen Psychotherapie, das Manual von Kernberg und Mitarbeitern (1993) zur psychodynamischen Psychotherapie von Borderline-Patienten, sowie das von Linden und Hautzinger (1993) zur Verhaltenstherapie.

Karasu (1982) hat die folgenden integrativen Thesen über die Wirkung von Psychopharmaka und Psychotherapie formuliert:
- Jede Therapieform hat differente Effekte und Wirkungsbereiche: Medikamente beeinflussen eher Symptome und Affekte – Psychotherapie wirkt eher auf interpersonale Beziehungen und soziale Anpassungsfähigkeit.
- Jede Therapieform aktiviert und verläuft in einer differenten Zeitachse: Medikamente wirken schnell und kurzdauernd und können prophylaktisch eingesetzt werden – die Wirkungen einer Psychotherapie stellen sich später ein, halten aber dann länger ein.
- Jede Therapieform bezieht sich auf verschiedene Erkrankungen und ihre Subtypen: Medikamente wirken auf zeitlich begrenzte und autonome »State«-Erkrankungen – Psychotherapie bei langdauernden »Trait«-Erkrankungen.

Aus Interaktionsstudien lassen sich Aussagen gewinnen zum zeitlichen Auftreten von Effekten wie zu den differenten Wirkungen der verschiedenen Behandlungsformen. Medikamenteneffekte sind oft innerhalb der ersten Woche nachweisbar und betreffen insbesondere psychobiologische Funktionen wie Schlaf, psychomotorische Aktivität und Appetit. Die Wirkung von Psychotherapie tritt wesentlich später ein und betrifft eher Ich-Funktionen und die Fähigkeit, in Beziehungen befriedigender zu leben. In der amerikanischen NIMH-Studie zur kombinierten Behandlung von depressiven Patienten mit interaktiver Psychotherapie und antidepressiver Pharmakotherapie fanden sich folgende differente Wirkungen (Klerman et al., 1984): Psychotherapie veränderte die depressive Stimmungslage, erhöhte die Selbstakzeptanz des Patienten und seine Fähigkeit, befriedigende Beziehungen aufzunehmen. Amtryptilin dagegen veränderte die vegetativen Symptome der Depression.

Medikamente und Psychotherapie werden Patienten aus verschiedenen Anlässen heraus verordnet. Lange Zeit sahen verschiedene Schulen die gleichzeitige Verordnung als miteinander unvereinbar. Die Einführung neuer Forschungsstrategien sowohl zur Wirkung von Psychopharmaka als auch zur Ergebnis- und Prozeßforschung von Psychotherapie förderte die Entwicklung ausgearbeiteter Theorien über die Interaktion von Psychopharmaka und Psychotherapie in verschiedenen Kombinationen. Klerman (1984) hat dazu Hypothesen entwickelt:
1. Negative Wirkung der Psychopharmakotherapie auf die Psychotherapie. Die medikameninduzierte Symptomrückbildung kann die Motivation des Patienten zur Psychotherapie vermindern. Psychopharmaka führen zu schnell einen Abbau kompensatorischer Coping-Strategien des Patienten herbei.
2. Positive Wirkung der Psychopharmakotherapie auf die Psychotherapie. Eine Psychotherapie kann mit einer Pharmakotherapie eingeleitet werden. Die Symptomminderung und damit die psychische Entlastung können die Motivation des Patienten zur psychotherapeutischen Behandlung fördern, gelegentlich ist die Stabilisierung der Ich-Selbstfunktionen des Patienten eine Voraussetzung zur Teilnahme an einer Psychotherapie.
3. Negative Wirkung der Psychotherapie auf die Psychopharmakotherapie. Psychotherapie beeinflußt den Wirkverlauf von Psychopharmaka negativ.
4. Positive Wirkung der Psychotherapie auf die Psychopharmakotherapie. Psychotherapie fördert die Medikamentencompliance. Die Psychotherapie wirkt sich in einer sekundären, rehabilitativen Weise auf Ich-Funktionen und auf die interpersonellen Beziehungen des Patienten aus.

Bei der kombinierten Anwendung hofft der Therapeut auf additive oder synergistische Ergebnisse. Häufiger scheint jedoch eine fördernde Interaktion (»facilitative interaction«; Klerman, 1986) vorzuliegen. Damit ist ein Dosis-Wirkungs-Optimum zwischen beiden Behandlungsformen anzustreben. Dieses läßt sich insbesondere dann erreichen, wenn beide Therapieformen in einem integrativen Setting verordnet werden.

4 Das Eingreifen der Psychopharmaka in die Arzt-Patient-Beziehung

Balint und seine Ur-Balintgruppe haben sich ausführlich mit der »Pharmakologie der Droge Arzt« beschäftigt und uns damit auf die Beachtung der Beziehung hingelenkt. Balint ging von der Erkenntnis aus, »daß das am häufigsten verwendete Heilmittel der Arzt selbst ist. Nicht die Flasche Medizin und die Tabletten sind ausschlaggebend, sondern die Art und Weise, wie der Arzt sie verschreibt – kurz die gesamte Atmosphäre, in welcher die Medizin verabreicht und genommen wird« (1965).

Die Wechselwirkungen zwischen Arzt und Patient sind nach Balint kein konstanter Faktor. Sie bestimmen sich jeweils durch den Einfluß der gegenseitigen Beziehung. In dieser Verschränkung gegenseitiger bewußter und unbewußter Einstellungen spielen sowohl die Psychodynamik des Patienten als auch die »Pharmakologie des Arztes« (Anwendungsbereich, Kontraindikation, Nebenwirkung und Dosierung) eine Rolle. Balint erfaßt die Beschwerden und Symptome des Patienten als Angebot an den Arzt, auf welches dieser reagiert.

Nach Ansicht der psychodynamischen Psychotherapie entwickeln sich in jeder Arzt-Patient-Beziehung folgende Beziehungsebenen:
a) die reale der Arbeitsbeziehung,
b) die neurotische der Übertragung und Gegenübertragung sowie
c) die symbiotische Beziehungsebene.

Alle drei Beziehungsebenen werden aber durch Psychopharmaka beeinflußt.

Die **Arbeitsbeziehung,** »das Arbeitsbündnis kann als etwas aufgefaßt werden, das auf den bewußten oder unbewußten Wunsch des Patienten nach Kooperation gründet und auf seine Bereitschaft, die Hilfe des Therapeuten bei der Bewältigung innerer Schwierigkeiten anzunehmen« (Sandler et al., 1973).

Patienten und Arzt müssen zunächst versuchen, ihre Vorstellungen zur Krankheit, zur Diagnose und über die einzuschlagenden Behandlungsstrategien in Übereinstimmung zu bringen (Docherty und Fiester, 1985). Eine Verständigung geschieht günstigerweise in einem bio-psycho-sozialen Kontext (Docherty, 1989). Je sorgfältiger der Informationsprozeß durchgeführt wird, um so eher wird dies beim Patienten die Bereitschaft für eine medikamentöse Therapie fördern. Zu den notwendigen medizinischen Instruktionen gehören klare und gut verständliche Informationen zur Diagnose, zur möglichen Behandlungsform, zu den Zielen einer medizinischen Behandlung, Wirkweise des Medikamentes, Einnahmezeiten, Nebenwirkungen und Einnahmedauer. Je sorgfältiger dieser **Informationsprozeß** läuft, desto eher wird die pharmakologische Wirkung gefördert und

um so niedriger wird auch die Noncompliance ausfallen. Dabei kann die soziokulturelle Umgebung des Patienten ebenfalls durch familiäre und kulturelle Einstellungen zu Medikamenten sich auf die Compliance auswirken (Ward, 1991).

Übertragung und Gegenübertragung. In einer Psychotherapie ist es Aufgabe des Therapeuten, die vielfältigen Aspekte von Beziehungen zu untersuchen, die sich in der Behandlung und gegenüber seiner Person einstellen. Eine besondere Rolle spielt in der psychodynamischen Psychotherapie die **Übertragung** als eine »spezifische Illusion, die sich in bezug auf eine andere Person einstellt und die ohne Wissen des Subjekts in einigen ihrer Merkmale eine Wiederholung der Beziehung zu einer bedeutsamen Figur der eigenen Vergangenheit darstellt« (Sandler et al., 1973). Die betrifft übrigens auch die unbewußten Vorstellungen des Patienten über die physiologischen Wirkungen des Medikamentes. Sarwer-Foner (1960, 1975) hat diese Übertragungsphänomene in Beziehung auf Pharmaka untersucht. In vielen Fällen kann die Medikamentenwirkung beim Patienten Konflikte reaktivieren, die er mit seiner Symptombildung und folglich mit seiner Abwehr gelöst hatte. Dies kann zu stärkeren Ängsten führen. So können Patienten mit einer Herzangstneurose, die bislang kontraphobisch ihre Angst abwehrten, durch den sedierenden Effekt von Sedativa und Tranquilizern verstärkt geängstigt werden – oder Patienten, die infolge einer Zwangsneurose oder einer Borderline-Persönlichkeit ängstlich um ihre Körperintegrität besorgt sind, können die physiologischen Wirkungen der Medikamente als eine Bedrohung ihres Körperselbst erleben etc. Die Medikation kann über den Arzt personifiziert werden oder magische Bedeutungen erfahren (Gutheil, 1982).

Die Art, wie der Therapeut seinen Patienten erlebt, wirkt sich ebenfalls auf die Wirksamkeit eines psychotropen Medikamentes aus. Unter der **Gegenübertragung** des Therapeuten verstehen wir »eine spezifische Gefühlsreaktion... auf spezifische Qualitäten seines Patienten« (Sandler et al., 1973). Sarwer-Foner (1975) beschreibt Reaktionen von Ärzten, die auf Grund eigener Ängste durch eine Medikamentenverordnung auf Distanz gehen. Der Patient kann daraufhin die Medikamentenwirkung als sichtbaren Ausdruck der Zurückweisung seiner Person damit erleben. Damit bringt jetzt der Patient unbewußt die objektive psychotrope Wirkung des Medikamentes mit seiner Einstellung dem Arzt gegenüber in Beziehung. Es wird zu einer negativen symptomkonstringenten Verstärkung kommen.

Unter der **symbiotischen Beziehungsebene** verstehen wir mit Loch (1965) eine tragende, positiv gefärbte, narzißtische Übertragung. Sie beschreibt als Basis jeder menschlichen Beziehung den nährenden und pflegenden Umgang eines mütterlichen Objektes mit einem kindlichen Subjekt. Gerade bei körperlich kranken Patienten ist auf die Entwicklung einer positiven basalen Beziehung zu achten.

Die oben referierten Arbeiten zeigen aus der Perspektive der psychodynamischen Psychotherapie, daß die beschriebenen Beziehungsebenen einer Arzt-Patient-Beziehung durch psychotrope Substanzen beeinflußt werden. Es bleibt ein Risiko, ob der Patient während einer expressiven Psychotherapie die Psychopharmaka als ein Ersatz für Introspektion verwendet, anstatt sich um Selbstexploration zu bemühen (Luborsky, 1988).

Jedes Psychopharmakon hat ein spezifisch klinisch-pharmakologisches Profil, wirkt aber im psychotherapeutischen Prozeß, abgesehen von seiner biologischen Wirkung, zunächst unspezifisch. Durch Lernprozesse und durch die Arzt-Patient-Beziehung wird die pharmakologische Wirkung »psychisch« und erfährt ihre Wertung (Danckwardt, 1980; Knickenberg und Meermann, 1991). Somit kann das Medikament innerhalb der Arzt-Patient-Beziehung Teil eines Konfliktes werden, der sich nach folgenden Mustern strukturiert (Gaus et al., 1987):

- das gute Objekt (symbiotischer Modus);
- Übergangsobjekt (passagerer Ersatz einer lebenswichtigen Beziehung);
- das gespaltene Objekt (Modus der Spaltung);
- Angstmodus (Modus von Angst/Bedrohung);
- das unzuverlässige Objekt (Modus der mangelhaften Objektkonstanz);
- das steuernde Objekt (Modus der Kontrolle und Fremdbestimmung durch das Objekt);
- das Objekt als Verfolger/Erlöser (paranoider Modus).

In der Fallgeschichte am Anfang dieses Kapitels läßt sich nachvollziehen, wie die Psychopharmaka im Verlauf der Behandlung ihre Erlebnismodi für die Patientin verändern.

Sowohl die kognitive Therapie der Depression nach Beck (1992) als auch die Interpersonale Psychotherapie (IPT) nach Klerman et al. (1984) wurden an Patienten mit Dysthymie und depressiven Episoden entwickelt. Beide akzeptieren die Kombination von Psychotherapie und Psychopharmakotherapie als notwendige Behandlung. Sie sehen die Probleme einer Kombination von Psychotherapie und Psychopharmakotherapie eher in der Einstellung von Patient und Therapeut. Deren Sichtweise reflektiert nicht nur gesellschaftliche Wertvorstellungen über Medikamente, sondern beeinflußt auch die individuelle Sichtweise.

In der letzten Zeit wurde die Zusammenarbeit zwischen dem Psychotherapeuten, dem Psychopharmakotherapeuten (im allgemeinen ein Psychiater) und dem Patienten systematisch untersucht (Chiles et al., 1991). Die Kooperation wird erforderlich, wenn der behandelnde Arzt eine erforderliche Medikamentenbehandlung an einen psychiatrischen Fachkollegen delegiert, der Psychiater wiederum seine Praxis auf Diagnosestellung und somatische Therapieverfahren spezialisiert hat und wenn die Psychotherapie durch einen Fachpsychologen durchgeführt wird.

Soll ein Kollege zu einer schon laufenden Behandlung hinzugezogen werden, sind unbedingt das Einverständnis des Patienten wie auch das des hinzuziehenden Therapeuten vorab einzuholen. Beide Therapeuten müssen einverstanden sein, sich gegenseitig zu konsultieren. Dabei müssen Zeit, Dauer, Ort und Honorar für den hinzuziehenden Kollegen festgelegt werden, sowie auch Fragen der Notfallbehandlung und Verfahrensweisen in der Abwesenheit des anderen. Die gegenseitigen Behandlungsempfehlungen sollten schriftlich festgelegt werden. Eine Zusammenarbeit zwischen den beteiligten Therapeuten setzt klinische Kompetenz, Information über und Akzeptanz der Methoden des anderen voraus, ferner die Fähigkeit, kritische Fragen zur eigenen Behandlungsmethode ertragen zu können, sowie diplomatisches Geschick in schwierigen Behandlungssituationen, insbesondere in Notfällen. Gitlin (1990) nennt als Probleme des Kooperationsmodells:

1. Trennung der Medikamentenbehandlung von der Psychotherapie durch Zeit, Ort und Person kann die Wirkung einer integrierten Behandlung vermindern und Widerstände beim Patienten gegen die andere Behandlungsmodalität fördern.
2. Bei Patienten mit Ich-strukturellen Störungen und primitiven Abwehrmustern werden Spaltungsprozesse mit der Tendenz zur Aufteilung in Gut und Böse gefördert.
3. Die Fähigkeit des Patienten zur Integration verschiedener Selbst-und Objektanteile kann zu Beginn beeinträchtigt werden.
4. Die begrenzten Therapiefelder können gelegentlich den Therapeuten Probleme bereiten. So, wenn der Patient wichtiges therapeutisches Material seinem Psychopharmakotherapeuten berichten möchte, der aber nur kurze Zeit zur Verfügung hat und an den Psychotherapeuten verweist.
5. In Notfallsituationen – wie überdosierte Einnahme von Psychopharmaka und in suizidaler Gefährdung des Patienten – kann es zu Behandlungsproblemen kommen. Diese sollten zwischen den beteiligten Ärzten und mit dem Patienten abgesprochen werden.

Das interaktive Modell bietet die Chance, daß Psychiater und Psychotherapeuten ihre gegenseitigen Vorurteile abbauen können. Es entspricht im übrigen der heutigen komplexen und arbeitsteiligen Medizin.

5 Praktische Konsequenzen und allgemeine Richtlinien der Therapie mit Psychopharmaka

In dem hier vertretenen Ansatz wird zur Indikation von Psychopharmaka in der psychosomatischen Medizin sowie in der Allgemeinmedizin ein eng begrenzter Katalog angegeben (Tab. 35-1).

Außerhalb psychiatrischer Indikationen ist die Verordnung von Psychopharmaka nur in akuten Krisensituationen gerechtfertigt (May, 1971). Bei den

Tab. 35-1 Indikationen von Psychopharmaka in der Allgemeinmedizin und in der Psychotherapie.

> Ihre Ziele sind:
> – eine Symptomreduktion, um eine Behandlung erst möglich zu machen;
> – dem Patienten die Kontrolle über Aggression und Angst zu ermöglichen;
> – Herstellung und Beibehaltung eines therapeutischen Kontaktes;
> – Beseitigung neurotischer Aktivitäten, um Zuwachs an selbstbeobachtenden Ich-Funktionen zu ermöglichen;
> – Überwindung psychotischer Episoden;
> – Beseitigung vitaler Gefährdungen.

Krisensituationen handelt es sich um akute regressive Zustände mit depressiven, suizidalen, körperlichen und mikropsychotischen akuten Symptomen. Psychopharmaka dürfen keinesfalls zur Behandlung von Problemen des allgemeinen menschlichen Lebens eingesetzt werden (Editorial, 1981)!

Psychopharmaka sollten nur kurzfristig initial oder intermittierend gegeben werden.

Zu den weiteren Gesichtspunkten gehört, daß immer ein multimodales Vorgehen in der Behandlung gesucht werden sollte. Eine reine Psychopharmakotherapie ohne jegliche Form von psychotherapeutischer Behandlung (hausärztliche Gespräche, supportive, expressive Psychotherapie) ist kritisch zu bewerten. Ferner sollte zunächst immer eine nicht-medikamentöse Therapie ins Auge gefaßt werden.

Bei den Überlegungen, ob die Verordnung eines Psychopharmakons indiziert ist, muß der Arzt gerade bei körperlichen Krankheiten eine Beziehung zwischen den psychischen Symptomen und der zugrundeliegenden Krankheit herzustellen suchen. Dabei sind auch Medikamenteninteraktionen mehrerer Psychopharmaka zu bedenken. Ferner ist zu fragen, wie Psychopharmaka den Verlauf der Krankheit beeinflussen und umgekehrt, ob die Krankheit und ihre Behandlung die Wirkung des Pharmakons beeinflußt.

Ostow (1962) gibt darüber hinaus folgende Kontraindikationen an: Seiner Meinung nach ist es nicht berechtigt, Patienten, deren Selbstbeherrschung, Realitätsprüfung und Fähigkeit zur Selbstbeobachtung ausreichen und die den Mindestanforderungen des menschlichen Lebens gewachsen sind, mit Psychopharmaka zu behandeln. Absolut kontraindiziert ist der Versuch, durch Medikamente sog. Widerstände der Patienten zu überwinden.

Wir hoffen, gezeigt zu haben, daß die Beachtung des systemischen Kontextes zu einer rationaleren Verordnung von Psychopharmaka und zu einer besseren Medikamentencompliance führt. In jeder Behandlungsphase ist auf angemessene Information zum Medikamentengebrauch sowie auf die Bedeutung des Medikamentes für Patient und Therapeuten im therapeutischen Kontakt zu achten.

KAPITEL 36

Rehabilitation aus biopsychosozialer Sicht

Rolf H. Adler

1 Was dieses Kapitel nicht bringt und was es darstellen möchte

Rehabilitation findet in verschiedensten biomedizinischen Gebieten und bei einer Vielfalt von Störungen statt, z.B. bei Patienten nach Herzinfarkt, Hirnschlag, mit Guillain-Barréscher Radikulitis, mit Querschnittlähmungen, nach Amputationen, Gelenkoperationen, bei chronischer Polyarthritis usw.

Die biomedizinischen Aspekte der Rehabilitation im engeren Sinne finden sich in den entsprechenden Lehrbüchern (De Lisa et al., 1982; Kottke et al., 1982). Sie werden deshalb hier nicht besprochen. Die Fragen, die sich aus einer biopsychosozialen Sicht in Bezug auf Rehabilitation ergeben, bilden den Inhalt dieses Kapitels.

2 Der Begriff »Rehabilitation«

Habilitieren heißt »geeignet, fähig machen«, »in den früheren Stand einsetzen«. Rehabilitieren heißt, »ins berufliche und gesellschaftliche Leben wieder eingliedern«, »etwas Beschädigtes in seinen früheren guten Zustand bringen«, »etwas auf eine höhere Ebene oder auf eine Ebene von größerem Wert heben«. Von ärztlicher Seite wird Rehabilitation wie folgt definiert: »Sie ist die körperliche Wiederherstellung eines kranken oder invaliden Menschen durch therapeutische Maßnahmen und Schulung mit dem Ziel, den Betroffenen an den Aktivitäten des normalen Lebens wieder teilnehmen zu lassen, soweit seine körperlichen Defizite dies erlauben«.

»In den früheren Stand einsetzen«, schließt die Vorstellung und auch den Anspruch ein, etwas wieder ganz, wieder gesund zu machen. Im Wort »gesund« und im englischen Wort »sound« steckt die gleiche Wurzel. »Sound« heißt vernünftig, gut, fehlerfrei, unverletzt, stark, sicher. Rehabilitation so gesehen besitzt also ein hohes, absolutes Ziel. Die ärztliche Definition, »soweit die körperlichen Defizite dies erlauben«, beinhaltet aber eine Einschränkung, nämlich den Hinweis darauf, daß der Anspruch auf eine totale Wiederherstellung eines früheren Zustandes in der Realität häufig nicht möglich ist.

Der Abstand zwischen kompletter Wiederherstellung als Ideal und dem auf Grund der Defizite im realen Fall erreichbaren Niveau bringt für den Arzt und den Patienten Probleme mit sich.

3 Vorstellungen des Arztes im Zusammenhang mit dem Begriff Rehabilitation

Mit diesem Begriff verbinden sich Bilder von Rollstuhl, Gehhilfe, Prothese, dem Küchengerät mit verdickten Griffen, dem Behindertentaxi, dem speziellen Türöffnungsknopf für Invalide am öffentlichen Verkehrsmittel, dem für Behinderte im Fahrzeug reservierten Sitz, der schiefen Ebene statt der Treppe und dem Schild, das ein rollstuhlgängiges WC anzeigt.

Vom Gefühl her stellen sich Angst (auch so zu werden wie der Patient), Scham (durch Identifikation mit dem Geschädigten), Schuld (selbst im Gegensatz zum Patienten unversehrt zu sein), Mitleid und Hilflosigkeit (durch Empathie mit dem Kranken), Irritation (durch den Umstand an das schwere Schicksal des andern gemahnt zu werden), Ekel (durch Identifikation mit unästhetischen Aspekten des Kranken) und Trauer (durch Vorstellung in der Haut des Patienten zu stecken) ein – in individueller Mischung und Intensität je nach Art und seiner persönlichen Lebensgeschichte. Der Laie erlebt ähnliche Vorstellungen und Gefühle. Ein Unterschied besteht dennoch zum Arzt, denn seine Ausbildung verändert die Möglichkeiten, mit den ursprünglichen Vorstellungen und Gefühlen umzugehen, und legt ihm auch Verpflichtungen gegenüber dem Rehabilitations-Patienten auf.

Diese Veränderung wird für mich deutlich, wenn ich Patienten aus privaten Gründen oder als Konsiliarius in einem mir fremden, sonst nie oder nur selten besuchten Spital sehe. Hemiplegische Patienten mit Gehschwierigkeiten oder an den Rollstuhl gebundene in meinem Spital gehören zu meinem Berufsalltag und wecken vorerst hauptsächlich mein ärztliches Interesse. Erst wenn sich eine persönliche Begegnung ergibt, treten die erwähnten Bilder und Gefühle auf. Im unvertrauten Spital hingegen fühle ich mich mehr wie ein Laie und schon der Anblick der Korridore, der Schwestern, die sich in ihnen bewegen, beeindruckt mich und erweckt Gefühle von Angst und Unsicherheit, die durch Patienten, die rehabilitationsbedürftig sind, noch gesteigert werden.

4 Faktoren, welche die Vorstellungen des Arztes beeinflussen

Einen großen Einfluß übt das Idealbild des gesunden Menschen in unserer Gesellschaft aus: Reklamen, Filme, Zeitschriften, Mode und Sport führen junge, schöne, leistungsfähige und unabhängige Menschen mit durchtrainierten Körpern vor. Nur in Ausnahmefällen finden Invalide, nicht vollkommen rehabilitierte Menschen Anklang oder sogar Bewunderung. Meistens wird der geschädigte und abhängige Mensch von der Wahrnehmung ausgeschlossen. Er wird zum verachteten und gefürchteten Paria. Diesem von der Gesellschaft geprägten Idealbild kann sich auch der Arzt nicht entziehen.

Seit der Einführung wissenschaftlicher Prinzipien in die Medizin im 18. Jahrhundert gilt das Interesse dem Studium chemischer und physikalischer Kräfte im Organismus. Bis in die letzten Jahre wurde unreflektiert angenommen, daß die Erfassung der Kräfte, die auf die kleinsten Bausteine des Organismus einwirken, die Erklärungen für das Lebewesen als Ganzes liefern werde. Es wurde übersehen, daß für lebende Organismen das Ganze mehr ist als die Summe seiner Teile (Ehrenfels, 1969). Diese Medizin betrachtet nur physikalische und chemische Kräfte als kausal und wirksam. Zieht sie psychische und soziale Faktoren überhaupt in Betracht, dann höchstenfalls als Risikofaktoren. Richtige Medizin ist demnach die kurative, akute, nicht aber die präventive oder rehabilitative (Foss und Rothenberg, 1987). Die Wertschätzung der Biomedizin durch Fakultät und Bevölkerung erschwert es dem Arzt, sich Patienten und vielleicht sogar speziell einer Sparte der Medizin zu widmen, in der die Einwirkungen des Arztes sich meist nur langsam abzeichnen und selten zu einem »früheren, guten Zustand« führen. In einer solchen Medizin sind die Handlungsmöglichkeiten für den Arzt eingeschränkt. »Nicht-handeln-können« ist an sich ein belastender Zustand. Der Feind, die Störung kann häufig nicht bekämpft werden. Der Feind und sein Träger, der Patient, werden dann assoziiert und gemeinsam zurückgewiesen.

Diese Hilflosigkeit der Störung gegenüber kann zu Abwehrverhalten führen, das Arzt und Patient einander entfremdet. Der Arzt kann sich vor den Gefühlen und Vorstellungen, die der Rehabilitations-Patient in ihm auslösen würde, schützen, indem er sich auf den biomedizinischen Aspekt der Störung allein konzentriert, seine Aufmerksamkeit z. B. auf die Analyse von Gangstörungen einengt, auf die Physiotherapie nach Bobath, das Messen der kognitiven Leistungseinbuße und den Patienten und dessen soziales Umfeld dann zu wenig einbezieht.

Daß die Ärzte den Gefühlen aus dem Weg gehen, sie mißachten oder gar verachten, ist sattsam bekannt und gilt auch für die Laien in unserer Gesellschaft (Adler, 1981): »Ein echter Mann weint nicht. Man ist selbstsicher und nicht hilflos. Man zeigt keine Schwächen, Enttäuschungen oder gar Hilflosigkeit«.

Unsere Gesellschaft zieht es vor, daß das Individuum den »wahren« Kern, das lebendige, gefühlvolle, echte Selbst hinter einer dicken Schale von Konformität und Beherrschung, einem »falschen« Selbst verbirgt. Der Arzt kann bei der Konfrontation mit dem Rehabilitations-Patienten den Gefühlen auch ausweichen, indem er z. B. auf drängende Bitte

des Patienten mit Hemiparese, der gehen kann, dessen Arm aber keine Funktion zeigt, bestätigt, der Arm werde nach genügender Therapie und geduldigem Warten schon wieder gebrauchsfähig. Der Patient muß dann über den Verlust seiner Integrität nicht trauern, und sein Arzt auch nicht. Er kann auch zu einer alternativen Therapie raten, obwohl keine gesicherten Daten für deren Wirksamkeit vorliegen, usw.

5 Voraussetzungen für den Arzt bei Rehabilitationsproblemen

Der Arzt soll schon im Studium mit der Bedeutung der Arzt-Patient-Beziehung vertraut gemacht werden und sie neben Biochemie und Physiologie als Grundlage der klinischen Medizin kennenlernen. Viele in diesem Buch zitierte Studien zeigen, welchen Einfluß die Arzt-Patient-Beziehung auf den Verlauf von Krankheiten aufweist, daß in der Beziehung zum Patienten im Arzt entstehende Gefühle diagnostische Bedeutung haben (Radvila et al. 1989; Hofer-Meyer et al., 1993), und wie der Patient, der sich vom Arzt in seinen Gefühlen verstanden weiß, verläßlichere anamnestische Angaben liefert und zuverlässiger auf die therapeutischen Vorschläge eingeht (s.a. Kap. 12, »Anamnese und körperliche Untersuchung«).

Das Kennenlernen der eigenen Gefühle und Vorstellungen, Neigungen zu Abwehrverhalten und bestimmten Formen der Beziehung in der Begegnung mit dem Patienten soll der Student unter der Leitung eines Klinikers üben, der eine integrierende Anamnese aufzunehmen versteht und auch die Technik der Körperuntersuchung vermittelt. Dazu eignet sich der Unterricht in Gruppen. Der einzelne Student kann seine Art zu reagieren, zu fühlen, abzuwehren und sich in der Beziehung zu verhalten, mit derjenigen seiner Mitstudierenden vergleichen. So lernt er sich selbst, die eigenen blinden Flecken und seine Idiosynkrasien erfahren. Das Erleben von Affekten der Hilflosigkeit, Hoffnungslosigkeit, Wut und Trauer fällt ihm in der Gruppe leichter, da sich deren Mitglieder gegenseitig zu stützen vermögen. Das Gefühl der Trauer in sich aufkommen zu lassen, ist für die Tätigkeit als Arzt und bei Rehabilitationsproblemen so wichtig, daß näher auf »Trauer und Trauern« eingegangen werden soll (Engel, 1961).

6 Trauerprozeß und Rehabilitation

Es ist weder für den Patienten noch für den Arzt leicht, eine Störung als wirklich anzuerkennen, die den Menschen vielleicht für immer ein Stück weit hindert, seinen Platz im beruflichen und gesellschaftlichen Leben wieder einzunehmen und die Aktivitäten eines normalen Lebens auszuüben. Der Patient durchläuft dabei die Phasen des Trauerprozesses. Meist laufen diese Phasen nicht streng nacheinander und nur einmal ab. Viel häufiger kommt es zu

Stillständen, Wiederholungen und Rückkehr auf frühere Stufen.

Für den Arzt, der eher handeln als warten will, der die Biomedizin für das Zentrum der ärztlichen Tätigkeit hält, der Omnipotenz wünscht um mit ihrer Hilfe »den Feind« Krankheit aus dem Feld zu schlagen und der dazu neigt, Gefühle von sich fernzuhalten, ist der trauernde Patient, der das Leiden verleugnet, der wütend hadert, der sich deprimiert zurückzieht oder sich anklammert, schwer zu ertragen. Er läuft Gefahr, sich dem Patienten auf eine der oben angegebenen Weisen zu entziehen.

Sanes (1979), ein emeritierter Pathologe, der an einem malignen Lymphom erkrankte und über fünf Jahre seine Erfahrungen mit sich und seiner Umgebung in Tagebuchform festhielt, vermittelt Hilfe, wie sich der Arzt gegenüber Patienten verhalten soll, bei denen zwischen dem Ideal von Gesundheit und dem realen Zustand eine Lücke klafft, die nicht ganz geschlossen werden kann und häufig nur noch größer wird. Er betont, daß es für den Patienten schwer sei, die Krankheit zu ertragen, das Schlimmste aber sei die soziale Isolation, in die man durch den Rückzug der Freunde, der Kollegen und der behandelnden Ärzte gerate, die den Kontakt oft nur noch wie zu einem Geist pflegen oder sich hinter Floskeln verbergen würden.

Wenn der Arzt verstanden hat, welche große Bedeutung der Beziehung zum Patienten zukommt, dann gerät er weniger in Gefahr, sich in Krankheitsphasen, in denen die technische Medizin nichts Entscheidendes zu verändern vermag, als hilflos, schuldig und überflüssig zu erleben. Er weiß, daß die Beziehung für die Lebensqualität des Kranken von grundlegendem Wert ist und sogar bis in biochemische und physiologische Prozesse hineinwirken kann. Er wird sich aus diesem Verständnis heraus auch mit den Angehörigen beschäftigen, die durch die Veränderung des gewohnten Beziehungsmusters zu ihrem jetzt kranken Familienmitglied ebenfalls in eine belastende Situation geraten. Die Reaktionen von Angehörigen können ganz unterschiedlich sein, wie folgende Fallgeschichten zeigen.

Patientengeschichte 1: Der Frau eines seit mehreren Jahren bettlägerigen, appallischen Mannes mit austherapiertem, langsam wachsendem Gliom wird vierzehntägig ein Gespräch mit dem behandelnden Abteilungsarzt angeboten. Sie nimmt das Angebot dankbar an. Themata sind die Trauer, die ja nicht abgeschlossen werden kann, und die Schuldgefühle, die sich einstellen, wenn die Frau erfreulichere Kontakte zu Bekannten pflegt und sich beruflich betätigt.

Patientengeschichte 2: Die 45jährige Frau eines 64jährigen Patienten mit Hemiplegie reagiert schon vom ersten Tag des Spitalaufenthalts ihres Gatten an vorwurfsvoll und entwertet das Behandlungsteam. Sie begründet ihre Haltung mit der beleidigenden Bemerkung einer Krankenschwester zu ihr und ihrer 15jährigen Tochter, letztere käme wohl ihren Großvater besuchen. Es zeigt sich, daß sie es nicht ertragen kann, ihren bisher rüstigen, energi-

schen, sportlichen Mann so invalid zu finden. Sie spornt ihn an, sich in der Physiotherapie mehr einzusetzen, obwohl er sich seinem Typ-A-Verhaltensmuster entsprechend schon spontan überfordert. Sie verlangt von ihm bei den Heimurlauben mehr, als er leisten kann und verlegt ihn schließlich wegen der angeblichen Inkompetenz des ganzen Teams gegen seinen Willen in ein anderes Spital.

7   Zur Chronizität beitragende Faktoren

Es ist eine geläufige Erfahrung, daß biomedizinisch erreichte Erfolge und die vom Patienten ausgenützten Möglichkeiten, am Leben wieder teilzunehmen, nicht übereinzustimmen brauchen.

Patientengeschichte 1: Herr U., ein 47jähriger Mann, verliert seinen Sohn an Leukämie. Einige Wochen darauf erkrankt er an einem perforierenden Ulcus duodeni. Postoperativ kommt es zur Sepsis. Wahrscheinlich tragen die lange Zeit benötigten Aminoglykosid-Antibiotika zu einer schweren peripheren Neuropathie bei. Diese führt zu einem mehrmonatigen Rehabilitationsspitalaufenthalt. Herr U. nützt die teilweise wiedergewonnenen motorischen Fähigkeiten voll aus, bastelt in der Ergotherapie an anspruchsvollen Holzmodellen und kann an Stöcken nach Hause zurückkehren. Dort nimmt er trotz körperlichen Einschränkungen intensiv am Leben teil und plant den beruflichen Wiedereinstieg.

Patientengeschichte 2: Herr D., ein 55jähriger italienischer Einwanderer, versieht eine leitende Aufgabe im Betrieb seines Freundes. Dieser stirbt und verliert die Stelle. Er erleidet einen Herzinfarkt. Ein aortokoronarer Bypass wird nötig. Nach der Operation genügt die Herzfunktion für eine leichte Arbeit. Trotzdem findet Herr D. den Weg in die Arbeitswelt nicht mehr. Er klagt über dauernde Thoraxschmerzen, die ich als Pseudo-Angina-pectoris, ein Konversionssymptom (das seelische Konflikte in der Körpersprache ausdrückt), diagnostiziere (Engel, 1960).

Faktoren, die sich dem Rehabilitationsverlauf entgegenstellen, bilden den Inhalt dieses Abschnitts. Vom biomedizinischen Gesichtspunkt aus müßte er nicht geschrieben werden. Die physiologischen und chemischen von der Norm abweichenden Vorgänge würden in einem direkten Verhältnis zum Rehabilitationsverlauf stehen.

Die Realität sieht anders aus: Nach Aufenthalt in einer Intensivpflegestation wegen Herzinfarkt hängt der Verlauf nach Spitalentlassung unter anderem von der »sozialen Verankerung« des Patienten ab (Williams et al., 1922). Nach transluminärer Koronararterienerweiterung bestimmen Faktoren wie das Ausmaß der Arteriosklerose, der Cholesterinspiegel und unabhängig davon auch der psychische Zustand den Verlauf (Jenkins et al., 1993). Der Arzt muß also die »individuelle Wirklichkeit« des Kranken berücksichtigen, wie sie in Kap. 1 »Wissenschaftstheorie: Ein bio-psycho-soziales Modell« besprochen worden ist. Im Kapitel 21 (»Anamnese ...«) wird beschrieben, wie diese erfaßt wird. Der Arzt geht jetzt von einem biopsychosozialen Modell der Medizin aus (Engel, 1977), in dem das biomedizinische Segment einen Teil des Gesamtkonzepts darstellt.

Erfahrungen aus der Psychoanalyse haben Freud veranlaßt, von der Klebrigkeit, der Trägheit seelischer Prozesse zu sprechen (Laplanche und Pontalis, 1982). Diese Eigenschaft, die sich darin zeigt, daß der Mensch einen einmal eingeschliffenen seelischen Prozeß immer wieder in identischer Weise durchleben muß, brachte ihn dazu, den Begriff des Wiederholungszwangs einzuführen. Dieser tritt uns in den Erscheinungen der Zwangskrankheiten am reinsten entgegen. Solche Patienten sind gezwungen, scheinbar unsinnige Gedanken oder Handlungen ständig zu wiederholen, ohne daß sie sich der Wiederholung entziehen können. Dabei stieß Freud auf der Suche nach der Erklärung des Wiederholungszwangs nicht auf ihn selbst vollständig befriedigende Erklärungen. Er spekulierte schließlich, ob man es hier mit einer grundlegenden Eigenschaft des menschlichen Organismus zu tun hat, die nicht weiter reduziert werden kann.

Neben dem Wiederholungszwang trägt die frühe Assimiliation dessen, »was als natürlich empfunden wird« (Engel und Reichsmann, 1987) dazu bei, wie wir denken, empfinden und handeln mit dem entsprechenden Einfluß auf den Rehabilitationsverlauf.

Das Mädchen Monica (Engel und Reichsmann, 1956) wurde mit einer Ösophagusatresie geboren, die kurz nach der Geburt mit einer transkutanen, intragastrischen Sonde umgangen und mit einem Trichter verbunden wurde. Bis zum Spitaleintritt mit 15 Monaten wegen schwerem Entwicklungsrückstand trotz ausreichender Ernährung wurde Monica von der ängstlichen Mutter betreut. Sie versorgte das Kind alle 6 Stunden mit einer Portion Brei, den sie via Trichter in den Magen einlaufen ließ. Aus Angst die Sonde zu beschädigen und zu deplazieren, legte sie die Kleine jeweils so auf ihre Oberschenkel, daß der Kopf des Kindes auf ihren Knien ruhte, das Gesäß und die Beinchen auf ihrem Schoß. Die Betreuer und Forscher begleiteten dann Monica vom 15. Lebensmonat an bis ins Erwachsenenalter und filmten sie wiederholt. Monica sah diese Filme nie. Mit 20 Jahren heiratete sie und hatte dann vier eigene Töchter. Sie wurde beim Füttern ihrer Kinder beobachtet, und es stellte sich heraus, daß sie sie genau so lagerte, wie sie einst von ihrer Mutter gelagert worden war. Auf die Frage, warum sie das Kind so halte und nicht in den Arm nehme wie die anderen Mütter, antwortete sie: »So ist es doch natürlich«.

Mit 15 Monaten zeigte Monica im Spital ein eigentümliches Verhalten. Näherte sich ihr ein unbekanntes Gesicht, so drehte sie sich mitten aus lebhaftem Spiel heraus zur Seite, wurde ruhig und hypoton und schien einzuschlafen. Nahm in diesem Zustand eine ihr bekannte Person den Kontakt auf, wurde sie sofort wieder lebhaft und begann zu interagieren. Dieses Verhaltensmuster behielt Monica bis ins Erwachsenenalter bei. In belastenden Situationen neigte sie dazu, sofort hilflos zu werden und sich zurückzuziehen, benahm sich also ähnlich wie mit 15 Monaten, wenn auch auf einer entwicklungsmäßig höheren Ebene.

Früh eingeübte Verhaltensweisen prägen sich also ein und bleiben vorhanden. Dabei erhalten die einmal gelernten Verhaltensweisen Schutzcharakter: Ein Kind, das in der Familie durch zahlreiche nachdrängende Geschwister erfahren hatte, daß seine Mutter ihm wenig Aufmerksamkeit zuteilte, wenn es Bedürfnisse hatte, lernt auf sich selbst gestellt zu sein und seine Bedürfnisse durch eigene Aktivität zu stillen. Im Erwachsenenalter finden wir dann, daß aus ihm ein außerordentlich selbständiger, hyperaktiver, Abhängigkeit und Passivität verachtender Mensch geworden ist. Diese Schutzaufgabe von Charaktereigenschaften erklärt zusätzlich die Zähigkeit, mit der an den mit ihnen verknüpften Verhaltensweisen festgehalten wird, auch wenn sie sich für das Individuum als ungünstig herausstellen. So fällt es dem Arzt schwer, einen pseudounabhängigen, hyperaktiven Mann, der seine Umgebung kontrolliert, sich hohe Ziele setzt, andern mißtraut und jede Einmischung von außen feindselig ablehnt (Typ-A-Verhalten), nach einem Herzinfarkt zu bewegen, mit dem Rotstift durch seine Agenda zu gehen, um einen weniger belastenden Tagesablauf festzulegen.

Die Entwicklung von Persönlichkeitszügen, die den Rehabilitationsbemühungen Grenzen setzen, lassen sich bei Menschen, die als Erwachsene dazu neigen, in konfliktbelasteten Zeiten mit psychisch determiniertem Schmerz zu reagieren, (»pain proneness«, s. a. Kap. 17, »Schmerz«), besonders deutlich erkennen. Die betreffenden Patienten fallen durch das Pech auf, das ihnen an den Fingern zu haften scheint. Sie sind in äußerlich schweren Zeiten besser dran als in günstigen. Sie lernen nicht aus Fehlern. Sie scheitern in zwischenmenschlichen Beziehungen, werden in der Ehe brutalisiert und am Arbeitsplatz geplagt. Die Frauen unter ihnen werden auffallend häufig operiert bei oft unklarer Operationsindikation, die Männer zeigen eine merkwürdige Unfallhäufigkeit. Die Frauen verhalten sich meist farbig und dramatisch, sind sehr abhängig von Bezugspersonen, haben Suizidversuche hinter sich, sind medikamentenabhängig, wirken verführerisch, haben aber sexuelle Probleme. Die Männer sind risikobereit, rasen z. B. auf dem Motorrad, lieben einzelgängerisches exponiertes Bergsteigen, verachten Schwäche, Passivität, fehlende körperliche Ausdauer und neigen zur Überbewertung des Körpers und der physischen Leistungsfähigkeit. Sie haben Phantasien von der Unverletzlichkeit ihres Körpers.

Durch oft nur geringe Störungen ihrer körperlichen Integrität bei Bagatellunfällen und Krankheiten werden sie vollständig verunsichert, können sich mit der Einschränkung der körperlichen Unversehrtheit nicht abfinden und müssen an die Stelle des Verzichts auf die Phantasie der Unverletzlichkeit das Symptom, z. B. Schmerz, setzen. Dieser läßt ihre Vorstellung bestehen, daß sie ohne dieses Symptom intakt wären.

Die Kindheit bei diesen Männern und Frauen ist durch Brutalität zwischen den Eltern und dem Kind (also dem späteren Patienten) und durch Dominanz eines Elternteils über den andern gekennzeichnet. Das Kind wird nur nach Bestrafung oder, wenn es krank oder verunfallt ist, mit Liebe umsorgt. Daraus ergibt sich eine Verkettung (operante Konditionierung) zwischen Strafe, Schmerz und Zuwendung. Damit verstehen wir einen Teil der späteren »pain proneness« und Neigung zur Chronizität.

Die Eltern sind häufig kränkelnd. Das Kind wählt später oft die gleiche Lokalisation für seine Beschwerden wie der gleichgeschlechtliche Elternteil sie aufwies. Identifikation mit den leidenden Eltern und Schuldgefühle, weil sich das Kind für das Leiden der Eltern verantwortlich fühlt, stellen eine Kraft bei der Erkrankung im Erwachsenenalter und ihrem Anhalten dar.

Nicht selten lenken Kinder die Aggressionen zwischen den Eltern auf sich, dienen also als »Blitzableiter«. Beschwerden werden für das Neutralisieren von Konflikten und Schuldgefühlen verwendet, was einen weiteren Beitrag zur Chronifizierung darstellt (s. a. Kap. 17).

Bei Frauen mit chronischen Schmerzen findet sich oft sexueller Mißbrauch in der Kindheit. Dieser Mißbrauch sowie die Gewalt im Erwachsenenleben chronischer Schmerzpatienten werden vom Arzt oft nicht erfragt, weil er sich scheut, sich in das Intimleben seiner Patienten einzumischen, sich aufzudrängen. Dies war bei 85% der befragten Ärzte so, während etwa ein gleicher Prozentsatz ihrer Patienten froh gewesen wäre, wenn sich der Arzt nach Gewalt in ihrem Leben erkundigt hätte (Friedmann et al., 1992). Es erstaunt daher nicht, daß es bei Frauen im Durchschnitt 11 und bei Männern 7 Jahre vom Schmerzbeginn bis zur Diagnose dauert, die diese Faktoren einbezieht (Engel, 1959).

Damit der Arzt die Chronizität verhindern kann, sollte er über die Technik der Anamneseerhebung verfügen und die Vorbedingungen für die »pain proneness« sowie die Symptombildung bei der Konversion kennen (Adler et al., 1989).

Die Übertragung zwischenmenschlicher Beziehungsmuster aus der Kindheit ins Erwachsenenalter kann auch zur Chronifizierung beitragen.

Unsere Patientin, ein 15jähriges Mädchen, leidet seit dem vierten Lebensjahr an Kopfschmerzen, die an eine atypische Migräne denken lassen und die bei Streß zunehmen. Abklärungen sind bis jetzt negativ geblieben, therapeutische Bemühungen unwirksam. Die Kopfschmerzen haben sich verstärkt, als das Kind zur Schule gehen sollte und später, als es gegen den Willen seiner Mutter aus der Unterstufe ins Gymnasium übertritt. Trotz ausreichender Leistungen gibt das Mädchen das Gymnasium wegen kopfwehbedingten häufigen Fehlens nach 6 Monaten auf. Die Kopfschmerzen führten zu dreiwöchigen Phasen von Bettlägerigkeit, während deren die Mutter zu Hause blieb.

Im konsiliarischen Interview fühlte sich das Mädchen verstanden und möchte in der Behandlung des Konsiliarius bleiben. Die Mutter besteht darauf, daß die Tochter wegen der zu großen Entfernung am Wohnort in Behandlung geht und äußert, daß sie selbst vom Konsiliarius betreut werden möchte.

Da mir die Zeit für eine engmaschige Therapie fehlt, gebe ich Namen von Therapeuten am Wohnort des Mädchens an. Mit der Mutter verabrede ich eine vierzehntägliche Besprechung mit dem Ziel, durch ihre Stabilisierung dem Kind mehr Unabhängigkeit zu ermöglichen. (Dabei fühle ich mich ein Stück weit durch die Mutter manipuliert.) In den Stunden der anschließenden Wochen schildert die Mutter die Tyrannei des egoistischen Ehemanns, ihren Wunsch, den angestammten Beruf wieder in Teilzeitarbeit aufzunehmen. Nachdem sie schon eine mehrere Jahre dauernde Psychotherapie hinter sich hat, schlage ich ihr vor, sich praktisch nach Berufsmöglichkeiten umzusehen. Sie nimmt den Vorschlag begeistert auf, reagiert aber zwei Wochen darauf depressiv, hilflos, verzweifelt, schiebt ihre Haushaltpflichten und die Betreuung des kranken Kindes vor und verzichtet auf weitere praktische Anstrengungen.

Zwischen dem chronischen Schmerzpatienten und seinen Familienmitgliedern besteht also eine unbewußte, stille Zusammenarbeit, welche die Krankheitssituation fixiert. Folgerichtig wird an Schmerzkliniken der Einbezug des »gesunden« Ehepartners in die Therapie chronisch Schmerzkranker gefordert (Flor et al., 1989).

Die Ressourcen und Grenzen des zu rehabilitierenden Patienten müssen ebenfalls in die ärztliche Beurteilung und Planung einbezogen werden. Zu ihnen gehören:

- das Alter mit seiner Lebenssituation,
- Begleitkrankheiten,
- eingeschränkte Arbeitsfähigkeit, Arbeitslosigkeit und Teil- oder Ganzinvalidität schon vor dem jetzigen Leiden,
- Schwierigkeiten in zwischenmenschlichen Beziehungen und am Arbeitsplatz,
- ein jetziges Leiden von mehr als einem Jahr Dauer,
- anhängige Versicherungsfragen und Streitigkeiten
- durchgemachte psychiatrische Krankheiten.

Betrachten wir die Indikatoren, die bei der Frage nach der Eignung zur psychoanalytischen Behandlung diskutiert werden, so stellen wir mit Faszination fest, daß wir diese mit Gewinn auf die Frage der Rehabilitationsneigung übertragen können. Sie umfassen u.a.:

- »das Funktionieren im Leben« bei der Arbeit, in den Beziehungen, die Fähigkeit zur Realitätsprüfung;
- die »Objektbeziehungen« zu bedeutsamen Bezugspersonen, zu den Eltern;
- die Affekte, d.h. das Ertragenkönnen ihrer Veränderungen;
- die Charakterzüge, z.B. das Interesse an eigenen psychischen Vorgängen, die Neigung, Inneres oder Äußeres als verantwortlich zu erleben, das innerlich Prüfenkönnen statt zu agieren, eine aktive Einstellung im Gegensatz zum passiven Abwarten, das Durchhaltevermögen;
- die Motivation, z.B. magische Erwartungen oder das Aufnehmen einer Therapie auf Wunsch anderer;
- die Züge der Über-Ich-Instanz, mit der Tendenz zur Selbstquälerei oder zur Unaufrichtigkeit.

8 Teamfähigkeit des Arztes

Rehabilitation findet durch Teams statt. Zum Team gehören neben dem Arzt je nach Patient und Störung, beruflicher und sozialer Situation, in wechselnder Zusammensetzung Physio- und Ergotherapeuten, Logopäden, Sozialarbeiter, Berufsberater und externe Dienste wie Gemeindeschwester, Hauspflege, Haushaltshilfe, Mahlzeitendienst, Tagesklinik und Hausarzt. Diese lange Liste zeigt, daß der Arzt anerkennen muß, daß »Macht« und Wissen im Rahmen der Betreuung nicht bei ihm allein liegen. Dies kann – wenn vom Arzt nicht reflektiert – kränkend wirken. Um sich ins Team integrieren zu können, muß er ein Stück weit verstehen, welche Motivationen und Vorstellungen die andern Teammitglieder bewegen. Dies verlangt Flexibilität, Distanzfähigkeit zu sich selbst, Empathie und Bescheidenheit. Die Teamarbeit kann am besten gelingen, wenn sie sich auf ein theoretisch vernünftiges Konzept stützt. (Unsere – auch die ärztlichen – Handlungen sind immer theorieabhängig, auch wenn wir uns häufig dessen nicht bewußt sind.) Ein biopsychosoziales Konzept, abgestützt auf die hierarchische Schichtung lebender Organismen und auf die systemische Vernetzung der hierarchischen Ebenen (wie in Kap. 1 besprochen), erlaubt es dem Arzt und den anderen Team-Mitgliedern, die anvisierten Ziele positiv auf der biologischen, der psychischen und der sozialen Ebene zu formulieren. Empathie mit dem Patienten ermöglicht es abzuschätzen, wo seine Motivationen liegen und wie stark sie sind. Die Fähigkeit, zu warten und auf den Patienten und die Äußerung seiner Vorstellungen hören zu können erlaubt, spezifische Ziele klar zu definieren. Das Klären der Stärken und Schwächen der Persönlichkeit des Patienten und der ihn umgebenden sozialen Strukturen läßt seine Ressourcen und deren Ausmaß erfassen.

Die aufgezählten Voraussetzungen, die der Arzt für seine rehabilitative Tätigkeit aufweisen sollte, deuten an, daß es bei ihnen eigentlich um Ingredienzien der Psychotherapie geht, sei es eine psychoanalytische, eine verhaltensgerichtete, usw. Für den mit Rehabilitationsproblemen konfrontierten Arzt drängt sich deshalb meiner Erfahrung nach die Selbsterfahrung und Ausbildung in der Psychotherapie auf.*

9 Definition wichtiger Begriffe der Rehabilitationsmedizin

In Ergänzung zur International Classification of Diseases (ICD, s.a. Kap. 23, »ICD-10 und DSM-IV. Eine kritische Stellungnahme ...«) hat die WHO eine Einteilung der Schädigungen und Beeinträchtigun-

gen – impairments, disabilities, handicaps – erstellt (WHO, 1980), die zur Basisdefinition der Rehabilitationsmedizin geworden sind:

Impairment kann eine somatische oder nicht-somatische Schädigung oder Störung beinhalten und beruht auf einer Normabweichung bezüglich psychischer, physiologischer oder anatomischer Funktionen. Dazu zählen Defizite körperlicher Funktionen wie Beweglichkeit, Sensibilität, Atmung oder Sexualität, Schmerzen, Einschränkungen kognitiver und psychischer Funktionen wie Intelligenz, Gedächtnis, Verhalten, Affektivität sowie Störungen im Bereich der Kommunikation wie Sprechen, Sehen und Hören.

Unter **Disability** wird eine Funktionseinschränkung verstanden, die Folge eines »Impairment« ist und mit einer Einschränkung oder einem Verlust von Aktivitäten verbunden ist, die für die alltägliche Bewältigung von Aufgaben notwendig bzw. normal sind (z.B. Bewältigung komplexer Aufgaben wie berufliche Tätigkeit).

Ein **Handicap** ist Folge von »Impairment« und »Disability« und bezieht sich auf die Sozialisation, d.h. berufliche Tätigkeit oder Teilnahme am gesellschaftlichen Leben sind nicht oder nur zum Teil möglich. Diese Beeinträchtigungen beziehen sich auf die Orientierung, die physische Unabhängigkeit, die Mobilität, die berufliche Tätigkeit, die soziale Integration und die wirtschaftliche Unabhängigkeit.

Damit ist auch das Ziel der Rehabilitationsmedizin – im Unterschied zur Kurativmedizin – definiert: Es geht nicht um die Beseitigung somatischer oder psychischer Beschwerden, sondern darum, daß Patienten lernen, bleibende Beeinträchtigungen zu akzeptieren und damit zu leben. Diese Beeinträchtigung oder Behinderung ist nicht objektiv meßbar und auch nicht identisch mit der Organschädigung, sondern charakterisiert die Diskrepanz zwischen Anforderungen der Umwelt und den individuellen Möglichkeiten. In einem weitgefaßten Rehabilitationsverständnis liegt das vorrangige Ziel der Rehabilitation nicht nur in der Wiederherstellung der Leistungsfähigkeit (bzw. Erhaltung der Restleistungsfähigkeit), sondern auch in der Wiederherstellung und Erhaltung der Beziehungsfähigkeit (Frölich et al., 1991).

10 VI. Sozialgesetzbuch (§ 9) – die sozialrechtlichen Grundlagen der Rehabilitation

Die Rentenversicherung erbringt medizinische, berufsfördernde und ergänzende Leistungen zur Rehabilitation, um:

– den Auswirkungen einer körperlichen, geistigen oder seelischen Behinderung auf die Erwerbsfähigkeit des Versicherten entgegenzuwirken oder sie zu überwinden und

– dadurch Beeinträchtigung der Erwerbsfähigkeit

---

* Für den Leser mit Fragen zur Rehabilitationsmedizin im engeren Sinn werden in den folgenden Abschnitten »Definitionen«, »sozialrechtliche Grundlagen« und »Therapieziele« kurz dargestellt (zusammengefaßt von Jörg M. Herrmann).

der Versicherten oder ihr vorzeitiges Ausscheiden aus dem Erwerbsleben zu verhindern oder sie möglichst dauerhaft in das Erwerbsleben wieder einzugliedern.

Die Leistungen zur Rehabilitation haben Vorrang vor Rentenleistungen, die bei erfolgreicher Rehabilitation nicht oder voraussichtlich erst zu einem späteren Zeitpunkt zu erbringen sind (»Rehabilitation vor Rente«; Hamacher, 1993).

11 Therapieziele

Das therapeutische Konzept einer integrierten Rehabilitation erfordert sowohl die Behandlung der somatischen als auch der psychischen Störungen. Bei der unterschiedlichen Motivation der Patienten sowie bei der häufigen Kombination körperlicher und psychosozialer Leiden ist ein methodenpluralistischer und dennoch integrativer Ansatz sinnvoll und möglich. Behandlungsziele sind:

– Auseinandersetzung mit der und Information über die Krankheit (vom »naiven« zum reflektierten Krankheitsverständnis);
– Förderung eines realitätsgerechten Krankheitsverhaltens und Krankheitserlebens (»Coping«);
– Modifikation des Risikoverhaltens und Förderung sozialer Kompetenz (z.B. zur Selbsthilfe);
– Reduktion von Beschwerden sowie Erhaltung bzw. Verbesserung der Belastbarkeit;
– Wiedereingliederung in das soziale Umfeld, d.h. den Arbeitsplatz und Wiederherstellung der Erwerbsfähigkeit;
– Sozialberatung (Rehabilitationsfachberatung);
– Integration von Familienangehörigen und Partnern bei Krankheitsverarbeitung und Krankheitsbewältigung;
– enge Kooperation mit dem Hausarzt und/oder Betriebsarzt;
– Förderung der Compliance (z.B. Beziehung zum Hausarzt, Einnahme von Medikamenten, Teilnahme an Selbsthilfegruppen, Förderung der Motivation zur Psychotherapie).

KAPITEL 37

Ergebnisforschung in Psychotherapie und Psychosomatik

Hans Kordy und Horst Kächele

1 Einleitung: Ergebnisforschung – eine »unendliche Geschichte«

Psychotherapie und Psychosomatische Medizin verstehen sich nicht nur als Ergänzung, sondern als eine grundsätzliche Alternative und Herausforderung der Medizin: »Wir plädieren dafür, den ganzen Menschen wahrzunehmen und nicht nur seinen Körper; für eine bio-psycho-soziale Medizin statt einer Körper-Reparatur-Technik; für eine ›sprechende‹ (und auch und v. a. eine ›zuhörende‹) Medizin« (Meyer et al., 1991). Dieses traditionelle Selbstverständnis – hier in einer aktuellen Formulierung – ist einer der Gründe dafür, daß Ergebnisforschung in diesem Feld nicht leicht ist, und viele Psychotherapeuten sich mit der Aufgabe, Behandlungsergebnisse nachzuweisen, schwer tun. Jedoch macht der Anspruch, eine für viele Patienten geeignete oder im Vergleich zu anderen therapeutischen Zugängen sogar bessere Therapie anbieten zu können, die Beschäftigung mit der Ergebnisfrage unausweichlich.

Die Aufgabe ist weder leicht lösbar noch angenehm. Dennoch: Es galt und gilt zu präzisieren, was für welche Patienten unter welchen Bedingungen erreichbar ist – d. h. zu zeigen, inwiefern Psychotherapie bzw. Psychosomatische Medizin für wen »geeignet« oder »besser« ist. – Die Antworten richten sich ebenso an die Kollegen des eigenen therapeutischen Ansatzes wie an konkurrierende Therapeuten: sie sind ebenso adressiert an die Nutznießer (z. B. Patienten oder ihre Angehörigen) wie an die Kostenträger (z. B. Krankenversicherungen) oder diejenigen, die für eine angemessene therapeutische Versorgung verantwortlich sind (z. B. Gesundheitspolitiker, Gewerkschaften). Die Adressaten unterscheiden sich in ihren Interessen beträchtlich; dementsprechend wird und muß Ergebnisforschung eine Vielfalt an Informationen bereitstellen (Strupp und Hadley, 1977). Die explizite Bezugnahme auf den Empfänger der Botschaft hat mehrere wichtige Implikationen:

1. Therapieergebnisse und ihre Bewertung sind keine »objektiven Eigenschaften« der Therapie; sie werden jeweils zwischen den Beteiligten ausgehandelt. Die verschiedenen Interessengruppen haben unterschiedliche Erwartungen, die sie in den sozialen Prozeß einbringen, in dem bestimmt wird, welche Daten auf welche Weise gesammelt, interpretiert und verwendet werden.

2. Therapieergebnisse und ihre Bewertung sind »historisch«; sie sind immer bezogen auf die zu der jeweiligen Zeit akzeptierten Werte und den Stand der therapeutischen Versorgung.

3. Für die verschiedenen Adressaten sind jeweils andere Argumentationsweisen geeignet; so mag z. B. für einen wissenschaftsorientierten Internisten nur ein kontrolliertes klinisches Experiment überzeugend sein, während ein Psychotherapeut oder ein Patient sich möglicherweise eher durch die Schilderung der persönlichen Erfahrung einer anderen Person beeindrucken läßt.

Die Interessen und Wertvorstellungen, insbesondere das Gesundheits- bzw. Krankheitsverständnis, der beteiligten Personen und gesellschaftlichen Gruppen ändern sich in der Zeit: Qualitativ anders akzentuierte Behandlungsziele – z. B. Symptombesserung »versus« Einsicht – bilden sich heraus, neue Patientengruppen – z. B. mit chronischen körperlichen Erkrankungen oder AIDS – stellen neue Anforderungen, oder die – z. B. ökonomischen – Rahmenbedingungen für die therapeutische Versorgung verschieben sich etc. Diese Dynamik des Forschungsfeldes macht Ergebnisforschung zu einer »unendlichen Geschichte«. In dem Maße, wie sich die Fragen nach den Ergebnissen von Psychotherapie und Psychosomatischer Medizin ändern, müssen stets neue Antworten gefunden werden.

Mit wachsender Anerkennung als Therapieform und Wissenschaft, steigt sowohl die kritische Aufmerksamkeit von außen als auch die selbstkritische Wahrnehmung von innen. Mit jedem Schritt hinaus aus der Nische, in der neue und neuartige Ansätze geschützt oder wenigstens unbeachtet heranwachsen können, werden die Fragen stärker von öffentlichem Interesse geprägt: »Psychotherapie ist nicht mehr länger einfach ein zweiseitiger Vertrag zwischen Patient und Therapeut« (Korchin, 1983). Die »neue« Reputation resultiert aus der gewachsenen Professionalisierung – und diese hat ihren »Preis«: »Als ›Professionals‹ müssen Therapeuten lernen, kritisch zu denken und die Qualität ihres beruflichen Tuns und des ›therapeutischen Produkts‹ genau zu prüfen. Dies war schon immer die kritische Marke für einen ›reifen‹ Berufsstand« (Strupp und Howard, 1992). Diesen Preis empfinden manche als zu hoch, wie die Medico-Zentrismus-Kontroverse der 80er Jahre exemplarisch kundtat (z. B. Brede, 1983). Es ist tatsächlich eine schroffe Herausforderung für Therapeuten, die stark mit einer humanen Grundhaltung identifiziert sind und für den einzelnen Patienten das Bestmögliche erreichen wollen, sich auch noch mit den makro-ökonomischen Bedingungen der Krankenversorgung auseinanderzusetzen. Interdisziplinarität – d.h. auch Arbeitsteilung – erleichtert es, in beide Richtungen zu arbeiten. Eine modern ausgerichtete Psychotherapie-Ergebnisforschung »hat enorme praktische Implikationen, weil sie zu stärker zielgerichteten therapeutischen Strategien führen und genauere Antworten auf die Frage liefern wird, was Psychotherapie für bestimmte Patienten zu welchen Kosten und in welcher Zeitspanne leisten kann« (Strupp und Howard, 1992). Solche Antworten sind in einer Zeit dringend nötig, in der die Beschränkungen der verfügbaren Ressourcen immer deutlicher hervortreten, um eine adäquate therapeutische Versorgung kranker Menschen zu gewährleisten.

2 Ein historischer Abriß

Es ist beliebt, die Entwicklung der Psychotherapieforschung in Phasen einzuteilen (z.B Meyer, 1990; Grawe, 1992; Kächele und Kordy, 1992). Die nun ca. 100jährige Geschichte von Psychotherapie und Psychosomatischer Medizin zeigt keine stetige oder gar lineare Entwicklung. Sie ist geprägt von Sprüngen und Kehrtwendungen, von Um- und Seitenwegen, aber auch von Abschnitten kontinuierlichen Voranschreitens. Dennoch lassen sich einige Schwerpunkte deutlich machen.

2.1 Entdeckungsorientierte Fallberichte

Besonders in der Frühphase wurden durch die Präsentation von »erfolgreich« behandelten Einzelfällen die Wirkmöglichkeiten (im Sinne von »Es gibt erfolgreiche psychotherapeutische Behandlungen!«) der Psychotherapie demonstriert. Ein typisches Beispiel ist der Bericht über Anna O. in den Studien zur Hysterie von Freud und Breuer: »Anna O. kam mit Hydrophobie, Sprachstörungen, Kontrakturparesen, etc.: sie wurde behandelt, und die Symptome schwanden« (Meyer et al., 1991). Dieses Vorgehen ist für die Anfangsphase eines »neuartigen« Therapieansatzes gut geeignet. Die Sammlung von Einzelfällen und ihre klinische Diskussion sind eine »natürliche« und nützliche Basis für die Etablierung und Ausdifferenzierung. Für eine lebendige Therapieform und Wissenschaft kann dieser Entwicklungsprozeß nicht abgeschlossen sein. Daher behält die entdeckungsorientierte Strategie ihre Bedeutung, insbesondere, wenn die wissenschaftliche Aufbereitung der Einzelfälle neue methodologische Entwicklungen einbezieht (z.B. Leuzinger-Bohleber und Kächele, 1990; Kordy und Normann, 1992).

Systematisch dokumentierte Fallberichte, z.B. am Berliner Institut (Fenichel, 1930), am Chicagoer Institut (Alexander, 1937) oder an der Psychosomatischen Klinik Heidelberg (de Boor und Künzler, 1962) haben die Position der jungen Therapie »Psychoanalyse« vor allem nach »innen« stabilisiert. »Unter Psychotherapeuten war man sich einig, daß das eigene Tun im allgemeinen wirksam ist, und diese Überzeugung stützte sich im wesentlichen auf einzelne Fallgeschichten« (APA Commission on Psychotherapies, 1982).

2.2 Die Rechtfertigungsforschung

Mit den ersten erfolgreichen Schritten zu einer etablierten Therapieform wuchs gleichzeitig die Aufmerksamkeit von außen. Psychotherapie wird wissenschaftlich ernstgenommen und damit kritikwürdig. Es reicht nun nicht mehr aus, sich untereinander zu versichern, gute therapeutische Arbeit zu leisten. Mit heftiger Polemik stellte Eysenck (1952, 1966; s.a. Rachman, 1971) die Wirksamkeit von – psychoanalytischer – Psychotherapie in Frage und forderte einen »wissenschaftlichen« Nachweis. Er hatte aus Versicherungsstatistiken sogenannte Spontanremissionsraten errechnet und damit einen Vergleichsstand definiert, an dem er die Besserungsraten maß, die für psychotherapeutische Behandlungen berichtet wurden.

Es besteht heute weitgehend Einigkeit darüber, daß die Kritik von Eysenck in der Sache überzogen war (vgl. Bergin und Lambert, 1978). Eine kürzlich erschienene Re-Evaluation der Eysenck-Daten unter der Perspektive eines Dosis-Effekt-Modells unterstreicht den individuellen und gesellschaftlichen Vorteil von Psychotherapie: Behandelte Patienten haben eine weitaus größere Chance auf eine schnelle Besserung als nicht behandelte (McNeilly und Howard, 1991). Unabhängig von solchen Klarstellungen bleibt festzuhalten, daß die Forderung nach einer wissenschaftlichen Legitimation und die Betonung von Vergleichsstandards – auch und gerade aus der Außenperspektive – einen wichtigen Entwicklungssprung der Psychotherapie-Ergebnisforschung provozierten. Bis zum Ende der 70er Jahre dominierten demnach zwei Leitfragen die Ergebnisforschung (z.B. Parloff, 1979):

1. Übersteigen die Veränderungen, die in einer Psychotherapie erreicht werden, diejenigen, die allein auf das Verstreichen von Zeit oder die Selbstheilungskräfte des Patienten zurückzuführen sind? D.h.: Wie ist der Stellenwert der Spontanremission einzuschätzen?
2. Resultieren die Effekte der Psychotherapie aus der Anwendung spezifischer psychotherapeutischer Techniken und sind somit klar unterscheidbar von Einflüssen unspezifischer Faktoren wie z.B. Suggestion und Alltagsratschlägen (Placebo-Effekt)?

Noch angespornt von der Leidenschaft der Entdecker und herausgefordert von Provokateuren wie Eysenck starteten in den 50er Jahren ambitionierte Projekte mit großen Zielen. Zwei dieser Klassiker, kennzeichnend für das Spektrum der Studien dieser Phase, wirken noch heute nach.

In den 50er Jahren startete die Menninger Foundation die sogenannte Menninger-Studie. Der Psychoanalytiker Wallerstein, der mehr als 30 Jahre in dieser Studie mitgearbeitet hat, charakterisiert sie folgendermaßen:

Das Projekt wurde durchgeführt in einer Klinik mit einem gut ausgebildeten und qualifizierten Therapeutenteam, dessen Mitglieder sich der intensiven psychoanalytischen Behandlung von Schwerkranken gewidmet hatten. Therapeuten und klinische Forscher wollten versuchen, mehr über ihr berufliches Tun zu lernen und nach genaueren Antworten auf zwei simple Fragen zu suchen:

(1) Welche Veränderungen finden statt in einer Psychotherapie?

(2) Wie kommt es zu diesen Veränderungen?

Resultat dieses ambitionierten Unternehmens waren nicht nur die zahlreichen Publikationen über fast 40 Jahre – mehrere Bücher wurden veröffentlicht (z. B. Kernberg et al., 1972; Appelbaum, 1977; Wallerstein 1986) –, sondern die Mitarbeit am Projekt führte manchen der heute renommierten Psychotherapieforscher zur empirischen Forschung (z. B. Holt, Kernberg oder Luborsky). Die Ergebnisse der Studie entsprachen nicht immer den Erwartungen der Beteiligten: »Die globalen Ergebnisse, die in Psychoanalyse und supportiver Therapie erreicht wurden, konvergierten stärker als es unseren Erwartungen für diese unterschiedlichen Therapieformen entspricht. Auch die Qualität der Veränderungen war sowohl im Hinblick auf die Art als auch die Beständigkeit weit weniger unterschiedlich als üblicherweise für diese beiden Pole des Spektrums psychoanalytischer Behandlungen erwartet wird« (Wallerstein, 1989). So klingt die vorerst letzte Zusammenfassung beinahe wie eine Altersweisheit: »…unsere Ergebnisse zeigen klar, daß man, um maximale Wirksamkeit zu erzielen, jeden therapeutischen Ansatz genau für diejenigen Patienten anwenden muß, für die er am besten geeignet ist« (Wallerstein, 1989). Leider klärt uns Wallerstein nicht darüber auf, für wen denn nun Psychoanalyse oder supportive Therapie nach den Erfahrungen des Menninger Projektes besonders geeignet sind.

Pragmatischer und explizit auf die Herausforderung durch Eysenck ausgerichtet – allerdings auch einige Jahre später gestartet – war die große Katamnesestudie, die Dührssen et al. in Zusammenarbeit mit der AOK-Berlin durchführten (Dührssen, 1962; Dührssen und Jorswieck, 1965). Nicht zuletzt diese Zusammenarbeit ermöglichte es, die Wirksamkeit von Psychotherapie an der für das Fachgebiet riesigen Zahl von 1004 Patienten zu demonstrieren. Insbesondere konnten die Autoren zeigen, daß die psychotherapeutische Behandlung einen monetären Nutzen haben kann: Der durchschnittliche Krankenhausaufenthalt von behandelten Patienten lag mit 0,78 Tagen deutlich unter dem Durchschnitt (2,4 Krankenhaustage) der Versicherten. Dieses Ergebnis war eines der entscheidenden Argumente für die Zulassung der psychoanalytischen Psychotherapie in der Krankenversorgung und sicherte die Kostenübernahme durch die Krankenversicherungen in der Bundesrepublik Deutschland.

2.3 Prozeß-Ergebnis-Forschung

Seit den 30er Jahren hatten sich parallel zur psychoanalytisch orientierten Psychotherapie andere psychosoziale Behandlungsansätze entwickelt. Nicht zuletzt durch die laute Kritik Eysencks begann ein harter Wettbewerb zwischen den unterschiedlichen Ansätzen. Die Phase der Therapievergleichsstudien erreichte ihren Höhepunkt in den 70er und zu Beginn der 80er Jahre. Allerdings erwies sich die globale Frage nach der **wirksamsten** Therapie bald als unfruchtbar: »Alle haben gewonnen, alle müssen Preise bekommen!« faßten Luborsky et al. (1975) zusammen. Damit ist jedoch die Frage nach der unterschiedlichen Wirksamkeit und Wirkweise der verschiedenen therapeutischen Ansätze nicht beantwortet; es zeigte sich lediglich, daß die Frage falsch gestellt war (Grawe et al., 1990a). Die Fragestellung wurde zu einer differentiellen Psychotherapie-Effizienz-Forschung erweitert:

Welche Behandlungsmaßnahme durch wen, zu welchem Zeitpunkt, führt bei diesem Individuum mit diesem spezifischen Problem unter welchen Bedingungen zu welchem Ergebnis in welcher Zeit (z. B. Meyer, 1900; Kächele und Kordy, 1992)? Die Temple-Study (Sloane et al., 1975), das Hamburger Kurztherapie-Experiment (Meyer et al., 1981), die Penn-Study (Luborsky et al., 1988), das Heidelberger Katamneseprojekt (z. B. Kordy et al., 1983, Senf et al., 1984, Bräutigam et al., 1990) oder die Berner-Studie (Grawe et al., 1990b) sind Beispiele für solche Differenzierungen. Typisch für die neue Art von Vergleichsstudien ist, daß sie nicht nur nach der wirksameren Therapie fragen – obwohl diese Frage manchmal durchaus am Anfang gestanden haben mag –, sondern systematisch Daten über die Bedingungen für Erfolg und Mißerfolg erheben. Konzentrierte man sich zunächst noch schwerpunktmäßig auf die differenzierenden Ausgangsbedingungen der Patienten oder der speziellen Therapieform, verlagerte sich die Aufmerksamkeit Mitte der 80er Jahre stärker auf den therapeutischen Prozeß.

Orlinsky und Howard haben im »Handbook of Psychotherapy and Behavior Change« (1986), der »Bibel« der empirischen Psychotherapieforschung, hunderte von Einzelbefunden über den Zusammenhang von therapeutischen Prozeßmerkmalen und dem Therapieergebnis zusammengetragen. Auf dieser Basis und vor dem Hintergrund ihrer eigenen langjährigen Erfahrung in Klinik und Forschung haben sie ein Modell entwickelt, das sie »Generic Model of Psychotherapy« nennen. Dieses Modell integriert nicht nur die enorme Zahl von Detailergebnissen, sondern formuliert zugleich einen theoretischen Rahmen für ein Forschungsprogramm der 90er Jahre:

Psychotherapie findet in einem gesellschaftlichen Kontext statt. Die Behandlung wird zwischen den direkt beteiligten Parteien – Patient und Therapeut – vereinbart, wobei oft weitere Parteien wie z. B. Partner, Familien, Kliniken oder Kranken- bzw. Rentenversicherungen, indirekt Einfluß nehmen. Der Kontext, in dem psychotherapeutische Behandlungen durchgeführt werden, ist bestimmt durch die theoretische Orientierung des Therapeuten, durch die gesellschaftlichen Normen über Gesundheit und Krankheit, sowie die sozialpolitischen (z.B. Regelung der Kostenübernahme) und organisatorischen (z.B. stationäre und ambulante Psychotherapie) Strukturen des therapeutischen Versorgungssystems. Patient und Therapeut vereinbaren – meist implizit – in diesem allgemeinen Kontext ihr therapeutisches Vorgehen. Persönliche Merkmale von Therapeut und Patient prägen die Qualität der therapeutischen Beziehung. Eine positive therapeutische Beziehung hilft dem Patienten, den Glauben an sich selbst wiederzufinden (»Remoralisierung«); das schafft die Basis, auf der therapeutische Interventionen wirksam werden können. Therapeutische Interventionen verändern die Offenheit (»self-relatedness«) des Patienten. Positive Wirkungen in einer Sitzung, wie z.B. durch Katharsis oder spezifische Einsichten, führen zu Mikroergebnissen im Befinden des Patienten. Diese wiederum wirken auf die therapeutische Beziehung zurück. Auf diese Weise verbessern sich die Voraussetzungen für weitere positive therapeutische Veränderungen. Natürlich gilt auch die umgekehrte Richtung: Negative Wirkungen in der Sitzung, wie z.B. uneinfühlsames oder abweisendes Verhalten des Therapeuten, schwächen die therapeutische Beziehung; sie verstärken die defensive Haltung des Patienten und reduzieren so die Chancen therapeutischer Interventionen.

Das hier skizzierte komplexe Gefüge beschreibt den psychotherapeutischen Prozeß als ein rückgekoppeltes System. Das Ergebnis einer Sitzung beeinflußt den Verlauf und damit das Ergebnis weiterer Sitzungen (Nichts ist so erfolgreich wie Erfolg!). Schließlich kehrt das Generic-Model zur Makro-Perspektive zurück und fragt, wie aus den vielen Mikro-Ergebnissen, aus dem Auf und Ab im Verlauf einer realen Psychotherapie, sich das Gesamtergebnis der Behandlung ergibt.

Die Mikro-Ebene wird in der Prozeßforschung untersucht. Traditionell hat die Evaluationsforschung die Behandlungsergebnisse zum Gegenstand. Prozeß-Ergebnis-Forschung verbindet beide Perspektiven. Eines der Schlüsselprobleme zum Verständnis der Wirksamkeit einer Psychotherapie ist die Frage, wie Mikro-Ergebnisse in Makro-Ergebnisse übergehen. Für dieses Problem gibt es derzeit kein schlüssiges Modell und allenfalls spärliche Daten. Bekannt und durch eine Vielzahl von Studien empirisch gestützt ist, daß die Erfolgsaussichten mit der Dauer der Therapie und der Gesamtzahl der Therapiesitzungen positiv assoziiert sind (Orlinsky und Howard, 1986; Kordy et al., 1988; Weber et al., 1985). Dies spricht dafür, daß Mikro-Ergebnisse in einer bestimmten Weise zu Makro-Ergebnissen akkumulieren. Ob diese Akkumulation einer einfachen Addition entspricht oder ein komplexeres Modell konstruiert werden muß, ist derzeit offen. Erste Annäherungen an dieses Problem sind Dosis-Wirkungs-Modelle (Howard et al., 1986; Kordy et al., 1989; s.a. Abschnitt 5.2.2). Die Dosis-Wirkungs-Methapher ist allerdings nicht unproblematisch für die Psychotherapie, worauf u.a. Stiles und Shapiro, (1989) hingewiesen haben.

3 Was ist Therapieerfolg? Zum Kriterienproblem in der Ergebnisforschung

Was sind die Ergebnisse einer Psychotherapie? Wie kann man sie erfassen? Dies sind offensichtlich die zentralen Fragen jeder Ergebnisforschung. Dennoch wird die Diskussion über die Ergebniskriterien eher vernachlässigt. Die Frage wird verkürzt auf die abstrakte Dimension »Erfolg – Mißerfolg« oder – als moderne Variante – auf »Effektstärke«. Es bleibt den jeweiligen Forschergruppen überlassen, welche Kriterien sie wählen und wie sie deren Erreichen (oder Nichterreichen) messen. Das ist im Prinzip durchaus angemessen, wie Westmeyer (1979, s.a. Kordy et al., 1983) unter dem Stichwort »ansatzimmanent« methodologisch begründet hat. Voraussetzung ist allerdings, daß in einem »rationalen Dialog« über die konkreten Inhalte von »Erfolg« verhandelt werden kann, die Inhalte also wenigstens genannt werden. Das Problem ist nicht neu: »Was bedeutet eine Verbesserung von .85 einer Standardabweichung für einen Patienten? ... Wie wichtig ist es, einen Punktwert in einem Fragebogen zum Selbstwert oder zur manifesten Angst zu erreichen, der .85 Standardabweichungen über dem Mittelwert einer Kontrollgruppe liegt?« hinterfragte Gallo (1978) die Meta-Analysen (s.a. Abschnitt 4), mit denen man die Frage nach der Wirksamkeit von Psychotherapie ein für alle Mal beantwortet glaubte.

Ergebnis- oder Wirksamkeitsforschung sind nicht zuletzt dadurch motiviert, Psychotherapie wissenschaftlich zu legitimieren. Aus dieser Orientierung resultieren viele wichtige Impulse (s.o.), jedoch auch die Versuchung, nichtwissenschaftliche Fragen »wissenschaftlich« zu entscheiden. Ein aktuelles Beispiel ist in diesem Zusammenhang die Diskussion über die therapeutische Versorgungsrelevanz von psychoanalytischer vs. kognitiv-behavioraler Psychotherapie, die von Grawe (1992) angestoßen worden ist. Für die Ergebnisforschung äußert sich die Gefahr darin, daß bei der Auswahl der Ergebniskriterien die meßtheoretischen Aspekte zu Ungunsten der inhaltlichen Gesichtspunkte überbetont werden. Ergebnisforschung hat die Aufgabe zu untersuchen, ob erreicht wird, was von den Beteiligten versprochen (z.B. Therapeuten) oder erwartet (z.B. Patienten) wird. Die Auswahl inhaltlich geeigneter Ergebnisindikatoren erfolgt nach Gruppeninteressen, »nur« die meßtheoretischen Qualitäten der Indikatoren können wissenschaftlich gesichert werden. Die Unterscheidung zwischen »Messen« und »Bewerten« ist daher hilfreich. Evaluation von (Psycho-)Therapie umfaßt zwei – im allg. wechselseitig aufeinander bezogene – Arbeitsschritte (vgl. Kordy und Scheibler, 1984):

1. das Sammeln von Daten über einzelne Patienten bzw. das Messen von Eigenschaften und
2. die Bewertung der Daten anhand – möglichst apriori – festgelegter Kriterien nach festen Bewertungsregeln.

3.1 Strategien der Datensammlung (Meßstrategien)

Es besteht heute Einigkeit darüber (z.B. Newman, 1983), daß die Datensammlung multidimensional, modal und -methodal anzulegen ist; d.h. die Merkmale decken ein breites Spektrum ab, sie beziehen mehrere Urteiler-Perspektiven mit ein und nutzen verschiedene Datenquellen. Tabelle 37-1 zeigt als ein Beispiel ein Datenschema des Heidelberger Katamneseprojekts (z.B. Kordy et al., 1983). Dort werden sechs Evaluationsebenen aus drei Urteiler-Perspektiven betrachtet und dabei werden vier Datenquellen mit unterschiedlichen Instrumenten genutzt. Die Evaluationsebenen schließen sowohl allgemeine als auch individuumsspezifische Merkmale ein (vgl. Kordy und Scheibler, 1984):

- **Allgemeine Merkmale:** Für alle Patienten werden die gleichen Merkmale erhoben, selbst wenn die Stichprobe heterogen zusammengesetzt ist. Bei dieser Strategie bevorzugt man erprobte Meßinstrumente, die sich durch eine hohe Standardisierung, Objektivität und Reliabilität auszeichnen. Man nimmt dabei in Kauf, daß die abstrakten Merkmale – z.B. in Tab. 37-1 das durch Real-Idealvergleich gemessene Selbstbild – nicht für alle Patienten behandlungsrelevant sind.

- **Gruppenspezifische Merkmale:** Durch Homogenisierung der Stichprobe läßt sich das Problem reduzieren. So wurden z.B. in dem Treatment of Depression Colloborative Research Program (s.a. Abschnitt 5.1.2) durch ein Screening diejenigen depressiven Patienten für die Untersuchung ausgewählt, die auf der Hamilton-Skala (einer gebräuchlichen Depressionsskala) mehr als 14 Punkte erhielten; aufgrund dieser Auswahlregel war dann begründet, einen Hamilton-Score nach Therapie von < 7 als Indikator für einen Therapieerfolg zu benutzen (Elkin et al., 1989). Solche Selektionen haben natürlich Konsequenzen für die Repräsentativität der Studienergebnisse.

- **Individuumspezifische Merkmale:** Wenn die Stichprobe heterogen zusammengesetzt ist, ist es oft effektiver, für jeden einzelnen Patienten genau jene Merkmale zu erfassen, deren therapeutische Veränderung für ihn beabsichtigt ist. Nachteil einer solchen individuellen Meßstrategie ist die geringe Standardisierbarkeit, da die Ergebnisse der Behandlung definitionsgemäß durch individuumsspezifische Indikatoren beschrieben werden (vgl. Kordy und Scheibler, 1984). Prototypisch für dieses patientennahe, aber meßmethodisch komplizierte Verfahren ist das »Goal-Attainment-Scaling«.

3.2 Bewertungsstrategien

Es scheint naheliegend zu sein, die Patienten direkt nach den Ergebnissen ihrer Behandlung und deren Wert zu fragen. Leider sind die Antworten nicht für alle an der Ergebnisfrage Interessierten gleichermaßen akzeptabel. Einige werden sich gerade durch die subjektive Bedeutung beeindrucken lassen, andere werden für ihre Zurückhaltung gerade auf die fehlende Objektivität verweisen, wieder andere mögen bezweifeln, daß die berichteten Ergebnisse und ihre Bewertung etwas mit den zu Behandlungsbeginn angestrebten Zielen/Problemen zu tun haben oder überhaupt auf die Therapie zurückzuführen sind.

Historisch – aber leider immer noch sehr verbreitet – ist die auf »mittlere« Effekte ausgerichtete Bewertungsstrategie. Ein Ergebnis-Indikator (z.B. eine Beschwerdeliste) wird zu Behandlungsbeginn und -ende erhoben. Die prä- und post-Mittelwerte werden statistisch verglichen (oft unreflektiert in zweiseitiger Fragestellung) und bei Signifikanz (oft ohne Begründung a = 5%) die Wirksamkeit der zur Untersuchung anstehenden Therapie behauptet. Dieses Prozedere mag, unter gewissen Umständen, sogar formal akzeptabel sein, ist jedoch riskant in bezug auf die klinisch-inhaltliche Bedeutsamkeit der Schlußfolgerungen. So ist z.B. weithin bekannt, daß bei großen Stichproben auch »kleine Effekte« statistisch signifikant werden (und vice versa bei kleinen Stichproben auch »große Effekte« nicht). Systematische Überlegungen zur Relation von Stichprobengröße, Signifikanzniveau und Relevanz der »kritischen« Differenz der Mittelwerte sind trotzdem selten. Häufig werden sogar weder die Mittelwerte noch die Standardabweichunen für die prä-/post-Messungen berichtet, so daß der Leser auch nachträglich nicht die klinische Bedeutung evtl. statistisch signifikanter Vergleiche abschätzen kann.

Tab. 37-1 Datenmatrix für die Erfolgsbeurteilung im Heidelberger Katamneseprojekt.

Urteiler-Perspektive	Evaluationsebene	Instrument	Datenquelle
Patient	Selbstbild	Giessentest (Fragebogen)	Selbstbeurteilung
	Beschwerden	Giessener Beschwerdebogen (Fragebogen)	Selbstbeurteilung
	Zufriedenheit	Fragebogen	Selbstbeurteilung
Therapeut	Symptomatik	Rating (ordinal)	Therapieverlauf
	Hauptproblem	Rating (qualitativ)	Therapieverlauf
	individuelle Ziele (GAS)	Rating (qualitativ)	Therapieverlauf
klinischer Experte	Symptomatik	Rating (ordinal)	Interview (Tonband)
	Hauptproblem	Rating (qualitativ)	Interview (Tonband)
	individuelle Ziele (GAS)	Rating (qualitativ)	Interview (Tonband)

Es gibt eine Reihe von Vorschlägen, sowohl aus theoretisch-klinischer (z. B. Senf und von Rad, 1990; Kish und Kroll, 1980; Kordy und Senf, 1987), als auch aus statistisch-methodischer Perspektive (z. B. Speer, 1992; Jacobson und Truax, 1991; Saunders et al., 1988; Kordy und Senf, 1985; Wittmann, 1985; Kordy und Scheibler, 1984), wie man zu bedeutungsvollen Aussagen über die Effekte von Psychotherapie kommen kann. Die genannten Defizite sind nicht zuletzt darin begründet, daß gerade in der Explikation der Therapieziele die Unterschiedlichkeit der therapeutischen Ansätze besonders hervortritt. Jede Standardisierung muß daher ein Kompromiß aus therapeutischen Idealen sowie nüchterner, faktenorientierter Beschreibung erreichbarer und überzeugend nachweisbarer Ergebnisse sein.

Solche Kompromisse sind immer auch auf die konkrete therapeutische Situation, auf interne und externe Rahmenbedingungen bezogen, wie man an dem folgenden Beispiel (eine ausführliche Beschreibung ist in Kordy und Normann, 1992 zu finden) diskutieren kann:*

Herr A., ein 24jähriger Mann, leidet seit fünf Jahren an einem Morbus Crohn mit chronisch-rezidierendem Verlauf. Er erhält seit Erkrankungsbeginn eine kontinuierliche Dauermedikation (Sulfonamide; zusätzlich seit einem Jahr eine Kortikoid-Dauerbehandlung). Der Patient befindet sich zum Zeitpunkt des Gesprächs seit 7 d wegen eines akut aufgetretenen Entzündungsschubes mit erheblichem Schweregrad (Crohn's-Disease-Activity-Index – CDAI – von 283 Punkten) in stationärer internistischer Behandlung.

Der Patient war nach seinem ersten Krankheitsschub vier Jahre lang praktisch beschwerdefrei. Ein zweiter Schub vor ca. einem Jahr war erfolgreich stationär behandelt worden. Der Patient erleidet aktuell seinen dritten Erkrankungsschub. Er betont, daß er bisher nur insgesamt 14 d aufgrund seines MC krankgeschrieben gewesen sei und sich weder in seiner beruflichen Leistungsfähigkeit noch in seinen sozialen Kontakten beeinträchtigt sehe. Obgleich alle drei Schübe klinisch ausgeprägte Entzündungsbilder mit sich brachten (einschließlich MC-typischer Begleitkomplikationen wie Arthralgien, Erythema nodosum, massive Gewichtsabnahme) und die anatomische Ausdehnung des Entzündungsprozesses progredient ist, fühle er sich zwischen den Schüben wohl und wenig an seine Krankheit erinnert.

Der Patient beschreibt sich als sozial gut integriert. Seit mehr als fünf Jahren arbeite er als Sachbearbeiter in einer Gemeindeverwaltung. In dieser Zeit habe es keine besonderen Probleme gegeben. Er hatte bisher nur zögerlich Kontakte zu seiner ersten Partnerin, von der er sich im Vorfeld des letzten Erkrankungsschubes getrennt hat. Seit dem Tod seines Vaters vor vier Jahren lebt der Patient allein mit seiner Mutter im Elternhaus.

Der aktuelle Erkrankungsschub klingt unter der üblichen medikamentösen Basistherapie rasch ab, nach 12 Wochen fühlt sich der Patient völlig beschwerdefrei. Während der mehr als 2,5 Jahre Beobachtungszeit (in der MC-Studie) wurden keine weiteren stationären Aufenthalte und insbesondere keine operativen Eingriffe

---

notwendig. Eine vorübergehende Verschlechterung von Begleitkomplikationen (Gelenkbeschwerden, Iritis) konnte ambulant erfolgreich behandelt werden.

Es ist schwer zu sagen, ob dieser Patient irgendwann von sich aus nach einer Psychotherapie fragen wird (in der Heidelberger Studie wurde keine Psychotherapie angeboten). Angenommen, es käme z. B. auf Anraten seines Internisten zu einer Verabredung – was sind potentielle Behandlungsziele? Ohne näher auf die klinisch-theoretische Bedeutung der Krankheit, insbesondere psychodynamische Überlegungen einzugehen, kommen etwa die folgenden Bereiche in Betracht:
- Besserung oder gar Heilung des Morbus Crohn,
- Trauerarbeit um den beschädigten Körper,
- Stabilisierung des geschädigten Körperselbstbildes,
- Trauer über den Verlust des Vaters,
- Sexuelle Entwicklung und Partnerbeziehung,
- Verselbständigung, insbesondere Ablösung von der Mutter.

Die Liste macht die wechselseitige Abhängigkeit von somatischer und psychischer Veränderung deutlich. Es ist offensichtlich, daß dieser Patient eine Auseinandersetzung, etwa als Trauerarbeit, mit seiner schweren körperlichen Krankheit vermeidet. Abhängig davon, ob man dem Kranken im Rahmen eines Konsiliar-Liaisondienstes in der gastroenterologischen Abteilung oder im Rahmen einer psychotherapeutischen Fokaltherapie oder einer auf die MC-Erkrankung zielenden Langzeittherapie begegnete, würden evtl. ganz unterschiedliche Schwerpunkte gesetzt. Es ist keine Frage, daß eine – direkte – Beeinflussung des Krankheitsverlaufs durch Psychotherapie ein sehr anspruchsvolles Ziel ist (z. B. Feiereis, 1990). Die Schilderung des bisherigen Verlaufs unterstreicht dies. Es gibt einige Anhaltspunkte in der Krankengeschichte, die eine »traditionelle« psychosomatische Interpretation zu unterstützen scheinen. Dennoch ist das empirische Wissen über den »natürlichen« Verlauf eines – hier als chronisch-rezidierend beschriebenen – MC so dürftig (vgl. Kordy und Normann, 1992), daß es sehr fraglich erscheint, ob Heilung ein rational vertretbarer Erfolgsindikator sein kann (was nicht ausschließt, daß dies nicht ein sinnvolles utopisches Ziel für Patient und Therapeut sein kann).

Was kann »Besserung« heißen? In der obigen Liste von potentiellen Behandlungszielen ist dies implizit bereits umrissen. Alle dort genannten Ziele stehen in einem mehr oder weniger direkten Zusammenhang mit dem MC. Die Krankheits- bzw. Veränderungstheorie der Beteiligten, ihre Einschätzung der Bedeutung der einzelnen Bereiche für genau diesen Patienten, d. h. ihre subjektiven Interpretationen, entscheiden darüber, welche Therapie in welchem Set-

---

* Das Beispiel bezieht sich auf ein Interview, das Frau Dr. Normann im Rahmen des Heidelberger Morbus-Crohn-Projekts durchgeführt hat. Ihr sei an dieser Stelle herzlich gedankt.

ting (unter von den Beteiligten nicht direkt beeinflußbaren Rahmenbedingungen) gewählt wird. Erfolgs-Indikatoren, die eine rationale Begründung klinischer Praxis stützen sollen, verlangen also eine Verständigung über allgemeine und individuelle Möglichkeiten von Krankheits- bzw. Gesundungsprozessen. Gerade bei der Psychotherapie von Patienten mit starken körperlichen Symptomen stellt sich die Frage nach dem Verhältnis körperbezogener und psychologischer Erfolgskriterien in besonderer Weise.

4 Ergebnisse

Literaturübersichten (z. B. Meltzoff und Kornreich, 1970; Luborsky et al., 1975; Meyer et al., 1991) belegen konsistent die Wirksamkeit von Psychotherapie für viele Gruppen von Patienten bzw. Krankheiten. Die bis Ende der 70er Jahre erstellten Zusammenfassungen litten darunter, daß sie stark von der subjektiven Auswahl der Reviewer und ihrer »Autorität« abhingen. Ein wichtiger Schritt zu einer nachprüfbaren und damit einer wissenschaftlichen Diskussion zugänglichen Beurteilung war die sogenannte Box-Scoring-Methode (z. B. Luborsky et al., 1975). Aber auch diese ließ noch keine Abschätzung des globalen Effekts von Psychotherapie zu. Den Durchbruch schafften Smith, Glass und Miller mit der Monographie »The benefits of psychotherapy« (1980). Dieses Buch wurde gefeiert als die »meta-analytische Revolution der Ergebnisforschung« (Fiske, 1983). Die Autoren erstellten den bis dahin umfassendsten Überblick: 475 kontrollierte Psychotherapiestudien und etwa 25 000 Patienten wurden einbezogen. Durch die erstmals in der Psychotherapie angewendete Meta-Analyse (s. a. Fricke und Treinies, 1985; Wittmann und Matt, 1986; Rosenthal, 1991) waren die Autoren in der Lage, die in den 475 Studien berichteten 1766 Behandlungseffekte zu einer Abschätzung des globalen Effekts der Psychotherapie zu integrieren. Sie fanden eine durchschnittliche Effektstärke von 0,85; d. h. 80 % der Patienten, die eine Psychotherapie erhalten haben, geht es besser als dem durchschnittlichen nicht behandelten Patienten (Kontrollgruppe). Diese Effektstärke kann sich durchaus sehen lassen. Das verdeutlicht ein rechnerisches Beispiel: Angenommen, heute lebende 40jährige hätten eine Lebenserwartung von 70 Jahren (s = 10 Jahre), dann würde eine Behandlungsform mit einer Effektgröße von 0,85 die Lebenserwartung im Durchschnitt um 8,5 Jahre steigern. »Frei herausgesagt: ich möchte nicht vor dieser Klinik stehen, wenn sie die Türen öffnet – die Chancen stünden gut, daß ich zu Tode getrampelt würde« (Gallo, 1978).

Schon bald meldeten sich prominente Kritiker: »An exercise in mega-silliness« resümierte Eysenck (1978). In der Tat, jeder Versuch, Forschungsergebnisse aus vielen Einzelstudien zu integrieren, konfrontiert damit, daß Nicht-Gleiches doch verglichen werden muß. Glass und Kliegl (1983) nennen drei Hauptprobleme (s. a. Wittmann und Matt, 1986):

1. Die unterschiedliche methodische Qualität der Studien bleibt unberücksichtigt.
2. Unterschiedliche Patienten, Therapeuten, Therapien und Pathologien werden gleich behandelt (Uniformitäts-Problem).
3. Studien mit unterschiedlichen Zielsetzungen und daher unterschiedlichen Zielkriterien und Meßinstrumente werden in einen Topf geworfen (Inkommensurabilität; »Äpfel-Birnen-Problem«).

Das sind ernsthafte Probleme. Der Fortschritt der Meta-Analyse besteht jedoch darin, daß solche Fragen empirisch beantwortet werden können. So liegen inzwischen eine Reihe von differenzierenden Meta-Analysen vor, die eine methodisch strengere (Landmann und Dawes, 1982) oder inhaltlich anders ausgerichtete Auswahl von Studien (z. B. Lambert et al., 1986; Wittmann und Matt, 1986) getroffen haben. Konsistent bestätigen sie das Ergebnis: Psychotherapie wirkt!

Zum gleichen Fazit kommen auch Grawe und Mitarbeiter, die alle bis 1983 veröffentlichten deutschsprachigen, kontrollierten Therapiestudien mit klinischen Patientengruppen – ca. 900 – analysierten, wobei sie in ihrer Bewertung vor allem die methodische Qualität der Studien berücksichtigten. Diese Meta-Studie war die wissenschaftliche Grundlage für ein Gutachten, das Meyer et al. (1991) für die deutsche Bundesregierung anfertigten. In dem Gutachten geht es darum, den Bedarf an psychotherapeutischer und psychosomatischer Behandlung von Patienten abzuschätzen und Vorschläge für eine adäquate Patientenversorgung zu erarbeiten:

»Für eine große Anzahl psychotherapeutischer Ansätze, Methoden und Techniken, die sich auf dem Psychomarkt großer Beliebtheit erfreuen, steht jeglicher Wirksamkeitsnachweis aus ... Zu guter Letzt gibt es eine sehr überschaubar gewordene Gruppe von drei therapeutischen Ansätzen, denen aufgrund einer großen Zahl kontrollierter Wirksamkeitsuntersuchungen der Status von Therapieverfahren mit zweifelsfrei nachgewiesener Wirksamkeit zugebilligt werden muß. Es handelt sich um die Gesprächspsychotherapie, die psychoanalytische Therapie und die Gruppe der kognitiv-behavioralen Therapien« (Meyer et al., 1991).

5 Ergebnisforschung der 90er Jahre

Die ausschließlich auf den Nachweis der Wirksamkeit ausgerichtete Ergebnisforschung lief gegen Ende der 80er Jahre aus. Die Bereitschaft, ihre Behandlungsergebnisse empirisch-wissenschaftlich zu untersuchen, und insbesondere die zahlreichen positiven Befunde haben viel dazu beigetragen, daß Psychotherapie und Psychosomatische Medizin heute in den meisten Staaten zu den etablierten Therapieformen gezählt werden, daß dieser Behandlungsansatz anerkannt ist und von den Krankenversicherungen finanziert wird. Dieser Erfolg macht gleichzeitig den Blick frei für andere, neue Fragen und solche, die bisher zurückgehalten wurden.

Die Ergebnisforschung der 90er Jahre zeichnet sich durch eine wachsende Pluralität von Forschungsansätzen aus. Eine angewandte Psychotherapieforschung entsteht. Versorgungssystemforschung, Dosis-Wirkungs- bzw. Kosten-Nutzen-Analysen oder die routinemäßige Einbindung von wissenschaftlichem Know-How in Form von Qualitätssicherungsmaßnahmen charakterisieren den Übergang. Gleichzeitig wird die Grundlagenforschung professionalisiert; Großprojekte und Forschungsprogramme werden gestartet, die sowohl für die Psychotherapieforschung ungewohnt große Etats als auch eine eigene Forschungslogistik benötigen.

5.1 Grundlagenforschung

5.1.1 Die Feinanalyse psychotherapeutischer Prozesse

Trotz der skizzierten, überwiegend positiven Folgen der Psychotherapieforschung im allgemeinen und der Ergebnisforschung im besonderen verstärkte sich in den 80er Jahren die Klage darüber, daß die vielen globalen Ergebnisse wenig zum wissenschaftlichen Verständnis der Wirkweise, des »modus operandi«, von Psychotherapie beitragen. Grawe resümierte mehr als 4000 Ergebnisstudien sarkastisch: »Nur wer die Ergebnisse der Psychotherapieforschung ignoriert, kann heute mit einiger subjektiver Gewißheit von sich glauben, daß er schon weiß, was für seine Klienten richtig ist.« (Grawe, 1988) und plädierte entschieden für eine Neuorientierung. Die intensive Analyse des psychotherapeutischen Prozesses hält er für die Herausforderung der 90er Jahre (Grawe, 1992). Der Traum von der Erfassung des »wirklich Wirksamen«, die differenzierte Beschreibung des psychotherapeutischen Prozesses unter – weitestgehendem – Verzicht auf abstrahierende Reduktion galten und gelten vielen Forschern wieder als Königsweg zu einem besseren Verständnis, wie Psychotherapie wirkt (z. B. Dahl et al., 1988; Greenberg und Pinsof, 1986).

1988 wurde von Grawe und Kächele ein internationaler Forschungsverbund – das PEP (»Psychotherapeutische Einzel- und Prozeßanalyse«) – initiiert. Dreißig Wissenschaftler treffen sich zweimal jährlich mit dem Ziel, die Wirkweise von Psychotherapie unter unterschiedlichen theoretischen Perspektiven am Beispiel von videographierten Aufzeichnungen von zwei Kurztherapien differenziert zu beschreiben und so den Weg zu einer empirisch fundierten Modellbildung zu fördern (Kächele, 1992b).

Solche systematischen Ergänzungen der Ergebnisforschung erhalten gegenwärtig viel Aufmerksamkeit. Ein weiteres prominentes Beispiel ist das »Program on Conscious and Unconscious Mental Processes« an der University of California (Horowitz, 1991). Das enorme Engagement der beteiligten Forscher der Projektgruppe, das große Interesse von Forschern von außerhalb und nicht zuletzt die recht großzügige finanzielle Förderung, steigern – wieder einmal – die Hoffnungen auf einen endgültigen Durchbruch der Psychotherapie-Wirkungsforschung (vgl. Grawe, 1992).

5.1.2 Spezifität: Die Wirksamkeit für homogene Krankheitsgruppen

Die Frage nach der geeigneten Behandlung für bestimmte Gruppen von Patienten bzw. Krankheiten zählt als Differential-Indikation zu den traditionellen Themen in der Medizin. Mit der Etablierung von Psychotherapie und Psychosomatischer Medizin als einem »gewöhnlichen« Fach- und Teilgebiet der Medizin wird die Frage auch hier verstärkt gestellt. Das ist nicht selbstverständlich, da Psychosomatische Medizin ihrem Selbstverständnis nach nicht auf eine Spezial-Medizin für bestimmte Krankheiten reduziert werden will (obwohl das Thema spätestens seit Alexander im Jahre 1950 die »Heiligen Sieben« beschrieb, diskutiert wird). Neben diesem grundsätzlichen Problem gibt es jedoch einen simplen praktischen Grund für den Mangel an empirischer Indikationsforschung: In der Etablierungsphase war es kaum möglich, eine für diese Forschungsstrategie hinreichend große Stichprobe zu rekrutieren. Die Institute für Psychotherapie und Psychosomatische Medizin waren und sind in der Regel klein; sie versorgen dennoch ein breites Spektrum an Patienten. Isoliert arbeitende Forschergruppen sind chancenlos, homogene Patientenstichproben geeigneter Größe zu bilden. Leider ist Bescheidenheit in diesem Fall nicht hilfreich. Die Untersuchung an zu kleinen Stichproben – so nützlich sie für die Hypothesenbildung auch sein mag – ist allenfalls ein erster Schritt. Die Ergebnisse bleiben unverbindlich. Eine mögliche Lösung bieten kooperative Forschungsprojekte; es gilt, das nötige Know-How für das Forschungsmanagement zu entwickeln und eine entsprechende Logistik aufzubauen. Enorme personelle und finanzielle Ressourcen sind hierfür erforderlich. Aus dieser Perspektive wundert es nicht, daß solche Großstudien oft im Rahmen von Regierungsprogrammen gestartet werden. Dies verstärkt die Bereitschaft – oder den Druck –, Modelle der klinisch-medizinischen Forschung zu übernehmen. Dort hat man seit langem positive Erfahrungen mit sog. »Multi-Center-Studien« gemacht.

Bereits 1977 hatte das National Institute of Mental Health (NIMH) unter Leitung von Morris Parloff und Irne Elkin das »Treatment of Depression Collaborative Research Program« initiiert. Dieses Großprojekt hat beträchtlichen Einfluß auf die Ergebnisforschung, die Forschungsförderung und die therapeutische Versorgung in den USA und – indirekt – weltweit. Die Erfahrungen mit der Strategie und dem Management, dem Design und nicht zuletzt den Ergebnissen (s. a. Elkin et al., 1985; Elkin et al., 1989; Imber et al., 1990; Sotsky et al., 1991; Shea et al., 1992) bilden einen Kapitalstock, aus dem die Ergebnisforschung der 90er Jahre viel Gewinn ziehen kann.

Unabhängig und zunächst – leider – ohne Reflexion der Erfahrungen aus dieser Großstudie des NIMH startete die deutsche Bundesregierung ein

Forschungsprogramm zur Verbesserung der therapeutischen Versorgung psychisch Kranker in Deutschland. Im Rahmen dieses BMFT-Programms werden seit 1989 verstärkt Therapiestudien zu psychosomatischen Erkrankungen gefördert. Kontrollierte Studien zu homogenen Patientengruppen mit einer randomisierten Zuweisung haben – nicht zuletzt durch die Einbindung von Biometrischen Zentren – eine (zu) hohe Priorität gewonnen (vgl. Materialien zur Gesundheitsforschung, 1990). Die Vorbereitung und z.T. Durchführung einer Reihe von Wirksamkeitsstudien von Psychotherapie bei bestimmten Patientengruppen wurden finanziell gefördert. Die Studien zum chronischen Schmerz (z.B. Egle et al., 1992), Eßstörungen (Kächele, 1992a) oder Morbus Crohn (Feiereis, 1990) sind typische Beispiele für diese Initiative.

5.2 Angewandte Psychotherapieforschung

5.2.1 Kosten-Nutzen-Analysen

Wieviel Therapie ist für welche Patienten ausreichend, um die gewünschten Ergebnisse zu erzielen? Solche auf die Effizienz und damit auf die ökonomischen Grundlagen psychotherapeutischer Versorgung zielende Fragen werden bisher weitgehend ignoriert, fundierte Antworten daher bis heute schmerzlich vermißt. Forschungsansätze entwickeln sich in zwei Richtungen:
(a) Kosten-Nutzen-(CBA) und
(b) Kosten-Effektivitäts-Analysen (CEA).
Dramatisch steigende Kosten im Gesundheitswesen verstärken den Wunsch nach einer rationalen empirischen Basis für ein Gesundheitssystem, das eine hohe Versorgungsqualität bei bezahlbaren Kosten garantiert (SV, 1989). »Einer der langlebigsten Mythen unter Klinikern ist der, daß Kosten eine Sache der Geschäftswelt sind und nichts mit der klinischen Arbeit zu tun haben« (Newman und Howard, 1986). Empirische Untersuchungen der ökonomischen Grundlagen einer guten psychotherapeutischen Versorgung finden bisher allenfalls bei Gesundheitspolitikern Aufmerksamkeit. Therapeuten sehen in solchen Ansätzen (zu) oft eine Bedrohung ihrer Autonomie bei der Wahl der Behandlung, eine Einschränkung dessen, was in ihren Augen das Beste für ihre Patienten ist. Möglicherweise haben sie sogar recht aus ihrer Mikro-Perspektive, bei der sie den einzelnen Patienten im Blick haben; aus der Makro-Perspektive (z.B. aus der Sicht einer Klinik oder des Gesundheitssystems insgesamt) kann ihre Praxis dennoch suboptimal sein.

Kostensenkung ist nicht das einzige Thema der CBA/CEA-Forschung. Es geht ebenso darum herauszufinden, wie man begrenzte therapeutische Ressourcen (z.B. die Sitzungen über die Behandlungsdauer) möglichst optimal verteilt. Insofern ist CBA/CEA ein Anwendungs- und Validierungsfeld für Behandlungstheorien und komplementär zu vertrauteren Gebieten der Psychotherapieforschung.

Was sind Kosten, was ist Nutzen? Man unterscheidet direkte und indirekte Kosten (vgl. Yates und Newman, 1980a; Bühringer und Hahlweg, 1986):

– **Direkte Kosten:** Behandlungskosten sind direkte Kosten. Jede Sitzung kostet einen bestimmten Betrag. Schwieriger ist es mit den Kosten z.B. für die Supervision oder die zusätzliche Konsultation erfahrener Kollegen bei schwierigen Fällen.
– **Indirekte Kosten:** Auch die Zeiten für die Behandlung und den Weg zur Therapie verursachen Kosten (z.B. zahlt der Arbeitgeber den Lohn für Behandlungen während der Arbeitszeit); darüber hinaus gibt es möglicherweise Produktionsausfälle.

Beim Nutzen differenziert man:

– **Eingesparte Kosten:** Psychotherapie mag für die zu behandelnde Krankheit kostengünstiger sein als z.B. eine medikamentöse Behandlung; es können Kosten eingespart werden durch Reduktion von Arbeitsfehltagen bzw. Produktionsausfall oder Verringerung »sozialer Kosten« wie Arbeitsplatzverlust etc.
– **Gewonnener Nutzen:** Üblicherweise subsummiert man hierunter kaum monetär bewertbare Nutzen, wie z.B. erhöhte Lebensqualität, Gewinn an Lebens- oder Arbeitsjahren usw. Psychotherapeutische Behandlung kann – z.B. durch eine Steigerung der Kreativität oder aufgrund höherer Präsenz am Arbeitsplatz – zu einer auch monetär meßbaren Verbesserung der Berufssituation des Patienten oder der Produktivität eines Unternehmens beitragen.

Auch in CBA/CEA-Forschung gehen unterschiedliche Interessen unterschiedlicher Interessenten ein: z.B. der Patienten und ihrer Angehörigen, der Versicherungen, der Arbeitgeber etc. Trotz der enormen Bedeutung gibt es nur wenige brauchbare Untersuchungen (z.B. Yates und Newman, 1980b; Zielke, 1988; Deter, 1989). International stark beachtet wird derzeit die »EAP-Financial-Impact-Study«, die bei der als Flugzeughersteller bekannten McDonald Douglas Corporation durchgeführt wurde. Die Studie belegt eindrucksvoll den ökonomischen Nutzen eines Psychotherapie-Programms: »Der endgültige Cost-Offset-Ratio (Investitionssumme zu Ersparnissen) beträgt 4:1, die Vier-Jahres-Ersparnis für die EAP-Mitglieder 5,1 Millionen Dollar. In diese gesparte Summe geht insbesondere der Gegenwert von nicht verlorenen Arbeitstagen in Höhe von 762 526 Dollar ein... Besonders wichtig ist, daß nicht nur die Krankheitskosten für die EAP-Mitglieder sinken, sondern auch die Kosten, die für die Familienmitglieder übernommen werden müssen« (The Almacan, 1989). Ähnlich eindrucksvolle Zahlen berichtet Zielke (1988) für stationäre psychosomatische Behandlungen in Bad Dürkheim. Demnach stehen Kosten und Aufwendungen – d.h. das Nutzenpotential – für die Krankheit von 71 000 DM Behandlungskosten 10 500 DM Behandlungskosten pro Patient gegenüber. Mit Unterstützung der Betriebskrankenkassen wird dort derzeit eine Studie zum tatsächlich eingesparten Nutzen durchgeführt; die Ergebnisse sind angekündigt.

5.2.2 Dosis-Wirkungs-Modelle

Im Kontext der Prozeß-Ergebnis-Forschung (s. Abschnitt 2.3) wurde bereits das Problem der Akkumulation von Mikro- zu Makro-Ergebnissen angesprochen. Eine Lösungsvariante für das sowohl im Hinblick auf die Theorie als auch die Ökonomie der Psychotherapie relevante Problem liegt in der Untersuchung der Beziehung zwischen dem Umfang und den Ergebnissen der eingesetzten Therapie. Diese Fragestellung hat qualitative (»Was wird eingesetzt?«) und quantitative (»Wieviel wird eingesetzt?«) Aspekte. Explizit wird bisher nur der quantitative Aspekt untersucht. Howard et al. (1986) schlagen vor, das in der Medizin bekannte Dosis-Wirkungs-Modell zu übernehmen, und zwar in der Form des Probit-Modells. Entsprechend dieser Modellwahl wird eine beste lineare Anpassung (Regressionslinie) für die Beziehung zwischen der log-transformierten »Dosis« und der Erfolgsrate berechnet. »Diese logarithmische Transformation drückt aus, daß mit fortschreitender Behandlung immer mehr Sitzungen nötig sind, um eine gerade noch erkennbare Steigerung der Prozentanteile von gebesserten Patienten zu erreichen« (Howard et al., 1986).

In einer Literaturrecherche fanden sie 15 für eine Dosis-Wirkungs-Analyse geeignete Studien. Insgesamt umfaßt ihre Analyse 2431 Patienten in Einzeltherapie (überwiegend eine Sitzung/Woche). Die Mehrzahl war als neurotisch (»Depression« oder »Angst«) diagnostiziert, für einen kleinen Teil fand sich die Diagnose »Persönlichkeitsstörung« oder »psychotisch«. Für die 15 Stichproben wurden separate Probit-Analysen durchgeführt, deren Ergebnisse eine relativ große Ähnlichkeit zeigten: »Nach 8 Sitzungen kann für 48 bis 58% der Patienten eine meßbare Besserung erwartet werden. Etwa 75% der Patienten sollten bei einer Wochenstunde nach sechs Monaten Behandlung (d.h. nach ca. 26 Sitzungen) eine meßbare Besserung zeigen und ca. 85% nach einem Jahr Behandlung« (Howard et al., 1986). In einer Detailanalyse fanden die Autoren unterschiedliche Response-Funktionen für diagnostische Subgruppen: »Depressive Patienten reagieren bereits auf eine relativ niedrige Dosis, angstneurotische Patienten bei einer etwas höheren und Borderline- bzw. psychotische Patienten erst bei noch höherer Dosis« (Howard et al., 1986).

Als Ergänzung zum Heidelberger Katamneseprojekt verglichen Kordy et al. (1989) »Dosis-Wirkungs-Kurven« für Patienten mit psychosomatischen bzw. chronischen funktionellen Erkrankungen (»schwerer« Erkrankte) und Patienten mit neurotischen Symptomen bzw. nicht-chronifizierten funktionellen Störungen (»weniger schwer« Erkrankte). Als Indikatoren für die »Dosis« wählten sie die Gesamtstundenzahl und die Dauer der Behandlung. Für beide Vergleichsgruppen wurden die (kumulierten) Erfolgsraten in Abhängigkeit von der Stundenzahl bzw. Therapiedauer aufgezeichnet; es ergaben sich in der Struktur ähnliche »Dosis-Wirkungs-Kurven«, mit allerdings zwei wichtigen Unterschieden:
1. die Erfolgsraten für die erste Gruppe von Patienten (»schwerer« Erkrankte) sind deutlich niedriger als die der Vergleichsgruppe (»weniger schwer« Erkrankte);
2. es deutet sich an, daß Patienten mit psychosomatischen Krankheiten oder chronifizierten funktionellen Störungen später (positiv) auf die Behandlung reagieren: bis zu

einer Behandlungsdauer von 3,5 Jahren wächst für diese Patienten die Erfolgsrate, während die Vergleichsgruppe nach 2,5 Jahren keinen weiteren Anstieg der Erfolgsrate mehr zeigt.

Solche Untersuchungen der ökonomischen Aspekte sind für eine Optimierung der psychotherapeutischen und psychosomatischen Versorgung unverzichtbar. Im »National Care Utilization and Expenditure Survey« (NMCUES, 1980/81) wurde berichtet, daß 44% der Personen, die Termine bei einem »mental health specialist« in Anspruch nahmen, weniger als viermal kamen und ingesamt 6,7% der Ausgaben beanspruchten. Im Gegensatz hierzu machten 16,2% der Patienten mehr als 24 Besuche und nahmen 57,4% der Ressourcen in Anspruch. Solche Untersuchungen des Versorgungssystems sind von großer klinischer Bedeutung. Epidemiologische Studien zur Verbreitung von psychischen, psychosomatischen oder somatopsychischen Erkrankungen ermöglichen es, den Bedarf an psychotherapeutischer Versorgung abzuschätzen; die Untersuchung der therapeutischen Praxis erlaubt Schätzungen über die verfügbaren therapeutischen Möglichkeiten; Studien über das Inanspruchnahmeverhalten von Patienten und das »Behandlungsverhalten« von Therapeuten verbessern Verteilung und Nutzung knapper Ressourcen (z.B. Meyer et al., 1991; Schepank, 1987; Howard et al., 1992).

5.2.3 Qualitätssicherung

Ausgelöst durch neue polit-ökonomische Ziele, die die Bezahlbarkeit neben die Qualität einer Therapie stellen, entwickelt sich ein neuer Anwendungsschwerpunkt der Ergebnisforschung, der heute unter der Überschrift »Qualitätssicherung« (QS) für Unruhe sorgt. Es geht darum, etablierte therapeutische Verfahren hinsichtlich ihrer Qualität in der klinischen Routine zu untersuchen. Im klinischen Alltag werden z.B. Indikationsbereiche erweitert, Behandlungstechniken modifiziert oder neue Settings erprobt. Die zentrale Aufgabe der Qualitätssicherung ist es, für solche Weiterentwicklungen Standards (»Sollwerte«) auszuformulieren und ihre Umsetzung in die Praxis zu begleiten (Sachverständigenrat, 1989).

QS ist ein relativ neuer Zweig der Ergebnisforschung. Sie kann auf methodische Entwicklungen und organisatorische Erfahrungen in der Evaluationsforschung zurückgreifen. Eine Vielzahl von Detailbefunden erlaubt es, vorläufige Standards zu formulieren. Dennoch ist gegenwärtig noch viel Grundlagenforschung nötig. Die zentrale Funktion der QS ist eine Signalfunktion; sie soll schnelle Rückmeldung über Auffälligkeiten ermöglichen und nicht etwa Sanktionen für »schlechte« Qualität rechtfertigen. Ein zweckmäßiges Instrument der QS muß daher:
- »auffällige« Patienten identifizieren,
- Veränderungen im Qualitätsprofil (Welche Patienten werden von wem unter Einsatz welcher therapeutischer Mittel mit welchem Ergebnis behan-

delt?) und im zeitlichen (z. B. Jahres-)Vergleich erkennen,

– spezifische Qualitätsprofile, die aufgrund lokaler Versorgungsschwerpunkte und therapeutischer Voraussetzungen im allgemeinen unterschiedlich sind, zu einem Gesamtprofil integrieren, so daß potentielle Defizite des Sektors (z. B. in bezug auf bestimmte Patientengruppen) oder auffällig vom Gesamtprofil abweichende Kliniken oder Therapeuten entdeckt werden können.

Aufgrund dieser komplexen Verwendungsziele sind für die Konstruktion eines QS-Inventars die folgenden Leitprinzipien zu berücksichtigen (Kordy, 1992; s. a. Howard et al., 1991; Schmidt et al., 1992; McDonald und Marks, 1992):

– **Individuumsorientierte Bewertung:** D. h., es werden zunächst Profile für die einzelnen Patienten erstellt; aus deren Häufigkeitsverteilung wird das Qualitätsprofil abgeleitet; die Qualitätsprofile sind dann die Grundlage für spezifische Vergleiche (d. h. hier wird geklärt, unter welcher Perspektive der Vergleich von »Äpfeln und Birnen« Sinn macht).

– **Multidimensionale Bewertung:** D. h., die Qualität wird mehrdimensional expliziert; die körperlichen, psychischen und sozialen/interpersonalen Aspekte definieren drei Hauptdimensionen, die evtl. weiter differenziert werden können.

– **Multimodale Bewertung:** D. h., es werden unterschiedliche Datenquellen herangezogen, insbesondere werden für möglichst viele (Qualitäts-)Dimensionen ein Patienten- und ein Therapeuten- bzw. Expertenurteil parallel erhoben.

– **Adressatenorientierte Kriterien:** D. h., es werden individuumspezifische Kriterien (z. B. in Form individueller Behandlungsziele), gruppenspezifische Kriterien (z. B. für Stationen mit überwiegend Angstpatienten geeignete Angstfragebogen; vgl. das Konzept der Tracer-Diagnose) und allgemeine Kriterien (z. B. auf der Grundlage eines Beeinträchtigungs-Schwere Score oder der allgemeinen Lebensqualität) zusammengestellt.

– **Zweckorientierte Kriterien:** Es werden nach Möglichkeit Instrumente aufgenommen, deren Tauglichkeit für Veränderungsmessungen geprüft ist; für diese sollten Normwerte (für den Vergleich mit dem »Normalen«) oder Vergleichswerte für »interessante« Vergleichsgruppen, z. B. spezielle Patientengruppen, vorliegen.

– **Ökonomisch erfaßbare Kriterien:** D. h., das Inventar muß so kurz wie möglich sein; die Komponenten müssen transparent und einsichtig sein; die verwendeten Konzepte sollen für die klinische Diskussion taugen und möglichst viel der »üblichen« Dokumentation ersetzen.

6 Zusammenfassung und Ausblick

Dieses Kapitel beschreibt die Entwicklungslinien in der Ergebnisforschung für Psychotherapie und Psychosomatische Medizin. Vor dem Hintergrund unse-

rer eigenen Erfahrungen in verschiedenen Bereichen der Psychotherapieforschung haben wir Studien ausgewählt, die für diesen Forschungsansatz wegweisend sind. Wir haben methodische Entwicklungen angesprochen und Ergebnisse herausgestellt, die für die derzeitige und zukünftige Stellung von Psychotherapie und Psychosomatischer Medizin wichtig sind.

Der Schwerpunkt unseres Beitrags liegt eher auf der Psychotherapie als auf der Psychosomatischen Medizin. Dafür gibt es mehrere Gründe:

1. Ein nicht unbeträchtlicher Teil des vorliegenden Handbuchs ist der Darstellung bestimmter psychosomatischer Störungen oder somatischer Krankheiten mit psychologischen Konsequenzen und deren Behandlung gewidmet. Diese Kapitel beschreiben die gegenwärtigen Ansichten über den Nutzen und die Anwendbarkeit von Psychotherapie für diese Patienten. Dorthin gehören Berichte über spezifische Ergebnisse. Deshalb haben wir uns darauf konzentriert, die Strategie und den programmatischen Gehalt der Ergebnisforschung zu illustrieren, um dem Leser eine Orientierung für diesen Forschungsansatz zu erleichtern.

2. Unsere Fokuswahl ist – gewollt oder nicht – eine Antwort auf den grundsätzlichen Konflikt, der in dem Begriffspaar »Psychotherapie versus Psychosomatische Medizin« enthalten ist.

Es ist keine Frage, daß die Trennung von Psychotherapie und Psychosomatischer Medizin künstlich ist, da beide wechselseitig aufeinander bezogen sind. Dennoch betonen sie unterschiedliche Perspektiven. Psychotherapie repräsentiert mehr als Psychosomatische Medizin die technischen Aspekte der Behandlung und wird daher zu Recht an ihren Ergebnissen gemessen (z. B. in Form von Erfolgs- oder Mißerfolgsraten). Als Behandlung der Wahl für bestimmte Krankheiten und als eine mögliche Behandlung für andere steht Psychotherapie in Konkurrenz mit anderen medizinischen Behandlungstechniken. Deshalb ist Psychotherapie mit den gleichen Fragen konfrontiert wie die übrigen Gebiete der Medizin. Aber im Hinblick auf mögliche Antworten bleibt beträchtlicher Spielraum: Eine alternative philosophische Sichtweise, wie sie die Psychosomatische Medizin für sich beansprucht, kann Werte und Ziele der Behandlung gestalten. Kriterien aus einer psychosomatischen Sicht können die Ergebnisforschung bereichern. So sind beispielsweise die Modellierung der Beziehung zwischen somatischer und psychischer Entwicklung, die Modellierung von klinischen Verläufen bei bestimmten Erkrankungen aus psychosomatischer Sicht oder Entwicklung von Sich-Gesund-Fühlen und Wohlbefinden (auch wenn dies derzeit »nur« auf der Symptomebene angehbare Probleme sind) wegweisende Forschungsrichtungen.

Kundige Leser werden Studien und Themen vermissen, die aus ihrer Sicht wichtig für die Ergebnisforschung sind. Das ist z. T. die Konsequenz unserer persönlichen Auswahl (und insofern Absicht), z. T.

Folge unseres begrenzten Wissens. Zu einem nicht unbeträchtlichen Teil ist die »Lückenhaftigkeit« darauf zurückzuführen, daß in vielen Teilgebieten nur sehr wenige Studien vorliegen, die zumindest minimalen wissenschaftlichen Standards genügen. Das gilt erwartungsgemäß mehr für relativ neue Gebiete. Es gibt jedoch durchaus einige traditionelle Bereiche psychosomatischer Medizin und psychotherapeutisch-klinischer Praxis, die auf eine systematische empirische Forschung (noch) nicht vorbereitet sind.

Die »unendliche Geschichte«, als die wir die Ergebnisforschung hier vorgestellt haben, ist weniger durch Ergebnisse als durch ihre Dynamik charakterisiert (und somit empfänglich für Moden). Ergebnisforschung ist eine Form kritischer Reflexion mit besonderen methodischen Mitteln. Ergebnisse sind lediglich Orientierungspunkte; aus ihnen schöpfen Ergebnisforscher immer wieder die Lust, die nötig ist, neue Felder zu explorieren und alte »Wahrheiten« in Frage zu stellen.

KAPITEL 38

»Institutionalisierung – Bedarf«

Karl Köhle

Vorbemerkung

Die Institutionalisierung der psychosomatischen Medizin hat ein **Doppelziel:**

1. Der biopsychosoziale Verständnisansatz soll zur Grundlage aller Krankenversorgung werden: In einer »**integrierten Medizin**« werden bei jedem Kranken die Wechselwirkungen zwischen Leiblichem, Seelischem und Sozialem von Anfang an in Diagnostik und Therapie berücksichtigt.

2. Das Angebot **spezialisierter psychotherapeutischer Leistungen** soll bedarfsgerecht ausgebaut werden; es ergänzt den integrierten Ansatz auf allen Ebenen des Versorgungssystems.

1 Empirische Befunde

Epidemiologie

26% der Großstadt- und 11% der Landbevölkerung leiden an behandlungsbedürftigen **psychogenen Störungen:** funktionellen Syndromen, Neurosen, Persönlichkeitsstörungen und Suchterkrankungen. Die psychogenen Beeinträchtigungen bleiben im Spontanverlauf über Jahre unverändert (Franz et al., 1994). 5,3% der Großstadtbevölkerung beginnen eine indizierte Psychotherapie, wenn ihnen ein Be-

handlungsplatz angeboten wird (s. a. Kap. 6, »Epidemiologie«; Meyer et al., 1991). Zu den ebenfalls häufigen **krankheitsreaktiven Störungen** liegen keine epidemiologischen Untersuchungen vor.

Primärversorgende Ärzte – psychosomatische Grundversorgung

Die rechtzeitige **Diagnose- und Indikationsstellung** hängt von der Kompetenz der primärversorgenden Ärzte ab. 21–33% ihrer Patienten (Allgemeinmediziner und Internisten) leiden an psychoneurotischen oder psychosomatischen Erkrankungen (Tab. 38-1; Meyer et al., 1991). Allgemeinmediziner und Internisten diagnostizieren jedoch nur bei 3–4% ihrer Patienten psychogene Störungen, während Zweitbeurteiler (Hochschuldozenten für Allgemeinmedizin) bei derselben Stichprobe auf eine neunfach höhere Häufigkeit (28%) kamen (EVaS-Studie, 1989).

Amerikanische Untersuchungen zeigen, daß 55–60% aller Patienten mit Angststörungen und Depressionen und ca. die Hälfte aller Patienten mit psychogenen Erkrankungen insgesamt nur vom Hausarzt und nicht von Spezialisten gesehen werden. (Katon et al., 1994; Gonzales, 1994a, b). Dabei wird nur die Hälfte der Depressionskranken vom primärversorgenden Arzt korrekt diagnostiziert (Badger et al., 1994).

Analoges gilt für Kranke mit funktionellen Syndromen: In Manchester untersuchten Forschungspsychiater neuer-

Tab. 38-1 Psychische und psychosomatische Störungen in Arztpraxen.

Arztpraxen	Häufigkeit (%)	Autoren
13 Allgemeinpraxen (Mannheim; n = 1026)	33,2	Zintl-Wiegand et al., 1980 (Punktprävalenz)
8 Allgemeinpraxen (Oberbayern)	32 (13,8–55,6)	Dilling und Wyerer, 1978
Allgemeinärzte (London; n = 14697)	12,4 (2,5–> 30)	Shepard et al., 1966 (Einjahresprävalenz)
15 Familienärzte (Manchester)	19 (funktionelle Störungen)	Goldberg und Bridges, 1988 (Punktprävalenz; neue Patienten)

krankte Patienten von 15 Familienärzten nach. 19% hatten funktionelle Syndrome. Die Hausärzte hatten diese Diagnose nur bei der Hälfte von ihnen gestellt (Goldberg und Bridges, 1988).

Über die kassenärztliche Leistung »psychosomatische Grundversorgung« soll in der BRD auch das **Therapieangebot** verbessert werden. Noch ist jedoch keine positive Entwicklung erkennbar.

Psychosomatische oder psychotherapeutische Leistungen kommen unter den 50 häufigsten Leistungen in der allgemeinärztlichen Praxis nicht vor (Flatten, 1992; EVaS-Studie, 1989). Auch bei denjenigen Ärzten – ca. 30% aller Niedergelassenen – die an der psychosomatischen Grundversorgung teilnehmen, sind solche Leistungen selten: Sie rechnen im Durchschnitt je Arbeitswoche 2 diagnostische und 4,1 therapeutische Maßnahmen ab. Diese gelten bei Berliner Allgemeinmedizinern und Internisten nur 2–3% (Diagnostik) bzw. 6–8% (Therapie) ihrer Patienten (Kielhorn, 1990, nach Meyer et al., 1991).

Fachpsychotherapeuten

Der **Versorgungsbedarf an »Richlinien-Psychotherapie«** (s.a. Kap. 5, »Fort- und Weiterbildung...«) ist in 23 von insgesamt 54 Bezirken der Kassenärztlichen Bundesvereinigung (alte Länder) insbesondere in ländlichen Bereichen, nicht gedeckt (im Saarland 5 Psychotherapeuten pro 100 000 Einwohner, in Berlin 30, in Frankfurt 50).

1990 gab es in den alten Bundesländern 6492 Erwachsenenpsychotherapeuten (3895 ärztliche Psychotherapeuten und Psychoanalytiker, 1237 psychologische Psychoanalytiker und 1360 psychologische Verhaltenstherapeuten), das sind 11,5 Psychotherapeuten auf 100 000 Einwohner.

Die Krankenkassen erkennen dieses Defizit an: Sie bezahlen in großem Umfang psychotherapeutische Leistungen, die von Psychologen erbracht werden, deren Ausbildung nicht den in den Richtlinien geforderten entspricht. Bei der Techniker-Krankenkasse übertrafen die Ausgaben diejenigen für die Richtlinien-Psychotherapie 1989 um 21% (Meyer et al., 1991).

Stationärer Bereich

Psychosomatische Grundversorgung: Bei 38,4 bis 41,8% aller Patienten ist eine »**psychosomatische Genese** der zur Einweisung führenden Erkrankung« nachweisbar (Stuhr und Haag, 1989: Eigene Untersuchung in 9 der 11 staatlichen Krankenhäuser Hamburgs und Metaanalyse von 11 Studien). Nimmt man organisch bedingte psychische Störungen hinzu, so ist der Bedarf noch größer (Tab. 38-2 und 38-3).

Tab. 38-2 Einfluß der persönlichen Vorgeschichte auf Beschwerden.

	Engelhardt, 1973 (120 Pat.)	Internistische Allgemeinstation, Ulm (100 Pat.)
Kein Einfluß	28%	18%
Teilweiser Einfluß	26%	31%
Großer Einfluß	44%	51%
Unklar	2%	

Tab. 38-3 Art der wichtigsten psychosomatischen Probleme bei 123 Patienten in einer internistischen Allgemeinstation (Ulm, 1974).

	Patienten in %
1. Psychosoziale Faktoren mit wesentlicher Bedeutung für die Pathogenese	30,1
2. Schwierigkeiten der Krankheitsverarbeitung	32,5
3. Gravierende Schwierigkeiten im Vergleich der Compliance	7,3
4. Durchgangssyndrome, Funktionspsychosen	7,3
– Keine psychosomatischen Probleme	14,6
– Nicht sicher einzuordnen	8,2

An internistischen Kliniken leiden Patienten zwischen 65–80 Jahren – unabhängig von der Einweisungsdiagnose – zu 30% an **psychischen Störungen,** die häufig chronifizieren (75%). Patienten dieser Gruppe haben eine erhöhte Mortalität (+ 43%) nach 6,6 Jahren und ein erhöhtes Risiko, nach dem Krankenhausaufenthalt ins Alten- oder Pflegeheim aufgenommen werden zu müssen (+ 154%) (Bickel et al., 1993).

Querido (1959) fand bei der Untersuchung von 1630 Kranken, daß 70,4% der Nicht-Genesenden unter ungünstigen psychosozialen Bedingungen litten, dagegen nur 29,6% derjenigen, die wieder gesund wurden.

Psychosomatische Patienten und solche mit affektiven Störungen weisen nach der stationären Behandlung eine höhere Mortalität auf (Hawton, 1981). Die Nichtberücksichtigung psychischer Störungen führt zu einer Persistenz somatischer Erkrankungen nach dem Klinikaufenthalt (Mayou et al., 1988); die Wiederaufnahmerate und nachfolgende Krankenhausverweildauer ist bei diesen Kranken signifikant erhöht (s. Haag und Stuhr, 1994).

Ärzte und Pflegepersonal sind z.Zt. nicht ausreichend in der Lage, diese Störungen zu erkennen und eine psychosomatische Basisversorgung anzubieten:

»Somatisch«-orientierte Stationsärzte diagnostizieren psychische Störungen nur bei der Hälfte ihrer Kranken korrekt (Maguire et al., 1974). Psychiatrisch bzw. psychosomatisch nicht weitergebildete Kollegen forderten bei rund 5% einer Notaufnahmeklientel ein Konsil an, während die mituntersuchende Forschungspsychosomatiker bei 24 von 100 internistischen und chirurgischen Patienten sowohl eine psychologische als auch eine organbezogene Intervention für nötig hielt; bei 20 Kranken lag überhaupt keine somatische Störung vor (Bolck, 1985).

Angesichts dieses alarmierenden Kompetenzmangels wurde die Vermittlung der für die »psychosomatische Grundversorgung« erforderlichen »eingehenden Kenntnisse und Fähigkeiten« wenigstens in die Rahmenrichtlinien für fast alle Facharztweiterbildungsgänge aufgenommen.

Die Arbeitsorganisation im Krankenhaus sieht den für diagnostische Gespräche erforderlichen Zeitaufwand nicht vor; häufig mangelt es auch an räumlichen Voraussetzungen. Modellhafte Ansätze machen das Defizit noch deutlicher: In einem internistisch-psychosomatischen Konzept führen Ärzte bei mindestens 53% ihrer Patienten auch »psychotherapeutische Interventionen« durch (Schmeling-Kludas et al., 1991).

Konsultations-Liaison-Dienste: Eine spezialisierte psychosomatisch-psychotherapeutische Versorgung am Allgemeinkrankenhaus ist außerhalb von Universitätskliniken noch kaum realisiert: Nur an 11 außeruniversitären Krankenhäusern gibt es in den alten Bundesländern eigenständige psychosomatische Abteilungen, die solche Dienste anbieten. Sie verfügen – zusammen mit den Universitätsabteilungen – über 1253 Betten, das sind 0,27% aller Betten in Akut-Krankenhäusern (Lachauer et al., 1992; Herzog und Hartmann, 1990; Meyer et al., 1991).

Die Leistungsfähigkeit konsiliarischer Dienste ist in hohem Maße von der psychosomatischen Grundkompetenz der Überweisenden, von ihrer Fähigkeit, entsprechende Störungen zu erkennen, abhängig. Kann neben Ärzten auch das Pflegepersonal überweisen, so steigt die Inanspruchnahme um das Dreifache; die Indikationsstellung wird differenzierter, auch »unauffällige« Patienten werden jetzt einbezogen (Sensky et al., 1985).

Arbeitet der Konsiliarius in die Station integriert (Liaisonkonzept), wird er bei 11% aller internistischen Patienten in Anspruch genommen, im Falle einer nur telefonischen Erreichbarkeit nur bei 4% (Schüffel, 1973). Ein Teil der Patienten ist nur bei frühzeitigem integrierten Vorgehen emotional erreichbar, so z. B. Kranke mit Herzinfarkt (s. a. Kap. 60, »Krankheitsverarbeitung und Psychotherapie nach Herzinfarkt...«) oder nach schwerer Traumatisierung durch Unfall (s. a. Kap. 74, »Chirurgie«).

Konsultations-Liaison-Dienste erfordern zusätzliche, jedoch vergleichsweise geringe Mittel. Wir untersuchten den erforderlichen Arbeitsaufwand an zwei internistischen Kliniken mit onkologischem Schwerpunkt im Verlauf von 3 Jahren. Die Mitarbeiter des Liaison-Dienstes wurden von den Patienten pro Liegetag durchschnittlich 15 Minuten in Anspruch genommen. Nimmt man teamseitige Kommunikation hinzu, so sind für je 54 Patienten (3 Stationen) 2 Psychologen und 1 Sozialarbeiter erforderlich; diese Stellen würden den Pflegesatz nur um 1,7% (DM 16,00 bei insgesamt DM 950,–) erhöhen (Thomas et al., 1994).

Fach- und Rehabilitationskliniken: Das Gesundheitssystem der BRD hat auf die Mängel der Strukturqualität in der Akutversorgung in weltweit einzigartiger Weise reagiert: In den alten Bundesländern sind 51 psychosomatisch-psychotherapeutische Fach- bzw. Rehabilitationskliniken mit insgesamt ca. 8000 Betten entstanden, die gewinnbringend arbeiten. Die Behandlung wird überwiegend von den Rentenversicherern, zum kleineren Teil von den Krankenkassen finanziert.

2 Folgen der mangelhaften Strukturqualität des Gesundheitssystems für die psychosomatisch-psychotherapeutische Versorgung

Das Forschungsgutachten im Auftrag der Bundesregierung spricht von »erheblicher Unterversorgung« und »gravierender Fehlversorgung« mit »Fehlallokation öffentlicher Mittel«. »Statt früh und ambulant«

komme es erst »spät und dann meist stationär zur Psychotherapie« (Meyer et al., 1991). In keinem anderen Bereich der Medizin dürfte der Abstand zwischen dem Möglichen und dem Realisierten derartig groß sein.

Lange Patientenkarrieren

Patienten psychotherapeutischer Fachkliniken werden im Durchschnitt erst 7 Jahre nach Krankheitsmanifestation aufgenommen (Übersicht: Meyer et al., 1991).

Potreck-Rose und Koch (1994) fordern allerdings zurecht, daß das Chronifizierungskonzept differenziert werden muß: Es gibt sehr unterschiedliche Verläufe; zudem muß berücksichtigt werden, daß manche Krankheiten, wie schwere Persönlichkeitsstörungen, primär chronisch sind.

Die Integration des psychosomatischen Verständnisansatzes vermag Leid zu verkürzen und Kosten zu mindern: In der Medizinischen Poliklinik werden Patienten so bereits im Durchschnitt 3,5 Jahre nach Krankheitsmanifestation erreicht (Haag und Stuhr, 1992). In einer universitären Schmerzambulanz erhöht sich beim integrativen Vorgehen der Anteil von zur Psychotherapie motivierbaren Patienten von 10–15% auf etwa 60% (Egle et al., 1993).

Fehlbehandlung

Während der Warte- bzw. Chronifizierungszeit werden zahlreiche Behandlungsversuche unternommen. So hatten 70% von 800 Patienten, die sich wegen Angstanfällen an ein psychologisches Institut wandten, bereits mindestens eine, meist jedoch schon mehrere Behandlungen hinter sich; nur 4% davon entsprachen dem heutigen Erkenntnisstand (Margraf und Schneider, 1990). Die Verordnung von Psychopharmaka führt oft zu Abhängigkeit. Nicht indizierte chirurgische Eingriffe enthalten ebenfalls Risiken. Fehlbehandlung und Chronifizierung münden in einen circulus vitiosus: Patienten mit einer Krankheitsdauer von mehr als 5 Jahren sind weniger bereit, sich psychologischen Problemen zu stellen bzw. eine Psychotherapie zu beginnen (Haag und Stuhr, 1994).

Lebensqualität

Patienten mit chronifizierten psychogenen Störungen sind erheblich in ihrer Lebensqualität beeinträchtigt; hierzu tragen neben den eigentlichen Beschwerden Probleme in der Ehe und den übrigen sozialen Beziehungen, finanzielle Abhängigkeit, Alkohol-, Drogen- und Medikamentenmißbrauch, sowie eine höhere Rate von Suizidversuchen bei (Markowitz et al., 1989). Die Arbeitsunfähigkeitszeiten dieser Kranken sind drastisch erhöht (Wittchen und von Zerssen, 1988).

Kosten

In der BRD sind die Kosten für **nichtbehandelte Patienten** mit Angststörungen, funktionellen Syndromen und Depressionen im Gesundheitssystem dreimal so hoch als für diejenigen Kranken, die sich in psychotherapeutischer oder psychiatrischer Behandlung befinden (Wittchen und von Zerssen, 1988).

In den USA verursachen Patienten mit funktionellen Syndromen 6mal (im Krankenhaus) bis 14mal (beim primärversorgenden Arzt) höhere Kosten als die übrige Bevölkerung, die Arbeitsunfähigkeit nicht mitgerechnet (Smith et al., 1986). Eine wesentliche Rolle spielen dabei nicht indizierte Krankenhausaufenthalte. Diese Kosten lassen sich durch eine unaufwendige konsiliarische Beratung der Hausärzte drastisch senken – bei gleichzeitiger Besserung der körperbezogenen Symptomatik (Smith et al., 1995).

Psychosoziale Faktoren sind im Krankenhaus noch nicht als kostenverursachend »entdeckt«. Patienten mit Komorbidität im psychischen Bereich haben eine längere Verweildauer als »rein somatisch Kranke«. Insgesamt werden 12–18% der Krankenhaustage in allgemeinen Krankenhäusern durch »nicht-medizinische«, psychosoziale Faktoren verursacht (Zimmer, 1974; Glas, 1978).

3 Forderungen zur Verbesserung des Versorgungssystems

In der Bundesrepublik Deutschland ist ein dreistufiges Versorgungssystem im Aufbau. Fort- und Weiterbildung werden auf dieses Konzept abgestimmt (s. Kap. 5, »Fort- und Weiterbildung...«). Ziele sind:
- »**psychosomatische Grundversorgung**« im hausärztlichen Bereich **und** im Krankenhaus zu realisieren; diese **Verbesserung** der **psychosozialen Kompetenz aller Ärzte** hat eine entscheidende Anhebung der Honorierung der entsprechenden Leistungen und eine Verbesserung der Arbeitssituation im Krankenhaus zur Voraussetzung;

  Solche Verbesserungen sind nicht ohne gleichzeitige Forschung zu erreichen. Während die biomedizinische Forschung boomt, wird kaum Geld für die Forschung in der Primärversorgung ausgegeben. Universitätseinrichtungen für Allgemeinmedizin, die mit Psychosomatikern und Psychiatern kooperieren könnten, sind seltene Ausnahmen.

- die **Zahl der Fachpsychotherapeuten,** insbesondere im ländlichen Berich zu **vermehren** (Fachärzte mit Zusatztitel Psychotherapie, Ärzte für psychotherapeutische Medizin, psychologische Fachpsychotherapeuten);
- **Abteilungen** für Psychosomatik und Psychotherapie **an Allgemeinkrankenhäusern einzurichten.** Sie sollten Konsultations-Liaison-Dienste für die

übrigen Abteilungen anbieten und über eine kleine Bettenstation verfügen. Der Bettenbedarf in der Akutversorgung wurde mit 50–70 pro 1 Mio Einwohner berechnet.

Das Land Sachsen hat im Gesetz (»Akutbetten in Allgemeinkrankenhäusern«) 0,5 Betten auf je 10 000 Einwohner festgeschrieben (Landesbettenplan, 1994).

Für eine solche Abteilung sind folgende Stellen erforderlich: Leitender Arzt, Oberarzt, Klinischer Psychologe; für die Station (ca. 20 Betten): 4 Ärzte bzw. Dipl.-Psychologen in Weiterbildung, 8 Pflegekräfte, 1 Sozialarbeiter, 1,5 Mitarbeiter für ergänzende Psychotherapieverfahren; im Konsultations-Liaison-Dienst: 1 Psychosomatiker pro 100 Betten des Klinikums (Janssen et al., 1993).

Im gesundheitspolitischen Programm der deutschen Ärzteschaft (»blaues Papier« der Bundesärztekammer: »gesundheits- und sozialpolitische Vorstellungen der deutschen Ärzteschaft« 1994) wird in Abschnitt 14.5 (»wohnortnahe Versorgung«) gefordert: »Die wohnortnahe psychotherapeutische und psychosomatische Versorgung ist durch die Schaffung von Abteilungen für Psychotherapeutische Medizin an größeren Akutkrankenhäusern zu realisieren und im Krankenhausplan festzuschreiben. Diese Abteilungen übernehmen auch den sogenannten Konsiliar-Liaison-Dienst für andere medizinische Kliniken im Krankenhaus.«

In der Bundespflegesatzverordnung von 1994 wird das Fach Psychosomatik/Psychotherapie als bettenführende Fachabteilung mit eigenen Abteilungspflegesätzen aufgeführt.

- Nach Verbesserung der Strukturqualität sollten **Effektivität und Effizienz** dieser Versorgungsansätze intensiv **evaluiert** werden.

Schlußbemerkung

Bei der Verbesserung des Versorgungssystems geht es nicht nur um den Ausgleich von Defiziten in quantitativer Hinsicht. Psychosomatische Medizin ist eine in allen Fächern der Humanmedizin erforderliche Beurteilungs- und Handlungsdimension (Meyer, 1992). Sie berücksichtigt nicht nur leicht bemerkbare psychische Störungen, deren Behandlung durch die Vermehrung psychotherapeutischer Spezialisten sichergestellt werden könnte. Zu ihrer Aufgabe gehört es auch, die oft selbst- und fremdverborgene bedrohliche psychische Dramatik und deren Zusammenhang mit körperlichen Störungen in die wissenschaftliche und klinische Betrachtung einzubeziehen. Gelingt dies, so erscheint auch der Körper »in einem anderen Licht« (V. v. Weizsäcker, 1946). Die Konsequenzen stellen wir in den folgenden Kapiteln dar.

KAPITEL 39

Psychosomatische Medizin in der Praxis des niedergelassenen Arztes

Wolfgang Wesiack

1 Einleitung

Da der Erstkontakt zwischen Patient und Arzt in der Regel in der Praxis eines niedergelassenen Arztes stattfindet, ist es zweckmäßig, auch dieses Geschehen unter dem Gesichtswinkel der Psychosomatischen Medizin zu betrachten, denn wir werden bei diesem Arzt der »ersten Linie«, wie R. N. Braun (1970) ihn treffenderweise nennt, manche Phänomene beobachten können, die sich später nach längerer Patientenkarriere mehr oder weniger stark zu verändern pflegen. Außerdem wird die überwiegende Mehrzahl der Patienten nach wie vor von niedergelassenen Ärzten und nicht von Klinikärzten behandelt, die ein immer schon vorausgelesenes Krankengut zu Gesicht bekommen.

Für den Leser mag es vielleicht verwirrend sein, daß hier etwas verallgemeinernd von der Praxis des niedergelassenen Arztes und nicht von der des Arztes für Allgemeinmedizin gesprochen wird. Das hat seinen Grund darin, daß sich heute meist, vom flachen Land abgesehen, die Zahl der niedergelassenen Allgemeinärzte und die der Fachärzte die Waage hält, ja vielerorts bereits die Fachärzte zahlenmäßig überwiegen, und daß heute viele niedergelassene Fachärzte, z.B. Internisten, Gynäkologen und Pädiater, die gleiche Tätigkeit ausüben wie die Ärzte für Allgemeinmedizin, mit der einzigen Ausnahme, daß ihr Patientenkreis durch ihr Fachgebiet etwas eingeengt ist. Bei den nachfolgenden Betrachtungen werden wir also in erster Linie an das Tätigkeitsfeld des Arztes für Allgemeinmedizin denken, dabei aber nicht aus den Augen verlieren, daß auch viele niedergelassene Fachärzte faktisch Allgemeinmedizin betreiben und somit auch die gleichen Probleme wie die Ärzte für Allgemeinmedizin haben. Inzwischen ist in der BRD eine Gebietsbezeichnung »Arzt für Allgemeinmedizin« geschaffen worden, zu deren Erlangung, analog zu anderen Gebietsbezeichnungen, eine mehrjährige Weiterbildung erforderlich ist. Zur Zeit werden psychosomatische Lehrinhalte erarbeitet, die in Zukunft obligatorisch in die Weiterbildung zum Arzt für Allgemeinmedizin eingebaut werden sollen. Hier sei besonders auf das Buch von Helmich et al., »Psychosoziale Kompetenz in der ärztlichen Primärversorgung« (1991) hingewiesen.

Nach R. N. Braun (vgl. Abb. 39-1) erlebt der »Durchschnittsmensch« täglich mehrmals flüchtige Symptome, die von ihm nicht als Krankheiten ge-

deutet werden (E). Im Laufe seines Lebens erlebt er etwa 600 »Gesundheitsstörungen« (D), von denen die meisten ohne ärztliche Hilfe ablaufen. Davon gelangen ungefähr 140 an die Ärzte (C). Etwa zwanzigmal im Leben kommt es zu spezialärztlichen Behandlungen innerhalb und außerhalb von Krankenhäusern (B). Schließlich führt dann eine Erkrankung den Tod herbei (A). Dieses Schema verdeutlicht meines Erachtens recht gut, welche große Bedeutung bei der Krankenversorgung dem Arzt in erster Linie zufällt.

Obwohl natürlich zwischen den Praxen der niedergelassenen Ärzte erhebliche Unterschiede bestehen, die wir nicht nur zwischen den Ärzten für Allgemeinmedizin und den verschiedenen Fachärzten,

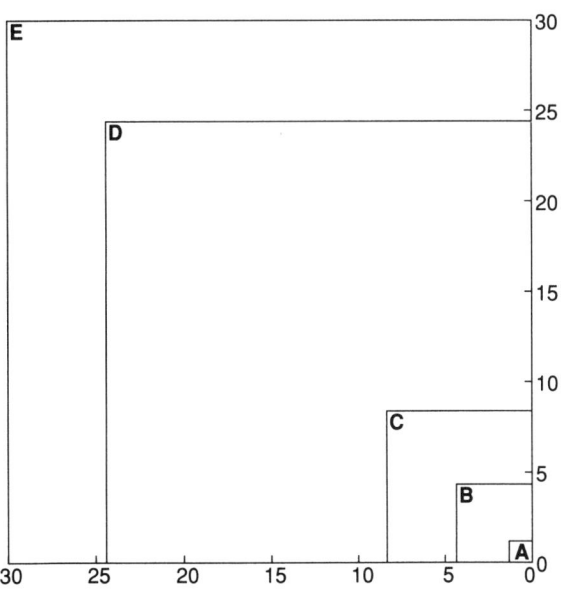

E Symptome, die von Patienten nicht als Erkrankungszeichen gewertet werden, und verschiedenartigste unentdeckte, aber an sich faßbare Gesundheitsstörungen
D Subjektiv als Krankheit empfundene Zustände, die ohne ärztliche Betreuung ablaufen
C Diagnostische Versorgung durch den praktischen Arzt
B und Spezialisten bzw. das Krankenhaus
A Erkrankung führt zum Tod

Abb. 39-1 *Schema über die Häufigkeit von Gesundheitsstörungen im Leben eines »Durchschnittsmenschen«, der 70 Lebensjahre erreicht (aus Braun, 1970).*

sondern auch zwischen den Praxen der gleichen Fachrichtung feststellen können, abhängig vom Kenntnisstand und den Motivationen des jeweiligen Praxisinhabers, aber auch vom Standort der Praxis und vom Krankengut (z. B. Großstadt-, Kleinstadt- oder Landpraxis usw.), sei es wegen vieler Gemeinsamkeiten doch erlaubt, die sich in mancherlei Beziehungen ähnelnden Probleme der niedergelassenen Ärzte im Kontrast zu jenen der Klinik zu behandeln.

Zehn Punkte scheinen mir in dieser Hinsicht von besonderer Bedeutung und erwähnenswert zu sein:

1. Der Erstkontakt zwischen Arzt und Patient findet in der Regel in der Praxis des Arztes in der allen zugänglichen Sprechstunde statt, ausnahmsweise auch außerhalb der Sprechstunde und in der Wohnung des Patienten.
2. Die Anzahl der zu untersuchenden und zu behandelnden Patienten kann von vornherein nicht oder nur unzulänglich begrenzt werden, wodurch Zeitdruck entsteht.
3. Die Patienten kommen ohne Auslese zum Arzt der ersten Linie, wodurch sich sein Tätigkeitsfeld sehr erweitert.
4. Er muß zunächst auf kompliziertere technische Hilfsmittel sowie auf kollegialen und fachärztlichen Rat verzichten und muß trotzdem weitreichende Entscheidungen fällen.
5. Dies zwingt ihn, das Wesentliche bzw. das Problem des Patienten zu erkennen und sich darauf zu konzentrieren.
6. Er steht dem Lebens- und Tätigkeitsbereich seiner Patienten in der Regel viel näher als der Kliniker und ist häufig von vornherein mit dem ganzen persönlichen Hintergrund der Patienten vertraut.
7. Bei einer großen Anzahl seiner Patienten kann er Langzeitbeobachtung und Langzeitbetreuung betreiben.
8. Dadurch entsteht eine sehr starke persönliche Beziehung und Bindung zwischen Arzt und Patient.
9. Diagnostik und Therapeutik stehen bei ihm in noch viel engerem Zusammenhang als beim Spezialisten und Kliniker. Der diagnostisch-therapeutische Zirkel (vgl. Kap. 1, »Wissenschaftstheorie: ein bio-psycho-soziales Modell«) bildet bei ihm noch eine Einheit.
10. Durch rechtzeitiges Eingreifen vermag er Chronifizierungen zu verhindern. Seine Bedeutung für die Prophylaxe, die Früherkennung und die Frühbehandlung von somatischen, psychosomatischen und neurotischen Erkrankungen ist groß und noch keineswegs voll ausgeschöpft.

Diese kurze Aufzählung der Tätigkeitsbereiche der Ärzte der ersten Linie gibt uns schon einen Einblick in das Aufgabenfeld des niedergelassenen Arztes. Er ist dem Kliniker gegenüber einerseits im Nachteil, andererseits aber auch im Vorteil. Die große Zahl der unausgelesen zu behandelnden Patienten, der da-

durch hervorgerufene Zeitdruck sowie das weitgehende Fehlen komplizierter technischer und spezieller personeller Hilfen ist sicher als Nachteil zu bezeichnen. Daß demgegenüber die Einheit von Diagnostik und Therapeutik, die Nähe der Lebensbereiche, die viel engere persönliche Beziehung, die Möglichkeit der Langzeitbeobachtung und -betreuung und die Möglichkeit, Prophylaxe, Früherkennung und Frühbehandlung zu betreiben, nicht als eindeutige Vorteile erkannt und genützt werden, liegt einerseits wohl an einer zu einseitig klinischen und vorwiegend somatisch orientierten Ausbildung auch der niedergelassenen Ärzte und andererseits an einem Krankenversicherungssystem, das diese Gesichtspunkte, zumindest soweit sie sich auf psychosoziale Aspekte beziehen, trotz einiger Verbesserungen nicht ausreichend berücksichtigt.

Die unter Punkt 5–10 angeführten Merkmale allgemeinärztlicher Tätigkeit lassen den niedergelassenen Arzt in besonderem Ausmaß als Psychosomatiker in Erscheinung treten und zwar als einen Psychosomatiker, der nur über sehr wenig Zeit verfügt und sich deshalb nach Möglichkeit auf das Wesentliche bzw. das Problem des Patienten beschränken muß. Ich betone einschränkend »nach Möglichkeit«, denn was das Wesentliche bzw. das Problem des Patienten ist, läßt sich meist nicht von vornherein und auf Anhieb feststellen.

Wir wollen nun diese zehn Punkte, in denen sich die Tätigkeit des Praktikers von der des Klinikers besonders unterscheidet, nachfolgend im einzelnen behandeln.

2 Der Erstkontakt zwischen Patient und Arzt (ad 1)

Für die Psychosomatische Medizin kann die Bedeutung des Erstkontaktes gar nicht hoch genug veranschlagt werden, weil, unserem Situationskreismodell entsprechend (vgl. Kap. 1 und 16, »Theorie des diagnostischen Prozesses«), erwartet werden muß, daß jede Änderung der Situation, also auch die erste Kontaktaufnahme zwischen Arzt und Patient, das Krankheitsgeschehen beeinflussen wird. Aus der Interaktion schlechthin, als integrierendem Bestandteil der »Situation«, gewinnt aber der Erstkontakt, die erste Interaktion zwischen Arzt und Patient deshalb eine so herausragende Bedeutung, weil sie den Patienten und sein Krankheitsgeschehen oft noch in einem relativ plastischen Stadium der Krankheitsentwicklung, gewissermaßen in statu nascendi der Krankheit antrifft, und weil hier erstmals der »signifikante andere« (vgl. Kap. 1) in die Beziehung zum Patienten eintritt. M. Balint (1957) spricht deshalb vom noch »unorganisierten« Krankheitsprozeß, der sich dann allmählich um ein Symptom herum organisiert.

So wird z. B. der Krankheitsverlauf einer jungen Frau, die bei Abwesenheit des Ehemannes plötzlich an nächtlichen Herzbeschwerden und Angstzuständen erkrankt, ein anderer sein, je nachdem, ob sie ihre Symptomatik mit Hilfe des erstberatenden Arztes um ihre Beziehung zum Ehemann oder aber um ein ebenfalls bestehendes akzidentelles Herzgeräusch »organisiert«. Im ersten Fall wird der Bearbeitung der Beziehungs- und Konfliktproblematik nichts im Wege stehen. Im zweiten Fall ist sie zunächst »herzkrank«. Bei einer gründlichen körperlichen Untersuchung der Patientin erhalten diese Untersuchungsmaßnahmen dann im ersten Fall die Bedeutung von »um nichts zu übersehen«, im zweiten Fall aber »um das Ausmaß des Herzfehlers« zu bestimmen. Das ist aber keineswegs dasselbe, sondern beinhaltet zwei für den Patienten und sein Schicksal oft entscheidend verschiedene Bedeutungen.

An diesen wie auch an ähnlichen Beispielen aus der ärztlichen Praxis, die an der »ersten ärztlichen Linie« sehr häufig sind, läßt sich die Verantwortung des erstbehandelnden Arztes gut erkennen, die dann entweder zu einer erfolgreichen Sofortbehandlung oder aber in eine den Patienten, die Gesellschaft und die Krankenkassen belastende Chronifizierung führen kann. Obwohl natürlich das Übersehen eines bedeutsamen Befundes und eines wichtigen diagnostischen Aspektes für den Patienten immer von Nachteil, manchmal sogar verhängnisvoll ist, besteht bei der gegenwärtigen Struktur der ärztlichen Versorgung meines Erachtens heute eine größere Gefahr, relevante psychosoziale als somatische Befunde zu übersehen: Während nichterkannte somatische Befunde, freilich für manche Patienten auch zu spät, an der zweiten oder dritten ärztlichen Linie, also beim Facharzt oder in der Klinik doch noch aufgefunden und behandelt werden können, pflegen vom Allgemeinarzt zunächst übersehene wichtige psychosoziale Befunde von der vorwiegend technisch ausgerichteten Klinik – abgesehen natürlich von jenen wenigen, die psychosomatische Abteilungen haben – nicht mehr nachträglich entdeckt, sondern durch eine Unzahl weiterer, inzwischen mit Hilfe der reichlich eingesetzten technischen Hilfsmittel entdeckter Nebenbefunde eher zusätzlich verdeckt zu werden. So gesehen ist der Erstkontakt zwischen Arzt und Patient eine oft nie mehr wiederkehrende Chance, das Krankheitsgeschehen des Patienten psychosomatisch richtig zu verstehen (s.a. Kap. 21, »Anamnese und körperliche Untersuchung«)!

3 Die Patienten der ärztlichen Praxis
(ad 2, 3)

Der niedergelassene Arzt, insbesondere der Arzt für Allgemeinmedizin, ist sowohl bezüglich der großen Zahl seiner Patienten als auch bezüglich des sehr breit gefächerten Krankengutes einem besonderen Druck ausgesetzt.

Um Aussagen über die quantitative Belastung des Allgemeinarztes machen zu können, hat Häußler (1967) unter Mitarbeit von 71 praktischen Ärzten die Abrechnungsunterlagen der Kassenärztlichen Vereinigung Nord-Württemberg im 2. Quartal 1966 über-

prüft und dabei festgestellt, daß der praktische Arzt durchschnittlich pro Arbeitstag 80–100 Patienten, und davon 20 Neuzugänge, zu betreuen hat. Wenn andererseits R. N. Braun (1970) an seiner sehr kleinen Praxis mit einem Durchgang von nur ca. 30 Patienten pro Arbeitstag errechnet hat, daß ihm für die »nackte« Diagnostik und Therapie, also die unmittelbare Interaktion zwischen Arzt und Patient, nur durchschnittlich 3 1/2 Minuten pro Patient zur Verfügung stehen, dann illustrieren diese Zahlen sehr wohl den enormen Zeitdruck, unter dem die Ärzte für Allgemeinmedizin arbeiten müssen. Zeit für längere Gespräche und Untersuchungen bei einzelnen Patienten kann der Allgemeinarzt nur dann gewinnen, wenn er einige der Patientenkontakte noch weiter einschränkt bzw. ärztlichen Hilfspersonen überläßt oder aber sich zur teilweisen Anwendung gruppentherapeutischer Verfahren entschließt.

Bezüglich der qualitativen Belastung, also des recht breit gefächerten Krankengutes der Allgemeinmedizin, können wir der oben zitierten Untersuchung von Häußler entnehmen, daß über 70% der Beratungsursachen der Ärzte für Allgemeinmedizin in das Gebiet der Inneren Medizin entfallen, während sich die anderen, weniger als 30%, auf alle anderen Fachdisziplinen verteilen. Der gleichen Untersuchung kann ferner entnommen werden, daß die oben erwähnten 71 Ärzte nur 9,3% ihrer Patienten an Fachärzte und nur 1,6% zur stationären Diagnose oder Therapie in ein Krankenhaus oder in eine Universitätsklinik eingewiesen, also über 90% ihrer Patienten selbst versorgt haben.

Brandlmeier (1974) stellt fest, daß in der Allgemeinpraxis 200–250 Krankheitsbilder gesehen werden, davon 20–30 Krankheitsbilder mit überragender Häufigkeit. Er bezieht sich u.a. auf eine Umfrage unter amerikanischen Werkärzten, die als Grund für die Arbeitsunfähigkeit bei den 11 häufigsten Syndromen die in Tabelle 39-1 aufgeführten Diagnosen stellten.

Eine Zusammenstellung des eigenen Krankengutes bei den 352 Kassenpatienten im II. Quartal 1967 ist in Tabelle 39-2 gegeben (s.a. Wesiack, 1985).

Aus diesen Tabellen ist die Bedeutung zu ersehen, die psychische und psychosomatische Erkrankun-

Tab. 39-1 Grund für Arbeitsunfähigkeit (nach Brandlmeier, 1974).

Infektionen der oberen Atemwege
psychologische Probleme
kleine Unfälle
»Rückenschmerzen«
Hieb-, Stich-, Platzwunden
Muskelzerrungen, Verstauchungen
Hautentzündungen
gastrointestinale Beschwerden
Augenverletzungen
persönliche oder Familienprobleme
Kopfschmerzen

Tab. 39-2 Eigene Untersuchungen über die Häufigkeit der Erkrankungen in einer internistischen Praxis.

funktionelle Syndrome	119 (34%)
chronische organische Erkrankungen	89 (25%)
chronische organische Erkrankungen mit erheblicher psychischer Beteiligung	51 (15%)
Psychoneurosen	37 (10%)
psychosomatische Erkrankungen im engeren Sinn	24 (7%)
akute organische Erkrankungen	18 (5%)
akute organische Erkrankungen mit erheblicher psychischer Beteiligung	8 (2%)
Psychoneurosen mit (unbedeutendem) vom Grundleiden unabhängigem Organbefund	3 (1%)
Psychosen	3 (1%)
	n 352 (= 100%)

gen im Krankengut des niedergelassenen Arztes haben. 1960 fand ich nach meiner Niederlassung unter den ersten 50 Patienten, die mich aufgesucht hatten und die ich deshalb ausgewählt habe, weil ihnen zu diesem Zeitpunkt mein besonderes Interesse für psychoneurotische und psychosomatische Erkrankungen noch nicht bekannt war, was dann später allerdings zu entsprechenden Selektionsprozessen geführt hat, folgendes:

- 1 »Bagatellfall«, d.h. ein Patient, bei dem ich weder einen behandlungsbedürftigen somatischen noch einen behandlungsbedürftigen psychischen Befund fand.
- 12 »somatische Erkrankungen«, d.h. Patienten mit behandlungsbedürftigen somatischen Befunden, aber ohne behandlungsbedürftige psychische Befunde.
- 7 »psychische Erkrankungen«, d.h. Patienten mit behandlungsbedürftigen psychischen Befunden, aber ohne behandlungsbedürftige somatische Befunde.
- 30 »psychosomatische Erkrankungen«, d.h. Patienten mit behandlungsbedürftigen somatischen und psychischen Befunden.

Teilt man dieses Krankengut weiterhin in leichte (die auch ohne ärztliche Behandlung abheilen würden), mittelschwere und schwere (die ohne ärztliche Hilfe unweigerlich zum Tode führen würden) Erkrankungen ein, dann findet man 5 somatische, 6 psychische und 20 psychosomatische Erkrankungen unter den mittelschweren und immerhin eine somatische und 6 psychosomatische Erkrankungen unter den schweren, unbehandelt in absehbarer Zeit zum Tode führenden Erkrankungen (Wesiack, 1985). Andere Untersucher kommen zu ähnlichen Ergebnissen. So konnte Keller (1975) an seinem allgemeinärztlichen Krankengut etwa 40% psychosomatisch Kranke finden, und Vogt und Blohmke (1974) konnten bei der Analyse des Krankengutes einer Allgemeinpraxis feststellen, daß 40–50% der Patienten den Arzt aus psychosozialen Motivationen aufgesucht haben.

Neuere Untersuchungen wie z.B. die von Dilling und Wyerer (1978), die acht Allgemeinpraxen in Oberbayern untersucht haben, fanden im Durchschnitt bei 32% der Patienten behandlungsbedürftige psychogene Störungen. Zintl-Wiegand et al. (1980) kamen bei der Untersuchung von dreizehn Allgemeinpraxen auf durchschnittlich 33,2%. Kürzlich hat Eisenberg (1992) in einem Übersichtsreferat darauf hingewiesen, daß in den USA in Allgemeinpraxen 11–36% der Patienten an Depressionen oder Angstzuständen leiden.

Diesen Untersuchungen können wir entnehmen, wie groß die Belastung des niedergelassenen Arztes einerseits durch psychosomatische und psychoneurotische Erkrankungen, andererseits aber auch durch schwerkranke Patienten ist.

4 Der Mangel an personellen und technischen Hilfsmitteln und die Notwendigkeit, sich auf das Wesentliche zu beschränken (ad 4, 5)

Obwohl ärztliche Praxen heute im allgemeinen recht gut apparativ ausgestattet sind, kann auch die besteingerichtete Praxis weder mit den personellen, noch gar mit den technischen Möglichkeiten einer Klinik konkurrieren. Dies hat sich in der Vergangenheit immer wieder gezeigt und wird sich wohl auch in Zukunft nicht, auch nicht durch Errichtung von Gruppen- und Gemeinschaftspraxen, wesentlich ändern lassen. Das Übergewicht der Klinik bei den technischen Möglichkeiten bleibt bestehen und zwingt die Praxis apparativ und personell auf den zweiten Platz. Eine Werthierarchie, die sich ausschließlich am technischen Potential mißt, wird deshalb die Praxis des Allgemeinarztes immer auf den letzten Platz verweisen. Die Frage ist nur, ob für alle Zeiten die technische Effizienz der Maßstab für ärztliche Leistungen bleiben wird, wie das in den letzten Jahrzehnten gewesen ist.

In dem einleitenden Kapitel haben wir uns bemüht, ein neues Konzept der Medizin zu entwerfen, das technischen Fortschritt weder geringschätzt noch ablehnt, ihm aber im Rahmen des Situationskreismodells einen neuen und nicht mehr den bisher überragenden Stellenwert einräumt. Gerade unter dem Aspekt des Situationskreises gewinnt die Arbeit an der ersten ärztlichen Linie neues Gewicht. Anläßlich der Besprechung des Erstkontaktes wurde diese neue Bedeutung schon herausgestellt. Jetzt soll am Beispiel zweier Krankengeschichten (aus Wesiack, 1975) gezeigt werden, wie leicht der Einsatz technischer Mittel nicht nur aufklärend sein, sondern umgekehrt von einer richtigen Diagnose wegführen kann.

1. Patientengeschichte: Ein Patient sucht vergeblich ärztliche Hilfe: Der 29jährige, blasse, leptosome Metzgermeister klagt über dauernde Magenschmerzen, die als Völlegefühl, drückend und bohrend geschildert werden und sich zu nächtlichen Koliken steigern. Dadurch sei sein Schlaf und in der Folge davon auch seine berufliche Leistungsfähigkeit schwer gestört. Durch Biertrinken könne er den Schmerz manchmal betäuben. Da er sich nichts mehr zu essen getraue, habe er stark abgenommen. Er habe bisher 18 bis 20 Ärzte erfolglos konsultiert, darunter drei Professoren, ferner mehrere Heilpraktiker, und habe bereits fünf Klinikaufenthalte und mehrere Heilkuren in Badeorten hinter sich. Die gestellten Diagnosen schwankten zwischen »Gastritis«, »nervösen Magenbeschwerden«, »Subazidität«, »Ulkusverdacht«, »Erkrankung der Bauchspeicheldrüse«, »Leber- und Gallenleiden«, »Porphyrieverdacht« und »vegetativer Dystonie«. Jeder Arzt stellte, aus der Sicht des Patienten, eine andere Diagnose und ordnete die verschiedensten Kuren an, die manchmal zunächst eine gewisse Besserung brachten, im Endeffekt aber alle gleichermaßen wirkungslos waren. Auf Anraten eines Professors habe er sogar sein gutgehendes eigenes Metzgergeschäft aufgegeben und sei wieder zurück ins Angestelltenverhältnis gegangen. Eine Besserung sei dadurch aber nicht eingetreten. Jetzt sei er völlig verzweifelt, habe kein Vertrauen mehr und betrachte sich als »verlorenen Mann«. Trotzdem aber sei er auf der Suche nach dem richtigen Medikament und nach Hilfe, falls sie überhaupt noch möglich sei.

Um die Psychodynamik dieses Patienten zu verstehen, will ich kurz die wichtigsten psychologischen Daten, gewonnen in zwölf psychotherapeutischen Sitzungen, berichten: Er stamme vom Lande, der Vater sei immer kränklich, aber sehr streng und jähzornig gewesen, so daß alle acht Kinder vor ihm Angst gehabt hätten. Die Mutter sei die Seele der Familie, unser Patient ihr Liebling gewesen. Die Lehrzeit wird als unmenschlich hart erlebt. Er habe sehr starkes Heimweh gehabt und wollte deshalb wiederholt heimlaufen, habe sich aber vor dem strengen Vater zu sehr gefürchtet. Als er nach vollendeter Lehrzeit an einem Wochenende nachts spät heimkam, sei es zu einer schweren Auseinandersetzung mit dem Vater gekommen. Daraufhin sei er zwei Jahre lang dem Elternhaus ganz ferngeblieben. Aber auch danach sei es bis zum Tode des Vaters zu keiner richtigen Aussöhnung mit diesem gekommen. Im Alter von 20 Jahren hatte er mit einer verwitweten Frau die ersten intimen Sexualbeziehungen, die er als große Schuld empfunden habe. Danach ging er als Geselle zu einem Metzger, der ihn in seine Familie aufnahm und ihn »wie einen Sohn« behandelte. In dieser Zeit starb sein Vater an einem Magenkarzinom. Mit seiner Chefin, die von ihrem Ehemann vernachlässigt wurde, kam es zu einem leidenschaftlichen Liebesverhältnis, und als es etwa zwei Monate nach dem Tode des Vaters zur ersten intimen Liebesbeziehung mit ihr kam, reagierte er nicht nur mit schweren Schuldgefühlen, sondern erstmals auch mit heftigen Magenschmerzen, die ihn von da an nicht mehr verließen. Dann begann der jahrelange Leidensweg mit vergeblicher Suche nach Hilfe. Inzwischen hatte der Patient geheiratet und mit seiner recht tüchtigen Frau mit gutem Erfolg ein eigenes Metzgergeschäft gegründet. Jetzt traten bei ihm Eifersuchtsängste auf. Er befürchtete, obwohl objektiv kein Anlaß dazu bestand, seine Frau werde ihn ebenso betrügen, wie seine frühere Chefin ihren Mann mit ihm betrogen hatte. Er erwartete das geradezu als eine Art gerechter Strafe für seine Verfehlungen. In dieser Situation verschlimmerten sich wiederum seine Magenbeschwerden. Da gründliche ambulante und klinische Untersuchungen keinen greifbaren somatischen Befund erbrachten, bekam er nun den ärztlichen Rat, seine Existenz aufzugeben und wieder ins Angestelltenverhältnis zu gehen, ein Rat, den er auch befolgte. Der erhoffte Erfolg blieb, wie zu erwarten, aus.

Der Patient wurde wiederholt gründlich klinisch untersucht. Er wurde geröntgt und gastroskopiert, er wurde laparoskopiert und leberpunktiert und zuletzt noch mit dem Rat bedient, seine eigene wirtschaftliche Existenz zu vernichten. Es klingt fast wie ein Märchen, aber er hat es mir glaubhaft versichert: Keiner der vielen Ärzte, die er konsultierte, hat sich wirklich für seine Biographie und für die psychodynamischen Zusammenhänge interessiert oder ihm auch nur geraten, einen Psychotherapeuten aufzusuchen. Und dabei ist die Psychodynamik in ihren Grundzügen in diesem Fall keineswegs besonders kompliziert oder verborgen. Sie drängt sich dem einigermaßen Erfahrenen geradezu auf. Hier agiert ein Patient noch mitten im Ödipusdrama, er wird von Angst und Schuld erdrückt. Die Magenbeschwerden sind nicht allzu schwer als konversionsneurotische Identifikation mit dem magenkrebskranken Vater zu verstehen.

---

2. Patientengeschichte: Ein Patient ist verbittert.

Vor zwei Jahren erlitt ein damals 33jähriger Mann in einer Drahtzieherei einen Arbeitsunfall mit linksseitigem Rippenbruch. Der Unfall ist passiert, weil er versucht hat, sich gegen einen stark schwingenden Drahtzug zu stemmen, der die ganze elektrische Schaltanlage dieses Arbeitsraumes zu zertrümmern drohte. Nach glatter Abheilung der Rippenfraktur wurde der Patient aber nicht beschwerdefrei, sondern bekam unbestimmte Oberbauchbeschwerden, die er selbst als »Wundsein« beschrieb und die er übrigens seit seinem 16. Lebensjahr immer wieder hatte. Da der Patient immer stärker über Beschwerden klagte und gleichzeitig an Gewicht abzunehmen begann, wurde er von seinem Hausarzt wegen Verdacht auf eine Magenerkrankung einem Internisten überwiesen. Dieser äußerte den Verdacht auf eine Pankreaserkrankung und veranlaßte die Einweisung des Patienten in eine namhafte gastroenterologische Klinik. Dort wurden bei einer Laparoskopie »breitflächige Verwachsungen zwischen Colon ascendens und Peritoneum parietale« festgestellt. Da man in diesem Befund die »Ursache« der Beschwerden des Patienten erblickte, wurde dieser sogar in eine Schweizer Universitätsklinik zur operativen Behandlung überwiesen. Der Versuch einer Adhäsiolyse war jedoch nicht erfolgreich, weil »die Verwachsungen offenbar zu weit dorsal lagen«. Das Befinden des Patienten hatte sich – inzwischen waren eineinhalb Jahre seit dem auslösenden Unfall vergangen – durch die vielen diagnostischen und therapeutischen Eingriffe laufend verschlechtert. Durch Appetitmangel hatte er inzwischen fast 20 kg abgenommen und war nur bei ständiger Einnahme von Schmerzmittel einigermaßen beschwerdefrei. Um den sehr ordentlichen und fleißigen, inzwischen aber völlig verzweifelten Mann vor der drohenden Frühinvalidierung zu bewahren und um nicht doch »irgend etwas übersehen« zu haben, veranlaßte der gewissenhafte und besorgte Hausarzt noch eine Durchuntersuchung des Patienten in der Klinik für Diagnostik in Wiesbaden. Dort wurde der Patient erstmals auch einem Psychosomatiker vorgestellt und neben einigen wohl mehr oder weniger bedeutungslosen Befunden der Verdacht auf eine »Konversionsneurose« geäußert.

Als ich den Patienten daraufhin erstmals sah, machte er zunächst einen sehr gedrückten und verschlossenen, ja fast versteinerten Eindruck, wobei an seiner Sprechweise eine eigenartig scharfe Artikulation und Betonung der Zischlaute auffiel. Wie gut gezielte Geschosse schleuderte er mir abgehackt einzelne Worte und Satzteile entgegen. Aus der Lebensgeschichte des Patienten war zu erfahren, daß er aus einer zerrütteten Ehe stammt, als Kind zwischen den geschieden Eltern, der Stiefmutter und den Großeltern hin und her geschoben wurde und sich ein Leben lang zurückgesetzt und zu kurz gekommen gefühlt hat. Nur seinen Lehrherrn hatte er in einigermaßen freundlicher Erinnerung behalten.

Zu seinem Betrieb hatte er ein recht ambivalentes Verhältnis. Da er sich dort durch Fleiß und Pünktlichkeit ein gewisses Ansehen erworben hatte, betrachtete er seinen Betrieb inmitten einer feindlichen und bedrohlichen Welt als relativ sicheren Festpunkt. Deshalb hat er versucht, ihn unter Einsatz aller seiner Kräfte und mit der Folge eines Rippenbruchs vor empfindlichem Schaden zu bewahren (was ihm übrigens gelungen war). Andererseits blieb er stets mißtrauisch und sah sein Mißtrauen durch den Unfall und alles, was er seither erfahren hatte, bestätigt. Jetzt fühlt er sich offenbar zwischen dem Betrieb und den verschiedenen Ärzten und Kliniken unverstanden und ungeliebt hin und her geschoben, wie seinerzeit in der Kindheit zwischen den Eltern und Großeltern.

Diese beiden Krankengeschichten, so verschieden sie im einzelnen auch sein mögen, zeigen eines sehr deutlich: Durch die Reduktion der diagnostischen und therapeutischen Bemühungen ausschließlich auf den organischen physikalisch-chemischen Aspekt des Menschen werden wichtige pathogenetische Faktoren übersehen und dadurch wird die nie wiederkehrende Chance verpaßt, eine sich anbahnende neurotische Entwicklung im Entstehen therapeutisch aufzufangen. Aufgrund von Erfahrungen mit sehr vielen ähnlichen Krankheitszuständen und der in der Literatur niedergelegten Berichte anderer Autoren möchte ich die Behauptung aufstellen, daß man bei sehr vielen Patienten im Entstehen begriffene neurotische Entwicklungen relativ leicht, d.h. durch wenige die Psychodynamik aufgreifende ärztliche Gespräche auflösen kann, die man später nach Chronifizierung überhaupt nicht mehr oder nur noch durch einen unverhältnismäßig großen therapeutischen Aufwand (z.B. Psychoanalyse) beeinflussen kann.

Hier zeigt sich bei beiden Patienten, daß die wesentlichen Momente der pathogenetischen Kette im psychosozialen Bereich zu suchen waren und daß immer wieder durchgeführte rein somatische Untersuchungen nicht zu einer diagnostischen Klärung, sondern von dieser immer weiter weggeführt haben. Die richtige diagnostische Erfassung des »Wesentlichen« ist natürlich unter dem enormen Zeitdruck der Praxis alles andere als einfach.

Hier muß darauf hingewiesen werden, daß sich das Zeitproblem für den Arzt für Allgemeinmedizin anders stellt als für den Kliniker oder Psychotherapeuten. Für die aktuelle Interaktion steht dem Arzt für Allgemeinmedizin meist nur sehr wenig Zeit zur Verfügung. Dieser Zeitmangel wird jedoch ausgeglichen durch die vielen Kontakte, die der Arzt in der Regel in der Vergangenheit bereits mit dem Patienten

und oft auch mit seinen Angehörigen gehabt hat und die zu einer vertieften Kenntnis der gesamten psychosozialen Situation des Patienten geführt haben, wenn der Arzt darauf achtet und gelernt hat, diese Informationen im Sinne eines biopsychosozialen Modells neu zu ordnen und zu verwerten.

Im Allgemeinärztlichen Institut der Universität Nijmegen hat unter Leitung von F. J. A. Huggen eine interdisziplinäre Arbeitsgruppe von Verhaltenswissenschaftlern, Ärzten, Psychologen und Soziologen systematisch die Interaktionsprozesse zwischen Ärzten, Patienten und ihren Familien erforscht, um u.a. auch unnötigen Chronifizierungen, die heute noch an der Tagesordnung sind, vorzubeugen (s.a. Grol, 1985).

5 Die größere Nähe von Arzt und Patient in der Allgemeinpraxis und die Langzeitbetreuung (ad 6–8)

Die größere Nähe von Arzt und Patient ist in der Allgemeinpraxis vor allem zwei Umständen zu verdanken. Die Wohn- und Arbeitsbereiche des Arztes und seiner Patienten berühren sich häufig, sind zumindest nicht weit voneinander entfernt, manchmal überschneiden sie sich. Ein anderer Grund für die Nähe ist darin zu sehen, daß immer wieder derselbe Arzt den Patienten über Jahre und Jahrzehnte hinweg auch mit unterschiedlichen Erkrankungen und in verschiedenen Notlagen behandelt. Dies schafft ein Vertrauensverhältnis besonderer Art, wie es zu den Klinikärzten nur selten bestehen wird. Wenn der Patient nämlich nach einiger Zeit wieder in die Klinik eingewiesen werden sollte, sieht er sich nicht selten anderen Ärzten und auch einem anderen Pflegepersonal gegenüber. Die Stabilität der Bezugspersonen ist in der Klinik nicht so gewährleistet wie in der Praxis.

Ist der niedergelassene Arzt, was nicht selten der Fall sein wird, auch der Hausarzt der Familie, oder hat er als Facharzt schon mehrere Mitglieder derselben Familie kennengelernt und behandelt, dann kann ihm diese Kenntnis des familiären Milieus und des sozialen Hintergrundes bei der diagnostischen Wertung der Symptome seines Patienten sehr helfen. So wird er z.B. die neurotischen Reaktionen eines Patienten anders und wahrscheinlich zutreffender beurteilen können, wenn er den Ehepartner und die Eltern des Patienten und ihre Verhaltensweisen ebenfalls gut kennt.

Der Patient wird daher im allgemeinen dem Klinikarzt mehr technisch-apparative und wissenschaftliche Kompetenz zugestehen, vom niedergelassenen Arzt aber, infolge seiner größeren Detailkenntnisse des psychosozialen Milieus, mehr psychosomatisches Wirken erwarten. Dies schließt natürlich nicht aus, daß er oft beiden Arztgruppen gegenüber stark magisch überhöhte und durch Vorurteile aus den verschiedensten publizistischen Quellen verzerrte Vorerwartungen hegt, die von vornherein die Interaktion zwischen Patient und Arzt beeinflussen.

Es wurde bereits erwähnt, daß der Arzt für Allgemeinmedizin bzw. der in freier Praxis tätige Arzt derjenige ist, der im allgemeinen auch die Langzeitbetreuung der Patienten übernimmt. Er ist demnach derjenige, der am ehesten dazu berufen wäre, über Langzeitverläufe, über die wir bisher noch so wenig wissenschaftlich Verbindliches wissen, zu berichten. Daß dies bisher nicht oder nur sehr vereinzelt geschehen ist, beruht darauf, daß sich in der Vergangenheit niedergelassene Ärzte kaum wissenschaftlich betätigt haben. Da der Kliniker nur die einzelnen Krankheitsepisoden, also gewissermaßen nur Querschnitte des gesamten Krankheitsgeschehens, sieht, entgehen so die Gesamtverläufe, also die Längsschnitte, weitgehend der wissenschaftlichen Bearbeitung. Dies trifft ganz besonders dann zu, wenn verschiedene Syndrome wechselweise auftreten, die aus der Querschnittsicht der Klinik einzelnen, voneinander unabhängigen »Krankheiten« anzugehören scheinen, im Grunde genommen aber wahrscheinlich doch die verschiedenen Auswirkungen eines tiefergelegenen Krankheitsprozesses sind. Eine typische Krankengeschichte aus der Praxis soll das verdeutlichen.

> Der bei Beobachtungsbeginn 44jährige Patient klagte damals über depressive Verstimmungen und Oberbauchbeschwerden, die in wechselnder Stärke seit über 10 Jahren bestünden. Ärztlicherseits seien mehrmals Zwölffingerdarmgeschwüre festgestellt worden. Die internistische Untersuchung ergibt einen narbig deformierten Bulbus duodeni mit einem frischen Ulkusschub. In psychischer Hinsicht ist eine depressive Grundstimmung nicht zu übersehen. Der Patient ist in kinderloser Ehe mit einer zwei Jahre älteren Frau verheiratet, mußte kürzlich wegen Unrentabilität seinen bisherigen Betrieb liquidieren und ist nun im Begriff, sich mit seiner Frau eine neue Existenz aufzubauen.
>
> In den nächsten 1½ Jahren erfolgen noch mehrere Ulkusschübe, die mit den üblichen internistischen Behandlung zunächst jeweils relativ rasch abklingen, bis dann ein therapieresistenter, von pankreatischen Erscheinungen begleiteter Krankheitsschub zunächst zur konservativen stationären Behandlung, und da diese keine Besserung bringt, zur Resektion eines ins Pankreas penetrierenden chronischen Ulcus duodeni führt.
>
> In den folgenden sechs Jahren erscheint der Patient nicht mehr zur Behandlung, sondern nur noch vereinzelt zu kurzen Nachuntersuchungen, insbesondere dann, wenn er irgendwelche Bescheinigungen, etwa fürs Finanzamt oder aber fürs Gericht wegen Verwicklungen in Verkehrsunfälle, benötigt. Bei diesen relativ kurzen und seltenen Kontakten mit dem Patienten fällt auf, daß er zu trinken begonnen hat und Anzeichen einer alkoholischen Leberschädigung aufweist. Zu einer geregelten Behandlung ist er jedoch nicht zu gewinnen. Eines Tages erscheint die verzweifelte Ehefrau und berichtet, daß der Patient Alkoholiker geworden sei, wegen eines erneuten Verkehrsunfalles zum dritten Mal den Führerschein entzogen bekommen habe, gelegentlich deliriumartige Zustände bekomme und das inzwischen wiederaufgebaute und florierende Geschäft gefährde.

Solche und ähnliche Krankheitsgeschichten, die für das Krankengut der Praxis durchaus typisch sind,

werfen eine Reihe wissenschaftlich bisher nur wenig bearbeiteter Fragen auf. Die wichtigste scheint mit im vorliegenden Fall folgende zu sein: In welchem engeren Zusammenhang stehen die einzelnen Erkrankungen des Patienten? Sind nicht hier die depressiven Verstimmungen, das Ulcus-duodeni-Leiden, der Alkoholabusus und die Familienprobleme Ausdruck ein und derselben Grunderkrankung? Im Kapitel 1 haben wir von allgemeinem Kranksein gesprochen, das auch allen spezifischen Erkrankungen zugrunde liegt, und vom symbiotischen Funktionskreis, dessen Störungen für spätere Erkrankungen von großer Bedeutung sind. Balint nannte diese Grunderkrankung treffenderweise »Grundstörung«. Sie sollte behandelt werden, um wirklich kausale Therapie zu betreiben.

6 Die Besonderheit des diagnostisch-therapeutischen Interaktionsprozesses in der ärztlichen Praxis (ad 9)

Auf die grundsätzliche Verklammerung aller diagnostischen und therapeutischen Interaktionen im »diagnostisch-therapeutischen Zirkel« wurde schon im Kapitel 1 hingewiesen. Diese Verklammerung wird in der Allgemeinmedizin besonders deutlich, wo diagnostische und therapeutische Maßnahmen zeitlich, personell und räumlich viel stärker miteinander verbunden sind als in der Klinik. Eine Trennung von Diagnostik und Therapeutik, wie sie in der Klinik meist vorgenommen wird, ist in der Praxis schon aus zeitlichen Gründen nur in Ausnahmefällen möglich.

Die Interaktionsproblematik zwischen Arzt und Patient, die wir sehr eingehend an Hand des Fallbeispiels im Kapitel 1 diskutiert haben, kommt besonders in der Allgemeinmedizin zum Tragen, weil sich hier, im Gegensatz zur Klinik, die Beziehungen nicht auf viele Personen verteilen, sondern auf den behandelnden Arzt konzentrieren.

Zusammenfassend läßt sich feststellen: In der Klinik müssen die diagnostische Abklärung und die therapeutischen Maßnahmen meistens voneinander getrennt und auf kurze Zeiträume zusammengedrängt werden. Sie haben deshalb zwangsläufig einen begrenzten Charakter. In der Praxis begleiten diese Interventionen im allgemeinen den Patienten über die ganze Zeit seines Kontaktes hinweg, den der Patient mit seinem Arzt hat. Sie haben daher einen mehr begleitenden, stützenden und betreuenden Charakter.

7 Die Bedeutung des niedergelassenen Arztes für die Prophylaxe, Früherkennung und Frühbehandlung psychosomatischer Erkrankungen* (ad 10)

Es besteht heute weitgehend Einigkeit darüber, daß zwar die Bereitschaft, mit psychoneurotischen oder

---

* Vgl. Wesiack, 1977.

psychosomatischen Erkrankungen zu reagieren, schon in den ersten Lebensmonaten und -jahren erworben wird, daß aber die Auslösung und die Aufrechterhaltung des Krankheitsgeschehens von bestimmten, das jeweilige Individuum besonders belastenden Situationen abhängen. Daraus können wir mehrere Ebenen der Prophylaxe ableiten:
– die Primärprophylaxe, die sich darum bemüht, daß Krankheitsbereitschaften gar nicht entstehen,
– die Sekundärprophylaxe, die das Ausbrechen der manifesten Erkrankung zu verhindern sucht, und
– die Tertiärprophylaxe, die sich darum bemüht, daß es nicht zu Chronifizierungen und Rezidiven kommt.

In der Primärprophylaxe kann der Arzt der ersten Linie vor allem indirekt wirksam werden, indem er die Eltern in bezug auf richtiges Verhalten bei der Kinderversorgung, Pflege und Erziehung berät und den jungen Müttern hilft, die Schwierigkeiten und Gefährdungen des symbiotischen Funktionskreises ohne nachhaltige Schädigung des Kindes zu meistern.

Viel weitgehender sind seine Möglichkeiten im Bereich der sekundären und tertiären Prophylaxe. Die Patienten, die den Arzt der ersten Linie aufsuchen, können nämlich in drei große Gruppen eingeteilt werden. Es sind dies erstens Patienten, die an einer akuten Störung ihres Befindens und ihrer Leistungsfähigkeit leiden, die sie gerne abgeklärt und nach Möglichkeit beseitigt haben möchten. Eine zweite große Gruppe von Patienten kommt zur Behandlung wegen chronischen Leiden. Drittens wird der Arzt der ersten Linie von Menschen aufgesucht, die sich selbst nicht eigentlich krank fühlen, die aber aus Gründen der Vorbeugung und Gesundheitsberatung den Arzt aufsuchen. Der Arzt hat nun, oder genauer gesagt, hätte nun, gegenüber jeder dieser drei Gruppen besondere Aufgaben und Verantwortungen bezüglich der Früherkennung und Prophylaxe.

Am umfangreichsten und auch am folgenschwersten sind seine Aufgaben und Verantwortungen gegenüber der ersten Gruppe von Patienten, also gegenüber jenen, die ihn aus aktuellem Anlaß infolge irgendwelcher Befindensstörungen und Leistungsminderungen aufsuchen. Hier muß der Arzt mit dem Patienten gemeinsam zunächst sorgfältig die symptomauslösende oder die symptomauslösenden Situationen erarbeiten und sich im Erstinterview ein Bild von der Persönlichkeit des Patienten und seinen psychosozialen Beziehungen machen, ehe er ihn gründlich körperlich untersucht. Nur wenn dieser erste Interaktionsabschnitt zwischen Arzt und Patient – und das kann gar nicht stark genug betont werden – glückt, besteht die Chance, zu einer umfassenden Diagnose zu kommen, die uns dann Handlungsanweisungen für die Therapie gibt.

Mißglückt jedoch dieser erste Interaktionsschritt zwischen Arzt und Patient oder wird er gar – und dies dürfte heute die Regel sein – einfach übersprungen, weil der Arzt sich meist seiner Bedeutung nicht bewußt ist und in der Kassenpraxis auch keine Zeit dazu hat, dann sind eigentlich die Weichen für eine

Fehlbehandlung und Chronifizierung des Krankheitsgeschehens schon gestellt.

Aber nicht nur bei den psychosomatischen Erkrankungen, sondern auch bei den reinen Neurosen, die ja gut ein Drittel, wenn nicht mehr unseres Gesamtkrankengutes ausmachen, wirkt sich diese eben beschriebene Informations- und Erlebnislücke, die wir bei den Ärzten und bei den Patienten gleichermaßen wiederfinden, verheerend aus. Die Patienten mit Neurosen und neurotischen Reaktionen haben ja sehr häufig organbezogene Beschwerden – man denke z.B. an die physiologischen Begleiterscheinungen der Angst wie Herzklopfen, Zittern, Schweißausbrüche usw. – und suchen deshalb zunächst einen Arzt für Allgemeinmedizin oder einen Internisten und nicht den Psychotherapeuten oder Nervenarzt auf. Hier werden sie nun – meist ohne klärendes Erstinterview – einer subtilen und aufwendigen klinischen Diagnostik unterworfen, wodurch das Krankheitsgeschehen nur zu oft nicht geklärt, sondern weiter verdunkelt, auf jeden Fall aber chronifiziert wird. Chronifiziert deshalb, weil das bei allen Menschen vorhandene neurotische Potential und die damit verbundenen Abwehrprozesse nun von ärztlich autoritativer Seite her verstärkt werden. So können sich immer wieder von neuem durchgeführte Organuntersuchungen und Behandlungen geradezu »psychotoxisch« und chronifizierend auswirken.

Wenn wir nun bedenken, daß psychische und psychosoziale Faktoren bei so gut wie jedem Kranken eine Rolle spielen, bei sehr vielen aber entscheidend für den ganzen Krankheitsverlauf sind, ist es dann noch verwunderlich, wenn unser einseitig auf die Organmedizin ausgerichtetes ärztliches Versorgungssystem trotz ungeheurer Aufwendungen immer unproduktiver wird?

Auch bei der Versorgung chronisch Kranker wird dieses Problem wieder deutlich. Oft lassen sich hier Rezidive und bedrohliche Verschlimmerungen vermeiden, wenn der Arzt die Psychodynamik des Krankheitsgeschehens begreift und seinem Patienten etwas von diesem Verständnis vermitteln kann. Die Behandlung von Koronarkranken und Herzinfarktgefährdeten ist ein anschauliches Beispiel dafür. Wenn es nämlich nicht gelingt, den zwanghaft an Leistung gebundenen Lebensstil dieser Patienten zu ändern, dann läßt der nächste Infarktschub, der schon das Ende bringen kann, meist nicht mehr lange auf sich warten. Ähnliches gilt für andere Erkrankungen. Die psychosomatische Forschung ist in zunehmendem Maße in der Lage, Risikopersönlichkeiten und Risikosituationen, wie z.B. die große pathologische Bedeutung des Verlustes wichtiger Beziehungspersonen, die dann in einem stark erhöhten Maße zu Erkrankungen führt, zu definieren. Durch rechtzeitige, gewissermaßen prophylaktische Behandlung dieser Risikogruppen müßte es möglich sein, die Erkrankungsraten wesentlich zu senken.

Wie sieht es aber bei der letzten großen Gruppe von Patienten aus, die den Arzt zum Zwecke der Vorsorge aufsuchen? Die bisher üblichen offiziellen Vorsorgeprogramme sind dürftig und im höchsten Maße unbefriedigend. Die meisten Ärzte sind deshalb, wie übrigens auch schon in der Vergangenheit, bereit, ihre Patienten unabhängig von und außerhalb der offiziellen Vorsorgeprogramme gründlich zu untersuchen. Infolge ihrer bisher ganz einseitig naturwissenschaftlich ausgerichteten Ausbildung beschränkt sich dies aber meist ausschließlich auf den organischen Bereich und berücksichtigt die psychodynamischen Determinanten und die daraus folgenden Risikofaktoren bisher viel zu wenig. Es genügt nicht, den Patienten nur über die Höhe seines Blutdrucks, die Beschaffenheit seines EKG's, seiner Röntgenbefunde, seiner Blutfettwerte, seines Rektal- oder Vaginalbefundes usw. zu unterrichten. Es ist darüber hinaus nötig, ihn auf die Gefährdungen hinzuweisen, die sich aus seinem Lebensstil, seiner Psychodynamik und aus der Art seiner Objektbeziehungen ergeben. Nur so ist es möglich, auch vom psychosomatischen Standpunkt aus sinnvolle Prophylaxe zu betreiben.

Fassen wir unsere Überlegungen abschließend zusammen, dann können wir feststellen, daß es gegenwärtig nicht nur eine die psychodynamischen Determinanten berücksichtigende Vorsorgemedizin noch gar nicht gibt, sondern daß der Ausbildungsstand und die Arbeitsbedingungen der deutschen Ärzte im allgemeinen so beschaffen sind, daß psychoneurotische und psychosomatische Erkrankungen meist nicht erkannt und durch ärztliche Maßnahmen nur noch weiter chronifiziert werden. Diese Feststellung ist unerfreulich, ja deprimierend. Sie muß aber klar ausgesprochen werden, weil andererseits hier große Möglichkeiten einer sinnvollen Vorsorge bestehen – einer Vorsorge, die nicht nur den Patienten viel Leid und Not, sondern der Gesellschaft sehr viel Kosten ersparen würde.

Diese Form der Vorsorge setzt aber eine Neubesinnung und eine Neuorientierung der Medizin voraus. Sie ist nur dann realisierbar, wenn sich einerseits das Wissen, das Können und die Motivation zumindest eines großen Teils der Ärzteschaft im Sinne einer Psychologisierung der ärztlichen Tätigkeit ändern, und wenn andererseits die Gesellschaft und die Politiker bereit sind, dem diagnostisch-therapeutischen ärztlichen Gespräch die gleiche Bedeutung beizumessen wie subtilen und aufwendigen klinischen Untersuchungen. Diesbezüglich können wir sehr viel von den holländischen Ärzten lernen (s.a. Grol, 1985).

8 Schlußbetrachtungen

Schwierigkeiten und Widerstände, die einer Anwendung psychosomatischer Gesichtspunkte in der ärztlichen Praxis entgegenstehen.
Nachdem in den vorhergehenden Abschnitten zu zeigen versucht wurde, daß der niedergelassene Arzt in ganz besonderer Weise dazu berufen ist, Psychosomatische Medizin zu betreiben, soll abschließend auf einige Schwierigkeiten und Widerstände eingegangen werden, die diesen Bestrebungen entgegenstehen.

Seinem ganzen Ausbildungsgang entsprechend ist der heute niedergelassene Arzt im allgemeinen im eigenen Selbstverständnis in erster Linie ein »Organiker« und »Mikrokliniker«, der, wenn auch natürlich vergeblich, mit den Leistungen der Klinik zu wetteifern sucht. Dies ist eines der wesentlichsten Hindernisse einer Anwendung psychosomatischer Gesichtspunkte in der ärztlichen Praxis. Hinzu kommt, daß die wenigen bisher in der Praxis tätigen Psychosomatiker recht isoliert sind, weil sie weder bei den vorwiegend somatisch orientierten Allgemeinärzten, noch bei den Klinikern, aber auch nicht bei den Psychotherapeuten, zu denen sie ja wiederum nicht zählen, einen ausreichenden Rückhalt finden.

Bei den Patienten schwankt die Einstellung zur Psychosomatischen Medizin gegenwärtig zwischen der Ablehnung einer nicht rein organischen Therapie einerseits (»Herr Doktor, ich hab's im Magen und nicht im Kopf!«) und magisch überhöhten Riesenerwartungen auf der anderen Seite. Die Widerstände gegen vor allem unbewußte persönliche Probleme sind ja aus der psychotherapeutischen Literatur so bekannt, daß sie hier nicht besonders aufgeführt werden müssen. Erwähnt sei nur, daß in der Psychosomatik diese Probleme durch die stets bestehenden körperlichen Symptome und das Alexithymieproblem noch potenziert werden.

Gesellschaftspolitische Probleme mit einem einseitig am organischen Krankheitsbegriff orientierten Versicherungssystem und einer Wertordnung, die den Kliniker und Organiker einseitig bevorzugt, sind weitere Schwierigkeiten, die erwähnt werden müssen. Besonders nachteilig wirkt sich in diesem Zusammenhang unsere Gebührenordnung aus, die technische Leistungen prämiiert, den persönlichen Einsatz, den Zeitaufwand und das ärztliche Gespräch aber unterbewertet. Interessant sind in diesem Zusammenhang die Ausführungen eines amerikanischen Allgemeinarztes (s.a. Greco und Pittenger, 1966), der darauf hinweist, daß sein Einkommen nach seiner Ausbildung zum psychosomatisch arbeitenden Allgemeinarzt zunächst um über ein Drittel zurückging, dann zwar wieder anstieg, aber auch in späteren Jahren um über 20% unter dem Einkommen lag, das er als naturwissenschaftlicher Arzt erzielen konnte. Diese erschwerenden Rahmenbedingungen können natürlich nicht ganz ohne Einfluß auf den Stil der ärztlichen Tätigkeit bleiben. Hier muß angemerkt werden, daß sich allmählich auch in den Gebührenordnungen ein Wandel zu vollziehen beginnt, der den persönlichen und psychotherapeutischen Bemühungen des Arztes mehr, wenn auch immer noch viel zu wenig Spielraum einräumt.

Abschließend sei zusammenfassend festgestellt: Die Allgemeinmedizin litt in der Vergangenheit an dem Selbstmißverständnis, angewandte Klinik sein zu wollen. Obwohl sie gegenwärtig im Begriff ist, sich davon zu befreien, hat sie bisher noch nicht den Weg zur Psychosomatik in vollem Umfang vollzogen und damit auch noch nicht zu ihrer vollen Wirksamkeit gefunden.

KAPITEL 40

Die Institutionalisierung im klinischen Bereich

Karl Köhle, Peter Joraschky und Ekkehard Reisinger

> *»Gesundheit und Krankheit*
> *gehen aus der Interaktion*
> *des Individuums mit seiner*
> *Umgebung und mit sichselbst*
> *hervor« (v. Uexküll, 1991).*

1 Einleitung und exemplarische Patientengeschichte

Wissenschaft isoliert Phänomene oft von ihrem Kontext. Bei der Untersuchung menschlicher Krankheit ist es von größter praktischer Bedeutung, die Folgen reduktionistischer Verständnisansätze zu reflektieren.

Vogel (1961) veranschaulicht dies am Umgang mit Raffaels Bild »Die Transfiguration« (Abb. 40-1).

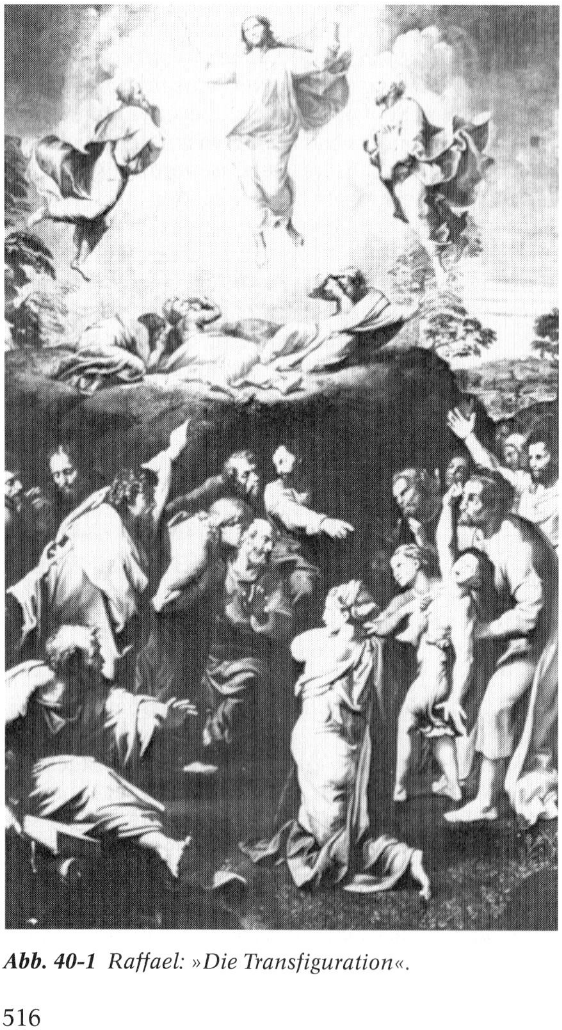

Abb. 40-1 *Raffael: »Die Transfiguration«.*

Raffael stellt in diesem Bild zwei aufeinanderfolgende Erzählungen des Evangeliums dar: In der unteren Hälfte zeigt er die Vorstellung des epileptischen Knaben vor den Jüngern, darüber die Verklärung Jesu. Über Gesten, vor allem aber über den Blick des Jungen wird die Verbindung vom unteren zum oberen Bild hergestellt. In einem medizinischen Lehrbuch, in W. Lennoxs zusammenfassenden Werk über Epilepsie, wird nur das rechte untere Viertel des Bildes als Illustration des Anfalleidens und der ratlosen Umgebung des Knaben dargestellt. Der Blick des Jungen nach oben ist isoliertes Krankheitssymptom, der Bezug zum Kontext fehlt.

Ebenso gewinnen wir oft erst dann ein zureichendes Verständnis menschlicher Krankheit, wenn der Patient im Kontext seiner zwischenmenschlichen Beziehung untersucht wird. Integration der psychosomatischen Medizin heißt, vor allem »Beziehungsmedizin« (H. Weiner) zu realisieren (vgl. Kap. 1, »Wissenschaftstheorie: ein bio-psycho-soziales Modell«).

Der 33jährige Herr D. ist vor einem halben Jahr an Diarrhö mit extremem Gewichtsverlust (von 110 kg auf 60 kg) erkrankt. Alle Untersuchungen bei niedergelassenen Ärzten und in einem auswärtigen Krankenhaus hatten keinen organpathologischen Befund ergeben, der die Symptomatik hätte erklären können. In psychologischer Hinsicht wirkte Herr D. zunächst völlig unauffällig. Ärzte und Schwestern der Station kritisierten, daß ich (K. K.) als Psychosomatiker Herrn D. untersuchen wollte: Man solle doch nicht in so unauffällige, »normale« Patienten auch noch Probleme »hineintragen«.

Während der Gespräche fiel mir vor allem die große Anpassungsbereitschaft des Patienten, seine Bereitschaft, eigene Wünsche um des Akzeptiertwerdenwillens zurückzustellen, auf. Zugunsten von Sicherheit und Akzeptanz in Beziehungen nahm Herr D. auch sonst immer wieder Abhängigkeit und eine negative Bilanz im Austausch in Kauf. Auf der Station half er den Schwestern bereitwilligst bei allen Arbeiten; eigene Wünsche, etwa nach einem Yoghurt später am Abend, konnte er nicht äußern. Seine Situation im Beruf erwies sich analog: Als Vertreter akzeptierte er alle Kundenwünsche, eigene Irritation bzw. aggressive Regungen gegenüber Kunden als auch gegenüber der Firmenleitung mußte er unterdrücken.

Bei einem Teil der Schwestern löste Herr D. zunächst mütterliche Versorgungshaltungen aus: Nach den Interviews bei mir erhielt er auf der Station Wurstbrote:

»Solche psychologischen Gespräche seien sicher sehr anstrengend«.

Im Therapieverlauf stellte sich eine Beziehung zwischen der Durchfallsymptomatik und Spannungen in den Beziehungen ein, als Herr D. anfing, Wünsche, Widerspruch und Kritik zu äußern. Diese Veränderung beunruhigte Schwestern und Stationsarzt, aber auch die Ehefrau. Jetzt wurde es wichtig, die Umwelt des Patienten mit in die Betrachtung und Beratung einzubeziehen. Diese Beziehungsproblematik prägte dann im weiteren Verlauf die Übertragungsbeziehung zu mir als Therapeuten; der Zusammenhang zwischen Symptomatik und Beziehungsproblematik wurde nun immer detaillierter erkennbar und schließlich auflösbar: Nach zweijähriger Behandlung hatten sich die Beschwerden vollständig zurückgebildet.

2 Aufgaben, Ziele, Konzepte

Die empirischen Befunde zum **Bedarf** an psychosomatischer Diagnostik und psychotherapeutischer Mitbehandlung bestätigen und konkretisieren die Forderungen nach einer »**allgemeinen**« (v. Weizsäcker, 1947) bzw. einer »**integrierten**« Medizin (v. Uexküll et al., 1994) auch für die stationäre Akutversorgung: Bei 30–60% aller Patienten eines Klinikums ist ein Zusammenhang zwischen psychosozialen Faktoren und Pathogenese und/oder Verlauf anzunehmen (vgl. Kap. 38, »Institutionalisierung – Bedarf«). Hieraus leitet sich die **Aufgabe** ab, Krankenversorgung so zu gestalten, daß es bei jedem Kranken möglich wird – unabhängig von der Zuordnung seines Leidens zu einer medizinischen Spezialdisziplin – auch die Wechselwirkungen zwischen Leiblichem, Seelischem und Sozialem systematisch in Diagnostik und Therapie zu berücksichtigen. Umfang und Qualität der Aufgabe erfordern einen mehrstufigen Versorgungsansatz: **psychosomatische Grundversorgung** durch Ärzte und Schwestern des jeweiligen Faches **und psychosomatisch-psychotherapeutische Fachversorgung** – analog zum ambulanten Bereich.

Eine erfolgreiche **Zusammenarbeit** zwischen Generalisten und Spezialisten setzt ein gemeinsames psychosoziales **Verständniskonzept,** eine entsprechende Erweiterung der **Kompetenz** von Ärzten und Schwestern und angemessene **Rahmenbedingungen** auch für emotionale bzw. kommunikative Arbeit voraus.

Im **biopsychosozialen Verständniskonzept** berücksichtigt wissenschaftliche Medizin das Subjekt, seine Lebensgeschichte und seine Beziehungen (vgl. Kap. 1).

»Wissenschaft gilt nämlich hier nicht als nur »objektive Erkenntnis« schlechthin, sondern Wissenschaft gilt als eine *redliche Art des Umganges von Subjekten mit Objekten.* Die Begegnung, der Umgang, ist also zum Kernbegriff der Wissenschaft erhoben« (V. v. Weizsäcker, 1950, S. 15).

Dies hat Konsequenzen für die **klinische Praxis:** Nur wenn Ärzte und Schwestern den Umgang mit ihren Kranken reflektieren, erkennen sie deren Beziehungsprobleme; nur wenn sie fachkompetent zuhören, wird ihnen die Geschichte der Kranken zugänglich. **Kommunikation** wird damit Grundlage aller Erkenntnis und Erkenntnissicherung. Sie fördert die Äußerung von Emotionen beim Patienten und stellt unreflektierte Schutzhaltungen bei Ärzten und Schwestern infrage. Kommunikation belastet sie emotional zunächst vermehrt, sie erfordert »emotionale Arbeit« (Strauß et al., 1980).

Versuche, kommunikative (emotionale) und instrumentelle Arbeit zu verbinden, stoßen heute meist noch auf Schwierigkeiten: Die Kompetenz der Beteiligten, die Rahmenbedingungen und die Organisation ihrer Arbeit entsprechen noch einseitig dem biotechnischen Krankheitsverständnis, wie es sich seit 150 Jahren entwickelt hat (vgl. Kap. 1). Im Konkurrenzfall muß kommunikative Arbeit meist hinter instrumenteller Tätigkeit zurücktreten.

Am Bett eines jungen Leukämie-Patienten werden mögliche Ursachen eines Fieberzustandes, u.a. eine Infektion am Subklavia-Katheter, diskutiert. Schließlich fragt der Arzt den Kranken: »Wie geht es Ihnen?« Der Patient antwortet: »Ganz gut, nur das Fieber **beunruhigt** mich.« Der Arzt greift dies einfühlsam auf: »Beunruhigt?« und scheint den Kranken so aufzufordern, weiter von seiner Beunruhigung zu berichten. Gleichzeitig nimmt er jedoch Spatel und Lampe aus dem Kittel, führt den Spatel in den Mund des zur Antwort ansetzenden Kranken ein und bittet ihn, »Ah« zu sagen; das Thema »Beunruhigung« wird danach nicht wieder aufgegriffen.

Meist bleibt unbemerkt, in welchem Umfang Versuche, sich vor eigener **emotionaler Belastung** zu schützen, die Reaktion der professionell Beteiligten mitbestimmt: So fand LeShan, daß die Reaktion von Krankenschwestern auf das Läuten mit von der Prognose des Patienten abhängt. Je aussichtsloser die Prognose war, desto mehr Zeit verging, bis die Schwestern auf das Läuten reagierten (Bowers et al., 1971).

Wer Veränderungen anstrebt muß – nicht zuletzt auch wegen der großen Erfolge des traditionellen Konzeptes – seine **Ziele** deklarieren. Gelegentlich wird versucht, mit Hilfe von Metaphern Art und Ausmaß der erforderlichen Veränderungen zu formulieren.

V. v. Weizsäcker betonte 1948 auf dem Deutschen Internistenkongreß die s.E. notwendige Radikalität: »Die rechtverstandene Psychosomatische Medizin hat einen umstürzenden Charakter. In einer solchen Situation wird öfters gesagt, ehe man etwas einreiße, solle man etwas Besseres an die Stelle setzen. Dieser Rat ist nicht ganz anschaulich, denn es ist nicht zu sehen, wie an demselben Ort das Alte und Neue stehen soll«.

Der amerikanische Konsultations-Liaison-Psychosomatiker Lipsitt bemüht sich um Kontinuität ohne die Schwierigkeiten zu verleugnen: Er spricht vom Umbau eines Schiffes, Planke um Planke während voller Fahrt (1989).

Wir sind der Auffassung, daß zu integrierter Medizin mehrere Wege führen. Sie können je nach lokaler Ausgangssituation – Interessen, Ressourcen und Widerstände – gewählt werden. Wichtig ist dabei, sich bewußt zu werden, daß jeder dieser Wege in ein Territorium führt, dessen Bewohner nach Gesetzen und Regeln leben, die ihnen bisher erfolgreiche und erfolgreich erlebte Arbeit ermöglichten. Fremde, die diese Arbeit aus anderer Perspektive bewerten, werden rasch als störende Eindringlinge wahrgenommen – selbst dann, wenn sie als Helfer gerufen worden waren (Köhle et al., 1994; Thomas et al., 1994). In Tabelle 40-1 sind erprobte Wege zur Kooperation und Integration zusammengestellt.

3 Konsultations-Liaison-Dienste

Historische Entwicklung

In den **USA** hat sich die psychosomatische Medizin vor allem innerhalb der Psychiatrie entwickelt. Die Angliederung psychiatrischer Abteilungen an Allgemeinkrankenhäuser hat das Fach mit den Problemstellungen der anderen medizinischen Fächer konfrontiert; die frühe und vergleichsweise breite Rezeption der Psychoanalyse hat zur Entwicklung von Verständnis- und Behandlungskonzepten beigetragen, die sich für die interdisziplinäre Zusammenarbeit eignen. »Liaison-Psychiatrie« wurde bald zu einem in Krankenversorgung, Forschung und Weiterbildung fruchtbaren Arbeitsbereich.

Erstmals wurde 1902 eine psychiatrische Abteilung einem Allgemeinkrankenhaus angegliedert. 1934 finanzierte die Rockefeller-Foundation die Einrichtung von fünf psychiatrischen »Liaison-Departments« an Universitätskliniken. Hierdurch wurde u. a. die Pionierarbeit von F. Dunbar am Columbia University Medical Center unterstützt. Von 1933–1942 entwickelten R. Kaufman und Mitarbeiter am psychiatrischen Department des Beth-Israel-Hospitals in Boston (Havard) ein Konzept, das psychotherapeutische Ambulanz und psychiatrisch-psychosomatischen Konsultationsdienst für das gesamte Krankenhaus und Weiterbildungsangebote für Psychiater, aber auch Fortbildung für die übrigen Ärzte ermöglichte. Nach dem zweiten Weltkrieg wurden Modelleinrichtungen vor allem für die Zusammenarbeit mit Internisten und Chirurgen realisiert: G. L. Bibring am Beth-Israel-Hospital und R. Kaufmann am Mount-Sinai-Hospital in New York (Zinberg, 1964; Kaufmann, 1965).

1974 bestanden in den USA bereits 800 an Akutkrankenhäuser angegliederte psychiatrische Abteilungen. An ihnen arbeiteten 22,4% aller Psychiater; der Konsultation für andere klinische Fächer galt 14% ihrer Arbeitszeit (Lipowski, 1975). 1976 boten 76% der psychiatrischen Ausbildungszentren Ausbildungsprogramme für Konsultationsarbeit an (Lipowski, 1977).

Diese Kooperation der Psychiatrie mit den somatischen Fächern förderte eine Erweiterung des psychosomatischen Verständnisansatzes. Jetzt wurden neben der Orientierung auf die Pathogenese vermehrt auch krankheitsreaktive Probleme, hirnorganische Folgen körperlicher Erkrankungen und das Krankheitsverhalten in Konzeptbildung und Forschung berücksichtigt. Die Entwicklung angemessener

Tab. 40-1 Organisationsmodelle psychosomatischer Krankenversorgung.

Psychosomatische Grundversorgung

- *Der Kliniker als Psychosomatiker:* Der einzelne Arzt arbeitet in seinem Fach nach dem biopsychosozialen Konzept. Er muß sich meist berufsbegleitend extern fortbilden (vgl. Kap. 5, »Fort- und Weiterbildung ...«). Bedingungen und Organisation der Arbeit behindern sein Bemühen meist erheblich. **(Intrapersonale Integration)**

- *Die integrierte-psychosomatische Krankenstation/Klinik* (Abschnitt 5): Arbeitsbedingungen und Arbeitsorganisation sind der Theorie entsprechend modifiziert. Interne und externe Fort- bzw. Weiterbildung vermittelt Ärzten und Pflegepersonal die erforderliche Kompetenz; systematische Supervision sichert die Qualität der Arbeit. **(Integration im Team)**

Psychosomatisch-psychotherapeutische Fachversorgung

- *Konsultations-Dienst* (Abschnitt 4): Psychosomatiker werden zugezogen, beteiligen sich an der Diagnostik und geben therapeutische Empfehlungen. **(Integration durch Kooperation)**

- *Liaison-Dienst* (Abschnitt 3): Psychosomatiker sind auf der Station präsent und nehmen an Visiten und Besprechungen teil; sie versorgen einzelne Kranke mit und beraten das Team. **(Integration durch Kooperation und Förderung von Kompetenz)**

- *Psychosomatisch-psychotherapeutische Krankenstation* (Abschnitt 4): Hier kann ein breites Methodenrepertoire für Patienten mit spezieller Indikation angeboten werden **(Intensiv-Psychotherapie).**

- *Psychosomatisch-psychotherapeutische Fachabteilung* (Abschnitt 4): Arbeitseinheit am Akutkrankenhaus mit Konsultations-Liaison-Dienst, kleiner eigener Bettenstation und Ambulanz (Vorschaltdiagnostik und Nachbehandlung). Sie hat Mittlerfunktion zwischen »Organfächern« und dem psychotherapeutischem Versorgungssystem im stationären und ambulanten Bereich. In ihr findet die Weiterbildung zum Facharzt (»Psychotherapeutische Medizin«, vgl. Kap. 5) statt.

- *Psychosomatisch-psychotherapeutische Fach- und Rehabilitationsklinik* (Abschnitt 3): Sie gehören überwiegend zum tertiären Versorgungssystem (Rehabilitation), das von den Rentenversicherungsträgern finanziert wird. Zum Teil werden an ihnen auch Tageskliniken und Ambulanzen eingerichtet. Häufig sind internistische Arbeitsbereiche integriert. Auch hier kann die Ausbildung zum Facharzt stattfinden.

Therapieverfahren – supportive Psychotherapie und Krisenintervention – auch durch Psychoanalytiker folgte.

Mitte der 80er Jahre setzte eine Trendwende ein: Die fruchtbare Ausweitung von Liaison-Konsultations-Diensten wurde gestoppt; seither ist die Entwicklung rückläufig. Bewirkt hat dies der massive Zwang zur Kostensenkung und die Faszination durch die Fortschritte der biotechnischen Medizin. Jetzt hatte die Einbindung der Psychosomatik in psychiatrische Institutionen ausgesprochen negative Folgen: Die einseitig biologische Ausrichtung der Psychiatrie verdrängte den psychodynamischen Denkansatz. Die Chance, psychobiologische, behaviorale und moderne psychodynamische Ansätze mit ihrer Betonung interpersonaler Beziehung zu integrieren, wird nicht genutzt.

Führende Fachvertreter beurteilen die Situation – trotz einzelner kreativer Projekte – eher pessimistisch. Unter dem Druck der Kostenreduktion werde der Beitrag der Psychosomatik zur klinischen Krankenversorgung meist allzu vordergründig unter Kosten-Nutzen-Gesichtspunkten beurteilt. Konsultations-Liaison-Dienste sollten vor allem schnell und effektiv dafür sorgen, daß die Patienten in der zunehmend angespannten Krankenhausatmosphäre besser zurecht kommen und rascher entlassen werden (Weiner et al., 1989). Dabei finde ein Rückzug vom Liaison-Konzept auf das Konsultations-Konzept statt. Die ursprüngliche, integrative Aufgabe (Lipowski, 1991) könne in der Praxis häufig nicht erfüllt werden (Lipsitt, 1989). Überlebenshoffnungen für dieses Konzept werden mit der Studentenausbildung, der Ärztefortbildung und der Beteiligung an interdisziplinären Forschungsprojekten verknüpft (Lipsitt, 1989; Weiner 1989; Lipowski 1986, 1990).

In dieser Krise wird vermehrt wieder über die Integration in das ambulante Versorgungssystem (»outpatient consultation-liaison«; Gonzalez, 1993) und auch über eine Umkehrung des Integrationsansatzes (»Medical-Psychiatric-Units«; Harsh et al., 1991; Kathol, 1994; Kathol et al., 1992; Summergrad, 1994) diskutiert (s. u.).

Der Konsultations-Liaison-Ansatz ist dennoch erst einmal institutionalisiert: Fachgesellschaft (»General Hospital Psychiatrists«), Zeitschrift (»General Hospital Psychiatry«), Literaturdienst (»C-L-Database«; Hammer et al., 1993), mehrere Handbücher und ein Therapie-Manual (Novalis et al., 1993) stehen zur Verfügung.

In **Deutschland** hat die Psychosomatik zwar erst den Sprung »vom Elend in die Armut« (A. E. Meyer) geschafft, dennoch erscheint die Situation zunächst günstiger. Die Entwicklung aus zwei Richtungen außerhalb der Psychiatrie – holistisch-klinisch aus Innerer Medizin und Neurologie, spezialisiert aus der Psychoanalyse – mündete in ein mehrstufiges Versorgungssystem (vgl. Kap. 5, »Fort- und Weiterbildung...«). Dieses wird wie in keinem anderen Land von Krankenkassen und Rentenversicherern finanziert. Die Einbeziehung des Faches in die Approbationsordnung förderte den Aufbau von Fachabteilungen an allen Universitätskliniken; die Einführung der »Psychosomatischen Grundversorgung« und des Facharztes für »Psychotherapeutische Medizin« sicherte die Institutionalierung ab. Die große Bettenzahl in Fachkliniken bietet differenzierte Versorgungs- und Weiterbildungsmöglichkeiten. Die flächendeckende Einrichtung von Fachabteilungen an Akutkrankenhäusern ist in einigen Bundesländern immerhin in Gesetzen und/oder Bedarfsplänen festgeschrieben.

Die Wechselwirkungen zwischen Institutionalisierung des Faches und Fortentwicklung der Konzepte ist eindrucksvoll: Noch Mitte der 70er Jahre lehnte ein Teil der das Fach vertretenden Psychoanalytiker die Beschäftigung mit Problemen der Krankheitsverarbeitung und des Krankheitsverhaltens, insbesondere die Mitversorgung körperlich Schwerkranker brüsk ab; 10 Jahre später sorgten Anforderungsdruck und Überlebenswunsch für ein Umdenken. Auch psychoanalytische Psychosomatik sieht heute eine ihrer Aufgaben in der Kooperation mit den übrigen klinischen Fächern und prüft, »welche Umformungen der Psychoanalyse ... nötig werden, wenn man sie auf organische Fälle anwendet ...« (V. v. Weizsäcker, 1946). Tätigkeit im Konsultations-Liaison-Dienst gehört nun zur Ausbildung des Facharztes für psychotherapeutische Medizin (vgl. Kap. 5).

Inzwischen wurde ein reiche Vielfalt von Kooperationsformen (Bräutigam, 1988) und integrativen Arbeitsansätzen (v. Uexküll, 1981; v. Uexküll et al., 1994) beschrieben. Mehrere Lehrbücher stehen speziell für die Psychosomatische Grundversorgung (Helmich et al. 1991; Tress, 1994; Mark und Bischoff, 1994) und die Schwesternfortbildung (Köhle et al., 1983) zur Verfügung. An den Universitätsabteilungen – »Psychosomatik/Psychotherapie« und »Medizinische Psychologie« – kommt der Forschung zur Entwicklung, Implementierung und Effektivität – bzw. Effizienz von Konsultations-Liaison-Ansätzen wachsende Bedeutung zu.

3.1 Definitionen

Konsiliardienst: Krankenstationen oder Polikliniken fordern für einzelne Patienten den Psychosomatiker telefonisch oder schriftlich an. Als Konsiliarius übernimmt er vor allem diagnostische Aufgaben; daneben gibt er therapeutische Ratschläge, führt Krisenintervention durch und vermittelt Patienten in spezialisierte Einrichtungen.

Liaisondienst: Das Arbeitsziel ist weiter gefaßt. Der Liaison-Psychosomatiker ist regelmäßig auf dem klinischen Schauplatz präsent, soweit wie möglich in die Stationsarbeit integriert. Seine Kompetenz steht sowohl dem Patienten als dem Ärzte-Schwestern-Team zur Verfügung. Er nimmt an Visiten und Stationskonferenzen teil, ist aber auch sonst für die Mitarbeiter jederzeit erreichbar. Er trägt so direkt und indirekt zur Patientenversorgung bei.

Arbeitsgruppe – Fachabteilung: Konsultations- und Liaison-Dienste benötigen – vergleichbar der Situation z. B. in der Anästhesie – eine zentrale Basis. Hier haben die Mitarbeiter ihre fachliche Heimat, hier findet Weiterbildung und Supervision statt. Zu dieser Zentrale sollten eine kleine (Intensiv-)Psychotherapiestation (in Deutschland durchschnittlich 21 Betten) und eine Ambulanz gehören. Stellen und Sachmittel sollten interdisziplinäre Forschungsprojekte ermöglichen.

3.2 Tätigkeitsfelder und Inanspruchnahme

Die **Tätigkeitsfelder** wachsen mit dem Interesse der Kollegen in den anderen klinischen Fächern. Anforderungen kommen vor allem von Internisten, zunehmend aber auch von Gynäkologen, Dermatologen, Orthopäden, Neurologen, Hals-Nasen-Ohrenärzten, Urologen, Allgemein-, Unfall- und Herzchirurgen.

Die extremen Belastungen im Umgang mit sterbenden Patienten – vor allem bei Mitarbeitern onkologischer Abteilungen in der Inneren Medizin, Radiologie und Chirurgie – führten zur Entwicklung psychoonkologischer Arbeitsgruppen (vgl. Kap. 88, »Zum Umgang mit unheilbar Kranken«). Probleme bei der Umsetzung medizinischer »Spitzentechnologie« förderten die Einrichtung fest zugeordneter Stellen für Liaison-Psychosomatiker z. B. in Transplantationseinheiten. Mangel an Pflegekräften trug zur Beschäftigung mit sich zuspitzenden Konflikten zwischen den Berufsgruppen im Krankenhaus und zur Einbeziehung von Psychosomatikern in Teamkonferenzen und Fortbildungsveranstaltungen bei.

Die **Inanspruchnahme** unterscheidet sich bei Konsultations- und Liaison-Diensten in quantitativer und qualitativer Hinsicht.

Auf Station präsente Mitarbeiter werden bei ca. 11% aller Patienten direkt in die Betreuung einbezogen, stationsferne Konsiliarärzte nur bei 1–4% (Schüffel, 1973).
Im Konsultationsdienst ist das Anforderungsspektrum kein Spiegelbild der tatsächlichen psychosomatischen Morbidität. Im Vordergrund stehen Dringlichkeitsanforderungen für psychologisch oder sozial »auffällige« Patienten, die sich schlecht in den Stationsablauf einfügen oder sonst die Kooperation stören. Eher zurückgezogene, depressive, verhaltensunauffällige Patienten werden selten überwiesen. Dieses Auswahlprinzip betrifft auch viele im engeren Sinne psychosomatisch Kranke, deren psychosoziale Probleme so in der Regel unerkannt bleiben.

Mit zunehmender Integration verschiebt sich im Liaison-Dienst das diagnostische Spektrum: Die Diagnosen entsprechen etwa der durchschnittlichen Krankheitsverteilung im jeweiligen Fach. Die Anforderung erfolgt verstärkt für Malignom-Kranke und andere schwer und/oder chronisch Kranke mit emotionalen Problemen (Schüffel, 1973). Mit Schwerkranken kann der Liaison-Psychosomatiker vom Aufnahmetag an eine Beziehung aufbauen; er hat damit für den Fall psychischer Krisen eine sehr viel günstigere Voraussetzung für Interventionen, als wenn er erst in einer Krise als Konsiliarius zugezogen wird. Patienten mit funktionellen Beschwerden können von Anfang an biopsychosozial untersucht werden; die hilflose Anforderung eines Konsiliarius – oft unmittelbar vor der Entlassung wegen fehlender erklärender somatischer Befunde – kann entfallen.

Wir haben in zwei internistischen Kliniken mit dem Schwerpunkt Onkologie auf je drei Stationen die Inanspruchnahme der Liaison-Mitarbeiter (je 1 pro Station) kontinuierlich dokumentiert. Die von den Patienten in Anspruch genommene Zeit für Gespräche betrug im Durchschnitt 15 Minuten pro Patient und Tag (bei insgesamt 13 000 Gesprächen). Die stations- bzw. teambezogene Arbeitszeit (Teilnahme an Visiten, Dienstübergabebesprechungen, Stationsbesprechungen und informeller Informationsaustausch) beträgt pro Station und Tag 88 Minuten, umgerechnet bei 18 Patienten ca. 5 Minuten pro Patient. Patientenbezogene und teambezogene Arbeitszeiten zusammen betragen bei 18 Patienten damit durchschnittlich 6 Stunden/Tag. Der Rest der Arbeitszeit diente Supervision, Fortbildung, organisatorischen Arbeiten und der Betreuung von Praktikanten (Thomas et al., 1994). Die Inanspruchnahme des Liaison-Psychosomatikers durch hämatologisch-onkologische Patienten steht dabei im Zusammenhang mit dem Krankheitsverlauf und psychosozialen

Faktoren: Die tägliche Gesprächszeit nimmt mit Verschlechterung des körperlichen und des psychischen Befindens mit der Dauer der Liegezeit und dem Ausmaß der familiären Belastung zu; Patienten mit höheren Angstwerten zu Beginn des Aufenthalts und Frauen nehmen mehr Gesprächszeit in Anspruch (Thomas et al., 1995).

Um die Vielfalt der Tätigkeiten des Liaison-Psychosomatikers zu illustrieren, geben wir ein Tagesprotokoll einer fest einer hämotologisch-onkologischen Krankenstation zugeordneten Psychologin wieder (Thomas et al., 1994). Hieraus wird auch deutlich, wie schwierig es ist, bei zunehmender Spezialisierung in der Medizin die Tätigkeit der einzelnen Mitarbeiter kontinuierlich zu gestalten und gleichzeitig auf eine Zusammenarbeit hin abzustimmen.

Tagesprotokoll:

8.00 Uhr	Zunächst Dokumentation der 11 Gespräche des gestrigen Tages.
8.50 Uhr	Anruf von Herrn Y. (türkischer Medizinstudent, den ich als Dolmetscher für zwei Patienten gewonnen habe): Absprache der Bezahlung, Terminabsprache zu Gespräch mit Patientin J. Dreimal versucht, mit Krankenkasse von Herrn K. zu telefonieren, Sachbarbeiter nicht erreicht.
9.30 Uhr	Auf die Station. Von dort erneuter Versuch, Krankenkasse von Herrn K. zu erreichen. Sachbearbeiter immer noch nicht zu sprechen.
9.45	Gespräch mit Herrn S.: Pat. hat sich nach unserem gestrigen Gespräch etwas beruhigt, ist bereit, Therapie jetzt fortzuführen. Zwischendurch mehrere Telefongespräche angenommen, da zwei Schwestern krank sind und dadurch Streß im Team.
10.30 Uhr	Frühstück mit Schwester und Ärzten.
10.50 Uhr	Gespräch mit Frau B.: Pat. hat erfahren, daß sich ihr Blutbild verschlechtert hat. Ist aufgeregt. Möchte nähere Auskunft, wie die Therapie jetzt weitergeht, d. h., ob der Zeitpunkt der Transplantation gekommen ist. Verspreche, mit Oberarzt zu reden und ihn um Gespräch mit der Patientin zu bitten. Gespräch mit Frau F.: Es geht ihr heute wieder schlecht. Leidet unter starkem Erbrechen.
11.30 Uhr	Beginn Oberarztvisite. Mit Oberarzt über Patienten L., B. und K. gesprochen. Zwischendurch erneuter Anruf bzgl. Herrn K.: zuständigen Sachbearbeiter erreicht. Will sich erkundigen, ob Möglichkeit finanzieller Unterstützung der Fahrt nach Ulm zur KMT besteht. Anruf von Verwaltungsdirektor – bittet um Gespräch. Weiter Visite bis 13.45 Uhr. Auf dem Weg in mein Zimmer Dr. U. getroffen. Erzählt, daß Frau R. von der Portimplantation zurück ist. Sie fühlt sich schlecht, wirkt verzweifelt. Bittet mich, mit ihr zu sprechen.
14.05 Uhr	Gespräch mit Verwaltungsdirektor bzgl. Bezahlung des Dolmetschers.
14.30 Uhr	Kurze Kaffeepause in meinem Zimmer.
14.40 Uhr	Zurück zur Station. Auf dem Flur Tochter von Herrn K. getroffen. Regelung der Anträge bei Krankenkasse und Krebshilfe.

	Tochter ist sehr traurig über das Befinden des Vaters.
15.05 Uhr	Schwester von Frau L. kommt. Bittet mich, ein Testament zu unterschreiben und die Änderungen zu bestätigen. Weiß nicht, wie ich das machen muß. Zunächst zur Patientin selbst, um zu klären, ob es wirklich ihr Wille ist. Da sie dies bestätigt, Testament unterschreiben. Danach Gespräch mit Patientin und Mutter.
15.40 Uhr	Gespräch mit Herrn B.: Hat starke Knochenschmerzen und versteht seinen Therapieplan nicht. Wirkt sehr depressiv. Verspreche, bei der nächsten Visite mit ihm gemeinsam den Arzt um nähere Informationen zu bitten.
16.00 Uhr	Zurück in mein Zimmer, Gesprächsdokumentation.
16.40 Uhr	Zur Intensivstation. Gespräch mit Frau R.: Erzählt mir den Traum, den sie während der Narkose zur Portimplantation hatte.
17.05 Uhr	Zurück in mein Zimmer. Ordnen der Patientendaten, Gesprächsdokumentationen.
17.50 Uhr	Dienstschluß.

3.3 Organisationsformen und Arbeitsweisen

Das Spektrum der bisher erprobten Arbeitsansätze ist weit: vom »Ein-Mann-Dienst« (z. B. in den Krankenhäusern Berlins) bis zu großen, multiprofessionell zusammengesetzten Teams in einer Fachabteilung. Bei der Planung solcher Einheiten sind Fragen der Trägerschaft, der Kooperation und der Organisation auf drei Ebenen zu klären:
– Träger (Finanzierung),
– Gesamtklinik,
– Arbeitsebene (Krankenstation).

Träger (Finanzierung)

Die Kosten für Konsultations-Liaison-Leistungen müssen vom gesamten Krankenhaus mitgetragen werden: Sie können pauschal auf den Pflegesatz umgelegt werden; voraussichtlich müssen sie in Deutschland künftig jedoch im Pflegesatz der anfordernden Kliniken berücksichtigt werden. Bei Begrenzung der Kostensteigerung gerät Psychosomatik/Psychotherapie so in direkte Konkurrenz mit anderen Leistungsanbietern. Die Kooperation auf der Leitungsebene (Ärzte, Pflegedienst und Verwaltung) gewinnt damit noch weiter an Bedeutung.

Gesamtklinik

Sinnvoll scheint eine **Zusammenfassung psychosozialer Dienste** in einem multidisziplinären Konsultations-Liaison-Zentrum; in ihm könnten die Arbeitsansätze von Psychiatrie, Psychosomatik/Psychotherapie, im ärztlichen und pflegerischen Bereich mit den Ansätzen von Sozialarbeit und Seelsorger koordiniert werden.

In der Praxis werden mögliche Synergieeffekte z.Zt. meist noch verschenkt: Psychiater und Psychosomatiker arbeiten getrennt; modern ausgebildete Sozialarbeiter werden in traditioneller Form als Für-

sorger eingesetzt und unterstehen der Krankenhausverwaltung; psychotherapeutisch geschulte Seelsorger bleiben unintegriert bzw. eigenständig – je nach Blickwinkel.

Im »Yale-Modell« (Leigh, 1987) werden diese Fächer und Berufsgruppen integriert. Ein Psychosomatiker (Psychiater) ist für die Diagnosestellung verantwortlich und koordiniert das Team. Das familiäre und berufliche Umfeld wird in die Krankenversorgung einbezogen; den Mitgliedern des Stationsteams wird Fortbildung und emotionale Unterstützung angeboten.

In Form eines »Human-Services-Department« hat sich eine solche Kooperation auch an einem großen Allgemeinkrankenhaus in den USA bewährt (Hammer et al., 1985, 1991). Hier wurden die einzelnen Abteilungen und eine zusätzliche Form (»unterstützend«) der Pflege im Rahmen eines Hausbetreuungsdienstes organisatorisch zusammengefaßt. Die Gesamtleitung übernahm ein koordinierendes Gremium der Bereichsleiter; die einzelnen Teilbereiche blieben finanziell unabhänig. Die Kooperation der Dienste und damit die Patientenbetreuung konnte wesentlich verbessert werden. Eine gemeinsame Basisdokumentation ermöglicht jetzt eine umfassende Evaluation mit Kostenanalyse. Trotz erfolgreicher Tätigkeit führten allerdings »personelle und organisatorische Veränderungen im Gesamtkrankenhaus« nach 5 Jahren zu einer Einstellung des Projekts.

Arbeitsebene (Krankenstation)

Patientenzentrierter Ansatz: Domäne der **Konsultation** sind schwierige differentialdiagnostische Probleme und Krisenintervention. Für den Konsiliarius ist das Vorgehen zeitaufwendig; der Fortbildungseffekt für die anfordernden Kollegen ist gering.

Den Übergang zum **Liaison-Dienst** bilden gemeinsame Sprechstunden für »Problempatienten« oder die Beteiligung des Konsiliarius an speziellen Veranstaltungen eines Faches (z. B. Rückenschule in der Orthopädie, Diabetikerschulung in der Inneren Medizin).

Arztzentrierter Arbeitsansatz: Die Beratung durch den Konsultations-Liaison-Psychosomatiker soll dem anfordernden Kollegen ermöglichen, selbst Probleme mit seinen Patienten zu lösen. Die Kooperation kann dabei in unterschiedlicher Form stattfinden: gemeinsame Sprechstunden, Einzelsupervision, Interview-Training (s.a. Kap. 21, »Anamnese und körperliche Untersuchung«) und Balint-Gruppenarbeit. Bewährt hat sich die längerfristige Zusammenarbeit eines erfahrenen Psychosomatikers mit einem an psychosomatisch/psychotherapeutischer Weiterbildung interessierten Kliniker.

Freundschaftliche Beziehungen erleichtern die Verständigung und die Bewältigung von Spannungen, wie sie in der Liaison-Arbeit unweigerlich auftreten. Die Zusammenarbeit kollegialer »Paare« hat an vielen Orten die Integration des psychosomatischen Arbeitsansatzes – besonders deutlich in der Onkologie – nachhaltig gefördert.

Oft wird Zusammenarbeit erst dann produktiv, wenn sich über gemeinsame Tätigkeit – mit Gelingen und Scheitern – freundschaftliche Verbundenheit entwickelt. Der Heidelberger Kliniker Matthes, Nachfolger Siebecks, hat die besonderen Bedingungen kommunikativer Arbeit bereits 1963 deutlich beschrieben: »Wie die naturwissenschaftliche Forschung aufwendige Laboratorien und diagnostische Einrichtungen benötigt, so braucht die anthropologische Richtung eine ... auf Zusammenarbeit im gleichen Geiste eingestellte Ärztegruppe. ... Es bedarf der selbstverständlichen Unterstützung durch einen in gleicher Gesinnung verbundenen Kreis, der geeint ist durch die Überzeugung, daß das Menschliche im Kranksein ein ärztliches Problem, ja ein Problem der Forschung ist.«

Teamzentrierter Ansatz: Alle an der Betreuung des »Problempatienten« Beteiligten werden in die Beratung einbezogen, in der Regel im Rahmen einer Stationskonferenz. Die Reflexion der sich ergänzenden Beobachtungen und der Reaktionen der Teammitglieder auf den Kranken fördert das Verständnis der anstehenden Konflikte und Spannungen.

Oft erweisen sich Konflikte und Spannungen als Ergebnis einer für den Kranken charakteristischen Neuinszenierung externalisierter psychischer Konflikte. In vielen Fällen lösen sich solche Spannungen schon nach einer Stationskonferenz: Die Diskussion aller Beobachtungen erweitert das Bild vom Patienten, die Reflexion eigener Einstellungen in der Beziehung zu ihm vermag die Skotomisierung in der Wahrnehmung auf Grund von Gegenübertragungsreaktionen abzubauen. Solche Veränderungen wirken sich rasch im Verhalten und darüber auch auf den Patienten aus: Nicht selten beginnt er nach einer solchen Konferenz »spontan« über die dort diskutierten Probleme zu sprechen; der Stationsmitarbeiter kann, seinerseits entlastet, angemessener auf diese Ansätze eingehen. Ein Beispiel aus der Arbeit einer Schwesterngruppe soll dies etwas ausführlicher darstellen:

> Eine 50jährige Geschäftsfrau war nach einem Schlaganfall auf die Privatstation eingeliefert worden. Die Symptome, Bewußtlosigkeit und Sprachstörungen, hatten sich rasch wieder zurückgebildet. Überraschenderweise entstanden bei der Rehabilitation Schwierigkeiten. Die Patientin blieb unbeweglich im Bett liegen und verhielt sich ablehnend allen Maßnahmen gegenüber, die eine Mobilisation zum Ziel hatten. Den Schwestern war die Patientin »furchtbar unsympathisch«. Besonders irritierte sie das zugleich fordernde und kritische Verhalten der Kranken, die z. B. versuchte, beim Herrichten des Essens Vorschriften zu machen, eine Verhaltensweise, die nach Aussage der Schwestern zugleich Zorn und Schuldgefühle hervorrief. Die Schwestern berichteten, daß die Patientin, bei der sie einen hilflosen und zugleich trotzigen Gesichtsausdruck beobachteten, ihnen das Gefühl vermittle, sie wollte ihnen einerseits etwas mitteilen, vermeide aber andererseits das Gespräch mit ihnen. Eine Schwester schloß ihren Bericht: »Ich empfand gegenüber der Patientin eine nie gekannte tiefe Hilflosigkeit und Trostlosigkeit, ich hatte einfach das Gefühl, ich muß dies in der Gruppe erzählen«.
>
> Das Problem der Verärgerung durch die Patientin stieß in der Gruppe auf starke Resonanz. Zunächst wurden wir darauf aufmerksam, daß die Schwestern sich irgendwie gekränkt fühlten. Gekränkt in ihrem Selbstverständnis als Schwestern, zurückgewiesen in ihrem Hilfsangebot. Es stellte sich heraus, daß die Patientin eine selbständige Geschäftsfrau war, immer gewohnt nicht nur ihre eigenen Angelegenheiten, sondern auch die ihrer ganzen Familie zu regeln. Sie war bisher nie krank gewesen. Die jetzige Krankheit brachte sie in eine Abhängigkeit, gegen die sie sich ihr ganzes Leben lang

gewehrt hatte. Nun fiel einer Schwester auch noch ein, in welcher Weise sie versucht hatte, die Patientin zu loben: Sie hatte z. B. gesagt: »Ich bin heute ganz zufrieden mit Ihnen«. Die Patientin, durch die vorübergehende Hilflosigkeit nach dem Schlaganfall in ihrem Selbstwerterleben bereits gekränkt, mußte diese Behandlung, die ja etwa dem Umgang mit einem Kind entspricht, als weitere Kränkung empfunden haben: Sie reagierte hierauf mit Zurückweisung. Wir schlugen der Schwester vor, das Selbstvertrauen der Kranken zu stärken; sie sollte das Lob über den Fortschritt ihrer Rehabilitation nicht in Verbindung mit der Abhängigkeit vom Pflegepersonal erfahren. Wir empfahlen ihr daher folgende Formulierung: »Sie können aber heute mit sich zufrieden sein«. Die Schwester hielt sich an unseren Vorschlag und berichtete in der nächsten Sitzung: »Ich hätte nie geglaubt, daß mit wenigen Worten so eine Wirkung erzielt werden kann. Ich habe das Gesicht der Patientin ganz bewußt beobachtet und ganz große Änderungen feststellen können«.

Die Patientin machte in den nächsten Tagen fast unglaublich erscheinende Fortschritte. Während vorher die Hilfsangebote der Schwestern die Patientin in einem Circulus vitiosus weiter gekränkt hatten, die vermeintliche therapeutische Interaktion sie weiter in die Krankenrolle gezwungen hatte, nahm jetzt die Patientin ihre Rehabilitation selbst in die Hand. Wie sehr auch umgekehrt die Schwestern die Hilfsbedürftigkeit der Kranken für ihre eigene berufliche Befriedigung brauchten, kam in dem deprimierenden Gefühl zum Ausdruck, das die zuständige Schwester befiel, als sie eines Tages entdeckte, daß die Patientin wieder ohne fremde Hilfe gehen konnte. Einerseits freute sie sich über den Erfolg, andererseits verspürte sie schmerzlich, daß die Patientin sie nun nicht mehr benötigte.

Solche Arbeit ist vor allem bei Patienten vielversprechend, die unter der Abhängigkeit im Krankenhaus leiden oder die auf ihre Erkrankung in pathologischem Ausmaß mit Angst und/oder Depression reagieren.

Zur teamzentrierten Arbeit gehören auch Fortbildungsangebote (s. a. Abschnitt 4) und Maßnahmen, die das Arbeitsklima verbessern helfen.

Die Vielfalt der Kooperationsformen in der Praxis ist das Ergebnis der zahlreichen möglichen Konstellationen zwischen den Interessen aller Beteiligten und den gegebenen Rahmenbedingungen. Wir versuchen, diese Vielfalt am Beispiel unserer Kooperationsansätze im Kölner Unviersitätsklinikum zu veranschaulichen (Tab. 40-2).

3.4 Beratungsprozeß und therapeutische Intervention

In jeder **Anforderung** (Abb. 40-2) können mehrere **Fragestellungen** enthalten sein; oft beziehen sie sich gleichzeitig auf ein Problem des Patienten *und* des Arztes bzw. die Interaktion zwischen beiden.

Schon die Formulierung kann Hinweise darauf geben, wie der konsultierende Arzt das Problem wahrnimmt. Bei »unqualifizierten« Anforderungen, wie »psychische Überlagerung«, »psychisch auffällig«, »psychischer Durchhänger nach erfolgreicher OP«, z. B. »Psyche«, sollte der Psycho-

Tab. 40-2 Kooperationsformen am Institut für Psychosomatik und Psychotherapie der Universität zu Köln (gemittelte Werte 1990/1991; Angaben pro Jahr).

Fachklinik	Schwerpunkte der Kooperation	Mitarbeiter	Tätigkeit	
			teamzentriert	patienten-zentriert
Med. Klinik I (Schwerpunkt Onkologie)	Forschungsprojekt: bedarfsdeckender psychoonkologischer Liaison-Dienst	1 Psychologin, 2 Soz.-Arb. jeweils auf 1 Station mit 18 Betten, ganztags	Teilnahme an Visiten, Stationsbesprechungen, Einzelgespräche	263 Patienten/ 2766 Kontakte
Med. Klinik II (Schwerpunkt Endokrinologie)	Konsiliardienst und »Psychosomatische Sprechstunde« (½ Tag pro Woche)	Assistenzarzt in psychotherapeutischer Weiterbildung; Supervision: Institutsleiter und Psychologe		36 Patienten/ 247 Kontakte
Med. Klinik III (Schwerpunkt Kardiologie)	Dissertationsprojekt: Kardioverter-Schrittmacher		Beratung von Ärzten bei Schrittmacherpatienten mit Kardioverter	12 Patienten/ 35 Kontakte
Frauenklinik	Patientinnen mit funktionellen Syndromen oder Sterilität	Oberarzt der Frauenklinik in psychotherapeutischer Fortbildung gemeinsam mit Oberarzt des Instituts	Gemeinsame »psychosomatische Sprechstunde« 2 × 3 Std; Teamsupervision auf einer Krankenstation, Balintgruppen für Ärzte	28 Patienten/ 135 Kontakte
Orthopädische Klinik	Psychosomatische Diagnostik und Mitbehandlung von Rückenschmerz-Patienten	Oberärztin in psychotherapeutischer Weiterbildung und Psychosomatikerin	Teilnahme an Visiten; gruppendynamische Umgestaltung der Rückenschule; Schmerzkonferenz	52 Patienten/ 164 Kontakte
Dermatologische Klinik	Patienten mit Neurodermitits, Alopezie, Psoriasis	Assistenzarzt in psychotherapeutischer Weiterbildung und Psychosomatiker	Gemeinsame Sprechstunde (2 × wöchentl. 2 Std.); Balintgruppe für Ärzte	69 Patienten/ 278 Kontakte
HNO-Klinik	Diagnostik und Therapie bei Tinnitus-Kranken	Psychologe des Instituts	Beratung der Logopädinnen	30 Patienten/ 128 Kontakte
Pädiatrische Klinik (Abteilung Onkologie)	Teamprobleme	Oberarzt des Instituts und Psychologe	Team-Supervision (14tägig, 2 Std.)	
Zahn- und Kieferklinik	Chronische Schmerzen, Prothesenprobleme	Assistenzärztin und Psychosomatiker	Gemeinsame Sprechstunde in der Zahnklinik, Supervision	40 Patienten/ 90 Kontakte
Chirurgische Klinik (Palliativ-Station)	Nach Stationskonferenz über 3 Jahre Entwicklung eines Forschungsprojekts »Bewertung der Lebensqualität während palliativer Behandlung«	Institutsleiter, Forschungspsychologe		
Klinik f. Anästhesie	Schmerzkranke	Oberarzt und Assistenzarzt des Instituts	Teilnahme an Schmerzkonferenz (14tägig)	34 Patienten/ 100 Kontakte
Klinik f. Kinder- und Jugendpsychiatrie		Assistenzarzt des Instituts	Stationssupervision 14tägig	
übrige Kliniken				34 Patienten/ 100 Kontakte

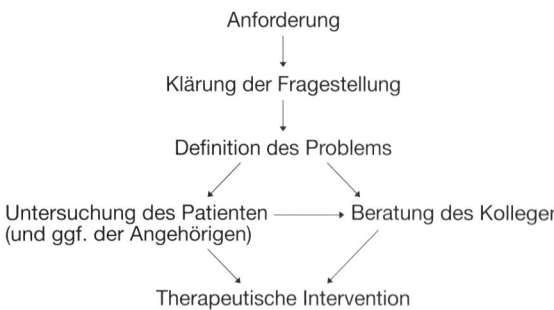

Abb. 40-2 *Ablauf der Konsultation.*

somatiker berücksichtigen, daß der anfordernde Arzt meist verunsichert ist, wenn er die Probleme seines Patienten nicht selbst lösen kann. Es bewährt sich auch die Auslösung für die Anforderung zu klären; oft erfolgt sie in einer Beziehungskrise mit »klagsamen« oder »unangepaßten« Kranken.

Die **Problemdefinition** sollte die Störung des Patienten *und* die Beziehung zwischen Patient und Arzt berücksichtigen.

Bei der **Untersuchung** des Patienten und ggf. seiner Angehörigen sollte der konsultierende Arzt nach Möglichkeit anwesend sein. Während der **Beratung des Kollegen** oder des Teams sollte der Psychosomatiker das Problem mit Hilfe allgemeinverständlicher Konzepte präzise beschreiben; die Anfordernden erwarten klare Lösungsvorschläge. Der Psychosomatiker sollte dabei die Verunsicherung der Anfordernden berücksichtigen: Lösungsvorschläge sollen dem Patienten helfen, aber auch die Arzt-Patient-Beziehung verbessern und so den anfordernden Arzt bzw. das Team unterstützen.

Zu den **therapeutisch wirksamen Interventionen** gehört schon das Untersuchungsgespräch. Kliniker unterschätzen oft, wie sehr schon **ein Gespräch** zur Stabilisierung des Selbstgefühls und der Regulation der Affekte beitragen kann und wie hoch es gerade von Patienten im Krankenhaus bewertet wird. **Krisenintervention** kann schon in wenigen Gesprächen gelingen: Bei präoperativer Angst, bei starken Reaktionen auf die Mitteilung einer bedrohlichen Diagnose, beim Bemerken krankheitsbedingter Funktionseinbußen oder bei Trauernden. Längerfristige **supportive Therapie** kann vom Fachpsychosomatiker oder – unter dessen Supervision – von einem Mitarbeiter der Station durchgeführt werden; der Mitarbeiter gewinnt so zusätzliche Kompetenz, der Patient fühlt sich nicht »abgeschoben«.

Der Liaison-Psychosomatiker sollte über ein breites Spektrum psychotherapeutischer Interventionsmöglichkeiten verfügen. Auch im Rahmen eines **psychoanalytischen Verständnisansatzes** bewähren sich bei körperlich Kranken mit Angst-Unruhe-Zuständen und/oder depressiven Reaktionen **Elemente der Verhaltenstherapie** und **Entspannungsverfahren**. In der Psychoonkologie und im Rahmen der Sterbebegleitung wird über den erfolgreichen Einsatz **musiktherapeutischer Verfahren** berichtet (Dahlbender et al., 1994; Munro, 1986). Sie können über die Regulation der Affekte entspannend oder entlastend wirken und so die Krankheitsverarbeitung unterstützen.

Die Einbeziehung weiterer Berufsgruppen in ein Liaison-Team kann seine Effektivität steigern: **Sozialarbeiter** können für Probleme im Berufsfeld, in familiären Beziehungskonflikten und bei anstehenden Rehabilitation- oder Berentungsverfahren Hilfe bieten. **Liaison-Schwestern** können ihre Kolleginnen in anderen Fächern beraten und fortbilden.

Entsprechend der Vielfalt der heute möglichen Interventionsmethoden auf den verschiedenen Ebenen der Klinikorganisation wird auch von »**multimodaler Konsiliar- und Liaison-Arbeit**« gesprochen (Dahlbender et al., 1994).

Die Ableitungen von Interventionen aus einem psychosomatischen Verständniskonzept veranschaulichen wir in Kapitel 60, »Krankheitsverarbeitung und Psychotherapie nach Herzinfarkt« am Beispiel von Koronarpatienten ausführlicher.

3.5 Effektivität und Effizienz

Die Akzeptanz bei Patienten und Personal ist hoch: Bis zu 60% der nachbefragten Patienten berichten, von solchen Diensten profitiert zu haben (Lipowski, 1975; Jordan et al., 1989). Das Ausmaß der Zufriedenheit hängt von Persönlichkeits- und Interaktionsvariablen ab, aber auch von der Qualität der Vorbereitung des Patienten durch den anfordernden Arzt auf die Untersuchung durch den Konsiliarius. Ungefähr 30% von Lipowskis (1975) Patienten erlebten die Konfrontation mit einem »Psychiater« als persönliche Diskriminierung.

An der Frankfurter Universitätsklinik erhielten 78% der in durchschnittlich 2,3 Gesprächen beratenen Patienten einen Therapievorschlag. Mehr als die Hälfte befolgte diesen. Katamnestisch berichten 80% der Patienten von einer deutlichen Besserung ihrer Beschwerden (Jordan et al., 1989).

Die Ergebnisse von Studien zur **Effektivität** überraschten z. T. Spezialisten und Generalisten: Einfache psychotherapeutische Interventionen können schon bei geringer Dosis (kurze Dauer und niedrige Frequenz) therapeutisch wirken und gleichzeitig Kosten senken! Wir zitieren exemplarisch wenige Studien und verweisen auf Kapitel 37, »Ergebnisforschung in Psychotherapie und Psychosomatik«, und die Darstellung bei den einzelnen Krankheitsbildern.

Chronisch Asthmakranke (Deter, 1989): Die Therapiegruppe erhielt zusätzlich zur medikamentösen Behandlung Gruppenpsychotherapie: Abnahme der Krankenhaustage von 24 auf 3/Jahr; in der Kontrollgruppe Zunahme von 11 auf 19,5/Jahr; Abnahme der Arbeitsunfähigkeit von 57 auf 27 Tage/Jahr, Zunahme der Arbeitsunfähigkeit in der Kontrollgruppe; Kostenersparnis in der Therapiegruppe DM 9000,–/Patient – das 6fache des Therapeutenhonorars.

Internistisch Kranke (Med. Poliklinik; Meyer III et al., 1982): aus der Unterschicht, ca. 60% arbeitslos – erhielten zusätzlich 10 Stunden psychoanalytisch supervidierte Kurztherapie.

16 Monate nach Therapieende signifikante Besserung der Hauptbeschwerden (unabhängig von der Art der Erkrankung) und der psychologischen Parameter, sowie Abnahme der Arbeitslosigkeit in der Therapiegruppe. Die Kostenersparnis überstieg das Honorar des Psychosomatikers um ein Vielfaches.

Karzinom-Patienten: In 26 prospektiven (davon 21 kontrollierten) Studien erwiesen sich psychotherapeutische Interventionen – mit einer Ausnahme – als effektiv; allerdings sind die untersuchten »outcome«-Parameter sehr unterschiedlich: Entwicklung von Therapie, Nebenwirkungen, Angst und Depression, Lebensqualität, Coping-Prozesse, z.T. aber auch Überlebenszeit (Schaffner, 1994; vgl. auch Kap. 88, »Zum Umgang mit unheilbar Kranken«).

Liaison-Arbeit während Strahlentherapie trug z.B. zur emotionalen Stabilisierung und Verminderung körperlicher Nebenwirkungen der Bestrahlung bei (Forester et al., 1985).

Patienten nach Herzinfarkt: Eindrucksvolle Kurz- und Langzeitergebnisse (s.a. Kap. 60).

Zur Effizienz unter ökonomischen Gesichtspunkten liegen ebenfalls Untersuchungen vor:

Patientinnen mit Schenkelhalsfrakturen (Levitan und Kornfeld, 1981): Die Mitarbeit eines psychosomatischen Konsiliarius senkt die Krankenhausverweildauer alter Patientinnen um durchschnittlich 12 Tage! Aus der rein orthopädisch behandelten Kontrollgruppe mußten doppelt so viele Patientinnen in ein Pflegeheim eingewiesen werden wie aus der Liaison-Gruppe. Der hochgerechneten Kostenersparnis von 194 000 $ steht das Honorar für den halbtags tätigen Psychiater von 10 000 $ gegenüber.

Metaanalyse (Mumford et al., 1984) von **22 Studien an Krankenhaus-Patienten:** Reduktion der Verweildauer nach psychotherapeutischer Intervention mit Kostenreduktion zwischen 10 und 33%. Am meisten profitierten alte Patienten. Erstaunlich war wieder, daß schon einfache Interventionen wie Informationsgespräche, Beratungen, Gruppendiskussion und Entspannungsübungen (z.B. am Vorabend einer Operation) das Befinden verbesserten, den Gebrauch von Medikamenten verminderten und Kosten senkten.

Die Einbeziehung psychosomatischer Diagnostik sollte möglichst frühzeitig erfolgen.

Eine frühe Intervention kann den stationären Aufenthalt signifikant verkürzen (Lyons et al., 1986): durchschnittlich 1,5 Tage bei 419 Konsilpatienten; dies entspricht einer Kostenersparnis von 250 000 $.

Die Nichtberücksichtigung psychischer Störungen kann umgekehrt zu einer Persistenz somatischer Erkrankungen nach dem Klinikaufenthalt mit signifikant erhöhter Wiederaufnahmerate (und damit zusätzlicher Krankenhausverweildauer) und höherer Gesamtmortalität beitragen (Hawton, 1981; Mayou et al., 1988).

Ärzte und **Pflegepersonal** erleben Liaison-Dienste in der Regel positiv: Sie berichten meist über eine willkommene Ergänzung der eigenen Krankenversorgung und eine Entlastung von emotionalen Problemen. Konflikte treten eher im Umgang mit den Ärzten als in den Beziehungen zum Pflegepersonal auf.

3.6 Implementierungsprozeß

Aus den bisherigen Erfahrungen (s.a. Bräutigam, 1988; Köhle et al., 1994; Köhle et al., 1972; Köhle und Kubanek, 1981; Lipowski, 1975; 1986; Pasnau, 1975; Pontzen, 1994) lassen sich einige **Empfehlungen** für Kliniker in anderen Fächern und für Psychosomatiker ableiten, die eine Kooperation planen.

- *Analyse der Bedürfnisse:* Im Kooperationsinteresse der im klinischen Feld Tätigen sind unterschiedliche Motive legiert: Sie reichen vom Bedürfnis nach Entlastung von emotionaler Arbeit bis zum Wunsch nach zusätzlicher eigener Kompetenz.
- *Definition der Ziele – Vereinbarung auf Leitungsebene:* Die Ziele sollten aus den Bedürfnissen aller Beteiligten hergeleitet werden und zu einer Vereinbarung führen, die auf Leitungsebene festgeschrieben wird.
- *Klärung der vorhandenen und benötigten Ressourcen:* Zusätzliche Leistung erfordert Personal, Zeit und Raum; diese Bedingungen sollten sorgfältig in allen Details geklärt werden (Beispiel: Werden Stationsbesprechungen zur Dienstzeit des Pflegepersonals gerechnet?) Die erforderlichen Regelungen sollten schriftlich festgelegt und auf der Leitungsebene anerkannt werden.
- *Einstellung auf einen längeren Prozeß:* Die erfolgreiche Implementierung eines Kooperationskonzeptes benötigt mindestens 3–5 Jahre! Der Verlauf ist oft weniger von Kontinuität als von Krisen gekennzeichnet.
- *Nachvollziehbares Verständniskonzept:* Der Verständnisansatz des Psychosomatikers muß für die Mitarbeiter der Krankenstation nachvollziehbar sein. Dies erfordert die Fähigkeit und Bereitschaft zu Perspektivwechsel und Übersetzungsanstrengungen.
- *Auswahl motivierter und geeigneter Mitarbeiter:* Die Erweiterung des Arbeitsansatzes führt für alle Beteiligten zu erheblichen Belastungen. Kompetenz und Motivation erhöhen die Chancen solcher innovativen Ansätze entscheidend und sollten besonders sorgfältig geprüft werden.
- *Berücksichtigung der Entwicklungschancen der Mitarbeiter:* Die Mitarbeiter bleiben nur motiviert, wenn ihr Gewinn die Belastungen übersteigt. Erfolgserlebnisse in der klinischen Arbeit, Fortschritte in der Weiterbildung, Beteiligung an Forschungsprojekten, Erleben von Unterstützung und Solidarität in der gemeinsamen Gruppen-Arbeit tragen hierzu bei.
- *Aktive Beteiligung des Psychosomatikers an der direkten Krankenversorgung:* Schwestern und Ärzte arbeiten oft an ihrer Belastungsgrenze; sollen sie ihren Verständnisansatz erweitern und den Ablauf ihrer täglichen Arbeit modifizieren, bedürfen sie zunächst einer entlastenden Unterstützung. Arbeitet der Psychosomatiker auch direkt mit Patienten, kann er zur Entlastung beitragen; er veranschaulicht die Arbeitsmöglichkeiten in seinem Fach und erhöht seine Chancen, vom Team akzeptiert zu werden.
- *Berücksichtigung von Erwartungen und Schutzhaltungen:* Am Beginn stehen nicht selten hochgespannte, idealisierende Erwartungen auf beiden Seiten. Unvermeidliche Frustrationen können Schutz- und Abwehrhaltungen zusätzlich aktivieren; eskalieren sie in Form von Circulus vitiosi können sie die Kooperation gefährden. Die Modifikation des Arbeitsansatzes sollte deshalb behutsam den Interessen der Anfordernden folgen. Verunsicherung und Kränkung vermeiden!

Die **Anforderungen an den Liaison-Psychosomatiker** sind hoch: Soziale Kompetenz ist ebenso wichtig wie Fachkompetenz, Anpassungsfähigkeit so erforderlich wie Autonomie. Die Motivation des Liaison-Psychosomatikers bleibt auf Dauer nur erhalten, wenn er aus der Arbeit im jeweiligen »somatischen« Fach in Krankenversorgung und/oder Forschung auch für sich Gewinn erleben kann.

Ein Beispiel möge die mit der Entlastung der Stationsmitarbeiter verbundene eigene Belastung in der therapeutischen Arbeit veranschaulichen.

Eine 25jährige Patientin mit Colitis ulcerosa hält ihre Ärzte aggressiv auf Distanz. Angebotene Hilfe kann sie nicht annehmen.

Sie malt Phantasien, die während der Psychotherapie auftauchen (Farbtafel 1, Abb. 40-3 und 40-4). Alle Männer wirft sie in ein »Höllenfeuer«, »wie Don Giovanni«. Sie kann nicht ertragen, daß andere, insbesondere Männer in ihr Gefühle, Wünsche oder gar leidenschaftliche Bewegungen hervorrufen. Auf den verkohlten Gerippen möchte sie Xylophon spielen.

Für die Mitarbeiter der Station ist es entlastend, wenn sie wahrnehmen, in welchem Ausmaß die aggressiven Phantasien (auch) – in der Übertragung – dem Therapeuten gelten: Die Patientin betont, er hänge als größtes Gerippe ganz vorne. Die Bilder veranschaulichen auch dem Stationsteam den Therapieverlauf: Später phantasiert die Patientin, wie sie – zunehmend im Mittelpunkt stehend – die anderen Menschen wie Marionetten herumspringen läßt. Allen – auch mir – »Hörner und Masken« aufsetzt. Erst nach Milderung ihrer aggressiven Impulse kann sie ihre eigenen Abhängigkeits-Versorgungs- und Hilfewünsche zeigen: Sie möchte im Bett liegen wie ein krankes Kind und von den Eltern versorgt werden (Farbtafel 1, Abb. 40-5 und 40-6).

Die Abwehr- und Reaktionsformen, denen der Liaison-Psychosomatiker begegnet, lassen sich typisieren:

Verleugnung minimalisiert Probleme bei den Patienten, deren Bearbeitung man sich nicht zutraut. **Idealisierung** des Psychosomatikers kann auch die Funktion haben, das eigene Insuffizienzerleben zu kompensieren: Er soll stellvertretend das Problem bewältigen. Kann er diese Erwartungen nach einem stabilisierenden »Selbstobjekt« nicht ausreichend erfüllen, droht ihm die **Entwertung:** Seine Person oder sein Fach werden stellvertretend betroffen – spiegelbildlich erscheint die **Selbstidealisierung** der Partner. Auch **Projektion** kann das eigene Selbst entlasten: Aus Frustration und Kränkung im Umgang mit dem Patienten resultierende aggressive Impulse richten sich auf den Psychosomatiker als »Außenfeind«. Persönlichkeitsmerkmale des Liaison-Psychosomatikers können diese Vorgänge mehr oder weniger »auf sich ziehen« (vgl. Pontzen, 1994).

Angesichts dieser Schwierigkeiten benötigt der Psychosomatiker seinerseits Rückhalt in einer Arbeitsgruppe.

Die Qualität der Erfahrungen von Liaison-Psychosomatikern sind in hohem Maße abhängig von der Erfüllung der oben genannten Bedingungen. Einerseits berichten beide Kooperationspartner, daß sie die ärztliche Arbeit befriedigender, das eigene Selbst bereichernd erleben (u.a. Kappauf und Gallmeier, 1994; Pontzen, 1994; Köhle und Kubanek, 1981) und diese Erfahrungen ihr Handeln noch viele Jahre später mitprägt (Feyen, 1994); andererseits wird oft

bestenfalls eine »troubled marriage« (Pasnau, 1975) erreicht. Liaison-Psychosomatiker weisen auf die negative Grundhaltung der anfordernden Kliniker, auf Indifferenz, stereotype Vorurteile, ja Feindschaft hin und schildern sich als »am Rande der Verzweiflung« (Lipowski, 1967; McKegney, 1972).

3.7 Zusammenfassung und Ausblick

Konsultations-Liaison-Dienste sollen das psychosomatisch-psychotherapeutische Versorgungssystem mit den übrigen Fächern der Medizin verbinden. Ziel ist dabei, die psychosomatische Basisversorgung zu fördern und die Behandlung einzelner Patienten mit spezieller Indikation zu übernehmen. Mit diesem Ansatz wurde oft die Erwartung verbunden, die Medizin insgesamt zu einer »biopsychosozialen« erweitern zu können. Derartige Prophezeihungen aus der Gründerzeit – z.B. von F. Dunbar – haben sich trotz eines inzwischen 50jährigen »Kampfes« (Lipowski, 1975) nicht erfüllt.

In den USA werden Ziele und Konzepte unter dem zunehmenden Kostendruck neu diskutiert. Während einige das integrative Ziel weitgehend aufgeben und für eine unmittelbare effiziente Arbeit mit Patienten plädieren (Strain, 1975/1983; Glickman, 1980; Hackett, 1981), bemühen sich andere weiter um die Aufrechterhaltung des Liaison-Prinzips (Lipowski, 1986; Ammon-Cavanaugh, 1987; Lipsitt, 1989). Weiner und Mitarbeiter (1989) teilen zwar diese Grundüberzeugung, sehen aber das integrative Konzept in den USA als de facto an den Finanzierungsproblemen gescheitert an.

Der wirtschaftliche Druck hat inzwischen zu Versuchen geführt, Marketing-Strategien für psychosomatische Projekte zu entwickeln (Guggenheim, 1978). In elaborierten »Verkaufsprogrammen« dominiert die betriebswirtschaftliche Sichtweise. Das Produkt soll entsprechend den Marktbedürfnissen gestaltet werden (Wise, 1987). Dies ist schwierig: Die Anwender (Ärzte der übrigen Fächer) sind weder mit dem Käufer (Krankenhausträger) noch mit dem eigentlichen Verbraucher (Patient) identisch; die Definition des Bedarfs wird durch konkurrierende Anbieter und – spätestens unter Kostendruck – von fachfremden Interessen mitbestimmt.

In Deutschland ist die weitere Entwicklung noch nicht abzusehen. Die Einführung des dreistufigen psychosomatisch/psychotherapeutischen Versorgungs-Systems (vgl. Kap. 5) beurteilen wir als großen Fortschritt. Die Entwicklung der Gesetzgebung im Gesundheitswesen sehen wir mit gedämpftem Optimismus für die Primärversorgung, mit großer Skepsis für den stationären Bereich. Hoffen läßt die Aufnahme psychosomatischer Abteilungen in die Krankenhausbedarfspläne verschiedener Bundesländer und die Berücksichtigung der psychosomatischen Grundversorgung in den Rahmenrichtlinien für die Weiterbildung (z.B. Frauenheilkunde) bzw. die von den Ländern erlassenen Ausführungsbestimmungen (z.B. Innere Medizin in Sachsen; vgl. Kap. 38). Auch europaweite Forschungsansätze zur Bestandsaufnahme und Evaluation von Konsultations-Liaison-Diensten dürften die Institutionalisierung dieses Ansatzes unterstützen (Herzog und Stein, 1994).

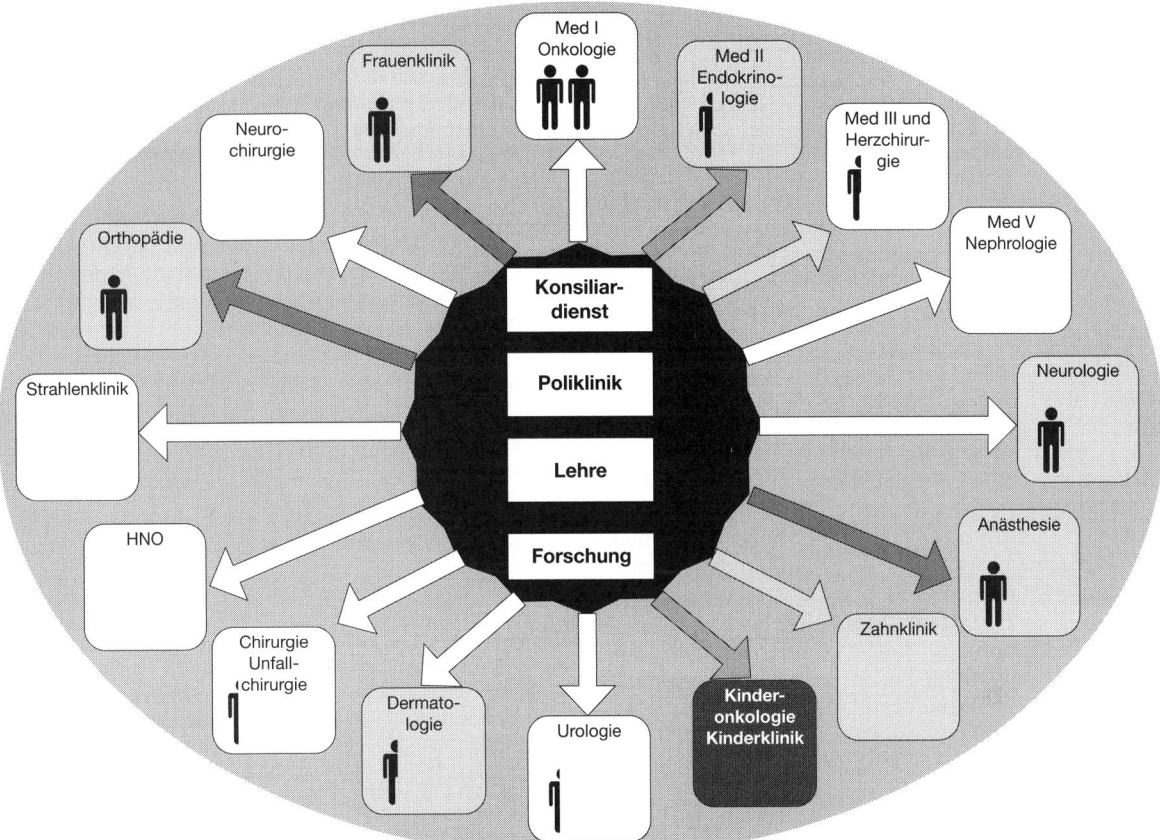

Abb. 40-7 *Psychosomatisch-psychotherapeutisches Kooperationsmodell nach dem Prinzip der dezentralisierten Zentralisation für die Kölner Universitätskliniken (Stand 1994).*
- *Pfeile: weiß = nur Konsultations-Dienst; grau = Konsultations-Liaison-Dienst.*
- *Kliniken: grau = Grundversorgung in ersten Ansätzen vorhanden; schwarz = Grundversorgung wird selbst geleistet.*
- *Person-Symbol: Bedarf an Mitarbeiterstellen für die psychosomatische Grundversorgung (für das Gesamtklinikum: dezentraler Anteil 8 (minimal) bis 11 Stellen).*

Vor allem das Prinzip der dezentralisierten Zentralisation sollte weiter verfolgt werden: Personalstellen für die psychosomatische Grundversorgung in den anfordernden Kliniken und Beratung dieser Mitarbeiter durch Liaison-Dienste einer zentralen Abteilung Psychosomatik/Psychotherapie. Der erforderliche Aufwand in einzelnen Kliniken wäre – im Rahmen des Gesamtpflegesatzes – vergleichsweise gering. Abbildung 40-7 veranschaulicht dieses Konzept am Beispiel der Kölner Universitätskliniken.

4 Psychosomatisch-psychotherapeutische Fachabteilungen und Fachkrankenhäuser

Psychoanalytiker experimentierten in den 20er Jahren mit dem Setting, um auch Schwerkranke behandeln zu können. Der stationäre Aufenthalt sollte von der pathogenen Umwelt abschirmen und ein entwicklungsförderndes Milieu schaffen, die Zusammenarbeit mit dem Pflegepersonal die Intensivierung der Behandlung unterstützen. Groddeck (Baden-Baden), Simmel (Berlin-Tegel, 1927–1931) und Fromm-Reichmann (Heidelberg) behandelten auch

Patienten mit psychosomatischen Leiden stationär. V. v. Weizsäcker (1955) konnte zwischen 1928 und 1943 in bzw. bei Heidelberg ein Konzept für die Behandlung von Rentenneurotikern erproben, das Elemente der nach dem 2. Weltkrieg beschriebenen »therapeutischen Gemeinschaft« (Jones, 1976; Main, 1946) vorwegnahm.

In Deutschland verfügen inzwischen die meisten Universitätskliniken und einige wenige Krankenhäuser der Regelversorgung über **psychosomatisch-psychotherapeutische Fachabteilungen** mit **Krankenstationen.** Diese haben sich für die Entwicklung des Faches als außerordentlich fruchtbar erwiesen; als psychotherapeutische Intensivstation, als »Labor« für die Weiterentwicklung verbaler und averbaler Therapieformen, als Stätten der Forschung und Weiterbildung.

Dringend erforderlich ist der Aufbau von **Fachabteilungen** an **Allgemeinkrankenhäusern,** die Konsultations-Liaison-Dienste für die übrige Klinik anbieten und über eine Bettenstation verfügen. Der Bettenbedarf in der Akutversorgung wird auf 50–100 pro 1 Mio. Einwohner geschätzt.

Eine solche Fachabteilung benötigt folgende Stellen: leitender Arzt, Oberarzt, klinischer Psychologe; für die Station: 4 Ärzte bzw. Diplom-Psychologen in Weiterbildung, 8 Pflegekräfte, 1 Sozialarbeiter, 1,5 Mitarbeiter für ergänzende Psychotherapieverfahren; im Konsultations-Liaison-Dienst: 1 Psychosomatiker pro 100 Betten des Klinikums (Janssen et al., 1993).

Fruchtbar hat sich auch die Entwicklung im **Rehabilitationsbereich** ausgewirkt. Seit den 60er Jahren entstanden **psychosomatisch-psychotherapeutische Fachkliniken;** ihr Therapiekonzept leitet sich aus der Psychoanalyse, zunehmend aber auch aus der Verhaltenstherapie ab (Janssen, 1987; Becker und Senf, 1988; Lamprecht und Schmidt, 1990; Zielke und Mark, 1994; von Rad et al., 1994). Die Psychotherapieforschung profitiert von der großen Zahl der in diesen Einrichtungen durchgeführten Behandlungen (vgl. Meyer, 1994; Zielke und Mark, 1994); hier wurde die Evaluation psychoanalytischer (Meyer, 1994) und behavioraler (Zielke und Mark, 1994) Therapieformen auch für Patienten mit funktionellen Störungen und »psychosomatischen Erkrankungen« im engeren Sinne durchgeführt.

Die **Indikation** für eine stationäre Behandlung wird heute vor allem bei Patienten mit folgenden Diagnosen und Problemstellungen gestellt (»Denkschrift 90 der Leitenden Fachvertreter der BRD«):
– Schwere Persönlichkeitsstörungen (Borderline-Störung, narzißtische Persönlichkeit), schwere Psychoneurosen (Charakterneurosen; Phobien u.a.),
– schwere psychosomatische Erkrankungen (im engeren Sinne),
– Anorexia nervosa und Bulimie,
– Krisen u.a. nach Suizid-Versuch,
– schwieriger Zugang zu pathogenen emotionalen Problemen,
– keine ambulante Versorgungsmöglichkeit am Wohnort.
Ein Teil der stationär behandelten Patienten bedarf der ambulanten Nachbehandlung. Für die »Übergänge« zwischen stationärer und ambulanter Behandlung werden mehrere Konzepte erprobt, mit ihrer Evaluation wurde begonnen (Meyer, 1994; von Rad et al., 1994).

> *»... ein Laboratorium, eine Krankenvisite, eine schulmedizinische Therapie und zugleich biographische Anamnese, Psychoanalysen und psychosomatische Forschungen, Arbeits- und Sozialtherapie ... alles unter demselben Dach und zur gleichen Stunde ... nur so entstehen die nötigen Reibungen, Kämpfe und produktiven Mißerfolge, die wir uns ersparen, wenn wir Feuer und Wasser getrennt halten, Psyche und Soma, Geist und Materie überall unterscheiden wollten«*
> *(V. v. Weizsäcker, 1955).*

5 Integrierte Medizin im Krankenhaus

Einzelnen Internisten ist es gelungen, den Arbeitsansatz ganzer Kliniken bzw. Abteilungen für Innere Medizin im Sinne einer integrierten Medizin umzu-

gestalten (Adler, 1994; Feiereis, 1994; Kappauf und Gallmeier, 1994; Schmeling-Kludas et al., 1991; Wedler, 1994). Diese Ansätze entsprechen dem Verständnis der psychosomatischen Medizin als einer »Betrachtungsweise«, »die nicht etwa dem Körperlichen weniger sondern dem Seelischen mehr Beachtung schenkt« (Weiss und English, 1949).

Auch in den USA wird neuerdings erkannt, daß eine Verbindung internistischer und psychosomatischer Arbeitsansätze, ein integriertes Modell, ein sinnvolles Ziel sein kann: Vereinzelt werden »Medical-Psychiatric Units« beschrieben (Hammer et al., 1993).

Da es Ziel dieses Buches ist, Interesse an »integrierter Medizin« zu wecken, veranschaulichen wir diesen Ansatz anhand eines eigenen Modellversuchs.

29jährige Patientin mit Hirnmetastasen bei Mammakarzinom:
> »Also auf der Station ist es ganz anders wie auf den anderen Stationen, wo ich eben war. Das Personal ist freundlicher und man kann Wünsche äußern und die Schwestern sind ganz anders, finde ich, die sind, die sprechen mit einem über die Krankheit und des, also ich fühle mich nachher eben erleichtert ein bißl, sonst könnte man das vielleicht manchmal fast gar nicht schaffen. Also mir geht es so. Bin da froh darüber, daß man sich aussprechen kann und daß einem nicht alles so verschwiegen wird, das finde ich auch, das find ich, ist auf anderen Stationen so nie gesagt worden, da konnte man auch keine Schwester fragen über seine Krankheit, da hat man nie Auskunft bekommen so und das ist eben hier, finde ich ganz schön, wenn man mit jemandem reden kann.«[*]

Das Ulmer Stationskonzept: Unzufrieden mit den Rahmenbedingungen der Arbeit auf internistischen Allgemein-Stationen und im Konsultations-Liaison-Dienst (Köhle et al., 1972) haben wir ab 1972 auf einer neu eingerichteten 15-Bettenstation des Department für Innere Medizin der Universität Ulm versucht, ein integratives Konzept praktisch umzusetzen.

Die Idee entstand während der Arbeit in einer Balint-Gruppe mit Krankenschwestern. Auch sie waren unzufrieden mit ihrer Entwicklung: Zwar gelang es ihnen in der Gruppenarbeit zunehmend, die Beziehungen mit ihren Patienten zu reflektieren; im Stationsalltag scheiterten sie jedoch immer wieder, wenn sie ihre Arbeit zu modifizieren versuchten. Unsere Chance ergab sich, als eine Krankenstation neu eingerichtet wurde und eine Teilnehmerin an der Gruppenarbeit Stationsschwester wurde.[**]

---

[*] aus dem Dokumentarfilm über die Ulmer Station: »Wer will schon krank sein auf der Welt?« Dieser Film kann beim Erstautor angefordert werden.

[**] An der Entwicklung des hier dargestellten Konzeptes waren beteiligt: D. Böck, H. Bosch, A. Erath-Vogt, E. Gaus, M. Ginglmaier, A. Grauhan, H. Holl, M. Klingenburg, B. Kubanek, G. Paar, M. Rassek, Ch. Scheytt, K.-H. Schultheis, C. Simons, H. Urban, J. Zenz.
Der Zentraloberin der Ulmer Universitätskliniken, Frau I. Schulz, sowie dem seinerzeitigen Leiter der Abteilung Psychosomatik, Prof. Dr. Th. v. Uexküll, danke ich für ihre verständnisvolle Förderung und ihre eigene Beteiligung an dem Projekt.

Zielvorstellung bei der Veränderung des biotechnischen Arbeitsansatzes einer Krankenstation zu einem biopsychosozialen ist es, alle zwischen den Beteiligten ablaufenden Interaktionsprozesse auf ihre Bedeutung und Folgen für die Kranken hin zu untersuchen und umzugestalten. Daraus folgt die Aufgabe,

- Hilfestellungen für die Klärung und Korrektur von Einstellungen und Haltungen der beteiligten Mitarbeiter bereitzustellen;
- sämtliche »Veranstaltungen« – wie Anamneseerhebung, körperliche Untersuchung, Visiten, Pflegemaßnahmen, Konferenzen u.a. – entsprechend dem heutigen Kenntnisstand klinischer Psychosomatik weiterzuentwickeln und – soweit erforderlich – neue Veranstaltungen einzuführen;
- den Informationsaustausch und die Kooperation unter den Mitarbeitern zu fördern.

Gleichzeitig sollten Standard und Differenziertheit der internistischen Krankenversorgung aufrechterhalten bzw. weiter verbessert werden.

Allgemeine Voraussetzungen

Arbeitsbedingungen: Stellenpläne und Raumverhältnisse sind den Erfordernissen des Arbeitsansatzes anzupassen. Die Notwendigkeit, diese Bedingungen gegenüber der durchschnittlichen klinischen Arbeitssituation zu verbessern, verdeutlichen die Ergebnisse zweier am Department für Innere Medizin in Ulm durchgeführte Untersuchungen:

Auf einer 17-Betten-Station mit internistisch Schwerkranken beträgt bei einer Besetzung mit zwei Ärzten die durchschnittliche Zeit für Gesprächskontakte zwischen Patient und Arzt nur 4,4 Minuten pro Tag und Patient (Erdmann et al., 1974). Die Dauer der Visite liegt pro Patient bei 3,7 Minuten. Nur weniger als 30% dieser Zeit, also wenig mehr als 1 Minute pro Tag, steht dem Patienten für die Kommunikation mit dem Arzt zur Verfügung (Siegrist, 1975, 1976).

Fachliche Kompetenz: Für Pflegepersonal und Ärzte ist eine intensive Weiterbildung in psychosomatischer Medizin zu fordern. Als theoretisches Konzept bietet sich unserer Auffassung nach vor allem das psychoanalytische Modell für das Verständnis intra- und interpersoneller Konflikte und Probleme an.

Eine wesentliche Vorbedingung für die Realisierung eines derartigen Stationskonzeptes ist die Möglichkeit, die Mitarbeiter nach Motivation und Eignung auswählen zu können.

Einstellung der Mitarbeitergruppe gegenüber den Kranken: Uns erscheint vor allem die Bereitschaft und Fähigkeit wichtig, sich im diagnostischen und therapeutischen Prozeß in eine Beziehung mit Patienten einzulassen, die »Gegenseitigkeit« zuläßt, d.h. vom Patienten mitgeprägt werden kann; dann wird es möglich, Übertragungs- und Gegenübertragungsreaktionen diagnostisch und therapeutisch zu nutzen.

Tab. 40-3 Spezielle Ziele und Vorgehen in der Krankenbehandlung auf einer internistisch-psychosomatischen Krankenstation.

Generell: *Tragfähige Arbeitsbeziehung*	– Emotionale Unterstützung in halt- und schutzbietendem Milieu – Beziehungsangebot mit Merkmalen von »Gegenseitigkeit« – ausreichende Gesprächsmöglichkeit
Biopsychosoziale (»Simultan-«)Diagnostik	
Speziell: *Compliance und Krankheitsverarbeitung*	– ausreichende Information – Beachtung pathologischer Anpassungs- und Abwehrvorgänge – supportive Psychotherapie – Einbeziehung d. Angehörigen – Sozialarbeit
Arbeit an pathogenen psychischen und sozialen Konflikten	– Möglichkeit zur Darstellung von Beziehungsstörungen bzw. Konflikten im Rahmen der Station – Erarbeitung eines Bewußtseins von diesen Beziehungsstörungen bzw. Konflikten – Erarbeitung von Zusammenhängen zwischen diesen Störungen und der Symptomatik durch u.a. Konfrontation mit Zusammenhängen zwischen Situation und Symptom (Lebenssituation, Interaktion auf der Station, Übertragungsbeziehung) – Konfliktbearbeitung in längerfristiger vorwiegend poststationärer Psychotherapie – »Sozialtherapie«: Einbeziehung der Konfliktpartner in Familie und Beruf

Kommunikation zwischen den Mitarbeitern: Die Reflektion der Beziehung mit dem Patienten erfordert ausreichende Kommunikationsmöglichkeiten. Traditionsbedingte Rollenschemata mit hierarchisch gegliederter Machtverteilung sind oft dysfunktional; Ärzte und Schwestern müssen neue Formen der Kooperation entwickeln und erproben.

Krankenversorgung: Hauptziel ist die Herstellung einer tragfähigen Arbeitsbeziehung mit den Patienten, in denen diese möglichst selbständige Partner in der Behandlung ihrer Krankheit werden können. In Tabelle 40-3 haben wir die Ziele für ein konsequentes psychosomatisches Vorgehen im einzelnen zusammengestellt.

Der psychosomatische Ansatz im Pflegebereich, Kooperation zwischen Ärzten und Schwestern[*]**:** Krankenschwestern haben den zeitlich ausgedehntesten und – bestimmt durch den Charakter der Pflegetätigkeit – unmittelbarsten Kontakt mit dem Pati-

---

[*] Wir danken Frau A. Grauhan für die Zusammenarbeit bei diesem Abschnitt.

enten. Die Aufgaben der Pflegepersonen umfassen die Sorge für das körperliche und seelische Wohl der Kranken oder, weniger anspruchsvoll als Negativaussage formuliert: Es gibt keinen Bereich menschlicher Bedürfnisse, für den die Pflegepersonen ausdrücklich nicht zuständig sind. Für die Bestimmung ihrer Rolle ist es wesentlich, daß Schwestern als einzige Mitarbeiter einer Station vom Patienten jederzeit mit der Klingel herbeigerufen werden können.

Den Krankenschwestern könnte somit eine zentrale Rolle in der Praxis psychosomatischer Medizin zukommen; in ihrer Tätigkeit ließe sich die pflegerische Versorgung des Patienten mit dem Eingehen auf dessen Informations- und Kommunikationsbedürfnis und damit der Vermittlung emotionaler Sicherheit und Geborgenheit verbinden. Einem solchen patientzentrierten Ansatz stehen zunächst traditionelle Auffassungen des Arzt-Schwester-Verhältnisses entgegen.

Die Organisation der Pflege als »Funktionspflege« teilt die Pflegeaufgaben entsprechend der hierarchischen Gliederung auf verschiedene Pflegepersonen auf und behindert die Entwicklung einer intensiveren Arbeitsbeziehung zwischen Schwestern und Patienten. Voraussetzung für eine »ganzheitliche« und patientenorientierte Pflege ist die Möglichkeit der Übernahme der Pflege einer kleinen Anzahl von Patienten durch jeweils eine Schwester oder eine Schwesterngruppe in voller Verantwortung. Gleichzeitig müssen Lösungen für die organisatorische Leitung der Station erarbeitet werden, die der neuen Funktionsaufteilung entsprechen.

Eine intensivere Einbeziehung von Krankenschwestern in die Krankenbehandlung wird jedoch auch durch das Rollen- und Funktionsverständnis der Ärzte behindert. Ärzte gehen in der klinischen Arbeit meist davon aus, daß die Dyade Arzt-Patient ausschließlich Grundlage der Therapie bildet. Schwestern können im Rahmen dieser Auffassung lediglich Teilfunktionen übernehmen, vor allem Anweisungen des Arztes ausführen und ihm Informationen über den Zustand des Patienten vermitteln. Im Rahmen der biotechnischen Medizin impliziert diese Auffassung, daß die Interaktionen zwischen Schwester und Krankem im Rahmen der Mittlerfunktion therapeutisch bedeutungs- und wirkungslos sind.

Wird einmal anerkannt, daß Beziehungen zwischen Schwestern und Patienten potentiell immer den Behandlungsverlauf beeinflussen und im klinischen Setting nicht neutralisiert werden können, stellt sich die Aufgabe, diese Beziehungen systematisch zu untersuchen und Krankenschwestern und -pfleger als Verbündete des Arztes in den therapeutischen Prozeß mit einzubeziehen.

Entsprechend den in der Tabelle 40-3 dargestellten Formen des Vorgehens könnten den Schwestern folgende Funktionen zukommen:
– Krankenschwestern orientieren sich über die Pflegebedürfnisse und die mit der Krankheit verbundenen emotionalen Probleme der Patienten. Sie stellen eine eigenständige »Pflegediagnose«. Sie

gehen auf die Gesprächswünsche der Patienten ein und informieren in Absprache mit dem Arzt die Kranken über die geplanten diagnostischen und therapeutischen Maßnahmen; hierbei bietet sich häufig Gelegenheit, Patienten emotional zu unterstützen. Die Schwestern tragen damit zur Ausbildung eines Stationsklimas bei, das speziellere Formen supportiver und konfliktbearbeitender Psychotherapie überhaupt erst ermöglicht, da es dem Patienten erst jene Sicherheit vermittelt, die er benötigt, um sich in einen therapeutischen Prozeß einlassen zu können.
– Die Beobachtungen und Informationen der Schwestern tragen in der Diskussion im Team zum Verständnis der Patienten bei und vermehren die Interventionsmöglichkeiten während der Visite und therapeutischer Einzel- und Gruppengespräche.
– Die Schwestern sind entsprechend den gemeinsam entwickelten Zielvorstellungen auch therapeutisch tätig; sie versuchen mit den Kranken Probleme des Krankheitsverhaltens und der Krankheitsverarbeitung zu besprechen und bei pathogenetisch wirksamen psychologischen Konflikten zur Bildung eines Konfliktbewußtseins beizutragen.
– Bei Patienten, die sich in psychotherapeutischer Einzelbehandlung befinden, können Schwestern die Therapie unterstützen, wenn sie um die ablaufenden Prozesse wissen; schon das Vermeiden kritischer Aussagen zur Therapie stellt eine wesentliche Hilfe dar; daneben können Schwestern Fragen der Patienten zur Therapie klärend beantworten und die Kranken auf Widerstände im therapeutischen Prozeß aufmerksam machen.
– Nach intensiver Weiterbildung können einzelne Schwestern unter Supervision eine selbständige Betreuung von Patienten übernehmen.

Die Realisierung einer solchen Kooperation zwischen Schwestern und Ärzten ist davon abhängig, ob es den Beteiligten gelingt, eine gemeinsame Sprache zu finden, die ihnen erst eine gemeinsame Betrachtung der Probleme der Kranken ermöglicht. Oft scheitern organisatorisch gut vorbereitete gemeinsame Konferenzen von Ärzten und Schwestern auf der Station schon daran, daß eine Verständigung deshalb schwerfällt, weil eine gemeinsame Fachsprache fehlt.

Soll eine partnerschaftliche Zusammenarbeit zustande kommen, sind die Schwestern schließlich auf die Bereitschaft der Ärzte angewiesen, trotz ihres Bildungs-, Macht- und Statusvorsprungs zum Abbau der hierarchischen Verhältnisse zugunsten einer funktionsorientierten Kooperation beizutragen.

Die Durchführung des Modellversuches

Der institutionelle Rahmen: Die **internistisch-psychosomatische** Krankenstation war sieben Jahre lang eine von 12 internistischen Allgemeinstationen des Departments für Innere Medizin. Die Mitarbeiter der Station waren der Abteilung Psychosomatik zugeordnet, die als »Abteilung Innere Medizin und Psychosomatik« Teil des Departments war. Die

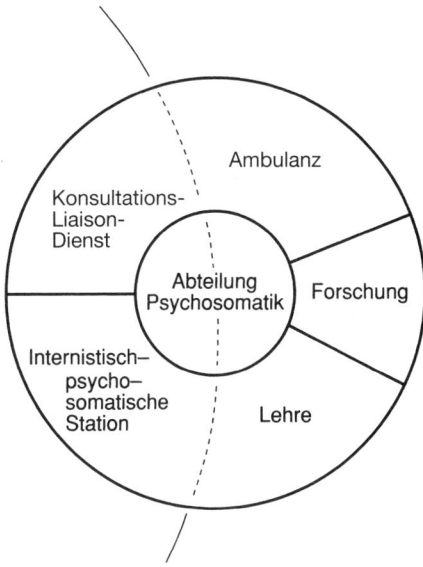

Abb. 40-8 Funktionsbereiche der Abteilung Innere Medizin und Psychosomatik des Departments für Innere Medizin der Universität Ulm.

Funktionsbereiche dieser Abteilung können aus der Abbildung 40-8 entnommen werden.

Äußere Arbeitsbedingungen, Patienten, Mitarbeiter:

- **Die Krankenstation:** Die Station lag zentral im Klinikum, nahe bei Aufnahmestation, Dialyseeinheit und Intensivstation. Dies förderte eine Belegung mit internistisch Schwerkranken. Sie hatte 15 Betten in sieben Zweibett- und einem Einbettzimmer. Je ein Arbeitsraum stand für Ärzte und Schwestern sowie eine Dachkammer als Aufenthaltsraum für die Schwestern und als Raum für sämtliche gemeinsame Veranstaltungen und die Gruppengespräche mit den Patienten zur Verfügung. Der Flur der Station wurde als Aufenthaltsraum genützt.
- **Die Patienten:** Die Häufigkeitsverteilung der Liegezeiten entsprach weitgehend derjenigen im gesamten Department für Innere Medizin; 50% der Patienten hatten eine Aufenthaltsdauer von nicht mehr als 14 Tagen. Die Mortalität auf der Station betrug 11,7%, im gesamten Department unter Einschluß der Intensivstation 12,8%. Diese Angaben zeigen, daß die auf der Station Tätigen überwiegend mit den psychosozialen Problemen internistisch Schwerkranker konfrontiert waren.
  Eine Typisierung der psychosomatischen Probleme bei diesen Patienten, entsprechend den Hauptarbeitsgebieten der psychosomatischen Medizin, gibt Tabelle 40-4.
- **Die Mitarbeiter:** Der Stellenplan der Station wurde im Vergleich zu den übrigen Stationen des Departments um die Stelle der »psychosomatischen Schwester« erweitert. Hinzu kamen Mitarbeiter der Abteilung Psychosomatik, die der Station mit einem Teil ihrer Arbeitszeit zusätzlich zur Verfügung standen, teils unmittelbar für die Krankenversorgung, teils für Supervisionsaufgaben (Tab. 40-5).
  Rollen und Funktionen der Mitarbeiter veränderten sich im Lauf der Entwicklung des Stationskonzeptes. Nach einer anfänglichen Tendenz zur Rollendiffusion mit Angleichung der Funktionen wurde – auch im Zusammenhang mit der Verbesserung der Kooperation untereinander – eine stärkere Rollenspezifität und Aufteilung der Aufgaben erarbeitet.

Tab. 40-4 Patientengut der internistisch-psychosomatischen Station (Diagnosen von 138 Patienten).

Diagnosegruppen	Patienten	Patienten (in % der Bettenbelegung)
Organerkrankungen insgesamt Davon:	76%	82%
– Leukämien und andere Malignome	26%	39%
– Zum Tode Kranke insgesamt	34%	54%
– »Psychosomatische Krankheiten«	10%	13%
– Funktionelle Störungen	6%	3%
– Psychiatrische Erkrankungen	8%	2%

Tab. 40-5 Stellenplan der internistisch-psychosomatischen Station.

Mitarbeiter	
Der Station fest zugeordnet	Für Spezialaufgaben (Teilzeitmitarbeiter)
2 Ärzte	internistischer Oberarzt
1 Medizinalassistent bzw. Arzt einer anderen internistischen Abteilung (Rotation)	psychosomatischer Oberarzt
5 Schwestern, 1 Nachtschwester	Chefarzt
2 Schwesternschülerinnen	Psychologin
1 »psychosomatische Schwester«	Sozialarbeiterin
	Krankengymnastin
	Seelsorger

Spezielle Rollen

Die »psychosomatische Schwester«. In Anlehnung an die »psychiatric consultation nurse« (Barton und Kelso, 1971) übertrugen wir einer für diesen Arbeitsbereich bereits weitergebildeten Schwester spezielle Funktionen. Zu ihren Aufgaben gehörte es zunächst, die übrigen Schwestern, auf deren Auswahl wir zunächst keinen Einfluß hatten, für unseren Veränderungsversuch zu gewinnen. Gerade bei den dabei auftretenden Widerständen erwies sich die Zusammenarbeit mit der ständig auf Station tätigen »psychosomatischen Schwester« von entscheidender Bedeutung. Andererseits hatte diese Schwester die Interessen der übrigen Mitglieder des Pflegeteams gegenüber den Ärzten zu vertreten. Nicht selten hatte sie die Führung in Auseinandersetzungen zwischen beiden Gruppen zu übernehmen.

Im Rahmen der Krankenversorgung beteiligte sich die »psychosomatische Schwester« an der Basispflege und versuchte, diese exemplarisch patientenzentriert zu gestalten. Sie beriet die übrigen Schwestern bei Problemen im Umgang mit Patienten und versuchte, in den gemeinsamen Besprechungen die psychosozialen Probleme der Patienten herauszuarbeiten. Im Rahmen des »Weiterbildungskurses für Krankenschwestern in patientenzentrierter Pflege/Psychosomatischer Medizin« übernahm sie die Supervision der Kursteilnehmerinnen während ihrer Tätigkeit auf der Station.

Die Sozialarbeiterin. Sie verstand sich nicht mehr als »Fürsorgerin«, die sich fast ausschließlich mit materiellen Hilfestellungen befaßt, sie bot vielmehr den Kranken Hilfe zur eigenen Bewältigung psychosozialer Konflikte an. Sie war ständige Mitarbeiterin im Stationsteam, nahm an den täglichen Aufnahmebesprechungen und an allen weiteren Konferenzen teil, um rechtzeitig ihre Auffassung über die Probleme der Patienten in die Diskussion einbringen und eventuell die Indikation für eigene Interventionen stellen zu können. Sie achtete vor allem auf die sozialen Beziehunen der Kranken und bemühte sich, sie bei der Verarbeitung der Krankheitsfolgen in materieller, psychischer und sozialer Hinsicht zu unterstützen. Sie leitete die wöchentlich stattfindende offene Patientengruppe mit dem Ziel, die Patienten darin zu unterstützen, intensivere Kontakte mit Mitpatienten aufzunehmen und auch so ihre soziale Isolation im Krankenhaus zu verringern.

Die Krankengymnastin. Eine weitgehende Einbeziehung einer Krankengymnastin in das Stationsteam hat sich insbesondere in Hinsicht auf die Rehabilitation der Patienten als außerordentlich wertvoll erwiesen.

Der Krankenhausseelsorger. Ein Krankenhausseelsorger arbeitete im therapeutischen Team mit; er nahm regelmäßig an den Stationskonferenzen teil, bot den Patienten einmal wöchentlich während eines Besuches im Krankenzimmer die Möglichkeit zu einem Gespräch an und stand sonst jederzeit auf Wunsch für Gespräche zur Verfügung. Es ging dem Seelsorger dabei weniger um die aktive Vermittlung von Glaubensinhalten, sondern mehr darum, eine annehmende, mittragende Beziehung zum Gesprächspartner herzustellen.

Organisatorische Hilfen für den Informationsaustausch

Bei der großen Anzahl der Mitarbeiter kam einer Regelung der formalen Seite des Informationsaustausches wichtige Bedeutung zu. Wir hatten hierfür das »Kardex-Dokumentations-System« gewählt. Durch dieses System werden Anordnungen überschaubarer und in ihrer Ausführung kontrollierbar; dieses System ersetzte die bisher üblichen Krankenblätter und -kurven. Im Kardex-Dokumentations-System wurden auch psychologische Befunde, vor allem Verhaltensbeobachtungen, dokumentiert und so allen Mitarbeitern zugänglich.

Therapiekonzept und Supervision

Ärzte und Schwestern der Station bemühten sich in ihrer Arbeit um eine intrapersonale **Integration** des psychosomatischen Arbeitsansatzes in die internistische Krankenversorgung bzw. die Krankenpflege. Der Arzt verband das Gespräch mit dem Patienten mit den internistischen Maßnahmen. Bei Indikation zu spezifischer Psychotherapie wurde abgewogen, ob die Verbindung mit der internistischen Versorgung den Zugang zum Patienten erleichtert – wie das oft z.B. bei schweren Asthmatikern der Fall ist – oder durch die Komplizierung der Übertragungsbeziehung erschwert, wie z.B. im allgemeinen bei Anorexia-nervosa-Patientinnen; in letzterem Fall teilten sich zwei Ärzte die Behandlung.

Grundkonzept für die spezifische, konfliktbearbeitende Therapie war auf dieser Station die **analytisch orientierte Einzelpsychotherapie.** Für die Einzelpsychotherapie sprachen schon rein praktische Gründe, wie die Verpflichtung zu fortlaufender Patientenaufnahme; daneben erschien es uns gerade innerhalb eines solchen Stationskonzepts wichtig, daß therapeutische Prozesse auch in klar definierten und überschaubaren Zweierbeziehungen stattfinden, ganz abgesehen vom didaktischen Wert solcher Behandlungen für die Ausbildung der Mitarbeiter.

Bei entsprechender Indikation ergänzten wir die Einzeltherapie durch eine Beratung der Familie.

Auf der **Supervisionsebene** haben wir einen **Kooperationsansatz** entwickelt. Die internistische Oberarztfunktion übte ein erfahrener und für die psychosozialen Fragestellungen aufgeschlossener Internist aus. Die Supervision der psychosomatisch-psychotherapeutischen Arbeit übernahm ein entsprechend weitergebildeter Mitarbeiter der Abteilung Psychosomatik.

Die Veranstaltungen

Abbildung 40-9 gibt eine Übersicht über die Veranstaltungen der Station. Ich berichte hierüber im Präsens. Der Ablauf der Stationsarbeit ist in dem erwähnten Film (»Wer will schon krank sein auf der Welt?«) dokumentiert.

Das Erstgespräch der Schwester: Am Tag der stationären Aufnahme versucht die Schwester im Erstgespräch Kontakt mit dem Patienten aufzunehmen und eine eigene »Pflegediagnose« zu erstellen (Köhle et al., 1983).

Dieses Erstgespräch, für das die Schwestern systematisch weitergebildet wurden, haben wir eingeführt, um dem Patienten zu vermitteln, daß er auf der Station »aufgenommen« wird und sich eine Schwester um seine Bedürfnisse als Kranker in einer für ihn zunächst fremden, oft beängstigenden Umwelt verantwortlich kümmert.

Das Interesse der Schwester gilt in diesem Erstgespräch vor allem dem subjektiven Krankheitsgefühl des Patienten, Art und Ausmaß seiner Hilfsbedürftigkeit, seinen subjektiven Vorstellungen über Wesen und Folgen der Erkrankung, seinen Erwartungen an den Krankenhausaufenthalt, seiner sozialen Situation und den Umständen beim Beginn seiner Krankheit (vgl. Köhle et al., 1977).

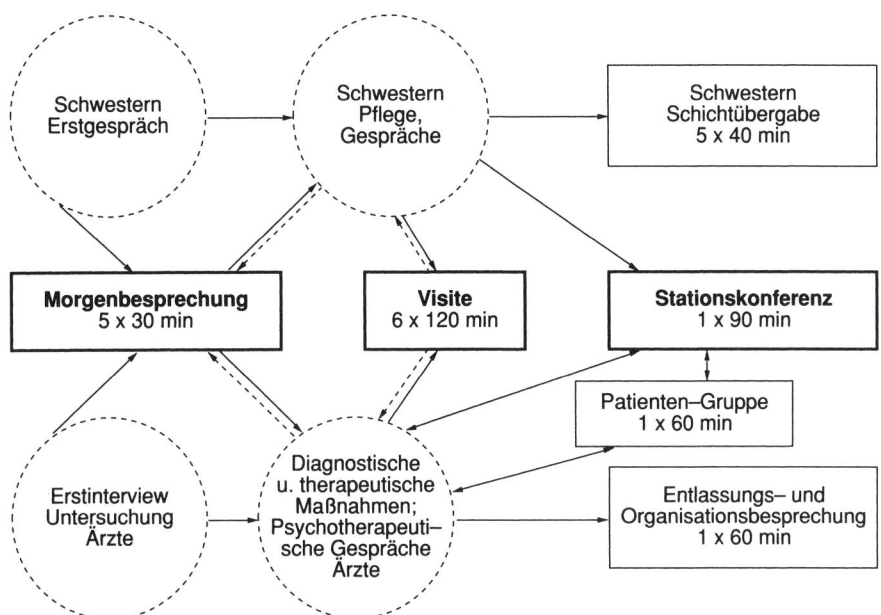

Abb. 40-9 *Veranstaltungen auf der Station.*

Das Erstinterview des Arztes: Das Erstinterview des Arztes orientiert sich an der Technik des »klinischen Interviews« (vgl. Kap. 21, »Anamnese und körperliche Untersuchung«).

Die Morgenbesprechung: In der Morgenbesprechung berichten Schwester und Arzt jeweils zusammenfassend über ihre Erstgespräche mit dem oder den am Vortag neu aufgenommenen Patienten; anschließend versuchen wir, vorläufig Hypothesen über die psychosozialen Probleme und psychosomatischen Zusammenhänge beim Patienten aufzustellen und einen ersten integrierten internistisch-psychosomatischen Behandlungsplan festzulegen. Daneben werden auch aktuelle Probleme anderer Patienten der Station diskutiert.

Die Visite (vgl. Kap. 29, »Die Krankenvisite ...«): Die Visite ist auf einer Krankenstation die zentrale gemeinsame Veranstaltung im Tagesablauf. Sie stellt gleichzeitig die hauptsächliche Gelegenheit zur Kommunikation zwischen Arzt und Patient dar. Die vorliegenden empirischen Untersuchungen (vgl. Kap. 29) zeigen, daß diese Möglichkeit zur Kommunikation meist nur unzureichend genutzt wird. Die Visite ist zu stark mit anderen Funktionen überfrachtet; z.B. findet am Krankenbett häufig der Informationsaustausch zwischen verschiedenen Ärzten und Schwestern statt, so daß während dieser Zeit häufig mehr über den Patienten als mit ihm gesprochen wird. Wir hielten deshalb die Umgestaltung der Visite zu einer Patienten-zentrierten Veranstaltung für besonders vordringlich.

Wir versuchen, die Visite in den gesamten Behandlungsplan einzubeziehen und sie in bestimmten Abschnitten als »therapeutische Visite« zu führen. Während der Visite soll der Patient zunächst seine

Fragen und Erwartungen möglichst ungehindert vorbringen können, er soll zur aktiven Beteiligung am diagnostischen und therapeutischen Prozeß ermutigt werden und hierzu in für ihn verständlicher Form ausreichend Information erhalten. Diese **Informationsvermittlung** kann bereits eine stützende und ermutigende Wirkung haben. Darüber hinaus kann die Visitensituation auch zu psychotherapeutischen Interventionen im Sinne der von Balint und Norell (1975) entwickelten »Sprechstundenpsychotherapie« genutzt werden. Je nach Indikation werden mehr emotional stützende oder mehr mit den anstehenden Konflikten konfrontierende Interventionsformen gewählt. Diese Interventionen sind dabei auf die sich zwischen Patient und Arzt einstellende Beziehungskonstellation bezogen.

Hinweise auf mögliche Zusammenhänge zwischen dem Auftreten von Beschwerden und auslösenden emotionalen oder situativen Faktoren während der Visite können dazu beitragen, zunächst psychotherapeutisch nur schwer erreichbare Kranke für eine **konfliktbearbeitende Psychotherapie** zu gewinnen.

Dies wird auch dadurch erleichtert, daß im Rahmen des therapeutischen Gespräches auf die Beschwerden und Symptome, unter denen der Kranke leidet, eingegangen wird. Beschwerden und Symptome werden gerade dadurch ernstgenommen, daß sie in einen Gesamtzusammenhang gestellt werden.

Während der täglichen Visite kann vor allem auch der Prozeß der **Krankheitsverarbeitung** gefördert werden; gelingt es dem Arzt, den Patienten in seiner Angst, Depression oder emotionalen Zurückgezogenheit, in seinem Zorn, seiner Enttäuschung über die Medizin oder einzelne Ärzte im Beisein des gesamten Teams während der Visite zu erreichen, entsteht nicht selten ein Prozeß, der bei weiteren Visiten und anderen Kontakten fortgeführt werden kann und der dem Patienten schließlich die Aufarbeitung seiner derzeitigen Situation ermöglicht. Besonders der »Trauerprozeß« schwerkranker Patienten kann so im unmittelbaren Kontext der medizinischen Versorgung unterstützt werden. Dies gelingt dem Arzt, der den Patienten auch sonst behandelt, im allgemeinen wesentlich leichter als einem spezialisierten Konsiliarius, der für »die seelischen Probleme« hinzugezogen wird.

Der Patient kann sich dem Arzt und dann auch der übrigen Welt leichter wieder zuwenden, seine »Objekte« wieder »libidinös besetzen«, wenn er sich als kranke Person vom Arzt beachtet und wertgeschätzt fühlt.

Wir versuchen die Situation am Krankenbett während der Visite möglichst weitgehend für das Gespräch mit dem Patienten und die körperliche Untersuchung freizuhalten. Wir haben die Visite deshalb formal in **drei Abschnitte** gegliedert: Vorbesprechung und Austausch von Informationen vor der Tür des Krankenzimmers; die eigentliche Visite am Bett des Patienten; die Nachbesprechung wieder außerhalb des Krankenzimmers.

Die Krankenschwestern bringen ihre Informationen während der Vorbesprechung ein. Am Bett des Patienten spielt sich die Kommunikation vorwiegend zwischen dem Patienten und dem ihn behandelnden Arzt ab – die Ärzte der Station teilen sich die Zuständigkeit für die Patienten untereinander auf. Die Einbeziehung der für den Patienten zuständigen Krankenschwester und anderer Visitenteilnehmr in das Gespräch ist möglich; hierfür ist jedoch eine gute Abstimmung der Visitenteilnehmer untereinander Voraussetzung. Auf den Patienten kann eine aktive Beziehung von zu vielen Visitenteilnehmern auch verwirrend wirken; oft genügt für ihn schon die Gewißheit, daß seine Probleme auch dem übrigen Team vertraut sind.

Tabelle 40-6 gibt in schematisierter Form eine Übersicht über Ziele und Vorgehen während der Visite.

Für die Weiterentwicklung unseres Visitenkonzeptes erwies sich die Teilnahme eines erfahreneren Psychosomatikers einmal wöchentlich an der Visite und die Diskussion von Videoaufnahmen als sehr hilfreich. Wir waren immer wieder überrascht, wie schwierig es ist, im nachhinein erkennbare »Angebote« von Patienten in der Visitensituation zu verstehen und sinnvoll aufzugreifen.

Die Visite dauert durchschnittlich 8 Minuten pro Patient, 5 Minuten am Krankenbett, 3 Minuten außerhalb des Krankenzimmers.

Oberarzt- und Chefarztvisite: Wir versuchen, diese Visiten analog zu den Stationsarztvisiten so zu gestalten, daß die Supervision der Mitarbeiter die unmittelbare Beziehung des Oberarztes bzw. des Chefarztes zum Patienten nicht zu stark beeinträchtigt.[*]

---

[*] Eine ausführliche Darstellung und Diskussion der Chefarztvisite hat v. Uexküll (1977) vorgelegt.

Tab. 40-6 Ziele und Vorgehen während der Visite.

	Ziele	Vorgehen
Vorbesprechung außerhalb des Zimmers	Aufstellung diagnostischer und therapeutischer Ziele	– Verbindung von Vorwissen mit neuen Informationen: – Austausch zwischen Schwestern und Ärzten – Formulierung des engeren Visitenzieles
Visite am Bett des Patienten	Berücksichtigung von: Befinden; Bedürfnissen; Qualität des Arbeitsbündnisses; psychosomatischen Zusammenhängen; Interpretation und Gewichtung der Befunde	*Begrüßung* – »Wie geht es Ihnen heute?« – Evtl. eingehen auf Abwehr (kann der Patient die Situation für sich nutzen?) *Untersuchungsgang* – Open-ended-Interview (situationszentriert), evtl. mit Information, Interpretation und Stützung; – körperliche Untersuchung; – Diskussion der Kurvenwerte; – Einbeziehung der Umstehenden (»wir«); – Angaben zur weiteren Diagnostik; – Zusammenfassung der Befunde und Bewertung für den Patienten; – Hinweise auf nächste Schritte; – Aufforderung an den Patienten, Fragen zu stellen
Nachbesprechung außerhalb des Zimmers	Ergebnisse der Visite; Aufgabenverteilung	– Kurze Diskussion der gemeinsamen Beobachtungen; Kritik am Vorgehen; – Absprache weiterer Maßnahmen

Nach Möglichkeit erarbeiten wir vor dem Zimmer eine spezielle Zielvorstellung für die Chefarztvisite.

Die Pflegevisite: Gegen Ende der Nachmittagsschicht führen die Schwestern bei den ihnen zugeordneten Patienten eine »Pflegevisite« mit dem Ziel durch, noch ausstehende pflegerische Maßnahmen und ärztliche Verordnungen durchzuführen und gleichzeitig mit den Patienten am Ende des Tages noch einmal ins Gespräch zu kommen. Die Schwester erkundigt sich nach dem Befinden des Kranken und etwaigen aktuellen Bedürfnissen, sie bespricht mit ihm die Ergebnisse bereits durchgeführter Untersuchungen noch einmal nach und erläutert ihm bevorstehende diagnostische und therapeutische Maßnahmen sowie die Wirkungsweise verordneter Medikamente. Die Gespräche während der abendlichen Pflegevisite können unserer Erfahrung nach auch wesentlich dazu beitragen, dem Patienten die für eine entspannte Nachtruhe erforderliche Sicherheit zu vermitteln. Daneben haben die Gespräche während der Pflegevisite nicht selten auch die Funktion, den Patienten darin zu unterstützen, Informationen, Anregungen und psychotherapeutische Interventionen, die er während des Tages erhielt, zu verarbeiten.

Stationskonferenz: In der Stationskonferenz diskutieren alle Mitglieder der Station unter Leitung eines erfahrenen Psychosomatikers über Schwierigkeiten im Umgang mit einem einzelnen Patienten. Methodisch orientieren wir uns an der Balint-Gruppenarbeit. Ausgehend vom jeweils vorgeschlagenen »schwierigen« Patienten, bemühen wir uns darum, die Beziehung zwischen den einzelnen Stationsmitarbeitern und diesem Kranken für das Verständnis des Patienten zu benützen. Die unterschiedliche Wahrnehmung desselben Patienten durch verschiedene Stationsmitglieder und die Beobachtung der vielfältigen Interaktionsprozesse zwischen dem Kranken und den Mitarbeitern ermöglichen im allgemeinen die Bearbeitung skotomisierender Wahrnehmungsvorgänge und erlauben häufig ein Verständnis des aufgetretenen »Problems«. Die Konflikte mit dem Kranken erweisen sich häufig als eine für den Patienten* charakteristische Neuinszenierung von Konflikten seiner früheren oder gegenwärtigen Beziehungen auch außerhalb des Krankenhauses.

Ziel dieser Konferenzen ist es, die aufgetretenen Schwierigkeiten zu verstehen und Lösungsmöglichkeiten zu erarbeiten. Häufig lösen sich Spannungen schon dadurch, daß wir Patienten nach solchen Besprechungen in veränderter Weise wahrnehmen und ihnen damit die Möglichkeit zu einer Änderung ihres Verhaltens eröffnen; in anderen Fällen sind die Besprechungen der Schwierigkeiten mit dem Patienten oder gezieltere psychotherapeutische Interventionen erforderlich.

Es überrascht uns immer wieder, in welchem Ausmaß bereits **Wahrnehmungsveränderungen** bei uns selbst zu Lösungen von »Schwierigkeiten« im Umgang mit Patienten beizutragen vermögen. Nicht selten ereignet es sich, daß Patienten nach einer solchen Konferenz »spontan« über die in der Konferenz vermuteten, belastenden Probleme zu sprechen beginnen – wohl weil wir dies aufgrund unserer geänderten Wahrnehmung nun zulassen und u.a. über unser Ausdrucksverhalten mitteilen können.

In den Stationskonferenzen werden daneben auch Teamprobleme diskutiert. Ein Beispiel soll die Arbeitsweise in der Stationskonferenz veranschaulichen.

---

* Entscheidend ist, daß die emotionalen Bewegungen der einzelnen Mitarbeiter und etwaige Spannungen zwischen ihnen im Team auf ihre Verursachung auch durch den Patienten hin untersucht werden; nur dann werden die Möglichkeiten einer solchen Arbeit für die Therapie ausgeschöpft.

Zu Beginn der Besprechung herrscht zwischen Schwestern und Ärzten der Station eine ungewöhnlich intensive aggressive Spannung; es wird vorgeschlagen, über »Teamprobleme« zu sprechen. Anlaß ist die entgegen ärztlichen Überlegungen vorgenommene Verlegung einer infektionsgefährdeten 45jährigen Patientin mit dem dritten Rezidiv einer akuten Leukämie aus dem Einzel- in ein Zweibettzimmer, u. a. mit dem Hinweis, daß sie dann nicht mehr so oft unnötig zu läuten brauche und mehr Kontakt habe. Nur gegen intensiven Widerstand gelingt es mir, Überlegungen einzubringen, ob die Spannung etwas mit der Patientin zu tun haben könnte. Langsam stellt sich heraus, daß die Patientin vor allem gegenüber den Schwestern ungewöhnlich aggressiv ist, ständig Forderungen an sie stellt, jedes Kontaktangebot von seiten der Schwestern jedoch zurückweist und versucht, die Schwestern gegeneinander auszuspielen. Die Versorgung der Patientin wird als Zumutung erlebt, die affektive Betroffenheit ist so heftig, daß die Schwestern zum Teil mit Empörung, Ablehnung und offenem Rückzug reagieren. Nur mit Mühe gelingt es in der Gruppe, Überlegungen zur Motivation der Patientin anzustellen. Allmählich werden dann ihre panische Angst und ihre Versuche, diese zu bewältigen, sichtbar. Sie bemüht sich, über ihre Aktivität ihr passives Ausgeliefertsein umzukehren: Wegen jeder Kleinigkeit ruft sie die Schwestern herbei und versucht, sie herumzukommandieren. Als ihr dies nicht ausreichend gelingt und die Schwestern sich eher zurückziehen, wird sie inkontinent, dies zwingt die Schwestern zu vermehrtem Aufwand in der Pflege, verstärkt jedoch ihre gefühlsmäßige Ablehnung gegenüber der Patientin. Angst und Hilfsbedürftigkeit, den ursprünglichen Anlaß des Läutens, können die Schwestern, von ihren Affekten behindert, gar nicht mehr wahrnehmen. Ähnlich verfährt die Patientin mit ihrer Familie: Ehemann und Tochter versucht sie übers Telefon zu dirigieren, was sie selbst als aufopfernde Fürsorge erlebt und darstellt.

Nun werden auch aggressive Gereiztheit und Zorn verständlicher: Die Patientin versucht, ihre tiefe Depression, ihre Verzweiflung angesichts von Verlassenheit und drohendem Tod zu kompensieren. Erstmals nach Wochen kann statt gereizter Ablehnung wieder Mitleid für die Patientin aufkommen. Nach der Konferenz ist ein überraschend offenes Gespräch der Sozialarbeiterin mit der Kranken möglich: Die Kranke kann direkt ihre Befürchtungen, zu Hause schon abgeschrieben zu sein, äußern und erstmals ihre Situation mit allen Gefühlen ausführlich besprechen. Ihr »Trauerprozeß« ist jetzt nicht mehr blockiert, die aufkommende Depression ist einfühlbar, Ärzte und Schwestern können sie jetzt unterstützen, die Schwierigkeiten im Umgang treten nicht mehr auf; es entwickeln sich therapeutische Beziehungen. Der Konflikt zwischen Ärzten und Schwestern spiegelte einen Konflikt in der Patientin wider.

Schichtübergabe: Der mit dem Schichtdienst des Pflegepersonals verbundene Wechsel der Bezugspersonen der Patienten macht einen intensiven Erfahrungsaustausch und eine sorgfältige Absprache aller Betreuungsmaßnahmen erforderlich. Die tägliche Übergabebesprechung findet in der Gruppe statt, so daß alle Schwestern der Station bis zu einem gewissen Grad über alle Patienten informiert sind. Die »psychosomatische Schwester« kann während der Schichtübergabe die anderen Schwestern beraten;

ihre Dienstzeit überbrückt den Wechsel zwischen beiden Tagschichten.

Entlassungs- und Organisationsbesprechung: Wir versuchen, einmal wöchentlich die mit einzelnen während der Vorwoche entlassenen Patienten gemachten Erfahrungen kritisch zu diskutieren. Daneben besprechen wir Probleme der organisatorischen Weiterentwicklung des Stationskonzeptes.

»Patientengruppe« und »Patientencafé«: Ziel der »Patientengruppe« ist es, den Kranken eine Möglichkeit zur Kontaktaufnahme miteinander und zu Mitarbeitern der Station auch außerhalb der »Routine«-Veranstaltungen anzubieten. Daneben soll die Gruppe auch Möglichkeit bieten, gemeinsam Kritik an Vorkommnissen auf der Station, am Stationskonzept oder am Verhalten einzelner Mitarbeiter äußern zu können. Während dieser Gruppenbesprechungen kann bei einzelnen auch das Bewußtsein für Probleme im psychischen Bereich dadurch gefördert werden, daß auch andere Kranke von ihren Problemen berichten. Durch die Gruppenprozesse kann die Auseinandersetzung mit den Folgen der eigenen Krankheit, die nicht selten in stummer Anklage oder Depression (Rohde, 1974) erstarrt ist, dann wieder in Gang gebracht werden, wenn für die Patienten bei anderen Teilnehmern oder durch Intervention des Gruppenleiters Lösungsansätze sichtbar werden.

Während wir die Patientengruppe zunächst als reine Gesprächsgruppe führten, bezogen wir später auch gestalterische Methoden mit ein. Die Gruppe wird von der Sozialarbeiterin geleitet. Bei der kurzen durchschnittlichen Liegezeit der Patienten bemühen wir uns darum, jede Gruppensitzung als in sich geschlossene Einheit aufzufassen. Die Gruppenleiterin strukturiert die jeweilige Sitzung, indem sie der Gruppe Thema, Methode und Materialien vorschlägt. So gelingt es häufig, in lockerer Atmosphäre die gemeinsamen Probleme auf der Station und bei der Krankheitsverarbeitung zu besprechen.

Einmal wöchentlich findet auf dem Stationsflur ein »Patientencafé« statt. Wir versuchen auch hierdurch die informelle Kontaktaufnahme zu unterstützen. Die Patienten kommen zu dieser Veranstaltung besonders gerne.

Fort- und Weiterbildung der Mitarbeiter der Station: Die Ärzte der Station befinden sich zugleich in internistischer und psychoanalytischer Weiterbildung.

Die Schwestern haben in der Mehrzahl an dem in Ulm institutionalisierten einjährigen »Vollzeitweiterbildungskurs für Krankenschwestern und -pfleger in patientzentrierter Pflege/Psychosomatischer Medizin« teilgenommen. Dieser Kurs besteht zur Hälfte aus einem Praktikum, das auf der geschilderten Station durchgeführt wird (Köhle et al., 1977).

Bisherige Ergebnisse des Modellversuches

Erfahrungen mit dem Stationskonzept: Die siebenjährigen Erfahrungen mit dem dargestellten Stationskonzept haben bei der Versorgung von ca. 2000 Patienten gezeigt, daß es in einem solchen Rahmen möglich ist, den psychosomatischen Arbeitsansatz in die internistische Krankenversorgung zu integrieren. Alle Kranken können von Anfang an auch unter psychosomatischen Gesichtspunkten, d. h. gleichzeitig internistisch und psychotherapeutisch untersucht werden.

Psychotherapeutische Maßnahmen können frühzeitig, und eng mit der internistischen Behandlung verbunden, eingeleitet werden. Neben psychotherapeutischen Gesprächen fördert in dem dargestellten Stationskonzept der Umgang mit den Mitarbeitern im Rahmen aller dargestellten »Veranstaltungen« und bei informellen Gelegenheiten die Bildung eines Bewußtseins von Konflikten und Beziehungsproblemen. Das Stationsmilieu bildet dabei einen schützenden und Halt bietenden Raum, der umschriebene Regressionsprozesse als Voraussetzung einer inneren Umstrukturierung oder Wandlung fördert. Er ermöglicht zugleich ein konfrontierendes Vorgehen: Den Patienten können Hinweise auf auch für sie beobachtbare Zusammenhänge zwischen bestimmten Situationen und dem Auftreten von Symptomen gegeben werden. Bei schwer gestörten, Ich-schwachen psychosomatisch Kranken können bedrohliche Dekompensationsvorgänge in diesem Milieu durch das Angebot zuverlässiger Objektbeziehungen und Ichstützender Maßnahmen aufgefangen werden. Ein derartiges Stationsmilieu stellt meines Erachtens eine conditio sine qua non für eine längerfristige intensive Psychotherapie von Patienten mit schweren psychosomatischen Erkrankungen, wie etwa schweren Formen von Colitis ulcerosa, dar.

Das Problem der ambulanten Nachbehandlung konnten wir im Rahmen des Stationskonzepts nur zum Teil lösen; nur ein kleiner Teil der Patienten konnte durch Mitarbeiter der Station längerfristig nachbehandelt werden, zum Teil war eine Überweisung der Patienten an niedergelassene Psychotherapeuten oder an solche Ärzte möglich, die sich in Balint-Gruppen psychotherapeutisch weiterbildeten. Wir bemühten uns darum, die Zusammenarbeit mit solchen niedergelassenen Ärzten zu intensivieren, um die Isolation unseres Modellversuchs im medizinischen Versorgungssystem zu vermindern. Die geplante systematische Kooperation mit primärversorgenden Ärzten konnte nicht mehr realisiert werden.

Für die **Aus- und Weiterbildung** hat sich die Station insofern bewährt, als hier die sonst nur theoretisch vermittelbaren Arbeitskonzepte der klinischen Psychosomatik konkret eingeübt werden können. Dies galt sowohl für uns als Psychosomatiker als auch für solche Kollegen, die im Rahmen einer Rotation auf der Station mitarbeiteten, sowie für die beteiligten Psychologen, Krankenschwestern und Sozialarbeiter. Die Ergebnisse unseres Projektes zur Evaluation der veränderten Visitenführung stellen wir in Kap. 29 (»Die Krankenvisite – ...«) dar.

Für die klinisch psychosomatische **Forschung** bot die Station die Möglichkeit, neue Behandlungskonzepte zu erproben und gleichzeitig begleitend wissenschaftlich zu untersuchen (z. B. bei Anorexia-nervosa-Patientinnen).

Die **Grenzen unserer Arbeitsmöglichkeiten** wurden vor allem durch den Stand der psychotherapeutischen sowie der internistischen Weiterbildung der ärztlichen Mitarbeiter bestimmt. Die Schwierigkeit, somatisch Kranke für eine Anerkennung der Bedeutung psychosozialer Faktoren am Krankheitsgeschehen und eventuell für eine psychotherapeutische Behandlung zu gewinnen, die Notwendigkeit, psychotherapeutische Interventionen flexibel den situativen Gegebenheiten anzupassen, die Kürze der zur Verfügung stehenden Zeit sowie die oft schwierige Überschaubarkeit der Gruppenprozesse stellten besonders hohe Anforderungen an die Weiterbildung; hinzu kamen die ebenso berechtigen Anforderungen aus internistischer Sicht. Dies bedeutete für die meist am Beginn ihrer Weiterbildung stehenden Stationsärzte eine enorme zeitliche und emotionale Belastung, vor allem auch hinsichtlich der Integration der verschiedenen Gesichtspunkte zu einer eigenen beruflichen Identität.

Kasuistische Beispiele: Um die therapeutischen Möglichkeiten der Station zu illustrieren, habe ich drei Beispiele ausgewählt:

Einer 50jährigen Patientin mit Hypertonie (Patientin A) fiel es schwer, ihre Erkrankung und deren Folgen zu verarbeiten und ein angemessenes Krankheitsverhalten zu entwickeln; gleichzeitig ergaben sich auch Hinweise dafür, daß diese Schwierigkeiten Einfluß auf den Verlauf der Erkrankung (»essentielle Hypertonie«) hatten.

Bei Patientin B, einer 15jährigen Kranken mit einem angeborenen, inoperablen Herzvitium, konnte eine bis dahin nicht mehr für möglich gehaltene Verbesserung des körperlichen Zustandsbildes und der Rehabilitation erreicht werden.

Bei Patient C, einem 58jährigen Leukämiekranken, erfuhren wir, welche Bedeutung auch bei Todkranken die Beteiligung des Patienten am Entscheidungsprozeß über die Fortführung einer als »aussichtslos« erlebten Behandlung für die noch verbliebenen Rehabilitationsmöglichkeiten und auch den Krankheitsverlauf selbst haben kann.

Patientin A

Die 50jährige Kranke wurde wegen einer ambulant nicht mehr behandelbaren Hypertonie aufgenommen. Die Hypertonie war erstmals vor fünf Jahren im Zusammenhang mit der Operation eines Bandscheibenvorfalls festgestellt, nach sorgfältiger Untersuchung war sie als »essentielle Hypertonie« eingeordnet worden. In der Zwischenzeit mußte Frau A. zweimal wegen apoplektischer Insulte und einer zusätzlichen Blutung in die Sehrinde stationär behandelt werden. Eine Behinderung beim Lesen (mnestische Störung) und ein Gesichtsfeldausfall (homonyme Hemianopsie) sind als Folge dieser Ereignisse zurückgeblieben. Vor sechs Monaten war nach schweren Blutungen eine Uterusexstirpation durchgeführt worden. Die jetzige Aufnahme erfolgte, nachdem die Patientin nach einer hypertonen Krise wieder kurzzeitig bewußtlos geworden war.

In den Erstgesprächen wirkte die große, massige Frau unruhig; sie ließ den Arzt kaum zum Sprechen kommen, stellte ihre Erklärungen aller Beschwerden in den Vordergrund. Der Arzt fühlte sich eher ängstlich, »wie vor einem Dampfkessel, der gleich explodieren könnte«. Die Patientin klagte indirekt über die extreme Einschränkung in allen Lebensbereichen, die nur zum Teil auf die körperlichen Behinderungen zurückführbar ist. Seit der Uterusexstirpation hat sie sich weiter zurückgezogen; auch die sexuellen Beziehungen zum Ehemann hat sie abgebrochen. Jetzt verlasse sie kaum mehr das Haus, weil sie immer noch unter Narbenschmerzen leide.

In den Gesprächen wird ihre Enttäuschung über den Verlust von Selbständigkeit, Leistungsfähigkeit, Unabhängigkeit und die trotzig-depressive Form ihres Rückzugs deutlich. Ihre jetzige Situation charakterisiert sie im Kontrast zu ihrer Lebensgeschichte: In der CSSR aufgewachsen – sie betont ihre Zweisprachigkeit – ernährte sie nach dem Krieg als Lehrerin den verletzt zurückkehrenden Mann, den sie »aus Fairneß«, »trotz seiner Verletzungen«, geheiratet habe. Sie gebar vier Kinder; aus Zeitgründen konnte sie ihren Beruf nicht mehr ausüben. Später übernahm sie die Leitung einer Lebensmittelfiliale; sie betont, wie sie sich damals auf ihr phänomenales Gedächtnis verlassen konnte: Sämtliche Bilanzen habe sie sich nach einmaligem Lesen merken können. Invalidität nach der Bandscheibenoperation und Berentung führten zum Bruch in dieser Entwicklung.

Im Zusammenhang mit der jetzigen Erkrankung klagt sie über heftige Kopfschmerzen, »ein Druckgefühl«, sie befürchtet dabei, Ihr »Röhrensystem« könne gleich platzen.

Die Schwierigkeiten im Krankheitsverhalten der Patientin stehen in enger Beziehung zu den Schwierigkeiten in der Krankheitsverarbeitung. Von den Ärzten ist sie enttäuscht, sie hat das Gefühl, diese könnten ihr auch nichts anbieten als »einen Tod auf Raten«. Ein tragfähiges Arbeitsbündnis konnte sie nicht eingehen: Im Gespräch ergibt sich jetzt, daß sie die verordneten Medikamente nicht eingenommen hat; rationalisierend gibt sie als Grund die auf den Packungen angegebenen Nebenwirkungen an; sie hat es abgelehnt, sich den Blutdruck selbst zu messen – und fährt in dieser trotzigen Ablehnung auch zu Beginn des stationären Aufenthaltes fort.

Auf der Station werden allmählich Zusammenhänge zwischen bestimmen Situationen und dem krisenhaften Ansteigen des Blutdrucks sichtbar. Bei der Visite klagt die Patientin darüber, daß ihr Blutdruck gleich auf 220 mm Hg angestiegen sei, als auf dem Stationsflur ein älterer bewußtloser Patient an ihr vorbeigefahren worden sei. Sie habe angenommen – was zutraf –, daß der Mann einen Schlaganfall erlitten habe. Dabei erinnert sie sich an ihren Vater, der an einem Schlaganfall als Folge einer Hypertonie gelähmt habe werden müssen und schließlich daran gestorben sei. »Dann ist es doch besser, gleich tot zu sein.« Während der ersten Visiten fällt regelmäßig eine stark zunehmende Gesichtsrötung der Patientin auf, die sich angestrengt darum bemüht, Verständnisversuche für den situativen Kontext ihrer Symptome abzuwehren, »nichts auf sich sitzen zu lassen«. In der sich anschließenden Visite klagt die Patientin über ihren »rebellierenden Magen«. Der Arzt versucht eine Beziehung zwischen ihrem Gesamtverhalten und dieser Schilderung des Magens herzustellen, die Patientin fühlt sich grob mißverstanden. Sie schreibt dem Arzt einen Brief, in dem sie ihm vorwirft, ihre Äußerungen »zu wörtlich« zu nehmen. In dem sich anschließenden Gespräch kann sie erstmals über ein Gefühl der Ohnmacht während der Visite sprechen: Es falle ihr schwer, sich zu konzentrieren, sie stehe unter dem Druck, immer eine »intelligente Antwort« parat haben zu müssen, und fühle sich den Ärzten unterlegen.

Allmählich kommen auch ihre familiären Beziehungen ins Blickfeld: Ein weiterer krisenhafter Blutdruckanstieg tritt auf, als sich die Patientin mit einer jüngeren Mitpatientin, von Beruf Kindergärtnerin, unterhält. Wir erfahren dann von ihr, sie leide darunter, daß sie vor einem halben Jahr auch »ihre jüngste Tochter« habe »hergeben« müssen, die sich als Kindergärtnerin ausbildet. Die Patientin beschreibt sich selbst als »Löwenmutter« (»Supermutter«), sie weist dabei darauf hin, daß sie all ihre Kinder eineinhalb Jahre lang gestillt habe. Heute kämen die Kinder noch mit allen Problemen zu ihr.

Eine Veränderung tritt nach einer Chefarztvisite ein. Frau A. hatte darüber geklagt, daß sie früher alle Telefonnummern im Kopf gehabt habe und sich heute kaum noch eine einzige merken könne. Die Antwort des Chefarztes, er wisse beispielsweise auch nicht, wann Napoleon geboren sei, so etwas könne man ja in Büchern nachlesen, imponiert ihr sehr. Sie geht auf den Vorschlag einer Schwester ein, sich vor dem Telefonat die Nummer aufzuschreiben. Allmählich scheint sie die hohen Idealvorstellungen, die sie erfüllen zu müssen meint, in einem Trauerprozeß reduzieren zu können. Wohl, weil sie erlebt, daß die Umwelt sie auch als Kranke achtet, beginnt sie, sich selbst wieder mehr zu akzeptieren. Jetzt kann sie auch eine Leistung ihrer Tochter annehmen und voll Stolz weiterberichten; dabei meint sei, sie könne diese Leistung anerkennen, ohne wie früher alle komplizierten Einzelheiten selbst verstehen und eventuell kritisieren zu müssen. Darauf müsse sie jetzt verzichten, ihr eigenes Wohlbefinden ginge ihr jetzt vor.

Der bisher auch in der Klinik nur schwer einstellbare Blutdruck sinkt. Die Abwehrhaltungen von Frau A. bilden sich zurück, während der Visite tritt auch die Gesichtsrötung nicht mehr auf. Sie meint schließlich, jetzt wisse sie selbst, wie es zu Hause wieder weitergehen könne. Sie müsse eben bestimmten belastenden Situationen ausweichen, insgesamt sich mehr um sich selbst kümmern. Sie hatte auch begonnen, selbst ihren Blutdruck zu messen. Wir wissen nicht, ob der Krankheitszustand hierdurch längerfristig ausreichend behandelbar geworden ist; das Beispiel läßt unserer Ansicht nach jedoch die Bedeutung der Beziehung zwischen Patient und medizinischer Umwelt – und die stellvertretende Funktion der medizinischen Umwelt für die alltägliche Mitwelt – für das Gelingen der Krankheitsverarbeitung und für die Entwicklung eines angemessenen Krankheitsverhaltens erkennen.

Patientin B

Die 15jährige Kranke leidet an den Folgen eines angeborenen, inoperablen Herzvitiums (Cor triloculare): pulmonale Hypertonie, AV-Block I. Grades mit anfallsweise auftretenden Kammerextrasystolen; häufig treten Synkopen auf. Die Patientin wurde seit der frühen Kindheit in einem Herzzentrum behandelt, nach der Ablehnung einer Operation waren mit Hilfe von Massenmedien Mittel für die Untersuchung in der Mayo-Klinik gesammelt worden; dort hatte sich eine Operation ebenfalls als undurchführbar erwiesen.

Die Patientin war jetzt nach einer besonders lang andauernden Synkope stationär aufgenommen worden; die Angehörigen hatten sie während dieses Ereignisses bereits als »tot« erlebt, der zufällig hinzugekommene Hausarzt hatte sie »reanimiert«.*

---

* Die Angaben »tot« und »reanimiert« stammen von den Angehörigen bzw. der Patientin.

In der Klinik wurde die Prognose als hoffnungslos eingeschätzt. Die Eltern, von der langen Krankheit und dem Miterleben der sich wiederholenden Anfälle von Bewußtlosigkeit zermürbt und durch ihre Hilflosigkeit verstört, weigerten sich, überhaupt noch über die Möglichkeit nachzudenken, daß sie ihre Tochter noch einmal mit nach Hause nehmen könnten. Die Patientin blieb »aufgegeben«, »zum Sterben« in der Klinik, um ihr selbst, aber auch ihren Eltern weitere unzumutbare »Belastungen zu ersparen«. Als sie von der Aufnahmestation auf unsere Station verlegt wurde, wirkte die Kranke außerordentlich zerbrechlich, ängstlich, anklammernd, hochgradig »infantil«. Sie weckte Assoziationen an Klara im Roman Heidi, als Inkarnation von Schwäche, Zartheit und Hilflosigkeit: Die Anamnese ergab, daß sie in totaler Abschirmung aufgewachsen war, von Hauslehrern unterrichtet wurde und bis jetzt keinerlei Kontakt zu gleichaltrigen Jugendlichen hatte aufnehmen können.

Im Verlauf von vierzehn Tagen gelang bei gleichzeitiger medikamentöser Therapie, vorsichtiger krankengymnastischer Arbeit und allmählicher Reduzierung der Sauerstoffzufuhr über die Nasensonde eine Teilmobilisierung. Während dieser Zeit fiel allen Beteiligten immer stärker das unauffällige, zurückgezogene und schüchterne Verhalten der Kranken auf. Zunehmend gewann für sie die Beziehung zu ihrer Bettnachbarin, einer zehn Jahre älteren »ausbehandelten« Leukämiekranken mit hoffnungsloser Prognose, Bedeutung. Diese Kranke war trotz der Schwere ihres Zustandsbildes noch sehr aktiv, sie vermochte die Aufmerksamkeit von Schwestern und Ärzten stets auf sich zu lenken. Als sich mit der rapiden Verschlechterung ihres Befindens die Zuwendung aller Beteiligten ihr gegenüber noch einmal verstärkte, kam es gleichzeitig zu einer erheblichen Verschlechterung des Zustands von Frl. B. Es traten schwerste rezidivierende Rhythmusstörungen mit Zeichen zerebraler Hypoxie, Benommenheit, Amnesie und Krämpfen auf; eine Schiefhalsstellung – der Kopf war von der Mitpatientin abgewandt – blieb längere Zeit bestehen. Jetzt erst fielen panische Angstzustände auf, die die Verschlechterung begleiteten. Auf Drängen der »psychosomatischen Schwester« wurde in den Besprechungen erstmals ein möglicher Zusammenhang zwischen der beobachteten Angst und dem Auftreten von Rhythmusstörungen besprochen und bald auch allgemein über die Zusammenhänge von psychischer und sozialer Situation mit den verbliebenen physiologischen Kompensationsmöglichkeiten diskutiert. Die Patientin wurde in ein anderes Zimmer verlegt, die Mitarbeiter der Station begannen sich intensiv mit ihr zu beschäftigen. Es kam zu einer überraschenden Besserung der Symptomatik. Die Leukämiepatientin starb, Frl. B. hatte über Mitpatienten davon erfahren, während das Stationsteam noch zögerte, mit ihr darüber zu sprechen. Zum Zeitpunkt der Beerdigung wurden Kerzen angezündet; dabei konnte sie erstmals über ihre Gefühle für die Leukämiekranke und dann auch über ihre auf den eigenen Tod bezogenen Ängste sprechen; jetzt erst begann sie, zunächst die Schwestern und später auch die Ärzte über das Wesen ihrer eigenen Erkrankung und das Schicksal anderer Herzkranker auszufragen. Erstmals wurde dabei deutlich, daß sie trotz ihrer langen Leidensgeschichte kaum Informationen über Art und Prognose ihrer Erkrankung erhalten hatte oder entsprechend den Spielregeln ihrer Umgebung das in Erfahrung Gebrachte weitgehend hatte verleugnen müssen: In ihrem Erleben waren Schweigen und Abriegelung vor Problemen und Ängsten bisher die Reaktionen der Erwachsenen gewesen.

Auf der Station bemühten wir uns nun darum, die nur

ansatzweise vorhandenen Autonomiebestrebungen der Patientin zu unterstützen. Den Angehörigen fiel bald eine »Verwandlung« ihrer Tochter auf: Während sie früher als ängstlich, kontaktarm und unfähig zur Formulierung eigener Gedanken erlebt worden sei, würde sie jetzt öfter wie eine Erwachsene wirken und an Selbständigkeit gewinnen. Überraschenderweise erwies es sich trotzdem als außerordentlich schwierig, den Widerstand der Familie gegen eine wieder möglich erscheinende Entlassung aus dem Krankenhaus zu überwinden. Die völlig verängstigte Mutter benützte dabei sogar eigene Beschwerden als Druckmittel, um die Patientin im Krankenhaus zu halten. Erst nachdem auch mit den Eltern ein Arbeitsbündnis aufgebaut werden konnte, ließ sich das therapeutische Ziel erweitern. Die Patientin sollte unabhängiger vom Sauerstoffgerät werden, eine intermittierende Sauerstoffzufuhr wäre ja auch zu Hause möglich. Der Entwicklung autonomer Verhaltensweisen sollte uie Entwicklung der Fähigkeit zur Aufnahme sozialer Kontakte entsprechen. Frl. B. wurde es allmählich möglich, an der wöchentlichen Patientengruppe und an Spielen mit anderen Patienten teilzunehmen. Es befriedigte sie dabei besonders, daß die anderen Patienten sie nicht – wie es früher in der Familie üblich war – in den Spielen regelmäßig gewinnen ließen; sie registrierte es vielmehr mit Genugtuung, als »Todkranke« nicht nur verhätschelt zu werden, und lernte auch, solche und ähnliche Gefühle und Erlebnisse zu verbalisieren. Eine Gruppe von Studenten beteiligte sich schließlich an der Betreuung der Patientin und setzte diese Betreuung auch nach ihrer Entlassung fort: Die Studenten besuchten die Patientin daheim und nahmen sie auf kleinere Ausflüge mit. Der Patientin gelang es tatsächlich, zu Hause von zusätzlicher Sauerstoffzufuhr weitgehend unabhängig zu werden. Getragen durch den Schutz der Familie vermag sie in begrenztem Umfang eigene Aktivitäten zu entfalten: Sie übernimmt schriftliche Arbeiten für eine religiöse Gruppe, der sie angehört, und konnte mehrfach an bis zu zweiwöchigen Ferienlagern teilnehmen. Sie beteiligt sich an Überlegungen zu einer etwaigen eigenen Berufstätigkeit. Fräulein B. lebte noch 4 1/2 Jahre.

Patient C

Herr C., ein 58jähriger Maurer, weiß seit zwei Jahren, daß er Leukämie hat. Er kam bereits in kurzen Abständen ambulant zur Kontrolle und mußte dann wegen eines tiefergehenden entzündlichen Prozesses im rechten Sprunggelenk stationär aufgenommen werden. Nach zweimonatiger, erfolgloser Behandlung mußte er unterhalb des Kniegelenkes amputiert werden. Während der Operation kam es zu einem Herzstillstand mit anschließender erfolgreicher Reanimation. Er schien sich erstaunlich leicht mit seiner Amputation abzufinden und hoffte baldmöglichst so weit zu sein, sich mit Hilfe einer Prothese fortbewegen zu können. Vielleicht half ihm der Gedanke an seinen Schwiegersohn, der, ebenfalls amputiert, sich wieder gut bewegen gelernt hatte.

Im Gegensatz zu solchen Hoffnungen verwirrte er allerdings durch Äußerungen, deren Bedeutung für die Schwester schwer verständlich war. Als sie dabei ist, ein Bild an die Wand zu hängen, schlägt er ihr z. B. vor, doch die Wasserwaage zu nehmen, sie liege ja neben ihr. Oder er sagt, er fühle sich längst tot, aber auch lebendig. Näher befragt, erzählt er dann von seinem Haus, das er als Maurer kurz vor seiner Einlieferung ins Krankenhaus fertiggestellt hatte. Diese Zustände der Verwirrung werden als Folge der Hirndurchblutungsstörungen während der Reanimation verstanden und angesichts seines wenig hoffnungsvollen Zustandes auch vom Arzt

eher positiv erlebt und bewertet. Die Unfähigkeit, seine Phantasiewelt zu ordnen, schützt den Patienten gleichzeitig vor der Einsicht in die Ernsthaftigkeit seiner Situation. Dies akzeptiert der Arzt bereitwillig als gütige Laune des Schicksals.

Nachdem sich diese Verwirrungszustände allmählich verlieren und Herr C. sich für seine Prognose zu interessieren beginnt, äußert sich der Arzt besorgt gegenüber der Schwester, die sich über diese Entwicklung erfreut zeigt: »Der wird immer klarer; das ist schrecklich! – Ob der das bis zum Ende durchhält!« Die Schwester fragt sich ironisch, ob sich der Arzt nicht vielleicht selbst damit meint.

Trotz intensiver Bemühung verschlechtert sich der Zustand des Patienten, so daß eine Heilung der Wunde ausgeschlossen scheint und jede medizinische Therapie abgesetzt wird. Herr C. fragt nicht nach den Gründen, klagt selten über Schmerzen und hat allerlei kleine Wünsche, deren Erfüllung er zu genießen versteht. Er füllt den kleinen Lebensbereich aus, freut sich an seinem frisch gemachten Bett, am Obst, seinem Fläschchen Bier. Manchmal spricht er davon, daß es »wohl nichts mehr mit ihm werde«. Er stellt sich vor, daß er so einfach einschläft, das Blut immer weniger wird, und vermittelt eine müde Traurigkeit. Er spricht davon, daß sein Haus fertig ist, die Familie eingezogen ist, während er bereits im Krankenhaus liegt, und erweckt damit den Eindruck, er sei bereit, mit dem Leben abzuschließen.

Während der Visite verfolgt Herr C. aufmerksam das Gespräch der Ärzte und fragt auf die Bemerkung, daß sich sein Blutbild erstaunlich gebessert habe, ob ihm eine Bluttransfusion nicht guttun würde. Daraufhin läuft die Therapie wieder an: Bluttransfusionen, Antibiotika. Der Amputationsstumpf zeigt zwar keine Heilungstendenz, aber der Patient fühlt sich wieder wohler und nicht mehr so müde. Eines Tages äußert er, die Chirurgen hätten davon gesprochen, sein Bein noch einmal zu amputieren, aber sie wollten ihm die Entscheidung überlassen. Er wird nicht mehr darauf angesprochen, schiebt eine Entscheidung vor sich her, bis eine akute Blutung den Eingriff erforderlich macht. In letzter Minute unterschreibt er die Einwilligung.

Nach der zweiten Amputation schöpft er neue Hoffnung. Er sieht sich mit zwei Krücken am Waldrand spazierengehen, später reduziert er die Vorstellung darauf, wenigstens allein, d. h. ohne Hilfe, in sein neugebautes Haus gehen zu können. Das Krankheitsgeschehen scheint stehenzubleiben. Schließlich schwankt der Patient zwischen der Hoffnung, noch einmal nach Hause zu kommen, und dem Wunsch, endlich sterben zu können. Einer Schwester gegenüber äußert er, es sei doch eigentlich nichts dabei, wenn er seinen Zustand mit Hilfe einer Überdosis Schlaftabletten entscheide.

In der Therapie läßt er willenlos alles mit sich geschehen. Inzwischen hat sich am Ohr eine Phlegmone gebildet. So bemühen sich abwechselnd die Chirurgen um den Stumpf, die Hämatologen um das Blutbild, der HNO-Arzt um das Ohr, und der Stationsarzt kommt täglich zur Visite. Einige Schwestern haben das Gefühl, daß keiner der Ärzte eigentlich die Initiative übernehmen will, eine gemeinsame therapeutische Konzeption zu entwickeln. Die Schwestern wissen nicht, auf welcher Seite sie stehen sollen: auf der Seite des Arztes, dessen Anweisungen zum Teil für fragwürdig gehalten werden, oder auf der Seite des Patienten, über dessen Ohnmacht sie betroffen sind.

In der Stationsgruppe diskutieren die Schwestern immer wieder den Sinn ihres Tuns: »Soll man nicht endlich die Therapie abbrechen?« – »Nun haben wir wieder angefangen, jetzt müssen wir auch weitermachen!« – »Welchen Sinn hat sein Leben, wenn er nur noch im

Bett existieren kann?« – »Soll man ewig so weiterbehandeln?« – Wir können aber doch nicht einfach gar nichts mehr tun!« – »Wir dürfen doch die Hoffnung nicht aufgeben. Wer kann schon entscheiden, wann es Zeit ist zu sterben?«

In dieser Diskussion, in der der Arzt dafür plädiert, die Therapie fortzusetzen, weil er meint, dem Willen des Patienten damit zu entsprechen, die Schwestern jedoch diese Meinung nicht teilen können, wird deutlich, daß der Patient in diesem Entscheidungsprozeß eine wesentliche Rolle spielen müßte. Es wird auch klar, daß man ihn nicht mehr, wie im Falle der Zweitamputation, mit der Entscheidung alleinlassen kann. Fast selbstverständlich kommt ihnen der Entschluß, dem Patienten in einem Gespräch mit Arzt und Schwester Zeit einzuräumen, in der er sich mit dem Für und Wider einer Therapie auseinandersetzen kann. In dieser Situation könnte er sein Informationsbedürfnis stillen und seine Ängste und Hoffnungen äußern.

Im anschließenden Gespräch zwischen Arzt, Herrn C. und der Schwester kann er das Angebot zur Mitentscheidung zunächst nicht annehmen. In seiner Frage an den Arzt: »Was würden Sie denn an meiner Stelle tun?« zeigt sich sein Wunsch, die Entscheidung von sich zu schieben. Der Arzt kann diese Frage nicht beantworten, worauf Herr C. sehr betont davon spricht, was er auf keinen Fall für seine Zukunft wünsche. So sieht er z.B. keinen Sinn darin, sich als pflegebedürftiger »Krüppel«

zu Hause von seinen Angehörigen das Essen am Bett servieren zu lassen. Seine Hoffnung besteht eigentlich nur noch darin, sich mit Hilfe seiner Krücken in seinem eigenen Haus bewegen zu können. Am Ende des Gesprächs meint er dann: »Nun, dann versuchen wir's halt nochmal.«

Der Patient, der bisher alle Rehabilitationsmaßnahmen abgelehnt hatte, begann nun mit der Krankengymnastin zusammenzuarbeiten und übte bald selbständig mit den zur Verfügung stehenden Geräten. Nach drei Wochen begann er mit Krücken zu gehen. Die Rehabilitation gelang weitgehend. Der Patient konnte noch in sein neues Haus einziehen, er lebte noch eineinhalb Jahre.

Die in dreiwöchigen Abständen erforderlichen Bluttransfusionen wurden meist ambulant auf der Station durchgeführt; hierbei ergaben sich Möglichkeiten zu weiteren Kontakten und Gesprächen. Für uns war erstaunlich, daß die Wunde am Amputationsstumpf und die eitrige Otitis, die bis dahin keine Heilungstendenz gezeigt hatten, nach der Entscheidung des Patienten, weiterbehandelt werden zu wollen, ohne weitere Veränderung der Therapie abzuheilen begannen. Inwieweit hier ein »psychosomatischer« Zusammenhang vorliegt, eine salutogenetische Auswirkung wiedergewonnener Autonomie, vermögen wir nicht abschließend zu beurteilen.

VI

KRANKHEITSBILDER

Wie lassen sich Krankheitsbilder
in einer biopsychosozialen Medizin ordnen?

Karl Köhle

»Krankheiten als solche
gibt es nicht, wir kennen
nur kranke Menschen«
(L. v. Krehl, 1930, S. 24)

L. v. Krehl war mit seinem »ursprünglichen Plan«, »die Behandlung innerer Krankheiten nach Grundsätzen der pathologischen Physiologie darzustellen« gescheitert. Mit »Schmerzen« mußte er sehen, daß eine solche Darstellung nicht möglich... der »Traum, den der große Magendie vor 100 Jahren träumte... noch heute unser unerreichtes Ideal« ist (1933, S. 1).

Krehl bringt so die Spannung zum Ausdruck zwischen dem Wunsch nach linear-kausalen Zusammenhängen pathophysiologischer Befunde mit klinischer Problemstellung und dem »Anerkennenmüssen« der Komplexität der Aufwärts- und Abwärtsprozesse des sich mit seiner Umwelt auseinandersetzenden Organismus. Diese Spannung erzwang schließlich den Syntagmawechsel in der Theorie der Humanmedizin (s. Kap. 1, »Wissenschaftstheorie : ...«).

Auch unsere Systematik ist ein Kompromiß und hat vorläufigen Charakter. Wir lassen uns vom heutigen Wissensstand über die Abwärts- und Aufwärtsbewegungen im Organismus leiten und versuchen, der Komplexität der Krankheitsprozesse, wie sie dem in Praxis und Klinik tätigen Arzt begegnet, gerecht zu werden. Eine durchgängige Orientierung, z.B. an der Pathologie sozialer Beziehungen, des Verhaltens oder an psychodynamischen Prozessen ist nicht möglich; sie würde wieder eine unidirektionale Ausrichtung voraussetzen.

KAPITEL 41

Psychotraumatologie –
Konzepte und spezielle Themenbereiche

Gottfried Fischer, Norbert Gurris, Christian Pross und Peter Riedesser

1 Zwei exemplarische Fälle

Als erste Arbeitsdefinition können wir psychisches Trauma als »seelische Verletzung« betrachten. Wie die verschiedenen somatischen Systeme des Menschen durch Einwirkung unphysiologischer Umweltreize in ihrer Widerstandskraft überfordert und »gebrochen« werden können, so kann auch das psychische System durch punktuelle oder dauerhafte Noxen in seinen »Bewältigungsmöglichkeiten«, seinen »Coping-Mechanismen« (s. a. Kap. 18, »Bewältigungsstrategien (Coping)«) nachhaltig überfordert und schließlich »gebrochen« werden. Wann eine solche Verletzung eintritt, was geschieht, wenn sie eingetreten ist und was zur Heilung geschehen muß, davon handelt die Psychotraumatologie als Lehre von Struktur, Verlauf und Behandlungsmöglichkeiten seelischer Verletzungen und ihrer Folgen.*

Betrachten wir das Verhältnis von somatischem, psychischem und sozialem System (und entsprechenden Subsystemen) als das einer Integration unterschiedlicher Systemebenen, so können wir davon ausgehen, daß bestimmte Systemeigenschaften der »niederen« in der »höheren« Systemebene erhalten bleiben (s. a. Kap. 1, »Wissenschaftstheorie, ein bio-psycho-soziales Modell«). Insoweit lassen sich seelische Verletzungen in Analogie zu körperlichen verstehen. Allerdings treten bestimmte Systemcharakteristika auf der psychosozialen Ebene neu hinzu und haben für den Verlauf speziell der seelischen Verletzungen eine ausschlaggebende Bedeutung.

Mit dem folgenden Beispiel aus der Behandlung eines Überlebenden der Folter wenden wir uns einem Trauma zu, worin Menschen mit Plan und voller Absicht ihren Mitmenschen das Übelste antun, dessen sie fähig sind.

Herr J. war ein von »amnesty« adoptierter politischer Gefangener in Äthiopien. Wenige Monate nach seiner Freilassung konnte er nach Deutschland zur Behandlung seiner Folterfolgen gebracht werden.

Während der 12 Jahre dauernden Haft war er immer wieder monatelang schwer gefoltert worden: stundenlanges Schlagen, Treten und Auspeitschen, umgekehrtes Aufhängen an den Füßen mit Überdehnungen der Sehnen und Bänder, »Papageienschaukel« und »Kreuzigung« mit Einführen eines Fäkalienlappens in den Mund, Gezwungenwerden, diesen Lappen hinunterzuschlucken, Eintauchen in Wannen voll Kot und Urin bis kurz vor dem Erstickungstod (»wet submarino«), Schlagen auf die Ohren (»teléfono«) mit Tinnitus als Folge (Graessner, 1994), Quetschen von Daumen und Fingern in Schraubvorrichtungen, Ausreißen der Nägel, Gezwungenwerden, eigenes Blut und Erbrochenes aufzulecken. Aussetzen an extreme Hitze und Kälte, Entzug von Nahrung und Wasser, Schlafentzug, Scheinhinrichtungen, Entzug von hygienischen Grundbedürfnissen, Verweigerung des Stuhlgangs, Verbinden der Augen bis zum Verlust von Zeit- und Raumgefühl, Praktiken der »Gehirnwäsche« bei stundenlangen Verhören. Unterbringung mit 48 Mithäftlingen auf engstem Raum, Miterleben von Folterungen bei anderen Häftlingen, auch bei Frauen und Kindern, psychologische »double-bind«-Induktionen, Herabwürdigungen sexuellen Inhalts (Gurris, 1994).

Der Patient hatte also eine Vielzahl »üblicher« Foltermethoden überlebt. Obwohl in der Literatur Listen der häufigsten Foltermethoden erstellt werden, werden die genannten Praktiken unendlich variiert. Es gibt in der grausamen Folterwirklichkeit quasi nichts, was es nicht gibt (Gurris, 1993).

Im Gegensatz zu vielen »delayed cases« wurde dieser Patient relativ bald nach Beendigung der fort-

---

* Die Ausführungen zur sexuellen Traumatisierung beruhen auf Forschungsarbeiten, die von der LVA Baden gefördert wurden. Für diese Förderung möchten wir uns bei der LVA herzlich bedanken.

gesetzten Extremtraumatisierungen der Behandlung zugeführt, ein Vorteil der nach allgemeiner Auffassung eine bessere Prognose der PTS(D)-Behandlung (PTSD: »post traumatic stress disorder«) zuläßt.

Unser zweites Fallbeispiel steht in einem deutlichen Kontrast zum ersten. Es ist weitaus »alltäglicher« und, wenn man will, banaler. Vielleicht aus diesem Grund sind die Ursachen speziell der psychischen Traumatisierung darin nicht so leicht erkennbar.

Frau M., eine 41jährige Lehrerin, wurde bei der Vertretung im Sportunterricht am Kopf links von einem Schleuderball so heftig getroffen, daß sie folgende Verletzungen erlitt: ein Schädelhirntrauma, ein HWS-Schleudertrauma, einen doppelten Nasenbeinbruch und die Absplitterung von zwei Zähnen. Der von einem Schüler geworfene Ball traf die Patientin unerwartet, als sie in eine andere Richtung schaute, worauf sie für etwa 5 Minuten das Bewußtsein verlor.

Über mehrere Tage bestanden Übelkeit, Schwindel, Kopfschmerzen und amnestische Störungen. Nach 10 Tagen wurde die Patientin aus der stationären Behandlung entlassen. Sie meldete sich schon nach kurzer Zeit wieder zum Schuldienst, auch auf Drängen ihres Neurologen und des Schuldirektors. Wie viele prätraumatisch sehr aktive Persönlichkeiten versuchte die Patientin rasch ihr »altes Niveau« wieder zu erreichen, mußte aber feststellen, daß sie weitaus erschöpfbarer war als vor dem Unfall. Sie litt unter den nach wie vor bestehenden Gedächtnisproblemen, für die ihr aber keine plausible Erklärung geboten wurde, da »hirnorganisch« ja alles in Ordnung sei. Die Kopfschmerzen verwandelten sich zu migräneartigen Anfällen und auch die Beschwerden an der Halswirbelsäule bestanden fort. Schließlich wurde ihre Verletzung in der Schülerzeitung als »Wurf des Jahres« verspottet, ohne daß der Schuldirektor einschritt. Erst als drei Jahre nach dem Unfall keine Besserung eintritt, wird eine psychotraumatologische und neuropsychologische Begutachtung durchgeführt. Letztere ergab u.a. Ausfälle im Bereich der Aufmerksamkeitsleistungen und frontokortikaler kognitiver Funktionen, die höchst wahrscheinlich als eine Langzeitfolge des physischen Traumas zu betrachten sind.

---

2 Diagnostische Fragen

Den bekanntesten traumatologischen Systematisierungsversuch stellt das sog. **posttraumatische Streßsyndrom** (PTSD: post traumatic stress disorder) dar, wie es im Diagnostisch-Statistischen Manual (DSM-III-R) der amerikanischen psychiatrischen Gesellschaft beschrieben ist (American Psychiatric Association, 1987).

Es umfaßt folgende fünf Kriterien:
– ein schwer belastendes Ereignis außerhalb gewöhnlicher menschlicher Erfahrung;
– Intrusion: das Ereignis wird ständig wiedererlebt;
– Vermeidung: was an das traumatische Ereignis erinnert, wird vermieden;
– gesteigerte Erregbarkeit mit Symptomen wie Schreckhaftigkeit, Schlafstörungen usf.;

– eine Dauer der Symptome von mindestens einem Monat.

Zu den prädisponierenden Faktoren zählen prätraumatisch psychopathologische Auffälligkeiten. Aber auch ohne jede Prädisposition kann es zur Ausbildung der vollen Symptomatik kommen, insbesondere bei extremen Ereignissen. Häufigere Begleiterscheinungen beim PTS(D) sind Konzentrationsschwierigkeiten, emotionale Labilität, Kopfschmerzen und Schwindelgefühle, oft dann in chronifizierter Form, wie unser zweites Fallbeispiel verdeutlicht. Allerdings kann hier nicht ausgeschlossen werden, daß die Folgen auf einer direkten Schädigung beruhen. Schuldgefühle, besonders bei Überlebenden von Katastrophen kommen hinzu, weil man selbst überlebt oder nicht »genügend getan« hat, um den anderen zu helfen (»survivor guilt«: Schuldgefühl der Überlebenden). Impulshandlungen, wie z.B. plötzliche Ortswechsel, werden aus der Vermeidungstendenz verständlich. Alkohol- und Drogenmißbrauch lassen sich als Versuche verstehen, die unerträglichen Erinnerungen zu vermeiden, Suizidhandlungen auch als Folge überstarker Schuldgefühle.

Die Diagnose kann untermauert werden durch das »PTS(D)-Modul« »SKID« aus dem DSM-III-R-Interview (Spitzer et al., 1987). Die Kritikpunkte am PTS(D) kreisen vor allem um die Frage, ob sich die Folgen ganz unterschiedlicher traumatischer Situationen und Erlebnisse mit einem diagnostischen Konzept erfassen lassen oder ob nach spezielleren Syndromen zu suchen ist. Kritisiert wurden die einseitig verhaltenszentrierte Ausrichtung, Überlappungen mit Phobien, somatiformer Schmerzstörung oder »multipler Persönlichkeitsstörung« (Braun, 1993); der Umstand, daß trotz aller Rücksicht auf situative Variablen mit dem Begriff der Störung (»Disorder«) doch wieder eine psychiatrische Etikettierung verständlicher Anpassungsreaktionen auf extreme Belastung erfolge (Andreason, 1988; Becker, 1992; Davidson und Foa, 1991; Kuhne et al., 1988; Scrignar, 1990; Skodol und Shout, 1989; Vesti et al., 1992). Um der Kritik an einer unangemessenen Psychopathologisierung Rechnung zu tragen, ziehen einige Traumatologen – so auch wir – vor, von posttraumatischem Streß zu sprechen und das »D« in Klammern hinzuzufügen als PTS(D).

Eine andere Konzeptualisierung des Psychotraumas hebt die Besonderheit sozialer Gewalterfahrungen auch in den symptomatischen Folgen hervor. Ochberg (1993) führt drei Kriterien und zehn Merkmale als Folgen einer »Victimisierungsstörung« (»victim« = Opfer) auf. Die Folgen liegen hier vor allem im Bereich sozialer Beziehungserfahrungen wie Verlust an Selbstvertrauen, Gefühl, für andere jegliche Attraktivität verloren zu haben, Isolierung und Unfähigkeit zu vertrauen, unterdrückte oder übersteigerte Wutgefühle, Bagatellisierung eigener Verletzungen, Amnesie für die Gewalterfahrung, Neigung des Opfers zur Beschuldigung seiner selbst anstelle des Täters, Neigung, wieder Opfer zu werden, zur Revictimisierung, Übernahme der Weltsicht und Idealisierung des Täters.

Horowitz (1975) verdanken wir aufschlußreiche Hypothesen zur affektiven und kognitiven Dynamik der Traumaverarbeitung. Nach ihm reagiert das psychische System auf den traumatisch überwältigenden Erlebnisansturm mit Notfallmaßnahmen, in einem biphasischen Wechsel von Verleugnung und intrusiver Reizüberflutung. Dies stellt auf Dauer eine pathologische Antwort dar, ist aber zugleich ein Bewältigungsversuch des Ich, um die eindringenden traumatischen Einflüsse durchzuarbeiten und schließlich integrieren zu können. Horowitz' Modell der Verarbeitung traumatischer »Informationsüberflutung« knüpft an Freuds Theorie vom Trauma als Reizüberflutung an, kann auf experimentelle Belege zurückgreifen und ist heute weitgehend akzeptiert. Fraglich bleibt, wieweit es die innere Dynamik aller Formen von Traumatisierung erfaßt (Brett, 1993). Es setzt den Erhalt psychischer Strukturen voraus, was für die von Krystal (1968, 1993) beschriebene »katastrophische Reaktion« bei Extremtraumatisierung nicht gilt.

3 Grundbegriffe und Definition

Ähnlich wie das Streßkonzept steht eine psychologische und psychosomatische Traumatheorie vor der Aufgabe, objektive Ereigniskategorien und subjektive Problemlösungsprozesse systematisch aufeinander zu beziehen. Dieser Bezug führt zum Begriff der »traumatischen Situation«, worin wir u.a. an das von v. Uexküll und Wesiack beschriebene Modell des »Situationskreises« anknüpfen wollen (s.a. Kap. 1, »Wissenschaftstheorie: ein bio-psycho-soziales Modell«; ferner v. Uexküll und Wesiack, 1988, S. 274). Während beim PTSD nur der Anfangs- und Endpunkt eines komplexen situativen Geschehens festgehalten ist (traumatische Ereignisse sowie Symptome), steht die Traumatologie vor dem Problem, das komplexe Zusammenspiel der subjektiven und objektiven Situationsanteile in ihrer wechselseitigen Verschränkung zu erfassen. Diese lassen sich nur künstlich vom situativen Gesamtgeschehen isolieren, so daß wir die traumatische Situation als die kleinste Analyseeinheit betrachten, die nur unter Verlust entscheidender Sinnbezüge noch weiter aufgespalten werden kann (z.B. in »Ereignisse-an-sich« und eine prätraumatische »Persönlichkeit-als-solche«). Traumatische Umgebungsfaktoren durchbrechen den Situationskreis so radikal, daß dieser punktuell zusammenbricht. Wir können daher eine psychische und psychosomatische Trauma definieren als »ein vitales Diskrepanzerlebnis zwischen bedrohlichen Situationsfaktoren und individuellen Bewältigungsmöglichkeiten, das mit Gefühlen von Hilflosigkeit und schutzloser Preisgabe einhergeht und so eine dauerhafte Erschütterung von Selbst- und Weltverständnis bewirkt« (Fischer und Riedesser, 1994).

Die Erschütterung des **Selbstverständnisses** äußert sich oft in den unbegründeten Selbstanklagen Betroffener, angesichts der überwältigenden Bedrohung »versagt« zu haben. Die Restitution des erschütterten Weltverständnisses, der »shattered assumptions« (Janoff-Bulman, 1992) kann oft Jahre in Anspruch nehmen. Mit dem Versagen effektiver Handlungsmöglichkeiten hat zugleich die sinndeutende Aktivität des Individuums versagt, also die Sequenz von »Bedeutungsunterstellung, -erprobung und Bedeutungserteilung« (v. Uexküll und Wesiack, »Situationskreis«). Dennoch bleibt sie in der traumatischen Erfahrung wirksam. So ist es gerade die lebensgeschichtlich vorgezeichnete »individuelle Bedeutung« des traumatischen Ereignisses, welches einerseits die tiefsten Verletzungen bewirkt, andererseits aber auch den Schlüssel liefert zu seiner tiefsten und wirksamsten Bewältigung (»trauma specific meaning« nach Lindy, 1993). Kennzeichnend für den Situationskreis, das spezifisch menschliche Weltverhältnis ist seine geschichtliche Dimension. So gewinnt die traumatische Situation ihre Bedeutung vor dem Hintergrund der individuellen Lebensgeschichte. Ebenso individualtypisch sind die Abwehr- und Bewältigungsversuche, die wir als **traumatogene Reaktion** bezeichnen. Diese geht über in den **traumatischen Prozeß** als den lebensgeschichtlichen Bewältigungsversuch der traumatisierten Persönlichkeit.

Traumatische Situation, traumatische Reaktion und traumatischer Prozeß bilden die drei Phasen eines »Verlaufsmodells der psychischen Traumatisierung« (Fischer und Riedesser, 1994), das wir im folgenden zur Analyse der traumatischen Erfahrung verwenden werden.

Eine Typologie traumatischer Situationen kann in der objektiven Untersuchungsrichtung zunächst an deren zeitlicher Erstreckung bzw. Verlauf anknüpfen. So lassen sich punktuelle von chronisch ausgedehnten oder wiederholten Situationen unterscheiden und dementsprechend Mono- von Polytraumatisierung. Nach der Verursachung unterscheiden wir zwischen traumatischen Situationen menschlichen bzw. sozialen oder nicht-menschlichen Ursprungs. Bei den ersteren ist wiederum zwischen absichtlicher und unbeabsichtigter Verursachung zu differenzieren. Nach der Art der Betroffenheit können wir Situationen unterscheiden, in denen das Subjekt direkt oder indirekt von den traumatischen Faktoren affiziert ist. Indirekter Traumatisierung sind Angehörige unmittelbar betroffener Personen ausgesetzt sowie Kinder und Enkel im Zuge der transgenerationalen Traumatisierung. Von vikariierender oder stellvertretender Traumatisierung sind oft Helfer oder Angehörige betroffen.

Als spezielle traumatogene Situationsfaktoren haben sich die folgenden Dimensionen erwiesen, die additiv oder kumulativ zusammenwirken können: Lebensbedrohung, schwere körperliche Leiden oder Verletzungen, deren absichtliche Zufügung, Anblick verstümmelter Körper (»exposure to the grotesque«), gewaltsamer und/oder plötzlicher Tod einer geliebten Person, Gewalt gegen eine geliebte Person, die der Betroffene als Zeuge erlebt oder von der er erfährt, die Nachricht, einem gefährlichen (chemischen oder physikalischen) Agens ausgesetzt zu sein oder für den Tod oder schweres Leiden anderer verantwortlich zu sein (Green, 1993).

Unter zeitlichen Gesichtspunkten kommt der Überraschungsfaktor bzw. die Erwartbarkeit des Ereignisses als traumatogenes Moment hinzu. Bei den *Beziehungstraumen*, die wir als eine Unterform der sozialen Traumatisierung vorschlagen, ist die Durchschaubarkeit bzw. Undurchschaubarkeit der traumatischen Situation von Bedeutung (z. B. die sog. »double-blind«-Situation).

Die Entstehung traumatischer Situationen wird von der subjektiven Seite her durch psychopathologische Persönlichkeitsmerkmale begünstigt (vgl. DSM-III-R), die ihrerseits Folgen vorausgehender Traumata sein können im Sinne einer biographischen Polytraumatisierung. In Ausnahmefällen können prätraumatische Neurosen nach Horowitz (1993) die Persönlichkeit auch widerstandsfähiger machen.

Die traumatogene oder **traumatische Reaktion** ist unter kognitiven Gesichtspunkten durch Entdifferenzierung der Wahrnehmungsschemata gekennzeichnet: Was an die traumatische Situation erinnert, kann Panikreaktionen auslösen.

Wichtig ist das psychophysiologische Geschehen. Schon Kardiner (1941) sprach vom Trauma als einer Physioneurose. Vom »Situationskreis-Modell« her gesehen kommt es zu einer permanenten Übererregung der effektorischen Sphäre im Sinne der von Cannon beschriebenen »Fight-flight«- bzw. »freeze«-Reaktion, i.S. des Totstellreflexes und emotionaler Erstarrung (»numbing«). Trotz oder gerade wegen der real erfahrenen bedrohlichen Hilflosigkeit ist die Handlungsbereitschaft, vor allem die intrasomatische Bereitstellungsstrecke, maximal aktiviert. Biochemisch geht die Alarmbereitschaft mit einer Mobilisierung von Katecholaminen einher (Noradrenalin, Adrenalin und Dopamin), so daß es nach längerem Andauern einer Extremsituation oder wiederholter Exposition zur Erschöpfung der Katecholamin-Produktion kommt mit Symptomen wie Motivations- und Aufmerksamkeitsreduzierung sowie allgemeiner psychischer Einengung, was zentralen Symptomen des PTSD entspricht (van der Kolk und Greenberg, 1987; s.a. Kap 15. »Lernpsychologische Grundlagen«).

Im **traumatischen Prozeß** versucht das Individuum ein subjektiv optimales Gleichgewicht zwischen prä- und posttraumatischen Persönlichkeitszuständen zu erreichen. Oft ist dies nur möglich auf Kosten einer nachhaltigen Deformierung der Persönlichkeitsstruktur oder ihres Zusammenbruchs. Der traumatische Prozeß stellt die individuelle Reaktion auf das Trauma im lebensgeschichtlichen Zusammenhang dar. Hier ist es wichtig, auf Wiederholungen der traumatischen Erfahrung zu achten, sei es im Sinne einer Retraumatisierung durch Wiederholung der ursprünglichen traumatischen Situation oder Eintreffen verschiedener Ereignisse im Sinne einer Polytraumatisierung. Aber auch die Traumati-

sierung selbst kann prozessualen Charakter haben, einmal im Sinne der »kumulativen Traumatisierung« nach Khan (1963). Hier addieren sich mehrere subtraumatische Ereignisse oder eine Sequenz subtraumatischer Beziehungserfahrungen schließlich bis hin zu einem traumatischen Schwellenwert. Zum anderen im Sinne der »sequentiellen Traumatisierung«, die Keilson (1979) am Schicksal der von Nazis verfolgten jüdischen Kinder in Holland beschrieb. Hier überlagern sich die verschiedenen Verfolgungswellen in ihrer Wirkung auf die Betroffenen und bilden zugleich die Gestalt einer traumatischen Gesamtsituation.

Durch Anpassung an die traumatogene, nicht zu bewältigende Situation, besonders wenn diese andauert, kann das Selbst- und Weltverständnis so nachhaltig verzerrt werden, daß es zur Ausbildung selbstverurteilender Überzeugungen und selbstzerstörerischer Verhaltensweisen kommt, wie in der Victimisierungsstörung. Phänomene der Dissoziation, d.h. das Auftreten sehr unterschiedlicher und gegeneinander teilweise isolierter Erlebniszustände, scheint für den traumatischen Prozeß kennzeichnend zu sein. Das von Horowitz (1987) für die Psychotherapieforschung entwickelte Verfahren der »configurational analysis« hat sich für eine systematische Untersuchung verschiedener »states of mind«, von Erlebniszuständen und Stimmungslagen einer Persönlichkeit und damit für die empirische Untersuchung traumatischer Prozesse als besonders geeignet erwiesen. Aus der Arbeit mit dieser Methode wissen wir, daß die verschiedenen Erlebniszustände so »angeordnet« sind, daß ein Abgleiten in den traumatischen Erlebniszustand auf jede nur mögliche Weise vermieden werden soll (Fischer, 1989). Die psychotherapeutische Revision traumatischer Prozesse, die bereits zu strukturellen Veränderungen der Persönlichkeitsorganisation geführt haben, verläuft in einer Abfolge konstruktiver Schritte, in denen jeweils von einem neugewonnenen oder wiedergewonnenen »höheren« Strukturniveau aus die frühere traumatische Erfahrung aufgearbeitet werden kann (Fischer, 1989 und 1994). Unter der Voraussetzung, daß dieser traumatheoretische Bezug explizit und konzeptionell berücksichtigt wird, läßt sich unseres Erachtens, wie beispielsweise Horowitz (1993) dies tut, die psychoanalytische Langzeittherapie für die Behandlung langfristig bestehender psychischer Traumatisierung empfehlen (Holderegger, 1993).

Der Zugang zu den traumatischen Erinnerungen und die Fähigkeit, die damit verbundenen Gefühle ausdrücken zu können, scheint bei Traumapatienten auch defiziente psychophysiologische und immunologische Prozesse bis zu einem gewissen Grad wieder normalisieren zu können (Pennebaker und Susmann, 1988).

Grundsätzlich schließen alle hilfreichen traumatherapeutischen Maßnahmen eng an die Verlaufsgestalt des Traumas an, wie sie sich im Erleben der traumatischen Situation, den reaktiven Bewältigungsversuchen und im traumatischen Prozeß manifestiert. Während die Behandlung weit zurückliegender Traumatisierung an den strukturellen Persönlichkeitsveränderungen ansetzen muß, um sich schrittweise der ursprünglichen Situation zu nähern, wird die Akuthilfe vor allem an die Dynamik des aktuellen Erlebens anknüpfen. Bei Überwältigung und Reizüberflutung müssen alle Maßnahmen ergriffen werden, die Beruhigung und Sicherheit vermitteln können. Abwehrmechanismen, wie z. B. Verleugnung, können überlebenswichtig sein und sollten gestützt, nicht in Frage gestellt werden (s. a. Kap. 60, »Krankheitsverarbeitung und Psychotherapie ...«). Sind basales Sicherheitsgefühl und Vertrauen wieder hergestellt, so hilft es, über die traumatische Erfahrung mit verständnisvollen und einfühlsamen Partnern sprechen zu können. Für den Verarbeitungsprozeß sind intensive soziale Kontakte von entscheidender Bedeutung und bilden den wirksamsten »protektiven Faktor« gegen die Entwicklung (post)traumatischer Schädigungen. Sie helfen dem Betroffenen, Verleugnungsarbeit zu ersparen, gestatten ihm, die seelische Wunde über eine Zeit offenzuhalten, die oft überwältigenden Gefühle erleben und mitteilen zu können, die traumatische Situation wieder und wieder bewußt durchzugehen und fördern so die psychophysische »Heilung« der seelischen Verletzungen.

4 Spezielle Themen

4.1 Holocaust und Folter

Obwohl in Deutschland nach 1945 hunderttausende ehemaliger KZ-Häftlinge in den Auffanglagern der alliierten Besatzungszone lebten, untersuchte in den ersten Nachkriegsjahren kein deutscher Arzt deren Morbidität – ein Akt der Verleugnung und Schuldabwehr. In den ehemals von Deutschland besetzten Ländern Norwegen, Dänemark, Frankreich, Polen, der Tschechoslowakei und den Niederlanden dagegen befaßten sich Ärzte, die selbst im KZ gewesen waren oder im nationalen Widerstand gekämpft hatten, sehr ausführlich mit den Erkrankungen der Überlebenden und entwickelten Therapiemethoden (Thygesen und Kieler 1949; Michel, 1955).

Für viele der Überlebenden kam 1945 jede Hilfe zu spät. Etwa vier von zehn Häftlingen starben in den ersten Monaten nach Kriegsende an den Folgen von Hunger, Entkräftung, Tuberkulose, Typhus, Fleckfieber und anderen typischen Lagerkrankheiten. Bei denen, die überlebten, beobachteten die französischen und dänischen Ärzte chronische Erschöpfungszustände, vorzeitige Alterung bzw. Vergreisung, die sie unter dem Begriff »chronische progressive Asthenie« zusammenfaßten (Fichez, 1957). Psychische Störungen sahen sie als Folge von organischer Hirnschädigung durch Hunger und Fleckfieberenzephalitis.

In Deutschland kam es in den sechziger Jahren, im Rahmen der Wiedergutmachung, zu einem heftigen Gutachterstreit um die Anerkennung psychischer KZ-Folgeschäden (dokumentiert bei Pross, 1988). Von der Mehrheit deutscher Psychiater wurden diese

geleugnet, indem man sie als »anlagebedingt oder Rentenneurosen einstufte. Diese Abwehrreaktionen und Gegenübertragungsphänomene bei Psychiatern in der Begegnung mit Holocaust-Überlebenden hat Hoppe (1969) analysiert. Die herrschende Lehrmeinung in Deutschland berief sich auf eine durch die Arbeiten von Bonhoeffer (1926) und Stier (1926) beeinflußte Grundsatzentscheidung des Reichsversicherungsamtes von 1926, nach der eine Neurose als Unfallfolge nicht rentenpflichtig sei, da die Ausgleichsfähigkeit des Organismus nach psychischen Belastungen praktisch unbegrenzt sei. Bonhoeffer und Stier hatten ihre Erkenntnisse aus der Begutachtung der abnormen seelischen Reaktionen sog. Kriegszitterer aus dem Ersten Weltkrieg gewonnen und sie als Ausdruck von »Begehrensvorstellungen mit dem Ziel einer Rente« gedeutet. In einem Grundsatzgutachten des Bundesarbeitsministeriums über die versorgungsmedizinische Beurteilung der Neurose von 1960 hielten Panse und auch Kretschmer in einem Sondergutachten für die Entschädigungsämter diese Lehrmeinung noch teilweise aufrecht. Erst Venzlaff (1958 und 1963), von Baeyer und Mitarbeiter (1964) und Matussek (1971) brachen mit der herrschenden Lehrmeinung. Beeinflußt durch die Untersuchungen von Krystal (1968) und Krystal und Niederland (1971) an in die USA emigrierten KZ-Überlebenden fanden sie schwere Krankheitsbilder ohne zweck- oder wunschbedingte Färbung, von Venzlaff (1958, 1963) treffend als erlebnisreaktiver Persönlichkeitswandel bezeichnet. Als Merkmale des Überlebenden-Syndroms gelten nach Niederland (1980) und Eitinger (1964):

1. schwere, oft ganz plötzlich einsetzende Erregungs- und Angstzustände;
2. ein unartikuliertes Gefühl des »Andersseins« als die, die nicht durch die Hölle von KZ, Ghetto, Arbeitslager und jahrelangen Lebens im Versteck gingen;
3. tiefe Überlebensschuld, d.h. Schuldgefühle desjenigen, der überlebte, gegenüber den ermordeten Angehörigen und Kameraden;
4. ein Zustand des seelischen Überwältigt- und Verringertseins, der nur schwer zu beschreiben ist und sich in Depressionen, apathischer Zurückgezogenheit, Kontaktmangel, Unfähigkeit zu Freude und Genuß bis zur völligen Starre und geistiger Abstumpfung äußert;
5. das Bild des »lebendigen Leichnams«, ein von der ständigen Begegnung mit dem Tod geprägtes schattenhaftes, furchtsames, gedrücktes Verhalten;
6. quälendes Wiedererleben der Schrecken des Lagers (Hypermnesie), z.B. Mißhandlungen, Miterleben der Ermordung von Angehörigen;
7. Ermüdung, leichte Erschöpfbarkeit, Konzentrations- und Gedächtnisstörungen;
8. sexuelle Störungen;
9. psychosomatische Störungen wie Herzbeschwerden, Kopfschmerzen, Schwindel, Schweißausbrüche, Magen-, Darmbeschwerden, Schlaflosigkeit;

10. psychotische Zustände mit Wahnvorstellungen (Gefühl immer noch im Lager und verfolgt zu sein).

Nach der psychoanalytischen Traumatheorie handelt es sich (Krystal, 1968; mit Niederland, 1971) um Folgeerscheinungen eines kumulativen Traumas, das die Schutzhülle von Körper und Seele niederreißt und das Individuum auf eine primitive, frühkindliche Stufe der Konfliktverarbeitung zurückwirft.

Polnische Ärzte der Krakauer Arbeitsgruppe um Kepinski (1987), Jagoda und Klodzinski u. a. (1987) maßen der Analyse der subjektiven Erlebnisse und Äußerungen der Überlebenden mehr Bedeutung zu und forderten, die Stereotypie des psychiatrischen Denkens aufzugeben. In ausführlichen Studien hielten sie die Anamnesen der Häftlinge minutiös fest. Ihnen fiel besonders das extreme Mißtrauen ihrer Patienten auf, die sehr sensibel auf geheuchelte Empfindungen und das Unverständnis ihrer Umwelt reagierten. So wie im Lager das freundliche Wort eines Kameraden einem das Leben retten konnte, so konnte jetzt ein falsches Wort jegliches Vertrauen zerstören. Sie beobachteten Panikzustände nach optischen, olfaktorischen und akustischen Reizen, die an das Lager erinnern: der Klang der deutschen Sprache, deutsche Befehle wie »Los«, »Schnell«, der Anblick von Uniformierten, Heulen von Fabriksirenen, Geruch von Rauch und bitteren Mandeln (deren Geruch dem des Zyklon B ähnelt).

Der tschechische Häftlingsarzt Blaha (1971) hatte im KZ Dachau Beweise gesammelt über den Zusammenhang zwischen KZ-Haft und Arteriosklerose. Er konnte nach dem Krieg seine Beobachtungen durch Nachuntersuchungen an Häftlingen untermauern, die eine deutlich höhere Inzidenz an Hochdruck, koronarer Herzerkrankung und Herzinfarkt aufwiesen als die Normalbevölkerung.

Die österreichische Ärztin und Auschwitz-Überlebende Lingens (1971) berichtete von Koronarpatienten, die anginöse Anfälle bekamen, wenn in den Nachrichten über die Freisprüche von Kriegsverbrechern oder über Anschläge von Neonazis berichtet wurde. Ähnliche Beobachtungen machten Jores (1960), Huebschmann (1974) und Herberg (1971).

Die umfangreichen Studien über Holocaust-Überlebende haben neben den Untersuchungen über Kriegsneurotiker die ersten umfassenden Kenntnisse über die Pathologie der Extremtraumatisierung geliefert, auf denen alle jüngeren Forschungen über Vietnam-Veteranen, Überlebende von zivilen Katastrophen, und Folterüberlebende aufbauen.*

4.2 Psychotherapie mit Folterüberlebenden

Aus integrativen Ansätzen der Psychotherapie, die sich in der Arbeit mit Folteropfern bewährt haben (Gurris, 1993), lassen sich folgende Komponenten herausstellen:

A) **Kognitiv-behaviorale Techniken:** Entspannungsverfahren, Schmerzreduktion, Depressionstherapie und Selbstbehauptung;

B) **Hypnotherapie:** Aufspüren und Ankern prätraumatischer Ressourcen (Erickson und Rossi, 1976; Lankton und Lankton, 1983; Dreher und Woods, 1989);

C) **Re-experiencing, als therapeutisches Re-Inszenieren** der traumatischen Erlebnisse (Foy, 1992) und psychotherapeutische Aufarbeitung mit Techniken der Psychodramatherapie (Leutz, 1986);

D) **Physiotherapie und Konzentrative Bewegungstherapie** als körperorientierte Psychotherapie (Müller-Braunschweig in v. Uexküll, 1990, S. 355 ff und Karcher, 1994);

E) **Soziale Integration:** Sozialarbeiterische Betreuung des Asylantrages, Hilfe bei der Wohnungssuche, Vorbereitung auf die Anhörungen, Vermittlung eines Sprachkurses.

Die Komponenten des integrativen Therapieansatzes erwiesen sich als komplementär und sehr gut kompatibel. Komponente (A) bewirkte bei dem Patienten eine bessere Kontrolle der Schmerzwahrnehmung (»Gate control theory« nach Melzack und Wall, 1983). Hilfreich war die Herbeiführung von Entspannungszuständen. Das Erleben von Unterschieden, die Abhängigkeit der Schmerzen von kognitiver Bewertung und muskulärer Verspannung (Flor, 1991) führte bei dem Patienten zu einer Verminderung seiner Gefühle von Hilflosigkeit und Ausgeliefertsein und ersten Anzeichen wiedergewonnener Kompetenz. Hinsichtlich der Gefühle von Hoffnungslosigkeit und Sinnlosigkeit wirkten Interventionen der kognitiven Therapie von Depressionen (Beck, 1994) mit der Folge deutlich verminderter Scores im Beck-Depressions-Inventar (BDI).

Davon ausgehend, daß Folter auf die Zerstörung der Identität, der Persönlichkeit des Opfers zielt, kommt der Aufdeckung bzw. »Wiederbelebung« prätraumatischer Ressourcen (B) große Bedeutung zu. Wie viele Überlebende erlebte unser Patient zu Beginn der Therapie sein ganzes Leben als überschattet von den Foltererlebnissen, als vollständiges Gebrochensein. Folterer gelangen durch das Zufügen unaushaltbarer Schmerzen an die Psyche ihrer Opfer (Wicker, 1993). Zusätzliche psychische Folter, wie z. B. Angriff auf die sexuelle Identität und widersprechende Informationen, lassen jene Kräfte zusammenbrechen, die gegen die brutale körperliche Folter noch innere Abwehr aufbauen konnten.

Die Aufdeckung und Wiederbelebung lebenserhaltender Ressourcen gelingt in der Hypnotherapie nach Erickson und dessen Nachfolgern durch Induktion von Trancezuständen mit geleiteten Phantasiereisen zu den Vorstellungsbildern prätraumatischen Erlebens. Die Vorstellungsbilder werden auf den Repräsentationsebenen der Wahrnehmung auditorisch, olfaktorisch, kinästhetisch und visuell geankert.

Bei unserem Patienten im ersten Fallbeispiel führten besonders die Kopplung von Gerüchen und Farben mit bedeutsamen Erlebnissen vor der Folter zu Wiedererleben von Szenarien mit einhergehenden

---

* Literatur und Quellen zu diesem Abschnitt sind aufgeführt bei Pross, Ch.: Wiedergutmachung. Der Kleinkrieg gegen die Opfer. Athenäum, Frankfurt 1988.

Gefühlen. Einmal äußerte er: »I have never known that my ›younger self‹ was so rich and powerful«.

Die Konfrontation mit dem extremtraumatischen Erleben (C) wurde erst nach mehreren Monaten der Therapie als Re-experiencing nach Foy (1992) gewagt. Der Patient wird angehalten, sich im Schutzraum der Therapie mit Hilfe geleiteter Imagination die Einzelheiten und die Abfolge der traumatischen Situation vorzustellen. Voraussetzung für diese Phase ist ein gefestigtes Vertrauensverhältnis und die uneingeschränkte Zustimmung des Patienten für diese Prozedur.

Mit dem therapeutischen Re-experiencing ist das Ziel verknüpft, das überwiegende Vermeidungsverhalten und das Abspalten bei Folteropfern zu verringern und die Extremerfahrung bewußt zu integrieren. Mit der mehrfachen Wiederholung der Prozedur wird eine Verringerung der »subjective units of distress« (SUDs) erwartet und als Indiz für die Integration des Traumas gewertet.

Mit dem eingangs geschilderten Patienten im Fallbeispiel wurden 2mal 8 Durchgänge, nach drei Monaten erneut 2mal 5 Durchgänge des Re-experiencing erarbeitet. In jedem Durchgang konnte der Patient zu jeder Zeit bestimmen, wie lange, wie intensiv und ob er überhaupt teilnehmen mochte. Zu seiner Überraschung waren seine SUDs bereits nach dem 2. Durchgang um 40% vermindert (subjektive Rating-Scala von 0 bis 100). Bis zum 8. Durchgang verlangsamte sich zwar die Kurve der SUDs (bis 70% Verminderung im letzten Durchgang), dafür brachte er aber mit jedem weiteren Durchgang mehr und mehr Einzelheiten der Folterungen und Hafterlebnisse hervor. Großenteils waren diese Einzelheiten aufgrund hoher emotionaler Belastung zuvor verdrängt gewesen. Das Durchleben war begleitet von vehementen affektiven Reaktionen. Nach anfänglichen Gefühlen von Angst, Hilflosigkeit und persönlicher Schuld dominierten dann mehr Wut- und Haßgefühle, schließlich Trauer und Weinen. Die Steigerung von Wut- und Haßgefühlen wurde vorsichtig provoziert, katharische Entladungen (Drees, 1992) durch psychodramatische Mittel gefördert. Rache- und Tötungsphantasien wurden unterstützt, darauf folgende Schuldgefühle bearbeitet und als Therapie rational in Beziehung zu den bewußten Absichten der Folterer gestellt. Nach jeder Sitzung wurde eine Entspannung induziert und die zuvor gestärkten prätraumatischen Ressourcen in weiteren Variationen gegen die Traumaerlebnisse streßimpfend eingesetzt.

Mimischer Audruck, Körperhaltung und Stimmlage veränderten sich nach jeder Sitzung positiv. Ein Gespräch über die erlebte Folter, ohne die vorherige Vermeidung, war nun leicht möglich. Insbesondere zeichnete sich der Zustand des Patienten durch die (zunächst vorübergehende) Abwesenheit von psychosomatischen Symptomen aus. Im Verlauf der Sitzungen nahm die Auftretenshäufigkeit insgesamt, trotz spontaner Remissionen, ab.

Besonders resistent zeigten sich das Aufhusten von Sputum und die schmerzhaften Irritationsgefühle in der rechten Lunge. Nach einer zweijährigen Behandlung unter Einsatz aller Komponenten der integrativen Psychotherapie lebt der Patient mit einer Verringerung dieser Symptomatik um 90%. Er fühlt sich wieder lebensfähig, denkt nicht mehr an Suizid und schläft nachts im Durchschnitt 7 Stunden.

Trotz der Vielfalt von möglichen »Techniken« der integrativen Therapie schien entscheidend für den Verlauf die Gewißheit des Therapeuten, Ressourcen bei dem Patienten zu finden und zu stärken und sich so nahe wie möglich dem Abgrund der Folter zu nähern, auch wenn die wirkliche Extremtraumatisierung des Überlebenden kaum je sinnlich einfühlbar ist (Wicker, 1993). Das »Durchhalten« des Therapeuten und die Bereitschaft, das Trauma zu focussieren, kann als Spiegel des Überlebenskampfes des Opfers gesehen werden. Unbewußt testet der Patient die Therapeuten auf diese Qualität. Anhaltende psychosomatische Symptome und Rückfälle während der Therapie können so eine unbewußte Provokation der Therapeuten sein. Übertragungen der Folteropfer auf Therapeuten als Folterer sind ohnehin plausibel, da viele psychische Foltersituationen durch bewußt induziertes double-bind gekennzeichnet sind. In der Psychotherapie mit Folteropfern müssen Therapeuten gewärtigen, daß besonders die Verfeinerung psychischer Folter mit zynisch eingesetzten wissenschaftlichen Erkenntnissen die spätere Wiederherstellung der seelischen Gesundheit verhindern soll.

4.3 Unfälle, Katastrophen, Desaster

Für die Analyse traumatischer Situationen nützlich ist hier die fünfdimensionale Klassifikation von Desastern und Katastrophen nach Typus (»natural«, »man-made«, »intentionally caused«), Dauer der Einwirkung, Betroffenheitsgrad, Erwartbarkeit bzw. Überraschungswert und Kontrolle über zukünftige Wiederkehr bzw. Möglichkeiten der Verhinderung (Berren et al., 1980). Je ungünstiger die Verhältnisse in diesen Dimensionen, desto gravierender sind in der Regel die negativen Kurz- und Langzeitwirkungen.

Während die überwiegend natürlichen Desaster vor allem unser Verständnis der Weltordnung erschüttern, stellen insbesondere die absichtlich hervorgerufenen Desaster und Katastrophen wie etwa Holocaust und Folter unseren Kosmos interpersoneller Überzeugungen (Janoff-Bulman, 1992, 81 ff.) von Gerechtigkeit, Fairneß und Menschlichkeit in Frage und konfrontieren die Opfer, aber auch uns alle mit der Realität einer unfaßlichen menschlichen Bosheit und Destruktivität. Beim Erleben und der Verarbeitung von Katastrophen läßt sich typischerweise ein dreiphasiger Verlauf unterscheiden mit Schockphase, Einwirkungsphase und Erholungsphase (Williams, 1993).

Die **Schockphase** dauert zwischen einer Stunde und einer Woche. Es besteht ein Gefühl der Unbeweglichkeit. Darauf folgt meist Verleugnung: Man kann nicht glauben, was geschehen ist. Typisch sind Veränderungen des Zeiterlebens wie Zeitraffer oder Zeitlupe, veränderte Wahrnehmungsweisen wie Tunnelsicht, dissoziative Bewußtseinszustände wie Derealisierung oder Depersonalisierung.

Die **Einwirkungsphase** kann bis zu zwei Wochen dauern. Ein Schwanken zwischen Ärger und Wutanfällen einerseits, Selbstzweifeln andererseits ist kennzeichnend. Hoffnungslosigkeit, Gefühle von Ohnmacht, Selbstanklagen und Depressionen sind weit verbreitet. Häufig auch Einschlafstörungen, Übererregbarkeit, Überwachheit, erhöhte Schreckhaftigkeit, Gedächtnisstörungen; Konzentrationsschwierigkeiten, Alpträume, Rückblenden vom Ereignis (»Flash backs«) sowie Überlebendenschuld.

In der **Erholungsphase** werden versuchsweise Aktivitäten des normalen Lebens wieder aufgenommen. Die Betroffenen konfrontieren sich mit dem Trauma und versuchen es als Tatbestand in ihr weiteres Leben zu integrieren. Entscheidend für einen günstigen Verlauf ist soziale Unterstützung. Entlastung von alltäglichen Aufgaben sowie Fernhalten aller belastenden oder retraumatisierenden Umstände, da in der erhöhten Sensitivität der posttraumatischen Phasen die Belastungsfaktoren sich kumulativ »aufschaukeln« können. Jede neuerliche Traumatisierung unterbricht den Erholungsprozeß und kann in eine stufenförmige Eskalation der Symptomatik führen (»stair stepping«-Phänomen nach Williams, 1993). Angehörige, Vorgesetzte und Arbeitgeber sollten über diese Prozesse informiert sein, die sich zeitlich um Monate bis auf Jahre ausdehnen können.

Ein kumulatives Zusammenspiel ungünstiger Bedingungen war die Ursache für den traumatischen Prozeßverlauf in unserem zweiten Fallbeispiel.

In die Erholungsphase gelangte die Patientin nicht wirksam. Immer kamen neue Belastungen hinzu. Nachoperationen der Knochenbrüche wurden nötig. Zu ihrem starken eigenen Drängen auf baldige Herstellung der Arbeitsfähigkeit kamen das Drängen der Behörde und des Direktors. Über die zu erwartende Minderung der Gedächtnisleistungen in der Rekonvaleszenzphase wurde die Patientin nicht aufgeklärt. Eine gut gemeinte Versicherung des Nervenarztes, diese seien »psychisch bzw. psychosomatisch« bedingt, wirkte sich hier, wie in vielen Fällen, in denen nicht genügend auf das Psychotrauma als solches eingegangen wird, entmutigend aus. Eine Verdachtsuntersuchung auf Alkoholismus, vorgebliche Beschwerden von Kollegen, »Drohungen« mit Frühpensionierung und schließlich die Duldung der Verhöhnung des Opfers in der Schülerzeitung – all diese »Mikro«- und »Mesotraumen« trafen auf die bereits erhöhte Sensibilität der Patientin und vereitelten das für die Genesung unerläßliche Gefühl, sozial geborgen und getragen zu sein. Sicherlich waren die migräneartigen Kopfschmerzen psychogen überlagert und verstärkten zirkulär die somatische Disposition. In der Therapie ließ sich eine Kovariation mit unbewußten Ärger- und Wutspannungen feststellen.

Unter psychotraumatologischen Gesichtspunkten müssen hier alle Beteiligten umdenken. Ein großzügig-unterstützender Umgang mit den Geschädigten spart letzten Endes auch Geld, da frühe Berentung oft die Folge ist. Gezielte psychotraumatologische Interventionen nach Unfällen sind notwendig und erfolgversprechend (Cluch et al., 1985; Badenhorst, 1990; Schlump-Urquart, 1990; Horne, 1993; Dahlmann, 1992; Lloyd, 1993; Haefliger, 1993; Brom et al., 1993;

Bisson, 1993). Erholung vom Trauma ist nicht nur eine Frage der äußeren, sondern auch der »inneren« Zeit, die die Patienten benötigen, um ein Gefühl relativer Sicherheit zu erlangen und das erschütterte Selbst- und Weltverständnis neu zu ordnen. Rehabilitationsprogramme für von Katastrophen betroffene Bevölkerungsgruppen haben sich mittlerweile auch in Europa bewährt (z. B. Schüffel, 1993).

Einer kumulativen Traumatisierung unterliegen schließlich viele ehrenamtliche und professionelle Katastrophenhelfer. Auch sie durchlaufen nach belastenden Einsätzen die zuvor skizzierten Phasen des Traumaerlebens auf der Basis der vikariierenden (= stellvertretenden) Traumatisierung. Bei ungenügender Verarbeitung, die gegenwärtig die Regel ist, sind Langzeitfolgen vom Typus des chronischen PTS(D) mit starken negativen Auswirkungen auf das soziale Umfeld zu erwarten (Blackmore, 1978). Zu den vorbeugenden Maßnahmen zählen:
- Aufklärung über die psychotraumatologischen Grundlagen der Streßverarbeitung;
- zeitliche Begrenzung besonders belastender Tätigkeiten;
- häufige Pausen;
- Sorgen für gute Kondition der Traumahelfer;
- gegenseitige Hilfe;
- Arbeit zu zweit, auch wenn technisch nur ein Helfer nötig wäre;
- Begrenzung des Einsatzes auf maximal 12 Stunden und minimal 6 Stunden Schlaf vor einem neuen Einsatz;
- geeignete Nachbesprechungen (»debriefings«), möglichst unter Beteiligung von professionellen Trauma-Helfern (Mitchell und Dyregrov, 1993).

Diese und andere Bedingungen für die Traumaprophylaxe im Arbeitsbereich sind im Unterschied zu den USA gegenwärtig in Deutschland im medizinischen Notfallbereich (Mitchell, 1983) und in den Rettungsdiensten (Mitchell und Bray, 1989) oder bei der Feuerwehr noch die Ausnahme.

4.4 Kindheitstraumata

Auch Kinder können die Symptome des PTS(D) entwickeln (Pynoos, 1990). Häufig sind Ängste, körperliche Beschwerden, Alpträume, Apathie und repetitives Spielverhalten.

Langzeitfolgen, die sich im traumatischen Prozeß ausbilden, lassen sich in vier Hauptmerkmale unterteilen:
- sich aufdrängende Bilder oder wiederkehrende Wahrnehmungen von traumatischen Geschehen;
- Wiederholungen im Verhalten oder in körperlichen Reaktionen;
- Trauma-spezifische Ängste;
- veränderte Vorstellungen über die Menschen, das Leben und die Zukunft.

Sozialer Verlassenheit und Deprivationserfahrungen kommt eine besondere Bedeutung zu, da das Kind hier sozialer Schutzfaktoren beraubt wird, die sonst traumaprophylaktisch wirken (Tress, 1986). Von daher kommt den Deprivationserfahrungen im Zusammenwirken mit anderen traumatischen Einflüssen in der Kindheit wahrscheinlich sogar eine negative Multiplikatorwirkung zu (Fischer und Berger, 1988). Eine Diskussion von Deprivationserfahrungen unter psychobiologischen Gesichtspunkten findet sich etwa bei van der Kolk (1987, 31 ff.; s.a. Kap. 14, »Entstehung von Beziehungen: ...«).

4.5 Sexueller Kindesmißbrauch und Kindesmißhandlung

Zur Inzidenz ergibt sich in den neueren Untersuchungen international ein relativ einheitliches Bild (Draijer, 1988; Finkelhor, 1979; Leth, 1989; Russel, 1986). In den meist landesweit repräsentativen Untersuchungen berichten ca. 30% der Frauen und 10% der Männer von unfreiwilligen sexuellen Kontakten vor dem 18. Lebensjahr. Bei den Jungen sind die Täter überwiegend außerfamiliär, bei den Mädchen handelt es sich in 16% der Fälle um engere Verwandte, bei durchschnittlich 4,5% sind Väter die Täter. Die Täter sind weit überwiegend männlichen Geschlechts. Während jedoch bislang die Auffassung vertreten wurde, daß der Anteil weiblicher Täter vernachlässigenswert gering sei (bei 1% oder darunter), kommen neuere Direktbefragungen zu Werten von durchschnittlich etwa 10% Frauenbeteiligung am sexuellen Mißbrauch (Heyne, 1994). Retrospektive Untersuchungen an männlichen Sexualstraftätern ergaben sogar eine Häufigkeit von durchschnittlich 40% Mißbrauch in ihrer Kindheit durch Frauen, mehrheitlich die Mutter.

Bei der Analyse situativer Konstellationen wirken sich vor allem die folgenden Faktoren verschärfend aus: die Kombination mit Gewalterfahrungen, längere zeitliche Erstreckung, Beteiligung mehrerer Personen, wenn der Täter der Vater war oder eine Vaterfigur symbolisierte, wenn der Täter ein erwachsener Mann war, die Eltern weiterhin negativ, insbesondere strafend auf die Mißbrauchserfahrung reagieren (Finkelhor, 1986) und das Kind dadurch noch zudem, wie häufig der Fall, in eine »Sündenbockrolle« innerhalb der Familie gerät, wobei dem Opfer die Schuld zugeschrieben wird (»blaming-the-victim-solution«; Ryan; 1971).

Die Kinder signalisieren ihre Bedrängnis oft nur indirekt, zumal die Täter das Kind in der Regel auf Schweigsamkeit festlegen. »Frozen watchfulness«, ein Blick ängstlich-erstarrter Aufmerksamkeit, ist ein typisches Merkmal sowie Bewegungslosigkeit, Trauer und Wimmern, passive Verweigerung, Irritierbarkeit und Wutanfälle. Bei Kindern unter 4 Jahren treten unspezifische Angstzustände auf, Furcht vor Männern, Anklammerungsverhalten, Erbrechen und Verdauungsstörungen, Sprachstörungen, wie etwa Stottern, regressiver Verlust von Neugierverhalten oder Toilettentraining, extrem sexualisiertes Verhalten, stereotypes, bisweilen rituelles Spiel um Szenen sexueller Verführung oder Gewalt.

Im ödipalen Entwicklungsalter zwischen 4. und 6. Lebensjahr treten auf: antisoziales Verhalten wie Lügen und Stehlen, extrem sexualisiertes Verhalten,

Daumenlutschen, Enuresis, Enkopresis, Stottern. In spielerische Reinszenierungen werden verstärkt andere Personen einbezogen, Bestrafungen werden provoziert, um die Schuldgefühle des Kindes zu lindern. In der Latenzzeit manifestieren sich oft kognitive Defizite. Häufig sind massive Gewichtsabnahme, sozialer Rückzug, hysteriforme Symptome, emotionale Verschlossenheit, um das Geheimnis zu wahren und auch in dieser Zeit anhaltende Sexualisierung. In der Adoleszenz kommt Promiskuität hinzu, Flashbacks vom Mißbrauch anläßlich sexueller Aktivitäten, gehäuft auch frühe ungewollte Schwangerschaften; selbstdestruktives Verhalten wie Zufügen von Brandwunden, »Schnippeln« an den Handgelenken, geplant erfolglose Suizidversuche. Junge Frauen fühlen sich oft sozial unterlegen, sind von ihrer Unwirksamkeit überzeugt und werden von eigenen Rachephantasien verstört. Junge Männer dagegen neigen zu einem meist auf unschuldige Personen verschobenen gewaltsamen Ausagieren, um die eigene Männlichkeit wieder herzustellen und geraten leicht in narzißtische Wutanfälle (Sumnit, 1983, Finkelhor, 1986; Goodwin, 1982 und 1988; Backe, 1986; Kazis, 1989; Enders, 1990; Hirsch, 1990; Herman, 1993; Green, 1993).

Zu den traumatogenen Situationsfaktoren gehören die Erregung des Erwachsenen, die für das jüngere Kind oft unbegreiflich ist und stark verängstigend wirkt. Traumatogen ist psychodynamisch gesehen vor allem auch ein Situationsfaktor, den man als »Objektkonfusion« bezeichnen kann. Oft unentwirrbar vermischen sich besonders bei Inzestopfern ideale und entwertete, geliebte und gehaßte, positive und negative Aspekte im Bild von Eltern und Verwandten oder im Selbstbild. Ein dynamisch häufiger Lösungsversuch des Kindes ist das Festhalten an der ursprünglichen Idealisierung und damit verbunden die Verleugnung und Amnesierung der negativen Erfahrungen (vgl. das Victimisierungssyndrom). Damit zugleich desintegriert das Selbstsystem in mehr oder weniger dissoziierte Erlebniszustände, was bis zur Verselbständigung von Teilpersönlichkeiten und zur Ausbildung einer »multiplen Persönlichkeitsstörung« führen kann (DSM-III-R; zu Ähnlichkeiten und Unterschieden mit dem PTS(D): Braun, 1993; Shengold, 1979; Goodwin, 1982; Levine, 1990; Heigl-Evers und Kruse, 1991).

Unter den Langzeitfolgen, zu denen der traumatische Prozeß in diesen Fällen führt, ist von der Epidemiologie, vom nosologischen Profil (z.B. Geschlechterverteilung) neben der multiplen Persönlichkeit die Borderline-Störung von herausragender Bedeutung. So berichten Herman und van der Kolk (1987) von bis zu 86% kindlichem Mißbrauch in dieser klinischen Population. Mit seinem ausgeprägten Wechsel zwischen Idealisierung und Entwertung, Verleugnung und Projektionsneigung, nicht modulierter Erregung und Ausagieren reproduziert das Syndrom die traumatische Reaktion auf Mißbrauch, Mißhandlung und andere Beziehungstraumata wie Beschuldigung des Opfers, die mit dem Übergriff oft noch zusätzlich verbunden sind. Die klassische

Arbeit von Kernberg (1978) zur Borderline-Störung erwähnt diesen Hintergrund auf über 400 Seiten mit keinem Wort und erklärt die Symptomatik stattdessen aus den unbewußten Phantasien der Patientinnen. Sie belegt, welche Verwirrung entstehen kann, wenn der Situationsbezug des Erlebens, wie er im »Situationskreis-Modell« konzipiert ist, auf »Phantasien« verkürzt wird. Die Neigung zur »Spaltung«, ein zentraler Begriff bei Kernberg, wird so zu einem weitgehend mysteriösen Vorgang (zur Kritik: Fischer, 1990).

Erster therapeutischer Schritt ist es, den Mißbrauch zu beenden und dem Kind die gesellschaftliche Unterstützung zukommen zu lassen, die es aus seiner hoffnungslosen Lage befreit. Hier ist große Umsicht erforderlich.

Ein nächster Schritt, vor allem in der Therapie von Inzestopfern, ist die Aufhebung der »Objektkonfusion« im Bild von den Eltern und damit verbunden die Fähigkeit des Kindes oder Erwachsenen, gute wie böse Eigenschaften und Verhaltensweisen der Eltern subjektiv klar trennen zu können (Fischer, 1990). Dieser Schritt führt allmählich zur Überwindung von Selbstverurteilung und Selbstzerstörung, wie sie für die Victimisierungsstörung charakteristisch sind. Wird das »innere Kind« mit therapeutischer Hilfe aus seiner Entwertung, Verachtung und Zerrissenheit befreit (Besems und van Vugt, 1990), so dient dies auch der Prävention von transgenerationaler Traumatisierung, da ja Inzestopfer dazu neigen, an der Idealisierung der Täter festzuhalten und in Partnersuche und Familiengestaltung inzestfördernde Verhältnisse unbewußt zu reproduzieren (Goodwin, 1982; Levine, 1990; Green, 1993).

Die Primärprävention sollte mit einer positiven Aufklärung des Kindes über Sexualität und eigene sexuelle Bedürfnisse verbunden werden. Nur so kann es zwischen seinen normalen sexuellen Phantasien und Aktivitäten und deren Ausbeutung durch Erwachsene unterscheiden. Warnungen vor dem Mißbrauch sollten mit altersgemäß verständlichen Szenarios und klarer Benennung des sexuellen Charakters der Handlungen verbunden werden (Kazis, 1989; Enders, 1990; Gutjahr und Schrader, 1990). Globale Warnungen vor dem »bösen Onkel« mit der Tafel Schokolade oder gar vor jeder Umarmung, wie dies manche sog. Präventionsprogramme vorsehen, fördern Menschenfurcht und generalisiertes Mißtrauen, ohne dem Kind jedoch Kriterien zum Erkennen wirklicher Gefährdung an die Hand zu geben. So ergeben sich die folgenden Ziele für die primäre Prävention bei Kindern:

– Vermittlung von Informationen über Ausmaß der Gefährdung, Täter und Tatorte ohne Aufbau von generalisierter Angst und daraus folgendem Vermeidungsverhalten;
– Aufklärung über das Recht auf körperliche Selbstbestimmung und Verteidigung (Nein-Sagen-Dürfen, Grenzen ziehen, nicht bedingungslos gehorchen);
– Lernen, eigenen Gefühlen und Wahrnehmungen zu vertrauen (Zurückweisung seltsamer und unangenehmer Berührungen);
– Vermittlung von Bewältigungsstrategien wie Aufheben der Isolation: Mitteilen von unangenehmen Geheimnissen, sich bei Erwachsenen Hilfe holen, Wissen über Beratungs- und Hilfsangebote (Kazis, 1989; Gutjahr und Schrader, 1990; Enders 1990).

KAPITEL 42

Selbstschädigendes Verhalten am Beispiel der koronaren Herzerkrankung

Wolfgang Langosch

1 Eine Patientengeschichte

Im Anamnesegespräch berichtet Herr N.:

Er erlitt mit 52 Jahren seinen ersten Myokardinfarkt. Er hatte bis zu seinem Infarkt ca. 20% Übergewicht (gemäß Broca-Index) und rauchte täglich ca. 20 Zigaretten. Gelegentlich stieg sein Zigarettenkonsum allerdings auch bis auf 40 Stück an, vor allem an Tagen mit viel Hektik und Ärger. Für regelmäßige körperliche Bewegung war in den letzten Jahren keine Zeit. Ab und zu spielte er Tennis und unternahm am Wochenende mit seiner Frau eine Wanderung. Wie sich inzwischen herausgestellt hat, ist auch sein Gesamtcholesterin mit 320 mg% deutlich erhöht.

Beruflich betreut er als Gebietsleiter einer großen Firma den Bereich Baden-Württemberg/Südhessen mit ca. 250 Firmen. Er arbeitet regelmäßig täglich mindestens 10 Stunden, zusätzlich am Samstag ca. 4–6 Stunden. In den letzten Jahren fühlte er sich abends stets ziemlich müde und erschöpft.

Die Ursache für seinen Infarkt sieht er zum einen in den hohen beruflichen Anforderungen, vor allem dem beständigen Zeitdruck und Ärger, den er seinen Kunden gegenüber jedoch nicht zeigen darf. Zum anderen wurde ihm nach Gesprächen mit den ihn behandelnden Ärzten klar, daß er durch seine Lebensweise – vorrangig den hohen Zigarettenkonsum und seinen erhöhten Cholesterinwert – aber auch seine geringe körperliche Bewegung und sein Übergewicht zum Infarkt mitbeigetragen habe. Er ist auch davon überzeugt, daß sein Arzt recht hat, daß es am besten für ihn

wäre, zukünftig das Rauchen aufzugeben, sein Gewicht zu reduzieren, seine Ernährungsweise umzustellen und sich regelmäßig zu bewegen; doch fragt er sich, wie ihm dies im Alltag bei der nun einmal gegebenen beruflichen Belastung möglich sein solle. Er kann sich noch vorstellen beim Essen – auch Geschäftsessen – in Zukunft sorgfältiger auszuwählen, um so sein Übergewicht und seine Blutfette besser in den Griff zu bekommen, doch bei dem täglichen beruflichen Streß sei es für ihn kaum denkbar auf die Zigaretten zur Beruhigung und Erholung zu verzichten. Er glaubte auch nicht, daß er Zeit für regelmäßige körperliche Bewegung haben werde – und selbst wenn er abends dafür einmal Zeit haben werde, sei er in der Regel viel zu müde und abgespannt, um sich dann noch dazu aufzuraffen.

Schließlich würde es ihm sehr schwer fallen, abends gänzlich auf Süßigkeiten zu verzichten, die er sich bisher regelmäßig, jedoch in Maßen, gegönnt habe. Wenn er realistisch und sich gegen ehrlich sei, müsse er sich eingestehen, daß er lediglich am Wochenende wirklich etwas ändern könne: Er wird in Zukunft versuchen, am Samstag nur noch 1–2 Stunden zu arbeiten, und sich vornehmen, an jedem Wochenende eine Wanderung zu machen. Vielleicht werde er sich auch einen Heimtrainer anschaffen, um hinsichtlich des körperlichen Trainings vom Wetter unabhängig zu sein, und sich so eine Selbstentschuldigung zu nehmen. Außerdem habe er bereits mit seiner Frau gesprochen, und sie habe ihm zugesagt, sich bei der Essenszubereitung an den Empfehlungen der Diätassistentin zu orientieren.

2 Das Konzept der koronaren Risikofaktoren und Verhaltensweisen

In der Kardiologie ist ein **Risikofaktor** definiert als ein Merkmal, das überdurchschnittlich oft mit der Entwicklung der koronaren Herzerkrankung (KHK) in Zusammenhang steht. Der Nachweis erfolgt in der Regel mittels regressions- oder kovarianzanalytischer Verfahren. Ein Risikofaktor ist somit zunächst lediglich ein durch statistische Prozeduren bestimmter Indikator für eine erhöhte koronare Erkrankungswahrscheinlichkeit. Eine kausale Mitwirkung an der Genese der koronaren Herzerkrankung wird einem solchen Indikator (nach Nüssel und Morgenstern, 1984) um so eher beizumessen sein:

– wenn sich mit Dauer, Frequenz oder Intensität des Merkmals auch das Erkrankungsrisiko entsprechend erhöht und somit

– eine enge korrelative Beziehung zwischen Merk-

malsausprägung und Erkrankungshäufigkeit besteht,

– wenn das Merkmal bereits vor Manifestation der Erkrankung eindeutig vorhanden war,

– wenn es einen direkten, also eigenständigen Beitrag zur Prognose der Erkrankung leistet, der sich überdies in verschiedenen unabhängigen Untersuchungen aufzeigen ließ,

– wenn klinische Beobachtungen, pathophysiologische Befunde und Ergebnisse tierexperimenteller Studien gleichermaßen die Relevanz des Merkmals für die Entwicklung der Koronarerkrankung stützen.

Dieser statistisch-epidemiologische Ansatz führte zu der generell akzeptierten **Multiple-Risk-Theorie,** nach der die Genese der KHK multifaktoriell ist, da jedes einzelne als Risikofaktor identifizierte Merkmal nur einen vergleichsweise geringen Teil des Krankheitsgeschehens aufklärt. Aus der Multiple-Risk-

Theorie leitet sich weiterhin ab, daß sich bei Vorliegen mehrerer Risikofaktoren von mäßiger Intensität ein Gesamtrisiko ergibt, das durchaus dem vergleichbar ist, das mit dem Vorhandensein eines einzelnen sehr intensiv ausgeprägten Risikofaktors verbunden ist. Aus epidemiologischer Sicht empfiehlt es sich sogar, sich bevorzugt um eine Reduktion mäßig ausgeprägter Risikofaktoren zu bemühen, da in diesem Fall aufgrund der großen Anzahl betroffener Personen statistisch eine stärkere Verminderung der Mortalität zu erwarten ist als wenn man sich auf die vergleichsweise wenigen Personen mit stark ausgeprägten Risikofaktoren konzentrieren würde.

Subjektiv ist ein Risikofaktor jedoch ein zunächst als neutral empfundenes Merkmal, das weder mit einem Leidensdruck, noch mit einer Änderungsmotivation einhergeht. Seinen **subjektiven Bedrohungscharakter** erwirbt ein solches Merkmal erst aufgrund eines kognitiven Bewertungsprozesses, dem u.a. eine entsprechende Information über das mit dem Merkmal verbundene gesundheitliche Risiko zugrundeliegt. Aus der empirisch-statistischen Definition des Risikofaktors ergibt sich auch, daß es a priori keine Einschränkung auf eine bestimmte Kategorie von Merkmalen gibt, zum Beispiel nur physiologische, psychologische oder soziale Merkmale. Faktisch können jedoch nur solche Merkmale als Risikofaktoren identifiziert werden, die auch in entsprechende Studien einbezogen werden, das heißt, es resultiert eine Vorselektion von Merkmalen, die überhaupt auf ihren Risikowert geprüft werden. Diese Vorselektion ist u.a. abhängig von den Ursachenkonzepten des Untersuchers, forschungsökonomischen Ressourcen, der Verfügbarkeit als geeignet beurteilter Methoden etc.

In der Kardiologie werden die ausgearbeiteten Risikofaktoren grob in zwei Klassen eingeteilt: Standardrisikofaktoren und psychosoziale Risikofaktoren. Zu den **Standardrisikofaktoren** zählen vor allem:
– Hyperlipidämie (Hypercholesterinämie > 200 mg/dl, erhöhtes LDL-Cholesterin > 155 mg/dl, erniedrigtes HDL-Cholesterin < 35 mg/dl, erhöhte Triglyzeride > 200 mg/dl),
– Zigarettenkonsum,
– Hypertonie (systolischer Blutdruck > 160 mmHg und/oder diastolischer Blutdruck > 95 mmHg) (Assmann et al., 1990),
– Bewegungsmangel,
– Adipositas,
– erhöhter Harnsäurespiegel,
– Diabetes mellitus,
– herabgesetzte Glukose-Toleranz.
Die **psychosozialen Risikofaktoren** lassen sich folgenden Untergruppen zuordnen (Langosch, 1989):
– ungünstige berufliche und soziale Bedingungen wie niedriger sozio-ökonomischer Status, berufliche Überbeanspruchung, hohe Anforderungen bei eingeengtem Handlungsspielraum, berufliche Gratifikationskrisen, verminderter sozio-emotionaler Rückhalt,

– erhöhte Anzahl lebensverändernder Ereignisse und/oder alltäglicher Belastungen,
– emotionale Störungen wie Angst, Depression, vitale Erschöpfung, Hostilität/Ärger,
– Typ-A-Verhaltensmuster, das einzige psychosoziale Merkmal, dem durch die American-Heart-Association offiziell der Stellenwert eines eigenständigen psychosozialen koronaren Risikofaktors zuerkannt wurde (Review panel on Coronary – Prone Behaviour and Coronary Heart Disease, 1981; s.a. Kap. 59, »Arterielle Verschlußkrankheiten ...«).

Die bisherige Forschung hat somit zu einer Auflistung verschiedener Merkmale geführt, die vorwiegend aufgrund ihres weitgehend gesicherten statistischen Zusammenhangs mit der Zielgröße »Koronare Herzerkrankung (KHK)« als koronare Risikofaktoren bezeichnet werden. Die Multiple-Risk-Theorie beschreibt diesen Sachverhalt insoweit zutreffend, als sie explizit auf die multifaktorielle Genese der KHK verweist. Es fällt aber auch auf, daß in der Multiple-Risk-Theorie die Risikofaktoren sehr unterschiedliche Sachverhalte kennzeichnen und überdies beziehungslos nebeneinander gestellt sind: Es werden physiologische Parameter, Verhaltensweisen, Einstellungen, emotionale Probleme, interaktionelle Aspekte und situative Merkmale als Risikofaktoren benannt.

Die ersten Versuche, eine übergreifende Ordnung bzw. Strukturierung der Risikofaktoren vorzunehmen, lassen sich als reduktionistisch bezeichnen: Zum einen wurde argumentiert, daß das Verhaltenstyp-A-Muster zu vernachlässigen sei, da bei Typ-A-Personen etliche Standardrisikofaktoren ausgeprägter seien, zum anderen wurde betont, daß das Vorhandensein der meisten Risikofaktoren eine Folge bzw. Begleiterscheinung des hektischen, leistungs- und wettbewerbsorientierten, aggressiven Typ-A-Verhaltens sei. Ein angemessenes Modell der koronaren Risikofaktoren sollte diese jedoch weder einfach aneinanderreihen, noch sie auf einige als elementar postulierte Merkmale reduzieren, sondern es sollte zum einen alle wesentlichen Merkmale enthalten und zum anderen die Beziehungen zwischen diesen Einflußgrößen spezifizieren, also eine Struktur aufweisen.

3 Das »kompensatorische Leistungsverhalten« als psychosoziale Risikokonstellation

Von Langosch (1989) wurde als psychosoziale Risikokonstellation ein »**kompensatorisches Leistungsverhalten**« postuliert. Als potentiell gefährdet werden Personen angesehen, denen es an klaren und eindeutigen eigenen Maßstäben zur Einschätzung und Beurteilung des eigenen Wertes fehlt, so daß sie in hohem Maße auf die Bewertung, die sie durch andere erhalten, angewiesen sind. Die emotionale und motivationale Situation dieser Personen ist dadurch charakterisiert, daß sie zur Kontrolle von latenter Unsicherheit und von latenten Zweifeln bezüglich des eigenen Wertes von anderen, als wichtig eingeschätzten Personen Anerkennung, Bestätigung, Zuneigung und

Lob erstreben. Vor allem sollen aber Zurückweisung, Ablehnung, Vorwürfe, Mißbilligung vermieden oder möglichst gering gehalten werden: Primäres Ziel ist es sicherzustellen, daß die bereits bestehende Selbstunsicherheit nicht weiter erhöht wird durch externe Kritik, wobei Lob und Anerkennung eine Gewähr für das Ausbleiben von Kritik bieten. Funktional dominieren somit Vermeidung von aversiven Reizen (Kritik, negative Kommentare) und Aufsuchen von Reizen, die Sicherheit vor Bestrafung signalisieren (Lob, Anerkennung etc.), während der positive Verstärkungswert von z. B. Lob, Anerkennung vergleichsweise weniger bedeutsam für diese Personen ist.

Welche **Auswirkungen** hat diese emotional-motivationale Konstellation auf Wahrnehmung, Einstellung und Verhalten? Die Beziehung der betreffenden Personen zu anderen für sie wichtigen Personen ist charakterisiert durch ein Verhalten, das sich weitgehend an eigenen Vermutungen über deren Erwartungen und Vorstellungen orientiert bei gleichzeitiger Aufrechterhaltung einer gewissen Distanz, um die Gefühle eigener Abhängigkeit und Verletzbarkeit in Grenzen zu halten. Das Bemühen um eine möglichst perfektionistische Aufgabenerledigung, die bereitwillige Übernahme von zusätzlichen Anforderungen und Aufgaben und die Zurückstellung eigener Interessen gegenüber beruflichen Belangen sind primär angstmotiviert, d. h. unter funktionalem Gesichtspunkt dienen sie vorrangig der Vermeidung von Kritik, Ablehnung etc.

Gegenüber tatsächlichen oder vermeintlichen Konkurrenten um Anerkennung, Lob und Erfolg, verhalten sie sich mißtrauisch, feindselig, dominant und emotional stark kontrolliert, denn diese werden als Rivalen wahrgenommen, gegen die es sich unbedingt durchzusetzen gilt, da sie die sicherheitsgebenden Reize für sich selbst beanspruchen.

Diese Verhaltensweisen werden am Arbeitsplatz um so häufiger und ausgeprägter sein, je unklarer die Kriterien für beruflichen Erfolg sind und/oder je eindeutiger der Erfolg quantifizierbar ist, vorausgesetzt die vorgegebenen oder selbstgesetzten Leistungsstandards werden als noch erreichbar beurteilt. Dabei wird davon ausgegangen, daß auch bei hohen Anforderungen möglichst lange an der Vorstellung festgehalten wird, sie seien durch erhöhte Anstrengung erfüllbar.

Bereits Siegrist und Mitarbeiter (1980), haben darauf hingewiesen, daß unrealistische Anforderungsbewertungen, die sowohl aus einer

- Unterschätzung von Anforderungen bei gleichzeitiger Überschätzung eigener Möglichkeiten (Form I) als auch einer
- Überschätzung von Anforderungen bei gleichzeitig tendenzieller Unterschätzung der eigenen Möglichkeiten (Form II) resultieren können,

zu hohen Anstrengungen und einer maximalen Mobilisierung interner Ressourcen führen.

Sie gehen davon aus, daß die letztere Reaktionsform, die sie für besonders unökonomisch halten, vor allem beibehalten wird, um Mißerfolgserlebnisse zu vermeiden, und sie sehen in ihr ein defensives, von

Vermeidungsverhalten gekennzeichnetes Geltungsstreben bei Personen, die soziale Normen stark verinnerlicht haben, Demgegenüber vermuten sie, daß bei Personen mit offensivem Geltungsstreben und Wettbewerbshaltung die Form I eher auftritt, der eine Sucht nach Bestätigung des eigenen Selbstwertgefühls, das als instabil und unsicher erlebt wird, zugrunde liegen könnte.

Im Rahmen der Konzeption des »kompensatorischen Leistungsverhaltens« ist von besonderem Interesse, daß auch von Siegrist und Mitarbeitern (1980) für beide Formen der unrealistischen Anforderungsbewertungen als Motiv eine Angstreduktion postuliert wird. Es läßt sich daher die perfektionistische Aufgabenerledigung, die Zurückstellung eigener Interessen, die Hemmung emotional expressiven Verhaltens, das distanzierte Verhalten gegenüber anderen Personen, das mißtrauisch-aggressiv-dominante Verhalten gegenüber vermeintlichen Rivalen als ein Verhaltensmuster ansehen, das eingesetzt wird zur Bewältigung unrealistischer Anforderungsbewertungen, die wiederum dazu dienen, die Angst vor Selbstwertminderung zu kontrollieren. Als angstabschwächende bzw. protektive psychosoziale Bedingung vermag ein subjektiv als positiv bewerteter emotionaler Rückhalt wirken, da das Gefühl, von einer anderen Person ohne Vorbedingungen emotional unterstützt zu werden und ihr vertrauen zu können, die eigenen Selbstwertzweifel mindert und somit die Tendenz zur unrealistischen Aufgabenbewertung abzumildern vermag.

Demgegenüber sollten Situationen, die durch widersprüchliche Anforderungen oder geringe Freiheitsgrade bei der Erledigung intensiver Anforderungen (Karasek, 1979) gekennzeichnet sind, zu vermehrten unrealistischen Aufgabenbeurteilungen führen, denn sie erhöhen die Gefahr des Scheiterns. In Übereinstimmung mit dicsen Überlegungen ziehen Burns und Mitarbeiter (1993), aus ihren experimentellen Untersuchungen die Schlußfolgerung, daß Typ-A-Verhalten und Hostilität den Effekt von hohen Anforderungen bei geringen Freiheitsgraden auf die kardiovaskuläre Reaktivität verstärken. Auch der Befund von Peter und Siegrist (1993) die zeigen, daß bei 179 Vizemeistern ein Ungleichgewicht von Verausgabung und Belohnung im Berufsleben mit einer Hypertonie, auch nach Kontrolle von Risikofaktoren wie Alter und Übergewicht, einhergeht, läßt sich in das Modell des kompensatorischen Leistungsverhaltens einordnen.

4 Koronare Risikoverhaltensweisen als selbstschädigendes Verhalten bei Personen mit »kompensatorischem Leistungsverhalten«

4.1 Koronare Risikoverhaltensweisen als Bewältigungsverhalten

Die bisherigen Überlegungen lassen noch offen, wie das »kompensatorische Leistungsverhalten« das koronare Erkrankungsrisiko erhöht. Zum einen ist ein »**indirekter Pfad**« denkbar: Resultiert die unrealistische Aufgabenbeurteilung und das damit einhergehende Leistungsverhalten in einem Zustand vitaler Erschöpfung (Appels und Mulder, 1988), so wird zur kurzfristigen Besserung von Befinden und/oder zur Leistungssteigerung bevorzugt auf die vorhandenen Verhaltensmuster zurückgegriffen, die bereits in der Vergangenheit zur Bewältigung von Befindens- und Leistungsbeeinträchtigungen erfolgreich eingesetzt wurden: Zigarettenrauchen und Kaffeetrinken; es wird weniger Wert auf regelmäßige und ausgewogene Ernährung gelegt, und es wird aus Zeitmangel auf ausgleichende körperliche Bewegung verzichtet.

Zum anderen ist ein »**direkter Pfad**« möglich, der über psychophysische Aktivierungsprozesse, vor allem kardiovaskuläre Hyperreaktivität, zur Entwicklung der KHK beiträgt (Steptoe, 1991).

Im Konzept des »kompensatorischen Leistungsverhaltens« werden die koronaren Risikoverhaltensweisen (Zigarettenkonsum, Bewegungsmangel, falsche Ernährung) somit als Verhaltensweisen verstanden, die zur kurzfristigen Verminderung von Befindens- und/oder Leistungsstörungen von Personen mit unrealistischen Aufgabenbeurteilungen aufgrund von latenten Selbstwertzweifeln eingesetzt werden. Diese selbstschädigenden Verhaltensweisen werden vorrangig negativ verstärkt, da sie zumindest vorübergehend eine Verminderung der Befindensbeeinträchtigung und subjektiv eine Reduktion von Leistungsschwäche zur Folge haben. Selbstverständlich kann nicht davon ausgegangen werden, daß alle Personen die koronare Risikofaktorenträger sind, auch das »kompensatorische Leistungsverhalten« aufweisen, denn diese gesundheitsschädlichen Verhaltensweisen können zum Beispiel auch aufgrund sozialer Lernprozesse oder schrittweiser Verhaltensformung vermittels positiver Verstärkung erworben worden sein.

4.2 Zur Risikowahrnehmung bei »kompensatorischem Leistungsverhalten«

Es stellt sich nun die Frage, welche Konsequenzen sich aus der Überlegung ableiten, daß bei einem wesentlichen Teil von koronargefährdeten Personen die Risikofaktoren auf Verhaltensweisen basieren, die der kurzfristigen Bewältigung von Befindens- und Leistungsbeeinträchtigungen dienen. Es wird angenommen, daß sowohl die koronare Risikowahrnehmung als auch das koronare Risikoverhalten durch die latenten Selbstwertzweifel beeinflußt werden.

Versteegen (1992) definiert gesundheitliche Risikowahrnehmung als »das Ergebnis eines mentalen Prozesses, in dem Information, Unsicherheit, tatsächliche oder vorgestellte Gefahrenmerkmale sowie frühere Erfahrungen mit der Gefahrenquelle psychisch verarbeitet und beurteilt werden«. Croyle und Ditto (1990) verstehen unter Krankheitskognition all die mentalen Aktivitäten einer Person, die davon überzeugt ist krank zu sein, die sich auf ihren Gesundheitszustand und mögliche Interventionen beziehen, z.B. Bewertungen, Interpretationen, Erinnerungen.

Zunächst ist es wichtig zu vergegenwärtigen, daß es ausschließlich von der **individuellen Repräsentation** abhängig ist, ob ein Ereignis, ein Objekt oder eine Handlung als Risiko wahrgenommen wird (Renn, 1985). Daher sind für das Individuum nicht das populationsbezogene Risiko, sondern absolutes und relatives gesundheitliches Risiko entscheidend. Die sich aus der Multiple-Risk-Theorie ergebende Strategie, bereits bei mäßig ausgeprägten Risikofaktoren zu intervenieren, wird das einzelne Individuum mit mehreren, jedoch nur mäßig ausgeprägten Risikofaktoren demnach kaum zu einem Vorsorgeverhalten motivieren, denn aus individueller Sicht ist ein gesundheitsbezogenes Verhalten vor allem dann sinnvoll, wenn absolutes und/oder relatives gesundheitliches Risiko hoch sind (Versteegen, 1992).

Angesicht dieses Sachverhaltes ist anzunehmen, daß es kaum möglich ist, Personen mit einem kompensatorischen Leistungsverhalten präventiv zu einer Änderung von Risikoverhaltensweisen anzuregen: Da die koronaren Risikoverhaltensweisen zur Stabilisierung von Befinden und Leistung eingesetzt werden, wird ein Verzicht auf diese Verhaltensweisen dem Individuum nur lohnenswert erscheinen, wenn ihm erstens seiner Ansicht nach gleichermaßen effektive Verhaltensweisen zur Verfügung stehen, und wenn es zweitens motiviert ist, die Information über das mit diesen Verhaltensweisen verbundene gesundheitliche Risiko zu akzeptieren.

Ditto und Jemmott (1989) zeigten in einer experimentellen Studie, daß ein negativer gesundheitlicher Indikator dann als weniger ernsthaft beurteilt, also bagatellisiert wird, wenn er relativ häufig auftritt, und Zola (1966) beobachtete, daß ärztliche Behandlung eher selten aufgesucht wird, wenn die Krankheit weit verbreitet ist.

Nach diesen Resultaten muß angesichts der hohen Häufigkeit, mit der koronare Risikoverhaltensweisen in der Gesamtbevölkerung vorhanden sind, davon ausgegangen werden, daß eine entsprechende Änderungsmotivation generell wenig ausgeprägt ist, da das mit diesen Verhaltensweisen verbundene gesundheitliche Risiko bagatellisiert wird.

Auch durch Informationskampagnen wird sich die Motivation nur begrenzt steigern lassen, denn Renn (1990) weist darauf hin, daß zur Verminderung kognitiver Dissonanz die Aufnahme neuer Informationen abgeschwächt oder verhindert wird, wenn dadurch bereits bestehende Überzeugungen hinsichtlich der Gefährlichkeit einer Erkrankung oder ihrer Verursachung infrage gestellt werden müssen. Dementsprechend sieht Versteegen (1992) die Ursache für die Entwicklung der USA in Richtung auf eine mehrheitlich akzeptierte Nichtrauchergesellschaft auch nicht in einer Einstellungsänderung der bisherigen Raucher, sondern vorrangig in einer zunehmenden Militanz der Nichtraucher aufgrund der Forschungsergebnisse zum Passivrauchen.

Die Risikowahrnehmung wird darüber hinaus durch einen »voreingenommenen Optimismus« hinsichtlich der eigenen Gefährdung verzerrt, der die Tendenz charakterisiert, das eigene Erkrankungsrisiko im Vergleich mit anderen zu unterschätzen (Weinstein, 1982, 1984), wobei solch ein übertriebener Optimismus nicht nur kognitiv, zum Beispiel infolge falscher oder fehlender Informationen, sondern auch motivational bedingt sein kann. So stellten Croyle und Sande (1988) fest, daß gesunde Probanden, denen fälschlicherweise gesagt wurde, daß bei ihnen ein Enzymdefekt vorliege, die Gefährlichkeit ihrer scheinbaren Erkrankung im Vergleich mit den Probanden, denen mitgeteilt wurde, bei ihnen liege ein solcher Defekt nicht vor, als geringer einschätzten.

Einen weiteren experimentellen Nachweis für eine motivational begründete kognitive Verzerrung erbrachten Ditto und Mitarbeiter (1988), denn sie zeigten, daß Probanden, denen mitgeteilt wurde, an einem Enzymdefekt zu leiden, ohne ihnen jedoch einen Hinweis auf eine mögliche Therapie zu geben, die Farbe ihres Teststreifens in ihrer Erinnerung so abänderten, daß der angebliche Enzymdefekt weniger ausgeprägt und damit weniger gefährlich war. Auch wenn das Risikoverhalten als selbst kontrollierbar aufgefaßt wird, wird die eigene Gefährdung unterschätzt (Weinstein 1987, 1989).

Zusammengefaßt läßt sich aus den verschiedenen Befunden zu den Bedingungen für Verzerrungen der Risikowahrnehmung folgern, daß wenig Anlaß zu der Annahme besteht, daß bereits bei mäßig ausgeprägten koronaren Risikofaktoren die betroffenen Personen sich gesundheitlich als ernsthaft gefährdet beurteilen werden.

4.3 Zur Verhaltensänderungsmotivation bei »kompensatorischem Leistungsverhalten«

Bei Personen mit einem »kompensatorischen Leistungsverhalten« kommt in motivationaler Hinsicht erschwerend hinzu, daß sie den Verzicht auf koronare Risikoverhaltensweisen infolge des antizipierten Fortbestehens ihrer aktuellen Befindens- und Leistungsstörungen als bedrohlich bewerten, was ihre Risikowahrnehmung zusätzlich ungünstig beeinflußt. Darüber hinaus stehen diesen Personen wahrscheinlich gleichwertige Verhaltensalternativen zur kurzfristigen Befindens- und Leistungsverbesserung kaum zur Verfügung, denn in ihrer bisherigen Lerngeschichte haben sie gerade wegen der hohen unmittelbaren Effektivität ihrer bisherigen Verhaltensweisen zur Befindens- und Leistungsstabilisierung keine Alternativen entwickeln können: Dworkin (1988) konnte in einer Computersimulation eindrucksvoll nachweisen, daß bereits nach 500 Wiederholungen die Reaktion, die eine geringfügig größere Ausgangswahrscheinlichkeit zur Reduktion eines aversiven Reizes hatte, sich gegenüber konkurrierenden Reaktionen weitestgehend durchgesetzt hatte (s.a. Kap. 58, »Essentielle Hypertonie«).

Es kann somit als **Fazit** festgehalten werden, daß von Personen mit »kompensatorischem Leistungs-

verhalten« koronare Risikofaktoren kaum als ernsthafte gesundheitliche Bedrohung eingeschätzt werden, da sie aufgrund motivationaler Bedingungen die mit diesen Risikoverhaltensweisen einhergehende gesundheitliche Gefährdung unterschätzen bzw. bagatellisieren.

Von Roskies (1988) wird in sehr ähnlicher Weise die psychische Situation gesunder Typ-A-Personen beschrieben, die nicht bereit seien, eine Krankenrolle zu akzeptieren, da diese Attribution sowohl ihren eigenen Werten als auch ihrem wahrgenommenen Selbstbild widerspricht. Roskies betont, daß Typ-A-Personen zu einer Teilnahme an einer Behandlung nur zu motivieren seien, indem zunächst ihr bisheriges hohes Leistungs- und Kompetenzniveau anerkannt wird. Anschließend wird als Ziel einer Intervention definiert, mit ihnen Alternativen zum bisherigen Verhalten zu erarbeiten, die geeignet sind, die bisherigen subjektiven Ziele effizienter zu verfolgen. Ein solches Vorgehen stellt die Selbstwirksamkeitsüberzeugungen nicht in Frage und umgeht die ansonsten zu erwartende Stimulation von Selbstwertzweifeln und dadurch bedingte Tendenzen zur Bagatellisierung bzw. Minimierung des persönlichen gesundheitlichen Risikos.

Demgegenüber wird ein vermehrter Einsatz von Angstappellen nur eine begrenzte motivationale Wirkung haben und allein noch nicht zu einem präventiven Handeln führen. Nach Schwarzer (1992) kennzeichnet die Überschätzung des direkten Einflusses von Bedrohung »die vorherrschende Denkweise der 50er und 60er Jahre, als man glaubte, man müsse nur Angst erzeugen, um die Leute zu einem gesünderen Verhalten zu bringen«. Gerade für Personen mit einem »kompensatorischen Leistungsverhalten« wird ein solches Vorgehen als wenig aussichtsreich beurteilt, da es das Angstniveau erhöht und somit ihre Tendenzen zur Risikobagatellisierung und/oder der zum Einsatz aktuell verfügbarer Verhaltensweisen zur Spannungsreduktion (Rauchen, Essen etc.) verstärkt.

Ähnlich wie für Typ-A-Personen sollte bei Personen mit »kompensatorischem Leistungsverhalten« ein Ansatz verfolgt werden, der die Erweiterung bisheriger Kompetenzen bezüglich der individuellen Möglichkeiten zur Befindens- und Leistungsstabilisierung betont: Diese Personen sollen motiviert und angeleitet werden, ihr selbstschädigendes Verhalten durch selbstkontrollierbares Verhalten zu ändern, ohne die Selbstkränkung zu erfahren, die damit verbunden ist, sich von anderen als gesundheitlich gefährdet bewerten lassen zu müssen.

5 Zur Änderungsbereitschaft bei Koronarkranken mit »kompensatorischem Leistungsverhalten«

Nach der klinischen Manifestation der KHK, wenn sich also eine gesundheitliche Gefährdung kaum noch leugnen läßt, stellt sich die Situation etwas verändert dar: So berichteten de Valle und Norman (1992), daß von 81 männlichen präoperativen ACVB-Patienten (ACVB = aorto-koronarer Venenbypass) 70 angaben, sie hätten seit Mitteilung der Diagnose ihre Lebensweise geändert. Es zeigte sich weiter, daß die Änderung der Lebensweise abhängig war von den jeweiligen Kausalattributionen: War ein Patient zum Beispiel überzeugt, daß seine Koronarerkrankung vorwiegend auf falsche und/oder fettreiche Ernährung zurückzuführen sei, so änderte er seine Ernährung, sah er seinen Nikotinkonsum als verantwortlich an, so änderte er sein Rauchverhalten, und sah er in Überstunden die Hauptursache, so versuchte er seine Streßbelastung abzubauen. Als wesentlichsten Grund für ihre Erkrankung wurde von 27% der Patienten Streß/Ärger, von 22% Rauchen, von 15% Verärgerung und von 14% zu fettreiche Ernährung genannt.

Auch in der Studie von Fahrenberg und Mitarbeitern (1985) war Streß am häufigsten, nämlich von 49% der Patienten, als Krankheitsursache angegeben worden.

Diese Ereignisse verweisen zum einen auf den motivationalen Aspekt der Kausalattributionen, zum anderen überrascht die hohe Übereinstimmung mit den ärztlichen Ursachenvorstellungen, ausgenommen die weitaus stärkere Gewichtung von Streß als Krankheitsursache durch die Patienten. Nun besagen diese Befunde nicht, daß die Patienten bereits vor ihrer Erkrankung die Standardrisikofaktoren als gesundheitlich gefährdet anerkannt haben.

De Valle und Norman (1992) halten es vielmehr für wahrscheinlich, daß sich das Ursachenkonzept erst aus der Interaktion von Patient und Arzt entwickelte: Die ärztlichen Fragen und Informationen zu koronaren Risikofaktoren haben die Patienten veranlaßt, ihren bisherigen Lebensstil zu überprüfen und bei Übereinstimmung einen Risikofaktor als Ursachenfaktor zu akzeptieren.

Dies Interpretation wird durch Befunde von Croyle und Sande (1988) unterstützt, denn sie fanden, daß gesunde Personen, denen die falsche Information gegeben worden war, an einem Enzymdefekt zu leiden, auch mehr Verhaltensweisen erinnerten, die angeblich ihr Risiko für diesen Enzymdefekt erhöhten: Offensichtlich besteht generell die Tendenz, bei Vorliegen einer Diagnose nach entsprechenden Symptomen bzw. Ursachen in der eigenen Biographie zu suchen (vgl. Leventhal et al., 1980).

Versteegen (1992) weist allerdings darauf hin, daß die Korrektur der Wahrnehmung in Richtung auf eine realistischere Selbstschätzung eine zwar notwendige, aber noch nicht hinreichende Voraussetzung für eine Verhaltensänderung sei. Im »Berliner-Modell gesundheitlichen Handelns« (Schwarzer, 1992) wird daher sowohl für die Intentionsbildung als auch die Realisierungsphase gesundheitsbezogenen Handelns der subjektiven Kompetenzerwartung eine zentrale Rolle beigemessen. Als Kompetenz- oder Selbstwirksamkeitserwartung (Bandura, 1977)

wird die subjektive Verfügbarkeit eines Bewältigungsverhaltens bezeichnet. Nach Schwarzer (1992) handelt es sich bei der Kompetenzerwartung um eine Person-Handlungs-Erwartung, d.h. die Handlung wird als personabhängig interpretiert. Ob der Handlungsvorsatz in Verhalten umgesetzt wird, hängt u.a. von internen und externen Barrieren ab. Dabei ist bedeutsam, daß es allein die subjektive Wahrnehmung der Barrieren ist, die für die Ausführung der Handlung relevant ist. Beispiele für solche Barrieren sind das erforderliche Ausmaß an Zeit, antizipierte negative Beurteilungen des Verhaltens durch andere Personen, finanzieller Aufwand etc.

Bei Patienten mit »kompensatorischem Leistungsverhalten« wird davon ausgegangen, daß sie davon überzeugt sind, den weiteren Krankheitsverlauf selbst mitbeeinflussen zu können, also internale Kontrollüberzeugungen aufweisen (vgl. Ohm et al., 1982). Stimmen nun ihre Kontrollattributionen mit den Vorstellungen der Ärzte über die erforderlichen Verhaltensänderungen überein, so ist eine hohe Compliance zu erwarten (Lohaus, 1992), vorausgesetzt, der Koronarkranke mit »kompensatorischem Leistungsverhalten« verfügt zusätzlich über Kompetenzerwartungen bezüglich der vom Arzt geforderten Verhaltensänderungen: Nur wenn der Patient davon überzeugt ist, daß er auch in schwierigen Situationen (wie im Falle emotionaler Beeinträchtigung infolge Angst, Ärger, Depression oder Langeweile, bei sozialen Konflikten oder unter Gruppendruck; vgl. Marlatt, 1985) das geforderte Verhalten, z.B. nicht zu rauchen, aufrechterhalten kann, wird er eine hinlängliche Änderungsintention empfinden und diese in eine Verhaltensänderung überzuführen versuchen.

Sollen Koronarkranke mit »kompensatorischem Leistungsverhalten«, die aufgrund entsprechender ärztlicher Information ihr bisheriges Verhalten zur kurzfristigen Befindens- und Leistungsstabilisierung als gesundheitsschädlich und selbstschädigend beurteilen, zu Verhaltensänderungen veranlaßt werden, so müssen bei ihnen gezielt problemorientierte, verhaltensrelevante, selbstbezogene Kognitionen aufgebaut werden. Sie helfen ihnen, Versuchungssituationen zu widerstehen und etwaige Rückfälle so zu verarbeiten, daß es nicht zu dem demotivierenden »Abstinenz-Verletzungseffekt« (Marlatt, 1985) kommt, der die künftige Rückfallgefahr steigert. Berücksichtigt man weiterhin, daß Streß von Koronarkranken als der wichtigste Risikofaktor angesehen wird, so wird deutlich, daß diesen Patienten eine stabile Änderung ihres selbstschädigenden Verhaltens nur gelingen wird, wenn ihnen geholfen wird, spezifische Kompetenzerwartungen und die dazugehörigen Verhaltenskompetenzen im Umgang mit schwierigen Situationen zu erwerben. Um die Intensität und Frequenz emotionalen Rückhalts, die stabilisierend auf das Selbstvertrauen wirkt, zu erhöhen, sollte diese Intervention als Gruppentherapie durchgeführt werden.

Eine solche therapeutische Strategie, die nicht auf eine Änderung der intrapsychischen Bedingungen für die Verzerrungen der Anforderungsbewertungen abzielt, konzentriert sich auf einen Ersatz des selbstschädigenden Bewältigungsverhaltens durch alternatives Verhalten (Entspannung, Ausgleichstätigkeiten) und den Aufbau positiver, das eigene Selbstvertrauen stützender Kognitionen.

6 Ausblick

Koronare Risikofaktoren werden erst zu einem wahrgenommenen gesundheitlichen Risiko aufgrund ihrer individuellen Repräsentation. Je mehr die zugeordneten Verhaltensweisen erfolgreich zur Bewältigung aversiver Reizbedingungen eingesetzt werden – also negativ verstärkt werden (s.a. Kap. 15, »Lernpsychologische Grundlagen«) – desto weniger ist angsterzeugende Information geeignet, die subjektive Risikowahrnehmung zu entzerren. Sowohl präventiv als auch nach Manifestation der Koronarerkrankung muß sich der therapeutische Ansatz richten auf:

1. die Förderung selbstbezogener Kognitionen, die die subjektive Kompetenz zur Ausführung gesundheitlichen Verhaltens in schwierigen Situationen beinhalten,
2. den Aufbau der dazu erforderlichen alternativen Verhaltensweisen.

Eine Beschränkung auf die dringende Empfehlung, aus gesundheitlichen Gründen ersatzlos auf die Risikoverhaltensweisen zu verzichten, verspielt demgegenüber zumindest beim Koronarkranken mit »kompensatorischem Leistungsverhalten« die therapeutische Chance, die sich aus seinen aus der Interaktion mit seinem Arzt resultierenden Kausal- und Kontrollattributionen bezüglich seiner Erkrankung ergibt: Ohne gezielte therapeutische Hilfe wird dieser Patient sein selbstschädigendes Verhalten nicht stabil ändern können. Um im Einzelfall zu erkennen, daß es sich um eine therapeutische – und nicht nur edukative – Aufgabe handelt, muß der Arzt/Psychotherapeut in der Lage und motiviert sein, das epidemiologische Konzept der Risikofaktoren in das Konzept selbstschädigender Verhaltensweisen zu überführen.

KAPITEL 43

Selbstschädigendes Verhalten: das Beispiel Alkoholismus

Hans-Ulrich Fisch

*Absolutely anything
you want to say about
alcoholics is true about
some of them and not true
about all of them (zitiert
nach Holden, 1987).*

1 Einleitung und Abgrenzung: Gibt es eine Verbindung zwischen Alkoholismus und Psychosomatik?

Selbstdestruktives Verhalten kann sich in vielen Formen manifestieren: von mangelnder Compliance, grandioser Überschätzung der eigenen Möglichkeiten bis hin zur Selbstzerstörung im Suizid. Chronischer Alkoholismus ist eine der wichtigen Formen selbstdestruktiven Handelns. Die zerstörerische Wirkung betrifft nicht nur den Patienten selber, sondern auch seine Familie, und die nächste Generation in Form psychosozialer Belastung der Kinder und des fetalen Alkoholsyndroms. Die destruktive Wirkung übermäßigen Alkoholkonsums reicht hin bis zur Weltpolitik.

Alkohol als Instrument der Politik

»Im Februar 1945, als die Landkarte Europas in Yalta neu gezeichnet wurde, spielte der Alkohol eine wichtige Rolle. In den endlosen Toasts trank Stalin – im Gegensatz zu seinen Gästen – nicht Wodka, sondern Eiswasser. Damit ist erklärt, warum der britische Botschafter während der Verhandlungen beim Ausrufen eines Toasts begleitet vom Klirren zerbrochener Gläser, flach auf den Tisch fiel« (Zitat nach Hugh l'Etang, 1982).

Alkohol ist aber auch ein soziales Genußmittel, das in mäßigen Dosen (unter 30 g/Tag bei Männern und 20 g bei Frauen) einen kardioprotektiven Effekt hat (Kreisberg, 1992). Alkoholismus ist eine der wichtigsten Ursachen körperlicher und psychischer Erkrankungen. Die Diagnose wird oft verpaßt, sei es um eine Stigmatisierung des Patienten zu vermeiden, sei es wegen unbewußter oder bewußter Widerstände, sich mit alkoholkranken Patienten auseinanderzusetzen. Alkoholiker sind schwierige Patienten und bei den Ärzten unbeliebt. Könnte dies auch für den psychosomatisch orientierten Arzt gelten? Ist Alkoholismus überhaupt ein Problem für den psychosomatisch tätigen Arzt?

2 Literaturübersicht: Alkoholismus und Psychosomatik

Die Rolle des Alkoholismus für die Entstehung und den Verlauf psychosomatischer Symptome und Erkrankungen ist erstaunlich wenig untersucht. Auch die Konsiliar- und Liaisonpsychiatrie hat sich kaum damit auseinandergesetzt. Literatursuchen in Datenbanken (August 1992) waren unergiebig, ebenso wie Nachfragen bei bekannten Psychosomatikern und Epidemiologen. In der 4. Auflage dieses Lehrbuches wurde das Stichwort »Alkoholismus« nur sechsmal aufgeführt.

Spicer und Mitarbeiter (1981) fanden bei Patienten mit koronarer Herzerkrankung Alkoholabusus verbunden mit hohem Angstniveau und einer hohen Erlebnisrate von negativen »life events«. Berglund (1986) verglich alkoholkranke Patienten mit peptischen Ulzera mit Alkoholikern ohne Magenulzera. Die Patienten der Ulkusgruppe hatten eine stärkere familiäre Belastung mit Alkoholismus und psychiatrischen Erkrankungen, »strain« und Rigidität. Auch Somatisierung (Cloninger et al., 1984), Angst, Panik (Kushner et al., 1990) und Depression (Guze, 1990) sind mit Alkoholabhängigkeit verbunden. Bei der Agoraphobie und der sozialen Phobie scheint Alkohol als Selbstmedikation verwendet zu werden, während generalisierte Angst und Panikstörungen (Kushner et al., 1990) eher Folge übermäßigen Alkoholkonsums sein können. Alkoholentzug kann mit schwerer Angst, die kaum von Panikattacken zu trennen ist, einhergehen. Bei vielen Patienten ist es unklar, ob der übermäßige Alkoholkonsum Ursache oder Konsequenz der manifesten Angsterkrankung ist. Die geringe Beachtung des Alkoholismus in der psychosomatischen Literatur kann auf mehrere sich teilweise ausschließende Ursachen zurückgeführt werden:

1. Der psychosomatisch tätige Arzt diagnostiziert den Alkoholismus seines Patienten und nimmt ihn nicht in seine Behandlung auf.
2. Alkoholismus und psychosomatische Probleme schließen sich gegenseitig aus.

3. Auch psychosomatisch tätige Ärzte können ein Alkoholproblem übersehen.

Sogar wenn der Alkoholismus in der Psychosomatik selten übersehen wird, stellt sich die Frage, warum sich Psychosomatiker so wenig mit der Alkoholkrankheit beschäftigen. Kann der Alkoholkranke vom psychosomatisch tätigen Arzt nicht umfassender als vom Psychiater oder Internisten behandelt werden? Ist Alkoholismus nicht ein Musterbeispiel eines biopsychosozialen Problems?

Weiner (1990) greift die Frage auf: »... Gleichzeitig berücksichtigt die psychosomatische Medizin die Beobachtung, daß das Verhalten und die Handlung eines Individuums es der Gefahr ernsthafter Erkrankungen aussetzen können. Alkoholmißbrauch kann zur Erkrankung eines jeden Organs führen; er ist aber auch eindeutig mit Trauma, Invalidisierung oder Tod... verbunden. ...Die traditionelle Medizin widmet sich der biochemischen Pharmakologie und der Toxikologie von Alkohol, Nikotin und anderen Drogen. Sie versucht, die Schäden zu beheben, die sich eingestellt haben, und kümmert sich weniger um den Schutz vor ihren sozialen, familiären und wirtschaftlichen Vorläufern.«

Möglicherweise sind Alkoholiker auch in der psychosomatischen Sprechstunde nicht so selten. Stille und Rudolf (1982) fanden bei 13% der Männer und 8% der Frauen in der Abteilung für Psychotherapie und psychosomatische Medizin der Universitätsklinik Charlottenburg Alkoholabusus. Bei 33% der männlichen und 25% der weiblichen Patienten fand sich anamnestisch Alkohol-, Tabletten- oder Drogenabusus. Die Prävalenz ist vergleichbar mit derjenigen in einem medizinischen Ambulatorium. Dies spricht nicht dafür, daß Alkoholkrankheit und psychosomatische Erkrankungen sich ausschließen. Die Alkoholkrankheit kann als psychosomatische Erkrankung verstanden werden. Es könnte eine wichtige Funktion des psychosomatisch tätigen Arztes sein, seine Kolleginnen und Kollegen über die Diagnose und Behandlung der Alkoholkrankheit aufzuklären (Moore et al., 1989).

2.1 Besondere Risikogruppen: Frauen, ältere Patienten und Medizinalpersonen

Wegen der niedrigeren Aktivität der Alkoholdehydrogenase im Magen ist die Bioverfügbarkeit von Alkohol bei Frauen erhöht (Frezza et al., 1990) und die Alkoholtoleranz erniedrigt. Bereits bei einer täglichen Einnahme von 20 g muß mit der Entwicklung einer Leberkrankheit gerechnet werden.

In der »Framingham Study« war übermäßiger Alkoholkonsum bei Frauen mit hohem sozialem Status, Sorgen um das Altern und innerer Unruhe, nicht aber mit psychosozialen und Streßvariablen verbunden (Hamlett et al., 1989).

Schmitt und Mitarbeiter (1990) fanden schlechtes Selbstgefühl, Depression, Suizidversuche, hohes Angstniveau, Verlust der sozialen Rolle als wesentliche Faktoren für Alkoholabusus bei Frauen. Eine besonders gravierende Konsequenz des Alkoholismus bei Frauen ist das Risiko des fetalen Alkoholsyndroms und der Vernachlässigung der Kinder (Bijur et al., 1992). Im höheren Lebensalter wird der Alkoholismus noch häufiger als bei jüngeren Patienten übersehen (Beresford et al., 1990).

Ärzte sind besonders suchtgefährdet. Ihre günstige Prognose wird von Morse und Mitarbeitern (1984) auf den sozialen Druck zurückgeführt, unter dem Ärzte (und andere Berufsgruppen wie Piloten) stehen. In Großbritannien besteht eine erfolgreiche Selbsthilfegruppe von Ärzten (Lloyd, 1990).

3 Ausmaß des Problems: Epidemiologie und soziale Kosten

In bezug auf Alkoholkonsum stehen die Schweiz mit 10,9 l und Deutschland mit 10,5 l Konsum von reinem Alkohol pro Jahr an dritter und fünfter Stelle aller Länder (Muster, 1993). In der »Epidemiological Catchment Area Studie« fand sich eine Lebensprävalenz für Alkoholabusus und Alkoholabhängigkeit von 16%, eine Sechsmonatsprävalenz von 9% und eine Einmonatsprävalenz von 2,8% (Regier et al., 1988). Die Lebenserwartung von Alkoholikern ist gut 10 Jahre kürzer als diejenige der allgemeinen Bevölkerung. In den Industriestaaten sind bis zur 5% der Einwohner alkoholkrank. Alkoholismus ist das kostspieligste Gesundheitsproblem: Die sozialen Kosten lagen 1990 in den USA bei 136 Milliarden US-Dollar. Bei 20–50% der hospitalisierten und 10–15% der ambulanten Patienten ist übermäßiger Alkoholkonsum mindestens ein komplizierender Faktor; nur bei 2–3% wird eine Alkoholkrankheit diagnostiziert. Alkoholabhängigkeit und -abusus ist für etwa 200 000 Todesfälle pro Jahr in den Vereinigten Staaten verantwortlich (Alcohol and Health, 1990) und die wichtigste Ursache für Selbstschädigung durch Unfälle mit Motorfahrzeugen, Tod durch Stürze und Verbrennungen sowie ein Ko-Faktor bei 60% der Morde und ca. 30% der Suizide.

4 Pharmakologie

Der Wirkungsmechanismus von Alkohol ist unklar. Die Hepato- und Neurotoxizität ist individuell sehr unterschiedlich. Alkohol reduziert die streßbedingte physiologische Aktivierung in Menschen mit Typ-A-Verhalten (Wilson, 1988). Der positiv verstärkende Effekt von Alkohol (leichte Euphorie, Entspannung, erhöhtes Selbstvertrauen) hält nur kurz an; sobald die Blutkonzentrationen fallen, tritt eine dysphorische Wirkung auf, die zu erneutem Konsum führen kann. Sozial wichtig ist die aggressionsfördernde Wirkung von Alkohol, die möglicherweise durch Veränderungen im serotonergen Systems zu erklären ist (Sellers et al., 1992).

5 Disponierende Faktoren: Wer wird Alkoholiker?

Die wichtigsten Risiken für die Entwicklung einer Alkoholkrankheit sind männliches Geschlecht, Alkoholkrankheit in der Familie, Permissivität der Gesellschaft gegenüber Alkoholkonsum, Preis und Erreichbarkeit (Ernst, 1989). Die Bedeutung genetischer Faktoren wurde im Tierexperiment bestätigt (Sellers et al., 1992).

Genetische Faktoren können auch protektiv sein: Viele Japaner haben eine gering aktive Azetaldehyddehydrogenase: Geringe Mengen von Alkohol führen zu unangenehmen Wirkungen wie Flush und Tachykardie.

Cloninger (1987) unterscheidet zwei Typen von Alkoholikern:
- Typ 1: später Beginn, starker Einfluß von Umgebungsfaktoren.
- Typ 2: Beginn vor dem 25. Lebensjahr, dissoziales Verhalten, starke genetische Penetranz; tritt nur bei Männern auf.

Babor und Mitarbeiter (1992) unterscheiden bei Männern und Frauen den Typ-A-Alkoholiker (später Beginn und weniger schwere Abhängigkeit, weniger kindliche Risikofaktoren, weniger Psychopathologie) und den Typ B (familiäre Häufung, kindliche Risikofaktoren, schwere Abhängigkeit, Tendenz zur Polytoxikomanie, schwere Psychopathologie). Typ-A-Patienten reagierten besser auf Gruppentherapie, Typ-B-Patienten profitierten mehr von psychagogischen und verhaltensorientierten Ansätzen (Litt et al., 1992).

Obwohl es bisher nicht gelungen ist, die Persönlichkeit des alkoholkranken Patienten allgemeingültig zu beschreiben, haben Balint (1968), Kohut (1971) und Donovan (1986) Störungen der Selbstachtung und strukturelle Defekte gefunden. Der alkoholkranke Patient braucht Alkohol, um seine strukturellen Defekte wenigstens kurzfristig zu kompensieren und so seine Selbstachtung zu erhöhen. Besonders deutlich tritt der pseudo-therapeutische Effekt von Alkohol bei narzißtischen und Boderline-Störungen hervor (Kernberg, 1975; Nace et al., 1983).

6 Diagnose

Im DSM-IV, wird zwischen Abhängigkeit (Toleranz, Entzugsphänomene, soziale Konsequenzen) und Mißbrauch (unangepaßtes Konsummuster, das die Kriterien einer Abhängigkeit nicht erfüllt) unterschieden. Für die Praxis genügen zwei Kriterien (Tab. 43-1).

Viele Ärzte haben immer noch die stereotype Vorstellung des torkelnden, verwahrlosten Patienten. Viele Alkoholabhängige sind äußerlich unauffällig und gut angepaßt, wie das bereits E. Bleuler (1918) beobachtet hat. Die psychischen und somatischen Symptome sind unspezifisch (Tab. 43-2) und die Diagnose kann oft nur mit einer eingehenden psychiatrischen und somatischen Evaluation und einer aus-

Tab. 43-1 Definition der Alkoholkrankheit in der Praxis.

1. Konsum: Männer > 80 g, Frauen > 50 g Alkohol pro Tag.
2. Psychosomatische, somatische, psychosoziale, psychiatrische Probleme im Zusammenhang mit übermäßigem Alkoholkonsum.
3. Toleranz-/Abstinenzsymptome (fakultativ).

führlichen Fremdanamnese gestellt werden. Nicht selten kennen die Angehörigen, der Arbeitgeber und der Hausarzt die Suchtproblematik; aber aus falscher Rücksicht wagt niemand, offen mit dem Patienten zu sprechen.

Fragebogen, wie z. B. der MALT (1979), haben den Nachteil, daß sie die Verleugnung nicht aufdecken; Laboruntersuchungen (Tab. 43-2) sind oft wegweisend und vor allem wesentlich für die Verlaufskontrolle, wenn differentialdiagnostische Erkrankungen wie zum Beispiel chronische Hepatitis oder Morbus Wilson ausgeschlossen worden sind.

7 Die Behandlung der Alkoholkrankheit: »natural history« versus therapeutischer Erfolg

Die Alkoholkrankheit ist auch ohne Therapie nicht notwendigerweise progredient. Vaillant (1983) publizierte eine prospektive Studie an 465 Jugendlichen aus Boston, deren Entwicklung von 1940 bis 1975 verfolgt wurde. 110 dieser Jugendlichen waren zeitweise alkoholkrank. Ca. 60% wurden im Verlauf der Zeit wieder spontan abstinent, oder reduzierten ihren Alkoholkonsum. Ursachen für diese Spontanheilungen waren:
- Entwicklung einer sozial weniger schädlichen Abhängigkeit wie z. B. Essen oder Spielen.
- Vitale Bedrohung durch Erkrankungen wie Ösophagusvarizenblutungen.
- Traumatische Erlebnisse, z. B. ein Freund, der vor der Bar tödlich verunglückte.
- Soziale Unterstützung durch religiöse Gruppierung oder Anonyme Alkoholiker.

Grundsätzlich können zwei ärztliche Haltungen unterschieden werden:
1. Alkoholismus ist das Resultat eines moralischen Defektes. Das Leiden ist selbst verursacht und der Alkoholiker trägt die volle Verantwortung für seine Selbstschädigung. Alkoholiker sind ruchlose Menschen, die ihrem Genuß ohne Rücksicht auf Mitmenschen frönen. Diese Erklärung wird explizit nur selten vertreten, kann aber Teil einer ablehnenden ärztlichen Haltung und subtilen sadistischen Gegenübertragung sein (s. a. Kap. 24, »Theorie des therapeutischen Geschehens«).
2. Alkoholismus ist (analog zu anderen Erkrankungen, die eine psychosomatische Komponente haben) das Resultat vieler Einflußvariablen, wie Genetik, Geschlecht, Umgebung und soziale Stressoren. Dieses Krankheitskonzept erlöst den Pa-

Tab. 43-2 Checkliste: Anamnestische und klinische Hinweise auf eine Alkoholkrankheit.

»Weil die üblichen Beschreibungen nur die von Natur rohe Kategorie ganz, und von der ungleich größeren, ursprünglich anständig angelegten nur die Nachtseite berücksichtigen, wird die Diagnose meistens verfehlt; man wagt nicht, einen als Alkoholiker zu bezeichnen, den man eben noch so nett und gefühlvoll sich benehmen gesehen« (Bleuler, 1918).

- **Differentialdiagnose:**
  Grundsätzlich kann jeder erwachsene Patient alkoholkrank sein. Viele Symptome der Alkoholkrankheit überschneiden sich mit psychosomatischen Symptomen.
- **Schlüsselfragen**
  - »Hatten Sie je ein Problem mit Alkohol?«
  - »Wann hatten Sie zum letztenmal ein Glas getrunken?«
- **Psychosomatische/somatische Hinweise**
  - Foetor aethylicus
  - multiple Verletzungen und häufige Bagatellunfälle
  - Gastrointestinale Symptome: Übelkeit am Morgen, Erbrechen, Ösophagitis, Gastritis, peptische Ulzerationen, Hepatopathie, Pankreatitis
  - kardiovaskuläre Symptome: Tachykardie, Palpitationen, Brustschmerzen, arterielle Hypertonie, Kardiomoypathie, Verschlimmerung einer Angina pectoris
  - Haut: aufgedunsenes Gesicht, Schwitzen, Palmarerythem, Rosazea, Spider Naevi, Pruritus
  - Skelett: Osteoporose, Osteonekrose des Femurkopfes: Gicht
  - Muskulatur: alkoholische Myopathie
  - metabolische Hinweise: erniedrigte Glukoneogenese (Hypoglykämie),
    erhöhte Serum- und Lebertriglyzeride (Leberverfettung), erniedrigtes Serummagnesium und Serumphosphat, Ketoazidose
  - Nervensystem: epileptische Anfälle, Tremor, periphere Neuropathie
  - Malnutrition
  - endokrine Hinweise: erniedrigtes Plasmatestosteron (Impotenz)
- **Medikamenteninteraktionen**
  - verstärkter Effekt von Sedativa wie Benzodiazepinen und Neuroleptika
  - Verstärkung des hypoglykämischen Effektes von oralen Antidiabetika und Insulin

- **Psychiatrische Hinweise**
  - übermäßig freundliche, umgängliche Menschen mit Jovialität und Anpassungsfähigkeit bis zur Kritiklosigkeit
  - Reizbarkeit, »Nervosität«
  - Schlafstörungen
  - Depressionen, Agoraphobie, soziale Phobie, Panikattacken
  - aktuell oder anamnestisch Entzugs- und Abstinenzsymptome wie Delirium tremens, epileptische Anfälle, Alkoholhalluzinose
- **Alkoholische oder hepatische Enzephalopathie**
  - alkoholische Enzephalopathie:
    amnestische Episoden von »Blackouts« oder »Filmrisse«, Frisch- und Altgedächtnisstörungen, die durch Konfabulationen maskiert werden
  - hepatische Enzephalopathie
- **Psychosoziale Hinweise**
  - familiäre Probleme
  - auffällige Bagatellisierungstendenz
  - Probleme am Arbeitsort: Kurzabsenzen (»Blauer Montag«), ungenügende Leistung, Entlassung
  - forensische Probleme, Führerscheinentzug
- **Fremdanamnese**
  Wegen der Verleugnungstendenzen des Patienten ist eine eingehende Fremdanamnese oft entscheidend.
- **Fragebögen: Münchner Alkoholismustest (MALT)**
- **Labor:**
  Erste Priorität:
  - Alkohol in Atemluft und Blut
  - MCV
  - Gamma-GT
  Zweite Priorität:
  - ASAT (GOT)
  - ALAT (GPT) (ASAT > ALAT)
  - Harnsäure

---

tienten zwar von Schuld, entbindet ihn aber nicht von der Verantwortung für Kooperation. Das Gewicht der einzelnen Komponenten ist für jeden Patienten anders, was die bescheidenen Erfolgsraten in kontrollierten klinischen Studien erklären kann.

Die Untersuchungen des Effektes von Behandlungsprogrammen zeichnen ein düsteres Bild: Helzer und Mitarbeiter (1985) untersuchten den Erfolg stationärer psychiatrischer und medizinischer Behandlung nach 5–7 Jahren. 15% der Patienten waren abstinent, 6% tranken kontrolliert, 77% waren rückfällig.

Die Anonymen Alkoholiker (AA) sind eine der ältesten Selbsthilfegruppen. Sie vertreten das Krankheitskonzept und streben Abstinenz an. Sie hatten großen Einfluß auf den Entscheid der »American Medical Association« (1957), der Alkoholismus als chronische progrediente Krankheit anerkannte. Es

liegen wenig kontrollierte Untersuchungen über die Wirksamkeit der AA vor.

Auch die Ergebnisse psychotherapeutischer Interventionen sind nicht sehr ermutigend (Parloff et al., 1986). Besonders umstritten ist das Konzept des »Kontrollierten Trinkens« (Pendery et al., 1982). Für den schwer alkoholabhängigen Patienten ist Abstinenz das erstrebenswerte Ziel (Helzer et al., 1985). Psychagogische Verfahren, die auf Vermeidung von Rückfällen ausgerichtet sind, sind wirksam (O'Malley et al., 1992).

Die Psychoanalyse (Gabbard, 1990) versteht die Alkoholkrankheit als Ergebnis einer komplexen Interaktion zwischen genetischer Disposition, strukturellen Defiziten, familiären und kulturellen Einflüssen und Streß. Teilnahme bei den Anonymen Alkoholikern (AA) kann eine Psychotherapie unterstützen, indem die Patienten eine idealisierende Übertragung (Kohut, 1971, Dodes, 1988) entwickeln. Die

AA wird zu einer fürsorglichen, den Patienten unterstützenden idealisierten Macht. Wie andere Spiegelübertragungen sollte diese im therapeutischen Prozeß erst dann gedeutet werden, wenn der Patient genügend Selbstachtung erworben hat. Ein Durcharbeiten der symbolischen Beziehung zu den AA ist erst dann sinnvoll, wenn der Patient abstinent lebt (Rosen, 1981).

In Deutschland und der Schweiz werden alkoholkranke Patienten immer noch in psychoanalytisch ausgerichteten Kliniken über Monate behandelt (z. B. Bamberger, 1992). Die Wirksamkeit dieser Behandlungsform wurde bisher nicht sorgfältig evaluiert. Es ist fraglich, ob die Langzeithospitalisation nicht ihrerseits zu Sekundärschäden (Hospitalismus) führt. Eine Zusammenfassung des historischen Ansatzes der Psychoanalyse der Alkoholkrankheit mit besonderer Berücksichtigung des stationären Settings findet sich bei Rost (1987).

Im allgemeinen gilt immer noch die pessimistische Aussage von Holden (1987), daß »Behandlung besser als nichts ist«. Angesichts der Heterogenität der Alkoholkrankheit und der hohen Drop-out-Rate in den meisten Studien ist es nicht erstaunlich, daß es bisher kaum gelungen ist zu zeigen, daß teure Programme wirksamer als billige und stationäre wirksamer als ambulante sind.

Solange der Patient sozial noch integriert ist, kann einfache Beratung helfen. Größere Firmen führen zunehmend Präventions- und Frühinterventionsprogramme durch. Walsh und Mitarbeiter (1991) verglichen drei Programme. Die Behandlung dauerte ein Jahr und die Patienten wurden während eines weiteren Jahres beobachtet. Die erste Gruppe mußte in eine dreiwöchige stationäre Behandlung einwilligen und anschließend Treffen der Anonymen Alkoholiker (AA) besuchen. Die zweite Gruppe mußte während eines Jahres die AA besuchen. Die dritte Gruppe hatte die Wahl der Behandlung. Die Dropout-Rate lag um 10 %. Der therapeutische Erfolg, gemessen an Problemen bei der Arbeit, war bei allen drei Gruppen gleich: Mehr als 85 % der Patienten waren nach zwei Jahren voll rehabilitiert. Die Patienten der ersten Gruppe konsumierten aber am wenigsten Alkohol.

7.1 Pharmakotherapie

Disulfiram (Antabus®) (Beyeler et al., 1985, 1987) ist vor allem aus ideologischen Gründen (Bradbeer 1989, Brewer, 1990) umstritten. Es kann – unter sorgfältiger und regelmäßiger intermedizinischer Kontrolle – aber einen wesentlichen Bestandteil der ambulanten Behandlung schwer alkoholkranker Patienten darstellen. Disulfiram hat im allgemeinen wenig unerwünschte Wirkungen (Christensen, 1984). Die wichtigsten (sehr seltenen) toxischen Effekte sind: Polyneuropathie, Optikusneuropathie und Hepatitis, sowie eine Senkung der Krampfschwelle bei Epileptikern, die eine Anpassung der antiepileptischen Therapie erfordert.

Disulfiram hemmt das mikrosomale Enzymsystem der Leber und damit den Metabolismus von Medikamenten wie Antikoagulanzien und Antiepileptika, deren Dosierung entsprechend angepaßt werden muß. Bei einer Zirrhose fehlt die aversive Wirkung, da der Alkohol nicht mehr zu Azetaldehyd oxydiert wird.

Disulfiram hat eine wichtige psychologische Funktion: Durch den Entschluß zur regelmäßigen Einnahme des Medikaments unter Aufsicht eines Betreuers dokumentiert der Patient für sich dreimal in der Woche die Entscheidung, über längere Zeit (üblicherweise ein Jahr) abstinent zu leben. Disulfiram hemmt die Aktivität der Azetaldehyddehydrogenase. Es vermittelt damit den Patienten temporär einen ähnlichen Schutz wie eine genetisch bedingte niedrige Aktivität der Azetaldehyddehydrogenase.

Bei Patienten mit qualitativer Malnutrition sind Multivitaminpräparate oder Thiamin sinnvoll. Serotonin-Reuptake-Hemmer (Sellers et al., 1992), der Opiatantagonist Naltrexone (O'Malley et al., 1992) und andere Substanzen reduzieren den Alkoholkonsum sowohl tierexperimentell als auch in klinischen Studien.

Vielleicht wird langfristig eine optimale Behandlung der Alkoholkrankheit wie bei der chronischen Depression (Frank et al., 1990) in kombinierter Psychotherapie und Pharmakotherapie liegen (O'Malley et al., 1992).

8 Konsequenzen für die Behandlung des alkoholkranken Patienten in der Praxis

In Großbritannien zeigte eine kontrollierte Studie die Wirksamkeit einfacher ärztlicher Beratung. Die Patienten der Behandlungsgruppe wurden vom Arzt zu einem kurzen Gespräch eingeladen, über die Wirkung von Alkohol aufgeklärt und erhielten ein Tagebuch, in dem sie ihren Alkoholkonsum festhalten konnten (Wallace et al., 1988). Der Alkoholkonsum in der Interventionsgruppe reduzierte sich um 40 %, derjenige in der Kontrollgruppe um 23 %. Sogar eine monatliche Beratung durch eine Krankenschwester und ärztliche Konsultation alle drei Monate reduzierte den Alkoholkonsum.

Für Vaillant (1983) besteht die Funktion des Arztes darin, medizinische Behandlung, Entgiftung und Verständnis im Sinne von »care« anzubieten, um den Selbstheilungsprozeß zu unterstützen.

Die Behandlung beginnt mit der Abklärung. Die vertrauensvolle Beziehung zum Arzt, d. h. die therapeutische Allianz, die Compliance fördert, ist, wie bei anderen chronischen Erkrankungen, entscheidend. Fördernde Faktoren sind: Eingehendes Gespräch, somatische Untersuchung, klare Darlegung der Untersuchungsergebnisse und der diagnostischen Erwägungen ohne Beschämen. Das aktive Ansprechen der Scham ist für den Aufbau einer tragfähigen Arzt-Patient-Beziehung wesentlich, da es zu einer Entlastung des Patienten führen kann. Es ist eindrücklich, wie besonders sozial noch integrierte alkoholkranke Patienten vor sich, den Angehörigen und den Ärzten eine Vielzahl von entwürdigenden Versteckspielen betreiben müssen, um ihren übermäßigen Konsum zu verbergen. Der Begriff Alkoholismus hat entwertenden Charakter für den Patienten. Deshalb sprechen wir von Alkoholkrankheit, um den Krankheitsaspekt zu betonen. Sozialer Druck kann sinnvoll sein, da er hilft, die Verleugnung aufzugeben.

Das Vorgehen richtet sich nach der Beziehungsfähigkeit des Alkoholkranken. Bei beziehungsfähigen Patienten (Typ 1 [Cloninger, 1987], Typ A [Barbor et al., 1992]) kann Beratung helfen. Dabei ist die Entlastung des Patienten von Schamgefühlen mit der Betonung der Verantwortung für das eigene Leben wesentlich. Themen für ein solches Beratungsgespräch sind (Wallace et al., 1988):
- In welchen Situationen tritt exzessives Trinken auf?
- Wie können sie vermieden werden?

Hilfreich ist ein Tagebuch über den Alkoholkonsum und dessen Begleitumstände, das bei jeder Konsultation dem Arzt vorgelegt wird. (Noshis, K. 1989). Wesentlich ist die Nachkontrolle in regelmäßigen, kurzen Konsultationen und die Information des Patienten über den Erfolg, gemessen an Gamma-GT, ASAT (GOT) und MCV (mittleres Erythrozytenvolumen). Der Einbezug des Lebenspartners des Patienten kann entscheidend sein. Wichtig ist die Zusammenarbeit mit einem Sozialarbeiter am Wohn- oder Arbeitsort des Patienten.

Wenn einfache Beratung versagt, wird der Patient eher bereit sein, den Anonymen Alkoholikern beizutreten; einer intensiven Behandlung gemeinsam mit dem lokalen sozialmedizinischen Dienst, der Einnahme von Disulfiram oder dem Eintritt in eine stationäre Behandlung zuzustimmen.

Patienten mit psychiatrischen Erkrankungen führen oft eine Selbstbehandlung ihres Leidens mit Alkohol als Medikament durch. Sie müssen verstehen, daß sie in einen Teufelskreis geraten sind und daß Alkohol die Symptomatik verschlimmert oder gar auslöst. Psycho- und Pharmakotherapie ist bei diesen Patienten entscheidend.

Patienten mit schwerer Beziehungsstörung (Typ 2 [Cloninger, 1987], Typ B [Barbor et al., 1992]) können in der psychosomatischen Praxis nicht behandelt werden, da sie keine tragfähige Beziehung zum Arzt aufbauen können. Bei unkontrollierter Selbstschädigung und/oder Bedrohung der Familie bleibt gelegentlich als letzte Hoffnung nur Behandlung in einer psychiatrischen Institution und das Einleiten vormundschaftlicher Maßnahmen übrig.

Seit einigen Jahren führen das Institut für klinische Pharmakologie und die psychiatrische Poliklinik der Universität Bern ein gemeinsames Programm zur Unterstützung der Behandlung von alkoholkranken Patienten in enger Zusammenarbeit mit dem Hausarzt durch. Die Patienten werden von einem Assistenten sorgfältig psychiatrisch und somatisch untersucht und anschließend zwei Oberärzten, einem Internisten und einem Psychiater vorgestellt. Gelegentlich werden dabei auch psychiatrische (chronische Depression, Panikerkrankungen) oder hepatologische Diagnosen (Morbus Wilson, chroni-

sche Hepatitis) gestellt, die bisher übersehen worden waren. Anschließend erhalten die Patienten, deren Alkoholkrankheit als gravierend eingestuft wird, während eines Jahres unter Aufsicht des Hausarztes Disulfiram (3×400 mg/Woche, meistens verabreicht von der Arzthelferin).

Abgesehen von schwerer Einschränkung der Leberfunktion (Preisig et al., 1989), Allergie auf Disulfiram und der seltenen Disulfiram-bedingten Hepatitis gibt es wenig Indikationseinschränkungen, falls die Compliance des Patienten gewonnen werden kann. Eine regelmäßige Überwachung inklusive Labor (insbesondere Gamma-GT und ASAT), vor allem in den ersten drei Monaten wegen der seltenen Disulfiram-induzierten Hepatitis und später zum Überwachen der Compliance, ist wichtig. Bei fortgesetztem deutlichen Konsum von Alkohol soll Disulfiram eingesetzt werden. Auch psychotische Patienten und Epileptiker wurden, unter entsprechenden Vorsichtsmaßnahmen, erfolgreich mit Disulfiram behandelt. Die Argumente für Disulfiram sind:

1. Alkoholmißbrauch ist (auch) eine somatische Erkrankung mit metabolischen Komponenten. Menschen im Fernen Osten haben genetisch eine weniger wirksame Aztetaldehyddehydrogenase und ertragen deshalb nur sehr geringe Mengen Alkohol. Disulfiram vermittelt den Patienten einen ähnlichen Schutz (s. Abschnitt 7.1).
2. Alkoholmißbrauch hat einen starken Gewohnheitsaspekt. Disulfiram hat einen (der bei von uns verwendeten Dosierung meist leichten bis mäßigen) aversiven Effekt, der den Patienten vom unmittelbaren Konsum abhält.
3. Das regelmäßige kurze, aber freundliche Gespräch mit dem Betreuer hat sehr wahrscheinlich einen nicht zu unterschätzenden strukturierenden Effekt.

Die Unterstützung der Behandlung mit Disulfiram kann auch dem Arzt helfen, mit der Position der Hilflosigkeit, die viele Ärzte im Umgang mit Süchtigen haben, besser umzugehen. Es ist erstaunlich, wie sich alkoholkranke Menschen psychisch, physisch und sozial innerhalb von drei Monaten nach Beginn der Abstinenz ändern können und dies auch realisieren. Sie erleben sich als gefestigter und konfliktfähiger und ihre Selbstachtung steigt. Ca. 60% der Patienten, die sich zur Teilnahme am Programm entschlossen haben, bleiben ein Jahr (gelegentlich mit Rückfällen) in Behandlung (Fisch et al., 1992). Eine kürzlich durchgeführte Katamnese zeigt, daß nach durchschnittlich 4 Jahren nach Beginn der Behandlung über 50% der Patienten abstinent lebten oder sozial tranken (bei normalem Labor und entsprechender zusätzlicher Auskunft des Hausarztes oder einer Beziehungsperson). Häufig entschließen sich diese Patienten nach längerer Abstinenz zu einer Psychotherapie.

Disulfiram ist, vor allem in Deutschland, umstritten. Wir haben deshalb die Lebensqualität von Patienten vor, sowie 3 und 6 Monate nach Beginn der mit Disulfiram unterstützten Abstinenz untersucht und mit Kontrollprobanden verglichen. Die Lebensqualität der Kontrollprobanden blieb über die 6 Monate konstant; diejenige der Patienten war vor Beginn der Behandlung hochsignifikant schlechter als diejenige der Probanden, war aber bereits nach 3 Monaten auf diejenige der Probanden angestiegen (Publikationen in Vorbereitung). Damit konnten wir zeigen, daß Disulfiram nicht nur die soziale Anpassung, sondern auch die subjektive Befindlichkeit bei unseren Patienten verbessert.

9 Ausblick

Wie bei allen chronischen Krankheiten sind Mißerfolge in der Behandlung der Alkoholkrankheit unvermeidlich. Entscheidend ist die Tatsache, daß rückfällige Patienten sich wieder an ihren Arzt wenden. Dies spricht für eine überragende Bedeutung der »Care«, verbunden mit der Konfrontation mit dem selbstschädigenden Verhalten ohne Kränkung.

Gemäß diesem Krankheitskonzept könnte der alkoholkranke Patient ähnlich wie ein Diabetiker eingeschätzt werden; der juvenile Diabetiker trägt keine Verantwortung für seinen insulinabhängigen Diabetes; die Krankenrolle verpflichtet ihn aber zu Kooperation, d. h. zur Einhaltung der ärztlichen Vorschriften und insbesondere der Diät. Auch muß er lernen, risikoreiche Situationen, wie z. B. den Besuch einer Konditorei, zu vermeiden. Dieses Behandlungskonzept kann sich im Umgang mit alkoholkranken Patienten bewähren.

Wenn es gelingt, Patienten während einiger Zeit zur Abstinenz zu motivieren und trotz Rückfällen sozial integriert zu halten, ist der soziale Nutzen für den Patienten und seine Familie erheblich. Allein aus Kosten-/Nutzenerwägungen lohnt sich der Einsatz des psychosomatisch tätigen Arztes für seinen alkoholkranken Patienten.

Wir danken der Gesundheits- und Fürsorgedirektion des Kantons Bern und dem Schweizerischen Nationalfonds (Gesuch No. 3200-25327) für Unterstützung.

KAPITEL 44

Selbstschädigendes Verhalten: Münchhausen-Syndrome und artifizielle Erkrankungen

Reinhard Plassmann

1 Einleitung

Die in diesem Kapitel behandelten Krankheitsbilder unterscheiden sich in einem wesentlichen Punkt von sonstigen somatischen oder psychosomatischen Erkrankungen. Der Körper ist primär gesund oder könnte es zumindest sein, wenn er nicht Opfer eines abnormen Verhaltens würde aufgrund einer Beziehungsstörung zum Körper, an der die Patienten eigentlich leiden. Die klinisch zunächst ganz im Vordergrund stehenden körperlichen Symptome sind nur ein sekundäres Phänomen, eine Folge mißbräuchlicher Benutzung des Körpers für psychische Zwecke, z.B. zur Spannungslösung, Affektabfuhr oder zur Inszenierung unbewußter Phantasien und Erlebniskomplexe. Die klinisch definierten Krankheitsbilder dieser Gruppe (Artefaktkrankheit, offene Selbstbeschädigung, Münchhausen-Syndrom, Münchhausen-by-proxy-Syndrom) lassen sich deshalb auch als *Körpermißbrauchs-Syndrome* zusammenfassen.

Neben der pathologischen Beziehung zum Körper ist ein weiteres Merkmal dieser eigentümlichen Krankheitsgruppe die schwer gestörte Beziehung zum Arzt. Die Patienten sind hochgradig arztfixiert bis hin zur Arzt- bzw. Krankenhaussucht; sie erzwingen ärztliche Behandlung durch ihre Körpermanipulationen, sie führen die Manipulationen aus noch zu diskutierenden Gründen meist heimlich durch, d.h. sie täuschen den Arzt durch Verschweigen und Erfinden falscher Erklärungen. Der krankhafte Zwang zur Täuschung des Arztes ist in seiner Motivation primär unbewußt. Er kann als »Mimikry-Phänomen« bezeichnet werden (Plassmann, 1987). Der aus der Biologie entlehnte Begriff hat den Vorteil, die affektiv hochaufgeladene Beziehungsstörung zwischen Patient und Arzt möglichst wertneutral zu beschreiben.

2 Klassifikation und Einteilung

Ältere Klassifikationsversuche orientieren sich an der körperlichen Phänomenologie der von den Patienten hervorgerufenen oder auch erfundenen Störungen auf dem Gebiet der Inneren Medizin, Chirurgie etc. Die vollständigste Monographie dieser Art ist das »*Handbuch der Artefakte*« (Mayr, 1937). Dabei wird aber oft der Unterschied zwischen echtem und scheinbarem Symptom verwischt. Patienten mit Thermometer-Manipulationen erscheinen beispielsweise in der selben Kategorie wie artifiziell Fieberkranke, Patienten mit Manipulationen der EKG-Elektroden erscheinen als kardiologische Fälle.

In der vorliegenden Arbeit wird deshalb eine Einteilung nach der *tatsächlich* vorgenommenen Manipulationshandlung bevorzugt, welche sich hinter der echten oder scheinbaren körperlichen Störung verbirgt.

Das DSM-III-R (1989) unterscheidet *vorgetäuschte Störungen mit physischen Symptomen* und *vorgetäuschte Störungen mit psychischen Symptomen*. Das Täuschen des Arztes, das Erzwingen der Patientenposition und die Tatsache der Selbstmanipulation werden vom DSM als krankhaft anerkannt, der in Richtung Simulation weisende Terminus »Vortäuschung« wird ausführlich relativiert als zwar bewußtes, jedoch unkontrollierbares zwanghaftes Verhalten. Infantile Traumatisierung und Persönlichkeitsstörungen werden als prädisponierende Faktoren aufgeführt. Das Münchhausen-Syndrom wird als Untergruppe der vorgetäuschten Störungen aufgeführt, nicht jedoch das Münchhausen-by-proxy-Syndrom.

Die ICD-10 (1991) führt unter den Persönlichkeitsstörungen die »artifizielle Störung« auf, charakterisiert als absichtliches Erzeugen oder Vortäuschen von körperlichen oder psychischen Symptomen oder Behinderungen. Das Krankheitsbild wird als »Störung im Umgang mit Krankheit und Krankenrolle« interpretiert und von Simulation klar abgegrenzt. Das Münchhausen-Syndrom wird als Untergruppe und das Münchhausen-by-proxy-Syndrom als eigenständiges Krankheitsbild aufgeführt..

In der umfangreichen Literatur finden sich noch viele Krankheitsbezeichnungen von allegorischem, poetischem oder deskriptivem Charakter, die aber keine Ansätze einer Klassifikation enthalten und sich nicht durchgesetzt haben. Wir unterscheiden heute als eigenständige Krankheitsbilder:
- die **Artefaktkrankheit** (»Factitious disease«): heimlich durchgeführte Körpermanipulation mit Täuschung des Arztes über die Störungsursachen.
- **offene Selbstbeschädigung:** offene, d.h. nicht verleugnete Selbstverletzungen durch Schneiden, Brennen, Verätzen etc. Diese Patienten machen aus ihrer Tendenz zur Selbstverletzung kein Geheimnis, woraus sich auch der Terminus »offene«

Selbstbeschädigung ableitet (Plassmann, 1986). Die zu offener Selbstschädigung neigenden Patienten geben keinerlei diagnostische Schwierigkeit auf, es kommt nicht zur diagnostischen Krankenhaus-Odyssee, der psychische Hintergrund des offensichtlich abnormen Verhaltens ist jederzeit klar.

- **Münchhausen-Syndrom** (Asher, 1951): heimliches Manipulieren oder Erfinden von körperlichen oder psychischen Symptomen, pseudologisches Ausphantasieren von Anamnese und Biographie, soziale Entwurzelung mit pathologischem Behandlungswandern von Klinik zu Klinik, häufig Drogenabhängigkeit und Delinquenz.
- **Münchhausen-by-proxy-Syndrom** (Meadow, 1977): Erfinden oder heimliches Manipulieren von körperlichen Störungen bei den eigenen Kindern mit Täuschung des Arztes über die Störungsursachen.

3 Das Münchhausen-Syndrom

3.1 Definition und Klinik

Richard Asher schrieb 1951, es gäbe einen Typus medizinischer »Münchhausen-Patienten«, die wie der bekannte Baron weitgereist seien *(pathologisches Behandlungswandern)* und ihre Krankengeschichten seien ebenso dramatisch wie erfunden *(Pseudologica phantastica)*. Die Publikation von Asher führte zu einer nicht mehr überschaubaren Anzahl von Einzelberichten über das seither als Münchausen-Syndrom bezeichnete faszinierende und gleichwohl rätselhafte Krankheitsbild. Zahlreiche spätere Autoren haben allerdings trotz Ashers Klarstellung (1955) das Syndrom fälschlicherweise mit dem Krankheitsbild der Artefaktkrankheit gleichgesetzt, ohne die offensichtlichen klinischen, psychodynamischen und therapeutischen Unterschiede zu beachten.

Genauere epidemiologische Untersuchungen an größeren Patientenzahlen liegen bislang nicht vor. Es scheint sich aber in einem Verhältnis von 2:1 überwiegend um Männer zu handeln, die Altersbandbreite ist sehr groß ohne typische Häufungen irgendeiner Altersgruppe, so daß sich lediglich ein rechnerisches Durchschnittsalter von 40 Jahren bei den Männern und ca. 30 Jahren bei den Frauen ergibt.

Die **Symptompräsentation** bedient sich in den meisten Fällen klassischer medizinischer »Alarmsignale«: Schmerz (75%), Blutungen (31%), psychiatrische und neurologische Störungen wie Bewußtlosigkeit, Krämpfe, Suizidalität. Die Patienten suggerieren dem Kliniker das Vorliegen von Herzinfarkt, Nierenkolik, Magendurchbruch, Tuberkulose, Porphyrie, Sepsis etc. (Ford, 1982; Eckhardt, 1989). Sie sind in der Regel bereits iatrogen verstümmelt, z.B. durch Serien von Laparotomien oder Operationen bis hin zu Amputationen. In manchen Fällen sind Leukosen aufgetreten als Folge multipler Röntgenuntersuchungen, so daß diese Patienten buchstäb-

lich »zu Tode geröntgt« worden waren. Das *Krankenhauswandern* kann exzessive Ausmaße annehmen mit mehreren hundert Hospitalisierungen in wenigen Jahren entlang ausgedehnter Reiserouten quer über den jeweiligen Kontinent (Maur et al., 1973; Justus et al., 1980). Die meisten solcher Fälle wurden in England und USA publiziert.

Die Kindheit der Patienten wird übereinstimmend als chaotisch und traumatisch beschrieben. Immer wiederkehrende Elemente in der Biographie sind Beziehungsabbrüche zu den Primärobjekten in den ersten Lebensjahren, lange psychische oder körperliche Krankheiten der Eltern, eigene Krankheiten der Patienten als Kinder mit langen Hospitalisierungen, Waisenhauserziehung oder wechselnden Pflegestellen. In den Familien der späteren Patienten sind Dissozialität, Delinquenz, Sucht, Kindesmißhandlung und Inzest häufig. Ein hoher Anteil der Patienten (ca. 30%) wird wegen kleinerer Delikte straffällig, z.B. Drogen- oder Alkoholdelikten. Konstante Berufsausübung ist selten, die Patienten sind hieran – wie auch an ihren Ehen – meist gescheitert. Stationäre psychiatrische Behandlungen, z.B. wegen Suizidversuchen sind überdurchschnittlich häufig (Ford, 1982).

Intelligenztests zeigen meist eine gute oder überdurchschnittliche intellektuelle Begabung. In Persönlichkeitstests fanden sich Hinweise auf unverarbeitbare Gefühle von Angst, Depression und Hilflosigkeit in Verbindung mit einem unerreichbar hohen Ich-Ideal (Ford, 1982; Stern, 1980; Justus et al., 1980) und in der Folge ausgeprägten Kleinheitsgefühlen und Versagensängsten.

Immer wieder ist die besondere Bedeutung von Ärzten für diese Patienten aufgefallen, sei es, daß sie in der Realität Arztkinder waren, bei Ärzten aufgewachsen waren oder sich Ärzte als ideale Elterngestalten erträumt hatten. Die Wahl medizinischer Hilfsberufe enthält deshalb den Wunsch, zu dieser verklärten Arzt-Gestalt eine Arbeits- oder sogar Liebesbeziehung aufzunehmen (Cramer et al., 1971). Die spätere Behandlungs- und Kliniksucht setzt die schon lange vorhandene Arztfixierung lediglich auf eine krankhafte Weise fort.

3.2 Psychodynamik

Psychodynamisch erscheint wesentlich, daß die Patienten ihre frühen unerträglichen Erfahrungen unzuverlässiger und sadistischer Primärobjekte narzißtisch zu bewältigen suchen. Die Integration des negativen Selbst- und Elternbildes gelingt nicht, die Erfahrung, ein ungeliebtes, unbeachtetes, vielleicht gehaßtes und mißhandeltes Kind zu sein, welches Eltern hat, die nicht liebens- und bewundernswert sind, ist für die Patienten zu schmerzhaft und trifft sie zu früh in ihrer Entwicklung, um bewältigt werden zu können. Statt dessen entwickelt sich eine narzißtische Abwehrform und die Patienten suchen in ihrer medizinischen Hochstaplerkarriere die Rolle des im Mittelpunkt von Sorge und Bemühungen stehenden »Patientenkindes«. Die Vision des hingebungsvoll interessierten kompetenten Arztes, intensiv beschäftigt mit einem schwerkranken Patienten ist eine Art narzißtischer Romantik, von welcher die Patienten zur Abwehr ihrer negativen Erfahrungen abhängig sind.

Die Tragik der Patienten ist, daß sie stets nur Fiktionen schaffen, deren Zerstörung sie zwanghaft mitinszenieren, während sie auf reale Angebote guter (z. B. therapeutischer) Beziehungen nicht eingehen können. Es ist dann stets der Verlust der idealisierten Arzt-Patient-Beziehung, welcher mit dem Münchhausen-Agieren, d. h. mit Weiterwandern verleugnet und kompensiert werden muß. Die Patienten können sich auf diese Weise notdürftig in der Illusion halten, die Welt sei für sie voll von idealen, jederzeit und überall erreichbaren Eltern-Arzt-Gestalten.

In diesem Zusammenhang sind die pseudologisch phantasierten Geschichten über Erkrankung und Lebensgeschichte keine frei erfundenen Lügen, um den Arzt zu täuschen, sondern Ausgestaltungen einer subjektiven, unbewußten Realität. Die Funktion der pseudologischen Geschichte als Kommunikationsform unbewußter Wahrheit wird besonders deutlich im analytischen Prozeß, der allerdings höchst selten zustande kommt.

In einem gut dokumentierten Fall (Mayo und Haggerty, 1984) hatte die Patientin stets dann angeblich geschehene Vergewaltigungen phantasiert, wenn ihr die Gewißheit der symbiotischen Verbundenheit mit ihrem Therapeuten verloren gegangen war. Vergewaltigt worden zu sein hieß für sie begehrt, irgendwie geliebt, jedenfalls in Beziehung zu sein. Die Pseudologie läßt sich deshalb in der Therapie als Übertragungsmetapher analysieren. Sie hat, wie z. B. auch Träume, Wunscherfüllungs-, Abwehr- u. Wiederholungscharakter. Sie enthält die subjektive Übertragungsphantasie und die infantile Szene. Damit erklärt sich auch, daß die meisten Patienten den Inhalt ihrer Pseudologien nur selten variieren. Im scheinbar falschesten, der »Lüge«, liegt die eigentliche Wahrheit.

3.3 Therapie

Versuche, mit radikalen Mitteln vorzugehen, haben sich weder im Einzelfall noch generell bewährt. Versucht wurden Elektrokrampftherapie, Leukotomie, Insulinkoma, »Schwarze Listen« und Strafverfolgung (Ford, 1982). Psychotherapien, insbesondere erfolgreiche, sind nur verschwindend wenige zustande gekommen, so z. B. eine 3 Jahre dauernde psychiatrische Verhaltensmodifikation (Yassa, 1978). Die Tendenz zum Beziehungsabbruch ist derartig groß, daß nahezu alle auch ermutigend begonnenen Behandlungen scheitern, etwa die psychodynamisch hochinteressanten analytisch orientierten Therapien von Mayo und Haggerty (1984), Justus und Mitarbeitern (1980) und Stone (1977). Es bleibt die Empfehlung, die Patienten in ihrem Kranksein an einer hochgradig invalidisierenden Störung mit extrem schlechter Prognose anzunehmen mit dem Ziel, kör-

perliche Eingriffe so weit wie möglich zu vermeiden und den Patienten in eine stationäre psychiatrische Langzeitbehandlung zu integrieren.

4 Das Münchhausen-by-proxy-Syndrom

4.1 Definition und Klinik

Die Bezeichnung *Münchhausen by proxy* hat sich seit ihrer Einführung durch den englischen Pädiater Roy Meadow (1977) sofort durchgesetzt. Meadow hatte festgestellt, daß angebliche Krampfanfälle von Kindern von den Müttern nur behauptet oder aber durch lebensgefährliche Erstickungs- oder Vergiftungsmanipulationen selbst heimlich herbeigeführt worden waren. Zum Münchhausen-Syndrom und zu den Artefaktkrankheiten bestehen offensichtliche Ähnlichkeiten. Der Mißbrauch des kindlichen Körpers findet heimlich und sehr häufig mit invalidisierenden oder tödlichen Folgen für das Kind statt. Die Manipulationen werden vor dem Arzt verleugnet. Der Arzt soll in typischer Weise zum Helfer der Mutter bei der fortgesetzten Traumatisierung der Kinder werden. Ab 1977 bis Ende der 80er Jahre sind mindestens 100 Fälle unter dieser Diagnose bekannt geworden bei einer anzunehmenden sehr hohen Dunkelziffer.

In einer Untersuchung von Palmer und Yoshimura (1984) waren die Kinder zwischen 8 Wochen und 11 Jahren alt bei gleichmäßiger Geschlechtsverteilung. Insbesondere heimliche Vergiftungen der Kinder scheinen häufig sofort nach der Geburt zu beginnen. Die Kinder werden in einem Alter zwischen 5 Tagen und 4 Monaten von den Müttern oder Eltern wegen unerklärlicher Apnoe, Zyanose, Lethargie, Eßstörungen, Verwirrtheit, Bewußtlosigkeit oder Anfällen in Behandlung gebracht (Hickson et al., 1989). Krampfanfälle werden in etwa 60% von den Müttern nur behauptet, ohne wirklich zu bestehen, in 30% werden sie von den Müttern durch Erstickungsversuche mit der Hand, Kissen, Tüten oder Intoxikationen manipuliert (Meadow, 1984).

Weitere Krankheitsbilder, mit denen die Kinder in die Kliniken gebracht werden, sind manipulierte oder erfundene Zuckerstoffwechselstörungen, Hämaturien, Bakteriurien, Blutbeimengungen im Stuhl, Diarrhöen, Erbrechen, Dehydratation, Urtikaria, Fieber, Blutungen aus dem oberen Respirationstrakt, Stridor, Verhaltensauffälligkeiten, Ataxie, Polydipsie, Polyurie, generelle Blutungsneigung, Herzrhythmusstörungen (Palmer und Yoshimura, 1984). Für heimliche Vergiftungen der Kinder wurden Chloralhydrat, Furosemid, Chlortalidon, Methaqualon, Imipramin, Phenolphthalein, Promethazin, illegale Drogen und Tranquilizer benutzt. Fieber wurde durch Injektion von Urin, infektiösem Material oder Manipulation von Meßwerten manipuliert.

Genauere Überprüfung der Familien ergibt eine alarmierende Häufigkeit von gleichfalls betroffenen Geschwistern. In 23 Familien mit zunächst einem bekannt gewordenen Fall fanden sich weitere 21 Geschwister als Opfer teils identischer teils anderer Manipulationsformen (Meadow, 1984). Die Todesrate sämtlicher betroffener Kinder liegt bei 10–15%, wenn die Kinder nicht von den Eltern getrennt werden. Es sind wiederholt Fälle beschrieben worden, in denen die Entschlossenheit der Ärzte oder auch die Rechtslage für eine Trennung von Kind und Eltern nicht ausreichte mit der Folge, daß dieses wenig später verstarb. In einigen seltenen Fällen waren die Opfer nicht Kinder, sondern Erwachsene, z.B. Ehemänner der Mütter.

Die eigene Biographie der so agierenden Mütter ist ebenfalls voll von körperlichem Mißbrauch, Objektverlusten, psychischen und körperlichen Krankheiten und multiplen Hospitalisierungen. Die Mütter haben häufig medizinische Berufe oder soziale Helferberufe erlernt. Der Umgang der Mütter mit diesen Kindern wird übereinstimmend als extrem symbiotisch beschrieben. Das manipulierte Kind ist völlig abhängig von der Mutter, es gilt als ständig betreuungsbedürftig und übernimmt diese Rolle auch in sein Selbstverständnis. Die älter werdenden Kinder (sofern sie überleben) sind völlig von ihrer Invalidität überzeugt und leben als chronisch Kranke, oft noch als Erwachsene, im Elternhaus. Manche beginnen selbst die bislang von der Mutter manipulierte Krankheit zu erzeugen oder zu fingieren (Meadow, 1984). Auffälligerweise sind ältere Kinder oft Mitwisser des Tuns ihrer Mütter, etwa bei der Vortäuschung einer spontanen Blutung mit darauffolgender Hospitalisierung. Sie verraten aber ihre Mütter niemals. Die Kinder sind nicht imstande sich aus der extrem symbiotisch-destruktiven Beziehung zur Mutter zu lösen.

4.2 Psychodynamik

Das Kind ist für die Patientin zum einen Repräsentanz des eigenen negativen Selbstanteils. Sein Schreien und Fordern wird als »böse« erlebt und (wie in der eigenen Kindheit?) mit Gewalt beantwortet. Das Kind ist aber auch ein frühes Übergangsobjekt (Winnicott, 1971). Es hat zwar ein Eigenleben, wird aber wie ein Ding benutzt ohne Rücksicht auf Leben und Gesundheit. Das Kind wiederum erleidet die völlige Hilflosigkeit und Ohnmacht dieser immer wieder fast tötenden und dann wiederbelebenden Muttergestalt gegenüber. Durch ihr Agieren bleibt es den Münchhausen-by-proxy-Müttern erspart, solche Gefühle selbst zu erleben. Eine normale psychische Entwicklung des Kindes mit fortschreitender Verselbständigung würde die Mütter zweifellos in einen unerträglichen Vereinsamungs- und Hilflosigkeitszustand durch den Verlust der symbiotischen Beziehung zum Kind versetzen. Die Schädigung des Kindes ist jene Handlung, die der Mutter immer wieder die Erfüllung ihrer symbiotischen Wünsche in der Beziehung zum Kind und in der Beziehung zum Arzt ermöglicht. Es sind infolgedessen häufig Verlusterlebnisse, welche das Münchhausen-by-proxy-Agieren auslösen können.

Nach stattgefundener Manipulation am Kind sind die Mütter wahrscheinlich in einer sehr labilen und gefährlichen psychischen Situation. Die soeben ausgelebten infantiziden Impulse können in vernichtende Schuldgefühle mit der Gefahr des Suizids oder der psychotischen Desintegration übergehen. Nach Konfrontationen mit der ärztlichen Diagnose der heimlichen Kindsschädigung beginnen einige Mütter an rätselhaften eigenen Krankheiten zu leiden, bei denen es sich, wie sich dann oft zeigt, um Artefakte handelt.

4.3 Therapie

Die ständige Überwachung eines betroffenen Kindes, welches in seine Familie zurückkehrt, wird von allen Autoren angesichts des äußerst malignen Verlaufs gefordert. Langzeitbeobachtungen über den Erfolg solchen Vorgehens fehlen aber. Meist wird die Entfernung des Kindes aus der Familie nötig, um sein Leben zu retten, so z.B. in 7 von 9 Fällen heimlicher Kindsvergiftungen (Hickson et al., 1989). Berichte über erfolgreiche Behandlungen der Mütter, welche die eigentlichen Patientinnen sind, fehlen. Es scheint aber vorzukommen, daß einzelne Mütter für die ärztliche Intervention sogar dankbar sind und ihr Verhalten fast erleichtert aufgeben können.

5 Die Artefaktkrankheit

5.1 Definition

Artefaktkranke machen durch heimliche Manipulation bestimmte Körperteile oder Körperfunktionen zum Problembereich, den sie multiplen ärztlichen Maßnahmen aussetzen. Kernsymptom der Erkrankung ist das Leiden an einer mißbrauchenden Beziehung zum eigenen Körper, die in einer sado-masochistischen Beziehung zum Arzt inszeniert wird. Die Beziehungsstörungen zum Körper und zum Arzt sind primär und konstant, während die jeweilige Organwahl variiert. Allerdings sind deutliche Bevorzugungen bestimmter Manipulationsformen erkenntlich.

Die Organwahl wird sowohl von äußeren, praktischen, wie auch von inneren, unbewußten Einflüssen bestimmt. Unfälle, Operationen oder körperliche Spontanerkrankungen können eine Organwahl gleichsam anbieten, welche die Patienten beibehalten, so z.B. artifizielle Wundheilungsstörungen nach Operationen (siehe exemplarische Patientengeschichte). Regelmäßig findet sich aber eine persönliche, dem Patienten unbewußte symbolische Bedeutung der Organwahl und der Manipulationsform aufgrund unbewußter körperbezogener Phantasien. Einige solcher pathologischer *Organphantasien* und Manipulationsphantasien sind leicht verständlich, z.B. eine eher bewußtseinsnahe sexuelle Symbolik im Falle von Blasenartefakten mit der Folge multipler vom Arzt durchgeführter Zystoskopien. Andere Artefaktformen bleiben zunächst rätselhaft, da es für sie keinen allgemein verfügbaren Assoziations- und Bedeutungsschatz gibt, etwa artifizielle Insulinkomata, artifizielle Thyreotoxikosen oder Strangulationsödeme. Deren oft mehrschichtige Bedeutung erschließt sich erst in der analytischen Therapie.

Auch die Manipulationsweise variiert sehr. Manche Patienten verwalten umfangreiche geheime Werkzeugarsenale, mit denen sie zielorientiert bestimmte Effekte herbeiführen, z.B. rätselhafte Stoffwechselentgleisungen durch genau dosierte Einnahme toxischer Substanzen oder hämorrhagische Diathesen durch Einnahme von Vitamin-K-Antagonisten. Solche Patienten sind vom Verhalten und auch von der Persönlichkeit den Münchhausen-Patienten ähnlich, sie täuschen sich und dem Arzt eine kunstvoll geschaffene, faszinierende, aber falsche Realität vor. Zu diesem Zweck werden manchmal auch passende Biographien oder Berufsangaben hinzu erfunden. Diese Patientengruppe bildet den *narzißtisch-hysterischen* Pol der Artefaktkrankheit. Andere Patienten manipulieren eher raptusartig-impulsiv in einem dissoziierten bewußtseinsveränderten Zustand, über dessen Beginn und Beendigung sie keine Kontrolle haben. Die Manipulationshandlung ist stereotyp und benutzt keine oder nur einfache Werkzeuge, z.B. Reiben des Auges mit dem Finger, Stechen mit infizierten Nadeln, Abschnüren von Extremitäten. Diese Patienten bilden den *impulsiv-dissoziativen* Pol des Krankheitsbildes.

Innerhalb diese Spektrums gibt es alle Zwischenformen. Hierzu zählen auch Patienten mit *chronischen Artefakten*, meist Haut- oder Gewebeinfektionen. Sie manipulieren mehrfach täglich und halten damit ihr Artefakt in einem mehr oder weniger subakuten Dauerzustand. Insbesondere auf dem Gebiet der Dermatologie scheint es etwas günstigere Verläufe zu geben, z.B. die Acne excoriée des Jeunes filles: Die Patientinnen räumen ihre zwanghaft durchgeführten Manipulationen mit einigem Widerstand ein, oft aber nicht in vollem Umfang. Die therapeutische Beziehung erscheint hier nicht tiefgreifend gestört, so daß die Patienten auch relativ leicht zur Psychotherapie motivierbar sind. Klinisch sollte man hier von einem *benignen Artefaktsyndrom* sprechen.

5.2 Eine exemplarische Patientengeschichte*

Die 34jährige Frau B. war 7 Jahre lang fast durchgehend in gynäkologischen und chirurgischen Abteilungen stationär behandelt worden. Nach einer notfallmäßig durchgeführten Gebärmutterentfernung waren damals immer wieder schwere Wundheilungsstörungen in Form von Abszessen, Fistelungen und Gewebedefekten aufgetreten, die Frau B., wie erst lange später vermutet wurde, durch heimliche Manipulationen an der Wunde selbst ausgelöst hatte.

Sie ist eine mittelgroße, stämmig wirkende, blasse Frau mit kurzgeschnittenen dünnen blonden Haaren. Sie

wirkt jünger, als sie ist, und hat in ihrem Auftreten eine Mischung von Hilflosigkeit und Trotz.

Bei der körperlichen Aufnahmeuntersuchung zeigte sich, daß der gesamte Unterbauch von großflächigen Narbensträngen entstellt war, einige fingernagelgroße Stellen waren nicht völlig epithelialisiert und näßten leicht. Über dem linken Hüftgelenk befand sich ein etwas über faustgroßer Gewebedefekt, der ca. 3 cm tief war und an den Rändern ringsum mehrere tiefe Taschen aufwies. Die Wunde war zum Zeitpunkt der Aufnahme nicht infiziert, näßte leicht und das Granulationsgewebe war nur gering ausgeprägt.

Sie begann ihre Mitteilungen mit folgenden Worten: »Das hat angefangen, als die Gebärmutter entfernt wurde. Seitdem heilt das nicht und keiner weiß, warum.« Ärzte hätten ihr gesagt, sie solle das einfach akzeptieren, aber sie könne das nicht, »diese Sache« gehöre nicht zu ihrem Körper, sie könne sich daran nicht gewöhnen.

Zunächst meinte Frau B., Kindheit und Zuhause seien eigentlich ganz normal gewesen. Sie war in einer Kleinstadt in Süddeutschland aufgewachsen und ist das einzige Kind aus der Ehe zwischen einer Deutschen und einem amerikanischen Besatzungssoldaten. Beide Eltern waren alkoholabhängig gewesen, die Mutter hatte als Haushälterin gearbeitet, der Vater war in einer Kaserne beschäftigt. Immer wieder war sie zuhause ohne Grund verprügelt worden. Mit knapp 18 Jahren war sie vom Elternhaus weggegangen, hatte eine Arbeitsstelle als Küchenhilfe gefunden und eine eigene Wohnung. Ihre Eltern hat sie dann nicht mehr wiedergesehen. Kurz nach ihrem Auszug starb der Vater, einige Jahre danach auch die Mutter. Zu den Beerdigungen sei sie absichtlich nicht gegangen, wie sie betonte.

Frau B. zog dann mit einem Mann zusammen, den sie bald heiratete. Ein Kind verstarb unter unklaren Umständen wenige Monate nach der Geburt. Zwei Jahre danach war Frau B. erneut schwanger, im vierten Monat dieser Schwangerschaft traten Blutungen auf, es kam zu einer Fehlgeburt und danach wurde wegen anhaltender Blutungen, die zu einer lebensgefährlichen Situation führten, eine Gebärmutterentfernung als Notfall-Operation durchgeführt. Zu diesen Vorgängen war allerdings kein Arztbericht zu beschaffen.

Damit begann eine andauernde Krankenhauskarriere. Die Operationswunde verheilte nicht, und es wurden eine Vielzahl von erneuten Operationen durchgeführt. Der letzte operative Eingriff war 1 Jahr vor Beginn der Psychotherapie erfolgt, damals war mit einer Spalthaut-Transplantation versucht worden, eine große Wundfläche über der Hüfte abzudecken.

In der Zeit nach der Gebärmutterentfernung habe ihr Ehemann zunehmend zu trinken begonnen, er beschimpfte sie als nicht mehr vollwertige Frau. Nachdem er sie auch körperlich zu mißhandeln begann, habe sie sich von ihm getrennt und eine vom Sozialamt bezahlte Wohnung bezogen, da sie keine eigenen Einkünfte hatte und auch nicht die Voraussetzungen für eine Berentung erfüllte. Die Wohnung hat die Patientin jedoch in den letzten 5 Jahren immer nur für Tage bewohnt, wenn sie aus der jeweiligen Klinik versuchsweise entlassen worden war mit der regelmäßig zur Folge »rätselhafter« Verschlechterungen, die eine chirurgische Einweisung notwendig machten. Erst nach einer Krankheitsdauer von 7 Jahren war eine psychosomatische Konsiliaruntersuchung veranlaßt worden.

---

* zusammen mit A. Stöffler.

5.3 Krankheitsschwere

Das Ausmaß der körperlichen und sozialen Schäden, die Chronifizierung und Invalidisierung infolge der Artefaktkrankheit und die Schwere der vorliegenden Persönlichkeitsstörung sind sehr unterschiedlich. Die Krankheitsschwere läßt sich nach folgendem Schema einschätzen:

I. extrem schwere Krankheitsverläufe (maligne Artefaktkrankheit):
   – multiple lebensbedrohliche oder verstümmelnde Manipulationen oder Manipulationsfolgen oder ärztliche Eingriffe wie Amputationen,
   – zusätzlich Artefaktäquivalente (Unfälle, operationssüchtiges Agieren, Suchtentwicklung, Delinquenz, psychotische Episoden),
   – soziale Entwurzelung mit Reduktion auf die Artefaktkrankheit als Lebensinhalt, Verlust von Arbeitsplatz, Familien- u. Sozialbindung,
   – Fehlen stabiler Lebensepisoden,
   – keinerlei Zugang zu psychiatrisch-psychotherapeutischer Behandlung;

II. mittelschwere Verlaufsformen:
   – leichtere Manipulationsformen (nicht lebensbedrohlich oder verstümmelnd, keine Dauerschäden),
   – eher Mono- als Multisymptomatik, wenig Artefaktäquivalente,
   – episodischer Krankheitsverlauf mit vorhandener Sozialbindung (Beruf, Familie),
   – längere stabile Lebensphasen im Erwachsenenalter,
   – psychisches Leidensgefühl mit zeitweiliger Akzeptanz psychiatrisch-psychotherapeutischer Hilfe;

III. leichtere Verlaufsformen (benigne Artefaktkrankheit):
   – folgenlos ausheilende Manipulationformen,
   – Gelegenheitsartefakte in umschriebenen Auslösesituationen als Monosymptom,
   – keine Gefährdung der sozialen Einbindung,
   – in der Regel stabile Lebenssituation,
   – aktive Suche nach Psychotherapie.

Patienten der Gruppe I (Extremverläufe) haben dann eine äußerst ungünstige Prognose, wenn sie auf Dauer nicht durch psychiatrisch-psychotherapeutische Hilfe erreichbar sind, im Sinne einer *malignen Artefaktkrankheit.* Patienten der Gruppe II sind in das psychotherapeutische Versorgungssystem manchmal mit positiven Behandlungsergebnissen integrierbar. Bei Patienten der Gruppe III *(benigne Artefaktkrankheit)* kommt anläßlich der artifiziellen Symptomatik rasch eine psychosomatisch-konsiliarische Betreuung in Gang oder die artifizielle Symptomatik wird als Begleitsymptom in laufenden Psychotherapien oder Analysen eher zufällig entdeckt. Der dargestellte exemplarische Fall wäre zwischen Schweregrad I und II einzustufen.

5.4 Klinisches Erscheinungsbild

Im Fall der Artefaktkrankheit steht der Kliniker vor der Aufgabe, die Widersprüche zwischen Symptoma-

tik, Verlauf und angeblicher Diagnose zu erkennen und das Krankheitsbild förmlich zu dechiffrieren, indem es auf eine oder mehrere Manipulationsformen als einzig stimmige Ursache zurückgeführt wird.

Die bekannt gewordenen Manipulationsweisen sind derartig zahlreich, daß sie nur noch in einer tabellarischen Übersicht aufgeführt werden können. Tabelle 44-1 gibt die häufigsten Manipulationsformen wieder (s. a. Plassmann, 1991; Eckhardt, 1989; Paar, 1987; Bock und Overkamp, 1986).

Außer den hier zusammengestellten eigentlichen Manipulationsformen finden sich bei vielen Patienten zeitweise psychiatrische Störungen und Süchte sowie Unfälle oder Operationen (Plassmann, 1991). Diese Begleitsymptomatik ist ebenfalls Ausdruck einer auf den Körper gerichteten Destruktivität und kann unter Umständen an Stelle einer selbstmanipulierten Störung treten.

5.5 Die Biographie des Artefaktpatienten

Die Biographie der Artefaktpatienten weist nicht jene chaotische Häufung von Krankheiten, Objektverlusten, Gewalt und schweren Persönlichkeitsstörungen der Eltern auf, welche die Kindheit der Münchhausen-Patienten charakterisiert. Die familiäre Situation wirkt etwas geordneter, es gibt eine Familie, wenngleich sie meist unter äußersten Spannungen steht.

Objektverluste

Etwa 30–50% der Patienten wurden dauernd oder zeitweise in den ersten Lebensjahren von einem oder beiden Eltern getrennt. Auffällig häufig sind Hinweise auf ein abnormes Sexualleben der Eltern. In einigen Fällen lebten die Mütter gerade während der ersten Lebensjahre der Patienten mit rasch wechselnden Partnern bis hin zur gewerbsmäßigen Sexualität. Intrapsychische Folge solcher frühen Objektverluste sind starke fortbestehende Verlustängste, verbunden mit Abhängigkeitsängsten wegen der Gefahr des erneuten traumatischen Verlassenwerdens. Die Anklammerung an medizinische Institutionen und Personen hat hier eine ihrer Wurzeln. Diese sind (in unserem Kulturraum) fast überall und ständig erreichbar und können deshalb als gutes mütterliches Primärobjekt phantasiert werden.

Körperliche Gewalt

Körperliche Mißhandlung ist die am häufigsten nachweisbare Form infantiler Traumatisierung bei ca. 50% der Patienten. Täter sind Väter, Pflegeeltern, nahe Verwandte, Heimerzieher, Mütter. In mehreren Fällen wurden die Patienten vom Kleinkindesalter bis in die Adoleszenz gewohnheitsmäßig geschlagen. Es handelt sich dabei um ein Maß von Gewalt, welches immer mit schweren Schmerzen und oft mit Körperverletzung (Blutergüsse etc.) verbunden ist und nicht etwa um eher angedeutete, den Ernst einer Ermahnung unterstreichende symbolische Züchtigungen. Die späteren Selbstmanipulationen sind in vielen Fällen analysierbare Erinnerungsäquivalente,

Tabelle 44-1 Die Artefaktkrankheit: Manipulationsmethoden in tabellarischer Übersicht.

I. Manipulation von Infektionen:
– Abszesse, Phlegmonen oder Sepsis durch Injektion von Bakterienkulturen, Fäkalien, Blumenwasser, Urin, Speichel, Milch, Benzin, Fruchtsaft, Talkum mit der Folge von Arthritiden, Mastitiden, Bauchdeckenabszessen, systemischen Pilzinfektionen etc.
– Wundheilungsstörungen durch Verunreinigungen und mechanische Manipulationen.
– Fiebererzeugung durch Injektion von Urin, Milch, Impfstoffen, Paraffin, Einnahme von Substanzen, wie z. B. Schilddrüsenhormon (s. a. Manipulation von Meßwerten).
– Urogenitalinfektionen durch Selbstkatheterisierung, Injektion von infektiösem Material in die Harnwege oder Genitalien.

II. Manipulation von Blutungen:
– Mechanische Schleimhautverletzung mit der Folge von Nasenbluten, Vaginalblutungen, rektalen Blutungen etc.
– Fingieren oder Manipulieren von Bluthusten, Bluterbrechen, blutigem Stuhl, Teerstuhl.
– Blutgerinnungsstörungen durch Einnahme von Vitamin-K-Antagonisten.
– Manipulation von Anämie durch Aderlaß.
– Nichteinnahme von Antianaemica.

III. Medikamentenmanipulationen:
– Diuretikaeinnahme mit der Folge von Elektrolytstörungen oder Ödembildung.
– Einnahme von Schilddrüsenhormonen mit der Folge von Thyreotoxikosen.
– Einnahme von Laxantien oder Enteritis-erzeugender Chemikalien.
– Einnahme oraler Antidiabetika oder Selbstinjektion von Insulin mit der Folge von hypoglykämischenSchocks.
– Einnahme von Kalzium- oder Kaliumpräparaten mit der Folge von Elektrolytstörungen.
– Nichteinnahme verordneter Medikamente (Eisenpräparate, Flektrolyte) mit der Folge entsprechender Mangelerscheinungen.
– Einnahme von Hypertonie- oder Hypotoniemedikamenten mit der Folge von aktuen Kreislaufstörungen.
– Einnahme zentral dämpfender Pharmaka.
– Einnahme von Stimulanzien einschl. Coffein mit der Folge von Erregungszuständen und Tachykardien.
– Einnahme großer Mengen von Zahnpasta mit der Folge von Fieber und Tachykardie.
– Einträufeln von Anticholinergika in das Auge mit der Folge von Pupillenstörungen.
– Einnahme von Nebennierenrindenhormonen mit der Folge von Cushing-artigen Krankheitsbildern.
– Einnahme bekannter Allergene mit der Folge anaphylaktischer Reaktionen.
– Einnahme von hepatotoxischen Substanzen.
– Einnahme von Frostschutzmittel (Etylenglykol) mit der Folge metabolischer Alkalose.

IV. Mechanische Manipulationen:
– Strangulationen mit Ödembildung, trophischen Störungen, Gangrän.
– Klopf- u. Schlageartefakte (Hämatome, chronisch-traumatisches Handödem).
– Zwangsruhigstellung von Extemitäten mit Kreislaufstörungen, Stoffwechselstörungen und Ödembildung.
– Unfallinszenierungen (Stürze, Autounfälle etc.).
– Lufteinspritzungen mit der Folge von Bindegewebsemphysemen.
– Mechanische Hautmanipulationen durch Reiben, Scheuern, etc.
– Haare ausreißen und Haare schlucken mit Bezoarbildung.
– Augenreiben mit der Folge von Hornhautläsionen.
– Chemische Manipulationen (Verätzungen von Haut oder Augen mit Säuren und Laugen).
– Thermische Manipulationen (Verbrennungen, Verbrühungen).

V. Schildern alarmierender Schmerzsymptome:
– Aktue Herzschmerzen.
– Akute Bauchschmerzen.
– Lungenschmerzen mit Husten.
– Gelenkschmerzen.
– Akute Unterbauchschmerzen an blinddarmtypischer Stelle.
– Akute Gallen- und Nierenkoliken.
– Ulkusschmerzen.
– Gynäkologische Schmerzen.

VI. Beschreiben angeblich beobachteter Alarmsymptome:
– Epileptische Anfälle.
– Bluthusten.
– Teerstuhl.
– Kopfschmerzattacken mit Bewußtlosigkeit.
– Herzrhythmusstörungen.
– Fieberschübe, Schüttelfrost.
– Lähmungen.
– Fallneigung.
– Schwindel.
– Harnblasenentleerungsstörungen.
– Absolute Obstipation.
– Erbrechen.
– Akute Halbseitensymptomatik.

VII. Manipulation von Meßwerten:
– Thermometermanipulation.
– Einbringen von Urinzusätzen (Speichel, Eiweiß, Blut, Kot).
– Einbringen von Sputumbeimischunen (Blut).
– Blutschlucken mit der Folge scheinbarer Teerstühle.
– Elektrodenmanipulation in der EKG-Ableitung.

sie wiederholen manchmal sehr konkret und buchstäblich die infantil erlittene Gewalt (Plassmann, 1986). Dies scheint insbcsondere für sexuellen Mißbrauch zu gelten, weil dieser später geschieht und deshalb komplexer symbolisiert werden kann. Den Patienten sind die Erinnerungen an die am eigenen Leibe erfahrene Gewalt später oft nicht bewußt zugänglich, sondern bleiben Teil eines abgespaltenen und verleugneten, lediglich am eigenen Körper ausgelebten Realitätsfragments. Besonders bei Patienten mit hämatologischen Artefakten muß an eine Inzestbiographie gedacht werden.

Der Arzt wird mit Krankheitsbeginn zur Übertragungsgestalt, mit der die gesamte Pathologie der Elternbeziehung wiederholt wird, insbesondere Abhängigkeit, Schmerzzufügung, Eindringen in den Körper, Körpermanipulation, gegenseitige Manipulation in der Beziehung, Verleugnung negativer Beziehungsaspekte, Unfähigkeit zur Trennung und Unfähigkeit zur sprachlichen Symbolisierung. Die Artefaktkrankheit hat den Charakter einer spontanen ungewollten Übertragungsneurose, an deren Aufrechterhaltung der Arzt auch viel Anteil hat (Plassmann, 1986).

5.6 Epidemiologie

Das Verhältnis von Frauen zu Männern unterscheidet sich in den einzelnen Altersklassen deutlich. In der Altersgruppe unter 20 haben die Frauen einen 9mal höheren Anteil, nur im Gesamtdurchschnitt ergibt sich ein Verhältnis von ca. 4:1. In der Altersgruppe bis 35 Jahren treten 78% der Fälle auf (Mayr, 1937). Die durchschnittliche Symptomdauer bis zum Behandlungsbeginn beträgt 4 Jahre (Plassmann 1991). Durchschnittlich 58% der publizierten Fälle von Artefaktkrankheit unter Ausschluß der Münchhausen-Syndrome hatten einen Helferberuf ergriffen. Typischerweise handelt es sich um Krankenschwestern, Schwesternhelferinnen, Laborberufe, Medizinstudenten, jedoch fast nie um Ärzte (Tab. 44-2).

Die Berufswahl muß als Aspekt des Krankheitsbildes gesehen werden. Die Patienten, meist Frauen, entscheiden sich für eine zunächst legale »körpermanipulatorische« Berufstätigkeit. Sie üben einen Teil dessen, was später zur Krankheit wird, als Beruf aus: Blutabnehmen, Injizieren, Medikamente geben etc.. Im Verlauf erfolgreicher Psychotherapien wenden sich fast alle Patientinnen von diesen Berufen ab, die sie dann als unerträglich eingreifend empfinden. Eine Patientin mit schwersten Augenartefakten beispielsweise, die zu Behandlungsbeginn noch als Arzthelferin gearbeitet hatte, geriet jedes Mal in einen Zustand von Depersonalisation und Panik, wenn sie bei Durchleuchtungen assistieren mußte. Sie erlebte dabei das grenzenlose Hineinblicken in einen anderen Menschen, welches sie mit ihren Augenartefakten, die sie schon halb blind gemacht hatten, gerade hatte verhindern wollen.

Die Rollenwahl im Gesundheitswesen kann oft als eine Reinszenierung der ursprünglichen Familiensituation gedeutet werden. Ärzte werden als idealisierte Elterngestalten erlebt, der medizinische Helferberuf repräsentiert die Kindposition dem Arzt gegenüber und später, nach Entwicklung des Krankheitsbildes repräsentiert die Rolle des Patienten auch die Opferposition, welche die Patienten als Kinder erlebt hatten.

Erkrankungshäufigkeit

Die Literatur besteht in der Regel aus Einzelfallpublikationen, die ganz überwiegend in den westlichen Ländern erschienen sind.

Die geschätzte Krankheitshäufigkeit hängt sehr von den untersuchten Kollektiven und von der angewandten Untersuchungsmethode ab. Die Auswertung von ca. 20000 dermatologischen Krankenakten (Mayr, 1959) ergab verschwindend geringe Zahlen diagnostizierter Artefaktfälle, weil nur die Diagnosehäufigkeit, nicht die Krankheitshäufigkeit ermittelt worden war. In dermatologischen Kliniken finden sich nach Gieler und Mitarbeitern (1987) ca. 1–2% Artefaktkranke, in allgemeinen Krankenhäusern ebenfalls ca. 2% (Lipsitt, 1982). In einer internistischen Klinik haben Aduan und Mitarbeiter (1979) unter Patienten mit unklarem Fieber 9% Artefaktfälle gefunden.

5.7 Persönlichkeitsstruktur und Psychodynamik

5.7.1 Testpsychologische Befunde

Ältere testpsychologische Untersuchungen mittels Rosenzweig-PFT, Farbpyramidentest und TAT an insgesamt 48 Patienten (44 Frauen und 4 Männer) stimmen überein in der Feststellung Ich-struktureller Störungen. Hervorgehoben werden die unvollständige Ich-Integration, die Fixierung von Spaltungsoperationen sowie masochistische Aggressionsverarbeitung mit starker autoaggressiver Tendenz und verminderte Impulskontrolle (Rauchfleich et al., 1983; Janus, 1972; Wilhlem und Hertel, 1961).

In TAT-Protokollen taucht praktisch immer das Thema körperliche Gewalt auf als Unfall, Operation, Vergewaltigungsszene oder auch als Mordversuch. In einem Drittel der Protokolle kommen Schilderungen von Selbstmordversuchen vor. Die Patienten treten dabei in 90% als Erleidende, als Opfer auf. Sie erleben eine stark negativ, feindselig und verfolgend gefärbte Außenwelt, die zum Projektionsfeld der eigenen aggressiven Impulse wird und der sich die Patienten hilflos ohnmächtig in einer passiv resignierenden Haltung ausgeliefert fühlten (Plassmann, 1991).

Der Narzißmusfragebogen nach Deneke und Müller (1984) läßt Aussagen über das Selbstkonzept, die Objektvorstellungen, die Objektbeziehungen, die Kränkungsverarbeitung und über Zustände eines dekompensierten Selbstwertsystems zu. Die Q-faktorenanalytische Auswertung der Selbstbeantwortungsfragebögen bei 18 Patienten ergab in der Mehrzahl eine Borderline-strukturierte Persönlichkeit, die Hälfte der Boderline-Patienten wiesen zusätzlich eine narzißtische Persönlichkeitsorganisation auf (Plassmann, 1991).

Tabelle 44-2 Die Artefaktkrankheit: epidemiologische Daten (n = 1070).

Helferberufe	Geschlecht	ø-Alter (Jahre)	Morbiditätsrate
58%	78% Frauen 22% Männer	20–30	0,058-9%

Die klinische Diagnostik, gestützt auf Exploration, psychoanalytische Interviews und Verlaufsbeobachtung ergibt bei 62% der Patienten eine Borderline-Struktur und bei weiteren 30% eine narzißtische Persönlichkeitsorganisation. Bei etwa 30% der Patienten finden sich Hinweise auf eine reifere, neurotische Persönlichkeitsstruktur im Sinne einer Doppelschichtigkeit. Dies sind oft Patienten mit hoher Behandlungsmotivation und gutem therapeutischen Verlauf im Sinne der benignen Artefaktkrankheit.

5.7.2 Psychoanalyse der Artefaktkrankheit

Ohne Zweifel ist die Suche nach dem unbewußten Sinn der Artefaktkrankheit nicht gleichzusetzen mit der Suche nach deren Ursache. Gerade bei langjährigen, malignen Verläufen wirken sich außer dem unbewußten Konflikt zusätzlich noch eine ganze Reihe von Eigengesetzlichkeiten aus, die zur Chronifizierung führen. Dennoch sind die wesentlichen Prozesse des Krankheitsverlaufs nur psychoanalytisch, d.h. durch Deutung unbewußter Vorgänge verständlich.

Psychoanalyse der Symptomauslösung

Hat man die Möglichkeit, in einer mehrwöchigen stationären Therapie die Erkrankungssituation zu rekonstruieren, so zeigen sich überraschende Gemeinsamkeiten. Bei ca. 75% der Patientinnen führte eine Kombination sexueller Ereignisse mit der Gefahr des Verlustes existentiell wichtiger Personen zu einer psychischen Katastrophe. Sehr symbiotisch mit ihren Müttern verbundene junge Frauen beispielsweise scheitern an der ersten sexuellen Männerbeziehung, die ein unbewußtes Tabu verletzt, entweder das der Ablösung von der Mutter, das Inzesttabu oder ein generelles Sexualitätsverbot.

Falls dieser erste Sexualkontakt als junge Frau durch einen sexuellen Übergriff innerhalb der Familie zustande kommt, so wird den Patientinnen ihr Weiblichsein als Schuld angelastet, die Mütter reagieren kalt und haßerfüllt, isolieren und verstoßen das Kind, oft ohne über den Grund ein Wort zu verlieren. In Partnerschaften oder Ehen versuchen einige Patientinnen später den Schein eines normalen Sexuallebens zu wahren, indem sie mit ihren Partnern verkehren oder sogar schwanger werden. Es kommt dann aber zu Fehlgeburten, Schwangerschaftsunterbrechungen, oder aber zur Geburt von Kindern, die allerdings von den Müttern nicht angenommen werden können, sondern als äußerste Gefahr empfunden werden. Das eigene Kind verlangt jene gute Mütterlichkeit, welche die Patientinnen in ihrer von Objektverlust und Gewalt geprägten eigenen Geschichte gerade nicht verinnerlichen konnten.

Die Tatsache, sexuellen Verkehr zu haben und schwanger zu sein, löst bei einem großen Teil der Patientinnen massive Inzestphantasien und Schuldgefühle aus. In der eigenen sexuellen Betätigung wird eine extreme Separationsangst von einer als allmächtig und mörderisch phantasierten Mutter erlebt, oft verbunden mit masochistischer Unterwerfung unter die Mutter und unter eine mißbrauchende Vatergestalt. Nach eben diesem Muster wird sich dann die spontane oder in der Therapie entwickelte Übertragung gestalten.

Einige psychoanalytische Langzeitbehandlungen haben ersten Aufschluß über den innerpsychischen Ablauf der Manipulationshandlung gegeben. Vor allem bei Patientinnen vom dissoziativen Pol der Artefaktkrankheit ist die Manipulationshandlung Teil eines mehrstufigen malignen, d.h. unkontrollierbaren Regressionsvorgangs. In einer anfänglichen *Prodromalphase* werden heftigste Affekte von Angst, Wut und Schuldgefühl, die aus der jeweiligen Auslösesituation stammen, erlebt und führen zu einem Depersonalisationszustand. Das Ich-Gefühl engt sich trancehaft auf bestimmte imperative Phantasien sadistisch-destruktiver oder inzestuöser Art ein. Der eigene Körper wird fremd oder nicht mehr wahrgenommen. Dieser Prodromalzustand kann Stunden oder Tage dauern und geht in die *Manipulationsphase* über, in der die imperativen Manipulationsphantasien nicht mehr kontrolliert werden können. Beispielsweise wird der eigene Körper als Körper der Mutter erlebt, nach dem das Kind wie nach einem Übergangsobjekt greift, in den es eindringt und mit dem es verschmilzt. Gleichzeitig ist der Körper das Kind, in den mit Gewalt eingedrungen wird. Diese gegensätzlichen Identifizierungen scheinen in raschem Wechsel zu oszillieren. Oft schlafen die Patienten nach der Manipulationsphase aus Erschöpfung, aber auch, weil die Vereinigung mit dem sadistischen Primärobjekt in der Manipulation gelungen ist, ein, so daß eine kurzfristige innere Entlastung eintritt. In der *Nachphase* besteht eine weitgehende Amnesie für die ausagierten Phantasien, für die Manipulationshandlung und auch für die Tatsache, in einem psychischen Ausnahmezustand gewesen zu sein.

Psychoanalyse der Arzt-Patient-Beziehung

Die Artefaktkrankheit ist dadurch gekennzeichnet, daß die Patienten ihr unbewußtes, hochpathologisches Elternbild gerade auf Ärzte übertragen. Die Dynamik der Arzt-Patient-Beziehung läßt sich deshalb als Reinszenierung einer traumatischen präödipalen Erfahrung verstehen. Die Wahl des Arztes als Übertragungsobjekt scheint von dem für die Medizin typischen und einzigartigen Spannungsbogen zwischen Helfen und Verletzen herzurühren. Von ganz besonderer Bedeutung ist dabei, daß die Medizin und der Arzt für die Patienten eine sprachlose Welt repräsentieren, in welcher aller Dialog nur über Handlung geschieht. Der Arzt weist deshalb aus der Sicht der Patienten typische Eigenschaften eines archaischen Primärobjektes auf, dem sich die Patienten ausliefern: Er ist ideal, sadistisch-allmächtig und präsymbolisch-unbegreiflich. Die Fixierung an den Arzt in der Artefaktkrankheit um den Preis körperlicher und seelischer Zerstörung wiederholt die innerpsychische Realität, daß die Patienten sich von diesem archaischen Primärobjekt nie gelöst haben. Das

Leben in der Welt des Krankenhauses als Dauerpatient wiederholt und verstärkt die ausweglose infantile Fixierung.

In der Phantasie der Patienten hat der Arzt seinen Beruf nur gewählt, um unter dem Deckmantel des Helfens den Körper seiner Patienten für seine sadistischen Bedürfnisse zu mißbrauchen. Hierin liegt das tiefe Geheimnis der Patienten. Sie »wissen«, daß Ärzte Sadisten sind, wie die Eltern auch. Sie »wissen« ebenfalls, daß dieser Gedanke nie gedacht oder gesprochen werden darf, weil es kein Leben mit dieser Wahrheit gibt. Jeder einzelne heimliche Körpermißbrauch drückt deshalb die tief empfundene unbewußte Loyalität und Identifizierung mit dem tötenden und mißbrauchenden Primärobjekt und zugleich seine Anklage aus. Die wirksamsten Mittel der Patienten, diesen destruktiven Persönlichkeitsanteil aus dem Eltern- und Selbstbild abzuspalten, sind der *Sprachverlust* und die *Projektion ins Körperliche*. Was nicht benannt wird, ist, ganz in der Tradition ihrer Herkunftsfamilien, auch nicht geschehen. Die Loyalität mit den mißbrauchenden Primärobjekten umfaßt deshalb auch den Symbolisierungsverzicht. Hierher rühren die für das Krankheitsbild charakteristische Verleugnung der Selbstmanipulation, die nie gesprochene Realität werden darf und die heftige Gegenwehr der meisten Patienten gegen eine psychotherapeutische, d.h. sprechende Behandlungsweise. Die Körpermanipulationskrisen der Patienten sind deshalb stets auch gewaltsame Angriffe auf den Arzt, der gezwungen werden soll, die Dimension des Sprechens aufzugeben und sich auf die Ebene des sprachlosen Manipulierens einzulassen.

Zur Psychoanalyse des Körperselbst

Artefaktpatienten regredieren in der Manipulationshandlung auf archaische körperbezogene Phantasien von psychosenaher Struktur. Die Existenz dieser Phantasiesysteme weist darauf hin, daß bei den Patienten Strukturstörungen im Körperselbst bestehen. Die psychische Repräsentanz des Körpers ist in Teilen abnorm.

- *Tote Zonen im Körperselbst:* In Zuständen tiefer Regression tauchen bei sehr schwer gestörten Patienten zeitweise Phantasien auf, der eigene Körper oder seine Teile seien tot. Solche Phantasien finden sich z.B. bei Patienten, die mit artifiziellen Geschwüren agieren. Das geschwürige Loch und das nekrotische Material symbolisieren den Bereich, in dem kein Leben ist, sondern ein »Loch im Körperselbst«. Es stellt das Nebeneinander und die Grenzzone zwischen Leben und Tod im eigenen Körper dar und darf nie ausheilen, weil das Tote zum Körperselbst der Patienten gehört und irgendwo seine Symbolisierung im Körper braucht. Die Phantasien der Patienten repräsentieren eine *tote Zone im Körperselbst*.
- *Fusionäre Zonen im Körperselbst:* Bei dieser Kategorie körperbezogener Phantasien scheint der Körper Bereiche zu haben in denen er keine Begrenzung hat, sondern offen ist. Die Augen werden beispielsweise, obwohl anatomisch nicht zutreffend, als Öffnungen phantasiert, als gleichsam *gläserne Zonen*, durch die verfolgende Blicke ohne Barriere ins Selbst eindringen können. Augenartefaktpatienten »blenden« diese Augen durch die Manipulation von Entzündungen und den ärztlicherseits angelegten Verband, um die »Öffnung im Selbst« zu schließen. Auch alle anderen physiologischen Öffnungen des Körpers, die für Aufnahme oder Abgabe anatomisch vorgesehen sind, können als *fusionäre Zonen* erlebt werden, so z.B. Ohr, Mund, Anus, Rektum und ganz besonders das weibliche Genitale. Bei Frauen ist die Phantasie des Genitales als Ort gewaltsamer fusionärer Entgrenzung durch sexuellen Angriff außerordentlich häufig. Es bietet sich hierfür die Benennung als *fusionär-inzestuöse Zone* oder als *symbiotisch-inzestuöse Zone* an (Plassmann, 1989).
- *Spaltungszonen im Körperselbst:* Eine weitere Kategorie von Phantasien beinhaltet die Vorstellung eines »guten« und eines »bösen« Bezirks im eigenen Körper. Prädilektionsstellen hierfür sind die paarigen Organe, besonders die Hände, Arme und Beine, aber auch die Ovarien oder die Augen als ebenfalls paarige Organe. Diese Patienten sind für Opferungsinszenierungen sehr anfällig, in denen das »böse Organ« aus dem Körper entfernt wird und nur das »Gute« verbleibt. Auch Körperteile, die normalerweise in einer aktiv-passiv-Beziehung zueinander stehen (Hand-Mund, Hand-Haut, Hand-Wunde, Hand-Genitale, Mund-Finger etc.) können zur Repräsentanz einer Spaltungsphantasie werden. Die gute Hand katheterisiert beispielsweise die »böse Blase«, die dann schmerzt, blutet und »sich« infiziert. Die entstandenen Körperschäden werden ausschließlich dem als negativ phantasierten passiven Körperteil zugeschrieben. Dieser scheint selbst die Destruktionen angerichtet zu haben, z.B. in Fällen von Wundmanipulation. In dieser aktiv-passiv-Spaltung, in welcher der passive Teil der Schuldige ist, scheint sich häufig eine ursprünglich interpersonale Szene früher Gewalterfahrungen der Patienten zu wiederholen mit dem Ergebnis einer *Spaltungszone im Körperselbst*.
- *Entwertungszonen im Körperselbst:* Besonders bei Patienten mit Artefakten im narzißtisch hoch besetzten Gesicht, aber auch an den Beinen (speziell im Bereich der Knie) fällt die Bedeutung der Zerstörungszonen als *Repräsentanz negativer Selbstanteile* auf. Manche Patientinnen mit hoher narzißtischer Besetzung von Kraft, Bewegung und Geschicklichkeit, die leidenschaftlich Leichtathletik, Kampfsportarten oder Turniertanz als Leistungssport betrieben hatten, entwickelten anläßlich von Sportverletzungen, welche ihre Leistungsfähigkeit beeinträchtigt hatten, Bein- und Knieartefakte von unglaublicher Destruktivität bis hin zur drohenden Beinamputation, die von den Patienten selbst gewünscht wurde. Für Patienten mit entstellenden Gesichtsartefakten wird häufig der Anblick des eigenen Spiegelbildes zur Auslöse-

situation für weitere Manipulationen. Der Spiegel gibt nicht das makellose, ideale Selbstbild wieder, sondern spiegelt die Schönheitsfehler, das Kleinheitsselbst. Solche pathologischen Phantasiebildungen können als *Entwertungszonen im Körperselbst* klassifiziert werden.

Typische Abwehrvorgänge

Psychisch inkompatible Phantasien, Erinnerungen und Affekte werden vom Artefaktpatienten habituell durch **Projektion und Abspaltung in den Körper** abgewehrt und dadurch in **pathologische Organwelten** (Plassmann, 1993) verwandelt. Der Körper wird gleichsam zur Deponie für psychisch Ungeklärtes benötigt, so daß sich eine normale Beziehung zum Körper nicht entwickeln kann. Die Manipulationshandlung zeigt die Regression in die körpergebundenen angstbesetzten Phantasien, also in die pathologische Organwelt. Sofort nach geschehener Manipulation phantasieren die Patienten aber wiederum den Körper als Urheber der Schädigung und nicht ihr eigenes Handeln.

Das Leben mit einer pathologischen Organwelt wird hier als Circulus vitiosus verständlich, aus dem die Patienten ohne Therapie keinen Ausweg finden. Der einzige zur Verfügung stehende wirksame Abwehrvorgang (Projektion und Abspaltung in den Körper) ist zugleich derjenige, der die Krankheit unterhält und die Voraussetzungen für den nächsten Rückfall schafft.

5.8 Therapie

5.8.1 Diagnosestellung

Eine Zimmervisite ist diagnostisch äußerst aufschlußreich, wenn Manipulationswerkzeuge wie Spritzen, Insulinfläschchen, toxische Substanzen etc. vermutet werden. Andererseits sind Durchsuchungen gegen den Willen des Patienten psychologisch und juristisch ebenso bedenklich wie heimliche Durchsuchungen in Abwesenheit, so daß die Zustimmung des Patienten eingeholt werden sollte.

Diagnostisch sehr hilfreich ist auch das »Erlebnis-Skotom« der Patienten für die Symptomentstehung. Die tatsächliche Symptomentstehung (die Manipulation) bildet mit allen subjektiven Erfahrungen einen von der Wahrnehmung und Mitteilung ausgeschlossenen blinden Fleck. Die stattdessen geschilderte falsche Erklärung ist nicht plausibel. Sie bleibt in jedem Fall unlogisch und vor allem ohne jede subjektive Evidenz sowohl für Patient wie für Interviewer.

Es hat sich allgemein die Auffassung durchgesetzt, daß die Patienten mit ihrer verleugneten Selbstmanipulation auf eine unaggressive und das Krankhafte akzeptierende Weise konfrontiert werden sollten. Die Diagnosestellung und Konfrontation beendet nicht die Behandlung, sondern ändert lediglich ihre Schwerpunkte. Bei einem solchen Vorgehen leugnen zwar ungefähr 60% der Patienten weiterhin die Selbstmanipulation, brechen jedoch aufgrund der unaggressiven Konfrontationsweise die therapeutische Beziehung nicht ab, psychische Krisenreaktionen treten ebenfalls selten auf (Reich und Gottfried, 1983). Vorteilhaft ist es auch, das Ausmaß der Konfrontation flexibel an den einzelnen Patienten anzupassen. Je bewußtseinsnäher die Tatsache der Manipulation dem Patienten ist, desto offener kann auch von seiten des Arztes damit umgegangen werden. Auf diese Weise scheinen immerhin ca. 30% der Patienten für eine Psychotherapie motivierbar zu sein (Freyberger et al., 1988).

Nach der Diagnosestellung ist ein psychosomatisches Konsil notwendig, um dem Patienten Gelegenheit zu einem Gespräch über psychisches Leiden zu geben und die Behandlungsmotivation einzuschätzen. In jedem Falle ergibt sich die Notwendigkeit einer Langzeitbehandlung, allerdings auf verschiedenen Wegen.

5.8.2 Langzeitbehandlung im Liaison-Modell

Eine konsiliarische psychotherapeutische Betreuung kann während des Aufenthalts in der jeweiligen medizinischen Klinik beginnen und als ambulante Behandlung weitergeführt werden. Wünschenswerterweise sollte der Patient durch alle weiteren Krankenhausaufenthalte in der selben Klinik therapeutisch begleitet werden. Einer solchen Liaison-Betreuung liegt die Einsicht zu Grunde, daß die Abhängigkeit der Patienten vom Krankenhaus akzeptiert werden muß, ebenso die Unfähigkeit, die Manipulationen ohne weiteres einzustellen.

Seitens des psychosomatisch betreuenden Therapeuten werden im Liaison-Modell erste Grenzsetzungen in bezug auf Manöver der Patienten möglich, die das therapeutische Setting gefährden können, beispielsweise Forderungen nach ständiger Präsenz des Therapeuten zu jeder Tages- und Nachtzeit oder nach unbegrenzter emotionaler Belastbarkeit des Therapeuten. Gleichzeitig muß das medizinische Stationsteam mit der noch vorhandenen Autodestruktivität des Patienten ohne Versuche leben, durch medizinische Radikalmaßnahmen auf somatischem Wege eine Wendung zu erzwingen. Die Versuchung, den Patienten zu »somatisieren« kann außerordentlich hoch sein, um der manchmal fast unerträglichen Mischung aus selbsterlebtem Ohnmachtsgefühl und Zorn zu entgehen. Ohne Zweifel sind der emotionalen Belastbarkeit eines Stationsteams in extremen Fällen Grenzen gesetzt. Balint-Gruppen und Supervision sind deshalb unverzichtbar.

Die Betreuung im Liaisonkonzept macht die unterschiedliche Entwicklungsfähigkeit der einzelnen Patienten erkennbar. Patienten mit maligner Artefaktkrankheit schonen das Stationsteam so wenig wie sich selbst. Die Bemühungen des betreuenden Teams, sich atraumatisch, sowohl im körperlichen wie im psychischen Sinne, zu verhalten, stoßen in diesen Fällen ohne Erfolg auf eine *negative therapeutische Reaktion*. Die negative Übertragung bleibt übermächtig, die Patienten müssen auf eine letztlich suizidale Weise ihre eigene Zerstörung inszenieren und sie versuchen, das Selbstwertgefühl der Behandler mitzuzerstören. Das Stationsteam muß in solchen Fällen die Identifikation mit dieser Übertragung vermeiden und sich nicht selbst für den malignen Verlauf verantwortlich machen. Manche Patienten haben allerdings noch an der Schwelle zum Tod nach der endgültigen Kapitulation der Ärzte in einer therapeutischen Katharsis kehrt gemacht, weil sie zum ersten Mal ihren eigenen *destruktiven Narzißmus* erkannt hatten (Kafka, 1991).

Patienten mit benigner Artefaktkrankheit können in der Phase der Liaisonbetreuung eine Psychisierung ihres Leidens mitvollziehen und in eine Psychotherapie vermittelt werden. Einige wenige Patienten finden von sich aus und ohne Körpermanipulationen zu erwähnen den Weg zum Psychotherapeuten und beginnen analytische Selbsterfahrung bis hin zu hochfrequenten Analysen.

5.8.3 Stationär-ambulante Langzeitbehandlung

Die Überweisung motivierter Patienten zu psychotherapeutischen Kliniken sollte im Bewußtsein erfolgen, daß nur eine Langzeitbehandlung aussichtsreich ist. In einer neueren Studie wurde deshalb einer Gruppe von 24 Patienten im Verlauf ihrer initialen klinischen Psychotherapie eine ambulante Weiterbehandlung ohne Zeitbegrenzung oder (bei extremen Anreisewegen) eine stationäre Intervallbehandlung angeboten. Immerhin 50% der Patienten haben dies akzeptiert, einige haben zu diesem Zweck ihren Wohnsitz in Kliniknähe verlegt (Plassmann, 1991).

Die stationäre Behandlungsmethode kann sich an den Modellen der Borderline-Therapie orientieren wie sie von Janssen (1987) oder Lohmer (1988) beschrieben worden sind. Vorrangig wichtige technische Parameter sind **Grenzsetzung** in bezug auf Körpermanipulationen, **Entwicklung eines symbolisierenden Ichs** und **Objektkonstanz.**

Lebensgefährlich manipulierende Patienten werden im regressionsfördernden Milieu der psychotherapeutischen Klinik mit hoher Wahrscheinlichkeit durch ihre Manipulationen in bedrohliche, potentiell tödliche Krisen geraten. Unter dieser Voraussetzung ist weder dem Patienten noch dem Therapeuten eine vertrauensvolle Annäherung an den therapeutischen Prozeß möglich, da jeder Konflikt mit der Gefahr einer tödlichen Regression verbunden ist. Solche Patienten sollten zu ihrem eigenen Schutz primär ambulant oder im Liaison-Modell behandelt werden.

Der Aufbau des Arbeitsbündnisses ist das wesentliche Ziel der *initialen klinischen Psychotherapie*, als Voraussetzung für eine anschließende Langzeitbehandlung. In der initialen klinischen Psychotherapie ist der Therapeut und die Klinik von Beginn an oder mit kurzer Verzögerung massiven Angriffen der Patienten ausgesetzt mit dem Ziel, den Therapeuten aus der sprechenden, distanzierten Beziehungsform in eine invasiv-manipulatorische Beziehung hinein

zu zwingen. Die initialen Manipulationskrisen haben zwar ohne Zweifel auch kommunikativen und reparativen Charakter. Sie teilen körperfusionäre, fusionär-inzestuöse oder Spaltungsphantasien über die Eltern-Kind-Beziehung mit. Sie haben auch reparativen Charakter, indem der Körper wie ein Übergangsobjekt oder auch zur Affektabfuhr gebraucht wird. Hauptsächlich sind die Manipulationen aber Angriffe auf das Angebot des Therapeuten, vom Handlungs- zum Sprachdialog überzugehen. Das Überhandnehmen körperlicher Krisen wird dem Patienten deshalb als mehr oder minder ausgeprägte Zerstörung des therapeutischen Prozesses klar benannt. Die Trennung von medizinischer und psychotherapeutischer Zuständigkeit kann sehr sinnvoll sein.

Eine Nähe-Distanz-Problematik ist bei den meisten Artefaktpatienten lange Zeit Hauptfokus der therapeutischen Arbeit und des Agierens. Die Patienten verschlechtern sich psychisch in Trennungszeiten vom Therapeuten, z.B. nachts, am Wochenende oder in urlaubsbedingten Unterbrechungen, ohne daß die Verschlechterung zunächst mit der therapeutischen Beziehung in Verbindung gebracht werden könnte. Wieder auftretende artifizielle Körperstörungen drücken die Verlassenheitssituation aus. Der Körper wird zum Surrogat eines Objektes, welches in Trennungszeiten an die Stelle des Therapeuten tritt. Mit dem Körper werden dabei die Vorstufen des noch nicht möglichen depressiven Getrenntheitserlebens praktiziert, in dem der Körper zum symbiotischen Objekt und zum Übergangsobjekt wird anstelle des unerreichbaren Therapeuten, dem diese Wünsche eigentlich gelten.

Das Sprechen und Reflektieren dieser Aspekte trägt einerseits dazu bei, durch Auswertung der Erfahrungen in der Realität den optimalen »Abstand« zum Therapeuten zu finden, noch wichtiger aber stellt die Reflexion als solche einen inneren Abstand zum Geschehen durch sprachliche Symbolisierung her, so daß die Nähe-Distanz-Problematik zunehmend weniger agiert werden muß. Wenn die Behandlung gut geht, entwickelt sich ein beobachtendes und symbolisierendes Ich durch Introjektion des therapeutischen Prozesses und durch Identifikation mit der Tätigkeit des Therapeuten.

Die initiale klinische Psychotherapie endet aber fast immer in einer Manipulationskrise, die den Therapeuten und die psychotherapeutische Klinik zur Kapitulation in Gestalt einer Verlegung in eine medizinische Klinik zwingt. Die Patienten können dabei allerdings häufig erstmals erfahren, daß sie *sich selbst* durch ihre Manipulationen etwas Wertvolles genommen haben, nämlich den therapeutischen Kontakt. Anschließende stationär-psychotherapeutische Behandlungen oder ambulante Langzeittherapien verlaufen von diesem Wendepunkt an wesentlich krisenärmer. In 50% bricht allerdings nach der initialen klinischen Psychotherapie der Kontakt ab (Plassmann, 1991). Katamnestische Studien über den weiteren Verlauf solcher Patienten liegen noch nicht vor.

Sofern eine mehrjährige ambulante Einzelpsychotherapie mit 1–2 Wochenstunden in Gang kommt, haben krisenhaft wiederauftretende artifizielle Symptome praktisch immer den Charakter einer ausagierten negativen Übertragung. Das Erleben des Therapeuten als negative Muttergestalt oder auf einer etwas reiferen Ebene als negative inzestuös agierende Vatergestalt, baut sich auf und gipfelt in der Körpermanipulation, sofern die Entwicklung nicht rechtzeitig verstanden und durchgearbeitet wird. Das Ansprechen der negativen Übertragung ist außerordentlich wichtig. Damit wird dem Patienten die Gewißheit vermittelt, daß die negativen Affekte durch Symbolisierung bewältigt werden können und nicht regressiv in einer Körpermanipulation verarbeitet werden müssen. Dazu ist allerdings erforderlich, daß der Therapeut dem negativen Anteil an der Beziehung tatsächlich einigermaßen angstfrei begegnen kann. Der Therapeut kann stattdessen sehr in Versuchung sein, die in ihm selbst aufsteigende Wut seinerseits zu verleugnen und sie auf den Patienten zu projizieren. Dieser wird dann als böses, aggressives, nicht liebenswertes Kind phantasiert und entsprechend behandelt. Diese typische Übertragungs-/Gegenübertragungskonstellation führt fast zwingend zu einem Artefakt.

Je mehr bedrohliche Aspekte der therapeutischen Beziehung in sprachlich symbolisierter Weise mitgeteilt werden, um so mehr reduziert sich in langen Behandlungen wie in einer gedämpften Schwingung die Tiefe der jeweiligen regressiven Bewegung.

Der Beginn der *Trennungsphase* in der Langzeittherapie zeigt sich daran, daß die Patienten imstande sind, abgegrenzte und ambivalente Beziehungen aufzunehmen und auch selbst zu regulieren. Die therapeutische Beziehung wird dadurch vom alleinigen Bezugspunkt zu einem von mehreren Lebensbereichen, der allerdings seinen Modellcharakter behält. In dieser Trennungsphase kann eine Reduktion der Stundenfrequenz möglich und sinnvoll sein.

6 Zusammenfassung

Die Suche nach definierbaren Krankheitseinheiten hat auf dem Gebiet selbstinduzierter Krankheiten besondere Probleme bereitet, die teilweise noch bestehen. Bei einem eher organmedizinisch orientierten Denken sind körperliche Störungen etwas Erlittenes, bei dessen Abwehr oder Heilung der Arzt hilft. Ein selbst zugefügter Schaden erscheint hingegen als Nicht-Krankheit, der Kranke ist nicht »patiens«, sondern Aggressor. Artefakte erkennen hieß deshalb lange, den Patienten als nicht wirklich krank anzusehen und ihn aus dem medizinischen Versorgungssystem auszugrenzen. Dies wurde noch dadurch verstärkt, daß die Patienten nicht nur zur Autodestruktion, sondern auch zur Täuschung des Arztes über die Ursachen ihrer körperlichen Störungen neigen. Mittlerweile hat sich allerdings die Erkenntnis durchgesetzt, daß verleugnete autoaggressive Impulse Ausdruck psychischer Störungen sind und nicht Ausdruck eines moralisch zu verurteilenden, eher delinquenten Fehlverhaltens.

Aus dem ursprünglichen unspezifischen Ausdruck »Artefakt« haben sich mittlerweile vier Krankheitseinheiten herausdifferenziert, die miteinander verwandt sind: Artefaktkrankheit, offene Selbstbeschädigung, Münchhausen-Syndrom, Münchhausen-by-proxy-Syndrom. Zum einen liegt ihnen eine *schwere Störung in der Beziehung zum Körper* zu Grunde, zweitens haben diese Krankheiten gemeinsam, daß sich eine jeweils für das Krankheitsbild *typische Beziehungspathologie* im Umgang mit dem Gesundheitswesen und speziell mit dem Arzt entwickelt. Diese Dynamik ist Teil des Krankheitsbildes und nötigt den Arzt, seine eigene Verstrickung in die Pathologie der Patienten im Auge zu behalten.

Beide Teilphänomene der Krankheitsbilder (Beziehungsstörung zum Körper, Beziehungsstörung zum Arzt) stehen in einem inneren, ätiologischen Zusammenhang. Sie spiegeln die frühe Kindheitserfahrung der Patienten wieder, in denen sich in vielen Fällen körperliche Gewalt und auch sexueller Mißbrauch als kumulatives, wiederkehrendes Trauma nachweisen läßt. Weil der physische Mißbrauch in solchen Familien von allen Beteiligten psychisch abgespalten, geleugnet und oft als Schuld des Kindes oder des kindlichen Körpers uminterpretiert wird, entwickeln die Patienten das klinische Bild der *heimlichen Selbstmißhandlung,* (Plassmann, 1986), Synonym *artifizielle Krankheit.* Sie müssen sich selbst und den Arzt über die Tatsache ihrer autodestruktiven Impulse täuschen.

Bei Münchhausen-Patienten kommt zur körperlichen Traumatisierung mit großer Wahrscheinlichkeit eine gravierende Verletzung des kindlichen Selbstwertgefühls hinzu mit der Folge einer *narzißtischen Persönlichkeitsstörung.* Die Patienten bleiben süchtig abhängig von Aufmerksamkeit, Interesse und Anerkennung, die sie für ihre erfundenen oder manipulierten Krankheiten jeweils nur kurz bekommen und nach Diagnosestellung wieder verlieren.

In psychoanalytischen Langzeitbehandlungen von Artefaktpatienten haben sich die Erkenntnisse über die Störungen des Körpererlebens erweitern lassen. Versteht man die Summe der Vorstellungen über den Körper als **Körperselbst**, so lassen sich bei Artefaktpatienten **pathologische Zonen im Körperselbst** feststellen. Sie enthalten psychosenahe körperbezogene Vorstellungen, die oft an bestimmte Körperregionen oder bestimmte Handlungen gebunden sind. In solchen *toten Zonen, fusionären Zonen, Spaltungs- und Entwertungszonen des Körperselbst* ist die psychische Repräsentanz des Körpers strukturell geschädigt.

Medizinische Behandlung der Patienten, so sorgfältig und aufwendig sie auch betrieben wird, führt erfahrungsgemäß nicht zur Besserung, sondern zur Chronifizierung. Therapeutisches Ziel ist deshalb die Motivation der Patienten für eine Psychotherapie. Im Falle der *Münchhausen-Syndrome* liegen kaum Behandlungserfahrungen oder Behandlungserfolge vor, da die Patienten fast niemals für eine Psychotherapie motivierbar sind. Patienten mit *offener Selbstbeschädigung* sind meist primär in psychiatrischer Behandlung und es können psychoanalytische Langzeitbehandlungen stationär und ambulant eingeleitet werden, die trotz hoher Behandlungsschwierigkeit und langer Behandlungsdauer erfolgreich verlaufen können.

Bei Artefaktpatienten muß zunächst eine längere Phase der Motivierung erfolgen, da sie sich nicht als psychisch behandlungsbedürftig betrachten. Es hat sich bewährt, die Patienten klar mit der psychischen Bedingtheit ihrer körperlichen Störungen zu konfrontieren und ihnen eindeutig psychotherapeutische Hilfe zu empfehlen. Die Tatsache der Selbstmanipulation ist für die meisten Patienten nicht bewußtseinsfähig, so daß ihnen ein Geständnis oder auch nur eine Zustimmung aus psychischen Gründen nicht möglich ist. Eine harte, aggressiv durchgeführte Konfrontation bringt deshalb keinen therapeutischen Gewinn.

Für Psychotherpie motivierbar sind vor allem solche Patienten, die selbst begonnen haben, um ihre Gesundheit oder sogar um ihr Leben zu fürchten und deshalb auf der Suche nach Hilfe und Veränderung sind. Behandlungserfolge haben sich mit stationär-ambulanter Langzeitpsychotherapie erreichen lassen. Nach initialer klinischer Psychotherapie bleiben die Patienten in mehrjähriger ambulanter Weiterbehandlung oder Intervallbehandlung unter Einsatz

therapeutischer Methoden der psychoanalytischen Borderline-Behandlung mit einigen behandlungstechnischen Parametern. Wichtig sind Vermeidung ärztlicher Manipulationen am Körper des Patienten, Objektkonstanz durch niederfrequente Langzeittherapie, systematische Förderung der reflektierenden Ich-Funktion und Förderung triangulärer Beziehungsstrukturen durch therapeutische Mehrpersonensysteme und durch Supervision.

Es verbleibt trotz sorgfältigen Vorgehens bei Konfrontation und Motivation ein nicht unerheblicher Teil der Patienten, die durch Psychotherapie nicht erreichbar sind. Sie zwingen die Organmediziner durch fortgesetzte Manipulationen zum Tätigwerden und erzeugen in den zuständigen Abteilungen nicht selten unerträgliche affektive Spannungszustände. Einige Patienten aus dieser Gruppe führen mittels ihrer Körpermanipulation letztlich ihre eigene Vernichtung in einem für sie selbst und ihre Behandler qualvollen Geschehen herbei. Sie müssen als chronisch suizidal eingestuft werden. In solchen Fällen sind Konzepte der Liaison-Betreuung mit Einsatz stützend psychotherapeutischer Verfahren und mit dem Versuch einer antidepressiven medikamentösen Behandlung notwendig. Auch diese stützende Betreuung vor Ort bedarf langfristiger Konzepte über Monate und Jahre, so daß sich konstante therapeutische Beziehungen bilden können und das Labilisieren der Patienten durch fortwährendes Weitervermitteln beendet wird.

KAPITEL 45

Adipositas

Albert J. Stunkard und Volker Pudel
neubearbeitet von Volker Pudel

Patientengeschichte

Frau M., 46 Jahre, Hausfrau, verheiratet, zwei Kinder (18, 24), Ehemann Geschäftsführer in einem Kaufhaus, 170 cm groß, 85 kg, guter Allgemeinzustand, 330 mg% Gesamtcholesterin im Serum. Gewichtsdiagnose, »Body-Maß-Index« (BMI) 29,4 sowie die Hypercholesterinämie ergeben die Indikation zur Gewichtsabnahme.

Frau M. leidet stark unter ihrem Übergewicht. Sie berichtet von mindestens 8 Diätversuchen mit immer gleichem Ablauf: kurzfristiger Anfangserfolg, dann Abbruch und Gewichtszunahme über das Ausgangsgewicht. Sie sei schon immer »kräftig« gewesen, auch in der Jugend. Schließlich habe sie auch eine dicke Mutter, die mit 52 Jahren an einem Schlaganfall verstorben sei. Gewichtszunahmen von einmal 8, dann von 12 Kilo seien nach dem ersten bzw. zweiten Kind aufgetreten. In Streßsituationen müsse sie immer essen, das sei wie ein unwiderstehlicher Zwang. Ihr Mann äußere sich nie zu ihrem Gewicht. Sie glaube aber, daß er mit ihrem Aussehen unzufrieden sei, da er sie seit Jahren nicht mehr zu geschäftlichen Repräsentationsanlässen mitnehme. Ihr Mann (182 cm, 76 kg) sei, im Gegensatz zu ihr, ein ausgesprochen guter Esser. Darum falle es ihr auch schwer, sich beim Essen zurückzuhalten, weil sie immer ordentliche Portionen auf den Tisch bringen müsse. Sie esse aber bewußt so wenig, daß sie sich nicht erklären könne, warum sie »so dick« sei. Sicher sei sie ein »guter Futterverwerter«.

Ein 7-Tage-Protokoll ergibt 2200 kcal/d, davon 44% Fett (106 Gramm), 42% KH, 14% Protein. Ballaststoffe bei 16 Gramm, Zuckeranteil bei 80 Gramm, Alkohol 56 Gramm pro Tag. Hauptfettlieferanten: Streichfette 30, Wurst 26, Milch/Käse 22, Süßigkeiten 14 Gramm Fett/Tag.

Die diätetischen Ziele der Therapie sind eindeutig: Fett auf 30% absenken, KH steigern, Zuckeranteil und Alkohol reduzieren. Im ersten Schritt trainiert die Patientin, die Streichfette einzusparen und fettreduzierte Wurst und Käse zu verwenden, sowie ihre Brotmaschine 3 Millimeter weiter zu stellen. Sie führt eine Strichliste über ihre Gläser Wein (0,1 l) mit zunächst 30 Strichen/Woche. Süßigkeiten ohne Fett sind ausdrücklich »erlaubt« (Beispiele für flexible Kontrolle). Das psychologische Programm umfaßt zunächst ein gemeinsames Gespräch mit ihrem Mann, der tatsächlich ihr Übergewicht kritisiert, aber signalisiert, seine Frau zu unterstützen. Ein gemeinsamer wöchentlicher Restaurantbesuch (Salatteller) wird vereinbart. Frau M. wird darüber nachdenken, welche Aufgabe sie in Zukunft, da ihre Kinder aus dem Haus sind, stärker in Anspruch nehmen können. Entspannungsübungen werden geplant. Zudem sollte ein Selbstbehauptungstraining absolviert werden. Wöchentliche Gewichts- und Cholesterinbestimmungen zur Bestätigung des Erfolges bei der geänderten Ernährung erfolgen.

Frau M. nahm in 3 Monaten fast 10 Kilo ab, dann stagnierte das Gewicht. Ihr Gesamtcholesterin sank auf 240 mg%. Sie hatte gelernt, sichtbares Fett zu meiden, fettärmer zu kochen, größere Kartoffel- und Gemüseportionen zu essen. Ihr Mann nahm übrigens drei Kilo ab. Ihre psychische Situation stabilisierte sich durch ihr erfolgreiches aktives Wirken bei den Landfrauen, bei denen sie schnell als Ernährungsexpertin galt.

---

1 Definition

Adipositas ist durch übermäßige Anhäufung von Fett im Körper charakterisiert. Der ebenfalls gebräuchliche Terminus »Fettsucht« stellt die Adipositas unzureichend als polaren Gegensatz zur Magersucht heraus, kennzeichnet jeden Adipösen vorschnell als »Süchtigen« und wirkt überdies im Sprachgebrauch diskriminierend. Die Bezeichnung »Adipositas« wird daher vorgezogen (Pudel, 1982).

Als Orientierungsgröße zur Klassifikation des Gewichts diente das Broca-Referenzgewicht, das auch als **Normalgewicht** bezeichnet wurde. Es basiert auf der Körpergröße nach der Formel: Broca-Referenzgewicht [kg] = Körpergröße [cm] – 100. Ein Überschreiten von 20% des Normalgewichts führte zur Diagnose einer Adipositas. Dieser Index gibt im Einzelfall jedoch nur eine grobe Orientierung, außerdem kann diese Formel nur bei Menschen mit durchschnittlicher Körpergröße sinnvoll angewendet werden. International hat sich inzwischen zur Klassifikation der Körper-Massen-Index (BMI = Body-Mass-Index) durchgesetzt, der jeweils verschiedene **Gewichtsbereiche** definiert und eine auch im Einzelfall zutreffende Einschätzung ermöglicht. Berechnet wird der BMI nach der Formel:

$$BMI = \frac{\text{Körpergewicht [kg]}}{\text{Körpergröße [m}^2\text{]}} = \frac{85 \text{ kg}}{1,70 \text{ m}^2} = 29,4$$

Folgende Grenzbereiche wurden festgelegt (Bray, 1978):

weiblich BMI	männlich BMI	Bewertung
• < 19	< 20	Untergewicht
• 19–24	20–25	Normalgewicht
• 24–30	25–30	Übergewicht
• 30–40	30–40	Adipositas
• > 40	> 40	massive Adipositas

Eine unbedingte Indikation zur Gewichtsreduktion besteht, wenn der BMI über 30 liegt. Bei Übergewicht mittleren Grades (BMI = 25–30) ist eine Gewichtsreduktion angezeigt, wenn Risikofaktoren, wie Hypertonie, Hyperlipidämien oder Diabetes manifest sind.

Genauere Methoden zur Bestimmung des Fettanteils am Körpergewicht werden in der Wissenschaft angewendet, sie sind jedoch für die Praxis zu aufwendig. Für die Therapieindikation reicht der Körper-Massen-Index aus, zumal auch die einfache Regel für die meisten klinischen Zwecke ausreicht: »Menschen, die fett aussehen, sind fett«.

2 Risikofaktor

Aufgrund ihrer ungünstigen Auswirkungen auf die körperliche Gesundheit und das psychische Wohlbefinden des Menschen ist die Adipositas in den Blickpunkt einer Reihe von medizinischen, psychologischen und sozialmedizinischen Präventions- und Therapiemaßnahmen gerückt. (Ausführlichere Darstellungen finden sich u.a. bei Barrett-Connor, 1985; Bray, 1986; Keys, 1980 und Wolfram, 1990.)

An erster Stelle der gesundheitlichen Risiken ist das erhöhte **Mortalitätsrisiko** von Adipösen zu nennen, auf das zuerst und schon sehr früh zu Beginn des Jahrhunderts durch die statistischen Untersuchungen der amerikanischen Lebensversicherungsgesellschaften hingewiesen wurde (Medico-Acturial Mortality Investigation, 1912). Weitere Bestätigung fanden diese frühen Resultate dann durch die Lebensversicherungsstudien von 1959 und 1979 (Society of Actuaries, 1960, 1979).

Nach diesen Statistiken steigt das Mortalitätsrisiko der Versicherten ab einem BMI von 25 kontinuierlich an. Eine erhöhte Mortalität bei *massivem* Übergewicht wurde in den Untersuchungen von Drenick und Mitarbeitern (1980) und in der umfangreichen Studie der American Cancer Society (Lew und Garfinkel, 1979) gefunden. Danach muß als gesichert gelten, daß Adipositas ein erhöhtes Mortalitätsrisiko darstellt. Unklar bislang jedoch bleibt, welchen exakten Verlauf die Beziehungsfunktion zwischen Übergewicht und Risikoanstieg hat, d.h. ab welchem Grad besteht ein meßbar relevantes Risiko, das im Einzelfall die Indikation zur Gewichtsreduktion zwingend nahelegt.

Eindeutiger abgesichert ist die Bedeutung von Übergewicht als Risikofaktor für erhöhte Morbidität, insbesondere für kardiovaskuläre Erkrankungen und Belastungen des Bewegungsapparates. Besondere Bedeutung hat hier die als prospektive Studie angelegte *Framingham-Studie* (Higgins et al., 1988). Bei einer Analyse der Todesfälle nach 26 Jahren (Hubert et al., 1983; Garrison et al., 1983) und zum 30-Jahre-*Follow-up* (Garrison und Castelli, 1985) zeigte sich, daß der Grad an Übergewicht zu Beginn der Studie ein unabhängiger Prädiktor für koronare Erkrankungen und Tod infolge koronarer Erkrankungen war.

Neuerdings wird zunehmend die Bedeutung des **Fettverteilungsmusters** als unabhänger Risikofaktor für kardiovaskuläre Erkrankungen wieder diskutiert. Von Vague war 1947 und dann nochmals 1950 bereits eine Unterteilung in zwei verschiedene Unterformen der Adipositas vorgeschlagen worden:
– eine *androide* Form, wie sie vor allem bei Männern mit abdomineller Fettablagerung zu beobachten ist,
– eine *gynoide* Form, die häufig bei Frauen zu finden ist, mit einer Fettgewebsansammlung vor allem an Hüften und Oberschenkeln.

Für die androide Form der Adipositas werden auch die Begriffe abdominell, zentral, stammbetont oder »upper body« gebraucht, für die gynoide Form die Synonyme gluteal-femoral, peripher, hüftbetont oder »lower body« (Hauner und Pfeiffer, 1989). Bereits von Vague (1950) stammte auch die Beobachtung, daß vor allem die androide, weniger aber die gynoide Adipositas mit Stoffwechselstörungen einhergeht.

Ein sehr einfaches Maß zur Charakterisierung des Fettverteilungsmusters ist der Quotient aus Taillen- und Hüft-Umfang (»waist-to-hip-ratio« = WHR). In der »Göteburg-Studie von Männern, die 1913 geboren wurden«, konnte gezeigt werden, daß nicht das Ausmaß an Übergewicht, erfaßt durch den BMI, sondern der WHR ein guter Prädiktor für die Sterberate, die Häufigkeit von Schlaganfällen sowie kardiovaskulären Erkrankungen ist (Larsson et al., 1984). Auch die Häufigkeit von Diabetes nach 13,5 Jahren konnte durch die Kombination von BMI und WHR gut vorhergesagt werden (Ohlson et al., 1985). Diesen Einfluß des Fettverteilungsmusters, erfaßt durch das einfache Maß des »waist-hip-ratio«, auf die Überlebenschance und das Risiko von Herz-Kreislauf-Erkrankungen bestätigte sich ebenfalls beim 12jährigen Follow-up der Göteborg-Frauen-Studie (Lapidus et al., 1984).

3 Epidemiologie

Selten, wenn überhaupt, hat in der Geschichte der Menschheit ein Volk für längere Zeit mehr als gerade genug zu essen gehabt. Infolgedessen ist Adipositas im Verlauf der Jahrhunderte wie in vielen unterentwickelten Ländern noch heute, auf die privilegierten Schichten beschränkt. In vielen Kulturen ist sie sogar ein Statussymbol. Unter diesen Umständen müßte man annehmen, daß Adipositas in privilegierten Gruppen häufiger ist. Wie wir sehen werden, trifft dies für eine Reihe von Kulturen zu. Aber bei westlichen Überflußgesellschaften ist meist das Gegenteil richtig. Die Beziehung zwischen sozialen Faktoren und Adipositas ist faszinierend und zeigt den außergewöhnlichen Einfluß dieser Faktoren.

Die verfügbaren Daten lassen vermuten, daß in den USA bei 35% der Männer und bei 40% der Frauen der Häufigkeitsgipfel für die Adipositas bei 40 Jahren liegt. Während der letzten 30 Jahre hat die Häufigkeit bei den Männern zugenommen, während sie bei den Frauen anscheinend unverändert blieb. Untersuchungen an kleineren Gruppen mit zuverlässigeren Daten zeigen, daß das Alter von erheblichem Einfluß auf die Häufigkeit der Adipositas ist, mit einem monotonen Anstieg der Häufigkeit zwischen der Kindheit und dem 40. und einem doppelt so großen Anstieg zwischen dem 20. und dem 50. Lebensjahr. Mit 50 fällt die Häufigkeitskurve steil ab, wahrscheinlich weil bei älteren adipösen Menschen eine sehr hohe Mortalität durch kardiovaskuläre Erkrankungen besteht. Hier muß betont werden, daß Untersuchungen, die nur das Größe-Gewichts-Kriterium anwenden, ziemlich sicher die Häufigkeit der Adipositas bei älteren Menschen unterschätzen, weil der Fettgehalt des Körpers mit dem Alter pro Gewichtseinheit zunimmt. Neuere und genauere Methoden, das Körperfett zu bestimmen, wie die Messung der Hautfaltendicke, werden vermutlich bald zuverlässigere Angaben liefern. Bei Vergleichen der beiden Geschlechter zeigt sich immer wieder eine größere Häufigkeit der Adipositas bei Frauen. Dieser Unterschied ist besonders nach dem 50. Lebensjahr deutlich, weil adipöse Männer dieser Altersgruppe eine höhere Mortalität haben.

Zur Prävalenz von Übergewicht und Adipositas in der Bundesrepublik Deutschland liegen Daten aus verschiedenen Repräsentativuntersuchungen vor (DGE, 1980a; Bergmann et al., 1989, Westenhöfer und Pudel, 1990; Nationale Verzehrstudie, NVS, 1991).

Die Erhebungen weisen – je nach Alter – zwischen 5 und 20% der Bevölkerung als adipös aus, wobei die jeweils höchste Prävalenz der Adipositas in der Altersgruppe 45 bis 64 Jahre zu finden ist. Ein Übergewicht mittleren Grades (BMI 25/30) findet sich in großen Bevölkerungskreisen mit einer Prävalenz zwischen ca. 20% und 60%. Die Unterschiede zwischen den neuen und alten Bundesländern sind eher gering. Bemerkenswert ist der vergleichsweise hohe Anteil von Menschen unter 34 Jahren, die untergewichtig sind.

Die Midtown-Studie enthüllte auf dramatische Weise einen unerwarteten Einfluß sozialer Faktoren auf die Häufigkeit der Adipositas (Stunkard, 1975). Diese sozialen Faktoren waren von so starkem Einfluß, daß jede einzelne der untersuchten Variablen zu der Häufigkeit von Adipositas in Beziehung stand. Den größten Einfluß hatte die soziale Schicht bzw. der sozioökonomische Status. Diese Variable wurde durch eine einfache Bezugsgröße ermittelt, die auf der Beschäftigung, der Schulbildung, dem Einkommen und der monatlichen Miete basierte und in »niedrig«, »mittel« und »hoch« unterteilt war.

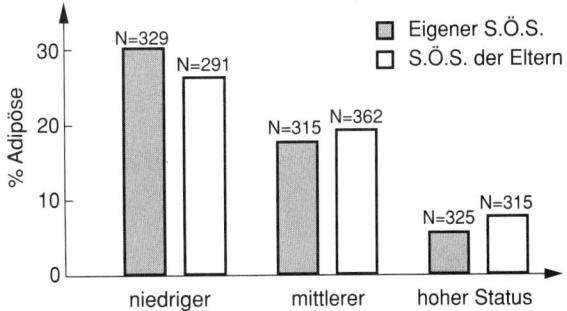

Abb. 45-1 *Adipositas und sozioökonomischer Status (S.Ö.S.) bei Frauen.*

Zwischen der Höhe des sozioökonomischen Status und der Häufigkeit von Adipositas wurde eine deutlich gegensätzliche Beziehung festgestellt. Abbildung 45-1 zeigt, daß 30% der Frauen mit niedrigem sozioökonomischen Status adipös waren. 16% der Frauen mit mittlerem Status und nur 5% der Gruppe mit dem höchsten Status. Einfach ausgedrückt, Adipositas ist bei Frauen mit niedrigem Status sechsmal häufiger als bei Frauen mit hohem Status. Als man den sozioökonomischen Status in 12 Klassen teilte, was die Fülle der Daten erlaubte, wurde der Unterschied zwischen der untersten und der obersten Klasse sogar noch größer – von etwa 2% in der obersten zu 37% in der untersten Klasse. Eine ähnliche, aber weniger eindrucksvolle Relation fand sich bei den Männern. Bei Männern mit niedrigem sozioökonomischem Status fand man z.B. bei 32% eine Adipositas im Vergleich zu 16% bei Männern der Oberschicht.

Zwei Feststellungen legen nahe, daß diesen Korrelationen eine kausale Beziehung zugrunde liegt. Erstens, wie Abbildung 45-1 zeigt, war die soziale Schicht der Eltern fast so eng mit Adipositas verbunden wie die soziale Schicht der Person selbst. Obwohl die Adipositas eines Menschen natürlich einen Einfluß auf seinen sozialen Status gehabt haben kann, ist es kaum denkbar, daß sie den sozialen Status der Eltern beeinflußt hat. Zweitens, Adipositas ist bereits bei Kindern der Unterschicht viel häufiger als bei Kindern der Oberschicht; signifikante Unterschiede zeigen sich schon bei Sechsjährigen (Stunkard et al., 1972).

Mehrere Untersuchungen über die Verbreitung von Adipositas in anderen Ländern zeigten, daß der Einfluß der sozialen Faktoren kein ausschließlich amerikanisches Phänomen ist. Zwei Arbeiten aus England beschreiben die gleiche Beziehung zwischen sozioökonomischem Status und Adipositas bei Frauen wie die Manhattan-Studie. Silverstone et al. (1969) fanden, daß Adipositas fast doppelt so häufig war bei Frauen mit niedrigem sozioökonomischen Status wie bei Frauen mit hohem Status. Baird et al. (1974) bestätigen diese Beziehung in einer Studie an 1334 Personen in London.

Zu nahezu gleichen Ergebnissen kommt eine repräsentative Studie für die Bundesrepublik Deutschland aus dem Jahre 1979 (Ernährungsbericht 1980). Tabelle 45-1 belegt, daß insbesondere Frauen mit Volksschulabschluß in 40%

Tab. 45-1 Verteilung des relativen Übergewichts in der Bundesrepublik Deutschland in Abhängigkeit der Schulbildung als Indikator der sozialen Schicht. Die Daten basieren auf einer repräsentativen Erhebung einer Stichprobe von 1920 Personen, die gewogen und gemessen wurden. Zeitpunkt der Erhebung: 1979.

Schulabschluß	Geschlecht	unter 15% Broca-Ref. Gew.	−15% bis −5% Broca-Ref. Gew.	−5% bis +5% Broca-Ref. Gew.	+5% bis +15% Broca-Ref. Gew.	über 15% Broca-Ref. Gew.
Volksschule	männlich	7,4%	17,2%	29,0%	26,3%	20,1%
	weiblich	12,9%	21,6%	23,7%	17,9%	23,9%
	Gesamt	10,7%	19,6%	25,8%	21,4%	22,5%
weiterführende Schule	männlich	21,0%	38,0%	20,0%	8,3%	12,7%
	weiblich	25,0%	36,2%	20,5%	12,6%	5,7%
,	Gesamt	23,1%	37,2%	20,4%	10,8%	8,5%
Abitur/Hochschule	männlich	18,8%	34,7%	23,2%	17,0%	6,3%
	weiblich	50,1%	33,3%	10,6%	4,5%	1,5%
	Gesamt	30,3%	34,3%	18,5%	12,4%	4,5%

aller Fälle zum Übergewicht neigen, während nur 6% der Frauen mit Abitur unter Übergewicht leiden. Ebenfalls aufzeigbar, aber weniger deutlich ausgeprägt, ist diese Beziehung bei der männlichen Bevölkerung.

Die auffallend feste Beziehung zwischen sozialen Faktoren und Adipositas hat drei Gruppen angeregt, die entscheidende Frage nach dem Alter zu stellen, in dem diese Beziehung sich geltend macht. Eine Untersuchung in Kalifornien fand die negative Korrelation zwischen sozioökonomischem Status und Adipositas schon in der Adoleszenz, und eine in London stellte das gleiche Verhältnis schon bei Jungen und Mädchen im Alter zwischen 7 und 11 Jahren fest. Es ist von Interesse, daß diese letztere Studie keine Beziehung zwischen dem sozioökonomischen Status und durchschnittlicher Hautfaltendicke fand. Das läßt vermuten, daß der Einfluß sich nicht unterschiedslos auf alle Kinder, sondern besonders deutlich auf die offensichtlich fetten Kinder beschränkte.

Die umfassendste Untersuchung sozialer Faktoren und Adipositas wurde an 3344 weißen Schulkindern im Osten der USA durchgeführt (Stunkard et al., 1972). Sie lieferte einen überzeugenden Beweis und außerdem alarmierende Anzeichen dafür, wie frühzeitig dieser Einfluß sich auswirkt. Abbildung 45-2 zeigt die Beziehung zwischen sozioökonomischem Status und Adipositas bei Mädchen, wobei die Unterschiede hoch signifikant sind. Bei den Sechsjährigen waren in der niedrigen sozioökonomischen Gruppe 8% adipös, während sich in der Oberschicht weder unter den sechs- noch den siebenjährigen Mädchen Adipöse fanden. Dieser Unterschied blieb bis zum 18. Lebensjahr bestehen, wobei mit Zunahme des Alters die Häufigkeit der Adipositas in beiden Gruppen stieg.

Abbildung 45-2 zeigt außerdem, daß die Zunahme in der Ober- und Unterschicht unterschiedlich stark ist, mit dem größeren jährlichen Zuwachs des Prozentsatzes von Adipösen bei den Mädchen der Unterschicht. Adipositas ist also nicht nur häufiger bei armen Menschen, sondern ihre größere Häufigkeit tritt auch früher auf und steigt rascher an als bei der Oberschicht.

In dieser Studie wurde Adipositas als die 10% jedes Geschlechts in der Gesamtpopulation mit den dicksten Hautfalten definiert, und die geringste Hautfaltendicke wurde benutzt, um Adipositas innerhalb jeder Altersgruppe zu definieren. Diese empirisch abgeleiteten Werte für Adipositas betrugen 23 mm bei Mädchen und 18 mm bei Jungen. Jungen der Unterschicht zeigten eine größere Häufigkeit von Adipositas als diejenigen der Oberschicht mit Unterschieden, die denen bei Mädchen im Alter von 10 Jahren vergleichbar waren. Im Unterschied zu dem kontinuierlichen Anstieg der Adipositas bei den Mädchen waren die Unterschiede bei den Jungen bis zum Alter von 18 Jahren nicht kontinuierlich. Jungen der Unterschicht zeigten größere Häufigkeit von Adipositas als diejenigen der Oberschicht, aber wie bei den Männern waren diese Unterschiede nicht so groß und nicht so übereinstimmend wie bei den Mädchen.

In deutlichem Kontrast zu dem negativen Verhältnis westlicher städtischer Gesellschaften zeigen die ersten Daten über die Beziehung zwischen sozialen Faktoren und Adipositas in einer weniger wohlhabenden Gesellschaft, daß unter diesen Umständen der Wohlstand in direkter Beziehung zur Häufigkeit der Adipositas steht. Eine der mächtigsten sozialen Kräfte in der

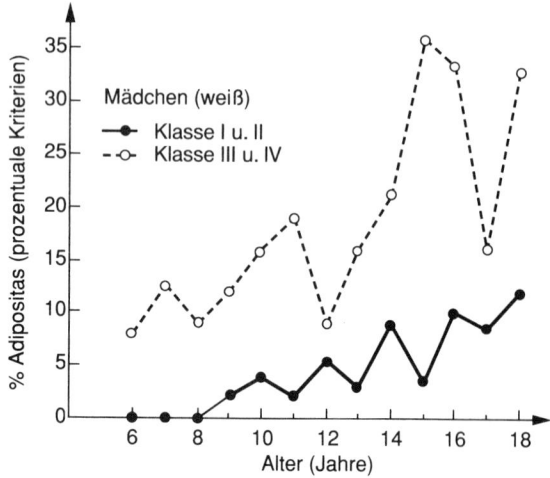

Abb. 45-2 *Beziehung zwischen sozioökonomischem Status und Adipositas bei Mädchen.*

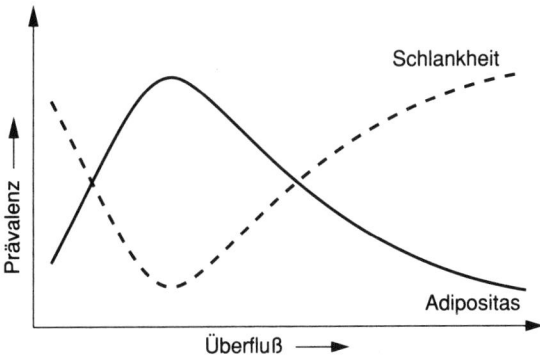

Abb. 45-3 *Zusammenhang zwischen Lebensstandard und Adipositas.*

Navaho-Gesellschaft ist die Akkulturation in die umgebende »englische« (weiße) Kultur, ein Faktor, der deutlich mit dem relativen Wohlstand korreliert. Bei einer Untersuchung über das Ausmaß der Akkulturation von 690 Navaho-Kindern im Alter von 7 bis 11 Jahren war Adipositas bei den akkulturierten Jungen wesentlich häufiger als bei denen mit alter Tradition: und noch etwas häufiger bei den akkulturierten Mädchen. Außerdem war im Gegensatz zu den Feststellungen in westlichen städtischen Gesellschaften die schlanke Körperform unter den traditionsgebundenen Kindern häufiger. Vereinzelte Informationen aus früheren Untersuchungen über den Zusammenhang zwischen sozialen Faktoren und dem durchschnittlichen Körpergewicht oder der durchschnittlichen Hautfaltendicke (nicht Adipositas!) in Entwicklungsländern haben ebenfalls eine Beziehung festgestellt, die der in westlichen städtischen Gesellschaften genau entgegengesetzt ist: Wachsender Lebensstandard ist verbunden mit steigendem Körpergewicht oder Zunahme der Hautfaltendicke.

Ein Vergleich des Lebensstandards der Navaho-Kinder mit dem von Stadtkindern im Osten der USA zeigt, daß zumindest die wohlhabenden Stadtkinder sich eines beträchtlich höheren Lebensstandards erfreuen als die meisten akkulturierten und wohlhabenden Navahos. Diese Feststellungen erlauben uns eine allgemeine Hypothese aufzustellen, die Wohlstand und die mit ihm verbundenen sozialen Faktoren zu der Häufigkeit von Adipositas in Beziehung setzt. Abbildung 45-3 zeigt die größte Häufigkeit von Adipositas bei den ärmeren Mitgliedern der städtischen Gesellschaften in den westlichen Ländern. Diese Häufigkeit sinkt sowohl bei abnehmendem als auch bei zunehmendem Wohlstand, aber die Gründe dafür sind ungeheuer verschieden. Mit abnehmendem Wohlstand verhindert der Mangel an Nahrung die Entwicklung von Adipositas: nur die Privilegierten können sie sich noch leisten.

Mit wachsendem Wohlstand übernehmen Liebhabereien und Moden die Kontrolle. Es ist von Interesse, daß, obwohl weniger detailliert, Informationen über die Beziehung zwischen Wohlstand und schlanker Körperform ein spiegelbildliches Muster zur Adipositas zeigen.

4 Ätiologie

Die eindeutigen Beziehungen sozialer Faktoren zur Inzidenz und Prävalenz der Adipositas ließen denn auch die Verfasser dieses Beitrages in der 4. Auflage zu folgender Schlußfolgerung kommen:

»Die Konsequenzen dieser Befunde für unser Verständnis der Adipositas und vor allem für einen Weg, sie unter Kontrolle zu bringen, müssen jedoch noch gezogen werden. Denn sie bedeuten, daß Adipositas, was auch immer ihre genetischen Determinanten und ihre biochemischen Besonderheiten sein mögen, in ungewöhnlichem Maß durch die soziale Umgebung bestimmt wird. Damit ist das nächste Forschungsziel klar: Wie wirkt die soziale Umgebung? Man darf vermuten, daß ein erfolgreicher Angriff auf die Adipositas nicht auf das Verständnis weiterer biochemischer Determinanten zu warten braucht. Das Verständnis der sozialen Determinanten könnte ausreichen.«

Wenige Jahre später bieten jedoch neue Erkenntnisse über biologische Grundlagen der Adipositas allen Anlaß, grundsätzlich auch über mögliche Determinanten nachzudenken, vor allem im Hinblick auf ihre Konsequenzen für die Therapie.

Neuere Untersuchungen haben die Hypothese vielfältig untermauert, daß genetische Faktoren bei der Entstehung von Übergewicht eine erheblich größere Rolle spielen als bislang angenommen. In einer Studie von 540 inzwischen erwachsenen Adoptivkindern, die über das dänische Adoptionsregister identifiziert wurden, konnten Stunkard und Mitarbeiter (1986) zeigen, daß ein signifikanter Zusammenhang zwischen dem **Body Mass Index** der erwachsenen Kinder und dem der biologischen Eltern, nicht jedoch zu dem der Adoptiveltern besteht.

In einer Studie von rund 2000 ein- und zweieiigen Zwillingen konnten Stunkard et al., (1986) zeigen, daß die Übereinstimmung im Körpergewicht bei eineiigen Zwillingen ungefähr doppelt so hoch war wie bei zweieiigen Zwillingen. Allerdings waren in dieser Studie untersuchte Zwillingspaare zumeist zusammen aufgewachsen.

In einer weiteren Studie in Schweden wurden folgende Zwillingspaare untersucht (Stunkard et al., 1990):
- 93 Paare von *eineiigen* Zwillingen, die *getrennt* aufgewachsen waren,
- 154 Paare von *eineiigen* Zwillingen, die *zusammen* aufgewachsen waren,
- 218 Paare von *zweieiigen* Zwillingen, die *getrennt* aufgewachsen waren,
- 208 Paare von *zweieiigen* Zwillingen, die *zusammen* aufgewachsen waren.

Auch diese Untersuchung zeigte eine hohe Übereinstimmung im Body Mass Index zwischen den eineiigen Zwillingspaaren, weitgehend unabhängig davon, ob sie zusammen oder getrennt aufgewachsen waren (Tab. 45-2).

Inzwischen liegen noch umfangreichere Studien und Analysen vor, die erhärten, daß »die menschliche Adipositas genetisch kontrolliert ist, während

Tab. 45-2 Body-Mass-Index und Intrapaar-Korrelation bei ein- und zweieiigen Zwillingen, die getrennt und gemeinsam aufgewachsen sind (nach Stunkard et al., 1990).
Die berechneten Heriditätsindices (0,70 für Männer und 0,66 für Frauen) könnten als die womöglich bestimmenden Größen für das Körpergewicht interpretiert werden: »Genetic factors appear to be the major determinants of the body-mass-index in Western society, and they may account for as much as 70 percent of the variance.«

Zwillingsgruppe	Männliche Paare			Weibliche Paare		
	Paare Anzahl	BMI	Intrapaar-Korrelation	Paare Anzahl	BMI	Intrapaar-Korrelation
Eineiig						
getrennt	49	24,8	0,70	44	24,2	0,66
gemeinsam	66	24,2	0,74	88	23,7	0,66
Zweieiig						
getrennt	75	25,1	0,15	143	24,9	0,25
gemeinsam	89	24,6	0,33	119	23,9	0,27

die familiäre Umgebung des Kindes wenig, wenn überhaupt, einen Einfluß auf die Entstehung der Adipositas im Erwachsenenalter hat. Es wird eine wichtige Aufgabe zukünftiger Forschung sein, die Gene zu identifizieren, die dafür bestimmt sind« (Sørensen und Stunkard, 1993).

Ein möglicher Erklärungsmechanismus für die genetische »Einflußnahme« auf das Gewicht könnte in der interindividuell unterschiedlich stark ausgeprägten Anpassung des Organismus an Veränderungen der Energiezufuhr gesehen werden. Verschiedene Untersuchungen an Zwillingspaaren haben nämlich gezeigt, daß bei Mastversuchen, bei denen eineiige Zwillinge über 100 Tage zusätzlich 1000 kcal/Tag aufnehmen mußten, bei den Paaren eine relativ ähnliche Gewichtszunahme gemessen werden konnte, während große interindividuelle Unterschiede zwischen den verschiedenen Paaren (zwischen 4,5 und 13,5 Kilogramm Zunahme) zu verzeichnen waren (Bouchard und Tremblay, 1990; Bouchard et al., 1990).

Seit es Adipositasforschung gibt, galt das Prinzip: »Der Fettsüchtige ißt zuviel und bewegt sich zuwenig, bzw. er ißt vielleicht normal und bewegt sich viel zuwenig, bzw. er ißt vielleicht viel zuviel und bewegt sich normal« (Wallis, 1975).

Unter dem Eindruck neuerer Befunde werden zusätzliche »Faktoren« eingeführt. So formuliert Lässle: »Dabei kann theoretisch die Energiezufuhr erhöht, der Energiebedarf durch Bewegungseinschränkung vermindert oder aber auch der Energiestoffwechsel generell verändert sein« (Lässle, 1990). Unterschiedliche Mechanismen im Energiestoffwechsel, auch aufgrund genetischer Disposition, werden als Denkmöglichkeit angesprochen, die das »Gewicht aus dem Gleichgewicht« bringen können.

Die empirische Evidenz dafür, daß Übergewichtige auch überdurchschnittlich viel essen, ist eher spärlich. In einer ganzen Reihe von Studien wurde die Nahrungsaufnahme von Normal- und Übergewichtigen im Vergleich untersucht. Allein in 29 laborexperimentellen Studien, die von Spitzer und Rodin schon 1981 referiert wurden, wird nur bei

neun Untersuchungen tatsächlich ein Unterschied in der vermuteten Richtung gefunden. In naturalistischeren Feldstudien wurde in fünf von acht Studien eine solche Differenz gezeigt.

Prentice et al. (1986) zeigten, daß adipöse Frauen dazu neigen, ihre Nahrungsaufnahme zu unterschätzen, ein Ergebnis, das in den Befunden von Lightman et al. (1992) bestätigt werden konnte, ebenso in neueren Untersuchungen mit der »double-labelled-water« Methode (Platte und Pirke 1991; Platte et al. 1994).

Eine Analyse von 200000 Ernährungsprotokollen, die jeweils über 7 Tage von normal-, übergewichtigen und adipösen Personen geführt wurden, ließ keine relevanten Unterschiede in der Energieaufnahme der drei Gruppen erkennen. Im Bereich relativ niedriger, mittlerer und hoher Kalorienaufnahme fanden sich prozentual vergleichbar viele normal- und übergewichtige sowie adipöse Personen. Signifikante Unterschiede gab es jedoch in der zugeführten Nährstoffrelation. Der BMI korrelierte hochsignifikant positiv mit der relativen Fettzufuhr und negativ mit der relativen Kohlenhydrataufnahme (Pudel und Westenhöfer, 1993). Dieser Befund weist die Nährstoffrelation (Fett:Kohlenhydrate) als wichtigeren Faktor aus als die Energieaufnahme insgesamt, die bislang immer in den Vordergrund gerückt wurde.

Einen weiteren Anhaltspunkt für die Existenz sogenannter »Wenig-« und »Vielesser« ergab eine Studie von George und Mitarbeitern (1991) an der Laval Universität in Quebec: Frauen im Alter von 29–43 Jahren, die sich selbst als **Vielesser** bzw. **Wenigesser** einstuften, führten wiederholt Ernährungs- und Aktivitätsprotokolle. Die Ergebnisse ließen in beiden Gruppen keinen Unterschied hinsichtlich der Kohlenhydrat- und Fettaufnahme erkennen, ebenso ergab sich kein Unterschied bei Kaffee-, Tee- oder Alkoholkonsum. Die Wenigesserinnen verzehrten jedoch mit durchschnittlich 1488 Kalorien deutlich weniger als die Vielesserinnen (2393 kcal). Die Wenigesserinnen wogen durchschnittlich 4,5 kg mehr und besaßen eine signifikant höhere Fettmasse. Die Bewegungsprotokolle ergaben keinen Aktivitätsunterschied zwischen beiden Gruppen. Aufgrund vorliegender Daten ist zumindest davon auszugehen, daß adipöse Patienten nicht unbedingt absolut überdurchschnittliche Nahrungsenergie aufnehmen, obschon sie in der Phase der Entwicklung ihres Übergewichts mehr Nahrungsenergie, insbesondere Fett, konsumiert haben müssen, als ihr Organismus verbrennen konnte.

Zusammenfassend kann also festgestellt werden, daß die empirische Evidenz für Unterschiede im Eßverhalten zwischen Übergewichtigen und Normalgewichtigen keineswegs so groß ist, wie sie lange Zeit auch in der Wissenschaft vermutet wurde.

Allerdings besteht zur Zeit große Unsicherheit darüber, wie zuverlässig die Daten aus Verzehrserhebungen (Self-Reported-Data) bekannt sind. Bekannt ist, daß manche Personen in der Zeit der Protokollführungen weniger als sonst essen (Under-Eating), andere essen spontan weiter, aber notieren nicht alles (Under-Reporting), wieder andere unterschätzen die Mengen (Under-Estimating). Ob diese »Fehler« gerade bei Adipösen besonders häufig und intensiv auftreten, ist ebenfalls nicht eindeutig geklärt.

Dagegen scheint eher mit empirischer Beweislage festzustehen, daß sogenannte »Small-Eater« im Gegensatz zu »Large Eater« keine auch nur annähernd entsprechenden Unterschiede im Ruheumsatz erkennen lassen. Auch Studien, die mit der Methode des »Double-Labelled-Water« (Tuschl, 1990) langfristig den Gesamtenergieumsatz messen, bestätigen in aller Regel nicht die Existenz der sogenannten »Small Eater«, die nach ihren Ernährungsprotokollen mit weniger als 1000 kcal/Tag »auskommen« und ihr Gewicht halten. Gleichwohl wurden schon 1950 (Keys et al.) Messungen des Ruheumsatzes nach sechsmonatiger Unterernährung mit nur 50% der gewohnten Nahrungsenergie gemacht, die eine Reduktion des Ruheumsatzes um 40% feststellten.

Zusammenfassend läßt sich gegenwärtig zur Ätiologie der Adipositas mit gegebener Vorsicht festhalten:
- Umwelt- und Sozialfaktoren korrelieren in Querschnittserhebungen mit dem Übergewicht.
- Die genetische Disposition hinsichtlich der Regulation des Energiestoffwechsels wirkt nachhaltiger als bisher angenommen.
- Eine Verschiebung der Nährstoffrelation zugunsten von Fett und zu Lasten der Kohlenhydrate begünstigt die Gewichtszunahme und scheint typisch für Adipöse.

Inwieweit die Energieaufnahme als solche zur Manifestation der Adipositas beiträgt und eine überdurchschnittlich hohe Energieaufnahme ein charakteristisches Merkmal für Adipöse ist, bleibt zunächst unklar.

Kognitive Faktoren (Gesundheitsbewußtsein, Schlankheitsnorm der Gesellschaft, etc.) wirken auf das Eßverhalten und damit indirekt auf das Gewicht ein. Wenig untersucht ist bisher der Spielraum in der Variationsbreite des Körpergewichts, das Menschen durch kognitive Kontrolle ihres Ernährungsverhaltens stabilisieren können.

Die Pathogenese der Adipositas ist multifaktoriell. Der Einfluß der Gesamtenergieaufnahme, der in früheren Jahrzehnten primär im Vordergrund stand, erhielt in jüngster Zeit jedenfalls eine deutliche Relativierung.

Aufgrund der neueren Forschungsergebnisse wird in den kommenden Jahren zu prüfen sein, ob sich im Kollektiv adipöser Patienten bestimmte Subgruppen eingrenzen lassen, für die auch eine spezielle Indikation für bestimmte Therapieschwerpunkte besteht. So ist durchaus denkbar, daß sich eine »genetische Adipositas« von einer »diätetischen Adipositas« abgrenzen ließe, ohne daß wir heute bereits die diagnostischen Verfahren zur Verfügung haben. Nach Astrup (1994) dürfte jedoch für die Mehrheit der adipösen Patienten die Aussage zutreffen, daß für die Manifestation einer Adipositas die genetische Disposition die notwendige und der überhöhte Fettkonsum die hinreichende Bedingung ist.

5 Der traurige Saldo der traditionellen Adipositasbehandlung

Gewichtsabnahme bringt so vielen Adipösen so große Wohltaten und ist scheinbar so einfach, daß es eigentlich viele Menschen geben müßte, die früher adipös waren. Aber es gibt sie nicht. Hilfe in der Behandlung von Adipositas ist dringend nötig, von welcher Seite sie auch kommen mag. Die Behandlung war bisher – ohne Zweifel – wenig erfolgreich: In den letzten Jahren hat die systematische Untersuchung der Ergebnisse traditioneller Behandlungsformen von Adipositas bestätigt, was jeder praktische Arzt und die meisten Adipösen längst wissen: Die Resultate sind entmutigend. Der Stand der Dinge läßt sich in vier Sätzen zusammenfassen.
- Die meisten Adipösen kommen nicht in die Behandlung.
- Von denen, die sich behandeln lassen, brechen die meisten die Behandlung ab.
- Die meisten, die Gewicht verlieren, nehmen es wieder zu.
- Viele müssen einen hohen Preis für den Versuch bezahlen. Analysen über ungünstige Reaktionen auf Diätmaßnahmen zeigen, daß emotionale Symptome bei ambulant behandelten Adipösen in großer Häufigkeit auftreten, und daß sich solche Symptome auch bei längerer stationärer Behandlung mit Diätmaßnahmen oder Fastenkuren nicht vermeiden lassen (Pudel und Westenhöfer, 1991).

Adipositas ist ein chronisches Zustandsbild, das resistent gegen Behandlungsversuche ist und zu Rückfällen neigt. Der vorprogrammierte Mißerfolg hat sicher auch eine biologische Basis, denn eine Gewichtsabnahme kann nur durch partielle Entleerung (Hypotrophie), nicht aber durch Elimination (Hypoplasie) der Fettzellen erreicht werden. Damit besteht nach der Gewichtsabnahme die Tendenz zur Wiederauffüllung der teilweise entleerten Fettzellen. Björntrop und Mitarbeiter (1987) zeigten bereits vor Jahren, daß eine Gewichtsabnahme bei jenen Patienten, die nicht zuviele, aber dafür sehr gefüllte Fettzellen haben (Hypertrophie), langfristig besser zu sichern ist als bei jenen Patienten, die überdurchschnittlich viele, aber normal gefüllte Fettzellen (Hyperplasie) haben.

6 Körperliche Aktivität als Determinante für Adipositas

In den meisten unterentwickelten Ländern ist Adipositas nicht nur wegen unzureichender Ernährung eine Seltenheit. Vor allem in ländlichen Gebieten ist ein hoher Grad an körperlicher Aktivität zumindest ebenso wichtig, um Adipositas zu verhindern. In der westlichen Gesellschaft gehört eine so hohe Aktivität bekanntermaßen zu den Ausnahmen: Tatsächlich scheint der Mangel an körperlicher Bewegung am meisten dazu beizutragen, daß Adipositas in der Wohlstandsgesellschaft zu einem öffentlichen Gesundheitsproblem geworden ist. Wenn der Trend illustriert durch automatische Büchsenöffner und elektrische Zahnbürsten anhält, werden wir den Aufwand an Bewegungsenergie bald nahezu auf das Ruhe-Basisniveau gesenkt haben. Adipöse Frauen haben es darin schon sehr weit gebracht. Das abendländische Volk ist in den letzten 70 Jahren bei einer Energiebilanz fett geworden, die um 1000 Kalorien reduziert wurde. Die Ursache dafür ist verminderte körperliche Aktivität.

Obwohl über einen weiten Bereich mit wachsendem Energieaufwand die Nahrungsaufnahme ansteigt, vermindert sie sich nicht proportional, wenn die körperliche Aktivität unter ein gewisses Minimum fällt. Wenn dieses Niveau erreicht ist, kann eine weitere Einschränkung körperlicher Aktivität die Nahrungsaufnahme im Gegenteil sogar erhöhen. Umgekehrt kann bei einer Zunahme körperlicher Bewegung die Nahrungsaufnahme abnehmen.

Diese Beobachtungen legen die Vermutung nahe, daß in technisch fortgeschrittenen Gesellschaften die körperliche Bewegung auf das Niveau abgefallen sein könnte, das als Inaktivitätsschwelle bezeichnet wird, jenseits derer die Nahrungsaufnahme zunimmt. Wie bei inaktiven Ratten könnte verminderte körperliche Bewegung also auch bei uns eine Zunahme der Nahrungsaufnahme begünstigen.

Wenn diese Annahme auch nur annähernd richtig ist, könnte ein bedeutender Fortschritt in der Behandlung von Adipösen allein durch eine Erhöhung ihrer körperlichen Aktivität auf das Niveau erreicht werden, auf dem wieder normale Regulationsmechanismen für die Beziehungen zwischen Nahrungsaufnahme und körperlicher Bewegung zu wirken beginnen. Der Versuch, Steigerung der körperlichen Aktivität in eine Therapie einzubauen, muß natürlich Verhaltensfaktoren berücksichtigen, die Adipösen eine Änderung ihres Bewegungsverhaltens möglicherweise ebenso schwer machen wie eine Änderung ihrer Diät. Von den drei Möglichkeiten, körperliche Aktivität zu beeinflussen – durch emotionale, biologische und soziale Faktoren – scheinen nach unseren Beobachtungen die sozialen Faktoren bei weitem die effektivsten zu sein.

Vermehrte körperliche Bewegung wird zwar häufig als Teil von Maßnahmen zur Gewichtsreduktion empfohlen, aber die hier diskutierten Beobachtungen lassen vermuten, daß ihr Nutzen bisher sogar von ihren überzeugtesten Verfechtern unterschätzt worden ist. Berücksichtigung der Bedeutung möglicher regulatorischer Umschaltungen bei körperlich sehr indolenten Personen und Verständnis der Faktoren, die den einzelnen Patienten veranlassen können, mehr oder weniger aktiv zu sein, müßten die Effektivität einer Therapie wesentlich erhöhen können.

7 Emotionale Determinanten

Adipositas war eine der ersten Störungen, für die man »psychosomatische« Faktoren verantwortlich machte, und diese Meinung hat sich bei den meisten Ärzten und Laien bis heute gehalten. Die Gründe dafür sind nicht schwer zu finden. Viele Adipöse berichten, daß sie in Augenblicken, in denen sie seelisch beunruhigt sind, oder bald danach, zuviel essen. Unglücklicherweise berichten viele Nicht-Adipöse von ähnlichen Erfahrungen, und es ist schwierig, in kurzen Zeiträumen die Spezifität eines solchen Zusammentreffens von Ereignissen für Adipositas zu beurteilen. Langzeitberichte über Zusammenhänge zwischen emotionalen Faktoren und Adipositas scheinen spezifischer. Adipöse verlieren häufig viel an Gewicht, wenn sie sich verlieben, und nehmen an Gewicht zu, wenn sie einen geliebten Menschen verlieren. Solche Veränderungen ereignen sich so völlig unbeeinflußt durch den Willen, ja sogar so außerhalb jeder Möglichkeit einer Kontrolle, daß man annehmen könnte, sie seien das Ergebnis einer fundamentalen Änderung der Regulation des Körpergewichts, vielleicht durch Verstellung des Sollwerts.

Die meisten Eßgewohnheiten Adipöser ähneln den Mustern, die man bei verschiedenen Formen experimenteller Adipositas gefunden hat. Die Beeinträchtigung des Sättigungsgefühls ist eine besonders wichtige Beobachtung. Solche Menschen klagen charakteristischerweise darüber, daß sie nicht aufhören können zu essen. Dagegen kommt es selten vor, daß Adipöse über einen sehr starken Trieb oder gar eine Gier zu essen berichten. Adipöse scheinen ungewöhnlich verführbar zu sein; schon Hinweise auf Nahrung in ihrer Umgebung, aber auch deren Schmackhaftigkeit macht sie unfähig, zu essen aufzuhören, solange Nahrung erreichbar ist. Bruch (1973) hat als erster viele dieser Themen unter einem mehr klinischen Gesichtspunkt diskutiert und eindrucksvolle Beschreibungen der Fehlwahrnehmung wichtiger viszeraler Prozesse bei Adipösen gegeben. Sie betont, daß einige, vor allem die emotional Gestörten, Schwierigkeiten haben, Hunger und Sattsein zu erkennen und oft unfähig sind, zwischen Hunger und anderen Zuständen von Unbehagen zu unterscheiden. Sie hat diese »Begriffsverwirrung« mit ernsthaften Störungen der Identität und mit Gefühlen persönlichen Versagens in Beziehung gebracht und überzeugend beschrieben, in welchem Maße solche Menschen auf äußere Signale angewiesen sind, die ihnen sagen, wann sie essen und wann sie damit aufhören sollen. Die Autorin hat diese Theorie experimentell untermauert: Sie zeigt, daß bei neurotischen Adipösen im Unterschied zu nichtneurotischen die Wahrnehmung der Magenkontraktionen durch Reaktionsvorurteile beeinträchtigt ist, die auch ihre Interpretation von Hunger verändern.

In den Anfangsjahren der Psychosomatischen Medizin wurde Adipositas, wie die meisten anderen »psychosomatischen Störungen«, als ein einheitliches Zustandsbild aufgefaßt und alle Fälle von Hyperphagie auf emotionale Determinanten zurückgeführt. Es schien nichts auszumachen, daß verschiedene Autoren verschiedene emotionale Determinanten beschuldigten; da Adipositas eine psychosomatische Störung sein sollte, mußte Zuvielessen neurotisch bedingt sein. In gewisser Hinsicht folgt auch die bisherige Darstellung dieser Tradition, und Schachter, Bruch und andere Autoren haben oft über »Fettsüchtige« geschrieben, als ob es sich um ein einheitliches Krankheitsbild handeln würde. Das Problem besteht darin, daß es bislang keine einfache und wissenschaftlich begründete Methode gibt, verschiedene Arten von Adipositas zu unterscheiden.

Im Laufe der Zeit machte diese simplifizierende Darstellung des Adipositas-Problems einer weniger eindeutigen, bescheideneren, aber wahrscheinlich realistischeren Darstellungsweise Platz. Obwohl es noch keine fundierte Nosologie gibt, glaubt man heute, daß Adipositas eine heterogene Störung sei, und einige Autoren ziehen es vor, von »den Fettsüchtigen« ähnlich wie von »den Schizophrenen« zu sprechen. Wenn diese Auffassung auch nur auf einem Glauben beruht, so stimmt sie doch besser mit empirischen Beobachtungen überein. Solche Beobachtungen gibt es noch sehr wenige. So wissen wir z. B. noch nicht einmal, ob emotionale Störungen bei Adipösen häufiger sind als bei Nicht-Adipösen.

Von den verschiedenen emotionalen Störungen, unter denen Adipöse leiden, haben nur zwei eine spezifische Beziehung zur Adipositas. Die erste ist Hyperphagie (overeating); die zweite eine Störung des Körperschemas (body image) (Stunkard, 1976).

7.1 Die Hyperphagie-Syndrome

Die überzeugendsten Hinweise dafür, wie emotionale Faktoren Adipositas beeinflussen, erhielten wir von zwei kleinen Untergruppen Adipöser, die beide durch abnorme und stereotype Verhaltensmuster ihrer Nahrungsaufnahme charakterisiert sind. Wir fanden bei etwa 10% der Adipösen, gewöhnlich Frauen, das **Syndrom nächtlichen Essens** (night-eating syndrome), charakterisiert durch Anorexie am Morgen, Hyperphagie am Abend und Schlaflosigkeit. Dieses Syndrom scheint durch Streßsituationen ausgelöst zu sein und tendiert, wenn es einmal da ist, bis zur

Lösung des Stresses zu täglichen Wiederholungen. Versuche, das Gewicht zu reduzieren, solange das Syndrom besteht, haben ungewöhnlich dürftige Ergebnisse und können sogar zu ernsteren psychischen Störungen führen.

Das »**Syndrom der Freßorgien**« (binge eating), das wir bei weniger als 5% der Adipösen fanden, ist eine der seltenen Ausnahmen von dem Muster gestörten Sättigungsgefühls. Es wird charakterisiert durch plötzliches, zwanghaftes Verschlingen sehr großer Nahrungsmengen in sehr kurzer Zeit, gewöhnlich gefolgt von großer Erregung und Selbstverdammung. Auch dieses Syndrom scheint eine Reaktion auf Streß zu sein. Aber im Gegensatz zu dem Syndrom nächtlichen Essens sind diese Anfälle von Hyperphagie nicht periodisch und viel öfter mit auslösenden Ereignissen verbunden. Die Veranstalter einsamer Freßorgien (binge eaters) können manchmal durch Strenge und unrealistische Diät sehr viel Gewicht verlieren, aber der Erfolg solcher Anstrengungen wird fast immer durch einen Rückfall zunichte gemacht.

7.2 Störung des Körperschemas (body image)

Die zweite für Adipöse typische Form emotionaler Störungen ist eine Störung des Körperschemas. Der Adipöse, der daran leidet, erlebt charakteristischerweise seinen Körper als grotesk, ekelerregend und sich selbst von anderen mit Feindseligkeit und Verachtung betrachtet. Dieses Erleben ist eng mit extremer Unsicherheit und gestörtem sozialen Verhalten verbunden. Obwohl man annehmen könnte, daß alle Adipösen solche entwürdigenden Gefühle über ihren Körper haben, trifft dies nicht zu. Adipöse, die emotional gesund sind, haben keine Störungen des Körperschemas, wie sie hier beschrieben werden. Sie finden sich nur bei einer Minorität neurotischer Adipöser und zwar nur bei solchen, die schon seit der Kindheit adipös sind; sogar von diesen leiden weniger als die Hälfte darunter. In dieser Gruppe findet sich eine Majorität Adipöser mit spezifischen Eßstörungen.

7.3 Störung des Sättigungsgefühls

Klinisch-experimentelle Studien des spontanen Eßverhaltens adipöser Probanden im Eßlabor, bei denen gewöhnlich ein Food-Dispenser verwendet wurde, haben wiederholt Hinweise auf eine Störung in der Sättigungsregulation ergeben (Pudel, 1982).

Food-Dispenser sind apparative Anordnungen, die es gestatten, verschiedene Aspekte der Nahrungsaufnahme (Geschwindigkeit, Volumenaufnahme pro Zeit, Einfluß bestimmter Bedingungen) zu registrieren und zu messen. Häufig wurde – ohne daß der Proband die aufgenommene Nahrungsmenge visuell kontrollieren kann – Flüssigkeit über ein Trinkröhrchen verabreicht.

Als charakteristisch für Adipöse hat sich herausgestellt, daß sie im Verlauf einer Mahlzeit ihre Nahrungsaufnahme nicht kontinuierlich reduzieren, wie es bei normalgewichtigen Erwachsenen und Kindern beobachtbar ist. Sie nehmen konstant gleichgroße Mengen bis zur Beendigung auf.

Bei der Nahrungsaufnahme aus einem Teller, der unbemerkbar immer wieder aufgefüllt wird, »überessen« sie. Bei der Flüssigkeitsaufnahme aus einem sichtbaren Vorratszylinder, in dem der absinkende Flüssigkeitspegel durch technische Vorrichtungen manipuliert werden kann, nehmen adipöse Probanden Mengen zu sich, die »pegelorientiert« und nicht – wie bei normalgewichtigen Personen – durch die Magenfüllung determiniert sind.

Diese und weitere Befunde lassen den Schluß zu, daß die physiologische Regulation des Sättigungsgefühls nicht adäquat arbeitet, daß es bei adipösen Probanden zu einer Fehlwahrnehmung des »Stop-Signals« für die Nahrungsaufnahme kommen kann, woraus unter den beschriebenen Laborbedingungen eine erhöhte Nahrungsaufnahme resultiert.

8 Therapie

8.1 Allgemeine Probleme

Das Prinzip jeder Gewichtsreduktion ist äußerst einfach – man muß nur die Zufuhr von Kalorien unter den Energieumsatz senken. All die vielen Diätbehandlungen haben diese scheinbar einfache Aufgabe zum Ziel. Vielleicht war die Einfachheit dieser Formel für einen unglücklichen Behandlungsaspekt mitverantwortlich: Da der Arzt oft unfähig war zu verstehen, warum seine Patienten diese Vorschrift nicht einhalten konnten, verhielt er sich ihnen gegenüber strafend. Es ist uns erst seit kurzem klar, wie oft Adipöse Opfer ebenso intensiver Diskriminierung sind wie andere Minderheiten. Der Arzt sollte sich daher, bevor er die Behandlung eines Adipösen beginnt, klarmachen, ob er zu der vorhandenen eine neue Belastung hinzufügen darf.

Der einleuchtendste Weg, die Kalorienzufuhr zu reduzieren, ist eine energiereduzierte Diät; die besten Langzeiterfolge wurden mit einer ausgewogenen Diät aus überall erhältlichen Nahrungsmitteln erzielt. Vielen Menschen scheint es am leichtesten, eine Diät einzuhalten, die aus ihren gewohnten Nahrungsmitteln besteht und deren Menge mit Hilfe von Kalorientabellen bestimmt wird. Aber dies ist genau die am schwersten durchzuhaltende Diät: Für die meisten Adipösen ist es leichter, eine der neuartigen oder sogar bizarren Blitz- oder Crash-Diäten durchzuhalten, von denen in den letzten Jahren genügend angeboten wurden. Aber welchen Erfolg diese Diätkuren auch haben mögen, er ist größtenteils auf ihre Monotonie zurückzuführen – fast jeder Mensch wird fast jeder Nahrung überdrüssig, wenn er nichts anderes als sie zu essen bekommt. Infolgedessen ist die Verführung, wieder zuviel zu essen größer als vorher, wenn diese Diät zugunsten der abwechslungsreicheren gewohnten Kost aufgegeben wird.

Hungern (»Heilfasten«), das zu schnellem Gewichtsverlust führt, hat in den letzten Jahren eben-

falls beträchtlich an Popularität gewonnen. Viele Adipöse finden es relativ leicht zu hungern: Nach einigen Tagen ohne Nahrung läßt das Hungergefühl stark nach und der Patient kommt ganz gut zurecht, solange die Umgebung keine Forderungen an ihn stellt. Für einige massiv Adipöse oder für die seltenen Patienten, die rasch abnehmen müssen, hat Hungern eine begrenzte Indikation. Nachuntersuchungen von Patienten, die über längere Zeit gehungert haben, zeigen jedoch, daß fast alle mindestens das verlorene Gewicht wieder zugenommen haben.

8.2 Psychodynamische Therapie

Informationen über Abmagerungsdiäten sind so verbreitet, daß nur Menschen in die Sprechstunde des Arztes kommen, denen es nicht gelungen ist, selbst ihr Gewicht zu reduzieren; und nur die Patienten, bei denen die ärztliche Therapie erfolglos war, landen beim Psychiater. Auf diesem Hintergrund ist es leicht zu verstehen, warum es keinen Beweis dafür gibt, daß psychodynamische Therapie effektiver ist als andere, weniger kostspielige Kuren zur Gewichtsreduktion. Weniger verständlich ist der weitverbreitete Glaube an die Wirksamkeit dieser Psychotherapie. Viele Menschen sind überzeugt, daß sie die einzig dauerhaft erfolgreiche Behandlung für Adipositas sei. Es gibt keinen ersichtlichen Grund, der diese Vorstellung stützt.

Ebenso unbewiesen ist die Vorstellung, daß die Aufdeckung unbewußter Ursachen des Zuvielessens von Nutzen sei, weil der Patient danach nicht länger zu dieser Reaktion seine Zuflucht zu nehmen brauche (entsprechend dem psychoanalytischen Modell für die Auflösung neurotischer Symptome). Adipöse können interessante Phantasien und Erinnerungen als Antwort auf das Interesse des Therapeuten produzieren, aber mit einer Ausnahme, auf die wir später zurückkommen, führen solche Enthüllungen selten zu positiven Verhaltensänderungen. Viele Adipöse scheinen überdies besonders gefährdet, vom Therapeuten abhängig zu werden und während der Psychotherapie unkontrollierbar zu regredieren. Wir glauben, daß Psychotherapie das Basismuster des Zuvielessens als Reaktion auf Streß, das bei Adipösen so häufig ist, nicht ändern kann. Auch Jahre nach erfolgreicher Psychotherapie und erfolgreicher Gewichtsabnahme fallen Menschen, die unter Streß zuviel aßen, wieder in das alte Reaktionsmuster zurück.

Hat Psychotherapie also keinen Platz in der Behandlung von Adipositas? Entschieden doch! Obwohl aller Wahrscheinlichkeit nach das Muster des Zuvielessens als Reaktion auf Streß nicht zu ändern ist, kann Psychotherapie Adipösen helfen, weniger streßvoll und zufriedener zu leben. Wenn das erreicht ist, sind sie weniger gefährdet, zu viel zu essen. Sie können sich einschränken und sogar dabei bleiben. Diese Erfolge sind nicht weniger bedeutsam, weil sie keine spezifischen Behandlungseffekte sind.

Darüber hinaus kann Psychotherapie recht erfolgreich bei der Behandlung der beiden oben besprochenen Krankheitsbilder sein: Störungen des Körperschemas (body image) und Freßorgien. Beide wurden erfolgreich psychotherapeutisch behandelt, und die Patienten haben eine dauerhafte Gewichtsabnahme erreicht. Keines der beiden Krankheitsbilder konnte durch andere Behandlungsformen, auch nicht durch drastische Gewichtsreduktion, beeinflußt werden. Aber es muß betont werden, daß die Psychotherapie solcher Patienten häufig Jahre braucht, um dauernde Erfolge zu sichern. Der Prozeß kann durch Modifikationen der traditionellen psychoanalytischen Technik gefördert werden. Es sollten alle Anstrengungen gemacht werden, Intellektualisierungen und Regression zu minimalisieren, um den Patienten bei ihren Begriffsverwirrungen zu helfen und ihr oft schwer beeinträchtigtes Selbstwertgefühl zu stärken. Bruch bringt beispielhafte Beschreibungen solcher Maßnahmen in ihren zahlreichen Schriften.

Die erste Frage, die vor der Entscheidung zu einer Psychotherapie beantwortet werden muß – die aber nur allzu oft ignoriert wird – ist die, ob sie überhaupt notwendig ist. Die Tatsache, daß die Hälfte der von Hausärzten behandelten Adipösen Angst und Depression entwickeln und daß auch bei einer stationären Langzeitbehandlung (Stunkard und Rush, 1974) in einem hohen Prozentsatz emotionale Störungen auftreten, könnte von Befürwortern einer Psychotherapie ins Feld geführt werden. Aber Psychotherapie – die zwar ungünstige Effekte einer Behandlung eher wahrnimmt – ist nicht unbedingt harmlos. Da wahrscheinlich bei jeder Behandlung die Fähigkeit zu heilen der Möglichkeit zu schaden entspricht, muß auch bei der Indikation zu einer Psychotherapie beides sorgfältig abgewogen werden. Auch wenn kein direkter Schaden entsteht, kann die Behandlung doch durch lange Perioden quälenden Stillstandes führen, die dem Patienten nicht helfen und die seine Energien und seine Aufmerksamkeit oft von nützlicheren Tätigkeiten ablenken. Patienten und Therapeuten, die in einer solchen Sackgasse gefangen sind, haben es oft schwer, das Problem zu erkennen, geschweige denn, die Behandlung zu beenden.

Als ersten Schritt bei der Abschätzung der Zweckmäßigkeit einer Behandlung sollte der Psychotherapeut klären, was der Patient für seine Probleme hält, wie es mit seinen Kräften bestellt ist, sich mit diesen Problemen auseinanderzusetzen und was er von der Behandlung erwartet. Während er sich mit der Klärung dieser Fragen befaßt, erfährt er auch sehr viel über andere Probleme, über die sich der Patient nicht völlig im klaren ist. Die Entscheidung über die Indikation zur Behandlung sollte der Therapeut dann von der Einschätzung seiner eigenen Fähigkeiten abhängig machen, dem Patienten bei der Erreichung vernünftiger Ziele ohne unnötiges Risiko und ohne übermäßigen Aufwand an Zeit und Mühe zu helfen.

Die Wichtigkeit eines frühzeitigen Übereinkommens zwischen Patient und Therapeut über die Ziele der Behandlung sollte nicht unterschätzt werden.

Wir glauben, daß die Psychotherapie durch das Versäumnis, ebensooft in Schwierigkeiten geraten ist wie durch andere Probleme. Andererseits ist Psychotherapie auch angesichts bedrohlicher Schwierigkeiten oft erfolgreich gewesen, weil Patient und Therapeut zu Beginn eine klare Verständigung über die Ziele der Behandlung erreicht hatten.

Es gibt nur wenige Indikatoren, die es erlauben, den Erfolg einer Therapie vorauszusagen. Realistische Ziele, die der Patient klar artikulieren kann, sind ein gutes Zeichen. So wird der seit Kindheit adipöse Patient, der in die Behandlung kommt, um in einen »Adonis« verwandelt zu werden, fast sicher ebenso enttäuscht werden wie der Therapeut, der hofft, ihm bei dieser Verwandlung helfen zu können. Die Reaktion des Therapeuten auf den Patienten ist ebenfalls ein wichtiger Faktor: Sympathie für den Patienten ist für den Erfolg der Behandlung ebenso wichtig wie positive Erwartungen. Ein anderes prognostisches Kriterium ist die Fähigkeit des Patienten, seine Symptome und seine Verhaltensstörungen zu bestimmten Problemen seines Lebens in Beziehung zu setzen. Da Psychotherapie zu einem großen Teil gerade in der Aufdeckung solcher Beziehungen besteht, sind natürliche Fähigkeiten des Patienten, solche Zusammenhänge zu sehen, ein Indikator für den Erfolg der Behandlung. Wenn der Patient hingegen zu Beginn der Behandlung keinerlei Fähigkeit zeigt, solche Verknüpfungen zu sehen, wird er sie wahrscheinlich auch während der Behandlung nicht entwickeln. Bis zu einem gewissen Grad sind zwar alle neurotischen Patienten außerstande, solche Verbindungen zu sehen; aber Patienten mit guten Chancen für eine Therapie scheinen es doch wenigstens zu einem rudimentären Verständnis ihrer Schwierigkeiten zu bringen. Schließlich spricht für eine positive Erwartung die Beobachtung, daß Symptome oder ein gestörtes Verhalten des Patienten durch ein spezifisches Ereignis, das der Therapeut eventuell reproduzieren kann, unterbrochen werden können.

8.3 Verhaltenstherapie

Allgemeine Überlegungen

1967 löste ein kleiner Artikel in einer unbekannten Zeitschrift über Verhaltensmodifikation eine nie dagewesene Aktivität auf dem Gebiet psychologischer Behandlung von Adipositas aus und führte zu bedeutenden Fortschritten ihrer wissenschaftlichen Erforschung. In den fünf Jahren nach der Veröffentlichung von »Verhaltenskontrolle des Zuvielessens« (Stuart, 1967) erreichte dieses Thema eine Popularität, die an modische Überschätzung grenzte. Es erschienen 50 Berichte über kontrollierte klinische Untersuchungen, die damals in einer Übersicht zusammengefaßt wurden (Stunkard, 1975).

Was versteht man unter Verhaltensmodifikation oder Verhaltenstherapie (Begriffe, die wir synonym verwenden werden)? Später sollen einige Charakteristika dieser Behandlungsform von Adipositas beschrieben werden. Im allgemeinen ist das besondere Kennzeichen der verschiedenen Methoden, die man Verhaltensmodifikation nennt, die Annahme, daß Verhaltensstörungen der verschiedensten Art teilweise erlernte Reaktionen sind, und daß die modernen Lerntheorien uns viel über das Entstehen und Vergehen dieser Reaktionen lehren können. Außerdem zeichnen sich die Verfechter der Verhaltensmodifikation durch die detaillierten Beschreibungen ihrer Methoden und deren Ziele aus, sowie durch ihre Bereitschaft, ihre Ergebnisse mit denen anderer Behandlungsmethoden zu vergleichen. So waren z. B. Verhaltenstherapeuten unter den ersten, welche die Bedeutung der Gewichtsveränderung in Pfund als eine abhängige Variable für die Psychotherapie-Forschung erkannten, und sie haben sich in wachsender Zahl der Behandlung von Adipositas zugewendet, um die hier liegende Möglichkeit nutzbar zu machen. Es ist eine Ironie, daß die Psychiatrie, die so dringend quantitative Maßstäbe nötig hat, um therapeutische Wirkungen beschreiben zu können, so lange brauchte, um die Empfindlichkeit, Verläßlichkeit und Gültigkeit von Gewichtsveränderungen als einen derartigen Maßstab zu erkennen.

An dieser Stelle scheint eine Richtigstellung nötig: Der Terminus Therapie bedeutet den Versuch, eine gestörte Funktion zu normalisieren: Einige der enthusiastischeren Verhaltenstherapeuten ziehen aus ihrer Beschäftigung mit Adipositas derartige Schlußfolgerungen. Sie behaupten, gestörte Eßgewohnheiten müßten die Ursache für Adipositas sein, weil Adipöse durch Veränderung ihrer Eßgewohnheiten Gewicht verlieren können. Es gibt keinen Beweis für eine solche Behauptung. Es könnte ebenso sein, daß Verhaltensmodifikation nur einem aus biologischen Gründen adipösen Menschen hilft, in einem halbverhungerten Zustand zu leben. Eine solche Sachlage würde nicht für eine ätiologische Wirksamkeit von Verhaltenstechniken sprechen. Es wäre ein größerer therapeutischer Triumph, eine solche biologische Tendenz zu überwinden, als lediglich »schlechte Gewohnheiten« zu ändern. Wie dem auch sei, die im folgenden beschriebenen Effekte einer speziellen therapeutischen Umgebung lassen keinen Schluß auf die Ätiologie von Adipositas zu. Sie lehren uns jedoch etwas über die soziale Kontrolle einer biologischen Funktion, und sie beschwören die verlockende Möglichkeit, die planlosen und oft unberechenbaren Einflüsse, welche die komplexen Faktoren der jeweiligen sozialen Umgebung auf unsere Nahrungsaufnahme ausüben, durch eine durchdachte Kontrolle über Essen und Adipositas zu ersetzen. In der Vergangenheit war es ziemlich einfach, ambulante Adipositasbehandlungen zu beurteilen. Die Ergebnisse waren so einheitlich dürftig und die Behandlungsweisen so offensichtlich inadäquat. (Stationäre Behandlungen mit der Möglichkeit einer schärferen Kontrolle der Patienten waren natürlich für eine Gewichtsabnahme effektiver. Aber ihr Nutzen war begrenzt, weil fast alle Patienten nach der Entlassung das verlorene Gewicht wieder zunahmen.)

Vor diesem Hintergrund heben sich die Ergebnisse Stuarts von 1967 als etwas absolut Ungewöhnliches ab. Denn er beschreibt die besten Resultate ambulanter Adipositasbehandlung, die bis zu diesem Zeitpunkt berichtet worden waren, und liefert den Ansatz für ein besseres Verständnis dieser Störung. Selbst das Fehlen einer Kontrollgruppe beeinträchtigt die Bedeutung seiner Feststellungen nicht, denn von seinen zehn Patienten, die das 12-Monats-Behandlungsprogramm begannen, nahmen drei mehr als 18 kg und sechs mehr als 15 kg ab.

Das von Stuart entwickelte Programm bildete die Basis für ein ständig wachsendes Angebot immer weiter verfeinerter Verhaltenstechniken. Ihr entscheidendes Merkmal ist die genaue Ausarbeitung einer standardisierten Auswahl von Verhaltensleitlinien für jeden einzelnen Kontakt mit dem Patienten. In diesem Sinne ist die Verhaltenstherapie der Adipositas mehr ein pädagogisches Konzept als eine traditionelle Therapie. Innerhalb der festgelegten Rahmenbedingungen bietet sich jedoch eine überraschende Möglichkeit für die Entfaltung von Kreativität sowohl des Patienten wie des Therapeuten. Stuart konstatierte, daß z. B. für Patienten, die unter »Verhaltensdepression« leiden, Essen der einzig verfügbare positive Verstärker sein kann. Eine wirksame Behandlung ist in diesen Fällen darauf angewiesen, ein Repertoire von alternativen, ebenfalls verstärkenden Verhaltensweisen zu entwickeln, um den Patienten zu helfen. Für zwei Patienten in Stuarts Programm waren solche hilfreichen Alternativverhaltensweisen: Interesse an Veilchenzucht und Pflege von Zimmervögeln.

Schon bald nach Stuarts erstem Bericht entstand eine Welle sorgfältiger kontrollierter klinischer Studien zur Verhaltenstherapie der Adipositas. Diese Behandlungskonzepte spielten eine bedeutende Rolle in der Entwicklung wissenschaftlicher Konzepte zur Fundierung psychologischer Behandlung generell. Aber sie erwiesen sich als weitaus weniger effektiv hinsichtlich der klinisch bedeutsamen Gewichtsreduktion. So ergab sich der Verdacht, daß die Verhaltenstherapie der Adipositas mehr als Instrument zur Erforschung von psychotherapeutischen Faktoren schlechthin eingesetzt wurde, denn als Instrumentarium zur tatsächlichen Behandlung übergewichtiger Patienten. Drei neuere Studien haben allerdings diesen Verdacht ausgeräumt, indem sie aufzeigten, daß Verhaltenstherapie auch zu klinisch relevantem Gewichtsverlust beitragen kann; mehr noch, daß diese Erfolge auch über ein Jahr hinaus gesichert werden konnten.

Die erste dieser Studien bestand in einem weitgefaßten Ansatz, die relative Wirksamkeit von Verhaltenstherapie, von Pharmakotherapie (mit Fenfluramin) und Gruppensitzungen sowie der Kombination von beiden festzustellen (Stunkard et al., 1980). 145 Patienten mit einem durchschnittlichen Übergewicht von 60% über dem Idealgewicht wurden in wöchentlichen Gruppensitzungen über 6 Monate behandelt. Neben diesen drei »experimentellen« Gruppen wurden zwei Kontrollgruppen gebildet;

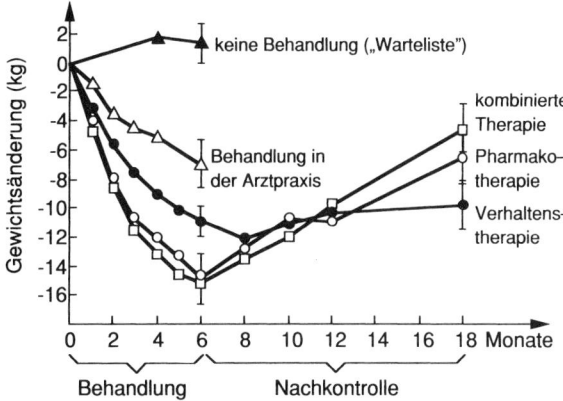

Abb. 45-4 *Gewichtsveränderungen während der 6monatigen Behandlung und bei der 12monatigen Nachkontrolle. Die drei Therapiegruppen nahmen erfolgreich ab: Verhaltenstherapie (schwarze Kreise): 10,9 kg; Pharmakotherapie (weiße Kreise): 14,5 kg; kombinierte Therapie (Quadrate): 15,3 kg. Die Verhaltenstherapie-Gruppe verringerte für zwei Monate nach der Therapie noch ihr Gewicht, nahm dann wieder allmählich etwas zu, während die Pharmakotherapie und die kombinierte Behandlung zu einer raschen Wiederzunahme des Gewichts führten. Die Kontrollbedingung »Warteliste« (schwarze Dreiecke) führte zur Gewichtszunahme, die Behandlung in der Arztpraxis (weiße Dreiecke) erzielte 6,0 kg Gewichtsverlust. Die Patienten dieser Kontrollbedingungen wurden anschließend für 6 Monate behandelt und standen somit für eine Nachkontrolle nicht zur Verfügung. Die senkrechten Linien entsprechen dem Standardfehler des Mittelwerts (aus Stunkard et al., 1980).*

eine traditionelle »Wartelistengruppe«, eine zweite als »Arztpraxisgruppe«. Diese »Arztpraxisgruppe« sollte es erlauben, die Wirksamkeit der üblichen Adipositasbehandlung in der Arztpraxis (mit Medikamenten und Diätempfehlungen) abzuschätzen.

Abbildung 45-4 veranschaulicht die Therapieergebnisse und die Resultate der Nachkontrollen. Die Patienten der Verhaltenstherapie verloren 10,9 kg. Die Patienten unter Fenfluramin und Gruppensitzungen reduzierten ihr Gewicht um 14,5 kg. Die Kombination von Verhaltenstherapie und Medikation erzielte mit 15,3 kg Gewichtsreduktion keinen zusätzlichen Effekt. Alle drei Behandlungsformen überstiegen den Effekt der üblichen Behandlung in der Arztpraxis, der bei durchschnittlich nur 6 kg lag.

Ein Jahr nach Abschluß der Behandlung allerdings ergibt sich ein grundsätzliches neues Bild. Patienten, die mit Verhaltenstherapie behandelt wurden, stabilisierten ihren Gewichtsverlust sehr gut, da sie nur 1,9 kg zunahmen. Jene Patienten, die zuvor Appetitzügler erhielten, nahmen um 8,2 kg zu, und die Patienten, die die »kombinierte« Behandlung durchliefen, zeigten das überraschendste und zugleich enttäuschendste Ergebnis: Sie nahmen um 10,7 kg zu und waren am Ende des Nachkontrolljahres nur um 4,6 kg leichter als zu Beginn des Behandlungsprogrammes.

In dieser Studie stellt sich die Verhaltenstherapie als die effektivste Behandlung der hier verglichenen Möglichkeiten heraus, was therapeutischen Optimismus für die Zukunft der Verhaltenstherapie stimulieren kann.

Eine zweite Studie begründet ebenfalls einen realistischen Optimismus für die Wirksamkeit der Verhaltenstherapie auch für die Behandlung der jugendlichen Adipositas (Brownell et al., 1983).

Die Ergebnisse nach der Behandlung jugendlicher Adipöser waren bislang ebenso enttäuschend wie die bei adipösen Erwachsenen, zudem ein noch stärkerer Pessimismus sich für die Therapieprognose dieser Altersgruppe breitgemacht hatte. Der Erfolg der Verhaltenstherapie gerade bei Jugendlichen stellt daher eine hoffnungsvolle Zukunftsaussicht dar.

42 Patienten im Alter zwischen 12 und 16 Jahren mit einem durchschnittlichen Übergewicht von 58% wurden in dieser Studie behandelt. Die verhaltenstherapeutischen Methoden wurden variiert hinsichtlich drei verschiedener Möglichkeiten, die Patientenmütter miteinzubeziehen. Ein Teil der Jugendlichen wurde allein, ohne ihre Mütter, in Gruppen behandelt, ein anderer Teil zusammen mit ihren Müttern in der Gruppe, beim letzten Teil der Jugendlichen wurden schließlich Mütter und Kinder in verschiedenen Gruppen behandelt.

Alle Patienten verloren signifikant an Gewicht: 3,3 kg unter der »Kind-Allein-Bedingung«, 5,3 kg unter der »Kind-Mutter-Bedingung« und 8,4 kg in den Fällen, in denen die Jugendlichen und ihre Mütter in separaten Gruppen behandelt wurden.

Weiterhin ergab sich eine signifikante Senkung des Blutdrucks vor allem bei Kindern mit Grenzwerten zur Hypertonie. Die Besserung der Adipositas wurde, wie in Abbildung 45-5 dargestellt, auch während der einjährigen Nachkontrolle aufrechterhalten.

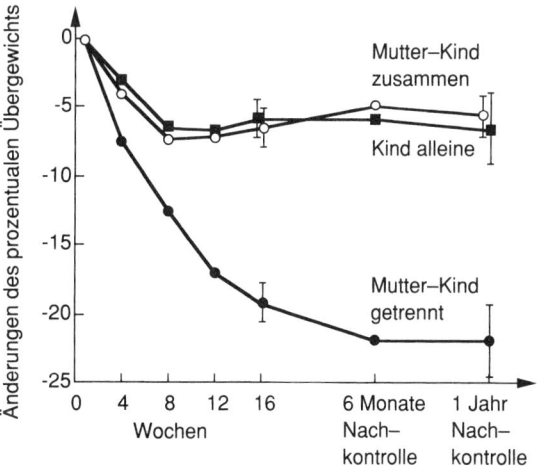

Abb. 45-5 *Durchschnittliche Veränderungen (± SEM) des prozentualen Übergewichts während drei verschiedener Behandlungsformen (Kind alleine; Kind–Mutter zusammen; Kind–Mutter getrennt) und zum Zeitpunkt einer Ein-Jahres-Nachkontrolle (aus Brownell et al., 1983).*

Eine gute Erfolgsbilanz legt auch eine neuere deutsche Studie vor. Im Rahmen des 7 Jahre dauernden Projektes wurden insgesamt 265 Patienten behandelt. Der ambulante Therapieansatz basiert auf einer interdisziplinären Konzeption, d. h., es wurde versucht, die Wirksamkeit des Behandlungsteams durch die Berücksichtigung dreier Berufsgruppen – nämlich eines klinischen Psychologen (in der Regel verhaltenstherapeutisch orientiert), eines Internisten und eines Diätassistenten – zu verbessern.

In den Gruppen wurde als Rahmenkonzeption ein Selbstkontrollprogramm verwirklicht. Es wurde versucht, den Partner des Patienten einzubeziehen, ohne daß dieser permanent präsent war, und eine selbsthilfeorientierte Nachsorge im Anschluß an die 6 Monate dauernde Therapie wurde angestrebt. Die Patienten wiesen ein durchschnittliches Übergewicht von 43% über Normalgewicht nach Broca auf, hatten vielfältige erfolglose Behandlungserfahrungen mit anderen Methoden der Gewichtsreduktion, das Alter lag zwischen 20 und 55 Jahren, etwa zwei Drittel der Patienten kamen aus den unteren Schichten. Die Abbrecherquote lag bei 23% (vor allem sog. Frühabbrecher, die im ersten Drittel der Therapie ausschieden). Die verbleibenden Patienten (n = 205) nahmen im Durchschnitt 11,4 kg während der Behandlung ab. Im 6-Monate-Follow-up lag die durchschnittliche Gewichtsreduktion gegenüber Therapiebeginn bei 10,5 kg, zum 12-Monate-Follow-up-Zeitpunkt bei 8,0 kg.

In der Untersuchung wurde auch der Einfluß der Therapie auf andere psychische und somatische Parameter untersucht. So zeigte sich, daß
- 82% am Ende der Therapie von einer Steigerung des Genusses von Mahlzeiten berichteten,
- 35% »unangemessene Eßverhaltensweisen« wie hastig essen oder Nebentätigkeit während des Essens verändern konnten,
- eine Veränderung der Nahrungszusammensetzung entsprechend den diätetischen Empfehlungen erreicht wurde,
- eine Abnahme von sozialer Angst und Depressivität sowie eine Zunahme von Arbeitszufriedenheit und Selbstakzeptanz zu verzeichnen war,
- eine klinisch relevante Verbesserung verschiedener wichtiger somatischer Parameter wie Blutdruck und Lipoproteine erreicht wurde, und
- der Behandlungsansatz einen Kostenvorteil gegenüber stationär durchgeführten Reduktionsdiäten im Verhältnis von 1:8 aufwies (Gromus et al., 1984).

Diese drei neueren Darstellungen müssen den Informationen hinzugefügt werden, die bereits von nahezu hundert klinischen Studien vorliegen, um eine begründete Beurteilung des gegenwärtigen Standes der Verhaltenstherapie vorzunehmen. Es besteht demnach Einvernehmen über 6 Punkte:
- Die Abbrecherquote bei ambulanter Therapie konnte weitgehend von Prozentsätzen um 75% auf nicht mehr als 15% verringert werden. Therapieverträge ebenso wie Kautionserhebung zu Beginn der Behandlung haben in dieser wünschenswerten Entwicklung eine bedeutende Rolle gespielt.
- Eine gefühlsmäßige Ablehnung gegenüber den verhaltenstherapeutischen Programmen ist selten und die meisten der Programme verbessern das psychische Befinden und reduzieren Symptome bei den Teilnehmern. Diese Feststellungen stehen im deutlichen Gegensatz zu den bis 50% häufigen psychischen Problemen während traditioneller Diätprogramme.
- Die erreichbaren Gewichtsverluste tendieren dazu, eher von mittlerer Größe zu sein, obschon neuere, eindringlichere Programme – wie oben beschrieben – höhere Gewichtsverluste erbrachten und – mindestens ebenso wichtig – eine gute Stabilität der Reduktionserfolge aufwiesen.
- Es besteht eine bemerkenswerte Variabilität der Gewichtsverluste bei verschiedenen Patienten.
- Eine Erfolgsprognose über die Verhaltenstherapie der Adipositas ist bislang noch unsicher. Es sollte indes gesehen werden, daß die Schwierigkeit solcher Prognose hier nicht größer ist als in anderen Behandlungsverfahren der Adipositas auch.
- Der wichtigste Aspekt der Verhaltenstherapie besteht wahrscheinlich in der Tatsache, daß ihre Techniken klar beschreibbar und schnell erlernbar sind.

Da die Verhaltenstherapie der Adipositas ohne Schwierigkeit erlernt werden kann, stellt sich die Frage, ob sie nicht auch einem größeren Kreis von Patienten angeboten werden kann als nur jenem, die in die Klinik kommen und für die sie primär entwickelt wurde. Die Antwort ist ein uneingeschränktes »Ja«.

Eine der ersten Entwicklungen in verhaltenstherapeutischen Programmen war die Konzeption von Handanweisungen, die detaillierte Instruktionen für die Führung von Therapiegruppen anboten. In deren Folge wurden immer mehr Gruppen von Personen mit immer weniger professionalisierter Ausbildung geleitet und in dieser Weise angelernte Laien haben in weitem Umfang die Ausübung der verhaltenstherapeutisch orientierten Behandlung bei mittleren Graden der Adipositas übernommen.

Eine offensichtlich zweckmäßige Möglichkeit zum Angebot dieser Behandlungsmethoden stellt die ärztliche Praxis dar. Obschon wenig Ärzte selbst diese Verhaltensprogramme zur Gewichtskontrolle durchführen, gehen mehr und mehr Ärzte dazu über, Ernährungswissenschaftler, Diätassistenten und Schwestern mit Gewichtsreduktionsprogrammen innerhalb ihrer Sprechstunde zu beauftragen. Ebenfalls beginnen Krankenhäuser und Kliniken, solche Programme in ihren Ambulanzen einzurichten. Verhaltenspsychologen haben solche Programme vor Jahren bereits entwickelt. Bei weitem die größte Anzahl adipöser Personen wird schließlich in Gruppen mit Laientherapeuten behandelt.

Selbsthilfegruppen mit Laientherapeuten

In der Bundesrepublik Deutschland existiert eine Fülle an Gewichtsabnahme-Programmen, die teil-

weise in Gruppen, aber auch nach schriftlicher Instruktion alleine durchgeführt werden, ohne daß
ausgebildete Verhaltenstherapeuten eingesetzt werden. Vor allem von den Krankenkassen (z.B. Vier-
Jahreszeiten-Kur der AOK, »Abnehmen, aber mit
Vernunft« vom Institut für Therapieforschung, München) werden solche Angebote gemacht. Evaluatio-
nen, die wissenschaftlichen Standards genügen, liegen nicht vor. Das Klientel in solchen Programmen
ist in aller Regel nicht adipös (BMI > 30), sondern
leicht übergewichtig. Die Abnahmeerfolge liegen
durchschnittlich im Bereich von 5–7 Kilogramm.
Diese Programme laufen immer über eine begrenzte
Zeit (4 Wochen bis 4 Monate). Eine langfristige
Nachbetreuung findet nicht statt. So dienen diese
Programme mehr einer Information über vollwertige
Ernährung; sie erreichen Gewichtsabnahmen, die
mehr aus kosmetisch-ästhetischen Aspekten gewollt
werden. Ihr Stellenwert in der Therapie der Adipositas, die aus medizinischer Indikation zu behandeln
ist, ist eher gering.

Wie sieht nun das Basisverhaltensprogramm aus,
das so viel Aktivität und Forschung auf sich gezogen
hat?

Verhaltenstherapie. Beschreibung eines Programms

Theorien und Hypothesen zur Pathogenese der Adipositas mußten revidiert werden. So steht nicht mehr
die Annahme, daß adipöse Patienten ein gestörtes
Eßverhalten haben, das ursächlich zur Gewichtszunahme führte, im Vordergrund. Faktoren, wie genetische Disposition, Nährstoffrelation, Energieumsatz
und Einschränkung des Energieumsatzes haben an
Bedeutung für die Erklärung einer Gewichtszunahme gewonnen. So mag es zunächst unverständlich erscheinen, daß die klassischen Therapieansätze
dennoch ihre Geltung behalten.

Ziel ist nach wie vor ein verändertes Eßverhalten
mit einer Bevorzugung von Kohlenhydraten und einer weitgehenden Vermeidung von Fett. Während
vor Jahren jedoch diese Behandlungsmethoden eingeführt wurden, um das »gestörte Eßverhalten«
durch Lernvorgänge auf ein mehr ungestörtes Eßverhalten hin zu modifizieren, wird heute das gleiche
Ziel mit anderer Begründung angestrebt: Der
adipöse Patient muß sein Eßverhalten modifizieren,
um es seiner biologischen Gewichtsregulation anzupassen. Selbstkontrolle und kognitive Strategien stehen also nach wie vor als Methode der Wahl im Vordergrund, lediglich die Begründung dazu hat sich
durch neuere Studien geändert.

Ein typisches Verhaltensprogramm besteht aus
fünf Elementen:
1. einer Beschreibung des Verhaltens, das kontrolliert werden soll;
2. der Kontrolle der Stimuli, die dem Essensakt vorausgehen;
3. Verlangsamung des Eßvorgangs;
4. Verstärkung – Belohnung für Verhaltensänderungen;
5. kognitive Therapie (s. Abschnitt 8.5).

**Ad 1: Beschreibung des zu kontrollierenden Ver-
haltens** Die Patienten werden aufgefordert, über
ihre Nahrungsaufnahme sorgfältig Buch zu führen:
Jedesmal wenn sie essen, schreiben sie genau auf,
was es war, wieviel, zu welcher Tageszeit, wo sie sich
befanden, mit wem sie zusammen waren und wie sie
sich fühlten. Die unmittelbare Reaktion der Patienten auf diese zeitaufwendige und lästige Prozedur
war Murren und Klagen. Rückschauend stellten wir
jedoch fest, daß solche Reaktionen häufiger waren,
als wir mit dem Programm begannen, so daß sie möglicherweise unserer eigenen Unsicherheit bei der
Handhabung seiner Technik zuzuschreiben waren.
Seit wir von der Wirksamkeit des Programms überzeugt sind und seine Wichtigkeit vorbehaltlos betonen, reagieren die Patienten positiver. Viele kamen
zu der Überzeugung, daß die Aufzeichnung der aller-
wichtigste Teil des Verhaltensprogramms sein könnte. Sie bringt die Patienten dazu, bewußter zu essen.
Wenn sie erst einmal begonnen haben, Buch zu führen, sind sie, ungeachtet ihres jahrelangen Kampfes
mit dem Problem, überrascht, wieviel und unter welchen Umständen sie essen.

**Ad 2: *Kontrolle der Stimuli, die dem Essen voraus-
gehen*** Eine Verhaltensanalyse beginnt traditions-
gemäß mit der Untersuchung der Ereignisse, die dem
Verhalten, das kontrolliert werden soll, vorausgehen.
Die sog. Stimulus-Kontrolle umfaßt viele Maßnahmen, die in Programmen für Gewichtsreduktion seit
langem üblich sind. Die meisten Patienten berichten
z.B., daß sie an verschiedensten Orten und zu den
verschiedensten Tageszeiten essen. Einige, die während des Fernsehens aßen, hatten festgestellt, daß sie
erst seit kurzer Zeit vom Fernsehen zum Essen
stimuliert wurden. Es sah so aus, als ob die verschiedenen Zeiten und Orte zu sog. diskriminierenden
Stimuli, die essen signalisieren, geworden waren.

Der Begriff »diskriminierender Stimulus« kommt
von Tierversuchen, wo Stimuli wie das Aufleuchten
einer Lampe oder ein Ton einem Tier signalisieren,
daß es beim Drücken eines Hebels mit Futter-
brocken oder etwas anderem belohnt wird. Da die
Belohnung nie ohne den diskriminierenden Stimulus erfolgt, wird dieser in der Sprache der Lerntheorie zum »Kontrolleur« von Verhalten. Um die Anzahl und die Stärke der diskriminierenden Stimuli,
die ihr Essen kontrollieren, zu vermindern, wird den
Patienten geraten, alle Mahlzeiten, auch kleinere
Naschereien, nur noch an einem Ort einzunehmen.

**Ad 3: Verlangsamung des Eßvorgangs – Versuch der
Kontrolle** Wir haben spezifische Techniken verwendet, um den Patienten zu helfen, langsamer zu
essen und sich der verschiedenen Komponenten
bewußtzuwerden, aus denen sich die Eßhandlung
zusammensetzt. Um Kontrolle über diese Komponenten zu gewinnen, üben die Patienten, während
des Essens die einzelnen Bissen, jedes Kauen oder
jeden Schluck zu zählen. Sie werden angehalten, ihr
Eßbesteck nach jedem dritten Bissen so lange hin-
zulegen, bis sie den Bissen gekaut und hinunterge-
schluckt haben. Schließlich werden längere Pausen

eingeführt, zunächst von einer Minute Dauer und gegen Ende der Mahlzeit, wenn solche Pausen leichter erträglich sind. Allmählich werden die Pausen häufiger, länger und finden früher im Verlauf der Mahlzeit statt.

Weiter wird den Patienten klargemacht, wie wichtig es ist, alle Nebenbeschäftigungen, wie Zeitungslesen oder Fernsehen, während des Essens zu unterlassen, und sich bewußt auf den Versuch zu konzentrieren, ihr Essen wirklich zu genießen. Sie werden aufgefordert, alles zu tun, um eine behagliche und entspannte Atmosphäre für die Mahlzeiten zu schaffen und vor allem Diskussionen über alte Argumente und neue Probleme bei Tisch zu vermeiden. Sie sollen bewußt versuchen, sich auf den Geschmack des Essens zu konzentrieren, auf ihr Kauen und Schlucken zu achten und die Wärme und das angenehme Völlegefühl ihres Magens zu genießen. Sobald sich der Erfolg einstellte, aßen sie weniger und hatten mehr Genuß.

Das Ziel dieser Maßnahme besteht darin, dem Patienten eine nachhaltige und effektive Kontrolle seines Eßverhaltens zu ermöglichen. Menschen, die sich in dieser Weise beim Essen kontrollieren, werden seit mehr als 10 Jahren mit dem Fachterminus »gezügelte Esser« (Restraint Eating) belegt (Herman und Polivy, 1984). Die Forschung hat seither die Bedeutung des »gezügelten Essen« intensiv untersucht (Überblick bei Westenhöfer, 1992). Dabei hat sich im wesentlichen eine Interdependenz herausgestellt, die zwischen der »Kontrolle« und der »Störbarkeit« des Eßverhaltens besteht. Es liegt inzwischen ein Testverfahren vor, das diese beiden Faktoren messen läßt (Pudel und Westenhöfer, 1989). Die Störbarkeit des Eßverhaltens in Kombination mit geringer Kontrolle hat sich als die mit Abstand ungünstigste Faktorenkombination für Gewichtsprobleme ergeben.

Westenhöfer gelang es durch Untersuchungen verschiedener Kollektive nachzuweisen, daß es hinsichtlich der Kontrolle des Eßverhaltens entscheidend ist, ob ein Mensch sich eher rigide oder eher flexibel kontrolliert. Rigide Kontrollmaßnahmen versuchen, ein störendes oder unerwünschtes Verhalten total zu unterdrücken (»Ich esse nie mehr etwas Süßes«). Solche »überkonsequenten« Verhaltensvornahmen sind jedoch nicht realisierbar, so daß auch ein von der Sache her völlig unbedeutendes Ereignis (z.B. Verzehr von einem Stück Schokolade) das gesamte (rigide) Kontrollsystem außer Kraft setzt. Dieser Mechanismus ist als »Gegenregulation« bezeichnet worden. (Herman und Polivy, 1990). Flexible Kontrollstrategien basieren auf einer zeitlich ausgedehnteren Strecke und beinhalten keine totalen Verhaltensziele. Damit lassen sie Verhaltenskorrekturen zu, wie z.B. den Vorsatz, in der kommenden Woche nur eine Tafel Schokolade zu essen. Inzwischen ist belegt (Westenhöfer, 1992), daß rigide Kontrollen zu erhöhter Störbarkeit führen, die sich mit jeder Gegenregulation aufschaukelt. Flexible Kontrolle dagegen reduziert die Störbarkeit und geht mit besseren, langfristig stabileren Gewichtsabnahmen einher.

Ad 4: Verstärkung – Belohnung für Verhaltensänderungen Die im einzelnen nicht festgelegten, gelegentlichen Belohnungen, welche die Patienten durch das Verhaltensprogramm erhalten, werden durch ein System von formalen Belohnungen ergänzt. Das jetzt von uns verwendete Programm unterscheidet sich von bisherigen darin, daß es zwei verschiedene Belohnungslisten, eine für Veränderungen des Verhaltens und eine andere für Gewichtsabnahme, aufstellt. Von diesen beiden scheinen Belohnungen für Verhaltensänderungen effektiver.

Um die Zeitspanne zwischen dem spezifischen Verhalten und der erwarteten Belohnung zu verkürzen, entwickelten wir ein System, durch das der Patient für jedes Verhalten, das er einübt, eine bestimmte Anzahl von Punkten erhält: Buchführen, Zählen von Kauen und Schlucken, Pausen während der Mahlzeit, nur an einem Ort essen usw. Die Patienten können auch Extrapunkte verdienen, etwa ihre Anzahl verdoppeln, wenn sie sich angesichts großer Versuchung eine Alternative zum Essen ausdenken.

Prompte Verstärkung schien der Schlüssel zum Erfolg zu sein. Eine Hausfrau mittleren Alters sagte: »Mein Mann versprach immer, mir ein Auto zu schenken, wenn ich 50 Pfund abnehmen würde. Ich strengte mich bis zur Erschöpfung an und verlor 30 Pfund. Das war eine Menge! Aber was bekam ich dafür? Ich bekam keinen halben Wagen. Ich bekam gar nichts. In diesem Programm habe ich nur acht Pfund abgenommen, aber ich habe dafür schon eine Menge von ihm bekommen.«

Ein wichtiges Prinzip bei der Planung der nächsten Schritte im Verhaltensprogramm besteht darin, die Schrittgröße so zu bemessen, daß der Patient sein Verhaltensziel erreichen kann. Solche Erfolge stabilisieren das Verhalten, während permanente Mißerfolge das Verhalten destabilisieren. Gleiches gilt für die vereinbarten »Belohnungen«. Auch diese müssen erreichbar sein, damit sie ihre Verstärkungswirkung überhaupt entfalten können. Der Therapeut ist im wesentlich dafür verantwortlich, daß sich der Patient realistische Schritte vornimmt. Viele Patienten muten sich vielzuviel zu (das beginnt bereits bei dem Abnahmeziel) und steuern sich so in den programmierten Mißerfolg.

8.4 Soziale Unterstützung

Viele Gewichtsabnahmeprogramme arbeiten heute gezielt mit der Einbeziehung des sozialen Umfeldes der Teilnehmer. Die Effektivität dieser Strategie ist bisher noch unklar. Verschiedene Studien haben eine positive Wirkung dieser Vorgehensweise auf das Behandlungsergebnis nachgewiesen (Brownell et al., 1978; Perri et al., 1987). Andere Untersucher konnten keinen fördernden Effekt sozialer Unterstützung feststellen (Weisz und Bucher, 1980).

8.5 Kognitive Therapie

Durch die Methode der **kognitiven Umstrukturierung** sollen die Patienten lernen, negative und irrationale Gedanken und Gefühle in bezug auf sich selbst bzw. ihr Eßverhalten zu verändern und durch positivere, rationalere Denkinhalte zu ersetzen. Ein positiver Zusammenhang zwischen Therapieerfolg und der Anwendung kognitiver Umstrukturierung konnte in mehreren Untersuchungen festgestellt werden (Bennett, 1988; Sjoberg und Persson, 1979).

8.6 Rückfallverhütung

Die Verhinderung von »Rückfällen« nach Beendigung der Therapie wird bereits während der Behandlung geübt. So lernen die Klienten z. B., stark risikobehaftete Situationen, die zu vermehrtem Essen führen könnten, rechtzeitig zu erkennen. Problemlösestrategien werden vermittelt, die dem Klienten helfen sollen, mit derartigen Situationen umgehen zu können. Die Kombination der Durchführung eines Rückfallverhütungsprogramms im Rahmen einer Verhaltenstherapie mit anschließendem telefonischem bzw. brieflichem Therapeutenkontakt erbrachte sehr gute Erfolge in einer Untersuchung von Perri und Mitarbeitern (1984): Bei einer Followup-Untersuchung nach einem Jahr hatte keiner der Untersuchungsteilnehmer an Gewicht zugenommen.

8.7 Ernährungswissen

Im Gegensatz zu früheren Behandlungsformen wird heute bei der Adipositastherapie verstärkt Wert auf eine Verbesserung des Ernährungswissens der Teilnehmer gelegt. Die Klienten erhalten Informationen über eine ausgewogene, gesunde Ernährung, über die spezielle Wirkungsweise der Nährstoffrelation, den Kaloriengehalt und Nährwert einzelner Nährstoffe, usw. Durch das Erlernen des »sensible eating« (Lerman und Cave, 1989) werden die Klienten – im Sinne der Hilfe zur Selbsthilfe – in die Lage versetzt, sich selbst auch nach Beendigung der Behandlung einen ernährungsphysiologisch ausgewogenen Ernährungsplan zusammenstellen zu können.

8.8 Diätetische Maßnahmen

Obschon Fastenkuren in den 60er und 70er Jahren eine verbreitete Methode zur Gewichtsreduktion bei adipösen Patienten waren, werden sie mittlerweile mit großer Skepsis betrachtet, da die extreme Einschränkung der Nahrungszufuhr (bei der »Null-Diät« sogar totaler Nahrungsverzicht) zu klinischen Risiken führt, z. B. zu Ketose, Hyperurikämie, Hypokaliämie, Hypoglykämie, starkem Abbau von Funktionsprotein, erhöhter renaler Ausscheidung von Phosphat und Magnesium (Newmark und Williamson, 1983). Derartige Kuren sind deshalb langfristig nur unter strenger ärztlicher Kontrolle durchführbar. Diese extreme Diätform weist keine Vorteile gegen-

über gemäßigteren Abnahmekuren auf und eignet sich nicht für eine langfristige Gewichtskontrolle.

Üblicherweise wird heute die energiereduzierte **Mischkost** präferiert. Die tägliche Energiezufuhr, die üblicherweise zwischen 1000 und 1200 kcal/d liegt, setzt sich zusammen aus z. B. mindestens 50% Kohlenhydraten, 15–20% Protein und höchstens 30% Fett. Da diese Diäten meist aus Lebensmitteln zusammengestellt sind, die leicht zu beschaffen und vom Preis her erschwinglich sind, besteht hier besonders die Möglichkeit, ein wesentliches Ziel der Intervention zu erreichen – nämlich Gewicht nicht nur zu verlieren, sondern das neue Gewicht auch zu halten, wenn die grundsätzliche ernährungsphysiologische Basis dieser Kostform (fettreduziert) über die aktive Gewichtsabnahme hinaus langfristig realisiert wird.

Auf die besondere Wichtigkeit der Fettreduktion für eine längerfristige Stabilisierung des Gewichtsverlustes wurde bereits hingewiesen. Die Anwendung solcher Kostformen ist bei massiv adipösen Patienten allerdings langwierig, wenig motivationsfördernd und auch nicht in jedem Fall ausreichend, da sich der Organismus u.U. auf diese reduzierte Kalorienzufuhr bei 1000–1200 kcal einstellen kann, so daß keine weitere Gewichtsabnahme mehr erfolgt.

Eine Alternative bieten in diesem Fall die »Very Low Calorie Diets«, also Formula Diäten mit weniger als 800 kcal/d. Diese Form der Diät hat sich im Bereich der Adipositastherapie unter **medizinisch-therapeutischer** Kontrolle durchgesetzt. Die Anwendung stark kalorienreduzierter Diäten führt zu einem rapiden und beachtlichen Gewichtsverlust, nach Lerman und Cave (1989) in der ersten Woche üblicherweise zwischen 4,5–7 kg, später zwischen 1–2 kg/Woche; der Gesamtverlust beträgt im Mittel ca. 18 kg. Diese Reduktionsdiäten basieren auf den Erkenntnissen, daß die Zufuhr relativ kleiner Mengen von hochwertigem Protein mit Kohlenhydratzugabe den Verlust fettfreier Körpermasse (Funktionsprotein) weitgehend, wenn gleich auch nicht vollständig, verhindert, der andernfalls, z. B. bei der Null-Diät, aufgrund der stark reduzierten Energiezufuhr unvermeidbar wäre.

8.9 Sportliche Aktivitäten

Sportliche Aktivitäten werden heute sowohl während einer Übergewichtstherapie als auch in der Nachbehandlungsphase eingesetzt. Mögliche Vorteile von Sport bzw. Bewegung sind z. B. die Steigerung des Energieumsatzes, eine Appetithemmung, Abbau von Fett- und Aufbau von Muskelmasse, die Verbesserung des allgemeinen Wohlbefindens.

Interviews mit ehemals Übergewichtigen zeigten, daß das nach Beendigung der Abnahme durchgeführte Bewegungsprogramm sogar einer der wichtigsten Faktoren für die Stabilisierung des Gewichts darstellt (Marston und Criss, 1984).

Im Rahmen der Therapie unterziehen sich die Klienten meist einem individuell abgestimmten und graduell eingeführten Sportprogramm, zum anderen werden sie angehalten, sich auch im Alltag mehr Bewegung zu verschaffen, z.B. die Treppe statt des Aufzuges und das Fahrrad an Stelle des Autos zu benutzen. Die Integration von sportlichen Aktivitäten in den Alltag ist wichtig für eine langfristige Wirksamkeit des Behandlungserfolges. Deshalb sollten die während der Therapie durchgeführten Sportarten nicht zu aufwendig und speziell sein.

8.10 Kombinationstherapie

Der heute übliche Standard der Adipositasbehandlung kann als Kombinationstherapie bezeichnet werden, die auf den drei Säulen der Diätetik, Verhaltenspsychologie und aktiver Bewegung basiert.

Die synergistische Wirkung solcher Therapiekombinationen haben Wadden und Stunkard (1986) gezeigt (Abb. 45-6): 59 Probanden wurden zufällig

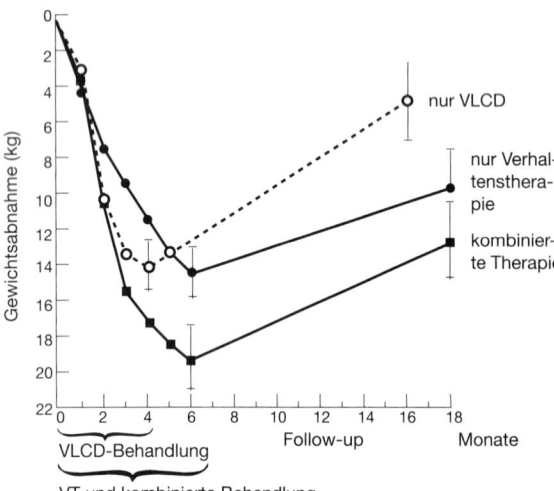

Abb. 45-6 *Gewichtsabnahme in der 6monatigen Behandlungsphase und im weiteren Follow-up über 12 Monate für die drei Behandlungsmethoden (nach Wadden und Stunkard, 1986).*

drei Behandlungsgruppen zugeordnet. Gruppe 1 ernährte sich 4 Monate lang nur auf der Basis einer VLCD (very-low-calorie-diet) – die Energiezufuhr im 1. Monat betrug 1200 kcal/d, im 2. und 3. Monat 400–700 kcal/d. Während des 4. Monats erhielten die Klienten eine dem »normalen« Eßverhalten angenäherte Reduktionsdiät. Gruppe 2 unterzog sich 6 Monate lang einer verhaltenstherapeutisch orientierten Psychotherapie (VT). Gruppe 3 wurde sowohl verhaltenstherapeutisch behandelt (wie Gruppe 2) und erhielt zudem die VLCD wie Klienten der Gruppe 1.

Die mittlere Abnahme von 19,3 kg bei Gruppe 3 (VLCD und VT) lag signifikant höher als bei den beiden anderen Gruppen. Bei einer Nachfolgeuntersuchung nach einem Jahr betrug der durchschnittliche Gewichtsverlust bei der VLCD-Gruppe nur noch 4,6 kg; bei der VT-Gruppe 9,5 kg und bei der Kombination aus VLCD und VT 12,5 kg. Trotz dieser bemerkenswerten Ergebnisse zeigt sich nach weiteren drei Jahren die generelle Problematik der Adipositastherapie: Bei der VT-Gruppe hatte sich der Gewichtsverlust auf 4,8 kg reduziert. »Wieder einmal haben die das Körpergewicht determinierenden Regulationsmechanismen offensichtlich über die Behandlungseffekte triumphiert« (Stunkard, 1988).

8.11 Ausblick

Die zunehmende Differenzierung der Behandlungsprogramme im letzten Jahrzehnt hat die Kurzzeitergebnisse von Adipositastherapien erheblich verbessert, die langfristige Wirkung der Übergewichtsbehandlung kann jedoch immer noch nicht systematisch eingeschätzt werden (Bennett, 1987). Die nächsten Jahre werden zur genetischen Disposition und zu den Bedingungen der Energieregulation weitere Erkenntnisse bringen, die dann beurteilen lassen, welchen Spielraum der Adipositastherapie vor allem im Hinblick auf eine langfristige Stabilisierung einer einmal erzielten Gewichtsabnahme überhaupt gegeben ist.

KAPITEL 46

Anorexia nervosa

Karl Köhle, Claudia Simons und Kristina Jung

1 Einleitung

»Anorexia nervosa« bezeichnet eine Störung des Eßverhaltens. Dieses oft schwere Leiden betrifft fast ausschließlich Jugendliche, ganz überwiegend Mädchen; es führt häufig zu chronischer körperlicher und psychosozialer Invalidität, nicht selten zum Tode.

Die Wechselwirkungen biologischer, psychischer und sozialer Faktoren in Ätiologie und Pathogenese dieser Verhaltenskrankheit beschäftigen Forscher und Kliniker; wie bei vielen anderen Erkrankungen sind unsere Vorstellungen noch bruchstückhaft und lassen sich noch nicht zu einem Gesamtkonzept verbinden.

Zur ungewöhnlichen »Faszination« tragen radikale Abwehrhaltungen (Nahrungsabstinenz, Beziehungsverweigerung) ebenso bei wie aus der Latenz wirksame Triebbedürfnisse und Beziehungswünsche: In der Gegenübertragung finden sich intensive Ablehnung ebenso wie überfürsorgliche Parteinahme für die verletzlichen oft aber auch kindlich verführerischen Patientinnen (s.a. Schepank, 1991a). Die Radikalität der Verweigerungshaltung hat Franz Kafka in seiner Erzählung »Ein Hungerkünstler« eindrucksvoll dargestellt.

Patientengeschichte

> Die 18jährige Franziska kommt erst in die Klinik, nachdem sie zunehmend unter Schwächezuständen bis hin zu Schwindelanfällen litt; bei der Aufnahme wiegt sie 41 kg bei einer Größe von 172 cm.
>
> Die stark abgemagerte Patientin wirkt im Gespräch sehr gehemmt: sei hält ihre Schultern hochgezogen, den Kopf schief. Der Untersucher wird bei der Betrachtung ihres hübschen Gesichts durch eine alte Narbe und durch Tic-artige Bewegungen des Kopfes irritiert. Die Patientin äußert sich kaum spontan; im Interview verhält sie sich passiv-reaktiv; ihre Antworten wirken hinhaltend-abwehrend, ihre Mitteilungen intellektualisierend.
>
> Franziska ist das mittlere von fünf Kindern. Ihre Mutter arbeitet als Kindergärtnerin, der Vater ist mittlerer Angestellter. Aus ihrer Kindheit wird berichtet, daß sie als »extrem braves Musterkind« bei Verwandten herumgereicht wurde. Allerdings habe es bei bestimmten Speisen schon immer Essensschwierigkeiten gegeben, z.B. bei Reis, Sago, Joghurt, Milch. Die Beziehungen in der Familie werden als ständig gespannt geschildert: zum Vater war es schwierig, überhaupt eine engere Beziehung herzustellen; zur Mutter war die Beziehung zwar enger,

doch konnte Franziska auch mit ihr kaum über gefühlsmäßige Probleme sprechen. Die Mutter übte Kontrolle aus, indem sie Schuldgefühle erzeugte; sie kommunizierte mit Franziska vorwiegend »analog«, weniger »digital«, d.h. es wurde in der Kommunikation weniger direkt verbalisiert als indirekt durch bestimmte Haltungen, Gesten, feste Gebräuche etwas ausgedrückt oder mitgeteilt. Auch sonst erscheint die Kommunikation innerhalb der Familie eingeschränkt; die Patientin spielt hierbei eine besondere Rolle: sie erlebt sich als »Informationsvermittlerin« zwischen den Eltern.

Aus der Zeit vor der Krankheitsmanifestation berichtete Franziska von einigen äußeren und inneren Belastungen. Zunächst zog die Familie um, sie selbst mußte die Schule wechseln und verlor damit ihren Freundeskreis. Dann erkrankte die Großmutter, bei der Franziska als Kind zeitweise gelebt hatte, an einem Karzinom. Ein Jahr vor der stationären Aufnahme der Patientin starb die Großmutter unter dem Bild einer Tumorkachexie. Franziska hat das Bild der Abmagerung und Auszehrung bei der Großmutter sowie deren durch die Krankheit neu gewonnene Fähigkeit, vieles in der Familie zu bestimmen, sehr beschäftigt. Im Zusammenhang mit dem Tod der Großmutter begann sie erstmals, ihr Gewicht genauer zu kontrollieren.

Neun Monate vor Franziskas Klinikaufnahme nahm die Mutter ihre Berufstätigkeit wieder auf, wodurch sich die häuslichen Gewohnheiten veränderten: Die Versorgung durch die Mutter nahm ab, Franziska wurde stärker im Haushalt beansprucht. Jetzt begann die erste stärkere Gewichtsabnahme (Ausgangsgewicht 60 kg). Sechs Monate vor der Klinikaufnahme, bei einem Gewicht von 53 kg, sistierten die Menses (Menarche mit 13 Jahren). Vier Monate vor Klinikeintritt wurde die Gewichtsabnahme während eines Landschulaufenthalts erneut stärker; Franziska erlebte diesen Landschulaufenthalt als Versuchssituation, der sie nicht gewachsen war; heftige Ängste vor Kontrollverlust (Alkohol, Sexualität) und als Reaktion hierauf Rückzug aus der Gemeinschaft kennzeichneten ihr Erleben und Verhalten.

Ärztliche Behandlung wurde zunächst wegen der Amenorrhoe in Anspruch genommen; stationäre Aufnahme erfolgte jedoch erst als Schlaflosigkeit und zunehmende Schwäche dazu geführt hatten, daß sie auch in der Schule kaum mehr mitarbeiten konnte.

Innerhalb der psychologischen Symptomatik stand vor allem eine auffallende **Verleugnung des Krankheitszustandes** im Vordergrund. Die Patientin erlebte sich weder als zu mager noch irgendwie als krank; sie selbst wollte nur kurzdauernde Hilfe für ihre Schwächeanfälle in Anspruch nehmen. Trotz des reduzierten Allgemeinzustandes fiel ihre **motorische Aktivität** auf: bis zuletzt hatte sie ausgedehnte Spaziergänge unternommen, war zum Schwimmen gegangen und hatte im Rahmen ihres Putzzwanges zu Hause unter großer Anstrengung die ganze Wohnung gesäubert; schon nach wenigen Tagen Klinikaufenthalt bestieg sie das Ulmer Münster. Bemerkenswert war auch ihr enormer **Leistungsanspruch:** Trotz Schulwechsel war sie nach einem halben Jahr bereits wieder Zweitbeste der Klasse und wehrte sich gegen eine längere stationäre Behandlung auch aus der Angst heraus, in der Schule ins Hintertreffen zu geraten.

Charakteristisch war ihr **Eßverhalten:** Sie bevorzugte kalorienarme Speisen; obwohl sie unter starken, ständig spürbaren Hungergefühlen litt und den ganzen Tag über fast ausschließlich mit Vorstellungen vom Essen beschäftigt war, entwickelte sie schon nach dem Essen nur geringster Nahrungsmengen Schuldgefühle, die mit monotonen Selbstanklagen einhergingen: »Mußte das denn wieder sein?« oder »Das wäre doch nicht nötig gewesen«. Hungrig bewegte sie sich oft stundenlang um den Eisschrank herum, um schließlich eine halbe saure Gurke zu sich zu nehmen und danach wieder tiefe Schuldgefühle zu empfinden.

In der Absicht, das Gegessene wieder aus dem Körper zu entfernen, gebrauchte sie regelmäßig Laxanzien.

Franziskas **Körperwahrnehmung** war verändert – sie war besessen von der **Vorstellung, zuviel Raum einzunehmen** und dadurch »angreifbar« zu werden. In diesem Zusammenhang entwickelte sie eine Lieblingsvorstellung: bei vollständigem Verzicht auf das Essen könne sie so leicht und frei werden, daß sie schweben könne. Das Essen rief auch deshalb Angst bei ihr hervor, weil es ihrer Vorstellung zufolge bei ihr »im Busen« verschwand und sie befürchtete, dann wieder den spöttischen Bemerkungen ihrer Mitschüler ausgeliefert zu sein. Ihre Körperoberfläche erlebte sie als so porös, daß beispielsweise grelle Farben oder laute Geräusche direkt in sie eindringen könnten. Während des Höhepunktes der Erkrankung konnte sie deshalb z. B. keine Musik mehr hören.

Die Erkrankung tritt regelmäßig im Rahmen einer Entwicklungskrise während der Adoleszenz auf. In psychologischer Sicht wird sie als ein Versuch aufgefaßt, die mit der Adoleszenz verbundenen und/oder subjektiv befürchteten körperlichen Veränderungen und sozialen Anforderungen zu vermeiden. Eine zentrale Rolle spielen die panische, oft wahnhafte Befürchtung, übermäßig »fett« zu werden und das verzweifelte Bemühen, triebhafte Bedürfnisse unter Kontrolle zu halten. Die Patientinnen sind durch die mit der Entwicklung verbundenen Veränderungen überfordert und den in der Adoleszenz gestellten Aufgaben nicht gewachsen. Sie leiden zwar meist bereits seit vielen Jahren unter einer tiefgehenden Selbstunsicherheit mit ausgeprägten Insuffizienzgefühlen – oft als Folge mangelnder Empathie ihrer frühen Bezugspersonen –, es war ihnen jedoch bisher gelungen, sich an die Anforderungen ihrer Umwelt ausreichend anzupassen. Von außen oft nicht erkennbar, hatten sie ihr psychisches und soziales Gleichgewicht um den Preis des Verzichts auf eine autonome Entwicklung scheinbar aufrechterhalten. Jetzt treffen sie die psychosexuelle Entwicklung und die mit dem Erwachsenwerden verbundenen Aufgaben weitgehend unvorbereitet. Sie geraten in intensive Ängste und befürchten, die Kontrolle über sich und die anderen zu verlieren. Insuffizienzgefühle und entsprechende Ängste verzerren wiederum die Wahrnehmung der mit der neuen Situation verbundenen Anforderungen; in einem »Circulus vitiosus«

können sich so Ängste und Insuffizienzgefühle verstärken.

2 Geschichtlicher Überblick

Die Anorexia nervosa wurde als Krankheit zwar erst in neuerer Zeit beschrieben, ihr Vorkommen scheint jedoch zumindest bis zurück ins Mittelalter ausreichend dokumentiert. So berichtet Halmi (1982) über die Erkrankung von Prinzessin Margaret von Ungarn im 13. Jahrhundert. In der Folge eines Gelübdes ihres Vaters wurde die 1245 geborene Margaret von Geburt an Nonnen zur Erziehung übergeben; als ihr Vater später seine Ziele änderte und ihre Hochzeit mit einem geeigneten Nachfolger wünschte, wurde sie zunächst erregt, bemühte sich dann darum, sich so unattraktiv wie möglich zu machen; sie begann zu fasten, arbeitete bis zur Erschöpfung, mied den Schlaf und verrichtete in besonderem Maße Bußübungen. Während sie im Refektorium die anderen bediente, fastete sie selbst unerbittlich; während die Mitschwestern aßen, schlich sie in die Kirche, um vor dem Kruzifix zu beten. Ihr Körper wurde als armselig beschrieben, sie starb im Alter von 26 Jahren. Die vatikanischen Unterlagen berichten von pathologischem Fasten, ihrer Weigerung, das Körpergewicht im Normalbereich zu halten und der Kombination von Überaktivität mit extremer Magerkeit.

Morton (1689) gab anhand einer Kasuistik die bekannteste Erstbeschreibung des Krankheitsbildes. Gull (1888) in England und Lasègue (1873) in Frankreich beschrieben die Symptomatik der Erkrankung im einzelnen, die sie als psychogene Störung auffaßten. Gull beschrieb die seelische Störung bei Magersüchtigen bereits als wahnähnliche »perversion of the ego« (nach Thomä, 1961). Beide Autoren wiesen bereits damals auf den therapeutischen Wert einer Isolation der Patienten von ihrer bisherigen Umgebung hin.

Die Geschichte der Anorexia nervosa stellen T. Habermas (1990) und Vandereycken und Mitarbeiter (1992) differenziert dar.

3 Symptomatologie

Störung des Eßverhaltens

Die Störung des Eßverhaltens steht im Mittelpunkt: Die Patientinnen nehmen zu wenig Kalorien zu sich (Weglassen von Mahlzeiten, Auswahl kalorienarmer Nahrungsmittel wie Obst und Salat), beseitigen die Nahrung häufig wieder durch selbstinduziertes Erbrechen und behindern die Resorption durch Laxanzienabusus.

Gestört ist dabei die Motivation zu essen: die Patientinnen können nicht »essen wollen«; sie wollen vielmehr abmagern und dünn bleiben. Sie kämpfen mit ihrem Hunger und sind ständig mit Nahrungsfragen präokkupiert, haben intensives Interesse an allem, was mit dem Essen zusammenhängt; eine Patientin beschrieb diesen Zustand als »living in a food world« (Walton, 1975).

Gewichtsverlust

Ein starker Gewichtsverlust bis zur Kachexie ist die Folge dieses Eßverhaltens: Die Patientinnen unterschreiten nicht selten ein Gewicht von 30 kg.

Amenorrhoe

Fast regelmäßig besteht eine sekundäre, selten eine primäre Amenorrhoe; diese ist nicht unbedingt Folge der Gewichtsabnahme. Bei ca. 50% der Patientinnen setzt die Amenorrhoe bereits vor oder mit Beginn der Gewichtsabnahme ein.

Verleugnung des Krankheitswertes der Kachexie und panische Angst »fett« zu sein

Im Gegensatz zu anderen Kranken mit extremem Gewichtsverlust erleben Magersüchtige ihren kachektischen Zustand nicht als krankhaft, sie verteidigen ihn vielmehr hartnäckig und uneinsichtig als »normal«. Anorektikerinnen sind mit ihrer skelettartigen Erscheinung identifiziert.

Sie kämpfen darum, sich dieses Aussehen zu erhalten, weil sie darin die einzige Möglichkeit sehen, den von ihnen panisch gefürchteten Zustand des »Fettseins« abzuwenden.

Oft findet sich ein ausgeprägter Laxanzien- und/oder Diuretikaabusus. Die Patienten geben häufig eine Obstipation an. Sie klagen über abdominelle Beschwerden, ihre Gedanken kreisen um den »zu dicken Bauch«; sie versuchen Leibesumfang und Gewicht mit allen Mitteln zu verhindern.

> Entsprechende Ängste tauchen während der Behandlung auf und tragen zu Widerständen gegen die Behandlung bei. Franziska klagte während der Wiederauffütterungsphase über angstvolle Phantasien; zunächst befürchtete sie, »dick, aufgetrieben«, »wie ein Luftballon«, »wie eine häßliche Kröte zu werden«; später: »amorph« zu werden, »die Grenzen der eigenen Gestalt zu verlieren«, »zu zerfließen«. Panische Angst mit Zittern und Weinen begleitete diese Vorstellungen.

Körperschemastörung

Vor allem Bruch (1973, 1980) sieht die verzerrte Wahrnehmung des eigenen Körpers bzw. das zugrundeliegende verzerrte Körperkonzept, das »Körperschema« (»body-image«) als Kern der Psychopathologie.

Sie bringt die Störungen der Körperwahrnehmung mit dem »alles durchdringenden Gefühl der Ineffektivität« in Verbindung. Diese Patientinnen haben das Gefühl, ihren Körper, ihre Bedürfnisse und ihre Impulse nicht selbst kontrollieren und steuern zu können.

Die zahlreichen Untersuchungen zur Störung des »Körperschemas« stützen sich vor allem auf drei Methoden: projektive Verfahren, Selbsteinschätzung über Fragebögen und Videoverzerrungstechniken (Übersichten: Meermann et al., 1989; Touyz und Beaumont, 1987). Die Differenz zwischen subjektiver Einschätzung und objektiven Körpermaßen wird im sogenannten »Body Perception Index« (BPI) ausgedrückt.

In den meisten Studien überschätzen Anorexia-nervosa-Patientinnen ihre Körperdimension stärker als Kontrollpersonen. Das Ausmaß dieser »body-image-Störung« kann als Hinweis auf die Schwere der Störung betrachtet werden. Patientinnen mit ausgeprägter Wahrnehmungsstörung hatten in der Behandlung bisher häufiger Mißerfolge.

Eine Rückbildung der Überschätzung der Körperdimensionen mit Normalisierung des Gewichtes (Crisp und Kalucy, 1974) wurde nicht in allen Untersuchungen bestätigt (Meermann et al., 1989). Offen ist auch, wodurch diese Überschätzung bedingt wird: sekundäre Folge des Hungerns und der Gewichtsabnahme oder psychologischer Kompensationsmechanismus, über den die Patientinnen die kognitiv belastende Dissonanz zwischen früherem Körpergefühl und der wahrgenommenen Abmagerung zu bewältigen suchen.

Die Spezifität dieser Befunde für Magersüchtige ist nicht gesichert; ähnliche Überschätzung der eigenen Körpermaße findet sich auch bei Adipösen, bei schwangeren Frauen, bei Ballettänzerinnen und jungen Mädchen im präpubertären Alter (Meermann und Vandereycken, 1987).

Gestörte Interozeption

Magersüchtige nehmen vom eigenen Körper ausgehende Reize, insbesondere Hungerempfindungen, im Vergleich zu Normgewichtigen verändert wahr, bzw. interpretieren solche Stimuli und Bedürfnisse unterschiedlich. Hunger wird weitestgehend verleugnet. Eine Patientin von Bruch (1973) formulierte: »Ich brauche nichts zu essen«.

Die Patientinnen versuchen, völlige **Unabhängigkeit von körperlichen Bedürfnissen,** insbesondere von Hunger, zur Schau zu tragen. Dieses **Bemühen um Autarkie** wird ständig von der inneren Auseinandersetzung mit den Themen Hunger und Nahrungszufuhr gestört. Aus diesem Konflikt resultieren die häufig bizarren Eßgewohnheiten; die Patientinnen geben gelegentlich dem sonst abgewehrten Bedürfnis heimlich nach, stopfen sich in der Speisekammer voll, während sie bei Tisch jegliches Essen verweigern; anschließend induzieren sie oft wieder Erbrechen. Ständig werden sie von der Gefahr des Kontrollverlustes beunruhigt: »Ich wage nicht zu essen; wenn ich nur ein klein bißchen in den Mund nehme, bekomme ich Angst, daß ich nicht mehr damit aufhören kann« (Bruch, 1973).

> Die innere Getriebenheit und Not dieser Kranken zeigt das bizarre Verhalten einer 18jährigen Oberschülerin: Im Kontakt arrogant distanziert, versucht sie in allen Lebensbereichen ihre Autonomie zu demonstrieren, von Mitmenschen gibt sie sich ebenso unabhängig wie von der Nahrungszufuhr. Die Mutter der Patientin wird in der Apotheke auf die umfangreichen Käufe von Babykost durch ihre Tochter angesprochen. Bald stellt sich heraus, daß die zum Skelett abgemagerte Kranke abends heimlich den Inhalt vieler Gläser Babykost in sich hineinschlingt und nachts mit Hilfe einer entsprechend verformten Kerze im Bad der Familie wieder erbricht. Das verschmutzte Bad bringt dann schon morgens neue Aufregung für die Eltern.

Für das Verständnis der Patientinnen ist es wesentlich zu sehen, daß Hunger und die damit verknüpften Triebimpulse um so stärker drängen, je mehr sie hungern und an Gewicht verlieren; in einem »circulus vitiosus« müssen sie diesen Bedürfnissen dann immer stärkere Abwehrkräfte entgegensetzen. Mit zunehmender körperlicher Schwäche befürchten sie einen Triebdurchbruch bzw. einen Zusammenbruch ihrer Kontrollmöglichkeiten.

> Franziska führte deshalb immer einige Zuckerstückchen mit sich; sie meinte, bevor sie so schwach werde, daß sie ihren Hunger nicht mehr kontrollieren könne, weil auch ihre Hirnzellen unterernährt und damit funktionsuntüchtig seien, würde sie sich den für ihre Funktion nötigen Zucker zuführen.

Hyperaktivität

Die körperlich extrem hinfällig wirkenden Patientinnen verleugnen Schwäche und Müdigkeit. Oft kommen sie erst dann zur Behandlung, wenn sie vor Abgeschlagenheit in Schule oder Beruf leistungsunfähig geworden sind. Häufig haben sie bis kurz vor der Aufnahme in die Klinik ein anstrengendes sportliches Training durchgeführt, das auch der Gewichtskontrolle dient.

Die oft ausgeprägte **Leistungsorientiertheit** der Kranken und ihre nicht seltenen Verhaltenszwänge können ebenfalls im Zusammenhang mit der Triebabwehr verstanden werden.

> Franziska unternahm trotz zunehmender Schwäche noch ausgedehnte Spaziergänge mit ihrem Hund, ging weiter schwimmen u. a. m. Gleichzeitig mit der Kachexie entwickelte sich bei ihr ein ausgesprochener Putzzwang. Häufig putzte sie schon frühmorgens vor dem Frühstück die gesamte Wohnung der Familie. Bei der Durchführung der Schularbeiten hielt sie einen ausgeklügelten Zeitplan starr ein: sie arbeitete trotz ihrer Schwäche bis zu 5 Stunden täglich, nach 2½ Stunden Schularbeiten gestand sie sich eine Unterbrechung von einer halben Stunde zu, um eine Tasse schwarzen Kaffee zu trinken.

Beziehungsstörung und Selbstwertprobleme

Die scheinbare Selbständigkeit der Kranken ist vor dem Hintergrund ihrer sozialen Isolation zu sehen. Sie halten sich in dieser »splendid isolation« künstlich von anderen unabhängig. Ihre Fähigkeit zu intensiverem Kontakt und emotionalem Austausch ist stark eingeschränkt. Ihre Selbstwertprobleme kompensieren sie in einer auf andere aggressiv-arrogant wirkenden Überheblichkeit.

Schon die Notwendigkeit einen Arzt in Anspruch nehmen zu müssen, verstärkt die Gefühle eigener Insuffizienz. So bekommen Ärzte diese irritierenden Kompensationsversuche der Patientinnen in besonderem Maße zu spüren.

> Franziska verschanzte sich während des Bettens auf der Station, während der Visiten und anderer Kontaktmöglichkeiten hinter ihren Schulbüchern (Buch mit englischen Vokabeln!) und mied den Blickkontakt. Später konnte sie hierzu folgende Phantasie in der Stationsgruppe darstellen: Sie sitze in einem Glashaus, das sie von den anderen isoliere; genüßlich warte sie darauf, daß sich die anderen bei dem Versuch, sich ihr zu nähern, die Hände zerschneiden würden.

4 Diagnose

Diagnostische Kriterien

Aufgrund der dargestellten Symptome läßt sich die Diagnose einer Anorexia nervosa im allgemeinen ohne Schwierigkeiten durch Anamnese und klinische Untersuchung stellen. Entscheidend sind folgende Kriterien (DSM-III-R):
- **Weigerung, das Körpergewicht** über der unteren Normgrenze entsprechend dem Alter und der Größe zu halten: Abnahme auf ein Gewicht, das mindestens 15% unter dem zu erwartenden Wert liegt, oder – während der Wachstumsperiode – eine entsprechend geringe Gewichtszunahme.
- Intensive **Angst zuzunehmen** (»fett« zu werden), sogar trotz Untergewichtes.
- **Störung der Wahrnehmung** von Gewicht, Maßen oder Gestalt des eigenen Körpers: die Betroffenen behaupten, sich »fett zu fühlen«, selbst wenn sie abgemagert sind oder halten einen Körperbereich für »zu fett«, obwohl auch dort das Untergewicht nicht zu übersehen ist.
- Bei Frauen: Ausfall von mindestens drei zu erwartenden Menstruationszyklen (primäre oder sekundäre **Amenorrhoe**). (Eine Amenorrhoe wird angenommen, wenn die Periodenblutung nur nach Hormongaben eintritt.)

Diese Kriterien reichen für die klinische Arbeit aus. Für die Forschung werden vor allem die Kriterien nach Feighner und Mitarbeitern (1972) benutzt.

Schwierigkeiten bei der Kontaktaufnahme

Die Aufnahme einer vertrauensvollen Beziehung zum Arzt ist für die Patientinnen meist besonders schwierig. Sie verleugnen den Krankheitswert ihres Zustandes und erleben ihr Verhalten als »normal«. Jetzt werden sie mit dem Scheitern ihres bisherigen Lösungsversuches, ihres »Selbstheilungsversuches« konfrontiert.

Früherkennung

Eine frühzeitige Diagnosestellung könnte wahrscheinlich erheblich zur Verbesserung der Prognose bei diesen Patientinnen beitragen, wenn die verschiedenen sich gegenseitig verstärkenden Krankheitsprozesse noch nicht angelaufen sind.

Schwierigkeiten bei der Diagnosestellung

Aufgabe des Untersuchers ist es, die Patientinnen geduldig und ins einzelne gehend über das Wesen der Erkrankung zu informieren. Dabei erfahren sie, daß der fachkompetente Arzt sie in ihren Insuffizienzgefühlen und ihren Entwicklungsproblemen versteht und sich von ihnen nicht im Rahmen ihrer Kompensations- und Abwehrbemühungen manipulieren läßt. Gegenüber solchen Manipulationsversuchen erweist es sich als günstig, die Patientinnen direkt mit ihren Problemen zu konfrontieren. Dies wirkt unmittelbar entlastend und vermindert die mit den Manipulationsversuchen verbundenen Schuldgefühle. Ein konfrontierendes Vorgehen empfiehlt sich auch gegenüber den häufigen Lügen der Patientinnen schon im Rahmen der Anamneseerhebung; in ihrer Not sind die Kranken »skrupellos unehrlich, sofern es um Essen, Gewicht etc. geht« (Fleck et al., 1965). Jedes verharmlosende Eingehen von seiten des Arztes auf die Täuschungsversuche kostet unnötige Zeit und bildet oft den Ausgangspunkt für eine spätere Eskalation der Auseinandersetzung.

Ein zugleich verständnisvolles und konsequentes Vorgehen empfiehlt sich in gleicher Weise für die möglichst frühzeitig anzusetzenden Gespräche mit den Familienangehörigen.

5 Differentialdiagnose

Somatische Erkrankungen

Die Abgrenzung der Anorexia nervosa gegenüber somatischen Erkrankungen mit Gewichtsverlust gelingt bei der typischen Anamnese im allgemeinen ohne Schwierigkeiten.

Endokrinologische Erkrankung – von Finalzuständen abgesehen –, die mit Kachexie einhergehen, gibt es nicht. Erkrankungen der Hypophyse führen nicht zu einer Auszehrung in der beschriebenen Form.

Die Symptomatik einer **Thyreotoxikose** oder einer **primären Nebennierenrindeninsuffizienz** läßt sich ebenfalls abgrenzen.

Rasche **Gewichtsabnahme mit unstillbarem Erbrechen** sollte an folgende Erkrankungen denken lassen: stenosierende Prozesse im Intestinaltrakt, Malabsorptionssyndrome, Nierenerkrankungen und zerebrale Prozesse. Eine Übersicht – auch über Fehldiagnosen – gibt Hoppe (1982).

Somatische Folgeerscheinungen der Anorexie mit Krankheitswert

Mangelernährung, selbstinduziertes Erbrechen, Abusus von Laxanzien und Diuretika führen zu körperlichen Folgeerscheinungen, denen z.T. Krankheitswert, gelegentlich lebensbedrohlicher Charakter zukommt (Übersichten: Fichter und Pirke, 1983; Herzog et al., 1992).

Im Vordergrund steht die **Kachexie;** für ihre Beurteilung ist der klinische Eindruck wichtiger als die Gewichtsangabe. Mit der Kachexie geht oft eine »vita minima« (Hypothermie, Bradykardie, Hypotonie) einher. Überraschend selten ist die in ihrer Pathogenese immer noch ungeklärte Ödemneigung.

Im **Serum** ist der Nüchternblutzucker erniedrigt, der Blutzuckerverlauf nach Glukosebelastung pathologisch, die Werte für Kreatinin, Harnstoff, Transaminasen, Gesamtbilirubin und Amylase sind erhöht. Das Serum-Albumin ist in der Regel nicht erniedrigt, die Elektrophoresewerte sind meist unauffällig. Elektrolytverschiebungen entsprechen Mangelernährung, selbstinduziertem Erbrechen und Laxanzienabusus: erniedrigte Kalium- und Chlor-werte mit Alkalose. Folge des Natriumverlustes kann ein sekundärer Hyperaldosteronismus mit Kaliumverlust durch die Niere sein. Schwere Niereninsuffizienz wurde beschrieben.

Eine typische **Knochenmarkhypoplasie** kann zu Leukopenie, gelegentlich zu ausgeprägter Thrombozytopenie mit generalisierter Blutungsneigung führen. Eine Anämie besteht nur selten.

An der **Haut** können sich Petechien und Ekchymosen finden; fast immer erscheint sie dunkel, schmutzig und trocken, rauh und schuppig.

Veränderungen im **hormonalen System** besprechen wir im Abschnitt 8, »Pathogenetische Konzepte«.

Das **Gehirn** stellt sich im Computertomogramm mit erweiterten Windungsfurchen und vergrößerten Ventrikeln dar. Veränderungen der regionalen Hirndurchblutung ließen sich bei dieser »Pseudoatrophie« nicht nachweisen.

Schwere **Osteoporose** wird in neueren Verlaufsuntersuchungen beschrieben (Herzog et al., 1992; Deter et al., 1995; Deter und Herzog, 1994).

Soweit heute bekannt, sind alle diese Veränderungen mit **Normalisierung** des Ernährungszustandes rückbildungsfähig (Übersicht über Langzeitfolgen bei Herzog et al., 1992; Deter et al., 1995).

Artefakte (»factitious disease«)

Bei ungewöhnlichen Symptomen, wie etwa einer ausgeprägten Anämie, muß auch an die Tendenz der Patientinnen zur Selbstschädigung gedacht und diese Möglichkeit mit aller Konsequenz abgeklärt werden.

Andere psychosomatische Krankheitsbilder mit Störung des Eßverhaltens

Neurotisch bedingtes Erbrechen: Es stellt häufig ein Konversionssyndrom dar (s.a. Kap. 49, »Konversion«).

»Anorektische Reaktion«: als vorübergehende Reaktion während besonderer Belastungssituationen vom Vollbild der Anorexia nervosa zu unterscheiden.

Bulimie (Bulimia nervosa): s.a. Kap. 47.

Untergruppen der Anorexia nervosa

Einerseits wird heute das Kontinuum der Eßstörungen von der Fettsucht über die Bulimie zur Anorexie (»dysorektische« Patienten) betont (Meermann und Vandereycken, 1987), andererseits wird immer deutlicher, daß die Patienten in den einzelnen Krankheitsbereichen keine homogenen Gruppen bilden. Eine Taxonomie von Untergruppen der Anorexia nervosa kann empirisch-induktiv von der Symptomebene oder theoriegeleitet deduktiv z.B. von der psychoanalytischen Entwicklungslehre ausgehen. Engel und Meyer (1991) unterscheiden so z.B. fünf psychodynamische Konfigurationen, die für das klinische Verständnis und die Therapie der Patientinnen von Bedeutung sind. Wir stellen sie im Abschnitt 9, »Psychodynamik«, dar.

6 Epidemiologie

Anorexia nervosa kommt in allen Ländern mit westlicher Zivilisation vor. Sie ist jedoch eine eher seltene Erkrankung. Die jährliche Erkrankungsinzidenz beträgt zwischen 0,1 und 0,6 pro 100 000 Einwohner bzw. zwischen 50 und 75 Patientinnen pro 100 000 der Risikopopulation (Frauen im Alter von 15–25 Jahren). Die lebenslange Prävalenz (Erkrankungsrisiko während des ganzen Lebens) beträgt für Frauen ca. 0,1% (Schepank, 1991a).

Eine Zunahme der Erkrankung während der letzten Jahrzehnte ist nicht gesichert, allerdings wird sie häufiger diagnostiziert und behandelt als früher.

Die Anorexia nervosa tritt fast ausschließlich während der Adoleszenz auf. Das Manifestationsalter verteilt sich bimodal mit zwei Häufigkeitsgipfeln (14 und 18 Jahre). Die meisten Patientinnen erkranken zwischen dem 13. und 25. Lebensjahr. Allerdings sind auch Erkrankungen vor dem 10. Lebensjahr (bis zu 8%) und nach dem 25. Lebensjahr beschrieben (u.a. Halmi, 1974).

Die Verteilung zwischen Frauen und Männern wird unterschiedlich angegeben: von 5:2 bis 30:1 (Crisp, 1977).

In Ländern der 3. Welt, wie in Nigeria und Malaysia, scheint die Erkrankung selten zu sein (Fichter, 1985). In Ländern mit Nahrungsmangel finden sich zahlreiche Personen in der Gewichtsgruppe von »Magersüchtigen« (Pflanz, 1965), ohne daß von einem Krankheitswert im Sinne der Anorexia nervosa auszugehen ist.

Die Lebensbedingungen einer Konsum- bzw. Überflußgesellschaft könnten notwendige Voraussetzung für die Manifestation der Erkrankung sein.

Warum betrifft die Erkrankung vor allem Frauen?

Von Bedeutung sind wohl **kulturell bestimmte Idealvorstellungen** über das Erscheinungsbild des weiblichen Körpers. In den westlichen Kulturen nahm die Bedeutung von Schlankheit im Schönheitsideal für Frauen zu, wie empirische Untersuchungen (Maße und Gewichtsangaben der Posterbeilagen im »Playboy«; Gewichtsangaben der Siegerinnen bei den Miss-Amerika-Wahlen; Garner et al., 1983a) belegen. Parallel dazu stieg das allgemeine Interesse an Diätmaßnahmen (Untersuchungen von 20 Jahrgängen der sechs größten amerikanischen Frauenzeitschriften, Schwartz et al., 1983). Die durchschnittliche Gewichtsentwicklung steht dabei in deutlicher Diskrepanz zur Entwicklung der Idealnorm (Garner et al., 1983a).

Es wird also ein Widerspruch zwischen Bedürfnissen und Konsumdruck einerseits und gegenläufigen kulturspezifischen Erwartungen (Schlankheitsideal) andererseits deutlich. Dieser Konflikt kann sich bei selbstunsicheren, akzeptationsbedürftigen Mädchen während der Pubertätskrise zu einem Konflikt verschärfen. Auch Veränderungen des Wertsystems (Berufstätigkeit, sozialer Status, Sexualität und Partner-

schaft) werden in diesem Zusammenhang diskutiert. Äußere Normen mit ihrer auch haltgebenden Funktion haben an Bedeutung verloren; damit erhöht sich für labile Personen das Risiko zu dekompensieren. Die Abnahme von Außenleitung kann auch zu einem überstarken Bedürfnis nach eigener Kontrolle führen (s. Garner et al., 1983a).

Diskutiert wird außerdem, inwieweit das ausgeprägte weibliche Schlankheitsideal in Zusammenhang mit der Emanzipation der Frau steht. Zentrale Ausdrucksform der »neuen«, emanzipierten Frau sei ihr schlanker Körper, der Athletentum, nichtreproduktive Sexualität und eine Art androgyner Unabhängigkeit symbolisiere (Bennett und Gurin, 1982). Auch dieses neue »kulturelle Ideal der fettfrei schlanken, durch diätetische und sportliche Maßnahmen ästhetisierten, grazilen, mädchenhaften, aber letztlich alterslosen Frau« kann als »sekundärer Abwehrmechanismus«, als Schutzfunktion, vor allem zur Regulierung von Nähe und Distanz in Beziehungen aufgefaßt werden (Boothe, 1991). Die Anorexia nervosa findet sich zwar in allen Sozialschichten, sie kommt jedoch häufiger in den sozioökonomisch höheren Schichten vor (Crisp, 1977).

7 Familienuntersuchungen

Das Auftreten der Erkrankung bei mehreren Kindern einer Familie wurde immer wieder beschrieben, nicht selten erkrankt ein Geschwister nach erfolgreicher Behandlung der ursprünglichen Patientin. Theander (1970) berechnete ein Erkrankungsrisiko für Schwestern einer Patientin von 6,6%, was weit über dem durchschnittlichen Krankheitsrisiko liegt. Besonders häufig scheint die Erkrankung von Geschwistern männlicher Anorexiepatienten zu sein (Crisp und Toms, 1972).

In den Familien von Anorektikerinnen werden bestimmte psychopathologische Befunde gehäuft beschrieben (Übersicht: Rakoff, 1983); deutlich erhöht ist für Väter von Anorektikerinnen z.B. die Erkrankungsrate an Alkoholismus (12–19%) und die Erkrankungsrate der Mütter an Migräne (30% nach Rakoff, 1983).

Die beiden systematischen Zwillingsstudien von Crisp und Schepank (Schepank, 1991b; s.a. Kap. 7, »Vererbung und Umwelt«) sprechen »für eine starke genetische Komponente« bei der Anrexia nervosa: Die Konkordanzrate bei eineiigen Paaren beträgt ca. 50%, bei zweieiigen nur 3–9%!

Auf den starken Einfluß familiärer Interaktionsprozesse weisen Crisp und Toms (1972) hin; sie beschreiben eine Familie mit einem männlichen Anorektiker, in der eine Adoptivtochter und ein Mädchen, das in der Familie zu Gast war, ebenfalls eine Anorexie entwickelten.

Einzelbeobachtungen von Zwillingspaaren können auch zum Verständnis der psychodynamischen Mechanismen einer Krankheitsmanifestation beitragen. Dührssen und Mitarbeiter haben solche Paare beschrieben (Becker, 1982).

8 Pathogenetische Konzepte

Die Entwicklungs- und Lernprozesse führen zum Aufbau einer individuellen Wirklichkeit, die mit der »Wirklichkeit der anderen« nicht mehr ausreichend kompatibel ist und eine »gemeinsame Wirklichkeit«, wie sie für das soziale Miteinander erforderlich ist, nicht mehr zuläßt. Diese »individuelle Wirklichkeit« hat überwiegend Schutz- und Abwehrfunktion, sie blockiert die weitere Entwicklung und den Kontakt zur Umwelt.

Wir fragen nach den Wechselwirkungen zwischen individueller Disposition und äußeren Bedingungen, die zur Entwicklung einer »prämorbiden Persönlichkeit« führten, die Krisen in der Adoleszenz nicht mehr bewältigen kann. Die Krankheit läßt sich so als ein Versuch auffassen, die existentielle Verunsicherung über die Wiederherstellung eines früheren Zustandes zu überwinden, in dem die Lebensbewältigung noch gelang. Die Abmagerung soll die wahrgenommene körperliche Realität vor der Pubertät wiederherstellen.

Gleichzeitig treten »Abwärtseffekte« (s. a. Kap. 1, »Wissenschaftstheorie: ein bio-psycho-soziales Modell«) auf: Hormonale Veränderungen könnten eine »Regression« auf ein präpubertäres Funktionsmuster darstellen. Die wahnhafte Verleugnung des eigenen Krankheitszustandes versucht dieses Ergebnis abzusichern, die weitgehende soziale Isolation eine erneute Konfrontation mit den nicht bewältigbaren Entwicklungsproblemen zu vermeiden, das arrogant überhebliche Verhalten quälende Verunsicherung und Minderwertigkeitsgefühle zu kompensieren. Den »Abwärtseffekten« kann krankheitserhaltende und/oder -verstärkende Funktion zukommen: Aus dem extremen Gewichtsverlust ergeben sich pathophysiologische Veränderungen ebenso wie Konsequenzen auf der psychischen und sozialen Ebene. Jeder therapeutische Ansatz muß diese Abläufe berücksichtigen: »Auffütterung« ohne Psychotherapie wäre ebenso einseitig wie Psychotherapie ohne Berücksichtigung der sekundären Folgen der Kachexie.

Angeborene Disposition, frühe Kindheitsentwicklung

Die Anorexieerkrankung manifestiert sich zwar meist während der Pubertät, eine Störung der seelischen Entwicklung ist jedoch regelmäßig bis in die frühe Kindheit zurück verfolgbar. Sie ist ein Resultat der Interaktion zwischen kindlicher Konstitution und elterlichem Verhalten. Vielfältige Konstellationen können zu ähnlichen Ergebnissen führen.

Auf die Bedeutung genetischer Faktoren haben wir hingewiesen. Das Geburtsgewicht – selbst bereits Ergebnis einer Interaktion zwischen kindlichen Faktoren und Umwelteinflüssen – differiert signifikant vom Geburtsgewicht der Durchschnittsbevölkerung (Abweichung sowohl nach oben als auch nach unten; Halmi, 1974). Es könnte so für die Eltern z. B. schwieriger sein, adäquat auf die Ernährungsbedürfnisse dieser Kinder einzugehen.

Familiäre Situation

Im Umgang mit vielen Magersüchtigen fallen meist rasch massive Spannungen zwischen den Familienmitgliedern auf.

Diese Beziehungsstörungen können nicht nur als Krankheitsfolge aufgefaßt werden. Ihre Systematisierung hat sich für die klinische Arbeit wertvoll erwiesen; sie sind jedoch keineswegs so homogen, daß es berechtigt wäre, von einer »Magersuchtsfamilie« (Sperling und Massing, 1972) zu sprechen. Zutreffender ist die unspezifischere Beschreibung »psychosomatogene« Familien (Minuchin, 1974).

Zunächst fällt auf, daß die Eltern, insbesondere die Mütter, die Klinikaufnahme ihrer oft schwerstkranken Töchter behindern und eine begonnene psychotherapeutische Behandlung häufig abbrechen. Für die Hypothese, daß die übrigen Familienmitglieder die Magersuchtskranken zur Aufrechterhaltung familiärer Gleichgewichtsprozesse benötigen und deshalb die Behandlung behindern, spricht auch, daß häufig ein anderes Familienmitglied erkrankt, wenn die ursprüngliche Patientin sich von der Familie trennt oder in der Psychotherapie Fortschritte macht.

»Psychosomatogene Familien« sind gekennzeichnet durch:
- eine enge »Verfilzung« der Beziehungen der Familienmitglieder untereinander;
- eine überprotektive Haltung der Familienmitglieder;
- eine ausgeprägte Rigidität der Familienorganisation;
- eine Unfähigkeit Konfliktlösungen zu erarbeiten.

Im einzelnen werden die familiendynamischen Verständniskonzepte in Kapitel 32 »Familiendynamik und Familientherapie« besprochen.

Kog und Mitarbeiter (1983) wiesen drei der von Minuchin beschriebenen Merkmale (Verfilzung, Rigidität und Konfliktlösungsschwierigkeiten) in einer empirischen Untersuchung nach. Allerdings ergab sich auch, daß die familiären Verhaltensmuster nicht sehr homogen verteilt waren und mit der Art der Eßstörung und dem Alter der Patientinnen nicht in direktem Zusammenhang standen.

In Franziskas Familie wird viel »analog« kommuniziert: So kann der Vater z. B. nicht verbal ausdrücken, daß ihm ein Teil des Frühstücks nicht geschmeckt hat; ebensowenig macht er Änderungsvorschläge. Seine Kritik teilt er vielmehr dadurch mit, daß er vom Frühstückstisch aufspringt, die Wohnung verläßt und die Tür mit einem Knall hinter sich zuschlägt. Der Rest der Familie bleibt mit Schuldgefühlen sitzen, kann aber auch unter sich das Problem nicht besprechen.

In dieser Familie dominiert die Mutter, früher wurde sie darin noch von einer Tante und der Großmutter unterstützt. Entsprechend ihrer Leistungsideologie spielt für ihr Selbstwertgefühl die eigene Berufstätigkeit eine entscheidende Rolle. Im sexuellen Bereich vermittelte sie der Patientin kein Wissen, sondern nur die Angst vor einer bedrohlichen Umwelt: Die Patientin war nicht aufgeklärt worden, beim Eintritt der Menarche sagte die Mutter nur: »Von jetzt an mußt du dich in acht nehmen«. Die Beziehungen zur Außenwelt wurden auch sonst nicht gefördert: Traten in Freundschaften der Patientin Schwierigkeiten auf und wollte sie sich bei der Mutter Rat holen, so schlug ihr diese regelmäßig den Abbruch der Freundschaft vor.

Der Vater versucht sich zu Hause durch »Herumkommandieren und Schreien« Geltung zu verschaffen; man fürchtet mehr seine unangenehme Art, als Autorität im eigentlichen Sinn wird er nicht anerkannt.

Als sich Franziska gegen Ende der ambulanten psychotherapeutischen Behandlung anschickte, das Elternhaus zu verlassen, um in einer entfernten Stadt ein Studium zu beginnen, erkrankte die Mutter und drohte Franziskas weitere Entwicklung zu blockieren. Nur unter großen Mühen und unter Fortsetzung der psychotherapeutischen Behandlung (insgesamt 200 Std.) gelang schließlich die Trennung.

Systematische Verständnisansätze zeigen, wie und in welchem Ausmaß Familien am Aufbau und an der Fixierung der individuellen Wirklichkeit der Patientinnen beteiligt sind und dazu beitragen, daß diese zur altersentsprechenden Umformung dieser Konzepte und der aus ihnen abgeleiteten Verhaltensprogramme nicht in der Lage sind.

Prämorbide Persönlichkeitsstruktur

Die Patientinnen fallen häufig schon vor Krankheitsbeginn durch ein reserviertes, distanziertes Verhalten auf. Oft findet sich eine intellektualisierende Abwehrhaltung. Gewöhnlich zeigen sie gute bis hervorragende Schulleistungen, was lange Zeit als Anzeichen hoher Intelligenz und Begabung interpretiert wurde. Diese guten schulischen Leistungen sind meist jedoch das Ergebnis sehr großer Anstrengung. Bruch (1978 bzw. 1980) hat gezeigt, daß sie in ihren Denkfunktionen auf einem präadoleszenten Entwicklungsniveau verharren.

Denkstil und Wertsystem entsprechen einer Entwicklungsphase, die Piaget die Phase der vorbegrifflichen oder konkreten Operationen, die Periode der »Egozentrizität« genannt hat. Eine große Rolle spielen dabei magische Vorstellungen. Die Fähigkeit zu formalen Operationen, zu abstraktem Denken und selbständiger Einschätzung und Beurteilung, die sich in der Adoleszenzphase normalerweise herausbildet, scheint bei Magersüchtigen zu fehlen oder doch nur mangelhaft entwickelt zu sein. Bruch führt dies darauf zurück, daß die Patientinnen schon als Kinder nur passiv am Leben teilgenommen hatten; die Dinge dieser Welt zwar aufnehmen, aber nicht aktiv integrieren konnten. Hierzu sei die Beziehung zu den Eltern viel zu eng gewesen, sie habe die notwendige Ablösung, Individuation und Differenzierung nicht zugelassen. Der äußeren Harmonie zuliebe habe sich das Kind zu sehr gemäß den an es gestellten Erwartungen verhalten müssen; dies habe die Entwicklung innerer Autonomie und Eigeninitiative behindert. Magersüchtige erschienen oft als Musterkinder, die keinerlei Ärger verursachten.

Oft werden sie als ängstlich, nervös, schüchtern, gehemmt und mit einer Tendenz zu sozialer Isolation beschrieben (Stonehill und Crisp, 1977). Dabei ist es wichtig zu verstehen, daß diese Anpassungsprozesse ein noch unreifes Ich zu leisten hatte; sie sind das Ergebnis eines »Dressates«: Das spätere unauffällige Verhalten wirkt dann fassadenhaft aufgesetzt, es kann der Leistung einer »Als-ob-Persönlichkeit«, eines »falschen Selbst« (Winnicott, 1965), entsprechen.

Inwieweit infantile Traumatisierungen für die große Verletzbarkeit verantwortlich sind, die die Mädchen oft in einer »autistischen« Abkapselung (Tustin, 1993) Schutz suchen läßt, muß jeweils individuell geklärt werden. Mißbrauch in Form inzestuöser Beziehungen wird als unspezifischer Risikofaktor angesehen (Herpertz-Dahlmann und Remschmidt, 1995).

Franziska war ein ausgesprochenes Musterkind, das sogar bei Verwandten als Vorbild herumgereicht wurde. Besonders wurden ihre Sauberkeit und ihre Anständigkeit gelobt; positiv bewertet wurde, daß sie keine Freunde hatte, immer nur der Mutter half. Sie entwickelte früh eine ausgesprochene Leistungsideologie, wozu die Rivalität mit dem nur 11 Monate jüngeren Bruder wohl das erste Motiv bildete: in ihrem Erleben hatte sie »der Bruder vom Schoß der Mutter verdrängt«.

Lebenssituation zur Zeit der Krankheitsmanifestation

Zwei für die Adoleszenz typische Situationen sind häufig: Die tatsächliche oder phantasierte Trennung von den Eltern sowie erotische bzw. sexuelle Versuchungssituationen. Die Patientinnen sind hierauf weder emotional noch kognitiv vorbereitet. In ihren Familien finden sie keine ausreichende Unterstützung.

Der Wunsch nach Verselbständigung oder auch eine Trennung aufgrund äußerer Gegebenheiten gefährdet das Gleichgewicht der Familie. Zur eigenen Identitätskrise kommt so die Krise des Familiensystems. Die Trennungsproblematik kann schon durch Ferienreisen, Auslandsaufenthalte, Besuch eines Internats o. ä. aktualisiert werden. Ausscheiden von Geschwistern, Wiederaufnahme der Berufstätigkeit durch die Mutter, Krankheit und Tod von Großeltern können das System labilisieren und die Aufgaben in den einzelnen Rollen erheblich verschieben.

Kontakte zu Männern, auch wenn diese von außen gesehen als nur oberflächlich erscheinen, können bereits als schwere Gefährdung erlebt werden. Die Entdeckung der Entwicklung der eigenen sekundären weiblichen Geschlechtsmerkmale oder Bemerkungen anderer hierüber werden dann häufig zu dem von den Patienten beschriebenen Anlaß, Gewicht zu verlieren. Sie verfolgen damit das Ziel, die geschlechtliche Entwicklung zu verbergen, ja rückgängig zu machen. Häufig fehlen den Patientinnen positive Identifizierungsmöglichkeiten mit ihrer Mutter oder anderen weiblichen Bezugspersonen, die ihnen helfen könnten, die neue Situation zu bewältigen.

Eine 19jährige Patientin meinte: »Ich möchte wieder so werden wie mit 14 und dann immer so bleiben. Das Schlimmste wäre, so zu werden, wie die Mutter. Die entwertet sich selbst als Frau, und vom Vater wird sie auch nicht akzeptiert«.

Franziska erlebte zur Zeit der Krankheitsmanifestation einen »Zwang«, zu Hause stärker die weibliche Rolle zu übernehmen, da die Mutter wieder berufstätig geworden war. Diese Situation habe sie vor allem mit den »negativen Aspekten« dieser weiblichen Rolle konfrontiert: Sie sollte nun selbst als Erwachsene handeln, die anderen versorgen, und auf die Erfüllung ihrer eigenen starken, fortbestehenden Wünsche nach kleinkindhaftem Versorgtwerden verzichten. Das Krankheitsbild verschlechterte sich ein halbes Jahr später in einer typischen »Versuchssituation«: Beim Aufenthalt im Landschulheim kam es in Verbindung mit oralen Ausschweifungen (»Besäufnissen«), die die Patientin bei anderen als übertrieben und ekelerregend erlebte und von denen sie sich distanzierte, auch zu ersten sexuellen Annäherungen. »Der Busen« spielte bei den Jungen in der Klasse als »erotisches Signal« eine besondere Rolle. Die Patientin beschloß, noch stärker abzunehmen, schon aus Angst, andernfalls zu große Brüste zu bekommen.

Für das Verständnis ist es wesentlich, über Berichte äußere Belastungen hinsichtlich ihrer subjektiven Bedeutung zu untersuchen. Wird diese nicht sorgfältig geklärt, so werden die berichteten Belastungen unterschätzt.

Die Patientinnen leiden darunter, daß sie die äußere Entwicklung in der Adoleszenz und ihre Bedürfnisse nicht kontrollieren können. Sie erleben diesen **Kontrollverlust** an den Veränderungen des eigenen Körpers. »Fettsein« ist für sie mit Kontrollverlust und Sexualität assoziiert. Damit ist wiederum eine extreme Minderung im Selbstwerterleben verknüpft, ein Gefühl weitgehender Insuffizienz.

9 Psychodynamik

Wir konzentrieren uns hier auf eine Betrachtungsweise, die das Leid der Patientinnen als Folge von in der Adoleszenzkrise auftretenden psychischen **Konflikten** und von Versuchen, diese Konflikte zu bewältigen, zu verstehen sucht.

Zu diesen Bewältigungsversuchen gehört vor allem der regressive Rückgriff auf präadoleszente Funktionweisen. **Triebkonflikte** und **Abwehr-** bzw. **Bewältigungsvorgänge** lassen sich nach A. E. Meyer (1970; Engel und Meyer, 1991) in drei Hauptkonstellationen beschreiben. Diese Konstellationen treten bei den Patienten in unterschiedlichem Ausmaß und oft miteinander verbunden auf. Die wichtigsten **Störungen der Objektbeziehungen** und des **Selbstgefühls** beschreiben wir im Rahmen dieser Konfliktkonstellationen.

Wir bevorzugen das Konfliktmodell gegenüber dem Defizitmodell, weil gerade bei Vorhandensein sog. Ich-struktureller Defizite Konflikte in verschärftem Maße auftreten und ihre Bearbeitung zusammen mit supportiven Interventionen erforderlich ist. Psychodynamisch orientierte Diagnostik erfordert immer ein individuelles Vorgehen. Unsere Darstellung soll auf **mögliche Problembereiche** aufmerksam machen. Der Fachpsychotherapeut wird zusammen mit den Konflikten auf die vorherrschenden Merkmale der Persönlichkeitsstruktur (insbesondere narzißtische und Borderline-Störungen) achten und das Funktionsniveau des Ich berücksichtigen.

*Abwehr aller weiblichen sexuellen Bedürfnisse –
Kampf gegen die Sexualität als Trieb – »Genitale
Konfiguration«*

Die Abwehr richtet sich gegen die Übernahme der weiblichen Rolle als solcher, besonders aber **gegen die Inkorporationsaspekte weiblicher Sexualität** sowohl auf der genitalen als auch auf der oralen Ebene. Weibliche Sexualität zeigt Parallelen zum Essen (Insich-Hineinnehmen von Glied und Samen; Dickwerden durch Schwangerschaft). So finden sich bei Kindern z. B. Phantasien über »orale Schwängerung«. Über die Abwehrmechanismen »Regression« und »Verschiebung« werden die jetzt in der Pubertät auftretenden genital-sexuellen Triebimpulse in den oralen Bereich zurückverlegt. Die Abwehr hat neben dem innerpsychischen Erfolg (Angstreduktion) auch eine reale Wirkung: mit zunehmender Abmagerung schwinden die sekundären weiblichen Geschlechtsmerkmale und es verliert sich in der Phantasie und auch bald in der Realität die erotisch-sexuelle Anziehung; damit verbessern die Patientinnen wiederum ihr Gefühl, sich selbst kontrollieren zu können.

> Zum Zeitpunkt der Menarche (13 Jahre) hatte Franziska die Phantasie, durch Küsse schwanger zu werden; daneben phantasierte sie auch, daß das Badewasser (im Hallenschwimmbad, beim Baden nach einem der Brüder zu Hause) sie schwanger machen könne. Zu diesem Zeitpunkt bezogen sich die Schwängerungsphantasien umschrieben auf den genitalen und auf den oralen Bereich. Zum Zeitpunkt der Krankheitsmanifestation erfolgte eine Generalisierung der Gefährdung auf die gesamte Körperoberfläche (die gesamte Haut wurde »permeabel«), sowie eine Generalisierung der ursprünglich phantasierten Schwängerung über ein Eindringen eines männlichen Körperteils (Glied, Zunge) auf den Vorgang des »Eindringens« überhaupt. So wurden Blicke als stechend erlebt, ja starke Farben und Geräusche als gefährdend. Sie selbst bekam das Gefühl, »zuviel Raum einzunehmen« und damit eine zu große Angriffsfläche (»wie ein aufgeblasener Luftballon, in den man nur hineinzustechen braucht«) für die Umwelt zu bieten.

Diese Patientengeschichte zeigt, wie stark die Ich-Funktionen in diesem Konflikt gestört werden können. In den Beziehungen kann diese Konflikt- und Abwehrkonstellation zu einer »Inszenierung der unberührbaren Mädchen-Fee« (Boothe, 1991) führen. Die Kranken entziehen sich einerseits ihren Bezugspersonen (mütterlich versorgenden durch Demonstration von Bedürfnislosigkeit, männlich-väterlicher Annäherung durch Signalisierung eines Berührungstabus), halten diese jedoch gleichzeitig auf Abstand fest (sie induzieren Besorgnis bzw. demonstrieren Besonderheit und Geheimnis der »Mädchen-Fee«). Dieses Arrangement dient auch der Kontrolle aggressiver Impulse, die jedoch in einem »circulus vitiosus« über Frustration, Beschämung und Kränkung immer wieder neu entstehen.

Die geringe Häufigkeit der Erkrankung bei Männern könnte dadurch mitbedingt sein, daß männliche Sexualität weniger mit Aufnehmen, sondern mit Eindringen und Ausstoßen zu tun hat. Weiter tritt mit der Gewichtsreduktion kein vergleichbarer Erfolg bezüglich der Attraktivität und der geschlechtlichen Entdifferenzierung ein.

Der Kampf um Autonomie (Abwehr von Essen und Anstreben von Magerkeit als Kampf von Geist gegen Trieb) – »Anale Konfiguration«

Während der analen Entwicklungsphase lernen Kinder (oft in Form eines mit erheblichen Frustrationen verbundenen Sauberkeitstrainings), daß Körperbeherrschung höher bewertet wird und auch mehr Sicherheit verleiht als »Sich-treiben-Lassen« oder »Sich-gehen-Lassen«. Entsprechende moralische Imperative (»den inneren Schweinehund an die Leine nehmen«) werden später auch gegen neue Triebgefahren verwendet, wenn sie die oft nur notdürftig gewonnene Autonomie zu gefährden drohen: gegen die Sexualität, aber auch (die Abwehrmechanismen Regression und Verschiebung vorausgesetzt) gegen die »Völlerei« als »eine der sieben Todsünden«. Fasten gibt sich dann als »geistige«, asketische Leistung aus, die erreichte Magerkeit dokumentiert dies gegenüber der Umwelt. Die Zuflucht zu asketischen Idealen findet sich während der Pubertät recht häufig (»Pubertätsaskese«, A. Freud, 1959).

Schon im Rahmen christlicher Lehre war solch ein asketisches Ideal oft gegen die Nahrungsaufnahme gerichtet: So schreibt beispielsweise Tertullian (2. Jh. n. Chr.) in seiner Abhandlung über das Fasten: »Ein abgemagerter Leib wird hoffentlich leichter durch die Pforte des Heils eingehen, schneller wird ein leichter Körper einst auferstehen« (nach Schadewaldt, 1965). Das Abwerfen jedes irdischen Ballastes, das Anstreben eines engelhaften Zustandes findet sich bei den Patientinnen immer wieder. Schon dem Nervenarzt Hoffmann, dem Verfasser des Struwwelpeters, soll beim »Suppenkasper« eine magersüchtige Klavierlehrerin Modell gestanden haben, die glaubte, sich durch Fressen und Faulsein versündigt zu haben (nach Schadewaldt, 1965).

Mit dem scheinbaren Gelingen der Triebkontrolle ist eine Steigerung des Selbstwertgefühls (»narzißtisches Hochgefühl«) und ein Erleben größerer Sicherheit verbunden. Sie erleben, daß es ihnen weitgehend gelungen ist, vom Essen und ihren Bezugspersonen unabhängig zu sein. Scheinbar haben sie keine Bedürfnisse mehr. Sie verwechseln Autarkie mit Autonomie und leben in einem wahnähnlichen Zustand, in dem sie die **Abhängigkeit,** »das passive Ausgeliefertsein des Ich an die Nähe und unerbittlich wirkende Gewalt des Hungers« (Kunz nach Thomä, 1961), »die Abhängigkeit des Ich von der Natur ...«, und insbesondere auch von den sie (als Kind) versorgenden Personen verleugnen (Thomä, 1961). Jedes Hilfsangebot wird zu einer Gefahr, die die mittels Verleugnung erreichte Vollkommenheit und Sicherheit gefährden könnte (Thomä, 1961). Dieser sekundäre Krankheitsgewinn trägt wesentlich zu den starken Widerständen gegen die Behandlung bei.

Das mit dem Erleben der Fähigkeit eigener Triebkontrolle verbundene **narzißtische Hochgefühl** wird in einem Essay von Kazantzakis über Spanien deutlich, in dem er einen jungen Spanier beschreibt: »Das ist Manola«, sagt mein spanischer Freund und lacht dabei. »Den ganzen Tag liegt er hier ausgestreckt in der Sonne. Er will nicht arbeiten, sogar wenn das bedeutet, daß er wegen Hunger sterben muß.« Ich ging auf ihn zu. »Ah, Manola«, rief ich ihm zu, »die sagen mir, du bist hungrig. Warum stehst du nicht auf und arbeitest? Schämst du dich nicht selbst?« Manola starrte vor sich hin, dann hob er seine Hand in einer königlichen Gebärde: »Im Hunger bin ich der König«. Als ob der Hunger ein grenzenloses Königreich wäre, und solange Manola hungrig blieb, konnte er das Szepter seines Königreiches in eigenen Händen halten (zit. nach Bruch, 1973).

Dieses narzißtische Hochgefühl ist eine regressive Ersatzlösung, es stellt für die Erkrankten eine Zuflucht im Mißlingen ihrer Selbstgefühlsregulation auf Erwachsenenebene dar. Anstelle eines flexiblen, gesunden Selbstgefühls herrscht ein kompensatorisches »Größen-Selbst«. Es hat die Funktion einer Abwehrbastion: Gekränkt und enttäuscht sind die Patienten zu Wechselseitigkeit in den Beziehungen nicht mehr fähig. Analog einer entsprechenden frühkindlichen Position können sie andere allenfalls als persönliche Objekte (»subjektives Objekt« bei Winnicott; s.a. Kap. 13, »Die früheste Selbstentwicklung aus der Sicht Winnicotts«) benutzen; der eigenen narzißtischen Verletzung entspricht das oft arrogant-abweisende Verhalten gegenüber Ärzten und Schwestern. Gegenaggression ist sinnlos. Wir sollten vielmehr versuchen, den Patienten das Verlassen dieser Abwehrposition unter Wahrung ihres Gesichtes zu ermöglichen.

Abwehr des Essens als Kampf gegen den Wunsch nach Annäherung – »Orale Konfiguration«

Essen ist während der oralen Phase mit Nähe, mit Hautkontakt, mit Zusammensein verbunden. Die Nahrungsaufnahme kann diese Bedeutung beibehalten (stärkere Fixierung) oder wiedergewinnen (Regression). Sprachlich drückt sich dies im Wort »Kumpan« oder »Compagnon« (derjenige, mit dem man das Brot = panis teilt) aus (Thomä, 1961). Magersüchtige leben im Konflikt zwischen (unbewußten) Wünschen nach Nähe und damit verbundenen unlustvollen bzw. angsterregenden Empfindungen und Phantasien. Mit ihrem Abgrenzungsverhalten versuchen sie eine Kompromißlösung: Sie stellen eine Beziehung her, in der andere etwas von ihnen wollen, sie selbst sich aber verweigern können (Boothe, 1991).

Frühkindliche Erfahrungen können dazu geführt haben, daß sie sich echte Autonomie in sich gegenseitig anerkennender Abstimmung (s.a. Kap. 13) nicht vorstellen können. Ohne Abgrenzung haben sie Angst, fremdbestimmt, vereinnahmt, bedrängt, überrumpelt zu werden, ihre Eigenständigkeit zu verlieren. Über die herausfordernde Verweigerung – insbesondere der Nahrungsaufnahme – gelingt es ihnen, gleichzeitig das Interesse der anderen aufrechtzuerhalten; echte Abgrenzung ist für sie mit Angst verbunden, von den Bezugspersonen enttäuscht, gekränkt, im Stich gelassen, ganz fallengelassen zu werden (Boothe, 1991). Auch dieses Beziehungsmuster dient in hohem Maße der Regulation des Selbst-Gefühls; auch bei dieser Kompromißbildung führen die zu erwartenden vielfältigen Frustrationen und Kränkungen zur Mobilisation aggressiver Impulse, die teils in die herausfordernde Verweigerung eingehen, teils mühsam abgewehrt werden müssen.

Bei Franziska stellte sich mit der Wiederauffütterung mit Sondenkost ein Gefühl ein, »die Form zu verlieren«, »amorph« zu werden; dieses körperliche Erleben wiederholte sich im Gefühlsbereich später gegenüber der Therapeutin. Jetzt bedeutete Gefühle haben oder Gefühle zeigen gleichzeitig, »die Form verlieren«, »sich aufzulösen«, »nicht mehr vorhanden zu sein«, was mit intensivem Angsterleben verbunden war.

Engel und Meyer (1991) schlagen zur Unterscheidung von Untergruppen dieser Konstellation drei Perspektiven vor
(1) in der **oral-philobatischen** Konfiguration wird vor allem die Vermeidung von Nähe und die sich in Fasten und Erbrechen ausdrückende Distanzierung hoch bewertet;
(2) in der **oral-triebhaften** Konfiguration dominiert die orale Triebebene mit Durchbrüchen von Bulimie-Attacken und entsprechend rigider Triebabwehr;
(3) in der **oral-depressiven** Konfiguration wird vor allem das Selbstwertgefühl beurteilt: Bei dieser Untergruppe stehen Gefühle des Unwertes, des Schuldigseins, des Abgelehntwerdens im Vordergrund. Dem Fasten kommt die Bedeutung des Büßens, Sichläuterns zu.
Klinisch hat sich bisher schon die Unterscheidung von »asketischen« und »impulsgetriebenen« Anorektikerinnen bewährt (Meyer, 1984b).

Vorgänge, über die sich eine bereits angelaufene Anorexie selbst verstärkt bzw. perpetuiert – Circulus vitiosus zwischen Hunger und Autarkiestreben

Wurde das Fasten einmal begonnen, so steigen Hungerbedürfnis und korrespondierende Triebimpulse ständig an; sie werden als eine immer bedrohlichere Macht erlebt, die die Aufrechterhaltung der Abwehr und damit die Selbstkontrolle zu überrennen droht: je hungriger, desto stärker die Abwehr, desto verhärteter die krankhaften Kontrollversuche.

Die Gewichtsabnahme stellt zwar wieder ein Gefühl von Sicherheit her, führt jedoch gleichzeitig zu einer biologischen Instabilität, die zum Teil auch wahrgenommen wird (Crisp, 1983).

Franziska befürchtete mit zunehmender Abmagerung, daß ihr Gehirn nicht mehr zur Kontrolle des Hungers in der Lage sein und sie von unkontrollierbarer »Freßsucht« überwältigt werden könnte. Um in einem solchen Notfall ihrem Gehirn die nötige Glukose zuführen zu können, trug sie immer einige Zuckerstückchen bei sich.

Soziale Isolation

Anorexiekranke geraten im weiteren Verlauf immer stärker in soziale Isolation. Ihre äußere Erscheinung macht den Verbleib in Gruppen Gleichaltriger schwierig; sie selbst verlieren gemeinsame Interessen mit ihrer Umgebung: Statt mit Freizeitaktivitäten, mit Freundschaften, mit der beruflichen Situation, mit Mode- und Kosmetikproblemen beschäftigen sie sich lieber mit Fasten und Selbstbeherrschung. Hier erkämpfte Erfolge werden im Erleben zum Beweis der eigenen Unabhängigkeit und der Überlegenheit umgemünzt: die anderen sind »primitiv«, ihren Körpergefühlen ausgeliefert. Die eigene Abhängigkeit (ständige Beschäftigung mit dem Essen) wird dabei verleugnet. Das Gefühl der eigenen Effizienz beruht auf dem Autarkieerleben. Es muß ständig gesteigert werden. Selbstwertprobleme werden über Größenphantasien kompensiert. Angehörige, aber auch Ärzte und Krankenschwestern bekommen Arroganz, Hochmut und Anspruchsdenken zu spüren. Oft kann ihnen niemand gerecht werden, »in jeder Suppe« finden sie »ein Haar«, die Mißerfolge der Behandlung bringen sie mit der Insuffizienz der Behandler in Verbindung.

So phantasierte Franziska sich auf dem höchsten Hügel einer Kurstadt sitzend, die ganze Stadt zu ihren Füßen. Sie betrachtete die dort versammelten Kurgäste und dachte: »Diese Leute, die nichts anderes im Kopf haben, als ihren Körper zu pflegen«. »Die haben vielleicht Probleme«. Der Ärger und die Verachtung gegenüber diesen »Abhängigen« führt bei Franziska zu einem ausgesprochenen Hochgefühl; danach kann sie, die sonst unter schweren Schlafstörungen leidet, leicht einschlafen.

Verhärtung der familiären Beziehungen

Auch die familiären Auseinandersetzungen, die früher Themen wie gewährte Freiheiten und erzwungene Pflichten, Taschengeld, Bevorzugung von Geschwistern beinhalteten, engen sich immer mehr aufs Essen ein: »Esse ich so, wie die mich drängen, oder bleibe ich hart?« Essen würde bei dieser Konstellation Gesichtsverlust und Niederlage bedeuten.

Verstärkung des pathologischen Verhaltens in den sozialen Beziehungen

Die Patientinnen erhalten die unbewußt gewünschte Zuwendung über ihr Verweigerungsverhalten; dies kann zu einem »circulus vitiosus« mit Verstärkung der Krankheitssymptome führen.

Bei Franziska wird deutlich, wie über das Eßverhalten die Kommunikation mit den Hauptbezugspersonen – wenngleich auch eingeschränkt – aufrechterhalten werden kann. In der Familie können Affekte nicht direkt kommuniziert werden. Dies wird entweder durch autoritäres Diktieren und/oder durch Erzeugen von Schuldgefühlen verhindert. So beantwortet die Mutter Angriffe auf ihre Person durch direkte oder indirekte Androhungen, die Familie zu verlassen. Zeichen der

---

Trauer oder der Verzweiflung werden durch Bemerkungen wie »darüber brauchst du dich doch nicht aufzuregen« oder »das ist doch kein Grund zum Weinen« unterdrückt. Das Signal, das im affektiven Ausbruch enthalten ist, wird demnach durch einen Kommunikationsabbruch beantwortet. Lediglich auf das Eßverhalten wird dauernd mit intensivem Affekt reagiert, was zu einer ständigen Verstärkung (über diese Belohnung durch Zuwendung) dieses gestörten Eßverhaltens führt.

Zum psychoanalytischen Verständnis weiterer häufiger zu beobachtender Phänomene

»Altruistische Abtretung« (A. Freud, 1959): Dieser in der Adoleszenz häufige Abwehrmechanismus ermöglicht unakzeptable Triebansprüche wenigstens indirekt zu befriedigen. Die Patientinnen kümmern sich um andere, nehmen an deren Befriedigung partizipierend – über Identifikation und Projektion – teil. So versorgen magersüchtige Patientinnen Mitpatienten oder Familienmitglieder mit Essen, testweise auch ihre Therapeuten.

Motorische Hyperaktivität: Sie ist mehrfach determiniert: Zum Teil kann sie als Folge der Aufstauung des Hungerbedürfnisses verstanden werden. Die Kranken sind innerlich sozusagen ständig auf der Suche nach Objekten, um ihr Hungerbedürfnis und entsprechende Triebimpulse zu befriedigen, das »Appetenzverhalten« läuft jedoch leer, da es nicht zur triebverzehrenden Endhandlung (Essen) kommen darf (u. a. Thomä, 1961). In die motorische Unruhe gehen auch die aufgestauten aggressiven Triebimpulse mit ein.

Bei Franziska wird dieses Appetenzverhalten in dem oft Stunden in Anspruch nehmenden Kreisen um einen eßbaren Gegenstand deutlich. Bis zu zehnmal kann sie am Vormittag vom 1. Stock zur im Parterre liegenden Küche gehen, um dort neben einer halben Scheibe trockenen Brotes auf und ab zu gehen. Entsprechend intensiv ist ihre Beschäftigung mit Kochbüchern oder mit dem Kochen für andere. Auf der Station teilt sie – ein erschreckendes Bild: Die zum Skelett abgemagerte Patientin mit der Nasensonde – das Essen für die Mitpatienten aus.

10 Psychophysiologie

Neben Schlafstörungen und Anomalie der Thermoregulation werden vor allem Besonderheiten in den hormonellen Funktionskreisen beschrieben. Aus Platzgründen können wir nur auf den Funktionskreis **Hypothalamus-Hypophyse-Gonaden** eingehen, dem wegen der Amenorrhoe bei Anorektikerinnen besondere Bedeutung zukommt.

Die Funktionsstörung der Ovarien ist auf eine mangelhafte hypophysäre Gonadotropinfreisetzung zurückzuführen: Aufgrund der stark erniedrigten FSH- und LH-Konzentration im Serum kommt es zu einer ovariellen Funktionsunruhe mit fehlender Östrogensekretion und Ame-

norrhoe als Folge. Diesem hypogonadotropen Hypogonadismus liegt eine unzureichende oder fehlende hypothalamische GnRH-Sekretion zugrunde. Die Syntheseleistung der GnRH-produzierenden Neurone wird durch Katecholamine ebenso wie durch endogene Opiate mitreguliert, psychogene Einflüsse sind beschrieben.

Bei Anorektikerinnen beobachtet man im GnRH-Test einen ausschließlichen FSH-Anstieg, die spontane LH-Pulsatilität ist hochgradig gestört oder vollständig aufgehoben. Die Suppression der GnRH-Synthese wird auf eine gesteigerte Dopamin-Wirkung und eine vermehrte Synthese endogener Opioide zurückgeführt.

Ätiologisch scheint der psychogenen Fehlsteuerung für die ovariale Funktionsstörung größere Bedeutung zuzukommen als dem Gewichtsverlust. Nach Gewichtszunahme normalisieren sich die LH-Sekretionsmuster bei einigen, jedoch nicht bei allen Patientinnen (Breckwoldt und Wieacker, 1992).

Die Kombination niedriger Werte von Östrogenen und Gonadotropinen im Plasma mit nicht altersentsprechenden Tagesrhythmen von LH und FSH wurde auch als funktionelle Regression der Hormonmuster von Erwachsenen auf diejenigen der Pubertät und Prä-Pubertät interpretiert. Es ist verführerisch, hierbei an »Abwärtseffekte« (s. a. Kap. 1) einer im psychosozialen Bereich beginnenden Störung zu denken. Die dargestellten Befunde werfen jedoch noch eine Vielzahl von Detailfragen auf (Weiner, 1983), so daß eine derart weitreichende Interpretation heute verfrüht erscheint.

11 Therapie

Angesichts der Komplexität und der Bedrohlichkeit des Krankheitsgeschehens besteht heute Einigkeit darüber, daß die Anorexia nervosa Behandlungsansätze erfordert, die somatisches, psychisches und soziales Geschehen gleichermaßen berücksichtigen.

Die Elemente eines Behandlungsplans

Herstellung einer therapeutischen Beziehung (»Arbeitsbündnis«) – Konfrontation mit dem Ernst der Erkrankung

Die Patientinnen stehen einer Behandlung abwehrend gegenüber. Sie verleugnen den Krankheitswert ihres Zustandes, haben oft das Gefühl, mit ihrer übermäßigen Schlankheit die perfekte Lösung all ihrer Probleme gefunden zu haben und neigen dazu, diesen Zustand zu verherrlichen. Oft werden sie von ihren Eltern in ihrer ablehnenden Haltung gegenüber den Behandlungsmöglichkeiten noch unterstützt.

In den ersten Gesprächen geht es darum, Patientinnen und ihre Angehörigen nachdrücklich mit dem Ernst der Erkrankung, dem prognostischen Risiko sowie den Erfordernissen der Behandlung zu konfrontieren und sie für eine aktive Beteiligung zu gewinnen.

Zunächst ist es wichtig, sie ausführlich über das Krankheitsbild, die bekannten Zusammenhänge und die therapeutischen Möglichkeiten zu informieren.

Es geht darum, ihnen das Gefühl zu vermitteln, daß sich ihre Krankheit verstehen läßt und daß es Hilfsmöglichkeiten für sie gibt. Von Anfang an sollte kein Zweifel daran gelassen werden, daß im Zentrum der Problematik nicht Fragen des Gewichts und der Diät stehen, sondern die Probleme des inneren Selbstzweifels; ohne die Beteiligten zu kränken, sollte deutlich werden, daß der fachkompetente Therapeut die Kernprobleme versteht und sich nicht durch Abwehrvorgänge irritieren läßt.

Wird das Erstgespräch alleine mit der Patientin geführt, sollten im Anschluß die Eltern oder ein Elternteil hinzugezogen werden. Der Behandlungsplan wird detailliert geschildert und mit dem aktuellen und dem prognostischen Risiko des Krankheitsbildes begründet. Eine Entscheidung der Patientin und ihrer Angehörigen für oder gegen den vorgeschlagenen Behandlungsplan – evtl. nach einer Bedenkzeit – wird eingeholt. Die Möglichkeit zur Orientierung über Alternativen wird ausdrücklich angeboten. Schließlich wird klargestellt, daß mit Übernahme der Behandlung auch die Verantwortung dafür übernommen wird, die Patientinnen »nicht an der Abmagerung sterben zu lassen« – bei allem Verständnis für die psychische Problematik.

Ambulante oder stationäre Therapie?

Sehr erfahrene Therapeuten können – eine nur mäßige Gewichtsabnahme vorausgesetzt – eine ambulante Behandlung versuchen. Bei einer deutlichen Ausprägung des Krankheitsbildes gelingt die Koordination der erforderlichen Maßnahmen meist jedoch nur unter stationären Bedingungen. Bei erheblichem Untergewicht warnen wir dringend vor ambulanten Behandlungsversuchen!

Für die stationäre Behandlung sollte ein Zeitraum von zunächst mindestens 8–12 Wochen eingeplant werden. Die durch den stationären Aufenthalt bedingte Trennung von der Familie kann sinnvoll sein.

Notfallbehandlung

Anorektikerinnen sind nicht ganz selten zunächst als Notfallpatientinnen anzusehen. Die Aufrechterhaltung und Kontrolle vitaler Funktionen stehen im Vordergrund (Schockbekämpfung, Elektrolytsubstitution).

»Wiederauffütterung«

Nächstes Ziel ist die Gewichtszunahme auf ein Mindestgewicht: Sollgewicht minus 10%; hierdurch soll der beschriebene »Circulus vitiosus« durchbrochen werden. Ohne Gewichtszunahme sind positive psychische Veränderungen nicht zu erwarten; »Psychotherapie ist für hungernde Patienten nutzlos« (Garfinkel und Garner, 1983).

Die Wiederauffütterung kann kurzfristig mit freiem Nahrungsangebot versucht werden. Unserer Erfahrung nach ist jedoch außerhalb psychotherapeutischer Fachabteilungen zumeist die Zufuhr von ca. 3000 Kalorien pro Tag über eine Nasen-Magen-Darmsonde notwendig. Während dieser Phase wird den Patienten zunächst Bettruhe verordnet, ihre Bewegungsfreiheit auf das Krankenzimmer beschränkt; Besuche von außerhalb und soziale Kontakte innerhalb der Klinik werden eingeschränkt.

Mäßiggradige Amylase-Erhöhung im Serum ist Folge des Hungerns und – ohne die typischen klinischen Symptome – nicht Zeichen einer Pankreatitis; sie stellt also keine Kontraindikation für enterale Nahrungsaufnahme dar.

Fachabteilungen und -kliniken können die Wiederauffütterung im Rahmen eines **verhaltenstherapeutischen Ansatzes** durchführen, wenn ein entsprechend geschultes Team dies gewährleistet.

Der vereinbarte Therapieplan – möglichst nach gegenseitiger Abstimmung – sollte schriftlich festgehalten werden und für alle Teammitglieder verbindlich sein. Hierdurch werden die Behandlungssituation und die Grenzen definiert, an denen in der Folge die Auseinandersetzungen und Klärungen mit den Patientinnen stattfinden können. Alle Versuche, die Behandlung zu behindern (z. B. Erbrechen, Magenaushebung über die liegende Sonde, heimliche Einnahme von Abführmitteln u. a.) werden sofort geklärt. Ziel ist es, eine Eskalation von Verweigerung und strafenden Einschränkungen zu vermeiden.

Bei stark ausgeprägter motorischer Unruhe kann eine Sedierung über die Nasen-Magen-Sonde erforderlich sein. Allerdings ist die Gabe von Psychopharmaka in dieser Situation wegen der möglichen Nebenwirkungen (kardiovaskuläre Komplikationen!) umstritten.

In unserem eigenen Patientengut (Schwerstkranke/internistisch-psychosomatische Station/intensives Psychotherapieangebot) war bei 90% der Patienten eine initiale Wiederauffütterung mit Hilfe der Sonde indiziert, dagegen nur bei ca. 10% der Patienten eine Sedierung.

Voraussetzungen für die Akutbehandlung in »Organkliniken«

Anorektikerinnen mit erheblichem Untergewicht werden initial oft in pädiatrischen oder internistischen Abteilungen behandelt; psychotherapeutische Fachabteilungen und -kliniken übernehmen sie meistens erst, wenn die akute Lebensgefährdung überwunden ist. Leider scheitert die Behandlung in Organkliniken oft an der Inkonsequenz der Behandler und den sich dann einstellenden Interaktionsproblemen mit den Patientinnen. Wir fassen deshalb einige Voraussetzungen für ein erfolgreiches Vorgehen, wie folgt, zusammen.

Strikte Führung im therapeutischen Team

Die psychisch labilen Patientinnen benötigen eine wohlwollende, aber »strikte Führung« (Engel und Meyer, 1991), die ihnen Halt und Unterstützung gibt. Die Behandlung kann nur gelingen, wenn sich alle an der Station Beteiligten an die einmal getroffenen Vereinbarungen halten. Regelmäßige Stationsbesprechungen sind erforderlich, um das Verständnis für die Patientinnen zu fördern und durch sie induzierte Konflikte im Team zu klären. Die Leitung solcher Besprechungen erfordert entsprechende Fachkompetenz, nötigenfalls muß ein externer Berater hinzugezogen werden.

»Psychosomatische Grundversorgung« – supportive Psychotherapie

Vom Aufnahmetag an ist zusammen mit der somatischen Behandlung die Einleitung einer Psychotherapie erforderlich. Die Kompetenz für diese »psychosomatische Grundversorgung« sollte künftig im Rahmen der Facharztweiterbildung erworben werden. Wo nicht vorhanden, muß konsiliarische Unterstützung angefordert werden.

Beachtung von Gegenübertragungsreaktionen

Die im Abschnitt »Psychodynamik« dargestellten Konfliktkonstellationen und -inszenierungen in den Interaktionen führen unvermeidlich, nahezu »automatisch« (Thomä, 1961) zu Gegenübertragungsreaktionen bei allen Beteiligten. Die kachektische Zustand der Patientinnen mobilisiert zunächst Mitleid und Besorgnis. Ein Teil von ihnen vermag mit Scheinmotivation und über die Rolle der »unberührbaren Fee« engagierte Zuwendung, ja Verliebtheit bei männlichen Therapeuten auszulösen. Die Annahme einer »psychischen« Genese (»Wenn sie nur wollten, könnten sie auch essen«) und die Enttäuschung über bald einsetzenden Kooperationsmangel mit Betrugsmanövern sowie abweisende Arroganz rufen dann um so mehr Zorn und Ablehnung hervor. Die resultierenden Konflikte mit den Patientinnen und im Team müssen rasch geklärt werden.

Psychologische Aspekte der Sondenbehandlung

Widerstände gegen die Therapie mittels Nasen-Magen-Sonde treten im allgemeinen bei Ärzten und beim Pflegepersonal in stärkerem Maße auf als bei den Patientinnen selbst; dieses Vorgehen wird häufig als aggressiv gegenüber den Patientinnen erlebt. Von den Patientinnen wird die Sonde nach gelegentlichem anfänglichem Widerstand jedoch meist gut toleriert. Selbstverständlich ist darauf zu achten, daß das Einführen einer Magensonde eine jeweils individuelle Bedeutung hat: vom Überwältigtwerden (gewaltsames Durchdringen der Körpergrenzen) bis zur schuldfreien Befriedigung von abgewehrten symbiotischen Bedürfnissen. Manchmal trennen sich die Patienten von der Sonde nur unter Schwierigkeiten.

> Franziska entwickelte eine »Haßliebe« zur Sonde – wohl analog zur ambivalenten Beziehung zur Mutter bzw. der Ambivalenz in den oralen Triebbedürfnissen – und wollte schließlich noch länger, als vom Behandlungsplan her nötig, über die Sonde gefüttert werden.

Häufige Fehler in der Behandlung

Durch inkonsequentes Vorgehen wird vielfach Zeit verloren. Das Leid der Patientinnen, das unkalkulierbare Risiko von Komplikationen (bis zur »Pseudoatrophie« des Gehirns!) wird so unnötig vergrößert.

Ärzte und Schwestern lassen sich zu oft auf das Feilschen der Patientinnen – manchmal in Art eines

»Pseudoflirts« ein; dabei wird allzuleicht die schwere Pathologie der Ich- und Selbstentwicklung hinter der scheinbar harmlosen Fassade übersehen. Bald eskalieren die Auseinandersetzungen bis die Therapeuten resignieren und die Patientinnen triumphieren. Von Anfang an sollte auf Einsicht in das Wesen des Krankheitsprozesses beruhende Klarheit und nicht Mit- oder Gegenagieren das therapeutische Verhalten leiten.

> Franziska konnte einen ganzen Tag lang nicht vor Lachen darüber an sich halten, daß es ihr beim ersten Aufenthalt gelungen war, mit 49 kg statt mit den vereinbarten 51 kg entlassen zu werden. Sie hatte das Gefühl, daß sie »alle geschafft« hatte.

Treten Verhaltensweisen auf, die die Behandlung behindern (z. B. Erbrechen, Verstecken von Essen, Einnahme von Laxanzien), so entlastet klare Konfrontation die Patientinnen, wenn sie ohne Anklage – »wir wissen, daß sie nicht anders können als« – durchgeführt wird.

Zu früher Abbruch der Behandlung – nach einer Gewichtszunahme von wenigen Kilogramm – gefährdet den Erfolg ebenso wie die Rückkehr in die unveränderte Lebenssituation.

> Franziska konnte sich nach der Entlassung mit 49 kg gerade noch in ihre alten Kleider zwängen, was für sie konsequenterweise eine Aufforderung zu erneutem Abnehmen bedeutete. Nach der zweiten stationären Behandlung wurde sie mit 53 kg entlassen; diesmal besorgte sie sich neue Kleider, wozu sicher auch noch andere Motive, die sie jetzt bei fortgeschrittener Psychotherapie zulassen konnte, beigetragen haben dürften.

Mit der Annäherung an das Gewicht, bei dem die Menstruation sistierte, vergrößert sich oft der Widerstand der Patientinnen.

Die 50-Kilogram-Grenze wird häufig als »magische Grenze« erlebt, die die Patientinnen nicht überschreiten möchten. Sie verbinden diese Gewichtsgrenze mit »endgültigem Erwachsensein«, mit »die Kinderschuhe endgültig ausziehen« (Clauser, 1964; Crisp, 1983).

Gelegentlich schlägt das Eßverhalten ins Gegenteil um: Exzessive Nahrungsaufnahme kann Erbrechen perpetuieren, exzessive Flüssigkeitszufuhr zu somatischen Komplikationen führen. Die Patientinnen erleben einen solchen Durchbruch ihrer Bedürfnisse als beschämenden Kontrollverlust. Um sie hiervor zu schützen, empfehlen Verhaltenstherapeuten die wöchentliche Gewichtszunahme auch nach oben zu begrenzen.

Fehler in der somatischen Therapie

Infusionstherapie ist außerhalb der Intensivbehandlung nicht indiziert, es wird in der Anfangsphase gelegentlich überwässert: In einem von uns beobachteten Fall eines 14jährigen männlichen Magersüchtigen führte dies zum Lungenödem.

Bei einer Zufuhr von täglich 3500 Kalorien können die Patienten durchschnittlich täglich ca. 220 g zunehmen

(1500 Kalorien für Basisumsatz, bei einem Äquivalent von 9 Kal. für 1 g Fett).

Die tatsächliche Gewichtszunahme sollte etwa der möglichen entsprechen. Nehmen die Patientinnen zuwenig zu, ist die Korrektheit der Kalorienzufuhr zu prüfen, danach an eine Behinderung der Therapie durch die Patientinnen zu denken.

Bei der **Sondenbehandlung** ist auf Komplikationen zu achten: Kontrolle der Lage der Sonde nach Einführen (Aspiration von Magensaft!); eine Lage der Sonde in den Bronchien kommt gelegentlich bei im Rachenraum anästhetischen Patientinnen (möglicherweise ein Konversionssymptom) vor, in der Folge Aspirationspneumonien. Die Sonde sollte je nach Material nach ca. 14 Tagen gewechselt werden, da brüchiges Material zu stärkeren Reizungen der Schleimhaut führen kann. Es sollte auch nicht übersehen werden, daß Patientinnen den Mageninhalt durch Ansaugen über die Sonde auch selbst entleeren können.

Die **Wiege-Prozedur** nimmt in der Behandlung oft eine zu zentrale Bedeutung ein. Es genügt, die Patientinnen zweimal wöchentlich zu wiegen. Kleinere tägliche Gewichtsschwankungen führen nur zu Beunruhigung oder zu ständigem Feilschen.

Psychotherapie

Ziel ist die Bearbeitung und Lösung von Konflikten und/oder Psychoanalytische Therapie und Familientherapie können sich hier fruchtbar ergänzen.

Psychoanalytische Psychotherapie

Dieser Ansatz wird u.E. am weitestgehenden den psychischen Konflikten gerecht, unter denen die Patientinnen leiden.

Wegen der genannten Motivationsprobleme bzw. Widerstände sind allerdings nur etwa 30% der Erkrankten einer solchen Therapie zugänglich. Besonders schwierig ist die Initialphase, der Aufbau des Arbeitsbündnisses. Ist dies gelungen, unterscheidet sich die Behandlung im wesentlichen nicht von der psychoanalytischen Psychotherapie anderer Patientinnen mit neurotischen und narzißtischen Störungen (Thomä, 1961). Mit einer entscheidenden Besserung (Eßverhalten und Entwicklung im psychosozialen Bereich) kann bei 30–50% der so Behandelten gerechnet werden (Thomä 1961; Sperling, 1965; Fleck, 1965). Die langfristige Prognose ist dann als gut anzusehen (Thomä, 1972; Bruch, 1973). Die Ergebnisse dürften sich durch eine Integration dieses Therapieansatzes in das stationäre Behandlungskonzept und die Fortführung durch dieselben Therapeuten nach Klinikentlassung noch erheblich verbessern lassen.

Wie auch sonst in der Psychotherapie von Adoleszenten ergibt sich häufig die Notwendigkeit einer gleichzeitigen Beratung oder auch Mitbehandlung der Eltern oder zumindest eines Elternteils.

Familientherapie

Die Erforschung der dysfunktionalen Transaktionsmodi innerhalb der Familien von Anorektikerinnen haben zu psychoanalytisch bzw. systemisch orientierten familientherapeutischen Ansätzen geführt.

Die Indikation hierfür sollte bei allen Patientinnen, die noch in der Ursprungsfamilie leben, frühzeitig geprüft werden (s.a. Kap. 32, »Familiendynamik und Familientherapie«). Die Patientinnen können durch die Verschiebung des Fokus auf das Familiensystem meist erheblich entlastet werden; bei entsprechend motivierten Familien wurden eindrucksvolle Therapieergebnisse mitgeteilt (Minuchin, 1974; Weber und Stierlin, 1989). Hervorzuheben sind mögliche Verkürzung des Krankenhausaufenthaltes und Unterstützung der ambulanten Behandlung.

Verhaltenstherapie

Ihre Verfahren werden nur selten isoliert angewandt (wir stellen sie deshalb im Rahmen des multimodalen Behandlungsprogramms im Abschnitt 11.5 dar, s.a. Kap. 30, »Methoden der Verhaltensmodifikation«).

Kombination verschiedener Behandlungsverfahren

Bei schwer erkrankten Anorexie-Patientinnen, die psychoanalytischer Psychotherapie bzw. Familientherapie primär nicht zugänglich erscheinen bzw. denen diese Therapieformen nicht angeboten werden können, empfehlen wir die Aufnahme in Fachabteilungen bzw. Kliniken, die ein erprobtes multimodales Behandlungsprogramm anbieten. Exemplarisch stellen wir den Ansatz von Vandereycken (1989) dar.

Multimodales Behandlungsprogramm von Vandereycken

Vandereycken hat in Fortführung der Konzepte von Pierloot (1975, 1982) ein Therapieprogramm entwickelt, das die psychiatrische Klinik Kortenberg der Universität Louvain zu einem in Europa führenden Therapiezentrum für die Behandlung Anorexie-Kranker gemacht hat.

Nach einer Problemanalyse wird individuell ein Behandlungsplan erstellt. Das Team bemüht sich darum, sich in den verschiedenen therapeutischen Beziehungen darstellenden Übertragungsfacetten zu integrieren. Ein externer Supervisor unterstützt dies in wöchentlichen Teamsitzungen. Der zuständige Bezugstherapeut sammelt die Informationen aus allen therapeutischen Ansätzen. Er leitet die im Mittelpunkt stehende Gruppentherapie und die Familiensitzungen.

Wesentlich für den Erfolg ist eine **Aktivierung** der Patientin. Sie wird möglichst frühzeitig in die Verantwortung einbezogen. Im **Behandlungsvertrag** wird eine wöchentliche Zunahme von 700 g (max. 2 kg) vereinbart, also die interne Kontrolle betont. Ein verhaltenstherapeutisches Programm (operante Konditionierung) wird nur noch dann angewandt, wenn sich die Patientin als unfähig erweist, den Vertrag einzuhalten.

Der **individuelle Behandlungsplan** während der ersten beiden Wochen wird gemeinsam von Patientin und Therapeut entworfen. Aus einer Liste von bei ihrem Krankheitsbild häufig vorkommenden Problemen wählt sie aus jedem der drei Problemfelder (Eßverhalten bzw. Gewicht, Selbstwahrnehmung, Beziehungen) mindestens zwei Bereiche aus. Diese Ziele werden in einzelne konkrete Schritte übersetzt. Hieraus entsteht der Leitfaden für Patientin und Team und die Möglichkeit zur Evaluation (»goal attainment«).

Psychotherapie findet fast ausschließlich in der Gruppe statt, Einzelsitzungen gibt es nur zu Beginn und am Ende der Behandlung. Klare Strukturierung durch Regeln soll eine aktive Arbeitsatmosphäre sichern. Der Therapeut ist direktiv, schlägt konkrete Aufgaben vor (z. B. Überprüfung der Therapieziele, Untersuchung des Interaktionsverhaltens in der Familie) und bestätigt selbstbehauptende Verhaltensweisen. Zusätzlich wird unter der Leitung von Krankenschwestern in sozialtherapeutischen Gruppen »an der Gestaltung der Beziehung mit den Eltern und anderer Außenaktivitäten gearbeitet«.

Vandereycken und Mitarbeiter betrachten die Krankheit nicht als Ausdruck einer »Familienneurose«; sie beziehen die Angehörigen dennoch so weit wie möglich in die Behandlung ein. Auch der **familientherapeutische Ansatz** ist direktiv; er verwendet systemische und verhaltenstherapeutische Elemente. Zusätzlich finden Beratungsgruppen für Eltern bzw. Partner statt. Insgesamt wird der Ablösungsprozeß aus der Familie gefördert – entsprechend den Ergebnissen prognostischer Studien (s. u.).

Als entscheidenden Fortschritt bezeichnet Vandereycken die Einbeziehung **körpertherapeutischer Verfahren,** die Körperbildstörungen und die Fähigkeit zur Selbstfürsorge verbessern sollen. Konfrontation mit Hilfe von Spiegeln, Videoaufnahmen und Auseinandersetzung mit anderen Gruppenmitgliedern, Methoden aus Tanz- und Bewegungstherapie, bioenergetische Übungen, progressive Muskelrelaxation, Massage und »Sensory Awareness Training« sollen eine Integration des Körperselbst und die Entwicklung einer positiven Selbstwahrnehmung fördern den Körper als Quelle angenehmer Empfindungen mit der Möglichkeit, Gefühle auszudrücken, erfahren lassen. Zusätzlich werden sexuelle Themen im sog. Sexual Education Program diskutiert.

Das Behandlungsprogramm wird extern, aber auch intern evaluiert: Patientinnen, Angehörige und Teammitglieder beurteilen den Behandlungsverlauf nach einem »**goal attainment**«-Evaluationsschema. Der Bezugstherapeut bespricht die Ergebnisse mit der Patientin.

Eigenes Vorgehen an einer internistischen Klinik

Auf einer internistisch-psychosomatischen Krankenstation mit 15 Betten (s. a. Kap. 40, »Die Institutionalisierung im klinischen Bereich«) versuchten wir parallel zur Akutbehandlung (meist mit Hilfe einer Magen-Nasen-Sonde) Patientinnen auch psychotherapeutisch zu erreichen. Wir arbeiteten psychoanalytisch orientiert, zu Beginn mit stark sup-

portivem Anteil. Besonderen Wert legten wir auf Gespräche mit Angehörigen und auf eine Fortsetzung der analytischen Psychotherapie nach Entlassung.

12 Therapieergebnisse und Prognose

Werden internistische und psychotherapeutische Verfahren in der Akutbehandlung wie beschrieben kombiniert, können heute Todesfälle in der **Akutphase** zuverlässig verhindert werden. Katamnesestudien sind schwer vergleichbar, da sich Patientenmerkmale, diagnostische Kriterien, therapeutische Methoden und Katamnesedauer sehr unterscheiden. Herzog, Deter und Vandereycken (1992) orientieren über die großen **Langzeitstudien.**

Die **Mortalitätsrate** beträgt 0,5–1% pro Beobachtungsjahr. Bei einem Gewicht unter 35 kg ist das Mortalitätsrisiko dabei 15mal höher! Todesursachen sind vor allem Suizid (30–50%) und Komplikationen von Abmagerung und/oder Laxanzien- und Diuretikaabusus.

Die Zahlen der vier maßgeblichen Studien sind alarmierend:
- Theander (1985): 18% – Katamnesedauer 33 Jahre;
- Russel (1985): 15% – 20 Jahre (Herzog et al., 1992);
- Deter und Herzog (1994): 16% – 12 Jahre;
- Engel und Meyer (1991): 23% – 28,8 Jahre.

Im **körperlichen Bereich** scheint mit zunehmender Katamnesezeit eine Polarisierung zwischen gesunden und letal gefährdeten Patientinnen stattzufinden. Eine Normalisierung (Gewicht und Menstruation) findet sich bei mittellangen Verläufen bei 36–58% (Hall et al., 1984; Morgan, 1983), langfristig bei bis zu 76% der Patientinnen (Theander). Anorexiesymptomatik besteht mittelfristig bei 19–29% (Hsu, 1979; Morgan, 1983; Morgan und Russel, 1975) fort, nach 33 Jahren nur noch bei 5% (Theander, 1985).

Im **psychosozialen Bereich** bleiben schwere Störungen oft langfristig bestehen. Beschrieben werden vor allem Depressionen (7–37% bei Hall et al., 1984; Hsu, 1980), Zwangssymptomatik (17–22%), Alkoholismus und Drogenmißbrauch (11%, Crisp und Burns, 1983), akute Schizophrenie (2,5%).

Gravierend bleiben die Schwierigkeiten hinsichtlich der sozialen Integration. Indikator hierfür sind auch der niedrige Anteil Verheirateter (40%) und von Patientinnen mit Kindern (40%).

Unter den **Faktoren, die die Prognose günstig beeinflussen,** hat sich nach der stationären Behandlung bei sorgfältig gewichtender Untersuchung die Qualität der direkten sozialen Kontakte (Partnerschaft, Heirat, Kinder) als führend erwiesen (Engel und Meyer,1991).

Für eine ungünstige Prognose haben nach entsprechender sozialer Entwicklung Gewichts- und

Symptomentwicklung Bedeutung; auch negative Einstellungen, Zurückgezogenheit, Suizidgedanken und Absinken des Selbstwertgefühls verschlechtern die Prognose (Engel und Meyer, 1991).

Als Konsequenz empfehlen die Autoren vor der Entlassung aus stationärer Behandlung zu klären, ob vertrauensvolle Beziehungen zu ein oder zwei Personen vorliegen, »von denen ausgehend« die Patientin, »ein neues soziales Feld aufbauen« kann. Anderenfalls müßten nachsorgende Institutionen eingeschaltet werden; dies gilt ebenso, wenn eine Beziehung zu einem ambulanten Therapeuten besteht und die Chancen für eine Wiedereingliederung in den Beruf günstig scheinen (Beides hat sich nicht als ausreichende Rezidivprophylaxe erwiesen; Engel und Meyer, 1991).

13 Evaluation des eigenen Behandlungsansatzes an einer internistischen Klinik

Unsere Ergebnisse bestätigen die Vermutung von Engel und Meyer (1991), daß sich bei Schwerstkranken die Verbindung klinisch-internistischer und psychotherapeutischer Maßnahmen bewährt und noch verbessern läßt, wenn diese im Rahmen eines integrierten psychosomatischen Stationskonzepts durchgeführt werden können.

Nach einer durchschnittlichen Katamnesedauer von fünf Jahren und drei Monaten konnten alle 36 Patienten, die zwischen 1972 und 1979 behandelt worden waren, persönlich mit Interviews und Fragebogen nachuntersucht werden. Das durchschnittliche Erkrankungsalter (33 Frauen, 3 Männer) betrug 16 Jahre 8 Monate, das durchschnittliche relative Aufnahmegewicht 70,3% des individuellen Idealgewichts, die mittlere prozentuale Gewichtsabnahme 31,9%. Eine Patientin war 3 Monate nach Behandlungsende an unbekannter Ursache verstorben (Mall, 1983; Köhle und Mall, 1983); während des Aufenthaltes bestand eine massive Beschleunigung der Blutsenkungsgeschwindigkeit, die trotz großen Aufwandes nicht abgeklärt werden konnte. Die Eltern lehnten eine Autopsie ab.

Der Anteil der mit »geheilt« und »gebessert« Bezeichneten betrug 72% hinsichtlich der körperlichen Symptomatik und 80% hinsichtlich der Gesamtsymptomatik (17 Patienten ging es gut, 12 mittel, 6 schlecht). 6 Patienten hatten weniger als 75% ihres akutellen Idealgewichts, 8 berichteten über rezidivierendes Erbrechen, 7 zeigten bulimisches Verhalten. 11 Patientinnen waren weiterhin amenorrhoisch, 3 hatten nur durch Ovulationshemmer stimulierte Blutungen.

Wie Körner (1978) waren wir über die hohe Zahl der Patientinnen überrascht, die im Nachhinein die durchgeführten bzw. versuchten psychotherapeutischen Maßnahmen positiv bewerteten (50% gegenüber 6% negativ). Viele Patientinnen berichteten davon, daß sie zwar seinerzeit dieses Angebot negativ

beurteilt, später sich jedoch um eine entsprechende Behandlung bemüht hätten oder doch ihre Ablehnung bedauerten.

> Bei Franziska trat während der ersten Monate der ambulanten Nachbehandlung ein Rezidiv auf, das eine zweite stationäre Aufnahme erforderlich machte. Im weiteren Verlauf der Behandlung – 200 Psychotherapiestunden im Verlauf von 2 Jahren – gelang es Franziska, ihre Probleme soweit zu bearbeiten, daß sie die anorektische Symptombildung nicht mehr zur Konfliktlösung heranziehen mußte. Trotz großer innerer und äußerer Schwierigkeiten gelang ihr die Trennung von der Familie und der Studienbeginn in einer entfernten Universitätsstadt; bis zuletzt drohte die Mutter, den Weggang der Tochter zu behindern: verschiedene funktionelle Beschwerden der Mutter verschlimmerten sich derart, daß sie bettlägerig wurde. Die Familie war hierdurch so beeindruckt, daß sie bereits eine chronische Pflegebedürftigkeit der Mutter zu akzeptieren begann. Franziska begann am Studienort erstmals in ungezwungener Weise Kontakt mit Gleichaltrigen aufzunehmen und im Zusammenhang mit der Wahl ihres Studienfaches ihre eigenen Interessen und Lebensziele zu klären. Die 6jährige Katamnese ergab eine weiterhin günstige Entwicklung.

Exkurs: Suizid bei Anorexia-nervosa-Patienten

Suizid ist die Ursache von 30 bis 50% der Todesfälle (Herzog et al., 1992). Bei der Diskussion des **Suizidrisikos** sollte berücksichtigt werden, daß die Anorexieerkrankung nicht – wie oft behauptet – als ein »Suizid auf Raten« verstanden werden kann. Ziel der Kranken ist Abmagerung und Selbstkontrolle, nicht Selbstvernichtung. Sie streben ein Ideal, eine »höhere Lebensstufe« an und nicht den Tod (Selvini-Palazzoli, 1982).

Verzweifelt versuchen sie, Kontrolle über ihre Bedürfnisse und Körperfunktionen zu erlangen. Das Suizidrisiko ist erst dann erhöht, wenn sie sich in ihrem Konzept vom Scheitern, vom totalen Verlust der Kontrolle bedroht fühlen. Die Suizidhandlung erscheint dann als letzte Möglichkeit, »Autonomie« zu bewahren.

14 Zusammenfassung

Anorexia nervosa ist nach wie vor eine Erkrankung mit hohem Chronifizierungs- und Mortalitätsrisiko. Das Verständnis und die Behandlung der Patientinnen erfordert eine Integration biologischer, psychologischer und soziologischer Sichtweisen. Entsprechend komplexe integrative Behandlungskonzepte verkürzen den Leidensweg, reduzieren das akute Mortalitätsrisiko gegen Null und verbessern die Prognose entscheidend. Ziel einer wissenschaftlich begründeten biopsychologischen Medizin muß es sein, die heute erst an wenigen Forschungszentren entwickelten integrativen Behandlungskonzepte breit in die klinische Praxis einzuführen.

KAPITEL 47

Bulimia nervosa

Hubert Feiereis

Patientengeschichte

Die 26jährige Studentin E. S. kommt ambulant zu uns, weil sie unter Eßstörungen leidet. Nach dem Auszug von zu Hause vor 7 Jahren beginnt sie, durch eine Freundin angeregt, mit einer Diät, da sie sich zu dick und deshalb unattraktiv fühlt. Sie wiegt zu dieser Zeit 68 kg (161 cm). »Meine Mutter ist immer die Dorfschönheit gewesen.«

Fortan wechseln etwa im Abstand von jeweils einem halben Jahr Zeiten strenger Diät mit erneuter Zunahme des »erhungerten Gewichtes«; entsprechend schwankt das Gewicht um jeweils etwa 10 kg. Nach den Diätkuren erwartet sie von der Umwelt Anerkennung, »die aber immer ausblieb«. »Trotz aller Enttäuschungen waren Essen und Gewicht zu diesem Zeitpunkt noch kein zentrales Problem.« Vor 3⅓ Jahren nimmt die Patientin erneut unter einer kontrollierten Diät bis auf 50 kg ab, »danach hat sich das Eß- und Gewichtsproblem selbständig gemacht«.

Es setzen »Freßphasen« ein, »die ich nicht mehr kontrollieren kann«. Das maßlose Essen von Süßigkeiten, vor allem Schokolade, steht in keinem Zusammenhang mit einem Hungergefühl.

Nach jedem Anfall ist die Patientin deprimiert, ratlos, geplagt von Völlegefühl und starken Gewissensbissen; ständig fürchtet sie sich vor erneut einsetzender Gewichtszunahme. »Ich kann mich nicht mehr ausstehen, ich mag nicht mehr unter Menschen sein.« Sie zieht sich zurück.

Vor 2 Jahren beginnt sie, nach dem Essen zu erbrechen, bis zu dreimal täglich, durch Auslösen des Würgreflexes mit dem Finger. Sie verschafft sich damit Erleichterung, »ich fühle mich gereinigt«.

Nur mit Hilfe des Erbrechens kann sie jetzt das Gewicht relativ konstant halten (57 kg). Sie nimmt keine Abführmittel, raucht nicht und trinkt keinen Alkohol. Die Periode setzt öfters aus, sie hat sie derzeit nur vier- bis fünfmal im Jahr.

Sehr bald legt sie sich gezielt Vorräte von Nahrungsmitteln an, vor allem Süßigkeiten, plant heimlich Freßattacken, »mein einziges Vergnügen«. Sie sucht Tage und Situationen aus, in denen sie allein und ungestört ist, um das Risiko, entdeckt zu werden, auszuschließen.

Die Patientin unterscheidet betont zwischen dem Essen einer normalen Menge aus Hungergefühl, ohne zu erbrechen (seit 3 Jahren vegetarische Kost), und den Freßanfällen, die getrennt von den Mahlzeiten einsetzen oder sich aus einer Mahlzeit entwickeln. »Eine Banane oder ein Joghurt kann dann schon zu viel sein, und meine Lust auf Süßes ist nicht mehr zu bremsen.«

Auf die Frage nach konkreten Anlässen gibt sie an, daß »Alleinsein und hineingefressener Ärger« auslösend wirken und umgekehrt positive Erlebnisse, z. B. mit ihrem Freund, die Anzahl der Freßanfälle herabsetzen.

Die Grundstimmung sei »dumpf« und »deprimiert«, ab und zu suche die Patientin Zuspruch bei einer Freundin, dann weine sie auch einmal, sonst mache sie alles mit sich allein aus.

Nach einer Erklärung für den Kontrollverlust befragt, meint sie, daß alles in der Pubertät begonnen habe; das ängstlich-beschützende Verhalten der Mutter habe dazu geführt, daß sie vieles verpaßte, sie sei »zu kurz gekommen« bei allem, was sich auf ihren Körper und ihr Aussehen beziehe. Sie trauere unerfüllten Wünschen nach, die sie sich wegen ihrer körperlichen Mängel nicht habe erfüllen können. Die seit der Pubertät ständig variierten Diäten hätten die negative Entwicklung nur verstärkt.

Die Patientin wuchs auf dem elterlichen Bauernhof mit den beiden 12 und 13 Jahre älteren Schwestern und ihrem 2 Jahre jüngeren Bruder auf. Zu ihren Schwestern hatte sie stets ein gutes, unkompliziertes Verhältnis, wozu wahrscheinlich der Altersunterschied beigetragen hat. Mit ihrem Bruder fühlte sie sich sehr eng verbunden. Ihm hätte sie als einzigem in der Familie ihre Konflikte schildern können, es aber nicht gewagt, da er ein »cooler Typ« sei und die Meinung vertrete, »ein ordentlicher Waldlauf löse alle Probleme«.

Als die Patientin 19 Jahre alt war, starb ihr Vater im Alter von 61 Jahren an einem Herzinfarkt. Der Bruder mußte die Arbeit auf dem Hof übernehmen.

In ihrer Kindheit sei sie sehr behütet und unselbständig gewesen. Sie habe sich jede Freiheit viel schwerer erkämpfen müssen als z. B. ihr Bruder; mit 16 Jahren durfte sie erstmals allein ausgehen.

An Auffälligkeiten im Eßverhalten erinnert sie sich nicht. In der Kindheit sei das Essen für sie eine unerwünschte Unterbrechung des Spielens gewesen. Sie sei von den Eltern zum Essen ermuntert, aber nicht gezwungen worden. Allerdings sei zu unterschiedlichen Zeiten gegessen worden, weil sich die Mahlzeiten nach dem Arbeitsanfall auf dem Bauernhof richteten. Die Mutter habe sich dadurch gegängelt und überfordert gefühlt.

Die Patientin schildert sich als sehr schüchtern, in der Schule habe sie sich nicht recht behaupten können. Nach dem Auszug aus dem Elternhaus in einen süddeutschen Studienort lebte sie in einem großen Bekanntenkreis, der sich im Laufe der Erkrankung wieder verkleinerte. Einen Freund habe sie nie über einen längeren Zeitraum finden können, darüber möchte sie jedoch nicht sprechen; sie wirkt bei dieser Schilderung wortkarg und bedrückt, »da es nicht zum Thema gehört und es andere, wichtigere Fragen gibt«.

Ihren Vater, stets ein Vorbild für sie, habe sie geliebt und verehrt. Er habe alles Wichtige in der Familie entschieden und dabei ebenso bestimmt wie ausgeglichen gewirkt. Auf seine Kinder sei er stolz gewesen.

Die Mutter wird als »typische Hausfrau« beschrieben; sie sei unselbständig, ihre Macht und ihren Willen setze sie auf indirekte Weise durch Erzeugung von Mitleid durch, sie über psychischen Druck aus, indem sie »herumjammere«. Nach dem frühen Tode des Mannes habe sie den Bauernhof leiten müssen, eine Rolle, für die sie nicht genug Selbstvertrauen aufgebracht habe und in der sie unzufrieden geworden sei. Sie brauche daher unaufhörlich Bestätigung und Zuwendung von der Familie. Andere Bezugspersonen würden für sie nicht existieren.

Im Gespräch wirkt die etwas übergewichtige Patientin zugewandt, freundlich und aufgeschlossen, betont lässig; sie antwortet rasch und ausführlich, solange biographische Daten erfragt werden, aber zurückhaltend und abwehrend über offenbar schmerzlich erlebte Versagungen und Kränkungen.

Wie beiläufig erwähnt sie ihre Einstellung, immer stark sein zu müssen, alle Lebenssituationen intellektuell kontrollieren zu können, damit niemand sie hintergehen, sie lächerlich machen könne. Den Preis hierfür zahle sie mit der Entbehrung von Liebe und Geborgenheit, von Anlehnung und intensiver Nähe. »Ich möchte stark, diszipliniert und erfolgreich sein und trotzdem geliebt werden.«

Die Patientin beschreibt präzise ihre Erwartungen an die Therapie:
- Sie möchte die Fixierung auf das Essen loswerden.
- Sie möchte, daß Erkenntnisprozesse über ihre Krankheit in Gang gebracht werden.
- Sie wünscht sich, die Vergangenheit aufzuarbeiten, vor allem die Mutterbeziehung, was sie unter dem Schlagwort »back to the roots« bereits selbst begonnen habe.

Obwohl bisher ohne jede therapeutische Erfahrung, äußert die Patientin auch qualitative Vorstellungen über den therapeutischen Weg: Am meisten erwartet sie von Einzelgesprächen, ihre – teils auch unbewußten – Konflikte und Probleme zu klären und zu verarbeiten. Der Gedanke an Gruppengespräche ist ihr suspekt, sie findet ihn »gruselig«, wie eine »Auslieferung« an noch mehr Leute, die dann über sie Bescheid wüßten. »Ich fühle mich ohnehin ausgeliefert.« Über andere Therapieformen, z. B. Mal- und Musiktherapie, hat sie keine Vorstellungen und sieht darin zunächst auch keinen Sinn, ist aber hierzu bereit.

1 Definition

Seit etwa zwanzig Jahren wird zunehmend über eine Krankheit berichtet, deren Hauptmerkmal eine Eßstörung ist und die inzwischen viele Namen hat (Feiereis, 1989; Potreck-Rose, 1987).

Am meisten durchgesetzt haben sich die Bezeichnung Bulimia nervosa und Bulimie.

Auffälligstes Symptom der Krankheit ist die Sucht, große Nahrungsmengen unkontrolliert zu verschlingen (»Fressen«). Die einsetzende Angst vor unaufhaltsamer Gewichtszunahme führt sehr bald zum Erbrechen, das zunächst selbst hervorgerufen wird (»Kotzen«) und schließlich reflektorisch eintritt. Betroffen sind vor allem Mädchen in der Pubertät und junge Frauen.

Die Krankheit setzt spontan oder allmählich ein, meistens nach dem Versuch, ein leichtes oder mäßiges Übergewicht mit Hilfe einer Diät zu reduzieren (Typ I), oder weist eine initiale bzw. intermittierende Phase einer Magersucht auf (Typ II), so daß wir in Anlehnung an Halmi (1985) diese beiden Gruppen ähnlich wie 2 Gruppen der Magersucht (passiv-restriktive Form, Typ I; aktive Form, Typ II) unterscheiden.

2 Epidemiologie

Wegen unterschiedlicher Nomenklatur und Definition, schwer vergleichbarer Bezugsgrößen (Stichprobe, Form der Untersuchung, Altersgruppen, Region bzw. Land) und einer im Vergleich zur Magersucht erschwerten Diagnostik sind bisher exakte Zahlen nicht vorhanden oder schwer interpretierbar. Übereinstimmend wird von den meisten Autoren seit 25 Jahren eine Zunahme der Krankheit, vor allem während der letzten 15 Jahre, mitgeteilt (Cooper et al., 1987).

Befragungen in der Bundesrepublik Deutschland sprechen für eine Häufigkeit von 2–4% bei Frauen zwischen 18 und 35 Jahren (Fichter, 1985) und etwa 3% bei 12- bis 20jährigen Schülerinnen (Hänsel, 1987).

Soziodemographische Untersuchungen (Paul et al., 1991) ergaben, daß überwiegend Frauen zwischen 20 und 30 Jahren betroffen waren, nur 16% waren jünger und 22% älter; mehr als 60% hatten Abitur oder einen Hochschulabschluß (s. a. Abschnitt 7.2).

In den USA fand man eine Häufigkeit von 13% der Collegestudentinnen (Halmi et al., 1981), in England bei Schülerinnen von 0,4% (Szmukler, 1985) und von 1,9% in einer Beratungsstelle für Familienfragen.

3 Das Krankheitsbild

3.1 Vorbemerkungen

Zwischen 1975 und 1993 kamen in unsere Klinik 1485 Patientinnen mit den Eßstörungen Bulimie (n = 681) und Magersucht (n = 720) sowie mit Mischformen fraglicher Zuordnung (n = 84). 1991 waren es z. B. zehnmal mehr Bulimiekranke als 1980, d. h., die vielerorts berichtete Zunahme der Krankheit ist evident, auch unter Berücksichtigung einer gezielten Zuweisung.

3.2 Anamnese und Symptomatologie

Wie bei kaum einer anderen Krankheit sind Anamnese und Symptomatologie nahezu identisch, d. h., die anamnestisch erfahrbaren subjektiven Kennzeichen der Krankheit bilden gleichzeitig die Hauptmerkmale der Symptomatologie:
- Anfallsartig einsetzende heimliche Aufnahme großer Nahrungsmengen, die – häufig wahllos – innerhalb kurzer Zeit verschlungen werden (»Freßanfall«). Der dem Anfall vorausgehende Heißhunger kann fehlen, die Kontrolle über die Nahrungsaufnahme geht im Intervall verloren, Hunger- und Sättigungsgefühl schwinden innerhalb des Anfalls.

– Panische Angst vor Gewichtszunahme; Überge-
wichtsphobie.
– Selbstinduziertes heimliches Erbrechen nach dem
Anfall, teilweise auch außerhalb des Anfalls. Bei
einem Teil der Patientinnen besteht ein Laxanzien-
mißbrauch.
– Initial oder intermittierend diätetische Nahrungs-
restriktion oder Phase einer Magersucht.
– Rasch aufeinanderfolgende Gewichtsschwankun-
gen bis zu 10 kg.
– Scham- und Schuldgefühle, Verzweiflung, depres-
sive Verstimmungen. Die Krankheit wird lange
Zeit gegenüber der Umwelt verheimlicht.
– Amenorrhoe.

Unter unseren 681 Patientinnen waren 40% dem Typ
I zuzuordnen, 60% dem Typ II mit initialer oder intermittierender Phase einer Magersucht.

Die Häufigkeit der einzelnen Störungen im Eßverhalten zeigt Abbildung 47-1. Die aufgenommene
Nahrungsmenge während eines Freßanfalls kann bis
zu 12000 Kalorien enthalten, die einer bulimischen
Episode bis zu 26000 Kalorien (Mitchell und Laine,
1985).

Fast zwei Drittel der Kranken sind darum bemüht,
außerhalb der Freßanfälle die Nahrungsaufnahme zu
reduzieren. Bei der ersten Untersuchung hatten 53%
ein Idealgewicht, 19% ein Normalgewicht und 28%
ein Übergewicht (Normalgewicht [kg]: Körpergröße
in cm –100; Idealgewicht: Normalgewicht –15%
[Frauen] bzw. Normalgewicht –10% [Männer]).

Die Häufigkeit des Mißbrauchs von Laxanzien,
Appetitzüglern, Tranquilizern, Alkohol und Nikotin
zeigt Abbildung 47-2.

Die prozentuale Verteilung somatischer Befunde
ergibt sich aus Abbildung 47-3; sichere Unterscheidungen gegenüber den Befunden bei Magersucht
fanden wir nicht.

Bemerkenswert ist, daß 44% der Patientinnen
eine sekundäre Amenorrhoe haben und 20% Zyklusunregelmäßigkeiten. Das bedeutet, daß bei 64%
eine hormonelle Regulationsstörung besteht, die

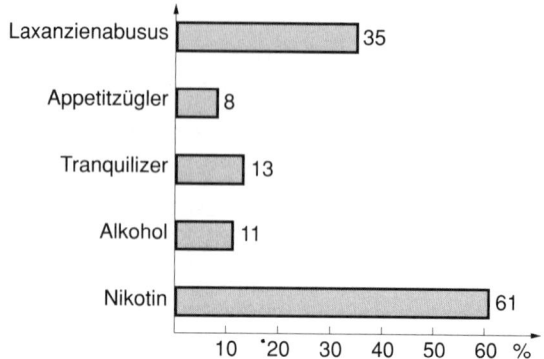

Abb. 47-2 *Häufigkeit des Mißbrauchs von Medikamenten, Alkohol und Nikotin bei Bulimie (n = 208).*

sich nicht wesentlich von der Magersucht unterscheidet. Die Häufigkeit der Zyklusstörungen dürfte
noch größer sein, wenn man alle Patientinnen einbe-
zöge, die infolge der Einnahme von Ovarialhormo-
nen menstruieren. Die Amenorrhoe ist also nicht nur
Folge des Untergewichtes, sondern eine Regulationsstörung zwischen Hypothalamus, Hypophyse und
Gonaden mit verringertem LH und FSH (Fichter
und Pirke, 1989; Pirke, 1989).

Die nahezu obligate Verbindung von Freßanfällen und Erbrechen kann vereinzelt fehlen, dennoch aber eine Bulimie
vorliegen, wenn anfallsartig Freßanfälle und die weiteren
Kriterien einer Bulimie bestehen, jedoch ohne Erbrechen:
Bulimia sine vomitu. Die exzessive Gewichtszunahme bis
zu extremer Adipositas ist dann die unausweichliche Folge
(Feiereis, 1989).

3.3 Somatische Befunde

Im Gegensatz zur Magersucht ergibt die körperliche
Untersuchung kaum Auffälligkeiten, da das Gewicht
normal ist oder nur ein leichtes Übergewicht besteht.
Hervorzuheben sind bei einzelnen Patientinnen als
Folge des Erbrechens eine metabolische Alkalose

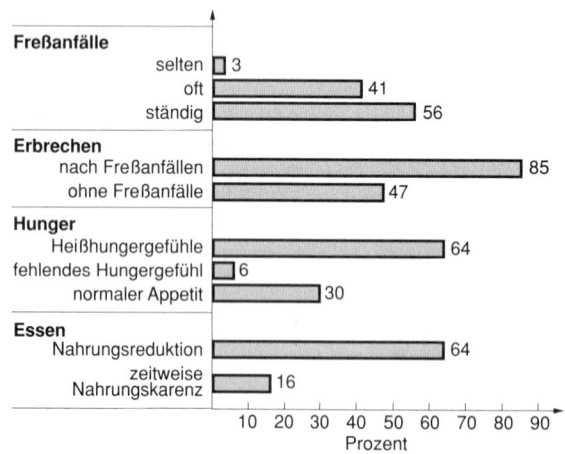

Abb. 47-1 *Häufigkeit der Störungen im Eßverhalten
(n = 208).*

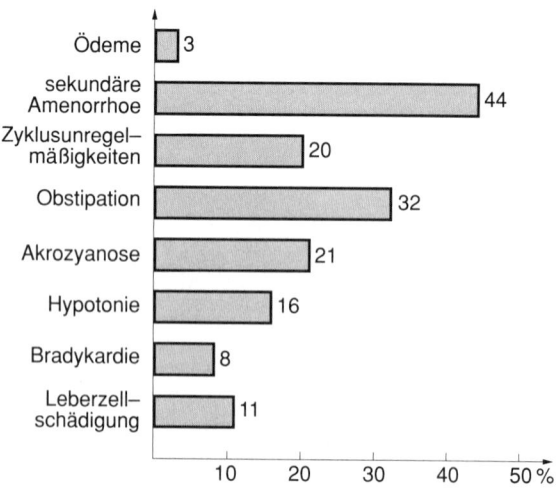

Abb. 47-3 *Prozentuale Verteilung einzelner somatischer
Befunde bei Bulimie (n = 208).*

(Mitchell und Bantle, 1983), Heiserkeit, Schmerzen in der Speiseröhre und funktionelle Magen-Darm-Störungen mit Obstipation (32%, Feiereis, 1989). Relativ häufig wird über Schäden an den Zähnen und am Zahnhalteapparat berichtet (Clark, 1985; Hurst et al., 1977), ebenso über eine Vergrößerung der Speicheldrüsen und über Dysphagie. In Verbindung mit dem Erbrechen sind Hautverletzungen am Handrücken (Russell, 1979) zu erwähnen.

Eine Reihe von Untersuchungen des Stoffwechsels und der neuroendokrinen Regulation erbrachte unterschiedliche Ergebnisse, so z.B. Störungen der Glukosetoleranz, einen möglichen Zusammenhang affektiver Störungen bei Bulimie mit Veränderungen der regulierenden Funktion zentraler Neurotransmitter (Noradrenalin, Serotonin) (Pirke, 1989) und eine herabgesetzte Suppression im Dexamethasonhemmtest oder eine verringerte Stimulierbarkeit von TSH durch TRH (Mitchell und Pomeroy, 1989; Fichter und Pirke, 1989).

Halmi (1989) weist auf pathophysiologische Befunde hin, die für eine Störung der Sättigungswahrnehmung sprechen (Chiodo und Latimer, 1986; Kissileff et al., 1986; Mitchell und Laine, 1985).

3.4 Psychische Befunde

Der dominierende psychische Befund bei Bulimiekranken ist die depressive Verstimmung, die unmittelbar vor Beginn einer Freßattacke auftreten kann und häufig nach dem Anfall besonders ausgeprägt ist. In Verbindung hiermit geben 30% der Patientinnen zeitweise Suizidgedanken an und 11% hatten in der Anamnese Suizidversuche (Feiereis, 1989).

Die Depressivität hat oft eine die Attacke auslösende Wirkung; sie kann aber auch eine Reaktion auf den Anfall sein. Unbeantwortet bleibt bisher, inwieweit genetische, prämorbide und – unabhängig vom Anfall – ähnliche oder andere affektive Störungen Teil oder Äquivalent der Krankheit Bulimie sind. In verschiedenen Untersuchungen fanden sich Zusammenhänge zwischen depressiver Symptomatik und Bulimie (Herzog, 1984; Hudson et al., 1983a; Laessle, 1989; Shaye, 1989; Walsh et al., 1985), allerdings mit unterschiedlicher zeitlicher Beziehung zum Beginn der Bulimie. In einer vergleichenden Untersuchung von Laessle (1987) zeigten sich symptomatologisch deutliche Unterschiede gegenüber primär depressiven Patienten, was mehr auf die enge zeitliche Zuordnung der depressiven Symptomatik zur bulimischen Attacke hinweist, wie auch von anderen Autoren hervorgehoben wird (Cooper und Fairburn, 1986). Schließlich wird von Laessle (1989) betont, daß auch die Diskontinuität der Remissionsmuster eher gegen eine gleiche ätiologische Wurzel der affektiven und bulimischen Störung spricht.

3.5 Schweregrade

Die Beurteilung des Schweregrades der Krankheit richtet sich in erster Linie nach der Häufigkeit der Freßanfälle und der Dauer der Erkrankung, der Ausprägung psychischer Befunde, dem Leidensdruck und der bisher erfolgten Therapie und ihren Ergebnissen. Zwischen der Häufigkeit des Erbrechens und den psychischen Veränderungen fanden wir eine Wechselwirkung, die die Definition der verschiedenen Schweregrade mitkonstituiert. Mit diesen Kriterien lassen sich nach unseren Untersuchungsbefunden 3 Gruppen der Schweregrade bilden:

Schweregrad I: Freßanfälle 2- bis 3mal pro Woche, Krankheitsdauer mindestens 6 Monate, keine schweren psychischen Veränderungen, keine Suizidgedanken, Bereitschaft zur Therapie.

Schweregrad II: täglich Freßanfälle, Dauer der Krankheit 1 bis 2 Jahre, mittelschwere psychische Symptomatologie mit phasenhaft starker depressiver Verstimmung und Suizidgedanken. Falls Therapieversuche, so bisher ohne genügenden Erfolg.

Schweregrad III: täglich mehrfach Freßanfälle, Abusus von Medikamenten und/oder Alkohol, erhebliche Depressivität mit Suizidgefahr, großer Lei-

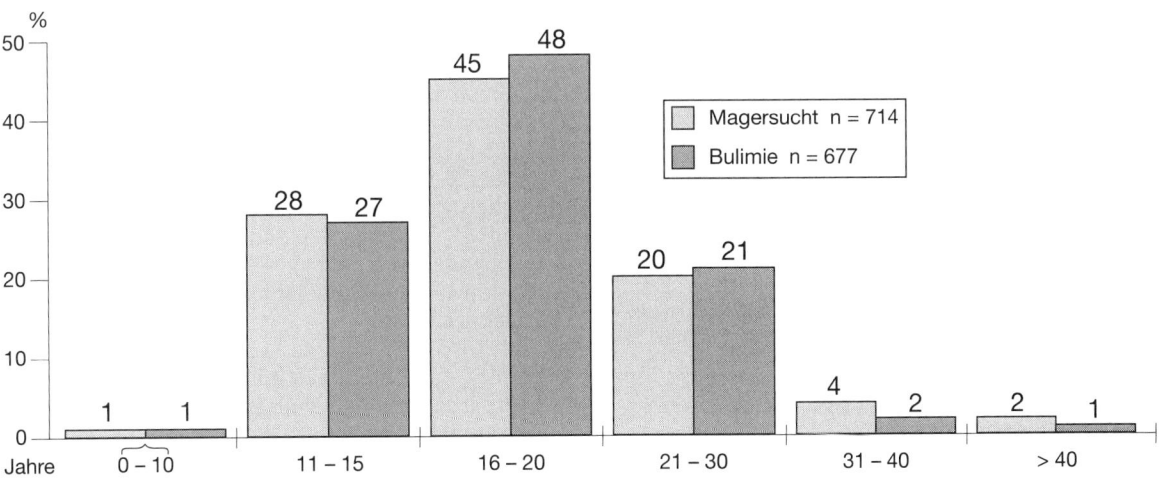

Abb. 47-4 *Alter der Patienten bei Krankheitsbeginn (n = 1391; Untersuchungszeitraum 1975–1993).*

densdruck, absolute klinische Behandlungsbedürftigkeit. In unserem Kollektiv (n = 681) konnten wir 13% dem Schweregrad I, 50% dem Schweregrad II und 37% dem Schweregrad III zuordnen.

3.6 Dauer der Krankheit

Im Vergleich zur Magersucht liegt bei Bulimiekranken oft ein jahrelanges Intervall zwischen Beginn der Krankheit und erster ambulanter Untersuchung bzw. der ersten stationären Therapie. Bei 55% unserer Bulimiekranken (n = 613) vergingen mehr als 4 Jahre, ehe die Patientinnen ihre Krankheit offenbarten und eine Therapie einsetzen konnte.

3.7 Alter und Geschlecht

Die Altersverteilung der Bulimiekranken unterscheidet sich nur unwesentlich von der Magersucht: 75% unserer Patientinnen waren bei der Manifestation der Krankheit 11 bis 20 Jahre alt, 21% zwischen 21 und 30 Jahren (Abb. 47-4). Andere Autoren hoben hervor, daß die Patienten mit Bulimie bei Beginn der Krankheit im Durchschnitt älter als die Gruppe der Magersüchtigen seien (Fairburn, 1982; Fairburn und Cooper, 1982).

Die Angaben zur Geschlechtsverteilung stimmen weitgehend überein, d.h., fast ausschließlich sind Mädchen und Frauen von der Krankheit betroffen; unter unseren Kranken (n = 681) waren 3% männlichen Geschlechts. Anamnese und Symptomatologie unterscheiden sich dabei nicht von den Krankheitserscheinungen bei Mädchen und Frauen.

Patientengeschichte

> Der 19jährige Student L.U. gibt beim Erstgespräch an, bis zum 15. Lebensjahr intensiv Sport betrieben zu haben. Nach einer Verletzung mußte er den Sport sehr einschränken. »Zum gleichen Zeitpunkt glaubte ich, etwas zu dick zu sein. Ich beschloß, einige Kilo abzunehmen, auch um meine Fußgelenke zu entlasten. Von montags bis freitags hielt ich ein Jahr lang streng Diät, wobei ich 2–4 kg im Durchschnitt abnahm. Am Wochenende bekam ich dann Heißhungeranfälle, so daß mein ursprüngliches Gewicht wieder auf der Waage war. So ging es Woche für Woche. Ich erbrach das Gegessene nicht.«
>
> Im 16. Lebensjahr wechselten Abmagerungskuren und Heißhungeranfälle in kürzeren Abständen. Zufällig oder automatisch »habe ich irgendwann nach einem Heißhungeranfall erbrochen. Von diesem Zeitpunkt an möchte ich von Freßanfällen bzw. Freß-Brech-Durchbrüchen statt von Heißhungeranfällen sprechen. Langsam aber sicher begann mich die ausweglos erscheinende Lage zu quälen. Schlimm fand ich, daß das Essen immer mehr mein Denken, Fühlen und Handeln bestimmte und daß zugleich das Leben für mich einen immer geringeren Stellenwert erhielt. Wie schon in den vorangegangenen Jahren und auch in den noch folgenden schlug sich jedes Defizit während einer Hungerkur im nächsten Freßanfall nieder. Die Freßanfälle haben im Laufe der Zeit bis heute immer weniger zur ›seelischen Sättigung‹ geführt. Heute befriedigen sie überhaupt

nicht mehr, im Gegenteil. Ich hielt mich in diesem Jahr nur noch zu ungefähr 20–40% an das herkömmliche Eßschema. Sonst hat mein Eßverhalten für mich fast unerträgliche Zustände angenommen: krampfhafte Versuche abzunehmen, Freßanfälle, Erbrechen. Obwohl der gesamte Teufelskreis größer und stärker wurde, glaubte ich immer noch, durch das ›Herummanipulieren‹ an meinem Eßverhalten alles selbst in den Griff zu bekommen. Schließlich ist meine Gesamtsituation nunmehr unerträglich geworden, weil ich nicht mehr vernünftig und geregelt essen und leben kann. Ich akzeptiere mich so nicht mehr. Ich habe ungefähr 5 bis 6 Freßanfälle in der Woche, von denen jeder zweite mit einem Brechanfall abgeschlossen wird. Ich weiß nicht, was mich lähmt und hemmt, wovor ich Angst habe. Ich kenne nur ihre Stellvertreter: Ängste, die mich zu den Freß-Brech-Attacken treiben.«
>
> »Großenteils sind meine Freßorgien bewußt geplant, d.h., daß ich oft einkaufen gehe, ganz bewußt mit dem Gedanken, zu Hause alles in mich hineinzustopfen und hinterher wieder auszubrechen. Ich bekomme dann häufig ein schlechtes Gewissen, oder ich verdränge meine Gewissensbisse, wobei ich mich genauso unwohl fühle. Ich habe in den letzten 2 bis 3 Jahren mehr für meine Freßorgien ausgegeben als beispielsweise für meine Hobbys, Kleidung usw. Ich habe viel Erspartes verpraßt.«
>
> »Ich habe inzwischen verlernt zu leben, weil ich vieles durch die ›Droge Essen‹ verdränge. Ich spüre das Leben daher nicht mehr in dem Maße wie vor Beginn meiner Schwierigkeiten mit dem Essen. Meine Leistungsfähigkeit und meine Kondition haben sehr nachgelassen. Jeder erneute Anlauf, vernünftiger und geregelter zu leben, fällt mir sehr schwer. Ich habe mich in den letzten 10 Monaten immer weiter isoliert, so daß meine sozialen Kontakte sehr zurückgegangen sind. Ich möchte wieder selbstsicher sein oder ein starkes Selbstwertgefühl haben, so daß ich auch meine Schwächen den Mitmenschen offen mitteilen kann, statt unsicher oder aggressiv zu sein oder mich in der Maske einer starken Persönlichkeit darzustellen. Ich möchte mich wieder annehmen können und wissen, welche Signale hinter meinem ›unersättlichen Hunger‹ stecken, damit meine Gedanken nicht mehr stets um das Essen kreisen.«

4 Bulimia nervosa und Diabetes mellitus Typ I

Während der letzten Jahre wird mehrfach über die Krankheitskombination Bulimie und Diabetes mellitus berichtet (Featherstone und Beitman, 1984; Feiereis, 1988; Giles, 1986; Hudson et al., 1983c, d; Rodin et al., 1985; Szmukler und Russell, 1983). Von manchen Autoren wird die Bulimie wegen der potenzierten Gefahr auftretender Schäden als lebensbedrohende (Hillard et al., 1983) oder tödliche Komplikation (Hillard und Hillard, 1984) des Diabetes bezeichnet.

In angloamerikanischen Ländern wird die Häufigkeit der Doppelkrankheit mit 20 bis 35% angegeben; bei unseren Patienten mit Bulimie beobachten wir eine Häufigkeit von 5,3% (Feiereis, 1988).

Das sonst bei der Bulimie nahezu obligate Erbrechen fehlt bei einem Teil der Patientinnen mit

Diabetes mellitus, weil sie mit Hilfe verringerter Dosierung des Insulins den renalen Verlust von Glukose steigern und dadurch den gefürchteten Gewichtsanstieg verhindern (»Erbrechen über die Niere«; Feiereis, 1988). Die bulimische Symptomatik tritt bei der Mehrzahl der Patientinnen erst längere Zeit nach der Manifestation des Diabetes auf, gelegentlich geht die Bulimie allerdings dem Diabetes voraus. Da die meisten Patientinnen die Zuckerkrankheit nicht akzeptieren können, begehen sie Diätfehler, um sich dadurch im Gefühl ihrer Freiheit zu bestätigen. Diese Art der Scheinhilfe, eine lebenslange Stoffwechselerkrankung nur so ertragen zu können, schlägt allmählich qualitativ und quantitativ um: Freßanfälle, falls sie nicht der Manifestation des Diabetes ohnehin vorausgingen, vermitteln das trügerische Gefühl einer Autonomie, sich nunmehr grenzenlos Nahrungsmittel einverleiben zu können. Die gestörte Compliance, die mißlungene Bewältigung (Coping) der Zuckerkrankheit, die psychischen Auswirkungen der Freßanfälle und deren Eigendynamik stehen dabei in enger Wechselwirkung.

Aus den Mitteilungen über diese bedenkliche Doppelkrankheit folgt, daß bei jedem schwer einstellbar wirkenden insulinpflichtigen Diabetes einer jugendlichen Patientin möglichst frühzeitig auch an die Möglichkeit dieser Kombination gedacht werden sollte. Vor allem ist der Verdacht auf eine Bulimie begründet, wenn der Zuckerstoffwechsel trotz sorgfältiger Kontrolle und Behandlung in Spezialkliniken immer wieder scheinbar unerklärlich entgleist.

---

5 Diagnose der Bulimia nervosa

Im Laufe der vergangenen 10 Jahre wurden verschiedene Kriterien zur Diagnose der Bulimie veröffentlicht. Die Mängel der Klassifikation der »International Classification of Diseases« (ICD-9) und des »Diagnostic and Statistical Manual of Mental Disorders« (DSM-III) der American Psychiatric Association führten zu neuen Vorschlägen, die in der ICD-10 (Tab. 47-1) und in der Revision des DSM-III-R (Tab. 47-2) niedergelegt sind.

In der ICD-10 und ebenso im DSM-III-R erscheinen uns nicht genügend berücksichtigt, daß die Gefühle von Schuld, Scham, Verzweiflung und Depression nach dem Freßanfall, die Verborgenheit seines Ablaufes und die oft lange Zeit bestehende Verheimlichung der Krankheit ebenso wichtige Kriterien darstellen wie die häufig vorliegenden Zyklusschwankungen und die Amenorrhoe.

Die Einnahme von Schilddrüsenpräparaten oder Diuretika ist nach unseren Erfahrungen sehr selten, ebenso das Bedürfnis nach übermäßiger körperlicher Belastung. Wir haben darum der Diagnose die im Abschnitt 3.2 angeführten Hauptkriterien zugrunde gelegt.

Tab. 47-1 Richtlinien zur Diagnose der Bulimia nervosa nach der »Internationalen Klassifikation psychischer Störungen – ICD-10« (H. Dilling et al., 1991).

1. Eine andauernde Beschäftigung mit Essen, eine unwiderstehliche Gier nach Nahrungsmitteln; die Patientin erliegt Eßattacken, bei denen große Mengen Nahrung in sehr kurzer Zeit konsumiert werden.
2. Die Patientin versucht, dem dickmachenden Effekt der Nahrung durch verschiedene Verhaltensweisen entgegenzusteuern: selbstinduziertes Erbrechen, Mißbrauch von Abführmitteln, zeitweilige Hungerperioden, Gebrauch von Appetitzüglern, Schilddrüsenpräparaten oder Diuretika. Wenn die Bulimie bei Diabetikerinnen auftritt, kann es zu einer Vernachlässigung der Insulinbehandlung kommen.
3. Die psychopathologische Auffälligkeit besteht in einer krankhaften Furcht davor, dick zu werden; die Patientin setzt sich eine scharf definierte Gewichtsgrenze, weit unter dem prämorbiden, vom Arzt als optimal oder »gesund« betrachteten Gewicht.
4. Häufig läßt sich in der Vorgeschichte mit einem Intervall von einigen Monaten bis zu mehreren Jahren eine Episode einer Anorexia nervosa nachweisen. Diese frühere Episode kann voll ausgeprägt gewesen sein, oder war eine verdeckte Form mit mäßigem Gewichtsverlust und/oder einer vorübergehenden Amenorrhoe.

Tab. 47-2 Kriterien zur Diagnose der Bulimia nervosa nach dem Diagnostic and Statistical Manual of Mental Disorders III-Revision (DSM-III-R) der American Psychiatric Association (1987).

– Wiederholte Episoden von Freßanfällen (schnelle Aufnahme einer großen Nahrungsmenge innerhalb einer bestimmten Zeit).
– Gefühl, das Eßverhalten während der Freßanfälle nicht kontrollieren zu können.
– Um eine Gewichtszunahme zu verhindern, werden regelmäßig selbstinduziertes Erbrechen, Gebrauch von Laxanzien oder Diuretika, strenge Diät oder Fastenkuren oder übermäßige körperliche Aktivität angewandt.
– Durchschnittlich mindestens 2 Freßepisoden/Woche über mindestens 3 Monate hinweg.
– Andauernde übertriebene Beschäftigung mit Figur und Gewicht.

6 Differentialdiagnose

Die Differenzierung der Bulimie gegenüber der Magersucht, besonders der Form, die mit einer Neigung zu Erbrechen, Laxanzienabusus und Heißhungergefühl sowie Freßanfällen verbunden ist, erscheint am wichtigsten. Bei der Frage, ob Magersucht und Bulimie zwei voneinander abgrenzbare Eßstörungen sind oder lediglich Manifestationen einer einzigen Krankheit, bestehen noch immer unterschiedliche Auffassungen. Wenn sich auch die Grenzen im Einzelfall verwischen können und Mischformen vorkommen, die eine eindeutige Zuordnung nicht er-

Tab. 47-3 Gegenüberstellung wichtiger Symptome bei Bulimie und Magersucht.

Magersucht	Bulimie
»Anorexie«	Hyperorexie
Hypophagie	Hyperphagie
abnehmen wollen	nicht zunehmen wollen
Kontrollzwang	Kontrollverlust
Untergewicht	Normal-(Über-)Gewicht
Kachexie	Gewichtsschwankungen
Störung des Körperbildes	
kein Leidensdruck,	großer Leidensdruck,
Verleugnung	Schuldgefühle
geringe Therapie-	nach Offenbarung der
bereitschaft	Krankheit große Therapie-
	bereitschaft
geringe Compliance	gute Compliance
Amenorrhoe	

möglichen (unter den eigenen Patienten 4%), und epidemiologische (Häufigkeit, Alters- und Geschlechtsverteilung), pathophysiologische (Zyklusunregelmäßigkeiten, Amenorrhoe) und ätiopathogenetische Ähnlichkeiten bestehen, so sind jedoch heute Zweifel an der Krankheitsentität Bulimie (Bruch, 1982, 1985; Meermann und Vandereycken, 1987; Vincent und Kaczkowski, 1984) kaum mehr begründet. Unter unseren Magersuchtpatientinnen haben nur 2% ständig Freßanfälle, 15% erbrechen nach dem Anfall, 16% haben Heißhungergefühle. Andererseits haben 50% der Bulimiekranken (Feiereis, 1989) oder mehr (Fairburn und Cooper, 1984) keine Merkmale einer Magersucht. In Tabelle 47-3 sind wichtige Unterscheidungsmerkmale nochmals gegenübergestellt.

Die Bulimie ist differentialdiagnostisch auch abzugrenzen gegen das habituelle Erbrechen, gegen Krankheiten mit einer Passagestörung im Magen-Darm-Trakt und vor allem gegenüber der Polyphagie bei Adipositas. Der überschießende Appetit Adipöser beruht u.a. auf fehlendem Sättigungsgefühl, erhöhter Stimulierbarkeit durch Außenreize, reaktiver Steigerung des Appetits infolge von Konflikten, depressiven Verstimmungen und Unlustgefühlen. Berücksichtigt man die Unterschiede der Altersstruktur, der psychosozialen Prägungen und Befunde, so werden übermäßige Nahrungsaufnahme mit nachfolgendem Übergewicht und unmäßige Freßgier, ohne nachfolgendes Übergewicht, in der Regel eine Abgrenzung von Adipositas und Bulimie ermöglichen.

7 Ätiologie und Pathogenese

7.1 Vorbemerkungen

Die meisten Untersuchungen zur Klärung der Entstehung einer Bulimie sprechen ähnlich wie bei der Magersucht für eine plurikausale Pathogenese. Für bedeutungsvoll werden genetisch determinierte Fak-

toren, familiäre, soziale und soziokulturelle Einflüsse, die Psychodynamik einer gestörten Persönlichkeitsentwicklung und Merkmale der Persönlichkeitsstruktur gehalten.

7.2 Prämorbide Disposition

Genetischer Faktor

Gegenüber den Untersuchungen bei Magersucht gibt es bisher bei der Bulimie nur wenige Studien zur Begründung einer genetischen Determiniertheit. Die konkordant festgestellte Krankheit bei eineiigen Zwillingen (Kaminer et al., 1988; Nögel, 1988) erhärtet die Annahme eines genetischen Anteils innerhalb der Pathogenese. Ob allerdings die Beobachtung eines vermehrten Auftretens psychischer Erkrankungen in den Familien der Bulimiepatientinnen (Gershon et al., 1984; Hudson et al., 1983b; Strober et al., 1982; Strober und Humphrey, 1987) auf eine genetische Wurzel der Bulimie schließen läßt, wie diese Autoren meinen, erscheint noch nicht genügend begründet. So hebt Laessle (1989) hervor, daß eine genaue Analyse der Befunde von Gershon und Mitarbeitern (1984) sowie Strober und Katz (1987) dafür spreche, daß Bulimie und affektive Störungen genetisch unabhängig voneinander sind.

Soziale Entwicklung

In der Literatur wurde wiederholt die Frage nach möglichen Zusammenhängen zwischen der Bulimie und dem Grad der Schulbildung, der beruflichen Entwicklung, dem sozialen Status, der Familienstruktur und partnerschaftlichen Bindungen untersucht.

Die meisten unserer Patientinnen besuchten das Gymnasium oder eine andere weiterführende Schule (56%); 11% erreichten den Hauptschulabschluß; in einer Kontrollgruppe (Ennulat, 1989) hatten 36% einen Fachhochschulabschluß bzw. Abitur und 24% den Hauptschulabschluß.

Das Berufsbild der Väter der Patientinnen zeigte fast 2/3 Akademiker, Beamte, selbständige Kaufleute oder Angestellte; nur 28% der Mütter unserer Bulimiekranken gegenüber 47% der Magersüchtigen waren nicht berufstätig und somit ausschließlich Hausfrauen. Möglicherweise findet sich hier eine Erklärung dafür, daß nur 41% der Bulimiekranken noch bei den Eltern lebten, dagegen 79% der Magersüchtigen. In der Familienstruktur fällt auf, daß 19% der Eltern unserer Bulimiekranken geschieden waren oder getrennt lebten, bei 12% der Vater und bei 5% die Mutter verstorben war. Ein Suchtproblem des Vaters (meistens Alkohol) lag in 10%, der Mutter in 5% vor.

Soziokulturelle Einflüsse und Körperbild

Von den meisten Autoren wird die ätiopathogenetische Wirkung sozialer und kultureller Prägungen und Bindungen hervorgehoben (Klessmann und Klessmann, 1988; Rost et al., 1982; Schwartz et al., 1982; Garner, 1991; Bönsch und Rathner, 1992), obgleich die Forschungsergebnisse noch keine bindende Aussage erlauben. Hohe Prävalenz und Inzidenz der Bulimie in den westlichen, hochindustrialisierten Ländern sprechen zweifellos für ein Zusammenspiel soziokultureller Einflüsse und Krankheitsmanifestation; dessen Analyse jedoch enthält Widersprüche, die wiederum Gegenstand weiterer Untersuchungen sind. Sicherlich läßt sich der paroxysmale »Fressen«-»Kotzen«-Vorgang nicht allein auf die symbolhafte Abwehr der vom materiellen Wohlstand bestimmten Forderung nach Leistung und Erfolg reduzieren. Eine die Symptomatologie der Krankheit programmierende und provozierende Wirkung besitzt ohne Zweifel die nahezu identifikatorische Kombination solcher Prägung mit der bis in den letzten Winkel reichenden informativen Macht der mit Text, Bildern und Ton für das Schlankheitsideal werbenden und die Schlankheitsleitbilder umwerbenden Medien. Erfolg, soziale Anerkennung und normierte Attraktivität gelten als Synonym für das Idealbild der Frau, d.h., »Weiblichkeit« bzw. deren Ablehnung wird über den Körper, überspitzt ausgedrückt, nur noch über den Körper, entworfen. Das Ausmaß des Scheiterns an diesen Normvorstellungen korreliert mit der Stärke der Symptomatologie.

Laessle (1989) hebt hervor, daß – in Anlehnung an die Untersuchungen von Beck (1976) über die veränderte kognitive Struktur bei depressiven Patienten – sich auch bei Bulimiekranken inadäquate kognitive Konzepte finden ließen, die sich vor allem auf die Bewertung der Figur und des Gewichtes bezögen. Das Selbstkonzept der Patientinnen definiert sich fast ausschließlich durch körperliche Attribute (Striegel-Moore et al., 1986). Fairburn und Mitarbeiter (1989) halten die genaue Beschreibung der Sorgen um die Körperform und die Kontrollmethoden des Gewichtes für die Diagnose der Bulimie für unerläßlich. Das wichtigste Instrument hierfür sei das klinische Interview, in standardisierter oder halbstandardisierter Form, der Erfassung mit Fragebogen überlegen.

Obwohl die meisten Patientinnen ein Idealgewicht haben (Fairburn und Cooper, 1984; Feiereis, 1989; Mitchell et al., 1985; Pyle et al., 1981) und auch anamnestisch allenfalls Phasen eines nur leichten Übergewichtes vorliegen, bewirken die normativen äußeren Einflüsse den nachhaltigen Versuch, dem vorgegebenen Körper- und Selbstbild zu entsprechen. In Abhängigkeit davon wird mehr und mehr der Teufelskreis von Freßdurchbrüchen und Gewichtsphobie in Gang gesetzt. Die zwangsläufigen Versagenserlebnisse führen zum Dauerkonflikt, dessen Entwicklung und Manifestationsformen besonders innerhalb der Familie, Partnerschaft und sozialer Kontakte wiederholt beschrieben wurden (Böhle et al., 1991; Ennulat, 1989; Johnson und Berndt, 1983; Johnson und Love, 1985; Norman und Herzog, 1984; Slade, 1982; Thompson und Schwartz, 1982).

Prämorbide Persönlichkeitsmerkmale

Nach bisher vorliegenden Befunden erscheint die prämorbide Struktur der Patientinnen mit Bulimie vor allem depressiv; wesentlich seltener kann sie als hysterisch bezeichnet werden. Bei den Mischformen sind die zwanghaften oder hysterischen Anteile weniger ausgeprägt als bei den Patientinnen mit Magersucht. Die depressive Struktur erklärt auch die häufige Auslösung eines Freßanfalles durch Verstimmung, Alleinsein oder erlebte Enttäuschung und umgekehrt die Abwehr der Depression mit Hilfe des »Fressen«-»Kotzen«-Anfalles. Als weitere Merkmale der prämorbiden Struktur werden autoaggressive Tendenzen, mangelnde Kontrollfähigkeit, Impulsivität und labiles Affektverhalten genannt.

Russell (1979, 1989) verneint das Vorliegen einer gestörten prämorbiden Persönlichkeitsstruktur, hebt aber »ausgeprägte Persönlichkeitseigenschaften« (1989) hervor, die das Verhalten formen und die Prognose beeinflussen könnten. Levin und Hyler (1986) beschreiben vorwiegend Borderline-Störungen mit zwanghaften Zügen, freilich ohne einen Zusammenhang mit der Schwere der Bulimiesymptomatik. Pathologische Auffälligkeiten im Verhalten, z.B. Ladendiebstähle, Anhäufung von Schulden, Selbstverletzungen oder auch Drogen- und Alkoholabhängigkeit stünden mit diesen prämorbiden Auffälligkeiten im Zusammenhang.

Die meisten Patientinnen mit Bulimie zeigen ebenso wie die Magersüchtigen gute bis hervorragende Schulleistungen, im Gegensatz zu den Magersüchtigen aber nicht als Folge des Anpassungsprozesses eines noch unreifen Ichs bei einem präadoleszenten Entwicklungsniveau (Bruch, 1982). Vielmehr wirken geistige Entwicklung, Introspektionsfähigkeit und entsprechend kognitive Leistungen eher akzeleriert, was den großen Leidensdruck ebenso erklärt wie die Therapiebereitschaft, sobald die eigenen Kompensationsmöglichkeiten ausgeschöpft sind oder die Krankheit offenbart werden konnte.

Psychodynamik

Stehen bei der Magersucht die intrapsychischen Triebkonflikte mit der Abwehr von Körperlichkeit und Sexualität, Verzerrung des Körperbildes und der Körperwahrnehmung, mit dem Bindungs- und Lösungskonflikt am Ende von Kindheit und Pubertät im Mittelpunkt der meisten Mitteilungen zur Psychodynamik, so sprechen die tiefenpsychologischen Befunde bei den Bulimiekranken für eine überwiegend frühe Störung der Selbstentwicklung. Bei den Magersüchtigen gehören die Verzerrung des Körperbildes und die Störung der Körperwahrnehmung zur primären Krankheitssymptomatologie als Ausdruck des internalisierten Triebabwehrkonfliktes; »Auflösung des Körpers als Triumph über das Realitätsprinzip« (Export, 1987).

Bei den Bulimiekranken erscheint die zentrale Bedeutung von Körperform und Körpergewicht eher eine Folge der in früher Kindheit mißlungenen Ausgewogenheit in der narzißtischen Besetzung des Körper-Selbst und ebenso der mißlungenen Integration guter und böser Objektanteile, die auseinandergehalten werden müssen und zu dissoziierten Ich-Zuständen führen.

Die mangelhafte Subjekt-Objekt-Differenzierung hängt oft mit einer frühkindlichen Deprivation oder auch Überprotektion zusammen, die zu Störungen der Individuation und somit der Selbstentwicklung führen, also zu brüchigem Selbstwertgefühl und zu Selbstunsicherheit. In der Unsicherheit innerhalb des eigenen Selbstbildes sind auch Körperbild und Körperwahrnehmung einbezogen. Ähnlich wie bei Magersüchtigen liegt der Spannungsbogen der Auseinandersetzungen zwischen Abgrenzung, Autonomie und Abhängigkeit.

Im Gegensatz zu magersüchtigen Patienten, bei denen die Abwehr der Entwicklung zur Geschlechts- und Erwachsenenidentität Regression und Fixierung erklärt, scheinen bei den Bulimiekranken weitaus mehr erlebte Kränkungen, Versagungen und Enttäuschungen an der Schwelle zum Erwachsenwerden den Rückzug auf die Stufe des Größen-Selbst und die gleichzeitige Abkehr von der Außenwelt einzuleiten. Der Grund läge in der Angst vor weiteren Verletzungen und der Furcht vor Verlust an Autonomie und ebenso ersehnter wie schmerzlich erlebter Abhängigkeit und regressiven Verschmelzungswünschen. Alle reifen Objektbeziehungen werden deshalb abgewehrt, die Spannung zwischen Streben nach Autonomie und Symbiose kann so ausgehalten werden.

Die Störung der Entwicklung des Selbst und daraus ableitbare Beeinträchtigungen des Selbsterlebens, des Selbstwertgefühls und der Beziehung zu anderen Menschen lassen sich in anscheinend erschreckend hohem Maße auch aus Traumatisierungen infolge sexuellen Mißbrauchs ableiten, worüber erst während der letzten Jahre näher berichtet wurde (Hall et al., 1989; Oppenheimer et al., 1985; Palmer et al., 1990; Waller, 1991). In einer kleinen Stichprobe des eigenen Krankengutes (30 Patientinnen) waren bei 30% sexuelle Mißbrauchserfahrungen zu eruieren (überwiegend bei Bulimie-Kranken). Bei weiteren 23% ergaben sich Hinweise ohne konkrete Erinnerung der Patientinnen (Scheferling, 1993). Berücksichtigt man die methodischen und ethischen Grenzen, so ist darüber hinaus eine nicht unerhebliche Dunkelziffer anzunehmen. In der Ätiopathogenese der Eßstörungen wird man daher mehr als bisher auch den sexuellen Mißbrauch als einen nicht unwesentlichen Dispositionsfaktor einbeziehen müssen. Weiterhin stellt sich die Frage, inwieweit hierdurch auch der ungünstige Therapieverlauf, die Auslösung von Rezidiven oder Therapieresistenz erklärbar werden.

> Die Psychodynamik der Bulimie kann demnach als eine frühe Störung der Selbstentwicklung verbunden mit der Verletzung des labilen Selbstwertgefühls angesehen werden. Die Verletzung steht meistens im engen zeitlichen Zusammenhang mit dem Beginn der Symptomatologie, wirkt also im Sinne der Auslösung.

Der jedes Maß sprengende, als orale Aggression zu verstehende Freßanfall ist zugleich Korrelat und Ventil der Selbstwertkrise und entgleist sehr bald zur Sucht. Mit dem Anfall verbindet sich – psychodynamisch gesehen – eine der Grandiosität des Größen-Selbst adäquate Triebbefriedigung, die gleichzeitig einen ausgeprägten autodestruktiven Akt darstellt, der mit dem Erbrechen sein entsetzliches und den Patienten entsetzendes, aber auch befreiendes Ende findet. Ein realer oder befürchteter Objektverlust, der Anspannung und Trauer verursacht hat, wird zunächst mit Hilfe des oral-destruktiven Impulses kompensiert und mit dem anschließenden Erbrechen wieder rückgängig zu machen versucht.

In der von oraler Gier gesteuerten Sucht des »Fressen«-»Kotzen«-Vorganges drückt sich der verzweifelte Kampf um die Attribute eines von der Gesellschaft erwarteten vorgegebenen Idealbildes aus, gleichzeitig aber auch intensive Aggressivität gegen die Mutter, die mit ihrer Versagung oder Verwöhnung eine harmonische Selbstentwicklung verhindert. Dieser pathogenetische Anteil beruht nicht selten auf einer gestörten Eigenentwicklung der Mutter, die ihrerseits erhebliche Bindungs- und Lösungskonflikte hatte.

Die skizzierte Psychodynamik bei der Bulimie unterscheidet sich in manchen Zügen von der Entwicklung, die zur Magersucht führt und deshalb auch psychodynamisch eine sorgfältige Differenzierung beider Krankheiten begründet; sie hat ihr Korrelat in der unterschiedlichen Symptomatologie. Die Grenzen können allerdings bei der Form der Bulimie mit initialer oder intermittierender Magersucht fließend ineinander übergehen.

Die bisher vorliegenden Befunde deuten darauf hin, daß weniger die prämorbide Struktur als die Psychodynamik spezifische Merkmale besitzt, die allmählich mit dem Suchtpotential verschmelzen, wodurch Mühsal und Beschwernisse der therapeutischen Wege erklärbar werden.

Böhme-Bloem und Schulte (1989) unterscheiden aufgrund ihrer Untersuchungsergebnisse (bei allerdings sehr kleiner Bezugsgröße) zwischen Bulimie mit neurotischem Entwicklungsniveau und Bulimie mit einer narzißtischen Persönlichkeitsstörung. Beiden Gruppen gemeinsam sei die orale Fixierung.

Die Verknüpfung prämorbider, auch genetisch determinierter Persönlichkeitsanteile und der spezifischen Psychodynamik mit der Krankheitsentwicklung ist bei der Bulimia nervosa und Anorexia nervosa evident und wirkt unmittelbarer auf die körperliche und psychische Symptomatologie als bei psychosomatischen Krankheiten mit primär morphologischem Substrat. Viele Untersuchungen lassen deutlich werden, daß bei diesen letztgenannten Krankheiten keine Spezifität prämorbider psychischer Struktur und intrapsychischer Konflikte vorliegt.

> Die eingangs geschilderte Patientin E. S. hat ihre Ängste und Aggressionen in der negativen Identifikation mit der Mutter rationalisiert. Diese wird als »typische Hausfrau mit typisch unselbständigen Zügen« charakterisiert.

Schon seit frühester Kindheit habe die Mutter unter psychischen und physischen Störungen gelitten. Schlafprobleme, Tranquilizerabusus und ständige depressive pessimistische Grundhaltung werden hervorgehoben, schließlich sei die Mutter nahezu menschenscheu geworden.

Ihren Vater charakterisiert die Patientin als »dominant, unabhängig und entscheidungsfreudig«; lebensbejahende und starke Eigenschaften werden einer Vaterfigur zugeordnet, die ein Ich-Ideal entstehen läßt, das der Mutter feindlich gegenübersteht und sich genealogisch auf den Vater bezieht. Die geschilderten Ängste der Patientin, als erfolgreiche Frau keine Hoffnung auf Liebe hegen zu können, lassen sich auf die internalisierte Aufspaltung von Gefühl als »weibliche« sowie Verstand und Leistung als »männliche« Eigenschaften zurückführen. Bei dieser Patientin werden die Emotionen, vermittelt durch das Verhalten der Mutter, die durch ihr (über-)forderndes Leiden traditionell in der Familie ihr Kampfgebiet findet, weitgehend destruktiv erlebt. Die Vater-Tochter findet sich in einem dichotomisierenden Gegensatz zur Mutter wieder, deren autoaggressive Tendenz sich vor allem gegen das wendet, was die Tochter mit ihr verbindet: gegen den weiblichen Körper, den die Mutter durch Tranquilizer totstellt.

Die Patientin selbst empfindet ihre bulimischen Attacken als Ventil, um eine Leere zu füllen und Depressionen zu entgehen. Andererseits beschreibt sie ihr Eßverhalten als unproblematisch, wenn sie Gefühle ausleben und zeigen kann, wie beispielsweise beim Weinen. Allerdings muß sie solche Lebensäußerungen unterdrücken, da sie sich mit dem Vater identifiziert und versucht, sich in die symbolische paternale Ordnung einzugliedern.

In diesem Zusammenhang sind auch die zeitlich begrenzt aussetzenden Attacken der Patientin zu sehen, wenn sie »eine neue Beziehung« angefangen hat, die bald darauf wieder aufgegeben wird, also am Anfang einer Freundschaft, die noch keiner familiären Ordnung unterworfen ist und somit vorerst zugelassen werden kann.

Der Tod des Vaters kurz vor dem Beginn der Symptomatik kann als ein auslösender Faktor verstanden werden: Der reale Vater verschwindet zugunsten eines vermißten, verinnerlichten Ideals. Gleichzeitig führt die geänderte Familienkonstellation zwischen Mutter und Tochter zu einer anderen Beziehung, die durch den leeren Platz des Vaters an Nähe gewinnt, in der sich jedoch die Ambivalenzen zuspitzen. An dieser Stelle werden noch einmal die Bindungs- und Lösungskonflikte sowie die scheiternden Autonomiebestrebungen deutlich.

Auslösung

Im engen zeitlichen Zusammenhang mit den ersten Freßanfällen, also dem Beginn der Erkrankung, stehen häufig erlebte, drohende oder imaginierte Kränkungen, die sich auf das Aussehen, vor allem auf das Gewicht der Patientinnen beziehen.

Andere Auslösungsmöglichkeiten sind Trennungen vom Elternhaus (Reich, 1992) oder phantasierte oder reale Verluste nahestehender Menschen oder enttäuschende Erfahrungen innerhalb erster Freundschaften mit erotischen oder sexuellen Beziehungen.

Im Gegensatz zu den Magersüchtigen identifizieren sich die Patientinnen mit Bulimie sehr mit der Weiblichkeit. Die Abwehr sexueller Wünsche ist oft Ausdruck der Furcht vor weiterer Kränkung und Entwertung.

> Bei unserer Patientin stand der Tod des Vaters in enger zeitlicher Beziehung zum Beginn der Erkrankung. Schubweise trat auch stets eine Verschlechterung ein, wenn sich – kaum begonnene – Freundschaften wieder lösten, während die Symptomatik zu Beginn einer jeden neuen Beziehung, in der sie sich glücklich und akzeptiert fühlte, rückläufig war.

Aus den genannten Auslösungsvorgängen am Beginn der Krankheit formt sich allmählich ein Teufelskreis der Symptomatologie (Feiereis, 1989): Ein scheinbar bedeutungsloser Anlaß wie Ärger, Langeweile, Alleinsein, meistens am Nachmittag oder Abend, oder Unlustgefühl setzt ihn in Gang. In seinem Mittelpunkt steht gleichsam die Spaltung des Ichs, d. h., der Anfall wird bei vollem Bewußtsein und machtloser Selbstbeobachtung „wie von außen" erlebt; Freßanfall und Kontrollverlust sind Ausdruck der „Verselbständigung des Körpers". Das Ende der Spaltung signalisieren Erschöpfung, Verzweiflung, Scham, Schuldgefühle, Selbsthaß und Depression, die wiederum Impulse zu kontrolliertem Eßverhalten auslösen.

8 Kombinierte psychosomatische Therapie

8.1 Vorbemerkungen

Die Therapie der Bulimia nervosa gleicht oft einer sisyphusähnlichen Aufgabe – dem Begriff der Sucht gemäß.

Nicht anders als bei der Magersucht werden für die Bulimie unterschiedliche therapeutische Konzepte angeboten (Fairburn, 1985; Fichter, 1989a; Mitchell et al., 1985; Meermann und Vandereycken, 1987; Vanderlinden et al., 1992). Die bisher gewonnenen und mitgeteilten Erfahrungen reichen nicht aus, um die Überlegenheit der einen oder anderen Behandlungsform oder der Kombination mehrerer Therapieverfahren zu begründen. Nach unseren Erfahrungen sollte die Behandlung bei Bulimie wie bei Magersucht offen sein für:

- Psychoanalytisch orientierte bzw. tiefenpsychologisch fundierte Psychotherapie ebenso wie für eine konfliktzentrierte stützende oder lerntheoretisch abgeleitete Psychotherapie.
- Einzeltherapie, Gruppentherapie und Familientherapie, die in keiner alternativen Beziehung zueinander stehen.
- Sorgfältig begründete körperorientierte Anteile der Therapie.
Die wichtigsten Grundsätze unserer Behandlung sind:
- Auf den Kranken und seine Krankheit individuell abgestimmte therapeutische Maßnahmen.
- Der gleichzeitige Beginn der somatischen und psychischen Therapie.
- Modifikation der Behandlung, je nach Indikation und Krankheitsverlauf.

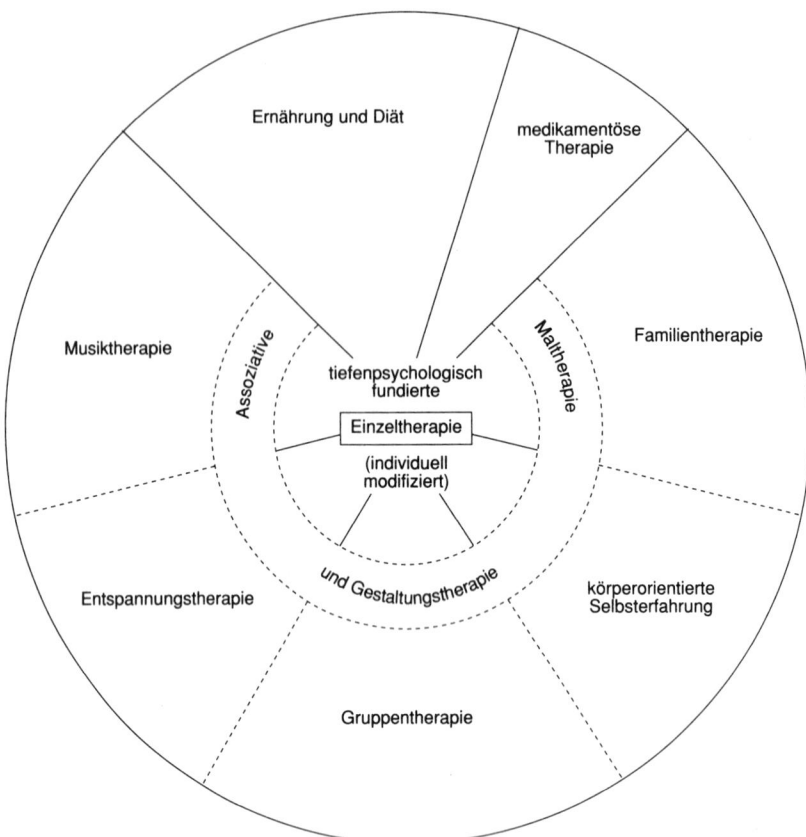

Abb. 47-5 *Kombinierte psychosomatische Therapie bei Bulimie.*

Das therapeutische Konzept unserer kombinierten psychosomatischen Therapie bei Bulimie zeigt Abbildung 47-5.

Haben die Bulimiekranken nach oft jahrelangem verborgen gehaltenem und verborgen gebliebenem Krankheitsverlauf den Weg zur Therapie gefunden, so bedeutet das einleitende Gespräch bereits eine erste wirksame Hilfe gegen die von Depression und Hoffnungslosigkeit gekennzeichnete Stimmung. Das Ziel des diagnostisch-therapeutischen Gesprächs liegt ebenso auch in der Klärung offener Fragen, z. B. über Form (ambulant oder stationär), Inhalt und Dauer der Behandlung, Regelung sozialmedizinischer Schwierigkeiten (z. B. Schulausfall, Unterbrechung der Lehre oder des Studiums, gefährdeter Arbeitsplatz).

Primär ambulante Therapie

Indikationen:
– Schweregrad I.
– Dauer der Krankheit möglichst kürzer als 2 Jahre.
– Drohende schwerwiegende soziale Folgen einer längeren stationären Therapie, z. B. Verlust des Arbeitsplatzes, Gefährdung des Schulabschlusses, Unterbrechung der Vorbereitung auf wichtige Examina.

Für die ambulante Behandlung gilt gleichermaßen wie für die stationäre Therapie, daß sie innerhalb ihrer Methodenwahl individuell modifiziert sein sollte.

Schwerpunkte:
– Tiefenpsychologisch fundierte, konfliktzentrierte Einzeltherapie.
– Autogenes Training und progressive Relaxation.
– Lerntheoretisch abgeleitete Hilfen einschließlich der Ernährungsberatung zur Unterbrechung des bulimischen Teufelskreises.
– Familientherapie bei jüngeren Patienten.

Auch die ambulante Fortsetzung der primär stationären Therapie setzt sich im wesentlichen aus diesen vier Anteilen zusammen.

Der Leidensdruck der Patienten mit Bulimie ist groß (über 90%), die Bereitschaft zur Behandlung kaum weniger (79%).

In Übereinstimmung mit anderen Autoren empfehlen wir nach langem Krankheitsverlauf die stationäre Einleitung der Therapie, vor allem dann, wenn vorausgegangene ambulante Behandlungen erfolglos geblieben sind (Schweregrad I) und/oder die Schweregrade II und III vorliegen.

8.2 Psychoanalytisch orientierte konfliktzentrierte Einzeltherapie

Angesichts des hohen Leidensdruckes und der großen Therapiebereitschaft der Patientinnen mit Bulimie scheint die psychoanalytisch orientierte, konfliktzentrierte Therapie eher als bei der Magersucht indiziert zu sein, was sich aber spätestens dann als Trugschluß herausstellt, wenn deutlich wird, in welchem Ausmaß sich der Teufelskreis von Essen und Erbrechen als Sucht verselbständigt hat (Wilke, 1989). Im psychoanalytischen bzw. tiefenpsychologisch fundierten Ansatz ist ständig zu berücksichtigen, daß sich Suchtverhalten von selbst perpetuiert und die Suche nach Ursachen und ebenso die tiefenpsychologische Therapie scheitern müssen, solange dieses Suchtverhalten anhält. Am Beginn der Therapie muß daher die Stärkung der Motivation und der Bereitschaft zur konsequenten Therapie stehen, um zu tieferer Krankheitseinsicht zu gelangen, die wiederum eine Voraussetzung für die Behandlung der Suchterkrankung ist. Nach Wilke (1989) handelt es sich hierbei nicht um einen Prozeß linearer Weiterentwicklung, sondern um Kreisprozesse, in denen Motivation und Krankheitseinsicht durch die tiefenpsychologische Arbeit weiter verstärkt werden, besonders, wenn in ihr Selbstkonfrontationen, Selbstdarstellungen und Selbstbegegnungen mit den dazugehörigen Affekten möglich werden.

Innerhalb dieser so praktizierten Therapie sollten die Symptome Hungern, Fressen oder Kotzen wie auch die ständig um Gewicht, Waage und Körperbild kreisenden Gedanken sowie die minuziösen Aufzeichnungen über die einzelnen Mahlzeiten in den Gesprächen allmählich nur noch eine periphere Bedeutung erhalten, um den Blick für die Arbeit an der schwierigen Persönlichkeitsentwicklung und den damit verbundenen Konflikten zu öffnen. Mit der Aufgabe des pathologischen Eßverhaltens werden Affekte mobilisiert und Erinnerungen wach, die mit diesen Affekten verbunden sind.

> Ein Hauptziel der psychoanalytisch orientierten Einzelbehandlung ist der Aufbau und die Konsolidierung des Selbstwertgefühls. Die im zeitlichen Zusammenhang mit dem Beginn der Krankheit aufgetretenen und noch unverarbeiteten Enttäuschungen, Kränkungen und Versagungen können integriert und überwunden werden.

Die Therapie ermöglicht häufig Erinnerungen an frühkindliche Erlebnisse mit der defizitären Mutter, des Liebesentzugs wie der Überprotektion; die regressiven Verschmelzungswünsche können in Begleitung des Therapeuten weniger angstvoll, ja überhaupt wahrgenommen und gelebt werden und setzen die Autonomiestrebungen in ein anderes Licht. Durch die Übertragung kann das zerstückelte Selbst Hilfe zum Aufbau einer neuen Identität erhalten.

Erfahrungen mit der tiefenpsychologischen bzw. psychoanalytischen Behandlung Bulimiekranker wurden von verschiedenen Autoren mitgeteilt.

Ähnlich wie bei der Magersucht hat sich für die Behandlung von Bulimiekranken das imaginative Verfahren des katathymen Bilderlebens sehr bewährt. Mit ihm gelingt es, Selbstdarstellung und Selbstkonfrontation zu fördern, und in einer kontrollierten Regression, Affekte wieder zu beleben (Wilke, 1989). Einen wichtigen Schritt aus der Einsamkeit und Scheinautonomie dieser Patientinnen heraus bedeutet, sich abbildende depressive, maso-

chistische oder suizidale Tendenzen simultan bei ihrer Entstehung dem Therapeuten mitzuteilen.

8.3 Themenzentrierte Gruppentherapie

Innerhalb der themenzentrierten Gruppentherapie als interpersonelles und verbales Psychotherapieverfahren soll die Aufmerksamkeit gleichermaßen auf das Ich (die Persönlichkeit), das Wir (die Gruppe) und das Es (das Thema) gelenkt werden (Cohn, 1979, 1984). Durch den Therapeuten wird eine konstruktive thematische Arbeit bei gleichzeitiger persönlicher Autonomie der einzelnen Gruppenmitglieder angeregt.

> Die themenzentrierte Gruppentherapie eignet sich besonders für Patientinnen, die ihre Gedanken und Meinungen, Gefühle und Ängste nur unter Schwierigkeiten äußern können oder wollen. Patientinnen, die sprachlich gewandt sind und zu Rationalisierungen neigen, werden weniger Nutzen aus der Teilnahme an der Gruppenarbeit ziehen. Im Unterschied zur Einzeltherapie stellt die Rückmeldung von Mitpatientinnen eine große Hilfe dar. Unterstützung und Zuwendung, aber auch Kritik können hilfreich sein, Positionen und Meinungen erneut zu bewegen und eventuell zu ändern.

Besonders zwei Verhaltensweisen fallen bei Patienten mit Bulimie noch stärker als bei Magersüchtigen innerhalb der gruppentherapeutischen Interaktionen auf (Drewes und v. Wietersheim, 1989): Entweder zeigen sie sich als äußerst zurückgezogen, bringen sich selten spontan ein und reagieren nur auf Nachfragen, oder sie wenden sich ganz den Problemen ihrer Mitpatientinnen zu, um die Aufmerksamkeit von eigenen Schwierigkeiten abzulenken. Sie stellen sich dadurch in den Mittelpunkt und versuchen, den Verlauf der Sitzung zu bestimmen.

Im Vergleich zu Magersüchtigen verhalten sich Bulimiekranke oft wesentlich aggressiver oder destruktiver. Die Schwere ihrer Krankheit, die eigenen Konflikte sowie ihre isolierte Situation bleiben lange Zeit hinter dem vordergründig extravertierten Verhalten verborgen.

8.4 Systemische Therapieansätze

Über Ergebnisse der Kombination einer psychoanalytisch orientierten bzw. tiefenpsychologisch fundierten Einzeltherapie mit einer systemischen Familientherapie bei Bulimie liegen bereits eingehende Berichte vor (Andersen, 1985; Brownell und Foreyt, 1986; Emmett, 1985; Fichter, 1985; Jantschek et al., 1987; Powers und Fernandez, 1984; Schwartz, 1982; Vanderlinden und Vandereycken, 1991). Die Grundlage für die Indikation zur Kombinationstherapie bilden ebenso wie bei der Magersucht die gewachsenen Erkenntnisse über die Wechselwirkung intrapsychischer und systemischer Prozesse. Nach unseren Erfahrungen (Jantschek und Jantschek, 1989) sollte vor allem innerhalb der stationären Behandlung, nach Möglichkeit auch unter ambulanten Bedingungen, „der Einzeltherapeut einer von zwei Familientherapeuten sein, um die Einzelbehandlung nach den Informationen aus den Familiengesprächen zu modifizieren bzw. umgekehrt, diese aufgrund der Entwicklung und der Dynamik in der Individualtherapie beeinflussen zu können. Dies hat sich bis heute bewährt und läßt Rivalitäten und Spaltungen, die sowohl auf der Patienten- als auch auf der Therapeutenseite unweigerlich auftreten, besser aushalten".

Der Kontakt mit der Familie wird frühzeitig aufgenommen, also nicht der umgekehrte Weg bevorzugt, die Familie zunächst durch das Angebot des Rückzugs zu entlasten. Methodisch gilt als wichtigster Grundsatz, daß jede Familie ein spezifisches Problem aufweist und darum ein spezieller Ansatz nötig ist.

Praktisch hat sich bewährt, mit einer Hypothese über die familiäre Interaktion, die sich aus Vorinformationen und therapeutischen Überlegungen ergibt, die Familiensitzung zu beginnen. Mit den nunmehr gewonnenen Informationen werden die Hypothesen bestätigt oder von einer neuen Hypothese abgelöst. So ergibt sich ein kontinuierlicher und therapeutisch-diagnostischer Zirkel (Jantschek u. Jantschek, 1989).

Das Ziel der Therapie liegt in einer qualitativen Änderung des familiären Systems, um den familienatmosphärischen Anteil an der Entwicklung und Chronifizierung der bulimischen Erkrankung zu beeinflussen (Strober und Humphrey, 1987).

Die Voraussetzung für eine Familientherapie bildet die begründete Indikation, die nach Merl (1983) fünf Punkte umfaßt:

- Es muß ein Familienkonflikt, d.h. eine die Familienmitglieder involvierende Problematik bestehen.
- Der Bereinigung dieses Konfliktes kommt grundlegende oder mindestens wesentliche akzessorische therapeutische Bedeutung zu.
- Die Familie ist sich dieser Situation mehr oder weniger deutlich bewußt (Konflikt- bzw. Krisenbewußtsein) und an der Bereinigung interessiert.
- Alle in diesem Sinne betroffenen Familienmitglieder müssen erreichbar sein.
- Die aufgrund der Kapazität des Therapeuten und der Lage der Familie angestrebten Veränderungen müssen weitgehend verwirklicht werden können (Prognose).

8.5 Assoziative Mal- und Gestaltungstherapie

Im Unterschied zu verbalen und interpersonellen Psychotherapieverfahren lassen Mal- und Gestaltungstherapie andere Ausdrucksmöglichkeiten als Sprechen und Agieren zu.

In der **assoziativen Maltherapie** werden die Patientinnen angehalten, Vorstellungen, Phantasien, Träume (Abb. 47-8), Tagträume, Ängste, Konflikte, Erinnerungen und Gedanken, ohne Vorgabe von Thema, Form und Material, im Bild darzustellen. Rationale Inhalte finden hier ebenso ihren Platz wie emotionale, vor- und unbewußte Prozesse. Bildhafte Speicherungen können direkt in nonverbaler Form mitgeteilt werden (Schuster, 1986).

Das Bild, verstanden als Modifikation und Realisation innerpsychischer Vorgänge, bietet dem Patienten einerseits die Möglichkeit, Zugang zu unbewußten Konflikten sowie zu nonverbalen Ausdrucksformen zu finden, öffnet andererseits für den Therapeuten schon in der Initialphase der psychoanalytisch orientierten Einzeltherapie einen Weg zum Verständnis der individuellen Konfliktlage der einzelnen Patientin (Franzke, 1977). Hilfreich sind dabei die schriftlich fixierten assoziativen Einfälle der Patientin zur Thematik ihres Bildes.

In einer vergleichenden Studie (Feiereis et al., 1989) finden sich bei der Analyse des assoziativ gestalteten Bildmaterials von Bulimie- und Magersuchtpatientinnen, das nach Kategorien wie Aggression, Depression, Ambivalenz, Symptomatik u. a. geordnet wurde, Gemeinsamkeiten und Unterschiede in Thematik, inhaltlicher und formaler Gestaltung.

In beiden Gruppen fallen die vielen Darstellungen auf zum Thema (Abb. 47-6 bis 47-9 s. Farbtafel 2):

- Ambivalente Haltungen gegenüber dem Selbst (Abb. 47-10 und 47-11), dem Essen, dem Gewicht, dem Körper (Abb. 47-15 bis 47-17), der Gesundheit und gegenüber der Krankheit (Abb. 47-13), die einerseits als Käfig, andererseits als Schutz empfunden wird;
- Widersprüchlichkeit zwischen Verstand und Gefühl, Körper und Seele, Krankheit und Gesundheit – die quantitativ vielfältigste Problematisierung;

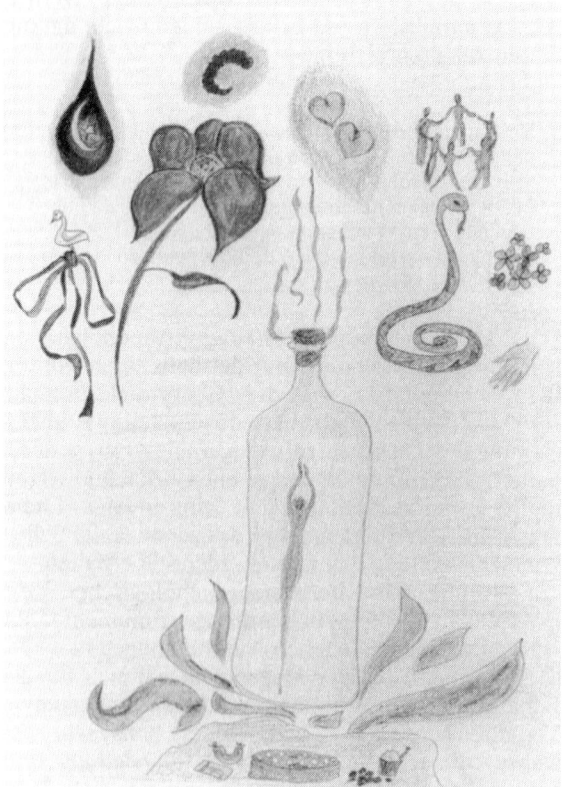

Abb. 47-10 *25j. Patientin C. T.: »Ich dachte daran, wie sehr ich mich durch meine Sucht vom Leben isoliert habe. Ich habe mir meine Seele eingesperrt vorgestellt, von mir selbst in die Flasche gestopft.« (19. 11. 87)*

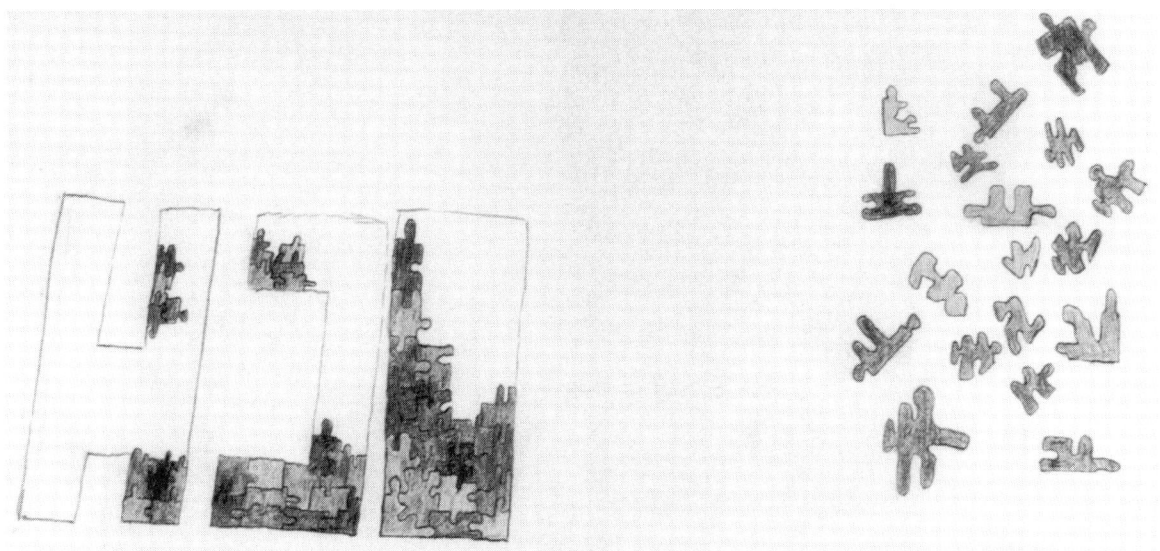

Abb. 47-11 *23j. Patientin T. Z.: »Ich weiß bis jetzt noch nicht, woher meine Probleme bzw. meine Krankheit kommen. Ich kann deshalb auch nichts Wirkliches dagegen tun. Ich glaube, daß mein ›Ich‹ aus vielen Puzzleteilen zusammengesetzt ist, aus denen sich langsam ein Gesamtbild ergibt. Ich denke und hoffe, daß ich, wenn ich ›das Bild‹ vervollständigt habe, auch wirksam gegen meine Krankheit ankämpfen kann.« (22. 12. 87)*

– Depression (Abb. 47-7, 47-10 und 47-14) häufiger als Aggression und Autoaggression;
– Abgrenzungs- und Identifikationskonflikte gegenüber den Eltern, Therapeuten und Mitpatienten (Abb. 47-9);
– als Isolation empfundene gegenwärtige Lage (Abb. 47-6, 47-7 und 47-10) sowie die Abwehr von Bevormundung durch die Therapie und ihre Maßnahmen;
– Ängste vor „Normalität", vor Erwachsenwerden, vor Kontroll- (Abb. 47-12) und Symptomverlust.

Außer diesen Gemeinsamkeiten werden in den bildnerischen Darstellungen beider Krankheitsgruppen auch große Unterschiede deutlich (Tab. 47-4), die ebenfalls ein Indiz für die unterschiedliche Pathogenese sind.

Auch in der Darstellung von (Frauen-)Körpern (Abb. 47-15 bis 47-17, hier Gestaltungstherapie mit Ton) unterscheiden sich die Bulimie- und Magersuchtpatientinnen. Fragmentierungen, Verzerrun-

Tab. 47-4 Unterschiede bildnerischer Darstellungen bei Bulimie und Magersucht.

Bulimie	Magersucht
Ängste vor Kontrollverlust, besonders beim Essen	Ängste vor dem Zusammenbruch der eigenen Kontrolle, vor Symptomverlust und Aufgabe der Autonomie
Selbstvorwürfe und Versagergefühle bei Rückfällen	
Sehnsucht nach Symbiose und Geborgenheit	dumpfe Depressivität
Wunsch nach Verhaltenskontrolle	Todesvorstellungen Heimweh
eher positive Einstellung zur Therapie	Abwehr gegen die Therapie

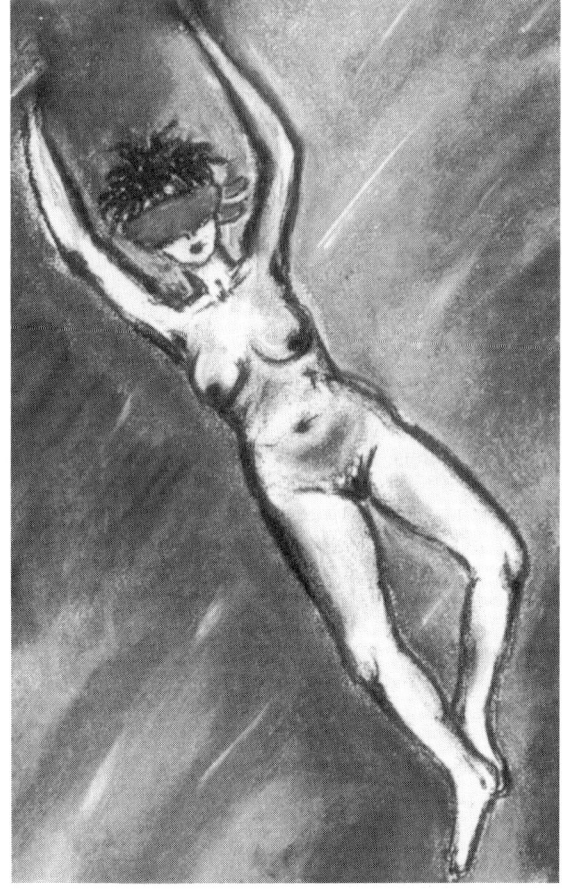

Abb. 47-12 *23j. Patientin J. L.: »›Schwimmen‹. Schwimme ich? – Tauche ich? – Wonach? Geh ich unter? – Worin? Fliege ich? – Wohin? Oder falle ich? – Tief?! – – Wonach kann ich greifen?« (9. 3. 89)*

629

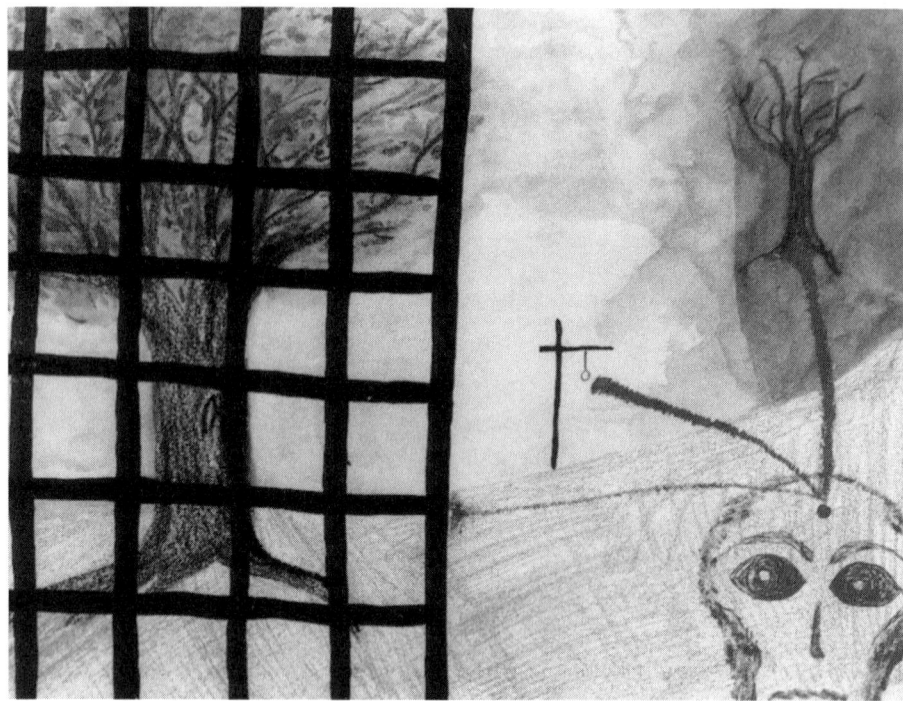

Abb. 47-13 *22 j. Patientin D. Z.: »Zwei Bäume im Herbst oder Wege. Zwei Bäume, einer lebend, herbstbunt – aber hinter Gittern, eingesperrt, unerreichbar. Der andere frei, verfügbar, erreichbar – aber verkrüppelt, tot. Der farben- und lebensreiche Baum ist stärker, mächtiger, schöner sowieso. Davor: Ein denkender Punkt an meiner Stirn, wo sich drei Wege zu zentrieren scheinen. Die Bäume sind Variationen, Möglichkeiten meines Selbst. Die drei Wege, ihre eventuelle Begehbarkeit (oder nicht), die geforderte Wahl, machen unendlich hilflos: Welches ist das kleinere Übel? Aufgrund der Verfügbarkeit wohl eher die beiden rechten.« (14. 10. 88)*

gen, Halbierungen nehmen in beiden Gruppen eine zentrale Stellung ein. Bulimiekranke stellen vor allem feiste, unproportionierte Frauengestalten dar, Magersüchtige eher Strichmännchen. Vielleicht entspricht diese Beobachtung der These, daß bei Magersüchtigen der die Gewichtsphobie ablösende Wunsch, dünn zu werden, bei Bulimiekranken die konstante Angst, dick zu sein oder zu werden, die konfliktreiche Einstellung zum eigenen Körper bestimmt (Feiereis, 1989).

Auch auf der formalen Ebene sind bei beiden Krankheitsgruppen Unterschiede zu bemerken: Bei Magersuchtpatientinnen findet man Formen der Zentrierung, der Raumverengung und der zentripetalen Strebung, bei Bulimiekranken hingegen häufig die gegenteiligen Darstellungen: Die Formen streben nach außen, werden weiter, sind zentrifugal.

Der frei-assoziativen Gestaltung innerpsychischer Prozesse kann ein gleichzeitig diagnostischer und therapeutischer Wert zugesprochen werden, indem un- und vorbewußte Konflikte, Widerstände, Abwehr und Übertragungen der Patientinnen und Therapeuten zugänglich werden und gleichzeitig auch bewußte, angstbesetzte Inhalte vorsichtig und spielerisch angedeutet sein können (Biniek, 1982; Böhler, 1988; Feiereis et al., 1989; Franzke, 1977; Schuster, 1986).

Neben der Maltherapie können in der **assoziativen Gestaltungstherapie** mit Ton sowohl durch freies und spontanes Arbeiten als auch durch Anregungen eines Themas, wie z.B. „Körper-" oder „Kopfgestaltungen", über das geschaffene Werk Emotionen und Konflikte ausgedrückt werden. Für Bulimie- und Magersuchtpatientinnen erhält das thematische dreidimensionale Arbeiten einen besonderen Wert; Konflikte, z.B. bezogen auf den Körper oder die Sexualität, werden durch das figürliche Gestalten evident und thematisiert. Unbewußte Vorgänge werden externalisiert und damit dem Bewußtsein zugänglich.

8.6 Aktive und rezeptive Musiktherapie

Aktive und rezeptive klinische Musiktherapie übernehmen als präverbale Psychotherapieverfahren wichtige Funktionen, besonders bei der Behandlung jener Krankheiten, an denen frühe seelische Störungen beteiligt sind, indem vor allem „emotional-affektive" Erfahrungen (Strobel und Huppmann, 1978) unter zeitweiligem Ausschluß von sprachlichen Ausdrucksformen erlebbar werden. Während die rezeptive Musiktherapie das Hören von spannungsreicher sowie beruhigender Musik in den Mittelpunkt stellt, stehen bei der aktiven Musiktherapie musikalische Gruppenimprovisationen auf einfachen Instrumenten im Vordergrund, um im Patienten blockierte Spannungen zu lösen, sein Selbstwertgefühl innerhalb der Gruppe aufzubauen und zunächst averbale

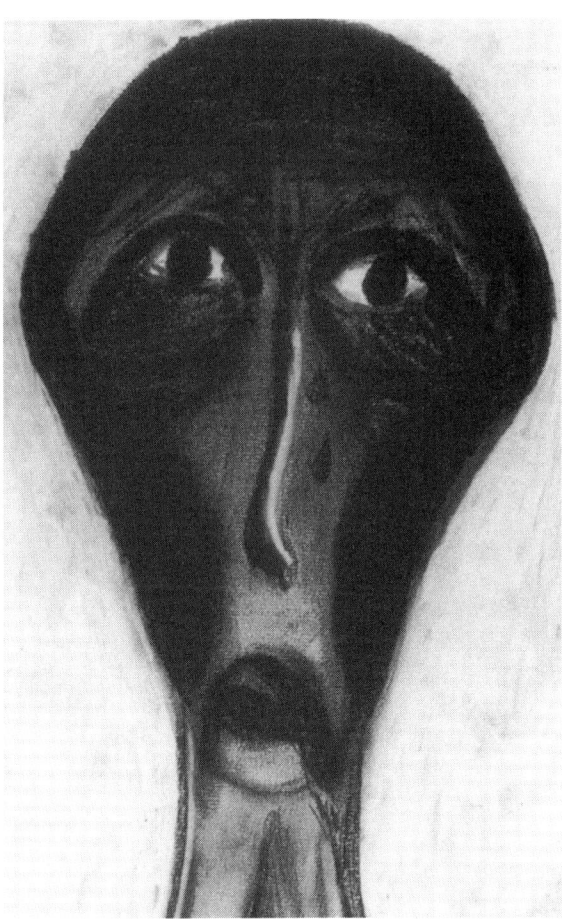

Abb. 47-14 *22j. Patientin D. Z. (dieselbe Pat. wie Abb. 47-13): »Ein Gesicht von mir – eines von eigentlich vielen; aber – mittlerweile – ist es das Gesicht geworden, das vertrauteste. Das Gesicht stellt die Frage: Weitermachen – oder nicht? Obwohl es hilfsbedürftig ausschaut, strahlt es doch viel Ablehnung, Verachtung (?), Tücke (?) aus. Fast stehen die Tränen in Disharmonie zu der übrigen Totheit des Gesichts.« (29. 9. 88)*

Gruppenkommunikation zu erfahren. Die 3 Grundelemente der Musik, nämlich Spannung, Schwingung und Struktur, erreichen spontan und nachhaltig affektive, emotionale leib-seelische Schichten des Menschen und regen die gestauten und chronisch blockierten Affekte, die defizitär verbliebenen Emotionen sowie die Kommunikationsbereitschaft an (Maler, 1989).

In dem der aktiven und rezeptiven Musiktherapie folgenden Nachgespräch können die Patientinnen ihre präverbalen Erlebnisse beim Musizieren und Musikhören in Verbindung zur eigenen gegenwärtigen und biographischen Situation bringen und aussprechen.

Das Nachgespräch zeigt bei Bulimie- und Magersuchtpatienten unterschiedliche Introspektionsfähigkeit. Bulimiekranke ziehen spontan analoge Verbindungen von den musiktherapeutisch ausgelösten emotional-affektiven Erlebnissen zu individuellen Konflikten, vor allem mit den Eltern, besonders

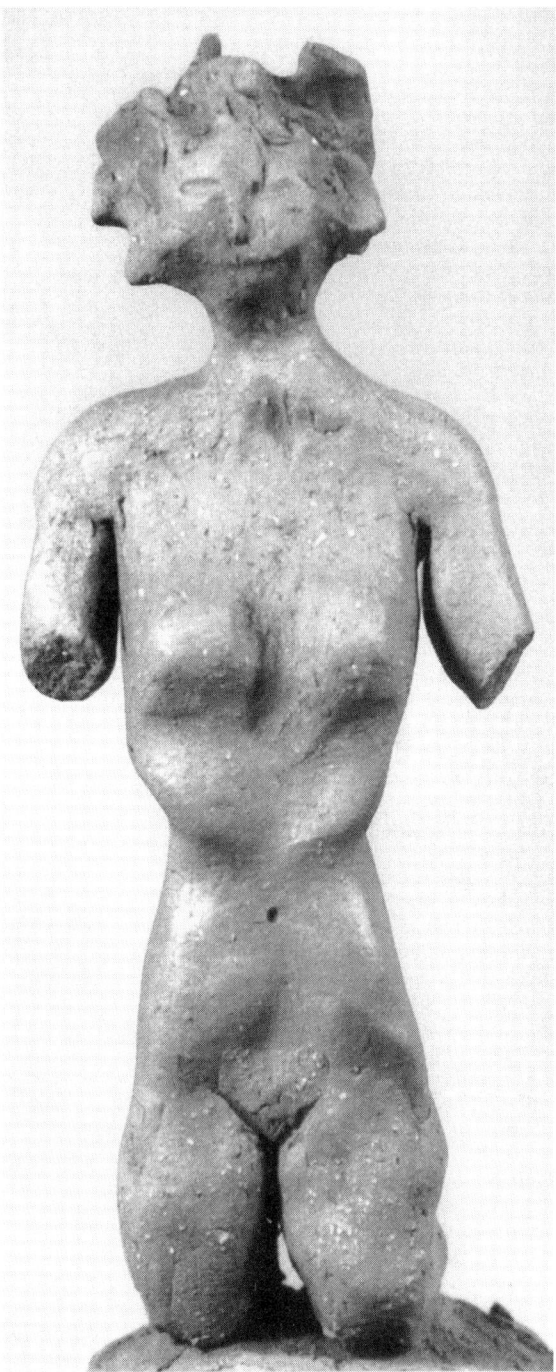

Abb. 47-15 *25j. Patientin L. K.: »Beim Modellieren der Figur war es mir wichtig, daß eine ganz schmale, schlanke Gestalt entsteht. Ich denke, die Figur entspricht meinem Bild, das ich von meinem Körper habe. Ich möchte so aussehen wie die Tonplastik.« (Februar 1989)*

der Mutter. Magersüchtige scheinen ihre Introspektionsfähigkeit erheblich zu blockieren und finden schwerer Zugang zur Schilderung der präverbalen Erlebnisse.

Die auf phänomenologischer Ebene festgestellten Ergebnisse, gestützt auf die im Nachgespräch von

Abb. 47-16 *22j. Patientin T. S.:*
»*Eine dicke, erotische, sitzende Frau, sich selbst, ihres Körpers, ihrer Ausstrahlung bewußt. Erotisch, gerade weil sie dick ist. Sinnlich. Schön und häßlich, ruhend und erregt, lustvoll und leidend, Frau und Geliebte, alt und jung, eine, die gibt und die nimmt.*
Diese Gedanken hatte ich vor, während und nach meiner Arbeit an dieser meiner ersten Tonfigur. Natürlich war ich bei einem so hoch gesteckten Ziel von dem Ergebnis enttäuscht. Einige Körperteile, vor allem der Kopf, mißfielen mir. Der ganze Ausdruck stimmte nicht mehr, und ich war froh, als ich die Frau endlich vollendet hatte. Noch immer bin ich traurig, daß sie mir nicht so perfekt gelungen ist, wie ich sie gern gehabt hätte. Über diese Traurigkeit

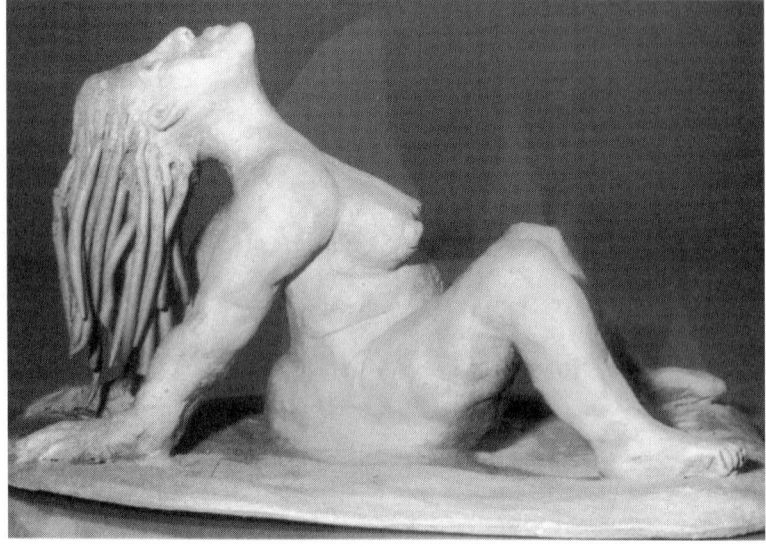

habe ich mir Gedanken gemacht. Diese Frau bin ich. Diese Frau habe ich am Anfang heiß und innig geliebt und später (bei der ›Kopfarbeit‹) gewünscht, sie möge im Ofen zerspringen. Das Fazit wäre, wegen unterlaufener Fehler zu sterben!? Das ist nicht mein Ernst. Ich habe mir die Tonfrau noch einmal angeschaut und meine Gedanken noch einmal durchdacht. Diese Frau kann und muß neue Fehler machen, um daraus zu lernen und um damit zu leben. Sie strahlt das aus, was jetzt in mir vorhanden ist. Diese Frau aus Ton, die mich darstellt, wird sich nicht mehr verändern können – aber ich! Denn: Die Scham ist vorbei!« (15. 8. 89)

Abb. 47-17 *26j. Patientin N. E.:*
»*Liegende dicke Frau mit wallendem Haar. Ursprünglich wußte ich gar nicht, was ich beim Töpfern machen kann/will. Als ich dann an einem Körper modellierte, wurde fast von selbst eine dicke Frau daraus. Liegen sollte sie und entspannt wirken, nicht ausgeliefert, sondern hinge- bungsvoll. Sie gibt sich sich selbst hin und genießt ihren Körper. Form und Haltung des Körpers waren nicht konkret geplant; beides entstand beim Modellieren. Ich war überrascht, daß die Figur tatsächlich erkennbare menschliche Formen er- hielt. So dick, zufrieden und schön – das habe ich nie erreicht. Dick konnte und wollte ich nie sein. Mit mir und meinem Körper zufrieden*

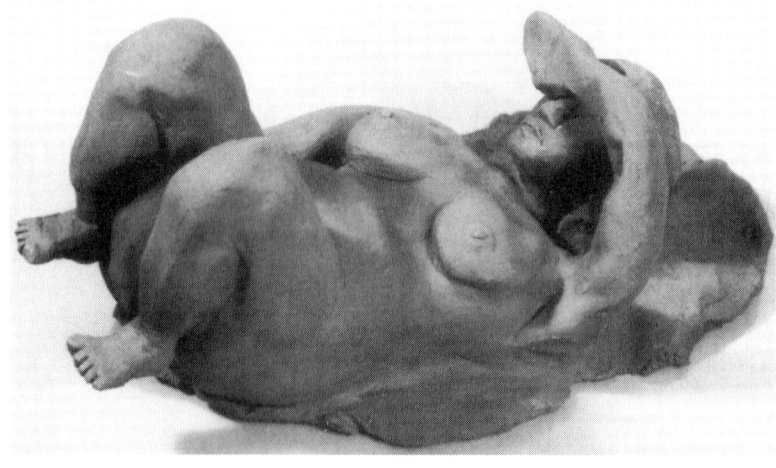

war ich nicht, seit ich denken kann; so breit und selbstverständlich entspannt dazuliegen – unvorstellbar! In der letzten Töpferstunde hätte ich die Figur am liebsten zerstört. Mir sagte sie nichts mehr. Ich meinte immer noch, daß eine dicke Frau sehr attraktiv sein kann, konnte aber mit meiner Figur nichts mehr anfangen. Es war, als wäre sie gar nicht von mir. Es war ein großes Problem, mir diesen Körper nackt vorzustellen. In der letzten Stunde konnte ich dann tatsächlich nicht mehr daran arbeiten. Ich habe vieles falsch gemacht. Angefangen habe ich die Figur, als ich noch tief in meiner Krankheit steckte. Vielleicht stellt sie die Krankheit dar. Jetzt fühle ich mich besser, gesünder, normaler. Vielleicht habe ich wirklich nichts mehr mit der Figur zu tun?!« (Juli 1989)

den Patienten geäußerten Selbstreflexionen, werden als Hinweise auf eine unterschiedliche Konfliktlage innerhalb der Mutterbeziehung gedeutet: Bulimiepatienten scheinen häufig als völlig überforderte Vermittler im offen ausgetragenen Zerwürfnis beider Eltern mißbraucht zu werden, während Magersüchtige sich oft infolge einseitiger Leistungsüberforderung durch die Mutter in die Enge getrieben fühlen.

8.7 Entspannungstherapie und körperorientierte Selbsterfahrung

Autogenes Training und progressive Relaxation

Die psychophysischen Wechselwirkungen innerhalb des langen Krankheitsprozesses der Bulimie erfordern gleichermaßen eine körperorientierte Entspannungsbehandlung. Die über den Körper erfahrenen

Erlebnisse der Ruhigstellung wirken gleichzeitig psychotherapeutisch, d.h., sie mindern Depressivität, Unruhe oder autoaggressive Gespanntheit.

Mit dem autogenen Training (Schultz, 1991) und der progressiven Relaxation (Jacobson, 1938; Bernstein, 1982; vgl. auch Kap. 34, »Körperorientierte Psychotherapie«) stehen zwei Methoden zur Verfügung, die sich auch bei der Behandlung der Bulimie sehr bewährt haben (Gandras, 1989). Die Patienten nehmen bereits am Beginn der Therapie an diesen Übungen regelmäßig teil.

In einer vergleichenden experimentellen Untersuchung (Fallenbacher, 1989) wurde die Frage physiologischer Veränderungen während des autogenen Trainings und der progressiven Relaxation untersucht (Gandras et al., 1988). Messungen der Hauttemperatur und des Muskeltonus erwiesen die Wirksamkeit beider Entspannungsmethoden als Bestätigung der von den Patientinnen mitgeteilten Wahrnehmungen.

Bemerkenswert erscheinen die Mitteilungen über den positiven Effekt der Hypnosebehandlung innerhalb eines multidimensionalen Therapiekonzeptes (Vanderlinden und Vandereycken, 1988, 1990; Vanderlinden et al., 1992). Es wurde festgestellt, daß die meisten Patientinnen leicht hypnotisierbar waren, die Hypnose gut mit kognitiv-verhaltenstherapeutischen Strategien zu kombinieren sei, die Funktion der Bulimie mit Hilfe der Hypnose schneller und gründlicher erforscht werden könne und es den Patientinnen gelinge, den abgespaltenen »bulimischen Teil« wieder in ihr Leben zu integrieren. Schließlich heben die Autoren hervor, daß die Hypnose auch sehr hilfreich bei der Aufdeckung und Aufarbeitung traumatischer Erfahrungen sei.

Krankengymnastische Therapie

Wie autogenes Training und progressive Relaxation helfen auch krankengymnastische Übungen zur körperorientierten Selbsterfahrung bei der Korrektur des gestörten Körperbildes und veränderter Körperwahrnehmungen. Wir verbinden diese Behandlung mit einzelnen organbezogenen Übungen, besonders für die Bauchorgane, weil die Funktionen von Magen und Darm häufig angstbesetzt sind und zum Mittelpunkt der Sorge werden. In der körperbezogenen Psychotherapie »wird der Umgang mit dem Körper unmittelbarer als der Umgang mit der Sprache erlebt« (Schütz, 1983). Den Patienten mit Körperbildstörungen werde ein schnellerer Einstieg in die Therapie eher möglich als nur durch das Wort. Der Patient könne sich der direkten Auseinandersetzung mit sich selbst schwer entziehen und dann körperlich direkt korrigieren, was er soeben verstanden habe.

Auch Vandereycken (1989) hebt die körperorientierte Therapie hervor, deren wesentliche Elemente Selbstkonfrontation und Selbstwahrnehmung sind; er bevorzugt hierbei homogene Gruppen.

Konzentrative Bewegungstherapie

Die konzentrative Bewegungstherapie (vgl. Kap. 34) ist ein überwiegend nonverbales psychotherapeutisches Verfahren; ohne vorgegebene Ziele oder Regeln

kann sich der Patient seinen Assoziationen überlassen und sie in Bewegungen überführen. Die Interventionen des Therapeuten sind spärlich, nicht direktiv, jedoch Hilfestellung bei anfänglichen Hemmungen.

Nach Gandras (1989) fallen Bulimiepatientinnen von Anfang an durch eine ausgeprägte Aktivität auf; sie gestalten den Gruppenprozeß lebhaft mit und gehen schnell auf andere zu, wobei im Verhalten Unterschiede zur Musiktherapie deutlich werden. Aggressive und »chaotische« Verhaltensweisen werden von ihnen bevorzugt, Pausen und Ruhe als unangenehm empfunden. Magersüchtige wehren sich häufig gegen Kontaktangebote. Entweder ziehen sie sich auf eine Beobachterposition zurück und stellen sich durch selbstquälerische, anstrengende Übungen in den Mittelpunkt der Aufmerksamkeit.

Die Wahrnehmung des eigenen Körpers in Ruhe und Konzentration, der Bezug zum Raum und den umgebenden Objekten und die Kommunikation in der Gruppe (Becker, 1987) bieten Möglichkeiten zu Selbstwahrnehmungen auf einer präverbalen Ebene, die im direkten Zusammenhang mit der oftmals verzerrten Selbstwahrnehmung bzw. dem gestörten »Körperschema« steht. Über das anschließende Abschlußgespräch in der KBT hinaus wird die körperorientierte Selbsterfahrung wiederum Gegenstand und Inhalt des Gesprächs in der Einzeltherapie.

Tanztherapie

Auch mit der Tanztherapie wird versucht, einen Heilungsprozeß über die Bewegung in Gang zu setzen (Klein, 1983). Grundlegende Bewegungselemente des Tanzes werden genutzt – frei von technischen Vorschriften und festgelegten tänzerischen Formen –, um Leib und Seele, Gefühl und Körperlichkeit zu integrieren. Ausgangs- und Ansatzpunkt ist das aktuelle Bewegungsmuster des Patienten. Seine Bewegungen werden vom Therapeuten aufgegriffen und übernommen. Das Ziel liegt in der Kommunikation über die authentische, selbstbestimmte Bewegung. Untersuchungen über das Bewegungsverhalten in der Tanztherapie (Lausberg et al., 1988) haben ergeben, daß die festgestellten Veränderungen des Bewegungsverhaltens den Erfolgskriterien anderer Therapien vergleichbar sind, z.B. Steigerung des Selbstbewußtseins, der Flexibilität und Beziehungsfähigkeit.

8.8 Verhaltenstherapie

Das Ziel der Verhaltenstherapie (Fairburn, 1985; Fairburn et al., 1986; Fichter, 1989a; Nutzinger und de Zwaan, 1989; Wilson et al., 1986) ist es, die Eßstörung durch Lernvorgänge in Verbindung mit Selbstkontrolle und Fremdkontrolle zu regulieren.

Als **direkte** therapeutische Hilfen werden angeführt:
- Zunächst Ausschaltung aller Einflüsse von außen (Besuchs-, Brief- und Telefonverbot);
- Vereinbarung qualitativ und quantitativ verbindlicher Mahlzeiten; »Stimuluseinengung«, operantes Konditionieren mit positiver oder negativer Verstärkung;

– Selbstkontrolle (kognitiv und emotional) von Essen und Erbrechen durch Tagebuch und andere Techniken;
– Kontrolle auslösender Reize;
– Übungen zur differenzierten Wahrnehmung;
– Aufbau alternativen und sozial erwünschten Verhaltens, z. B. Einkaufen von Lebensmitteln, gemeinsame Restaurantbesuche.

Angegebene **indirekte** therapeutische Möglichkeiten:
– Selbstsicherheitstraining, z. B. Steigerung des Durchsetzungsvermögens und Abbau von Minderwertigkeitsgefühlen;
– Förderung der Kontakte;
– Beschäftigung mit der Identität als Frau;
– Ausschaltung irrationaler Vorstellungen über Nahrungsmittel, Gewicht und Aussehen.

Einen Schwerpunkt verhaltenstherapeutischer Intervention bildet in einer Reihe von Arbeiten in Anlehnung an eine Mitteilung von Fairburn (1981, 1985) die Methode der kognitiven Restrukturierung, bei der Rossiter und Wilson (1985) zwei Techniken anwandten: Auslösung eines Freßanfalles mit dem Ziel, anschließend nicht zu erbrechen oder sich dem Reiz auszusetzen und dabei den Freßanfall zu vermeiden.

In einer anderen Studie teilen Schneider et al. (1987) ermutigende Ergebnisse mit Hilfe des psychologischen Konzepts der Selbstkontrolle mit. Yates und Sambrailo (1984) fassen bewährte verhaltenstherapeutische Techniken zusammen, unter denen positive Verstärkung, Verzögerung der konditionierten Reaktion, Verhinderung der Reaktion und Korrektur des Kognitiven sowie selbstkontrollierte Entspannungstechniken hervorgehoben werden.

In einer Übersicht stellte Fairburn (1988) schließlich Studien zur Therapie-Evaluation bei Bulimie vergleichend zusammen. Wiederholt hebt der Autor hervor, daß viele dieser Ergebnisse aber noch einen vorläufigen Charakter besitzen.

Zusammenfassend ergeben sich aus den verhaltenstherapeutischen Mitteilungen:
1. Bisher existiert kein Beleg, daß die verhaltenstherapeutischen Techniken anderen Behandlungen überlegen sind.
2. Untersuchungen zur Katamnese beziehen sich in der Regel auf einen nur sehr kurzen Zeitraum.
3. Die mitgeteilten Therapieansätze erstrecken sich auf ambulante Behandlungen, das heißt Kranke, deren Schweregrad offenbar die Indikation zu einer stationären Therapie nicht erfüllte.

Die Mitteilungen über eine Kombination von Verhaltenstherapie und tiefenpsychologisch fundierter Psychotherapie bei Bulimie (Dippel et al., 1988) lassen erkennen, daß lange Zeit bestandene Vorurteile über die Unvereinbarkeit mancher therapeutischer Strategien zugunsten sinnvoller, auf die einzelne Patientin abgestimmter Behandlungsformen abgebaut werden können, vor allem dann, wenn der Erfolg nicht allein am Symptom gemessen wird, sondern auch am Einfluß auf innerseelische Prozesse und psychosoziale Befunde.

8.9 Ernährung und Diät

Da sich die meisten Bulimiekranken intensiv und mitunter selbstquälerisch mit der Zusammenstellung der einzelnen Mahlzeiten und deren Kaloriengehalt beschäftigen, häufig fehlerhafte Ansichten haben und daher schon bei Beginn der Behandlung Korrekturen notwendig sind, wird die Hilfe einer erfahrenen Diätassistentin benötigt. Mit dem Abbau von Schuld- und Schamgefühlen durch verständnisvolle Gespräche über offene Fragen wird die Diätassistentin für die Kranken Übertragungsobjekt und Hilfs-Ich zugleich. Sie übernimmt auch nicht nur symbolisch, sondern real einen Teil der Verantwortung für das gesetzte Ziel, das Idealgewicht mit Hilfe der festgelegten Ernährungsform zu erreichen. In der Ernährung ist vor allem zu berücksichtigen, inwieweit die Freßanfälle reaktiver Art sind, d. h. Folge restriktiver Ernährung (»enthemmtes Fasten«; Herman und Polivy, 1984). Sind die Freßanfälle trotz der kontinuierlichen Hilfe nicht zu beherrschen, so kann vorübergehend eine vollbilanzierte, hochmolekulare Formeldiät mit niedriger Osmolarität indiziert sein (z. B. Fresubin® flüssig, Nutrodrip®).

8.10 Medikamentöse Therapie

Die mögliche pathogenetische Beziehung der Bulimie zu affektiven Krankheiten und die verschieden ausgeprägte Depressivität mit Suizidgedanken, quälender Unruhe und hartnäckigen Schlafstörungen bilden oft die Indikation zur kurzfristigen medikamentösen Therapie (Hudson und Pope, 1989).

Psychopharmaka sollten sparsam angewendet werden und möglichst nur in Form von Antidepressiva oder niedrigpotenten Neuroleptika. Wir geben z. B. unter sorgfältiger Beachtung möglicher Nebenwirkungen zwei- bis dreimal täglich 25 mg Amitriptylin (Laroxyl®, Saroten®, Tryptizol®) und 75 mg retard zur Nacht, oder Thioridazin (Melleril®), zwei- bis dreimal 10–20 mg tags und 30–60 mg retard zur Nacht.

8.11 Zusammengefaßte Therapieempfehlungen

1. Die Leitlinie für die Therapie bei jeder einzelnen Patientin bilden die Grundsätze, die in den Vorbemerkungen (Abschnitt 8.1) dargelegt sind.
2. Im Mittelpunkt steht das Einzelgespräch, das tiefenpsychologisch fundiert, psychoanalytisch orientiert, konfliktzentriert oder verhaltenstherapeutisch begründet sein kann. Eine scharfe Grenze läßt sich oft nicht ziehen, das heißt, modifizierte und auch kombinierte Anteile dieser Therapieformen sind zuzulassen. Für die weitaus meisten Patientinnen besitzt das Einzelgespräch das größte Gewicht.
3. Als Entspannungstherapie und körperorientierte Selbsterfahrung empfehlen wir gleichzeitig das autogene Training oder die progressive Relaxation.
4. Die Teilnahme der Patientinnen an der assoziativen Mal- und Gestaltungstherapie oder an der ak-

tiven Musiktherapie ermöglicht den Zugang zu innerseelischen Prozessen mit zunächst nonverbaler Ausdrucksweise, die anschließend in der Einzeltherapie verbal verarbeitet werden können.

5. Unter den gruppentherapeutischen Verfahren empfehlen wir die themenzentrierte Gruppentherapie für Patientinnen, die sich verbal nur unter Schwierigkeiten äußern können oder wollen, hingegen die konzentrative Bewegungstherapie vorwiegend für die Patientinnen mit verzerrter Selbstwahrnehmung bzw. gestörtem »Körperschema«.

6. Die Indikation zur Familientherapie setzt die genannten Begründungen voraus (Abschnitt 8.4).

7. Krankengymnastische Behandlung, Bewegungstherapie im Schwimmbad und Tanztherapie ergänzen die Möglichkeiten, über die Körperwahrnehmung die Selbsterfahrung zu erweitern und zu vertiefen.

9 Prognose

Im Vergleich zur Magersucht gibt es bisher nur relativ wenige katamnestische Studien, die eine Aussage über die Prognose erlauben (Abraham et al., 1982; Hsu und Holder, 1986; Lacey, 1983; Mitchell et al., 1986; Remschmidt und Herpertz-Dahlmann, 1989; Swift et al., 1987; Yager et al., 1987; Paul, 1991). Herzog und Mitarbeiter (1988, 1989) weisen auf methodologische Erschwernisse des Vergleiches hin, u.a. fehlende Zwischenbefunde, unterschiedliche Zeitdauer der Katamnesen und Mängel der Reliabilität und Validität der Meßinstrumente. Dennoch läßt sich bei summarischer Bewertung der mitgeteilten Ergebnisse feststellen, daß trotz unterschiedlichen Grades der Besserung die Mehrzahl der Patienten nicht geheilt war, sondern noch bei 29–87% gelegentlich Heißhungeranfälle auftraten. Meistens war die Besserung mit einem Rückgang der depressiven Symptomatik und zufriedenstellenderer sozialer Anpassung korreliert.

Eine prospektive Pilotstudie (Herzog et al., 1989) über 30 Patientinnen, die ambulant wegen ihrer Bulimie unterschiedlich behandelt wurden, ergab eine Heilung von 33% nach 6 Monaten; 23% hatten die Therapie vorzeitig abgebrochen.

Hartmann und Mitarbeiter (1992) untersuchten den Erfolg der Psychotherapie in einer Metaanalyse aufgrund von 18 Studien mit insgesamt 433 Patienten in 24 Behandlungsformen. Alle Studien bezogen sich auf ambulante Behandlungen, meistens kurzzeitig erfolgten Gruppen- oder Einzeltherapien. Auch der Nachuntersuchungszeitraum war in der Regel kurz. Die schrittweise stattgefundenen Regressionsanalysen ergaben keinen deutlichen Vorteil für ein bestimmtes therapeutisches Verfahren. Die niedrige Effektgröße in den Kontrollgruppen unterstützt nach dieser Zusammenstellung die Annahme, daß es keine Spontanremission bei ausgeprägter Bulimie gibt.

Fairburn und Mitarbeiter (1993) teilen katamne-

stische Ergebnisse (nach 4, 8 und 12 Monaten) bei 38 Patientinnen mit Bulimie mit, die per Zufall einer von drei verschiedenen Therapieformen zugeordnet wurden. Aus dem Hauptergebnis ist zu entnehmen, daß zwischen kognitiv-verhaltenstherapeutisch orientierten Therapieansätzen (»Cognitive Behavior Therapy«) und der interpersonalen Psychotherapie, die auf die momentanen Beziehungsmuster zentriert wurde, keine signifikanten Unterschiede bestanden. Den geringsten Erfolg zeigte die Gruppe mit reiner Verhaltenstherapie.

Tendenziell steigt die Erfolgsrate der interpersonalen Therapie langsam, aber stetig an, während sich die Krankheit unter kognitiver Verhaltenstherapie rasch besserte, nach 12 Monaten dieser Erfolg jedoch wieder rückläufig war. In einer weiteren Studie (Garner et al., 1993) wurden keine sicheren Unterschiede des Ergebnisses bei kognitiver Verhaltenstherapie gegenüber supportiv-ausdrucksorientierter Behandlung festgestellt.

In einer retrospektiven Langzeitkatamnese (nach durchschnittlich 5,1 Jahren) bei 105 Patientinnen mit Bulimie, die stationär behandelt worden waren, konnten 24,5% als geheilt angesehen werden. Sechs Patientinnen waren verstorben, davon vier durch Suizid, eine Patientin infolge einer Leukämie, eine weitere innerhalb einer Kachexie. Als wesentlich gebessert konnten 36,3%, gebessert 24,5% eingestuft werden. Unverändert war die Krankheit bei 8,8%, verschlechtert bei 5,9%. Von den Patientinnen wurde in erster Linie die Einzeltherapie in Kombination mit Entspannungstechniken als hilfreich angegeben. Zum Zeitpunkt der Katamnese erfüllten 21,5% der Patientinnen noch die Kriterien einer Bulimia nervosa (Leitz, 1994).

Merkmale mit nach unseren Erfahrungen negativem Einfluß auf die Prognose sind in Tabelle 47-5

Tab. 47-5 Merkmale eines negativen Einflusses auf die Prognose der Bulimie.

Genetische Disposition
Hereditäre psychopathologische Belastung
Schwere prämorbide Entwicklungsstörung
Sexueller Mißbrauch
Große Zeitspanne zwischen Krankheitsbeginn und Therapie
Mangelhafte Therapiebereitschaft
Geringe Introspektionsfähigkeit
Kombination mit anderen Krankheiten und Süchten
Ausgeprägte psychische Symptomatologie
Zwänge, Selbstbeschädigung, Suizidversuche
Anzahl und Dauer stationärer Behandlungen
Abbrüche der Therapie
Somatische Folgen der Krankheit
Sozialmedizinische Folgen der Krankheit: sozialer Abstieg, keine berufliche Perspektive, Rentenverfahren, Hospitalisation
Fehlende Kontinuität der Langzeittherapie
»Therapieabriß« nach stationärer Behandlung

Tab. 47-6 Kriterien des Behandlungsergebnisses.

Heilung	Besserung
Kein Freßanfall	Freßanfall seltener als 1–2 × /Woche
Kein selbstinduziertes Erbrechen	Selbstinduziertes Erbrechen seltener als 1–2 × /Woche
Ideales oder normales Gewicht	Ideales bis normales Gewicht
Gewichtsschwankungen unter 2 bis 3 kg	Gewichtsschwankungen unter 3 bis 4 kg
Kein Medikamentenmißbrauch	Kein Medikamentenmißbrauch
Keine weitere Sucht	Keine weitere Sucht
Keine Residuen psychischer oder psychosozialer Bulimiesymptomatik	Kontinuierliche Psychotherapie
Regelmäßige Menstruation	Keine Amenorrhoe

zusammengefaßt, die Kriterien der Behandlungsergebnisse in Tabelle 47-6.

10 Ausblick

Ein keltisches Märchen aus dem 14. Jahrhundert erzählt von Cathal, dem König von Munster, von seiner maßlosen Freßgier und deren wunderbarer Heilung. In der Brust des Königs Cathal hat ein wildes, gesetzloses Tier »Wohnung genommen« und verlangt nach unermeßlichen Mengen an Nahrung, was dazu führt, daß der Hunger selbst dann nicht gestillt ist, wenn der König »zum Frühstück ein Schwein, ein Rind, ein Kalb, 36 Kuchen aus reinem Weizen und ein Faß voller Aale« zu sich genommen hatte.

Ein junger Student, auf dem Weg, »sein eigenes Glück zu machen und zu schauen, ob er dabei auch dem König helfen könne«, erlebt auf einem Fest einen für die dort anwesenden Gefolgsleute beängstigenden Freßanfall des Königs; da greift sich der Student einen Stein, steckt ihn in den Mund und beißt auf ihm herum. Der König ist beim Anblick dieses Verhaltens verwirrt und fragt den Studenten, was ihn wohl verrückt gemacht habe: »Ich werde traurig, wenn ich Dich allein essen sehe«, war die Antwort. Das sinnlose wie schmerzliche Kauen des Steins wie die Antwort des Studenten werden dem kranken König zu einem Spiegel, in dem er seiner eigenen Verfressenheit, Traurigkeit und Einsamkeit angesichtig wird; in diesem Moment kann der König erstmals von dem abgeben, was das Tier in seiner Brust ausschließlich für sich verlangt, der König »schämte sich und warf dem Studenten einen Apfel zu«.

Das war der Anfang einer sonderbaren Heilung, in deren Verlauf der König auf phantastische Weise vom »gefräßigen Vieh« und damit von der Ursache seiner Krankheit befreit wurde; das Tier verschwand und »ward nie mehr gesehen« (Hetmann, 1975).

So lehrreich und tröstlich der Einfallsreichtum des therapeutisch wirkenden Studenten auch ist – die märchenhafte Heilung dieser offenbar uralten Krankheit gleicht einem Traum, nicht aber dem eingehend beschriebenen, mühevollen und langwierigen psychotherapeutischen Weg; in manchen Abschnitten ähnelt er einer Spiegelfunktion, die einen Erkenntnisprozeß in Gang setzen, den Heilungsverlauf einleiten und das Unvermögen aufheben kann, sich von dem »gefräßigen Tier« zu befreien.

Der Weg aber ist nicht frei von Beschwernissen und Rückschlägen, von Zweifeln und vielen Augenblicken der Verzweiflung. Trotzdem ermutigen uns die Erfahrungen, ihn immer wieder zu beginnen.

KAPITEL 48

Sexuelle Störungen

Sophinette Becker und Herbert Gschwind

1 Historisches

Sexualität umfaßt immer körperliche und seelische Vorgänge und ist immer körperliches und seelisches Erleben. Dennoch gibt es kaum ein Gebiet, auf dem sich »seelenlose Körpermedizin« und »körperlose Seelenmedizin« (Th. v. Uexküll) so stark auseinanderentwickelt haben wie bei der Behandlung sexueller Störungen.

Die Psychoanalyse hat zwar in ihren Anfängen ihr besonderes Augenmerk auf die Sexualität gerichtet und hat auch Grundsätzliches zu sexuellen Störungen und der dahinterliegenden Psychodynamik verfaßt. Im Laufe der Entwicklung hat jedoch innerhalb der Psychoanalyse eine zunehmende Entfernung vom Sexuellen (Parin, 1986) und ein weitgehender Rückzug von der Behandlung sexueller Störungen stattgefunden.

Demgegenüber ist es in den letzten zehn Jahren zu einer rasanten Bemächtigung der sexuellen Störungen des Mannes durch die Urologie (s. a. Kap. 77, »Urologie«) gekommen, die die Impotenz als »erektile Dysfunktion« betrachtet und losgelöst von der Sexualität, und erst recht losgelöst von der Beziehung »repariert«.

Eine sowohl von der Psychoanalyse als auch von der Urologie unabhängige Entwicklungslinie bei der Behandlung sexueller Störungen sind die der Lernpsychologie nahestehenden Forschungen von Masters und Johnson und die daraus abgeleitete »Sexualtherapie« (Paartherapie), inklusive ihrer Erweiterungen, Modifikationen und psychodynamischen Anreicherungen (Arentewicz und Schmidt, 1993). Die Paartherapie ist die heute am weitesten verbreitete psychotherapeutische Methode der Behandlung sexueller Störungen.

2 Einleitung

Wir werden uns im folgenden auf Patienten mit sexuellen Störungen konzentrieren, bei denen das sexuelle Erleben oder die sexuelle Funktion (oder beides) direkt betroffen sind und für die diese Störung im Vordergrund steht. Solche Patienten klagen entweder über eine gestörte Funktion ihrer Sexualorgane und/oder über ein von Unlust bestimmtes Erleben der Sexualbetätigung. Daß es zu solchen Klagen kommt, setzt allerdings voraus, bewußt sexuelle Lust erleben bzw. wieder erleben zu wollen. Das Triebhafte des Wunsches ist nicht zu überhören, es sei denn die Sexualität wird schon trieblos gedacht, als eine »natürliche Funktion« (Masters und Johnson, 1976). Die Literatur sexuelle Störungen betreffend tendiert dazu. Der Akzent liegt auf der gestörten Funktion, die behoben werden soll. Das spezifisch Sexuelle der Störungen wird in die Sexualorgane verlegt und in die Einstellungen zur Sexualität. Diese sind dem lustvollen Erleben der sexuellen Betätigung hinderlich und müssen deshalb verändert werden.

In welcher Häufigkeit sexuelle Störungen in der Gesamtbevölkerung vorkommen, und ob z. B. die sexuelle Liberalisierung zu einer Zu- oder Abnahme geführt hat, ist zuverlässig nicht zu sagen (Hertoft, 1989). Aus klinischer Sicht kann nur beschrieben werden, ob sich mehr oder weniger Männer, Frauen oder Paare wegen sexueller Störungen um eine Behandlung bemühen, mit welcher Häufigkeit sie welche Symptome wie präsentieren und welchen Einfluß die gesellschaftliche Bewertung der Sexualität und die Klinik selbst auf den Umgang mit sexuellen Störungen haben. Danach kann gesagt werden, daß sich der Blick und der Zugriff auf die sexuellen Störungen verändert hat. Die Symptome sind die gleichen geblieben, auch wenn sie z. T. anders benannt werden:

- Während die Diagnose »Impotenz« früher sowohl das körperliche »Versagen« als auch die erlebte Ohnmacht des Patienten einschloß, suggeriert die heute geläufige Symptomdiagnose »erektile Dysfunktion« eine abgenzbare körperliche Entität, deren Behandlung dann losgelöst vom Subjekt erfolgen kann.
- Hinter dem Rückgang der Diagnose »Frigidität« und der Zunahme der Diagnose »Lustlosigkeit« bei Frauen[*] steht zum einen eine Absage an den diskriminierenden und pathologisierenden Gebrauch des Begriffs »Frigidität« (z. B. in der psychoanalytischen Literatur, wo damit oft das Ausbleiben des »vaginalen Orgasmus« gemeint war). Zum anderen drückt sich darin ein verändertes Verständnis der Sexualität von Frauen aus. Während »Frigidität« auf ein Defizit hinweist, läßt »Lustlosigkeit« einen Aspekt von Verweigerung anklingen; beide Diagnosen greifen letztlich zu kurz.

---

[*] So wurden z. B. an der Abteilung für Sexualforschung der Universität Hamburg 1975/77 bei 8% der Frauen Lustlosigkeit und bei 80% Erregungs- und Orgasmusstörungen, 1992 jedoch bei 74% der Frauen Lustlosigkeit und nur bei 20% Erregungs- und Orgasmusstörungen diagnostiziert.

Der »obsessionellen Beschäftigung mit der Erektionsstörung als organischem Leiden« (Schmidt, 1993) bei gleichzeitigem wissenschaftlichen Desinteresse an den sexuellen Störungen der Frau entspricht ein unterschiedliches Selbstverständnis von Männern und Frauen in bezug auf ihre sexuellen Störungen, das sich auch in unterschiedlichen Erwartungen an Medizin und Psychotherapie ausdrückt. So kommt vielen Männern mit Potenzproblemen ein »Ich-fernes Krankheitsverständnis im Sinne eines mechanisch reparablen Organdefekts« (Schorsch, 1988) sehr entgegen; sie nehmen die ärztliche Verführung zur Verleugnung psychischer und partnerschaftlicher Konflikte gerne an. Die somatischen »Lösungen« erscheinen ihnen nicht nur einfacher als die mühsame Auseinandersetzung mit inneren und partnerschaftlichen Konflikten, sondern sie unterstützen auch die unbewußte Illusion vom »perfekten, von der Seele befreiten Phallus, der funktioniert, unabhängig von seelischen Regungen, von der Situation, von der Gefühlslage der Partnerin« (Schmidt, 1993). Diese im somatischen Umgang mit sexuellen Störungen organisierte Abwehr wirkt dann auch auf viele Männer ungemein entlastend. Eine Minderheit der Männer mit Potenzproblemen, die weniger zur Isolierung ihrer sexuellen Funktionen von Affekten und Beziehungen neigen, kommt mit dem rein somatischen Behandlungsangebot nicht zurecht und sucht eher psychotherapeutische Lösungsversuche.

Frauen ist ein von Gefühlen und Beziehungen losgelöstes Verständnis von Sexualität im allgemeinen fremd. Deshalb ist auch nach unseren Erfahrungen die Akzeptanz von »SKAT« oder Penisprothesen bei Frauen gering (s. a. Schmidt, 1993; Gregoire, 1992). Sie äußern sich allenfalls zufrieden über die größere Zufriedenheit des Partners. Auch klagen Frauen anders als Männer über ihre sexuellen Probleme, sehen sie selten getrennt von ihrer Person und ihren Beziehungen; sie erwarten selten eine somatische Lösung, da sie nicht das Gefühl haben, ein Teil ihres Körpers funktioniere nicht, sondern Ekel, Abwehr oder Unlust empfinden.

Auch wenn über die Häufigkeit von sexuellen Störungen keine Aussagen möglich sind, zeigt die klinische Erfahrung doch, daß Partnerschaften heute störbarer und verletzlicher durch sexuelle Probleme geworden sind als früher. Schmidt (1993) hat darauf hingewiesen, daß dieser Umstand zwar einerseits einen Fortschritt widerspiegelt, nämlich den, daß sich die Menschen ihrer Sexualität bewußter geworden sind, andererseits aber auch ein Ergebnis der veränderten gesellschaftlichen Funktion von Zweierbeziehungen ist, die heute weniger dem materiellen Überleben als dem Ausgleich für mangelnde emotionale und narzißtische Befriedigungsmöglichkeiten dienen.

»Narzißtische und emotionale Ansprüche überfordern Zweierbeziehungen insgesamt und Sexualität im besonderen. Sie führen zu illusionären Hoffnungen und enden in Enttäuschung und Hoffnungslosigkeit in bezug auf Zweierbeziehungen.« (Schmidt, 1993).

Die Kenntnis solcher Illusionen (etwa die, Zweierbeziehungen ließen sich auf Dauer mit intensiver Sexualität, wie sie etwa in Phasen der Verliebtheit erlebt wird, vereinbaren) ist auch ein wichtiger Aspekt des Verständnisses sexueller Störungen im Kontext von Beziehungsstörungen und deren jeweilige Aufladung durch gesellschaftliche Veränderungen.

3 Zur Ätiologie und Pathogenese sexueller Störungen

3.1 Theoretische Fragen

Bei neurotischen, funktionellen und psychosomatischen Störungen werden Triebkonflikte als ätiologisch bedeutsam angesehen. Die sexuellen Funktionsstörungen selber haben bis heute jedoch einen ungeklärten Status in der psychoanalytisch-psychosomatischen Theorie, sie scheinen »irgendwie zwischen Neurosen, Psychosomatosen und den sogenannten funktionellen Störungen zu ›schweben‹« (Langer und Hartmann, 1992).

Freud (1910) verstand die männliche Impotenz als Hemmung der Potenz auf Grund eines unbewußten (z. B. inzestuösen) Konflikts, ohne näher zu bestimmen, wie er sich die Umsetzung der psychischen Hemmung in die gehemmte körperliche Funktion vorstellt. Abraham (1924) sah bei der Impotenz eine Parallele zur hysterischen Symptombildung. Demnach wäre die sexuelle Störung ein Konversionssymptom (s. a. Kap. 49, »Konversion«). Fenichel (1945) dagegen hielt die Impotenz für den Ausdruck der Abwehr des Verdrängten. Weil die Sexualität unbewußt mit so gefährlichen Vorstellungen verbunden ist (z. B. Aggression, Inzest etc.), verzichtet das Ich auf die sexuelle Funktion. Die sexuelle Funktionsstörung ist somatisierter Ausdruck der Abwehr. Langer und Hartmann (1992) sehen im Verlust der Erektion in der sexuellen Situation einen Einbruch negativer Emotionen – vor allem von Ängsten, die das bewußte Erleben überschwemmen und als vegetatives (sympathikotones) Affektkorrelat zu dem körperlichen Vorgang des Erektionsrückgangs führen. Nach dieser Sichtweise wäre die Erektionsstörung dann doch wieder der »vegetative Ausdruck von Ängsten oder destruktiven Emotionen als Folge der Abwehr« (Langer und Hartmann, 1992).

Das sexuelle Symptom schützt also den Patienten vor dem Durchbruch ängstigender Vorstellungen; je bedrohlicher diese Vorstellungen für das Ich strukturell sind, desto mehr drängen gleichzeitig die abgewehrten Vorstellungen als Ängste ins Bewußtsein. So kann der eine Patient durch eine Impotenz perverse Wünsche abwehren (die Potenz kommt wieder oder überhaupt erstmals, wenn der Patient die perversen Wünsche zuläßt), während bei dem anderen Patienten die Impotenz für die Abwehr existentiell bedrohlicher destruktiver Konflikte nicht mehr ausreicht, und er das perverse Symptom als Schutz vor Desintegration braucht.

Letztlich ungeklärt bleibt die Frage der Symptomspezifität, d. h. warum sich die mit der Sexualität verbundenen Ängste direkt auf die sexuelle Funktion auswirken und nicht z. B. auf ein anderes körperliches Organ oder zur perversen Symptombildung führen. Hier ist zum einen ein somatisches Entgegenkommen durch die besondere Störanfälligkeit der sexuellen Funktion anzunehmen, zum anderen aber auch die Zentriertheit der abgewehrten Ängste auf genitale Sexualität. So gibt es beim Mann keine Impotenz ohne Kastrationsangst, aber nicht jede Kastrationsangst führt zu Impotenz. Es hängt offensichtlich von der präödipalen Aufladung der Kastrationsangst (Verlassenwerden, Vernichtung, Zerstückelung etc.) und von der Qualität ihrer Wiederbelebung in der Adoleszenz ab, welche Symptomatik sie zur Folge hat.

Diese krankheitstheoretischen Überlegungen beziehen sich auf chronifizierte sexuelle Störungen, nicht auf situatives »Versagen« oder gut eingrenzbare Konflikte, deren fokale Bearbeitung rasch zum Verschwinden des Symptoms führt.

3.2 Psychogenetische Überlegungen

Die Organisation der Sexualität unter dem Primat der Genitalien und die gesicherte Identität als Frau oder als Mann werden nach psychoanalytischer Auffassung in der zweizeitigen Entwicklung des Sexuallebens, d.h. der Libido- und Ich-Entwicklung von der Geburt an bis zum Ende der Adoleszenz erworben. Die Triebgeschichte von Libido und Aggression und die Ich-Entwicklung, beide in ihrer Wechselbeziehung und im Kontext der Objektbeziehungen, formen die dem erwachsenen Subjekt eigene Sexualität. Ungerichtete primärprozeßhafte Triebregungen im Es (das Sexuelle) werden vom Ich im Sekundärprozeß zu Triebwünschen (die Sexualität) organisiert, deren Befriedigung in der Realität dann das Ich unter der Berücksichtigung von Über-Ich und Ich-Ideal gewährleisten soll. Das Verhältnis des Sexuellen zur Sexualität bleibt in diesem lebenslangen Transformationsprozeß zwangsläufig disharmonisch; die »Diktatur der Sexualität über das Sexuelle« (Morgenthaler, 1984) impliziert ein ständiges Konfliktpotential und in der Folge davon ein vielfältiges Abwehrgeschehen.

»Triebwünsche passieren auf ihrem langen oder kurzen Weg ihrer Erfüllung, Modifizierung oder Versagung vielerlei Stationen der Begegnung mit dem Objekt und dessen Inanspruchnahme« (Reiche, 1990). Die in Objektbeziehungen sich organisierende Sexualität trägt die Spuren der individuellen Entwicklung von der infantilen Abhängigkeit vom Objekt zur erwachsenen sexuellen Besetzung von Objekten. Der dritte, die Organisation der Sexualität beeinflussende Faktor ist der Narzißmus und damit die Bedeutung der Autonomie für das Subjekt. In der frühen Phase der psychosexuellen Entwicklung wird im Spannungsfeld zwischen Trieb, Objektbeziehung und Narzißmus die Geschlechtsidentität und die Disposition zur späteren sexuellen Objektwahl, sei sie hetero- oder homosexuell, erworben.

Die infantile Objektbeziehung in der Symbiose und die Konflikte der Lösung aus der Dyade (also die Klippen der Separation/Individuation, insbesondere die Integration guter und böser Selbst- und Objektrepräsentanzen) sind erste Stationen der Libido- und Ich-Entwicklung. Die oralen und analen Modi der libidinösen Besetzung der Teilobjekte und die Triebbefriedigung, die von diesen gewährt oder versagt wird, wirken auf die Triebwünsche zurück und beeinflussen so ihr Triebschicksal und ihren Stellenwert für die narzißtische Integrität des sich bildenden Ich und die Qualität seiner Objekt- und Selbstrepräsentanzen. In der sog. phallischen Phase kommt die frühkindliche Sexualität der späteren Endgestaltung schon nahe: Die Auseinandersetzung mit dem eigenen Geschlecht und die Besetzung der Eltern als Sexualobjekte bestimmen die Konflikte, die dem Ich von den Triebwünschen aufgegeben werden.

Verschmelzungswünsche und -ängste der frühen Stationen werden abgelöst von den inzestuösen Wünschen, der Kastrationsdrohung und der Kastrationsangst. Im Ödipuskomplex erreicht die frühkindliche Sexualität ihren Höhepunkt und ihr Ende. Die Identifikation mit dem gleichgeschlechtlichen und die Liebe zum gegengeschlechtlichen Elternteil ist die Position, die für eine heterosexuelle Entwicklung erreicht werden soll. Die infantile Liebe zum gegengeschlechtlichen Elternteil muß im Untergang des Ödipuskomplexes überwunden werden und wird zum Vorbild der späteren Objektwahl.

In der Latenz stellen sich für die Ich-Entwicklung keine neuen Triebkonflikte. Erst mit der Pubertät, ihren körperlichen Veränderungen und der erhöhten Triebstärke, werden die Triebwünsche wieder zu Anforderungen, die das Ich in seiner Entwicklung bewältigen muß. »Frühe und eigentliche Adoleszenz müssen den Verzicht auf die primären Liebesobjekte, die Eltern als Sexualobjekte, zustande bringen ... Es wendet sich der Trieb zur Genitalität, die Libido-Objekte verschieben sich von den präödipalen und ödipalen zu den nicht-inzestuösen und heterosexuellen. Das Ich sichert seine Integrität durch Defensivhandlungen ...« (Blos, 1974).

Von dieser Entwicklung und den in ihr angelegten Möglichkeiten der Überlagerung und des Nebeneinanderbestehens der verschiedenen Phasen ist die Sexualität des erwachsenen Subjekts nicht abzulösen. Die Triebwünsche, die auf Befriedigung in der gelebten Sexualität mit dem gewählten Sexualobjekt drängen, evozieren immer auch ihr Schicksal in den frühen Objektbeziehungen und beeinflussen die Objektwahl mit (s.a. Kernberg, 1992).

Die psychosexuelle Entwicklung von Frau und Mann ist gleich und ungleich zugleich. Beide müssen sie die im Es ungerichteten Triebregungen zu Triebwünschen organisieren, deren Befriedigung das Ich erfüllen soll. Die Objektbeziehungen, in denen sich dieser Prozeß entfaltet, sind aber schon vom Geschlecht bestimmt, noch ehe ein Bewußtsein vom Unterschied der Geschlechter vorhanden ist. In welcher Weise der Geschlechtsunterschied und seine gesellschaftliche Seite, »die Ungleichheit in der Verteilung von sozialen und ökonomischen Herrschaftspositionen«, (Reiche, 1990) die Trieb- und Ich-Entwicklung mitorganisieren und die Geschlechterbeziehungen bestimmen, ist Gegenstand einer schon lange anhaltenden Debatte. In der Psychoanalyse wird sie um die Überwindung der Vorstellungen von einer »phallozentristischen Weiblichkeitskonstruktion« (Gast, 1992) geführt; in der Sexualwissenschaft darüber hinausgehend entlang dem Begriff der Gewalt in Beziehungen. Psychische und soziale Wirklichkeit gehen nicht ineinander auf, durchdringen sich aber notwendigerweise. Die Sexualität in den Beziehungen der Geschlechter zueinander ist immer von beiden Wirklichkeiten bestimmt.

»Die eigentliche Heimstätte der Sexualität sind die Geschlechtsorgane und ihre Funktion« (Morgenthaler, 1984). In den sexuellen Störungen, die sich als Störungen der Funktion äußern, sind immer psychosexuelle und soziale Elemente bei Frau und Mann enthalten, die nicht nach einer Seite hin aufgelöst werden können. Durch das, was »die Sexualorganisation mit den in sie eingebauten Triebschicksalen aus der Kindheit dem menschlichen Leben auferlegt«, kann aufgrund der darin »tiefverankerten Verknüpfung von sexueller Objektbesetzung mit der Abhängigkeit vom Sexualobjekt« ein circulus vitiosus entstehen, wenn die beiden Elemente in einer erstarrten Weise miteinander legiert sind, so daß »die sexuelle Objektbesetzung nur mehr die Abhängigkeit vertieft und Abhängigkeit vom Sexualobjekt die sexuelle Besetzung aktiviert« (Morgenthaler, 1984). Bei »Menschen, die mit einer emotionellen Vehemenz an der Besetzung ihrer Sexualobjekte festhalten und die Abhängigkeit von denselben nicht ertragen« (ebd.) kann dies zu massiven Aggressionen führen, die dann mit Hilfe der sexuellen Störung abgewehrt werden. Dieses Abwehrgeschehen kann von subtilen gegenseitigen Entwertungen sowie von einer latenten sadomasochistischen Beziehungsdynamik begleitet sein.

Sexuelle Störungen können ein Lösungsversuch dieses Konflikts sein: Entweder wird eine sexuelle Beziehung dadurch überhaupt verhindert, oder die Angst vor der Abhängigkeit dadurch bewältigt, daß der Koitus nicht möglich ist oder als unbefriedigend erlebt wird. Das Sexualobjekt enttäuscht oder wird enttäuscht; die Besetzung kann aber aufrechterhalten werden, weil dadurch keine bedrohliche Abhängigkeit vom Objekt entsteht.

Frauen und Männer mit einer sexuellen Störung sind jedoch nicht ohne gelebte Sexualität und meist auch nicht ohne sexuelle Erlebnisfähigkeit. Andere sexuelle Praktiken können den Koitus ersetzen und sexuelle Befriedigung ermöglichen. In diesen Praktiken und den sie begleitenden bewußten und unbewußten Phantasien können Triebwünsche befriedigt werden, die beim Koitus nicht zugelassen werden können: z.B. aggressive Impulse, perverse Phantasien, Verschmelzungswünsche etc.

Die Funktion der »Dysfunktion« ist unbewußt. Es ist deshalb auch verstehbar, daß das, was mit Nachdruck gewünscht wird – die normale sexuelle Funktion –, nur deshalb gewünscht werden kann, weil der Erfüllung des Wunsches etwas entgegensteht. Die Erfüllung des bewußten Wunsches enthält unbewußt eine Bedrohung, die im Symptom der sexuellen Störung abgewehrt wird. So scheinen Wunsch und Symptom im Widerspruch, der auf Auflösung drängt. Das Leiden am Symptom verdeckt, was das Symptom für das psychische Gleichgewicht des Individuums und oft auch für die Stabilität der Partnerbe-

ziehung leistet. Auf der Realebene aber wird das Symptom zum Ausdruck des Scheiterns an der Normalität; so wird es auch präsentiert.

Was unbewußt als so bedrohlich erlebt wird, daß es mit einer sexuellen Störung abgewehrt werden muß, hängt von der individuellen Gestalt und Verarbeitung der beschriebenen Grundkonflikte ab. Es gibt keine Konfliktspezifität für die phänomenologisch beschreibbaren einzelnen sexuellen Störungen, auch wenn die Häufung bestimmter Konfliktkonfigurationen bei bestimmten sexuellen Störungen (z.B. die Aggressionshemmung bei Patienten mit Ejaculatio praecox oder die Kastrationsangst bei der Erektionsstörung) dies oft nahelegt.

3.3 Organische Risiken

Organische Faktoren können die Geschlechtsorgane und die zur Sexualität dazugehörigen physiologischen Reaktionen in einer Weise beeinträchtigen, die zu sexuellen Störungen führt (Sigusch, 1995; Arentewicz und Schmidt, 1993). In welchem Umfang organische Ursachen an den sexuellen Störungen beteiligt sind, ist vor allem für die Impotenz des Mannes umstritten. Die »verdeckten« organischen Faktoren, die bei der normalen klinischen Untersuchung unentdeckt bleiben, aber in unterschiedlicher Häufigkeit zusammen mit einer Erektionsstörung gefunden werden können, haben »zu einer dramatischen Entwicklung neuer Untersuchungsmethoden in den letzten Jahren« geführt. Von diesen Faktoren kann indes nur eine »schwere venöse Insuffizienz eine Erektionsstörung hervorrufen« (Buvat et al., 1990).

Eine verfeinerte technische Diagnostik führt in der Regel zu Befunden, die vorher nicht erhoben werden konnten, »verdeckt« waren. Der Befund als solcher aber erklärt wenig und ersetzt nicht seine Beurteilung im Kontext möglicher Ursachen. Monokausales Denken wird dem Problem, warum ein Mann mit einer arteriosklerotischen Stenose eine Erektionsstörung hat und andere mit der gleichen pathologischen Veränderung nicht, in keiner Weise gerecht.

Patientengeschichte

> Ein 40jähriger Arbeiter kommt zum Erstgespräch, weil er nur selten auf Geschlechtsverkehr Lust hat, und wenn, dann »zu schnell kommt«. Seine Lebensgefährtin sei sexuell sehr anspruchsvoll und erwarte mehr von ihm. Er fürchtet, die Beziehung, an der ihm sehr viel liegt, könnte an seiner sexuellen Störung scheitern.
>
> Zur Vorgeschichte berichtet er, daß er wegen einer Erektionsstörung auf Anraten seines Urologen bereits zwei gefäßchirurgische Eingriffe habe vornehmen lassen. Die Erektion habe sich dadurch gebessert und sei jetzt fast normal. Der Urologe wisse nicht, daß er eine psychotherapeutische Einrichtung aufsuche. Er habe sich wegen seines neuen Problems nicht an ihn gewandt, weil dieser von Psychotherapie nichts halte.
>
> Sexualität war für den Patienten nie besonders wichtig. Seine Ehe und eine danach folgende längere Beziehung scheiterten daran, daß seine Partnerinnen immer mehr von ihm erwarteten und ihn wegen eines potenteren

Mannes dann auch verließen. Für ihn seien andere Beziehungsaspekte wie Nähe und Vertrautheit wichtiger gewesen. Der Vergleich mit anderen Männern sei zwar für ihn kränkend gewesen, doch habe er sich gegen die Trennung bisher nie gewehrt.

Als uneheliches Kind geboren wächst er in einer schwierigen Mutter-Sohn-Beziehung auf. Seine Mutter erlebt er als anhänglich und fordernd. Eine Ehe der Mutter scheitert, weil es zwischen ihr und seinem Stiefvater zu ständigen aggressiven Auseinandersetzungen kommt. Sie wird zunehmend alkoholabhängig, hat kurzfristige sexuelle Beziehungen, doch fordert sie von dem Sohn, daß er für sie da ist. Seine Beziehungen zu dem Stiefvater und den nachfolgenden Bekannten seiner Mutter bleiben im Gespräch blaß. Er erinnert sich nur, als Kind sehr jähzornig gewesen zu sein, doch habe ihm seine Mutter das »ausgetrieben«. Nach dem Abschluß der Hauptschule verläßt er abrupt seine Mutter und sucht räumlich weit von ihr getrennt einen Ausbildungsplatz. Noch heute hat er Schuldgefühle, seine alkoholkranke Mutter im Stich gelassen zu haben.
   Erst spät nimmt er sexuelle Beziehungen auf und heiratet dann sehr schnell. In Auseinandersetzungen hatte und hat er immer noch Angst vor »aggressiven Durchbrüchen«.
   Auf den Therapeuten macht der Patient einen depressiven und gehemmten Eindruck. In auffälligem Kontrast dazu steht sein durch Motorradkleidung noch betontes, männlich-stark erscheinendes Äußeres.

Die Funktion der Dysfunktion ist unschwer zu erkennen. In seinen sexuellen Beziehungen konstelliert sich die Wiederholung der Mutter-Sohn-Beziehung in ihrem Wechsel von Abhängigkeit, aggressiver Sexualität, Entwertung durch die ihm vorgezogenen »Stiefväter« und dem Zwang, die eigenen Aggressionen zu kontrollieren. Die Schuldgefühle werden abgewehrt, indem es nun die Frauen sind, die ihn verlassen. Die im Symptom der Impotenz wie der Ejaculatio paecox enthaltene aggressive Entwertung der Frauen und die Angst vor deren Macht, ihm die Aggression auszutreiben, ihn zu »kastrieren«, sind unbewußt an dem Wunsch nach möglichst desexualisierten Beziehungen zu Frauen beteiligt.
   Die unbewußten Konflikte sind operativ nicht zu beseitigen, und so ist die Symptomverschiebung nur zu verständlich. Wie aber ist das Einverständnis zwischen Arzt und Patient zur Gefäßoperation zu verstehen? Am ehesten als ein Bündnis auf der Ebene der äußeren Erscheinung: Die Wiederherstellung der Männlichkeit, die im Symptom der Erektionsstörung geschwächt erscheint, wird das gemeinsame Ziel. Die Depression wird abgewehrt. In der Operation wird die Aggression gegen das funktionsgestörte Geschlechtsorgan gerichtet, das danach mit ärztlicher Zustimmung wieder funktionieren darf. In Szene gesetzt werden so Kastrationsdrohung und ihre Aufhebung in der Übertragung auf den Operateur.
   Ob die beiden Operationen in irgendeiner Weise indiziert waren, ist aus dem Gespräch nicht abzuleiten. Hätte aber der Arzt die Geschichte des Patienten hören wollen, so wäre wohl eine Operation unterblieben. Darin liegt die Verantwortung des Arztes, unabhängig davon ob der Patient selbst zustimmt

oder durch sein Verhalten zu dieser Lösung beigetragen hat. Die unsinnige Spaltung in psychisch oder somatisch, die Ignoranz für das unbewußte hinter dem bewußten »Krankheitsangebot« wird so zum Gesundheitsrisiko für den Patienten.

4 Einzelne sexuelle Störungen

Neben den im folgenden dargestellten sexuellen Störungen bei Männern und Frauen ist man in der Praxis mit einer Vielzahl anderer sexueller Störungen konfrontiert: z. B. Patienten mit Störungen der Geschlechtsidentität, insbesondere Transsexualität, Patienten mit Perversionen (die in der Regel erst dann therapeutische Hilfe suchen, wenn die Perversion »entgleist«, d. h. ihre protektive Funktion verloren hat, bzw. zu verlieren droht), wegen »sexueller Delikte« straffällig gewordene Patienten mit Therapieauflage (insbesondere Pädophile und Exhibitionisten). Aus Platzgründen können wir auf diese Störungen nicht eingehen. Die Auseinandersetzung mit ihnen, insbesondere mit den Perversionen, ist aber auch dann von großer Bedeutung, wenn man sich nur mit den »normalen« sexuellen Störungen beschäftigen will: Zum einen spielen »perverse« Phantasien und Inszenierungen eine nicht unerhebliche Rolle für die Aufrechterhaltung der Spannung in langfristigen sexuellen Beziehungen. Zum anderen verbirgt sich hinter mancher »sexuellen Funktionsstörung« oder »Lustlosigkeit« eine abgewehrte perverse Phantasie oder eine perverse Beziehung (Hurni und Stoll, 1992), deren Erkennen für die Behandlung der sexuellen Störung unerläßlich ist.

4.1 Sexuelle Störungen des Mannes

4.1.1 *Lustlosigkeit*

Vertraut man den Statistiken, dann hat die sexuelle Lustlosigkeit bei Männern zugenommen (Arentewicz und Schmidt, 1993). Patienten mit sexueller Lustlosigkeit klagen darüber, nicht mehr wie früher Lust auf den Geschlechtsverkehr zu haben. Sie vermeiden es, sich auf sexuell erregende Situationen einzulassen und leiden gleichzeitig darunter. »Früher« das ist für sie mit »häufiger« und »lustvoller« assoziiert. Die Gründe für die fehlende Lust sind im bewußten Verständnis meist ein befürchtetes oder erlebtes Versagen in der Sexualität oder dessen Antizipation als unlustvoll und wenig befriedigend. Die Lustlosigkeit kann also auch eine Rationalisierung von Versagensängsten oder einer Funktionsstörung (Impotenz, Ejakulations- und Orgasmusstörung) sein. Häufiger jedoch ist die mangelnde Lust auf die gegenwärtige Partnerin bezogen. Sie wird als zu wenig attraktiv, zu aktiv und fordernd oder zu passiv beschrieben und in diesen Eigenschaften zur äußeren Ursache der Lustlosigkeit. Das Selbstbild, das Selbstwertgefühl und das Rollenverständnis, das der Mann von sich als Mann hat, findet in der Sexualität mit seiner Partnerin nicht mehr genügend Bestätigung.

In der Projektion der Ursache auf die Frau, der er sich entzieht, oder mit der er nur lustlos verkehrt, stabilisiert er sein narzißtisches Gleichgewicht. Selten nur ist die Lustlosigkeit auf alle potentiellen Sexualobjekte bezogen. In der Phantasie oder real wird die Sexualität mit einer anderen Frau als lustvoll und befriedigend erlebt. Was als »Verlust der Libido« beschrieben wird, ist eher zu verstehen als »Verlust des Liebesobjekts« in der Beziehung und als Rückzug der Libido ins Ich.

4.1.2 Impotenz, Erektionsstörung, erektile Dysfunktion

Impotenz ist die sexuelle Störung, mit der Männer am häufigsten einen Arzt oder Psychotherapeuten aufsuchen. Das Glied wird nicht mehr steif, so daß das Eindringen in die Scheide nicht möglich ist, oder eine dafür noch ausreichend starke Erektion bricht unmittelbar vor, während oder kurz nach dem Eindringen zusammen. Ist die Erektion nur beim Versuch des Koitus, nicht aber bei der Masturbation und bei anderen nicht-koitalen Sexualpraktiken, gestört, ist das ein sicherer Hinweis auf eine Psychogenese der Impotenz. Gleiches gilt für das Auftreten nächtlicher und vor allem morgendlicher Erektionen. Unter einer primären Impotenz wird verstanden, daß dem Mann noch nie ein Koitus möglich gewesen ist. Dementsprechend ist bei einer sekundären Impotenz der früher möglich gewesene Geschlechtsverkehr nicht mehr wie gewünscht durchführbar. Von einer situativen Impotenz sprechen wir dann, wenn nur unter bestimmten Umständen oder mit bestimmten Partnerinnen die Erektion ausbleibt. So kann z.B. ein Mann bei einer Prostituierten oder bei seiner Geliebten durchaus potent sein, während er bei seiner Ehefrau impotent ist. Für andere Männer kann die Potenz an die Möglichkeit gebunden sein, daß die Partnerin perverse Elemente beim Koitus zuläßt, wie Fetische oder sadomasochistische Praktiken.

Ist die primäre Impotenz meist Ausdruck einer neurotischen Entwicklung ohne »auslösende Situationen«, finden sich bei der sekundären Impotenz oft lebensgeschichtlich bedeutsame Ereignisse, in deren Kontext sie sich erstmals manifestiert. Trennung oder Verlassenwerden von einer langjährigen Partnerin oder der Tod der Lebenspartnerin sind solche Ereignisse, ebenso wie berufliche Krisen oder der Übergang in den Ruhestand. Impotenz kann auch auftreten, wenn ein Paar sich entschließt zusammenzuziehen, wenn der Kinderwunsch einseitig bei der Frau vorhanden ist, wenn sich in einer Beziehung die »Machtverhältnisse« verschieben u.ä. Zunehmend häufiger kommen auch Männer zur Beratung, die aus den unterschiedlichsten Gründen ihre Heimat verlassen haben und hier in Übergangs- oder Asylwohnheimen leben und als Ausländer an den Rand der Gesellschaft gedrängt sind. Ihre objektive Situation der Ohnmacht findet in der Impotenz ihren körperlichen Ausdruck (Ben Jelloun, 1986).

Nicht jeder Mann reagiert auf ein vergleichbares Ereignis mit einer sexuellen Störung. Es müssen also zu dem äußeren Ereignis auch innere Dispositionen hinzukommen, um das Entstehen des Symptoms zu erklären. Dies gilt in gleicher Weise ja auch für andere psychosomatische Symptome.

Impotenz ist häufig ein Ausdruck ungelöster ödipaler Konflikte und stellt eine Reaktion auf Risiken dar, die aus der Rivalität der Geschlechter erwachsen (s.a. Becker, 1980). Abgewehrt werden Kastrationsängste, wie sie z.B. in der Phantasie der »vagina dentata« enthalten sind. Um Kastrationsangst geht es auch in den unbewußten Ängsten vor einer Rivalität mit anderen Männern, die als potenter phantasiert werden. Dadurch wird die sexuelle Betätigung zum Konkurrenzkampf mit den ödipalen »Nebenbuhler«, der mittels der gestörten Erektion vermieden wird.

4.1.3 Ejakulations- und Orgasmusstörungen

Orgasmus und Ejakulation werden im Erleben des Mannes nicht getrennt wahrgenommen. Sexualphysiologisch ist jedoch die Ejakulation eine Folge des Orgasmus (s.a. Kap. 77, »Urologie«). Männer können in seltenen Fällen einen Orgasmus ohne Ejakulation oder eine Ejakulation ohne Orgasmus haben (Rosen und Beck, 1988). Für das Erleben der Störung bedeutsam ist die Ejakulation und das, was sie symbolisch ausdrückt, wenn sie zu früh oder verzögert eintritt oder ganz ausbleibt.

Bei der Ejaculatio praecox (dem vorzeitigen Samenerguß) erfolgt die Ejakulation entweder schon vor, unmittelbar oder sehr schnell nach dem Eindringen in die Scheide. Der Orgasmus kann dabei sowohl als schwach und unbefriedigend, aber auch als stark und lustvoll erlebt werden. Ist die Ejakulation vor und beim Eindringen in die Scheide noch relativ einfach als vorzeitig zu beschreiben, so ist sie danach in der Beurteilung abhängig von den Erwartungen des Mannes an sich und von den Wünschen seiner Partnerin. Jedes objektive Maß der Dauer des »normalen« Koitus oder der Häufigkeit der dabei zu vollziehenden Beckenbewegungen ist deshalb normativ und absurd.

Patienten mit verzögerter Ejakulation (Ejaculatio retarda) klagen darüber, daß der Geschlechtsverkehr fast zu einer mechanischen Verrichtung wird. Und auch das orgastische Gefühl sei oft gering, wenn es überhaupt zur Ejakulation komme. Die sexuellen Bedürfnisse der Partnerin können, weil der eigene Orgasmus das einzige Ziel ist, zur Nebensache werden. Beim Petting oder bei der Selbstbefriedigung wird hingegen meist ohne Schwierigkeiten ein befriedigender Orgasmus erlebt. In seltenen Fällen kann es vorkommen, daß ein Mann auch beim Onanieren nicht zum Orgasmus und zur Ejakulation kommt und er Pollution nur im Schlaf erlebt.

Kontrolle über sich, den Orgasmus und die Ejakulation zu haben, ist das gemeinsame Thema der Ejakulationsstörungen. Der Kontrollverlust bei der vorzeitigen Ejakulation und die Kontrolle nicht verlieren zu können bei der verzögerten oder ausbleibenden Ejakulation, sind die beiden extremen Pole der Störung. In beiden Situationen ist es die Partnerin, durch die das Symptom erst bedeutsam wird. Sie spürt, daß sie kaum beachtet wird, weil der Mann nur mit sich beschäftigt ist. In beiden Symptomen wird in der Nähe Distanz hergestellt.

Die Ejakulationsstörungen sind eng mit Geben und Festhalten verbunden und verweisen so auf Wurzeln in der analen Phase. Abraham (1917) betont die unbewußte Gleichsetzung von Sperma und Urin und damit eine enge Verknüpfung mit der Urethralerotik.

Die aggressive Komponente in dem Symptom, bei Abraham »beschmutzen«, nennt Bergler (1958) pseudo-aggressiv und verweist auf den masochistischen Gewinn. Für die Ejaculation retarda betont Becker (1980) mehr die Angst vor dem Kontrollverlust in der Hingabe im Sinne von Angst vor Ich-Verlust bzw. Todesangst.

4.2 Sexuelle Störungen der Frau

Birgt die Bezeichnung »sexuelle Funktionsstörungen« schon beim Mann die Gefahr einer Trennung der Funktion vom Subjekt, so wird sie für die Beschreibung und das Verständnis der sexuellen Störungen der Frau gänzlich inadäquat. Dies gilt insbesondere für die bei der Frau am meisten verbreitete sexuelle Störung, die Lustlosigkeit bzw. Frigidität. Selbst das Ausbleiben der »Lubrikations-Schwell-Reaktion« (Kaplan, 1979), d.h. des Feuchtwerdens der Scheide und des Anschwellens der Schamlippen, ist so eng mit Störungen des sexuellen Empfindens bzw. der sexuellen Lust verbunden, daß der Versuch, eine davon unabhängige gestörte sexuelle Funktion zu isolieren, sinnlos ist. Auch der subjektiven Wirklichkeit von Frauen mit sexuellen Störungen entspricht die Reduktion auf eine gestörte Funktion ebensowenig wie die damit einhergehende Loslösung der Sexualität von ihrem Gesamtempfinden. Dies sind Gründe dafür, warum die »sexuellen Funktionsstörungen der Frau« nahezu aus der Medizin verschwunden sind: Die sexuellen Störungen der Frau entziehen sich dem Zugriff der Medizin, ein der Allianz zwischen männlicher Abwehr und medizinischer Vereinnahmung vergleichbares Bündnis existiert nicht.

4.2.1 *Lustlosigkeit, Inappetenz, Frigidität*

Diese Störung ist bei Frauen erheblich häufiger als bei Männern und der Hauptanlaß für Frauen, wegen einer sexuellen Symptomatik professionelle Hilfe zu suchen. Da Frauen auch ohne sexuelle Lust Geschlechtsverkehr »ausführen« können, hängt es von der subjektiven Bewertung der Frau und von der Wahrnehmungsfähigkeit ihres Partners ab, ob sie ihre Lustlosigkeit als Störung empfindet. Auch gesellschaftliche Rollenzuschreibungen spielen hier eine Rolle, z.B. ob der Frau überhaupt eine eigene sexuelle Lust zugestanden wird, bzw. diese als sozial erwünscht gilt, mit welchen widersprüchlichen Erwartungen an »Frausein« sie sich auseinandersetzen muß etc.

Frauen mit situativer oder generalisierter sexueller Lustlosigkeit empfinden gegenüber sexuellen Handlungen mit dem Partner Gleichgültigkeit, fühlen sich belästigt, empfinden Widerwillen oder Ekel u.a. Nur selten betrifft dies aber die gesamte Sexualität (z.B. Koitus und Masturbation) bzw. Sexualität unabhängig von konkreten Bedingungen (z.B. Zeit, die für die Sexualität zur Verfügung steht, Einbettung in Zärtlichkeiten, emotionale Gestimmtheit vor dem sexuellen Akt).

Hinter dem Symptom sexuelle Lustlosigkeit verbirgt sich ein breites Spektrum von Konflikten: von der relativ bewußtseinsnahen Verweigerung gegenüber der Sexualität des männlichen Partners (»sie hat keine Lust auf das, was er will«) über ungelöste Partnerkonflikte bis hin zu unbewußten Konflikten bzw. neurotischen Störungen. Diagnostisch ist es deshalb wichtig, diese verschiedenen intrapsychischen, interaktiven, situativen und praktikbezogenen Bedingungen der sexuellen Lustlosigkeit und ihre möglichen Verschränkungen untereinander zu klären. Auch die individuelle psychische Bedeutung bestimmter Lebensphasen, insbesondere Schwangerschaft, Kindererziehung, Menopause, können ätiologisch für die sexuelle Lustlosigkeit der Frau von großer Bedeutung sein.

Hierbei handelt es sich allerdings nicht um eine »Art von physiologischer Inappetenz« (Bräutigam und Clement, 1989), sondern vor allem um psychische Integrationsleistungen, deren Mißlingen zu sexueller Lustlosigkeit führt: Zum einen wird durch die Schwangerschaft/Mutterschaft die internalisierte Beziehung der Frau zu ihrer eigenen Mutter reaktualisiert, zum anderen (und z.T. damit zusammenhängend) gelingt es manchen Frauen nicht, sich zur gleichen Zeit als zärtliche versorgende Mutter und als »Geliebte« d.h. als Sexualobjekt bzw. Sexualsubjekt zu erleben.

Patientengeschichte

Eine 39jährige Frau kommt in die Ambulanz mit der Befürchtung, ihr Ehemann könne sie verlassen, weil sie immer weniger Lust auf Sexualität mit ihm habe. Die ersten zwei Jahre der Beziehung hätten sie beide die Sexualität miteinander genossen, nach der Heirat und verstärkt nach der Geburt des Sohnes, der sie sehr viel Kraft koste, habe ihr sexuelles Verlangen immer mehr nachgelassen. Seit ein paar Jahren empfinde sie nur noch Widerwillen und lasse Sexualität nur noch manchmal ihrem Mann zu Liebe zu, der sehr starke sexuelle Bedürfnisse habe. Nachdem ihr Mann kürzlich zum ersten Mal deshalb wütend geworden sei und mit Trennung gedroht habe, habe sie Angst bekommen, weil sie ihren Mann liebe und ihn nicht verlieren wolle. Sie erinnert, daß sie in einer früheren Beziehung auch die erste Zeit sexuell erlebnisfähig gewesen war und dann ebenfalls kein sexuelles Verlangen mehr hatte.

Aus der Lebensgeschichte ist zu erfahren, daß sie als Kind die Mutter als schwach und unzugänglich ablehnte, sich ganz am Vater orientierte und dessen Liebe vor allem dadurch errang, daß sie so tüchtig war wie er, z.B. die Versorgung der jüngeren Geschwister übernahm und in der Schule gute Leistungen erbrachte.

Im anschließenden Paargespräch wirkt der Ehemann wie ein freundlicher Teddybär, der passiv rundum versorgt sein möchte. Als die Therapeutin die Patientin fragt, ob sie manchmal das Gefühl habe, zwei Kinder zu haben, werden bei der ansonsten sehr kontrolliert und kontrollierend wirkenden Patientin latente eigene Ver-

> sorgungswünsche deutlich, und sie wirft ihrem Mann vor, daß er zu Beginn der Beziehung so interessant und aktiv gewesen und ab der Heirat nach und nach so langweilig geworden sei, keine Interessen mehr habe und nie gemeinsame Aktivitäten vorschlage. Er bestätigte dies, meint aber, da sie sowieso alles in der Hand habe und organisiere, sei es für ihn so einfacher.

In diesem Fall ist die Verbindung von individueller Neurose und Partnerproblematik deutlich. Bei der Patientin liegt eine Identifizierungsstörung mit der Mutter vor, die sie aber nicht am sexuellen Erleben hinderte, solange sie den Mann als dem Vater ähnlich idealisieren konnte. Mit der zunehmenden Regression des Mannes im Laufe der Ehe und mit der Geburt des Sohnes (beide erlebt sie als »auffressend«) wird sie zunehmend mit ihren abgewehrten oralen Versorgungswünschen konfrontiert, was zu einer verstärkten zwanghaften Abwehrbewegung bis hin zur sexuellen Erlebnisunfähigkeit führt.

Neben individuellen Konflikten auf allen Stufen der psychischen Entwicklung (bezogen auf Triebentwicklung, Ich-Entwicklung, Narzißmus, Objektbeziehungen) stehen bei der sexuellen Lustlosigkeit der Frau vor allem Probleme mit der Annahme des eigenen Geschlechts im Vordergrund. Hierbei stehen Frauen vor der generellen Schwierigkeit, »einerseits ihre Zugehörigkeit zum weiblichen Geschlecht schätzen zu sollen, andererseits die kulturell und sozial festgelegten Schranken für Frauen überwinden zu müssen. Voraussetzung dafür scheint mir die Fähigkeit, trennen zu lernen zwischen der Akzeptanz der eigenen Geschlechtszugehörigkeit und gleichzeitiger Nichtakzeptanz der traditionellen Geschlechtsrolle« (Brückner, 1990). Im Einzelfall kann dies bedeuten, daß eine Frau durch einen Autonomiezuwachs in der Beziehung erstmals oder wieder sexuelle Lust entwickelt; oder auch die sexuelle Lust zunächst bei sich autonom (Masturbation) entdecken muß, was aber auch dazu führen kann, daß dann die bisherige Sexualität mit dem Mann nicht mehr als lustvoll erlebt wird.

4.2.2 Vaginismus, Koitusphobie, Dyspareunie

Unter Vaginismus (Scheidenkrampf) im engeren Sinne versteht man die Verengung des Scheideneingangs durch unwillkürliche Spasmen der Beckenmuskulatur und des äußeren Drittels des Scheideneingangs als Reaktion auf den realen oder vorgestellten Versuch, etwas in die Scheide einzuführen. Der Koitus (in schweren Fällen selbst das Einführen eines Fingers oder eines Tampons) ist dann gar nicht oder nur unter starken Schmerzen möglich. In der Praxis wird unter die Bezeichnung Vaginismus oft auch die Koitusphobie ohne Scheidenkrampf (große Angst vor dem Koitus, die Frau verweigert den Versuch bzw. reagiert mit panischen Fluchtversuchen) subsumiert. Psychologisch macht dies Sinn, da es in beiden Fällen um eine psychische Abwehr des Koitus geht, die sich im Fall des Vaginismus zusätzlich in einem reflexhaften Krampf ausdrückt. Frauen mit Vaginismus oder mit einer Koitusphobie sind in der Regel sexuell erlebnis- und auch orgasmusfähig, wenn der Koitus nicht versucht wird. Körperliche Traumen im Genitalbereich (schwere Geburt, Krankheiten wie Endometriose, Genitaloperationen etc.) können ätiologisch als angstauslösende Faktoren eine Rolle spielen.

Angesichts der bekannten Psychogenese des Vaginismus ist es erstaunlich, daß es immer noch (wenn auch heute seltener) Ärzte gibt, die vaginistische Patientinnen mit sinn- und erfolglosen Vaginalschnitten bzw. Vaginaldehnung in Vollnarkose »behandeln«. Hier müssen unbewußte Deflorations- oder Vergewaltigungsphantasien des Operateurs eine Rolle spielen; auch wenn die bei vaginistischen Patientinnen häufige latente Entwertung des Mannes unbewußte Aggressionen im Arzt auslöst, legitimiert dies die Gewaltsamkeit solcher Operationen nicht.

Die Dyspareunie (schmerzhafter Koitus) ist am häufigsten die Folge mangelnder Lubrikation. Die mangelnde Lubrikation kann organisch verursacht oder mitverursacht (z. B. in der Menopause) oder eine psychisch bedingte Erregungsstörung sein. Da die Schmerzen sich sehr unterschiedlich äußern (beim Eindringen des Penis als Brennen, Stechen oder Jucken; im Innern der Scheide als dumpfer Schmerz; als wehenähnliche Krämpfe beim Orgasmus oder als diffuser Unterleibsschmerz) ist eine gynäkologische Untersuchung sinnvoll, der allerdings auch bei somatischem Befund eine psychodynamische Untersuchung folgen soll (s. a. Kap. 21, »Anamnese und körperliche Untersuchung«), da es auch Fälle gibt, bei denen die Schmerzen auch nach der Beseitigung der organischen Ursache bestehen bleiben und lang andauernde organisch bedingte Dyspareunien in der Regel die gesamt sexuelle Funktion beeinträchtigen.

Klinisch ist die Dyspareunie oft schwer von Vaginismus und Koitusphobie zu unterscheiden, da sie auf die Dauer ebenso zu Angst vor dem Koitus und zu sexueller Aversion führt. Vaginismus, Koitusphobie und Dyspareunie sind im Gegensatz zur sexuellen Lustlosigkeit viel seltener partner- und situationsabhängig; entsprechend verbergen sich dahinter auch seltener Paarkonflikte, sondern eher individuelle neurotische Konflikte.

4.2.3 Orgasmusstörungen, Anorgasmie

Orgasmusstörungen können mit einer Erregungsstörung einhergehen oder (seltener) isoliert auftreten. Im engeren Sinne handelt es sich um eine Orgasmusstörung (Anorgasmie), wenn bei vorhandener Lust und Erregbarkeit eine spezielle Hemmung des Orgasmus vorliegt. Diese Hemmung kann allgemein sein oder nur bestimmte sexuelle Praktiken betreffen.

Klitoris und Vagina bilden eine Funktionseinheit beim sexuellen Erregungsablauf, physiologisch gibt es keine zwei Arten von Orgasmus. Frauen erleben den Orgasmus beim Koitus zwar oft anders als beim Petting oder bei der Masturbation, was aber nicht durch klitoridale versus vaginale Auslösung, sondern durch die dabei erlebte Beziehung und die dazu gehörigen Phantasien bedingt ist.

»Die Fähigkeit, einen Orgasmus zu erleben, ist bei der Frau ebensowenig Gradmesser für seelische Reife, Gesundheit oder Liebesfähigkeit, wie beim Mann eine ungestörte Potenz. Sowohl seelisch schwer gestörte, liebesunfähige als auch psychotische Frauen sind oftmals durchaus orgasmusfähig. Andererseits können manche relativ ausgeglichenen liebesfähigen Frauen keinen Orgasmus, also keinen ekstatischen Höhepunkt erleben, sondern eher eine lustvolle friedliche Entspannung und damit auch zufrieden sein« (Fleck, 1969).

Die Klärung der Frage, wann ein ausbleibender Orgasmus bei Frauen als »Störung« zu bezeichnen ist, bedarf großer diagnostischer Sorgfalt; auch gesellschaftlich jeweils vorherrschende Leistungsnormen müssen dabei berücksichtigt werden. Klinisch entscheidend ist vor allem die Frage, ob die Frau generell (also inklusive Masturbation) oder nur mit dem Partner oder nur bei bestimmten sexuellen Praktiken keinen Orgasmus erleben kann, also ob es sich um eine allgemeine tiefe Angst vor Regression oder um objektbezogene Ängste vor Abhängigkeit, Überwältigtwerden, Auflösung des Selbst u.a. handelt.

5 Das diagnostische Gespräch

Patientengeschichte

Ein etwa 40jähriger Akademiker sucht wegen einer Erektionsstörung die Sexualmedizinische Ambulanz auf. Er ist nach dem Scheitern seiner ersten Ehe eine neue Beziehung mit einer deutlich jüngeren Partnerin eingegangen. In der Ehe hatte er keine Potenzprobleme. Er ist deshalb sehr davon überrascht und befürchtet, seine neue Beziehung könne daran scheitern. Die urologische und neurologische Untersuchung hatte keinen pathologischen Befund erbracht. Er fragt sich nun nach psychischen Ursachen.

Seine frühere Ehefrau war die erste Frau, mit der er sexuellen Kontakt hatte. Das Scheitern der Ehe stellt er als ein langsames Sichauseinanderleben dar. Er schildert seine Frau als lebenslustig und aktiv. Sie hat während der Ehe ein Studium aufgenommen und sich nach dessen Abschluß von ihm getrennt. Alles, was er über die Ehe berichtet, scheint ihn nicht wirklich zu berühren. Von Kränkungen, Wut oder Enttäuschungen will er nichts spüren und der Versuch des Therapeuten, ihn damit zu konfrontieren, verstärkt nur seine Abwehr. Das Gespräch ist mühsam und von bleierner Schwere. Beim Therapeuten entsteht das Gefühl, »wie gelähmt« zu sein, auf das der Impuls »abhauen« antwortet. Erst die Frage nach den Phantasien bei der Onanie bringt Bewegung in das Gespräch. Zögernd schildert der Patient, er phantasiere dabei eine Frau ohne Gesicht, ohne Eigenschaften und ohne eigene Bedürfnisse. Sie verhalte sich beim Geschlechtsverkehr mit ihm völlig regungslos – wie gelähmt – und ohne eigene Initiative. Diese Phantasie verhilft ihm auch beim Versuch mit seiner neuen Partnerin zu schlafen zu einer Erektion, die aber dann zusammenbricht, wenn sich seine Partnerin mit ihrer Lebendigkeit äußert. Lebendigkeit aber bedeutet »abhauen« zu können und für ihn die Angst, verlassen zu werden.

Der bei diesem Patienten dem Symptom der gestörten Erektion zugrunde liegende Konflikt zeigt sich im Übertragungs-/Gegenübertragungsgeschehen, was durch die Onaniephantasie bestätigt und verstehbar wird: Die lähmende Kontrolle wird von dem Patienten unbewußt eingesetzt, um Angst und Ohnmacht gegenüber dem lebendigen Objekt abzuwehren. Versagt diese Abwehr in der sexuellen Beziehung, wird die Partnerin bzw. ihre weibliche Potenz für den Patienten zur Bedrohung seiner phallisch-narzißtischen Integrität, was dann zur Erektionsstörung führt.

Die Leitfrage des diagnostischen Gesprächs mit sexuell gestörten Patienten muß stets die sein, welche unbewußten Ängste und Konflikte mit Hilfe des Symptoms abgewehrt werden, bzw. welche unbewußte Funktion die sexuelle Störung für das psychische Gleichgewicht des Patienten bzw. der Paarbeziehung hat.

Der Erarbeitung dieses Verständnisses zwischen Arzt und Patient stehen viele bereits beschriebene Widerstände entgegen, insbesondere das Leiden des Patienten unter der sexuellen Störung, das (vor allem bei Männern) oft somatisierte Verständnis der »Dysfunktion«, die oft bestehende Chronifizierung des Symptoms und ihre Verstärkung durch sekundär aufgetretene Erwartungsängste.

Die **sorgfältige und konkrete Anamnese** (s.a. Kap. 21, »Anamnese und körperliche Untersuchung«) des sexuellen Symptoms nimmt den Patienten mit seinem sexuellen Symptom ernst und schafft damit oft erst die Voraussetzung für einen psychodynamischen Zugang zum Verstehen des sexuellen Symptoms. Auch die wichtige, für die Patienten anfangs schwierige Frage nach den Phantasien wird dann oft erst möglich.

Die Frage nach einer organischen Ursache der sexuellen Störung, die Männer meist mehr beschäftigt als Frauen, ist nicht nur als Abwehr abzutun. Sie ist – gerade wenn das Problem zum ersten Mal angesprochen wird – ernst zu nehmen. Wird sie vom Patienten nicht zum Thema gemacht, so muß sie dennoch geklärt werden. Dies gilt insbesondere für die gestörte Erektion des Mannes und die Dyspareunie der Frau. Morgendliche Erektionen sind der sicherste Hinweis auf eine psychogene Impotenz.

Sexuelle Störungen, die sich im höheren Alter erstmals manifestieren, werden oft allzu schnell mit dem Alter selbst und damit zu quasi natürlichen physiologischen Erscheinungen erklärt. Dabei wird auf altersspezifische sexualphysiologische Veränderungen, wie die Verminderung der Lubrikation bei Frauen nach der Menopause oder die generelle Verlangsamung des sexuellen Reaktionszyklus bei Männern (Master und Johnson, 1973) verwiesen. Nicht nur in der Medizin, auch in familiären Beziehungen und institutionellen Zusammenhängen (z.B. Altersheim, Klinik etc.) besteht die Tendenz, älteren Menschen die Sexualität überhaupt abzusprechen, d.h. das Altern zu einem kontinuierlichen Prozeß der

Desexualisierung entsprechend der Reduktion des Alterns auf einen fortschreitenden Abbauprozeß (zur Kritik s. a. Kap. 60 »Der ältere Mensch«) zu erklären. Demgegenüber ist in der Diagnostik und Therapie sexueller Störungen im Alter daran festzuhalten, daß alte Menschen grundsätzlich ebenso Triebwünsche und Triebkonflikte haben wie jüngere, auch wenn diese durch andere, altersspezifische Konflikte (körperliche Alterserscheinungen, krankheitsbedingte Einschränkungen, größere Nähe zum Sterben, Angst vor Abhängigkeit und Verlust der Autonomie, Verlust des Lebenspartners u. a.) überlagert sein können.

Sexuelle Störungen treten nicht nur bei heterosexuellen Männern und Frauen auf. Erektionsstörungen sind auch bei homosexuellen Männern häufig der Anlaß dafür, professionelle Hilfe zu suchen. Lesbische Frauen klagen (vergleichbar den heterosexuellen Frauen) mehr über das Nachlassen sexueller Lust in längeren Beziehungen. Für das Verständnis der sexuellen Störungen bei homosexuellen Männern und Frauen ist das Wissen um die Besonderheiten ihrer Sexualität und ihrer Lebensweisen erforderlich.

Ein besonderes diagnostisches Problem bei sexuellen Störungen ist die Frage, ob und wann der Partner mit einbezogen werden sollte. Das läßt sich nur in wenigen Fällen (z. B. bei psychogener Infertilität) vorab entscheiden. Es gibt Patienten, die die Störung »auf sich nehmen«, obwohl ein Beziehungskonflikt der Störung zugrunde liegt; es gibt aber auch Paare, bei denen das individuell begründete sexuelle Symptom des einen Partners entweder für die unbewußte Beziehungsdynamik oder für psychische Stabilität des »gesunden« Partners eine so hohe Bedeutung hat, daß sie nur als Paar Diagnostik und Therapie zulassen.

Die Verführung kann groß sein, sich mit dem Patienten gegen den nicht anwesenden Partner zu verbünden, sei es gegen den Mann, der die Patientin »schickt«, weil sie nicht funktioniert, wie er es wünscht, sei es gegen die Frau, die ihren Mann »entwertet«, weil er sie nicht befriedigt . Die Darstellung des Partners im Gespräch reflektiert immer dessen Wahrnehmung durch den Patienten und kann Teil seiner Abwehr von für ihn unerträglichen Gefühlen sein, die auf den »versagenden« Partner projiziert werden. Es kann aber auch geschehen, daß sich der Therapeut mit dem abwesenden Partner verbündet und dessen Urteil über den anwesenden Patienten übernimmt. Dann wird möglicherweise das Symptom bei ihm fixiert, obgleich es vielmehr die Störung des nicht Anwesenden ist. Eine dritte Möglichkeit besteht darin, daß im Einzelgespräch ein Paarkonflikt deutlich wird, was dann auch dazu führen sollte, ein Gespräch mit dem Paar zu führen, wenn beide dies wollen. Umgekehrt kann sich auch aus einem diagnostischen Paargespräch ergeben, daß eine Fortsetzung der Diagnostik bzw. Therapie nur mit einem der Partner indiziert ist, was aus den genannten Gründen auf erheblichen Widerstand stoßen kann.

6 Therapie sexueller Störungen

Grundsätzlich unterscheiden sich die sexuellen Störungen nicht von anderen psychischen und psychosomatischen Erkrankungen des Menschen (vgl. Sigusch, 1995). Nicht zuletzt durch das Besondere am Sexuellen selbst nehmen sie jedoch in der Praxis eine Sonderstellung ein, die für die Behandlung zwei komplementäre Gefahren birgt: Auf der einen Seite die Isolierung des sexuellen Symptoms und dessen vom Subjekt losgelöste Behandlung, auf der anderen Seite die Vernachlässigung des konkreten sexuellen Symptoms und als Folge davon enttäuschende therapeutische Resultate und resignierende Überweisungen an den »Spezialisten«.

Wer Patienten mit sexuellen Störungen behandelt, muß sich stets dieser beiden Gefahren bewußt sein. Die Gefahr der verkürzten symptomzentrierten Betrachtungsweise wurde am Beispiel der Behandlung der männlichen Impotenz aufgezeigt (s. Abschnitt 3.3 und Kap. 77, »Urologie«). Die zweite, insbesondere in psychoanalytischen Behandlungen sexueller Störungen gegebene Gefahr hängt wesentlich mit dem Übersehen der »funktionellen Autonomie sexueller Störungen« (Arentewicz und Schmidt, 1993) zusammen: Für die Aufrechterhaltung sexueller Störungen von erheblicher Bedeutung sind Erwartungs- und Versagensängste. Das Auftreten einer sexuellen Funktionsstörung führt, wenn sie nicht als »erklärbar« (z. B. durch Alkohol, Übermüdung u. a.) erlebt wird, zu Erwartungsangst. Diese Erwartungsangst verhindert die intakte Funktion und diese erhöht wieder die Erwartungsangst. Dieser »Selbstverstärkungsmechanismus« (ebd.) oder »sich selbst erhaltende Teufelskreis« (Lobitz et al., 1974) spielt bei allen sexuellen Störungen, insbesondere bei denen der Männer, eine große Rolle.

Der Psychoanalytiker Stekel beschrieb schon 1920 bei Potenzstörungen die »Furcht vor der Furcht, die Autosuggestion vor der Furcht«. Dieser Mechanismus muß auch von Psychoanalytikern ernst genommen werden, weil er dazu führen kann, daß das sexuelle Symptom persistiert, obwohl der dahinterliegende Konflikt bearbeitet worden ist. Therapeutisch hat dies ähnliche Konsequenzen wie etwa bei der Phobie, bei der schon Freud (1918) empfahl, Phobiker irgendwann aktiv dazu zu bewegen, sich mit dem vermiedenen Objekt bzw. der vermiedenen Situation zu konfrontieren, »und während dieses Versuchs mit der Angst zu kämpfen«.

Mit der von Masters und Johnson (1973) entwickelten, auf ihren sexualphysiologischen Untersuchungen und auf lerntheoretischen Konzepten basierenden Paar-Intensiv-Therapie sexueller Störungen (aufeinanderfolgende Verhaltensanweisungen für sexuelle »Übungen«, die das Paar zwischen den Sitzungen ausführt) begann die Ära der sogenannten Sexualtherapie. Diese Paartherapie und ihre zahlreichen Variationen sind die heute am meisten angewandte Psychotherapie bei sexuellen Störungen. Allerdings ist das triumphale Postulat der sogenannten »neuen« (nicht psychoanalytischen) Sexualtherapien, die meisten sexuellen Störungen seien nur oberflächlich verursacht und entsprechend leicht therapierbar, längst einer Ernüchterung gewichen.

Mit inhaltlichen Modifikationen der Paartherapie wurde versucht, dieser Tatsache Rechnung zu tragen (vgl. Arentewicz und Schmidt 1993; Hurni und Stoll, 1987, 1988), indem verstärkt psychodynamische und partnerschaftsdynamische Aspekte (d.h. die Bearbeitung neurotischer und Partner-Konflikte) in die Paartherapie einbezogen wurden. In diesem erweiterten Verständnis der Paartherapie sexueller Störungen ist »die Sexualität nicht so sehr das Symptomzielgebiet, sondern der rote Faden, an dem entlang sich Therapie vollzieht« (Arentewicz und Schmidt, 1993). Die »Übungen« werden in diesem Sinne als therapeutisches Agens verstanden, um psycho- und partnerschaftsdynamisches Material zu Tage zu fördern, das dann therapeutisch genutzt werden kann. Den Vertretern dieser psychodynamisch erweiterten, aber nach wie vor mit Verhaltensanleitungen arbeitenden Paartherapie sexueller Störungen ist dabei durchaus bewußt, daß ihre Therapie »kaum mehr als Abwehrstrukturen schaffen« kann, »die weniger einschränken als das sexuelle Symptom, die im günstigen Falle eine lebendige Partnerschaft und Sexualität ermöglichen« (ebd.). Daß »die somatischen Eingriffe ... auf eine vertrackte Weise ebenfalls die Abwehr entlasten und umstrukturieren« (ebd.) können, (z.B. Verringerung der Kastrationsangst, weil der operative Eingriff am Penis unbewußt als symbolischer Vollzug derselben erlebt wird), ist ein bislang zu wenig diskutierter Aspekt der Wirkung von SKAT, Penisprothesen, Gefäßoperationen am Penis, etc.

Für die Vertreter der psychodynamisch reflektierten Verhaltenstherapie sexueller Störungen stellt sich die Frage nach der Indikation zur Einzel- oder zur Paartherapie nicht; letztere ist für sie vielmehr grundsätzlich die Therapiemethode der Wahl, d.h. »bei allen Paaren, die ihr sexuelles Problem in den Vordergrund stellen, gleichgültig wie stark der neurotische oder Partner-Konflikt hinter dem Symptom ist« (Arentewicz und Schmidt, 1993). Implizit setzt dieser therapeutische Ansatz ein »normales Behandlungsbündnis mit einem Paar« voraus, »das sich – um Winnicott zu paraphrasieren – ›hinreichend gut‹ versteht« (Hurni und Stoll, 1991; Übersetzung durch die Verfasser). In der Praxis suchen jedoch zunehmend Paare mit sexuellen Störungen Therapie, bei denen diese Voraussetzung nicht gegeben ist und bei denen die herkömmliche Paartherapie scheitert, weil es keine neurotischen Paare sind, sondern Paare mit vorwiegend narzißtischen und/oder perversen Beziehungsstrukturen (vgl. ebd.). Deshalb wenden sich manche Vertreter der Paartherapie sexueller Störungen in jüngster Zeit verstärkt psychoanalytischen Konzepten der Paardynamik zu, insbesondere sol-

chen, die über das Verständnis neurotischer Mechanismen hinausgehen. (z.B. Eiguer und Ruffiot, 1991)

Das Paar hat »in der psychoanalytischen Forschung bisher nicht die Aufmerksamkeit gefunden, die ihm gebührt«, vermutlich weil es ein »Produkt des Erwachsenenlebens« (Eiguer und Ruffiot, 1991) ist. Deshalb sind auch wichtige psychoanalytische Beiträge zum Verständnis von Zweierbeziehungen (s.a. Kernberg, 1992) bislang zu wenig in Konzeptionen psychoanalytischer Paartherapie umgesetzt worden. Bereits vorliegende Ansätze (vgl. Eiguer und Ruffiot, 1991; Willi 1975) könnten sich auch für die Behandlung sexueller Störungen von großer Bedeutung erweisen.

Da nur wenige Psychoanalytiker in psychoanalytischer Paartherapie ausgebildet sind, kann die Indikation dazu nur begrenzt gestellt werden. Dies gilt auch für sexuelle Störungen, bei denen ein Paarkonflikt als Ursache diagnostiziert wird. In der Praxis erfolgt in solchen Fällen dann eher die Überweisung an psychodynamisch orientierte, symptomzentriert arbeitende Paartherapeuten.

Entsprechend der geschilderten geschlechtsspezifischen Einstellung zu sexuellen Störungen sucht nur ein kleiner Teil der Männer mit sexuellen Störungen psychoanalytische Therpie. Frauen mit sexuellen Störungen begeben sich häufiger in psychoanalytische Therapie, wobei sie das sexuelle Symptom oft nicht als den primären Anlaß für eine Behandlung ansehen und es manchmal auch erst im Laufe derselben überhaupt thematisieren.

Da nicht jedes sexuelle Symptom Ausdruck schwerer psychischer Konflikte ist, und umgekehrt die sexuelle Funktion trotz massiver Psychopathologie ungestört sein kann, stellt sich die Frage, wann eine sexuelle Störung überhaupt psychotherapeutisch behandelt werden sollte? In der klinischen Praxis erlebt man immer wieder, daß Patienten andere schwerwiegende Symptome (z.B. Depressionen, Ängste, Eßstörungen etc.) autodestruktiv in Kauf nehmen, während das sexuelle Symptom unbedingt behandelt bzw. behoben werden soll. Dies wird oft mit dem Partner begründet oder mit normativen Vorstellungen von Gesundheit im Sinne von »das ist nicht normal«. Bedenkt man die unbewußte Funktion des sexuellen Symptoms, wird man sich darum bemühen, wie bei anderen Störungen auch, dem symptomzentrierten Behandlungsdruck zu widerstehen. Gleichzeitig muß man sich aber auch dessen bewußt bleiben, daß sexuelle Störungen selten »nebenbei, von alleine« in einer psychoanalytischen Therapie verschwinden.

Die Indikation zur Psychotherapie bei sexuellen Störungen läßt sich nur intersubjektiv stellen, d.h. wenn im diagnostischen Gespräch Therapeut und Patient zu einem gemeinsamen ansatzweisen Verständnis eines psychischen Konflikts im Zusammenhang mit dem sexuellen Symptom kommen.

KAPITEL 49

Konversion

Rolf H. Adler

1 Definitionen

Konversion wird ein Symptom psychischen Ursprungs genannt, das einen Kompromiß zwischen einem bewußtseinsunfähigen Wunsch, einer Phantasie, einem Gedanken und den ihn vom Bewußtwerden abhaltenden Strebungen in der Körpersprache ausdrückt. Freud (1972) und Breuer haben die Basis für das Verständnis des Konversions-Mechanismus gelegt. Das Konversions-Symptom stellt eine Möglichkeit dar, psychischen Streß zu bewältigen. Es ist der Preis, den das Individuum bezahlt, wenn es einen Konflikt und die mit ihm verbundenen Gefühle von Angst, Wut, Verzweiflung, Scham, Ekel nicht erträgt, sondern ihn mit Hilfe eines körperlich erlebten Symptoms neutralisiert.

Freud und später Alexander (1971) hielten Konversions-Symptome nur im Gebiet der Willkürmotorik und des Sinneswahrnehmungssystems für möglich. Engel (1970) wies nach, daß sie im Bereich jedes Organsystems vorkommen können, falls der dem Symptom zugrundeliegende Funktionsablauf psychisch repräsentierbar ist. Von Uexküll (1963) bezeichnete das Konversions-Syndrom als ein Handlungsbruchstück mit Ausdruckscharakter. Der Patient ist darin Darsteller und Zuschauer in einem und bringt darin ein Stück individueller Wirklichkeit zum Ausdruck; das heißt, er erlebt sich als blind, heiser, von Schmerzen heimgesucht und berichtet seiner Umgebung und seinem Arzt über diese seine Wirklichkeit. Wie der Arzt als teilnehmender Beobachter versuchen muß, sich in die individuelle Wirklichkeit des Patienten einzufühlen und hineinzudenken, um die Programme zu entschlüsseln, die den Wahrnehmungs- (= Merk-)Bereitschaften und Verhaltens- (= Wirk-)Bereitschaften des Kranken zugrunde liegen, und wie sie historisch-biographisch entstanden sind, wird in Abschnitt 8 (Datenerhebung) besprochen (und im Kap. 21 über die Technik der Anamneseerhebung).

Von den Konversions-Symptomen abzugrenzen sind psychogene Symptome, bei denen die körperlichen Erscheinungen Begleitzeichen von Affekten sind und keinen Ausdruckscharakter haben. Alexander (1971) hat sie Organneurosen genannt. Wir ziehen es vor, sie als psychophysiologische Symptome oder Bereitstellungsreaktionen (v. Uexküll) zu bezeichnen (s. a. Abschnitt 11.1).

Das Konversions-Syndrom kann mit Beschwerden organischen Ursprungs verwechselt werden, wenn der Arzt die Merkmale nicht kennt, die das Konversions-Symptom charakterisieren. Es wurde als Mimikry von körperlichen Symptomen bezeichnet. Das reduktionistische Denken in der Medizin, das alle Symptome letztlich einer organischen Veränderung zuschreibt, hat es den Ärzten bis heute schwergemacht, Konversions-Symptome von der ersten Begegnung an mit einem Kranken in die Differentialdiagnose einzubeziehen. Der Arzt geht von einer Wirklichkeit aus, die von anatomischen und physiologischen Gesetzen beherrscht ist. Er nimmt an, daß diejenige des Patienten auf den gleichen Gesetzmäßigkeiten beruht, also auch seine Symptome. Die Krankheits- und Körpervorstellungen des Patienten gehen aber von Erfahrungen aus, die er mit seinem Körper und demjenigen seiner Bezugspersonen im Laufe seiner Entwicklung von den ersten Tagen an als Säugling gemacht hat (Piaget, 1967). In bezug auf Lähmungen hat Freud diesen Sachverhalt schon früh ausgedrückt: »Die Konversion benimmt sich, wie wenn es keine Anatomie gäbe. Der Körper wird im populären Sinn verwendet.« So hat das Kleinkind einst »gut« und »schlecht« danach unterschieden, wie sich etwas anfühlt, wenn es in den Mund genommen wird, und es hat die Linderung eines Schmerzes mit der Vereinigung mit der geliebten Mutter verbunden und ein Erschöpfungsgefühl mit dem nutzlosen Schreien nach der Trennung von einer Bezugsperson.

Beachtet der Arzt nicht, daß seine Wirklichkeit und die des Patienten nicht identisch sind, dann nimmt er ein Konversions-Symptom als Ausdruck einer verborgenen organischen Läsion an, und er veranlaßt Abklärungsuntersuchungen und führt Behandlungen, auch Operationen durch, die das Symptom weder erhellen noch lindern, sondern unliebsame Folgen nach sich ziehen können, eingeschlossen die Gefahr, zur Chronifizierung von Leiden beizutragen (Harding, 1962).

2 Analogien zum Mechanismus der Konversion

Das Studium von Geste, Pantomime, Scharadespiel, Umgangssprache und Traum fördert das Verständnis für den Mechanismus der Konversion. Die Geste läßt erkennen, daß eine Gedanke durch Konversion in Körpersprache ausgedrückt werden kann. Im Unterschied zum eigentlichen Konversions-Symptom ist der hinter der Geste stehende Gedanke dem sie Vollziehenden bewußt. Nemiah hebt deshalb hervor, daß nicht die »Konversion« das Wesentliche am Mechanismus sei, sondern die Abspaltung vom Bewußtsein, und möchte lieber von Dissoziation sprechen (Nemiah, 1974). Bei der Scharade und der Pantomime wird ein Gedanke in der Körpersprache ausgedrückt. Der Zuschauer muß wie der Arzt beim Konversions-Symptom das in der Körpersprache Ausgedrückte zurückübersetzen. Der Unterschied besteht darin, daß der Schauspieler den Gedanken kennt, während er dem Patienten nicht bewußt ist.

Im Traum erlebte Körpersymptome, wie eine Lähmung, welche die Flucht verunmöglicht, das Gefühl von einer Last zusammengepreßt zu werden und Atemnot zu erleiden, zeigen auch dem Arzt, der nur anatomisch und physiologisch begründete Symptome anerkennt, daß sogar er selbst fähig ist, Körpersymptome zu erleben, ohne daß sein Körper organische Veränderungen erleidet. Die Umgangssprache schließlich belegt mit zahllosen Beispielen, daß der Körper Ausdrucksorgan für Gedanken sein kann. »Bei diesem Gedanken wird mir schwindlig«, »es liegt mir auf dem Magen« usw. sind Hinweise dafür und umgekehrt, daß sprachliche Metaphern körperliche Vorgänge ausdrücken können (Sharpe, 1940).

3 Häufigkeit

Da Menschen das Konversions-Symptom in ihrer individuellen Wirklichkeit als körperlichen Ursprungs erleben, suchen sie meist einen Nicht-Psychiater auf. Die fehlende Vertrautheit vieler Ärzte mit dem Konversions-Mechanismus erschwert eine genaue Erfassung der Häufigkeit. Einzig der mit dem Konversions-Mechanismus vertraute Somatiker könnte Zahlen liefern. Einer dieser seltenen Ärzte (Engel, 1970) schätzt, daß bis 25% aller in einer allgemeinen internistischen Spitalabteilung hospitalisierten Patienten ein- oder mehrmals im Verlaufe ihres Lebens an einem Konversions-Symptom gelitten haben. Bei Patienten einer psychiatrischen Klinik waren es 24% (Woodruff et al., 1969), bei weiblichen Patienten mit organischen Krankheiten betrug die Zahl 30% (Woodruff, 1968). Bei aus einem Allgemeinspital dem Psychiater zugewiesenen Patienten lautete die Diagnose in 13% der Fälle Konversions-Symptom (McKegney, 1967).

Das Konversions-Symptom kommt häufiger bei Frauen vor, findet sich aber auch bei Männern so oft, daß es differentialdiagnostisch nicht vergessen werden darf. Die Konversions-Symptome kommen nicht nur bei psychisch auffälligen Persönlichkeiten vor, insbesondere solchen mit hysterischen Charakterzügen (eitel, egozentrisch, labil und erregbar, affektiv flach, dramatisch Aufmerksamkeit erregend, theatralisch, Sexuelles betonend, sexuell provozierend aber frigid, fordernd abhängig), sondern auch bei Menschen mit depressiven Zügen, schizophrenen Störungen und bei psychisch sonst unauffälligen Individuen (Freud, 1972; Stefansson et al., 1976). Der Grund-

satz, es seien möglichst alle Symptome eines Patienten durch eine einzige Krankheit zu erklären, kann beim Patienten mit Konversions-Symptom irreführen. Bei 10–50% aller Patienten mit Konversions-Symptomen liegt zusätzlich eine organische Störung vor (McKegney, 1967; Captan und Nadelson, 1980; Merskey und Buknîh, 1975). Die Symptome beschränken sich auch nicht auf bestimmte soziale Schichten (Engel, 1970). Sie sind von Kultur und Zeitepochen abhängig. Um die Jahrhundertwende fanden sich Symptome, die Konflikte auf dem Gebiet der Sexualität in oft sehr deutlicher Form ausdrückten, heute sind die Symptome mehr durch die Vorstellungen geprägt, die sich die Menschen von Krankheiten wie dem Herzinfarkt, einem Hirnschlag, einer Lungenembolie usw. machen.

Konversions-Symptome sollen sich häufiger auf der linken Körperseite finden (Agnew und Merskey, 1976; Smokler und Shevrin, 1979). Die beträchtliche Zahl bilateraler und rechtsseitiger Symptome weist darauf hin, daß andere Faktoren als die Symbolisierung »links gleich schlecht/böse«, und die Verantwortung der nicht-dominanten Hemisphäre für primärprozeßhafte Vorgänge (Smokler und Shevrin, 1979) eine Rolle spielen. Die an sich selbst und bei anderen erlebten organischen Symptome (siehe unten) spielen für die Wahl der Lokalisation eine bedeutsame Rolle (Freud, 1972; Engel, 1970; Axelrod et al., 1980).

4 Mechanismus der Symptombildung

Dem Konversions-Symptom liegt die Fähigkeit des psychischen Apparates zugrunde, Wünsche, Gedanken oder Phantasien symbolisch in der Körpersprache auszudrücken, die vom bewußten Teil des psychischen Apparates nicht akzeptiert werden können, und die nicht in einer entsprechenden Handlung Erfüllung finden. Der Träger des Wunsches stellt nur die Körperveränderung fest, weiß aber nicht, daß ein Wunsch dahintersteckt. Im Symptom wird zusätzlich die den Wunsch unterdrückende Strebung ausgedrückt.

Gelingen sowohl symbolischer Ausdruck von Wunsch als auch von unterdrückender Tendenz, so verschwindet der psychische Streß, das seelische Gleichgewicht stellt sich wieder ein. Der Preis dafür besteht im entstandenen Symptom. Gelingt die Konversion unvollständig, »so verbleibt ein Teil des Affektes als Komponente der Stimmung (z.B. als Angst) im Bewußtsein« (Freud, 1972). Wie bei der Scharade der Zuschauer die Geste, muß der Arzt das Symptom in seine ursprüngliche Sprache zurückübersetzen. Der Unterschied zwischen Scharade und Konversion besteht darin, daß der betroffene Mensch bei der Konversion nicht weiß, daß und was für einen Wunsch, Gedanken er ausdrückt, und der Arzt muß im Symptom nicht nur den Wunsch, Gedanken, sondern auch die ihn unterdrückende Strebung erkennen.

Das Konversions-Symptom weist vier Ziele auf:

– Ein unannehmbarer Wunsch, Gedanke wird dennoch, wenn auch in modifizierter Form und verhüllt, in die Tat umgesetzt.
– Das Symptom enthebt den Menschen der psychischen Streßsituation (dies nennt man den primären Gewinn der Symptombildung).
– Der betreffende Mensch wird meist für die vom Bewußtsein verpönten Regungen bestraft: Das Symptom fügt ihm Leiden zu.
– Das Symptom verhilft dem Träger zu neuen Beziehungsmöglichkeiten mit der Umwelt. Er wird jetzt beispielsweise von Bezugspersonen als körperlich Kranker umsorgt, nicht verlassen. (Dies entspricht dem sekundären Gewinn aus dem Symptom.)

Die Voraussetzung dafür, daß ein Körperteil oder eine Körperfunktion das Vehikel einer Konversion werden können, liegt in ihrer Fähigkeit, in zwischenmenschlichen Beziehungen eingesetzt zu werden. Diejenigen Körperteile und -funktionen, die früh im Leben in der Kommunikation zur Umwelt wichtig waren, kommen bevorzugt für Konversionen in Betracht. Diese Verwendung früh im Leben wichtiger Körpervorgänge gehört zum Vorgang der »Regression«. Deshalb finden sich diese Symptome häufig im muskuloskeletären Bereich, betreffen die Körpersensibilität, den oberen und unteren Darmtrakt, die Atmung, die Sprachwerkzeuge und die Sinnesorgane. Dabei werden Körperteile oder -funktionen nicht im anatomischen oder physiologschen Sinne verwendet, sondern so, wie sie vom Menschen im Verlauf seiner vor allem frühen Entwicklung erlebt wurden. Körperteile und -funktionen müssen zudem psychisch repräsentierbar sein. Eine schmerzhafte Magenkontraktion kommt beispielsweise für eine Konversion in Frage, die vom psychischen Apparat nicht registrierbare Sekretion der Magensäure hingegen nicht (Engel, 1970).

5 Wahl von Art und Lokalisation des Symptoms

Wenn ein Wunsch nicht zum Bewußtsein zugelassen werden kann, so ist es möglich, daß im Individuum ein körperlicher Vorgang aktiviert wird, der einst mit dem betreffenden Wunsch zusammen vorkam. Der einstige Wunsch entspricht dem derzeit unbewußt vorhandenen, war aber dem frühen Entwicklungsstand des Individuums entsprechend ein »primitiverer« als der jetzt vorliegende.

> Ein junger Mann, der seinem Vorgesetzten gegenüber heftige Wut empfinden müßte, erleidet intensive Stirnkopfschmerzen im Bereich einer Narbe an der Stirn – alle Untersuchungen verlaufen negativ – die er sich als Junge beim Basteln mit Sprengstoff zugezogen hatte, zu einer Zeit, in der er mit seinem Vater aggressionsgetönte Auseinandersetzungen durchmachte. Dieses Beispiel läßt sich mit dem Situationskreismodell verstehen und beleuchtet die individuelle Erfahrung und Wirklichkeit des Patienten: Der junge Mann bemerkt Wut gegenüber einer Autorität (wenn auch unbewußt oder nur

> zum Teil bewußt). Erfahrungen haben ihn gelehrt, daß der unverhüllte Ausdruck seiner Wut verhängnisvoll war. Die Assoziation zwischen der von ihm als Junge erlebten Wut und der schmerzhaften Verletzung tritt jetzt als Programm auf, das sich zwischen »Merken« und unmittelbares »Wirken« (Ausdrücken seiner Wut) einschaltet. Das Symptom Kopfschmerz entsteht, es drückt stellvertretend seine Wut aus und läßt ihn für seinen Wunsch, das Gefühl auszuleben, leiden. Jetzt wirkt er für sich und auf seine Umgebung auf eine modifizierte Art und Weise, welche ihn z. B. durch Krankwerden in eine neue Beziehung zum Vorgesetzten treten läßt.

Es kommen nicht nur Körpervorgänge in Betracht, die das Individuum einst selbst, sondern auch solche, die es bei einer Bezugsperson erlebt hat.

> Eine junge Frau wird wegen Atemnot zur Abklärung ins Spital eingewiesen. Sie ist nach ihrer Rückkehr aus dem Ausland erkrankt, wo sie als Sekretärin gearbeitet hatte. Während ihres Auslandaufenthaltes hatte sie mit ihrer herzkranken Mutter mittels Tonband korrespondiert. Sie hatte sich wiederholt Vorwürfe gemacht, daß sie nicht zur Pflege der inzwischen verstorbenen Mutter nach Hause zurückgekehrt war. Nach ihrer Rückkehr erkrankte sie an Atemnot. Hinter der Atemnot verbargen sich die Trauer um die Mutter, der Wunsch nach ihr und die Selbstbestrafung, sie im Stich gelassen zu haben. Das Symptom Atemnot der Tochter beruhte auf der beim Abhören der Tonbänder vernommenen Atemnot der Mutter.

Es kommen auch Körpervorgänge in Betracht, die einen Wunsch und die ihn unterdrückenden Strebungen symbolisch ausdrücken. Die Lähmung eines Armes kann den Wunsch zu schlagen und die Blockierung dieser Handlung bedeuten. Das Globusgefühl kann zum Ausdruck bringen, daß ein Gedanke, der widerlich ist, nicht geschluckt werden kann. (Das Globusgefühl kann aber auch körperliches Begleitzeichen von Angst sein, s. Kap. 11, »Psychophysiologie«.)

6 Diagnose

6.1 Beweisende Kriterien

Das Konversions-Symptom muß mit positiven Kriterien belegt werden. Als Ausschlußdiagnose genügt nicht, daß ein Symptom nicht durch anatomische oder pathophysiologische Veränderungen erklärt werden kann. Stützt man sich allein darauf, kommen schwerwiegende Fehldiagnosen vor (Adler, 1981). Die Symptomentstehung muß in eine Zeit fallen, in der ein Konflikt stattfand, der unbewußte Anteile hat, die im Symptom neutralisiert wurden. (Aber ausschließlich aus dem Vorliegen eines psychischen Konflikts vor dem Auftreten des Symptoms ein psychogenes Symptom abzuleiten, wäre falsch, denn psychische Konflikte können sowohl zum Entstehen psychischer als auch organischer Störungen beitragen.)

Bei einer Frau mit konversionsbedingten Schmerzen im Ellenbogenbereich stellte sich heraus, daß diese zu einer Zeit auftraten, während der als Wirt tätige Ehemann die Patientin mit einer Angestellten betrog. Die Wahl gerade des vorliegenden Symptoms und seiner Lokalisation müssen belegbar sein. Die betrogene Frau hatte sechs Monate vor dem Auftreten des Symptoms einen Sturz mit Verletzungen des rechten Ellenbogens erlitten, für die sie keine ärztliche Hilfe beanspruchte; zudem war ihre Mutter an Krebs gestorben und hatte an Knochenmetastasen mit Armschmerzen gelitten. Die Patientin betonte wiederholt, daß knotenförmige Wucherungen am Arm ihre Schmerzen verursachten. Die Armschmerzen hinderten die Frau, im Betrieb mitzuarbeiten und zwangen das Ehepaar, die Gastwirtschaft aufzugeben, und zugleich bestrafte das Symptom die Patientin für ihre verhüllte Wut gegenüber dem untreuen Ehemann, den sie »mehr liebte als zuvor«, weil sie ihn jetzt »realistischer sehe als vorher«, während sie ihn in der Zeit des Sichkennenlernens als aufdringlich und ihre fehlende Liebe für ihn beschrieb.

Das Beispiel macht deutlich, daß ein einzelnes Symptom meistens mehrere Wurzeln hat – früher selbst erlebte Schmerzen, den Wunsch zu schlagen, das Sabotieren der gemeinsamen Arbeit im Betrieb und die Krankheit der Mutter – also überdeterminiert ist.

Wenn bei einem Symptom, das nicht durch anatomische und pathophysiologische Veränderungen erklärt werden kann, **der Konflikt, seine Neutralisierung im Symptom (primärer Gewinn), die Wahl** gerade dieses Symptoms und dieser **Lokalisation** und der sekundäre Gewinn nicht nachgewiesen werden können, so darf das Konversions-Symptom lediglich vermutet werden. Dies heißt, daß bei starkem Verdacht die somatische Abklärung nicht stur vorangetrieben werden darf. Der Arzt soll aber gegenüber der Möglichkeit einer organischen Ursache offenbleiben, und die weiteren Kontakte mit dem Patienten nach dem Erstinterview müssen der Suche nach den erwähnten positiven Kriterien zur Erhärtung der Diagnose gelten. Autoren, die sich lediglich darauf stützten, daß sie keine organische Erklärung für die Symptome fanden, stellten bei ihren Konversions-Patienten in ganz unterschiedlichem Maße Konflikte, primären und sekundären Gewinn und Modelle für die Symptomwahl und ihre Lokalisation fest (Raskin et al., 1966; Barnert, 1971; Lewis und Berman, 1965; Fallik und Sigal, 1971; Packard, 1980; Watson und Buranen, 1979). Es ist auch nicht verwunderlich, daß sie bei der Nachuntersuchung zum Teil eine erhebliche Zahl fälschlicherweise positiv diagnostizierter Konversions-Symptome entdeckten (Watson und Buranen, 1979; Guze, 1970).

6.2 Hinweisende Kriterien

Patienten, die zum Erleiden von Konversions-Symptomen neigen, weisen in ihrer Anamnese oft Beschwerden auf, die schwer einem bekannten organisch bedingten Krankheitsbild zugeordnet werden können. Oft sind Abklärungen und Eingriffe durch-

geführt worden, die zu keiner eindeutigen Diagnose und zu keiner echten Besserung geführt haben. Der Arzt darf sich beim Erheben der Anamnese nie mit Beschreibungen wie »ich litt an Gallenkoliken« zufriedengeben. Bei näherer Erkundigung nach den Beschwerden erfährt er beispielsweise, daß die Patientin quer im Oberbauch einen Dauerschmerz verspürt hatte, der die Kriterien der Kolik überhaupt nicht erfüllt. Die komplexe und dramatische Krankengeschichte wird oft (fälschlicherweise) als diagnostisches Kriterium für die Konversion genommen, und nicht lediglich als Hinweis darauf (Woodruff et al., 1969; Raskin et al. 1966). Die Schilderung der Beschwerden erfolgt oft auf dramatisch-theatralische Weise (Engel, 1970; Stefansson et al., 1976; Raskin et al., 1966), aber die Patienten wirken beim Beschreiben schwerster im Moment vorliegender Symptome eigenartig unbeteiligt. Dieses paradoxe Verhalten wird »la belle indifférence« genannt. Es wird von diagnostisch wertlos (Raskin et al., 1966), über in 8% vorhanden (Lewis und Berman, 1965) bis zu häufig (Barnert, 1971) beurteilt. Es ist eine Folge der Neutralisation des Konflikts durch das Symptom, das der Patient einerseits benötigt und unter dem er andererseits leidet, und es erklärt, warum Konversions-Patienten keine oder nur geringe Einsicht in den Zusammenhang zwischen Problem und ihrem Symptom zeigen (Engel, 1970; Barnert, 1971) und kaum je aus eigenem Bedürfnis heraus eine Psychotherapie wünschen. Der Konversions-Mechanismus bringt auch mit sich, daß die Patienten keine oder nur wenig Angst zeigen (Engel, 1970; Barnert, 1971), und die nicht seltene Depression verhüllt ist. Immerhin wurde deutliche Angst (Lewis und Berman, 1965) klinisch und (Lader und Sartorius, 1968) experimentell bei Konversions-Patienten festgestellt und gegen die Theorie der Konfliktneutralisierung verwendet, ein nicht stichhaltiger Einwand, wie bereits erklärt wurde. Medikamentenabhängigkeit, Suizidversuche, Scheidungen, sexuelle Konflikte, viele Partnerwechsel, Frigidität usw. werden oft in der Anamnese gefunden (Engel, 1970).

7 Komplikationen des Konversions-Symptoms

Es kann organische und pathophysiologische Folgen haben. Das Erstickungsgefühl kann zur Hyperventilation und diese zur respiratorischen Alkalose mit Tetanie und Bewußtseinsverlust führen. Eine Muskellähmung kann Atrophie zur Folge haben. Diese Komplikationen sind nicht mit der Konversion zu verwechseln. Es sind Folgesymptome ohne symbolischen Gehalt. War die organische Veränderung, auf die durch den vom Bewußtsein ferngehaltenen Wunsch zurückgegriffen wird, damals von pathologischen Vorgängen begleitet, so können diese auch wieder auftreten. So können Erythem und Schwellung Konversions-Schmerzen begleiten, wenn die ursprüngliche schmerzhafte Läsion Rötungen und Ödem aufgewiesen hatte. Wiederum sind sie Begleitzeichen und haben keinen symbolischen Charakter (Engel, 1970; Barchilon und Engel, 1952). Forschungen auf dem Gebiet des instrumentellen Lernens an Mensch und Tier zeigen, daß autonome Funktionen lern- und kontrollierbar sind (Barr und Abernethy, 1977) und die frühere Einschränkung der Konversions-Symptome auf die Willkürmotorik und die Sensibilität unberechtigt ist.

8 Datenerhebung durch das Interview

Da der Patient mit Konversions-Symptomen den psychischen Konflikt vom Bewußtwerden fernhalten muß und auch nicht gewahr werden kann, auf welche eigenen früheren Körperveränderungen oder solche bei Bezugspersonen sich sein Symptom stützt, wird er auf direkte Fragen bezüglich Zusammenhängen zwischen Konflikten und seinem Symptom keine Auskunft wissen. Das Modell für das Symptom, die Motive für seine Wahl und Lokalisation findet der Arzt deshalb nur, wenn er den Assoziationen des Patienten folgt und beim Erwähnen früher vom Patienten selbst erlebter Symptome und solchen von Bekannten und Verwandten darauf achtet, ob sie identisch mit den derzeitigen Symptomen geschildert werden, beispielsweise ob eine Patientin bei der Beschreibung der Rückenschmerzen, die um die linke Flanke herum nach dem Oberbauch ausstrahlen, die gleiche Bewegung mit der Hand in bezug auf ihren Körper macht wie bei der Schilderung der Schmerzen, welche die Mutter bei ihrer Erkrankung an Leberkrebs aufwies. Der Arzt darf dabei dem Patienten nicht verraten, auf welche Zusammenhänge er achtet und nie die Frage stellen: »Hat jemand in Ihrer Familie die gleichen Schmerzen gehabt?« So kam die Atemnot bei der Mutter der jungen Frau (s. Abschnitt 5, »Wahl von Art und Lokalisation des Symptoms«) zum Vorschein, als sich der Interviewer nach der Beziehung zwischen Patientin und Mutter und nach den Gefühlen der Patientin während des Getrenntseins erkundigte. Bezeichnenderweise lehnte die Patientin eine seelische Ursache ihrer Atemnot vehement ab. Das Betonen des körperlichen Ursprungs eines Symptoms durch den Kranken soll den Arzt geradezu als Faustregel einen psychischen Ursprung vermuten lassen, denn die Betonung der körperlichen Bedingtheit weist darauf hin, daß der Patient einen psychischen Hintergrund heftig abwehren muß. Betont ein Patient den psychischen Ursprung seines Symptoms, so denke der Arzt an eine organische Ursache, wie bei einer alten Frau, die ihre heftigen Schmerzen oberhalb des rechten Schlüsselbeins, die hinters Ohr und in die rechte Kopfseite ausstrahlten, auf ihren zu großen Einsatz bei der Gartenarbeit zurückführte, während die Abklärung schwerste Veränderungen der Halswirbelsäule ergab. Diese Faustregel wird von Engel (1970) erwähnt und ist indirekt aus Fallbeschreibungen (Raskin et al., 1966) ersichtlich. Selbstverständlich heißt dies nicht, daß der Arzt den Patienten mit seiner Überlegung konfrontieren soll.

9 Die häufigsten Konversions-Symptome

Motorik: Schwäche, Lähmung, Krämpfe, Tics, Tremor, Torticollis, Pseudokontraktur, Steifigkeit, Gangstörung, Aphonie, Heiserkeit, Blepharospasmus, Ptosen, Schielen.

Sensorik: Schmerz aller Lokalisationen (besonders Kopf, Gesicht, Herzgegend, Bauch, Unterleib, Rükken), Anästhesie, Hypästhesie, Hyperästhesie, Pruritus, Brennen, Blindheit, tubuläres Sehen, Taubheit.

Oberer Magen-Darm-Trakt: Globusgefühl, Dysphagie, Anorexie, Polydipsie, Blähung, Brechreiz, Erbrechen.

Unterer Magen-Darm-Trakt: Inkontinenz, Verstopfung, Durchfall, Pruritus ani.

Atmung: Atemnot, Hyperventilation, Husten.

Harnwege: Harndrang, häufiges Wasserlassen, schmerzhaftes Wasserlassen, Inkontinenz, Harnverhalten.

Genitaltrakt: Pruritus vulvae, Dyspareunie, Impotenz, Frigidität, Ejaculatio praecox.

Haut: Erröten, Blaßwerden, hämorrhagische Stigmata.

Bewußtsein, geistige Funktionen: Schwindel, Synkope, Amnesie, Vergeßlichkeit, Konzentrationsschwäche.

Der Konversions-Patient mit Hyperventilation klagt über Enge beim Atmen, Erstickungsgefühl, Schwindel, Kribbeln um Mund, in Fingern und Beinen und Ohnmachtsanfälle. Vermutet der Arzt hinter bestimmten Beschwerden die Hyperventilation, kann sie im Interview aber nicht klären, so hilft ihm die Beoachtung des Patienten während der Körperuntersuchung. Er läßt ihn während der Lungenauskultation tief und lang atmen, ohne ihn zu informieren, daß er einen Hyperventilationsversuch durchführt. Nach Abbruch der Auskultation fragt er, was der Kranke eben verspürte. Nicht selten beschreibt dieser genau die Symptome, die er bei der Anamnese angegeben hat. Er darf aber nicht gefragt werden, ob er das gleiche gespürt habe wie bei seinen Störungen, die ihn zum Arzt gebracht hatten, sonst blockiert er und antwortet mit »nein«.

Bei konversionsbedingten Bauchschmerzen zeigt der Patient hie und da eine betonte Abwehrspannung gegenüber der palpierenden Hand, während das die Darmgeräusche untersuchende Stethoskop gut unter das Niveau der Bauchdecke eingedrückt werden kann. Die Synkope (s.a. Kap. 53, »Synkopen«) auf Konversionsbasis führt selten zu Verletzungen, ihr Vorhandensein schließt eine Konversion aber nicht aus. Der Patient zeigt trotz mehrminütiger Bewußtlosigkeit keine Veränderungen von Blutdruck, Puls und Reflexen. Zungenbiß und Inkontinenz fehlen. Das Bewußtsein ist oft nicht ganz erloschen, die Lider können flattern. Das EEG ist immer normal (Engel, 1962).

10 Prognose und Therapie

Die Prognose des Konversions-Symptoms ist schwer vorauszusagen. Sie hängt von der psychischen Grundstörung und von der Lebenssituation ab, in der es aufgetreten ist. Konversions-Symptome, die bei akuten und großen psychischen Belastungen auftreten und einen psychisch sonst ausgeglichenen Menschen treffen, können sich in kurzer Zeit auflösen. Konversions-Symptome bei psychisch schwer gestörten Menschen können jahrelang andauern oder durch andere hartnäckige Konversions-Symptome abgelöst werden und psychische Krankheiten wie Alkoholismus, Zwangsneurose, Depression und Schizophrenie können in den Vordergrund treten (Ziegler et al., 1959).

Ein Konversions-Symptom stellt keine unbedingte Indikation für eine Psychotherapie, Psychoanalyse usw. dar. Die Indikation dafür richtet sich nach den für diese Therapien üblichen Kriterien. Da Patienten mit Konversions-Symptomen das Symptom als eines körperlichen Ursprungs erleben und die unterdrückten Wünsche usw. unbewußt sind, weigern sie sich meistens, einen Psychotherapeuten aufzusuchen (Barnert, 1971). Der behandelnde Arzt muß solche Patienten deshalb oft behalten und betreuen. Er darf nicht versuchen, das Symptom isoliert zu behandeln, denn er droht damit dem Patienten, den primären und sekundären Gewinn wegzunehmen. Der Patient würde als Folge von seinen Konflikten überwältigt. Auf Versuche des Arztes, das Symptom »wegzunehmen«, kann er nur damit reagieren, daß er das Symptom verstärkt, ein anderes Konversions-Symptom entwickelt oder den Arzt wechselt. Ich teile dem Patienten gewöhnlich mit, daß ich seine Not gerne sofort lindern würde, daß wir den Schmerz aber noch nicht verstehen, daß technische Abklärungen im Moment uns nicht weiterhelfen würden, ich aber bereit bin, ihn in regelmäßigen Abständen zu sehen, um mit ihm zusammen zu erfahren wie es ihm gehe und unter welchen Umständen er sich besser oder schlechter fühle. So könne mit der Zeit das Symptom verstanden werden. Fühlt der Patient, daß der Arzt ihm nicht mitteilen will, »ihm fehle nichts«, oder ihm die psychische Entstehung des Symptoms aufzudrängen versucht, sondern ihn empathisch begleitet und sich als teilnehmender Beobachter in die Wirklichkeit des Patienten einzufühlen und hineinzudenken versucht, dann bleibt der Patient häufig in der Beziehung und drängt nur mehr gelegentlich auf neue Abklärungen und Eingriffe. Verfestigt sich das Arbeitsbündnis zwischen Arzt und Patient, dann kommt der Patient allmählich auf seine psychische und soziale Situation zu sprechen, und das Symptom tritt in den Hintergrund. Es kann dann geschehen, daß der Patient selber gewahr wird, wie sich sein Symptom unter gewissen Umständen verschlimmert oder mildert. Es verblaßt dann mit der Zeit, und der Patient kann beginnen, das reale Leid seiner Konflikte zu besprechen.

Bei Schmerz als Konversion (s. Kap. 17, »Schmerz«) kann sich der Schmerz aber hartnäckig

halten, und der Arzt darf es sich schon als Erfolg anrechnen, wenn er seinen Patienten vor gefährlichen Abklärungen und vor Eingriffen zu schützen vermag. Verhaltenstherapie allein und gemischt mit psychoanalytischer Psychotherapie ist in besonderen Situationen (Militär) bei einigen Fällen zum Teil erfolgreich, bisher aber nur mit kurzer Nachkontrolle durchgeführt worden (Dickes, 1974).

11 Differenzierung von anderen psychogenen Symptomen

11.1 Psychophysiologische Symptome

Herzklopfen, Zittern, Schwitzen, Durchfall usw. können als physiologische Folgen der Aktivierung von biologischen Notfallsystemen durch starke Affekte wie Wut, Angst usw. auftreten. Sie beruhen auf autonom-nervösen und neuroendokrinen Mechanismen und besitzen keine symbolische Bedeutung. Sie gehören zu den Bereitstellungsreaktionen.

11.2 Hypochondrische Symptome

Sie sind durch intensive Beschäftigung mit dem eigenen Körper und seinen Funktionen gekennzeichnet. Der Patient achtet auf Hauteffloreszenzen, Herzschlag, Atmung, Stuhlentleerung, Windabgang, leichten Schwindel beim raschen Aufstehen aus kauernder Stellung usw., die normalerweise einfach zur Kenntnis genommen werden oder sich unbemerkt abspielen, und leitet von ihnen den Hinweis auf eine verborgene bedrohliche Krankheit ab. Beruhigende Erklärungen, negative Befunde bei der Körperuntersuchung und normale Laborresultate zerstreuen die Befürchtungen nicht. Die Kranken drücken ihre Angst vor gewissen Erkrankungen und die damit verbundenen Vorstellungen bereitwillig aus. Eine Frau mit rechtsseitigen Oberbauchschmerzen und Angst vor Leberkrebs war sich darüber im Klaren, daß der Verlust ihres Sohnes an Knochenkrebs und der Mutter an Bauchkrebs zu ihrer Angst beigetragen hatten. Im Gegensatz zur Konversion steht nicht das Symptom im Vordergrund, und der Kranke zeigt keine »belle indifférence«, sondern die Befürchtung einer schweren Krankheit. Die Symptome reichen von noch einfühlbaren Beschwerden bis zu bizarren, irrealen Erscheinungen wie »das Genitale schrumpft«, »der Darm verfault« usw. Nase, Bauch, Genital- und Analgegend sind bevorzugte Lokalisationen. Hypochondrische Symptome finden sich bei verschiedensten Persönlichkeitsstrukturen. Ängstlich-zwanghafte, unreif-hysterische, sensitiv-schizoide, manisch-depressive und schizophrene Individuen sind beschrieben worden (Bishop, 1980; Kenyon, 1976). Psychodynamisch können hypochondrische Symptome als Mittel verstanden werden, um sich vor einer Depression oder dem Ausbruch einer Psychose zu schützen (Kenyon, 1976; Kohut, 1974). Feindseligkeit, Schuld, Abhängigkeitsbedürfnisse, Masochismus, Erotisierung von Organen sind als beteiligte Faktoren bei der Hypochondrie genannt worden (Kenyon, 1976). Die Behandlung kann äußerst schwierig sein. Nie lohnt es sich, dem Patienten die Symptome ausreden zu wollen. Viel besser versucht der Arzt zu verstehen, welcher Sinn sich hinter dem Symptom verbergen könnte, welche individuelle Wirklichkeit, ob der Patient beispielsweise einen wichtigen Mitmenschen verloren hat, den Anschluß an die Umwelt und seine Mitmenschen nicht mehr findet und all sein Interesse nur noch auf sich und seinen Körper konzentriert (Freud, 1972).

11.3 Simulation

Sie ist viel seltener als Ärzte gemeinhin annehmen. Das Fehlen von organischen Veränderungen beim Klagen über Beschwerden wird häufig mit ihr gleichgesetzt, vor allem beim Symptom Schmerz. Bei den meisten dieser »Simulationen« handelt es sich um Konversions-Symptome. Simulation findet sich selten und nur in Situationen die rasch erfassen lassen, daß der »Kranke« mit dem Symptom einen ganz bestimmten Zweck verfolgt. Beispielsweise will er im Spital bleiben, um nicht ins Zuchthaus zur Fortsetzung der Strafverbüßung zurückzukehren zu müssen, oder er will sich mit der Simulation der Rekrutierung in die Armee entziehen, oder sich als Drogensüchtiger die Droge verschaffen. Die Simulanten präsentieren Symptome, die den in der Organmedizin beschriebenen Bildern viel näher kommen als die Konversions-Symptome, die viel eher ganz persönlichen Krankheitsvorstellungen entsprechen. Ihre Träger wissen, daß sie etwas vorspielen, und sie sind deshalb in der Beziehung zum Arzt befangen, vorsichtig, mißtrauisch, reizbar und abwehrend, während der Patient mit Konversion abhängiger, zutraulicher und bereitwilliger ist, sich befragen zu lassen (Engel, 1970).

Die mit der Interviewtechnik nach Engel (s. Kap. 21, »Anamnese und körperliche Untersuchung«) erhobene Anamnese läßt die Abweichungen der simulierten Symptome vom organisch bedingten Symptom meist erfassen. Im Gegensatz zu Simulanten, die einen ganz bestimmten sekundären Gewinn erstreben, »simulieren« bestimmte Menschen Symptome und Krankheiten, ohne daß der sekundäre Gewinn klar zutage tritt. Sie sind sich über ihre Manipulationen im klaren, können aber nicht auf sie verzichten und nehmen schwere Selbstschädigungen in Kauf (Spiro, 1968). Sie werden unter dramatischen Umständen hospitalisiert, zwingen z. B. mit »Herzinfarkt-Schmerzen« wiederholt Verkehrsflugzeuge auf dem nächsten Flugplatz zu landen, werden immer wieder operiert und verlassen fluchtartig das Spital, wenn ihre Machenschaften entlarvt zu werden drohen. Für die Krankheiten dieser Menschen wurde der Begriff des »Münchhausen-Syndroms« geprägt. Es kommt bei Menschen vor, die viel mit Medizin zu tun haben oder hatten (Spiro, 1968), wie

Patienten mit langwierigen Krankheiten, Krankenschwestern und -pfleger, Laborantinnen und Laboranten, Röntgenassistentinnen und -assistenten usw. (s. a. Kap. 44, »Münchhausen-Syndrome ...«).

11.4 Künstlich erzeugte Symptome

Die Krankheiten umfassen das Beklopfen des Handrückens mit einem harten Gegenstand bis zur Ödembildung, das Abbinden einer Extremität bis zur Bildung einer grotesken Schwellung, das wiederholte Verletzen der Haut bis zum Entstehen »nichtheilender« Läsionen, das Einbringen von Watte oder anderen Fremdkörpern unter die Haut mit Erzeugung chronischer Abszesse, das Vermischen von ausgehustetem Schleim oder von Erbrochenem mit Blut zum Vortäuschen von Hämoptoe oder Hämatemesis, das Abzapfen von Blut bis zur schwersten Anämie, das Abzapfen von Blut und Trinken desselben zum Erzeugen des Bildes einer Blutung aus dem Magen-Darm-Trakt, das Spucken in den Urin zur Vortäuschung einer erhöhten Amylaseausscheidung und damit einer chronisch-rezidivierenden Pankreatitis als Ursache der Bauchschmerzen (Robinson et al., 1982), das Einnehmen von Diuretika, Digitalis, Thyreoideahormonen (die künstlich induzierte »Hyperthyreose« weist ein normales oder tiefes Thyreoglobulin auf im Gegensatz zur echten, bei der es erhöht ist) (Mariotti et al., 1982), das Selbstinjizieren von Insulin, das Verletzen von Rektum, Vagina und Harnröhre mit spitzen Gegenständen zum Erzeugen von Blutungen aus diesen Organen, oft unterstützt durch die Einnahme von Antikoagulanzien, das Manipulieren der Senkung, des Thermometers usw. (s. a. Kap. 44, »Münchhausen-Syndrome und artifizielle Erkrankungen«). Auch wenn dieses Syndrom selten ist, so muß der Arzt daran denken. Sonst erwägt er bei hypoglykämischen Attacken einer Frau mittleren Alters nur die organische Differentialdiagnose der Hypoglykämie, und dies kann bis zur Resektion am Pankreas führen, anstatt daß er sich überlegt, ob die Patientin nicht etwa Krankenschwester ist, in psychosozialen Schwierigkeiten steckt und sich Insulin einspritzt. Patienten mit Münchhausen-Syndrom sind psychisch schwer gestört. Sie sind grandios, selbstzentriert, realitätsfremd, äußerst abhängig von der Aufmerksamkeit ihrer Umgebung und besitzen wenig Steuerung ihrer Impulse. Sie spalten ihr krankhaftes Verhalten von ihrer übrigen Lebensweise ab und empfinden wenig Angst oder Schuld über ihre Verhaltensweisen. Sie gehören wohl meistens zur Gruppe der Borderline-Patienten mit entsprechend schlechter Prognose.

Die Betreuung dieser Patienten ist sehr mühsam. Der Arzt soll sich bemühen, die Hintergründe zu verstehen, die den Patienten zwingen, sich so zu verhalten, und sollte Kritik und Vorwürfe vermeiden.

KAPITEL 50

Funktionelle Syndrome

Thure von Uexküll und Karl Köhle

1 Exemplarische Falldarstellung*

Die Patientin wurde auf Überweisung des Hausarztes zweimal – mit einem Intervall von 2 Jahren – in der Ambulanz einer internistischen Universitätsklinik gesehen. Bei der ersten Überweisung klagte die damals 37jährige Frau seit mehreren Monaten über Druckgefühl im Hals, Herzklopfen, Kopfschmerzen, Schlafstörungen und nachts Taubheitsgefühl in den Armen. Sie hatte seit Jahren unter Appetitlosigkeit und Obstipation zu leiden. Frühere Krankheiten wurden nicht angegeben. Sie war Einzelkind, Flüchtling und verlor beide Eltern auf der Flucht nach dem II. Weltkrieg. Jetzt lebte sie auf dem Lande, war mit einem tauben Mann verheiratet und hatte eine fünfjährige Tochter.

Zur Orientierung hatte der Hausarzt Befundberichte aus den vergangenen Jahren mitgeschickt. Sie berichteten über eine Lungendurchleuchtung mit normalem Befund vor 8 Jahren, eine frauenärztliche Untersuchung vor 6 Jahren, bei der an die Möglichkeit eines Vaginismus gedacht und eine Schwangerschaft festgestellt wurde. Dann folgte der Bericht über die normale Geburt einer Tochter. Vor 3 Jahren wurde ein dermatologischer Befund, Ekzem beider Hände, angeführt.

Die ambulante Untersuchung in der Klinik stellte lediglich Zeichen einer vegetativen Labilität mit vermehrtem Demographismus und leichtem Fingertremor sowie eine geringgradig vergrößerte Schilddrüse, jedoch keine Zeichen einer Überfunktion fest. Es wurde zu einer Behandlung mit leichten Sedativa geraten.

2 Jahre später wurde die Patientin noch einmal vorgestellt. Der Hausarzt schickte jetzt weitere Berichte zur Einsicht. Die Briefe des Hausarztes, die wir mit seiner Zustimmung wiedergeben, zeigen einen Aspekt der Krankheitsbilder, über die in diesem Kapitel berichtet wird, der in der Klinik gewöhnlich zu kurz kommt, nämlich den lebensgeschichtlichen Zusammenhang mit der Familie, der beruflichen Umwelt, dem Hausarzt und den medizinischen Instanzen unseres Gesundheitsversorgungssystems. Die folgenden Auszüge aus den Berichten des Hausarztes zeigen,

daß sich das zunächst relativ unerhebliche Beschwerdebild im Laufe der Zeit dramatisch gesteigert hatte.

Der erste Bericht stammt von dem Chefarzt eines städtischen Krankenhauses in X. Er datiert 7 Monate nach der ersten ambulanten Untersuchung in der Universitätsklinik. Er ist von lakonischer Kürze: »Patientin wurde wegen Herzbeschwerden bei uns aufgenommen. Blutdruck 125/90 mmHg, BSG 5/20. Wir behandelten stationär mit 12mal Strophanthin-Cordalin® i. v., Megaphen®-Tabletten, Favistan®-Tabletten und Pandigal®-Tropfen. Nach 3 Wochen gebessert in hausärztliche Weiterbehandlung entlassen.«

4 Wochen nach dieser Entlassung datiert ein Brief des Hausarztes an einen Chirurgen, Dr. Z. In ihm heißt es: »Frau L., die einen nicht ganz leichten Alltag hat (ehelich) und ihrer Persönlichkeit nach wahrscheinlich über dem Niveau des Lebens steht, zu dem sie sich nun einmal verpflichtet hat, klagt über starken Druck im Hals, den man nur mit der Schilddrüse in Zusammenhang bringen kann. Typenmäßig bestehen Kreislaufschwankungen, die ihr zu schaffen machen. Moderner ausgedrückt könnte man auch von »vegetativen Störungen« sprechen. Vor einiger Zeit erfolgte geradezu ein Kollaps des Kreislaufes, der es erforderlich machte, daß sie einige Zeit in das Krankenhaus in X aufgenommen wurde. Auf meinen Vorschlag, sich Ihnen einmal vorzustellen, der an sich nur gering vergrößerten Schilddrüse wegen, willigte sie sofort ein. Die acht in meinen Händen befindlichen Unterlagen lege ich bei und bitte Sie, zu entscheiden, ob es für Sie etwas zu tun gibt oder welche Behandlung Sie vorschlagen.«

Kurz darauf wurde Frau L. strumektomiert. Der Hausarzt schreibt bei der Überweisung an die Universitätsambulanz 7 Monate nach der Operation: »Frau L. schicke ich Ihnen noch einmal. Heute war die Frau wieder einmal in der Sprechstunde, nachdem ihr tauber Ehemann ihren Besuch schon angekündigt und auch davon berichtet hatte, daß die Hebamme seiner Frau den Blutdruck gemessen habe. Bei den Ihnen beigelegten Befunden, die Sie zum Teil schon einmal gesehen haben, ließ ich einen Bericht an Dr. Z., weil

▷

---

* Die folgende Ausführung ist z.T. eine Neufassung des Aufsatzes »Die Bedeutung funktioneller Syndrome in der Allgemeinpraxis«. Ärztl. Wochenschrift 14, Heft 30/31 (1957) 573.

ich darin von der Situation schrieb, in der die Patientin sich befindet. Bei solchen Patienten – schreibt der Arzt weiter – bei denen man zunächst schon nicht den Weg findet, auf dem unter Umständen ein Erfolg zu bekommen wäre, bei denen in der eigenen Unsicherheit einem stets eine gewisse Furcht bleibt, am Ende doch eine organische Veränderung übersehen zu haben, ziehe ich dann ab und zu an der Notleine und frage bei Ihnen an, weil mir die Gefahr des Übersehens einer organischen Veränderung bei Ihnen geringer erscheint.«

Es folgt noch ein Hinweis auf die »innerbetriebliche Unordnung mancher Menschen, die sich zur Linderung ihrer Beschwerden in der Durchführung irgendwelcher Maßnahmen Heilkundiger erschöpfen.«

Bei der ambulanten Untersuchung gibt die Patientin an, daß sich das Engegefühl im Hals nach der Schilddrüsenoperation gebessert habe. Sie leide jedoch jetzt unter zeitweilig auftretenden Angstgefühlen, Schwindel und Übelkeit. Sie nehme Nitropräparate. Vor 3 Wochen habe sie eine Halsentzündung durchgemacht, dabei sei der Hals »voll Eiter« gewesen. Sie baue oft ab, bleibe dann tagelang im Bett. Zur Zeit rausche es im Scheitel, der Kopf schmerze, in der Brust verspüre sie Stechen. Der Befund der Ambulanz: Normaler Allgemeinzustand, reizlose Strumektomienarbe, deutlich verstärkte Hautschrift, Tonsillen, Herz, Lunge, EKG, Blutdruck, Blutbild, Laborstatus und Urin o.B.

2 Symptomatologie

Der Bericht zeigt einige charakteristische Züge, die wir bei funktionellen Syndromen finden:

– Das Beschwerdebild ist schwer abgrenzbar. Die Symptome reichen von relativ genau lokalisierbaren körperlichen Beschwerden wie Herz-, Hals- oder Kopfschmerzen bis zu vagen Gefühlen eines Bedrücktseins. Diese gehen oft ohne feste Grenzen in rein seelisch empfundene Spannungszustände wie Angst, Unruhe, Unlust usw. über.

– Die Neigung zum Chronischwerden und die Wandlungsfähigkeit der Symptomatik: Bei der Patientin stand zuerst das Herz, dann der Hals und schließlich der Kopf im Vordergrund. Gleichzeitig traten Angstzustände auf.

Die Schwierigkeiten, die sie dem Arzt bereiten:

1. diagnostisch: Zum Ausschluß organischer Krankheiten werden immer neue Untersuchungen durchgeführt.
2. therapeutisch: Hier ist die Resignation des Hausarztes eindrucksvoll.

Als Konsequenz sehen wir das, was Balint »Aufteilung der Verantwortung« genannt hat, die durch Überweisungen an Fachärzte oder Kliniken erreicht wird. Sie beschwört bestimmte Gefahren herauf:

– Überbewertung von Teilbefunden durch den Spezialisten (z.B. der Struma durch den Chirurgen Dr. Z.);

– iatrogene Schäden: Durch die wiederholten Untersuchungen und durch nicht indizierte Behandlungen wird bei den Patienten die Überzeugung fixiert, ein organisches Leiden zu haben (Nach der ambulanten Untersuchung in der Universitätsklinik wurde die Patientin zu einer stationären Behandlung eingewiesen. Nach der stationären Herzbehandlung suchte sie ihren Arzt immer häufiger auf. Nach der Strumektomie wurden ihre Besuche immer dringlicher. Zwischen den Besuchen muß die Hebamme den Blutdruck messen. Die Patientin muß schließlich tagelang im Bett bleiben).

– Hohe Kosten: Sie entstehen durch die vielen diagnostischen Untersuchungen, die nutzlosen oder schädlichen Behandlungen und – nicht selten – die Kurverschickungen. Zu diesen Kosten muß man den Arbeitsausfall durch die Krankheit und

Frühinvalidisierung rechnen, zu der es nicht selten kommt.

Bei der Betrachtung dieser Krankengeschichte gewinnt man den Eindruck, daß alle diese Probleme zusammenhängen. Ja, daß sie sich vielleicht sogar nach Art eines Circulus vitiosus – in den Patient, Hausarzt, Spezialist und Krankenhaus eingeschlossen sind – gegenseitig hervorbringen und verstärken (vgl. Abb. 50-1).

Nach epidemiologischen Untersuchungen gehören 30–50% aller Patienten, die einen Arzt oder ein Krankenhaus aufsuchen, in die Gruppe von Patienten mit »funktionellen Syndromen«. Schon früh wurde über die Häufigkeit nicht indizierter chirurgischer Eingriffe bei diesen Patienten berichtet: Bennet (1936) fand, daß 180 Patienten 244 derartige Operationen durchgemacht hatten und Macy und Allen berichten (1949) über 200 Patienten, die im Laufe von 6 Jahren 244mal unnötig operiert wurden. In neuerer Zeit richtet sich das Interesse der Untersucher auf Chronifizierungsprozesse als Folge jahrelanger Verzögerung der Diagnose und dadurch entstehende »Patientenkarrieren« (Reimers et al., 1979; Streeck et al. 1986; Zielke und Mark, 1990; Koch et al. 1992).

Untersuchungen über den Bedarf psychosomatischer Versorgung (Stuhr und Haag, 1989) und den Nutzen einer Integration in die ärztliche Versorgung

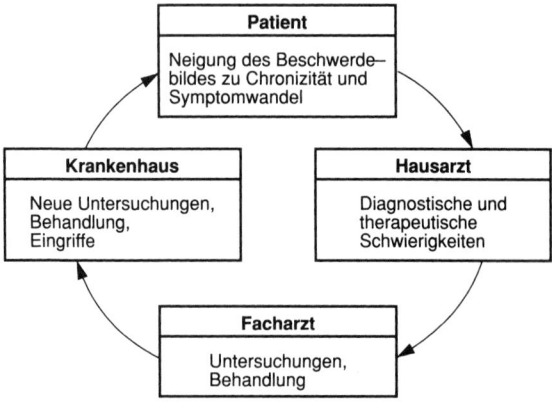

Abb. 50-1 *Kreislauf der Überweisungen und seine Gefahren für den Patienten mit »funktionellen Syndromen«.*

(Haag und Stuhr, 1992) machen das Defizit deutlich, das auch heute noch besteht.

2.1 Begriffsbestimmung

Die Schwierigkeiten beginnen bereits bei der Begriffsbestimmung. Wir präjudizieren am wenigsten, wenn wir diese Krankheitsbilder »funktionelle Syndrome« nennen. Der Begriff »funktionell« hat dann eine doppelte Bedeutung:

1. Er besagt, das Beschwerdebild ist Ausdruck von Funktionsstörungen, die nicht zu organischen Veränderungen geführt haben und in den meisten Fällen auch nicht zu solchen Veränderungen führen. Historisch ist dieser Punkt bedeutsam; denn dieser Paradigmawechsel in der Medizin begann mit der Ablösung der Lehre, nach der Krankheiten mit einem Strukturschaden beginnen, die noch in Virchows Zellularpathologie zum Ausdruck kommt, durch die These, daß am Anfang der Krankheit eine Funktionsstörung steht, hinter der ein psychischer Konflikt stehen kann.
2. Das Beschwerdebild hat für den Patienten eine Funktion, d. h. es ist nicht sinnlos, sondern erfüllt für ihn als (unzureichender) Lösungsversuch oder durch einen sekundären Krankheitsgewinn eine Aufgabe, die dem Patienten zwar nicht bewußt ist, die der Arzt aber versuchen muß, zu erkennen.

Die Zusammenstellung der Tabelle 50-1 zeigt eine Auswahl verschiedener Bezeichnungen, die keinen Anspruch auf Vollständigkeit erhebt. In ihr finden wir die verschiedenen Lieblingsmythologien über den »Sitz der Krankheit«, die mit den Moden wechseln. Einmal wird er in das vegetative Nervensystem, dann in das Endokrinium und schließlich in die Psyche verlegt.

Wesiack (1974) macht darauf aufmerksam, daß diese Krankheitsbilder die Medizin schon seit 300 Jahren beschäftigen und den Ärzten schon immer ähnliche Rätsel aufgaben wie heute. Er erwähnt einen Brief, in dem Sydenham 1681 diese Krankheitsbilder schildert und bereits darauf hinweist, daß sie infolge ihres »proteus- und chamäleonartigen« Charakters organische Krankheiten nachahmen würden. Sie seien außerordentlich häufig und machten über die Hälfte seines nicht fieberhaften Krankengutes aus.

Allen medizinischen Begriffen haften Mängel an. Sie sind um so größer, je größer ihr Gehalt an unbewiesenen Voraussetzungen ist. Auch der Begriff »funktionelle Syndrome« enthält unbewiesene Voraussetzungen, aber sie sind weniger apodiktisch und mehr auf die praktische Situation des Arztes zugeschnitten als andere Begriffe. Wir wollen sie der Reihe nach ansehen.

Der Begriff »funktionelles Syndrom« stellt vier Hypothesen auf:

1. Das Beschwerdebild soll das Resultat von Funktionsstörungen sein.
2. Diese Funktionsstörungen sollen nicht auf organischen Veränderungen beruhen.

Tab. 50-1 Synonyme Bezeichnungen für funktionelle Syndrome.

1. a) Sympathikotonie
b) Vagotonie
2. a) Sympathische Hypertonie
b) Vegetative Areflexie
3. Vegetative Stigmatisation
4. Vegetative Dystonie
5. Vegetative Neurose
6. Vegetative Ataxie
7. Vegetativ-endokrines Syndrom
8. Funktionelle Erkrankung
9. Psychogene Syndrome
10. Organneurosen
11. Larvierte Depression
12. Somatisation

3. Sie sollen durch seelische, vor allem emotionale Vorgänge ausgelöst und unterhalten werden.
4. Sie sollten die Funktion eines Bewältigungsversuchs ungelöster Konflikte haben.

Alle vier Hypothesen werfen Fragen auf, die wir im Einzelfall zwar oft nur schwer – manchmal überhaupt nicht – beantworten können. Sie umreißen aber die konkrete Problematik, vor der der Arzt bei diesen Krankheitsbildern immer wieder steht. Beginnen wir mit der ersten Hypothese:

Ad 1: Die Zuordnung körperlicher Beschwerden zu objektiv nachweisbaren Funktionsstörungen bleibt oft problematisch. Auch dort, wo wir Funktionsstörungen finden, ist die Diskrepanz zwischen dem objektiven Befund und der subjektiven Beschwerde oft erheblich. Diese Feststellung gilt aber auch für die organischen Krankheiten.

Subjektive Beschwerden sind keine kausale Folge körperlicher Störungen, seien diese Störungen funktioneller oder struktureller Art. Wir kommen weiter, wenn wir Symptome als »Ausgleichsbestrebungen« auffassen, d. h. als aktive Leistungen der Gesamtpersönlichkeit des Kranken. Auf diese Weise können wir auch den Anteil ins Auge fassen, den die vierte Hypothese definiert.

Ad 2: Die zweite Hypothese, daß die Funktionsstörungen nicht durch organische Schädigungen verursacht seien, wirft ein Problem von großer praktischer Bedeutung auf: Organische Schäden liegen nicht offen zutage, wir müssen nach Ihnen suchen. Wann und aufgrund welcher Kriterien dürfen wir mit dem Suchen aufhören? Vor dieser Frage stehen wir vor allem deswegen immer wieder, weil funktionelle Syndrome eine große Ähnlichkeit mit Syndromen haben, die wir bei organischen Erkrankungen beobachten.

Die Diagnose »funktionelles Syndrom« kann also schwierig sein. Sie ist in jedem Fall sehr verantwortungsvoll. Der Gefahr, ein beginnendes organisches Leiden zu übersehen und damit den Zeitpunkt für eine erfolgversprechende Behandlung zu versäumen, steht die andere Gefahr gegenüber, durch zu lange fortgesetzte Untersuchungen und durch nicht indizierte Behandlungsverfahren eine »Patientenkarriere« einzuleiten oder zu unterhalten. Schließlich kommt zu der Gefahr, einen Befund zu übersehen – die bereits betont wurde – noch die Gefahr, einen Befund zu erheben und falsch zu deuten.

Unser Krankenbericht zeigt auch, welche Rolle eine bestimmte Einstellung der modernen Medizin und unserer Gesellschaft bei diesem Problem spielt: Ein organisches Geschehen zu übersehen, gilt als »Kunstfehler«. Ein neurotisches Problem zu ignorieren, hat keine derartigen Konsequenzen. Es gilt nicht einmal als Kavaliersdelikt. Der Arzt ist daher mit der Aufgabe, die »essentiellen« von den »symptomatischen« funktionellen Syndromen zu unterscheiden, oft überfordert.

Ad 3 und 4: Die dritte und vierte Hypothese, daß Funktionsstörungen seelisch ausgelöst sind, werfen ein ätiologisches und diagnostisches Problem auf. Hier gehen die Überlegungen des ärztlichen Alltags meist so, daß seelische Gründe angenommen werden, wenn man keine organischen Veränderungen findet. Auf diese Weise wird die Annahme eines funktionellen Syndroms zu einer »Exklusiv-Diagnose« nach dem Motto: »Was ich nicht diagnostizieren kann, das sehe ich als ›seelisch‹ an.«

Hier ist die Forderung zu erheben: **»Seelische Störung«,** oder **»emotionaler Konflikt«,** darf keine Ausschlußdiagnose sein, sondern kann und muß eine positive Diagnose sein.

Dem stehen aber Hemmungen und Widerstände des Arztes entgegen, sich auf diese Probleme seiner Patienten einzulassen. Sie haben sehr reale Hintergründe:« Die eingehende Exploration, die zur Stellung der Diagnose unerläßlich ist, kostet Zeit, die dem Arzt – vor allem im Vergleich zu physikalischen Untersuchungen – nicht entsprechend vergütet wird. Und dann: welche Konsequenzen soll er aus der Diagnose ziehen? Zur Behandlung dieser Patienten fehlt ihm nicht nur die Zeit, sondern – wie unser Bericht zeigt – auch Wissen und Erfahrung. Die Überweisung an einen Psychotherapeuten wird von dem Patienten in der Regel abgelehnt (»Herr Doktor, es fehlt mir im Magen und nicht im Kopf!«). Selbst wenn die Zustimmung des Patienten erreicht werden kann, ist die Überweisung oft – vor allem in ländlichen Gebieten – nicht möglich.

2.2 Psychologische Symptomatik

Es gibt bei Patienten mit funktionellen Syndromen eine Reihe relativ charakteristischer Verhaltensmerkmale: Die Art und Weise, wie Befürchtungen geäußert oder unterdrückt werden, die emotionale Reaktion auf bestimmte Ereignisse in der Lebensgeschichte, die Einstellung dem Arzt gegenüber, können wertvolle Aufschlüsse über die Persönlichkeit des Kanken geben. Darauf wird im Abschnitt 5 näher eingegangen. Hier sollen nur drei auffällige Verhaltensmerkmale aufgeführt werden: Es besteht häufig die Meinung, daß Patienten mit funktionellen Syndromen durch eine wortreiche, klagsame Theatralik zu erkennen seien. Das gilt jedoch nur für einen –

nicht einmal häufigen – Typ. Viel häufiger ist es, daß dem Patienten solche Ausdrucksmöglichkeiten fehlen. Auch die »Symptom-Pedanten«, die ihre Beschwerden aus einer Liste vorlesen, um ja keine zu vergessen, findet man unter den Kranken mit funktionellen Syndromen immer wieder, aber auch sie sind nicht allzu häufig. Eine andere Gruppe sind die stillen, unauffälligen, depressiven, zu hypochondrischen Ideen neigenden Kranken, die mit großer Hartnäckigkeit immer wieder zur Schilderung ihrer Symptome zurückkehren.

In diesen Verhaltenstypen werden bestimmte neurotische Umgangsstile sichtbar: Hysterische Züge in der theatralischen Selbstdarstellung, zwanghafte Züge des Pedanten und die depressive Stimmungslage von Patienten, die Anklagen nur in Form von Klagen vorbringen können.

3 Epidemiologie

Wie häufig sind diese Krankheiten? Die epidemiologischen Untersuchungen lassen trotz großer Unterschiede ihrer Ergebnisse keinen Zweifel, daß die Gruppe der funktionellen Syndrome sehr groß ist. Sie ist sicher nicht viel kleiner, vielleicht sogar größer als alle anderen Krankheitsgruppen zusammen. Diese Tatsachen sind seit über 30 Jahren bekannt. Bekannt sind auch die großen menschlichen und gesellschaftlichen Kosten, die durch diese Krankheiten verursacht werden. Trotzdem hat die Medizin daraus keinerlei Konsequenzen gezogen. Im Gegenteil, man tut weiter so, als würden sie nicht existieren. Sie passen nicht in das Bild, das die moderne Medizin von »richtigen Krankheiten« hat. Wir werden noch darauf zurückkommen.

Die Befunde neuerer Untersuchungen, insbesondere die Befunde der Mannheimer Studie, sind in Kapitel 6, »Epidemiologie« ausführlich dargestellt.

Sie bestätigen im Wesentlichen eine Gruppeneinteilung, die Weiss und English schon 1949 vorgeschlagen haben:
- Eine Gruppe der »reinen« funktionellen Syndrome, die etwa ein Drittel aller Patienten, die einen Arzt aufsuchen, ausmacht.
- Ungefähr ebenso groß ist nach ihrer Schätzung die Gruppe der Patienten, die den Arzt wegen Beschwerden aufsuchen, die teilweise funktioneller Natur sind, bei denen aber organische Befunde erhoben werden. Sie betonen, daß diese Gruppe besonders wichtig ist, weil sie dem Arzt die größten diagnostischen Schwierigkeiten bereitet.
- Die dritte Gruppe würde schließlich die Patienten umfassen, bei denen wir zum Schluß kommen, daß die organischen Veränderungen für ihre Beschwerden allein entscheidend sind.

Für die These, daß es sich bei den meisten der als »psychosomatische Symptome« aufgeführten Sensationen um Phänomene handelt, die bei vielen Menschen vorkommen, ohne einen Krankheitswert zu habe, spricht die Beobachtung, daß die Beschwerden, unter denen Patienten mit funktionellen Syndromen leiden, einen fast ubiquitären Befund darstellen. Die Frage ist noch völlig offen, warum und wann solche Beschwerden mit einem Krankheitserleben gekoppelt werden. Dafür spielt offenbar die Intensität der Beschwerden keine entscheidende Rolle.

Das haben schon Untersuchungen in der Gießener Medizinischen Poliklinik ergeben. Demnach finden sich darüber hinaus funktionelle Krankheitsbilder in allen Altersklassen mit einer Verteilung, die der in der Abbildung 50-2 entspricht.

Franke und Mitarbeiter (1970) fanden in einer Studie über 148 Hundertjährige, daß die Zahl der 50jährigen, die über Herzschmerzen klagten, höher war als die der 75jährigen und daß bei den Hundertjährigen die Zahl am niedrigsten lag.

Für die Abnahme der funktionellen Syndrome im höheren Alter gibt es zwei plausible Erklärungen:
1. Beschwerden werden als Symptome eines organischen oder degenerativen Leidens gedeutet, die im höheren Alter zunehmen.
2. Die Symptome organischer Krankheiten machen die funktionellen Beschwerden überflüssig. Sie verlieren den funktionellen Krankheitswert, den sie vor dem Auftreten der organischen Erkrankungen hatten.

Dieser Punkt ist auch differentialdiagnostisch von Bedeutung: Es wird immer wieder über Fälle berichtet, in denen der Arzt die Diagnose eines »funktionellen Syndroms« gestellt und die Beschwerden erfolgreich »psychotherapeutisch« behandelt hat – bis sich herausstellte, daß der Patient »doch« an einer organischen Krankheit litt. Diese Fälle gibt es natürlich und der Arzt muß dieser Möglichkeit durch exakte Diagnostik Rechnung tragen, aber sie sind offenbar außerordentlich selten. Sonst würde man in den Berichten nicht immer wieder den gleichen Paradefällen begegnen, z. B. der psychotherapeutisch erfolgreich behandelten Polydipsie, hinter der sich bei der Obduktion des durch einen Unfall ums

Leben gekommenen Patienten einen Hirntumor fand, oder dem Patienten mit erfolgreich behandelten Durchfällen, bei dem dann »doch« ein Kolonkarzinom entdeckt wurde. In solchen Fällen muß man auch daran denken, daß eine organische Krankheit in ein vorher bestehendes funktionelles Beschwerdebild »hineinwachsen« kann und dann die funktionellen Beschwerden durch den später festgestellten organischen Befund erklärt werden können. Wir haben ja bereits darauf hingewiesen, daß die Einstellung der modernen Medizin seltene Fehldiagnosen organischer Krankheiten ungleich schwerer bewertet als ungemein häufigere Fehldiagnosen, bei denen psychologische Probleme übersehen werden.

4 Ätiologie und Pathogenese

Bei der Frage nach Ätiologie und Pathogenese müssen wir – wie bei allen Krankheiten – zwischen konstitutionellen (genetischen), disponierenden (im Verlauf der Entwicklung erworbenen) und auslösenden Faktoren unterscheiden, die gemeinsam das multifaktorielle Wurzelgeflecht einer Krankheit bilden.

Über genetische Faktoren wissen wir bei den funktionellen Syndromen wenig Sicheres.

Über disponierende Momente gibt es eine Reihe gut belegter Untersuchungen. Sie sprechen dafür, daß pathogene zwischenmenschliche Beziehungen in der Kindheit eine entsprechende Rolle spielen. Patienten mit funktionellen Syndromen stammen häufiger aus Familien, die durch eine »kohäsive« und »rigide« Struktur auffallen und sozial überangepaßt sind (Grollnick, 1972).*

Adler und Mitarbeiter (1989) fanden in einer Gruppe von Patienten mit psychogenen Schmerzen signifikant häufiger Störungen der zwischenmenschlichen Beziehungen in der Kindheit als in Vergleichsgruppen von Patienten mit organisch bedingten Schmerzen und organisch Kranker ohne Schmerzen.

Funktionelle Syndrome oder Verhaltensstörungen als Reaktion von Kindern auf Ereignisse, welche ihre Familie betreffen, sind Kinderärzten geläufig. Hodges und Mitarbeiter (1984) verglichen in einer retrospektiven Untersuchung die Zahl und die Schwere belastender Ereignisse in den Familien von 30 Kindern mit rezidivierenden Abdominalschmerzen, 67 verhaltensgestörten und 42 gesunden Kindern. Sie fanden in den Familien der 1. und 2. Gruppe signifikant mehr und belastendere Ereignisse als in der 3. Gruppe. In den Familien der verhaltensgestörten Kinder betrafen die belastenden Ereignisse in erster Linie Krankheit, Krankenhauseinweisung und Tod (genauere Einzelheiten s. a. Kap. 83, »Kindheit und Jugend«).

Nach Jores (1973) haben bei der Entstehung einer Disposition für den Erwerb eines funktionellen Syn-

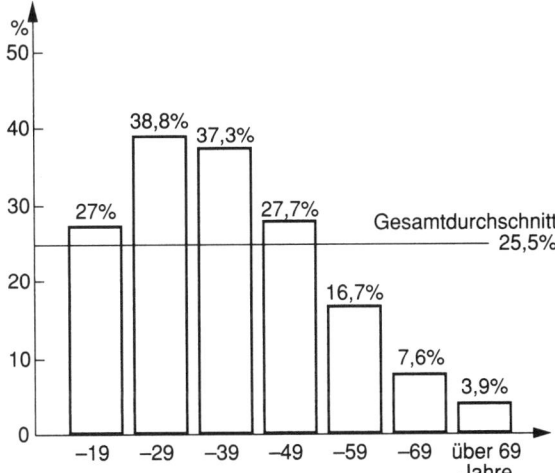

Abb. 50-2 *Altersverteilung »funktioneller Syndrome«.*

---

* s. a. Kap. 32, »Familiendynamik und Familientherapie«.

droms folgende Momente eine besondere Bedeutung:
- spezielle Formen familiärer Einflüsse auf die Angstverarbeitung,
- unbewußte, auf das Kind gerichtete elterliche Erwartungen,
- bestimmte Erziehungsbilder und
- die sozio-dynamische Familienkonstellation.

Unter den Patienten mit funktionellen Syndromen lassen sich keine einheitlichen Persönlichkeitsstrukturen oder neurotische Krankheitsbilder finden. Bei entsprechender Belastung (s. u.) können offenbar alle Menschen ein funktionelles Syndrom entwickeln. Trotzdem findet man bei diesen Patienten häufig Unsicherheit und Kontaktschwierigkeiten als Ausdruck einer Störung des Selbstwerterlebens. Als Kompensation entwickeln manche ein extremes Bemühen, sich anzupassen und durch Leistung Zuneigung und Anerkennung zu erwerben. Solche Patienten können dann bei jeder Anforderung Angst haben zu versagen.

Schließlich ist für überangepaßte Menschen jede Änderung der sozialen Umgebung beunruhigend.

Ein psychosomatischer Verständnisansatz funktioneller Syndrome sollte zunächst die Diskrepanz zwischen objektivierbarem Befund und der Beeinträchtigung des Befindens, die Diskrepanz zwischen fehlender oder unbedeutender Funktionsänderung und den oft erheblichen subjektiven Beschwerden erklären.

Th. von Uexküll (1962) hat einen solchen Ansatz für funktionelle Herz-Kreislauf-Störungen entwickelt (Abb. 50-3). Nach diesem Konzept kann eine Funktionsänderung oder Funktionsstörung als Folge einer Noxe, einer körperlichen Erkrankung, einer

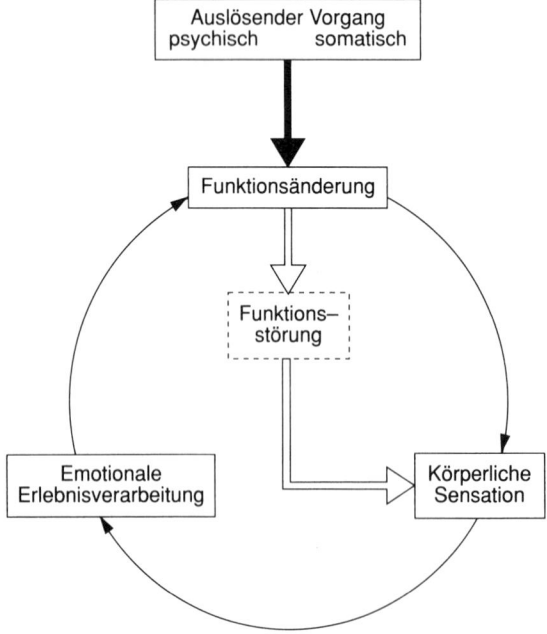

Anstrengung auftreten, aber auch die körperliche Begleitreaktion eines heftigen Affektes wie Angst oder Aggression sein. Die Ausprägung des Symptoms steht dabei – entgegen unserer gewohnten Denkweise – in keiner quantitativen Relation zu den auslösenden Bedingungen; entscheidend ist vielmehr die subjektive Wahrnehmung dieser körperlichen Funktionsänderung und deren individuelle emotionale Verarbeitung. In einem Circulus vitiosus können sich so z. B. Funktionsstörungen und Angst gegenseitig verstärken und hochschaukeln.

Zahlreiche Beobachtungen weisen darauf hin, daß soziale Ereignisse eine bedeutende Rolle bei der Auslösung und der Unterhaltung funktioneller Krankheiten spielen, sei es, daß Beschwerden, die bisher als geringfügige Gesundheitsstörungen, kaum beachtet wurden, jetzt als Krankheitssymptome erlebt werden; sei es, daß als Disposition eine besondere Vulnerabilität für Schicksalsschläge bestand; sei es, daß eine soziale Belastung die Anpassungsfähigkeit auch robuster Naturen überfordert.

Untersuchungen über die Rolle sozialer Ereignisse als pathogene Faktoren handeln jedoch fast immer von organischen Leiden wie koronaren Herzkrankheiten, Tuberkulose, Asthma bronchiale, Hypertonie usw. Wir sprachen schon von dem Skotom der modernen Medizin für die funktionellen Krankheitsbilder und für die Probleme, die sie für die Betroffenen, deren Familien und für die Gesellschaft schaffen. Zu diesen Problemen gehört auch – und nicht zuletzt – die pathogene Rolle, welche die Medizin bei diesen Krankheiten spielt.

5 Psychologie, Psychodynamik und Physiologie

Die Frage, die wir zunächst besprechen müssen, ist die nach der Herkunft der Emotionen, welche die Wahrnehmung und deren Verarbeitung beeinflussen. Die in der Genese der Symptomatik wirksame Angst kann z. B. aus unmittelbar vorausgegangener Erfahrung, etwa dem Herztod eines nahestehenden Verwandten, herrühren. Häufig ist die Symptombildung jedoch komplexer. Der Patient erlebt einen intrapsychischen oder sozialen Konflikt als unerträglich und nicht lösbar; er muß die mit dem Konflikt verbundenen Affekte vom Bewußtsein abwehren. So kann es dazu kommen, daß nicht der Affekt, sondern nur die begleitende körperliche Funktionsänderung wahrgenommen und weiter verstärkt wird. Die im unlösbaren Konflikt aufkommende Angst fließt jetzt in die Verarbeitung des körperlichen Symptoms ein; diese Angst verliert so ihren Bezug zum ursprünglichen Konflikt bzw. zur ursprünglichen Situation und wird an die Verarbeitung des körperlichen Symptoms gebunden. Die Angst bezieht sich jetzt z. B. ganz auf die Funktion des Herzens und nicht mehr auf die Unsicherheit, ob etwa der Partner seine Zuneigung zurückzieht, wenn man selbst aggressiv wird oder eigene Wünsche verfolgt. Der Konflikt wurde also zumindest entschärft, aus der sozialen Situation herausgelöst, in den eigenen Körper verlagert. Diesen Vorgang kann man als »Somatisierung« bezeichnen. Dies entlastet die Beziehungen und verspricht darüber hinaus weiteren Gewinn: Konfliktvermeidung und körperliche Beschwerden finden eher soziale Anerkennung, körperbezogene Klagen und passive Schonhaltung aktivieren eher die Hilfsbereitschaft der Umgebung. In diesem Sinn kann die Symptombildung auch als eine Leistung, als eine Art Bewältigungsversuch des Betroffenen verstanden werden. Systemtheoretisch handelt es sich um »Abwärts-Effekte«, die mit »Aufwärts-Effekten« Rückkoppelungsschleifen eingehen.

Die Gefahren dieses Bewältigungsversuches liegen im Rückzug aus den sozialen Beziehungen in eine passive Schon- und Versorgungshaltung, die ihrerseits in der Regel zu weiteren Frustrationen führt und so die Chronifizierung des Prozesses begünstigt.

Was disponiert zu einer solchen Form von Konfliktlösung?

Es gibt Konflikte in Abhängigkeitsverhältnissen, aus denen eine Lösung nicht oder nur unter zu großen Opfern möglich ist. In der Regel gestalten die Patienten jedoch aufgrund ihrer Entwicklungsgeschichte die Situation nach dem Muster ihrer Abhängigkeitsproblematik in der Kindheit. Patienten mit schweren funktionellen Syndromen fühlen sich innerlich überstark von der Zuneigung und Versorgung ihrer Mütter oder entsprechender späterer Bezugspersonen abhängig. Sie kleben an dieser Beziehung, obwohl oder gerade weil diese während der Kindheit unbefriedigend war, in der Phantasie versuchen sie eine enge Beziehung aufrechtzuerhalten oder wiederherzustellen, um die in der Kindheit nicht erhaltene, aber ersehnte Zuwendung und Unterstützung doch noch zu bekommen.

Die Verhaltensforschung hat dafür eine eindrucksvolle Erklärung: Sie stellte fest, daß Strafreize in bestimmten Fällen das bestrafte Verhalten verstärken. Eine derartige Reaktion ist für kleine Tiere und Kinder adaptiv, »denn bei Schmerz sucht man am besten bei der Mutter Schutz. Daß diese selbst die Ursache des Schmerzes sein könnte, ist bei Tieren unwahrscheinlich und selbst in solchen Fällen wäre die Schutzsuche als Appell oder Beschwichtigung nützlich« (Eibl-Eibesfeld, 1984, S. 105). »Auch für Kinder ist die Mutter zweifellos eine sichere Basis, und auch hier gilt, daß von den Eltern mißhandelte Kinder im allgemeinen eine starke Bindung an die Eltern haben und zum Erstaunen der Fürsorger dagegen protestieren, wenn man sie zu ihrem Schutz aus dem Elternhaus in ein Heim bringen will« (Eibl-Eibesfeld, 1984, S. 107).

So ist es nicht erstaunlich, daß Menschen meist weitgehend verleugnen, wie enttäuschend die Beziehungen zu den Menschen in Realität verlaufen sind. Aber nicht nur physische Mißhandlungen, mehr noch psychische Mißhandlungen durch Gleichgültigkeit oder mangelnde Unterstützung der Entwicklung zur Selbständigkeit spielen bei den Müttern dieser Patienten eine Rolle. Mitunter waren die Mütter aufgrund körperlicher Krankheit oder depressiver Verstimmung nicht in der Lage, ihre Kinder ausreichend zu fördern, dominierten sie, schränkten expansive Entfaltung und aggressive Impulse ein, oft erwarteten sie ihrerseits von den Kindern zu früh Zuwendung, Verständnis, ja Hilfe. Verselbständigungstendenzen führten zur Androhung von Liebesentzug und Verlassenwerden zu einem Zeitpunkt, zu dem reale Unabhängigkeit mit dem Leben nicht vereinbar ist. Hierdurch wird die aufkommende Trennungsangst zur Todesangst.

Ermann (1980) konnte Patienten mit funktionellen Syndromen (»psychovegetativen Störungen«) testpsychologisch von Patienten abgrenzen, die an neurotischen Störungen litten. Unter Ich-Psychologischen Gesichtspunkten konnte er zwei Gruppen unterscheiden: Patienten, deren Störungen eine umgrenzte Ich-Pathologie zugrunde lag, und Patienten mit Borderline-Störungen, deren Ich-Pathologie viel umfassender war (1983).

Die **Manifestationsbedingungen** für die Symptomatik imponieren zum Teil als dramatisch: Die Patienten wurden unmittelbar vor Auftreten der Beschwerden mit fremder oder eigener Gefährdung konfrontiert. Bei Betrachtung von außen erscheint die auslösende Situation dann weniger dramatisch, wenn sich der Grundkonflikt zwischen Abhängigkeit und Versorgungswünschen einerseits und Verselbständigungstendenzen andererseits durch Entwicklungen wie beruflicher Aufstieg, Heirat, Geburt von Kindern oder die Enttäuschung von Versorgungserwartungen kritisch verschärft. Es kommt weniger auf die äußeren Ereignisse als solche, als auf die jeweils individuelle subjektive Bedeutung dieser Ereignisse an.

Für diese Zusammenhänge haben wir (in Kap. 1) als allgemeineres Erklärungskonzept das Modell des Situationskreises entwickelt, das beschreibt, wie sich der Aufbau der individuellen Wirklichkeit, die jeden Menschen als eine für den außenstehenden Beobachter unsichtbare Hülle – eine zweite Haut – umgibt, unter normalen Verhältnissen vollzieht. Wir haben dargestellt, daß wir die kreative Fähigkeit, eine vorgefundene Umgebung in eine subjektiv bedeutungsvolle Umwelt zu übersetzen, als psychische Leistung verstehen müssen, die sich entwicklungsgeschichtlich differenziert hat. Systemtheoretisch handelt es sich bei der Geburt um den »Sprung« von einer einfacheren (vegetativen) Organisationsstufe, wie sie während der Embryonalzeit besteht, auf eine komplexere Integrationsebene, auf der der Organismus mit den für sein Überleben notwendigen Teilen der Umgebung (Luft, Nahrung, Wärme usw.) zu einem System zusammentritt. Die Organisationsform dieser komplexeren Integrationsstufe bezeichnen wir im Unterschied zu der einfacheren Organisationsform der vorgeburtlichen vegetativen Daseinsstufe, die als »bloßer Körper« noch keine Umwelt, sondern nur eine »Wohnhülle« kennt, mit dem lateinischen Wort für Seele = anima als animalische Organisationsform.

Der Übergang (Sprung) von der vegetativen Organisationsform als bloßer Körper zur komplexeren animalischen Integrationsebene als Körper, der von einer Umwelthülle umgeben ist, aber auch der Rückzug auf die frühere vegetative Stufe findet physiologischerweise während des ganzen Lebens immer von neuem statt: Wenn wir aus dem Schlaf erwachen oder in den Schlaf oder eine Ohnmacht versinken, erfahren wir den Aufbau einer Umwelt bzw. einer individuellen Wirklichkeit, durch Assimilation der Umgebung – oder den Rückzug aus unserer Wirklichkeit auf den Zustand als bloßer Körper, den die Umgebung nichts angeht. »Progression« und »Regression« wechseln aber nicht nur im 24-Stunden-Rhythmus wie Ebbe und Flut; sie können auch jederzeit bei der Lösung von Problemsituationen bzw. bei einem Versagen vor solchen Aufgaben eintreten.

Es handelt sich um zwei Reaktionsmuster, die Hess (1957) als »ergotropes« und »histio- oder trophotropes« System beschrieben und bestimmten Arealen im Diencephalon und Mesencephalon zugeordnet hat.

Das ergotrope oder Kampf/Flucht (»fight/flight«)-Muster geht mit einer Aktivierung des Herz-Kreislauf-Systems und der Atmung einher und läßt sich als Vorbereitung des Organismus auf jederzeit abrufbare maximale Muskelaktivität deuten. Es kommt zur Ausschüttung von Hormonen vor allem des Hypophysen-Nebennierensystems.

Das histio- oder trophotrope Muster schützt den Organismus vor Überbeanspruchung. Es kommt zu einer Senkung der Herz-Kreislauf-Aktivität mit Erniedrigung des Blutdrucks und der Herzfrequenz und zu einer Senkung der Aktivität des Sympathikus und gewisser parasympathischer Aktivitäten.

Engel (1969) hat diese beiden Reaktionsmuster als psychophysiologische Korrelate für zwei Zustände beschrieben, über die Patienten klagen, um gewisse nicht-spezifische Symptome zu beschreiben, die bei den verschiedensten Krankheiten auftreten, die aber auch als selbständige Krankheitsbilder in Erscheinung treten können: Nervosität und Erschöpfung (»nervousness« und »fatigue«). Er gibt eine erschöpfende, aber heute noch gültige Übersicht über die psychologischen und physiologischen Charakteristika der beiden Zustandsbilder, die wir mit den beiden Phasen einer vorgeburtlichen und der nachgeburtlichen Entwicklung in Verbindung gebracht haben.

Im Rahmen dieses Modells lassen sich die bunten Beschwerdebilder bei funktionellen Syndromen als unzeitgemäßer und unkoordinierter Wechsel von Progression zu Regression und umgekehrt deuten. Dabei kann bei einer pathologischen Frühgeschichte die Wirklichkeitsbildung mitunter bei infantil gebliebenen Programmen eines Wirklichkeitsaufbaus steckenbleiben, was mit Angst einhergehen kann, oder immer wieder von Phasen teilweisen Rückzugs unterbrochen werden, wenn die Situation emotionale Aufgaben stellt, für deren Lösung die erforderlichen Programme in früher Kindheit nicht gelernt werden konnten oder blockiert wurden.

Unter der Symptomatologie wurden als besondere Persönlichkeitsmerkmale die Patienten mit klagsamer Theatralik, die »Symptom-Pedanten« und die stillen, depressiven, zu hypochondrischen Ideen neigenden Kranken aufgezählt. Sehr viele Patienten sind psychisch bei oberflächlicher Betrachtung völlig unauffällig. Hier ist – auch darauf wurde bereits hingewiesen – der Interaktionsstil, den der Patient dem Arzt gegenüber an den Tag legt, oft aufschlußreich. Er kann zeigen, wie der Patient mit den Menschen seiner Umgebung – und mit sich selbst – umgeht. Dieser Interaktionsstil läßt sich auch in der Vorgeschichte verfolgen, wenn man darauf achtet, wie der Patient über Schlüsselfiguren in seiner Familie, in seinem Beruf, aber auch über Ärzte spricht, die ihn früher behandelt haben. Er sagt dem Arzt etwas über die Erwartungen, mit denen der Patient ihm gegenübertritt. Der Arzt muß diese Erwartungen kennen, um sich adäquat auf sie einstellen zu können.

6 Lebensgeschichte und soziale Interaktion

Es fällt immer wieder auf, daß diese Patienten Schwierigkeiten haben, ärztliche Hilfsangebote anzunehmen. Dies entspricht ihrem bisherigen Krankheitsverlauf: Sie haben zur Lösung ihres Problems keine Hilfe finden können – vielleicht haben sie schon in der Kindheit erfahren, daß niemand hilft – sie kommen meist erst zum Arzt, wenn ihr Bewältigungsversuch zu scheitern droht. Dies erleben sie einerseits als beschämend, andererseits haben sie Angst davor, daß der Arzt die bisherige eigene Leistung in Frage stellt und damit den entschärften Konflikt wiederbelebt. So bekommt man als Arzt nicht selten das Gefühl, daß eigentlich keine Beziehung entstehen darf; neben der Wiederbelebung ursprünglicher Konflikte, der Infragestellung der Leistung bei der Symptombildung, trägt hierzu oft die Angst bei, daß der Arzt in die Beziehung zwischen Patient und Symptom bzw. in die Beziehung Patient – verlorene Bezugsperson der Kindheit als Dritter eindringen und damit diese Beziehung, die gerade bewahrt werden soll, gefährden könnte.

Kann der Patient dagegen das ärztliche Beziehungsangebot aufnehmen, so gestaltet er diese Beziehung in der Regel nach dem Muster seiner früheren Beziehungen; die Ambivalenz zwischen Anklammerungswünschen einerseits und Furcht vor Abhängigkeit und Einschränkung andererseits bestimmt jetzt auch die Probleme in der Beziehung zum Arzt. Hinter dem anklammernden Verhalten spüren wir dann häufig die frühen und lang hingezogenen Enttäuschungen der Kranken und ihre latenten Vorwürfe oder aber sie verführen auch uns zu Einschränkungen, Vorschriften und Verboten.

Der oben skizzierte Circulus vitiosus zwischen Hausarzt, Patient, Spezialisten und Krankenhaus läßt sich als Ausdruck eines besonderen Interaktionsstils zwischen diesen Patienten und ihrer sozialen Umwelt verstehen: Psychodynamisch läßt sich das Mißtrauen, das diese Patienten gegen Diagnosen und Behandlungsformen ihrer Ärzte an den Tag legen, als »Übertragung« früherer Erfahrungen mit der Unzuverlässigkeit von Personen deuten, die Schutz und Hilfe leisten sollten. Das Verhalten der Medizin diesen Kranken gegenüber läßt sich als »Gegenübertragung« interpretieren. Dabei spielt beim Arzt die negative Einstellung allen Patienten gegenüber eine Rolle, deren Beschwerden sich nicht in die bekannten Kategorien organischer Krankheitsbilder einordnen lassen. Darüber hinaus muß man sich klarmachen, daß Symptome, die ein Patient äußert, für den Arzt »Auslöser« für bestimmte Verhaltensweisen sein können. Da die Beschwerden funktioneller Krankheitsbilder fast alle organischen Krankheiten nachahmen, veranlaßt der Arzt immer neue Untersuchungen. Weiss (1952) hat die sog. »big charts« – Krankengeschichten, die über 2 englische Pfund wogen – heraussuchen lassen und die Patienten nachuntersucht. Dabei stellte er fest, daß es sich in den meisten Fällen um Patienten mit funktionellen Krankheitsbildern handelte, die immer wieder von neuem in die Klinik kamen und dort immer von neuem von Kopf bis Fuß durchuntersucht wurden.

Soziologisch läßt sich der Gesamtzusammenhang zwischen Patient und unserem Gesundheitsversorgungssystem als »abweichendes Verhalten« des Patienten von sozial erwarteten Verhaltensschemata interpretieren, gegen das sich das soziale System mit »Sanktionen« verteidigt. Keiner spricht vom »Aufstand des Subjektes«.

7 Differentialdiagnose

Die Ähnlichkeit der Symptomatik funktioneller Syndrome mit der Symptomatik organischer Krankheitsbilder verursacht erhebliche differentialdiagnostische Schwierigkeiten. Deshalb sind gewisse allgemeine Kriterien hilfreich:

Die meisten funktionellen Beschwerdebilder weisen sog. »Randsymptome« auf, die bei organisch Kranken gewöhnlich nicht gefunden werden (Tab. 50-2).

Ein weiteres, diagnostisch wichtiges Kennzeichen ist die Länge der Anamnese: Ein funktionelles Beschwerdebild reicht gewöhnlich weit in die Vergangenheit zurück. Oft können die Patienten nicht angeben, wann es begonnen hat. Eine kurze Vorge-

Tab. 50-2 Rand- oder Begleitsymptome funktioneller Syndrome.

Somatisch	Psychisch
– Globus	– innere Unruhe
– Parästhesien (an Mund und Extremitäten)	– Angstzustände
	– Konzentrationsschwäche
– Atemhemmung	– Erschöpfbarkeit
– Herzsensationen	– depressive Stimmungs-
– Aufstoßen in Salven	lage
– anfallsweises Glieder-	– Schlafstörungen
zittern	

schichte ohne den Hinweis auf eine akute seelische Belastung in letzter Zeit spricht eher für eine organische Krankheit.

Die Zahl der Beschwerden ist ebenfalls ein wichtiger Hinweis: Je größer ihre Zahl, um so unwahrscheinlicher wird es, daß ein organisches Leiden vorliegt. Die Patienten, die über ihre Beschwerden Buch führen, um dem Arzt eine möglichst vollständige Liste vorlegen zu können, wurden schon erwähnt. (Osler sprach von »maladie du petit papier« [Bean, 1950].)

Viele dieser Krankheitsbilder zeichnen sich durch einen Wandel ihrer Beschwerden aus (»Symptomwandel«). So kann es vorkommen, daß Patienten, die bei der ersten Konsultation über Herzschmerzen klagten, den Arzt später wegen Kopfschmerzen aufsuchen oder umgekehrt. Von der früheren Symptomatik ist dann häufig nicht mehr die Rede. Die differentialdiagnostischen Überlegungen und Bemühungen, die bei der ersten Untersuchung in eine bestimmte Richtung gegangen waren, erscheinen jetzt nutzlos. Man muß von neuem anfangen und fragt sich, ob man bei der ersten Erhebung der Vorgeschichte aufmerksam genug war oder ob man eine Krankheit übersehen hat, die in ihrem Fortgang neue Symptome macht. Wenn man weiß, daß dieser proteusartige Charakter für viele funktionelle Beschwerdebilder typisch ist, kann das ein wichtiger diagnostischer Hinweis sein. Auch bei der Patientin, über die am Anfang berichtet wurde, wandelte sich das Beschwerdebild im Laufe der Zeit erheblich.

Der zeitliche Zusammenhang mit einer einschneidenden Veränderung in der Lebensgeschichte zeigt manchmal den richtigen Weg. Auch die Mitteilung, daß Verwandte oder Bekannte im zeitlichen Zusammenhang mit dem Auftreten der Beschwerden erkrankt oder verstorben sind und daß sie an ähnlichen Symptomen gelitten hatten, kann ein wichtiger diagnostischer Hinweis sein. Die Identifikation mit solchen Personen ist ein relativ häufiges Ereignis.

Selbstverständlich können diese Informationen nur Hinweise, aber niemals Beweise sein, die ein »symptomatisches« funktionelles Syndrom ausschließen. Für das Vorliegen eines »essentiellen« funktionellen Syndroms gelten zwei Grundsätze:

1. Wir müssen mit der gleichen Gewissenhaftigkeit nach psychosozialen Störungen suchen und dürfen uns nicht mit Allgemeinplätzen wie »Streß«, »Belastung«, »Zivilisationsdruck« usw. zufriedengeben. Auch hier muß eine biographische Anamnese eine möglichst genaue Übersicht über disponierende und auslösende Faktoren sowie über die akuten und chronischen Probleme des Patienten geben. Gleichzeitig muß sich der Arzt einen Eindruck vom Umgangsstil des Kranken mit wichtigen Personen in seiner Umgebung einschließlich der Ärzte verschaffen.

2. Wir müssen durch eine genaue somatische Untersuchung das Vorliegen organischer Krankheiten ausschließen.

Dabei ist eine Differentialdiagnose zwischen folgenden Gruppen anzustreben:

– Reaktive Bilder als Folge akuter seelischer Belastungen: Diese Krankheitsbilder haben eine gute
Prognose, wenn der Arzt das Problem mit dem Patienten durchspricht und erforderlichenfalls mit
stützenden psychotherapeutischen Maßnahmen
eingreift.
– Neurotische Störungen, die sich hinter einer somatischen Symptomatik verbergen: Die Prognose
dieser Patienten ist je nach der neurotischen Erkrankung, den Möglichkeiten der Kranken, die
Diagnose zu akzeptieren und schließlich den Aussichten, eine psychotherapeutische Behandlung zu
finden, verschieden.
– Eine große Kerngruppe von Patienten, die ständig
auf ihre somatischen Beschwerden zurückkommen und die einen Zusammenhang mit auslösenden emotionalen Erlebnissen entweder nicht akzeptieren oder nicht erfahren können: Diese Patienten stellen an die Geduld und an den Optimismus der Ärzte die größten Anforderungen. Bei ihnen ist die Prognose »quoad sanationem« am
ungünstigsten. Hier sind auch die Probleme der
Therapie noch weitgehend ungelöst.

8 Therapie

Die Therapie beginnt – bei allen Patienten – bereits
mit der Erhebung der Anamnese, die dem Patienten
Gelegenheit geben muß, über sich und die Probleme
zu sprechen, die möglicherweise hinter seinen Symptomen verborgen sind. Das geschieht am besten mit
offenen Fragen, die dem Patienten erlauben seine
Beschwerden mit seinen Worten und in der Reihenfolge, die ihm wichtig ist, zu schildern (vgl. Kap. 21,
»Anamnese und körperliche Untersuchung«). Mit
»geschlossenen Fragen«, die sich an den bekannten
Diagnoseschemata der organischen Medizin orientieren, sind wir stets in Gefahr, die Symptomatik, die
wir hören wollen, in den Patienten hineinzufragen.
Darüber hinaus legen wir ihn auf diese Weise auf ein
Kommunikationsschema mit Ärzten fest, in dem er
dazu erzogen wird, seine Beschwerden in der Terminologie der Organmedizin auszudrücken. Schließlich versäumt der Arzt bei diesem Frage-Antwort-
Spiel die Gelegenheit, sich ein Bild darüber zu machen, wie der Patient seine Krankheit erlebt.

Meist wird der Patient mit seinen somatischen Beschwerden beginnen. Hier ist es von entscheidender
Wichtigkeit, die einzelnen Symptome genau durchzusprechen. Damit erwirbt der Arzt das Vertrauen
des Patienten und kann gleichzeitig die erforderlichen differentialdiagnostischen Überlegungen anstellen.

Es gilt also vom ersten Kontakt an und parallel zur
sorgfältigen somatischen Abklärung gleichzeitig die
psychischen Prozesse und die soziale Situation bei
jedem Patienten individuell zu klären. An Stelle der
sog. Ausschlußdiagnostik tritt ein Vorgehen, bei dem
der Arzt die Stellung eine psychosomatischen Diagnose aufgrund positiver Befunde im psychischen
und sozialen Bereich anstrebt. Nur so läßt sich so-

wohl eine einseitige diagnostische Fehleinschätzung
als auch die Kränkung der Patienten vermeiden, die
in der Regel mit der Mitteilung, daß ihnen nichts
fehle und der anschließenden Überweisung zu einem
Spezialisten für psychische Probleme verbunden ist.

Im Rahmen der Anamnese stützt sich das diagnostische Vorgehen auch auf die Analyse der Arzt-Patient-Beziehung. Der Versuch einer Rekonstruktion
der Symptombildung erfolgt mit Hilfe der Erinnerung im Gespräch; der dem Bewußtsein nicht zugängliche Anteil des fortdauernden Beziehungskonfliktes und die selbstverborgenen Affekte werden
dem Arzt nur über das Erleben der eigenen Beziehung zum Patienten zugänglich. Bekommt der Patient die Möglichkeit, diese Beziehung entsprechend
seinen Bedürfnissen zu gestalten, so konstelliert er
sie analog zu seinen alten Beziehungsmustern, und
für uns als Ärzte werden damit die den Patienten be-
drängenden Affekte spürbar. Bei günstigem Verlauf
gelingt es, die im Rahmen der Symptombildung aus
der sozialen Situation herausgenommenen Konflikte
jetzt in der Beziehung zum Arzt wieder in eine soziale Beziehung einzubetten, die zugleich die
Chance zu einer Bearbeitung und Veränderung des
Konflikts eröffnet.

Anhand unseres Erlebens der Beziehung zum Patienten während der Sprechstunden können wir nun
auch folgende Fragen klären: Haben wir für den Patienten lediglich die Funktion einer Klagemauer oder
sucht er eine wirkliche Beziehung aufzunehmen?
Wie benützt er uns in dieser Beziehung, sucht er
überwiegend Versorgung und Befriedigung von Abhängigkeitsbedürfnissen? Erleben wir eine Möglichkeit, uns mit ihm dem alten Konflikt und den abgewehrten Affekten anzunähern und zusammen mit
ihm den Weg der Wiederholung, der ihn gefangen-
hält, zu verlassen und zu neuen Verständnis- und
Lösungsansätzen aufzubrechen? Die Analyse der
Beziehung zwischen Arzt und Patient bildet so zugleich die Grundlage für die sich anschließenden
therapeutischen Entscheidungen.

Die Differentialdiagnose zwischen Organerkrankungen und funktionellem Syndrom kann im Einzelfall immer wieder über längere Zeit schwierig bleiben. Für den Arzt ist es dabei wichtig, abwarten, sich
offenhalten, Unsicherheit ertragen zu können. Nicht
selten trägt der Wunsch nach eigener Sicherheit und
rascher Festlegung zur Entstehung von Fehldiagnosen bei.

Ein überzeugender Nachweis für das Vorliegen
funktioneller Beschwerden läßt sich von psychosomatischer Seite oft nur im Zusammenhang des Verlaufs der psychotherapeutischen Behandlung erbringen. Im Rahmen der therapeutischen Beziehung
wird der Zusammenhang zwischen der Ausprägung
der Symptomatik und dem Ausmaß der Konflikte
oder der situativen Belastung oft deutlicher erkennbar. Klarheit für den Arzt und Einsicht beim Patienten entsteht dann, wenn die Symptomatik im Rahmen der therapeutischen Beziehung wieder ihren ursprünglichen Zusammenhang mit dem beziehungs-
bedingten Konflikt gewinnt, wenn etwa die Herzbe-

schwerden oder funktionell bedingte Durchfälle im Zusammenhang mit der Arzt-Patient-Beziehung auftreten, z.B. bei der Trennung am Ende der Sprechstunde oder vor einem Urlaub, bei aggressiven Phantasien gegenüber dem Arzt und vor allem dann, wenn diese Beschwerden bei der Bearbeitung der entsprechenden Ängste und Konflikte für beide Beteiligte einsehbar wieder abklingen.

Die Fähigkeit zu diesem Vorgehen erlernt der Arzt in Balint-Gruppen oder in einer psychotherapeutischen Zusatzausbildung. Der diagnostische Plan muß alle Untersuchungsverfahren einschließen, die notwendig sind, um dem Arzt ein klares Bild über den körperlichen Zustand des Patienten zu geben und um organische Ursachen der Beschwerden auszuschließen. Dann muß man jedoch mit den Untersuchungen aufhören und darf – wenn der Patient früher oder später mit den gleichen oder anderen Klagen kommt und auf neue Untersuchungen drängt – nicht ohne zwingenden Grund wieder mit neuen Untersuchungen beginnen.

Ein entscheidender Moment ist die Mitteilung der Diagnose nach Abschluß der Untersuchung. Die Art, wie diese Mitteilung erfolgt, entscheidet zusammen mit anderen Faktoren darüber, ob der Patient sein Mißtrauen überwindet und ein therapeutisches Bündnis mit dem Arzt eingeht oder ob er den nächsten Arzt bzw. die nächste Klinik aufsucht.

In diesem Augenblick muß der Arzt sich klarmachen, daß seine Patienten unter ihren Beschwerden leiden, ganz gleich, ob sie eine organische Ursache haben oder ob sie psychisch ausgelöst sind. Weiter muß er sich vor Augen halten, daß es für einen Kranken beunruhigend ist, wenn für seine Beschwerden keine organischen Ursachen gefunden werden. Der Patient befürchtet, daß eine Krankheit, deren Ursachen so schwer zu finden sind, ein besonders unheimliches Leiden sein könnte. Da er meistens schon viele Ärzte aufgesucht die widerspruchsvollsten Diagnosen und die verschiedensten Kuren mit nur vorübergehendem Erfolg durchgemacht hat, ist er besonders mißtrauisch. Auf der einen Seite beweist ihm jede neue körperliche Untersuchung, daß der Arzt ein organisches Leiden vermutet, auf der anderen Seite leidet er unter dem Gedanken, daß ein Kranker, bei dem die Ärzte keine organischen Ursachen für seine Beschwerden finden, für einen Simulanten oder Hypochonder gehalten wird, den man nicht ernst nimmt.

In dieser Situation ist es keine einfache Sache, dem Patienten mitteilen zu müssen, man habe für seine Beschwerden – wieder – keine organische Ursache finden können. Hier ist es entscheidend wichtig, dem Patienten Verständnis dafür zu zeigen, daß er über den negativen Befund nicht nur erleichtert, sondern auch enttäuscht sein wird und daß man bereit ist, mit ihm über seine Enttäuschung zu sprechen. Dies ist – nach unserer Erfahrung – der beste Weg, um das Vertrauen des Patienten zu gewinnen, das auch die Voraussetzung für jede Art psychotherapeutischer Betreuung darstellt.

Die Psychotherapie wird bei jeder der drei Gruppen verschieden sein:

– Bei den Patienten mit reaktiven Beschwerden genügt häufig eine einmalige Aussprache mit dem Angebot des Arztes, dem Patienten für weitere Gespräche zur Verfügung zu stehen, wenn er dies wünscht. Wir haben darauf hingewiesen, daß der Arzt bei diesen Patienten eine besondere Verantwortung hat, eine Chronifizierung des Leidens zu verhindern.

– Bei den Patienten der zweiten Gruppe richtet sich die Indikation für die Therapie nach der neurotischen Grundkrankheit. Diese Patienten haben nicht selten Schwierigkeiten, zu akzeptieren, daß hinter ihren somatischen Beschwerden seelische Probleme verborgen sein können, sind aber früher oder später meist doch in der Lage, diesen Zusammenhang zu sehen.

– Die größten therapeutischen Probleme bieten die Patienten der Kerngruppe, die den Zusammenhang zwischen ihren Symptomen und emotionalen Problemen nicht wahrnehmen können, ja, denen häufig überhaupt der Zugang zu ihrem emotionalen Erleben verschlossen zu sein scheint. Hier gibt es noch viele offene Probleme, nicht nur der Therapie, sondern auch der Epidemiologie, denn hier scheint die Zugehörigkeit zur sozialen Schicht eine Rolle zu spielen – worauf auch amerikanische Untersuchungen hinweisen.

Bei diesen Patienten erlebt der Arzt aber immer wieder, daß seine Bereitschaft, die Klagen der Patienten anzuhören, eine therapeutische Wirkung erzielen kann. Manchen Patienten genügt es, den Arzt ein- oder zweimal im Jahr aufzusuchen und ihm ihre Beschwerden vorzutragen, um im beruflichen und familiären Bereich kompensiert zu bleiben. Die Tatsache, daß der Arzt für sie – im weitesten Sinne des Wortes – »erreichbar« ist, scheint für diese Patienten von großer Bedeutung zu sein. Hier muß der Arzt sich klarmachen, daß es sich bei diesen Patienten fast immer um chronisch Kranke handelt, bei denen schon viel gewonnen ist, wenn eine Verschlimmerung der Beschwerden verhindert wird. Spektakuläre Erfolge sind auch von einer psychoanalytischen Therapie – zu der die Patienten in den seltensten Fällen bereit sind – nicht zu erwarten.

Die beste Prognose haben Patienten, die im Lauf der Zeit im Zusammenhang mit aktuellen Frustrationen auch über die alten Enttäuschungen und Beziehungsprobleme sprechen können.

In allen spezialisierten Formen der Psychotherapie geht es darum, mit dem Patienten systematisch die Situation zu klären und ihn darin zu unterstützen, für seine Probleme neue Lösungsansätze zu entwickeln. Dies gilt gleichermaßen für tiefenpsychologisch wie lerntheoretisch orientierte Therapieverfahren. Im tiefenpsychologischen Therapieansatz dient die Beziehung zwischen Arzt und Patient dem Wiedererleben und der Bearbeitung auch früherer Entbehrungen und Konflikte. Körperbezogene Therapieformen können den Zugang zu psychischen Konflikten und den Beziehungsproblemen erleichtern und die genannten Therapieansätze ergänzen. Übende Verfahren wie das autogene Training kommen zunächst dem Bestreben des Patienten nach Unabhängigkeit entgegen.

Die Verschreibung von Medikamenten ist oft – nicht immer – sinnvoll. Wichtig ist dabei, daß man dem Patienten die Wirkungsweise der Medikamente erklärt und ihm deutlich macht, daß nicht kranke Organe (ein krankes Herz, ein kranker Magen usw.) behandelt werden sollen, sondern daß die Medizin dem Patienten hilft, mit sich und seinen Beschwerden besser fertig zu werden. Mit einem Wort: Die psychologische Bedeutung der Medikamente für den Patienten muß bei der Therapie berücksichtigt werden.

9 Prognose

Es gibt nur wenige katamnestische Untersuchungen über den Verlauf funktioneller Syndrome. Nach Cremerius (1968) beträgt die Spontanheilung nach 10 bis 30 Jahren im Durchschnitt 8%. Christian (1978) fand nach 10 Jahren bei 12% eine Spontanheilung. Interessant ist, daß die Prognose bei den verschiedenen Symptomen verschieden ist, worauf in den einzelnen Kapiteln eingegangen wird.

Sims (1984) bringt einen interessanten Gesichtspunkt in die Diskussion, der auch für die Prognose funktioneller Syndrome von Bedeutung sein dürfte. Er untersuchte in einer Follow-up-Studie die Mortalität neurotischer Patienten. Dabei stellte er eine deutliche Übersterblichkeit fest, die nicht mit der neurotischen Erkrankung selbst zusammenhing, aber ursächlich auf sie zurückging: Neben einer deutlich erhöhten Rate an Suizid und Unfällen fand sich auch eine deutlich erhöhte Rate »natürlicher Todesfälle«. Als deren Grundlage diskutiert der Autor Arteriosklerose und erhöhten Zigarettenkonsum. Schwerere Fälle von Neurose zur Zeit der Behandlung hatten ein größeres Risiko, früher zu sterben.

Für den Zusammenhang zwischen psychosozialen Belastungen und Übersterblichkeit gibt es aber noch viele andere Erklärungen, die in den verschiedenen Kapiteln dieses Lehrbuchs besprochen werden. Wieweit diese auch für Patienten mit funktionellen Syndromen ein erhöhtes Risiko, früher zu sterben, bedeuten, ist noch nicht untersucht.

10 Funktionelle Syndrome als »politische Krankheiten«?

10.1 »Medizinialisierung« als pathogenetischer Faktor

Wir werden Patienten mit funktionellen Syndromen nicht gerecht, wenn wir ihre Psychologie und Psychodynamik allein für ihr Versagen vor den Anforderungen der Gesellschaft und für ihr »Ausweichen« in die Krankenrolle verantwortlich machen. Der Hinweis auf den besonderen Interaktionsstil zwischen diesen Patienten und ihrer sozialen Umgebung macht bereits darauf aufmerksam, daß wir beide Seiten berücksichtigen müssen, wenn wir zu einer aus-

gewogenen Beurteilung kommen wollen. Die soziale Umgebung spielt für Gesundheit und Krankheit des einzelnen eine entscheidende Rolle (vgl. Kap. 3, 19, 28, 29, 84 und speziell: Lynch, 1977; Berkman und Syme, 1979; Weiner, 1985).

Die Ethnologie (Lévi-Strauss, 1967; Pflanz, 1962) klärt uns darüber auf, daß nicht nur Sprache, Religion, Verwandtschaftsbeziehungen und andere Formen, die menschliches Zusammenleben möglich machen, d.h. zu einer sozialen Wirklichkeit ordnen, Erzeugnisse der Kultur sind, in der die Menschen leben, sondern daß auch die Medizin das Erzeugnis einer bestimmten Kultur ist.

Die Betrachtung der Medizin als kulturgebundenes, von einer Kultur erzeugtes System bedeutet den Durchbruch zu einer Meta-Position, von der aus wir die westliche, technologisch orientierte Medizin mit ihren Theorien, Erfolgen und Problemen auf einer Ebene mit der Medizin anderer Kulturen sehen und nun deren Theorien, Erfolge und Probleme mit denen der westlichen Medizin unter neuen Gesichtspunkten vergleichen können:

Eine solche Betrachtungsweise eröffnet uns nicht nur die Möglichkleit, die Kulturabhängigkeit bestimmter Theorien und Vorstellungen zu sehen, sondern auch die Kulturabhängigkeit der Begriffe und Vorstellungen, die Menschen von Gesundheit und Krankheit entwickeln.

Eine Erhellung dieser Vorstellungen kann wichtige Fragen der Anthropologie beantworten. Eine dieser Fragen hat unmittelbare Bedeutung für die Praxis jeder Medizin, auch – und nicht zuletzt – für unsere westliche technologisch orientierte Heilkunde:

> Wenn jede Kultur ihre Medizin erzeugt, erzeugt nicht vielleicht auch jede Kultur ihre Krankheiten?

Ethnomedizinische Untersuchungen über sogenannte »kulturgebundene Syndrome« lassen an der Richtigkeit dieser Vermutung keinen Zweifel: Untersuchungen über »kulturgebundene Syndrome« im Iran (Good, 1977), in Korea (Sich, 1979) und in Taiwan (Kleinman, 1980) machen aber noch ein weiteres Faktum deutlich: »Kulturgebundene Krankheiten« lassen sich nur durch die Medizin ihrer Kultur erfolgreich behandeln.

Unter **»kulturgebundenen Syndromen«** wird eine Reihe laienhafter Bezeichnungen für Beschwerdebilder zusammengefaßt, die sich nicht in das nosologische System der westlichen Medizin einordnen lassen (Good, 1977; Kleinman, 1980; Sich, 1979). Nach Albers (1988) ist die Diskussion über diesen Begriff noch nicht abgeschlossen. Er meint aber, daß die Definition nach dem heutigen Stand der Meinungsbildung folgendermaßen lauten könne:

Es handelt sich »um Kombinationen körperlicher, seelischer und anderer (astrologischer, geophysikalischer) Zeichen, die von medizinischen »Laien« kulturspezifisch wahrgenommen werden, und die aufgrund von Sozialisationserfahrungen des einzelnen mit kulturtypischen, aber gering standardisierten Begriffen, Erklärungsmodellen, Gefühlen, Werten, Erwartungen, Meinungen, Interpretationen und Normen verknüpft sind, weshalb nur therapeutische Verfahren der gleichen Kultur Erfolg in der Behandlung dieser Syndrome haben.«

Damit stehen wir vor einem Problem, das von Jahr zu Jahr größeres Gewicht erlangt: Was geschieht mit den Kranken, die an diesen Syndromen leiden, in Ländern, deren kulturspezifische Heilkunde durch die westliche, technologisch orientierte Medizin abgelöst wird? Das gleiche Problem stellt sich den Einwanderern aus Ländern mit einer uns fremden Kultur. Die bisher vorliegenden Erfahrungen enthüllen ein trübes Bild: Die Beschwerdebilder, mit denen diese Patienten zu den in den USA oder in Europa ausgebildeten Ärzten kommen, passen nicht in deren nosologischen Katalog. Sie lassen sich nur gewaltsam den in diesem Katalog enthaltenen Diagnosen zuordnen, mit dem Erfolg, daß Somatisierungen und Chronifizierungen der Beschwerden, Fehlbehandlungen und iatrogene Krankheiten durch unnötige und schädliche diagnostische und therapeutische Eingriffe die Probleme der medizinischen Versorgung in den Ländern der Dritten Welt und bei den Einwanderern aus diesen Ländern zusätzlich erschweren.

Diese Erfahrungen werfen aber auch ein spannendes Problem auf, das uns selbst betrifft: Die Konsequenzen, welche die Einführung der westlichen, technologischen Medizin in den Ländern der Dritten Welt hat, erinnern in verblüffender Weise an Verhältnisse, die uns in unserer Industriekultur nur zu geläufig sind. Hier begegnen wir in den funktionellen Syndromen ebenfalls einer sehr großen Gruppe von Patienten, deren Beschwerdebilder nicht in das nosologische System, unserer westlichen, technologischen Medizin passen.

> Es drängt sich die Hypothese auf, daß wir es bei den Patienten mit funktionellen Krankheitsbildern mit den »kulturgebundenen Syndromen« unserer Industriekultur zu tun haben, ja, daß »kulturgebundene Syndrome« ganz allgemein die Reaktion bestimmter Menschen auf das sein könnten, was Freud als das »Unbehagen in der Kultur« bezeichnet hat.

Levi (1971) hat von einem »schlecht passenden Schuh« gesprochen, um ein derartiges Verhältnis zwischen einem Individuum und seiner psychologischen Umwelt zu illustrieren.

Wenn wir diese Interpretationen mit unserem Modell des lebenden Systems in Beziehung bringen, wird ein wichtiges Problem sichtbar: Nach unserem Modell sind lebende Systeme durch »Beziehungsfäden« mit ihrer Umgebung verbunden und in die komplexere Systemebene integriert (s.a. Kap. 1, »Wissenschaftstheorie:...«). Wir haben Krankheit bisher unter dem Aspekt einer Störung der Integration in die höhere Systemebene betrachtet und dabei vor allem Abrisse bedeutsamer Beziehungen (im Sinne von Objektverlusten) im Auge gehabt.

Jetzt zeigt sich, daß auch die Form des Integriertseins in diese Überlegungen einbezogen werden muß; denn es gibt offensichtlich Beziehungen, die lebenswichtig sind oder als lebenswichtig erlebt werden, die aber den oder die Beteiligten in einer Weise einengen, daß sie nur um den Preis von Krankheitssymptomen aufrecht erhalten werden können.

Wir brauchen nicht nur eine »Physiologie«, sondern auch eine »Pathologie« der Beziehungen, und wir brauchen die Beschreibung und Analyse pathologischer Beziehungsstrukturen, wie es sie in dieser Form bisher nur in der Familientherapie gibt. So wäre eine Analyse der »Beziehungsfäden« in der eingangs dargestellten Krankengeschichte aufschlußreich gewesen. Sie schildert das Einzelschicksal einer jungen Frau, die als Kind beide Eltern auf der Flucht verlor. Aber die bedrückende Form einer Integration in ihre soziale Umgebung war ein Ausdruck der kulturbedingten Strukturen dieser Umgebung.

Gegen die Hypothese, daß funktionelle Krankheitsbilder kulturgebundene Syndrome unserer Industriegesellschaft sein könnten, kann man folgenden Einwand erheben: Die Ethnomedizin nimmt an, daß jede Kultur für die von ihr erzeugten Krankheiten die passende Medizin hervorbringen würde. Die Medizin der Industriekultur erweist sich aber als unfähig, die Beschwerdebilder der Patienten, die an funktionellen Syndromen leiden, erfolgreich zu behandeln. Damit scheint doch die Annahme widerlegt, daß es sich bei diesen Beschwerdebildern um die »kulturgebundenen Syndrome« unserer Industriekultur handeln könnte. Aber dieses Argument vergißt, daß die moderne technologische Medizin in Europa und in den USA vor weniger als hundert Jahren begonnen hat, die Medizin noch weitgehend landwirtschaftlich orientierter Kulturen zu verdrängen. Damals geschah in Europa und den USA, was heute in den Ländern der Dritten Welt geschieht. Nur das Tempo des kulturellen Wandels ist verschieden.

Weder in Europa noch in den USA, wurden traditionelle Heilmethoden durch die technologische Medizin völlig ausgelöscht. Sie wurden nur in den Hintergrund oder den Untergrund gedrängt. Der große (und wachsende) Zulauf, den Naturheilverfahren, Homöopathie und zahllose Formen einer Volksmedizin auch von »aufgeklärten« Patienten in den Industrieländern haben, beweist das Bestehen anderer Heilmethoden neben der modernen mechanistischen Medizin. Es bestätigt die Feststellung Kleinmans (1980) über die komplexe Struktur jedes Gesundheitssystems (»health care system«), in dem sich ein professioneller Sektor einer offiziell anerkannten privilegierten Medizin mit einem volksmedizinischen Sektor überschneidet, der wieder aus verschiedenen Sektoren einer individuellen, einer familiären, einer sozialgruppenspezifischen und einer gemeindegebundenen Medizin besteht.

Ein kürzlich im New England Journal of Medicine erschienener Artikel (Barsky, 1988) spricht von einem »Fehlschlag des Erfolgs« (»failure of success«)

unserer modernen, technologischen Medizin. Er berichtet über Untersuchungen, nach denen in der Bevölkerung der USA das Gefühl »gesund zu sein« und sich »körperlich wohl zu fühlen« deutlich abgenommen habe, obwohl in dem gleichen Zeitraum bedeutende Fortschritte in dem objektiven Gesundheitsstatus festgestellt wurden.

Die wachsende Kluft zwischen objektivem Gesundheitsstatus und subjektivem Wohlbefinden könne nicht dadurch geklärt werden, daß eine höhere Lebenserwartung durch den Austausch akuter lebensbedrohender Krankheiten in den frühen Lebensjahren gegen chronische und zu Behinderung führende Leiden im späteren Leben erkauft wurde; daß die Menschen zwar länger leben, aber größere Zeiträume in schlechter Gesundheit verbringen.

Entscheidend sei eine fortschreitende Erniedrigung der Toleranzschwelle für Störungen auch leichter Natur und eine steigende Tendenz, bloße Unpäßlichkeiten (»uncomfortable symptoms«) als pathologisch – als Zeichen für Krankheit – zu erleben. Hand in Hand damit gehe eine steigende Bereitschaft, die Krankenrolle zu übernehmen und für isolierte Symptome ärztliche Behandlung in Anspruch zu nehmen. Im Gegensatz zu früher gebe man heute auch anderen gegenüber leichter zu, sich nicht gesund zu fühlen.

Das alles würde durch die Industrialisierung und Kommerzialisierung der Gesundheit gefördert, die den Gesetzen des freien Markts gehorchend zu einem ständig wachsenden Konsum an immer unentbehrlicher werdenden »Gesundheitsgütern« geführt habe, die mächtige Organisationen erzeugen und anbieten. Diese Analyse illustriert das, was Illich (1975) als »Kontraproduktivität« der modernen Medizin bezeichnet hat, die durch **»Medizinalisierung«,** des ganzen Daseins die Tendenz fördern würde, jede Befindensstörung als »Krankheit« zu erleben.

Alle diese Feststellungen beschränken sich auf eine Beschreibung der Verhältnisse. Hinweise auf Zusammenhänge, die hinter dieser Entwicklung stehen, erhalten wir durch sie noch nicht. Hier können uns die Beobachtungen von Christian und Haas (1949; s.a. Kap. 1) weiterhelfen, weil sie Aufschluß darüber geben, wie »Abwärtseffekte« von einer gemeinsamen bzw. sozialen Wirklichkeit zustande kommen, die sich – »selbstverborgen« – in der individuellen Wirklichkeit eines Menschen auswirken.

Das hypothetische Modell, das sich daraus entwickeln läßt, sieht folgendermaßen aus: Beeinträchtigungen der Selbständigkeit, z.B. das Gefühl, nicht autonom über seine Kräfte verfügen zu können, werden als Befindensstörungen erlebt. Im sozialen Kontext haben sie aber eine wichtige Funktion: Sie sind Zeichen für eine »unausgeglichene Ungereimtheit im harmonischen Zusammenspiel« mit dem Partner oder den Partnern. Als solche werden sie unbewußt als Verhaltensdirektiven erlebt, die auf eine Harmonisierung der Interaktionen abzielen.

Die »Medizinalisierung« allen Erlebens beraubt diese Zeichen ihrer sozialen Funktion. Sie werden nicht als Verhaltensdirektiven, sondern als Gesundheitsstörungen erlebt. Die unbewußte Aufmerksamkeit wird von dem »Zusammen« mit anderen auf den eigenen Körper gelenkt und dort werden die Zeichen im Sinne einer »Somatisation« als Krankheitszeichen erlebt.

Natürlich können die Anlässe für Störungen des sozialen Integriertseins von Individuum zu Individuum – und sogar von Situation zu Situation – und natürlich erst recht von Kultur zu Kultur sehr verschieden sein.

Der gemeinsame »Mechanismus« ließe sich aber mit Hilfe dieses Modells und der allgemeinen Vorstellung, die wir (vgl. Kap. 1) entwickelt haben, als Fehlinterpretation von Zeichen beschreiben, deren Aufgabe es ist, das Verhalten lebender Systeme so zu lenken, daß die Nischenqualität der Umgebung erhalten bleibt oder wiederhergestellt wird.

Dieses Modell beschreibt, daß »Bedeutungserteilung« (Kodierung als Zeichen) und »Bedeutungsverwertung« (als Bezeichnetes oder Signifikat) sich ständig als gegenseitige Information der Partner eines Zusammenspiels über die Gemeinsamkeit des Kodes ergänzen. Die Zeichen, die zwischen den Teilnehmern an gemeinsamen (sozialen) Handlungen ausgetauscht werden, sind rückgekoppelt. Diese Rückkoppelung bildet die Basis für gemeinsame oder soziale Wirklichkeiten. Sie wird aufgebrochen, wenn die Zeichen nur als Symptome für den Zustand des eigenen Körpers erlebt werden.

Reaktionen auf ein »Unbehagen in der Kultur« oder einen »drückenden Schuh« müssen nach diesem Modell als Folge und Ausdruck von Disharmonien in sozialen Beziehungen gedeutet werden, wie sie in jeder Kultur das soziale Zusammenspiel bedrohen. Das »kommunikative Realitätsprinzip« (vgl. Kap. 1) gerät jedoch in Gefahr, wenn der einzelne die unbewußte Resonanz (das »Echo«) des anderen nicht mehr oder falsch erlebt. Jede Kultur braucht ihre Medizin, um dem einzelnen zu helfen, die kulturspezifischen Restriktionen zu ertragen und seine Resonanzfähigkeit zu erhalten oder wiederzufinden. Das therapeutische Prinzip dafür – die »Droge Arzt« – ist die Patient-Arzt-Beziehung.

Die moderne Medizin, für die psychische und soziale Probleme keine relevanten Faktoren sind, versagt vor dieser Aufgabe. Statt die sozialen Beziehungsprobleme zu klären und die Resonanzfunktion von Symptomen zu untersuchen, verbündet sie sich mit den pathogenen Tendenzen der Industriekultur, indem sie Gesundheit und Krankheit allein als individuelle Probleme eines Funktionierens oder Nicht-Funktionierens körperlicher Mechanismen deutet.

Die »Resonanzfunktion«, die körperliche Symptome nach diesem Konzept haben, um Störungen in dem sozialen Zusammenspiel anzuzeigen und zu korrigieren, ist eine Wurzel für das, was wir »Empathie« nennen. Auf einer bewußten Ebene äußert sie sich an einer Fähigkeit, die Ginzburg »moralische Einbildungs- oder Vorstellungskraft« nennt und die er als die »grundlegendste Sache« für das Verständnis anderer Menschen und historischer Zusammenhänge bezeichnet. Weil sie uns die Fähigkeit verleiht, die Wirklichkeit eines anderen Menschen wie die eigene Wirklichkeit zu erleben, würde sie uns die Möglichkeit geben, unser Leben zu vervielfachen. Er rät jungen Menschen, Romane zu lesen. Durch sie könnten sie die Fähigkeit entwickeln, z.B. der Fürst Andrej aus Tolstois »Krieg und Frieden« oder der Mörder der alten Wucherin in Dostojewskis Roman »Schuld und Sühne« zu »sein«. Ohne diese Fähigkeit würden sie sich andere Menschen nur als »alter ego« – und das heißt meistens als äußerst langweilige Personen – vorstellen können.

Moralische Vorstellungskraft als Fähigkeit, sich in die Rolle eines anderen Menschen zu versetzen, ist Voraussetzung für den Aufbau einer gemeinsamen menschlichen Wirklichkeit.

10.2 Was sind die Konsequenzen?

Unsere Überlegung über kulturelle Hintergründe der funktionellen Snydrome ging von der scheinbar paradoxen Tatsache einer »kommunikativen Qualität« des Phänomens »Autonomie« aus. Sie führten uns zu Überlegungen über die Folgen der »Medizinalisierung« des Lebens in den Industrienationen. Die Antworten, die wir gefunden haben, stimmen nicht optimistisch.

Was ist zu tun? Sicher führen Schuldzuweisungen nicht weiter. Sie führen in unfruchtbare, jede Kreativität lähmende Polarisierungen. Sie helfen weder den Ärzten in ihrer Hilflosigkeit den Patienten gegenüber, die als Folge sozialer Disharmonien Krankheitssymptome entwickeln, noch den Patienten, die sich unverstanden und allein gelassen erleben.

Was not tut, ist eine Erweiterung des Gesichtsfeldes unserer Medizin: Sie muß sich Rechenschaft geben, daß sie ein Erzeugnis unserer Kultur ist, aber nicht um bei dieser Einsicht zu resignieren. Sie muß sich im Gegenteil über ihre Verantwortung unserer Gesellschaft und ihrer Kultur gegenüber Rechenschaft geben. Das heißt, daß sie Krankheiten auch unter dem Gesichtspunkt möglicher Symptome für Störungen in dem gesellschaftlichen System analysieren muß, in dem Ärzte und ihre Patienten leben, und das heißt, daß sie mit »politischen Krankheiten« rechnen muß.

Ärzte sind zwar Werkzeuge der Kultur ihrer Gesellschaft, aber es handelt sich nicht um eine einseitige Beziehung, sondern um eine Beziehung auf Gegenseitigkeit. Ärzte dürfen daher nicht einfach die Modelle übernehmen, die sie vorfinden und die ihr Handeln und das Forschen der Medizin ihrer Zeit lei-

ten. Sie haben auch Verantwortung für die Auswirkungen dieser Modelle auf die Gesundheitsvorstellungen und damit auf das menschliche Klima der Gesellschaft. Sie können diese Modelle ändern und auf diesem Wege die Gesundheitsvorstellungen und das menschliche Klima ihrer Gesellschaft beeinflussen.

Im Augenblick definiert die moderne Medizin den Körper als Maschine und orientiert ihren Gesundheitsbegriff an den Prinzipien eines technischen Überwachungsdienstes (TÜV). Dementsprechend versteht sie die ihr von der Industriekultur gestellte Aufgabe als Reparaturbetrieb. Dieses Modell läßt es nicht zu, daß psychosoziale Faktoren für Gesundheit und Krankheit gleiches Gewicht haben könnten wie physikalische, chemische und mikrobiologische Faktoren. Solange unsere Medizin an diesem Modell festhält, wird sie ihrer Verantwortung unserer Gesellschaft und Kultur gegenüber nicht gerecht. Patientenkarrieren sind nicht nur individuelle Tragödien. Sie sind auch Krankheitssymptome unserer Industriegesellschaft.

Die Probleme, mit denen wir konfrontiert sind, lassen sich nicht durch einen Rückfall in das vorindustrielle Zeitalter oder durch einen Rückgriff auf die Medizin einer früheren oder einer anderen Kultur lösen, sondern nur durch Überwindung der gefährlichen Einseitigkeit unserer reduktionistischen Modelle. Es geht um eine Revision des Maschinenmodells für den menschlichen Körper und die Entwicklung der Theorie einer Humanmedizin, in der die Bedeutung psychischer und sozialer Faktoren im Zusammenhang mit biologischen Einflüssen und Vorgängen gesehen und kritisch geprüft werden kann (vgl. Th. v. Uexküll und Wesiack, 1988).

Vordringliche Aufgabe einer solchen Theorie ist die Entwicklung von Modellen, welche die Diagnose funktioneller Syndrome möglichst schon in statu nascendi erlauben und aus denen sich Methoden für therapeutische Interventionen in allen Stadien, vor allem aber in der Frühzeit, ableiten und erproben lassen. Das Modell des Situationskreises für den Aufbau unserer individuellen Wirklichkeit versucht diese Aufgabe lösbar zu machen. Nach ihm lassen sich funktionelle Syndrome als Folgen von Verletzungen oder Verknotungen der Nachrichtennetze interpretieren, die unsere »zweite Haut« bedeuten, wobei unsere individuelle Wirklichkeit durch ständige »Assimilation« der Vorgänge unserer Umgebung diese »zweite Haut« um unseren Körper legt.

Diese Nachrichtennetze verbinden unsere individuelle Wirklichkeit mit den sozialen Wirklichkeiten unserer Kultur.

KAPITEL 51

Funktionelle Herz-Kreislauf-Störungen

Othmar W. Schonecke und Jörg Michael Herrmann

Patientengeschichte

Ein 36jähriger Patient leidet seit ca. 1 Jahr unter anfallsweise auftretenden Beschwerden, wie Herzjagen, Schwächegefühl und Schweißausbrüche. Begleitet werden diese Beschwerden von einem intensiven Gefühl der Todesangst. Der Patient ist von Beruf Bankkaufmann und schildert vor allem seine berufliche Situation als außerordentlich belastend. Er sei häufig gezwungen, Überstunden zu machen und dann auch noch Arbeit mit nach Hause zu nehmen. Seine Frau, die zwar sehr verständnisvoll sei, habe ihm deswegen schon des öfteren Vorwürfe gemacht. Durch die Überlastung sei er insgesamt sehr reizbar. So würde er sich beispielsweise sehr aufregen, wenn seine Kinder nicht sofort gehorchten oder in der Schule Schwierigkeiten hätten.

Zu einem ersten »Herzanfall«, der zu seiner Einweisung in das örtliche Krankenhaus geführt hatte, kam es, nachdem er nach einem intensiven Arbeitstag abends auf einer Veranstaltung eine Rede habe halten müssen. Als er anschließend in der Nacht nach Hause gekommen sei, habe seine Frau ihm Vorhaltungen gemacht. Etwas später sei er dann im Badezimmer zusammengebrochen, ohne jedoch das Bewußtsein zu verlieren. Er habe intensive Todesangst gespürt, Herzjagen, Schwäche, Schweißausbrüche usw. Der von der Ehefrau herbeigerufene Hausarzt veranlaßte die sofortige Einweisung in das örtliche Kreiskrankenhaus, wo die Diagnose eines Herzinfarkts gestellt wurde.

Bemerkenswert dabei ist, daß der Hausarzt, mit dem der Patient befreundet ist, ihm wenige Tage vorher in bezug auf sein berufliches Verhalten Vorwürfe gemacht und geäußert hatte, wenn er so weiter mache, würde es zwangsläufig zu einem Herzinfarkt kommen. Nach der Entlassung aus dem Krankenhaus konnte er sich in seinem beruflichen Verhalten nicht ändern, er habe wieder voll einsteigen müssen, vor allem, nachdem durch seine Krankheit viel Arbeit liegen geblieben sei. Nachdem es etwa ein halbes Jahr später zu einem erneuten Herzinfarkt gekommen war, wurden erneut genaue kardiologische Untersuchungen durchgeführt. Diese erbrachten keinen Anhaltspunkt dafür, daß der Patient je einen Herzinfarkt durchgemacht hatte. So sprachen auch die vom Patienten geschilderten Beschwerden nicht für das Vorliegen eines Herzinfarkts. Genau befragt, gab der Patient dann später an, er habe ähnliche Beschwerden, wenn auch in geringerer Intensität, schon seit längerer Zeit vor seinem ersten »Herzinfarkt« gehabt, und zwar immer dann, wenn er öffentlich habe sprechen müssen. Er habe vor solchen Situationen immer recht starke Angst gehabt, hätte ihnen jedoch nicht ausweichen können, da seine berufliche Position solche Reden notwendig mache. Er habe damals jedoch das Gefühl von Mundtrockenheit und starkem Schwitzen sowie das Herzjagen auf diese Angst zurückgeführt und nicht das Gefühl gehabt, er sei in irgendeiner Form »herzkrank«. Dieses Gefühl habe er erst nach seinem »Herzinfarkt« empfunden, als die geschilderten Beschwerden bei den entsprechenden Anlässen auch in größerer Intensität aufgetreten seien.

1 Begriffsbestimmung und Definition

Der Begriff »Herzneurose« wurde nach Richter und Beckmann (1973) erstmals vom Wiener Kliniker Oppenholzer (1867) verwendet. In der Folgezeit wurde den »nervösen Herz-Kreislauf-Beschwerden« zunehmend mehr Beachtung geschenkt. So beschrieb Da Costa (1871) Herzbeschwerden, die er bei Militärangehörigen gehäuft gefunden hatte, und die er als »irritable heart« bezeichnete. Aufgrund der untersuchten Population wurde auch die Bezeichnung »soldier's heart« verwendet.

In der Folgezeit wurde eine Reihe von Arbeiten veröffentlicht, die sich mit dieser Erkrankung vom klinischen Gesichtspunkt aus, vornehmlich deskriptiv, auseinandersetzten. Es wurden Bezeichnungen eingeführt, wie »effort syndrome«, »neurozirkulatorische Asthenie«, »Herzneurose«, »Herzphobie«, »Neurasthenie«, »vasomotorische Neurose«, »vegetative Dystonie«, »funktionelle Herz-Kreislauf-Störungen« usw. In Freuds Arbeit (1952): »Über die Berechtigung von der Neurasthenie einen bestimmten Symptomenkomplex als ›Angstneurose‹ abzutrennen«, findet man unter der Bezeichnung »Angstneurose« eine klinisch-phänomenologisch sehr treffende Beschreibung funktioneller Herz-Kreislauf-Beschwerden.

Es lassen sich zwei verschiedene Strömungen bei der Auseinandersetzung mit diesem Krankheitsbild ausmachen, die sich auch in den verwendeten Bezeichnungen widerspiegeln. Vor allem in der angelsächsischen Literatur wird vornehmlich der Begriff »neurocirculatory asthma« verwendet. Diese Bezeichnung spiegelt auch eine bestimmte Auffassung zur Pathogenese wider. Es wird davon ausgegangen, daß für die Entstehung der Erkrankung somatische Faktoren wesentlich sind. So gibt es in diesem Bereich eine ganze Reihe von Arbeiten, die sich mit Besonderheiten des EKG beschäftigen, mit Atemökonomie und körperlicher Leistungsfähigkeit.

Im deutschen Sprachbereich haben vor allem Delius und Fahrenberg (1963, 1964, 1966, 1972) einen Ansatz vertreten, der einerseits somatische, andererseits aber auch psychische Bedingungen mit einbezieht und die Bezeichnung »Psychovegetatives Syndrom« als Sammelbezeichnung für eine ganze Reihe von Störungen vorgeschlagen, unter anderem auch für funktionelle kardiovaskuläre Störungen.

Auf der anderen Seite – vor allem auf der psychoanalytischen – wurde unter der Bezeichnung »Herzneurose« diese als grundsätzlich psychoneurotische Störung gesehen (Richter und Beckmann, Fürstenau, Studt, Wilke, Hahn u.a.m.). Es wird dabei gelegentlich angemerkt, daß möglicherweise somatische Bedingungen für die Pathogenese eine Rolle spielen können, sie spielen bei Erklärungen jedoch keine oder nur eine untergeordnete Rolle. So räumen Zauner (1967) und Hahn (1976) ein, »somatisches Entgegenkommen« (Freud, 1916) als eine Bedingung für die Entstehung der Erkrankung ein, für vorgeschlagene therapeutische Interventionen spielt das jedoch, anders als etwa bei Delius, keine Rolle. Der Begriff »Herzneurose« wird von psychoanalytischer Seite bevorzugt, um die Relevanz des psychogenen Faktors zu unterstreichen (Richter, 1964).

In den letzten Jahren werden funktionelle Herz-Kreislauf-Störungen zunehmend als Panikstörung nach DSM-III klassifiziert, zumal wenn eine phobische Komponente vorherrschend ist (z.B. Maier, 1985). Es liegen inzwischen in großem Umfang Studien zum Paniksyndrom vor, die für den vorliegenden Zusammenhang sehr wertvoll sind, da sie sich mit Prozessen auseinandersetzen, von denen angenommen werden muß, daß sie für »funktionelle Störungen« ebenfalls eine Bedeutung besitzen.

Im vorliegenden Zusammenhang wird der Begriff »funktionelle Herz-Kreislauf-Störungen« dennoch beibehalten, da die Patienten über eine Symptomatik klagen, für die keine organische Ursache gefunden werden kann. Die Patienten sind der Auffassung, sie seien herzkrank und suchen wegen ihrer Beschwerden internistisch-kardiologische Hilfe. Die körperlichen Empfindungen der Patienten passen meist in keiner Weise zu den Ergebnissen der entsprechenden Untersuchungen. Im Rahmen medizinischer Diagnostik bedeutet der Begriff »funktionell«, daß kein medizinischer Begriff benutzt werden kann, um die möglichen Ursachen der Beschwerden zu beschreiben; »funktionell« beschreibt einen leeren Fleck der Landkarte medizinischen Wissens. Dennoch wird dieser Begriff in der Praxis sehr häufig benutzt, weil die Patienten aufgrund ihrer Überzeugung, körperlich krank zu sein, die Hilfe von Internisten oder Kardiologen beanspruchen und nicht die von Psychiatern oder Psychologen. Mitunter wird der Begriff »funktionell« auch als Hinweis auf irgendeine psychische Ursache eingesetzt; so wird aus »vegetativ« »psychovegetativ«, aber die Ursache bleibt unklar oder wird vage auf »Streß« bezogen. Das bedeutet, daß die Diagnose, »funktionelle Störungen« eine Ausschlußdiagnose ist. Mindestens

30% aller Patienten der medizinischen Primärversorgung leiden unter funktionellen Störungen der einen oder anderen Art und haben gemeinsam, daß keine organischen Ursachen für ihre Beschwerden gefunden werden können. Die spiegelt die alltägliche Praxis wider und bedeutet, daß für eine große Zahl von Patienten kein medizinisches Wissen über Ursachen und Therapie einer sehr häufigen Störung vorliegt.

Auf der anderen Seite gibt es durchaus Erklärungsansätze für Aspekte der funktionellen Störungen. So beschreibt der Begriff »Panik« einen Teil der Symptomatik der Patienten oder der Begriff »Depression« einen anderen. Die zu diesen Begriffen gehörigen Erklärungsmodelle sind jedoch nicht Teil des diagnostischen Gebiets der Allgemein- oder Inneren Medizin. Die Patienten lassen sich anhand der psychiatrischen Diagnostikschemata durchaus einordnen: Aber bedeutet dies, daß ein gutes Drittel psychiatrische Patienten sind (Brown, Golding und Smith, 1990)? Das Problem funktioneller Störungen kommt in allen medizinischen Disziplinen vor, und zunächst werden Internisten, Allgemeinärzte oder Gynäkologen usw. damit konfrontiert und sollten in der Lage sein, mit diesem Problem umzugehen.

Vergegenwärtigt man sich, daß für mehr als 30% der Patienten der medizinischen Primärversorgung kein Platz im üblichen diagnostischen Rahmen vorhanden ist, so erhellt dies die Begrenztheit gegenwärtiger medizinischer Praxis und der ihr zugrundeliegenden Konzepte. Normalerweise weigern sich die Patienten, sich an einen Psychiater überweisen zu lassen, da sie sich körperlich und nicht psychisch krank fühlen. Das Thema »funktionelle Störungen« zeigt also auch im allgemeinen die Begrenztheit medizinischer Konzepte. Es reicht vermutlich nicht, die vorhandenen begrenzten Konzepte durch andere Konzepte additiv zu ergänzen, etwa durch das der Psychoanalyse oder der Verhaltenstheorie, sondern es könnte notwendig sein, die bestehenden Konzepte zu erweitern, »mit beiden Augen zu sehen« und das Vorhandene durch eine ordnende Dimension zu ergänzen. »Mit beiden Augen zu sehen« bedeutet nicht, daß alles anders ist oder falsch war, aber es wird eine weitere Dimension der Beziehung zwischen Objekten sichtbar. Bei »funktionellen Störungen« zeigt sich diese allgemeine Notwendigkeit für medizinische Konzepte besonders prägnant. Die Beschwerden eines Patienten müssen in der »Tiefe« seiner Lebenssituation gesehen werden, im Raum seiner Erfahrungen und Motive usw. Dies impliziert die Einstellung, physische Einflüsse nicht von nichtphysischen in der Weise zu trennen, daß man die physischen Einflüsse für wirklicher hält als die nichtphysischen. »Funktionell« würde dann nicht mehr »ohne eine wirkliche Ursache« bedeuten, sondern die Bedeutung eines Symptoms in einem Zusammenhang zu erfassen, wäre dann ein wichtiges diagnostisches Ziel . Eine Bedeutung in diesem Sinne bezeichnet eine Logik des Ganzen, nicht nur eines isolierten Organismus, sondern eines Organismus in seiner Umgebung. »Bedeutung« würde als Dimension das zweite Auge zum diagnostischen Sehen hinzufügen und würde physische Prozesse in die Besonderheiten eines individuellen Lebens erweitert sehen. Die Reaktion des Speichelflusses auf einen akustischen Reiz der Hunde Pawlows kann nur diagnostizieren bzw. begreifen, wer die Lebenssituation der Hunde kennenlernt, in der der akustische Reiz ein Signal für Futter ist, also die Bedeutung hat, Futter anzukündigen; für alle anderen ist es ein »funktionelles« Symptom ohne eine wirkliche Ursache, und diese würde nur im Futter gesehen (vgl. Kap. 15, »Lernpsychologische Grundlagen«).

2 Symptomatik

Patienten mit funktionellen Herz- und Kreislauf-Störungen zeichnen sich dadurch aus, daß sie über eine Vielzahl von Beschwerden klagen. Gibt man solchen Patienten Beschwerdenlisten, so erreichen sie einen Perzentilrang von durchschnittlich 95, das heißt nur 5% der Eichstichprobe der jeweiligen Liste geben genauso viele und mehr Beschwerden an. Dies bedeutet aber auch, daß die Beschwerden der Patienten sich auf eine Vielzahl von Organfunktionen und das psychische Befinden beziehen. Der hohe Wert, der in diesen erreicht wird, wird oft als allgemeine Klagsamkeit bezeichnet, die z. B. bei Patienten mit organisch bedingten Herz-Kreislauf-Beschwerden viel weniger ausgeprägt ist. Die Beschwerden sind durch die Vorstellungen der Patienten im Hinblick auf die entsprechende Körperfunktion geprägt und entsprechen mitunter nicht der tatsächlichen Funktion oder irgendwelchen Innervationsgebieten.

Dies gilt auch für die Einschätzung der Belastungsabhängigkeit des Auftretens der Beschwerden durch die Patienten. Dabei treten die Beschwerden dem Eindruck der Belastung entsprechend auf, der der tatsächlichen Belastung keineswegs immer entspricht. Auch können sich die Patienten in Anwesenheit des Partners unter Umständen ohne Beschwerden körperlich belasten, und wenn der Patient alleine dasselbe unternimmt, treten die Beschwerden dann auf.

Das Beschwerdebild läßt sich nach v. Uexküll (1962) in fünf Hauptgruppen unterteilen:
1. Auf das Herz bezogene Beschwerden: Herzklopfen, Extrasystolen, die als Herzstolpern empfunden werden, Herzjagen. Weiterhin Schmerzen, z. B. Drücken und Stechen in der Brust mit Ausstrahlung in den linken Arm, Beschwerden, die bisweilen an einen Infarkt denken lassen.
2. Allgemeine Beschwerden: Klagen über Abgeschlagenheit, Schwarzwerden vor Augen, Müdigkeit, Erschöpfung, insgesamt Beschwerden, wie sie beim hypotonen Symptomenkomplex häufig gefunden werden.
3. Auf die Atmung bezogene Beschwerden: Klagen der Patienten über Beklemmungsgefühle, er-

schwertes Atmen, das bis zur ausgesprochenen Atemnot reicht und sowohl in Ruhe als auch als eigenes Krankheitsbild definiert wird (nervöses Atmungssyndrom).
4. Vegetative Beschwerden: z.B. Schlaflosigkeit, Parästhesien, Zittern, nervöses Kältegefühl, Schwindelgefühle, Schwitzen sowie Kopfschmerzen.
5. Psychische Beschwerden: Häufig geben die Patienten an, unter Reizbarkeit, Angst, innerer Unruhe und niedergedrückter Stimmung zu leiden.

Die folgenden Beschwerden unterscheiden nach Richter und Beckmann (1973) Patienten mit funktionellen Beschwerden von Postinfarktpatienten:
– niedergedrückte Stimmung,
– diffuse Ängstlichkeit,
– Schonungstendenz,
– innere Unruhe,
– Herzklopfen,
– Furcht, herzkrank zu sein,
– Furcht vor Infarkt.
Das bedeutet, daß Patienten mit funktionellen Beschwerden eine größere Angst vor Infarkt haben und auch mehr Herzbeschwerden angeben als Postinfarktpatienten. Es ist anzunehmen, daß diese Tatsache auch durch die Verleugnungstendenzen der Herzinfarktpatienten mitbedingt ist.

So fällt auch im Umgang mit diesen Patienten ihre allgemeine Ängstlichkeit auf. Diese kann sich auf sehr verschiedene Weise zeigen. Zunächst bezieht sie sich fast immer auf die Funktionstüchtigkeit des eigenen Körpers, vor allem des Kreislaufs. Auch bei geduldiger Information über die Ergebnisse von internistisch-kardiologischen Untersuchungen bleibt bei den Patienten ein Zweifel übrig; sie sind längerfristig nur sehr schwer von der Richtigkeit solcher Befunde zu überzeugen, oft auch gar nicht. Immer wieder wird die Befürchtung geäußert, es könnte doch etwas übersehen worden sein, oder aber der jeweilige Arzt traue sich ganz einfach nicht, die in Wahrheit sehr ernste Diagnose mitzuteilen. Oft gibt dieser ängstliche Zweifel Anlaß zu immer erneuten, und dann eigentlich nicht mehr indizierten Untersuchungen. Oft auch werden aus diesem Grunde »sicherheitshalber«, aber auch, um die Patienten vordergründig zu beruhigen, kardiologisch wirksame Medikamente verschrieben. Dabei wird häufig das Gegenteil erreicht. Durch die Diskordanz zwischen der Diagnose »Sie sind organisch absolut gesund« und der auf dem Beipackzettel des Medikaments angegebenen Indikationen treten eher Zweifel und weitere Beunruhigung ein.

Das bestimmende Moment der Angst zeigt sich aber auch in der Tendenz vieler Patienten, Situationen zu vermeiden, in denen die Beschwerden schon aufgetreten sind. Dies führt sehr häufig zu einer zunehmenden Einengung des Lebensraumes der Patienten, wie es auch bei der Agoraphobie der Fall ist. Das ist keineswegs bei allen Patienten, bei einer großen Anzahl jedoch sehr ausgeprägt. Es zeigen sich hier Ähnlichkeiten zu phobischen Verhaltensweisen, woraus sich auch therapeutische Konsequenzen ergeben (s. Abschnitt 6), aber möglicherweise auch Konsequenzen für die Richtigkeit des Begriffs »Herzphobie«.

Viele Patienten haben aufgrund ihrer ängstlichen Besorgtheit um ihre Gesundheit eine ausgesprochene Schonungtendenz. Sie muten sich immer weniger an körperlicher Belastung zu und geraten dadurch mitunter in einen erheblichen Trainingsmangel aus der Befürchtung heraus, sie könnten sich überlasten. Aus der Ängstlichkeit, aber auch aus der immer wieder bei diesen Patienten zu beobachtenden Zwanghaftigkeit leitet sich ein übermäßiges Kontrollbedürfnis her. So werden fast zwanghaft ärztliche Vorschriften beachtet, die Einnahme von Medikamenten peinlich genau eingehalten und vieles mehr. Auf der anderen Seite ist durch die Angst auch der Wunsch der Patienten begründet, nach einiger Zeit eine erneute körperliche Untersuchung durchführen zu lassen. Bisher Übersehenes könnte sich jetzt zeigen, oder Schädigungen könnten neu entstanden sein. Je aufwendiger die Untersuchung, desto besser. Dies erinnert mitunter durchaus an die Kontrollzwänge von Zwangskranken, die immer wieder überprüfen müssen, ob z.B. der Herd auch wirklich abgestellt oder die Tür verschlossen ist. Ist dann eine erneute Untersuchung durchgeführt worden, so beruhigt das Ergebnis für einige Zeit durchaus, der Zweifel erhebt sich allerdings nach einiger Zeit wieder. Diese Ängste erklären auch, daß es den Patienten meist in der Gegenwart eines Arztes schnell besser geht und es sehr selten unter ärztlicher Kontrolle zu starken Herzbeschwerden kommt. Für die Patienten ist dann eine Person vorhanden, von der angenommen wird, daß sie die Herzfunktion notfalls beeinflussen oder kontrollieren kann. Zum anderen repräsentiert der Arzt ganz allgemein eine schützende Bezugsperson, deren Anwesenheit ohnehin beruhigt.

Als Trennungsangst wurde die Angst der Patienten beschrieben, derart schützende Personen zu verlieren, was sich deutlich in der Arzt-Patient-Beziehung zeigt. Oft sind die Patienten enttäuscht, wenn der Arzt nicht ausreichend Zeit für sie hat, sie neigen dazu, sich anzuklammern. Dieses Verhalten zeigen sie aber auch anderen Personen, z.B. ihren Ehepartnern gegenüber. So kommt es vor, daß Patienten fast nur noch in Begleitung ihrer Partner aus dem Haus gehen können, was nicht nur sie selbst, sondern auch ihre Partner erheblich einengt.

Ein weiteres Merkmal besteht in der fast immer vorhandenen und oft sehr ausgeprägten Depressivität. Sie ist nicht grundsätzlich vorhanden; eine Reihe der Patienten, die durch ihre der Phobie ähnlichen Verhaltensweisen auffallen, sind weniger depressiv. Die Depressivität zeigt sich meist in einem verminderten Antrieb. Daneben grübeln diese Patienten häufig, wobei sich ihre Gedanken meist auf ihr körperliches Befinden richten und die sich daraus ergebenden Konsequenzen. Oft auch glauben sie, ihre Umgebung durch ihre verminderte Leistungsfähigkeit enttäuscht zu haben, wobei auffallenderweise das Verständnis der Partner sehr häufig besonders betont wird.

3 Epidemiologie

Über die Häufigkeit funktioneller Herz- und Kreislauf-Beschwerden finden sich in der Literatur recht unterschiedliche Angaben. Cremerius (1963) fand 8% Patienten mit funktionellen Herz-Kreislauf-Störungen von 2330 Fällen einer medizinischen Poliklinik. Kannel und Mitarbeiter (1958) fanden bei über 1000 untersuchten Personen der Framingham-Studie 16% mit funktionellen Herz- und Kreislauf-Beschwerden.

Delius (1964) schätzt die Häufigkeit dieser Erkrankung in der Allgemeinen Praxis auf 10–15%. Jorswiek und Katwan (1967) ermittelten im Berliner Zentralinstitut für psychogene Störungen, daß die Zahl der Patienten mit Herzsymptomen sich in den Jahren 1945 bis 1965 verdoppelt hatte. Maas (1975) fand bei 162332 Patienten der deutschen Klinik für Diagnostik in Wiesbaden bei 20–25% Angaben von Beschwerden, die einen Verdacht auf das Vorliegen funktioneller Herz- und Kreislauf-Beschwerden rechtfertigten. Studt (1979) schätzt die Häufigkeit in der Gesamtbevölkerung auf 2–5%, in der Allgemeinen Praxis auf 10–15%; bei 30–40% der Patienten mit Herz-Kreislauf-Beschwerden seien diese funktionell bedingt. Frauen haben häufiger als Männer funktionelle Herzbeschwerden.

Die Häufigkeit funktioneller Störungen des Herz-Kreislauf-Systems wird also sehr unterschiedlich angegeben. Neuere Angaben schwanken zwischen 2% und ca. 12% Häufigkeit (Schepank, 1987, Dilling et al., 1984) in der allgemeinen Bevölkerung. Die Schwankungen in den Zahlenangaben sind vermutlich durch Definitionsunschärfen sowie verschiedene Häufigkeitsmaße (Punktprävalenz, Inzidenz) bedingt. Der Anteil von Patienten mit psychischer bzw. psychiatrischer Symptomatik in Allgemeinpraxen kann auf ca. 30% geschätzt werden, wovon etwas mehr als die Hälfte neurotische und psychosomatische Symptome aufweisen (Zintl-Wiegand et al., 1980). So zeigt eine Untersuchung von Tress und Mitarbeiter (1990), daß bei 16% der Personen, bei denen in einer Prävalenzstudie zu einem Zeitpunkt das Vorliegen psychosomatischer Störungen diagnostiziert wurde, drei Jahre später das Vorliegen von neurotischen Störungen angenommen wurde. Umgekehrt wurden psychosomatische Störungen bei 38% der Patienten angenommen, bei denen drei Jahre vorher neurotische Störungen festgestellt worden waren. Damit wird deutlich, daß die Grenzen zwischen beiden Störungsformen nicht nur unscharf sind, sondern daß es unter Umständen sinnvoll sein kann, unter einem epidemiologischen Gesichtspunkt von einer Grundgesamtheit von psychogenen Störungen auszugehen, die bei wechselnder Symptomatik in unterschiedliche Klassen eingeordnet werden kann (s.a. Kap. 6 »Epidemiologie«).

Im Hinblick auf den sozioökonomischen Status finden sich bisher keine nennenswerten Besonderheiten (Richter und Beckmann, 1973; Pflanz, 1962). Diese Erkrankung tritt eher bei jüngeren Menschen auf, wie auch Th. v. Uexküll (1962) anmerkt. Jenseits des 40. Lebensjahres und mit fortschreitendem Alter nimmt die Häufigkeit der Diagnosestellung erheblich, fast schlagartig ab. Die Gründe hierfür sind noch nicht untersucht worden. Es ließe sich jedoch annehmen, daß durch altersbedingte Veränderungen auch im Herz-Kreislauf-System möglicherweise »organische Diagnosen« auf der Grundlage geringer Befunde erhoben werden und damit auch eine Erklärung für das Vorliegen von Beschwerden liefern.

Hinze und Krüger (1981) sahen 502 Krankengeschichten einer gerontopsychiatrischen Poliklinik daraufhin durch, ob sich »Hinweise auf Herzangst nicht-organischer Genese fänden«. Sie fanden bei 9%, das sind 46 Fälle, derartige Hinweise. Nicht berücksichtigt wurden dabei ausgesprochen depressive Patienten, bei denen es zu Herzbeschwerden kam, ohne daß das Moment der Angst im Vordergrund stand. Das Durchschnittsalter dieser Patienten betrug 66 Jahre, die Herzangstsymptomatik bestand im Mittel seit 15 Jahren. Da ebenfalls die Befunde internistischer Untersuchungen vorlagen, konnte auch die Frage geklärt werden, inwieweit organpathologische Veränderungen die Beschwerden hätten erklären können. Dies war von den 46 Patienten nur bei 5 der Fall, so daß bei 41 Patienten funktionelle kardiovaskuläre Störungen vorlagen. Interessant hierbei ist die Tatsache, daß die Häufigkeit des Vorkommens der »Herzangst«, wie die Autoren es nennen, bei dieser Stichprobe etwa genauso hoch ist, wie sie von Cremerius (1963) in einer allgemeinen Poliklinik gefunden wurde.

Aus dem durchschnittlichen Alter der Patienten ergibt sich ein ökonomisch bedeutsamer Faktor: Fast alle Patienten sind im erwerbsfähigen Alter, so daß sich die Frage nach krankheitsbedingten Ausfallzeiten stellt. Sturm und Zielke (1988) haben diese Frage an einer Stichprobe von 1155 Patienten einer psychosomatischen Fachklinik überprüft.

Davon waren 35,9% bis zur Aufnahme in die Klinik ununterbrochen krank geschrieben und davon wiederum 38,3% über ein Jahr lang. 29,8% sind über 18 Monate arbeitsunfähig gewesen. Die Dauer der Krankheitsmanifestation betrug im Durchschnitt 7,04 Jahre, was auch bedeutet, daß die Patienten durchschnittlich 7 Jahre in irgendeiner Weise unzureichend behandelt worden sind. Aus einer Zusammenstellung der Autoren geht hervor, daß im Zeitraum eines Jahres (7/82–6/83) in der Bundesrepublik Deutschland von praktischen Ärzten und Internisten 39,4 Millionen Verordnungen von Tranquilizern, Schlafmitteln und Antidepressiva durchgeführt wurden, davon 2,86 Millionen Antidepressiva.

Kommt also ein Patient mit funktionellen Störungen nach vielen Jahren in eine für seine Erkrankung fachspezifisch kompetente Behandlung, so stellt sich meist zusätzlich das Problem, eine Medikamentenabhängigkeit behandeln zu müssen.

Im allgemeinen wird angenommen, daß Frauen häufiger als Männer von funktionellen Störungen betroffen sind (z.B. Dilling et al., 1984; Schepank, 1987). In verschiedenen Studien, in denen Patienten mit funktionellen kardiovaskulären Störungen untersucht wurden, gab es jedoch mehr Männer in den Stichproben als Frauen (z.B. Richter und Beckmann, 1973; Schonecke, 1987; Nutzinger et al., 1987; Kisely et al., 1992). Dies mag unter Umständen an der Institution liegen, in der die jeweiligen Untersuchungen durchgeführt wurden, bzw. in Verbindung damit am möglicherweise verschiedenen Inanspruchnahme-Verhalten von Männern und Frauen.

4 Theorien zu Ätiologie und Pathogenese

4.1 Psychodynamische Konzepte

Bereits im Abschnitt 1 wurde darauf hingewiesen, daß von psychoanalytischer Seite das vorliegende Krankheitsbild als Form einer neurotischen Störung betrachtet wird. Dies gilt für »herzneurotische Störungen« im eigentlichen Sinne. Davon abgrenzbar sind nach Hahn (1965) »herzphobische Zustände«. Für die Herzneurose gilt jedoch, daß sie eine Entstehungsgeschichte hat, die das Resultat einer inadäquaten Konfliktbewältigung darstellt.

Für die Entwicklung einer Disposition zur Herzneurose ist nach übereinstimmender psychoanalytischer Meinung (Fürstenau et al., 1964; Richter, 1964; Bräutigam, 1964; Baumeyer, 1966; Zauner, 1967; Richter und Beckmann, 1973; Studt, 1979) eine bestimmte Form der Mutter-Kind-Beziehung wesentlich. Die Mütter der Patienten sind selbst sehr unsicher und haben auf dem Boden dieser Unsicherheit ihre Kinder in besonderer Weise an sich gebunden, so daß eine als »symbiotisch« bezeichnete Mutter-Kind-Beziehung bestand.

Diese Bindung beinhaltet für das sich entwickelnde Kind einen übergroßen Schutz, der verhindert, daß es eigene, unabhängige Strategien zur Bewältigung der Angst entwickeln kann. Diese überbeschützende Haltung der Mutter hat andererseits verwöhnenden Charakter, da sie das Kind vor allerlei Unangenehmem abschirmt. Eine Konsequenz dieser Erfahrungen besteht für das Kind darin, daß es den Eindruck gewinnt, ohne die Mutter hilflos zu sein, auf sie angewiesen zu sein, z.B. um mit Angst umgehen zu können. Dieser Aspekt, der an sich selbst wahrgenommenen eigenen Hilflosigkeit, steht in Beziehung zu der bei diesen Patienten immer wieder festgestellten Depressivität. Mit fortschreitender Entwicklung des Kindes werden Selbständigkeitswünsche zunehmend wichtig. In dem Maße, in dem das Kind versucht, diesen Bestrebungen nach Autonomie und eigener Kompetenz nachzugehen, stößt es auf die Grenzen, die die Haltung der Mutter setzt. Diese wiederum ist das Resultat einer eigenen inadäquaten Konfliktbewältigung. Entsprechend unfrei ist die Mutter, dem heranwachsenden Kind den notwendigen Spielraum für seine eigene Entwicklung, vor allem seine Loslösung von ihr, einzuräumen. Hieraus ergibt sich der Konflikt für das Kind, und später für den Patienten: die Unvereinbarkeit eigener Selbständigkeitswünsche mit dem Angewiesensein auf die beschützende Mutter.

Dies hat einen weiteren Aspekt. Treffen die Autonomiewünsche auf Grenzen, wird Aggression der Mutter gegenüber ausgelöst. Die eigene Aggression bedroht so gerade die Person, die in besonderem Maße für das eigene Wohlergehen notwendig ist. In diesem Sinne besteht damit eine Bedrohung der eigenen Person, indem die Ausübung der Aggression quasi das Fundament für das eigene »Leben-Können« vernichten würde. Die Angst vor dem Objektverlust gilt daher als ganz wesentliches Element der auslösenden Bedingungen, die schließlich zur herzneurotischen Störung führen. Solange die Beziehung zur Mutter oder zu äquivalenten Personen gewährleistet bleibt und nicht durch eigene Wünsche nach Selbständigkeit gefährdet wird, bleibt das System in einem Gleichgewicht. Wird diese Beziehung jedoch gefährdet, so tritt die Angst vor der Trennung vom notwendigen und haltverleihenden Objekt in den Vordergrund. Die dadurch eintretende phantasierte Bedrohung der eigenen Existenz drückt sich möglicherweise in der mit der Herz-Kreislauf-Symptomatik verbundenen Todesangst aus.

Eine 30jährige Patientin litt seit folgender Begebenheit an einer intensiven Herz-Kreislauf-Symptomatik, die sie weitgehend in ihrer Bewegungsfreiheit einschränkte: Ein Mitbewohner ihres Hauses war von einer Wespe gestochen worden und hatte eine allergische Reaktion entwickelt, die bedingte, daß er vom Ersticken bedroht war.

Die Frau dieses Mannes kam zur Patientin und bat sie, den Mann zum nächsten Arzt zu fahren, da sie selbst kein Auto besaß. Die Patientin willigte sofort ein und fuhr den zumindest in ihrem Erleben fast sterbenden Mann zum Arzt. Während dieser Fahrt hatte sie ständig das Gefühl, vielleicht etwas falsch zu machen. Nach Hause zurückgekehrt – der Mann hatte alles überstanden – fühlte die Patientin sich sehr schlecht und legte sich ins Bett. Es kam zu einer Tachykardie, der Notarzt wurde gerufen usw. In den darauffolgenden Jahren zwangen die Symptome die Patientin mehr oder weniger zu Hause zu bleiben, aber auch der Haushalt konnte kaum noch bewältigt werden. Es gab eine ganze Reihe von Situationen, in denen es mit großer Wahrscheinlichkeit zu den tachykarden Beschwerden kam, so besonders deutlich während Besuchen bei der Mutter.

Nach einer verhaltenstherapeutischen Behandlung, mit der es gelungen war, die Symptomatik fast vollständig zu beseitigen, berichtete die Patientin, daß sie neuerdings beim Anblick des oben genannten Mitbewohners Angst spüre. Das störe sie nicht sehr, da sie ihn nicht sehr oft sehe, und wenn, auch nur für kurze Zeit, sie wolle es jedoch mitteilen. Im weiteren Verlauf des Gesprächs wurde die Patientin aufgefordert, den Vorgang, der zum Beginn ihrer Beschwerden geführt hatte, nochmals so detailliert wie möglich zu schildern. Während sie dies tat, brach sie in Tränen aus, was sie sich selbst nicht recht erklären konnte. Schließlich erinnerte sie sich auf die Frage, ob sie irgendwann jemals jemanden gekannt habe, der Atembeschwerden gehabt hätte, daran, daß ihre Mutter als Folge einer später operativ behandelten Vergrößerung der Schilddrüse ganz erhebliche Atembeschwerden gehabt hätte, die bis zu Erstickungsanfällen gereicht hätten. Bei einer solchen Gelegenheit sei sie als kleines Kind einmal losgeschickt worden, um in der Apotheke ein schnell wirksames Mittel zu beschaffen. Unterwegs habe sie zu ihrem Entsetzen festgestellt, daß sie das Rezept vergessen hatte und nochmal nach Hause zurück mußte. Sie habe das entsetzliche Gefühl gehabt, daß ihre Mutter jetzt wegen dieses Fehlers möglicherweise sterben müsse, und sie dann schuld daran sei.

In früheren Gesprächen war die Mutter als rechthaberisch und bevormundend geschildert worden, die sich auch heute noch besserwisserisch in alles einmischen würde. Bei Besuchen bei der Mutter habe es häufig Streit gegeben, und in diesem Zusammenhang seien die Beschwerden häufig sehr heftig aufgetreten. An diesem Beispiel wird deutlich, mehr als das gewöhnlich der Fall ist, wie die ambivalente Einstellung der Mutter gegenüber für die Patientin ein Problem darstellt, das in dem Augenblick zu einer Dekompensation führt, in dem durch ein »Resonanzereignis« die Thematik des Verlustes der Mutter ganz aktuell wird. Inwieweit das für die Patientin unerklärliche Gefühl, irgend etwas falsch zu machen, während sie den Mitbewohner zum Arzt fuhr, dem Gefühl entsprach, das sie damals gehabt hatte, als sie das Rezept vergaß, läßt sich nur vermuten. Ebenfalls nicht zwingend belegen läßt sich die Annahme, daß dadurch eigene aggressive Tendenzen der Mutter gegenüber aktualisiert wurden.

Hahn (1965, 1976) hat vor allem darauf hingewiesen, daß neben der typischen Herzneurose ein Syndrom besteht, für das der Name »Herzphobie« verwendbar sei. Hierbei spiele ein »somatisches Entgegenkommen« (Freud, 1916) im Sinne einer Sympathikotonie eine wesentliche Rolle. Es gebe dabei somatische Reaktionsgegebenheiten, die entweder durch körperliche oder psychische Bedingungen ausgelöst werden können und bei ihrem Auftreten von intensiver Angst begleitet werden. Diese Angst fixiere sich und führe zu einer »Angst vor der Angst« im Sinne einer Phobie. Am Anfang einer solchen Herzphobie stehe immer genau datierbar ein sympathikovasaler Anfall, der aufgrund der erlebten Dramatik zu der phobischen Entwicklung führe. Die Auffassungen von Hahn (1965, 1976) kommen in die Nähe psychophysiologischer Modelle im weiteren Sinne, indem sie annehmen, daß ein Zusammenspiel psychogener und somatischer Bedingungen als Prozeß eine Krankheit auslöst und stabilisiert (s.a. Mayer et al., 1973).

Aus den Überlegungen zur Psychodynamik der Patienten mit funktionellen Herz-Kreislauf-Störungen lassen sich bestimmte Hypothesen über das Vorhandensein von Persönlichkeitsmerkmalen ableiten. Ein wesentliches Merkmal scheint in einer erhöhten Angstbereitschaft zu bestehen.

Richter und Beckmann (1973) überprüften diese Hypothese und konnten bei Patienten mit funktionellen Herz-Kreislauf-Beschwerden zwei Typen der Angstabwehr feststellen, die sich mit Hilfe des MMPI

(Minnesota Multiphasic Personality Inventory) unterscheiden lassen. Die Patienten des »Typs A « (nicht zu verwechseln mit dem Begriff »Typ A« aus der Herzinfarktforschung) zeichnen sich dadurch aus, daß sie ihre Angstproblematik nicht verleugnen und so auch im Test recht offen darstellen. Diese Patienten können ihre Ängste nicht abwehren und werden von ihnen »überflutet«. Im Gegensatz dazu gelingt den Patienten vom »Typ B« eine Angstabwehr im Sinne der Verleugnung. Diese Tendenz zeigt sich auch bei der Beantwortung des Fragebogens, vor allem in den Kontrollskalen, die das Ausmaß der Tendenz erfassen, in der Beantwortung der Fragen Probleme als gering darzustellen. Die Patienten beider Typen unterscheiden sich jedoch nicht im Hinblick auf das Beschwerdebild. Neben der Angst spielt die Depression eine wesentliche Rolle.

4.2 Psychophysiologische Konzepte

Im folgenden werden Erklärungsansätze dargestellt, die zur Erklärung des vorliegenden Krankheitsbildes wesentlich das Zusammenwirken psychischer und somatischer, beziehungsweise physiologischer Faktoren betonen. Betrachtet man das Krankheitsbild als eine Form der Phobie oder allgemein der Neurose, so bleibt unerklärt, warum im Mittelpunkt der Symptomatik ein tatsächliches oder vermeintliches Körpergeschehen steht. Die folgenden Ansätze sind nur zum Teil im eigentlichen Sinne als psychophysiologisch zu bezeichnen, für alle gilt jedoch, daß sie somatische Bedingungen als wesentlich für die Entstehung des Krankheitsbildes annehmen.

Im angelsächsischen Bereich gibt es eine ganze Reihe von Arbeiten, die sich ausführlich mit körperlichen Bedingungen bei funktionellen Herz-Kreislauf-Störungen beschäftigt haben. Cohen und Mitarbeiter (1947) fanden bei Patienten mit »neurozirkulatorischer Asthenie« (NCA) unter körperlicher Belastung höhere Blut-Laktatkonzentrationen als bei gesunden Kontrollpersonen. Dieser Unterschied war bei Patienten mit einem chronischen Verlauf der Erkrankung größer als bei akuten Erkrankungen. Die Autoren ziehen daraus den Schluß, daß der subjektive Eindruck der Patienten, sie seien weniger belastbar, zutreffend sei. Cohen und Mitarbeiter (1948) fanden darüber hinaus, daß Patienten mit NCA unter körperlicher Belastung deutlich höhere Anstiege der Herzfrequenz aufwiesen, eine geringere Fähigkeit zur Sauerstoffaufnahme besaßen, schneller dyspnoisch wurden und auch unter entsprechenden Beschwerden litten. Bereits unter Ruhebedingungen war die Atmung der Patienten schneller bei flacherer Amplitude. Die Herzgröße sowie EKG und Herzminutenvolumen waren jedoch nicht verändert gegenüber normalen Kontrollen.

In der letzten Zeit wurde wiederholt darauf hingewiesen, daß als körperliche Bedingung funktioneller Herz-Kreislauf-Störungen dem Mitralklappenprolapssyndrom (MVPS – mitral valve prolaps syndrome) eine wichtige Bedeutung zukomme (Strian et al., 1981; Pariser et al., 1978). Von Pariser und Mit-

arbeitern (1978) wird ebenso wie von Strian und Mitarbeitern (1981) die Auffassung vertreten, daß das MVPS eine mögliche Ursache für auf das Herz bezogene Ängste darstellt. Strian und Mitarbeiter sind der Meinung, daß die in früheren Untersuchungen gefundenen Abweichungen (welche oben zitiert wurden) unter körperlicher Belastung Folge eines MVPS sind. Stalmann und Mitarbeiter (1988) fanden jedoch keinen Zusammenhang zwischen dem Vorliegen eines Mitralklappenprolaps, funktionellen Herzbeschwerden, Güte der auf den Herzschlag bezogenen Körperwahrnehmung und Angst. Personen mit Mitralklappenprolaps nehmen Arrhythmien sogar signifikant seltener wahr als gesunde Kontrollpersonen. Devereux (1985) kam in einer Studie an 300 Patienten mit Mitralklappenprolaps zu dem Ergebnis, daß ein Zusammenhang zwischen Prolaps und Paniksyndrom oder »neurozirkulatorischer Asthenie« nicht besteht. Andere Autoren kamen jedoch zu anderen Ergebnissen, die jedoch meist nicht von einer Stichprobe von Personen mit Mitralklappenprolaps ausgingen, sondern von Patientenstichproben mit Angstsyndromen (Dager et al., 1987; Grunhaus et al., 1982, Liberthson et al., 1986) oder oft Paniksyndrom. Die unterschiedlichen Ergebnisse kommen möglicherweise durch die Art der Patientenstichprobe zustande und wohl auch durch die Unsicherheit der Diagnosestellung eines Mitralklappenprolaps. So legten Gorman und Mitarbeiter (1986) 15 Echokardiogramme von Patienten mit Paniksyndrom zwei Kardiologen zur Beurteilung vor. Einer der beiden Kardiologen fand bei neun einen Prolaps, der andere bei keinem Patienten.

Betrachtet man die Frage der Disposition aktivierungstheoretisch, so würde dies bedeuten, daß eine Gruppe von Personen ein individuell abgrenzbares Reaktionsmuster aufzeigt, etwa in dem Sinne, auf Belastungen vornehmlich mit kardiovaskulären Reaktionen zu antworten (vgl. Kap. 11, »Psychophysiologie«). Diese Disposition würde dann bedingen, daß es bei diesen Personen unter einer Vielzahl von Bedingungen zu unter Umständen starken kardiovaskulären Veränderungen kommt, die von den Personen als unangenehm wahrgenommen und als krankhaft interpretiert werden. Das aktivierungstheoretische Konzept der »Individualspezifischen Reaktion« (ISR) beinhaltet, daß es in verschiedenen Situationen zu gleichen Reaktionsmustern kommt.

Im folgenden werden Ansätze dargestellt, die für die Erklärung funktioneller Herz-Kreislauf-Störungen Dispositionen annehmen, die deshalb als psychophysiologisch anzusehen sind, weil sie wesentlich somatische und psychische Merkmale enthalten.

Delius und Fahrenberg (1966) gehen davon aus, daß eine Disposition vorliegt, die zu veränderten körperlichen Reaktionen führt. »Als psychovegetative Syndrome werden Ordnungsmängel im Befinden und Verhalten bezeichnet, die essentiell einen somatischen und einen psychischen Aspekt haben. Als Störmoment zeigen sie ein Mißverhältnis der psychosomatischen Regulation zum jeweiligen Erfordernis. Für diese Ordnungsstörungen ist charakteristisch, daß normalerweise wenig beachtete vegetative Funktionen in disharmonischer Form im Erleben aktualisiert werden. Dem betroffenen Menschen eröffnet sich damit eine anomale Wahrnehmungswelt von Allgemeingefühlen und Organempfindungen« (Delius und Fahrenberg, 1966).

Sie gehen aus von einer »komplementären« Betrachtungsweise, als Stellungnahme zum Leib-Seele-Problem, die die Psychosomatische Medizin fordere (s. a. Fahrenberg, 1979). Als eine Grundbedingung in der Pathogenese psychovegetativer Syndrome sehen sie eine grundlegende Regulationsschwäche, die »übergreifend-psychophysisch« zu verstehen ist. In Anlehnung an Eysenck (1947, 1958) gehen sie von »in der Erbmasse vorgeprägten, von der somatischen und seelischen Lebensgeschichte unterschiedlich ausdifferenzierten Instabilitäten aus, die eine Anfälligkeit in der psychovegetativen Organisation schaffen«, dem Konzept der »Dysthymie«. Eysenck (1957) stellt die Dysthymie der inhibitorischen Natur der Hysterie in Anlehnung an Pawlow gegenüber. Neben der vegetativen Übererregbarkeit zeichnen sich Dysthymiker durch eine höhere Streßanfälligkeit, leichtere Konditionierbarkeit, Introversion, Ängstlichkeit und Sensitivität aus. Für die Ausprägung eines funktionellen kardiovaskulären Syndroms gibt Delius (1964) drei Mechanismen an:
– Die Entstehung zusätzlicher vegetativer Reflexe.
– Die Entregelung, Umprogrammierung oder »Umstimmung« physiologischer Rückkoppelungs- und Steuervorgänge.
– Die Entwicklung besonderer, d.h. atypischer Regulationsmuster höherer Ordnung oder entsprechender Verhaltensweisen.
Die einzelnen Ansätze unterscheiden sich im Hinblick auf die Definition dieser Disposition. Wurde auf der einen Seite nach den Symptomen einer im Grunde rein somatisch verstandenen Disposition gesucht, wurde auf der anderen Seite von vorneherein von einer im eigentlichen Sinne »psychosomatischen Disposition« ausgegangen. Deren Annahme basiert einerseits auf einer Grundannahme zum Leib-Seele-Problem und ist andererseits orientiert an empirisch recht gut gesicherten Befunden aus der Psychologie.

In beiden Fällen jedoch beinhaltet diese Disposition eine Regulationslabilität vegetativer Funktionen. Diese wurde auch von Christian und Mitarbeitern (1965, 1966) als wesentliche Ursache funktioneller Herz- und Kreislauf-Störungen angesehen. Sie läßt sich hier zurückführen auf ein Konzept der Sympathikotonie. »Die Herzphobie hat pathophysiologisch fast stets eine permanente hypersympathikoton-ergotrope Grundverfassung zum Hintergrund« (Delius und Fahrenberg, 1966). Auch Hahn (1965) führt den Beginn der Herzphobie auf das Auftreten eines sympathikovasalen Anfalls zurück und geht dabei von einer gesteigerten ergotropen Reaktionslage aus.

Die Frage nach einer bestimmten Disposition im Sinne einer möglicherweise angeborenen psycho-

physiologischen Regulationsschwäche bleibt weiterhin unklar. So kommt auch Myrtek (1980) zu dem Ergebnis: »Gäbe es eine globale Dimension vegetativer Labilität, so müßten die Reaktionswerte verschiedener Variablen über verschiedene Funktionsprüfungen hinweg hoch miteinander korrelieren, was aber nicht zutrifft. Vielmehr sind individual- und stimulusspezifische Reaktionsmuster anzunehmen. ... Es lassen sich keine Beziehungen zwischen objektiven vegetativen Funktionsprüfungen und emotionaler Labilität nachweisen.«

Diese Befunde lassen immerhin die Möglichkeit offen, daß es Personen gibt, die im Sinne einer Individualspezifität etwa im kardiovaskulären Bereich besonders reagieren, was zum Ergebnis hätte, daß die Korrelationen mit anderen Funktionsbereichen niedrig wären. Auch wenn dies der Fall wäre, müßte anhand kontrollierter Studien geprüft werden, ob ein entsprechendes Merkmal in einer entsprechenden Patientengruppe häufiger anzutreffen ist als in einer gesunden Kontrollgruppe.

Einen möglichen Hinweis liefert ein Ergebnis des Orthostaseversuchs von Myrtek (Myrtek et al., 1974; Myrtek, 1980). Hier wurde gefunden, daß sich Personen mit einer sympathikotonen oder vagotonen Blutdruckreaktion von Personen mit normotoner Regulation auch im Hinblick auf Persönlichkeitsmaße unterscheiden. So waren diese Personen im FPI psychosomatisch gestörter, depressiver, zurückhaltender, mehr reaktiv aggressiv, gehemmter, selbstkritischer, emotional labiler und weniger zuversichtlich.

Schonecke (1987) hat die Frage symptomspezifischer Reaktionsmuster bei Patienten mit funktionellen Herz-Kreislauf-Störungen untersucht. Er verglich die physiologischen Reaktionsmuster von Patienten mit denen gesunder Kontrollpersonen in einer Aktivierungsstudie, in der die Probanden verschiedenen Belastungssituationen ausgesetzt wurden. Dabei wurden kardiovaskuläre, muskuläre und Parameter der elektrodermalen Aktivität und der Atmung gemessen. Die Ergebnisse zeigen, daß die Patienten ausschließlich in den kardiovaskulären Parametern

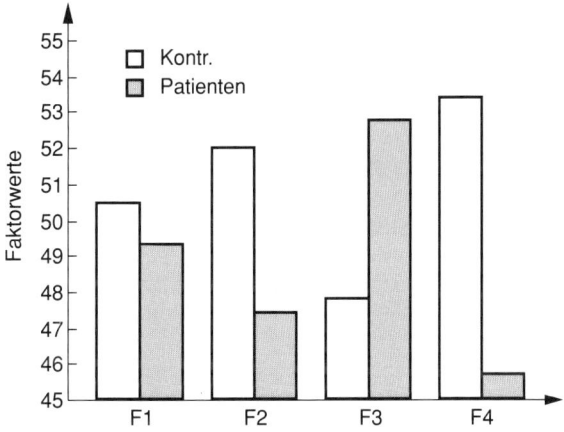

Abb. 51-1 *Mittlere Faktorwerte der Patienten und der Kontrollpersonen (aus Schonecke, 1987).*

stärker auf Belastung reagieren als gesunde Kontroll-personen, in den Parametern der elektrodermalen und muskulären (M. frontalis) Aktivität sogar signifikant geringer. In den Parametern der Atmung gab es keinerlei Unterschiede zwischen beiden Gruppen. Diese Ergebnisse sprechen für das Vorliegen symptomspezifischer Reaktionsmuster, wie Abbildung 51-1 zeigt, in der die Faktorwerte von Patienten und Kontrollpersonen dargestellt sind. Die Faktorwerte beruhen auf einer Faktorenanalyse sämtlicher physiologischer Parameter.

Bei der Inspektion der vor allem interessierenden Daten der Reaktivität der Herzfrequenz wurde deutlich, daß es zwischen den einzelnen Probanden große interindividuelle Unterschiede in der Reaktivität der Herzfrequenz gab. In einer Clusteranalyse ließen sich sowohl die Patienten als auch die gesunden Kontrollpersonen sehr ʾdeutlich in kardiovaskulär reaktive und nicht reaktive unterscheiden. Dabei zeigte sich, daß nur etwa ein gutes Drittel der Patienten auf die Belastungen reagierten, fast zwei Drittel jedoch kaum oder gar nicht. Letztere jedoch hatten allerdings die höchsten Niveauwerte, d.h. auch während der Ruhephasen lag ihre Herzfrequenz etwa im Niveau der Belastungen. Auch Ehlers und Mitarbeiter (1986) hatten zwischen Patienten mit Panikattacken und gesunden Kontrollpersonen ausschließlich Niveauunterschiede der Herzfrequenz, aber einen signifikant steileren Anstieg des systolischen Blutdrucks nach Laktatinfusion gefunden. Bei den Kontrollpersonen der vorliegenden Studie jedoch lagen die Niveauwerte der nicht reagierenden Probanden sehr niedrig und veränderten sich während der Belastung nicht gegenüber den Ruhewerten. Dies wird in Abbildung 51-2 deutlich.

Im Hinblick auf Merkmale der Persönlichkeit unterschieden sich, unabhängig von der kardiovaskulären Reaktivität, Patienten von gesunden Kon-

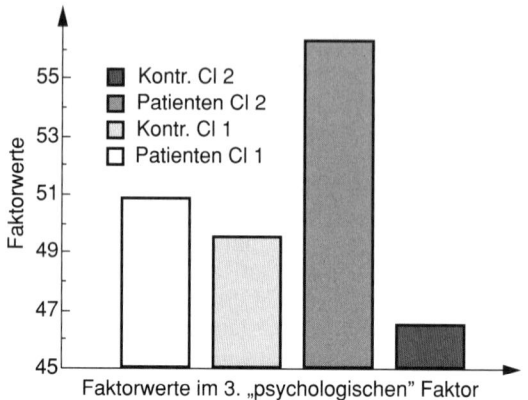

Abb. 51-3 *Faktorwerte von Patienten und Kontrollpersonen im dritten »psychologischen Faktor« (aus Schonecke, 1987).*

trollpersonen unter anderem durch höhere Depressivität, Angstneigung und mehr körperliche Beschwerden. Es zeigte sich auch, daß die kardiovaskulär stärker reagierenden Patienten sich von den Kontrollpersonen durch eine stärkere repressive Angstabwehr unterschieden, also mehr zum Vermeiden von Angstreizen und gedanklicher Weiterbeschäftigung mit belastenden Reizen zu Bagatellisierung usw. neigten (Abb. 51-3).

Richter und Beckmann (1973) hatten ebenfalls ihre Patienten nach dem Stil der Angstverarbeitung unterschieden, allerdings anhand der Kontrollskalen im MMPI (Minnesota Multiphasic Personality Inventory). Dabei hatte u.a. die »Lügenskala« die Gruppen unterschieden, was in der vorliegenden Untersuchung nicht der Fall war, d.h. die Patienten in den beiden Clustern hatten annähernd dieselben Werte. Unterschiedlich ist ebenfalls das Beschwerdeniveau in den beiden Clustern, d.h. die Patienten im zweiten Cluster haben tendenziell (p = 0,07) weniger Beschwerden als die im ersten Cluster. Richter und Beckmann hatten keine Unterschiede der Beschwerden zwischen ihren beiden Gruppen gefunden.

Mit den Faktorwerten der psychologischen und der physiologischen Faktoren wurde dann eine Faktorenanalyse zweiter Ordnung gerechnet, um Beziehungen zwischen physischen und psychischen Ordnungsdimensionen und mögliche Unterschiede zwischen Patienten und Kontrollpersonen zu ermitteln. Es ergaben sich vier Faktoren zweiter Ordnung, wobei der erste durch die Atemparameter und repressive Angstvermeidung, der zweite durch den psychologischen Faktor hoher Depressivität, Angst und Beschwerdeintensität sowie den physiologischen Faktor hoher kardiovaskulärer Reaktivität, der dritte durch den psychologischen Faktor hoher Erregbarkeit, Aggressivität, mangelnde Gelassenheit, Dominanzstreben und geringen Beachtung sozialer Normen und den physiologischen Faktor hoher elektrodermaler und muskulärer Aktivität gekennzeichnet ist. Der vierte Faktor schließlich zeigt einen negativen Zusammenhang mit dem Faktor kardiovaskulä-

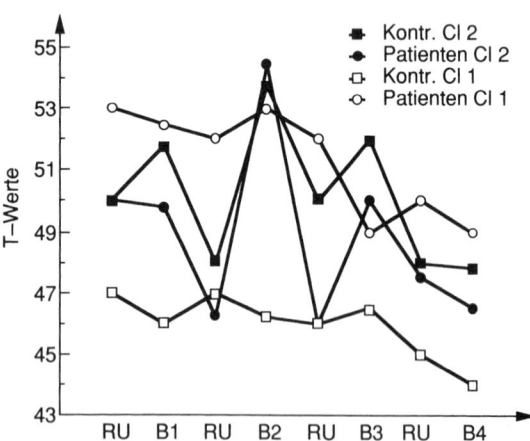

Abb. 51-2 *Verlauf der Herzfrequenz von Patienten und Kontrollpersonen in den beiden Clustern. Cluster 1 enthält diejenigen Probanden, die nicht mit Veränderungen der Herzfrequenz auf die Belastungen reagierten, Cluster 2 diejenigen, die mit Anstiegen der Herzfrequenz reagierten (aus Schonecke, 1987).*

rer Reaktivität und ist positiv bestimmt durch den psychologischen Faktor geringer sozialer Abkapselung, Neigung zu Intellektualisierung und Bedürfnis nach Aussprache. Wesentlich bei diesem Ergebnis ist die Tatsache, daß alle Sekundärfaktoren sowohl durch psychologische und physiologische Primärfaktoren bestimmt sind. Vor allem die Faktorwerte des zweiten und dritten Sekundärfaktors unterscheiden zwischen Patienten und Kontrollpersonen, wie Abbildung 51-4 zeigt.

Die Faktorwerte zweiter Ordnung trennen Patienten und Kontrollpersonen weitgehend unabhängig von der Reaktivität der Herzfrequenz. Dies liegt daran, daß in die Faktorenanalyse der physiologischen Variablen die Mittelwerte der experimentellen Bedingungen eingegangen sind. Lediglich im ersten Sekundärfaktor unterscheiden sich die Patienten in den beiden Clustern voneinander. Dabei haben die kardiovaskulär stärker reagierenden Patienten die höchste Reaktivität der Atemfrequenz. Anhand dieser Ergebnisse erscheint es sinnvoll, die Patienten mit funktionellen Herz-Kreislauf-Störungen anhand ihrer Kreislaufreaktivität und Angstverarbeitung in zwei Untergruppen einzuteilen, da der vermeidende Umgang mit Angst und Belastung auch therapeutische Konsequenzen hat. Wenn die Bezeichnungen »Herzneurose« und »Herzphobie« unterschiedlich benutzt werden, so entsprechen die hier gefundenen Untergruppen der Patienten dieser Unterscheidung am ehesten.

Vergleicht man die hier in der Aktivierungsstudie gefundenen Werte mit denen, die in der Literatur bei Patienten mit phobischen Angststörungen gefunden werden, so ergeben sich Unterschiede vor allem in der Reaktivität und dem Niveau der elektrodermalen

Aktivität und der muskulären Aktivität. In diesen beiden Parametern zeigen Patienten mit Angststörungen in allen Studien höhere Werte als gesunde Kontrollpersonen. Die Patienten mit funktionellen Herz-Kreislauf-Störungen dieser Studie zeigen jedoch nur in den Kreislaufparametern im Sinne einer Symptomspezifität im Vergleich zu den gesunden Kontrollpersonen erhöhte Werte. Aufgrund dieser Befunde erscheint es als sinnvoll, Patienten mit funktionellen Herz-Kreislauf-Störungen von Patienten mit neurotischen Angststörungen abzugrenzen.

Die bisher referierten psychophysiologisch orientierten Ansätze versuchten im wesentlichen eine psychophysische Disposition zu ermitteln, die die Entwicklung funktioneller Herz-Kreislauf-Störungen begünstigt. Stringent könnte eine solche Disposition jedoch nur in prospektiven Studien ermittelt werden, da beim Vorliegen des Krankheitsbildes die gefundenen Merkmale auch dessen Folge sein könnten. Dennoch stützen die vorliegenden Untersuchungen die Annahme einer derartigen psychophysischen Disposition.

Es wurde bereits darauf hingewiesen, daß in den letzten Jahren von einigen Autoren die »Herzphobie« als Panikstörung angesehen wurde. »Hauptmerkmale dieser Störungen sind wiederkehrende Panikattacken, d.h. abgrenzbare Episoden intensiver Angst oder Unbehagens, die zusammen mit mindestens vier charakteristischen Symptomen auftreten. Panikattacken dauern üblicherweise nur Minuten, seltener auch Stunden. Die Attacken treten, zumindest anfänglich, unerwartet auf, d.h. nicht unmittelbar vor oder in einer Situation, die fast immer Angst auslöst (wie z.B. bei der einfachen Phobie)« (DSM-III-R, 1989). Es werden dann die folgenden Symptome genannt, von denen jeweils mindestens vier im Rahmen einer Attacke auftreten müssen, damit eine Attacke als Panikattacke klassifiziert werden kann:

– Atemnot (Dyspnoe) oder Beklemmungsgefühle;
– Benommenheit, Gefühl der Unsicherheit oder Ohnmachtsgefühl;
– Palpitationen oder beschleunigter Herzschlag (Tachykardie);
– Zittern oder Beben;
– Schwitzen;
– Erstickungsgefühl;
– Übelkeit oder abdominelle Beschwerden;
– Depersonalisation oder Derealisation;
– Taubheit oder Kribbelgefühle (Parästhesien);
– Hitzewallungen oder Kälteschauer;
– Schmerzen oder Unwohlsein in der Brust;
– Furcht zu sterben;
– Furcht, verrückt zu werden oder Angst vor Kontrollverlust.

Panikattacken als eigenständige und abgrenzbare Angststörung zu betrachten, geht auf eine Studie von Klein (1964) zurück, in der er sieben (!) Patienten mit Zuständen intensiver Angst, die als Patienten mit »affektiver Störung« klassifiziert worden waren, mit Imipramin behandelte und mit sechs Patienten, die

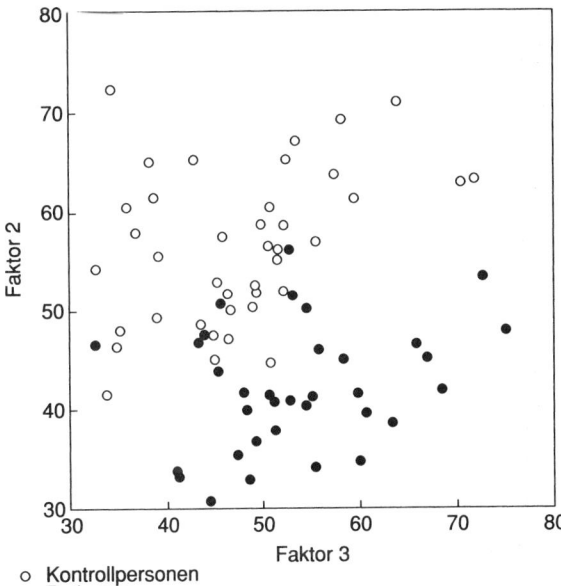

Abb. 51-4 *Scatterdiagramm der Faktorwerte zweiter Ordnung von Patienten und Kontrollpersonen im 2. und 3. Sekundärfaktor (aus Schonecke, 1987).*

mit Plazebo behandelt worden waren, verglich. Er beobachtete, daß die Zustände intensiver Angst, die Panikattacken, durch die Behandlung mit Imipramin verschwanden, nicht jedoch die chronische antizipatorische Angst.

In der Folgezeit gab es eine Vielzahl von Studien, in denen versucht wurde, zu zeigen, daß es sich bei der Panikstörung um ein eigenständiges Krankheitsbild handelt, das mit Imipramin behandelbar ist und sich von anderen Angststörungen unterscheidet. Inzwischen hat sich diese Auffassung fest etabliert. Barlow (1988) faßt sie zu einem ätiologischen Modell der Panikstörung zusammen. Es wird von einer biologischen Vulnerabilität im Sinne einer noradrenergen Überreaktivität, vermittelt durch den Locus coeruleus, auf Streß ausgegangen. Es kommt zu Alarmreaktionen, die jedoch unfunktional seien, im Sinne »falscher Alarme«, da keine wirkliche intensive Bedrohung gegeben sei. Die angenommene biologische Vulnerabilität und Tendenz zur »Selbstbeobachtung« (»self-awareness«) sei durch Vererbung gegeben. Durch die Überreaktivität komme es zu starken vegetativen Reaktionsanteilen, die als interozeptive Angstreize dazu führen, daß die Attacken aufgrund ihrer Unfunktionalität nicht von selbst verschwinden. Dies führt dazu, daß auch die Beschwerden der Patienten mit Panikattacken durch körperliche Symptome geprägt sind und das Geschehen der Attacke als körperliche und unkontrollierbare Störung angesehen wird, ganz ähnlich, wie es bei Patienten mit funktionellen Herz-Kreislauf-Störungen der Fall ist.

So schreibt Barlow (1988): »Von etwas verschiedenen Standpunkten bezeichneten Oppenheim (1918), Cohen und White (1950) im Rahmen epidemiologischer Studien in den 40er und 50er Jahren sowie Cohen, Badal, Kilpatrick, Reid und White (1951) etwa dasselbe Syndrom als ›Neurozirkulatorische Asthenie‹. Dies ist der alte Begriff für Angstzustände mit ausgeprägten kardiovaskulären Merkmalen.«

Im allgemeinen wird die Betonung körperlicher Symptomatik bei den Attacken, ihre Auslösbarkeit durch Laktatinfusion sowie die Behandelbarkeit mit Imipramin als Argumente für die Annahme einer einheitlichen und abgrenzbaren Panikstörung angesehen. Dabei scheinen körperliche Sensationen am Beginn einer Attacke zu stehen, die im Sinne einer »Katastrophe« auch als unkontrollierbar interpretiert werden und dann aufgrund dieser Interpretation das System zur Panik aufschaukeln. Ein vergleichbarer Vorgang wird auch für das Auftreten anfallsartiger funktioneller Herz-Kreislauf-Beschwerden beschrieben, der Patient hat jedoch das Gefühl, dieses Geschehen sei die Folge einer ernsten körperlichen Erkrankung. Auch in Eysencks Theorie (1968) der »Furchtinkubation« wird der Wahrnehmung körperlicher Angstreaktionsanteile eine zentrale Bedeutung dafür zugemessen, daß die Angst vor eigentlich harmlosen Situationen nicht gelöscht wird, da das anfängliche Auftreten der vegetativen Funktionsänderungen als Gefahrensignal interpretiert wird.

Ehlers und Mitarbeiter (1986) untersuchten die unterschiedliche Wirkung von Laktatinfusion auf Patienten mit Panikstörung und gesunde Kontrollpersonen. Bei 10 Patienten mit Panikattacken und 10 Kontrollpersonen wurde eine Plazeboinfusion oder eine Laktatinfusion durchgeführt. Laktat erhöhte die subjektive Angst und die Herzfrequenz bei Patienten und Kontrollpersonen gleichermaßen. Nur im Blutdruck gab es leichte Unterschiede, wobei die Patienten geringfügig höhere Werte aufwiesen. Bei 44 Panikpatienten und 10 Kontrollpersonen wurden von Cowley und Mitarbeitern (1987) ebenfalls eine Laktatinfusion durchgeführt. Die Patienten, die eine typische Panikattacke durchmachten, hatten vor der Infusion höhere Angstwerte und Symptome angegeben. Die Herzfrequenz verlief bei beiden Gruppen gleich, wobei die Probanden, die eine Panikattacke erlebten, eine etwas höhere Herzfrequenz hatten. Es scheint also, daß die Auslösbarkeit von Panikattacken durch Laktatinfusion kein spezifisches Merkmal von Personen ist, bei denen eine Panikstörung diagnostiziert worden ist. Auch die unterschiedliche Behandelbarkeit von Panik mit Imipramin im Vergleich zu anderen Angststörungen scheint nicht gegeben zu sein. So konnten Kahn und Mitarbeiter (1986) zeigen, daß Imipramin einen anxiolytischen Effekt besitzt, auch bei Patienten mit anderen Angststörungen als Panikattacken. Telch und Mitarbeiter (1985) verglichen die Wirkung von Imipramin ohne sonstige Interventionen mit Imipramin mit Konfrontationstherapie und Konfrontationstherapie mit Plazebo. Der deutlichste panikreduzierende Effekt kam durch Konfrontation mit Imipramin zustande, Imipramin allein hatte keine Wirkung auf Maße von Phobie und Panik, jedoch eine Wirkung auf dysphorische Stimmung. In dieser Gruppe waren die Patienten angehalten worden, sich neuen »phobischen« Situationen nicht auszusetzen, da in früheren Studien gezeigt worden war, daß Imipramin anscheinend »Erwartungen« reduziert, die Stimmung aufhellt und dadurch dazu führt, daß Patienten ein höheres Gefühl eigener Kompetenz (self efficacy) bekommen und sich mit angstreduzierenden Situationen konfrontieren. So scheint sich herauszustellen, daß die panikreduzierende Wirkung von Imipramin, die ursprünglich zur Abgrenzung der Panikstörungen von den anderen Angststörungen geführt hat, nicht spezifisch auf Panikattacken wirkt, sondern über eine von den Benzodiazepinen (Reduzierung des emotionalen Niveaus) verschiedene Wirkung über eine Erhöhung des Gefühls der eigenen Kompetenz indirekt auf Vermeidungsverhalten einwirkt, was es auch plausibel macht, daß andere Angststörungen ebenfalls positiv beeinflußt werden.

Schließlich konnten Stalmann und Mitarbeiter (1988) zeigen, daß Patienten mit Panikstörung im Vergleich zu gesunden Kontrollpersonen ihre Herztätigkeit weniger gut interozeptiv wahrnehmen konnten, so daß die Annahme, aufgrund der Interozeption einer vegetativen, vor allem kardiovaskulären Überreaktivität komme es zu Panikattacken, schwer haltbar ist. Dies bedeutet nicht, daß es keine Panikattacken gibt; sie können bei einer ganzen Reihe von Störungen auftreten, es ist jedoch fraglich, ob die Annahme, bei Panikattacken handele es sich um eine spezifische, von anderen Störungen abgrenzbare Störung, der eine hereditäre Disposition zugrunde liegt, notwendig ist. Im diagnostischen Klassifikationssystem ICD-10 wird das Auftreten von Panikattacken ebenfalls hauptsächlich als Merkmal der Schwere verwendet und nur dann als eigenständige Störung, wenn keine anderen phobischen oder Angststörungen diagnostizierbar sind (Dilling et al., 1991). Auch bei Patienten mit funktionellen Herz-Kreislauf-Störungen kann es zu Panikattacken kommen, ohne daß es sinnvoll erscheint, diese Störungen nun als Paniksyndrom zu bezeichnen.

Den bisher dargestellten Ansätzen läßt sich folgendes entnehmen:

1. Eine wesentliche Rolle für Entstehung und Aufrechterhaltung der funktionellen Herz-Kreislauf-Störungen spielt die Angst und Angstverarbeitung. Fast alle Ansätze betonen diese Kompetenzen.
2. Von der Mehrzahl der Autoren wird eine psychophysische bzw. im eigentlichen Sinne des Begriffs »psychosomatische« Disposition angenommen, die zumindest den Prozeß der Krankheitsentstehung und Perpetuierung begünstigt. Die Betonung dieser Komponenten ist unterschiedlich.
3. Von psychoanalytischer Seite wird betont, daß spezifische Bedingungen in der Entwicklung der Patienten zu einer psychischen Disposition führen, die beim späteren Auftreten von spezifischen Konflikten (Selbständigkeitsbestrebungen, Verlusterlebnisse) eine inadäquate Konfliktlösung bedingt und zu funktionellen Beschwerden führt.
4. Der Körperwahrnehmung wird in vielen Modellen eine wichtige Rolle zugemessen.
5. Für die pathogene Wirkung der Körperwahrnehmung spielt offensichtlich ein Vorgang eine Rolle, der vielleicht am besten mit dem Konzept der Attribuierung, d.h. der Ursachenzuschreibung, benannt werden kann. Der Patient meint, daß eine Erkrankung die Ursache für seine Körperwahrnehmung ist.

Th. v. Uexküll (1962) hat darauf hingewiesen, daß mitunter zufällige, ängstigende Ereignisse am Beginn einer solchen Erkrankung stehen können: »Der auslösende Vorgang, sei er psychischer oder somatischer Natur, kann für das resultierende Symptom relativ belanglos sein«. Wird dieses Ereignis mit Angst verarbeitet, so kann die Symptomatik lange Zeit bestehen bleiben und sich weiter steigern. So lassen sich Patienten finden, die seit einer Infektionserkrankung oder nach übermäßigem Alkoholgenuß usw. an Herzbeschwerden leiden und zunehmend Situationen vermeiden, von denen sie die Erfahrung gemacht haben, daß die Beschwerden dabei aufgetreten sind. Richter und Beckmann (1973) nennen als unmittelbar auslösende Bedingungen für funktionelle Herz-Kreislauf-Beschwerden:

– Konfrontation mit Unfall, Krankheit oder Todesfällen (oft herzbedingt) in der Umgebung,
– beunruhigende Beobachtungen am eigenen Körper,
– induzierende ärztliche Diagnosen,
– psychische Konflikte.

Geht man nun davon aus, daß die Angst sich auf die Funktion von Herz und Kreislauf bezieht, so stellen die vom Herz- und Kreislauf-System ausgehenden Körpersensationen Gefahrensignale dar, die ihrerseits Angst auslösen. Bekanntlich führt Angst zur Veränderung verschiedener Körperfunktionen, unter anderem auch zu Steigerungen der Herzfrequenz, wodurch die Gefahrensignale vermehrt werden. So haben eine Reihe von Patienten anfallsweise auftretende, sich steigernde Angst- oder Panikattacken, die von unter Umständen sehr heftigen Kreislaufreaktionen begleitet sind. Der Vorgang dabei entspricht dem der positiven Rückkoppelung, die Angst steigert die Kreislaufaktivität, die wiederum wahrgenommen wird und die Angst steigert. Wichtig für diesen Vorgang ist, daß die Aufmerksamkeit, anders als bei anderen Phobien, nicht auf externe Signale gerichtet ist, sondern auf interne, solche, die von Körpervorgängen herrühren. Für die Panikattacken wurde als wichtige Bedingung in diesem Zusammenhang das Auftreten katastrophierender Gedanken, die sich auf die Unkontrollierbarkeit des Geschehens beziehen, beschrieben.

Viele Patienten schildern, daß ihre Beschwerden hauptsächlich in Ruhe auftreten, einem Zustand, in dem durch das Wegfallen sonstiger Aktivitäten spontane Körperreaktionen deutlicher wahrnehmbar werden, da externe, aber auch interne Signale von Aktivität wegfallen. Zum zweiten ist beim Zustand der Ruhe zu bedenken, daß für die Patienten eine Erklärung für etwa auftretende Körperwahrnehmungen fehlt, die unter Umständen während irgendwelcher Aktivitäten gegeben ist, d.h., bei körperlicher Belastung kann die Körperwahrnehmung erklärt werden. So haben viele Patienten den Eindruck, die Beschwerden kämen »wie aus heiterem Himmel«, ohne daß irgendetwas besonderes geschieht, was für sie das Auftreten der Beschwerden erklären könnte.

Bei genauerer Befragung der Patienten kann darüber hinaus eine wichtige Komponente des Vorgangs ermittelt werden: das Auftreten von immer wiederkehrenden Gedanken, die einerseits eine Hinwendung der Aufmerksamkeit auf Körpervorgänge vermitteln, andererseits unmittelbar ängstigend wirken – »Hoffentlich fängt das jetzt nicht wieder an« – oder Erinnerungen an eine gleiche Situation, in der die Beschwerden aufgetreten sind. Diese Gedanken erhalten ihrerseits gleichsam Signalcharakter und sind in der Lage, den oben genannten Vorgang auszulösen.

Damit wird auch verständlich, warum Patienten zunehmend mehr Situationen vermeiden. Gedanken der geschilderten Art treten in Situationen, in denen die Beschwerden bereits stattgefunden haben, mit größerer Wahrscheinlichkeit auf und führen dazu, daß durch die Gedanken die Wahrscheinlichkeit erhöht wird, daß die Beschwerden auftreten. Der Gedanke an die Angst führt zur Angst vor der Angst, diese wiederum zu Körpersignalen, auf die ohnehin verstärkt geachtet wird, und diese lösen schließlich den »Anfall« aus.

Das im vorangegangenen Geschilderte soll am Beispiel der im Fallbeispiel vorgestellten Patientin erläutert werden. Die Patientin wurde aufgefordert, einen sehr bedrohlich erkrankten Nachbarn zum Arzt zu fahren. Während sie dies tat, war sie sehr aufgeregt. Ihr war es jedoch möglich, die Erregung aus der Situation zu klären, die Bedrohung des Nachbarn, die Notwendigkeit, ihn schnell zum Arzt zu bringen, also Zeitdruck usw. Während dies geschah, spürte sie Aufregung, vielleicht auch ein wenig Angst im Hinblick auf das Gelingen des Unternehmens, aber es kam nicht zu einer Panik. Erst als alles vorüber und die Patientin in einer Ruhesituation war, spürte sie ihre Erregung, jetzt nicht mehr durch die Situation erklärlich. Durch die vorangegangene Erfahrung der Lebensbedrohung (vieleicht auch durch den erneut mobilisierten Konflikt mit der Mutter) wird die Entscheidung, ob die Erregung aus der »Rest«-Situation erklärlich ist, negativ beantwortet, was eine verstärkt nach innen gerichtete Informationssuche und Aufmerksamkeit bedingt. Die Wahrnehmung eigener Körpervorgänge, die jetzt nicht mehr erklärlich sind, tritt in den Vordergrund. Aus der Unsicherheit steigert sich die Erregung und es kommt zur Panik.

Geht man von einer »Konfliktdisposition« aus, d. h. der Annahme, daß eine Klasse von Konflikten gegeben sei, für deren Lösung einer Person keine Mittel zur Verfügung stehen, so ergibt sich zweierlei daraus: Zum einen kann eine derartige Person für längere Lebensabschnitte, in denen Konflikte der angenommenen Art nicht aktiviert werden, ohne weitreichende Störungen leben. Zum zweiten wird bei Auftreten von Konflikten durch den Mangel an Bewältigungsstrategien Angst ausgelöst, indem durch die Unmöglichkeit der Bewältigung des Konflikts eine Handlungs- bzw. Verhaltensblockade eintritt.

Die Angst wird in diesem Fall also nicht durch erlebte Körpersensationen ausgelöst, sondern durch die Unmöglichkeit, sich in einer konflikthaften Lebenssituation adäquat zu verhalten. Es läßt sich denken, daß ein gegebener Konflikt in einer konkreten Situation akutalisiert und das Verhalten blockiert wird. Die dadurch ausgelöste Angst führt zu Veränderungen physiologischer Funktionen, die wahrgenommen werden – vor allem des Kreislauf-Systems.

Dieser Vorgang läßt sich gut anhand des von Butollo (1979) dargestellten Modells der Angstverarbeitung verdeutlichen. Ausgehend von den kognitiven Angsttheorien (z. B. Lazarus, 1975; Lazarus et al., 1980) geht er davon aus, daß in Situationen, in denen der Organismus zu Aktivität mobilisiert wird, eine Verhaltensblockade eintritt. Es kommt zu einem Ansteigen der Erregung, die als Angst wahrgenommen wird und kognitive Prozesse, letztlich mit dem Ziel der Bewältigung, in Gang setzt. Lazarus ging von einer Stufe der primären Beurteilung der Gefah-

rensituation aus (»primary appraisal«), wobei von Butollo das Suchen zusätzlicher Information zur Bewältigung oder erneuten Beurteilung der Situation (»re-appraisal«, Lazarus) betont wird. Dabei wird vom Organismus angestrebt, die mit der Situation verbundene Unsicherheit zu reduzieren. Wichtig dabei ist die Tatsache, daß während des Suchens zusätzlicher Information ein weiterer Erregungsanstieg toleriert werden muß.

Zum zweiten postuliert Butollo (1979) zwei verschiedene Richtungen der Informationssuche, interne und externe Suche. Lazarus und Mitarbeiter (1980) hatten bereits darauf hingewiesen, daß zum Zwecke der Bewältigung einer Situation eine Uminterpretation der Situation stattfinden könne, als »interne« Strategie der Gefahrenbewältigung. Überlegungen dieser Art stehen in einer gewissen Nähe zu psychodynamischen Vorstellungen über Abwehrmechanismen. Für Butollo impliziert die interne Informationssuche auch die Hinwendung der Aufmerksamkeit auf Körpervorgänge. Damit könnte beschrieben werden, warum die Wahrnehmung von Körpervorgängen plötzlich die Aufmerksamkeit einer Person beherrschen kann. Hat ein derartiger Vorgang stattgefunden, gewinnt die Situation eine vollständig neue Bedeutung, dadurch wird die Bedrohung durch den ursprünglichen Konflikt reduziert. Es tritt eine neue Bedrohung auf, für die es jedoch Lösungsmöglichkeiten zu geben scheint, man kann einen Arzt aufsuchen oder ähnliches.

5 Differentialdiagnose

Das Vorliegen funktioneller Herz-Kreislauf-Störungen muß hauptsächlich von der relativen oder absoluten Koronarinsuffizienz differentialdiagnostisch abgegrenzt werden. Hierzu muß in der Anamnese in erster Linie die charakteristische Symptomatik herangezogen werden sowie EKG und enzymatische Laborwerte.

Es muß erwähnt werden, daß auch funktionell bedingte Beschwerden durchaus im Zusammenhang mit körperlicher Belastung auftreten können, wie dies bei Beschwerden im Rahmen einer Koronarinsuffizienz ebenfalls der Fall ist. Dies ist immer dann der Fall, wenn die oben genannten Attribuierungsvorgänge keine wesentliche Rolle spielen und Körpersensationen, auch wenn sie durch die körperliche Belastung erklärt werden könnten, Angst auslösen. Eine gewisse Rolle spielt in diesem Zusammenhang ebenfalls die Tatsache, daß in den Medien Gesundheit und Krankheit eine wichtige Rolle spielen, so daß die Patienten oft genau darüber informiert sind, welches die typischen Beschwerden einer koronaren Herzerkrankung oder eines Herzinfarkts sind, und unter welchen Bedingungen sie auftreten.

Das immer wieder bei den Patienten zu beobachtende Schonverhalten rührt einmal von der Angst her, sich zu überlasten, zum zweiten gelegentlich aber auch daher, die mit der Belastung einhergehenden Körpersensationen zu vermeiden, weil sie Angst auslösen. Ist ein Patient darüber informiert, daß somatisch bedingte Beschwerden hauptsächlich im Zusammenhang mit körperlicher Belastung auftreten, so wird er entsprechend auftretende Körpersensationen ängstlich beobachten und überschätzen. Darüber hinaus ist zu beachten, daß das Auftreten und die Art der Beschwerden im allgemeinen den Vorstellungen der Patienten im Hinblick auf die Stärke der Belastung entsprechen und oft nicht der tatsächlichen, mit einer Tätigkeit verbundenen Belastung.

Häufige Fehldiagnosen sind Koronarinsuffizienz, Hyperthyreose, Myokarditis, Mitralinsuffizienz, Hypotonie und Tetanie. Th. v. Uexküll (1962) weist jedoch darauf hin, daß ein negativer Herzbefund eine organische Krankheit keineswegs ausschließt, und betont in diesem Zusammenhang, daß auch an eine Fernwirkung von Organen, z.B. aus dem Abdominalbereich, gedacht werden muß (Gallenblase, Magen, Pankreas). Zu denken ist auch an Läsionen im Bereich der Halswirbelsäule.

Bei den genannten Störungen, z.B. der Koronarinsuffizienz, muß jeweils auch erwogen werden, inwieweit die Beschwerden tatsächlich durch die erhobenen Befunde erklärt werden können, oder ob nicht zusätzlich eine Fixierung auf die Beschwerden, durch psychische Faktoren bedingt, vorhanden ist.

6 Therapie und Prognose

Neben einer ausführlichen Anamnese ist zunächst auch eine sehr gründliche körperliche Untersuchung notwendig, über deren Ergebnis der Patient zu informieren ist. Es ist erstaunlich, wie oft Patienten über ihre Krankheit so gut wie nicht informiert sind. Viele denken, daß das Auftreten funktioneller Beschwerden bei ihnen fast einmalig sei. Ebenso hilft es vielen Patienten, wenn ihnen anschaulich erklärt wird, daß es durchaus zu den normalen Reaktionsweisen eines Menschen gehört, im Zusammenhang mit emotionalem Erleben körperlich zu reagieren. Für die Patienten ist es oft beunruhigend, auch wenn es ihrem momentanen Bedürfnis nach Beruhigung und Reduktion von Angst entgegenkommen mag, daß immer wieder körperliche Untersuchungen durchgeführt werden. Letztlich nützt dies den Patienten auch wenig, es kann im Gegenteil den Eindruck erwecken oder verstärken, daß doch eine ernsthafte organische Erkrankung vorliegt, die immer neue Untersuchungen notwendig macht. Bei den Mitteilungen an den Patienten ist es notwendig, auf Vermutungen über mögliche frühere kardiale Erkrankungen zu verzichten. Bemerkungen, die dahingehen, es könnte früher einmal im Anschluß an eine Angina eine Myokarditis durchgemacht worden sein, hinterlassen bei den Patienten einen Eindruck, der kaum mehr rückgängig gemacht werden kann.

Die Diagnose eines funktionellen kardiovaskulären Syndroms sollte keine Ausschlußdiagnose sein, sondern eine positive Diagnose, indem die oben beschriebenen Merkmale nachgewiesen werden. Dazu ist es notwendig, in der Anamnese darauf zu achten, ob möglicherweise früh erworbene Konfliktdispositionen vorliegen. Ist dies der Fall, so sollte ebenfalls deutlich werden, daß der Beginn der Beschwerden in einem Zusammenhang mit Konflikten der ermittelten Art steht. Allein aus der Tatsache, daß eine Person eine Reihe von Konflikten nicht adäquat bewältigen kann, kann noch nicht geschlossen werden, daß diese die Störung unterhalten. Dasselbe gilt auch für die Erhebung von Fragebogendaten. Das Vorliegen eines hohen Neurotizismus erklärt das Auftreten der Beschwerden für sich noch nicht. In diesem Zusammenhang sei auf die Kapitel 21 (»Anamnese und körperliche Untersuchung«) und 30 (»Methoden der Verhaltensmodifikation«) verwiesen.

6.1 Medikamentöse Therapie

Tranquilizer sind dann vorübergehend sinnvoll einsetzbar, wenn eine sehr hohe, anhaltende Angstintensität verringert werden muß. Bei entsprechender Dosierung besteht eine schlafanstoßende Wirkung, die die häufig begleitenden Schlafstörungen positiv beeinflußt. In diesem Zusammenhang sei ausdrücklich darauf hingewiesen, daß eine Medikation, gerade mit Tranquilizern, aber auch anderen psychotropen Substanzen, der geschickten Führung durch den Therapeuten bedarf. Als alleinige therapeutische Maßnahme bewirken diese Medikamente zwar häufig eine zum Teil eindrucksvolle Besserung der Beschwerden, können jedoch langfristig zu Abhängigkeit und erneutem Auftreten der Beschwerden führen. Medikamente dieser Art sollten therapiebegleitend eingesetzt werden, und es sollte von vorne herein für den Patienten klar sein, daß das Medikament nur einen Teil der Therapie darstellt und die Einnahmezeit begrenzt ist.

Geht man davon aus, daß ein Teil der therapeutischen Maßnahmen zum Ziel hat, den Patienten dahin zu führen, daß er Vermeidungsverhalten aufgibt zugunsten von Verhaltensweisen, die ein aktives Umgehen auch mit angstauslösenden Reizen beinhalten, so wird einsichtig, daß die langfristige Einnahme angstlösender Substanzen eher eine passive Haltung fördert. Der Patient lernt sich auf das Medikament zu verlassen und vermeidet, sich seinen eigenen Reaktionen zu stellen. Andererseits können derartige Medikamente, besonders bei sehr intensiver Angst, einen gewissen Schutz darstellen, der es dem Patienten gestattet, erste Schritte zur selbständigen Lösung seiner Probleme zu wagen.

Beta-Blocker können dann sinnvoll eingesetzt werden, wenn für den Patienten spürbare Rhythmusstörungen im Vordergrund stehen. Durch Beta-Blocker wird das angstauslösende Körpersignal verringert, was ebenfalls einen Schutz darstellt. Es gelten hier dieselben, oben genannten Einschränkungen, auch wenn die Abhängigkeitsgefahr sicher geringer ist als bei den Tranquilizern.

6.2 Psychotherapie

6.2.1 Tiefenpsychologisch orientierte Psychotherapie

Tiefenpsychologisch orientierte Psychotherapie ist vor allem in solchen Fällen angezeigt, bei denen die funktionellen Beschwerden Teil einer übergreifenden Störung sind, die Störungen der Objektbeziehung beinhaltet, die die Anwendung sonstiger therapeutischer Verfahren unmöglich machen. Bei diesen Patienten sind mitunter auch länger dauernde psychotherapeutische Behandlungen notwendig. Andererseits können ebenfalls fokale therapeutische Behandlungen indiziert sein, und dies ist bei der überwiegenden Mehrzahl der Patienten der Fall, bei denen nicht auf eine umfassende Beeinflussung der Persönlichkeit abgezielt wird, sondern auf die Änderung eines spezifischen Konfliktes. Für die Dauer der Therapie spielt die Dauer der Erkrankung eine wichtige Rolle. Je kürzer die Erkrankungsdauer, desto weniger verfestigt sind die Strategien der Patienten, die auf der körperlichen Symptomatik aufbauen und der Vermeidung von Konflikten dienen. Zudem fällt es leichter, den Patienten den Zusammenhang zwischen psychischen Sachverhalten und ihren körperlichen Symptomen nahe zu bringen. Das zeitliche Umfeld des Beschwerdebeginns ist noch deutlicher in Erinnerung, die Situationen, in denen die Beschwerden auftreten, sind noch spezifischer.

Tiefenpsychologisch orientierte psychotherapeutische Verfahren sind also vor allem dann indiziert, wenn eine Störung vorliegt, in deren Zusammenhang die körperliche Symptomatik hauptsächlich der Vermeidung psychischer Konflikte dient. Der Umfang und die Dauer der Therapie richten sich nach der Schwere der zugrundeliegenden Störung.

6.2.2 Methoden der Verhaltenstherapie

Die Verhaltenstherapie hat ihren Ursprung und sicher auch ihre größten Erfolge bei der Behandlung von Angst. Infolgedessen sind verhaltenstherapeutische Methoden hauptsächlich dann angezeigt, wenn es sich um Störungen vom Typ der »Herzphobie« handelt. Hierbei steht die Behandlung der phobischen Komponente im Vordergrund, die darin besteht, daß die Patienten, wie oben dargestellt, dazu neigen, zunehmend mehr Situationen oder auch körperliche Belastung zu vermeiden. Die Behandlung der Angst sollte allerdings niemals als einzige Behandlungskomponente gewählt werden, sondern als ein Teil eines komplexen Behandlungskonzepts dienen. Als wesentlicher erster Schritt ist eine sehr genaue und detaillierte Verhaltensanalyse notwendig. Die Verhaltensanalyse dient der Gewinnung von Information über das »Umfeld« des zu ändernden problematischen Verhaltens. Dieses Umfeld beinhaltet unmittelbare Bedingungen des Verhaltens, auslösende Reize, Verhaltenskonsequenzen, dispositionelle Bedingungen usw. Darüber hinaus beinhaltet es aber auch soziale Bedingungen, in die das Verhalten eingebettet ist (s.a. Kap. 30, »Methoden der Verhaltensmodifikation«). Die Gewinnung dieser Information durch die Verhaltensanalyse ist ein Vorgang, der sich auch dadurch entwickelt, daß der Patient in zunehmendem Maße Fähigkeiten gewinnt, z.B. auf relevante Bedingungen zu achten, die seinen Beschwerden vorausgehen. Dabei wird er zunächst auf konkrete äußere Bedingungen abzielen und z.B. Gedanken, vielleicht als nicht relevant, übersehen. Es muß ihm dann gezeigt werden, daß ebenfalls Gedanken, sogar in einem hohen Maße, als auslösende Bedingung relevant sein können und meist auch sind. Der Patient muß von seiner Fixierung auf »körperrelevante« Bedingungen gelöst und zu einer im eigentlichen Sinne »psychosomatischen« Betrachtungsweise seines Erlebens hingeführt werden. Es wird hierbei deutlich, daß bereits im Zuge der Verhaltensanalyse im Grunde auf eine Einstellungsänderung abgezielt wird, die gleichzeitig ein wichtiges Ergebnis der Therapie überhaupt darstellt. Die Verhaltensanalyse begleitet also die Therapie und ist nicht als ein erster Abschnitt abgrenzbar.

Als weiterer wesentlicher Schritt ist eine geduldige und umfangreiche Information des Patienten notwendig. Hierbei sollte darauf abgezielt werden, dem Patienten ein Verständnis für psychophysiologische Zusammenhänge in verständlicher Form nahezubringen, vor allem die Tatsache, daß körperliche Reaktionen in jedem Fall einen Bestandteil normalen Erlebens darstellen. Die Patienten erleben häufig normale körperliche Reaktionen in den verschiedensten Zusammenhängen bereits als äußerst bedrohlich und haben die Tendenz, Situationen, in denen solche körperliche Reaktionen auftreten, zu vermeiden.

Darüber hinaus sollten den Patienten Kenntnisse über eine »Psychologie der Angst« vermittelt werden, die sie die späteren Maßnahmen in einem größeren Zusammenhang verstehen lassen. Dies ist notwendig, da die genannten Maßnahmen keineswegs immer bequem und angenehm sind, so daß es wichtig ist, daß der Patient weiß, warum er die Mühe auf sich nimmt. Die Vermittlung der genannten Kenntnisse und Zusammenhänge erläutert man am besten an den konkreten Schilderungen des Patienten. Dabei wird der Patient angeleitet, bei sich selbst im Sinne der Verhaltensanalyse auf die vermittelten Zusammenhänge zu achten.

Die bisher genannten Vorgehensweisen enthalten bereits wesentliche Elemente der Therapie. Insgesamt könnten die Therapiestrategien aufgeteilt werden in solche, die direkt der Angstbewältigung dienen, und kognitive Verfahren, die Einstellungsänderungen bewirken sollen. Dabei sind Einstellungen dem eigenen Körper gegenüber gemeint, solche gegenüber nahen Bezugspersonen, der eigenen Leistung, eigenen Gefühlen usw., aber auch gegenüber der eigenen Kompetenz bei der Lösung von Problemen im Zusammenhang mit der Erkrankung.

Bereits die Durchführung einer sinnvollen Verhaltensanalyse zielt, wie eben erwähnt, auf Einstellungsänderungen ab bzw. bewirkt diese. Anfängliche Bemühungen, die klassische Methode der systematischen Desensibilisierung heranzuziehen (z. B. Rifkin, 1968), haben sich als wenig hilfreich erwiesen (s. a. Kap. 30 »Methoden der Verhaltensmodifikation«). Dabei wird dem Patienten aufgetragen, sich in der Vorstellung ängstigenden Gedanken und Phantasien im Zusammenhang mit der Angst vor einer Herzerkrankung auszusetzen. Methoden einer direkten Konfrontation mit Situationen, in denen nach der Erfahrung der Patienten die Beschwerden sehr wahrscheinlich auftreten, haben sich besser bewährt (vgl. Butollo, 1979, Schwarz, 1982).

Für die Methoden der Konfrontation ist es wesentlich, daß die Belastung so gewählt wird, daß die Wahrscheinlichkeit für die Vermeidung der Situationen bzw. die Flucht aus den Situationen nicht zu hoch ist, d. h. die Möglichkeit des Erfolgs sollte möglichst hoch sein. Der Patient sollte sich also den Situationen, wie bei der systematischen Desensibilisierung, graduell nach dem Maß der Schwierigkeit aussetzen. Damit unterscheidet sich dieses Vorgehen von Methoden der Konfrontation, wie der Reizüberflutung, bei der der Patient sehr ängstigenden Situationen ausgesetzt wird, ohne die Möglichkeit der Flucht zu besitzen. Dieses Vorgehen ist schon deshalb angezeigt, da sich der Patient meist ohne die Anwesenheit des Therapeuten den Situationen aussetzt, und damit jederzeit die Möglichkeit zur Flucht besitzt.

Ein weiterer wesentlicher Punkt bei diesem Vorgehen besteht darin, daß der Patient die Situationen, von denen er glaubt, sie möglicherweise bewältigen zu können, selbst aktiv, gleichsam zu Übungszwecken aufsucht. Er kann damit den Beginn, den Zeitpunkt und die Dauer der Situation von vornherein selbst kontrollieren, und wird nicht von äußeren Umständen gezwungen, sich der Situation auszusetzen. Damit wird Hilflosigkeit im Sinne der Unkontrollierbarkeit vermieden und die aktive Einstellung des Patienten zu seinem Problem gefördert. Es wird auch deutlich, daß ein solches Vorgehen eine aktivere Einstellung voraussetzt, indem der Patient bereit sein muß, die Situation freiwillig aufzusuchen. Diese Einstellung wird bei Erfolg aber auch verstärkt.

Bei der Verhaltensanalyse war bereits darauf hingewiesen worden, daß der Patient zur Beobachtung eigenen Verhaltens und wichtiger interner und externer Bedingungen angehalten wird. Auch jetzt soll der Patient sich gezielt beobachten, die Situation wie ein Experiment auffassen und protokollieren, was er empfindet, welche Bedingungen auftreten, welche Gedanken er hat, welche Tendenzen er spürt usw. Dadurch gewinnt er eine distanziertere Einstellung zu seinem Erleben in der Situation, wodurch diese in ihrer ängstigenden Eigenschaft entschärft wird. Es ist wichtig, darauf zu achten, daß tatsächlich schriftliche Protokolle vom Patienten angefertigt werden. Geschieht dies nicht, so sind die Beobachtungen meist sehr flüchtig und undifferenziert. Diese Aufzeichnungen müssen mit dem Therapeuten durchgesprochen werden. Mit ihrer Hilfe können Änderungsmöglichkeiten diskutiert werden, die sich jedoch keineswegs nur auf tatsächliches Verhalten beziehen, sondern vor allem auch auf Gedanken, die dabei auftreten und oft korrekturbedürftig sind (s. a. Schwarz, 1982).

Die im vorangegangenen kurz skizzierte Vorgehensweise hat sich vor allem bei Patienten mit einer Herzphobie bewährt. Je umfangreicher die gesamte Störung des Patienten ist, um so mehr rücken kognitiv orientierte Verfahren der Verhaltensmodifikation in den Vordergrund. Es ist auch wichtig, das soziale Umfeld der Patienten genau zu erfassen, zu wissen, inwieweit die Umgebung möglicherweise das Auftreten der Beschwerden ungewollt durch besondere Zuwendung verstärkt und ähnliches. Ebenso wichtig ist es, abzuschätzen, inwieweit Partner oder sonstige nahe Bezugspersonen in der Lage sind, die therapeutischen Bemühungen zu unterstützen.

KAPITEL 52

Das Hyperventilationssyndrom

Jörg Michael Herrmann, Othmar W. Schonecke, Andreas Radvila und Thure von Uexküll

Patientengeschichte

Unsere Patientin litt seit einer Operation, die vor etwa 4 Wochen in der Urologischen Klinik wegen Harnröhrenstriktur durchgeführt worden war, an wiederholt auftretenden Anfällen, die mit Verkrampfung der Hände, Atemnot und Herzbeschwerden einhergingen.

Die oben geschilderten Anfälle treten in seelisch belastenden Situationen auf. Die Belastungen können – von außen betrachtet – geringfügig sein, so kam es auch bei der Ankündigung der Untersuchung in der psychosomatischen Abteilung zu einem Anfall. Sie wird im Rollstuhl zum Interview gebracht und hat versteifte Hände (Pfötchenstellung), als sie in das Zimmer gefahren wird. Im Laufe des Gespräches löst sich die Verkrampfung der Hände und die Patientin wirkt entspannter. Bei der Schilderung von Ereignissen, die sie emotional bewegen – als sie von dem Tod des Vaters spricht oder die Verschüttung während des Bombenangriffes schildert – beginnt die Patientin auffallend tief und schnell zu atmen und es kommt erneut zu einer Versteifung der Hände.

Etwa seit dem 36. Lebensjahr leidet sie zunehmend unter Atemnot nach körperlicher Belastung und unabhängig davon an anfallsweise auftretendem Herzjagen. In den letzten 1½ Jahren fühlt sie sich in ihrer Leistungsfähigkeit durch Zunahme der Atemnot und des Herzklopfens erheblich beeinträchtigt. Außerdem leidet sie unter starker Müdigkeit.

Für ihre gegenwärtige Lebenssituation scheint bedeutsam, daß sie die Ehe mit dem ihr sozial und intellektuell unterlegenen Mann als außerordentlich bedrückend erlebt. Sie hat ihn offenbar nur unter dem Zwang äußerer Verhältnisse geheiratet. Dabei hat das Gefühl eine Rolle gespielt, daß sie sich wegen der Erblindung des rechten Auges als Krüppel fühlte und froh sein mußte, überhaupt einen Mann zu finden. In der Ehe kommt es ständig zu Reibereien, vor allem über die Erziehung der Kinder. Der Mann versteht nichts von Erziehung; er hat nur einen »verdummenden« Einfluß. Im Gegensatz zu ihrem Mann fühlt sie sich dafür verantwortlich, daß die Familie ein gewisses soziales Niveau aufrechterhält. Sie hat das Gefühl, daß ihr eigentliches Leben durch den Krieg zerstört wurde, ihre körperliche Beeinträchtigung und als Folge davon die Heirat haben sie zu einer Art von »Schattendasein« verdammt. Ihre Kinder aber sollen einmal das Leben führen können, das das Schicksal ihr vorenthalten hat. So lebt sie in dem Konflikt zwischen beherrschen, d.h. unbedingt die Kontrolle haben zu müssen, und der Ohnmacht ihren eigenen Lebensumständen, z.B. auch dem Mann gegenüber.

Die Familie stammte aus Ostpreußen. Der Vater war Anfang der dreißiger Jahre in die Sowjetunion übergesiedelt. Dort wurde die Patientin 1937 geboren. Nach Ausbruch des deutsch-sowjetischen Krieges wurde der Vater der Patientin in der Ukraine von den Russen verhaftet und später getötet. Die Patientin gelangte mit ihrer Familie bei dem Rückzug der deutschen Truppen aus Rußland nach Deutschland und wurde dort während eines Bombenangriffes verschüttet. Dabei verlor sie die Sehkraft des rechten Auges.

Mit 21 Jahren heiratete sie einen Landwirt, ein Ereignis, das sie als einen sozialen Abstieg erlebt. In den Jahren von 1956 bis 1960 bekam sie 4 Kinder; bei allen Geburten habe es erhebliche Komplikationen gegeben. Dabei sollen auch die Vernarbungen am rechten Auge aufgebrochen sein.

Sehr wahrscheinlich kam es durch das Erlebnis der Operation zu einer »resonanzhaften« Reaktivierung der offenbar mit heftiger Angst erlebten Ohnmachtsgefühle während des Verschüttetseins in den letzten Kriegstagen. Man könnte auch daran denken, daß – in Zusammenhang mit der urologischen Operation – Kastrationsphantasien und Ängste eine Rolle spielten. Die Frage, was der Tod des Vaters für die Phantasieentwicklung der Patientin und für ihr Verhältnis mit dem Ehemann bedeutete, läßt sich aus den Informationen, die während des Interviews gewonnen wurden, nicht eindeutig beantworten.

Die tetanischen Symptome im Zusammenhang mit verstärkter Atmung sind typisch für ein Hyperventilationssyndrom.

1 Symptomatologie und Klinik

Die Beschwerden dieses Krankheitsbildes, das definiert ist durch eine über das physiologische Bedürfnis hinausgehende Beschleunigung und Vertiefung der Atmung, die zur Verminderung des Kohlendioxids im Blut führt, lassen sich folgendermaßen einteilen:

Neuromuskuläre Symptome

Recht charakteristisch sind Beschwerden wie »Ameisenlaufen«, Gefühllosigkeit und Zittern an Händen (besonders in den Fingerspitzen) und Füßen, wobei in manchen fällen die Parästhesien als einziges Symptom geschildert werden und zum Arztbesuch führen. Häufig ist aber auch ein Kribbeln um die Mundregion, wobei vor allem die Lippen, manchmal auch die Zunge betroffen sind. Ausgeprägtere Tetaniesymptome, die auch einseitig auftreten können, wie Verkrampfungen der Akren, Lähmungen und eine motorische Unfähigkeit zu sprechen, sind eher selten. Zittern und Muskelschmerzen werden ebenfalls angegeben. Die Muskeleigenreflexe können sehr lebhaft sein und die Muskeln können bei Beklopfen – ähnlich wie bei einer Tetanie – intensive Zuckungen zeigen.

Zentrale Symptome

Häufig wird über Sehstörungen berichtet und das Gefühl wie auf »Wolken zu gehen«, ein Zustand, den der Volksmund als »Mattscheibe« bezeichnet. Darüber hinaus klagen viele Patienten über Benommenheit, Kopfschmerzen und Schwindel, der weder ein Dreh- noch ein Schwankschwindel ist.

Respiratorische Beschwerden

Sehr häufig wird über Atemnot geklagt, wobei die Hyperventilation selbst selten bemerkt wird. Die Atemnot ist auch meistens der Grund für den Arztbesuch. Meist besteht eine Tachypnoe, die von wiederholtem Seufzen, Gähnen oder Schnupfen, gelegentlich auch einem eigentümlichen, trockenen abgehackten Hüsteln (Hoff et al., 1952) begleitet sein kann. Klagen über Lufthunger und den Zwang, tief atmen zu müssen, verbunden mit einem Engigkeitsgefühl über der Brust (Gürtel- oder Reifengefühl), bzw. das Gefühl »nicht richtig durchatmen zu können« werden häufig angegeben. Die Patienten zeigen mitunter auf einen Punkt unter dem Zwerchfell, den sie bei der Atmung erreichen wollen, aber nicht erreichen können.

Herzbezogene Beschwerden

Die Hyperventilation wird häufig von Herzklopfen, Engegefühl und retrosternalem Druck begleitet, die oft schwer von einer Angina pectoris abgrenzbar sind. Die Kombination eines Hyperventilationssyndroms mit einem funktionellen kardiovaskulären Syndrom ist häufig (Hoff et al., 1952), oder das Hyperventilationssyndrom wird im Sinne eines Symptomwandels von einem funktionellen kardiovaskulären Syndrom abgelöst (Weimann, 1968). Wie bei diesem Syndrom wird der Thoraxschmerz von den Patienten mit Hyperventilation in zwei Qualitäten erlebt: entweder als stechender, kurzanhaltender Schmerz oder als dumpfes Druckgefühl über dem Herzen, eventuell mit Ausstrahlung in den Oberbauch und in den linken Arm (s.a. Kap. 51, »Funktionelle Herz-Kreislauf-Störungen«).

Neurovegetative Beschwerden

Sehr häufig sind Klagen über kalte Hände und Füße, die Patienten fühlen sich dadurch oft sehr belästigt, sowie Schwitzen und Harndrang.

Gastrointestinale Symptome

Viele Patienten leiden unter Oberbauchbeschwerden (s.a. Kap. 54, »Funktionelle Syndrome im gastrointestinalen Bereich«), die meist durch eine Aerophagie bedingt sind und zu Aufstoßen, Meteorismus, Flatulenz und Dysphagie bis hin zu Anorexie und Nausea führen (Brashear, 1983; Radvila, 1984).

Allgemeine und psychische Beschwerden

Fast immer wird über Müdigkeit, Schlappheit, Schläfrigkeit und Wetterfühligkeit geklagt. Viele Patienten haben Mühe, sich zu konzentrieren, sind vergeßlich, reizbar und gespannt. Affektiv sind sie oft ängstlich und depressiv, nicht selten entwikkeln sie Phobien, Agora- und Klaustrophobien vor allem, oder leiden unter Panikzuständen (Sheehan, 1982).

2 Der akute Anfall

Der Arzt, der zu einem Patienten mit einem akuten Hyperventilationsanfall gerufen wird, findet einen ängstlichen und unruhigen Patienten mit schneller, unregelmäßiger Atmung, der über folgende Beschwerden klagen kann:

Seine Finger, Hände, Füße und Beine würden absterben. Das Herz würde klopfen, Atemnot und ein Druck auf der Brust würden ihn zwingen, dauernd und schnell zu atmen, um nicht zu ersticken (Hayn, 1974). Die Lippen seien taub, der Mund nicht richtig beweglich, das Gesicht würde sich steif anfühlen. Er hätte Schwindel, Druck im Kopf und im Oberbauch (viszerale Tetanie), Aufstoßen, Übelkeit, trockenen Mund und Kraftlosigkeit.

Sehr ausgeprägt ist meist die Ängstlichkeit der Patienten, wobei die Angst ansteckend auf die Umgebung wirkt. Auch bei der oben geschilderten Patientin war diese Dramatik vor und während des Interviews deutlich feststellbar.

3 Das chronische Hyperventilationssyndrom

Patienten, die chronisch hyperventilieren, haben oft keine eindeutig abgrenzbaren akuten Anfälle. Ihre Beschwerden sind unspezifischer und vage, beinhalten selten Atemstörungen oder Tetaniezeichen, so daß der Arzt Mühe hat, sie einem bestimmten Krankheitsbild zuzuordnen. Leitsymptome sind: Schwindel, Thoraxschmerzen, kalte Extremitäten und die oben beschriebenen, psychischen Störungen, die oft zu neurologischen, kardiologischen und psychiatrischen Abklärungen führen (Radvila, 1984). Der Hyperventilations-Provokationstest führt häufig nicht zu den typischen Symptomen, da sich der Organismus an die chronische respiratorische Alkalose gewöhnt und sie teilweise metabolisch kompensiert.

4 Epidemiologie

Die meisten Untersuchungen geben an, daß das Krankheitsbild bei Frauen etwa dreimal so häufig (Weimann, 1968) vorkommt wie bei Männern. In einer Untersuchung, die mehr als 700 Fälle umfaßt, war die Häufigkeit gleichmäßig auf die beiden Geschlechter verteilt (Lum, 1976). Mit fortschreitendem Alter nimmt die Häufigkeit bei beiden Geschlechtern ab: Wie bei den Patienten mit anderen funktionellen Syndromen findet sich ein Hyperventilationssyndrom vor allem im 2. und 3. Lebensjahrzehnt, bei über 60jährigen ist es eher selten (Weimann, 1968). Nach der oben erwähnten Untersuchung von mehr als 700 Fällen ist die Altersverteilung etwas anders. Nach ihr sind die Jahrgänge zwischen 30 und 60 Jahren etwa gleich häufig betroffen, während die Hyperventilation zwischen dem 60. und 69. Lebensjahr zwar seltener, aber doch noch ebenso häufig vorkommt wie zwischen dem 20. und 29. Lebensjahr.

Die Häufigkeit der Hyperventilation wird mit 6 bis 10% der Patienten einer internistischen Ambulanz angegeben (Lum, 1976). Obwohl uns diese Zahl etwas zu hoch erscheint, zeigt die Erfahrung, daß es sich bei der Hyperventilation um eine häufige Erscheinung handelt, die zu einer erheblichen Morbidität führt (Radvila, 1984).

5 Theorien zur Ätiologie und Pathogenese

5.1 Psychische Faktoren

Freud beschrieb 1894 unter den klinischen Symptomen der Angstneurose auch Störungen der Atmung, die er als »nervöse Dyspnoe« bezeichnet. Er hebt hervor, »daß selbst diese Anfälle nicht immer von kenntlicher Angst begleitet sind«.

Als häufigste ätiologische Faktoren der Hyperventilation werden Emotionen, vor allem Angst beschrieben (Adlersberg und Porges, 1924; Cannon, 1928; Kerr et al., 1937; Stead und Warren, 1943; Christian et al., 1955; Dudley et al., 1964).

Alexander und Mitarbeiter haben Anfang der vierziger Jahre darauf hingewiesen, daß sexuelles Verlangen und Abhängigkeitsgefühle einen spezifischen Einfluß auf die Atmung ausüben. Nach ihnen ist Hyperventilation symbolischer Ausdruck eines gefühlsbesetzten, neurotischen Konfliktes (s.a. Kap. 49, »Konversion«).

Hoff und Mitarbeiter (1952) beschrieben, daß Patienten mit Hyperventilationssyndrom einen psychischen Konflikt »nicht lösen«, sondern nur »abatmen – ausseufzen« können. Es fände bei ihnen eine neurotische Flucht vor Entscheidungen statt, die Flucht in eine beschleunigte Atmung oder Hyperventilation sei ein Ausweichen vor einer direkten Auseinandersetzung mit realen Gegebenheiten. So werde die funktionelle Störung fixiert und es komme später schon bei geringen psychischen Belastungen zu Hyperventilation. Zuerst sei die beschleunigte Atmung somit Antwort auf Schmerz, Wut oder Angst, in der auch Hoff den bedeutendsten Faktor für die Auslösung dieses Krankheitsbildes sieht. In der späteren Entwicklung würden die Atembeschwerden dann in jeder unangenehm erlebten Situation auftreten.

Lum (1976) betont, daß die Hyperventilation in einer Vielzahl klinischer Situationen und in Verbindung mit verschiedenartigen Persönlichkeitsfaktoren und emotionalen Störungen vorkomme. Er legt besonderes Gewicht auf die Feststellung, daß es sich um eine Gewohnheit handle, die wie alle einer willkürlichen Beeinflussung zugänglichen Funktionen durch Konvention, Training oder auch Vorstellungen über Gesundheit, Tüchtigkeit usw. zustande kommen könne. Die gewohnheitsmäßige Hyperventilation würde dann zu einer ständigen Disposition für das Auftreten der typischen Beschwerden der Situationen führen, in denen emotionelle Faktoren der verschiedensten Art eine weitere Steigerung der Atmung hervorrufen.

Sheehan schlug 1982 vor, das Hyperventilationssyndrom wie die Herzneurose und das Colon irritabile einem endogenen Angstsyndrom mit Panikzuständen zuzuordnen. Die bei Hyperventilationspatienten häufigen Phobien erklärte er mit durch Angst und Panik konditionierten Reaktionen auf eine bestimmte Situation wie Menschenansammlungen, Lifte oder Autofahren (s.a. Kap. 23, »ICD-10 und DSM-III-R ...« und Kap. 51, »Funktionelle Herz-Kreislauf-Störungen«).

Die Symptome können Todesangst hervorrufen und als Strafe für bewußte oder unbewußte ambivalente Gefühle gegenüber verlorenen oder entfremdeten Bezugspersonen der Kindheit erlebt werden.

5.2 Pathophysiologie

Die auslösende Ursache ist die verstärkte und beschleunigte Atmung.

Zwei charakteristische Atemtypen werden beschrieben:
- Die Angstpolypnoe mit unruhiger Hyperventilation. Sie wird als spezifischer Ausdruck von Angst (Angstneurose, Angsthysterie) aufgefaßt.
- Die flachfrequente Polypnoe mit Seufzerzügen, die Christian (1957) beschrieben und als Ausdruck einer persönlichen Situation gedeutet hat, die durch Abgespanntheit und Resignation gekennzeichnet sei, in der »trotz Anstrengung gesteckte Ziele nicht mehr erreicht werden können«.

Von besonderer Bedeutung ist jedoch die Beobachtung, daß der Atemtyp bei diesen Patienten verändert ist: Sie atmen hauptsächlich mit dem Thorax und kaum mit dem Zwerchfell. Bei Patienten mit chronischem Hyperventilationssyndrom wird eine Zwerchfellatmung in weniger als 1% gefunden (Lum, 1976). Diese Feststellung hat erhebliche diagnostische Bedeutung. Pathogenetisch ist die Feststellung wichtig, daß bei Menschen, die mit dem Thorax atmen, der P_{CO_2} unter 40 mmHg zu liegen pflegt.

Beim Hyperventilationssyndrom kommt diese gesteigerte Ventilation durch eine hohe Atemfrequenz mit inspiratorischer Verschiebung der Atemruhephase – vor allem auch durch den veränderten Atemtypus zustande. Bei der Gasanalyse des arteriellen Blutes findet sich eine respiratorische Alkalose mit herabgesetzter CO_2-Spannung. Lum (1976) fand bei 200 Patienten mit Anfällen von Hyperventilation in der anfallsfreien Zeit einen pCO_2 von im Durchschnitt 33 mmHg im Unterschied zu 152 Normalpersonen mit einem pCO_2 von 40,7 mmHg, ein Befund, der von Radvila und Mitarbeitern (1983) bestätigt werden konnte.

Es lassen sich zwei Formen der Hyperventilation unterscheiden:
– Eine vergrößerte alveoläre Ventilation und
– eine bloße Zunahme der Ventilation des Residualvolumens. Dies kommt beispielsweise bei dem Hecheln der Hunde vor.

Nur die alveoläre Hyperventilation führt zu einer Senkung des arteriellen CO_2-Partialdruckes, die sekundär folgende Veränderungen nach sich zieht:
– Respiratorische Alkalose mit Abfall des ionisierten Phosphors und der organischen Phosphate, sowie inkonstant mit anderen Störungen des Mineralhaushaltes (Kalzium, Magnesium). Die chronische respiratorische Alkalose kann renal durch vermehrte Bikarbonatausscheidung teilweise kompensiert werden (Magarian, 1982).
– Neuromuskuläre Übererregbarkeit mit tetanischen Symptomen (Parästhesien, Chvostek- und Trousseau-Phänomen, Karpopedalspasmen, Pfötchenstellung), hervorgerufen durch die Alkalose per se oder eine andere Ionenverschiebung.
– Änderungen der regionalen Durchblutung: Bei akuter alveolärer Hyperventilation nimmt die Gehirndurchblutung ab, was klinisch zu einem Präkollaps oder sogar zu einer Ohnmacht führen kann. Die verminderte Durchblutung im Hyperventilationsversuch läßt sich im Elektroenzephalogramm nachweisen, aber auch im Arteriogramm unmittelbar anschaulich machen (Lum, 1976). Das wird verständlich, wenn man sich klarmacht, daß der stärkste Reiz für die Gehirndurchblutung Änderungen der CO_2-Konzentration im Blut sind. Engel und Mitarbeiter (1947) konnten nachweisen, daß die Schwere der EEG-Veränderungen mit dem Grad der Bewußtseinsstörung annähernd parallel geht. Die Klagen über Schwindel, »Mattscheibe« und andere zerebrale Symptome werden dadurch verständlich.
Aber auch die Hautdurchblutung wird durch Hyperventilation verändert. Ihre Abnahme kann zu einem deutlichen Abfall der Hauttemperatur und zu einer Akrozyanose führen (Weimann, 1968).
– Aktivation des Sympathikus: Hyperventilation aktiviert das sympathische System. Dadurch kommt es zu einem Pulsanstieg und unter Umständen zu EKG-Veränderungen mit Senkung der ST-Strecke, T-Inversion und mit Extrasystolen. Der Mechanis-

mus dieser EKG-Veränderungen ist unklar geblieben; möglicherweise kommen sie durch eine verminderte Koronardurchblutung zustande (Lary und Goldschlager, 1974).
– Stoffwechselveränderungen, z.B. der Laktatkonzentration im Serum.

Lewis (1957) hebt hervor, daß nicht nur Angst zu Hyperventilation führt, sondern daß die dadurch ausgelösten Symptome wieder die Hyperventilation verstärken und verlängern. Dadurch entsteht ein Circulus vitiosus, wobei die Patienten das Hyperventilieren meist nicht bewußt wahrnehmen. Schematisch wird der Ablauf des Geschehens, das zu Symptomen führt, in Abbildung 52-1 dargestellt.

5.3 Hyperventilation als Störung im Funktionskreis der Atmung

Bei jeder Störung der Atmung stellt sich zunächst die allgemeine Frage, welche Rolle die Atmungsfunktion in der Gesamtsituation des Patienten, d.h. in seiner Auseinandersetzung mit inneren (zum Teil auch erlebten Bedürfnissen, Sensationen usw.) und äußeren (Umgebungs-)Faktoren spielt. Das in Kapitel 1 entwickelte Modell des Funktions- und Situationskreises hilft uns den Zusammenhang zwischen all diesen Einzelfaktoren zu sehen, zu ordnen und entsprechend ihrer Bedeutung für den einzelnen Fall zu gewichten (s.a. Kap. 1, »Wissenschaftstheorie …«).

Wir haben in Kapitel 1 darauf hingewiesen, daß der Funktionskreis der Atmung im Unterschied zu den Funktionskreisen der Nahrungsaufnahme, der

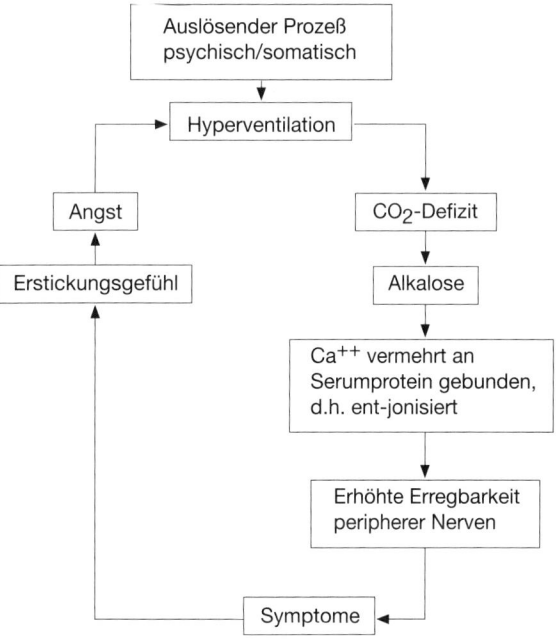

Abb. 52-1 *Schema des Ablaufs des zu Symptomen führenden Geschehens (modifiziert nach Lewis, 1957, und Siegenthaler, 1973, sowie Meyer, 1987).*

Ausscheidung und der Sexualität in der normalen menschlichen Entwicklung nicht sozialisiert wird und daher zeitlebens eine archaische, gewissermaßen primärprozeßhafte Dynamik beibehält. Das bedeutet jedoch nicht, daß dieser Funktionskreis von anderen gleichzeitig ablaufenden Vorgängen während der Auseinandersetzung des Individuums mit den inneren und äußeren Faktoren isoliert ist. Er ist über den O_2-Bedarf des Körpers, die CO_2-Spannung, den pH-Wert des Blutes direkt und indirekt von zahlreichen somatischen Abläufen abhängig. Er ist reflektorisch (durch angeborene Verbindungen) mit dem Kreislauf und dem Schmerzgeschehen verflochten. Er nimmt an Stimmungsschwankungen teil, wobei die Sexualität eine besondere Rolle spielt, und er ist aufs engste mit dem Ausdrucksgeschehen verknüpft. Schließlich wird die Atmung – wie Haltung und Gang – durch persönliche Gewohnheiten geprägt.

Es gibt also zahlreiche Faktoren, welche die Atmung direkt und indirekt beeinflussen. Um Störungen, die den Funktionskreis der Atmung selbst betreffen, von Störungen abzugrenzen, die auf seiner Verbindung mit anderen Funktionen beruhen, ist folgende Überlegung nützlich: Der Funktionskreis der Atmung wird durch ein Bedürfnis in Gang gesetzt, unangenehme Sensationen zu beseitigen, die sich bei zunehmender Intensität rasch zu dem Gefühl unmittelbarer Lebensbedrohung (»Atem-Not«) steigern. Unter diesem Gesichtspunkt lassen sich für differentialdiagnostische und therapeutische Überlegungen die verschiedenen Störungsmöglichkeiten nach folgendem Schema ordnen:

1. Störungen, die in dem Funktionskreis Atmung selbst angreifen (z.B. O_2-Bedarf; CO_2-Gehalt des Blutes; reflektorische Hemmungen, z.B. durch Reizung der Bronchial- oder Nasenschleimhaut; Entzündungen, Fremdkörper, Gerüche usw.).
2. Störungen durch (angeborene oder erworbene) Koppelungen an andere Funktionskreise, z.B. im Rahmen von Bereitstellungen zu Kampf oder Flucht.
3. Pathologische Entwicklung des Funktionskreises durch Einbau von Beziehungspersonen oder Objekten (Apparaten etc.), von denen der Ablauf der Atmung abhängig wird.
4. Indienstnahme der Befreiungsfunktion von Not durch andere Nöte, deren man (aus verschiedenen Gründen) nicht Herr werden kann und die man nun – etwa im Sinne einer Übersprunghandlung – »abzuatmen« versucht.

Bei dem Hyperventilationssyndrom handelt es sich meistens um Störungen der Kategorie 2 oder 4, bzw. um eine Kombination aus beiden.

Von Störungen des Funktionskreises der Atmung, die unter den Ziffern 2–4 angegeben sind, macht die Feststellung der unter 3 genannten keine Schwierigkeiten. Aber auch hier müssen, wie bei den Störungen, die unter 3 und 4 aufgezählt sind, Persönlichkeitsfaktoren des Patienten und seine psychosoziale Situation erkundet werden.

6 Diagnose

Wie bereits oben erwähnt, ist der Atemtyp – nämlich die Thoraxatmung und die geringe oder fehlende Bauchatmung – ein besonders wichtiges Merkmal: Das hilft dem Arzt seinen Verdacht auf das Vorliegen eines Hyperventilationssyndroms auch in anfallsfreien Zeiten zu untermauern, in denen die Patienten nur über die oben erwähnten subjektiven Beschwerden klagen.

Der akute Anfall mit hoher Atemfrequenz ohne Zyanose, inspiratorischer Verschiebung der Atemlage, Tonuserhöhung der Muskulatur, die bis zur Tetanie führen kann, gesteigerten Reflexen und positivem Chvostek und Trousseau, Karpopedalspasmen, Karpfenmaul, Tremor und Hypothermie der Akren in wechselndem Ausmaß bietet kaum diagnostische Schwierigkeiten. In der arteriellen Blutgasanalyse findet sich eine respiratorische Alkalose mit stark erniedrigter CO_2-Spannung. Eine Erniedrigung des pCO_2 kann – wie oben erwähnt – auch im anfallsfreien Intervall gefunden werden. Zur Messung des P_{CO_2} über einen längeren Zeitabschnitt eignet sich besonders die nichtinvasive Methode mit kutaner Hautelektrode (Radvila et al., 1983).

Nach Weimann (1968) ist die Beobachtung, daß das Hyperventilationssyndrom gehäuft bei jungen Frauen vorkommt, ebenfalls ein diagnostischer Hinweis. Die Beobachtungen Lums (1976) sprechen jedoch dafür, daß man auch bei Männern häufiger an dieses Syndrom denken muß, als es bisher üblich war.

Der – häufig bei der Aufnahmeuntersuchung während der Auskultation erhobene – Verdacht läßt sich durch den Hyperventilationsversuch objektivieren: Durch bewußte Hyperventilation lassen sich bereits nach wenigen Minuten Pupillenerweiterung, kalte Extremitäten, Schwitzen an Handflächen und in den Achseln sowie Tachykardie bei allen Menschen hervorrufen. Für das Vorliegen eines Hyperventilationssyndroms ist beweisend, daß der Patient das Auftreten der ihm bekannten Beschwerden feststellt: Kribbeln an den Fingern, Armen und Füßen, Verkrampfung der Finger bzw. Hände, Verkrampfung des Mundes, Benommenheit, Schwindel, Schwarzwerden vor den Augen, Unvermögen durchzuatmen, Herzdruck, Herzklopfen, Globusgefühl und Angst. Wie erwähnt, können beim chronischen Hyperventilationssyndrom oft nur schwache oder keine Symptome durch willkürliche Überatmung ausgelöst werden.

Der manchmal nach Strumektomie oder auch spontan auftretende Hypoparathyreoidismus, bei dem im Hyperventilationsversuch die oben geschilderten Symptome ebenfalls rasch auftreten, kann leicht durch das – im Gegensatz zum funktionellen Atmungssyndrom – erniedrigte Serum-Kalzium ausgeschlossen werden.

Wie bei allen funktionellen Syndromen, so gilt auch hier, daß die Diagnose nicht nur durch den Ausschluß einer organischen Krankheit, sondern auch durch positive psychische, vor allem depressive und angstbezogene Symptome gestellt werden muß. Allerdings haben bei der Polyätiologie dieses Krankheitsbildes und bei den charakteristischen subjektiven und objektiven Beschwerden psychische Symptome für die Diagnose häufig nur einen ergänzenden Charakter. Sie sind jedoch unerläßlich für die Aufstellung eines vernünftigen Therapieplanes.

7 Differentialdiagnose

Grundsätzlich müssen bei jeder Hyperventilation somatische Krankheitsbilder (Störungen des Funktionskreises der ersten Form), die Konversion (s.a. Kap. 49, »Konversion«) und das funktionelle kardiovaskuläre Syndrom (s.a. Kap. 51, »Funktionelle Herz-Kreislauf-Störungen«) in die differentialdiagnostischen Überlegungen eingeschlossen werden, obwohl bei über 95% der Patienten ein psychisch bedingtes Hyperventilationssyndrom vorliegt.

Die folgende Zusammenstellung gibt einen Überblick über die Krankheitsbilder, an die bei tetanischen Symptomen gedacht werden muß.

- **Tetanische Symptome mit alveolärer Hyperventilation:**
  - psychisch bedingte Hyperventilation,
  - direkte Stimulierung des Atemzentrums durch lokale Prozesse (Enzephalitis, Tumor).
- **Alveoläre Hyperventilation ohne tetanische Symptome** (kompensatorische Hyperventilation):
  - Gewebshypoxie,
  - arterielle Hypoxämie (atmosphärisch, pulmonal, kardial),
  - arteriovenöse O_2-Differenz vergrößert (z.B. bei Anämie),
  - vermehrter peripherer O_2-Bedarf (z.B. bei Muskelarbeit, Fieber),
  - metabolische Azidose.
- **Tetanische Symptome ohne alveoläre Hyperventilation** (Ziegler, 1976):
  Bei Normokalzämie:
  - relativer Parathormon-Mangel: latenter Hypoparathyreoidismus,
  - Magnesiummangel,
  - Hyperkaliämie,
  - Infektionskrankheiten (Tetanus!),
  - Intoxikationen,
  - Alkalose (z.B. HCl-Verlust).
  Bei Hypokalzämie:
  - strumipriver Hypoparathyreoidismus,
  - idiopathischer und sekundärer Hypoparathyreoidismus,
  - verminderte Ca-Aufnahme (Mangelernährung, Malabsorption),
  - Ca-Sog in die Knochen (Heilungsphase der Rachitis, insbesondere Osteomalazie, Zustand nach Operationen bei primärem Hypoparathyreoidismus).

8 Therapie

8.1 Symptomatisch

Während des Anfalls sollte zunächst versucht werden, den Patienten zu beruhigen. Das Auftauchen des Arztes genügt bereits häufig, um den Anfall zu beenden. Als einfachste Behandlungsmethode – auch in der Klinik – hat es sich bewährt, den Patienten in eine Plastiktüte atmen zu lassen, um so die Kohlensäurespannung im Blut wieder zu erhöhen. Nach Hayn (1974) soll es jedoch vorkommen, daß diese Methode die Angst des Patienten vermehrt. Er schlägt daher vor, statt dessen die untere Thoraxapertur mit beiden, flach angelegten Händen von beiden Flanken nach der Wirbelsäule zu kräftig zu komprimieren und den Thorax in dieser Kompressionsstellung etwa 2–3 Minuten fest zusammengedrückt zu halten. Dadurch werden die Atemexkursionen des Brustkorbs und das Atemvolumen wesentlich vermindert und die forcierte Atmung des Patienten unterdrückt. Wenn der Patient etwa nach einer Minute bereits eine Besserung verspürt, kann die Kompression gelockert und nach etwa 3 Minuten die Atmung völlig freigegeben werden. Bei dieser Maßnahme ist allerdings die symbolische Bedeutung zu beachten, die ein derartiger in engem körperlichem Kontakt ausgeübter Zwang für den Patienten haben kann. Die Methode sollte daher nur zur Anwendung kommen, wenn andere Maßnahmen versagen. Die häufig geübte Praxis der intravenösen Applikation von 10 ml einer 10%igen Kalziumlösung ist nicht gerechtfertigt, da es sich hierbei im wesentlichen um einen Placeboeffekt handelt: die Kalziuminjektion führt zu einem subjektiven Wärmegefühl, das sich bei Patienten, die sich vom Absterben ihrer Hände und Füße bedroht fühlen, günstig auswirken kann.

8.2 Behandlung der gewohnheitsmäßigen Thoraxatmung

Da die Mehrzahl der Patienten zu wenig Kontrolle über ihr Zwerchfell haben und es bei der Atmung zu wenig benutzen, ist eine konsequente Atemtherapie von großer Bedeutung. Der Therapeut muß die Patienten lehren, mit dem Zwerchfell zu atmen und vor allem in Ruhe ausschließlich die Zwerchfellatmung zu betätigen. Lum (1976) empfiehlt, die Patienten täglich 2mal 20 Minuten die Atemübungen durchführen zu lassen und während der übrigen Zeit dauernd auf ihre Atmung zu achten. Nach seinen Erfahrungen stellt dann die Mehrzahl der Patienten bald fest, daß die anfangs für sie selbstverständliche Thoraxatmung für sie schwierig wird, was ein günstiges Omen bedeutet. 70% der von ihm nach dieser Methode behandelten Patienten wurden vollständig beschwerdefrei und haben ihre Ängstlichkeit verloren. 25% behielten zwar einige Symptome, konnten sie aber durch Überwachung ihrer Atmung unter Kontrolle halten. Nur 5% zeigten keinerlei Besserung.

8.3 Psychotherapie

Eine effektive Behandlung verlangt, daß der Patient die Beziehungen zwischen auslösender Situation, Emotion und Hyperventilation erkennt. Dazu ist es notwendig, die emotionalen Probleme mit dem Patienten zu besprechen, was wiederum eine gute Arzt-Patient-Beziehung voraussetzt, bei der der Arzt vor allem die Geduld nicht verlieren darf. Hoff und Mitarbeiter (1952) schlagen vor, die Patienten über das Wesen der Störung als »eine Gewohnheitsreaktion« aufzuklären und auch die Angehörigen und die Umgebung des Patienten mit in die Behandlung einzubeziehen. Dadurch, daß man den Patienten darauf aufmerksam macht, wenn er zu hyperventilieren beginnt, könne ihm geholfen werden, auf seine Atmung zu achten. Dabei ist allerdings wichtig, daß man dem Patienten und den Angehörigen klarmacht, daß es sich bei seinen Beschwerden nicht um bloße Einbildungen, sondern um echte Symptome handelt, die auch ihre somatischen Äquivalente haben.

Eine tiefenpsychologisch fundierte Therapie ist nur bei schwereren neurotischen Störungen indiziert.

Mit Hilfe spezieller psychotherapeutischer Techniken (z. B. Hypnose oder »Symptom-Verschiebung«) ist es möglich, die Angst des Patienten zu vermindern und die Beschwerden und die Häufigkeit der Anfälle zu reduzieren (Compernolle et al., 1979; Wilkinson, 1981). Auch verhaltenstherapeutische Verfahren werden beim Hyperventilationssyndrom mit Erfolg eingesetzt (Walker, 1978; van Doorn et al., 1982; Salkovskis et al., 1986).

8.4 Psychopharmaka

Drei Gruppen von Psychopharmaka können nach den oben geschilderten psychophysiologischen Mechanismen zur Behandlung des Hyperventilationssyndroms beitragen: Anxiolytika, Antidepressiva und Beta-Blocker. In der Literatur findet man nur wenige kontrollierte Studien über den Einsatz dieser Medikamente beim Hyperventilationssyndrom. Folgering und Cox (1981) behandelten 16 Patienten erfolgreich mit einem kardioselektiven Beta-Blocker in einem doppelblinden, gekreuzten Versuch. Bei ausgeprägten Angst- oder Panikzuständen drängt sich ein Behandlungsversuch mit Benzodiazepinen oder mit Antidepressiva auf (Sheehan, 1982). Letztere sind sicher auch indiziert bei hyperventilierenden

Patienten mit ausgeprägter Depression, ein Bild, das man recht häufig findet (Radvila, 1984).

Allerdings sollte sich der behandelnde Arzt bewußt sein, daß durch eine medikamentöse Therapie mit Psychopharmaka die Arzt-Patient-Beziehung verändert und der psychotherapeutische Zugang erschwert werden kann (s. a. Kap. 35, »Interaktionsprobleme bei der Verordnung von Psychopharmaka«). Darüber hinaus besteht bei der medikamentösen Therapie mit Benzodiazepinen eine erhebliche Suchtgefahr (Franck et al., 1994).

8.5 Kalziumantagonisten

Nach neueren Untersuchungen können zentral aktive Kalziumantagonisten (z. B. Nimodipin) bei Patienten mit einer schweren, durch Hyperventilation induzierten zerebralen Ischämie erfolgreich sein (Gibbs, 1992).

9 Prognose

Die Prognose des akuten Hyperventilationsanfalles, der nach unterschiedlicher Dauer spontan abklingt, ist immer gut. Organschädigungen durch Hypokapnie sind bisher nicht beschrieben worden. Anders steht es mit der chronischen Hyperventilation. Weimann (1968), der insgesamt 121 Patienten mit einem Hyperventilationssyndrom nach einem Zeitraum von 1–7 Jahren katamnestisch nachuntersucht hat, berichtet über eine Besserung in 65% und ein Verschwinden der charakteristischen Symptomatik in 26% der Fälle. Das Ergebnis fiel bei Kranken, die über den Ventilationsmechanismus nicht aufgeklärt worden waren, wesentlich schlechter aus: Die hyperventilationsabhängigen Symptome waren in 78% unverändert oder sogar verschlechtert. Wie oben erwähnt, kann die Prognose durch konsequente Atemtherapie und Besprechung der emotionellen Probleme des Patienten wesentlich verbessert werden.

Wie bei allen funktionellen Syndromen sind iatrogene Verschlimmerungen dadurch möglich, daß organische Leiden, wie z. B. ein Hypoparathyreoidismus oder eine koronare Herzkrankheit, diagnostiziert und damit die Beschwerden fixiert werden. Bei Patienten mit einer neurotischen Störung ist ohne Psychotherapie eine Chronifizierung des Leidens zu erwarten (Cremerius, 1968; Delius und Fahrenberg, 1966).

KAPITEL 53

Synkopen

Claudia Simons und Karl Köhle

1 Definition und Symptomatik

Flüchtiger Bewußtseinsschwund, der mit einem Verlust sämtlicher Reaktionen, des Tonus der Skelettmuskulatur und des Stehvermögens einhergeht und von dem sich der Patient in der Regel spontan und ohne Notwendigkeit von Wiederbelebungsmaßnahmen erholt (Gurtner, 1984). Eine erweiterte Definition schließt Symptome wie Schwindel, Ohnmachtsneigung, Kraftlosigkeit und Beschwerden im Sinne einer reduzierten Bewußtseinslage mit ein. Der Wechsel von Bewußtseinstrübung zu völliger Bewußtlosigkeit erfolgt nicht plötzlich. Es gibt alle Übergänge, die nur rascher oder langsamer durchlaufen werden, wobei auf jeder Stufe Rückbildung möglich ist. Die Diagnose einer »Synkope« (Synonyma: »Ohnmacht«, »Fainting«) sollte nicht nur bei Bewußtseins- und Tonusverlust gestellt werden, da die Vielzahl von Beschwerdebildern, bei denen es zu keinem vollständigen Bewußtseinsverlust kommt, sonst der Diagnostik und Therapie entgeht. Im einzelnen variiert die Symptomatik entsprechend den zugrundeliegenden Krankheitsbildern, die angegebenen Leitsymptome sind jedoch regelmäßig vorhanden.

2 Klassifikation

Nach den pathogenetischen Abläufen bietet sich folgende Einteilung an (nach Engel, 1962):

- Verminderung des Gehirnstoffwechsels als Folge unzureichender Durchblutung bzw. Sauerstoffversorgung des Gehirns;
- Verminderung des Gehirnstoffwechsels als Folge allgemeiner oder lokaler Stoffwechselstörungen;
- direkte oder reflektorische Einwirkung auf Teile des zentralen Nervensystems, die mit der Regulation des Bewußtseins und des körperlichen Gleichgewichts zu tun haben;
- psychische Mechanismen, die den Bewußtseinszustand und die Wahrnehmungsfunktionen beeinträchtigen.

Bei den einzelnen Krankheitsbildern sind jedoch häufig mehrere dieser Mechanismen beteiligt. Deshalb wird im folgenden eine Klassifikation nach klinischen Gesichtspunkten gewählt (nach Engel, 1962).

1. Synkopen bei Insuffizienz der peripheren Kreislaufregulation verschiedenster Genese (z. B. akute Blutung, Exsikkose, postinfektiöse Kreislaufschwäche und andere Formen der Orthostase)

2. Synkopen kardialer Genese
   - bradykarde und tachykarde Rhythmusstörungen
   - Koronarinsuffizienz und Herzinfarkt
   - Aortenstenose, Mitralstenose
   - angeborene Herzvitien

3. Synkopen bei Störungen der Atmungsfunktion und bei Lungenerkrankungen
   - Hyperventilation
   - Verletzungen des Larynx
   - Synkopen nach Husten, Niesen oder Lachen (der »Lachschlag«); analog (postpressorisch): Synkopen nach Defäkation und Miktion
   - Lungenerkrankungen: Lungenembolie, pulmonale Hypertension

4. Synkopen bei Erkrankungen des Gehirns
   - Verschlüsse im Bereich des Systems der Arteriae carotis, vertebralis, basilaris
   - intrakranielle Gefäßerkrankungen
   - intrakranielle raumfordernde Prozesse
   - Überempfindlichkeit des Karotissinus
   - Stoffwechselstörungen (Hypoglykämie)

5. Synkopen primär psychischer Genese
   - vasovagale Synkope (»Vasodepressor-Synkope«)
   - konversionsneurotische Synkope
   - Synkope unklarer Genese bei akutem Streß

Diese Einteilung ist als idealtypisch anzusehen; klinisch sind die einzelnen Formen oft nicht scharf voneinander zu trennen.

In diesem Kapitel werden die unter psychosomatischen Gesichtspunkten besonders relevanten **Synkopen primär psychischer Genese** besprochen.

3 Inzidenz und Prognose im klinischen Bereich

Da es sich bei Synkopen oft um einmalige oder seltene Ereignisse handelt, fehlen genaue epidemiologische Angaben. Die Angaben für den klinischen Bereich beziehen sich auf Inzidenz und Prognose von Synkopen verschiedener Genese.

Eine relativ große Zahl von Synkopen bleibt trotz intensiver Diagnostik ungeklärt.

Kapoor und Mitarbeiter (1983) konnten in einer prospektiven Studie nur bei 107 von 204 Patienten erklärende Ursachen für die Synkope finden. Es handelte sich um ein gemischtes Krankengut (Ambulanz, Aufnahmestation, »emergency room«; Alter: 55,8 ± 16,6 Jahre). Von den 107 diagnostisch geklärten Fällen entfielen 53 auf kardiovaskuläre, 54 auf nicht-kardiovaskuläre Synkopen. In der letzten Gruppe befanden sich 9 Patienten mit vasovagaler Synkope. Diese Form wurde nur dann diagnostiziert, wenn ein auslösendes Ereignis (Angst, Schmerz, medizinische Maßnahmen) eruiert werden konnte. Die kardiovaskuläre Gruppe zeigte ein höheres Durchschnittsalter und eine signifikant höhere Todesrate nach 12 Monaten.

Day und Mitarbeiter (1982) fanden bei fast 40% von 198 Patienten, die im »emergency room« gesehen wurden, vasovagale oder psychogene Synkopen. Bei 85% der Patienten konnte die Diagnose aufgrund der Anamnese und der körperlichen Untersuchung gestellt werden.

Silverstein und Mitarbeiter (1983) berichteten über eine Gruppe von 108 Aufnahmen auf Intensivstationen wegen Synkopen (Durchschnittsalter 67 Jahre). Auf kardiovaskuläre Synkopen entfielen 36%, auf nicht-kardiovaskuläre 17%, 47% der Fälle blieben ungeklärt. Die Autoren gehen ebenfalls davon aus, daß aufwendige Untersuchungsmethoden nur in einer geringen Zahl der unklaren Fälle weiteren Aufschluß bringen. Mortalität nach Entlassung (Ein-Jahres-Katamnese): In der kardiovaskulären Gruppe betrug die Mortalität 18,5%, in der nicht-kardiovaskulären Gruppe 5,9% und 6,3% in der Gruppe der ungeklärten Fälle. Die altersstandardisierte Mortalitätsrate der ungeklärten Fälle betrug etwa das Anderthalbfache der weißen US-Bevölkerung. Entsprechend dieser Stichproben besteht kein signifikant erhöhtes Risiko eines plötzlichen Todes bei ungeklärten Fällen.

Eagle (1983) schließt alle Fälle von Synkopen mit klassischen Prodromalerscheinungen wie Nausea in die Gruppe der vasovagalen Synkopen ein. Bei einer Untersuchung von 178 Patienten, die im »emergency room« gesehen wurden, kommt er zu folgender Verteilung: 54% vasovagale, 22% unklare Synkopen, bei letzteren bestand eine geringfügig höhere Mortalität nach 10 Monaten.

Bertel et al. (1985) untersuchten an der Medizinischen Poliklinik der Universität Basel innerhalb von 32 Monaten 105 konsekutive Patienten (56 Männer, 49 Frauen im Alter zwischen 15 und 87 Jahren) mit Synkopen. Dies waren 0,75% aller Erstkonsultationen während dieses Zeitabschnittes. Bei 23% gelang keine ätiologische Zuordnung. Eine rein kardiale Ursache fand sich bei 15%, ein vasovagaler Mechanismus bei 17%, eine Orthostase bei 17%, eine Epilepsie bei 12%. Hyperventilation und Miktion wurden bei je 6% als ätiologisch entscheidend angesehen; der Rest verteilte sich auf seltenere Krankheitsbilder.

Gegen die generelle Anwendung aufwendiger Untersuchungsmethoden wenden sich auch Clark und Mitarbeiter (1980). Von 98 Patienten (25 bis 82 Jahre), die ambulant wegen Schwindelgefühl oder Synkopen gesehen wurden, zeigten zwar 42% Symptome während der Langzeit-(24 Std.-)EKG-Messung, aber nur in 3 Fällen bestand ein zeitlicher Zusammenhang zwischen den angegebenen subjektiven Beschwerden und den Arrhythmien.

Die Untersuchungsergebnisse basieren auf unterschiedlichen Populationen, verschiedenen Untersuchungsmethoden sowie verschiedenen Definitionen der vasovagalen Synkope. Gemeinsam sind drei Ergebnisse:
- Eine relativ große Zahl der Fälle bleibt ungeklärt.
- Wichtigste diagnostische Instrumente zur Abklärung der weitaus meisten Fälle sind Anamnese und körperliche Untersuchung.
- Der Anteil der psychogenen Synkopen beträgt bei Autoren, die diese Möglichkeit gezielt in ihre diagnostischen Überlegungen einbeziehen, zwischen 30 und 50% der Fälle.

4 Vasovagale Synkopen

4.1 Symptomatik und Klinik

Die vasovagale Synkope tritt charakteristischerweise bei Personen auf, die sich in einem akuten Angstzustand befinden, dem sie sich nicht entziehen können. Erste Anzeichen sind Muskelschwäche, gefolgt von Nausea, Schweißausbruch, Unruhe, Blässe, Seufzeratmung und Gähnen. Der Ablauf dieser Sequenz kann zu jedem Zeitpunkt durch Einnehmen der horizontalen Lage unterbrochen werden und ist voll reversibel. Wird der Ablauf nicht unterbrochen, kann eine Abnahme des Muskeltonus und plötzlicher Bewußtseinsverlust innerhalb weniger Minuten, sogar Sekunden, folgen. Dauert die Bewußtlosigkeit länger als 10 bis 20 Sekunden an, so können klonische Muskelkrämpfe auftreten. Die Symptomatik ist auch zu diesem Zeitpunkt noch rasch reversibel, wenn der Patient in die horizontale Lage gebracht wird.

Die vasovagale Synkope zeigt charakteristische Kreislaufveränderungen: Der arterielle Druck sinkt ab, bei systolischen Werten zwischen 60 und 55 mm Hg tritt Bewußtlosigkeit ein. Der Blutdruckabfall wird zunächst von einer Pulsbeschleunigung begleitet; bei Erreichen des kritischen systolischen Wertes sinkt die Pulsfrequenz dann plötzlich auf 30 bis 60 Schläge pro Minute ab. Kontinuierliche EEG-Messungen ergaben Veränderungen der elektrischen Erregung als Folge der Minderdurchblutung des Gehirns bei Beginn des Bewußtseinsverlustes: Verlangsamung der Frequenz auf 2 bis 4 pro Sekunde.

Gegenüber Synkopen, die plötzlich nach starken Schmerzreizen oder Schreckerlebnissen auftreten, zeichnet sich die vasovagale Synkope meist durch einen protrahierten Verlauf aus, bei dem die beschriebenen Stadien der Symptomatik relativ deutlich ausgeprägt sind. Retrospektiv wird für diese Zeit das Erleben ansteigender Angst beschrieben sowie der Wunsch, der beängstigenden Situation zu entfliehen. Entweder unmittelbar vor Auftreten der Bewußtlosigkeit oder auch schon in früheren Stadien bildet sich plötzlich zunehmende Gleichgültigkeit aus, die ein Umschlagen der Fluchttendenzen in das »Sich-der-Situation-Ausliefern« (»Rückzug-Konservierungsreaktion«; Engel, 1962) einleitet. Der Übergang zur Bewußtlosigkeit kann dabei als durchaus angenehm geschildert werden.

Von Uexküll (1952) hat gezeigt, daß die Nausea eine »Abkoppelung von den Affekten« bereits in einem Stadium bewirkt, in dem noch keine Übelkeit auftritt: Zunächst tritt eine ausgeprägte Gleichgültigkeit auf. Die in ihrem funktionellen Muster der Nausea entsprechende vasovagale Synkope könnte im Sinne eines »Abwärts-Effektes« als regressiver Problemlösungsversuch in einer angsterregenden, dem Individuum aussichtslos erscheinenden, jedenfalls seine »höheren« Problemlösungsprogramme überfordernden Situation aufgefaßt werden. Dies würde auch das Auftreten vasovagaler Synkopen in Kampfsituationen während des Krieges (Marshall, 1951) erklären, in denen Angriff aussichtslos und Flucht unmöglich erscheinen.

Sämtliche, oft als bedrohlich imponierenden Symptome und Befunde sind in der Regel rasch reversibel, zu einem protrahierten Verlauf im Sinne eines Kreislaufschocks kommt es selten.

4.2 Epidemiologie

Die Erhebung zuverlässiger epidemiologischer Daten wird durch den Umstand erschwert, daß es sich bei vasovagalen Synkopen um seltene oder einmalige Ereignisse handelt, denen häufig kein Krankheitswert zugeschrieben wird. Vorwiegend betroffen sind junge Männer. In größeren, unausgelesenen Stichproben werden von 15 bis 20% der Befragten anamnestisch eine oder mehrere Episoden von Bewußtseinsverlust seit der Pubertät angegeben. Der weitaus größte Teil dieser Attacken tritt während medizinischer Maßnahmen (Blutabnahme, Injektion, zahnärztliche Behandlung etc.) auf. Daneben sind vasovagale Synkopen gehäuft in überfüllten Räumen und – besonders bei Jugendlichen – während des Gottesdienstes in der Kirche zu beobachten.

4.3 Pathogenetische Konzepte

Beteiligung emotionaler Faktoren an der Pathogenese

Vasovagale Synkopen treten bei sonst körperlich gesunden Personen zumeist in Situationen auf, in denen sich die Betroffenen extrem bedroht fühlen, die Situation aber weder verändern noch aus ihr entfliehen können. Das in der Situation auftretende Angstgefühl wird aus sozialen Gründen nicht geäußert. Eigene Aktivität sowie Vertrautheit mit der Situation vermindern das Risiko, ohnmächtig zu werden.

Kinder werden bei Blutentnahmen selten ohnmächtig, was damit zusammenhängen könnte, daß sie Angstgefühle und Ansätze zu Flucht- bzw. Kampfreaktionen in der Situation nicht unterdrücken. Auf die Bedeutung der Äußerung von Emotionen weist in diesem Zusammenhang auch eine Beobachtung von Engel (1962) hin: Bei einem Probanden wurden Synkopen durch Aufblähen eines ins Rektum eingeführten Ballons ausgelöst; als der Patient auf den zunehmenden Schmerzreiz hin wütend aufschrie, kehrten Puls- und Blutdruckwerte zur Norm zurück und die Synkopensymptomatik klang ab.

Exkurs: Es läßt sich ein Bezug herstellen zu Berichten über solche Häftlinge und Kriegsgefangene, die in der Situation der subjektiven Hoffnungslosigkeit Nahrung und Flüssigkeit verweigerten und innerhalb von Stunden oder Tagen verstarben. Gelang es, den Sterbenden zu einer erneuten Kontaktaufnahme mit seiner Umwelt zu aktivieren, ließ sich der Tod abwenden (Stumpfe, 1973).

Apathie und rascher körperlicher Verfall bei Verweigerung der Nahrungs- und Flüssigkeitszufuhr werden ebenfalls beim sog. Voodoo-Tod (nach Tabuverletzung) beschrieben (Kächele, 1970).

Weiss (1940) sieht einen engen Zusammenhang zwischen dem Mechanismus des plötzlichen (ungeklärten) Todes und dem des synkopalen Anfalles. Bilz (1966) vertritt die Auffassung, daß es sich beim psy-chogenen Tod, d. h. bei jenen Todesfällen, die ohne relevanten pathologisch-anatomischen Befund einhergehen, um einen Vagustod handelt.

In luftfahrtmedizinischen Versuchen mit Überdruck-Unterdruck-Kammern ließ sich nachweisen, daß die Tendenz von Versuchspersonen, in angsterregenden Situationen mit Synkopen zu reagieren, vom Grad der Vertrautheit mit der Situation abhängt: Die Häufigkeit von Synkopen nahm vom ersten bis zum siebten simulierten Flug von 18 auf 2% ab, obwohl Auftreten und Schweregrad der übrigen durch den Druckwechsel hervorgerufenen Symptome unverändert blieben (Romano, nach Engel, 1962). Entsprechende Beobachtungen an Tieren liegen vor (Richter, 1957, zitiert nach Kächele, 1970): Beim Schwimmen in einem Glaszylinder, aus dem es kein Entkommen gab, ertranken wilde Ratten innerhalb weniger Minuten, zahme, mit der Situation vertraute Ratten schwammen bis zu 80 Stunden. Das Beschneiden der Barthaare führte zu einem beschleunigten Eintritt des Todes.

Die größere Häufigkeit vasovagaler Synkopen bei Männern läßt sich hypothetisch darauf zurückführen, daß Männer tiefergehende Ängste vor Verletzungen haben (Kastrationsangst) und daß in unserer Kultur die Äußerung von Angstgefühlen (die für das Vermeiden der Synkopensymptomatik entscheidend ist, s.o.) bei Männern weniger toleriert wird (s.a. Kap. 16, »Emotion als Mittler zwischen Individuum und Umwelt«).

Dem **wiederholten Auftreten** vasovagaler Synkopen bei organisch Gesunden liegt im allgemeinen eine psychische Störung zugrunde. In diesen Fällen entspringt die Bedrohung einem inneren Konflikt. Der innere Konflikt kann durch äußere Gefahrensignale mobilisiert werden, die dem unbeteiligten Beobachter trivial erscheinen mögen, jedoch eine individuelle, im einzelnen zu klärende Bedeutung haben. Die betroffenen Personen zeigen zumeist bei sorgfältiger Exploration auch andere Zeichen vermehrter Angst. Synkopen treten häufig dann auf, wenn die Gefahrsituation nicht verlassen werden kann und bisherige Abwehrformen oder Symptombildungen, wie z.B. eine Konversionssymptomatik oder eine phobische Abwehr, zusammenbrechen.

Engel (1962) berichtet von einem Farmer, der wegen einer konversionsneurotisch bedingten beidseitigen Lid-Ptose nicht in der Lage war, Tiere zu erschießen. In die konversionsneurotische Symptombildung war u.a. die Abwehr aggressiver Impulse zusammen mit der Kastrationsangst eingegangen. Der Versuch, diese Symptombildung bei einer Vorstellung vor Studenten dadurch aufzuheben, daß er dem Farmer beide Augenlider hochzog, führte zu einer vasovagalen Synkope: Das Durchbrechen der mit der Symptombildung verbundenen Abwehr mobilisierte massive Angst, weder Flucht noch Affektäußerungen waren möglich.

In Beschleunigungsversuchen in Zentrifugen ließ sich experimentell nachweisen, daß die Synkopensymptomatik bei solchen Versuchspersonen schon bei niedrigen Beschleunigungswerten auftritt, die testpsychologischen Befunden zufolge besonders ängstlich und selbstunsicher sind.

Psychophysiologie

Phänomenologisch läßt sich das Gesamtgeschehen bei der vasovagalen Synkope als Rückzug-Konservierungsreaktion (Engel) beschreiben; diese ist das Gegenstück zur fight-flight- oder defense-reaction (Folkow, 1955; Folkow und Uvnas, 1966), die mit gesteigerter Wachsamkeit und Erhöhung des Blutdruckes einhergeht (s.a. Kap. 58, »Essentielle Hypertonie«). Soweit Untersuchungen der Kreislaufparameter bei der Synkope vorliegen, scheint der Blutdruckabfall mit einer Verminderung des peripheren Widerstandes und des Herzzeitvolumens einherzugehen (Barcroft et al., 1944).

Mechanistische Interpretationen, die ein »Versacken des Blutes in der Peripherie« infolge akuter Vasodilatation als Ursache annehmen, bleiben die Antwort auf die Frage nach der Ursache der Vasodilatation schuldig. Sie übersehen auch, daß es sich nicht um ein bloßes Versagen von Regulationsvorgängen handelt, sondern um ein offensichtlich reguliertes und koordiniertes, in bestimmten Phasen ablaufendes Gesamtgeschehen.

Neurophysiologisch lassen sich zwei Reaktionsweisen unterscheiden:
- die »histiotrope« (Körpergewebe-schützende, Energiesparende) und
- die »ergotrope« (auf Handlung und Energieverbrauch ausgerichtet) (Hess, 1948).

Die Synkope läßt sich – ähnlich wie die ebenfalls wenig erforschten hypotonen Kreislaufzustände – dem histiotropen Reaktionsmuster zuordnen, dessen psychologische und physiologische Komponenten sehr viel weniger gut untersucht sind als die des ergotropen Reaktionsmusters. Vor allem wissen wir noch so gut wie nichts über ihre Beziehungen zu Zuständen der Hilf- und Hoffnungslosigkeit, denen Schmale und Iker (1966, 1971) eine überragende Bedeutung für die Pathogenese vieler Krankheiten zumessen.

Als psychophysiologische Gesamtreaktion hat die Synkope große Ähnlichkeit mit der Nausea, die nach Th. von Uexküll (1952) der Prototyp einer histiotropen Reaktion ist, die psychologisch durch Rückzug, Minderung der emotionalen Spannung und Gleichgültigkeit gekennzeichnet ist und physiologisch den Prodromalstadien der Synkope entspricht.

Von allgemeiner Bedeutung wäre eine genauere Klärung des »Abwärts-Effektes«: Ist eine Problemlösung auf der Verhaltensebene (Flucht oder Angriff) und auf der Ebene innerpsychischer Verarbeitung und damit eine Verminderung der Angst nicht möglich, erfolgt über eine physiologische Umschaltung eine Art »Ausklinken« aus der Situation; es erfolgt ein Umschlag aus dem offenen System, das die Beziehung zur Umwelt als jeweiliger individueller Wirklichkeit enthält, »in das relativ geschlossene System eines umweltlosen Körpers« (v. Uexküll und Wesiack, 1988). Entscheidend für das Verständnis dieses »Umschlages« ist die Kenntnis der jeweiligen subjektiven Bedeutung der Situation bzw. des in ihr stimulierten intrapsychischen Konfliktes.

4.4 Therapie und Prognose

Bei Auftreten einer vasovagalen Synkope genügt im allgemeinen die horizontale Lagerung des Patienten, um die Symptomatik rasch zum Abklingen zu bringen. Aktive Bewegung der Beine verbessert den Rückstrom des Blutes.

Die therapeutische Aufgabe des Arztes besteht in einer beruhigenden Information des Patienten und seiner Umgebung über die Ungefährlichkeit der bedrohlich erscheinenden Symptomatik. Darüber hinaus ist es unerläßlich, mit dem Patienten über das der Symptomatik zugrundeliegende Reaktionsmuster zu sprechen. Dabei ist besonders sorgfältig darauf zu achten, daß der Patient durch eine solche Mitteilung nicht gekränkt wird (etwa: »Wir haben bei Ihnen nichts gefunden«), d.h., daß er sich nicht als Simulant eingestuft erlebt. Auch wenn in der Symptomatik ein Konflikt bewältigt wird (dies könnte auch als »Leistung« des Organismus aufgefaßt werden), fühlt sich der Patient den Anfällen ja »ohnmächtig« ausgeliefert.

Eine Klärung der auslösenden Situation und ein Durchsprechen damit verbundener Ängste kann von prophylaktischer Bedeutung sein. Bei rezidivierenden vasovagalen Synkopen ist eine psychotherapeutische Bearbeitung des zugrundeliegenden Konfliktes dann zu empfehlen, wenn die Synkopensymptomatik allein oder im Zusammenhang mit Symptomen im psychischen Bereich für den Patienten den Charakter eines Leidens anzunehmen droht oder bereits angenommen hat.

5 Konversionsneurotische Synkopen

5.1 Exemplarische Patientengeschichte

Eine 17jährige, leicht adipöse Patientin wird innerhalb von 10 Tagen sechsmal mit dem Notarztwagen in die Klinik gebracht. Bei jedem dieser Ereignisse war sie am Arbeitsplatz plötzlich bewußtlos geworden.

Symptomatik und Klinik: In bestimmten Situationen wird die Patientin unruhig, zum Teil beobachtet sie Zittern und Flimmern vor den Augen, innerhalb kürzester Zeit tritt dann Bewußtlosigkeit ein, die meist ca. 15 Minuten, gelegentlich aber auch bis zu 2 Stunden andauert. Beim Erwachen fällt ein heftiges und rasches Atmen auf, die Patientin klagt über Kopfschmerzen, die innerhalb von ein bis zwei Stunden wieder abklingen.

Die klinische Anamnese ist unauffällig. Im Anfall findet sich ein Blutdruck von 130/80 mm Hg und eine Pulsfrequenz von 100 Schlägen pro Minute.

Die fachneurologische Untersuchung einschließlich EEG, Schlafentzugs-EEG, Hirnszintigramm und Hyperventilationsversuch ergibt keinen pathologischen Befund.

Entwicklung der Symptomatik und auslösende Situation: Zustände von anfallsartig auftretender Übelkeit, Zittern am ganzen Körper, Weichwerden in den Knien und Flimmern vor den Augen beobachtete die Patientin erstmals vor zwei Jahren.

Damals trat die Symptomatik plötzlich bei einer Auseinandersetzung mit den Eltern auf, in deren Verlauf diese ihr verboten hatten, weiter mit ihrem Freund auszugehen. Die Beschwerden klangen nach kurzem Ausruhen wieder ab, es kam damals nicht zu einem Bewußtseinsverlust. Zum jetzigen Zeitpunkt besteht ein Zusammenhang zwischen dem Auftreten der Beschwerden und starken »Aufregungen«, die mit dem Gefühl von Hilflosigkeit und ohnmächtiger Wut verbunden sind. Die Anfälle sind jetzt gekennzeichnet durch Unruhezustände mit Zittern und Flimmern vor den Augen, auf die rasch Bewußtlosigkeit folgt. Die zur stationären Aufnahme führenden Synkopen traten am Arbeitsplatz auf, wo die Patientin als kaufmännische Angestellte beschäftigt ist. Auslösend sind Auseinandersetzungen mit ihrem Vorgesetzten, gegen den sie sich nicht durchsetzen kann. Zeitlich fällt die Symptomhäufung mit der Kündigung einer älteren Arbeitskollegin zusammen, zu der die Patientin ein besonders gutes Verhältnis hatte und von der sie sich beschützt fühlte. Seit deren Weggang fühlt sie sich alleingelassen und den Angriffen der Mitarbeiterinnen und Vorgesetzten ausgeliefert. Sie schildert sich als besonders erfolgreich, aber isoliert am Arbeitsplatz, den Neidreaktionen älterer Kolleginnen ausgesetzt.

Familiäre Situation: Die Patientin lebt in der elterlichen Familie, fühlt sich dort jedoch unterdrückt. Nach ihrer Schilderung wird sie besonders in der Kontaktaufnahme mit Gleichaltrigen durch die rigiden elterlichen Moralvorstellungen behindert, die zu verschiedenen Einschränkungen – so etwa des abendlichen Ausgehens – führen. Anstelle einer sexuellen Aufklärung wurden der Patientin immer wieder in Auseinandersetzungen anhand negativer Beispiele die Gefahren sexueller Beziehungen vor Augen geführt.

Besonders die Mutter übt Druck auf die Patientin aus, indem sie ihren Vorhaltungen durch Hinweis auf ihren Gesundheitszustand (sie leidet an nicht näher abgeklärten Herzbeschwerden) Nachdruck verleiht. Die herzbezogenen Symptome der Mutter verstärken sich in Auseinandersetzungen mit der Tochter. In einer Zeit besonders heftiger Auseinandersetzungen mit der damals 16jährigen Tochter zog sich die Mutter ohne Hinzuziehung eines Arztes mit der selbstgestellten Diagnose »Herzinfarkt« für drei Monate ins Bett zurück.

Zum Vater, der aufgrund einer chronischen Erkrankung Frührentner ist und sich viel um die Patientin kümmern konnte, bestand in der Kindheit eine enge Beziehung. Seit der Pubertät erlebt die Patientin ihn distanziert. In Auseinandersetzungen ist er letzte Instanz, wobei er meist Partei für die Mutter ergreift. Das Urteil des Vaters ist der Patientin sehr wichtig; ihre Unsicherheit, was er von ihr halten könnte, wird im Gespräch deutlich.

Den einzigen (4 Jahre älteren) Bruder schildert sie als jähzornig; sie fühlt sich ihm gegenüber von den Eltern benachteiligt. Zum Zeitpunkt der Symptomhäufung stand die Rückkehr des Bruders von der Bundeswehr unmittelbar bevor.

Da die Patientin unter der familiären Konfliktsituation deutlich litt und im ersten Gespräch gemeinsam mit ihr wesentliche Probleme erarbeitet werden konnten, wurde ihr eine psychotherapeutische Behandlung vorgeschlagen.

Verlauf der Kurzpsychotherapie: Während der ersten Wochen stehen Probleme am Arbeitsplatz und Auseinandersetzungen mit der Mutter ganz im Vordergrund. Eine Synkope tritt jetzt erstmals auch zu Hause in folgender Situation auf: Die Mutter hatte einen abend-

lichen Spaziergang mit einem Freund verboten. Danach entwickelt sich ein Streit über die von der Patientin als unnötig erlebten Einschränkungen, der sich so weit zuspitzt, daß die Patientin droht, auszuziehen. Sie erlebt eine unerwartete Enttäuschung, als der Vater ihr dies ganz gelassen konzediert. Als darauf der Bruder der Patientin ankündigt, dann ebenfalls auszuziehen, verliert sie ganz plötzlich das Bewußtsein. Nach diesem Ereignis grübelt sie lange über ihre Beziehung zum Vater nach.

Das Zustandekommen einer Übertragungssituation kündigt sich an, als die Symptomatik erstmals in der Beziehung zum Therapeuten auftritt. Wiederholt treten Synkopen kurz vor der Therapiestunde auf, so daß der behandelnde Arzt zum Zeitpunkt der Stunde auf die Aufnahmestation gerufen wird, wohin die Patientin gebracht worden war.

Im Verlauf der Behandlung wird deutlich, daß der neurotische Konflikt die Beziehung zum Vater betrifft. Er aktualisierte sich in einer beruflichen Parallelsituation, die durch das Ausscheiden einer mütterlichen Person und die Schutzlosigkeit gegenüber dem als bedrohlich erlebten Chef gekennzeichnet ist. Im Elternhaus schützt die Anwesenheit der Mutter die Patientin vor dem Ausleben ihrer ödipalen Wünsche gegenüber dem Vater. Die Ambivalenz gegenüber der Mutter wird in der Angst deutlich, ihren Tod zu verschulden. Nach dem Tod der Mutter könnte der ödipale Wunsch, den Vater ganz für sich zu gewinnen, in Erfüllung gehen. In der unbewußten Phantasie verbindet sich mit dem Ausscheiden der älteren, Schutz gewährenden Kollegin deren Beseitigung (Tod der Mutter), sie bleibt mit dem Chef (Vater) allein.

Die Patientin gewinnt schließlich zunehmend Einsicht in ihren Beitrag zum regelhaften Ablauf der häuslichen Auseinandersetzungen. Sie kann ihre Unabhängigkeitswünsche besser durchsetzen und gewinnt einen Bewegungsfreiraum in der Familie, auf den sie zunächst depressiv reagiert, da sie das Nachgeben besonders des Vaters als Desinteresse interpretiert. Ihre Bindung an den Vater wird ihr zunehmend bewußt. Sie unternimmt Schritte zur Verselbständigung im Arbeitsbereich, läßt sich nach einer Übergangsphase des Rückzugs freier in Kontakte mit Gleichaltrigen ein und bleibt über mehrere Monate nach Abschluß der insgesamt zehnstündigen Kurztherapie beschwerdefrei.

5.2 Symptomatik und Klinik

Die Symptomatik tritt unabhängig von der körperlichen Lage auf. Bei Eintritt der Synkope können die Patienten langsam zu Boden sinken oder auch abrupt fallen; sie verletzen sich selten. Gelegentlich fallen bizarre Haltungen oder Bewegungen auf. Die Anfallsdauer schwankt zwischen wenigen Sekunden bis zu (seltener) mehreren Stunden.

Bei konversionsneurotischen Synkopen finden sich weder Kreislauf- noch EEG-Veränderungen. Die Pupillen sind unverändert und reagieren normal auf Licht, auch der übrige neurologische Status ist unauffällig. Konversionsneurotische Synkopen treten fast nur in Gegenwart anderer auf; es kann ein theatralisch-dramatisches Gehabe auffallen, was oft zum unberechtigten Vorwurf der Simulation führt.

Sowohl das Erscheinungsbild psychischer Störungen als deren Einordnung in ärztliche Verständnis-

systeme werden von kulturellen Entwicklungen mit-
beeinflußt. Die Diagnose »Hysterie« wird heute seltener gestellt; konversionsneurotische Symptome
sind jedoch wahrscheinlich nicht seltener geworden.
Mit zunehmendem Bekanntheitsgrad der klassischen »hysterischen« Symptome ist das Erscheinungsbild konversionsneurotischer Symptombildung z.T. differenzierter und »unauffälliger« geworden. Vom Arzt verlangt diese Entwicklung differenziertere Kenntnisse und sorgfältige Beachtung psychodynamischer Prozesse, sollen diese Krankheitsbilder nicht zu häufig unzureichend begründet vermutet werden (s.a. Kap. 49, »Konversion«).

Das Auftreten konversionsneurotischer Synkopen
im Zusammenhang mit ärztlichen Untersuchungen
hängt mit der unbewußten erotischen Bedeutung zusammen, die diese Patienten der Untersuchungssituation beimessen.

Die Symptomatik beginnt zumeist in der Pubertät,
oft in zeitlichem Zusammenhang mit der Menarche.
Vielfach finden sich weitere Konversionssymptome,
insbesondere abdominelle Schmerzen, die gehäuft
zu Appendektomien ohne pathologischen Befund
führen (s.a. Kap. 74, »Chirurgie«). Für differentialdiagnostische Überlegungen ist es wichtig, daß aus
klinischen und anamnestischen Daten die positive
Diagnose einer konversionsneurotischen Synkope
gestellt werden kann. Hierfür ist neben dem Fehlen
pathophysiologischer Befunde die Klärung des Konfliktes, der Bedeutung der Symptomwahl und des
primären und sekundären Krankheitsgewinns erforderlich. Die Diagnose einer hysterischen Persönlichkeitsstruktur kann nur als Hinweis, nicht aber als
Beweis gelten (s.a. Kap. 49, »Konversion«).

5.3 Epidemiologie

Die konversionsneurotische Synkope ist neben der
vasovagalen Synkope die häufigste Form der Ohnmacht bei Adoleszenten und jungen Erwachsenen.
In der überwiegenden Mehrzahl sind Frauen betroffen. Bei den an konversionsneurotischen Synkopen
leidenden Männern finden sich Hinweise auf Ge-
schlechtsidentitätsstörungen.

5.4 Pathogenetisches Konzept

Im psychoanalytischen Verständnis ist das Konversionssymptom Ergebnis eines »Selbstheilungsversuches«. Das Symptom stellt einen Kompromiß zwischen den ursprünglichen (Trieb-)Wünschen bzw.
Bedürfnissen und den ihnen entgegenstehenden Forderungen der äußeren Realität oder der intrapsychischen Zensurinstanzen dar. Über verschiedene Abwehrmechanismen gelingt es, die ursprünglichen
Wünsche unter Kontrolle zu bekommen und vom
Bewußtsein fernzuhalten. Zugleich drückt das Symptom in symbolisierter Form noch etwas vom ursprünglichen Wunsch aus. Insgesamt stellt das Symptom so das Endresultat einer mehr oder weniger
komplexen Ich-Leistung dar. Solange dem Ich diese
Form der Konfliktlösung gelingt, sind die Patienten

relativ angstfrei, wenn auch in ihren kommunikativen Möglichkeiten eingeschränkt; nach außen können sie so ruhig und ausgeglichen, wenn auch ein
wenig gleichgültig oder fremd (»la belle indifférence«) wirken. Diese stabilisierende Funktion der
Symptombildung erklärt auch den Widerstand, der
einer psychotherapeutischen Bearbeitung des Konfliktes entgegensteht: eine vom Patienten selbst geleistete »Lösung« des Konfliktes wird in Frage gestellt. Während die Ohnmacht für den Zuschauer
häufig dramatisch und alarmierend wirkt, sind an
konversionsneurotischen Synkopen leidende Patienten über ihre Symptomatik meist nur wenig beunruhigt. Im Gegensatz hierzu ist sich der Patient mit
vasovagaler Synkope seiner Angst – etwa vor einem
medizinischen Eingriff – durchaus bewußt.

An Konversionssymptomen leidende Patienten
sind meist in ihrer sexuellen Erlebnisfähigkeit eingeschränkt. Es kommen extreme Hemmung und Vermeidung sexueller Kontakte ebenso vor wie Promiskuität. Frigidität ist sehr häufig. Die spezielle Bedeutung der Synkope variiert individuell. Eine sexuelle
Bedeutung des Anfalls wird jedoch oft deutlich,
wenn das Verhalten während der Ohnmacht genau
beobachtet wird.

In der konversionsneurotischen Synkope kann
sich der Wunsch nach sexueller Hingabe ausdrücken
– allerdings nur um den »Preis« des Bewußtseinsverlustes. In dieser Symptomwahl wird auch die häufig
große Hilflosigkeit der Betroffenen im Umgang mit
ihren (Trieb-)Bedürfnissen und Wünschen deutlich,
oft als Folge einer Störung der Ich-Entwicklung oder
– vor allem bei Adoleszenten – einer noch ungenügenden Stabilität erwachsener Ich-Funktionen mit
größerer Anfälligkeit für regressive Prozesse unter
entsprechender Belastung.

Bei der eingangs beschriebenen Patientin ist im Zusammenhang mit dem Wunsch, vom Vater akzeptiert zu werden, auch der ödipale Konflikt deutlich; er wiederholt sich
in der Übertragungsbeziehung zum Arzt. Die Symptomwahl kann hier als Identifikation mit der Mutter, die in ihrer Jugend ebenfalls an Synkopen litt, verstanden werden.

5.5 Therapie

Die Synkope selbst bedarf keiner speziellen Behandlung, wohl aber in bestimmten Fällen die zugrundeliegende psychische Störung. Die Gabe blutdruck-
steigernder Medikamente erzielt keinen Effekt und
ist deshalb nicht indiziert.

Beim Gespräch über die Diagnose (vgl. Kap. 50,
»Funktionelle Syndrome«, und Kap. 88, »Zum Umgang mit unheilbar Kranken«) ist es wichtig, eine
Kränkung der oft sehr selbstunsicheren Patienten zu
vermeiden. Handelt es sich, vor allem im Rahmen
der Pubertät und Adoleszenz, um leicht verständliche, entwicklungsbedingte, bewußtseinsnahe sexuelle Konflikte, so sind klärende Gespräche oft ausreichend, aber auch indiziert (Dührssen, 1974).

Bei rezidivierenden konversionsneurotischen
Synkopen ist eine psychoanalytisch orientierte Be-

arbeitung des zugrundeliegenden Konfliktes sinnvoll. Aufgabe des primär versorgenden Arztes ist es, den Patienten hierzu zu motivieren.

Insbesondere bei dieser Patientengruppe hat die Wahl der psychotherapeutischen Methode eine sorgfältig differenzierende psychodiagnostische Abklärung zur Voraussetzung. Zu berücksichtigen ist dabei die Ausprägung der Störung sowie das Verhältnis von konflikthaften und konfliktfreien Persönlichkeitsanteilen. Nicht ganz selten finden sich rezidivierende Synkopen bei Patientinnen, die an schweren Identitätskrisen während der Adoleszenz leiden, sich zum Zeitpunkt der notwendigen Ablösung von den Eltern vom Scheitern bedroht fühlen und in dieser Situation sozusagen vor einer negativen Gesamtbilanz immer wieder »ohnmächtig« zusammenbrechen. Es können gravierende Störungen im Sinne des Borderline-Syndroms vorliegen, die Synkopensymptomatik kann von schweren depressiven Reaktionen mit Suizidversuchen und psychosenahen Bildern abgelöst werden. Das therapeutische Vorgehen muß entsprechend flexibel sein.

6 Psychogene Synkopen unklarer Genese

Schreck, Streß und akute Angst können sowohl zu vasovagalen Synkopen als auch zu rein psychogenen Synkopen führen. Die Betroffenen fühlen sich typischerweise plötzlich schwindelig und verlieren oft rasch das Bewußtsein. Da es sich im allgemeinen um einmalige Ereignisse handelt, liegen keine detaillierten Untersuchungen über diese Form der Synkope vor. Der in der Synkope enthaltene Rückzug (conservation-withdrawal) kann sich wahrscheinlich auch auf überwältigende oder sich zuspitzende innere Konflikte beziehen; so sind bei neurotischen und psychotischen Krankheitsbildern plötzlich auftretende psychogene Synkopen (ohne Kreislaufveränderung) beobachtet worden.

7 Differentialdiagnostische Überlegungen

Die Differentialdiagnose hat Anfallsleiden (Epilepsie, Adams-Stokes-Anfälle, Hypoglykämie etc.) auszuschließen.

Die Diagnose läßt sich häufig aufgrund der genauen Beschreibung der Synkope stellen. Dabei sind in der Anamnese besonders zu beachten:
- die Situation, in der die Symptome auftreten;
- angsterregende Momente in der Situation;
- vorausgehende Belastungen und Konflikte;
- Anwesenheit anderer Personen;
- Atemverhalten;
- Charakter und Dauer prämonitorischer Symptome;
- die Körperlage des Patienten bei Beginn des Anfalls;
- die Zeit bis zum Eintreten des Bewußtseinsverlustes;
- die Dauer des Bewußtseinsverlustes;
- das Auftreten von Krämpfen oder anderen neurologischen Symptomen;
- das Auftreten von Verletzungen oder Zeichen von Inkontinenz;
- der Verlauf der Rekonvaleszenz;
- persistierende Symptome.

Die Befragung von Zeugen des synkopalen Anfalles ist wichtig.

Die meisten Fälle der in diesem Kapitel beschriebenen wiederholten Anfälle von Bewußtseinsverlust werden durch wenige Synkopenformen verursacht. Vor allem bei jüngeren Patienten handelt es sich bei wiederholtem Auftreten von Synkopen in der Mehrzahl der Fälle um psychogene Synkopen. Differentialdiagnostisch kommen hier die vasovagale Synkope, die konversionsneurotische Synkope und die Synkope bei Hyperventilation in Frage. Letztere tritt als Folge der Hypokapnie bzw. der resultierenden respiratorischen Alkalose auf. Das psychogene Hyperventilationssyndrom (s.a. Kap. 52) kann sowohl als Folge neurotischer Angst als auch als Konversionssymptom auftreten. Die Abgrenzung aufgrund psychologischer Daten von Patienten mit rezidivierenden vasovagalen Synkopen gegenüber Patienten mit konversionsneurotischen Synkopen ist oft nicht streng möglich. Mischformen zwischen konversionsneurotischen Synkopen und Synkopen bei Hyperventilationssyndrom sowie alternierendes Auftreten dieser beiden Formen sind häufig. Synkopen psychogenen Ursprungs beginnen fast immer während der Jugend, meist während der Pubertät. Männer leiden öfter an vasovagalen Synkopen, während bei Frauen die konversionsneurotischen Synkopen überwiegen und auch Synkopen infolge eines Hyperventilationssyndroms häufiger sind. Die Differentialdiagnose zwischen diesen drei Synkopenformen läßt sich aufgrund der klinischen Untersuchung einschließlich EEG-Untersuchung stellen. Provokationstests können nötigenfalls herangezogen werden: orthostatische Belastung durch Stehen bzw. auf dem Kipptisch, eventuell Simulation der anamnestisch berichteten Angstsituation bei der vasovagalen Synkope, Hyperventilationsversuch bei Verdacht auf Hyperventilationssyndrom.

Ein Hyperventilationsversuch kann bereits – ohne daß der Patient die Absicht des Arztes bemerkt – während der Auskultation vorgenommen werden. Wenn dabei entsprechende Symptome auftreten, kann der Patient sie schildern, ohne damit die Abwehr des unbewußten Konfliktes aufgeben zu müssen. Patienten, die zur Hyperventilation neigen, sind oft schon am Atemtyp zu erkennen (s.a. Kap. 52, »Das Hyperventilationssyndrom«).

Patienten mit Angstneurose bzw. »Panik-Syndrom« fürchten häufig, ohnmächtig zu werden. Diese Befürchtung entspricht der Angst vor Kontrollverlust, vor einem Zusammenbruch der Ich-Funktionen und muß als solche verstanden werden. Synkopen treten bei diesen Patienten nur selten auf (s.a. Kap. 51, »Funktionelle Herz-Kreislauf-Störungen«).

Wiederholte Synkopenanfälle als Folge organischer Erkrankungen sind gegenüber psychogenen Synkopen selten. Es ist jedoch daran zu denken, daß eine organische Verursachung jenseits des 50. Lebensjahres häufiger wird und daß emotionale Belastungen auch vorwiegend organisch bedingte Synkopen auslösen können, ferner, daß beim gleichen Patienten psychogen bedingte Synkopen in der Jugend in späteren Jahren durch organisch bedingte Synkopen abgelöst werden können (vgl. Kap. 59, »Arterielle Verschlußkrankheiten ...«).

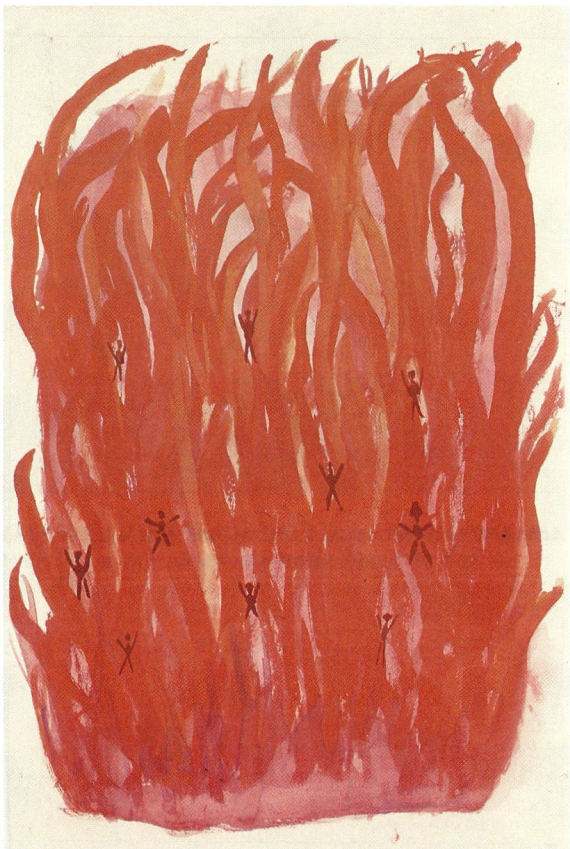

Abb. 40-3 *Zeichnung einer 25jährigen Patientin mit Colitis ulcerosa: »Alle Männer werden in ein Höllen-feuer geworfen.«*

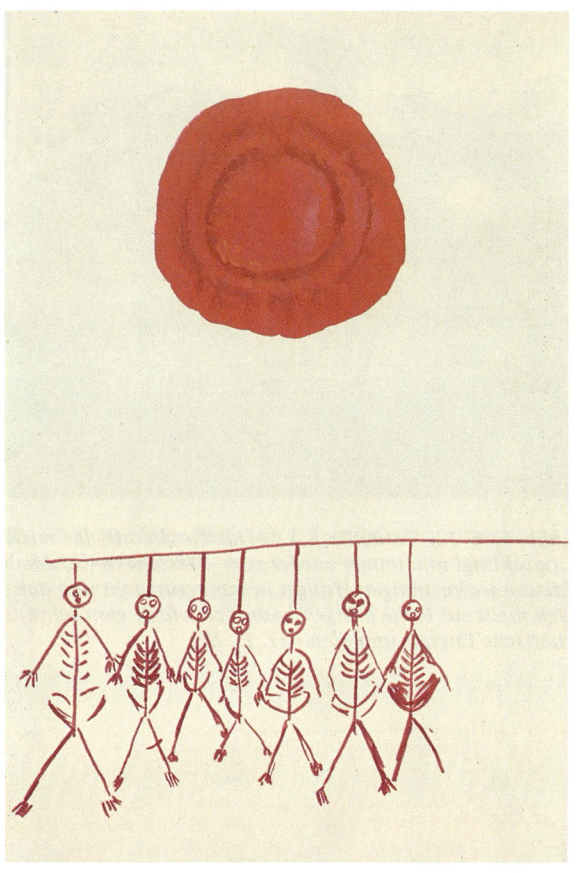

Abb. 40-4 *Zeichnung einer 25jährigen Patientin mit Colitis ulcerosa: Auf den Gerippen der im Höllenfeuer verkohlten Leichen möchte die Kranke Xylophon spie-len. Zum Therapeuten: »Das größte Gerippe links sind Sie«. Im oberen Bildteil: »Brennende Zigarre« (vgl. Text).*

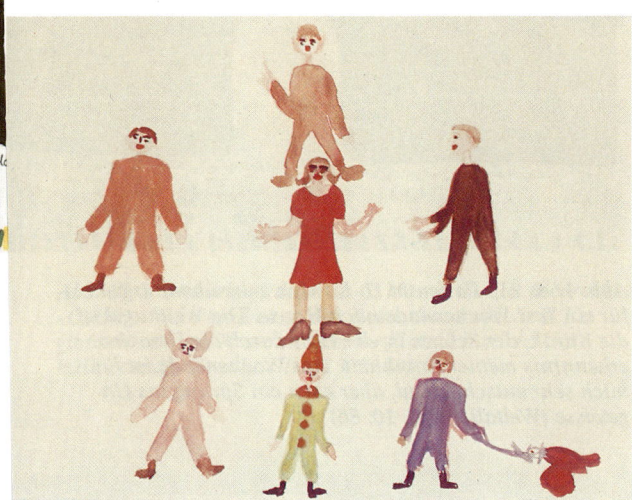

Abb. 40-5 *Zeichnung einer 25jährigen Patientin mit Colitis ulcerosa: Die Patientin läßt die Personen ihrer Umgebung – den Arzt eingeschlossen – als Marionetten um sich herumtanzen.*

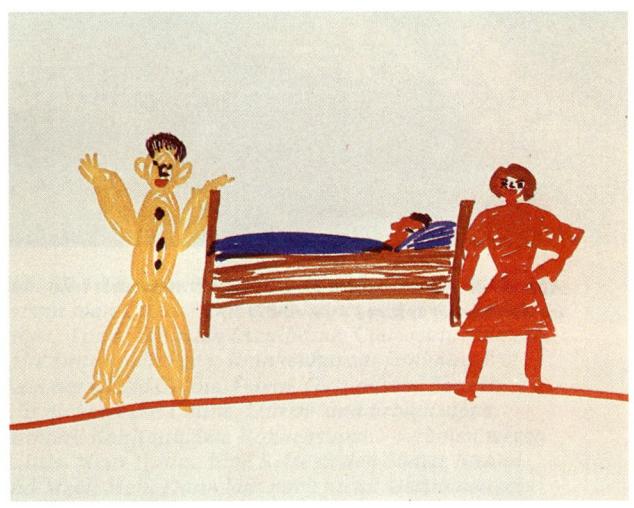

Abb. 40-6 *Zeichnung einer 25jährigen Patientin mit Colitis ulcerosa: Die Kranke stellt ihre eigenen bisher abgewehrten Versorgungswünsche dar.*

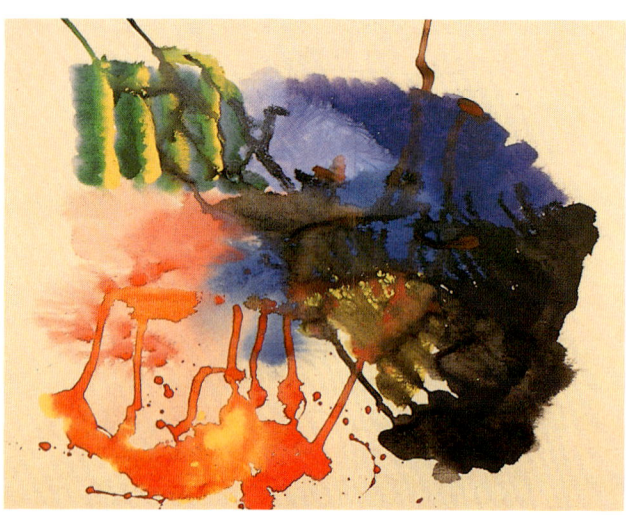

Abb. 64-1 *26j. Patientin B. T. mit Morbus Crohn: »Die Fisteln nehmen unerbittlich ihren Gang!« (14. 3. 88)*

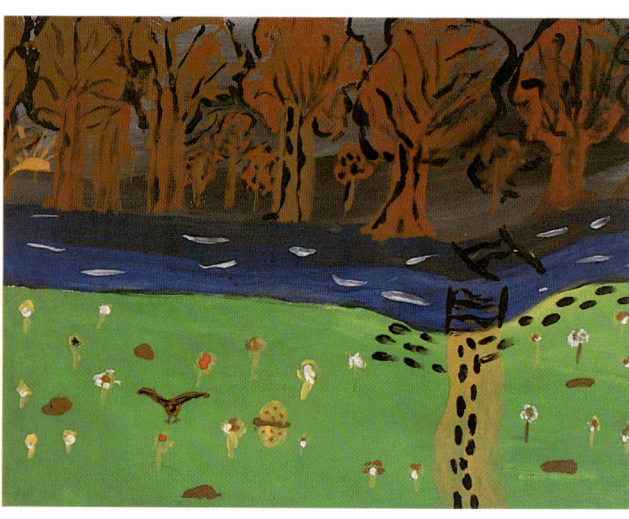

Abb. 64-3 *41j. Patient J. T. mit Morbus Crohn: »Zerbrochene Brücke, suche einen Ausweg, um über den Fluß zu kommen, durch den dunklen Wald ins Sonnenlicht, was noch nicht zu erkennen ist, weil der Wald so endlos tief ist.« (25. 6. 87)*

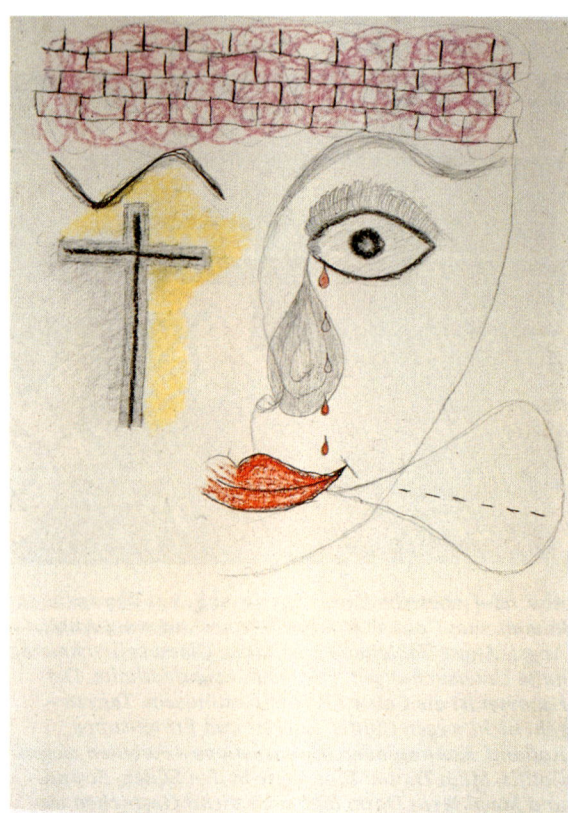

Abb. 64-4 *34j. Patientin L. S. mit Morbus Crohn: »Die Krankheit läßt mich nicht mehr denken und fühlen, teils bin ich gestorben, teils zerrinnt das verbleibende Leben.« (25. 7. 85)*

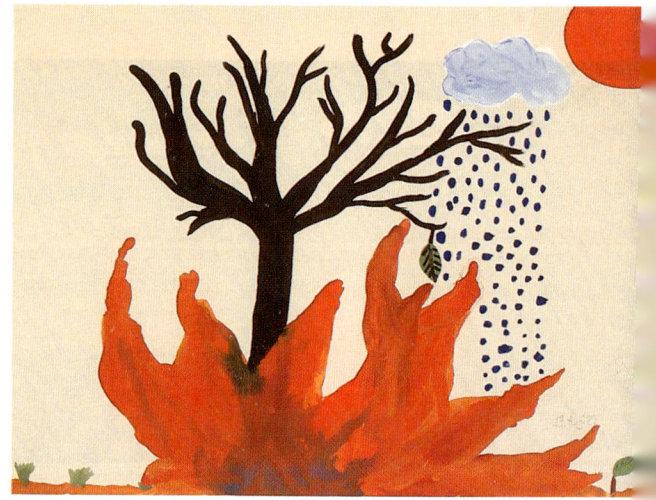

Abb. 64-5 *25j. Patientin J. L. mit Morbus Crohn: »Rot ist für mich eine aggressive Farbe, ebenso wie ich auch das Feuer als aggressiv und bedrohlich, ja sogar lebensgefährlich empfinde. Die Wolke stellt die Therapie dar, die versucht, das Feuer zu löschen. Noch hat der Regen keine Chance. Die beiden Blätter bedeuten meine Hoffnung, auch wenn die Blätter noch immer in Gefahr sind, verbrannt zu werden. Das Feuer steht für alles, was Gefühle vernichten oder überdecken will, so wie z. B. die Umwelt oder auch meine innere Sperre. Der Baum, dessen Gefühle (natürliche Farbe) verbrennen, das bin ich.« (13. 8. 87)*

KAPITEL 54

Funktionelle Syndrome im gastrointestinalen Bereich

Wolfram Schüffel, Thomas Loew, Paul Enck und Thure von Uexküll

1 Einleitung und Historisches

Patienten mit Bauchschmerzen mit oder ohne Blähungen, Völlegefühl und/oder Stuhlunregelmäßigkeiten, d.h. Patienten mit funktionellen Abdominalbeschwerden (FAB), stellen auch in den 90er Jahren dieses Jahrhunderts eine diagnostische und therapeutische Herausforderung dar. Zusammenhänge scheinen auf allen Ebenen – der morphologischen, der physiologischen, der molekularen und der psychosozialen – denkbar und plausibel. Laut epidemiologischer Untersuchungen sind FAB im Zusammenhang mit Streß sehr weit verbreitet. Über 50% aller Personen geben bei epidemiologischen Untersuchungen auch ohne die typische Befundkonstellation, die die Diagnose eines FAB wahrscheinlich macht, Stuhlunregelmäßigkeiten an und 45% Bauchschmerzen (Drossman et al., 1982). Diese »Symptome« sind Lebensprozessen zuordenbar und zunächst bis zu einem gewissen Grad also keineswegs als krankhaft sondern als normal einzustufen. Genauso ist eine gewisse »Exazerbation«, z.B. nach dem Genuß von bestimmten von Natur aus blähenden Nahrungsmitteln, die individuell unterschiedlich gut vertragen werden, verstehbar. Auch der Zusammenhang zwischen belastenden Lebenssituationen und dem Vorgang der Verdauung wird bildhaft in der Umgangssprache deutlich, in Redewendungen wie »Schiß« haben, etwas sei »zum Kotzen«, etwas »schlage auf den Magen«, es »vergehe der Appetit«, die in der ein oder anderen Form in allen Sprachen vorkommen.

Passagere Körpersensationen können eine zusätzliche Informationsquelle darstellen. Eine intensivierte Wahrnehmung von Veränderungen wie z.B. Kloßgefühle im Hals, Herzklopfen, das Verspüren eines Druckes im Oberbauch oder der Darmperistaltik kann dazu beitragen, auf unbewußte Konflikte besser aufmerksam zu werden, eine Technik, die in körperorientierten Psychotherapieverfahren, z.B. in der Gestalttherapie (Staemmler und Bock, 1987; Loew et al., 1994) bewußt eingesetzt wird. Analog zum Schmerz können FAB – akut auftretend – also für den Körper wichtige Signale darstellen und somit eine Bedeutung gewinnen; bei chronischem Vorhandensein erfüllen sie diese unmittelbare Aufgabe nicht mehr und führen zu einem deutlichen zusätzlichen Leidensdruck (Raspe, 1993).

Die klinische Erfahrung zeigt, daß neben dem gastrointestinalen Symptomenkomplex bei vielen Patienten eine psychologische oder auch psychopathologische Ebene deutlich wird. Manchmal kann eine kausale Verknüpfung vorliegen, z.B. wenn das körperliche Symptom Manifestation eines affektiven oder psychosenahen Geschehens ist. Grundsätzlich können zwei zentrale Konzepte der Symptombildung betrachtet werden. Zum einen können Affekte einen körperlichen Ausdruck erfahren, z.B. Aufregung durch vermehrtes Schwitzen, schnelleren Herzschlag, plötzlichen Stuhldrang. Zum anderen könnte ein Symptom ein symbolischer Hinweis auf einen unbewußten Konflikt sein (s.a. Kap. 49, »Konversion«), etwa psychogene Lähmungen bei Problemen in der Partnerschaft. Persönlichkeitszüge, -störungen, neurotische Entwicklungen oder Reaktionen, also aktuelle psychosoziale Belastungen können daneben auf die individuelle Gestaltung und die Präsentation von körperlichen Symptomen einen Einfluß haben. Für die Behandlung ist es später wichtig, alle diese Anteile in die Überlegungen einzubeziehen und in ihrer individuellen Bedeutung zu gewichten.

In der wissenschaftlichen Literatur werden FAB erstmalig von Da Costa 1871 beschrieben. Er berichtete über sieben Kranke, bei denen er unter anderem Merkmale wie Empfindlichkeit oder Verletzbarkeit erwähnte und bei denen die Diagnose »Reizdarm« nach den heutigen Kriterien gestellt werden könnte. Bezeichnet wurde die Krankheit damals als »membranöse Enteritis«. In der ersten Hälfte dieses Jahrhunderts beschäftigten sich Bockus und Mitarbeiter (1928), Friedenwald und Mitarbeiter, Jordan und Kiefer (1929) sowie Bargen (1935) mit einem Beschwerdekomplex, bei dem die beobachteten gastrointestinalen Symptome unspezifischer waren und der heutzutage am ehesten unter der Bezeichnung FAB subsumiert werden würde. Bemerkenswerterweise wurden bereits zu diesem Zeitpunkt immer somatische und psychosoziale Aspekte miterörtert. White, Cobb und Jones legten 1939 eine erste umfassende Darstellung der funktionellen gastrointestinalen Syndrome anhand von 60 konsekutiv in ihrer Klinik aufgenommenen Patienten mit »muköser Kolitis« in einer Monographie dar. 1946 wurden von Halsted und Mitarbeitern erstmals gastroskopische und psychische Befunde gegenübergestellt, die man bei Militärangehörigen während des zweiten Weltkrieges erhoben hatte. Im Zusammenhang mit subjektiven psychosozialen Belastungen beschrieben sie dyspeptische Beschwerden, die nachweislich kein organisches Korrelat hatten und kennzeichnenderweise in Situationen zunahmen, in denen die Soldaten nicht offen rebellieren konnten. Kurz darauf beobachteten Almy und Mitarbeiter (1947, 1949a, b, c, 1950) ein regelmäßiges Zusammentreffen von subjektiven Empfindungen und Veränderungen der Kolonmotilität bei Patienten mit spastischem Kolon. Chaudary und Truelove (1962) zogen aufgrund ihrer Untersuchungen an 130 Patienten den Schluß, daß diese nur dann ausreichend behandelt wurden, wenn der Arzt ihre Gesamtsituation berücksichtigte. Eine Sichtung der Literatur (Schüffel, 1976) zeigte, daß darüber hinaus im Gastrointestinaltrakt aufgezeigt werden konnte, daß im Organismus zwei grundlegende psychophysiologische Verhaltensmuster wirksam werden: »fight-flight« und Depression-Rückzug (vgl. Abschnitt 6).

Auch in den 90er Jahren besteht klinischer und wissenschaftlicher Konsens, daß noch keine zufriedenstellende Therapie vorliegt (Almy, 1992). In letzter Zeit scheint sich eine Behandlungsstrategie durchzusetzen, die maßgeblich auf dem differenzierten Wissen über die Magen-Darm-Motilität, die Schmerzwahrnehmung und -verarbeitung sowie auf einem zunehmenden psychotherapeutischen Verständnis basiert. Verschiedene kontrollierte Studien belegen zum einen die Wirkung der einzelnen therapeutischen Ansätze, zeigen aber auch, daß ein multimodaler Ansatz bei differenzierter Betrachtungsweise des Patientenkollektivs am effektivsten sein wird (Drossman und Thompson, 1992).

2 Exemplarische Patientengeschichte

Eine gesund, aber ältlich wirkende 31jährige Dame, die sehr dezent-korrekt gekleidet war, litt in unregelmäßigen Abständen an hochgradigen Unterbauchschmerzen, die nicht eindeutig lokalisierbar waren. Zeitweise waren sie mit Durchfall verbunden. Diese Zustände konnten länger anhalten und schließlich in einen drückenden Oberbauchschmerz, in Übelkeit und tagelang anhaltende Appetitlosigkeit übergehen. Die Durchfälle sistierten gewöhnlich, wenn es zur Appetitlosigkeit kam.

Die Patientin war ledig und von Beruf Heimerzieherin. Heimlich war sie von sexuellen Themen fasziniert, die natürlich bei den jugendlichen Heimbewohnern eine große Rolle spielten, wehrte ihr Interesse aber durch eine ausgeprägte Oralität ab. Die Beschwerden schilderte sie in einer nachdrücklich-klagenden, fast anklagend wirkenden Form.

Die Unterbauchschmerzen traten gewöhnlich dann auf, wenn die Heimleiterin in Urlaub ging. Die Patientin hatte zu diesen Zeiten selbständig ein Heim für schwererziehbare junge Mädchen zu leiten. Nach außen gesehen kam sie den gleichen Verpflichtungen wie sonst nach; nur mußte sie nach den Statuten des Heimes die Heimleiterin in deren Abwesenheit vertreten. Das war den Heimbewohnern bekannt, und die Patientin fühlte sich in diesen Zeiten sehr genau beobachtet.

Über zum Teil schwerste Oberbauchschmerzen mit Brechreiz und Apathie, dagegen kaum über Unterbauchschmerzen, allerdings zeitweise verbunden mit Durchfall, klagte die Patientin dann, wenn außer der Heimleiterin auch zufällig die Wirtschaftsleiterin gleichzeitig abwesend war. Die Patientin hatte die Wirtschaftsleiterin als außerordentlich hilfreich, ja fast liebevoll-versorgend kennengelernt. Diese hatte offensichtlich die Hilfsbedürftigkeit der Patientin erfaßt, wenn die Heimleiterin abwesend war: Sie kochte dann regelmäßig eine leichte Nahrung und sorgte sich darum, daß die Patientin das Essen zu sich nehmen konnte. Die Schilderungen der Patientin hinterließen beim Untersucher den Eindruck, daß die schlimmsten Beschwerden von der Wirtschaftsleiterin verhindert werden konnten.

3 Morphologische und physiologische Grundlagen des Konzepts »Funktionelle Abdominalbeschwerden« (FAB)

Als FAB werden mehrere gastrointestinale Syndrome zusammengefaßt, die differentialdiagnostisch-anatomisch auf einzelne Abschnitte des Verdauungsapparates einschließlich der Speiseröhre bezogen werden können (Tab. 54-1).

Tab. 54-1 Aktuelle und historische Bezeichnungen und anatomische Relation.

	Vegetative Neurose/Dystonie		
	Funktionelle Abdominalbeschwerden (FAB)		
	Funktionelle Oberbauchbeschwerden (FOB)	Funktionelle Unterbauchbeschwerden (FUB)	
International	**Funktionelle Dyspepsie**	Irritable bowel syndrome	
Deutsch	Reizmagen	**Reizdarm**	
historisch	»Gastritis«		spastisches Kolon
	Gallenwegsdyskinesie		Colon irritabile/spasticum
	»nervöser Magen«		Reizkolon
			spastische Obstipation
	Magenneurose		Colica mucosa
	»Postcholezystektomiesyndrom«		membranöse Kolitis
Lokalisation	Magen/ Duodenum	Dünndarm	Dickdarm
	funktionelles Magen-Darm-Syndrom		

Im Prinzip erfolgt die Steuerung des Verdauungstrakts durch das autonome Nervensystem. Die glatte Muskulatur des Intestinaltrakts ist von mindestens zwei unabhängigen Nervengeflechten umgeben, wobei Hinweise vorliegen, daß möglicherweise auch strukturelle Veränderungen dieses als »kleines Gehirn« des Darmes bezeichnete enterische Nervensystem (Enck und Frieling, 1993) bei einzelnen gastrointestinalen Störungen nachzuweisen sind (Krishnamurthy und Schüffler, 1987). Auch verschiedene Neuropeptide, z. B. Gastrin, Somatostatin oder Oxytocin haben für die Funktion eine Bedeutung (Uvnäs-Moberg et al., 1990). Fukudo und Suzuki (1987) sahen unter kontrollierten Bedingungen bei Reizdarmpatienten während eines psychologischen Stresses einen signifikant erhöhten Kolon-Motilitätsindex verbunden mit einem erhöhten Plasma-Motilin-Spiegel, jedoch nicht bei gesunden Normalpersonen.

Ins Bewußtsein vordringende Wahrnehmungen stehen in erster Linie in Zusammenhang mit ablaufenden Kontraktionen, die den jeweiligen Darmabschnitten zuordenbar sind. Es konnte gezeigt werden, daß während des Nicht-REM-Schlafes keine Unterschiede der Bewegungsmuster des Dünndarms bei Reizdarmpatienten und Gesunden nachzuweisen waren, wohl aber bei ersteren abnorme Befunde während der REM-Schlaf-Phasen (Kumar et al., 1992). Drei Stunden nach einer mit mTc-markierten Getreidemahlzeit nach vorherigem Fasten war eine deutliche Verlangsamung des Transits im Bereich der Ileozökalregion bei zehn Patientinnen mit Reizdarmsyndrom im Gegensatz zu den acht gesunden Kontrollen festzustellen (Trotman und Price, 1986). Motilitätsstörungen können als Spasmen beziehungsweise anhaltende Körpersensation oder Schmerz wahrgenommen werden. Die intestinale Perzeption basiert auf dem jeweiligen Dehnungsgrad des Darmes und ist individuell unterschiedlich (Bradette et al., 1991; Lémann et al., 1991). Die gleichzeitige Dehnung verschiedener intestinaler Abschnitte führt zu einer Symptomverstärkung (Accarino et al., 1992). Damit gastrointestinale Symptome zu FAB werden, müssen sie im Erleben des Patienten als Störung imponieren. Eine intestinale Hypersensibilität konnte nach Dehnungen des Magens (Bradette et al., 1991; Lémann et al., 1991) und des Rektosigmoids (Whitehead et al., 1990) mittels eines Ballons gezeigt werden. Patienten berichteten im Vergleich zu gesunden Probanden Schmerzen bereits bei geringeren Dehnungsvolumina. Gleich große Dehnungsvolumina empfanden sie als schmerzhafter im Vergleich zu den Kontrollpersonen ohne intestinale Beschwerden (Bradette et al., 1991; Lémann et al., 1991; Whitehead et al., 1990). Auf der anderen Seite wurde gezeigt, daß Reizdarmpatienten im Vergleich zu gesunden Kontrollpersonen einen kutanen Schmerzreiz weniger wahrnehmen, ein Phänomen, das auch bei Patienten mit Morbus Crohn zu bemerken ist; die Reizdarmpatienten scheinen also nicht generell schmerzempfindlicher (Cook et al., 1987). Zumindest bei Gesunden ist die kutane Schmerz-

schwelle für einen Hitzeschmerz bei viszeraler Belastung, z. B. durch einen intraluminal aufgeblasenen Ballon, erhöht (Musial et al., 1992).

Damit die Diagnose »FAB« gestellt werden kann, darf per definitionem keine organische Erkrankung vorliegen, die zur Erklärung der Beschwerden ausreichen würde. Auch wird ein Persistieren der Symptome über mehr als drei Monate gefordert (Drossman et al., 1990b). Genauer wird hierauf in dem Abschnitt 8 eingegangen werden.

4 Grundlagen einer klinischen Einteilung

Unterschiedliche Syndrome können klinisch abgegrenzt werden. Historisch lassen sich bei der Benennung zwei Strömungen unterscheiden:
- Die Beschwerden werden einem Ursprungsorgan zugeschrieben.
- Die Lokalisation steht im Vordergrund.

Grundsätzlich ist eine Differenzierung sinnvoll, weil dadurch eine zielgerichtetere Diagnostik und vielleicht spezifischere Therapie möglich wird. Da der Verdauungstrakt makroskopisch und funktionell in einen oberen und unteren Trakt unterteilt werden kann, und auch symptomatisch klinische Entitäten abgrenzbar sind, unterscheiden wir grundsätzlich zwei Hauptgruppen:
- Die **funktionelle Dyspepsie** (Drossman et al., 1990b), deren Symptome sich in erster Linie auf den Oberbauch projizieren und nachfolgend als »funktionelle Oberbauchbeschwerden« (FOB) bezeichnet werden und
- abdominelle Beschwerden, die im Zusammenhang mit Stuhlunregelmäßigkeiten zu beobachten sind (Reizdarmsyndrom) und nachfolgend als **»funktionelle Unterbauchbeschwerden«** (FUB) bezeichnet werden.

Schmerz- und Beschwerdeprojektionsflächen können der abdominellen Topographie zugeordnet werden. Üblicherweise werden klinisch Ober- und Unterbauch, evtl. das Epigastrium sowie die paraumbellikale Region um den Nabel unterschieden. Auch eine Seitenbetonung kann beschrieben werden. Eine eindeutige Zuordnung ist oft nicht möglich, weil die Organe anatomisch enge Beziehungen haben. Sie können durch Adhäsionen oder Bridenstränge, die ganz unabhängig von Voroperationen in bis zu 15% der Bevölkerung zu beobachten sind, mit der Bauchdecke oder untereinander verbunden sein. Die Projektionsfläche einer Störung muß nicht unbedingt einen direkten Bezug zur anatomischen Lokalisation haben (Falise, 1960). Im linken Oberbauch befindet sich z. B. üblicherweise sowohl die linke Kolonflexur als auch der Magenkorpus. Die Ileozökalregion kann sowohl im rechten Unter- wie Mittel- wie Oberbauch gelegen sein. FOB können demzufolge sowohl durch Motilitätsstörungen des Magens als auch des Darmes verursacht sein, genauso wie FUB auf Darmbeschwerden, aber ebenso auch auf Störungen funktioneller Art der weiblichen Geschlechtsorgane, z. B.

im Rahmen des prämenstruellen Syndroms (Novaes Soares, 1993) zurückführbar sind. Traditionelle Synonyma sind in Tabelle 54-1 (ohne Anspruch auf Vollständigkeit) den in internationalen Konsenskonferenzen (Drossman et al., 1990b) und in der internationalen wissenschaftlichen Literatur eingeführten Syndromen gegenübergestellt. Die Bezeichnungen sagen mehr über vorherrschende Konzepte und Auffassungen in der Medizin aus als über die zugrundeliegende Störung. FAB sind kulturgebundene Syndrome (s. a. Kap. 50, »Funktionelle Syndrome«). Psychosoziale Verhaltensweisen werden bei der Klassifizierung nicht berücksichtigt.

Daneben werden eine Reihe anderer umschriebener Störungen abgegrenzt:

– Der nicht-kardiale Thoraxschmerz (Drossman et al., 1990b), der häufig von den Patienten nicht mit einem Verdauungsproblem verknüpft wird, wird in einem eigenen Kapitel (s. a. Kap. 51, »Funktionelle Herz-Kreislauf-Störungen«) behandelt. Zu erwähnen ist, daß auch experimentell gezeigt werden konnte, daß bei Patienten mit diesem Beschwerdebild im Vergleich zu Kontrollprobanden keine gestörte lokale motorische Reflexantwort während einer Ballondehnung gezeigt werden kann (Richter et al., 1986; Frieling et al., 1992).

– Die Gallenwegsdyskinesie: Bei der differentialdiagnostischen Abklärung von Oberbauchschmerzen können mittels endoskopischer retrograder Cholezysto-Pankreatikographie (ERCP) in sehr seltenen Fällen Motilitätsstörungen röntgenologisch dokumentiert werden, die (noch seltener) auch den Ausführungsgang des Pankreas betreffen können. Intraduktale Manometriebefunde weisen ebenso in diese Richtung. Marizi und Mitarbeiter (1989) sahen eine reduzierte Gallenblasenmotilität nach einer Reizmahlzeit, wenn vorher ein Kaltwasser-Streß-Test an der nicht dominanten Hand durchgeführt wurde.

– Die habituelle Obstipation (Bräutigam und Christian, 1986): Für eine spezielle Betrachtung der chronischen Obstipation sprechen neben psychodynamischen Gesichtspunkten neuerdings auch neuroendokrinologische (Milner et al., 1990) und manometrische Befunde (Enck et al., 1990a), die demzufolge die tiefenpsychologischen Überlegungen, nach denen diese »Verstopfung« auch im Sinne einer analen Charakterfixierung, die sich in Eigenschaften wie Eigensinn, Ordnungsliebe und Sparsamkeit mit ihren Übersteigerungen Intoleranz, Pedanterie und Geiz zeige (Freud, zitiert nach Bräutigam und Christian, 1986), in ein neues Licht rücken. Es konnte gezeigt werden, daß sich über eine experimentelle willkürliche Stuhlretention eine Passageverzögerung im Dickdarm initiieren ließ, die einer pharmakologisch induzierten temporären Obstipation ähnlich war (Klauser et al., 1990; Enck et al., 1992).

– Das »spastische Beckenbodensyndrom«: Bei dieser im Beckenboden lokalisierten Funktionsstörung, die manchmal mit einer Schmerzprojektion auf den Unterbauch assoziiert ist, konnten

pathologische elektromyographische Befunde nachgewiesen werden, die gut mit den Beschwerden bei der Defäkation, bedingt durch eine anhaltende Kontraktion, korrelieren (Bleijenberg und Fennis, 1991). Es kann mit einem Reizdarmsyndrom vergesellschaftet sein.

4.1 Funktionelle Oberbauchbeschwerden bzw. Reizmagen (FOB)

Wie in Abschnitt 3 bereits diskutiert, zeichnet sich ein internationaler Konsens ab (Drossman et al., 1990b), episodische oder persistente Symptome, die vom oberen Gastrointestinaltrakt herrühren, als nicht organische oder funktionelle Dyspepsie zu bezeichnen. Synonyma sind im Deutschen: Funktionelle Oberbauchbeschwerden und Reizmagen. Bestimmte wiederkehrende typische Beschwerdemuster oder plausible Erklärungen zur Pathogenese erlauben eine weitere beschreibende Differenzierung (Heading, 1991; Müller-Lissner und Koelz, 1992).

Hiervon ist ein Beschwerdekomplex abzugrenzen, der mit der Aerophagie einher geht und für den ein salvenartiges geräuschvolles Aufstoßen charakteristisch sei (Th. v. Uexküll, 1960). Nach diesem Aufstoßen muß gefragt werden, da es die Patienten meist nicht selbst angeben. Sie sehen häufig keinen Zusammenhang zwischen den Oberbauchbeschwerden und dem Aufstoßen. Das Symptom findet sich aber nur, wenn Aufstoßen und Schlucken von Luft unbewußt wechseln. Als »Römheld-Syndrom« wurden herzbezogene Schmerzen bezeichnet, die durch das hochgedrängte Zwerchfell bei überblähter Magenblase hervorgerufen werden.

4.2 Reizdarmsyndrom

Definitionsgemäß müssen folgende Kriterien erfüllt sein: Chronische oder wiederkehrende abdominelle Schmerzen oder Beschwerden für mindestens drei Monate, die mit Stuhlgang nachlassen oder mit einer Änderung der Stuhlkonsistenz oder -frequenz assoziiert sind und mindestens drei der folgenden Symptome bei mehr als 25% der Stuhlgänge aufweisen:
– veränderte Stuhlfrequenz,
– veränderte Stuhlpassage;
– vermehrter Schleimabgang;
– Blähungen (Drossman et al., 1990b).
Nach den sogenannten »Manning-Kriterien« (Manning et al., 1978) bemerken diese Patienten außerdem häufiger ein Gefühl der nur unvollständigen Entleerung nach Stuhlgang.

Nach einer kontrollierten Untersuchung geben insbesondere die Patienten morgendliche Schmerzen an, die die Nacht zuvor schlecht geschlafen hatten (Goldsmith und Levin, 1993), wenngleich wegen dieser Beschwerden der nächtliche Schlaf selten unterbrochen wird. Harvey und Mitarbeiter (1987) untersuchten 104 konsekutive ambulante Patienten einer gastroenterologischen Abteilung und fanden

60%, die länger als 2 Jahre Beschwerden hatten, zum Teil auch intermittierend; nur 25% dieser Patienten waren seit weniger als 6 Monaten krank.

An 45 ambulanten Patienten mit Bauchschmerzen arbeiteten Conen und Frey (1982) Unterschiede zwischen den 17 organisch kranken und 28 FAB-Patienten heraus. Die Beschwerden der FAB-Patienten sind hochsignifikant häufiger im Urlaub gebessert. Signifikant häufiger sind sie im Stehen stärker als im Liegen, treten in den ersten 30 Minuten postprandial auf, vor allem morgens und sind mit Palpitationen, Migräne, Globusgefühl und Atembeklemmung verbunden. Im Vergleich mit organisch Erkrankten wirken die FAB-Patienten rigid-gespannt und übertrieben gepflegt im Äußeren.

Gewöhnlich umschreiben die Patienten ihre Beschwerden. Spontane Hinweise auf psychische oder soziale Zusammenhänge sind selten. Als Verhaltensvignette der Patienten während der körperlichen Untersuchung wurde das »closed eye sign« beschrieben (Gray et al., 1988): Im Vergleich zu Patienten mit organischen Darmläsionen, die ängstlich die palpierenden Hände des Arztes beobachten, halten Patienten mit funktionellen gastrointestinalen Schmerzen während der körperlichen Untersuchung oft die Augen geschlossen, weil sie – unbewußt – keine schmerzhafte Palpation erwarten.

4.3 Vergesellschaftung mit anderen Symptomen

Randsymptome

Die Diagnose der FAB wird dadurch erschwert, daß sie praktisch alle organischen Krankheitsbilder im gastrointestinalen Bereich nachahmen können. Daher ist es wichtig zu wissen, daß alle funktionellen Syndrome häufig sogenannte »Randsymptome« aufweisen (Th. v. Uexküll, 1963). Maxton und Mitarbeiter (1991) zeigten an 107 Patienten mit FUB im Vergleich zu 295 Patienten mit anderen gastrointestinalen Erkrankungen, daß sie sich auszeichneten durch Lethargie, das Gefühl der inkompletten Darmentleerung, Alter unter 40, Rückenschmerzen, ein schnelles Sättigungsgefühl und plötzlichen Harndrang. Whorwell und Mitarbeiter (1986) sahen bei ihren Patienten häufiger Nykturie, plötzlichen Harndrang, eine inkomplette Blasenentleerung, Rückenschmerzen, einen unangenehmen Geschmack im Mund, Müdigkeit und bei Frauen Schmerzen beim Geschlechtsverkehr. Die Symptome konnten unabhängig davon beobachtet werden, ob die Patienten eine zusätzliche psychiatrische Erkrankung hatten oder nicht.

Enge Beziehungen bestehen zwischen den FAB an sich und anderen gastrointestinalen Symptomen wie Appetitstörungen oder gastroösophagealem Reflux. Almy (1983) beschreibt eindrucksvoll Verbindungen zwischen dem zyklischen Erbrechen bei Kindern, Migränezuständen, Schwangerschaftserbrechen, Anorexia nervosa und dem Postcholezystektomiesyndrom. Als kindliche Form des Reizdarmsyndroms gelten wiederkehrende Bauchschmerzen (»recurrent abdominal pain«). Auffällig häufig finden sich in der Krankengeschichte gynäkologische oder urologische Konsultationen (Prior und Whorwell, 1989) und operative Eingriffe wie z.B. Laparoskopien und Hysterektomien (Prior et al., 1992; Heaton et al., 1993).

FAB und ihre Beziehungen zu anderen Beschwerdebildern

Triadafilopoulos und Mitarbeiter (1991) fanden unter 123 Fibromyalgiepatienten bei 73% eine FAB-Symptomatik, bei 54 Patienten mit degenerativen Erkrankungen des Skelettsystems 37% FAB und bei 46 Gesunden keine. Hudson und Mitarbeiter (1992) konnte die Befunde an 33 Frauen mit Fibromyalgie bestätigen.

Simkina und Mitarbeiter (1991) sehen in einer retrospektiven Studie einen Zusammenhang zwischen dem Auftreten von Dickdarmadenomen, die allerdings nicht maligne entartet sein sollen, und einem chronischen Reizdarmsyndrom (Beobachtungszeiten 13–15 Jahre). Kontrollierte Studien liegen zu dem Thema bisher nicht vor.

Die Ergebnisse aus prospektiven epidemiologischen Feldstudien mit über 18 000 Personen zeigen, daß Befragte, die wenigstens ein organisch nicht erklärbares gastrointestinales Symptom beklagten, signifikant wahrscheinlicher einmal im Leben an einer »major depression« erkranken (7,5% gegenüber 2,9%); diejenigen, die über zwei Symptome klagten, hatten ein viermal höheres Risiko für Depressionen, 17,8% eine Agrophobie und in 5,2% Panikattacken (Walker et al., 1992). Eine Untersuchung im Kanton Zürich ergab eine Prävalenz von 9–12% und erhöhte Skalenwerte für Depression und Ängstlichkeit im Vergleich zu Kontrollen (Wicki und Angst, 1992).

5 Epidemiologie

Etwa 30% der Gesamtbevölkerung der westlichen Industrienationen geben bei Befragungen zeitweise bestehende Symptome an, die als »dyspeptische Beschwerden«, Leitsymptomen der FOB (z.B. Oberbauchschmerz, postprandiales Völle-, frühzeitiges Sättigungsgefühl, Blähungen, Übelkeit, Erbrechen) aufgefaßt werden können (Jones, 1989). Mehrere Studien aus den 80er Jahren lassen darauf schließen, daß 15–20% der Bevölkerung der westlichen Industrienationen über FUB klagen und daß Frauen etwas häufiger betroffen sind (Thompson und Heaton, 1980; Drossman et al., 1982; Thompson, 1986; Bommelaer et al., 1986; Welch et al., 1985). Neuere Untersuchungen ergaben Prävalenzraten für den Reizdarm zwischen 17 und 21,6% (Talley et al., 1991; Jones und Lydeard, 1989). Daneben konnte auch gezeigt werden, daß die Anzahl der FUB-Patienten in einer Population schwankt. Talley und Mitarbeiter (1992) fanden, daß von 582 symptomfreien Patienten einer epidemiologischen Studie 9% innerhalb von sechs Monaten bis 2 Jahren Symptome entwickelten und umgekehrt 38% der bei Ersterhebung symptomatischen Befragten bei der Zweiterhebung symptomfrei waren.

Funktionelle Abdominalbeschwerden, also FOB und FUB zusammengenommen, stellen demzufolge die häufigste Ursache für abdominelle Beschwerden mit einer hohen Prävalenz in allen Altersgruppen dar. Auch über 80jährige können durchaus bis zu 20% (Jones und Lydeard, 1989) betroffen sein. Nur ein geringer Anteil dieses Personenkreises stellt sich dann tatsächlich beim Arzt vor und wird dem Gastroenterologen überwiesen. Dort macht er einen Anteil von 25–50% der Kranken aus (Harvey et al., 1987; Mitchell und Drossman, 1987; Ferguson, 1977). Über die Verteilung von FAB in Abhängigkeit von Sozialstatus und beruflicher Tätigkeit ist zur Zeit wenig bekannt.

6 Psychophysiologie

Ätiologie und Pathogenese der FAB werden allgemein in Kapitel 50 »Funktionelle Syndrome«, abgehandelt. Nach den morphologischen und physiologischen Grundlagen soll hier auf spezielle psychophysiologische Untersuchungsergebnisse im historischen Kontext eingegangen werden, die für die FAB von pathogenetischer Bedeutung sind.

Wie oben aufgeführt, kann als gesichert angenommen werden, daß im Bereich des Verdauungstraktes zwei grundlegende psychophysiologische Muster zu unterscheiden sind. Die Arbeiten von Wolf und Wolff (1947), die bis heute beispielhaft diese Unterscheidungen belegen, basieren auf der intensiven kontinuierlichen Beobachtung von fünf Magenfistel-Patienten, darunter insbesondere auf den Beobachtungen, die sie im Laufe von 16 Jahren an Tom, einem ihrer Laboranten, machen konnten.

Tom war 1895 wegen einer Ösophagusatresie, die er sich im Anschluß an das versehentliche Verschlucken eines kochenden Fischgerichtes zugezogen hatte, operativ eine Fistel angelegt worden. Ein halbes Jahrhundert lang hatte er sich durch sie ernährt. Wolf konnte das äußere Erscheinungsbild dieser Fistel mit verschiedenen physiologischen Funktionen korrelieren und diese schließlich mit Toms psychischem Zustand in Beziehung setzen. Wolf beschrieb die zwei Verhaltensmuster folgendermaßen:
1. Tom klagte über epigastrische Schmerzen. Er war gereizt, ohne den Ärger recht ausdrücken zu können. Eine Vorwurfshaltung war spürbar. Im Magen fanden sich Zeichen von Hypermotilität und Hyperazidität. Der Magen verhielt sich wie während der Essensaufnahme. Insgesamt lag eine verstärkte Magenaktivität vor. Nach längeren Perioden dieser Aktivität und damit verbundenen Hyperämien der Mukosa konnte sie unter Umständen blaß werden, blieb aber geschwollen und ödematös. Zu diesen Zeitpunkten ließ sich verschiedentlich eine hohe Azidität nachweisen. Biologisch schien diese Reaktion ein Äquivalent für Nahrungsaufnahme und für den Wunsch nach Einverleibung allgemein zu sein.
2. Tom klagte über Übelkeit und Erbrechen. Er wirkte recht zurückgezogen und sein Verhalten erinnerte an

Menschen, die sich mit einer Nahrungsmittelvergiftung plagten. Die Magenmukosa war blaß, die Säureproduktion ging ebenso wie die Motilität zurück. Es handelte sich um ein plötzliches Stoppen der gastrischen Verdauung. Diese Erscheinungsform wurde von Wolff als »riddance-« oder Auswurfmuster beschrieben.

Almy und Mitarbeiter (1950) sigmoidoskopierten Normalpersonen und Reizdarmpatienten und führten dabei belastende Interviews durch und dokumentierten die Kolonreaktion oder zeichneten die Kontraktionen mittels einer intraluminalen Ballontechnik auf. Grace und Mitarbeiter (1950) kontrollierten die einsehbaren Kolonabschnitte bei teilektomierten Patienten durch den Anus praeter, während mit den Patienten Gespräche geführt wurden. Auch hier ließen sich zwei grundlegende Muster differenzieren:
1. Hilf- oder Hoffnungslosigkeit verbunden mit dem Gefühl des Ungenügens oder des Selbstvorwurfs korrelierten mit dem Aussetzen der Motilität.
2. Diskussionen über Themen, die Ärger durch Vorwürfe (»resentment«) auslösten, führten zu Kontraktionen, die als schmerzhaft empfunden wurden und zu mehr motorischer Aktivität.

Die beiden Grundformen wurden bei den unterschiedlichsten Probanden beobachtet, nicht nur bei FAB-Patienten. Chaudhary und Truelove (1962) fanden die vorher beschriebenen Muster allerdings nur bei 42% der Patienten in einer symptomatischen Phase und bei 13% derjenigen, die zum Untersuchungszeitpunkt beschwerdefrei waren. In den folgenden Jahren wurden kontrollierte Experimente, deren Grundvariablen ähnlich wie die in den vorbeschriebenen Untersuchungen waren, durchgeführt, wobei die Teilabschnitte des Gastrointestinaltrakts sehr differenziert untersucht wurden. Die Untersuchungen zeigten, daß der Verdauungstrakt nicht in seiner Gesamtheit beurteilt werden darf, da unterschiedliche Phänomene zu beobachten sind. Pathophysiologisch kann auf der Motilitätsebene im Prinzip von mindestens zwei Modellen ausgegangen werden. Zum einen unterscheiden sich gesunde Kontrollprobanden von Patienten mit Motilitätsstörungen des Darmes durch zentralnervös modulierte autonome Kontraktilitätsanomalien, die auch während der Nacht beobachtbar waren (Kellow et al., 1992); zum anderen können Reizdarmpatienten mit einem unauffälligen Kontraktilitätsmuster die physiologischen Darmbewegungen verstärkt verspüren (Kellow et al., 1991).

Zentralnervöse Vorgänge modulieren das autonome Nervensystem und damit auch die gastrointestinale Motilität. Körperliche und psychologische Streßreize wurden untersucht:
1. Beide Arten von Streß intensivieren bei Gesunden wie bei Motilitätsgestörten die Kontraktilität der Speiseröhre. Daneben werden sekundäre, nicht propulsive Kontraktionen erzeugt.
2. Streß verzögert die Magenentleerung.
3. Lärm, aber auch andere Stressoren verlängern die Transitzeit im Dünndarm.

4. Die meisten Stressoren beschleunigen die Kolonpassagezeit. Dies geht meist mit vermehrter myoelektrischer Darmaktivität und vermehrten propulsiven Kontraktionen einher.
5. Es gibt Hinweise, daß Patienten mit FAB auf Streßreize anders als gesunde Kontrollpersonen reagieren. Ein Beweis dafür, daß sich aufgrund von Streß eine funktionelle Motilitätsstörung manifestiert, liegt freilich ebensowenig vor wie kontrollierte Studien, die die Bedeutung chronischer Stressoren in bezug auf die Genese funktioneller Magen-Darm-Störungen beleuchten (Holtmann und Enck, 1991).

Daß komplexere Wechselwirkungen bei der Pathogenese bedacht werden müssen, zeigen neueste Befunde: Es konnte gezeigt werden, daß die Wahrnehmungsschwellen rektaler Dehnung unter Streß in Abhängigkeit von der Art der Belastung oder Erregung verändert sind (Erckenbrecht, 1989) und nach einer Mahlzeit ansteigen (Musial et al., 1992). Der Effekt ist vor allem auf den kalorischen Gehalt der Nahrung und nicht allein auf das Volumen zurückzuführen (Musial und Enck, 1993). Eine rektale Vordehnung hat demgegenüber keinen Einfluß auf die Wahrnehmungsschwelle der rektalen Dehnung (Musial et al., 1992).

Ausgehend von einer tiefenpsychologischen Betrachtungsweise lassen sich bei vielen Patienten mit FOB abgewehrte oral-rezeptive oder -aggressive Konflikte herausarbeiten (Mirsky, 1960). Daneben können Ausscheidungsfunktions-Störungen wie Diarrhöe oder Obstipation, die ja z.T. auch bei FAB-Patienten beobachtet werden, in Zusammenhang mit einem unbewußten sadistisch-aggressiven Verhaltensmuster gesehen werden, nachdem die Defäkation in der analen Entwicklungsphase zunächst mit der Bedeutung des Besitzens und der Leistung, später auch die Erziehung mit den Attributen des Ekelhaften und Abscheulichen verbunden werden (Wesiack, 1988).

7 Psychologie, Lebensgeschichte, Psychodynamik und psychosoziale Interaktion

Zur Psychologie

Bei Patienten mit FAB läßt sich keine einheitliche Persönlichkeitsstruktur finden. Jedoch zeigen sich Auffälligkeiten. Bei Patienten mit FOB findet sich klinisch wie testpsychologisch bei durchschnittlich 60% der Patienten eine neurotische Symptomatik (Palmer et al., 1974; Klumbies, 1983; Schüffel et al., 1971; Seward et al., 1965). Patienten mit FOB imponierten im Vergleich zu Patienten mit einem peptischen Ulkus mit vermehrter Ängstlichkeit und psychischer Anspannung. Keine Unterschiede waren bezüglich der depressiven Symptome, Neurotizismus, Auftreten psychotischer Symptome oder die Unterdrückung negativer Gefühle nachweisbar (Langeluddecke et al., 1990).

Die Befunde aus psychiatrischen diagnostischen Interviews mit FUB-Patienten waren zum Teil diskrepant. Depressive Symptome hatten zwischen 22% (Hill und Blendis, 1967) und 73% (Hislop, 1971) der FUB-Patienten. Angst wurde bei 69% gefunden (Hislop, 1971). Eine auffällige Tendenz zur seletiven Erinnerung an negativ konnotierte Begriffe in einem psychologischen Erinnerungstest (Gomborone et al., 1993) bestätigt diese gehäufte Inzidenz von Depression bei FUB-Patienten.

Bei Fragenbogenuntersuchungen und psychologischen Testverfahren sah man signifikant erhöhte Skalenwerte für Hysterie, Hypochondrie und Depression im MMPI, also ein ähnliches Muster, wie bei Patienten mit anderen psychosomatischen Störungen (West, 1970); vergleichende Untersuchungen von Patienten mit FOB, FUB und Patienten mit organischen gastrointestinalen Erkrankungen zeigen ähnliche Muster erhöhter Skalenwerte, die sie von gesunden Kontrollen unterschieden, aber eine Differenzierung untereinander nicht erlaubt (Talley et al., 1990); eine Vergleichsuntersuchung zwischen FUB-Patienten und Patienten mit einem sogenannten »Nußknacker«-Ösophagus ergab übereinstimmende pathologische Muster in einem dem MMPI gleichzusetzenden Verfahren mit erhöhten Werten bei Angst und Depression bei FUB-Patienten (Richter et al., 1988). Werden jedoch Befunde aus depressionsspezifischen Tests von ambulant behandelten Patienten mit einer »major depression« mit denen von FUB-Patienten verglichen, ergeben sich geringere Depressionswerte (Toner et al., 1990). Im Vergleich zu Gesunden hatten FUB-Patienten in den Itemgruppen »Nervosität«, »emotionale Labilität« und »Depressivität« signifikant höhere Werte (Heiny, 1977). In einigen Untersuchungen mit dem »Eysenck-Personality-Inventory« wurde gezeigt, daß FUB-Patienten zu neurotischem Verhalten tendieren (Esler und Gouldston, 1973; Hill und Blendis, 1967; Palmer et al., 1974; Latimer et al., 1981). Mittels psychologischer Kriterien ließen sich Subgruppen differenzieren: 28% zeigten eine inadäquate Abhängigkeit, 16% somatisierte Affekte, 16% litten an einer reaktiven Depression und 8% zeigten Verleugnungstendenzen (Bergeron und Monto, 1985).

Zur Lebensgeschichte

Viele FUB-Patienten berichten über Beschwerden, die seit früher Kindheit bestehen (Siegel et al., 1984). Bei einem Drittel der Patienten ist eine familiäre Belastung mit der Reizdarmsymptomatik erfragbar (Whorwell et al., 1986). Bei einer Untersuchung von 333 konsekutiven Patienten mit FAB wurde gehäuft der Verlust eines Elternteils vor dem 15. Lebensjahr durch Tod, Scheidung oder Trennung gefunden. 61% der Patienten berichteten über frostige und spannungsgeladene Beziehungen im Elternhaus (Hislop, 1971). Ford und Mitarbeiter (1987) fanden bei 30% der FUB-Patienten, aber auch bei organisch kranken Patienten einer gastroenterologischen Klinik akute angsterzeugende Situationen. Zwei Drittel aller FAB-Patienten berichten über bedeutsame Verluste, die vielfach mit ungelösten pathologischen Trauer-reaktionen verbunden sind (Drossman, 1983).

Wenn lebensgeschichtlich entscheidende Umstellungen wie Pubertät, Heirat, Geburt von Kindern, Klimakterium oder Alter durchlebt werden und wichtige Entscheidungen erfordern, treten die Symptome gehäuft auf (Paulley, 1982). Eine gesteigerte Inzidenz von FAB fand sich unter den Überlebenden des Holocaust (Stermer et al., 1991) und nach dramatischen gesellschaftlichen Veränderungen z.B. 1989 in Rumänien (Dumitrascu und Baran, 1991). Gehäuft werden FOB bei Gastarbeitern mit einer Erstmanifestation 3–6 Monate nach der Umsiedelung beschrieben (E. Meyer et al., 1981).

Eine Verschlechterung einer psychiatrischen Symptomatik oder ein angstbesetztes Erlebnis fanden sich in der unmittelbaren Vorgeschichte bei zwei Dritteln von FUB-Patienten, keine psychiatrischen Befunde jedoch bei einer Stichprobe von Patienten mit Organbefunden (Ford et al., 1987). Nicht einheitlich sind die Angaben zum sexuellen Mißbrauch in der Anamnese. Manche Autoren fanden sowohl bei organisch-gastrointestinal erkrankten Frauen als auch bei FAB-Patientinnen einen Anteil von 40% (Drossman et al., 1990a). Andere beobachteten eine signifikante Häufung bei FAB-Patientinnen (Longstreth und Shragg, 1990; Talley et al., 1991).

Zur Psychodynamik

Lipowsky (1987) sieht in der Somatisierung eine Tendenz, psychischen Streß in Form von körperlichen Symptomen zu verarbeiten und zu kommunizieren. Hierbei wird zunächst nicht entschieden, ob die Erkrankung als Reaktion, also als Folge einer akuten biographischen Belastung zu verstehen ist oder biographisch überdauernde Ereignisse im Vordergrund stehen. Alexander und seine Mitarbeiter (1933, 1934) deuteten in einer biographisch überdauernden Sichtweise die gastrointestinalen Beschwerden und das Verhalten ihrer Patienten mit FAB als Wunsch, oral versorgt zu werden und gleichzeitig den Drang, diesen Wunsch in nachhaltiger Weise abzuwehren. Die Untersucher differenzierten ein gastrisches, ein Kolon-Verhaltensmuster und zusätzliche Verhaltensformen des typisch Obstipierten. Diese sind durch die Funktionen des Nehmens, des Gebens und des Zurückhaltens gekennzeichnet. Die idealtypischen Konstellationen psychodynamischer Abwehrvorgänge lassen sich in der reinen Form in der Praxis natürlich kaum wiederfinden. Die klinischen Beobachtungen sind aber häufig bestimmten Verhaltensmustern zuzuordnen, wie auch bei unserer Patientin. Diese kann – wenn auch unter Schwierigkeiten – arbeiten, wenn ihre unbewußten Versorgungswünsche von der Wirtschafterin erfüllt werden. Die ersten nachhaltigen Beschwerden treten auf, wenn ihre Form des Gebens während der Abwesenheit der Heimleiterin vermeintlich/tatsächlich kritisch unter die Lupe genommen wird. Während der Therapie der Patientin konnte beobachtet werden, daß sie in Zeiten der Auseinandersetzung mit der Heimleiterin obstipiert war. In diesen Perioden

zeigte sich die Patientin nach außen gefestigt, und ihre Umgebung merkte ihr keine Unsicherheit an. Über das Eintreten der Dekompensation könnte man aus psychoanalytischer Sicht zusammenfassend sagen: Es kommt immer dann bei FOB-Patienten dazu, wenn sie sich gemessen an deren eigenen Erwartungen unterversorgt fühlen, und diesen Eindruck der Umwelt aus Angst vor geringerer Zuwendung nicht mitteilen. Zur Dekompensation der Patienten mit FUB kommt es, wenn sich diese im Vergleich zu ihren unbewußt gestellten Versorgungswünschen als »nicht zahlungsfähig« sehen.

Es muß betont werden, daß diese analytischen Beobachtungsergebnisse im Einzelfall oft schwer wiederzuerkennen sind. Sie werden von späteren Entwicklungsabschnitten der Persönlichkeit überlagert. So kann es vorkommen, daß viel stärker rivalisierende oder hysterische Momente im Vordergrund zu stehen scheinen. Erst bei genauer Exploration wird deutlich, daß, bei den schwer Gestörten nahezu regelmäßig, Entwicklungsschwierigkeiten auf der oralen Ebene und frühen Analebene vorliegen.

Zur Interaktion

Bei der Betrachtung des Interaktionsstils ist zu bedenken, daß Klagen über Körperbeschwerden auch Auslöser für soziales Verhalten von Mitmenschen sind. Das wird in der Interaktion mit Ärzten besonders deutlich. Es steht fest, daß nur eine Minderheit der Personen mit FAB medizinische Hilfe suchen. Das Fokussieren auf die Symptome scheint nach Sandler der Hauptgrund zu sein, der zu einem Arztbesuch führt (Sandler et al., 1984). Die Patienten imponieren typischerweise durch Klagen über die somatischen Beschwerden, was auch in empirischen Untersuchungen belegt werden konnte. Sie wirken affektiv verschlossen, ihr Gefühlsleben schier unerreichbar.

Da die Arzt-Patient-Beziehung natürlich durch die Affekte beeinflußt wird und sich hinter den Beschwerden trotz der häufig offensichtlichen psychosozialen Probleme auch organische Erkrankungen verbergen können, kann Unsicherheit bei der Diagnosestellung auftreten, die durch die unbewußten Interaktionen sowohl von seiten des Patienten als auch des Arztes unterhalten wird. In diesem Zusammenhang ist das »Überweisungsritual« oft charakteristisch, aber auch pathogenetisch bedeutsam: Der Hausarzt überweist den Patienten zum Spezialisten, der eine Reihe von Untersuchungen durchführt und ihn dann ohne überzeugende Diagnose zum Hausarzt zurückschickt. Nach neuerlichen Überweisungen zu anderen Fachärzten wird der Patient in die Klinik eingewiesen, durchuntersucht und wiederum ohne handfeste Diagnose oder Therapievorschlag in die hausärztliche Betreuung entlassen. Je häufiger dieser Zirkel durchlaufen wird, desto mehr festigt sich im Patienten die Überzeugung, daß hinter seinen rätselhaften Beschwerden, die der Arzt nicht befriedigend deuten kann, eine geheimnisvolle und gefährliche Krankheit steckt: Das Beschwerdebild chronifiziert.

Ein Konzept der Wechselbeziehung zwischen Protest und Bestrafung kann abgeleitet werden: Der Patient protestiert mit seinen Beschwerden – unter Umständen auch mit Arbeitsunfähigkeit – gegen die Ablehnung seiner (ihm selbst oft unbewußten) Wünsche durch die Gesellschaft. Diese reagiert mit Bestrafung (Ablehnung als »nicht richtig krank«, Einstufung als »Simulant«, sozialer Abstieg), die Ärzte mit Überweisungen an andere Kollegen. Die Tendenz und die Gefahr dabei ist, daß das jeweils verfügbare fachärztliche Instrumentarium auch ausgeschöpft wird. Patientinnen mit FAB sind von gynäkologischer Seite häufiger laparoskopiert (Prior und Whorwell, 1989). Zwischen Gesellschaft und Patient entwickelt sich ein regelrechter »kalter Krieg«, der mitunter in Form eines Rentenkampfes ausgetragen wird, häufig aber in die Iatrogenie mündet (in der Allgemeinmedizin mit Tranquilizern, in der Psychiatrie mit Thymoleptika, in der Chirurgie mit abdominellen Eingriffen, in der Gynäkologie mit Exstirpationen, in der Inneren Medizin mit Endoskopien und Spasmolytika). Ein Chirurg beschreibt plastisch die von ihm vorgefundene Untersuchungssituation: »So verzehnfachen sich an Montagen die stationären Aufnahmen von jungen Patientinnen zur unnötigen Appendektomie. Die innerfamiliären Konflikte, ausgelöst durch die Adoleszenz der Töchter, werden an dem fordernden Verhalten der Mütter und dem Schweigen der Töchter sichtbar« (Hontschick, 1989).

Bezugnehmend auf die Krankengeschichte unserer Patientin: Ihrem Wunsch nach Nehmen und »gefüttert werden« kann sie dadurch nachkommen, daß sie durch ihre Tätigkeit als Erzieherin ihr eigenes »Geben« ausreichend unter Beweis stellt, also ein Entgelt liefert, das vom Heim auch anerkannt wird. Sind Heimleiterin und Wirtschaftsleiterin anwesend, so ist kein Arzt erforderlich. Dieser kann unter Umständen auch dann noch aus dem Spiel bleiben, wenn die Wirtschafterin in einer für die Patientin befriedigenden Weise agiert. Sind beide Personen abwesend, sind in der Regel die Bedingungen der Dekompensation erfüllt, und der Arzt muß in Erscheinung treten. Dieser übernimmt nun offensichtlich eine wichtige Rolle.

Ein Arzt, der in der Beschwerdephase Medikamente und Bettruhe verordnet sowie Arbeitsunfähigkeit attestiert, gewährt auch gleichzeitig Gratifikationen und Stütze, die ein persönliches Sich-Wiederfinden ermöglichen. Ein Arzt dagegen, der derartige Beschwerden als »eingebildet« oder »o.B.« bezeichnet, d.h. sie in der medizinischen Alltagssprache als »nicht relevant« betrachtet, löst beim Patienten Protest bzw. später Resignation aus. In der vorliegenden Situation hatte eine Art »Liaison-System« (vgl. Kap. 40, »Die Institutionalisierung im klinischen Bereich«; psychosomatischer Konsiliardienst) ambulanter gastroenterologischer Versorgung bestanden. Er hatte sich aus dem Departmentsystem des Ulmer Universitätsklinikums Ende der sechziger, Beginn der siebziger Jahre entwickelt (Schüffel, 1973). Der untersuchende Gastroenterologe war sich der möglichen psychosozialen Problematik bewußt gewesen, hatte die Patientin hierauf angesprochen und sie zunächst gemeinsam mit dem später psychotherapeutisch intervenierenden Arzt gesehen.

8 Differentialdiagnose

8.1 Krankheiten, die mitbedacht werden müssen

Eine abdominelle Symptomatik kann mit einer Vielzahl von Erkrankungen vergesellschaftet sein. Grundsätzlich sollte ein Tumorleiden, insbesondere den Magen-Darm-Trakt, Gallenwege, Leber und Bauchspeicheldrüse betreffend in der Zusammenschau der Befunde aus Anamnese, körperlicher Untersuchung und den differentialdiagnostischen Überlegungen ausgeschlossen werden. Dies gilt insbesondere für schon länger anhaltende Beschwerden, die erstmalig abgeklärt werden. Aber auch Patienten, die ein chronisches Bild bieten und bereits am Anfang organisch abgeklärt worden waren, sollten bei einer Veränderung der Beschwerden ohne sichtliche Beziehung zu vorgenommenen Maßnahmen durch eine erneute ausführliche Anamnese und körperliche Untersuchung untersucht werden. Erst nach ausführlichen differentialdiagnostischen Überlegungen sollten im Zweifelsfall jeweils Schritt für Schritt weitere diagnostische Maßnahmen eingeleitet werden. Nahrungsmittelintoleranzen wie die Laktosemalabsorption auf der Basis eines Laktasemangels oder die Sorbitunverträglichkeit, aber auch die einheimische Sprue können wie FAB wirken. Einen Laktasemangel findet man bei ca. 15% der westdeutschen Bevölkerung und etwa einem Viertel der Patienten mit FAB (Enck und Lübke, 1990).

Bei entsprechender diätetischer Einstellung erreicht man damit in mehr als der Hälfte der Fälle der FAB-Patienten eine Symptomverbesserung. Bei der Abklärung von FOB kann bei akuter Symptomatik von eher kolikartigen oder wellenförmigem Charakter das Sistieren der Beschwerden nach oralem Nitroglycerin oder einem Kalziumantagonisten ein Hinweis auf eine Gallenwegsdyskinesie sein. Die mittlerweile stabilisierte Manometrie der Speiseröhre und des Rektosigmoids sowie unterstützende Röntgendiagnostik können in ausgewählten Fällen ergänzt werden. An einigen Zentren werden weitere neurophysiologische Untersuchungen durchgeführt. Durch intraluminale Ballondehnung im Magen-Darm-Trakt werden Potentiale evoziert und über verschiedenen Teilen des peripheren und zentralen Nervensystems, z.B. über korrespondierenden Rückenmarks- und Stamm- und Großhirnabschnitten, wo die Zielneuronen der afferenten Bahnen liegen, abgeleitet. So können u.a. auch die Nervenleitgeschwindigkeiten bestimmt und Reflexbögen weiter untersucht werden (Enck et al., 1992).

Daß Abdominalbeschwerden auch von extraabdominellen Organstörungen herrühren können, z.B. von Thoraxorganen (Hinterwandinfarkt) oder projiziert werden (Irritation der afferenten Nerven – Wirbelsäule) soll hier nur erwähnt werden. Chronische postoperative Schmerzzustände können durch Verwachsungen bedingt sein – freilich seltener als angenommen. Ebenso können in diesem Zusammenhang z.B. eine Suchtkrankheit oder eine artifizielle Erkrankung (Eckhardt, 1988) im Hintergrund stehen.

Medikamente können eine gastrointestinale Symptomatik auslösen (Digitalis, Opiate, Magnesium, Laxanzien, die Gallensäuren vieler Pankreasenzympräparate, aluminiumhaltige Antazida, Psychopharmaka). Da die gastrointestinale Symptomatik elementarer Bestandteil einer psychiatrischen Erkrankung sein kann (somatoforme Schmerzstörung, unspezifische somatoforme Störung, Hypochondrie, Somatisierungsstörung) oder aber im Verlauf einer afferenten Psychose einmal deutlicher werden kann und FAB häufig mit psychopathologischen Auffälligkeiten (Depression, Angst) verknüpft sind, ist gleichermaßen eine fundierte differentialdiagnostische Einordnung und ein ganzheitliches Vorgehen wesentlich.

Mit einem solchen Vorgehen erhöht sich die Chance, Mischbilder – Reizdarm und/oder funktionelle Dyspepsie, Nahrungsmittelunverträglichkeit und/oder Allergie und/oder affektive Psychose und/oder neurotische Depression etc. – zu erfassen. Man wird eher auf inverse Beziehung zwischen Erkrankung und Symptom verwiesen. Bei Patienten mit diabetischer Gastroparese und autonomer Neuropathie sind Symptomintensität und Ausprägung der Neuropathie reziprok verknüpft, ein dem »stummen Infarkt« vergleichbares Phänomen im Rahmen einer offensichtlich viszeralen afferenten Neuropathie (Rathmann et al., 1991).

8.2 Anamnese

Es gilt die somatischen, psychischen und sozialen Faktoren, die zum Krankheitsgeschehen beitragen und ihr Ineinandergreifen bei der Symptombildung zu erfassen. Dies ist am ehesten möglich, wenn der Patient ermuntert wird, seine Beschwerden, die Lebensumstände, die Beziehungen zur Umgebung und seine Entwicklung in seinen eigenen Worten zu berichten. Hierzu ist am besten die von Engel beschriebene Anamneseform geeignet (vgl. Kap. 21, »Anamnese und körperliche Untersuchung«). Die Anamneseerhebung schließt selbstverständlich die sieben Dimensionen jedes Symptoms ein und auch ein Abfragen bestimmter Symptome mit dem Ziel der differentialdiagnostischen Abgrenzung gegenüber organisch bedingten Leiden (Conen und Frey, 1982).
– Für FUB sprechen: Schmerzverstärkung durch Emotionen und Streß, Beschwerdecharakter nicht wechselnd über Monate bis Jahre, Besserung im Urlaub, rigide-gespanntes Äußeres, kein nächtliches Erwachen durch Schmerz, Symptome morgens, unmittelbar postprandial, im Stehen stärker als im Liegen, eher normale Konsistenz des Stuhls.
– Typisch für organische Beschwerden sind: Schmerz verstärkt durch leichten Druck auf das Abdomen, nächtliches Erwachen und Schlaflosigkeit wegen

des Schmerzes, der krampfartig bohrend-nagend, Minuten bis Stunden anhält, keine Lageabhängigkeit, keine Besserung durch äußere Umstände, ein bis zwei Stunden postprandial und unter Umständen Nüchternschmerz; keine Besserung durch Defäkation und Flatus; Blutbeimengung im Stuhl, imperativer Stuhldrang.

Conen und Frey schließen aus ihren Untersuchungen, daß ein organisches Leiden mit sehr hoher Wahrscheinlichkeit diagnostiziert werden kann, wenn mindestens zwei der »organischen« und höchstens eines der »funktionellen« Symptome vorhanden ist. FUB sei um so wahrscheinlicher, je breiter die Streuung der funktionellen Symptome sei.

8.3 Untersuchungsplan

Nach Anamneseerhebung, körperlicher Untersuchung, Einsehen der Befunde voruntersuchender Ärzte und Stellen der Diagnose FAB sollte der Therapieplan folgende Schritte beinhalten:

Anfänglich ist eine häufige Wiedervorstellung wichtig, zunächst monatlich, dann vierteljährlich. Keinesfalls sollte eine Rezeptierung von Medikamenten ohne Wiedersehen des Arztes erfolgen. Eine telefonische Erreichbarkeit des Arztes sollte gegeben sein. Wird mit diesem Vorgehen kein Erfolg erzielt, dann sind dies mögliche Ursachen:
1. Die Mitarbeit des Patienten ist ungenügend.
2. Die zumeist psychogenen Ursachen wurden übersehen.
3. Die Diagnose »FAB« war nicht korrekt (erst an dritter Stelle sollte diese Überlegung angestellt werden).

Die bisherigen Befunde sind zu überprüfen, ohne daß neue Endoskopien oder radiologische Untersuchungen veranlaßt werden. Aber: Anamnestisch und körperlich ist nachzuuntersuchen. Man sollte bereit sein für eine Revision der bisherigen Diagnose, wenn sich neuartige Symptome zeigen, wenn Unregelmäßigkeiten längerfristig bestehen oder nächtliche Beschwerden auftreten (Kirsner, 1981). Dölle (1984) weist zusätzlich auf die Möglichkeit eines Symptomwandels hin.

9 Therapie

Nach Th. v. Uexküll lassen sich funktionelle Syndrome als Folgen von Verletzungen unserer »zweiten Haut« interpretieren, die unsere individuelle Wirklichkeit durch ständige »Assimilation« der Vorgänge unserer Umgebung um unseren Körper legt (s.a. Kap. 50, »Funktionelle Syndrome«). Jeder Patient mit FAB befindet sich für den Diagnostiker bis zum Beweis des Gegenteils in einer psychosozialen Belastungssituation. Er durchlebt eine Konfliktsituation, die er akut oder chronisch nicht allein auflösen kann oder konnte.

Die therapeutische Chance besteht darin, den Patienten bereits während des Anamnesegespräches auf Schwierigkeiten eines zwischenmenschlichen Miteinanders anzusprechen. Die Schwierigkeiten, denen der Patient begegnet, spiegeln sich in der Arzt-Patient-Beziehung wider, in der paradigmatisch die so häufig erwähnte und in der Literatur so oft beschriebene Vorwurfshaltung auftaucht. Auch dem Arzt gegenüber wird offen oder implizit ausgedrückt, daß er zu wenig für einen tut, bzw. daß der Patient zu wenig für seine Leistungen erhalte.

9.1 Mitteilung der Diagnose

Die Mitteilung der Diagnose ist der kritische Augenblick, bei dem sich entscheidet, ob ein therapeutisches Bündnis zustande kommt. Viele Patienten äußern bei der Mitteilung der Diagnose mit halbem Herzen ihre Erleichterung, daß keine organische Krankheit vorliege. Hier sollte der Arzt sein Verständnis für die Enttäuschung des Patienten zeigen, daß Beschwerden wahrgenommen werden, obwohl wieder »nichts Organisches« gefunden wurde. Ein pathologischer Organbefund könnte aber für den Patienten unbewußt bedeuten, endlich von seiner Umgebung als »Kranker« akzeptiert zu sein. Vor der Besprechung der fehlenden organischen Ursachen sollte man behutsam versuchen, Beziehungen zu bestimmten Lebenssituationen oder psychischen Belastungen – sofern sich diese aus der Anamnese ergeben haben – aufzuzeigen. Hierbei sollte man die hohe Kränkbarkeit der Patienten berücksichtigen, um das ohnehin sehr instabile Arbeitsbündnis zwischen Arzt und Patient nicht zu gefährden.

9.2 Unspezifische ärztliche Maßnahmen: Begleitung und Abgrenzung

Einem FAB-Patienten ist bereits dann wesentlich geholfen, wenn er sich der Aufmerksamkeit seines Arztes sicher ist. So betonen Waller und Misiewicz (1969) den therapeutischen Wert regelmäßiger Konsultationen, die dem Patienten das Gefühl der Verfügbarkeit einer Hilfsquelle ermöglichen. Je tragfähiger die Arzt-Patient-Beziehung ist, um so günstiger sind die Behandlungsergebnisse (Dölle und Wiedemann, 1978; Apley und Hale, 1973; Hislop, 1971). Gerade der Trend hin zu unkonventionellen medizinischen Methoden, der im Prinzip auch als eine Unzufriedenheit der Patienten mit dem etablierten Medizinsystem zu werten ist und als Wunsch nach mehr Kontakt und Verständnis für ihre Erkrankung interpretiert werden kann, ist besonders bei FAB-Patienten deutlich (Smart et al., 1986). Im Sinne unspezifischer Maßnahmen sind auch die Beobachtungen von Stone und Mitarbeitern (zit. nach Devor und Knauft, 1968) zu werten, die bei 53% der von 102 wegen FAB aufgenommenen Kindern während des stationären Aufenthaltes ein totales Sistieren der Symptome bemerkten und bei insgesamt 81% eine deutliche Besserung. Ähnliches wurde bei Laparotomien ohne pathologischen Befund beschrieben (Ingram und Evans, 1965; Devor und Knauft, 1968). Diese Beobachtungen dürften auch damit zusammen-

hängen, daß die Patienten sich im Krankenhaus gut aufgehoben fühlten, der Verlauf ihrer Beschwerden beobachtet wurde und ihre Ärzte sie während einer Phase begleiteten, in der sie aus psychosozialer Sicht, den oben dargestellten Überlegungen entsprechend, dekompensiert waren. Auch die hohe Placebo-Responserate von mehr als 50% bei medikamentösen Studien (Enck und Lübke, 1990), die in der Regel mit erhöhter Zuwendung seitens des Arztes verbunden sind, sind so zu bewerten.

Immer wieder tritt während der Behandlung der Wunsch in den Vordergrund, erneut untersucht zu werden oder die Behandlung zu ändern. Möglicherweise ist das ein Hinweis für eine bisher noch unbefriedigende Konfliktlösung; es kann aber auch bedeuten, daß der Patient den Arzt auf die Probe stellen will. Es ist wichtig, in diesem Stadium bei seiner bisherigen Verhaltensweise als Arzt zu bleiben, bzw. diese nur nach sehr eingehender Überlegung zu ändern. Vielmehr sollte man die Gründe für den Wunsch des Patienten nach Änderung aufgreifen und durchsprechen. Häufig ergibt sich dabei, daß die alte Angst des Patienten durch ein Erlebnis aktiviert worden ist.

Der Arzt sollte nicht der Meinung sein, daß er alle Beschwerden beheben kann. Gerade diese Patienten provozieren therapeutische Allmachtswünsche. Dem Patienten sollte mitunter sein Symptom gelassen werden statt ihn auf eine nicht lösbare psychosoziale Problemsituation hinzuweisen (Dölle, 1984). Paulley befürwortet ein integriertes allgemeines therapeutisches und spezielles psychotherapeutisches Vorgehen. Seiner Meinung sind die FAB-Patienten in einer Situation des »fence-sitting«. Sie könnten sich nicht zu einer notwendigen Entscheidung durchringen, obwohl diese in der momentanen Lebenssituation unabdingbar ist. Dieser Konfliktfall ist bei FAB-Patienten die Regel und kann schon bei der ersten Konsultation nach eingehender anamnestischer und körperlicher Untersuchung angesprochen werden (Paulley, 1984): »Sehen Sie sich als Mensch, der sich schwer entschließen kann, z.B. die Arbeitsstelle zu wechseln, umzuziehen usw.? – Hat sich derartiges in letzter Zeit ereignet?« usw.

9.3 Spezielle psychotherapeutische Verfahren

Einige Studien zum Einsatz psychotherapeutischer Verfahren konnten, wenn sie in Kombination mit konventionellen medizinischen Verfahren zur Anwendung kamen, eine klare Überlegenheit psychotherapeutischer/organbezogener Therapieansätze gegenüber der medizinischen Maßnahme allein nachweisen. Es erscheint sinnvoll, zwischen für psychotherapeutisches Vorgehen aufgeschlossenen und ablehnenden Patienten zu unterscheiden. Möglicherweise würde diese Differenzierung die in den unterschiedlichen Studien deutlich werdenden Ansprechquoten erklären, die ja auch im Licht des unterschiedlichen Aufwands an Patientenbetreuung interpretiert werden müssen.

Whorwell und Mitarbeiter (1984) konnten die Überlegenheit von Hypnose in Einzelsitzungen (15 Patienten, je 4–5 Stunden) im Vergleich zu Gesprächen über belastende Situationen über einen Zeitraum von 3 Monaten (15 Patienten) belegen; Blanchard und Schwarz (1987) boten 19 FUB-Patienten eine achtwöchige insgesamt zwölfstündige Einzel-Verhaltenstherapie an, die die Vermittlung eines Entspannungsverfahrens, Informationen über die Erkrankung und individuelle Streßbewältigungsstrategien beinhaltete. Nach einem zweijährigen »follow-up« waren von 14 Nachuntersuchten noch 8 signifikant gebessert.

Svedlund und Mitarbeiter (1983) boten 50 FUB-Patienten eine insgesamt zehnstündige Einzelpsychotherapie mit dem Ziel der Lösung von Alltagsproblemen über Verhaltensänderung über 3 Monate an, die 51 Kontrollpatienten erhielten eine ausschließliche medikamentöse Behandlung. Darmsymptome und Befindlichkeit besserten sich sogar noch weiter signifikant zum Nachbeobachtungstermin nach 15 Monaten. Der Erfolg war jedoch nicht anhand von klinischen oder psychometrischen Parametern vorhersehbar.

Guthrie und Mitarbeiter (1993) boten ebenfalls über einen Zeitraum von 12 Wochen 102 Patienten randomisiert supportives Zuhören oder Einzelpsychotherapie an, den Kontrollpersonen wurde dann ebenfalls Einzelpsychotherapie angeboten, von denen 33 zustimmten. 23 von diesen konnten signifikant sowohl psychische als auch körperliche Symptome verringern. Bei der Katamnese nach einem Jahr waren die Psychotherapiepatienten weiterhin gebessert im Vergleich zum Ausgangsbefund, die Abbrecher und diejenigen Patienten, die von vornherein einer Psychotherapie nicht zugestimmt hatten, hatten einen schlechteren Verlauf.

Auch für ein körperorientiertes Psychotherapieverfahren ist im kontrollierten Vergleich eine Reduzierung der Belastung durch die Symptomatik und eine Verbesserung der Krankheitsbewältigung bei chronischen FAB-Patienten belegt (Loew et al., 1994).

Mögliche zentralnervöse Wirkmechanismen von Psychotherapie, die Veränderungen auf der Symptomebene bewirken, lassen sich von experimentellen Befunden ableiten, die den Schluß zulassen, daß die viszerale Wahrnehmung abnimmt, wenn gleichzeitig periphere somatosensible Bahnen erregt werden (Accarino, 1992). Umgekehrt nimmt die somatosensible Wahrnehmung ab, wenn gleichzeitig viszerale Strukturen stimuliert werden (Musial et al., 1992).

9.4 Adjuvante medikamentöse, diätetische und verhaltensmedizinische Behandlung

Abhängig von der Leitsymptomatik kann die funktionelle Dyspepsie (FOB) erfolgreich mit sekretionshemmenden (bei Schmerz) und prokinetischen Medikamenten (bei Flatulenz) behandelt werden. Der Therapieerfolg ist Placebo mit 20–40% überlegen.

Derartige klare Nachweise für die Effektivität der medikamentösen Therapie fehlen für das Reizdarmsyndrom (FUB), wenngleich eine Vielzahl von Substanzgruppen bereits erprobt worden sind. Ein Grund hierfür ist die sicherlich bei FUB-Patienten nicht genügend eingehaltene Differenzierung des Leitsymptoms (Diarrhöe, Obstipation, Schmerz, Meteorismus) (Enck und Lübke, 1990). Entsprechend kann man mit Loperamid und Diphenoxylat (Dölle, 1984) oder Prokinetika, wie z.B. Cisaprid, die eine die Motilität regulierende Funktion haben, die Diarrhöe bzw. die Obstipation oder Meteorismus in Einzelfällen erfolgreich behandeln und auch die Schmerzsymptomatik beeinflussen.

Spasmolytika können bei bestimmten Schmerzmustern, z.B. nur kurzzeitigen bis zu 30 Minuten anhaltenden krampfartigen Schmerzen, Linderung bringen (z.B. Butylscopolaminiumbromid, Mebeverin).

Die in der Vergangenheit häufig empfohlenen diätetischen Maßnahmen konnten in insgesamt sieben kontrollierten Studien nicht einmal die bekannten hohen Placebo-Heilungsraten, die zwischen 63 und 71% lagen, erreichen (Enck und Lübke, 1990).

Besserung kann aber aus der klinischen Erfahrung heraus eventuell durch Alkoholabstinenz erreicht werden. Auch eine Motivation zum Bewegungstraining beeinflußt das Wohlbefinden positiv. Aus psychodymischer Sicht können die Gespräche über die Ernährung oder Lebensweise zum einen »orale Zuwendung« darstellen bzw. (siehe Abschnitt 9.2) der Brückenschlag zum Thema sein.

Nur in Ausnahmefällen sind bei gezielter Indikation Psychopharmaka sinnvoll, z.B. milde Neuroleptika zur Schmerzdistanzierung oder Antidepressiva, wobei besonders auf die gastrointestinalen Nebenwirkungen geachtet werden muß.

10 Zur Prognose

Chaudary und Truelove (1962) bemerkten eine starke Neigung zu chronisch rezidivierenden Verläufen. Diese sind stark abhängig von der sozialen Situation sowie vom Arzt-Patient-Verhältnis. Sloth und Jorgensen (1989) sahen bei ihren Patienten mit FUB nach einer 5–7jährigen prospektiven Beobachtung, daß eine apparativ dokumentierbare geringe Schmerztoleranz, psychische Verletzbarkeit, geringe Schulbildung und geringe Wortgewandtheit signifikante Indikatoren für eine schlechte Prognose waren. Keinen prädiktiven Wert hatten das Muster der Leit- oder Randsymptome, kritische Lebensereignisse oder der Abusus von Alkohol, Nikotin oder Tranquilizern.

Harvey und Mitarbeiter (1987) legten prospektive Katamnesen von 104 konsekutiven FUB-Patienten über ein Intervall von 5 Jahren vor, aus denen hervorgeht, daß 68% der Patienten am Ende des Beobachtungszeitraums symptomfrei waren. Nach der ersten Behandlungsphase mit einem spasmolytischen Agens und Ballaststoffen für etwa 5–9 Wochen hatten 31% keine Symptome mehr, 27% waren deutlich gebessert, 14% fühlten sich unverändert, und nur ein Patient bemerkte eine Zunahme der Beschwerden. Um Enttäuschungen vorzubeugen, sollte sich der Arzt vor Augen halten, daß schon viel erreicht ist, wenn es gelingt, den Patienten einigermaßen zu rehabilitieren und ständige Neuuntersuchungen zu verhindern. Für auffällig gehäufte Änderungen der Diagnose im zeitlichen Verlauf in Richtung organische Magen-Darm Erkrankung, insbesondere Morbus Crohn oder Colitis ulcerosa finden sich keine Hinweise, auch nicht für das Auftreten bösartiger Veränderungen (Hovendal et al., 1990; Simkina et al., 1991). Kontrollierte prospektive Untersuchungen über die früher gehäuft vermutete Komorbidität von FAB und Ulcera duodeni liegen bisher noch nicht vor.

KAPITEL 55

Kopfschmerz

Claus Bischoff, Helmuth Zenz und Harald C. Traue

Patientengeschichte

Herr M., 29 Jahre, verheiratet, zwei Kinder, als Sachbearbeiter tätig, leidet seit 8 Jahren an Kopfschmerzen. Seit einem Suizidversuch vor zwei Jahren im Zusammenhang mit der Kündigung seiner ersten Stelle treten die Kopfschmerzen verstärkt auf, gegenwärtig im Durchschnitt zweimal pro Woche mit einer Intensität von 30 bis 70 auf einer 100-Punkte-Skala. Die Kopfschmerzen beginnen meist im Schulter- und Nackenbereich und ziehen beidseitig wie ein Hutband um den Kopf zur Stirn. Ihre maximale Intensität erreichen sie innerhalb von 3 bis 5 Stunden, nach spätestens der nächsten Nacht klingen sie wieder ab. Ort der intensivsten Schmerzen sind rechte Stirnseite und Schläfe. Die Schmerzqualität ist ziehend, drückend und spannend. Der Patient nimmt ausdrücklich keine Schmerzmittel – seit dem Suizidversuch mit Schlaftabletten fürchtet er sich vor der Einnahme von Medikamenten jedweder Art. Die somatische Abklärung erbringt keine Anhaltspunkte für eine organische Grunderkrankung.

Der Patient hat zwei Brüder. Der eine, um 10 Jahre ältere Bruder stammt aus der geschiedenen ersten Ehe des Vaters; der andere Bruder ist 4 Jahre älter als der Patient und unehelicher Sohn der Mutter. Der Patient hat zunächst eine Elektrikerlehre begonnen, diese jedoch wegen einer starken Sehschwäche auf dem rechten Auge abgebrochen, danach eine Zimmermannslehre abgeschlossen und erfolgreich eine Technikerschule besucht. Mit 26 Jahren heiratete er – seine Frau hatte er mit 16 Jahren kennengelernt –, trat nach einer Zeit der Arbeitslosigkeit seine 1. Stelle an, die ihm jedoch bereits ein halbes Jahr später gekündigt wurde. Darauf folgte eine starke depressive Reaktion, die in dem Suizidversuch gipfelte. Seine jetzige Stelle vermittelte ihm die Ehefrau in derselben Firma, in der sie seit vielen Jahren arbeitet. Als wesentliche Kindheitserinnerung berichtet er, sein Vater habe ihn in der ersten Schulzeit wegen Schulschwierigkeiten oftmals erbarmungslos und für ihn unvorhersehbar verprügelt, vor allem durch Schläge auf den Kopf und ins Gesicht. Damals habe er auch öfters Kopfschmerzen gehabt. Seit dieser Zeit versuche er, möglichst alles mit sich selbst abzumachen.

Herr M. erlebt seine Kopfschmerzen als fast ausschließlich wetterbedingt. Erstes diagnostisches und therapeutisches Ziel ist deshalb eine Wahrnehmungsschärfung des Patienten für solche Ereignisse, die in zeitlicher Nähe zum Kopfschmerz auftreten. Der Patient wird angeleitet, ein Kopfschmerztagebuch zu führen, in das er u. a. eine Tageszeit-Intensitäts-Kurve und die Geschehnisse einträgt, die mit dem Einsetzen und dem weiteren Verlauf der Kopfschmerzen in Zusammenhang stehen.

Im Laufe der nächsten beiden verhaltensanalytischen Sitzungen schälen sich aufgrund dieser Aufzeichnungen typische kopfschmerzauslösende Situationen heraus, die durch Gefühle von Kontrollverlust gekennzeichnet sind und mit starker körperlicher Erregung einhergehen. Ein Beispiel am Arbeitsplatz: Eine Terminarbeit ist zu erledigen, der Vorgesetzte gibt einen zusätzlichen Auftrag. Der Patient nimmt an, daß ihn der Vorgesetzte aus der Fassung bringen will. Mit großem Kraftaufwand zwingt er sich, seine starke innerliche Aufregung und sein Zittern zu unterdrücken und langsam weiterzuarbeiten. Die ersten Kopfschmerzen deuten sich an. Entstehungsbedingungen dieser Art sind für viele Kopfschmerzanfälle typisch. Von herausragender Bedeutung sind außerdem Interaktionsprobleme mit seiner Frau, die sich wegen akuter Angstzustände und herzneurotischer Beschwerden ebenfalls in psychotherapeutischer Behandlung befindet. Die Beschwerden der Ehepartner sind eng aufeinander bezogen: Geht der Patient auf die Angstzustände seiner Frau gleich fürsorglich ein, so bewirkt dies eine sofortige Entlastung bei ihr, führt aber bei ihm zu Kopfschmerzen. Versucht der Patient die Angstzustände seiner Frau zu ignorieren, so bleibt er zwar zunächst von Kopfschmerzen verschont, seine Frau jedoch »dreht fast durch«, weshalb er dann meist doch noch »ein Erbarmen« hat, sie beruhigt, was wiederum die Entstehung von Kopfschmerzen begünstigt.

Die Kopfschmerzen sind selbst bei maximaler Ausprägung für den Patienten kein Anlaß, sich zu schonen; er treibt eine anstrengende körperliche Arbeit im Freizeitbereich oder dann bis zum bitteren Ende weiter, wenn ihm vor lauter Schmerzen inzwischen schwindelig geworden ist. Zustände der Entspannung sind für ihn unlustbesetzt.

1 Klassifikation und diagnostische Probleme

Zur Klassifikation der verschiedenen Kopfschmerzformen sind mehrere Systeme erarbeitet worden. In Klinik und Wissenschaft haben die Klassifikationen des Ad Hoc Comitee on Classification of Headache (Friedman, 1962), der IASP (Interrnational Association for Study of Pain; Herskey, 1986) und der IHS (International Headache Society; Olesen et al. 1988) Anwendung gefunden. Derzeit richtungsweisend ist das System der IHS. Es berücksichtigt den neuesten Stand der Kopfschmerzforschung, und die einzelnen Kopfschmerzformen werden so exakt beschrieben, daß auch für Forschungszwecke ausreichend reliable und international vergleichbare Diagnosen gestellt werden können. Das System der IHS ist allerdings vor allem ein phänomenologisches System. Spezifische Schmerzmechanismen werden zur Differenzierung der Kopfschmerzformen nicht herangezogen. Das hat im Hinblick auf die Zuweisung zu therapeutischen Maßnahmen, die sich u.E. an diesen individuell wirksamen Schmerzmechanismen orientieren sollte, deutliche Nachteile (s.a. Bischoff und Traue, 1983; Traue und Kessler, 1992). Dennoch liefert das IHS-System für dieses Kapitel den klassifikatorischen Rahmen.

Die Klassifikation ist mit vierstelligen Zahlen hierarchisch gegliedert. Für klinische Zwecke reicht in der Regel eine zweistellige diagnostische Charakterisierung der Kopfschmerzen aus. Jede Kopfschmerzform wird einerseits mit einer Kurzbeschreibung eingeführt, andererseits werden strenge operationale Kriterien definiert, die zur Diagnosestellung einer bestimmten Kopfschmerzform erfüllt sein müssen. Der Intensitätsaspekt wird ausgedrückt mit der Anzahl der Kopfschmerztage im Jahr.

Das Klassifikationssystem besteht aus 13 Hauptkategorien, die in Tabelle 55-1 aufgelistet sind:

Die Kategorien 5 bis 12 beschreiben symptomatische oder sekundäre Formen von Kopfschmerzen, die also Symptom einer anderen Grunderkrankung oder -störung sind. Im Gegensatz dazu charakterisieren die Kategorien 1 bis 4 idiopathische oder primäre Kopfschmerzen – Kopfschmerzen, die Störungen sui generis sind und nicht als Symptom einer anderen organischen Grunderkrankung interpretiert werden können. Für die Psychosomatik sind hauptsächlich die primären Kopfschmerzformen bedeutsam, so daß wir uns hier überwiegend mit deren Diagnose, Psychophysiologie, Ätiologie und Therapie befassen. Bei der Definition der Kopfschmerzformen orientieren wir uns an den Kurzbeschreibungen der IHS.

Tab. 55-1 Hauptformen von Kopfschmerzen (Klassifikation der IHS).

1 – Migräne
2 – Kopfschmerz vom Spannungstyp (»Spannungskopfschmerz«)
3 – Cluster-Kopfschmerz und chronisch paroxysmale Hemikranie
4 – Verschiedene Kopfschmerzformen ohne strukturelle Läsionen
5 – Kopfschmerzen nach Schädel-Hirn-Trauma
6 – Kopfschmerzen, die mit vaskulären Störungen verknüpft sind
7 – Kopfschmerzen, die mit nicht-vaskulären intrakranialen Störungen verknüpft sind
8 – Kopfschmerzen, die mit Substanzen oder ihrem Entzug verknüpft sind
9 – Kopfschmerzen, die mit nicht-cephalgischen Infektionen verknüpft sind
10 – Kopfschmerzen, die mit metabolischen Störungen verknüpft sind
11 – Kopf- oder Gesichtsschmerzen, die mit Störungen des Schädels, des Nackens, der Augen, der Ohren, der Nase, der Sinus, der Zähne, des Mundes oder anderer Gesichts- oder Schädelstrukturen verknüpft sind
12 – kraniale Neuralgien, Schmerzen bei Affektion von Nervenstämmen und Deafferenzierungsschmerz
13 – nicht klassifizierbare Kopfschmerzen

1.1 Migräne

Es gibt zwei Hauptformen von Migräne: Migräne mit und Migräne ohne Aura. Die Aura ist ein Komplex fokaler neurologischer Symptome, die die Attacke einleiten oder sie begleiten. Aurasymptome sollten nicht mit ankündigenden Symptomen gleichgesetzt werden, die ein bis zwei Tage vor der Attacke auftreten können: Hyperaktivität, Hypoaktivität, Depression, Heißhunger auf bestimmte Nahrungsmittel, wiederholtes Gähnen oder ähnliches. Von Migräne ohne Aura (ehemals: einfache oder gewöhnliche Migräne) wird bei wiederkehrenden Kopfschmerzattacken mit einer Dauer von 4 bis 72 Stunden gesprochen. Typische Merkmale der Schmerzen sind Einseitigkeit, pulsierende Qualität, mäßige bis starke Intensität und Verstärkung der Schmerzen bei gewöhnlicher körperlicher Aktivität. Bei einfacher Migräne müssen mindestens zwei dieser Merkmale vorliegen. Als Begleitsymptome treten auf: Übelkeit mit oder ohne Erbrechen oder Photo- und Phonophobie. Störungen der Kategorien 5 bis 11 können als Ursache ausgeschlossen werden.

Migräne mit Aura ist ein wiederkehrender Kopfschmerz in Form von Attacken mit reversiblen neurologischen Symptomen, die ihren Ursprung eindeutig im zerebralen Kortex oder im Hirnstamm haben. Diese Aurasymptome entwickeln sich in der Regel allmählich in einem Zeitraum von 5 bis 20 Minuten und dauern gewöhnlich weniger als eine Stunde. Kopfschmerz, Übelkeit und/oder Photophobie folgen auf die Aurasymptome gewöhnlich unmittelbar oder nach einem symptomfreien Intervall von weniger als einer Stunde. Der Kopfschmerz dauert in der Regel 4 bis 72 Stunden.

Migräne mit Aura hat mehrere Untergruppen. Die wichtigsten sind die Migräne mit typischer Aura, die familiäre hemiplegische und die ophthalmoplegische Migräne. Bei Migräne mit typischer Aura liegen eines oder mehrere der folgenden Aurasymptome vor:

1. homonyme Gesichtsfeldausfälle (Hemianopsie, Skotome) mit oder ohne Flimmern oder Fortifikationsspektrum;
2. einseitige Parästhesien in Form von Taubheitsgefühlen oder in Form von »Nadelstichen«, die sich langsam von ihrem Ursprungsort mehr oder weniger stark auf der einen Körper- und Gesichtsseite ausbreiten;
3. einseitiges Schwächegefühl;
4. Sprachstörungen, v.a. Aphasie.

Die familiäre hemiplegische Migräne hat Hemiparese als eines der Aurasymptome. Dieser Migränetypus wird diagnostiziert, wenn mindestens ein Verwandter ersten Grades an derselben Störung leidet. Die ophthalmoplegische Migräne ist mit Lähmungserscheinungen eines oder mehrerer der »Augen-Hirnnerven« III, IV, VI verknüpft. Eine Komplikation der Migräne stellt der Status migranicus dar, d.h. die Migräneattacke, die trotz Behandlung – obwohl möglicherweise unterbrochen durch kürzere schmerzfreie Intervalle – insgesamt länger als 72 Stunden dauert.

1.2 Spannungskopfschmerz (= Kopfschmerz vom Spannungstyp)

Es zeichnet sich bereits ab, daß sich der umständliche Terminus »Kopfschmerz vom Spannungstyp« nicht durchsetzen wird. Auch wir sprechen weiterhin meist von »Spannungskopfschmerz«.

Die Kategorie Spannungskopfschmerz ist »Sammeltopf« für Kopfschmerzformen, die ehemals als Muskelkontraktionskopfschmerz, Streß- oder psychogener Kopfschmerz diagnostiziert wurden – ein Sammeltopf allerdings, in den durch Untergruppierungen etwas Ordnung eingezogen ist. Zu unterscheiden ist dabei zwischen episodischem und chronischem Spannungskopfschmerz.

Episodischer Spannungskopfschmerz besteht in wiederkehrenden, Minuten bis Tage dauernden Kopfschmerzepisoden. Die Schmerzqualität ist drückend bzw. spannend, die -intensität schwach bis mittel. Der Schmerz wird vom Patienten bilateral lokalisiert und verschlimmert sich bei körperlichen Alltagsaktivitäten nicht. Licht- oder Lärmempfindlichkeit können vorkommen, nicht aber Übelkeit. Wer an episodischem Spannungskopfschmerz leidet, erlebt im Jahr mehr Tage ohne als mit Schmerz.

Bei Patienten, die an chronischem Spannungskopfschmerz leiden, überwiegen dagegen die Tage mit Kopfschmerz. Außerdem kann Übelkeit als Symptom auftreten, nicht aber Erbrechen. Ansonsten gilt für ihn die Beschreibung des episodischen Kopfschmerzes vom Spannungstyp.

Episodischer und auch chronischer Spannungskopfschmerz können mit oder ohne eine Störung der perikranialen Muskulatur auftreten. Eine solche Störung liegt vor, wenn die Empfindlichkeit der perikranialen Muskulatur – nachzuweisen durch Palpation oder Druckalgometer – oder wenn das EMG dieser Muskulatur in Ruhe oder während physiologischer Tests erhöht ist. Eine befriedigende Objektivierung dieser Kriterien sei – so gibt das Klassifikationskomitee zu bedenken – bisher nicht gelungen.

Nach der IHS-Klassifikation gelten als mögliche Ursachen des Kopfschmerzes vom Spannungstyp: oromandibuläre Dysfunktion (z.B. bei Bruxismus), psychosozialer Streß, Angststörungen und depressive Erkrankungen. Auch Wahn im Rahmen einer psychotischen Erkrankung könne Ursache sein, z.B. wenn ein Patient mit einem messianischen Wahn glaubt, Kopfschmerzen zu haben, weil er eine Dornenkrone trägt. In derselben Subkategorie wie Wahn wird als mögliche Ursache »Vorstellung« (idea) genannt (ehemals bezeichnete man Kopfschmerzen mit dieser Ursache als psychogenen, konversionsneurotischen oder hypochondrischen Kopfschmerz). Zwei weitere mögliche Ursachen seien: Überbeanspruchung der Muskulatur (durch unphysiologische Arbeitshaltung, anders begründete lang andauernde tonische Muskelverspannungen, Mangel an Schlaf-/Ruhe) und übermäßige Einnahme von Drogen (Aspirin, morphinhaltige Substanzen, Diazepam etc.)

Wenn die Kopfschmerzen eines Patienten sowohl die Kriterien für Spannungskopfschmerz als auch für Migräne erfüllen, werden beide Diagnosen vergeben. Die früher gebräuchliche Kategorie »Kombinationskopfschmerz« entfällt.

1.3. Cluster-Kopfschmerz und chronisch paroxysmale Hemikranie

Cluster-Kopfschmerz (Horton-Neuralgie, Erythroprosopalgie, Histaminkopfschmerz) ist ein rasch einsetzender, überwiegend seitenkonstanter, höchst intensiver Schmerz, der in einem bestimmten Zeitraum von Wochen bis Monaten oft täglich »wie nach Fahrplan« zu einer bestimmten Zeit (»cluster«) in Attacken von 30 Minuten bis 3 Stunden Dauer auftritt, dann aber wieder für Wochen bis Monate völlig verschwindet. Hauptlokalisation ist die Augenhöhle. Die Patienten berichten von Schmerzen, als würden man ihnen mit einem Messer ins Auge stechen. Typische homolaterale Begleiterscheinung ist das Horner-Syndrom: Zurücksinken des Augapfels, schmale Lidspalte und kleine Pupille. In Einzelfällen haben die Patienten auch Migränesymptome: Übelkeit und Erbrechen, Licht- und Lärmempfindlichkeit.

Die seltene chronisch paroxysmale Hemikranie gleicht in der Lokalisation, der Schmerzqualität und in den Begleitsymptomen dem Cluster-Kopfschmerz. Die extrem schmerzhaften Attacken sind allerdings noch häufiger (12 bis 30 am Tag), die Dauer der Attacken beträgt 3 bis 30 Minuten. Außerdem sind von diesem Leiden fast ausschließlich Frauen betroffen.

Alle bislang vorgestellten Schemata zur Klassifikation von Kopfschmerzen, auch das Schema der IHS, werfen Probleme auf: Die Problematik der Differentialdiagnose von migränoidem und Spannungskopfschmerz drückt sich schon darin aus, daß neurologische und psychologische Experten nur bei ca. 70% der Patienten zu übereinstimmenden Diagnosen gelangen (Blanchard et al., 1981).

Dies mag zwar in Zukunft bei Anwendung der strengen IHS-Operationalisierungen besser werden. Allerdings ist weiterhin in der Diskussion, ob Migräne und Spannungskopfschmerz überhaupt als verschiedene Krankheitseinheiten zu verstehen sind (s. a. Takeshima und Takahashi, 1988); Nakashimma und Takahashi, 1991). Bakal (1982) schlug aufgrund mehrerer empirischer Studien über typische Kopfschmerzsymptome ein eindimensionales Kontinuum-Modell vor, das Kopfschmerzen nach ihrem Schweregrad beschreibt, wobei Kopfschmerzen mit »migränoiden Symptomen« in der Regel die schwereren seien.

Befürworter der traditionellen Unterscheidung weisen indes vor allem auf Untersuchungen zum Vasotonus der Temporalarterie hin: Migräniker haben sowohl im anfallsfreien Intervall, besonders aber im Anfall eine gegenüber Normalpersonen verstärkte Dilatation der Temporalarterie, Patienten mit Spannungskopfschmerz dagegen nicht (Tunis und Wolff, 1953, 1954; Sakai und Meyer, 1978, 1979).

Auch das Phänomen der »exterozeptiven Hemmung« spricht für die Sinnhaftigkeit einer Unterscheidung zwischen Spannungskopfschmerz und Migräne: Wird ein kurzer Schmerzreiz an der Oberlippe appliziert, so läßt sich zweimal kurz hintereinander eine zentralnervös vermittelte Hemmung der Aktivität der Kaumuskulatur beobachten (Schoenen et al., 1989). Die zweite Suppressionsperiode (ES2) ist bei Patienten mit Spannungskopfschmerz verkürzt, bei 79% der Patienten fehlt sie völlig, aber nur bei 37% der Migräniker (Göbel und Weigle, 1991; zu den physiologischen Hintergründen s.a. Abschnitt 4.2 in diesem Kapitel).

Die einzige deutschsprachige methodologisch überzeugende faktorenanalytische Studie zur Kopfschmerzsymptomatik spricht ebenfalls für die kategoriale Unterscheidung: Kröner (1983) identifizierte zwei orthogonale Faktoren, die mit großer Eindeutigkeit als typisch für Migräne bzw. für Spannungskopfschmerz angesehen werden können.

Die Unterscheidung der IHS zwischen Spannungskopfschmerz mit und ohne Beteiligung der perikranialen Muskulatur hat den großen Vorteil, die vormalige Mehrdeutigkeit des Begriffs der Spannung (Spannung als seelische Spannung, als Schmerzqualität, als Muskelverspannung) zu beseitigen. Wie das Klassifikationskomitee selbst einräumt, gibt es bisher jedoch keine befriedigenden Operationalisierungen für »Störungen der perikranialen Muskulatur«. Muskelhartspann, Druckdolenz, eingeschränkte Drehbeweglichkeit des Kopfes, aktive und latente Myogelosen (Bischoff und Lê Hô'ng, 1991), EMG-Labor-Messungen in Ruhe und unter Belastung (Traue et al., 1984), EMG-Langzeitregistrierungen im Feld (Schlote, 1989), EMG-Scanning (Cram, 1989; Traue und Kessler, 1992) mögen zwar im Gruppenvergleich Patienten mit Kopfschmerzen vom Spannungstyp von schmerzfreien Kontrollpersonen zu unterscheiden erlauben – auch dies nicht immer verläßlich! –, als Indikatoren bei der individuellen Diagnose erweisen sie sich jedoch entweder als wenig reliabel oder als für den Praktiker zu aufwendig. Dazu fehlen meist auch Normen, die die Beurteilung individueller Befunde in bezug auf die Werte von Referenzgruppen ermöglichen würden. Einen Ansatz in die richtige Richtung bildet die Messung der Schmerzempfindlichkeit der perikranialen Muskulatur mit einem Bügeldruckalgesimeter. Mit diesem Verfahren können auf standardisierte Weise Druckschmerzen induziert und die Angaben der Patienten mit Normwerten verglichen werden (Göbel und Weigle, 1991).

> Die Kopfschmerzen von Herrn M. sind nach den Kriterien der IHS episodische Spannungskopfschmerzen. Dafür sprechen die mittlere Intensität der Schmerzen, ihre ziehend-spannend-drückende Qualität, die Dauer der Episoden von weniger als 20 Stunden, die bilaterale Lokalisation und das Fehlen von Begleitsymptomen.

2 Epidemiologie

Kopfschmerzen wurden häufig epidemiologisch untersucht. Frühere Studien kranken allerdings an mangelnder Vergleichbarkeit der diagnostischen Kriterien. Nach den Kriterien der IHS richten sich naturgemäß – weil diese erst seit kurzem verbindlich sind – nur wenige Untersuchungen. In Deutschland wurde in jüngster Zeit erstmals eine große repräsentative Stichprobe von Personen (n = 5000) gemäß den Kriterien der IHS befragt (Göbel et al., 1993). Bezogen auf die zurückgeschickten Fragebögen (Rücklaufquote: 81,2%) leiden 71,4% der Personen zumindest zeitweise an Kopfschmerzen; 27,5% leiden nach den IHS-Kriterien an Migräne, 38,3% an Kopfschmerzen vom Spannungstyp, 5,6% lassen sich nicht eindeutig zuordnen. Die Schmerzintensität wird bei der Migräne als stärker beschrieben als bei Kopfschmerzen vom Spannungstyp. Die Prävalenzrate der Migräne liegt bei Frauen höher als bei Männern (32% zu 22%). Bei Kopfschmerzen vom Spannungstyp dagegen ist hinsichtlich der Prävalenz kein Unterschied zwischen Frauen und Männern zu finden (36% zu 34% bei episodischen, 3% zu 2% beim chronischen Kopfschmerz vom Spannungstyp). Migräne wird mit zunehmendem Alter deutlich seltener, episodischer Kopfschmerz vom Spannungstyp scheint weitgehend altersunabhängig zu sein, chronischer Kopfschmerz vom Spannungstyp tritt mit dem Alter eher häufiger auf.

Von den Migränepatienten leiden vermutlich etwa 10% an Migräne mit typischer Aura, über 70% unter Migräne ohne typische Aura und ca. 10% an Cluster-Kopfschmerz und komplizierten Migräneformen (s.a. Mumenthaler und Regli, 1981). Wenn Migräne bereits in der Kindheit auftritt, ist sie für 60% dieser Patienten auch im Erwachsenenalter ein Problem (Bille, 1981).

Nur 20% der Personen mit Kopfschmerzen gehen zum Arzt (Andrasik et al., 1979). Dabei sind die von stärkeren Schmerzen Betroffenen, also v.a. die Migräniker, eher zum Arztbesuch bereit: 32% der in einer neurologischen Universitätsklinik ambulant und stationär konsekutiv behandelten Patienten sind nach IHS-Kriterien Migräniker, im Gegensatz zu 25% der Patienten mit Spannungskopfschmerz (Göbel et al., 1991).

3 Physiologische Grundlagen von Migräne und Spannungskopfschmerz

3.1 Migräne

Aufgrund der Pionierarbeiten von Tunis und Wolff (1953) galt die Migräne lange Zeit als eine vaskuläre Störung: Durch Erregung vasomotorischer Stammhirnzentren komme es zur Konstriktion zerebraler Gefäße und zu zerebraler Hypoxie. Aus der Hypoxie ließen sich einerseits die Aurasymptome erklären, andererseits bedinge sie eine reaktive Vasodilatation der intra- und extrakranialen Gefäße. Kopfschmerz entstünde infolge der Dilatation der extrakranialen

Gefäße. Diese Vorstellungen sind nach heutigem Wissensstand korrektur- und ergänzungsbedürftig.

Zwanzig Jahre intensiver Forschung mit verschiedenen Meßverfahren (Volumen-Plethysmographie, Infrarotthermographie, Radioisotopen-Darstellung mit alten und neuen Methoden, transkraniale Doppler-Sonographie) erlauben auch heute keine endgültigen Aussagen über das vasomotorische Geschehen bei der Migräneattacke. Tatsächlich finden sich bei synoptischer Betrachtung der Befunde im Vorfeld der Schmerzphase – bei der klassischen Migräne in der Auraphase – überwiegend Hinweise für eine Minderperfusion intrakranialer Gefäße, in der Schmerzphase Hinweise für Hyperperfusion extra- und intrakranialer Gefäße. Allerdings werden im Vorfeld auch kurze Phasen mit Hyperperfusion, in der Schmerzphase auch Gefäßbereiche mit Hypoperfusion beobachtet, so daß das Geschehen besser als »Blutumverteilungsdesaster« (Grotemeyer et al., 1989) zu charakterisieren ist. Auch betreffen Schmerzen und Perfusionsauffälligkeiten nicht notwendigerweise dieselbe Kopfseite (Zwetsloot et al., 1991; Iversen et al., 1990).

Wir betrachten mit Blau (1992) die Migräne als eine reversible Hirnfunktionstörung aufgrund neuronaler Überaktivität, bei der das gesamte Gehirn betroffen ist, allerdings mit fokalen Manifestationen. An dieser Hirnfunktionstörung scheinen die folgenden interagierenden Prozesse und Systeme wesentlich beteiligt zu sein:

1. Minderperfusion, neuronale Depression und Kalium-Konzentration. Während der Aura der klassischen Migräne ist mit der Xenon-133-Methode eine Hypoämie in Form einer fokalen Reduktion des Blutflusses der Arteriolen im visuellen Kortex zu beobachten, eine Reduktion, die sich allmählich ausbreitet und die gesamte Hemisphäre einschließt (»spreading oligenia«; Oleson, 1987). Bei Migräne ohne Aura breitet sich die Minderdurchblutung von anterioren Hirnarealen nach hinten aus (Friberg et al., 1987). Sind also die Aurasymptome vaskulären Ursprungs?
Ganz abgesehen davon, daß die Ausbreitung der Minderperfusion wegen des sog. Comptom-Effekts ein Artefakt sein könnte (Skihoj-Olsen und Lassen, 1989): die Dauer der Aurasymptome läßt eher einen neurogenen Ursprung vermuten. Die Dauer von ca. 20 Minuten weist auf eine Wanderungsrate des Prozesses von 3 mm/min über die 60 mm langen visuellen Kortex hin. Das läßt an Leào's (1987) im Tierversuch gefundene neuronale »spreading depression« denken: Bei Stimulation des zerebralen Kortex kommt es nach einer kurzen Exzitationsphase zu einer Negativierung des Kortex, die sich mit 3 mm/min ausbreitet. Diese Form neuronaler Depression kann in den meisten Hirnarealen und in der Retina ausgelöst werden. Oligämie wäre danach eine Folge der Depression neuronaler Aktivität (Clifford Rose, 1991).
Wahrscheinlich sind Minderperfusion und neuronale Depression durch Kalium in einem Teufelskreis verbunden (Young und van Vliet, 1992). Jedes Ereignis, das die lokale Kaliumkonzentration deutlich anhebt, kann den Teufelskreis in Gang setzen, z.B. lokale Hyperaktivität einer Neuronengruppe, lokale Verschlechterung des Hirnstoffwechsels oder passagere Minderperfusion einer Kortexregion. Eine erhöhte Kaliumkonzentration in

der Extrazellulärflüssigkeit führt zu lokaler Depolarisation der Neurone mit weiterer Ausschüttung von Kalium und zu Vasokonstriktion, wodurch der Abtransport von Kalium erschwert ist. Durch Diffusion und aktiv über die Neuroglia breitet sich Kalium aus und hält den Teufelskreis in Gang.

2. Noradrenerges System. Stimulation des locus coeruleus im Tierversuch bewirkt Veränderungen des zerebralen Blutflusses, die denen beim Menschen im Migräneanfall stark ähneln (s.a. Dalessio, 1990). Der locus coeruleus enthält 97% des Gehirn-Noradrenalins. Er hat Verbindungen insbesondere zum limbischen System, zu Hypothalamus und Thalamus – Verbindungen, über die der l. coeruleus bei Streß im Sinne einer Bereitstellungsreaktion aktiviert wird. Im Gehirn heißt das: Vasokonstriktion der großen Gefäße (Grotemeyer et al., 1989). Die Bedeutung des Noradrenalin-Systems wird unterstrichen durch die Tatsache, daß Migräniker auch im Intervall sympathikoton übererregt sind (siehe Abschnitt 5.1 in diesem Kapitel). Die Wirksamkeit von Beta-Blockern in der Intervallbehandlung läßt sich am besten mit der Stabilisierung des noradrenergen Systems durch diese Medikamente erklären (s.a. Edmeads 1991).

3. Serotonin-System. Serotonin ist Neurotransmitter, vasoaktive und algetische Substanz. Bei der Migräne scheint es in allen drei Funktionen eine Rolle zu spielen. Mit Gerber und Fuchs (1989) läßt sich ein zentrales und ein peripheres serotoninerges System unterscheiden.
– Zentrales serotoninerges System: Patienten, bei denen in unmittelbarer Nachbarschaft zum dorsalen N. Raphe Elektroden eingepflanzt werden, erleben zunächst Schmerz im homolateralen Auge mit Photosensitivität und dann einen halbseitig pochenden, äußerst starken Kopfschmerz: (Raskin, 1988). Der n. Raphe enthält eine der höchsten Konzentrationen an Serotonin-Rezeptoren im Gehirn und ist – so Raskin – Teil des aufsteigenden schmerzmodulierenden Systems, das in den nn. Raphe beginnt und zu Thalamus und Kortex und dort besonders zum visuellen Kortex und zum somatosensorischen Kortex projiziert und insgesamt mit Serotonin als Neurotransmitter arbeitet. Ausschüttung von Serotonin aus den Raphe-Kernen stimuliert außerdem die Schmerzafferenzen der zerebralen Gefäßwände (Pfaffenrath und Gerber, 1992) und sei damit ein Trigger für die Aktivität des trigemino-vaskulären Reflexes (s.u.). Die Raphe-Kerne ihrerseits stehen unter dem Einfluß von limbischem System und Hypothalamus (Gerber und Fuchs, 1989). Dies könnte der Weg sein, auf dem psychische Faktoren in das Geschehen eingreifen.
– Peripheres serotoninerges System. Kein anderer Befund der Migräneforschung ist so gesichert wie der Anstieg des Serotonin-Spiegels im Blutplasma während der Auraphase und sein Abfall unter das Normalniveau während der Schmerzphase. Das meiste periphere Serotonin ist in den Blutplättchen gespeichert und wird u.a. aufgrund der Einwirkung von Streßhormonen, der Katecholamine, freigesetzt (Anthony, 1978, 1981). Auch diätetische und hormonelle Faktoren bei der Frau scheinen auf die Entleerung des Thrombozytenserotonin-Speichers Einfluß nehmen zu können. Außerdem wird unter Bedingungen zerebraler Ischämie aus den Blutplättchen vermehrt Serotonin ausgeschieden. Die Richtung der vasoaktiven Wirkung von peripherem Serotonin ist hauptsächlich abhängig von seiner Dosis, vom Wirkungsort und vom präexistenten Gefäßtonus – und damit vom noradrenergen System (zusammenfassend Grotemeyer et al., 1989). Die differentielle Wirksamkeit von Serotonin könnte eine Ursache für die unterschied-

lichen Perfusionsbefunde in der Schmerzphase sein. Von anderer Seite (z. B. Welch, 1989) ist ausgeführt worden, daß die Bedeutung des peripheren Serotonins als vasoaktiver Substanz bisher überschätzt worden sei. Das Geschehen an den Blutplättchen sei lediglich eine Art peripherer, für sich betrachtet bedeutungsloser Nachhall der zentralen Serotonin-Störung.

4. Trigemino-vaskuläres System. Die marklosen Fasern des N. trigeminus sind nicht nur Afferenzen für Schmerzreize aus den zerebralen und meningealen Gefäßwänden, sondern sie arbeiten auch neurosekretorisch: sie schütten die Neuropeptide Substanz P und CGRP (Calcitonin gene-related peptide) aus. Substanz P und CGRP sind starke Vasodilatatoren. Außerdem stimuliert Substanz P die Degranulation von Mastzellen und die Histaminliberation. Die Folge ist eine Zunahme der Gefäßpermeabilität. Es kommt zur Extravasation von Plasmabestandteilen und Wasserverschiebungen (Ödeme). Die Schwelle der Nozizeptoren für Schmerzreize sinkt (Zimmermann, 1992). Ein Teufelskreis ist entstanden. Im Tierexperiment läßt sich zeigen, daß der trigemino-vaskuläre Reflex durch elektrische Reizung des Ganglion trigeminale in Gang gesetzt werden kann (Buzzi et al., 1991). Bei der Migräne könnte es die »spreading depression« der Auraphase sein, die das Ganglion trigeminale (Welch, 1989) oder trigeminale Fasern (Clifford Rose, 1991) depolarisiert. Möglicherweise wird der Teufelskreis aber auch durch das Serotonin aus den Raphe-Kernen ausgestoßen, das die trigeminalen Schmerzafferenzen in den Gefäßwänden stimuliert (Pfaffenrath und Gerber, 1992), oder durch die hypoxischen Verhältnisse als Folge der noradrenerg vermittelten Vasokonstriktion.

3.2 Spannungskopfschmerz

Die physiologischen Grundlagen von Spannungskopfschmerz sind erst bruchstückhaft bekannt. Beim Spannungskopfschmerz ohne Störungen der perikranialen Muskulatur sind wahrscheinlich zentralnervöse Schmerzmechanismen wirksam, beim Spannungskopfschmerz mit Störungen der perikranialen Muskulatur sowohl zentralnervöse als auch periphere Schmerzmechanismen (s.a. Bischoff et al., 1989).

1. Spannungskopfschmerz ohne Störungen der perikranialen Muskulatur: Es gibt zahlreiche Hinweise für die Beteiligung von zentralen Schmerzmechanismen beim Kopfschmerz. Unter der Überschrift »zentrale Schmerztheorie« lassen sich Konzeptionen zusammenfassen, die bei Kopfschmerzpatienten Störungen zentraler anti-nozizeptiver Systeme annehmen, welche auch ohne peripher-afferente Information Schmerzsensationen bedingen oder mit einer erhöhten Schmerzempfindlichkeit für periphere Reize einhergehen. Nach diesen Ansätzen werden die Störungen zentraler anti-nozizeptiver Systeme durch den Endorphin- und Serotonin-Stoffwechsel vermittelt und sind entweder konstitutionell oder durch spezifische Erfahrungen (Streß, Hilflosigkeit, Depression) bedingt (s.a. Sicuteri, 1978, 1981). Tatsächlich sind nach neueren Untersuchungen im Gegensatz zu bisherigen Annahmen wahrscheinlich doch Schmerzschwelle und Schmerztoleranz von Personen mit Spannungskopfschmerz und mit Migräne während der Kopfschmerzen und im schmerzfreien Intervall erniedrigt (Marlowe, 1992). Dem entspricht bei

Kopfschmerzpatienten ein erniedrigter β-Endorphin-Spiegel in Plasma und Zerebrospinalflüssigkeit (Nappi et al., 1985). Im Hinblick auf den Spannungskopfschmerz stellt sich allerdings die Frage, ob es spezifische zentrale Störungen gibt. Befunde zum Phänomen der exterozeptiven Hemmung (s. Abschnitt 1 in diesem Kapitel) sprechen dafür: Einerseits fehlt die zweite Phase der exterozeptiven Hemmung bei Patienten mit Spannungskopfschmerzen doppelt so häufig wie bei Migränikern. Andererseits ist bei fehlender ES2 die Schmerzempfindlichkeit deutlich erhöht (Göbel und Weigle, 1991). Exterozeptive Hemmung und Schmerzempfindlichkeit sind – folgt man Ergebnissen aus Tierversuchen – auf die Aktivität des serotonergen anti-nozizeptiven Systems in periaquäduktalem Grau, n. Raphe und pontobulbärer Formatio reticularis zurückzuführen, Strukturen, die unter Einfluß des limbischen Systems stehen, also durch emotionale Erlebnisse moduliert werden.

2. Spannungskopfschmerz mit Störungen der perikranialen Muskulatur: Bei dieser Form von Kopfschmerzen wird angenommen, daß neben zentralen auch periphere, im Muskelstoffwechsel verankerte Mechanismen für die Entstehung der Kopfschmerzen verantwortlich sind (Abb. 55-1). Mit Betonung auf diesen peripheren Mechanismus sprechen wir (Bischoff und Traue, 1983) von myogenen Kopfschmerzen.
Hinsichtlich seiner neurophysiologischen Organisation ist Muskelschmerz dem Oberflächenschmerz sehr ähnlich: Er wird von spezifischen Nozizeptoren signalisiert. Die Schmerzqualität dagegen ist eher diffus, geht mit autonomen Reaktionen einher und erinnert an viszerale Schmerzen (Mense, 1991). Ursache dafür ist die relativ geringe Dichte der nozizeptiven Strukturen im Muskel und in der Umgebung der den Muskel versorgenden Gefäße. Die mechanische Schwelle dieser Nozizeptoren liegt im Normalfall nahe bei der Maximalkontraktion des Muskels. Dies ändert sich bei relativer oder absoluter Ischämie, zu der es aufgrund von erhöhter Muskelkontraktion kommen kann (Rasmusssen et al., 1977).[*]
Die Ischämie bewirkt über die Erniedrigung des pH-Levels die Freisetzung von chemischen Schmerzstoffen (Bradykinin, Serotonin, Prostaglandine), die einerseits die Schwelle der mechanosensiblen Nozizeptoren senken, andererseits die Schwelle der mechanosensiblen Nozizeptoren senken, so daß bereits Muskelspannungen geringerer Kontraktionsstärke Schmerzen auslösen können. Schmerz, auch Kopfschmerz, als Folge von Ischämie ist mehrfach experimentell demonstriert worden (z. B. Myers und McCall, 1983; Mense und Meyer, 1988). Ist erst einmal Schmerz entstanden, dann besteht die Gefahr, daß durch positive Rückkoppelung ein Teufelskreis von Muskelspannung und Schmerz entsteht. Dalessio (1974, 1978) postulierte, daß Schmerzreize reflektorisch zu Muskelkontraktionen führen. Erstens erzeugen sie ein Kontraktionsmuster in Form eines Flexor-Reflexes (eine Wegziehbewegung). Zweitens kommt es über die Gamma-Schleife zu einer generellen Erhöhung

---

[*] Muskelkontraktion ist nicht die einzige mögliche Ursache von Schmerz im Muskel. Schon Wolff (Tenis und Wolff, 1954) hielt es für wahrscheinlich, daß durch die Aktivität des autonomen Nervensystems vermittelte vasomotorische Instabilität zu ischämischen Verhältnissen führen kann. Mit wenigen Ausnahmen (Onel et al., 1961; Martin und Mathews, 1978) belegen experimentelle Arbeiten, daß bei Spannungskopfschmerzpatienten die relevanten Arterien tatsächlich im Vergleich zu schmerzfreien Kontrollpersonen stärker konstringiert sind (z. B. Friedman und Merritt, 1959; Bakal und Kaganov, 1979).

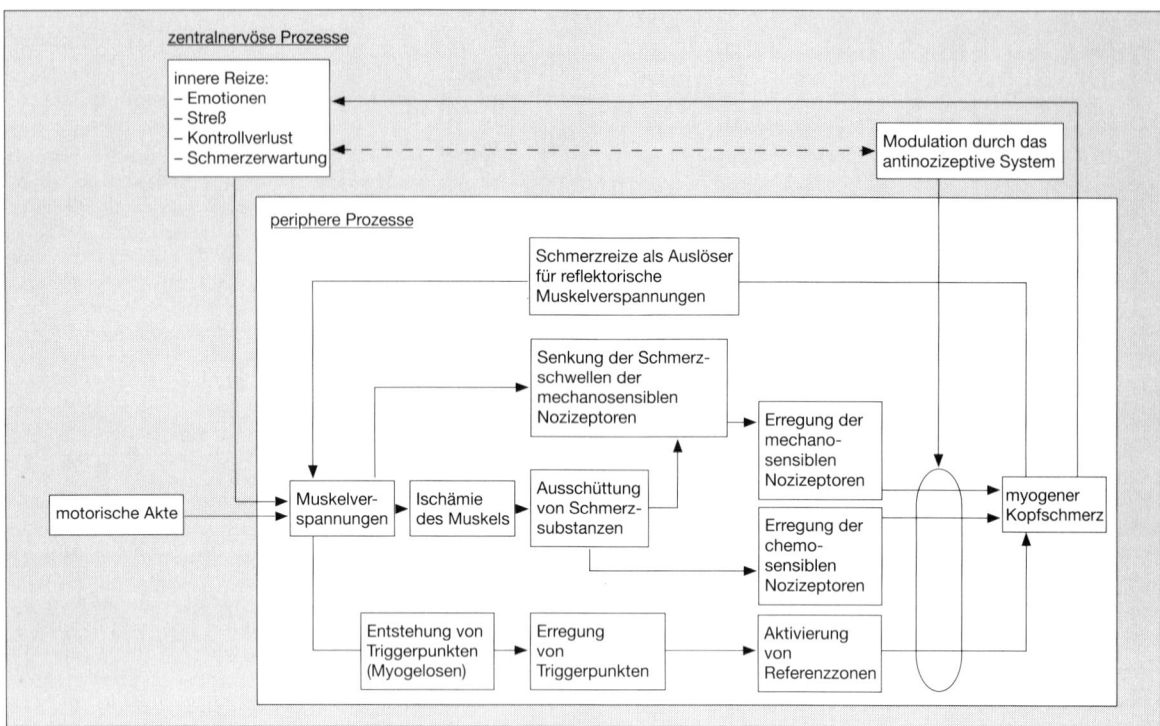

Abb. 55-1 *Physiologische Vorgänge beim Spannungskopfschmerz mit Störungen der perikranialen Muskulatur.*

der Muskelspannung in den beteiligten Muskeln. Außerdem führt Schmerz als psychophysiologische Belastung – ob tatsächlich erlebt oder auch nur erwartet – u.a. zu bedeutsamen Muskelspannungsanstiegen (Bischoff et al., 1982).

Orte der größten Muskelverspannung sind nicht notwendigerweise die Orte, an denen Schmerz erlebt wird (Philips, 1977). Myers und McCall (1983) fanden, daß nicht unbedingt der Muskel schmerzt, dessen Blutzufuhr experimentell abgestellt wird. Die Gründe dafür sind nicht vollständig klar. Es steht allerdings fest, daß im gespannten Muskel mit der Zeit durch Degeneration von Muskelgewebe sog. »Triggerpunkte« entstehen, die auf mechanische Belastung hin einen übertragenen Schmerz in »Referenzzonen« entstehen lassen (Travell und Simons, 1983).

Die physiologische Basis übertragener Schmerzen ist nicht ganz geklärt. Fest steht, daß auf die Dorsalhornneuronen, in denen nozizeptive Information aus der Muskulatur verarbeitet wird, auch afferente Information aus anderen Muskeln, der Haut und aus den Eingeweiden konvergieren und eine räumliche Ausweitung der Schmerzempfindung bedingen. Bei starker Schmerzreizung kann es sogar zu einer erworbenen Erweiterung der spinalen rezeptiven Felder kommen (Hoheisel und Mense, 1990).

4 Auslöser von Kopfschmerzen

Es gibt eine Vielzahl empirischer, obschon häufig widersprüchlicher Studien zur Auslösung von vaskulär-migränoiden Kopfschmerzen, im Gegensatz zu den spärlichen Untersuchungen zu anderen primären Kopfschmerzen.

4.1 Auslöser von Migräne[*]

Hormonelle Veränderungen bei Frauen werden oftmals mit Migräneanfällen in Verbindung gebracht. Migräneanfälle treten gehäuft kurz vor der Menstruation auf, bei manchen Patientinnen werden sie durch Kontrazeptiva ausgelöst. 60–80 % der Patientinnen geben eine deutliche vorübergehende Besserung ihres Leidens während der Schwangerschaft an, während sich das Leiden im Klimakterium sowohl verbessern als auch verschlimmern kann.

Bei den alimentären Faktoren werden sowohl bestimmte Lebensmittel (Rotwein, Schokolade, Käse, Weizen, Orangen, Eier und Milch) als auch einzelne chemische Substanzen in diesen Lebensmitteln wie z. B. Tyramin (enthalten in Rotwein, Schokolade und bestimmten Käsesorten), Alkohol, Koffein (wenn entzogen) und Histamin als Auslöser von Migräneattacken in Betracht gezogen. Eine Beurteilung der Faktenlage ist schwierig. Beispielsweise lösen Schokolade wie auch Tyramin – wenn durch einen nasogastrischen Schlauch zugeführt – keine Migräne aus. Vielleicht wird Schokolade fälschlicherweise für einen Auslöser gehalten, weil Heißhunger auf Schokolade oft ein Prodrom der Migräne ist (s.a. Blau, 1992). Weder Tyramin noch Alkohol sind die Urheber für die tatsächlich erhöhte Wahrscheinlichkeit von Migräne nach Rotweingenuß (Littlewood et al., 1988). Zwar ist – entgegen der landläufigen Meinung

---

[*] Ausführliche Darstellungen finden sich bei Gerber und Haag (1982), Knapp (1983a).

– in der Gesamtgruppe der Migräniker die Auftretenswahrscheinlichkeit von Attacken am Wochenende nicht erhöht (Morrison, 1990), aber deutlich gehäuft sind Wochenendmigränen bei starken Kaffeetrinkern, die am Wochenende lange ausschlafen (Couturier et al., 1992). Die je nach Substanz wahrscheinlich verschiedenartigen physiologischen Mechanismen bei der Auslösung sind oft unbekannt. Diskutiert wird, daß Migräneattacken bei einigen Lebensmitteln Folge einer allergischen Reaktion sein könnten (Mansfield, 1987).

Man weiß auch wenig über die immer wieder angeführten physikalischen Auslöser: körperliche Belastungen (z. B. Migräne aufgrund von Koitus bei Männern), optische Reize (grelles Licht, Lichtblitze etc., Schlaf und Schlafentzug). Kurzfristige Veränderungen der bioklimatischen Verhältnisse (insbesondere Föhn) und bestimmte Jahreszeiten (Frühjahr und Herbst) werden nicht nur von Patienten, sondern auch von vielen Kopfschmerzforschern als Auslöser von Migräne genannt (z. B. Cull, 1981; Dirnagl und Kugler, 1981). Die empirischen Studien sind jedoch meist methodisch anfechtbar.

Auch wenn die neueren Untersuchungen gegen die Wirksamkeit von alimentären und bioklimatischen Faktoren sprechen, halten wir es für verfrüht, darüber abschließend zu urteilen. Von praktischer Relevanz bleiben sie in jedem Fall, weil viele Patienten an ihren Einfluß glauben und der Therapeut sich mit diesen Laienkonzepten auseinandersetzen muß, wenn er einen Zugang zum Patienten finden will.

Im allgemeinen wird angenommen, daß psychische Auslöser mehr Gewicht haben als hormonelle, physikalische und alimentäre; sie sollen bei über 60% der Patienten die Hauptauslöser sein.

Befragt nach den Umständen der ersten Attacke geben jeweils ein Drittel der Patienten physikalische, psychische bzw. sowohl physikalische als auch psychische Auslöser an (Blau, 1985). Der Zusammenhang zwischen psychischen Auslösern und Migräne wird meist mit der Streßtheorie erklärt. Dabei sind Migräniker im Alltag keineswegs mehr Streßereignissen ausgesetzt (Henryk-Gutt und Rees, 1973), auch haben sie nicht mehr kritische Lebensereignisse zu bewältigen (Florin et al., 1985) als Vergleichspersonen ohne Schmerz. Der Streß ist vielmehr Ausdruck ihrer individuellen Wirklichkeit: Migräniker neigen besonders dazu, Streßsituationen als bedrohlich einzuschätzen und Copingstrategien einzusetzen, die nicht geeignet sind, Streß abzubauen: übermäßige gedankliche Weiterbeschäftigung, Resignation und Depression, soziale Abkapselung und andere Vermeidungsstrategien (Sorbi und Tellegen, 1988; Bormann et al., 1989).

4.2 Auslöser von Spannungskopfschmerz

Olesen und Bonica (1990) nennen zahlreiche psychosoziale Faktoren (z. B. Angst, Depression, Arbeitsstreß, zwischenmenschliche Belastungen, Schlafstörungen, sexuelle Probleme) und physikalische Faktoren (z. B. Kopftraumata, Skoliose), die an-

geblich mit Spannungskopfschmerz in Zusammenhang stehen oder ihn verursachen. Die empirische Datenbasis für diese Annahme ist bisher allerdings dürftig.

Alle Versuche in den fünfziger Jahren, Spannungskopfschmerz experimentell zu provozieren, erschöpften sich in Versuchsanordnungen von geringer ökologischer Plausibilität (die zudem an Frankenstein [1897] erinnern): Wolff und seine Kollegen (s. a. Simons et al., 1943) injizierten wiederholt hypertone Kochsalzlösung in die Halsmuskulatur, reduzierten die zerebrospinale Flüssigkeit und erzeugten Schmerzen durch das Tragen einer 3-diopter-Prismenbrille. Die beobachtete Korrelation von Muskelspannungsanstieg und Schmerz ist jedoch kein Beweis für die Muskelspannung-Schmerz-Annahme, weil die Muskelspannung auch sekundär als Folge der Schmerzen angestiegen sein kann. Allerdings zeigt eine Biofeedback-Studie von Borgeat und Mitarbeitern (1984), daß durch willkürlich erhöhte Verspannung der Stirnmuskulatur Kopfschmerzen ausgelöst werden.

Der Vergleich mehrerer optischer Stressoren führte nur bei Lichtblitzen zu einem signifikanten Anstieg der Muskelspannung in der Stirnmuskulatur, während die Nackenmuskulatur keine erhöhte Aktivität zeigte. 95% der Spannungskopfschmerzpatienten reagierten auf diese Stressoren mit Spannungsgefühlen, 50% mit Kopfschmerzen, die Kontrollpersonen blieben nahezu beschwerdefrei. Die Befunde dieser Auslöserstudie sprechen für differentielle Reaktionen der Muskulatur auf spezifische Belastungen (Traue und Lösch-Pötsch, 1994).

Obwohl Alltagsstreß immer wieder in den verschiedenen Definitionen von Spannungskopfschmerz als Auslöser genannt wird, ist ein empirischer Nachweis bisher nicht gelungen. In der Feldstudie von Schlote (1989) korrelierten die Streßeinschätzungen der Patienten in Kreuzkorrelationen weder mit den Kopfschmerzen noch mit den tatsächlichen Muskelspannungen. Allerdings schätzten die Kopfschmerzpatienten ihren Alltagsstreß auch signifikant geringer ein als die Kontrollpersonen, so daß ein direkter Zusammenhang zwischen subjektivem Streßerleben und Schmerz nicht wahrscheinlich ist. Bischoff und Traue (1983) schlagen vor, den schmerzauslösenden Streß, unter den sich diese Patienten setzen, als einen Streß zu spezifizieren, der sich auf die Muskulatur in ihrer motorischen Funktion bezieht. Algogene Muskelspannungen entstehen, wenn muskelarbeitaktivierende Handlungen, exzessiv oder unökonomisch praktiziert, ihrerseits erhöhte Muskelspannung zur Folge haben, wenn Handlungsimpulse unter Aufbietung von Muskelkraft unterdrückt werden oder wenn Personen nach muskulärer Arbeit kein Verhalten entwickeln, welches bestehende Muskelspannungen reduziert.

5 Somatische und psychosomatische Dispositionen für Kopfschmerz

5.1 Migräne

Auch im anfallsfreien Zeitraum weisen Patienten mit Migräne physiologisch-biochemische Auffälligkeiten auf, die Migräneschwelle – die Schwelle, die überschritten werden muß, damit es zum Anfall kommt –, liegt beim Migräniker von vornherein niedriger. Einige Belege (vgl. Knapp, 1983a; Grotemeyer et al., 1989; Schönen et al., 1989; Welch, 1989; Clifford Rose, 1991):

- Migräniker haben eine Prädisposition zu überstarken Reaktionen im visuellen Kortex.
- Bei Migränikern ist der regionale zerebrale Blutfluß (rCBF) posterior und asymmetrisch – in Übereinstimmung mit der im Anfall betroffenen Seite – erniedrigt. Dadurch ist der Kortex anfälliger für »spreading depression«.
- Bei Migränikern finden sich Anzeichen für eine erhöhte zentrale und periphere noradrenerge Aktivität. Die Sensitivität kranialer Vasorezeptoren ist gesteigert. Dies spricht für eine sympathikotone Erregungslage auch in der schmerzfreien Zeit. Dem korrespondierenden auf der subjektiven Ebene Klagen der Patienten über kalte Hände und Füße.
- Schließlich gibt es bei Migränikern zahlreiche Hinweise für Instabilitäten des Serotonin-Systems: der zentrale Serotoninspiegel ist erniedrigt, die Impulsrate serotoninerger Neurone gesteigert, der Abbau von Transmitter-Serotonin im synaptischen Spalt beschleunigt, die Binde- und Speicherfähigkeit der Thrombozyten für Serotonin ist reduziert etc.
  Kurz, die Neurotransmitter-gesteuerte zerebrale Autoregulation befindet sich im schmerzfreien Intervall in einer Art labilem Gleichgewicht, das im Anfall dekompensiert (Grotemeyer et al., 1989).

5.2 Spannungskopfschmerz

Zwischen 1970 und 1990 wurden zahlreiche psychophysiologische Studien durchgeführt, um der dysfunktionalen Aktivität der Muskulatur im Kopf- und Nackenbereich auf die Spur zu kommen, die den Patienten mit Spannungskopfschmerz angeblich charakterisiert. Untersucht wurden EMG-Ruhewerte, EMG-Verlaufswerte (Anstiege, Rückbildungszeiten, Variabilität) verschiedener Muskeln (meist Stirnmuskel, n. temporalis, n. trapezius) in den unterschiedlichsten physikalischen und psychosozialen Belastungssituationen im Labor und im Feld (zusammenfassend Bischoff et al., 1989; Traue und Lötsch-Pötsch, in Druck). Die Ergebnisse waren höchst uneinheitlich. In einigen Studien ließen die Parameter der Muskelaktivität zwischen Personen mit und ohne Spannungskopfschmerzen unterscheiden, in anderen nicht. Sie erlaubten in der Regel keine Differenzierung zwischen Personen mit Spannungskopfschmerzen und mit Migräne. Diese verwirrende Befundlandschaft ließ manchen Forscher (z. B. Pikoff, 1984) resignieren und das Paradigma des Spannungskopfschmerzes als eines Muskelkontraktionskopfschmerzes für nicht mehr vertretbar halten. Andere betonten, daß bei Spannungskopfschmerzen, die über ihren Phänotypus und durch Ausschluß anderer Kopfschmerzformen diagnostiziert werden – und das war die gängige Diagnosepraxis für all die Studien –, ganz heterogene Schmerzmechanismen wirksam werden können und von daher nicht bei jedem Spannungskopfschmerzpatienten dysfunktionale Muskelaktivität auftreten muß. Um die Idee eines muskulär bedingten Kopfschmerzes weiter zu explizieren, haben Bischoff und Traue (1983) deshalb vorgeschlagen, mit dem Begriff »myogener Kopfschmerz« bei den Spannungskopfschmerzen jene Schmerzen auszugrenzen, welche aufgrund einer Muskelmehrarbeit pro Zeiteinheit entstehen, die ein bestimmtes kritisches Niveau übersteigt. Die IHS versucht – wie wir inzwischen wissen – das Problem zu lösen, indem sie zwischen Spannungskopfschmerzen mit und ohne Beteiligung der perikranialen Muskulatur unterscheidet. Der Begriff des myogenen Kopfschmerzes ist nah verwandt dem IHS-Begriff des Kopfschmerzes vom Spannungstyp mit Störung der perikranialen Muskulatur. Er ist insofern enger als dieser, als er die Verursachung der Schmerzen durch dysfunktionale Muskelaktivität zum Definitionskriterium macht, während der IHS-Begriff offenläßt, ob ein ursächlicher Zusammenhang zwischen Spannungskopfschmerz und Störung der perikranialen Muskulatur gegeben ist, und wenn ja: in welcher Richtung.

5.3 Genetische Faktoren beim Kopfschmerz

Die Forschungsergebnisse zur Vererblichkeit sind widersprüchlich und methodisch häufig unsauber. Für eine ausführliche Erörterung der Vererbungsfrage verweisen wir auf Knapp (1983a) und Gerber (1986). Ein Beispiel sei dennoch angeführt: Selby und Lance (1960) geben an, daß bei 55% der Migräniker Migräne auch in der näheren Verwandtschaft auftritt. Mit dieser Zahl wird die Prävalenzrate aber wahrscheinlich weit überschätzt. Befragt man nämlich die Angehörigen selbst und nicht die Migräniker, so sinkt die Prävalenzrate auf 10%, für Spannungskopfschmerz liegt sie bei 5%, bei beschwerdefreien Personen ebenfalls bei 5%, wobei die Differenz zwischen den Kopfschmerzformen statistisch nicht bedeutsam ist (Waters, 1971).

6 Psychische Dispositionen für Kopfschmerz

Die Auffassung, es gäbe eine bestimmte Kopfschmerzpersönlichkeit, wird von Klinikern, insbesondere psychoanalytisch orientierten Therapeuten, mit größerer Überzeugung vertreten (z. B. Peters, 1983) als von der empirisch-psychologischen Kopfschmerzforschung (s. a. Andrasik et al., 1982).

Nach klinischen Erhebungen gelten Migränepatienten als ehrgeizig, erfolgsorientiert, überordentlich, perfektionistisch, ausdauernd, leicht irritier- und kränkbar; sie gestalten soziale Beziehungen eher unpersönlich, ihre Sexualität ist gehemmt (Wolff, 1963; Anderson, 1980). Nach anderen Untersuchungen finden sich auch häufig Passivität und geringe Frustrationstoleranz; Peters (1983) faßt diese Persönlichkeitszüge als »Typus migränicus« zusammen. Feindseligkeit, Abhängigkeit, Depressivität und eine Häufung psychosozialer Konflikte kennzeichnen dagegen den Patienten mit Spannungskopfschmerz (Philips, 1976; Diamond, 1983).

Kritische Einwände gegen die meisten klinischen Studien machen darauf aufmerksam, daß erstens die Beobachtungen aus der stark selektierten Gruppe von Patienten stammen, die den Arzt aufsuchen, und zweitens retrospektiv sind, so daß unklar bleibt, ob die Persönlichkeitszüge nicht als Folge des Schmerzleidens auftraten (s. a. Kröner-Herwig, 1990).

Knapp (1983a) bietet einen Überblick über die Befunde von 17 testpsychologischen Studien zu Persönlichkeitszügen bei Kopfschmerzpatienten. Empirische Erhebungen mit Hilfe von bekannten psychometrischen Persönlichkeitsfragebogen (vorwiegend dem MMPI, dem FPI und dem Eysenckschen Fragebogen) liefern ein widersprüchliches Bild der Kopfschmerzpersönlichkeit, in dem sich Migränepatienten und Patienten mit Spannungskopfschmerz nur undeutlich voneinander abheben. Die empirischen Erhebungen mit Hilfe von Befragungstechniken, die sich an psychodynamischen Erklärungsansätzen orientieren (z. B. Roschach-Test oder klinische Tiefeninterviews), scheinen den Eindruck einer differentiellen Migränepersönlichkeit eher zu bestätigen. Jedoch sind die vorliegenden Studien, die sich dieser Befragungstechnik bedienen, methodisch fragwürdig. Es stellt sich heraus, daß die Gesamtgruppe der Kopfschmerzpatienten im Sinne des Neurotizismuskonzepts von Eysenck nervöser ist als schmerzfreie Kontrollpersonen und häufiger außer Kopfschmerz weitere Körperbeschwerden hat, besonders im Bereich des Haltungs- und Bewegungsapparates (Brähler, 1983). Gibt man tendenziellen Unterschieden eine Bedeutung, so scheinen die psychischen Störungen der Migräniker sozial besser kompensiert, Impulse von Feindseligkeit besser kontrolliert als die von Patienten mit Spannungskopfschmerz; am besten gesichert ist auch in Fragebogenstudien die größere autonome Hyperreaktivität der Migräniker. Dem gegenüber treten bei Patienten mit Spannungskopfschmerz die Persönlichkeitszüge der Feindseligkeit, der Ängstlichkeit und der psychischen Desorganisation manifester in Erscheinung (Andrasik et al., 1982; Passchier et al., 1984).

Für die zukünftige Forschung und Klinik wäre es u.E. sinnvoll, psychische Dispositionen nicht als überdauernde Strukturmerkmale der Persönlichkeit, sondern als situationsbezogene Verhaltens- und Erlebensstile zu konzeptualisieren, die – verhaltensanalytisch gesprochen – unter bestimmten Verstärkungskontingenzen stehen, und diese Stile entsprechend verhaltens- und situationsnah zu beschreiben (Bischoff et al., 1989; Traue und Kraus, 1988; Traue, 1989).

7 Psychogenetische Modelle der Migräne und des Spannungskopfschmerzes

7.1 Verhaltensmedizinische Ansätze

Dieser Abschnitt stellt exemplarisch drei psychobiologische Modelle der Kopfschmerzgenese und -aufrechterhaltung vor, zunächst eine Migräne-Theorie (Knapp, 1983a, b), dann unser Ansatz zum myogenen Kopfschmerz (Bischoff und Traue, 1983) und abschließend die Einheitstheorie des Kopfschmerzes von Bakal (1982).

Ein sehr elaboriertes Bedingungsmodell der Migräne hat Knapp (1983a) vorgelegt. Knapp geht von dem klassischen Diathese-Streß-Modell aus: Bei aufgrund von angeborenen oder erworbenen Defekten vorbelasteten Personen ist vor allem psychischer Streß zentraler Auslöser der Migräne. Psychischer Streß wird subjektiv definiert als Hilflosigkeits- und Kontrollverlusterleben. Psychischer Streß ist Resultat einer spezifischen Informationsverarbeitung, bei der der Betreffende eine Diskrepanz zwischen selbstgesetzten und/oder fremdbestimmten Anforderungen und den behavioralen Bewältigungsstrategien erlebt, die er zur Verfügung zu haben glaubt. Sowohl bei Über- als auch Unterforderung mündet der dadurch bewirkte Streß in gesteigerte Sympathikusaktivierung und setzt beim diathetisch Vorbelasteten den bekannten physiologisch-biochemischen Prozeß in Gang.

Ausgehend von den physiologisch-biochemischen Mechanismen myogener Schmerzen (s. a. Abschnitt 3.2) stellen wir dysfunktionale Muskelmehrarbeit in das Zentrum unserer Theorie (Bischoff und Traue, 1983). Diese dysfunktionalen Muskelspannungen können durch übermäßige Anstiege, verlängerte Rückbildung, erhöhte Verspannungen in Ruhe und durch gehäufte oder übermäßig lange Belastungen akkumulieren.

Lerntheoretisch läßt sich die Entscheidung dysfunktionaler Muskelmehrarbeit als Folge klassischer und operanter Konditionierung verstehen. Dysfunktionale Muskelspannungen sind besonders dann konditionierbar, wenn sie als motorische Aktivität die physiologische Basis von Handlungen und Bewegungen sind. So sind Muskelmehrarbeit als Korrelat von beruflicher Tätigkeit direkt durch positive Verstärkung oder indirekt durch die Bestrafung von Ruhepausen konditionierbar. Solche Vorgänge sind für berufsbedingte Kopfschmerzen verantwortlich. Durch die Bestrafung von emotionalem Ausdrucks- und Bewegungsverhalten kann die durch übermäßige Anspannung realisierte Ausdruckshemmung operant konditioniert werden. Das Bedingungsmodell myogener Kopfschmerzen (Abb. 55-2) berücksichtigt aber auch die Möglichkeit operanter Kontrolle von Kopfschmerz als Schmerzverhalten, das partiell oder vollständig ohne physiologische Beteiligung denkbar ist.

Wie können Patienten mit myogenen Kopfschmerzen identifiziert werden?

Sie lassen sich durch ein verschärftes Exklusionsverfahren finden: In den nachfolgend beschriebenen Studien waren die Versuchsteilnehmer in der Regel junge Erwachsene mit nicht-organischen Kopfschmerzen vom Phänotypus des Kopfschmerzes vom Spannungstyp. Das Schmerzverhalten dieser Patienten stand nicht unter operanter Kontrolle, die Patienten litten nicht an einer depressiven Erkrankung. Mit diesem Exklusionsverfahren sollten Patienten ausgeschlossen werden, für deren Schmerzen hauptsächlich zentrale Mechanismen der Schmerzverarbeitung verantwortlich sind.

Eine direkte Bestätigung der Muskelmehrarbeitshypothese erbrachte die Feldstudie von Schlote (1989), in der eine auf diese Weise ausgewählte Gruppe von Patienten mit

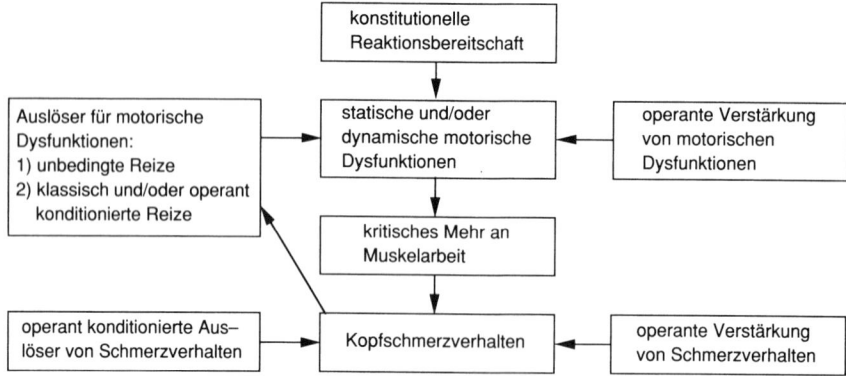

Abb. 55-2 *Vereinfachtes Bedingungsmodell des myogenen Kopfschmerzes nach Bischoff und Traue (1983).*

Spannungskopfschmerz über eine Woche hinweg bei ihrer normalen Arbeitstätigkeit elektromyographisch erfaßt wurde. Die Personen mit Spannungskopfschmerz akkumulierten – auch während der Arbeitspausen – nahezu doppelt soviel Trapeziusverspannungen wie die Kontrollpersonen. Die Herzaktivität war nicht unterschiedlich.

Klinisch werden als Auslöser für Kopfschmerzen häufig interpersonale Belastungen von Patienten genannt. Solche aversiven sozialen Stressoren waren auch in Laboruntersuchungen besonders gut geeignet, Patienten mit Spannungskopfschmerzen von Kontrollpersonen in ihren muskulären Reaktionen zu trennen. Die Patienten waren durch größere Anstiege, höhere Absolutspannungen und verzögerte Rückbildungszeiten gekennzeichnet (Traue et al., 1985). Ebenfalls bedeutsam sind Schmerzreizung und Schmerzerwartung als bedingte und unbedingte Stimuli, die bei Personen mit Spannungskopfschmerz stärker zu dysfunktionaler Muskelmehrarbeit führen als bei gesunden Kontrollpersonen (Bischoff et al., 1982). Diese Kausalbeziehung zwischen Schmerzerwartung und Spannungsanstieg kann ein wichtiges Bindeglied zum Verständnis der Aufrechterhaltung von Spannungskopfschmerzen sein.

Emotionale Reaktionen in sozialen Situationen, die unter Bestrafungsbedingungen geraten, bleiben mit ihren motorischen und autonomen Komponenten erhalten, wenn das offene Ausdrucksverhalten unterdrückt wird. In solchem Hemmungsverhalten sehen wir eine wichtige Quelle schmerzerzeugender Muskelaktivität. Tatsächlich zeigen Patienten mit Spannungskopfschmerzen unter sozialem Streß verminderte Expressivität und reduzierte kommunikative Bewegungen der Arme und des Kopfes. Gleichzeitig korreliert die Hemmung mit den erhöhten Muskelspannungswerten (Traue et al., 1985). Die Hemmung expressiven Verhaltens führt jedoch nicht nur zur Akkumulation von Muskelspannung, sondern stellt eine ineffiziente Strategie zur Bewältigung von sozialem Streß dar und behindert den Aufbau eines sozialen Unterstützungssystems (Holm et al., 1986; Traue, 1989; Traue und Michael, 1993).

Wird aufgrund klassischer und operanter Konditionierung ein Verhalten verstärkt, das mit dysfunktionaler Muskelaktivität einhergeht, so beeinflußt das die propriozeptive Wahrnehmung der muskulären Aktivität. Diese hat eine handlungsregulierende Funktion, indem sie dem Individuum seine Belastung signalisiert und Hinweisreize zur Erholung gibt. Bei emotionaler Stimulierung werden über das muskuläre Feedback qualitative emotionale Informationen verarbeitet. Wenn motorische Aktivität, die mit Muskelmehrarbeit einhergeht, positiv oder negativ verstärkt wird, verliert die Wahrnehmung der Muskelspannung diese

Funktionen und wird gelöscht. Bischoff (1989) konnte ein solches Wahrnehmungsdefizit bei Patienten mit Spannungskopfschmerzen experimentell nachweisen. Dieser Befund wiegt um so schwerer, als Migränepatienten ihre Stirnmuskelspannung nicht schlechter wahrnehmen konnten als die Kontrollpersonen. Es handelt sich also um einen Mechanismus, der speziell Patienten mit Spannungskopfschmerzen betrifft.

Das Modell läßt sich an einem Beispiel aus der Krankengeschichte von Herrn M. illustrieren. Einerseits können die Kopfschmerzen betrachtet werden als physiologisch erklärliche Folge klassisch-konditionierter dysfunktionaler Muskelspannung. Die dysfunktionale Muskelspannung ist die konditionierte Reaktion, die durch den Vorgesetzten in einer Leistungssituation auslösbar ist. Es ist anzunehmen, daß also Reizgeneralisierung vom ursprünglichen konditionierten Reiz stattgefunden hat: Der Vater in einer Leistungssituation ist die ursprüngliche komplexe konditionierte Reizsituation, in der durch den unkonditionierten Reiz »Prügel« die unkonditionierte Reaktion »Muskelverspannung«, wahrscheinlich in Form von Kopfeinziehen, hervorgerufen wurde.

An diesem Patienten läßt sich auch die Möglichkeit operanter Konditionierung von dysfunktionaler Muskelspannung veranschaulichen. Nicht genug, daß der Vater ihn schlug, er verbot unter Androhung weiterer Prügel dem Patienten ja auch zu weinen. Wir haben es beim Weinen und Sich-zur-Wehr-Setzen mit angeborenen Impulsen zu tun, die mit vermehrter Muskelspannung einhergehen, und die der Patient unter Aufbietung von Muskelspannung aktiv unterdrückt. Die Unterdrückung ist operant gelernt, insofern durch sie der aversive Reiz der Prügel vermieden werden konnte. Die dysfunktionale Muskelspannung setzt sich in solchen Fällen aus zwei Komponenten zusammen: Der ursprüngliche Handlungsimpuls bleibt bestehen, da er nicht in Handlung umgesetzt wird. Außerdem kostet es Muskelarbeit, den Handlungsimpuls zu hemmen.

Der Patient kann mit der arbeitsbezogenen Anspannung nicht aufhören, auch nicht in der Freizeit. Auch hier läßt sich operant konditionierte dysfunktionale Muskelspannung annehmen. Für Herrn M. sind Nichtstun und Entspannung aversiv. Depressive Stimmung oder Angstgefühle kommen dann auf. Da muskelarbeitfordernde Aktivitäten diese Gefühle zu beenden in der Lage sind, hat sich der Patient diese aufgrund von negativer Verstärkung angewöhnt.

Bakal (1982) vertritt, abgeleitet aus seinen empirischen Studien (s.a. Abschnitt 1, »Klassifikation und diagnostische Probleme«), ein eindimensionales Konzept, das Kopfschmerzen nach ihrem Schweregrad ordnet. Seine Überlegungen basieren auch auf dem Diathese-Streß-Modell, das jedoch durch eine Komponente der Krankheitsentwicklung erweitert ist: Kopfschmerzen haben immer eine vaskuläre und eine muskuläre Seite. Am Anfang mag eine Prädisposition zu erhöhter Muskelaktivität im Kopf-/Nackenbereich das Übergewicht haben. Wenn der Kopfschmerzleidende nicht in der Lage ist, daraus erwachsende Kopfschmerzen zu bewältigen, entstehen schwerere Kopfschmerzen, die eine immer stärker ausufernde vaskuläre Komponente erhalten. Mit zunehmender Schwere ändert sich auch strukturell die Disposition zum Kopfschmerz dahingehend, daß sie immer mehr physiologische Systeme involviert. Je schwerer die Kopfschmerzen, desto eher treten sie unabhängig von psychosozialen Stressoren, meist schon morgens auf – das Leiden verselbständigt sich.

7.2 Psychodynamische Erklärungsansätze

Aus psychodynamischer Sicht bildet in der Regel ein intrapsychischer Konflikt die Basis für Kopfschmerz. Dem Symptom kommt in diesem Konflikt die Funktion einer neurotischen Bewältigung zu.

Kopfschmerz als Konfliktbewältigung hat eine konversionsneurotische Form, wenn er symbolischer, körpersprachlicher Ausdruck für den zugrundeliegenden Konflikt oder ein einzelnes seiner Elemente ist (s.a. Kap. 49, »Konversion«). In Anwendung der Konzeption Adlers (s.a. Kap. 17, »Schmerz«) kann der psychische Apparat im Kopfschmerz symbolisch Wünsche, Gedanken und Phantasien ausdrücken, die vom bewußten Teil des psychischen Apparates nicht akzeptiert werden und die nicht in einer entsprechenden Handlung Erfüllung finden.

Nach Alexander (1977, S. 117) beruht der konversionsneurotische Kopfschmerz auf einem »Vorgang in den höheren sensiblen Zentren des Gehirns«, bei dem »keine lokalen Veränderungen« zu beobachten sind. Nach der IHS-Klassifikation würde er also wahrscheinlich als Spannungskopfschmerz ohne Störung der perikranialen Muskulatur diagnostiziert. Da die Migräne auf der Dilatation der kranialen Gefäße und somit auf peripheren Veränderungen beruht, ist sie vom Konversionskopfschmerz abzugrenzen. Konsequent ordnet Alexander die Migräne den **vegetativen Neurosen** zu.

Er konzipiert Migräne als Folge eines zu Beginn der vegetativen Vorbereitung gehemmten aggressiven Aktes, der mit einer erhöhten Blutzufuhr zum Gehirn bei gleichzeitiger Blockierung der Muskelaktion einhergeht. Diesem Konzept liegt ebenfalls ein Konfliktmodell zugrunde; der Konflikt besteht in dem aggressiven Akt und den gegengerichteten Impulsen, die den Akt hemmen.

Nach psychoanalytischen Studien charakterisiert die biographische Entwicklung von Personen mit Migräne in der frühen Kindheit eine affektive Mangelkonstellation, die durch mütterliche Kühle, Zwanghaftigkeit und Härte bedingt ist (Larbig, 1982b). Bei den Müttern der Migräniker fanden sich vermehrt trieb- und sexualfeindliche Strebungen, bei den Vätern Weichheit und Nachgiebigkeit, insgesamt eine eher verwöhnende Haltung gegenüber den Patienten.

Die Migräniker übernehmen sehr hohe Leistungsideale von ihren Eltern in Form einer positiven Identifikation. Dies trägt dazu bei, ihre starke Erfolgsorientiertheit zu erklären.

Die psychoanalytische Forschung hat dem Spannungskopfschmerz kaum Aufmerksamkeit geschenkt. Janus (1978) kommt aufgrund von EMG-Ableitungen während einer analytischen Behandlung von Zervikalsyndrom-Patienten zu der Deutung, daß dieser Schmerz als somatisches Äquivalent einer gehemmten Kampf-/Fluchtreaktion zu verstehen ist.

8 Therapieverfahren

8.1 Somatisch-medizinische Therapieangebote

Pharmakologische Behandlung und Abusus-Problem

Als symptomatischer Therapieansatz ist die medikamentöse Kopfschmerzbehandlung[*] eine Gratwanderung zwischen dem Anspruch des Patienten, von seinem Schmerz befreit zu werden und der Gefahr des Schmerzmittelmißbrauchs.

Da Mischpräparate mit psychotropen Substanzen einen Abusus begünstigen, empfiehlt sich die Verschreibung reiner Substanzen. Als solche kommen für Spannungskopfschmerzen und akute Anfälle von Migräne Acetylsalicylsäure (Aspirin) und Paracetamol in Frage. Intensive Schmerzen bei Migräne können zu Beginn eines Anfalles mit Ergotamin bekämpft werden.

Große Hoffnungen werden derzeit auf Sumatriptan als Mittel zur Anfallskupierung gesetzt. Sumatriptan ist ein Serotonin-Agonist mit selektiver Wirkung auf eine Untergruppe der 5-HT-Rezeptoren. Es wird vermutet, daß Sumatriptan dem Abfall des Serotonins während der Attacke entgegenwirkt und selektiv die großen Kopfgefäße konstringiert. Es reduziert Migräneschmerzen rascher und zuverlässiger als Ergotamintartrat (Lance und Pfaffenrath, 1991).

Zur Prophylaxe (Intervallbehandlung) häufiger Migräneanfälle werden Beta-Blocker, Pizotifen, Methysergid sowie dehydrogenierte Ergotalkaloide angewendet. Alle diese Medikamente haben jedoch Nebenwirkungen (Langbein et al., 1983). Die Gefahr von Schmerzmittelabusus hat folgende Gründe:

---

[*] Eine ausführliche Erörterung pharmakologischer und alternativer Therapieverfahren findet sich bei Bowdler und Kossmann (1983), Kossmann und Bowdler (1983), Soyka et al. (1990) und Grotemeyer (1992). Siehe auch den Beitrag von Adler über Schmerz in Kapitel 17.

1. Werden Schmerzmittel »bei Bedarf« eingenommen, so wird ihre Einnahme dadurch, daß die Schmerzen zurückgehen und somit ein aversiver Reiz wegfällt, negativ verstärkt.
2. Tranquilizer in Mischpräparaten erzeugen Abhängigkeit (Heiss, 1990).
3. Analgetika, insbesondere Mutterkornalkaloide, wirken bei längerem Gebrauch selbst schmerzerzeugend – der Patient bekämpft mit ihnen Schmerzen, die er durch sie erzeugt (»reboundheadache«; Wörz und Lendle, 1980).

Als kritische kumulative Monatsdosen, bei deren Überschreiten mit analgetikainduziertem Dauerkopfschmerz zu rechnen ist, gelten bei Koffein: 1350 mg, Ergotamintartrat: 20 mg, Dihydroergotamin: 28 mg, Barbiturate: 840 mg, Pyrazolonderivate: 4100 mg, Kodein: 240 mg, Paracetamol: 7500 mg, Acetylsalicylsäure und ihre Derivate: 7000 mg (Diener, 1988).

Bei Abusus ist ein Schmerzmittelentzug notwendig, der in der Regel stationär durchgeführt werden muß. Der Erfolg der Entzugsbehandlung ist einerseits abhängig von der psychotherapeutischen Unterstützung des Patienten durch die Klinik, andererseits von der Auswahl einer geeigneten Entzugsmethode. Bewährt hat sich z. B. neben dem Totalentzug, bei dem mit Entzugserscheinungen gerechnet werden muß, eine schrittweise Reduktion, bei der der Patient entweder Zeitpunkt und Ausmaß der jeweiligen Dosisverminderung kennt – oder nicht im einzelnen kennt: in diesem Fall erhält er einen stets gleich aussehenden Schmerzcocktail (Kontingenzmanagement nach Fordyce, 1976) bzw. in Deutschland wegen der pharmakologischen Bestimmungen vom Apotheker hergestellte Gelatinekapseln (Wildgrube, 1990). Die Medikation sollte in beiden Fällen nicht bei Bedarf, sondern nach einem festgelegten Zeitplan verabreicht werden. Bei hoch motivierten Patienten ist auch an einen ambulanten Entzug zu denken. Besonders dabei empfiehlt es sich allerdings, mit schriftlichen Vereinbarungen zu arbeiten (»Contract-Management«; Wildgrube, 1990). Obwohl weithin propagiert, erweist sich im übrigen nach neueren Studien die Behandlung von Spannungskopfschmerzen mit trizyklischen Antidepressiva als nicht erfolgreich (Pfaffenrath et al., 1993).

Alternative Behandlungsverfahren

Besonders bei übertragenem Schmerz (Travell und Simons, 1983) wird häufig intramuskuläre Infiltration von Lokalanästhetika in die Triggerzone vorgenommen. Viele Patienten erleben eine deutliche Verminderung ihrer Schmerzen oder sogar Schmerzfreiheit, die auch nach mehreren Monaten noch anhalten kann. Eine andere Methode ist die transkutane Nervenstimulation (TNS), bei der die Oberfläche der schmerzenden Muskulatur elektrisch gereizt wird. Diese Behandlung kann ambulant vorgenommen werden. Es besteht auch die Möglichkeit, den Patienten ein Gerät mit nach Hause zu geben. Die Erfolge sind ähnlich wie bei der Infiltration mit Lokalanästhetika.

Bei Spannungskopfschmerz und Migräne wird manchenorts Akupunktur angewandt. Sie erweist sich in sorgfältig kontrollierten Studien als eine erfolgerzielende Methode (Wittchen, 1983).

Physiotherapie und Sporttherapie

Peters (1983) gibt in bezug auf Massagen und Gymnastik bei Kopfschmerz diese Hinweise: Beim Kopfschmerzanfall lindern Rotlichtbestrahlung und sanfte Massage von Myogelosen in der Wirbelsäule nahegelegenen Muskelpartien des Rückens und der Schultern sowie im Ansatz des M. sternocleidomastoideus den Schmerz erheblich. Mehrfaches Massieren von Myogelosen im Ansatz des M. trapezius trägt zur Beseitigung von Spannungskopfschmerzen bei. Für bedeutsamer im Hinblick auf längerfristigen Erfolg hält Peters jedoch ein von Patienten selbständig auszuführendes krankengymnastisches Programm zur Lockerung der Schulter-Nacken-Muskulatur, für das er in seiner Monographie eine detaillierte Beschreibung gibt.

Gerber und Mitarbeiter (1987) schlagen als flankierende Maßnahme bei der Behandlung von chronischem Kopfschmerz Sport in Form eines Jogging-Programms vor.

In der Tat werden über regelmäßig durchgeführten Dauerlauf als einer Behandlungsmethode bei Migräne gute Erfolge berichtet (Hildebrand, 1987). In einer Studie (Fitterling et al., 1988) erwies sich ein Aerobic-Trainings-Programm sogar als genauso wirksam in der Migränetherapie wie Entspannung.

8.2 Psychotherapeutische Möglichkeiten

Psychodynamisch orientierte und klientzentrierte Psychotherapie

Entsprechend der hohen Prävalenz von Kopfschmerzen in der Gesamtbevölkerung spielen bei Patienten, die sich wegen psychischer Konflikte in Psychotherapie begeben, Kopfschmerzen als zumindest gelegentlich auftretendes Ereignis während der Behandlung eine Rolle. Da diese Patienten psychische Störungen als Quelle ihres Leidensdrucks betrachten, wird für sie wie für den Psychotherapeuten ein passager auftretender Kopfschmerz die gleiche Bedeutung haben wie etwa Fehlleistungen, die für das Verständnis der psychischen Störung wichtig sind.

Diese Konstellation ist jedoch für Kopfschmerzpatienten untypisch. Selbst Kopfschmerzpatienten mit guten sprachlichen Fähigkeiten und ausreichender geistig-seelischer Differenziertheit lehnen nicht selten psychotherapeutische Behandlung ab. Damit ist sogar zu rechnen, da sich ihnen ihr Leiden vor allem von der körperlichen Seite bemerkbar macht. In ihrer »psychotherapiefeindlichen« Haltung werden sie dadurch bestärkt, daß seitens der Medizin meistens gefordert wird, Kopfschmerzen besonders gründlich auf Organbefunde abzuklären. Dies führt bei den Patienten zu einer iatrogenen Fixierung ihrer ohnehin überwiegend naturalistischen Laientheorie

(Harris, 1973). Da die umfassenden Diagnoseprozeduren in aller Regel keinen körperlichen Befund erbringen, wird der von Kopfschmerz Gequälte zum »Problempatienten«, der, obwohl ihm »nichts fehlt«, weiterhin auf Ursachenklärung seiner Schmerzen besteht. Den Hinweis auf den psychogenen Hintergrund seines Leidens empfindet er oftmals als stigmatisierend. Hinzu kommt, daß ihn die Frustration durch chronische Schmerzen in einen Zustand aggressiver Gereiztheit oder depressiver Hilflosigkeit als einem algogenen Psychosyndrom (Wörz und Lendle, 1980) versetzt.

Die Indikation zu einer »rein« verbalen Psychotherapie ist aus diesen Gründen meist fraglich. Volger (1983) kommt in ihrer Indikationsstudie zu dem Ergebnis, daß mehr als 50% der chronisch erkrankten Kopfschmerzpatienten nicht die Voraussetzungen erfüllen, die für eine erfolgreiche klientenzentrierte Gesprächspsychotherapie notwendig sind. Eine ähnlich ungünstige Indikationsstellung dürfte für analytisch orientierte Interventionsverfahren gegeben sein. Der Umgang mit Kopfschmerzpatienten gilt in der Psychotherapie dementsprechend als schwierig (Lamprecht, 1979; Sommer und Overbeck, 1977).

Angesichts dieser Ausgangslage ist es empfehlenswert, sich in der Psychotherapie von Kopfschmerzpatienten gewissermaßen einzuschleichen (s.a. Brenner et al., 1949; Bischoff, 1994 a, b, c) – eine Aufgabe, vor die sich im übrigen nicht nur der Psychotherapeut selbst, sondern noch viel mehr der niedergelassene Arzt als erste Anlaufstelle und »Verteiler« gestellt sieht. Dazu kann man z.B. den psychosozialen Kontext einzelner Kopfschmerzanfälle explorieren und diesen dem Patienten klarmachen. Als Datenbasis solcher Explorationen sind Eintragungen in Kopfschmerztagebüchern wertvoll, die der Patient nach einem festen Zeitmuster mehrmals am Tag vornehmen soll. Der Patient hält z.B. fest, wie stark die Schmerzen gerade sind, was er jetzt und unmittelbar zuvor getan, gedacht, gefühlt hat, wie er starke Schmerzen zu bewältigen versuchte, wie wichtige Bezugspersonen auf Schmerzäußerungen reagiert haben usw. Über die Realitätskontrolle erhält er die Gelegenheit, seine naturalistische Laientheorie zu falsifizieren. Eine andere Möglichkeit, die Mitarbeit des Patienten zu gewinnen, besteht darin, ein Entspannungstraining anzubieten und über seine Erfahrungen mit der Entspannung seine »Selbstexploration« in Gang zu bringen. Volger (1983) berichtet von guten Erfolgen bei der Integrierung von progressiver Muskelentspannung nach Jacobson (1938) in die klientzentrierte Gesprächspsychotherapie.

Verhaltenstherapeutische Verfahren

Zur Behandlung migränoider Kopfschmerzen sind verschiedene verhaltenstherapeutische Verfahren gebräuchlich:
- Entspannungstraining ohne apparative Unterstützung: progressive Muskelentspannung nach Jacobson (1938); großes autogenes Training nach Schultz (1976); seltener: transzendentale Meditation und Hypnose.

- Entspannungstraining mit apparativer Unterstützung (Biofeedback): Handerwärmungstraining, autogenes Feedbacktraining, Feedbacktraining der Temporalarterie (Vasokonstriktionstraining), seltener: Alpha-, EEG-, EDA- und EMG-Feedbacktraining.[*]
- »Behandlungspakete« und multimodale Therapie: z.B. Konkordanztherapie (Haag et al., 1982; Gerber et al., 1989); das situationsbezogene Muskel- und Gefäßempfindungsprogramm (= SEP; Wittchen, 1983); das »kognitiv-behaviorale Streßbewältigungs-Training« (= KBST; Knapp, 1981).

Zwei der Biofeedbackverfahren sind speziell für die Therapie von Migräne entwickelt worden:

Handerwärmungstraining – es geht auf Green und seine Kollegen zurück (Sargent et al., 1972) – ist ein Verfahren, bei welchem dem Patienten durch Messung der peripheren Durchblutung mit Hilfe eines Plethysmographen das Ausmaß der digitalen Durchblutung zurückgemeldet wird. Aufgabe des Patienten ist es, die Durchblutung der Hand zu steigern. Beim autogenen Feedbacktraining wird die Handerwärmung durch formelhafte Vorsatzbildungen aus dem autogenen Training unterstützt. Die therapeutische Wirkung des Handerwärmungstrainings bei Migränepatienten ist indirekt: es dämpft die Sympathikusaktivität (Sovak et al., 1980).

Beim Vasokonstriktionstraining (Friar und Beatty, 1976; Pfaffenrath und Gerber, 1992) übt der Patient eine mentale Strategie zur Konstriktion der A. temporalis superficialis ein. Gemessen und zurückgemeldet werden entweder das Gefäßkaliber, die Blutfließgeschwindigkeit oder der Blutvolumenpuls. Viele Patienten können sich den Erwerb der Kontrolle über das Gefäßkaliber durch die Vorstellung, in einen Tunnel zu fahren oder durch die Vorstellung der Enge erleichtern. Wenn sie in der Lage sind, die Vasokonstriktion zuverlässig zu kontrollieren, werden sie angeleitet, die Gefäße auch ohne apparative Hilfe bei den ersten Anzeichen eines Migräneanfalls eng zu stellen. Das Behandlungsverfahren zielt in Analogie zur medikamentösen Anfallsbehandlung also auf die Kupierung der Anfälle ab.

Blanchard und Andrasik (1987) analysierten methodisch einwandfreie empirische Studien, die die Wirksamkeit des apparativen und nicht-apparativen Entspannungstrainings zur Migränebehandlung überprüften. Sie kommen zu dem Ergebnis, daß autogenes Feedbacktraining, Handerwärmungstraining, Vasokonstriktionstraining und nicht apparativ gestütztes Entspannungstraining hoch und dauerhaft effektiv bei der Behandlung der Migräne sind. In ihrer Effektivität lassen sich die Verfahren jedoch kaum unterscheiden. Allenfalls ist autogenes Feedbacktraining den anderen Trainingsformen etwas

---

[*] Für eine Beschreibung von progressiver Muskelentspannung, autogenem Training und Hypnose s.a. Kapitel 22 über »Suggestive und übende Verfahren«, für eine Beschreibung des Prinzips von Biofeedback s.a. Kapitel 30 über »Methoden der Verhaltensmodifikation« und Bischoff (in Druck).

überlegen. EMG-Biofeedback steht den genannten Methoden in seiner Wirksamkeit kaum nach. Die Behandlung mit Ergotaminpräparaten bzw. mit dem Beta-Blocker Propanolol ist zumindest kurzfristig ebenso kopfschmerzreduzierend wie Entspannung und Biofeedback. Längerfristig dürften die psychologischen Verfahren überlegen sein (Holroyd et al., 1988, 1989; Holroyd und Penzien, 1990). Im Gegensatz zu früheren Berichten (Szekely, 1986) scheinen übrigens die positiven Effekte von Handtemperatur-Feedback und Vasokonstriktionstraining bei menstrueller Migräne genauso hoch zu sein wie bei nicht-menstrueller (Gauthier et al., 1991).

Die Konkordanztherapie (Gerber et al., 1989) geht von der im Alexithymiekonzept anklingenden Überlegung aus, daß für Patienten, die an Migräne leiden – wie für Patienten mit psychosomatischen Beschwerden überhaupt – Diskordanzen zwischen den drei Ebenen menschlichen Verhaltens, der subjektiv-verbalen, motorisch-verhaltensmäßigen und physiologischen Ebene, bestehen.

Ziel der Konkordanztherapie ist es, den Klienten zur Wahrnehmung solcher Inkonsistenzen zu führen und ihm Strategien an die Hand zu geben, diese aufzulösen. Die Therapie wird in kleinen Gruppen durchgeführt, in denen die Problematik der Erklärung der Migräne durch den Patienten, das Umgehen mit Lob, Körperkontakt, Forderungen-Stellen und -Ablehnen, Kritik-Äußern und -Anhören, Aggressionen, Ertragen von Ambivalenzen, Partnerschaft und Sexualität und Krankheitsbewältigung thematisiert, bearbeitet und trainiert werden. Der Patient übt zunächst in der Gruppe und wird dann angeleitet, das neu Gelernte in für ihn kritischen Alltagssituationen einzusetzen. Verglichen mit Vasokonstriktionstraining der Temporalarterie und einer Jacobson-Entspannungsgruppe ist die Konkordanztherapie hinsichtlich der Kopfschmerzreduktion ähnlich effektiv, bewirkt jedoch zusätzlich eine Veränderung von Einstellungen und Verhaltenstendenzen.

Das situationsbezogene Muskel- und Gefäßempfindungsprogramm (SEP) nach Wittchen (1983) basiert auf dem psychobiologischen Migränemodell von Cinciripini und Mitarbeitern (1981).

Der erste Teil des 10 Sitzungen umfassenden Gruppenprogramms fokussiert vor allem auf die psychophysiologischen Aspekte der Migräne, der zweite Teil stärker auf die kognitiven Betrachtungsweisen und die Verhaltensaspekte. Die Patienten werden über die Pathophysiologie der Migräne informiert, erhalten ein Wahrnehmungstraining zur besseren Diskriminierung physiologischer Veränderungen und Entspannung nach Jacobson zur willkürlichen Kontrolle dieser Vorgänge. Der zweite Schritt besteht in individuellen Verhaltensanalysen, in denen mit Hilfe der täglichen Aufzeichnungen der Patienten die physiologischen, psychologischen und Umweltreize identifiziert werden, die die Attacke triggern. Die Patienten werden darin unterrichtet, diese Verhaltensanalyse selbständig durchführen zu können. Im dritten Schritt werden kritische Trainingssituationen zusammengestellt, in denen die Patienten ihre neu erworbene Kontrollfähigkeit systematisch üben. Das Training wurde an einer Gruppe chronischer Migränepatienten mit sehr gutem Erfolg erprobt und erwies sich einer Akupunkturbehandlung gegenüber als deutlich überlegen, vor allem hinsichtlich der Stabilität der Behandlungserfolge im »follow-up« nach eineinhalb Jahren.

Neben diesen multimodalen Therapien wurden Therapieprogramme erprobt, die die kognitive Seite des Streßerlebens und der Streßbewältigung ins Zentrum rücken (s.a. Gerhards et al., 1983; Knapp, 1983b; Bakal, 1982). Gemeinsam ist diesen Ansätzen die Annahme, daß die Patienten unter anderem Defizite der Streßbewältigung aufweisen, weil sie sich irrationale und damit »sympathikusaktivierende« Gedanken machen. Ziel der Therapie ist die Sensibilisierung für diese Gedanken, die Erprobung alternativer Gedanken und der aus ihnen folgenden Verhaltensweisen.

Kognitive Streßbewältigung ist eine effiziente Therapiemethode bei Migräne. Allerdings ist keine durchgängige Überlegenheit von kognitiven Streßbewältigungsverfahren über Biofeedback (Gerhards et al., 1985) und Entspannung (Sorbi et al., 1988) nachzuweisen.

Die bisher am besten untersuchten und am häufigsten angewandten verhaltenstherapeutischen Verfahren zur Besserung des Spannungskopfschmerzes sind progressive Muskelrelaxation und EMG-Biofeedback.

Progressive Muskelentspannung wird in der Regel in 4–10wöchigen Kursen mit ein oder zwei Sitzungen pro Woche und täglichen Hausaufgaben gelehrt.

Manchmal wird ein verbaler Hinweisreiz an den Zustand der Entspannung gekoppelt, damit der Patient die Entspannungsreaktion später besser abrufen kann (»cue-controlled relaxation«; Russel und Sipich, 1973); manchmal werden auch Instruktionen zur differentiellen Entspannung (s.a. Bernstein und Borkovec, 1975) gegeben: Der Patient soll alle Bewegungen und Haltungen mit dem geringstmöglichen Kraftaufwand durchführen; vereinzelt wird die Entspannung in eine systematische Desensibilisierung eingebunden.

EMG-Biofeedback wird in der Regel als Feedback der Spannung des Stirnmuskels praktiziert, wobei die Patienten, in einem Entspannungsstuhl sitzend, lernen sollen, das Spannungsniveau zu senken.

Es gibt jedoch auch Varianten:
- Biofeedback wird gemeinsam mit progressiver Muskelentspannung gelehrt.
- Es wird durch Biofeedback die Entspannung eines anderen Muskels gelehrt, z.B. des M. trapezius oder des M. temporalis.
- Es wird vom Patienten verlangt, die Spannung auf einem bestimmten Niveau zu halten.
- Die Patienten erhalten Biofeedback auch in sozialen Situationen, z.B. während eines Gesprächs mit dem Therapeuten oder während sie sich für sie schwierige Situationen vorstellen oder im Alltag.
- Die Patienten erhalten Biofeedback in unterschiedlichen Körperhaltungen oder während dynamischer Körperbewegungen (s.a. Andrasik, 1989; Bischoff und Müller, 1989; Bischoff und Dahlinger, 1993; Bischoff, in Druck).

In ihrer Metaanalyse der vorliegenden Effizienzstudien kommen Andrasik und Blanchard (1987) zu dem Schluß, daß EMG-Biofeedback, Entspannungstraining und beides kombiniert wirksame Therapieverfahren bei Spannungskopfschmerzen sind. Erzielt wird eine Reduktion der Kopfschmerzaktivität um 46 bis 57%. Katamnestische Untersuchungen belegen die Beständigkeit der Therapieerfolge. Die drei Verfahren sind gleich effizient. Da Biofeedback apparativen Aufwand bedeutet, ist man geneigt, dem Entspannungstraining den Vorzug zu geben. Es gibt jedoch empirische Hinweise dafür, daß es nicht unbedingt dieselben Patienten sind, die auf EMG-Biofeedback bzw. Entspannungstraining positiv ansprechen (Andrasik, 1989; Blanchard et al., 1982). Für eine differentielle Indikationsstellung fehlt bisher allerdings die wissenschaftliche Basis.

Es spricht vieles dafür, daß EMG-Biofeedback Kopfschmerzen wirksamer und nachhaltiger beeinflußt als medikamentöse Behandlung mit Diazepam (Paiva et al., 1982) bzw. mit individualisierter Medikation aus Analgetika, Sedativa, Antidepressiva und/oder Muskelrelaxanzien (Bruhn et al., 1979). Der Therapieerfolg bei Biofeedback hängt von bestimmten Patientenmerkmalen ab. Am meisten profitieren jüngere, nicht depressive Patienten mit einem geringen Medikamentenkonsum und einer eher geringen Kopfschmerzaktivität (Holroyd und Penzien, 1985; Andrasik und Blanchard, 1987; Blanchard et al., 1989; Michulka et al., 1989). Wichtig ist eine internale Kontrollüberzeugung der Patienten, also die Überzeugung, selber aktiv etwas gegen die Kopfschmerzen unternehmen zu können (Hudzinski und Levenson, 1985). Auch Merkmale der Interaktion zwischen Therapeut und Patient scheinen Vorhersagen auf den Therapieerfolg zuzulassen: Je besser es den Patienten in der ersten Biofeedbacksitzung gelingt, in Anwesenheit ihres zukünftigen Therapeuten die Muskelspannung zu reduzieren, desto deutlicher die Schmerzreduktion im Zuge des Trainings (Borgeat et al., 1991).

Bei aller Effizienz: die Wirkmechanismen von EMG-Biofeedback sind weiterhin unklar.

Grundannahme des Verfahrens ist, daß die Reduktion der Kopfschmerzen durch die Reduktion der Muskelspannung erzielt wird. Empirisch sind Korrelationen zwischen Veränderungen der Muskelaktivität und parallelen Veränderungen der Muskelspannung allerdings niedrig oder gar nicht nachweisbar (Kröner-Herwig und Weich, 1988; Kröner-Herwig, 1992). Darüber hinaus konnte gezeigt werden, daß der Glaube der Patienten, die Biofeedback-Aufgabe gut gemeistert zu haben, die Minderung der Kopfschmerzaktivität besser vorherzusagen erlaubt als die Veränderung der Muskelspannung selbst. Entfaltet Biofeedback seine Wirkung aufgrund einer Verbesserung der Selbsteffizienzerwartung der Patienten, also aufgrund von psychologischen, nicht von physiologischem Lernen (Holroyd et al., 1984)?

Physiologisches und psychologisches Lernen schließen sich nicht aus. Zu berücksichtigen ist ja, daß bisher in keiner Therapiestudie eine diagnostische Unterscheidung zwischen myogenem und nicht-myogenem bzw. – wie von der IHS gefordert – zwischen Spannungskopfschmerzen mit und ohne Störung der perikranialen Muskulatur vorgenommen wurde. Physiologisches Lernen wird dann bedeutsam, wenn der Patient genuin myogene Kopfschmerzen und ein Wahrnehmungsdefizit für Muskelverspannungen hat und wenn das therapeutische Setting relevantes physiologisches Lernen erlaubt. Dazu muß die Aktivität der

für die Schmerzen verantwortlichen Muskulatur zurückgemeldet werden – und dies am besten genau dann, wenn sie in unphysiologischer Weise verspannt ist. Wir versuchen derzeit das physiologische Lernen durch Biofeedback mit einem tragbaren Gerät zu optimieren (Bischoff und Müller, 1989; Bischoff und Dahlinger, 1993).

Auch bei der Therapie der Spannungskopfschmerzen haben die kognitiven Verfahren Einzug gehalten. Holroyd und seine Kollegen (Holroyd und Andrasik, 1982) gehen wie Knapp (1981) bei der Migräne davon aus, daß Spannungskopfschmerz durch psychischen Streß verursacht wird und psychischer Streß von Kognitionen herrührt.

Die Patienten müssen zunächst lernen, daß es solche Kognitionen von Situationen sind, die Kopfschmerz verursachen, und nicht die Situationen »an sich« oder persönliche Dispositionen (= kausale Reattribution). Der zweite Schritt besteht in der Selbstüberwachung. Der Therapeut erarbeitet mit dem Patienten eine Liste streßerzeugender Ereignisse:

- er versucht, die Hinweisreize in diesen Situationen zu identifizieren, die Spannung und Angst beim Patienten auszulösen;
- er stellt fest, wie der Patient reagiert, wenn er ängstlich ist;
- er erfragt die Gedanken, die sich der Patient macht, ehe, während und nachdem er seiner Spannung gewahr wird;
- er erforscht, wie diese Kognitionen vermutlich zu Spannung und Kopfschmerz beitragen.

Der dritte Teil des Trainings besteht im Erwerb von Bewältigungsstrategien: Der Patient soll lernen, die Gedankenkette, welche ein Ereignis zum Streßereignis werden läßt, so früh wie möglich zu unterbrechen und solche Kognitionen zu produzieren, die mit den ursprünglichen unvereinbar sind.

Kognitive Therapie ist bei Spannungskopfschmerzen so wirkungsvoll wie EMG-Biofeedbacktraining – hinsichtlich der Langzeiterfolge möglicherweise sogar dem Biofeedback überlegen (Holroyd und Andrasik, 1982). Andererseits erhöht kognitive Therapie nicht die von vornherein schon sehr gute Wirksamkeit eines Entspannungstrainings (Blanchard et al., 1990a; Murphy et al., 1990).

In der verhaltenstherapeutischen Behandlung von Patienten, die sowohl an Migräne als auch an Spannungskopfschmerz leiden, wurden meist mehrere Therapiebausteine vereint angeboten: EMG- und Handerwärmungstraining (oder Vasokonstriktionstraining), Muskelentspannungs- und autogenes Training. Auch die wenigen kontrollierten Effizienzstudien beruhen auf solchen kombinierten Therapieelementen, so daß keine Aussage darüber möglich ist, worauf der durchaus positive und stabile Effekt der Maßnahmen – er rangiert zwischen 46 und 60% Besserung – im einzelnen zurückgeführt werden kann (vgl. die Meta-Analyse von Blanchard und Andrasik, 1987).

Die empirische Basis zur Beurteilung von Verhaltenstherapie bei Clusterkopfschmerz ist noch schmaler. Das Angebot umfaßt dieselben kombinierten Verfahren wie bei Patienten mit Migräne und Spannungskopfschmerz. Die Therapieerfolge sind meist bescheiden, wenn nicht entmutigend und nur von kurzer Dauer (Blanchard und Andrasik, 1987).

Insgesamt zeichnet sich in der verhaltenstherapeutischen Kopfschmerztherapie die Tendenz ab, die Patienten entweder mit zuvor festgelegten Behandlungspaketen zu therapieren, in denen alles vereinigt wird, was sich beim »Durchschnittspatienten« als bedeutsam herausgeschält hat, oder aber eine aufwendige individuelle verhaltensanalytische und psychophysiologische Diagnostik zu betreiben, die erlaubt, die Therapie noch stärker an den Problemstellen des einzelnen Patienten zu orientieren – letzteres in der Hoffnung, die therapeutische Effektivität zusätzlich zu steigern. Ob dies gelingt, ist derzeit eine offene Frage.

Patientengeschichte

Ziel bei der Therapie der Kopfschmerzen von Herrn M. war die Sensibilisierung für spannungserzeugende und spannungsreduzierende Ereignisse. Dieses Ziel erreichte der Patient einerseits durch regelmäßige Tagebuchführung – die ja auch schon für die Diagnose Bedeutung hatte –, andererseits durch Feedback der Muskelspannung auf der Stirn in der klassischen Feedback-Anordnung und während zweier verhaltensanalytischer Gespräche mit dem Therapeuten.

Der zweite Schritt bestand in der Analyse der beiden Situationsformen, die nach der Verhaltensanalyse für die meisten Auftretensfälle von Kopfschmerzen verantwortlich waren. Sowohl für die Interaktion mit dem Vorgesetzten als auch mit der Ehefrau wurden die »kritischen« Kognitionen exploriert, alternative Kognitionen erprobt und alternative Verhaltensweisen als Konsequenz aus den geänderten Kognitionen im Rollenspiel mit dem Therapeuten eingeübt.. Diese Übungen trugen wesentliche Züge eines Selbstsicherheitstrainings.

Parallel dazu praktizierte der Patient progressive Muskelentspannung nach Jacobson, ein von ihm begeistert aufgenommenes Mittel zur Selbstkontrolle. Nachdem er die Technik beherrschte, wiesen wir ihn an, sie besonders in solchen streßerzeugenden Situationen einzusetzen, zu deren Bewältigung kein anderes alternatives Verhalten möglich war. Der letzte Teil der Therapie bestand in drei gesprächstherapeutisch orientierten Sitzungen – dies gemäß dem Wunsch des Patienten, die Beziehung zu seiner Frau für sich besser zu verstehen.

In der Therapie von Herrn M. finden sich also zahlreiche Elemente der beschriebenen, empirisch validierten Therapieformen. Neben den klassischen verhaltenstherapeutischen Maßnahmen – EMG-Biofeedback und progressive Muskelentspannung – wurden Methoden eingesetzt, die vor allem an das SEP von Wittchen, aber auch an die kognitiven Verfahren (Holroyd und Andrasik, 1982a; Gerhards et al., 1983) und an Volgers (1983) Kombination von Verhaltens- und Gesprächstherapie erinnern. Spezifikum der Therapie ist ihre strenge Ausrichtung an der individuellen Verhaltensanalyse.

Nach 12 wöchentlichen Kontakten war der Patient beschwerdefrei und äußerte den Wunsch, die Therapie zu beenden, da er glaubte, die Beschwerden unter Kontrolle zu haben. Im Nachgespräch 5 Monate später schilderte er, daß seine 16 Monate alte Tochter nach 14tägigem Krankenhausaufenthalt an Enzephalitis gestorben sei. Der Patient fühlte sich in dieser Zeit, in der auch schwerwiegende Entscheidungen von ihm gefordert wurden (Fragen der Sterbehilfe für seine Tochter), vor allem von seiner Frau und von seinen Schwiegereltern völlig alleingelassen. Er hatte in den 14 Tagen bis zum Eintritt des Todes der Tochter nahezu immer sehr starke, unkontrollierte Kopfschmerzen; in den Wochen nach dem Tod jedoch nur noch zweimal. Ein Bedürfnis nach weiterer Therapie hatte er zu diesem Zeitpunkt aufgrund der relativen Beschwerdefreiheit nicht.

Eineinhalb Jahre später begab sich Herr M., weil er über den Tod der Tochter nicht hinwegkommen konnte, erneut in psychotherapeutische Behandlung. Diagnose: pathologische Trauerreaktion. Herr M. konnte seine Problematik in sechs psychodynamisch orientierten Gesprächen für sich zufriedenstellend bearbeiten. Kopfschmerzen waren in der Zwischenzeit nur sporadisch aufgetreten.

Was die Kopfschmerztherapie offensichtlich erreicht hat: Der Patient kann jetzt körperliche Vorgänge, insbesondere Muskelreaktionen, mit mentalen Ereignissen, mit der Wahrnehmung von sozialen Situationen und mit Gefühlen in Zusammenhang bringen. Er hat seine rein naturalistische Kopfschmerztheorie durch eine psychosoziale Theorie ersetzt, und er hat feststellen können, daß er mit dieser neuen Theorie eher Ansatzpunkte für wirksame Gegenmaßnahmen zur Kontrolle der Kopfschmerzen hat.

KAPITEL 56

Fibromyalgie

Jörg Michael Herrmann, Werner Geigges und Othmar W. Schonecke

1 Exemplarische Patientengeschichte

Ein 21jähriger Betriebsschlosser wird von seinem Hausarzt mit der Diagnose BWS- und LWS-Syndrom bei Verdacht auf larvierte Depression zu einem stationären Heilverfahren in eine Rehabilitationsklinik für Innere Medizin/Psychosomatik überwiesen. Er leidet seit 2^1/$_2$ Jahren an starken Rücken- und Kreuzschmerzen, gürtelförmig, ohne Ausstrahlung in die Beine. Diese Schmerzen sind nicht streng belastungsabhängig. Eine eher geringere Schmerzintensität spürt er beim Laufen und Gehen. Seit 1^1/$_2$ Jahren trägt er ständig ein Stützkorsett, außerdem wurde er mit Massagen, Dehnungsbehandlungen und Wärmeanwendungen behandelt, sowie medikamentös mit Antirheumatika, dies alles ohne spürbare Besserung der Schmerzsymptomatik.

Der Patient schildert selbst seine Schmerzen: »Wie wenn einer mit der Latte auf den Buckel 'nauf schlägt«. Diese Schmerzen sind ständig vorhanden, nur von kurzen, wenige Stunden andauernden Schmerzpausen unterbrochen. Am stärksten spürt er die Schmerzen während der Arbeit im Betrieb und vor allem am Montagmorgen beim Aufstehen, überhaupt in den Morgenstunden vermehrt, sowie ein Gefühl der Steifigkeit in den Gelenken.

An weiteren Beschwerden schildert der Patient ein mangelndes Konzentrationsvermögen, eine leichte Ermüdbarkeit sowie einen nicht erholsamen Schlaf. Außerdem bekommt er in geschlossenen Räumen ein Schwindelgefühl, es wird ihm dann schwarz vor den Augen, vor allem wenn viele Leute anwesend sind, z.B. in der Kirche.

Bei der körperlichen Untersuchung des 182 cm großen und 74 kg schweren Patienten findet sich ein diffuser Berührungsschmerz und Druckschmerz über dem gesamten Rücken ohne radikuläre oder dermatomtypische Begrenzung. Typische schmerzhafte Myogelosen lassen sich paravertebral im Bereich der HWS und des gesamten oberen Trapeziusrandes tasten, darüber hinaus besteht eine deutliche Klopf- und Druckschmerzhaftigkeit am thorakolumbalen Übergang, ein diffuser Druckschmerz über den Intersakralgelenken sowie im Bereich der Ischiasdruckpunkte. Außerdem findet sich ein diffuser Klopf- und Druckschmerz über dem ganzen Abdomen bei deutlichem muskulärem Hartspann. Das Schober-Zeichen ist im Bereich der BWS und LWS unauffällig, der Finger-Boden-Abstand beträgt 2 cm. Bei Rechts- und Linksrotation berichtet er über ein diffuses Schmerzgefühl, das sich nicht eindeutig auf die Wirbelsäule projizieren läßt. Bereits vor der stationären Aufnahme war ambulant eine intensive orthopädische und radiologische Diagnostik erfolgt, bei der sich im Bereich der Wirbelsäule und Gelenke kein Hinweis für degenerative oder entzündliche Gelenkveränderungen fand.

Laborchemisch waren alle Werte normal, insbesondere die rheumabezogenen Laborwerte.

Der Patient ist als ältester von 5 Geschwistern (eine 3 und eine 4 Jahre jüngere Schwester, ein 9 Jahre jüngerer Bruder sowie eine 17 Jahre jüngere Schwester) bei seinen Eltern auf einem großen Hof in Süddeutschland aufgewachsen. Die Eltern kannten nur Arbeit, auch für die Kinder gab es keine Freizeit. Der Vater hat den Patienten immer zur Arbeit gezwungen, ihm wenig zugetraut und immer wieder zu ihm gesagt: »Du bist nichts und du wirst nie etwas werden.«

Bereits zur Kindergartenzeit ist er durch Konzentrationsstörungen aufgefallen, nach der 4. Volksschulklasse mußte er auf die Sonderschule wechseln, darüber schämt er sich noch heute. Später schaffte er den Sprung auf die Hauptschule zurück mit erfolgreichem Hauptschulabschluß und erfolgreichem Abschluß zweier Facharbeiterprüfungen als Teilezurichter und Betriebsschlosser. Dennoch erlebt er auch heute im Betrieb immer wieder das Gefühl: »Manchmal fühle ich mich als der Dümmste dort.«

Der Vater hat ihn immer dazu zwingen wollen, den Hof zu übernehmen, inzwischen hat er die Berufswünsche des Sohnes akzeptiert; er fühlt sich dennoch, verglichen mit seinen Geschwistern, von ihm nicht gleichwertig behandelt. Wenn er keine Rückenbeschwerden hat, wird er nach der Arbeit immer noch zur Mithilfe in der großen Landwirtschaft des Vaters herangezogen. Bereits als Kind hat er immer wieder versucht, dem Vater und seinen Ansprüchen auszuweichen. So hat er sich schon als Kind immer allein gefühlt. Die Beziehung zur Mutter war zwar besser, jedoch hat sie früh versucht, den Druck, der vom Vater auf die ganze Familie ausging, auf ihn zu übertragen. Der Patient wohnt noch zu Hause bei seinen Eltern, das Verhältnis zu den Geschwistern ist inzwischen »sehr gut«, er hat keine Freundin: Eltern und Großeltern haben ihn stets ermahnt, aus religiös-moralischen Gründen großen Abstand zu Frauen zu wahren.

Weihnachten 1985/86 traten erstmals nach dem Tod des Großvaters väterlicherseits (metastasierendes Nierenkarzinom) Rückenschmerzen auf. Früher fürchtete er diesen Großvater sehr, in den letzten Jahren bekam er aber einen sehr guten Kontakt zu ihm und zuletzt besuchte er ihn täglich. Bei Musterung und Nachmusterung wurde der Patient vom Wehrdienst wegen der Rückenbeschwerden zurückgestellt.

Im Rahmen der Gruppenpsychotherapie wurde die Selbstwert- und Autoritätsproblematik des Patienten deutlich: Sein Bedürfnis nach »väterlicher« Anerkennung und Stütze (»Stützkorsett«) führte zu entsprechenden Übertragungsbeziehungen, worunter die Schmerzsymptomatik zunächst deutlich abnahm. Sein Aggressionskonflikt trat bei Gruppenthemen wie »eheliche Gewalt« zum Teil abgewehrt, zum Teil im Sinne einer »Identifikation mit dem Aggressor« auf. Hierzu ist die – obengenannte – Eigenschilderung seiner Beschwerden von Bedeutung: »Wie wenn einer mit der Latte auf den Buckel 'nauf schlägt.«

Nach der Abreise eines »väterlichen« Mitpatienten treten die Rückenschmerzen erneut in großer Intensität auf, damit ist eine starke Rückzugstendenz und psychomotorische Gehemmtheit sowie deutlicher Widerstand der Gruppentherapie gegenüber verbunden. Während die Gruppenteilnehmer erneut stützende Elternfunktion übernehmen und ihn ermuntern, erste Schritte in die Selbständigkeit zu gehen (»eine eigene Wohnung suchen und eine Freundin finden«), bessert sich seine Schmerzsymptomatik erneut, gleichzeitig spürt er seine deutliche Ambivalenz in diesem typischen Abhängigkeits-Autonomie-Konflikt. Er spricht von seiner Angst vor dem Alleinsein (»Du wirst es nie schaffen!«) und davor, den Kontakt zu den Geschwistern zu verlieren, vor allem zu den beiden Jüngsten, und er schildert, daß er versucht, ihnen früh Selbstbewußtsein und eigene Kompetenz zu vermitteln, um sie vor den eigenen Schwierigkeiten zu bewahren (der Versuch, sie identifikatorisch neu »zu beeltern«).

In dieser Ambivalenzphase zieht sich der Patient – sicher nicht ganz zufällig – eine Außenbandruptur des oberen Sprunggelenks zu, entscheidet sich jedoch für eine Gipsbehandlung, um weiter an der Gruppentherapie teilnehmen zu können. Zwar kommt es zwischenzeitlich, meist geleitet von seinem unbewußten Lebens-»Skript« des minderwertigen, ungeliebten Versagers, immer wieder zu kurzem innerem Rückzug und Beschwerdeprogredienz, insgesamt tritt jedoch eine deutlich anhaltende Abnahme der Schmerzsymptomatik ein, und der Patient findet Mut zu einer offeneren Auseinandersetzung mit den Gruppen-Eltern-Autoritäten und entwickelt erste realistische und konkrete Pläne der Ablösung vom Elternhaus.

2 Einleitung

Mitte August 1956 brach im Bergbau akut eine Epidemie aus, die zu einem erheblichen Anstieg der »Fehlschichtenzahlen«, d. h. Arbeitsausfall führte. Die Kranken klagten über schwere Myalgien, vor allem im Bereich des Rückens. Bei der ärztlichen Untersuchung wurde ein echtes »rheumatisches« Syndrom diagnostiziert, das die angegebenen Beschwerden voll erklärte. Eine genaue Analyse der Zusammenhänge ergab, daß diese Epidemie im Anschluß an die Katastrophe in dem belgischen Bergwerk Marcinelle am 9. August 1956 ausgebrochen war. Es handelte sich also um »Weichteilrheumatismus«, ausgelöst durch schwere Angstzustände, die durchaus einfühlbar waren und die sich als körperliche Symptome des Bewegungsapparates manifestierten. Die Angst saß den Bergleuten »im Nacken« und verursachte durch Hartspann und Verkrampfung der Muskulatur die schweren »epidemischen« Schmerzen (H. Sopp, 1958; s. a. Kap. 66, »Lumbago-Ischialgie-Syndrom«).

Das Fibromyalgie-Syndrom ist ein chronisches Schmerzsyndrom, das durch diffuse muskulo-skeletale Schmerzhaftigkeit, Morgensteifigkeit, Müdigkeit, Schlafstörungen und affektive Störungen charakterisiert ist (Boissevain et al., 1991).

Synonym werden Begriffe wie extraartikulärer Rheumatismus, Muskelrheumatismus, Fibrositis-Syndrom, arthritic neurosis, Myalgie, Weichteilrheumatismus oder »stiff shoulder« benutzt.

Nach Miehlke (1973, 1976) orientiert man sich am besten an den Gewebestrukturen des Bewegungsapparates. Dazu gehören das Subkutangewebe (Pannikulose), Sehnen (Tendinosen, Tendovaginosen, Tendoperiostosen, Tendomyosen), Faszien (Fasziose), Bänder, Muskeln (Myose), lockeres Bindegewebe (Fibrose) und Periost (W. Müller, 1971).

Geringfügige organische Befunde am Bewegungsapparat werden häufig entweder als morphologisches Substrat eines Beschwerdebildes überbewertet oder als »rein psychische Störung« ignoriert. Beide Betrachtungsweisen werden dem Problem des Fibromyalgie-Syndroms nicht gerecht, da einerseits bereits minimale, mikroskopisch kaum erfaßbare Strukturänderungen von Sehnen, Muskulatur, Bändern oder Periost durch die Summation zu erheblichen Beschwerden und andererseits psychische Faktoren sowohl über die Formatio reticularis auf Willkürmotorik, wie auch über das limbische System und den Kortex (s. a. Kap. 17, »Schmerz«) erheblichen Einfluß auf Manifestation und Intensität von Beschwerden nehmen können. Dies erklärt sowohl die häufig nachweisbaren lokalisierten degenerativen Erscheinungen wie auch die Vielfalt und Lokalisation der Schmerzen, die für das Fibromyalgie-Syndrom typisch sind.

Allerdings muß auch betont werden, daß im Bewegungsapparat die Variationsbreite von der Norm abweichender Befunde, die weder die Funktion beeinträchtigen, noch Beschwerden oder Beschwerdearmut zur Folge haben, sehr groß ist.

Inzwischen hat die Internationale Gesellschaft zum Studium des Schmerzes (IASP, Merskey, 1986) eine Klassifizierung der Fibromyalgien vorgeschlagen (Tab. 56-1).

3 Epidemiologie

Angaben über die Häufigkeit des Fibromyalgie-Syndroms, das früher als »Weichteilrheumatismus« bezeichnet wurde, sind sehr unterschiedlich: Miehlke (1973) weist darauf hin, daß der Weichteilrheumatismus in den 50er Jahren und zu Beginn der 60er Jahre in den Statistiken des Bundesverbandes der Deutschen Ortskrankenkassen an der vierten Stelle aller Arbeitsunfähigkeit bedingenden Leiden stand.

Von 1800 Patienten einer rheumatologischen Poliklinik zeigen 3 % ein Fibromyalgie-Syndrom (Hug et al., 1990). In den USA findet sich bei 2 % der von den

Tabelle 56-1 Klassifikation chronischer muskuloskelettärer Schmerzsyndrome ohne identifizierbare Ursache.

Terminologie
– Primäres Fibromyalgie-Syndrom
– Myofasziales Schmerzsyndrom
– Temporomandibuläres Schmerz- und Dysfunktions-syndrom

»Hausärzten« betreuten Patienten ein Fibromyalgie-Syndrom, bei Internisten bei 5% und in rheumatologischen Fachkliniken bereits bei 10–20% aller Patienten (Wolfe, 1989).

In einer großen Multicenter-Studie haben Wolfe und Mitarbeiter (1990) das Fibromyalgie-Syndrom charakterisiert, und zwar durch generalisierte Schmerzen in Verbindung mit einem umschriebenen Druckschmerz an 11 von 18 definierten Druckpunkten mit sehr hoher Sensitivität (88,4%) und Spezifität (81,1%). Es ist zu erwarten, daß diese Kriterien bei zukünftigen Untersuchungen universeller Standard werden (s. Tab. 56-2).

4 Klinik und Symptomatologie

Leitsymptom ist häufig ein ubiquitärer, schlecht lokalisierbarer Schmerz im Bewegungsapparat (»Herr Doktor, es tut mir überall weh«). Prädilektionsstellen sind Lumbal- und Zervikalbereich. Grundsätzlich kann die Fibromyalgie aber jede Körperregion befallen. Neben dem Lumbal- und Zervikalbereich werden Schmerzen besonders häufig in den Schultern, der Serratusmuskulatur, den Innenseiten der Kniegelenke und im Bereich der Cristae iliacae angegeben. Besonders wichtig ist es, die Muskeln zu untersuchen, die häufig einen Hartspann aufweisen (Schmerzpunkte).

Charakteristisch ist, daß die Beschwerden häufig während Freizeit, Ablenkung und Ferien deutlich geringer werden oder sogar verschwinden. Bei genauerer Analyse lassen sich oft Zusammenhänge zwischen Beginn der Beschwerden und psychischen Belastungen aufdecken (siehe Epidemie der Bergleute). Häufige Begleiterscheinungen sind psychovegetative Symptome wie verstärkter Dermographismus, Hyperhidrosis, funktionelle Magen-, Darm- und Herzbeschwerden. Bei der diagnostischen Bewertung muß das Nichtansprechen der Beschwerden auf Antirheumatika und eine Besserung nach Gabe von Psychopharmaka und Muskelrelaxanzien kritisch gesehen werden, da auch bei organischen Beschwerden Psychopharmaka wirksam sind (s.a. Kap. 35, »Interaktionsprobleme bei der Verordnung von Psychopharmaka«).

An »psychischen Auffälligkeiten« fand R. Schild (1973) bei ingesamt 1400 Patienten folgende Charakteristika:
– Depressionssyndrom,
– inadäquater Befund, d.h. Zahl, Art und Intensität der Beschwerden stehen in einem deutlichen Mißverhältnis zu den Befunden der klinisch-somatischen Untersuchung,
– Therapieresistenz,
– Arztwechsel,
– »Logorrhö«,
– aggressive Haltung.
In all diesen Aspekten kommt – nach Schild – die Hilflosigkeit von Arzt und Patient dem Beschwerdebild gegenüber zum Ausdruck. »Logorrhö« steht hier als Bezeichnung für den Versuch des Patienten, affektive Bedürfnisse zu überspielen, die von der Umwelt nicht wahrgenommen und daher durch den Schmerz betont werden müssen. Die Aggression soll in den meisten Fällen als Versuch einer Bewältigung diffuser Angst vor schlecht faßbarer Bedrohung zu verstehen sein. Weiterbestehende Schmerzen könnten einen neuen Versuch des Patienten darstellen, den Konflikt schließlich durch eine Wendung der Aggression gegen sich selbst zu lösen.

5 Psychodynamik und psychologische Befunde

Die bisher beschriebenen psychodynamischen Befunde sind sehr uncharakteristisch und lassen kein einheitliches Bild erkennen. Kontrollierte Studien (Ahles et al., 1987; Wolfe et al., 1984; Scudds et al., 1987) weisen auf eine Häufung psychischer Veränderungen hin: Bei 31–37% der Fibromyalgie-Patienten fanden sich psychische Störungen; bei rheumatoider Arthritis waren diese nur bei 11–16% der Patienten nachweisbar (Wolfe et al., 1984). Nach einer Untersuchung von Ahles und Mitarbeitern (1990) zeigten 31% der Fibromyalgie-Patienten auffällige psychische Veränderungen, aber nur 7% der Patienten mit rheumatoider Arthritis, bzw. nur 3% der gesunden Kontrollgruppe. Diese Ergebnisse lassen nicht erkennen, ob die psychischen Veränderungen als Reaktion auf die Schmerzsymptomatik angesehen werden können oder ob diesen eine prädiktive Bedeutung zukommt.

Während Ahles und Mitarbeiter (1987) und Clark und Mitarbeiter (1985) keine Häufung von Depressionen oder Angst bei Fibromyalgie-Patienten gegenüber Patienten mit chronischen Schmerzen oder

Tabelle 56-2 Diagnostische Kriterien des Fibromyalgie-Syndroms (Multicenter Criteria Commitee, Wolfe et al., 1990).

1. Generalisierte Schmerzen seit mindestens 3 Monaten
2. Schmerzen an mindestens 11 der folgenden 18 charakteristischen Triggerpunkten bei digitaler Palpation mit einem Druck von 4 kg:
   a) Okziput: Ansatz des M. suboccipitalis (bilateral)
   b) Zervikal: Lig. Intertransversarium/Processus transversarii C5–C7 (bilateral)
   c) M. trapecius: Mitte des oberen freien Randes (bilateral)
   d) M. supraspinatus: medialer Ursprung des M. supraspinatus oberhalb der Spina scapulae (bilateral)
   e) Thorakal: lateral des Oberrandes der 2. kostosternalen Syndesmose (bilateral)
   f) Humerus: M. extensor digitorum 2 cm distal des Epicondylus lateralis humeri (bilateral)
   g) Gluteal: oberer äußerer Quadrant der anterioren Glutäalmuskulatur (bilateral)
   h) Trochanter major: Posterior der Prominentia trochanterica (bilateral)
   i) Knieregion: im Bereich des medialen Fettpolsters proximal der Gelenklinie, Epicondylus med. femoris zwischen Ansatz des M. adductor mag. und des M. semimembranosus (bilateral)

rheumatoider Arthritis nachweisen konnten, erbrachten die Studien von Wolfe und Mitarbeitern (1984) und Hudson und Mitarbeitern (1985) gegenteilige Ergebnisse. Diese widersprüchlichen Ergebnisse sind am ehesten Ausdruck der unterschiedlichen Studiendesigns und Erhebungsinstrumente. Für Subgruppen von Fibromyalgie-Patienten sind affektive Störungen vor allem in therapeutischer Hinsicht relevant; inwieweit diesen eine ätiologische oder prognostische Bedeutung zukommt, bleibt derzeit noch unklar.

Es scheint nicht so zu sein, daß der Patient mit Fibromyalgie seine Aggressionen offener zeigen kann als der Rheumapatient.

Labhardt (1976) charakterisiert die Persönlichkeit von Patienten mit Fibromyalgie folgendermaßen:
– Äußerlich finden sich überwiegend beherrschte, zwanghaft perfektionistische Persönlichkeitstypen.
– Innerlich zeigt sich häufig ein Ambivalenzkonflikt zwischen Fremd- und Selbstbeherrschung einerseits und dienend-aufopfernder Haltung andererseits.
– Diese Ambivalenz führt zu chronisch gehemmter Aggressivität, die sich u. a. in gesteigertem Muskeltonus äußert, der als Dauerzustand das psychophysiologische Äquivalent der Fibromyalgie sein soll.

Auch Smythe (1985) beschreibt charakteristische Persönlichkeitsfaktoren bei Patienten mit Fibromyalgie: Er betont eine perfektionistische Haltung sowie ein ungewöhnlich hohes Ausmaß an Loyalität gegenüber Arbeitgeber und Familienangehörigen. Allerdings sind die o.g. Merkmale bisher nicht durch objektive Daten gesichert (Boissevain et al., 1991).

Egle et al. (1989) untersuchten 47 Patienten mit einem primären Fibromyalgie-Syndrom – als Kontrollgruppen dienten Patienten mit psychogenem Schmerzsyndrom und unselektierte Patienten ohne Schmerzen einer Allgemeinpraxis – und fanden erhöhte Werte für Aggression und Unfähigkeit, Aggressionen auszudrücken, eine gestörte emotionale Beziehungsfähigkeit sowie einen mangelnden Realitätsbezug. Die Autoren interpretieren diese Ergebnisse als Vorliegen unreifer Abwehrmechanismen, die die Möglichkeiten der Bewältigung schwieriger Lebenssituationen stark einschränken. Gleichzeitig werden zwischenmenschliche Konflikte verdrängt und durch eine ausgeprägte Fixierung auf eine somatische Schmerzgenese und hypochondrische Befürchtungen ersetzt. Psychodynamische Ursachen dafür sollen in einer besonderen Sauberkeitserziehung, einem strengen, legalistischen Familienstil und frühen Verlustängsten liegen.

6 Psychophysiologie

Holmes und Wolff (1962) zeigten, daß aggressive Konflikte mit erhöhten Werten im Elektromyogramm einhergehen. Dagegen soll eine Verbalisierung von Konflikten den nach dem EMG erhöhten

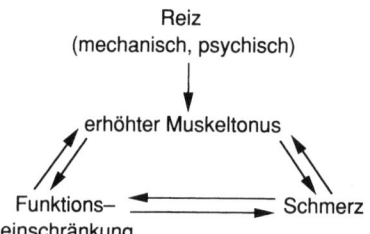

Abb. 56-1 *Regulationsmechanismus des Muskeltonus und die Beziehung zwischen Nervensystem, Psyche und Muskulatur (modifiziert nach E. Neumayer, 1974).*

Muskeltonus deutlich herabsetzen (Shagaas und Malmo, 1954). Eine ebenfalls deutlich reduzierte EMG-Aktivität der Gesichtsmuskulatur konnte bei depressiven Patienten nachgewiesen werden. Schwartz und Mitarbeiter (1974) konnten mit Hilfe des EMG verschiedene affektive Zustände wie Depression, Fröhlichkeit oder Ärger unterscheiden.

Nach Fassbender (1973) finden sich elektronenoptisch Hinweise dafür, daß dem »Muskelrheumatismus« eine stufenweise Zerstörung der kontraktilen Substanz zugrunde liegt, deren Ursache in einem nerval bedingten Dauertonus und einer dadurch ausgelösten relativen Hypoxie zu suchen sei. Er betont, daß dem »Weichteilrheumatismus« mit Sicherheit weder in seiner muskulären noch in seiner bindegewebigen Manifestation ein entzündlicher Mechanismus zugrunde liegt (Abb. 56-1). Vielmehr soll es sich um morphologisch unterschiedliche Auswirkungen von Störungen der lokalen Sauerstoffversorgung handeln, deren Ursache verschiedenartig sein kann.

Bei Störungen im Bereich des subkutanen Fettgewebes spricht man von einer Pannikulose. Da hier Entzündungen nicht vorkommen, sollte der Begriff Pannikulitis nicht mehr benutzt werden. Pathophysiologisch nimmt man einen bisher noch unbekannten endokrinen Mechanismus an, der – siehe Abbildung 56-1 – über einen unspezifischen (mechanischen, psychischen, thermischen, traumatischen) Reiz zu einer gesteigerten subkutanen Wasseraufnahme und dadurch zu Schwellung und Schmerzen führen soll.

McCain et al. (1988) weisen darauf hin, daß bis heute keinerlei reproduzierbare und konsistente anatomische Veränderungen in der Struktur dieser Gewebe nachgewiesen werden konnten. Es bleibt weiter unklar, ob zu beobachtende strukturelle und metabolische Veränderungen Hinweise zur Ätiologie der Fibromyalgie liefern oder einfach eine Konsequenz der chronischen Schmerzen darstellen.

Smythe (1979) sieht im Fibromyalgie-Syndrom ein Syndrom selektiv erhöhter Schmerzempfindung durch quantitativ unveränderte physiologische Mechanismen bei unbeeinflußter allgemeiner Schmerzschwelle (s. a. Kap. 17, »Schmerz«, und Kap. 55, »Kopfschmerz«).

Campbell und Mitarbeiter (1983) und Simms und Mitarbeiter (1988) fanden bei Fibromyalgie-Patienten besonders über den Druckpunkten erniedrigte

Schmerzschwellen bei experimenteller Schmerzauslösung. In anderen Untersuchungen konnte bei diesen Patienten ein erhöhtes Schmerzempfinden nachgewiesen werden (Wolfe et al., 1990; Felson et al., 1986). Auf Schmerzskalen (z. B. Mc Gill Pain Questionnaire) zeigten Fibromyalgie-Patienten höhere Werte in allen Dimensionen, vor allem bei der Schmerzwahrnehmung, der Gesamtzahl der Worte bei der Schmerzschilderung und der Anzahl der Schmerz-Zonen auf der Körper-Landkarte (Perry et al., 1988). Im Vergleich zu Patienten mit rheumatoider Arthritis erleben Fibromyalgie-Patienten ihre Erkrankung als schwere körperliche Schwäche und mit einem starken subjektiven Krankheitsgefühl (Caro et al., 1987).

Interessant in diesem Zusammenhang sind auch die Schlafexperimente der Arbeitsgruppe von Smythe (1979): Sowohl bei Patienten mit Fibromyalgie-Syndrom als auch bei gesunden Versuchspersonen konnte nach systematischer Störung des »non-rapid eye movement« (NREM)-Schlafes im EEG ein abnormer Alphawellenrhythmus registriert werden. Nach 3 Nächten gestörten NREM-Schlafes zeigten die Probanden die typische Fibromyalgie-Symptomatik, allerdings nur jene, die körperlich wenig aktiv waren.

Dieses Phänomen der Alpha-EEG-Schlaf-Anomalie bei Fibromyalgie-Patienten (Boissevain et al., 1991) wurde inzwischen vielfach bestätigt, so daß in ätiologisch-orientierten pathophysiologischen Modellen (Bennett, 1989; Moldofsky, 1989; Wilke et al., 1984) Schlafstörungen eine zentrale Rolle spielen. Moldofsky (1989) nimmt an, daß das Fibromyalgie-Syndrom mit einer akuten Infektion beginnt, die konsekutiv zu chronischen Störungen sowohl des Immunsystems als auch der Schlaf-Regulation führt. Bedeutung erhielt dieser postulierte Zusammenhang zwischen Immunsystem und Fibromyalgie durch Untersuchungsergebnisse, die zeigten, daß das Immunsystem durch den Schlaf-Wach-Rhythmus beeinflußt wird (Krueger et al., 1987), daß die Gabe von Interferon Schlaflosigkeit verursacht (Horning et al., 1982) und daß die Injektion von Interleukin-2 bei Karzinom-Patienten ein Fibromyalgie-ähnliches Beschwerdebild auslöste (Wallace et al., 1989). Insgesamt lassen diese Ergebnisse vermuten, daß auch dem Fibromyalgie-Syndrom ein multifaktorielles komplexes Entstehungs- und Bedingungsmodell zugrunde liegt mit dauernden Auf- und Abwärtseffekten zwischen der biologischen, psychischen und sozialen Systemebene.

7 Differentialdiagnose

Die proteusartige Symptomatologie der Fibromyalgie birgt die besondere Gefahr, Schmerzzustände anderer Ätiologie zu übersehen (s. a. Kap. 17, »Schmerz« und Kap. 49, »Konversion«). Um Fehldiagnosen zu vermeiden, ist es daher notwendig, alle Krankheitsbilder auszuschließen, die ähnliche Beschwerden auf anderer Basis verursachen. Von diesen sollen hier nur die folgenden genannt werden: Rücken- und Kreuzschmerzen können als Frühsymptom mali-

gner Oberbauchtumoren (z. B. Pankreaskopf- und -schwanzkarzinom) oder auch bei gutartigen Oberbaucherkrankungen wie Cholelithiasis, Pankreatitis, Ulcus duodeni und ventriculi auftreten (Eppinger und Endsberger, 1975). Bei Pankreskarzinomen kann die Differentialdiagnose schwierig sein, da hier oftmals Ängste, Depressionen und Persönlichkeitsveränderungen der Schmerzsymptomatik vorausgehen oder sie begleiten (Benos, 1974; Müller-Wieland, 1968).

Bei diffusen, nichtlokalisierbaren Schmerzen ist vor allem bei Frauen mittleren und höheren Alters an Knochenschmerzen bei Osteoporose, Osteomalazie oder Myelom zu denken.

Schmerzen in einer Extremität können durch einen benignen Glomustumor bedingt sein. Da bei dieser Erkrankung somatopsychisch häufig Angst und Depressionen bestehen, ist die Verwechslung besonders leicht möglich.

Ein besonderes Kapitel sind die Schmerzen bei Bandscheibenläsionen (Goldner, 1976). Hier ist die Differentialdiagnose besonders schwierig: Auf der einen Seite finden sich vor allem bei älteren Menschen fast regelmäßig anatomische Veränderungen der Wirbelsäule im Röntgenbild (Osteochondrose, Verschmälerung der Zwischenwirbelräume etc.), deren Ausmaß in keiner festen Beziehung zu Funktionseinschränkungen und Beschwerden steht. Auf der anderen Seite sind die anatomischen Veränderungen der Wirbelsäule fast immer selbst wieder die Folge von psychisch bedingten oder mitbedingten Haltungsanomalien. Hier steht daher vor allem die Frage im Vordergrund, ob und inwieweit ein anatomischer Defekt bereits zu einer selbständigen Krankheitsursache geworden ist.

Im übrigen sind alle im Zusammenhang mit dem Fibromyalgie-Syndrom besprochenen Vorgänge Faktoren, die in der Pathogenese der heute meist unter der Bezeichnung »Bandscheibenschäden« zusammengefaßten degenerativen Wirbelsäulenveränderungen eine Rolle spielen (s. a. Kap. 66, »Lumbago-Ischialgie-Syndrome«).

Differentialdiagnostisch muß darüber hinaus an Kollagenosen wie Morbus Sjögren oder Sklerodermie, eine beginnende chronische Polyarthritis, eine Hypothyreose, Infekte mit myotropen Viren, Myasthenia gravis, Enzephalomyelitis disseminata, chronic-fatigue-Syndrom oder depressive Syndrome gedacht werden.

8 Therapie

Die Therapie des primären Fibromyalgie-Syndroms umfaßt Psychotherapie, physikalische und medikamentöse Therapie.

Psychotherapeutische Techniken sind umstritten. Nach Seidel (1975) soll Psychotherapie bei psychogenen Bewegungsstörungen wenig Erfolg haben. Er betont die menschliche Führung durch den Hausarzt in Kombination mit gezielten symptomgerechten physikalischen Maßnahmen, die eine Besserung des organischen Befundes wie auch der psychischen Haltung erreichen sollen.

Ferraccioli und Mitarbeiter (1987) konnten durch EMG-Biofeedback eine statistisch und klinisch signifikante Besserung der Schmerzempfindung, der Anzahl von Schmerzpunkten, der Dauer der Morgensteifigkeit und anderer Symptome finden. Auch nach 6 Monaten war dieses positive Therapie-Ergebnis noch nachweisbar.

Bei der **Physiotherapie** müssen passive und aktive Maßnahmen unterschieden werden. Zu den passiven Maßnahmen zählen Hydro- und Thermotherapie, Elektro-, Ultraschall- und Balneotherapie. Zu den aktiven physiotherapeutischen Methoden gehören krankengymnastische Bewegungstherapie, Gymnastik, Schwimm- oder Turngruppen.

Bei der **Pharmakotherapie** steht die Schmerzbekämpfung der Muskelverspannungen mit Analgetika und Lokalanästhetika im Vordergrund. Zu vorübergehender Besserung führen einfache Analgetika wie Paracetamol oder Acetylsalicylsäure. Ergänzend – aber nur kurzfristig – können Psychopharmaka mit zentral myotonolytischem Effekt[*] eingesetzt werden. Bei depressiven Patienten mit Schlafstörungen empfiehlt sich die Gabe von 75 mg Saroten®[**] abends. Diese Dosierung kann um 25 mg/Woche bis zu einer Gesamtdosis von 200 mg/Tag erhöht werden. Bei depressiven Patienten ohne Schlafstörungen können äquivalente Dosen von Tofranil®[***] eingesetzt werden (Sternbach et al., 1973).

Carette und Mitarbeiter (1986) konnten – unabhängig von klinischen Symptomen einer Depression – mit einer Amitryptilin-Therapie bei Fibromyalgie-Patienten eine signifikante Abnahme der Schmerzempfindung nachweisen.

---

[*]   z. B. Diazepin-Derivate.
[**]   Amitriptylin.
[***] Imipramin.

Da muskuläre Verspannungen die häufigste Schmerzursache sind, kommt den Entspannungsverfahren (z. B. dem autogenen Training oder der progressiven Muskelrelaxation nach Jacobson; s. a. Kap. 33, »suggestive und übende Verfahren«) in der Therapie des Fibromyalgie-Syndroms eine wesentliche Bedeutung zu.

Für den Umgang mit diesen Patienten betont Goldner (1976), daß sie sich ständig nach neuen Behandlungsarten und Mitteln wie Akupunktur, neuen Medikamenten oder anderen speziellen Methoden, von denen »man gehört oder gelesen hat«, erkundigen. Darin komme ihre Angst zum Ausdruck, an einer lebensbedrohlichen, z. B. malignen Krankheit zu leiden. Da sich dahinter häufig ein ungelöster Konflikt verschiedenster Art und ein weder vom Patienten noch vom Arzt verstandenes Bitten um Hilfe verberge, würden unkomplizierte Behandlungs- und Diagnostikmethoden die Angst dieser Patienten wesentlich verringern. Wenn der Arzt realisiert, daß die Angst des Patienten häufig die Ursache seiner dauernden Suche nach einer Antwort auf die Frage ist, woran er leide, würden sich beide schnell auf eine gemeinsame Richtung bei Diagnose und Therapie einigen.

Egle et al. (1989) betonen ebenfalls, wie das ausgeprägte Kontrollverhalten dieser Patienten, ihre fordernde Haltung und der von ihnen ausgehende Handlungsdruck auf der körperlichen Ebene die Arzt-Patient-Beziehung beeinflussen und die Gefahr einer iatrogenen Verstärkung der ohnehin schon vorhandenen Fixierung auf eine körperliche Krankheitsursache bedeuten.

Wichtig ist, dem betroffenen Patienten zu vermitteln, daß psychogene Schmerzen keine »eingebildeten« Schmerzen, sondern genau so real sind wie körperlich verursachte Schmerzen. Ein sich zunächst körperlich Ernst- und Angenommen-Fühlen ist die Voraussetzung, um später auch psychosoziale Zusammenhänge erarbeiten zu können.

KAPITEL 57

Schlaf und Schlafstörungen

Sven Olaf Hoffmann und Luciano A. Berti

1 Einleitung

Der Schlaf stellt ein essentielles Bedürfnis des Menschen dar. Er trägt maßgeblich zum subjektiven und objektiven Wohlbefinden bei, indem er die physisch und psychisch notwendige Regeneration gewährleistet. Etwa ein Drittel seines Lebens verbringt der Mensch im Schlaf. Die ernstzunehmende wissenschaftliche Schlafforschung erstreckt sich vor allem über die letzten vier Jahrzehnte (zusammenfassend bei Madow, 1987). Einen wesentlichen Beitrag hierzu leistete die Veröffentlichung von Aserinsky und Kleitman (1953), in der spezifische Schlafstadien in Zusammenhang mit bestimmten elektroenzephalographischen und anderen physiologischen Veränderungen gebracht wurden (Steinberg et al., 1984).

2 Der gesunde Schlaf – Physiologie des Schlafs

Der Schlaf ist Ausdruck eines aktiven biologischen Prozesses, der sich in verschiedene wiederkehrende Schlafphasen und Schlafstadien aufgliedern läßt. Grundsätzlich lassen sich zwei Schlafphasen unterscheiden: Der **NREM-Schlaf** (non-REM-Schlaf), auch als orthodoxer, inaktiver bzw. synchronisierter Schlaf bezeichnet und der **REM-Schlaf** (Rapid Eye movements), auch als paradoxer, aktiver bzw. desynchronisierter Schlaf bezeichnet.

Im Verlaufe des NREM-Schlafs sind **vier Schlafstadien** identifizierbar:

Das *Stadium 1* stellt den Übergang vom entspannten Wachzustand (okzipitale alpha-Tätigkeit) zum Schlaf dar und ist gekennzeichnet durch langsame Augenbewegungen, ein niederamplitudiges, gemischtes Frequenzbild unter Beteiligung von beta-Wellen (15–20 Hz) im EEG und einen veränderlichen – unter dem Niveau des entspannten Wachzustandes liegenden – Muskeltonus. Dieses Stadium macht etwa 5–10% des Gesamtschlafs aus. In diesem Stadium kann es zum Auftreten kurzer Träume kommen (sog. *hypnagoge Halluzinationen*).

Im *Stadium 2* finden sich keine Augenbewegungen mehr. Der meßbare Muskeltonus ist von wechselnder Natur. Im EEG kommt es zu einer Synchronisierung auf einen theta-Rhythmus (4–8 Hz) mit einem spezifischen Muster (K-Komplexe und Schlafspindeln). Etwa 50% des Gesamtschlafs besteht aus diesem Stadium. Die Weckschwelle ist von allen Stadien hier die niedrigste.

Stadium 3 ist gekennzeichnet durch langsame EEG-Wellen im delta-Bereich, d.h. Wellen mittlerer Amplitude und niedriger Frequenz (1,5–3,5 Hz). Der Schlafende ist jetzt nur noch schwer zum Erwachen zu bringen.

Der Tiefschlaf ist in *Stadium 4* gegeben. Hier ist der Schlafende nur noch mit Mühe zu erwecken. Es sind keine Augenbewegungen mehr meßbar. Das EEG ist durch langsame hochamplitudige delta-Hypersynchronisation gekennzeichnet. Stadium 3 und 4 können als Deltaschlaf bezeichnet werden und umfassen etwa je 10% des Gesamtschlafs.

Eine besondere Stellung in dieser Reihe der Schlafstadien nimmt die Phase ein, die durch das Auftreten schneller Augenbewegungen gekennzeichnet ist und deshalb **REM-Schlaf** bezeichnet wird (Rapid Eye Movements). Charakteristisch ist die Zunahme der Aktivität des zentralen und autonomen Nervensystems. Der Muskeltonus wird während der REM-Episode aktiv gehemmt. Es kommt zu episodisch einsetzenden, schnellen, konjugierten Augenbewegungen. Im EEG zeigt sich ein für das Stadium 1 kennzeichnendes Bild, währenddessen die Weckschwelle für die Stadien zwischen 2 und 4 typisch ist – deshalb auch die Bezeichnung paradoxer bzw. desynchronisierter Schlaf. Dieser umfaßt etwa 20–25% des Gesamtschlafs. Es besteht ein deutlicher Zusammenhang des REM-Schlafs zum Träumen. Etwa 60–90% der untersuchten Personen, die unmittelbar nach einer REM-Phase geweckt wurden, geben an, geträumt zu haben. Die raschen Augenbewegungen scheinen somit im Zusammenhang mit den bewegten Traumbildern zu stehen. Bereits Aserinsky und Kleitman stellten 1953 fest, daß Träume v.a. dann wieder erinnert wurden (74%), wenn der Schlafende aus dem REM-Schlaf erweckt wurde, hingegen nur selten (7%), wenn er aus dem Non-REM-Schlaf erweckt wurde (Foulkes und Vogel, 1974). Eine Sequenz der beschriebenen Schlafstadien 1 bis 4 – einschließlich des einsetzenden REM-Schlafs – stellt einen Schlafzyklus dar. Nach etwa 70–90 Minuten des Non-REM-Schlafs setzt die 1. Periode des REM-Schlafs ein. Ein Schlafzyklus dauert durchschnittlich etwa 100 Minuten und wiederholt sich ca. 4–6mal pro Nacht, wobei sich der Deltaschlaf vornehmlich auf die ersten beiden Schlafzyklen verteilt.

Bis heute besteht keine Gewißheit darüber, worin die Funktion der unterschiedlichen Schlafstadien liegt. Beim Erwachsenen ist der REM-Schlaf verbunden mit einer Zunahme der Gehirndurchblutung und des Glukosemetabolismus. Diese erhöhte zerebrale Aktivität läßt vermuten, daß der REM-Schlaf eine Bedeutung für die Homöostase des ZNS hat. Auch spricht einiges dafür, daß dem REM-Schlaf eine Funktion bei bestimmten Speicherleistungen der Gedächtnisfunktion zukommt. Schwieriger noch ist es, eine eindeutige Funktion des Non-REM-Schlafs zu beschreiben. In erster Linie scheint ihm eine Erholungs- bzw. Erhaltungsfunktion wesentlicher Körperfunktionen zuzukommen.

Die **zentralnervöse Aktivität** ist im Verlauf einer Nacht unterschiedlich stark ausgeprägt. Bildlich gesehen gleicht das Gehirn im Schlaf einem Auto mit ausgekuppelter Gangschaltung und laufendem Motor (Dement, 1986). Die meisten physiologischen Prozesse des Wachzustands vollziehen sich auf einem reduzierten Niveau in gleicher Weise. Im REM-Schlaf erreichen sie nahezu das Niveau des Wachzustands. Der Muskeltonus ist vermindert, Atem- und Herzfrequenz sind tief, ebenso der Blutdruck. Auch die Körpertemperatur sinkt im Schlaf ab, wobei die Differenz vom Minimum am frühen Morgen zum Maximum am Abend etwa 1–1,5 °C beträgt. Während der Metabolismus allgemein erniedrigt ist, finden gewisse Aufbauprozesse verstärkt statt (z. B. Proteinsynthese).

Es besteht eine weitgehend konstante **zirkadiane Periodik**, die mit rhythmischen Zustandsänderungen des Organismus und seiner Funktionen innerhalb einer 24-Stunden-Periodik einhergeht. Diese bleibt auch nach Ausschalten der Umweltfaktoren bestehen. Im Extremfall und bei langer Isolation kann es bis zu einer 48-Stunden-Periodendauer kommen. Grundlage für die Periodik sind endogene Prozesse, die i. S. einer biologischen Uhr wirksam sind. Da diese endogene Periodik nur annähernd (zirka) der natürlichen Dauer des Tages (dies) entspricht, wird sie als zirkadian bzeichnet. Bei vorübergehender, einmaliger Verschiebung des Rhythmus (z. B. Verkürzung oder Verlängerung durch Flugreisen), benötigt der zirkadiane Rhythmus mehrere Perioden um die normale Phasenlage zum Zeitgeber zurückzuerlangen (Weitzmann, 1979).

Im *Verlaufe des Lebens* reduziert sich die durchschnittliche tägliche Gesamtschlafzeit kontinuierlich, wobei v. a. die interindividuelle Variabilität deutlich zunimmt (Miles und Dement, 1980). Physiologisch gerade noch ausreichend ist ein Schlaf, der ohne häufigere Unterbrechungen stattfindet, mindestens 2 Stunden Deltaschlaf umfaßt und zusätzlich den REM-Schlaf einschließt. Dieses Minimum bezeichnet Horne (1988) als **obligatorischen Schlaf**. Zusätzlicher Schlaf wäre dann als fakultativ zu bezeichnen.

Ein langfristig durchgeführter vollständiger **Schlafentzug** führt zu Erschöpfung, verbunden mit ausgeprägten Funktionsstörungen im kognitiven und vegetativen Bereich. Unter Umständen kommt es zu paranoiden Erlebnisinhalten mit Halluzinationen visueller und taktiler Art. Eine induzierte REM-Reduktion führt zu erhöhter Erregbarkeit, Störungen im Bereich der kognitiven Funktionen, wie Wahrnehmung, Konzentration und Aufmerksamkeitsspanne. Ebenso kann es zu starken Angstzuständen kommen (Dement, 1960). Ein begrenzter, gezielter Schlafentzug bzw. spezifischer Entzug von REM-Schlaf kann hingegen bei Patienten mit einer endogenen Depression einen ausgesprochenen *therapeutischen Effekt* zeigen.

3 Konzeptbildungen zum Schlaf

Keine der formulierten Schlaftheorien konnte bisher überzeugend die Funktion des Schlafs erklären. Nach der Entdeckung des Azetylcholins in den 20er Jahren, wurde vermutet, die Anreicherung von bestimmten Stoffwechselsubstanzen, die im Schlaf eliminiert werden müßten, seien verantwortlich für aufkommende Müdigkeit und Schlaf. Ebenso wurde die Vorstellung des Schlafs als eines passiven Zustandes des ZNS, wo es zu einer verminderten Aktivität thalamokortikaler Neurone kommt – bedingt durch eine größere Selektion von Hirnstamm und Formatio reticularis für somatische afferente Informationen – verlassen, nachdem sich zeigte, daß bestimmte thalamokortikale Neurone im Schlaf eine noch höhere Aktivität zeigten (Evarts, 1964). Anfang der 70er Jahre unterstrich Jouvet (1972) die Bedeutung monoaminerger Überträgersubstanzen. Demnach sollte das Serotonin und Noradrenalin zur Regulation des Schlaf-Wach-Zyklus maßgeblich verantwortlich sein. Entscheidend war hier die Erkenntnis, daß die Nuclei raphe

große Mengen Serotonins enthalten, bzw. das Enzym zur Umwandlung von L-Tryptophan in die unmittelbare Vorstufe des Serotonins. Manipulationen an diesem System – durch Vergiftung bzw. isolierte Zerstörung – führten zu Schlaflosigkeit. Insgesamt ist von dem Zusammenwirken v. a. dreier System auszugehen: **Serotonine, Katecholamine und Azetylcholine**.

Eine Relativierung dieser Aufschlüsse erfolgte nachdem die Bedeutung autochtoner zirkadianer Rhythmen für die Steuerung verschiedener vegetativer Funktionen erkannt wurde. In den letzten Jahren kommt dem Neuropeptid DSIP (Delta Sleep Inducing Peptide) – sowohl für die Schlaf- als auch für die Wachfunktion – Bedeutung zu (Schneider-Helmert, 1988). Zugleich scheint dieses Neuropeptid eine Funktion bei der Regulierung des oben dargestellten 24-Stunden-Schlafrhythmus zu haben (Ernst und Schönenberger, 1988).

4 Definition von Schlafstörungen

Aus **verhaltens- und kognitionstheoretischer Sicht** ist die Störung des Schlafs – sofern nicht organischer Natur – zu verstehen als Ausdruck und Ergebnis von ähnlichen Konditionierungsprozessen, welchen das Wachbewußtsein unterliegt (Spielman et al., 1987). Aus **psychodynamischer Sicht** hingegen ist sie als symptomatischer Ausdruck eines zugrundeliegenden multidimensionalen intrapsychischen Konfliktes zu deuten. Den meisten experimentellen Studien zur Insomnie liegt eine ausschließlich deskriptive, **operationalisierte Definition der Schlafstörung** zugrunde. Ihr zufolge ist von dem Vorliegen einer Schlafstörung auszugehen, wenn weniger als 6,5 Stunden Nachtschlaf vorliegen, die Einschlaflatenz 30 Minuten überschreitet und mehr als 30 Minuten nächtliche Wachzeit gegeben sind.

Gemäß der Internationalen Klassifikation psychischer Störungen, **ICD-10** (Dilling et al., 1991), ist von einer Schlafstörung im Sinne der *Insomnie* auszugehen, wenn folgende Bedingungen erfüllt sind:
1. Klagen über Einschlaf- und Durchschlafstörungen bzw. schlechte Schlafqualität;
2. Auftretenshäufigkeit mindestens 3mal pro Woche über einen Monat;
3. überwiegendes Beschäftigtsein mit der Schlafstörung und übertriebene Sorge am Tag und in der Nacht bzgl. der negativen Auswirkungen der Störung;
4. ein ausgeprägter Leidensdruck bzw. deutliche, störende Auswirkungen auf die soziale und berufliche Leistungsfähigkeit als direkte Folge der Schlafstörung.

5 Auftretenshäufigkeit von Schlafstörungen

Der prozentuale Anteil der Menschen mit Schlafstörungen in der Gesamtpopulation variiert in den einschlägigen Publikationen zwischen 15 und 54%. Die unterschiedlichen Angaben sind v. a. auf die verschiedenen zugrundeliegenden Definitionen dessen, was als Schlafstörung zu bezeichnen ist, zurückzuführen. Es ist davon auszugehen, daß etwa ein Drittel der Bevölkerung vorübergehend und zu einem kleineren Anteil kontinuierlich unter Schlafstörungen leidet.

Mit dem höheren Lebensalter nehmen Schlafstörungen signifikant zu, wobei die Zunahme bei den Frauen ausgeprägter ist.

Unter der Population der psychisch gestörten Patienten ist der prozentuale Anteil an Schlafstörungen wesentlich höher als in der Gesamtbevölkerung.

6 Klassifikation von Schlafstörungen

Die Klassifikation der **10. Auflage der ICD** unterscheidet nicht-organische Schlafstörungen (primär psychogen bzw. entwicklungsbedingt) von Schlafstörungen organischer Ursache.

Zur Gruppe der *primär psychogenen Schlafstörungen* i.S. der Dyssomnien gehören die Insomnie, die psychogene Hypersomnie, die psychogene Schlaf-Wach-Rhythmusstörung. Dyssomnien entstehen durch eine Störung der Dauer, Qualität oder des Zeitpunkts des Schlafs aufgrund emotionaler Ursachen. Als Parasomnien werden bezeichnet das Schlafwandeln, der Alptraum und die Nachtangst (pavor nocturnus). Treten diese für das Entwicklungsalter kennzeichnenden Schlafstörungen im Erwachsenenalter auf, ist von psychopathologischen Ursachen auszugehen. Dyssomnien und Parasomnien bilden zusammen die Gruppe der nicht-organischen Schlafstörungen.

Eindeutig *organischer Ursache* sind Schlafstörungen wie Narkolepsie, nicht-psychogene Hypersomnie, nicht-psychogene Schlaf-Wach-Rhythmusstörung, episodische Bewegungsstörungen, nächtlicher Myoklonus und Schlaf-Apnoe.

Die Enuresis zählt zu den Verhaltens- und emotionalen Störungen mit Beginn in der Kindheit und Jugend. Hiervon unterschieden wird die primäre Enuresis nocturna (als Folge einer verzögerten Reifung der Blasenkontrolle während des Schlafs), die zu den Störungen des urogenitalen Systems zählt.

In der revidierten Form des **DSM-III** (American Psychiatric Association, 1987) sind Schlafstörungen im wesentlichen in zwei Hauptgruppierungen unterteilt, den *Dyssomnien* (Störungen vor allem im Ausmaß, der Qualität und dem Schlaf-Wach-Rhythmus) und den *Parasomnien* (Störungen vor allem durch auftretende Ereignisse während des Schlafs). Zur ersten Gruppe zählen Insomnie, Hypersomnie, sowie Störungen des Schlaf-Wach-Rhythmus. Zur zweiten Gruppe gehören das Schlafwandeln, Alpträume und Nachtängste. Vorteil dieser DSM-III-Klassifikation ist die Orientierung der diagnostischen Kriterien am klinischen Alltag.

Nach der **ASDC-Klassifikation** werden die Schlafstörungen in die Hauptkategorien Insomnien, Hypersomnien, Störungen des Schlaf-Wach-Rhythmus und Parasomnien eingeteilt.

7 Typen von Schlafstörungen

7.1 Insomnien

Die am häufigsten anzutreffende Form der Insomnie ist eine **Störung des Einschlafens**, zumeist im Sinne einer verlängerten Einschlaflatenz. Diese Störung kann alleine bestehen oder zusammen mit zwei weiteren Formen der Insomnie auftreten, der **Durchschlafstörung** bzw. dem morgendlichen **Früherwachen**. Gestört sind in gleicher Weise Qualität und/oder Quantität des Schlafs. Diese Formen der Insomnie treten bei chronischem Bestehen zumeist bereits vor dem 40. Lebensjahr auf, wobei dies am deutlichsten für die Einschlafstörung zutrifft. Kennzeichnend sind wiederkehrende ähnliche Merkmale. So zeigen die Patienten ein sichtbar erhöhtes Aktivierungsniveau während des Einschlafverhaltens, sind unruhig, sorgenvoll, angespannt, ängstlich und kreisen in ihren Gedanken um anstehende unerledigte Alltagsprobleme. Vergleichbares gilt für das frühe Erwachen.

7.2 Parasomnien psychischen Ursprungs

Als Parasomnien sind Schlafstörungen definiert, bei welchen **unerwünschte Ereignisse und Aktivitäten während des Schlafs** auftreten bzw. durch diesen evoziert werden.

Als **Schlafwandeln** ist das **Auftreten unbewußter motorischer Aktivitäten** während des Schlafs zu verstehen. Zumeist tritt es während des ersten Drittels des Nachtschlafs und dem Vorliegen der tiefen Schlafstadien 3 und 4 auf (Abe und Shimakawa, 1966; Broughton, 1968). Der Beginn liegt in der Regel innerhalb der ersten 3 Stunden nach dem Zubettgehen, zumeist etwa 60 Minuten nach dem Einschlafen. Das Schlafwandeln besteht aus sich automatisch vollziehenden stereotypen, einfach strukturierten Verhaltensweisen, welche keine höhere kognitive Komplexität erfordern. Während des Schlafwandelns kommt es kaum zu Verbalisationen, die Augen sind meist weit geöffnet, der Blick starr, bei zugleich bestehender ausdrucksloser Mimik. Der Bewußtseinsgrad sowie die damit verbundene Reaktionsbereitschaft sind deutlich herabgesetzt, das affektive Erleben ist von Indifferenz gekennzeichnet. Im Verlaufe dieser Schlafstörung kann es zu selbst- bzw. fremdgefährdenden Handlungen kommen. Während die Prävalenz für das Auftreten von Schlafwandeln bei Erwachsenen bei etwa 1% liegt, erleben 15–30% aller gesunden Kinder im Verlaufe ihrer Entwicklung zumeist eine Episode, wobei das Auftreten zumeist im Alter zwischen 6 und 12 Jahren liegt. Studienergebnisse deuten auf das Vorliegen einer genetischen Prädisposition hin (Kales et al., 1980b). Tritt das Schlafwandeln bei Erwachsenen auf, so besteht häufig eine positive Korrelation zum Vorliegen psychopathologischer Merkmale im Sinne einer erhöhten Aggressivität, hypomanischen Zügen, sowie einer Tendenz intrapsychische Konflikte zu externalisieren (Kales et al., 1980b).

Das Auftreten von **Nachtangst** ist häufig von dramatischem Verlauf gekennzeichnet. Zumeist besteht eine starke affektive Beteiligung, im Zusammenhang mit dem **Auftreten von Angst, Schrecken und Panik**. Auch kommt es nicht selten zu deutlichen motorischen Bewegungen, die jedoch in ihrem Umfang nicht so ausgeprägt sind wie beim Schlafwandeln. Oft besteht hier ebenfalls eine Amnesie für die Ereignisse während des Schlafs. Der Phänomenbeginn liegt auch im ersten Drittel der Nacht und erfolgt während einer Non-REM-Phase im Schlafstadium 3 bzw. 4. Während des Auftretens kommt es zu heftigen autonomen Reaktionen, einhergehend mit starkem Schwitzen, Mydriasis, Hyperventilation und Tachykardie. Die Herzschlagfrequenz kann bis zu 160 Schlägen pro Minute ansteigen. Die Episodendauer umfaßt ca. 10–15 Minuten. In etwa 33% der Fälle kommen Nachtangst und Schlafwandeln gemeinsam vor (Kurth et al., 1965).

Etwa 1–6% aller Kinder im präpubertären Alter, mit einer Häufung zwischen dem 5. und 7. Lebensjahr, zeigen das Auftreten von Nachtangst-Episoden (Kales et al., 1980a). In den meisten Fällen ist von einer genetisch-familiären Entstehung auszugehen. Begünstigend wirken emotionaler Streß, Erschöpfung und fieberhafte Erkrankungen. Von besonderer Bedeutung bei der Diagnose ist die notwendige Differenzierung zum Auftreten von Alpträumen.

Alpträume betreffen als wiederkehrende Form der Schlafstörungen etwa 5% der allgemeinen Bevölkerung. Weitere 5% kennen Alpträume als Ausdrucksform einer beständigen Schlafstörung (Bixler et al., 1979). Das erstmalige Auftreten liegt meist in früher Jugend und chronifiziert rasch. Alpträume sind meist mit dem Einhergehen erheblicher Angstzustände verbunden, welche konkret erlebt werden, z.B. als Angst zu sterben oder tief abzustürzen. Sie treten im Gegensatz zu den Nachtängsten in den REM-Stadien auf und setzen meist erst in der zweiten Hälfte der Nacht mit dem vermehrten Auftreten von REM-Phasen ein. Auch werden sie weniger von ausgeprägten autonomen Reaktionen begleitet. Für das im Alptraum Erlebte besteht keine Amnesie. Bei der Narkolepsie kommen Alpträume gehäuft vor.

Vom »restless-legs«-Syndrom sind Patienten betroffen, die unter Bewegungsdrang vor dem Einschlafen leiden, der sie oft am Einschlafen hindert. Es wird nicht selten von Gefühlen der Steifigkeit, Anspannung, Schwere, empfundenen Nadelstichen, von Juckreiz, lokaler Hitze oder Kälte und Schmerzen in den Beinen berichtet. Der genaue Ursprung dieser Beschwerden ist weitgehend unklar. Ebenso unklar ist, ob es sich hier um eine eigene Kategorie der Schlafstörung handelt oder wie von einigen Autoren vertreten, um eine Unterform der Akathisie (Bewegungsunruhe), die nicht als Folge medikamentöser Nebenwirkungen zu sehen ist (Doghramji, 1989; Sachdev und Loneragan, 1991). Nachdem in letzter Zeit sehr gute Erfahrungen mit L-Dopa gemacht werden, fragt man sich, ob beim »restless-legs«-Syndrom nicht eine organische Störung vorliegt.

Weitere Parasomnieformen psychogenen Ursprungs, welche hier nicht ausgeführt werden, sind u.a. **rhythmische Bewegungsstörungen** (z.B. jactatio capitis nocturna), REM-Bewegungsstörungen, gekennzeichnet durch das Auftreten zum Teil elaborierter, scheinbar sinnvoller oder aber auch aggressiver Bewegungen während der Traumaktivität.

7.3 Parasomnien organischen Ursprungs

Bei der **Narkolepsie** handelt es sich um eine Schlafstörung im Sinne einer exzessiv gesteigerten Schlafneigung. Kennzeichen sind anfallsartig auftretende Schlafattacken. Diese können begleitet sein von zusätzlichen Symptomen, wie der Kataplexie, Schlafparalyse und hypnagogischen Halluzinationen. Genetisch muß von einer Dysfunktion in der Physiologie des Schlafs ausgegangen werden.

Das **Schlafapnoe-Syndrom** geht einher mit dem wiederholten Aussetzen der Atmung während des Schlafs, wobei die operationalen Definitionen uneinheitlich sind. Das Erscheinungsbild ist u.a. davon abhängig, ob es sich um eine zentrale, periphere (d.h. obstruktiv bedingte) bzw. gemischte Form der Apnoe handelt. Als bedingende Faktoren für das Auftreten einer Schlafapnoe gelten familiäre Prädispositionen, Adipositas, neuromuskuläre Erkrankungen, Genuß von Alkohol, Sedativa, sowie das Vorliegen von Schilddrüsenfunktionsstörungen, als auch das Vorliegen funktioneller bzw. anatomischer Störungen der oberen Luftwege (Lugaresi et al., 1978). Auch beim sog. *Pickwickier-Syndrom* kommt es durch die Hypoventilation wegen der Fettleibigkeit zu attackenweiser Narkolepsie oder Schlafapnoe. Eine eindeutige, umfassende und präzise Diagnosestellung ist aufgrund der durchaus lebensbedrohlichen Auswirkungen der Schlafapnoe unerläßlich.

8 Ursachen von Schlafstörungen

Schlafprobleme können durch die unterschiedlichsten Faktoren bedingt sein, welche allein für sich oder, wie meist, im Zusammenwirken für die Störung des Schlafs verantwortlich sind.

Zeitliche Phasenverschiebungen im Ablauf der zirkadianen Rhythmik verändern i.S. von **Schlaf-Wach-Rhythmusstörungen** den internalisierten temporären Ablauf, wie es z.B. bei den durch Flugreisen bedingten Zeitverschiebungen (»jet lag«) der Fall ist. Nicht selten kommt es auch an Wochenenden oder bei Schichtarbeit zu Verschiebungen der Schlaf- und Wachzeiten.

Die im *höheren Lebensalter* anzutreffenden Schlafstörungen sind durch eine Vielzahl von Ursachen bedingt, u.a. altersbedingte Veränderung der Schlaf-Wach-Rhythmik, Atembeschwerden und nächtliche myoklonische Aktivitäten, neuropsychiatrische Störungen, Schmerzen, Bewegungseinschränkungen, negative Konditionierungseffekte, gastroösophagialer Reflux, Medikamentenwirkung, Umgebungsfaktoren, u.v.m.

Voraussetzung für das Wiederauftreten eines weitgehend ungestörten Schlafs ist die Behebung bestehender körperlicher **Erkrankungen**, wie z. B. die Therapie kardiovaskulärer Störungen oder Störungen des Respirationstrakts. Ebenso weisen chronische Schmerzzustände, besonders lageabhängige Rückenschmerzen (Verspannungen!) einen mehrfach determinierten Zusammenhang mit Schlafstörungen auf (Atkinson et al., 1988). Auch die Vielfalt neurologischer Erkrankungen ist eine weitere Quelle möglicher Schlafstörungen. Sowohl durch die Einnahme wie durch den Entzug einer **Medikation** kann es zu Schlafstörungen kommen. Ephedrin und Theophyllin (Bronchodilatatoren!) u. a. stimulieren, Antihistaminika und fast alle Neuroleptika wirken sedierend. Schlafstörungen aufgrund des Entzugs von Medikation entstehen vor allem im Zusammenhang mit Hypnotika und Benzodiazepinen, die nach Absetzen nicht selten zu Ein- und Durchschlafstörungen, vermehrtem Auftreten von REM-Phasen, Früherwachen und einer sog. Rebound-Insomnie führen (Scharf und Brown, 1986).

Von erheblicher Bedeutung für das Auftreten von Schlafstörungen sind vorausgehende **Lebensereignisse** mit negativem Charakter. Schlafgestörte Patienten erlebten im Vergleich zu nicht Schlafgestörten etwa zweimal soviel Verlusterlebnisse im Jahr vor Auftreten der Schlafstörung und signifikant mehr körperliche Erkrankungen. Die augenblickliche Lebenssituation wird als belastend erlebt. Kennzeichnend ist das Vorliegen gestörter Beziehungen zum sozialen Umfeld, sowie eine Unzufriedenheit mit den eigenen Lebensumständen. Auch über mehrere Jahrzehnte zurückliegende Lebensereignisse können zu ausgeprägten Schlafstörungen führen. Am besten untersucht ist die Gruppe ehemaliger Häftlinge aus Konzentrationslagern, deren Schlafstörungen und Alpträume viele Jahrzehnte anhalten (Rosen et al., 1991).

Schlafgestörte Menschen berichten oft charakteristische **biographische Gegebenheiten.** So meinen sie, weniger häufig gute innerfamiliäre Beziehungsmuster erlebt und sich als Kind nicht sehr glücklich gefühlt zu haben sowie in erhöhtem Maße anfällig für verschiedene körperliche Erkrankungen gewesen zu sein. Auch zeigt zumeist mindestens ein Elternteil ebenfalls das Vorliegen ausgeprägter Schlafstörungen, was pathogenetisch im Sinne von **Modellbildungen (Identifizierungen)** von Bedeutung erscheint (Healey et al., 1981).

Fehlhaltung und **Fehlerwartung** bzgl. der Natur des Schlafs sind nicht selten anzutreffende Ursache bzw. Mitursache zur Entstehung und Chronifizierung von Schlafstörungen (Schubert, 1986). Betroffen sind hiervon vor allem Vorstellungen über die Schlafdauer, den Verlauf des Schlafs, sowie dessen Tiefe. Fehlkonzeptionen im Sinne unrealistischer Überzeugungen können zu einem »**Trying-to-hard**«-**Syndrom** führen (Fogle und Dyal, 1983) – der Schlafgestörte versucht, »mit Gewalt« einzuschlafen – wodurch ein circulus vitiosus in Gang gesetzt wird.

Auch kann dem Schlaf eine **subjektive Bedeutung** verliehen werden, welche mit unrealistischen, an Idealvorstellungen orientierten Maßstäben bezüglich der Dauer und Qualität des Schlafs verbunden ist. Das Abweichen von dieser gesetzten Idealvorstellung wird mit Streß verarbeitet. Der zunehmend unruhige Schlaf, verbunden mit Aufwachen und Wachliegen, wird dann als Beleg eines gestörten Schlafs interpretiert. Aufgrund der Enttäuschung und Verärgerung kommt es in der Folge zu einer **psychophysischen Aktivierung**, wobei zunehmend auch objektiv physiologische Schlafzustände subjektiv als Wachzustand interpretiert werden. Der Schlaf ist nunmehr mit einer *gespannten Erwartungshaltung* verknüpft. Zugleich nimmt das Mißtrauen in die eigene Fähigkeit, schlafen zu können, stetig zu. Das krampfhafte Bemühen, den Schlaf zu erzwingen, trägt seinerseits zur Ausbildung der Störung bei. Die Erwartungshaltung, einen gestörten Schlaf zu erleben, wird immer häufiger bestätigt, so daß der Grad der psychophysischen Aktivation zusätzlich stetig ansteigt. Es ist lediglich eine Zeitfrage, bis durch diesen Circulus vitiosus tatsächlich auch das neurophysiologische System zum Wachsein konditioniert und damit eine physiologisch begründete Schlafstörung ausgebildet ist. Eine Chronifizierung der Schlafstörung ist die konsequente Folge dieses Prozesses. Vor allem bei den »hypochondrisch getönten« **Schlafstörungen** dürfte diese Genese überwiegen. Sie muß als sehr bedeutsam angesehen werden. Dieses System erfährt eine zusätzliche Verstärkung durch das sich ausbildende **Selbstkonzept »schlafgestört«** zu sein.

Aus psychoanalytischer Sicht ist die neurotische Schlafstörung als Symptombildung zu verstehen, der ein neurotischer Konflikt zugrunde liegt. Die entscheidenden **psychodynamischen Faktoren** resultieren aus den Spannungen verschiedener Anteile der Persönlichkeit, wie der Gewissensstruktur (Über-Ich), der funktionalen und an der Realität orientierten Anteile (Ich) und der Triebbedürfnisse (Es). Eine Schlafstörung über die *Gewissensinstanz* entsteht, wenn sich die Person die mit dem Schlaf verbundene lustvolle Regression nicht leisten kann, dem Ich die Erholung im Schlaf verwehrt und somit die Schlafstörung den Charakter einer vom Über-Ich auferlegten Sühne bzw. Buße erhält. Schuldgefühle, welcher Herkunft auch immer, würden durch dieses »Opfer« gemildert. Auch die im Traum offen zu Tage tretenden Triebimpulse können mit dem neurotischen Gewissen in Konflikt geraten. Durch den Verzicht auf den Schlaf wird der Konflikt vermieden. Eine zweite dynamische Linie ist über die passagere und reversible *Desintegration der Ich-Struktur* im Schlaf, die mit einer Minderung von Wachheit, Kontrolle, Übersicht und intellektueller Leistung einhergeht, beschreibbar. Vom Ich-schwachen (Prä-Psychotiker!) würde diese Strukturdesintegration als *Bedrohung des Ichs* erlebt werden, nach der es überhaupt kein Erwachen mehr geben könnte. Der Schlaf würde zur existentiellen Bedrohung, zum vorweggenommenen »kleinen Tod«. Große Bedeutung dürfte diesen psychodynamischen Prozessen bei chronifizierten Schlafstörungen im höheren Lebensalter zukommen. Dies entspräche der mittelalterlichen Metapher vom »Schlaf als Bruder des Todes«. Bei Borderline-Patienten beobachtet man die direkte Schlafbedrohung durch die Überflutung mit triebhaften Trauminhalten (Alpträume!), die zum Erwachen führen. Diese Patienten haben bereits Angst vor dem Schlafengehen, lassen Radio und Licht an, machen die Nacht zum Tag – man könnte sie als *Schlafphobiker* bezeichnen. Diese Zusammenhänge werden ausführlich bei Hoffmann (1975, 1980) behandelt.

Schlafstörungen neurotischer Art können im Dienste der *gestörten sozialen Kommunikation* stehen. So können etwa latente feindselige Regungen (durch die »unbeabsichtigte« Störung des Schlafs der Bezugsperson) oder Wünsche nach Zuwendung und Trost (durch die Aufmerksamkeit wegen des bemitleidenswerten Symptoms) befriedigt werden. Schlafstörungen dieser Art sind dynamisch als Mittel zum Zweck verstehbar, wobei das Symptom ein bestimmtes soziales Ziel intendiert (»Dienstleistungssymptom«).

Schlafstörungen nicht-neurotischen Ursprungs entstehen mit analoger Psychodynamik: Gefühle von Scham, Schuld und Reue bei realen Verfehlungen stören gelegentlich (erstaunlich selten!) den Schlaf genauso wie heftige Emotionen (Freude, Trauer, Sorge, Angst). Auch eine längere sexuelle Karenz (Aufstau von natürlicher Triebspannung) kann den Schlaf nachhaltig beeinträchtigen. Diese Art der bewußtseinsnahen Schlafstörungen läßt sich im Sinne Solomons (1956) als symptomatische Schlafstörung bezeichnen und somit der neurotischen Schlafstörung gegenüberstellen, die – psychodynamisch – Folge unbewußter Konflikte ist.

9 Therapie von Schlafstörungen – eine Anleitung in 10 Merksätzen

Nach eigenen Erfahrungen und den Angaben vor allem von Schubert, 1986, Espie et al., 1989; Lacks und Powlishta, 1989; Ware und Morewitz, 1991 und Hishikawa, 1991.

1. Vor Beginn jeder Therapie von Schlafstörungen steht eine **Diagnose** von Typ und – wenn möglich – Ätiologie.
2. Eine **kognitive Aufklärung** über die Natur des Schlafs und die subjektiven Fehlerwartungen und Fehlhaltungen steht am Anfang.
3. Begründete **Präskriptionen** (kein Tagschlaf! Geschlafen wird nur im Bett! Gleiche Zubettgehzeit!) helfen weiter.
4. **Paradoxe Intentionen** (»Es ist egal, ob ich schlafe oder nicht!«, »Ich muß ja nicht schlafen!«) wirken oft erstaunlich, systematische Einübung ist aber erforderlich.
5. **Entspannungstechniken**, vor allem das Autogene Training, ersetzen die Schlafbemühungen im Bett und werden beim nächtlichen Aufwachen wiederholt. Ihre Wirkung ist – wegen der Erwartungshaltung – nur langfristig zu beurteilen.
6. **Milieuveränderungen** sind bei sozial bedingten Schlafstörungen hilfreich.
7. Schlafstörungen mit **neurotischer Konfliktbasis** bedürfen einer **Fachpsychotherapie**.
8. **Medikamentöse Therapie** mit einem sedierenden **Antidepressivum** zur Nacht (z.B. Doxepin) ist bei depressiver Komorbidität Mittel der ersten Wahl.
9. **Benzodiazepine** sind die entscheidenden Medikamente für die **akute Schlafstörung** zum Durchbrechen der Aktivitätsaufschaukelung. Sie dürfen nicht länger als zwei, maximal vier Wochen gegeben werden (Gefahr der Abhängigkeit, Rebound-Insomnie). In jedem Falle muß eine Kombination mit den Maßnahmen 2–7 stattfinden.
10. **Chronifizierte Schlafstörungen** gehen regelhaft mit einem Medikamentenmißbrauch einher. Langsamer (!) Entzug, Umstellung von Lebens- und Schlafgewohnheiten und begleitende psychotherapeutische Maßnahmen sind unumgänglich. Die Erwartung des schnellen Erfolges enttäuscht Arzt und Patient!

KAPITEL 58

Essentielle Hypertonie

Jörg Michael Herrmann, Michael Rassek, Nikolaus Schäfer, Thomas H. Schmidt und Thure von Uexküll

1 Exemplarische Patientengeschichte

Ein 25jähriger Patient wird mit einem Blutdruck von 220/150 mmHg in der Klinik aufgenommen. Während des ersten Gespräches berichtet er, daß seine Mutter vor 5 Jahren gestorben sei. Ein halbes Jahr danach wurde bei ihm eine Hypertonie festgestellt. Sein eineiiger Zwillingsbruder hat ebenfalls einen Hochdruck. Bei dem 63jährigen Vater ist seit etwa 20 Jahren ein Hochdruck bekannt. Die 9 Jahre ältere Schwester und der 6 Jahre ältere Bruder haben keinen Hochdruck. Der Patient stottert sehr auffallend, der Zwillingsbruder weniger.

Zu dem sehr strengen und autoritären Vater haben beide Brüder kein gutes Verhältnis. Der Vater war so »eigen«, daß er keine Haushälterin gebrauchen konnte. Der Patient mußte daher neben Schule und Lehre dem Vater den Haushalt führen. Die Zwillingsbrüder waren beim Vater allein zurückgeblieben, nachdem die beiden anderen Geschwister den elterlichen Haushalt verlassen hatten.

Der Vater lebt ganz für die von ihm aufgebaute Firma und nimmt an den Problemen der Familie keinen Anteil. Der Patient vermißt, daß der Vater ihn fragt, wie es ihm geht, wie er in der Schule und im Beruf zurechtkommt und ob er Hilfe braucht. Er bereitet dem Vater das Frühstück, bevor dieser morgens zur Arbeit geht, er richtet das Abendessen und bleibt fast immer abends zu Hause, damit der Vater nicht alleine ist.

Dieser Zustand wird für den Patienten unerträglich, nachdem sein Zwillingsbruder zur Ausbildung nach N. geht und er mit dem Vater allein bleibt. Jetzt sitzt er abends mit ihm zusammen und wagt nicht wegzugehen. Oft steht er auf, geht im Flur auf und ab und überlegt, wie er es anstellen kann, einmal wegzukommen. Dann aber setzt er sich doch zum Vater. Beide reden fast nie zusammen. Sie sitzen nur so da und der Vater trinkt. Seit die Mutter nicht mehr lebt, trinkt der Vater und ist jeden Abend mehr oder weniger betrunken.

Nachdem der Patient aus der Klinik entlassen war, verläßt er dann schließlich doch das väterliche Haus, um in einer Firma in Norddeutschland zu arbeiten. Bei gelegentlichen ambulanten Blutdruckkontrollen, die dort vorgenommen werden, liegen die Werte um 150/100 mmHg.

Nach zwei Jahren kommt der Patient zurück, um im elterlichen Betrieb zu arbeiten. Jetzt steigt der Blutdruck wieder auf die bei der ersten Untersuchung gemessenen Werte an. Trotz medikamentöser Behandlung wurden bei ihm immer wieder Werte bis zu 230/120 mmHg gemessen. Der Zwillingsbruder kommt ebenfalls in den elterlichen Betrieb zurück, danach steigen auch seine Blutdruckwerte wieder an.

Der Alkoholkonsum des Vaters ist inzwischen noch weiter angestiegen. Der Patient und sein Zwillingsbruder müssen ihn häufig betrunken aus dem Betrieb entfernen. Zur Leitung der Geschäftsstelle ist er nicht mehr fähig.

Nachdem der Patient wieder etwa ein Jahr im elterlichen Betrieb arbeitet, lernt der Vater eine zwanzig Jahre jüngere Frau kennen und heiratet sie. Um diese Zeit sinkt zwar sein Alkoholkonsum, die wirtschaftliche Situation des Betriebes ist aber inzwischen so desolat geworden, daß ein Konkurs droht. Der Patient versucht zusammen mit seinem Zwillingsbruder dies noch zu verhindern, es gelingt aber nicht mehr. Der Vater verliert den Betrieb und die Söhne müssen sich nach einer anderen Arbeit umsehen.

Der Patient findet durch die Vermittlung seines älteren Bruders eine Stelle als Betriebsingenieur. Die Arbeiten, die er verrichten muß, könnten auch durch einen Handwerker verrichtet werden. Er ist mit dieser Tätigkeit unzufrieden, sieht aber keinen Ausweg. Etwa fünf Jahre lang geht er nicht mehr zur Blutdruckkontrolle zum Arzt. Während einer Bergwanderung tritt dann ein akutes Lungenödem auf. Danach kommt er wieder zu einer Kontrolluntersuchung und der Blutdruck ist 220/140 mmHg unter einer Monotherapie. Der Blutdruck des Patienten wird medikamentös wieder gesenkt auf Werte um 160/100 mmHg. Trotzdem tritt einige Wochen später unter dieser Therapie erneut ein akutes Lungenödem auf.

Sein Zwillingsbruder hat eine Stelle als Handelsvertreter gefunden. Die Tätigkeit gefällt ihm gut, seine Blutdruckwerte, welche nur sehr selten gemessen werden, liegen um 160/100 mmHg.

Ausschnitt aus dem letzten Teil des Erstinterviews mit dem Patienten:
A.: Haben Sie eine Frage an mich?

P.: Wie meinen Sie?

A.: Daß ich Ihnen vielleicht bei einer Frage helfen könnte, Ihnen etwas beantworten könnte.

P.: Sie können mir im Augenblick in meiner Lage zu Hause praktisch auch nicht helfen, Sie verstehen mich.

A.: Das wäre eigentlich ihr Ziel?

P.: Das ist die Haupt ...

A.: Haben Sie schon Vorstellungen, wie Sie diese Hilfe, wenn sie möglich wäre, sehen würden?

P.: Ja, wissen Sie, ich bin ein – ich bin ein – ich bin viel zu sehr – oder das Problem liegt bei mir so: Ich kann meinen Vater jetzt nicht – oder sagen wir, bisher konnte ich ihn nicht ganz allein zu Hause lassen. Er wäre doch – nach einem halben Jahr wäre er vollkommen erledigt.

A.: Erledigt?

P.: Vollkommen erledigt wäre er, oder wie sagt man in der Medizin dazu?

A.: Hätten Sie auch ...

P.: Und zwar deswegen: Ich bin ein viel zu gutmütiger Mensch, das haben schon viele Leut' zu mir gesagt, mein älterer Bruder usw. Viel zu gutmütig. Aber ich kann's aus menschlichen – aus menschlichen Beziehungen so, ich kann meinen Vater nicht – nicht so verkümmern lassen, wissen Sie.

A.: Haben Sie auch den Gedanken schon gehabt, daß er sterben könnte, wenn Sie weggehen?

P.: Also praktisch so nicht direkt, aber ich hab' also, das heißt jetzt also ganz ehrlich, ich habe schon mal gedacht, wo es jetzt so schlimm um ihn stand, wenn mein Vater die Augen zumachen würde, das wär – das wär besser für mich.

A.: Eine Erleichterung?

P.: Und für – und vielleicht noch für mehr Menschen. Vielleicht ist das kein christlicher Gedanke, aber man hat manchmal so – so komische Gedanken. (Der Patient lacht.)

2 Symptomatologie

2.1 Definition

Nach der augenblicklichen Definition der WHO werden systolische Blutdruckwerte unter 140 mmHg und diastolische Blutdruckwerte unter 90 mmHg als »normal« klassifiziert, wobei diskutiert wird, ob systolische Blutdruckwerte zwischen 130 und 139 mmHg und diastolische Blutdruckwerte zwischen 85 und 89 mmHg als »hochnormal« einzustufen sind. Als »milde Hypertonie« gelten Blutdruckwerte systolisch zwischen 140–180 mmHg und/oder diastolisch zwischen 90–105. Eine Untergruppe der milden Hypertonie ist die »Grenzwert-Hypertonie« (borderline hypertension) mit systolischen Blutdruckwerten zwischen 140–160 mmHg und/oder diastolischen Blutdruckwerten zwischen 90–95 mmHg. Eine »mäßige oder schwere Hypertonie« besteht bei systolischen Blutdruckwerten über 180 mmHg und/oder diastolischen Blutdruckwerten über 105 mmHg. Eine »isolierte systolische Hypertonie« liegt dann vor, wenn die systolischen Blutdruckwerte über 140 mmHg und die diastolischen Blutdruckwerte unter 90 mmHg liegen. Eine »isolierte systolische Grenzwert-Hypertonie« besteht – als Untergruppe der isolierten systolischen Hypertonie – bei systolischen Blutdruckwerten zwischen 140–160 mmHg und diastolischen Blutdruckwerten unter 90 mmHg (WHO, 1993).

Die Einteilung der essentiellen Hypertonie in drei Stadien bezieht sich – unabhängig von der Höhe der Blutdruckwerte – auf hochdruckbedingte Organveränderungen (WHO, 1993):

- **Stadium I:** Keine objektiven Zeichen von Organveränderungen.
- **Stadium II:** Wenigstens eins der folgenden Zeichen von Organschäden:
  - Linksherzhypertrophie (Röntgen, EKG, Echokardiogramm),
  - generalisierte und fokale Verengung der Netzhautarterien,

- Proteinurie oder leicht erhöhte Serum-Kreatinin-Konzentrationen (106–177 μmol/l) oder beides,
- dopplersonographisch oder radiologisch nachgewiesene arteriosklerotische Plaques (Aa. carotes, Aorta, aa. illiacae, aa. femorales).

- **Stadium III:** Zwei Symptome und Zeichen, die sich als Resultat von Organschäden finden, einschließlich:
  - Herz: Angina pectoris, Myokardinfarkt, Herzinsuffizienz
  - Gehirn: TIA (»transient ischemic attack«), Apoplexie, hypertensive Enzephalopathie,
  - Augenhintergrund: retinale Hämorrhagien und Exsudate mit oder ohne Papillenödem,
  - Niere: Serum-Kreatinin-Konzentration über 177 μmol/l, Niereninsuffizienz,
  - Gefäße: dissezierende Aneurysmen, symptomatische arterielle Verschlußkrankheit.

Das Risiko, an einer kardiovaskulären oder zerebrovaskulären Erkrankung zu sterben, steigt kontinuierlich sowohl mit der Höhe der systolischen als auch der diastolischen Blutdruckwerte an (MacMahon et al., 1990). Die Trennungslinie zwischen Normotonie und Hypertonie ist arbiträr. Blutdruckwerte sind dann als hyperton anzusehen, wenn durch Intervention ein kardiovaskuläres Risiko reduziert werden kann (Evans und Rose, 1971). Dabei wird das durchschnittliche Risiko bereits bei einem diastolischen Blutdruck von 85 mmHg überschritten (Pflanz, 1977) (Abb. 58-1).

Nach diesen Ergebnissen muß man als Normalwert den niedrigsten Blutdruck (unter 120/80 mmHg) bezeichnen, der mit körperlicher und geistiger Leistungsfähigkeit vereinbar ist.

Diagnostisch unterscheiden wir die »essentielle Hypertonie«, bei der bis heute keine organische Ursache bekannt ist, die für den erhöhten Blutdruck verantwortlich gemacht werden kann, von den symptomatischen Hypertonieformen, die Komplikationen organischer Krankheiten sind (der Niere, der Nebenniere, wie beim Phäochromozytom oder dem Morbus Cushing usw.).

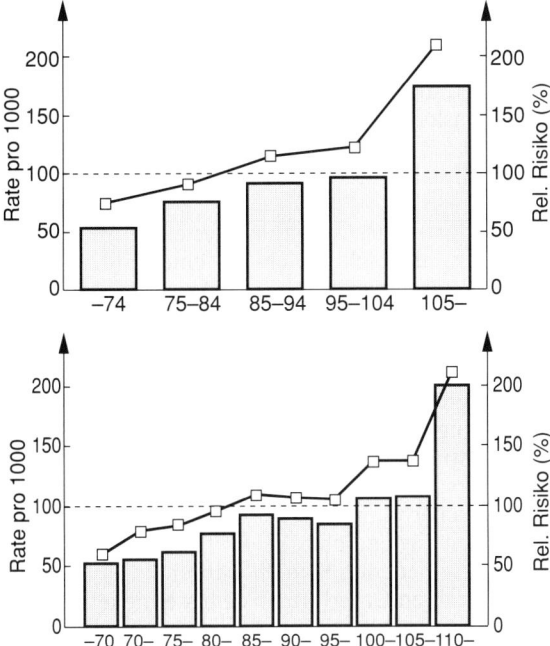

Abb. 58-1 *Zwölfjahresraten an Herzinfarkt und kardiovaskulären Todesfällen pro 1000 nach diastolischem Blutdruck, berechnet nach dem Pooling-Projekt, welches die Daten aus Framingham, Albany, Chicago und Tecumseh zusammenfaßt. Die Erhöhung des Risikos für Herzinfarkt und kardialen Tod mit zunehmendem diastolischem Druck bei der Erstuntersuchung wird deutlich. Der systolische Druck steht in seiner prädiktiven Aussagekraft dem diastolischen kaum nach. Werden die diastolischen Werte von 10 zu 10 mmHg zusammengefaßt, zeigt sich ein kontinuierlicher Anstieg des Risikos mit zunehmender Blutdruckhöhe; werden die Daten in Gruppen von 5 zu 5 mmHg angeordnet, steigt das Risiko erst bei diastolischen Werten von 100 mmHg stärker an (nach Pflanz, 1977).*

2.2 Allgemein-klinische Symptomatologie

Patienten mit essentieller Hypertonie klagen, im Gegensatz zu vielen Lehrbuchdarstellungen, nicht häufiger über Beschwerden als die Durchschnittsbevölkerung. Meist wird die Hypertonie durch Zufall, z.B. bei einer Routineuntersuchung, entdeckt. Nach einer Untersuchung von Tibblin und Mitarbeitern (1972) werden von Hypertonikern sogar eher weniger Beschwerden angegeben als von Normalpersonen. Symptome wie Schwindelgefühle, Ohrensausen, Flimmern vor den Augen, Sehstörungen, Nachlassen des Gedächtnisses usw. sind – soweit organisch bedingt – bereits Symptome von Gefäßkomplikationen, die als Folge der Hypertonie auftreten.

2.3 Psychische Merkmale

Hypertoniker erwecken den Eindruck, »normaler« zu sein als Normalpersonen. Bastiaans (1963) beschreibt in Auswertung psychoanalytischer Interviews folgende »Fassadenstruktur«:

»Nach außen erscheinen sie beherrscht, aktiv, ambitiös, perfektionistisch, gewissenhaft, zuverlässig, pflichtbewußt, genau, ehrlich, charmant, loyal und freundlich. Hinter dieser Fassade verbirgt sich jedoch in ausgeprägtem Maße Unsicherheit, Sensibilität, Verletzlichkeit, Abhängigkeit und Unausgeglichenheit. So gefügig und friedliebend, wie sie nach dem äußeren Eindruck wirken, sind sie in Wahrheit nicht. Wollen sie auch bewußt Frieden stiften (wie sie das oft zwischen Vater und Mutter tun wollten), so sind sie auf einem weniger bewußten Niveau zu ›Streit und Krieg‹ bereit.«

Linden (1983) sieht in einem lerntheoretischen Modell Hypertoniker wie folgt: Um die Symptome einer kardiovaskulären Hyperreaktivität zu vermeiden, die im Rahmen von Konflikten auftreten, schirmen sie sich gegen diese ab, indem sie unangenehme Wahrnehmungen sozusagen ausfiltern, diese Gefühle unterdrücken, und sich auf der Verhaltensebene als angepaßt, konfliktvermeidend und »nett« präsentieren.

Auch unser Patient zeigt als äußere Fassade ein zuverlässiges, pflichtbewußtes Verhalten und großes Verantwortungsgefühl für den Vater, hinter dem sich Sensibilität, Verletzlichkeit und Kränkbarkeit verbergen. Auch er bemüht sich nach außen, Frieden zu stiften, während im Hintergrund Haß und Todeswünsche, aber auch große Schuldgefühle sichtbar werden.

3 Epidemiologie

Es wird geschätzt, daß an Hypertonie und ihren Folgen dreimal mehr Menschen sterben als an Krebs: Von insgesamt 722 200 verstorbenen Bundesbürgern hatten 1981 367 000 oder 50,8% eine Erkrankung des Kreislaufsystems; bei 84 100 war Herzinfarkt die Todesursache, 158 500 Menschen starben an einer Krebserkrankung (Süddeutsche Zeitung, 1982).

Nach einer Zusammenstellung von Laragh (1975) steht auch in den **USA** die essentielle Hypertonie mit den von ihr verursachten Komplikationen an erster Stelle der Todesursachen noch vor Malignomen und Unfällen zusammengenommen.

Laut National Health and Nutrition Examination Surgery (Drizol et al., 1986) zählt auch in den USA die essentielle Hypertonie zu den häufigsten Erkrankungen, und zwar mit einer Prävalenz von etwa 22% in der erwachsenen Bevölkerung im Alter von 18 bis 74 Jahren. Davon sind aufgrund der Einschätzung der meisten Autoren 80% essentielle Hypertoniker, wobei von manchen bis zu 95%, von anderen nur 40% angegeben werden. Diese Unterschiede können damit zusammenhängen, daß bei fortgeschrittener Hypertonie kaum mehr zu unterscheiden ist, ob eine Nierenerkrankung Ursache oder Folge des Leidens ist.

In **Deutschland** liegt die Prävalenz der essentiellen Hypertonie bei Erwachsenen (Alter: 25–64 Jahre) bei etwa 25%, wobei sich in den alten und neuen Bundesländern erhebliche Unterschiede zeigen: So fand sich bei dem multizentrischen WHO-MONICA-(Monitoring of trends and determinants of cardiovascular diseases) Projekt 1989/90 in Augsburg bei 20,2% der männlichen und 13,7% der weiblichen Erwachsenen eine Hypertonie, in Erfurt und Chemnitz (1987/1988) aber bei 33% der männlichen und 31% der weiblichen Erwachsenen (Brasche et al., 1993).

Die essentielle Hypertonie kann schon in der Kindheit beginnen, sie ist jedoch im 3. bis 6. Lebensjahrzehnt am häufigsten.

Es gibt viele epidemiologische Untersuchungen, die Unterschiede der Hypertoniehäufigkeit zwischen verschiedenen Kulturen finden. Sie sind häufig nicht leicht zu interpretieren. So ist z.B. bekannt, daß Schwarze in den Nordstaaten der USA gegenüber den weißen Mitbürgern, vor allem aber auch gegenüber den Schwarzen in den Südstaaten und in Afrika, häufiger an einem Hochdruck erkranken. Andererseits weiß man, daß auch in einigen sog. **unterentwickelten Gebieten** (z.B. in Südwestafrika) die Hypertonie häufig gefunden wird. Bei den Bantunegern ist die Hypertonie sogar häufiger und mit schwereren Komplikationen belastet als in der BRD. Auch auf den Bahamas und den Jungferninseln (Westindien) gibt es mehr Hypertoniker als in den westlichen Ländern. Auf das Problem der Interpretation dieser Unterschiede kommen wir später zurück.

4 Theorien zur Ätiologie und Pathogenese

Die Ursache der essentiellen Hypertonie ist bis heute nicht eindeutig bekannt. Es besteht nicht einmal Klarheit darüber, ob es sich
- um eine Krankheitseinheit handelt oder
- um ein Sammelbecken verschiedener Hypertonieformen, deren Ätiologie bisher nicht geklärt werden konnte (Sarre, 1971) oder
- um gar keine Krankheit, sondern das »Schwanzende der Normalverteilungskurve einer Bevölkerung« (Platt, 1960).

Die weite Skala der Theorien über die Entstehungsbedingungen reicht von der chromosomalen Heredität (Pickering, 1960; Platt, 1960) bis zur Plurikonditionalität (Stokvis, 1959) im Sinne einer Überschneidung von hereditären, konstitutionellen, sozialökonomischen und tiefenpsychologischen Gegebenheiten (Christian, 1960; Schunk, 1954; Michaelis, 1966). Theorien, die darauf abzielten, eine einzige isolierte Ursache für die essentielle Hypertonie verantwortlich zu machen, waren nicht geeignet, die Vielzahl der Befunde zu erklären. Der systemtheoretische Ansatz Guytons erlaubte eine genaue Analyse des komplexen physiologischen Geschehens bei der Blutdruckregulation. Guyton und Mitarbeiter (1975) betonen die zentrale Rolle der Niere als Langzeitbarostat, was für einige Hypertonieformen auch pathogenetische Bedeutung haben kann.

Sie unterscheiden acht verschiedene miteinander in Wechselwirkung stehende Rückmeldesysteme:
- das Barorezeptorensystem;
- das Renin-Angiotensin-Vasokonstriktionssystem;
- das Nieren-Körperflüssigkeits-System;
- das Chemorezeptorensystem;
- die zentralnervöse ischämische Reaktion;
- den vaskulären Streß-Entspannungs-Mechanismus;
- den kapillären Flüssigkeitsveränderungsmechanismus;
- das Aldosteronrückmeldungssystem.

Störungen, die schließlich zu einer anhaltenden Blutdruckerhöhung führen, sind an vielen Stellen des Regelsystems möglich, wie auch die verschiedenen sekundären Hypertonieformen belegen. Weiner (1977) betont, daß
- die essentielle Hypertonie als heterogene Erkrankung angesehen werden muß; die Heterogenität manifestiert sich darin,
- daß verschiedene pathogenetische Mechanismen Blutdruckerhöhungen hervorrufen können;
- daß verschiedene physiologische Mechanismen in den verschiedenen Stadien während des Verlaufes der einzelnen Unterformen der essentiellen Hypertonie vorherrschen können;
- daß infolgedessen die essentielle Hypertonie als multifaktorielle Erkrankung anzusehen ist, bei der eben nicht nur ein einziger Faktor für Ätiologie, Pathogenese und Aufrechterhaltung zuständig ist.

Betrachten wir die Argumente, die für die verschiedenen Faktoren sprechen, im einzelnen.

4.1 Genetische Faktoren

Die Bedeutung der genetischen Faktoren für die Hypertonieentwicklung ist durch verschiedene Forschungsansätze deutlich geworden. Sie stammen aus tierexperimentellen Untersuchungen, aus der Zwillingsforschung und aus Familienuntersuchungen. Das spontane Auftreten der Hypertonie ist bei einer Reihe von Tierarten beobachtet worden (N. Alexander et al., 1954). Die umfangreichsten Untersuchungen bezüglich eines genetischen Einflusses auf die Hypertonieentwicklung liegen für verschiedene Rattenstämme vor (Folkow et al., 1977). Bei salzempfindlichen und salzunempfindlichen Rattenstämmen konnte gezeigt werden, daß für die genetische Blutdruckkontrolle wahrscheinlich nur zwei bis vier Gene verantwortlich sind. Dabei konnte ein Gen identifiziert werden, welches die Abgabe von 18-Hydroxydeoxycorticosteron aus den Nebennieren kontrolliert; es ist wahrscheinlich für etwa 16% der genetischen Blutdruckunterschiede zwischen salzempfindlichen und salzunempfindlichen Rattenstämmen verantwortlich (Rapp et al., 1973). Hierbei sind also endokrine Unterschiede das Ergebnis von genetischen Veränderungen. Spontan hypertensive Ratten reagieren gegenüber unterschiedlich starken Umgebungsreizen mit verstärkten Herzfrequenz- und Blutdruckanstiegen, die wahrscheinlich für die Hypertonieentwicklung verantwortlich sind. Situative Einflüsse lösen hierbei eine allmähliche strukturelle Veränderung der Widerstandsgefäße und des linken Herzens aus, die durch frühzeitige antihypertensive medikamentöse Therapie verhindert werden kann (Folkow et al., 1973).

Für den Menschen sind vor allem Zwillingsstudien aufschlußreich. Danach ist bei einem eineiigen Zwilling das relative Risiko für gleichhohe oder höhere systolische Blutdruckwerte im Vergleich zu seinem Bruder zwei- bis dreimal so groß wie bei einem zweieiigen Zwilling (Feinleib et al., 1975). Es wurde auch versucht, den Einfluß einer gemeinsamen und unterschiedlichen Umgebung bei Zwillingen gegenüber den genetischen Faktoren auf die Blutdruckvariabilität abzuschätzen. Danach soll den genetischen Faktoren die wichtigere Bedeutung zukommen.

In Familienuntersuchungen konnte eine quantitative Beziehung zwischen der Blutdruckhöhe bei Verwandten ersten Grades nachgewiesen werden. Die Ergebnisse legen nahe, daß die Blutdruckhöhe multifaktoriell vererbt wird. Aufgrund von Zwillings- und Familienuntersuchungen kann angenommen werden, daß die Varianz des Blutdrucks zu 30–40% von genetischen Faktoren und zu 60–70% von Umwelteinflüssen bestimmt wird (Miall et al., 1963; Williams et al., 1989).

Epidemiologische Untersuchungen aus Detroit (Chakraborty et al., 1977) belegen, daß nichtgenetische Variablen mehr zur Variation des Blutdrucks beitragen als genetische Unterschiede. Der Unterschied dieser Ergebnisse gegenüber früheren Untersuchungen wird damit erklärt, daß dort Effekte genetischen Ursachen zugeschrieben wurden, die in Wirklichkeit von einer gemeinsam geteilten Umgebung oder zeitlichen Trends abhingen.

Eine Reihe von Studien beschäftigt sich mit der Untersuchung kardiovaskulärer Reaktionsmuster in Belastungssituationen bei Kindern hypertoner und normotoner Eltern. Hierbei konnten bei normotonen Kindern hypertoner Eltern verstärkte Reaktionen von Blutdruck und Herzfrequenz nachgewiesen werden (Falkner et al., 1979; Collins et al., 1980; Manuck und Giordani, 1980). Nachdem Personen, bei denen ein Elternteil Hypertoniker ist, ein größeres Risiko haben, später an einer Hypertonie zu erkranken als Personen, deren Eltern Normotoniker sind, erhebt sich die Frage, ob eine verstärkte kardiovaskuläre Hyperreaktivität gegenüber Umgebungsreizen möglicherweise einer der Mechanismen für die zukünftige Hypertonieentwicklung ist.

Der genetische Anteil könnte in einer kardiovaskulären Hyperreagibilität bestehen, die erst unter Mitwirkung von Umgebungsfaktoren wirksam wird.

Zu einem zusammenfassenden Urteil kommen Havlik und Mitarbeiter (1980) und Stamler und Mitarbeiter (1975): In großangelegten Studien mit multipler Regressionsanalyse und der Berechnung von partiellen Korrelationskoeffizienten konnten eine genetische Prädisposition und biophysische Einflußvariablen wie relatives Körpergewicht, Herzfrequenz, Alkoholkonsum, Blutzuckerwerte und Hämatokrit nur 28 bis 34% der Blutdruckvariabilität in Ruhe erklären.

4.2 Umweltfaktoren

Die Tatsache, daß die essentielle Hypertonie familiär gehäuft auftritt, kann auch im Sinne einer »psychologischen Vererbung« (Freud, zit. n. v. Uexküll, 1963) interpretiert werden. Darunter ist zu verstehen, daß in der Familienatmosphäre von Hypertonikern bestimmte psychische Haltungen geprägt werden, die zum Erwerb einer Hypertonie disponieren. Ein Grund dafür könnte sein, daß die Persönlichkeitsstruktur eines hypertonen Familienmitgliedes das Interaktionsverhalten der ganzen Familie beeinflußt: Bär et al. (1983) fanden in 16 Familien mit einem hypertonen Vater im verbalen und nonverbalen Verhalten signifikant mehr Ablehnung und negative Interaktion als in einer Kontrollgruppe (15 Familien mit einem normotonen Vater).

Das negative verbale Verhalten war charakterisiert durch Verneinung, Kritik, Unterbrechungen und Entschuldigungen. Die negative nonverbale Interaktion, die durch Videoaufnahmen dokumentiert wurde, zeigte sich in »Kopf-zur-Seite-Drehen«, »keine Antwort«, »Grimassieren« und »kein Blickkontakt«, insbesondere bei konflikthaften Auseinandersetzungen. Dieser negative Interaktionsstil fand sich in den Hochdruckfamilien nicht nur bei den hypertonen Vätern, sondern auch bei den normotonen Kindern und Ehefrauen. So konnten Chazan und Winkelstein (1964) auch bei nichtverwandten Personen, die in einer Hypertonikerfamilie lebten, häufiger als bei der Durchschnittsbevölkerung eine Hypertonie finden.

Bekannt ist auch das Phänomen der positiven Korrelation zwischen Blutdruckwerten von Ehepartnern (Kannel, 1975). Das würde erklären, daß Umwelteinflüsse auch bei genetisch nicht belasteten Personen zu einer Hypertonie führen können. Diese Hypothese wird auch dann durch die Beobachtungen gestützt (Flynn et al., 1949; Friedmann und Kadanin, 1943), daß bei eineiigen Zwillingen der eine Zwilling aufgrund bestimmter emotioneller Belastungen eine Hypertonie bekam, der andere, bei dem diese Belastungen nicht gegeben waren, jedoch verschont blieb. Auch bei den beiden Zwillingsbrüdern, von denen eingangs berichtet wurde, waren Umwelteinflüsse – zumindest für das Ausmaß ihrer Hypertonie – von maßgebender Bedeutung.

4.3 Ernährungsbedingungen

Zwischen der essentiellen Hypertonie und Übergewicht bestehen aufgrund von statistischen Untersuchungen sehr enge positive Korrelationen, ein ursächlicher Zusammenhang konnte bisher allerdings noch nicht mit Sicherheit nachgewiesen werden.

Bei einer Reduktion des Körpergewichtes um 1 kg kommt es zu einer gleichzeitigen Blutdrucksenkung von 2 mmHg systolisch und 1 mmHg diastolisch (Holzgreve, 1980).

In der Hungerperiode nach dem Zweiten Weltkrieg ging die Zahl der Hypertoniker in der BRD zurück und stieg mit der Besserung der Ernährungsbedingungen und dem Auftreten von Übergewicht an. Die klinische Erfahrung zeigt, daß übergewichtige Patienten mit Hypertonie nach Reduktion ihres Gewichtes häufig normale Blutdruckwerte aufweisen. Die enge Beziehung zwischen Adipositas und Hypertonie ist jedoch vermutlich nicht allein auf Ernährungseinflüsse zurückzuführen, sondern hat auch eine genetisch-konstitutionelle Komponente. Nach der Framingham-Studie können Gewichtszunahme und Bludrucksteigerung zwar gleichzeitig auftreten; Adipöse entwickeln aber häufiger als Normalgewichtige später einen Hochdruck und normalgewichtige Hypertoniker besitzen ebenfalls ein größeres Risiko als Normotoniker, später adipös zu werden (Kannel und Dawber, 1973):

Die Beziehung zwischen Körpergewicht und Blutdruckhöhe (r = 0,3) ist immerhin so ausgeprägt, daß die Hypertonie in einer durchschnittlich übergewichtigen Bevölkerung wie der unseren dreimal häufiger ist als in einer normalgewichtigen (Pflanz, 1977).

Bei Patienten mit Hochdruck und Übergewicht sollen sich vermehrt Mißtrauen, Fatalismus, geringe Schulbildung und niedriger Sozialstatus finden lassen (Pflanz, 1974).

Mögliche Ursachen, die Übergewichtige zu Hochdruckpatienten werden lassen, sind:
– eine erhöhte Bildung von Kortikoiden in der Nebennierenrinde bei Übergewichtigen;
– eine vermehrte beta-adrenerge Ansprechbarkeit des kardiovaskulären Systems, möglicherweise durch Modulation der Rezeptorzahl unter dem Einfluß erhöhter Schilddrüsenhormonspiegel, ebenfalls bei Übergewichtigen (Dustan, 1980);
– eine vermehrte Kochsalzzufuhr als Folge größerer Mahlzeiten (ein Übergewichtiger mit einer durchschnittlichen Energiezufuhr von 4000 Kcal/Tag nimmt doppelt so viel Kochsalz – ca. 20 g/Tag – zu sich wie ein Normalgewichtiger mit einer seinem Energiebedarf entsprechenden Aufnahme von nur 2000 Kcal/Tag);
– die Hyperinsulinämie bei Insulinresistenz, die nicht nur bei adipösen Patienten nachgewiesen werden kann, sondern z.T. auch bei normalgewichtigen Hypertonikern.

Unter Insulinresistenz wird ein partieller Defekt der insulinstimulierten Glukoseaufnahme in die Muskulatur verstanden. Die muskuläre Insulinresistenz, die durch eine gesteigerte Insulinsekretion vorübergehend kompensiert werden kann, ist Basis aller Teilsymptome des sogenannten »metabolischen Syndroms« (s.a. Kap. 68, »Diabetes mellitus«). Das »metabolische Syndrom« ist durch ein Bündel gemeinsam auftretender kardiovaskulärer Risikofaktoren wie Adipositas mit androider Fettverteilung, essentielle Hypertonie, Hypercholesterinämie bei erniedrigter HDL- und erhöhter LDL-Fraktion, Hypertriglyceridämie, Hyperurikämie und Glukoseintoleranz, bzw. Diabetes mellitus, charakterisiert (Rett et al., 1993).

Nach Dahl (1960) soll eine Hypertonie bei Bevölkerungsgruppen, die weniger als 5 Gramm Kochsalz am Tag zu sich nehmen, selten, dagegen bei Bevölkerungsgruppen mit einem durchschnittlichen Kochsalzverbrauch von 10 bis 15 Gramm pro Tag häufig sein. Bei einer epidemiologischen Untersuchung eines Betriebes teilte er die untersuchten Personen in drei Gruppen ein:
– Personen, die niemals einen Salzstreuer benutzen,
– Personen, die einen Salzstreuer nach dem Kosten der Speisen verwenden,
– Personen, die, ohne die Speisen zu kosten, gewohnheitsmäßig den Salzstreuer betätigen.

Er fand einen signifikanten Zusammenhang zwischen normalem Blutdruck in der ersten und hohem Blutdruck in der dritten Gruppe.

Diese Beobachtungen haben zu der Frage geführt, warum manche Personen mehr Salz essen als andere. Ein Unterschied der Geschmacksschwelle für Kochsalz zwischen Hypertonikern und Normotonikern konnte nicht nachgewiesen werden.

Die erhöhte Zufuhr von Kochsalz kann bereits im Säuglingsalter beginnen: Je nach Herstellerfirma variiert der Kochsalzgehalt von Fertigkost für Säuglinge und Kleinkinder erheblich und liegt zum Teil weit über deren täglichem Kochsalzbedarf (normal: 4 meq Natrium/kg Körpergewicht). Ist der Kochsalzgehalt der Fertigkost dem Kind angepaßt, kann möglicherweise die Mutter den »faden« Geschmack nicht akzeptieren und würzt mit Kochsalz (bis zu 1 g pro Portion) nach. Darüber hinaus enthält Kuhmilch viermal so viel Kochsalz wie Muttermilch. Es gibt also genug Gründe, warum bereits im Säuglingsalter in unseren sog. zivilisierten Ländern ein erhöhter Salzappetit entwickelt bzw. anerzogen werden kann.

Nach den Ergebnissen der INTERSALT-Studie (n = 10 079) führt eine Reduktion der täglichen Natriumchloridzufuhr auf 6 g zu einer signifikanten Senkung der systolischen Blutdruckwerte (Stamler, 1991).

Der feste Zusammenhang zwischen Kochsalzmenge pro Tag und der Hypertoniehäufigkeit in einer Bevölkerung konnte allerdings nicht immer bestätigt werden. So wurden bei reisanbauenden buddhistischen Bauern in Thailand bei einem durchschnittlichen Kochsalzverbrauch von 18 bis 20 Gramm pro Tag und Kopf niedrige Blutdruckwerte – bei einer anderen Bevölkerungsgruppe mit niedrigem Kochsalzverbrauch dagegen häufig Hypertonien gefunden. Diese letzte Bevölkerungsgruppe zeichnete sich durch eine besonders schwierige Sozialstruktur aus.

Die früher oft geäußerte Ansicht, daß Alkohol nur als Kalorienträger, also vor allem bei übergewichtigen Hypertonikern, eine Rolle spielt, muß inzwischen differenziert beurteilt werden:

Ab einem Alkoholkonsum von 25 bis 30 g pro Tag kommt es zu einem Blutdruckanstieg von durchschnittlich 2–10 mmHg systolisch und 1–5 mmHg diastolisch. Mit etwa 5–10% ist Alkoholkonsum an der Prävalenz der Hypertonie beteiligt – bei männlichen Hypertonikern sehr viel häufiger als bei weiblichen. Unklar bleibt bisher, ob zwischen Alkoholkonsum und Blutdruckanstieg ein ursächlicher Zusammenhang besteht oder ob ein anderer gemeinsamer Faktor, z.B. eine genetische Disposition oder psychosoziale Faktoren sowohl zu Alkoholkonsum als auch zur Hypertonie führen. Bemerkenswert ist, daß zwischen Alkoholkonsum und koronarer Herzkrankheit eine U-förmige Beziehung besteht: Bei Abstinenz und hohem Alkoholkonsum sind Mortalität und Morbidität höher als bei mäßigem Alkoholkonsum (Holzgreve, 1992; s.a. Kap. 42, »Selbstschädigendes Verhalten am Beispiel der koronaren Herzerkrankung«).

4.4 Soziale Faktoren

Statistiken großer Bevölkerungsgruppen zeigten, daß der Blutdruck mit zunehmendem Alter ansteigt. Diese Beobachtung wurde zunächst falsch interpretiert: Man hielt den Altersanstieg des Blutdrucks für physiologisch und normotone Blutdruckwerte im höheren Alter für pathologisch. Eine Aufschlüsselung der epidemiologischen Untersuchungsergebnisse ergab jedoch, daß im Alter lediglich die Zahl der Hypertoniker zunimmt, daß aber normalerweise der Blutdruck während des ganzen Lebens gleichbleibt.

Das Auftreten einer Altershypertonie kann nach Pickering (1960) nicht allein auf genetische Faktoren zurückgeführt werden, da vergleichende epidemiologische Untersuchungen bei verschiedenen Kulturen

bzw. Subkulturen feststellten, daß bei den einen der Blutdruck mit dem Alter ansteigt, bei den anderen jedoch nicht. Bei der Durchsicht der vorliegenden Daten gewann die bereits 1929 von Donnison aufgestellte soziokulturelle Hypothese, daß Gruppen mit hohem Blutdruck vermehrten sozialen Spannungen und Konflikten ausgesetzt sind, an Wahrscheinlichkeit. Scotch und Geiger (1963) fanden in Bevölkerungsgruppen mit häufigen Altershypertonien mehr soziale Spannungen als in Kontrollgruppen. Cruz-Coke (1960) konnte zeigen, daß ein niedriger oder normaler Blutdruck im Alter in Bevölkerungsgruppen zu finden ist, die in einer »ökologischen Nische« mit stabilen, nicht wechselnden sozialen Bedingungen leben. Daraus zog er den Schluß, daß ein Verlust dieser »Nische« durch den Einbruch soziokultureller Veränderungen vermehrt zu Krankheiten – und unter diesen vor allem zu Hypertonie – führt.

Henry und Cassel (1969) stellten Untersuchungen über den Blutdruck bei verschiedenen Altersgruppen in sog. stabilen und instabilen Kulturen zusammen. Abbildung 58-2 gibt einen Überblick über ihre Ergebnisse: Die Unterschiede zwischen den Blutdruckanstiegen mit zunehmendem Alter in den oberen und unteren Reihen entsprechen Unterschieden in der sozialen Struktur. Dabei scheint ausschlaggebend zu sein, ob Bevölkerungsgruppen eine feste Tradition haben, die während einer Generation stabil bleibt, oder ob die sozialen Strukturen sich wandeln.

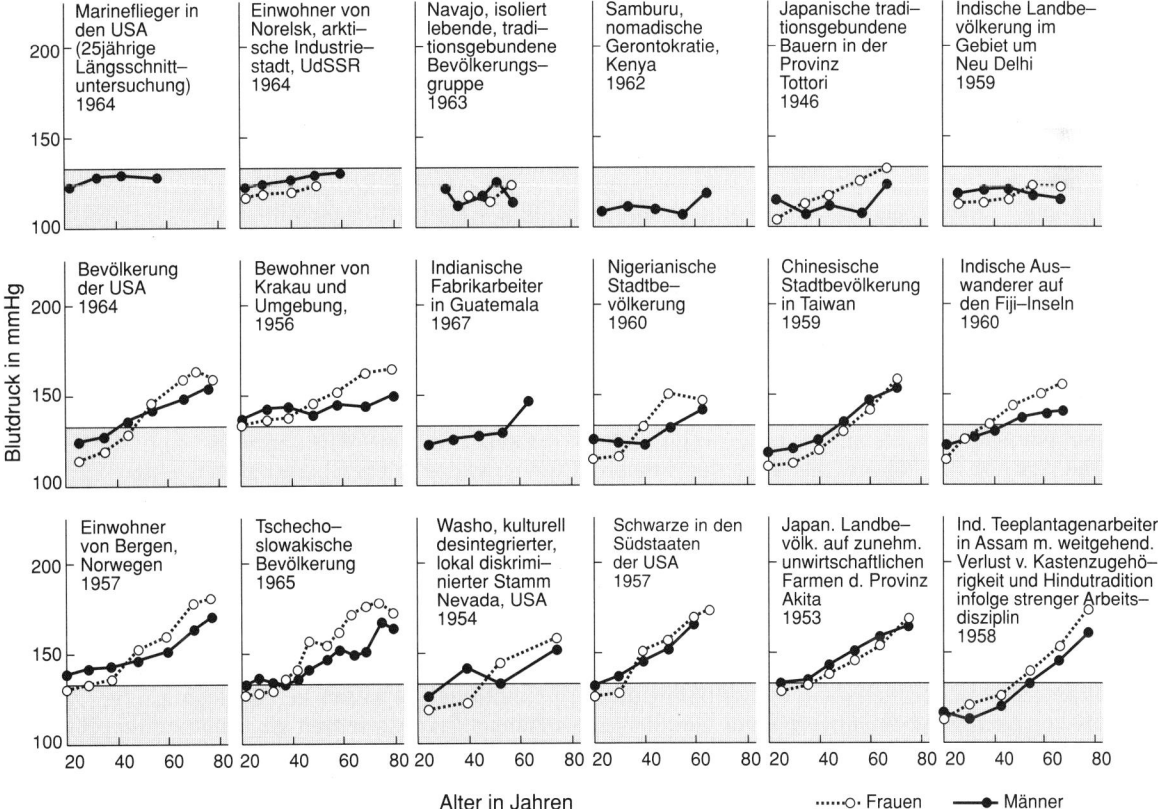

Abb. 58-2 *Abhängigkeit des Blutdrucks vom Alter in verschiedenen Kulturen. Offene Kreise: Frauen; geschlossene Kreise: Männer (nach Henry und Cassel, 1969).*

Diese Untersuchungen lassen sich so interpretieren, daß die Altersanstiege des Blutdrucks mit der Unfähigkeit älterer Menschen zusammenhängen, sich entscheidenden Änderungen der Lebensweise anzupassen und in einer veränderten Welt der jungen Generation geeignete soziale Verhaltensmuster zu vermitteln (Donnison, 1929; Scotch und Geiger, 1963; Henry und Cassel, 1969).

Ostfeld und d'Atri (1977) warnen davor, soziale Faktoren zu diskutieren, ohne die unterschiedliche Häufigkeit der Adipositas in einzelnen Sozialgruppen zu berücksichtigen. Andere Autoren nehmen an, daß Veränderungen und Anpassung der Lebensweise an eine andere Kultur (Akkulturation) erst zusammen mit zunehmendem Salzverbrauch einen Altersanstieg des Blutdrucks hervorrufen können (Friedmann und Dahl, 1977; Freis 1976).

In einer Studie in Polynesien und in Neuseeland wurden Eßgewohnheiten, Salzverbrauch und Körpergewicht bei Bewohnern der Tokelau-Atolle kontrolliert und der Einfluß der Emigration und Änderung der Lebensweise auf den Blutdruck untersucht. Wegen Überbevölkerung veranlaßte die neuseeländische Regierung 1966 ein Umsiedlungsprogramm für einen Teil der in ausgesprochener sozialer Balance lebenden Bevölkerung dieser Atolle. Rund 900 Erwachsene und ebenso viele Kinder siedelten im Laufe der Zeit nach Neuseeland um. Einige der Emigranten lebten in gut organisierten Gemeinden zusammen; sie konnten ihre enge Kontakte mit anderen Auswanderern aus Tokelau sowohl zu Hause als auch bei der Arbeit pflegen – sie behielten ihre ethnische Identität. Andere Einwanderer hingegen – sei es durch Zufall, eigene Wahl oder Notwendigkeit – schlossen sich freizügiger der außerhalb ihrer eigenen Kultur stehenden neuseeländischen Bevölkerung an – ihnen fehlte der enge Kontakt zu ihrer eigenen Kultur und Tradition. Die Immigranten übernahmen alle – unabhängig vom Ausmaß der Akkulturation – neuseeländische (westliche) Eßgewohnheiten und hatten einen höheren Salzverbrauch als die Bewohner der Tokelau-Atolle. Es zeigte sich nun auch nach statistischer Kontrolle des Körpergewichts und der Aufenthaltsdauer in Neuseeland ein signifikanter positiver Zusammenhang zwischen Blutdruckhöhe und Ausmaß der sozialen Interaktion der Immigranten mit anderen Neuseeländern; dies galt sowohl für Männer als auch für Frauen (Beaglehole et al., 1977; Prior, 1976).

Einige Studien weisen darauf hin, daß niedrige Sozialschichten höhere Blutdruckwerte zeigen (Reid et al., 1966; US National Center of Health Statistics, 1964). Bei Schulkindern der Innenstadt wurden höhere Werte im Vergleich zu Schülern der Vorstadt gefunden (Decastro et al., 1976).

Eine amerikanische Untersuchung bestimmte den Einfluß von geringer bzw. ausgeprägter Streßbelastung bei schwarzen und weißen Bewohnern in vier verschiedenen Wohngebieten von Detroit. Eine hohe Verbrechensrate, beengte Lebens- und Wohnverhältnisse, hohe Umzugshäufigkeit und eine große Anzahl gescheiterter Ehen kennzeichneten die meist von der sozialen Unterschicht bewohnten Stadtgebiete mit hoher psychosozialer Belastung – die Wohngebiete mit geringem Streßniveau wiesen entsprechend günstigere soziale Umgebungsbedingungen auf. Die höchsten Blutdruckwerte fanden sich bei der schwarzen Bevölkerung, die hoher Streßbelastung ausgesetzt war, wohingegen sich schwarze Detroiter in Wohngebieten mit geringer Belastung nicht im Blutdruckniveau von den weißen Stadtbewohnern unterschieden. Dies weist auf die Bedeutung einer Wechselwirkung von genetischen bzw. ethnischen Faktoren mit der sozialen Umwelt hin (Harburg et al., 1973).

Eine Vielzahl weiterer Faktoren wurde in Beziehung zur Entwicklung einer Hypertonie gebracht: Dazu gehören der Langzeiteffekt von Arbeitslosigkeit (Kasl und Cobb, 1970), Überfüllung von Gefängnissen (d'Atri und Ostfeld, 1975), Fluglärm in unmittelbarer Nachbarschaft (Knipschild, 1977; Cohen et al., 1980; v. Eiff und Neus, 1980) sowie erhöhte Arbeitsbelastung bei Fluglotsen (Rose et al., 1978; Cobb und Rose, 1973) und möglicherweise auch Schichtarbeit (Nöring et al., 1992).

Diese Untersuchungen weisen zumindest darauf hin, daß ungünstige Umweltbedingungen Anpassungsleistungen verlangen, die bei Überforderung Streßreaktionen hervorrufen und wahrscheinlich eine Krankheitsentwicklung einleiten können. Die Hypertonieentwicklung läßt sich somit auch als Adaptationskrankheit betrachten (s. a. Kap. 1, »Wissenschaftstheorie: ein bio-psycho-soziales Modell«).

5 Psychologie, Psychodynamik, Psychophysiologie und soziale Interaktion

5.1 Emotionale Faktoren

Der Zusammenhang zwischen sozialen Strukturen und der Häufigkeit des Auftretens einer Hypertonie weist bereits auf die Wichtigkeit emotionaler Faktoren für das Blutdruckverhalten und die Pathogenese der essentiellen Hypertonie hin. Dies ist von zahlreichen Autoren betont worden (Alexander, 1939, 1951; Bastiaans, 1963; Cochrane, 1969, 1973; Delius und Fahrenberg, 1963; Jores, 1960; Quint, 1967; Schunk, 1954; v. Uexküll und Wick, 1962).

Exkurs: Um die Wirkungsweise emotionaler Faktoren auf das Erleben besser zu verstehen, sollte man sich folgendes klarmachen:

- Emotionale Faktoren spiegeln Einflüsse unserer Vergangenheit wider, die unser gegenwärtiges Erleben prägen. Gefühle, die mit wichtigen Beziehungspersonen der Kindheit verbunden sind, werden jederzeit auf gegenwärtige Beziehungspersonen übertragen, also auch auf den Arzt.
- Emotionalität kennt keine Vergangenheit. Unabhängig davon, wie weit eine emotionale Erfahrung nach objektiver Zeitrechnung zurückliegt, ist sie in vergleichbaren Situationen jederzeit reaktivierbar und bleibt drängende Gegenwart.

So hat jede Situation eine besondere emotionale Bedeutung für das Subjekt. Neutrale Situationen gibt es nicht. Die Reaktion des Individuums auf eine Situation hängt von der bestehenden Konflikthaftigkeit und Verwundbarkeit für die Themen der verschiedenen Entwicklungsstufen wie Geborgenheit und Akzeptiertsein, Macht und Ansehen und Identität ab (s.a. Kap. 1, »Wissenschaftstheorie: ein bio-psychosoziales Modell«).

Zur Annäherung an die Frage, welche Rolle emotionale Faktoren bei der essentiellen Hypertonie spielen, ist eine Beobachtung von Groen und Mitarbeitern (1971) besonders interessant:

Sie konnten in Israel an einem Patienten mit einer therapieresistenten schweren Hypertonie beobachten, daß sich der Blutdruck während des 6-Tage-Krieges normalisierte, die Hypertonie aber nach der Rückkehr ins Zivilleben wieder in dem vorherigen Schweregrad auftrat.

Diese Beobachtung stimmt mit Thesen überein, welche von Psychoanalytikern über die Psychodynamik von Patienten mit essentieller Hypertonie aufgestellt worden sind. Alexander (1939) fand bei seinen psychoanalytisch untersuchten Hypertoniepatienten einen »unspezifischen Konflikt« zwischen aggressiven Tendenzen und innerer Abhängigkeit von den Objekten, denen die Aggressionen galten. In einem solchen Konflikt werden Gefühle von Wut, Neid und Haß gegen die Person, von der man innerlich abhängig ist, als Gefahr erlebt, die Angst vor Objektverlust und Schuldgefühle auslöst.

Gaus et al. (1983) fanden bei ihren Untersuchungen folgende Konfliktmuster besonders typisch: Konflikte mit dem Thema Aggression versus Unterwerfung; Gewährung versus Versagung, insbesondere oraler Bedürfnisse; Konflikte um das Selbstwerterleben, die durch krankheitsbedingte Entwertung und Einschränkung verstärkt sind, sowie häufig aus Ambivalenzkonflikten resultierende pathologische Reaktionen auf aktuelle Objektverluste.

Wurde in der älteren Literatur die Rolle eines autoritären Vaters für diese Konflikte betont, so fanden Perini et al. (1982), daß die Hypertoniepatienten, die Hinweise auf die oben beschriebenen Konflikte boten, auch in einengenden (overprotective) Familien aufgewachsen waren, also Hinweise auf eine gestörte Mutter-Kind-Beziehung.

Beide Situationen scheinen zur Aufrichtung eines strengen und starren Über-Ichs zu führen, das ein offenes Anstrengen von aggressiven Konflikten untersagt. Damit sind jedoch nicht nur die destruktiven Anteile des Aggressionstriebes gehemmt, die das lebensnotwendige Objekt bedrohen, sondern auch die positiven, die Unabhängigkeit vom Objekt, Entwicklung von Eigenständigkeit, Selbstbehauptung und das zu einer Leistung nötige Aktivitätspotential garantieren. Bastiaans (1963) spricht von einem »Law-and-order-Super-Ego«. Dieses Über-Ich läßt sich sowohl im Leistungsverhalten als auch in einer veränderten Wahrnehmung wiederfinden.

So haben viele Autoren (Aresin, 1960; Bühler und Haltenhof, 1993; Michaelis, 1966; Pflanz und v. Uexküll, 1962; Wyss, 1955) eine unrealistische, zwanghaft perfektionistische Einstellung der Hypertoniker zur eigenen Leistung beschrieben. Sie sind oft unfähig, die Ergebnisse ihrer Bemühungen objektiv zu beurteilen und empfinden ihre Tätigkeit mehr als eine von einer höheren Autorität auferlegte Pflicht als den Versuch, eigene Wünsche zu befriedigen. Diese Befunde decken sich weitgehend mit den Beobachtungen über das sog. Typ-A-Verhalten nach Rosenman und Friedman (1970, 1975; s.a. Kap. 59, »Arterielle Verschlußkrankheiten ...«) und Beobachtungen, wie sie Köhle (1969) bei Patienten mit peripherer arterieller Verschlußkrankheit gemacht hat.

Die veränderte Wahrnehmung ließ sich in einem Experiment von Sapira und Mitarbeitern (1973) zeigen:

Sie projizierten je einer Gruppe von Hypertonikern und Normotonikern einen Film, in dem zunächst ein Patient bei einem »bösen« Arzt gezeigt wurde, der kurz angebunden, in Eile und desinteressiert war und der sich sowohl über den Patienten als auch über dessen Blutdruck zu ärgern schien. Im zweiten Teil des Films benahm sich der gleiche Arzt dem gleichen Patienten gegenüber entspannt, gefällig, höflich, schien erfreut über dessen Blutdruck und an dem Patienten als Person interessiert. In dem anschließenden Interview konnten die Hypertoniker im Gegensatz zur Kontrollgruppe der Normotoniker keinen Unterschied zwischen den beiden Szenen beschreiben.

Die Allgemeingültigkeit der Beobachtungen zur Psychodynamik und Persönlichkeit von Hypertonikern wurde vor allem von Cochrane (1973), Ostfeld (1973) und Köhler und Mitarbeitern (1994) bezweifelt. Cochrane stellte aufgrund epidemiologischer Untersuchungen die These auf, Hypertoniker, die psychotherapeutisch untersucht und behandelt werden, seien eine selektive Gruppe mit besonderen neurotischen Symptomen.

Untersuchungen von Esler und Mitarbeitern (1976) und Perini und Mitarbeitern (1985) unterschieden zwischen Hypertonikern mit hohem und mit normalem Plasmareninspiegel. Mit dem »Rosenzweig Picture Frustration Test« ließen sich zwischen Hypertonikern der zweiten Gruppe und Normotonikern keine Unterschiede feststellen. Die Gruppe mit einem hohen Plasmareninspiegel verhielt sich signifikant anders: Diese Hypertoniker konnten Frustrationen nicht wahrnehmen und sich schlechter behaupten, sie waren weniger aggressiv und eher geneigt, sich zu unterwerfen.

Diese Unterschiede ließen sich sowohl bei Grenzwerthypertonikern als auch bei Hypertonikern mit ausgeprägter essentieller Hypertonie sichern und scheinen damit eher ursächlich zur Entwicklung der essentiellen Hypertonie mit hohem Reninspiegel beizutragen als Folge davon zu sein (Perini et al., 1991).

Diese Befunde zeigen ebenfalls, daß essentielle Hypertoniker sowohl psychologisch wie physiologisch keine homogene Gruppe bilden.

Nach neueren Untersuchungen gibt es Hinweise dafür, daß auch soziale Kontakte (»social support«) die Blutdruckwerte beeinflussen: Blutdruck und

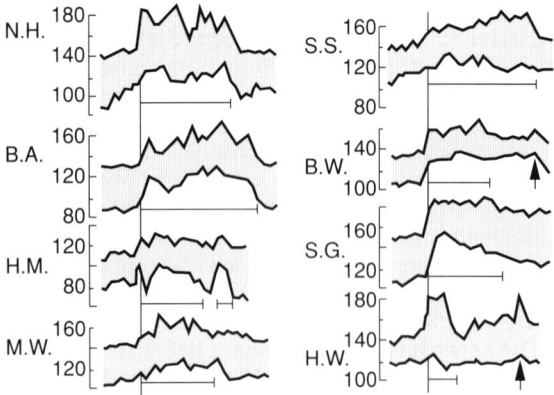

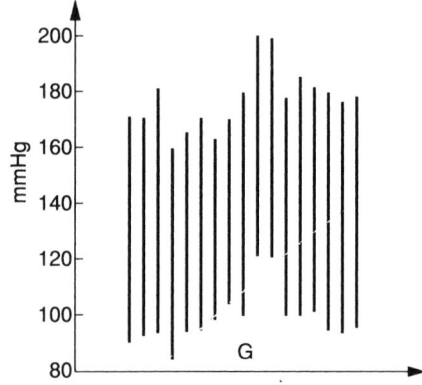

Abb. 58-3 *Blutdruck- und Pulskurven von acht Medizinstudenten während des mündlichen Staatsexamens. Automatische Registrierung in Abständen von einer Minute. Der senkrechte Strich bezeichnet den Beginn der Prüfung, der waagrechte deren Dauer. Bei einem Pfeil wurde nach Abschluß der Fragen noch einmal eine Frage an den Kandidaten gestellt. Bei fünf Studenten war das Niveau des Blutdrucks schon erhöht, ehe der Examinator begann, Fragen an sie zu richten (nach v. Uexküll und Wick, 1962).*

Abb. 58-4 *Blutdruck- und Pulskurve eines 62jährigen Patienten mit essentieller Hypertonie. Automatische Registrierung in Abständen von 1 Minute. Bei der Marke G berichtet der Patient über einen Konflikt mit seinem Sohn, der statt das väterliche Geschäft zu übernehmen, ein Studium begonnen habe. Er erware vom Vater, der vorhatte, sich zur Ruhe zu setzen, ganz selbstverständlich weitere Opfer für seine Ausbildung (nach v. Uexküll und Wick, 1962).*

Herzfrequenz als Parameter der kardiovaskulären Reaktivität waren bei Versuchspersonen, die sich isoliert und bedroht fühlten, signifikant höher als bei Versuchspersonen einer Kontrollgruppe, die sich als sozial unterstützt und akzeptiert empfanden (Gerin et al., 1992, Kamarck et al., 1990).

5.2 Situative Faktoren

Von Uexküll und Wick (1962) konnten mit Hilfe eines – den Blutdruck (unblutig) automatisch registrierenden – Gerätes den Einfluß emotional belastender Situationen (z.B. des medizinischen Staatsexamens [s.a. Abb. 58-3] oder der Besprechung emotional belastender Themen) auf das Blutdruckverhalten sowohl bei Hypertonikern als auch bei Normotonikern demonstrieren. Für solche emotional ausgelösten Blutdrucksteigerungen prägten sie den Ausdruck »Situationshypertonie«. Ereignisse, die emotional als Bedrohung, Kränkung oder Beeinträchtigung erlebt werden, gegen die sich der Betreffende aus äußeren oder inneren Gründen nicht zur Wehr setzen kann, schienen der gemeinsame Nenner für Situationen zu sein, die zur Hypertonie führten.

Außer bei aktuellen Ereignissen kam es aber auch bei Personen zu Blutdruckanstiegen, die über emotional belastende Situationen ihrer Vergangenheit berichteten (vgl. Abb. 58-4). Dabei war es gleichgültig, ob sie während des Berichtes die emotionale Reaktion wiedererlebten oder verleugneten (s.a. Abb. 58-5).

Diese Beispiele zeigten nur relativ kurzzeitige Blutdruckreaktionen. Es gibt zwar noch keine systematischen Untersuchungen über die Frage, wie lange situative Blutdruckanstiege bestehenbleiben, es ist aber sicher, daß sie nicht nur Minuten und Stunden, sondern auch Tage, ja sogar Monate und Jahre dau-

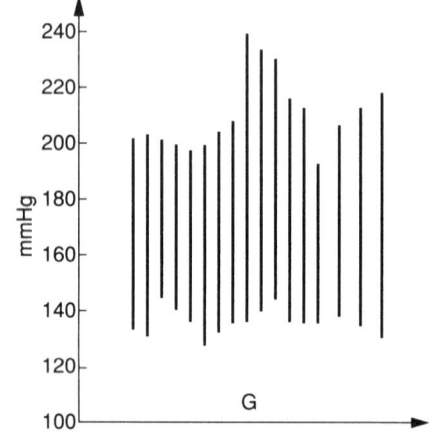

Abb. 58-5 *Blutdruck- und Pulskurve einer 42jährigen Krankenschwester mit essentieller Hypertonie. Automatische Registrierung in Abständen von zunächst 1, dann 2 Minuten. Bei der Marke G berichtet sie über ihre Tätigkeit in der Psychiatrischen Klinik: Während der Nachtwachen wurde sie öfter von Patienten angefallen, bedroht und auch schon einige Male körperlich verletzt. Das mache ihr aber nichts aus, sie bleibe in solchen Situationen ganz ruhig und würde sich weder aufregen noch erschrecken (nach v. Uexküll und Wick, 1962).*

ern können. Ein ausführlicher Fallbericht dazu findet sich im Abschnitt 10.

Menzel (1961) hat auf die oft Tage anhaltenden Hypertonien aufmerksam gemacht, die als Reaktion auf eine Krankenhauseinweisung zu beobachten sind. Langanhaltende Blutdruckanstiege bei Soldaten stellte Graham (1945) unter den Belastungen des Fronterlebens im Kriege fest, Ehrström (1945) bei Rekruten als Reaktion auf die Belastungen des Kasernenlebens.

Die Bedeutung situativer Faktoren wird auch an den Beobachtungen deutlich, die Gaus und Mitarbeiter (1983) gemacht haben. Bei fast allen 66 Patienten mit starken Blutdruckschwankungen, die als »nicht einstellbar« überwiesen worden waren, resultierte das Scheitern der bisherigen antihypertensiven Behandlung aus der Nichtberücksichtigung psychosozialer Faktoren (s. a. Tab. 58-1).

Wichtig in diesem Zusammenhang ist, daß eine Behandlung mit antihypertensiven Medikamenten situative Blutdruckreaktionen nicht unterbinden kann.

Für den Arzt und seinen Umgang mit Hypertonikern ist von Bedeutung, daß eine typische Auslösersituation für eine Verschlimmerung einer Hypertonie der plötzliche Verlust von Selbstsicherheit gegenüber Autoritätspersonen (z. B. auch Ärzten, von denen Patienten abhängig sind) darstellt (Binger, 1945). Nach Quint (1967) ist diese Situation gegeben, wenn der Patient fühlt, daß seine Kooperationsbereitschaft nicht anerkannt oder akzeptiert wird.

Dies soll folgendes Beispiel von Gaus und Mitarbeitern (1983) illustrieren:

> Ein 56jähriger Patient mit einer gestörten Vaterbeziehung hatte archaische Ohnmachtsgefühle wiedererlebt, als er während des Krieges, kaum von einer schweren Erkrankung genesen, vom Militärarzt sofort an die Front zurückgeschickt und wegen seines Protestes als »Simulant« beschimpft worden war. Bei der Vorstellung beim Vertrauensarzt 35 Jahre später und einer Operation erlebte er erneut das Gefühl völligen Ausgeliefertseins und wurde wegen einer schweren Blutdruckkrise während der Untersuchung überwiesen. In der Sprechstunde konnte bei der Thematisierung dieses Erlebnisses und in Passagen, in denen es um Gewährung und Versagung ging, ein deutlicher Blutdruckanstieg beobachtet werden.

Die Annahme, daß das Verhalten von Ärzten den Blutdruck der Patienten beeinflußt, wird auch durch den Vergleich der Durchschnittswerte aller Blutdruckmessungen nahegelegt (s. a. Abb. 58-6), die 10 Ärzte einer medizinischen Poliklinik während eines Jahres durchgeführt hatten.

Für die Beurteilung dieser Umstände als Auslösersituation einer Hypertonie oder deren Verschlimmerung muß man sich klarmachen, daß Hypertonie-

Tab. 58-1 Belastungen und Konflikte bei 66 Hypertoniepatienten mit besonders labiler Verlaufsform (Mehrfachangaben, modifiziert nach Gaus et al., 1983).

	(n = 66)
• ausgeprägte berufliche Belastungssituation	33
• Störungen der Arzt-Patient-Beziehung	32
• chronische Konfliktkonstellation	30
• ausgeprägte familiäre Belastungssituation	26
• massives Selbtwertproblem	20
• akuter Objektverlust/Trauerreaktion	16

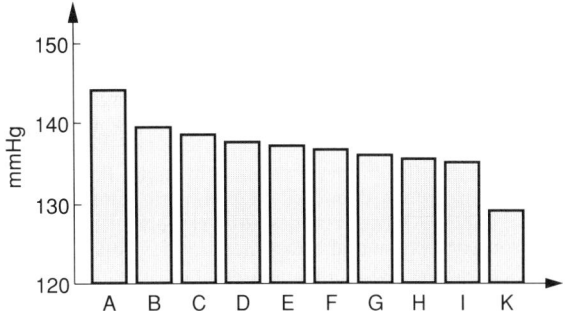

Abb. 58-6 *Durchschnittswerte aller Blutdruckmessungen, die 10 Ärzte einer medizinischen Poliklinik (Gießen) während eines Jahres durchgeführt haben.*

patienten ihre soziale Anpassung und ihre weitgehende Unauffälligkeit (»Übernormalität«) nur mühsam und oft nur unter Anspannung aller Kräfte aufrechterhalten können (Schuster-Erfmann, 1967).

Sobald das Gleichgewicht zwischen narzißtischem Gewinn aus Helferhaltung, Leistung als »Lastesel« und der Energie, die zum Neutralisieren feindseliger aggressiver Gefühle (Schur, 1974) benötigt wird, durch Veränderungen der Umgebung gestört wird, besteht die Möglichkeit für das Auftreten oder die Verschlimmerung des Symptoms.

Die Zusammenhänge zwischen Bluthochdruckverhalten und emotionalen Faktoren aufgrund bestimmter psychodynamischer Vorgänge wurden zu einem großen Teil mit psychoanalytischen Methoden beobachtet und beschrieben. Sie werden von schulpsychologischer, aber auch von statistischer Seite wegen ihrer Nichtquantifizierbarkeit, häufig zu geringer Fallzahlen, dem Überwiegen von Kasuistik und der Selektion der Patienten kritisiert. Deshalb ist es wichtig, daß die Beobachtungen, die an Menschen gemacht wurden, im Tierversuch eine zum Teil überraschende Bestätigung erfahren.

5.3 Tierexperimentelle Untersuchungen

Die spontan hypertensiven Ratten (SHR) von Okamoto und Oaki (1963) stellen mit einer multigenetischen Veranlagung zu hohem Blutdruck ein geeignetes Tiermodell für die essentielle Hypertonie des Menschen dar. Hier scheint die Tendenz, auf Umwelteinflüsse mit verstärkten, im Hypothalamus koordinierten neurohormonalen Reaktionsmustern zu antworten, genetisch festgelegt zu sein. Folkow und Mitarbeiter (1973) zeigten, daß die hypertensiven Ratten im Vergleich zu normotensiven eine Hyperreaktivität (auf Weckreize) der zentralen autonomen Strukturen aufweisen, die unter psychischem Streß das emotionale Verhalten in Alarmbereitschaft versetzen. Die spontan hypertensiven Ratten haben somit möglicherweise – genetisch bedingt – eine niedrigere Schwelle für die Auslösung spezifischer hypothalamischer Reaktionsmuster auf Umweltreize. Diese Reaktionen umfassen differenzierte neurohormonale Entladungsmuster, die den Organismus z. B. auf Kampf oder Flucht vorbereiten und die der motorischen Antwort vorausgehen können (Eliasson et al., 1951; Abrahams et al., 1960). Sie können in einer zentral ausgelösten vagalen kardialen Hemmung bestehen, verbunden mit einem vermehrten sympathischen Einfluß auf Herz, Venensystem und die meisten Gefäßgebiete, was mit Ausnahme der Skelettmuskulatur zu einer Vasokonstriktion führt: In den Muskelgefäßen tritt dann vielmehr durch den Einfluß von Adrenalin und über sympathische cholinerge Nervenfasern eine starke Vasodilatation auf (Folkow und Neil, 1971).

Hormonale Reaktionen bestehen in einer Freisetzung von Adrenalin aus dem Nebennierenmark (Grant et al., 1958), einer Aktivierung des ACTH-Kortikosteroid-Systems in Hypophyse und Nebennierenrinde (Folkow et al., 1967), sowie in einer neurogenen Reninfreisetzung und damit Beteiligung des Angiotensin-Aldosteron-Mechanismus (Davies, 1973; Zanchetti und Stella, 1975). Die Wirkungen psychosozialer Umweltreize auf den Organismus lassen sich zwei spezifischen Reaktionsmustern, der Ebene des emotionalen Verhaltens und der Ebene des neuroendokrinen Systems, zuordnen, die beide für die Entwicklung einer Hypertonie bedeutsam zu sein scheinen (Henry, 1976; Henry und Stephens, 1977):
- Der Abwehrreaktion (Folkow und Neil, 1971) mit Beteiligung des sympathischen Nebennierenmarksystems als Bereitstellungsreaktion zu Kampf oder Flucht bzw. aggressivem Verhalten.
- Der Alarmreaktion (Selye, 1936) mit Beteiligung des Hypophysen-Nebennierenrinden-Systems mit dem Verhaltensmuster von Rückzug-Konservierung bzw. Depression.

Beide Reaktionsmuster sowie die beteiligten zentralnervösen Strukturen, Cortex, Hypothalamus und limbisches System, sind allen Säugetieren gemeinsam. Im Hpothalamus sind die Zentren für spezifische Verhaltensmuster (consummatory acts), z.B. Essen, Trinken und Sexualverhalten, sowie die für Angst und Freude typischen Reaktionsmuster repräsentiert, darüber hinaus werden hier die Aktivitäten des endokrinen und des autonomen Nervensystems, das u.a. auch das kardiovaskuläre System steuert, integriert (Folkow und Neil, 1971; Ganong, 1971). Das limbische System scheint vor allem für die emotionale Tönung des Verhaltens verantwortlich zu sein. Beide, Hypothalamus und limbisches System, sind an der Entstehung von Emotionen und dem damit verbundenen Verhalten beteiligt.

Auch die pathologischen Auswirkungen langanhaltender Abwehr- oder Alarmreaktionen scheinen bei verschiedenen Säugetieren mit denen des Menschen übereinzustimmen. Gleiche anatomische Verhältnisse der beteiligten zentralnervösen Strukturen, übereinstimmende physiologische und pathologische Reaktionsmuster bei vergleichbaren auslösenden Bedingungen der sozialen Umwelt lassen eine gewisse Übereinstimmung der an diesen Reaktionen beteiligten grundlegenden Emotionen bei Menschen und höheren Säugetieren vermuten (Henry et al., 1972).

Die Abwehrreaktion versetzt ein Tier in einen Zustand, der durch die Tendenz, entweder anzugreifen oder zu fliehen, charakterisiert ist. Diese Reaktion kann durch Umweltreize, und damit über den Kortex, ausgelöst werden, die hypothalamischen Strukturen, die das entsprechende emotionale Verhalten kontrollieren, zu aktivieren, sobald die äußeren Bedingungen geeignet erscheinen. Situationen, die in der Erwartung bedrohlicher Ereignisse vermehrte Wachsamkeit verlangen, können diese Reaktionsmuster auslösen.

Dabei werden die sympathisch-cholinergen, vasodilatatorischen Nervenfasern zu den Arteriolen der Skelettmuskulatur und zum Herzen sowie die adrenergen Fasern zu den übrigen Gefäßen und ebenfalls zum Herzen unter gleichzeitiger vermehrter Katecholaminausschüttung aus dem Nebennierenmark aktiviert. Als Ausdruck eines vermehrten sympathischen Einflusses bei diesem Reaktionsmuster gilt ein erhöhter Plasmareninspiegel. Folkow und Rubinstein (1966) konnten durch intermittierende direkte Stimulation des hypothalamischen Abwehrzentrums bei

Ratten nach mehreren Wochen eine ausgeprägte Hypertonie erzeugen. Schunk (1954) konnte zeigen, daß Katzen, die in einem Käfig täglich bellenden Hunden ausgesetzt waren, einen erhöhten Blutdruck entwickelten, der alle Komplikationen einer malignen Hypertonie aufwies.

Früher wurde die sympathische Reaktion über das Nebennierenmark bei der Untersuchung psychophysiologischer Zusammenhänge in den Vordergrund gestellt. Psychische Einflüsse sind aber auch für das Hypophysen-Nebennierenrinden-System die stärksten der bekannten aktivierenden Reize (Mason, 1968). Die Erwartung neuer Situationen, insbesondere die Bedrohung des Territoriums oder des Platzes in der sozialen Rangordnung, führt zu einer vermehrten Freisetzung von Kortikosteroiden, vor allem wenn keine aggressive Auseinandersetzung möglich erscheint. An diesen Reaktionen ist der Hippocampus beteiligt; das Hypophysen-Nebennierenrinden-System steht unter seiner Kontrolle, vor allem in Streßsituationen. Angsterregende Bedingungen wie der Verlust des Status und der Kontrolle sind mit depressivem Verhalten, Immobilität, Unterwerfung und dem Gefühl der Hilflosigkeit verbunden – eine Strategie, die über den Hippocampus unter der Beteiligung des ACTH-Kortikosteron-Mechanismus initiiert wird. Dabei besitzt ACTH gleichzeitig eine aggressionshemmende Wirkung, erleichtert und festigt Vermeidungslernen. Die vermehrte Stimulierung der Nebennierenrinde kann zu ihrer Hyperplasie und zu Störungen der Mineralokortikoidproduktion führen, in deren Gefolge eine größere Empfindlichkeit der Gefäße gegenüber pressorischen Reizen entsteht. Mit diesem Reaktionsmuster sind niedrige Plasmareninspiegel verbunden. Die Hyperplasie der Nebennierenrinde ist charakteristisch für ältere Hypertoniker, wie in autoptischen Untersuchungen nachgewiesen werden konnte (Russel und Masi, 1973).

Die Bedeutung beider Reaktionsmuster (Alarm- und Abwehrreaktion) im Zusammenhang mit psychosozialen Reizen konnten Henry und Mitarbeiter (1967, 1971, 1976) demonstrieren, die den Einfluß der Bildung sozialer Verhaltensmuster in den ersten Lebenswochen auf die spätere Entwicklung einer Hypertonie und ihrer Folgeerkrankungen bei Mäusekolonien untersuchten: Mäuse wurden von Geburt an in einem durch Röhren verbundenen Boxensystem aufgezogen, das durch seine Konstruktion zwangsläufig zu häufigen sozialen Konfrontationen und Kämpfen führte. Es bildete sich eine stabile soziale Hierarchie mit dominanten und rangniederen Tieren. Die Blutdruckwerte der gesamten Population dieses Boxensystems waren leicht erhöht gegenüber einer Gruppe von normal aufgezogenen Mäusen in isolierten Boxen, in denen keine Kämpfe um das Territorium auftraten.

Wurden die Mäuse in den ersten 14–16 Tagen der Säugeperiode – noch ehe sie die Augen öffnen konnten – von den Elterntieren getrennt und isoliert aufgezogen, so fanden sich bei ihnen besonders niedrige Blutdruckwerte. Wurden diese – in sozialer Deprivation aufgewachsenen – Tiere 4 Monate später in das Boxensystem gesetzt, so entwickelten sich heftige Kämpfe, die aber nicht – wie bei anderen Gruppen – zur Bildung einer stabilen Hierarchie und einem Respektieren des erkämpften Territoriums führten. In dieser Gruppe traten chronische Blutdruckerhöhungen, Gewichtsverlust, Hypertrophie der Nebennieren, Atrophie des Thymus sowie Kannibalismus an Neugeborenen auf. Die weiblichen Tiere waren unfähig, Junge großzuziehen. Nach 5–6 Monaten konnten ausgeprägte pathologisch-anatomische Veränderungen wie Arteriosklerose, Myokardfibrose und interstitielle Nephritis nachgewiesen werden, die schließlich zu chronischem Nierenversagen mit Anstieg des Harnstoffes im Blut führte. Die Hypertonieentwicklung könnte hier möglicherweise auch durch die beeinträchtigte Nierenfunktion eingeleitet werden, die eine Folge des gestörten Territoriumverhaltens der Mäuse zu sein scheint: Die gewöhnliche Duftmarkierung des Territoriums unterbleibt, die Miktionshäufigkeit wird reduziert, es kommt zum Harnrückstau und zur interstitiellen Nephritis. Auf der Basis dieser Veränderungen kann das anhaltende Kampf- und Fluchtverhalten im Laufe der Zeit zum dauerhaften Blutdruckanstieg führen. Innerhalb der ersten Woche ist die Hypertonie noch durch Isolierung der Tiere reversibel, nach einem Monat ist sie jedoch stabil und nicht durch Isolierung der Tiere wieder zurückzubilden.

Den Einfluß der Stellung in der sozialen Hierarchie, die sich durch Beobachtung des unterschiedlichen Territorialverhaltens der dominanten Tiere, deren Rivalen und der rangniederen Tiere bestimmen läßt, auf Blutdruck, Plasmakortikosteron und die adrenalin- bzw. noradrenalinsynthetisierenden Enzyme des Nebennierenmarks untersuchten Henry und Mitarbeiter (1971) in einem für die stabile Hierarchiebildung geeigneten Käfigsystem zu verschiedenen Zeiten der Hierarchiebildung. In den ersten Wochen der intensiven sozialen Auseinandersetzungen wiesen die rangniederen Tiere höhere Kortikosteronwerte auf als die dominanten Tiere, bei denen jedoch das noradrenalinbindende Enzym im Nebennierenmark erhöht war. Die Adrenalinbildung stieg bei allen Tieren zunächst an, fiel jedoch nach Ausbildung der sozialen Rangordnung bei rangniederen Tieren im Gegensatz zu den dominanten wieder ab. Der Blutdruck der – in dieser Sozietät gut angepaßten – rangniederen Tiere stieg jedoch bis auf 150 mmHg.

Der Verlust der Position in der sozialen Rangordnung führt zu einem Verhalten von »Rückzug« und »Depression«. Dabei findet sich eine Erhöhung des Kortikosteronspiegels, Kämpfe um die Position in der sozialen Hierarchie führen dagegen zur Abwehrreaktion mit erhöhtem Katecholaminspiegel.

Wurden dominante Tiere in eine fremde Kolonie gesetzt und mußten sie sich jetzt wie rangniedere Tiere verhalten, die

Kämpfe vermieden, so stiegen die Kortikosteronwerte an und das Enzym der Adrenalinsynthese sank bei weiter stark erhöhten Werten des noradrenalinsynthetisierenden Enzyms. Gleichzeitig zeigten die Blutdruckwerte jetzt einen besonders starken Anstieg bis auf 200 mmHg (vgl. Abb. 58-7).

Das Bedeutsame dieser Ergebnisse liegt u. a. in der Möglichkeit, verschiedenartige emotionale Reaktionen zu differenzieren, die mit spezifischen neurohumoralen Reaktionen und Blutdruckanstiegen einhergehen, und die alle unter dem Generalnenner »Aggression« zusammengefaßt werden können: Zu Beginn des sozialen Wettbewerbs in der Mäusekolonie herrschen aggressive, mit Kampf und Flucht verbundene Verhaltensmuster vor, die mit einem Überwiegen der sympathischen Abwehrreaktion und Stimulation des Nebennierenmarks einhergehen. Mit zunehmendem Alter kämpfen die Mäuse weniger. Jetzt gewinnt das Vermeiden von Kämpfen mit einer Zunahme der Nebennierenrindenaktivität an Bedeutung.

Tierexperimentelle Untersuchungen von Dworkin und Mitarbeitern (1979) haben einen wichtigen Hinweis dafür geliefert, daß ein akuter Blutdruckanstieg einen biologisch selbstverstärkenden Charakter besitzen kann, daß er gewissermaßen eine Schutzfunktion bei der Wahrnehmung aversiver Umweltreize darstellt. Dieser Einfluß wird über die Barorezeptoren vermittelt. Die untersuchten Ratten versuchten seltener Schockeffekte zu beenden oder zu vermeiden, wenn ihr Blutdruck pharmakologisch durch Infusionen erhöht war. Operative Unterbrechungen des Barorezeptorenreflexes verhinderten diesen Effekt. Dieser Mechanismus bedeutet, daß unangenehme Umwelteinflüsse vermutlich weniger störend wirken, wenn der Blutdruck erhöht ist. Viele Untersuchungen belegen, daß Tiere – ebenso wie Menschen – lernen können, verschiedene Kreislauffunktionen (einschließlich Blutdruck) zu beeinflussen (Engel et al., 1981; Glasgow et al., 1982; Engel et al., 1983).

5.4 Pathophysiologische Grundlagen und psychophysiologische Untersuchungen am Menschen

Obwohl am Menschen so eingreifende Untersuchungen, wie sie an Tieren durchgeführt werden, nicht möglich sind, ist unser Wissen, insbesondere über die kardiovaskulären Reaktionen in emotional belastenden Situationen auch beim Menschen in letzter Zeit bereichert worden. Brod und Mitarbeiter (1959) untersuchten mit invasiven Methoden ein für die Abwehrreaktionen typisches hämodynamisches Muster.

Unter Zeitdruck und Belästigung durch ein tickendes Metronom traten Erhöhungen des arteriellen Drucks, Beschleunigung der Herzfrequenz, vermehrtes Herzminutenvolumen und stärkere Durchblutung der Muskeln auf, während die Durchblutung des Gastrointestinaltraktes, der Nieren und der Haut abnahm. Andere Untersucher bestätigten die Bedeutung dieses grundlegenden hämodynamischen Reaktionsmusters und wiesen zum Teil ebenfalls eine erhöhte Streßreagibilität bei Hypertonikern in verschiedenen Testsituationen nach (Richter-Heinrich et al., 1975; Schmidt, 1980, 1982; Schulte et al., 1981). Andere Autoren konnten zeigen, daß Hypertoniker bereits in Situationen zu Blutdruckanstiegen neigen, die bei Normotonikern noch keine Blutdruckänderungen hervorrufen (Hodapp und Weyer,

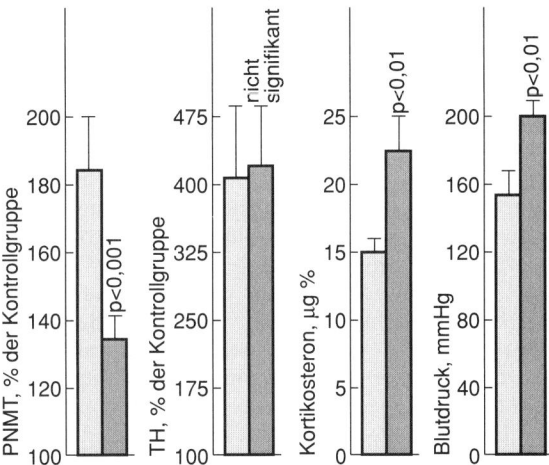

Abb. 58-7 *Physiologische Auswirkungen des Verlustes der dominanten Stellung in der sozialen Rangordnung auf den Gehalt der adrenalin- und noradrenalinsynthetisierenden Enzyme PNMT (Phenylethanolamin-N-methyltransferase) und TH (Tyrosinhydroxylase) in den Nebennieren, auf den Plasmakortikosteroidspiegel und den Blutdruck bei Mäusen. Die hellen Säulen stellen diese Parameter bei normalen dominierenden Kontrolltieren dar; die dunklen Säulen geben diese Größe bei ehemals dominanten Tieren wieder, die in eine fremde Mäusekolonie gesetzt wurden (nach Henry et al., 1971).*

1982). Engel und Bickford (1961) untersuchten die Spezifität der Stimulusreaktionsmuster bzw. die intraindividuellen Reaktionsmuster bei Normotonikern und Hypertonikern (s.a. Kap. 11, »Psychophysiologie«). Sie fanden, daß eine Hyperreaktivität des systolischen Blutdrucks für Hypertoniker weitgehend spezifisch und unabhängig vom Ausgangsstimulus ist.

Telemetrische Messungen unter Alltagsbedingungen sowie kontinuierliche Langzeitmessungen bei Bettruhe im Krankenhaus weisen auf den Zusammenhang vor allem einer höheren systolischen Blutdruckvariabilität bei höheren Durchschnittswerten hin (Krönig, 1976). Diese Untersuchungen stehen in Übereinstimmung mit der 1967 von v. Eiff formulierten Hypothese, daß die essentielle Hypertonie eine Krankheit sei, die durch eine angeborene Hyperreaktivität des hypothalamischen sympathischen Zentrums charakterisiert ist, wobei Persönlichkeit und Umwelt für die Manifestation des Hochdrucks und periphere Mechanismen für die Fixierung des erhöhten Blutdrucks eine Rolle spielen (v. Eiff et al., 1967; v. Eiff und Piekarski, 1977). Sie legen ebenso den Vergleich mit den tierexperimentellen Befunden nahe, bei denen größere Reaktionsbereitschaft des Blutdrucks gegenüber Umweltreizen bei hypertensiven Ratten von genetischen Faktoren abhängt. Allerdings kann die Blutdruckhyperreaktivität im Laufe der Hypertonieentwicklung auch allein Ausdruck geänderter morphologischer Verhältnisse in den Widerstandsgefäßen sein. Folkows Theorie der strukturellen Autoregulation (1975) macht die enge Verknüpfung von funktionellen und strukturellen Veränderungen am Gefäßsystem deutlich: Langanhaltende und auch häufig situativ ausgelöste Blutdruckerhöhungen werden in den Arteriolen, den Widerstandsgefäßen aufgefangen und führen hier zu einer allmählich zunehmenden Hypertrophie der glatten Muskulatur in der Media. Die Muskelmasse der Widerstandsgefäße nimmt zu; das Lumen der Arteriolen wird im Verhältnis zur jetzt dickeren Wandstärke kleiner. Das vergrößerte Wand/Lumen-Verhältnis ist dann die strukturelle Grundlage für den erhöhten Widerstand bei einer voll ausgebildeten essentiellen Hypertonie.

Die strukturelle Autoregulation wird als normale physiologische Adaptation des Gefäßsystems auf Druckimpulse angesehen; sie spielt eine wichtige Rolle bei jeder Hypertonieform, unabhängig von ihrer Genese. Schon in einem sehr frühen Hypertoniestadium, wie z.B. bei jungen Wehrpflichtigen mit grenzwertig erhöhtem Blutdruck, sind entsprechende Veränderungen im Gefäßsystem nachweisbar (Sannerstedt et al., 1976).

Die Vergrößerung des Wand/Lumen-Verhältnisses bewirkt eine Veränderung in der Reagibilität des Gefäßsystems, indem sie die reaktive Widerstandszunahme bei Vasokonstriktion enorm verstärkt. Danach wird ein gleicher nervaler oder humoraler pressorischer Reiz einen um so stärkeren Blutdruckanstieg hervorrufen, je größer das Wand/Lumen-Verhältnis der Widerstandsgefäße ist. Damit leistet

ein peripherer Mechanismus, nämlich die morphologischen Veränderungen an den Widerstandsgefäßen, bereits im Frühstadium der Hypertonieentwicklung einen wichtigen Beitrag zur kardiovaskulären Reagibilität; diese wird dann bestimmt durch das Zusammenspiel von zentralen Mechanismen, wie dem Ausmaß der Veränderungen der sympathischen und vagalen Aktivität, und von peripheren Mechanismen, wie dem Wand/Lumen-Verhältnis der Widerstandsgefäße.

Der systemtheoretische Ansatz Guytons (1975) macht deutlich, daß bei dem komplexen physiologischen Geschehen der Blutdruckregulation Störungsmöglichkeiten an vielen Stellen auftreten können. Dabei betont Guyton die zentrale Stellung der Niere als Langzeitbarostat; die Niere gleicht kurzfristige Druckerhöhungen durch die Druckdiurese wieder aus. Nur wenn die Ausscheidungsfunktion der Niere auf ein erhöhtes Blutdruckniveau eingestellt ist, kann der höhere Blutdruck auch aufrechterhalten werden. Das entspricht dem Phänomen des »Resettings« der als Kurzzeitbarostat wirkenden Barozeptoren bei der Hypertonie. Das »Resetting« des Langzeitbarostaten Niere ist eine notwendige Voraussetzung, wenn es zur Hypertonieentwicklung kommen soll.

Tierexperimentelle Untersuchungen von Folkow und Mitarbeitern (1977) legen nahe, daß dem Phänomen des »Resettings« der Nieren strukturelle Gefäßveränderungen zunächst der präglomerulären Arteriolen zugrunde liegen, im fortgeschrittenen Stadium der Hypertonie lassen sich Strukturveränderungen jedoch auch im postglomerulären Bereich nachweisen. Eine wichtige Frage in diesem Zusammenhang ist, inwieweit situative Belastungen zu einem »Resetting« der Druckdiurese der Nieren führen können; nur dann kann es zu einer anhaltenden Blutdruckerhöhung kommen, andernfalls würde der Volumenverlust den Blutdruck wieder senken. Untersuchungen bei Mensch und Tier haben inzwischen bestätigt, daß unter psychischem Streß die Niere weniger Natrium ausscheidet und damit Flüssigkeit im Körper zurückhalten kann (Anderson, 1984; Obrist, 1984). Beim Menschen sind hiervon vor allem Personen mit hohem Risiko für eine Hypertonieentwicklung, d.h. mit familiärer Belastung betroffen. Das Ausmaß der Herzfrequenzreaktionen während mentaler Aufgaben mit kompetitivem Charakter steht dabei in direkter Beziehung zur Einschränkung der Natrium- und Flüssigkeitsausscheidung durch die Nieren (Light et al., 1983).

In einer umfassenden Übersicht der Literatur seit 1932 kommt Fredrickson (1986) zu dem Ergebnis, daß sich bei Hypertoniepatienten im Vergleich zu Normotonikern meist eine Blutdruckhyperreaktivität findet, die bestimmte Aufgaben betrifft und bei anderen nicht nachweisbar ist. Die Interkorrelationen der Blutdruckreaktionen zwischen verschiedenen Stimuli sind gering. Die Untersuchungen von Fredrickson zeigen weiter, daß diese Hyperreaktivität der Hypertoniker spezifisch das kardiovaskuläre System betrifft und nicht Ausdruck einer

Aktivierung des gesamten sympathischen Nervensystems ist.

In einer Reihe von Untersuchungen wurde geprüft, inwieweit eine Hyperreagibilität im Cold-Pressure-Test einen Risikofaktor für die zukünftige Entwicklung einer Hypertonie darstellt – ein Verdacht der bislang nicht ausreichend belegt werden konnte (Thomas und Duszynski, 1982). Eine Studie mit gegenteiligen Ergebnissen (Wood et al., 1984) wies methodische Probleme auf (Julius et al., 1986), so daß es nicht möglich war abzuschätzen, inwieweit ein unterschiedlicher Ausgangsblutdruck in Ruhe und nicht die Hyperreagibilität für die Hypertonieentwicklung verantwortlich war. Verstärkte kardiovaskuläre Reaktionen auf einen Rechentest sind bei jugendlichen Grenzwerthypertonikern mit der schnelleren Entwicklung einer Hypertonie verknüpft (Falkner et al., 1981). Überhöhte Blutdruckreaktionen unter Ergometerbelastung sind auch bei Normotonikern (Franz, 1981) und Herzinfarktpatienten (Tammen et al., 1984) von prognostischer Bedeutung für eine zukünftige Hypertonieentwicklung.

Die Blutdruckhyperreagibilität auf mentale Belastung bei Hypertonikern wurde zuerst von Brod und Mitarbeitern (1959) mit Hilfe eines Rechentestes unter Zeitdruck demonstriert. Wenn auch die von Folkow (1977) beschriebenen sekundären strukturellen Gefäßveränderungen, die sog. strukturelle Autoregulation, für eine kardiovaskuläre Hyperreaktivität bei der Hypertonie verantwortlich sein können, müßten alle standardisierten Reize, die zu Blutdruckanstiegen führen, entsprechend starke Reaktionen auslösen. Bei der milden Hypertonie und bei der Grenzwerthypertonie finden sich verstärkte kardiovaskuläre Reaktionen bei mentalem Streß (Weder und Julius, 1985; Fredrickson, 1986), nicht jedoch beim Cold-Pressure-Test (Eliasson et al., 1983) und dynamischer körperlicher Belastung (Julius und Conway, 1968), bei orthostatischer Belastung am Kipptisch (Eliasson et al., 1983) und akuter Expansion des Blutvolumens (Julius et al., 1971). Deswegen erscheint bei diesen Patientengruppen hierfür nicht eine allgemeine Veränderung der Kreislaufregulation durch die strukturelle Autoregulation, sondern vielmehr eine Hyperreaktivität nur für spezifische Situationen verantwortlich. Auch tierexperimentelle Untersuchungen mit spontan hypertensiven Ratten haben verstärkte Blutdruckanstiege nur bei spezifischen Verhaltensweisen wie beim Trinken nachgewiesen, nicht jedoch bei Nahrungsaufnahme und Explorationsverhalten (Reis und LeDoux, 1987).

Groen und Mitarbeiter (1982) und Schäfer (1976) untersuchten mit invasiven Methoden das Verhalten von Blutdruck und Herzminutenvolumen während physischer Arbeit am Fahrradergometer und während der Besprechung emotional erregender Probleme. In beiden Situationen steigen sowohl der systolische wie der diastolische Blutdruck etwa gleich an. Während aber bei physischer Belastung diese Blutdruckerhöhung bei allen untersuchten Personen einheitlich durch eine Erhöhung des Herzminutenvolumens bei Absinken des totalen peripheren Widerstandes bedingt ist, sieht man bei psychischer Belastung zwei Gruppen. Bei der ersten steigt das Herzminutenvolumen ähnlich wie bei physischer Belastung, jedoch in geringerem Ausmaß, bei Absinken oder Gleichbleiben des Widerstandes. Bei der zweiten Gruppe steigt der Widerstand bei uneinheitlichen Reaktionen des Herzminutenvolumens, das ansteigen, gleichbleiben oder sogar absinken kann. Bedeutsam sind die Resultate dieser letzteren Gruppe unter dem Gesichtspunkt, daß ihr Kreislaufreaktionsmuster unter psychischer Belastung weitgehend dem der essentiellen Hypertonie entspricht. Durchschnittlich kommt es hier bei emotionaler Belastung zu einem Blutdruckanstieg, der im Gegensatz zu dem bei körperlicher Belastung durch veränderte Anteile von Herzminutenvolumen und totalem peripherem Widerstand bedingt ist: Bei vergleichbarem Blutdruckanstieg ist der Anstieg des Herzminutenvolumens im Mittel geringer bei gleichzeitig leicht erhöhtem totalem peripherem Widerstand. Das Fehlen der Möglichkeit zu muskulärer Aktivität macht emotionale Belastungen vermutlich gerade deswegen zu einem wichtigen Faktor in der Hypertonieentwicklung (Charvat et al., 1964).

Die Grenzwerthypertonie ist ein Prädiktor für das Auftreten einer stabilen Hypertonie (Julius und Schork, 1971), und Grenzwerthypertoniker stellen eine besonders interessante Gruppe zur Untersuchung psychophysiologischer Zusammenhänge bei der Hypertonieentstehung dar. Grenzwerthypertoniker sind durch eine veränderte Integration der autonomen kardialen Kontrolle mit einer vermehrten sympathischen kardialen Stimulation und einer verminderten vagalen Hemmung gekennzeichnet (Julius und Esler, 1975). Diese Veränderungen sind auch charakteristisch für die hypothalamische Abwehrreaktion, die unter psychischem Streß das emotionale Verhalten in Alarmbereitschaft versetzt. Diese Patienten schreiben sich spezifische Persönlichkeitsmerkmale wie Submissivität, unterdrückten Ärger und Feindseligkeit zu (Julius, 1981; Esler et al., 1976), die in Zusammenhang mit der erhöhten kardiovaskulären Reaktivität in spezifischen Situationen stehen könnten (Eliasson et al., 1983). Julius und Cottier (1983) vermuten, daß derartige Persönlichkeits- und Verhaltensmerkmale einen beinahe permanenten Zustand einer »vermehrten Alarmbereitschaft« hervorrufen, der für die Veränderung der zentral integrierten autonomen Kontrolle des kardiovaskulären Systems verantwortlich ist. Folge ist ein vermehrter sympathischer Einfluß auf Herz und Gefäßsystem mit erhöhtem Blutdruck und Herzminutenvolumen. Die weitere Hypertonieentwicklung vollzieht sich über die strukturelle Autoregulation mit einer Hypertrophie der Mediamuskulatur der Widerstandsgefäße, einem Anstieg des peripheren Gefäßwiderstands und einer Abnahme des Herzminutenvolumens (Folkow, 1982). Diese Theorie würde demnach eher der sog. Reaktivitätshypothese nach dem sog. »prevailing state«-Modell (»Modell des anhaltenden Zustands«) nach Manuck und Krantz, 1984; s.a. Kap. 59, »Arterielle Verschlußkrankheiten ...«) folgen das besagt, daß eine erhöhte kardiovaskuläre Reaktivität gegenüber Laborstressoren den physiologischen Zustand kennzeichnet, der unter Alltagsbedingungen im Wachzustand vorherrscht.

Zwillingsuntersuchungen weisen auf eine genetische Komponente der kardiovaskulären Reaktionsbereitschaft hin (Rose, 1986). Normotone Kinder hypertoner Eltern, die wahrscheinlich genetisch für eine Hypertonie prädisponiert sind, reagieren auf Rechenaufgaben (Falkner et al., 1979) und Schockvermeidungstests (Light und Obrist, 1980) mit verstärkten kardiovaskulären Reaktionen. Matthews und Rakaczky (1986) haben eine Zusammenstellung der Literatur vorgelegt, die die kardiovaskulären und neuroendokrinen Reaktionen auf psychische und physische Stressoren von Personen mit oder ohne familiärer Hypertonie- oder KHK-Belastung untersucht. In 19 von 26 Studien war eine familiäre Hypertoniebelastung mit signifikant stärkeren Blutdruck- und/oder Herzfrequenzreaktionen oder einer erhöhten Plasmareninaktivität assoziiert. Studien, die einen derartigen Zusammenhang nicht nachweisen konnten, lagen entweder sehr lange zurück (vor 1943) und machten keine genauen Angaben über die angewandte Methodik, verwendeten ausschließlich den Cold-Pressure-Test oder konnten keine sicheren Angaben darüber machen, ob die Eltern normoton oder hyperton waren. Vier Studien zeigten eine Wechselwirkung zwischen familiärer Belastung und Persönlichkeitsmerkmalen.

Diese Befunde legen einen Zusammenhang zwischen einer psychophysiologischen kardiovaskulären Hyperreaktivität und einer Hypertonieentwicklung nahe, der allerdings nicht ursächlich sein muß. Einige Autoren vertreten die Hypothese, daß von der Streßbelastung und vom Verhalten abhängige wiederholte Episoden situativer Blutdruckanstiege unter Alltagsbedingungen in Abhängigkeit vom Ausmaß und Häufigkeit derartiger Reaktionen zu kardiovaskulären und renalen Adaptationen führen, in deren Gefolge sich eine stabile Hypertonie entwickelt (Folkow, 1982; s.a. Kap. 11, »Psychophysiologie«).

Die bisher besprochenen Befunde lassen sich unter dem Gesichtspunkt der Cannonschen These (1953) zusammenfassen, nach der eine Erhöhung des Blutdrucks als »Bereitstellung« (emergency state) eines zusätzlichen Energievorrates für erwartete motorische Auseinandersetzung mit der Umgebung interpretiert wird. Die Blutdruckerhöhung hat psychophysiologisch aber wahrscheinlich nicht nur die Aufgabe, Energie bereitzustellen, sondern darüber hinaus die Funktion einer physiologischen Rückmeldung und Beeinflussung psychischer Funktionen über die Barorezeptoren. Hierfür sprechen die oben zitierten tierexperimentellen Befunde von Dworkin und Mitarbeitern (1979) sowie psychophysiologische Untersuchungen beim Menschen von Lacey (1967 und 1970; s.a. Kap. 11, »Psychophysiologie«). Lacey interpretiert die Erhöhung von Blutdruck und Pulsfrequenz in Situationen, die geistige Aktivität

zur Lösung von Problemen in Anspruch nehmen, als Errichtung einer »Stimulusbarriere«, die das Individuum vor einer Überflutung mit unbewältigten Informationen aus der Umgebung schützt. Dieser Mechanismus könnte die verschiedentlich berichtete Veränderung der Wahrnehmung aversiver Reize bei Hypertonikern erklären und gleichzeitig zur Aufrechterhaltung der Hypertonie bei ungelösten Problemsituationen beitragen.

Die unterschiedlichen funktionellen Änderungen im Frühstadium der Hypertonieentwicklung münden schließlich in die gemeinsame pathophysiologische Endstrecke der »strukturellen Autoregulation«.

Durch sie können situative Blutdruckanstiege eine pathogene Bedeutung für eine Hypertonieentwicklung bekommen, unabhängig von den Entstehungsbedingungen der jeweiligen Hypertonieform. Hierbei kann sich ein Circulus vitiosus entwickeln, in dem eine stärkere Mediahypertrophie zu stärkeren Druckanstiegen und zu einer weiteren Zunahme des Widerstands führt. Daß dieser Circulus vitiosus für die Entwicklung der menschlichen essentiellen Hypertonie bedeutsam ist, zeigt eine Untersuchung aus Wales: Diejenigen Individuen einer Population, bei denen die höchsten Ausgangswerte des Blutdrucks zu Beginn der Studie gemessen wurden, entwickelten im Laufe der Jahre den höchsten Blutdruckanstieg (Miall und Lovell, 1967). Querschnittsuntersuchungen (Lund-Johansen, 1967) und die wenigen bis heute vorliegenden Längsschnittuntersuchungen (Lund-Johansen, 1976) bestätigen, daß das Folkowsche Modell der strukturellen Autoregulation auch für den Menschen gilt.

Danach kommt es mit zunehmendem Alter bei (Grenzwert-)Hypertonikern zu einem Abfall des Herzminutenvolumens und zu einem Anstieg des Widerstands. Normotoniker zeigen dagegen nur unwesentliche hämodynamische Veränderungen im Laufe ihres Lebens. Die zunehmenden strukturellen adaptiven Veränderungen in den Widerstandsgefäßen sind im Frühstadium noch reversibel, wenn die Druckerhöhungen ausbleiben; eine frühzeitige antihypertensive Behandlung kann offensichtlich noch einen Rückbildungsprozeß ermöglichen (Hansson und Sivertson, 1977). Bleibt der Druck jedoch weiter erhöht, werden Ablagerungen von Mukopolysacchariden und Eiweißstoffen in der glatten Muskulatur der Media schließlich von Bindegewebe ersetzt: Diese Veränderungen sind irreversibel (Wolinsky, 1972), selbst wenn die pressorischen Reize nicht mehr auftreten. Die genaue Erforschung und Kenntnis der pathophysiologischen Zusammenhänge und Mechanismen legt also die Bedeutung psychophysiologischer Faktoren bei der Entwicklung der essentiellen Hypertonie nahe.

Zunehmende Bedeutung gewinnt das Blutdruck-Monitoring unter Alltagsbedingungen für Diagnostik und Behandlung der milden und der Grenzwerthypertonie. Nachdem die Höhe des einmal gemessenen Gelegenheitsblutdrucks im Sinne einer Dosis-Antwort-Beziehung mit dem zukünftigen kardiovaskulären Risiko verknüpft ist, der Blutdruck aber nachweislich eine außerordentlich variable Größe darstellt (Littler et al., 1972), erscheint es plausibel, daß wiederholte Messungen das Risiko genauer wiedergeben. Dies wurde entsprechend auch in epidemiologischen Studien bestätigt. So sagten in der Charlottesville-Survey acht Blutdruckmessungen, die sich auf vier Untersuchungstermine verteilten, die zukünftige kardiovaskuläre Morbidität besser voraus als eine einzige Messung zum ersten Untersuchungszeitpunkt (Carey et al., 1976). Untersuchungen mit dem ambulanten Blutdruck-Monitoring haben die Korrelation zwischen einzelnen klinischen Blutdruckmessungen und dem durchschnittlichen Blutdruckniveau innerhalb von 24 Stunden bestimmt; sie beträgt etwa 0,6, was bedeutet, daß eine einzelne klinische Blutdruckmessung rund 36% der Varianz des 24-Stunden-Blutdrucks erklärt (Pickering et al., 1985). Hohe Korrelationen zwischen Variabilitätsmaßen an zwei aufeinander folgenden Tagen weisen auf die Stabilität individueller Unterschiede vor allem der systolischen Blutdruckvariabilität (r = 0,75 bis 0,97) hin. Die kardiovaskuläre Reaktionsbereitschaft ist ein relativ stabiles individuelles Merkmal (Giordani et al., 1981). Erhöhte kardiovaskuläre Reaktionen unter Alltagsbedingungen wirken sich auf eine Erhöhung des kardiovaskulären Risikos aus.

In Übereinstimmung mit diesen Überlegungen und Befunden stehen Untersuchungen, die zeigen, daß Blutdruckmessungen unter Alltagsbedingungen im Vergleich zu einzelnen klinischen Messungen bessere Prädiktoren für die kardiovaskuläre Morbidität sind. So korrelierten in einer Studie von Sokolow und Mitarbeitern (1966) die unter Alltagsbedingungen gemessenen systolischen und diastolischen Blutdruckwerte besser mit dem Schweregrad hypertensiver Komplikationen (linksventrikulärer Hypertrophie im EKG, Herzgröße im Röntgenbild und Augenhintergrundsveränderungen) als klinische Gelegenheitsblutdruckmessungen. Drei neuere Studien verwandten die methodisch überlegenere Echokardiographie zur Bestimmung einer linksventrikulären Hypertrophie. In allen drei Studien fanden sich im Vergleich zum klinischen Gelegenheitsblutdruck höhere Korrelationen beim 24-Stunden-Blutdruck (Tab. 58-2).

Aus diesen Untersuchungen ergaben sich viele Hinweise dafür, daß verstärkte kardiovaskuläre Reaktionen, die sowohl unter Laboratoriums- als auch Alltagsbedingungen erfaßt werden können, mit einem erhöhten kardiovaskulären Risiko verknüpft sind. Hieraus läßt sich die Frage ableiten, ob spezifische Verhaltensweisen und Einflüsse der sozialen Umwelt identifiziert werden können, die zu derartigen Hyperreaktionen führen. Dieser Frage wurde in einer Anzahl von Studien, insbesondere auch in bezug auf das Typ-A-Verhalten und seiner Komponenten sowie anderer psychologischer Merkmale nachgegangen (s. a. Kap. 59, »Arterielle Verschlußkrankheiten«).

6 Ein psychosomatisches Modell: der Situationskreis

6.1 Was ist eine Situation?

In den vorhergehenden Abschnitten wurden die Faktoren aufgezählt, die – nach unseren heutigen Kenntnissen – für Entstehung und Verlauf einer essentiellen Hypertonie verantwortlich sind: Auf der somatischen Ebene vor allem genetische Faktoren, auf der psychischen Ebene konflikthafte Einstellungen zu Aggression, Leistung und Autorität, auf der sozialen Ebene Anpassungsprobleme. Ein psychosomatisches Modell, das dem Arzt die Möglichkeit gibt, diese verschiedenen Aspekte bei seinen Patienten in Rechnung zu stellen und die für Diagnostik und Therapie erforderlichen Konsequenzen zu ziehen, muß daher das Ineinandergreifen somatischer, psychischer und sozialer Probleme beschreiben können. Dafür bietet sich an, von dem Phänomen der Situationshypertonie auszugehen.

Von Uexküll und Wick (1962) haben diesen Ausdruck geprägt, als sie feststellten, daß gleiche sensorische Reize, die in bestimmten Situationen (z. B. während eines Examens) zu Blutdrucksteigerungen führten, in anderen Situationen keine derartigen Folgen hatten. Sie analysierten daraufhin die Komponenten, die an der Konstellation des Beziehungsgeflechtes beteiligt waren, das wir »Situation« nennen, und fanden fünf verschiedene Anteile:
– **Physikalische** Anteile, die als Außenweltreize auf die Sinnesorgane treffen (z. B. Luftwellen, die bei einem Gespräch von dem Ohr aufgenommen werden, oder Lichtwellen, die unsere Retina treffen, etc.);

Tab. 58-2 Korrelationen zwischen linksventrikulärer Hypertrophie und Gelegenheitsblutdruckmessung bzw. 24-Stunden-Blutdruck beim ambulanten Blutdruck-Monitoring (nach Pickering et al., 1985).

Autor	Zahl der Patienten	24-Std.-SBD*	Gelegenheitsmessung (SBD)*	24-Std.-DBD*	Gelegenheitsmessung (DBD)*
Rowlands et al., 1981	50	0,60	0,51	0,43	0,30
Drayer et al., 1984	12	0,81	0,55	0,56	0,10
Devereux et al., 1983	100	0,50	0,24	0,39	0,20

* SBD = systolischer Blutdruck; DBD = diastolischer Blutdruck

- **physiologische** Anteile, welche Außenweltreize in (subjektiv erlebte) Sinnesreize (z.B. Töne oder Licht- und Farbempfindungen) transponieren;
- **soziale** Anteile, die nach Art eines Codes Sinneszeichen in allgemein verständliche Signale verschlüsseln (z.B. Töne in Wort und Sätze einer Sprache, die vom Empfänger verstanden wird, oder Farb-, Form- und Tasteindrücke in uns geläufige Wahrnehmungen);
- **sozialpsychologische** Anteile, die nach Art eines Sub-Codes Worten und Sätzen oder anderen Wahrnehmungen außer ihrer für alle Menschen der gleichen Sprachfamilie oder Kultur verständlichen Bedeutung eine spezielle Bedeutung als Stichwort einer bestimmten Rolle (z.B. eines Berufes) erteilen;
- außer diesen vier Bestimmungsstücken einer Situation fanden sie noch einen **psychischen** Anteil: Die emotionale Verfassung des Empfängers verschlüsselt die empfangenen Signale für dessen jeweilige Erwartungen, Wünsche oder Befürchtungen. Sie prägt ihnen nach Art eines individuellen Codes zu ihrer sozialen und sozialpsychologischen Bedeutung noch eine individuelle Bedeutung auf.

Von diesen fünf Anteilen des Beziehungsgeflechtes zwischen uns und unserer Umgebung, das wir als »Situation« bezeichnen, hatte die emotionale Komponente für die Blutdruckreaktionen das größte Gewicht. Wir haben ausgeführt, daß sie jeder Situation eine Qualität verleiht, in der die biographische Vergangenheit des Empfängers als drängende Gegenwart erlebt wird.

6.2 Der Situationskreis

Die Feststellung, daß situative Faktoren zu Blutdruckerhöhung führen können, zeigt, daß das Regelgeschehen innerhalb des Organismus als Teilglied eines Regelgeschehens aufgefaßt werden muß, das den Organismus und seine Umgebung umgreift und die Umgebungsereignisse nach ihrer Bedeutung für das Individuum »mißt«. Man kann sich dann vorstellen, daß es im Organismus in Abhängigkeit von der jeweiligen Umgebungssituation zu Sollwertvorstellungen in dem Regelsystem für den Blutdruck kommt. Die resultierenden Blutdruckerhöhungen können kurzfristig oder langanhaltend sein.

Um diesen Zusammenhang zu verstehen, muß man sich vor Augen halten, daß ein solches »Messen« die Verschlüsselung der Außenweltreize unter physiologischen, sozialen, sozialpsychologischen sowie den emotionalen Gesichtspunkten des Empfängers voraussetzt und der Aufgabe dient, die jeweils vorgefundene Umgebung als Problem zu interpretieren, für dessen Lösung wir auf Deutungs- und Verhaltensprogramme zurückgreifen können, die wir in der Vergangenheit erlernt haben. Auf diese Weise baut jeder seine individuelle Wirklichkeit aus Situationen auf, welche die von ihm wahrgenommene Umgebung immer wieder als Problem deuten, das er auf einer sozialen, sozialpsychologischen und emotionalen Ebene lösen muß.

Für den Patienten mit essentieller Hypertonie haben aggressive Impulse und deren Blockierung durch ein Ideal größter Selbstbeherrschung eine besondere Bedeutung (Boss, 1949). Die Frage, wie die individuelle Wirklichkeit eines Menschen beschaffen ist, der von Wut und Haß und gleichzeitig von abgrundtiefer Angst erfüllt ist, diese Impulse könnten ihn überschwemmen, wurde ausgeklammert, weil es bisher noch keine systematischen Untersuchungen dieser Art gibt.

Es gibt jedoch die Beschreibung eines Selbstversuches, die uns bei dieser Aufgabe weiterhelfen kann: Goethe schildert die Veränderung seiner individuellen Wirklichkeit und seines Körpererlebens in einer Situation, der er sich anläßlich der Kanonade von Valmy am 19. September 1792 freiwillig aussetzte (Goethe, 1792):

»Ich hatte so viel von Kanonenfieber gehört und wünschte zu wissen, wie es eigentlich damit beschaffen sei. Langeweile und ein Geist, den jede Gefahr zur Kühnheit, ja zur Verwegenheit aufruft, verleiteten mich, ganz gelassen nach dem Vorwerk La Lune hinaufzureiten ... Ich war nun vollkommen in die Region gelangt, wo die Kugeln hinüberspielten ... Unter diesen Umständen konnte ich jedoch bald bemerken, daß etwas Ungewöhnliches in mir vorgehe; ich achtete genau darauf, und doch würde sich die Empfindung nur vergleichsweise mitteilen lassen. Es schien, als wäre man an einem sehr heißen Orte und zugleich von derselben Hitze völlig durchdrungen, so daß man sich mit demselben Element, in welchem man sich befindet, vollkommen gleich fühlt. Die Augen verlieren nichts an ihrer Stärke noch Deutlichkeit; aber es ist doch, als wenn die Welt einen gewissen braun-rötlichen Ton hätte, der den Zustand sowie die Gegenstände noch apprehensiver macht. Von Bewegungen des Blutes habe ich nichts bemerken können, sondern mir schien vielmehr alles in jener Glut verschlungen zu sein. Hieraus erhellet nun, in welchem Sinne man diesen Zustand ein Fieber nennen könnte. Bemerkenswert bleibt es indessen, daß jenes gräßlich Bängliche nur durch die Ohren zu uns gebracht wird; denn der Kanonendonner, das Heulen, Pfeifen und Schmettern der Kugeln durch die Luft ist doch eigentlich Ursache an diesen Empfindungen«. Einige Zeilen weiter heißt es: »Es gehört übrigens dieser Zustand unter die am wenigsten wünschenswerten«.

An dieser Schilderung sind folgende Punkte bemerkenswert:
- Die Mischung aus Aggressivität und kühler Berechnung. Die Aggressivität war durch die Gefahr geweckt worden (»ein Geist, den jede Gefahr zur Kühnheit, ja zur Verwegenheit aufruft:). Gleichzeitig war aggressives Verhalten durch ein Ideal äußerster Selbstbeherrschung blockiert, dessen Verwirklichung Goethe durch den Status des Nichtkombattanten möglich gemacht wurde. Er konnte sich »ganz gelassen« in die Region begeben, »wo die Kugeln hinüberspielten«.
- Von besonderem Interesse ist die Schilderung der Veränderung seiner individuellen Wirklichkeit durch die Aufhebung der Grenzen zwischen Außenwelt und Körper: Goethe fühlte sich wie »an einem sehr heißen Orte und zugleich von derselben Hitze völlig durchdrungen, so daß man sich mit demselben Element, in welchem man sich befindet, vollkommen gleich fühlt« oder ihm »schien alles in jener Glut verschlungen zu sein«. Dieser Zustand kann als Regression auf die Stufe der Stimmungen bezeichnet werden, auf welcher Körper und Umgebung noch ohne feste Grenzen ineinanderfließen und Motive (Programme) fehlen, um die Stimmung zu einer individuellen Wirklichkeit zu strukturieren, in der Gegenstände und Vorgänge dem aggressiven Drang konkrete Ziele bieten.

Hätte Goethe in der von ihm geschilderten Situation seinen Puls und seinen Blutdruck messen können, so hätte er zweifellos stark erhöhte Werte festgestellt. Wir haben bei essentiellen Hypertonikern beschrieben, daß sich ihre aggressive Stimmung nicht zu einer strukturierten Wirklichkeit differenzieren kann, weil die Handlungsmotive, die dafür erforderlich wären, so angstbesetzt sind, daß sie verdrängt bleiben (v. Uexküll, 1963). Der Unterschied zwischen der individuellen Wirklichkeit dieser Patienten und der, die Goethe erlebt, scheint lediglich der zu sein, daß Goethe als »Nichtkombattant« die Situation jederzeit beenden konnte, diese Möglichkeit den Hypertoniekranken jedoch verschlossen ist.

Diese in einer diffusen Stimmung aufgelöste Welt ohne feste Konturen und ohne Grenzen zwischen einem Ich und äußeren Gegenständen entspricht einer präverbalen Phase unserer Entwicklung. Sie ist daher mit den Begriffen unserer Wortsprache nur vergleichsweise zu beschreiben: »Das Ungewöhnliche«, das mit ihm vorgeht, wird von Goethe als »Empfindung« bezeichnet, die sich nur »vergleichsweise mitteilen läßt«.

– Bemerkenswert ist ferner die Tatsache, daß die raumzeitliche Struktur der umgebenden Welt nicht in Mitleidenschaft gezogen ist. Goethe konnte sich trotz der Veränderung seiner Wirklichkeit weiter orientieren und blieb weiterhin Herr seiner Handlungen und Entschlüsse. Sein Ich war gewissermaßen gespalten: Ein Teil verschmolz mit der Stimmung des höllischen Feuers mit seiner Umgebung zu einem undifferenzierten Kontinuum; der andere Teil blieb zu kühler Beobachtung und Selbstbeherrschung befähigt. »Die Augen verlieren nichts von ihrer Stärke und Deutlichkeit«. Entsprechend war auch die erlebte Wirklichkeit gespalten: Wie in einem brennenden Haus war der eine Teil in Feuer und Hitze aufgelöst, während der andere Teil wie aus dem Feuer herausragende Mauern und Balken, seine feste Struktur behielt.

– Die Tatsache, daß die Wirklichkeit, die wir erleben, von der Phantasie aus Deutungen aufgebaut wird, welche an sich neutrale Sinneszeichen interpretieren, wird durch die Feststellung Goethes illustriert, es bleibe bemerkenswert, »daß jenes gräßlich Bängliche nur durch die Ohren zu uns gebracht wird«. So sehr Goethes Deutungen auch der Realität seiner Umgebung entsprachen, so war es letztlich doch seine Phantasie, welche die akustischen Wahrnehmungen als »Heulen, Pfeifen und Schmettern der Kugeln durch die Luft« interpretierte, ehe sie zur »eigentlichen Ursache an diesen Empfindungen« werden konnten.

– Schließlich ist noch die Feststellung bemerkenswert, daß »dieser Zustand unter die am wenigsten wünschenswerten« gehört. Das macht es verständlich, daß Hypertoniker dazu neigen, Beobachtungen zu verleugnen, deren Inhalte aggressiver Art sind und die ihre prekäre Stimmung intensivieren würden. Da sie genug mit dem Feuer in sich selbst zu tun haben, vermeiden sie jeden Anlaß, der das Feuer noch schüren könnte.

Diese Vorsicht und die Tatsache, daß die raum-zeitliche Struktur der individuellen Wirklichkeit erhalten bleibt, erlaubt es den Hypertonikern, unauffällig für die Umgebung ihre Ziele zu verfolgen. Das bestärkt sie in dem allgemeinen Glauben, ihre Wirklichkeit würde sich in nichts von der ihrer Mitmenschen unterscheiden. So bemerken auch ihre Mitmenschen den Unterschied nicht, der zwischen ihrer individuellen Wirklichkeit und der der Hypertoniker besteht.

In jedem Fall ist entscheidend, ob die Programme, die uns in Form von Deutungs- und Verhaltensanweisungen zur Verfügung stehen, das Problem lösen können, mit dem die Situation uns konfrontiert. Ist das nicht der Fall, müssen wir ein vorhandenes Programm modifizieren oder ein neues entwickeln. Wir müssen, wie Piaget (1973) es genannt hat, Akkomodationsleistungen vollbringen, um unsere Umgebung als Situation assimilieren zu können, deren Problem lösbar ist.

Statt von Akkomodation sprechen wir gewöhnlich von Adaptation. Der Terminus »Adaptation« umschreibt also nur die Tatsache, daß wir die äußeren Faktoren unserer Umgebung ständig aufgrund innerer (physiologischer, sozialer, sozialpsychologischer und emotionaler) Faktoren, die spezifische Bedürfnisse zum Audruck bringen, interpretieren, um jede Diskrepanz zwischen unseren Bedürfnissen und der Umgebung mit Hilfe unseres Verhaltens beseitigen zu können. Bei diesem Vorgehen testen wir gleichzeitig die Angemessenheit unserer Interpretation und unseres Verhaltens an dessen Resultaten. In Kapitel 1, »Wissenschaftstheorie: ein bio-psycho-soziales Modell«, wurde das Modell des Situationskreises entwickelt, das anschaulich macht, wie der einzelne mit den für ihn (aufgrund seiner Bedürfnisse) relevanten Umgebungsfaktoren in einen großen Regelkreis zusammengeschlossen ist (s.a. Abb. 58-8).

Das große Regelsystem, das Individuum und Umgebung umfaßt, muß von dem kleinen Regelsystem innerhalb des Organismus unterschieden werden. Großes und kleines Regelsystem lassen sich nach den Vorstellungen der Systemtheorie als System und Subsystem einander zuordnen. Damit wird verständlich, daß sie zwei verschiedenen Integrationsebenen

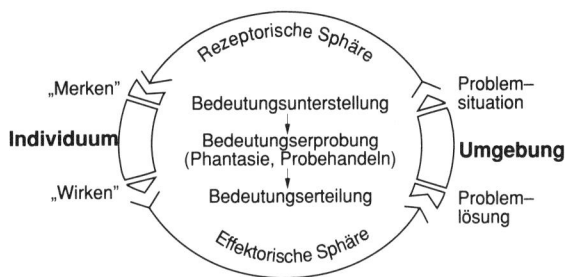

Abb. 58-8 *»Der Situationskreis« stellt dar, wie die Umgebung durch das Individuum (bzw. dessen innere Bedürfnisse) als Problemsituation interpretiert wird (rezeptorische Sphäre «Merken«). Dem entspricht eine Bedeutungserteilung, die auf der Stufe biologischer Bedürfnisbefriedigung automatisch ein Verhalten (»Wirken«) auslöst, das in der effektorischen Sphäre die Problemlösung herbeiführen soll. Dieses primärprozeßhaft ablaufende, zwanghafte Verhalten wird jedoch beim Menschen durch Zwischenschaltung der Phantasie modifiziert, in der Programme für Bedeutungsunterstellung vor der endgültigen Bedeutungserteilung (die dann das bedeutungsverwertende Verhalten in Gang setzt) durchgespielt und erprobt werden. Dadurch wird die Situation in der Phantasie experimentell (durch Probehandeln) vorstrukturiert.*

angehören, die zur Beschreibung ihrer Phänomene verschiedene Terminologien erfordern: Für Phänomene des kleinen Regelsystems ist die Sprache der Physiologie adäquat; die viel komplexeren Phänomene des großen Regelkreises erfordern dagegen eine verhaltensphysiologische und/oder psychologische Terminologie. Zwischen beiden Ebenen besteht ein Bedeutungssprung, der nur durch Bedeutungskoppelung überbrückt werden kann (s.a. Kap. 1, »Wissenschaftstheorie: ein bio-psycho-soziales Modell«).

Das Analoge gilt für die Ebene des Sozialen. Zwischen ihr und der Ebene des Psychischen besteht wieder ein Bedeutungssprung, dessen Überbrückung wiederum eine Bedeutungskoppelung (bzw. eine Übersetzung in eine andere Sprache) erfordert.

Übertragen wir dieses Modell auf das Problem der essentiellen Hypertonie, so läßt sich das kleine Regelsystem nach dem bekannten physiologischen Modell (Blutdruck als Regelgröße, Blutbahn als Regelstrecke, Pressorezeptoren als Fühler, Vasomotorenzentrum als Regler, Herz und Arteriolen als Stellglieder) beschreiben, in dem Abweichungen des Blutdrucks zum Sollwert zurückgeregelt werden. In diesem Modell wird jede Blutdruckgröße im Hinblick auf einen im Regler anzunehmenden Sollwert als »zu hoch« oder »zu niedrig« interpretiert.

Im großen Regelsystem, das wir als »Situationskreis« bezeichnen, würde das soziale, sozialpsychische und emotionale Erleben des Menschen die äußeren Faktoren der Umgebung im Hinblick auf seine Bedürfnisse (seine »Sollwerte«) interpretieren und damit seine »Situation« bestimmen. Abweichungen von diesen Sollwerten würden durch das Verhalten des Individuums (das Stellwerk des großen Regelsystems) den Sollwerten angepaßt. In diesem Regelkreis bilden die Sinnesorgane die Fühler, die Situation die Regelstrecke, das Zentralnervensystem den Regler und die Gliedmaßen einschließlich Mimik und Sprache das Stellwerk. In dem Situationskreis kann z.B. ein Mensch mit aggressiven Triebbedürfnissen eine für den unbeteiligten Beobachter neutrale Umgebung als Herausforderung erleben (interpretieren). Damit entsteht für ihn eine Problemsituation, die durch sein aktives Verhalten – in diesem Fall Angriff oder Verteidigung – in eine Situation des gelösten Problems überführt werden muß. Die »inneren« oder psychischen Faktoren, die im Situationskreis Interpretation der Umgebungsfaktoren (= Erleben) und aktive Auseinandersetzung mit ihnen (= Verhalten) steuern, lassen sich, wie schon erwähnt, als »Programme« beschreiben, die teils genetisch ererbt, teils im Laufe des Lebens erworben (erlernt) wurden, d.h. sozial bestimmt sind. Die Adaptation an eine veränderte Umgebung gelingt, wenn Programme abgerufen werden können, die imstande sind, die Umgebungsfaktoren als eine Problemsituation zu interpretieren, für die Lösungsmöglichkeiten bereitstehen. Wenn derartige Programme jedoch nicht verfügbar sind und wenn es auch nicht gelingt, neue Programme aufzubauen

oder verfügbare entsprechend zu modifizieren, entsteht eine Problemsituation, die nicht gelöst werden kann. Der spezifische Konflikt unterdrückter Aggression (Alexander, 1939), aber auch die unrealistische Einstellung zu Leistungszielen, lassen sich in diesem Modell als einander störende oder blockierende Programme beschreiben, die durch ihre widerspruchsvolle Interpretation der Umgebung und durch einander widersprechende Verhaltensweisen immer wieder unlösbare Problemsituationen konstellieren. Solche Konstellationen bezeichnet man mit dem Terminus »Streß«. Sie entsprechen im Extremfall dem, was Engel und Schmale (1972) als »Zustand der Hilflosigkeit und Hoffnungslosigkeit« beschrieben haben, in dem sie ein typisches Merkmal für Situationen sehen, in denen die verschiedenen Krankheiten, u.a. auch Apoplexien auftreten können (Adler et al., 1971; Engel und Schmale, 1972).

Solche Extremsituationen können aber für gewöhnlich vermieden werden, weil Hypertoniker, wie wir gesehen haben, Kompromisse und Coping-Strategien gefunden haben, die ihnen erlauben, für sie bedrohliche oder aggressive Aspekte aus ihren individuellen Wirklichkeiten auszublenden. Auch der Mechanismus der »Stimulusbarriere« (Lacey und Lacey, 1970) spielt dafür eine Rolle.

Erst wenn diese Kompromiß- und Kompensationsmöglichkeiten überfordert werden, sei es, daß aggressive Tendenzen steigen oder daß Umgebungsereignisse außergewöhnliche Anforderungen stellen oder daß beides sich kombiniert, kommt es zu Situationen, deren Probleme durch keine Kompromisse mehr zu lösen sind. Dann können die Deutungs- und Handlungsentwürfe, mit denen die Phantasie die Situation vorstrukturiert, dem pragmatischen Realitätsprinzip nicht mehr genügen, d.h. ihre Vorhersagen und Vorerwartungen werden nicht mehr bestätigt, das von ihnen geleitete Verhalten wird nicht belohnt.

In solchen Fällen kommt es zu einer Verletzung und in besonders gravierenden Problemsituationen zu einem Zusammenbruch der individuellen Wirklichkeit. Die Reaktion darauf ist ein Rückzug, oder, wie wir es gedeutet haben, ein Umschlag aus der Organisationsform des offenen Systems (aus Organismus und Umwelt bzw. individueller Wirklichkeit) in die Organisationsform des semiotisch geschlossenen Systems eines bloßen Körper-Seins, wie sie bei Menschen in auswegslosen Situationen beschrieben wurde. Untersuchungen über die »psychosomatische« Stimmung bei der Nausea (v. Uexküll, 1952) haben gezeigt, daß es dabei oft zu einem Blutdruckabfall auf hypotone Werte kommt.

Eine derartige situative Hypotonie kann, besonders bei arteriosklerotisch geschädigtem Gefäßsystem, zu Durchblutungsstörungen im Gehirn und/oder im Myokard führen. Das könnte ein Mechanismus sein, der das gehäufte Zusammentreffen von Situationen der Hilflosigkeit und Hoffnungslosigkeit mit dem Auftreten eines Schlaganfalls und/oder eines Herzinfarktes erklärt.

Das Modell des Situationskreises beschreibt also ein System aus Regelkreisen verschiedener Integrationsebenen. Dadurch ist es in der Lage, das Phänomen der Situationshypertonie und situativ ausgelöste Hypotonien, aber auch die so häufigen Blutdruckschwankungen zu deuten. Es interpretiert diese Ereignisse als »Abwärts-Effekte« in hierarchisch gegliederten Zusammenhängen, d.h. als Wirkungen, die von der komplexeren Integrationsebene auf eine weniger komplexe ausgeübt werden. Abwärts-Effekte würden psychosomatischen Wirkungen entsprechen, während »Aufwärts-Effekte«, d.h. Auswirkungen von Ereignissen im Rahmen tieferer Integrationsebenen (z.B. eines Blutdruckabfalls bei einem Herzinfarkt) auf eine höhere Integrationsebene (das Erleben der Schwäche und das Schwinden der Bewußtheit) somatopsychischen Wirkungen entsprechen. Auch zwischen verschiedenen Integrationsebenen besteht wieder eine Rückkoppelung, weil Abwärts-Effekte wieder Aufwärts-Effekte auslösen und umgekehrt.

Nach diesem Modell lassen sich Verbindungen zwischen dem kleinen Regelkreis (auf der Integrationsebene von Organsystemen innerhalb des Körpers) und dem großen Regelkreis (auf der Integrationsebene von Organismus und Umgebung) an zwei Stellen vermuten:

- In der **Phase des Erlebens,** in der Umgebungsfaktoren als Problemsituation interpretiert werden, die durch aktives Verhalten gelöst werden muß. Hier würde der Sollwert des kleinen Regelkreises im Sinne einer Bereitstellung für Kampf, Flucht oder andere aktive Leistungen dem Sollwert des großen Regelkreises angepaßt werden (emergency state).
- In der **Phase des Verhaltens,** in der die aktive Auseinandersetzung mit der Umgebung stattfindet. Hier würde einmal die Muskelarbeit durch Öffnen der Gefäße in der Muskulatur in das kleine Regelsystem eingreifen und zum anderen eine Lösung der Problemsituation (durch aktive Veränderung der Umgebung) die Bereitstellung beenden und damit auch die Erhöhung des Sollwertes im kleinen Regelkreis aufheben (Bedeutungskoppelung).

Mit Hilfe dieses Modells ließe sich vorhersagen, daß ein Fehlen adäquater Programme zur Interpretation der Umgebung zu unspezifischen Störungen im Ablauf des großen Regelkreises (zu unspezifischem Streß) führt. Konstellationen, in denen Programme für Bereitstellung zu Kampf, Flucht oder allgemein Leistungen, die mit erhöhter Muskelaktivität und erhöhtem Blutdruck einhergehen, nicht in adäquate Programme interpretiert werden können, würden zu dem unspezifischen Streß noch eine spezifische hypertone Komponente hinzufügen. In beiden Fällen liegt die Störung in dem Bereich des Situationskreises, in dem in der Phantasie Bedeutungsunterstellungen durch Probehandlungen geprüft werden. Mit Hilfe dieses Modells lassen sich also die Zusammenhänge zwischen somatischen, psychischen und sozialen Faktoren beschreiben und Störungen »lokalisieren«.

7 Differentialdiagnose

Die Differentialdiagnose hat zunächst die Aufgabe, die essentielle Hypertonie als Störung der Programme des großen Regelsystems von den sekundären Hypertonieformen als Störung in dem kleinen Regelsystem abzugrenzen. Wenn bereits hypertoniebedingte Organkomplikationen eingetreten sind, ist diese Abgrenzung häufig nicht mehr mit Sicherheit möglich.

Eine Differentialdiagnose unter psychodynamischen Gesichtspunkten ist für die Einstellung des Arztes dem Patienten gegenüber – aber auch für die Planung einer Therapie wichtig, die sowohl medikamentöse wie psychotherapeutische Erfordernisse berücksichtigt.

8 Prognose

Die Prognose der Hypertonie ist sowohl vom systolischen als auch vom diastolischen Blutdruck abhängig (Pflanz, 1977). Epidemiologische Studien zeigen, daß auch schon leichte Blutdruckerhöhungen die Lebenserwartung verkürzen. Die Kombination mit weiteren Risikofaktoren (Hyperlipidämie, Nikotinabusus, Diabetes mellitus, Übergewicht etc.) führt zu einer zusätzlichen Verschlechterung der Prognose. Die genetische Belastung spielt – wie erwähnt – ebenfalls eine Rolle. Ein weiterer ungünstiger Faktor für die Prognose scheint ein hoher Plasmareninspiegel zu sein, während essentielle Hypertonien mit normalem oder niedrigem Reningehalt eine bessere Prognose haben sollen. Über die prognostische Bedeutung der Persönlichkeitsfaktoren gibt es noch keine statistischen Untersuchungen. Einzelbeobachtungen (Reiser et al., 1950) und der klinische Eindruck sprechen jedoch dafür, daß sie erheblich sein muß.

Die Lebenserwartung eines Hypertonikers wird letztlich durch die hypertoniebedingten Organkomplikationen von seiten des Herzens, des Zentralnervensystems, der peripheren Gefäße und der Nieren bestimmt.

Die vaskulären Komplikationen der Hypertonie können durch eine rechtzeitige Behandlung weitgehend verhindert werden (Epstein, 1974). Die bekannteste kontrollierte Untersuchung ist die Veterans Administration Cooperative Study in den USA. Diese Studie mußte nach 18 Monaten abgebrochen werden, da bei Männern mit einem anfänglichen diastolischen Blutdruck von 115–129 mmHg in der Placebogruppe etwa zehnmal so viele kardiovaskuläre Komplikationen und Todesfälle auftraten wie in der mit blutdrucksenkenden Mitteln behandelten Gruppe. Bei diastolischen Ausgangswerten von 90–114 mmHg war zwischen den beiden Gruppen nach 40 Monaten ein etwa dreifacher Unterschied nachweisbar (Freis, 1976).

Aufgrund der bisher vorliegenden randomisierten Langzeitstudien erscheint es allerdings zweifelhaft, ob es dem Hypertoniker mit diastolischen Werten zwischen 95 und 104 mmHg nützt, wenn er lebenslang behandelt wird, während bei höheren Werten eine medikamentöse Behandlung unerläßlich ist (Pflanz, 1977). Die modernen pathophysiologischen Vorstellungen der »strukturellen Autoregulation« legen aber doch eine möglichst frühzeitige Behandlung nahe.

Die Therapie mit antihypertensiven Medikamenten hat zu einer Verbesserung der Prognose der malignen Hypertonie, aber auch ganz allgemein zu einer Zunahme der Lebenserwartung aller lege artis behandelten Hypertoniker, auch bei sekundären Formen, geführt. Die Prognose ist daher entscheidend abhängig von der Qualität und Konsequenz der medikamentösen Therapie. Diese hängt wiederum von der Stabilität des therapeutischen Bündnisses zwischen Arzt und Patient ab.

9 Konsequenzen für die Therapie der essentiellen Hypertonie

Im Durchschnitt werden in allen Ländern mit »hohem medizinischem Standard« zur Zeit nur etwa 50% der Hypertoniker diagnostiziert und von diesen wiederum nur 25% ausreichend behandelt (Bühler et al., 1976). Von diesen 25% haben jedoch aus noch unerklärten Gründen nach 6 Monaten bereits fast die Hälfte die Behandlung abgebrochen (Sackett et al., 1975). Die Erklärung für diese enttäuschenden Ergebnisse scheint nicht nur die Tatsache zu sein, daß Hypertoniker zunächst beschwerdefrei sind, sondern auch in ihren Persönlichkeitsmerkmalen und dem Versäumnis der Ärzte zu liegen, ihnen Rechnung zu tragen. Es sieht so aus, als ob viele Hypertoniker in der Therapie nicht aus eigenem Interesse kooperativ sind, sondern um dem Arzt einen Gefallen zu erweisen. Wird der Patient dann durch den Arzt enttäuscht, so bricht er die Behandlung abrupt ab, ohne daß sich der Arzt erklären kann, weshalb dies geschieht. Psychodynamisch spielt sich dabei vermutlich folgendes ab: Den zur Abwehr aggressiver Tendenzen überangepaßten und überkooperativen Patienten macht Abhängigkeit – besonders von autoritären Ärzten – soviel Angst, daß sie früher oder später aus der Praxis verschwinden (Pflanz, 1969).

Der plötzliche Verlust von Selbstsicherheit gegenüber Autoritätspersonen stellt – wie bereits erwähnt – eine hypertonieauslösende Situation dar. Der Arzt sollte darauf gefaßt sein und versuchen, die schwierige Situation durch Verständnis zu überbrücken. Verärgerung auf seiten des Arztes kann zu einem endgültigen Abbruch der notwendigen Arzneimitteltherapie führen. Da die medikamentöse Behandlung die Prognose der Hypertoniker entscheidend verbessert, ist der Aufbau einer tragfähigen Arzt-Patient-Beziehung von entscheidender Bedeutung (Finnerty et al., 1973).

Dabei muß der Arzt wissen, daß die Behandlung sich über Jahre zu erstrecken hat und daß in ihrem Verlauf eine Reihe kritischer Situationen auftreten oder auftreten können, in denen die Kontinuität der Behandlung und der Erfolg der Therapie immer

wieder in Frage gestellt werden: Zu Beginn der medikamentösen Therapie führt der Blutdruckabfall bei vielen Patienten vorübergehend zu orthostatisch bedingten Schwindel- und Schwächezuständen und dem Gefühl des Verlustes der Kontrolle über die Umgebung und über sich selbst. Daher ist es notwendig, den Patienten die Wirkung der Medikamente zu erklären und sie davon zu überzeugen, daß diese Phase nicht durch Abbruch der Therapie, sondern durch Anpassung des Organismus an das neue Blutdruckniveau überwunden werden muß.

Weiterhin ist wichtig, den Patienten die möglichen Ursachen ihrer Hypertonie zu erklären. Die Einsicht, daß Blutdrucksteigerungen unter bestimmten Bedingungen normal sind, kann die Patienten beruhigen. Wenn möglich, sollte auch die Einsicht vermittelt werden, daß es in bestimmten Situationen besser sein kann, Spannungen abzureagieren, als sie chronisch zu unterdrücken (Bastiaans, 1963). Nach Alexander (1939) reagiert der Hypertoniker während der psychotherapeutischen Sitzungen oft mit einem Absinken des mittleren Blutdrucks, wenn er merkt, daß es erlaubt ist, seine zurückgestauten feindseligen Regungen zum Ausdruck zu bringen, oder wenn er zur Selbstbestätigung in beruflichen oder familiären Situationen ermutigt wird. In manchen Fällen kann erst die Analyse von Schuldgefühlen und Abhängigkeitsbedürfnissen die Patienten in die Lage versetzen, ihre Strebungen zum Ausdruck zu bringen und für ihre Spannungen geeignete Abfuhrmöglichkeiten zu finden. Diese Hinweise, die Alexander für eine psychotherapeutische Behandlung gibt, lassen sich – wenn auch in abgeänderter Form – für den täglichen Umgang mit diesen Patienten verwerten. Sie können – wie weiter unten an einem Beispiel dargelegt wird – für die Behandlung von Patienten mit medikamentös schwer einstellbarer, labiler Hypertonie von zentraler Wichtigkeit sein.

Unter diesem Gesichtspunkt ist auch die Verordnung von Blutdruckmeßgeräten zu betrachten, mit denen die Patienten in der Lage sind, ihren Blutdruck selbst zu kontrollieren. Diese Geräte haben zwei Vorteile:

– Auf der einen Seite erlauben sie den Patienten, den Erfolg einer Arzneimitteltherapie selbst zu überwachen, und auf diese Weise mehr Autonomie und Selbstbestätigung zu gewinnen, sowie ihre Bereitschaft zur Kooperation mit dem Arzt zu bekunden.
– Auf der anderen Seite geben sie dem Patienten die Möglichkeit, den Zusammenhang zwischen Blutdruckreaktionen und Lebenssituationen zu beobachten – ein Zusammenhang, der von vielen zunächst geleugnet wird.

Sieht man sich solche Selbstmeß-Blutdruckprotokolle an, dann stellt sich heraus, daß stabile Blutdruckwerte bei einer essentiellen Hypertonie eine Rarität sind. Die Unterscheidung zwischen labiler und stabiler Hypertonie scheint in den meisten Fällen eine Illusion zu sein und die Folge ungenügend kontrollierter Blutdruckwerte.

Der psychosomatisch interessierte Arzt hat bei einem Gespräch mit dem Hypertoniker über seine

Blutdruckwerte und die damit zusammenhängenden Lebenssituationen die Möglichkeit zu einer adäquaten »kleinen Psychotherapie« entsprechend den oben zitierten Prinzipien von Alexander (1939).

Psychotherapie beim Hypertoniker durchführen, heißt in Interaktion und Biographie die Situation aufsuchen, in der die pathogene Bedeutungskoppelung entstand, die von einer Bedrohung zum Auftreten des Symptoms Hypertonie als Alarm- und Abwehrreaktion (s. a. Abschnitt 5.3 und 5.4) führte, um auf diese Weise zu einer Bedeutungsentkoppelung zu kommen. Es geht darum, die Verarbeitungsmechanismen des Subsystems Psyche zu stärken (z. B. durch Entlastung am Über-Ich, am Ich-Ideal oder durch »holding function«), es kompetenter zu machen, psychosoziale Konflikte ohne krankmachende Reaktion des Subsystems »Körper« zu lösen. Körperzentrierte Therapie, wie die funktionelle Entspannung nach Fuchs (1974) oder die progressive Muskelentspannung nach Jacobson (1938), kann die Möglichkeit zu neuer, den psychischen Apparat entlastender Bedeutungskoppelung geben (s. a. Kap. 42, »Selbstschädigendes Verhalten am Beispiel der koronaren Herzerkrankung«).

Der Wert einer lediglich psychotherapeutischen Behandlung wird unterschiedlich beurteilt. Weiss und Mitarbeiter (1952) äußern sich skeptisch über die Erfolgsaussichten. Reiser und Mitarbeiter (1950) fanden bei 98 Hypertonikern in 60 bis 80% der Fälle eine Besserung der Symptome, während der Blutdruck nur in 30 bis 60% und anatomische Befunde nur in 20 bis 45% beeinflußt wurden. Diese Befunde stammen aus einer Zeit, in der es noch keine effektiven Medikamente zur Senkung des Blutdrucks gab. Sie unterstreichen die Bedeutung einer konsequenten medikamentösen Behandlung.

Bei Frühfällen oder bei hypertonen Regulationsstörungen und den transitorisch-jugendlichen Hochdruckformen sind nach Bräutigam und Christian (1975) Heilungen durch eine Psychotherapie durchaus möglich. Hier besteht allerdings auch eine spontane Remissionsrate von 40 bis 60% (Linneweh, 1960).

Allerdings haben Gaus und Mitarbeiter (1983) über gute Erfolge mit psychotherapeutischen Interventionen (Krisenintervention, Kurztherapie, Sprechstundeninterview, Gruppengespräche) berichtet, gerade bei Hypertonikern, die an schweren Formen der Krankheit litten und vorher mit medikamentösen und diätetischen Maßnahmen nicht ausreichend gut einstellbar waren.

Darüber, daß übende und entspannende Verfahren wie autogenes Training, Yoga, Meditation, Biofeedback etc. hypertone Blutdruckwerte günstig beeinflussen können, besteht Einigkeit. Übersichten dazu finden sich bei Vaitl (1982), Schmidt (1982), Julius und Cottier (1983), Linden (1983), Herrmann (1986), Franck und Mitarbeitern (1994) und Eisenberg und Mitarbeitern (1993).

Die physiologischen Reaktionen auf einen Entspannungszustand scheinen durch die Beeinflussung und Reaktion der hypothalamischen Zentren zustande zu kommen. Dabei wird eine generalisierte Abnahme des Sympathikotonus und möglicherweise eine Verstärkung der Parasympathikusaktivität erreicht. Diese physiologische Wirkung zeigt sich in einer Senkung des Tonus der Skelettmuskulatur, einer Verminderung des peripheren Gefäßwiderstands (Vasodilatation), einer Abnahme der Herzfrequenz, einer Hypoventilation, einer Reduktion des O_2-Verbrauchs und der CO_2-Abgabe, einer Zunahme der Alphawellen im EEG und einer Zunahme des Hautwiderstandes. Da die Blutdrucksenkung durch diese Verfahren im allgemeinen jedoch relativ gering ist (Abnahme des systolischen Blutdrucks um 10 bis 15 mmHg, diastolisch um 5 bis 10 mmHg; Seer, 1979), sind sie vor allem bei Patienten mit sog. labilen Hochdruckformen oder mit Grenzwerthypertonie indiziert.

Besonders eindrucksvolle Beobachtungen stammen von C. Patel (1983). Mit ihren Methoden einer Kombination moderner Verfahren wie Biofeedback mit alten Techniken der meditativen Yogapraxis und deren systematischem Einsatz unter Alltagsbedingungen und lernpsychologischen Gesichtspunkten konnten nach 8 Behandlungswochen (1 Treffen wöchentlich) nicht nur der Blutdruck, sondern auch das Serumcholesterin und der Zigarettenkonsum verringert werden. Renin- und Aldosteronspiegel wurden gesenkt; die Senkung von Blutdruck und Aldosteron korrelierten signifikant miteinander. Diese positiven Effekte ließen sich auch nach weiteren 8 Monaten beobachten. In dieser Zeit übten die Patienten ohne weitere Betreuung allein weiter. Die neuesten Befunde zeigen, daß der blutdrucksenkende Effekt selbst nach einem Zeitraum von 4 Jahren noch gegenüber der Kontrollgruppe nachweisbar ist (Patel et al., 1987). Eine Reihe anderer Studien haben Patels Ergebnisse bestätigt (Little et al., 1984; Johnston, 1984). Engel und Mitarbeiter (1981 und 1983) haben erfolgreich ein verhaltensmedizinisches Programm zur Blutdrucksenkung mit Hilfe von Biofeedback (Blutdruckselbstmeßgerät) und Entspannung entwickelt, das sich durch geringen ärztlichen Aufwand und gute Praktikabilität für Patienten auszeichnet. Bei einem Teil der mit einem Diuretikum behandelten Grenzwerthypertoniker konnte auf die Gabe dieses Medikamentes verzichtet werden. Diese Verfahren sind billiger als lebenslange Medikation, sie erfordern aber mehr persönlichen Einsatz des Patienten, d. h. Motivation bzw. Compliance: Hoelscher et al. (1986) untersuchten die Patienten-Compliance bei Entspannungstherapie: Den Hochdruckpatienten wurden Tonband-Kassettenrekorder mit Entspannungsbändern gegeben und sie wurden instruiert, jeden Tag über einen Zeitraum von 10 Wochen damit die Entspannung zu praktizieren. Die Patienten wußten nicht, daß in den Tonband-Kassettenrekordern ein elektronischer Monitor eingebaut war, der die tägliche Anwendung überprüfte. Es zeigte sich, daß zwar 91% der Patienten berichteten, daß sie täglich mit der Tonband-Kassette Entspannung geübt hätten, aber nur 32% der Patienten hatten sich tatsächlich 1mal pro Tag entspannt.

Es erscheint sinnvoll, übende und entspannende Verfahren nicht isoliert, sondern zusammen mit medikamentöser Therapie und gegebenenfalls Einzel- oder Gruppengesprächen anzuwenden. Die Wirksamkeit dieser Methoden weist gleichzeitig auch wieder auf den psychophysiologischen Zusammenhang bei der Hypertonieentstehung hin.

Zur Lebensführung bei essentieller Hypertonie können folgende Empfehlungen gegeben werden: Berufliche und sportliche Aktivitäten, die zu unphysiologischen Erhöhungen des Sympathikotonus führen, sollten vermieden werden, dazu gehören insbesondere Termin-, Akkord- oder Schichtarbeit. Arbeiten auf Gerüsten, an Maschinen und Hochöfen, insbesondere das Führen von öffentlichen Verkehrsmitteln sind nur mit Vorbehalt möglich, d.h. wenn keine Beschwerden durch hypertoniebedingte Organkomplikationen (z.B. Schwindel) eingetreten sind und sich die Reaktionen auf eine neu eingeleitete medikamentöse Therapie bereits übersehen lassen. Als sinnvolle Sportarten können Radfahren, Wandern, Dauerlaufen, Schwimmen (unter Vorbehalt), Gymnastik, Ballspiele ohne Wettbewerbscharakter und Skilanglauf angesehen werden. Isometrische Übungen der Muskulatur, wie z.B. bei Gewichtheben, Windsurfing etc., sollten vermieden werden. Jede Form von Leistungssport ist bei einer ausgeprägten Hypertonie ungünstig. Eine Kosten-Nutzen-Analyse einer schwedischen Forschergruppe (Johannesson et al., 1991) belegt, daß die nicht-pharmakologische Behandlung (u.a. Diät, Entspannungs- und Bewegungstherapie) von Patienten mit essentieller Hypertonie nicht nur erhöhte Blutdruckwerte signifikant senkt, sondern auch zu einer erheblichen Kostensenkung führt. Durch die nicht-pharmakologische Therapie konnten nach dieser Untersuchung etwa DM 150,– pro Patient und Jahr eingespart werden.

Zusammenfassend sei noch einmal darauf hingewiesen, daß eine stabile und vertrauensvoll-dauerhafte Beziehung, die der speziellen Psychodynamik des einzelnen Hypertonikers Rechnung trägt, Voraussetzung für eine konsequente Therapie ist, die ihrerseits wieder für das Leben eines Patienten entscheidend sein kann. Auch bei Begutachtungen ist es unserer Meinung nach notwendig, psychosoziale Risikofaktoren zu berücksichtigen.

Ein Fallbericht soll als Abschluß des Kapitels die Bedeutung der Interaktion zwischen Arzt und Patient für die Behandlung des Hypertonikers illustrieren.

10 Bericht über die psychosomatische Behandlung einer Patientin mit labiler Hypertonie und Blutdruckkrisen

Die Patientin – Frau L. – war über die allgemeinen Risiken einer schweren Hypertonie hinaus durch zwei Komplikationen hochgradig gefährdet:

Sie war im Gefolge einer hypertensiven Retinopathie bereits auf einem Auge erblindet. Auf dem anderen Auge war es zweimal während krisenhafter Blutdruckanstiege zu einer vorübergehenden Amaurose gekommen.

Bei der einseitig nephrektomierten Patientin bedeutete der Fortbestand der Hypertonie aufgrund der durch pyelonephritische Schübe geschädigten Restniere die Gefahr einer zusätzlichen vaskulären Komplikation.

Auch dieser Fall ist ein Beispiel dafür, wie problematisch die Einteilung in labile und stabile Hypertonieformen ist.

1972 wurde die damals 38jährige Patientin wegen einer therapieresistenten Hypertonie mit Blutdruckwerten von 280/160 mmHg stationär aufgenommen. Die internistische Vorgeschichte ergab, daß 1956 eine Nephrektomie wegen multipler Nierenabszesse bei einer Sepsis durchgeführt werden mußte. Damals war ein erhöhter Blutdruck festgestellt worden, der seitdem in wechselnder Höhe weiterbestand. 1968 kam es nach einer Kur, die der Hausarzt veranlaßt hatte, zu einer ersten Blutdruckkrise mit Werten von 280/150 mmHg und zur Erblindung des rechten Auges aufgrund eines Verschlusses der Zentralarterie.

Während der ersten Tage der klinischen Behandlung blieben die Blutdruckwerte trotz antihypertensiver Behandlung bei Werten, die zwischen 290 und 240 mmHg systolisch und 160 und 130 mmHg diastolisch schwankten. Am Augenhintergrund fanden sich auch auf dem gesunden Auge schwere Veränderungen im Sinne eines Fundus hypertonicus III bis IV. Die übrigen Untersuchungen ergaben pyelonephritische Veränderungen an der normal funktionierenden rechten Niere. Auffällig war, daß die Linksherzhypertrophie nicht ausgeprägt war.

Diagnostisch standen wir – wie so oft – vor folgender, nicht sicher zu entscheidender Alternative: Die Vorgeschichte der Nephrektomie und die pyelonephritischen Veränderungen sprachen für eine renale Hypertonie mit situativen Blutdruckkrisen und den entsprechenden Komplikationen. Die normale Nierenfunktion ließ an die Möglichkeit denken, daß es sich um eine essentielle Hypertonie handelte, die schon vor der Nierenoperation bestand und bei der die renale Komponente für die Blutdruckerhöhung nur untergeordnete Bedeutung hatte. Ein Phäochromozytom ließ sich ausschließen.

Die Patientin wurde von 1972 bis 1975 insgesamt viermal stationär aufgenommen. Bei jedem dieser stationären Aufenthalte wurden, außer bei den täglichen Visiten, jeweils 2 Stunden (insgesamt also 8 Stunden) psychotherapeutische Gespräche geführt.

Äußere Erscheinung und Verhalten

Die betont jugendlich zurechtgemachte Patientin, die einen fast jungmädchenhaften Eindruck machte, legte in auffallendem Gegensatz zu dieser äußeren Erscheinung ein recht unfreundliches Verhalten an den Tag. Sie war trotzig, schien ständig beleidigt und unzufrieden zu sein – ein personifizierter Vorwurf, der in dem Arzt Schuldgefühle hervorrief. Sein erster Eindruck läßt sich etwa folgendermaßen beschreiben: Ein sehr wohlerzogenes Mädchen in Sonntagskleidern, das nicht spielen und herumtollen darf und das von dem Arzt erwartet, er solle ihr die verbotenen Spiele erlauben, das aber zugleich enttäuscht und trotzig überzeugt ist, daß seine Bitten abgeschlagen werden.

Auffällig war auch die Einstellung der Patientin zu ihrer Krankheit: Sie war tief beleidigt, als in ihrer Gegenwart die Frage diskutiert wurde, ob unter Umständen eine essentielle Hypertonie vorliegen könnte, weil sie der Meinung war, daß man ohne eine organische Ursache ihre Krankheit nicht ernst nehmen könne. Jede Möglichkeit eines Zusammenhangs zwischen psychischen Faktoren und Blutdruckanstieg lehnte sie strikt ab. Sie war überzeugt, daß ihr Blutdruck von der kranken Niere komme und daß die immer wieder auftretenden Blutdruckspitzen mit dem Wetter zusammenhängen würden.

Verlauf

Im ersten Interview berichtete die Patientin folgende Einzelheiten zur Vorgeschichte: Der Vater, den sie als »besten Vater der Welt« schilderte, mit dem sie sich »phantastisch verstand«, starb in dem Jahr, in dem die Patientin an der Sepsis erkrankte und nephrektomiert werden mußte, an einem Schlaganfall. Die Mutter habe »immer ihren Willen durchgesetzt«, sie war streng und brauchte die Kinder nur anzusehen, dann waren sie artig. Sie hat die Tochter immer unterdrückt und ganz selbstverständlich ihre Hilfe im Haushalt beansprucht. Zwei ältere Geschwister hatten das Elternhaus verlassen und kümmerten sich wenig um die Mutter. Als die Tochter schließlich trotz des Widerstandes der Mutter eine Berufsausbildung durchsetzte, hat sie hinter dem Rücken der Tochter so lange intrigiert, bis die Tochter entlassen wurde und wieder in den mütterlichen Haushalt zurückkehren mußte. Mehrere Versuche, sich zu verloben, wurden von der Mutter hintertrieben. Die Tochter hat nie aufgebegehrt, sie war höchstens »verletzt«. Die Mutter starb 1968 nach einem Schlaganfall, der sie völlig gelähmt ans Bett fesselte, unter qualvollen Umständen, von der Tochter gepflegt. Die anderen beiden Geschwister hatten sich auch dann nicht um die Mutter gekümmert.

Bei dem mißglückten Versuch einer Berufsausbildung geriet sie an einen sadistischen Vorgesetzten, der ihr nachstellte und sie ständig quälte. Nach einem Einbruchsdiebstahl in dem Geschäft, in dem sie arbeitete, wurde sie verdächtigt. Sie wagte aber weder sich zu beschweren, noch sich bei den Eltern auszusprechen. »Es war die Hölle.«

Bei diesem ersten Interview wurde deutlich, daß die Patientin den offenbar sehr schwachen Vater in schwärmerischer Weise verehrt hat, ein Gefühl, das sie nun auf den Arzt übertrug. Im Verhältnis zur Mutter herrschten »Verletztsein«, ohne daß sie aufzubegehren wagte, und bockiger Gehorsam vor. Das gleiche Verhalten legte sie später ihrem Vorgesetzten gegenüber und jetzt wieder in der Klinik an den Tag. Dabei führte ihr unrealistischer Anspruch, verwöhnt und den anderen Patienten gegenüber bevorzugt zu werden, zu Schwierigkeiten im Umgang mit dem Pflegepersonal und den Ärzten. Bei dem Bericht ihrer häuslichen Situation – sie hatte nach dem Tod der Mutter einen sehr viel älteren Mann geheiratet – zeigte sich, daß die Einstellung der Patientin im täglichen Umgang mit ihrer Umgebung und ihrem Ehemann zu ähnlichen Spannungen führte.

Nach diesem ersten Gespräch, in dem die Patientin über die Vorwürfe sprechen konnte, die sie gegen die Mutter empfand, und bei dem ihre feindseligen Gefühle gegen die Umgebung deutlich wurden, von der sie sich immer wieder zurückgesetzt fühlte, sank der Blutdruck auf normale Werte. Gleichzeitig kam es zu erheblichen orthostatischen Beschwerden, über die die Patientin sehr vorwurfsvoll und anklagend berichtete. Trotzdem gelang es, mit der Patientin in Arbeitsbündnis zu schließen, in dem sie die orthostatischen Beschwerden als notwendige Umstellung ihres Organismus an den normalen Blutdruck – wenigstens rational – akzeptierte.

Dies überraschend befriedigende Behandlungsergebnis wurde dadurch getrübt, daß die Patientin vorzeitig die Klinik verließ. Bei ihrem nächsten Krankenhausaufenthalt – ein Jahr später, weil der Blutdruck wieder angestiegen war und wieder auf Medikamente nicht ansprach – gab sie an, der Grund für »ihre Flucht« aus der Klinik seien ihre Gefühle für den behandelnden Arzt gewesen, in dem sie den Vater wiederzuerkennen glaubte und der sie – ähnlich wie der Vater der Mutter gegenüber – dem Pflegepersonal und den anderen Ärzten der Klinik gegenüber nicht genügend in Schutz nahm. Sie sei auch zur verabredeten Zeit nicht zur Nachuntersuchung gekommen, weil der Arzt sie nicht persönlich bestellt habe.

Bei diesem Aufenthalt berichtete die Patientin Näheres über die Beziehung zu ihrem Ehemann, von dem sie sich nicht genügend verstanden fühlte. Besonders schlimm sei es, wenn er ihr, die doch alles tat, um ihm das Leben schön zu machen, ungerechtfertigte Vorwürfe machen würde.

Der Versuch, die Patientin darauf anzusprechen, daß sie außerstande sei, sich gegen Kränkungen und ungerechtfertigte Anforderungen zu verteidigen, beunruhigte sie offensichtlich sehr. Trotzdem war der Allgemeinzustand sehr viel besser als bei der ersten Untersuchung, der Blutdruck schwankte in erträglichen Grenzen, zeigte allerdings noch gelegentliche Steigerungen, die – wie sie weiterhin fest überzeugt war – mit Wetterumschlägen zusammenhingen.

1974 kam die Patientin erneut in die Klinik, diesmal wegen schwerer Angstzustände, die nach der Klinikentlassung vor einem Jahr aufgetreten waren und die sich etwa alle 6 bis 8 Wochen wiederholten. Sie wisse dann vor Angst nicht ein noch aus, müsse ihren Mann nachts wecken, der auch mit ihr sprechen würde, aber ohne ihr helfen zu können. In dieser Stunde fällt ihr ein, daß ihre Mutter sie mit 6 Jahren mit einem Stock so schlug, daß sie voller blutiger Striemen war und nachts nicht auf dem Rücken liegen konnte. Damals habe sie gedacht: »Das vergesse ich Dir nie!« Es fielen ihr dann nacheinander Episoden ein, in denen sie von der Mutter brutal behandelt und drangsaliert worden war. So wurde sie z. B. noch mit 22 Jahren eingesperrt, als sie zu ihrem Verlobten fahren wollte. Nach der Nierenoperation, bei der sie beinahe gestorben sei, habe die Mutter sie im Krankenzimmer beschimpft und ihr vorgeworfen, sie würde sich nur aus Faulheit ins Krankenhaus legen. Da habe die Patientin – zu ihrem eigenen Entsetzen – die Mutter geschlagen. »Die Hand rutschte aus.« Diese Episode hatte sie völlig vergessen. Sie war lediglich von Angstträumen heimgesucht, in denen sie vor etwas Unheimlichem davonlief.

Offensichtlich lief sie im Traum vor dem Haß gegen ihre Mutter und den Schuldgefühlen, die diesen Haß unterdrückten, davon. Wahrscheinlich hat auch der qualvolle Tod der Mutter diese Schuldgefühle verstärkt. Jetzt wurde ihr Verhalten, d. h. die ständige Fürsorge für die Mutter trotz permanenter ungerechter und sadistischer Behandlung, ihr Verhalten den Ärzten und dem Ehemann gegenüber, sehr viel verständlicher. Nach dieser Aussprache sind die Angstzustände nicht wieder aufgetreten.

Vor dem letzten Krankenhausaufenthalt im Frühjahr 1975 waren die Blutdruckwerte wieder angestiegen. Die auslösende Situation ließ sich jetzt relativ leicht rekonstruieren: Der Ehemann wurde pensioniert und war jetzt den ganzen Tag zu Hause. Dabei kam es ständig zu Reibereien. Der Mann würde darunter leiden, nicht mehr die Anerkennung und Befriedigung seines Berufes zu haben. Es falle ihm schwer, sich mit der neuen Situation abzufinden. Das aber könne er nicht zugeben; er sei außerstande, Schwächen zu zeigen. Er werde dann ausfallend und kränkend. Das mache sie »krank«. Sie fühle sich dann zu Unrecht beschuldigt, wie in ihrer Jugend von der Mutter oder während der Berufsausbildung, als man ihr einen Diebstahl zur Last legte. Die Patientin war über die Spannungen mit dem Ehemann so beunruhigt, daß sie über ein Wochenende kaum nach Hause zu fahren wagte.

Bei einer Aussprache konnte sie über ihre Aggressionshemmung freier berichten. Es fielen ihr folgende, besonders kränkende Situationen ein: Mit 4 Jahren, als sie untröstlich war, weil die Nachbarskinder, mit denen sie eng befreundet war, wegzogen, wurde sie von ihrer Mutter hart zurechtgewiesen. Mit 5 Jahren wurde sie von der Mutter zur Strafe in ein dunkles Zimmer gesperrt. Sie sei nicht nur mit 6 Jahren, sondern häufig von der Mutter mit dem Stock geschlagen worden.

Dann erinnerte sie sich an die Episode, in der man ihr den Diebstahl zur Last legte.

Die Patientin konnte jetzt den Rat annehmen, sich mit ihrem Mann auszusprechen und ihm zu erklären, was sie empfinden würde, wenn er ihr Vorwürfe macht. Sie würde ihn dann wie ihre Mutter oder den damaligen Vorgesetzten erleben. Trotzdem fuhr die Patientin nach diesem Rat besorgt ins Wochenende, kam aber sehr getröstet wieder. Es sei besser gegangen, als sie erwartet habe. Der Mann habe es verstanden und sie selbst verstünde jetzt, daß sie beide – der Mann und sie selbst – »das Wetter machen würden«, das sie bisher für ihre Blutdruckschwankungen verantwortlich gemacht hatte.

Die Patientin war jetzt unter der Therapie mit einem Saluretikum und einem Betarezeptorenblocker ständig normoton. Die orthostatischen Beschwerden hatten sich völlig verloren.

10.1 Interpretation

Die »Situation«, welche die Patientin immer wieder aufbauen mußte, folgte früh erworbenen – und im Laufe ihres Lebens immer neu »bestätigten« Programmen. Diese Programme legten das Szenarium für den Ablauf der Handlungen und die Rollen der Akteure in einem Drama fest, das sich – mit nur unwesentlichen Variationen – ständig wiederholte. In dem Drama ist die Patientin als kleines hilfloses Mädchen einer bösen Mutter ausgeliefert. Ihre brutale, ungerechte Behandlung und Quälereien muß sie mit zusammengebissenen Zähnen erdulden. Sie darf sich nicht offen auflehnen, ohne Gefahr zu laufen, die Gunst der Mutter, von der sie völlig abhängig ist, endgültig zu verlieren.

Der Vater ist ihre einzige Hoffnung. Von ihm träumt sie, er werde sie aus ihrer Abhängigkeit befreien und sich ihr zuwenden, wie der Prinz im Märchen der verkannten Prinzessin. Sie liebt ihn entsprechend schwärmerisch und umwirbt ihn. Aber er ist schwach und unzuverlässig. Er enttäuscht sie immer wieder, wenn er ihr die gehaßte und gefürchtete Mutter vorzieht. Gleichzeitig erwartet er von ihr, daß sie ein artiges und gutes Kind ist. Böse Gefühle und schlimme Gedanken würden ihn so erschrecken, daß er sich von ihr abkehren könnte.

Aggressive Gefühle und Gedanken waren also dreimal gefährlich: Man durfte sie nicht äußern, ohne von der Mutter verstoßen zu werden. Man durfte sie nicht einmal haben, ohne ein böses Kind zu sein, das die Zuneigung des Vaters nicht mehr verdient. Schließlich mußten in Gefühlen und Gedanken, vor denen die mächtigen Eltern so große Furcht hatten, nicht wirklich unausdenkbar gefährliche und zerstörerische Kräfte schlummern?

Erst als die Patientin erlebt, daß man Vorwürfe äußern und Haßgefühle nicht nur haben, sondern ihnen sogar nachgeben darf, ohne verstoßen zu werden, beginnt sich das starre Programm zu lockern. Es wird möglich, die Rolle für mütterliche und väterliche Repräsentanten (Objekte) zu differenzieren und damit auch die eigene Rolle freier zu gestalten. Mit der Kommunikation über die gefürchteten Themen wird deren Korrektur möglich, und in dem Maße, wie der Situationskreis seine Feindseligkeit, Gefahr und Ausweglosigkeit verliert, normalisiert sich der Blutdruck.

Die Biographie der Patientin ist ein Beispiel für eine Lebensgeschichte, in der es schon früh zu pathologischen Bedeutungskoppelungen zwischen dem großen und dem kleinen Regelkreis, d. h. zwischen situativem Erleben und Bereitstellungen zu Kampf oder Flucht kam, die mit einem erhöhten Blutdruck einhergehen. Die Hemmung der Exekutive, d. h. die Blockierung der aktiven Auseinandersetzung mit der Situation in offenem Kampf oder Flucht, kann dann dazu führen, daß die Bereitstellung schließlich zu einer Dauereinrichtung wird. Erlebnisse, die jetzt mit einer vermeintlichen oder realen Bedrohung oder Kränkung einhergehen, können dann zu krisenhaften Steigerungen des bereits erhöhten Blutdrucks führen.

Der Verlauf zeigt, daß es der psychotherapeutischen Bemühung des Arztes gelingen kann (s. a. Kap. 42, »Selbstschädigendes Verhalten am Beispiel der koronaren Herzerkrankung«), selbst eine schon Jahre bestehende Bedeutungskoppelung zu lösen und damit eine Hypertonie zu normalisieren, die ebenfalls schon seit vielen Jahren besteht. Der Widerstand, den es dabei zu überwinden gilt, hängt offenbar auch damit zusammen, daß ein erhöhter Blutdruck im Sinne von Lacey (1970) eine Stimulusbarriere unterhalten und somit eine somatopsychische Schutzfunktion gegen das Überwältigtwerden von aggressiven Eindrücken haben kann.

Kapitel 59

Arterielle Verschlußkrankheiten: koronare Herzkrankheit, Apoplexie und Claudicatio intermittens

Thomas H. Schmidt, Rolf H. Adler, Wolfgang Langosch und Michael Rassek
neubearbeitet von Rolf H. Adler und Thomas H. Schmidt

1 Exemplarische Patientengeschichte

Ein 57jähriger Schriftsetzermeister verspürt an einem Wochentag gegen 17.00 Uhr ein heftiges, schmerzhaftes Beklemmungsgefühl, das reifenförmig den Brustkorb umfaßt und mindestens 10 Minuten anhält. Nachdem es abgeklungen ist, fährt er mit dem eigenen Wagen zu seinem Sohn, um ihm beim Umzug in eine neue Wohnung zu helfen. Bei dieser Arbeit treten die gleichen Beschwerden wieder auf, diesmal begleitet von Schweißausbrüchen. Nach ihrem erneuten Abklingen begibt er sich nach Hause. Dort tritt heftiges Stechen und Druckgefühl über der linken Brustseite auf, das in den linken Arm ausstrahlt und nicht mehr verschwindet. Die Ehefrau benachrichtigt den Arzt, der den Patienten unter Verdacht eines Herzinfarktes in die Klinik einweist, wo die Diagnose bestätigt wird (EKG, Fermentablauf).

Der Patient ist das ältere von zwei Kindern. Die Mutter war nie berufstätig. Sie verstarb 72jährig an einem Schlaganfall. Der Patient erinnert sich vor allem daran, daß sie seine Versetzung als Soldat von der Ostfront nach Hause zur Fliegerabwehr durchgesetzt habe. Der Vater war Eisengießer. Er verstarb mit 44 Jahren nach 1½jähriger Bettlägerigkeit an »Nervenentzündung« und Lungenkrankheit. Der Patient war zu diesem Zeitpunkt 15 Jahre alt. Der Vater sei ein fleißiger, strebsamer, sehr angesehener Mann gewesen, der ihn streng und gerecht erzogen hätte. Der um zwei Jahre jüngere Bruder sei immer der weichere gewesen. Er selber arbeite jetzt als Schriftsetzer seit 25 Jahren

im gleichen Betrieb, in den letzten 15 Jahren als Abteilungsleiter. Seit 30 Jahren sei er verheiratet und habe einen jetzt 27jährigen Sohn. Sich selbst empfindet der Patient als korrekten Vorgesetzten, der darauf angewiesen sei, daß im Betrieb alles wie am Schnürchen laufe. Er könne auf nichts lange warten, sonst wäre er gleich aufgeregt, unruhig oder niedergeschlagen. Seine ganze Liebe gelte am Feierabend seiner handwerklichen Tätigkeit, die er sehr genau und sorgfältig ausführe.

Vor 1½ Jahren sei er als Leiter in eine andere Abteilung versetzt worden, wo häufig kurzfristig angesetzte Termine eingehalten werden müßten. Seit dieser Zeit wären bei Aufregungen Druck auf der Brust und Magenbeschwerden aufgetreten. Außerdem hätte die Potenz seither nachgelassen. Wegen dieser Beschwerden sei 3 Monate vor dem jetzigen Ereignis eine 4wöchige Kur durchgeführt worden. Seitdem rauche er auch nicht mehr. 3 Tage vor dem Infarkt sei er einer außerordentlichen Terminhetze ausgesetzt gewesen. Ein großer Auftrag eines wichtigen Kunden hätte wegen der schlechten wirtschaftlichen Lage unbedingt in besonders kurzer Zeit von seiner Abteilung erledigt werden müssen. Das Gefühl habe ihn beherrscht, daß es nicht klappen werde, wenn er nicht hinter allem her sei.

Der Patient rauchte bis zur Kur vor 3 Monaten über 30 Zigaretten pro Tag, seine Blutdruckwerte betrugen während des Spitalaufenthalts bis zu 165 mmHg systolisch und 100 mmHg diastolisch, dazu bestand eine Hyperurikämie.

Bemerkungen zur exemplarischen Patientengeschichte

Der Patient erlebt sich selbst als harten, fleißigen Arbeiter, der hohe Anforderungen an sich und seine Mitarbeiter stellt. Ein großes Verantwortungsgefühl kennzeichnet ihn und eine Neigung, seine Mitarbeiter zu kontrollieren. Er reagiert mit Verunsicherung, wenn ihm diese Kontrolle zu entgleiten droht. Dazu fällt sein rastloser Tätigkeitsdrang auf, der auf das Erreichen von Zeitlimits ausgerichtet ist. In den letzten 18 Monaten vor dem Infarkt wurde sein Verantwortungsgefühl besonders belastet. Das Bestreben, Zeitlimits zu erfüllen, erreichte in den letzten 3 Tagen vor dem Infarktereignis einen Höhepunkt.

Diese Züge entsprechen weitgehend dem »pressured pattern of behavior« und dem Typ-A-Verhalten, das weiter unten besprochen wird.

2 Historischer Rückblick

Berichte über den plötzlichen, unerwarteten Tod von Menschen in Situationen starker emotioneller Erregung wie Angst, Ärger oder Wut übten und üben immer wieder große Faszination aus. »Mein Leben liegt in der Hand eines jeden Rüpels, der es darauf anlegt, mich in Wut zu bringen!« klagte der berühmte englische Chirurg John Hunter, der an einer koronaren Herzkrankheit litt. Er erkannte in seinen Gefühlen und in seinem Verhalten die Auslöser seiner Angina-pectoris-Schmerzen. Kurze Zeit später, 1793, starb er nach einer erhitzten Auseinandersetzung mit einem Kollegen im St. George's Hospital in London. De-Bakey und Gotto (1977) zitieren Sir William Oslers Bericht über Hunters Tod: »In silent rage and in the next room he gave a deep groan and fell down dead«. Eine Reihe anderer Ärzte im 18. und 19. Jahrhundert haben ebenfalls emotionale Ausbrüche als auslösende Faktoren für einen plötzlichen Herztod beschrieben, und sie sahen Ärger buchstäblich als Risikofaktor für dieses Ereignis an (Heberden, 1772; Fothergill, 1781; Wardrop 1851). Überhaupt ranken sich sehr viele und häufig zitierte Anekdoten um die Beziehung zwischen koronarer Herzkrankheit und insbesondere dem plötzlichen Herztod und Ärger, Feindseligkeiten und aggressivem Verhalten (Diamond, 1982).

Dies waren, histologisch gesehen, aber nicht die einzigen Zusammenhänge, die für die Pathogenese der koronaren Herzkrankheit als wichtig erachtet wurden.

In seinem 1868 erschienenen Lehrbuch der Herzkrankheiten beschreibt der Heidelberger Kliniker Theodor von Dusch als Ursachen der zu seiner Zeit seltenen Angina pectoris neben erblichen Anlagen weitere Prädispositionen: »... doch übt hier die Lebensweise sicherlich einen großen Einfluß aus; denn namentlich leiden oft wohlhabende und reiche Leute an Angina pectoris, welche – den Genüssen einer reichen und luxuriösen Tafel ergeben, ohne zugleich die nötige körperliche Bewegung zu haben – zu einer bedeutenden Fettleibigkeit gelangen. Man hat ferner beobachtet, daß fortgesetzte leidenschaftliche Aufregungen, heftiges lautes Reden, Spiel, Nachtarbeiten und Nachtwachen zu dem in Frage stehenden Übel disponieren«.

Osler beschreibt gefährdete Personen als temperamentvolle und außerordentlich ehrgeizige Menschen, die alles energisch anpacken: »whose engine is always at full speed ahead«. 1910 hielt er seine Beobachtungen wie folgt fest:

»In a group of 20 men, every one of whom I knew personally, the outstanding feature was the incessant treadmill of practice; and yet if hard work – that ›badge of all our tribe‹ – was alone responsible would there not be a great many more cases? Every one of these men had an added factor – worry; in not a single case under 50 years of age was this feature absent. Listen to some of the comments which I jotted down of the circumstances connected with the onset of attacks: ›A man of great mental and bodily energy, working early and late in a practice, involved in speculations in land‹ troubles with the trustees of his institution‹; ›lawsuits‹; ›domestic worries‹; and so through the list. At least six or seven men of the sixth decade were carrying loads light enough for the fifth but too much for a machine with an everlessening reserve«.

Dunbar (1943, 1959) schilderte Patienten mit koronarer Herzkrankheit als hart arbeitend, ihrer Aufgabe ergeben, immer auf den Erfolg gerichtet, als Märtyrer der eigenen Ideale, die ihre Urteile unabhängig und

selbständig fällen. Arlow (1945) betonte zusätzlich die traumatische Wirkung des persönlichen Versagens in der Periode vor dem Infarktereignis. Schneider (1956) beschrieb seine Infarktpatienten als unter einem »eigenartigen« Druck stehend, immer in körperlicher Hast, die, wenn sie blockiert werden, zu Wutausbrüchen neigen. Sie waren von Ehrgeiz besessen, dabei aber außerordentlich verletzlich gegenüber Beschämung und Herabsetzung, was zu heftigen Gefühlen von Schuld und Wertlosigkeit führte. Wolf (1958) bezeichnete seine Myokardinfarktpatienten als Sisyphus-Typen, verurteilt, immer wieder die gleiche Arbeit leisten zu müssen, ohne Aussicht auf endgültigen Erfolg und Befriedigung, wenn sich Erfolge einstellen sollten. Van der Valk und Groen (1967) und van Heijningen und Treurniet (1966) gaben sehr ähnliche Beschreibungen ihrer Patienten. Russek (1959) charakterisierte seine Patienten als Opfer eines nicht nachlassenden Antriebes, eines intensiven Sehnens nach Anerkennung und eines tiefen Gefühls von Verpflichtetsein. Am typischsten fand er eine Ruhelosigkeit in Mußestunden und ein Schuldgefühl in Zeiten der Entspannung.

Groen und Mitarbeiter stellten 1965 die Hypothese auf, daß das Infarktereignis gewissermaßen als das Ergebnis eines Zusammentreffens von drei Faktoren angesehen werden kann:

– Spezifische, durch Erbfaktoren und die individuelle Lerngeschichte bestimmte Persönlichkeitsmerkmale, die sich ähnlich den oben beschriebenen in Arbeitseifer, Ehrgeiz, Verantwortungsbewußtsein und Dominanzstreben ausdrücken.
– Diese führen bei einigen Individuen eher als bei anderen zu zwischenmenschlichen Konfliktsituationen in Familie oder Beruf, die als eigentlicher Stressor der Erkrankung unmittelbar vorausgehen.
– Hinzu kommt, wie die Betroffenen infolge ihrer Persönlichkeit auf diesen Konflikt reagieren. Sie zeigen ihren Ärger oder ihre Niedergeschlagenheit nicht offen, etwa durch kämpferisches Verhalten, Schimpfen oder Klagen; sie verbergen vielmehr ihre Gefühle, geben sich einen optimistischen oder gleichgültigen Anschein und verleugnen die innere Spannung.

Die psychosomatische Ätiologie der Erkrankung ist aufgrund dieser Hypothesen dreifach spezifisch: Personen mit den beschriebenen Persönlichkeitsmerkmalen werden keinen Herzinfarkt bekommen, wenn ihr übertriebenes Dominanzstreben in der Familie und im Beruf belohnt wird und von Erfolg gekrönt ist. Ein Konflikt am Arbeitsplatz oder in der Familie wird ebenfalls nicht zur Erkrankung führen, wenn die Gefühle frei ausgedrückt werden können. Erst das Zusammentreffen der drei Faktoren: **Persönlichkeit, zwischenmenschlicher Konflikt** und **unterdrücktes Verhalten** ruft – den Autoren zufolge – diese Krankheit hervor (Groen, 1976, 1986).

Die Fall-Vignetten, die sich über die Jahrhunderte angesammelt haben, legen nahe, daß psychosozialer

Streß und bestimmte Persönlichkeitszüge Risikofaktoren für die Erkrankung an Angina pectoris und Myokardinfarkt darstellen (s.a. Kap. 42, »Selbstschädigendes Verhalten am Beispiel der koronaren Herzerkrankung«).

3 Multifaktorielles pathogenetisches Modell der koronaren Herzkrankheit und anderer arterieller Verschlußkrankheiten

Unser Wissen über das multifaktorielle Geschehen bei Ätiologie und Pathogenese der koronaren Herzkrankheit und anderer arterieller Verschlußkrankheiten ist lückenhaft. Die pathophysiologische Grundlage ist in der überwiegenden Mehrzahl der Fälle die Arteriosklerose. Zu thromboembolischen Verschlüssen kommt es vor allem an der arteriosklerotisch veränderten Gefäßwand. Aber auch Spasmen, beispielsweise im Bereich der Herzkranzgefäße (Prinzmetal-Angina) oder Schädigung der Hirngefäße, z.B. bei Blutdruckkrisen (sog. »break through«-Phänomen), spielen eine Rolle.

Eine der grundlegenden Theorien (Ross und Glomset, 1976) beschreibt die Entstehung der Arteriosklerose in folgenden Schritten:

– Endothelschädigung durch hämodynamische oder chemische Einflüsse (z.B. Katecholamine),
– Proliferation der glatten Muskelzellen in der Arterienwand als Reaktion auf die Verletzung,
– Akkumulation von Lipoproteinen und anderen Zellen (Plaques) am Ort der Verletzung.

Die wichtigsten, heute gesicherten Risikofaktoren für die Entwicklung einer Arteriosklerose sind Alter, männliches Geschlecht, Zigarettenrauchen, Erhöhung von Blutdruck und Serumcholesterin. Aufgrund vor allem amerikanischer epidemiologischer Studien wurde nach dem zweiten Weltkrieg das multifaktorielle ätiologische Konzept der sog. physikochemischen koronaren Risikofaktoren entwickelt.

Epidemiologische Studien zeigen, daß die Beziehung zwischen diesen traditionellen Risikofaktoren und der KHK bei verschiedenen untersuchten Bevölkerungsgruppen nicht gleichartig ist. Obwohl beispielsweise Europäer und die Bewohner der Stadt Framingham (Massachusetts, USA), die in der bekannten Framingham-Studie untersucht wurden, die gleiche Verteilung traditioneller Risikofaktoren aufweisen, ist das KHK-Risiko in Framingham doppelt so hoch. Bei der Assoziation dieser Risikofaktoren mit der KHK bleibt deswegen ein großer Teil der Varianz ungeklärt (Burch, 1980; Werkö, 1976).

Die traditionellen koronaren Risikofaktoren klären nur etwa 50% der Varianz der KHK-Inzidenz auf (Keys, 1970; Marmot und Winkelstein, 1975). Die Hypothese einer multifaktoriellen Genese der KHK ist heute nicht mehr nur auf physiko-chemische Faktoren beschränkt, sondern schließt psychosoziale Variablen als wichtige Determinanten für die Entstehung einer KHK ein (Jenkins, 1971, 1976, 1982; Waltz, 1981).

3.1 Ein psychosomatisches Modell

Kagan und Levi (1975) haben ein allgemeines Modell der Krankheitsentstehung unter dem Einfluß psychosozialer Faktoren vorgeschlagen (Abb. 59-1).

Den Ausgangspunkt bilden soziale Faktoren und Prozesse. Sie spielen sich in der Familie, am Arbeitsplatz, in der Schule oder Nachbarschaft ab, und sie betreffen die verschiedensten sozialen Aktivitäten in diesen Strukturen. Das Individuum erlebt und verarbeitet diese Vorgänge (1, psychosoziale Reize). Das Individuum ist durch psychobiologische Programme charakterisiert (2), die durch frühkindliche Umgebungseinflüsse bzw. die gesamte individuelle Lerngeschichte sowie genetische Faktoren bestimmt sind.

Die Wechselwirkung zwischen den entsprechenden sozialen Reizen und den psychologischen Programmen ruft Streßreaktionen hervor, die unspezifisch oder auch mehr oder weniger spezifisch sein können. Diese Streßreaktionen können zu Krank-

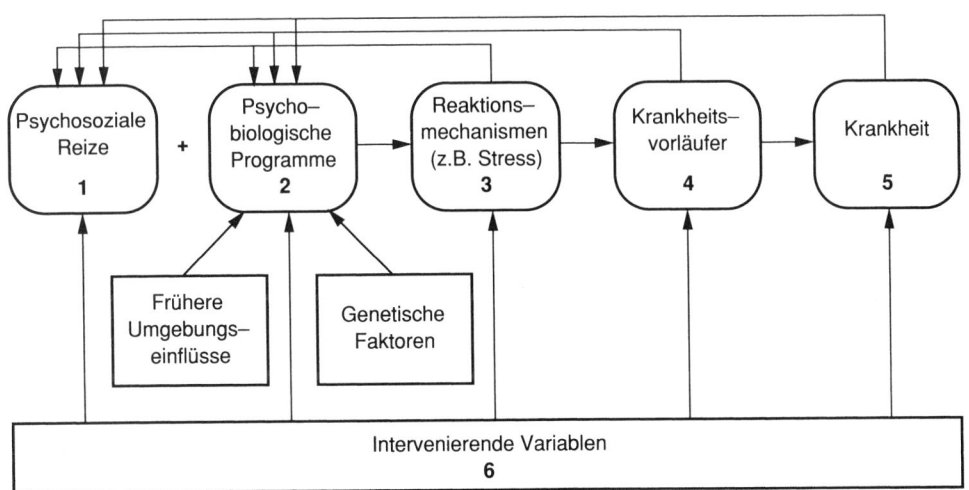

Abb. 59-1 Hypothetisches Modell der psychosozialen Krankheitsgenese (nach Kagan und Levi, 1975).

heitsvorläufern (4) und möglicherweise zur Krankheit selbst (5) führen. Eine Reihe von intervenierenden Variablen (6) können diesen Ablauf der Ereignisse modifizieren, sei es verstärkend oder mildernd. Es handelt sich um ein komplexes kybernetisches System mit vielfältigen Rückmeldesystemen und Einflußmöglichkeiten.

Bei der Erkrankung an Herzinfarkt beispielsweise wird heute angenommen, daß genetische und frühkindliche Umwelteinflüsse die Entwicklung der Persönlichkeit so beeinflussen, daß sie in bestimmten Situationen unter psychischen Streß gerät. Dieser zieht physiologische und biochemische Prozesse nach sich, die zu Krankheitsvorläufern und schließlich zur Krankheit führen. Bestimmte Organe erkranken möglicherweise, weil die Faktoren, die zur Ausprägung spezifischer Persönlichkeitsmerkmale beigetragen haben, auch die Verletzlichkeit des betreffenden Organs bedingen, oder weil diese genetisch bedingt, das schwächste Glied in der Kette sind, durch das sich psychosoziale Belastung entlädt.

Zur wissenschaftlichen Erhärtung dieses hypothetischen Modells gilt es, folgende Fragen zu beantworten:
– Welche Lebensumstände sind es, die vom betreffenden Individuum als Stressoren erlebt werden.
– Von welchen Persönlichkeitsmerkmalen, von welchen Bewältigungsstrategien hängt es ab, daß entsprechende Belastungen pathogenetische Bedeutung bekommen? Welche genetischen und frühkindlichen Einflüsse bestimmen die Entstehung dieser Persönlichkeitsmerkmale?
– Welche physiologischen und biochemischen Folgen ziehen die Reaktionen des Individuums mit diesen speziellen Persönlichkeitsmerkmalen auf die besonderen Lebensumstände nach sich?
– Zu welchen Krankheitsvorläufern führen sie?
– Wie tragen diese Krankheitsvorläufer zur eigentlichen Krankheit bei?

Klinisch treten vor allem drei Erscheinungsformen der KHK in den Vordergrund, die in vielen Studien mit einigen dieser Faktoren verknüpft wurden: Angina pectoris, Myokardinfarkt und plötzlicher Herztod. Zunächst werden Untersuchungen vorgestellt, die in bezug auf andere arterielle Verschlußkrankheiten wie Apoplexie und Claudicatio intermittens durchgeführt wurden.

4 Persönlichkeitsmerkmale, Lebensereignisse und periphere Arteriosklerose

Zusammenfassend entsteht der Eindruck, daß psychische Einflüsse gelegentlich zur Entstehung des Hirnschlages beitragen können. Zwei autobiographische Schilderungen von Schriftstellern (Hodgins, 1964; Wint, 1965), die Hirnschläge erlitten hatten, betonen tiefgehende emotionale Probleme in den Monaten vor dem Hirnschlag. In einer retrospektiven anamnestischen Studie von 32 Männern, die insgesamt 35 ischämische Hirnschläge erlitten hat-

ten, fanden Adler und Mitarbeiter (1971), daß der Hirnschlag typischerweise in einer Periode anhaltender oder intermittierender und oft schwerer emotionaler Störungen auftrat, die wochen- bis monatelang gedauert hatten und manchmal kurz vor dem Ereignis intensiviert worden waren. Bestimmte Persönlichkeitsmerkmale fanden sich häufig. Sie umfaßten eine Verhaltenweise, die als »pressured« charakterisiert wurde: Ein Bedürfnis, selbstgesetzte Ziele zu erreichen mit einer Neigung, aktiv und ständig tätig zu sein. Eine Selbsteinschätzung als harter Arbeiter, hohe Ansprüche an sich selbst und hohes Verantwortungsgefühl, ebenso ein Gefühl der Zeitnot und ein Bedürfnis, Zeitlimits zu erfüllen und Ziele zu erreichen, Zielstrebigkeit und starker Wille. Diese Persönlichkeitsmerkmale gleichen dem weiter unten beschriebenen sog. Typ-A-Verhalten, das als Risikofaktor der koronaren Herzkrankheit beschrieben worden ist. Bei den Apoplexiepatienten kamen Probleme in der Kontrolle von Ärgergefühlen hinzu, insbesondere in bezug auf Menschen, von denen sich der Patient abhängig fühlte. Die Beziehung zu diesen Menschen war bei ihnen durch starke Abhängigkeitswünsche charakterisiert. Entweder verleugneten sie diese durch selbstgenügsames und unabhängiges Verhalten oder entsprachen ihnen durch ein unterwürfiges Verhalten, mit dem der entsprechende Partner befriedigt oder besänftigt wurde. Der Hirnschlag trat in Zeiten auf, in denen der Patient mit Gefühlen von Ärger, Hoffnungslosigkeit und manchmal Scham reagierte, wenn er die an sich selbst gestellten Anforderungen nicht zu erfüllen vermochte, die anderen Personen nicht mehr kontrollieren konnte oder die Erwartungen anderer nicht mehr erfüllte. Eine Replikation dieser Studie durch Gianturco und Mitarbeiter (1974) konnte das »pressured pattern« im Verhalten von Schlaganfallpatienten nachweisen, die zuvor einen Myokardinfarkt erlitten hatten oder an Angina pectoris erkrankt waren.

Im Rahmen der prospektiven Framingham-Studie wurde eine Beziehung zwischen der 10-Jahres-Inzidenz des Schlaganfalls und verschiedenen psychosozialen Faktoren bei 1317 gesunden Männern und Frauen im Alter von 45–64 Jahren nachgewiesen (Eaker und Feinleib, 1981). Bei Frauen war die Schlaganfallinzidenz signifikant mit erhöhter emotionaler Labilität, Zurückhalten von Ärger sowie mit Symptomen von Spannung und Ärger verknüpft. Typ-A-Frauen erlitten häufiger einen Schlaganfall als Typ-B-Frauen; ihr relatives Risiko betrug 5,0 ($p = 0,04$). Dies galt auch für berufstätige Frauen in »blue dollar«-Berufen oder Frauen, die als Büroangestellte arbeiteten. Berufstätige Frauen, die später einen Schlaganfall erlitten, berichteten auch vermehrt über Arbeitsüberlastung oder hatten Untergebene, von denen sie nicht unterstützt wurden. Hausfrauen, die angaben, daß sie sich während des Tages nicht entspannen, hatten ein um mehr als 4mal höheres Risiko als Frauen, die sich entspannen konnten. Bei Männern bestand eine signifikante Beziehung zwischen Schlaganfallinzidenz und Angstsymptomen und grenzwertig auch zu Zeichen von Ärger. Typ-A-

Männer wiesen im Vergleich zum Typ B ein mehr als 6mal höheres Risiko auf, wenn sie arbeitsmäßig überlastet waren. Dies galt auch für Männer, die glaubten, daß sie nur eine geringe Chance hätten, ein Einkommen in der angestrebten Höhe zu erhalten, im Vergleich zu denjenigen, die sich diesbezüglich gute Chancen ausrechneten. Mit Ausnahme der Symptome für Spannung bei Frauen und Ärger bei Männern und Frauen blieben alle diese Beziehungen zur Inzidenz des Schlaganfalls signifikant, auch wenn die Risikofaktoren Alter, systolischer Blutdruck, Serumcholesterin und Zigarettenrauchen rechnerisch berücksichtigt wurden. In einer kontrollierten, retrospektiven Untersuchung fanden Goetz und Mitarbeiter (1992) das »pressured pattern of behavior« bei 19 Frauen mit ischämischem Hirninfarkt (I) im Vergleich zu 19 Frauen mit nicht-vaskulären Leiden (II) und 19 weiblichen Spitalfreiwilligen (III) mit dem Instrument von Siegrist signifikant ausgeprägter, insbesondere die Dimension, »Verausgabungsbereitschaft«.

In einer kontrollierten Studie (Cottier et al., 1983) wurden diese Persönlichkeitsmerkmale auch bei Patienten mit Claudicatio intermittens beschrieben, aber weniger ausgeprägt als bei Patienten, die neben der Claudicatio zusätzlich an einer koronaren, arteriellen Verschlußkrankheit litten. Dies galt sowohl für die mit Hilfe eines Interviews eingeschätzten Verhaltensweisen als auch für die mit der Bortner-Skala, einem aus der Typ-A-Forschung bekannten Fragebogen, erhobenen Daten. Diskriminanzanalytisch unterschied der Bortner-Test die Gruppen unabhängig vom Rauchverhalten, das ebenfalls bei den Patienten am stärksten ausgeprägt war, die gleichzeitig an einer Claudicatio intermittens und einer koronaren Herzkrankheit litten. Stevens und Mitarbeiter (1984) fanden bei Männern und Frauen mit atheromatösen Läsionen der A. carotis signifikant häufiger das Typ-A-Verhalten als bei solchen mit intakter A. carotis. Joesoet und Mitarbeiter (1989) beobachteten eine signifikante positive Beziehung zwischen Arteriosklerose der Beinarterien und »hostility« einer Komponente des Typ-A-Verhaltens. Kürzlich ergab eine britische epidemiologische Studie (Deany et al., 1994) eine zunehmende Feindseligkeit von gesunden Menschen beiderlei Geschlechts gegenüber Personen ohne Symptome, aber mit pathologischem Unterschenkel-Arm-Druckindex bis zu symptomatischen Patienten mit Claudicatio intermittens.

5 Der plötzliche Herztod

In der Bundesrepublik Deutschland (alte Bundesländer) sterben jährlich ca. 100 000 Personen an den Folgen eines unerwarteten akuten Herz-Kreislauf-Stillstandes (Trappe et al., 1992). Der plötzliche Herztod ist heute die häufigste Todesursache in den Industrienationen. Bei der überwiegenden Mehrzahl aller Fälle besteht eine ausgeprägte koronare Herzkrankheit. Der plötzliche Herztod ist als unerwarteter natürlicher Tod kardialer Ursache definiert, der

unmittelbar oder innerhalb von 6 Stunden (nach WHO-Definition 24 Stunden) nach dem Beginn der akuten Symptome auftritt (Eliot und Buell, 1983). Meist tritt der Tod aber in einem Zeitraum von 30 Sekunden bis zu einer Stunde auf und ist Folge von Rhythmusstörungen (Cobb et al., 1980; Friedman et al., 1973). Bei Erkrankten, die den Beginn der kardialen Symptomatik 24 Stunden überleben, liegt in der Regel ein Myokardinfarkt vor. In einer Studie von Rabkin und Mitarbeitern (1980) wird berichtet, daß der plötzliche Herztod montags besonders oft auftritt, nämlich, bezogen auf die Wochentage, in 26% aller Fälle. Bei der untersuchten Gruppe handelt es sich um die Überlebenden von 3983 Männern, die im 2. Weltkrieg für eine Pilotenausbildung ausgewählt worden waren und 1948 für herzgesund gehalten wurden.

Opfer des plötzlichen Herztodes können nicht ohne weiteres von anderen KHK-Kranken unterschieden werden, da beide Gruppen eine hohe Prävalenz der gleichen Risikofaktoren miteinander teilen (Chiang et al., 1970; Doyle et al., 1976). Männer sind häufiger betroffen als Frauen und vor allem junge Männer weisen ein unverhältnismäßig hohes Risiko auf (Jenkins, 1981; Kannel und Thomas, 1982; Suhonen, 1983).

Cobb (1975, 1980) untersuchte Patienten, die im Gebiet von Seattle wiederbelebt und ins Krankenhaus gebracht wurden. Es ließen sich zwei Gruppen unterscheiden:

Bei der ersten Gruppe lag ein klassischer Myokardinfarkt vor, bei der zweiten Gruppe gab es keine Infarktzeichen in bezug auf EKG- und enzymatische Veränderungen. Bei der Infarktgruppe traten »wiederholte Episoden von Kammerflimmern« (recurrent sudden death) in etwa 2% auf. In der zweiten Gruppe ohne Infarktzeichen traten wiederholte Episoden von Kammerflimmern hingegen jährlich bei 20% auf. Dieser zehnfache Unterschied zwischen beiden Gruppen legt nahe, daß nicht nur das klinische Erscheinungsbild unterschiedlich ist, sondern auch die zugrundeliegenden pathophysiologischen Mechanismen.

5.1 Mechanismen des plötzlichen Herztodes

Pathologisch-anatomische Studien aus den vergangenen 25 Jahren konnten zwar die ausgeprägte Arteriosklerose der Koronargefäße dokumentieren, das regelmäßige Vorliegen einer frischen Koronarthrombose oder eines akuten Myokardinfarktes konnte jedoch nicht bestätigt werden (Adelson und Hoffman, 1961; Spain und Brades, 1970; Reichenbak et al., 1977). Baroldi und Mitarbeiter (1978, 1979) wiesen bei 72% der infolge eines plötzlichen Herztodes Verstorbenen eine koagulative Myozytolyse und eine fleckförmige Fibrose des linken Ventrikels nach. Die koagulative Myozytolyse wird als Folge einer Katecholaminfreisetzung angesehen; sie ist bei Hunden bereits fünf Minuten nach einer Bolusinjektion von Katecholaminen nachweisbar. Werden die Tiere mindestens 72 Stunden am Leben erhalten, findet sich im linken Ventrikel eine fleckförmige Fibrose. Zentralnervöse Einflüsse können schnelle neurohormonale Veränderungen hervorrufen, die wahrscheinlich auch beim Menschen zu derartigen Veränderungen führen. Danach kann ein fortschreitender Verlust an Myokard buchstäblich als Folge einer Überdosierung der eigenen Katecholamine auftreten (Eliot und Buell, 1983). Klinisch kann sich hieraus auch ohne Hypertonie das Bild einer Dilatation des linken Ventrikels entwickeln. Eine Dilatation des linken Ventrikels steht in Beziehung zum gehäuften Auftreten des plötzlichen Herztodes (Hinckle und Thaler, 1982). Wahrscheinlich bewirken derartige histologische und metabolische Veränderungen eine größere elektrische Instabilität des Herzens.

Lown und DeSilva stellten vier Hypothesen auf, die sich im Laufe der Zeit erhärten ließen (Lown et al., 1976, 1977; DeSilva, 1978):
- Der plötzliche Herztod ist die Folge von Kammerflimmern.
- Die elektrische Instabilität des Myokards geht dem Beginn des Kammerflimmerns lange Zeit voraus.
- Bestimmte Typen ventrikulärer Extrasystolen kennzeichnen eine elektrische Instabilität des Myokards.
- Transitorische Risikofaktoren wirken auf das elektrisch instabile Myokard ein und lösen Kammerflimmern aus.

Beim Kammerflimmern besteht eine chaotische elektrische Depolarisation des Herzmuskels, die die mechanische Aktivität des Herzens, d. h. seine Pumpfunktion derart beeinträchtigt, daß es zum Stillstand des Blutflusses kommt. Der Tod tritt innerhalb von Minuten ein, wenn Wiederbelebungsmaßnahmen (z. B. Defibrillation) nicht unmittelbar die Funktionsfähigkeit des Herz-Kreislauf-Systems wiederherstellen. Eine elektrische Instabilität des Herzens ist Voraussetzung für das Auftreten von Kammerflimmern. Diese Instabilität ist nicht ohne weiteres im EKG erkennbar; sie kann sich allerdings in ventrikulären Extrasystolen ankündigen, die von Lown und Wolf (1971) in verschiedene Schweregrade klassifiziert worden sind (Tab. 59-1). Eine größere Inzi-

denz des plötzlichen Herztodes ist mit höheren Graden dieser ventrikulären Rhythmusstörungen verknüpft (DeSilva, 1978), wohingegen niedrige Grade (bis 2) keinen Hinweis für ein erhöhtes Risiko geben (Rubermann et al., 1977). Akuter psychischer Streß muß als transitorischer Risikofaktor angesehen werden, der bei entsprechender Vorschädigung über das Zentralnervensystem zu einer weiteren elektrischen Destabilisierung des Herzens führen kann.

In bezug auf Rhythmusstörung und klinisches Erscheinungsbild kann akuter psychischer Streß zu drei verschiedenen Reaktionsmustern führen (Tab. 59-2). Die gewöhnliche kardiovaskuläre Reaktion ist Erhöhung von Herzfrequenz und Blutdruck (Typ 1). Ein eher ungewöhnliches Muster (Typ 2) ist das Auftreten von Vorhofarrhythmien (supraventrikuläre Tachykardie, Vorhofflattern und -flimmern) sowie isolierte ventrikuläre Extrasystolen oder Couplets. Die häufigsten Symptome sind hierbei das Gefühl von Pochen in der Brust oder das Aussetzen von Herzschlägen. Bei anhaltenden Vorhoftachyarrhythmien kann Müdigkeit, Schwäche, Schwindel, das Gefühl des Ohnmächtigwerdens oder auch eine Synkope auftreten. Gelegentliche vasovagale Synkopen bei Streß sind mit Bradykardie, Hypotonie, kurzen Perioden von AV-Blockierung oder Asystolie verbunden.

Arrhythmien, die die Pumpfunktion des Herzens unterbinden, führen zum Tod (Typ 3). Zu diesen Arrhythmien zählen die ventrikuläre Tachykardie, Kammerflimmern, Asystolie und elektromechanische Dissoziation. Führt akuter psychischer Streß zum plötzlichen Herztod, liegen gewöhnlich nicht Asystolie oder elektromechanische Dissoziation vor.

Ausgeprägte Bradykardie und Asystolie wurden von einigen Autoren als einer der Mechanismen angesehen, die zum plötzlichen Tod führen; beim Menschen wurde dies in Beziehung zu einer reflektorischen vagalen Hemmung des Herzens gebracht (Albutt, 1915).

Tierexperimentelle Untersuchungen mit Ratten, die im Wasser schwimmen mußten, und die nicht ertranken, sondern infolge von Bradykardie und Asystolie starben, sprachen ebenfalls für einen derartigen Mechanismus (Richter, 1957).

Der »Voodoo«-Tod westindischer Eingeborener wurde demgemäß als Folge eines reflektorischen vagalen Herzstillstandes interpretiert. Wolff (1967) entwickelte diese Hypothese weiter und glaubte, daß das Auftreten der Asystolie und nachfolgender ventrikulärer Arrhythmien Teile eines angeborenen Reaktionsmusters, des sog. Tauchreflexes, sind, die durch emotionellen Streß ausgelöst werden. Der Tauchreflex kann beim Menschen durch Kältereize im Gesichtsbereich ausgelöst werden; er führt zu Bradykardie, gelegentlicher AV-Blockierung und Blutdruckanstieg als Reaktion auf den Kältereiz. Eine Literaturübersicht ergab, daß kein elektrokardiographisch dokumentierter Tod beschrieben worden ist, der als Folge dieses Reflexes angesehen werden kann (Lown und DeSilva, 1978); umfangreiche

Tab. 59-1 Schweregrade ventrikulärer Extrasystolen (VES) (Lown-Klassifikation, Lown und Wolff, 1971).

Schweregrad	Art der ventrikulären Extrasystolen
0	keine VES
1a	gelegentliche isolierte VES (weniger als 30/Stunde)
1b	gelegentliche isolierte VES (weniger als 30/Stunde), aber mehr als 1 VES in einigen 1minütigen Perioden
2	häufige VES (mehr als 30/Stunde)
3	multiforme VES
4a	wiederholte VES (Couplets)
4b	wiederholte VES (Salven)
5	frühe, in den Bereich der vorhergehenden T-Welle einfallende VES (R-auf-T-Phänomen)

Tab. 59-2 Kardiale Reaktionen auf akuten emotionalen Streß (nach DeSilva, 1986).

Reaktionstyp	EKG-Veränderung	Somatische Symptome	Klinische Folgen
Typ 1 gewöhnliche Reaktion	Sinustachykardie (Hypertonie)	Flush (Röte), Angst, Zittern, Schweiß, schneller Puls	spontane Erholung
Typ 2 ungewöhnliche Reaktion	A. Bradykardie Hypotonie	Blässe, Schwitzen, Ohnmacht, Synkope	spontane Erholung, ärztliche Hilfe kann erforderlich werden selten tödlich
	B. Vorhofarrythmien	Palpitationen, Herzklopfen, Schwindel, Müdigkeit, Brustschmerzen, Synkope	spontane Erholung oder evtl. ärztliche Hilfe erforderlich
	C. Isolierte ventrikuläre Extrasystolen	Herzklopfen, Unwohlsein im Herzbereich, Müdigkeit	spontane Erholung oder evtl. ärztliche Hilfe erforderlich
Typ 3 extreme Reaktion	Arrhythmien, die zum plötzl. Herztod führen, (Kammerflimmern, Asystolie, elektromech. Dissoziation)	Herzstillstand und Tod	Tod, falls nicht behandelt

Untersuchungen bei Patienten mit ventrikulären Extrasystolen konnten diese Hypothese ebenfalls nicht stützen.

Ausgeprägte Angst und Furcht können Ohnmacht als Folge von Bradykardie und Hypotonie hervorrufen. Engel (1978) nimmt an, daß derartige Synkopen einem plötzlichen Tod zugrunde liegen können. Tritt der Tod durch derartige Mechanismen in seltenen Fällen ein, so ist die Ursache entweder Kammerflimmern, ausgelöst durch die lange Asystolie, oder es kommt zum vollständigen Stillstand der Schrittmacheraktivität des Herzens als Folge einer gleichzeitigen Schädigung des kardialen Reizleitungssystems (DeSilva, 1986).

Bradyarrhythmien, Asystolie und Tod wurden in Untersuchungen an sog. Joch-Kontrollaffen (vgl. Kap. 11, »Psychophysiologie«) beschrieben, die wiederholten elektrischen Schocks ohne eigene Einflußmöglichkeit ausgeliefert waren (Corley et al., 1975). Dies war wahrscheinlich die Folge einer Myokardschädigung. Bei einer Reihe von Tierarten kann psychischer Streß, hervorgerufen durch elektrischen Schock, Hitze/Kälte oder Lärm, zu einer Schädigung des Myokards und Tod durch Asystolie oder ventrikuläre Arrhythmien führen. Inwieweit dieser Mechanismus auch beim Menschen besteht, ist bisher ungeklärt. Cebelin und Hirsch (1980) untersuchten Todesopfer gewalttätiger körperlicher Auseinandersetzungen. In 15 von 497 Fällen konnten keine Verletzungen für die Todesursache verantwortlich gemacht werden. Alle 15 Todesopfer waren von Verwandten, Ehepartnern, Fremden oder anderen Personen geschlagen oder überfallen worden und in 10 Fällen sind verbale Auseinandersetzungen oder Kämpfe dem Tod vorausgegangen. In histologischen Untersuchungen des Herzens fanden sich bei 11 der 15 Todesopfer myofibrilläre Degenerationen meist im subendokardialen Bereich. Als Kontrollgruppe dienten 15 Todesopfer von Verkehrsunfällen, bei denen derartige Veränderungen nicht nachweisbar waren. Die Autoren nehmen an, daß der psychische Streß eine akute Kardiomyopathie mit nachfolgenden Rhythmusstörungen und plötzlichem Tod hervorgerufen hat. Die Art der Rhythmusstörung, die hier zum plötzlichen Tod geführt hat, ist nicht bekannt, aber es erscheint wahrscheinlich, daß es sich um Kammerflimmern und nicht um eine Asystolie handelte.

Im Tierversuch mit experimentellem Verschluß einer Koronararterie bewirkt die elektrische Reizung des posterioren Hypothalamus eine 6fach größere Empfindlichkeit für die Auslösbarkeit von Kammerflimmern (Satinsky et al., 1971). Ein Einfluß des Amygdalae-Gebiets, des Kortex und von Hirnstammkernen auf das Herz ist nachgewiesen worden. Ventrikuläre Arrhythmien einschließlich Kammerflimmern können ebenfalls durch die Reizung peripherer sympathischer Strukturen hervorgerufen werden, wie beispielsweise des Ganglion stellatum oder kardialer sympathischer Nerven (Harris et al., 1971; Verrier et al., 1974; Klicks et al., 1975). Akuter emotionaler Streß vermag das (schon geschädigte) Herz elektrisch zu destabilisieren und ventrikuläre Tachykardien, Kammerflimmern und den plötzlichen Herztod herbeizuführen. Verlangsamung des Herzrhythmus, Überleitungsblocks und Asystolie sind selten.

5.2 Tierexperimentelle Untersuchungen

Die Schwelle für die Auslösbarkeit von Kammerflimmern wird gewöhnlich bestimmt, indem man das Herz mit geringem elektrischem Strom während der sog. vulnerablen Periode des Ventrikels stimuliert, die etwa mit dem Gipfel der T-Welle im EKG zusammenfällt. Mit der schrittweisen Erhöhung der Stromstärke kann die elektrische Schwelle bestimmt werden, bei der Kammerflimmern ausgelöst wird. Wiederholte ventrikuläre Extrasystolen (VES) gehen dem Kammerflimmern voraus; der elektrische

Schwellenwert für die Auslösung wiederholter VES beträgt genau zwei Drittel der für die Auslösung von Kammerflimmern erforderlichen Stromstärke.

Lown und Mitarbeiter untersuchten mit dieser Technik in einer Reihe von Studien den Einfluß von psychischem Streß bei Hunden. Als Stressoren wurden die Konditionierung mit unvermeidbaren Schocks in der Pawlow-Schlinge oder Sidmans bekannte Schock-Intervall-Schock-Methode benützt. Bei Tieren mit gesundem Herzen sank der Schwellenwert für die Auslösbarkeit von Kammerflimmern unmittelbar, nachdem sie erneut in die aversive Umgebung gesetzt wurden, um 40% selbst dann, wenn keine weiteren Schocks verabreicht wurden (DeSilva et al., 1978). Eine vermehrte sympathische Erregung war durch den Anstieg von Herzfrequenz, Blutdruck, Adrenalin und der Gesamtkatecholamine gekennzeichnet (Verrier und Lown, 1978). Wurden Hunde, die sich von einem akuten, experimentellen Myokardinfarkt erholten, in die gleiche Umgebung gebracht, in der sie vorher elektrischen Schocks ausgesetzt waren, trat eine ventrikuläre Tachykardie auf (Corbalan et al., 1974).

Schweine mit vorübergehendem Verschluß der anterioren deszendierenden Koronararterie erlitten Kammerflimmern, wenn sie durch Zusammenbinden der Beine unter Streß gebracht wurden (Skinner und Reed, 1981). Die Abnahme des vagalen Einflusses auf das Herz während psychischen Stresses spielt eine wichtige Rolle (Verrier und Lown, 1978; Liang et al., 1979). Ein vermehrter vagaler kardialer Einfluß schützt das Myokard vor Kammerflimmern. Deswegen scheint die Abnahme des vagalen Einflusses bei aversiver Konditionierung als wichtiger Faktor zur größeren Anfälligkeit des Herzens für Kammerflimmern bei psychischem Streß beizutragen.

Das Herz kann vor ventrikulären Arrhythmien, durch psychischen Streß ausgelöst, geschützt werden. Eine Reduktion des sympathischen Einflusses kann bei Hunden durch cholinerge Stimulation erreicht werden; Methacholingabe oder direkte Reizung des Nervus vagus erhöht den elektrischen Schwellenwert für die Auslösbarkeit von Kammerflimmern (Rabinowitz et al., 1976). Auch Morphium erhöht den vagalen Einfluß und die elektrische Stabilität des Herzens (DeSilva et al., 1976). Eine Abnahme der sympathischen Aktivität wird auch durch eine Vermehrung der zentralnervösen Neurotransmitter-Substanzen erreicht, z.B. durch die Gabe ihrer Vorstufen wie Tryptophan (für Serotonin) und Tyrosin (für Adrenalin, Noradrenalin und Dopamin). Hierdurch wird ebenfalls die elektrische Stabilität des Herzens erhöht (Rabinowitz und Lown, 1978; Blatt et al., 1979; Scott et al., 1981). Bei Hunden wird die durch das Sidman-Schockvermeidungsparadigma hervorgerufene Empfindlichkeit für das Auftreten wiederholter ventrikulärer Extrasystolen durch Tolamolol aufgehoben (Matta et al., 1974); dies betrifft Hunde mit gesundem Herzen. Die Befunde beim ischämischen Herzen sind zum Teil widersprüchlich. Während Skinner und Mitarbeiter (1975) keinen Einfluß von Propranolol bezüglich der Auslösbarkeit von Kammerflimmern durch psychischen Streß bei Schweinen fanden, konnten Rosenfeld und Mitarbeiter (1978) eine Schutzwirkung durch Tolamolol bei Hunden nachweisen.

In den tierexperimentellen Untersuchungen konnte nachgewiesen werden, daß vertrauten Umgebungsbedingungen eine wichtige Schutzfunktion zukommt. Wird das Tier in eine nicht bedrohliche Umgebung gebracht, verschwinden diese Arrhythmien (Corbalan et al., 1974).

Beim Versuchstier senkt psychischer Streß die elektrische Schwelle für ventrikuläre Arrhythmien und Kammerflimmern. Cholinerge Stimulation und Reduktion des sympathischen Einflusses erhöhen die Stabilität.

5.3 Untersuchungen beim Menschen

Niedriger sozioökonomischer Status und Mangel an Schulbildung steht in Beziehung zu frühzeitigem Tod bzw. erhöhter kardiovaskulärer Mortalität (Kitagawa und Hauser, 1973). Brackett und Powell (1988) stellten den sozioökonomischen Status als unabhängigen prädiktiven Faktor bei Überlebenden eines Herzinfarktes fest.

Weinblatt und Mitarbeiter (1978) untersuchten die Rhythmusstörungen von 1739 Patienten, die einen Myokardinfarkt überlebten. Patienten mit komplexen ventrikulären Arrhythmien wiesen das dreifache Risiko für einen plötzlichen Herztod auf, wenn sie nur acht oder weniger Jahre an Schulbildung hatten; längere Schulbildung war beim gleichen Schweregrad der Arrhythmien mit einer signifikant niedrigeren Mortalität verknüpft (9% versus 33%). Ruberman und Mitarbeiter (1984) beobachteten bei Menschen mit weniger Schulbildung intensivere Lebensbelastungen und mehr soziale Isolation. Diese Faktoren standen mit einer um das 5fache erhöhten Gefahr für plötzlichen Herztod während 3 Jahren nach einem Herzinfarkt in Beziehung. In zwei Studien unterschied niedrigere Schulbildung Personen, die einen plötzlichen Herztod erlitten von der Allgemeinbevölkerung (Armstrong et al., 1972; Spain und Brades, 1970). Von fünf Studien, die den plötzlichen Herztod mit anderen koronaren Herzkrankheiten verglichen, fanden zwei Unterschiede und drei keine (Jenkins, 1985). Weder die bekannten Risikofaktoren noch andere klinische Faktoren erklärten den Unterschied.

Rees und Lutkins (1967) konnten zeigen, daß der Tod der Ehefrau die Mortalität der hinterbliebenen Ehemänner im folgenden Jahr erhöht; sie betrug bei den Witwern 12,2% und bei der Kontrollgruppe 1,2%. Die »Broken Heart«-Studie (Parkes et al., 1969) bestätigte diesen Zusammenhang: 4486 Männer wurden nach dem Tod ihrer Frau neun Jahre lang bezüglich Mortalität beobachtet und mit einer Kontrollgruppe verglichen, die keinen Partner verloren hatte. In den ersten sechs Monaten starben 213 Witwer, das entspricht 40% mehr als der berechneten Erwartung für verheiratete Männer. Erhöht war vor allem die kardiovaskuläre Mortalität, die sich nach dem ersten halben Jahr wieder derjenigen der Kontrollgruppe anglich. Gemeinsam erfahrene Lebensbedingungen könnten zu einem Teil der erhöhten Mortalität beigetragen haben.

In einer prospektiven Untersuchung von 95647 Verwitweten in Finnland fand sich die höchste Mortalität in der ersten Woche nach dem Verlust mit mehr als der 2fachen Zahl an Todesfällen. Bei Männern mit ischämischer Herzkrankheit war das Risiko 2,3mal, bei Frauen 3,5mal höher (Kaprio et al., 1987).

Greene und Mitarbeiter (1972) untersuchten während zwei Jahren bei einer Fabrikbelegschaft von 44000 Angestellten durch Befragung der Angehörigen die Lebenssituation, die dem akuten Herztod vorangegangen war. 54 Angestellte verstarben. 77% hatten vorher an koronarer Herzkrankheit gelitten. 76% waren eine Woche bis drei Monate lang vor ihrem Tod depressiv gewesen, meist wegen des Wegzuges eines Kindes oder der Enttäuschung durch ein Kind, das nicht den Erwartungen entsprochen hatte. Sie reagierten mit Überaktivität am Arbeitsplatz oder gerieten dort oder zu Hause in akute Aufregungen, kurz bevor der plötzliche Tod eintrat. Dieser Studie fehlt die Beobachtung einer Kontrollgruppe von nicht verstorbenen Angestellten bezüglich der genannten psychosozialen Faktoren. In einer prospektiven Studie fanden Bruhn und Mitarbeiter (1974) bei Patienten mit Myokardinfarkt eine Beziehung zwischen plötzlichem Herztod und erhöhten Werten auf einer Depressionsskala, Freud- und Lustlosigkeit bei der Arbeit und Typ-A-Verhaltensweisen. Orth-Gomer (1980) fand hingegen bei Koronarkranken keine Beziehung zwischen dem Auftreten ventrikulärer Arrhythmien und Depression oder Typ-A-Verhaltensweisen. Brackett und Powell (1988) fanden das durch Interview erfaßte Typ-A-Verhalten als unabhängigen Prädiktor für den akuten Herztod. Das Typ-A-Verhalten zu Untersuchungsbeginn könnte sich aber bis zum Zeitpunkt des Todes 4,5 Jahre später verändert haben.

Bei koronargesunden Männern erwies sich in dieser Studie ein depressiver emotionaler Zustand, nach dem Alter, als zweitwichtigster Faktor für das Auftreten von schweren ventrikulären Arrhythmien. Bei Patienten nach Infarkt sagte die selbsteingeschätzte Höhe des psychischen Streß das gesteigerte Risiko gefährlicher Arrhythmien voraus (Follick et al., 1988).

In den Untersuchungen von Lown (Reich et al., 1981) wurden bei 25 von 117 Patienten psychophysiologische Auslöser für das Auftreten von ventrikulärer Tachykardie oder Kammerflimmern gefunden. Bei diesen Patienten fand sich in verschiedenen psychometrischen Tests ein außergewöhnlich hoher Depressionswert im Vergleich zur Kontrollgruppe.

Untersuchungen mit Fragebögen zur Erfassung der Lebensveränderungseinheiten (Rahe et al., 1974) bringen den plötzlichen Herztod in Beziehung zu einer Anhäufung verschiedener Arten psychischen Stresses, beispielsweise Tod eines nahen Angehörigen, Scheidung oder Arbeitsplatzverlust. Cottington und Mitarbeiter (1980) fanden in einer sorgfältigen Fallkontrollstudie, daß von verschiedenen lebensverändernden Ereignissen lediglich der Tod einer nahestehenden Person in Zusammenhang mit dem plötzlichen Herztod gebracht werden konnte. In den vergangenen sechs Monaten war bei 81 der infolge eines plötzlichen Herztodes Verstorbenen der Tod einer nahestehenden Person sechsmal häufiger aufgetreten als in der Kontrollgruppe. Akute psychische Belastung war ebenfalls in einer Studie von Myers und Dewar (1975) bei 100 Patienten nachweisbar, die infolge einer koronaren Herzkrankheit plötzlich verstarben. Bei 23 dieser Personen trat die ausgeprägte Streßbelastung 30 Minuten vor dem Tod auf,

bei 40 Personen innerhalb der letzten 24 Stunden. Die Art der Belastungen war breit gestreut: Aufnahme in eine chirurgische Klinik, eine Auseinandersetzung mit bissigen Hunden, Streit beim Spiel, Verwicklung in einen Verkehrsunfall ohne Verletzungsfolgen, Scheidungstermin usw.

Ob körperliche Belastung ein Risiko für den akuten Herztod darstellt oder vor ihm schützt, wurde von Jenkins besprochen (1985): Leichte bis mäßige körperliche Aktivität, während langer Zeit regelmäßig von herzgesunden Personen, ohne Aufregung und Wettstreit ausgeübt, scheint zu schützen. Personen, die im mittleren Lebensalter hohe körperliche Leistungen zu erbringen versuchen, womöglich in psychisch aufregender Situation, sehen sich einem erhöhten Risiko gegenüber.

Reich und Mitarbeiter (1981) untersuchten das Auftreten maligner Arrhythmien wie beispielsweise ventrikuläre Tachykardie und Kammerflimmern bei einer Patientengruppe, die ein hohes Risiko für das Auftreten des plötzlichen Herztodes besaß. Von den 117 Patienten waren 53% nach Kammerflimmern wiederbelebt worden. Die Gruppe setzte sich also aus Opfern bzw. potentiellen Opfern des plötzlichen Herztodes zusammen, die selbst Auskunft über das emotionale Geschehen unmittelbar vor dem Auftreten der Arrhythmien geben konnten. In zwei unabhängigen Interviews, von einem Kardiologen und einem Psychiater durchgeführt, wurden die Ereignisse 24 Stunden vor dem Auftreten der Arrhythmien untersucht. Bei 25 (21%) der 117 Patienten konnten psychische Einflüsse als Auslöser der malignen Arrhythmien identifiziert werden. Sie betrafen starke Emotionen wie Ärger, Furcht und Aufregung, die durch Konflikte in Ehe und am Arbeitsplatz oder durch den Tod eines Angehörigen ausgelöst wurden. Eine koronare Herzkrankheit bestand bei 66% der gesamten untersuchten Gruppe.

Ventrikuläre Extrasystolen sind bei Koronarkranken mit einem erhöhten Risiko für den plötzlichen Herztod verbunden. Elektrokardiographische Veränderungen im ST-Streckenbereich und der T-Welle sowie das Auftreten ventrikulärer Extrasystolen können durch emotionale Einflüsse, durch traumatische Ereignisse oder durch Erinnerung an derartige Ereignisse, durch Angst, Furcht und Aufregung ausgelöst werden. Taggart und Mitarbeiter (1969) fanden bei 32 Patienten mit ischämischer Herzkrankheit unter dem psychischen Streß des Autofahrens 13 mit ST-Senkungen im EKG, von denen 6 massiv waren. Fünf weitere Patienten zeigten gehäufte polytope ventrikuläre Extrasystolen und zwei Angina pectoris. Von 32 Fahrern mit gesundem Herzen hatten nur 3 eine ST-Veränderung. Lown und DeSilva (1978) untersuchten 19 Patienten, von denen 8 nach Kammerflimmern wiederbelebt worden waren, in einem psychologischen Streßtest; die Anzahl ventrikulärer Extrasystolen stieg im Vergleich zur Ruheperiode um das Doppelte an. Bei einem dieser Patienten kam es zur ventrikulären Tachykardie, als der Patient weinend seine Furcht vor dem Tode beschrieb. Zu einem früheren Zeitpunkt war diese Tachyarrhythmie in

Kammerflimmern übergegangen. Diese Arrhythmie konnte ohne medikamentöse Behandlung allein durch Beruhigung im Gespräch wieder zum Verschwinden gebracht werden.

Bei einem Patienten mit ausgeprägter KHK kam es wiederholt zu Attacken ventrikulärer Tachykardie, wenn sich seine Frau bei ihren täglichen Besuchen im Krankenhaus wieder von ihm verabschiedete. Bei diesem Patienten waren die Rhythmusstörungen nicht durch einen psychischen Streßtest auslösbar; sie traten auch nicht auf, als er weinend über seine Sorge um die eigene Gesundheit und die seiner Frau sprach. Eine derartige Spezifität von Veränderungen der elektrischen Stabilität des Herzens bei psychischen Belastungen steht im Gegensatz zu den unspezifischen, durch viele Umgebungsreize auslösbaren Reaktionen des kardiovaskulären Systems z.B. mit Herzfrequenz- und Blutdruckveränderungen.

Große, ungewöhnliche Erschöpfung ist in den Monaten vor dem akuten Herztod beobachtet worden. Jede Forschung in diesem Gebiet ist schwierig, weil die Familie befragt werden muß oder nach erfolgreicher Reanimation der Patient. In neun von Jenkins (1985) erwähnten Studien war Erschöpfung bei 45% der Betroffenen beobachtet worden. In einer prospektiven Untersuchung von Kop und Mitarbeitern (1994) sagte Erschöpfung kardiale Ereignisse voraus – eingeschlossen den akuten Herztod – bei Patienten nach erfolgreicher Koronardilatation.

Zusammengefaßt können niedriger sozioökonomischer Status, Partnerverlust, Ärger, Furcht und Erschöpfung, besonders wenn das Herz vorgeschädigt ist, zu malignen Arrhythmien und akutem Herztod beitragen.

5.4 Die Bedeutung des sympathischen Nervensystems für das Auftreten ventrikulärer Arrhythmien und therapeutische Einflußmöglichkeiten

Die Aktivierung des sympathischen Nervensystems und die vermehrte Freisetzung von Katecholaminen erscheinen als ein wichtiger Faktor. In den Untersuchungen von Taggart waren die Katecholamine beim Auftreten ventrikulärer Extrasystolen beim Sprechen vor einem kritischen Auditorium, bei Autorennen oder beim Fahren im Londoner Verkehr erhöht. Nach Gabe des Betarezeptorenblockers Oxprenolol verschwanden die Rhythmusstörungen. Durch medikamentöse Behandlung, die auch die Gabe von Betarezeptorenblockern beinhaltete, gelang es, diese Arrhythmien günstig zu beeinflussen.

Eine vermehrte sympathische Aktivation löst maligne ventrikuläre Arrhythmien bei einer Reihe von Erkrankungen aus, die durch eine Störung der ventrikulären Repolarisation gekennzeichnet sind und sich in einer Verlängerung der elektrischen Systolendauer im EKG zeigen (long Q-T-Syndrome). Eine Reihe von Reizen wie emotionale Einflüsse, Lärm und Erschöpfung können hier ventrikuläre Tachykardie oder Kammerflimmern auslösen. Gewöhnlich

sterben diese Patienten sehr frühzeitig, selbst wenn keine strukturellen Veränderungen am Herzen nachweisbar sind. Die chirurgische Entfernung dieser neuralen Strukturen schützt vor dem Auftreten der Rhythmusstörungen ebenso wie eine medikamentöse Behandlung mit Betarezeptorenblockern. Lown und DeSilva (1978) untersuchten die Bedeutung autonomer neuraler Reflexe für das Auftreten ventrikulärer Arrhythmien. Die Aktivation sympathischer und parasympathischer Reflexe führte nur dann zu ventrikulären Arrhythmien, wenn gleichzeitig Streß vorlag. Auch die Auslösung des Tauchreflexes führte gewöhnlich nicht zum Auftreten von Arrhythmien. Aufgrund dieser Beobachtungen erscheint es wahrscheinlich, daß die passive Auslösung autonomer Reflexe nicht für das Auftreten ventrikulärer Arrhythmien ausreichend ist.

Das Auftreten von Arrhythmien kann durch eine Verringerung des sympathischen Einflusses vermindert werden; dies ist durch Untersuchungen mit Betarezeptorenblockern, durch chirurgische Intervention und Schlafstudien belegt worden. Während des Schlafes kommt es zusammen mit der Veränderung des Bewußtseinszustandes zu einer Verringerung von Herzfrequenz und Blutdruck, die einer Abnahme des sympathischen und einer Zunahme des vagalen Einflusses zugeschrieben werden.

Lown untersuchte mit dem Holter-EKG 54 Patienten in ihrer häuslichen Umgebung (Lown et al., 1973). Bei 22 dieser Patienten waren die Rhythmusstörungen während des Schlafes um wenigstens 50% und bei weiteren 13 Patienten um 25–50% verringert. Auch der Schweregrad der Rhythmusstörungen, gemessen nach der Lown-Klassifikation, verringerte sich. Bei einer Anzahl von Patienten war der Schlaf wirkungsvoller als eine medikamentöse antiarrhythmische Behandlung in bezug auf Beeinflussung von Schweregrad und Häufigkeit ventrikulärer Rhythmusstörungen. Die ausgeprägteste Wirkung betraf die Schlafstadien 3 und 4, lediglich während der REM-Traumschlafphasen fand sich keine Verringerung im Vergleich zum Wachzustand (DeSilva et al., 1978). Pickering und Mitarbeiter (1977) berichten, daß bei 26% von 31 Patienten die Rhythmusstörungen während des Schlafes vollständig verschwanden und bei 71% teilweise verringert waren. Diese Untersuchungen können als Bestätigung von Studien angesehen werden, die belegt haben, daß der plötzliche Tod während des Schlafes sehr selten auftritt (Myers und Dewar, 1975; Friedman et al., 1973). Lown und Mitarbeiter (1976; Reich et al., 1981) beobachteten das Auftreten von ventrikulärer Tachykardie oder Kammerflimmern in zwei Fällen im Zusammenhang mit Angstträumen. Tritt während des Schlafes der plötzliche Tod ein, so geschieht dies wahrscheinlich während des REM-Schlafes.

Eine bewußte Veränderung des sympathischen Einflusses auf das Herz kann durch eine Reihe verschiedener Methoden wie Biofeedback und Meditation erreicht werden. Mit Biofeedback konnten Weiss und Engel (1971) und Pickering und Miller (1977) ventrikuläre Extrasystolen durch eine Beschleunigung der Herzfrequenz unterdrücken. Dies geschieht wahrscheinlich durch eine Unterdrückung ektopischer Reizzentren infolge der erhöhten Herzfrequenz. Meditation und Entspannungstechniken wurden ebenfalls zur Beeinflussung ventrikulärer Rhythmusstörungen verwendet. Die kardiovaskulären Wirkungen der Meditationstechniken liegen wahrscheinlich in einer Verringerung von Herzfrequenz und Blutdruck als Folge eines verminderten sympathischen Einflusses. Benson (1975, 1983) unterrichtete 11 Patienten mit koronarer Herzkrankheit mit einer von der transzendentalen Meditation abgeleiteten Technik über einen Zeitraum von 4 Wochen. Die Häufigkeit der ventrikulären Extrasystolen war im Wach- und Schlafzustand etwas verringert, wobei ein signifikanter Unterschied jedoch nur während des Schlafes bestand. Die Herzfrequenz war nicht signifikant verändert. Eine ähnliche Technik verwendeten Voukydis und Forwand (1977) und fanden bei einigen Patienten eine Verringerung der Rhythmusstörungen, bei anderen traten keine Veränderungen oder sogar eine Zunahme der Rhythmusstörungen auf. Lynch und Mitarbeiter (1977) konnten zeigen, daß allein das Trösten und Beruhigen der bettlägerigen Patienten zu einer Abnahme ventrikulärer Extrasystolen führt. Auch hier fand sich keine gleichzeitige Veränderung der Herzfrequenz. Trotzdem kann vermutet werden, daß sich eine Verringerung des sympathischen kardialen Einflusses in einer höheren elektrischen Stabilität des Herzens auswirken kann, ohne daß die Herzfrequenz beeinflußt wird. Eine andere Möglichkeit liegt darin, auf neuropharmakologischem Wege die spezifischen Einflüsse höherer Nervenzentren auf das Herz zu beeinflussen (Rabinowitz und Lown, 1978). Mit Betarezeptorenblockern konnte die Häufigkeit des plötzlichen Herztodes in einigen Studien nachgewiesen werden. Dies gilt für die Betarezeptorenblocker Alprenolol (Wilhelmsson et al., 1974), Practolol (Multicenter International Study, 1975), Timolol (Norwegian Multicenter Study Group, 1981), Propranolol (Beta-Blocker Heart Trial Research Group, 1982) und Metoprolol (Herlitz et al., 1984). Eine Verminderung der kardiovaskulären Mortalität in der sekundären Prävention bzw. eine Verringerung der Häufigkeit von tödlichem Reinfarkt oder plötzlichem Tod liegt für unterschiedlich lange Zeiträume zwischen 3 Monaten und 3 Jahren zwischen 25 und 36%.

Eine Zunahme der sympathischen Erregung vermindert die elektrische Stabilität des Herzens und kann zu Arrhythmie bei koronarer Herzkrankheit beitragen – eine Senkung vermag Arrhythmie und akuten Herztod zu vermindern.

6 Psychosoziale Faktoren bei Angina pectoris und Myokardinfarkt

6.1 Sozioökonomische Einflüsse

Der Myokardinfarkt hat sich in den letzten Jahrzehnten von einer Todesursache der oberen sozialen zu einer der unteren sozialen Schichten entwickelt (Marmot et al., 1978a, b). Neuere Studien aus England (Rose und Marmot, 1981), Finnland (Valkonen, 1982), Norwegen (Holme et al., 1982) und Japan (Kagaminori, 1981) zeigen eine erhöhte KHK-Mortalität bei Berufsgruppen mit niedrigerem sozioökonomischem Status. Auch ein niedriges Bildungsniveau erhöht das KHK-Mortalitätsrisiko (Hinckle et al., 1966; Kitagawa und Hauser, 1973; Rosenman et al., 1975) sowie Arbeitslosigkeit und niedriger Berufsstatus (Jenkins und Zyzanski, 1980). Personen mit höherem Bildungsniveau scheinen hingegen vermehrt unter Angina pectoris zu leiden (Shekelle, 1969; Blohmke et al., 1975). Niedrige soziale Schichten weisen in den Industrieländern mehr traditionelle kardiovaskuläre Risikofaktoren auf (Blohmke et al., 1970; Schäfer und Blohmke, 1977; Marmot, 1982). Aber auch bei Kontrolle dieser Risikofaktoren findet sich bei den unteren Sozialschichten eine höhere KHK-Inzidenz bzw. -Mortalität (Koskenvuo, 1980; Rose und Marmot, 1981; Holme et al., 1982). Angehörige der unteren sozialen Schichten sind mehr lebensverändernden Ereignissen, physischen und psychosozialen Belastungen wie Unsicherheit des Arbeitsplatzes und Arbeitslosigkeit ausgesetzt (Myers et al., 1975). Als weiterer Faktor könnte eine Rolle spielen, daß niedrige soziale Schichten über ein weniger effektives soziales Netzwerk verfügen. Sie haben weniger Kontakt mit Arbeitskollegen, Nachbarn und Verwandten (Marmot, 1982). Verminderte soziale Beziehungen und Aktivitäten sind mit einer erhöhten KHK-Mortalität verbunden, wie eine prospektive Längsschnittstudie nachweisen konnte (House et al., 1982); dies gilt auch nach Kontrolle der wichtigsten traditionellen Risikofaktoren. Dem entsprechen auch die Befunde von Siegrist und Mitarbeitern (1981), die bei Myokardinfarktpatienten im Vergleich zu einer Kontrollgruppe eine geringere soziale Unterstützung bei chronischen familiären Schwierigkeiten fanden. Angehörigen unterer sozialer Schichten scheinen weniger effektive persönliche Ressourcen zur Verfügung zu stehen. Dies drückt sich in geringerer Selbsthilfeaktivität (Pearlin und Schooler, 1978), fatalistischerer Einstellung (Wheaton, 1980) und niedrigerem Selbstwertgefühl (Rosenberg und Pearlin, 1978) aus.

Die Bedeutung von psychosozialem Streß und sozialer Isolierung für die unteren Schichten wurde in einer Studie an 2320 Überlebenden eines akuten Myokardinfarkts unterstrichen (Rubermann et al., 1984). Bei Teilnehmern der Beta-Blocker Heart-Attack Trial (BHAT) fand sich ein um viermal höheres Mortalitätsrisiko bei Patienten, die als sozial isoliert klassifiziert wurden und die einem hohen Grad an psychosozialem Streß ausgesetzt waren. Je höher der Bildungsgrad war, desto geringer war auch die Mortalität. Streßbelastung und soziale Isolierung waren am wenigsten bei höher Gebildeten und am stärksten bei Patienten mit niedrigem Bildungsgrad ausgeprägt. Die mit Streßbelastung und sozialer Isolation verbundene Erhöhung des Risikos galt sowohl für die gesamte Mortalitätsrate innerhalb von drei

Jahren als auch für den plötzlichen Herztod; die Erhöhung des Risikos fand sich sowohl bei Patienten, die einen hohen als auch einen niedrigen Schweregrad ventrikulärer Extrasystolen während der Behandlungszeit im Krankenhaus nach dem akuten Infarkt aufwiesen. Andere für die Prognose nach einem Herzinfarkt wichtige Faktoren wurden kontrolliert; den Autoren zufolge muß das erhöhte Risiko den psychosozialen Faktoren zugeschrieben werden. Allerdings erschweren methodische Probleme bezüglich der gewählten Indikatoren für »Streß« und »soziale Isolierung« eine eindeutige Bewertung dieser Studie (Myrtek, 1985). Williams und Mitarbeiter (1992) verfolgten 1368 Patienten, davon 82% Männer, bis zu 9 Jahre nach der Herzkatheteruntersuchung (Durchschnittsalter: 52 Jahre). Der wichtigste Endpunkt war die Überlebenszeit bis zum Herztod. Unabhängig von allen bekannten medizinisch prognostischen Faktoren wiesen Patienten mit Einkommen von mehr als 40000 US$ eine 5-Jahres-Lebenserwartung von 91% auf – verglichen mit 76% bei Einkommen unter 10000 US$ (0,95 Konfidenzintervall 1,57–2,32; p = 0,002). Bei Unverheirateten ohne Vertrauensperson betrug der Wert 50% – verglichen mit 82% bei Verheirateten, Patienten mit Vertrauensperson oder beidem (1,84–6,20; p < 0,0001).

Niedriger sozioökonomischer Status, niedriger Ausbildungsstand, ein unwirksames soziales Netz und soziale Isolation sind mit einem erhöhten Risiko einer koronaren Herzkrankheit und Mortalität verbunden.

6.2 Lebensverändernde Ereignisse

Die Grundannahme dieser Forschungsrichtung ist, daß unerwünschte, unerwartete, unbeeinflußbare und mit unangenehmen Konsequenzen einhergehende Ereignisse eine erhöhte Anpassungsleistung erfordern. Erweisen sich die individuellen Selbsthilfeaktivitäten als unzulänglich, kommt es zu exzessiven neurohumoralen und pathophysiologischen Reaktionen (Siegrist, 1980).

Die meisten Untersuchungen mit positiven Ergebnissen waren retrospektiv und ohne Kontrollgruppe durchgeführt. Antwortvorurteile bezüglich kurz und lang zurückliegender Ereignisse und der Myokardinfarkt selbst als Ereignis, das Anpassung verlangt, sind die Hauptkritikpunkte an diesen Untersuchungen.

In einer Untersuchung von Siegrist und Mitarbeitern (1982) wird berichtet, daß Herzinfarktpatienten in den letzten Jahren vor dem Krankheitsereignis signifikant mehr Lebensereignisse als Kontrollpersonen angaben, wobei in den letzten 3 Monaten bei den KHK-Kranken die Zahl der Lebensereignisse deutlich zunahm. Maschewsky (1982) und Lundberg und Mitarbeiter (1975) sowie Byrne und Whyte (1980) fanden keinen Unterschied zwischen Herzinfarktpatienten und Kontrollpersonen in der Häufigkeit der Lebensereignisse der »nächsten Vergangenheit« bzw. im letzten Jahr vor der Erkrankung. Allerdings unterschieden sich beide Gruppen signifikant in der Bewertung bezüglich der Intensität der erlebten Anspannung durch diese Ereignisse. In der Stockholmer Bauarbeiter-Studie (Theorell und Floderus-Myrhed, 1977; Theorell, 1979, 1981) konnte gezeigt werden, daß ein »Unzufriedenheits-Index«, der u. a. ein Lebensereignis (Anzahl von Wohnortwechseln) enthält, auch in einer multivariaten Analyse mit Einschluß traditioneller Risikofaktoren einen signifikanten Beitrag zur Vorhersage leistete, welche Patienten innerhalb von 18 Monaten an einem Myokardinfarkt erkrankten. Ein weiterer Faktor »psychosoziale Belastungen im Beruf«, der 2 Lebensereignisse im vorangegangenen Jahr (z.B. erhöhte berufliche Verantwortung, mehr als 30 Tage arbeitslos) einbezieht, trug nach 2jähriger Beobachtungszeit in einer multivariaten Analyse unter Einschluß der traditionellen Risikofaktoren am meisten zur Vorhersage von Myokardinfarkterkrankungen bei. Die Beobachtungen der Beziehung zwischen hohen Werten für Lebensereignisse und akutem Herzinfarkt sind suggestiv – die methodisch besten Studien zeigen aber negative Resultate.

6.3 Berufliche Überbeanspruchung

Berufliche Überbeanspruchung ist wiederholt als koronarer Risikofaktor beschrieben worden. Arbeitsüberforderung infolge starken Zeit- und Termindruckes und Verantwortung für die Arbeit anderer erhöhen das Erkrankungsrisiko (House, 1974). Jenkins (1982) wies darauf hin, daß die gleichzeitige Ausübung zweier beruflicher Tätigkeiten vor allem für Angina pectoris, aber auch Myokardinfarkt einen Risikofaktor darstelle.

In der prospektiven schwedischen Bauarbeiter-Studie (Theorell und Floderus-Myrhed, 1977; Theorell, 1981) wurde festgestellt, daß 51 Arbeiter, die im Verlauf von 2 Jahren einen Herzinfarkt erlitten hatten, im vorangegangenen Jahr deutlich beruflich überbeansprucht waren im Vergleich zur Kontrollgruppe. Bei Arbeitern, die einen kardial oder zerebrovaskulär bedingten Tod erlitten hatten, war im Vergleich zu Kontrollpersonen nahezu sechsmal häufiger eine Kombination von »hohen beruflichen Anforderungen« und »geringem persönlichen Handlungsspielraum während der Arbeit« anzutreffen (Theorell, 1981).

Erhöhte berufliche Anforderungen waren ebenfalls, wenn auch weniger konsistent, mit der KHK assoziiert. Eine Kombination beider Faktoren ermögliche eine bessere Vorhersage der KHK als die isolierte Betrachtung beider Aspekte. In einer retrospektiven Kontrollgruppen-Studie fanden Siegrist und Mitarbeiter (1982), daß bei den KHK-Kranken am Arbeitsplatz sowohl psychosoziale Belastungen (Zeitdruck, Unterbrechungen) als auch physische Belastungen (Lärm, Hitze, Unfallgefahr) signifikant häufiger waren.

6.4 Emotionale Probleme und Schlafstörungen

In einer Studie in Chicago erfaßten Shekelle (1969) und Ostfeld (1964) verschiedene Persönlichkeitsmerkmale mit dem MMPI (Minnesota Multiphasic Personality Inventory) und dem Catell-16-PF (Catell 16-Personality Factor Questionnaire). 1190 Männer aller sozialen Klassen wurden über 4¹/₂ Jahre untersucht. Die 50 in diesem Zeitraum an Angina pectoris Erkrankten wiesen auf der Hypochondrieskala des MMPI die höchsten und die 38 Herzinfarktpatienten die tiefsten Werte auf, während die Werte der Kontrollgruppe dazwischen lagen. Im Catell-16-PF wirkten die Infarktpatienten argwöhnischer, eifersüchtiger, selbstgenügsamer und zurückgezogener, die Angina-pectoris-Patienten emotional weniger stabil. In einer Studie aus Oklahoma beschrieben Bruhn und Mitarbeiter (1969) ebenfalls Unterschiede zwischen Angina-pectoris- und Myokardinfarktpatienten: Die erste Gruppe zeigte ausgeprägtere neurotische Züge, war unreifer und emotional instabil. Lebovits und Mitarbeiter (1967) fanden, daß Angst und Depressionen ausgeprägter bei Patienten waren, die später am Herzinfarkt verstarben, als bei Patienten, die den Infarkt überlebten.

Hypochondrie und Neurotizismus beeinflussen die Bereitschaft von Personen, Krankheitssymptome mitzuteilen und ärztliche Hilfe zu suchen (Costa und McCrae, 1985). Dem entspricht, daß in Untersuchungen mit Koronarpatienten verschiedene Neurotizismusmaße nicht mit dem Ausmaß der Koronarsklerose, wohl aber mit sog. »weichen« Symptomen wie Klagen über Schmerzen im Thoraxbereich assoziiert sind (Costa et al., 1985; Costa, 1986).

In einer prospektiven Studie mit 10000 männlichen Angestellten in Israel (Groen et al., 1968; Medalie et al., 1973) wurde nach einer Beobachtungszeit von 5 Jahren festgestellt, daß die Angina-pectoris-Inzidenz bei den Patienten, die bereits anfänglich die höchsten Angstwerte aufwiesen im Vergleich zu denjenigen mit den niedrigsten Angstwerten, insbesondere dann erhöht war, wenn sie keine Liebe und Unterstützung von ihren Ehefrauen erfuhren. Für den Myokardinfarkt hatte der Angstindex keine prädiktive Bedeutung.

Die Inzidenz der koronaren Herzkrankheit stand auch in Beziehung zu arbeitsbezogenen Problemen wie Konflikte mit dem Chef und Mitarbeitern, sowie zu familiären und finanziellen Schwierigkeiten. Männer, die derartigen Problemen ausgesetzt waren, wiesen eine höhere Inzidenz auf, wenn sie gleichzeitig ihre Ehefrauen als kalt und indifferent beschrieben. Religiöse, orthodoxe Juden, die regelmäßig die Synagoge besuchten, hatten ebenfalls im Vergleich zu denjenigen, die selten oder nie zur Synagoge gingen, eine geringere KHK-Inzidenz. 1933 hatte der bekannte deutsche Pathologe Ludwig Aschoff in seinem Vorwort zu dem von E. Cowdry herausgegebenen Buch »Arteriosclerosis. A survey of the problem« seiner Überzeugung Ausdruck verliehen, daß neben Erbfaktoren und verschiedenen Umgebungseinflüssen

»... nicht nur die materielle Zivilisation, sondern auch die menschliche Kultur sogar in ihrer höchsten Form, der Religion, die Entwicklung des arteriosklerotischen Prozesses beeinflussen kann und sogar beeinflussen muß«.

Vitale Erschöpfung und depressive Verstimmung wurden in mehreren Studien als Prodromi einer sich entwickelnden KHK beschrieben (Kuller et al., 1972; Wardwell und Bahnson, 1973; Alonzo et al., 1975; Rissanen et al., 1978; Nirkko et al., 1982). Auch auf Schlafschwierigkeiten vor einem Myokardinfarkt wurde hingewiesen (Friedman et al., 1974; Thiel et al., 1973; Partinen et al., 1982). Zur Erfassung des Syndroms der vitalen Erschöpfung entwickelte Appels den »Maastricht-Fragebogen«. In einer prospektiven Längsschnittstudie mit Kontrollgruppenvergleich für verschiedene KHK-Manifestationen (Appels et al., 1979), in zwei Querschnittsstudien mit Kontrollgruppenvergleich für Herzinfarktpatienten (Appels, 1980; Verhagen et al., 1980) und in einer Querschnittsstudie mit Kontrollgruppenvergleich für Angina-pectoris-Patienten (Falger und Appels, 1982) konnten höhere Skalenwerte für zukünftige KHK-Kandidaten bzw. KHK-Kranke nachgewiesen werden, zum Teil ohne daß andere koronare Risikofaktoren den Unterschied zwischen Gesunden und Kranken erklären konnten. Mit Hilfe der prospektiven Längsschnittstudie entwickelten Appels und Mitarbeiter (1987) eine aus 21 Items bestehende Fragebogenskala. Das standardisierte Risiko, innerhalb von 4,2 Jahren einen Herzinfarkt zu entwickeln, betrug danach für den ersten, zweiten und dritten Tertil der Maastricht-Fragebogen-Scorewerte 1,00, 2,26 und 4,69. Diese Assoziation ist im wesentlichen unabhängig von traditionellen somatischen Risikofaktoren. Aufgrund ihrer Ergebnisse trennen Appels et al., (1987) das Syndrom der vitalen Erschöpfung von Depression und definieren es folgendermaßen:

»A state which is present when an individual not only complains of unusual fatigue and decreasing energy but also by feeling dejected or defeated. Feeling exhausted when waking up is highly characteristic of the condition. Vital exhaustion is often associated with increased irritability and loss of libido. Symptoms of depression may be associated with vital exhaustion but not necessarily so. Usually self esteem is not lowered and guilt feelings are absent.«

Das Syndrom der vitalen Erschöpfung ist mit dem Typ-A-Verhaltensmuster korreliert (Appels, 1981; Schmidt et al., 1985) und hängt darüber hinaus mit intensiven Problemen im familiären und sozialen Bereich zusammen, die sich vor allem in den letzten 12 bis 18 Monaten ereignet haben (Falger und Appels, 1982). Die Autoren betonen, daß der Zustand einer vitalen Erschöpfung nicht eine ausreichende Ursache für die koronare Herzkrankheit ist. Solange das Herz nicht aufgrund einer Atherosklerose oder einer anderen Erkrankung besonders vulnerabel ist, würde ein »vitalerschöpftes« Individuum wohl lediglich durch eine Periode besonderer mentaler Belastung gehen, ohne aber krank zu werden. Der Zustand erinnert an die Rückzug-Konservierungs-Reaktion (Schmale und Engel, 1985).

Auch Schlafstörungen spielen in diesem Zusammenhang eine wichtige diagnostische Rolle (Siegrist und Peter, 1986; Siegrist, 1985; s.a. Kap. 57, »Schlaf und Schlafstörungen«). Schlafapnoe erhöht das Risiko für das Auftreten von malignen Rhythmusstörungen und plötzlichem Herztod sowie die Entwicklung einer essentiellen und pulmonalarteriellen Hypertonie und linksventrikulären Hypertrophie (Bondoulas et al., 1983; Burack, 1984; Guilleminault et al., 1983; Schroeder et al., 1978); pathophysiologisch sind die Verminderung der arteriellen Sauerstoff-Spannung und die sympathikoadrenerge Aktivität bedeutsam.

Schlafstörungen ohne erkennbare pathophysiologische Grundlage können bei starker emotionaler Belastung auftreten. Diese distreßinduzierten Schlafstörungen können im Jahr vor der Erstmanifestation der koronaren Herzkrankheit gehäuft auftreten (Siegrist et al., 1984; Siegrist, 1984).

Dementsprechend fanden Siegrist und Peter (1986) höhere Herzfrequenzwerte sowie eine signifikant erhöhte Variabilität der Herzfrequenz während des Schlafes bei Probanden mit entsprechenden Schlafstörungen (Siegrist, 1985). Drei prospektive Studien fanden Schlafstörungen als Vorläufer der koronaren Herzkrankheit (Floderus, 1974; Friedman et al., 1974; Thomas und Greenstreet, 1973).

6.5 Koronargefährdende Verhaltensweisen und Typ-A-Muster

Definition

Als koronargefährdend werden alle Verhaltensweisen bezeichnet, die das Risiko für die Entwicklung einer koronaren Herzkrankheit erhöhen (coronary prone behavior). Das von Friedman und Rosenman beschriebene Typ-A-Verhaltensmuster ist nicht mit dem koronargefährdenden Verhalten gleichzusetzen, sondern stellt eine Untergruppe dieser Verhaltensweisen dar.

Ausgangspunkt dieser Forschungsrichtung bilden die Untersuchungen der beiden amerikanischen Kardiologen Friedman und Rosenman, die seit Ende der 50er Jahre in vielen Studien ihr Konzept des Typ-A-Verhaltens ausgebaut haben. Sie gingen von der Annahme aus, die sich zunächst nur auf die Beobachtung ihrer Koronarpatienten stützte, daß ein Zusammenhang zwischen dem vermehrten Auftreten der KHK und der Entwicklung eines immer hastigeren und hektischeren Lebensstils bestand. Kennzeichnend dafür hielten sie bei ihren Patienten ein überdurchschnittliches Streben nach Anerkennung, Ungeduld, Hast und Eile, Reizbarkeit und Aggressivität. Ihnen fielen Merkmale im Sprachverhalten auf, eine laute, explosible Sprechweise, und übertriebenes psychomotorisches Verhalten als Reaktion auf Provokation durch andere Personen. Als diagnostisches Instrument entwickelten sie ein strukturiertes Interview, bei dessen Auswertung neben inhaltlichen Kriterien insbesondere die erwähnten Sprachcharakteristika berücksichtigt werden.

Rosenman und Friedman (1974) beschrieben das Typ-A-Verhaltensmuster folgendermaßen:

»An action-emotion complex that can be observed in any person who is aggressively involved in a chronic incessant struggle to achieve more and more in less and less time, and if required to do so, against the opposing efforts of other things or other persons.«

Drohen Typ-A-Personen zu scheitern, so verstärken sie ihre Bemühungen und geben den Kampf nicht auf, wie es ängstliche Personen tun würden. Sie sind vielmehr aggressiv, wettbewerbs- und arbeitsorientiert, ungeduldig, stets in Eile und wachsam (Rosenman, 1981). Das Typ-A-Muster gilt als ein relativ stabiles Verhalten, mit dem Personen aufgrund entsprechender Persönlichkeitsmerkmale auf unterschiedliche situative Herausforderungen reagieren (Rosenman und Friedman, 1977). Typ-B-Individuen reagieren wenig auf herausfordernde Umgebungsbedingungen, sie bleiben ruhig, sind ohne feindselige Verwicklung mit der Umgebung, setzen ihre Arbeit fort, setzen kaum Zeitgrenzen, erledigen nur eine Sache auf einmal und suchen nicht unbedingte Anerkennung.

Wenngleich häufig nur zwischen Typ-A- und Typ-B-Verhalten unterschieden wird, handelt es sich bei dieser Klassifikation nicht um eine echte Typologie, sondern vielmehr um eine Reihe von beobachtbaren Verhaltensmerkmalen, die bei empfänglichen Individuen durch geeignete, herausfordernde Umgebungsbedingungen ausgelöst werden – gewissermaßen ein Verhaltenskontinuum, das sich vom extremen Typ A bis zum extremen »nicht Typ A« oder Typ B erstreckt (Matthews, 1982; Sparacino, 1979; s.a. Kap. 42, »Selbstschädigendes Verhalten am Beispiel der koronaren Herzerkrankung«). Neben dem von Rosenman und Friedman entwickelten strukturierten Interview (Rosenman, 1978) gelten als weitere Meßinstrumente Fragebogen wie der Jenkins Activity Survey (JAS) mit der Typ-A/B-Skala und drei weiteren faktorenanalytisch gewonnenen Skalen, sowie die Framingham-Typ-A-Verhaltensskala und die Bortner-Skala.

Epidemiologische Untersuchungen

Verschiedene Querschnittsstudien haben einen Zusammenhang zwischen dem Typ-A-Verhalten und/ oder einigen seiner Komponenten und der KHK belegt. Dies gilt auch für den deutschen Sprachraum (Cottier et al., 1983; Schmidt et al., 1983; Rüddel et al., 1985; Goelz et al., 1992). Mehrere Studien zeigten auch einen Zusammenhang zwischen dem Typ-A-Muster und dem Schweregrad der koronarangiographisch nachweisbaren Koronarsklerose (Übersicht bei Schmidt 1988). Eine absolute Spezifität des Typ-A-Musters für die KHK scheint es nicht zu geben.

Die Western Collaborative Group Study

Die Erhebungen der Western Collaborative Group Study (WCGS) wurden ab 1960 in verschiedenen kalifornischen Firmen begonnen. Etwa die Hälfte der untersuchten männlichen Teilnehmer wurde mit Hilfe des strukturierten Interviews als Typ A klassifiziert und die andere Hälfte als Typ B. Innerhalb von 8,5 Jahren entwickelten von ursprünglich 3154 gesunden Männern im Alter von 39–59 Jahren 257 eine koronare Herzkrankheit. Bei 11,2% der Typ-A-Männer, aber nur bei 5% der Typ-B-Männer fanden sich ein Myokardinfarkt oder Zeichen von Angina pectoris. Das Erkrankungsrisiko lag bei Typ-A-Personen 2,37mal höher als bei Typ-B-Personen. Darüber hinaus sagte das Typ-A-Muster den zweiten und dritten Infarkt vorher und stand unabhängig von der Todesursache in Beziehung zum Schweregrad der Arteriosklerose in Autopsiebefunden.

Die Bedeutung und Validität dieser Ergebnisse wurde zusätzlich dadurch erhöht, daß klassische Risikofaktoren wie Alter, erhöhter Serumcholesterinspiegel, Blutdruck und Zigarettenrauchen in gleicher Beziehung zur KHK standen wie in der Framingham-Studie (Rosenman et al., 1976). Das Typ-A-Muster trug zu einer Erhöhung des koronaren Risikos unabhängig von den traditionellen Risikofaktoren bei; nach statistischer Korrektur für diese vier Faktoren war das Erkrankungsrisiko bei Typ-A-Personen um 1,97mal höher als bei Typ-B-Personen. Das bedeutet beispielsweise, daß sich bei Typ-A-Personen mit erhöhtem Cholesterin im Vergleich zu Typ-B-Personen mit vergleichbaren Cholesterinwerten das Risiko ebenso verdoppelt, wie wenn normale Cholesterinwerte vorliegen (Brand, 1978).

Im Zusammenhang mit der WCGS wurde ein Fragebogen zur Erfassung des Typ-A/B-Musters entwickelt, der sog. Jenkins Activity Survey (JAS). Der JAS enthält etwa 50 Fragen, ähnlich denen im strukturierten Interview, aus denen mit optimaler Skalierung und Regressionsanalyse vier Skalen entwickelt wurden:

Die Typ-A/B-Skala wurde aufgrund einer optimalen Übereinstimmung mit der Typ-A-Klassifikation in den Interviews der WCGS gewonnen. Die Übereinstimmung mit dem strukturierten Interview in der Typenklassifizierung betrug rund 70%, die Test-Retest-Korrelationen lagen nach 1–4 Jahren zwischen 0,6 und 0,7 (Jenkins, 1978). Die drei weiteren Skalen wurden faktorenanalytisch ermittelt.

Die **Skala S** (speed-impatience) beschreibt als wichtigstes Verhaltensmerkmal Zeitdruck; Personen mit hohen Scorewerten neigen dazu, sehr schnell zu essen, sie werden ungeduldig, wenn die Gesprächspartner reden, bringen andere Leute dazu, sich zu beeilen, sind leicht aus der Fassung zu bringen sowie leicht irritierbar.

Die **Skala J** (job involvement) betrifft den Grad beruflichen Engagements. Personen mit hohen Werten berichten über starke berufliche Anspannung, sie machen häufig Überstunden und schaffen sich immer wieder Termine, deren Einhaltung ihnen äußerste Anstrengung abverlangt.

Die **Skala H** (hard driving-competitive) beinhaltet, daß sich Personen mit hohen Scorewerten als energisch und zielstrebig beschreiben, die alles besser machen als andere, die gewissenhaft, verantwortungsbewußt, ernsthaft sind, sich mit mehr Einsatz und Kraft engagieren und zu Rivalitätsverhalten neigen (Jenkins et al., 1979).

Bezogen auf die letzten vier Jahre der Studie sagte die JAS-A/B-Skala ebenfalls die KHK-Inzidenz voraus. Das oberste Drittel der Population mit hohen Skalenwerten in Typ-A-Richtung hatte ein um 1,7mal höheres Risiko, in diesem Zeitraum eine KHK zu entwickeln, als das untere Drittel mit niedrigen Werten in Typ-B-Richtung (Jenkins, 1978). Die drei faktorenanalytisch gewonnenen Skalen S, J und H, die positiv mit der Typ-A/B-Skala korrelierten, standen jedoch nicht prospektiv zur KHK-Inzidenz in Beziehung (Jenkins et al., 1974). Die JAS-A/B-Skala erwies sich als bester Prädiktor für den Reinfarkt, zu dem sie in einer »Dosis-Antwort«-Beziehung stand (Jenkins, 1974, 1981; Zysanski et al., 1979), d.h., je stärker die Typ-A-Merkmale ausgeprägt waren, desto häufiger kam es zum erneuten Infarkt.

Bei der Verwendung von Fragebogen zur Erfassung des Typ-A-Musters können sich Probleme ergeben, da hier eine Selbstbeschreibung des eigenen Verhaltens vorgenommen wird. Typ-A-Personen sind sich ihrer eigenen Verhaltensweisen oft nicht bewußt. Das strukturierte Interview ist demgegenüber eher ein Verhaltenstest bzw. eine Verhaltensbeobachtung. Dabei kommt es weniger auf den Inhalt der Antworten als vielmehr auf die Art und Weise an, in der geantwortet wird. Die Hauptmerkmale für das Typ-A-Muster sind eine laute, explosive, schnelle und akzelerierte Sprechweise sowie eine kurze Antwortlatenz, Aggressionsbereitschaft und verbales Rivalitätsverhalten, die gewöhnlich aber deutlich niedrigere Korrelationen mit der globalen Typ-A-Klassifikation aufweisen als die anderen Komponenten (Schmidt, 1988; Dembroski, 1989).

In späteren Studien wurde jedoch deutlich, daß strukturiertes Interview und JAS im wesentlichen unterschiedliche Konstrukte messen (MacDougall et al., 1979; Musante et al., 1983). Nach Myrtek (1983) beträgt die gemeinsame Varianz für das im strukturierten Interview und im JAS bestimmte Typ-A-Verhalten 11%.

Den prospektiven Befunden zur KHK-Inzidenz in der WCGS stehen publizierte Mortalitätsanalysen gegenüber. Die 257 Teilnehmer, die mit Hilfe des strukturierten Interviews in Typ-A- und Typ-B-Personen eingeteilt worden waren und die im Laufe der weiteren 8,5 Jahre an einer koronaren Herzkrankheit erkrankten, wurden bezüglich ihrer nachfolgenden Mortalität untersucht (Ragland und Brand, 1988a). Der Verhaltenstyp stand bei 26 Patienten, die im Laufe der nächsten ca. 12 Jahre innerhalb von 24 Stunden nach dem koronaren Ereignis verstarben, nicht zur Mortalität in Beziehung. Bei 231 Patienten, die die ersten 24 Stunden überlebten, betrug die KHK-Mortalität der 160 Typ-A-Patienten 19,1 pro 1000 Personenjahre und war damit signifikant niedriger (p = 0,04) als die der 71 Typ-B-Patienten, die 31,7 betrug. Diese Studie berücksichtigt wichtige Variablen, wie z.B. den Schweregrad des vorangegangenen Infarktes, den kardialen Zustand nach dem Infarkt, Bypass-Operationen etc. nicht bei den Analysen.

Typ-A-Verhalten erhöht das Risiko bei jüngeren Personen. Der Einschluß von 60–80jährigen Männern verändert die Ergebnisse. Nachdem 1962 ca. 20% der Männer anders eingeteilt wurden als ursprünglich (1960), muß bedacht werden, wieviele ihre Klassifizierung in der Zeit zwischen 1960 und 1983 geändert haben müssen!

Die Framingham-Studie

Zwischen 1965 und 1967 wurden 1822 männliche und weibliche Teilnehmer der Framingham-Studie im Alter von 45 bis 77 Jahren mit einem umfangreichen Fragebogen untersucht, der verschiedene psychosoziale Faktoren und Verhaltensweisen erfaßte. Eine Expertengruppe hatte 10 Fragen ausgewählt, die als charakteristisch für das Typ-A-Verhalten angesehen und in einer Skala zusammengefaßt wurden. Diese Framingham-Typ-A-Verhaltensskala beschreibt Persönlichkeitsmerkmale und Verhaltensweisen wie Wettbewerbsverhalten, Dominanzstreben sowie Zeitdruck und fragt nach emotionalen Reaktionen auf einen durchschnittlichen Arbeitstag, wobei die arbeitsbezogenen Fragen für Hausfrauen etwas anders formuliert sind. Die Auswertungen wurden sowohl für die kontinuierlichen Scorewerte als auch für eine dichotome Typ-A/B-Aufteilung mit Hilfe des Medianwertes vorgenommen. Hausfrauen und berufstätige Frauen mit koronarer Herzkrankheit wiesen unabhängig von den traditionellen Risikofaktoren signifikant höhere Werte auf der Typ-A-Skala. Bei Männern bestand eine Beziehung zwischen Myokardinfarkt und Typ-A-Verhalten, Altersproblemen, täglichem Streß und Spannungen (Haynes et al., 1978a, b). Die Ergebnisse dieser Studie veranlaßten Haynes, die Hypothese aufzustellen, daß für die Entwicklung und volle Ausprägung des Typ-A-Musters bei Männern und Frauen Faktoren und Bedingungen der amerikanischen Arbeitswelt verantwortlich sind. Berufstätige Frauen werden im Vergleich zu Hausfrauen häufiger als Typ A klassifiziert. Ausschlaggebend sind jedoch die Verhaltensweisen: Hausarbeit schützt Typ-A-Frauen nicht vor dem größeren KHK-Risiko. 1674 Personen waren zu Beginn dieser Untersuchung gesund. Eine Analyse nach 8 Jahren ergab, daß Frauen, die an einer KHK erkrankt waren, im Vergleich zu Gesunden höhere Werte auf der Typ-A-Skala aufwiesen, eher Ärger unterdrückten und häufiger Symptome von Angst und Spannung berichtet hatten. Typ-A-Frauen entwickelten zweimal häufiger eine koronare Herzkrankheit als Typ-B-Frauen und dreimal häufiger Angina pectoris. Nach Kontrolle der traditionellen Risikofaktoren in einer multivariaten Analyse blieben Typ-A-Verhalten und Unterdrücken von Ärger unabhängige Prädiktoren der KHK-Inzidenz bei Frauen. Männer besaßen ein höheres KHK-Risiko, wenn sie als Typ A eingestuft worden waren, Ärger unterdrückten, unter Arbeitsüberlastung litten und häufig befördert worden waren. Bei Berücksichtigung der traditionellen Risikofaktoren war Typ-A-Verhalten im Vergleich zum Typ-B-Verhalten bei 45- bis 64jährigen Männern mit einer Verdoppelung des Risikos für die Entwicklung von Angina pectoris, Myokardinfarkt und anderen Zeichen einer korona-

ren Herzkrankheit verknüpft. Dies galt allerdings nur für »white-collar«-Berufe.

Eine weitere Analyse wurde nach insgesamt 10 Jahren bei 750 Frauen und 580 Männern im Alter von 45 bis 64 Jahren durchgeführt. Hier war das Typ-A-Verhalten bei Männern nur mit solchen KHK-Ereignissen assoziiert, die auch Angina-pectoris-Symptome beinhalten. Typ-A-Männer erkrankten innerhalb von 10 Jahren zweimal so häufig wie Typ-B-Männer ausschließlich an Angina pectoris und an anderen mit Angina pectoris verbundenen KHK-Manifestationen. Auch bei den Frauen erhöhte das Typ-A-Verhalten lediglich die Inzidenz von KHK-Manifestationen mit Angina-pectoris-Symptomen.

Bei einer Unterteilung der männlichen Teilnehmer in Blue-Collar- und White-Collar-Berufe fand sich lediglich bei der letzteren Gruppe eine 2,5mal höhere KHK-Inzidenz bei Typ-A-Personen. Typ-A-Hausfrauen erkrankten ebenfalls 2,5mal häufiger an einer koronaren Herzkrankheit als Typ-B-Hausfrauen; berufstätige Typ-A-Frauen erkrankten 1,5mal häufiger als Typ-B-Frauen, wobei dieser Unterschied die Signifikanzgrenze verfehlte.

Eine multivariate Analyse der Beziehungen zwischen Typ-A-Verhalten, traditionellen Risikofaktoren und KHK-Inzidenz über einen 10jährigen Zeitraum ergab, daß das Typ-A-Verhalten das relative KHK-Risiko um so mehr steigerte, je stärker die traditionellen Risikofaktoren ausgeprägt waren; dies galt allerdings nicht für den Risikofaktor Rauchen. Bei Männern war diese Wechselwirkung am größten zwischen Typ-A-Verhalten und grenzwertigen Erhöhungen von systolischem Blutdruck (120–159 mmHg) und Serumcholesterin (220–259 mg/100 ml). Bei Frauen trat diese Interaktion im obersten Bereich jedes Risikofaktors auf. Ähnliche Interaktionen wurden auch in der WCGS in den obersten Bereichen der traditionellen koronaren Risikofaktoren gefunden (Rosenman et al., 1975; Brand et al., 1976). Wurde das Typ-A-Verhalten in das logistische Modell für die Berechnung der erwarteten KHK-Inzidenz in der Famingham-Studie eingeschlossen, konnten 12% mehr »white-collar«-Männer in den oberen beiden Risikodezilen entdeckt werden, die eine koronare Herzkrankheit entwickelten. Entsprechend wurden 7,4% mehr erkrankte Frauen in den obersten beiden Risikoquintilen (den oberen 40%) entdeckt, wenn das Typ-A-Verhalten in den Berechnungen berücksichtigt wurde.

Multiple Risk Factor Intervention Trial

Im Multiple Risk Factor Intervention Trial (MRFIT), einer prospektiven multizentrischen Studie, in der der Einfluß von therapeutischen Maßnahmen bezüglich kardiovaskulärer Risikofaktoren auf das Erkrankungs- und Sterberisiko überprüft werden sollte, wurde auch das Typ-A-Verhalten untersucht. In dieser Studie konnte keine Beziehung zwischen Typ-A-Verhalten und der koronaren Morbidität und Mortalität nachgewiesen werden (Shekelle et al., 1983b, 1986). Dies galt sowohl für das strukturierte Interview (n = 3110), (n = 12772), und betraf sowohl die Interventionsgruppe, die eine spezielle Behandlung bezüglich traditioneller Risikofaktoren erhielt, als auch die Vergleichsgruppe, die auf übliche Art und Weise von niedergelassenen Ärzten behandelt wurde. Die Teilnehmer dieser Studie waren im Gegensatz zur WCGS aufgrund eines erhöhten kardiovaskulären Risikos in bezug auf traditionelle Risikofaktoren ausgesucht worden. Das Typ-A-Verhalten sagte in der WCGS aber die KHK-Inzidenz für alle Risikofaktoren vorher, so daß ein entsprechendes Ergebnis auch im MRFIT zu erwarten gewesen wäre. Auch andere Studien, in denen ausschließlich »Hochrisikopatienten« untersucht wurden, ergaben alle negative Ergebnisse hinsichtlich des Typ-A-Verhaltens (Matthews und Haynes, 1986). Für diese negativen Ergebnisse werden zum Teil Selektionsmechanismen bei der Auswahl der Studienteilnehmer verantwortlich gemacht (Shekelle et al., 1986). Daß nur bestimmte, sehr motivierte Patienten bereit waren, am MRFIT teilzunehmen, wird auch dafür verantwortlich gemacht, daß die Mortalitätsraten insgesamt sehr viel geringer als erwartet ausfielen.

Weitere Studien zum Typ-A-Verhalten mit teilweise widersprüchlichen Ergebnissen.

Zwei weitere prospektive amerikanische Studien, in denen der Jenkins Activity Survey bei Myokardinfarktpatienten verwendet wurde, erbrachten negative Ergebnisse hinsichtlich des Typ-A-Verhaltens. Bei 2314 Teilnehmern der Aspirin Myocardial Infarctions Study (AMIS), 2070 Männern und 244 Frauen, die einen Myokardinfarkt überlebt hatten, konnten keine signifikante Beziehung zwischen dem JAS-Typ-A/B-Score und dem Reinfarktrisiko nachgewiesen werden (Shekelle et al., 1986). Dies galt auch nach statistischer Berücksichtigung potentieller konfundierender Variablen. Allerdings wurde der JAS erst nach Randomisierung der AMIS ausgeteilt und von 14% der Teilnehmer waren keine Daten erhältlich; dies könnte zu einer Verzerrung der Ergebnisse in dieser Studie geführt haben. Auch könnte die Tatsache die Ergebnisse beeinflußt haben, daß es sich um Patienten handelte, die freiwillig an einer klinischen Interventionsstudie teilnahmen.

In einer Studie von Case und Mitarbeitern (1985) fand sich bei 516 Myokardinfarktpatienten des Multicenter Post-Infarction Project keine Beziehung zwischen dem JAS-Typ-A/B-Score und der Gesamt- oder kardialen Mortalität in einem ein- bis dreijährigen Zeitraum. Eine Funktionsbeeinträchtigung des linken Ventrikels erwies sich als wichtiger Risikofaktor, der wahrscheinlich alle Effekte, die das Typ-A-Verhalten auf die Langzeitprognose ausüben könnte, verdeckt. Der Follow-up-Zeitraum betrug ein bis drei Jahre, wobei nicht überprüft wurde, ob er im Mittel für Typ-A- und Typ-B-Patienten gleich lang war.

Ein anderer Einwand ist, daß als Auswahlkriterium für eine Aufnahme der Patienten in die Studie ein Überleben des ersten Infarktes von nur zwei Wochen festgelegt wurde, d. h. daß Patienten mit einer relativ schweren moykardialen Schädigung und einer schlechten Prognose ausgewählt wurden, die den JAS-Fragebogen bereits zwei Wochen nach ihrem Herzinfarkt ausfüllten. Nachdem in der Studie von Case offensichtlich auch ein Einfluß der drei wichtigsten Risikofaktoren – Erhöhung von Serumcholesterin und Blutdruck sowie Zigarettenrauchen – nicht nachweisbar war, ist es nicht verwunderlich, daß auch ein Einfluß des Typ-A-Verhaltens nicht demonstrierbar war.

In der French-Belgium Collaborative Group Study (French Belgium Collaborative Group, 1982) wurde das mit Hilfe der Bortner-Skala (Bortner, 1969) bestimmte Typ-A-Verhalten mit der KHK-Inzidenz in Verbindung gebracht. Drei Kohorten von gesunden Männern (insgesamt n = 2811) im Alter zwischen 40 und 60 Jahren (aus Brüssel, Genf, Marseille, Paris) wurden über einen Zeitraum von 35,5–74,1 Monaten nachverfolgt. Diejenigen Teilnehmer der Untersuchung, die während des Beobachtungszeitraumes an Angina pectoris erkrankten oder einen tödlichen oder nicht-tödlichen Myokardinfarkt erlitten oder am plötzlichen Herztod starben, wiesen im Vergleich zu den nicht KHK-Kranken ein ausgeprägteres Typ-A-Muster auf (allerdings nicht signifikant). Bezüglich der KHK-Untergruppe »harte kardiale Ereignisse« (tödlicher oder nicht-tödlicher Myokardinfarkt, plötzlicher Herztod) und der Gruppe aller KHK-Manifestationen (Angina pectoris oder hartes kardiales Ereignis) konnte ein signifikant höherer Skalenwert bei Erkrankten gesichert werden. In einer multivariaten Analyse, die die Bortner-Skala und die traditionellen Risikofaktoren Alter, Rauchen, Cholesterin und systolischer Blutdruck einschloß, wurde deutlich, daß das Typ-A-Verhalten sowohl für die harten kardialen Ereignisse als auch für alle KHK-Manifestationen ein eigenständiger Risikofaktor war. Auch nach Einschluß eines weiteren ersönlichkeitsmerkmals, Neurotizismus, in die multivariate Analyse, behauptete sich das Typ-A-Verhalten als eigenständiger Risikofaktor.

Im Rahmen des Belgian Heart Disease Prevention Project (BHDPP) fand sich nach 6 Jahren in der Interventionsgruppe keine Beziehung zwischen der Typ-A-Skala des JAS, der Bortner-Skala und der KHK-Inzidenz. Bei 10% der Kontrollgruppe wurden sowohl das strukturierte Interview durchgeführt, als auch der JAS eingesetzt. Hier standen die Skalen des JAS signifikant in Beziehung zur KHK-Inzidenz (hard events); lediglich die Job-Involvement-Skala des JAS wies einen negativen Gradienten auf, d. h. berufliches Engagement hatte hier möglicherweise eine Schutzfunktion. Mit dem strukturierten Interview bestimmte Typ-A-Personen wiesen ein 2,8mal höheres relatives Risiko im Vergleich zu Typ-B-Personen auf (p = 0,07). In der multivariaten Analyse, die die anderen Risikofaktoren einschloß, blieb die signifikante Beziehung zu den Skalen JAS A/B und Hard-Driving bestehen, wohingegen die Typ-A/B-Einteilung mit Hilfe des strukturierten Interviews die Signifikanzgrenze knapp verfehlte (Kittel, 1986; Kornitzer et al., 1982).

In einer holländischen prospektiven Studie über neuneinhalb Jahre wurden über 3000 Teilnehmer in Rotterdam mit dem JAS, sowie eine Untergruppe von 243 Teilnehmern mit dem strukturierten Interview untersucht. Für das im strukturierten Interview bestimmte Typ-A-Verhalten ergab sich kein signifikanter Zusammenhang, wenn tödliche Myokardinfarktereignisse zusammengefaßt wurden. Tödliche Infarkte traten nur in der Typ-A-Gruppe auf; hier war der Unterschied zwar signifikant, beruhte aber auf der Fallzahl von nur 4 Verstorbenen. Die JAS-Skalen konnten für ca. 2500 Teilnehmer ausgewertet werden. Auch hier fand sich auf keiner Skala eine signifikante Beziehung zu tödlichen und nicht-tödlichen Infarkten. Die holländische JAS-Adaptation zeigte aber zur Angina pectoris und zu koronaren Bypass-Operationen eine signifikante Beziehung, was auch für die JAS-Hard-Driving-Skala galt (Appels et al., 1986).

Williams und Mitarbeiter (1980) bestätigten den Zusammenhang zwischen Typ-A-Verhalten und Schweregrad der Koronarsklerose und wiesen eine Beziehung zu einem weiteren Faktor nach: das mit Hilfe des MMPI bestimmte Ausmaß von Feindseligkeit (hostility). Wurden beide Faktoren in einer multivariaten Analyse berücksichtigt, reduzierte sich die Signifikanz des Typ-A-Verhaltens von $p = 0,01$ auf $p = 0,05$, die Signifikanz der Feindseligkeit wurde von $p = 0,02$ auf $p = 0,008$ verstärkt. Bei über 2200 Patienten, die zwischen 1976 und 1980 koronarangiographiert wurden und bei denen das strukturierte Interview durchgeführt wurde (Williams, 1988), zeigte sich eine signifikante Beziehung zwischen Typ A und Koronarsklerose, die altersabhängig war. Patienten unter 50 Jahren wiesen eine ausgeprägtere Koronarsklerose auf, wenn sie dem Typ A zugeordnet waren; in der Patientengruppe ab 55 Jahre und älter fand sich hingegen bei den Typ-B-Patienten eine stärkere Koronarsklerose. Dies läßt sich so interpretieren, daß unter den Patienten, die zur Koronarangiographie überwiesen wurden, die jungen Typ-A-Patienten bereits eine stärkere Koronarsklerose entwickelt hatten, was ihre Überlebenschancen gegenüber den Typ-B-Personen verringerte; das Typ-B-Verhalten schützte in jüngeren Jahren vor einer vorzeitigen Entwicklung einer Koronarsklerose, nicht jedoch in höherem Alter.

Die toxischen Komponenten des Typ-A-Verhaltens

Das Typ-A-Verhalten galt immer als multidimensionales Konstrukt.

Ein Individuum kann als Typ A beurteilt werden, ohne daß gleichzeitig alle Typ-A-Charakteristika vorliegen müssen. Nicht allen Komponenten kommt die gleiche Bedeutung für die Typenklassifikation zu. Die toxischen Komponenten sind eher Feindseligkeit/Aggressionsbereitschaft bzw. verbales Rivalitätsverhalten. In der Typ-A-Beurteilung sind toxische und nicht-toxische Komponenten miteinander vermischt.

In einer Teilstichprobe der WCGS (63 KHK-Fälle im Vergleich zu 124 Kontrollpersonen) wurden einzelne Komponenten des Typ-A-Musters untersucht (Matthews et al., 1977). Nur einige Komponenten konnten zukünftige KHK-Kranke von Gesunden signifikant unterscheiden. Der stärkste Prädiktor war Aggressionsbereitschaft (potential for hostility; $p < 0,003$), gefolgt von nach außen gerichtetem Ärger (anger directed outward; $p < 0,01$), Rivalitätsverhalten (competitiveness; $p < 0,01$), laute explosible Sprechweise ($p < 0,05$). Aktivitätsniveau, Anerkennungsbedürfnis und berufliches Engagement waren hingegen nicht mit der Herzinfarktinzidenz assoziiert.

In einer neueren Auswertung, die rund 250 KHK-Fälle der WCGS 500 gesunden hinsichtlich Alter und Risikofaktoren vergleichbaren Kontrollpersonen gegenüberstellte, erwies sich »potential for hostility« als einzige Variable im strukturierten Interview, die in multivariaten Analysen signifikant mit der KHK-Inzidenz assoziiert war (Hecker et al., 1988). Dembroski bestätigte diese Befunde mit einer von ihm entwickelten Komponentenanalyse des strukturierten Interviews am gleichen Material. Diese Komponentenanalyse des Typ-A-Verhaltens erlaubt eine differenzierte Erfassung von verschiedenen Komponenten, insbesondere auch der Merkmale Feindseligkeit/Aggressionsbereitschaft (Dembroski, 1978; Dembroski und MacDougall, 1983a; Dembroski und Costa, 1987). Dembroski und Mitarbeiter (1985) untersuchten koronarangiographierte Patienten, bei denen das strukturierte Interview durchgeführt worden war, mit dieser Komponentenanalyse. Sie wählten aus dem aus über 2000 Patienten bestehenden Kollektiv von Williams jeweils 50 Patienten mit einer 3- und einer 2-Gefäßerkrankung aus sowie 50 Patienten, bei denen keine arteriosklerotischen Koronarveränderungen nachweisbar waren. 131 Patienteninterviews konnten mit der Komponentenanalyse ausgewertet werden. Im Gegensatz zu früheren Untersuchungen an Patienten, die aus der gleichen Population stammten (Blumenthal et al., 1978; Williams et al., 1980) konnten keine Beziehung zwischen globalem Typ-A-Muster und Schweregrad der Arteriosklerose gefunden werden. Nach multivariater Kontrolle der traditionellen Risikofaktoren waren allerdings Aggressionsbereitschaft und gleichzeitiges Zurückhalten von Ärger mit dem Schweregrad der Koronarsklerose, Angina pectoris und der Anzahl vorangegangener Herzinfarkte signifikant verknüpft. Aggressionsbereitschaft und globales Typ-A-Muster korrelierten signifikant miteinander ($r = + 0,57$), obwohl letzteres nicht in Beziehung zur KHK stand. Jüngere Patienten (unter 40 Jahren) mit hohen Werten für Aggressionsbereitschaft hatten 3–4mal häufiger schwere Koronarveränderungen als solche mit niedrigen Werten (Williams, 1989).

Diese Befunde weisen darauf hin, daß »potential for hostility« wahrscheinlich die toxische Komponente des Typ-A-Verhaltens ist, und lassen vermuten, daß die Beziehung zwischen Typ-A-Muster und KHK in den verschiedenen Studien mit zum Teil sich widersprechenden Ergebnissen davon abhängig sein kann, welches Gewicht die Auswerter jeweils dieser

Komponente bei der Typ-A-Klassifikation zugemessen haben. Diese Komponente ist in mehreren Studien sowohl mit der KHK als auch mit dem Ausmaß kardiovaskulärer Reaktionen in verschiedenen psychophysiologischen Testsituationen verknüpft worden (Arrowood et al., 1982; Barefoot et al., 1983; Dembroski et al., 1978, 1979a, b, 1983; Matthews et al., 1977, Shekelle et al. 1983a; Williams et al., 1980). Es erscheint daher möglich, daß die Typ-A-Komponente Aggressionsbereitschaft/Feindseligkeit möglicherweise sogar auf genetischer Basis, wie eine Zwillingsstudie nahelegt (Matthews et al., 1984), gemeinsam mit erlernten Verhaltensmustern wie der Unterdrückung von Ärger eine Basis koronargefährdender Verhaltensweisen darstellt.

Die eben beschriebenen Resultate replizierten MacDougall und Mitarbeiter (1985). Diese Studie basiert auf den Interview-Ergebnissen von 126 Angiographiepatienten in einer Untersuchung von Dimsdale, in der erstmals keine Beziehung zwischen Schweregrad der Koronarsklerose und Typ-A-Muster sowohl im strukturierten Interview als auch im JAS gefunden wurde (Dimsdale et al., 1978). Die erneute Auswertung der Interviews mit der Komponentenanalyse durch ein anderes Team bestätigte erneut Dimsdales Befund, daß keine signifikante Beziehung zwischen Ausmaß der Koronarsklerose und globalem Typ-A-Muster im strukturierten Interview bestand. Nach Kontrolle des Alters in der multivariaten Analyse wurde jedoch wiederum ein signifikanter Zusammenhang zwischen Koronarsklerose und dem Zurückhalten von Ärger und Aggressionsbereitschaft gefunden.

Insgesamt weisen diese Studien übereinstimmend auf die Bedeutung der Komponenten Aggressionsbereitschaft/Feindseligkeit und Unterdrückung von Ärger für den Schweregrad der koronarangiographisch nachweisbaren Arteriosklerose hin. Darüber hinaus stehen sie auch in Übereinstimmung mit prospektiven Untersuchungen, in denen diese Faktoren mit der KHK-Inzidenz assoziiert sind. Unterdrücken von Ärger war in der Framingham-Studie (Haynes et al., 1980) mit einer erhöhten KHK-Inzidenz verknüpft.

Feindseligkeit als Prädiktor der koronaren
Herzkrankheit

Auch prospektive Studien brachten die mit der Cook-Medley-Skala (Cook und Medley, 1954) des MMPI bestimmte Feindseligkeit in Verbindung mit der Entwicklung einer koronaren Herzkrankheit.

1877 männliche Angestellte der Hawthorne Werke der Western Electric Company in Chicago füllten im Zeitraum von 1957–1958 den MMPI-Fragebogen erstmals aus; 1653 Teilnehmer wiederholten dies 4 Jahre später zwischen 1961–1962 ein weiteres Mal. Bis 1969 wurden jährliche Untersuchungen zur Entdeckung einer möglicherweise neu aufgetretenen koronaren Herzkrankheit durchgeführt und zuletzt 1978 ein Follow-up bezüglich der Mortalität. Shekelle und Mitarbeiter (1983) untersuchten in der We-stern-Electric-Studie die Beziehung zwischen den Werten der Hostility-Skala und der 10-Jahres-Inzidenz der KHK sowie der 20-Jahres-Mortalität. Die Test-Retest-Korrelation für die Hostility-Werte über den vierjährigen Zeitraum betrug 0,84. Die Inzidenz im zehnjährigen Zeitraum war nach Berücksichtigung anderer koronarer Risikofaktoren wie Alter, systolischer Blutdruck, Serumcholesterin, Zigarettenrauchen und Alkoholkonsum bei Personen mit Scorewerten über zehn 1,47mal größer als bei Männern mit niedrigeren Werten. Es fand sich ebenfalls eine positive signifikante Assoziation der Hostility-Skala mit dem Risiko, infolge einer koronaren Herzkrankheit oder einer malignen Krebserkrankung oder überhaupt innerhalb von 20 Jahren zu sterben. Ein Unterschied von 23 Punkten auf dieser Skala entsprach der Differenz zwischen den Mittelwerten des untersten und des oberen Quintils der Scorewerte und war mit einem 42%igen Anstieg des Risikos zu sterben verknüpft.

In einer weiteren prospektiven Studie wurde die gleiche Skala bei 343 Medizinstudenten verwendet, die zwischen 1954 und 1959 den MMPI ausgefüllt hatten (Barefoot et al., 1983). 42 Studenten hatten diesen Fragebogen ein zweites Mal ein Jahr später beantwortet (Test-Retest-Reliabilität r = +0,85). 1981 wurden alle Teilnehmer nach ihrem Gesundheitszustand befragt. Die endgültige Stichprobe bestand aus 255 Ärzten, das sind 74% der Gesamtstichprobe. Die Todesursachen wurden mit Hilfe des Totenscheins, Aufzeichnungen der Alumnats der Medical School und Befragung von Familienangehörigen und Verwandten ermittelt. Die KHK-Inzidenz war bei denjenigen, die Hostility-Scorewerte oberhalb des Medians von 14 aufwiesen, im Vergleich zu denjenigen mit niedrigeren Werten um das Fünffache erhöht. Da keine Autopsiebefunde vorlagen und die Bestimmung der Todesursachen somit ungenau gewesen sein konnte, wurden die Verstorbenen aus einer weiteren Analyse ausgeschlossen; es fand sich dann ebenfalls ein fast sechsfacher Unterschied bezüglich der Inzidenz klinisch relevanter KHK-Ereignisse zwischen Personen mit Hostility-Werten ober- und unterhalb des Medianwertes. Andere Risikofaktoren schieden als konfundierende Variablen aus. Innerhalb von 25 Jahren starben nur 2,2% aus der Gruppe mit niedrigen Hostility-Werten, aus der Gruppe mit hohen Werten waren es hingegen 13,4% (Abb. 59-2).

McCranie und Mitarbeiter (1986) wiederholten die Untersuchung von Barefoot bei 478 Ärzten, die 25 Jahre zuvor den MMPI anläßlich ihrer Aufnahmeprüfung in ein Medical College beantwortet hatten. Es fand sich keine Assoziation zwischen den Hostility-Werten und der KHK-Inzidenz oder der Gesamtmortalität. Die Scorewerte der befragten Ärzte waren im Vergleich zu den anderen Studien deutlich niedriger, was die Autoren mit der Prüfungssituation in Zusammenhang bringen. Die Fragen waren hier anders als in der Barefootschen Untersuchung stärker im Sinne einer sozialen Erwünschtheit beantwortet worden, da von den Ergebnissen dieser Aufnahmeprüfung abhing, ob die Stu-

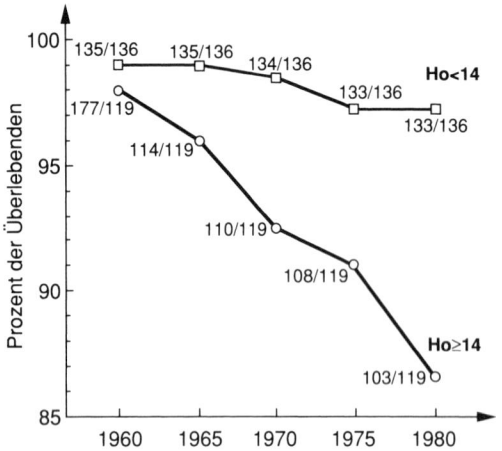

Abb. 59-2 *Überlebenskurven von 136 Ärzten mit niedrigen (< Median) und 119 Ärzten mit hohen (≥ Median) Hostility-Werten (Ho) über einen Zeitraum von 25 Jahren (Barefoot et al., 1983).*

denten in die Medical School aufgenommen wurden. Entsprechend waren auch die Werte auf der K-Skala des MMPI, die die Neigung anzeigen, sich selbst in einem möglichst guten Licht erscheinen zu lassen, deutlich erhöht.

Wo immer Feindseligkeitswerte mit dem sozioökonomischen Status in Beziehung gebracht wurden, war die Korrelation stark negativ. Studien seit 1960–1975 zeigen, daß Personen mit geringem sozioökonomischem Status in größerer Zahl an koronaren Herzkrankheiten leiden. Keine der Studien über Feindseligkeit hat bislang den sozioökonomischen Status kontrolliert!

Auch die Feindseligkeitsdimension umfaßt verschiedene Komponenten, von denen wahrscheinlich nur einige mit der koronaren Herzkrankheit assoziiert sind. In einer Angiographiestudie war ein Hostilitätsmaß, das nicht mit neurotischen Tendenzen korrelierte, bei Patienten unter 60 Jahren positiv mit dem Schweregrad der KHK assoziiert, und ein Feindseligkeitsmaß, das in Beziehung zu neurotischen Tendenzen stand, wies eine negative Assoziation auf (Siegman et al., 1987).

Von Williams (1989) wurden 118 Rechtsanwälte mit dem MMPI untersucht und 25 Jahre lang verfolgt. Es fand sich eine signifikante Beziehung zwischen den Cook-Medley-Hostilitätswerten und der Mortalitätsrate; sie lag bei der Gruppe mit niedrigen Werten unter 5% und bei der Gruppe mit hohen Werten bei 20%. Eine Unterteilung der Cook-Medley-Skala in verschiedene Unterskalen ergab, daß Zynismus, feindseliger Affekt oder aggressives Reagieren jeweils für sich genommen einen signifikanten Anstieg der Mortalitätsraten ebensogut vorhersagten wie die gesamte Skala; feindselige Attributionen, soziales Vermeiden und andere standen in keinem Zusammenhang mit der Mortalität. Wurden die Items der drei signifikanten Skalen zu einer Skala zusammengefaßt, so konnten die erhöhten Mortalitäts-

raten reliabler und besser vorhersagt werden als mit der ursprünglichen Skala. Eine ähnliche Verbesserung der Prädiktion wurde gefunden, wenn die Daten der Untersuchung von Barefoot und Mitarbeitern (1983) mit Medizinstudenten auf die gleiche Weise analysiert wurden.

Eine nachträgliche Analyse des MRFIT, die von Dembroski und Mitarbeitern (1989) mit Hilfe ihrer Komponentenanalyse vorgenommen wurde, bestätigte die prädiktive Bedeutung der Hostilitätskomponente über einen durchschnittlichen Follow-up-Zeitraum von 7,1 Jahren. 192 KHK-Fälle (62 KHK-Todesfälle und 130 dokumentierte Myokardinfarkte) wurden mit 384 Kontrollpersonen verglichen. Von 8 verschiedenen Typ-A-Komponenten fanden sich in den logistischen Regressionsanalysen nur zwei signifikante Prädiktoren: das »potential for hostility« und die antagonistische interpersonelle Komponente »stylistic hostility«. Nach Berücksichtigung der traditionellen Risikofaktoren und Stratifizierung in eine jüngere (< 47 Jahre) und ältere Gruppe (> 47 Jahre) betrug in der jüngeren Gruppe das relative Risiko für das dichotomisierte Merkmal Aggressionsbereitschaft 2,1 (p < 0,011) und für das ordinalskalierte Merkmal »stylistic hostility« 1,9 (p < 0,016). In der Gruppe der älteren Teilnehmer fanden sich hingegen keine signifikanten Zusammenhänge.

Welche Mediatoren sind zwischen den Komponenten einer ausgeprägten Feindseligkeit und einer erhöhten Sterblichkeit wirksam, über welche Mechanismen erhöhen sie das Krankheitsrisiko? Einer dieser Mediatoren könnte ein Mangel an sozialer Unterstützung sein. Berkman und Syme (1979) sowie andere Autoren haben gezeigt, daß Personen mit wenig sozialen Kontakten eine höhere Sterblichkeit bezüglich aller Todesursachen aufwiesen. Diejenigen, die andere Menschen nicht mögen, ihnen mißtrauen und feindlich gesonnen sind, erfahren wohl nicht ausreichende Unterstützung. Diese Hypothese deckt sich mit der Beobachtung einer negativen Korrelation zwischen Hostility-Scorewerten und der Qualität aber nicht Quantität der sozialen Unterstützung bei etwa 1100 Koronarangiographiepatienten (Barefoot et al., 1983).

Weitere Ergebnisse des MRFIT weisen auf einen anderen prädiktiven Faktor hin (Scherwitz et al., 1986): Ichbezogenheit, gemessen mit Hilfe der Häufigkeit der Wörter »I, me, my« im strukturierten Interview (als Gesamtsumme und Dichte, d.h. Anzahl dieser Wörter pro Anzahl der Satzeinheiten bestehend aus Subjekt, Objekt und Prädikat). Frühere Untersuchungen hatten ergeben, daß Typ-A-Personen im Interview häufiger auf sich selbst Bezug nehmen (Scherwitz et al., 1978) und daß ein höheres Ausmaß der so bestimmten Ichbezogenheit mit stärkeren systolischen und diastolischen Blutdruckreaktionen verknüpft ist. Auch der Schweregrad der angiographisch nachweisbaren Koronarsklerose stand mit dieser Variablen in Beziehung (Scherwitz et al., 1983). 193 Teilnehmer der MRFIT-Studie, die im Zeitraum von sieben Jahren eine KHK entwickelten, wurden mit 384 parallelisierten gesunden Teilnehmern verglichen. Andere Risikofaktoren wie Alter, diastolischer Blutdruck, Cholesterin, Zigarettenrauchen und Typ-A-Verhalten wurden in einer multiplen logistischen Regressionsanalyse kontrolliert. Zukünftige KHK-Kranke verwendeten insgesamt die Wörter »I, me, my« häufiger im Interview, aber nicht in größerer Dichte. Diejenigen, die infolge einer KHK starben, benutzten diese Wörter häufiger (relatives Risiko [RR] = 1,62) und in größerer Dichte (RR = 1,54). Beide Variablen waren keine Prädiktoren für Angina pectoris und nicht-tödlichen Myokardinfarkt. Bei denjenigen, die an einem Infarkt erkrankten, erwies sich von allen erfaßten Risikofaktoren die Häufigkeit dieser Wörter im strukturierten Interview als stärkster Prädiktor der Mortalität (Scherwitz et al., 1986).

Typ-A-Verhalten und bestimmte Komponenten davon stehen mit harten und weichen Endpunkten der koronaren Herzkrankheit in Beziehung. Bei vor 1980 durchgeführten Studien und denen mit Quervergleichen ist die Beziehung eindeutig, bei denjenigen nach 1980 und vor allem den prospektiven sind negative Resultate aufgetaucht. Gründe dafür können die verschiedene Betonung der Unterkategorien von Typ-A-Verhalten, Änderung dieses Verhaltens über die Zeit und eine allgemeine Verminderung der koronaren Herzkrankheit in der Bevölkerung sein.

6.6 Pathophysiologische Mechanismen – Mediatoren zwischen Verhalten und koronarer Herzkrankheit

Neurohormonelle Einflüsse

Wenn es auch nach mehreren Jahrzehnten Streßforschung keine einheitliche allgemein akzeptierte Definition von Streß gibt, so wird doch übereinstimmend angenommen, daß der Beitrag psychischer Faktoren für die koronare Herzkrankheit wahrscheinlich über eine Aktivierung des sympathischen Nebennierenmarksystems und des Hypophysen-Nebennierenrinden-Systems erfolgt. Viele der pathophysiologischen Bedingungen der Arterioskleroseentwicklung und der KHK wurden in Verbindung mit einer erhöhten Aktivität eines oder beider dieser Systeme beobachtet. Hämodynamische Veränderungen, beispielsweise Erhöhung von Herzfrequenz und Blutdruck, sowie biochemische Einflüsse wie Erhöhung des Blutspiegels von Katecholaminen, Cortisol und Cholesterin werden sowohl bei Tieren als auch bei Menschen als Folge langanhaltender oder starker Streßbelastung beobachtet (Frankenhaeuser, 1983; Henry, 1983; Herd, 1981; Schneiderman, 1983). Die pathophysiologischen Wirkungen der Katecholamine beinhalten: Hämodynamische Veränderungen, die für eine klinisch in Erscheinung tretende KHK bedeutungsvoll sind, wie Erhöhung von Blutdruck und Herzfrequenz und ein damit verbundener höherer Sauerstoffbedarf des Herzens; Auslösung von kardialen Arrhythmien; direkte Schädigung der Endothelauskleidung der Koronararterien; Lipidmo-

bilisation; Erhöhung der Thrombozytenaggregation und direkte Schädigung des Myokards (Übersichten bei Henry, 1983; Herd, 1981; Raab, 1966; Schneiderman, 1983).

Dies gilt auch für den Einfluß des Hypophysen-Nebennierenrinden-Systems. Henry (1983) weist in einer Übersicht hierzu auf eine Reihe von wichtigen Befunden hin. So wurde beispielsweise über einen signifikanten Zusammenhang zwischen erhöhten morgendlichen Plasmacortisolwerten und einer mäßigen bis schweren Koronarsklerose berichtet (Troxler et al., 1977). Gut belegt ist auch die Beziehung zwischen einer Kortikoidbehandlung bei der rheumatoiden Arthritis und der beschleunigten Entwicklung einer Arteriosklerose (Kalbak, 1972). Aus tierexperimentellen Untersuchungen ist bekannt, daß ACTH und Cortison zu einer Erhöhung der Serumlipide (Skanse et al., 1959) und zu einer Beschleunigung der Blutgerinnung (Cosgriff et al., 1950; Rich et al., 1951) führen. Rosenfeld und Mitarbeiter (1978) konnten zeigen, daß ACTH zu erhöhtem Serumcholesterin und beschleunigter Arterioskleroseentwicklung führt. Adlersberg und Mitarbeiter (1950) berichteten über einen Anstieg des Serumcholesterins bei Patienten, die mit Cortison oder ACTH behandelt worden waren und von denen 36% Cholesterinwerte über 280 mg/100 ml erreichten.

Hypertonie trat bei Patienten, die über einen Zeitraum von 12 Monaten Kortikosteroide erhielten, zweimal so häufig und fünfmal so häufig bei Lupuserythematodes-Patienten im Vergleich zu nicht behandelten Patienten auf (Nixon und Bethell, 1974). Kortikosteroide sensibilisieren das Gefäßsystem für die Wirkung der Katecholamine (Schömig et al., 1976).

Eine Überaktivität der Hypothalamus-Hypophysen-Nebennierenrinden-Achse ist für den depressiven Zustand des Menschen kennzeichnend (Schlesser et al., 1980), und es gibt Hinweise dafür, daß auch Depression mit der Arterioskleroseentwicklung und einem erhöhten kardiovaskulären Risiko verknüpft ist (Appels, 1983). So konnte Appels die Befunde von Dreyfuss und Mitarbeitern (1969) bestätigen, wonach Patienten, die wegen Depression stationär behandelt worden sind, eine höhere Prävalenz für Herzinfarkt aufweisen als psychiatrische Patienten ohne depressive Symptome (Appels, 1979). Studenten, die während ihres Medizinstudiums untersucht wurden und die 20 bis 30 Jahre später als praktische Ärzte eine KHK entwickelten, stammten aus einer für depressive Verstimmung anfälligen Gruppe (Thomas et al., 1975). Auf die Untersuchung von Parkes und Mitarbeitern (1969), die eine stark erhöhte kardiovaskuläre Mortalität bei Witwern innerhalb der ersten 6 Monate nach dem Verlust der Ehefrau nachgewiesen hatten, wurde bereits hingewiesen. Depression bei Patienten, die wegen Myokardinfarkt hospitalisiert wurden, ist ein unabhängiger Risikofaktor für die kardiale Mortalität 6 Monate nach Infarkt (Frasure-Smith et al., 1993).

Henry (1983) beschreibt die psychische Bedeutung des sympathischen Nebennierenmarksystems und des Hypophysen-Nebennieren-Systems und weist darauf hin, daß beide in Beziehung zu unterschiedlichen emotionalen Reaktionsmustern von großer Bedeutung für das Verhalten von Tieren stehen. Das erste beinhaltet das Kampf-Flucht-Muster; es wird ausgelöst, wenn die Ausübung der Kontrolle über den Zugang zu Futter, Wasser, Zufluchtsorten, Geschlechtspartnern, abhängigen oder anderweitig bedeutungsvollen Partnern bedroht ist. Am einen Ende der Skala erstreckt sich das emotionale Verhalten von extremem Ärger bis zu ängstlich gefärbter Wachsamkeit und erhöhter Handlungsbereitschaft. Dieses Arousal ist von hohen Katecholaminspiegeln begleitet. Das entgegengesetzte Ende der Skala ist Entspannung, die durch niedrige Spiegel dieser Hormone gekennzeichnet ist und dann auftritt, wenn das Individuum alles unter Kontrolle erlebt und keine Bedrohung in Sicht ist.

Im Gegensatz dazu vermittelt das zweite System das Verhaltensmuster der Depression. Es findet seine volle Ausprägung dann, wenn das Individuum sich als unfähig erlebt, sich selbst und andere, an die es emotional gebunden ist, zu verteidigen, wenn ihre Sicherheit oder ihr Status bedroht ist. Die begleitende Erregung des Hypophysen-Nebennierenrinden-Systems beinhaltet die Freisetzung des adrenokortikotropen Hormons (ACTH), vermindert aggressives Verhalten und erleichtert das schnelle Erlernen neuer Verhaltensmuster. Der Kortikosteronanstieg löst submissives Verhalten aus. Der entgegengesetzte emotionale Pol von Hilflosigkeit ist das Gefühl der Euphorie, das auftritt, wenn eine befriedigende Kontrolle ausgeübt werden kann. Das Meistern der Bedrohung stärkt die Rangposition, die Spiegel der Nebennierenrindenhormone nehmen ab, wohingegen die der Gonadotropine zunehmen (Henry und Stephens, 1977; Henry, 1983).

Testosteron ist ein weiterer hormoneller Mediator zwischen Verhalten und Arteriosklerose. Es fördert im Tierexperiment die Arterioskleroseentwicklung. Frauen haben gewöhnlich höhere Spiegel der vor Arteriosklerose schützenden HDL-Cholesterinfraktion als Männer. Dieser Unterschied kommt erst während der Pubertät zustande: Wenn beim männlichen Geschlecht das Testosteron ansteigt, sinkt das HDL-Cholesterin. Testosteron ist nicht nur ein Hormon, das sexuelle Funktionen steuert. Es steht auch in engem Zusammenhang mit dem Dominanzverhalten (Henry, 1980). Bei Rangordnungskämpfen findet sich beim Sieger regelmäßig ein deutlicher Testosteronanstieg und beim Verlierer ein Abfall. Beim Menschen spiegeln sich derartige Testosteronreaktionen auch in sportlichen Wettkämpfen wider (Kemper, 1989). Testosteron scheint das Fokussieren und Einengen der Aufmerksamkeit auf spezifische Elemente in der Umgebung zu erleichtern, z. B. in Situationen vermehrter Vigilanz, und es steht in Beziehung zu aggressivem Verhalten. Diese Wirkungen könnten die Ausübung sowohl von sexuellen als auch aggressivem Verhalten erleichtern.

In einer Untersuchung von Williams und Mitarbeitern (1982) veränderten sich die Testosteronwerte

nicht bei jungen männlichen Typ-A-Probanden während Rechenaufgaben, die bei ihnen stärkere Muskeldurchblutung und höhere Adrenalin-, Noradrenalin- und Cortisolanstiege als auch bei den Typ-B-Probanden hervorriefen. Bei Vigilanzaufgaben, die ein starkes Beobachten der Umgebung erforderten, stieg Testosteron stärker bei den Typ-A-Personen an. Auch die Werte auf der Hostility-Skala differenzierten die Probanden hinsichtlich ihrer Testosteronanstiege: Bei Typ-A-Personen mit hohen Feindseligkeitswerten waren die höchsten, bei Typ-B-Probanden mit niedrigen Scorewerten die niedrigsten Testosteronanstiege zu verzeichnen. Nach Williams (1989) muß ein argwöhnisches, feindselig eingestelltes Individuum in vielen Situationen aufmerksamer sein und die Umgebung genauer beobachten, da es anderen nicht traut und sicherstellen muß, daß nicht etwas Schlimmes geschieht. In einer früheren Studie hatten bereits Friedman und Rosenman (1974) bei einigen Teilnehmern der WCGS gefunden, daß Typ-A-Personen tagsüber mehr Testosteron ausscheiden; während der Nacht fanden sich hingegen keine A/B-Unterschiede.

Streß-bedingte Ausschüttung von Katecholaminen und Kortikosteroiden verstärken die Arteriosklerose auf mehrere Weisen: Schädigung der Gefäßwände, Steigerung der Plättchenaggregation, Erhöhung des Cholesterins, Steigerung des Blutdrucks und Myokardschädigung.

Kardiovaskuläre Reaktivität als potentieller koronarer Risikofaktor

Allgemeine Überlegungen und Modelle

Die Größe der physiologischen Reaktionen auf unterschiedliche Belastungssituationen variiert individuell sehr stark. Personengruppen, die ein erhöhtes Risiko für die Entwicklung einer koronaren Herzkrankheit aufweisen, zeigen sehr oft verstärkte kardiovaskuläre und neuroendokrine Reaktionen gegenüber herausfordernden Aufgabensituationen oder Stressoren im Laboratorium. Wiederholte Episoden akuter psychophysiologischer Reaktionen können die Arterioskleroseentwicklung bei dafür empfänglichen Personen auslösen oder beschleunigen. In Frage kommen hierfür hämodynamische Einflüsse, die mit plötzlichen Anstiegen von Herzfrequenz und Blutdruck verbunden sind (wie z. B. Turbulenzen und Scherungskräfte), oder die vermehrte Freisetzung neuroendokriner Hormone wie Katecholamine und Cortisol, die direkt toxisch auf die Gefäßwand einwirken können, oder auch hiermit in Beziehung stehende pathogische Prozesse, die die Thrombozytenaggregation beeinflussen.

Als Reaktivität wird die Abweichung von einem Vergleichs- oder Kontrollwert bezeichnet, die als Reaktion auf einen diskreten Umgebungsreiz resultiert. Dieser Reiz kann primär physischer oder psychischer Natur sein, wie beispielsweise körperliche Arbeit oder das Lösen einer Rechenaufgabe; allerdings ist in vielen Testsituationen eine klare Trennung zwischen der physischen und der psychischen Komponente nicht möglich. Gemäß dieser Definition ist die Variabilität eines physiologischen Parameters unter Alltagsbedingungen (z. B. mehrfache Blutdruckmessungen während eines Tages) nicht als Reaktivität zu bezeichnen, es sei denn, der auslösende Reiz, auf den das Individuum jeweils reagiert, kann spezifiziert werden. Auch die Labilität beispielsweise von Ruheblutdruckwerten, die in einer bestimmten Zeitspanne gemessen werden, ist kein Maß der Reaktivität, es sei denn, ein auslösender Umgebungsreiz ist bekannt. Dies bedeutet nicht, daß Variabilität oder Labilität unwichtige oder uninteressante Größen für Physiologie oder Pathogenese kardiovaskulärer Krankheiten sind. Vielmehr ist der Begriff »Reaktivität« für Situationen reserviert, in denen ein auslösender Umgebungsreiz erkennbar ist (Matthews et al., 1986).

Das Ausmaß der individuellen Reaktionen kann gewöhnlich nicht aufgrund der Ruhe- oder Gelegenheitswerte vorhergesagt werden. Deswegen beinhaltet die Erfassung der Reaktivität Information über die physiologische Funktionsweise des Individuums.

Inwieweit die im Laboratorium erfaßten Reaktivitätsmaße Prädiktoren der unter Alltagsbelastungen gemessenen Veränderungen sind, ist eine kritische Frage, die bisher noch wenig untersucht ist (Fahrenberg et al., 1984, 1985).

Hinweise dafür, daß individuelle Unterschiede der durch das Verhalten oder durch Umgebungsreize induzierten psychophysiologischen autonomen und neuroendokrinen Reaktionen mit der Entwicklung einer koronaren Herzkrankheit verknüpft sind, stammen im wesentlichen aus drei Quellen:
– Studien aufgrund entsprechender tierexperimenteller Modelle;
– prospektive und Fallkontrolluntersuchungen beim Menschen; sowie
– experimentelle Studien, die die physiologischen Korrelate koronargefährdender Verhaltensweisen untersuchen.

Tierexperimentelle Untersuchungen

Hirsch und Mitarbeiter (1984) setzten Ratten einem Immobilisationsstreß aus. Diese Tiere erhielten ebenso wie die Kontrolltiere Infusionen mit radioaktiv markiertem Thymidin, das vorwiegend von den Zellkernen sich teilender Zellen aufgenommen wird. In der autoradiographischen Untersuchung der Aortenintima der gestreßten Ratten fanden sich im Vergleich zu den Kontrolltieren um 500% erhöhte Teilungsraten der Endothelzellen. Zusätzlich wurde die Bedeutung des sympathischen Einflusses auf die streßinduzierte Erneuerung des Endothels untersucht, indem Tieren der gestreßten Gruppe Propranolol verabreicht wurde. Während des Immobilisationsstresses kam es unter der Betablockade nicht mehr zu signifikanten Anstiegen von Blutdruck und Herzfrequenz; die Replikationsrate der Endothelzellen war bei diesen Tieren gegenüber den unbehandelten Tieren der Kontrollgruppe nicht erhöht. Demnach schützte die Blockade der betaadrenergen Rezeptoren vor den hämodynamischen Auswirkungen des Immobilisationsstresses sowie vor einer Verletzung des Endothels der arteriellen Gefäße.

In einer Gruppe von Cynomolgus-Makaken verringerten Beere und Mitarbeiter (1984) durch chirurgische Abtragung

des Sinusknotens die Herzfrequenz. Diese Tiere erhielten ebenso wie die pseudooperierten Tiere der Kontrollgruppe über einen Zeitraum von sechs Monaten eine die Arterioskleroseentwicklung fördernde Ernährung. Die Koronarsklerose war bei Affen mit postoperativ niedriger Herzfrequenz nach dieser Zeit nur halb so stark ausgeprägt wie bei den Tieren mit höherer Herzfrequenz. Da sich die Gruppen mit niedriger und hoher Herzfrequenz nicht in der Höhe von systolischem und diastolischem Blutdruck, Serumcholesterin, Triglyzeriden und im Körpergewicht unterschieden, schließen die Autoren, daß die erhöhte Herzfrequenz allein für den Unterschied in der Ausprägung der Koronarsklerose verantwortlich ist.

Kaplan und Mitarbeiter (1983) untersuchten die Wirkung des Stressors »Instabilität der sozialen Gruppe« in Abhängigkeit von der sozialen Rangordnung von Cynomolgus-Makaken auf die Arterioskleroseentwicklung. In dieser Untersuchung wurden 30 Tiere in 6 Gruppen zu je 5 Tieren eingeteilt. Sie erhielten eine Diät, ähnlich in der Zusammensetzung wie die amerikanische Durchschnittsernährung, die die Arterioskleroseentwicklung fördert (0,34 mg Cholesterin/cal oder 680 mg Cholesterin täglich). Bei 15 Affen wurden instabile soziale Bedingungen dadurch induziert, daß ihre Gruppenzugehörigkeit periodisch gewechselt wurde, indem die Tiere in den einzelnen Gruppen regelmäßig ausgetauscht wurden. Im Gegensatz hierzu blieb die Gruppenzugehörigkeit bei den übrigen 15 Affen unverändert. Sowohl unter der Bedingung der instabilen als auch der stabilen sozialen Gruppe wurden die einzelnen Tiere aufgrund ihres Aggressions- und Unterwerfungsverhaltens als dominant oder submissiv klassifiziert. Die dominanten Tiere der instabilen Gruppe sind durch Rangordnungskämpfe mit immer neuen Gruppenmitgliedern besonders belastet; durch diese Kämpfe versuchen sie ihre führende Stellung in der Gruppe zu behaupten; sie zeigen häufiger offene Kontaktaggression wie Beißen oder Schlagen. Nach 22 Monaten war bei den dominanten Tieren der instabilen Gruppen in den Koronargefäßen ein signifikant höheres Ausmaß an Arteriosklerose nachweisbar als bei den dominanten Tieren der stabilen Gruppen oder den submissiven Affen in beiden sozialen Gruppen (Abb. 59-3). Die beobachteten Differenzen beruhten nicht auf Unterschieden im Serumcholesterinspiegel, dem HDL-Cholesterin, Blutdruck, Übergewicht oder dem Nüchternblutzucker. Die Autoren vermuteten, daß verstärkte

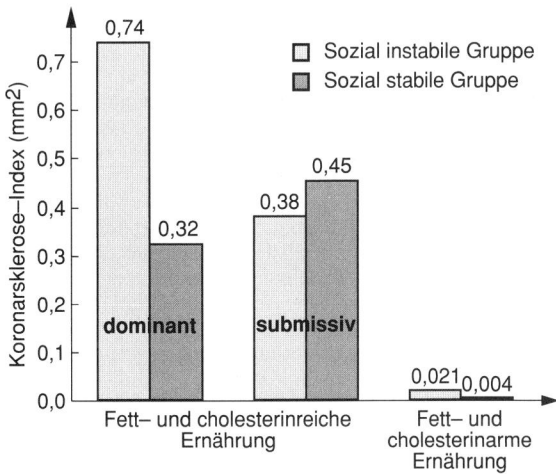

Abb. 59-3 *Koronarskleroseentwicklung bei männlichen Cynomolgus-Makaken in Abhängigkeit von Ernährungsweise, sozialer Rangposition und psychosozialem Streß (nach Kaplan et al., 1983).*

kardiovaskuläre Reaktionen für die vermehrte Arterioskleroseentwicklung der dominanten Tiere verantwortlich sind. In einem nachfolgenden Experiment wurde die Herzfrequenz telemetrisch gemessen (Manuck et al., 1986). In den ersten Tagen nach der neuen Zusammensetzung der Gruppen fanden sich bei den dominanten im Vergleich zu den submissiven Cynomolgus-Makaken höhere Herzfrequenzwerte dann, wenn sie in scheinbarer Ruhe in Distanz zu den anderen Tieren saßen – eine Situation, die häufiger (in 29%) zu aggressiven Auseinandersetzungen führte, als wenn die Tiere in größerer körperlicher Nähe beieinander saßen (12%). Deswegen könnte auch hier bei den dominanten Tieren der instabilen sozialen Gruppen eine erhöhte Herzfrequenz zur Entwicklung der Koronarsklerose beitragen. Die Gabe eines Betarezeptorenblockers verhindert die stärkere Koronarskleroseentwicklung der dominanten Tiere (Kaplan et al., 1987). Dies weist darauf hin, daß eine vermehrte sympathische Aktivierung bei diesen Tieren für die stärkere Arterioskleroseentwicklung mitverantwortlich ist. Wurde den Tieren eine Diät verabreicht, wie sie die American Heart Association für den Menschen empfiehlt mit niedrigem Gehalt an Cholesterin (0,05 mg/cal) und gesättigten Fetten, entwickelten die Tiere der instabilen Gruppe ebenfalls eine signifikant stärkere Koronarsklerose (Kaplan, 1983). Allerdings war das Ausmaß der Koronarsklerose um ein Vielfaches niedriger als bei der cholesterin- und fettreich ernährten Gruppe (Abb. 59–3). Diese Befunde weisen darauf hin, daß bei männlichen Primaten individuelle Unterschiede in der sozialen Rangstellung in Verbindung mit Ernährungsfaktoren vor allem dann zu der beschleunigten Entwicklung einer Koronarsklerose führen können, wenn die soziale Rangstellung der dominanten Tiere bedroht ist. Eine fett- und cholesterinreiche Ernährung verstärkt die psychosozialen Effekte auf die Atherogenese.

Im Gegensatz zu männlichen Affen entwickelten submissive weibliche Cynomolgus-Makaken bei einer cholesterinreichen Ernährung sowohl in der stabilen als auch in der instabilen sozialen Umgebung eine stärkere Koronarsklerose als die dominanten Weibchen (Kaplan et al., 1983; Hamm et al., 1983). Der submissive soziale Status ist durch eine Funktionseinschränkung der Ovarien gekennzeichnet mit häufigen anovulatorischen Zyklen und einem Progesteronmangel in der zweiten Zyklushälfte. Dies legt nahe, daß eine vom Rangordnungsverhalten induzierte Hemmung der ovariellen Funktion die weiblichen Tiere ihres gewöhnlichen Schutzes vor der Koronarsklerose beraubt.

Manuck und Mitarbeiter (1986) untersuchten auch die Beziehung zwischen dem Ausmaß der Herzfrequenzreaktionen auf einen Stressor und Koronarsklerose bei ihren Cynomolgus-Affen. Der Experimentator zeigte diesen Affen demonstrativ und für sie in bedrohlicher, standardisierter Weise vor dem Käfig den »Fanghandschuh«, mit dem die Tiere gewöhnlich gefangen werden. Die Herzfrequenz wurde telemetrisch in dieser Phase sowie während einer Ruheperiode gemessen. Die Herzfrequenz stieg dramatisch im Mittel von Ruhewerten von 128 bis auf 219 Schläge pro Minute an, was dem bedrohlichen Schauspiel zugeschrieben werden muß, da die alleinige Anwesenheit des Experimentators nur viel geringere Herzfrequenzveränderungen hervorrief (144 Schl./min). Der mittlere Herzfrequenzanstieg betrug 91 Schläge pro Minute, variierte bei einzelnen Tieren aber zwischen +31 bis +123.

Die Ergebnisse für die einzelnen Affen waren stabil. In einem neuen Experiment wurden starke und schwache Herzfrequenz-Reaktoren miteinander verglichen – die oberen und unteren 30% der gesamten untersuchten Gruppe; beide Gruppen unterschieden sich nicht signifikant in der Herzfrequenz während der Ruheperiode (126 bzw. 123 Schl./min), wohl aber während der Streßperiode (236 bzw. 199 Schl./min). Die Untersuchung der Intima der Koronargefäße ergab einen zweimal so großen Schweregrad koronarsklerotischer Veränderungen bei den stark reagierenden Tieren im Vergleich zu den schwach reagierenden. Keine Unterschiede bestanden zwischen den Gruppen bezüglich systolischem und diastolischem Blutdruck, Blutfetten und Körpergewicht. Das Verhalten der Tiere wurde über einen 22monatigen Zeitraum beobachtet und registriert; es fanden sich Unterschiede zwischen beiden Gruppen im Aggressionsverhalten, wobei die Gruppe der Hyperreaktoren häufiger zu direkter Kontaktaggression wie Beißen und Schlagen neigte.

Untersuchungen beim Menschen

In einigen retrospektiven und Fallkontrollstudien wurden psychophysiologische Reaktionen bei Personen mit und ohne KHK untersucht (Übersicht bei Matthews et al., 1986). Die meisten dieser Untersuchungen zeigen erhöhte Reaktionen vor allem des systolischen Blutdrucks gegenüber Stressoren im Laboratorium bei Patienten mit Angina pectoris oder Myokardinfarkt im Vergleich zu anderen Patientengruppen oder gesunden Kontrollpersonen. Als Stressoren wurden u.a. Rechenaufgaben, psychomotorische Leistungstests oder das strukturierte Interview zur Erfassung des Typ-A-Verhaltens verwendet.

Wenn auch die Mehrzahl der Untersuchungen auf einen möglichen Zusammenhang hinweist, könnten die erhöhten Reaktionen Folge und nicht Vorläufer oder gar Ursache der Erkrankung sein.

Eine erste prospektive Studie, die beim Menschen die kardiovaskuläre Reaktivität als Prädiktor für die KHK-Inzidenz untersucht, wurde 1971 von Keys vorgelegt (Keys et al., 1971). Die Stärke der diastolischen Blutdruckreaktionen im Cold-pressure-Test war hier der beste einzelne Prädiktor für die kardiovaskuläre Mortalität in einem Zeitraum von 23 Jahren; die prädiktive Aussage dieses einen Faktors schnitt besser ab als die der gleichzeitig mit erhobenen traditionellen Risikofaktoren.

Zwillingsuntersuchungen weisen auf eine genetische Komponente der kardiovaskulären Reaktionsbereitschaft hin (Rose et al., 1986). Normotone Kinder hypertoner Eltern, die wahrscheinlich genetisch für eine Hypertonie prädisponiert sind, reagieren auf Rechenaufgaben (Falkner et al., 1979) und Schockvermeidungstests (Light und Obrist, 1980) mit verstärkten kardiovaskulären Reaktionen.

Eine Reihe von Studien untersuchte verschiedene psychologische Konstrukte und emotionale Merkmale in Beziehung zu kardiovaskulären Reaktivitätsmaßen. Sie nahmen ihren Ausgang von den ersten Untersuchungen von Friedman und Rosenman (1974), die unterschiedliche physiologische Veränderungen bei Typ-A- und Typ-B-Personen unter Alltagsbedingungen und spezifischen Testsituationen feststellten. So fanden sie bei Typ-A-Personen tagsüber eine höhere Noradrenalinausscheidung im Urin sowie höhere Plasmanoradrenalinspiegel, nicht jedoch nachts (Friedman und Rosenman, 1974). Je einer Typ-A- und Typ-B-Person wurde ein unlösbares Puzzle vorgelegt. Demjenigen, der das Puzzle als erster löse, wurde eine Flasche französischen Weins versprochen, die mitten auf den Tisch zwischen die beiden Kontrahenten gestellt wurde. Trotz gleicher Ausgangswerte reagierten Typ-A-Personen mit einem stärkeren Noradrenalinanstieg als Typ-B-Personen (Friedman et al., 1975). Diese Untersuchungen führten zu der Hypothese, daß bei Typ-A-Personen unter spezifischen Situationen ein stärkerer sympathischer Einfluß zumindest auf das kardiovaskuläre System nachweisbar sein müßte. Dembroski und MacDougall untersuchten die kardiovaskulären Reaktionen während des Typ-A-Interviews und während eines Quiz über amerikanische Geschichte bei Koronarpatienten und bei einer Vergleichsgruppe mit anderen chronischen Erkrankungen. Die Typ-A-Patienten beider Gruppen reagierten mit höheren systolischen Blutdruckanstiegen als die Typ-B-Patienten, wobei wiederum die Koronarkranken die stärksten Reaktionen zeigten (Dembroski et al., 1978, 1981). Nachfolgende Studien konnten einen Zusammenhang zwischen Typ-A-Verhalten und kardiovaskulärer Reaktivität nur zum Teil bestätigen. Signifikante Beziehungen fanden sich vor allem für die systolischen Blutdruckreaktionen (Myrtek, 1983; Krantz und Manuck, 1984; Wright et al., 1984). Ein positiver Zusammenhang zwischen Typ-A-Verhalten und kardiovaskulären Reaktionen wurde bei für dieses Verhaltensmuster relevanten Stressoren gefunden, wie Wettbewerbssituationen, die eigene Geschicklichkeit involvierende psychomotorische Tests und Aufgaben, die durch aktives Verhalten unter Zeitnot zu lösen waren. Passive Stressoren wie Kaltwassertest, platzende Luftballons und ähnliches mehr waren hingegen meist nicht geeignet, unterschiedliche kardiovaskuläre Reaktionen bei Typ-A- und Typ-B-Personen hervorzurufen.

Im deutschen Sprachraum fanden sich bei männlichen Polizeibeamten mit stark ausgeprägtem Typ-A-Verhalten nur dann stärkere systolische Blutdruckreaktionen, wenn sie von einem männlichen Interviewer, nicht aber, wenn sie von einer Frau interviewt wurden (Schmidt et al., 1985; Schmidt, 1988). Verschiedene Sprachmerkmale, das Ausmaß von Aggressionsbereitschaft und verbales Rivalitätsverhalten korrelierten signifikant mit der Stärke der Blutdruckreaktionen.

Blutdruckreaktionen im Kaltwasser-Test sind nicht nur vom physikalischen Kältereiz abhängig, sondern auch von den Instruktionen, die den Versuchspersonen gegeben werden. Wird der Test als starke Herausforderung und schwere Aufgabe dargestellt (Dembroski et al., 1979), so waren auch die Blutdruck- und Herzfrequenzreaktionen stärker und differenzierten deutlich zwischen Typ-A- und Typ-B-Personen; wurde die Aufgabe als einfach und leicht beschrieben, waren auch die Reaktionen geringer und unterschieden sich nicht zwischen beiden Gruppen. Probanden mit hohen Werten für die im Interview erfaßten Komponenten Aggressionsbereitschaft/Rivalitätsverhalten (potential for hostility) reagierten im Kaltwasser-Test mit maximalem systolischem und diastolischem Blutdruckanstieg unabhängig davon, ob die Belastung als leicht oder

schwer dargestellt wurde. Typ-A-Personen mit niedrigen Werten für diese Komponenten zeigten derart extreme physiologische Reaktionen nur, wenn eine starke Belastung suggeriert wurde.

Eine psychische Variable ist keineswegs in allen Situationen mit einer erhöhten Reaktivität verknüpft. Williams und andere Untersucher fanden kleine Effekte des Merkmals »potential of hostility« in bezug auf die kardiovaskulären Reaktionen während Rechenaufgaben. Wurden die Probanden bei diesen Aufgaben aber gestört, um Ärgerreaktionen auszulösen, wurde bei Probanden mit höheren Hostility-Werten stärkerer Ärger und eine stärkere Muskeldurchblutung ausgelöst (Williams, 1989). Aber erst als die Versuchspersonen während der Ausübung der Aufgaben das Gefühl bekamen, daß sie unfair kritisiert wurden, fanden sich dramatische Unterschiede, wobei Personen mit hohen Scorewerten höhere Anstiege von Blutdruck und Durchblutung aufwiesen sowie eine langsamere Rückbildung dieser physiologischen Größen. Alle Probanden gaben während des Experiments starken Ärger an, aber nur bei den Personen mit hohen Hostility-Werten stiegen Blutdruck, Herzfrequenz und Durchblutung mit zunehmendem Ärger an (Suarez et al., 1988).

Bei gereizten und verärgerten Männern korrelierte bei einer Rechenaufgabe das Maß von Ärger-Feindseligkeit signifikant mit der systolischen und diastolischen Blutdruckreaktivität (Siegman et al., 1992).

Bei Tieren sind Alarmreaktionen mit Steigerung der Herzfrequenz und Zunahme von Arteriosklerose verbunden – Senkung der Herzfrequenz schützt davor. Beim Menschen können Typ-A-Personen stärkere kardiovaskuläre Reaktionen aufweisen als Typ-B-Personen, wenn der psychosoziale Streß für die Typ-A-Züge bedeutsam ist.

7 Prävention und Therapie

Die Erkenntnis, daß psychosoziale Einflüsse und Verhaltensweisen wie das Typ-A-Muster bzw. einige seiner toxischen Komponenten die kardiovaskuläre Morbidität und Mortalität erhöhen können, hat zu einem wachsenden Interesse an Interventionsstudien geführt, die versuchen, das Risikoverhalten durch psychotherapeutische Maßnahmen zu beeinflussen.

7.1 Therapiestudien im Rahmen der primären Prävention

Das »cardiac stress management training« von Suinn (1975, 1978) ist typisch für die Therapiestrategien im Rahmen der primären Prävention der KHK. Es beinhaltet das Training des Patienten, bei sich selbst physiologische Indikatoren der Streßreaktion wahrzunehmen und durch Entspannungstechiken zu vermindern, und die Einübung von Typ-A-Komponenten entgegengesetzten Verhaltensweisen in Situationen, die gewöhnlich das unerwünschte Verhalten auslösen.

In einer kontrollierten Studie untersuchten Suinn und Bloom 14 gesunde Typ-A-Personen, die randomisiert einer Behandlungs- oder Kontrollgruppe zugewiesen wurden. In der in 6 Sitzungen behandelten Gruppe fand sich eine signifikante Verringerung von Angst und von Typ-A-Komponenten im JAS. Keine signifikanten Änderungen fanden sich hingegen bei Blutdruck und Serumcholesterin (Suinn und Bloom, 1978). Roskies und Mitarbeiter verglichen eine psychoanalytisch orientierte Gruppentherapie mit einem verhaltenstherapeutischen Trainingsprogramm. Neben der Beeinflussung von psychischen Symptomen, wie z. B. dem Gefühl von Zeitdruck, wurden in beiden Gruppen Blutdruck, Cholesterinspiegel und Anzahl der Überstunden gesenkt; der Effekt war in der Verhaltenstherapiegruppe ausgeprägter (Roskies et al., 1978, 1979).

Gewöhnlich berichten Studien zur Modifikation des Typ-A-Verhaltens über erfolgreiche Veränderungen einzelner Typ-A-Komponenten (Levenkron et al., 1983; Hart, 1984). Die Ergebnisse der Streßmanagement-Programme in bezug auf die Veränderung von physikochemischen Risikofaktoren sind nicht einheitlich (Suinn, 1982): In einigen Studien wird eine Verringerung dieser Faktoren gefunden, in anderen wiederum nicht. Dies drückt jedoch nicht unbedingt eine Schwäche dieser Programme aus, da das modifizierte Risikoverhalten unabhängig von anderen KHK-Risikofaktoren sein kann.

Auch der Einfluß von körperlichem Training auf das Typ-A-Verhalten ist untersucht worden. Dieser Ansatz wurde aufgenommen, da sich körperliches Training erwiesenermaßen neben seiner bisherigen anerkannten Bedeutung für die KHK-Prävention und -Rehabilitation (Hollmann et al., 1983) auch als wirksamer Bestandteil für das Streßmanagement erwiesen hat (Brammel und Niccoli, 1976; Eliot et al., 1976; Folkins und Amsterdam, 1977; Froelicher, 1978). In zwei Studien wird über eine Reduktion des Typ-A-Verhaltens berichtet (Blumenthal et al., 1980; Lobitz und Brammel, 1981). Dies war beispielsweise nach einem 7wöchigen Trainingsprogramm im JAS in der Behandlungsgruppe nachweisbar, nicht jedoch in der Kontrollgruppe, die keine Behandlung erhielt, oder einer Vergleichsgruppe, die nur das »cardiac stress management training« durchführte.

Gill und Mitarbeiter (1985) berichten über 118 gesunde Offiziere des U.S. Army War College im mittleren Alter, die ausgeprägtes Typ-A-Verhalten zeigten. Sie wurden auf freiwilliger Basis zufällig in zwei Gruppen eingeteilt: 62 Offiziere nahmen über einen Zeitraum von 9 Monaten an »Typ-A-Behandlungsgruppen« teil; 56 Offiziere, die keine derartige Behandlung erhielten, dienten als Kontrollgruppe. Zur Beurteilung des Typ-A-Verhaltens wurden neben einem auf Video aufgezeichneten strukturierten Interview zu Beginn und am Ende der Studie Fragebogen für die Teilnehmer und deren Ehefrauen verwendet. 41,9% der Typ-A-Behandlungsgruppe verringerten ihr Typ-A-Verhalten deutlich, in der Kontrollgruppe nur 8,9%. Serumcholesterin und HDL-Cholesterin wurden monatlich gemessen. Ein signifikanter Anstieg des Serumcholesterinspiegels fand sich bei der gesamten Untersuchungsgruppe während eines Monats intensiver emotionaler Belastung und Spannung. Bei denjenigen Offizieren, deren Typ-A-Verhalten sich sehr deutlich verringerte, waren im Fortgang der Studie signifikant niedrigere Cholesterinwerte nachweisbar als bei denjenigen, deren Typ-A-Verhalten sich nicht veränderte; Ernährungsfaktoren und körperliches Training konnten für diese Veränderungen nicht verantwortlich gemacht werden.

7.2 Therapeutische Veränderungen des Typ-A-Musters bei Herzinfarktpatienten

Unsere Kultur belohnt das Typ-A-Verhalten oft mit einem höheren sozialen Status (Shekelle et al., 1976). Die therapeutischen Bemühungen müssen sich vor allem auf die KHK-Prädiktoren konzentrieren – auf die Beeinflussung von Eigenschaften, die das Potential der Feindseligkeit und Aggression betreffen, Rivalitätsverhalten, Ungeduld und das Gefühl von Zeitdruck.

Friedman und Rosenman (1974) haben zahlreiche Vorschläge für ein Therapieprogramm gemacht, wie Verhaltensänderungen erreicht werden können. Sie führen verschiedene Methoden auf, die alle Berücksichtigung finden sollten:
- Aufklärende Unterrichtung des Patienten in bezug auf die koronare Herzkrankheit und das Typ-A-Verhaltensmuster.
- Methoden der kognitiven Verhaltenstherapie (z. B. bei einem Manager die systematische Umgestaltung des Tagesablaufs mit weniger Terminen; die zwanghafte Einhaltung vieler Termine führt gewöhnlich zum Gefühl von Zeitdruck, zu Hast und Eile und vermag Ungeduld und feindseliges Verhalten auszulösen; statt dessen soll die Arbeit durch mehr Ruhepausen und kontemplative Beschäftigung unterbrochen werden).
- Positive Verstärkung nicht pathogenen Verhaltens (z. B. Verkürzung der Zeit des Zusammenseins mit Personen, die Rivalitätsverhalten, Feindseligkeit und Ungeduld auslösen, und nachfolgende Belohnung durch angenehme Dinge oder Sozialkontakte).
- Streßmanagement-Programme mit systematischer Desensibilisierung, Gedanken-Stop- und Entspannungstechniken, dem Vorstellen kritischer, das Typ-A-Verhalten auslösender Situationen und dem Einüben von Typ-B-Verhaltensweisen in Rollenspiel und Alltag.
- Emotionale Unterstützung in Form einer Gruppenpsychotherapie.

In einer umfangreichen Therapiestudie, dem Recurrent Coronary Prevention Project (RCPP) untersuchten Friedman und Mitarbeiter (1986) bei 1013 Myokardinfarktpatienten die Wirksamkeit einer Verringerung des Typ-A-Verhaltens auf die kardiale Morbidität und Mortalität. Bei mehr als 95% der Teilnehmer wurde Typ-A-Verhalten von mittlerer bis ausgeprägter Intensität diagnostiziert. Der vorgesehene Beobachtungszeitraum von 5 Jahren wurde auf

4,5 Jahre verkürzt, da die Wirksamkeit einer therapeutischen Veränderung des Typ-A-Verhaltens den Autoren zufolge bereits nach 3 Jahren statistisch erkennbar war (Friedman et al., 1984). 862 der Herzinfarktpatienten wurden zufallsmäßig 2 verschiedenen Behandlungsgruppen (Gruppe 1 und 2) zugeordnet. Die restlichen 151 Patienten, die keinerlei Gruppenbehandlung erhielten, dienten als Vergleichsgruppe (Gruppe 3). Die erste Behandlungsgruppe bestand aus 270 Patienten; sie wurden in 22 Einzelgruppen aufgeteilt und nahmen in 4,5 Jahren im Durchschnitt an insgesamt 33 Gruppensitzungen zu 90 Minuten teil, in denen sie »kardiologisch« beraten wurden (Friedman et al., 1982). Diese Behandlung war darauf angelegt, die Patienten bezüglich Diät, körperlichem Training, Medikamenteneinnahme und möglichen chirurgischen Maßnahmen zu beraten und sie über die ihrer Erkrankung zugrunde liegenden pathophysiologischen Mechanismen zu informieren. Die 592 Patienten der zweiten Behandlungsgruppe waren in 60 Einzelgruppen aufgeteilt und nahmen in einem Zeitraum von 4,5 Jahren an je insgesamt 62 Gruppensitzungen teil. Sie erhielten zusätzlich zur gleichen kardiologischen Beratung wie die erste Gruppe ein intensives Training zur Veränderung des Typ-A-Verhaltens. Beide Gruppen unterschieden sich zu Beginn dieser Behandlung nicht in traditionellen Risikofaktoren oder Schwere der Erkrankung. Als Maße des Typ-A-Verhaltens wurden das auf Videoband aufgezeichnete strukturierte Interview (VSI) sowie Fragebogen herangezogen, die von den Patienten selbst, ihren Ehefrauen und Arbeitskollegen beantwortet wurden.

Wurden die Analysen nach dem »intention-to-treat«-Prinzip vorgenommen, d.h. wurde die relativ große Gruppe der Patienten, die die Gruppenbehandlung vorzeitig verließen, mit in die Berechnungen aufgenommen, war nach 4,5 Jahren das Typ-A-Verhalten bei 35,1% von den 592 Teilnehmern der Typ-A-Behandlungsgruppe deutlich verringert (um mindestens eine Standardabweichung im VSI und Patientenfragebogen) und unterschied sich signifikant (p < 0,005) vom Typ-A-Verhalten der 270 Patienten der Vergleichsgruppe, das sich nur bei 9,8% verringerte. Die Verringerung des Typ-A-Verhaltens war in der Behandlungsgruppe 2 bereits nach einem Jahr signifikant, nicht jedoch in der Behandlungsgruppe 1.

Die kumulative Reinfarktquote inklusive der kardialen Todesfälle betrug in der Typ-A-Behandlungsgruppe 2 nach 4,5 Jahren insgesamt 12,9% und unterschied sich signifikant von der »kardiologischen« Behandlungsgruppe 1, deren Reinfarktquote bei 21,2% lag. Die Reinfarktquote der Vergleichsgruppe, die keine Gruppenbehandlung erhielt, betrug 20,2%. Die durchschnittlichen jährlichen Reinfarktraten der beiden Behandlungsgruppen betrugen 4,97% bzw. 2,96% (p < 0,01). Wurden die vorzeitigen Therapieabbrecher ausgeschlossen, war der Unterschied der durchschnittlichen jährlichen Reinfarktraten inklusive kardiale Todesfälle zwischen den beiden Behandlungsgruppen noch deutlicher: 5,49% versus 2,55% (p < 0,001). Nicht-tödliche Infarkte traten in

der Gruppe 2 (Typ-A-Behandlungsgruppe) innerhalb des 4,5jährigen Zeitraumes seltener auf als in Gruppe 1 (kardiologische Beratungsgruppe) (7,6% vs. 14,9%; p < 0,02). Wurden nur die letzten 3,5 Jahre berücksichtigt, also der Zeitraum, in dem sich eine im ersten Jahr erzielte Verhaltensänderung bereits positiv ausgewirkt haben soll, unterschieden sich auch die Patienten der Gruppen 2 und 1 signifikant hinsichtlich der kardialen Todesfälle (3,4% vs. 6,4%; p < 0,05).

Die Verringerungen von Mortalität und Morbidität werden der Verringerung im Typ-A-Verhalten zugeschrieben; Unterschiede bezüglich traditioneller Risikofaktoren oder medikamentöser Behandlung konnten nicht dafür verantwortlich gemacht werden. Die kumulative Reinfarktrate einschließlich kardialer Todesfälle derjenigen Patienten der Typ-A-Behandlungsgruppe (Gruppe 2), deren Typ-A-Verhalten sich innerhalb des ersten Jahres um mindestens eine Standardabweichung verringert hatte, war für die letzten 3,5 Studienjahre im Vergleich zu der Reinfarktrate von Patienten der kardiologischen Beratungsgruppe (Gruppe 1), deren Typ-A-Verhalten sich im gleichen Zeitraum nicht verringert hatte, weniger als halb so hoch (8,3% vs. 21,5%; p < 0,002). Diese Studie liefert nach Ansicht der Autoren somit zusätzlich wichtige neue Befunde für die pathogenetische Bedeutung des Typ-A-Verhaltens.

Frasure-Smith und Prince (1989) untersuchten den Verlauf nach einem einjährigen Streß-Verminderungs-Programm nach Myokardinfarkt. Die Patienten erhielten, z.T. bis zu 7 Jahre lang, monatlich einen Telefonanruf und wurden ersucht, auf einen 20 Fragen umfassenden Gesundheitsfragebogen zu antworten. Diese Anrufe besorgte eine Telefonistin ohne medizinische Ausbildung, die nur die Antworten aufzeichnen sollte. Antwortete ein Patient auf mehr als fünf Fragen positiv, oder war er wieder hospitalisiert worden, dann erhielt er Hilfe von einer Krankenschwester mit dem Ziel, den Streß zu vermindern. Die beteiligten Krankenschwestern besaßen eine Intensivpflegeschulung. Die Patienten wurden durchschnittlich 5–6mal in einer Zeit von 5–6 Monaten gesehen. Eine erste randomisierte Untersuchung umfaßte 461 Männer. Das Programm senkte ihre Werte und reduzierte die 1-Jahr-Sterberate um fast 50% (3mal stärker als in der Kontrollgruppe – Infarktrezidive waren in der Kontrollgruppe 1,5mal höher). Der Unterschied überdauerte die Behandlung um 6 Monate. In den Jahren darauf erlitt die behandelte Gruppe weniger Infarkte (p = 0,043). Nach Meinung der Autoren beleuchten die Ergebnisse die pathogene Bedeutung des Typ-A-Verhaltens. Andere Faktoren mögen mitgewirkt haben. Die Typ-A-Gruppe könnte mehr soziale Unterstützung erhalten haben mit positiver Auswirkung auf die Häufigkeit von Reinfarkten.

7.3 Metaanalyse psychologischer Behandlungsmethoden der koronaren Herzkrankheit

Nachdem mehrere Therapiestudien zum Typ-A-Verhalten mit verschiedenen Behandlungsansätzen vorliegen, erscheint eine zusammenfassende und vergleichende Bewertung sinnvoll. Nunes und Mitarbeiter (1987) untersuchten in einem metaanalytischen Ansatz 18 kontrollierte Studien über die psychologischen Behandlungsmethoden der koronaren Herzkrankheit einschließlich des Typ-A-Verhaltensmusters. Die Ergebnisse jeder dieser Studien wurden in ein Effektmaß umgewandelt, das aus der Differenz zwischen Behandlungs- und Kontrollgruppe in Einheiten der Standardabweichungen ausgedrückt gebildet wurde. Bei der Beurteilung einer Veränderung des Typ-A-Verhaltens wurden 10 Studien mit insgesamt 17 Behandlungsgruppen berücksichtigt.

Das mittlere Effektmaß für eine Reduktion des Typ-A-Verhaltens betrug danach $0,61 \pm 0,20$ (95% Konfidenzintervall) ($p < 0,001$); das bedeutet, daß die Teilnehmer an diesen Behandlungsprogrammen über alle Studien gemittelt ihre Typ-A-Werte um 1/2 Standardabweichung verringert haben. Dies kann im Vergleich zur Literatur über therapeutische Interventionen als ein mäßig starker Effekt angesehen werden. Dieser Befund kann darüber hinaus als robust gelten, da für ihn das restriktive Bonferoni-Signifikanzkriterium ($p < 0,001$) gilt, das Mehrfachtestung berücksichtigt. Außerdem wurde als Maß zur Abschätzung eines möglichen Publikationsvorurteils das sog. »fail-safe N« berechnet, das aussagt, wieviele (nicht-publizierte) Studien mit einem durchschnittlichen Ergebnis von Null durchgeführt worden sein müßten, um das Effektmaß auf ein nicht-signifikantes Niveau zu bringen. Danach müßten 35 weitere Studien mit negativem Ergebnis vorliegen.

Fünf Studien wiesen jedoch methodische Probleme auf. Werden die methodisch problematischen Studien nicht berücksichtigt und das korrigierte Effektmaß im RCPP (Recurrent Coronary Prevention Project) verwendet, beträgt das mittlere Effektmaß 0,57 ($p < 0,01$), das »fail-safe N« 5.

Werden ausschließlich methodisch akzeptable Studien berücksichtigt, verbleiben für eine bereinigte Analyse nur mehr fünf Studien. Danach ergibt sich, daß die Mortalitätsraten nach einem Jahr nicht signifikant verringert sind. Reinfarkt nach einem Jahr und die Kombination Reinfarkt und Mortalität nach einem Jahr erreichen gerade die schwächere statistische Standardsignifikanz von $p < 0,05$. Nach drei Jahren erreicht das kombinierte Wirksamkeitskriterium Mortalität plus Reinfarkt eine Reduktion von rund 50%, für das das sichere Bonferoni-Signifikanzkriterium von $p < 0,0001$ gilt. Einschränkend muß gesagt werden, daß das letzte Ergebnis mit Vorsicht zu bewerten ist, da es auf nur zwei Studien beruht (Rahe et al., 1979; Friedman et al., 1984).

Fünf methodisch einwandfreie Studien berichten über einen Rückgang der Angina-pectoris-Häufigkeit. Die kombinierte Wahrscheinlichkeit dieser Studien verfehlt das strenge Bonferoni-Kriterium knapp ($p < 0,004$). In der Untersuchung von Rahe und im RCPP wird über eine geringe Verbesserung von Angina pectoris berichtet. In der Studie von Ornish und Mitarbeitern (1983) hingegen war Angina pectoris fast vollständig verschwunden, wobei die Patienten

gleichzeitig weniger Medikamente einnahmen. Die Behandlungsmethoden bei Ornish umfaßten eine ausschließlich vegetarische Ernährungsweise, klassische Yogaübungen, Atem- und meditative Entspannungstechniken, die in einem streng strukturierten Programm über einen Zeitraum von drei Wochen in der Zurückgezogenheit ländlicher Umgebung gelehrt und ausgeübt wurden.

In der Untersuchung von Ornish verbesserte sich gleichzeitig auch die körperliche Leistungsfähigkeit am Fahrradergometer erheblich: Bei unverändertem Anstieg des Druck-Frequenz-Produktes, einem Maß des myokardialen Sauerstoffverbrauchs, erhöhte sich die Dauer der körperlichen Belastbarkeit um 44% und die geleistete Arbeit um 55%.

Im RCPP und bei Rahe und Mitarbeitern (1979) fanden sich nur geringe Unterschiede zwischen Kontroll- und Behandlungsgruppe in bezug auf das Serumcholesterin. Im RCPP wurde auch der Blutdruck gemessen, wobei keine wesentlichen Unterschiede festgestellt werden konnten, und es wurden nur Nichtraucher behandelt. Bei Rahe gab es in bezug auf das Rauchen keine Unterschiede. Ornish (1983) hingegen fand im Vergleich zur Kontrollgruppe bei der Behandlungsgruppe eine signifikante Verringerung des Serumcholesterins und des systolischen und diastolischen Blutdrucks in Ruhe und unter verschiedenen psychischen Belastungssituationen sowie eine geringe Reduktion beim Rauchen. Zukünftige Interventionsstudien sollten neben dem Typ-A-Verhalten das Spektrum der wichtigsten KHK-Risikofaktoren mit erfassen.

Ornish und Mitarbeiter (1990) behandelten in einer randomisierten kontrollierten Studie 28 KHK-Patienten mit einer fast fettfreien Diät, Nichtrauchen, auf Yogatechniken basierendem Streßkontrolltraining, mäßigem körperlichen Training sowie regelmäßigen Gruppentreffen zur gegenseitigen psychologischen und sozialen Unterstützung unter fachkundiger Leitung und verglichen sie mit 20 wie üblich behandelten Koronarpatienten. Koronarangiographisch wurden 195 veränderte Gefäßstellen erfaßt. Nach einem Jahr hatte der Stenosendurchschnitt in der Therapiegruppe von 40 auf 37,8% abgenommen und in der Kontrollgruppe von 42,7 auf 46,1% zugenommen. Stenosen von > 50% bildeten sich in der Zielgruppe von 61,1% auf 55,8% zurück und nahmen von 61,7 auf 64,4% in der Kontrollgruppe zu. Nach 4 Jahren fand sich in der Behandlungsgruppe eine Erweiterung des durchschnittlichen Stenosedurchmessers um fast 4%. Die traditionell kardiologisch behandelten Patienten der Kontrollgruppe hatten hingegen eine zusätzliche Verengung der Stenosen um fast 10% zu verzeichnen (Ornish et al., 1993). Das Behandlungsprogramm bewirkte außerdem eine sehr starke Senkung von Gesamt- und LDL-Cholesterin, eine schnelle und sehr wirksame Reduktion von Angina-Häufigkeit und -Dauer, eine Zunahme der körperlichen Leistungsfähigkeit, eine Abnahme der Gefühle von Feindseligkeit, Aggression, Ärger und sozialer Isolation sowie insgesamt eine starke Verbesserung der Lebensqualität (Scherwitz und Ornish, 1994). In der Kontrollgruppe nahmen die Beschwerden hingegen deutlich zu.

Offen bleibt, in welchem Ausmaß die verschiedenen Komponenten des komplexen Behandlungsprogramms zum Behandlungserfolg beitrugen (Ornish, 1992). Diese Studie von Ornish und Mitarbeitern zeigte erstmals, was bis dahin für nicht möglich gehalten wurde, nämlich daß allein durch eine radikale Umstellung der Lebens- und Ernährungsweise eine weitere Progression der koronaren Atherosklerose aufgehalten und teilweise sogar zurückgebildet werden kann.

Zusammenfassend liegen heute genügend Untersuchungen vor, die zeigen, daß Verhaltens- und psychologische Interventionen – eingeschlossen Typ-A-Verhaltensmodifikation, die koronare Arteriosklerose und ihre klinischen Endpunkte reduzieren.

Krankheitsverarbeitung und Psychotherapie nach Herzinfarkt – Perspektiven für ein biopsychosoziales Behandlungskonzept

Karl Köhle, Ekkehard Gaus und Dirk Waldschmidt

Die Anwendung eines biopsychosozialen Krankheitsverständnisses – Grundkonzept dieses Buches – hat weitreichende Konsequenzen auch für die Behandlung »organisch« Kranker. Bei Patienten mit Herzinfarkt läßt sich dies modellhaft darstellen. Aus den Forschungsbefunden ergibt sich die Forderung, psychodiagnostische und psychotherapeutische Maßnahmen in die Standardbehandlung zu integrieren. Wir stellen einen hierfür geeigneten Verständnisansatz dar und geben – im Sinne eines Manuals – eine Anleitung zum Vorgehen in der klinischen Praxis.

1 Kommunikation statt Reizabschirmung

Die Akutbehandlung von Infarktpatienten erfolgt heute auf Intensivstationen mit hohem technischen und personellen Aufwand. Zumindest während der ersten Tage gilt die »Abschirmung von äußeren Reizen«, die äußerste Schonung des Patienten, als therapeutische Maxime. Der Kranke soll »in Ruhe gelassen werden«. Gespräche mit ihm werden vermieden, vielfach aus der Befürchtung heraus, sie könnten somatische Komplikationen, etwa Rhythmusstörungen, auslösen. Diese Auffassung erweist sich bei näherer Untersuchung jedoch zumindest als unvollständig, häufig als falsch und für den Patienten schädlich. Eine solche Auffassung übersieht, daß für die Reaktion des Kranken nicht eine »objektive« Situation, sondern deren subjektive Interpretation, nicht »objektive Reize«, sonderen deren subjektive Bedeutungen ausschlaggebend sind. Eine rationale ärztliche Beurteilung der Gesamtsituation des Patienten setzt die Kenntnis dieser »individuellen Wirklichkeit« voraus, erst Kommunikation ermöglicht Zugang zum subjektiven Erleben.

2 Psychosomatische Befunde

2.1 Psychische und psychophysische Reaktionen

Das Befinden von Infarktpatienten wird während der Intensivbehandlungsphase vor allem durch Angstzustände und Depressionen beeinträchtigt.

Bis zu 80% der Infarktkranken leiden unter mehr oder weniger starken Angstzuständen, bis zu 58% unter Depressionen (Gentry et al. 1972; Cay 1972, 1976, 1982).

Nach dem Angebot eines psychosomatischen Konsiliardienstes für die Coronary Care Unit wurde in Boston der Konsiliarius bei 32% von 441 Infarktpatienten während der ersten Behandlungstage hinzugezogen. Die Anforderung erfolgte aufgrund schwerer Angstzustände, schwerer Depressionen und erheblicher Verhaltensprobleme der Patienten gegenüber Schwestern und Ärzten. Aufgrund dieser Anforderungen entwickelten Cassem und Hackett (1971) eine hypothetische Darstellung des »natürlichen Verlaufs« von Angst, Depression und Verhaltensstörungen aufgrund von Verleugnungsprozessen (Abb. 60-1).

An psychophysischen Reaktionen wurden vor allem Zusammenhänge zwischen psychologischen Variablen und der Katecholaminproduktion untersucht. Während der ersten fünf Krankheitstage hatten Patienten mit ausgeprägter emotionaler Unruhe bzw. Angst eine deutlich erhöhte Katecholaminausscheidung (Klein et al., 1974; Miller und Rosenfeld, 1975).

Rhythmusstörungen – vor allem während der ersten 24 Stunden nach dem Infarkt – scheinen häufig

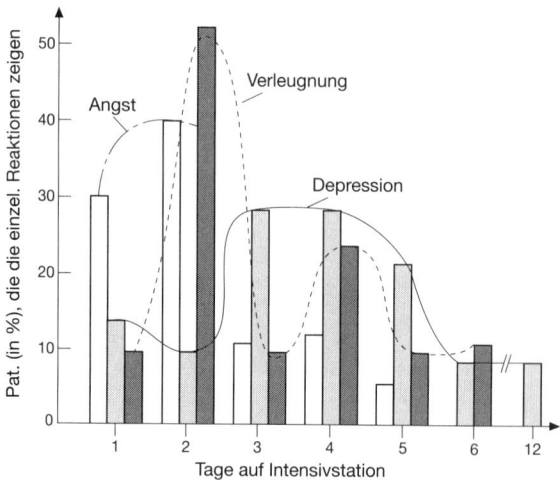

Abb. 60-1 *Hypothetischer Verlauf emotionaler Reaktionen nach Eintritt eines Herzinfarkts (nach Cassem und Hackett, 1971).*

im Zusammenhang mit emotionalen Belastungen aufzutreten (Theorell und Wester, 1973).

2.2 Einfluß psychosozialer Faktoren auf den Krankheits- und Rehabilitationsverlauf

Case und Mitarbeiter (1992) stellten bei 1234 Herzinfarktpatienten fest, daß die **soziale Situation** Alleinlebender einen unabhängigen Faktor für die Postinfarktprognose darstellt. Dem Zusammenleben mit anderen Personen scheint eine Schutzfunktion zuzukommen. Die Häufigkeit weiterer kardialer Zwischenfälle bei alleinlebenden Patienten betrug 15,8% nach 6 Monaten und 19,4% nach einem Jahr, bei Patienten, die mit wenigstens einer anderen Person zusammenlebten 8,8% und 11,8%. Dem entsprach die Häufigkeit des Herztodes in beiden Gruppen nach einem Jahr: 12,4% gegenüber 6,6%. Die Zusammenhänge hierfür sind noch nicht geklärt.

Williams und Mitarbeiter (1992) fanden, daß geringe soziale und wirtschaftliche Unterstützungsmöglichkeiten einen wichtigen Risikofaktor bei Patienten mit koronaren Herzerkrankungen darstellen.

Berufliche Rehabilitation ist in hohem Maße von psychosozialen Faktoren abhängig. Ihr Mißlingen ist häufiger die Folge psychosozialer als körperlicher Behinderung (Cay et al., 1973). Bei Nachuntersuchungen 4 Monate und 1 Jahr nach dem Infarktereignis zeigten Patienten mit einer ursprünglich ausgeprägteren emotionalen Erregung – vor allem schweren Angstzuständen und Depressionen – einen deutlich ungünstigeren Rehabilitationsverlauf (Cay et al., 1973). Gleichsinnig wirken sich prämorbide Persönlichkeitsmerkmale aus: »instabile Persönlichkeiten« hatten einen deutlich ungünstigeren beruflichen Rehabilitationsverlauf (Cay et al., 1975, 1976).

Zu den im Verlauf wirksamen psychosozialen Einflußgrößen scheint auch die **Qualität der Arzt-Patient-Beziehung** zu gehören:
Winefield und Katsikitis (1987) baten 109 Patienten, diejenigen Personen zu beschreiben, die sie während ihrer Rekonvaleszenz als besonders hilfreich erlebt hatten. Zwei Drittel der Befragten nannten unter den für sie besonders hilfreichen Personen einen Arzt.

Horwitz et al. (1990) untersuchten in einer »Beta-Blocker-Studie« mit 2175 Postinfarktpatienten die Beziehung zwischen Compliance und Sterblichkeit. Für Patienten, die sich nur schlecht an die Behandlungsanweisungen hielten (d.h. die weniger als 75% der verschriebenen Medikamente einnahmen), bestand eine 2–6fach erhöhte Wahrscheinlichkeit, innerhalb des ersten Jahres zu sterben.

Besonders bemerkenswert ist die Tatsache, daß bei den Patienten, die die Behandlungsanweisungen schlecht befolgten, immer ein erhöhtes Sterblichkeitsrisiko vorlag, unabhängig davon, ob sie Propranolol oder Plazebo erhalten hatten! Zu ähnlichen Ergebnissen war die Gruppe bereits 1980 in einer Studie Clofibrat versus Plazebo gekommen.

3 Ein psychodynamischer Verständnisansatz für emotionale Reaktionen und Beziehungsproblematik

Unter den emotionalen Reaktionen sind Angst und Depression, unter den seelischen Verarbeitungsversuchen ist Verleugnung bei Infarktpatienten von besonderer Bedeutung.

3.1 Angst

Klinische Beurteilung und quantifizierende Erfassung von Angstreaktionen

Die Angst des Infarktpatienten kann sich offen äußern – gelegentlich bis hin zu panischer Todesangst. Häufiger äußert der Infarktkranke seine Ängste jedoch nicht spontan und direkt. Die klinische Beurteilung der Angst und ihrer Auswirkungen erfordert sorgfältige und längerdauernde Beobachtung. Oft können die Patienten ihre Ängste leichter mitteilen, wenn sie gezielt darauf angesprochen werden. Die Kranken können ihre Ängste dann entweder direkt verbalisieren oder sie teilen sie indirekt mit über Äußerungen wie »Ich gäbe eine ganz schöne Leiche ab, meinen Sie nicht?« (Cassem und Hackett, 1971) oder »Ich habe keine Angst, daß mich während des Schlafs der schwarze Wagen holt«.

Eine quantitative Erfassung der Angst wird bei dem beeinträchtigten Allgemeinzustand der Patienten am günstigsten von Ärzten oder Schwestern nach einem Gespräch bzw. nach den Pflegemaßnahmen mit Einschätzungsskalen vorgenommen: z.B. sog. Anxiety-Depression-Scale von Holland und Sgroi (1973) (Abb. 60-2).

Sykes und Mitarbeiter (1989) zeigten, daß Angst nicht mehr länger nur als eine Störung gesehen werden kann, sondern daß die Vorstellung einer

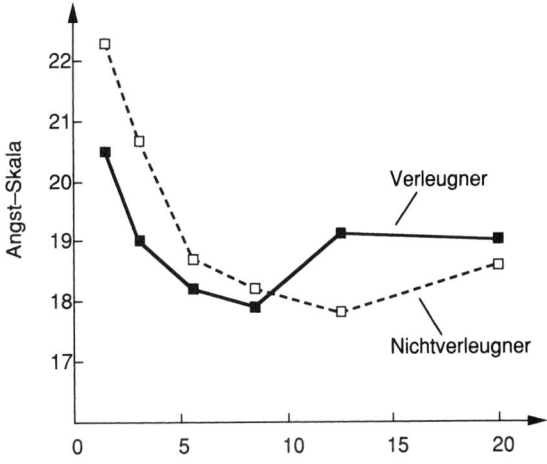

Abb. 60-2 *Der Verlauf der Angst nach der »Anxiety-Depression-Scale« von Holland und Sgroi bei verleugnenden und nicht-verleugnenden Infarktkranken während des stationären Aufenthaltes (nach Froese et al., 1974).*

»adäquaten Angst« eingeführt werden muß. Dabei wird der Angst eine Funktion bei der adaptiven Verarbeitung des bedrohlichen Ereignisses zugeschrieben. Ein zu niedriges »Angstniveau« nach schwerer Erkrankung kann mehr noch als »zu große Angst« eine schlechte Anpassungsform sein, Verleugnung hingegen kann (s. u.) angemessene Verarbeitung verhindern (vgl. Christie, 1988).

Quellen der Angst

Schmerzen: Angst von Infarktkranken wird in Lehrbüchern oft als direkte Folge der meist heftigen, zum Teil als »Vernichtungsschmerzen« beschriebenen Thoraxschmerzen dargestellt.

In keinem Falle ist der Thoraxschmerz die einzige Angstquelle. Es ist zu berücksichtigen, daß das Herz in Angstzuständen auch als Ausdrucksorgan benutzt wird, und daß als Begleiterscheinung von Angst bzw. als Angstäquivalent in der Herzgegend lokalisierte Schmerzen entstehen oder dort bereits bestehende Schmerzen dann verstärkt empfunden werden können.

Vorstellungen und Phantasien über Natur und Konsequenzen des Herzinfarkts: Befragt man Infarktkranke eingehender nach Vorstellungen und Phantasien über ihre Erkrankung, so findet man, daß sie auf der Intensivstation tagelang in der Vorstellung leben, sie müßten zwangsläufig an den Folgen des Infarkts sterben. Sie assoziieren zum Begriff Herzinfarkt bildhafte Vorstellungen vom Tod wie »Schnitter Tod«, »Sensenmann« sowie Gedanken an den Infarkttod von Verwandten und Bekannten.

Die Vorstellungen und Phantasien, die sich Infarktkranke über das erkrankte Herz machen, entsprechen diesen Ängsten und können diese wiederum verstärken.

Das Herz wird in diesen Phantasien aus dem selbstverständlichen Zusammenhang des Körperbildes herausgerissen und als verletztes, zerrissenes Organ vorgestellt (Dlin et al., 1966; Freyberger et al., 1969; Lipowski, 1967, 1968; Köhle et al., 1972). Die Vorstellungen über das Ausmaß des Organschadens sind häufig derart übertrieben, daß bei rationaler Betrachtung ein Weiterleben nicht mehr denkbar wäre. So phantasieren Patienten etwa: »Das Herz ist geplatzt«, »zerrissen«, »in zwei Hälften zerteilt« oder »alle Gefäße sind verstopft«, »die großen Gefäße sind vom Herzen abgerissen«.

Diese Vorstellungen und Phantasien teilen die Kranken oft erst nach längerem Bemühen des Arztes mit. Es führt zu deutlicher Entlastung, wenn ihnen die Beziehung zum Arzt und der Inhalt des Gesprächs Sicherheit vermitteln.

Bedrohung des Selbstwerterlebens: Die Angst der Infarktkranken bezieht sich oft nicht so sehr unmittelbar auf den körperlichen Tod, sondern auf eine Bedrohung des Selbstwertgefühls. Die Erkrankung und ihre Folgen werden als schwere narzißtische Kränkungen erlebt. Gleichzeitig wird der Verlust der sozialen Wertschätzung befürchtet. Patienten, die sich aufgrund ihrer Persönlichkeitsstruktur geradezu süchtig um soziale Anerkennung bemüht hatten, haben nun Angst, als Folge der Infarkterkrankung jeglichen sozialen Wert und alle sozialen Kontakte zu verlieren, einen vorzeitigen »sozialen Tod« zu sterben (Huebschmann, 1966, 1967; Hackett et al., 1968).

Körperliche Beeinträchtigung als Krankheitsfolge: Aufgrund ihrer Persönlichkeitsstruktur benötigen Infarktpatienten Leistungsfähigkeit und Stärke für die Regulation ihres Selbstwerterlebens. Körperliche Schwäche und der hierdurch mitbedingte Zwang zu Passivität wird als besonders bedrohlich erlebt.

Die Behandlungssituation im Krankenhaus: Während die Situation auf der Intensivstation von den Kranken allgemein als unterstützend erlebt wird, kann die Beobachtung einer Verschlechterung der Erkrankung bei Mitpatienten oder das Miterleben von deren Tod zur Angst und ihrer Steigerung beitragen.

Angst wird vielfach durch ein ungenügendes Kommunikationsangebot von Schwestern und Ärzten verstärkt. Emotionale Belastungen der Mitarbeiter im Rahmen der Intensivbehandlungssituation können hierzu beitragen.

So konnte eine sonst besonders mitfühlend auf Patienten eingehende Schwester das Zimmer eines schwerkranken Infarktpatienten nicht mehr betreten. Erst nach längerer Diskussion des Problems in einer Balint-Gruppe konnte erarbeitet werden, daß sie intensive Schuld empfand, weil während der von ihr durchgeführten externen Herzmassage Rippen gebrochen waren und im Anschluß daran eine Pneumonie auftrat.

Reaktionen der Angehörigen: Ehefrauen von Infarktpatienten reagieren auf die Erkrankung häufig mit einer überprotektiven Haltung, die die Verängstigung der Kranken noch steigern kann. Dies kann sich sowohl aus der Verlustangst der Ehefrau als auch aus Schuldgefühlen ergeben. Ambivalente Einstellungen in der Partnerbeziehung, selbstkritische Vorwürfe im Zusammenhang mit der auslösenden Situation, aggressiv getönte Enttäuschung über den drohenden Tod des Partners im Sinne eines Sich-verlassen-fühlens können zu diesen Schuldgefühlen beitragen.

Prämorbide Persönlichkeitsstruktur und die Lebenssituation zur Zeit der Krankheitsmanifestation: Vor allem bei jüngeren Infarktpatienten bewährt es sich, auf folgende psychodynamische Zusammenhänge zu achten, auch wenn diese nicht spezifisch für Infarktpatienten sind.

Der oft geradezu süchtig nach Leistung, Erfolg, Anerkennung sowie nach absolut festem und jederzeit seiner Kontrolle unterworfenem Besitz seiner Objekte strebende Infarktkranke lebt in ständiger Hyperaktivität, unter Zeitnot und Termindruck; er definiert seine Ziele in der Arbeitssituation und auch im übrigen Leben nur unzureichend, und er kann aus seiner Tätigkeit und sogar auch aus seinen Erfolgen nur ganz unzureichend Befriedigungserlebnisse gewinnen. Er muß seine eigenen Passivitäts-, Abhängigkeits- und Versorgungswünsche abwehren. Häufig hat er seine ständigen Verlust- und Trennungsängste jahrelang kompensiert gehalten, sein allgemeines Lebensgefühl entsprach jedoch der Angst des »Reiters über den Bodensee« oder wie es ein Patient formulierte: »So, als könnte ich jederzeit ins Moor einsinken«.

In der »auslösenden Situation« kulminieren häufig die bestehenden Belastungen und überfordern die Adaptationsmechanismen der Patienten. Sie erleben einen tiefgehenden Verlust, häufig in mehreren Lebensbereichen gleichzeitig, in Familie und Beruf, oder fühlen sich von solchen Verlusten bedroht. Nicht selten führt dies in ihrem subjektiven Erleben zu einer tiefgreifenden Verunsicherung einem Schicksal gegenüber, dem sie sich weitgehend ohnmächtig – »hilflos und hoffnungslos« (Engel) – ausgeliefert fühlen. Sie befürchten ein endgültiges Scheitern.

Ein 58jähriger Büroleiter klagt am zweiten Morgen auf der Intensivstation während der Visite über stenokardische Beschwerden; auf Nachfragen gibt er an, daß er die Schmerzen nach dem Erwachen aus einem Traum bemerkt hat. Er hat geträumt, daß andere Angestellte in seiner Firma in sein Büro einbrachen, mit Gewalt verdrängten und seine Möbel vor die Tür stellten. Sein Bericht ist von diffuser Angst begleitet. Das anschließende Gespräch legt den realen Hintergrund offen: Der Patient hat seinen Herzinfarkt unmittelbar nach dem Verlassen der chirurgischen Klinik erlitten, wohin er seine Frau zur Operation eines Kolonkarzinoms gebracht hatte. Den befürchteten Verlust seiner zweiten Ehefrau, seine erste Frau war 5 Jahre vorher am selben Leiden verstorben, erlebte er vollends als Katastrophe, da die Ehefrau zugleich seine Sekretärin ist. Er fühlte sich während der letzten Monate seiner Arbeit in einem größeren Betrieb immer weniger gewachsen, hatte die Arbeit jedoch mit Hilfe der jüngeren und tüchtigen Ehefrau eben noch bewältigen können. Nachdem diese Problematik mit dem Patienten durchgesprochen wurde, nehmen Angst und Schmerzen rasch ab.

3.2 Verleugnung

Definition und Funktion

Mit »Verleugnung« wird ein psychologischer Schutzmechanismus bezeichnet, der wie andere psychische Abwehr- und Anpassungsmechanismen weitgehend unbewußt abläuft. Verleugnung richtet sich gegen eine bewußte Wahrnehmung äußerer Gefahren, gegen die Wahrnehmung der möglichen oder tatsächlichen Folgen solcher Bedrohungen (etwa körperliche oder seelische Verletzungen), sowie gegen die bewußte Wahrnehmung der mit diesen Folgen einhergehenden Emotionen (etwa Kränkung oder Trauer nach Verletzungen oder Verlusten). Ziel

der Verleugnung ist eine Verminderung von Angst; hierdurch soll die Funktionsfähigkeit des Ichs für die Aufgaben der Realitätsbewältigung aufrechterhalten bzw. nach einer anfänglichen Lähmung in der Schockphase nach der ersten vollen Konfrontation mit der Bedrohung wiederhergestellt werden.

Verleugnung eignet sich besonders zur Angstabwehr. Depression kann nicht so erfolgreich durch Verleugnung gesteuert werden.

Als Abwehrmechanismus ist Verleugnung vor allem von Verdrängung abzugrenzen.

Im allgemeinen wird als Unterscheidungskriterium die Arbeitsrichtung der beiden Abwehrformen genannt: Verdrängung richtet sich mehr gegen unbewältigte innere Gefahren, vor allem Triebimpulse aus dem »Es«, während Verleugnung gegen die Wahrnehmung äußerer Gefahren eingesetzt wird.

Für die klinische Beurteilung scheint jedoch bedeutsamer, daß die beiden Abwehrmechanismen auf unterschiedlichen Funktionsniveaus und in zu differenzierender Weise im Zusammenwirken mit anderen Abwehrmechanismen in der Angstverarbeitung eingesetzt werden. Im Falle der **Verdrängung** wird durch Signalangst ein komplexer **Abwehrkampf** gegen die meist inneren Gefahrenquellen aktiviert, der Organismus setzt sich mit der Gefahr auseinander. Verleugnung wird eingesetzt, wenn eine solche Auseinandersetzung nicht mehr oder nicht mehr in vollem Umfang möglich ist. **Verleugnung** aktiviert nicht eine Auseinandersetzung, die durch das Angstsignal ausgelöst wird, sie versucht vielmehr das **Angstsignal zu negieren.** Das Individuum verhält sich – zumindest in Teilbereichen seiner Existenz – so, als bestünde gar keine Gefahr.

Aus dieser Analyse des Verleugnungsmechanismus läßt sich die für die klinische Tätigkeit wichtige **Gefahr totaler Verleugnung** ableiten, nämlich eine weitgehende oder völlige Lähmung der Realitätsprüfungsfunktion und damit eines situationsgerechten Anpassungsverhaltens (s.a. Kap. 18, »Bewältigungsstrategien (Coping)«.

Einstufung und Verlauf verleugnender Abwehr bei Infarktkranken

Die »Hackett-Cassem-Denial-Scale« (Hackett und Cassem, 1974) ermöglicht eine verläßliche quantitative Einschätzung von Verleugnung und die systematische Erforschung dieses Abwehrmechanismus bei Infarktkranken.

Folgen der Verleugnung für das Krankheitsverhalten und die Behandlungsmodalitäten

Verleugnungsvorgänge verzögern zunächst schon die Entscheidung der Patienten, fachkompetente Hilfe in Anspruch zu nehmen (Hackett et al., 1969b). Der Tod vieler Infarktkranker – etwa 50% der Todesfälle ereignen sich in den ersten vier Stunden – ist hierauf zurückzuführen (Hackett et al., 1969a, b; Goldstein et al., 1972; Greene et al., 1972). Die Hypothese, daß die Dauer dieser »Entscheidungszeit« im wesentlichen von Verleugnungsvorgängen und nicht durch Mangel an Informiertheit bestimmt wird, wird durch das Verhalten von Patienten mit einem Reinfarkt unterstützt; bei ihnen findet sich keine Verkürzung der Entscheidungszeit (Hackett et al., 1969b, 1974).

Ein kasuistisches Beispiel soll den charakteristischen Verlauf dieses Verzögerungsverhaltens illustrieren.

> Ein 67jähriger Produzent medizinischer Geräte bekommt morgens um 5.30 Uhr, nach dem Aufstehen, heftige längerdauernde retrosternale Schmerzen. Seine Berufstätigkeit hat ihm genaueste Kenntnisse über Natur und Folgen des Herzinfarktes vermittelt. Er entschließt sich jedoch, diese Schmerzen zunächst dadurch zu bekämpfen, daß er in seine Heimsauna geht und gymnastische Übungen macht. Als sich die Schmerzen nicht bessern, läßt er seine Schwester, die Ärztin ist, kommen. Sie stellt die Diagnose eines Hinterwandinfarktes und empfiehlt die sofortige Krankenhauseinweisung. Der Patient schickt jedoch den Krankenwagen wieder weg und begibt sich erst nach insgesamt 12 Stunden, als die Schmerzen für ihn unerträglich werden, am Steuer des eigenen Wagens in die Klinik. Dort wird ein ausgedehnter Hinterwandinfarkt mit Rhythmusstörungen diagnostiziert, die den Einsatz eines Schrittmachers erforderlich machen.

Verleugnende Abwehr betrifft auch die Krankheitsfolgen, insbesondere die **Schmerzen.** Nicht selten verleugnen Patienten stenokardische Beschwerden sehr weitgehend, was ihre klinische Beurteilung sowie Indikation und Dosierung von Analgetika und Sedativa erschwert (Hackett et al., 1969).

> Während der Visite bezeichnet sich ein Infarktkranker am zweiten Tag des stationären Aufenthaltes zunächst als völlig beschwerdefrei. Auf intensiveres Nachfragen hin klagt er über Beschwerden in der linken Großzehe. Erst nachdem wir mit ihm ausführlicher über seine Gesamtsituation und seine Ängste gesprochen haben, kann er über die noch fortbestehenden heftigsten stenokardischen Dauerschmerzen klagen. Zur verleugnenden Abwehr war eine Verschiebung der Beschwerden getreten.

Verleugnende Abwehr führt nicht selten zu **Interaktionsproblemen.** Ein Hauptthema solcher Auseinandersetzungen ist die Einhaltung der verordneten Bettruhe. Infarktkranke können aufgrund ihrer Persönlichkeitsstruktur die körperliche Inaktivität und die damit verbundene Autonomieeinbuße oft nur schwer ertragen und übertreten nicht selten entsprechende therapeutische Vereinbarungen. Typisch ist der Infarktkranke, der bei der Visite im Trainingsanzug (»stramm wie eine Eins«) im Bett liegt und um die Erlaubnis zu körperlicher Aktivität bittet. In dieser Situation ist es wichtig, die Bedürfnisse der Kranken nach Autonomie, nach Wiederherstellung ihrer Leistungsfähigkeit verständnisvoll zu diskutieren.

Die Abwehr der tiefen Verletzung des Selbstwertgefühls mittels Verleugnung trägt dazu bei, daß Patienten die Rollenverteilung zwischen Arzt und Patient in Frage zu stellen oder umzukehren versuchen.

> Der bereits erwähnte Produzent schildert bei der Chefarztvisite auf die Frage, wie es ihm geht, nicht etwa seine Beschwerden, sondern stellt erst einmal fest, daß der Chefarzt auch Ostpreuße ist und berichtet sodann über seine Leistungen als Soldat beim Kampf um Ostpreußen. Er verleugnet damit seine augenblickliche Situation und versucht, seinen jetzigen Autonomieverlust durch den Rückgriff auf frühere Erfolge und den sich anschließenden langen Bericht über seine jetzigen beruflichen Leistungen zu kompensieren. Schließlich fragt er den Professor, ob dieser nicht etwa unter ihm – in einer Studentenkompanie in Ostpreußen – »gedient« hätte. Diese Umkehrung der gegenwärtigen Rollen- und Machtverteilung soll die krankheitsbedingte narzißtische Kränkung ausgleichen.

Vom Ausmaß der Verleugnung hängt es mit ab, wie weit Patienten **Informationen** auch über die Natur ihrer Erkrankung und die Erfordernisse der Behandlung während des stationären Aufenthaltes aufnehmen können, die sie für eine konsequente Durchführung der späteren Therapie und Rehabilitationsmaßnahmen benötigen.

In diesem Zusammenhang fanden Shaw und Mitarbeiter (1985), daß Patienten,
- die stärker verleugneten, weniger Informationen zur Herzanatomie bzw. Physiologie und
- weniger Informationen zu den Risikofaktoren der Herzerkrankungen erwarten, und daß
- Patienten, bei denen sich hohe Werte auf der Skala zur sozialen Erwünschtheit ergaben, weniger Informationen bezüglich der Symptome erwarten, die Anzeichen für Herzprobleme darstellen und sich weniger Wissen bezüglich der für die Rekonvaleszenz geeigneten Aktivitäten aneigneten.

Levine und Mitarbeiter (1987) fanden mit Hilfe einer neuen Verleugnungsskala (LDIS) (Einschätzung nach Interview) unterschiedliche Funktionen von Verleugnung im Verlauf von Erkrankung und Rehabilitation. Sie untersuchten 30 von 45 Männern, die wegen eines Herzinfarkts oder einer koronaren Bypassoperation stationär behandelt wurden, ein Jahr nach Entlassung nach. Patienten mit hohen Verleugnungswerten lagen kürzer auf der Intensivstation und hatten weniger Zeichen partialer Dysfunktion während des Krankenhausaufenthalts. Im folgenden Jahr jedoch war der Verlauf für Patienten mit hohen Verleugnungswerten ungünstiger: Ihre Compliance mit medizinischen Empfehlungen war schlechter, sie mußten länger als Patienten mit niedriger Verleugnung wieder ins Krankenhaus aufgenommen werden. Diese Ergebnisse weisen darauf hin, daß Krankheitsverleugnung während der Akutbehandlung im Krankenhaus (jedenfalls unter den dort normalerweise gegebenen Bedingungen!) adaptiv sein kann, nicht jedoch für den Langzeitverlauf nach Krankenhausentlassung.

Der Grad der Verleugnung korreliert zwar häufig mit besserem emotionalen Befinden, gleichzeitig aber auch mit einer erhöhten Sterblichkeitsrate (Havik und Maeland, 1988).

Für die **klinische Beurteilung** von Verleugnungsprozessen ist es wichtig zu berücksichtigen, daß sie **von der sozialen Situation abhängig** sind: je weniger

Kommunikationsmöglichkeit der Patient hat, desto mehr ist er darauf angewiesen, mit Hilfe eigener Abwehrmechanismen mit der krankheitsbedingten Bedrohung fertig zu werden!

3.3 Depression

Depressive Zustandsbilder werden bei Infarktkranken häufig nicht erkannt, da sie kein »lärmendes« Bild machen: Mimik und Gestik sind starr, der Patient wirkt insgesamt verlangsamt, interesselos, oft zurückgezogen. Hinter der stillen Unauffälligkeit findet sich nicht selten weitgehende Hoffnungslosigkeit bis hin zu Tendenzen zur Selbstaufgabe.

> Der Traum eines erfolgreichen Geschäftsmannes in der Nacht nach Infarkteintritt soll den krankheitsbedingten Selbstwertverlust und die hieraus resultierende Depression veranschaulichen: Der still und unauffällig wirkende Patient klagt bei der Morgenvisite über stenokardische Beschwerden. Im Gespräch ergibt sich, daß die Beschwerden nach dem Erwachen aus einem Traum aufgetreten seien: der Kranke sah sich im Traum, wie er »auf den Lumpenwagen« geworfen wurde. Von dieser Phantasie kann er jedoch erst nach einem längeren Gespräch ausführlicher berichten, im Laufe dessen er eine gewisse Stützung seines Selbstwerterlebens erfahren hatte.

Ursachen der Depression

Unspezifische Reaktion auf die Erkrankung: Zunächst handelt es sich bei der depressiven Verstimmung um eine einfühlbare emotionale Reaktion auf die krankheitsbedingten Veränderungen der Lebenssituation. Die Erkrankung bringt für den Patienten körperliche Schwäche, Hilfsbedürftigkeit, Abhängigkeit und Ohnmachtsgefühle mit sich.

Fielding (1991) zeigt in einer Metaanalyse, daß Depressionen eine Reaktion auf den Herzinfarkt darstellen und sie großen Einfluß auf den Verlauf des Genesungsprozesses ausüben. Dieses Reaktionsverhalten ist auch häufig bei Patienten zu beobachten, die vor ihrem Herzinfarkt nicht über Depressionen klagten.

Art der körperlichen Beeinträchtigung und Persönlichkeitsstruktur: Krankheitsbedingte Minderung des Selbstwerterlebens erfährt bei Infarktkranken häufig eine intensive Ausprägung und spezielle Akzentuierung. Aufgrund ihrer Persönlichkeitsstruktur trifft es sie besonders, daß »auf den eigenen Körper kein Verlaß mehr ist«. Die erwähnten Phantasien über die Natur der Herzerkrankung und die Herauslösung des Herzens aus dem Körperbild setzen spezifische Akzente, die sich psychopathologisch auswirken können.

Die tiefgehende Verunsicherung im Bereich der Selbstwertregulation, die bei infarktgefährdeten Personen beschrieben wird, findet durch den Eintritt der Erkrankung sozusagen eine reale Bestätigung; hinzu

kommt die Befürchtung, die bisherigen Kompensationsmöglichkeiten, etwa in der beruflichen Tätigkeit, zu verlieren. Die Infarkterkrankung stellt nicht selten eine sehr tiefgreifende »narzißtische Krise« (Henseler, 1974) dar.

Objektverluste zur Zeit der Krankheitsmanifestation: Die der Erkrankung häufig vorausgehenden belastenden Lebensereignisse beinhalten meist Objektverlustergebnisse: z.B. Verlust von Personen oder Sachen, endgültiges Nichterreichen von Lebenszielen, Frustration von Versorgungswünschen. Diese Verluste führen teils zu depressiven Verstimmungen bzw. zur vitalen Erschöpfung (»fatigue-weakness«) (Appels, 1982), teils aktivieren sie aggressive Impulse (Frustrationsaggressionen), die, gegen die eigene Person gerichtet, zur Entstehung von Depressionen beitragen.

Aggressive Impulse und ihre Abwehr: Narzißtische Krise, Objektverluste sowie die Abhängigkeit von Ärzten und Schwestern aktivieren aggressive Impulse. Aufgrund ihres Angewiesenseins auf die Zuwendung von Ärzten und Schwestern und auch ihrer Angehörigen unterdrücken die Kranken diese aggressiven Regungen; dies führt nicht selten zu einer Situation der »feindseligen Abhängigkeit« und – zumindest zum Teil – zu einer Wendung der Aggressionen gegen die eigene Person; beides fördert das Entstehen depressiver Gefühle und ein entsprechendes Rückzugverhalten.

Klinische Beurteilung der Depression

Der Depression kommt bei Infarktkranken ein anderer Stellenwert zu als der Angst. Die depressive Reaktion ist notwendiger Bestandteil der Auseinandersetzung mit der durch die Erkrankung veränderten Lebenssituation. Die Patienten stehen vor einer längerfristigen Auseinandersetzung mit den Krankheitsfolgen: Sie befürchten Autonomieverlust, Verschlechterung der beruflichen Stellung und des Einkommens, reagieren auf die Infragestellung bisheriger Gewohnheiten und fühlen sich von vorzeitiger Alterung und Invalidität bedroht. Diese Auseinandersetzung ist vergleichbar der Arbeit, die während des Trauerprozesses nach dem Verlust eines Partners geleistet werden muß.

Eine Verarbeitung der Erkrankung und ihrer Folgen ist so einerseits ohne depressive Reaktion, ohne »Trauerprozeß«, nicht möglich.

Andererseits ist ein hoher Depressionsgrad bei Postinfarktpatienten ein Indikator für ein erhöhtes Reinfarktrisiko. So ist eine depressive Symptomatik eng verknüpft mit physiologischen Veränderungen, z.B. einem erhöhten Serumlipidspiegel, größerer sympathischer Unruhe, verändertem Rauchverhalten, einer Abnahme des Aktivitätsgrades und einer zunehmenden Schlaflosigkeit (Fielding, 1991).

Für viele Patienten ist das Ausmaß der Rehabilitation am Arbeitsplatz und in der Freizeit stärker von psychologischen Faktoren, insbesondere von depressiver Reaktion abhängig, als vom Ausmaß der organisch bedingten Herzschädigung (Trelawny-Ross und Russel, 1987).

3.4 Besonderheiten emotionaler Reaktionen bei reanimierten Infarktkranken

Bei reanimierten Infarktpatienten wurden intensive und langanhaltende Angstzustände und eine Einschränkung der Ich-Funktionen durch einseitige Inanspruchnahme von Abwehrmechanismen beobachtet. Da es vor oder während der Reanimationsmaßnahmen häufig zu einer zerebralen Hypoxämie kommt, treten diese reaktiven Angstzustände in der Regel kombiniert mit Durchgangssyndromen auf. Zahlreiche psychische Störungen – vor allem Unruhe, Angst, Interessen- und Aktivitätsverlust sowie Alpträume – sind bei reanimierten Infarktpatienten oft noch nach Monaten nachweisbar und behindern die Rehabilitation.

Ärzte und Schwestern sollten bei reanimierten Patienten besonders sorgfältig auf Signale achten, durch die der verängstigte Patient seinen Wunsch nach einem Gespräch mitteilt, bzw. ihm immer wieder selbst Gesprächsangebote machen. Die Kranken haben entweder Erinnerungen an die Vorgänge der Reanimation oder sind durch die zeitliche Lücke in ihrem Erleben beunruhigt. Wenn sich Patienten scheinbar nicht an diese Situation erinnern oder nicht darüber sprechen, handelt es sich im allgemeinen um das Ergebnis psychischer Abwehrvorgänge, die nicht selten durch ärztliche Wunschvorstellungen (»Amnesie«) mitinduziert sind.

Gelegentlich führen diese einfühlbaren Ängste zum Auftreten stenokardischer Beschwerden, worauf bei deren Beurteilung geachtet werden sollte.

Abschließend sei darauf hingewiesen, daß die Berücksichtigung der psychischen und sozialen Situation reanimierter Patienten auch während der Rehabilitationsphase dringend indiziert erscheint.

3.5 Interaktionsprobleme mit Infarktkranken

Kooperation versus Auflehnung

Entsprechend ihrer Neigung zu sozialer Anpassung wirken Infarktpatienten vordergründig zumeist kooperativ. Ihre latente Tendenz zu Auflehnung zeigt sich jedoch im Krankheitsverhalten: Die Verleugnung der Krankheitsfolgen und die Auseinandersetzung mit der erzwungenen Passivität führen zur Übertretung von Verhaltensregeln im Behandlungsverlauf, z. B. zu noch nicht erlaubter körperlicher Belastung. In der klinischen Beurteilung solcher übertriebener Selbstbehauptungstendenzen sollte immer die besondere Sensibilität von Infarktkranken für Autoritätskonflikte berücksichtigt werden (Rosen und Bibring, 1966).

Schwierigkeiten, Hilfe annehmen zu können

Hilfe anzunehmen ist im Erleben Infarktkranker oft eng assoziiert mit Abhängigkeit. Hilfsangebote können deshalb Abwehrvorgänge und Selbstbehauptungsimpulse mobilisieren. Infarktkranke müssen die Kontrolle über sich und ihre Umwelt halten, können die Führung »nicht aus der Hand geben«. Hinzu kommt, daß die Helfer all die aggressiven Impulse zu spüren bekommen, die durch die Objektverlusterlebnisse, die narzißtische Kränkung und die realen krankheitsbedingten Frustrationen mobilisiert werden; durch diese aggressiven Impulse werden die Angebote der Helfer häufig in Frage gestellt oder entwertet. Dies alles trägt dazu bei, daß die Kranken vom Angebot der Helfer oft nur wenig annehmen können, daß sie vielmehr versuchen, ihre eigene Überlegenheit aufrechtzuerhalten oder wiederzugewinnen. Die Helfer werden dann mit Berichten über frühere Leistungen überschüttet und fühlen sich mit ihrem Angebot abgelehnt. Schließlich erscheinen den Helfern dann oft nur noch solche Eigenschaften der Infarktkranken akzeptabel, denen eher pathogene Bedeutung zukommt, wie zwanghafte Perfektion und Bereitschaft zu sozialer Anpassung.

4 Ärztliche Psychotherapie bei Infarktkranken

4.1 Allgemeines zum methodischen Vorgehen

Das ärztlich-psychotherapeutische Gespräch (vgl. Kap. 28, »Das ärztliche Gespräch – Versuch einer Strukturanalyse«) bzw. die supportive Psychotherapie (Freyberger, 1976; Kimball, 1975) soll Patienten bei der Verarbeitung ihrer Erkrankung Hilfe anbieten. Wesentlich ist das Angebot einer »hilfreichen Beziehung« (Luborsky, 1988): Eine auch emotional tragfähige Arzt-Patient-Beziehung soll dem Kranken zumindest vorübergehend einen Ausgleich für die erlittenen Objektverluste und narzißtischen Kränkungen vermitteln. Der Arzt sollte in die therapeutische Beziehung konstante Zuwendung sowie aktiv geäußertes Interesse, Anteilnahme und die Bereitschaft einbringen können, mit dem Ziel den Patienten emotional zu unterstützen.

Mit Gesprächen wird möglichst bald nach der stationären Aufnahme zusammen mit oder parallel zur somatischen Behandlung begonnen. Hierdurch ist eine rechtzeitige Abklärung auch der emotionalen Probleme und eine Indikationsstellung für das weitere psychotherapeutische Vorgehen möglich. Schon im ersten Gespräch, in dem der Arzt zunächst versucht, die individuelle psychische und soziale Situation des Patienten kennenzulernen, kann mit therapeutischen Interventionen begonnen werden.

Die Gespräche nehmen ihren Ausgang von den vom Kranken geäußerten, aus seinem Verhalten erschlossenen oder vom Untersucher über die Analyse seiner Gegenübertragung empfundenen Bedürfnisse. Dabei werden die dem Kranken aktuell zur Verfügung stehenden Verarbeitungsmöglichkeiten und die bereits aktivierten Abwehrmechanismen berücksichtigt. Insgesamt geht es darum, die Gespräche an den aktuellen Problemen zu orientieren, den Patienten vor allem in der Auseinandersetzung mit seinen Ängsten zu unterstützen und ihm Hilfe im Trauerprozeß anzubieten; es ist nicht das Ziel supportiver Therapie in der akuten Krankheitssituation die Persönlichkeitsstruktur zu verändern.

Ein solches Gesprächsangebot ist für viele Kranke ungewohnt. Manchen Patienten fällt es schwer, über sich und insbesondere über ihre Gefühle zu sprechen. Daher müssen Ängste der Patienten nicht selten ganz direkt und mit Nachdruck angesprochen werden. So bestehen wir etwa darauf, daß die Patienten ihre Vorstellungen, die sich auf die Verletzung des Herzens und auf das Wesen des Infarktes beziehen, äußern: »Sie sind krank und in dieser Situation macht sich jeder Mensch Vorstellungen über das Wesen und die Konsequenzen seiner Erkrankung«. Ebenso nachdrücklich – bei gleichzeitig verständnisvoller Unterstützung – versuchen wir die Vorstellungen der Patienten über die Verursachung ihrer Erkrankung zu erfahren. Wir formulieren etwa: »Ein Infarkt kommt nicht aus heiterem Himmel, was haben Sie in letzter Zeit alles mitmachen müssen?«

Auch hier geht es nicht darum, eine Schutzfunktion des Patienten zu zerstören, sondern darum, ihm eine realitätsgerechte Verarbeitung seiner Erkrankung zu erleichtern.

Diese Gespräche haben eine Dauer von ca. 15 bis 20 Minuten. Bei einem Teil der Patienten genügt bereits ein einmaliges Gespräch, das in verkürzter Form dann bei den täglichen Visiten fortgesetzt werden kann, bei anderen Kranken ist eine Fortführung solcher stützend-psychotherapeutischer Gespräche während der ersten Behandlungstage erforderlich.

In der Untersuchung von Cassem und Hackett (1971) waren bei den 145 konsiliarisch betreuten Infarktkranken durchschnittlich nur 2,4 Gespräche pro Patient nötig, bei 29% der Kranken waren 5 oder mehr Gespräche erforderlich.

Im Gegensatz zu früheren Befürchtungen hat sich keinerlei Hinweis dafür ergeben, daß derartige Gespräche bei Infarktkranken zu psychischen oder somatischen Komplikationen führen. Die Patienten begrüßen die Möglichkeit zu derartigen Gesprächen.

Als günstig hat es sich erwiesen, das Vorgehen in regelmäßigen Stationskonferenzen unter allen Teammitgliedern sorgfältig abzusprechen.

4.2 Spezifische Hilfestellungen im ärztlich-psychotherapeutischen Gespräch

Aus dem Verlauf der emotionalen Reaktionen – Angst, Verleugnung und Depression – lassen sich zusätzliche Gesichtspunkte ableiten.

Entängstigung

Angst wird durch das **Angebot einer tragfähigen Beziehung,** die auch die direkte Äußerung starker Affekte erlaubt sowie durch die eingehende Information über das Krankheitsbild und die Behandlungssituation vermindert.

Infarktpatienten benötigen Ärzte und Schwestern, die sich Zeit für Gespräche nehmen und die auch in der Lage sind, emotionalen Reaktionen Raum zu geben.

Eine kritische Situation entsteht nicht selten nach Anschluß des Patienten an den Monitor. Aus der Sicht des Personals ist er nun versorgt und kann alleingelassen werden. Die Patienten fühlen sich jedoch oft verlassen, ja vereinsamt (Hackett, 1977). Es ist wichtig, daß ein Teammitglied oder, noch besser, ein Familienmitglied beim Patienten bleibt oder wenigstens immer wieder nach ihm sieht. Die Erläuterung der Monitorfunktion (»mechanischer Schutzengel«; Hackett, 1977) sowie der Möglichkeit eines »falschen Alarms« (locker sitzende Elektrode) sollte in jedem Fall ausführlich erfolgen.

Information vermindert Unsicherheit und damit Angst. Infarktkranke werden deshalb eingehend über die Diagnose und das Wesen ihrer Erkrankung sowie den Sinn aller therapeutischen Maßnahmen informiert. Wichtig ist auch die Mitteilung des verminderten Mortalitätsrisikos bei unkompliziertem Verlauf 24 Stunden nach Infarkteintritt. Bereits im ersten oder zweiten Gespräch werden den Kranken Zielvorstellungen und ein klarer Rahmenplan für die Behandlung und auch die spätere Rehabilitation mitgeteilt.

Es hat sich bewährt, Herzinfarktkranken den Heilungsprozeß vom Infarkt zur Narbe am Beispiel einer Hautverletzung zu erläutern; etwa: nach einer Verbrennung werde funktionsfähiges Gewebe durch Bindegewebe ersetzt; die Narbe gewährleiste später wieder einen mit dem früheren Zustand vergleichbar festen Zusammenhalt des Gewebes. Dabei unterstützt auch die Verlagerung der Verletzung in der Vorstellung nach außen auf die Haut die Beruhigung des Patienten.

Die **direkte Äußerung von Gefühlsreaktionen** – insbesondere Angst und Depression – wirkt sich oft sehr entlastend aus; nach einer solchen »kathartischen« Abreaktion bessern sich nicht selten auch stenokardische Beschwerden, die vorher gegenüber der pharmakologischen Therapie resistent geblieben waren.

Verminderung pathologischer Verleugnung

Verleugnung kann die Anpassungsarbeit des Ichs blockieren und den Patienten behindern, zu einem informierten, sich aktiv an seiner Behandlung beteiligenden Partner zu werden. Das Angebot von Information und die klare Orientierung über die Ziele der Therapie und Rehabilitation vermögen den Abwehrvorgang zu entschärfen; der Patient muß die Situation nicht mehr alleine bewältigen und findet einen Orientierungsrahmen. Zu berücksichtigen ist jedoch auch die Abwehr von Abhängigkeitsbedürfnissen; deshalb weisen wir bei solchen Patienten ausdrücklich und anerkennend auch auf die besonderen Schwierigkeiten eines bisher aktiven Mannes hin, der jetzt die mit der Patientenrolle verbundene Passivität auszuhalten hat. Unter Umständen ist es günstig, das Ertragen dieser »Schwäche« als besondere »Leistung«, als Ausdruck besonderer »Stärke« darzustellen. Der Patient kann auf die Notwendigkeit von »Entspannung«, von »zur Ruhe kommen«, von »Erholung« hingewiesen werden, dabei kann betont werden, daß er sich diese Entspannung nach all den Anstrengungen im Leben wohl auch verdient habe.

Bearbeitung der Depression

Das Gesprächsangebot beinhaltet Interesse und Zuwendung des Arztes und stützt schon dadurch das Selbstwertgefühl des Kranken. Im Gesprächsverlauf kann die krankheitsbedingte Minderung des Selbstwertgefühls sowie die Diskrepanz zwischen der jetzt gegebenen Realität und den Idealvorstellungen des Kranken thematisiert werden. Die depressive Reaktion kann auch durch eine Hervorhebung positiver Gesichtspunkte, etwa auch der bisherigen Leistungen des Kranken im Leben, gemindert werden. Die Äußerung depressiver Gefühle – derentwegen sich Infarktkranke immer wieder auch schämen – kann als »natürlich« und einfühlbar, d. h. für die Patienten auch als »normal«, angesprochen werden. Gerade in Verbindung mit der verständlichen Trauerreaktion können auch die Möglichkeiten einer späteren Umstellung der Lebensweise ins Gespräch kommen. Auf die Chance einer vollständigen Rehabilitation sollte – bei bisher komplikationslosem Verlauf – ausführlich eingegangen werden. Dabei kann auf erfolgreich rehabilitierte Patienten, die dem Kranken bekannt sind, hingewiesen werden. Insgesamt geht es darum, den Kranken einen angemessenen Ausdruck ihrer depressiven Gefühle zu ermöglichen und die krankheitsbedingten Einbußen im Laufe eines Trauerprozesses zu verarbeiten.

Thompson und Meddis (1989) untersuchten im Rahmen einer sechsmonatigen Studie an 60 männlichen Patienten, die einen ersten Herzinfarkt erlitten hatten, deren Selbsteinschätzung bezüglich **Angst** und **Depression.** Dabei erhielt die Kontrollgruppe lediglich die routinemäßige Betreuung (inkl. allgemeine Aufklärung bezüglich Art und Folgen des Infarkts). Die Mitglieder einer zweiten Gruppe nahmen viermal wöchentlich an 30minütigen Beratungsgesprächen teil. Sowohl zum Zeitpunkt der Entlassung als auch noch nach sechs Monaten waren bei den Mitgliedern dieser Gruppe bedeutend weniger Angst und Depression sowie eine größere Zuversicht bezüglich ihrer Reintegrierung in ihr ursprüngliches Lebensumfeld festzustellen. Dies wurde vor allem darauf zurückgeführt, daß die Betreuung innerhalb der ersten 24 Stunden nach der Aufnahme ins Krankenhaus begann.

Es empfiehlt sich, vorschnelle Entschlüsse des Patienten zur Änderung seiner Lebensweise, insbesondere der Berufstätigkeit, als Ausdruck der Depression aufzufassen und den Patienten darauf aufmerksam zu machen, daß es zu solchen definitiven Entschlüssen in dieser Phase noch zu früh sei. Dies gilt insbesondere auch für den Umgang mit den Angehörigen, die mit ihren häufig übertriebenen Befürchtungen den Rehabilitationserfolg behindern können.

4.3 Analgetika und Psychopharmaka

Eine ausreichende Gabe von Analgetika und Sedativa – vor allem auch nachts – ist bei jedem Infarkt-

kranken indiziert. Die Dosis sollte individuell ermittelt werden; sie sollte dem Patienten ermöglichen, in einen angenehmen Entspannungszustand zu kommen und nach einem festen Schema und nicht »nach Bedarf« erfolgen; andernfalls ergibt sich bei zahlreichen Patienten als Folge ihrer verleugnenden Abwehr eine zu niedrige Dosierung.

Empfohlen wird die Gabe von 5–10 mg Diazepam (Valium) drei- bis viermal täglich zu Beginn und eine Erhöhung oder eine Reduzierung (15 mg bzw. 2,5 mg) entsprechend der individuellen Wirkung.

Bei der Verordnung von Sedativa und Tranquilizern wird die Wirkung dieser Medikamente den Patienten genau erklärt und ihre Verordnung mit der Notwendigkeit zu Entspannung und Erholung in Zusammenhang gebracht. Die Zustimmung des Patienten zur Medikation wird nach sorgfältiger Information eingeholt. So läßt sich weitgehend verhindern, daß die Sedierung als weitere unerwünschte Schwächung erlebt wird und zu einer erneuten Beunruhigung des Kranken und damit zu einem circulus vitiosus im Sinne von Unruhe → Steigerung der Medikation → Zunahme der Unruhe usw. führt.

4.4 Die Verlegung von der Intensivstation

Die Verlegung von der Intensivstation auf die Allgemeinstation bedeutet für die Patienten den Verlust der ständigen Verfügbarkeit von Ärzten und Schwestern sowie der Monitorüberwachung. Dieser Verlust kann zu schmerzlichen Trennungsreaktionen und zu einer Reaktivierung von Ängsten führen (Hackett et al., 1969; Freyberger et al., 1969, 1976b). Ein »Verlegungsgespräch«, in dem die eingetretene Besserung oder der Wegfall der unmittelbaren Bedrohung betont und die Angst des Patienten vor der Verlegung besprochen wird, kann den Patienten beruhigen und dazu beitragen, die Zahl der Rückverlegungen auf die Intensivstation zu vermindern. Analoges gilt auch für die Entlassung aus dem Krankenhaus.

4.5 Häufige Fehler im Umgang mit Infarktkranken in der akuten Behandlungsphase

Nichtbeachtung des »unauffälligen« Kranken

Der stille, zurückgezogene, »unauffällige«, »pflegeleichte«, für Ärzte und Schwestern oft angenehme Patient bleibt in der Regel unbeachtet. Gerade er leidet aber häufig unter großer Angst, scheut sich jedoch davor, diese zu äußern (Hackett et al., 1960, 1968).

Unnötige Frustration der Patienten

Den bereits aufs äußerste frustrierten Kranken sollten noch verbleibende Befriedigungsmöglichkeiten nicht ohne zwingende Notwendigkeit genommen werden (Pelser, 1967). So raten wir bei Übergewicht davon ab, bereits in den ersten Krankheitstagen eine Gewichtsreduktion einzuleiten. Da die Patienten als Folge von Erkrankung und Behandlungssituation häufig auf ein orales Organisationsniveau ihrer

Bedürfnisse und Wünsche regrediert sind, werden solche Frustrationen um so stärker empfunden.

Ein Teil der restriktiven Empfehlungen von Ärzten für Infarktkranke hat seine Quelle nicht in kontrollierten wissenschaftlichen Untersuchungen, sondern in der Abwehr eigener Ängste.

5 Ergebnisse psychotherapeutischer Behandlungsansätze bei Herzinfarktpatienten

5.1 Psychotherapie während der Krankenhausbehandlung

Die psychotherapeutische Behandlung während des Krankenhausaufenthaltes hat eine deutliche Wirkung im Sinne einer Verminderung des Auftretens von Herzinsuffizienz und Arrhythmien, einer kürzeren Behandlungszeit am Monitor, einer früheren Krankenhausentlassung, der Entwicklung einer optimistischen Gefühlseinstellung und die Verminderung exzessiver Verleugnung und von Angstreaktionen. Sie unterstützt die Entwicklung eines Gefühls von Hoffnung, das den Patienten erlaubt, ihre Angst zu bewältigen und ihre psychischen Energien wieder nach außen, auf Mitmenschen und die eigene Zukunft, zu richten.

Gleichzeitig wird es den Kranken möglich, ihr Selbstkonzept zu erweitern und ihre Risikoverhaltensweisen zu besprechen.

Gruen (1975) untersuchte die Auswirkungen einer kurzfristigen Psychotherapie während der Krankenhausbehandlung auf den Erholungsprozeß. 70 Infarktpatienten wurden in eine Behandlungs- und eine Kontrollgruppe randomisiert. Mit den Patienten der Behandlungsgruppe wurde während der Intensivbehandlungsphase sechsmal, anschließend fünfmal wöchentlich ein ärztlich-psychotherapeutisches Gespräch geführt.

In der Behandlungsgruppe war die durchschnittliche Aufenthaltsdauer sowohl auf der Intensivstation als auch insgesamt im Krankenhaus signifikant verkürzt; es fanden sich hier signifikant weniger Patienten mit manifester Herzinsuffizienz; während der Aufenthaltstage 7 bis 11 wurden weniger supraventrikuläre Arrhythmien beobachtet. In der Kontrollgruppe beobachteten die Schwestern häufiger Zeichen allgemeiner körperlicher Schwäche, die Ärzte häufiger Depressionen. Die testpsychologische Untersuchung am 11. Tag ergab für die Gruppe der behandelten Patienten eine positivere Stimmungslage, größere soziale Aufgeschlossenheit und Kontaktfreudigkeit, geringere Deprimiertheit sowie niedrigere und homogenere Angstwerte. Vier Monate nach Eintritt des Infarkts durchgeführte Interviews mit Patienten und ihren Hausärzten ergaben für die Gruppe der Behandelten geringere Angstwerte; die Patienten dieser Gruppe waren in weitaus stärkerem Ausmaß wieder zu ihren normalen Lebensaktivitäten zurückgekehrt.

5.2 Psychotherapie nach Klinikentlassung und während der Rehabilitation

Ibrahim (1974) untersuchte die Wirksamkeit eines gruppenpsychotherapeutischen Ansatzes: Insgesamt wurden 118 Infarktkranke in je 5 Therapie- und Kontrollgruppen mit je 12 Patienten eingeteilt und die Gruppenpsychotherapie über ein Jahr mit einer wöchentlichen Sitzung von 90 Minuten Dauer durchgeführt.

Ziel der Gruppensitzungen war es, eine Atmosphäre zu bieten, in der die Infarktkranken ihre Lebensprobleme mitteilen und über ihre Gefühle und Einstellungen gegenüber ihren körperlichen und sozialen Lebensbedingungen sprechen konnten. Dabei wurden von den Gruppenteilnehmern auch Fragen der Medikation, der Diät und der körperlichen Aktivität diskutiert; der Therapeut nahm zu diesen Themen jedoch nicht Stellung, die Patienten wurden vielmehr gebeten, diese Fragen mit ihren jeweiligen Hausärzten definitiv zu klären.

Dieses Behandlungsangebot wurde von den meisten Kranken (84%) akzeptiert; die durchschnittliche Teilnahmequote an den wöchentlichen Sitzungen betrug 69%, die Drop-out-Rate 15,5%. Im Vergleich zur Gruppenarbeit mit Neurotikern erwies es sich als schwierig, persönliche Gefühle und Haltungen frei zu explorieren. Bald erfolgte eine Fokussierung der Gespräche auf den körperlichen Zustand der Patienten und die Realität des täglichen Lebens. Viele Stunden wurden damit verbracht, über Freizeitprobleme und Reaktionen auf Lebensbelastungen zu sprechen und konstruktive Ansätze in diesen Bereichen zu entwickeln. Dabei fiel die große Bereitschaft der Infarktkranken auf, sich gegenseitig zu unterstützen. Insgesamt wird die Einstellung derjenigen Patienten, die das ganze Jahr über am Programm mitarbeiteten, als extrem positiv beschrieben.

Zwischen behandelten Gruppen und Kontrollgruppen fanden sich zum Zeitpunkt der Nachuntersuchung signifikante Unterschiede hinsichtlich des sozialen Anpassungsprozesses und des Gesundheitszustands.

Bei den Patienten der Kontrollgruppen nahmen die Anzeichen für »soziale Entfremdung« während der eineinhalb Jahre dauernden Beobachtungszeit (Therapie und ein halbes Jahr Nachbeobachtung) im Vergleich zu den behandelten Patienten signifikant zu.

Die Überlebenszeit nach einem Jahr lag in den Behandlungsgruppen 10% höher als in den Kontrollgruppen, bei den als »schwerer« eingestuften Infarkten betrug die Überlebensrate in den Behandlungsgruppen 93%, in den Kontrollgruppen 74%.

Der Prozentsatz der hospitalisierten Patienten war während der Beobachtungszeit in beiden Gruppen gleich groß, die durchschnittliche Dauer des Krankenhausaufenthaltes war jedoch bei den Mitgliedern der Behandlungsgruppen wesentlich kürzer: 26 gegenüber 36 Tagen bei den Mitgliedern der Kontrollgruppen.

Rahe und Mitarbeiter (1971, 1973, 1975a, b, c, 1979) richteten am U.S. Naval-Hospital, in San Diego, eine Nachsorgeambulanz für Infarktkranke ein, in der den Kranken neben der kardiologischen Untersuchung eine Beratung hinsichtlich der Risikoverhaltensweisen und die Möglichkeit zu einer gruppenpsychotherapeutischen Behandlung angeboten wurde. Ziel der Untersuchung war die weitere Klärung des Krankheitserlebens und Krankheitsverhaltens von Infarktpatienten sowie der Versuch, Rehabilitation, Risikoverhaltensweisen und nach Möglichkeit auch den weiteren Verlauf der koronaren Herzkrankheit durch eingehende Information der Kranken und gruppenpsychotherapeutische Maßnahmen zu beeinflussen. Rahe und Mitarbeiter berichten über insgesamt 60 Infarktkranke, die nach 18 und 36 Monaten nachuntersucht wurden.

Bei sonst identischer ambulanter Behandlung nahmen die 38 Mitglieder der Therapiegruppe an 4 bis 6 Gruppensitzungen teil. Die Kontrollgruppe umfaßte 22 Patienten; die Zuordnung Therapie- bzw. Kontrollgruppe war randomisiert erfolgt, die Kontrollgruppe mußte jedoch früher abgeschlossen werden, da es nicht mehr möglich war, einen bestimmten Teil des Behandlungsprogrammes (Informationsschrift) den Kontrollpatienten vorzuenthalten. Alle Patienten waren jünger als 60 Jahre, hatten ihren ersten Infarkt erlitten und schienen nach Beurteilung der Ärzte in der Lage, nach entsprechender Rehabilitation ihre Arbeit wieder aufzunehmen. Die gruppentherapeutischen Sitzungen wurden von einem Psychiater mit einer zusätzlichen zweijährigen internistischen Ausbildung geleitet, daneben nahmen weitere Mitarbeiter des Stabes, u.a. ein Kardiologe, teil. In der Behandlungsgruppe war auch eine Informationsschrift für Infarktkranke verteilt worden.

Themen der Gruppensitzungen: Die in der Literatur angegebenen psychologischen Merkmale und Charakteristika des Verhaltens von Infarktkranken kamen in den Gruppen deutlich zur Darstellung, insbesondere das Arbeitsverhalten mit den lebenslang durchgeführten zahlreichen Überstunden, der selbst auferlegten und als belastend erlebten Verantwortung, dem starken Ehrgeiz und der Tendenz zum Rivalisieren sowie dem Kampf gegen Termindruck; wesentlich erschien der von den Infarktkranken gleichzeitig erlebte Mangel an persönlicher Befriedigung. Die Infarktkranken gewannen Einsichten in die Belastungen, die der Krankheitsmanifestation vorausgingen, insbesondere auch in die unrealistischen Zielsetzungen in der Arbeit und in anderen Lebensbereichen. Im Zusammenhang damit trat bei einigen Kranken eine depressive Reaktion auf: sie fühlten sich am Eintritt des Infarkts mitschuldig. Bei der Erinnerung an den Krankenhausaufenthalt stand die verleugnende Abwehr während der ersten beunruhigenden Tage im Vordergrund. Deutlich wurde, daß während der zweiten und dritten Behandlungswoche in der Klinik die Patienten bereit sind, Information über die Erkrankung und den weiteren Umgang mit ihr anzunehmen, diese Bereitschaft von Ärzten

und Schwestern jedoch offensichtlich stark unterschätzt wird: Zu Beginn der Gruppenbehandlung war der Wissensstand der Kranken zu den genannten Themen minimal. Nach der Entlassung traten zunächst Anpassungsprobleme in der Familie auf; hier fiel auch die unzureichende Information der Ehefrauen, insbesondere über Diätprobleme, auf. Im Zusammenhang mit der beruflichen Rehabilitation wurde das Fehlen von Information über später wieder mögliche körperliche Aktivität sowie das Fehlen eines Fitnessprogramms, das durchführbar ist und zu einer systematischen Leistungssteigerung führt, deutlich. Ein entsprechendes Trainingsprogramm (tägliche Spaziergänge mit Pulskontrolle) wurde eingeführt. Dieses Trainingsprogramm wurde von allen Kranken akzeptiert, im Gegensatz etwa zum Diätprogramm. Auch die Rückkehr zum Arbeitsplatz wurde in den Gruppensitzungen durchgesprochen und geplant, dabei konnten dann auch die Verhaltensmuster im Zusammenhang mit der Berufstätigkeit diskutiert werden, was viele Gruppenteilnehmer als den größten Gewinn der Sitzungen empfanden. Andere Risikoverhaltensweisen wie Überernährung und Rauchen traten oft mit Arbeitsbeginn wieder verstärkt auf und konnten in der Gruppe besprochen werden.

Krankheitsverlauf: Nach 6 Monaten war in der Kontrollgruppe die Hospitalisierungsrate wegen Koronarinsuffizienz bzw. koronaren Bypassoperationen signifikant größer. Nach 12 Monaten fand sich daneben eine signifikant höhere Reinfarkthäufigkeit in der Gruppe der Kontrollpatienten. Dieser Unterschied blieb auch nach 18 Monaten bestehen. Wurden alle Komplikationen, die als Folge der koronaren Herzkrankheit auftraten, zusammengerechnet (Koronarinsuffizienz, koronare Bypassoperationen, Reinfarkt und Tod), so bestanden zwischen der Kontrollgruppe und der Behandlungsgruppe nach 6, 12, 18 und 36 Monaten jeweils signifikante Unterschiede. Diese schweren Komplikationen betrafen nach 18 Monaten 19% der behandelten Patienten gegenüber 58% der Kontrollpatienten.

Cay und Mitarbeiter (1975, 1976) konnten zeigen, daß bei Einführung eines systematischen **Rehabilitationsprogramms** 88% der Infarktkranken innerhalb von vier Monaten ihre Arbeit wieder aufnehmen können und viele der bisher nicht rehabilitierten Patienten durch ein entsprechendes Interventionsprogramm rehabilitiert werden. Ein solches Programm muß somatische, psychische und soziale Aspekte berücksichtigen. In einer kontrollierten Studie konnten Cay und Mitarbeiter in Edinburgh die Effizienz eines solchen Interventionsprogramms bei ausgewählten Patienten mit gravierenden psychosozialen Problemen nachweisen.

Ein »Rehabilitationsteam«, zusammengesetzt aus Kardiologe, Psychiater, Psychologe und Sozialarbeiter, diagnostizierte bei 58,5% (161 Patienten) der untersuchten Infarktkranken gravierende psychosoziale Probleme, von denen sie annahmen, daß sie die Rehabilitation behinderten.

Diese Patienten wurden in eine Therapiegruppe und eine Kontrollgruppe geteilt; bei den Patienten der Therapiegruppe wurde während des Rehabilitationsverlaufs gezielt entsprechend den vordiagnostizierten Problemen interveniert. Innerhalb dieser Gruppe zeichnete sich ein günstigeres Rehabilitationsergebnis ab: frühere Wiederaufnahme der Arbeit, bessere Arbeitsfähigkeit, größere emotionale Stabilität (Cay et al., 1975).

Cay (1982) zeigte auch, daß es möglich ist, am Ende der ersten Woche des Krankenhausaufenthalts aufgrund des psychologischen Befundes ein schlechtes Rehabilitationsergebnis vorherzusagen. Da es sinnvoll ist, Ansätze zur psychotherapeutischen Intervention auf Patienten mit deutlichen psychischen Schwierigkeiten während der Akutphase zu konzentrieren (Cay, 1982; Horlocki et al., 1984), ergibt sich auch hieraus, daß es wichtig ist, vom Beginn des Krankenhausaufenthalts an seelische Probleme der Patienten mitzuerfassen.

Auch das **Typ-A-Verhalten** als Risikofaktor für koronare Herzerkrankungen läßt sich modifizieren:
Friedmann und Mitarbeiter (1986) zeigten, daß bei 35,1% der Postinfarktpatienten, die zusätzlich zu einer Herzberatung eine Typ-A-Verhaltensberatung erhalten hatten, nach 4,5 Jahren ein signifikant verringertes Typ-A-Verhalten feststellbar war. In der Kontrollgruppe war dies nur bei 9,8% der Patienten der Fall. Die Reinfarktrate betrug lediglich 12,9% verglichen mit 21,2% in der Kontrollgruppe bzw. 28,2% in einer Vergleichsgruppe, die keine der beiden Beratungsformen erhalten hatte.
Eine Metaanalyse von 18 kontrollierten Studien zur Behandlung des Typ-A-Verhaltens (meist Trainingsprogramme zur Verhaltensänderung kombiniert mit Entspannungsverfahren) ergab, daß die Teilnehmer aller Studien ihr Typ-A-Verhalten deutlich vermindern konnten. Ergebnisse von zwei Studien sprechen dafür, daß dieser Änderung des Verhaltens nach Psychotherapie eine erhebliche Reduzierung neuer koronarpathologischer Ereignisse (ca. 50%!) folgen könnte (Nunes et al., 1987).

Ornish und Mitarbeiter (1990) haben nachgewiesen, daß **Veränderungen der Lebensweise** bereits nach einem Jahr eine positive Auswirkung auf arteriosklerotisch geschädigte Koronargefäße zeigen. 28 Patienten der Versuchsgruppe unterzogen sich im Gegensatz zu 20 Patienten der Kontrollgruppe einem festgelegten Programm. Dieses beinhaltete eine Schulung zur Streßbewältigung (mit Entspannungsübungen), eine vegetarische Ernährungsweise mit einem geringen Fettanteil, das Einstellen des Rauchens sowie sportliche Betätigung. Mit Hilfe einer quantitativen Koronarangiographie innerhalb wurde der Versuchsgruppe ein Rückgang des durchschnittlichen prozentualen Stenosedurchmessers von 40,0% auf 37,8% festgestellt gegenüber einem Anstieg von 42,7% auf 46,1% in der Kontrollgruppe. Insgesamt kam es bei 82% der Versuchsgruppenteilnehmer innerhalb eines Jahres zu einer Verbesserung des Koronarstatus. Weiterhin wurde beobachtet, daß der Grad der Verbesserung des Gefäßzustandes direkt proportional ist zum Grad der an der Lebensweise vorgenommenen Veränderungen.

6 Zusammenfassung

Aufgrund der vorliegenden Erfahrungen und Untersuchungsbefunde ist heute die systematische Erweiterung des biotechnischen zu einem biopsychosozialen Verständniskonzept als Grundlage für eine wissenschaftliche fundierte Versorgung von Infarktkranken zu fordern. Aus einer solchen Erweiterung des Verständniskonzepts leitet sich der Bedarf nach einer Weiterbildung der behandelnden Ärzte und der Einbeziehung von Psychotherapeuten (Ärzte oder Psychologen) und Sozialarbeitern in das kardiologische Akutbchandlungs- und Rehabilitationsteam ab. Wer psychosoziale Faktoren von Infarktkranken nicht systematisch berücksichtigt, enthält dem Patienten Möglichkeiten zur Verbesserung des Krankheitsverlaufs und der Rehabiliation vor.

KAPITEL 61

Asthma bronchiale

Wolfram Schüffel, Jörg Michael Herrmann, Bernhard Dahme und Rainer Richter

Einleitung

Die Bedeutung psychosozialer Faktoren beim Asthma bronchiale wird kontrovers diskutiert. Die Kontroversen hängen damit zusammen, daß es schwerfällt die Fülle der sich teilweise widersprechenden Untersuchungsergebnisse zu ordnen.

1 Exemplarische Patientengeschichte

Die 35jährige Patientin, Ehefrau und Mutter zweier Töchter im Alter von neun und drei Jahren, arbeitete aushilfsweise in einer Bäckerei. Dort fühlte sie sich unter ihrem Können eingesetzt. Sie hatte zwar eine kaufmännische Lehre hinter sich, konnte aber keine angemessene Stelle finden und mußte aus finanziellem Zwang die Stelle in der Bäckerei annehmen. Die Bäckersfrau hatte sie aus Gefälligkeit gegenüber der mit ihr befreundeten Mutter der Patientin eingestellt.

Mit Widerwillen, den sie nicht der Chefin mitzuteilen wagte, mußte sie mehrmals an der halbjährlich stattfindenden Reinigung der Mehlstube teilnehmen. Mit Abscheu entfernte sie das Mehl, das mit Spinnweben verbacken in den Ecken hing. Im Raum hing ein muffiger Geruch. Noch nie hatte sich die Patientin in der Backstube, die sie zuvor häufig aufgesucht hatte, so unangenehm gefühlt. Sie empfand eine bedrückende Enge. Es kam zu Unruhe, zu Herzklopfen, zu Enge über der Brust und schließlich zu zunehmender Kurzatmigkeit. Die Patientin ging nach Dienstschluß mit leichten Atembeschwerden nach Hause. Während der Nacht geriet sie in einen ersten Status asthmaticus. Der Hausarzt mußte kommen und sie mit Kortison intravenös behandeln.

In den folgenden acht Jahren verspürte die Patientin immer wieder Phasen von Kurzatmigkeit. Sie mußte dann kurzfristig wegen asthmatischer Beschwerden behandelt werden. Ein ausgesprochener Anfall trat jedoch nicht wieder auf. Sie litt zwar häufig unter Heuschnupfen, die Atemnot trat aber praktisch nie zusammen mit dem Heuschnupfen auf. Vielmehr ereignete sie sich in der Regel dann, wenn überhaupt kein Schnupfen da war. Sie arbeitete weiter in der Bäckerei und wechselte sechs Jahre später in einen Betrieb über, in dem sie die Buchhaltung übernahm. Zwei Jahre nach diesem Wechsel und acht Jahre nach dem ersten Anfall wurde ihr angeboten, die bis dahin besetzte Halbtagsstellung in eine Ganztagsstellung umzuwandeln. Solle sie das Angebot nicht annehmen können, so wurde ihr gesagt, müsse man eine Ganztagskraft einstellen, der sie sich dann unterzuordnen habe. Die Patientin hätte das Angebot gern angenommen. Dies bedeutete aber, daß die eigene Mutter die Versorgung ihres Haushaltes hätte überneh-

men müssen. Hierum wollte sie ihre Mutter nicht bitten. Andererseits konnte sie sich nicht entschließen, dem Firmeninhaber abzusagen. Sie bekam ihren zweiten schweren Atemnotanfall am Morgen des Tages, an dem sie dem Firmeninhaber ihre Entscheidung mitteilen wollte.

Mit schwerster Atemnot wurde sie ins Krankenhaus eingeliefert. Sie fühlte sich an ihre Atemnot aus der Zeit vor acht Jahren erinnert, die durch eine einmalige Kortisongabe beendet worden war. Sie wollte eine solche Kortisongabe auch jetzt. Diese wurde ihr verweigert. Sie wollte den Oberarzt sprechen; man erklärte ihr, daß man nach bewährten therapeutischen Schemata vorginge und eine Rücksprache mit dem Oberarzt nicht nötig sei. Die Patientin wollte aufbegehren und sich laut beschweren. Sie gab aber dann nach. Später sagte sie, sie hätte es aufgegeben zu kämpfen, obwohl in ihr alles voller Unruhe gewesen sei.

Ihr Zustand wurde bedrohlich. Aus den Unterlagen des Krankenhauses ging hervor, daß der O_2-Partialdruck zu dieser Zeit um 60 mmHg lag, d.h. eine partielle Insuffizienz bestand. Von ferne hörte sie, daß ihr Zustand als sehr ernst anzusehen sei und sie auf die Intensivstation der benachbarten Großklinik verlegt werden solle. Die Patientin erinnerte sich, wie wenige Minuten hierauf die Atemnot nahezu verschwand. Offensichtlich wurde diese Entwicklung aber nicht bemerkt – bei der Aufnahme im neuen Krankenhaus war sie fast beschwerdefrei, das Exspirium war nur noch mäßig verlängert. Deutlich fielen jedoch ihre weit geöffneten Augen, ihre Unruhe, ihre ängliche Gespanntheit auf. Es war, als könne sie den Arzt oder andere Besucher nicht loslassen. Näherte man sich ihr, kam dennoch kein Gespräch zustande, vielmehr war eine ärgerlich-gereizte Stimmung spürbar.

Zu einer deutlichen Besserung kam es im Verlauf von Atemübungen, während derer sie über die verweigerte Kortisongabe, dann über die Entwicklung daheim berichten konnte. Schon wenige Tage nach ihrer Aufnahme im Krankenhaus habe es die Mutter nicht mehr bei der stundenweisen Aushilfe daheim bewenden lassen wollen, sondern wolle dort selber einziehen, um den Haushalt zu versorgen. Der Ehemann habe in dieses Arrangement bereits eingewilligt.

Auf die hier wiedergegebenen Abläufe wird in späteren Abschnitten eingegangen. Insbesondere im Abschnitt »Interaktion« und »Therapie« wird auf diesem Fall verwiesen und die Kasuistik interpretiert.

2 Definition

Ohne auf die vielfältigen Definitionen und Klassifikationsvorschläge einzugehen (vgl. Scadding, 1979), wird Asthma bronchiale folgendermaßen definiert (Nolte, 1991):

»Asthma ist eine variable und reversible Atemwegsobstruktion infolge Entzündung und Hyperaktivität der Atemwege.«

Die Atemwegsobstruktion kann dabei durch Kontraktion der Bronchialmuskulatur, ödematöse Verdickung der Schleimhaut und/oder durch Schleimansammlungen (Hypersekretion) in den Atemwegen verursacht sein.

2.1 Beschwerden und Entwicklung des Krankheitsbildes

Das Leitsymptom des asthmatischen Anfalles ist die ausgeprägte bis lebensbedrohliche Atemnot des Patienten. Oft ist diese Atemnot begleitet von giemenden und pfeifenden Atemgeräuschen, von Husten und Auswurf. Obwohl es sich beim Asthma bronchiale um eine vorwiegend exspiratorische Obstruktion handelt, haben viele Patienten das Gefühl, zu wenig Luft zu bekommen. Dieser Lufthunger kann dann zu einer sekundären Hyperventilation und den damit verbundenen Symptomen der Hypokapnie (Parästhesien, Schwindel) führen. Untrennbar verbunden mit diesen körperlichen Symptomen sind jedoch Empfindungen und Stimmungen wie Angst, Unruhe, Gereiztheit oder Ärger. Auf diesen psychosomatischen Aspekt der Atemnot weisen auch Atemphysiologen hin, wenn sie Dyspnoe folgendermaßen definieren:

»Dyspnea ist difficult, laboured, uncomfortable breathing, though it is not painful in the usual sense of the word. It is subjective and like pain, it involves both perception of the sensation by the patient and his reaction to the sensation« (Comroe, 1966).

Tab. 61-1 Asthma-Symptom-Liste (ASL) mit fünf Skalen.

> **I Nervöse Ängstlichkeit:**
> Patienten mit hohen Skalenwerten fühlen sich während asthmatischer Anfälle ängstlich, beunruhigt, bedrückt, hilflos und haben Angst, allein gelassen zu werden.
>
> **II Obstruktive Atembeschwerden:**
> Diese Skala beschreibt körperliche Beschwerden der obstruktiven Atemnot, wie erschwerte Atmung, Atemgeräusche, Engegefühl in der Brust, Erstickungsgefühle.
>
> **III Ärgerliche Gereiztheit:**
> Patienten mit hohen Testwerten fühlen sich wähend der asthmatischen Anfälle gereizt, ärgerlich, schlecht gelaunt, aufbrausend, zornig.
>
> **IV Hyperventilationssymptome:**
> Diese Skala beschreibt die typischen körperlichen Beschwerden der respiratorischen Alkalose, wie sie im Verlauf einer alveolären Hyperventilation auftreten, nämlich Schwindel, Kribbeln und Prickeln, Kopfschmerz, Gefühl von tausend Stecknadeln.
>
> **V Müdigkeit:**
> Die Skala besteht aus Beschwerden wie Müdigkeit, Trägheit, Schläfrigkeit.

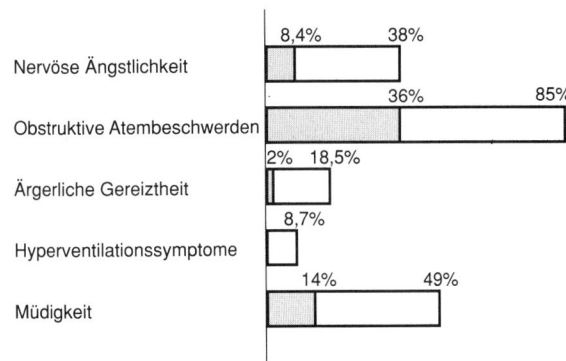

Abb. 61-1 *Dimensionen der asthmatischen Atemnot. Prozent der 338 Patienten die immer (niedrigere Zahl) oder oft an den jeweiligen Beschwerden/Symptomen leiden (nach Richter, 1985).*

Es lag nahe, die Struktur dieser unterschiedlichen körperlichen Beschwerden, Symptome und Empfindungen, die für die asthmatische Atemnot typisch sind, systematisch zu untersuchen. So berichtet Richter (1985) in Übereinstimmung mit Untersuchungen aus dem anglo-amerikanischen Sprachraum (Kinsman et al., 1974) über fünf Dimensionen der asthmatischen Atemnot, die sich aufgrund einer Faktorenanalyse von 79 typischen Symptomen, Beschwerden und Befindensstörungen an 338 Patienten mit Asthma bronchiale ergaben. Hieraus resultierte eine Asthma-Symptom-Liste (ASL) mit fünf Skalen, die in Tabelle 61-1 dargestellt sind.

Bei dem Syndrom »asthmatische Atemnot« handelt es sich um ein mehrdimensionales Beschwerdebild, das sich aus drei Befindlichkeitsdimensionen und zwei Dimensionen vorwiegend körperlicher Beschwerden zusammensetzt, deren individuelle Ausprägung mit der Asthma Symptom-Liste (ASL) gemessen werden kann.

Die relative Bedeutung jeder dieser fünf Dimensionen geht aus Abbildung 61-1 hervor, aus der abzuleiten ist, wieviele Patienten unter den jeweiligen Symptomen/Beschwerden während ihrer asthmatischen Anfälle oft bzw. immer leiden.

3 Epidemiologie

Es ist schwer, exakte Angaben über die Häufigkeit des Asthma bronchiale in der Bevölkerung zu erhalten. Dies hängt damit zusammen, daß die Diagnose »Asthma bronchiale« von den Kriterien abhängt, die der betreffende Untersucher anwendet. Diese Kriterien sind unterschiedlich beim praktischen Arzt, Krankenhausarzt und beim Epidemiologen. Die britischen Angaben werden als die verläßlichsten betrachtet (Speizer, 1979): Im Vereinigten Königreich wird über eine Prävalenz von 0,1–1,0% der Gesamtbevölkerung für Bronchialasthma berichtet. Ähnliche Zahlen finden sich in den Niederlanden (Übersicht bei Schultze-Werninghaus, 1988).

Zum Geschlechterverhältnis: Bis zum Alter von fünf Jahren sind Jungen zweimal häufiger als Mädchen betroffen. Hiernach verändert sich das Verhältnis, so daß beide Geschlechter etwa gleich häufig betroffen sind. Bei Kindern unterhalb des zweiten Lebensjahres findet sich Asthma bronchiale so gut wie nicht; jenseits des 60. Lebensjahres ist die Häufigkeit der Erstmanifestation bei Männern im Vergleich zu Frauen wiederum leicht erhöht (Speizer, 1979).

Zur Prognose: Frühzeitige Erstmanifestation ist mit einer 60%igen, späte Erstmanifestation mit einer 30%igen Chance totaler Remission verbunden (Speizer, 1979). Insgesamt kann man sagen, daß 50–80% der Asthmatiker eine relativ gute Prognose haben, während 30% aller Patienten, insbesondere die älteren, mit schwerem Asthma weiterleben müssen. Der Tod durch Asthma scheint weder vom Alter der Erstmanifestation noch von der Schwere der Erkrankung abzuhängen. In den Vereinigten Staaten wird mit jährlich 2000, in der Altersgruppe von 5–34 Jahren mit 250 Toten gerechnet.

Zur Belastung des Gesundheitssystems: In den USA wird jährlich mit 28 Millionen Arztbesuchen und 183 000 Einweisungen ins Krankenhaus bei über 1 Million Krankenhaustagen wegen Asthma bronchiale gerechnet. Die direkten Kosten dieser medizinischen Versorgungsmaßnahmen belaufen sich auf 629 Millionen Dollar, die indirekten Kosten auf 435 Millionen Dollar pro Jahr (McCombs et al., 1979).

4 Psychosoziale Untersuchungsergebnisse

4.1 Soziale Interaktion

Es lohnt sich, wieder zum ursprünglichen Beobachtungsfeld zurückzugehen, d.h., die unmittelbare Arzt-Patient-Interaktion wahrzunehmen. Diese wird in einer erfrischenden Unmittelbarkeit von einem Internisten der Medizinischen Poliklinik des General Massachusetts Hospital in Boston wie folgt beschrieben (Rubenstein, 1976): Während der Arzt einen anderen Patienten untersucht, stecken Asthmapatienten plötzlich ihren Kopf in die Untersuchungskabine und beschweren sich, daß sie warten müssen. Sie fragen unvermittelt nach dem Sinn einer Behandlung. Auf auffälligsten ist, daß diese Patienten im Gegensatz zu allen anderen Patienten der Poliklinik Termine nicht einhalten.

Der beobachtende Polikliniker kommentiert die Verspätung mit der Feststellung, daß man wohl mit seinem Arzt unzufrieden sei; denn sonst komme man nicht zu spät. Zur Behandlung insgesamt stellt er fest: »Asthmapatienten spicken ihre Versorgung mit Hindernissen, die ein Arzt erst lernen muß zu meistern, wenn er an guter ärztlicher Versorgung interessiert ist.«

4.2 Psychoanalytische Befunde

Im vorhergehenden Abschnitt beschreibt der dort erwähnte Bostoner Polikliniker die typische Unruhe des Asthmapatienten. Hinter ihr verbirgt sich Angst, die auch aus der Fallgeschichte unserer Patientin ersichtlich wird. Im Umgang mit dieser Angst sind zwei scheinbar widersprüchliche Aspekte erkennbar: Einerseits wird der Arzt dringend um Hilfe ersucht, andererseits fühlen sich die Patienten von ihren Ärzten dominiert und meiden sei.

Psychoanalytische Untersuchungsergebnisse besagen, daß es sich hier nicht um ein krankheitsreaktives Verhalten handelt. Vielmehr ist dieses Verhalten in frühen Kindheitsjahren im Umgang mit der Mutter bzw. deren Vertretern erlernt:

»Im Zentrum steht die konflikthafte Beziehung zur Mutter, der Konflikt zwischen Anklammerungs- und Unabhängigkeitsbestrebungen zu ihr. Der drohende Verlust der Bindung an die Mutter veranlaßt das Ich (gemeint im psychoanalytischen Sinn als strukturierendes Funktionszentrum; Anmerkung d. A.) der Kranken zu verschiedenen Abwehrleistungen ... Bricht diese psychische Abwehrfunktion zusammen, kommt es unter Einschaltung regressiver Mechanismen zum Asthmaanfall« (de Boor, 1965; S. 218).

Zum Verständnis dieser psychischen Abwehrfunktionen ist es wichtig zu sehen, daß bei den Asthmapatienten mit schwerwiegender psychischer Komponente eine sehr frühe Störung der psychischen Entwicklung vorliegt, die ihrerseits die Entwicklung der Ich-Funktionen stark behindert. Um diese Behinderungen zu verstehen, sollen der analytischen Entwicklungstheorie folgend die Störungen der einzelnen Stufen aufgezeichnet werden. Hierbei ist es wichtig, sich auf drei Aspekte zu konzentrieren:
- Es besteht ein Ambivalenzkonflikt: Einerseits wird größtmögliche Nähe zur Mutter bzw. der Repräsentanzen gesucht, andererseits werden diese Mutter bzw. ihre Repräsentanzen gemieden. Dieser Ambivalenzkonflikt wird symbolisch durch den Schrei und gleichzeitig dessen Unterdrückung ausgedrückt. Dieser Schrei bedeutet gleichermaßen den Appell an die Mutter herbeizueilen, wie den Versuch, sich gegen die Mutter zu wehren.
- Die gestörte psychosexuelle Entwicklung (im psychoanalytischen Sinne) ist auf allen Reifungsstufen nachweisbar.
- Es besteht ein gestörtes Verhältnis zwischen Ideal-Ich und Über-Ich.

Pneumologische Kollegen pflegen sich zuweilen distanzierend-abwehrend über den »unterdrückten Schrei nach der Mutter« (Alexander et al., 1968) zu amüsieren. Häufig rufen sie dann zustimmendes Gelächter in entsprechenden Vorlesungen und Fortbildungsveranstaltungen hervor. Hier liegt Unkenntnis oder Unverständnis vor. Was mit dieser Kurzformel ausgedrückt werden soll, ist die Formulierung der symbiotischen Verdichtung eines spezifischen ontogenetischen Interaktionsmusters, das für den Asthmapatienten wie dessen Arzt von großer Tragweite ist.

Zur Entwicklung des Ambivalenzkonfliktes und der Störung der psychosexuellen Reifung

In Übereinstimmung mit heute vorherrschenden Auffassungen wird die grundlegende psychische

Störung des Asthmatikers in die frühe orale Phase datiert (de Boor, 1965):

»Als das Fundament in der Pathogenese des Asthmas möchten wir ... die Störung in der oralen Phase der Triebentwicklung bezeichnen und die ihr zugehörende schwere Störung der Mutter-Kind-Beziehung. ... Die offenen oder abgewehrten oralen Impulse waren maßlos, unersättlich durch das Gefühl, niemals genug bekommen zu haben. Überdies zeigte sich die geringe Toleranzbreite, das Bestehen auf sofortiger Befriedigung, das Alles oder Nichts der Forderung, die Fixierung der libidinösen Bedürfnisse auf ganz früher Ebene, in der das Ich als Regulativ noch keine Wirkfunktion hatte. Pathognomonisch scheint die unauflösliche Ambivalenz gegenüber dem (Teil)-Objekt: Befriedigung bei gelungener Inkorporation eines ›guten Objektes‹; oder aber der Wunsch nach völliger Verschmelzung mit dem Objekt kann nach Frustration abrupt abgelöst werden von aggressiven Zerstörungsimpulsen, die sich gegen das gleiche Objekt richten. Wenn sie in der Phase noch fluktuierender Subjekt-Objekt-Grenzen auf das Objekt verschoben projiziert werden, wird dieses unmittelbar zum Verfolger, der nach erfolgter Introjektion des Objektes als verinnerlichte Gefahr zu vehementen Abwehranstrengungen Anlaß gibt« (S. 262).

Ferner führt de Boor aus, daß sich der Asthmatiker von Patienten mit andersartigen Störungen mit psychogener Komponente (z.B. Ulcus duodeni) dadurch unterscheidet, daß er mit einer besonderen Vehemenz das Befriedigung versprechende Objekt abstoßen muß. Wahrscheinlich geschieht es aus der Angst heraus, das Objekt vor seiner zerstörenden Wut nicht bewahren zu können.

Diese Überlegungen sind demjenigen nachvollziehbar, der entweder selbstreflektierend seinen Asthmazustand erlebt oder als Arzt mit dem wütend-verzweifelt-abwehrenden Asthmatiker durch geduldiges Abwarten und allmähliches Sprechen vom Status in einen erträglichen klinischen Zustand hinüberwechselt oder der als Therapeut tiefgreifende Regressionsstufen erlebt hat. Aber auch die oben erwähnten Szenen aus der Bostoner Medizinischen Poliklinik sind in ihrer ganzen Zwiespältigkeit ebenso aus dieser Grundkonstellation ableitbar wie das Verhalten unserer Patientin. Im neuen Krankenhaus kommt sie erst dann zu Ruhe, als sie ihre Befürchtungen ausgesprochen hat, von »bewährten Therapieschemata« überrollt zu werden.

Aus psychoanalytischer Sicht ergeben sich aus diesen frühen Störungen Konsequenzen für die Entwicklung im analen Abschnitt. In diesem Abschnitt lernt der Mensch, libidinöse und aggressive Triebregungen in Verbindung zu bringen, d.h. in einem nahestehenden Menschen gleichermaßen positive und negative Anteile akzeptierend wahrzunehmen. Haben Asthmatiker die erwähnten oralen Schwierigkeiten hinter sich gebracht, so können sie diese positiven und negativen Anteile zwar sehen, aber nicht integrieren. Borderline-Menschen zeichnen sich im Vergleich zu Asthmatikern dadurch aus, daß sie das Problem der Aufteilung in Positiv und Negativ nicht wahrnehmen und sich infolgedessen auch nicht immer wieder neu in elementarer Weise damit auseinanderzusetzen haben.

Es ist nicht verwunderlich, daß auch die Entwicklung im nachfolgenden phallischen Abschnitt ausnahmslos gestört ist. Von verschiedenen Autoren wird eine Behinderung der reifen Sexualität beobachtet. Jores sagt: Der Asthmatiker sei hingabegestört. Aber diese Hingabestörung des Asthmatikers sei gleichzeitig verbunden mit dem starken Wunsch nach Hingabe und nach Liebe: «Ein Nein zu der Welt, ein Nein zu dem Schmutz, ein Nein zu den vielen sich inkorrekt verhaltenden Menschen, Wut darüber, daß diese sich so schlecht benehmen und gleichzeitig die Sehnsucht nach der Geborgenheit und nach der Liebe. De Boor hat diesen Zustand treffend geschildert als eine Karikatur von Zuwendung und Abwendung« (Jores, 1981).

Beim Manne sind Entwicklungsstörungen im Sinne des »negativen Ödipus« festzustellen. Hiermit soll gesagt werden, daß sich der Sohn als Liebesobjekt des Vaters erlebt und sich hierbei an den starken Anteilen der Mutter in seiner Phantasie ausrichtet (partielle Identifikation mit einer als dominierend-phallisch erlebten Mutter). – Für die Frau besteht die analoge Entwicklung in einer partiellen Identifikation mit dem Vater der ödipalen Phase. Dieser wird als Repräsentant aggressiv und gefährlich phantasierter Sexualität gesehen.

Zum Verhältnis von Ideal-Ich und Über-Ich

Für die Beziehungsmedizin wichtige Aussagen macht de Boor, indem er Lampl de Groot folgend, zwischen Ideal-Ich und Über-Ich unterscheidet und deren Entwicklungsstörungen beim Asthmatiker verfolgt:

«Dem Ideal-Ich als Funktionszentrum wird eine bedürfnisbefriedigende, wunscherfüllende Aufgabe zugeschrieben, dem Über-Ich eine einschränkende und verbietende. Erstes beinhaltet: »Ich bin wie die Eltern«, letztes dagegen: »Ich muß tun, was die Eltern verlangen«. Ferner wird ausgeführt, daß beim Asthmatiker regelhaft die Entwicklung des Ideal-Ichs gestört ist. Einerseits fühlt sich der Patient äußerst klein; andererseits kann er sich aber auch dadurch wieder sehr groß fühlen, daß er die Eltern mit Omnipotenz ausstattet und sich dann mit ihnen identifiziert (de Boor, 1965). Im stärker gestörten Fall findet sich die Verschmelzung mit dem idealisierten Objekt, an dessen Allmacht man blindlings teilhat.

Menschen mit derart gestörtem Ideal-Ich stehen nun einer Umwelt gegenüber, die in ihrem Empfinden ein außerordentlich hohes Anspruchsniveau hat.

»An diese frühen Quellen der Über-Ich-Bildung bleiben die Kranken fixiert, und sie sind weitgehend unfähig, durch spätere korrigierte Neuerfahrungen in ihrem Über-Ich andere Regulative einzubauen, sie bleiben die Sklaven der ungemilderten, prädipalen Dressate (Trieb- und Ich-Einschränkung)«.

An anderer Stelle: »Wir haben in unseren Krankengeschichten wiederholt die den Asthmaanfällen zugeordneten Konfliktsituationen interpretiert. Drohende (phantasierte) Frustrationen oder als bedrohend erlebte (libidinöse, aggressive) Triebregungen waren stets die Kristallisationskerne für die Entstehung des Asthmaanfalles« (de Boor, 1965; S. 273).

Dem Asthmaanfall ausgeliefert, fühlt sich der Patient klein oder auch als ein Teil des ihn behandelnden Arztes, der übermächtig ist. In diesem Arzt sieht er mütterliche Eigenschaften, die er benötigt, um seinen Omnipotenzansprüchen nachzukommen; die er gleichzeitig abwehren muß, um den Ängsten vor einer Überwältigung durch das drohende, böse Objekt zu entkommen. Über die Patienten wird gesagt: »Sie kämpfen mit beunruhigenden Phantasien und Impulsen, sie sind nicht verarmt, aber sie sind zutiefst in Konflikte verstrickt« (Knapp, 1980; S. 203).

Hieraus sind wichtige Folgerungen für das therapeutische Vorgehen ableitbar: Der Arzt vertritt nicht nur die Gebots-, d.h. Über-Ich-Anteile, sondern er hat auch die Chance, Ideal-Ich-Anteile an den Patienten heranzuführen. Indem der Patient beide Anteile in dem ihn behandelnden Arzt wahrnimmt, kann eine Annäherung der bis dahin getrennten Inhalte von Ideal-Ich und Über-Ich erfolgen. Insbesondere im Umgang mit aggressiv-bestrafenden Impulsen kann der Patient erleben, daß er nach deren Äußerung keineswegs fallengelassen wird, weil er das stützende und tragende Mutterobjekt im Arzte verloren hätte; vielmehr bleibt ihm der Arzt erhalten, und der Patient kann dann wahrnehmen, daß unter seiner Wut auch liebende und fürsorgliche Elemente lebendig sind, die dem Arzt gelten (s. a. Richter, 1988).

4.3 Eine literarische Darstellung

Es gibt ein eindrucksvolles Zeugnis, wie das Verhalten der Mutter in der Kindheit von einem Menschen erlebt wurde, der später an Asthma erkrankte und dessen äußerst eingeschränkte Lebensführung das eigentliche soziale Verhalten des Asthmatikers illustriert: Marcel Proust, der in späteren Jahren fast nie sein Zimmer verließ – und wenn, dann nur bei Dunkelheit –, schildert die allabendliche Szene, in der er als Kind auf den Gutenachtkuß seiner Mutter wartete:

> »Mein einziger Trost, wenn ich schlafen ging, war, daß Mama heraufkommen und mir einen Kuß geben würde, wenn ich bereits lag. Aber dies Gutenachtsagen dauerte nur so kurze Zeit, sie ging so bald schon wieder, daß der Augenblick, da ich sie heraufkommen und dann in dem Gang mit der Doppeltür das leise Rascheln ihres Gartenkleides aus blauem Musselin mit kleinen strohgeflochtenen Quasten hörte, für mich ein schmerzlicher Augenblick war. Er kündigte schon den nächsten an, der auf ihn folgen sollte, wo sie mich verlassen haben und wieder unten sein würde. Das ging so weit, daß ich mir beinahe wünschte, dies von mir so heiß ersehnte Gutenachtsagen möge erst so spät wie möglich stattfinden und die Gnadenfrist, in der Mama noch nicht gekommen wäre, zöge sich recht lange hin. Manchmal wenn sie, nachdem sie mich geküßt hatte, die Tür öffnete, um zu gehen, wollte ich sie zurückrufen und ihr sagen: Gib mir noch einen Kuß, aber ich wußte, daß sie dann auf der Stelle ihr strenges Gesicht zeigen würde, denn das Zugeständnis, das sie meiner Trauer und Aufregung machte, indem sie heraufkam und mit diesem Friedenskuß Gutenacht sagte, verdroß jedesmal meinen Vater, der das Zeremoniell übertrieben fand; viel lieber hätte sie mich diesen Wunsch, diese Gewohnheit aufgeben sehen, als mich auch noch darin zu unterstützen, daß ich einen zweiten Kuß von ihr wollte, wenn sie schon an der Tür war. Hatte ich sie nun aber erzürnt, so machte das die ganze Beschwichtigung meines Herzens, die sie mir einen Augenblick zuvor geschenkt hatte, als sie ihr liebevolles Antlitz über mein Bett neigte und es mir darbot, wie die Hostie einer Friedenskommunion, bei der meine Lippen ihre leibhafte Gegenwart und die Kraft, einzuschlafen, von ihr empfingen, zunichte.«

4.4 Psychologische Befunde

Die Suche nach Zusammenhängen von bestimmten psychosomatischen Erkrankungen und Persönlichkeitstypus, also die Suche nach typischen Persönlichkeitsprofilen des Kolitikers, Rheumatikers und eben auch des Asthmatikers ist fast so alt wie die Psychosomatische Medizin selbst. Vermutlich geht dieser Forschungsansatz zurück auf Flanders Dunbar

(1938), die derartige, letztlich statische Charakterstereotypien als Endergebnis frühkindlicher Erfahrungen und späterer lebensgeschichtlicher Einflüsse beschrieb. Es gibt eine nahezu unübersehbare Zahl von Publikationen, die – in der Regel mit Fragebogen gemessene – Persönlichkeitsauffälligkeiten des Asthmatikers beschreiben (Übersicht bei Kerekjarto et al., 1981).

Es mag auch in der Handlichkeit und Ökonomie des Forschungsinstrumentes Fragebogen begründet sein, daß einerseits wenig theoriegeleitete Gruppenvergleiche durchgeführt wurden und man sich andererseits durch die Folgenlosigkeit derart erzielter Ergebnisse nicht beirren ließ: Aus geringfügigen (statistisch signifikanten) Mittelwertsunterschieden zu einer gesunden »Norm«-Population wurde unbesehen die spezifische Persönlichkeit des Asthmatikers abgeleitet. Nur sporadisch wurde dem naheliegenden (und von Pneumologen zu Recht geäußerten) Gedanken Rechnung getragen, daß eventuell nachweisbare spezifische Persönlichkeiten letztlich auch die Folge der immerwährenden existentiellen Bedrohung durch die Krankheit sein könnten, d. h. das Ergebnis einer mehr oder weniger gelungenen seelischen Bewältigung der Angst vor dem Erstickungstod. So berichten etwa Meyer und Weitemeyer (1967) über positive Korrelation von Krankheitsdauer und Introversion und Neurotizismus, was die These der Krankheitsdependenz von Persönlichkeitsauffälligkeiten des Asthmatikers stützt.

Die wenigen Untersuchungen (Kerekjarto et al., 1981), die diese methodischen Erfordernisse berücksichtigen, d. h. Kontrollgruppen einbeziehen und die Replizierbarkeit ihrer Untersuchungsergebnisse überprüfen, finden keine einheitlichen stabilen Persönlichkeitsauffälligkeiten, die für den asthmatischen Patienten spezifisch wären. Selbst die oft beschriebene »nach innen gerichtete Aggressivität« oder die seelische Überempfindlichkeit des Asthmatikers lassen sich auch bei Patienten mit anderen Erkrankungen in Abgrenzung zu gesunden Kontrollpersonen finden.

Vielleicht sind manche Untersuchungsergebnisse über die »typische Persönlichkeit« des Asthmatikers so resistent gegen empirische Überlegungen, weil sie unserem Stereotyp des Asthmatikers entgegenkommen. Die Ergebnisse von Kerekjarto und Mitarbeitern (1981) mit dem Gießen-Test (Selbst- und Fremdbild) können dazu herangezogen werden, diese Hypothese teilweise zu bestätigen: Asthmatische Patienten werden von ihren psychotherapeutischen Interviewern depressiver, zwanghafter, phantasieärmer, kontaktscheuer, mißtrauischer, Konflikte stärker abwehrend, gehemmter und weniger hingabefähig beschrieben als sich die Therapeuten selber im Vergleich zu anderen Menschen einschätzen.

Die mehr als 30jährige Suche nach dem typischen Persönlichkeitsprofil des Asthmatikers muß heute als weitgehend erfolglos gelten. Sie sollte daher – auch aus den oben erwähnten forschungsmethodischen Schwierigkeiten (Krankheitsdependenz, Spezifität) – abgebrochen werden: »Dementsprechend finden wir unter Asthmatikern viele Persönlichkeitszüge: aggressive, ehrgeizige, streitsüchtige Menschen, waghalsige und auch überempfindsame, ästhetische Typen; manche Asthmatiker sind Zwangscharaktere, während andere eine mehr hysterische Natur zeigen. Der Versuch, ein charakteristisches Persönlichkeitsprofil zu definieren, wäre aus diesem Grunde vergeblich; ein solches Profil existiert nicht« (Alexander et al., 1968). Etwas anderes ist es, Untergruppen von asthmatischen Patienten im Sinne einer Taxonomie etwa aufgrund von Daten zur Sozial- und Krankheitsanamnese sowie der subjektiven Symptomatik zu beschreiben (vgl. Richter et al., 1985).

4.5 Die Aufrechterhaltung des Asthma bronchiale durch psychosoziale Faktoren

Die Identifikation von psychologischen Faktoren, die eine bereits vorhandene chronische Erkrankung aufrechterhalten oder verschlimmern oder auch die subjektive Beeinträchtigung durch diese Erkrankung beeinflussen, führte zu dem Konstrukt der »psychologischen Aufrechterhaltung« auch des Asthma bronchiale.

So wurde gefunden, daß die mit den asthmatischen Beschwerden verbundene Angst (s. a. Abschnitt 2.1 mit dem Hinweis auf die Asthma-Symptom-Liste) außerordentlich bedeutsam ist für die Häufigkeit, mit der Asthmapatienten ihre Medikamente und hier insbesondere die Dosieraerosole benutzen. Bei den Untersuchungen diente das Ausmaß der Selbstmedikation als Indikator der subjektiven Beeinträchtigung durch das Asthma. Sollte die Beeinträchtigung also allein von dem Maß der obstruktiven Atemwegsbehinderung abhängen, könnten psychologische Faktoren keine wesentliche Rolle spielen (s. a. Abb. 61-2).

Dies gilt nun offenbar, wie Abbildung 61-2 zeigt, nur für diejenigen Patienten, deren asthmaspezifische Angst in einem mittleren Bereich liegt. Solche Patienten hingegen, deren asthmatische Atemnot von ausgeprägter nervöser Ängstlichkeit, ja zuweilen von panischer Angst begleitet ist, dosieren ihre

Medikamente unabhängig vom Schweregrad der somatischen Symptomatik und bringen sich hierdurch unter Umständen in Gefahr. Eine noch größere Risikogruppe sind diejenigen Patienten, die ihre Atembeschwerden kaum beachten und auf die Atemnot eher gleichgültig reagieren, die »Unterdosierer«. Sie setzen selbst dann die Medikation nicht ausreichend ein, wenn sie aufgrund der Lungenfunktionsbefunde notwendig wäre. Die Folge ist, daß die stärkeren Medikamente, in letzter Konsequenz Kortison ohne Berücksichtigung der individuellen Patientensituation, undifferenzierter verordnet werden müssen.

Die unterschiedlichen Formen der Angstwahrnehmung und -bewältigung wirken sich somit sowohl auf die subjektive Beeinträchtigung durch die Krankheit als auch auf die medikamentöse Behandlung durch den Arzt aus. Ängstliche Patienten erhalten bei ihrer Entlassung aus der stationären Therapie eher stärkere Dosierungen (z. B. Kortisongaben) verordnet als nicht ängstlich wirkende Patienten. Diese Unterschiede können nicht durch die Schwere der Erkrankung erklärt werden (Dirks et al., 1977). Sowohl unsensible, an somatischen Befunden orientierte Ärzte als auch diejenigen, die empathisch auf ihre Patienten eingehen, unterliegen diesem »Fehler« gleichermaßen (Dirks et al., 1978).

Die besondere Bedeutung der Angst wurde von der Forschungsgruppe am National Asthma Center in Denver/Colorado wiederholt belegt. Es handelt sich hierbei sowohl um eine situative, asthmaspezifische wie um eine überdauernde persönlichkeitstypische Angst, die für die psychologische Aufrechterhaltung des Asthma bronchiale wichtig ist (Kinsman et al., 1981). Die unmittelbar auf die lebensbedrohlichen asthmatischen Symptome bezogene situative Angst könnte dabei durchaus als Angstsignal verstanden werden (vgl. Freud, G.W. Bd. XIV, 1948; S. 117f), das vor dem Affekt der ursprünglichen traumatischen Situation warnt und hierdurch die Abwehrleistungen ermöglicht. Ihr so verstandener ökonomischer Nutzen würde sich dann in der besseren Prognose derjenigen Patienten widerspiegeln, die über diese Möglichkeit (im Sinne einer Ich-Funktion) verfügen, unlustvolle Affekte abzuwehren. Der möglicherweise darauf folgende asthmatische Anfall wäre dann als der Versuch zu verstehen, diesen Affekt auf der körperlichen Ebene abzuwehren, nachdem die Abwehr auf der psychischen Ebene versagte.

Die andere Angstform, die auch in diesen Untersuchungen ein überdauerndes Persönlichkeitsmerkmal darstellt, müßte dann eher mit den traumatischen Ereignissen in den frühen Phasen der psychosexuellen Entwicklung und den jeweiligen phasentypischen Angstformen in Zusammenhang stehen, wobei Trennungsängste von zentraler Bedeutung sind. In der Tat konnten in den beschriebenen Untersuchungen bei Patienten mit hohen Angstwerten häufiger frühe Trennungen von nahen Bezugspersonen oder überfürsorgliche Versorgungsmuster exploriert werden (Dirks et al., 1979).

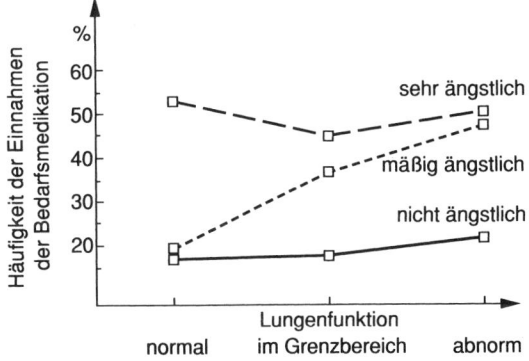

Abb. 61-2 *Zusammenhang von Lungenfunktion, Häufigkeit der Einnahme der Bedarfsmedikation (in % der berücksichtigten Tage) und asthmaspezifischer Angst (Dahlem et al., 1977).*

Tab. 61-2 Rehospitalisierung innerhalb von 6 Monaten nach Entlassung (in %) (Dirks et al., 1981).

		Asthmaspezifische Angst (ASL)		
		niedrig	mittel	hoch
allgemeine Ängstlichkeit (MMPI)	niedrig	43,8	33,3	*
	mittel	30,0	22,3	7,8
	hoch	*	37,9	33,3

Aufgrund dieser beiden Angstscores und weiterer psychologischer Tests (Einstellungen des Patienten zu seiner Krankheit) konnte die amerikanische Forschungsgruppe voraussagen, wie häufig innerhalb von 6 Monaten nach der Entlassung eine Rehospitalisierung der Patienten erforderlich wurde (Tab. 61-2; s.a. Kap. 51, »Funktionelle Herz-Kreislauf-Störungen«).

Die Risikopatienten lassen sich mit hoher Genauigkeit erfassen: Patienten, die entweder hohe oder niedrige Werte der überdauernden, persönlichkeitstypischen Angst aufweisen, haben unabhängig von ihrer asthmaspezifischen Angst eine schlechtere Prognose und eine größere Rehospitalisierungsrate. Die beste Prognose haben diejenigen Patienten, die – verbunden mit mittleren Werten der persönlichkeitstypischen Angst – hohe Werte der asthmaspezifischen Angst aufweisen. Man könnte sagen, daß sie auf ihre asthmaspezifischen Symptome ängstlich-nervös achten und bereits geringfügige Obstruktionen als Hinweis auf eine asthmatische Krise bewerten. Hinsichtlich ihres sonstigen Lebens nehmen sie jedoch eine ausgeglichene Haltung ein und bewerten weder überschießend noch zu träge.

5 Psychophysiologie

Ziel klinisch orientierter psychophysiologischer Untersuchungen bei psychosomatischen Krankheiten ist es herauszufinden, ob sich bestimmte psychologische Bedingungen im betroffenen Organsystem besonders auswirken (nämlich im »locus minoris resistentiae«) und dadurch möglicherweise zur Verstärkung des »symptomspezifischen« pathogenen Mechanismus beitragen.

Hinsichtlich des Bronchialasthma führt dieses Konzept der Symptomspezifität zu folgender Fragestellung: Wirken sich psychische Belastungen in respiratorischen Funktionen stärker aus als in anderen Funktionssystemen (z.B. Herz-Kreislauf-System, ZNS oder Skelettmotorik) und bewirken sie damit eine zusätzliche Beeinträchtigung der Lungenfunktion des Asthmatikers?

Bei Asthmatikern müßte sich also eine Symptomspezifität darin äußern, daß sich physiologische Kennwerte der Atemwegsobstruktion (Atemwegs-

widerstand, Sekundenkapazität, Atemstoß oder auch die relative Exspirationsdauer) unter psychischer Belastung vergleichsweise stärker oder schwächer verändern als Kennwerte anderer Organsysteme.

Dekker, Pelser und Groen (1957) stellten bei ihren Untersuchungen einen ihnen wichtig erscheinenden pathophysiologischen Faktor in der Genese des Asthma bronchiale fest: Sie fanden, daß die Erhöhung des Atemwiderstandes, der sich dann als exspiratorischer Stridor äußert, auch willkürlich – sogar von gesunden Versuchspersonen – durch Erhöhung des intrathorakalen Drucks ausgelöst werden kann. Jeder kann bei geöffneter Glottis und forcierter Ausatmung unter Anspannung der Bauchmuskulatur exspiratorischen Stridor erzeugen. Dabei kommt es zu einer Kompression der Hinterwand der intrathorakalen Trachea und der großen Bronchien. Dazu genügt bereits ein Überdruck von 1 mmHg. Asthmatiker produzieren während des Anfalls viel höhere Drücke, nämlich bis zu 6 mmHg. Dekker und Groen nahmen nun an, daß vielfach am Anfang der Atemschwierigkeiten des Asthmatikers ein solcher Prozeß zu beobachten ist. Erst hiernach kommt es zu einer Schleimproduktion und durch Lernprozesse bedingt auch zu einer Konstriktion der Bronchiolen.

Diese Theorie ist vielfach diskutiert worden und bietet möglicherweise die Erklärung für häufig zu beobachtende schnelle Änderungen im Atemwegswiderstand der Asthmatiker.

5.1 Untersuchungen zur Symptomspezifität

In bisherigen psychophysiologischen Untersuchungen an Asthmatikern wurden Atemkennwerte oft nur aus dem Pneumogramm erhoben. Zur Identifikation obstruktiver Veränderungen bei Asthmatikern ist dann jedoch unbedingt eine gesonderte Betrachtung von In- und Exspirationszeiten vonnöten (s.a. Cohnen et al., 1975). So läßt ein verlängertes Exspirium, wie dies Stevenson und Ripley (1952) sowie Cohen und Mitarbeiter (1975) bei Asthmatikern während belastender Gedanken bzw. negativer Emotionen berichten, auf eine obstruktive Veränderung der Atemwege schließen. Die Hamburger Forschungsgruppe fand eine signifikant verlängerte Exspirationszeit der Asthmatiker unter Ruhebedingungen im Vergleich zur nicht-allergischen, nicht-psychosomatischen Kontrollgruppe und zu Neurodermitikern. Während unter emotionaler Belastung die In- und Exspirationszeit in der Kontrollgruppe und bei den Neurodermitikern abnahmen (die Atemfrequenz sich also erhöhte), veränderte sich bei den Asthmatikern die ohnehin schon verlängerte Exspirationszeit nicht gegenüber dem Ruhewert (Dahme und Richter, 1985). Etwas vereinfacht lassen sich diese Untersuchungen in dem Sinne interpretieren, daß sich das respiratorische System der Asthmatiker in seinem Zeitverhalten unter psychischer Belastung als »starrer« erwies.

Das Leitsystem des Asthma bronchiale ist jedoch der erhöhte Atemwegswiderstand. Seit 1979 ist eine hinreichend valide Schätzung des Atemwegswiderstandes (im unteren und mittleren Bereich) mit der sog. forcierten Oszillationstechnik möglich (Nolte und Korn, 1979), einem offenen System, das auch unter ambulanten Bedingungen leicht eingesetzt werden kann und für die Probanden wenig belastend ist. Mit Hilfe dieser Methode konnte Levenson (1979) nachweisen, daß der Atemwegswiderstand bei Asthmatikern während der Darbietung von drei emotional belastenden Filmen, insbesondere während emotional bedeutender Szenen, anstieg, während er bei der gesamten Kontrollgruppe nahezu unverändert blieb. Im ersten Film wurde ein asthmatisches Kind im Krankenhaus gezeigt, im zweiten ein Industrieunfall und im dritten eine Mutter, die ihr kleines Kind zur Adoption freigibt.

Die größten und andauernden Veränderungen im Atemwiderstand – bezogen auf das Ausgangsniveau vor der Filmdarbietung – wurden bei den Asthmatikern während der Ankündigung und Vorstellung des asthmatischen Kindes, also im ersten Film gefunden. Dieser Effekt ist zumindest hinsichtlich der untersuchten physiologischen Kennwerte (keine Veränderungen in der Herzfrequenz) und hinsichtlich der untersuchten Personengruppe (kein Effekt bei der Kontrollgruppe) spezifisch.

Im Film über einen Industrieunfall ergaben sich sehr unterschiedliche Effekte:
- Anstieg des Atemwegswiderstandes bei den Asthmatikern, aber keine Veränderung bei der Kontrollgruppe;
- Verringerung der Herzfrequenz nach Ankündigung und während der Darbietung des Films nur bei der Kontrollgruppe, nicht bei den Asthmatikern.

Keine signifikanten Effekte ergaben sich im dritten Film – Adoptionsszene – mit einer spezifischen Ausnahme: In dem Moment, in dem im Film die Mutter ihr neugeborenes Kind an die Adoptionsstelle übergibt, steigt nur bei den Asthmatikern der Atemwegswiderstand deutlich an. Der interpretative Brückenschlag zu den analytischen Befunden, bei denen es sich im Kern um eine Trennung von oder eine Verschmelzung mit der Mutter dreht, liegt nahe.

Zu ähnlichen Ergebnissen gelangt die Untersuchung von Kuhn und Mitarbeitern (1981): Es wurde eine Gruppe von erwachsenen Asthmatikern und eine Gruppe von neurotischen Patienten in mehreren Belastungsphasen verglichen: S_1 = Interviewsituation, die den individuellen »relevanten, unbewußten Konflikt beinhaltet« (der vorher exploriert worden war); unter S_2 wurden alle »psychodynamisch eher neutralen« Belastungssituationen zusammengefaßt (Lärmbelastung etc.); S_3 = Interviewsituation, in der »die eigene Hilflosigkeit angesprochen« wird. Im oszillatorisch gemessenen Atemwegswiderstand ergaben sich folgende signifikanten Effekte:
- Bei den Asthmatikern steigt der Atemwegswiderstand in der »Konfliktsituation« stärker an als in den »psychodynamisch neutralen« Situationen;
- in der Situation, in der der persönliche Konflikt angesprochen wurde, ist der Atemwegswiderstand der Asthmatiker deutlich größer (0,50 kPa/l/sec) als bei den Neurotikern (0,35 kPa/l/sec).

Die Ergebnisse dieser beiden Untersuchungen lassen vermuten, daß Asthmatiker also nicht generell auf psychische Belastungen mit der symptomatischen Erhöhung des Atemwegswiderstandes reagieren, sondern daß dies nur in bestimmten Situationen zu beobachten ist, die sicherlich durch weitere Untersuchungen noch überprüft und spezifiziert werden müssen*.

5.2 Operante Kontrolle und Modifikation des Atemwegswiderstandes (Biofeedback)

Wenn also – wie die obigen Untersuchungen vermuten lassen – der Atemwegswiderstand auch durch psychologische Faktoren beeinflußt wird, ist es dann nicht auch möglich, ihn mit psychologischen Mitteln – z. B. operantem Lernen – so zu modifizieren, daß es zu einer symptomatischen Besserung der asthmatischen Atemnot kommt?

Nachdem dies in einer ersten Untersuchung von Vachon und Rich (1976) versucht worden ist, wurde von der Hamburger Forschungsgruppe eine neue Biofeedback-Methode des Atemwiderstandes beschrieben und klinisch getestet (Maß et al., 1991). Maß und Mitarbeiter (1992c) aber berichten über signifikante und relevante Absenkungen des Atemwiderstandes (unter Berücksichtigung des funktionellen Residualvolumens) nur bei ein paar Patienten. Ein Vergleich der Untersuchungsergebnisse von Biofeedback-Techniken belegt u. a. die Schwierigkeit und Komplexität psychophysiologischer Untersuchung im Bereich der Atmung.

5.3 Zur Wahrnehmung von Atemwegswiderständen (interozeptive Wahrnehmung)

Die Dyspnoe umfaßt nicht nur das subjektive Gefühl der Atemnot in ihren verschiedenen Erlebnisdimensionen (s. a. Abschnitt 2.1) oder die subjektive Bewertung der Obstruktion, sondern auch die sensorische Wahrnehmung der obstruktiven Atemwegsveränderung, d. h. die interozeptive Wahrnehmung des Atemwegswiderstandes (vgl. auch die Definition von Comroc, Abschnitt 2.1). Wie groß muß die Obstruktion sein, so lautet die Frage, damit ein Patient über Atemnot berichtet? Wie groß muß ein Strömungswiderstand sein, damit ein asthmatischer Patient ihn gerade schon als solchen wahrnimmt?

Zu dieser Frage nach der sensorischen Wahrnehmung von Widerständen im Atemstrom, d. h. der Frage nach der spezifischen Wahrnehmungsfähigkeit von asthmatischen Patienten, gibt es in der Literatur eine größere Zahl ausgezeichneter experimenteller Untersuchungen, deren Ergebnisse sich jedoch zum Teil widersprechen (Übersicht bei Dahme et al., 1991). So kann es bislang nicht als gesichert gelten, daß Asthmatiker Atemwegswiderstände grundsätzlich besser oder schlechter wahrnehmen als Lungengesunde. Es scheint innerhalb der Patientengruppe ausgeprägt hypersensive bzw. hyposensive Patien-

---

* Allerdings finden sich auch bei gesunden Probanden unter Experimentalbedingungen systematische Veränderungen des Atemwegswiderstandes (Richter et al., 1980); dagegen finden sich bei Asthmatikern wiederum durchgehend psychophysiologische Reaktionstendenzen im Sinne erhöhter Potentiale des M. occipitofrontalis unter emotionaler Belastung. Bei Kindern wurde diese Beobachtung auch erfolgreich therapeutisch verwertet (Kotses et al., 1978; Maß et al., 1992a).

ten zu geben, die bereits geringfügige Erhöhungen ihre endobronchialen Atemwegswiderstandes bemerken oder selbst ausgeprägte Veränderungen nicht wahrnehmen.

Es gibt drei weitere plausible Erklärungen für die Widersprüchlichkeit der Resultate, die auf einer Kritik an der experimentellen Methodik basieren (vgl. Maß et al., 1992b).

- Asthmatiker unterscheiden sich möglicherweise in ihrer Antworttendenz, Änderungen des Atemwegswiderstandes mitzuteilen. Hierdurch kann die Beurteilung von physiologischen Sinnesschwellen beeinflußt werden.
- Bisherige psychophysiologische Untersuchungen zum Atemwegswiderstand beruhten auf extern in den Atemstrom eingeschalteten, also nicht endobronchialen Widerständen. Ein solches Vorgehen ist aus klinischer Sicht zumindest fragwürdig.
- Erst mit der Ganzkörperplethysmographie durchgeführte Untersuchungen konnten zweifelsfrei nachweisen, daß nur geringe Zusammenhänge zwischen der subjektiven Einschätzung der Atemwegsbehinderung (Dyspnoe) und den unterschiedlichen Kennwerten der Lungenfunktion bestehen (Heim et al., 1972).

Zur Untersuchung dieser zweiten Frage ließ die Hamburger Forschergruppe (Richter, 1985) 33 Patienten mit allergischem Asthma bronchiale ihre subjektiv erlebte Atemnot fortlaufend während einer inhalativen Provokation im Ganzkörperplethysmographen einschätzen. Die intraindividuellen Korrelationen zwischen dem Atemwegswiderstand und der subjektiven Dyspnoe waren gering. Anderseitig konnten in dieser Unterschung einzelne Patienten als extrem gute Schätzer, andere als extrem hyposensibel beurteilt werden.

Ergebnisse zu oben genannten Problembereichen liegen vor. Hiernach stützen korrelationsstatistische Zusammenhänge zwischen Schätzgenauigkeit und testpsychologischen bzw. klinischen Variablen die Annahme der psychologischen Aufrechterhaltung des Bronchialasthmas (s.a. Abschnitt 4): Patienten, die ihren endobronchialen Atemwegswiderstand eher schlecht einschätzen können, haben höhere Werte in der Skala »nervöse Ängstlichkeit« der Asthma-Symptom-Liste (s.a. Abschnitt 2.1) und rufen häufiger den Notarzt als diejenigen Patienten, die den Grad ihrer Obstruktion in Übereinstimmung mit den Lungenfunktionsbefunden einstufen (Richter, 1985).

6 Ätiologie und Pathogenese – wissenschaftstheoretische Überlegungen

6.1 Ätiologie und Pathogenese

Als charakteristische Zeichen der Krankheit waren Atemnot und Symptome der Bronchialobstruktion genannt worden. Atemnot und Bronchialobstruktion treten anfallsweise auf und entsprechen einem aktuen Anstieg des Atemwegswiderstandes (s.a. Abschnitt 2). Durchgehend wird beoachtet, daß die

Atemwege des Asthmatikers **starrer** sind, auf einen **spezifischen** Konflikt bevorzugt reagieren und daß die resultierenden Atemwegswiderstände in einer für den einzelnen Menschen spezifischen Weise (hypo-, hypersensitiv) eingeschätzt werden.

Andererseits werden drei Hauptgruppen auslösender Faktoren beim Asthma unterschieden (Weiner, 1977): immunologische, infektiöse und psychogene Hauptfaktoren.

An anderer Stelle (Oppermann, et al., 1990) wurde anamnestisch erhoben, daß bei der Auslösung eines Anfalls in 47% Allergene, in 80% ein Infekt und in 67% psychische Faktoren gesichert werden konnten. Auf die Vielzahl der einzelnen auslösenden Faktoren geht Weiner (1987) detailliert ein.

Bei den immunologisch bedingten Auslösern handelt es sich vorwiegend um eine Allergie vom Typ I. Der Hauptantikörper ist das Immunglobulin E. Dieses verbindet sich auf der Oberfläche der Mastzellen mit entsprechenden Antigenen. Der hierauf einsetzende biochemische Prozeß hat das Freisetzen von Histamin und anderen Mediatoren zur Folge. Es kommt zur und Sofort-Reaktion und zu verzögerten Reaktionen. In der Sofortreaktion spielen hauptsächlich vasoaktive, in der verzögerten Reaktion chemotaktische Mediatoren eine Rolle. Die Einwirkung des Histamins bedingt eine reflexartige Kontraktion der glatten Muskulatur der großen und kleinen Luftwege; die Spätreaktion, die durch chemotaktische Mediatoren vermittelt wird, hat vaskuläre Schädigungen zur Folge (Davies, 1981). Beim infektiösen Auslöser handelt es sich um virale oder bakterielle Infektionen. Es wird angenommen, daß diese zu einer erhöhten Empfindlichkeit der Atemwege gegenüber vasokonstriktiven Substanzen führen. Dies gilt insbesondere für Kinder. Am überzeugendsten scheint die Einwirkung von Viren belegt (Davies, 1981). Allgemein ist anzunehmen, daß veränderte Immunität und Zellfunktion ursächlich mit einem typischen bioptischen Bronchialschleimhautbefund bei Asthma bronchiale verbunden sind (Barnes, 1989; Beasley et al., 1989; Jeffery et al., 1989; Kroegel et al., 1987). Aus pneumologischer Sicht wird vom Asthma bronchiale »als einer chronischen eosinophilen, desquamativen Bronchitis mit bronchialer Hyperreagibilität« (von Wichert und Feddersen, 1994) gesprochen.

Emotionale Reaktionen können in den efferenten vagalen Anteilen des parasympathischen Nervensystems vermehrte Aktivität auslösen, die eine Bronchokonstriktion mit entsprechenden Beschwerden erzeugt (Bonshey, 1981).

Sehr gut kann man sich die Anfälligkeit dieses vorgeschädigten hyperreagiblen Atemwegssystemes vorstellen, wenn der betreffende Mensch in bedrohliche Situationen kommt und sich das Fehlen biologischer wie psychosozialer Lösungsprogramme gegenseitig aufschaukelt.

Wechselbeziehung der Hauptfaktoren

So klar sich diese Einteilung in die drei ätiologischen Hauptfaktoren anhört, so kompliziert wird die Angelegenheit bei der längerbestehenden Krankheit. Im oben beschriebenen Fall der Patientin in der Bäckerei liegt zwar eine allergische Diathese vor, doch sind die asthmatischen Anfälle unabhängig von allergischen Reaktionen. Auch findet sich keine Beziehung zwischen Infektionen und Atemnot. Ähnliches wird aus der Literatur berichtet: Ein 45jähriger Mann reagiert zunächst gegen eine Reihe von Antigenen mit schwachen Allergien. Erst als Schwierigkeiten am Arbeitsplatz auftreten, werden die allergischen Reaktionen heftiger, bis sich schließlich ein Asthmaanfall ereignet (Araujo et al., 1973). Auch über Wechselwirkungen wird berichtet: Eine Beurteilung von asthmatischen Kindern auf ihre allergische Diathese hin zeigte, daß psychopathologische Reaktionen in den Gruppen mit geringer Diathese häufiger, solche Reaktionen in der Gruppe mit starker Diathese aber seltener waren (Block et al., 1964). Interessanterweise zeigten die ebenfalls untersuchten Mütter eine ähnliche Verteilung ihrer psychosomatischen Eigenschaften: Eine schwächere Allergieausprägung war mit einer stärkeren Neigung zu überprotektiven Verhaltensweisen verbunden (zur Bedeutung psychosomatischer Aspekte bei allergischen Erkrankungen vgl. Richter und Ahrens, 1988).

Möglicherweise sind die einzelnen ätiologischen Faktoren in ihrer pathogenetischen Wirksamkeit genauer zu verstehen, wenn der Theorie gefolgt wird, daß beim Asthmatiker die Stimulierung intakter Betarezeptoren nicht in ausreichender Weise erfolgt und hierdurch etwa einer allergiebedingten Bronchokonstriktion nicht entgegengewirkt werden kann (Szentivanyi, 1968). Hierbei wird diskutiert, ob es sich bei dem Mangel an reaktiven Betarezeptoren um eine angeborene bzw. früherworbene Eigenschaft oder durch Behandlung (adrenergische Substanzen) bedingte Eigenschaft des Organismus handelt. Unter Kortisongabe wird die Zahl verfügbarer Betarezeptoren erhöht, so daß die Wirkung von Kortison hierdurch erklärt werden könnte (Davies, 1981).

Es ist nun vorstellbar, und sehr viele klinische Beobachtungen sprechen hierfür, daß bereits unter der **Vorstellung** einer Inhalation bronchokonstriktiver Substanzen in der **Realität** eine Bronchokonstriktion ausgelöst wird. Das Atemwegssystem des Asthmatikers wird nachfolgend aus seinem labilen Gleichgewicht gebracht. Für derartige psychosoziale Auslöser kommen gleichermaßen vorweggenommene Zusammentreffen mit Allergenen wie mit Konflikten in Frage. Handelt es sich gar um eine der beschriebenen überängstlichen Persönlichkeiten, so wird es um so schneller zur Katastrophenreaktion kommen. Eine wesentliche Rolle spielt hierbei die (Auto-)Suggestion, auf die nachfolgend eingegangen werden soll.

Auf die Bedeutung dieses Faktors hat insbesondere die Arbeitsgruppe von Groen aufmerksam gemacht. Groen (1978) schildert die zugrundeliegenden Beobachtungen in einer plastischen Weise:

Eines Tages kam Dekker – damals junger Assistenzarzt – zu Groen (1974), um dessen psychosomatische Theorien zu widerlegen und zu beweisen, daß Asthma allein auf allergische Ursachen zurückgeführt werden kann. Dekker untersuchte Asthmapatienten mit einer Überempfindlichkeit gegen Pollen, Hausstaub und andere Allergene, indem er ein Aerosol inhalieren ließ, in dem das betreffende Allergen in verschiedenen Verdün-

nungsgraden enthalten war. Er konnte damit bei einem Teil der Patienten regelmäßig einen Asthmaanfall provozieren. Zu seiner Überraschung stellte er aber fest, daß zwei der Patienten bei der Wiederholung der Inhalation mit einem Aerosol, in dem sich kein Allergen mehr befand auf die gleiche Weise reagierten. Bei ihnen ließ sich die Reaktion schließlich bereits bei der Einatmung von Sauerstoff, ja sogar durch die Einführung des sterilisierten Glasmundstücks des Inhalators hervorrufen, das nicht einmal mehr mit dem Inhalationsapparat verbunden war.

Lerntheoretisch könnten diese Abläufe folgendermaßen interpretiert werden: In diesen Experimenten wurden die spezifischen Allergene als unbedingte Reize (UCS) verwendet, während die neutrale wäßrige Lösung und der Sauerstoff, die beide inhaliert wurden, sowie das Mundstück des Inhalators als drei verschiedene, zunächst neutrale und später bedingte Reize (CS) dienten.

Experimentell zeigten Dekker und Mitarbeiter (1957) dann, daß nach sukzessiver Darbietung der Reize – jeder für sich im Abstand von mehreren Tagen – die bedingten Reize allein zu einer Reduktion der Vitalkapazität führten, und interpretierten diese Befunde im Sinne der klassischen Konditionierung. Schon 1965 bezweifelte Purcell jedoch die Validität dieser Experimente. Eine klassische Konditionierung von Asthmaanfällen würde dadurch nicht belegt werden. Folgende Bedenken müssen geltend gemacht werden (vgl. auch Weiner, 1977):

Außer dem Reiz »Mundstück« wurde kein zu bedingender Reiz simultan mit dem unbedingten Reiz »Allergen« entsprechend dem üblichen Paradigma der klassischen Konditionierung angeboten. Dieser Reiz weist aber keinen Lernerfolg auf, wie er üblicherweise bei klassischen Konditionierung zu erwarten wäre, nämlich eine mit der Anzahl der Koppelungen zunehmende Reduktion der Vitalkapazität.

Beim Reiz »Sauerstoff« handelt es sich vermutlich um eine Pseudokonditionierung, d.h., dieser Reiz ist wahrscheinlich auch ohne Kombination mit dem UCS »Allergen« über die »irritant receptors« imstande, ein Bronchokonstriktion herbeizuführen.

Die »Konditionierung« ließ sich überhaupt nur bei zwei Personen durchführen, trotz vieler vergeblicher Bemühungen bei anderen. Sie ließ sich auch bei diesen, nach einer Suggestions- und Gruppentherapie zur »Entwöhnung« von den »konditionierten« Asthmaanfällen, nicht mehr wiederholen.

6.2 Wissenschaftstheoretische Überlegungen

Es besteht die Aufgabe, die vorgelegten klinischen Beobachtungs- und wissenschaftlichen Forschungsergebnisse in einen Gesamtzusammenhang zu bringen, d.h., sie unter konzeptionellen Gesichtspunkten zu verstehen.

Als wesentliche bio-psycho-soziale Merkmale des Asthmatikers waren herausgearbeitet worden: die »Starre« des Bronchialsystems (s.a. Abschnitt 5.1), der Ambivalenzkonflikt und die Angst; als krankheitsverursachende bzw. -reaktive Faktoren waren immunologische, infektiöse und psychogene benannt worden. Weiterhin war herausgearbeitet worden, daß diese Merkmale zeitüberdauernd, möglicherweise lebensbegleitend bestehen; doch die Perioden von Krankheit und Gesundheit schwanken in Abhängigkeit von der Lebenssituation des Patienten. Dies trifft auch für unsere Patientin zu, deren Krankengeschichte die Qualität ihrer Beziehungen zur Familie, zu den Menschen in der Bäckerei, in der Buchhaltung und im Krankenhaus widerspiegelt.

Damit werden die Beziehungen zur Orientierungshilfe bei der Sichtung vorliegender Beobachtungsergebnisse. Der Betrachter geht nicht mehr vom Organismus oder der Umgebung eines Patienten aus, sondern von den Beziehungen beider, durch die sie sich gegenseitig definieren. Damit entstehen zwei Hauptprobleme: Es sind die für den Asthmatiker wichtigsten Funktions- und Situationskreise zu benennen und es sind Integrationsebenen in einer Hierarchie von Subsystemen, Systemen und Suprasystemen darzustellen.

Die individuelle Wirklichkeit des Asthmatikers: Funktions- und Situationskreise

Gehen wir von der Situation der hier vorgestellten Patientin aus, so können wir drei Situationskreise und einen Funktionskreis unterscheiden:

Situationskreis: »Ich als Gesunder und meine individuelle Wirklichkeit«

35 Jahre lang war die Patientin gesund. Nach der vorübergehenden ersten Krankheitsperiode, die sich zur Reinigungszeit in der Backstube abspielte, war sie wiederum acht Jahre weitgehend gesund. Wir können vermuten, daß die Patientin in dieser Zeit ihre Umgebung in einem Sinne wahrnimmt, daß hieraus eine zu bewältigende individuelle Wirklichkeit entsteht, d. h., in der rezeptorischen oder Merk-Sphäre des Situationskreises werden Problemsituationen aufgebaut, die gelöst werden können. Sie verfügt über zufriedenstellende Programme, um diese in der effektorischen oder Wirk-Sphäre ihres Situationskreises zu lösen.

In diesem Situationskreis sind wesentliche Stellgrößen: das Selbstwertgefühl der Patientin, das durch eine zufriedenstellende Abstimmung zwischen den Über-Ich-Forderungen und dem Ideal-Ich befriedigt werden kann; ein Umgang mit der Mutter und Mutter-Substituten, der eine angstvermeidende Beherrschung der tatsächlichen Mutter bzw. deren Imagines in verschiedenen Erscheinungsformen ermöglicht; ein Umgangsstil, der Körpersensationen (im Merk-Sektor) eine spezifische Bedeutung erteilt, die (im Wirk-Sektor) mit den entsprechenden motorischen Reaktionen verbunden sind (sensomotorische Zirkularreaktionen nach Piaget); der Umgangsstil ist durch eine mittelgradig ausgeprägte ängstliche Persönlichkeitshaltung und durch besorgte Reaktionen auf durchbrechende Körperempfindungen verbunden.

Funktionskreis auf der pneumologischen Ebene

Die Umgebung wird entsprechend dem grundlegenden Ambivalenzkonflikt als Stimulus wahrgenommen, vermehrt atmen zu müssen und gleichzeitig in der Abgabe der Atemluft behindert zu werden. Möglicherweise setzt der von Groen und Pelser (1960) beschriebene Zirkel ein, in dem es zur Erhöhung des intrathorakalen Druckes mit der Einengung der großen Atemwege und nachfolgender Schleimhautanschwellung und noch späterer Mukussekretion kommt. Möglicherweise kommt es aber auch über vermehrte vagale Aktivität auf dem Boden einer Konditionierung bzw. **Bedeutungskoppelung** bereits primär zu einer Bronchokonstriktion. Diese Entwicklung spielt sich im effektorischen Bereich des Funktionskreises ab. Sie hat einen Zirkel zur Folge, in dem die Umgebung als noch stärker bedrohlich erlebt wird.

Situationskreis: »Ich als Kranker und meine Umgebung«

Die Umgebung wird als eine fordernde und gleichzeitig die Anerkennung (soziale Unterstützung) entziehende Wirklichkeit wahrgenommen. Die Patientin ist verunsichert. Bei unserem Falle fordern die Bäckersfrau und acht Jahre später der Geschäftsinhaber zu viel von der Patientin; gleichzeitig befürchtet die Patientin, daß sich die Bäckersfrau wie der Geschäftsinhaber ihr entziehen könnten. Recht deutlich wird bei der Bäckersfrau, daß diese ein Mutter-Substitut darstellt; im zweiten Fall wird befürchtet, daß die Mutter sogar leiblich zu nahe kommt, indem sie daheim einzieht. Die Patientin fühlt sich vom Ehemann im Stich gelassen, der sie bisher gestützt hat und sie gegenüber der Mutter eine distanzierende Stellung einnehmen ließ.

Im effektorischen Zirkel des Situationskreises fehlen Programme, die Problemsituation zu lösen. Die Körpersensationen haben eine angsterregende Bedeutung (sie werden als Warnsignale vor Erstickung, Vernichtung erlebt). Sie führen zu einer Einschränkung der Möglichkeiten, sich mit der Umgebung auseinanderzusetzen. Gleichzeitig werden von dieser Umgebung der Stridor und die Atemnot als Appell um Hilfe wahrgenommen. Das hat einen sich selbst verstärkenden Zirkel zur Folge. In der rezeptorischen Sphäre nimmt die Patientin nun wahr, daß sich ihre Umwelt unsicher-helfend verhält, und sie muß nun ihrerseits mit noch größerer Unsicherheit reagieren usw.

Situationskreis: »Rolle des Arztes in der Auslösesituation«

Hierunter ist die Situation der Kranken zu verstehen, die diese mit den Ärzten aufbaut. Als 35jährige fand die Patientin einen Hausarzt, der ihren Anfall mit Kortisongaben erfolgreich bewältigte. Anders acht Jahre später, als offensichtlich eine mangelhafte Interaktion zwischen Arzt und Patientin besteht. Sie erlebt sich im Krankenhaus als »Routinefall«, d. h. als nicht ernstgenommen.

Sie gerät in einen panikartigen Zustand, der auch in der Umgebung Angst auslöst. Allein die Gewißheit, ja der fast magisch anmutende Glaube, in die große Klinik verlegt zu werden, läßt den Status abklingen. Möglicherweise spielen hier (auto-)suggestive Momente wie bei der Dekkerschen Patientin (s. o.) eine Rolle.

Hierarchie von Subsystemen, Systemen und Suprasystemen

Es geht um das Verhältnis der Situationskreise und des Funktionskreises zueinander. Von zentraler Bedeutung sind hier: die Zeitgestalt, der Begriff der Stimmung, das pragmatische Realitätskriterium, das kommunikative Realitätskriterium.

Zur Zeitgestalt: Der Anschaulichkeit halber sollte man sich die oben genannten vier Kreise so übereinandergelegt im Raume vorstellen, daß sie einen Zylinder ergeben. Die durch ihren Mittelpunkt gezogene Achse stellt den zeitlichen Ablauf eines Menschenlebens dar, hier den unserer Patientin.

Normalerweise fügt sich der Funktionskreis konzentrisch in den Situationskreis »Ich als Gesunder und meine individuelle Wirklichkeit«. Der Situationskreis umhüllt den Funktionskreis und stellt die »unsichtbare, aber reale Hülle« (s. a. Th. v. Uexküll und Wesiack, s. a. Kap. 1, »Wissenschaftstheorie: ein bio-psycho-soziales Modell«) dar, mit der wir alle leben. Weitgehend unberührt von dieser äußeren Hülle läuft im Inneren des Atmungsgesunden der autonome Atem-Funktionskreis ab. Dies ist anders beim Asthmakranken. Hier überschneiden sich rezeptorische Schenkel des Atmungs-Funktionskreises und des Situationskreises »Ich als Gesunder und meine individuelle Wirklichkeit«. Es liegt hier eine Bedeutungskoppelung vor, die für den Asthmatiker kennzeichnend ist. Durch eine Bedeutungskoppelung wird die Umgebung zu einer Umwelt, die unmittelbar in den Funktionskreis eingreift, so daß dieser nicht mehr ausschließlich durch die Blutgaswerte bestimmt wird. Die Bedeutungskoppelung kann unterschiedlich intensiv erfolgen: Es können nur wenige Phantasien sein, in denen lebende Beziehungspersonen auftauchen und das asthmatische Atemmuster auslösen. Es können dann aber auch durch längere Lernvorgänge unbelebte Gegenstände (de Boor, 1965) und schließlich organische Antigene auslösende Bedeutung erhalten.

Im Status asthmaticus liegt möglicherweise eine extreme exzentrische Verlagerung des Funktionskreises aus dem erwähnten Situationskreis heraus vor: Es überschneiden sich jetzt rezeptorische Schenkel des Situationskreises und effektorische Schenkel des Funktionskreises in einem gegenläufigen Sinne. Es kommt zur totalen Diskontinuität aller bisherigen Lebensvorgänge.

Während sich beim Gesunden eine individuelle Zeitgestalt entwickelt, die praktisch eine geradlinige Achse verfolgen läßt, um die sich ohne große Reibungsverluste Funktions- und Situationskreise bewegen, ist dies beim Asthmatiker anders. Hier findet sich keine geradlinige Achse; bewegen sich die Situationskreise um sie, kommt es je nach Art des Situationskreises zu erheblichen Störungen in den Bewegungsabläufen. Es wird dann die Aufgabe von Arzt und Patient, die Stellen größerer Abweichungen von einer gedachten geradlinigen Achse zu identifizieren.

Zur Stimmung: Nachfolgend ist zu sehen, durch welche Faktoren die Entwicklung der Zeitgestalt bestimmt wird. Es war gesagt worden, daß sich für unser psychosomatisches Modell von Gesundheit und Krankheit der Begriff der »Stimmung« am ehesten eignet, um auf den Ursprung der individuellen Entwicklungsgeschichte zurückzugehen. Aus der Stimmung entwickeln sich Motive, aus den Motiven Programme, die zu Handlungen führen. Unsere Wahrnehmungen und entsprechend unsere Handlungen seien nur, so die Feststellung in den einführenden Kapiteln dieses Lehrbuches, die Abbilder der »eigenen sensomotorischen Akte«.

Stimmungen gehen auf ganz frühe, aus dem symbiotischen Funktionskreis stammende Empfindungen zurück. Dieser symbiotische Funktionskreis hat die Aufgabe, eine neue Integrationsebene aufzubauen, die den Körper und die Umwelt umfaßt. Es ist eine »animalische« (s. a. Kap. 1, »Wissenschaftstheorie: ein bio-psycho-soziales Modell«) Integrationsebene.

Im symbiotischen Funktionskreis wird Körper (d. h. geschlossenes System ohne Umwelt, ungefähr vergleichbar der Pflanze mit ihrer Wohnhülle) mit der Mutter als früheste Umwelt als Einheit erlebt. Körper und Mutter bzw. früheste Umwelt sind noch eins (»Subjekt-Objekt-Identität« von Winnicott). Diese Einheit wird als Stimmung erlebt, die durch Stimmungssignale aufrechterhalten werden muß. Solche Stimmungssignale kommen aus der einfacheren Integrationsebene (Körper) oder der sich bildenden komplexeren. So ist z. B. Hunger ein Stimmungssignal, das die Gefährdung der Einheit signalisiert. Füttern und Wiegen sind Stimmungssignale, welche die Intaktheit der Einheit signalisieren usw.

Bei der Atmung läßt sich denken, daß Stimmungssignale, welche bei gesunder Interaktion von der Mutter adäquat beantwortet werden, keine adäquate Antwort finden – und daß dann Atmung und Vokalisation zu Signalen gekoppelt werden, die ihrerseits wieder eine Bedeutungskoppelung zur Angst haben.

Man könnte geradezu sagen: Exspiration bedeutet Ausatmen von Umwelt und Eintauchen in reines Körpersein; vorausgesetzt Körper und Umwelt konnten als Identität erlebt werden. Es scheint so, daß beim Asthmatiker diese Identität nicht in ausreichender Weise erlebt wurde. Es ist auffallend, daß Asthma bronchiale erst jenseits des zweiten Lebensjahres beobachtet wird, wenn also das Kind die Trennungs- und Wiederannäherungsphase (Mahler et al., 1980) durchläuft. Exspirationshemmung läßt sich eventuell als ein Festhalten an der Atemluft in einer Situation verstehen, in der Ausatmen nicht zeitweise Rückkehr zu der Homöostase des »bloßen Körperseins« vor der Geburt, sondern Vernichtung der keimenden Individualität bedeutet. Von dort aus ist die Feststellung besonders interessant, daß Kinder unter zwei Jahren kein Asthma bekommen. Mit zwei Jahren beginnen die ersten symbolischen Besetzungen der Präobjekte, wenn die sensomotorische Umwelt, die im Sinne Piagets noch keine Trennung von Subjekt und Objekt kennt, durch die beginnende Vorstellung eine andere Struktur erhält, in der Subjekt und Objekt sich gegenübertreten. Jetzt kann die Umwelt symbolische Bedeutung für die Mutter und Umweltverlust Vernichtung der keimenden Subjektivität bedeuten. Von hier aus läßt sich auch ein Zugang zu der Bedeutung der Gerüche für den Asthmatiker gewinnen (»Die erste Umwelt ist eine Geruchsumwelt«, Th. von Uexküll).

Das Kind kann also nicht mit der notwendigen Intensität und Dauer die »proprio-enterozeptive« Entwicklung durchmachen, sondern wird auf eine »sensorisch-perzeptive« nächste Entwicklungsphase verwiesen.

Zum pragmatischen Realitätskriterium: Dieses vermutlich aus der Alarmreaktion abgeleitete Realitätskriterium (s. a. Kap. 1) gibt darüber Auskunft, mit welcher Sicherheit Programme zur Bewältigung von Problemlösungen eingesetzt werden können.

Beim Asthmatiker geht es um die Erfahrung, inwieweit genügend Sauerstoff zur Verfügung steht. Im relativ geschlossenen System führt O_2-Mangel zu Sensationen (Merk-Zeichen), diese bewirken Atemtätigkeit (Wirk-Zeichen), somit a) das relativ geschlossene System in ein offenes übergeht (Körper holt Luft = Umwelt) und b) die prognostische Erwartung eingelöst (oder nicht eingelöst) wird, daß das Merk-Zeichen (Atemnot) durch das Wirk-Zeichen ausgelöscht wird, womit das System wieder in den relativ geschlossenen Zustand übergeht.

Atmung wird damit zu einem Pendel zwischen zwei Systemebenen. Beim Asthmatiker könnte das auf dem pragmatischen Realitätskriterium basierende Urvertrauen, d. h. eine Selbstverständlichkeit in die Verfügbarkeit von Luft und Umwelt, gestört sein. Die vielfach von Asthmatikern berichteten Erfahrungen, beim Tauchen nicht an die Wasseroberfläche zu kommen, überempfindlich gegen Gerüche zu sein (Jores, 1981), sind höchstwahrscheinlich Deckerinnerungen an diese ganz frühe Zeit.

Zum kommunikativen Realitätskriterium (s. a. Kap. 1): Im Unterschied zum pragmatischen Realitätskriterium, das ein Kriterium für die Richtigkeit einer Handlung darstellt und daher ein Nacheinander impliziert, setzt dieses Prinzip keine Handlung voraus. Es ist das Kriterium der Zuverlässigkeit, Sicherheit, in der man von dem anderen akzeptiert und verstanden wird, ebenso wie man ihn versteht und akzeptiert.

7 Diagnostik und Therapie

7.1 Grundmerkmale

Beschwerdebild: Vor dem Hintergrund der Überlegungen zur Ätiologie und Pathogenese werden die Dimensionen der Asthma-Symptom-Liste interpre-

tierbar im Sinne einer gestörten Beziehung zwischen dem Patienten und seiner Umwelt: Der Patient fühlt sich nervös-ängstlich (Skala I), ärgerlich-gereizt (III), spürt Atemnot (II) und Hyperventilationszeichen (IV) und fühlt sich müde-träg (V).

Ambivalenzkonflikt: Der Arzt spürt seinerseits spiegelbildartig Signale der Ängstlichkeit, die zu unmittelbarer Zuwendung auffordern; andererseits Signale der ärgerlichen Gereiztheit, die zur Distanzierung vom Patienten drängen oder auch zur unterschwelligen bis offenen Aggression verführen. Damit ist stimmungsmäßig die Grundkonstellation des Ambivalenzkonfliktes gegeben. Er findet sich nahezu bei jedem Asthmatiker (s. a. Richter, 1988).

Reaktion des Arztes: Jeder Arzt läuft Gefahr, für eine der beiden Seiten dieser ambivalenten Konfliktkonstellation Partei zu ergreifen. Im Falle unserer Patientin geschieht dies während des ersten Krankenhausaufenthaltes zugunsten der distanzierten Seite. Die Folge ist, daß sich der Patient nicht getragen und verstanden fühlt, d. h., es treffen Erwartungen entsprechend des kommunikativen Realitätskriteriums ein (s. o.). Eine Asthmatikerin formuliert ihre Bedürfnisse: »Ich brauche eine helfende Hilfe, keine einengende.«

Der Ambivalenzkonflikt beginnt bereits mit den diagnostischen Anteilen des Erstgespräches. Es ist unerläßlich, den Patienten frei seine Krankengeschichte berichten zu lassen und hierbei den von Engel entwickelten Schritten zu folgen (s. a. Kap. 21, »Anamnese und körperliche Untersuchung«).

> Während der Visite erzählt der Patient, wie er erstmals sechs Monate zuvor Atemnot verspürte, als er morgens den Pferdestall betrat. Der Arzt fragt nach Zeichen auffälliger Empfindlichkeit gegen Pferde. Diese liegen in der Tat vor.
>
> Einem ebenfalls an der Visite teilnehmenden Arzt fiel die Mimik des Bauern während seines Berichtes über den erstmaligen Anfall auf. Er forderte den Mann auf, zu berichten, was er gegen die Atemnot getan habe. Eigentlich habe er seinen Arzt holen wollen, so die Antwort. Aber... Nochmaliges Nachfragen: Eine Woche zuvor war seine Sohn und Hoferbe kurz vor der Übernahme des Hofes tödlich verunglückt, der fragliche Arzt hatte nur den Tod feststellen können. Trotz vielen Zuredens war der Sohn wieder ohne Sturzhelm gefahren.

Hier kommen zwei der drei erwähnten Hauptauslöser, d. h. der immunologische und der psychogene, in Frage. Der eine Arzt war der Gefahr erlegen, zu schnell »Partei« für eine der beiden Hauptgruppen zu ergreifen.

Angst und Angstbewältigungsformen: Anamnese und alle darauffolgenden Gespräche sollten das Ziel verfolgen, die Art und das Ausmaß der Angst zu erfahren. Dem Patienten sollte das Interesse des Untersuchers gerade an dieser Frage deutlich gemacht werden. Mit der Frage nach Bewältigungsformen, d. h. nach der spezifischen Ausprägung des pragmatischen Realitätskriteriums im Umgang mit der

Angst, lenkt der Untersucher das Gespräch auf die wichtigsten Bezugspersonen. Man sollte sich zur Faustregel machen, daß nur derjenige Asthmapatient zufriedenstellend untersucht ist, dessen Beziehungen zur Mutter bzw. zu ihren Substituten erfaßt sind. Dabei wird die Mutter dem noch fremden Erstuntersucher in der Regel als positiv geschildert. Erst später kommt eine vorsichtige Kritik zum Vorschein, die eine »liebevolle Tyrannei« (J. J. Groen) durch die Mutter ahnen läßt. So sagte dann ein 30jähriger Mann mit chronischem Asthma: »Meine Mutter achtet auch bei 30 Grad im Schatten darauf, daß ich mich warm anziehe und nicht verkühle.«

Anfangs hatte er gemeint, daß er die treusorgendste Mutter der Welt habe.

Zusammenfassend: Die Behandlung des Asthmapatienten erfordert, daß dessen Ambivalenz, Art und Ausmaß der Angst, Art der Beziehung zur Mutter/zu Mutter-Substituten und die Reaktionen des Arztes auf den Ambivalenzkonflikt erfaßt werden.

Um keine Mißverständnisse hinsichtlich psychosozialer Einseitigkeit aufkommen zu lassen: Selbstverständlich müssen immunologische und infektiöse Auslöser und die Reagibilität der Atemwege auf medikamentöse Substanzen abgeschätzt werden. Hierzu wird auf die entsprechende pneumologische Literatur verwiesen. Es gilt, daß wir drei Pathologien unterscheiden (Wesiack, 1984): die Beziehungspathologie, die Funktionspathologie und die Organpathologie. Die erste ist die übergeordnete; die beiden anderen Pathologien ordnen sich in den Rahmen ein, der durch die Beziehungspathologie vorgegeben wird.

7.2 Kombinierte Therapieformen

Erstmals wiesen Groen und Pelser (1960) an einem Kollektiv von 102 Asthmatikern der Amsterdamer Universitätsklinik nach, daß die kombinierte medikamentöse und Gruppentherapie der einfachen medikamentösen Therapie überlegen war. Die gruppentherapeutischen Sitzungen fanden wöchtlich zweimal über ein bis drei Jahre statt; die Katamnesen erstreckten sich über ein bis fünf Jahre. Diese Ergebnisse wurden von Ago und seinen Mitarbeitern an der Kyushu-Universität bestätigt (1976, 1980). Bei einer mindestens dreijährigen Katamnese kam es zu einer kompletten Remission oder zu einer deutlichen Verbesserung in 37 von 93 kombiniert behandelten, aber nur bei 6 von 73 traditionell behandelten Patienten (Ago et al., 1980). Es handelte sich um eine fünfstufige Therapie. Sie umfaßte:
- somatische Behandlung und Aufbau einer psychosomatisch orientierten Arzt-Patient-Beziehung (I),
- eine psychologische Stabilisierung durch Abbau innerer Spannungen und durch das Erlebnis der Symptombehebung (II),
- das Erfahren psychosomatischer Korrelationen (III),
- eine Modifizierung verzerrter Wahrnehmungen und unangemessener oberflächlicher Anpassungsmechanismen (IV),

- die Beendigung der psychosomatischen Behandlung (V).

Die Therapieergebnisse hingen davon ab, welches Stadium erreicht wurde. Wurde das vierte oder fünfte Stadium erreicht, so waren 23 von 30 Patienten deutlich gebessert, während beim Abbruch im zweiten oder dritten Stadium lediglich 14 von 63 Patienten eine Besserung zeigten.

Im Prinzip ähnliche Ergebnisse wurden in letzter Zeit auch in Deutschland vorgelegt (Deter, 1986). Deter bezeichnet als die wirksamen Elemente seiner von ihm so benannten »Coping-Gruppentherapie« für Asthmapatienten:
- Individuelle Information und Diskussion zur Krankheit sowie autogenes Training nach J. H. Schultz oder funktionelle Entspannung nach M. Fuchs.
- »Die freie Interaktion der Mitglieder, die über die gemeinsame Erfahrung einer Krankheit zu einem lebhaften Erfahrungsaustausch und zu einer Gruppenkohärenz ... führt.«

Die Ähnlichkeiten mit dem japanischen Vorgehen sind auffallend. Die psychodynamischen Elemente einer solchen Gruppentherapie werden vor allem unter Übertragungsaspekten ausführlich an anderer Stelle (Deter, 1988) diskutiert.

Auch wurde eine wesentliche Verbesserung der Behandlungsergebnisse durch die Änderung der institutionellen Abläufe erzielt (Davis und Sherwood-Jones, 1980). In einem britischen Kreiskrankenhaus wurde 1970 ein spezieller Versorgungsdienst für Asthmapatienten aufgebaut und die Behandlungsergebnisse im folgenden zehnjährigen Zeitraum bei 300 Asthmatikern erfaßt. Die einzelnen Versorgungsschritte wurden aufeinander abgestimmt: wöchentliche Ambulanz, eingehende Dokumentation, ständige Verfügbarkeit eines Krankenhausbettes, Zugriffsmöglichkeit auf die Intensivstation. Allgemein konnte gezeigt werden, daß mit der asthmatischen Symptomatik um so besser umgegangen werden konnte, je günstiger die wahrgenommene praktische Unterstützung empfunden wurde (Ostendorf, 1994). Diese (test-)psychologisch belegte Einsicht spiegelt sich allgemein in den Richtlinien zur Behandlung des Asthmatikers wider (British Thoracic Society, 1993; Magnussen et al., 1993).

Wichtige Anregungen kommen aus der Pädiatrie. Unter der Mitwirkung von Psychiatern werden Versuche beschrieben, schwerkranke Asthmakinder zu versorgen. Es wirken Angehörige verschiedener Berufsgruppen zusammen, ohne die Beziehung zum niedergelassenen Arzt oder diejenige zur Familie zu unterbrechen (Machia et al., 1976; Peshkin und Friedman, 1975; Piazza, 1981).

7.3 Spezielle psychotherapeutische Verfahren

Entspannende Verfahren (s. a. Kap. 33, »Suggestive und übende Verfahren«): Muskelbezogene Entspannung allein bringt keine therapeutischen Effekte; kombiniert mit allgemein-entspannenden Methoden sind diese Verfahren mit Aussicht auf Erfolg einzusetzen (Erskine-Milliss und Schonell, 1981). In einer kontrollierten Studie an 54 Patienten war unter dem Einsatz von autogenem Training eine Verbesserung der Atemwerte (PEFR) nachweisbar, vergleichbar der Anwendung eines Bronchodilators. Nach 12 Monaten fühlten sich 70% der Patienten allgemein gebessert, 62% hinsichtlich ihres Asthmas. Die krankheitsbedingte Fehlzeit am Arbeitsplatz betrug vor der Behandlung 663 Tage, nach der Behandlung 77 Tage (Deter, 1986, 1988).

Wenngleich die methodischen Einschränkungen erheblich sind (Richter und Dahme, 1982), ist doch festzuhalten, daß sich hier weiterführende Schritte in der Therapieforschung abzeichnen. Es erscheint berechtigt, heute festzustellen, daß entspannende Maßnahmen zumindest kurzfristig, wahrscheinlich auch mittel- und langfristig Erfolge versprechen. Diese Form der Entspannung ist von tiefer Entspannung zu unterscheiden. Tiefe Entspannung (Meditation, Hypnose) wirkt günstig bei »stress-related disease« wie Hypertonie oder Spannungskopfschmerz, aber beim Asthmaanfall ist diese Entspannungstherapie nicht von Vorteil. Die Stimulation des Parasympathikus führt zur Freisetzung von Azetylcholin und damit zur Bronchokonstriktion (Weiner, 1987). Nicht für jeden Asthmatiker sind entspannungsfördernde Maßnahmen geeignet (zur Bedeutung von Meditationsverfahren vgl. Goyeche et al., 1978, 1980).

Von zentraler Bedeutung dürfte bei den entspannenden Verfahren die Frage sein, was »Entspannung« in der individuellen Wirklichkeit eines Patienten bedeutet. Es könnte gut sein, daß das Gefühl des Versinkens für den Asthmatiker eine ähnlich panikerregende Bedeutung hat, wie unter Umständen das Ausatmen. Es sei auf die Überlegung im wissenschaftstheoretischen Abschnitt verwiesen, daß Exspiration möglicherweise gleichgesetzt werden könnte mit der Vernichtung keimender Individualität. Es ist wichtig, daß der atemgymnastisch vorgehende Therapeut eine Beziehung zum Patienten aufnimmt, in der die Bedeutung des Ausatmens geklärt und bearbeitet wird. Hierzu eignet sich in vorzüglicher Weise die funktionelle Entspannung, deren Ursprünge aus der Behandlung eines asthmakranken Kleinkindes resultieren (Fuchs, 1989). Hier wird deutlich, wie psychotherapeutisch und körperlich fundierte Verfahren nicht mehr voneinander trennbar sind. In reproduzierbarer Weise wurde unter funktioneller Entspannung der Atemwegswiderstand gesenkt (Loew et al., 1993; Loew et al., 1994).

Verhaltenstherapie: Die optimistischen Folgerungen anderer Autoren (vgl. Knapp und Wells, 1978; Spevack, 1978) können wir nach einer kritischen Durchsicht der Literatur zu diesem Thema nicht bestätigen: Es gibt wenig empirisch begründbare Hinweise für die Effektivität verhaltenstherapeutischer Interventionen bei erwachsenen Asthmatikern

(Richter und Dahme, 1982). Bei Kindern scheint es mehr Hinweise für den Nutzen derartiger Therapien zu geben, die jedoch hier nicht diskutiert werden sollen.

Hier soll lediglich vor der generellen, unreflektierten Verordnung von Entspannungsverfahren (etwa autogenes Training) bei asthmatischen Patienten gewarnt werden. Wie die Ergebnisse der Denver-Gruppe vermuten lassen, kann die auf die asthmatischen Beschwerden gerichtete (Signal-)Angst durchaus schweren Krisen vorbeugen. Danach wäre es verhängnisvoll, diese asthmaspezifische Angst (medikamentös oder psychotherapeutisch) zu reduzieren. Wissenschaftlich gesicherte Erkenntnisse zur Indikation fehlen.

Systematische Desensibilisierung: Die in diesem Zusammenhang häufig zitierten Arbeiten von Moore (1965) und Yorkston und Mitarbeitern (1979) erweisen sich bei genauerer Betrachtung als methodisch derart angreifbar, daß die jeweils positiven Ergebnisse angezweifelt werden müssen (Richter und Dahme, 1982).

Analytische Einzeltherapie; Familientherapie: Die analytische Einzeltherapie erscheint in jenen Fällen indiziert, in denen auch ohne organische Krankheit ein solches Verfahren angebracht wäre. Zunehmend scheint sich herauszukristallisieren, daß Patienten mit akuten Asthmaschüben keine analytische Einzeltherapie empfohlen wird.

Mitte der 70er Jahre hat das Interesse familientherapeutisch orientierter Untersucher an der Behandlung von Asthmapatienten sprunghaft zugenommen. Familiendynamische Abläufe wurden kasuistisch beschrieben und hierbei auf die mangelnde Abgrenzung der einzelnen Generationen untereinander verwiesen (Neraal, 1980). Asthma bronchiale wird unter konzeptionellen Gesichtspunkten als pathologischer Lösungsversuch familialer Konflikte dargestellt (Overbeck und Overbeck, 1978). In Einzelfallbeispielen wird gezeigt, daß familientherapeutische Interventionen außerordentlich hilfreich sind und möglicherweise vor chronischer Krankheit bewahren können (Wirsching und Stierlin, 1982; Schönhals und Bernatz, 1984). Naturgemäß lassen sich noch keine endgültigen Beurteilungen abgeben; vielmehr sind diese widersprüchlich (Clark et al., 1981).

Der Asthmakranke und der Tod

Mit Absicht ist dieses Problem nicht bearbeitet worden. Sollte eine adäquate Darstellung erfolgen, würde der zur Verfügung stehende Raum nicht ausreichen. Zur allgemeinen Problematik sei auf das Kapitel 88, »Zum Umgang mit unheilbar Kranken«, verwiesen; die speziellen Probleme sind in vorzüglicher Weise abgehandelt bei Knapp und Mitarbeitern (1966a, b).

KAPITEL 62

Ulcus duodeni

Wolfram Schüffel und Thure von Uexküll

1 Vorbemerkung

Die Darstellung unserer Kenntnisse über Patienten mit ihrer Ulcus-duodeni-Krankheit gibt einen besonders guten Einblick in die Art, wie in der Psychosomatischen Medizin Konzepte entstehen. Sie gibt auch einen Einblick in die Schwierigkeiten der Hypothesenbildung medizinisch-wissenschaftlicher Forschung und deren Überprüfung.

Zudem scheint es wenige Krankheiten zu geben, bei denen sich derartig schnell ein Panoramawechsel hinsichtlich Pathogenese- und Therapiekonzepten bemerkbar macht, wie dies beim Ulcus duodeni der Fall ist. Seit der Fertigstellung des Manuskriptes für die erste Auflage dieses Buches im Jahre 1978 haben sich folgende Entwicklungen abgespielt:

- Histamin-H_2-Rezeptorantagonisten und substituierte Benzimidazole wurden eingeführt. Die Helicobacter-Eradikation kam hinzu. Damit entstand eine hochwirksame Pharmakotherapie.
- Aufgrund der Differenzierungsmöglichkeit zwischen Serumpepsinogen I und II und zwischen fünf bzw. zwei Untergruppen ist zu vermuten, daß es auch biologisch bedingt unterschiedliche Varianten des Krankheitsbildes gibt.
- Es ist zu keiner vergleichbaren (prädiktiven) interdisziplinären, klinisch-laborchemisch-psychologischen Nachuntersuchung dieser für die Theoriebildung so wichtigen Befunde gekommen.

Diese drei Feststellungen werfen zumindest zwei Fragen auf: Lohnt es sich aus klinischer Sicht, auf psychosomatische Probleme des Patienten mit Ulcus duodeni einzugehen, wenn wirksame pharmakologische Strategien zur Verfügung stehen?

Wie kann angesichts hochgradiger Spezialisierung in der medizinischen Forschung Interdisziplinarität im Sinne einer humanmedizinisch-systemischen Orientierung betrieben werden?

2 Klinik und Symptomatologie

Patientengeschichte

Eine 29jährige Patientin wird mit Oberbauchbeschwerden ins Krankenhaus eingeliefert. Sie treten gehäuft bei nüchternem Magen auf und bessern sich nach Nahrungsaufnahme. Zusätzlich berichtet die Patientin, nachts um 1.00–2.00 Uhr durch diese Schmerzen aufgeweckt zu werden. Die Beschwerden seien vor etwa 4 Wochen aufgetreten; es seien die gleichen, die sie bereits früher während eines floriden Ulcus duodeni gespürt hatte. Nach mehrfachen Kuren seien damals keine Besserungen aufgetreten, und sie sei dann operiert worden.

Die Patientin ist alleinstehend. Sie ist Chefsekretärin und gilt als die rechte Hand ihres Vorgesetzten. Sie ist als älteste von vier Geschwistern von der alleinstehenden Mutter aufgezogen worden, nachdem sich der Vater von der Mutter getrennt hatte. Sie erinnert sich, die Kleider ihrer Geschwister gebügelt und für alle das Essen gekocht zu haben, um auf diese Weise die schwer arbeitende Mutter zu unterstützen. Sie hatten daheim in bescheidenen Verhältnissen gelebt. Weder die schwere Arbeit noch der häufige Verzicht auf das Spielen mit ihren Freundinnen, noch später der Verzicht auf Oberschule und Studium hätten ihr viel ausgemacht. Wichtiger sei ihr gewesen, der Mutter zur Seite zu stehen. Gleichzeitig habe sie ihre Freude daran gehabt, erfolgreich zu sein und später Anerkennung am Arbeitsplatz zu finden.

Die Familie war auseinandergegangen, und die Mutter war ins Ausland gezogen. Im letzten Jahr hatte die Patientin vieles getan, um die Mutter im langsam aufkeimenden Wunsch zu unterstützen, wieder aus dem Ausland zurückzukehren, um eine gemeinsame Wohnung mit der Tochter zu beziehen. Da entschloß sich die Mutter jedoch kurzfristig, weiterhin auf unbestimmte Zeit im Ausland zu bleiben.

Die Tochter akzeptierte diese Entscheidung mit Selbstverständlichkeit und war, statt gekränkt zu reagieren, voller Verständnis für die Lage der Mutter. Sie erwog sogar kurzfristig, der Mutter ins Ausland nachzuziehen und ihre jetzige Stellung gegen eine ungewisse Position einzutauschen. Einen Monat später wurde sie mit den oben genannten Beschwerden ins Krankenhaus eingeliefert.

Somatische Beschwerden und Befunde

Typischerweise schildern die Patienten – analog der Patientin in unserer Fallgeschichte – ihre Beschwerden als Nüchternschmerz. Anders ist das häufig beim Ulcus ventriculi, das nicht nur aus anatomischer und physiologischer Sicht, sondern wahrscheinlich auch aus psychosomatischer Sicht vom Ulcus duodeni unterschieden werden muß. Beim Ulcus ventriculi treten die Schmerzen gehäuft in der Regel nach der Nahrungsaufnahme auf und werden besser, wenn der Magen leer ist. Gelegentlich unterscheiden sich die Schmerzen nicht von der Symptomatik des Duodenalulkus. Häufig finden sich beim Duodenalulkus jahreszeitliche Schwankungen zum Frühjahr und zum Herbst. Die Patienten geben oft Getränke und Speisen an, die ihre Beschwerden vermehren.

Röntgenologisch bzw. endoskopisch finden sich beim Ulcus duodeni in den meisten Fällen kurz hinter dem Pylorus ein oder mehrere Geschwüre im Bulbus duodeni. Bei narbiger Abheilung führen sie im Röntgenbild zur bekannten schmetterlingsförmigen Deformierung.

Laborchemisch fehlen bei unkomplizierten Fällen Entzündungserscheinungen. Eine beschleunigte Blutsenkung weist auf Komplikationen oder Begleiterkrankungen hin. Typisch für das Ulcus duodeni ist in den meisten Fällen der hyperazide Magensaft, der auch im Intervall gefunden wird. Allerdings lassen sich bei einer Gegenüberstellung von Basalsekretion und Sekretionsrate nach Stimulation verschiedene Sekretionsmuster unterscheiden (Ackerman und Weiner, 1976).

Verlauf

Meist heilen die Geschwüre in Tagen bis Wochen ab. Die Spontanheilungsrate ist sehr unterschiedlich und liegt in einzelnen Ländern zwischen 21–79% (Halter, 1978), wobei in Deutschland und in der Schweiz die 4-Wochen-Spontanheilungsrate ca. 50% beträgt (Sonnenberg et al., 1982). Bei 30% der Fälle kommt es zum progredienten Verlauf mit rezidivierenden Schüben, d.h. zur chronischen Ulkuskrankheit (Holtemüller, 1982). Ein an Ulcus duodeni erkrankter Mensch hat also in der Regel eine größere Chance, erneut zu erkranken als der Gesunde.

Vom chronischen Ulkus muß das akute Streßulkus unterschieden werden, bei dem es nicht selten nach einer sehr kurzen oder fehlenden Vorgeschichte von Beschwerden zu einer Perforation kommen kann. Die meisten Streßulzera finden sich nach schweren Verletzungen oder chirurgischen Eingriffen. Auch die meisten im Tierversuch erzeugten Ulzera (z.B. unter Bedingungen der Immobilisierung) sind akute Streßulzera. Die Frage, inwieweit die Entstehung dieser Geschwüre, die ja bei Tierexperimenten bedeutsam sind, mit der Pathogenese der chronischen Ulcera duodeni verglichen werden kann, ist noch offen. Eingehend beschäftigen sich hiermit Ackerman und Weiner (1976) und im deutschsprachigen Bereich Wächter (1981).

Komplikationen

Dazu zählen:
- Perforation in die freie Bauchhöhle mit anschließender Peritonitis oder die Penetration in die benachbarten Organe, vor allem in das Pankreas;
- Blutung, die vor allem bei Arrosion einer Arterie lebensgefährlich sein kann;
- Stenose aufgrund narbiger Strikturen.

In seltenen Fällen verbirgt sich hinter einem Ulcus ventriculi, niemals aber hinter einem Ulcus duodeni, ein Malignom.

3 Epidemiologie

Die Prävalenz des Ulcus pepticum beträgt in der Bundesrepublik Deutschland ca. 2%, wobei das Ulcus duodeni etwa doppelt so häufig auftritt wie das Ulcus ventriculi. Das Verhältnis der erkrankten Männer zu Frauen beträgt ca. 2:1. Diese Angaben entsprechen etwa der Häufigkeit in den anderen europäischen Staaten und in den USA. So wird angenommen, daß mindestens 10% aller Männer an einem peptischen Geschwür erkranken. Die Häufigkeit erreicht um das 45. Lebensjahr einen Gipfel, um dann abzusinken. Gleichzeitig verschiebt sich das Verhältnis der Häufigkeit zwischen Ulcus duodeni und Ulcus ventriculi. Letzteres nimmt im Alter zu.

In transkulturellen Untersuchungen zeigt sich, daß zwischen den verschiedenen Kulturen Unterschiede bestehen. Nicht eindeutig ist die Frage zu beantworten, inwieweit dies real ist oder nur Ausdruck der in den einzelnen Ländern sehr unterschiedlichen ärztlichen Versorgung und diagnostischen Möglichkeiten. Sicher ist aber, daß die Ulkuskrankheit in allen Ländern vorkommt. In China wurde sie früher ebenso häufig angetroffen wie in den USA (Pflanz, 1962). Es ist daher nicht sehr wahrscheinlich, daß Ernährungsbedingungen für die Häufigkeitsunterschiede verantwortlich sind. Unterschiede der politischen und sozialen Strukturen und damit soziale Faktoren scheinen auch für die sich ändernden Relationen zwischen Ulcus ventriculi und Ulcus duodeni bedeutsam zu sein: In den meisten westlichen Ländern ist das Ulcus duodeni bei Männern häufiger als das Ulcus ventriculi.

Soweit man bei den verschiedenen Möglichkeiten der Diagnostik die vorliegenden Angaben verwerten kann, scheint bis zur Mitte des 19. Jahrhunderts das Ulcus ventriculi in der Häufigkeit des Ulcus duodeni überwogen zu haben, wobei sehr viel stärker die Frauen als die Männer befallen waren. Erst Ende des 19. Jahrhunderts nahmen Ulcus-duodeni-Erkrankungen zu, wobei jetzt die Männer überwogen. Diese Entwicklung setzte sich in der ersten Hälfte dieses Jahrhunderts fort. Sie spiegelt sich wider in der Feststellung Hallidays, daß im 1. Weltkrieg nur 709 Personen wegen eines Ulkus aus der britischen Armee entlassen wurden, während diese Zahl im 2. Weltkrieg 22 754 betrug (Pflanz, 1962). Bei den deutschen Truppen war die Ulkuskrankheit während des 2. Weltkrieges so häufig, daß man sog. Magenkompanien mit besonderer Diät aufstellte. Ab 1960 kann zumindest in den USA, wenig später auch in Europa ein Rückgang des Duodenalulkus beobachtet werden (Sonnenberg und Müller, 1985). Erklärt wird dies mit einem sich abschließenden »Urbanisationsprozeß« (Susser, 1976). Er besagt, daß in den westlichen Ländern weitgehend eine Umstellung auf die Bedingungen der postindustriellen Gesellschaft stattgefunden hat. Unterstützt wird diese These durch die Beobachtung, daß in diesen Ländern überdurchschnittlich gehäuft bei Gastarbeitern Duodenalgeschwüre gefunden werden (Horn und Herfarth, 1978; Jenny und Deyhle, 1976). Allerdings findet sich bei einer großangelegten Untersuchung an insgesamt 73 000 Arbeitern in Nordrhein nur das Magengeschwür signifikant gehäuft bei Gastarbeitern, während die (ebenfalls) vermehrt zu beobachtenden Duodenalgeschwüre bei dieser Gruppe im Vergleich zu den deutschen Arbeitern nicht signifikant gehäuft auftreten (Sonnenberg und Haas, 1986).

Epidemiologische Untersuchungen unterstützen die These, daß eine Belastung sozialer Beziehungen oder gar eine soziale Isolierung für die Entstehung oder das Rezidiv eines peptischen Geschwürs von Bedeutung ist. Pflanz (1962) stellte aufgrund einer Untersuchung an fast 10 000 Patienten der Gießener Medizinischen Poliklinik und einer ebenso großen Vergleichsgruppe fest, daß das Ulkus häufiger bei Menschen vorkommt:
– die aus einer Gemeinschaft ausgeschieden sind;
– bei verheirateten Männern, die eine Männerkameradschaft oder ihr Elternhaus aufgeben mußten;
– bei Heimatvertriebenen, die aus ihrem alten Gemeindeverband ausscheiden mußten;
– bei Geschiedenen, welche die Gemeinschaft der Ehe verloren haben.

4 Psychosoziale Untersuchungsergebnisse

4.1 Zur Biographie des Ulkuskranken

Die ursprüngliche Annahme, es gäbe eine »Ulkuspersönlichkeit« (Dunbar, 1948) läßt sich nicht mehr aufrechterhalten. Hierauf war bereits frühzeitig hingewiesen worden (Roth, 1955). Als weitgehend gesicherte Gemeinsamkeiten können dagegen gelten:
– eine Häufung von meist gruppenbezogenen Trennungsereignissen, die zeitlich mit der Auslösung bzw. dem Schub eines Ulkus zusammenhängen (vgl. nachfolgende Ausführungen zum sozialen Umfeld einschließlich Familie);
– eine Häufung bestimmter sozialer Merkmale, die sich der analytischen Terminologie folgend auf bevorzugte Abwehrkonstellationen, d.h. Ich-Funktionen beziehen;
– psychoanalytisch definierte Konfliktsituationen.
In der Biographie von Ulcus-duodeni-Kranken lassen sich häufig Trennungserlebnisse finden. Die Trennung vom Elternhaus, der Eintritt in den Beruf, ein Berufswechsel, Heirat, Kinder, aber auch Scheidung, scheinen Krisenpunkte im Leben dieser Patienten zu sein. Wir können davon ausgehen, daß für die Ulkuspatienten die Beziehung zu der sozialen Gruppe, in der sie leben, eine besondere Bedeutung hat. Ruesch und Mitarbeiter (1948) fanden bei Marineangehörigen, die aus dem Mannschaftsstand zum Offizier emporgestiegen waren, eine besondere Häufung der Erkrankungen an Ulcus duodeni. Die Autoren interpretierten diesen Befund damit, daß die Patienten die Gruppe, zu der sie gehört hatten, verlassen haben. Gleichzeitig werden sie in der neuen Gruppe aber nicht wirklich akzeptiert.

Der Verlust der Zugehörigkeit zu einer Gruppe, die Anerkennung, Schutz und Verwöhnung verleiht, wurde von verschiedenen Autoren sowohl durch biographische wie durch epidemiologische Untersuchungen erfaßt und als auslösender Faktor für die Erkrankungen an einem Ulcus duodeni oder an

einem Rezidiv dieser Erkrankung festgehalten. Am Beispiel der »life-events«-Forschung sind diese Zusammenhänge herausgearbeitet worden (z.B. Gilligan et al., 1987; Walker et al., 1988). Th. v. Uexküll fand in einer Analyse von Biographien Ulkuskranker nach dem letzten Weltkrieg einen engen Zusammenhang zwischen dem Ausbruch eines Ulkus oder eines Ulkusrezidivs und dem Verlust der Zugehörigkeit zu einer relevanten Gruppe. Dabei war die enge Beziehung zwischen Gruppensituation und der Verträglichkeit von Speisen bemerkenswert; es zeigte sich immer wieder, daß diese Patienten Hunger und schlechte Speisen ohne Beschwerden ertrugen, solange sie in Harmonie mit ihrer sozialen Gruppe waren. In sozialer Isolierung klagten sie jedoch auch bei guter Ernährung, selbst bei sorgfältiger Diät, über Beschwerden. Die soziale Isolierung war in der Lebensgeschichte dieser Ulkuskranken ein spezifischer Faktor für die auslösende Situation. Dagegen hatten Todesgefahr und Katastrophen, also traumatische Situationen, keinen Einfluß auf die Entstehung eines Geschwürs – sofern sie nicht zu einer sozialen Isolierung führten (Pflanz et al., 1956). Zur Illustration folgende Krankengeschichte:

P. war ein ehrgeiziger Mann, der in seinem Leben nach Anerkennung und Verantwortung strebte. Sein Beruf als Lehrer genügte ihm nicht. 1928 wurde er Mitglied der Nationalsozialistischen Deutschen Arbeiter Partei (NSDAP) und aufgrund seines Eifers bald als Parteiredner herausgestellt. Das ging gut, bis er nach 1933 merkte, daß die Praxis der Partei im krassen Gegensatz zu den Idealen stand, die er in seinen Ansprachen verkünden mußte. Es kam zu einer wachsenden Entfremdung von seinen Parteifreunden. Er hatte jedoch nicht den Mut, die Konsequenzen aus seiner Erkenntnis zu ziehen. In dieser Konfliktsituation bekam er Magenschmerzen, die er vordem nie gekannt hatte. Sie traten zunächst nur während seiner Ansprachen auf, bald aber auch zu anderen Zeiten, und er mußte schließlich nach jeder Rede erbrechen.

Der Arzt stellte ein Zwölffingerdarmgeschwür fest, das trotz intensiver Behandlung und strenger Diät nicht ausheilen wollte. Bei jedem Versuch, seine Tätigkeit wieder aufzunehmen, kam es zu einem Rückfall. Das zog sich mehrere Jahre hin, bis der Krieg ausbrach. Jetzt meldete sich P., um dem verhaßten Zwang zu entgehen, freiwillig zum Militär. Von diesem Augenblick an war er gesund und blieb während des ganzen Krieges, den er an der Front, oft unter großen Entbehrungen und Strapazen mitmachte, völlig beschwerdefrei. Er konnte gefrorenes Brot, rohe Kartoffeln und verdorbene Speisen essen, ohne daß sich sein Magen rührte. Das blieb auch so während seiner Gefangenschaft, aus der er 1947 zurückkehrte. Zu Hause angekommen, wurde er vor die Spruchkammer gestellt, die ihm wegen seiner politischen Vergangenheit die Tätigkeit im Lehrerberuf untersagte. Von da an begann das Magenleiden von neuem. Er stand vor einem Rätsel. Immer wieder fragte er den Arzt, warum er im Krieg und in der Gefangenschaft trotz größter Entbehrungen gesund war, während er jetzt, bei intensiver Pflege und strenger Diät, von Schmerzen gepeinigt wurde. Die Antwort: Weil er jetzt von seiner Bezugsgruppe, den arbeitenden Lehrerkollegen, ausgeschlossen (»isoliert«) worden war.

Die Untersuchungsergebnisse von Ruesch wurden 40 Jahre später in einem kleineren Umfange repliziert (Fydrich, 1988). In einer kontrollierten Studie stellten sich Ulkuspatienten als weniger sozial unterstützt und einer intensiveren sozialen Hilfeleistung bedürftig dar. Die Bezugspersonen wurden als einengend, ablehnend und weniger rücksichtsvoll erlebt. Bei direkter Befragung wurden aber an den nächsten Bezugspersonen kaum oder wenig Kritik geäußert. Die Ergebnisse von Familienuntersuchungen erklärten diesen Widerspruch. Bei einem Vergleich von 32 Familien, in denen es einen Angehörigen mit Ulcus duodeni im Alter von 16–25 Jahren gab, mit solchen Familien, die keine Ulkuserkrankungen aufwiesen, zeigten sich besonders enge und gleichzeitig rigide Beziehungen (Goldberg, 1958). Die Mutter spielte eine dominierende Rolle und stellte die Autoritätsfigur dar; der Vater spielte mehr die Rolle eines älteren Bruders. Beide Elternteile bemühten sich, ein »braves Kind« zu erziehen. In fast identischer Weise hatten bereits Ruesch und Bateson die Ulkusfamilien beschrieben (Ruesch und Bateson, 1951).

4.2 Psychoanalytische Untersuchungsergebnisse

Alexander hat aufgrund detaillierter psychoanalytischer Untersuchungen bei einer Gruppe von Patienten die These aufgestellt, daß ein spezifischer Konflikt und dessen Abwehr für Ulcus-duodeni-Patienten charakteristisch ist (Alexander, 1951). Die Grundlage des Konfliktes ist eine übergroße Abhängigkeit von Belohnung, Zuwendung und schutzgebenden Instanzen (mütterlichen Objekten), d.h. der unbewußte Wunsch, in der kindlichen Situation, in der man geliebt und verwöhnt wird, zu bleiben. Dieser Wunsch gerät mit dem Streben des erwachsenen Ichs nach Unabhängigkeit und Erfolg in Widerspruch. Je nachdem, inwieweit Patienten ihren unbewußten Wünschen nach Abhängigkeit nachgeben oder sie ablehnen oder durch überbetontes Streben nach Unabhängigkeit überspielen, erscheinen sie als offen abhängig, fordernd und unzufrieden oder erfolgreich, produktiv, ehrgeizig und bestrebt, andere von sich abhängig zu machen. Da letztgenanntes Verhalten den Wunsch nach Abhängigkeit überkompensiert, hat man es als »Pseudounabhängigkeit« bezeichnet und der »offenen Abhängigkeit« gegenübergestellt.

Die Beobachtungen, auf die Alexander diese These gestützt hat, sind seitdem von vielen Seiten und mit verschiedenen Methoden bestätigt worden. Immer wieder fand man bei Patienten mit Ulcus duodeni diese Konstellation: Ihr Streben nach Unabhängigkeit und nach Anerkennung in Familie und Beruf verfolgt das Ziel, eine unbewußt unentbehrliche Verwöhnung in einer sozial akzeptierten Form zu sichern. Krisen, die zum Ausbruch der Krankheit und zum Auftreten eines Rezidivs führen, treten in Situationen auf, in denen das mühsam erreichte labile Gleichgewicht zusammenbricht. Dabei spielt die Bindung an die Mutter und an das Elternhaus bzw. an Personen oder Institutionen, die als Schutz und

Anerkennung gewährende Mächte erlebt werden, eine zentrale Rolle. Schließlich kann eine Krise dadurch gekennzeichnet sein, daß man in der eigenen Person nicht mehr wie bisher die Mutter, das Elternhaus oder jene Personen und Institutionen repräsentiert sieht, die den Schutz gewährten – mit anderen Worten, es kommt zu einer Krise des Selbstbewußtseins.

Kapp und Rosenbaum (1947) stellten fest, daß man außer den beiden größeren Gruppen der Pseudounabhängigen und offen Abhängigen eine dritte Gruppe von Ulkuspatienten unterscheiden kann, nämlich die »offen Parasitären«. Bei ihnen sind schwere Charakterstörungen und psychische Defekte zu beobachten. Sie haben offenbar kaum eine Abwehr gegen ihre egoistisch-fordernden Tendenzen entwickeln können.

In sehr ähnlicher Weise beschrieben später Bonfils und De M'Uzan (1961) 193 hospitalisierte Ulkuspatienten: Etwa 50% hatten in offen abhängiger Weise eine mütterliche Ehefrau gefunden, 25% waren pseudounabhängig, während die anderen 25% entweder zwischen den beiden Polen oszillierten oder gehäuft unzufrieden waren.

Overbeck und Mitarbeiter (1975) haben diese auf konfliktpsychologischen Kriterien beruhende Einteilung durch Heranziehung Ich-psychologischer und sozialpsychologischer Gesichtspunkte weiter differenziert. Sie kamen dadurch zu fünf Gruppierungen, die sie auch durch klinische Beobachtungen und testpsychologische Untersuchungen weiter absichern konnten (s.a. Eckensberger et al., 1977). Sie betonen, daß u.a. das kennzeichnende Problem der Aggressionsbewältigung zwar fortbesteht, aber unterschiedlich bewältigt wird (Overbeck et al., 1990).

Alexander und Mitarbeiter haben 1951 eine groß angelegte Kontrolluntersuchung begonnen, in der Interviews von Patienten aus sieben verschiedenen Krankheitsgruppen Internisten und Psychoanalytikern vorgelegt wurden, welche die Patienten nicht kannten. Beide stellten die Diagnose nur aufgrund der Interviews, aus denen sie zuvor alle Hinweise auf die Krankheit eliminiert hatten. Dabei konnten Internisten und Pschoanalytiker bei 18 Ulcus-duodeni-Patienten (12 Männer, 6 Frauen) etwa gleich häufig die richtige Diagnose stellen – aber nur bei der Gruppe der Männer, nicht bei den Frauen. Im Fall der anderen Krankheiten – es waren dies Colitis ulcerosa, rheumatoide Arthritis, Asthma bronchiale – konnten die Analytiker im Vergleich zu den Internisten sehr viel häufiger die richtige Diagnose stellen (Alexander et al., 1968).

Somit wurden die Alexanderschen Untersuchungsergebnisse zumindest im Falle der männlichen Ulcus-duodeni-Patienten gestützt, wenngleich nicht alle Zweifel ausgeräumt werden konnten, daß die Hypothese der pathogenen Bedeutung eines spezifischen Konfliktes bei der Ulcus-duodeni-Entstehung zutrifft. Eine entscheidende Unterstützung dieser Hypothese fand sich jedoch aufgrund der Ergebnisse eines Untersuchungsprojektes, die zur Formulierung des sog. somatopsychisch-psychosomatischen Modells führten.

5 Theorien zur Ätiologie und/oder Pathogenese

Unverändert gilt das alte Diktum von Schwartz (1910): »Ohne Säure kein Ulkus«. Heute steht es an, dieses Diktum auf seine Implikationen hin zu untersuchen und hierbei einen systemischen Erklärungsansatz zu benutzen. Es geht darum, zirkuläre Denkmodelle zum Verständnis der Erkrankung von Ulcusduodeni-Patienten heranzuziehen, statt in monokausaler und damit in linearer Weise die Phänomene zu erklären. Die in den Patientengeschichten erwähnten Betroffenen haben während ihres gesamten Lebens Säure produziert, haben möglicherweise eine Helicobacter-Besiedelung des Magen-Darm-Traktes gehabt usw., sind aber nur zu umschriebenen Zeitpunkten erkrankt.

Bereits Alexander und Mitarbeiter hatten darauf verwiesen, daß die von ihnen beobachtete orale Konfliktsymptomatik mit einem Anlagefaktor X zusammentreffen müsse, um ein Ulcus duodeni entstehen zu lassen. Ein derartiger Faktor X konnte von Mirsky und Mitarbeitern beschrieben werden, als diese bei einer Gruppe von Neugeborenen bereits im Nabelschnurblut einen erhöhten Pepsinogengehalt feststellten (Mirsky et al., 1952). In den folgenden Jahren entwickelten Mirsky, Weiner und Mitarbeiter eine Hypothese, die besagt, daß eine biologisch definierte Anlage in der frühen Entwicklung des Individuums zu vermehrter sekretorischer Aktivität des Magens führt, diese wiederum mit einem hungrigen Säugling einhergeht, der nun seine Mutter besonders fordert. Ein ständig hungriger Säugling kann aber auch von der großzügigsten Mutter nicht immer vollständig gesättigt werden, so daß bereits frühzeitig Kränkungen, d.h. orale Frustrationen, zu erwarten sind und der Säugling die Erwartung entwickelt: »Die Welt läßt mich hungrig sein«.

Je nach biologischen, intrapsychischen, familiären, sozialen und kulturellen Bedingungen können sich nunmehr unterschiedliche Umgehensweisen mit dieser Welt entwickeln, die ihrerseits wiederum höchst unterschiedliche Entwicklungslinien des Individuums zulassen. Grundlegend wäre jedoch zu postulieren, daß die Entwicklung eines Ulcus duodeni überzufällig gehäuft mit der Frustration oraler Bedürfnisse verbunden ist.

Die Überprüfung und die Bestätigung angenommener Zusammenhänge psychophysischer Faktoren bei Ulcus-duodeni-Patienten

Weiner, Mirsky und Mitarbeiter waren davon überzeugt, daß der von Alexander postulierte Anlagefaktor X in Form des Serumpepsinogens anzugeben ist, daß sich dieser in bestimmten psychologisch definierbaren Verhaltensweisen bemerkbar macht und daß dieser Faktor dann pathogen wirksam wird, wenn die Umgebung als oral-frustrierend erlebt wird (Weiner et al., 1957; Mirsky, 1958). Als eine derartig belastende Situation sahen die Autoren den Zeitabschnitt, in dem junge Männer zum Wehrdienst einberufen werden. Sie untersuchten 2073 zur US-Armee einberufene Rekruten. Die Autoren sonderten aus dieser Gesamtgruppe 63 Probanden aus, die einen hohen Serumpepsinogenspiegel des oberen 15-Perzentil-Bereiches hatten (»Hypersekretoren«). Die Kontrollgruppe bestand aus 57 Probanden mit niedrigem Pepsinogenspiegel aus dem unteren 9-Perzentil-Bereich (»Hyposekretoren«). Sie wurden vor und 8–16 Wochen nach Beginn der militärischen Grundausbildung testpsychologisch und röntgenologisch untersucht. Der Serumpepsinogenspiegel sowie die Gruppenzugehörigkeit blieben den testpsychologischen Untersuchern unbekannt. Die Autoren stellten zwei Hypothesen auf:

- **Hypothese I:** Die »Hypersekretoren« können allein aufgrund psychologischer Tests von den »Hyposekretoren« unterschieden werden.
- **Hypothese II:** Von 10 der insgesamt 120 Rekruten wurde aufgrund psychologischer Daten vorhergesagt, daß sie im Verlauf der Grundausbildung an einem Ulcus duodeni erkranken würden. Als psychologische Kriterien galten Bedürfnisse nach Abhängigkeit und Umsorgtsein, die mit großer Wahrscheinlichkeit während der Periode der Grundausbildung in der Armee (einer soziologisch definierten Situation) frustriert werden.

Die Ergebnisse

- Zu Hypothese I: Aus der Gesamtgruppe der 120 Rekruten konnten aufgrund der psychologischen Tests 85% richtig den beiden Untergruppen der Hyper- und Hyposekretoren zugeordnet werden. 9 der psychologisch als besonders gefährdet identifizierten 10 Rekruten gehörten zu der Untergruppe der Hypersekretoren.
- Zu Hypothese II: 7 der als gefährdet identifizierten 10 Rekruten erkrankten im ersten Vierteljahr an einem Ulcus duodeni.

Insgesamt erkrankten im zweijährigen Beobachtungszeitraum 16 Soldaten an Ulcus duodeni. 15 (!) von ihnen gehörten zur Gruppe der Hypersekretoren des oberen 15-Perzentil-Bereiches (Weiner, 1991a).

Mit anderen Worten: Sowohl die erste als auch die zweite Hypothese wurden bestätigt. Damit wurde ein hypothetisches Modell untermauert, das die meisten der damals bekannten ätiologischen und pathogenetischen Faktoren in einen Zusammenhang brachte. Als physiologischer Parameter des jetzt vorliegenden somatopsycho-psychosomatischen Modells diente der Pepsinogenspiegel, als psychologischer Parameter der Konflikt zwischen persistierenden intensiven infantilen Abhängigkeitswünschen und der Scham und dem Stolz des Erwachsenen, diese Wünsche zu zeigen, und als sozialer Parameter wurde die Versagung der Versorgungswünsche in der Ausbildungssituation gesehen.

Dieses Modell ist in der Arbeitsgruppe um Feldman und Samloff aufgegriffen und differenziert worden (Feldman et al., 1986; Samloff et al., 1986; Walker et al., 1988). Diese Arbeitsgruppe nimmt als Grundlage ihres Modelles an, daß Ulcus-duodeni-Entstehung und Verarbeitung von »life events« (Lebensereignissen) untrennbar miteinander zusammenhängen; und zwar so, daß durch psychosoziale »Mediatorvariablen« bedingt die Lebensereignisse emotional (intrapsychisch) belastend werden, hierdurch genetisch bedingte Prädispositionen (»Hyperpepsinogenämie«) des Individuums überfordert werden und das Ulkus entsteht. Das Ulkus seinerseits kann und muß als belastendes Lebensereignis bewertet werden. Diese Hauptentwicklungslinie wird durch die gastrische Hypersekretion und durch zusätzliche verhaltensmäßige Faktoren moduliert (Abb. 62-1). In einer kontrollierten Studie (Walker et al., 1988) wurden unter den Ulkuspatienten (davon die Mehrzahl Ulcus duodeni) nicht nur erhöhte Depressionsparameter festgestellt, sondern auch erhöhte Serumpepsinogen-I-Werte gemessen. Auch Serumpepsinogen II war erhöht, wenngleich geringfügiger. Die Ulkuspatienten rauchten mehr, tranken mehr und nahmen mehr Aspirintabletten ein. In der Familienanamnese waren gehäuft Ulzera nachweisbar, was im Sinne einer genetischen Prädisposition gedeutet wurde.

Wichtig sind Beobachtungen im Hinblick auf die **Verarbeitung** der »life events«: Im Vergleich zu Kontrollpatienten, d.h. Patienten mit funktionellen Abdominalbeschwerden, unterschieden sie sich nicht hinsichtlich der Zahl der Ereignisse. Sie unterschieden sich aber sehr wohl in der Art und Weise der Einschätzung dieser Ereignisse (Feldman et al., 1986). Auch in weiterführenden Arbeiten kommt dies zum Vorschein: Es wurde eine »schwer gestörte« Ulkusgruppe identifiziert (Walker et al., 1988). Diese wies die höchsten Serumpepsinogenabweichungen auf, am stärksten beim Serumpepsinogen I, gefolgt von Serumpepsinogen II. Die Angehörigen der schwerstgestörten Gruppe zeichneten sich durch Fehlanpassungen, Unfähigkeit zur Verbalisierung von Ärger und Feindseligkeit aus. Die Gruppe der sog. Somatisierer zeigte Werte im Sinne einer größeren Anpassung.

Schließlich zeigte sich in einer kontrollierten Studie, daß Ulcus-duodeni-Patienten durchgehend eine Hypergastrinämie aufweisen, die im Gegensatz zu Gesunden von ihren innersten Empfindungen abgekoppelt scheint, während sie gleichzeitig unter Spannungen, Gefühlsdurchbrüchen, sozialer Isolierung leiden (Feldman et al., 1992).

Mit Recht weist Weiner (1991a) darauf hin, daß die von ihm und seinen Mitarbeitern Ende der 50er Jahre vorgelegte Großstudie in ihrem vollen Umfange nicht wieder repliziert wurde.

Übereinstimmung besteht heute darin, daß es eine organische Anlage gibt, die für eine Ulcus-duodeni-Entstehung prädisponiert, möglicherweise für das peptische Ulkus insgesamt, d.h. sowohl für Ulcus duodeni als auch Ulcus ventriculi. Diese wird durch das Serumpepsinogen I repräsentiert, das autosomal-dominant vererbt wird und auf dem Chromosom 11 lokalisiert ist. Serumpepsinogen II, das auf Chromosom 6 lokalisiert zu sein scheint, ist wohl eher mit dem Auftreten von Ulcus ventriculi verbunden, wenngleich es auch bei Ulcus duodeni erhöht sein kann. Ausdrücklich ist aber zu betonen, daß nichtgenetische Faktoren zu 50–70% zur ätiologischen Varianz beitragen.

Zieht man eine holistische Betrachtungsweise heran, kann man sagen, daß sich Ulkuspatienten von Kontrollpatienten in 80% durch folgende Eigenschaften unterscheiden:
– Lebensereignisse werden als belastend und kaum als Herausforderung gesehen;
– in der Familiengeschichte finden sich gehäuft Angehörige mit Ulkusverläufen;
– die Serumpepsinogen-I-Spiegel sind erhöht;
– gehäuftes Auftreten depressiver Verstimmungen.
In einer Gesamtinterpretation dieser vier Beobachtungen könnte man sagen, daß sich die betreffenden Menschen jeweils in bedrohlichen Situationen sehen. In diesen werden Versorgungsbedürfnisse frustriert

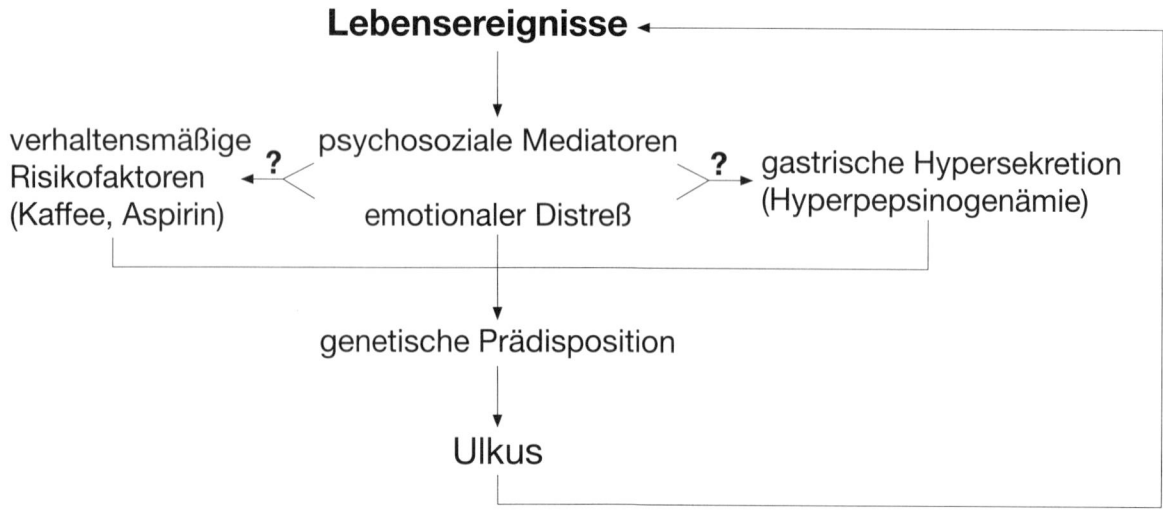

Abb. 62-1 *Modell der Ulcus-pepticum-Entstehung (Walker et al., 1988).*

oder antizipatorisch eine Versagung befürchtet. Diese Feststellung bezieht sich in erster Linie auf Männer. Sie trifft wahrscheinlich auch auf Frauen zu, wenngleich hier noch Zusatzinterpretationen notwendig werden.

6 Das somatopsycho-psychosomatische Modell

Dieses Wortungeheuer besagt, daß wir mit einem dualistischen Sprachschatz umgehen müssen, um uns an eine systemische Betrachtungsweise der Wirklichkeit heranzutasten. Diese Betrachtungsweise wurde für Patienten mit Ulcus duodeni entwickelt. Vieles spricht dafür, daß es auch bei anderen – ja vielleicht sogar bei allen – Krankheiten eine Rolle spielt. Mit anderen Worten: Das Mirsky-Weiner-Modell scheint die spezifische Variante eines allgemein psychosomatischen Konzeptes zu sein, welches im ersten Kapitel dieses Buches detailliert beschrieben worden ist.

Hier soll exemplarisch für ein Krankheitsmodell versucht werden, Antworten auf zwei der wichtigsten wissenschaftstheoretischen Fragen der Heilkunde zu entwerfen:

- Der erste Problemkreis, der die subjektive Wirklichkeit eines Individuums als Ausdruck der Beziehung zwischen Organismus und Umwelt darstellt, kann mit Hilfe der Konzepte »Situationskreis« und »Funktionskreis« angegangen werden (s.a. Kap. 1, »Wissenschaftstheorie: ein bio-psycho-soziales Modell«).
- Der zweite Problemkreis bezieht sich auf den Zusammenhang zwischen physiologischen, psychologischen und sozialen Faktoren, d.h. die Beziehung zwischen Subsystemen, Systemen und Suprasystemen vermittelt durch »Bedeutungskoppelungen«.

Das Modell gibt eine systemtheoretische und eine entwicklungspsychologische Antwort auf die Fragen beider Problemkreise. Ein Organismus und seine Umwelt bilden ein hierarchisches Struktursystem. Die Entwicklung kann rekonstruiert werden als eine ständige Zunahme der Systemdifferenzierung und -integration. Der Wechsel von der vorgeburtlichen vorwiegend vegetativen zur animalischen Stufe nach der Geburt stellt einen Sprung von einer einfachen zu einer komplexeren Integrationsebene dar: Eine neue individuelle Umwelt muß mittels der Sinnesorgane des Säuglings konstruiert werden, und die Sinneseindrücke müssen in subjektive Umwelt verwandelt werden. Die Mutter repräsentiert diese Umwelt während der ersten Wochen nach der Geburt. Sie ist für das Neugeborene der Prototyp der späteren individuellen Umwelt. Der Mund des Säuglings als sensorisches Organ des Magen-Darm-Traktes stellt das wichtigste Sinnesorgan für den Kontakt zur nahrungsspendenden mütterlichen Umgebung dar. Taktile, olfaktorische und Geschmackseindrücke vermitteln die Bedeutung von Nahrung und Überleben. Innerhalb des symbiotischen Funktionskreises (Mutter-Kind-Dyade) spielt sich die primäre Sozialisation von angeborenen biologischen Programmen ab, die später durch »Bedeutungskoppelungen« psychologische und soziale Dimensionen annehmen.

Der Freudsche »Triebbegriff« und die Pawlowsche »klassische Konditionierung« ergänzen sich gegenseitig in der Beschreibung dieses Prozesses. Pawlow unterscheidet die Bedingungen, unter denen es zur Bedeutungskoppelung kommt; Freud ist an den Umständen interessiert, die solche Bedingungen bzw. Situationen (hier die Dualsituation von Mutter und Kind) schaffen.

Dieser Punkt ist für unser Problem deswegen wichtig, weil die Verbindungen zwischen den sensorischen Eindrücken des Mundes und später auch anderer Sinnesorgane, aus denen die symbiotische Umwelt des Säuglings aufgebaut wird (z.B. der psychische Bereich), und den nervalen, endokrinen und sekretorischen Zeichenprozessen im Gastrointestinaltrakt (d.h. der physiologische Bereich) nur zu einem geringen Teil durch angeborene Reflexe geregelt sind. Oder mit anderen Worten: Die Bedeutungskoppelung zwischen Ereignissen in der Umgebung des Lebewesens und den Vorgängen im Magen-Darm-Trakt müssen zum weitaus größten Teil in Form von bedingten Reflexen und zwar in Abhängigkeit von bestimmten Situationen »gelernt« werden (s.a. Kap. 14, »Entstehung von Beziehungen« sowie Kap. 15, »Lernpsychologische Grundlagen«).

Pawlow hat gezeigt, daß ein Zustandekommen solcher Bedeutungskoppelungen einmal von einer Bereitschaft des Organismus (Appetenz), zum anderen von den Signalen seiner Umgebung abhängt; d.h. komplexe Programme zum Aufbau einer Umwelt und später einer individuellen Wirklichkeit entstehen nur bei dem Zusammentreffen kindlicher Bereitschaft und einem entsprechenden Entgegenkommen der mütterlichen Umgebung.

Wenn wir nach dieser Rekapitulation unseres allgemeinen Modells wieder auf das spezielle Konzept eines somatopsycho-psychosomatischen Geschehens zurückkommen, wie es Mirsky und Weiner für das Ulcus duodeni entwickelt haben, so läßt es sich jetzt im Sinne des Freudschen Triebmodelles folgendermaßen beschreiben: Eine angeborene Hyperpepsinogenämie wirkt als Verstärkung der somatischen Triebquellen. Diese wird in den psychischen Drang übersetzt, Umgebungsreize für die Mund- und Zungenschleimhaut als nahrungsspendende (oder nahrungsverweigernde) Umwelt zu interpretieren, um mit ihrer Hilfe das Triebziel (die Befriedigung des Dranges) zu erreichen. Über Einverleibung von Umwelt (Milch) soll es zum Abstellen der somatischen Triebquelle kommen. Nach dem Pawlowschen Modell würden wir sagen: Einer angeborenen Hypersekretion des Magens entspricht eine erhöhte Appetenz des Säuglings, Umgebungsreize an gastrointestinale Zeichen zu koppeln. Beide Modelle beschreiben das Entstehen einer Umwelt, in der alles und jedes eine Fütterungsbedeutung, gewissermaßen einen »basalen Freßton« erhält.

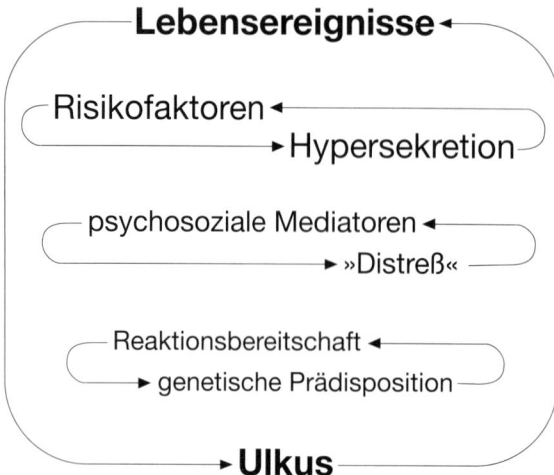

Abb. 62-2 Ulkusentstehung verfolgt über Systemebenen (Schüffel und v. Uexküll).

In einer solchen Umwelt kann dann das Verhalten anderer Personen, in erster Linie natürlich der Mutter, unabhängig von der Bedeutung, die es sonst haben mag, eine unmittelbare Bedeutung für die Funktion des Magen-Darm-Trakts haben. Dabei ist es entscheidend, daß die Zuwendung der Mutter bei dem Vorgang des Stillens über die Bedeutung der Ernährung, des Wärmens, Wiegens usw. hinaus eine zusätzliche soziale Bedeutung hat: Es ist die Bedeutung des Stillens, das dem Säugling die Unversehrtheit der Dualsituation signalisiert, des frühesten sozialen Systems, von dessen Beständigkeit das Leben

des Kindes abhängt. In der Terminologie Freuds handelt es sich um eine frühe sexuelle bzw. libidinöse Bedeutung.

Der »Freßton« der primitiven Umwelt, von der die Mutter ein integrierender Teil ist, bildet also zugleich einen »Überlebenston«. Von dem Entgegenkommen der Mutter hängt es ab, ob die »Freß-Überlebens-Ton«-Umwelt Bestand hat oder ob sie trotz steigender Appetenz des Säuglings zerbricht. Im zweiten Fall kommt es über Panik zum Rückzug auf die Organisationsform eines Körpers ohne Umwelt. Wir haben dann einen apathischen Säugling vor uns, den die Umgebung nichts mehr angeht.

In diesem Modell eines hierarchischen Systems immer komplexerer Integrationsstufen können wir uns vorstellen, wie einerseits »Aufwärts-Effekte« (Popper, 1977; Medawar und Medawar, 1977) von der Magenschleimhaut zur psychisch erlebten Umwelt und von dieser zu der sozialen Einheit mit der Mutter zustande kommen; wie andererseits »Abwärts-Effekte« von dem Verhalten der Mutter über das Umwelterleben des Säuglings zu dessen Magenschleimhaut entstehen. Vor allem können wir verstehen, daß solche »Aufwärts- und Abwärts-Effekte« aufgrund der Bedeutungskoppelungen gebahnt (oder nicht gebahnt) werden, die in der individuellen Lebensgeschichte eines Menschen erfolgten. Diese Überlegungen sind in den beiden graphischen Darstellungen (Abb. 62-2 und 62-3) enthalten. Sie greifen auf das Modell von Walker und Mitarbeiter (s.a. Abb. 62-1) zurück. Abbildung 62-2 zeigt vier Systemebenen in zirkulärer Anordnung, die im Walkerschen Modell enthalten sind: »life events«/Ulkus (hier wurde lediglich eine zweite Schleife zwischen

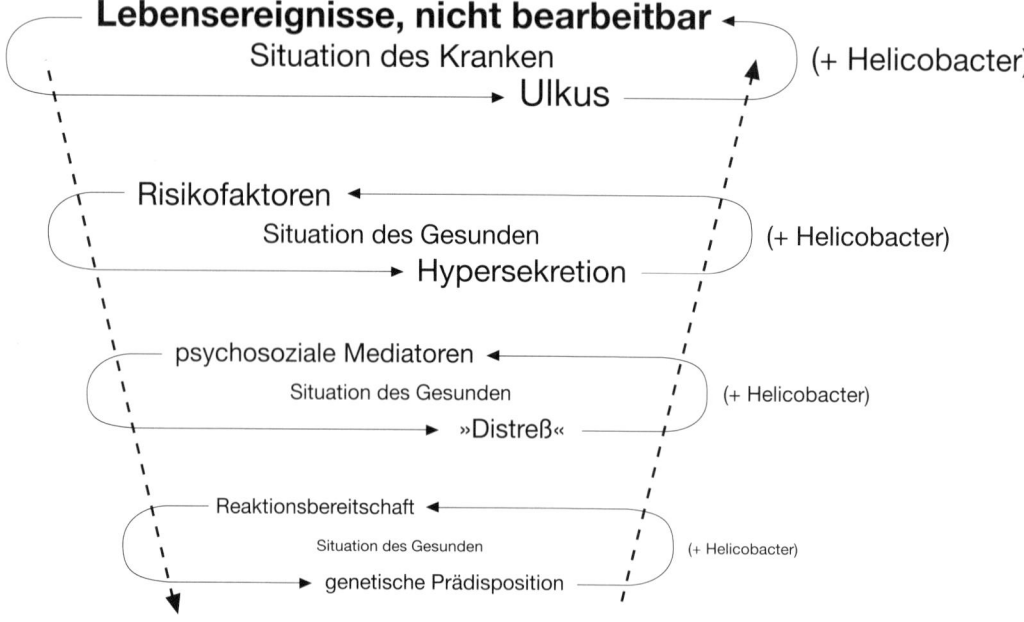

Abb. 62-3 Ulkusentstehung: Hierarchie von Systemebenen als Erklärungsmodell unter Berücksichtigung des Helicobacter (Schüffel und v. Uexküll).

»life events« und Ulkus eingefügt); Verhaltensrisiko-faktoren/Übersekretion; Mediatoren/»Distreß« ge-netische Anlage. In Abbildung 62-3 ist die hierarchische Anordnung der Systemebenen mit den Auf-/Abwärtseffekten bei Ulkusentstehung dargestellt.

Das Mirsky-Weiner-Modell wäre im Rahmen unseres allgemeinen bio-psycho-sozialen Modelles zu interpretieren. Dabei wissen wir natürlich noch sehr wenig darüber, wie in der Frühphase der menschlichen Entwicklung die einzelnen Bedeutungskoppelungen aussehen, die für eine normale Entwicklung erforderlich sind, und welche pathologischen Verbindungen entstehen können. Versuche mit frühzeitig von den Müttern getrennten Tieren sprechen jedoch eine eindrucksvolle Sprache für die Wichtigkeit solcher Bedeutungskoppelungen (Weiner, 1991b).

Ausdrücklich wurde im Hinblick auf die derzeit ablaufende Diskussion zur Rolle des Helicobacter die Anwesenheit dieses Keimes auf allen vier Systemebenen angenommen. Das bedeutet: Der Helicobacter bewegt sich überwiegend im Bereich des Gesunden; erst wenn die Lebensereignisse nicht verarbeitet werden, erlangt er pathogene Bedeutung. Diese Feststellung wird dadurch unterstrichen, daß ca. 60% der 60jährigen Helicobacter-positiv reagieren aber nur ca. 2% an Ulkus erkranken.

6.1 Die Rolle des Pylorus – ein hypothetisches Modell zur Beziehung von Individuum und Umwelt

Der Mund ist für den Säugling ein entscheidendes Sinnesorgan, das den Zugang zum Gastrointestinaltrakt herstellt und dessen Funktionen zum Teil autonom, zum Teil über Bedeutungskoppelungen mit Umweltvorgängen (den »Triebobjekten«) gesteuert werden. In diesem Prozeß kommen den drei Schließmuskeln (Sphinkteren) verschiedene, einander ergänzende Aufgaben zu.

Von diesen drei verschiedenen Funktionen hat die Psychoanalyse nur den Mund und den After in Betracht gezogen und ihren Zusammenhang mit psychischen Vorgängen untersucht. Beide spielen in der psychoanalytischen Entwicklungstheorie eine wichtige Rolle. Der Pylorus und seine Funktion blieben unbeachtet, vor allem weil er keine dem Bewußtsein zugängliche Innervation besitzt.

Es könnte sein, daß wir hier auf ein fehlendes Glied in unseren Kenntnissen über die pathogenetische Kette des Ulcus duodeni stoßen; denn wir wissen, daß der Pylorus nicht nur die Weitergabe des Mageninhaltes, sondern auch die Säureverhältnisse im Bulbus duodeni überwacht, und daß er durch seine sensible Versorgung über das vegetative Nervensystem eng mit den Stimmungen und Verstimmungen des Organismus und dessen Umweltbeziehungen verbunden ist.

Der Pylorus schließt sich bei Ekel und Übelkeit und blockiert so den »Weitertransport von Umwelt« aus dem Magen in den Dünndarm. Er kann damit den Brechakt einleiten, der den Magen wieder von seinem Inhalt befreit, und der mit einem Rückzug

des Organismus in den umweltlosen Zustand eines bloßen Körpers einhergehen kann, für den die Umgebung an Bedeutung verliert. Darüber hinaus kann der Pylorus die Entleerungszeit des Magens in Abhängigkeit von den verschiedenen Stimmungen in weiten Grenzen variieren.

Unsere Kenntnisse über Peristaltik, Verhalten der Magenschleimhaut und insbesondere ihre Durchblutung einerseits und emotionale Vorgänge andererseits sind umfangreich. Die ersten ärztlichen Beobachtungen über derartige Zusammenhänge wurden von dem nordamerikanischen Militärarzt Beaumont (1785–1853) mitgeteilt, der 1822 einem Schwerverwundeten, der eine Schußverletzung in den linken Oberbauch erhalten hatte, das Leben rettete. Nach dieser Verletzung blieb eine Magenfistel zurück. Während vieler Jahre beobachtete Beaumont direkt Veränderungen der Durchblutung und der Sekretion des Magens im Zusammenhang mit den täglichen Erlebnissen des Genesenden. In seiner 1833 erschienenen Schrift »Experimente und Beobachtungen über den Magensaft und die Physiologie der Verdauung« konnte er nachweisen, daß die Aktivität des Magens, also die Durchblutung, die Sekretion und die Motilität, sowohl von Nahrungsstoffen als auch von psychischen Einflüssen abhängig ist. Wesiack (1974) zitiert Diepgen, der feststellte, daß Beaumont dadurch zum Führer und Pionier der experimentellen Physiologie in Amerika wurde, und daß sein Buch bis Pawlow das wichtigste Werk über die Magenverdauung wurde. Mitte dieses Jahrhunderts haben Wolf und Wolff (1951) die Versuche an dem Labordiener Tom unter Laboratoriumsbedingungen wiederholt und ebenfalls Durchblutungsstörungen, sogar das Auftreten von Erosionen, in emotional belastenden Situationen beschrieben.

Über den Zusammenhang zwischen Emotionen und Magensekrektion weiß man seit den klassischen Versuchen Pawlows über bedingte Reflexe um die Jahrhundertwende sehr genau Bescheid. Die Kenntnis dieses Zusammenhanges hat jedoch zunächst nicht viel zu unserem Verständnis der Ätiologie und Pathogenese der Ulkuskrankheiten beigetragen. Es gibt viele einander widersprechende Beobachtungen, die bei emotioneller Belastung einmal Steigerung, dann ein Versiegen der Sekretion festgestellt haben.

Mahl (1950) stellte die Hypothese auf, daß Angst, gleichgültig ob durch unbewußte Konflikte oder durch bewußt erlebten Streß ausgelöst, zur Ulkusentstehung führt. Demgegenüber betonen Engel und Mitarbeiter (1956), daß bewußte emotionelle Erlebnisse für die Entstehung und den Verlauf der Ulkuskrankheit weniger bedeutsam sind als psychische Vorgänge, die unbewußt ablaufen. Sie fanden bei dem Kind Monika mit einer Magenfistel, das sie vom 15. Lebensmonat bis zum Alter als erwachsene und verheiratete Frau beobachteten, daß Gefühle, die mit Schuld, Ärger und Furcht einhergehen, sowohl zu einer Steigerung wie zu einer Verringerung der Peristaltik führten. Der Grund für diese Unterschiede war, daß Gefühle, die offen ausgedrückt werden konnten, einen anderen Effekt hatten, als Gefühle, die unterdrückt werden mußten.

Margolin (1951) beobachtete, daß es in derartigen Konfliktsituationen zu einer Dissoziation zwischen Säuresekretion und Durchblutung kommen kann, d.h. zur vermehrten Sekretion bei verminderter Durchblutung und damit erhöhter Verletzbarkeit der Mukosa.

Zander und Mitarbeiter (1977, 1981, 1982a, b) legten kontrollierte psychophysiologische Untersuchungen bei Ulcus-duodeni-Patienten vor.

In psychoanalytischen Interviews besprach Zander (1978) mit den Ulcus-duodeni-Patienten Lebensereignisse, die bei diesen Menschen in einer sehr persönlichen Weise Neid und Ärger auslösten. Gleichzeitig wurde röntgenologisch die Magenmotilität beobachtet. Neid-Ärger-Themen lösten fast regelmäßig trichterförmige, spasmenartige Bewegungen im Antrumbereich aus; bei den magengesunden Kontrollpersonen war das praktisch kaum zu beobachten. Besprach man mit den Ulkuspatienten Themen, die für sie psychodynamisch nicht relevant waren, traten keine Spasmen auf. Die Frage, ob es bei dem Spasmus des Antrums zu einer vermehrten Säureentleerung in das Duodenum kommt, wurde nicht untersucht.

Wir können eine Reihe bilden, an deren einem Ende der atonische Magen bei geschlossenem Pylorus stehen würde, bei dem keine Entleerung zustandekommt. Das andere Ende dieser Reihe wäre ein gut tonisierter, peristaltisch aktiver Magen mit offenem Pylorus und sehr kurzer Entleerungszeit. Wenn wir versuchen, diese verschiedenen Funktionszustände bestimmten Stimmungen zuzuordnen, bekommen die von Zander geschilderten gastroduodenalen Bewegungsabläufe eine prinzipielle Bedeutung. Der von ihm beschriebene Funktionszustand des Magens mit spastisch verengtem Antrum und offenem Pylorus würde ein Gegenstück zu dem schlaffen Magen mit geschlossenem Pylorus bilden, den wir in der Stimmung der Nausea beobachten: Ein Gefühl, etwas bekommen zu haben, das man nicht assimilieren kann und von dem man sich zurückziehen will.

Im Fall der Nausea haben wir eine Situation vor uns, in welcher die somatische Triebquelle versiegt. Ihr entspricht eine Herabsetzung oder ein Sistieren der Säureproduktion im Magen. In dem anderen Fall sind wir mit einer Situation konfrontiert, in der es nicht gelingt, die somatische Triebquelle abzustellen. Daher ist in diesem Falle eine Hypersekretion zu erwarten.

Ein Säugling, der sich in einer Problemsituation befindet, für deren Lösung er noch über keine Programme verfügt – und das ist bei den Neugeborenen ständig der Fall – hat nur zwei Alternativen: Er kann durch Bedeutungskoppelung seine Programme erweitern und eine Umwelt aufzubauen versuchen, in der er sein Triebziel erreicht. Dann strömt die ernährende Umwelt durch den geöffneten Pylorus

und neutralisiert die Triebquelle. Oder er kann sich, wenn das mißlingt, in die Stimmung der Nausea und der Apathie zurückziehen. Dazwischen würden Situationen liegen, in denen mit steigender Appetenz versucht wird, die rettende Bedeutungskoppelung zustande zu bringen, in denen aber innere oder äußere Widerstände die Lösung des Problems verhindern. Diese Situation würde den von Zander beschriebenen Verhältnissen entsprechen. Man könnte sie eine »gastrointestinale Panikreaktion« nennen – oder eine spezielle Variante von »Streß«. Die Zanderschen Ergebnisse sind so eindrucksvoll, daß sie dringend darauf warten, repliziert zu werden.

Ein Erwachsener, der als Säugling nicht gelernt hat, seine primären Programme so zu modifizieren, daß er seine Bedürfnisse selber befriedigen kann, wird nur in einer sehr entgegenkommenden Umgebung vor solchen Panikreaktionen geschützt sein. Man kann sich nunmehr vorstellen, daß ein solcher Erwachsener in einer Art protrahierter Panikreaktion lebt und so die depressiven Verstimmungen entstehen, von denen oben die Rede war. Möglicherweise findet sich hier der Nährboden für Helicobacter, in dessen Gefolge es wahrscheinlich vermehrt zur Gastrin- und Pepsinogenbildung kommt (Biasco et al., 1993; Mossi et al., 1993). Auf dem Boden komplizierterer Interaktionen mit seiner biologischen Mikroumwelt (Halter et al., 1992) kommt es möglicherweise zu einer Einwirkung auf die antralen G-Zellen, die beim Ausstoß vom Gastrin behindert werden, was zu einer Art Selbstandauung in dieser Region führen könnte. Es wäre zu fragen:

– Warum werden die ubiquitär vorhandenen, d.h. im höheren Alter in 60–70% der Normalbevölkerung anzutreffenden Helicobacter zu Krankheitserregern?
– Welche individuellen Reaktionen sind hierzu erforderlich?
– Bei welchen Menschen werden unter welchen Umständen Helicobacter zu Krankheitserregern?

6.2 Das Modell unter klinischem Aspekt

Die innere Medizin hatte zunächst ein Schema entworfen, nach dem die zahlreichen Vorgänge, die für die Pathogenese des Ulcus duodeni eine Rolle spielen, unter zwei Gesichtspunkten, als **aggressive** bzw. als **defensive** Mechanismen geordnet sind. Da beide Mechanismen gemeinsam auf die Duodenalschleimhaut einwirken, soll eine Verstärkung der aggressiven und/oder eine Schwächung der defensiven Mechanismen zum Ulkus führen.

Die Verdauungstätigkeit des Magens ist aber nur eine Teilfunktion in dem Regelkreis »Nahrungsaufnahme«. Daher muß dieses Schema erweitert werden. Der Regelkreis »Nahrungsaufnahme«, der den Menschen und seine Umgebung umfaßt, besitzt einen endogenen 24-Stunden-Rhythmus. Ihm entspricht eine »periodische Sollwertvorstellung«, die mit dem Auftreten und Abklingen des Nahrungsbedürfnisses einhergeht und die Einzelfunktion des Magens (HCL- und Pepsinsekretion, Schleimhautdurchblutung, Produktion von Schleim usw.) mit den Nahrungsangeboten der Umgebung koordiniert.

In einem derart erweiterten Konzept bestehen Möglichkeiten, psychodynamische und biologische Aspekte in einen Zusammenhang zu bringen: Dem endogenen 24-Stunden-Rhythmus, in dem bei Neugeborenen Hunger, motorische Unruhe und Schreien, Gefüttertwerden, Sättigung und Schlaf periodisch wechseln, entspricht ein Rhythmus ansteigender und sich lösender psychischer Spannungen, deren Triebaspekt als »oral« bezeichnet wird. Dieser Rhythmus schließt – wenn er störungsfrei ablaufen soll – die Umgebung »kontrapunktisch« mit ein. Beim Säugling ist die Umgebung der Mutter, und deren Erleben und Verhalten ist gewissermaßen mit dem Erleben und Verhalten des Säuglings »verzahnt«: Denn die motorische Unruhe und das Schreien des Säuglings werden von ihr als Auslöser für ihr Stillverhalten erlebt, dem psychisch wiederum Spannungsanstieg und Spannungslösung entspricht. Das Stillverhalten der Mutter führt zur Sättigung (zum Stillen des Bedürfnisses) des Säuglings. Auf diese Weise haben wir einen umfassenden Regelkreis vor uns, der Erleben und Verhalten von zwei Individuen umschließt, von denen jedes die »Umwelt« für das andere darstellt (Mutter-Kind-Dyade). In unserer Terminologie könnten wir sagen, daß ein Funktionskreis entsteht, in dem zwei Lebewesen zu einem System verbunden sind.

Im Verlauf der kindlichen Entwicklung erfolgt im Rahmen der Auseinandersetzung mit der Umgebung eine Gestaltung dieser Dyadensituation durch zwei Vorgänge:
– Es bildet sich ein **Ich,** in dem die angeborenen (primärprozeßhaften) sensomotorischen Programme in Auseinandersetzung mit der Umgebung umgeformt, differenziert und mit anderen erlernten Programmen verbunden werden.
– Es entsteht eine **Außenwelt,** in der andere Menschen (Objekte oder soziale Institutionen) die Erlebnisbedeutung einer nahrungsspendenden und schützenden oder enttäuschenden und zurückweisenden Instanz erhalten.

Eine Konfliktsituation ist dann gegeben, wenn die Umgebung aufgrund primitiver Abhängigkeitsbedürfnisse als nahrungsspendende Instanz erlebt wird, die Bedürfnisbefriedigung aus endogenen oder exogenen Gründen aber nicht zustande kommt; wenn es ferner nicht gelingt, Programme zu entwerfen, um die in dieser Situation gestellte Aufgabe zu lösen.

In diesem Schema ist dargestellt, wie der Säugling und später das Kind lernen, sich den gesellschaftlichen Bedürfnissen anzupassen; diesen Bedürfnissen haben sich nicht nur die oralen Bedürfnisse, also das triebhafte Verlangen nach Nahrung, Schutz und Verwöhnung, sondern auch die zugeordneten Magenfunktionen unterzuordnen. Psychodynamisch wird das orale Triebverhalten gesellschaftlich induzierten Bedürfnissen angepaßt, so daß das Nahrungsverhalten des Erwachsenen weitgehend zu einem Erziehungsprodukt wird.

Nach dem somatopsycho-psychosomatischen Modell – das in Wahrheit ein »somatopsycho-soziopsychosomatisches Modell« darstellt – ist die Situation, in der die Umgebung aufgrund überwältigender Bedürfnisse nach Nahrung, Schutz und Verwöhnung gedeutet wird, eine spezifische (orale) Variation einer allgemeinen Problemsituation, für deren Lösung keine Programme verfügbar sind.

6.3 Das Modell aus interdisziplinärer Sicht

Es ist offensichtlich, daß eine monokausale Betrachtungsweise weder in der Behandlung des Ulkuspatienten noch in der weiteren Forschung des Krankheitsbildes und seiner Träger weiterhilft. Die klinischen Probleme illustriert das Ergebnis einer Langzeitstudie (Knop und Fischer, 1981). Es wurden die Krankengeschichten von 1000 Billroth-II-Patienten 20–29 Jahre nach der Operation untersucht, d.h. Patienten, die wegen eines Ulkus operiert worden waren. Von ihnen waren 423 verstorben. Von diesen hatten 67, also 14%, Suizid begangen.

Im Gegensatz dazu berichten deutschsprachige Autoren über günstige mittelfristige Ergebnisse nach selektiver Vagotomie. Möhlen und Mitarbeiter (1982) fanden bei ca. 80% ihrer Patienten eine gute bis sehr gute Beurteilung der Operationserfolge durch die Patienten selbst. Ähnliche Ergebnisse erhob Hess (1983) bei 50 männlichen Patienten 5 Jahre nach selektiver Vagotomie; hier lag eine 20%ige Rezidivquote vor. Interessanterweise wird in beiden Arbeiten beschrieben, daß höchstens die Hälfte der Patienten eine ausreichende Reduktion der Säureproduktion zeigte. Hess (1983) fand bei ihren Patienten sogar in 69% (!) eine überhöhte Säureproduktion.

Die Patienten werden in ihrem sozialen Verhalten als anklammernd und in ihrem Krankheitsverständnis als instrumentell vorgehend beschrieben (Ahrens, 1981, 1982a, b). Kennzeichnenderweise können sie gegenüber ihrem Arzt Aggressionen nicht oder kaum wahrnehmen. Der Arzt stellt praktisch ein menschliches Neutrum dar. Es gibt Hinweise darauf, daß sie zur Zeit des Ulkus besonders aggressionsgehemmt sind, in Ulkus-freien Zeiten in medizinischer Umgebung dagegen eher aggressiv wahrgenommen werden, wenn sie etwa wegen einer Fraktur ins Krankenhaus kommen (Cremerius, 1971). Wie ein roter Faden zieht sich die Unfähigkeit hindurch, mit eigenem Ärger fertig zu werden, gleichzeitig niedergeschlagen zu sein (Hasenbring, 1987). Das wird sowohl bei Ulcusduodeni- als auch bei Ulcus-ventriculi-Patienten beobachtet, gleichermaßen bei Männern wie bei Frauen. Verstärkt zeigt sich diese Beobachtung bei geschiedenen, getrennten oder verwitweten Menschen, die sich auf diese Weise mit chronischen Schwierigkeiten abquälen (Gilligan et al., 1987). Nochmals sei hervorgehoben, daß sich Ulkuspatienten als weniger sozial unterstützt empfinden (Fydrich et al., 1988).

Bereits Ende der 70er Jahre wiesen Wolff und eine Reihe namhafter nordamerikanischer Gastroenterologen darauf hin, daß nach einer langen Phase therapeutischer Unsicherheit Konturen klarer werden, wie ein interdisziplinäres Vorgehen anzustreben ist und wie dementsprechend prädiktive Studien beim Ulkuspatienten durchzuführen seien (Wolff et al., 1979a, b). Gleiches ist aus dem deutschsprachigen Raum zu hören: Eine engere interdisziplinäre Zusammenarbeit wäre notwendig (Rösch, 1984).

Dem stehen jedoch Äußerungen entgegen, die sich im New England Journal of Medicine, dem Organ des medizinischen Establishment folgendermaßen widerspiegeln und in denen die Psyche der Folklore nahegerückt wird, wenn es um ätiopathogenetische Betrachtung geht:

»Folklore implicates diet, coffeine and psychological stress in the pathogenesis of peptic ulcer ...« (Soll, 1990).

Offensichtlich läßt sich eine totale Ignoranz ganzheitlicher Betrachtungsweise in der Gastroenterologie nicht aufrechterhalten, so daß zumindestens eine Arbeit (Feldman et al., 1986) mit folgendem Vermerk zitiert wird:

»Isolated case reports suggest an association between psychological stress, peptic disease, and controlled studies indicate such an association, but the difficulty of measuring stress and, more important, assessing the response to stress has hampered the rigorous study of its role in the pathogenesis of peptic ulcer« (Soll, 1990).

Ansonsten wird in diesem Artikel, der unter der Rubrik »Seminars in Medicine« veröffentlicht wird, und als meinungsbildend anzusehen ist, keinerlei Hinweise auf psychosoziale Faktoren geschweige denn eine ganzheitliche Betrachtungsweise gegeben. Statt dessen herrscht offensichtlich zur Zeit eine Art biologischer Aufbruchstimmung vor. Sie ist eingefangen in der folgenden Äußerung eines Helicobacter-Forschers (Lee, 1990):

»The early phase of Helicobacter pylori research is over. We are convinced of the importance of this organism as a significant gastroduodenal pathogene. We now have to convince the world«.

Man fühlt sich erinnert an eine Formulierung zu Beginn der naturwissenschaftlichen Epoche der heutigen Medizin als im Jahre 1842 DuBois schrieb (zitiert nach v. Uexküll und Wesiack, 1988):

»Brücke und ich, wir haben uns verschworen, die Warheit geltend zu machen, daß im Organismus keine anderen Kräfte wirksam sind, als die allgemeinen physikalisch-chemischen ...«.

Physiker haben das top-Quark gefunden, so ging eine Meldung im April 1994 (Schnabel, Die Zeit 29. 04. 1994) um die Welt: Wir kennen nunmehr den sechsten Quark, aus dem alle Materie im Kosmos zusammengesetzt ist. – Helicobacter als Top-Quark der Ulkusentstehung?

Glücklicherweise gibt es besonnenere Gastroenterologen. Aus deren Sicht wird darauf hingewiesen, daß es sich beim Duodenalulkus um ein multifaktorielles Geschehen handelt und Helicobacter nur ein pathogen wirkender Faktor unter mehreren ist (Misiewicz, 1990). Dem widerspricht keinesfalls, daß die gleiche Arbeitsgruppe nachweist, wie eine einwöchige Anti-

Helicobacter-Behandlung der bisher effektivsten Ulkusbehandlung zumindest ebenbürtig ist (Logan et al., 1994). Eine solche multifaktoriell orientierte Einschätzung steht in Übereinstimmung mit dem hier vorgelegten Erklärungsmodell, das auf dem Situationskreis beruht. Mit ihm lassen sich die Auswirkungen der verschiedenen therapeutischen Maßnahmen medikamentöser, chirurgischer und psychotherapeutischer Art auf den Kranken und das Erleben seiner individuellen Wirklichkeit besser verstehen. Das Modell beschreibt ja einen dynamischen Prozeß, mit dem in jedem Augenblick – wie V. v. Weizsäcker (1955) es ausdrückte – Gesundheit erzeugt wird. Erzeugen von Gesundheit wird in unserem Modell als Aufbau einer individuellen Wirklichkeit beschrieben, in welcher der einzelne seine Bedürfnisse befriedigen kann.

7 Schlußbetrachtung

In Situationen, in denen der Aufbau einer individuellen Wirklichkeit aus inneren oder äußeren Gründen nicht gelingt, kommt es zu Störungen, die je nach der herrschenden Konstellation auf verschiedenen Ebenen eintreten und verschiedene Auswirkungen haben können. Unser Modell beschreibt Schutzmaßnahmen, die Schäden abwenden oder, wenn das nicht gelingt, begrenzen sollen. Sie bestehen darin, daß der Aufbau der individuellen Wirklichkeit auf einer Stufe innehält, auf der die dazu erforderlichen Programme in reduzierter Form noch ungestört abgewickelt werden können. Bildlich gesprochen schrumpft die Wirklichkeit sowohl räumlich wie zeitlich, so daß Gefahren, die aus der Entfernung oder der weiteren Zukunft drohen, ihre Bedeutung verlieren, ja sie können aus dem bewußten Erleben des Kranken verschwinden. Es kommt gewissermaßen zu einer Autonomie von mehr oder weniger großen Bereichen der individuellen Wirklichkeit des Kranken.

Wenn das nicht ausreicht, kann ein weitestgehender Rückzug auf die vorgeburtliche Organisationsform als »bloßer Körper« ohne Umwelt stattfinden. Wir haben beschrieben, wie es in der Nausea, in der Ohnmacht, im Koma und zeitweise auch im Schlaf zu einer Umstellung von der ergotropen, aktivierten Verfassung des normalen Wachzustandes zu einem histiotropen Schongang der Körperfunktionen kommt, in dem der Organismus von seinen Reserven lebt und die Umgebung ihn nichts mehr angeht (v. Uexküll, 1952).

Sowohl bei dem Rückzug von der ergotropen, umweltoffenen Einstellung in den histiotropen, umweltlosen Zustand, wie auch umgekehrt bei dem Übergang von dieser in sich abgeschlossenen Organisationsform in die offene, findet ein »Sprung« von einer Integrationsebene eines hierarchischen Systems in eine andere statt. Der Sprung in die Organisationsform des offenen Systems, das Außenwelt in Umwelt und später individuelle Wirklichkeit transponiert, verläuft zunächst immer wieder nach Programmen, die in der frühesten Kindheit erworben wurden. Damals entstand unmittelbar nach der Geburt mit den ersten Atemzügen eine »Luft-Umwelt«, die sich bis in die Lunge des Säuglings ausdehnte (s.a. Kap. 61, »Asthma bronchiale«). Damals schufen die ersten Lippenkontakte des Säuglings mit der mütterlichen Brust und das erste Trinken die Basisprogramme für eine orale Umwelt, die hinab zum Pylorus und weiter distal reicht.

Es erscheint sinnvoll, die Begriffe »gesund« und »krank« als zwei verschiedene Dimensionen zu sehen, die in Interaktion stehen (Antonovsky, 1987). Das gesundmachende bzw. gesunderhaltende Prinzip wird von Antonovsky als das salutogenetische Prinzip bezeichnet. Es wird repräsentiert durch den »sense of coherence« (SOC). Hierdurch wird der Mensch in die Lage versetzt, sich über die Zeit hin als eigenständiges mit der Umwelt interagierendes Individuum zu sehen. Der Mensch kann die Ereignisse im erforderlichen Sinne voraussagen, sie beeinflussen und sie als sinnvoll wahrnehmen. Der SOC hilft ihm, mit krankmachenden Faktoren umzugehen und sie in sein Leben zu integrieren. Wir haben ein Schema (Abb. 62-4) vorgeschlagen, um die Interaktion von gesunderhaltenden und krankmachenden Faktoren darzustellen (Schüffel et al., 1994).

Der Ulkuspatient würde sich im Falle der manifesten Erkrankung im rechten oberen Quadranten des Diagramms befinden. Im Vergleich hierzu ist der potentielle Ulkuspatient sowie der Patient mit funktionellen Abdominalbeschwerden (FAB) im linken oberen bzw. rechten unteren Quadranten eingetragen.

Aus einem solchen Diagramm wird ersichtlich, welche Gewichtung den einzelnen Faktoren zukommt. Es ist offensichtlich, daß bei einer derartigen Betrachtungsweise der Beschäftigung mit den aktiven Gestaltungsprozessen des Erkrankten oder des potentiell Erkrankten größte Bedeutung zukommt. Das gilt klinisch wie forschungsmäßig. Die eingangs gestellten Fragen mögen daher folgenderweise beantwortet werden:

– Es ist mehr als sinnvoll, auch angesichts der wirksamen pharmakologischen Interventionsmöglichkeiten auf psychosomatische Aspekte des Patienten mit Ulcus duodeni einzugehen. Aus klinischer Sicht muß mit höherer Wahrscheinlichkeit angenommen werden, daß nahezu jeder Ulcus-duodeni-Patient Probleme psychosozialer Natur hat, zu deren Lösung ihm Hilfe angeboten werden sollte. Hierauf nicht einzugehen würde bedeuten, vorsätzlich eine Kollusion fördern, zu der Arzt und Patient ohnehin neigen und die durch den Trend zu monokausalen und naturwissenschaftlich orientierten Erklärungsweisen in der umgebenden Gesellschaft gefördert wird. Forschungsmäßig bietet sich eine Fülle interessanter Fragestellungen an. Es gibt kein anderes Krankheitsbild in der Medizin, das mit vergleichbar scharf umschriebenen Parametern auf biologischer, intrapsychischer und sozialer Ebene die Interaktion verschiedener gesundheitserhaltender wie krankmachender Faktoren untersuchen ließe.

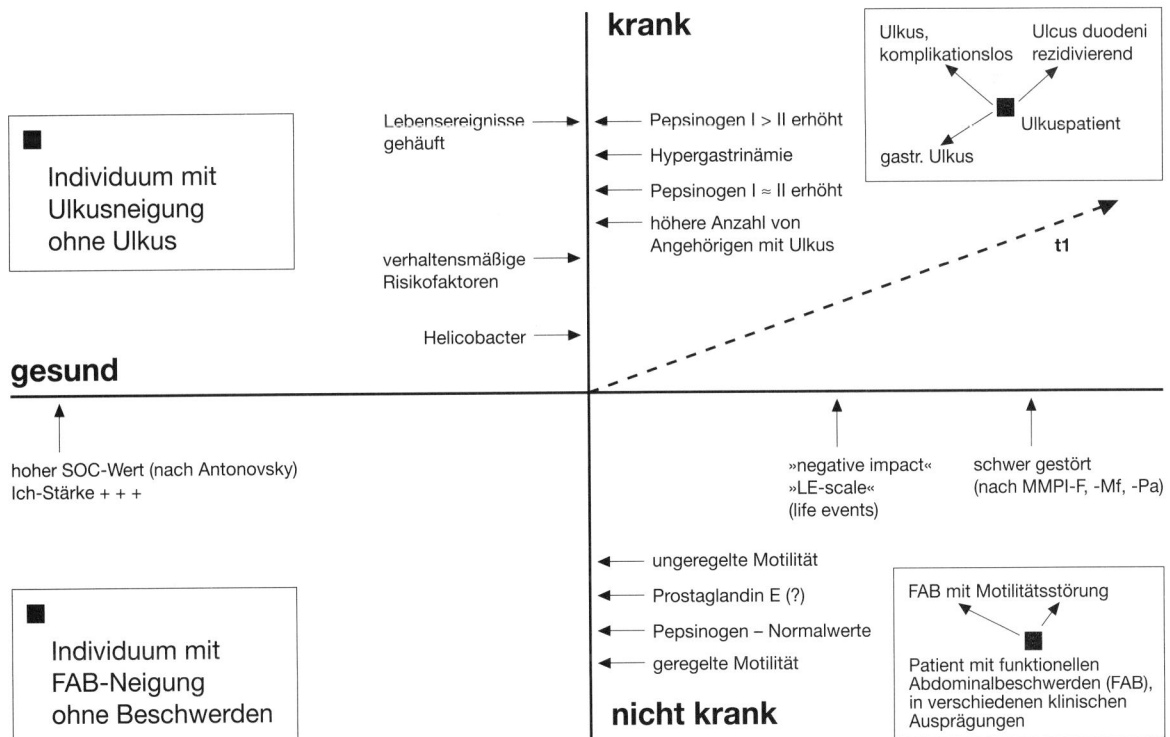

Abb. 62-4 *Hypothetisches Modell der Ulkus- und FAB-Entstehung unter Berücksichtigung saluto- und pathogenetischer Konzepte über die Zeit t1 (Schüffel, Müller von der Grün und Schade, 1994).*

– Die vielfältigen Forschungsfragen können nur aus einem interdisziplinären Arbeitsansatz heraus angegangen werden. Es ist auffallend, daß ein solcher Ansatz zwar seit langem gefordert wird, aber vor 30 Jahren erst- und letztmalig im großen Umfang praktiziert wurde. Immerhin zeigen sich zögerlich Ansätze, Interdisziplinarität auf diesem Felde zu entwickeln. Es dürfte mehrere Gründe geben, daß Interdisziplinarität nur im geringeren Umfange geübt wird. Werden die pathogenen Auswirkungen von Bakterien, biochemischen Einflüssen etc. relativiert, so wird automatisch der Einsatz von Pharmaka relativiert, d. h. unter Umständen werden massive wirtschaftliche Interessen in Fragen gestellt. Damit werden Machtfragen berührt und mit diesen verbundene strukturelle Frage in den Krankenhäusern, Praxen und insgesamt im Gesundheitswesen.

Im Gesundheitswesen haben wir relativ wenig Erfahrung im Umgang mit verbalen und verhaltensmäßigen Interventionsstrategien im weiteren Sinne, dagegen wesentlich mehr Erfahrung im Umgang mit traditionellen naturwissenschaftlich begründbaren Interventionen.

Grundsätzlich neigt jeder dazu, diejenigen Instrumente einzusetzen, die er kennt. Interdisziplinarität würde gleichzeitig, das dürfte das schwerwiegendste Argument sein, das Aufgeben des Glaubens darstellen, alles sei manipulierbar. Stattdessen müßte sich der einzelne darauf einlassen, seine Grenzen zu benennen und dem anderen zu vertrauen. Das würde den Umgang mit Angst und gleichzeitig das Zugeständnis an sich bedeuten, sich der eigenen Autonomie überlassen zu können. Mit einer solchen Feststellung hätte uns das Thema »Ulcus duodeni« in Bereiche geführt, die zur Sozialisation des Arztes gehören.

KAPITEL 63

Colitis ulcerosa

Hubert Feiereis und Günther Jantschek

Patientengeschichte

Der 44jährige Patient kommt zu uns, weil seit 3 Jahren wechselnd Durchfälle mit Blut und Schleim, 12–15mal täglich, Schmerzen im linken Unterbauch und in der Afterregion, besonders beim Stuhlgang, bestehen. Seit dieser Zeit ist er auch erheblich deprimiert und hat häufig Suizidgedanken. Die Schübe treten im Abstand von etwa einem viertel bis einem halben Jahr auf und dauern meist 4–6 Wochen. Bisher wurde er ausschließlich medikamentös mit Salazosulfapyridin, Cortison und Diät behandelt. Trotz der meistens bald einsetzenden Besserung unter dieser Therapie verbleiben Blutbeimengungen im Stuhl. Ebensowenig bilden sich hypochrome Anämie, erhöhte Blutsenkungsgeschwindigkeit und entzündliche Zeichen im Elektrophoresediagramm vollständig zurück. Bei den endoskopischen Untersuchungen wird während eines Schubes eine stärkergradige Colitis ulcerosa (makroskopisch und histologisch) im Rektum, Sigma und Colon descendens festgestellt, die auch im Intervall histologisch besteht und nur makroskopisch einen geringeren entzündlichen Befund aufweist.

Der Patient wirkt entmutigt wegen der langanhaltenden Krankheit mit wiederholt wochenlanger Dienstunfähigkeit und deren negativen Auswirkungen, ist klagsam, apathisch, antriebsarm, deprimiert. Er empfindet den Beruf nur noch als Zwang. Zu Hause fühlt er sich schlapp, schwach, »wie ausgelaugt«. »Der Freitagabend ist für mich der schönste Moment; ich habe keine Energie und keinen Trieb, etwas zu unternehmen, bin seit 3 Jahren eigentlich nur rumgesessen.« Seit Monaten schläft er schlecht, hat Konzentrationsschwierigkeiten, spürt einen Leistungsabfall und ist impotent.

Seit einer Ruhrerkrankung mit 18 Jahren hat er keinen festen Stuhl mehr, seit 10 Jahren häufiger wäßrige Durchfälle, zunächst jahrelang ohne Blut.

Der Patient wurde als 9. Kind von 11 Geschwistern in Ostpreußen geboren. Bis zum 14. Lebensjahr wohnte er im Elternhaus auf dem Lande. Er lebte gern dort. »Die Menschen waren einfach, ehrlich und unkompliziert.« In der einklassigen Volksschule war er der beste Schüler. Während der Kriegsjahre konnte der einzige Lehrer zweier Klassen nur an 3 Tagen Unterricht geben, »deshalb kamen wir z.B. im Rechnen nicht viel weiter als bis zur einfachen Bruchrechnung und in Deutsch zu Satzgegenstand und Satzaussage. Der Lehrer lobte mich oft, und ich spürte, daß mir Lob guttat. Noch heute bin ich unsicher in Ausdruck und Rechtschreibung.«

Die Eltern waren Auslandsdeutsche und sehr streng religiös. Sie hatten ihren Bauernhof 1918 in Rußland aufgegeben. Der Vater wurde Landarbeiter auf ostpreußischen Gütern. Wegen der Armut der großen Familie konnte sich der Patient selten sattessen. Seine Kleidung war abgetragen; deshalb wurde er oft gehänselt. An seinem zwölften Geburtstag hatte er zum erstenmal Schuhe an den Füßen; bis dahin trug er nur Holzpantinen. Die Stimmung innerhalb des Elternhauses war oft äußerst gedrückt. »Ich hörte meine Eltern wegen ihres verlorenen Bauernhofes und des ganzen Daseins immer nur klagen. Sie haben nie eine Schule besucht. Aus der Bibel, die ihr einziges Buch war, lernten sie Schreiben und Lesen. Daher waren sie auch so streng religiös. Uns Kindern wurde mit erhobenem Zeigefinger immer gesagt, daß z.B. Ballspielen und Tanzen im Himmel auch nicht erlaubt sind. Oft wurde von der Hölle gesprochen.« Von den Eltern wurde der Patient häufig getadelt. »Ich spürte schon damals, daß mir Tadel weh tat. Im Streit mit anderen Kindern durfte ich mich nicht wehren. Bekommst du eine Backpfeife, so halte auch die andere Backe hin.« Selbst freudige Ausgelassenheit sei als Sünde ausgelegt worden. Wegen der Verbitterung der Eltern erinnerte er sich ohnehin an keine einzige fröhliche Stimmung. »Wir wurden immer zu Ernsthaftigkeit und zum Stillsitzen ermahnt. Als Kind mußten wir zur Strafe oft stundenlang in der Bibel lesen.« Ihrer religiösen Einstellung wegen war die Familie auch politisch verfolgt worden und im Dorf isoliert.

Den Eltern wie auch Fremden gegenüber ist er stets sehr schüchtern gewesen. »Ich kann heute noch nicht im kleinen oder großen Kreis diskutieren. Ich habe schon vorher Angst, ob ich alles richtig tun oder sagen werde. Ich fürchte, der andere könnte keinen guten Eindruck von mir haben. Ich lasse mir die Meinung des anderen aufzwingen, umgekehrt gelingt es mir nicht.«

Der Patient erlernte das Schmiedehandwerk und erwartete kurz vor Kriegsende seine Einberufung, die ihn wegen der Flucht aber nicht mehr erreichte. An der Weichsel wurde er festgenommen. Unter dem Vorwurf, sich nicht pflichtgemäß zum Fronteinsatz gemeldet zu haben, wollte man ihn erschießen. »Ich hatte keine Zeit, mich auf der Straße von meinen Eltern und Geschwistern zu verabschieden. Meinen Vater habe ich nie wiedergesehen; er ist in Rußland verstorben.« Der Patient kam unmittelbar nach der Festnahme in russische Gefangenschaft und wurde ein halbes Jahr danach wegen Unterernährung und anhaltender Durchfälle nach einer Ruhrerkrankung entlassen.

Zwei Brüder waren gefallen, vier Geschwister wanderten in die USA aus.

Der Patient arbeitete dann 12 Jahre als Schlosser, besuchte Abendschulen, erwarb sich die Qualifikation eines Konstrukteurs und Erprobungsingenieurs. Eine feste Anstellung bei einer staatlichen Behörde gab ihm äußere Sicherheit. Wegen seiner fehlenden akademischen Ausbildung habe er sich die Anerkennung seiner Vorgesetzten und Kollegen mühsam erkämpfen müssen. »Ich spüre im Leib immer ein Unbehagen, wenn es darauf ankommt, mich zu behaupten.«

Mit 24 Jahren heiratet er. Seine Ehefrau schildert er zunächst als gütig und stets hilfsbereit, »obwohl ich ihr seit Jahren, seit Beginn der Abendschule vor 15 Jahren, nichts bieten kann«. In seiner Familie fühlt er sich wohl; zu seinen beiden Söhnen hat er eine gute Beziehung. »Leider erkannte ich zu spät, daß ich sie zu streng erzogen, mich zu wenig um ihre Entwicklung gekümmert habe. Nun suche ich oft das Gespräch mit ihnen; Fremden gegenüber sind sie ebenso befangen, wie ich es gewesen bin.«

Die Krankheitsschübe hatten eine enge zeitliche Beziehung zu den steigenden Anforderungen im Beruf, die er mit Fleiß und Ehrgeiz – gerade wegen seines fehlenden Hochschulstudiums – besonders exakt zu erfüllen versuchte. Der letzte Schub fiel zeitlich eng zusammen mit seiner beruflichen Veränderung zum technischen Sachbearbeiter. Diese hatte ihm zwar gegenüber der früheren Konstruktionsarbeit Entlastung gebracht, jedoch assoziierte er hierzu ständig Begriffe wie »Verlust des mühsam erworbenen Status eines Konstrukteurs« und »Versager, Niederlage, du bist doch nichts wert«.

1 Klinik der Colitis ulcerosa

1.1 Symptomatologie, Schweregrade und Verlaufsformen

Die Krankheit beginnt in der Regel schleichend, mitunter, besonders bei schwerer Verlaufsform, akut bis fulminant. Wir unterscheiden die drei Verlaufsformen akut, chronisch rezidivierend und chronisch kontinuierlich und die drei Schweregrade I bis III, d. h. geringe, mittlere und hohe Krankheitsaktivität.

Die Verteilung der Verlaufsformen und Schweregrade im eigenen Krankengut von 2299 Patienten zwischen 1948 und 1993 zeigt Tabelle 63-1.

1.2 Komplikationen

Zu unterscheiden sind lokale Komplikationen wie toxisches Megakolon, foudroyante Blutung, Perforationsperitonitis und (selten) Perianalabszeß und Fistel. Das gefürchtete postkolitische Karzinom ist seltener, als vielfach, vor allem in angloamerikanischen Ländern, angegeben wird. Die Gefährdung besteht in erster Linie bei totalem Befall des Kolons und länger als 10 Jahre dauernder chronischer Entzündung ohne Remissionen. Im eigenen Krankengut betrug die Karzinomfrequenz bei Patienten mit 8–20 Jahre langem Verlauf der Krankheit 3%.

Die Komplikationen an anderen Organen manifestieren sich vorwiegend als kutane Begleiterscheinungen, etwa Erythema nodosum oder Pyoderma gangraenosum, als rheumatoide Arthritiden, ankylosierende Spondylitis, Episkleritis und Iridozyklitis,

ferner in allen Formen entzündlicher und nichtentzündlicher Lebererkrankungen, vor allem als primär sklerosierende Cholangitis oder Pericholangitis, reaktive Hepatitis und Cholestase-Syndrom.

2 Differentialdiagnose

Breitgefächert ist das Spektrum der notwendigen differentialdiagnostischen Überlegungen. Sie umfassen vor allem die Enteritis regionalis Crohn, die ischämische vaskuläre Kolitis, die Enteritis pseudomembranacea (»postantibiotische Kolitis«, »postoperative Kolitis«), die Yersinienerkrankung, Salmonellosen, Campylobacter-Kolitis, Ruhrerkrankungen, schließlich die Purpura abdominalis, das solitäre Ulkus, die Amyloidose, die kollagene Kolitis, die Colitis cystica profunda, die Divertikulitis und die gut- und bösartigen Tumoren. Regelmäßig ist auch an funktionelle oder artifizielle Durchfälle mit den Kennzeichen des Abführmittel-Kolons zu denken.

3 Epidemiologie

Die Angaben zur Häufigkeit der Colitis ulcerosa schwanken zwischen 5 bis 10 Patienten auf 10 000 Krankenhausaufnahmen in Mittel- und Westeuropa, während in den USA 50 bis 100 Kolitis-Kranke auf 10 000 Einweisungen in internistische Krankenhausabteilungen angegeben wurden (Feiereis, 1970). Die jährliche Erkrankungsziffer beträgt in Westeuropa etwa 2 bis 9 auf 100 000 Einwohner (Adler, 1993).

Das männliche und weibliche Geschlecht ist etwa gleich häufig, überwiegend im 2. bis 4. Lebensjahrzehnt betroffen. Im eigenen Krankengut fanden sich unter 2299 Patienten 1169 männliche und 1130 weibliche Kranke. 1638 Patienten (71,2%) waren zwischen 11 und 40 Jahre alt.

4 Ätiologie und Pathogenese

Ätiologie und Pathogenese der Colitis ulcerosa sind noch immer nicht geklärt, jedoch sprechen viele Befunde für eine plurikausale Entwicklung. Die meisten Untersuchungen beziehen sich auf Fragen nach der Bedeutung von immunologischen und vaskulären Faktoren, genetischer Disposition, Einflüssen der Ernährung (Milcheiweiß, Laktasemangel, Kohlenhydratüberschuß, Form des Zuckers in der Ernährung), infektiösen Agenzien (Virus? Ruhranamnese?) und

Tab. 63-1 Schweregrad und Verlaufsform der Colitis ulcerosa bei 2299 Patienten des eigenen Krankengutes der Jahre 1948–1993.

Verlaufsform	Schweregrad			
	I	II	III	zus.
akut	124	88	91	303 = 13%
chronisch-rezidivierend	390	693	509	1592 = 69%
chronisch-kontinuierlich	243	112	49	404 = 18%
insgesamt	757	893	649	2299
	33%	39%	28%	= 100%

vegetativ-psychischen Anteilen. Für die genetische Disposition sprechen vor allem Beobachtungen der Colitis ulcerosa bei mehreren Mitgliedern der Familien dieser Patienten (Hoyer, 1983; Küster und Lenz, 1984; Nedbal und Maratka, 1968; Purrmann et al., 1986). In angloamerikanischen Arbeiten wird die familiäre Disposition mit 5–10% angegeben (Evans und Acheson, 1965). Bei unseren Patienten betrug sie, bezogen auf Blutsverwandte 1. Gades, 2% (Hammer, 1968).

Die Annahme einer immunologischen Pathogenese liegt angesichts der nahen Beziehung zu anderen Autoimmunerkrankungen auf der Hand. Zahlreiche Untersuchungen und Beobachtungen erhärten die Bedeutung dieses ätiologischen und pathogenetischen Faktors (Bárta et al., 1964; Harrison, 1965a und b; Kirsner, 1960, 1961 und 1965; Raedler et al., 1982; Thiele et al., 1982; Raedler und Schreiber, 1992). Bemerkenswert sind auch die Befunde über die verschiedenen Autoantikörper, z.B. gegen Kolonantigene, Zellkernsubstanzen und in 25% gegen Becherzellen (Otte et al., 1983).

4.1 Neurovegetative Faktoren

Viele klinische und experimentelle Befunde belegen die enge Beziehung neurovegetativer Fehlsteuerungen und emotioneller Faktoren zu vaskulärem System, Motilität und Sekretion des Dickdarms (Almy et al., 1950; Chaudhary und Truelove, 1961; Grace et al., 1950b und 1951; Groen und van der Valk, 1956; Karush et al., 1955; Kirsner, 1960 und 1961; Paskuda et al., 1979; Wolf, 1966).

In tierexperimentellen Untersuchungen wurden Änderungen der motorischen Darmtätigkeit (Hyperperistaltik und Spasmus) auch im Anschluß an eine Stimulierung verschiedener Hirnareale festgestellt, so daß bei der nicht selten zu beobachtenden gesteigerten Darmmotilität unter emotionaler Einwirkung, so z.B. von Schmerz, Schreck, Angst, aktuellem Konflikt, die Annahme einer zentral gesteuerten Pathogenese gestützt wird (Portis, 1949; Wener und Polonsky, 1950). In gleicher Weise wie für die Motilität gelten diese experimentellen Befunde auch für Sekretionsanomalien und Störungen der Zirkulation (Grace et al., 1950; Kirsner, 1960; Palmer, 1948).

Die häufige Angabe, daß dem Beginn der Kolitis manchmal jahrelang eine Neigung zu Durchfällen im Sinne nervöser Diarrhöen (Gromotka und Henning, 1966; Kühn und Nägele, 1967; Rosenblum, 1958; Sattler, 1960) (bei unseren Patienten 13%) oder umgekehrt eine Obstipation vorausging und somit eine funktionelle Darmstörung das Vorstadium der Kolitis gewesen sein kann, spricht ebenfalls für eine neurovegetative Komponente innerhalb des pathogenetischen Bündels.

4.2 Prämorbide Persönlichkeitsstruktur und Psychodynamik

Die psychopathologischen Befunde der Patienten mit Colitis ulcerosa werden einheitlicher beschrieben als die der Patienten mit Morbus Crohn.

Seit den Untersuchungen von Murray (1930), Sullivan und Chandler (1932) wurden von vielen Autoren psychische Auffälligkeiten der Kolitis-Kranken mitgeteilt. Engel (1955 und 1979) hat die Literatur über die psychischen Merkmale bei Kolitis-Kranken zusammengestellt und bereits das allzusehr vereinfachte Konzept kritisiert, daß die Colitis ulcerosa eine psychogene Erkrankung sei, verursacht durch psychische Störungen. Während viele Autoren charakterologische oder neurotische Merkmale als ätiologisch und pathogenetisch werten, äußern sich andere weitaus zurückhaltender oder deuten die psychischen Befunde lediglich als Reaktion auf Schwere und Dauer des Leidens.

Viele, vornehmlich tiefenpsychologisch orientierte Untersuchungen galten daher der Frage nach der prämorbiden Struktur der Kolitis-Kranken. Überwiegend werden eine retardierte Entwicklung, Ich-Schwäche, Passivität, Konfliktvermeidung, Scheu vor Verantwortung, Abhängigkeit von einer dominierenden Bezugsperson und Schwierigkeiten, eine reife, flexible Beziehung zur Außenwelt aufzubauen, beschrieben (Dress, 1977; Mewes, 1973; Sandweg 1986; Schucman und Thetford, 1970; Wijsenbeek et al., 1968).

Verschiedene testpsychologische Untersuchungsergebnisse (z.B. Gathmann et al., 1981; Kipnowski und Kipnowski, 1978, 1981 und 1982; Liedtke et al., 1972 und 1977; Mewes, 1973; Rabavilas et al., 1980; Reindell und Ferner, 1979; Reindell et al., 1981) bestätigen die klinischen Beobachtungen vieler Autoren (Bodman, 1935; Engel 1955; Karush und Daniels, 1953; Karush et al., 1955; Paulley, 1956; Prugh, 1951; Rohrmoser, 1956).

Die Aussagekraft einiger dieser Studien ist jedoch begrenzt, da sie methodische Mängel aufweisen (relativ geringe Patientenzahl, Konzeption der Kontrollgruppe; Probst 1989). Außerdem wird häufig vorausgesetzt, daß eine homogene Psychopathologie bei Kolitis-Kranken vorliegt.

Unausgereifte Züge der Primärstruktur lassen sich auch im zwiespältigen Verhältnis zu sich selbst erkennen. Daraus resultiert eine intensive Beschäftigung der Patienten mit sich selbst und einer libidinösen Besetzung der eigenen Person.

Wir fanden aber bei unseren Untersuchungen (Feiereis, 1977; Wilke, 1978) narzißtische Züge nicht als das hervorstechende Merkmal der Kolitis-Patienten. Dennoch ergab sich in Verbindung mit therapeutischen Befunden (Wilke, 1978; 1983a und b), daß, entsprechend dem Konzept der Narzißmusstruktur als Ausdruck einer frühen Störung der Selbstentwicklung, Verschmelzungswünsche mit einem allmächtigen Objekt, Omnipotenzphantasien und Neigungen zur Idealisierung und Identifizierung als kontradepressiv wirkende Hilfe bei einer Reihe der Kolitis-Patienten festzustellen waren.

Untersuchungen von Sittaro (1980), Zepf und Mitarbeitern (1981a und b) bestätigen die Störung des Selbstwertgefühls der Kolitis-Patienten und eine narzißtische Beziehung zu einer Schlüsselperson; es fand sich eine Korrelation zwischen deren Verlust und dem Ausmaß der Darmsymptomatik.

Kolitis-Kranken fällt die Entwicklung affektiver Beziehungen oft schwer. Die Fähigkeiten zum Kontakt mit anderen sind reduziert, woraus Isolation und Absonderung resultieren. Konflikte werden strikt durch Anpassung, Versöhnlichkeit, überbetonte Freundlichkeit oder umgekehrt durch das Ausweichen vor Kontakten und durch Rückzug vermieden. Eng mit dieser Einstellung verbunden sind die starke Verletzlichkeit, Frustrationsintoleranz, Stimmungslabilität und Neigung zu überschießenden emotionalen Reaktionen (Barendregt und Groen, 1953; Krasner, 1953; Wijsenbeek et al., 1968).

Mewes (1973) hebt hervor, daß diese Reaktionsweisen in einer Abhängigkeit zu den Formen der Sozialkontakte stehen. Lassen sich Vorstellungen über soziale Beziehungen nicht verwirklichen, so fühlen sich die Patienten relativ rasch verletzt. Sobald ein Kolitis-Kranker Frustrationen zu verarbeiten hat, wird ein aggressiver Impuls nicht uneingeschränkt ausgedrückt, sondern in den Mantel »verletzter Gefühle« gekleidet.

Die nach außen gerichteten Aggressionen sind bei den meisten Kolitis-Kranken gehemmt. Die Patienten geben sich freundlich, affektarm, sich unterwerfend (Fullerton et al., 1962; Krasner, 1953). Eng verbunden hiermit sind der ausgesprochene Mangel an Spontaneität, Ausdrucksfähigkeit von Gefühlen, besonders des Zorns, sowie die Introversion und auffällig demütig-gefügige Grundhaltung, mit der nicht selten Gereiztheit, Eigensinn und Überheblichkeit assoziiert sind (Feiereis et al., 1962; Leibig et al., 1985; Mewes, 1973; Schellack, 1954; Wittkower, 1938).

Vergleichende Untersuchungen der Persönlichkeitsstruktur von Patienten mit Colitis ulcerosa und Morbus Crohn

Lourens (1973) hält die Persönlichkeitsstruktur dieser beiden Patientengruppen für sehr ähnlich; so seien bei beiden Regression, Narzißmus, Abhängigkeit, Aggressionsgehemmtheit und Zwanghaftigkeit festzustellen. Bei 47% der Untersuchten findet er psychopathologische Auffälligkeiten (erhöhter »Cornell Medical Index Score«), bei 41% eine Neigung zur Regression, bei allen Patienten starke Abhängigkeitsbedürfnisse. Bei mehr als der Hälfte der Patienten wird eine Aggressionsgehemmtheit beschrieben, bei 80% eine zwanghafte Struktur.
Auch Paulley (1971) teilt große Ähnlichkeiten zwischen den beiden Patientengruppen in Abhängigkeit und Unreife, zwanghaften Zügen und Aggressionshemmung mit. Häufig seien bedeutsame Lebensereignisse (»life events«) zu finden; die Patienten mit Morbus Crohn seien aber insgesamt weniger abhängig als die Patienten mit Colitis ulcerosa.
Eine Gegenüberstellung beider Krankheitsgruppen findet sich ebenfalls bei Petzold und Reindell (1977). Die Autoren beschreiben die Persönlichkeitsstruktur der Patienten mit Colitis ulcerosa eher als depressiv-zwanghaft, mit Morbus Crohn eher als schizoid-hysterisch; das Verhalten bei Colitis ulcerosa sei abhängig von Bezugspersonen, bei Morbus Crohn eher

pseudoautonom. Die Bereitschaft zur Psychotherapie sei deshalb bei den Kolitis-Patienten stärker ausgeprägt als bei Patienten mit Morbus Crohn. Die Autoren fanden in den Familien der Patienten mit Colitis ulcerosa einen »Bindungsmodus«, d.h. den Typus einer gebundenen Familie mit einem fast geschlossenen System, bei Patienten mit Morbus Crohn einen »Ausstoßungsmodus«, d.h. eine Familie, die sich in Auflösung befindet (vgl. Kap. 32, »Familiendynamik und Familientherapie«).

Reindell und Ferner (1979) heben bei Patienten mit Colitis ulcerosa die Trias Abhängigkeit in Objektbeziehungen, Aggressionshemmung und Depressivität hervor, hingegen wirken die Patienten mit Morbus Crohn flexibler, weniger symbiotisch fixiert und auch früher vom Elternhaus gelöst, während Poddig (1987) keine wesentlichen Unterschiede beschreibt.

Faßt man alle diese Befunde zusammen, so ergeben sich zwar begründete Hinweise auf prämorbide Merkmale einer narzißtischen, retardierten Persönlichkeit mit labilem Selbstwertgefühl, depressiv-zwanghaften Zügen, der Neigung zur Regression auf die frühkindlich-präödipale Entwicklungsstufe mit gehemmter Aggressivität, Abhängigkeit von einer nahen Bezugsperson und ausgeprägter Kränkbarkeit des Kolitis-Kranken. Die Depressivität kann ein prämorbides Merkmal der Struktur des Patienten sein oder vorwiegend reaktive Kennzeichen haben, vor allem als Folge langer und schwerer Krankheit oder häufiger Rezidive.

Die Wertung der empirischen Untersuchungsbefunde aber und der vergleichenden Studien ist nach wie vor divergent. Es wird besonders darüber diskutiert, ob die Colitis ulcerosa
- eine psychosomatische Krankheit ist,
- ob sich das psychosomatische Erscheinungsbild von anderen schweren chronischen Krankheiten, besonders auch vom Morbus Crohn, unterscheidet und
- welche psychopathologischen Merkmale Krankheitsursache und Krankheitsfolge sind.

Unter Berücksichtigung aller kritischen Einwände (Feurle et al., 1988) läßt sich nach dem gegenwärtigen Forschungsstand für die klinisch-praktische Arbeit aussagen, daß weder eine spezifische Persönlichkeitsstruktur noch ein spezifischer Konflikt beim Kolitis-Kranken vorliegt.

Die beschriebenen psychischen Befunde erlauben daher nicht den Schluß auf deren wahrscheinliche ätiologische oder pathogenetische Bedeutung, was leider oft nicht scharf genug getrennt wird. Jedoch sprechen sie für die Notwendigkeit einer nichtselektionierten psychodynamischen Diagnostik, die zeitgleich mit der körperlichen Diagnostik erfolgen sollte.

Ebenso wie die somatische Therapie aus den somatischen Befunden resultiert, so selbstverständlich beruhen psychotherapeutische Maßnahmen auf dem Ergebnis des psychodynamischen, psychoreaktiven und psychosozialen Befundes.

4.3 Auslösung von Krankheit und Rezidiv

Nach Curtius (1959) gelten als Kennzeichen eines Auslösungsvorganges:

– Die Auslösung, der eigentliche Anstoß zur krankhaften Reaktion, setzt eine Summe ätiologisch-pathogenetisch wirksamer Teilursachen als conditio sine qua non voraus.
– Im Gegensatz zu obligaten Teilursachen sind Auslösungsfaktoren individuell variabler Natur.
– Im allgemeinen folgt die krankhafte Reaktion der Einwirkung des Auslösungsfaktors unmittelbar.
– Der Auslösungsfaktor ist quantitativ unbedeutend; er wirkt oft analog einem Katalysator.

Weitaus am häufigsten gehen emotionale Einwirkungen dem Krankheitsbeginn bzw. einem Schub unmittelbar voraus, was der möglichen ätiologischen und pathogenetischen Bedeutung vegetativer und psychischer Faktoren für die Entwicklung der Colitis ulcerosa zu entsprechen scheint (Crismer und Drèze, 1961; Freyberger et al., 1980; Hönmann, 1982; Jörgens und Dieckhöfer, 1972; Kipnowski und Kipnowski, 1981; McKegney et al., 1970; Mörl und Matis, 1967).

Die psychischen Auslösungsvorgänge hängen oft mit Verlusterlebnissen zusammen, die real erfahren worden sind, drohend bevorstehen oder imaginiert werden. Sie können sich ebenso auf nahe Bezugspersonen oder eine soziale Bindung (Beruf, Wohnort) wie auf materielle oder ideelle Einbußen beziehen und zeitlich unmittelbar anschließend zum Ausbruch der Kolitis oder einer akuten Verschlechterung führen.

Wir behandelten z.B. einen 32jährigen Mann, der 5 Jahre lang keinen Schritt aus der Einzimmerwohnung tun und die Abwesenheit seiner Ehefrau nur für die 6 Stunden ihres Dienstes als Lehrerin ertragen konnte. Er erwartete sie stets voller Angst, sie könne nicht rechtzeitig wiederkommen. Bereits ein Telefonat seiner Frau mit einer Freundin führte bei ihm sofort zu Leibschmerzen und Durchfall.

Psychophysische Korrelationsbefunde (Zander et al., 1982) erhärten die Bedeutung solcher Auslösungskonflikte, die pathophysiologisch durch antagonistische Funktionsstörungen (»strain«), die schließlich zu morphologischen Veränderungen führen, erklärt werden können.

4.4 Reaktive psychische Befunde

Wenn auch nach einer weiteren Untersuchung (Probst, 1989) die im Vergleich mit einer Kontrollgruppe festgestellten Persönlichkeitsmerkmale, z.B. auch die Aggressionsgehemmtheit, von nahezu allen somatischen Symptomen unabhängig waren, so ist es dennoch schwierig, solche Veränderungen gegenüber reaktiven, d.h. krankheitsabhängigen Befunden abzugrenzen. Eine Aussage hierüber ist auch deshalb erschwert, weil in aller Regel ein umfassendes Bild psychischer Befunde erst nach Ausbruch der Krankheit gewonnen werden kann.

Aus diesem Grunde sind alle Untersuchungen wichtig, die in der Remission vorgenommen werden. Hierbei ergab sich z.B. in einer Studie von Leibig und Mitarbeitern (1985), daß Patienten mit Colitis ulcerosa im Intervallstadium keine erhöhten Depressivitätswerte aufwiesen. Die Ergebnisse der verschiedenen Mitteilungen der Literatur und die eigenen Erfahrungen sprechen dafür, beim einzelnen Kranken stets zu versuchen, prämorbide Strukturmerkmale und Beziehungskonflikte von krankheitsabhängigen Befunden abzugrenzen und zu prüfen, ob sie, wie z.B. die Depressivität, nicht ebenso prämorbides Persönlichkeitsmerkmal wie Folge der eingetretenen Krankheit oder eines Schubes sind.

4.5 Psychosoziale Folgen der Krankheit

Der Beginn der Colitis ulcerosa mit der bevorzugten Inzidenz zwischen dem 15. und 35. Lebensjahr fällt meistens in die aktivste Lebensphase des Patienten. Während umfangreiche Studien über den Langzeitverlauf und die Prognose der Colitis ulcerosa vorliegen (Broström, 1983; Devroede et al., 1971; Hendriksen et al., 1985; Jalan et al., 1970; Lennard-Jones, 1983; Ritchie et al., 1978; Schröter, 1977), in denen vor allem die Letalität, das Karzinomrisiko, die Operationsrate und die Rezidivquote untersucht wurden, gibt es bisher kaum Informationen über die Auswirkung der Erkrankung auf Partnerschaft, Familie, Sexualleben, Beruf (Wyke et al., 1988) und Freizeitaktivitäten.

Im Hinblick auf häufige Wechselwirkungen somatischer, psychischer und sozialer Anteile bei Entstehung und Verlauf einer Krankheit wurde der Zusammenhang zwischen körperlicher Krankheitssymptomatik, Persönlichkeitsstruktur und psychosozialer Beeinträchtigung bei 58 Patienten mit Colitis ulcerosa untersucht (Probst et al., 1990). Gegenüber der Kontrollgruppe konnten signifikante soziale Beeinträchtigungen nachgewiesen werden. Früher berichtete psychosoziale Einschränkungen (Mallet et al., 1978; Feurle et al., 1983) ließen sich bestätigen. Die Patienten hatten innerhalb ihres Arbeitslebens häufigere Fehlzeiten, geringeres Interesse, in der Freizeit weniger Freunde und seltenere gemeinsame Unternehmungen; sie fühlten sich unwohl in Gesellschaft und litten andererseits häufiger unter Einsamkeit und Langeweile. Es fiel ihnen schwer, über Gefühle und Probleme zu sprechen. Partnerschaftskonflikte bezogen sich vor allem auf die Sexualität. Mit zunehmender Krankheitsdauer ließ sich eine Adaptation beider Ehepartner an die chronische Erkrankung feststellen, die auch als sekundärer Krankheitsgewinn gedeutet werden kann, indem die chronische Krankheit zum Bindeglied in der Partnerschaft wurde. Auffallend war weiterhin, daß sich vor allem ein reduziertes Allgemeinbefinden mit dem Gefühl der Schlappheit und Müdigkeit auf soziale Interaktionen auswirkte. Es korrelierte nicht mit anderen somatischen Krankheitssymptomen. Die Besserung der körperlichen Symptomatik wiederum verlief in dieser kontrollierten Studie nicht parallel mit dem Rückgang der psychischen Symptomatologie. Darin zeigt sich erneut die Notwendigkeit, mögliche innere Konflikte und psychosoziale Auswirkungen der Krankheit in die Therapie einzubeziehen, d.h., daß bei der Colitis ulcerosa die Indikation zu einer kombinierten somatischen und psychosozialen Behandlung besteht.

5 Therapie

5.1 Einleitung: Kombination der Therapieverfahren

Auch aus psychodynamischer Sicht ist die Ätiologie der Colitis ulcerosa ungeklärt, d. h., die psychopathologischen und psychosozialen Befunde können nicht mit dem Grad der Wahrscheinlichkeit als Ausdruck einer Teilursache der Krankheit oder des einzelnen Schubes angesehen werden. Leider werden aber psychische Anteile am Krankheitsprozeß und deren psychosoziale Folgen innerhalb einer rein medikamentös-somatischen Therapie nach wie vor sehr oft bezweifelt oder negiert und mögliche Schäden, die hieraus resultieren, allzu leicht verleugnet, z. B. chronifizierte Konflikte bei der Krankheitsverarbeitung, drohender Verlust des Arbeitsplatzes, versäumte Rehabilitation. Trotz der ungeklärten Ätiologie besteht daher bei vielen Patienten eine Indikation zur Entspannungs- und Psychotherapie, die selbstverständlich nicht als Alternative, sondern als Ergänzung und Erweiterung der gastroenterologischen Behandlung aufzufassen ist und mögliche Irrwege zu vermeiden versucht (Feiereis, 1995).

Die interdisziplinäre Integration – durch Liaisonpsychosomatischer und erst recht somatopsychischer Diagnostik und Therapie in die Stationsarbeit eines Krankenhauses oder in die tägliche Arbeit der Praxis ist freilich weithin noch nicht erkennbar; auch in Universitätskliniken ist die Distanz manchmal noch so groß wie die räumliche Entfernung zwischen dem Krankenbett auf der somatischen Station und dem Sprechzimmer des psychosomatischen Arztes. Daher liegt auf vorerst nicht absehbare Zeit das Ziel einer für die körperliche, die psychische und psychosoziale Dimension gleichermaßen kompetenten Verbindung in der Personalunion ein und desselben Arztes im Krankenhaus und ebenso in der Praxis. Der wissenschaftliche Fortschritt ist ohne Spezialisierung nicht denkbar, der Nutzen des Fortschritts für den Patienten aber ebenso nicht ohne ein hohes Maß an kontinuierlicher, verläßlicher Integration zu erreichen.

Die Leitbefunde für Integration, Form und Umfang der Entspannungs- und Psychotherapieverfahren sind:
- Aus der Lebensgeschichte ableitbare unbewältigte Spannungen und Konflikte.
- Akute seelische Belastungen und Konflikte vor Beginn der Krankheit oder des einzelnen Schubes.
- Reaktive, sekundäre psychische Befunde als Folge der Krankheit.
- Psychosoziale Belastungen infolge der Krankheit oder des einzelnen Schubes.
- Eine Verschlimmerung der Krankheit durch psychische und psychosoziale Einflüsse im Sinne psychophysischer Wechselwirkung.

Die von uns entwickelte kombinierte konservative Therapie (Curtius, 1962, 1968; Curtius und Rohrmoser, 1955; Feiereis, 1970, 1975 und 1977) der Colitis ulcerosa setzt sich aus einer Reihe somatisch und psychisch wirksamer Einzelmaßnahmen zusammen. Aufgrund unserer Erfahrungen innerhalb von 40 Jahren mit inzwischen über 2000 Kranken lassen sich anhaltende Erfolge nur erzielen, wenn die Voraussetzungen zu dieser Therapie erfüllt sind. Eine der wichtigsten ist, daß die kombinierte Therapie möglichst konstant in der Hand eines Arztes oder einer therapeutischen Gruppe verbleibt, die über die notwendigen internistischen sowie über psychotherapeutische Kenntnisse und Erfahrungen verfügt.

Die Therapie folgt keinem starren Schema. Schwere, Form und Dauer der Krankheit verlangen ebenso wie die individuellen Besonderheiten des Kranken und seiner Krankheit eine ständige Kontrolle der medikamentösen Ansätze und der einzelnen psychotherapeutischen Verfahren.

5.2 Medikamentöse Therapie

Zur Standardverordnung gehört die 5-Aminosalizylsäure, die in Verbindung mit einem Sulfonamid als Kombinationspräparat Salazosulfapyridin (ColoPleon®, Azulfidine®) angewendet wird, 3–4 g p.o. nach dem Essen. Mögliche Nebenwirkungen sind Übelkeit, Appetitlosigkeit, Erbrechen, Exantheme, Agranulozytose, Nephrolithiasis, gesteigerte Blutungstendenz, hämolytische Anämie, Oligo- oder Azoospermie, remittierendes Fieber. Bei Unverträglichkeit hat sich ohnehin alternativ die Monosubstanz Mesalazin (Claversal®, Salofalk®), 1,5–3,0 g/d, bewährt, eventuell lokal als Suppositorium oder Klysma. Gleichermaßen wirken auch verschiedene Azoverbindungen des Mesalazins.

Eine Indikation zur antibiotischen Behandlung besteht bei sekundären Infektionen und foudroyantseptischem Verlauf mit eitrigen Durchfällen.

Die rasche Wirkung der Glukokortikoide (Prednison, Fluocortolon) ist leider mit dem nicht selten verzögerten Heilungsverlauf und einer verringerten Resistenz verknüpft. Bei manchen Patienten verstärken sich sogar die Blutungsneigung und die Durchfälle. Die Dosierung richtet sich nach Schwere, Verlauf und Dauer der Krankheit. Trotz pathophysiologischer Gegenargumente kann nach unseren Erfahrungen bei chronisch rezidivierendem Verlauf das adrenokortikotrope Hormon des Hypophysenvorderlappens als Depot-ACTH (40–80 I.E.) oder Tetracosactid (Synacthen®-Depot), 0,5–1,0 mg i.m., 2–3mal in der Woche, mitunter noch hilfreich sein, wenn die übrigen medikamentösen Maßnahmen unbefriedigend bleiben. Bei der zusätzlichen Indikation zur nichtsteroidalen immunsuppressiven Therapie bevorzugen wir Azathioprin (Imurek®), anfangs 3 mg/kg KG/d, nach 3–4 Wochen 0,5–1,0 mg/kg KG/d, eventuell 4–6 Monate und länger. Auf Nebenwirkungen und Gefahren dieses Zytostatikums ist stets sorgfältig zu achten.

Noch nicht abschließend beurteilbar sind die Ergebnisse der medikamentösen Therapie mit Ciclosporin, Natriumchromoglykat und Lipoxygenaseinhibitoren. Gleiches trifft auch für den Einsatz neuerer

Glukokortikoide mit starker topischer, aber geringerer systemischer Nebenwirkung zu (Kölbel und Goebell, 1991).

Die symptomatische Zusatztherapie beruht auf Diphenoxylathydrochlorid und Atropinsulfat (Reasec®), Loperamidhydrochlorid (Imodium®), Aluminiumphosphat (Phosphalugel®) oder Opiumtinktur. Hier ist ebenso wie bei der Verwendung von Spasmolytika an die Gefahr einer toxischen Kolondilatation zu denken. Die Glukokortikoidtherapie wird meist mit einem Antazidum kombiniert.

5.3 Diät

Der oft reduzierte Allgemeinzustand und der schlechte Appetit der Kolitis-Patienten machen es erforderlich, für eine besonders abwechslungsreiche und kalorisch ausreichende Kost zu sorgen. Dabei sollte auf alle individuellen Wünsche eingegangen werden.

Diätassistentin und Stationsschwester haben mit der Abstimmung der Ernährung, der Absprache einer genügenden Eiweiß- und Kalorienzufuhr unter Einschluß aller notwendigen und schmackhaften Kohlenhydrate oft eine Schlüsselfunktion auf dem Weg zum Erfolg. Wir beschränken anfangs lediglich ungekochtes Obst, rohe und zellulosereiche Gemüse und verbieten kalte Speisen und Getränke sowie Alkohol. Eine Milchkarenz – bei Laktoseintoleranz – ist nur selten erforderlich.

5.4 Entspannungstherapie

Der beschriebene Einfluß vegetativer und psychischer Anteile auf Pathogenese und Verlauf der Krankheit führte erstmals 1943 durch Curtius (1962) zur Anwendung der Tiefenentspannung im Sinne der Hypnose. Sie vermittelt vor allem im akuten und subakuten Zustand dem schwerkranken, oft depressiven, durch Chronizität des Leidens und bisher fehlgeschlagene Therapie häufig entmutigten Patienten über den Weg der Regression ein Gefühl tiefgreifender Gelöstheit und Geborgenheit mit der Möglichkeit, »sich endlich fallenzulassen«, ebenso die Besserung von Tenesmen und Schmerzen; das bedeutet, wieder primäre Sicherheit und Zuversicht erleben zu können (Widok, 1976). Darüber hinaus fördert diese enge, nahezu symbiotische therapeutische Beziehung die Übertragung und Gegenübertragung, hilft Ängste abzubauen und den Weg zur weiteren Psychotherapie zu ebnen. Die notwendigen Voraussetzungen für diese Behandlung, nämlich Bereitschaft, Vertrauen und affektive Ansprechbarkeit, sind bei den Kolitis-Kranken so gut wie ausnahmslos vorhanden und ebenso unabhängig von der Schwere der Krankheit wie auch von Alter oder Intelligenz des Patienten.

Bereits Mohr (1930) hob hervor, daß gerade die Suggestionen am wirksamsten sind, die dem tatsächlichen physiologischen Vorgang am nächsten kommen und gleichzeitig anschaulich geschildert und dem Verständnis des Kranken angepaßt werden.

Bei chronisch rezidivierendem oder chronisch kontinuierlichem Verlauf bevorzugen wir unter den Methoden der Selbststeuerung zur Stabilisierung des psychischen und vegetativen Gleichgewichtes das von Schultz (1978) entwickelte »Autogene Training«. Die Patienten erlernen diese Methode, solange sie bettlägerig sind, durch Einzelanleitung und üben später in der Gruppe. Sie erfahren, wie sie Tonus- und Motilitätsschwankungen des Darmes mit reaktiven körperlichen und seelischen Folgen und die sich wiederholenden reflektorischen Spannungen selbst ausgleichen können.

In die psychosomatische Behandlung des Kolitis-Kranken wird sehr bald eine Krankengymnastin eingeschaltet. Sie hat die Aufgabe, je nach Schwere der Krankheit, durch Atemtherapie, leichte Rücken-, Arm- und Beinmassage zur körperlichen Entspannung des Patienten beizutragen. Bei spastischen Beschwerden, Blähungen und Anspannungen der Bauchmuskulatur sowie Tenesmen werden zusätzlich leichte Leibmassagen angewendet. Abgestimmt auf die Struktur des Kranken, seine Belastbarkeit und Reaktion, erlernt er zunächst allein, bald innerhalb einer Gruppe, mit Hilfe krankengymnastischer Übungen nicht nur die Skelettmuskulatur wieder zu kräftigen, sondern auftretende Verkrampfungen und Tenesmen zu lösen.

Diese Behandlung wird, sobald der Patient umhergehen kann, mit den Übungen der »Progressiven Relaxation« erweitert, die sich auch bei anderen Autoren bewährt hat (Kipnowski et al., 1988).

5.5 Stützende Gesprächspsychotherapie

In diese vorwiegend regressionsfördernden entspannungstherapeutischen Maßnahmen werden supportive, d.h. stützende verbale Hilfen eingefügt und allmählich, sofern es der körperliche Befund zuläßt, Fragen der psychischen Auslösung der Krankheit oder des einzelnen Schubes in die kombinierte Therapie einbezogen. Dem Patienten sind häufig solche Auslösungsfaktoren bewußt oder vorbewußt, so daß der Zugang zu diesen ihn unmittelbar belastenden Inhalten der Pathogenese relativ leicht ist und schließlich mit der Erweiterung zur biographischen Anamnese verbunden werden kann. Mit ihr werden auch die Übertragung stabilisiert, inadäquate Forderungen und Versagungen vermieden und gleichzeitig ein Einblick in die Familien- und Sozialanamnese, die frühkindliche Entwicklung und ihre möglichen Störungen in der Latenzphase und Adoleszenz, in die Schul- und Berufsausbildung gewonnen. Auch das Bild über die gegenwärtigen Bezugspersonen des Patienten und über mögliche äußere Konflikte wird auf diese Weise erweitert. Wir verbinden die gesprächstherapeutischen Anteile jeweils innerhalb einer Sitzung gern mit den Einzelübungen der Entspannungstherapie, um möglichst jede negative Rückwirkung auf den somatischen Prozeß zu vermeiden.

Wir halten es im Gegensatz zu anderen Autoren (Freyberger und Müller-Wieland, 1966), die den psychosomatisch wirkenden Arzt anfangs in der akuten Phase »nur am Rande in das Blickfeld des Kranken rücken«, da für sie die internistischen Maßnahmen ganz im Vordergrund stehen, für äußerst wichtig, daß die Kombinationstherapie unmittelbar einsetzt, vor allem auch gerade im akuten Stadium. Mit Hilfe dieser Form kombinierter Entspannungs- und Psychotherapie gelingt es meistens bereits von Beginn der Behandlung an, dem Patienten Geborgenheit und Zuversicht zu vermitteln, die bei der somatischen Behandlung allein in dem Maße oft nicht möglich sind.

Ob und wie weit hierbei bereits eine Familienkonfrontationstherapie einzubeziehen ist, sollte äußerst behutsam geprüft werden. Es wird verschiedentlich auf die Bedrohung der symbiotischen Beziehung vor allem in der akuten und subakuten Krankheitsphase, mit erheblicher Gefährdung des Patienten hingewiesen (Petzold und Reindell, 1977). Allerdings wird auch darüber berichtet, daß Familiengespräche hilfreich sein können mit dem Ziel, die Mechanismen, Regeln und Beziehungskräfte innerhalb der Familie, die häufige Starrheit des Familiensystems, eine Art von Pseudogemeinschaft, und die eingeschränkten Beziehungen über die Familie hinaus (Jackson und Yalom, 1966) aufzudecken, durch die sich die Gefühle von Hilf- und Hoffnungslosigkeit bei Kolitis-Kranken ebenfalls erklären lassen (Ferner und Reindell, 1979; Reindell und Ferner, 1979).

Besonders die Untersuchungen von Minuchin und Mitarbeitern (1978) über die Familien psychosomatisch Kranker führten zu der Erkenntnis, die lineare mit der systemischen Therapie zu verbinden. Gleiches gilt für die Prüfung der Indikation zu einer Partner-Therapie, soweit erkennbar ist, daß interaktionelle Anteile auf Auslösung und Verlauf der Krankheit wirksam sind.

5.6 Assoziative Maltherapie

Als eine hilfreiche Psychotherapieform, vor allem für Patienten mit gehemmter oder mangelhafter sprachlicher Ausdrucksfähigkeit, hat sich bei uns die assoziative Maltherapie bewährt. Die Patienten stellen ihre spontanen Einfälle, Phantasien, Gefühle oder Gedanken ebenso wie angstbesetzte Inhalte ihres eigenen Bildes von der Krankheit dar und formulieren anschließend Assoziationen zu dem so entstandenen Bild.

Eine vergleichende Studie (Feiereis et al., 1989) galt den Kategorien Aggression, Autoaggression, Angst, Depression, Regression, Symbiose und Abgrenzung. Für Patienten mit Colitis ulcerosa und ebenso für Patienten mit Morbus Crohn sind zentrale Themen der bildlichen Darstellung (Abb. 63-1 bis 63-4 siehe Farbtafeln 3–4; 63-5) und dazugehörende Assoziationen:

– Ängste vor der Krankheit, vor mit ihr verbundenen Untersuchungen und Operationen, vor Schmerzen (Abb. 63-1), aber auch vor Fremdbestimmung, vor anstehender Entscheidung, vor der Zukunft (Abb. 63-2), vor dem Leben nach der Entlassung aus der stationären Therapie. Viele Patienten fühlen sich der empfundenen Bedrohung durch die Außenwelt nicht gewachsen. Sie drücken ihre Hilflosigkeit als Versagens- und Isolationsängste (Abb. 63-3) in der Familie, in der Partnerschaft und auch im weiteren sozialen Leben aus, verbunden mit der Suche nach dem »richtigen Weg zur Gesundheit«.

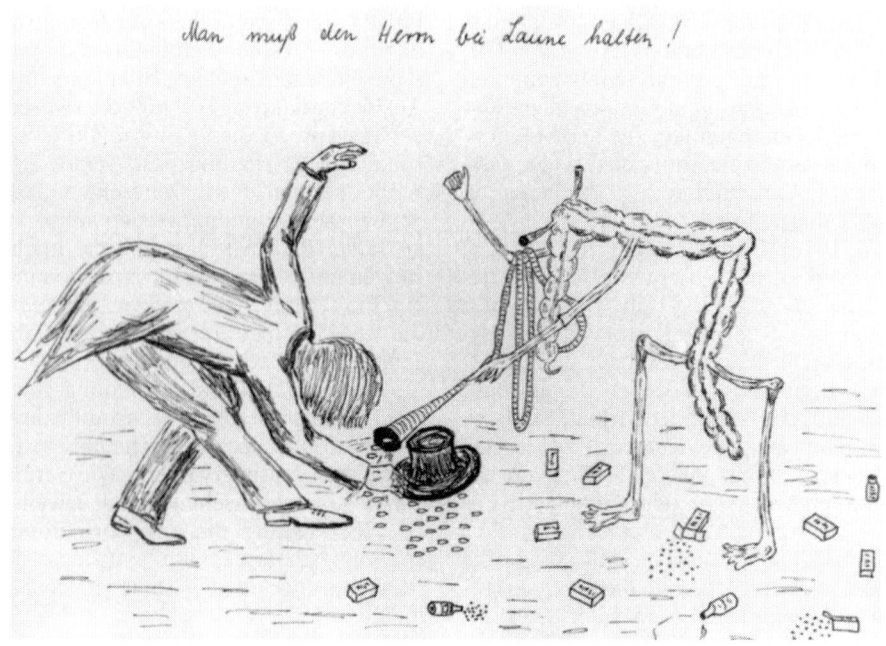

Abb. 63-5 46jährige Patientin F. L. mit Colitis ulcerosa: »Man muß den Herrn bei Laune halten« (4. 11. 86).

– Wünsche nach Ruhe, Entspannung, Wärme und Geborgenheit, nach einer stabilen Einbindung in eine Partnerschaft oder Familie.

– Von dem Darm ausgehende Einbuße der Lebensmöglichkeiten infolge der Symptomatologie (Abb. 63-4), vor allem des Schmerzes. Der Darm wird bei den Kolitis-Kranken zum bestimmenden Element aller Gedanken und Gefühle, ihm gilt ein hohes Maß an Aufmerksamkeit (Abb. 63-5). Jede Veränderung wird sorgfältig registriert, während die Patienten mit Morbus Crohn weitaus häufiger mit den Abwehrformen Verleugnung, Reaktionsbildung und Dissimulation reagieren.

5.7 Tiefenpsychologische Psychotherapie

Mitunter erst gegen Ende der klinischen Behandlung gelingt es, reaktive psychische Befunde, z. B. eine erhebliche Depressivität, von der prämorbiden neurotischen Struktur des Patienten und mitwirkender Psychodynamik eines inneren Konfliktes abzugrenzen. Hier erst ergibt sich dann die Frage der Indikation einer psychoanalytisch orientierten Psychotherapie, die im Remissionsstadium ambulant fortgesetzt wird. Für sie gelten die gleichen Voraussetzungen wie bei anderen Patienten mit neurotischer Entwicklung und psychosomatischen Krankheiten. Unsere Untersuchungen und Erfahrungen lassen keineswegs den Schluß zu, daß Kolitis-Kranke ein ungenügendes Introspektions- und Verbalisationsvermögen besäßen und die neurotische Fehlentwicklung eine irreversible Verfestigung besitze, die neue emotionale Haltungen nicht zulasse (Freyberger, 1976 und 1977), so daß eine interpretative Therapie, z. B. die Psychoanalyse, nicht in Frage komme (Freyberger, 1972 und 1976).

Die psychoanalytische Therapie kann vielmehr unter der Voraussetzung einer sorgfältig gestellten Indikation eine wichtige und erfolgreiche Hilfe sein und dazu beitragen, weiteren Schüben vorzubeugen. Eine der notwendigen Modifikationen kann darin bestehen, stets auf die besonderen Schwierigkeiten des Kolitis-Kranken, Trennungen zu ertragen, Rücksicht zu nehmen. Oft werden bereits sorgfältig abgewogene und behutsame Deutungen als kränkende Ablehnung empfunden. Die Behandlungstechnik besitzt Ähnlichkeiten mit dem zweistufigen therapeutischen Verfahren bei einer Grundstörung (Schöttler, 1981), bei dem eine stützende Therapie mit dem Ziel der Ich-Stärkung der psychoanalytischen Behandlung vorausgeht.

Das Ziel dieses tiefenpsychologisch-therapeutischen Anteils ist die adäquate Verarbeitung innerer und interpersoneller Konflikte mit Abbau der Immobilität, Passivität, Depressivität und der aggressiven angstbesetzten Gehemmtheit sowie Korrektur narzißtischer Verhaltensmerkmale und struktureller Ich-Störungen (de Boor, 1964; Chambers und Rosenbaum, 1953; O'Connor et al., 1964; Daniels, 1948; Karush und Daniels, 1953; Karush et al., 1978; Knölker, 1986; Sperling, 1946; Weinstock, 1962).

Nach unseren Erfahrungen (Wilke, 1983a und b) ist die Tagtraumtechnik des katathymen Bilderlebens

(Freiwald et al., 1975; Leuner, 1978 und 1980) mit ihrer regressionsfördernden Entspannung und der tiefenpsychologischen Aufarbeitung bisher unbewußt gebliebener oder abgewehrter Konflikte bei Patienten mit Colitis ulcerosa gut anwendbar. Der Tagtraum bietet dem Patienten ein weites Feld der Phantasie, auf dem er im Sinne einer Probehandlung regressiv-abwehrend und vorsichtig konfliktmobilisierend agieren kann. Er »phantasiert« dem Bewußtsein bisher nicht zugängliche psychische Inhalte und erlebt sie so – bei behutsamer und einfühlsamer Einleitung durch den Therapeuten – nicht als angstbesetzt. Voreilige Deutungen und Konfrontationen durch den Therapeuten sollten in diesem Prozeß vermieden werden, um die Grenze der augenblicklichen Belastbarkeit des Patienten nicht zu überschreiten. Mehr als bei der psychoanalytischen Psychotherapie gilt es, die anerkennenden, ermunternden, schützenden Impulse flexibel einzusetzen, ohne daß die Entwicklung einer Übertragungsneurose blockiert wird.

Auch schwerkranke Kolitis-Patienten sind entgegen der im Alexithymiekonzept beschriebenen Phantasiearmut zum Erleben aus der Phantasie entwickelten Bilder und damit verbundener Emotionen fähig.

Wilke (1980) beobachtete in einer kontrollierten Studie bemerkenswerte Wechselwirkungen: Eine regressive Dynamik wirkte sich zunächst spannungsmindernd und günstig auf den Heilungsprozeß aus. Das Verharren in der Regression erzeugte dann nach einer Weile erneut ein Spannungsgefühl mit negativer Auswirkung auf den Krankheitsprozeß. Ebenso wie bei anderen Therapieformen gefährdete eine allzu forcierte Konfliktmobilisierung den Heilungsablauf, während eine der individuellen Reaktionsweise angepaßte psychische Progression keine körperliche Belastung darstellte. Die Progression wiederum schien eine Voraussetzung für eine dauerhafte somatische Remission zu sein. Die Dynamik im katathymen Bilderleben paßte sich der körperlichen Belastbarkeit an, sofern eine schützende Übertragung bestand, die wiederum eine Voraussetzung für eine anhaltende Besserung war.

Die initiale Regression mit stets körperlicher Entlastung, Besserung körperlicher Symptome und klinischer Befunde verband sich bei vielen Patienten mit einer allmählich wachsenden Stärkung des Durchsetzungsvermögens, das durch Selbstvertrauen und realistischen, auch aggressiven Umgang mit der Umwelt gekennzeichnet war. Die tiefgreifende Wirkung dieser Behandlungsform ließ sich auch in Katamnesen nach 5 Jahren bestätigen (Wilke, 1990). Ergebnisse und Nachuntersuchungen zeigen, daß diese Kombinationsform analytischer Psychotherapie in der Hand des erfahrenen Therapeuten, der die möglichen Risiken abzuwägen versteht, ein wichtiger Baustein in unserem Therapiekonzept ist.

Auch die tiefenpsychologisch fundierte Musiktherapie (Maler, 1989) erbrachte nach ersten Erfahrungen Hinweise auf psychodynamisch mitwirkende Konfliktanteile, vor allem in der Beziehung zur Mutter. Im Vergleich zu den Ausdrucksformen in der Musiktherapie gegenüber Patienten mit Magersucht und Bulimie boten die Patienten mit Colitis ulcerosa Zeichen kindlicher Hilflosigkeit und Ängste vor Trennung und Verlust, woraus sich ein begründeter Anhalt für die Wirksamkeit solcher Erlebnisse und Erfahrungen in der frühen Kindheit ableiten läßt.

5.8 Therapie im Intervall

Eine der wichtigsten Aufgaben innerhalb der Therapie des Kolitis-Kranken liegt in der Nachbehandlung nach akutem Schub. Unsere Erfahrung spricht dafür, daß die Rückkehr zu den Anforderungen des Alltages, zu Familie und Beruf, eine kritische Phase im Krankheitsverlauf ist. Während dieses Überganges und auch nach gelungener Integration sind innerhalb der gesamten Zeit des Intervalls, d.h. noch über 1–2 Jahre hinweg, unverändert einfühlendes Verständnis und ständige therapeutische Bereitschaft nötig, die als eine Gemeinschaftsaufgabe des bisher behandelnden Arztes und Psychotherapeuten, des Allgemeinarztes und der nächsten Bezugspersonen verstanden werden sollte (s.a. Liedtke et al., 1972 und 1977; Feiereis, 1985). Ein mühsam erreichter Behandlungserfolg kann schnell zunichte werden, wenn der Patient unvorbereitet oder forciert mit Belastungen konfrontiert wird, denen er noch nicht gewachsen ist. Die einzelnen Komponenten der Nachbehandlung sind:
- Regelmäßige Absprache über Art und Dosis der medikamentösen Langzeittherapie.
- Fortsetzung der erlernten Entspannungsübungen allein und von Zeit zu Zeit in Gruppen (z.B. einmal wöchentlich oder vierzehntägig).
- Fortsetzung der stützenden Psychotherapie mit ständiger Verfügbarkeit, auch telefonisch und brieflich, bei auswärtigen und berufstätigen Patienten auch am Wochenende. Das Ziel liegt in der Ich-Stärkung des Patienten, der Minderung seiner Ängste und Förderung seiner Autonomie mit Hilfe einer stabilen Arzt-Patient-Beziehung (Feiereis, 1985a).
- Fortsetzung und Abschluß der tiefenpsychologischen Psychotherapie.
- Regelmäßige indirekte Nachuntersuchungen (somatischer Status, Laborbefunde) und strenge Indikation für die oft als sehr belastend empfundenen endoskopischen und röntgenologischen Kontrollen. Sie müssen auf die Struktur des Patienten und auf Stadium und Schwere seiner Krankheit abgestimmt sein.

6 Prognose und Ergebnisse

Folgende Faktoren beeinflussen die Prognose der Colitis ulcerosa:
- Alter bei Beginn der Erkrankung,
- Schweregrad,
- Ausdehnung der Entzündung,
- Krankheitsdauer,
- Verlaufsform,
- prämorbide psychische Struktur und Psychodynamik,
- reaktive psychische Veränderungen und psychosoziale Folgen der Krankheit,
- Art, Lokalisation, Schwere von Komplikationen,
- Anzahl der Rezidive,
- Therapieform,
- therapeutische Ansprechbarkeit des Kranken und der Krankheit.

Manche Autoren (Banks et al., 1957; Bockus et al., 1956; Deucher, 1955) halten die Prognose trotz der gegenüber früheren Jahrzehnten differenten medikamentösen Therapie unverändert für unsicher. Die meisten stimmen darin überein, daß die höchste Letalität innerhalb des ersten Jahres nach erster stationärer Krankenhausaufnahme eintritt (Carleson et al., 1962; Demling et al., 1969; Edwards und Truelove, 1963/1964). Bargen und Mitarbeiter (1954) stellten eine Überlebenschance des Kolitis-Kranken 25 Jahre nach in der Klinik gestellter Diagnose mit 58% gegenüber 79% der Durchschnittsbevölkerung fest. Andere Autoren (Edwards und Truelove, 1963/1964) beobachteten eine Letalität von 22% innerhalb von 10 Jahren und 40% nach 20 Jahren, d.h., sie liegt wesentlich höher als in einer vergleichbaren Durchschnittsbevölkerung.

Die Berechnung der kumulativen Mortalität (Demling et al., 1969; Edwards und Truelove, 1963/1964) ergab ebenfalls eine ungünstige Prognose bei zwei verschiedenen Kollektiven. So waren bei einer Patientengruppe 9,7% innerhalb des ersten Jahres und nahezu 25% nach 14 Jahren verstorben.

Nach einigen Autoren sinkt die Anzahl der rezidivfreien Patienten zunehmend mit der Anzahl der Beobachtungsjahre (Weinstock, 1962). Wertvoll für die Beurteilung der Prognose und besonders der Rezidivhäufigkeit ist die Einteilung des Krankengutes nach Patientenjahren, d.h. nach der Anzahl der kontrollierten Jahre im Anschluß an den ersten Krankheitsschub (Goligher et al., 1968; Watts et al., 1966). Hiernach zeigte sich in einem englischen Krankenkollektiv, daß ein Rezidiv bei zwei Drittel der Patienten bereits im folgenden Jahre auftrat, eine Häufigkeit, die wesentlich größer als in unserem Krankengut ist.

Als besonders ungünstig wurde bisher die Prognose bei Kindern angesehen. Dies betrifft den Verlauf der Krankheit, die Gefahren durch Komplikationen und vor allem die Karzinomgefährdung (Lagercrantz, 1960). In einer anderen Verlaufsstudie (Korelitz et al., 1962) wurde festgestellt, daß von 84 Kindern ein Drittel verstorben war, ein Drittel eine Ileostomie hatte und nur 15% ein günstiges Behandlungsergebnis aufwiesen.

Bei unseren Patienten konnten wir keine eindeutige Abhängigkeit des Behandlungsergebnisses und der Prognose von der Krankheitsdauer, der Lokalisation und der Verlaufsform feststellen. Auch ließ sich bei Patienten gleichen Schweregrades selbst nach mehrjähriger, teilweise bis 15 Jahre und länger zurückreichender Krankheitsdauer noch ein günstiges Behandlungsergebnis erreichen (Feiereis, 1980).

Neben den akuten Komplikationen wird von vielen Autoren die Karzinomgefährdung als besonders wichtiger Faktor für die Beurteilung der Prognose angesehen. Aus unseren Feststellungen innerhalb der vergangenen 40 Jahre ist abzuleiten, daß zwar die Karzinomgefahr bei einer Dauer von länger als 10 bis 15 Jahren zunimmt, jedoch keineswegs in solchem Maße, daß hieraus eine Operationsindikation als Karzinomprophylaxe abzuleiten wäre.

Hingegen stellt sich die Frage der Operationsindikation bei schweren Dysplasien, besonders wenn die Colitis ulcerosa seit dem Kindesalter besteht und das gesamte Kolon befallen ist. In dieser Krankheitsgruppe steigt das Entartungsrisiko nach einem Krankheitsverlauf von länger als 15 Jahren zunehmend an. Binder (1988) beschreibt hingegen das Risiko karzinomatöser Entartung nach 18 Jahren mit 1,4%, d.h. wesentlich geringer als in den bisher vorliegenden Berichten.

Faßt man die Kurzzeitprognose unseres Kollektivs zusammen, d.h. des einzelnen Schubes, so ergibt sich bei den konservativ behandelten Patienten eine Symtomfreiheit von durchschnittlich 11 Monaten pro Jahr, sofern die Krankheit zu Rezidiven neigte und nicht mit der ersten Behandlung abheilte.

Maßgebend für das Behandlungsergebnis sind Langzeitkatamnesen und Verlaufsbeobachtungen (Bötticher, 1977; Filler und Schwemmle, 1976; Rohrmeier, 1982). Die Bewertung der Ergebnisse gründet sich auf folgende Kriterien der Nachuntersuchung: Endoskopie, Biopsie, röntgenologischen Befund, Stuhlhäufigkeit und -beschaffenheit, Laborwerte, Gewicht, Nachbehandlung, Leistungsfähigkeit.

Bei den Behandlungsergebnissen ist zwischen vier Heilungsgraden zu unterscheiden:
- **Heilungsgrad 1:** Normalisierung aller klinischen Befunde, keine Nachbehandlung, volle Leistungsfähigkeit, insbesondere normaler histologischer Befund; von einer anhaltenden Abheilung der Kolitis sollte man erst sprechen, wenn der Heilungsgrad 1 rezidivfrei über mindestens 5 Jahre besteht.
- **Heilungsgrad 2:** befriedigendes Behandlungsergebnis mit bioptisch rückläufiger Entzündung oder Restbefund bei sonst normalen Nachuntersuchungsergebnissen.
- **Heilungsgrad 3:** unbefriedigendes Behandlungsergebnis.
- **Heilungsgrad 4:** bisher unbeeinflußter Verlauf.

Unsere Nachuntersuchungen bei 443 Kolitis-Kranken, die zwischen 1948 und 1972 bei uns waren, ergaben bei 49% (Heilungsgrad 1 und 2) einen günstigen Befund; bei 15%, überwiegend des Schweregrades III, lag ein bisher unbeeinflußter Verlauf vor (Abb. 63-6). Die Mehrzahl der Patienten mit Schweregrad I und II erreichte einen Heilungsgrad 1 und 2, hingegen beim Schweregrad III nur etwa die Hälfte der nachuntersuchten Kranken. Bei 17%, ganz überwiegend Patienten mit leichtem Verlauf, konnten Nachuntersuchungsergebnisse nicht gewonnen werden (Schröter, 1977). Die Letalität infolge der Kolitis oder ihrer Komplikationen belief sich auf 2,9%.

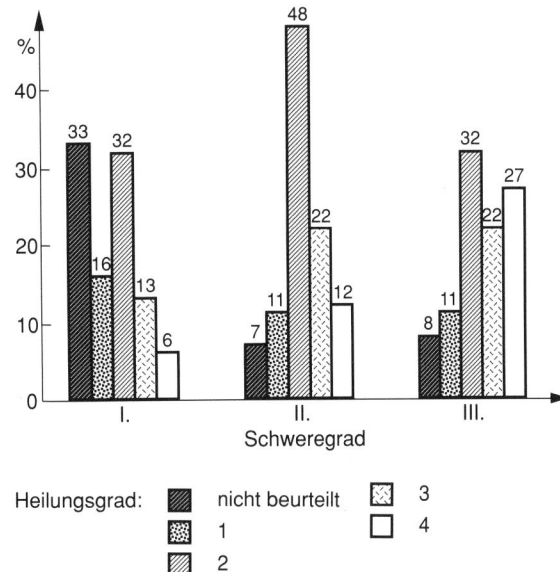

Abb. 63-6 *Prozentuale Aufteilung der vier Heilungsgrade bei 443 nachuntersuchten Kolitis-Kranken mit Schweregrad I–III.*

In einer weiteren Studie (Feiereis und Wetzel, 1989) wurde der Langzeitverlauf bei 268 Patienten mit dem Schweregrad III untersucht. Im Mittelpunkt stand die Frage nach Karzinomhäufigkeit, Operationsfrequenz, Letalität und sozialmedizinischen Auswirkungen. Die mittlere Beobachtungsdauer lag bei 12,2 Jahren und variierte von 0–33 Beobachtungs-

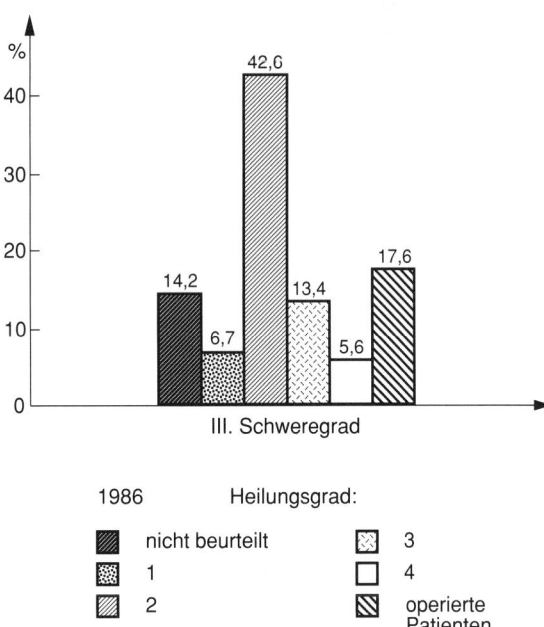

Abb. 63-7 *Langzeitkatamnese von 268 Kolitis-Patienten des Schweregrades III nach mittlerer Beobachtungsdauer von 12,2 Jahren: Prozentuale Aufteilung der vier Heilungsgrade.*

jahren. Bei 10% der Patienten war eine totale Kolektomie, bei 2% eine Hemikolektomie und bei 4% die Anlage eines Anus praeter bei belassenem Kolon notwendig geworden. Nach vorher schwerstem Krankheitsverlauf war die Operation von den Patienten als Heilung empfunden worden; sie konnten anschließend ein normales Leben führen. Den Heilungsgrad (Abb. 63-7) beurteilten wir für alle Kolitis-Kranken, ausgenommen diejenigen, die am Kolon operiert worden waren. Heilungsgrad 1 erreichten 7%, Heilungsgrad 2 erzielten 43%. Somit heilte bei der Hälfte der Patienten die Kolitis ab, d. h. nach der stationären Therapie bestand z. T. über 10 bis 15 Jahre hinweg keine Behandlungsbedürftigkeit mehr. Heilungsgrad 3 wiesen 13%, Heilungsgrad 4 noch 6% auf.

Die sozialmedizinischen Auswirkungen untersuchten wir am Beispiel der Berufstätigkeit aller 180 Patienten, die unter 60 Jahre alt waren. Unverändert in ihrem Beruf waren 64% tätig, verkürzte Arbeitszeiten gaben 6% an, umgeschult wurden 3%. Zeitrenten erhielten 8%, Dauerrenten 3%. 22% dieser Patienten waren Hausfrauen, 12% Akademiker, 44% in einer Lehrlingsausbildung, 8% ohne erlernten Beruf und 3% Schüler bzw. Studenten. Zusammenfassend läßt sich feststellen, daß zwei Drittel der Patienten unverändert berufstätig sind und zusätzlich ein weiterer Teil mit verkürzter Arbeitszeit oder nach Umschulung tätig ist.

Nur ein Viertel der Patienten wurde noch fortlaufend mit Salazosulfapyridin bzw. Mesalazin behandelt, 6% mit Kortikosteroiden.

Eine kolitisbedingte Letalität bestand in knapp 15% bei der Gruppe mit Schweregrad III (postoperativ 4%; wegen eines Kolonkarzinoms 3%; wegen anderer kolitisbedingter Komplikationen 8%).

Anhand der kumulativen Mortalität konnte festgestellt werden, daß sich die Überlebenswahrscheinlichkeit für Kolitis-Patienten unter der kombinierten konservativen Therapie verbessert hat, was wir zu einem Teil auf die kontinuierliche Langzeitbehandlung der meisten unserer Patienten über viele Jahre hinweg unter Einschluß psychotherapeutischer und sozialtherapeutischer Maßnahmen zurückführen möchten.

In einer weiteren Studie (Schmidt, 1994) über Krankheitsverläufe bei 178 Patienten mit Colitis ulcerosa des Schweregrades II ergab sich ein Heilungsgrad 1 von 4,5%, ein Heilungsgrad 2 von 46,1%, ein unbefriedigendes Behandlungsergebnis mit Heilungsgrad 3 von 19,7% und ein bisher unbeeinflußter Verlauf von 9,6%. Die Colitis-bedingte Einschränkung der Arbeitsfähigkeit betrug in diesem Kollektiv 24%. Erwartungsgemäß war die prognostische Beurteilung der Überlebenswahrscheinlichkeit deutlich besser gegenüber dem Patientenkollektiv des Schweregrades III.

Nach den von uns festgestellten Ergebnissen halten wir den Schluß für berechtigt, daß die kombinierte konservative Therapie eine günstigere Prognose erlaubt, als bisher häufig angenommen wird. Selten wird sie bisher so extrem negativ beurteilt wie von einem Autor, der seine Erfahrungen in einer

großen chirurgischen Klinik ebenso schlicht wie lapidar in drei Sätzen zusammenfaßte, ohne sie mit einem einzigen weiteren Satz zu begründen (Med. Klinik 68, 1973, S. 170): »Ein Drittel dieser Patienten ist für die konservative Therapie primär resistent. Ein weiteres Drittel kommt zum Chirurgen, weil immer wieder Rezidive entstehen. Das letzte Drittel schließlich kommt zu uns nach jahrelanger konservativer Behandlung, meist in kachektischem Zustand, hochgradig anämisch, eiweißverarmt und mit lokalen Komplikationen.«

7 Epikrise und Katamnese zur einleitenden Krankengeschichte

Der Patient kam vor 11 Jahren körperlich und psychisch desolat zu uns. Leibschmerzen, blutige Stühle, Appetitlosigkeit, Schwäche, Hinfälligkeit und Schlaflosigkeit waren neben den Entzündungszeichen die hervorstechenden körperlichen Symptome. Depressivität, Resignation, Antriebsarmut, Apathie, Mattigkeit, Verzweiflung, Desinteresse an der Umwelt, Bedürfnis nach Alleinsein prägten das psychische Bild.

Innerhalb der siebenwöchigen stationären Therapie bildete sich die Entzündung zurück, der Stuhl war zuletzt nur noch blutig tingiert, Blutsenkungsgeschwindigkeit und Elektrophoresediagramm hatten sich weitgehend gebessert, die Anämie war beseitigt.

Unter der Tiefenentspannung, ferner mit Hilfe der stützenden Gesprächspsychotherapie sowie dosierter Bewegungstherapie, Atembehandlung und Entspannungsübungen in der Gruppe hellte sich auch die Stimmung auf, je mehr sich die körperliche Besserung stabilisierte. Der Patient konnte erstmals Kontakte zu Mitpatienten aufnehmen und ertragen, sich wieder den Ereignissen der Umwelt zuwenden, schließlich andere ermutigen, trotz jahrelanger Krankheit nicht aufzugeben.

Nachdem die Remission gefestigt erschien, bildete die tiefenpsychologische Therapie den Schwerpunkt der weiteren ambulanten Behandlung. Hierbei geschah innerhalb der Übertragungsneurose eine nahezu kathartische Befreiung. Dem Patienten wurde mehr und mehr bewußt, daß die bisher unbewußt gebliebene Scheinlösung seines intrapsychischen Konfliktes in ständiger Anpassung und ihn überfordernder Leistung bestanden hatte, um seine Ängste vor dem Verlust der ohnehin nur geringen Zuwendung, die er erfahren hatte und gegenwärtig erfuhr, abzuwehren. So wie seine Familie in seiner Kindheit in einer Enklave gelebt hatte und er um so mehr voller Ängste aufwuchs, als er auch innerhalb dieser Enklave weder konstante Zuwendung noch Geborgenheit erlebte, d. h. sich doppelt abhängig fühlte und die Angst vor dem Verlust selbst des geringsten Schutzes Bestandteil seines Selbst wurde, so war für ihn das spätere Dasein eine Wiederholung des in der Kindheit Erlebten: Die Objekte der Umwelt repräsentierten das negative Elternbild, seine Abhängigkeitszwänge und Verlustängste verstärkten sein Leistungsstreben; dessen mangelhafte Anerkennung wiederum erhöhte den Schmerz durch Abhängigkeit und Furcht vor Verlust. Gesellschaftliche Kontakte bestanden so gut wie gar nicht, die Familie lebte ebenfalls wie in einer Enklave.

Über den Weg der therapeutischen Regression und der symbiotischen Verflechtung mit der »therapeutischen Gruppe« erlebte der Patient den Abbau dieser

Ängste, die das Ergebnis seiner Prägung und Erziehung gewesen sind. Aus Mißtrauen entwickelte sich Vertrauen, aus Vertrauen zunehmend Ich-Stärke, Streben nach Autonomie, Abbau der gehemmten Aggressivität und Gefühl für den Wert seines Selbst. Der Patient vermochte z.B. erstmals frei in einer Gruppe zu sprechen (»ich hatte das Gefühl, eine kleine Heldentat vollbracht zu haben«), oppositionelle Einstellungen zu verteidigen, ohne Angst vor Sympathieverlust.

Auch die sozialmedizinischen Auswirkungen dieser Entwicklung waren nicht gering: Den ihm von der Behörde nahegelegten Rat, einen Rentenantrag zu stellen, um einem Jüngeren Platz zu machen, lehnte er ab, während er vorher meinte, diesem Rat natürlich ebenso folgen zu müssen wie sonst einer behördlichen Anordnung.

Seine Ehefrau, die er lange Zeit als »sachlich, frostig, nüchtern« erfahren hatte, mehr neben ihm, als mit ihm lebend, seit seiner Krankheit und Impotenz noch distanzierter, bestärkte ihn endlich in seiner Entwicklung, als sie nicht mehr die kühle, beschützende Mutter sein mußte. Eine wesentliche Ich-stärkende Bedeutung besaß schließlich auch die Wiederkehr der Potenz.

Die Kolitis blieb bis auf einen geringen Rückfall vor 10 Jahren rezidivfrei. Regelmäßige Nachuntersuchungen bestätigten die anhaltende körperliche und psychische Stabilität des nunmehr 62jährigen Mannes, der, wie er sagte, innerhalb der letzten 17 Jahre »ein anderer Mensch« geworden war.*

---

* Wie wenig entgegen unseren Erfahrungen der psychosomatische Anteil in die Diagnostik und Therapie der Colitis ulcerosa einbezogen wird, mag folgendes Zitat aus dem Brief eines namhaften Gastroenterologen belegen (1981):

»Lange Zeit wurde die Colitis ulcerosa als psychosomatische Erkrankung aufgefaßt. Die diesbezüglichen Therapieergebnisse waren mehr als enttäuschend. Ich würde dringend abraten, Patienten mit einer Colitis ulcerosa in eine psychosomatische Klinik zu schicken, da auf diese Weise der organische Prozeß in keiner Weise beeinflußt werden kann, man unter Umständen notwendige Behandlungen unterläßt und unter Umständen sogar ein akutes, lebensbedrohliches Zustandsbild falsch interpretiert.«

Diese Stellungnahme apostrophierte er als den »heute allgemein gültigen Gesichtspunkt in der Gastroenterologie«!

8 Zusammenfassung des diagnostischen und therapeutischen Weges

- Der psychosomatisch orientierte, gastroenterologisch und psychotherapeutisch tätige Arzt – innerhalb einer Arbeitsgruppe oder in Personalunion – bietet dem Kolitis-Kranken die Möglichkeit, ihn über den gesamten Krankheitsverlauf in einer verläßlichen und stabilen Beziehung zu begleiten. Nach Engel (1979) liegt in dieser Beziehung die Übernahme einer Rolle der bisherigen Schlüsselperson, deren phantasierter, drohender oder realer Verlust sich auf die Entwicklung und den Verlauf der Krankheit schädigend ausgewirkt hat. In der Übernahme dieser für den Patienten zentralen Funktion durch den Therapeuten liegen Chance und Gefahr zugleich: Die Chance, somatisch und psychotherapeutisch helfen zu können, aber auch die Gefahr eines Rückschlages, wenn aus der Konstanz Inkonstanz wird und der Patient sich in seinen Erwartungen und Hoffnungen erneut ent-

täuscht erlebt. Auf diesem diagnostischen und therapeutischen Wege sind erste wichtige Schritte:
  - Eingehende Anamnese der Krankheitsentwicklung einschließlich der Analyse auslösender Ereignisse.
  - Objektivierung der Anamnese durch Beziehung aller verfügbaren Unterlagen über bisher erfolgte Untersuchungen und Behandlungen.
  - Ergänzende Diagnostik durch körperliche Untersuchungen, Kontrolle der Laborwerte, Sonographie, tägliche Stuhlkontrolle bei der Visite mit Registrierung der Anzahl der Stuhlentleerungen, der Form der Stühle und der Beimengungen (Blut? Eiter? Schleim?).
  - Apparative Diagnostik: Sorgfältige Indikation! Eine endoskopische und histologische Untersuchung z.B. ist in der Regel nur dann notwendig, wenn die vorausgegangene Untersuchung mehr als ein halbes Jahr zurückliegt und dieser vorausgegangene Befund nicht durch eine gute Dokumentation überzeugend wirkt. Auch die Indikation zu einer radiologischen Untersuchung ist gründlich, vor allem unter Berücksichtigung der körperlichen und psychischen Belastbarkeit des Patienten, abzuwägen.
- Es folgt die je nach Belastbarkeit des Kranken behutsam fraktionierte biographische, tiefenpsychologisch fundierte und psychosoziale Anamnese. Sie bezieht sich besonders auf die Fragen nach möglichen genetisch determinierten somatischen und psychopathologischen Dispositionsfaktoren; prämorbider Persönlichkeitsstruktur; Hinweisen auf eine neurotische Entwicklung; belastenden Auslösungsfaktoren; psychosozialen Konflikten als krankheitsverschlimmernden Faktoren; reaktiven psychischen Befunden; psychosozialen Folgen der Krankheit.
- Im Gespräch zu Diagnose und Therapie (Feiereis, 1994) sollen belastende Informationen vermieden werden, vor allem, wenn sie den Patienten ängstigen und für die Therapie unerheblich sind (z.B. detaillierte Beschreibung möglicher Komplikationen, die ihm nicht drohen). Das Gespräch über die Therapie erstreckt sich auf die Einzelheiten der medikamentösen und diätetischen Maßnahmen ebenso wie der psychotherapeutischen Verfahren. Für diese ist nicht der »Wunsch« maßgebendes Kriterium, sondern die den Patienten überzeugende Darlegung der Indikation.
- Zur psychosomatischen Initialbehandlung gehören Entspannungsübungen (autogenes Training, vertiefte Entspannung, progressive Relaxation) sowie die stützende Gesprächspsychotherapie mit Förderung der Bedürfnisse nach Regression und mit Abbau der Gefühle von Hilf- und Hoffnungslosigkeit. Inhalte dieser stützenden Therapie sind besonders auslösende oder die Krankheit verschlimmernde emotionale Belastungen, die reaktive, sekundäre psychische Symptomatologie und soziale Folgen.
- Den therapeutischen Zugang zu psychodynamisch wirksamen Anteilen der Krankheit ermöglicht die

tiefenpsychologisch fundierte Psychotherapie mit dem Ziel, neurotische Entwicklungen und deren Wechselwirkung im Krankheitsprozeß zu beeinflussen.

- Nach der Entlassung aus der stationären Therapie liegt ein weiterer entscheidender Schritt in der kontinuierlichen ambulanten synchronen Fortsetzung der somatischen und psychotherapeutischen Behandlung. Hierzu gehört auch die begleitende Beratung bei sozialmedizinischen Fragen (Arbeitsunfähigkeit; Schulschwierigkeiten; Umschulung; Heilverfahren; Zeitrente; Krankheitsbewertung nach dem Schwerbehindertengesetz).
- Die für die gesamte Therapie Verantwortlichen (»therapeutische Gruppe«) erfüllen ihre Schlüsselfunktion auch in der Remission der Krankheit und wiederum verstärkt mit Beginn eines Rezidivs. Erst nach Abheilung der Krankheit findet diese besonders intensive Beziehung ihr Ende.

9 Schlußfolgerung

Die **Colitis ulcerosa des Schweregrades I** heilt unter der konservativen Therapie bei den weitaus meisten Patienten ab; die Prognose ist ebenso günstig, wenn Rezidive auftreten, die in der Regel wiederum therapeutisch gut beeinflußbar sind. Oft genügt eine ambulante Behandlung. Der Patient ist in seiner Leistungsfähigkeit meistens nicht eingeschränkt.

Die **Colitis ulcerosa der Schweregrade II und besonders III** bedarf in der Regel einer mehrwöchigen stationären Therapie. Treten keine ernsten Komplikationen auf und kann eine ambulante Behandlung fortgesetzt werden, die auf die individuellen Gegebenheiten abgestimmt ist und sich mitunter über 1–2 Jahre erstrecken muß, so ist die Prognose, bezogen auf die Leistungsfähigkeit der Patienten und auch auf die Lebenserwartung, ermutigender, als andere Statistiken aussagen. Allerdings ist für eine gut begründete Beurteilung die Längsschnittbeobachtung über einen jahrelangen Zeitraum unerläßlich, da die Art der Krankheit mit ihrer vielgestaltigen Pathogenese und dem oft zunächst nicht vorhersehbaren Verlauf zur fortlaufenden Überprüfung der Aussagen zwingt. Dies ist allein durch Langzeitkatamnesen gewährleistet, für die exakte Nachuntersuchungen einschließlich endoskopischer und histologischer Dokumentation der adäquate Maßstab sind.

KAPITEL 64

Morbus Crohn

Hubert Feiereis und Günther Jantschek

Patientengeschichte

Die 17jährige Patientin D. J. leidet seit 2 Jahren unter wechselnd starken Leibschmerzen. Der Schmerz wird als stechend bezeichnet und besonders in der rechten Seite empfunden. Die Schmerzattacken kommen ca. 20- bis 30mal täglich, mitunter auch als Dauerschmerz; oft Übelkeit, schließlich auch Magenschmerzen und häufig Erbrechen, »überwiegend bei Ärger«. Sie ißt daher wenig und hat ca. 8 kg abgenommen. Stuhl breiig, in der letzten Zeit wäßrig, selten etwas blutig.

Befund (auswärts erhoben): Reduzierter Ernährungs- und Allgemeinzustand, 163 cm, 43 kg. Blässe. Leib gespannt. Im rechten Unterbauch war eine druckempfindliche Resistenz zu tasten.

Von dem untersuchenden Gastroenterologen wird (ohne histologische Sicherung) die Diagnose eines Morbus Crohn gestellt und dem Hausarzt empfohlen, Prednison sowie Salazosulfapyridin zu verordnen, zusätzlich Eisen und Vitamin B_{12}. Die Patientin solle Zucker meiden oder eine Elementardiät zu sich nehmen. »Zu überlegen wäre eine psychotherapeutische Mitbehandlung.«

Die Patientin kommt 2 Jahre nach Auftreten der ersten Symptome erstmals ambulant zu uns. Sie sagt, daß sie sich schlecht fühle, antriebslos sei, sich abkapsele, obwohl sie seit Einnahme der Medikamente weniger Schmerzen habe. Sie leide auch unter Konzentrationsschwäche, ihre Gedanken seien »wie abgerissen«, sie erlebe die Umwelt »wie einen Traum«. Sie beobachte sich und ihr Handeln »wie von außen«. Spontan äußert sie, daß sie in der letzten Zeit oft Selbstmordgedanken habe, »ich möchte die Eltern bestrafen«, »ich glaube, meine Krankheit ist seelisch bedingt«.

Bei unserer Koloskopie deutlich verengte Bauhinsche Klappe, eine Passage in das terminale Ileum gelingt nicht, erkennbar aber ist das narbig geschrumpfte terminale Ileum mit flachen Ulzerationen, die weißliche Fibrinbeläge zeigen. Im Zökum zahlreiche landkartenartig begrenzte Nekrosen, dazwischen einzelne kleinere rötliche Schleimhautinseln mit verdünnter atrophischer Schleimhaut. Übriges Kolon unauffällig. Histologisch im Zökum diskontinuierliche nonulzerative Entzündung mit Nachweis eines Mikrogranuloms, so daß in Verbindung mit allen anderen Befunden ein Morbus Crohn des terminalen Ileums und Zökums diagnostiziert wird.

Zur Vorgeschichte und biographischen Anamnese: Die Patientin hatte vor 3 Jahren eine starke Migräne mit stechenden halbseitigen Schläfenschmerzen und Flimmern vor den Augen. In diese Zeit fällt ein Suizidversuch mit Schlaftabletten. »Ich wollte mich von dem Schmerz befreien, und außerdem hat mein Vater die starken Migräneanfälle überhaupt nicht beachtet.«

Die 47jährige Mutter litt seit einigen Jahren ebenfalls an einem Morbus Crohn, deshalb vor 2 Jahren Teilresektion der Ileozökalregion. Zur gleichen Zeit sei sie »nervenleidend«, »depressiv« gewesen, habe »oft ein Kloßgefühl im Hals« empfunden und der Tochter gegenüber Selbstmordgedanken geäußert.

Der 64jährige Vater ist gesund, betreibt ein eigenes Geschäft. Nach zwei Scheidungen lebt er nunmehr in dritter Ehe, aus der die Patientin und ein 22jähriger Sohn stammen, der $1\frac{1}{2}$ Jahre vorher nach einem Streit mit den Eltern in eine eigene Wohnung zog. »Er konnte sich immer gut durchsetzen.«

Die Patientin wuchs in einem großen Dorf auf. »Ich denke gern an die Kindheit zurück.« Sie habe sich sehr an die Mutter gebunden gefühlt, obwohl diese wegen eines eigenen Geschäftes wenig Zeit hatte. »Der Vater aber kümmerte sich gar nicht um mich. Er war immer autoritär, und wir alle mußten uns ihm unterordnen.«

Sie besuchte die Grund- und Realschule und begann danach vor $1\frac{1}{2}$ Jahren die Lehre als Bürogehilfin.

Ihr größtes Problem sei von jeher die schwierige Beziehung zum Vater, besonders auch während der letzten 2 Jahre. »Er kritisiert mich laufend, obwohl dafür keine hinreichenden Gründe vorhanden sind. Die Freunde kann ich mir nicht aussuchen, der Vater kontrolliert alle Kontakte. Wenn ich ausgehen will, macht er ironische Bemerkungen.« Er meint häufig, sie habe keine Lust zur Arbeit; dies verursache ihm Magenbeschwerden. Die Patientin bezeichnet ihren Vater als »zerstörerisch«.

Sie fühle sich nicht ernstgenommen, er ignoriere ihre Beschwerden, sie wiederum traue sich nicht zu, sich gegen ihren Vater zu wehren, aggressiv zu sein. Sie möchte von ihm geliebt werden und erlebe das Gegenteil.

Auch die Mutter verhalte sich anders als früher, auch sie äußere sich ironisch, wenn die Patientin Kontakt zu Gleichaltrigen habe oder aufnehme.

Zur wichtigsten Bezugsperson der Patientin wurde daher eine 8 Jahre ältere Frau, die sie vor 3 Jahren kennenlernte; damals war sie die Freundin ihres Bruders. Die Patientin beschreibt diese Freundin als Vorbild, »durch ihre Selbstsicherheit und vielseitigen Interessen«. Sie stehe ihr bei, wenn sie Auseinandersetzungen mit den Eltern habe. Die Freundschaft zu ihr wurde noch intensiver, nachdem sich ihr Bruder und seine Freundin getrennt hatten.

Die Krankheitssymptome exazerbierten zu dem Zeitpunkt, als die Freundin aus beruflichen Gründen in eine 200 km entfernte Stadt umgezogen war.

Freundschaften zu Jungen waren demgegenüber für die Patientin bisher unverbindlich; nach kurzer Zeit brach sie die Beziehung ab, so auch zu ihrem ersten Freund, der ein Adoptivsohn der Eltern ihrer Freundin war. Verliebt habe sie sich noch nie; sie wünsche sich, wie sie sagt, möglichst einen Freund, der älter ist als sie.

Wir erleben die Patientin als freundlich-höflich, aber auch ängstlich-gespannt. Besonders auffallend ist das affektarme, formale, fast zwanghaft unbeteiligt wirkende Verhalten. Die Patientin benutzt oft stereotype Formulierungen. Selbst bei Schilderung sehr belastender Familienkonflikte zeigt sie wenig oder keine Emotionen, vor allem keine aggressiven Regungen. Allenfalls vermag sie rationalisierend Aggressions- und Haßgefühle anzudeuten, ohne sie je bewußt erlebt zu haben. Auffallend ist ihr psychologisierendes Sprechen über sich wie über eine dritte Person, z. B. »ich weiß, ich rede über mich, als wäre ich es überhaupt nicht ..., ... einen Teil von mir habe ich schon lange begraben«, nach einer Pause fortfahrend, »... der ist jetzt im Bauch und macht Schwierigkeiten«.

1 Epidemiologie

Die Angaben über die Häufigkeit des Morbus Crohn differieren sehr, weil ihnen noch immer verschiedene diagnostische Kriterien zugrunde liegen und die Zuordnung der Entzündung zur Enteritis granulomatosa regionalis Crohn oder zur Colitis ulcerosa nicht frei von unterschiedlicher Wertung der einzelnen Befunde ist. Dennoch zeigen die Untersuchungen vieler Autoren, daß die Inzidenz, also die jährliche Erkrankungsrate pro 100 000 Einwohner, während der letzten 20 Jahre angestiegen ist und derzeit etwa 4–9 beträgt, d.h. Inzidenz und Prävalenz etwa gleich häufig wie bei Colitis ulcerosa sind (Mendeloff, 1979, 1980; Küster und Lenz, 1984; Martini, 1988). Im eigenen Krankengut überwog das weibliche Geschlecht, manche Autoren beschreiben eine umgekehrte Verteilung. Mehr als die Hälfte unserer Patienten befand sich bei der Diagnose der Erkrankung zwischen dem 11. und 30. Lebensjahr.

2 Klinik der Enteritis granulomatosa regionalis Crohn

2.1 Symptomatologie, Schweregrade und Verlaufsformen

Im Mittelpunkt der körperlichen Symptome stehen diffuse, mitunter auch lokalisierte abdominale Beschwerden. Die Krankheit kann dabei längere Zeit, mitunter jahrelang, infolge der uncharakteristisch anmutenden Schmerzen, die häufig mit Übelkeit und Brechreiz verbunden sind, maskiert sein. Einer manchmal kolikartigen Steigerung folgen Phasen leichterer oder auch fehlender ziehender oder druckartiger Beschwerden, die vorwiegend im rechten oder linken Unterbauch, aber auch im mittleren Oberbauch angegeben werden. Ebenso uncharakteristisch und abhängig von der Lokalisation der Krankheit sind die Stuhlveränderungen: Durchfälle mit Beimengung von Schleim und auch (wenngleich nicht obligat!) von Blut wechseln mit Phasen von Verstopfung oder normaler Stuhlentleerung, aber auch Blut ohne Stuhl.

Die Patienten haben oft subfebrile bis remittierende Temperaturen, nehmen ab, mitunter bis zu einem erheblichen Untergewicht zum Zeitpunkt der erstmaligen Diagnose.

Palpatorisch findet sich ein wechselnder abdominaler Druckschmerz, besonders im rechten Unterbauch, gelegentlich mit Abwehrspannung. Sorgfältig sollte dabei nach einer Resistenz infolge eines Konglomerattumors (Sonographie!) gesucht werden.

Anale Läsionen, besonders Fisteln und Abszedierungen, können lange Zeit die ersten Anzeichen der Krankheit sein.

Je nach Schwere und Dauer der Entzündung bestehen Leukozytose mit toxischer Granulierung und Linksverschiebung, entzündlich- oder eisenmangelbedingte Anämie, Thrombozytose (Zeitz et al., 1984), beschleunigte Blutsenkungsgeschwindigkeit, Hypalbuminämie und Dysproteinämie, eventuell eine Hypokalzämie (Otte et al., 1983). Die Orosomukoidkonzentration und das C-reaktive Protein sind erhöht, das HL-Antigen-B27 häufig positiv. In 39% fanden sich in hohen Konzentrationen Autoantikörper gegen exokrines Pankreas im Serum (Stöcker et al., 1984b).

Die Krankheit kann entgegen der früher gebräuchlichsten Bezeichnung »Ileitis terminalis« an allen Stellen des Magen-Darm-Traktes, umschrieben oder ausgeprägt, lokalisiert sein, d.h. Mund und Ösophagus ebenso betreffen wie die Analregion; allerdings überwiegen weitaus die Befunde im unteren Dünndarm und im Dickdarm. Bei unseren Patienten fand sich die in Tabelle 64-1 aufgeschlüsselte Lokalisation.

Die Krankheit verläuft meistens chronisch rezidivierend, seltener chronisch kontinuierlich, gelegentlich akut oder subakut exazerbierend. Pathologisch-anatomisch unterscheidet man (Otto und Gebbers, 1982) das Frühstadium (ödematöse Schwellung) und das Spätstadium (Fibrose).

Man kann die Krankheit in die Schweregrade I (leicht), II (mittelschwer) und III (schwer) einteilen.

Die Klassifikation nach den Indizes (Crohn's disease activity index, CDIA) von Best und Mitarbeitern (1976, 1979) mit vorwiegender Aussage über die Schwere der Erkrankung oder von van Hees und Mitarbeitern (1980, 1984) vornehmlich über die Entzündungsaktivität ermöglicht eine – wenngleich relativ grobe – Definition. Ein Index nach Best über 150 spricht für die Notwendigkeit einer Therapie, über 450 für einen schweren und sehr aktiven Verlauf.

2.2 Komplikationen

Als **lokale** Komplikation kann sich die Entzündung in das umgebende Gewebe und Retroperitoneum ausbreiten und mit gedeckter Perforation zur Absze-

Tab. 64-1 Lokalisation der Enteritis granulomatosa regionalis Crohn (904 Patienten).

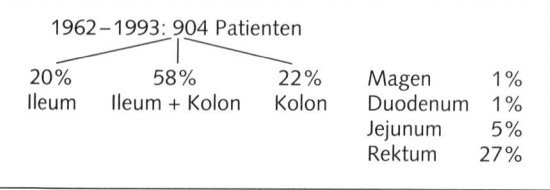

1962–1993: 904 Patienten				
20% Ileum	58% Ileum + Kolon	22% Kolon	Magen	1%
			Duodenum	1%
			Jejunum	5%
			Rektum	27%

Tab. 64-2 Anzahl und prozentuale Verteilung der lokalen Komplikationen bei 906 Patienten mit Morbus Crohn.

Erkrankung	n	%
mit Fistel/Abszeß	295	33
Operation/Resektion	325	36
Stenose	194	21
Ileus, Subileus	55	6
Anus preater	35	4
toxisches Megakolon	2	0,23

dierung und zu einem Konglomerattumor führen. Ebenso können auf dem Wege der expandierenden Entzündung Fisteln entstehen: entero-enteral, entero-vesikal, entero-vaginal, entero-kutan.

Eine zunehmende Stenosierung mit immer häufiger und immer heftiger werdenden kolikartigen Leibschmerzen verursacht schließlich einen Subileus und rezidivierenden Ileus. Seltener sind freie Perforation, foudroyante Blutung, toxisches Megakolon, Karzinom.

Bei etwa einem Drittel der Patienten bestehen anale und perianale Komplikationen: Mazeration, Ekzem, Erosion, Ulzeration, periproktitischer Abszeß, Fisteln, Fissur, Striktur, Stenose, Induration. Die Komplikationen im eigenen Krankengut zeigt Tabelle 64-2.

Als **systemische** Auswirkungen der granulomatösen Entzündungen können Erythema nodosum, Pyoderma gangraenosum, Stomatitis aphthosa, Episkleritis, Iridozyklitis, Uveitis, Entzündungen an den großen Gelenken, eine Sakroiliitis und Spondylitis ankylosans auftreten. Etwa zwei Drittel der Patienten mit positivem Histokompatibilitätsantigen HLA-B27 erkranken an einem Morbus Bechterew (McConnell, 1979; Malchow, 1983).

Die Ureterobstruktion infolge eines entzündlichen Konglomerattumors bahnt die Entstehung einer Hydronephrose. Seltener wird eine sekundäre Amyloidose vom Typ AA beschrieben. Schließlich sind die allgemeinen Folgen der Mangelernährung (Oehler, 1984) ebenso hervorzuheben wie die retardierte Entwicklung der im Kindesalter Erkrankten (Shmerling, 1978;, Bender, 1979; Booth und Harries, 1984).

3 Differentialdiagnose

Nach unseren Erfahrungen bei 906 Patienten mit Morbus Crohn beruht die oft jahrelange Verkennung der Krankheit auf der Fehlinterpretation der abdominalen Beschwerden, der extraintestinalen Komplikationen und einzelner Krankheitssymptome oder Krankheitsfolgen (Brandes und Eulenburg, 1976; Schmidt und Wölke, 1981; Rosahl, 1982; Feiereis, 1988).

Die **abdominalen** Beschwerden werden am häufigsten verkannt als:
– Appendizitis (»akut«, »chronisch«),
– Adnexitis (»rezidivierende Eierstockentzündung«),
– nervöse Durchfälle,
– Colon irritabile,
– Gastritis oder Ulkus,
– Cholezystopathie.

Zu den wichtigsten Fehlbeurteilungen **extraintestinaler** Komplikationen gehört die Annahme eines rheumatischen Fiebers oder einer chronischen Polyarthritis bzw. einer Spondylitis ankylosans als Krankheit sui generis, wenn deren Symptomatologie im Vordergrund steht, was mitunter bei zunächst gering ausgedehntem oder gering ausgeprägtem Darmprozeß 3–4 Jahre der Fall sein kann.

Schließlich werden manche Krankheitssymptome oder Krankheitsfolgen wie Inappetenz, Nahrungsverweigerung, Erbrechen, Durchfälle (letztere beide als artifiziell gedeutet) und Gewichtsabnahme bis zur Kachexie in Verkennung der entzündlichen Darmerkrankung längere Zeit als Anorexia nervosa angesehen und fehlbehandelt.

Als besonders schwer erweist sich manchmal die differentialdiagnostische Abgrenzung des Morbus Crohn gegenüber der Colitis ulcerosa, vor allem dann, wenn die Entzündung im Kolon lokalisiert, das Rektum mitbetroffen ist und der histologische Befund keine eindeutige Aussage erlaubt.

Ein positiver Befund der Antikörper gegen exokrines Pankreas spricht für einen Morbus Crohn, Antikörper gegen Becherzellen sprechen dagegen für eine Colitis ulcerosa (Stöcker et al., 1984a).

Eine weitere differentialdiagnostische Abgrenzung ist notwendig gegenüber:
• **infektiösen Darmerkrankungen:** Yersiniose, Salmonellose, Amöbiasis, Tuberkulose;
• **nicht-infektiösen Darmerkrankungen:**
 – Enterokolitis: postantibiotische, pseudomembranöse, ischämische;
 – Kolitis: kollagene, radiogene;
 – Maldigestionssyndrome: exokrine Pankreasinsuffizienz, Laktasemangel;
 – Malabsorptionssyndrom: Glutenenteropathie, Morbus Whipple;
 – Tumoren: hormonproduzierende, gastrointestinale und pankreatische (wie Vipom, Gastrinom, Karzinoid, Somatostatinom);
 – segmentale Metastasierung der Darmwand (Madeya und Börsch, 1989)
 – Bilharzioseerkrankung des Darmes,
 – solitäres Ulkus des Rektums (Feiereis und Otte, 1983b).

4 Ätiologie und Pathogenese

4.1 Genetik – Immunologie – Umwelt

Ätiologie und Pathogenese des Morbus Crohn (Crohn et al., 1932; Crohn, 1949, 1967; Crohn und Yarnis, 1966) sind bisher – wie bei der Colitis ulcerosa – ungeklärt. Fragen nach einer genetischen Disposition, immunologischen Prozessen, dem Einfluß der Ernährung, infektiösen Faktoren und vegetativ-psychischen Anteilen (primär? sekundär?) bilden die Schwerpunkte der Forschungen seit vielen Jahren.

Für eine **genetische** Disposition sprechen die erhöhte Konkordanz (Almy und Sherlock, 1966; Kirsner, 1973) bei monozygoten Zwillingen (unter unseren Patienten ein eineiiges Zwillingspaar mit sogar identischer Symptomatik einschließlich der Komplikationen) und die größere Häufigkeit bei Verwandten ersten Grades gegenüber der in großen Statistiken festgestellten Inzidenz- und Prävalenzrate (Mörl et al., 1976; Kirsner und Shorter, 1980; McConnell, 1979; Küster et al., 1987). Singer und Mitarbeiter (1971) stellten fest, daß eine positive Familienanamnese in 17,5% bei Patienten mit Colitis ulcerosa oder Morbus Crohn des Dickdarms vorlag, dagegen in einer Kontrollgruppe bei 4%. Nach Müller-Wieland (1982) ist das Risiko für einen Verwandten ersten Grades 5- bis 6mal so groß wie in der übrigen Bevölkerung. Für eine polygenetische Komponente spricht das Vorliegen von Morbus Crohn und Colitis ulcerosa in der gleichen Familie (Kirsner, 1978). Dennoch kann beim Morbus Crohn ebensowenig wie bei der Colitis ulcerosa von einer Erbkrankheit gesprochen werden.

Zahlreiche Befunde erhärten die pathogenetische Bedeutung von **Immunreaktionen** bei Entstehung und Verlauf des Morbus Crohn. Nach eingehender Darstellung vieler einzelner Befunde stellen Thiele und Mitarbeiter (1982) in einer kritischen Schlußbemerkung fest, daß diese Frage trotz verschiedener humoraler (Auer, 1979; Brandtzaeg und Baklien, 1979) oder zellvermittelter (Shorter et al., 1979; Otto und Gebbers, 1982) Befunde noch völlig offen sei.

Aus vielen Befunden ergibt sich die Frage nach der pathogenen Bedeutung der **Ernährung.** Die Zunahme des Morbus Crohn während der letzten 30 Jahre und die ethnischen Befunde lenkten die Aufmerksamkeit auf die Ernährungsgewohnheiten der Erkrankten. Eine Reihe von Autoren wiesen auf den erhöhten Verbrauch von Zucker und Stärke bei Patienten mit Morbus Crohn hin, wodurch weniger Pankreassekret sezerniert werde und hierdurch die Empfindlichkeit gegen eigenes Pankreassekret vom Patienten unbewußt zu korrigieren versucht wird. Andererseits stellten Heaton und Mitarbeiter (1979) fest, daß bei einer über 4 Jahre eingehaltenen Diät mit wenig raffiniertem Zucker und wenig weißem Mehl, dagegen erhöhter Zufuhr von ballastreichen Nahrungsmitteln (Früchten, Gemüse, Vollkornmehl), weniger häufig stationäre Behandlungen nötig waren und bei keinem ihrer 31 Patienten eine Resektion erforderlich wurde.

Das Gewicht **infektiöser** Agenzien bei Morbus Crohn stand längere Zeit im Mittelpunkt des Interesses. Die Isolierung von Bakterien und Viren oder deren Partikeln führte zur Annahme, daß der Morbus Crohn eine Infektionskrankheit sei (Whorwell, 1981), was aber bisher nicht bewiesen ist.

4.2 Prämorbide Persönlichkeitsstruktur und Psychodynamik

Da immer wieder angenommen wird, daß prämorbiden psychopathologischen Strukturmerkmalen oder

chronifizierten Konflikten die Bedeutung einer Teilursache für die Krankheit zukomme, sei nochmals ausdrücklich darauf hingewiesen, daß die Ätiologie auch beim Morbus Crohn bisher ungeklärt ist. So, wie es für die meisten Krankheiten keine spezifische Ursache oder monokausale Pathogenese gibt, so besteht auch meistens keine direkte oder einfache Beziehung einer Krankheit zu einer spezifischen Persönlichkeitsstruktur oder einem spezifischen Konflikt. Diese Feststellung entbindet jedoch nicht von einer auch psychische Befunde einbeziehenden individualisierenden Diagnostik. Von ihrem Ergebnis hängt es ab, ob die Indikation zur Psychotherapie besteht, die die körperliche Therapie erweitert und ergänzt.

Die Bedeutung psychischer Anteile für die Ätiologie und Pathogenese wie auch für die Auslösung eines Schubes und schließlich für den Verlauf der Krankheit ist bisher umstritten. Nach allen vorliegenden, meistens retrospektiven Untersuchungsergebnissen ist es gerechtfertigt, ebenso wie bei der Colitis ulcerosa, die bei Patienten mit Morbus Crohn beobachteten psychischen Befunde in Anteile der prämorbiden Struktur und Psychodynamik, der Auslösungsfaktoren und der krankheitsabhängigen Merkmale zu differenzieren.

Während man bei der Colitis ulcerosa weitaus umfangreicher und genauer die prämorbide Struktur des Patienten untersucht hat, läßt sich vorerst für die Gruppe der Patienten mit Morbus Crohn nur begrenzt etwas aussagen.

Manche Autoren (Feldman et al., 1967; Monk et al., 1970; Goldberg, 1970) fanden überhaupt keine pathogenetisch bedeutsamen psychischen Strukturmerkmale oder Auslösungsfaktoren, was freilich mit fragwürdigen Erhebungs- und Kodierungsverfahren zusammenhängen kann. Dagegen beobachtete Bockus (1945) als einer der ersten psychische Veränderungen mit emotionaler Unreife und Ängstlichkeit, Erregbarkeit und Sensibilität. Stewart teilte bereits 1949 bei 36 von 47 untersuchten Patienten psychische Auffälligkeiten, z. B. gehemmte Aggressivität, mit.

Untersuchungen über die Selbsteinschätzung anhand des Körperbildes ergaben, daß sich die Patienten selbstzerstörerischer darstellten und stärker ängstigende Phantasien entwickelten als Patienten mit Colitis ulcerosa (Schütz et al., 1988).

Verschiedene Autoren (Stewart, 1949; Reinhart und Succop, 1968; Ford et al., 1969; Glasmacher et al., 1988) beschrieben die Mütter ihrer Patienten mit Morbus Crohn als sehr ängstlich-depressiv, zwanghaft, kontrollierend, unfähig, die Kinder mit Wärme und Geborgenheit zu umgeben. Deren Angepaßtheit, Wohlverhalten und Aggressionsabwehr wiederum führten zur Verzögerung der eigenen Entwicklung, wodurch die Abhängigkeit bestehen blieb, im Gegensatz zu den gesunden Geschwistern, die nicht in dieser Entwicklungsphase zurückblieben (McMahon, 1973; Teufel et al., 1988). Die Analyse der Lebenssituation von 20 Familien ergab erhebliche Konflikte bei den erkrankten Kindern, woraus

Schmitt (1985) die Indikation einer begleitenden Psychotherapie ableitet, ähnlich wie Lask (1986).

Wirsching und Stierlin (1982) und Wirsching (1984) fanden bei zwei Drittel der untersuchten Familien, daß der familiäre Zusammenhalt besonders ausgeprägt war (Bindung), die psychologischen Grenzen zwischen den einzelnen Familienmitgliedern und zwischen den Generationen weitgehend aufgehoben erschienen (Fusion), die Familie sich gegenüber der Umwelt stark abgrenzte (Isolation) und die Entwicklungsfähigkeiten eingeschränkt blieben (Rigidität). Ferner und Reindell (1979) beschrieben – wie auch bei anderen psychosomatisch Kranken – ein starres Familiensystem, das – als Ausdruck tiefer Angst – Unerwartetes nicht zulasse und auf Einflüsse von außen heftig reagiere. Andererseits würden Gefühlsäußerungen tabuisiert; Gefühle der Hilf- und Hoffnungslosigkeit seien vorherrschend. Hierin sehen die Autoren den Ansatz zur Familientherapie, um den Zugang zur offenen Aussprache zu vermitteln.

Die Untersuchungen von Jantschek und Mitarbeitern (1989; 1993) weisen darauf hin, daß es »keine spezifischen krankheits- oder diagnoseassoziierten Familien gibt«. Gleichzeitig wurde sichtbar, daß die Familien eine eigene und differenzierte, jedoch andere Auffassung von Krankheit und Beziehung haben als die außenstehenden Beobachter. Auch die Untersuchungsergebnisse von Glasmacher und Mitarbeitern (1988) sprechen für eine gestörte Struktur der Primärfamilie bei Patienten mit Morbus Crohn. Federschmidt (1993) beschrieb einen Einfluß auf den Krankheitsverlauf durch Lebensereignisse, die in der Kindheit zu Trennungen im Familienverband führten. Abzugrenzen hiervon sind die Interaktionsformen der Familie, die sich als eine Reaktion auf die chronische Krankheit eines Familienmitgliedes zurückführen lassen (Wilke, 1990).

Faßt man die bisher aufgrund psycho-biographischer und testpsychologischer Untersuchungen beschriebenen Strukturmerkmale (Engel, 1969; McKegney et al., 1970; Sheffield und Carney, 1976; Gazzard et al., 1978; Fürmaier, 1979; Steinhausen und Kies, 1982; Zacher und Weiß, 1985; Weiß und Zacher, 1986) zusammen, so stehen Kennzeichen betonter »Selbstsicherheit«, hinter der sich oft ein pseudounabhängiges Verhalten ähnlich dem des Ulkuskranken verbirgt, im Vordergrund (Ford et al., 1969; Reindell und Ferner, 1979, 1981; Biebl et al., 1984). Weiterhin werden rigide-zwanghafte wie auch zwanghaft-hysterische Anteile beobachtet (Studt und Mast, 1986). Übereinstimmend stellte man eine Aggressionsgehemmtheit sowie emotionale Unreife und Labilität fest (Lourens, 1973; McMahon et al., 1973; Schultheis und v. Uexküll, 1979; Zander et al., 1982a und b).

Während frühe Studien (Whybrow et al, 1968; Ford et al., 1969; Cohn et al., 1970) wegen fehlender Kontrollgruppen nur begrenzt aussagefähig sind, sprechen die Befunde von Helzer und Mitarbeitern (1984), die bei 50 Patienten mit Morbus Crohn im Vergleich zu 50 anderen chronisch internistisch Kranken erhoben wurden, für die Notwendigkeit einer nicht nur sorgfältigen körperlichen, sondern auch psychischen Diagnostik. Die Autoren teilten eine Reihe auffälliger psychopathologischer Befunde mit und fanden ebenso auch gegenüber der Kontrollgruppe häufiger Zeichen einer depressiven, zwanghaften oder phobischen Symptomatologie. Die Depressivität war mit höherer Krankheitsaktivität korreliert, was für eine sekundäre Pathogenese spricht.

In einer Querschnittsuntersuchung bei 97 Patienten mit Morbus Crohn und einer Vergleichsgruppe stellte Federschmidt (1993) deutliche Beziehungen zwischen körperlicher Symptomatik und Psychodynamik fest. Er kommt ebenfalls zu dem Schluß einer multifaktoriellen Genese des Morbus Crohn, in der somatische wie psychosoziale Faktoren in gegenseitiger Wechselwirkung an der Krankheitsentwicklung beteiligt sind. So ergab sich, daß Patienten, die eine geringere Tendenz zu Verleugnung und Dissimulation zeigten, einen günstigeren Krankheitsverlauf hatten. Ebenso fanden sich Zusammenhänge zwischen der Krankheitsaktivität und den durch Selbstbeurteilung ermittelten Persönlichkeitsdimensionen bei für Morbus Crohn besonders typischen somatischen Merkmalen.

Da sich häufig bei der Interpretation abweichender Persönlichkeitsmerkmale die reaktiven, sekundären psychischen Veränderungen von der prämorbiden Struktur nur schwer abgrenzen lassen, haben wir 30 Patienten mit Morbus Crohn in der Remission untersucht (Leibig et al., 1985). Die hierüber mit dem FPI (Freiburger Persönlichkeitsinventar) festgestellten Ergebnisse einer deutlicheren Aggressionsgehemmtheit, Selbstsicherheit, Nachgiebigkeit und emotionalen (Pseudo-?) Stabilität der Patienten mit Morbus Crohn gegenüber der Normalbevölkerung stimmen teilweise mit den Befunden anderer Autoren überein (Cohn et al., 1970). Die Patienten erweisen sich als nachgiebiger, gemäßigter, unfähiger im Durchsetzen ihrer Interessen.

Die von anderen Autoren beobachtete Depressivität, Ungeduld und emotionale Labilität (Ford et al., 1969; Paulley, 1971; Gerbert, 1980) fanden wir bei unseren Patienten nicht. Vielmehr schildern sie sich als zufriedener und emotional stabiler gegenüber der Normalbevölkerung. Als Grund hierfür kann die erreichte Remissionsphase der Krankheit und ebenso das Dissimulationsbedürfnis angesehen werden, wodurch die Selbstschilderung im Test von den klinischen Beobachtungen während des einzelnen Schubes abweicht.

Bestätigen ließ sich diese Annahme auch durch die Antworten in einem standardisierten Interview, bei dem 70% eine innere Unruhe mit Spannungsgefühlen äußerten, ein Drittel eine Neigung zu häufigeren depressiven Verstimmungen.

Die normalen Werte auf der Skala 1 des FPI (Nervosität im Sinne von psychosomatisch gestört), Skala 4 (Erregtheit), Skala 6 (Gelassenheit) und Skala 8 (Gehemmtheit) lassen sich mit dem Remissionsstadium erklären, da diese Faktoren gerade innerhalb der akuten Symptomatik am ehesten verändert werden.

Nach unseren Befunden, die bei je einer Gruppe von Patienten mit Morbus Crohn und Colitis ulcerosa während des Remissionsstadiums, d.h. nicht innerhalb eines aktiven Krankheitsprozesses erhoben wurden, fanden sich keine erheblichen Unterschiede der prämorbiden Struktur (Leibig et al., 1985). Die Patienten beider Krankheitsgruppen sind deutlich aggressionsgehemmter als die gesunde Kontrollgruppe, ein Befund, den bereits Paulley (1971, 1974) als auffallende Störung bei beiden Krankheiten hervorgehoben hat. Unsere Ergebnisse bestätigen die Mitteilungen von McKegney und Mitarbeitern (1970), die bei beiden Krankheiten aufgrund sehr sorgfältig ermittelter Daten einschließlich der Benutzung des Cornell Medical Index keine sicheren prämorbiden Unterscheidungsmerkmale feststellen konnten. Ahrens und Mitarbeiter (1986) verglichen bei je 22 Patienten mit Morbus Crohn und Colitis ulcerosa die eingehend erhobenen testpsychologischen und experimentalpsychologischen Befunde, die keine wesentlichen Unterschiede beider Gruppen ergaben. Die Colitis-ulcerosa-Patienten wiesen lediglich eine stärkere kognitive Ausblendung von Affekten und eine stärkere Affinität zur Psychotherapie auf. Reindell und Mitarbeiter (1981) beschrieben demgegenüber die Patienten mit Morbus Crohn als auskunftsbereiter, depressiver, ängstlicher und rigider als die Patienten mit Colitis ulcerosa. Wir fanden die Patienten mit Morbus Crohn ebenfalls auskunftsbereit, aber ohne sicheren Unterschied gegenüber den Kolitis-Kranken.

In einer weiteren kontrollierten Studie (Probst et al., 1989) fand sich bei unseren Patienten eine Abhängigkeit der im FPI (Fahrenberg et al., 1984) gemessenen Persönlichkeitsfaktoren von der Krankheitssymptomatik, was auf eine vorwiegend sekundäre, d.h. krankheitsabhängige Genese psychischer Befunde hinweist.

Somit läßt sich zusammenfassen, daß sich einige Persönlichkeitsmerkmale in der Remissionsphase verändern und Unterschiede, die während des aktiven Krankheitsstadiums aufgefallen waren, nunmehr verwischen.

Die in Tabelle 64-3 gegenübergestellten psychischen Befunde geben das Bild umfangreicher Beobachtungen und Erfahrungen bei Patienten mit Morbus Crohn und Colitis wieder; vergleichende Befunde sind darüber hinaus im Kapitel 63, »Colitis ulcerosa«, beschrieben.

4.3 Krankheitsauslösung

Für die Auslösung der Krankheit oder eines Schubes scheinen bei Patienten mit Morbus Crohn ebenso wie mit Colitis ulcerosa emotional belastende Konflikte (»life stress«; Grace, 1953) ein wichtiger Faktor zu sein (Whybrow et al., 1968; McKegney et al., 1970; Whybrow und Ferrell, 1973; Hislop, 1974; Lask, 1986). Ford und Mitarbeiter (1969) stellten fest, daß ein deutlicher Zusammenhang zwischen emotionalen Belastungen und Manifestation der Krankheit oder des Krankheitsschubes vorlag. Er beruhte oft auf ungelösten, nunmehr exazerbierten Konflikten, deren Bewältigung wesentlich zur Besserung der Symptomatik beitrug.

Stehen bei Patienten mit Colitis ulcerosa eher Verlusterlebnisse, die phantasiert werden, drohen oder eingetreten waren, im Vordergrund, so überwiegen nach unseren Erfahrungen bei Patienten mit Morbus Crohn eher Trennungsängste, nahende oder erlebte Trennungen und die damit verbundenen Konflikte. Ebenso häufig sind ambivalente Haltungen, die bewußt oder unbewußt konflikthaft erlebt werden, weiterhin Überforderungen, real oder innerhalb intrapsychischer Auseinandersetzung mit fremdbestimmten Entwicklungen, z.B. der vom Vater diktierten Berufswahl bei unserer eingangs geschilderten Patientin.

Auch bei anderen Untersuchungen wird der zeitliche Zusammenhang zwischen einem Konflikt und dem folgenden Krankheitsschub eingehend beschrieben (Paulley, 1958; Mersereau, 1963; Rechlin, 1977). Hervorgehoben werden besonders Abhängigkeitsprobleme (Ford et al., 1969; Cohn et al., 1970), überwiegend infolge einer gestörten Mutter-Kind-Beziehung, Rivalität mit den Geschwistern und erheblicher familiärer emotionaler Belastung während der Kindheit und Adoleszenz.

Im standardisierten Interview bestätigt die Mehrzahl der Patienten den engen Zusammenhang zwischen Konflikt und Krankheitsschub. Bei etwa der Hälfte bestanden Ambivalenzkonflikte, Überforderungs- und Trennungserlebnisse. In der Selbsteinschätzung der Patienten wird das Bestreben deutlich,

Tab. 64-3 Übersicht psychischer Befunde bei Morbus Crohn und Colitis ulcerosa.

Morbus Crohn	Colitis ulcerosa
Struktur:	**Struktur:**
selbstsicher, »pseudo-unabhängig«?	Selbstentwicklung retardiert
zwanghaft-rigide	Selbstwertgefühl labil
aggressionsgehemmt	aggressionsgehemmt
nachgiebig	depressiv-zwanghaft
emotionale (Pseudo-?) Stabilität	
Auslösung:	**Auslösung:**
Abhängigkeits-/ Trennungskonflikt	Verlusterlebnisse (real, drohend, imaginiert)
Ambivalenzkonflikt	Versagungen
Überforderung (in-between-Situation; Streß)	
Krankheitsfolge:	**Krankheitsfolge:**
Depressivität	Depressivität, Kränkbarkeit
Stimmungslabilität	verstärktes Bedürfnis nach Regression und Abhängigkeit
Dissimulationstendenz	
anorektische Entwicklung	hypochondrisches Agieren
kontraphobisches Verhalten	zeitlich begrenzte psychosoziale Einschränkungen
psychosoziale Desintegration	

sich im Sinne eines »Ideal-Selbst« darzustellen: 90% haben keine Kontaktschwierigkeiten, 80% fühlen sich als selbständig. Angesichts der demgegenüber häufigen Trennungskonflikte kann die von manchen Autoren (Reindell et al., 1981; Ullmann, 1982) hervorgehobene »Pseudounabhängigkeit« als Abwehr der eigentlich passiven Wünsche und als Enttäuschungsprophylaxe verstanden werden.

Demgegenüber sprechen Ergebnisse von Untersuchungen über die Bedeutung rezidivauslösender Ereignisse in einer prospektiven Längsschnittstudie eher gegen einen regelmäßigen, empirisch überprüfbaren Zusammenhang zwischen Belastungen und Auslösung eines Schubes (v. Wietersheim et al., 1994). Freilich – die Autoren folgern, daß zwar deutliche Zusammenhänge zwischen bestimmten Erlebnissen und dem Krankheitsrezidiv plausibel seien, hingegen prospektive Belege bisher fehlen oder sehr schwer zu erbringen seien. Immerhin ergab ihre Untersuchung, daß (unspezifische) Überforderungsgefühle einen Zusammenhang mit der Krankheitsaktivität aufweisen. Von dem Ziel, prospektiv anzugeben, ob ein Ereignis, das dem Patienten gerade widerfährt, zu einem Krankheitsschub führt oder nicht, sei man allerdings noch weit entfernt.

Diese Untersuchungen führen zu dem Schluß, daß nach wie vor eine sehr sorgfältige kranken-, d.h. individuumbezogene Krankheits- und Schubanalyse durch einen sehr erfahrenen Untersucher am ehesten das Gewicht solcher Ereignisse und somit auch deren Bedeutung für die Therapie zu beurteilen vermag.

Paulley (1974) erwähnt die einem Krankheitsschub oft vorausgehende »in-between«-Situation, die von den Patienten vermieden wird, indem sie innerhalb einer krisenbedrohten Familie zu vermitteln versuchen, hier aber Aggressionen beider Parteien erleben. Für dieses Bemühen, als Friedensstifter Konflikten aus dem Wege zu gehen, spricht auch, daß 70% unserer Patienten sich in dieser Rolle erleben.

Einen signifikanten Zusammenhang zwischen psychosozialem Streß und nachfolgenden Krankheitsschüben stellten Paar und Mitarbeiter fest (1988). Auch Küchenhoff (1993) fand bedeutsame psychosoziale Belastungen vor Beginn der Erkrankung oder einem Krankheitsschub, besonders oft Trennungen, Situationen des Abschiedes oder des Verlustes. Die deskriptive Kategorie »Trennung« dürfe dabei freilich mit der subjektiven Erfahrung des Verlustes oder der Psychodynamik des zugrundeliegenden Defizites gleichgesetzt werden.

4.4 Reaktive psychische Veränderungen

Als krankheitsdependente psychische Veränderungen dominieren Depressivität (Ford et al., 1969; Whybrow und Ferrell, 1973; Rechlin, 1977; Latimer, 1978) mit Stimmungslabilität, Dissimulationstendenz, andere unterschiedliche Abwehrformen und anorektische Entwicklung; diese sollte zur Differenzierung von der Anorexia nervosa sui generis besser als Pseudo-Anorexia nervosa bezeichnet werden.

Auch die von Probst (1989) festgestellte Abhängigkeit veränderter Persönlichkeitsstrukturen von der körperlichen Symptomatologie und deren Aktivität spricht für reaktive, sekundäre somatopsychische, d.h. infolge der Krankheit eingetretene psychische Befunde, wodurch – entgegen den Ergebnissen bei Colitis ulcerosa – die Annahme prämorbider pathologischer Strukturmerkmale in Frage gestellt wird. Hierbei geht es aber nicht darum, daß »psychische Veränderungen die Folge und nicht die Ursache der Erkrankung darstellen« (Fahrländer, 1979), sondern um die Trennung prämorbider von reaktiven Veränderungen. Selbstverständlich impliziert die Feststellung einer auffälligen prämorbiden Struktur nicht gleichzeitig die einer Kausalität mit der Krankheit. In einer Längsschnittuntersuchung von Künsebeck (1993) zeigte sich bei vier Untergruppen mit unterschiedlichem Krankheitsverlauf eine Abhängigkeit der psychischen Befindlichkeit, besonders der Depressivität, von der Krankheitsschwere. Darüber hinaus waren bei progredientem Verlauf eine Abnahme des Selbstwertgefühls und gesteigerte Kontaktangst zu beobachten. Hingegen erwiesen sich im Vergleich zu Kontrollgruppen überdauernde Verhaltensmerkmale wie Durchsetzungsfähigkeit, Selbstwertgefühl und Aggressionshemmung als unabhängig von der Schwere der Krankheit. Am besten lassen sich krankheitsabhängige von prämorbiden psychischen Veränderungen und Strukturmerkmalen durch die Untersuchung in der Remission abgrenzen. Gleichzeitig kann dann auch ein Bild über bestehende Wechselwirkungen körperlicher, psychischer und sozialer Einflüsse auf die Pathogenese, die Ausgestaltung eines Krankheitsschubes und die Verarbeitung der Krankheit (coping) gewonnen werden. Ein wichtiges Instrument weiterer Untersuchungen bildet hierbei sehr wahrscheinlich der intraindividuelle Vergleich der psychischen Befunde des Patienten innerhalb des akuten und chronischen Stadiums sowie in der Remission (Küchenhoff et al., 1989; Normann und Kordy, 1991).

4.5 Psychosoziale Folgen der Krankheit

Bisher gibt es nur wenige Berichte über die psychosozialen Auswirkungen der Krankheit, vor allem auf Beruf, Familie, Partnerschaft, Sexualität und Freizeitaktivitäten. Während Balzer und Mitarbeiter (1985) gegenüber 2 Kontrollgruppen keine Unterschiede der Berufsausbildung und des Berufsstatus fanden, stellten Feurle und Mitarbeiter (1983) fest, daß 10% der Patienten ihrer Erkrankung wegen den Beruf wechseln mußten, 23,5% konnten nicht mehr ganztags arbeiten, 10% bezogen eine Zeit- oder Dauerrente und 3,8% waren arbeitslos. Bei 44% waren die Beziehungen zur Familie oder zum Partner beeinträchtigt, bei 36% die Freizeitaktivitäten behindert. Die sozialen Konsequenzen korrelierten mit der Dauer der Erkrankung, dem Zeitpunkt des Beginns und der Anzahl der Operationen. Bei dieser Studie mangelte es allerdings ebenso wie bei anderen (Gazzard et al., 1978; Olbrisch und Ziegler, 1982b) an der

Kontrollgruppe. In einer anderen Studie wird eine gegenüber 2 Kontrollgruppen (3,3% bzw. 1,7%) häufigere Erwerbsunfähigkeit mit 17,5% angegeben (Balzer et al., 1985). Die Untersuchungen Jantscheks (1993) ergaben zwar Einbußen der Lebensqualität mit teilweise notwendigem Berufswechsel oder erfolgter Umschulung, hingegen gleichzeitig auch gute Fähigkeiten zu sozialer Adaptation.

In einer kontrollierten Untersuchung des Zusammenhanges zwischen psychosozialer Beeinträchtigung und körperlichen Krankheitssymptomen, Krankheitsaktivität und Krankheitsverlauf bei unseren Patienten mit Morbus Crohn (Probst, 1989; Probst et al., 1990) fand sich eine gravierende Einschränkung in den Bereichen Familie, Partnerschaft, Sexualität, Beruf und Freizeit. Die Einbußen standen vor allem in einer engen Beziehung zur Krankheitsaktivität; mit zunehmender Krankheitsdauer wurden bei den Patienten ein stärkeres Selbstbewußtsein und eine bessere soziale Kompetenz beobachtet. Ein gutes Arzt-Patient-Verhältnis wirkte sich positiv auf die Adaptation an das Leben mit der Erkrankung aus. Auch die Partnerschaftsprobleme nahmen mit der Krankheitsdauer ab. Patienten, die wegen ihrer Krankheit eine Darmresektion bzw. Fisteloperation überstanden hatten, fühlten sich nach einem postoperativen Intervall von mehr als einem Jahr im Berufsleben weniger eingeschränkt als die übrigen. Diese Befunde stimmen mit den Ergebnissen von Meyers und Mitarbeitern (1980) überein; bei 71% der Patienten bestand präoperativ eine Beeinträchtigung im Berufsleben, postoperativ nur noch bei 29% der Patienten mit Morbus Crohn.

4.6 Zusammenfassung psychischer Befunde

Stärker als bei der Colitis ulcerosa sind die Ergebnisse der Einzelbefunde über Struktur und Psychodynamik, Auslösung, reaktive psychische Veränderungen, Krankheitsverarbeitung des Patienten und seiner Familie sowie psychosoziale Auswirkungen teilweise sehr unterschiedlich. Eine spezifische, für den Morbus Crohn typische Persönlichkeits- oder Familienstruktur läßt sich bisher nicht verifizieren. Ebensowenig bestehen kennzeichnende Auslösungserlebnisse gleichermaßen für die gesamte Gruppe der Patienten. Dagegen weisen voneinander unterscheidbare Untergruppen (v. Wietersheim, 1990) darauf hin, daß die verschiedenen Anteile prämorbider Psychodynamik und schubauslösender Ereignisse einer differenzierenden Analyse bedürfen. Mit Recht wird daher aufgrund von Untersuchungen, die uneinheitliche Ergebnisse von Querschnittsvergleichen zwischen Patienten mit entzündlichen Darmerkrankungen und Kontrollgruppen ergaben, hervorgehoben, daß besondere Lebensereignisse oder Belastungen vor einem Rezidiv stets gegenüber anderen Faktoren abgewogen werden müssen (v. Wietersheim, 1991; v. Wietersheim et al., 1994). Hierzu gehören Einflußgrößen wie Akuität oder Chronizität der Krankheit, Remissionsphase oder postoperatives Stadium. Diese Analyse ermöglicht die Antwort auf

Art und Umfang der allemal individuell zu konzipierenden und modifizierenden ergänzenden Psychotherapie.

5 Therapie

5.1 Voraussetzungen

Die Behandlung der Patienten mit Enteritis granulomatosa regionalis Crohn beruht auf einem mehrdimensionalen Ansatz, der aus medikamentösen, diätetischen, entspannungs- und psychotherapeutischen, operativen, rehabilitativen und nachsorgenden Verfahren besteht. Die Koordination dieser Therapie setzt eine eng konsiliarisch miteinander arbeitende Gruppe voraus (Hausarzt, gastroenterologisch kompetenter Internist, Psychotherapeut, Chirurg, Diätassistentin, Krankengymnastin). Die Therapie sollte ebensowenig wie bei der Colitis ulcerosa von einem Schema bestimmt sein, d. h., der individuell sehr unterschiedliche Krankheitsverlauf erfordert eine auf den einzelnen Kranken und alle Besonderheiten seiner Krankheit abgestimmte Behandlung, die wiederum einer ständigen gemeinsamen Kontrolle und Überprüfung unterliegt. Bei uns hat es sich auch sehr bewährt, daß der internistisch-psychotherapeutische Anteil innerhalb ein und derselben Klinik und Poliklinik liegt, so daß bei der stationären wie auch ambulanten Behandlung eine Aufteilung in verschiedene Kompetenzen vermieden wird.

Der Stellenwert psychotherapeutischer Hilfen zur Besserung der Krankheit und Überwindung somatopsychischer und psychosozialer Folgen der Krankheit wird allerdings nach wie vor sehr unterschiedlich beurteilt, trotz aller Bemühungen um eine Verständigung (Bartels et al., 1989; Feurle et al., 1988).

5.2 Medikamentöse Therapie

Bei isoliertem Befall des oberen Gastrointestinaltraktes und somit vor allem des Dünndarmes sind Kortikosteroide das Mittel der Wahl.

Für den Befall des Dickdarmes ist Salazosulfapyridin (Azulfidine®, Colo-Pleon®), 3–4 g/Tag, in magen- oder dünndarmlöslicher Form angezeigt, bei mittelschwerer oder schwerer Entzündung gleichzeitig Prednison oder Prednisolon, wie bei der isolierten Entzündung des Dünndarmes. Bei Unverträglichkeit oder Anzeichen von Nebenwirkungen oder ebenso als initiale Gabe hat sich auch die Monosubstanz Mesalazin 2,0–3,0 g/Tag (Claversal®, Salofalk®) bewährt.

Die gleichzeitige Erkrankung des Dünn- und Dickdarmes erfordert also die Kombination aus Salazosulfapyridin bzw. der Monosubstanz und Prednison bzw. Prednisolon.

Bei enteralen oder perianalen Fisteln kann die Behandlung der oft durch Anaerobier verursachten Infektion mit Metronidazol (Clont®, Flagyl®) hilfreich sein: 800–1500 mg/Tag, 4–6 Wochen lang (Bernstein et al., 1980; Brandt et al., 1982). Bei mittelschwerer oder schwerer Entzündung kombinieren wir es mit Prednison oder Prednisolon. Sekundäre Infektionen, Superinfektion und Sepsis erfordern Breitspektrumantibiotika.

Die Wirkung von Azathioprin ist umstritten, die Gabe von zunächst 3 mg/kgKG, dann 2 mg/Tag erscheint dennoch begründet, wenn ein Rezidiv der Dünn- oder Dickdarmentzündung vorliegt, die Therapie bisher unbefriedigend verlief und somit der Versuch einer Kombination von Azathioprin und Kortikosteroiden angezeigt erscheint. Diese kombinierte Therapie sollte dann langfristig fortgesetzt werden.

Die medikamentöse Zusatztherapie gilt der Substitution von Flüssigkeit, Elektrolyten und Eiweiß. Die Behandlung einer Anämie mit Eisen, Vitamin B$_{12}$, Folsäure oder auch Erythrozytenkonzentraten richtet sich nach deren Form und Schweregrad.

Bei Diarrhöen – infolge des Krankheitsprozesses oder auch postoperativ, z.B. nach ausgedehnter Resektion – sind Substanzen wie Loperamid (Imodium®), Diphenoxylat, kombiniert mit Atropin (Reasec®) oder auch Opiumtinktur hilfreich. Sekretorische, chologene Durchfälle sprechen auf Colestyramin (Quantalan®), je 2g vor und nach dem Frühstück, an.

5.3 Diät

Die Notwendigkeit einer hochkalorischen Kost steht bei akutem Schub wie bei chronischem, kompliziertem Verlauf mit erhöhtem Nährstoffbedarf, Folgen der Malabsorption und intestinalen Verlusten (Oehler, 1984) oft in Kontrast zur geringen Bereitschaft der Patienten, regelmäßig und reichlich zu essen. Inappetenz, Übelkeit, Brechreiz, abdominale Schmerzen, dysphorische, resignierende Stimmung bis zur sekundären Depression können die Ursachen einer anorektischen Entwicklung sein, die mitunter zunächst nur mit einer niedermolekularen Peptiddiät (z.B. Nutricomp® Peptid F, Peptisorb®, salvipeptid®) über die naso-duodenale Verweilsonde oder eine parenterale Ernährung überwunden werden kann.

Manche Patienten akzeptieren in diesem schweren Krankheitsstadium auch eine hochmolekulare Trink- oder Sondennahrung (z.B. Fresubin® flüssig, Nutricomp® F, Nutrodrip® Standard), die möglichst bald mit einer eiweiß- und kalorienreichen Kost kombiniert werden sollte.

Ähnlich wie bei Patienten mit Colitis ulcerosa wird die Ernährung sorgfältig mit einer Diätassistentin besprochen, die dem Patienten auch stets zur Verfügung steht, um Wünsche nach Erweiterung und Ergänzung seiner Ernährung rasch berücksichtigen zu können.

5.4 Entspannungs- und Psychotherapie

Einleitung

Während entspannungs- und psychotherapeutische Verfahren bei Patienten mit Colitis ulcerosa bereits seit etwa 40 Jahren erfolgreich angewendet werden und umfassende Ergebnisse katamnestischer Untersuchungen vorliegen, wurden für die Enteritis granulomatosa regionalis Crohn bisher nur vereinzelt Erfahrungen mitgeteilt (Feiereis, 1984; Lempa et al., 1984; Zacher und Becker, 1988). Der Grund hierfür liegt in der gegenüber der Colitis ulcerosa weit weniger gut dokumentierten Mitwirkung psychischer Anteile bei dieser Krankheit. Dennoch sprechen die mitgeteilten funktionellen und psychischen Faktoren, seien sie primärer, disponierender Art oder als Folge der Erkrankung aufzufassen, für die Indikation der entspannungs- und psychotherapeutischen Maßnahmen; sie erweitern und ergänzen nach unserer 25jährigen Erfahrung die medikamentöse und diätetische Behandlung ebenso, wie sie nach mehr oder weniger eingreifenden Operationen hilfreich sein können (Tab. 64-4).

Die meisten Patienten bringen Bereitschaft und Vertrauen in diese Behandlung mit, besonders dann, wenn der lange Leidensweg mit Schmerzen, Durchfällen, Gewichtsabnahme und wiederholten Krankenhausaufenthalten psychische und psychosoziale Auswirkungen nach sich zieht, die das Bedürfnis nach Regression in der Entspannung und auch nach umfassender stützender Psychotherapie längst hervorgerufen haben.

Gespräch zur Diagnose

Je nach Schwere der subjektiven und objektiven Symptomatologie steht am Anfang ein sorgfältig abgewogenes diagnostisches Gespräch, das Zuwendung und Geborgenheit vermitteln soll und mit einer konfliktzentrierten Initialbehandlung verbunden werden kann. Bei dieser stehen oft die psychosozialen Folgen der Krankheit, etwa lange Unterbrechung der Ausbildung oder die der Aussteuerung sich nähernde Arbeitsunfähigkeit im Vordergrund. Sie können bei den Patienten destruktive Phantasien auslösen, ähnlich wie ein bereits irreparabler körperlicher Defekt.

Das Gespräch dient der Übertragung, dem Aufbau einer stabilen Arzt-Patient-Beziehung, in die auch die konstruktive Aussprache zur Diagnose einbezogen ist, worauf Engelhardt (1982) deutlich hinge-

Tab. 64-4 Begleitende entspannungs- und psychotherapeutische Verfahren bei Morbus Crohn.

– Gespräch zur Diagnose
– Autogenes Training
– Tiefenentspannung
– Krankengymnastische Einzel- und Gruppenbehandlung
– Konzentrative Bewegungstherapie
– Stützende Gesprächspsychotherapie
– Postoperative Psychotherapie
– Tiefenpsychologische Therapie (Einzel-, Paar-, Familien-, Gruppentherapie)
– Assoziative Maltherapie
– Intervall-Psychotherapie

wiesen hat. Dabei sollte bei aller Offenheit über die Schwere der Erkrankung vermieden werden, den Patienten mittels apodiktischer Formulierungen zusätzlich zu ängstigen (Feiereis, 1992). Auch die Ausbreitung aller Informationen über mögliche Komplikationen oder die Prognose der Krankheit ist dem Patienten innerhalb dieses diagnostischen Gesprächs nicht hilfreich.

Entspannungstherapie

Sehr bald beginnen wir mit den täglichen Übungen des autogenen Trainings. Damit werden die Patienten, sofern sie bettlägerig sind, zunächst in Einzelübungen vertraut gemacht, um später an Gruppenübungen teilzunehmen. Wir kombinieren diese Form der Übungen mit der Tiefenentspannung im Sinne des Hypnoids bei ausgeprägter funktioneller Komponente der abdominalen Beschwerden. Tenesmen, Schmerzen und Durchfälle, Hypermotilität und Spastik des Darmes lassen sich gut beeinflussen. Zeichen der reaktiven Verstimmung und Affektlabilität bilden sich oft gleichzeitig zurück.

Wie bei Patienten mit Colitis ulcerosa halten wir die Mitwirkung einer Krankengymnastin für unentbehrlich. Atemtherapeutische Hilfen, besonders für die Zwerchfellatmung, leichte abdominale Massagen, Entspannungsübungen in der Gruppe zur Beruhigung von Hypermotilität und Spastik des Darmes erscheinen uns ebenso wichtig wie der psychologische Einfluß einer einfühlsamen krankengymnastischen Therapeutin.

Sobald die Patienten ausreichend mobilisiert sind, beziehen wir die konzentrative Bewegungstherapie in die kombinierte Behandlung ein. Sie ist ebenfalls eine körperorientierte Therapie, die hilft, Erlebnismöglichkeiten innerhalb der Wahrnehmung des eigenen Körperbildes zu erweitern und zu vertiefen. Gleichzeitig erleichtert sie den Zugang zur weiteren therapeutischen Einflußnahme auf die primären und sekundären psychischen Veränderungen.

Stützende Gesprächspsychotherapie

Die geschilderten Behandlungen, die beruhigend, ermutigend, entspannend und regressionsfördernd wirken, können je nach Indikation sowie Form und Schwere des somatischen Prozesses mit den weiteren psychotherapeutischen Möglichkeiten kombiniert werden. Vor allem lassen sich mit der stützenden Gesprächspsychotherapie die Übertragung stabilisieren, die Depressivität und oft als Abwehr zu deutende Leere des Gefühls positiv beeinflussen und Ansätze zu einer konfliktzentrierten Therapie finden (Künsebeck et al., 1987).

Im Mittelpunkt der Gespräche stehen Abhängigkeits- und Trennungskonflikte, ambivalente Haltungen, Überforderungen, die in engem zeitlichen Zusammenhang mit der Auslösung der Krankheit oder dem einzelnen Schub stehen. Das Ziel ist eine adäquate Verarbeitung der Konflikte, die aber nur erfolgen kann, wenn sich der Therapeut – in Kenntnis der biographischen Anamnese – ein Bild von der Entwicklung des Patienten, von früher Kindheit bis

zum Ausbruch seiner Krankheit, machen kann. So kann der Patient bereits frühzeitig, meist innerhalb der ersten klinischen oder ambulanten Therapie, Zugang finden zu den ihn belastenden bewußtseinsnahen Konflikten in den einzelnen Abschnitten seines Lebens und zu den psychischen und sozialen Auswirkungen der Krankheit. Für viele Patienten stellen die Einbußen der Ausbildung in Schule und Beruf, ständige oder wiederholte Arbeitsunfähigkeit, sozialer Abstieg, Fragen einer Umschulung oder gar eines Antrages auf Zeit- oder Dauerrente eine erhebliche seelische Belastung dar. Die Versagungen innerhalb der Freundschaft, Ehe und Familie infolge der verschiedenen lokalen (Abszedierung, Fistel, ausgedehnte Narben) oder der generalisierten Manifestation der Krankheit kommen erschwerend hinzu.

Gleiches gilt auch für die postoperative Psychotherapie. Unter unseren Patienten waren 36% abdominal voroperiert oder mußten von uns der chirurgischen Klinik überwiesen werden. Die öfter nach einer Resektion anhaltende Diarrhö mit funktioneller Komponente bildete eine Indikation für die psychotherapeutische Mitbehandlung, ähnlich wie die Verarbeitung des passageren oder definitiven Anus praeter oder die seelische Anspannung angesichts des Bewußtseins der unvorhersehbaren Gefährdung durch ein Rezidiv.

Eine besonders schwere psychotherapeutische Aufgabe stellt sich bei den Patienten mit anorektischer Entwicklung (Pries et al., 1981). Gerade bei jugendlichen Patienten wird der Morbus Crohn mitunter lange Zeit als Anorexia nervosa verkannt und fehlbehandelt, da Inappetenz bis zur Nahrungsverweigerung neben den abdominalen Beschwerden die Symptomatologie des chronischen Verlaufes des Morbus Crohn beherrschen kann. Von einigen Autoren (Wellmann et al., 1981) wird die Koinzidenz von Morbus Crohn und Anorexia nervosa nicht im Zusammenhang mit der somatischen Krankheit gesehen, sondern das Untergewicht zu einem erheblichen Teil auf psychische Ursachen zurückgeführt.

Oft ist es nötig, in die Psychotherapie auch die Familie einzubeziehen (Reindell und Ferner, 1979; Jantschek, 1993). Die Indikation ergibt sich aus den Untersuchungsergebnissen. Wie in der Einzeltherapie ist das Ziel anfangs der Aufbau einer »positiven vertrauensvollen Übertragung« (Wirsching, 1984). Zunächst ist der Gesprächsinhalt krankheitszentriert und – geleitet von einer Hypothese über das zugrundeliegende Arbeitsbündnis – vom Therapeuten aktiv strukturiert, ohne Interpretation oder Wertung durch ihn. Auf dem Wege über abschließende positive Äußerungen zum Beziehungsmuster und nur verdeckt vorgebrachte Zweifel sowie Empfehlungen zum weiteren Verhalten lassen sich manchmal Veränderungen in Gang bringen, die dem Kranken eine wichtige Hilfe, besonders für seine Selbstentwicklung, bedeuten können.

Jantschek und Mitarbeiter (1989) fanden bei ihren Familienuntersuchungen eine große Bereitschaft zur therapeutischen Mitarbeit, nicht zuletzt auch wegen der psychosozialen Folgen bei den jungen Patienten.

Auch bei anderen Autoren (Bruce, 1986) hat sich eine ähnlich umfassende Therapie sehr bewährt.

Assoziative Maltherapie

Dissimulationstendenz und Abwehrhaltungen der Patienten mit Morbus Crohn erschweren vor allem am Anfang häufig den Zugang zur verbalen psychotherapeutischen Hilfe. Dagegen können die Patienten meistens von Anfang an körperorientierte therapeutische Angebote annehmen. Relativ leicht finden sie auch den Zugang zu primär nonverbalen Psychotherapieverfahren als Möglichkeiten für die Verarbeitung innerer oder äußerer Konflikte. Hierbei hat sich bei uns die assoziative Maltherapie (Feiereis et al., 1989) sehr bewährt. Im Abschnitt über die Colitis ulcerosa (vgl. Kap. 63, »Colitis ulcerosa«) wurden die zentralen Themen der Patienten mit Colitis ulcerosa und Morbus Crohn und ihre damit verbundenen Assoziationen beschrieben.

Einige Beispiele: Angst im Bewußtsein des somatischen Prozesses (Abb. 64-1, siehe Farbtafel 4); Sehnsucht nach der körperlichen Integrität (Abb. 64-2); Resignation und Depressivität (Abb. 64-3 und 64-4, siehe Farbtafel 4); Krankheit als Aggression, Hoffnung auf Hilfe (Abb. 64-5, siehe Farbtafel 4); das Bild als Auslöser kontradepressiver, abwehrender Assoziationen (Abb. 64-6). Sie mögen andeuten, daß assoziativ gemalte Bilder und die Gedanken, die sie auslösen, eine wertvolle Möglichkeit darstellen, der verbalen, konfliktzentrierten, tiefenpsychologisch fundierten Therapie den Weg zu ebnen. Bei vielen dieser körperlich oft sehr kranken Patienten bilden diese psychotherapeutischen Möglichkeiten zusammen mit der körperorientierten Therapie eine untrennbare Einheit.

Tiefenpsychologische Psychotherapie

Nach unseren bisher vorliegenden Erfahrungen bei 906 Patienten mit Morbus Crohn bedarf nur die Minderzahl einer psychoanalytischen oder tiefenpsychologisch fundierten Psychotherapie, über die bisher auch nur vereinzelt berichtet wurde (Riemer, 1960; Sperling, 1960; Gerich, 1980). Die Indikation sollte besonders sorgfältig gestellt werden und ist ohnehin erst dann zu erwägen, wenn der Entzündungsprozeß beherrscht ist und eine ausreichende körperliche Stabilität vorliegt. Andererseits trifft es nicht zu, daß diese Patienten ein ungenügendes Verbalisations- und Introspektionsvermögen besitzen oder die neurotische Fehlentwicklung so verfestigt ist, daß somit eine tiefenpsychologische Therapie wenig Erfolg verspricht. So läßt sich auch aus der eingangs geschilderten Krankengeschichte und der zusammenfassenden Beurteilung der psychodynamischen Inhalte die Notwendigkeit einer tiefenpsychologischen Therapie im Intervall des Krankheitsprozesses ableiten. Ihr Ziel besteht im Abbau der vielfältigen ambivalenten Haltungen einschließlich der bisher unbewußten Abwehrformen und in der Entwicklung des Selbst, dem Aufbau der Identität, für die z.B. unsere Patientin weder im Bilde der Mutter noch des Vaters Identifizierungsmöglichkeiten sah und daher Ersatzobjekte suchte (real als ältere Freundin, phantasiert als älterer Freund).

Die Patienten, die unter der stützenden und regressionsfördernden Therapie innerhalb der aktiven Erkrankung oral befriedigt und emotional stabilisiert wurden, waren mit der gleichzeitigen Besserung des körperlichen Prozesses für die weitere Therapie auch belastbar geworden, sofern Indikation und Voraus-

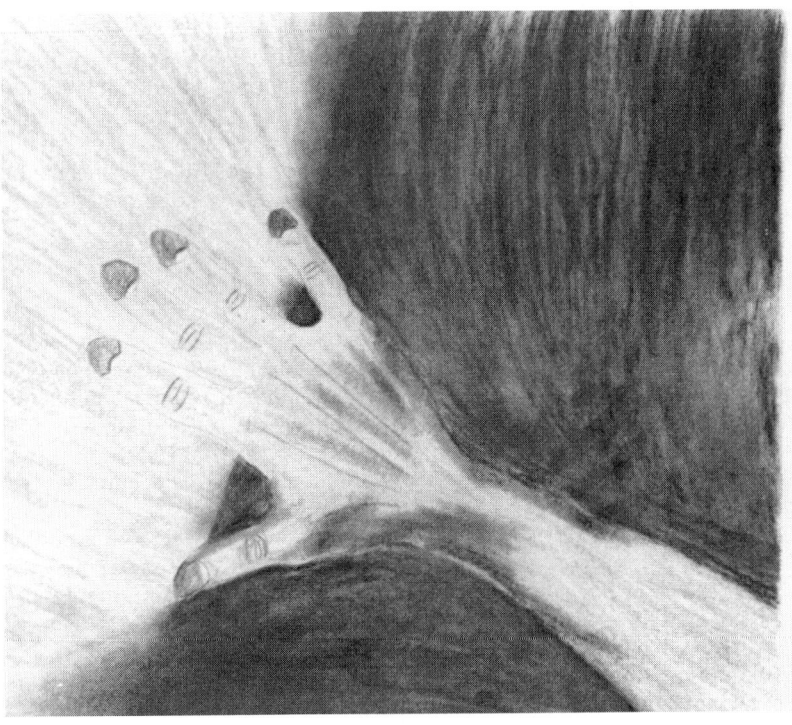

Abb. 64-2 31j. Patientin C. T. mit Morbus Crohn: »Die Hand, die nach Freiheit und Unabhängigkeit greift« (27. 6. 85).

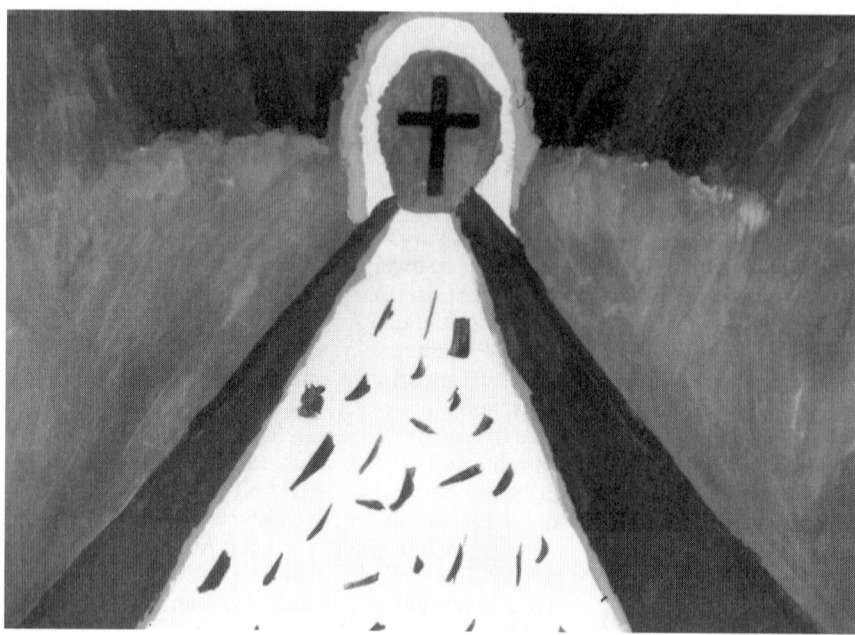

Abb. 64-6 *19j. Patient B. U. mit Morbus Crohn: »Als ich das Bild malte, habe ich an gar nichts gedacht – nichts Konkretes jedenfalls. Mein Feeling war wie immer – bestens! Mehr fällt mir nicht ein – ich hoffe, es genügt (ich hoffe es wirklich!)«* *(22. 2. 88)*

setzungen für die tiefenpsychologische Psychotherapie als Einzel-, Paar-, Familien- oder Gruppentherapie gegeben waren.

Ähnlich wie bei der Colitis ulcerosa sprechen unsere Erfahrungen (Wilke, 1983, 1990) auch für die Anwendung der Tagtraumtechnik des Katathymen Bilderlebens. Sie enthält die Möglichkeit einer einleitenden Entspannung mit tiefenpsychologischer Aufhellung der bisher unbewußten und abgewehrten inneren Konflikte. Allerdings fanden mehr Patienten als bei der Gruppe mit Colitis ulcerosa keinen tragfähigen Zugang zur Handlungs- und Erlebnisebene des Tagtraumes. Die Inhalte der Tagträume blieben ohne adäquate Affekte, die Inkongruenz sprach für Verleugnung und Abspaltung. Dennoch war bei der Mehrzahl der Patienten die Fähigkeit zur Imagination gegenüber einer Kontrollgruppe nicht eingeschränkt.

5.5 Operative Therapie

Der unberechenbare Verlauf der Krankheit, die Vielfalt der möglichen Komplikationen und die nach einer Darmresektion große Gefahr eines Rezidivs (50–80%; Mappes, 1979) erfordern eine besonders enge Kooperation zwischen Internisten und Chirurgen (Koch und Kriener, 1981), um Vor- und Nachteile der Operation, Risiken und Gefahren bei weiter abwartender Haltung sorgfältig abzuwägen (Siewert und Isemer, 1983; Gall et al., 1983). Die Bedeutung des chirurgischen Anteils der Therapie des Morbus Crohn zeigt die große Anzahl operierter Patienten in Tabelle 64-2.

Gegenüber früher sprechen sich gegenwärtig die meisten Chirurgen für eine sparsame Resektion aus, da die Rezidivrate hierbei nicht höher liegt als bei der früher bevorzugten Operation unter Einbeziehung der angrenzenden gesunden Darmanteile.

5.6 Langzeittherapie und Prognose

Auch bei den Patienten mit Morbus Crohn hängen Verlauf und Prognose von kontinuierlicher Weiterbehandlung und Kontrolle nach eingetretener Besserung ab. Manche Patienten entziehen sich dieser regelmäßigen Therapie und Kontrolle, sobald sie beschwerdefrei sind (Feiereis, 1985). Nicht selten aber weist auch der behandelnde Arzt nicht eindringlich genug auf die damit verbundenen Gefahren hin oder überläßt es dem Patienten, wieder in die Poliklinik oder Sprechstunde zu kommen, anstatt ihm feste Termine zu geben. Es erscheint mitunter unbegreiflich, daß ein Patient erst mit einem über faustgroßen Konglomerattumor als dem Produkt des Rezidivs, womöglich mehrere Jahre nach der ersten Diagnose und Behandlung, in die Klinik kommt mit dem Bemerken, er habe nichts von der regelmäßig notwendigen zwischenzeitlichen Kontrolle seiner Darmkrankheit gewußt.

Die einzelnen Teile der kontinuierlichen Behandlung sind:
- Regelmäßige termingebundene Besprechung von Art und Dosis der medikamentösen Langzeittherapie.
- Fortsetzung der Entspannungsübungen und der eingeleiteten Psychotherapie, eventuell Kontaktaufnahme zu einer Selbsthilfegruppe (Tecker, 1989).
- Regelmäßige Nachuntersuchung: Somatischer Status, gründliche Palpation, besonders auch mit Fahndung nach umschriebenen abdominalen Schmerzen oder Resistenzen. Kontrolle der Entzündungsbefunde im Blut; hierbei ist es hilfreich, den Aktivitätsindex einzubeziehen.
- Die Indikation zur endoskopischen und röntgenologischen Verlaufsdiagnostik eines entzündlich veränderten Darmsegmentes, anastomosierter Schleim-

hautbezirke oder der Schleimhaut im Gebiet einer Anastomose ist sorgfältig abzuwägen.

Die wichtigsten Faktoren zur Beurteilung der Prognose sind:

- Alter bei Beginn der Erkrankung,
- Schweregrad,
- Ausdehnung und zeitliche Entwicklung des lokalen Prozesses und dessen lokaler Komplikationen,
- Form und Schwere extraintestinaler Komplikationen,
- Anzahl und zeitlicher Abstand der Rezidive nach konservativer und operativer Therapie,
- psychische Struktur, reaktive psychische Veränderungen und soziale Faktoren sowie
- kontinuierliche therapeutische Mitarbeit des Patienten und Art und Inhalt seiner Krankheitsverarbeitung (Compliance und Coping; Kordy und Normann, 1992).

Insgesamt wird die Prognose bisher sehr unterschiedlich beurteilt (Hefti, 1981). Malchow und Mitarbeiter (1981) beschrieben eine um das 3,7fache erhöhte Sterberate. Die Überlebenswahrscheinlichkeit korrelierte negativ mit einem steigenden Aktivitätsindex. Aber selbst bei Krankheitsbeginn im Kindes- und Jugendalter kann die Prognose günstiger sein (Puntis et al., 1984), als angenommen oder errechnet wird.

Von manchen Autoren (Feurle, 1986) wird hervorgehoben, daß nach zehnjährigem Verlauf des Morbus Crohn in der Letalität gegenüber der Normalbevölkerung kein sicherer Unterschied mehr bestehe. Daraus wird der Schluß gezogen, daß die entzündliche Aktivität nach jahrelangem Verlauf doch zur Ruhe zu kommen scheint. Ein mitunter eigengesetzlicher Krankheitsverlauf läßt sich auch aus Berichten über Besserungen akuter Entzündungen bei über 40% der Patienten ohne spezifische medikamentöse Therapie ablesen (Meyers et al., 1984).

Die Rezidivgefahr erscheint höher bei primär ileozökalem Prozeß gegenüber ausschließlicher Entzündung des Dünn- oder Dickdarms.

Eine medikamentöse Prophylaxe zur Verhütung eines Rezidivs ist wahrscheinlich wirkungslos.

6 Epikrise zur einleitenden Krankengeschichte

Das 17jährige Mädchen leidet an einer Enteritis granulomatosa regionalis Crohn, die sich subjektiv bereits 2 Jahre lang abzeichnete, bevor die Diagnose gestellt wurde. Innerhalb der Ätiopathogenese ist ein genetischer Anteil anzunehmen, da auch die Mutter die gleiche Krankheit hat, weshalb bei ihr eine Ileozökalresektion notwendig geworden war.

Für einen prämorbiden psychodynamischen Faktor spricht die seit ihrer frühen Kindheit bestehende Labilität der emotionalen Beziehungen zu den Eltern. Der Vater wird stets als pedantisch bevormundend und unberechenbar erlebt, verbunden mit jederzeit drohendem Liebesentzug, wenn die Bedingungen seiner Zuneigung von der Patientin nicht erfüllt wurden. Jeder auch nur

andeutungsweise gewagten Aggressivität standen als Antwort des Vaters Rückzug, Liebesentzug oder Verachtung gegenüber. »Wenn ich mich manchmal weigerte oder etwas nicht so lief, wie er es wollte, legt er sich mit Kopfschmerzen ins Bett, und ich bin dann immer wieder zu ihm hingegangen und habe mich entschuldigt, bis er wieder mit mir redete.« Voll innerer Hemmungen war die Patientin chancenlos, gestört in ihrer Selbstentwicklung und bemüht um ein zwanghaftes Wohlverhalten, das geprägt war von der Angst vor den unberechenbaren Reaktionen des Vaters.

Auch die Mutter wird von der Patientin, besonders während der letzten Jahre, zwiespältig erlebt: als duldsame, wehr- und hilflos die Attacken des wesentlich älteren Ehemannes ertragende Frau – »sie schluckt alles« und der Patientin gegenüber als wankelmütige, emotional labile, alles andere als Ich-stärkende Mutter – »erst kommt sie zu mir und redet mit mir und tröstet mich, und eine Stunde später fällt sie mir in den Rücken und hackt mit meinem Vater auf mir herum«. Ähnliches erlebt sie, wenn sie bei offenen Auseinandersetzungen der Eltern zu vermitteln versucht, z. B. der schweigend duldenden Mutter helfen möchte. Die Aggression des Vaters richtet sich dann plötzlich gegen sie. In ihrer »in-between-Situation« wird die »Friedensstifterin« so unvermittelt zum Opfer einer pervertierten Aggression, der sie hilflos ausgeliefert ist und die sie demütig erträgt.

Tief gestört in ihrer Emotionalität, rigide, selbstsicher wirkend hinter der Maske formalen Wohlverhaltens, freilich ohne Perspektive eines für sie akzeptablen Lebensentwurfes, erscheint ihr Suizidversuch, den sie früher wegen der Migräne unternommen hatte, als der Wunsch, nicht nur von der Krankheit, sondern zugleich von den Eltern und dem Leben befreit zu sein. Als sie erneut den Suizid erwägt, liegt der Grund wiederum weniger in der Krankheit, sondern darin, endlich die »Bestrafung der Eltern« zu verwirklichen: Autoaggression als Instrument einer Heteroaggression, die ihr real auf andere Weise nie möglich gewesen war, mit dem Morbus Crohn als Angst- und Schuldgefühl minderndes Alibi.

Der Beginn ihrer Krankheit steht wahrscheinlich in engem zeitlichem Zusammenhang mit dem Abschluß der Schulausbildung und dem Beginn einer Lehre, mit der die Patientin nicht einverstanden war. Art und Ort der Ausbildung waren vom Vater bestimmt. Zur gleichen Zeit wurde die Mutter wegen ihres Morbus Crohn operiert, war depressiv, »nervenleidend«. Außer diesen beiden äußeren, bei der Auslösung der Krankheit möglicherweise mitwirkenden Ereignissen wurde der Patientin zu dieser Zeit bewußt, weder zum Vater noch zur Mutter eine befriedigende emotionale Beziehung zu haben, andererseits aber unfähig zu sein, sich konsequent von den Eltern zu trennen, wie es dem Bruder gelungen war. Statt dessen entwickelt sich eine enge, fast symbiotische Beziehung zu einer 8 Jahre älteren Freundin, einer Ersatzmutter, die Vorstellungen und Wünsche einer konstanten, verläßlichen Beziehung erfüllt. Die Exazerbation der Krankheit, wegen der die Patientin dann erstmals zu uns kam, trat ein, als die Freundin sich räumlich von ihr trennte.

Gegenüber den Merkmalen der psychodynamischen prämorbiden Entwicklung und Struktur der Patientin sowie den Auslösungsfaktoren sind Depressivität, anorektische Symptomatik und Dissimulationstendenzen und auch die angedeuteten Depersonalisations- und Derealisationsphänomene (»beobachte mich wie von außen«, »Umwelt wie ein Traum«) als krankheitsabhängige Folgen anzusehen, also sekundärer Art.

7 Schlußfolgerung

– Die Ätiopathogenese der Enteritis granulomatosa regionalis Crohn steckt noch immer voller Rätsel. Nach bisher vorliegenden Erkenntnissen beruht sie wahrscheinlich auf einem Bündel verschiedener Faktoren, das aus genetischen, immunologischen, umweltbezogenen (Ernährung? Infektionen?) und psychischen Anteilen besteht.

– Die Diagnose kann mitunter jahrelang hinter der Fehlannahme anderer abdominaler und nichtabdominaler Krankheiten verborgen sein. Beispiele: chronische Appendizitis, Adnexitis, Arthritis, Anorexia nervosa.

– Die Differentialdiagnose kann auch dann erschwert sein, wenn an den Morbus Crohn gedacht wird, z. B. bei akutem Verlauf gegenüber der Yersiniose, bei chronisch rezidivierendem Verlauf gegenüber der Colitis ulcerosa. Gelegentlich ist selbst nach wiederholter Untersuchung die Diagnose Colitis ulcerosa oder Morbus Crohn nicht endgültig sicher.

– Der unberechenbare, mit vielen möglichen Komplikationen und nicht selten erheblichen sozialmedizinischen Folgen verbundene Verlauf der Krankheit erfordert von allen Beteiligten ein hohes Maß an Kooperation in Diagnostik und Therapie, besonders auch vom Kranken selbst.

– Der psychosomatisch und psychotherapeutisch orientierte Arzt hat die Aufgabe, für Pathogenese und Verlauf mögliche und wichtige prämorbide Persönlichkeitsmerkmale und psychodynamische sowie psychosoziale Anteile zu untersuchen und auszuwerten (mit Hilfe der biographischen Anamnese, standardisierter Interviews, testpsychologischer Verfahren), Auslösungsfaktoren zu differenzieren und krankheitsabhängige, sekundäre psychische Veränderungen abzugrenzen.

– Da es bisher keine kausale Behandlung gibt, setzt sie sich aus verschiedenen und individuell sorgfältig abgestimmten Hilfen zusammen. Die Psychotherapie, die hierbei die medikamentöse, diätetische und operative Therapie ergänzt und erweitert, beginnt bereits bei Form und Inhalt des Gespräches zur Diagnose. Der Schwerpunkt der Psychotherapie beruht auf entspannungstherapeutischen Verfahren, der stützenden, konfliktzentrierten Therapie, der tiefenpsychologischen Behandlung und der Einflußnahme auf psychosoziale Folgen einschließlich Fragen nach den Möglichkeiten der Rehabilitation, z. B. nach Indikation, Zeitpunkt und Ort eines Heilverfahrens, einer Umschulung oder eines Antrages auf Zeitrente.

– Die Psychotherapie muß nach erreichter Remission oder auch postoperativ im Intervall fortgesetzt werden, um die körperliche und psychische Stabilität zu festigen; dem steht nicht selten eine neue Belastung des Patienten gegenüber, nämlich das Bewußtsein der Gefahr eines Rezidivs und die damit verbundenen Ängste.

– Nach unseren Erfahrungen sind Bereitschaft und Mitarbeit der Patienten weitgehend vorhanden. Die bisher erkennbaren Ergebnisse sprechen sehr für die Anwendung dieser kombinierten Therapie. In einer multizentrischen prospektiven randomisierten Studie zur Untersuchung, ob der die standardisierte Kortikosteroidtherapie ergänzende Einsatz von psychotherapeutischen Maßnahmen bei Morbus-Crohn-Patienten zu einer körperlichen oder psychosozialen Verbesserung im Vergleich zu einer Kontrollgruppe führt, liegen erste Ergebnisse vor: Von 111 randomisierten Patienten verblieben abzüglich der drop-outs 84 für die Hauptfragestellung auswertbar. Es fand sich ein deutlicher Unterschied in der Gruppe der im Verlauf der Studie operierten Patienten: Der prozentuale Anteil der Kranken aus der Kontrollgruppe war mit 29% gegenüber 17% der zusätzlich psychotherapeutisch Behandelten erhöht. Umgekehrt waren in der Psychotherapiegruppe höhere Prozentwerte in den Kategorien »Schubfreier Verlauf« (30,2% gegenüber 22,6%) und »Verlauf mit Schüben« (50,9% gegenüber 41,9%) festzustellen. Tendenziell erscheinen so die Verläufe in der Gruppe mit Psychotherapie etwas besser, der Vergleich der beiden Rangreihen unter Einbeziehung der Unterrangierungen verfehlt jedoch das Signifikanzniveau. Somit konnte die Überlegenheit der Psychotherapie zwar nicht verifiziert werden, die Wirksamkeit der Psychotherapie freilich wurde von den Psychotherapie-Patienten in der Selbsteinschätzung überwiegend als positiv beurteilt. Die Vielfalt der Verlaufsformen des Morbus Crohn innerhalb möglicher Untergruppen erfordert sicher weitere Untersuchungen, um die Indikation zur zusätzlichen Psychotherapie bei dem einzelnen Kranken schärfer als bisher stellen zu können (Feiereis et al., 1994).

– Die Klärung der Ätiologie und die Suche nach der bestmöglichen Therapie des Morbus Crohn werden wahrscheinlich noch lange Zeit ein Feld intensiver Arbeit, fruchtbarer wissenschaftlicher Diskussion und regen, möglichst emotionsfreien Austausches der Erfahrungen sein – eine interdisziplinäre Aufgabe ersten Ranges. Sie wird nur erfüllt werden können, wenn allseits die Bereitschaft zur Kooperation jeder Art der Versuchung zur Konfrontation oder gar Mißachtung widersteht.

KAPITEL 65

Chronische Polyarthritis

Hans-Heinrich Raspe

1 Exemplarische Patientengeschichte

Frau U. war 45 Jahre alt, als sie im November 1980 subakut mit Schmerzen, Schwellungen, Kraftlosigkeit, Morgensteifigkeit und Bewegungsbehinderungen im Bereich der rechten Hand erkrankte. In der Anfangsphase wurden, rasch wechselnd, weitere große und kleine Gelenke in Mitleidenschaft gezogen.

Die Erkrankung manifestierte sich, kurz nachdem ihr einziger Sohn das Abitur abgeschlossen und nicht sofort den gewünschten Ausbildungsplatz bei der Polizei erhalten hatte.

Es dauerte 7 Monate, bis sie auf eigene Initiative den Weg in die rheumatologische Sprechstunde fand. Vorher hatte sie zwei Internisten und einen praktischen Arzt konsultiert, ohne daß eine spezifische Therapie eingeleitet worden wäre. Zur »Fokalsanierung« ließ sie eine – letztlich erfolglose – Tonsillektomie über sich ergehen.

Wir diagnostizierten im Juni 1981 eine hochaktive seropositive cP mit röntgenologisch nachweisbarer gelenknaher Osteoporose. Die Familienanamnese blieb leer.

Die Patientin vermutete als Mitursache ihrer cP »Arbeitsstreß« und sprach damit gleich anfangs einen Problembereich an, der sie lange nicht losließ und die Quelle einer schweren Kränkung wurde.

Der Vater der Patientin war Zimmermann und wurde 1943 ein Opfer des Krieges. An ihn hat Frau U. kaum noch Erinnerungen. Eindrucksvoll blieb für sie der letzte Abend, bevor er wieder ins Feld mußte. Sie habe die ganze Nacht geweint. Bis 1949 lebten sie und ihre beiden älteren Schwestern allein mit der bei ihrer Verwitwung 30jährigen Mutter. Diese, selbst elternlos aufgewachsen, zog ihre Kinder äußerst streng, nicht selten mit Wutausbrüchen und Schlägen groß.

Schon als Kind hatte die Patientin Probleme mit einer Schwester, die bis heute das »schwarze Schaf« der Familie darstellt. Sie wird als in jeder Hinsicht unkontrolliert geschildert. 1949 fand die Mutter einen neuen Lebenspartner, einen Flüchtling, der von der etwa 14jährigen Patientin heftig und »total« abgelehnt wird. Sein Benehmen sei, verschärft durch äußerst beengte Wohnverhältnisse, kaum zu ertragen gewesen. Es habe Situationen gegeben, in denen sie ihre sonst immer gewahrte Fassung verlor und mit Gegenständen geworfen habe.

Mit 15 beginnt sie nach Abschluß der Volksschule eine Lehre als Versicherungskauffrau, nachdem die Mutter sie – gegen den Rat des Lehrers und gegen ihren eigenen Willen – aus der Schule genommen hat.

Mit 18 lernt sie einen 9 Jahre älteren, verheirateten Mann kennen, den sie nach seiner Scheidung – gerade 21 und volljährig geworden – heiratet. Uneins mit ihrer Situation zu Hause hatte Frau U. es zudem nicht leicht, sich in der weniger ärmlichen und sehr lebendigen Familie ihres Mannes zu behaupten.

Vier Jahre später wird das einzige Kind, ein Sohn, geboren. Vorher mußte von beiden Ehepartnern erst für gesicherte Verhältnisse gesorgt werden. Heute bedauert die Patientin, daß es bei einem Kind geblieben ist. Sie fühlt sich »irgendwie armselig«.

Ihr Sohn wächst, nicht ohne ihr Sorgen zu machen, heran. Seine schulischen Leistungen bleiben hinter den »hohen Maßstäben« der Mutter zurück. Trotz ihrer Hilfe und zum Teil strenger Kontrollen muß er das Humanistische Gymnasium aufgeben. Er macht schließlich das Abitur auf einer Integrierten Gesamtschule; dort sei es ihm »geschenkt« worden.

Die cP wird von Frau U., soweit das möglich ist, nicht wahrgenommen. Ihre anfänglich offenen Informationsbedürfnisse schienen nach kürzerer Zeit befriedigt, obwohl ihr objektives Krankheitswissen gering bleibt. Abgesehen von Krankenhausaufenthalten hat sie keinen einzigen Arbeitstag versäumt, obwohl sie sich manchmal kaum anziehen und fortbewegen konnte. 5 Jahre lang hat sie statt der abzuleistenden 6 oft 8 und 9 Stunden für einen schwierigen und ungeliebten Chef gearbeitet – immer äußerst korrekt und mit hohem Einsatz. Auch in der Familie sei sie »der Motor« geblieben, der sie immer war. »Daher darf ich keine Probleme haben.« Insofern störe es sie, daß ihr Mann ihre Krankheit – auch vor anderen – dramatisiere und sie ebenso wie ihre Mutter mit paramedizinischen Ratschlägen überschütte. Wenn man diesen dann nicht folge, sei man am Ende »selbst schuld, daß man noch krank ist«.

Die Beziehung zu ihrem Mann bleibt für uns blaß. Über sexuelle Probleme wissen wir nichts. Beruflich ist er oft länger von zu Hause fort; die Patientin hat sich »daran gewöhnt«.

Seit Mitte 1981 wird sie mit einem oralen Goldpräparat behandelt. Zusätzlich nimmt sie – nach Bedarf – und ebenfalls ohne schwere Nebenwirkungen – nonsteroidale Antirheumatika. Die immer wieder auftretenden Kniegelenksentzündungen wurden mit lokalen Anwendungen, intraartikulären Injektionen und schließlich auf der linken Seite mit einer Synovektomie behandelt. Die cP ist trotz eines eher gutartigen Krankheitsverlaufes weiter kontroll- und behandlungsbedürftig. Fast nie ist Frau U. schmerzfrei, auch beim Gehen ist sie behindert. Wir mußten sie zweimal kurzfristig stationär aufnehmen (einmal wegen des Verdachtes auf eine iatrogene bakterielle Gonarthritis); wir haben sie mehr als zwanzigmal ambulant gesehen.

Im Lichte psychometrischer Untersuchungen und standardisierter Befragungen erscheint die Patientin kaum aggressiv und nur grenzwertig depressiv bei geringer allgemeiner Klagsamkeit. Deutlich hat sich im Krankheitsverlauf eine Ängstlichkeit ausgeprägt. Auch die emotionale Isolation hat zugenommen. Nach wie vor verfügt sie bei einem großen Bekanntenkreis über nur wenige nahestehende Personen (den Ehemann, den Sohn und mit Einschränkungen die Mutter); und nach wie vor fehlt es an einem Vertrauten. Am nächsten stehe ihr der Sohn. Inzwischen fühlt sie sich durch die cP, von der sie ihr Leben lang begleitet zu werden glaubt, deutlich im Aussehen beeinträchtigt und weniger anziehend.

Ihrem Arzt ist sie eine sehr sympathische und nicht schwierige Patientin. Sie wirkt offen und lebhaft, gepflegt und sportlich, jünger aussehend. In der Behandlung erscheint sie selbständig und zuverlässig. Bei Komplikationen oder in Schubsituationen hat sie sich immer von sich aus gemeldet. Der Arzt hatte nie das Gefühl, manipuliert zu werden, auch wenn ihm klargeworden ist, daß Frau U. das, was sie mitteilt, vergleichsweise gut kontrolliert und emotional neutralisiert. Über ihre augenblickliche psychosoziale Situation spricht sie selten spontan; ihre Biographie lag jahrelang im dunkeln. Diese Verschlossenheit blieb lange unbemerkt.

1983 wurde Frau U. von heute auf morgen gekündigt. Zur Begründung wurde ihr die ungewisse Prognose ihrer Erkrankung genannt.

Nach allem Gesagten ist verständlich, daß die Patientin hier an einem Lebensnerv getroffen wurde – um so mehr, als sie sich völlig sicher fühlte. »Etwas Schlimmeres habe ich noch nie erlebt.« Dennoch blieb sie auch in dieser Situation beherrscht, sie wurde nicht offen zornig und weinte erst zu Hause.

Nach einer kurzen arbeitsgerichtlichen Auseinandersetzung wurde die Kündigung überraschend zurückgenommen. Frau U. hatte also ihren Arbeitsplatz wieder.

Der letzte Kontakt erfolgte Anfang 1989, nach einer mehr als dreijährigen Pause und auf unsere Initiative. Sie sei nicht mehr gekommen, weil es immer irgendwie gegangen wäre und wir uns nicht gemeldet hätten.

Abgesehen von einer kurzen Unterbrechung ist die orale Goldtherapie bis heute fortgeführt worden, im wesentlichen ohne hausärztliche Mitwirkung.

Die jetzt grenzwertig seropositive cP ist im Bereich des rechten Handgelenks und vor allem des linken Kniegelenks weiter aktiv. Röntgenologisch ist es zu einer Gelenkspaltverschmälerung, zu multiplen Erosionen und zu Ankylosen (im Handwurzelbereich) gekommen.

Möglicherweise wird bald eine Reoperation des linken Kniegelenks (partieller oder totaler Gelenkersatz?) notwendig. Seit längerem erfolgt keine konsequente Physiotherapie. Die Muskulatur des linken Oberschenkels ist deutlich atrophisch.

Frau U. hat Wohnung und Arbeitsplatz nicht gewechselt; sie arbeitet in der alten Firma mit jetzt 30 Stunden pro Woche und will dies noch ein bis zwei Jahre fortführen.

Ihr Mann ist inzwischen im Vorruhestand, der Sohn hat geheiratet, sie sind Großeltern geworden.

Ihrem Arzt begegnet sie weiter ruhig und freundlich, aber auch verschlossen und zurückgezogen.

Frau U. hat, scheint es, ein bewegungsarmes Gleichgewicht gefunden. Die Tendenz, die Krankheit zu übersehen und therapeutisch zu vernachlässigen, besteht weiter.

Subjektiv geht es ihr »mittelmäßig«, »ich kann nicht mehr normal gehen«. Ein deutlicheres Bild zeichnen die klinimetrischen Befunde: Die Schmerzen sind ausgeprägt, die »gesamte Verfassung« wird als schlecht und unbefriedigend eingestuft, das Befinden habe sich seit dem letzten Kontakt stark verschlechtert. Ängstlichkeit und Depressivität haben deutlich zugenommen.

2 Einleitung

Die chronische Polyarthritis (cP) oder rheumatoide Arthritis (rA) ist eine entzündliche Allgemeinerkrankung der mesenchymalen Gewebe, die sich vor allem an den Gelenken (als Synovialitis) manifestiert.

Die klassische (psychoanalytische) Psychosomatik Alexanders (1977) verstand sie als eine der sieben psychosomatischen Erkrankungen im engeren Sinne. Unter allen rheumatologischen Krankheitsbildern fand sie in der Folge die größte psychosoziologische Aufmerksamkeit. Eine besondere Herausforderung für psychosomatische Theoriebildungen wurde in ihrer biomedizinisch ungeklärten Ätiologie, ihrem unvorhersehbaren (oft schubhaften) Verlauf und ihrer ungewissen Prognose quoad rehabilitationem gesehen. Auch der anscheinend auf zentralnervöse Mechanismen hindeutende symmetrische Befall kleiner Gelenke gab zu psychogenetischen Überlegungen Anlaß.

In jüngster Zeit ist zusätzlich eine z.T. spektakuläre Ansprechbarkeit subjektiver (Schmerz, Morgensteifigkeit) und objektiver Krankheitsvariablen (Blutsenkungsgeschwindigkeit, Zahl geschwollener Gelenke) durch Placebopräparate – auch und gerade in randomisierten klinischen Studien – zu Bewußtsein gebracht worden (Williams et al., 1988; Paulus et al., 1990). Schließlich sind Mechanismen neurogener Einflüsse auf Manifestation und Verlauf einer cP identifiziert worden (Levine et al., 1987; Kidd et al., 1990; Panayi, 1992; vgl. McFarlane und Brooks, 1990).

Die Literatur zur Psychosomatik der chronischen Polyarthritis ist kaum noch zu übersehen. Seit 1955 sind wenigstens 15 Übersichtsreferate erschienen, die eine erste Orientierung ermöglichen. Manche diskutieren vor allem methodische Probleme (King, 1955; Scotch und Geiger, 1962; Rutter, 1979), während andere daneben auch die wesentlichsten Einzeluntersuchungen detaillierter darstellen (Moos, 1964; Wolff, 1971/1972; Hoffman, 1974).

Armstrong (1987) stellt besonders »sociological aspects of the rheumatic patients« dar. Creeds Übersichtsarbeit (1990) konzentriert sich auf seelische Störungen bei cP-Kranken. Young (1992) diskutiert v.a. die Problembereiche Schmerz, Behinderung, Depressivität und Krankheitsbewältigung (»Coping«) sowie Ansätze und Potential psychologischer Interventionen. Auch Pritchard (1989) beschäftigt sich in ihrer Monographie in erster Linie mit Krankheitsfolgen und verdeutlicht einmal mehr die allgemeine Abwendung von der klassischen psychoätiologischen Fragestellung. Besonders kompetent und instruktiv sind die Arbeiten von Meyerowitz (1971), Weiner (1977), Solomon (1981) und Anderson et al. (1985).

Im deutschen Sprachraum erschienen 1983 Weintraubs »Psychorheumatologie« mit einem Kapitel zur cP, 1985 und 1989 die Übersichtsarbeiten von Krüskemper bzw. Schüßler.

In den letzten Jahren hat bei uns die Zahl der Übersichten und Originalien sprunghaft zugenommen. Dies resultiert einerseits aus der »Entdeckung« des Themas Schmerz – und in diesem Zusammenhang der rheumatischen Krankheiten und auch der cP –

durch Psychologie und Psychosomatik (Basler et al., 1990; Ostkirchen, 1991; Basler et al., 1992; Geissner und Jungnitsch, 1992; Egle und Hoffmann, 1993); andererseits aus der oben skizzierten Hinwendung zu Folgen und Implikationen chronischer Krankheiten und ihrer (psychologisch unterstützten) »Bewältigung« (Schüßler et al., 1988; Leuschner und Geidel, 1990; Günther et al., 1991; Jungnitsch, 1991; Welter-Enderlin, 1991; Grunow-Lutter und Grunow, 1992). Köhler scheint der einzige zu sein, der sich noch (kritisch) mit den Begriffen Ätiologie, Pathogenese und Psychogenese auseinandergesetzt hat (1989).

3 Epidemiologische und sozialmedizinische Hinweise

Die cP ist eine relativ häufige Erkrankung. Ihre Punktprävalenz liegt – in unseren Breiten – zwischen 0,5 und maximal 1,0%. Sie nimmt mit steigendem Lebensalter zu. Frauen sind wenigstens zweimal so häufig betroffen wie Männer. Pro 2000 Einwohner und Jahr erkrankt eine Person neu an cP. Diese Inzidenzrate steigt ebenfalls mit zunehmendem Lebensalter; sie ist – säkular betrachtet – möglicherweise rückläufig (Hochberg und Spector, 1990). Trotz ihrer Prävalenz wird ein Arzt der Primärversorgung jeweils nur wenige cP-Patienten zu betreuen haben. Kaum mehr als 1% seiner Diagnosen entfallen auf diese Erkrankung.

Dennoch trägt das primärärztliche System in der BRD quantitativ die Hauptlast der Versorgung von cP-Kranken. Weniger als 40% aller Betroffenen sind jemals einem Rheumatologen vorgestellt worden, weniger als 20% befinden sich in kontinuierlicher rheumatologischer Mitbehandlung (Mau et al., 1991).

4 Die körperliche Krankheit

Die **Ätiologie** der cP ist weiter ungeklärt. Von Bedeutung sind vermutlich eine genetische Disposition, ein (Fremd-?)Antigen und eine auslösende Situation, um die – dann besser bekannten – akuten und chronisch-entzündlichen Prozesse in Gang zu setzen. Meist entwickelt sich die Krankheit schleichend im Laufe von Monaten; möglich ist aber auch ein hochakuter Beginn in wenigen Stunden bis Tagen.

Bevorzugt befällt die cP zuerst symmetrisch kleine, stammferne Gelenke, oft zuerst die Hand-, die Fingergrund- und Fingermittelgelenke.

An den Gelenken manifestiert sie sich mit den klassischen Zeichen einer Entzündung: mit Schwellung, Überwärmung, lokalem Druck-, Bewegungs- oder Ruheschmerz und Funktionsbehinderung. Oft zieht sie an den befallenen Gelenken und Wirbelsäulenabschnitten Destruktionen des Gelenkknorpels, der subchondralen knöchernen und der periartikulären Strukturen nach sich. Die Folgen sind sichtbare Deformationen und irreversible Funktionsverluste. Zusätzlich sind extraartikuläre Manifestationen zu befürchten.

Der **Krankheitsverlauf** ist äußerst variabel und im Einzelfall kaum vorherzusehen. Wir unterscheiden neben der ungünstigen, eventuell »malignen« chronisch-progredienten Form mit oder ohne abgrenzbare Schübe eine chronisch-symptomatische und eine gutartige remittierende, eventuell nur episodische Form. Übergänge eines über Jahre (scheinbar) stabilen Verlaufstyps in einen anderen sind zu beobachten.

Die **Prognose** der cP ist quoad vitam scheinbar günstig. Sie taucht in Mortalitätsstatistiken in aller Regel nicht auf. Dennoch verkürzt sie das Leben der Kranken um etwa 5 bis 10 Jahre. Es läßt sich eine kleinere Patientengruppe identifizieren, die ein besonders hohes Letalitätsrisiko aufweist.

Ernster ist die Prognose quoad rehabilitationem, vor allem wenn wir die Erfahrungen aus klinischen Stichproben berücksichtigen. Dagegen ist aus klinisch-epidemiologischer Sicht damit zu rechnen, daß bis 50% der eingangs gestellten cP-(Verdachts-)Diagnosen nach vier Jahren nicht mehr aufrechtzuerhalten sind. Diese »Remissionsrate« reduziert sich in klinischen Studien auf 13–26%. Dazwischen liegen die Raten ambulant betreuter Patienten.

Einen ungünstigen progredienten Verlauf erleben zwischen ein und zwei Drittel der klinisch Betreuten. Als dessen Ergebnis stellt sich bei etwa 40% eine gravierende Bewegungsbehinderung ein; etwa 5 bis 10% sind schließlich an den Rollstuhl oder das Bett gefesselt.

Als interessanter aber (noch) undurchsichtiger psychosozialer Prädiktor eines ungünstigen Verlaufs hat sich die früh im Leben erworbene und abgeschlossene Schulbildung herausgestellt (Pincus und Callahan, 1985; Leigh und Fries, 1991).

Die **Diagnose** der cP gelingt in typischen Fällen ohne Schwierigkeiten. Hilfreich sind dabei Kriterienkataloge, z.B. die »1987 revised criteria for the classification of rheumatoid arthritis« der American Rheumatism Association (ARA) (Arnett et al., 1988).

Angesichts der sehr unterschiedlichen Manifestationsformen und Krankheitsverläufe ist es unsicher, ob die cP als eine nosologische Einheit aufgefaßt werden darf. Es ist denkbar, daß unser diagnostisches Etikett heterogene Krankheiten oder verschiedene Syndrome deckt. Allein dieser Umstand könnte für inkonsistente Ergebnisse verschiedener (psycho-)somatischer Untersucher verantwortlich sein.

Ein zweiter könnte sein, daß klinische Kollektive von cP-Kranken immer eine (unterschiedlich) verzerrte Auswahl aus der Grundgesamtheit aller Erkrankten darstellen. Es ist bei den die Klinik, Ambulanz oder Fachpraxis erreichenden Kranken schwer, krankheitsspezifische von verhaltensgebundenen Besonderheiten zu unterscheiden.

Eine kausale **Therapie** steht bisher ebensowenig zur Verfügung wie eine zuverlässig wirksame und gefahrlose symptomatische. Die Behandlung ist in aller Regel polypragmatisch und beinhaltet die oft sehr erfolgreichen rheumachirurgischen Eingriffe. Die internistisch-rheumatologischen Anstrengungen zielen zuerst auf die Remissionsinduktion. Dies gelingt bei etwa einem Drittel der Patienten mit Hilfe der sog. Basistherapeutika – wenigstens für Monate. Es handelt sich dabei um langfristig zu verordnende differente Substanzen wie Hydroxychloroquin, Gold, Sulfasalazin, Methotrexat, deren Einnahme häufig mit Nebenwirkungen, sehr selten mit tödlichen Komplikationen belastet ist. Sie erfordern daher eine sorgfältige Indikationsstellung und engmaschige Kontrolluntersuchungen im Rahmen einer verläßlichen Zusammenarbeit von Arzt und Patient.

Ehe die Wirkung der Basistherapeutika nach mehreren Wochen einsetzt und ebenso, wenn die erreichten Besserungen unvollständig bleiben, wird eine begleitende, individuell angepaßte symptomatische Therapie mit nonsteroidalen Antirheumatika (NSAR) und/oder Steroiden notwendig.

Für die spätere Diskussion ist daran zu erinnern, daß seelische oder Verhaltensstörungen auch das Ergebnis der medikamentösen Behandlung (z.B. durch zentralnervöse oder periphere Wirkungen aller Antirheumatika) und auch Folge cP-assoziierter somatischer Prozesse (Vaskulitis, Hyperviskosität) sein können.

Ohne Zweifel ist die konservative Behandlung des chronischen Polyarthritikers ohne die genannten Medikamente nicht mehr denkbar – ihr Zentrum bildet jedoch das Ensemble jener Ansätze und Verfahren, die wir als die »eigentliche Basisbehandlung« bezeichnen. Es handelt sich um:
- Die begleitende ärztliche Aufklärung des Patienten im dreifachen Sinne kognitiver Informierung, lebenspraktischer Beratung und emotionaler Stützung (Raspe, 1983). Hierbei kann der Mitwirkung einer Krankenschwester oder Arzthelferin eine besondere Bedeutung zukommen.
- Krankengymnastisch und sporttherapeutisch angeleitete aktive und passive Bewegungsübungen.
- Lokale physikalische Anwendungen, z.B. von Wärme und Kälte.
- Ergotherapeutische Beratung und Behandlung mit den Hauptbestandteilen Gelenkschutz, funktionelle Übungsbehandlung, Haushalts- und Arbeitsplatzanpassung, Versorgung mit Hilfsmitteln und Orthesen.
- Sozialrechtliche Beratung und Rehabilitation.
- Laienhilfe in Selbsthilfegruppen z.B. der Deutschen Rheumaliga mit den drei Schwerpunkten Bewegung, Beratung, Begegnung.

Alle diese therapeutischen Zugänge sollten am Wohnort und im ambulanten Versorgungsbereich zur Verfügung stehen. Sie erfordern eine kontinuierliche und koordiniert-interdisziplinäre Arbeitsweise (Bundesminister Forschung und Technologie, 1988).

5 Die chronische Polyarthritis aus psychosomatischer Sicht

Im Horizont einer »integrierten Psychosomatischen Medizin« (v. Uexküll, 1992) sind drei Schwerpunkte der bisherigen und gegenwärtigen Diskussionen zu erkennen.

- Die älteste Frage lautet: Wieweit läßt sich die cP als psychosomatisch entstanden auffassen? Wie kann man sich eine spezifische psychosomatische Ätiologie der cP vorstellen? Diese Frage hat das breiteste wissenschaftliche Interesse gefunden. Die sich aus den vorliegenden Antworten ergebenden klinisch-praktischen Konsequenzen für die Betreuung bereits an cP Erkrankter sind dagegen gering.
- Wie weit werden Krankheitsausbruch, Krankheitsverlauf und Krankheitsausgang von seelischen und sozialen Einflüssen mitbestimmt? Ergeben sich Hinweise auf eine spezifische oder unspezifische Pathoplastik? Es ist sehr wahrscheinlich, daß Kenntnisse über psychosoziale Verlaufsrisiken praktische (tertiärpräventive) Bedeutung gewinnen könnten.
- In jüngster Zeit konzentrieren sich die Untersuchungen auf die Frage, welche psychosozialen Implikationen und Folgen eine cP mit sich bringt. Es liegt auf der Hand, daß ein genaueres Wissen um die Lasten und Leiden von cP-Kranken unsere therapeutischen Bemühungen vertiefen und erweitern müßte.

5.1 Die chronische Polyarthritis – eine psychosomatische Erkrankung?

Ausgangspunkt dieser Fragestellung ist die weit zurückzuverfolgende und immer wieder berichtete Beobachtung bestimmter Persönlichkeitszüge bzw. eines abgrenzbaren Charakters von cP-Patienten. So schreibt Lichtwitz über eine seiner Patientinnen:

> »Das Gesicht als Schaufenster der Seele zeigt an, was das nähere Studium des Charakters der Arthritiker ergibt. Frauen im späten Stadium der deformierenden Arthritis gleichen in ihrem Wesen Anna Scheede. Es gibt nicht freundlichere und geduldigere Patienten als diese. Sie klagen nicht, sie machen keine Vorwürfe, wenn nichts hilft. Ich habe immer den Eindruck, als ob sie im Sinne hätten, den Doktor zu trösten und um Verzeihung zu bitten, daß alle seine Bemühungen erfolglos sind. Sie verlieren nie das Vertrauen, grüßen jeden Morgen mit dem selben stillen Lächeln und scheinen glückliche Menschen zu sein, wenn der Doktor die Handarbeiten bewundert, die sie mit ihren armen Händen vollbringen« (Lichtwitz, 1936, S. 120).

Dieses Verhalten ist – historisch gesehen – Gegenstand zweier unterschiedlicher Erklärungsversuche geworden, eines tiefenpsychologisch-psychogenetischen – verbunden mit dem Namen des ärztlichen Psychoanalytikers Alexander – und eines antipsychosomatisch-anthropologischen – verbunden mit dem Namen des Internisten Plügge.

Beide Autoren vertiefen das Verständnis dessen, was Lichtwitz an seiner Patientin als Güte, stille Freundlichkeit und Geduld auffiel.

Plügge legt diese Persönlichkeitszüge als (radikal verstandene) Selbstlosigkeit aus; Alexander begreift sie als Selbstbeherrschung.

Die Auffassung von F. Alexander

»Im Erwachsenendasein beweisen sie (die cP-Kranken) starke Beherrschung in bezug auf jeden emotionalen Ausdruck ... In Ergänzung zu dieser Neigung, ihre Gefühle zu beherrschen, neigen diese Kranken auch dazu, ihre menschliche Umgebung, ihre Ehemänner und Kinder zu beherrschen« (1977, S. 156).

Selbst- und Fremdbeherrschung scheinen auf allen Lebensgebieten, auch dem der Sexualität, miteinander verwoben. Was steht nach Alexander hinter diesem Verhalten?

»Der allen Fällen gemeinsame psychodynamische Hintergrund besteht in einem chronisch gehemmten, feindseligen, aggressiven Zustand, einer Aufständischkeit gegen jede Form von äußerlichem oder innerlichem Druck ...« (S. 158).

Er läßt sich »bis auf eine höchst charakteristische frühe Familienkonstellation« zurückverfolgen: Einer starken, beherrschenden und fordernden Mutter stand ein mehr anlehnungsbedürftiger nachgiebiger Vater gegenüber. So ergibt sich als Kern der feindseligen Impulse der Patientinnen eine »gehemmte Aufsässigkeit gegen die Mutter«, die später auf sämtliche Familienmitglieder und alle Männer »übertragen« werde. Diese finde um die Zeit der Pubertät Ausdruck und äußerliche Entlastung in körperlicher (männlicher) Aktivität – z.B. in Kampfsportarten. Im Inneren müsse das Gewissen beruhigt werden. So lasse sich die auffällige »dienende Haltung anderen gegenüber« verstehen.

Es wundere daher nicht, daß sich die Arthritis vor allem in solchen biographischen Situationen manifestiere, die dieses labile Gleichgewicht von Dienen und Herrschen bedrohen oder auslenken.

Als somatischen Pathomechanismus, der den emotionalen Konflikt in die manifeste Arthritis überführt, faßt Alexander einen gesteigerten Muskeltonus ins Auge:

»Wir nehmen an, daß gehemmte feindselige Antriebe zu gesteigertem Muskeltonus führen. Die feindseligen Antriebe suchen Abfuhr durch Muskelkontraktionen, aber ihre Hemmung führt zu gleichzeitiger Steigerung des Antagonistentonus. Diese gleichzeitige Erregung des Antagonisten kann für die Gelenke ein Trauma bedeuten und einen bereits in Gang befindlichen Krankheitsprozeß fördern, der vielleicht eine noch unbekannte somatische Grundlage besitzt« (S. 162).

So vollendet sich Alexanders relativ geschlossener Versuch der psychogenetischen Erklärung der cP: Frühe Familienkonstellation → prädisponierender Persönlichkeitsfaktor + auslösende emotionale Faktoren → gesteigerter Muskeltonus → Arthritis.

Alexander übersieht nicht die hypothetischen und spekulativen Elemente seines Versuches und äußert sich auch vorsichtig über die von ihm dennoch behauptete Spezifität der Zusammenhänge. Diese sieht er vor allem:

»In der Konfliktsituation ..., in der die verschiedenen Faktoren in Erscheinung treten ... Weiterhin findet sich eine Spezifität in der Art, in der sich eine motivierende psychologische Kraft ausdrückt« (S. 45).

So hätten sorgfältige psychodynamische Untersuchungen gezeigt,

»daß gewisse Störungen vegetativer Funktionen sich mit spezifischen emotionalen Zuständen direkt korrelieren lassen, viel stärker als mit oberflächlichen Persönlichkeitsbildern, wie sie in den Persönlichkeitsprofilen beschrieben werden« (S. 49).

So wie Alexander sich auf vorhergehende Untersuchungen anderer, nicht-psychoanalytisch arbeitender Autoren beruft (z.B. Booth, 1937; Halliday, 1942) und sie glaubt bestätigen zu können, haben sich später andere Autoren in seiner Nachfolge gesehen. Cobb (1959) formulierte – nach der sehr ausführlichen Untersuchung eines etwa 50jährigen männlichen promovierten Patienten mit einer cP und einem Ulcus duodeni – seine Hypothese der unterdrückten Feindseligkeit (»contained hostility«).

Unter den deutschsprachigen Autoren scheinen uns besonders Cremerius (1955), Jores (1960), Pieringer (1978) und Jordan und Schmidt (1988) von den Überlegungen Alexanders geprägt, auch wenn sie im einzelnen andere Akzente (wie z.B. Cremerius auf das »retentive Antriebserleben«) setzen.

Die Auffassung von H. Plügge

In bewußter und scharfer Absetzung gegen diese tiefenpsychologische Auffassung von der Psychogenese der cP verdeutlicht Plügge (1953) seine »anthropologischen Beobachtungen«. Er hebt die Gefahr hervor,

»daß man meinen könnte, daß die Analyse unbewußter triebhafter Prozesse das Substrat einer inneren Erkrankung zutage fördern könne«. – »Das pathologisch-morphologische, also leibliche Substrat (der Erkrankung) geht ja im Prozeß einer solchen analytischen, rein psychologischen Untersuchung weitgehend verloren« (s. S. 232/233).

Plügges Ansatzpunkt ist die angeblich schon prämorbid ausgeprägte Selbstlosigkeit der späteren cP-Kranken:

»Es handelt sich ... da um Menschen, die vor ihrer Erkrankung in einer stillen und unscheinbaren Art in einem besonderen Maße aktiv, tüchtig, unermüdlich, unentwegt tätig und entschlossen zupackend waren. Immer wieder hört man von den Angehörigen, daß es so etwas wie ›famose‹ Menschen waren« (S. 236).

Sie waren

»selbstlos. So selbstlos, wie man es eigentlich nur sein kann, wenn das Selbst nicht recht zu Worte kommt, oder wenn das eigene Selbst nicht recht bemerkt wird« (S. 239).

Genau diese Selbstlosigkeit trage auch ihre spätere

»Geduld, ihre Bescheidenheit und ihre Genügsamkeit. Sie sind meist ganz und gar nicht schwierig, nicht unzufrieden, nicht nörgelig. Das bedeutet aber in diesem Falle, daß sie auf eine auffällige Weise wenig an ihre Symptome gebunden zu sein scheinen« (S. 238).

In beiden Verhaltensweisen – vor und in der Erkrankung – finde sich »das gleiche auffallende Minus an Anerkennung der eigenen Leiblichkeit, die gleiche Verkümmerung« (S. 239). Die Frage ist nun,

»ob nicht diese Arthritis einfach auch ein Ausdruck dieser Kümmerform ist, eine somatische Teilerscheinung der gesamtpersonalen Dürftigkeit« (S. 242).

Plügge bejaht und verweist darauf, daß man »ohne die Wirklichkeit zu verlassen«

»die chronische Arthritis auch als eine Erkrankung des ausgestaltenden, formgebenden und gliedernden Gewebes ansehen (kann); und zwar in dem Sinne, daß bei dieser Erkrankung der Gliederungsprozeß entweder nicht bis zur vollkommen Differenzierung gelangt oder geschädigt wird. Dieser Gliederungsschaden spielt sich nun auffälligerweise gerade dort an unseren Extremitäten ab, wo die Gliederung am differenziertesten durchgeführt ist, an den distalen Partien, an den kleinsten Gelenken« (S. 243).

Das heißt weitergeführt,

»an einem ausgezeichneten Ort der Repräsentanz des Menschlichen ... einem ausgezeichneten Organ unseres Ausdruckvermögens« (S. 244). – Dort also, wo Personales und Individuelles am ungebrochensten sich leiblich zu erkennen geben, ist der morphologisch erkennbare Schaden am deutlichsten« (S. 244).

Offen und nicht grundsätzlich beantwortet bleibt seine Frage, ob die cP einer »ab ovo angelegten Kümmerform« entstammt oder ob ein »postnataler Schaden«, z.B. im Sinne eines »frühkindlichen Traumas«, die Erkrankung bahnt, die sich dann manifestiert, wenn besondere Entwicklungs- und Differenzierungsanforderungen, z.B. an der Schwelle des Klimakteriums, an den Menschen herantreten.

Auch Plügge denkt sich also die Entstehung der (adulten) cP als Ineinanderwirken konstitutioneller und situativer Momente. Im scharfen Gegensatz zu Alexander ist er jedoch der auf Viktor v. Weizäcker zurückgehenden Auffassung, daß Körperliches und Seelisches zwei Teilerscheinungen des einen Lebens seien, daß – anders gesagt – Körperliches Seelisches und Seelisches Körperliches »interpretieren« könne. Psychopathologisches bewirke nicht Pathomorphologisches, sondern erläutere oder vertrete es; in beiden Erscheinungsformen drücke sich das gleiche zentrale Defizit, »die personale Ärmlichkeit des chronischen Arthritikers« aus. Neben und nach Plügge haben sich in verwandter Weise vor allem W. Kütemeyer (1963) und A. Weintraub (1967) mit der cP beschäftigt.

Zusammenfassung

Bei allen Unterschieden zwischen den beiden eben referierten Theorien lassen sich auch eine Reihe von Gemeinsamkeiten formulieren:
– Beide Autoren gehen von einem ähnlich beschriebenen Verhaltensmuster der cP-Kranken aus; beide wollen es »mit großer Regelmäßigkeit« oder in einem »sehr hohen Prozentsatz« beobachtet haben.
– Dennoch kommen sie zu sehr unterschiedlichen Auffassungen über die spezifischen Entstehungsbedingungen und Hintergründe dieses Verhaltens. Da Plügge sich bewußt gegen die psychogenetischen Theorien Alexanders abgegrenzt hat, wollen wir nicht versuchen, beide in sich geschlossenen Ansätze auf einer höheren Ebene zu integrieren (was möglich scheint!).
– Die genannte Unterschiedlichkeit gründet offensichtlich in unterschiedlichen theoretischen Vorentscheidungen: Alexander bewegt sich im Rahmen einer psychogenetischen, Plügge im Rahmen einer weitergefaßten und, wie er meint, vorrangigen anthropologischen Fragestellung. In der Ablehnung konversionsneurotischer Interpretationen verfolgt und prüft Alexander (vgl. Alexander et al., 1968) Spezifitätsannahmen über die Bedeutung bestimmter Persönlichkeitskonflikte, Emotionen und sozialer Situationen für die Bahnung und Auslösung bestimmter körperlicher Reaktionen bzw. Erkrankungen. Plügges Haltung bleibt hier undeutlich: Wieweit sich die von ihm herausgearbeitete »gesamtpersonale Dürftigkeit« auch bei Nicht-Arthritikern findet und warum sie dort zu keinem Glieder(ungs)schaden führt, wird nicht behandelt. Wichtig ist ihm vor allem das von V. v. Weizäcker herausgearbeitete Prinzip der Äquivalenz zwischenmenschlichen Verhaltens, seelischer Befindlichkeiten und körperlicher Prozesse. In diesem Sinne scheint seine theoretische Voreingenommenheit ausgeprägter.
– Weder Alexander noch Plügge formulierten eine Theorie mit Ausschließlichkeitsanspruch. Beide lassen ausdrücklich Platz für zusätzliche biomedizinische oder psychosoziologische Hypothesen; beide sind sich der spekulativen Elemente ihrer Überlegungen bewußt.
– Beide Autoren gleichen sich darin, daß ihre Theorien kaum fortentwickelt wurden. Weitere anthropologische Studien sind uns nicht bekannt. Auch psychoanalytische Folgeuntersuchungen sind rar (vgl. Ludwig, 1955; Barchilon, 1963; Lefer, 1972; Levitan, 1981; Jordan et al., 1988; Lindberg und Lindberg, 1988); sie haben nicht wesentlich weitergeführt.
Wenn wir uns aber über das Bedenken (s. u.) hinwegsetzen, ob ein psychoanalytisch gewonnenes Verständnis in Test-, Interview- oder Fragebogenergebnissen empirische Belege finden kann, dann hat Alexanders Theorie zwar keine Weiterentwicklung, wohl aber für verschiedene ihrer Elemente eine Stütze gefunden – unter anderem durch die methodisch ganz unterschiedlichen Studien von Cormier et al., 1957; Cobb, 1959; Moos und Solomon, 1965; Meyerowitz et al., 1968; Shochet et al., 1969; Levitan, 1981.
So ist es nicht ausgeschlossen, daß ein Teil der untersuchten cP-Patienten eine Psychodynamik erkennen läßt, wie sie Alexander »mit großer Regelmäßigkeit« beobachtete. Der zentrale Konflikt dieser Kranken scheint in einer ausgeprägten, aber schuldhaft erlebten und ängstlich abgewehrten Aggressivität zu liegen.
Dennoch fällt es fast allen oben genannten Autoren der Übersichtsreferate (Ausnahme: Solomon, 1981) schwer, diesem die Persönlichkeit (wie?) vieler cP-Patienten prägenden Konflikt eine ätiologische Signifikanz zuzuerkennen.

Die Skepsis hat mehrere Gründe: Zuerst einen empirischen, nachdem es klar wurde, daß bei weitem nicht alle cP-Patienten die herausgearbeiteten Persönlichkeitszüge erkennen lassen. Wie ist die Krankheit bei den Arthritikern entstanden, die ganz andere seelische Konflikte zeigen; und was ist mit jenen, die »trotz« entsprechender Konflikte gesund bleiben bzw. an einer Hypertonie oder einer anderen Erkrankung leiden?

Der zweite Einwand ist methodischer Art: Fast alle Studien sind Querschnittsuntersuchungen an langjährig und schwer erkrankten cP-Patienten aus klinischen oder poliklinischen Einrichtungen. Nur selten konnten epidemiologisch identifizierte, gerade erkrankte, jüngere Patienten mit gutartigen Verläufen prospektiv beobachtet werden. Damit steht der Geltungsbereich vieler Ergebnisse zur Diskussion.

Der dritte Einwand ist theoretischer Natur: Ließe sich die gehemmte Aggressivität nicht auch als »Lösung« eines Konfliktes in der Spannung zwischen Abhängigkeit und Autonomie (vgl. Williams und Wood, 1988) verstehen – besonders im Umgang mit jenen mächtigen Anderen, von denen cP-Kranke de facto abhängig sind (helfende Familienangehörige, Therapeuten).

– Schließlich ist beiden Theorien gemeinsam, daß sich aus ihnen keine sicheren therapeutischen Indikationen für die Behandlung bereits Erkrankter ergeben. Sie beinhalten vielleicht sogar ein belastendes Moment: Beide Autoren verführen zu der (allerdings so nicht ausgesprochenen) Annahme, daß gelungene, ausgewogene, glückliche Menschen von Arthritis verschont bleiben müßten. Jedenfalls zeige das Auftreten dieser Krankheit einen verborgenen Mangel, eine (bei Kütemeyer auch moralische) Unzulänglichkeit an. Vielen Kommentatoren ist aufgefallen, daß vor allem nach negativen Persönlichkeitsmerkmalen gesucht worden ist oder daß die hervorgehobenen Charakterzüge negativ interpretiert worden sind.

Die psychometrische Forschung

Die Suche nach cP-typischen Persönlichkeitsmerkmalen bediente sich nach dem Zweiten Weltkrieg weniger der früher eingesetzten offenen Interviews oder projektiver Verfahren (z. B. des Rorschach-Tests), sondern vor allem hochstandardisierter psychometrischer Instrumente, wie z. B. des MMPI (s. u.) oder des 16-PF von Catell (Moldofsky und Rothman, 1971) oder des MPI von Eysenck (Gardiner, 1980). Damit ist eine Kontinuität der Forschung nur scheinbar gewahrt.

Die psychometrischen Persönlichkeitsfragebogen können ihrem Anspruch und ihren Ergebnissen nach weder die tiefenpsychologisch aufgedeckten emotionalen Konflikte noch die anthropologisch beobachteten personalen Unzulänglichkeiten abbilden, die Alexander oder Plügge beschrieben haben. Sie richten sich vielmehr auf die quantifizierende Erfassung von einigen wenigen, analytisch getrennten und zuverlässig erhebbaren Persönlichkeitseigenschaften.

Die Inventare sind damit nicht in der Lage, cP-**spezifische** Konflikte, Charakterzüge oder Verhaltensweisen zu eruieren. Ihre Anwendung und Auswertung führt zu Meßwerten, die die individuelle Ausprägung ganz allgemeiner und weitverbreiteter Persönlichkeitseigenschaften im Vergleich mit der statistischen Norm abschätzen lassen. Diagnostische Spezifität kann nur von solchen Verfahren beansprucht werden, die bei (den meisten) Gesunden oder den nicht an cP-Erkrankten negative Resultate ergeben. Es liegt auf der Hand, daß so etwas mit den bisher eingesetzten Inventaren nicht möglich sein kann.

Äußerstenfalls ließe sich eine Spezifität in einer cP-typischen, bei anderen Krankheiten aber vermißten **Kombination** solcher einzelnen Eigenschaften erblicken.

Die 1949 mit dem MMPI begonnenen Studien geben hierfür keine Anhaltspunkte. Fast regelmäßig zeigen die untersuchten Gruppen von cP-Kranken über die Norm erhöhte Mittelwerte auf den Skalen der sog. neurotischen Trias (Hypochondrie, Depression, Hysterie; vgl. Polley et al., 1970; Moos und Solomon, 1964a). Solche Mittelwerterhöhungen liegen selten weit oberhalb der Referenzbereiche; und sie liegen unterhalb derer von »neurotischen« Kontrollpersonen (Ward, 1971; Crown und Crown, 1973). Damit dürfte nur ein Teil der Patienten signifikante Auffälligkeiten zeigen.

Kontrollierte Studien haben es wahrscheinlich gemacht, daß sich solche Veränderungen (manchmal sogar stärker) auch bei anders chronisch Kranken ausprägen (Spergel et al., 1978). Sie repräsentieren offenbar ein **Syndrom des chronisch Kranken** (Krüskemper und Schejbal, 1980).

Die zugrundeliegenden Einzelfragen der Skalen der neurotischen Trias des MMPI und vergleichbarer Tests weisen darüber hinaus eine besondere Nähe zu körperlichen cP-Symptomen auf (Polley et al., 1970; Nalven und O'Brian, 1964; Pinkus et al., 1986; Peck et al., 1989).

Zusammengefaßt zeigen die jüngeren (seit Mitte der siebziger Jahre seltener werdenden) psychometrischen Studien, daß vor allem länger erkrankte cP-Patienten häufiger »neurotische« Züge aufweisen als gesunde Kontrollpersonen. Verglichen mit körperlich gesunden Psychoneurotikern erscheinen sie allerdings weniger gestört, während sie sich von anders chronisch Kranken nicht wesentlich unterscheiden.

Die Hypothese einer spezifischen Rheumapersönlichkeit kann in den psychometrischen Untersuchungen, gleichgültig was ihre Ergebnisse sind, keine Stütze finden. Es ist noch einmal hervorzuheben, daß hochstandardisierte Persönlichkeitsinventare keinen Zugang zu den Persönlichkeitsschichten gewinnen können, die in einer biographischen Anamnese oder einem psychoanalytisch orientierten Interview zu erreichen sind. So würden ihre Ergebnisse auch weit überinterpretiert, wenn sie ernsthaft als Beleg für eine Alexithymie von cP-Kranken herangezogen würden (wie bei Vollhardt et al., 1982; vgl. Shands, 1975).

Die psychometrische Diagnostik erlebt in allerjüngster Zeit eine überraschende Renaissance:

Es wurden eine Reihe von Fragebögen entwickelt, um systematisch zu erfassen, wie der Kranke sich **präsentiert** und mit sich, seiner Krankheit und den Therapeuten **umgeht**.

Die Instrumente zielen unter der Annahme stabiler Persönlichkeits- und Verhaltenszüge auf die Untersuchung einer gelingenden oder mißlingenden Krankheitsbewältigung (»coping«; vgl. Beutel, 1988; Manne und Zantra, 1992).

Nicassio et al. (1985) haben einen »arthritis helplessness index« entwickelt und später zu einem »rheumatology attitudes index« erweitert (Callahan et al., 1988; vgl. Roberts et al., 1986).

Im Anschluß an Felton et al. (1984) erprobten Parker et al. (1988) einen Fragebogen zur Untersuchung eines breiten Spektrums von »coping strategies in rheumatoid arthritis« (vgl. Schüßler et al., 1988; Schüßler, 1992).

Flor und Turk (1988) konzentrierten sich speziell auf Krankheits- und Selbstkognitionen, wie sie als »self evaluation process« auch von Blalock et al. (1988) untersucht wurden.

Lorig et al. (1989) entwickelten und testeten eine Skala zur Messung der »perceived self-efficacy« von cP-Kranken.

Immer wieder wurden auch außerhalb der Rheumatologie entstandene Instrumente eingesetzt, um in diesem Feld bestimmte Persönlichkeitszüge bzw. Verhaltensdispositionen festzuhalten, etwa Skalen zur Messung von Selbstwertgefühlen (Skevington et al., 1987) oder zum »sense of coherence«-Konzept von Antonovsky (Hawley et al., 1992).

Auch diese Instrumente und Befunde haben keine Relevanz für die bisher behandelte psychoätiologische Problematik. Möglicherweise können sie für die nächste Fragestellung (Abschn. 5.2) Bedeutung gewinnen.

5.2 Psychosoziale Einflüsse auf Ausbruch, Verlauf und Ausgang der chronischen Polyarthritis

Schon früh ist der Einfluß von Lebenskrisen auf den **Ausbruch** einer cP untersucht worden (Thomas, 1936). 1939 haben Cobb und Mitarbeiter in einer kontrollierten Studie zu zeigen versucht, daß Beginn und Verschlimmerungen einer cP sich zu Zeiten persönlicher Krisen ereignen: Einen signifikanten »synchronism of social factors and arthritic symptoms« stellten sie bei 62% ihrer Fälle und 12% ihrer Kontrollen fest.

Eine weitere Studie wurde 1981 von Baker und Brewerton veröffentlicht: 15 von 22 Patientinnen mit einer frühen cP berichteten von negativen Ereignissen im Jahr vor Ausbruch der Erkrankung (vs. 8/22 unter den Kontrollpatientinnen).

Beide Untersuchungen unterstellten keine spezifische Bedeutung der Ereignisse, etwa vor dem Hintergrund der oben genannten »prädisponierenden Persönlichkeitsfaktoren« im Sinne Alexanders.

Zwischen ihnen liegt eine Reihe methodisch wenig befriedigender Studien (Pancheri et al., 1978;

Rimón, 1969; Meyerowitz et al., 1968). Die Untersuchung von Hendrie und Mitarbeitern (1971) erbrachte ein negatives Ergebnis: Die mit der »Social Readjustment Rating Scale« (vgl. Rahe, 1978) bestimmten mittleren Belastungswerte trennten nicht zwischen 21 frühen Arthritikern und 37 gesunden Kontrollpersonen.

Neben allen bekannten Problemen der Life-event-Forschung ist hier noch zu berücksichtigen, daß sich die cP nur in etwa einem Drittel der Fälle akut, d. h. innerhalb von Stunden bis Tagen manifestiert. Häufiger beginnt sie schleichend, im Verlaufe von Wochen und Monaten. In wenigstens einem Viertel der Fälle gehen den Gelenksymptomen uncharakteristische Prodromi (s. o.) voraus, die eine bestimmte Aussage über den Zeitpunkt des Erkrankungsbeginns unsicher machen.

Zusammenfassend scheint es uns bisher nicht gesichert, daß akute lebensverändernde Ereignisse dem Ausbruch einer cP als ein unspezifisch-präzipitierender Faktor überzufällig häufig vorausgehen (vgl. Köhler, 1987; Wallace, 1987). Zur Bedeutung bestimmter Ereignisse/Ereignisklassen und zur Wirkung bestimmter Ereignisse bei bestimmten Patienten(-gruppen) liegen keine verallgemeinerungsfähigen Ergebnisse vor – auch wenn im einzelnen ebenso beeindruckende wie stimulierende Fallgeschichten berichtet worden sind (Kütemeyer, 1963).

Wir finden nur wenige prospektive Beobachtungsstudien zum Einfluß psychosozialer Faktoren auf den **Verlauf** und **Ausgang** einer cP: Crown und Mitarbeiter (1975) konnten in der Erstuntersuchung von 102 Patienten mit einer frühen cP psychometrisch (mit dem Middlesex Hospital Questionnaire, MHQ) keine Merkmale identifizieren, die nach 2 und 4 Jahren als Prädiktoren eines ungünstigen klinischen Verlaufes hätten gelten können. Gradiner (1980) fand, »daß keine einzige psychologische Variable eine signifikante Beziehung zur Krankheitsaktivität« am Ende eines dreijährigen Beobachtungsintervalls aufwies. Auch in der dreijährigen Kohortenstudie von McFarlane, Kalucy und Brooks (1987) ließ sich kein konsistenter Einfluß von Persönlichkeits- und Befindensvariablen auf die spätere somatische Situation von 30 ambulant betreuten cP-Kranken herausarbeiten. Die psychologischen Merkmale scheinen jedoch die spätere Selbsteinschätzung der funktionellen Kapazität mitzubestimmen (McFarlane und Brooks, 1988).

In den letzten Jahren sind mehrere Veröffentlichungen erschienen, die den Einfluß von Coping-Strategien und sozialer Unterstützung auf den kurz- und mittelfristigen Krankheitsverlauf untersucht haben (Hawley und Wolfe, 1988; Brown und Wallston, 1989; Brown et al., 1989; Revenson und Felton, 1989; Keefe et al., 1989; Fitzpatrick et al., 1991; Keefe et al. 1991; Affleck et al., 1992; Nicassio und Wallston, 1992). Insgesamt belegen sie einen begrenzten prognostischen Wert von »dysfunktionalen« Bewältigungsmustern (u. a. Passivität und »Katastrophisieren«) für nachfolgende Arztkonsultationen, Depressivität, seelische Anpassungsstörungen,

Schmerz und wahrgenommene Behinderung (alles mit Selbstausfüllfragebögen gemessen). Eine Prädiktion somatischer Veränderungen wurde anscheinend selten versucht oder mißlang (etwa bei Hawley und Wolfe, 1988). Allerdings sind patientennahe »outcome«-Variablen wie die wahrgenommene oder in Funktionstests objektivierte Behinderung in der Lage, die spätere Morbidität und Mortalität von cP-Kranken vorherzusagen (Sherrer et al., 1987; Kazis et al., 1990; Wolfe und Cathey, 1991; Leigh und Fries, 1991; Pincus und Callahan, 1992).

In den zitierten Studien werden nur selten zwei methodische Fallstricke kontrolliert: Nicht immer geht das Ausgangsniveau der Verlaufsvariable in die Vorhersagegleichung ein, obwohl es der stärkste Prädiktor der weiteren Entwicklung ist (vgl. Leigh und Fries, 1992) – ein Phänomen, das in der Epidemiologie als »tracking« bekannt ist. Zusätzlich wird selten bedacht, daß etwa ein im fünften Krankheitsjahr gemessener psychologischer »Prädiktor« (z. B. »Katastrophisieren«), der ein Schmerzniveau (»outcome«) im siebten Jahr vorhersagen soll, sehr wohl durch Schmerzerfahrungen in den vorhergehenden Jahren determiniert sein kann. Träfe dies zu, dann wäre »Katastrophisieren« durch Schmerz und im Endeffekt Schmerz durch Schmerz vorhergesagt worden. Auch Längsschnittstudien schützen also nicht immer vor dem »reverse causality bias«.

Wir selbst haben in einer prospektiven Studie keinerlei Einfluß von subjektiv signifikanten lebensverändernden Ereignissen auf den kurz- und mittelfristigen (klinischen) Verlauf einer persistierenden cP über 9 Monate sichern können (Raspe et al., 1992). Die Befunde von Zautra et al. (1989) sprechen jedoch ebenso wie die von Harington et al. (1993) für die kurzfristige Beeinflussung immunologischer Parameter (Lymphozyten-Subpopulationen, lösliche Interleukin-2-Rezeptoren) durch psychosoziale Stressoren. Es bleibt weiteren Studien vorbehalten, die **klinische Relevanz** dieser Veränderungen zu zeigen. Man würde sich ja wundern, wenn das Immunsystem nicht auch, wie alle anderen Systeme, durch zentralnervöse Prozesse modulierbar wäre.

Risiken für den Krankheitsverlauf können auch im Verhalten des Kranken liegen. An dieser Stelle wollen wir beispielhaft zwei (künstlich isolierte) Facetten des Krankheitsverhaltens behandeln.

Wenn wir der ärztlich vorgeschlagenen Therapie (z. B. mit Basistherapeutika oder operativen Eingriffen) eine den natürlichen Verlauf beeinflussende Wirkung zuschreiben – und nach unserer Auffassung sind wir dazu berechtigt –, dann müssen wir in diesem Abschnitt auch die Probleme der therapeutischen Kooperation (»non-compliance«) und der Inanspruchnahme außerschulischer (paramedizinischer) Heilmethoden streifen. Mit beidem ist – bezogen auf den gesamten Krankheitsverlauf – bei wenigstens 50 % der cP-Kranken zu rechnen (Deyo et al., 1981; Jette, 1982; Ulreich et al., 1982; Pullar et al., 1982; Kronenfeld und Wasner, 1982; Struthers et al., 1983).

Bisher liegen keine kontrollierten Studien über die tatsächliche Bedeutung dieser Verhaltensweisen für den Krankheitsverlauf vor. Aufgrund theoretischer Überlegungen und kasuistischer Erfahrungen ist nicht davon auszugehen, daß sie in jedem Falle negative Konsequenzen nach sich zögen:

Bei den nonsteroidalen Antirheumatika (NSAR) gibt es fast nie ein Complianceproblem: Wir leiten die Patienten in der Regel zu einer verständigen Selbstbehandlung an.

Vor Steroiden haben die meisten der erfahrenen Kranken so viel Angst, daß die zu befürchtende Mehr- bzw. Dauereinnahme eine seltene (dann aber unter Umständen gefährliche) Erscheinung ist. Nur bei der sog. Basistherapie mit langwirkenden Medikamenten sind negative Effekte von einer Mindereinnahme zu befürchten. Sie dürfte sich aber nur dann auf den Behandlungserfolg auswirken, wenn sie häufig und anhaltend auftritt.

Inzwischen ist die Frage gestellt worden, ob bei der cP nicht die Noncompliance der Ärzte das größere Problem darstelle (Rooney und Buchanan, 1990).

Eine paramedizinische Therapie beinhaltet vor allem drei – längst nicht immer realisierte – Gefährdungen: eine finanzielle, infolge der von den Krankenkassen nicht erstatteten Kosten, eine unmittelbare durch die eingesetzten Präparate (z. B. schlecht gereinigte Eiweißfraktionen) und eine mittelbare dann, wenn tatsächlich »alternativ« behandelt wird, wenn sich der Patient also gedrängt sieht, die ärztlich verordnete Therapie abzusetzen (forcierte Noncompliance). Gegen die oft übertriebenen Gefahren müssen mehrere positive Funktionen einer »heterodoxen« Therapie abgewogen werden:

Diese beinhaltet in experimentellen Aktivitäten und eigenen Kontrollbemühungen die immer wieder geforderte **Sebstbeteiligung** des chronisch Kranken; sie hilft gegen **Hoffnungslosigkeit** und gegen das **Schuldgefühl**, etwas versäumt zu haben; sie bewahrt den **sozialen Frieden**: Etwa die Hälfte der paramedizinischen Konsultationen sind das Ergebnis sozialen Druckes von Familienangehörigen, Freunden, Nachbarn, Kollegen.

5.3 Psychosoziale Probleme im Verlauf einer chronischen Polyarthritis

Dieses Thema überzeugt auch strikt somatisch Denkende. Es ist uns gewiß, daß eine anhaltend schmerzhafte, behindernde und gestaltverändernde Erkrankung soziale und seelische Probleme mit sich bringen muß. Diese Gewißheit ist ja der (unbewußte) Hintergrund für das Erstaunen über die Güte, die stille Freundlichkeit und die Geduld von cP-Patienten gewesen. Man erwartete Unruhe, Unglück und Unausgeglichenheit und fand Personen, die sich anscheinend oder scheinbar seelisch im Gleichgewicht befanden.

So hat die Diskussion der psychosozialen Implikationen und Folgen einer bereits eingetretenen cP in den letzten Jahren dominiert – nachdem die beiden zuerst skizzierten Forschungsschwerpunkte nicht zu unumstrittenen Ergebnissen geführt hatten.

Hierzu haben auch innerrheumatologische Entwicklungen beigetragen: Vor allem in den anglo-amerikanischen Ländern ist ein Bedürfnis nach Instrumenten entstanden, mit denen sich der Gesundheitszustand (»health status«; Meenan et al., 1980; Meenan et al., 1992) die Lasten (»impact«) des Arthritikers und die Verlaufs- und Therapieergebnisse (»patient outcome«; Fries et al., 1980) patientennah messen lassen. Entsprechend der von Feinstein (1987) inaugurierten »Klinimetrie« sind wichtige Dimensionen (z. B. Mißempfinden), ihre Komponenten (z. B. Schmerz), Variablen (z. B. Schmerzintensität) und Instrumente (z. B. numerische Ratingskala) entwickelt worden, um die subjektiven Angaben der Patienten in gültige, zuverlässige und objektive Meßwerte überführen zu können.

Solche Erhebungsinstrumente bedeuten ohne Zweifel einen erheblichen Gewinn für die klinische Verlaufsbeobachtung, Prognostik und Therapiebeurteilung von cP-Kranken (vgl. Wolfe et al., 1988; Raspe, 1989); ihre Ergebnisse ergänzen die bisher übliche rein biomedizinische Betrachtung. Sie helfen vor allem in der Beobachtung und Dokumentation der vielschichtigen Chronifizierungsprozesse. Diese können somatische Pathomechanismen und Krankheitsmanifestationen, subjektive Beschwerden und das Befinden, Krankheitsvorstellungen, seelische Affekte und Leiden, das Krankheitsverhalten und schließlich auch die sozialen Folgen der Krankheit (z. B. Arbeitsunfähigkeit, -losigkeit) erfassen.

Dennoch stehen sie in ähnlicher Weise wie die erwähnten Persönlichkeitsinventare (s. o.) in einer spannungsvollen Beziehung zum Selbsterleben des Patienten, zur gemeinsamen Wirklichkeit von Arzt und Patient und zum Erleben des Arztes.

Krankheitsmanifestation, Lasten und Leiden

Prinzipiell ist kein Lebensbereich denkbar, der von einer cP nicht berührt werden könnte.

Die körperlichen, biomedizinisch (d. h. klinisch-rheumatologisch, laborchemisch, röntgenologisch usw.) zu beschreibenden Krankheitsmanifestationen ziehen eine unabsehbare Zahl von materiellen und immateriellen Lasten und seelischen Leiden nach sich. Dabei betont der Begriff »Lasten« den sachlichen Kern der Probleme; der Begriff »Leiden« zielt auf bestimmte seelische Verfassungen der Betroffenen.

So sind z. B. die Gestaltveränderung des cP-Kranken und die Unvorhersehbarkeit des weiteren Krankheitsverlaufes gleichermaßen unbezweifelbare Tatsachen; und man wird bei verschiedenen Kranken ein Mehr oder Weniger an Gestaltveränderung und an prognostischer Unsicherheit unterscheiden können. Daraus läßt sich eine unterschiedlich starke Belastung ableiten – eine Belastung der Gleichgewichte, die ein Kranker bisher in seiner Beziehung zu sich selbst, zu seinen Mitmenschen und zu seinem Höchsten gefunden hat.

Ob diese Gleichgewichte nun aber »nur« belastet oder ernsthaft bedroht oder dauerhaft ausgelenkt oder womöglich sogar stabilisiert werden, ist nicht allein eine Funktion der Lasten. Es hängt auch von der »Bedeutungserteilung« der betroffenen Personen, ihrem adaptiven Potential und dem Erfolg ihrer »balancierenden Maßnahmen« ab.

Wenn wir uns im folgenden auf die Lasten und die Leiden von cP-Patienten konzentrieren und die eingewobenen und vermittelnden Prozesse der Bedeutungserteilung und der Problembewältigung übergehen, dann hat das weniger sachliche als forschungsgeschichtliche Gründe: Es fehlt an entsprechenden Untersuchungen – von wenigen Ausnahmen abgesehen (Fagerhough und Strauss, 1977; Felton et al., 1984; Williams und Wood, 1988).

Sehr viel genauer untersucht worden sind allerdings – beginnend mit der Studie von Edwards und Mitarbeitern (1964) – die krankheits- und behandlungsbezogenen Vorstellungen (beliefs) von cP-Patienten (vgl. Markson, 1971; Arluke, 1980). In ihnen werden bewußtseinsnahe Anteile jener Bedeutungserteilungen faßbar, die auch für das Krankheitsverhalten eine wesentliche Rolle spielen (vgl. Eraker et al., 1984; Affleck et al., 1987). Sie geben Antworten auf die Sinn- und Schuldfragen chronisch Kranker: Warum ich, warum jetzt, was habe ich, was haben andere falsch gemacht (vgl. Lipowski, 1970)?

Exkurs: Krankheits- und behandlungsbezogene Vorstellungen von cP-Patienten

Wir werden kaum einen Kranken antreffen, der sich nicht schon bestimmte Vorstellungen darüber gebildet hat, woher seine Krankheit kommt und wie sie sich weiter entwickeln und auf sein Leben auswirken wird.

Diese Vorstellungen sind unterschiedlich weitläufig, bestimmt und in sich geschlossen. Sie können sich auf die Krankheit wie auf die Behandlung beziehen. Unter den krankheitsbezogenen sind uns die ätiologischen, die pathomorphologischen und die prognostischen Überlegungen wichtig geworden:

Als Ursache ihrer Erkrankung nannten etwa zwei Drittel der von uns Befragten exogene Noxen (Raspe und Mattussek, 1985). Besonders häufig wurden Kälte und Feuchtigkeit angeführt. 6% machten ärztliche Maßnahmen (Medikamente, Operationen, Vakzinationen) verantwortlich; etwas seltener erwähnt wurden seelische Belastungen. Häufiger sollten erbliche Einflüsse und hormonelle Umstellungen (z. B. Geburten, Wechseljahre) eine Rolle gespielt haben.

Genauere Analysen zeigen, daß viele Patienten mehr als eine Ursache annehmen (Mosaiktheorie):

> »Die Polyarthritis ergibt sich aus vielen Steinchen. Beruflich hatte ich in einer Offsetdruckerei viel mit Wasser zu tun. Dann hatte ich Streß in der Familie, ein Eheproblem. Es ist auch anlagebedingt. Großvater, Bruder und ein Cousin leiden auch unter Rheumaschüben. Dazu kam eine große körperliche Belastung beim Hausbau, wird haben dann gleich im feuchten Haus gewohnt.«

Wenige Patienten denken in pathogenetischen Ketten:

»Schon seit längerer Zeit bestanden nach einer Nierentuberkulose Nierensteine – dadurch kam es zu einer Ausscheidungsstörung und schließlich zu Ablagerungen in den Gelenken.«

Nicht selten sind Selbst- und vor allem Fremdvorwürfe zu ahnen.

Von diesen ätiologischen können wir bei fast allen Patienten pathomorphologische bzw. pathophysiologische Vorstellungen abgrenzen. Meist handelt es sich um humoralpathologische Ablagerungstheorien, vorzugsweise werden Harnsäurekristallablagerungen zur Erklärung der Gelenkveränderungen angeführt.

Die heutigen Laientheorien haben also eine Quelle in (medizingeschichtlich) sehr alten ärztlichen Theorien. Anderes scheint in volksmedizinischen Traditionen zu wurzeln, wie die Einschätzung physikalischer oder hormoneller Einflüsse.

Vollständige und (aus medizinischer Sicht) zutreffende Vorstellungen fanden wir bei maximal 3%. Zwischen 21 und 41% der Antworten mußten wir als definitiv falsch einordnen.

Aus ärztlicher Sicht sind auch die prognostischen Einschätzungen der Patienten problematisch: Rund 50% gehen von einem Fortschreiten ihrer Erkrankung aus, oft mit ganz unangemessenen Befürchtungen über die vor ihnen liegenden Behinderungen (»Rollstuhl«) und »Verkrüppelungen«.

Bewertet man die Patientenvorstellungen allein vor dem Hintergrund medizinischen Wissens, dann sieht man vor allem Defizite (wie z. B. Meyers und Hall, 1977; Grennan et al., 1978).

Dies ist unzureichend. Man entwertet damit die sie tragenden individuellen und sozialen Leistungen und unterschätzt ihre verhaltens- und befindensprägende Kraft.

Patientenvorstellungen sind auch und vor allem ein Mittel der Krankheitsbewältigung. Sie sind adaptiv dadurch, daß sie dem undurchsichtigen, unvorhersehbaren und schwer zu kontrollierenden Krankheitsgeschehen eine – oft komplexe – kognitive Gestalt geben. Wir kennen Kranke, die bei schleichendem Krankheitsbeginn und nach diagnostischen Irrfahrten geradezu erleichtert waren, eine somatische Diagnose zu hören und sie zum Kristallisationspunkt eigener Vorstellungen machen zu können.

Zum zweiten erklären sie, woher »es« kommen könnte. Dabei haben sie oft eine rechtfertigende Funktion und beruhigen Sinn- und Schuldfragen. Diese sind nach Elders Untersuchung (Elder, 1973) besonders bei Unterschichtpatienten lebendig. Drittens stecken sie den Horizont der Hoffnungen und Befürchtungen ab und geben Hinweise darauf, wie man sich in der Krankheit verhalten soll. So tragen die Patientenvorstellungen nicht nur kognitive, sondern auch emotive und pragmatische Bedeutungen.

Es ist zu vermuten, daß sie auch auf die »Compliance« der Patienten Einfluß nehmen. Diese dürfte um so geringer sein, je weiter die Vorstellungen des Arztes und die seines Patienten auseinanderliegen (vgl. Jankowski et al., 1980; Lorig et al., 1984; Potts et al., 1984; Pullar et al., 1990).

In allem nehmen sie Bezug auf die Biographie des Kranken, auf seine Herkunft, seine Familie, seinen Beruf. In ihnen verbinden sich (sub-)kulturell bereitliegende Deutungsmuster mit Familienromanen und eigenwilligen Bedeutungszuschreibungen. Mit dem medizinischen Wissen haben sie oft wenig gemeinsam. Im Regelfall bestätigen und bekräftigen sie die Verbindungen des Kranken mit seiner Gruppe, mit den Verhaltensmustern und dem Wissen seiner Mitmenschen. Dadurch distanzieren sie ihn nicht selten von der medizinischen Fachwelt.

Dieser sind die Patientenvorstellungen oft verborgen und schwer erreichbar. Dennoch oder gerade deshalb muß als weiteres Kriterium der ärztlichen Aufklärung das der Verträglichkeit gefordert werden: Ärztliche Mitteilungen müssen Anschluß an das gewinnen können, was der Patient – aus welchen Quellen auch immer – schon weiß.

Auch sehr bestimmte Patientenvorstellungen schließen ausgeprägte **Informations- und Aufklärungsbedürfnisse** nicht aus (Langer und Birth, 1987). Diese beziehen sich nach eigenen Untersuchungen bei etwa je 80% der Befragten auf die Ursachen und den weiteren Verlauf der Erkrankung und auf die medikamentöse Behandlung. Die Möglichkeiten einer psychologischen Behandlung/Betreuung finden ein relativ geringes Interesse, ebenso wie Fragen der Hilfsmittelversorgung oder der chirurgischen Therapie (bei 25–40% der Befragten) (vgl. Silvers et al., 1985). Damit ist eine schwierige Situation gegeben: Über zwei der besonders interessierenden Themen kann der Arzt so wenig Bestimmtes und Gesichertes sagen, daß Enttäuschungen schwer zu vermeiden sind. Auf der anderen Seite würden Rheumatologen mit ihren Patienten gerne über die in der Psychotherapie, Ergotherapie oder auch Chirurgie liegenden Behandlungs- und Betreuungsmöglichkeiten sprechen – über Themen also, die cP-Patienten deutlich weniger interessieren.

Lasten und Leiden von cP-Patienten

Die Lasten des Patienten mit einer chronischen Polyarthritis lassen sich meist einer der folgenden 3 Ebenen zuordnen (Tab. 65-1).

Die **Lasten des chronischen Polyarthritikers** weisen eine relativ hohe Krankheitsspezifität auf. Ein Patient mit einer Multiplen Sklerose, einer chronischen Bronchitis oder einer koronaren Herzerkrankung wird andere Primärsymptome erleben und berichten. Sie sind eng mit den pathophysiologischen und pathomorphologischen Prozessen der cP (und anderer rheumatischer Krankheiten; vgl. Hawley und Wolfe, 1991) verbunden. Dennoch sind wir immer wieder von den Unterschieden überrascht, die sich in den Äußerungen von Patienten mit objektiv ähnlichen Krankheitsmanifestationen ergeben (vgl. de Haas et al., 1974; Cornelissen et al., 1988). Entscheidend ist, welche individuelle Wirklichkeit die

Tab. 65-1 Lasten des Patienten mit einer chronischen Polyarthritis.

Lasten des chronischen **Polyarthritikers** (z. B. Primärsymptome, s. u.) Lasten des **chronisch** Kranken (z. B. Glaubwürdigkeit, Zukunftsunsicherheit, soziale Isolation, beruflicher Abstieg) Lasten des **Dauerpatienten** (z. B. anhaltende Kontroll- und Therapiebedürftigkeit, Nebenwirkungen, Aufklärungsdefizite, Abhängigkeit)

Schmerzen, die Kraftlosigkeit, die Bewegungsbehinderung und die Gestaltveränderung gewinnen.

Tabelle 65-2 gibt Auskunft über die Häufigkeit bzw. Schwere der (von uns operationalisierten) 4 Primärsymptome bei früher (mittlere Anamnesedauer 7 Monate) und langjähriger cP (mittlere Anamnesedauer über 10 Jahre).

Es fällt auf, daß sich rezent und seit Jahren Erkrankte im Ausmaß ihrer Beschwerden nur wenig unterscheiden – weniger, als man es in Kenntnis der jeweiligen Krankheitsmanifestationen vermuten sollte. Dies gilt für die Schmerzintensität, die ausgeprägte Kraftlosigkeit und für das Ausmaß der Behinderung. Möglicherweise werten krankheitserfahrene Patienten ihre Symptome geringer als gerade Erkrankte.

Das, was äußerlich als »Gewöhnung« imponiert, kann auf ganz unterschiedlichen Wegen zustande gekommen sein: durch Toleranzentwicklung oder langsame Erwartungseinschränkung, durch gezielte Autosuggestion und Ablenkung oder durch bewußte Dissimulation, durch aktives Ausgleichen bestimmter Funktionsdefizite oder durch gezielte medikamentöse Beeinflussung.

Tab. 65-2 Primärsymptome bei früher und langjähriger cP.

	frühe cP n = 90	langjährige cP n = 95
Schmerzintensität numerische Ratingskala 0 = keine bis 10 = unerträgliche Schmerzen mehr als 6 Punkte	5,2 41%	x̄ 5,8 48%
Kraftlosigkeit innerhalb von 3 Stunden nach dem Aufstehen innerhalb von 6 Stunden	13% 28%	15% 54%
Behinderung bei Tätigkeiten des täglichen Lebens Funktionsfragebogen Hannover[1] 0–100% Funktionskapazität (FK) weniger als 75% FK	79 35%	x̄ 80 32%
Subjektiv deutlich beeinträchtigtes Aussehen	23%	37%

[1] Raspe et al., 1990

Gesichert ist auch der Einfluß von Persönlichkeits- und Coping-Variablen auf die Ausprägung der Primärsymptome (Hagglund et al., 1989; Buescher et al., 1991; Lorish et al., 1991; Blalock et al., 1992; Konttinen et al., 1992).

Im Gegensatz zu den Primärsymptomen scheinen die **Lasten des chronisch Kranken** wenig krankheitsspezifisch.

Auch MS-Kranke, chronische Bronchitiker oder koronar Herzkranke haben die immaterielle, aber objektive Last der prognostischen Unsicherheit zu tragen (für die cP vgl. Wiener, 1975). Auch sie müssen mit dem oben angeführten (Tab. 65-1) Problem der Glaubwürdigkeit umgehen. Dies ergibt sich besonders bei den Beschwerden, die sich der Fremdwahrnehmung nicht aufdrängen, wie beim Schmerz oder der Müdigkeit. Auch sie können in eine subjektive oder objektive Isolation geraten (Raspe et al., 1983), auch sie haben bisher nicht erwähnte finanzielle Lasten zu tragen, für die nur schwer ein Kostenträger zu finden ist (Veränderungen der Garderobe oder der Wohnung, Transportkosten, Selbstbehandlungen u. a.).

Für die **Lasten des Dauerpatienten** kommen die jeweils betrachtete chronische Erkrankung, die für sie im Augenblick gültigen Behandlungsprogramme und die Versorgungssituation wieder stärker zum Tragen. Nach paralleler Untersuchung von 130 (nach Geschlecht, Alter, Krankheitsdauer und Behandlungsinstitution) vergleichbaren Patienten mit einem Typ-II-Diabetes oder einem erworbenen Herzklappenfehler erscheinen die von uns betreuten langjährig cP-Kranken stärker belastet (Tab. 65-3).

An die bisher erwähnten und an weitere Lasten können sich **seelische Leiden** knüpfen.

Wir kennen keinen Patienten, der im Verlaufe seiner Erkrankung nicht ängstlich oder besorgt, beschämt oder niedergeschlagen, ärgerlich oder wütend gewesen wäre. Von diesen kurzfristigen, meist reaktiven Verstimmungen sind anhaltende und tiefgreifende Störungen des seelischen Gleichgewichtes zu unterscheiden. Solche Störungen sind in psychometrischen Querschnittsstudien bisher immer nur

Tab. 65-3 Lasten des Dauerpatienten.

	cP (%)	Diabetes (%)	Vitien (%)
anhaltende Behandlungsbedürftigkeit	90	90	90
Notwendigkeit engmaschiger ärztlicher Kontrollen	90	70	60
subjektive Medikamentennebenwirkungen			
im gesamten Krankheitsverlauf	70	18	38
in den letzten 4 Wochen	30	n.u.	n.u.
unbefriedigtes Informationsbedürfnis	60	29	20

(n.u. = nicht untersucht)

bei einer Minderheit der untersuchten cP-Kranken nachgewiesen worden (vgl. Rimón, 1974; Zaphiropoulos und Burry, 1974; Robinson et al., 1977; Bishop et al., 1987; Creed, 1990; Blalock und De Vellis, 1992; vgl. Romeis, 1983). Wir selbst fanden unter 228 Patienten mit einer langjährigen und 90 Patienten mit einer frühen cP nie mehr als 28% ausgeprägt Depressive ($\geq$ 8 Punkte im Beck-Depressions-Inventar; Beck et al., 1961) und 31% Ängstliche ($\geq$ 7 Standardwerte im State-Trait Anxiety Inventory; vgl. Laux et al., 1981). Eine bemerkenswert hohe Depressionsprävalenz von 42% (nach DMS-III-Kriterien) fanden Frank et al. (1988) mit Hilfe eines strukturierten psychiatrischen Interviews (vgl. Rimon und Laakso, 1984; Creed et al., 1990; Ahles et al., 1991). So kann es sein, daß die Selbstausfüll-Instrumente wie das BDI zu einem »underreporting« führen, obwohl auch einige Items von Depressions-Inventaren durch Symptome der cP »kontaminiert« sind (Peck et al., 1989).

Nach eigenen und fremden Längsschnittuntersuchungen sind Depressivität und Ängstlichkeit von cP-Kranken erstaunlich stabile Persönlichkeitsmerkmale. Werte, die bei den selben Patienten im Abstand von 24 Monaten erhoben werden, korrelieren wenigstens unter r = 0,52 miteinander (Raspe, 1987; vgl. Hawley und Wolfe, 1988). Im Vergleich zu epidemiologischen Erwartungswerten (z. B. Murrell et al., 1983) tragen cP-Kranke ein wenigstens 1,5- bis 2fach höheres Depressionsrisiko.

Versuche, das Ausmaß dieser Form seelischen Leidens aus den genannten Lasten abzuleiten, waren begrenzt erfolgreich. Krankheitsmanifestationen und Primärsymptome klären in aller Regel um 20%, maximal 44% (Newman et al., 1989) der Varianz der Depressionswerte. Dabei kommt der (objektivierten) Bewegungsbehinderung das bei weitem größte Gewicht zu (Tab. 65-4): Mit abnehmender Funktionskapazität bzw. zunehmender Behinderung nimmt der Anteil des cP-Kranken mit einer klinisch relevanten Depressivität zu. Die Behinderung bildet die entscheidende Brücke zwischen den biomedizinischen Variablen und den seelischen Leiden. Damit ist ein Teil der Depressivität als reaktiv anzusehen (vgl. Mindham et al., 1981).

Tab. 65-4 Behinderung (nach Keitel et al., 1971) und Depressivität (BDI) bei langjähriger cP (n = 94).

Behinderung	Depressivität		
	gering	deutlich	
gering	25 (93%)	2 (7%)	27 FK 75–100%
mittelgradig	27 (63%)	16 (37%)	43 FK 50– 74%
stärker	13 (54%)	11 (46%)	24 FK 17– 49%
	65	29	94

r = 0,41, p = 0,001 Chi^2 = 10,3, df = 2, p $\leq$ 0,007.
FK = Funktionskapazität

Fassen wir diesen Abschnitt zusammen, so lassen sich bei cP-Patienten eine Vielzahl von Lasten und Leiden (= Einschränkung der »Lebensqualität«, Raspe et al. 1990) mit jeweils unterschiedlicher Häufigkeit beschreiben. Wir haben uns hier auf diejenigen konzentriert, zu denen uns empirische Befunde vorliegen. Ausgespart bleiben vor allem jene Probleme, die sich für den Kranken im Umgang mit anderen Menschen ergeben – in der Ehe, in der weiteren Familie, im Kollegen- und Freundeskreis, in der Gemeinde. Gerade die hier entstehenden Schwierigkeiten lassen sich nur noch mit Zwang einer der drei Ebenen der Tabelle 65-1 zuordnen. So können die eine Ehe möglicherweise belastenden Störungen der sexuellen Libido oder Potenz sowohl durch Krankheitsmanifestationen oder Primärsymptome als auch durch Medikamentennebenwirkungen oder depressive Vitalstörungen ausgelöst werden (Elst et al., 1984).

6 Ausblick

Beziehen wir solche Probleme mit ein, dann wird es ganz unwahrscheinlich, zwei Patienten mit einem gleichen »Problemgefüge« zu begegnen. Jeder einzelne Kranke repräsentiert einen neuen und unwiederholbaren Zusammenhang von Persönlichkeit, Krankheit und Lebenslage; jeder Einzelne bedarf einer ebenso konzentrierten wie umfassenden Aufmerksamkeit. Wie unsere Krankengeschichte zeigt, können sich Problemgefüge plötzlich und unvorhersehbar ändern. Wir haben immer mit möglicherweise rasch wechselnden »Problemaktivitäten« zu rechnen (vgl. Hartmann, 1976).

Daher erfordern die Beobachtung verschiedener und die Begleitung einzelner Patienten neben dem rheumatologischen Sachverstand und der einfühlenden Aufmerksamkeit für die seelischen Leiden auch und vor allem eine kenntnisreiche Offenheit für die ganze Breite der materiellen wie immateriellen Lasten. Mit einer Verabsolutierung eines einzelnen Zugangs scheint dort wenig gewonnen, wo neben somatischen und seelischen Gleichgewichten auch interpersonelle, familiäre, wirtschaftliche, arbeits- und sozialrechtliche, ethnographische und bei wenigstens einem Drittel der Patienten auch religiöse Bezüge angesprochen werden.

Der Zwang zur mehrschichtigen Simultandiagnostik läßt sich schließlich auch damit begründen, daß die Krankheitsmanifestationen, die Primärsymptome, die weiteren Lasten und die seelischen Leiden untereinander keine einfachen gesetzmäßigen Zusammenhänge aufweisen (Moldofsky und Chester, 1970; Bishop et al., 1987; McFarlane und Brooks, 1988 a; vgl. Raspe, 1989).

Die chronische Polyarthritis ist damit als multifokale Erkrankung aufzufassen.

Nicht einmal aus erhebungsökonomischen Gründen bietet sich irgendwo ein Diagnoseverzicht an. Wo ein Patient in seiner Erkrankung steht, muß man sich zu jeden Zeitpunkt auf mehreren Dimensionen und mit vielen einzelnen Indikatoren vergegenwärtigen. Dies übersteigt die Fähigkeit jeder einzelnen Person oder Profession. Ein koordiniert-interdisziplinärer Zugang zum cP-Patienten ist unverzichtbar.

Das daher zu fordernde Behandlungsteam sollte neben einem internistischen Rheumatologen wenigstens eine Krankenschwester/Arzthelferin, eine Ergotherapeutin, eine Krankengymnastin und eine Sozialarbeiterin umfassen. Verfügt der Arzt über keine psychologische Schulung, wird ein entsprechend ausgebildeter Kollege/Psychologe unverzichtbar. Mit der lokalen Arbeitsgemeinschaft der Deutschen Rheumaliga sollte eine enge Zusammenarbeit gesucht werden. Zunehmend wichtig geworden sind Gruppen-Schulungsprogramme (Mattussek, 1992; Lorig et al., 1993; vgl. Tucker und Kirwan, 1991).

Damit das, was durch das interdisziplinäre Vorgehen analytisch getrennt wurde, auch wieder zu einer Gesamtschau des Patienten zusammengeführt und in einigen wenigen tragenden Beziehungen (komprehensiv) realisiert werden kann, bedarf es eigener Vorkehrungen. Uns sind die stabile Zuordnung des Patienten zu einem Teammitglied und die regelmäßige Teambesprechung wichtig geworden.

Eine offene Frage ist, wieweit komprehensiv orientierte Behandlungsteams einer traditionellen ärztlich-rheumatologischen Betreuung überlegen sind (Sinden Spiegel et al., 1987). Gesichert scheint eine höhere Effektivität bisher v. a. für stationäre Behandlungs- bzw. Rehabilitationsprogramme (Anderson et al., 1988; Helewa et al., 1989 vs Ahlmen et al., 1988; Raspe et al., 1992).

KAPITEL 66

Lumbago-Ischialgie-Syndrome

Mechthilde Kütemeyer und Ulrich Schultz-Venrath

1 Geschichtliches

Redewendungen wie »mit dem Rücken zur Wand«, »Rückgrat haben«, »einen breiten Rücken haben«, »Rückgrat zeigen«, »hartnäckig«, »halsstarrig«, »dem wurde das Kreuz gebrochen«, »katzbuckeln«, »zu Kreuze kriechen« und die Bezeichnung »Hexenschuß« (Abb. 66-1) zeugen von einem ursprünglichen Empfinden für die psychosomatische Bedeutung des Rückens, der die innere Haltung und Geschichte eines Menschen verkörpert. In der biblischen Urgeschichte von Jakob und Esau, den Zwillingsbrüdern, findet sich, verdichtet, die facettenreiche Psychodynamik einer akuten Lumboischialgie: die Spannung von Rivalität und Versöhnung, Über- und Unterlegenheit, Kampf (um das Erstgeburtsrecht) und Schuldgefühl kulminiert bei Jakob vor der entscheidenden Wiederbegegnung der Brüder nach zwanzigjähriger Trennung in einer nächtlich auftretenden Ischialgie (1. Mose 32, 24–33; von Rad, 1976).

Cotugno (1779), Verfasser der ersten Monographie über die »Ischias nervosa«, vermutet eine ödematöse Auftreibung (»Hydrops«) der Nervenscheide, welche zu einer Kompression oder, durch die Ödemflüssigkeit, zu einer Reizung führe. Das breite Spektrum verschiedener Ätiologien zu Beginn des 20. Jahrhunderts, das von lokalen (Ischias- oder lumbosakrale Plexusneuritis) bis zu allgemeinen Entzündungstheorien reichte, verschwindet und wird durch die Auffassung ersetzt, daß dem Lumbago-Ischialgie-Syndrom (LIS) eine Wurzelkompression durch Diskusprolaps zugrunde liegt (Mixter und Barr, 1934). Die »Dynastie des Diskus« führt dazu, daß das LIS ausschließlich als mechanisch bedingte, operativ behandelbare Erkrankung angesehen wird. So wird vermutet, daß die modisch wechselnden

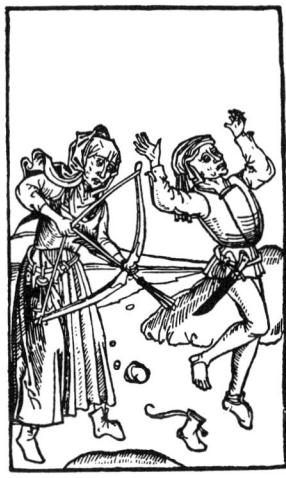

Hexenschuß. Mittelalt. Holzschnitt

Abb. 66-1 *Hexenschuß. Mittelalterlicher Holzschnitt (aus Beitl, 1933).*

invasiven Therapien, die um so dürftigere Ergebnisse aufweisen, je strenger das Studiendesign ist (Schultz-Venrath, 1993), einen nicht unbeträchtlichen Anteil an der Chronifizierung haben (Allen und Waddell, 1989). Einige warnten schon in den 50er Jahren vor dieser »Diskushysterie« und machten auf die vegetativen und psychischen Momente der Krankheit aufmerksam (Penzholz, 1951; Pette und Becker, 1938; Wartenberg, 1959). Inzwischen ist davon auszugehen, daß es sich beim LIS um ein ätiologisch vielfältiges Schmerzsyndrom handelt, das infektiös (z.B. Borreliose), psychisch (z. B. Schmerz als Konversion) und/oder degenerativ (z. B. Diskusvorfall) bedingt sein kann. Deshalb halten wir es für gerechtfertigt, von **den** Lumbago-Ischialgie-Syndromen zu sprechen.

2 Epidemiologie

2.1 Häufigkeit

Rückenschmerzen (RS) sind in den westlichen Industrienationen hinter grippalen Infekten der zweithäufigste Grund, einen Arzt aufzusuchen. Akute Rückenschmerzen treten mindestens einmal im Leben bei 14–80% der Bevölkerung auf (Hult, 1954a; Deyo und Tsui-Wu, 1987); in über der Hälfte der Fälle wird einmal im Jahr ein lumbaler Schmerz verspürt, ohne daß ein Arzt aufgesucht wird (Waddell, 1987).

Ischialgien sind demgegenüber, trotz fehlender systematischer Epidemiologie, mit 1–2% der lumbalen Rückenschmerzen eine Rarität (Frymoyer, 1988); von diesen sind wiederum nur 3% von einem Cauda-equina-Syndrom bedroht, das der sofortigen operativen Behandlung bedarf (Tab. 66-1). Lumbago-Ischialgie-Syndrome (LIS) treten bei zahlreichen somatischen Krankheiten als Haupt- oder Begleitsymptom auf (Tab. 66-2). Die ätiologische Vielfalt der LIS hat bisher noch nicht zu einer international einheitlichen Klassifikation geführt (Merskey, 1986; Nachemson und Andersson, 1982), die auch für epidemiologische Studien geeignet wäre. Bei 50% der über 40jährigen wird im CT (Wiesel et al., 1984), bei 30% der über 60jährigen im NMR ein asymptomatischer Diskusvorfall gefunden (Boden et al., 1990); deshalb ist anzunehmen, daß LIS, durch die bildgebenden Verfahren begünstigt, in einer unbekannten Zahl von Fällen fälschlich einem Diskusvorfall zugeordnet werden. Eine um so differenziertere Anamnese und neurologische Untersuchung sind zu fordern, will man nicht »Techniker« bekommen, die radiologische Auffälligkeiten diagnostizieren und behandeln. Allein die an einer Million Patienten

Tab. 66-1 Prävalenzen verschiedener Lumbal-(LS)- und Lumbago-Ischialgie-Syndrom-(LIS)-Subgruppen. *WKS = »Wurzelkompressionssyndrom«.

LS-/LIS-Subgruppe	Prävalenz	%	Autoren
LS aller Art	Kumulative Lebenszeit-Prävalenz	65–80	Deyo et al. (1990)
LS > zwei Wochen	Jahres-Prävalenz	14	Deyo und Tsui-Wu (1987)
LIS > zwei Wochen	"	1,6	Deyo und Tsui-Wu (1987)
WKS* bei Diskusprolaps	"	1	Frymoyer et al. (1983)
Cauda-equina-Syndrom	"	0,03	Spangfort (1972)

durchgeführte Röntgendiagnostik der Wirbelsäule induziert in fünf Fällen ein Malignom (International Commission on Radiological Protection, 1970). Auch lumbosakrale Übergangsanomalien (Lumbalisation, Sakralisation und Spina bifida occulta, mit Ausnahme der Spondylolisthesis) korrelieren nicht häufiger mit LIS (Magora und Schwartz, 1980a, b).

»Dorsopathien« und »intervertebrale Diskopathien« zeigen in den westlichen Industrienationen

Tab. 66-2 Somatische Differentialdiagnosen chronischer Lumbago-Ischialgie-Syndrome (LIS).

Ätiologie	Krankheitsbild
• kongenital	Spina bifida
• traumatisch	HWS-Schleudertrauma
	Wirbelkörperfraktur
	Wirbelkörperdislokation
	Wurzelabriß
• neoplastisch	Neurinome
	Meningeome
	extradurale Wirbeltumoren
	Metastasen
• metabolisch	diabetische Mononeuritis
	funikuläre Myelose
• toxisch	Alkohol-, Analgetika-, Opiatentzug
• entzündlich	Neuroborreliose
	Neurolues
	Spondylitis
	Diszitis
	epiduraler Abszeß
• degenerativ	lumbosakrale Spondylose
	lumbosakrale Stenose
	Foramen-Stenose
	Morbus Bechterew
	Morbus Paget
	Koxalgien
	Osteoporose
• vaskulär	Aortenaneurysma
	A.-spinalis-anterior-Syndrom
• mechanisch	»nerve entrapment« des
	N. femoralis
	N. saphenus
	N. tibialis
	N. peronaeus
• postoperativ:	Meningomyelozele
»failed back«	Pseudomeningozele

seit 30 Jahren eine drei- bis fünffache Zunahme und sind der zweithäufigste Grund einer Arbeitsunfähigkeit oder Frühberentung. Die jährlichen Kosten für RS und LIS beliefen sich in den USA 1988 auf 17,9 Milliarden Dollar (Deyo et al., 1991). Berufe mit vermehrter Vibration (Traktor-, LKW-, Busfahrer und Piloten) und sitzend-vornübergeneigter Tätigkeit stellen ein erhöhtes Risiko für LIS dar (Kelsey, 1975a, b; Krämer, 1986); Bankangestellte erkranken häufiger als Schwerarbeiter (Magora, 1974). Die geringere LIS-Morbidität von Landarbeitern im Vergleich zu Industriearbeitern wurde mit der Vielseitigkeit ihrer Arbeit gegenüber maschineller Eintönigkeit erklärt.

2.2 Verlauf

90% aller RS-Episoden enden ohne ärztliche Konsultation (Dixon, 1976; Kelsey, 1978). Nur 6% der Patienten mit Rückenschmerzen suchen einen Arzt auf (Horal, 1969). Unabhängig von der Art der Behandlung sind 70–90% der Lumbago- und 50% der Ischialgie-Patienten nach zwei Monaten beschwerdefrei, jedoch müssen 67–90% mit Rezidiven rechnen.

Der Verlauf von LIS ist bisher nicht einheitlich definiert (Tab. 66-3). Gegenüber attacken- und episodenartig rezidivierenden sind die ab Krankheitsbeginn chronisch undulierenden Verläufe mit 0,5–5% aller LIS-Patienten selten (Weber, 1983). Dagegen ergibt sich bei Personen, die früher eine LIS von mindestens zwei Wochen Dauer erlebt haben, im späteren Stadium eine fast gleiche Verteilung (33%) von attacken- und epidosenartig rezidivierenden, subakuten und chronischen Verläufen (Deyo und Tsui-Wu, 1987).

Die etwas höhere Inzidenz von diffusen Rückenschmerzen bei Frauen gegenüber den häufiger bandscheibenbedingten Wurzelkompressionen mit der Folge einer Operation bei Männern könnte biomechanisch durch einseitigere Belastung bei diesen, aber auch durch eine kritischere, das funktionelle Schmerzstadium eher registrierende körperliche Selbstwahrnehmung bei Frauen erklärt werden.

Tab. 66-3 Einteilung von LIS-Verläufen.

akut	0–6 Wochen oder 0–12 Wochen
subakut	6–12 Wochen oder 6–24 Wochen
chronisch	> 12 Wochen oder > ½ Jahr

3 Klinik

Bei den lumbalen Syndromen unterscheidet man die lokalen, vorwiegend vom hinteren Längsband ausgehenden und die radikulär ausstrahlenden Schmerzen.

3.1 Prodromi

Den ersten Schmerzattacken geht gewöhnlich eine »latente Phase« milder lumbaler Beschwerden voraus: gelegentliche morgendliche Steifigkeit, die nach Bewegung abnimmt, zeitweilige »Müdigkeit«, Spannung oder Schwächegefühl im Rücken und in den Beinen. Diese Prodromi (low back insufficiency) werden von den meisten Patienten bagatellisiert und durch forciertes Tätigsein »verdrängt«. So lassen sich prodromale Beschwerden anamnestisch lediglich bei 47% der Lumbago- und bei 15% der Ischialgie-Patienten eruieren. Häufiger sind prodromale Beschwerden bei LIS-Patienten, die über zusätzliche funktionelle Beschwerden (Herzrasen, Angst-/Engegefühl, Kopfschmerzen und Gastritiden) klagen. Dagegen sind in der Gruppe der »Nichtwahrnehmer« organische Zusatzerkrankungen (Magen- und Duodenalulzera) öfter anzutreffen (Spieles, 1993).

3.2 Lokales Lumbalsyndrom

Als »Lumbago« (lat. Lendenschmerz) bezeichnet man den heftigen, meist ziehenden Schmerz im Lumbalbereich, der plötzlich beim Bücken und Wiederaufrichten, bei Körperdrehung, beim Heben, in zwei Drittel der Fälle jedoch ohne eruierbaren mechanischen Anlaß, zum Beispiel morgens beim Aufwachen erstmals verspürt wird und Stunden bis Wochen anhält. In der Regel findet sich eine lumbale Muskelverspannung und Steifigkeit des Rückens. Dieses akute Ereignis wird von der langsam einsetzenden und persistierenden »Lumbalgie« unterschieden.

3.3 Lumbales Wurzelsyndrom

Unter »Lumboischialgie« (»Wurzelreizsyndrom«) versteht man den akut einsetzenden, aber auch chronischen, meist ziehenden Schmerz, der – zuweilen unter Abnahme der lumbalen Beschwerden – ins Bein, je nach betroffener Wurzel in die Dorsal-, Lateral- oder Ventralseite ausstrahlt und beim Pressen oder Husten zunimmt. Neben einem positiven Lasègue findet sich eine Druckdolenz im Lumbalbereich und über den Valleixschen Punkten. Bei zusätzlich neurologischen Ausfällen spricht man von »Wurzelkompressionssyndrom« (WKS). Entsprechend der besonderen statischen Belastung des lumbosakralen Übergangs sind in über 90% die Wurzeln L5 und S1, einzeln oder gemeinsam, betroffen.

3.4 Pathophysiologie

Den Prodromi liegen vermutlich, als Antwort auf Fehlhaltung und Fehlbelastung der Wirbelsäule, Muskelverspannungen zugrunde; die Buntheit und Ausgestaltung der Sensationen (Steifigkeit, Müdigkeit, Schwächegefühl im Rücken und in den Beinen) und ihre Verminderung bei Bewegung sollten aber auch an Affektäquivalente denken lassen.

> Die Vielfalt der prodromalen Beschwerden könnte auch durch die enge Verbindung des dorsalen Spinalnerven mit dem sympathischen Grenzstrang bedingt sein. Vor allem der Ramus meningeus (N. sinuvertebralis) nimmt bei seinem Verlauf durch das Foramen intervertebrale ins Innere des Spinalkanals über den Ramus communicans albus vegetative Fasern auf, bevor er den Anulus fibrosus, das hintere Längsband, das dorsale Periost der Wirbelkörper und die Ventralseite der Dura mit Schmerzfasern versorgt. Die auch beim manifesten LIS beobachtbaren multiplen Sensationen (Schwere-, Kältegefühl und Muskelkrämpfe) mögen durch die Intimität zwischen dorsalem Spinalnerv und Sympathikus verursacht sein (Loew et al., 1969; Pette, 1953; Schiffter, 1985).

Obwohl in der Praxis verschiedene Möglichkeiten – Prolaps ohne Wurzelkompression bis zu Wurzelkompression ohne Prolaps – vorkommen, wird aus mechanistischer Perspektive die Lumbago als Stadium mit geringen, die Wurzelkompression als Stadium mit ausgeprägten Strukturveränderungen angesehen. Aus dieser Sicht ist die Lumbago Folge eines »dérangement interne« einer vom hinteren Längsband abgefangenen, protrusierten Bandscheibe bei noch intaktem äußeren Faserring; das lumbale Wurzelsyndrom gilt als Hinweis auf eine Ruptur des Anulus fibrosus, wobei sich Diskusgewebe durch die paramediane, kaudal sich verbreiternde Längsbandlücke nach dorsolateral in Richtung Spinalwurzel verlagert. Die Auswirkungen anhaltender Kompression auf die Funktion einer Nervenwurzel sind pathophysiologisch nicht mehr ganz unbekannt: Eine Nervenwurzel stellt ein komplexes Gewebe aus motorischen und sensorischen Anteilen sowie dem für den Schmerz vielleicht wichtigsten Element, dem dorsalen Spinalganglion, dar (Garfin et al., 1991). Es kommt zu veränderter radikulärer Mikrozirkulation mit Ischämie und intraneuralem Ödem, welche die Entwicklung einer intra- und extraneuralen Fibrose begünstigen, die wiederum eine chronische Entzündung unterhält (Rydevik et al., 1984). Bei zwei Drittel bandscheibenbedingter Kompressionssyndrome wird eine Wurzelschwellung beobachtet, im CT nicht selten als Prolaps verkannt, die häufiger mit neurologischen Ausfällen einhergeht als eine Kompression ohne Wurzelschwellung (Schultz et al., 1988). So wird die alte Neuritis- bzw. Radikulitis-Diskussion mit neuen Akzenten wiederbelebt.

Inzwischen wird der vermehrten Ausschüttung von schmerzrelevanten Neuropeptiden, etwa der Substanz P und dem vasoaktiven intestinalen Polypeptid (VIP) mehr Aufmerksamkeit bei der Pathogenese radikulärer Schmerzen gewidmet (Weinstein et al., 1988). Degenerative Veränderungen, die ohne Schmerzen im fünften Lebensjahrzehnt bei 70% der

Bevölkerung vorhanden sind (Hult, 1954), werden – bei Verleugnung anderer, z. B. affektiver Schmerzätiologien – in ihrer Bedeutung für das LIS immer noch überschätzt. Insofern ist eine vollständige technische Diagnostik zum Ausschluß orthopädischer oder neurologischer Schmerzursachen weniger sinnvoll als die Suche nach positiven Kriterien psychogener RS. Über 70% aller Patienten mit Rückenschmerzen haben keine orthopädische oder neurologische Erkrankung (Nachemson, 1979). Mechanistische Ätiologiekonzepte bei LIS verlieren an Bedeutung:

- Veränderungen der Wirbelsäule, etwa Osteochondrose, Osteoporose und Listhesis, können mit Beschwerdefreiheit einhergehen.
- Strukturveränderungen der Wirbelsäule und der zugehörigen Weichteile sind häufig diskret und erklären nicht das Ausmaß der Beschwerden.
- Selbst ein Wurzelkompressionssyndrom kann zu den funktionellen LIS gerechnet werden, wenn trotz computertomographisch persistierendem Diskusvorfall Beschwerdefreiheit nach konservativer Therapie eintritt (vgl. Abschnitt 6, »Therapieergebnisse«).

3.5 Differentialdiagnose

Beim lokalen Lumbalsyndrom müssen ein Morbus Parkinson, Morbus Bechterew, eine Spondylitis, Diszitis, Affektionen des Sakroiliakalgelenks und gynäkologische Krankheiten ausgeschlossen werden (s. Tab. 66-2). Bei progredientem Verlauf und stechendem, im Liegen zunehmendem, insbesondere höher lokalisiertem Schmerz muß an spinale Neurinome, Meningeome und extradurale Wirbeltumoren und Metastasen gedacht werden. Beim lumbalen Wurzelsyndrom kommen Koxalgien (Schmerz verstärkt beim Gehen und bei Innenrotation des Hüftgelenks) und iatrogene Ischiadikusschädigungen sowie die diabetische Mononeuritis multiplex in Frage, bei der die reißenden Schmerzen früh mit Atrophien und Paresen im Oberschenkel einhergehen. Auch eine Borreliose kann als Monoradikulitis eine Ischialgie erzeugen oder bei Gelenkbeteiligung eine solche imitieren. Tageszeitliche und lokomotorische Abhängigkeiten der Schmerzen sind zu beachten. Nachts zunehmende Schmerzen sind in der Regel entzündlicher (bakterielle Spondylitis: morgendliches Maximum) und neoplastischer Genese oder Folge eines (extrem) lateralen Diskusvorfalls. Wenig bekannt sind die nächtlichen Lumbalgien bei Angstneurose (vgl. Abschnitt 4.3, »Psychometrische Befunde«).

Alle LIS erfordern eine differenzierte biopsychosoziale Anamnese. Psychogene LIS, die sich, persistierend, einer akuten Wurzelkompression zeitlich anschließen können, sind an der appellativen szenisch-bildhaften Schmerzbeschreibung, an der unanatomischen Ausstrahlung der Schmerzen und bei der neurologischen Untersuchung an Dermatomübergreifenden Sensibilitätsstörungen, Paresen und Gangstörungen zu erkennen.

4 Psychosomatik

Obwohl man in der Psychosomatik von einem spezifischen Persönlichkeits- und Konfliktmodell aus guten Gründen abgekommen ist, weisen LIS-Patienten relativ ähnliche Persönlichkeitszüge auf, die eine bestimmte Verarbeitung des Abhängigkeits-/Unabhängigkeitskonflikts widerspiegeln, was sich auch in Selbstbeschreibungen von Ärzten bestätigt (Sugar, 1987; Sullivan, 1987).

Hermann Hesse äußert sich als LIS-Patient über die Begegnung mit seinem Arzt: »...wir begrüßten einander, wie es gesitteten Boxern ziemt, vor dem Wettkampf mit herzlichem Händedruck. Vorsichtig begannen wir den Kampf, tasteten einander ab, probierten zögernd die ersten Schläge. Noch waren wir auf neutralem Gebiet, unser Disput ging um Stoffwechsel, Ernährung, Alter, frühere Krankheiten und troff von Harmlosigkeit, nur bei einzelnen Worten kreuzten sich unsere Blicke, klar zum Gefecht« (Hesse, 1975). Diese präzis beschriebene »rebellische« Grundhaltung (Hoff, 1954) erinnert vermutlich jeden Arzt an eigene Beobachtungen bei bestimmten LIS-Patienten (mißtrauisch-prüfender Blick, fester Händedruck, »Kampf«). Die dabei provozierten, bewußten und unbewußten Gefühle (Gegenübertragung) sind diagnostisch und therapeutisch von großer Bedeutung.

4.1 Psychogene Lumbago-Ischialgie-Syndrome

In den Arbeiten zu »psychogenic backache« und »low back pain« (Kreuzschmerzen) werden fast ausnahmslos chronische Schmerzpatienten untersucht, wobei vorausgesetzt wird, daß nur die »funktionellen« Lumbalgien ohne körperlichen Befund »psychogen« seien (Saul, 1941; Paul, 1950; Cremerius, 1955; Leavitt und Garron 1979; Pongratz, 1980). Die Spaltung in eine Körpermedizin ohne Seele und eine Seelenheilkunde ohne Körper (von Uexküll, 1981) hat zur Folge, daß die bei diesen Patienten registrierbaren Muskelverspannungen, Druckschmerzen und nicht selten schwersten Bewegungseinschränkungen nicht als körperliche Befunde gewertet und umgekehrt bei LIS-Patienten mit Diskusvorfall psychische Aspekte ignoriert werden.

Seit Mitte des 19. Jahrhunderts wurden »obskure« persistierende Rückenschmerzen nach Unfällen beim Eisenbahnbau, das sogenannte »railway-spine«-Syndrom beobachtet (Erichsen, 1866): Jahrzehntelang auf eine Rückenmarkserschütterung zurückgeführt, wird die mannigfaltige Symptomatik (multiple Schmerzen mit Hyperästhesien und Anästhesien, Reizbarkeit mit Geräuschüberempfindlichkeit, Schlafstörungen, Herzsensationen, Schwindel) schließlich von Oppenheim (1888) als »functionelle Neurose« angesehen.[*]

---

[*] Unter »Neurose« verstand man damals eine organische Nervenerkrankung.

In Frankreich und in den USA traten in beiden Weltkriegen – im Unterschied zu den Kriegsneurosen deutscher Soldaten – epidemieartig Kreuzschmerzen auf, mit der Besonderheit einer steifen Verkrümmung und Vornüberneigung des Rückens (Abb. 66-2), die den üblichen Therapien trotzten. Dieses als »hysterical bent back« oder »Camptocormia« bezeichnete Syndrom (griech.: champtein – sich beugen, krümmen: lat.: campter = Biegung; griech.: chormós = der Rumpf) wurde im Sinne einer Konversion als Ausdruck der Unterwerfung und gleichzeitigen Verweigerung gegenüber militärischen Autoritäten gedeutet, in der sich eine ambivalente Vaterbeziehung widerspiegele (Sandler, 1947; Souques und Rosanoff-Saloff, 1915). Psychogene Kreuzschmerzen ohne Vornüberneigung seien in den »allermeisten Fällen nur schwer von den ›echten‹ Erkrankungen zu unterscheiden« (Raether, 1917). Durch diese Epidemie gerieten erstmals psychosomatische Zusammenhänge ins wissenschaftliche Blickfeld.

Patienten mit »psychogenic low back pain« werden – im Gegensatz zu denjenigen mit »organic pain«, die ihre Schmerzen klar lokalisieren – an ihrem bunten Beschwerdebild erkannt. Neben einem dumpfen Dauerschmerz wird – ähnlich den prodromalen Beschwerden – ein lumbales Druck-, Spannungs-, Steifheits-, Müdigkeits- oder Engegefühl angegeben; eine bildhafte Sprache wird bevorzugt: »als ob eine große Last drücke«, die Wirbelsäule sich wie »durchgebrochen« oder »zerrissen« anfühle oder »außer Kontrolle« sei, als ob da »ein Klumpen« sei, ein taubes, totes Gefühl. Die Ausstrahlung der Schmerzen in die Beine, aber auch nach oben bis in den Nacken und in andere Körperteile ist »unanatomisch« (vgl. Differenzierung psychogener/somatogener Schmerz; Kap. 17, »Schmerz« und Abschnitt 4.3 in diesem Kapitel). Bei der neurologischen Untersuchung werden inkonstante lum-

bale Muskelverspannungen und Bewegungseinschränkungen, teilweise in Form »bizarrer« Gangstörungen, und diffuse Sensibilitätsstörungen gefunden.

Die ältere psychosomatische Literatur beschreibt Patienten mit Rückenschmerzen als ruhelose Menschen, die Müßiggang kaum ertragen. Innerlich unsicher und abhängig, seien sie extrem angewiesen auf Anerkennung, fordernd und feindselig, wenn diese ausbleibe, wobei in solchen Situationen Rückenschmerzen erstmals oder vermehrt auftreten (Holmes und Wolff, 1952). Psychodynamisch wird Angst vor Abhängigkeit hervorgehoben, die bei Männern durch Autoritätsprobleme und Fluchttendenzen zum Ausdruck komme, bei Frauen durch maskuline Identifikation und dominierenden Altruismus. Die lumbale Muskelverspannung sei – bei drohendem Zusammenbruch der angstbesetzten Abwehr – als entwicklungspsychologisch frühe Ersatzabwehr zu sehen. Diese »vertebral neurosis« (Fetterman, 1940) wird, wenn der symbolische Ausdruck ohne paravertebrale Muskelverspannung (»aufrechte Haltung«) im Vordergrund steht, als Konversion (nach DSM-III-R: »somatoforme Schmerzstörung«; 307.80), wenn die Beziehung Angst/Muskelverspannung/Schmerz dominiert – früher Organneurose genannt, als psychophysiologischer Schmerz (nach DSM-III-R: »Körperlicher Zustand, bei dem psychische Faktoren eine Rolle spielen«; 316.00) angesehen. Die Verspannung kann elektromyographisch oder über EMG-Scanning verifiziert werden (Holmes und Wolff, 1952; Traue und Kessler, 1992). Bereits einfache Handlungen (Drücken der Hand des Untersuchers) führen bei »organneurotischen« LIS-Patienten zu prolongierter Beteiligung weit entfernter, von gesunden Kontrollpersonen nicht beanspruchter Muskeln. Konfliktbesetzte Gespräche lassen lumbale und glutäale Aktionspotentiale ansteigen. Die überschießende Indienstnahme der Muskulatur mit Verkürzung von Erholungszeiten, als Schutz vor feindseliger Bedrohung gedeutet, wird für die Genese und die Chronifizierung des LIS verantwortlich gemacht. Im 24-Stunden-EMG zeigt sich auch im Schlaf anhaltende Muskelaktivität, die für Rückenschmerz und Schlafstörung mitverantwortlich gemacht wird (Fischer und Chang, 1985).

4.2 Akute Lumbago-Ischialgie-Syndrome

Ein LIS verläuft ursprünglich in Episoden und Attacken; der persistierende Schmerz gehört – bis auf wenige Ausnahmen – zum Spätstadium der Erkrankung. Die psychosoziale Disposition zu akutem LIS ist kaum untersucht, insbesondere fehlen kontrollierte Studien. Die Lebensweise von LIS-Patienten ist prämorbid und im Frühstadium ihrer Erkrankung von Unruhe, hypomanischem Tatendrang und forcierter Selbstbehauptung geprägt, gleichsam ein Rückgrat-Beweisen auf »Biegen und Brechen«. In der Kindheit vorzeitig zu Verantwortung und harter Arbeit herangezogen, gleichzeitig durch Strenge und Entbehrung von den Eltern unmündig gehalten, entwickeln die späteren Patienten – auch mit gesunden Selbstanteilen – ab der Pubertät trotzige Eigenständigkeit, expansive Unternehmungslust und unermüdlichen Arbeitseifer (Durchhalte-Syndrom). Regressive Bedürfnisse müssen dabei extrem verleugnet werden. Dabei leidet der Schlaf (»ich habe einen Apparat in mir, der hört nicht auf, sich zu drehen«), vor allem die körperliche Selbstwahrnehmung, das Empfinden für das Ausmaß der eigenen Leistung, für

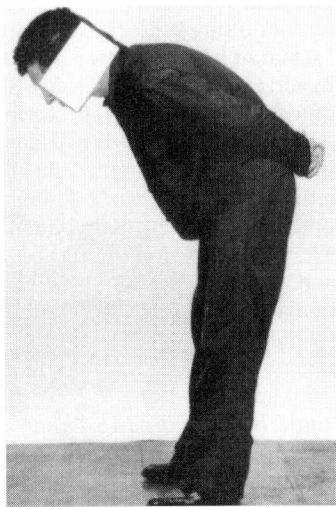

Abb. 66-2 *»Camptocormia« oder »hysterical bent back«; Rückenschmerz als Konversion.*

schützende Ermüdungserscheinungen und für Prodromi als erste Dekompensationszeichen. Aufgrund unbewußter Angst vor Hingabe und Nähe tendieren die Patienten dazu, andere zu übertreffen und dominierend zu betreuen, etwa indem sie sich hilfsbedürftige Partner suchen. Bei zwanghafter Helfereinstellung und mangelnder Genußfähigkeit als Antwort auf ein Gefühl der Wertlosigkeit können sie Geschenke und Hilfe nur schwer annehmen. Auffällig ist ein entwertendes Rivalisieren mit Geschwistern und Gleichaltrigen, dagegen liebevolle Zuneigung zu Kindern und abhängigen Personen, bei Frauen in Form von dominierendem Bemuttern.

Als Auslöser für die ersten LIS-Attacken wurden Situationen äußersten Einsatzes für andere bei Ambivalenz zwischen Verpflichtung und unbewußtem Aufbegehren eruiert (Fleck, 1975). Des weiteren manifestieren sich die LIS-Attacken oder Schmerzrezidive in kritischen biographischen Situationen, in denen die »Überlegenheit« nicht mehr durchgehalten werden kann, am häufigsten, wenn Partner oder Kinder selbständig und potentiell ebenbürtig werden.

Ein 49jähriger Patient, der nach dem frühen Tod der Mutter beim strengen Vater mit »Stärke« um Anerkennung kämpfen und wehmütige Gedanken an seine Mutter verbergen mußte, fühlt sich in wechselnden Berufen als Gärtner, Busfahrer und Verkäufer minderwertig und abhängig, erst als selbständiger Fahrlehrer mit 15 Angestellten kann er seinem Bewegungs- und Tatendrang Geltung verschaffen. Als seine Frau, die er als »ängstliche kleine Maus« geheiratet – und nach zweimaliger Scheidung wieder geheiratet – hat, eine Stelle im Kaufhaus annimmt, »antwortet« er mit Impotenz und ersten Prodromi in Form von lumbalem Ziehen, dann bohrendem Schmerz beim Autofahren. Als die Frau zur Abteilungsleiterin aufsteigt, erleidet er morgens beim Aufstehen eine passagere rechtsseitige Lumboischialgie. Als Jahre später seine Tochter, zu der er ein spielerisch-verliebtes Verhältnis entwickelt hat, sich einem »anderen Freund« zuwendet, beginnt er, enttäuscht und arbeitswütig die ganze Wohnung zu renovieren. Dabei kommt es zu einer Wurzelkompression S1 mit Fußsenker-Parese, fehlendem ASR und radikulärer Sensibilitätsstörung. Chronische körperliche und seelische Anspannung und unphysiologische Körperhaltung beim Autofahren haben vermutlich einer Diskusdegeneration Vorschub geleistet, bis das hektische Renovieren der Wohnung als Antwort auf innere Verunsicherung die zweite Ischialgie mit Wurzelkompression auslöst. Stationäre Bettruhe, Wärmeanwendungen und entspannende Medikamente bewirken über zwei Wochen kaum eine Besserung. Erst als der Patient etwas von seinen verborgenen Gefühlen, von seiner Trauer um die verlorene Mutter, seiner Angst vor dem Vater, seiner Befürchtung, von Frau und Tochter nicht mehr gebraucht zu werden, mitteilen kann, tritt eine Entspannung und Schmerzlinderung ein, die Parese geht zurück, so daß auch die Neurochirurgen – trotz einer Abklemmung der Wurzeltasche S1 im Myelogramm – von einer Operation abraten.

Bei mehr als einem Drittel aller LIS finden sich in der Anamnese Gastritiden, Magen- oder Duodenalulzera.

Der Konflikt zwischen Abhängigkeit und Unabhängigkeit ist bei Patienten mit LIS und Ulcus duodeni ähnlich. Bei LIS-Patienten steht die Neigung im Vordergrund, den Konflikt durch Hypermotorik und tonische Muskelverspannung zu verarbeiten (Pseudounabhängigkeit).

Das Ungestilltbleiben oraler Bedürfnisse in der Kindheit wird von LIS-Patienten so beantwortet, daß sie zur Bewältigung ihrer späteren Lebensaufgaben überwiegend Verhaltensweisen entwickeln, die der Ich-Abgrenzung dienen. Aus narzißtischer Ohnmacht und der Gefahr einer Depression oder Angst flüchten sie, unterstützt gleichsam durch eine prothetische »zweite muskuläre Haut« (Bick, 1968), in narzißtische Omnipotenz (Größenphantasien mit Hochgefühl, expansiver Tatendrang). Passive Bedürfnisse bleiben primärprozeßhaft chaotisch und bedrohlich; sie müssen mit erhöhtem Muskeltonus aus dem Selbstbild ausgeblendet werden, machen aber untergründig vermehrt ihre Ansprüche geltend.

Die Ambivalenz von Autonomie-/Regressions-Bedürfnissen (Distanz/Nähe) ist in jedem Stadium der Arzt-Patient-Beziehung wirksam. Bei der körperlichen Untersuchung spannen die Patienten ihre – nicht selten tätowierten – Extremitäten unwillkürlich übermäßig an, so daß die Reflexe zuweilen schwer beurteilbar sind; die Kraftprüfung wird zu einer Art »Kräftemessen« mit dem Arzt, das bereits mit dem forschen Händedruck bei der Begrüßung beginnt. Gleichzeitig fällt eine »Schwäche« auf, ein schmerzbedingtes Nachgeben, das leicht als radikuläre Parese mißdeutet wird.

Dramatisch schildern die Patienten auf der Station ihre Beschwerden, um im nächsten Moment wegen eiliger Geschäfte auf Entlassung zu drängen. Schmerzgequält und mitleiderregend der Schwester gegenüber, zeigen sie beim Arzt eine auf Imponieren bedachte Wortgewandtheit, empfindlich für alles ihr Ich-Gefühl Verletzende, beständig auf der Hut vor Demütigungen. Gerade noch vor Schmerzen keiner Bewegung fähig, steigen sie aus dem Bett, stützen einen gelähmten Mitpatienten oder helfen einem gestürzten Anfallskranken auf. Der Arzt soll keinen Beitrag zur Behandlung geliefert, sie wollen vielmehr alles selbst gemacht haben. Anstatt sich auf den Arzt einzulassen, versetzen sie sich an seine Stelle, belehren ihn mit medizinischem Wissen, werten seine Angebote ab. Andererseits sind ihre Wünsche besonders anspruchsvoll und leicht enttäuschbar, weshalb sie rasch mit Rückzug und wiederholtem Arztwechsel reagieren (ähnlich dem »Koryphäen-Killer-Syndrom«, Beck, 1981). Es dominieren frühe Abwehrmechanismen der Spaltung (Idealisierung/Entwertung), des magischen Denkens, der Projektion und projektiven Identifizierung. So erklärt sich die höhere psychiatrische Komorbidität bei akuten LIS-Patienten (Joukamaa, 1991).

Die Besonderheiten von LIS-Patienten spiegeln sich in den körperlichen Befunden wider. Die steilgestellte Wirbelsäule – abgeflachte Lendenlordose und fehlende Brustkyphose – entspricht der überaufrechten Haltung der Patienten. (Die bei vielen LIS-Patienten schmerzbedingte vornübergebeugte Haltung kommt nicht lumbal, sondern im Hüftgelenk zustande.) Die paravertebrale »brettharte« Muskelverspannung, die die akute Schmerzphase häufig überdauert, macht die nicht nur schmerzreaktive tonische Regressionsabwehr sichtbar und tastbar. Der Ort, an dem sich das LIS manifestiert, ist »psychosomatisch« bedeutsam: am lumbosakralen Übergang, an der Grenze zwischen unbeweglichem, animalisch gebeugten und dem beweglichen aufgerichteten Wirbelsäulenabschnitt wirken sich die Last des Körpers, aber auch Konflikte zwischen Autonomie und Abhängigkeit besonders aus. Die Bandscheibe, die ihren Stoffwechsel durch Druckschwankungen unterhält, leidet nicht durch vorübergehende Überlastung, sondern durch Daueranspannung und durch anhaltende *Ent*lastung. Fehlender Rhythmus zwischen Anstrengung und Erholung läßt eine Bandscheibe vorzeitig degenerieren und schließlich prolabieren. Aus biomechanischer Sicht bedeutet es keinen Widerspruch, daß sowohl die gespannte Hypermotorik der hypomanischen oder latent ängstlichen als auch die Bewegungsarmut und das Vermeidungsverhalten der später depressiven LIS-Patienten (s. Abschnitt 4.4, »Bedingungen der Chronifizierung«) lumbale Schmerzen hervorrufen.

4.3 Psychometrische Befunde

Immer wieder wurde versucht, mit psychometrischen Tests funktionelle/psychogene von organischen LIS zu differenzieren und/oder das zu erwartende Operationsergebnis vorherzusagen. Verschiedene Persönlichkeitsfragebögen (v.a. MMPI, IBQ, MPQ) haben jedoch keine befriedigenden Ergebnisse gebracht (Egle et al., 1991).

Die bei akuten LIS-Patienten mit neurologischen Ausfällen im MMPI ermittelten niedrigeren Depressions- und höheren Maniewerte sowie die bei persistierendem LIS erhöhten Hypochondrie (Hy)-, Hysterie (Hs)-, Depressionswerte (D) und Zwanghaftigkeit (Sternbach et al., 1973) erwiesen sich nach der dezidierten Kritik Leavitts (1985) am MMPI als nicht spezifisch. Die aus MMPI-Items entwickelte Low-Back-Skala (Hanvik, 1951) oder erweiterte Dorsal-Skala (Pichot et al., 1972) zur Differenzierung funktioneller und organischer LIS kamen bei anderen Untersuchern kaum über 50% und lagen damit nahe der Zufallswahrscheinlichkeit (Calsyn et al., 1976; Freeman et al., 1976).

Selbsteinschätzungen von Patienten mit persistierendem LIS ergaben »Über-Normalität« mit hoher sozialer Kompetenz (Pfingsten et al., 1988), im Gießen-Test durch Selbstidealisierung und Omnipotenzphantasien als Abwehr von Ohnmachtsgefühlen bestätigt (Pongratz, 1980).

Die Somatisierungsneigung, präoperativ erfaßt u.a. mit einer Symptomskala nicht radikulärer Befunde, wies im Verlauf eine schlechte Prognose auf (Soerensen, 1992). »Pain Drawings«, die unanatomisch ausgedehnte Schmerzdarstellungen aufweisen, prädizieren hohe Hypochondrie- und Hysterie-Werte im MMPI sowie eine schlechte Therapieprognose (Ransford et al., 1976; Sivik et al., 1992).

Das Becksche Depressionsinventar (BDI), das sich inzwischen in der »low-back-pain«-Forschung anderen Depressions-Meßinstrumenten (Hamilton Psychiatric Rating Scale for Depression and MMPI-D) als überlegen erwiesen

hat, weil es nicht mit der Schmerzintensität korreliert, erlaubt in 87% der Fälle die Vorhersage des Behandlungserfolgs; erhöhte Depressionswerte bereits vor Behandlung korrelieren mit persistierendem Schmerz (Hasenbring und Ahrens, 1987). Erfolglos operierte Patienten unterscheiden sich von erfolgreich operierten ebenfalls durch höhere Hypochondriewerte. Erstere seien derart auf ihre Beschwerden fixiert, daß jede weitere Operation ohne vorhergehende Psychotherapie kontraindiziert ist (Hehl et al., 1983).

Es zeigen sich, zum Teil mit denselben Testmethoden, offenbar zum einen die hypomanische Abwehr, zum anderen die zugrundeliegenden Affekte selbst (z.B. Angst, Depression). Die klinische Realität des Überwiegens einer gemischt-funktionell-organischen Symptomatik, psychisch einhergehend mit gleichzeitig abgewehrten und nicht abgewehrten Elementen des Autonomiekonflikts, wird selten angemessen berücksichtigt.

4.4 Bedingungen der Chronifizierung

Da das LIS, selbst bei chronischem Verlauf, keine lebenslange Erkrankung darstellt, bevorzugen wir den Terminus persistierend. Während prämorbid und im Akutstadium hypomanische Stimmung und Pseudo-Unabhängigkeit vorherrschen, tritt später, nicht selten zeitgleich mit der Schmerzpersistenz, die Kehrseite, ein abhängiges Verhalten mit Initiativelosigkeit – eventuell identisch mit der von vielen Autoren eruierten »Depression« (Blumer und Heilbronn, 1982; Szasz, 1957) – in den Vordergrund. Die Patienten, die vorher dazu neigten, ihre Schmerzen zu verleugnen, bedrängen jetzt den Arzt mit drastischen Schmerzschilderungen, verbunden mit Versorgungs- und Rentenansprüchen. Sie zeigen dabei eine – für Depressive ungewöhnliche, aber aus ihren hypomanischen Zeiten bekannte – Kampfbereitschaft, wie sie auch bei Patienten mit psychogenen Schmerzen anderer Lokalisation anzutreffen ist.

Lange verleugnete regressive Bedürfnisse zeigen sich jetzt massiv, aber nur indirekt in Form der Somatisierung. Durch die anhaltenden Schmerzen »entschuldigt«, können die Patienten die mit ihrem Selbstbild unvereinbaren Bedürfnisse konfliktfreier zulassen (primärer Krankheitsgewinn) und sich Zuwendung erzwingen (sekundärer Krankheitsgewinn) (Egle und Hoffmann, 1993), ohne das omnipotente Selbstbild aufzugeben (Blumer und Heilbronn, 1982). Indirekte Kommunikation über die Schmerzen stellt – gegenüber der Fähigkeit, verbal um soziale Unterstützung zu bitten – den wichtigsten Faktor für Schmerzpersistenz und -intensität dar (Hasenbring, 1992).

Bei besonders rigider und Ich-synton erlebter Regressionsabwehr treten persistierende Schmerzen erst spät im Krankheitsverlauf, dann aber besonders hartnäckig auf. Bei sinnvoller Entfaltung und Anerkennung versprechender Aktivität hingegen sind Chronifizierungen selten; durch Entschluß zu beruflicher Selbständigkeit können Besserungen trotz vermehrter Belastung sogar stabilisiert werden.

Ein 41jähriger Verwaltungsangestellter entschloß sich nach mehreren Ischiasrezidiven, einen kleinen Buchladen zu eröffnen. Bei finanzieller Einbuße, Überstunden und häufigem Schleppen von Bücherkisten blieb er schmerzfrei (Katamnese sechs Jahre).

Aus der Diskrepanz zwischen Verausgabung und vorenthaltener sozialer Anerkennung entwickelt sich bevorzugt eine Rückgrat-»Rentenneurose«. Die lebenslange narzißtische Kränkung des LIS-Kranken muß durch eine Rente entschädigt werden. Die Rentenverweigerung, als erneute Entwertung erlebt, führt zu weiterer Exazerbation der Schmerzen (Lieberz, 1991).

Für den Übergang von Episoden und Attacken in den persistierenden Schmerz spielt die anfängliche Schwere neurologischer Ausfälle prognostisch keine (Cashion und Lynch, 1979; Hasenbring, 1992), iatrogene Schädigung durch invasive Behandlungen vermutlich eine große (Allan und Waddell, 1989) und das Umschlagen in regressiv-bedürftiges Verhalten, meist auf dem Boden einer traumatisch bedingten latenten Schmerzneigung, eine entscheidende Rolle. Die von Engel (1959) beschriebenen »pain-pronepatients« waren in der Kindheit in besonderem Maße Deprivationen, Gewalt und Mißbrauch, vor allem dem Druck der Geheimhaltung ausgesetzt (s. Kap. 17, »Schmerz«). Sie haben diese kumulativen Traumen – als Selbstschutz – mit leistungsorientierten Strategien des Erwachsenenalters lange kompensiert. Latent bleibt, bei Identifizierung mit dem Aggressor mit der Folge introjizierter Schuldgefühle und Strafbedürfnisse, eine Schmerzerinnerung bestehen. Nach erneuter Traumatisierung, für die eine Abwehr kaum mehr möglich scheint, wird ein episodischer körperlicher Rückenschmerz benutzt, um dem seelischen Leiden endlich – verschlüsselt – Ausdruck zu verleihen. Der Körperschmerz wird als Er-

innerungsspur in den Dienst des seelischen Leidens gestellt: er ist zu einer »zweiten Krankheit« (Weizsäcker, 1943), zum psychogenen, affektiven Schmerz geworden (Abb. 66-3; vgl. Kap. 49, »Konversion«).

Obwohl der psychogene Schmerz die Symptome des akuten LIS zwar aufgreift, aber (affektiv) umgestaltet, wird die Nahtstelle, der Übergang vom episodisch-organischen in den pschogenen Rückenschmerz klinisch häufig übersehen. Es wird dann nur registriert, daß der akute nicht in der üblichen Zeit abklingt und die bewährten Behandlungen nicht mehr helfen.

Die persistierenden LIS folgen nicht mehr neurologisch-sensorischen Mustern, sondern affektiven Gesetzmäßigkeiten, die sich an den frühen Traumen und der Schmerzerinnerung orientieren: der Schmerz ist exzessiv, wird appellativ beschrieben (der Druck des lange zurückgehaltenen Leidens wird für den Untersucher spürbar), strahlt unanatomisch aus, etwa in beide Beine, in die Leiste und/oder in höhere Wirbelsäulenabschnitte (s. Adler, Kap. 17, »Schmerz«). Bei der neurologischen Untersuchung finden sich ausgedehnte, nach der »Kleiderordnung« begrenzte Sensibilitätsstörungen, die durch Gleichzeitigkeit von Hypästhesie und Hyperpathie irritieren. Die überempfindlichen Areale können sich zu Triggerpunkten (hysterogene Zonen) verdichten, an denen sich durch Druck Schmerzanfälle – mit Ausstrahlung und Tonuserhöhung – auslösen lassen. Paresen sind ausgeprägt und global, den ganzen Fuß, das ganze Bein und nicht mehr nur die Kennmuskeln betreffend, zuvor ausgefallene Reflexe sind jedoch wieder auslösbar. Das Anheben des Beines erzeugt, auch mit gebeugtem Knie, einen Schmerz, der Lasègue im strengen Sinne – vor allem im Sitzen geprüft – ist negativ.

Der Schmerz zeigt im Verlauf die Tendenz zur erneuten Ausweitung, oft in weit entfernte Körperregionen. Schlaffe und »spastische« funktionelle Gangstörungen, »Hyperkinesen« und psychogene Anfälle können hinzutreten. Solche Ausgestaltungen manifestieren sich schubweise im Anschluß an neue biographische und iatrogene Traumen, insbesondere nach Operationen oder anderen invasiven Maßnahmen.

Alle diese unverwechselbaren klinischen Zeichen kollidieren mit dem nozizeptiven Denken, werden aber unter affekttheoretischen Aspekten verständlich. Zum Beispiel können die schubweisen Exazerbationen als traumatisch bedingte erneute Konversionen verstanden werden.

Seit Freud (1895b; 1895d) ist bekannt, daß neben Depressionen auch »larvierte Angstzustände« und hysterische Konversionen sich vornehmlich in Schmerzen äußern können. Auch Zwangsneurosen gehen in einem Drittel der Fälle mit Schmerzen einher (Csef, 1988). Eine Systematisierung der Psychodynamik ergab vier verschiedene Erklärungen für die Entstehung und Erhaltung von Schmerzzuständen:
- den narzißtischen Mechanismus (psychoprothetische Funktion),
- den Konversionsmechanismus (körpersprachliche Symbolisierung),
- psychovegetative Spannungszustände (Resomatisierung),

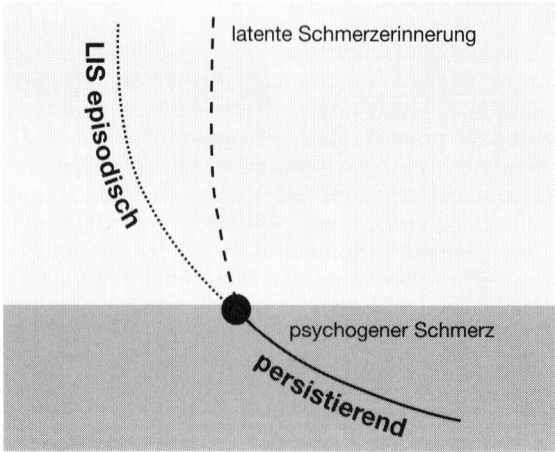

Abb. 66-3 *Psychodynamisches Chronifizierungsmodell bei Lumbago-Ischialgie-Syndromen (LIS): Eine latente »Schmerzerinnerung« verbindet sich mit einem episodischen LIS zu einem persistierendem psychogenem Rückenschmerz.*

– Lernvorgänge (Hoffmann und Egle, 1989; Egle und Porsch, 1992).

Neben dieser metapsychologischen Differenzierung, die ñicht spezifisch an Patienten mit Rückenschmerzen gewonnen wurde, lassen sich psychogene Rückenschmerzen auch klinisch-deskriptiv unterscheiden. Verschiedene neurotische Konfliktverarbeitungsmodi (Mentzos, 1982) können sich mit episodischem LIS verbünden und in persistierenden Schmerz übergehen, wobei dieser eine affektive Modifizierung erfährt. Es lassen sich mindestens vier psychogene LIS-Gruppen unterscheiden (Abb. 66-4):

1. LIS als somatisierte Depression,
2. LIS als somatisierte Angst,
3. LIS als hysterische Konversion,
4. LIS mit somatisierter Zwangssymptomatik.

An 330 Patienten mit unspezifischen RS konnte mittels DSM-III-R (Achse I) diese Einteilung bestätigt werden, wobei sich in absteigender Häufigkeit Angststörungen (44,5%), Depressionen (27,6%) und somatoforme Erkrankungen (23,1%) fanden (Coste et al., 1992). Die Gruppen können ineinander übergehen oder kombiniert auftreten; insbesondere können sie, als gemeinsame Endstrecke, in die Rentenneurose – gleichsam eine »dritte Krankheit« – münden, in der sich die Unterschiede wieder nivellieren (nach DSM-III-R: Somatisierungsstörung; 300.81). Dies gilt auch für die Artefakt-Krankheit (Münchhausen-Syndrom), bei der Rückenschmerzen die zweithäufigste neurologische Manifestation darstellen (Eckhardt, 1989).

Die Gruppen sind am Schmerzcharakter, am Verlauf, an der Lokalisation und Ausbreitung zu unterscheiden (Tab. 66-4). So treten in der Angstgruppe und in der hysterischen Gruppe neben dem persistierenden Schmerz Schmerz*anfälle* in Erscheinung. Aus der Schmerzschilderung lassen sich weitere differenzierende Hinweise entnehmen: Der (latent) depressive LIS-Patient gibt anhaltende, diffuse, brennende Schmerzen mit kontinuierlicher Ausweitung und Generalisierungstendenz (Ganzkörperschmerz) an, der (latent) ängstliche LIS-Patient dagegen berichtet von

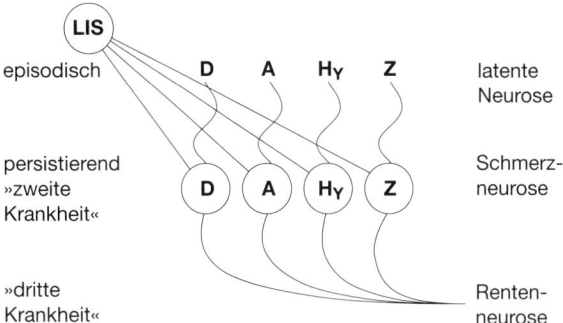

Abb. 66-4 *Differenzierung und Entdifferenzierung psychogener Rückenschmerzen: Ein episodisches LIS verbindet sich mit einem spezifischen Konfliktverarbeitungsmodus zu einer je verschiedenen Schmerzneurose (D = depressiv, A = angstneurotisch, Hy = Hysterisch, Z = zwangsneurotisch) und unter bestimmten Bedingungen zu einer dritten Krankheit (Rentenneurosa).*

unruhig-vibrierenden Schmerzen mit Parästhesien, die sich anfallsweise steigern, besonders nachts, und sich nicht kontinuierlich, sondern sprunghaft multilokal ausbreiten oder, jedoch nur im Schmerzanfall, symmetrisch auf- oder absteigen. Der hysterische Schmerz wird als phantomartig in Richtung anorganisch (»wie ein Klumpen«, »wie ein Ball«) charakterisiert oder, im Anfall, als »messerscharf«; hier tauchen vornehmlich aggressive, szenische Bilder auf (»wie Todesstöße«, »wie wenn jemand meinen Rücken durchbohrte«); die Ausweitung geschieht wiederum kontinuierlich, aber nach der Kleiderordnung, d.h. auf eine Extremität, einen Körperquadranten, eine Körperseite begrenzt. Der persistierende Rückenschmerz des Patienten mit zwanghaften Anteilen, als »Druck« charakterisiert, neigt zur Verlagerung nach kranial, so daß schließlich neben den lumbalen zervikale und orofaziale Beschwerden überwiegen (Csef, 1988). Begleitbeschwerden wie Globusgefühl mit Schluckstörung

Tab. 66-4 Klinische Differenzierung psychogener Schmerzen (+++ = sehr häufig; ++ = häufig; + = selten; − = gar nicht).

psychogener Schmerz	Depression	Angst	Hysterie	Zwang
Charakter	brennend	kribbelnd vibrierend	phantomartig scharf	»Druck«
Verlauf	chronisch	anfallsartig (nachts)	undulierend	chronisch
Lokalisation	diffus	symmetrisch	einseitig	oben
Ausbreitung	kontinuierliche Generalisierung	aufsteigend in Sprüngen	»Kleiderordnung«	nach oben
Globus	++	+++	+	−
Schwindel	−	+++	(+)	−
Selbstdarstellung	monoton	dramatisch anklammernd	belle indifférence	sachlich latent aggressiv
Gegenübertragung	Mitleiden Hilflosigkeit	←→ aggressive Abwehr ←→		aggressives Agieren

werden von ängstlichen, hysterischen und depressiven Patienten angegeben; (unsystematischer) Schwindel findet sich nicht in der depressiven LIS-Gruppe, häufig hingegen in der Angstgruppe. Krankenbeispiele mögen den unterschiedlichen Schmerzcharakter im biographischen Kontext verdeutlichen.

Eine 35jährige Lehrerin wird während der Trennungsphase von ihrem Lebenspartner, nach Nukleotomie in Höhe L5 links, schmerzfrei. Vier Wochen später – der Mann plant den Auszug aus der gemeinsamen Wohnung – wacht sie nachts mit kribbelnden Schmerzen und Taubheitsgefühl in **beiden** Füßen auf, die sich rasch symmetrisch nach oben bis zur Herzgegend ausbreiten und, nach wenigen Rezidiven, schließlich in beiden Unterschenkeln persistieren. Die Befürchtung eines Prolapsrezidivs führt sie zum Neurologen, der Befund ist unauffällig. Die Dissoziation ist so ausgeprägt, daß subjektive Angst und klassische Angstphänomene, etwa Hyperventilation, spontan nicht zu eruieren sind.

Einen »organischen« Schmerz aufgreifend – der in eine Trennungssituation eingebettet ist – hat sich hier (mit zeitlicher Latenz) eine somatoforme Angststörung manifestiert. Im folgenden Beispiel verwandelt sich eine postoperative depressive Schmerzausgestaltung in einen hysterischen Konversionsschmerz mit »spastischer« (psychogener) Gangstörung.

Eine 45jährige verheiratete Sekretärin, die von ihrem Vater (Offizier) gelernt hat, »die Zähne zusammenzubeißen, bis sie oben wieder herauskommen«, wird nach mehreren Ischiasepisoden in Höhe S1 nukleotomiert – am Tag der Verlobung ihrer älteren Tochter –, hat anschließend einen persistierenden Brennschmerz im gesamten rechten Bein. Sechs Monate später entwickelt sie nach einer Hysterektomie, kurz vor der Heirat der Tochter, zusätzlich einen messerscharf einschießenden Schmerz, kann seither das schmerzhaft-»spastisch« gestreckte rechte Bein nur mit der Fußspitze aufsetzen – Kennmuskeln S1 also belastbar, ASR wieder auslösbar. Mit der Ablösung der Tochter sind, nach Trennungsschmerz und heimlicher Trauer über ungelebte eigene Möglichkeiten, »verbotene«, mit ihrer Rolle als Mutter kollidierende (auch ödipale) Liebeswünsche wieder bei ihr wach geworden, vermischt mit latenter Auflehnung gegen den fordernden, lustfeindlichen Vater (hysterischer Schmerz mit »Spastik«).

Bei der Lokalisation hysterischer Schmerzen findet sich nicht selten als Modell eine Identifikation mit dem Schmerz einer ambivalent erlebten Beziehungsperson:

Eine 47jährige kaufmännische Angestellte, die in den letzten Jahren ihre Scheidung und den Tod ihrer an Karzinom erkrankten Mutter zu verkraften hatte, erleidet erstmals beim Frühstück eine Lumbago – sie fürchtet, wie die Mutter schwer krank zu sein –, tags darauf strahlt der Rückenschmerz in den rechten Unterbauch und die Leiste aus, wo die Mutter zuletzt ihre stärksten Schmerzen gehabt hat.

Das folgende Beispiel zeigt eine somatisierte Angstsymptomatik:

Eine 44jährige alleinstehende Justizangestellte hat sich, im Gegensatz zur jüngeren leichtlebigen Schwester, mit dem strengen, pedantischen Vater identifiziert und die »schlampige« Mutter abgelehnt. Nach dem Tod des Vaters 1980 forciert sie ihr Arbeitspensum, erledigt, trotz episodischer Lumbalgien, Aktenberge am Wochenende. Sechs Jahre später – die Schwester heiratet und bekommt ihr erstes Kind – verstärkte Lumbalgien mit Ausstrahlung in beide Beine. Die wiederholte Arbeitsunfähigkeit kann sie nicht genießen, das vermeintliche Bummeln der Kolleginnen immer schwerer ertragen. Wenig später erleidet sie zusätzlich – als Ausdruck vermehrter Selbstkontrolle – einen drückenden Dauerschmerz im Nacken mit Ausstrahlung in den Hinterkopf und rechten Arm, der sich nach Nukleotomie C5/C6 verschlimmert.

Durch die affektive Schilderung der persistierenden Schmerzen, die ins nozizeptive Konzept nicht paßt, wird das nüchterne Interesse des Arztes gestört und durch Gefühle von Ohnmacht, Ärger, Ungeduld abgelenkt. Die monotone, aggressionsgehemmte Schmerzdarstellung des (latent) depressiven und zwanghaften Patienten und die dramatisch-anklammernde des Patienten mit latenter Angst oder die »belle indifférence« des Konversionspatienten erzeugt im Untersucher ein Gemisch aus hilflosem Helferwillen und aggressiver Abwehr (Gegenübertragung). Diese – meist unbewußte – Ambivalenz entlädt sich in abweisenden Äußerungen des Arztes (»Sie haben nichts« – »Verschleiß« – »es könnte seelisch sein«), in somatophilen Verlegenheitsdiagnosen (Fibromyalgie, Facettensyndrom, chronic fatigue syndrome) und in invasiven Maßnahmen, denen sich diese Patienten wegen ihrer Selbstbestrafungswünsche gerne unterwerfen. Der Effekt operativer Behandlung ist – nach zuweilen vorübergehender Besserung – drastische Exazerbation der Schmerzen und der funktionellen Ausgestaltung, nicht selten mit der Folge einer Operationssucht (Menninger, 1934; Fink, 1992) oder/und Rentenneurose.

Während die unbestimmte stigmatisierende Diagnose »Ihr Schmerz ist psychisch« die Abwehr des Patienten verstärkt, führt die gezielte affektbezogene Deutung in Anlehnung an den Schmerzcharakter zu einer Art Wiedererkennen verdrängter Gefühle und zum Austausch darüber mit dem Arzt.

Bei sich gleichender negativer Entwicklung in Kindheit und Jugend entscheidet offensichtlich der Reifegrad der Abwehrmechanismen über die Prognose psychogener Schmerzen. Unreife Abwehr (Projektion, Wendung gegen das Selbst) korreliert mit negativer sozialer Resonanz, Medikamentenabusus und der Zahl konsultierter Ärzte; Patienten mit reifer Abwehr hingegen (Reaktionsbildung, Rationalisierung) weisen eher eine positive soziale Resonanz in ihrem Selbstbild auf und können ihre Schmerzen als seelisch mitverursacht ansehen (Egle und Porsch, 1992).

1. Passive Phase – 10 Tage   2. Passive Phase – 10 Tage   3. Aktive Phase – 10 Tage

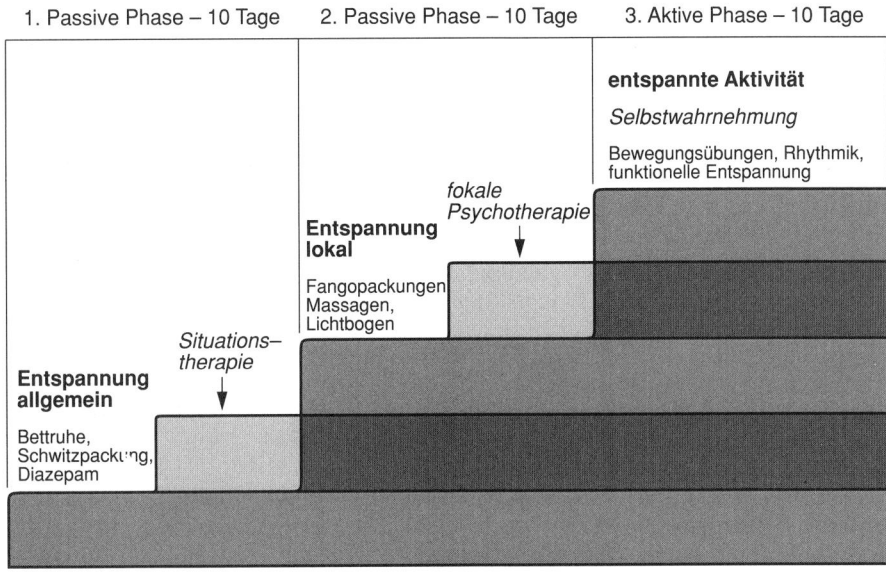

Abb. 66-5 *Dreiphasiger Therapieplan zur konservativen Behandlung des Lumbago-Ischialgie-Syndroms.*

5 Therapie

Die konservative Therapie, die für die meisten LIS-Patienten in Frage kommt, ist – nicht zuletzt wegen der methodischen Schwierigkeiten – ein Stiefkind der Forschung geblieben (Deyo, 1983). Üblicherweise beginnt sie bei akuten LIS mit Bettruhe, Wärmeanwendungen, analgetischen und/oder muskelrelaxierenden Medikamenten. Anschließend entscheidet der Verlauf – häufig auch die Spezialität des behandelnden Arztes, nicht aber wissenschaftlich begründete Übereinkunft –, ob Massage und Krankengymnastik, Injektionen, Elektrotherapie, manuelle Therapie oder Extension zur Anwendung kommen. Angesichts der Fülle irrationaler therapeutischer Angebote imponiert bei akuten LIS-Patienten das Ergebnis strikter Bettruhe (Pearce und Moll, 1967). In einer kontrollierten, nicht blinden Studie führte alleinige Bettruhe gegenüber Mobilisierung zu rascherer Schmerzminderung und Wiederherstellung der Arbeitsfähigkeit; zusätzliche Schmerzmedikation zeigte keinen weiteren Vorteil (Wiesel et al., 1980).

5.1 Prinzipien psychosomatischer Therapie

Bereits die am Schmerzcharakter orientierte Anamnese und körperliche Untersuchung – unter Einbeziehung der Affektivität von Arzt und Patient – kann, nicht nur bei psychogenen LIS, zu einer therapeutischen Erfahrung werden (Adler und Hemmeler, 1992; Heinl, 1986; Kütemeyer, 1992).

Für die Behandlung im engeren Sinne wird eine vorsichtig aufdeckende psychotherapeutische Begleitung als sinnvoll angesehen, insbesondere eine Kombination von Physiotherapie und Psychotherapie, auch bei der Akutbehandlung der Ischias, wobei einem anfänglichen Stadium der Ruhe später aktivierende Maßnahmen folgen. Der Hauptfehler, Ver-

ordnungen häufig zu wechseln (Polypragmasie), kann durch eine planmäßige Behandlung vermieden werden (Levy, 1913; Weizsäcker, 1943; Jörg, 1982).

Verhaltenstherapeutische Programme (Flor und Turk, 1984; Pfingsten et al., 1993) für persistierende LIS, überwiegend von Psychologen konzipiert und durch ein überlegtes Setting imponierend, setzen an der Krankheitsverarbeitung und am sekundären Krankheitsgewinn an. Sie betonen das Training sozialer Kompetenz; gegenüber kognitiven Strategien, Schmerzkontrolle und Aktivierung tritt das Erleben und Durcharbeiten latenter Schmerzerinnerung in der Arzt-Patient-Beziehung in den Hintergrund. Für regressive therapeutische Prozesse, die dem Schmerz als Affekt Rechnung tragen, bieten sie keinen Raum.

Die begründete Kritik an prolongierter Bettruhe als bloßer Verlegenheit (Deyo et al., 1986; Waddell, 1987) berücksichtigt nicht die Notwendigkeit streng dosierter und therapeutisch begleiteter Regression, ohne die kathartische Prozesse, Entwicklung der Selbstwahrnehmung und Integration der abgewehrten Affekte nicht in Gang kommen. Auch verbündet sich die schmerzreduzierte Wirkung aktiver Rehabilitation mit der aktivistischen Abwehr der Patienten.

5.2 Psychosomatisches Therapieprogramm

Die Psychodynamik von LIS-Patienten berücksichtigend, wurde ein dreistufiges psychosomatisches Therapieprogramm entwickelt, bei dem physiotherapeutische Maßnahmen und Psychotherapie planmäßig ineinander greifen (zur Evaluation s.u.): Nach dreitägiger psychosomatischer Diagnostik und »Anwärmung« beginnt eine passiv-regressive, gefolgt von einer passiv-aktiven und einer aktiven Phase (Abb. 66-5). Die systematische Reihenfolge der Anwendungen und ihre konsequente Durchführung ist die Voraussetzung der therapeutischen Wirkung. Dafür ist ein therapeutisches Team erforderlich, das die Widerstände der Patienten gegenüber Regression verständnisvoll aufzufangen in der Lage ist, ohne das Setting zu verändern.

Das dreistufige Therapieprogramm ist besonders für akute, aber auch für persistierende LIS geeignet. Auszuschließen sind die Patienten mit Konversionsschmerz und somatoformer Angststörung. Das Programm hat sich auch zur präoperativen allgemeinen und lokalen Entspannung bewährt. Unmittelbar postoperativ sind hauptsächlich die Methoden der dritten Phase indiziert. Eine ambulante Behandlung kann, leicht abgewandelt, nach demselben Muster erfolgen (Bettruhe/Massage/Krankengymnastik je 7 Tage bei häuslicher Pflege und Psychotherapie).

Die Patienten durchleben in gedrängter Form gleichsam die Entwicklungsstadien vom Kleinkind bis zum Erwachsenen. Die dosierte Regression der entscheidenden ersten Phase – wegen des pflegerischen Aufwandes und der bei den Patienten in Gang kommenden heftigen emotionalen Prozesse einer intensivmedizinischen Maßnahme vergleichbar – hat verwöhnende, wiedergutmachende, durch die Strenge des Settings aber auch »strafende« Wirkung, die, einer Bußhandlung ähnlich, Schuldgefühle der Patienten entlastet. Die beiden Aspekte werden von den Patienten häufig auf verschiedene Behandler »übertragen«: der Arzt wird als sadistisches Über-Ich erlebt (»ich möchte lieber in den Klingelpütz[*], da ist es schöner«; »eine gute Ärztin mögen Sie sein, ein Mensch sind Sie nicht«), die Schwester als mütterliches Objekt, oder umgekehrt.

5.2.1 Erste Phase: Allgemeine Entspannung

Das Ziel der ersten Phase ist körperliche und psychische allgemeine Entspannung unter Berücksichtigung freiwerdender Affekte. Durch Bettruhe, Wärme in Form von Schwitzpackungen sowie muskelrelaxierende Medikamente wird den Patienten eine Regression ermöglicht (Tab. 66-5). Nur wenige empfinden dies schon als lindernd und entlastend, da sie, ruhiggestellt, ihren abgewehrten bedrohlichen Regressionsbedürfnissen, Ängsten und anderen Affekten vermehrt ausgesetzt sind. Sie drängen nach ihren gewohnten Aktivitäten, halten die verordnete Bettruhe nicht ein, wehren sich gegen die Einnahme von Medikamenten (Angst vor »Abhängigkeit« und Kontrollverlust), beginnen sich als Helfer auf der Station zu betätigen, und versuchen den Arzt zu aktiverem Vorgehen zu verführen. Dabei kommt es nicht selten vorübergehend zu Schmerzverstärkung (Widerstand gegen Entspannung und freiwerdende Affekte), obwohl der neurologische Befund schon im Begriff ist, sich zu bessern. Die eigentliche Leistung für Arzt und Pflegepersonal besteht darin, nicht mitzuagieren, sondern – bei Immunität gegenüber der Hektik des Klinikalltags – ein stabiles Gegenüber (Objekt) zu repräsentieren. Dem Patienten wird durch eine neurologische Untersuchung die Diskrepanz zwischen

[*] Kölner Gefängnis

Schmerz und Befund demonstriert; am Therapieplan wird nichts geändert, dem Drängen des Patienten wird nicht nachgegeben, es wird zum Thema gemacht (»Situationstherapie«). Die Konfrontation muß vorsichtig, fast beiläufig geschehen, soll sie nicht den Widerstand des Patienten verstärken, etwa während der Visite: »Was macht sie so unruhig, daß Sie nicht liegen bleiben können? – Was treibt Sie so um? – Wer

Tab. 66-5 Ablauf des dreiphasigen Therapieprogramms für Lumbago-Ischialgie-Patienten nach frühzeitiger ärztlicher Patientenaufklärung über den Therapieverlauf.

Phase I: Passive Phase (4.–13. Tag)
Strenge Bettruhe (Ausnahmen: Körperpflege, Toilettengang), kein Nikotin, Telephon und Fernsehen, Besuch: 30 Min. in 10 Tagen.

8^{00}	Frühstück im Stehen
	5–10 mg Diazepam
	Low-dose-Heparin
$9–11^{00}$	Heißes Wannenbad mit Zusatz (z. B. Lavendel) 10 Min.
	Schwitzpackung:
	500 ml Lindenblütentee (zwei Tassen zum zügigen Trinken) und 1000 mg Acetylsalicylsäure/Paracetamol
	4 Wärmflaschen im Stufenbett (30–60 Min.)
	30 Min. Ruhepause
	5–10 mg Diazepam
12^{30}	Mittagessen im Stehen
	5–10 mg Diazepam
13^{00}	Mittagsschlaf
	Stufenbett oder andere schmerzentlastende Lage
15^{30}	Krankengymnastik: Schmerzvermeidung bei Haltungsänderung
18^{00}	Abendessen im Stehen
20^{00}	10 mg Diazepam

Phase II: Passiv-aktive Phase (14.–23. Tag)
Bettruhe glockert (2 × 60 Min. Aufstehen), kein Nikotin und Fernsehen, Telephonieren zwischen 19–20^{00}, Besuch: 2 × 30 Min. in 10 Tagen.

8^{00}	Frühstück im Stehen
$9–11^{00}$	Fangopackung, Massage
	Heißes Wannenbad mit Zusatz (s. o.)
12^{30}	Mittagessen im Stehen
13^{00}	Mittagsschlaf
	Stufenbett oder andere schmerzentlastende Lage
	Krankengymnastik: hubfreie Mobilisation
	Fokale Psychotherapie (30 Min.)
18^{00}	Abendessen im Stehen

Phase III: Aktive Phase (24.–33. Tag)
Freie Mobilisation, kein Fernsehen, Telephonieren zwischen 19–20^{00}, Besuch: 3 × 30 Min. in 10 Tagen.

8^{00}	Frühstück
$9–11^{00}$	Krankengymnastik: Isometrische Wahrnehmungs- und Belastungsübung (Mo/Mi/Fr)
	Fangopackung (Di/Do/Sa)
12^{30}	Mittagessen
13^{00}	Mittagsschlaf
	Auf besonderen Wunsch: Stufenbett
	Fokale Psychotherapie
18^{00}	Abendessen

treibt Sie so an?«. Solche Fragen vermitteln dem Patienten, daß er mit seiner Ambivalenz im Umgang mit seinen Affekten und passiven Bedürfnissen verstanden und geschützt wird. Auf diese Weise kommt eine schrittweise Distanzierung vom gewohnten Verhalten zustande. Durch die entspannenden Maßnahmen werden auch die Schlafstörungen behandelt. Die Patienten beginnen die verordnete Bettruhe zu akzeptieren, was meist eine Besserung der Schmerzen zur Folge hat. Auch bei Schmerzpersistenz wird nach zehn Tagen mit dem zweiten Abschnitt der passiv-aktiven Phase begonnen.

5.2.2 Zweite Phase: Lokale Entspannung

Die zweite Phase hat die lokale Entspannung der lumbalen Muskulatur zum Ziel. Elemente der ersten Phase (z.B. Lichtbogen) werden beibehalten, vor allem die »Situationstherapie« ist weiterhin notwendig, denn der Patient neigt, gerade nach der Bettruhe, zu vermehrter (altruistischer) Aktivität. Gewohnt, sich selbst zu helfen, muß er mit der Physiotherapie eine körperliche Zuwendung hinnehmen. Er reagiert erneut mit passagerer Schmerzzunahme, was wiederum verstehende Objektkonstanz des Arztes und Pflegepersonals erfordert. Häufig erst nach einer klärenden neurologischen Untersuchung und einem deutenden Ansprechen der Abwehr – »darf nicht auch einmal ein anderer etwas für Sie tun?« – kann die Massage als angenehm empfunden werden und lösend auf die lokale Muskelverspannung wirken. Zuweilen gelingt die Entspannung eher auf dem Wege der Unterwassermassage, die eine körperliche Berührung vermeidet.

5.2.3 Dritte Phase: Entspannte Aktivität – Selbstwahrnehmung

In der dritten Phase wird der Akzent weiter auf Aktivierung verschoben. Der Patient erlernt dabei Gelassenheit und einen veränderten Umgang mit Anspannung und Entspannung. Die Krankengymnastin versucht mit isometrischen Übungen beim Patienten ein Gefühl für Verspannung und Erschöpfung, für seinen Körper überhaupt zu wecken. Auch die anschließenden Bewegungsübungen dienen dazu, die Selbstwahrnehmung, die bei der früheren Lebensweise gelitten hat, wieder zu entwickeln. In dieser Phase haben körperbezogene Psychotherapieformen, Progressive Relaxation (Jacobson, 1938), Funktionelle Entspannung (Fuchs, 1979) oder Konzentrative Bewegungstherapie (Becker, 1981) ihren Platz.

Die Betonung der Selbstwahrnehmung stellt einen wesentlichen Unterschied zu dem in der Therapie von Rückenschmerzen meist vertretenen Konzept der »Stabilisierung« und »Kräftigung« dar, das rein motorisch orientiert ist und die Abwehrmechanismen des Patienten verstärkt. Eine Differenzierung der Selbstwahrnehmung dagegen fördert – im Sinne vorbeugender Selbsthilfe – das rechtzeitige Erkennen und adäquate Umgehen mit späteren Rezidiven. Um den erwähnten Faktoren der Chronifizierung

und psychogenen Ausgestaltung vorzubeugen, müssen die das LIS begünstigenden Lebensgewohnheiten und Beziehungsprobleme – unter Einbeziehung der Angehörigen – jetzt direkter angesprochen werden, insbesondere die Bedürftigkeit, die hinter dem Arbeitseifer, der Kampf- und Hilfsbereitschaft des Patienten steckt.

5.3 Fragwürdige Behandlungsmethoden

Somatisierende LIS-Patienten werden – wegen der Dramatik ihrer Beschwerden – ebenso häufig operiert wie »organische«, regelmäßig mit schlechtem Behandlungserfolg (Fink, 1992). Noch häufiger wird eine notwendige psychosomatische Behandlung von LIS-Patienten durch eine intramuskuläre Injektionsbehandlung ersetzt, die lebensgefährlich sein kann (Anaphylaxie, Asystolie). Die chiropraktische Behandlung insbesondere zervikaler Schmerzen ist nicht rational, da degenerierte Wirbel nicht ausrenken und deshalb nicht eingerenkt werden können; die Methode kann zu einem radikulären Kompressionssyndrom und zu Insulten spinaler oder hirnversorgender Arterien führen. Die Indikation der Chemonukleolyse – unverletzter Anulus fibrosus – ist mit der Indikation einer konservativen Behandlung identisch und die Methode somit überflüssig. Die Bemühungen um das Einsetzen künstlicher Bandscheiben (Lee et al., 1991) erscheinen uns typisch für ein pseudomedizinisches Maschinen-Körperverständnis. Auch die perkutane Diskotomie, bei strengster Indikation (therapieresistente Schmerzen bei medialer Protrusion) als schonende Alternative trotz der Strahlenbelastung eine Zeitlang propagiert, wird wegen mangelnder Erfolgsrate zunehmend wieder verlassen.

In einer kontrollierten Studie mit Kortikosteroiden und isotoner NaCl-Lösung fanden sich beim sogenannten Facettensyndrom, das sich als ätiologischer Mythos chronischer Rückenschmerzen erweist (Jackson, 1992), keine therapeutischen Unterschiede (Carette et al., 1991).

6 Diskussion der Therapieergebnisse

Mehr als die Hälfte der LIS-Patienten ist, unabhängig von der Art der konservativen Therapie, innerhalb von zwei bis drei Monaten beschwerdefrei. Deshalb sollten eingreifende Verfahren (z.B. paravertebrale Injektionen, Nukleotomie) vor Ablauf dieser Zeit – außer bei absoluter Operationsindikation – nicht durchgeführt werden (Bell und Rothman, 1984). Obwohl kurze Katamnesen die Vorzüge der Frühoperation zu belegen scheinen (Hakelius, 1970), ist im Langzeitverlauf (4–10 Jahre) die konservative Therapie der chirurgischen nicht unterlegen (Weber, 1983). Unter Berücksichtigung der Invalidisierten und Berenteten betragen die Kosten jeder Bandscheiben-Operation 75 000 SFr bzw. 100 000 DM (Dvorak et al., 1988a; 1988b).

Hinsichtlich des Spontanverlaufs eines Diskusvorfalls läßt sich im CT in 60% der konservativ behan-

Tab. 66-6 Diskusvorfall-Spontanverlaufsstudien.

Autoren	Jahr	n	CT-Ergebnisse Progression	keine Veränderung	Regression	Follow-up (Mon)
Hackenbroch et al.	1984	16	1 (6%)	12 (75%)	3 (19%)	> 12
Teplick u. Haskin	1985	11	–	–	11 (100%)	5–36
Tchang u. Kirkaldy-Wallis	1985	10	–	4 (40%)	6 (60%)	?
Fischer et al.	1988	43	–	9 (21%)	33 (77%)	> 20
Schultz et al.	1988	41	–	29 (71%)	12 (29%)	1–45
Saal et al.	1990	11	1*	–	11 (100%)	25 (8–77)
Pardatscher et al.**	1991	71	6 (8%)	35 (45%)	37 (47%)	2–62
Bush et al.***	1992	111	4 (4%)	40 (35%)	71 (61%)	12
Ellenberg et al.	1993	14	–	3 (22%)	11 (78%)	6–12
		328	12 (4%)	132 (40%)	195 (59%)	

* Ein Patient wies eine progressive Stenose auf, die nicht auf den Diskus bezogen war.
** Die Prozentangaben beziehen sich auf 78 Disci bei 71 Patienten.
*** Die Prozentangaben beziehen sich auf 116 Disci bei 111 Patienten.

delten LIS-Patienten eine mäßige bis deutliche Verkleinerung (Regression) des Prolaps beobachten (Tab. 66-6); trotz gleichbleibendem Diskusvorfall können auch die übrigen beschwerdefrei werden (Schultz et al., 1988). Eine Verkleinerung prolabierten oder sequestrierten Diskusgewebes – überwiegend bei mediolateraler Lokalisation – ist entweder Folge reparativer Vorgänge oder aber eines asymptomatischen Abgleitens in den terminalen Kaudabereich. Reparativen Vorgängen wurde noch wenig Beachtung geschenkt: Histopathologisch ließen sich bei 442 von 1000 nukleotomierten Patienten Gefäßeinsprossungen aus der Wirbelkörperspongiosa und durch das Foramen intervertebrale nachweisen, die möglicherweise eine Resorption von Diskusgewebe begünstigen. Ebenso fand sich im rupturierten Anulus fibrosus einwachsendes zell- und kapillarreiches Granulationsgewebe (Becker, 1984). Zusätzlich gelingt dem Wirbelkörper durch die Ausbildung von Osteophyten die Abstützung der prolabierten Bandscheibe. Ob solche reparativen Vorgänge von spezifischen biographischen Bedingungen abhängen, ist ungeklärt.

Allein eine 2–4wöchige strikte Bettruhe führt bei 68% der LIS-Patienten mit Wurzelkompression (Katamnese: $\bar{x}$ = 8 Jahre) zu Beschwerdefreiheit (Pearce und Moll, 1967), obwohl ansonsten Bettruhe selten ausdrücklich empfohlen und aus Kostengründen sogar eine Liegezeitverkürzung angestrebt wird (Deyo et al., 1986). Eine nichtkontrollierte Evaluation des dreistufigen psychosomatischen Therapieprogramms – Katamnese durchschnittlich 4,5 Jahre – ergab völlige Beschwerdefreiheit bei 70% einschließlich der Operierten) und 82% der ausschließlich konservativ behandelten LIS-Patienten (n = 37) (Kütemeyer und Schultz, 1983).

Ein Viertel bis gut die Hälfte nukleotomierter LIS-Patienten wird nicht beschwerdefrei (Schramm et al., 1978; Söderberg und Sjöberg, 1961; Spangfort, 1972); vermutlich finden sich unter diesen zahlreiche psychogene LIS-Patienten. Der Anteil der psychogenen LIS dürfte unter den 15–20% der reoperierten Patienten (Rish, 1984) besonders hoch sein, wobei der Erfolg nach der zweiten Operation mit Katamnesedauer und Dauer des postoperativen Intervalls von 15% auf 0% absinkt. Handelt es sich lediglich um ein »bulging-disc«-Phänomen (ringförmige Protrusion), werden im Langzeitverlauf weniger als die Hälfte nukleotomierter Patienten beschwerdefrei. Diese sind also in jedem Fall konservativ psychosomatisch zu behandeln. Möglicherweise kommt der Operation selbst eine psychodynamische oder Placebo-Wirkung zu, da auch bei negativer operativer Exploration – also fehlendem Diskusvorfall – 38% der LIS-Patienten schmerzfrei werden (Spangfort, 1972). Eine weitere Erklärung dafür wäre forcierte Muskelrelaxation durch die Narkose. Im Gegensatz zur herrschenden Auffassung stellt eine radikuläre Parese, die dem Patienten meist nicht auffällt, eine zweifelhafte Operationsindikation dar, da Besserungen noch nach einem Jahr zu erwarten sind (Weber, 1975).

KAPITEL 67

Klinische Psychoneuroendokrinologie

Hendrik Lehnert, Kirsten Reschke und Dirk H. Hellhammer

Exemplarische Patientengeschichte

Die 52jährige Patientin wird aus einem auswärtigen Krankenhaus zur Behandlung ihrer Hyperthyreose überwiesen. Sie klagt über Unruhe, Schwächegefühl, mangelnde Leistungsfähigkeit. Sie fühle sich schnell erschöpft und habe in den letzten 4 Monaten insgesamt 4 kg abgenommen. Manchmal seien Stiche im Herzbereich aufgetreten, sie habe häufiger Herzrhythmusstörungen und ein Engegefühl im Brustbereich bemerkt.

Bei der Beschwerdeschilderung wirkt die Patientin sehr unruhig, empfindet offensichtlich einen hohen Leidensdruck und berichtet ängstlich über ihre vielfältigen Beschwerden. Wegen rezidivierender Temperaturerhöhungen bis 38,5°C waren unter der Annahme, daß sie an einer Bronchitis erkrankt sei, mehrere Therapieversuche mit Antibiotika durchgeführt worden. Es sind zahlreiche Allergien bekannt. Wegen chronischer Kopfschmerzen war bereits 3 Jahre zuvor eine Diagnostik erfolgt, außerdem waren bereits zweimal Behandlungen wegen eines Hörsturzes vorausgegangen.

Frau V. ist Kindergärtnerin von Beruf und arbeitet seit 5 Jahren in einem Heim für verhaltensauffällige und schwererziehbare Kinder. Sie selbst empfindet den Umgang mit den Kindern als zunehmend schwieriger und hat das Gefühl, »gegen Windmühlenflügel zu kämpfen«. Nachdem sie den Kindern normale Verhaltensmuster und Umgangsformen beigebracht hätten, kämen sie in ihre Problemfamilien zurück und der frustrierende Kreislauf beginne von neuem. Vor allem seit etwa 6 Monaten fühle sie sich zunehmend überfordert und alleingelassen. Sie bringt dies mit ihrem Alter, aber auch mit dem Beginn ihrer Beschwerden in einen zeitlichen Zusammenhang.

Die Patientin ist seit 11 Jahren verwitwet, ihr Mann verstarb im Alter von 46 Jahren an Lungenkrebs.

Sie hat zwei Kinder: Die 18jährige Tochter steht vor ihrem Schulabschluß. Der 21jährige Sohn, der nach seiner Lehre als Maurer nun arbeitslos wurde, bereitet ihr große Sorgen. Trotz zahlreicher Bewerbungen habe er seit einem halben Jahr keine Arbeitsstelle finden können, die seinen finanziellen Vorstellungen entsprechend würde. Leider habe er keinen Führerschein und könne somit die oft geforderte Mobilität für einen wechselnden Arbeitsort nicht garantieren. Daß sie ihm bei der Arbeitsfindung nicht helfen könne, stimme sie sehr traurig.

Bei der körperlichen Untersuchung der Patientin fällt ihre Unruhe, verbunden mit einem leichten Tremor der Hände auf. Die Haut ist feucht-warm, die Schilddrüse gering vergrößert tastbar, ein Exophthalmus besteht nicht. Bis auf lebhaft auslösbare Muskeleigenreflexe erbringt die Untersuchung der übrigen Organsysteme keinen weiteren pathologischen Befund. Aus den mitgegebenen Laboruntersuchungen der überweisenden Einrichtung läßt sich eine Hyperthyreose mit mäßiger Erhöhung der Schilddrüsenhormone T3 und T4 erkennen. Die von uns veranlaßte immunologische Diagnostik zeigt erhöhte Werte für TSH-Rezeptor- und Schilddrüsenperoxidase-Antikörper, wie sie für eine Autoimmunhyperthyreose vom Typ Morbus Basedow charakteristisch sind.

1 Einführung

Komplexität neuroendokriner und neuroimmuner Systeme als pathogenetischer Baustein endokriner Erkrankungen

Im Kapitel 9, »Psychoneuroendokrinologie« haben wir die Grundlagen der neuroendokrinen Informationsübermittlung und ihre Bedeutung für die Homöostase physiologischer Systeme dargestellt. Für unser neues und erweitertes Verständnis der klinischen Psychoneuroendokrinologie ist hierbei die duale Rolle von Peptidhormonen von größter Bedeutung. So begreifen wir heute die Wirkung von Neuropeptiden als die von Neurotransmittern auf der einen und die von Hormonen auf der anderen Seite. Dieses Verständnis beruht auf der eindeutigen und fundierten Beobachtung, daß Peptide als interzelluläre Transmitter zwischen benachbarten Zellen nach ihrer Freisetzung in einen synaptischen Raum oder auch an entfernten zellulären Strukturen nach Diffusion durch den interstitiellen Raum (z. B. Zerebrospinalflüssigkeit) oder auf vaskulärem (humoralem) Wege wirken können.

Innerhalb dieses Konzeptes ist es von großer Bedeutung, daß die Interaktion von Peptidhormonen und zentralem Nervensystem eine reziproke ist; so wirken beispielsweise die hypothalamischen Releasing-Hormone auf klassisch endokrinem Weg auf periphere Zellstrukturen, können aber auch nach peripherer Applikation, vermittelt über Rezeptoren in unmittelbarer Nähe der Blut-Hirn-Schranke, zentralnervöse Zielstrukturen beeinflussen.

Grundsätzlich gilt für die *regulatorische Bedeutung* von zentralnervösen Hormonen, daß sie komplexe und koordinierte Reaktionen auslösen. Beispiele hierfür sind die Corticotropin-Releasing-Faktor-vermittelten Streßreaktionen (gleichzeitige und koordinierte Aktivierung der Hypophysen-Nebennierenrindenachse und des autonomen Nervensystems), die hypophysäre Stimulation der Gonadotropinsekretion auf der einen und Libido auf der anderen Seite durch Gonadotropin-Releasing-Hormon oder auch die Aufrechterhaltung der Volumenhomöostase durch die simultanen zentralen und peripheren Wirkungen von Angiotensin II.

Die Komplexität der Hormonwirkungen im Gehirn wird schließlich noch erweitert durch die Kontrolle der Sekretion dieser Hormone selbst durch klassische Neurotransmitter oder autokrin/parakrin durch andere Hormonsysteme. Dies macht deutlich, daß eine Reihe von psychosozialen Einflüssen die Sekretion insbesondere von hypothalamischen Releasing-Hormonen beeinflussen und damit potentiell endokrinologische Krankheitsbilder verursachen respektive modifizieren kann. Ein prominentes Beispiel hierfür ist die Beeinflussung der Synthese und Freisetzung von Corticotropin-Releasing-Faktor (CRF) im Hypothalamus durch adrenerge und serotoninerge Neurotransmission nicht nur auf hypothalamischer Ebene, sondern auch vermittelt durch Hirnstrukturen wie den Locus coeruleus, der eine zentrale Rolle in der Integration externer und interner Signale spielt. Dadurch wird verständlich, daß für eine Reihe von endokrinologischen Erkrankungen psychische Einflüsse zumindest diskutiert werden müssen.

Die Komplexität dieser Zusammenhänge wird dadurch erweitert, daß wir heute neuroendokrine und immune Interaktionen bei den endokrinen Erkrankungen diskutieren müssen, denen Prozesse der Autoimmunität zugrunde liegen. Dies gilt beispielsweise für die Autoimmunhyperthyreose. Wir wissen, daß nicht nur immunologische Reaktionen neuronale und endokrine Funktionen verändern können, sondern auch vice versa neuronale und endokrine Aktivität immunologische Funktionen beeinflußt. Das Immunsystem verfügt nicht nur über die Eigenschaft, fremde Moleküle zu erkennen, sondern ist darüber hinaus in der Lage, diese Informationen dem Gehirn und den neuroendokrinen Systemen mitzuteilen. Klassische Beispiele hierfür sind vermehrte Aktivität der Hypophyse und Nebennieren im Anschluß an eine entzündliche Reaktion oder eine Infektion. So stimulieren Interleukin 1, Interleukin 6 und Tumornekrosefaktor direkt die Synthese und Freisetzung von CRF und Vasopressin auf hypothalamischer Ebene (Reichlin, 1993). Vice versa werden dann diese Komponenten der Immunreaktion durch Kortisol inhibiert. Diese Reaktionen weisen auf einen letztlich bedeutsamen Regelkreis auch in der körpereigenen Suppression entzündlicher Reaktionen hin. Während auf diese Weise zahlreiche endokrine Veränderungen im Anschluß an entzündliche Reaktionen, also vor allem bei nicht-endokrinen Erkrankungen erklärt werden können, stellt diese bidirektionale Kommunikation zwischen Immun- und endokrinem System auch die Basis für autoimmun-vermittelte endokrinologische Erkrankungen wie beispielsweise die Hyperthyreose dar.

Im folgenden soll aufbauend auf den im Kapitel 9 dargestellten Zusammenhängen und dem oben formulierten Konzept versucht werden, die Bedeutung psychischer Einflüsse auf die Entstehung endokriner Erkrankungen zu formulieren. Das Kapitel gliedert sich daher wesentlich in zwei Teile: zum einen in die Darstellung endokriner Erkrankungen als mögliche Folge psychosozialer Ereignisse und zum anderen in die Darstellung psychophysiologischer Folgen endokriner Erkrankungen.

In diesem zweiten Teil geht es um die Nennung endokriner Krankheitsbilder, die sicher nicht Ausdruck einer primär psychosomatischen Erkrankung sind, sondern bei denen die korrekte differentialdiagnostische Wertung von psychischen Symptomen im Rahmen der Grunderkrankung eine erhebliche Rolle spielt. Diese Gliederung hatte sich auch in den vorangegangenen Auflagen dieses Buches bewährt und stellt für den klinisch tätigen Arzt einen praktikablen Leitfaden bei der Einschätzung endokriner Krankheitsbilder dar.

2 Endokrine Erkrankungen als mögliche Folge psychosozialer Ereignisse

2.1 Psychosozialer Minderwuchs

Ein Krankheitsbild, das in erster Linie für pädiatrische Endokrinologen von großer Bedeutung und hoher Prävalenz ist, stellt der Minderwuchs dar. Das normale körperliche Wachstum, insbesondere das Längenwachstum, ist ein komplizierter, durch zahlreiche genetische und nachfolgend endokrine Ereignisse fein aufeinander abgestimmter Prozeß. Damit ein normales Längenwachstum stattfinden kann, sind nicht nur normale Funktionen der endokrinen Organe von Bedeutung, sondern auch die ausreichende nutritive und kalorische Versorgung des Organismus sowie adäquate Substratmetabolisierung. Neben diesen Voraussetzungen sind es weitere wesentliche externe Faktoren, wie die Abwesenheit von psychischen Problemen und chronischen Erkrankungen, die ein normales Wachstum garantieren.

Definition: Minderwuchs und eine nicht ausreichende Wachstumsgeschwindigkeit sind recht gut definiert. So liegt ein Minderwuchs bei einer Körperlänge unterhalb der dritten Perzentile für das chronologische Alter vor. Übertragen auf den Erwachsenen bedeutet dies beispielsweise, daß unterhalb einer Körperlänge von 168 cm beim Mann und 156 cm bei der Frau ein Minderwuchs vorliegt. Insgesamt betroffen sind ca. 3% der Bevölkerung. Weiterhin kann eine stark herabgesetzte Wachstumsgeschwindigkeit ein Hinweis auf eine Wachstumsstörung sein und dies bereits bevor die Körperlänge unter die dritte Perzentile fällt. Auch hier gilt, daß Wachstumsgeschwindigkeiten unterhalb der dritten Perzentile für das chronologische Alter pathologisch sind und der Abklärung bedürfen (Prader, 1986).

Hinsichtlich der verschiedenen Ursachen des Minderwuchses und ihrer Abklärung muß auf endokrinologische Lehrbücher verwiesen werden; zu beachten ist, daß ein echter Wachstumshormonmangel, sei er genetisch, nutritiv oder auch psychosozial bedingt, nur in den seltensten Fällen einem Minderwuchs zugrunde liegt. Häufigste Ursachen eines Minderwuchses sind familiärer Minderwuchs mit entsprechender Familienanamnese und außerdem vor allem die konstitutionelle Entwicklungsverzögerung. Hierbei handelt es sich letztendlich um eine Normvariante mit verlangsamtem Entwicklungstempo und ansonsten völlig unauffälliger Entwicklung. Auch die Pubertät tritt hierbei verzögert ein.

Wenn die Wachstumsgeschwindigkeit plötzlich unter die dritte Perzentile absinkt, ist sicher dringend eine endokrine Diagnostik gerechtfertigt. Diese Situation ist hinweisend für einen Verlust der Synchronizität von Wachstum und Wachstumsgeschwindigkeit und sollte Anlaß geben, nach einem Wachstumshormonmangel zu fahnden. Eine verminderte Bildung von Wachstumshormon und nachfolgend hepatisch gebildetem »Insulin-like growth factor 1« als Vermittler der Wirkung von Wachstumshormon beobachten wir auch beim sog. psychosozialen Minderwuchs (Blizzard, 1985).

Eine der ersten Beschreibungen des psychosozialen Minderwuchses bei sog. emotionaler Deprivation wurde 1967 durch Powell und Mitarbeiter vorgenommen, die eine Gruppe von emotional und verhaltensgestörten Kindern beschrieben, die sämtlich aus einer sehr gestörten und aggressiv geprägten Umgebung kamen. Diese Kinder wiesen ein Wachstumsverhalten auf, das sich nicht von dem Wachstumsverhalten bei Kindern mit einem Wachstumshormonmangel unterschied. Der Aufenthalt unter beschützten Bedingungen führte zu einer raschen Restitution der hypophysären Funktion und auch der Eßgewohnheiten sowie der Verhaltenskomponenten.

Dieses Deprivationssyndrom mit nachfolgend gestörtem Wachstum kann unterschieden werden in ein sog. *Typ-I- und Typ-II-Deprivationssyndrom.* Hierbei weist das Typ-I-Syndrom mehr nutritive Ursachen, das Typ-II-Syndrom mehr psychosoziale Ursachen auf.

Die Typ-I-Form oder infantile Form tritt vor allem bei jüngeren Kindern in einem Alter bis zu 3 Jahren auf. Aus unterschiedlichsten Ursachen erhalten diese Kinder weder eine adäquate Ernährung noch ausreichende Zuwendung. Die Ursachen hierfür sind mannigfaltig: Die Eltern bzw. Bezugspersonen sind überfordert und auch nicht ausreichend informiert hinsichtlich der notwendigen Zuwendung gegenüber ihrem Kind. Diese Situation wird häufig in sozial niedrigen Schichten bei gleichzeitig hoher Kinderzahl beobachtet (Ruch et al., 1988).

Bei der Typ-II-Form, die in etwas höherem Lebensalter beobachtet wird (3–14 Jahre) stehen psychosoziale Probleme im Vordergrund. Diese Kinder sind generell und nicht nur hinsichtlich der Wachstumsgeschwindigkeit verlangsamt und zeigen eine deutliche Verspätung der sexuellen Entwicklung.

Anamnestisch finden sich in der Regel Hinweise für deutlich gestörte Verhaltensmuster, so episodische Polydipsie und Polyphagie, Schlafstörungen und sehr auffälliges Sozialverhalten.

Die Diagnose wird häufig ex juvantibus gestellt, wenn unter neuen häuslichen oder auch Heimbedingungen das Wachstum und die soziale sowie die sexuelle Entwicklung positiv fortschreiten (Lischka et al., 1984; Roithmaier et al., 1985). Dies bedeutet zudem, daß eine Verbesserung der Umgebungsbedingungen eine gute Prognose hinsichtlich der weiteren Entwicklung beinhaltet. Entsprechend konnte als endokrines Korrelat eine rasche Normalisierung der hypophysären Wachstumshormonsekretion unter optimierten Aufwuchsbedingungen beschrieben werden. Damit ist die Reversibilität der verminderten Wachstumshormonsekretion bei einer Veränderung der Umweltbedingungen ein Charakteristikum des psychosozialen Minderwuchses und schließt eine organische endokrine Störung aus (Coculescu, 1989).

Eine aktuelle Untersuchung konnte erstmals den Zusammenhang zwischen gestörter spontaner Wachstumshormonsekretion vor und nach dem Aufenthalt in einer adäquateren Umgebung mit mehr Zuwendung zu dem Kind dokumentieren (Albanese et al., 1994). Hier wurden 11 Kinder mit psychosozialer Deprivation und Minderwuchs hinsichtlich ihrer Wachstumshormonsekretion untersucht (6 dieser Kinder hatten eine Geschichte von sexuellem Mißbrauch). Das Eingangsprofil der Wachstumshormonsekretion zeigte eine Reihe von Störungen sowohl der Basalwerte, der Pulsfrequenz und Pulsamplitude der Wachstumshormonsekretion. Diese Veränderungen waren während eines dreiwöchigen Aufenthaltes vollständig reversibel. Diese Daten belegen sehr deutlich den Einfluß einer negativen psychosozialen Umgebung auf die endokrinen Parameter des Wachstums.

Ätiologie: Die neuroendokrinen und neurochemischen Grundlagen in der Entwicklung des psychosozialen Minderwuchses sind zum jetzigen Zeitpunkt noch schlecht definiert. Es muß aber aufgrund der klinischen und endokrinen Daten davon ausgegangen werden, daß in erster Linie eine hypothalamische Beeinflussung der Sekretion von Wachstumshormon-Releasing-Hormon (GRH) eine wesentliche Rolle spielt. Die Sekretion von GRH steht in erster Linie unter der Kontrolle der hypothalamischen Neurotransmitter Noradrenalin, Dopamin und Serotonin. So weist die Mehrzahl der vorliegenden Untersuchungen darauf hin, daß postsynaptische alpha-2-Rezeptoren die Freisetzung von GRH vermitteln. Vor allem die Substanz Clonidin, ein alpha-2-Agonist, ist in ihrer stimulatorischen Wirkung auf die Freisetzung von GRH und nachfolgend Wachstumshormon gut untersucht worden. Umgekehrt unterdrücken Rezeptorantagonisten wie Phentolamin oder Phenoxybenzamin die spontane Wachstumshormonsekretion.

Auch die erhöhte zentralnervöse serotoninerge Neurotransmission führt zu einer vermehrten Freisetzung von Wachstumshormon. So konnte gezeigt werden, daß die Gabe von Tryptophan, das die Konzentration von Gehirn-Tryptophan und -serotonin erhöht, einen deutlichen Anstieg der Plasmaspiegel von Wachstumshormon bewirkt. Die Blockade serotoninerger Rezeptoren führt zu einer Suppression der basalen und stimulierten Wachstumshormonsekretion. Der stimulierende Einfluß von Tryptophan auf die Wachstumshormonsekretion ist dabei sowohl Ausdruck einer verminderten Somatostatinsekretion wie auch einer direkten Stimulation der Sekretion von GRH.

Ausdruck dieser neurosekretorischen Dysfunktion hinsichtlich der Wachstumshormonfreisetzung ist auch das Ansprechen der Wachstumsgeschwindigkeit auf die Gabe von L-Dopa oder Bromocriptin bei Kindern mit einem Wachstumshormonmangel. Pharmakologische Daten zur Behandlung der Patienten mit einem psychosozialen Minderwuchs sind sehr rar, allerdings gibt es Berichte, daß die Gabe von Propranolol (das über eine beta-Rezeptorenblockade ebenfalls zu einer erhöhten Sekretion von Wachstumshormon führt) bei Patienten mit psychosozialem Minderwuchs einen deutlichen Anstieg des Wachstumshormons während einer Insulinhypoglykämie erzielte. Auf der anderen Seite fand sich ohne Propranolol nur ein marginaler Anstieg unter Insulinhypoglykämie.

Zusammenfassend kann gesagt werden, daß der psychosoziale Minderwuchs mit hoher Sicherheit eine Erkrankung darstellt, bei der psychosoziale Faktoren über eine veränderte hypothalamische Neurotransmitterfunktion auch eine verminderte Sekretion von GRH und nachfolgend Wachstumshormon verursachen. Damit kann der psychosoziale Minderwuchs als eine der wenigen endokrinen Erkrankungen genannt werden, bei denen mit hoher Sicherheit psychosoziale Ursachen eine relevante Rolle spielen. »Therapie« der Wahl bei dieser Erkrankung ist ganz sicher die Herbeiführung eines veränderten und für das Kind positiven Milieus.

2.2 Hyperkortisolismus

Der Morbus Cushing (entsprechend dem Hyperkortisolismus hypophysären Ursprungs versus Cushing-Syndrom bei Hyperkortisolismus anderer Ursache) wurde erstmalig 1910 von dem Bostoner Chirurgen Harvey Cushing beschrieben. In seinem Buch über die Hypophyse und ihre Störungen hat er die erste und sicher eine der treffendsten Beschreibungen einer Patientin mit einem Cushing-Syndrom gegeben. Er beschrieb eine 23 Jahre alte Frau mit stammbetonter Adipositas, Hochdruck, proximaler Muskelschwäche, abdominellen Striae, Hirsutismus, Alopezie, Schlafstörungen und Rückenschmerzen. In einem späteren Artikel hat Cushing diese Erkrankung mit einem basophilen Tumor der Hypophyse assoziiert.

Definition: Das Cushing-Syndrom ist klinischer Ausdruck einer Mehrproduktion von in erster Linie Glukokortikoiden, weiterhin adrenalen Androgenen und Östrogenen sowie zu einem geringen Anteil auch Mineralokortikoiden. Die Folge des Glukokor-

tikoid-Exzesses ist ein ausgeprägter Katabolismus als Folge einer Substratdeprivation bei einer Glukokortikoid-vermittelten Antagonisierung der Insulinwirkung. Dies erklärt auch die ausgeprägte Myopathie, die Osteoporose und die Fragilität der Gefäßmuskulatur. Erhöhte Glukoneogenese und Insulinresistenz führen zu einer Glukoseintoleranz. Der Gewichtsverlauf dieser Patienten ist variabel, in aller Regel erfolgt eine Gewichtszunahme als Ausdruck des gesteigerten Appetits. Der Hochdruck ist in erster Linie Folge der mineralokortikoiden Wirkung der Glukokortikoide, in zweiter Linie Ausdruck des permissiven Effekts von Glukokortikoiden auf andere vasoaktive Substanzen wie Katecholamine und Angiotensin II.

Die Ursachen des Hyperkortisolismus werden traditionell in ACTH-abhängige und ACTH-unabhängige differenziert (ACTH = adrenocorticotropes Hormon). Die ACTH-abhängigen sind der klassische Morbus Cushing (hypothalamo-hypophysärer Hyperkortisolismus), die ektope ACTH-Sekretion (beispielsweise durch einen neuroendokrinen Tumor verursacht) und selten die ektope CRF-Sekretion (CRF = Corticotropin releasing factor). ACTH-unabhängige Ursachen sind adrenale Adenome und Karzinome sowie sehr selten die mikronoduläre Hyperplasie der Nebennieren. In der Häufigkeit führt bei weitem das ACTH-abhängige Cushing-Syndrom mit etwa 75–85 %, der hypothalamo-hypophysäre Cushing ist für etwa 60–65 % aller Cushing-Fälle verantwortlich.

Die Diagnose des Cushing-Syndroms wird nach der klinischen Verdachtsdiagnose über zwei Screeningtests mit hoher Sensitivität bestätigt: Dies ist zum einen die Bestimmung der Exkretionsrate von freiem Kortisol im 24-Stunden-Urin und die Durchführung des Dexamethason-Hemmtestes (als Übernacht-Kurztest). Hier werden zwischen 2 und 3 mg Dexamethason um 22 bis 23 Uhr appliziert und unter Normalbedingungen bei der Kortisolbestimmung am darauf folgenden Morgen eine regelrechte Suppression der Serumkortisolwerte unter 3 μg/dl (80 nmol/l) demonstriert.

Weitere Möglichkeiten, eindeutige Hinweise auf ein Cushing-Syndrom zu erhalten, bestehen in der Charakterisierung des tageszeitlichen Sekretionsrhythmus von Kortisol: Ein aufgehobenes Tagesprofil weist auf ein Cushing-Syndrom hin. Bei einem normalen Schlaf-Wachrhythmus beträgt der Abendwert unter Normalbedingungen bei Normalpersonen etwa die Hälfte des Morgenwertes.

Die genaue Beschreibung der diagnostischen Möglichkeiten zur Differenzierung der unterschiedlichen Ursachen eines Hyperkortisolismus kann nicht Gegenstand dieses Kapitels sein; es sollen an dieser Stelle nur noch der Dexamethason-Langtest und der CRF-Test kurz genannt werden. Beim Dexamethason-Langtest über 4 Tage zeigt sich beim hypophysären Cushing-Syndrom eine Suppression, die beim adrenalen nicht stattfindet. Beim adrenalen Cushing-Syndrom besteht keine Feedback-Regulation mehr zwischen Nebenniere und Hypophyse aufgrund der autonomen Kortisolproduktion durch den adrenalen Tumor, während beim hypophysären Tumor ein Feedback nach hohen Dosen von Dexamethason noch nachweisbar ist. Ein CRF-Test mit 1 µg CRF/kg Körpergewicht i.v. appliziert kann ebenfalls zur Differenzierung zwischen hypophysärem und adrenalem Cushing herangezogen werden (Nink et al., 1991). Etwa 90% der hypophysären ACTH-sezernierenden Adenome zeigen eine gesteigerte Ansprechbarkeit auf die Gabe von exogenem CRF mit deutlichem ACTH-Anstieg. Es ist noch nicht eindeutig klar, ob tatsächlich eine gesteigerte Sensitivität des Hypophysenadenoms gegenüber CRF besteht oder ob der fraktionale Anstieg der ACTH-Sekretion in erster Linie die erhöhte Anzahl von ACTH-produzierenden Zellen reflektiert. Schließlich kommen bildgebende Verfahren zum Nachweis des Tumors zum Einsatz: Kernspintomogramm der Hypophyse oder ggf. ein Computertomogramm der Nebennieren. Nur in seltenen Fällen ist eine venöse Blutentnahme aus dem Sinus petrosus inferior notwendig, der die hypophysären Venen drainiert (Orth, 1995; Trainer und Grossman, 1991).

Nach wie vor wird die **Pathophysiologie** des Cushing-Syndroms kontrovers diskutiert. Obgleich die Mehrzahl der erhobenen Daten für eine hypophysäre Ursache des Cushing-Syndroms als Ausdruck des ACTH-produzierenden Adenoms sprechen, können »übergeordnete« (hypothalamische) Ursachen nicht gänzlich ausgeschlossen werden. Die Möglichkeit einer neurosekretorischen Störung auf hypothalamischer Ebene mit nachfolgender CRF-Mehrsekretion muß für einige Fälle des Hyperkortisolismus als valides Konzept diskutiert werden. Nota bene: Ein gutes, wenngleich sehr seltenes klinisches Beispiel für einen hypothalamischen Morbus Cushing ist der Hyperkortisolismus im Rahmen eines schweren Alkoholismus oder einer depressiven Störung. Auf die letztgenannte Problematik werden wir später in diesem Kapitel noch detaillierter eingehen.

Die Hypothalamus-Hypophysen-Nebennierenrindenachse konstituiert sich im wesentlichen aus 3 Hormonen: auf hypothalamischer Ebene ist dies CRF, das im Nucleus paraventricularis gebildet und über die Portalvenen zur Hypophyse transportiert wird. CRF ist der potenteste Regulator der Sekretion von ACTH; daneben stimuliert auch Arginin-Vasopressin die ACTH-Sekretion. ACTH selbst wird aus einem großen Präkursormolekül, dem Proopiomelanocortin, prozessiert und stimuliert die Nebenniere hinsichtlich der Kortisolproduktion. Kortisol ist ein klassisches Glukokortikoid, da es den Katabolismus des peripheren Fett- und Eiweißgewebes stimuliert, um Substrate für die hepatische Glukoseproduktion zur Verfügung zu stellen. Als Ausdruck eines negativen Feedback inhibiert Kortisol die Biosynthese von ACTH und CRF. Grundlegend für die Diskussion eines hypothalamisch verursachten Cushing-Syndroms sind die endokrinen und anderen physiologischen Effekte von CRF. In zahlreichen Untersuchungen konnte die zentrale Rolle von CRF bei der Streßreaktion beschrieben werden, da es nicht nur die steuernde Funktion für die Produktion von Kortisol in der Nebennierenrinde ausübt, sondern auch eine bedeutsame Rolle in der Regulation autonomer Funktionen spielt. Die Grundlage hierfür stellen die

engen neuroanatomischen Beziehungen von CRF zum autonomen Nervensystem über hypothalamische und extrahypothalamische Neurone dar.

Die Isolierung und Charakterisierung von CRF im Jahre 1981 durch Vale ergab ein aus 41 Aminosäuren bestehendes Peptid. Ratten- und humanes CRF sind identisch, von ovinen unterscheiden sich beide in sieben Aminosäuren. Die Struktur des ovinen CRF konnte mit Hilfe rekombinanter DNA-Technologie bestätigt werden. Die Charakterisierung von CRF anderer Spezies zeigte einen hohen Grad an entwicklungsgeschichtliche Konservierung dieses Hormons mit entsprechender Strukturhomologie. Das menschliche CRF-Gen konnte auf dem Chromosom 8 lokalisiert werden, seine Expression steht unter multifaktorieller Kontrolle. So ist eine Suppression durch Glukokortikoide und eine Stimulation durch c-AMP beschrieben worden (c-AMP = zykl. Adenosinmonophosphat).

Die zentralnervöse Lokalisation von CRF-immunreaktiven Neuronen ist im Detail beschrieben worden. Die hypothalamischen Neurone befinden sich überwiegend im parvozellulären Anteil des Nucleus paraventricularis (PVN). Weitere CRF-enthaltende Anteile des Hypothalamus sind der Nucleus supraopticus, Nucleus suprachiasmaticus, Nucleus periventricularis, Nucleus arcuatus und die magnozellulären Anteile des PVN. Damit ist dieser Kern nicht nur der Ausgangspunkt für Projektionen zur Hypophyse und damit funktionell für die Kontrolle der ACTH-Sekretion, sondern auch zum Hypophysenhinterlappen und Kernen des Hirnstammes. So bestehen beispielsweise reziproke Projektionen zwischen dem PVN und Zellgruppen des Hirnstammes. Die hypothalamische und extrahypothalamische Verteilung von CRF im ZNS weist zusammenfassend darauf hin, daß morphologisch und funktionell zwei Systeme voneinander unterschieden werden können: zunächst ein hypothalamo-infundibuläres, das zur medianen Eminenz projiziert, und ein überwiegend extrahypothalamisches System, das eine bedeutsame Rolle in der Regulation autonomer und metabolischer Funktionen besitzt.

Aufgrund seiner neuroanatomischen Verteilung beeinflußt CRF nicht nur endokrine, sondern auch nicht-endokrine physiologische Funktionen. Diese umfassen das kardiovaskuläre System, Atmung, Nahrungszufuhr, Glukosestoffwechsel, Reproduktion und Wachstum, Immunfunktionen sowie kognitives und motorisches Verhalten (Brown, 1991; Butler et al., 1990; Lehnert et al., 1993; Nemeroff, 1992). Zahlreiche Daten haben es sehr eindeutig machen können, daß CRF ein zentrales Hormon in der Koordination der Streßreaktion darstellt. Eine Reihe von Stressoren führen zu einer erhöhten Expression der CRF-mRNA und vermehrten Freisetzung und damit Stimulation der Hypophysen-Nebennierenrinden-Achse (mRNA = messenger Ribonukleinsäure). Hypothalamisches und extrahypothalamisches CRF wirken zusammen im Hinblick auf:
- die Integration der endokrinen und autonomen Reaktion nach Belastungssituationen,

– den differentiellen Einfluß von Stressoren auf die Aktivität der Hypothalamus-Nebennierenrinden-achse und des autonomen Nervensystems und

– letztlich die Modulation adreno-kortikaler und adreno-medullärer Reaktionen und deren Interaktion (Lehnert et al., 1995).

Dies macht auch verständlich, daß eine erhöhte hypothalamische CRF-Sekretion für einen Teil der Fälle mit Cushing-Syndrom verantwortlich gemacht wird. Es geschieht vor allem unter der Vorstellung, daß eine Streß-induzierte CRF-Sekretion zu einer dauerhaften und pathologischen Stimulierung der hypophysären ACTH-produzierenden Zellen führt. Da hypothalamisches CRF wiederum unter der Kontrolle zahlreicher Neurotransmittersysteme steht (in erster Linie Noradrenalin, Serotonin, GABA), wird deutlich, daß eine Reihe von neurochemischen Veränderungen, die selber möglicherweise Streß-induziert sind, auch die CRF-Sekretion beeinflussen (Al-Damluji, 1993). Besonders bedeutsam ist hier, daß offensichtlich unterschiedliche Populationen von hypothalamischen Neurone unter basalen und Streßbedingungen aktiviert werden. Unter basalen Bedingungen scheint Noradrenalin die CRF-Sekretion über eine Aktivierung von alpha-1-Rezeptoren zu stimulieren, während unter Streßbedingungen eine Aktivierung von alpha-2-Rezeptoren die CRF-Sekretion zu inhibieren vermag. In Übereinstimmung mit diesen Ergebnissen haben wir selbst einen inhibierenden Effekt des Katecholamin-Präkursors L-Tyrosin unter Streßbedingungen auf die Sekretion von Kortikosteron nachweisen können (Lehnert und Wurtman, 1993).

Die hierzu durchgeführten klinischen Untersuchungen müssen auf der Grundlage der oben genannten Daten gesehen werden. So gibt es einige wenige neuropharmakologische Untersuchungen, die über eine Beeinflussung hypothalamischer Transmitter auch die Aktivität der Hypophysen-Nebennieren-achse bei Cushing-Patienten untersuchten. Es konnte gezeigt werden, daß die Applikation des Serotonin-Antagonisten Cyproheptadin bei einem kleineren Teil der untersuchten Cushing-Patienten zu einer (zeitweisen) Remission führte.

Allerdings weisen diese Cyproheptadin-Daten auch darauf hin, daß es sicher nur eine kleine Gruppe von Patienten sein wird, für die eine hypothalamische Genese diskutiert werden muß.

Einige Untersuchungen haben die episodische Sekretion von ACTH und Kortisol bei Cushing-Patienten analysiert. In einer Untersuchung (van Cauter und Refetoff, 1985) wurden aufgrund des Kortisolsekretionsmusters Subtypen des Cushing-Syndroms differenziert: eine hyperpulsatile (möglicherweise hypothalamisch-vermittelte) und eine hypopulsatile (hypophysäre) Sekretionsform. Interessanterweise rezidivierte das Cushing-Syndrom nach Hypophysenoperation nahezu ausschließlich in der Gruppe der sog. hyperpulsatilen Patienten. Dies wurde als ein Hinweis dafür gewertet, daß hier eine CRF-Mehrsekretion ursächlich zugrunde lag.

In einer anderen Untersuchung wurden ACTH und Kortisol in kurzen Zeitintervallen untersucht: So fanden Stewart und Mitarbeiter (Stewart et al., 1992) bei einer Probenentnahme alle 15 Minuten, daß bei Cushing-Patienten ein zweifacher Anstieg der mittleren 24-Stunden-Kortisol- und ACTH-Werte vorlag. Dieser Anstieg war überwiegend vermittelt durch einen Anstieg der ACTH-Pulsamplitude. Da gleichzeitig auch die Talspiegel bei den Patienten deutlich erhöht waren, wurden diese Daten als hypothalamische Stimulation der hypophysären ACTH-Sekretion interpretiert. Allerdings wurden die Daten in dieser Studie unter der Vorstellung interpretiert, daß die Pulsatilität der ACTH-Sekretion von einem hypothalamischen Pulsgenerator abhängt. Da aber auch bereits einzelne Zellverbände bis hin zu intrazellulären »second-messenger-Systemen« bereits eine Pulsatilität zeigen, kann dieser Schluß nicht unmittelbar gezogen werden.

Nach wie vor haben wir daher bei aller Diskussion noch keinen überzeugenden Hinweis dafür, daß das Cushing-Syndrom Ausdruck einer hypothalamischen Mehrsekretion von CRF ist. Die Fülle der endokrinen und klinischen Veränderungen ist nach erfolgreicher Operation reversibel; so auch die biochemischen Veränderungen wie beispielsweise der Hypogonadismus, die abgeschwächte Wachstumshormonreaktion auf definierte Stimuli und auch die TSH-Antwort auf TRH. Ebenso die bei Cushing-Patienten beobachteten psychischen Störungen wie insbesondere die depressive Symptomatik ist nach Behandlung der Grundkrankheit nahezu vollständig rückläufig. Schließlich spricht die hohe Erfolgsrate eines neurochirurgischen Eingriffs von etwa 80–85% dafür, daß die hypophysäre Ursache im Sinne eines ACTH-produzierenden Adenoms ganz im Vordergrund steht (Grossman, 1991). Weiterhin wird dies unterstützt durch den monoklonalen Ursprung dieser Hypophysentumoren (Herman et al., 1990). Denkbar bleibt, daß eine Minderzahl von etwa 10% aller zentralen Cushing-Syndrome durch eine hypothalamische Stimulation oder Desinhibierung mitverursacht und aufrechterhalten wird.

Die häufigen *affektiven Störungen* beim Cushing-Syndrom haben wir oben bereits angesprochen. Bei etwa 40–80% aller Patienten finden sich schwere Störungen, häufig im Sinne einer Depression, häufig aber auch im Sinne einer bipolaren Erkrankung mit manisch-depressiven Zügen. Dies hat vielen Autoren nahegelegt, daß die Depression auf der einen und der Hyperkortisolismus auf der anderen Seite verwandte Erkrankungen sind. Dagegen spricht allerdings die nahezu vollständige Remission der affektiven Symptome nach erfolgreicher Hypophysenoperation.

Andererseits finden wir bei depressiven Erkrankungen eine endokrine Konstellation, die in hohem Maße mit einer CRF-Mehrsekretion kompatibel ist: So ist der Dexamethason-Kurztest pathologisch und wird unter den Bedingungen einer klinischen Remission wieder normal; es findet sich ein abgeschwächter ACTH-Anstieg bei erhöhten Ausgangswerten im Anschluß an eine CRF-Injektion als Ausdruck einer hypothalamischen Mehrsekretion bei erhaltenem hypophysären Feedback und es konnte schließlich in der Zerebrospinalflüssigkeit depressiver Patienten eine deutlich erhöhte Konzentration von CRF nachgewiesen werden.

Insgesamt weisen diese Befunde darauf hin, daß sowohl hypothalamische wie extrahypothalamische CRF-Systeme bei der Depression pathologisch verändert sind, wobei hier durchaus auch Veränderungen in der Aktivität monoaminerger Systeme eine relevante Rolle spielen (Gold et al., 1988; Kling und Gold, 1990). Veränderungen in der Aktivität der Hypothalamus-Hypophysen-Nebennierenrinden-Achse können als Marker für eine depressive Erkrankung gelten; eine eindeutige Beziehung zum Hyperkortisolismus kann allerdings nicht hergestellt werden. Schließlich fehlen bei depressiven Patienten nahezu alle der genannten Symptome eines Cushing-Syndroms.

Nennenswerte Arbeiten über die psychodynamischen Aspekte und überdauernden Persönlichkeitsstörungen eines Cushing-Patienten liegen nicht vor (Sonino et al., 1988). Es bleibt daher festzuhalten, daß die psychischen Symptome, die im Verlauf eines Hyperkortisolismus auftreten, nach erfolgreicher Operation nahezu vollständig reversibel sind.

2.3 Diabetes insipidus

Über die Bedeutung der Vasopressin-Synthese und -Sekretion für die Aufrechterhaltung des Wasserhaushalts haben wir bereits im Kapitel 9, »Psychoneuroendokrinologie« berichtet. Unter Normalbedingungen ist eine ausgeglichene Volumenhomöostase Folge eines adäquaten Durstgefühls und einer osmotisch regulierten Vasopressin-Sekretion, die dann zu einer Wasserretention führt. Störungen des Wasserhaushalts können Ausdruck einer psychischen Störung sein, so insbesondere bei der schweren primären Polydipsie, die als eine wesentliche Differentialdiagnose zum Diabetes insipidus centralis gilt.

Im folgenden soll kurz noch einmal auf die Grundlagen der Regulation des Wasserhaushalts durch Vasopressin eingegangen werden. Vasopressin wird im Nucleus paraventricularis und Nucleus supraopticus des Hypothalamus gemeinsam mit Oxytocin gebildet. Die Synthese erfolgt allerdings in separaten Neuronenverbänden. Über den Tractus supraopticohypophysealis erfolgt ein Hormontransport zum Hypophysenhinterlappen. Eine Reihe von neuronalen Bedingungen kontrolliert die Freisetzung auf hypothalamischer Ebene. Bedeutsam ist weiterhin, daß durch neue immunhistochemische Techniken nachgewiesen wurde, daß Vasopressin nicht nur zum Hypophysenhinterlappen, sondern auch zum Hypophysenvorderlappen transportiert wird und dort gemeinsam mit CRF die Freisetzung von ACTH bewirkt.

Das über osmotische Stimuli vermittelte Durstgefühl und die Vasopressin-Stimulation mit dem Ziel einer Wasserretention werden in einem kleinen Areal des Hypothalamus integriert. Vermutlich geschieht dies im Bereich des Organum vasculosum laminae terminalis im Bereich des vorderen Ventrikels. Schon eine einprozentige Steigerung der Plasmaosmolalität über die mittlere osmotische Schwelle von etwa

285 mosmol/kg hinaus führt über eine Aktivierung der Osmorezeptoren zu einer vermehrten Freisetzung von Vasopressin. Extrazelluläres Natrium ist hierbei die wesentliche osmotisch wirksame Substanz. Wasserretention wird dann über die Wirkung von Vasopressin an den antidiuretischen (V2-)Rezeptoren der renalen Sammelrohre erreicht (Hensen, 1993).

Im Gegensatz zum osmoregulatorischen System wird die non-osmotische Freisetzung von Vasopressin über ein anatomisch sehr diffuses System vermittelt, das vergleichsweise insensitiv und nichtspezifisch ist. Dieses System reagiert auf Information durch Barorezeptoren, die in Aorta und Karotissinus lokalisiert sind, und über Volumenrezeptoren im linken Vorhof. Die entsprechenden Signale werden über vagale und glossopharyngeale Nerven zum Hirnstamm geleitet und schließlich über das subfornikale Organ in den magnozellulären Neuronen des Hypothalamus integriert (Robertson et al., 1982).

Definition: Der Diabetes insipidus ist eine Erkrankung, bei der es zur Ausscheidung eines deutlich verdünnten Urins und einer Polyurie von über 30 ml/kg/Tag kommt. In diesem Zusammenhang sind drei wesentliche Ursachen von Bedeutung:
– der zentrale Diabetes insipidus,
– der nephrogene Diabetes insipidus,
– die primäre Polydipsie.
Die *klinischen Symptome* eines Diabetes insipidus sind in erster Linie eine ausgeprägte Polyurie und Polydipsie; die Patienten werden bei einem Urinvolumen von über 3–4 l/Tag dann symptomatisch. Auf den zentralen und nephrogenen Diabetes insipidus soll an dieser Stelle nur passager eingegangen werden. Der zentrale Diabetes insipidus ist ein Vasopressin-sensitiver Diabetes insipidus und entsteht beispielsweise nach Tumoren (Kraniopharyngeom, andere suprasselläre Tumoren), bei granulomatösen Erkrankungen (Sarkoidose, Tuberkulose) sowie vaskulär (zerebrale Thrombosen, Aneurysmata) und idiopathisch mit nachweisbaren Autoantikörpern gegen Hypophysengewebe. Der nephrogene Diabetes insipidus ist sehr selten und tritt entweder angeboren auf (und zeichnet sich hier durch Fehlen von Rezeptoren für Vasopressin aus) oder er ist erworben im Rahmen chronischer Nierenerkrankungen oder durch die Einnahme bestimmter Medikamente (z. B. Lithium oder Barbiturate; Robinson, 1985).

Bei der **primären Polydipsie**, die gelegentlich auch als kompulsives Trinken bezeichnet wird, handelt es sich in allererster Linie um eine psychogene Erkrankung. Die primäre Polydipsie wird häufig in Assoziation mit schweren Psychosen (Erkrankungen aus dem schizophrenen Formenkreis) beobachtet. Der Verlauf ist dabei sehr variabel, die Polydipsie und Polyurie kann sehr fluktuieren. Noch nicht eindeutig geklärt ist, ob die Perpetuierung dieses exzessiven Trinkverhaltens Ausdruck einer konstitutionellen Störung oder auch einer hypothalamischen Läsion der Osmorezeptoren darstellt. Die Veränderrungen der Plasma- und Urinosmolalität und das veränderte Ansprechen von Vasopressin bei dieser Erkrankung scheint hierbei weniger Ausdruck struktureller Abnormalitäten des Durstzentrums, sondern vor allen Dingen Folge der Erkrankung zu sein. In aller Regel bessert sich auch mit einer Remission der Psychose das kompulsive Trinkverhalten. Diese Erkrankung ist für den Endokrinologen bedeutsam, da häufig die Differentialdiagnose zum echten Diabetes insipidus centralis schwer fällt und dann gemeinsam mit der psychiatrischen Einschätzung abgeklärt werden muß. In jedem Fall liegt dem Krankheitsbild der primären Polydipsie eine psychische Störung zugrunde, ohne daß eindeutig den Patienten charakterisierende Persönlichkeitsmerkmale attribuiert werden können.

Die Differentialdiagnostik der primären Polydipsie und des echten zentralen Diabetes insipidus geschieht über einen kontrollierten Durstversuch mit anschließender Vasopressin-Gabe. Während des Durstversuches werden Plasma- und Urinosmolalität, spezifisches Gewicht, Urinnatrium und Vasopressin am Versuchsende bestimmt. Unter kontrollierten Untersuchungsbedingungen nimmt bei der primären Polydipsie das Urinvolumen ab, während dies nur marginal beim Diabetes insipidus centralis der Fall ist. Der Diabetes insipidus centralis spricht auf eine abschließende Gabe von Vasopressin gut an, die primäre Polydipsie tut dies wegen der langbestehenden Störung und der konsekutiven Schädigung des Nierenmarkes nicht.

Der therapeutische Einsatz von Vasopressin bei den Patienten mit einer primären Polydipsie ist umstritten; im Vordergrund steht die Behandlung der neurotischen oder psychotischen Grunderkrankung.

2.4 Autoimmunhyperthyreose (Morbus Basedow)

Unter den unterschiedlichen Formen der Hyperthyreose ist der Morbus Basedow wohl die häufigste. Das große Interesse der Endokrinologen an dieser Erkrankung beruht vor allem auf den komplexen immunologischen und endokrinen Interaktionen bei diesem Krankheitsbild, seinem sehr variablen und klinisch häufig herausfordernden Verlauf und nicht zuletzt wegen der immer wieder zum Teil anekdotisch, zum Teil kontrolliert untersuchten Zusammenhänge von Streß und Krankheitsbeginn.

Definition: Die Hyperthyreose wird letztlich über eine erhöhte Schilddrüsenhormonproduktion und/oder -Wirkung definiert. Typisch hierfür ist die Erhöhung der Konzentrationen von Thyroxin (T4) und Trijodthyronin (T3) und einem erniedrigten TSH (TSH = thyroid stimulating hormone). In den meisten Fällen liegt der Erkrankung ein Morbus Basedow und/oder eine funktionelle Autonomie zugrunde. Alle anderen Ursachen sind Raritäten.

Epidemiologie: Der Altersgipfel der Erkrankung liegt zwischen 30 und 40 Jahren, Frauen sind fünfmal häufiger betroffen als Männer. Die aus den USA berichtete jährliche Inzidenz liegt bei etwa 35 auf 100 000 Einwohner. Damit ist die Hyperthyreose neben dem Diabetes mellitus und der Osteoporose eine der häufigsten endokrinologischen Erkrankungen.

Ätiologie: Es ist heute eindeutig, daß es sich bei der Hyperthyreose vom Typ Morbus Basedow um eine durch Autoantikörper gegen den TSH-Rezeptor hervorgerufene Erkrankung handelt. Dieser Autoantikörper bindet direkt an den TSH-Rezeptor, wirkt damit als TSH-Agonist, der die Aktivität von c-AMP steigert und damit die Hormonbildung erhöht. Der vermehrten Bildung von TSH-Rezeptor-Antikörpern und Interaktion mit ihrem Rezeptor liegen unterschiedliche mögliche Ursachen zugrunde. In erster Linie werden hier diskutiert:

- Ein Defekt der Antigen-spezifischen Suppressor-T-Zellen, der zu einem Ungleichgewicht von Helfer- und Suppressorzellfunktion führt und in einer deutlich erhöhten Bildung von TSH-Rezeptor-Antikörpern resultiert.
- Ein Defekt in den Mechanismen, mit denen Thyreozyten und T-Zellen die Helfer-T-Zellaktivierung vermitteln. Thyreozyten können HLA-Klasse-II-Antigene exprimieren (HLA-DR 3), die wiederum mit den Helferzellen interagieren.
- Schließlich kann die Pathogenese über idiotypische-antiidiotypische Antikörper erklärt werden, die die Entwicklung von sekundären Antikörpern gegen die Idiotypen des primären Antikörpers verursachen. Im Falle des Morbus Basedow würden die TSH-Rezeptor-Antikörper eine sekundäre Antikörperbildung verursachen, die sich dann wiederum gegen bestimmte Epitope des TSH-Rezeptor-Antikörpers richten. Da sich diese Antikörper dann spiegelbildlich zum TSH-Rezeptor-Antikörper verhalten, würden sie sowohl TSH wie auch den TSH-Rezeptor-Antikörper binden.

Ohne Frage ist die Pathogenese der Autoimmunhyperthyreose extrem komplex und Ausdruck einer immuno-endokrinen Interaktion auf der Ebene der Thyreozyten. Es besteht sicher eine bedeutsame genetische Prädisposition (Expression von HLA-Antigenen DR 3), so daß auch vor diesem Hintergrund die Bedeutung psychologischer Untersuchungen etwas relativiert werden muß. Zumindest muß angenommen werden, daß nur oder überwiegend Patienten mit diesem HLA-Muster auf belastende Ereignisse und Erfahrungen vulnerabel reagieren.

Die *klinischen Zeichen* eines Morbus Basedow sind vielfältig und betreffen nahezu jedes Organsystem. Im Vordergrund stehen im Extremfall eine ausgeprägte Unruhe, Nervosität, Schlaflosigkeit, Gewichtsverlust, Schweißneigung. Kardiovaskulär imponieren eine Tachykardie, Kurzatmigkeit, erhöhte Blutdruckamplitude und Rhythmusstörungen. An gastrointestinalen Symptomen stehen Diarrhöen im Vordergrund, an neuromuskulären vor allem Zittern, Muskelschwäche und schwere Myopathien. Ebenso vielfältig sind kognitive Symptome: Unruhe wurde genannt, weiterhin vermehrte Angst und Verlust der Fähigkeit sich zu konzentrieren, bis hin zu depressiven und anderen psychiatrischen Reaktionen.

Auf die Labordiagnostik der Hyperthyreose soll hier nicht weiter im Detail eingegangen werden, wegweisend ist die Konstellation erhöhter peripherer Hormone bei erniedrigtem TSH. Im Fall des Morbus Basedow werden die TSH-Rezeptor-Antikörper und auch Antikörper gegen die Schilddrüsenperoxidase nachgewiesen.

Psychosozialer Kontext: Eine Vielzahl von Berichten liegt über die Beziehung zwischen belastenden Lebensereignissen und dem Beginn einer Autoimmunhyperthyreose vor. Überwiegend sind diese Daten anekdotisch; eine Reihe von Studien aus den letzten Jahren hat sich dann systematischer mit der Häufung belastender Lebensereignisse und dem Auftreten eines Morbus Basedow auseinandergesetzt.

Die ersten Berichte über eine Beziehung zwischen Streß und Morbus Basedow gehen auf die ersten Jahrzehnte des vergangenen Jahrhunderts zurück, in denen Parry und Graves unabhängig voneinander den Morbus Basedow beschrieben und Hinweise für psychische Belastungen zu Krankheitsbeginn gegeben haben. Das deutsche Wort »Schreck-Basedow« bezieht sich auch auf diesen Zusammenhang. In nahezu jedem medizinischen Lehrbuch wird auf diese Zusammenhänge hingewiesen; aus literarischer Sicht beruht dies auf der Bemerkung von Sir William Osler in der ersten Ausgabe seines Textbuches der Inneren Medizin.

Zu Beginn dieses Jahrhunderts wurden überwiegend psychodynamische Theorien zur Genese des Morbus Basedow aufgestellt. So interpretierte Lewis 1925 die Erkrankung als eine schwere Angstneurose und die Gruppe um Franz Alexander bestätigte dies im wesentlichen und attribuierte den hyperthyreoten Patienten eine spezifische Persönlichkeitsstruktur. Vor allem wurde hier das Versagen von Bedürfnissen in früheren Entwicklungsphasen als ursächlich angenommen. Aufgrund der deutlichen Bevorzugung des weiblichen Geschlechts wurde weiterhin angenommen, daß über eine frühzeitige Übernahme von mütterlichen Funktionen eine Identifizierung mit dem Wunschobjekt (z. B. andere Person) erfolgt. Das kontinuierliche Bedürfnis nach Anerkennung, häufig begleitet von einer Frustration, führt über eine dauerhafte Aktivierung der Hypothalamus-Hypophysen-Schilddrüsenachse schließlich zu einer Dekompensation (Ham et al., 1951). Wie zu erwarten, konnten spätere nicht so explizit psychodynamisch orientierte Untersuchungen diese Zusammenhänge kaum bestätigen.

Spezifische Persönlichkeitsstrukturen wurden beim Basedow-Patienten nur in Ansätzen gefunden. Aggressives aber auch depressives Verhalten wurde häufig beschrieben, wobei eine Konfundierung mit entweder bestehender oder durchgemachter Krankheit nicht immer ausgeschlossen werden kann (Brown und Hetzel, 1967). In einer Untersuchung von Krüskemper und Krüskemper (1970) wurde allerdings beschrieben, daß Hyperthyreose-Patienten deutlich höhere Werte auf einer Neurotizismusskala auch nach kompletter Normalisierung der Schilddrüsenstoffwechsellage aufwiesen.

Wie erwähnt, wurden in den vergangenen Jahren dann zunehmend in kontrollierteren Untersuchungen die Zusammenhänge zwischen belastenden Lebensereignissen und einem Auftreten eines Morbus Basedow untersucht. Bereits 1927 beschrieb Bram bei 3343 Patienten mit einer endokrinen Orbitopathie, daß in 85% ein belastendes Lebensereignis auftrat. Spätere Studien waren in ihrer Aussage nicht so eindeutig: Mit semi-strukturierten Interviews konnten beispielsweise von Gray und Hoffenberg keine eindeutigen Zusammenhänge beschrieben werden.

Auf Bevölkerungsebene sind die Daten auch kontrovers; so wurde eine offensichtliche Epidemie des Morbus Basedow in Dänemark während der Nazibesetzung beobachtet; dagegen konnte dann in Untersuchungen in Nordirland nicht gefunden werden, daß in der Phase der großen Bürgerkriegsunruhen die Anzahl der verschriebenen thyreostatischen Medikamente zunahm.

Eine aktuelle Studie hat mit Hilfe eines semistrukturierten Interviews (»Paykel's Interview for recent life events«) 70 konsekutive Patienten mit einem Morbus Basedow und 70 Gesunde kontrolliert untersucht (Sonino et al., 1993): Es fand sich, daß Patienten mit einem Morbus Basedow deutlich mehr belastende Lebensereignisse als Kontrollpersonen erlebt hatten (statistisch hochsignifikant). Ebenso waren diese Ereignisse deutlich subjektiv belastender. Erstmals wurden in dieser Untersuchung valide und rigide Untersuchungskriterien angelegt (nur Basedow-Patienten, sorgfältige Klassifikation des Krankheitsbeginns, eindeutige Definition der belastenden Ereignisse, Durchführung des Interviews nach Remission, einfach blinde Studie), so daß diese Ergebnisse nun doch einen gesicherten Hinweis auf den Zusammenhang von belastenden Lebensereignissen und Morbus Basedow geben.

Angesichts der großen Zahl anekdotischer Berichte und dieser aus unserer Sicht erstmals auch nach psychologischen Kriterien validen Untersuchung muß ein Zusammenhang zwischen Lebensereignissen und dem Beginn eines Morbus Basedow angenommen werden. Die »life-event-Forschung« hat damit sicher inzwischen wesentlich mehr zur Pathogenese des Morbus Basedow beigetragen als psychodynamische oder Persönlichkeits-psychologische Untersuchungen (Harris et al., 1992).

Die offene Frage bleibt die, über welche Mechanismen belastende Ereignisse oder Streß zur Erkrankung führen. Es gibt wenig überzeugende Hinweise, daß dies über die Hypothalamus-Hypophysen-Schilddrüsenachse vermittelt wird. Aufgrund der oben gemachten Ausführung ist es wahrscheinlicher, daß die Streßeffekte über das Immunsystem bei einer immungenetisch vulnerablen Person vermittelt werden. Es gibt inzwischen eine Reihe von Hinweisen dafür, daß Streß zu einer Inhibierung von Suppressor-T-Lymphozyten führt. Dies kann über eine Aktivierung des Hypothalamus-Hypophysen-Nebennierenrindensystems geschehen (Kortisol beeinflußt Suppressor-T-Zellen) oder auch über andere Zytokine und Elemente des Immunsystems (Imura et al., 1991). Nach jetzigem

Kenntnisstand muß daher – obgleich die genauen Mechanismen noch entschlüsselt werden müssen – von einer Streß-induzierten Aktivierung der Kortisolfreisetzung und Unterdrückung der Funktion von Suppressor-T-Zellen ausgegangen werden. Dies würde dann schließlich auch die vermehrte Bildung von TSH-Rezeptor-Antikörpern plausibel machen, wenngleich damit letztendlich die Interaktionen von Immunzellen und Thyreozyten noch nicht geklärt sind. Weitere Studien müssen schließlich die Bedeutung der immungenetischen und damit individuellen Vulnerabilität berücksichtigen (Utiger, 1991; Volpé, 1990).

2.5 Hypothyreose bei Autoimmunthyreoiditis

Eine der wesentlichen Ursachen einer Hypothyreose, im Erwachsenenalter mit die häufigste, ist die Autoimmunthyreoiditis vom Typ Hashimoto. Diese Erkrankung soll hier genannt werden, da sie ähnlich wie der Morbus Basedow eine Autoimmunerkrankung der Schilddrüse darstellt und letztlich durch ganz ähnliche pathogenetische Ursachen zustande kommt. Andererseits gibt es bis jetzt keine relevanten Daten, die einen Zusammenhang zwischen Persönlichkeit oder psychischen Ereignissen und Krankheitsbeginn dokumentieren. Aufgrund der unter dem Morbus Basedow genannten Mechanismen kann aber auch hier eine neuroimmunoendokrine Interaktion nicht ausgeschlossen werden.

Definition: Patienten mit einer Hashimoto-Thyreoiditis sind durch bestimmte zirkulierende Antikörper charakterisiert, insbesondere gegenüber der Schilddrüsen-Peroxidase. Weiterhin besteht ein deutlich erhöhtes Risiko für andere autoimmune Erkrankungen wie den Morbus Addison, den Insulin-pflichtigen Diabetes, die perniziöse Anämie oder Myasthenia gravis. Antikörper gegen den TSH-Rezeptor werden nur in Ausnahmefällen nachgewiesen. Der Unterschied zum Morbus Basedow besteht bei dieser Erkrankung vor allem in der unterschiedlichen Expression der Zytokinmuster infiltrierender T-Lymphozyten. Die Hypothyreose der Hashimoto-Thyreoiditis ist in jedem Fall das Ergebnis eines Immunprozesses, der gegen die Thyreozyten gerichtet ist. Möglicherweise handelt es sich hier in erster Linie um eine Störung der zellvermittelten Immunität, die sich als Folge eines genetischen Defektes der Suppressor-T-Zellfunktion manifestiert. Nach dieser Vorstellung werden Helfer-T-Zellen nicht ausreichend supprimiert und können B-Lymphozyten aktivieren, die dann wiederum die Antikörper gegen Schilddrüsenantigene produzieren. Ein zusätzlicher zytotoxischer Faktor oder Antikörper, der den definierten Zelluntergang bewirkt, mag noch eine weitere Rolle spielen. Ein immungenetischer Hintergrund besteht, da Patienten mit einer Hashimoto-Thyreoiditis häufiger HLA-Klasse-II-Antigene (DR 5) exprimieren. Es kann daher letztlich nicht ausgeschlossen werden, daß bei einem Individuum mit einem definierten immungenetischen Hintergrund in dem einen Fall ein

Ereignis zu einer Hashimoto-Thyreoiditis, im anderen Fall zu einem Morbus Basedow führt.

Die *klinische Symptomatik* einer Hypothyreose ist häufig eindrucksvoll, wenngleich nicht immer spezifisch. Latente Verlaufsformen spielen auch hier eine ganz bedeutende Rolle, insbesondere in der Differentialdiagnose psychiatrischer Erkrankungen. Beispielsweise kann bei einer latenten Hypothyreose eine depressive Symptomatik bestehen, als solche fehlerkannt und damit inadäquat behandelt werden.

Als Leitsymptome finden sich häufig Müdigkeit, geringgradiger Gewichtszunahme und eine Lethargie. Die psychischen Veränderungen umfassen in erster Linie eine verminderte Konzentrationsfähigkeit, Somnolenz, Verlangsamung von Sprache und Auffassung, sowie deutliche Gedächtnislücken. An neuromuskulären Symptomen finden sich Muskelschwäche, häufige Krämpfe sowie verlängerte Reflexzeit. Die kardiovaskulären Veränderungen umfassen eine Bradykardie und oft eine verminderte Belastbarkeit.

Ganz wichtig für die gynäkologische Endokrinologie sind die Störungen des Reproduktionssystems, die auch bei der Hyperthyreose auftreten können. Bei der Hypothyreose findet man eine herabgesetzte Libido und Fertilitäts- sowie Zyklusstörungen. Schließlich bestehen häufig pathognomonische Hautveränderungen: Die Haut wird trocken, rauh; Lidödeme sind feststellbar und gelegentlich auch eine fahl-gelbliche Gesichtsfarbe. Alle diese Veränderungen sind nach Einleitung einer adäquaten Therapie, in der Regel Substitution von Thyroxin, reversibel. Damit gehört die adäquate Erfassung des Schilddrüsenstatus unbedingt zum differentialdiagnostischen Repertoire psychologischer Erkrankungen.

2.6 Sekundäre Amenorrhoe

An anderer Stelle wird ausführlicher auf die Probleme der weiblichen und männlichen Sterilität und Infertilität eingegangen (s. Kap. 76, »Gynäkologie und Geburtshilfe«, und Kap. 77, »Urologie«). Da die sekundäre Amenorrhoe bei der Frau zu einem beträchtlichen Teil durch psychosoziale Einflüsse mitausgelöst werden kann, soll an dieser Stelle noch einmal kurz auf die Bedeutung einer gestörten Synthese und Freisetzung von Gonadotropin-Releasing Hormon (GnRH) und die Entwicklung einer sekundären Amenorrhoe eingegangen werden.

Das Peptidhormon GnRH wurde 1971 durch die Gruppe von Schally identifiziert. Neurone, die GnRH enthalten, finden sich im mediobasalen Hypothalamus, der präoptischen Region und auch außerhalb hypophyseotroper Hirnareale, wie im Septum, der Stria terminalis und dem Bulbus olfactorius. Während das aus der medianen Eminenz in Portalgefäße freigesetzte GnRH als Hormon die Sekretion von Gonadotropinen stimuliert, wird vermutet, daß extrahypothalamisches GnRH im Gehirn das Reproduktionsverhalten moduliert. GnRH-Neurone bilden mit vielen anderen Neuronen synaptische Kontakte, so daß sie in ihrer

Aktivität durch klassische Neurotransmitter wie Noradrenalin, Dopamin, Acetylcholin, gamma-Aminobuttersäure (GABA) oder Peptide wie Opioide, Substanz-P, Neuropeptid-Y oder CRF moduliert werden. Neuerdings ist bekannt, daß GnRH auch peripher gebildet wird, so in Plazenta und Ovar, wo es als parakriner Regulator die HCG-Synthese und Bildung von Steroidhormonen kontrolliert. Auch wurden Bindungsstellen für GnRH auf Immunzellen nachgewiesen und in vivo eine proliferationshemmende Wirkung auf Milzzellen beschrieben.

GnRH ist notwendig für eine normale Reproduktion; es stimuliert die Ausschüttung der Gonadotropine LH und FSH aus dem Hypophysenvorderlappen. Nach heutigem Verständis ist GnRH das wesentliche Releasing-Hormon für die zentralnervöse Steuerung der Gonadenfunktion. Es wird pulsatil in das hypothalamisch-hypophysäre Portalgefäßsystem sezerniert mit dem Erfolg, daß eine pulsatile Freisetzung von LH und weniger ausgeprägt auch von FSH resultiert. Beim Zustandekommen dieser pulsatilen Freisetzung sind mehrere Neurotransmittersysteme beteiligt. Noradrenalin wird dabei eine permissive, Opioiden und vor allem GABA eine inhibitorische Rolle zuerkannt. Die vielfältigen synaptischen Verbindungen von GnRH-Neuronen mit anderen Neurotransmittersystemen sorgen für eine kontrollierte Ausschüttung von GnRH in das Portalgefäßsystem. Eine bedeutsame Frage ist daher auch die, warum so viele unterschiedliche Transmitter beteiligt sind. Bekannterweise ist die Reproduktion von einer Reihe äußerer und innerer Reize abhängig, die stimulierend oder hemmend wirken. Bei Mensch und Tier wird die Reproduktion durch visuelle oder olfaktorische Reize stimuliert und unter ungünstigen Umweltbedingungen eingeschränkt. Beispielsweise hemmen Streß und Unterernährung den ovariellen Zyklus der Frau.

Tierexperimentell wurde gezeigt, daß eine zentralnervöse Gabe von CRF das Sexualverhalten und die LH-Sekretion hemmt. Dieser Effekt wird möglicherweise über eine Aktivierung von Opioidneuronen vermittelt. Damit könnte CRF ein endogener Mediator der streßabhängigen Reproduktionshemmung sein.

Zusammenfassend kontrolliert GnRH ausschließlich Funktionen, die in Zusammenhang mit der Reproduktion stehen. Umgekehrt wird das GnRH-System jedoch auch durch verschiedene »nicht-gonadale« Systeme in seiner Aktivität moduliert. Dabei scheint CRF vor allem ein wichtiger Faktor für die Streß-induzierte Hemmung der Reproduktion zu sein.

Klinische Folge dieser Zusammenhänge ist vor allem die sog. hypothalamische Anovulation (Lachelin und Yen, 1978). Unterschiedliche Bedingungen, wie eine schwere Ernährungsstörung bei Anorexia nervosa oder Bulimie, wie Gewichtsverlust durch exzessive körperliche Aktivität oder Fehlernährung, systemische Erkrankungen und schließlich psychosoziale Faktoren liegen dieser hypothalamisch-vermittelten Anovulation zugrunde (Gold et al., 1986). Noch nicht ganz eindeutig ist hierbei, ob diese Anovulation Folge intrahypothalamischer Signale oder einer Interaktion von veränderten Inputs für hypothalami-

sche GnRH-enthaltende Neurone ist. Eine Reihe von Untersuchungen zeigten einen Zusammenhang zwischen der hypothalamischen Amenorrhoe und belastenden Lebensereignissen auf. So findet sich unter depressiven Frauen eine sehr hohe Amenorrhoeprävalenz, und es sind eine Reihe von traumatischen Ereignissen hiermit assoziiert (Schreiber et al., 1983). Typische »Ereignisse«, die zu einer solchen sekundären Amenorrhoe führen können, sind beispielsweise vorausgegangene Schwangerschaftsabbrüche, Trennungen, unzureichender sozialer »support« oder andere belastende Lebensereignisse innerhalb einer Phase von 6 Monaten vor der sekundären Amenorrhoe (Brown et al., 1983).

Endokrine Zeichen dieser Problematik sind niedrige oder niedrig-normale Plasmakonzentrationen der Gonadotropine mit normaler Reaktion auf exogenes GnRH und Versagen des positiven Feedbacks auf Östradiol (Runnebaum und Rabe, 1993). Häufig werden auch erhöhte basale Kortisolwerte und eine erniedrigte Konzentration von Dehydroepiandrosteron-Sulfat (DHEA-S) gefunden. Als weiteren Hinweis für eine Überaktivität der Hypothalamus-Hypophysen-Nebennierenrindenachse wird auch ein aufgehobenes Kortisol-Tagesprofil beschrieben. Dies unterstützt, daß CRF einen Mediator dieser Streß-induzierten Effekte auf die Ovulation darstellt.

Die Behandlung dieser Patienten besteht in allererster Linie in klinisch-psychologischen Maßnahmen, die erst bei Versagen durch exogene Gabe von Östrogenen in Kombination mit Gestagenen zur Prävention einer Osteoporose abgelöst werden soll.

3 Psychophysiologische Folgen endokriner Erkrankungen

Im Gegensatz zu den im Abschnitt 2 genannten Erkrankungen, bei denen mehr oder weniger gesicherte psychische Ursachen diskutiert werden, sollen in diesem dritten Abschnitt sicher organisch bedingte Erkrankungen genannt werden, die aber zu einer Reihe von psychischen Symptomen führen. Damit sind diese Erkrankungen außerordentlich bedeutsam für die Differentialdiagnostik psychopathologischer Störungen. Diese psychischen Veränderungen bei endokrinen Erkrankungen wie unterschiedlichen Formen der Hyperthyreose, des Hyperkortisolismus oder auch des Hyperparathyreoidismus wurden von Bleuler unter dem Begriff des endokrinen Psychosyndroms zusammengefaßt. Das Ausmaß der Störungen ist meist deutlich geringer als das bei den psychotischen Erkrankungen und nach Behandlung der Grunderkrankung weitestgehend reversibel.

3.1 Hyperkortisolismus

Auf die unterschiedlichen Ursachen des Hyperkortisolismus wurde bereits weiter oben eingegangen. Allen Formen, seien sie hypophysär, adrenal oder auch exogen (Medikamente) bedingt, ist eine ähnliche Symptomatik der psychischen Störungen gemeinsam. Daher ist in diesem Zusammenhang auch die weitaus häufigste Form des Hyperkortisolismus zu nennen, nämlich die dauerhafte Glukokortikoidmedikation bei einer zugrunde liegenden nichtendokrinen Erkrankung. Dies betrifft insbesondere Patienten mit chronischem Asthma, Erkrankungen des rheumatischen Formenkreises oder anderen Autoimmunerkrankungen oder auch Transplantationspatienten.

Auch wenn die **Symptomatik** variabel und individuell nicht vorhersagbar ist, scheinen unipolare depressive Störungen doch häufiger als polare zu sein. In unterschiedlichen Studien wurden bis zu 80% der Patienten mit einem Hyperkortisolismus als depressiv diagnostiziert (bis hin zu einer erheblichen suizidalen Gefährdung). Ob die Symptomatik mit der Höhe des Kortisolspiegels respektive der der Medikation korreliert, ist unklar; allerdings scheinen im Rahmen einer hochdosierten Therapie mit synthetischen Glukokortikoiden diese Störungen früher und auch gravierender aufzutreten als bei niedrigdosierten Therapien. Auch paranoide Störungen, hier insbesondere optische und akustische Halluzinationen, treten in 10–30% auf.

Neben diesen Störungen, die eine depressive oder auch schizophrene Symptomatik durchaus nachahmen können, muß noch die »euphorisierende« Wirkung der Steroide genannt werden. Dies wurde früher als erwünschte Wirkung der Glukokortikoide durchaus ausgenutzt und hat zum Einsatz dieser Medikamente bei schweren Grunderkrankungen (z. B. Tumoranorexie) geführt (heute weitestgehend verlassen).

Zusammenfassend kann festgehalten werden, daß unabhängig von der Ursache des Hyperkortisolismus diese genannte Symptomatik auftreten kann, aber nach Behandlung der Grundkrankheit respektive Absetzen der Medikation vollständig reversibel ist.

3.2 Akromegalie

Die Akromegalie ist nahezu ausschließlich Folge einer Mehrproduktion von Wachstumshormon durch ein Hypophysenadenom und führt zu typischen systemischen Veränderungen des muskuloskeletalen Systems und der Weichteile.

Es gibt kaum Berichte über psychopathologische Veränderungen im Rahmen einer Akromegalie: Die wenigen Daten sind eher anekdotisch und weisen auf eine labile Stimmungslage und Verlust aktiven Verhaltens hin. Hier muß allerdings gesagt werden, daß dies auch Ausdruck einer begleitenden Hypophyseninsuffizienz bei zunehmendem Wachstum des Adenoms sein kann. Die beobachtete Schläfrigkeit, verminderte Konzentrationsfähigkeit, Müdigkeit wie auch sexuelle Dysfunktion ist allerdings nach heutigem Kenntnisstand eher durch die im Rahmen der Erkrankung außerordentlich häufig auftretende ob-

struktive Schlafapnoe verursacht (Harris, 1991): Bei diesen Patienten kommt es in bis zu 80% zu einer Zunahme des Weichteilgewebes im Bereich des Pharynx und der Zunge, so daß hieraus eine ausgeprägte Schlafstörung mit Apnoephasen resultiert. Die gestörte Schlafarchitektur ist wiederum Ursache der oben genannten Probleme.

3.3 Hyperprolaktinämie

Eine Hyperprolaktinämie tritt überwiegend bei Frauen auf und ist bedingt durch ein Prolaktinproduzierendes Adenom der Hypophyse. Andere Ursachen für eine Hyperprolaktinämie sind die Einnahme von Dopamin-antagonistisch wirkenden Medikamenten (in erster Linie Psychopharmaka wie Phenothiazine und Butyrophenone), eine Hyperthyreose, Nierenversagen oder hormoninaktive Hypophysentumoren. Bis zu 30% einer sekundären Amenorrhoe sind durch erhöhte Prolaktinspiegel verursacht.

Eindeutige psychopathologische Symptome einer Hyperprolaktinämie gibt es nicht; die häufig beobachtete Abnahme von Libido und Potenz (insbesondere auch beim Mann) ist direkte Folge des Hypophysenadenoms und einer aufgrund des reaktiv erhöhten intrahypothalamischen dopaminergen Tonus verminderten Gonadotropinsekretion. Eindeutige Hinweise für eine Induktion gesteigerten maternalen Verhaltens auch beim Mann aufgrund einer Hyperprolaktinämie gibt es nicht. Auftretende Müdigkeit, Schläfrigkeit und Konzentrationsstörungen sind dann häufig Folge einer begleitenden Hypophyseninsuffizienz.

3.4 Hyperthyreose

Auf die Symptome der Hyperthyreose im Rahmen eines Morbus Basedow wurde bereits oben hingewiesen. Die psychopathologische Symptomatik einer Hyperthyreose ist primär Ausdruck der vermehrten Synthese und Sekretion der Schilddrüsenhormone T3 und T4 und den unterschiedlichen Ursachen einer Hyperthyreose gemeinsam.

Damit treten vergleichbare Symptome bei einem Morbus Basedow, einer fokalen oder disseminierten Autonomie, einer zentral ausgelösten Hyperthyreose bei einem TSH-produzierenden Adenom oder auch im Extremfall bei einer faktitiellen Hyperthyreose auf.

Das Ausmaß der psychischen Veränderungen scheint dabei recht gut mit der Höhe der peripheren Schilddrüsenhormonkonzentration im Serum zu korrelieren. Aus psychopathologischer Sicht imponieren bei einer ausgeprägten Hyperthyreose vor allem eine erhöhte Unruhe, Angst, Konzentrationsverlust, emotionale Labilität bis hin zu depressiven Reaktionen. Insbesondere bei einer larvierten Hyperthyreose können alleine Unruhe und Ängstlichkeit im Vordergrund stehen und alle anderen Symptome wie kardiovaskuläre oder muskuläre fehlen.

Erst bei einer schweren Hyperthyreose mit Entwicklung bis hin zur thyreotoxischen Krise schlägt dann die Symptomatik von Unruhe und Agitiertheit zu schwerer Lethargie, Somnolenz bis Koma um.

Durch eine zielgerichtete Therapie (thyreostatisch, Radiojodbehandlung, Operation) sind alle Symptome reversibel.

3.5 Hypothyreose

Ähnlich wie für die unterschiedlichen Formen der Hyperthyreose gilt auch hier, daß die Ursachen einer Hypothyreose vielfältig und ihre Symptomatik vergleichbar ist. Unabhängig davon, ob es sich um eine Autoimmunthyreoiditis im Sinne einer Hashimoto-Thyreoiditis handelt, ob eine Thyreoiditis anderer Ursache (de Quervain, Riedel) vorliegt, oder eine Agenesie/Aplasie der Schilddrüse, eine Thyreoidektomie oder Hormonresistenz zugrunde liegen, finden sich in Abhängigkeit von der Höhe der Schilddrüsenhormonkonzentrationen und vor allem der Dauer der Hypothyreose ausgeprägte psychomentale Veränderungen. Grundsätzlich verursacht ein Schilddrüsenhormonmangel einen verminderten Sauerstoffverbrauch, der sich dann auch in einer Reihe von kognitiven Defiziten bemerkbar macht. Der hypothyreote Patient wirkt verlangsamt, Stimmung und Affekte sind ebenfalls verändert; eine Depression kann allein die Folge einer latenten Hypothyreose sein. Mit Hilfe von EEGs und einer Reihe von mentalen Tests sind diese Veränderungen gut objektivierbar.

Auch eine deutliche Abnahme der Libido und Zyklusstörungen sind Kennzeichen einer Hypothyreose.

Wie oben erwähnt sind zwar eine Reihe von Symptomen der Hypothyreose nach Einleiten der Therapie reversibel; eine übergeordnete Bedeutung hat aber die Dauer des Hormondefizites. Bei langjähriger Hypothyreose bleiben residuale Defekte zurück, und es läßt sich, wie gut bekannt, ein Schilddrüsenhormonmangel in der Situation des sich entwickelnden Nervensystems (Fet, Kleinkind) nicht mehr aufholen. So wissen wir heute, daß beispielsweise eine Jodmangel-induzierte Hypothyreose bereits am Ende des ersten Trimenon bleibende Schäden beim Kind verursacht. Letztendliches klinisches Bild ist der in diesem Zusammenhang gut bekannte Kretinismus.

3.6 Hyperparathyreoidismus

Prominentes Symptom des Hyperparathyreoidismus (HPT) ist die Hyperkalzämie. Allerdings muß hier betont werden, daß nur etwa 20% aller Hyperkalzämien einen primären Hyperparathyreoidismus als Ursache haben. In erster Linie sind Malignome mit und ohne Skelettmetastasen verantwortlich (z. B. Hypernephrom, Bronchialkarzinom, Mammakarzinom, Schilddrüsenmalignom). Seltene Ursachen sind eine Sarkoidose, endokrine Erkrankungen, wie eine Hyperthyreose oder Nebennierenrindeninsuffizienz und medikamentös-induzierte Hyperkalzämien.

Eine Hyperkalzämie ist eine häufige Symptomatik, nahezu 1% aller stationären Patienten weisen ein solches Problem auf. Der primäre HPT findet sich wiederum mit einer Häufigkeit von 0,1–0,5% in der Gesamtbevölkerung. Frauen sind zwei- bis dreimal häufiger betroffen als Männer, bevorzugt sind das 5. und 6. Jahrzehnt. Charakteristische Laborkonstellationen für einen primären Hyperparathyreoidismus sind die Hyperkalzämie und die Mehrproduktion von Parathormon (Beyer et al., 1993).

Neben den eher klassischen Beschwerden beim Vorliegen von Organmanifestationen (Nierensteine, Knochenschmerzen, Abnahme der Knochendichte, Hypertonie) imponieren auch eine Reihe von milden psychiatrischen Veränderungen. Diese äußern sich vor allem in einer depressiven Verstimmung und kognitiven Störungen. Insbesondere eine Abnahme der Konzentrationsfähigkeit und verminderte intellektuelle Aufnahmekapazität stehen hier im Vordergrund. Durch größere Studien sind diese Veränderungen noch unzureichend untersucht; es ist allerdings auffallend, daß mit Besserung der Hyperkalzämie auch eine von den Patienten subjektiv wahrgenommene Besserung eintritt. Insbesondere betrifft diese die milde Depression und die Konzentrationsfähigkeit.

Unabhängig von der Ursache der Hyperkalzämie (primärer HPT, Tumorhyperkalzämie) besteht eine Korrelation zwischen dem Serumkalziumspiegel und der psychopathologischen Symptomatik. Im Extremfall und beim höchst bedrohlichen Krankheitsbild der hyperkalzämischen Krise ist der Patient dann somnolent, lethargisch und kaum noch ansprechbar.

3.7 Nebennierenrindeninsuffizienz

Bei der primären Nebennierenrindensuffizienz, die in erster Linie Ausdruck einer Autoimmunadrenalitis (klassischer Morbus Addison) ist, finden sich eine Reihe von psychischen Störungen, die in einem unmittelbaren Zusammenhang mit der verminderten Produktion von Gluko- und Mineralokortikoiden stehen. Die prominenten klinischen Zeichen sind ausgeprägte Schwäche, Müdigkeit, Anorexie und Schwindelzustände aufgrund deutlich erniedrigter Blutdruckwerte. In die differentialdiagnostischen Erwägungen einer Müdigkeit insbesondere bei niedrigem Blutdruck muß daher auch eine Unterfunktion der Nebenniere mit Berücksichtigung finden.

Auch bei der sekundären Nebennierenrindensuffizienz im Rahmen einer Hypophysenunterfunktion werden diese Symptome gefunden, gelegentlich noch aggraviert durch das gleichzeitige Vorliegen eines Testosteronmangels in diesem Fall. Auch hier gilt, daß die klinischen Symptome nach Einleitung einer Substitutionstherapie mit Gluko- und Mineralokortikoiden und ggf. Testosteron weitestgehend Reversibilität zeigen.

Bei einer vorliegenden Hypophyseninsuffizienz soll schon an dieser Stelle darauf hingewiesen werden, daß auch ein Mangel an Wachstumshormon zu relevanten psychischen Beeinträchtigungen führen kann. Dies ist ex juvantibus herausgefunden worden, da eine Substitutionstherapie mit Wachstumshormon bei adulten Patienten mit einem Wachstumshormonmangel zu einer deutlichen Steigerung der Befindlichkeit, Aktivität und letztlich Lebensqualität führt.

3.8 Phäochromozytom

Beim Phäochromozytom handelt es sich in aller Regel um einen Katecholamin-produzierenden Tumor des Nebennierenmarks, der sporadisch, aber auch familiär gehäuft auftreten kann. Die Diagnosesicherung erfolgt über die Messung der Katecholamine Adrenalin und Noradrenalin und ihrer Metabolite. Die klinische Symptomatik des Phäochromozytoms schließt eine Reihe von psychischen Symptomen mit ein, die leicht fehlgedeutet werden können. Diese Fehldeutungen umfassen beispielsweise eine Hyperthyreose oder auch eine gesteigerte sog. vegetative Labilität. Aufgrund der erhöhten Tumoraktivität und der Freisetzung der Tumorsekretionsprodukte kann es zu einer ausgeprägten Unruhe, Nervosität und vor allem auch zu Angst- und Panikattacken kommen. Insbesondere bei gleichzeitigem Vorliegen einer Hypertonie und Kopfschmerzen sollte unbedingt beim Auftreten dieser Psychosymptome an ein Phäochromozytom gedacht und die entsprechende Diagnostik eingeleitet werden.

3.9 Hypogonadismus

Abschließend soll an dieser Stelle noch der männliche Hypogonadismus genannt werden. Als wesentliche Ursachen eines primären Hypogonadismus sind beispielsweise das Klinefelter-Syndrom, weitere genetische Defekte, Orchitiden oder der Kryptorchismus zu nennen.

Als Ursachen für einen sekundären Hypogonadismus gelten in erster Linie eine Gonadotropininsuffizienz, ein Hypophysentumor oder auch schwere systemische Erkrankungen. Aus klinischer Sicht ist diesen Patienten in erster Linie eine verminderte Libido und ein eher passives und zurückgezogenes Verhalten gemeinsam. Hinsichtlich des weiteren Zusammenhanges zwischen einem Testosteronmangel und psychopathologischen Veränderungen wird auf das Kapitel 9, »Psychoneuroendokrinologie,« verwiesen.

4 Fazit und Ausblick

Dieser Beitrag sollte deutlich machen, daß nur für wenige endokrine Erkrankungen ein Zusammenhang zwischen psychischen Traumata (belastenden Lebensereignissen) und Krankheitsentstehung wirklich gesichert ist. Dies betrifft in erster Linie den psychosozialen Minderwuchs, die psychogene Polydipsie, die sekundäre Amenorrhoe und sicher auch einen Teil der Patienten mit einer Autoimmunhyperthyreose vom Typ Morbus Basedow. Deutlich wird dabei auch, daß noch sehr viel mehr Arbeit zur Entschlüsselung der zugrundeliegenden pathogenetischen Mechanismen geleistet werden muß. Am erfolgversprechendsten erscheinen hierbei wie beim Morbus Basedow die Ansätze, die die Interaktion von immunkompetenten und endokrinen Zellen berücksichtigen.

Unabhängig hiervon ist eine gute Kenntnis der psychopathologischen Phänomene einer endokrinen Erkrankung für eine zielgerichtete Differentialdiagnostik unerläßlich. Früher unter dem Begriff des endokrinen Psychosyndroms zusammengefaßt, bestehen bei endokrinen Erkrankungen wie den unterschiedlichen Hyperthyreoseformen, dem Hyperkortisolismus oder auch dem Phäochromozytom zahlreiche psychische Störungen, die allein über die Grunderkrankung erklärbar und damit auch letztlich therapierbar sind.

Schließlich wird damit auch deutlich, daß die klinische Psychoneuroendokrinologie eine Arbeits- und Forschungsrichtung darstellt, zu deren wesentlichen Aufgaben obligat eine Integration biographischer, endokriner und neuroimmuner Daten gehört.

KAPITEL 68

Diabetes mellitus

Jörg Michael Herrmann, Wolfgang Beischer und Christa Probst-Geigges

Patientengeschichte

Bei der 38jährigen Patientin ist seit dem 4. Lebensjahr Diabetes mellitus bekannt. Während der letzten 6 Jahre treten starke Schwankungen der Blutzuckerwerte auf. Immer wieder kommt es während schwerer Entgleisungen des Blutzuckers zu stationären Klinikeinweisungen. Der behandelnde Arzt weist sie auf Diätfehler hin und mahnt zur Einhaltung eines strengen Diätplanes. Dies erlebt sie als Vorwurf. Die Zusammenarbeit zwischen ihr und dem Arzt gestaltet sich zunehmend schwieriger, bis es schließlich zum Arztwechsel kommt und zu einer stationären Aufnahme in eine Medizinische Klinik mit dem Ziel, die Diabetestherapie neu einzustellen.

Zu diesem Zeitpunkt existieren bereits diabetische Spätschäden mit einer ausgeprägten Polyneuropathie, einer diabetischen Nephropathie und einer geringen Retinopathie. Außerdem klagt die Patientin im Schulterbereich und in den Beinen über starke Schmerzen.

Sie erhält in der Medizinischen Klinik eine Insulinpumpe. Trotz längerer medikamentöser Behandlung klagt sie weiterhin über starke Schmerzen und wird für das Klinikpersonal zunehmend zur Problempatientin: Sie schränkt ihre täglichen Spaziergänge im Klinikgelände ein, zeigt kaum noch Eigenaktivität, zieht sich zunehmend in ihr Bett zurück, verweigert schließlich die Nahrungsaufnahme und nimmt rapide an Körpergewicht ab. Im Sinne einer malignen Regression geraten Patientin und Klinikpersonal zunehmend in einen nicht mehr auflösbaren Kampf um die Nahrungsaufnahme. Trotz hochkalorischer Sondenernährung stagniert ihr Körpergewicht bei 47 kg. Die behandelnden Ärzte vermuten, nach umfassender Diagnostik zum Ausschluß einer organischen Erkrankung, eine bewußte Manipulation der Nahrungsaufnahme. Wie in der Behandlung beim Hausarzt wiederholt sich in der Klinik das schwierige Interaktionsmuster zwischen Patient und Therapeut um die Ernährungsfrage.

Zu diesem Zeitpunkt wird die Patientin in eine internistisch-psychosomatische Rehabilitationsklinik verlegt.

Gestützt von ihrem Ehemann erscheint sie zur Aufnahme. Ihr Körper ist abgemagert, sie bewegt sich sehr unsicher und langsam, die Beine erscheinen wie Gliedmaßen einer Marionette. Ihr Gesicht ist aufgeschwollen, sie wirkt entstellt, durch ihre Nase ist eine Magensonde eingeführt.

Im gemeinsamen Gespräch mit dem Ehemann berichtet die Patientin:

Während der letzten drei Jahre haben Konflikte und Auseinandersetzungen um eine adäquate diätetische Nahrungsaufnahme zugenommen. In dieser Zeit zog sich das Ehepaar zunehmend zurück, ging kaum noch aus, nahm kaum noch Einladungen von Bekannten wahr. Infolge von Diätfehlern kam es vermehrt zu Entgleisungen des Blutzuckers mit bedrohlichen körperlichen Zuständen, gelegentlich zu Klinikeinweisungen und zum raschen Fortschreiten diabetischer Spätschäden. Die Aufmerksamkeit und Sorge des Ehemannes zentrieren sich daraufhin verstärkt um die Nahrungsaufnahme seiner Frau, Spannungen und Konflikte kreisen um das Thema der richtigen Diät, Aggressionen und Gefühle der Hilflosigkeit finden Ausdruck in gegenseitigen Vorwürfen. Während sie sich von ihrem Mann bevormundet und kontrolliert fühlt und während der gemeinsamen Mahlzeiten kaum mehr etwas zu sich nimmt, erlebt er die Abgrenzungsversuche seiner Frau über ihre veränderten »seltsamen« Eßgewohnheiten zugleich als Aggression und Aufforderung zu verstärkter Sorge. Immer häufiger eskalieren die Spannungen zwischen dem Paar. Als schließlich polyneuropathische Schmerzen in Schulter und Beinen auftreten, scheinen die unfreundlichen Auseinandersetzungen zunächst beendet und ein neues labiles Gleichgewicht im Sinne eines komplementären Beziehungsmusters gefunden: Während sie sich hilfe- und trostsuchend an ihren Ehemann wendet, begegnet er ihr mit mütterlich-tröstender Zuwendung. Das Paar scheint über die Symptomatik eine Möglichkeit gefunden zu haben, regressive Bedürfnisse zu befriedigen und Nähe zu erleben. Diese »Lösung« forderte jedoch den Verzicht auf Autonomiebestrebungen und eine reife sexuelle Partnerschaft.

Das Ehepaar heiratete vor 10 Jahren, die Patientin war zu diesem Zeitpunkt 28 Jahre alt und als Lehrerin tätig, er war 31, von Beruf Diplomingenieur und lebte bis zur Heirat bei den Eltern. Er hat bis heute zur 73jährigen Mutter ein sehr enges Verhältnis und war schon als Kind ihr Vertrauter. Der Kontakt zwischen dem Ehepaar und der Herkunftsfamilie des Ehemannes wird als eng und gut beschrieben. Die Patientin stammt aus einer ländlichen Gegend. Die Eltern, beide Anfang 70, betreiben bis heute eine große Landwirtschaft. Der jüngere 37jährige Bruder übernahm den elterlichen Hof. Die 33jährige Schwester lebt in unmittelbarer Nachbarschaft. Der Bruder leidet an einer Hämophilie und hat früh die elterliche Aufmerksamkeit ganz auf sich gelenkt. Er wurde in allem bevorzugt, ist das Lieblingskind beider Eltern und steht ständig im Mittelpunkt. Selbst als die Patientin mit 4 Jahren an einem Diabetes mellitus erkrankte, galt die elterliche Sorge unverändert dem Bruder. Für die Mutter war der Diabetes mellitus keine ernst zu nehmende Erkrankung, sondern Folge falscher Eßgewohnheiten. Die Mutter ermahnte sie regelmäßig zum »besseren« Essen, vom Vater wurde sie »gespritzt«. Schon als Kind hat sie sich in der Familie als Außenseiterin und nicht richtig dazugehörig gefühlt. Während die Familie in der Landwirtschaft gemeinsame Arbeiten verrichtete, wurde sie aufgrund ihrer Erkrankung von körperlicher Betätigung ferngehalten. Zur Erlangung der Mittleren Reife lebte sie dann ab dem 10. Lebensjahr getrennt von der Familie in einem Internat. Obwohl sie gute schulische Leistungen erbrachte und die Weiterempfehlung für das Gymnasium erlangte, blieb die erhoffte elterliche Aufmerksamkeit und Anerkennung aus. Diese galt verstärkt dem Bruder, nachdem dieser seit dem 13. Lebensjahr nach einem komplizierten Beinbruch gehbehindert ist. Der Kontakt zur Familie gestaltete sich zunehmend spannungsreich, die eingetretene Entfremdung führte häufig zu gegenseitigen Mißverständnissen und Enttäuschungen. Der Graben zwischen der ländlichen Welt der Eltern und der »gebildeten« Welt der Tochter wurde mit ihrer Heirat noch größer. Der Schwiegersohn wurde sehr mißtrauisch aufgenommen, zumal er nicht der gleichen Konfession angehörte, was für die an strengen religiösen Normen orientierte Familie nur schwer akzeptabel war.

Die spannungsreiche Beziehung erreichte zu Weihnachten vor der stationären Klinikbehandlung ihren Höhepunkt, als das Ehepaar die Weihnachtsfeiertage bei der Herkunftsfamilie der Patientin verbrachte. Diese Tage verliefen für die Patientin sehr konfliktreich und enttäuschend, nachdem der Vater ihr einen zu geringen Erbanteil auszahlte. Zu einer Aussprache über das Erbe und die damit verbundene Enttäuschung und Wut kam es nicht. Vielmehr entzündeten sich zunehmend die Spannungen und Konflikte an ihrem Eßverhalten. Zu diesem Zeitpunkt hatte sie bereits begonnen, ihre Nahrungsaufnahme zu reduzieren, in der Hoffnung, ihr durch Ödeme aufgeschwollenes Gesicht zu entschlacken. Vor allem die Mutter reagierte auf die Nahrungseinschränkung mit heftigen Vorwürfen, drängte die Tochter zum Essen. Als die Konflikte und Spannungen eskalierten und bei der Patientin massive Rückenschmerzen auftraten, die selbst durch starke Schmerzmittel unbeeinflußt blieben, geriet der Ehemann zunehmend unter Loyalitätsdruck gegenüber seiner Frau. Er versuchte die Spannungen dadurch zu schlichten, indem er um Verständnis warb und das Verhalten seiner Frau, ihre »Appetitlosigkeit« und ihre Schmerzen krankheitsbedingt als Folge der Polyneuropathie zu erklären versuchte. Als die Eltern einen Termin bei einem religiösen Heiler vermittelten, nahmen die gegenseitigen Kränkungen und Mißverständnisse zu. Die Patientin reagierte auf diesen Vorschlag empört und wütend, die Eltern fühlten sich in ihrem Bemühen ebenfalls gekränkt und mißverstanden, drohten aus ihrem Gefühl der Machtlosigkeit damit, daß eine Nichtkonsultation für die Tochter schlimme Folgen haben würde.

Wenige Tage später erfolgte die **Aufnahme in die Medizinische Klinik.** Im regressionsfördernden Milieu der Klinik entfaltete sich rasch die oben beschriebene depressive Problematik. Die Patientin griff auf familiäre Muster der Konfliktbewältigung zurück, indem sie über das Eßverhalten indirekt ihre Emotionen und Bedürfnisse zum Ausdruck brachte.

Nach der stationären Aufnahme in der Rehabilitationsklinik wird ein für die Patientin annehmbares Therapiekonzept erarbeitet: Mobilisierung und Wiedererlangung der Gehfähigkeit und selbständiger Umgang mit der Kontrolle der täglichen Insulinapplikation. Bezüglich der Störungen des Eßverhaltens wird der Patientin die Eigenverantwortung und Kontrolle über die Nahrungsaufnahme überlassen. Es wird vereinbart, daß die Patientin bei der für sie geeigneten individuellen Zusammenstellung eines Diätplanes und der Handhabung der Insulinpumpe unterstützt wird und nur bei Auftreten bedrohlicher körperlicher Zustände ärztlich eingegriffen wird. Das Experimentieren mit der Diät und der Insulinapplikation wird zum vorübergehenden Behandlungsziel, bei dem Schwankungen des Körpergewichtes und der Insulinwerte zu erwarten sind.

Während der ersten Wochen der Behandlung zeigen sich rasche Erfolge. Die Patientin wird durch die intensive krankengymnastische Behandlung zunehmend mobiler. Nach wenigen Tagen kann die Magensonde entfernt werden und sie nimmt ihre Mahlzeiten gemeinsam mit den anderen Patienten im Speisesaal ein. Während der Therapie und im Stationsalltag stehen anfangs die Ernährungsfrage und Insulineinstellung sowie die Handhabung der Pumpe im Vordergrund. Sie nimmt in dieser Zeit vorwiegend über das Thema ihrer richtigen Ernährung Kontakt auf, problematisiert Vorlieben bzw. die Möglichkeit der Zurückweisung ihr unliebsamer Speisen. Die Patientin »testet« das Team immer wieder darauf, inwieweit ihr die Eigenverantwortung bezüglich der Zusammenstellung ihres Diätplanes wirklich überlassen wird. Im Kontakt zu den Mitpatienten und dem Klinikpersonal fällt ein zurückhaltendes und mißtrauisch wirkendes Verhalten auf, aktiv nimmt sie kaum Kontakt auf, sie wirkt verschlossen und ernst und gilt als Einzelgängerin. Regelmäßig bekommt sie Besuch von ihrem Mann, gelegentlich auch von Angehörigen. Nach Besuchen der Angehörigen wirkt sie häufig niedergeschlagen und traurig.

Nach einigen Wochen stationärer Behandlung klagt sie wieder vermehrt über Schmerzen in den Beinen, die Fortschritte in der krankengymnastischen Behandlung stagnieren. Der behandelnde Krankengymnast berichtet dem Team, daß er die Patientin plötzlich ängstlich, zögernd und der Behandlung gegenüber bremsend erlebt. Im Verlauf der krankengymnastischen Behandlung hatte die Patientin bis dahin Treppengehen und komplexe Bewegungsabläufe eingeübt. Mit Hilfe eines Gehstockes konnte sie sich zunehmend selbständiger bewegen. Die Stagnation der Fortschritte tritt zu einem Zeitpunkt ein, als Übungen des freien Gehens ohne Stock behandelt werden. Auf der Krankenstation wird sie zunehmend klagsam und anhänglich erlebt. Das zu diesem Zeitpunkt geplante Paargespräch wird nur zögernd, eine Woche später als geplant, wahrgenommen: Der Ehemann ist beruflich sehr eingespannt und häufiger bei seinen Eltern zum Essen eingeladen, um von der Hausarbeit entlastet zu werden. Außerdem hat er die regelmäßigen Besuche bei seiner Frau am Wochenende eingeschränkt.

Sie hat sich während der letzten Zeit mit ihrer Entlassung auseinandergesetzt, hat sich zum Ziel gesetzt, die Arbeiten im Haushalt wieder voll zu übernehmen und beruflich wieder so »fit« wie vor einigen Jahren zu werden. Hinderlich beim Erreichen dieses Zieles erlebt sie ihre verstärkt auftretenden Schmerzen.

In der **darauffolgenden Behandlungsphase** setzt sie sich mit ihrer Leistungsproblematik und ihren Abhängigkeitswünschen auseinander. Sie bearbeitet ihre unrealistischen Erwartungen und Behandlungsziele. Es gelingt ihr zunehmend besser, ihre Autonomie- und Abhängigkeitswünsche zuzulassen und als nebeneinander bestehende, sich nicht gegenseitig ausschließende Bestrebungen anzunehmen. In der krankengymnastischen Behandlung erlebt sie die ihr überlassene Wahlmöglichkeit, das Tempo der Behandlungsschritte zu bestimmen, als sehr entlastend und befreiend. Indem sie die Übungen zum freien Gehen selbst bestimmt, forcieren bzw. auch einen Schritt zurückgehen kann, erfährt sie, daß sowohl ihre Autonomie- als auch ihre Abhängigkeitswünsche vom ganzen Team akzeptiert und getragen werden. So gelingt es ihr auch, den Stock, ihre »moralische Stütze«, zunehmend bewußter zu handhaben, ihn wahlweise zu benutzen oder auf ihn zu verzichten.

Vom Klinikpersonal wird sie als offener und freundlicher erlebt. Im Gegensatz zum Behandlungsbeginn wird die Beziehung von fast allen Beteiligten als einfacher und lockerer beschrieben. Die Patientin sucht zu diesem Zeitpunkt häufig aktiv verschiedene Mitglieder des Teams auf, sucht Trost oder Unterstützung bei unterschiedlichen Fragen.

Im Paargespräch werden erstmals Ängst und Befürchtungen in bezug auf das gemeinsame Zusammenleben offen thematisiert und die bis vor einem Jahr häufig eskalierenden Krisen problematisiert. Eine Bearbeitung des symbiotischen Beziehungsmusters wird möglich und damit die Suche nach neuen Lösungen, Individuationsschritte einzuleiten.

Die räumliche Trennung durch den langen Klinikaufenthalt reaktivierte einerseits die ungelöste Ablösungsproblematik, ermöglichte andererseits dem Einzelnen und dem Paar, für sich neue Individuationsschritte zu entdecken und gemeinsam einzuleiten. Bei der Entlassung aus der stationären Behandlung sind die Blutzuckerwerte stabil. Zwar ist sie noch untergewichtig, aber das Körpergewicht bleibt konstant.

Die Stabilität des körperlichen Zustandes bleibt auch nach der stationären Behandlung bestehen. Auch wenn die Suche nach einem neuen Gleichgewicht des Paares erst begonnen hat und die Konflikte mit den Herkunftsfamilien neuen Zündstoff zu Auseinandersetzungen liefern, erscheint das Paar in der begonnenen ambulanten Nachbehandlung im Umgang miteinander flexibler und wieder offener für außerfamiliäre Beziehungen.

1 Diabetes mellitus Typ I

Die Patientengeschichte ist insofern ein extremes Beispiel, weil beinahe alle für dieses Krankheitsbild charakteristischen Komplikationen enthalten sind.

1.1 Definition

Von Experten der European Study Group for Diabetes Epidemiology und der American Diabetes Association wurden 1979 neue Kriterien für die Diabetesdiagnostik vorgeschlagen, die von der WHO und der Deutschen Diabetesgesellschaft im wesentlichen übernommen wurden (WHO-Expert Commitee on Diabetes Mellitus, 1980; Stellungnahme des Vorstands der Deutschen Diabetesgesellschaft, 1980):

Ein **manifester Diabetes mellitus** liegt vor, wenn die Konzentration der Blutglukose nüchtern 120 mg/dl (7,0 mmol/l) im Kapillarblut beträgt oder übersteigt. Ein manifester Diabetes mellitus besteht außerdem, wenn die Konzentration der Blutglukose zu einem beliebigen Zeitpunkt im Tagesprofil oder zwei Stunden nach oraler Belastung mit 75 g Glukose bzw. Oligosaccharidgemisch (bei Kindern 1,75 g/kg bis maximal 75 g) 200 mg/dl (11,0 mmol/l) im Kapillarblut erreicht oder übersteigt. Für die praktisch tätigen Ärzte ist besonders wichtig, daß sich ein Diabetes mellitus ausschließen läßt, wenn die Konzentration der Blutglukose nüchtern unter 100 mg/dl liegt und postprandial nicht über 140 mg/dl ansteigt.

Neben der manifesten Form der Erkrankung gibt es die sog. pathologische Glukosetoleranz. Eine **pathologische Glukosetoleranz** liegt vor, wenn zwei Stunden nach oraler Belastung mit 75 g Glukose Konzentrationen der Blutglukose zwischen 140 und 199 mg/dl (8,0–10,9 mmol/l) im Kapillarblut erreicht werden.

Bei dem nach den dargestellten Kriterien diagnostizierten Diabetes mellitus handelt es sich um ein Syndrom, dem unterschiedliche Krankheitsbilder zugeordnet werden müssen. Durch die Erkenntnisse jüngster Zeit imponiert das Krankheitsbild Diabetes mellitus als immer heterogener. Die in Tabelle 68-1 dargestellte Klassifikation des Diabetes mellitus und verwandter Stoffwechselstörungen entspricht ebenfalls internationalen Empfehlungen und berücksichtigt nur die heute allgemein anerkannten und genau definierten Heterogenitäten im Rahmen des diabetischen Syndroms.

Zahlreiche Charakteristika unterscheiden den Typ-I-Diabetes-mellitus (juveniler Diabetes, IDDM ≙ insulin-dependent diabetes mellitus) vom Typ-II-Diabetes-mellitus (Erwachsenendiabetes, NIDDM ≙ non-insulin-dependent diabetes mellitus). Schon lange sind die Unterschiede in der Klinik beider Krankheitsbilder bekannt:

Der Typ-I-Diabetes tritt meistens im jugendlichen Alter auf, die Betroffenen sind nur selten fettleibig, Symptome wie vermehrter Durst, vermehrtes Wasserlassen, verminderte Leistungsfähigkeit, Müdigkeit, Gewichtsabnahme treten akut auf, es besteht die Bereitschaft zur ketoazidotischen Stoffwechselentgleisung, der nur durch Insulingabe vorgebeugt werden kann.

Nach neueren Erkenntnissen zeigt der Typ-I-Diabetes folgende weitere Charakteristika:

Die Restsekretion der Beta-Zellen der Langerhansschen Inseln, die mittels Bestimmung von C-Peptid erfaßt werden kann, ist beim Typ-I-Diabetes eingeschränkt. Nach Diagnosestellung besteht neben einer quantitativen vor allem auch

Tab. 68-1 Klassifikation des Diabetes mellitus und verwandter Stoffwechselstörungen (Stellungnahme des Vorstands der Deutschen Diabetesgesellschaft, 1980).

A) **Klinische Nomenklatur**
 1. Diabetes mellitus
   Typ I   insulinabhängiger Diabetes
   Typ II insulinunabhängiger Diabetes
   Typ IIa ohne Adipositas
   Typ IIb mit Adipositas
 Weitere Formen des Diabetes mellitus sind mit bestimmten Krankheiten oder Syndromen verknüpft:
   – Pankreaserkrankungen
   – endokrine Symptome
   – durch Medikamente oder Chemikalien ausgelöst
   – Störungen des Insulinrezeptors
   – bestimmte genetische Syndrome
   – andere Formen
 2. Pathologische Glukosetoleranz
   – mit Adipositas
   – ohne Adipositas
   – assoziiert mit den oben beschriebenen Krankheiten und Syndromen
 3. Gestationsdiabetes
B) **Statistische Risikoklassen**
 Pathologische Glukosetoleranz in der Vorgeschichte, erhöhtes Risiko für pathologische Glukosetoleranz

eine qualitative Einschränkung der Sekretion, die vor allem Glukose als Sekretionsstimulus betrifft. Im Verlauf der Erkrankung kommt es dann nach einem Zeitraum, der individuell unterschiedlich Monate bis Jahre betragen kann, zum vollständigen Erliegen der Restsekretion.

Eine familiäre Belastung läßt sich beim Typ-I-Diabetes nur selten nachweisen, die Erkrankung tritt allerdings bei Trägern bestimmter Gene (HLA-Klasse II Haplo-Typ) gehäuft auf.

Morpholoigsch finden sich zum Zeitpunkt des Beginns der Erkrankung in der Mehrzahl der Fälle lymphozytäre Infiltrate in den Langerhansschen Inseln des Pankreas. Im späteren Verlauf der Erkrankung sind die Beta-Zellen aus den Inseln weitgehend verschwunden. Passend zur lymphozytären Infiltration der Inseln ist der Typ-I-Diabetes mit zahlreichen sowohl zellulären als auch humoralen Immunphänomenen assoziiert.

Die dargestellten Kriterien sind Mosaiksteine für die Zuordnung der Patienten zum Typ der Diabeteserkrankung.

1.2 Epidemiologie

Der Typ-I-Diabetes zeigt bei verschiedenen Rassen große Unterschiede in der Häufigkeit seines Auftretens. Die Verhältnisse bei der kaukasischen Rasse sind besonders gut untersucht. Bei Kaukasiern tritt der Diabetes mellitus des Typs I außerdem mit besonders hoher Häufigkeit auf. Nach Angaben aus England findet sich in der Altersgruppe von 9–26 Jahren eine Prävalenz des Typ-I-Diabetes von 3,5 pro 1000. Viel seltener und zum Teil auch gar nicht tritt der Typ-I-Diabetes bei Japanern, Indern, Chinesen, Philippinos, Indianern, Eskimos, Maltesern, Ceylonesen, südafrikanischen Negern, Polynesiern, Mikronesiern und Melanesiern auf (Zimmet, 1983).

Die Inzidenz des Typ-I-Diabetes zeigt eine Altersabhängigkeit. Die Erkrankung ist extrem selten vor dem 9. Lebensmonat, die höchste Inzidenz findet sich zwischen dem 5. und 15. Lebensjahr, nach dem 15. Lebensjahr kommt es zu einem steilen Abfall der Diabetesinzidenz. Zwillingsstudien sprechen dafür, daß der Abfall der Diabetesinzidenz mit dem Alter auf Umwelteinflüsse und nicht auf genetische Faktoren zurückzuführen ist. Die Umwelteinflüsse sind offensichtlich im Zeitabschnitt zwischen dem 5. und 15. Lebensjahr besonders intensiv (Lo et al, 1991).

Mehrere Studien berichten über eine Abhängigkeit der Erkrankungshäufigkeit auch von der Jahreszeit, mit einem Maximum im Winter und einem Minimum im Sommer (Zimmet, 1983). Umwelteinflüsse dürften bei dieser saisonalen Häufigkeitsverteilung des Auftretens des Typ-I-Diabetes eine entscheidende Rolle spielen, eine besondere Bedeutung könnte hierbei viralen Infekten zukommen.

1.3 Ätiologie und Pathogenese

Genetik

1965 wurde von Pyke eine Zwillingsstudie in Großbritannien begonnen, die fortgeführt wird und weltweit inzwischen die größte und umfassendste Studie eineiiger Zwillinge darstellt (Lo et al, 1991). Diese Zwillingsstudie zeigt, daß etwa 36% der eineiigen

Zwillinge von Patienten mit Typ-I-Diabetes ebenfalls einen Typ-I-Diabetes entwickeln. Nach diesem Ergebnis sind genetische Einflüsse für die Entstehung des Typ-I-Diabetes wichtig, aber keineswegs überwältigend.

Gene in der Klasse-II-Region des HLA-Systems sind auf Chromosom6 mit dem Typ-I-Diabetes assoziiert. Der Zusammenhang zwischen Typ-I-Diabetes und Genen der HLA-DR-Region ist bisher besonders gründlich untersucht, neuere Ergebnisse legen allerdings nahe, daß die Beziehung zur HLA-DQ-Region auf Chromosom6 noch wichtiger ist. Die HLA-Antigene vermitteln eine vermehrte Empfänglichkeit für den Typ-I-Diabetes. Wahrscheinlich tragen nicht mit dem HLA-System verbundene genetische Faktoren ebenfalls zur Erkrankungsempfänglichkeit beim Typ-I-Diabetes bei.

In vielen Unersuchungen wurde die überdurchschnittlich häufige Assoziation der HLA-Eigenschaften DR3 und DR4 mit dem Typ-I-Diabetes nachgewiesen. In einer dieser Untersuchungen zeigten von 123 Typ-I-Diabetikern 112, entsprechend 91%, die HLA-Eigenschaft DR3 oder DR4, bei fast 51% lag sowohl DR3 als auch DR4 vor (Wolf et al, 1983). Allerdings zeigen auch 50% der normalen Bevölkerung die HLA-Eigenschaft DR3 oder DR4, bzw. die Kombination beider.

Offensichtlich sind heterogene Krankheitsbilder mit der HLA-Eigenschaft DR3 bzw. DR4 assoziiert. Die Patienten mit Typ-I-Diabetes und der HLA-Eigenschaft DR3 erkranken bevorzugt an Autoimmunerkrankungen, vor allem anderer endokriner Drüsen, Antikörper gegen Inselzellen sind langfristig oder dauerhaft nachweisbar, Antikörper gegen Insulin treten kaum auf, der Erkrankungsbeginn ist nicht nur auf das jugendliche Alter beschränkt, und Frauen sind offensichtlich häufiger betroffen als Männer. Demgegenüber werden bei den Patienten mit Typ-I-Diabetes und der HLA-Eigenschaft DR4 kaum andere Autoimmunerkrankungen beobachtet, die Antikörper gegen Inselzellen treten nur sehr vorübergehend bei Beginn der Erkrankung auf, jedoch sind Antikörper gegen Insulin häufig, der Erkrankungsbeginn liegt fast ausschließlich im jugendlichen Alter, das männliche Geschlecht überwiegt (Goldmann, 1982; Rotter et al., 1983).

Von Bedeutung für die insulinabhängigen Diabetiker ist die Frage nach dem möglichen Risiko für die Nachkommen. Da kein definierbarer Erbgang vorliegt, sind nur ungefähre Angaben möglich. Bei einem betroffenen Elternteil liegt das statistische Risiko für die Kinder, im 1. Lebensjahrzehnt an einem Typ-I-Diabetes zu erkranken, bei 1–2% (Rotter et al., 1983). Für HLA-identische Geschwister eines Patienten mit Typ-I-Diabetes besteht bereits ein Risiko von etwa 10%, entsprechend dem 44fachen normalen Risiko; wie bereits erwähnt, steigt das Risiko für ein eineiiges Zwillingsgeschwister auf 36% an, entsprechend dem 230fachen des normalen Risikos (Olmos et al., 1988)!

Autoimmunphänomene

Die Beobachtung eines gehäuften Auftretens des Typ-I-Diabetes bei Patienten mit anderen Autoimmunerkrankungen, wie z.B. mit Immunthyreodits, wies zum erstenmal auf die Möglichkeit hin, daß Autoimmunphänomene auch in der Pathogenese des Typ-I-Diabetes bedeutsam sein können. In der Folgezeit konnte der Nachweis von Antikörpern gegen Inselzellen bei Patienten mit Typ-I-Diabetes geführt werden. Inzwischen gelang der Nachweis vielfältiger humoraler und zellulärer Immunphänomene.

Keiner des bisher verfügbaren immunologischen Marker erlaubt eine 100%ige Vorhersage des Typ-I-Diabetes.

Nach wie vor der treffsicherste Marker sind Antikörper gegen Inselzellen. Wie mehrere großangelegte Untersuchungen, vor allem in Familien von Patienten mit Typ-I-Diabetes zeigten, können die Inselzellantikörper jahrelang vor Ausbruch der Erkrankung auftreten. Nach neueren Untersuchungen eignen sich allerdings nur besonders hochtitrige Inselzellantikörper, die einer komplementbindenden Untergruppe dieser Antikörper entsprechen, zur Erkrankungsvorhersage. In jüngerer Zeit sind Vorschriften zur Standardisierung der Antikörper gemacht worden. Nach Erkrankungsmanifestation können die Inselzellantikörper fortbestehen oder im Laufe der ersten Erkrankungsmonate verschwinden (Wilkin, 1991; Andreani et al., 1991).

Ein weiteres Autoimmunphänomen beim Typ-I-Diabetes sind Autoantikörper gegen Insulin. Sie sind ebenfalls in der Vorphase der Erkrankung und bei Erkrankungsbeginn nachweisbar, kommen allerdings mit zunehmendem Lebensalter bei Erkrankungsbeginn seltener vor. Sie vermögen den Vorhersagewert der Inselzellantikörper zu ergänzen, so sagt das gemeinsame Auftreten hochtitriger Inselzellantikörper und von Insulinautoantikörpern mit großer Wahrscheinlichkeit einen bevorstehenden Typ-I-Diabetes voraus (Andreani et al., 1991; Vardi et al., 1991; Wilkin, 1991).

In jüngerer Zeit hat ein Autoantikörper besonderes Interesse gefunden der sich gegen ein Protein mit 64 Kilodalton richtet. Nach neuesten Untersuchungen dürfte es sich bei diesem Protein um ein Enzym, eine Decarboxylase, die Gamma-Amino-Buttersäure synthetisiert, handeln. Die Autoantikörper kommen sowohl in der Vorphase der Erkrankung als auch bei deren Manifestation mit großer Häufigkeit vor. Weitere Untersuchungen müssen zeigen, ob diesem Autoantikörper zukünftig möglicherweise eine besonders große Bedeutung in der Erkrankungsvorhersage zukommt (Wilkin, 1991).

Eine ganze Anzahl weiterer Autoantikörper wurde beschrieben, die Festlegung ihrer Rolle sowohl in bezug auf die Vorhersage der Erkrankung als auch in bezug auf deren Auslösung bedarf weiterer Untersuchungen.

Veränderungen von Lymphozyten-Subpopulationen, das Vorliegen aktivierter T-Lymphozyten und ein Abfall im Verhältnis der CD4/CD8-Lymphozyten wurden in der Vorphase der Erkrankung nachgewiesen, sie zeigten allerding eine geringere Vorhersagekraft als die humoralen Marker. Jüngste Untersuchungen sprechen für die Beteiligung von Zytokinen am Prozeß der Beta-Zell-Zytotoxizität (Andreani et al., 1991).

Die prädiabetische Phase

Für das Zusammenspiel von Genetik, Autoimmunphänomenen und Zerstörung der Beta-Zellen der Inseln des Pankreas gibt es heute folgendes hypothetisches Konzept:

Grundlegend für die Entstehung der Erkrankung ist das Bestehen einer genetischen Disposition. Die Anzahl und Funktion der Beta-Zellen ist zunächst normal. Durch ein auslösendes Ereignis kommt es dann – bevorzugt zwischen dem 5. und 15. Lebensjahr – zum Anstoß des Erkrankungsprozesses und der Autoimmunphänomene. Die Natur dieses auslösenden Ereignisses bleibt weiterhin unklar. Infektionen mit verschiedenen Viren (z. B. Mumps, Infektion mit Coxsackie-B4-Viren, Masern) könnten als Auslöser eine wichtige Rolle spielen. Als Auslöser sind allerdings auch andere Umweltfaktoren vorstellbar.

Durch das auslösende Ereignis wird der Autoimmunprozeß aktiviert. Bisher unklar ist, worin dessen selektive Ausrichtung auf die Beta-Zellen der Inseln begründet ist und welches der Immunphänomene in direkter Beziehung zur Zerstörung der Beta-Zellen steht, bzw. alternativ nur Begleiterscheinung des Zerstörungsprozesses ist. Mit dem Autoimmunprozeß kommt es über Wochen bis Monate zur Einschränkung von Anzahl und Funktion der Beta-Zellen. Dabei ist die Insulinsekretion zunächst weiterhin normal, ebenso normal sind die Blutglukose und das körperliche Befinden. In dieser Phase der Erkrankung erscheinen auch Heilungs- und Regenerationsprozesse möglich.

Erst bei fortschreitendem Beta-Zellverlust läßt sich bei normaler Blutglukose unter Alltagsbedingungen eine beeinträchtigte Sekretion bei Stimulierung mit Glukose nachweisen. Besonders charakteristisch ist das Fehlen der initialen schnellen Insulinantwort nach intravenöser Glukosegabe. Auch diese Erkrankungsphase könnte Monate dauern.

Bei zunehmender Beta-Zellzerstörung kommt es erst in der nächsten Phase zur manifesten Diabeteserkrankung. Es wird vermutet, daß in dieser Phase nur noch 10–20% der Beta-Zellen funktionstüchtig sind.

Die letzte Erkrankungsphase ist dann durch das vollständige Erlöschen der Beta-Zellsekretion charakterisiert (Andreani et al., 1991; Vardi et al., 1991; Wilkin, 1991).

Das besondere an diesen Vorstellungen ist, daß die Pathogenese des Typ-I-Diabetes wahrscheinlich viel chronischeren Charakter hat, als man dies auf Grund der in der Regel akuten klinischen Manifestation vermuten würde.

Psychische Faktoren

Bis in die jüngste Zeit hinein werden immer wieder Untersuchungen publiziert, in denen der Frage nachgegangen wird, ob psychische Faktoren bei der Genese und Manifestation eines Diabetes mellitus vom Typ I eine Rolle spielen. Diese Untersuchungen konzentrieren sich im wesentlichen auf prämorbide Persönlichkeitsfaktoren, die vor allem aus vermehrter Angst und Feindseligkeit sowie Problemen mit Geschwistern bestehen sollen (Swift et al., 1967; Fallstrom, 1974; Tavormina et al., 1976). In anderen Untersuchungen konnten immer dann, wenn diabetische Kinder mit gesunden gleichaltrigen und gleichgeschlechtlichen Jugendlichen verglichen wurden, die beschriebenen Veränderungen nicht festgestellt werden (Galatzer et al., 1977; Kubany et al., 1956; McGraw und Tuma, 1977).

Obwohl Streß möglicherweise eine wichtige Rolle bei der Genese des Diabetes mellitus vom Typ I spielt, sind bis heute prospektive Untersuchungen kaum möglich, die der individuellen Bedeutung von

Streß bei der Entstehung eines Diabetes mellitus im Kontext mit genetischen, immunologischen und sozialen Faktoren nachgegangen wären.

1.4 Klinik

Ein akuter Beginn mit Polydipsie, Polyurie, verminderter Leistungsfähigkeit und Gewichtsabnahme ist typisch für den klinischen Verlauf. Meist führen diese Symptome den Patienten zum Arzt, häufig schon mit der richtigen Verdachtsdiagnose. Werden diese Symptome dagegen vom Patienten und/oder vom Arzt verkannt, so kommt es zum raschen Fortschreiten der Erkrankung bis zum diabetischen Koma.

Unter Behandlung mit Insulin und einer Diabetesdiät kommt es bei der Mehrzahl der Typ-I-Diabetiker in den ersten Tagen bis Wochen nach Beginn der Erkrankung zu einer mehr oder weniger ausgeprägten Erholung, der sog. Remissionsphase, in der eine Dosisreduktion des Insulins, ja sogar der völlige Verzicht auf die Insulingabe möglich ist. Die Remissionsphase ist durch eine teilweise Erholung der Restsekretion der Beta-Zellen der Langerhansschen Inseln gekennzeichnet. Die Ursachen für diese Remissionsphase sind bisher unbekannt.

Im weiteren Verlauf der Erkrankung entwickelt sich parallel mit einem neuerlichen Nachlassen und Versiegen der Restsekretion die jetzt zeitlebens fortbestehende Insulinpflichtigkeit.

Aus heutiger Sicht ergeben sich erst in dieser Phase die eigentlichen klinischen und medizinischen Probleme im Zusammenhang mit der Erkrankung des Typ-I-Diabetes. Diese Probleme bestehen in der Entwicklung der sog. Spätkomplikationen des Diabetes mellitus, die sich meistens erst nach 10 und mehr Jahren Dauer des Typ-I-Diabetes manifestieren. Unter diesen Spätkomplikationen werden vor allem die Folgekrankheiten im Bereich der kleinen und großen Gefäße des Organismus, die sog. Mikro- und Makroangiopathie, verstanden.

Bei der **Mikroangiopathie** handelt es sich um eine diabetesspezifische Erkrankung, die die Kapillaren in allen Organen des Organismus betrifft und an Niere und Auge zu klinisch besonders schwerwiegenden Folgezuständen, nämlich zur terminalen Niereninsuffizienz bzw. zur Erblindung, führt.

Bei der **Makroangiopathie** handelt es sich um eine nur durch wenige Besonderheiten charakterisierte Form der Arteriosklerose. Die Arteriosklerose entwickelt sich bei Diabetikern frühzeitiger und generalisierter und zeigt ein schnelleres Fortschreiten. An dieser Stelle muß auch auf die Neuropathie bei Diabetes mellitus hingewiesen werden, sie zeigt unter Einbeziehung des somatischen und des autonomen Nervensystems ein ausgesprochen vielfältiges Bild.

Die **Spätkomplikationen** des Diabetes mellitus sind für die eingeschränkte Lebenserwartung der Diabetiker – sie beträgt etwa $^2/_3$ der Lebenserwartung von Nichtdiabetikern, unabhängig vom Alter bei Erkrankungsbeginn (Petrides, 1977) –, für die 2- bis

20fache Übersterblichkeit der Diabetiker (Marble, 1974) – abhängig von der betrachteten Altersspanne – und für die erheblich beeinträchtigte Lebensqualität der Patienten mit Diabetes verantwortlich zu machen.

Wenn von dem letztlich natürlich erstrebenswerten Ziel einer vollständigen Heilung oder Vermeidung der Erkrankung abgesehen wird, so besteht die entscheidende klinische Aufgabe in bezug auf den Typ-I-Diabetes (und den Diabetes im allgemeinen) heute in der Suche nach Wegen und Möglichkeiten zur Vermeidung der Spätkomplikationen.

Die Einbeziehung des Patienten in die Therapie mit regelmäßigen Selbstkontrollen der Konzentration der Blutglukose ist inzwischen fast schon zur Selbstverständlichkeit geworden. Hier stehen zahlreiche moderne Techniken zur Verfügung (Althoff et al., 1982; Beischer et al., 1985; Schlebusch et al., 1991).

Die Stoffwechselselbstkontrolle und insbesondere die Selbstkontrolle der Blutglukose ist nur ein Beitrag zur Erzielung des mündigen Patienten, der letztlich »Fachmann in eigener Sache« sein soll. In Gruppenschulungsprogrammen werden die Patienten über alle Aspekte ihrer Erkrankung und über den Umgang mit ihr theoretisch und praktisch (z. B. Diätbuffet, Essen in Kantine und Restaurant, Einkaufen im Supermarkt) ausgiebig geschult. Die Deutsche Diabetes-Gesellschaft hat inzwischen ein Curriculum entworfen, das von ihr anerkannte Schulungszentren für Typ-I-Diabetes erfüllen müssen.

1.5 Therapeutische Möglichkeiten

Die neuen therapeutischen Ansätze des Typ-I-Diabetes sind zahlreich. Es handelt sich dabei einerseits um neue Therapiemöglichkeiten in der Phase des Prädiabetes und bei Erkrankungsmanifestation und andererseits um neue Verfahren der Therapie, auch für Patienten mit bekannter und bereits langfristig bestehender Erkrankung.

In Kenntnis der oben dargestellten Vorstellungen zur Pathogenese, liegen Therapieversuche nahe, die eine Vermeidung der Erkrankung oder deren Einhalt im Stadium einer nur partiellen Destruktion der Beta-Zellen zum Ziel haben. Bei der wesentlichen Beteiligung von Autoimmunphänomenen in der Pathogenese des Typ-I-Diabetes liegen immunsuppressive Therapieversuche nahe. Sie wurden und werden sowohl bei Patienten in der Phase des Prädiabetes als auch bei Patienten mit neu entdecktem Typ-I-Diabetes weltweit in zahlreichen kontrollierten Studien durchgeführt. (Andreani et al., 1991). Eingesetzt werden dabei u. a. Steroide, Azathioprin, Thymopentin, Cyclosporin.

Therapeutische Möglichkeiten, auch für bereits langzeitig von der Erkrankung betroffene Patienten, konzentrieren sich auf vielfältige und mehr oder weniger erfolgreiche Verfahren der Insulinanwendung (Kennedy, 1991). Von den modernen Insulintherapien ist heute die intensivierte konventionelle Therapie nach dem Basis-Bolus-Konzept am weitesten verbreitet: Das Prinzip besteht in einer Nachahmung der physiologischen Insulinverfügbarkeit durch Gaben von Alt-Insulin vor den Hauptmahlzeiten und Verzögerungsinsulin vor dem Zubettgehen.

Bei einem Teil der Patienten bewährt sich morgens nüchtern eine frei gewählte Mischung aus Alt- und Verzögerungsinsulin anstatt der ausschließlichen Alt-Insulingabe. Neben dieser intensivierten konvertionellen Insulintherapie hat die intensivierte Insulintherapie mittels einer Insulininfusionspumpe etwas größere Verbreitung gefunden. In der Regel wird über extern getragene Infusionspumpen, die mit Computertechnologie ausgestattet sind, eine subkutane Infusionstherapie mit Alt-Insulin durchgeführt. Der basale Insulinbedarf wird dabei durch eine Dauerinfusion des Alt-Insulins, der Insulinbedarf zu den Mahlzeiten durch Insulin-Bolusgaben abgedeckt, deren Dosierung die aktuelle Blutglukose, die geplante Aufnahme an Kohlenhydraten und die zu erwartende körperliche Aktivität berücksichtigt. Die intensivierte Insulintherapie mit Infusionspumpen bewährt sich insbesondere bei Patienten, bei denen hohe Nüchternkonzentrationen der Blutglukose ein Einstellungsproblem darstellen (Dawn-Phänomen). Gegenüber der intensivierten konventionellen Insulintherapie führt die intensivierte Therapie mit der Pumpe häufig noch zu einem etwas besseren Ergebnis der Blutglukoseeinstellung. Die Notwendigkeit, die Pumpe ständig bei sich tragen zu müssen, wird als subjektiver Nachteil ihres Einsatzes, das Risiko der schnellen ketoazedotischen Entgleisung im Falle des Pumpenversagens als objektiver Nachteil dieser Therapieform angesehen.

Auch das Prinzip des künstlichen Pankreas (Pfeiffer und Kerner, 1984) mit computergesteuerter Insulininfusion in Abhängigkeit von der kontinuierlich gemessenen Blutglukose befindet sich in weiterer Entwicklung, das Hauptproblem stellen dabei die Glukosesensoren dar, die eine langfristige kontinuierliche Registrierung der Glukosekonzentration im Gewebe gewährleisten müssen, wobei die erzielten Ergebnisse repräsentativ für die Konzentration der Glukose im Blut sein sollten.

Die Transplantation von Teilen des Pankreas oder von isolierten Langerhansschen Inseln stellt eine weitere moderne Alternative der Substitution des fehlenden Hormons Insulin dar. Die weltweit inzwischen über 3000 Transplantationen von Teilen des Pankeas sind in der großen Mehrzahl in Verbindung mit Nierentransplantation bei Patienten durchgeführt worden, die als Folgekrankheit ihres Diabetes eine Nephropathie und ein chronisch-terminales Nierenversagen erworben hatten. Unter großem Aufwand werden hierbei fraglos beachtliche Erfolge erzielt, es muß allerdings bezweifelt werden, ob sich das Verfahren der Pankreastransplantation zur Anwendung über den bisherigen Patientenkreis hinaus eignet (Landgraf et al., 1992; Pyke, 1991).

Während die Transplantation isolierter Langerhansscher Inseln im Tierversuch mit erstaunlichen Erfolgen gekrönt war, sind die Ergebnisse beim Menschen leider bisher nicht besonders ermutigend, auf langfristige Fortschritte dieser sicher besonders interessanten Therapieform bleibt zu hoffen (Federlin et al., 1991; Barker und Naji, 1992).

Mit der Kombination der neuen Möglichkeiten für Stoffwechselkontrolle und Therapie gelingt es nicht nur, deutliche Fortschritte in Richtung der normoglykämischen Diabetesführung zu erzielen, sondern auch die psychische Verfassung der Patienten ausgesprochen günstig zu beeinflussen (Dupuis, 1980).

2 Psychische Faktoren im Verlauf des juvenilen Diabetes mellitus

In zahlreichen Untersuchungen konnte bisher belegt werden, daß Stabilität oder Instabilität (sog. »brittle diabetes«) der Krankheit im wesentlichen durch psychosoziale Faktoren determiniert sind (Johnson, 1980). Dabei haben sich drei Forschungsrichtungen herauskristallisiert:
- Untersuchung der psychosozialen Faktoren von jugendlichen Diabetikern in Abhängigkeit von der Compliance;
- Untersuchung der Familien diabetischer Kinder;
- Untersuchungen der Wirkung von Streß auf Blutzucker und freie Fettsäuren.

Psychosoziale Faktoren

Alexander (1971) konnte (an 2 Fällen) zeigen, daß diese Patienten ungewöhnlich starke rezeptive Tendenzen und Sehnsüchte nach Versorgtsein in sich trugen. »Diese Kranken behielten eine infantile, abhängige und fordernde Einstellung bei und litten an Versagung, weil ihre Forderungen nach Zuwendung und Liebe sich außerhalb jeder Möglichkeit der realen Situation eines Erwachsenen bewegten und infolgedessen niemals ausreichend befriedigt werden konnten. Auf diese Versagung reagierten die Patienten mit Feindseligkeit. Der Diabetes entstand, als diese infantilen Wünsche der Versagung anheim fielen.«

Margolin (1953) berichtet von einem 16jährigen Diabetiker, der die Vorstellung hatte, daß seine Mutter ihm ihre Liebe versage und daß Liebe durch Essen symbolisiert sei. Kennzeichnend für ihn war exzessiver Hunger und Durst, d. h. er forderte das, was seine Mutter ihm entzog. Er setzte Süßigkeiten mit Muttermilch gleich.

Koski (1969) stellte fest, daß diabetische Kinder vor allem Angstreaktionen, depressive Reaktionen, Suiziddrohungen und Aggressionen gegenüber Autoritätsfiguren zeigen.

Inzwischen existieren Hinweise auf eine »white coat hyperglycaemie«: Bei insgesamt 34 Patienten einer Diabetesambulanz fanden Campbell und Mitarbeiter (1992) im Mittel um 90 mg/dl erhöhte Blutzuckerwerte gegenüber den selbstgemessenen Werten. Bei der Hälfte dieser Patienten fanden sich allerdings Fehler bei der Blutzuckerbestimmung (z. B. ungenaue Einwirkungsdauer des Blutes auf dem Teststreifen oder falsche Eichung). Die signifikant erhöhten Plasma-Kortisolkonzentrationen in der Ambulanz sind aber ein Hinweis für eine Praxishyperglykämie durch Streß, zumal sich bei 19 Patienten keine kausale Erklärung für die erhöhten Blutzuckerwerte in der Ambulanz nachweisen ließ.

Swift und Mitarbeiter (1967) fanden, daß diabetische Kinder emotional häufiger gestört waren, verglichen mit einer Kontrollgruppe zeigten sie mehr Schwierigkeiten in bezug auf Abhängigkeit/Unabhängigkeit, Selbstbewußtsein, manifeste und latente Ängste, sexuelle Identifizierung, Ausdruck von Feindseligkeit und orale Fixierung. Sie verglichen 50 diabetische und 50 gesunde Kinder. Sie fanden, daß junge Diabetiker gehäuft abnormale Vorstellungen ihres Körpers, latente Ängste, Dysphorie und abhängiges Verhalten zeigten.

Die diabetischen Kinder hatten auch Schwierigkeiten in der Krankheitsbewältigung, zu Hause und beim Spielen mit anderen Kindern. Diese Untersuchungen stehen im Gegensatz zu einer Arbeit von Davies und Mitarbeitern (1965), die 58 diabetische Kinder im Alter von 8 bis 15 Jahren mit Fragelisten bezüglich ihrer Einstellung dem Diabetes gegenüber untersuchten. Sie fanden, daß die diabetischen Kinder ihre Krankheit als einen normalen Bestandteil ihres Lebens betrachteten.

Der juvenile Diabetiker und seine Familie

Williams (1973) stellte nicht nur bei den Patienten, die an einer chronischen Erkrankung leiden, Reaktionen fest, sondern auch bei deren Familienmitgliedern. Er fand:
- Ärger und Gereiztheit gegenüber dem chronisch erkrankten Familienmitglied;
- Panikreaktionen beim Auftreten alarmierender Symptome;
- Hypochondrie bei Familienmitgliedern;
- überprotektive und unnötige Einschränkungen gegenüber dem erkrankten Familienmitglied;
- Angst, von derselben Krankheit betroffen zu werden oder dieselbe weiterzugeben.

Es fällt auf, daß bei Patienten und deren Familien ähnliche Reaktionsmuster gefunden werden.

Zu ähnlichen, allerdings unspezifischen Ergebnissen gelangte Minuchin (1986), der charakteristische Familienstrukturen bei Familien mit stoffwechsellabilen Kindern fand: Verstrickung, Überfürsorglichkeit, Starrheit und Konfliktvermeidung (s. a. Kap. 32, »Familiendynamik und Familientherapie«).

Koski (1969) fand bei der Untersuchung von 60 diabetischen Kindern, daß vor allem die Familie Gefühle des Entsetzens, Schock, unbestimmte Furcht und Ängste, Depressionen und Schlafstörungen aufwies. Diese Feststellungen sind weitgehend in Übereinstimmung mit Hinkles Beschreibung, der schwer einstellbaren Diabetiker (Hinkle et al., 1950). Es handelt sich hierbei um Patienten:
- mit äußerst labilem Diabetes mellitus;
- die durch ihr Betragen eine vernünftige Führung erschweren;
- die unfähig sind, eine Diät einzuhalten, und
- man findet gehäuft Familienprobleme oder Probleme zwischen diabetischen Kindern und ihren Familien.

Die primären Reaktionen der Eltern – zumeist der Mütter – auf die Diagnosemitteilung können in der Folge der psychischen Verarbeitung zu Verleugnung, Schuldgefühlen, Aggressionen oder Wunschdenken führen und so eine positive und kontruktive Adaptation des Kindes an die Krankheit erschweren oder sogar verhindern (La Hood, 1970).

Allerdings haben die Eltern diabetischer Kinder ein starkes Bedürfnis nach umfassender Beratung und Unterstützung. Mit zwei großen Studien wurde

kürzlich in England die Frage untersucht, ob ein Zusammenhang zwischen Zufriedenheit der Eltern und den speziellen Fachgebieten eines Pädiaters besteht. Die Pädiater wurden nach bestimmten Kriterien vier Gruppen zugeordnet:
- **A:** 1. spezialisierte Diabetologen/Endokrinologen, die
     2. mehr als 40 Patienten mit Diabetes betreuen und
     3. ihre Tätigkeit in einer Spezialklinik für Diabetiker ausüben;
- **B:** Kinderärzte, die zwei der o.g. Kriterien erfüllen;
- **C:** Kinderärzte, die ein Kriterium erfüllen, und
- **D:** Ärzte, die keines der genannten Kriterien erfüllen.

Die Ergebnisse der Untersuchung zeigten, daß sich von 509 der befragten Eltern über 90% positiv über die nach Diagnosestellung erhaltenen Informationen äußerten und sowohl die Anweisungen vor der Krankenhausentlassung als auch die ärztliche Betreuung während der Nachuntersuchungen lobten. Unzufrieden waren Eltern mit diabetischen Kindern unter 5 Jahren. Bei Kindern, die von Ärzten der Gruppe D betreut wurden, kam es signifikant häufiger zu Krankenhausaufenthalten. Kritik wurden von den Eltern hinsichtlich der Ernährungsberatung und des mangelhaften Wissens von Lehrern in der Betreuung chronisch kranker Kinder geäußert (Lessing et al., 1992).

Die kindliche Anspassung an die Erkrankung gelingt nicht, wenn unspezifische prämorbide familiäre Verhaltensmuster durch die Manifestation der Krankheit bei einem Familienmitglied aktualisiert und fixiert werden, d. h. wenn es den Eltern nicht gelingt, die Krankheit ihres Kindes zu akzeptieren (A. Freud, 1952).

In testpsychologischen Untersuchungen wurden Mütter diabetischer Kinder folgendermaßen beschrieben: geringe Neigung zu Aggressivität, erhöhte Irritierbarkeit, Nachgiebigkeit und Verschlossenheit sowie mangelnde Extraversion und Durchsetzungsfähigkeit.

Aimez (1971) fand bei einer Untersuchung von 77 Diabetikern, daß die Insulintherapie häufig abgelehnt wird, daß die diätetischen Maßnahmen selten richtig befolgt werden, so daß diese Ablehnung durch Schuldgefühle, Einstellungen gegenüber Autoritäten etc. alte Angst mobilisieren kann. Eine gute Arzt-Patient-Beziehung half den Diabetikern, die vorgeschriebenen therapeutischen und diätetischen Maßnahmen zu befolgen. Wenige dieser untersuchten Diabetiker benötigten eine Psychotherapie. Auch Koski (1969) und Swift und Mitarbeiter (1967) betonen, daß Verlauf und Einstellung des Diabetes mellitus vor allem davon abhängen, wie gut das Kind oder der Erwachsene die Diagnose annehmen und verarbeiten kann, aber auch davon, wieviel die Familie dem Diabetiker hilft, die Krankheit zu meistern.

Psychophysiologische Untersuchungen

Cannon und Mitarbeiter (1911) haben gezeigt, daß man bei Katzen, die man für kurze Zeit festbindet, eine »emotionale« Glukosurie auslösen kann. Die

Menge der Zuckerausscheidung entsprach etwa der Wut der Tiere. Bei der Untersuchung einer Fußballmannschaft der Harvard-Universität nach einem Wettbewerbsspiel konnte er zeigen, daß emotionale Faktoren auch bei gesunden Menschen zu einer Glukosurie führen können: Von 25 Spielern hatten 12 Glukose im Urin; von diesen 12 waren 5 Ersatzspieler, die an dem Spiel gar nicht aktiv teilgenommen hatten. Auch bei Zuschauern, die sich aufgeregt hatten, fand sich eine Glukosurie (Cannon, 1929). Später gelang es Cannon nachzuweisen, daß psychische Erregung wie Wut, Hunger, Angst und Schmerz, die hauptsächlichen Emotionen (»major emotions«, wie er diese Gemütszustände nannte), zu einer erhöhten Adrenalinausschüttung führen. Eine erhöhte Katecholaminausschüttung führt zu einer Verminderung der Insulinsekretion, einem Anstieg der Glukagonsekretion und einer Zunahme der Glykogenolyse. Die dadurch bedingte Hyperglykämie führt, sobald die Nierenschwelle überschritten ist, zur Glukosurie. Die von Cannon erstmals nachgewiesenen Zusammenhänge zwischen emotionaler Erregung und endokrinen Reaktionen sind in der Folgezeit vor allem in der Streßforschung weiter untersucht worden (s.a. Kap. 9, »Psychoneuroendokrinologie«). Die Annahme, daß sie in der Ätiologie und Pathogenese des Diabetes mellitus von Bedeutung sein könnten, geht auf Weiss und English (1950), in gewisser Weise auch auf F. Dunbar und Mitarbeiter (1936) zurück:

Nach Cannon reagiert der Organismus auf Bedrohungen verschiedenster Art über eine Adrenalinausschüttung mit einer Bereitstellung zu Kampf oder Flucht, zu der auch eine Zuckermobilisation mit Hyperglykämie gehört. Danach könnten in der frühen Kindheit erlittene psychische Schäden zu einer permanenten unbewußten Angst führen, auf die der Organismus über Jahrzehnte hinweg so reagieren würde, als sei seine psychische und physische Sicherheit bedroht. Da bei einer unbewußt bleibenden Angst eine Lösung der psychophysischen Spannung durch Kampf oder Flucht mit entsprechender Affektabfuhr nicht möglich ist, sollte die Bereitstellung mit der sie begleitenden Hyperglykämie zu einem Dauerzustand werden können, aus dem dann schließlich über eine Erschöpfung des Inselapparates des Pankreas ein Diabetes mellitus resultieren würde. Auf diese Weise sollte eine an sich physioloigsche Bereitstellung – wie von Uexküll (s.a. Kap. 1, »Wissenschaftstheorie: ein bio-psycho-soziales Modell«) es formuliert hat – zu einer Bereitstellungskrankheit führen können. Die Hypothese deckt sich mit den klinischen Untersuchungen von Baker und Mitarbeitern (1969), die nachwiesen, daß diabetische Kinder nach einer Adrenalininjektion einen signifikant schnelleren Anstieg der Blutketonkörper haben als gesunde. Darüber hinaus fand er bei zwei adoleszenten Diabetikerinnen nach einem »Streßinterview« einen deutlichen Anstieg der Blutzuckerwerte und der freien Fettsäuren, verbunden mit einer deutlichen Zunahme der Plasmasteroide und des Wachstumshormons, sowie eine gesteigerte Urinausscheidung von Adrenalin. Die Gabe von Betablockern vor dem Streßinterview konnte die metabolischen Veränderungen blockieren, während die hormonalen Veränderungen unbeeinflußt blieben.

Hinkle und Wolf (1952) zeigten in detaillierten Einzelstudien, daß in den Lebensgeschichten von Diabetikern die Reaktionen auf Ereignisse im täglichen Leben mit der Feststellung übereinstimmen, daß die Lebensereignisse beim Ausbruch, Verlauf und bei Komplikationen der Krankheit eine wichtige Rolle spielen.

Sie beschreiben eine 17jährige Diabetikerin, die durch ihre häufigen Hospitalisationen wegen entgleistem Diabetes auffiel. Dieses ursprünglich unerwünschte Kind hatte Schwierigkeiten, mit seiner Mutter eine tragfähige Beziehung aufzubauen, zeitweise wurde es von einer Tante aufgezogen. Die Familie wechselte häufig den Wohnort, und für das Kind war es immer wieder schwierig, sich in eine neue Umgebung, Kindergruppen oder Schule einzuleben. Entsprechend reagierte die Patientin mit Rebellion, feindseligen Gefühlen gegenüber der Mutter und Angst. Nach einem erneuten Wohnungswechsel entdeckte man bei einer ärztlichen Untersuchung beim damals 10jährigen Kind einen Diabetes mellitus. Sowohl das Kind als auch die Mutter zeigten große Schwierigkeit, die Krankheit zu akzeptieren. Furcht, Hoffungslosigkeit und Dosierungsfehler waren häufig. In der Folge kam es beim Kind zu schwerwiegenden Entgleisungen des Diabetes mit notfallmäßigen Hospitalisationen, wann immer Schwierigkeiten zwischen den Eltern, neue Wohnungswechsel oder erzieherische Probleme auftauchten. So hatte das Mädchen innerhalb der letzten 5 Jahre 12 Hospitalisationen hinter sich, alle unmittelbar auf streßerfüllte Lebenssituationen folgend, ohne daß jemals Infekte oder andere Gründe zur Entgleisung des Diabetes vorlagen.

Das Mädchen war 4 Jahre in enger Beobachtung und Behandlung (Hinkle und Wolf, 1952). In dieser Zeit wurde vor allem das Verhalten gegenüber der Mutter diskutiert und besprochen. Während dieser Periode hatte die Patientin keine Hospitalisation wegen einer ketoazidotischen Stoffwechselentgleisung. Gleichzeitig führte die Patientin ein Tagebuch, in dem sie sämtliche großen und kleinen Konflikte aufführte. Sie notierte ebenfalls die Resultate ihrer eigenhändig durchgeführten Urinanalysen. Beim Vergleich des Tagebuches mit den Urinanalysen stellte man einen deutlichen direkten Zusammenhang zwischen signifikanten Streßsituationen und dem Erscheinen einer Ketonurie, Durst bzw. Polyurie fest.

Hinkle und Mitarbeiter (1950, 1951) haben bei Diabetikern nach Streßinterviews einen Anstieg des Blutzuckers, der Azetonämie und der Wasserausscheidung festgestellt. Die Autoren sehen daher in psychischem Streß einen wichtigen Faktor, der bei Diabetikern ein Coma diabeticum auslösen kann.

Nach Kemmer (1988) kommt es aber bei gesunden Probanden und Diabetikern unter Streßbedingungen (Kopfrechnen, freie Rede) zu einer Zunahme der inneren Erregung, der Herzfrequenz, des Blutdrucks, sowie der Hormone Adrenalin und Cortisol, nicht aber von Glukagon und STH. Trotz des Anstiegs von

Cortisol und Adrenalin blieben die Serumkonzentrationen von Glukose, Ketonen und freien Fettsäuren unverändert. Dies könnte bedeuten, daß die im Alltagsleben (z. B. Autofahren im Berufsverkehr) nur leichten und kurzfristigen Anstiege von Adrenalin und Cortisol noch nicht zu Blutzuckeranstiegen führen, sondern daß erst chronischer Streß bei entsprechender Disposition zu einer Verschlechterung des Glukosestoffwechsels führt.

3 Therapeutische Hinweise bei juvenilem Diabetes mellitus

Die therapeutischen Grundlagen bilden Diät, Insulintherapie und körperliches Training. Auf die vielfältigen Möglichkeiten der Insulintherapie und auf Therapiemöglichkeiten in der Phase des Prädiabetes und bei Erkrankungsmanifestation wurde im Abschnitt 1.4 bereits ausführlich eingegangen.

Eine wichtige **Komplikation** der Insulintherapie ist die Hypoglykämie. Mit den intensivierten Verfahren der Insulintherapie ist es zu einem deutlichen Anstieg des Hypoglykämierisikos gekommen. In jüngster Zeit wurde außerdem berichtet, daß unter Behandlung mit Humaninsulin ein höheres Hypoglykämierisiko besteht als unter Behandlung mit tierischen Insulinen – insbesondere Schweineinsulin (Egger et al., 1991). Inzwischen war dieses Thema Gegenstand zahlreicher Untersuchungen, die ein erhöhtes Hypoglykämirisiko unter Humaninsulin zumindest stark in Frage stellten, bzw. keine objektiven Kriterien dafür fanden (z. B. Patrick et al., 1991). Allerdings besteht der klinische Eindruck, daß das Empfinden für die Hypoglykämie unter Humaninsulin tatsächlich ein anderes sein kann und daß eine Beibehaltung von Schweineinsulin in Einzelfällen als angezeigt erscheint.

Eine besonders wichtige Aufgabe des behandelnden Arztes ist es, vor diesem Hintergrund, seine Patienten umfassend über die Symptome einer Hypoglykämie aufzuklären und sie in die Lage zu versetzen, frühzeitig die richtigen Maßnahmen gegen eine Hypoglykämie zu ergreifen.

Die Angst des Arztes oder des Patienten vor einem hypoglykämischen Schock sind häufig Ursache einer hyperglykämischen Einstellung. Insulinallergien vom Sofort- und Spättyp mit Hautveränderungen, die als kosmetisches Problem, vor allem bei Mädchen, zu psychischen Reaktionen führen können, sind im Zeitalter der hochgereinigten Insuline und des menschlichen Insulins eine Seltenheit geworden.

Beratung der Eltern und des jungen Patienten

Beim Kleinkind mit Diabetes mellitus ist es wichtig, mit den Eltern die Probleme der Diät, Insulindosierung, Zeichen einer Hypo- oder Hyperglykämie zu diskutieren. Genauso wichtig ist es, mit ihnen über ihre Gefühle, ein diabetisches Kind zu haben, zu sprechen; häufig sind die Eltern geplagt von Schuld-

gefühlen, daß irgendein Fehlverhalten ihrerseits den Ausbruch des Diabetes mellitus begünstigt habe. Ebenfalls die Vererbung des Diabetes mellitus muß – wie bereits erwähnt – mit den Eltern diskutiert werden, da diese oft voreilig beschließen, keine weiteren Kinder bekommen zu wollen, aus Angst, diese könnten ebenfalls an Diabetes mellitus erkranken.

In der Schule ist das Kind oft verletzenden Fragen und unkaren Vorstellungen der Schulkameraden über die Krankheit ausgesetzt. Man kann den kleinen Diabetikern helfen, indem man diese Fragen erörtert, falsche Vorstellungen korrigiert und sie auf ungeschickte Verhaltensweisen gegenüber ihren Schulkameraden aufmerksam macht. Schulkinder leiden oft unter Schuldgefühlen, sie hätten durch unmäßigen Genuß von Süßigkeiten ihren Diabetes mellitus selbst verursacht. In dieser Altersstufe ist es ebenfalls wichtig, dem Kind zu zeigen, daß die Einstellung des Diabetes eine gemeinsame Aufgabe des Kindes, der Eltern und des Arztes ist. Entsprechend muß man dem Kind auch eine altersgemäße Verantwortung und Entscheidungsmöglichkeit über die Behandlung und Lebensführung einräumen.

Für die Eltern ist es oft schwierig, einen Teil dieser Verantwortung für die gute Einstellung des Diabetes mellitus dem Kind abzutreten. Daraus resultierende Gefühle wie Angst und Unsicherheit sollten vom Arzt mit den Eltern besprochen und nicht stillschweigend übergangen werden. Die Erziehung eines diabetischen Kindes bietet den Eltern zusätzliche Schwierigkeiten: Geschwister des an Diabetes erkrankten Kindes können auf die zusätzliche Zuwendung zum diabetischen Kind mit Eifersucht reagieren, oder die Eltern können bewußt oder unbewußt vom diabetischen Kind weniger Mitarbeit in der Familie verlangen. Im Gespräch mit den Eltern soll der Arzt auf ungünstige Einstellungen dem diabetischen Kind gegenüber aufmerksam machen.

Der adoleszente Diabetiker gibt Eltern und Ärzten häufig große Probleme auf. Diese Patienten wollen als unabhängige Menschen angesehen werden, und dementsprechend soll man sie möglichst viel an den Entscheidungen über ihre Behandlung teilhaben lassen. In ihrem Drang nach Unabhängigkeit haben diese Diabetiker oft Mühe, Insulin und diätetische Maßnahmen als notwendige Behandlung und nicht als Autoritätsausdruck des Arztes zu betrachten. Oft benutzen sie deshalb die Einstellung des Diabetes als Mittel, um ihre Unabhängigkeit gegenüber der Autorität oder dem Arzt zu demonstrieren. Bei unserer Patientin bestimmte ein Abhängigkeits-Autonomie-Konflikt über einen langen Zeitraum hinweg Krisen und Spannungen in der Arzt-Patient-Beziehung und führte zu erheblichen Complianceproblemen.

Therapeutisch lohnt es sich, dem Unabhängigkeitsstreben dieser Patienten mit Verständnis zu begegnen, sie in den Behandlungsplan einzubeziehen und auf ihre Renitenz nicht emotional gefärbt zu reagieren und sie nicht mit vermehrten Kontrollen, Strafen oder anderen Maßnahmen, die ihre Abhängigkeit aufdecken, zu behandeln. Es muß vielmehr versucht werden, dem Patienten Verständnis für sein

Gefühl der verlorenen Unabhängigkeit entgegenzubringen. Kommen Diät- oder Insulindosierungsfehler vor, soll der Arzt den Patienten wissen lassen, daß er dies bemerkt hat, daß er sich aber vorstellen kann, daß verschiedene Gründe hierzu führen können. Viele Adoleszenten und Erwachsene zeigen eine bessere Kooperation, wenn die Einstellung des Diabetes als eine gemeinsame Aufgabe des Patienten und seines Arztes aufgefaßt wird, wobei der Arzt die Funktion des Beraters ausübt.

Einen neuen Ansatz zur ganzheitlichen Betreuung von Diabetikern bildet das Genfer Modell eines integrierten psychosomatischen Zugangs zum Diabetespatienten (Gfeller und Assal, 1979): Auf einer Station innerhalb eines Hospitals von 2000 Betten werden in regelmäßigen Abständen 12 Diabetiker für 5 Tage aufgenommen. Diese Patienten bilden eine Behandlungsgruppe, deren Therapie in einem »halboffenen Milieu« stattfindet. Zwischen den Behandelnden und den Behandelten wird ein psychotherapeutischer Kontrakt abgeschlossen, der verbindlichen Charakter hat.

In der Zeit des Aufenthaltes wird Wert auf eine intensive und ausgiebige medizinische Behandlung und Diätberatung gelegt. So erhalten die Patienten in dieser Zeit 16 Stunden Unterricht in Medizin und täglich ist ein Diätbuffet für die Patienten aufgebaut. Das Genfer Behandlungsmodell zeichnet sich dadurch aus, daß hier die Patienten nicht als Notfälle aufgenommen, sondern zur Routinebehandlung eingewiesen werden. Die Gruppe der 12 Patienten bleibt geschlossen und kann so als Gruppe immer wieder aufgenommen werden. Von Fall zu Fall werden in dieser Gruppe auch Ehepartner bzw. Eltern von juvenilen Diabetikern aufgenommen. Aus gruppendynamischen Gründen übersteigt die Größe der Gruppe nie 12 Patienten.

Während des Aufenthaltes wird mit den Patienten eine gruppentherapeutische Behandlung durchgeführt, deren Ziel es ist, dem einzelnen zu helfen, die notwendige Trauerarbeit zu leisten, die eine wesentliche Voraussetzung zur psychischen Bewältigung der Erkrankung darstellt. Das medizinisch-therapeutische Personal bleibt konstant. Ärzte, Schwestern, Ernährungsberaterinnen, Psychologen etc. sind zu einem festen Team zusammengeschlossen. Die Patienten sollen zu den einzelnen Mitgliedern des Teams eine partnerschaftliche Beziehung aufbauen, um die sonst übliche Regression von Patienten im Krankenhaus zu vermeiden.

4 Besondere Probleme des Typ-I-Diabetikers

Sexualität

Diabetiker klagen häufig über sexuelle Impotenz bzw. Frigidität: So geben ca. 40% aller männlichen Diabetiker (Gfeller et al., 1981) sexuelle Schwierigkeiten an, und bei den diabetischen Frauen scheint ein ähnlich hoher Prozentsatz unter Störungen der Erlebnisfähigkeit zu leiden.

In der Nichtdiabetikerpopulation von Patienten mit sexuellen Schwierigkeiten liegen psychische Ursachen der Symptomatik zugrunde. Auch bei Diabetikern sind überwiegend psychische Ursachen für sexuelle Schwierigkeiten anzunehmen.

Die durch den Diabetes mellitus bedingte Schädigung der autonomen Nerven im Bereich S2–S4, die das Corpus cavernosum innervieren, ist beim Mann die organische Grundlage; bei der Frau kann diese neurogene Schädigung zu einer Verminderung der Sensibilität der Klitoris und Vagina führen.

So wird verständlich, daß eine organische Ursache für sexuelle Störungen hauptsächlich bei langjährigen Diabetikern gefunden wird. Bei diesen entwickelt sich – unter Beibehaltung der Libido – nach und nach eine Impotenz, während psychogen bedingte Störungen durch Nachlassen der Libido und rasches Auftreten der Symptome imponieren (vgl. Tab. 68-2).

Außerdem kann auch eine depressive Reaktion, z. B. bei der Diagnose einer diabetischen Organkomplikation, zu einem Libidoverlust führen (Köpp, 1989).

Spezifische Probleme in der Schwangerschaft

Schwangerschaft ist für jede Frau eine Zeit der Krise mit tiefen psychologischen und somatischen Veränderungen. Bibring (1959) spricht davon, daß eine solche Krise zu einem akuten psychischen Ungleichgewicht führt. Unter günstigen Umständen kann diese Kirse zu einem spezifischen Reifungsprozeß und zur Übernahme neuer Funktionen führen. In der Mehrzahl der Fälle, in denen während der Schwangerschaft ein psychopathologischer Befund erhoben wird, zeigt sich jedoch, daß dieser meist von vorübergehender Natur ist, da er in der Regel Ausdruck von früheren Entwicklungskonflikten ist, auf die die Patientinnen während der Schwangerschaft regredieren.

Tab. 68-2 Differentialdiagnose psychisch und somatisch bedingter Störungen der Sexualität (modifiziert nach Gfeller et al., 1981).
[1] Vergleichbar der Population bei Nichtdiabetikern.

Ursache	Auftreten und Verlauf	Libido	Häufigkeit	nächtl. Erektion	Behandlung	Prognose
psychisch	plötzlich	schwach	[1]+++	+++	Psychotherapie	gut
neurogen	fortschreitend	stark	+	± 0	wenig befriedigend, Aufklärung über organische Ursachen, Paarbehandlung	ungünstig

Für eine an Diabetes erkrankte Frau, für die der Diabetes schon allein genommen eine schwere Belastung für das psychische Gleichgewicht darstellt, bedeutet die Krise der Schwangerschaft eine Aktivierung der Konflikte aus der eigenen Beziehung zur Mutter.

Nichtgelöste Abhängigkeiten in der Mutter-Kind-Beziehung bekommen so ein zusätzliches Gewicht. Barglow und Mitarbeiter (1981) haben 100 schwangere diabetische Frauen untersucht und stellten bei ca. 60% dieser Frauen schwere psychiatrische Symptome wie Depression, Angst und psychosenahe Zustände fest. Lediglich 35% ihrer Patientinnen konnten als normal angesehen werden. Leider fehlen vergleichende Untersuchungen.

Durch kooperative Betreuung der diabetischen Schwangeren und ihres Neugeborenen von Diabetologen, Frauenärzten und neonatologisch erfahrenen Kinderärzten in medizinischen Zentren hat sich die Prognose für die Mutter und vor allem auch für das Kind entscheidend gebessert. Die Häufigkeit von fetaler Morbidität und Mortalität entspricht fast derjenigen bei Nichtdiabetikerinnen, bei präkonzeptionellem Beginn der intensiven Betreuung normalisieren sich auch die früher erschreckend hohen Mißbildungsraten (Fuhrmann, 1982). Normoglykämische Führung der Blutglukose (60–120 mg/dl im Tagesprofil, HbA im Normbereich), regelmäßige Überwachung von Wachstum und Befinden des Feten mit modernsten Methoden der Gynäkologie und Geburtshilfe und neonatologische Intensivbetreuung sind die entscheidenden Säulen des Erfolgs (Beischer et al., 1985). Eine dauerhafte gute Motivation und Kooperation der Patientin ist einerseits Voraussetzung für den Erfolg und ergibt sich andererseits auch als dessen Folge (Law et al., 1980).

Proliferative diabetische Retinopathie

Eine proliferative diabetische Retinopathie (PDR) findet sich bei 60% der Patienten mit IDDM (»insulin-dependent diabetes mellitus«) nach 10 Jahren und bei 90% nach 20 Jahren. Das Vorkommen der PDR bei Patienten mit NIDDM (»non-insulin-dependent diabetes mellitus«) ist zwar geringer, aber immer noch hoch genug: So findet sich eine PDR bei 50% der Patienten nach 10jähriger und bei 70% der Patienten nach 20jähriger Krankheitsdauer. Insgesamt zeigen die Hälfte aller Patienten mit PDR bereits innerhalb von 5 Jahren eine signifikante Beeinträchtigung des Sehvermögens (Klein et al., 1984).

In einer kontrollierten Studie bei erwachsenen Patienten mit IDDM mit einer seit mindestens 5 Jahren bestehenden PDR fand Oehler (1980) bei 33% eine schwere Depression, bei 69% Probleme am Arbeitsplatz, bei 39% einen Verlust des Arbeitsplatzes, 73% der Patienten konnten nicht mehr Autofahren und 39% erhielten finanzielle Unterstützung durch öffentliche Sozialeinrichtungen.

Auch Jacobson und Mitarbeiter (1985) berichten über signifikant häufigere psychiatrische Symptome bei Patienten mit PDR im Vergleich zu diabetischen Patienten ohne Beeinträchtigung des Sehvermögens. Interessanterweise kommt es bei einer nur partiellen Verschlechterung des Vi-

sus zu ausgeprägteren psychischen Veränderungen als bei totaler Erblindung: So zeigten die Patienten mit partieller Beeinträchtigung des Sehvermögens mehr Ärger, Depression und Feindseligkeit als Blinde (Oehler, 1980).

Der Grund für häufigere psychiatrische Symptome bei Diabetikern mit PDR ist unklar: Möglicherweise wird der Diabetiker mit der Visusverschlechterung in seinen noch bestehenden sozialen Bezügen stärker bedroht als der Blinde mit einer schon auf seine Erkrankung zugeschnittenen und damit stabilen psychosozialen Situation. Möglicherweise verleugnen auch die Patienten mit teilweiser Sehbeeinträchtigung sich selbst und anderen gegenüber ihre Erkrankung, was bei vollständigem Sehverlust nicht mehr möglich ist.

Die psychotherapeutische Unterstützung sollte nicht erst einsetzen, wenn der Patient bereits blind ist, sondern eine frühe psychosoziale Intervention könnte Angst und Furcht vor Erblindung und soziale Isolation vermindern.

Die von Oehler und Fitzgerald (1980) durchgeführte Gruppentherapie zeigte, daß entgegen den Befürchtungen von Ärzten, die Patienten würden durch die Gruppe erschreckt und in die Hoffnungslosigkeit gestürzt, die Gruppe dem einzelnen Patienten helfen kann, sofern sie qualifiziert geleitet wird, den notwendigen Trauerprozeß zu bearbeiten. Allerdings kann eine diabetisch bedingte Organkomplikation wie Erblindung nicht nur ein Trauma sein, das es zu bewältigen gilt, sondern für den Patienten auch eine Schädigung darstellen, die im Sinne der Befriedigung unbewußter Strafbedürfnisse erlebt wird, wodurch die Verarbeitung der Erblindung möglicherweise auch behindert werden kann.

Einen weiteren wichtigen, bisher noch nicht untersuchten Aspekt betrifft die heute vielfach praktizierte Laserkoagulation bei PDR: Wie wird die Compliance des Diabetikers durch die Lasertherapie beeinflußt, wenn er plötzlich wieder besser sehen kann, oder wie sind die psychischen Auswirkungen, wenn ein Diabetiker durch die Lasertherapie erblindet (Wulsin et al., 1987)?

5 Diabetes mellitus Typ II

»James Möllendorpf, der älteste kaufmännische Senator, starb auf groteske und schauerliche Weise. Diesem diabetischen Greise waren die Selbsterhaltungsinstinkte so sehr abhanden gekommen, daß er in den letzten Jahren seines Lebens mehr und mehr einer Leidenschaft für Kuchen und Torten unterlegen war. Dr. Grabow, der auch bei Möllendorpfs Hausarzt war, hatte mit aller Energie, deren er fähig war, protestiert, und die besorgte Familie hatte ihrem Oberhaupte das süße Gebäck mit sanfter Gewalt entzogen. Was aber hatte der Senator getan? Geistig gebrochen, wie er war, hatte er sich irgendwo in einer unstandesgemäßen Straße, in der kleinen Gröpelgrube, An der Mauer oder Im Engelswisch, ein Zimmer gemietet, eine Kammer, ein wahres Loch, wohin er sich heimlich geschlichen hatte, um Torte zu essen ... und dort fand man auch den Entseelten, den Mund noch voll halbzerkauten Kuchens, dessen Reste seinen Rock befleckten und auf dem ärmlichen Tische umherlagen. Ein tödlicher Schlaganfall war der langsamen Auszehrung zuvorgekommen.

Die widerlichen Einzelheiten dieses Todesfalles wurden von der Familie nach Möglichkeit geheimgehalten; aber sie verbreiteten sich rasch in der Stadt und bildeten den Gesprächsstoff an der Börse, im Club, in der »Harmonie«, in den Comptoirs, in der Bürgerschaft und auf den Bällen, Diners und Abendgesellschaften ...« (Thomas Mann »Buddenbrooks«, 1960).

5.1 Definition

Typische klinische, laborchemische, morphologische und genetische Merkmale unterscheiden den Typ-I-Diabetes vom Typ-II-Diabetes.

Zu den schon lange bekannten klinischen Merkmalen des Typ-II-Diabetes gehört, daß die Erkrankung meistens im Erwachsenenalter auftritt, die Mehrzahl der Betroffenen übergewichtig ist, die klinischen Symptome häufig spärlich sind und zum Teil bereits vorliegende Folgeerkrankungen des Diabetes betreffen, keine Bereitschaft zur ketoazidotischen Stoffwechselentgleisung besteht und die Behandlung mit Insulin nicht lebensnotwendig ist.

Zu den laborchemischen Merkmalen des Typ-II-Diabetes gehört eine während des gesamten Verlaufs der Erkrankung erhaltene Restsekretion der Beta-Zellen der Langerhansschen Inseln. Beim Typ-II-Diabetes können Autoantikörper gegen Zellen der Langerhansschen Inseln nicht häufiger als bei Nichtdiabetikern nachgewiesen werden, auch besteht keine überdurchschnittlich häufige Assoziation mit sonstigen Immunphänomenen oder Autoimmunerkrankungen. Ein besonderes Kennzeichen des Typ-II-Diabetes ist eine verminderte Insulinempfindlichkeit.

Genetisch besteht beim Typ-II-Diabetes eine höhere familiäre Belastung als beim Typ-I-Diabetes.

Bei Patienten mit Typ-II-Diabetes können individuelle Unterschiede bezüglich der aufgeführten klinischen, laborchemischen, morphologischen und genetischen Merkmale bestehen. Diese Tatsache weist darauf hin, daß auch der Typ-II-Diabetes mit Sicherheit ein Syndrom ist, das sich aus mehreren heterogenen Krankheitsbildern zusammensetzt.

5.2 Epidemiologie

Der Typ-II-Diabetes ist eine weltweit verbreitete Erkrankung. Allerdings werden für Patienten verschiedener Rasse und ethnischer Herkunft zum Teil große Unterschiede bezüglich des Vorkommens beobachtet. Diese Unterschiede finden sich auch für Patienten unterschiedlicher ethnischer Herkunft, die im selben Land unter ähnlichen Bedingungen leben. Andererseits zeigten epidemiologische Untersuchungen große Unterschiede für das Vorkommen des Typ-II-Diabetes bei Patienten gleicher ethnischer Herkunft in Abhängigkeit davon, ob sie auf dem Land oder in der Stadt leben. So fand sich bei einer epidemiologischen Untersuchung auf den Fidji-Inseln für die dort lebende Bevölkerung melanesischer Herkunft eine Diabeteshäufigkeit von 1,9% in ländlicher und 7,0% in städtischer Umgebung, während ebenfalls auf den Fidji-Inseln lebende Inder im ländlichen Bereich in 13,1% und im städtischen Bereich in 14,0% einen Diabetes zeigten.

Schließlich ergaben epidemiologische Untersuchungen zum Teil erhebliche Unterschiede bezüglich der Häufigkeit des Vorkommens des Typ-II-Diabetes in Abhängigkeit vom sozioökonomischen Status innerhalb derselben Bevölkerungsgruppe. Besonders eindrucksvoll konnte Himsworth (1949) für die Diabetesmortalität in England und Wales in der ersten Hälfte des 20. Jahrhunderts große Schwankungen in Abhängigkeit davon zeigen, ob Krieg oder Frieden herrschte und ob die Wirtschaft florierte oder in einer Krise steckte.

Die dargestellen Daten (West, 1978; Zimmet, 1983) belegen eindrucksvoll die Abhängigkeit des Typ-II-Diabetes von einerseits genetischen Faktoren und andererseits Einflüssen der Umwelt.

Nach mehreren Erhebungen der jüngeren Zeit, die von Mitarbeitern des Instituts für Sozialmedizin und Epidemiologie des Bundesgesundheitsamtes an Bevölkerungsgruppen in der Bundesrepublik Deutschland durchgeführt wurden, dürften 3% der Gesamtbevölkerung an einem Typ-II-Diabetes erkrankt sein (Thefeld und Hoffmeister, 1982).

5.3 Ätiologie und Pathogenese

Bei der Entstehung des Typ-II-Diabetes wirken mehrere Faktoren zusammen. Eine schematische Darstellung dieser Faktoren ist in Abbildung 68-1 gegeben. Neben der Genetik sind es vor allem Umwelteinflüsse, die zur Manifestation des Typ-II-Diabetes beitragen. Im folgenden soll auf einzelne Aspekte der Abbildung 68-1 eingegangen werden.

Genetik

Bei eineiigen Zwillingen tritt in nahezu 100% der Fälle ebenfalls ein Typ-II-Diabetes auf (Barnett et al., 1981a, b). Die hohe Konkordanz findet sich trotz zum Teil erheblicher Unterschiede in bezug auf die Lebensumstände der betroffenen Zwillingspartner. Dieses Ergebnis der Zwillingsstudien spricht für eine wichtige Rolle der Genetik bei der Entstehung des Typ-II-Diabetes.

Auch hier besteht kein einfacher Erbmodus. Offensichtlich besteht innerhalb der Gruppe des Typ-II-Diabetes Heterogenität.

Für eine Untergruppe des Typ-II-Diabetes, den sog. Maturity Onset Diabetes of the Young (MODY), konnte inzwischen ein autosomal-dominanter Erbgang nachgewiesen werden (Tattersall, 1974). Die Patienten mit dieser Unterform des Typ-II-Diabetes erkranken bevorzugt bereits im jugendlichen Alter.

Störung der Insulinsekretion

Noch unter Anwendung biologischer Methoden zur Messung der Insulinkonzentration im Blut beobachteten Pfeiffer und Mitarbeiter (1959) eine »Starre der Insulinsekretion« bei Patienten mit Typ-II-Diabetes. Die radioimmunologische Insulinbestimmung ergab

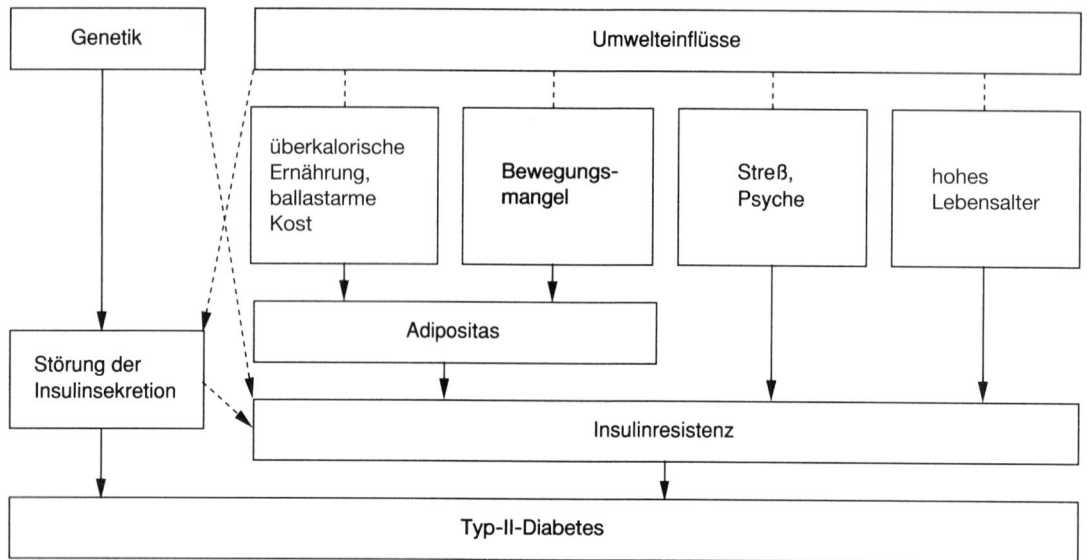

Abb. 68-1 *Pathogenetische Faktoren beim Typ-II-Diabetes.*

in der Folgezeit eine Störung der initialen Sekretion von Insulin vor allem nach Stimulierung mit Glukose als besonderes Charakteristikum bei Typ-II-Diabetes (Kipnis, 1968; Cerasi und Luft, 1976). Die eingeschränkte initiale Sekretion der Beta-Zellen des Pankreas bestätigte sich auch bei Messung von C-Peptid anstelle von Insulin (Beischer, 1983; Beischer et al., 1984).

Auch hinsichtlich der gestörten Sekretion der Beta-Zellen zeigen Patienten mit Typ-II-Diabetes individuelle Unterschiede.

Insulinresistenz

Als Insulinresistenz bezeichnet man einen Zustand der eingeschränkten Wirksamkeit von Insulin in vivo. Die in Frage kommenden Ursachen für eine Insulinresistenz sind in Tabelle 68-3 zusammengestellt.

Unter I. finden sich in der Tabelle Defekte am Erfolgsorgan. Voraussetzung für die biologische Wirkung von Insulin ist dessen Bindung an Rezeptoren der Zelloberfläche. Diese Rezeptoren wurden in den vergangenen Jahren ausgiebig untersucht und sind in

Tab. 68-3 Ursachen der Insulinresistenz (modifiziert nach Kolterman et al., 1982).

I. **Störung am Erfolgsorgan**
   – Insulinrezeptorstörung
   – Postrezeptorstörung
II. **Abnormes Sekretionsprodukt der Beta-Zellen**
   – abnormes Insulin
   – unvollständige Spaltung des Proinsulins zu Insulin
III. **Antagonisten des Insulins im Blutkreislauf**
   – Antikörper gegen den Insulinrezeptor
   – Antikörper gegen Insulin
   – erhöhte Spiegel gegenregulatorischer Hormone (z. B. Wachstumshormon, Cortisol, Glukagon, Katecholamine)

ihrer Struktur teilweise aufgeklärt. Die auf die Bindung an den Rezeptor folgenden Stoffwechselvorgänge, die schließlich die bekannten Insulinwirkungen vermitteln, sind bisher nur wenig bekannt. Der Verlauf von Dosiswirkungskurven von Insulin in vivo gestattet eine Unterscheidung zwischen Defekten des Insulinrezeptors und Defekten im nachgeschalteten Stoffwechsel (Postrezeptordefekten).

In Gegenwart hoher Insulinkonzentrationen kommt es zur Verminderung der Rezeptorzahl auf der Zelloberfläche, es besteht also ein Insulinrezeptordefekt. Hohe Insulinkonzentrationen finden sich in der Regel bei überkalorischer Ernährung und bei Adipositas. Im Gefolge davon findet sich demnach eine rezeptorbedingte Insulinresistenz (Olefsky und Kolterman, 1981; Kolterman et al., 1982). Die Mehrzahl der Patienten mit Typ-II-Diabetes sind übergewichtig. Die Insulinresistenz infolge des Übergewichts stellt bei diesen Patienten einen wichtigen Faktor in der Pathogenese des Diabetes dar.

Solange die Störung der Glukosetoleranz bei Normalgewichtigen oder Übergewichtigen nur geringfügig ist, ist die ebenfalls meist nur geringfügige Insulinresistenz in der Regel Folge eines Rezeptordefekts. Mit zunehmender Nüchternhyperglykämie nimmt auch die Insulinresistenz zu, Rezeptordefekt und Postrezeptordefekt bestehen jetzt nebeneinander, dem Postrezeptordefekt kommt allerdings mit Zunahme der Hyperglykämie eine immer größere Rolle zu. Durch bessere Einstellung der Glukose und Gabe von Insulin läßt sich der Postrezeptordefekt wieder beseitigen (Olefsky und Kolterman, 1981; Kolterman et al., 1982).

Bewegungsmangel begünstigt die Gewichtszunahme und kann damit indirekt zur Insulinresistenz beitragen. Andererseits wird in der Literatur auch über einen direkten begünstigenden Einfluß der körperlichen Bewegung auf die Bindung von Insulin an seine

Rezeptoren in der Muskulatur berichtet (Koivisto et al., 1979).

Der Typ-II-Diabetes ist eine Erkrankung des Erwachsenen und insbesondere des älteren Menschen. In den letzten Jahren hat sich die Insulinresistenz nun auch als ein charakteristisches Merkmal des Alterns erwiesen (DeFronzo, 1979). Offensichtlich handelt es sich vor allem um einen Postrezeptordefekt. Dieser Postrezeptordefekt scheint – jedenfalls an isolierten Fettzellen – vor allem den Glukosetransport zu betreffen (Fink et al., 1984).

Nach neueren Untersuchungen ist die Insulinresistenz ein verbreitetes Phänomen, das insbesondere auch bei Patienten mit essentieller Hypertonie nachgewiesen werden konnte (Ferrannini et al., 1987). Die Insulinresistenz und der daraus resultierende Hyperinsulinismus sind möglicherweise eine der gemeinsamen Ursachen von Typ-II-Diabetes, essentieller Hypertonie, Dyslipoproteinämie und Adipositas (Reaven, 1988). Für dieses Phänomen wird zunehmend der Begriff »metabolisches Syndrom« (auch »tödliches Quartett« nach Kaplan, 1989) benutzt (Rett et al., 1991).

Eine Insulinresistenz kann auch bestehen, wenn die Beta-Zellen des Pankreas ein Insulin sezernieren, das biologisch nicht voll aktiv ist (vgl. Pkt. II, Tab. 68-3). Zwei derartige Zustände können heute unterschieden werden: die Sekretion eines abnormen Insulins und die unvollständige Spaltung des biologischen Insulinvorläufers Proinsulin.

Der III. Punkt der Tabelle 68-3 betrifft Antagonisten des Insulins im Blutkreislauf als Ursache für eine Insulinresistenz. Antikörper gegen den Insulinrezeptor sind eine ausgesprochen seltene Ursache dieser Form der Insulinresistenz.

Eine wichtige Ursache für eine Insulinresistenz können Antikörper gegen Insulin sein. Sie treten in der Regel nur bei vorausgegangener Behandlung mit Insulin auf und finden sich deshalb vor allem bei Patienten mit Typ-I-Diabetes. Diese Form der immunologischen Insulinresistenz wird bei Verwendung hochgereinigter Insuline und insbesondere hochgereinigter Humaninsuline in Zukunft eine immer geringere Rolle spielen.

Erhöhte Spiegel gegenregulatorischer Hormone führen bei endokrinen Erkrankungen mit Überproduktion dieser Hormone zum sekundären Diabetes, so z. B. bei der Akromegalie. Eine Überproduktion dieser Hormone – vor allem der Katecholamine – kann aber auch im Gefolge von Streß auftreten.

Psychische Faktoren

Patienten mit Übergewicht und Altersdiabetes sind – nach Cremerius (1978) – ihr ganzes Leben hindurch an das Essen fixiert, das als etwas Zwanghaftes und Süchtiges von diesen Patienten erlebt wurde. Essen dient dabei als Kompensation für frühkindlichen Mangel an Liebe und Fürsorge. Darüber hinaus kann ein bestimmtes Erziehungsverhalten im Sinne einer »overprotection« notwendige Schritte zur Individuation eines Kindes verhindern. Das Kind verzichtet dann auf diese Befriedigung und wählt statt dessen eine andere Befriedigungsform, nämlich die des Essens. Die Nahrungsaufnahme wird stark mit der Beziehung zur Mutter verknüpft, Essen bedeutet im übertragenen Sinne mütterliche Zuwendung und Liebe.

Bleibt der Patient fixiert in einer Beziehung zum mütterlichen Objekt, wird die Angst vor dem Verlust der mütterlichen Zuwendung zum Trauma. Cremerius findet bei den Typ-II-Diabetikern eine seelisch bedingte Freßsucht, deren Ursache in einer neurotischen Grundstörung liegt, die durch starke depressive Strukturanteile charakterisiert wird. Im Gegensatz zu den Adipösen ohne Diabetes mellitus gelingt es den diabetischen übergewichtigen Patienten weit weniger, den neurotischen Grundkonflikt zu kompensieren, z. B. mit dem Symptom Adipositas. Folge dieser Instabilität sei nun frei flottierende Angst, die zu einer Hypersekretion von Adrenalin führt und eine langanhaltende Hyperglykämie bewirken kann. Cremerius versteht die bei diesen Patienten bereits prämorbid vorhandene »Freß-Fettsucht« als Körpersymptom, das dem Kranken helfen soll, die tieferliegende Depression zu bewältigen. Der Diabetes mellitus wird dann manifest, wenn es dem Eßtrieb nicht mehr gelingt, den neurotischen Grundkonflikt zu kompensieren: »Die Dekompensation des Freß-Fettsucht-Gleichgewichtes wird durch sympathikotone Angstzustände und paranoische Kampfstimmungen, welche durch bestimmte Konfliktsituationen aus der Latenz in die aktuelle Intensität überführt werden, verursacht« (Cremerius, 1978).

Aber auch andere Faktoren, z. B. Objektverluste, sollen in der Pathogenese des Typ-II-Diabetes eine Rolle spielen. So zeigten Slawson und Mitarbeiter (1963), daß bei 20 von 25 erwachsenen Diabetikern ein realer oder drohender Objektverlust dem Manifestwerden des Diabetes voranging. Bei 10 Patienten fanden die Autoren eine unvollendete Trauerreaktion, bei 14 eine emotionale Verwahrlosung, 5 Patienten waren stark depressiv.

Groen und de Loos (1973) bescheiben in einer Monographie, daß bei Diabetikern vor Ausbruch der Krankheit häufig der Verlust einer wichtigen Bezugsperson oder ein Liebesentzug mit anschließendem Gefühl von Einsamkeit, Traurigkeit und Nichtverstandensein gefunden werden.

Aimez und Mitarbeiter (1976) fanden bei Diabetikern konfliktgeladene Beziehungen zur Nahrungsaufnahme. Häufig hätten sie Schwierigkeiten, sich über ihre Abhängigkeits- und Unabhängigkeitsbedürfnisse Rechenschaft zu geben. Bei instabilen Diabetikern würden chronische Unterdrückung von Schuld, Angstgefühlen, Feindseligkeit sowie latente Depression dem Ausbruch des Diabetes mellitus vorangehen.

5.4 Klinik

Der Beginn des Typ-II-Diabetes verläuft in der Regel schleichend. Polydipsie und Polyurie stehen nur selten im Vordergrund. Die Erkrankung kann durch Infektionen im Bereich von Haut und Schleimhaut, so vor allem durch Pilzinfektionen im Genitalbereich auffallen. Häufig führen erst bereits vorliegende Komplikationen des Diabetes zu Beschwerden. So kann sich hinter einer Potenzstörung eine diabetische Neuropathie verbergen, ein Nachlassen der Sehleistung kann Folge einer diabetischen Retinopathie sein oder der Typ-II-Diabetes wird anläßlich eines Herzinfarktes oder eines Schlaganfalls festgestellt. Nicht selten handelt es sich um einen Zufallsbefund anläßlich einer Routineuntersuchung.

5.5 Therapeutische Möglichkeiten

Die entscheidende therapeutische Maßnahme ist die Verordnung und Einhaltung einer Diät, erforderlichenfalls einer Reduktionsdiät. Zwischen 60 und 80% der Patienten mit Typ-II-Diabetes sind übergewichtig (West, 1978).

Durch Gewichtsreduktion und damit einhergehender Beseitigung des erhöhten Insulinbedarfs und der Insulinresistenz gelingt es häufig, den Diabetes vollständig zum Verschwinden zu bringen, auch wenn sich eine gleichzeitig bestehende Störung der Insulinsekretion durch Gewichtsreduktion nicht beheben läßt. Erst wenn die Möglichkeiten der Gewichtsreduktion ausgeschöpft sind, oder wenn von vornherein kein Übergewicht bestand, können diätetische Maßnahmen durch eine medikamentöse Therapie ergänzt werden.

Bei Insulinresistenz und Hyperinsulinismus sind Medikamente wie Acarbose oder Metformin indiziert, die die Insulinsekretion nicht beeinflussen und die Kohlenhydratresorption aus dem Darm verzögern. Die Glukoseaufnahme aus dem Darm kann auch durch Ballaststoffe und Quellstoffe verzögert werden (Huth und Bräuning, 1983).

Bei Insulinmangel sind Sulfonylharnstoffe mit ihrer stimulierenden Wirkung auf die Insulinsekretion indiziert.

Das Ausmaß der Insulinsekretion bei Diagnosestellung und unter Stimulierung vor allem mit Glukose ist für den Verlauf der Erkrankung von prognostischer Bedeutung. Patienten mit zwar verzögerter, aber reichlicher Insulinsekretion werden sehr selten insulinbedürftig. Patienten mit verzögerter und insgesamt eingeschränkter Insulinsekretion können nach einer Erkrankungsdauer von in der Regel mehreren Jahren durchaus insulinbedürftig werden.

5.6 Komplikationen

In besonderen Streßsituationen besteht für diese Patienten die Gefahr einer ketoazidotischen Stoffwechselentgleisung.

Das medizinisch größte Problem besteht beim Typ-II-Diabetes ebenso wie beim Ty-I-Diabetes in der Verhinderung der Spätkomplikationen. Hier spielt die **Makroangiopathie**, d.h. die Arteriosklerose mit ihren vielfältigen Folgeerkrankungen, eine besonders große Rolle.

Bei den Patienten mit Typ-II-Diabetes kommen Hypertonie und Hyperlipidämie, zwei klassische Ri-

sikofaktoren für die Arteriosklerose, gleichzeitig überdurchschnittlich häufig vor. Dem gemeinsamen Vorkommen von Diabetes und Hypertonie wird eine potenzierende Auswirkung auf die Entstehung makroangiopathischer Komplikationen zugesprochen (Fuller et al., 1983).

Auch wenn die Beziehungen zwischen Hyperglykämie und Makroangiopathie weniger eindeutig sind als zwischen Hyperglykämie und Mikroangiopathie, so muß doch eine möglichst normoglykämische Diabetesführung auch im Interesse der Prophylaxe der Makroangiopathie gefordert werden (Beischer und Pfeiffer, 1985a, b). Der frühzeitigen Erkennung und Behandlung von Hypertonie und Hyperlipidämie, sowie der Erkennung und Vermeidung einer Hyperinsulinämie kommt besondere ergänzende Bedeutung zu (Beischer, 1991).

6 Allgemeine Hinweise

6.1 Krankheitsverlauf

Der Diabetes mellitus ist eine chronische Erkrankung, bei der ungewiß ist, ob und wann Komplikationen auftreten. Je nach Persönlichkeitsstil des Patienten kann die Diagnose eines Diabetes mellitus ein mehr oder weniger schweres psychisches Trauma darstellen.

Das Ziel einer erfolgreichen Diabetesbehandlung ist zunächst eine gute Abstimmung der körperlichen Tätigkeit, der Kalorienzufuhr und der Insulindosis. Schon dies ist nicht immer eine einfache Aufgabe, wie Loebert (1972) zeigte. Er fand, daß nur 17% der Diabetiker fähig waren, aufgrund ihrer Kenntnisse eine Diät einzuhalten. Nur 18% der Diabetiker konnten zwei oder mehr Symptome eines Coma diabeticum nennen, 24% konnten zwei Schocksymptome aufzählen. 97% waren aber fähig, sich ihrer zuletzt injizierten Insulindosis zu erinnern. Diese Zahlen lassen erkennen, wie wenigen Patienten eine Überwindung des Traumas, krank zu sein und eine realitätsgerechte Auseinandersetzung hiermit gelungen ist. Williams (1973) beschreibt folgende Reaktionsmuster bei chronisch erkrankten Patienten: Depression, Aggression, Ängstlichkeit, Abhängigkeit, Schuldgefühle und Hypochondrie.

Grant und Mitarbeiter (1974) untersuchten 37 erwachsene Diabetiker auf Zusammenhänge zwischen »life-events« während der letzten 8 bis 18 Monate vor Änderungen in der Diabeteseinstellung. Er fand, daß vor allem unerwünschte »life-events« signifikant häufig zu einem Wechsel der Diabeteseinstellung führten.

6.2 Die Arzt-Patient-Beziehung

Die Grundlage für eine gute Arzt-Patient-Beziehung kann in einem patientorientierten Interview geschaffen werden. Dieses sollte offen geführt werden und dem Patienten die Möglichkeit geben, über seine Empfindungen, Gedanken zur Krankheit und Ängste zu sprechen (Herrmann und Schüffel, 1983; s. a. Kap. 21, »Anamnese und körperliche Untersuchung«). Der Kliniker erhält so in einem Arbeitsgang Einsicht in psychologische, somatische und persönliche Daten des Patienten und deren Zusammenwirken.

Mitteilung der Diagnose

Die Art und Weise, wie einem Patienten mitgeteilt wird, daß er Diabetiker ist, kann darüber entscheiden, wie erfolgreich die Betreuung des Patienten sein wird. Auch hier lohnt es sich, dem Patienten immer wieder Gelegenheit zu geben, über seine Gefühle, Ängste und Befürchtungen zu sprechen; dabei sollte der Arzt vor allem der Zuhörer sein, der Patient der Sprecher. Man muß sich vor Augen halten, daß der Patient einige Zeit braucht, um die neue Tatsache, Diabetiker zu sein, zu akzeptieren. Während dieser Zeit stellt man verschiedene Reaktionen wie Verleugnung der neuen Diagnose, Aggression und Feindseligkeit oder auch blinde Unterwürfigkeit gegenüber dem Arzt fest. In dieser Phase ist es z. B. besser, vom Patienten einen Protest in Worten entgegenzunehmen, als später denselben in Form von Diätfehlern oder falschen Insulindosen zu erleben. Patienten erleben in dieser Phase auch häufig starke Schuldgefühle gegenüber dem Arzt wegen ihrer Aggressionen. Man sollte nicht vergessen, daß es sich hier um normale psychische Reaktionen handelt, und daß es für den Patienten besser ist, wenn er seine Aggressionen gegenüber dem Arzt ausdrücken kann, als wenn er diese gegenüber seiner Familie oder in pathologischem Verhalten in der Therapie auslebt. Dabei ist es für den Arzt nicht leicht, solche Aggressionen zu ertragen; wenn er aber weiß, daß diese dem Schicksal gelten und nicht persönlich gemeint sind, lassen sie sich leichter aushalten. Spürt man, daß Patienten Aggressionen haben, lohnt es sich, diese für den Patienten in Worte zu fassen, um einer Aufstauung vorzubeugen.

Arzt-Patient-Beziehung im Krankheitsverlauf

Es muß auch darauf geachtet werden, wieviel ein Patient in einer Sitzung an theoretischem Wissen aufzunehmen fähig ist. Ängste, wie sie beim Bekanntwerden eines Diabetes meistens auftreten, können gewisse Patienten völlig unfähig machen, Wissen über die neue Krankheit aufzunehmen. Es bedarf des Gesprächs, »dosierter« Aufklärung und Zeit, um dem Patienten das für die Behandlung notwenige Wissen zu vermitteln. Es hat sich dabei immer wieder gezeigt, daß Lob und positive Kritik bessere Stimmuli abgeben als Tadel und Strafe.

Ängste und Befürchtungen über den Diabetes, dessen Behandlung, Prognose und Komplikationen müssen diskutiert werden, sie können sonst neuen psychischen Störungen Vorschub leisten, die dann wiederum auf die Einstellung des Diabetes wirken. Nicht nur der Patient, auch der Arzt hat Ängste und Unsicherheiten in bezug auf Prognose und Komplikationen der Krankheit. Erst wenn der Arzt sich dessen bewußt wird und sich damit auseinandersetzt, wird er dem Patienten helfen können, mit diesen Befürchtungen zu leben, sie zu begreifen und zu meistern. Es lohnt sich, auch auf Phantasien der Patienten einzugehen – gleichgültig, ob diese vom Arzt aus gesehen falsche oder richtige Vorstellungen beinhalten – und diese nicht einfach mit rationalen Überlegungen abzutun. Für viele Patienten ist es wichtig, von Autoritätsfiguren immer wieder die Bestätigung zu erhalten, daß sie sich korrekt verhalten und gut bei der Therapie ihrer Krankheit mithelfen.

Es können aber auch unterschiedliche, für den Patienten selbst nicht vereinbare Wünsche vorhanden sein und in der Beziehung wirksam werden (wie bei unserer oben beschriebenen Patientin).

Für den Arzt ist es nicht immer leicht, diese Abhängigkeits- oder Kontrollbedürfnisse der Patienten zu ertragen. Eine weitere schwere Aufgabe für den Arzt besteht darin, auch dann zum Patienten zu stehen, wenn die Therapie schlechter geht. Nur zu oft tritt beim Arzt das Gefühl auf, er habe versagt und er sei unfähig, diesen Patienten erfolgreich zu behandeln, obwohl es sich beim Diabetes um eine chronische Erkrankung handelt, bei der kein großes »Erfolgserlebnis« für den Arzt möglich ist.

Beim **erwachsenen Diabetiker (Typ I und II)** treten vor allem Fragen über das Wann und Wo des Auftretens von Komplikationen des Diabetes mellitus in den Vordergrund, zusammen mit den sich daraus ergebenden Problemen in bezug auf berufliches Weiterkommen, Unabhängigkeit, Sexualität und Familienplanung. Man soll dem Patienten immer wieder die Möglichkeit geben, über diese Sorgen zu sprechen, wobei es ebenfalls wichtig ist, im Einverständnis mit dem Patienten auch seinem Ehepartner Gelegenheit zu geben, über seine Probleme um und mit dem Patienten zu sprechen.

Beim **Altersdiabetiker** entstehen häufig Schwierigkeiten, ihn über seine Krankheit genügend aufzuklären. Bei dieser Altersgruppe ist es speziell wichtig, die Informationen den geistigen Fähigkeiten des Patienten anzupassen. Hier muß vor allem die Umgebung des Patienten genügend über die Belange des Diabetes unterrichtet werden, aber auch über Art und Weise, wie man dem Patienten helfen kann, eine gute Diabeteseinstellung zu erreichen. Das fehlende Frischgedächtnis und der mangelnde Realitätssinn seniler Menschen machen sie häufig von ihrer Umgebung vollständig abhängig!

6.3 Methodische Probleme der psychosomatischen Forschung

Retrospektive Untersuchungen, die dazu dienen sollen, psychologische Faktoren zu finden, die bei der Ätiologie des Diabetes von Bedeutung sein sollen, sind aus methodischen Gründen problematisch (s. a. Kap. 37, »Ergebnisforschung ...«). Zwar können retrospektive Studien zeigen, daß ein Zusammenhang zwischen psychischen Faktoren und der Diabeteserkrankung besteht, über das Maß der Erhöhung des

Krankheitsrisikos allerdings kann durch diese Untersuchungen nichts ausgesagt werden. Nur wenn die psychischen Merkmale als unabhängige und die somatische Erkrankung als abhängige Variable erhoben werden, lassen sich letztlich gültige Aussagen über die Beteiligung psychischer und sozialer Faktoren am Diabetes treffen. Lediglich prospektive Untersuchungen sind geeignet, psychische Faktoren zu identifizieren, die an der Genese des Diabetes beteiligt sind. Daher müssen unabhängige Prädiktorvariablen, die einen psychischen Risikofaktor darstellen, definiert werden. Gleichzeitig müssen die bekannten somatischen Risikofaktoren miterhoben werden. In einem derartigen Plan wäre dann die Erkrankung die abhängige Variable und der »wirkliche« Einfluß der Prädiktorvariablen ließe sich feststellen, vorausgesetzt die Prädiktorvariablen können in ihrem Einfluß als konstant angesehen werden. Eine prospektive Untersuchung müßte epidemiologisch angelegt sein, d. h. an einer repräsentativen Stichprobe aus der Normalbevölkerung müßte die Koinzidenz von psychischen Faktoren und Diabetes geprüft werden. Im Bereich der psychosomatischen Diabetesforschung existiert keine derartige Studie.

6.4 Schlußbemerkung

Das Akzeptieren seiner chronischen Krankheit ist für jeden Diabetiker eine sehr schwierige psychische Aufgabe, bei der sowohl der Patient als auch seine Familie mit Depressionen, Aggressionen, Ängsten, Schuldgefühlen oder Hypochondrie reagieren können. Der Arzt kann dem Patienten entscheidend helfen, diese reaktiven Vorgänge zu überwinden.

KAPITEL 69

Infektionskrankheiten

Jörg Michael Herrmann und Werner Geigges

1 Patientengeschichte

Im folgenden wird eine Kasuistik vorgestellt, in der sich die Probleme eines Patienten mit einer Infektionskrankheit in besonderer Eindringlichkeit darstellen:

Ein untergewichtiger, 37jähriger Patient wird für ein Heilverfahren in eine Rehabilitationsklinik überwiesen; durch Intervention des Hausarztes und der Rentenversicherung wurde der Patient im Eilverfahren aufgenommen, trotz üblicher Wartezeiten zwischen 4 und 6 Monaten, und zwar unter der Einweisungsdiagnose »Depressiver Einbruch mit phobischer Komponente«. Aufgrund dieser Diagnose war er bereits seit über 3 Monaten arbeitsunfähig krankgeschrieben.

Der Patient schildert seit einem Dreivierteljahr wiederholte Phasen von »Depressionen« und seit ca. 6 Monaten Appetitlosigkeit mit Gewichtsabnahme von 5 Kilogramm. Nach einer Kieferbehandlung wegen eines »Granuloms« vor einigen Monaten leidet er zunehmend unter innerer Unruhe und Angstzuständen mit Schweißausbrüchen. Er schildert sich als aggressiv gegen sich selbst, unbeherrscht, spontan explosiv und fast handgreiflich gegenüber den Arbeitskollegen; hinzu kommen Konzentrations- und Gedächtnisstörungen. Weiterhin klagt er über Schmerzen im Bereich des Rückens und gelegentlich Schwindel, insbesondere bei Nikotinkonsum, sowie über leichten Reizhusten und häufige »Halsbeschwerden«. Überhaupt traten in den letzten Monaten gehäuft Erkältungskrankheiten auf.

Seit dem 18. Lebensjahr leidet er an rezidivierenden Ulcera duodeni und Magenschleimhautentzündungen als Folge eines zunehmenden Alkoholabusus, den der Patient mit dem Tod der Mutter in Zusammenhang bringt. Sie starb, als er 15 Jahre alt war. Mit 27 Jahren war er in stationärer Behandlung zum Alkoholentzug, seither ist er »trocken«. Vom 30. bis 36. Lebensjahr trat immer wieder eine Hypothyreose bei Thyreoiditis auf. Vor einem Jahr wurde er wegen einer makrozytären Anämie, Vitamin-B$_{12}$-Resorptionsstörung und Verdacht auf eine Autoimmunerkrankung stationär behandelt.

Kurz zuvor wurde die Diagnose einer idiopathischen familiären Alopezie gestellt, weswegen er ein Toupet trägt.

Die Mutter des Patienten starb mit 44 Jahren an einem Hirntumor. Kurz darauf heiratete der heute 68jährige Vater zum zweiten Mal. Wegen Auseinandersetzungen mit seiner Stiefmutter wurde der Patient mit 16 Jahren in einem Heim untergebracht. Damit begann für den Patienten offensichtlich eine fast 15jährige Alkoholkarriere und lange Phase sozialer Desintegration. Schon nach kurzer Zeit wurde der Patient aus dem Heim wieder entlassen, das Sozialamt übernahm seine Betreuung und er wurde bei einer alleinstehenden Frau untergebracht. In dieser Zeit begann der Patient eine Lehre als Bäcker und Konditor, die er aber wegen einer Mehlstauballergie abbrechen mußte. Danach arbeitete er als Hilfsarbeiter (Lagerist), bekam zunehmend

Probleme wegen seines Alkoholismus und wurde schließlich entlassen. Nach der Alkoholentwöhnung begann er eine Ausbildung zum Krankenpfleger und Masseur, wurde aber nach einem dreivierteljährigen Praktikum vom Arbeitsamt nicht mehr weiter gefördert.

Der Patient hat eine 7 Jahre ältere Schwester, zu der er eine gute Beziehung hat, sowie einen 8 Jahre jüngeren Bruder, der im vergangenen Jahr einige Monate bei ihm wohnte und ihn vor 9 Monaten wieder verließ. Der Patient schildert zusätzlich eine sehr gute Beziehung zum Hund des Bruders, der nach dessen Wegzug ins Tierheim mußte. Diese Verlusterlebnisse gehen einher mit dem Beginn der vom Patienten geschilderten Phasen von »Depression«.

Bei der körperlichen Untersuchung findet sich bei dem 37jährigen Patienten ein reduzierter Allgemeinzustand (Größe 184 cm, Gewicht 64,7 kg). Am Rücken und an den Extremitäten finden sich akneartige Effloreszenzen, teilweise mit zentraler Verkrustung, die der Hausarzt in seinem Einweisungsgutachten als »abklingendes Ekzem bei Kratzeffekten infolge zeitweiligem Pruritus« beschreibt. Auch perinasal besteht eine intensive Rötung. 1–2 cm große Lymphknoten lassen sich supraklavikulär sowie inguinal beidseits tasten. Am Rachenring finden sich weißliche, nur zum Teil abstreifbare Beläge, die den Verdacht auf eine Candida-Infektion nahelegen.

Außer einer vermehrten Schweißneigung und Glanzaugen besteht somit kein wesentlicher Befund.

Im Erstinterview wirkt der Patient ängstlich, unsicher sowie erheblich angespannt, mißtrauisch und gereizt. Weiterhin fällt auf, daß er sehr leise und monoton spricht und Mühe hat, Gefühle zu äußern.

In der 2. Woche des stationären Aufenthaltes wurde wegen der Candidainfektion, der vergrößerten Lymphknoten, zwischenzeitlich aufgetretener subfebriler Temperaturen und eines pneumonischen Infiltrates im linken Lungenmittel- und -unterfeld der Verdacht auf eine HIV-Infektion bzw. manifeste AIDS-Erkrankung geäußert. Eine HIV-Testung lehnte der Patient zunächst vehement ab. Nach zunehmender Temperaturerhöhung wollte er dann aber doch mit »offenen Karten« spielen und überreichte der Stationsärztin ein entsprechendes weiteres Schreiben des Hausarztes, in dem mitgeteilt wurde, daß der Patient seit einem Dreivierteljahr HIV-positiv ist.

Durch die Offenlegung der Diagnose verschwand die anfänglich ausgeprägte mißtrauische Gespanntheit. Für den Patienten war »das Eis gebrochen«. In weiteren Gesprächen konnte er berichten, daß ihn die Erstmitteilung der Diagnose sehr deprimiert hat, daß er sich anschließend zurückzog und mit intensiven Grübeleien begann, insbesondere über das Wann, Wo und Wie der Infektion; er vermutet, daß er sich während der Zeit des Alkoholabusus, in der er zuletzt 24 Flaschen Bier bzw. 2 Flaschen Whisky trank, infiziert habe, kann es aber nicht mehr rekonstruieren.

In den Beziehungen zum Therapeutenteam kommen Bewältigungsmechanismen wie Wut und Enttäuschung, Vorwurfshaltungen unter dem Eindruck, zu kurz zu kommen – zum Teil auch als Abwehr eigener Schuldgefühle –, und depressiver Rückzug sowie Angst vor Abhängigkeit abwechselnd zum Ausdruck und verunsichern die Therapeuten: Sie erleben sich zum Teil als störende Eindringlinge in die subjektive Welt des Patienten, stoßen auf starkes Mißtrauen (»ich hatte mir vorgenommen, nichts über meine Diagnose zu verraten«), teilweise auf Verleugnung der Krankheit (»ich möchte vor allem wieder kräftiger und leistungsfähiger werden«) und eine starke Abwehrhaltung (»ich möchte das nicht immer von neuem aufwühlen«). Ein Teil der Widerstände ist auf institutionelle Schwierigkeiten zurückzuführen, da eine manifeste AIDS-Erkrankung derzeit eine Ausschlußindikation für Rehabilitationsmaßnahmen des verantwortlichen Rentenversicherungsträgers darstellt.

Vor allem in den Gesprächen mit männlichen Therapeuten zeigen sich sehr schnell Gegenübertragungsprobleme: Die mißtrauische und gespannte Atmosphäre läßt die Therapeuten ungeduldig werden, der Patient wird unterbrochen, es werden Doppelfragen gestellt. Dies perpetuiert den Widerstand und die Abwehr des Patienten analog der früheren Beziehungen zum Vater bzw. zur Stiefmutter. Diese Interaktion findet sich nicht in den Gesprächen mit der Stationsärztin, die eher die Rolle der Mutter übernimmt, deren Verlust dem Patienten noch sehr nahe ist.

Trotz der zunehmenden körperlichen und seelischen Beeinträchtigungen durch die AIDS-Erkrankung und die beschriebenen Schwierigkeiten bei der psychischen Bewältigung von Diagnose und Prognose, hatte seit der Diagnosestellung die psychosoziale Umwelt des Patienten einen Grad an Stabilität erreicht, den der Patient seit seiner frühen »broken-home«-Jugend vermißte: Er lebte in einer eigenen Wohnung und genoß diesen Schutzraum (»als Untermieter wurde es mir zu eng«) und fand um sich herum einen kleinen beschützenden Kreis von Vertrauten, d. h. auch mit seiner Krankheit Vertrauten, wozu neben seiner älteren Schwester und deren Mann ein älterer Freund, der Hausarzt und eine Fachärztin (»AIDS-Spezialistin«) zählen. Zu diesen Personen unterhält der Patient enge Kontakte, ähnlich denen zu verläßlichen Eltern.

Im Therapieverlauf spiegelte sich im therapeutischen Milieu die Polarität zwischen beängstigender (stigmatisierender) und enttäuschender Außenwelt und der kleinen, fast verschworen anmutenden Welt sozialer Unterstützung zu Hause. Es kam zu einer vorsichtigen Annäherung der entsprechend dissoziierenden inneren Objektrepräsentanzen.

Konzentrations- und Gedächtnisstörungen sowie wechselnde Angaben zu verschiedenen Zeitpunkten, z. B. zum Alter von Bezugspersonen oder zeitlichen biographischen Abläufen, legen den Verdacht auf ein diskretes psychoorganisches Syndrom nahe, das entweder durch den Alkoholabusus vor 10 Jahren bedingt ist oder mit der manifesten AIDS-Erkrankung in Zusammenhang steht.

2 Einleitung

Diagnostik, Therapie und Epidemiologie der Infektionskrankheiten haben sich in den letzten Jahren rapide entwickelt, ohne daß der Frage nach Beziehungen zwischen psychischen Prozessen und Infektionen Aufmerksamkeit geschenkt wurde. Dabei ist dieser Zusammenhang seit langem bekannt.

Bei der Bundespost verläuft – nach H. Sopp (1958) – die jahreszeitliche Entwicklung der Krankenstandskurve fast spiegelbildlich zu der der Gesamtbevölkerung (Abb. 69-1).

Nach einem relativ hohen Krankenstand im Sommer fällt die Kurve im Herbst, um im Dezember ihren niedrigsten Jahresstand zu erreichen. Ende Januar/Februar steigt sie steil an und erreicht im Februar/März den Jahresgipfel. Wie kommt es, daß die Postbediensteten sich in ihrem Gesundheitszustand genau entgegengesetzt zu allen anderen Berufstätigen verhalten? Liegen bei den Postbediensteten Umstände vor, durch die sie im November und Dezember vor Erkrankungen, insbesondere grippalen Infekten, geschützt werden? Sopp vermutet, daß die Arbeitsbelastung vor und während der Weihnachtszeit einen Schutz darstellt und die Streßerholungsphase zu Infektionskrankheiten disponiert.

Zu der Überlegung, daß psychosoziale Faktoren in der Epidemiologie der Infektionskrankheiten eine Rolle spielen könnten, lieferte Selye (1946) mit seinem Konzept eines »General Adaptation Syndrome« (GAS) ein frühes Modell, das die Grundlage für weitere Forschungen bildete (s. a. Kap. 11, »Psychophysiologie«).

Selye betont in seinem Streßkonzept sehr einseitig die Effekte der ACTH- bzw. der Hypophysen-Nebennieren-Aktivität, so daß dieses Modell, wie Selye selber einräumte (1973), nicht in der Lage ist, die komplexen Wechselwirkungen zwischen Mikroorganismen und dem Menschen abzubilden, die zu Infektion und Krankheit führen. Unser Wissen über die Mechanismen für Resistenz oder besondere Empfindlichkeit gegenüber Infektionserregern ist weiterhin sehr unvollständig. Subklinische Infektionen sind sehr viel häufiger als manifeste Krankheiten, eine Beobachtung, die die Aussage V. v. Weizsäckers untermauert, daß die »Gesundheit eines Menschen ... überhaupt nur dort vorhanden (ist), wo sie in jedem Augenblick erzeugt wird. Wird sie nicht erzeugt, dann ist der Mensch bereits krank« (1986).

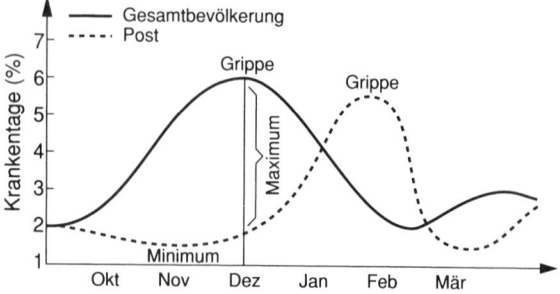

Abb. 69-1 *Krankenstandskurven der Bundespostbediensteten und der Gesamtbevölkerung (nach 69 Sopp, 1958).*

Von Uexküll (1988) beschreibt mit seinem Situationskreismodell Gesundheit und Krankheit als Ausdruck der Interaktion (»Dialog«) zwischen einem Individuum und seiner Umgebung auf einer biologischen, einer psychischen und einer sozialen Integrationsebene (s.a. Kap. 1 »Wissenschaftstheorie ...«). Bezogen auf Infektionskrankheiten scheinen immunologische Prozesse eine wichtige Mediatorfunktion in der Beziehung zwischen psychosozialen Faktoren und Infektionsgeschehen im Sinne kreisförmiger Aufwärts- und Abwärtseffekte zu spielen, so daß für die zukünftige psychosomatische Erforschung dieser Zusammenhänge nach Elliott und Mitarbeitern (1982) alle Prozesse, die in einem »X-Y-Z-Modell« zusammenwirken, gleichzeitig studiert werden müssen,wobei sich X auf mögliche Aktivatoren oder Stressoren bezieht, Y auf kurzfristige physiologische Antworten wie immunologische Veränderungen und Z auf langfristige gesundheitliche Konsequenzen, wie z.B. eine Infektionskrankheit.

Die eingangs geschilderte Fallgeschichte eines AIDS-Patienten zeigt – systemtheoretisch betrachtet – komplexe Aufwärtseffekte zwischen den verschiedenen biologischen, psychischen und sozialen Integrationsebenen auf, gleichzeitige Abwärtseffekte sind bisher nur zu vermuten, aber noch nicht sicher nachzuweisen. Kemeny und Mitarbeiter (1988) untersuchten die Beziehungen zwischen Verlust, Depression, Abwehrlage und -verlauf bei männlichen Homosexuellen mit negativem bzw. positivem HIV-Testresultat und konnten zeigen, daß das Fehlen oder die Unterbrechung von sozialen Beziehungen, wie bei unserem AIDS-Patienten vielfach deutlich wurde, tiefgreifende psychobiologische Auswirkungen beim Menschen hat: Depressive HIV-infizierte Patienten hatten, verglichen mit nicht-depressiven HIV-positiven und HIV-negativen Patienten, weniger Helfer-/Effektor-T-Zellen, nicht-stimulierte Helfer-/Effektor-Zellen und mehr zytotoxische Suppressor-T-Zellen. Nach Weiner (1989) sind diese Immunveränderungen bei depressiven HIV-positiven Patienten nicht nur das Produkt der Virusinfektion: Depressionen sagen die schnellere Progredienz zur manifesten AIDS-Erkrankung voraus (s.a. Kap. 10, »Psychoimmunologie« sowie Kap. 70, »HIV-Infektion und AIDS«).

3 Epidemiologie

Bei den oben erwähnten Untersuchungen von Postbeamten fand Sopp (1958), daß sie sich weder durch genetische, noch geographische Besonderheiten, noch durch Altersstruktur, sondern einzig durch ihren Beruf und Arbeitsplatz von anderen Berufstätigen unterscheiden. Bemerkenswert ist, daß im Gegensatz zu anderen Berufen die Zeit des Krankheitsminimums mit der Zeit des Arbeismaximums zusammenfällt. Man könnte sagen, die Postbediensteten »können es sich wegen der besonderen Arbeitsanforderungen nicht leisten«, in dieser Zeit krank zu werden. Aber nur für einen Teil der Postler, nämlich die Päckchenzusteller und Briefträger, wäre wegen

des Trinkgeldes in dieser Zeit eine lerntheoretische Erklärung im Sinne von Belohnung möglich.

Sopp konnte ferner nachweisen, daß die Erkrankungshäufigkeit an banalen Infekten vom Betriebsklima abhängig ist. Darüber hinaus erkranken Personen, die bereits länger in einem Betrieb arbeiten, seltener als solche, die in einem Betrieb erst kurze Zeit beschäftigt sind. Weiterhin erkranken ungelernte Arbeiter häufiger als gelernte. Sopp (1958) interpretierte diese Ergebnisse, zu denen – nach Pflanz (1962) – auch andere Autoren gekommen sind, mit der Bemerkung: »Nur wer sich wohl fühlt, ist zu qualifizierter Leistung imstande; nur wer sinnvoll arbeitet, fühlt sich wohl.«

Hinkle und Wolff (1957) konnten in ausgedehnten epidemiologischen Langzeituntersuchungen nachweisen, daß Krankheiten immer dann gehäuft auftreten, wenn Situationen besondere Adaptationsleistungen erfordern.

Bei Untersuchungen an Studenten der Cornell University fanden Summerskill und Darling (1957), daß Studenten, die öfter als andere an diversen Erkrankungen, insbesondere psychoneurotischen Störungen litten, auch häufiger an sog. »banalen Infekten« erkrankten.

Greenfield und Mitarbeiter (1959) untersuchten 38 an infektiöser Mononukleose erkrankte Studenten mit dem Minnesota Multiphasic Personality Inventory (MMPI). Es fand sich eine signifikante inverse Beziehung zwischen psychischer Stabilität (z.B. Ich-Stärke) und Dauer der Rekonvaleszenz, die durch hämatologische Daten bestimmt wurde.

Vaillant (1979) beobachtete seit 1944 185 Männer über einen Zeitraum von etwa 40 Jahren. Nach 20 Jahren waren noch 100 Männer gesund, 54 hatten leichtere Krankheiten und 31 waren schwer krank bzw. gestorben. Zu Beginn der Untersuchung wurde eine Untergruppe mit Männern im Alter zwischen 21 und 46 Jahren gebildet. An psychischen Faktoren wurden die Kindheitsentwicklung (emotionale Probleme in der Kindheit, Mangel an familiärem Zusammenhalt und Beziehungen zu den Eltern, die nicht zu Vertrauen, Autonomie oder Eigeninitiative führten entsprechend der Bewertung nach Vaillant, 1974) und die psychosoziale Situation im Erwachsenenalter (psychische Gesundheit, finanzielle und berufliche Situation, Kontaktfähigkeit außerhalb der Familie, Schlafmitteleinnahme, psychiatrische Behandlungen, Krankheitshäufigkeit, eheliche Situation entsprechend der Bewertung nach Vaillant, 1975) herangezogen. Als psychisch gesund (»best mental health«) wurden 59 Männer eingestuft, von ihnen wurden nur 2 chronisch krank oder starben im Alter von 53 Jahren. Von den restlichen 48 psychisch instabilen Männern (»worst mental health«) wurden 18 chronisch krank oder starben. Die Unterschiede zwischen beiden Gruppen blieben auch statistisch signifikant, nachdem mit einer multifaktoriellen Regressionsanalyse die Auswirkungen von Alkohol- und Nikotingenuß, Adipositas und die Langlebigkeit von Vorfahren ausgeschlossen wurden, so daß andere als organische oder genetisch fixierte Faktoren eine Rolle spielen mußten.

Nach Spence und Mitarbeitern (1954) sind Infektionskrankheiten bei Kleinkindern um so häufiger, je niedriger die Sozialschicht der Eltern ist. Akute Bronchitiden, Pneumonien oder Keuchhusten kommen hier signifikant häufiger vor. Bei Kindern dieser Bevölkerungsschicht scheint die Mortalität an Infektionskrankheiten höher zu sein, weil das Erkrankungsalter früher liegt und damit die Gefährdung für den kindlichen Organismus größer ist. Das gilt vor allem für die Tuberkulose, bei der eine eindeutige Beziehung zwischen Erkrankungsalter, Unterernährung und Disposition sowie Verlauf weltweit nachweisbar ist. Es ist bekannt, daß mit Fortschreiten der Industrialisierung auch die Morbidität für Tuberkulose zugenommen hat. Hieran waren aber vor allem zu Beginn des 20. Jahrhunderts weniger die mit technischen Umstellungen verbundenen psychischen Belastungen als vielmehr die besonderen Durchführungsformen der Industrialisierung schuld, welche sowohl die Verbreitung der Bakterien als auch die Disposition zur Erkrankung (Resistenzverminderung) förderten. Bereits Virchow (1868) hat bei seiner Untersuchung der Typhusepidemie in Oberschlesien 1848 auf den Zusammenhang zwischen sozialen Lebensbedingungen und Krankheiten hingewiesen: »Denn daran läßt sich jetzt nicht mehr zweifeln, daß eine epidemische Verbreitung des Typhus nur unter solchen Lebensverhältnissen, wie sie Armut und Mangel an Kultur in Oberschlesien gesetzt hatten, möglich war. Man nehme diese Verhältnisse hinweg und ich bin überzeugt, daß der epidemische Typhus nicht wiederkehren würde.«

Vor dem Hintergrund dieser seuchenhygienisch wichtigen Zusammenhänge zwischen äußeren Lebensbedingungen und Infektionskrankheiten sind im einzelnen Fall auch psychische Faktoren für die Erkrankung, aber auch die Nichterkrankung, bedeutsam. Diese Faktoren werden in dem Maße wichtiger, in dem durch sozialmedizinische und andere Maßnahmen die äußeren Krankheitsfaktoren zurückgedrängt werden und die Häufigkeit der Infektionskrankheiten abnimmt. So standen die Infektionskrankheiten, inklusive Tuberkulose, Grippe und Pneumonie in der Todesursachenstatistik 1924 mit 21% noch an der Spitze. 1961 sind diese Erkrankungen mit 6% erst weit hinter Herz- und Kreislaufkrankheiten (41,1%), bösartigen Tumoren (18,1%) oder unnatürlichen Todesarten (7,0%) zu finden (Schäfer und Blohmke, 1972). Diese Situation wird sich durch die Zunahme an AIDS-Erkrankungen verändern, so daß Infektionserkrankungen künftig auch in der Todesursachenstatistik wieder bedeutsamer werden (s. a. Kap. 70).

Klinische Studien, die sich mit der Auswirkung von pychosozialen Faktoren auf eine Krankheit beschäftigen, wird vorgeworfen, sie hätten nur eine geringe Relevanz bei der Untersuchung spezifischer Infektionskrankheiten. Tatsächlich ist es bei den außerordentlich komplexen Zusammenhängen, die in der Pathogenese der meisten Infektionskrankheiten eine Rolle spielen, nur selten möglich, psychische Belastungen von Umweltbedingungen wie Exposition, Ernährung, hygienischen, immunologischen Bedingungen und anderen zu trennen. Aber immer präzisere Formulierungen von Vorhersagen bzw. Verhaltensvariablen erleichtern es, künftige Stu-

dien enger an speziellen Infektionskrankheiten zu orientieren, bzw. pathophysiologische oder immunologische Mechanismen zu untersuchen. Zusätzlich haben die Ergebnisse solcher Studien wiederholt gezeigt, daß weniger der Stressor selbst im weitesten Sinn als die Bedeutung der belastenden Ereignisse für den Patienten und die Fähigkeit des Organismus, die Belastung zu bewältigen (»coping«), maßgebend ist. Es ist also verständlich, daß unsere Kenntnis über die Rolle psychischer Faktoren bei Infektionskrankheiten nur lückenhaft und vielfach vorläufig ist.

Die komplexen Zusammenhänge zwischen psychischen Faktoren und viralen Erkältungskrankheiten wurden kürzlich von Cohen und Mitarbeitern (1991) untersucht. Bei 394 gesunden Probanden wurde durch Fragebögen ein »Streßindex« erfaßt, der aus den belastenden Lebensereignissen der letzten 12 Monate, aus der Güte der aktuellen Lebensbewältigung und aus einem Index der aktuellen negativen Affekte zusammengesetzt war. Die Probanden erhielten mit 5 verschiedenen respiratorischen Viren (Rhino-, RS- und Corona-Viren) versetzte Nasentropfen. Eine Kontrollgruppe (n = 26) erhielt nasal nur eine sterile Salzlösung. Anschließend wurden die Probanden 7 Tage lang isoliert und unter standardisierten Bedingungen ständig medizinisch überwacht, um sowohl Veränderungen der Immunparameter als auch des klinischen Zustandes dokumentieren zu können. Neben den klinischen Symptomen wurde eine Infektion durch Virusisolation und spezifische Antikörperantworten dokumentiert.

Es zeigte sich eine dosisabhängige Beziehung zwischen Streßindex, dem Auftreten von Infektionen sowie klinischen Symptomen. Abhängig vom Streßausmaß waren 74–90% der Probanden infiziert und 27–47% manifest krank. Diese Effekte zeigten sich unabhängig von verschiedenen kontrollierten Variablen wie Alter, Geschlecht, Bildung, Allergiestatus, Gewicht, Jahreszeit, gleichfalls infizierten Mitbewohnern, Nikotin- oder Alkoholkonsum, Bewegung, Eßgewohnheiten, Schlafqualität sowie serologischem Status vor der viralen Veränderung, Anzahl zirkulierender Leukozyten sowie Serumimmunglobulinkonzentrationen. Auch die untersuchten Persönlichkeitsfaktoren (Selbstwertgefühl, Ich-Kontrolle, Introversion/Extraversion) hatten keinen Einfluß auf die Ergebnisse. Dies bedeutet, daß Streß mit der Suppression allgemeiner Mechanismen der körpereigenen Abwehr verbunden ist.

Funktionale immunologische Parameter wie endotheliale oder lymphozytäre Interferonproduktion, Mukusproduktion oder »natural-killercell«-Aktivität wurden nicht untersucht, so daß ungeklärt bleibt, über welche immunologischen Wege es zu der postulierten Veränderung der körpereigenen Abwehr kommt.

4 Tierexperimentelle Studien

Ausgehend von den Versuchsbedingungen, mit denen auf die psychosoziale Situation Einfluß genommen wird, lassen sich drei große Gruppen von tier-experimentellen Studien unterscheiden:

– **Kontrollierte Stimulation:** Friedman und Mitarbeiter (1965) setzten Mäuse periodisch Licht- und Schüttelreizen aus, die die Tiere nicht vermeiden konnten. Nachdem die Tiere mit Cocksackie-B-Viren infiziert wurden, stellte sich heraus, daß sie deutlich an Gewicht verloren. Dagegen zeigten Kontrollgruppen von Mäusen, die nur Licht- und Schüttelreizen ausgesetzt wurden, keine Gewichtsveränderungen. Ohne Reize blieb das Gewicht beider Gruppen, ob infiziert oder nicht, gleich; d.h., daß erst das gemeinsame Auftreten der beiden Noxen den Widerstand gegen Infektionen verminderte.

– **Änderungen des sozialen Umfeldes:** Plaut und Mitarbeiter (1969) infizierten Mäuse mit Plasmodium berghei. Die postinfektiöse Überlebenszeit war umgekehrt proportional zur Anzahl der Tiere im Käfig.

Friedman und Mitarbeiter (1970) setzten 1, 5, 10, 15 und 20 Mäuse in je einen Käfig und inokulierten alle mit Enzephalomyokarditis-Viren. Die Mortalität der alleinlebenden Mäuse war bedeutend höher als die der in Gruppen lebenden Mäuse.

– **Fortdauernde Einwirkungen von Stressoren:** Im Gegensatz zu den beiden ersten Gruppen beschäftigen sich diese Studien mit den Auswirkungen von Streß. Friedman und Mitarbeiter (1969) setzten zwei Gruppen von Mäusen zweimal täglich einem leichten elektrischen Schock aus. In der einen Gruppe waren Mäuse im Alter von 1–21 Tagen, in der anderen von 42–62 Tagen. Nach Abschluß der elektrischen Stimulation wurden beide Gruppen mit Enzephalomyokarditis-Viren infiziert. Die jüngere Gruppe zeigte daraufhin eine wesentlich höhere Mortalität als die ältere. Vergleichsgruppen gleicher Altersstufen, die nur zweimal täglich in die Hand genommen und gestreichelt wurden, verhielten sich nach der Infektion wie die ältere elektrisch stimulierte Gruppe.

Tierexperimentelle Studien haben den Vorteil, daß mit genau definierten Populationen und bestimmbaren Versuchsbedingungen Untersuchungen über die Auswirkung verschiedener Stressoren einschließlich Erregern auf den Organismus möglich sind. Die hier zitierten Studien zeigen, daß auf diesem Weg wichtige pathogenetische Zusammenhänge erforscht werden können (s. a. Kap. 10).

5 Resistenz

Die ständige Präsenz einer großen Zahl von Erregern führt bei höher entwickelten Organismen zu einer Reihe von Abwehrmechanismen, die dem Schutz vor Infektionen dienen. Die Interaktionen zwischen Individuum und Erreger werden von einer großen Zahl endogener und exogener Faktoren beeinflußt. Eine schematische Darstellung dieses Prozesses ist in Abbildung 69-2 wiedergegeben.

Es besteht heute kein Zweifel daran, daß nur eine Minderheit der Bevölkerung, die mit einem potentiell pathogenen Erreger in Kontakt kommt, klinisch erkrankt. So wird beispielsweise geschätzt, daß nahezu 100% der Bevölkerung vorübergehend Träger von Meningokokken sind, aber nur ein Bruchteil infizierter Personen zeigen klinische Symptome (Shaw, 1965). Am Beispiel einer Coxsackie-B-Infektion läßt sich der sehr komplexe Vorgang der Wirt-Erreger-Interaktion veranschaulichen: Das wechselnde Erscheinungsbild von Infektionskrankheiten während und in Abhängigkeit von Reifung und

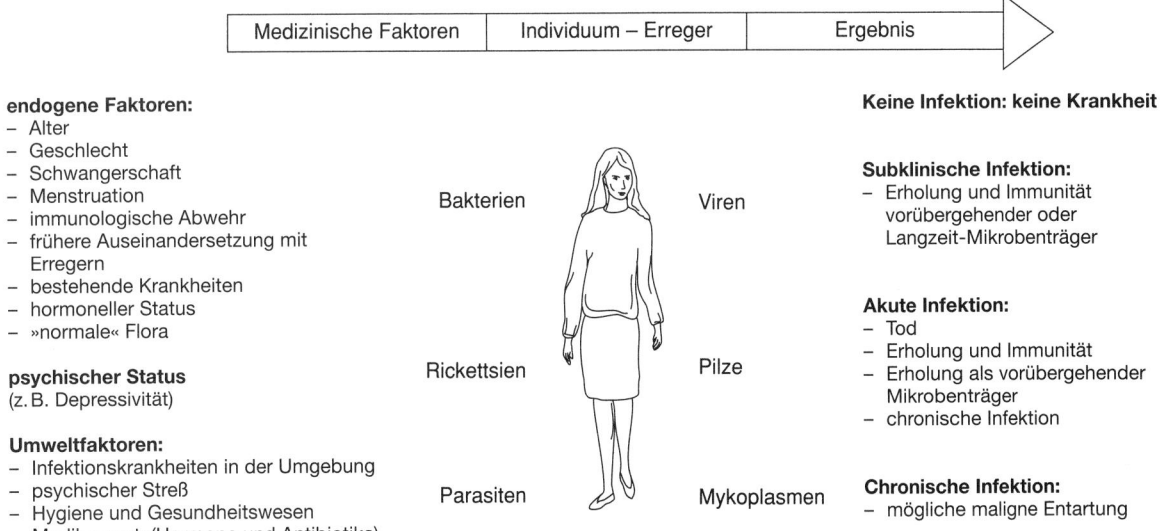

Abb. 69-2 *Schema endogener und exogener Faktoren, die das Individuum in seiner Interaktion mit den Erregern in seiner Umwelt beeinflussen können, sowie das mögliche Ergebnis derartiger Interaktionen (modifiziert nach Friedman und Glasgow, 1960).*

Wachstum des Wirtsorgans ist jedem Arzt bekannt. Coxsackie-B-Viren erzeugen bei älteren Kindern und Erwachsenen eine Reihe gewöhnlich gutartiger Symptome wie Pleurodynie und aseptische Meningitis. Die gleichen Viren können aber beim Kleinkind zu einem fulminanten Verlauf mit rapider Ausbreitung und multipler Organbeteiligung in Leber, Pankreas, Herz und Gehirn führen.

Ähnlich wie beim Menschen reagieren junge Mäuse – im Gegensatz zu alten Mäusen – äußerst empfindlich auf Cocksackie-B-Viren.

Einer der Faktoren, die bei der Resistenz gegenüber viralen Infektionen eine Rolle spielen, ist das Interferon. Heineberg und Mitarbeiter (1964) konnten zeigen, daß eine Coxsackie-B-Vermehrung bei jungen Mäusen zu einer nur geringen Stimulation der Interferonproduktion führte. Im Gegensatz dazu kam es nach Infektion mit diesem Virus bei älteren resistenten Mäusen zu einer charakteristischen eingeschränkten viralen Replikation, aber einer signifikant größeren Interferonantwort.

6 Immunologische Faktoren

Das Immunsystem ist an der Genese der meisten Krankheitsbilder direkt oder indirekt beteiligt. Es ist im lymphatischen System verankert und zusammen mit den Makrophagen für die biologische Individualität bestimmend. Zwei Arten von Lymphozyten repräsentieren die funktionale Trennung des Immunsystems: die T-Lymphozyten mit der Funktion der zellulären Reaktion und die B-Lymphozyten als Gedächtniszellen und Produktionsstätte der Immunglobuline für die humorale Reaktion.

Die humoralen und zellulären Immunsysteme arbeiten nicht völlig unabhängig voneinander. Die Antigenerkennung und Antigenverarbeitung findet durch B-Lymphozyten, T-Lymphozyten und Makrophagen statt. Die Entwicklung von B-Lymphozyten zu antikörperproduzierenden Plasmazellen wird beeinflußt durch zwei Untergruppen von T-Lymphozyten, sog. T-Helfer-Zellen in unterstützender Funktion und T-Suppressor-Zellen in hemmender Funktion (Roitt, 1977). Die Steuerung der Antikörperproduktion ist demnach von mehreren Faktoren abhängig. Die immunologischen Reaktionsmuster sind entsprechend der an das Gesamtsystem gestellten Aufgaben vielfältig. Im wesentlichen spielen hier die anaphylaktischen, zytotoxischen, komplexvermittelten, zellvermittelten und durch Stimulation hervorgerufenen Reaktionen eine Rolle, die jeweils spezifische, zum Teil ineinandergreifende Aufgaben haben.

Die Kontrolle der Immunantwort findet offenbar nicht nur auf zellulärere Ebene statt. Szentivanyi und Filipp (1958) untersuchten die Rolle des Hypothalamus bei der Anaphylaxie. An Meerschweinchen konnten sie zeigen, daß eine beidseitige, eng umgrenzte Zerstörung der Nuclei tuberales einem letalen anaphylaktischen Schock vorbeugt. Ähnliche Ergebnisse erzielten sie beim Kaninchen. Filipp und Szentivanyi (1958) berichteten über eine Verminderung von gewebefixierten Antikörpern gegen Rinderserum beim Meer-

schweinchen unter den oben genannten Bedingungen. Diese Befunde galten auch für eine passive Sensibilisierung sowohl mit homologem als auch heterologem (Kaninchen-) Serum.

Fessel und Forsyth (1963) konnten zeigen, daß mentaler Streß zu einer Erhöhung von 19-S-Globulinen führt und daß es bei Ratten nach Elektrostimulation des lateralen Hypothalamus zu deutlichen Veränderungen der Gammaglobulinkonzentration kommt. Darüber hinaus konnten Korneva und Khai (1963) nachweisen, daß die Läsion eines bestimmten Gebietes im dorsalen Hypothalamusanteil bei Kaninchen u.a. zu einer vollständigen Suppression der primären Antikörperantwort, einer verzögerten Retention von Antigenen aus dem Blut und einer fast vollständigen immunologischen Schwäche gegenüber einer streptokokkeninduzierten Myokarditis führte. Diese Autoren hatten Hinweise dafür, daß diese Effekte durch Wachstumshormon, das bei der Antikörpersynthese eine Rolle spielen soll, reversibel waren. Weitere Arbeiten zeigen die wichtige Rolle des autonomen Nervensystems einschließlich des Hypothalamus bei der Anaphylaxie und dem Asthma bronchiale (Widdicombe, 1963; Koller, 1968; Mills und Widdicombe, 1970; Gold et al., 1972; Parker, 1973).

Neben der oben angesprochenen humoralen Reaktionsebene bestehen offensichtlich auch zelluläre Regulationswege.

So beschrieben Macris und Mitarbeiter (1970) beim Meerschweinchen mit Läsionen im Bereich des vorderen Hypothalamus eine Hypersensitivität der Haut u.a. auf Tuberkulinantigen.

Als Schaltstation zwischen höheren zentralnervösen Zentren und der Peripherie hat der Hypothalamus über Neurotransmitter und Neurohormone wesentlichen Einfluß auf viele Körperfunktionen. Eine große Zahl von tierexperimentellen Arbeiten weist auf seine Mediatorfunktionen bei der Immunantwort hin. Dabei fällt den Kortikosteroidspiegeln, aber auch Hypophysenhormonen eine wichtige Rolle zu. In einer Reihe von tierexperimentellen Untersuchungen konnte der Einfluß von Streß auf Immunvorgänge wiederholt nachgewiesen werden (Marsh et al., 1963; Spry, 1972; Yamada et al., 1964; Rasmussen et al., 1957; Johnson et al., 1963; Friedman et al., 1960, 1965). Auch wenn die tierexperimentellen Untersuchungen mit der entsprechenden Vorsicht zu bewerten sind und zirkadiane Rhythmen der Immunantwort meist nicht berücksichtigt sind, kann von einer übergreifenden zentralnervösen-peripheren Interaktion gesprochen werden.

Es mehren sich die Hinweise, daß Verbindungen zwischen Persönlichkeit, Streß und Reaktion des Immunsystems bestehen. In Abbildung 69-3 ist dargestellt, wie sich – bisher noch hypothetisch – die Beziehung zwischen Emotionen, Streß, nervalen und biochemischen Mechanismen und einer Dys- oder Unterfunktion des Immunsystems vorstellen läßt.

Was in dieser Abbildung als Immunsystem bezeichnet wird, muß, wie bereits oben erwähnt, nach unseren heutigen Vorstellungen weiter in zelluläre und humorale Immunität differenziert werden.

Personen, die schwierige Lebensumstände zu bewältigen haben, leiden häufiger an infektiösen und allergischen Erkrankungen, sind aber auch empfäng-

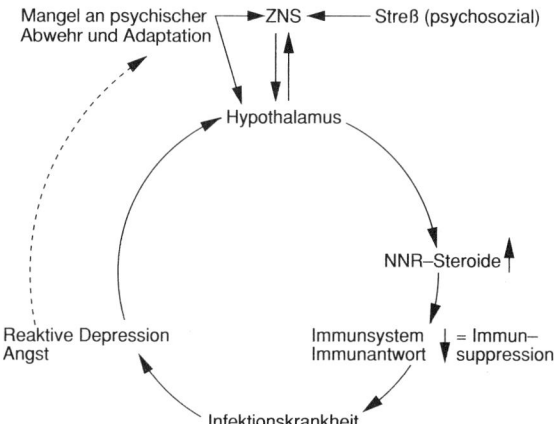

Abb. 69-3 *Beziehung zwischen psychischen Faktoren und Immunsystem (modifiziert nach Solomon und Moos, 1964).*

licher für kardiovaskuläre und psychiatrische Krankheiten. Das Ausmaß der Veränderungen des Immunsystems scheint mit dem Ausmaß an Streß, den die Lebensumstände hervorrufen, übereinzustimmen.

Jemmot und Mitarbeiter (1983) untersuchten bei 64 Studenten der Zahnmedizin im Laufe eines Jahres fünfmal das über die Speicheldrüsen sezernierte Immunglobulin A. Die Meßperiode bestand aus einer anfangs streßarmen Zeit, gefolgt von drei streßreichen Abschnitten mit schweren Examina und einer abschließenden streßarmen Phase. Während der schweren Examina sanken die Immunglobulin-A-Sekretionsraten bei allen Probanden deutlich ab und normalisierten sich während der Entspannungsphasen wieder. Die Verbindung mit dem thematischen Apperzeptionstest ergab aber, daß Studenten mit besonders hoher Motivation und hohem Leistungsbewußtsein durchweg niedrigere Immunglobulin-A-Sekretionsraten hatten als ihre Kommilitonen. Das insgesamt einheitliche Bild wich aber in einem Punkt ab: Nach Abschluß der Examina lagen die Immunglobulinwerte der besonders hoch motivierten Studenten noch niedriger als während der Examina. Diese Studenten fühlten sich zwar nicht mehr gestreßt und hatten auch die gleichen Leistungen wie die anderen. Sie waren aber deutlich unzufriedener mit ihrem Abschneiden als ihre Kommilitonen. Die anhaltende Immunglobulin-A-Erniedrigung in der Gruppe der hoch motivierten und sehr leistungsbewußten Studenten läßt sich vielleicht damit erklären, daß für sie die Ruhephase der Semesterferien Streß durch Immobilisation bedeutet.

McClelland und Burnham (1975) beschreiben in diesem Zusammenhang das »Inhibit Power Motive Syndrome« (IPS), ein Zusammentreffen von hoher Leistungsmotivation und starker Aktivitätseinschränkung, das besonders bei Führungspersönlichkeiten anzutreffen sei. Auch Frankenhaeuser und Mitarbeiter (1978) haben gezeigt, daß Nichtstun Streß bedeuten und einen erhöhten Ausstoß von Katecholaminen und Cortisol zur Folge haben kann.

Sie beschreiben diese Veränderungen allerdings bei Menschen mit Typ-A-Verhalten nach Friedman, die aber eine ähnliche Persönlichkeitsstruktur haben sollen wie Patienten mit IPS. Entlastung kann bei bestimmten Individuen also auch als ein pathogenetischer Faktor angesehen werden (v. Uexküll und Pflanz, 1952). Ein weiterer Grund für die fehlende Immunglobulin-A-Normalisierung könnte auch darin liegen, daß diese Studenten bereits an den Streß des folgenden Ausbildungsjahres dachten.

Dorian und Mitarbeiter (1982) untersuchten die Belastung einer Prüfung bei Medizinstudenten im Vergleich zu einer Kontrollgruppe und ihren Einfluß auf die Immunfunktion. Sie fanden eine eingeschränkte zelluläre und humorale Immunfunktion bei den Prüflingen, sie stellten jedoch darüber hinaus einen reduzierten Cortisolspiegel und eine erhöhte Lymphozytenzahl fest, so daß anders als in den oben zitierten Untersuchungen von Frankenhaeuser und Mitarbeiter (1978) die eingeschränkte Immunfunktion demnach nicht auf die Cortisolkonzentration zurückgeführt werden kann. Schäfer und Mitarbeiter (1985) untersuchten Personen, die nahe dem Three-Mile-Island-Atomreaktor (Harrisburg) wohnten, und Personen, die nahe einer als gefährlich erachteten Mülldeponie ihren Wohnsitz hatten, und verglichen verschiedene immunologische Meßgrößen dieser Zufallsstichproben mit denen einer Kontrollgruppe. Sie fanden bei beiden Untersuchungsgruppen im Vergleich zur Kontrollgruppe eine starke Verminderung des sekretorischen Immunglobulins A. In der Three-Mile-Island-Gruppe war außerdem auch das Verhältnis T-Helfer-/T-Suppressor-Zellen und die Anzahl der B- und T-Lymphozyten verringert.

Gonzáles (1983) beschrieb bei Patienten mit akuter nekrotisierender ulzerativer Gingivitis eine besondere psychosoziale Belastung in deren Vorgeschichte und eine verstärkte Neigung zu ängstlichen und depressiven Reaktionen sowie ausgeprägte emotionale Störungen. Gleichzeitig bestand eine Beeinträchtigung des Immunsystems, besonders der T-Lymphozyten. Daneben fand sich ein erhöhter Spiegel des freien Cortisols im Urin. Udelman (1982) fand eine Verminderung der T- und B-Lymphozytenzahlen, die zum Teil in zeitlichem Zusammenhang mit Änderungen der Lebenssituation standen. Interessanterweise schien eine antidepressive Behandlung wenigstens vorübergehend einen Anstieg der T-Lymphozyten auszulösen.

Bei der Untersuchung des Einflusses von Trennungserlebnissen bei Menschen auf deren Immunsystem fanden Bartrop und Mitarbeiter (1977) bei Verwitweten gegenüber einer Kontrollgruppe 8 Wochen nach dem Tod des Lebenspartners hochsignifikante Unterschiede in der Mitogenstimulierbarkeit. Andere immunologische Parameter, wie z.B. die Anzahl von T- und B-Zellen, Immunglobulintiter sowie die Hormonspiegel von Cortisol, Prolaktin und Thyroxin, zeigten hingegen keine richtungsweisenden Veränderungen. In einer vergleichbaren prospektiven Studie untersuchten Schleifer und Mitarbeiter (1983) die Mitogenstimulierbarkeit von T-Zellen vor und nach dem Tod des Ehepartners und führten eine Kontrollmessung nach einem Jahr durch. Sie fanden anders als Bartrop eine deutlich eingeschränkte T-Zellfunktion auch schon im ersten Monat nach dem Tod des Lebenspartners. Der Verlust des Lebenspartners ging gleichzeitig mit einem deutlich erhöhten Depressivitätsindex einher. In der Kontrolluntersuchung nach einem Jahr lagen dann die Werte für die T-Zellproliferation zwischen den Werten vor und nach dem Verlusterlebnis (s. a. Kap. 10).

Totmann und Mitarbeiter (1980) untersuchten in einer prospektiven Studie an 52 freiwilligen Versuchspersonen den Einfluß des Faktors »psychosoziale Einsamkeit« auf den klinischen Manifestationsgrad einer experimentell induzierten Rhinovirusinfektion. Die Studie zeigte, daß die Symptomstärke der Erkrankung signifikant mit dem Persönlichkeitsmerkmal »Introversion« und ebenso mit dem durch Fragebogen und Interview ermittelten Ausmaß von Vereinsamung in den letzten 3 Monaten vor Experimentbeginn korrelierte. Ähnliche Beziehungen zwischen psychosozialer Vereinsamung und Abnahme der Immunkompetenz fanden auch andere Forscher, so z.B. Kiecolt-Glaser und Mitarbeiter (1987) bei reaktiv depressiven Patienten.

Nach v. Kerekjarto (1988) belegen zahlreiche empirische Daten, daß zwischen dem neuroendokrinen System und dem Immunsystem vielfältige Interaktionen stattfinden, und daß in beiden Systemen ähnliche Peptidsignale, Hormone und Rezeptoren die Kommunikation zwischen diesen beiden Systemen erleichtern. Diese Gemeinsamkeit im Signal- und Empfangsbereich scheint dem Organismus zu ermöglichen, mit Hilfe der sensorischen Funktion des Immunsystems außer kognitiven Stimuli auch Bakterien, Viren, Tumorzellen und sonstige Antigene in die zentralnervöse Verarbeitung einzubeziehen und damit die Gesamtantwort des Organismus zu optimieren.

7 Ausgewählte Krankheitsbilder

7.1 »Psychogene Angina«

Die folgenden Krankheitsbilder sollen zeigen, daß enge Beziehungen zwischen psychischen Faktoren und sehr häufigen Krankheitsbildern bestehen können, ohne daß man sie bereits schon einem bestimmten psychosomatischen Konzept zuordnen kann. V. v. Weizsäcker (1935) vermutete, daß solche Erkrankungen dazu beitragen können, Konflikte zu lösen, mit denen der Patient nicht fertig wurde. Als besonders eindrucksvolles Beispiel für die Bedeutung psychischer Faktoren bei infektiösen Erkrankungen gilt die Angina tonsillaris. Die Bezeichnung »psychogene Angina« (auch »Couvade-«, »Männer-Kindbett-«, »Hochzeits-«, »Verlobungs-« oder »Junggesellen-«Angina) geht auf frühe Beschreibungen solcher Zusammenhänge durch v. Weizsäcker (1935) und Bilz (1936) zurück, die bei ihren Patienten besondere biographische Ereignisse in der Vorgeschichte der Krankheit fanden.

Ein Zusammenhang zwischen der Schwangerschaft der Ehefrau und gleichzeitig bestehenden körperlichen Beschwerden (Couvade-Syndrom) des Ehemannes wird von den behandelnden Ärzten meist nicht hergestellt, so daß häufig unnötige kostenintensive diagnostische Abklärungen und therapeutische Interventionen (z.B. Medikamente) die Folge sind (Lipkin et al., 1982; Mayer et al., 1993).

Zwei Patientengeschichten von V. v. Weizsäcker illustrieren den Begriff der »Couvade-Angina«:

> »Ein junges Mädchen wird mit starker Angina, kaum fähig, nur zu sprechen, in die Klinik eingeliefert. Ein junger Arzt äußert nach der Untersuchung: ›Na, da haben Sie sich ja was Schönes geholt‹, worauf sie sagt: ›Das ist immer noch besser, als ein Kind kriegen‹. Später stellt sich heraus, daß sie am Vortage dem Drängen eines Verehrers, welches solche Folgen hätte haben können, widerstanden hat.«

> »Einem jungverheirateten Mann schenkt seine Frau das erste Kind, einen Sohn. Er ist sehr bewegt, denn er hat sich ein Kind sehr gewünscht. Vielleicht war es ihm aber mit dem Eintritt der Geburt doch nicht so eilig gewesen, weil er in deren Vorbereitung recht lässig war. Tatsächlich wurde das Kind drei Wochen zu früh am Tag nach einer Szene geboren, in der er sich aufgeregt und in Gegenwart seiner Frau deren Sache nicht geschickt und kraftvoll geführt hatte. Einen Tag nach der Geburt wird er von heftiger Angina befallen. Damit hat er einen Grund, eine weite Reise nicht anzutreten. Sie hätte ihn zu einer Veranstaltung führen sollen, der er nicht gewogen war und auf der er ohne Begeisterung hätte öffentlich hervortreten müssen.«

Psychodynamik

Wie aus den verschiedenen Bezeichnungen bereits deutlich wird, scheinen Liebesbeziehungen, Verlobung oder Ehe bei dieser Erkrankung eine große Rolle zu spielen. Die verschiedenen Fallbeispiele von v. Weizsäcker (1935) und Bilz (1936) zeigen, daß ein »erotischer Ansturm« zu einer – lebensgeschichtlichen – Krise führt, in deren Verlauf bzw. Zuspitzung die Krankheit ausbricht. V. v. Weizsäcker nannte das »Kränkung der erotischen Beziehung«. Nach Überwindung der Krankheit und Rekonvaleszenz ist eine Entscheidung getroffen, eine neue Situation ist da. Nach v. Weizsäcker (1935): »Das Ganze ist wie eine historische Einheit: Wendung, kritische Unterbrechung, Wandlung.«

Schellack (1957/1958), der Mitte der 50er Jahre neurosenpsychologische Faktoren in Ätiologie und Pathogenese der Tonsillitiden untersuchte, fand Konflikte im Besitz- und Geltungsbereich, so etwa Ausbruch der Krankheit bei Geburts- und Weihnachtsfesten, Geburt von Geschwistern, bei Wettkämpfen und Examina und bei Liebesbeziehungen, in denen Angst vor der Aufgabe der eigenen Person besteht. Daneben beschreibt er bei diesen Patienten einen hohen Prozentsatz an depressiven Stimmungen (90%), Appetitstörungen (65%) und funktionellen Magen- oder Darmstörungen (je 30%). Die psychologischen Untersuchungen weisen auf eine meist depressiv-zwangsneurotische Charakterstruktur hin. Frühe Entwicklungsstörungen führen zu einer Gehemmtheit im oralen und aggressiven Bereich.

7.2 Tuberkulose

Sehr eingehende Beobachtungen über psychische Zusammenhänge gibt es für die Tuberkulose. Sie stammen fast ausnahmslos aus der vorantibiotischen Ära. Der chronische, oft letale Verlauf und die damit verbundene langanhaltende Betreuung des Patienten durch den Arzt sowie die große Häufigkeit der Tuberkulose haben schon zu Beginn des Jahrhunderts auf psychische Faktoren bei dieser Infektionskrankheit aufmerksam gemacht. In der Literatur finden diese Beobachtungen, vor allem aber auch die krankheitsreaktiven Veränderungen, die zum Teil durch einen jahrelangen Sanatoriumsaufenthalt verursacht werden, in Thomas Manns »Zauberberg« (1924) ihren Niederschlag. Im wissenschaftlichen Schrifttum zeigen die oft widersprüchlichen Resultate, wie schwierig bei einem derart komplexen Krankheitsbild das Auffinden von psychischen Faktoren ist. Auch die Einführung spezifisch wirkender Antibiotika und die damit verbundene Änderung von Therapiegewohnheiten haben die weitere Präzisierung psychischer Faktoren erschwert.

Racamier (1950) hat 150 Patienten untersucht. Er beschreibt sie als beziehungslos, einsam und mit einem tiefen Gefühl von Unsicherheit (»neurose d'abandon«). Ihm waren frühkindliche Störungen der affektiven Beziehungen der Patienten zur Mutter (90%) – und zwar bei zwei Dritteln im Sinne der Versagung, bei einem Drittel im Sinne der Verwöhnung und/oder zum Vater (70%) aufgefallen.

In den 50er Jahren waren es dann vor allem Hübschmann (1952), Stern (1957/1958) und Bräutigam (1956/1957), die psychosomatische und somatopsychische Phänomene bei dieser Infektionskrankheit untersucht haben. Bräutigam betont die Empfindlichkeit im Kontakt sowie die Labilität des Selbstwertgefühls dieser Patienten.

Dunbar (1948) findet als Persönlichkeitsprofil bei Tuberkulösen Entscheidungsschwäche, Selbstunsicherheit und masochistische Züge, sie nennt die Tuberkulose »einen Flirt mit dem Tode« (Bräutigam). Selbstzerstörerische Züge werden ebenfalls von Hübschmann (1952) beschrieben. Nach ihm haben diese für Entstehung und Verlauf der Erkrankung eine entscheidende Bedeutung. Der Tod wird im Grunde als eine letzte Geborgenheit ersehnt. Er beschreibt – die auch später verschiedentlich bestätigte Beobachtung –, daß Patienten, die sich gegen die strenge Disziplin in den Sanatorien auflehnten, vor allem die aus disziplinarischen Gründen entlassen wurden, eine bessere Prognose hatten als die fügsamen, »angenehmen« Patienten.

Wittkower (1949) glaubt nicht, daß bei diesen Kranken eine spezifische Persönlichkeitsstruktur zu finden sei, er hat versucht, verschiedene prämorbide bzw. prätuberkulöse Strukturen zu beschreiben. Er unterscheidet drei verschiedene Persönlichkeitstypen:
– den unsicheren Typ, den er noch unterteilt in übermäßig abhängige, sich anlehnende und ihre Unabhängigkeit kompensatorisch betonende Persönlichkeiten;
– den rebellierenden Persönlichkeitstyp;
– Menschen, die mit Konflikten beladen sind.
Allerdings fand er unter seinen Patienten auch eine Reihe von Kranken, die keinem dieser Persönlichkeitstypen zuzuordnen waren. Wittkower betont, daß die psychische Reaktion auf die Krankheit das Ergebnis des Zusammenwirkens der Umweltreize und der Persönlichkeitsstruktur ist.

Keine der bisherigen Untersuchungen, soweit sie über bloße Kasuistik hinausgeht und methodisch ausgereift ist, gibt einen Anhalt dafür, daß die Tuberkulose einen bestimmten Persönlichkeitstyp bevorzugt oder einen bestimmten Persönlichkeitstyp ausbildet. Die Tuberkulose befällt Menschen aller Konstitutionen und Persönlichkeitsstrukuren und ruft ganz verschiedene psychische Reaktionen hervor (Stern, 1957/1958).

Schließlich seien noch die Ergebnisse psychologischer Untersuchungen erwähnt, die Melzer (1957) mit Hilfe des Rorschach-Tests bei Tuberkulösen durchgeführt hat. Danach finden sich bei diesen Kranken mangelnde Schaffenslust, geringe seelische Stabilität, erhöhte Reizbarkeit in bezug auf Affekte, Egozentrizität und Beherrschtwerden des Gefühlslebens durch verdrängte Konflikte. Die Kranken verlangen viel Rücksicht. Darüber hinaus scheint eine tieferliegende Angst vorhanden zu sein, Fahrigkeit, Flüchtigkeit, Nonchalance und Nachlassen der Selbstdisziplin.

Psychosoziale Befunde und auslösende Situationen

Aus den oben erwähnten Arbeiten und epidemiologischen Untersuchungen (Pflanz, 1962) geht hervor, daß bei Morbidität und Mortalität der Tuberkulose exogene Faktoren bzw. Belastungssituationen wie Kriege, Seuchen, Unterernährung, Vertreibung größerer Bevölkerungsanteile (Flüchtlingsprobleme wie in Mitteleuropa nach dem 1. und 2. Weltkrieg oder später im Nahen Osten) eine große Rolle spielen.

Die Verteilung der Tuberkulose im Querschnitt der Bevölkerung ist nicht homogen. Besonders betroffen sind bei uns die untersten Sozialschichten, insbesondere Randgruppen wie etwa Wohnungslose. Ausländer sind eine eigene Risikogruppe, da die epidemiologische Situation in ihren Heimatländern meist ungünstiger ist als bei uns.

Sucht man nach Zusammenhängen zwischen biographischen Ereignissen und Krankheitsausbruch, z. B. Todesfälle von Angehörigen, Unfälle etc., so findet man – nach Bräutigam (1956/57) – keinen Zusammenhang zwischen Lebenssituationen und Zeitpunkt der Erkrankung. Nach Hübschmann (1952) und Studt (1973) sollen vor allem Liebeskonflikte, wie Zeit des Kennenlernens, Verlobung, Entlobung, Heirat und verschiedene Ehe- und Familienkonflikte, besonders bei Frauen krankheitsauslösend wirken. Dagegen sollen bei Männern eher Probleme im Bereich der Berufs- oder Besitzsphäre eine Rolle spielen.

Verlauf und Therapie

Psychische Faktoren haben für den Verlauf der Krankheit eine besondere Bedeutung. Melzer (1957) berichtet detailliert über Reaktionen Tuberkulosekranker von der Zeit der stationären Aufnahme an über die lange Zeit der Kurbehandlung bis hin zu den Konsequenzen der Reintegration der Patienten in ihre soziale Umgebung.

Studt (1976) fand bei mehr als 70% der Patienten mit psychischen Belastungen einen therapeutischen Mißerfolg; nur 28% dieser Patienten erreichten einen Kavernenschwund gegenüber 87% der psychisch unauffälligen Patienten. Mehr als die Hälfte der Patienten hatten einen oder mehrere Kurabbrüche oder »disziplinarische Entlassungen« hinter sich. Sie hatten Heilverfahren oder Operationen verweigert oder Medikamente nicht eingenommen und Injektionen abgelehnt (Bräutigam und Christian, 1975). Sehr häufig fand sich bei diesen Patienten auch ein Alkoholabusus: Bei Alkoholikern sind Rezidive doppelt so häufig wie bei Nichtalkoholikern.

Für die Therapie wird die große Bedeutung einer guten Führung durch den Arzt betont und die Wichtigkeit eines verständnisvollen Eingehens auf die Probleme des Patienten und auf Konflikte, die sich vor allem durch die Krankheitssituation ergeben. Die bei den Tuberkulösen oft anzutreffende Labilität und Ich-Schwäche soll eher eine supportive, stützende psychotherapeutische Technik erfordern als Aufdecken und Konfrontation (Bräutigam und Christian, 1975).

7.3 Akute Virushepatitis

Exemplarische Krankheitsverläufe (Häfner et al., 1955; Hagedorn, 1969; Hübschmann, 1977) lassen vermuten, daß der Ausbruch einer akuten Virushepatitis durch aktuelle Konflikte und Lebenskrisen begünstigt werden kann und der Gesundungsprozeß bei weiterbestehenden und neu auftretenden belastenden Lebenssituationen von Komplikationen begleitet ist.

Paar und Mitarbeiter (1987) fanden in einer Pilotstudie bei 18 Hepatitispatienten und einer Kontrollgruppe von 8 Unfallpatienten, daß sich eine gesteigerte psychosoziale Belastung vor und während der akuten Erkrankung vor allem auf den individuellen Krankheitsverlauf auswirkt: In der Gruppe der Patienten mit erschwert abheilender Hepatitis fanden sich mehr chronische Lebensbelastungen und neue belastende Lebensereignisse während des Genesungsprozesses gegenüber den Patienten mit abgeheilter Hepatitis ohne Komplikationen bzw. den Unfallpatienten; außerdem wiesen jene Hepatitispatienten mit kompliziertem Verlauf zu Beginn und ver-

stärkt gegen Ende ihres Krankenhausaufenthaltes höhere Depressionswerte auf als beide übrigen Versuchsgruppen. Diese stärkere depressive Verstimmung könnte die Immunkompetenz dieser Patienten zusätzlich beeinflußt haben (Gauss und Kubanek, 1984). Hieraus ergibt sich ein begründeter Ansatz für zusätzliche psychotherapeutische Angebote an diese Patienten.

Streß kann auch die Antikörperbildung nach einer Hepatitis-B-Impfung negativ beeinflussen: Der Anti-Hbs-Titer steigt um so weniger an, je mehr sich der Geimpfte psychisch belastet fühlt. 168 holländischen Medizinstudenten erhielten mehrere niedrigdosierte Hepatitis-B-Vakzinen, die gentechnisch hergestellt waren. 2 und 6 Monate nach der Impfung wurden die Studenten hinsichtlich Ärger, psychosomatischen und neurotischen Beschwerden sowie Gefühlen bezüglich sozialer Isolation untersucht: Der Anti-Hbs-Titer korrelierte negativ mit der seelischen Belastung, sofern diese bereits bei der Immunisierung bestanden hatte. Psychische Belastungen 6 Monate nach der Impfung hatten keinen Einfluß auf den Anti-Hbs-Titer (Jabaaij).

7.4 Genitale Herpes-simplex-Virus-(HSV-) Infektionen

Die Bedeutung der HSV-Infektion liegt darin, daß sie ein mögliches Modell für die Beziehungen zwischen Psyche und Verlauf von Infektionskrankheiten sein können.

Das HSV-Virus gelangt nach einer primären genitalen Herpesinfektion in die sensiblen sakralen Ganglien, wo es in latentem Zustand verbleibt. Eine große Anzahl von Faktoren werden als »Aktivatoren« für ein Herpesrezidiv vermutet: Sonnenlicht, Erkältung, Infektionserkrankungen, Hautverletzung, Menstruationszyklus, Nahrungsmittelallergien und nicht zuletzt emotionaler Streß. Die physiologischen Mechanismen, die es solchen Faktoren wie Sonnenlicht oder emotionalem Streß ermöglichen, die Herpesviren zu reaktivieren, sind noch sehr unklar.

Kemeny und Mitarbeiter (1989) untersuchten über einen Zeitraum von 6 Monaten insgesamt 36 Individuen mit rezidivierenden genitalen HSV-Infektionen. HSV-Träger mit einem hohen Maß an akutem, chronischem und zukünftig erwartetem Lebensstreß zeigten eine Abnahme an T-Helfer-Zellen (T_H) und T-Suppressor-Zellen (T_S). Die Untersuchten mit einem hohen Maß an negativen Stimmungen (Angst, Depression oder Feindseligkeit) hatten weniger T_S-Zellen. Nur der Faktor Depressivität, gemittelt über die Studiendauer, korrelierte mit der HSV-Rezidivrate, und diese Korrelation erwies sich als unabhängig von Änderungen des Gesundheitsverhaltens, wie Alkoholkonsum, Schlaf oder Bewegung. Die Studie läßt vermuten, daß Depressivität zu einer Abnahme des T_S-Zell-Niveaus bzw. eines damit assoziierten anderen immunologischen Parameters führt und hiermit verbunden sich eine Änderung des biologischen Gleichgewichtes vollzieht, die ihrerseits die

Virusreplikation und Ausbildung der typischen Infektläsionen begünstigt. Durch die Abnahme des T_S-Zell-Niveaus stehen möglicherweise zu wenig zytotoxische Zellen zur Verfügung, um die virusinfizierten Zellen zu zerstören.

Die Ergebnisse zeigen auch, daß Streßexposition allein keinen geeigneten Auslöser für ein Herpesrezidiv darstellt. Anhaltende Stimmungen von Depressivität schaffen die spezifische Vulnerabilität für den Krankheitsprozeß. Darauf weisen auch die Untersuchungen von Katcher (1973) und Friedman (1977) im Hinblick auf Herpes-labialis-Rezidive hin.

7.5 Psychogenes Fieber

Im Rahmen dieses Kapitels soll auch auf ein psychosomatisches Syndrom eingegangen werden, das bisher nur selten untersucht wurde (vgl. Overbeck, 1973; R. Meyer und D. Beck, 1975). Es gehört zwar nicht zu den Infektionskrankheiten, zeigt aber, wie psychische Faktoren einerseits Reaktionen des Gesamtorganismus beeinflussen können und andererseits für die Differentialdiagnose bei fieberhaften Zuständen eine Rolle spielen.

Das Symptom Fieber ist für klinisch tätige Ärzte häufig ein Problem. Es werden die unterschiedlichsten Fieberverläufe bei Infekten, allergischen Reaktionen und Tumoren beobachtet. Die Temperaturunterschiede variieren von gering bis sehr hoch.

Musher und Mitarbeiter (1979) zogen in einer prospektiven Studie den Schluß, daß die genaue Betrachtung von Fieberverlaufskurven für eine Diagnosestellung meist nur wenig hilfreich ist. Immerhin stellten sie fest, daß bei Infektionskrankheiten eher mit einem kontinuierlichen Fieberverlauf zu rechnen ist, der allerdings von zirkadianen Rhythmen beeinflußt wird. Überraschend war der Befund, daß etwa die Hälfte der nichtentzündlichen Fieberzustände nicht diesen täglichen Schwankungen unterworfen war. Musher und Mitarbeiter (1979) nehmen an, daß hier zentrale Temperaturregulationsmechanismen von höherstehenden Zentren zum Hypothalamus gestört sind.

Bei der Fieberentstehung ist in diesem Zusammenhang von Bedeutung, daß neben den bekannten Faktoren (Phagozytose; an einer Entzündungsreaktion beteiligte Substanzen wie Immunglobuline, chemotaktische Faktoren, Komplement; spontan endogenes Pyrogen erzeugende Zellen wie bei Malignomen) auch in ihrer Funktion gestörte B- und T-Lymphozyten über einen bisher noch nicht genannten immunologischen Weg beteiligt sind.

Studt (1976) beschreibt, daß psychogene Temperaturerhöhungen meist im Bereich von 37,5–38,0 Grad Celsius bleiben und nur in seltenen Fällen bis 40 Grad Celsius ansteigen. Im Gegensatz zum Fieber besteht eine kühle und blasse Gesichtshaut und eine normale Puls- und Atemfrequenz, meist besteht auch kein Unterschied zwischen der Axillar- und Rektaltemperatur.

Winckelmann und Mitarbeiter (1982) berichten über 85 Patienten, bei denen über sechs Monate hinweg rezidivierendes Fieber über 38,5 Grad Celsius bestand. Bei 16 dieser Patienten blieb trotz invasiver Diagnostik die Ursache auch weiterhin ungeklärt. Reimann (1962) nannte diese Fälle periodisches Fieber, im englischen Sprachgebrauch auch als FUO (»fever of unknown origin«) bezeichnet. Im Gegensatz zu Reimann fand Winckelmann keine periodischen Fieberverläufe. Das Leiden begann zum Teil schon während der Kindheit und verlief über viele Jahre ohne erkennbare Organschädigung. Das einzige Zeichen einer Organbeteiligung war eine leichte Splenomegalie mit unauffälligem histologischem Befund. Mit Indometacin (200 mg/Tag) ließen sich bei rechtzeitiger Einnahme die Symptome weitgehend kupieren. Psychische Befunde wurden nicht miterhoben.

Meist unbemerkt bleiben die 3–4% aller Patienten, die neu in die Klinik aufgenommen werden und, nach Studt (1976), eine kurzfristige, psychogene Temperaturerhöhung erleben; so ist z. B. Fieber bei funktionellen Syndromen bekannt. Ihr Anteil an der Gesamtzahl der Patienten ist in einer psychiatrischen Klinik etwa viermal größer als in einer medizinischen Klinik. Ein vorgetäuschtes Fieber, d. h. eine Manipulation des Patienten am Thermometer, wird nur bei 3% dieser Patienten gefunden.

Psychodynamik und psychosoziale Befunde

R. Meyer und D. Beck (1975) fanden bei 13 Patienten mit subfebrilen Temperaturen ohne organische Ursache schwere Störungen in den zwischenmenschlichen Beziehungen bzw. der Familienstruktur. Die Patienten zeichneten sich durch ein hochstehendes Ich-Ideal aus, worunter die Autoren moralisch bewertete Gedankeninhalte über richtungweisende und erstrebenswerte Ziele verstehen, die das Denken und Handeln eines Menschen bestimmen. Als psychodynamische Faktoren zeigen sich gehemmte Aggressionen sowie als deren Folge ein mangelhaft entwickeltes Durchsetzungsvermögen.

Gleichzeitig fanden die Autoren, daß diese Patienten darüber hinaus an verschiedenen, unspezifischen Symptomen litten. Overbeck (1973) beschreibt Fieberschübe, Palpitationen, Kopfschmerzen, Dämmer-, Angst- oder Erregungszustände, die mit Seh- und Hörstörungen, tonischer Muskelstarre, Beklemmungsgefühl und Hyperventilationstetanie einhergehen können. Erikson (1965) erwähnt diese Symptome bei »Kriegsneurotikern«.

Auslösende Ursache

Nach R. Meyer und D. Beck (1975) tritt Fieber auf, wenn das hochstehende Ich-Ideal in Gefahr gerät, zusammenzubrechen, oder wenn symbiotische Abhängigkeitsbeziehungen auseinandergerissen werden. Damit in Verbindung könnten die von Studt (1976) beschriebenen Temperaturerhöhungen bei Klinikaufnahme gesehen werden, auch die von ihm beschriebenen Fieberschübe nach Ehe- und Familienkonflikten, die mit heftigem Ärger oder Streit einhergehen. Verschiedentlich wird beschrieben, daß Aufregung, Angst, Wut oder Ärger zu Temperatursteigerungen führen können. Dazu gehören: das leichte Fieber von Klein- und Schulkindern in bestimmten, wiederkehrenden Situationen oder bei Erwachsenen in Prüfungen (Medizinstudenten im Examen), unklares Fieber auf der Hochzeitsreise oder nach Antritt der ersten Stelle. Als krankheitsauslösende Ereignisse beschrieb Schellack (1957/58) mit heftigem Ärger und Streit einhergehende Ehe- und Familienkonflikte. Die Persönlichkeitsstruktur dieser Patienten sieht er als vorwiegend hysterisch.

Differentialdiagnose

Ausführlich beschreibt Hegglin (1972) den »Status febrilis« bei der »vegetativen Dystonie«. Von einer konstitutionellen Hyperthermie (konstante Temperaturerhöhung bei Gesunden) sind Simulationsversuche (»vorgetäuschtes Fieber«) zu unterscheiden, die durch einen atypischen Verlauf und eine Diskrepanz zwischen Höhe der Temperatur und der Pulsfrequenz auffallen. Beim pychogenen Fieber zeigt das Blutbild, wie bei Tuberkulösen oder Patienten mit Thyreotoxikose, oft eine Lymphozytose bis 40%. Dagegen ist die Senkungsgeschwindigkeit der Blutkörperchen auffallend niedrig und überschreitet oft Werte von 1–2 mm in der ersten Stunde nicht. Nach Hegglin (1972) soll das Fehlen der Temperaturdifferenz bei rektaler und axillärer Messung von 0,5 Grad Celsius differentialdiagnostisch verwendet werden können. Als wichtiges differentialdiagnostisches Kriterium gilt die Beobachtung, daß psychogene Temperatursteigerungen nicht auf Antipyretika wie Pyrazolone oder Acetylsalicylsäure, aber auf Sedativa oder Hypnose reagieren.

7.6 Infektionsbedingte psychische Störungen

Anders als in den bisherigen Abschnitten geht es hier nicht um pychosoziale Faktoren und ihren Einfluß auf Genese und Krankheitsverlauf einer Infektionskrankheit, sondern um psychische Störungen als Hinweis auf eine körperliche Erkrankung. In der Zeit vor Einführung der Antibiotika waren bei Infektionen auftretende Psychosen oder psychische Störungen den Ärzten vertraut. Die infektionsbedingten psychischen Störungen besitzen jedoch auch in der Antibiotikaära ihre Aktualität und eigene Problematik, bei ihrer Diagnosestellung herrscht heute vielfach Unsicherheit.

Maneros und Mitarbeiter (1987) fanden bei 104 Patienten, die sich wegen infektionsbedingter psy-

chischer Störungen in einer psychiatrischen Klinik befanden, daß fast die Hälfte wegen psychischer Auffälligkeiten direkt in die psychiatrische Klinik eingewiesen wurde. Die Infektionskrankheit wurde erst in der psychiatrischen Klinik entdeckt. Meist erschienen die psychischen Auffälligkeiten zunächst nicht körperlich bedingt. Die körperliche Untersuchung und einfache diagnostische Maßnahmen wie Fiebermessen wurden oft initial durchgeführt. In der Mehrzahl der Fälle fanden sich im Anfangsstadium der infektionsbedingten psychischen Erkrankungen Störungen des Antriebes und der Psychomotorik, Affektstörungen und Sinnestäuschungen, Symptome also, die bei psychischen Erkrankungen oft zu finden sind. Drei Patienten wiesen als allererste psychische Auffälligkeiten eine akute Suizidalität auf. Die oft unspezifische und uncharakteristische Initialsymptomatik entwickelte sich während des stationären Aufenthaltes meist rasch zu einer für akute körperlich begründbare Psychosen typischen Symptomatik mit charakteristischer Bewußtseinstrübung (84% der Patienten). Die Hälfte der Patienten hatte eine Pneumonie, 18% ungeklärte fieberhafte Infekte, die übrigen Patienten Sepsis, Endokarditis Typhus, Malaria, Scharlach oder andere Infektionskrankheiten. Bei zwei Drittel der Patienten reichte eine allgemeine internistische Behandlung, d. h. in den meisten Fällen eine antibiotische Therapie aus. Die dargestellten Zusammenhänge verdeutlichen eindrücklich die Notwendigkeit eines ganzheitlichen diagnostischen Zugangs zum Patienten, die Autoren empfehlen daher auch abschließend: »Der zunächst konsultierte Arzt darf sich nicht von psychischen Auffälligkeiten derart beeindrucken lassen, daß er bei solchen Patienten den Griff zu Stethoskop und Thermometer vergißt.«

Während sich in der oben genannten Untersuchung die psychischen Störungen als Initialsymptomatik einer Infektionskrankheit manifestieren, weist White (1987) exemplarisch an zwei Fallgeschichten auf die Beziehung zwischen infektiöser Mononukleose und – mit einer Latenz von zum Teil 6 Monaten – schwerer depressiver Störung hin, die in beiden Fällen mit einer Wahnsymptomatik einhergingen. Zumindest in dem einen Fall fanden sich aufgrund der EEG- und Liquoruntersuchung diagnostische Hinweise für eine begleitende Enzephalopathie. Auch bei unserem Patienten zeigen sich u. a. durch die Konzentrations- und Gedächtnisstörungen Hinweise für ein diskretes psychoorganisches Syndrom.

KAPITEL 70

HIV-Infektion und AIDS

Sophinette Becker und Ulrich Clement

Einleitung

In den letzten Jahrzehnten hat sich die psychosomatische Medizin nur selten mit Infektionskrankheiten im allgemeinen (vgl. Kap. 69, »Infektionskrankheiten«) und gar nicht mit sexuell übertragbaren Krankheiten beschäftigt. Dies lag vor allem daran, daß die Infektionskrankheiten von der Medizin als »besiegt« erklärt worden waren, zum einen durch Impfstoffe, zum anderen durch Antibiotika. Krankheiten wie Syphilis oder Gonorrhoe hatten durch die Erfindung des Penicillins ihren Schrecken verloren.

Mit AIDS gibt es nach langer Zeit zum ersten Mal wieder eine Krankheit, die sexuell übertragbar ist, gegen die es keinen Impfstoff gibt und die tödlich ist. AIDS hat die Aura von Krebs und Syphilis in einem. Wenn man bedenkt, daß schon Krebskranke oft von ihrer Umwelt so behandelt werden, als wären sie ansteckend, und sich auch selbst so erleben (s.a. Kap. 88, »Zum Umgang mit unheilbar Kranken«), dann kann man sich das Ausmaß der sozialen Stigmatisierung von AIDS-Kranken vorstellen. Die soziale Einstellung gegenüber AIDS-Kranken wird darüber hinaus geprägt von der Tatsache, daß die hauptbetroffenen Gruppen nach wie vor homosexuelle Männer und i.v.-Drogenabhängige sind. Damit wird ein breites Assoziationsfeld über verbotene Sexualität, Promiskuität, Sucht, Kontrollverlust etc. angestoßen, das sich gesellschaftlich um so schärfer und verfolgender als Vorurteil gegen die Betroffenen richtet, je mehr eigene verpönte Impulse abgewehrt werden (Becker, 1985; Rühmann, 1985; Stevens und Muskin, 1987).

Auch wenn sich die öffentliche AIDS-Diskussion inzwischen mehr versachlicht hat, gibt es doch immer noch viele irrationale Ängste im Zusammenhang mit AIDS. Neben individuellen hypochondrischen und phobischen Reaktionen (vgl. Abschnitt 8) äußern sie sich etwa im Festhalten an längst ausgeschlossenen Übertragungswegen (z.B. durch Mücken oder im Schwimmbad) oder in völliger Überschätzung der Infektionsgefahr. So passiert es z.B. immer wieder, daß Eltern wegen eines HIV-infizierten Kindes geschlossen ihre Kinder nicht mehr in den Kindergarten schicken, obwohl es weltweit nur einen Fall gibt, bei dem eine Übertragung von einem Kind auf ein anderes angenommen wird. Wohl kaum eine Krankheit ist bisher in einem solchen Ausmaß vergesellschaftet worden wie AIDS (Sigusch, 1988). Zu dieser Vergesellschaftung gehören

auch die Dramatisierung von AIDS als größter Gefahr für die Menschheit ohne jeden Bezug zu anderen gesellschaftlichen und individuellen gesundheitlichen Risiken (AIDS ist nach wie vor eine seltene Todesursache in der BRD), spekulative Hochrechnungen über die Ausbreitung von AIDS (vgl. Clement, 1987) sowie die Gleichsetzung von HIV-Infektion und AIDS.

Stand Krebs als Metapher für Lebensbedrohung durch Krankheit überhaupt (Sontag, 1978), so steht AIDS als Metapher für durch falsches, sündiges Leben selbstverschuldete Krankheit. Obwohl viele der heute an AIDS Erkrankten sich zu einem Zeitpunkt infiziert haben, als kaum etwas über die Übertragungswege bekannt war, werden in der Öffentlichkeit nur die Bluter und die Transfusionsempfänger als »Opfer« des Virus wahrgenommen – und selbst sie haben unter Diskriminierungen zu leiden.

Ärzte sind gegen gesellschaftliche Vorurteile nicht mehr gefeit als andere Mitglieder der Gesellschaft, und sie sind in sexuellen Fragen schlecht ausgebildet (Sigusch, 1979; s.a. Kap. 48, »Sexuelle Störungen«). Unter diesen Umständen ist das Herstellen einer »gemeinsamen Wirklichkeit zwischen Arzt und Patient« (v. Uexküll und Wesiack, 1988) natürlich sehr erschwert. Dies kann bei HIV-Infizierten und AIDS Kranken nur gelingen, wenn sich der behandelnde Arzt in besonderem Maße der Wahrnehmung und Reflexion seiner eigenen Gefühle, Ängste und Konflikte im Zusammenhang mit Homosexualität und Sexualität überhaupt stellt (Becker, 1988).

1 Die HIV-Infektion und ihre Verlaufsformen

Die auch unter Ärzten verbreiteten Sprachregelungen wie »AIDS-Infizierte« oder »AIDS-Vorfeld-Patienten« stehen für die falsche Vorstellung, eine HIV-Infektion sei gleichbedeutend mit AIDS. Und weil AIDS ein tödlich verlaufendes Krankheitsgeschehen ist, zeichnen solche Sprachregelungen die damit Bezeichneten ausnahmslos mit dem Tod. Diese Prognose reflektiert weder die offenen Fragen zum Verlauf der Infektion noch ihre Wirkung auf diejenigen, die wissen, daß sie mit dem Virus infiziert sind (Sigusch, 1987; Gschwind, 1988).

Prospektive Kohortenstudien mit Infizierten in den USA (z.B. Buchbinder et al., 1992; Lange et al., 1992) kommen zu der Schätzung, daß nach 10–12

Jahren etwa 70% der Infizierten an AIDS erkranken werden[*].

Ob überhaupt, und wenn, wie schnell die langen Jahre noch gesunden Infizierten erkranken werden, kann derzeit nicht exakt vorhergesagt werden. Insbesondere ist bis heute ungeklärt, welche somato-psycho-somatischen Kofaktoren den Verlauf der HIV-Infektion beeinflussen bzw. dazu beitragen, daß es im Einzelfall sehr rasch, sehr langsam oder gar nicht zur manifesten Erkrankung AIDS kommt.

Wenn im folgenden die verschiedenen Verlaufsformen der HIV-Infektion, deren schwerste AIDS ist, beschrieben werden, ist es wichtig zu betonen, daß es sich dabei nicht um notwendig aufeinanderfolgende »Stadien« oder »Stufen« der Krankheit handelt.

Die Symptome und Erkrankungen, die im Verlauf einer HIV-Infektion auftreten können, sind mehrheitlich Ausdruck einer durch das HI-Virus verursachten Störung der körpereigenen Immunabwehr. Eine Ausnahme stellen die neurologischen Symptome dar, die zum Teil Ausdruck einer direkten Infektion des ZNS sind und deshalb auch ohne nachweisbaren Immundefekt auftreten können.

Eine HIV-Infektion ist in der Regel nachweisbar, wenn eine ausreichende Menge des Virus in den Körper gelangt ist und zur Bildung von Antikörpern geführt hat. Für die meisten Infizierten verläuft dieser Vorgang unbemerkt, nur in 10–20% der Fälle kommt es wenige Tage bis drei Monate nach der Infektion zu einer akuten grippeartigen Erkrankung, deren Symptome in der Regel wieder abklingen. Eine Schwellung der Lymphknoten kann nach der akuten Krankheit bestehenbleiben oder unabhängig davon bei Infizierten auftreten. Bei bestimmter Dauer, Größe und Lokalisation dieser Schwellungen spricht man vom Lymphadenopathiesyndrom (LAS). Die prognostische Bedeutung des LAS für den weiteren Verlauf der HIV-Infektion ist bislang ungeklärt.

Eine schwere Verlaufsform der HIV-Infektion ist der sog. AIDS-Related Complex (ARC), bei dem im Gegensatz zu den vorher beschriebenen Verlaufsformen der HIV-Infektion bereits ein Immundefekt und schwere klinische Symptome vorliegen. Nach der heute gültigen Definition spricht man von ARC, wenn mindestens zwei klinische Symptome (Nachtschweiß, Fieber oder Fieberschübe, Gewichtsverlust von über 10% des Körpergewichts, persistierender Durchfall ohne andere Ursache, persistierende Lymphknotenschwellung) und einige pathologische Laborbefunde vorliegen (Helferzellen < 300/mm³, kutane Anergie auf Hauttest-Antigene, Erhöhung von 2-Mikroglobulin oder Neopterin, Nachweis von p24).

AIDS ist die schwerste Verlaufsform der HIV-Infektion. Aufgrund der geschwächten körpereigenen Abwehr (vor allem durch den massiven Verlust von T-Helfer-Zellen) kommt es zu malignen Erkrankungen (Kaposi-Sarkom und Lymphome) und/oder zu sog. opportunistischen Infektionen durch Erreger (Viren, Pilze, Bakterien, Protozoen), gegen die bei normaler Abwehrlage des Körpers eine natürliche Abwehr besteht. Die bei AIDS-Kranken verbreitetsten opportunistischen Infektionen sind die Pneumocystis-carinii-Pneumonie (PCP) und die zerebrale Toxoplasmose. Daneben können vor allem die Haut (inklusive Schleimhäute), der Darm und das Gehirn betroffen sein.

Die Mortalität bei AIDS ist groß. Gegenwärtig liegt die durchschnittliche Überlebenszeit mit einer AIDS-Diagnose bei 18–24 Monaten (Fischer, 1992).

Durch die wachsende Erfahrung mit der Krankheit AIDS sowie durch Fortschritte in der medizinischen Behandlung kann bei einem Teil der AIDS-Kranken die Lebenszeit verlängert und die Lebensqualität verbessert werden. Insbesondere kann der häufigsten Infektionskrankheit, von der HIV-Infizierte bedroht sind, der PCP inzwischen durch Pentamidin-Inhalation erfolgreich vorgebeugt werden. Auch hat sich gezeigt, daß die durchschnittliche Lebenserwartung durch die Behandlung mit Azidothymidin (AZT) und vergleichbare Präparate verlängert werden kann. Darüber hinaus gibt es wohl auch bei AIDS-Kranken ungeklärte somato-psycho-somatische Prozesse, die den Verlauf der Erkrankung beeinflussen. So berichten Ärzte immer wieder einerseits von Patienten, die »eigentlich nach ihrem Immunstatus längst tot sein müßten«, während andererseits Patienten mit »besserem« Immunstatus schon gestorben seien. Die Forschung über diese Fragen steckt noch in den Anfängen.

2 Übertragungswege

Die Übertragungswege der HIV-Infektion sind bekannt: Nach heutigem Kenntnisstand wird die Infektion übertragen, indem infiziertes Körpersekret direkt in einen anderen Blutkreislauf gelangt. Die Infektionswahrscheinlichkeit scheint dabei von der im Verlauf variierenden Infektiosität und der Menge an infiziertem Sekret, der Viruskonzentration in ihm und der Beschaffenheit der Eingangspforte abzuhängen. Die Empfänglichkeit für die Infektion (Vulnerabilität) scheint außerdem – bei gleicher Exposition – individuell und zwischen verschiedenen sozialen Gruppen/Schichten stark zu differieren. Solche Bedingungen der Infektion sind noch weitgehend unerforscht.

Blut und Ejakulat enthalten eine hohe Konzentration, eine etwas geringere die Vaginalflüssigkeit. In anderen Körpersekreten (Urin, Speichel, Tränen usw.) konnte das HIV zwar nachgewiesen werden, sie spielen aber für die Übertragung praktisch keine Rolle.

---

[*] Dabei ist zu beachten, daß diese Prognosen sich auf den Zeitraum nach der gestellten Diagnose, nicht nach der Infektion selbst beziehen, d.h. tendenziell günstiger liegen, wenn man vom Infektionszeitpunkt ausgeht.

Eine Infektion ist im wesentlichen auf vier Wegen möglich:

- **auf sexuellem Weg:** Das wahrscheinlichste Übertragungsrisiko ist beim Analverkehr gegeben, wobei der rezeptive Partner das höhere Risiko trägt. Weniger wahrscheinlich ist eine Ansteckung beim Vaginalverkehr außerhalb der Menstruationszeit. Sehr unwahrscheinlich ist sie beim Oralverkehr, sofern nicht im Mundraum ejakuliert wird. Insgesamt ist das Übertragungsrisiko bei einem einmaligen Verkehr eines Infizierten mit einem Nichtinfizierten sehr gering; es gibt jedoch belegte Einzelfälle von Infektionen durch einmaligen Geschlechtsverkehr. Durch richtigen Gebrauch eines intakten Kondoms läßt sich eine Infektion verhindern;
- **durch kontaminierte Nadeln und Spritzen:** Wenn beim intravenösen Drogengebrauch gemeinsames Spritzbesteck benutzt wird, kann es zu einer Infektion kommen. Durch Benutzung von Einwegbesteck läßt sich dieser Übertragungsweg ausschließen;
- **durch Blut und Blutprodukte:** Es gab Infektionen durch Transfusionen, Gerinnungsfaktorpräparate und Transplantationen. Die im Zusammenhang mit dem sog. Bluter-Skandal von 1993 genannten Fälle beziehen sich fast durchwegs auf Infektionen vor 1986. Seitdem alle Blutkonserven in der BRD getestet werden (seit 1985), ist eine Übertragung auf diesem Weg praktisch ausgeschlossen, bei einer minimalen Restunsicherheit durch falsch-negative Testergebnisse oder durch Spenderblut frisch Infizierter, deren Antikörper noch nicht nachweisbar sind;
- **durch Mutter-Kind-Übertragung:** HIV-positive Mütter können vor oder während der Geburt, mit geringer Wahrscheinlichkeit auch beim Stillen, die Infektion an ihre Kinder weitergeben. Die Übertragung ist aber nicht zwangsläufig und wird gegenwärtig auf 15–20% geschätzt.

Andere Übertragungen spielen quantitativ keine nennenswerte Rolle. Bei der Arbeit im medizinischen Bereich sind weltweit etwa 30 Infektionen nachgewiesen: In allen Fällen war die HIV-Infektion des Patienten bekannt, bei einem Teil der Fälle waren minimale Sicherheitsstandards nicht eingehalten worden.

Bei den ersten AIDS-Patienten auf einer Station oder in einer ärztlichen Praxis treten in der Regel irrationale Ängste vor einer Infektion auf, die dann oft zu übertriebenen Sicherheitsmaßnahmen führen. Mit zunehmender Erfahrung mit der Krankheits AIDS bzw. mit AIDS-Patienten legt sich diese Angst jedoch.

3 Epidemiologie

Aufgrund der Verbreitung und der schnell zunehmenden Kenntnisse sind epidemiologische Angaben rasch veraltet und daher nur in Verbindung mit dem Datum gültig. Seit der Einführung der Bezeichnung »AIDS« 1982 hat die Zahl der Neuerkrankungen je-

des Jahr zugenommen. In der BRD nennt das Bundesgesundheitsamt zum 31. 3. 1995 12 808 Fälle, wobei 61,8% bereits verstorben sind. Die WHO schätzte die Zahl der AIDS-Fälle bis Ende 1994 weltweit auf 4,5 Millionen. Diese kumulative Zahlenangabe, bei der die an der Krankheit Verstorbenen mitgerechnet werden, war zu Beginn der Epidemie durchaus sinnvoll, hat aber als epidemiologischer Parameter weniger Aussagekraft als die Prävalenz und Inzidenz. Während wegen der langen Inkubationszeit weiter mit einer Zunahme der AIDS-Inzidenz zu rechnen ist, gibt es aus prospektiven Kohortenstudien bei homosexuellen Männern Hinweise, daß die Neuinfektionen bei ihnen zunächst deutlich abnahmen, in der jüngsten Vergangenheit aber wieder leicht angestiegen sind, insbesondere bei jüngeren Homosexuellen.

Hauptbetroffenengruppen sind in Europa und den USA homosexuelle Männer, i.v.-Drogenabhängige und Hämophile. Der Anteil von auf vaginalen Geschlechtsverkehr zurückzuführenden AIDS-Erkrankungen ist in industrialisierten Ländern gering, steigt aber langsam: Waren von den bis 1990 diagnostizierten AIDS-Fällen in der Bundesrepublik Deutschland 5,8% durch heterosexuellen Verkehr infiziert worden, lag diese Quote für das Jahr 1994 bei 7,8%. In den USA waren unter den ersten 100 000 AIDS-Fällen 5% auf heterosexuellem Weg infiziert, unter den zweiten 100 000 Fällen 7%. Parallel damit nimmt der Frauenanteil unter den Kranken zu.

Über Prävalenz und Inzidenz von HIV-Infektionen in der Bevölkerung lassen sich keine zuverlässigen Angaben machen. Seit Einführung der anonymen Laborberichtspflicht (1.10.1987) wurden beim Bundesgesundheitsamt bis zum 31.3.1995 etwa 68 000 positive Bestätigungstests gemeldet, was natürlich nur eine Untergrenze der tatsächlichen Infiziertenzahl darstellt.

4 Der HIV-Test

Für HIV-Infizierte, die keine klinischen Symptome haben, gibt es immer noch keine kausale Behandlungsmöglichkeit. Entsprechend erhalten sie – solange ihr Immunstatus im Normbereich liegt – auf ihre Frage, was sie denn tun können, damit die Krankheit AIDS bei ihnen nicht ausbreche, ärztlicherseits oft nur unspezifische Ratschläge. Die mögliche iatrogene Belastung des Immunsystems durch die Mitteilung eines HIV-positiven Ergebnisses wird dabei nicht bedacht.

Die Mitteilung eines HIV-positiv-Ergebnisses ist ein traumatischer Einschnitt im Leben eines Menschen, der erhebliche psychische (und oft auch soziale) Folgen haben kann, bis hin zur Suizidalität (s.a. Abschnitt 6).

Die Kluft zwischen diagnostischen und therapeutischen Möglichkeiten der Medizin hat in den letzten Jahrzehnten erheblich zugenommen und wird mit der Entwicklung der Genom-Analyse zusätzlich völlig neue Dimensionen bekommen. »Es kommt zunehmend zur Produktion von medizinischen Damoklesschwertern« (Rosenbrock, 1988).

Dieses Problem wird in der Medizin international diskutiert. Vom Grundsatz des »nil nocere« ausgehend hat die WHO schon 1968 ein wesentliches Kriterium für die Indikation zur Früherkennungsdiagnostik aufgestellt: »It must be acceptable for the subject with regard to inconvenience, discomfort and risk of side effects ... Obviously there is no point in screening for a condition which cannot be treated« (Wilson und Jungner, 1968).

Eine differenziert die Folgen abwägende Diskussion vor dem zum Teil massenhaften Einsatz des HIV-Antikörper-Tests hat nicht stattgefunden. Problematisierende Abhandlungen erschienen erst nach der Einführung des Tests, im Ausland auch von Ärzten (z. B. Miller et al., 1986), in der Bundesrepublik Deutschland fast ausschließlich von Sozial- und Sexualwissenschaftlern (z. B. Rosenbrock, 1986, 1988; Becker und Clement, 1987). Anfangs wurden viele HIV-Tests ohne vorherige Aufklärung und Beratung durchgeführt, und oft wurde das HIV-positiv-Ergebnis den Betroffenen am Telefon mitgeteilt. Diese Bedingungen haben sich mittlerweile gebessert. Im Gegensatz zu anderen Ländern (z. B. Holland, Schweiz), in denen der HIV-Test nur bei individueller Indikation angewandt wird, werden in der BRD, besonders in Krankenhäusern, nach wie vor massenhaft symptomlose Personen getestet.

Geht man den ärztlichen Motiven für diese Testungen nach (vgl. Rosenbrock, 1988), so geht es im seltensten Fall um die körperliche und seelische Gesundheit des Getesteten. Statt dessen überwiegen (abgesehen von nicht unerheblichen Forschungsinteressen) deutlich präventive Absichten, d. h. der Wunsch, die gesunde Bevölkerung vor den lebenslänglich ansteckenden HIV-Positiven zu schützen. In vermeintlicher Abwägung der Interessen des einzelnen gegen das Wohl der Allgemeinheit wird dabei die psychische Belastung, die das HIV-positiv-Ergebnis für den Betroffenen bedeutet, in Kauf genommen.

Das Problematische daran ist, daß diese aus präventiven Motiven handelnden Ärzte für Prävention gar nicht ausgebildet sind, da es anders als etwa in den anglo-amerikanischen Ländern bei uns keine »Public Health«-Tradition gibt. So vermischen sich dann ganz unärztliche Wünsche nach Erfassung und Kontrolle der Infizierten mit laienpsychologischen Begründungen für den HIV-Test als Mittel der Verhaltensbeeinflussung. Exemplarisch sei die verbreitetste davon genannt: »Nur wer seinen Immunstatus kennt, kann sich verantwortlich verhalten.« Dieser Satz ist als generelle Aussage unhaltbar (vgl. die Literaturübersicht bei Michel, 1988 und Higgins et al., 1991). Sie kann sich darüber hinaus auch antipräventiv auswirken: zum einen, weil sie, indem sie den Test zur Prävention erklärt, vom eigentlichen Inhalt der Präventionsbotschaft ablenkt; zum andern, weil sie etwa bei jemandem mit einem negativen Testergebnis eine falsche Sicherheit erzeugen kann. Weltweit hat sich gezeigt, daß für den Erfolg von Prävention nicht der HIV-Test entscheidend ist, sondern die Qualität der allgemeinen und zielgruppenspezifischen Aufklärung und vor allem der persönlichen Beratung, in deren Rahmen dann auch individuell die Indikation des HIV-Tests erwogen werden kann. Da für manche Ratsuchende der Test der Anlaß für eine Beratung ist, die sie ansonsten nicht in Anspruch nehmen würden, kann der Test »im Einzelfall durchaus einen präventiven Baustein darstellen« (Hauschild et al., 1992).

In diesem Sinne sollte bei ärztlichen HIV-Beratungen nicht der Test als solcher, sondern die konkrete Lebenssituation des Ratsuchenden im Vordergrund stehen. Dabei sollte der Arzt zwischen seinen Motiven und denen des Patienten differenzieren können. Zu dieser Motivanalyse gehört auch die Reflexion seiner politischen und gesundheitspolitischen Einstellung. Das widerspricht zwar dem Selbstverständnis vieler Ärzte (»Im Sprechzimmer hat Politik nichts verloren«), ist aber bei AIDS und im Umgang mit dem HIV-Test unerläßlich, damit nicht unbemerkt Gedanken wie »Man muß die vielen Gesunden vor den wenigen Kranken schützen« die Beziehung zum Patienten unmöglich machen.

Entscheidend ist die individuelle Indikation, d. h. das Gespräch mit dem Patienten über seine persönliche Lebensperspektive, die mit der Entscheidung für oder gegen den Test verbunden ist. So kann etwa für den einen Patienten die Ungewißheit schwerer zu ertragen sein als ein mögliches positives Testergebnis; eine andere Patientin kann für sich zu dem Schluß kommen, daß sie mit der Sonderrolle der »HIV-Positiven« nicht umgehen könnte; ein dritter Patient kann sich für einen HIV-Test entscheiden, um im Falle eines positiven Ergebnisses die sekundärpräventiven Möglichkeiten (z. B. PCP-Prophylaxe durch Pentamidin-Inhalation) zu nutzen.

Patientengeschichte

Ein in seinem Fach sehr erfolgreicher 24jähriger homosexueller Student, der kurz vor seinem Examen steht, kommt zur Beratung. Er ist bestens über AIDS informiert. Er hat seit seinem relativ späten »Coming out« mit 20 Jahren sehr promiskuitiv gelebt, hatte in manchen Phasen mehrere anonyme Sexualpartner pro Woche, mit denen er vorwiegend in Parks verkehrte. Einen festen Partner hatte er gegenwärtig nicht. Er war zunächst zum Test beim Gesundheitsamt entschlossen gewesen, hatte sich aber von einem Freund davon abraten lassen. Er ist der Ansicht, daß er aufgrund seiner sexuellen Lebensweise in den letzten Jahren mit einer gewissen Wahrscheinlichkeit HIV-positiv sein könnte. Er meint jedoch, wenn er sicher wisse, daß er positiv sei, könnte er das psychisch nicht verkraften. Er brauche das Bewußtsein eines gesunden Körpers, auch wenn das eine Illusion sein könnte. Er schildert hochambitionierte berufliche Zukunftspläne und meint, sein Lebensgefühl, im Vollbesitz seiner Kräfte zu sein, bräche zusammen, wenn er wisse, daß der Test positiv sei. Auch wenn er die Wahrscheinlichkeit für hoch halte, klammere er sich doch an die Chance, nicht infiziert zu sein. Das gelingt ihm unterschiedlich gut, er fällt zwischendurch immer wieder in Zweifel, ob er seine Entscheidung nicht doch auf eine Illusion aufbaut. Dennoch will er den Test nicht machen. Er kommt nun mit dem Problem, daß er zwar auf bestimmte Sexualpraktiken verzichtet, aber das Gefühl, sexuell getrieben zu sein und sexuelle Abenteuer suchen zu müssen, schwer beherrschen kann. Er sagt: »Ich werfe mir meine Geilheit vor, hasse diese sexuelle Unruhe auch, aber davon geht sie schließlich nicht weg.« Nach einigen orientierenden Gesprächen entschließt sich der Patient zu einer ambulanten Psychotherapie, weil er seine sexuelle Getriebenheit besser verstehen will.

Bei diesem Patienten würde der HIV-Test das mögliche Risiko einer depressiven Dekompensation bergen, das durch keinen gleichwertigen positiven Effekt gerechtfertigt wäre; auch keinen präventiven, da der Patient bereits jetzt auf infektionsriskante Sexualpraktiken verzichtet. Ähnliches gilt für alle, die ihr sexuelles Verhalten ohnehin verändern, weil sie sich selbst vor einer Infektion schützen wollen; dies ist z.B. bei vielen promiskuitiv lebenden Homosexuellen der Fall. Natürlich ist die Veränderung des sexuellen Verhaltens (Verzicht auf bestimmte Praktiken oder Gebrauch von Präservativen) oft schwierig und stellt einen längeren Prozeß dar. Der HIV-Test als solcher muß das Gelingen dieser Auseinandersetzung jedoch nicht automatisch fördern, er kann sie sogar erschweren. Alle Erfahrungen zeigen, daß viele (insbesondere homosexuelle Männer), die infiziert sein könnten, dies auch wissen und sich mit den Schutzmöglichkeiten auseinandersetzen. Das ändert nichts an dem Schock, den das positive Testergebnis auslösen kann. Dafür müssen genügend Hilfestellungen angeboten werden. Umgekehrt lassen viele den Test machen, um sich bestätigen zu lassen, daß sie negativ sind. Das kann im Einzelfall durchaus sinnvoll sein, z.B. bei heterosexuellen Paaren, die sich zu einer festen monogamen Partnerschaft entschlossen haben (vgl. Clement et al., 1990).

Auch wenn, bedingt durch die bisherige Testpolitik – die meisten schon mit dem Testwunsch zum Arzt kommen, muß dieser sich zunächst Zeit für ein ausführliches Gespräch nehmen. Dieses beinhaltet eine Risikoanamnese, eine Risikoaufklärung und eine Präventionsberatung, wobei alle drei sehr individuell gehalten sein müssen. In diesem Gespräch kann der Arzt/Berater viele wichtige Hinweise auf Probleme des Patienten und auf möglicherweise notwendige Hilfen erfahren. Der Arzt muß mit dem Patienten besprechen, was ein negatives, was ein positives Testergebnis und was die Ungewißheit über seinen Sero-Status für ihn ganz persönlich in seiner spezifischen Lebenssituation bedeuten würde.

Die Entscheidung für oder gegen den Test muß beim Patienten liegen. Die Beratung kann ihm nur dabei helfen, die für ihn richtige Entscheidung zu treffen. Eine Beratung, die generell zum Test auffordert oder generell davon abrät, stellt keine adäquate Hilfe dar.

Die Akzente liegen natürlich bei jeder Beratung anders. So sieht eine Beratung bei einem 15jährigen Mädchen, das nach dem ersten sexuellen Verkehr Angst hat, sich angesteckt zu haben, anders aus als bei einer ehemaligen Fixerin, die schwanger ist, wiederum anders bei einem Bluter mit Kinderwunsch und noch einmal anders bei einem homosexuellen Paar mit gelegentlichen sexuellen Außenkontakten, das innerhalb der festen Beziehung ohne Einschränkung Sexualität haben will.

5 Prävention

5.1 Die Politik der Prävention

Solange nur einzelne Manifestationen von AIDS, nicht aber die HIV-Infektion kausal behandelbar sind und solange nicht mit einem Impfstoff zu rechnen ist, kommt der Verhinderung neuer Infektionen eine zentrale Aufgabe zu. Über die präventiv orientierte Gesundheitspolitik gab es in der BRD zwei konkurrierende Auffassungen. Beide waren sich hinsichtlich der Bedeutung von Aufklärung, Beratung und freiwilligem Selbstschutz einig, differierten aber in der Einschätzung der Notwendigkeit zusätzlicher staatlicher Überwachungs- und Interventionsmaßnahmen. Die liberale Position hielt eine Regelung durch hoheitliche Mittel nur in Ausnahmefällen eng definierter Verantwortungslosigkeit für notwendig. Die konservative Position hielt neben der Aufklärung einen Maßnahmenkatalog für erforderlich, der sich am Bundesseuchengesetz orientiert und für sog. »Uneinsichtige« Untersuchungspflicht, Überwachung und gegebenenfalls seuchenpolizeiliches Einschreiten vorsieht. Unter psychologischen Gesichtspunkten wurde dieser aufklärungsskeptischen Position entgegengehalten, daß durch die Kontroll- und Strafandrohung vor allem der Eigenverantwortung Nichtinfizierter entgegengearbeitet wird. Sie erweckte nämlich den Eindruck, der Staat könne den einzelnen vor einer Infektion schützen, was ein falsches Sicherheitsgefühl schafft und zudem Projektionen begünstigt, die Infizierte in die alleinverantwortliche Täterrolle bringen. Die liberale Position hat sich als die präventiv effizientere politisch durchgesetzt (vgl. AIDS Enquete Kommission, 1990).

5.2 Prävention durch Beratung

Während die allgemeine Aufklärung zwangsläufig dieselbe einfache Botschaft für sehr viele unterschiedliche Menschen vermitteln muß bzw. sich an große Zielgruppen richtet, bezieht sich die Beratung auf die individuelle Lage. Die Beratung, die vor allem von Allgemeinärzten und Mitarbeitern psychosozialer Einrichtungen geleistet wird, muß sich sensibel auf den individuellen Lebensstil, insbesondere im Sexuellen, einstellen. Dabei sollte folgendes gelten:
- Die Ansteckungsmöglichkeiten müssen einfach dargestellt werden.
- Die relevanten sexuellen Sachverhalte müssen beim Namen genannt werden.
- Es muß vermittelt werden, daß die Ansteckungsmöglichkeit in bestimmten Situationen, nicht bei bestimmten Menschen liegt. Dadurch wird die irreführende Empfehlung vermieden, man solle sich

einen neuen Sexualpartner »genau ansehen«, ehe man sich auf ihn einlasse. Ein sexuell zurückhaltender Mensch kann HIV-positiv sein, ein sexuell freizügiger Mensch kann HIV-negativ sein.

– Bei den sexuellen Verhaltensänderungen, die der einzelne vornehmen will, ist zu beachten, wie sie mit der Sexualmoral und seiner sexuellen Biographie im Einklang stehen. Veränderungen, die gegen die individuelle Moral oder sexuelle Triebrichtung beabsichtigt werden, lassen sich nicht dauerhaft integrieren.

– Das Beratungsgespräch muß dem einzelnen auch die Konsequenz lassen, nichts an seinem sexuellen Leben zu verändern, selbst, wenn dadurch Infektionsmöglichkeiten offenbleiben. Ein Berater, der diese Möglichkeit nicht zuläßt, riskiert, daß er von dem ratsuchenden Patienten nicht die Wahrheit erfährt oder daß dieser sich andere Berater sucht. Es liegt in der Verantwortung jedes Ratsuchenden, wie er mit einem geringen »Restrisiko« umgeht.

– Der Berater darf seine Vorstellungen über Sexualität und Normalität nicht zum Maßstab der Beratung machen. Es ist nicht die Aufgabe von Beratungen, kollektiv und ohne Berücksichtigung der Person zu sexueller Treue oder zum Kondomgebrauch aufzurufen.

Die zusätzlichen Probleme, die sich für getestete »Positive« ergeben, werden in Abschnitt 6 erörtert.

5.3 Folgen der Prävention

Es zeigen sich Verhaltensänderungen, vor allem bei homosexuellen Männern und bei i.v.-Drogenabhängigen, die in ihrem Ausmaß und ihrer Geschwindigkeit krankheitspräventives Verhalten in anderen Bereichen weit in den Schatten stellen.

Bei homosexuellen Männern hat die Häufigkeit des Analverkehrs rapide abgenommen. Es wird außerdem häufiger mit Kondom praktiziert; vor allem unter nicht monogam Lebenden hat die Partnerfluktuation erheblich abgenommen (Bochow, 1988; Dannecker, 1990; Literaturübersicht bei Becker und Joseph, 1988). Dabei ist die praktikbezogene Verhaltensänderung (seltener Analverkehr, und wenn, dann mit Kondom) bei Nicht-Partnergebundenen deutlich größer. Partnergebundene Homosexuelle verändern ihre Praktiken weniger. Ein häufiges neues Verhaltensmuster ist die beidseitige HIV-Testung und bei negativem Ausgang eine Fortführung der gewohnten Sexualpraktiken, aber auch die Einhaltung differenzierter Verhaltensregeln (innerhalb der Partnerschaft ohne, außerhalb mit Kondom). Die soziale Nähe zum Problem hat einen maßgeblichen Einfluß auf infektionspräventives Verhalten. Das zeigt sich auch bei heterosexuellen Jugendlichen (Schmidt et al., 1992) und Studenten (Reimann und Bardeleben, 1992), die nur eine geringe Bereitschaft zur Veränderung ihres sexuellen Verhaltens haben. Auch von erwachsenen Heterosexuellen, die aufgrund wechselnder sexueller Beziehungen ein Infektionsrisiko haben, verwendet nur etwa ein Viertel konsequent Kondome (Catania et al., 1992). Neben

einer generellen Unverletzlichkeitsillusion spielt hier auch ein Verhaltenskalkül mit der HIV-Testung eine Rolle: In einer Befragung von Personen, die an Gesundheitsämtern den HIV-Test machen wollten, gaben 42% an, sie würden die Kondomverwendung vom Ergebnis des Tests abhängig machen (Clement et al., 1990).

Bei i.v.-Drogenabhängigen werden, entgegen dem Stereotyp ihrer Uneinsichtigkeit, Verhaltensänderungen berichtet. Die Verwendung von Einwegspritzen hat bei ihnen zugenommen (Friedman et al., 1986; Chiasson, 1987). Insgesamt scheint ihnen die Verwendung von Einwegspritzen leichter zu fallen als die Verwendung von Kondomen (Schumann et al., 1992).

6 Die psychische Situation von HIV-Infizierten und AIDS-Kranken

6.1 Die Mitteilung eines positiven Testergebnisses

Die Mitteilung eines positiven Testergebnisses erfordert größte beraterische Sorgfalt. In den meisten Fällen erfährt der Betroffene das Ergebnis von Hausarzt oder beim Gesundheitsamt. Der Arzt oder Berater muß sich darüber im klaren sein, daß er eine tief in das Leben eingreifende Mitteilung macht und daß mit dekompensatorischen Reaktionen bis hin zur Suizidalität zu rechnen ist, auch wenn der betreffende Patient im ersten Moment gefaßt erscheint.

Bei der Erörterung der Möglichkeit, in nicht vorhersehbarer Zeit an AIDS zu erkranken, ist die Nennung quantitativer Wahrscheinlichkeiten nicht hilfreich, ganz abgesehen davon, daß langfristige Verlaufsaussagen gegenwärtig nicht zuverlässig genug gemacht werden können. Dem Patienten muß vermittelt werden, daß er auch die Chance hat, noch lange gesund zu bleiben. Dieser Aspekt der Hoffnung ist psychologisch von größter Bedeutung, weil er mitentscheidend dafür ist, ob der Patient die Mitteilung innerlich kompensieren kann.

Da viele Patienten auf die Ergebnismitteilung zunächst mit einer Art »emotionaler Taubheit« reagieren, ist es von großer Bedeutung, daß sich bereits in dem Gespräch vor der Blutentnahme ein tragfähiger emotionaler Kontakt zwischen Arzt und Patient hergestellt hat und daß das erste Gespräch mit der Ergebnismitteilung nicht mit zuviel Informationen befrachtet wird. Es empfiehlt sich vielmehr, mindestens ein zweites Gespräch zu vereinbaren, nachdem der Patient die Mitteilung auch emotional ganz aufgenommen hat. In bezug auf die sexuellen Verhaltensempfehlungen muß der Arzt oder Berater sich bewußt sein, daß sie unterschiedlich leicht zu befolgen sind. Der Hinweis auf die Verantwortung des Patienten, die Infektion nicht weiterzugeben, ist richtig, aber für praktisch jeden HIV-Positiven ohnehin offensichtlich. Wichtiger als ein eindringlicher Appell ist das deutliche Angebot, bei »Rückfällen« und Schwierigkeiten bei den sexuellen Veränderungen zur Verfügung zu stehen. Dies ist nur möglich, wenn der Berater vermittelt, daß er nicht nur die Seite des verantwortlichen Gewissens, sondern auch die der beeinträchtigten Trieb- und Beziehungswünsche sieht. Ein Berater, der diese Ambivalenz nicht erträgt und einseitig mit dem öffentlichen Interesse der Nichtweitergabe von Infektionen identifiziert ist, wird von der psychosexuellen Lage eines HIV-Infizierten höchstens ausschnittweise etwas erfahren und verstehen. Erst wenn er auch das Recht eines Infizierten auf gelebte Sexualität bejaht, kann ein Gespräch stattfinden, in dem auch Trauer über die Verluste und Schwierigkeiten bei der Kontrolle des sexuellen Verhaltens Platz haben.

6.2 Konfliktschwerpunkte bei HIV-Infizierten

Der bedrohliche Mittelpunkt im Leben eines asymptomatisch HIV-Infizierten ist das »Zeitbombengefühl«, manifest gesund, potentiell aber todkrank zu sein.

Todesangst

Im subjektiven Erleben von HIV-Infizierten kann die Angst vor dem Tod unterschiedliche Gestalt annehmen. Abhängig von der psychischen Struktur kann sie als Angst vor körperlichem Zerfall und Siechtum, also als narzißtische Katastrophe, als Angst vor Schwäche und Angewiesensein auf andere, also vor dem Zusammenbruch der Autonomie, oder als Angst vor dem »sozialen Tod«, vor Ausstoßung und Vernichtung durch die feindseligen Gesunden erlebt werden.

Patientengeschichte

Ein 42jähriger Mann, dessen Freund ein halbes Jahr zuvor an AIDS verstorben ist, befindet sich selbst in fortgeschrittenem Krankheitsstadium. Er ist verheiratet, hat zwei Kinder. Seine Frau weiß erst seit wenigen Jahren von seiner Homosexualität, seit wenigen Monaten von seiner Infektion. Zu ihr besteht ein funktionales, aber kein emotional nahes Verhältnis. Der gutaussehende Patient ist in seinem kaufmännischen Beruf mit viel Publikumsverkehr sehr erfolgreich und beliebt. In seiner Jugend und seinem frühen Erwachsenenalter war er ein erstklassiger Tennisspieler, hatte in seinem Heimatort eine Art Star-Rolle. Nach einem späten »Coming out« mit fast dreißig Jahren versucht er immer wieder, seine Homosexualität vor sich selbst zu verleugnen, bis er seinen zehn Jahre jüngeren Freund kennenlernt. Diese Beziehung erlebt er in einer Intensität wie keine andere zuvor; der künstlerisch versierte Freund eröffnet ihm Welten, die ihm, der aus einem armen und wenig anregenden Elternhaus stammt, völlig neu sind. Er berichtet von einem nie gekannten Glanz und inneren Reichtum in dieser Lebensphase. Er zieht mit dem Freund in eine benachbarte Stadt, kurz nachdem beide von ihrer HIV-Infektion erfahren, hält aber den Kontakt mit seiner Frau und den Kindern weiter aufrecht. Als der Freund ein halbes Jahr nach der Diagnose stirbt, gerät der Patient in eine suizidale Krise und wird kurzfristig stationär aufgenommen. Auch nach einigen Monaten ist er zutiefst hoffnungslos, kann sich ein Leben ohne den idealisierten Freund nicht vorstellen, lehnt auch ein psychotherapeutisches Angebot ab, das er als perspektivlos empfindet. Für ihn ist es unvorstellbar, bei vollem Ausbruch von AIDS sich von seiner Frau oder jemand anderem pflegen zu lassen, für ihn ist die Rolle des hilflos bedürftigen Kranken eine größere subjektive Katastrophe, als es der physische Tod wäre. Zudem beschäftigt ihn quälend die Phantasie, daß durch seine Krankheit, die er mit Gewißheit und unabwendbar erwartet, seine streng verheimlichte Homosexualität bekannt würde, was er damit verbindet, daß er der Verachtung seines ihn sonst so bewundernden sozialen Umfeldes ausgesetzt wäre. Er zieht noch einmal für kurze Zeit zu seiner Familie zurück und nimmt sich dann während seines Urlaubs das Leben.

Dieser Patient mit einer vorwiegend narzißtischen Charakterstruktur erlebt die Todesbedrohung vorwiegend als Verlust der Unversehrtheit seines Körpers und sich selbst als in körperlichem Verfall befindlichen Abhängigen, für den sogar der Abschied von seiner Familie und von unerledigten Lebensaufgaben in den Hintergrund tritt. Durch den Suizid rettete er sein glanzvolles Selbstbild vor dem erwarteten Siechtum, das für ihn schlimmer ist als der physische Tod. Was dieser Patient in die Tat umsetzte, ist für viele HIV-Infizierte zumindest eine passagere oder in Krisen wiederkehrende Phantasie: durch Selbstmord dem Leidensprozeß beim Ausbruch von AIDS zu entgehen.

Angst vor Diskriminierung und sozialer Isolation

Eine Besonderheit gegenüber anderen Krankheiten liegt darin, daß eine hohe Erwartung feindseliger Reaktionen der näheren Umwelt viele HIV-Infizierte dazu bringt, ihren Immunstatus und auch Krankheitsanzeichen zu verbergen. Solche Erwartungen sind – bei der negativ besetzten Aura von AIDS – oft durchaus realistisch. Sie können aber auch das Ergebnis einer projektiven Abwehr einer schuldhaft erlebten sexuellen Lebensform sein. Die Unterscheidung von projektiver Abwehr und realer Ausstoßung und Feindseligkeit muß bei der Situation von HIV-Infizierten besonders genau beachtet werden (Becker und Clement, 1989). Der Psychotherapeut oder der betreuende Arzt muß hier sensibel sein für ihre politisch-juristische Lage und das soziale Klima, in dem sie leben. Es gibt eine reale Diskriminierung (z.B. beruflich, versicherungsrechtlich), und ein trotz relativer Toleranz insgesamt homosexuellenfeindliches Gesamtklima. Erst die Kenntnis und Berücksichtigung dieser äußeren Realität erlaubt eine Einschätzung, inwieweit eine Wahrnehmung projektiven Charakter hat oder eine Verfolgungsangst als paranoid zu bezeichnen ist.

Sexualität und Partnerschaft

Die Sexualität HIV-Infizierter steht in spezifischer Weise im Mittelpunkt ihres Erlebens. Die meisten haben sich auf sexuellem Weg infiziert, alle können ihre Infektion beim Geschlechtsverkehr weitergeben. Von ihnen wird erwartet, daß sie lebenslänglich ihr sexuelles Verhalten umstellen. Das bedeutet eine Einschränkung nicht nur des sexuellen Lusterlebens, viel erheblicher sind Beeinträchtigungen der Stabilisierungsfunktion, die Sexualität im psychischen Geschehen hat. Durch die starke innere und äußere Belastung sind HIV-Infizierte auf psychische und partnerschaftliche Kompensationsmöglichkeiten angewiesen, für die auch die Sexualität eine zentrale Rolle spielt. Die regressive Funktion der Sexualität (Hingabe, Anvertrauen) ist in der belasteten Lage meist von größerer Bedeutung als die »hedonistische« Lust. Das ist bei Schwierigkeiten mit der Umstellung des sexuellen Verhaltens (insbesondere die ausnahmslose Kondomverwendung beim Verkehr) zu beachten, die nicht – wie eine rationalistische Präventionslinie postuliert – auf Mangel an Einsicht zurückzuführen sind. Ein ungeschützter Geschlechtsverkehr kann ein unbewußter Selbststabilisierungsversuch in einer depressiven Krise sein; er kann verstehbar sein als manisch-animistische Abwehr der Todesangst (»Ich bin nicht ansteckend, also bin ich nicht infiziert, also sterbe ich nicht an AIDS«), aber auch als unbewußter Verschmelzungswunsch (»Ich infiziere den geliebten Partner und gehe mit ihm in den Tod«).

Der erheblich häufigere Fall ist jedoch eine auch manifeste Beeinträchtigung der Sexualität im Sinne eines reduzierten sexuellen Verlangens, auch gelegentlicher Erektionsstörungen, zumindest in den ersten Monaten nach der Diagnosestellung. Verstehen läßt sich diese sexuelle Depression aus der Vermischung des sexuellen Verlangens mit der Angst, dem Partner etwas zuzufügen, und damit einer schuldhaften Überlagerung der sexuellen Wünsche. Auch bei konsequenter Kondombenützung können solche sexuellen Schwierigkeiten auftreten. Dies liegt an der **Paradoxie des Kondom**gebrauchs, der zwar eine Neuinfektion verhindert, gleichzeitig aber an die Infektionsmöglichkeit erinnert und damit die sexuelle Phantasie durchdringt.

Von großer Bedeutung ist es, ob der Partner ebenfalls HIV-positiv ist. Psychisch ist diese Situation stabiler und weniger trennungsgefährdend, als wenn der Partner nicht infiziert ist. Bei ungleichem HIV-Status der Partner entstehen oft neue Kräfteverhältnisse in der Beziehung. Für viele HIV-Infizierte ist es eine sehr heikle Situation, wenn sie ihre Diagnose erfahren, dann die Stütze des Partners besonders brauchen, aber in Sorge sind, ob er sich nicht von ihnen trennt. Es erfordert ein hohes Maß an Stabilität beider Partner, um die partnerschaftliche Balance aufrechtzuerhalten.

6.3 Psychische Bewältigung

Die psychische Bewältigung einer HIV-Infektion ist ein lebenslanger Prozeß. Dessen Einteilung in Phasen (Kübler-Ross, 1987; Ross, 1989) schematisiert das Geschehen normativ zu einer »idealen« Bewältigung, die vom Individuum abstrahiert. Der psychische Verarbeitungsprozeß ist durch einen Wechsel zwischen Angst und Angstabwehr gekennzeichnet, der nie abgeschlossen ist: das Trauma der HIV-Infektion kann weder ganz aus dem Bewußtsein ausgeschlossen und vermieden, noch kann es ganz integriert werden. Vielmehr sind beide Prozesse – Ver-

leugnen und Durcharbeiten – notwendig: die Verleugnung, um das Ich vor der Übermacht der traumatischen Bedrohung zu schützen, und das Durcharbeiten, damit eine Akkomodation an die neue Realität überhaupt möglich wird (vgl. Horowitz, 1979).

Dieser Prozeß der psychischen Verarbeitung verläuft individuell sehr unterschiedlich; er wird vor allem durch die subjektive Bedeutung des Infiziertseins bestimmt. Studien über homosexuelle HIV-Infizierte fanden z. B., daß positive Einstellungen gegenüber der eigenen Homosexualität und der damit verbundenen Lebensform mit geringerer emotionaler Belastung einhergehen, und daß die Bewältigung der HIV-Infektion erheblich erschwert wird, wenn durch sie Schuld- und Schamgefühle aktualisiert werden (Wolcott et al., 1985; Moulton et al., 1987; Nicholson und Long, 1990).

Die subjektive Bedeutung, die die HIV-Infektion für den einzelnen bekommt, ist abhängig von der psychischen Struktur, auf die sie trifft und von der Qualität der internalisierten Objektbeziehungen. Vor diesem Hintergrund ließen sich in einer neueren Studie (Clement, 1992) charakteristische »innere Szenen« identifizieren, in denen sich die individuelle Verarbeitung der HIV-Infektion verdichtet: z. B. die »balancierte Koexistenz mit dem Virus« bei Infizierten mit stabilen Objektbeziehungen und ohne neurotische Schuldgefühle oder die »Vermeidung aus Angst vor Beschämung« oder die »Angst vor dem Verlust der primären Beziehung« bei Infizierten, die auf dem Hintergrund neurotischer Selbstwertprobleme bzw. Verlustängste ein Leben leben, als ob die Infektion nicht bestünde.

Die psychische Verarbeitung der HIV-Diagnose scheint dann am ehesten zu gelingen, wenn die Implikationen der Infektion nicht völlig verleugnet werden, aber zugleich die Möglichkeit einer partiellen und situationsadäquaten Verleugnung besteht, d. h. daß HIV-Infizierte in der Lage sind, den größeren Teil ihres Lebens ohne Gedanken an die Todesbedrohung durch die Infektion zu verbringen. Neben dieser stabilisierenden Funktion der Verleugnung, die auch aus der Krebsforschung bekannt ist, sind das Bewußtsein, weiterhin Einfluß auf die eigene Lebensgestaltung nehmen zu können, und ein stabiles soziales Netz von großer Bedeutung.

6.4 Zur besonderen Situation von AIDS-Kranken

AIDS-Kranke sind in vieler Hinsicht mit anderen unheilbar Kranken vergleichbar (vgl. Kap. 18, »Bewältigungsstrategien (Coping)« und 88, »Zum Umgang mit unheilbar Kranken«). Ihre besondere Situation ist zum einen dadurch gekennzeichnet, daß sie relativ jung sind – die meisten Erkrankten sind 30 bis 40 Jahre alt – also in einem Alter, in dem Zukunftspläne und berufliche Ambitionen lebendig und noch nicht abgeschlossen sind. Zum anderen unterscheidet sich ihre Situation von der anderer Schwerkranker dadurch, daß sie eine ansteckende Krankheit haben und daß sie meistens einer sozial diskriminierten Minderheit angehören (homosexuelle Männer oder

i. v.-Drogenabhängige), was erhebliche Folgen für ihr Selbsterleben und für den Umgang anderer mit ihnen hat. Ein besonderes Problem für AIDS-Patienten ist, daß ihr Tod so oft in der Öffentlichkeit beschworen wird, daß sie individuell weniger Raum für Hoffnung entwickeln können als z. B. Krebskranke. (Real hat sich durch die verbesserten medizinischen Behandlungsmöglichkeiten die Lebensdauer vieler AIDS-Kranker erheblich verlängert; auch ihre Lebensqualität hat sich zum Teil sehr verbessert, wobei der ambulanten Versorgung eine entscheidende Bedeutung zukommt.) Auch haben sie oft das Gefühl, daß ihr Tod gesellschaftlich erwünscht ist, was ihren persönlichen Trauerprozeß erschweren kann. Bei homosexuellen AIDS-Kranken kommt es oft zu schwierigen Konflikten zwischen der Primärfamilie (falls sie nicht den Kontakt abgebrochen hat) und dem Lebenspartner, die sich häufig am Krankenbett des Patienten zum ersten Mal begegnen. Hier kann ein Dritter (Arzt oder Psychotherapeut oder Sozialarbeiter) hilfreich sein, z. B. um eine Regelung zu finden, die dem Patienten die (nach allen Erfahrungen nur zu berechtigte) Sorge nimmt, nach seinem Tod würden seine Eltern dem Freund alles wegnehmen.

6.5 Die spezifische Situation der Betroffenengruppen

Homosexuelle Männer

Die größte Gruppe unter den HIV-Infizierten und AIDS-Kranken sind nach wie vor homosexuelle Männer (ca. 70% der AIDS-Kranken). Homosexuelle Männer kommen, ob sie selbst HIV-infiziert sind oder nicht, in einem solchen Ausmaß mit AIDS in Berührung, daß man bei ihnen von einer »Allgegenwart des Todes« (Dannecker, 1991) sprechen muß. Das »Kollektive Trauma« (Dannecker, 1990), d. h. die ständige Konfrontation mit Krankheit und Tod von Lebensgefährten, Freunden, ehemaligen und gegenwärtigen Sexualpartnern, durchdringt jede sexuelle Verarbeitung der HIV-Infektion und der AIDS-Erkrankung und erschwert die stabilisierende Verleugnung. Bei vielen homosexellen HIV-Infizierten vermischt sich die Angst vor einer möglichen Erkrankung mit einer starken Verunsicherung ihrer homosexuellen Identität. Der Prozeß der Annahme der eigenen homosexuellen Orientierung, das sog. »Coming out«, ist ein individuell ganz unterschiedlich verlaufender krisenhafter Prozeß, der auch häufig mißlingt und Beschädigungen hinterläßt (Becker, 1987). Im Idealfall wird die eigene Homosexualität entdeckt, zunächst zurückgedrängt, kann dann allmählich akzeptiert, in die eigene Identität integriert und schließlich auch nach außen hin vertreten werden. Auch das ideal verlaufende »Coming out« spielt sich immer im Spannungsfeld von drei Polen ab: dem eigenen Triebschicksal, der sozialen Diskriminierung der Homosexuellen und der verinnerlichten eigenen Ablehnung der Homosexualität (Dannecker und Reiche, 1974). Der Kampf um die Annahme der ei-

genen Homosexualität ist mit dem »Coming out« nicht abgeschlossen. Bei vielen bleibt das Selbstwertgefühl als Homosexueller labil und leicht labilisierbar. Die Brüche im »Coming out« werden durch die Diagnose »HIV-positiv« um so heftiger reaktiviert, je konflikthafter die homosexuelle Orientierung für den einzelnen geblieben ist. Es kann zu massiven Schuldgefühlen und Selbstverurteilungen kommen, die sich auf die homosexuelle Orientierung und die Art beziehen, in der sie gelebt wurde (z. B. Promiskuität). Die gesellschaftliche Diskriminierung verstärkt die Selbstdiskriminierung.

Patientengeschichte

> Ein 65jähriger Patient wird von der Hautklinik in die Psychosomatische Klinik überwiesen, nachdem er auf die Mitteilung seines HIV-positiv-Befundes hin in eine depressive Krise gerät, verbunden mit passageren Suizidgedanken, Schlaflosigkeit und Angstzuständen. Ihm sei seine Infektion rätselhaft; er habe seit Jahren kaum noch Sexualpartner gehabt, über Einzelheiten läßt er sich nicht befragen. Seine homosexuelle Neigung verurteilt er mit aggressiver Heftigkeit, Homosexuelle seien »schlimmer als Huren und Zigeuner«. Sein »Coming out« hat er in der nationalsozialistischen Zeit gehabt, mit deren Ideologie er affektiv noch sehr verbunden ist. Heute noch ist er, der als Kind ein massiv abwertendes Elternhaus erlebt hatte, stolz auf die Orden, die er als damals begeisterter Kriegsflieger erhalten hat. Die homosexuellenfeindliche Ideologie seiner prägenden Jugendzeit hat er sich bis hin zu Vernichtungsgedanken zu eigen gemacht: »Für meine Homosexualität hätte man mich erschlagen sollen.« Andere Homosexuelle, die sich offen zeigen, verachtet er. Bis heute ist er mit den Homosexuellenverfolgern mehr identifiziert als mit den Verfolgten. Entsprechend fürchtet er, falls seine Infektion bekannt werden sollte, nicht mehr an seinem Wohnort leben zu können, hat eine panische und völlig unbeeinflußbare Angst, von den Nachbarn verstoßen und an den Pranger gestellt zu werden. Von seiner sozialen Vernichtungsangst ist er auch nicht durch positive Erfahrungen abzubringen, etwa nachdem er sich einer langjährig vertrauten Nachbarin geöffnet hatte und diese sich sehr loyal zeigte.

Homosexuelle AIDS-Kranke müssen sich oft mit der Erfahrung sozialer Isolation auseinandersetzen, wodurch frühere (durch die homosexuelle Entwicklung bedingte) Phasen der Isolierung schmerzlich wiederbelebt werden.

Manche Betroffene sind durch die Erkrankung gezwungen, in ihre Herkunftsfamilie zurückzukehren, oft auch dann, wenn sie in den Jahren davor wenig Kontakt zu ihr hatten. AIDS-Patienten empfinden (anders als z. B. Krebspatienten) nicht nur eine innerliche Isolation, sondern hier rückt die Familie (oder Teile von ihr) oft real weg, häufig mit offenen und versteckten Schuldzuweisungen.[*]

---

[*] Bei Hämophilen und auch bei i. v.-drogenabhängigen AIDS-Kranken passiert dies sehr viel seltener.

Für viele Patienten stellt sich das zusätzliche Problem, ihrer Familie zugleich mit ihrer Krankheit auch ihre Homosexualität offenbaren zu müssen.

I.v.-Drogenabhängige und Ex-User

Ehemals drogenabhängige Frauen und Männer erleben die Diagnose »HIV-positiv« sehr unterschiedlich: Manche werden dadurch in ihrer Entwicklung sehr labilisiert, reagieren resignativ (»Wozu habe ich mir die ganze Mühe des Entzugs gemacht, wenn ich jetzt doch krank werde?«) und sind rückfallgefährdet. Manche werden durch die Diagnose »HIV-positiv« regelrecht von ihrer Vergangenheit eingeholt, z.B. wenn sie eine neue Partnerschaft eingegangen sind und der Partner über die frühere Drogenabhängigkeit nichts weiß. Andere erleben durch die Diagnose ihren Lebenswillen wieder stärker, mobilisieren neue Energien in sich und machen zum Teil erstaunliche Entwicklungen aus dem Gefühl heraus: »Seitdem ich weiß, daß ich positiv bin, kämpfe ich um mein Leben.« Ähnliche Reaktionen wurden auch bei Drogenabhängigen beobachtet, die während einer stationären Entwöhnungstherapie ihr HIV-positiv-Ergebnis erfuhren: Durch die Mitteilung der Diagnose »HIV-positiv« veränderten sich die Lebensziele (vor allem in bezug auf soziale Einbettung und Selbstverwirklichung), und die Motivation zur Drogenfreiheit stieg (Kochanowski-Wilmink und Belschner, 1988).

Im Gegensatz dazu ist die psychische Situation von HIV-positiven Drogenabhängigen, die nicht in Therapie sind bzw. schon zahllose gescheiterte Therapien hinter sich haben, meistens völlig desolat und vor allem von Resignation gekennzeichnet. Unter dem ständigen Beschaffungsdruck zur Finanzierung der Droge, der zu Kriminalität und Beschaffungsprostitution führt, empfinden viele die HIV-Infektion noch als ihr geringstes Problem. In anderen Ländern (z.B. Holland, Schweiz), in denen es für Heroinabhängige zum einen Substitutionsprogramme und zum anderen ein breites Angebot an niedrigschwelligen (also nicht Drogenfreiheit voraussetzenden) therapeutischen und sozialen Hilfsangeboten gibt, ist die psychische und soziale Situation der HIV-positiven Drogenabhängigen, die nicht zu einer Entwöhnungstherapie in der Lage sind, erheblich besser.

In der BRD werden seit einigen Jahren verstärkt Schritte in dieser Richtung unternommen.

Entscheidend ist auch bei i.v.-Drogenabhängigen und Ex-Usern, auf welche psychische und soziale Situation die HIV-Infektion trifft. Dies impliziert auch eine verstärkte Auseinandersetzung mit der Sexualität von Drogenabhängigen, die allzu lange tabuisiert worden ist.

In einer besonders belasteten Lage befinden sich (überwiegend aktuell oder früher drogenabhängige) Mütter, die ihre Infektion pränatal an ihre Kinder weitergegeben haben. Für sie stellt sich manifest die Frage der Schuld an der Krankheit des Kindes; und oft ist sie nicht zu bewältigen, weshalb manche sie nur durch Affektdämpfung mit Hilfe von weiterem Drogenkonsum aushalten können. In Einzelfällen

kann die neue Lebensaufgabe durch das Kind jedoch auch stabilisierend sein.

Bluter

Der gegenüber homosexuellen Männern und Drogenabhängigen in der Öffentlichkeit erhobene Vorwurf, sie bzw. ihr Lebensstil seien schuld an ihrer Infektion, wird gegenüber Blutern nicht gemacht. Sie haben aber auch oft unter sozialer Diskriminierung zu leiden; innerhalb ihrer Familien erfahren sie jedoch meistens keine Ausgrenzung.

Gerade junge Bluter neigen oft dazu, ihre Grunderkrankung zu verleugnen und sich besonders waghalsig und wenig auf Verletzungen achtend zu verhalten. Diese Verleugnung bricht durch die HIV-Infektion zusammen. Manche Eltern infizierter Minderjähriger verschweigen diesen die Infektion. »Doch meist spüren die Kinder sehr wohl die Angst und Belastung der Eltern, so daß sich ein gegenseitiges Verstecken unter dem Vorwand des Beschützenwollens entwickelt« (Pohlmann und Schramm, 1988).

Manche junge Bluter trifft die Diagnose »HIV-positiv« mitten in der pubertären Entwicklung. Einige erleben die Unsicherheiten bei der Familienplanung als zusätzliche Belastung.

7 Die psychotherapeutische und medizinische Versorgung

7.1 Psychologische Probleme in der medizinischen Versorgung

Den symptomlosen HIV-Infizierten mit gutem Immunstatus kann keine medizinische Behandlung angeboten werden[*].

Gleichsam als Ersatz dafür beginnt mit dem positiven Testergebnis das sog. »Staging«, d.h. umfassende diagnostische (vor allem Labor-, aber auch neurologische) Untersuchungen, die keine therapeutische Konsequenz haben, auch dann nicht, wenn gelegentlich spezifische und unspezifische Laborwerte verändert bzw. »pathologisch« sind. Meistens werden – auch geringfügige – Veränderungen der Laborwerte dem Patienten mitgeteilt, etwa leichte Schwankungen der T4/T8-Ratio, die auch bei Nichtinfizierten vorkommen können.

Auf seiten des Arztes spielt dabei (neben Forschungsinteressen) wohl vor allem das Motiv eine Rolle, die therapeutische Ohnmacht durch diagnostische Aktivität zu kompensieren. Die psychischen und psychosomatischen Folgen des »Staging« und des ständigen Mitteilens der Laborwerte für den Patienten werden allerdings viel zu wenig reflektiert (zur »Geburt des Leidens aus der Diagnose« vgl. Ohly, 1988).

---

[*] Die bisher vorliegenden Forschungsergebnisse über den Einsatz von Azidothymidin (AZT) bei symptomlosen HIV-Infizierten haben an dieser Tatsache nichts geändert. In der Regel wird mit der AZT-Behandlung bei einer bestimmten Anzahl der T-Helfer-Zellen und gleichzeitigem Vorliegen klinischer Symptome begonnen.

Patientengeschichte

> Ein 35jähriger homosexueller Mann hatte zunächst für sich entschieden, den Test nicht zu machen, sich aber in der monogamen Beziehung zu seinem Freund an »safer sex« zu halten. Auf Drängen des Freundes, der die Ungewißheit nicht mehr aushielt und zu dekompensieren drohte, gingen beide zum Test und waren beide positiv. Der Patient, der in seiner Beziehung bisher immer der Starke, dem Freund Haltgebende gewesen war, und für dessen psychische Stabilität sein sportlich trainierter, unversehrter, intakter Körper immer eine große Rolle gespielt hatte, geriet durch das Testergebnis in eine massive Krise, die vor allem durch depressive Symptome, durch eine ständige ängstlich-hypochondrische Beobachtung und Kontrolle seines Körpers und durch Todesangst gekennzeichnet war. Da er seinen Freund nicht belasten wollte, wandte er sich an die Psychosomatische Klinik. Es gelang ihm sich zu stabilisieren, die hypochondrische Körperselbstbeobachtung nahm ab zugunsten wieder vermehrter sportlicher Aktivitäten. Die anfangs ihn den ganzen Tag beschäftigende Angst vor der Erkrankung trat nur noch in bestimmten Situationen auf, er konnte sich zunehmend wieder mehr für andere Dinge als die Infektion interessieren. Außerdem beschäftigte er sich mit Vollwertkost und anderen Möglichkeiten, »gesund zu leben«; die Todesangst wich einem Gefühl: »Ich tue etwas für meine Gesundheit und werde deshalb nicht erkranken«. Bei einer Kontrolluntersuchung wurde ihm mitgeteilt, daß seine T-Helfer-Zellen etwas abgenommen hätten, aber noch weit über dem kritischen Wert lägen. Daraufhin dekompensierte der Patient erneut, entwickelte eine Vielzahl von Symptomen (Nachtschweiß, Lymphknotenschwellung etc.), die bei einer HIV-Infektion auftreten können, aber nicht für diese spezifisch sind. Die Symptome verschwanden erst, nachdem ihm bei einer weiteren Untersuchung mitgeteilt wurde, die T-Helfer-Zellen seien wieder etwas gestiegen.
>
> Mittlerweile hat sich der Patient von der Schulmedizin abgewandt zugunsten einer homöopathischen Behandlung, die ihn fast magisch mit Gesundheit erfüllt und ihm zu großer psychischer Stabilität verholfen hat.

Das Beispiel zeigt, wie wichtig ein sorgsamer Umgang mit Laborwerten ist. Die Erhebung von Laborwerten und ihre Mitteilung an den Patienten muß immer in Beziehung zu seiner psychischen Situation erfolgen, d.h. es muß immer mitbedacht werden, ob die Diagnostik bei dem HIV-Infizierten stabilisierende Verleugnungsvorgänge erschüttert bzw. hypochondrische Befürchtungen mobilisiert. In vielen Fällen ist es für die Gesamtsituation eines HIV-Infizierten besser, wenn er nicht regelmäßig einbestellt wird, sondern ihm nur angeboten wird, daß er jederzeit kommen kann, wenn er sich schlecht fühlt. Aus diesem Grund bevorzugen HIV-Infizierte oft die Versorgung durch ihren Hausarzt, weil sie sich bei ihm nicht als »Forschungsobjekt« fühlen.

Ein besonderes Problem der medizinischen Diagnostik bei HIV-Infektion ist die Erhebung neurologischer Befunde und ihre Bedeutung für die Arzt-Patient-Beziehung. Neurologische und neuropsychische Symptome können auch ohne einen nachweisbaren Immundefekt im Verlauf der Infektion auftreten.

Schwere und Häufigkeit dieser Störungen nehmen jedoch mit der Schwere des Immundefekts zu. Die am häufigsten beobachtete neurologische Erkrankung ist die subakute Enzephalitis, eine langsam fortschreitende Gehirnentzündung. Frühe Symptome dieser Krankheit können u.a. sozialer Rückzug, Apathie, Depression, Merk- und Konzentrationsschwäche und verlangsamtes Denken sein. Diese Symptome sind jedoch nicht sehr spezifisch und können ebensosehr andere, z.B. psychische Ursachen, haben. Es wird von Ärzten gern darauf hingewiesen, daß psychische Symptome bei HIV-Infizierten (vor allem depressive Verstimmungen) in Wirklichkeit oft neurologische seien. Nach unseren Erfahrungen liegt jedoch in der Praxis die viel größere Gefahr für die Arzt-Patient-Beziehung darin, daß der Arzt Gefühle des Patienten wie Trauer und Wut »neurologisiert«. Die Versuchung dazu ist groß, weil die Vorstellung, daß etwa Depression und sozialer Rückzug eines HIV-Infizierten organisch, also durch die Infektion bedingt sind, für den Arzt sehr entlastend sein kann, weil er ja dann nicht mehr (durch die Mitteilung der HIV-positiv-Diagnose) der »Verursacher« ist und sich zudem von der Notwendigkeit der Empathie entbunden fühlen kann.

Besonders kritisch ist die Erhebung neurologischer Befunde, ohne daß Symptome vorliegen. So können bei einem Teil der symptomlosen HIV-Infizierten diskrete Veränderungen im EEG nachgewiesen werden; diese Befunde haben keinerlei prognostischen Wert, können aber leicht zu einer Beziehungsabwehr des Arztes gegenüber dem Patienten führen. Bei AIDS-Patienten kommt es häufig zu schweren neurologischen und neuropsychischen Störungen wie Lähmungen, Krampfanfällen, Wesensveränderungen, Psychosen und Demenz. Diese Störungen und Ausfälle werden von den Patienten wahrgenommen und als sehr bedrohlich und kränkend erlebt; sie können das auch noch sehr lange vermitteln. Um so wichtiger ist, daß es nicht zu einem Beziehungsabbruch seitens der Ärzte und des Pflegepersonals kommt und der Patient nicht »abgeschrieben« wird, obwohl trotz der Einschränkungen seiner geistigen Fähigkeiten noch ein emotionaler Kontakt möglich ist und er ihn auch braucht. Besonders schwierig für den Umgang mit neurologisch erkrankten AIDS-Patienten ist die Tatsache, daß die Patienten häufig zwischen Zuständen schwerer Beeinträchtigung und solchen, in denen sie »voll da« sind, wechseln, wodurch ein angemessener Umgang mit Autonomie und Hilfsbedürftigkeit des Patienten erschwert wird.

Grundsätzlich ist für alle (Ärzte, Psychotherapeuten, Pflegepersonal, Laienhelfer etc.), die mit HIV-Infizierten und AIDS-Kranken arbeiten, die Bewußtheit des eigenen Standpunktes gegenüber AIDS von großer Wichtigkeit. Dies schließt auch das eigene Verhältnis zu den Hauptbetroffenengruppen mit ein: Jemand, der Homosexuelle oder Drogenabhängige wegen ihres Lebensstils oder ihrer subkulturellen Eigenheiten ablehnt, kann ebensowenig professionelle Hilfe bieten wie jemand, der damit überidentifiziert ist und keine therapeutische Distanz wahren kann. Die Auseinandersetzung mit den eigenen Phantasien über Tod, Omnipotenz, Schuld und Sexualität muß immer wieder erfolgen, gerade in besonders belastenden Situationen. So kann etwa ein bis dahin besonders angenehmer, »leicht zu führender« Patient bei Fortschreiten der Erkrankung fordernd, unbequem, »undankbar« werden, dem Arzt trotz dessen starken (aber vergeblichen) ärztlichen Engagements Vorwürfe machen. Das sind Situationen, in denen alte Vorurteile und Schuldzuweisungen leicht wieder durchbrechen können.

Supervision oder Balint-Gruppen auf AIDS-Stationen können hier für Ärzte und Pflegepersonal gute Möglichkeiten bieten, die eigenen Schwierigkeiten im Umgang mit AIDS-Patienten zu reflektieren, um besser damit umgehen zu können. Besonders vom Pflegepersonal wird oft der Wunsch nach solcher Unterstützung geäußert, weil es sich durch die Arbeit mit den AIDS-Kranken sehr belastet, oft auch überfordert fühlt. Ein wesentliches Moment der Belastung ist die Gleichaltrigkeit von Pflegepersonal und AIDS-Patienten, verbunden mit der Tatsache, daß für viele isolierte AIDS-Patienten »ihre Station« zu ihrem Zuhause wird, die Schwestern und Pfleger dann oft ihre Hauptbezugspersonen sind. Das führt häufig zu einem Dilemma, das eine Schwester so ausdrückte: »Gehe ich mehr auf Distanz, habe ich das Gefühl, dem Patienten zuwenig zu geben; lasse ich mich mehr ein und der Patient stirbt, stirbt ein Freund.« Überfordert fühlen sich Pfleger und Schwestern z.B. dadurch, daß sie bei drogenabhängigen AIDS-Kranken die Verantwortung für den Umgang mit den Entzugserscheinungen haben, was sie nicht selten in Konflikt mit der Legalität bringt.

Die Notwendigkeit von Supervision und von in die Klinik integrierter psychotherapeutischer Behandlung wird bei AIDS-Kranken auch von solchen Medizinern gesehen, die sonst der Psychosomatik eher ablehnend gegenüberstehen.

7.2 Beratung und Psychotherapie

Ein Teil der HIV-Infizierten braucht trotz der tief in das Leben eingreifenden Diagnose und trotz heftiger erster Reaktionen keine kontinuierliche psychotherapeutische Hilfe. Dies gilt vor allem für psychisch stabile, sozial und partnerschaftlich gefestigte Personen, solange sie symptomlos sind. Eine Unterstützung brauchen vor allem diejenigen, deren soziales Netz nicht tragfähig genug ist, und diejenigen, bei denen die HIV-positiv-Diagnose auf den Boden eines neurotischen Konflikts fällt und diesen aktiviert, z.B. bei einer schuldhaften Verarbeitung der Diagnose. Faßt man die HIV-positiv-Diagnose als Trauma auf (Weinel, 1989), kann man auch sagen, daß diejenigen psychotherapeutische Hilfe brauchen, bei denen das HIV-Trauma im Sinne einer kumulativen Traumatisierung (Khan, 1977) frühere Traumata wiederbelebt und bis dahin funktionierende Abwehr- und Kompensationsvorgänge jetzt

nichts mehr nützen. (Es geht dabei z.B. um infantile Objektverluste oder um Brüche im »Coming out«, die bisher durch bestimmte Beziehungskonstellationen oder durch eine besondere Besetzung der narzißtischen Integrität des eigenen schönen und gesunden Körpers erfolgreich kompensiert wurden. Wenn aufgrund des HIV-Traumas diese Kompensation nicht mehr möglich ist, brechen gleichsam die alten Wunden wieder auf.) Während bei diesen Patienten langfristige Psychotherapie indiziert ist, brauchen andere HIV-Infizierte direkt nach dem Testergebnis eine Zeit lang psychotherapeutische Unterstützung und anschließend die Gewißheit, bei Bedarf kommen zu können, was sie dann in ganz unterschiedlichen Zeitabständen auch in Anspruch nehmen. Für manche HIV-Infizierte sind auch sog. »Positiven-Gruppen« (als Selbsthilfegruppe oder psychotherapeutisch geleitet) sinnvoll. Allerdings entsteht in solchen Gruppen auch manchmal ein großer normativer Druck – beispielsweise, daß sich ein HIV-Infizierter mit dem Tod zu beschäftigen habe –, den den einzelnen in seinen Kompensationsbemühungen überfordern kann. Die Tatsache, daß die anderen Mitglieder der Gruppe auch »positiv« sind, wird oft als stabilisierend erlebt; Krisen in diesen Gruppen entstehen vor allem, wenn ein Mitglied der Gruppe erkrankt oder stirbt. Dies ist auch oft der Zeitpunkt, an dem sich Selbsthilfegruppen eine psychotherapeutische Leitung suchen. Für andere HIV-Infizierte kann ein politisches Engagement (z.B. in der AIDS-Hilfe) eine stabilisierende Funktion bekommen im Sinne der Möglichkeit, die eigene Lage und Zukunft mitzubeeinflussen.

Neben der bereits erwähnten notwendigen Reflexion der eigenen Phantasien über Tod, Omnipotenz, Sexualität und Schuld geht es im Umgang mit HIV-Infizierten für den Berater vor allem darum, folgenden Widerspruch auszuhalten: Einerseits will der Berater, daß der HIV-Infizierte niemanden infiziert, andererseits hat dieser ein Recht auf gelebte Sexualität. Das Anerkennen dieses Dilemmas impliziert auch das Wissen darum, daß psychische Stabilität und »zeitstabile« sexuelle Verhaltensänderungen immer wieder in Widerspruch zueinander geraten können, eventuell sogar müssen. Weil dieses Dilemma nicht leicht auszuhalten ist, besteht die Gefahr, es in die eine oder andere Richtung aufzulösen (vgl. Becker und Clement, 1989): Wer HIV-Infizierte nur mit der Absicht berät, daß sie niemanden anstecken, wird keine Beziehung zu ihnen herstellen können, oder es kommt zur Empathieverweigerung, und der therapeutische Dialog entgleist. Der Berater jedoch, der in sich selbst verleugnet, daß er auch möchte, daß der Infizierte niemanden ansteckt, verweigert eine wichtige Auseinandersetzung, was in der Folge dem Infizierten den Zugang zu inneren Konflikten (insbesondere mit Verantwortung, Schuld und Aggression) unmöglich machen kann.

Es stellt sich die brisante Frage der Verantwortung des Beraters, wenn er erfährt, daß ein HIV-Infizierter die Infektion seines Sexualpartners in Kauf nimmt.* Angst des Beraters, durch Mitwissen mitschuldig an einer möglichen Neuinfektion zu werden, kann ihn zu einer »Flucht in die Eindeutigkeit« führen, etwa derart, daß er den Partner informiert, den Patienten selbst anzeigt oder ihn mit besonders eindringlichen Appellen direktiv »belehrt«. Ein Berater, der seine Angst so umsetzt, entlastet sich zwar von moralischem Druck, vergibt auf lange Sicht aber therapeutische Möglichkeiten, da er danach vom Patienten nur noch als kontrollierende Instanz oder als moralischer Verfolger erlebt werden kann.

Ein Berater sollte deshalb grundsätzlich für sich den Bruch der Schweigepflicht ausschließen, auch wenn das im Einzelfall für ihn sehr belastend sein kann. Ein extremes Beispiel für eine solche Belastung stellt die Situation dar, in der ein infizierter Ehemann seine Frau, die nichts von seinen außerehelichen Kontakten weiß, weder über seine Infektion informiert noch ein Kondom benutzt, um nicht ihren Verdacht zu erregen. Bei homosexuellen Patienten sind Berichte über ungeschützten sexuellen Verkehr für den Berater leichter zu ertragen, weil es eine vergleichbare »Ahnungslosigkeit« bei ihren Sexualpartnern nicht gibt.

Die Art der Bedrohung (das Virus kommt von außen und ist jetzt innen, es greift heimtückisch und diffus den ganzen Körper an; die Tatsache der Kollektivität des Traumas für Homosexuelle) aktualisiert sehr frühe Phasen der psychischen Entwicklung (und die dazugehörigen Vernichtungsängste) und kann entsprechende frühe Abwehrmechanismen wie Spaltung, Projektion, projektive Identifikation, Verleugnung etc. mobilisieren. Auf der Ebene der frühen Objektbeziehungen zu Partialobjekten kann man das so ausdrücken: »Das gute Objekt – sexuelle Erregung, Blut, Heroin –, von dem ich abhängig bin und mit dem ich gerade zum Zweck der Lebenserhaltung in Kontakt treten möchte, unternimmt gegen mich einen hinterhältigen Angriff, der mich in meinem innersten Kern (dem Autoimmunsystem als Repräsentanten der intakten Körper-Ich-Selbst-Imago) trifft und vernichten wird« (Reiche, 1988).

Zum Schutz des Ichs vor Desintegration durch Todes- und Vernichtungsangst kann nun das Zerstörerische, Verfolgende nach außen projiziert werden, z. B. auf den »bösen« Staat »die Medizin«, aber auch die homosexuelle Subkultur oder die AIDS-Hilfe. Unauflösbar wird dieser Abwehrvorgang allerdings, wenn sich der Staat bzw. bestimmte gesellschaftliche Gruppen real verfolgend verhalten. Die Projektion des HIV-Infizierten wird dadurch zementiert, für ihn als solche unerkennbar; sie verliert darüber hinaus auch ihre protektive Funktion. Innere und äußere Realität sind hier oft schwer auseinanderzuhalten. Deshalb ist es wichtig, daß der Therapeut gegenüber

dem Infizierten eine aktiv parteiliche Haltung in bezug auf öffentliche Kontrolle und Verfolgung einnimmt. Dabei ist es aber von entscheidender Bedeutung, wann und wie er diese Haltung ausdrückt, weil es umgekehrt auch die Gefahr gibt, daß sich der Therapeut (aus Überidentifikation mit dem Patienten oder aus Abwehr aggressiver Impulse) mit diesem gegen das projizierte Böse (z. B. den Staat, die Medizin etc.) »verbündet« bzw. ihm diese Verbündung aufnötigt, was zu einem Harmoniezwang in der Therapie führt.

Eine sehr verbreitete Form der Verarbeitung von Vernichtungsangst ist die Introjektion eines allmächtigen guten Objekts, das das introjizierte Böse quasi magisch neutralisiert. Homöopathische Substanzen haben oft unbewußt diese Bedeutung für Infizierte (womit nichts gegen ihre sonstigen Wirkungen gesagt ist). Auch der Psychotherapeut kann gelegentlich für den Infizierten die Bedeutung eine solch allmächtigen gesunden, guten Objekts bekommen. Es kommt dann zu einer idealisierenden Übertragung mit der Erwartung, daß durch die Psychotherapie der Ausbruch der Erkrankung verhindert werden könne – und gelegentlich zu entsprechenden Allmachtsphantasien in der Gegenübertragung. Die Verschmelzungswünsche und -phantasien mit diesem als Ideal phantasierten Objekt enthalten meist »nicht nur den Wunsch, an der Omnipotenz dieses gesunden Objekts zu partizipieren, sondern auch den, entweder mit diesem Objekt zu überleben oder aber mit ihm zu sterben, es mit in den Tod zu nehmen«. Gelingt es, »diese Verschmelzungsphantasien und -wünsche in ihren sehr unterschiedlichen Aspekten zu bearbeiten, dann wird dem Patienten auch zumeist ein Stück Individuierung, eine Auseinandersetzung mit seinem eigenen Tod möglich« (Weinel, 1989).

Die Angst vor Vernichtung und die idealisierende Übertragung bei HIV-Infizierten erschweren das Bewußtmachen aggressiver und destruktiver Phantasien und Impulse, zu denen auch immer Ansteckungsängste und -wünsche gehören (Becker und Clement, 1989; Weinel, 1989).

Nach der bisherigen psychotherapeutischen Erfahrung mit HIV-Infizierten »tritt die deutende Bearbeitung unbewußter neurotischer Konfliktanteile dabei meist zugunsten einer empathischen Begleitung in den Hintergrund, wobei aber trotzdem Übertragungs- und Gegenübertragungsreaktionen zu beachten sind« (Weinel, 1989).

8 AIDS-Phobie und AIDS-Hypochondrie

Patientengeschichte

Eine 30jährige Frau wird am Wochenende mit einer Urtikaria stationär in die Hautklinik aufgenommen; allergische Ursachen lassen sich nicht finden. Im Gespräch stellt sich heraus, daß sie zwei Jahre lang jede nähere Beziehung zu einem Mann gemieden hat, nachdem sie sich aus einer langjährigen, sexuell unbefriedigenden,

---

* Dieses schwierige Problem ist primär kein juristisches; nach herrschender Rechtsauffassung hat der Arzt das Recht, aber nicht die Pflicht, Dritte zu informieren, wenn Leben bedroht ist (Eberbach, 1988).

aber sehr bindenden Beziehung gelöst hatte. Vor ein paar Wochen hat sie einen Mann kennengelernt, zu dem sie sich sehr hingezogen fühlt. An diesem Wochenende war sie mit ihm verabredet, und es wäre wohl zum ersten sexuellen Verkehr gekommen, wenn sie nicht plötzlich die Urtikaria entwickelt hätte und in die Hautklinik gekommen wäre. Die Ambivalenz (zwischen dem sexuellen Wunsch und der Angst vor Abhängigkeit) konnte mit der Patientin im Zusammenhang ihrer Biographie ansatzweise verstanden werden, die Urtikaria ging zurück. Ein paar Wochen später kommt sie wieder: Sie habe mittlerweile mehrfach mit dem Mann geschlafen, es sei überwältigend gewesen, sie habe soviel erlebt wie nie zuvor. Leider habe sie die sexuelle Beziehung zu ihm jetzt beenden müssen, da sie panische Angst habe, sie könne sich bei ihm mit AIDS anstecken, er habe ja vor ihr schon drei langjährige Beziehungen zu Frauen gehabt. Die Angst gehe so weit, daß sie sich nicht einmal mehr von ihm anfassen lassen könne.

Bei dieser Patientin dominiert die subjektiv überhöhte Befürchtung, sich infizieren zu können, obwohl ein Risiko eher unwahrscheinlich ist; sie befürchtet aber nicht, bereits infiziert zu sein. Andere Patienten fürchten zum Teil ganz generalisiert jede direkte und indirekte körperliche Berührung. Andere leiden hinter der oft quälenden subjektiven Gewißheit, bereis infiziert zu sein, obwohl sie kein nennenswertes Risiko eingegangen sind und oft meist bereits mehrfach – stets mit negativem Ergebnis – auf HIV getestet worden sind.

Für beide Arten neurotischer Angst vor AIDS hat sich der Begriff »AIDS-Phobie« durchgesetzt (Jäger, 1988). Richter (1987) schlägt dagegen vor, nur bei der ersten Gruppe von »AIDS-Phobie«, bei der zweiten Gruppe dagegen von »AIDS-Hypochondrie« zu sprechen. Gelegentlich kann eine AIDS-Phobie in eine AIDS-Hypochondrie übergehen.

Ärzte werden vorwiegend mit der AIDS-Hypochondrie konfrontiert, da sich AIDS-Phobiker ja nicht für infiziert halten. Patienten mit einer AIDS-Hypochondrie haben meistens eine phobische oder hypochondrische Vorgeschichte (Hualla und Jäger, 1988), die sich mit AIDS nur einen neuen Inhalt sucht.

Fast immer läßt sich eine sexuelle Auslösesituation finden. Dabei handelt es sich um (oft einmalige) sexuelle Episoden, die außerhalb des üblichen, sozial akzeptierten Rahmens einer bestehenden Liebesbeziehung stattfinden: Seitensprünge, Kontakte zu Prostituierten, homosexuelle Episoden heterosexueller Patienten, gelegentlich auch als bedrohlich erlebte Versuchungssituationen ohne realen sexuellen Kontakt.

Unabhängig davon, ob die konflikthafte sexuelle Situation real stattfand oder phantasiert wurde, geht es im wesentlichen um zwei Konfliktsituationen, die auch gemeinsam vorhanden sein können:

– Ein Trieb-Über-Ich-Konflikt kann aktualisiert sein, wenn sexuelle Wünsche schuldhaft verarbeitet werden; das Symptom hat dann einen Bestrafungscharakter, indem es Über-Ich-Motive befriedigt.
– Die sexuelle Auslösesituation kann für einen Bindungs-Autonomie-Konflikt stehen (Hirsch, 1988). Ähnlich wie bei der Herzneurose werden hier bei stark emotional gebundenen Patienten Autonomie- bzw. Trennungswünsche mit Hilfe des AIDS-hypochondrischen Symptoms zurückgedrängt, wodurch die Abhängigkeit von der Person wiederhergestellt werden kann, der die unbewußte Trennungsabsicht gilt. (Die andere Variante des Konflikts bei Herzneurotikern – das Symptom schützt vor einer die Autonomie bedrohenden Bindung – scheint eher AIDS-phobische Reaktionen zu begünstigen.)

Psychotherapeutisch gilt hier ähnliches wie für andere Phobien und Hypochondrien auch. Die Überweisung an einen Psychotherapeuten, ohne daß der Patient sich abgeschoben oder nicht ernstgenommen fühlt, gelingt nur, wenn der zugrundeliegende Konflikt von Arzt und Patient ansatzweise verstanden werden kann. Hilfreich dafür ist zum einen, wenn der Arzt nicht versucht, dem Patienten seine Befürchtungen auszureden, sondern sie ihn zu Ende denken läßt; zum anderen, wenn der Patient weiß, daß der Psychotherapeut, an den er überwiesen wird, auch HIV-Infizierte und AIDS-Kranke behandelt. Die Anzahl von AIDS-Phobien und AIDS-Hypochondrien ist in den letzten Jahren stark zurückgegangen, was vermutlich auch durch die abnehmende Präsenz von AIDS in den Medien begründet ist.

KAPITEL 71

Psychische und soziale Faktoren in Entstehung und Verlauf maligner Erkrankungen[*]

Christoph Hürny

1 Psychosoziale Risikofaktoren für die Krebsentstehung

Krebs und Psyche haben auf den ersten Blick wenig miteinander zu tun. Als vorwiegend naturwissenschaftlich geschulte Ärzte sind wir es gewohnt, maligne neoplastische Prozesse biologisch zu betrachten, insbesondere da maligne Zellen mehr oder weniger autonom wuchern und sich charakteristischerweise den Steuerungsmechanismen des Organismus entziehen. Bei näherem Hinschauen sind jedoch vielfältige Wechselwirkungen zu erkennen. Diese sind ganz offensichtlich, wenn die Diagnose »Krebs« einmal gestellt ist, wenn es um das Informieren des Patienten geht, die Verarbeitung einer tödlichen Bedrohung, eines verstümmelnden Eingriffs, das Durchstehen einer eingreifenden Strahlen- oder Chemotherapie; oder wenn eine kurative Therapie nicht mehr in Frage kommt, wenn die Begleitung des zu Tode kranken Menschen unsere schwierige Aufgabe wird.

Doch bereits im unmittelbaren Vorfeld der Diagnosestellung können psychosoziale Faktoren eine entscheidende Rolle spielen. In einer retrospektiven Untersuchung von 200 Patienten mit kolorektalem Karzinom in England wurde eine Verzögerung von durchschnittlich 8,25 Monaten vom Auftreten der ersten Symptome bis zur Diagnosestellung gefunden. Ungefähr die Hälfte der Verzögerungszeit war dem Patienten zuzuschreiben, die andere Hälfte dem Hausarzt (Hollyday und Hardcastle, 1979). Die Gründe für dieses Verhalten von Patient und Arzt sind im einzelnen nicht klar. Unwissen, unbewußtes Vermeiden von bedrohlicher Information, Furcht vor Verstümmelung und Tod auf seiten des Patienten und des Arztes werden in der Literatur als mutmaßliche Gründe genannt (Holland, 1982).

Ich will jedoch noch weiter zurückgehen in der Biographie des Krebskranken und die Frage stellen, ob belastende Ereignisse und Entbehrungen oder Persönlichkeitsfaktoren, allgemein ausgedrückt, ob psychosozialer Streß der Manifestation der Krebskrankheit vorausgehen und eventuell Genese und Ätiologie mitbeeinflussen kann. Die Fragestellung ist nicht neu. Bereits der römische Arzt Galen beobachtete, daß Frauen mit melancholischem Temperament gehäuft an Brustkrebs erkrankten. Hervorragende Ärzte der Neuzeit, z. B. Paget, Ewing und Leriche, bemerkten bei ihren Krebspatienten belastende Lebensumstände und besondere Charakterzüge (Hürny und Adler, 1991). 1893 untersuchte Snow am London Cancer Hospital 250 unausgewählte Krebspatienten. Er fand bei den meisten in zeitlichem Zusammenhang mit der Manifestation der Krebserkrankung schwere seelische Belastungen, Schwierigkeiten am Arbeitsplatz oder mechanische Traumen. Nur 19 Patienten wiesen keine Besonderheiten auf. Aufgrund seiner Erhebung fragte sich Snow, ob nicht in der Mehrheit der Fälle die Krebskrankheit eine »neurotische Ursache« habe (Le Shan, 1963; Snow, 1893).

Patientengeschichte

Frau M. wird 1944 als uneheliche Tochter einer Näherin geboren. Ihren Vater kennt sie nicht. 5 Jahre später heiratet die Mutter einen Alkoholiker. Da es der Mutter schlecht geht, beginnt sie, die Tochter täglich zu schlagen. Mit 8 Jahren kommt das Mädchen zu einer alleinstehenden Pflegemutter, wo sie es gut hat, aber hart arbeiten muß. Dann macht sie eine Lehre als Schneiderin. In der Pubertät hat sie schwierige Auseinandersetzungen mit der Pflegemutter. Die Patientin geht frühe, multiple und unbefriedigende sexuelle Beziehungen ein. Mit 22 Jahren kommt es zur »Mußheirat« mit einem italienischen Maurer. Zwei Kinder werden geboren. Der Mann ist krankhaft eifersüchtig und schlägt die Patientin von Anfang an. Neben dem Haushalt arbeitet Frau M. hart als Putzfrau, da sonst zu wenig Geld vorhanden ist, muß aber ihren ganzen Lohn dem Mann abgeben. Nach 14 qualvollen Ehejahren ringt sich die Patientin zur Scheidung durch. Um sich und die beiden halbwüchsigen Kinder über Wasser zu halten, übernimmt sie eine Hauswartstelle und arbeitet als Putzfrau weiter. Sie fühlt sich allein, hilf- und hoffnungslos. Ein Jahr später beginnen Zwischenblutungen, nach weiteren 6 Monaten wird die Diagnose eines inoperablen Zervixkarzinoms gestellt. Bei der onkologischen Erstuntersuchung wirkt die Patientin wie erstarrt und versteinert. Sie kann ihre Gefühle kaum ausdrücken, hat sich sozial isoliert und lebt zurückgezogen mit ihren beiden Kindern.

[*] Eine englische Übersetzung dieses Kapitels ist in der Monographie »Psychosocial Aspects of Oncology« (Holland und Zittoun, 1990) publiziert.

In dieser Lebenssituation und bei dieser Vorgeschichte der Patientin würde uns die Entwicklung einer schweren Depression, von Tabletten- oder Alkoholabusus, von psychogenen Schmerzen oder eines Ulcus-duodeni-Schubes nicht erstaunen. Hingegen fällt es schwer, die Manifestation eines Karzinoms aus einer Lebenssituation heraus zu verstehen. Obwohl Krebs in unserem Inneren entsteht, erleben wir ihn in der Regel als von außen kommendes Unheil.

Die Ursachen maligner neoplastischer Prozesse sind heute trotz intensivster Forschung nur zu einem kleinen Teil bekannt, die meisten Krebstherapien sind empirisch. Es ist wenig wahrscheinlich, daß ein einzelner Faktor für die Erkrankung verantwortlich gemacht werden kann. Nach dem heutigen Stand des Wissens muß eine multifaktorielle Genese angenommen werden. In Abbildung 71-1 habe ich für einzelne Tumoren heute etablierte ätiologische Faktoren zusammengestellt und zwei mögliche Wirkungsweisen psychosozialer Faktoren angedeutet:

– **indirekte psychosoziale Faktoren:** Ein bestimmtes, meist komplexes menschliches Verhalten führt zu vermehrter Karzinogenexposition, z.B. Rauchen → Lungenkrebs; Sonnenexposition → Melanom; frühes Alter beim ersten Geschlechtsverkehr, große Anzahl Sexualpartner → Zervixkarzinom; Alkoholgenuß → Leberzirrhose → Leberzellkarzinom; Alkohol plus Rauchen → Karzinom des oberen Verdauungstraktes.

– **direkte psychosoziale Faktoren:** Ein psychosozialer Streß, z.B. der Verlust des Ehepartners, führt über psychische Prozesse, z.B. Trauer, zu somatischen Veränderungen, z.B. im Bereich des Immunsystems oder des endokrinen Systems. Eine Funktionsstörung, z.B. der Lymphozyten, begünstigt das Entstehen eines malignen neoplastischen Prozesses.

Im folgenden möchte ich mögliche Wirkungsweisen direkter psychosozialer Risikofaktoren etwas näher beleuchten; dazu vorerst einige Bemerkungen zur Forschungsmethodik, die auch in diesem Gebiet zu wünschen übrigläßt.

1.1 Methodische Probleme

Die Frage nach direkten psychosozialen Risikofaktoren für die Krebskrankheit, also die Frage nach direkten kausalen Beziehungen zwischen psychosozialen Variablen und Krebs, ist im Prinzip ein epidemiologisches Problem. Epidemiologische Studien ermitteln Risikofaktoren, also ätiologische Teilerklärungen. Die gesamte Varianz wird praktisch nie durch einen einzelnen Faktor erklärt. In den 60er Jahren glaubten einzelne Forscher, die Krebsentstehung durch eine psychosoziale Theorie hinreichend und umfassend erklären zu können (Bahnson und Bahnson, 1964). Die Idee, den Krebs als regressiven Regenerationsversuch auf biologischer Ebene bei Erschöpfung bzw. Blockierung der psychologischen Ausdrucksmöglichkeiten zu verstehen, ist einseitig und zeugt von mangelndem Verständnis für die biologische Komplexität des Problems (Hürny und Adler, 1991).

Die folgenden allgemeinen epidemiologischen Kriterien gelten auch für die Beurteilung von Studien psychosozialer Risikofaktoren bei Krebs (Morrison und Paffenbarger, 1981) (Tab. 71-1).

Stichprobe

Krebs ist wahrscheinlich nicht ein einziger Krankheitsprozeß, sondern ein Sammelbegriff für verschiedenste Krankheiten. Ein Basaliom der Haut ist kaum vergleichbar mit einer akuten myeloischen Leukämie, obwohl beiden ein histologisch definierter maligner neoplastischer Prozeß zugrunde liegt. In psychosozialen Studien sind häufig Patienten mit verschiedenen Primärtumoren und in verschiedenen Erkrankungsstadien zusammengefaßt. Weiter ist zu bedenken, daß der Begriff Krebs wie kaum eine andere Krankheit unheimliche Vorstellungen in uns weckt. Kontrollgruppen mit vergleichbaren Krankheiten sind schwierig zu finden. Das aktuelle Krankheitserleben kann vorbestehende psychosoziale Fak-

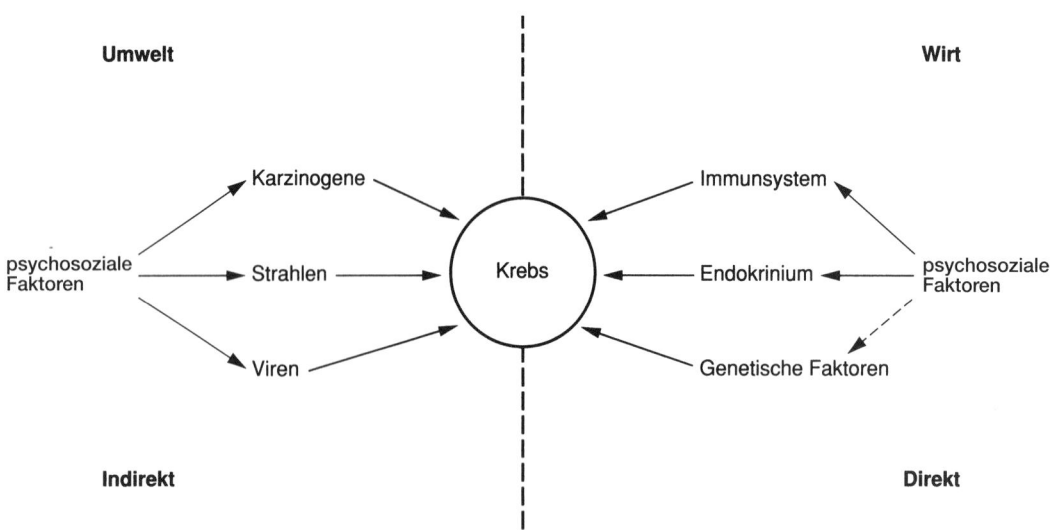

Abb. 71-1 *Multifaktorielle Karzinogenese.*

Tab. 71-1 Epidemiologische Kriterien zur Beurteilung von Studien psychosozialer Risikofaktoren (nach Morrison und Paffenbarger, 1981).

> - Stichprobe
> - Korrelationsstärke
> - zeitlicher Ablauf
> - Reproduzierbarkeit
> - Persistenz
> - Dosis-Wirkungs-Relation
> - Spezifität
> - biologische Plausibilität

toren vortäuschen oder verändern. Eine Hypothese ist z. B., daß Krebspatienten eine Tendenz haben, Gefühle zu verleugnen und zu verdrängen, und daß diese Tendenz vorbestehend und kausal mit der Krebskrankheit zusammenhängt (Bahnson und Bahnson, 1964). Aufgrund einer, wenn auch gut kontrollierten retrospektiven Studie kann nicht entschieden werden, ob die Tendenz, zu verleugnen und zu verdrängen, eine spezifische Reaktion auf das Kranksein mit Krebs ist, oder ob sie schon vorher bestanden hat.

Korrelationsstärke

Die Krankheit muß statistisch mit dem zur Diskussion stehenden Faktor assoziiert sein, d. h. der Faktor sollte in einer Gruppe mit der Krankheit substantiell häufiger oder seltener sein als in einer vergleichbaren Kontrollgruppe ohne die Krankheit.

Zeitlicher Ablauf

Der zur Diskussion stehende kausale Faktor muß vor der Krankheit auftreten. Dies erscheint zunächst banal. Wenn man aber bedenkt, daß ein Neoplasma klinisch erkennbar wird, wenn es aus 10^9 Zellen besteht, muß man annehmen, daß ein maligner Tumor lange Zeit latent vorbesteht. Aus der Verdoppelungszeit eines Neoplasmas kann approximativ auf den Zeitpunkt des Beginns der malignen Proliferation zurückgeschlossen werden. Je nach Krebsart liegt dieser zwischen 3 und 10 Jahren vor der Krebsmanifestation (Fox, 1978). Kausale psychosoziale Faktoren müßten in der Regel also lange zurückliegen.

Reproduzierbarkeit oder Konsistenz

Die gefundene Korrelation muß reproduzierbar sein, d. h. von verschiedenen Untersuchern an verschiedenen Patientenkollektiven, zu verschiedenen Zeiten und an verschiedenen Orten gefunden werden. Dies ist zum Teil problematisch, weil verschiedene Untersucher zur Erfassung psychosozialer Faktoren verschiedene, schwer vergleichbare Instrumente benutzt haben.

Persistenz

Die Korrelation muß persistieren, wenn andere als Risikofaktoren bekannte Variablen eliminiert oder kontrolliert werden. Beim Lungenkrebs müßte beispielsweise ein gefundener direkter psychosozialer

Risikofaktor dahin geprüft werden, ob er z. B. mit dem Rauchen zusammenhängt oder eigenständig ist.

Dosis-Wirkungs-Relation

Das Krankheitsrisiko muß größer sein bei vermehrter »Exposition«. Je ausgeprägter das psychosoziale Merkmal, desto höher sollte das Krebsrisiko sein.

Spezifität

Der zur Diskussion stehende Risikofaktor muß für die untersuchte Krankheit spezifisch sein. In unserem Fall müßte er für Krebs oder sogar für eine bestimmte Krebskrankheit spezifisch sein und nicht auch bei der Auslösung anderer Krankheiten eine Rolle spielen.

Biologische Plausibilität

Die hypothetische Korrelation muß biologisch plausibel sein im Licht des gegenwärtigen Wissensstandes über die Krankheit.

Wie aus den 8 genannten Kriterien ersichtlich ist, sind die Ansprüche, die die epidemiologische Wissenschaft stellt, um einen kausalen Zusammenhang anzunehmen, sehr hoch. Bei den heute vorliegenden Studien sind diese Kriterien kaum je alle erfüllt. Methodische Mängel sind aber nicht nur in der Psychoonkologie anzutreffen, sondern leider ubiquitär. Methodische Mängel bedeuten auch nicht unbedingt, daß die Hypothesen falsch sind. Methodische Mängel gebieten Vorsicht bei der Interpretation der Daten, und sie rufen nach methodisch besseren Untersuchungen.

1.2 Hypothesen

Die Erforschung direkter psychosozialer Risikofaktoren bei der Krebserkrankung hat bisher hauptsächlich zwei Hypothesen hervorgebracht:
- **Verlust-Hypothese:** Schwere, persönliche Verluste führen über psychische Veränderungen zu körperlichen Funktionsstörungen, die Entstehen oder Manifestation einer Krebskrankheit begünstigen.
- **»Krebspersönlichkeit«(Typ C):** Bestimmte Persönlichkeitszüge prädisponieren zu Krebs.

Es kann nicht der Sinn dieses Kapitels sein, sämtliche Studien umfassend zu besprechen und kritisch zu analysieren. Wer sich dafür interessiert, kann dies an anderer Stelle nachlesen (Hürny und Adler, 1991). Zur »Krebspersönlichkeit« sei nur kurz folgendes bemerkt: Aufgrund der zahlreichen retrospektiven Studien, die verschiedene Persönlichkeitscharakteristika bei Krebspatienten beschreiben, läßt sich nicht entscheiden, ob diese vorbestehend oder als Reaktion auf die Krankheit zu verstehen sind. Offene Fragen bezüglich der Korrelationsstärke, des zeitlichen Ablaufes, der Reproduzierbarkeit, Persistenz, Spezifität und nicht zuletzt der biologischen Plausibilität zwingen zum Schluß, daß eine Krebspersönlichkeit als Risikofaktor heute nicht erwiesen ist (Schwarz, 1994). Dies im Gegensatz zum Typ-A-Verhalten, einem Persönlichkeitsmuster, das als Risikofaktor der koronaren Herzkrankheit etabliert ist und den 8 oben erwähnten epidemiologischen Kriterien standhält (Jenkins, 1978).

Nachfolgend sollen die Entwicklung der Verlust-Hypothese nachgezeichnet und einzelne typische Studien unter die Lupe genommen werden.

1.3 Verlust, Trauern und Erkrankung

»... laßt mich zu Euch jetzt von den Dingen reden, vor denen Ihr Euch hüten sollt; daß ihr in Wut geratet und von Zeit zu Zeit Euch austobt, das gefällt mir, denn dies erhält die Hitze der Natur; was mir aber nicht gefällt, ist, wenn Ihr bekümmert seid und alle Dinge Euch zu sehr zu Herzen nehmt. Denn, wie die Gesamtheit der Physik uns lehrt, ist es dies vor allen Ursachen, das unserem Leib am meisten Schaden zufügt.« Diese Empfehlung schreibt der italienische Arzt Maestro Lorenzo Sassoli einem Patienten im Jahre 1402 (Le Shan und Worthington, 1956).

Hypothesen entstehen häufig aufgrund klinischer Beobachtungen. Am Anfang steht der anekdotische Fall. Ich habe zu Beginn von einer Patientin mit Zervixkarzinom, die ich im onkologischen Ambulatorium untersucht habe, berichtet. Dieser Fallbericht legt die Hypothese nahe, daß in der Vorgeschichte von Krebspatienten, strenggenommen Zervixkarzinompatientinnen, gehäuft Verluste auftreten. Will man wissen, ob gehäufte Verluste und später auftretender Krebs zufällig koinzidieren oder ob eine Korrelation besteht, so ist ein erster Schritt die Überprüfung der Beobachtung bei anderen Patienten mit derselben Erkrankung. Dies ist in extenso geschehen. Die Literatur ist abgesättigt mit Fallberichten. Le Shan (1963) und Le Shan und Gassmann (1958) haben bei der extensiven psychoanalytischen Behandlung von Krebspatienten mit verschiedener Lokalisation des Primärtumors in der Vorgeschichte häufig schwere Verluste mit tiefer und endgültiger Hoffnungslosigkeit gefunden. Aufgrund weiterer, unkontrollierter Studien hat Le Shan ein seiner Meinung nach für Krebspatienten typisches Entwicklungsmuster beschrieben (1966). Das Unglück beginnt mit dem Tod oder der definitiven Abwesenheit eines Elternteils in früher Kindheit. Das führt zum Gefühl von Verlassenheit oder Einsamkeit. Das Kind erlebt diesen Zustand zum Teil als selbstverschuldet. Es fühlt sich abgelehnt, und seine späteren Beziehungen sind oberflächlich und unstet. Durch Abtasten gelingt es später, eine dieser schwierigen Beziehungen etwas zu vertiefen und aufrechtzuerhalten. Ein zweiter, entscheidender Verlust dieser Bezugsperson reaktiviert die alten Gefühle von Hoffnungslosigkeit. Monate bis Jahre nach diesem zweiten Verlust manifestieren sich die ersten Krankheitszeichen von Krebs. Die vorhin geschilderte Lebensgeschichte der Patientin mit Zervixkarzinom paßt recht genau in dieses Muster.

Der nächste Schritt in der Überprüfung der Hypothese ist die retrospektive, kontrollierte klinische Studie. Als Beispiel sei die Untersuchung von Graham und Mitarbeiter (1971) angeführt. Sie untersuchten 447 Patientinnen mit Zervixkarzinom und 711 Kontrollpatienten in bezug auf traumatisierende Ereignisse, wie Tod einer Bezugsperson, Scheidung, Arbeitslosigkeit, finanzielle Entbehrungen und chronische Krankheit in der Familie in den 5 Jahren vor Stellung der Krebsdiagnose. Die Kontrollgruppe setzte sich aus Patienten mit einem anderen Primärtumor und anderen chronischen nicht-neoplastischen Krankheiten zusammen. Die genaue Verteilung der Diagnosen innerhalb der Kontrollgruppe wird nicht genannt. Die Zervixkarzinompatientinnen zeigten im Vergleich zu den Kontrollen keine gehäuften Verluste in den 5 Jahren vor Diagnosestellung. Diese Untersuchung sagt aus, daß Verluste für Zervixkarzinompatientinnen nicht spezifisch sind, schließt aber wegen der gemischten Kontrollgruppe (Patienten mit Krebs und solche mit anderen Erkrankungen) Verlust als Risikofaktor für Krebs im allgemeinen nicht aus. Zudem wird nur die Tatsache des Verlustes und nicht seine psychischen Folgen, z. B. Hilf- und Hoffnungslosigkeit, berücksichtigt. Es wäre ja möglich, daß nicht der Verlust an sich, sondern bestimmte Auswirkungen des Verlustes krankmachend sind. Eventuell haben wir es mit einem krankheits-»spezifischen«, aber nicht krebsspezifischen Faktor zu tun; also hätte eine Vergleichsgruppe von Gesunden dazugehört.

Schmale und Iker (1966, 1971) haben den Zusammenhang zwischen Hilf- und Hoffnungslosigkeit und der Manifestation eines Zervixkarzinoms in Unkenntnis des histologischen Befundes geprüft. Sie untersuchten 68 Frauen, die bei Routineuntersuchungen in der Zervixzytologie ein Stadium III nach Papanicolaou aufgewiesen hatten, sich sonst aber völlig gesund fühlten. Bei den Patientinnen, die in den vorangehenden 6 Monaten mit Hoffnungslosigkeit auf kürzliche Lebensereignisse reagiert hatten, wurde in der später durchzuführenden Konisationsbiopsie blind ein Karzinom vorausgesagt. Fehlte der Affekt von Hoffnungslosigkeit, wurde lediglich eine Dysplasie prognostiziert. Eine korrekte Klassifizierung war in 73,6% der Fälle möglich und somit nicht durch Zufall bedingt (p < 0,001). Karzinompatientinnen unterschieden sich von Dysplasie-Patientinnen in dieser Studie nicht in bezug auf tatsächlich durchgemachte Verluste, sondern lediglich in ihrer Neigung, auf drohende Verluste mit Hoffnungslosigkeit zu reagieren. Schmale faßt den Affekt der Hoffnungslosigkeit und die Neigung, mit Hoffnungslosigkeit zu reagieren, als permissive Bedingung auf, also als beitragenden, nicht als ätiologischen Faktor zur Manifestation eines Karzinoms bei Vorliegen einer Dysplasie.

Aufgrund der bisher zitierten, ausgewählten Arbeiten ist es schwierig zu entscheiden, ob Verluste und/oder deren psychische oder soziale Auswirkungen zum Risiko, an Krebs zu erkranken, beitragen können. Neben der Replikation retrospektiver Studien drängt sich die prospektive Überprüfung der Hypothese auf, d. h. daß man nicht nach Verlusten in der Vorgeschichte von bereits erkrankten Krebspatienten sucht, sondern gesunde Probanden, die einen schweren Verlust erleiden, über Jahre hinweg nachkontrolliert und prüft, ob im Vergleich zu Probanden, die keinen Verlust durchmachen, vermehrt Karzinome auftreten.

Große prospektive Studien sind an Menschen, die ihren Lebenspartner durch Tod verloren haben durchgeführt worden. Innerhalb einer Woche bis zu 10 Jahren nach dem Tod des Partners ist die Sterblichkeit im Vergleich zu altersentsprechenden Kontrollen ohne Verlust um das 2 bis 10fache erhöht (Jacobs und Ostfeld, 1977). Das erhöhte Risiko scheint zweigipflig zu verlaufen (Rogers und Reich, 1988). Kurz nach dem Verlust (1 Woche bis 1 Jahr) haben verwitwete Männer und Frauen ein erhöhtes Sterberisiko, vor allem durch akute Ereignisse bei koronarer Herzkrankheit. Langfristig, bis zu 10 Jahren nach dem Verlust des Ehepartners besteht nur für Männer ein erhöhtes Sterberisiko. Als Beispiel sei die große amerikanische Prospektivstudie in Washington-County MD von Helsing und Szklo (1981) genannt.

4032 erwachsene Personen, die von 1963 bis 1974 ihren Ehepartner verloren, wurden bis 1975 nachkontrolliert und mit der gleichen Anzahl Verheirateter verglichen, die in derselben Zeit ihren Partner nicht verloren. Für Männer war die Sterblichkeit in den 12 Jahren in den verschiedenen Altersgruppen, abgesehen von den 75jährigen und älteren, um das 1,5 bis 4fache erhöht. Im Gegensatz zu früheren Studien ergab sich für Frauen kein Unterschied. Das »starke« Geschlecht scheint also in bezug auf das Verarbeiten von Verlusten schwächer zu sein. Bei den meisten Studien ist die Sterblichkeit nicht aufgrund einer bestimmten Krankheit erhöht, sondern die Todesursachen entsprechen in ihrer Verteilung denjenigen der Bevölkerung im allgemeinen (Helsing et al., 1981).

In bezug auf die Hypothese, daß Verlust als ätiologischer Faktor bei der Krebskrankheit eine Rolle spiele, können wir bis jetzt folgendes sagen: Das Risiko, in den Jahren nach dem Verlust des Ehepartners zu sterben, und zwar u. a. auch an Krebs, ist vor allem für Männer erhöht (Hürny und Holland, 1983). Verlust muß aber als spezifischer Risikofaktor für Krebs verworfen werden, d. h., es ist nach Verlust des Ehepartners nicht wahrscheinlicher, an Krebs als an etwas anderem zu sterben.

Es stellt sich nun die Frage, ob nicht der Verlust an sich, sondern die Art und Weise, wie jemand darauf reagiert, d. h. wie der Trauerprozeß abläuft, eine Rolle spielt. Auf diese Frage gibt vielleicht die Prospektivstudie von Shekelle und Mitarbeitern (1981) eine vorläufige Antwort. 2020 männliche Angestellte der Western Electric Co. machten 1958 einen auswertbaren MMPI (Minnesota Multiphasic Personality Inventory). Von denjenigen, welche damals »D« (Depressivität) als höchsten Wert in ihrem Persönlichkeitsprofil aufwiesen, waren 1975, also 17 Jahre später, 2,3 mal mehr an Krebs gestorben als bei den Kontrollen (p < 0,001). Diese Korrelation blieb bestehen, wenn andere Risikofaktoren, wie Alter, Alkohol- und Tabakkonsum, Vorkommen von Krebs in der Familie und Arbeitssituation, statistisch elimi-

niert wurden. Eine Korrelation zwischen hohem D-Wert und der Mortalität an allen anderen Krankheiten wurde nicht gefunden. Beim Follow-up nach 20 Jahren war erneut eine signifikante, aber weniger ausgeprägte Korrelation zwischen Depressivität und Krebsinzidenz und -mortalität zu erheben (Persky et al., 1987). In der prospektiven Walnut Creek Contraceptive Drug Study (Hahn und Petitti, 1988) füllten 8932 Frauen 1968–1969 einen auswertbaren MMPI aus. Bis 1982, also in den 13 Jahren nach der psychologischen Untersuchung, erkrankten 117 Frauen an Brustkrebs. Die betroffenen Frauen zeigten im Vergleich zu den gesund gebliebenen außer einem kleinen, aber statistisch signifikanten Unterschied im »Lügenscore« keine Unterschiede im initialen MMPI-Profil, insbesondere waren weder ein hoher D-Score im Profil, noch absolut erhöhte D-Werte vorhanden. Die Inzidenz anderer Neoplasien wurde nicht untersucht. Bei den Männern der Western Electric Study war Krebsmortalität stärker mit initial hohen D-Werten assoziiert als Krebsinzidenz. Bei der Walnut Creek Contraceptive Drug Study wurde die (Brust-)Krebsmortalität nicht untersucht. Nach diesen Untersuchungen scheint eine Neigung zu Depressivität, u. a. also zu Hilflosigkeit und Hoffnungslosigkeit, ein Risikofaktor für eine spätere Erkrankung an einem malignen Tumor zu sein, allerdings nur für Männer.

Drei neuere, großangelegte, prospektive Untersuchungen an Männern und Frauen ergaben indessen keinen signifikanten Zusammenhang zwischen mit verschiedenen Skalen gemessenen depressiven Symptomen und Krebsinzidenz und -mortalität (Fox, 1989). Eine kürzlich erfolgte Metaanalyse sämtlicher vorhandener Studien zeigte nur eine marginal erhöhte kumulative Krebsinzidenz von 1–2% bei vorhandenen depressiven Symptomen (McGee et al., 1994). Depression muß also als wesentlicher, spezifischer Risikofaktor für Krebs verworfen werden. Allerdings ist eine Unzulänglichkeit dieser großen epidemiologischen Studien, nämlich die relativ oberflächliche, psychometrische Erfassung von Depression zu einem einzigen Zeitpunkt, zu bedenken. Wie ich an anderer Stelle ausgeführt habe (Hürny, 1990) ist es bemerkenswert, daß die meisten kleinen Studien, die einen Zusammenhang zwischen psychosozialen Faktoren und Krebs gefunden haben, auf offenen klinischen Interviews beruhen, wie die genannte Untersuchung von Schmale und Iker (1966, 1971). Möglicherweise werden subtile, aber wichtige Faktoren, die nur in einer Arzt-Patienten-Interaktion zutage treten, in einer einmaligen psychometrischen Evaluation verpaßt. In großen Prospektivstudien werden zudem mögliche Interaktionen zwischen biologischen, psychologischen und sozialen Faktoren nur grob berücksichtigt. Zusammenfassend ist Depression kein wesentlicher, spezifischer Risikofaktor für Krebs im allgemeinen. In Interaktion mit anderen Faktoren hingegen könnte sie bei spezifischen Krebskrankheiten eine Rolle spielen. Goodkin und Mitarbeiter (1993) haben kürzlich am Beispiel des Zervixkarzinoms diesbezüglich eine, auf einem biopsychosozialen Konzept beruhende, ausgeklügelte Forschungsstrategie vorgeschlagen.

1.4 Psychobiologische Verbindungsglieder

Nimmt man an, daß Ereignisse und Zustände im psychosozialen Bereich, also z. B. Verluste, und die psychische Reaktion darauf, also Trauer, die Verletzbarkeit für körperliche Krankheiten erhöhen können, so stellt sich die Frage nach dem »Wie«. Die ursächlichen Mechanismen des erhöhten Sterberisikos nach Verlust des Ehepartners z. B. sind nicht geklärt. Umweltfaktoren, die Verstorbene und Hinterbliebene in gleicher Weise treffen, sind möglich. Soziale Auswirkungen des Verlustes, z. B. Isolation, Vernachlässigung, mangelnde Pflege und Ernährung, könnten eine Rolle spielen. Ein wesentlicher Faktor ist wahrscheinlich auch die psychische Verarbeitung des Verlustes. In Abbildung 71-2 habe ich mögliche Verbindungswege zwischen direkten psychosozialen Risikofaktoren und biologischem Geschehen darzustellen versucht. Als Mediatoren zwischen Umwelt, Psyche und Körper werden heute hauptsächlich das Nervensystem, das hypophysär-endokrine System und das Immunsystem in Betracht gezogen. Sie stehen zudem unter gegenseitiger Wechselwirkung. Zahlreiche Hormone, vor allem Kortison, Adrenalin und Noradrenalin, Thyroxin, Wachstumshormon, Insulin und die verschiedenen Sexualhormone, spielen für die normale Entwicklung und Funktion der humoralen und besonders der zellgebundenen Immunabwehrprozesse eine wesentliche Rolle (Rogers et al., 1979; Ader et al., 1991). Zerstörung der Hypophyse führt zu Schädigung des Thymus und umgekehrt (Pierpaoli und Sorkin, 1973). Die Lymphozyten besitzen Rezeptoren für Kortikosteroide, Wachstumshormon, Insulin, Histamin, alpha-, betaadrenerge und cholinerge Substanzen sowie Opioide (z. B. Endorphin) (Lippman et al., 1973; Lesniak et al., 1973; Krug et al., 1972; Bourne et al., 1974 Hadden et al., 1970; Carr und Blalock, 1991). In be-

stimmten Situationen sind Lymphozyten sogar in der Lage, Opioide zu produzieren. Zudem modulieren verschiedene Zytokine, z. B. die Interleukine, verschiedene neuroendokrine Funktionen (Benveniste, 1988). Die Wechselbeziehungen sind vielfältig und ihre klinische Bedeutung im einzelnen nicht genau bekannt. Trotzdem kann man sagen, daß komplizierte und komplexe Verbindungswege zwischen psychischem Erleben und Vorgängen auf zellulärer Ebene sich abzuzeichnen beginnen.

Abschließend sei als Beispiel die erste Studie zitiert, die mögliche Auswirkungen von Verlust auf das Immunsystem zeigt. 1977 hat die Gruppe von Bartrop in einer gut kontrollierten Studie bei 26 Witwern und Witwen eine substantielle Abschwächung der zellulären Immunantwort, also der T-Lymphozyten auf Mitogen-Stimulation, sechs Wochen nach dem Tod des Partners gefunden. Die Abschwächung der T-Zell-Funktion war offensichtlich unabhängig von hormonalen Faktoren (Kortison, Prolaktin, STH und Thyroxin). Spätere Untersuchungen haben diesen Befund repliziert (Schleifer et al., 1983), und vielfältige Beziehungen zwischen psychosozialem Streß und Immunfunktion sind entdeckt worden (Locke, 1982; Kiecolt-Glaser et al., 1987 a, b). Es gilt allerdings zu betonen, daß es bis heute keine repräsentativen biologischen Indikatoren für subtile Erfassung der Funktion bzw. Dysfunktion des Immunsystems in vivo gibt. Sämtliche heute verfügbaren Lymphozytenuntersuchungen sind In-vitro-Tests und erfassen nur schwere Dysfunktionen des Immunsystems, wie z. B. AIDS.

1.5 Schlußfolgerung

Ausgehend von einem klinischen Fallbeispiel wird anhand von ausgewählten repräsentativen Untersuchungen aus der Literatur die Hypothese erörtert, ob schwere persönliche Verluste oder Entbehrungen als Risikofaktoren zu späterer Erkrankung an Krebs beitragen können. Es läßt sich der Schluß ziehen, daß schwere Verluste, z. B. der Tod des Ehepartners, vor allem bei Männern von erhöhtem Erkrankungs- und Sterberisiko (auch an Krebs!) gefolgt sind, daß aber der Verlust nicht ein spezifischer Risikofaktor für Krebs ist.

Die Neigung zu Depression – mit verschiedenen psychometrischen Skalen in groß angelegten Prospektivstudien gemessen – muß als Risikofaktor für Krebs im allgemeinen verworfen werden. Hingegen könnten Hilf- und Hoffnungslosigkeit als eine mögliche unspezifische psychische Antwort auf Verluste, in Interaktion mit spezifischen biologischen und sozialen Faktoren, zum Risiko an einer bestimmten Krebskrankheit zu erkranken, beitragen. Aufgrund von neueren Untersuchungen der Wechselwirkungen zwischen psychischem Erleben, sozialer Unterstützung und Immunfunktion im Krankheitsverlauf ist diese Hypothese durchaus biologisch plausibel (Levy et al., 1985, 1987, 1988, 1990), aber gemäß aktuellem Forschungsstand nicht erwiesen. Weitere pro-

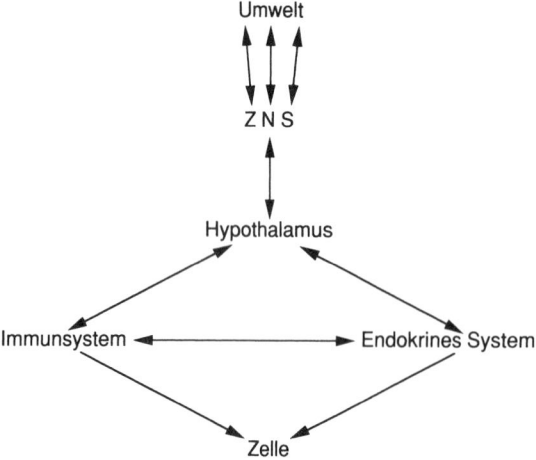

Abb. 71-2 *Mögliche Wirkungsweisen direkter psychosozialer Risikofaktoren.*

spektive Studien mit explizit biopsychosozialer Forschungsstrategie sind zur Klärung dieser Frage nötig.

Vor verfrühten Schlußfolgerungen, vor allem in den Medien, ist zu warnen. Dies kann unter Umständen unsere Patienten schwer verunsichern. Moderne Gesundheitsapostel haben die subjektive Einstellung zum Leben und zur Krebskrankheit in versimpelnder Weise mit Prognose gleichgesetzt (Cousins, 1979). Dadurch werden Patienten oft das Gefühl nicht los, daß, wenn sie nicht »positiv« über ihre Krankheit denken können, diese rapide fortschreiten würde. Falsch verstandene Zusammenhänge zwischen Psyche und Krebs verhindern die adäquate Auseinandersetzung des Patienten mit seiner Krankheit. Dazu gehören vorübergehend Verzweiflung und Traurigsein.

»Wer glücklich ist, stirbt nicht an Krebs!« stand vor einiger Zeit in der Boulevardpresse zu lesen. So einfach ist das Problem wohl kaum.

2 Psychosoziale Faktoren beim Verlauf maligner Erkrankungen

Es ist wenig wahrscheinlich, daß die weitere Entwicklung einer einmal manifesten bösartigen Geschwulst rein durch ihre zellkinetischen Eigenschaften bestimmt ist und somit vollständig unabhängig von der Reaktion ihres Trägers abläuft. Gegen die Annahme eines gänzlich autonomen Wucherns spricht die große Streubreite der Überlebenszeiten bei histologisch identischem Typ mit gleicher Lokali-

sation, gleichem Initialstadium und gleicher Therapie. Man kann einwenden, daß die klinischen und histologischen Untersuchungsmethoden zu grob sind, um einen individuellen Tumor genau zu erfassen. Einen Hinweis hierfür gibt das unterschiedliche Vorhandensein von verschiedenen Hormonrezeptoren bei Mammakarzinom von histologisch identischem Zelltyp. Gerade die Tatsache des hormonabhängigen Wachstums von Tumoren (Mamma-, Uterus-, Ovarial- und Prostatakarzinom) und der paraneoplastischen Hormonproduktion weist aber auch auf eine mögliche gegenseitige Wechselwirkung zwischen tumorspezifischen und psychoendokrinen Mechanismen hin (Abb. 71-3).

2.1 Spontanverlauf, Latenz und »immunosurveillance«

Ein weiterer Hinweis dafür, daß der Krebs die Rechnung nicht ohne seinen Wirt machen kann, ist die Beobachtung, daß stark entdifferenzierte maligne Tumoren sich während des Krankheitsverlaufs wieder ausdifferenzieren und sich sogar in benigne Formen umwandeln können. Smithers (1969) hat 14 Fälle von Neuroblastomen, 5 Fälle von anaplastischen Hodentumoren und weitere von anderen Teratomen und embryonalen Tumoren zusammengestellt. Als Ursache werden Wechselwirkungen zwischen genetischen, hormonellen, immunologischen und Umwelteinflüssen vermutet.

Boyd entwickelte 1966 am Beispiel von Patientinnen mit Carcinoma in situ der Cervix uteri, die ver-

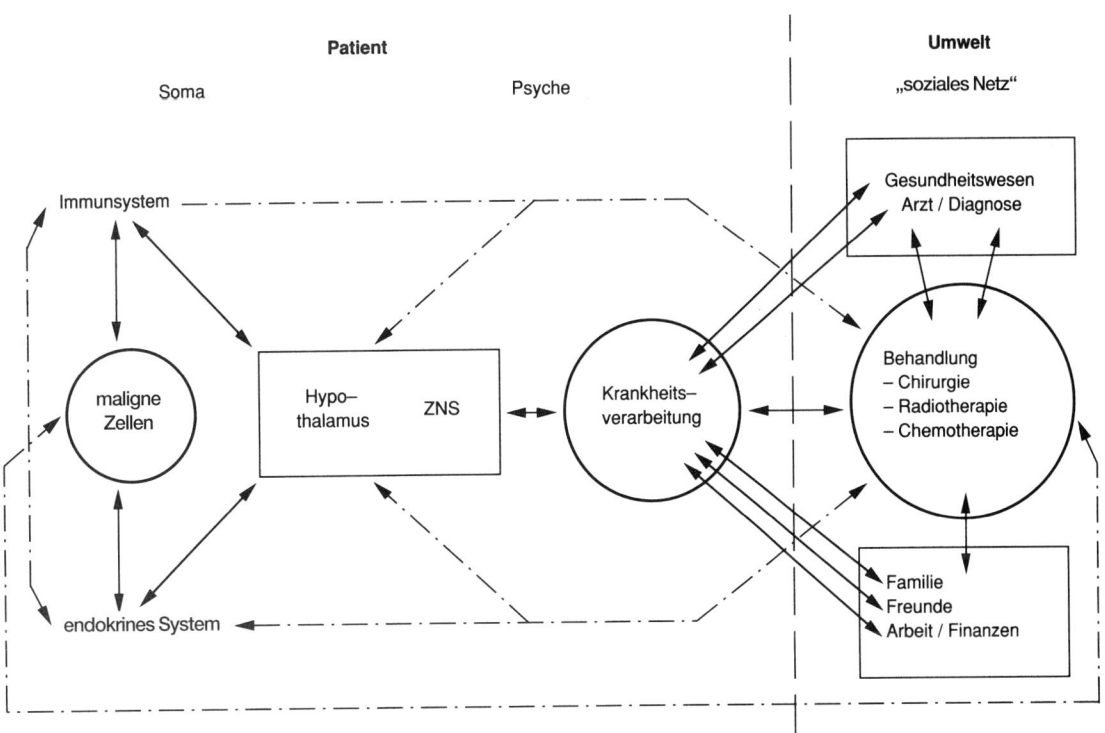

Abb. 71-3 *Mögliche Wechselwirkungen zwischen Umwelt, Patient und Neoplasie.*

schiedenste Spontanverläufe zeigten, das Konzept der Latenz, d. h. der Möglichkeit, daß bei einer Vielzahl von Menschen latent Karzinome vorhanden sind, die klinisch gar nicht manifest werden oder wieder verschwinden. Er berichtet auch von vollständigen Remissionen bei Patienten mit anderer Tumorlokalisation. Für das Konzept der Latenz spricht auch die Tatsache, daß bei genauer autopischer Untersuchung der Prostata von 50- bis 59jährigen in etwa 10% der Fälle, von 60- bis 69jährigen in 36% und in 50% der Fälle bei über 80jährigen ein latentes Karzinom gefunden wird (Harbitz und Haugen, 1972). Das Konzept der Latenz und im Zusammenhang damit der »immunosurveillance«, d. h. der immunologischen Überwachung und Ausmerzung von ständig im Organismus durch Spontanmutationen entstehenden malignen Zellen, ist zwar biologisch plausibel, aber bis jetzt im Detail bei keiner spezifischen malignen Erkrankung nachgewiesen. Vermehrtes Auftreten von Neoplasien bei schweren angeborenen Immundefekten, bei langdauernder immunsuppressiver Therapie und bei AIDS ist zwar gut dokumentiert. Aber weder in der Vorgeschichte von Krebspatienten im allgemeinen noch bei der Diagnosestellung, noch im weiteren Verlauf der Erkrankung sind bis heute signifikante, labormethodisch oder klinisch eindeutig faßbare Funktionsstörungen der zellulären oder humoralen Immunabwehr gefunden worden.

Die Chirurgen Everson und Cole haben 1966 aus über 700 Publikationen, die seit 1900 über das Phänomen der Spontanremission berichten, im Detail 130 histologisch verifizierte Fälle dokumentiert, zur Hauptsache Neuroblastome (N = 38), hypernephroide Karzinome (N = 21), Chorionkarzinome (N = 13) und maligne Melanome (N = 12). Häufigere Krebsarten wie das Mammakarzinom bilden sich seltener spontan zurück, spontaner Wachstumsstillstand über Jahre ist aber ein bekanntes klinisches Phänomen. Everson und Cole haben vergeblich nach biologischen Kriterien im Organismus und Umwelteinflüssen zur Erklärung der Spontanremission gesucht. Andere Autoren haben spontane Regressionen von Krebs im Zusammenhang mit verschiedenen Meditationspraktiken beobachtet (Meares, 1978; Ikemi et al., 1975). Systematische Untersuchungen psychosozialer Faktoren bei spontaner Tumorregression fehlen aber.

2.2 Soziale Schicht und Krankheitsverlauf

Neben bekannten biologischen und vermuteten psychologischen Faktoren sind Einflüsse der sozialen Umgebung auf Krankheitsentstehung und -verlauf gut dokumentiert. Praktisch jede Krankheit kommt in den unteren sozioökonomischen Schichten der Bevölkerung häufiger vor (Jenkins, 1983). Bei Krebspatienten mit verschiedenen Primärtumoren ist die Überlebenszeit nach der Diagnosestellung in gehobenen sozialen Schichten signifikant länger im Vergleich zu Krebspatienten mit niedrigem sozioökonomischem Status (Vägerö und Persson, 1987; Berg et al., 1977; Lipworth

et al., 1970; Linden, 1969). Die Gründe hierfür sind nur zum Teil untersucht. Unterschiedliche Ernährung, unterschiedliche medizinische Versorgung infolge von Einkommen, Bildungsgrad und Wohnort (Region versus Zentrum), unterschiedliche berufliche und soziale Karzinogenexposition und Unterschiede in der Krankheitsverarbeitung werden vermutet.

2.3 Krankheitsverarbeitung und -verlauf

Patientengeschichte

Im März 1987 kurz nach der vorzeitigen Pensionierung ihres Ehemannes entdeckt die 55jährige Frau W. einen Knoten in der rechten Brust. Innerhalb einer Woche muß wegen Karzinom eine Mastektomie durchgeführt werden. Der histologische Befund ergibt befallene axilläre Lymphknoten. Fünf Monate später beginnen ziehende Schmerzen in beiden Flanken. Nach langwieriger Abklärung ohne Befund – Frau W. wird von verschiedenen Ärzten als psychisch krank betrachtet – tritt nach weiteren 2 Monaten eine unvollständige Querschnittslähmung auf. Die Patientin wird Mitte Oktober 1987 notfallmäßig laminektomiert, epidural und in mehreren Brustwirbelkörpern finden sich Metastasen. Unter Bestrahlung der Brustwirbelsäule gehen die Schmerzen gegen Ende des Jahres zurück. Im Januar 1988 tritt eine Hyperkalzämie bei generalisierter Skelettmetastasierung auf. Unter Chemo- und Hormontherapie bilden sich die akuten Symptome zurück. Die Patientin wird Anfang März zur Rehabilitation in unsere Klinik verlegt. Bei Eintritt ist die Patientin vollständig bettlägerig, es besteht eine rechtsbetonte Paraspastik mit Miktions-, Defäkations- und Sensibilitätsstörungen. Frau W. ringt mit dem Schicksal, sie versucht gegen ihre Krankheit zu kämpfen, ist oft dem Weinen nahe. Einen Zusammenhang zwischen dem Krebsleiden und der Lähmung will sie nicht wahrhaben. In harter Arbeit mit Krankenschwester, Physio- und Ergotherapeutin, unterstützt von ihrem fürsorglichen Ehemann, erkämpft sich Frau W. in kleinen Teilschritten mehr Selbständigkeit. Sie kann im Rollstuhl mobilisiert werden und mit Hilfe der Schwester oder des Ehemannes vom Bett auf den Rollstuhl, vom Rollstuhl aufs WC gebracht werden. Nach 7 Monaten ist nach entsprechender Anpassung der Wohnung und mit einer Haushaltshilfe die Rückkehr nach Hause möglich. Nach unserer Ansicht stellt sich in bezug auf die Fortschritte ein Plateau ein und wir sind bei Fragen der Patientin in bezug auf den weiteren Verlauf skeptisch. Unter ambulanter Chemo-, Hormon- und Physiotherapie macht Frau W. unter großer Anstrengung weitere Fortschritte, so daß sie am Böckli wieder gehen lernt und hofft, daß sie doch noch einmal mit ihrem Mann in das geliebte Berghaus im Wallis ziehen kann. Vor Jahresfrist hatte sie kaum gewagt, diesen Wunsch zu äußern!

Solche Fallberichte sind in der Literatur zahlreich vorhanden. Die Verbindung von kämpferischer Haltung und guter Prognose entspricht aber möglicherweise unserem Wunschdenken. Wer wünschte sich im Fall des eigenen Betroffenseins nicht, daß eine mutige Haltung den Krebs in Schach halten könnte?

2.4 Methodische Probleme bei der Erfassung von Krankheitsverarbeitung

Seit den 50er Jahren wurde in zahlreichen, methodisch mehr oder weniger stichhaltigen, nur teilweise prospektiven Studien versucht, den Einfluß von unterschiedlicher Verarbeitung der Krebsdiagnose, u.a. einer hoffnungsvollen, kämpferischen Haltung bzw. des Aufgebens und der Hoffnungslosigkeit, auf den Krankheitsverlauf, gemessen an der Überlebenszeit, zu prüfen. Als methodischer Ansatz wurde bei den Studien der Vergleich von Patienten mit signifikant längerer Überlebenszeit und solchen mit signifikant kürzerer Überlebenszeit als statistisch erwartet herangezogen. Beim Durcharbeiten der Untersuchungen tauchen neben den im ersten Teil dieses Kapitels erwähnten allgemeinen methodischen Erwägungen entscheidende, bis heute nicht gelöste spezifische Fragen auf. Was ist Krankheitsverarbeitung und wie wird das sog. »coping« erfaßt? Welches sind die Wechselwirkungen zwischen Tumor, Patient und sozialer Umgebung über die Zeit? Welche Bedeutung hat soziale Unterstützung (»social support«) und wie wird sie erfaßt? Was sind die Merkmale einer adäquaten Krankheitsverarbeitung und welches die Kriterien für eine erfolgreiche Adaptation: Ist es das Befinden des Patienten? Ist es die Überlebenszeit? Ist es die soziale Integration? Falls eine adaptive versus inadaptive Krankheitsverarbeitung definiert werden kann, gibt es Interventionen, die das Coping verbessern können? (s.a. Kap. 18, »Bewältigungsstrategien (Coping)«).

Bei den meisten bisherigen Untersuchungen werden diese methodischen Fragen gar nicht gestellt. Die Überlebenszeit wird meist als zwangsläufiges und ausschließliches Maß der Krankheitsverarbeitung betrachtet. Als Indikator für die Krankheitsverarbeitung wird die Reaktion des Patienten auf die Diagnose zu einem bestimmten Zeitpunkt einmalig erfaßt und dabei vernachläßigt, daß Krankheitsverarbeitung als Prozeß zu verstehen ist und nicht als einmaliges Ereignis.

Die Diagnose »Krebs« ist eines der belastendsten Ereignisse, die einem Menschen widerfahren können. Die in Betracht kommenden Behandlungen, sei es ein möglicherweise verstümmelnder chirurgischer Eingriff (z.B. Mastektomie), sei es eine nebenwirkungsreiche Strahlen- und/oder Chemotherapie, sind einschneidend. Für die psychosoziale Anpassung ist die hervorragende Bedeutung der initialen Reaktion des Patienten und seiner Familie auf Diagnose und Behandlung evident. Die Krankheitsverarbeitung ist jedoch ein Prozeß, nicht ein einmaliges Ereignis. Verarbeitungsstrategien können sich mit der Zeit ändern. Die Krankheitsverarbeitung ist ein individuell sehr unterschiedlich ablaufender Prozeß. Dennoch können verschiedene Phasen, die Patienten in der Regel durchlaufen, definiert werden:

– Vorgeschichte: biographisch definierte Ängste und Phantasien über Krebs;
– erste Symptome: Wahrnehmung bzw. Vernachlässigung der ersten Symptome;
– erster Arztbesuch und anschließende Abklärung;
– Diagnosestellung;
– Erstbehandlung (häufig chirurgisch);
– Auftreten eines Rezidivs bzw. Metastasen;
– Zweitbehandlung (häufig Chemo- bzw. Strahlentherapie);
– Heilung/chronische Krankheit/Sterben und Tod.

Die verschiedenartigen Probleme, die der Krebspatient im Verlauf seiner Krankheit antrifft, lösen sehr wahrscheinlich eine ganze Reihe verschiedener Reaktionen in und um den Patienten aus, je nach dessen Erfahrungen mit Krebs und seinem Persönlichkeitsstil. Erst in den letzten Jahren ist eine differenzierte Betrachtung und Erfassung der Krankheitsverarbeitung im Patienten (»coping«) und seiner Umgebung (»social support«) in Angriff genommen worden. Die Gruppe von Heim (1988) hat in einer differenzierten longitudinalen Studie von 60 Brustkrebspatientinnen die häufig vorkommenden Verarbeitungsstrategien definiert und konnte über die Zeit einerseits individuell zum Teil sehr wechselnde Krankheitsverarbeitungsmuster, aber auch gemeinsame Entwicklungen nachweisen.

Nach Herschbach und Henrich (1987) ist der Krankheitsverarbeitungsprozeß auf drei Ebenen definiert: Erstens durch die aktuellen Probleme, denen der Patient begegnet, zweitens durch das Ausmaß der Belastung, die der Patient durch jedes Problem erlebt, und drittens durch die Verarbeitungsstrategien, die er rigid oder flexibel braucht, um die Probleme zu lösen oder sich zu entlasten. In einer Querschnittsuntersuchung von über 300 Frauen mit Brust- oder Genitalkrebs haben die Autoren 7 Problembereiche und 15 mehr oder weniger häufig gebrauchte Verarbeitungsstrategien definiert (Tab. 71-2). Im Moment gibt es keine allgemein anerannnte Methodologie zur Erfassung von Krankheitsverarbeitung bei Krebspatienten. Dies wird durch die Vielfalt von angewendeten Instrumenten in den Krankheitsverlaufsstudien illustriert.

In der allgemeinen Copingforschung wird als Resultat der Krankheitsverarbeitung in der Regel die Adaptation des Patienten und seiner Umgebung in bezug auf Krankheit und Behandlung betrachtet. Das Ausmaß der geglückten Anpassung bestimmt im wesentlichen das physische, psychische und soziale Wohlbefinden des Patienten, anders gesagt, seine Lebensqualität.

In den Studien hingegen, die sich speziell mit der psychosozialen Reaktion des Patienten auf Krebs befassen, wird die Überlebenszeit als hauptsächlicher Parameter zur Auswertung der Krankheitsverarbeitung betrachtet und psychosoziales Wohlbefinden als Resultat der Adaptation fast nie als abhänigige Variable untersucht. Zudem werden biologische Faktoren mit bekannter prognostischer Bedeutung, wie z.B. der axilläre Lymphknotenbefall bei Mammakarzinom, oft ignoriert. Nur wenige Untersuchungen (Funch und Mettlin, 1982) betrachten die psychosoziale Anpassung als untersuchungswert. In ähnlicher Weise werden in onkologischen Therapiestudien zur Evaluation von neuen chirurgischen, strahlen- oder chemotherapeutischen Behandlungen ausschließlich

Tab. 71-2 Herschbach-Fragebogen zur Krankheitsverarbeitung.

Selbsteinschätzung des Patienten auf 3 Ebenen:

7 Problembereiche:
– Information/Behandlung
– Behandlungsfolgen
– Schmerzen
– Angst/seelische Belastung
– Leistungsfähigkeit
– Sozialverhalten
– Partnerschaft/Familie

Belastung durch die einzelnen Problembereiche

15 Verarbeitungsstrategien für jeden Bereich:
– Durchdenken von Gegenmaßnahmen
– Zähne zusammenbeißen
– Sich aussprechen bei jemandem
– Einsehen, daß man nichts ändern kann
– Ablenken durch Beschäftigung
– Sich trösten mit der Überlegung, daß es anderen noch schlechter geht
– Weinen und Verzweiflung
– ausdrücken von Ärger und Wut
– Ratsuchen beim Fachmann
– Selbstkritik
– Einnehmen von Alkohol/Beruhigungstabletten
– »Es wird auch wieder aufwärts gehen«
– Abwarten von spontaner Problemlösung
– Vermeiden des Problems
– In Betracht ziehen der positiven Seiten des Problems

---

objektive Kriterien, das Verhalten des Tumors (Remission, Progression) und die Überlebenszeit, herangezogen. Psychosoziale Variablen, wie z.B. subjektives Wohlbefinden und Krankheitsverarbeitung, werden als weiche Daten betrachtet und selten berücksichtigt. Nach meinem Wissen gibt es bis heute keine publizierte Studie, die Krankheitsverarbeitung und die daraus resultierende psychosoziale Adaptation in die Evaluation von medizinischen Behandlungen miteinbezieht. Einen ersten Schritt in dieser Richtung hat die International Breast Cancer Study Group (IBCSG) unternommen (Hürny und Bernhard, 1989; Hürny et al., 1992; Hürny et al., 1993).

2.5 Krankheitsverarbeitung und Überlebenszeit

Was Krankheitsverarbeitung und deren Einfluß auf die Prognose anbetrifft, sind Patientinnen mit Brustkrebs weitaus am besten untersucht. Ich werde mich deshalb bei meinen weiteren Ausführungen auf diese Krankheit beschränken. Allgemeine kritische Übersichten können an anderer Stelle konsultiert werden (Hürny und Adler, 1991).

Wenn die Überlebenszeit als abhängige Variable der Krankheitsverarbeitung untersucht wird, müssen vorerst theoretisch mögliche Interaktionen zwischen Krankheitsverarbeitung und biologischem Verlauf der Erkrankung geklärt werden. Grundsätzlich gibt es 4 Möglichkeiten:

– Die Krankheitsverarbeitung kann sich auf die Compliance des Patienten mit der Behandlung auswirken und somit indirekt den Krankeitsverlauf beeinflussen.
– Die Krankheitsverarbeitung kann hauptsächlich durch den biologischen Verlauf bestimmt sein.
– Die Krankheitsverarbeitung kann den biologischen Verlauf der Krankheit direkt beeinflussen über psycho-neuro-endokrino-immunologische Mechanismen (s.a. Abb. 71-3).
– Krankheitsverarbeitung und Krankheitsverlauf laufen unabhängig voneinander ab.

Wahrscheinlich sind die genannten Interaktionsmöglichkeiten meist miteinander vernetzt und im Einzelfall kaum auseinanderzuhalten. Wenn man den Einfluß von Krankheitsverarbeitung auf die Prognose in Betracht zieht, stellt sich konsequenterweise die Frage, ob dieser Einfluß durch adaptive bzw. maladaptive Verarbeitungsstrategien bedingt ist. In seiner Literaturübersicht versucht Heim, die in den einzelnen Studien untersuchten psychosozialen Faktoren nach seinen Verarbeitungsstrategien, den »Berner Bewältigungsformen (BEFOS)« zu kategorisieren und definiert vorläufig adäquate versus inadäquate Krankheitsverarbeitung. Seine Schlußfolgerung ist, daß adäquates Coping die Überlebenszeit positiv, inadäquates Coping sie negativ beeinflußt (Heim et al., 1988). Dabei läßt er aber wesentliche methodische Mängel der verschiedenen Untersuchungen außer acht.

2.6 Methodische Kriterien zur Evaluation der Verlaufsstudien

Die in Tabelle 71-1 zusammengestellten Kriterien zur Beurteilung von Risikofaktoruntersuchungen gelten zum Teil auch bei dieser Fragestellung. Zusätzlich sind die in Tabelle 71-3 zusammengestellten Punkte besonders zu berücksichtigen.

Hypothesen

Strenggenommen müssen die Hypothesen vor Beginn der Untersuchung festgelegt werden. Eine Studie, die eine vorher festgelegte Hypothese überprüft, ist unvergleichbar aussagekräftiger als das zufällige Finden von Zusammenhängen beim Auswerten der Daten. Bei den meisten publizierten Studien wird dieser Punkt nicht explizit erwähnt. Oft werden bei Reihenuntersuchungen aufgenommene psychosoziale Daten im nachhinein mit dem darauffolgenden

Tab. 71-3 Methodische Kriterien für die Auswertung von Untersuchungen des Einflusses psychosozialer Faktoren auf das Überleben bei Brustkrebspatientinnen.

– Hypothesen
– Studiendesign
– Untersuchungszeitpunkte
– Untersuchungsinstrumente
– statistische Analyse
– Stichprobe

Verlauf in Beziehung gebracht. So haben z. B. Funch und Marshall (1983) retrospektiv Daten analysiert, die 20 Jahre früher zu einem ganz anderen Zweck erhoben worden waren (Snell und Graham, 1971).

Studiendesign

Bei einer kontrollierten retrospektiven oder nur halbwegs prospektiven Untersuchung, die Patientinnen mit günstigem Verlauf mit Patientinnen mit ungünstigem Verlauf vergleicht, kann nicht ausgeschlossen werden, daß der vermeintliche prognostische Faktor Ausdruck und nicht Ursache des günstigen bzw. ungünstigen Verlaufs ist. In der Untersuchung von Jensen z. B. wird ein hochselektioniertes, nicht repräsentatives Patientenkollektiv erfaßt, indem die einzelnen Patientinnen zu arbiträr gewählten Zeitpunkten nach der Diagnosestellung in die Studie aufgenommen und psychologisch untersucht werden. Bei der Auswertung wird dann die Zeit zwischen Diagnose und Studienbeginn nicht berücksichtigt (Jensen, 1987).

Untersuchungszeitpunkte

Bei einem Großteil der Studien findet eine einmalige Untersuchung im Querschnitt statt (Funch und Marshall, 1983; Jensen, 1987; Derogatis et al., 1979; Greer et al., 1979; Pettingale et al., 1985; Morgenstern et al., 1984; Cassileth et al., 1985, 1988; Jamison et al., 1987; Levy et al., 1987). Da Krankheitsverarbeitung ein Prozeß über die Zeit ist, sind Querschnittsuntersuchungen nicht repräsentativ, longitudinale Studien drängen sich auf. Eine mindestens zweimalige Erhebung zu genau definierten Zeitpunkten im Verlauf der Krankheit ist nötig.

Untersuchungsinstrumente

Wie bereits erwähnt, gibt es im Moment keine Standardmethode zur Erfassung von Krankheitsverarbeitung. In den Studien werden die unterschiedlichsten Instrumente verwendet, was einen Vergleich der Untersuchungen praktisch unmöglich macht.

Statistische Analyse

Die Anwendung nicht adäquater statistischer Verfahren ist ein häufiger Mangel. Die Untersuchung von zahlreichen Variablen bei einem kleinen Patientenkollektiv z. B. führt zu rein zufälligen statistisch signifikanten Korrelationen.

Stichprobe

Die genaue biomedizinische und soziodemographische Beschreibung der Stichproben ist unabdingbar, weil ungleiche Verteilung bekannter soziodemographisch und biologisch prognostischer Faktoren einen psychologischen Faktor vortäuschen bzw. verwischen kann. Bei den bisherigen Untersuchungen sind die untersuchten Kollektive meist klein und nicht repräsentativ. In Tabelle 71-4 ist die minimal notwendige Charakterisierung einer zu untersuchenden Gruppe von Mammakarzinompatientinnen festgehalten.

Anstelle einer umfassenden Literaturübersicht sollen in der Folge die zwei meistzitierten Studien des

Tab. 71-4 Minimal notwendige Charakterisierung der Stichprobe von Mammakarzinom-Patientinnen in biopsychosozialen Studien.

Soziodemographische Charakteristika
– Alter
– Zivilstand
– Wohnsituation
– Beruf
– berufliche Stellung
– Ausbildungsgrad
– Einkommen
Biomedizinische Charakteristika
– menopausaler Status
– Primärtumorlokalisation und -größe
– histologischer Differenzierungsgrad
– Hormonrezeptorstatus
– Krankheitsstadium
– Behandlungsmodalitäten

Einflusses psychosozialer Faktoren auf den Krankheitsverlauf bei Brustkrebspatientinnen im Hinblick auf die oben genannten Kriterien exemplarisch und kritisch analysiert werden. Eine detaillierte Übersicht über neuere Studien bei Brustkrebs ist bei Hürny und Bernhard (1989) zu finden.

2.7 Exemplarische Analyse von zwei repräsentativen Untersuchungen des Einflusses psychosozialer Faktoren auf den Krankheitsverlauf bei Brustkrebspatientinnen

Dei Gruppe von Greer am Kings-College-Hospital in London hat die erste psychosoziale Langzeitstudie bei Patientinnen mit Brustkrebs im Stadium I und II durchgeführt (Greer et al., 1979; Pettingale et al., 1985). 69 konsekutiv aufgenommene Patientinnen wurden präoperativ mit einem strukturierten Interview und verschiedenen psychologischen Tests (Hamilton Depression Scale, Hostility and Direction of Hostility Questionnaire, Eysenck Personality Inventory, Millhill Vocabulary Scale) untersucht. Drei Monate nach der Mastektomie führten die Autoren bei 57 Patientinnen ein längeres offenes Gespräch zur Erfassung der Reaktion auf die Diagnose durch. Sie teilten die Patientinnen zu diesem Zeitpunkt aufgrund von relativ groben klinischen Kriterien in 4 Gruppen:

- **aktives Verleugnen** (»es war nichts Ernsthaftes, die Amputation meiner Brust war nur eine Vorsichtsmaßnahme«); im Moment der Untersuchung keine offensichtlichen emotionalen Probleme;
- **kämpferische Haltung** (»ich kann Krebs bekämpfen und besiegen«); im Moment der Untersuchung keine offensichtlichen emotionalen Probleme;
- **stoisches Akzeptieren** (»ich weiß, daß es Krebs ist, aber ich muß einfach weiterleben, wie wenn nichts wäre«); postoperativ emotionale Schwierigkeiten, die zum Zeitpunkt der Untersuchung nicht mehr offensichtlich waren;
- **Hilf-** und **Hoffnungslosigkeit** (»man kann nichts mehr machen, ich bin erledigt«); offensichtlich

emotionale Probleme zum Zeitpunkt der Untersuchung.

Fünf Jahre nach der Mastektomie waren 28 Frauen ohne Lokalrezidiv oder Metastasen, 13 wiesen Metastasen auf und 16 waren am Tumor gestorben. Bei den 20 Frauen, die mit aktivem Verleugnen oder kämpferischer Haltung reagiert hatten, waren 15 nach 5 Jahren tumorfrei (75%), von 37 Frauen, die mit stoischem Akzeptieren oder Hilf- und Hoffnungslosigkeit reagiert hatten, nur 13 (35%). Bei den 16 Frauen, die in den 5 Jahren an Krebs gestorben waren, hatten 14 (88%) mit stoischem Akzeptieren oder Hilf- und Hoffnungslosigkeit reagiert, bei den 28 tumorfrei überlebenden nur 13 (46%, p < 0,025). Patientinnen, die zum Zeitpunkt der Diagnose allein lebten oder über Eheschwierigkeiten berichteten, hatten eine Tendenz weniger lang zu überleben (p < 0,09). Alle anderen untersuchten psychosozialen Variablen, insbesondere die psychologischen Tests, waren nicht signifikant mit der 5-Jahres-Überlebensrate korreliert.

Nach einer Beobachtungszeit von 10 Jahren (19 Patientinnen leben ohne Rezidiv, 2 leben mit Metastasen und 36 sind gestorben) wurden diese Resultate bestätigt. In einer multivariaten Regressionsanalyse mit 8 prognostischen Faktoren war die psychologische Antwort auf die Diagnose der signifikanteste individuelle Faktor zur Voraussage des Todes durch eine beliebige Ursache (p < 0,003), durch Brustkrebs (p < 0,003) und für die Voraussage des ersten Rezidivs (p < 0,008) Pettingale, 1985).

Cassileth und Mitarbeiter (1985) am University of Pennsylvania Cancer Center untersuchten innerhalb von 2–8 Wochen nach der Diagnose 155 konsekutive Patienten, davon 93 mit Brustkrebs Stadium II, 62 mit Melanom Stadium I (»high or intermediate high risk«) mit einem Fragebogen, der 7 psychosoziale Faktoren erfaßt, die in früheren Studien bei Krebspatienten die Prognose voraussagen konnten:
– soziales Netz
– Befriedigung im Beruf,
– Gebrauch von Psychopharmaka,
– allgemeine Zufriedenheit mit dem Leben,
– subjektive Einschätzung der Gesundheit im Erwachsenenalter,
– Hoffnungslosigkeit,
– das subjektiv erlebte Ausmaß der notwendigen Anpassungsleistung an die Krankheit.

Jeder dieser 7 Faktoren wurde bei der Analyse der Daten als Subskala betrachtet. Durch Zusammenzählen der Subskalenwerte für jeden einzelnen Patienten wurde ein globaler psychosozialer Profilscore konstruiert. Eine zweite Gruppe von 204 Patienten mit weit fortgeschrittenen Krebsleiden wurde ebenfalls untersucht. Da die Resultate dieser Teiluntersuchung nicht direkt mit der Studie von Greer vergleichbar sind, gehe ich hier nicht weiter darauf ein. Mit Ausnahme der gut validierten »Beck Hopelessness Scale« handelt es sich bei der Erfassung der anderen 6 psychosozialen Faktoren nicht um psychometrisch geprüfte Instrumente, sondern um einfache Fragen. Nach einer medianen Zeit von 12,3 Monaten hatten 41 von den 155 Patienten ein Rezidiv erlitten.

In drei verschiedenen Analysen (Kaplan/Meier-Überlebenszeitanalyse, Mantel-Cox-Modell und Varianzanalyse) hatten weder die individuellen Subskalenwerte noch die globalen Werte einen Einfluß auf die rezidivfreie Überlebenszeit. 3–8 Jahre nach der Diagnosestellung (85 Patienten rezidivfrei, 64 Patienten mit Rezidiv) wurden diese Resultate bestätigt. Positive Einstellung zum Leben und Hoffnung in bezug auf die Krankheit wurde mit gleicher Frequenz bei den Patienten gefunden, ob sie später ein Rezidiv erlitten oder in Remission blieben. Als eindeutige prognostische Faktoren wurde nur der Allgemeinzustand der Patienten und die Ausdehnung der Krankheit bei Diagnosestellung gefunden (Cassileth et al., 1988).

Die Resultate der beiden Studien sind diametral entgegengesetzt. Greer findet bei seinen Brustkrebspatientinnen, daß eine hoffnungsvolle oder kämpferische Haltung gegenüber der Krankheit die rezidivfreie und die gesamte Überlebenszeit verlängern kann, während Cassileth bei ihren Patientinnen mit Mammakarzinom und Patienten mit malignem Melanom keinen Einfluß einer positiven Einstellung auf das Überleben finden kann. Wie kommen solch unterschiedliche Resultate zustande? Meistens sind sie durch methodische Unzulänglichkeiten bedingt. Die Kriterien für die Evaluation solcher Untersuchungen sind in den Tabellen 71-3 und 71-4 zusammengestellt.

Beide Studien sind prospektiv. Die Hypothesen sind vor Studienbeginn klar definiert worden, die Patienten sind zu einem genau definierten Zeitpunkt im Verlaufe der Erkrankung untersucht worden.

In der englischen Studie ist der Follow-up von 10 Jahren deutlich länger als in der amerikanischen Studie (3–8 Jahre). Da Brustkrebs ein langsam wachsender Tumor ist, kommen signifikante Vorteile der adjuvanten Therapie in der Regel erst sehr spät im Verlauf der Krankheit zum Vorschein, meistens mehrere Jahre nach der Diagnose. In Analogie ist es möglich, daß frühe psychosoziale Faktoren erst spät Auswirkungen zeigen. Das Argument ist jedoch nicht sehr stichhaltig, da in der Greer-Studie bereits nach 5 Jahren deutliche Unterschiede vorhanden waren.

Von zentraler Bedeutung ist der Zeitpunkt der Untersuchung und die Wahl der Untersuchungsinstrumente. Da die Krankheitsverarbeitung sich über die Zeit ändert, sind mehrmalige Untersuchungen über die Zeit notwendig. In beiden Studien wurden die angenommenen prädiktiven Variablen nur einmal untersucht, innerhalb von 2–8 Wochen nach der Diagnose bei der Cassileth-Studie und 3 Monate nach Diagnosestellung in der Greer-Studie. Nach klinischer Erfahrung ist nach 3 Monaten die akute Krise, die durch die Krebsdiagnose ausgelöst wird, vorüber, und die Situation hat sich etwas beruhigt. Es wäre möglich, daß zu diesem Zeitpunkt die üblichen, über längere Zeit bestehenden Verarbeitungsstrategien zum Vorschein kommen, während in der akuten Phase das Coping häufig wechselt und demnach schwieriger zu erfassen ist. Es ist also wahrscheinlicher, daß die Greer-Studie Verarbeitungsmuster erfaßt, die über längere Zeit wirksam sind und somit auch wahrscheinlicher den biologischen Verlauf beeinflussen könnten.

Wie bereits angedeutet, sind zum heutigen Zeitpunkt keine generell akzeptierten Instrumente zur Erfassung der Krankheitsverarbeitung bei Brustkrebspatientinnen vorhanden. Instrumente, die für psychiatrische Patienten oder für die Allgemeinbevölkerung entwickelt wurden, sind in der Regel nicht empfindlich genug für spezifische Probleme von Brustkrebspatientinnen. In der Mehrzahl der Studien werden psychologische Tests, Fragebögen und strukturierte Interviews verwendet (Derogatis et al., 1979; Funch und Marshall, 1983; Cassileth et al., 1985, 1988; Holland et al., 1986; Hislop et al., 1987; Jensen, 1987; Jamison et al., 1987; Levy et al., 1987). Ein Teil davon hat sich als valide, reliabel und spezifisch für Krebspatienten erwiesen, andere wurden in dieser Hinsicht gar nicht geprüft. Die Greer-Studie ist die einzige, die offene Gespräche zur Erfassung der Reaktion der Patientinnen auf die Krebsdiagnose benützt – neben strukturierten Interviews und psychologischen Tests.

Wie bereits erwähnt, besteht ein fundamentaler Unterschied zwischen Interviewdaten, die aus einer Interaktion mit einem erfahrenen, psychologisch geschulten Arzt hervorgehen, und Daten, die von psychologischen Tests oder Fragebögen stammen. Das Raster der objektiven Tests scheint uns viel gröber und oberflächlicher verglichen mit der Erfassung des Patienten im ärztlichen Gespräch. Auf der anderen Seite können Interviewdaten durch vorgefaßte Meinungen des Untersuchers verfälscht werden. In der Studie von Greer wird erwähnt, daß in einer Pilotuntersuchung zwei unabhängige Beobachter die Patientinnen mit hoher Übereinstimmung in die 4 klinischen Kategorien einteilen konnten. Die 4 Kategorien sind dann klinisch deskriptiv gut definiert, aber genauere Information über die Beobachterübereinstimmung (»interrater-reliability«) fehlt. Immerhin waren die Kategorien, was den weiteren Krankheitsverlauf anbelangt, prognostisch prädiktiv.

In der amerikanischen Studie wurde ein Fragebogen gebraucht, der mit 32 Fragen 7 komplexe psychosoziale Konstrukte zu erfassen sucht. Es ist fragwürdig, ob ein solch rudimentäres Instrument relevante Aspekte des Verarbeitungsprozesses erfassen kann. Mit Ausnahme der »Beck Hopelessness Scale« ist der Fragebogen im Hinblick auf seine psychometrischen Eigenschaften nicht untersucht worden.

In den meisten Studien läßt die biomedizinische und soziodemographische Beschreibung der untersuchten Patienten zu wünschen übrig, und der Einfluß dieser die Resultate möglicherweise verfälschenden Variablen wird nicht untersucht. In den hier zur Diskussion stehenden Studien wurden soziodemographische Charakteristika grob erfaßt, bei Cassileth als Antwort auf einen Brief von Funch (1985; Cassileth et al., 1985), und bei Greer ist die Erfassung der sozialen Schicht nicht spezifisch beschrieben. Da der sozioökonomische Status möglicherweise einen prognostischen Einfluß hat (Vägerö und Persson, 1987; Berg et al., 1977; Lipworth et al., 1970; Linden, 1969), müßte er genauer untersucht werden.

In beiden Studien wurden möglicherweise verfälschende biomedizinische Faktoren nur zum Teil in Betracht gezogen. Bei Cassileth ist das Zusammenfassen von zwei Patientengruppen, die zwar, was das Krankheitsstadium anbelangt, vergleichbar sind, aber vollständig verschiedene Primärtumoren aufweisen, fragwürdig, obwohl statistisch die Lokalisation des Primärtumors die psychosozialen Werte nicht beeinflußte. Möglicherweise zeigt das einen Mangel an Spezifität und Empfindlichkeit des verwendeten Instrumentes an. Die Tatsache, daß die meisten Brustkrebspatientinnen adjuvante Chemotherapie erhielten, im Gegensatz zu den Melanompatienten, könnte auch von Bedeutung sein. Der menopausale Status der Patientinnen ist nicht erwähnt. Da das Alter der Patienten keinen Effekt auf die psychosozialen Werte hatte, ist jedoch ein wesentlicher Einfluß des menopausalen Status unwahrscheinlich. In der englischen Studie wurden eine ganze Anzahl von möglicherweise verfälschenden biomedizinischen Variablen getestet. Hingegen konnte einer der wichtigsten bekannten prognostischen Faktoren bei Brustkrebs, nämlich der histologische Befall von axillären Lymphknoten, nicht erhoben werden, da zur Zeit der Untersuchung die Axilla nicht chirurgisch exploriert wurde. Auch wenn behauptet wird, daß der Befall der axillären Lymphknoten für die 10-Jahres-Überlebensrate nicht von großer Bedeutung sei (Pettingale et al., 1985; Fentiman et al., 1984), kann nicht mit Sicherheit ausgeschlossen werden, daß die Unterschiede im Überleben nicht durch eine ungleiche Verteilung der lymphknotenpositiven Patientinnen in den vier Reaktionkategorien bedingt sind. Die bei dieser Untersuchung noch nicht erfaßbaren Hormonrezeptoren des Tumors könnten als bekannte prognostische Faktoren bei ungleicher Verteilung in den verschiedenen Reaktionsgruppen ebenfalls Unterschiede vortäuschen.

Die Zahl der untersuchten Patienten ist relativ klein in beiden Studien, aber größer bei Cassileth, was das Finden auch kleinerer Unterschiede etwas wahrscheinlicher macht. Es ist zu betonen, daß in der Greer-Studie mit Einschluß der Kontrollvariablen weit über 20 Variablen untersucht wurden. Bei der geringen Zahl von 57 untersuchten Patientinnen kann die Möglichkeit, statistisch signifikante Unterschiede durch Zufall zu finden, nicht vernachlässigt werden. Hingegen ist es unwahrscheinlich, alle zufälligen Signifikanzen beim selben Intrument, nämlich dem offenen Interview, zu finden. Meines Erachtens ist das offene Interview eines der besten und empfindlichsten Instrumente zur Erforschung der Krankheitsverarbeitung. Es ist aber sehr aufwendig und teuer, mit psychologisch geschulten Klinikern über die Zeit wiederholte Gespräche bei einer großen Zahl von Patienten durchführen zu lassen.

2.8 Nachfolgeuntersuchungen der zwei Indikatorstudien mit widersprüchlichen Ergebnissen

Um zu bestimmen, ob die Ergebnisse von Greer und Mitarbeitern (1979) zutreffen oder durch ein methodisches Artefakt bedingt sind, braucht es Replikationen der Studie, die die entsprechenden konfundierenden Variablen kontrollieren. Die Gruppe von Greer hat kürzlich die Studie in einer vergleichbaren Stichprobe von Brustkrebs- und Lymphompatienten repliziert. Sie hat diesmal biologische prognostische Faktoren, insbesondere den axillären Lymphknotenbefall bei Brustkrebspatientinnen, genau kontrolliert und 5 Reaktionsweisen auf die Diagnose (die 4 Kategorien der Vorstudie und zusätzlich »angstvolles Beherrschtsein« durch die Diagnose) von unabhängigen Beobachtern einschätzen lassen (Morris et al., 1992). Von 107 Brustkrebspatientinnen konnten 19 keiner der Kategorien zugeordnet werden. Die Resultate der ersten Studie wurden nur als Trend bestätigt (Gesamtüberlebenszeit, $p < 0.07$; krankheitsfreie Überlebenszeit $p < 0.19$).

Dean und Surtees (1989) am Royal Edinburgh Hospital untersuchten 121 Brustkrebspatientinnen (Krankheitsstadium I und II) präoperativ und 3 Monate später mit einem ausgedehnten psychiatrischen Interview. Sie bestimmten Patientinnen mit Depression oder Angsterkrankungen nach den diagnostischen Kriterien von Spitzer (RDC) und den 4 Reaktionskategorien von Greer. Zusätzlich füllten die Patientinnen das »General Health Questionnaire« (GHQ) und das Persönlichkeitsinventar von Eysenck (EPI) aus. Nach durchschnittlich 6,7 Jahren überlebten Patientinnen, die präoperativ an einer Depression oder Angsterkrankung litten, länger krankheitsfrei ($p < 0.01$) und starben – dem Trend nach – später ($p < 0.1$). Entsprechend überlebten diejenigen, welche präoperativ mit »stoischem Akzeptieren« oder »Hilf- und Hoffnungslosigkeit« reagiert hatten, länger krankheitsfrei ($p < 0.03$), lebten insgesamt aber nicht länger. Ein hohes Ausmaß von Belastung im GHQ präoperativ sagte ebenfalls längeres krankheitsfreies und insgesamtes Überleben voraus ($p < 0.01$). Tiefe soziale Schicht sagte kürzeres rezidivfreies Überleben (< 0.05) und, als Trend, auch insgesamtes ($p < 0.1$) Überleben voraus.

Auf den ersten Blick erscheinen diese Resultate verwirrend. Ein Teilresultat von Greer und Mitarbeitern (1979) nämlich »aktives Verleugnen« 3 Monate nach der Diagnose als guter prognostischer Faktor, wurde bestätigt. Die anderen 3 Reaktionskategorien hatten keine Voraussagekraft in bezug auf das Überleben. Da in der Studie von Dean und Surtees biomedizinische und soziodemographische Variablen gut kontrolliert sind, könnte das Wegfallen eines in der ersten Studie vorhandenen Selektionseffekts (axillärer Lymphknotenbefall) das Resultat auf einen einzigen prognostischen Faktor reduzieren. Eine andere Erklärung für die unterschiedlichen Ergebnisse der beiden Studien wäre nicht übereinstimmendes Erfassen der 4 Antwortkategorien. In der ersten Studie haben Greer und Mitarbeiter (1979) die 4 Kategorien nur kurz umschrieben; später haben sie ihre Konstrukte weiter operationalisiert (Greer und Watson, 1987). Leider war diese Arbeit nicht verfügbar, als Dean ihre Patientinnen untersuchte. Sie hat alle Patientinnen nach der initialen Beschreibung von

Greer und Mitarbeitern in die 4 Kategorien eingeteilt. Somit ist ein systematischer Fehler bei der Zuordnung nicht ausgeschlossen.

Der präoperative Ausdruck von beklemmender Belastung (Angst, Depression, Hilf- und Hoffnungslosigkeit, stoischem Akzeptieren), war mit Ausnahme des EPI über alle Instrumente mit einer besseren Prognose verbunden. Dies stimmt mit früheren Untersuchungen überein (Derogatis et al., 1979; Fentiman et al., 1984; Levy et al., 1985) und scheint den Resultaten von Greer und Mitarbeitern (1979) zu widersprechen. Allerdings ist die Krankheitsverarbeitung ein Prozeß. Anfängliche Verzweiflung, gefolgt von adaptiver Verleugnung zur Wiederherstellung des psychischen Gleichgewichts, entspricht dem üblichen Ablauf einer Trauerreaktion. Entsprechend erscheint die Assoziation einer normalen psychischen Reaktion auf die Krebsdiagnose über die Zeit mit einer guten Prognose plausibel.

Die Studie von Cassileth und Mitarbeitern (1985a) wurde zum Teil in Studie VI und VII der International Breast Cancer Study Group (IBCSG) repliziert. Eine Subskala zur Erfassung der subjektiven Belastung durch Diagnose und Therapie, der PACIS (Perceived Adjustment to Chronic Illness Scale) wurde neben anderen Skalen zur Erfassung der Lebensqualität eingesetzt. Der PACIS hat sich als guter Indikator für die Krankheitsverarbeitung erwiesen (Butow et al., 1991; Hürny et al., 1993; Hürny et al., 1994) und ist besonders sensitiv in bezug auf die Zeitspanne seit der Diagnose, Sprachgruppe und medizinische Behandlung (Hürny et al., 1992). In den IBCSG-Studien VI und VII, die verschiedene adjuvante Therapiestrategien bei Brustkrebspatientinnen mit Stadium II untersuchen, wird der PACIS zusammen mit anderen Instrumenten innerhalb von 6 Wochen nach der chirurgischen Erstbehandlung und danach alle 3 Monate während 2 Jahren eingesetzt. Nach einer medianen »follow up«-Zeit von 21 Monaten bei 1391 Patientinnen mit vollständigem initialem Datensatz sagte die mit dem PACIS gemessene initiale Reaktion auf die Diagnose die krankheitsfreie Überlebenszeit nicht voraus. Wenn hingegen Unterschiede der PACIS-Scores zwischen der Erstmessung nach der Diagnose und 3 Monate später im Hinblick auf ihren prognostischen Wert untersucht wurden, zeigte sich bei der Subgruppe von Patientinnen, die initial nur das Antiöstrogen Tamoxifen erhielten, daß diejenigen Patientinnen mit wenig Unterschied, also gleichbleibender Krankheitsverarbeitung, eine kürzere krankheitsfreie Überlebenszeit hatten, als diejenigen mit großem Unterschied ($p < 0.002$) (Hürny et al., 1992b). Dies ist die zur Zeit größte verfügbare Studie; biomedizinische und soziodemographische Variablen sind gut kontrolliert.

Aus dieser Sicht müssen die im wesentlichen negativen Ergebnisse vorerst zur Kenntnis genommen werden. Indessen ist die Erfassung der Krankheitsverarbeitung durch den PACIS, eine durch die Patientin gewichtete Einzelitemskala, relativ oberflächlich. Obwohl sie sich als vernünftigen Indikator für Krankheitsverarbeitung im Rahmen der Lebensqualitätserfassung in klinisch-onkologischen Studien erwiesen hat (Hürny et al., 1993), ist sie nicht geeignet, die Komplexität des Krankheitsverarbeitungsprozesses widerzuspiegeln. Der methodische Ansatz zur Erfassung der Krankheitsverarbeitung als prognostischem Faktor innerhalb der IBCSG-Studien unterscheidet sich von früheren Untersuchungen wesentlich. Bekannte biomedizinische prognostische Faktoren werden umfassend und sehr genau erfaßt, während die Krankheitsverarbeitung nur mit einem simplen Indikator, allerdings mit gut dokumentierten psychometrischen Eigenschaften gemessen wird. In anderen Studien wird die Krankheitsverarbeitung im Detail erfaßt und biomedizinische Faktoren werden oft vernachlässigt. Dieses Vorgehen ist nicht adäquat, da biomedizinische Faktoren gut untersucht sind und zum Teil einen wesentlichen Einfluß auf die Prognose haben. In einer Untergruppe von schweizerischen Patientinnen der IBCSG-Studien wurden 150 Patientinnen in bezug auf die Krankheitsverarbeitung mit Interviews näher untersucht, die Ergebnisse jedoch noch nicht zur Analyse aufbereitet. Zudem ist ein mittlerer »follow-up« von 21 Monaten bei Brustkrebspatientinnen Stadium II sehr kurz. Die Daten sind deshalb als vorläufig zu betrachten. Immerhin stimmt das Ergebnis, daß eine wesentliche Veränderung der Krankheitsverarbeitung zwischen Diagnosestellung und 3 Monate später in einer Untergruppe ein längeres Überleben voraussagt mit Dean und Surtees Daten (1989) überein. Patientinnen mit flexibler Krankheitsverarbeitung könnten eine bessere Prognose haben als Patientinnen mit rigider Krankheitsverarbeitung. Auch diese Ergebnisse müssen als vorläufig betrachtet werden.

2.9 Psychosoziale Interventionsstudien

Wenn die Krankheitsverarbeitung einen Einfluß auf das Überleben hat, könnte eine psychotherapeutische Intervention mit dem Ziel der Verbesserung der Krankheitsverarbeitung und der Adaptation das Überleben ebenfalls verbessern. Obwohl der Einfluß der Krankheitsverarbeitung auf das Überleben kontrovers ist, laufen gegenwärtig international mehrere Interventionsstudien. Das Hauptziel psychotherapeutischer Interventionsstudien bei Brustkrebspatientinnen ist der Nachweis einer Verbesserung des subjektiven Befindens und der Lebensqualität. Der Einfluß auf das Überleben ist nur in zweiter Linie von Interesse.

Die erste Interventionsstudie bei Brustkrebspatientinnen, die einen Einfluß auf das Überleben zeigte, wurde von Spiegel und Mitarbeitern 1989 an der Standford University in Kalifornien publiziert. In dieser Untersuchung wurden 86 Patientinnen mit metastasierendem Brustkrebs zufällig einer Interventionsgruppe (n = 50) oder einer Kontrollgruppe (n = 36) zugeordnet. Die Interventionsgruppe hatte wöchentliche Gruppentherapiesitzungen von 90 Minuten während mindestens 1 Jahr mit dem Ziel der Symptomkontrolle und der Förderung der Krankheitsverarbeitung. Sie wurde von einem Psychiater oder einem Sozialarbeiter, zusammen mit einer Therapeutin, die selber eine Brustkrebserkrankung durchgemacht hatte, geführt. Die Intervention war wirksam in bezug auf Symptomlinderung und Verbesserung des psychischen Befindens (Spiegel et al., 1981). Die mittlere Überlebenszeit für die Interventionsgruppe war 36,6 Monate, verglichen mit 18,9 Monaten bei der Kontrollgruppe. Obwohl medizinische Faktoren, wie initiales Krankheitsstadium, krankheitsfreies Intervall, Metastasierungstyp und medizinische Behandlung als mögliche konfundierende Variablen gut kontrolliert waren, ist eine gewisse Skepsis diesen Resultaten gegenüber angebracht. Die psychotherapeutische Intervention verdoppelt angeblich die Überlebenszeit. Keine medizinische Behandlung bei Brustkrebs hat je einen so massiven Effekt gezeigt! Im Gegenteil ist die Überlebenszeit bei Brustkrebs, wenn einmal Fernmetastasen vorhanden sind, üblicherweise durch medizinische Maßnahmen nicht beeinflußt. Es ist unwahrscheinlich, daß eine andere Behandlungsmodalität solch eine enorme Wirkung hat. In Anbetracht der großen individuellen Unterschiede im Überleben bei Brustkrebs (wenige Monate bis über 30 Jahre), die nur zum Teil durch bekannte medizinische prognostische Faktoren erklärt werden, beruhen die Resultate von Spiegel und Mitarbeitern (1989) möglicherweise auf einem Selektionseffekt. Weitere gut kontrollierte Studien sind nötig, um den Einfluß einer psychotherapeutischen Intervention auf das Überleben bei (Brust-)Krebspatientinnen zu überprüfen.

2.10 Psychobiologische Studien

Wenn die Krankheitsverarbeitung einen Effekt auf das Überleben hat, müssen Mediatoren zwischen Umwelt, psychologischen Prozessen, dem ZNS und malignem Zellwachstum postuliert werden. Bei Brustkrebs kommen als hypothetische Mediatoren vor allem das Immun- und das endokrine System in Frage. Viele psychosoziale Stressoren und psychologische Reaktionen beeinflussen das Immunsystem bei Gesunden, akut und chronisch Kranken (Sabbioni, 1991). Es ist indessen nicht bekannt, ob die beobachteten Veränderungen der Immunfunktionen normale Fluktuationen darstellen, oder ob sie zur Entstehung oder Progression einer Erkrankung beitragen. Obwohl das Konzept der »immunsurveillance« bei Entstehung und Entwicklung von malignen Krankheiten populär ist, ist das Gewicht der Rolle des Immunsystems noch nicht klar.

Trotz dieser Unsicherheiten haben Levy und Mitarbeiter (1985, 1987, 1988) in einer Serie von Studien einen neuen Ansatz zur Untersuchung psychosozialer Einflüsse auf das Überleben bei Brustkrebs entwickelt, indem sie gleichzeitig hypothetische psychosoziale und immunologische Faktoren untersuchen. In der neuesten Studie an 61 Brustkrebspatientinnen im Stadium I und II, innerhalb 6 Wochen nach der Diagnose untersucht, konnte eine hohe Aktivität der »natural killer cells« (NK) durch folgende Faktoren – in der Reihenfolge ihrer Relevanz aufgeführt – vorausgesagt werden:

– Wahrnehmung von sozialer Unterstützung durch den Lebenspartner und den Arzt,
– Östrogenrezeptor (ER) negativer Tumorstatus,
– nur partielle Mastektomie,
– Gebrauch von sozialer Unterstützung als Krankheitsverarbeitungsstrategie.

Das Erleben von guter sozialer Unterstützung durch den Partner erklären fast 30% der Varianz der NK-Aktivität (Levy, 1990). In dieser Studie scheint das Erleben einer guten sozialen Unterstützung die NK-Aktivität, möglicherweise ein protektiver Faktor gegen das Tumorwachstum, zu verstärken. Zudem wird eine Interaktion zwischen ER-Status und NK-Aktivität angedeutet. Das sind jedoch erst einzelne Teile in einem komplexen, im Moment schwierig zu verstehenden Zusammensetzspiel. Die weiteren Resultate der prospektiv angelegten Studie werden wahrscheinlich zeigen, ob es sich um physiologische Schwankungen handelt, oder ob der Krankheitsverlauf tatsächlich beeinflußt wird.

Eine andere interessante Beobachtung in diesem Gebiet von Razavi und Mitarbeitern (1990) ist die Korrelation von ER- und Progesteron-Rezeptorstatus des Tumors mit der psychosozialen Adaptation in 93 Patientinnen mit Brustkrebs. Die Patientinnen mit rezeptorpositiven Tumoren zeigten eine bessere Adaptation als diejenigen mit rezeptornegativen. Diese Befunde wurden durch Rosenqvist und Mitarbeiter (1993) in einer vergleichbaren Stichprobe nicht und in einem größeren Patientinnenkollektiv (Hürny et al., 1992c) nur zum Teil bestätigt. Die Expression von Hormonrezeptoren ist primär durch die Genetik eines bestimmten Tumors, aber auch durch die Spiegel der zirkulierenden Hormone, definiert. Daß Hormone psychisches Befinden und Verhalten beeinflussen können, ist z. B. beim prämenstruellen Syndrom gut dokumentiert. Auf der anderen Seite kann psychischer Streß vorübergehend zu Amenorrhoe führen, was eine Interaktion in der umgekehrten Richtung anzeigt. Die mögliche Korrelation zwischen Rezeptorstatus und psychosozialer Anpassung zeigt neue Möglichkeiten von recht direkten Interaktionen zwischen Krankheitsverarbeitung und Tumorwachstum auf. Die Assoziation könnte auch einen Teil der widersprüchlichen Ergebnisse in bezug auf Krankheitsverarbeitung und Überleben erklären, weil der Rezeptorstatus als prognostischer Faktor eine Störvariable sein könnte, die in psychosozialen Studien selten kontrolliert wird.

3 Schlußfolgerungen

Wie oben ausgeführt, ist ein klarer Zusammenhang zwischen Krankheitsverarbeitung – und damit verbunden – sozialer Unterstützung und Überleben bei Brustkrebspatientinnen in frühen Krankheitsstadien bis heute noch nicht erwiesen. Hingegen zeichnen sich neue, vielversprechende Zusammenhänge ab. Veränderungen der Krankheitsverarbeitung über die Zeit scheinen wichtiger zu sein als Reaktionen zu einem bestimmten Zeitpunkt. Eine initiale Krise mit

hoher emotionaler Belastung zur Zeit der Diagnose, gefolgt von adaptativem Verleugnen 3 Monate später könnte einen positiven Einfluß auf das Überleben haben. Psychosoziale Interventionen mit dem Ziel der Verbesserung der Krankheitsverarbeitung und daraus resultierendem psychischem Wohlbefinden haben in einer Studie einen Überlebensvorteil für Patientinnen mit metastasierendem Brustkrebs gezeigt. Dieses Ergebnis ist mit Vorsicht zu werten und wird gegenwärtig in laufenden Studien überprüft. Der Ansatz ist aber auch ein neuer Weg, um indirekt die Hypothese Krankheitsverarbeitung/Überleben zu überprüfen. Patientinnen mit individuell verschiedenen Krankheitsverarbeitungsstrategien könnten, jede auf ihre spezifische Art, von der Psychotherapie profitieren. Die Intervention könnte die Adaptation unabhängig von der Art und Weise der Krankheitsverarbeitung verbessern. Der Überlebensvorteil würde dann vom Ergebnis der Krankheitsverarbeitung, der Adaptation, abhängen. Einzelne Aspekte der Lebensqualität, die möglicherweise den Grad der Adaptation reflektieren, haben bei Patientinnen mit metastasierendem Brustkrebs unabhängig von bekannten, biomedizinischen Faktoren sich als prognostisch wirksam erwiesen (Coates et al., 1992).

Was Mediatoren zwischen Krankheitsverarbeitung und Krankheitsprozeß anbelangt, werden wichtige, noch nicht klar definierte Verbindungswege deutlicher, z. B. der endokrine Verbindungsweg über eine Korrelation zwischen Rezeptorstatus des Tumors und psychosozialer Adaptation und der immunologische Verbindungsweg über eine differentielle Assoziation von sozialer Unterstützung und Immunfunktion, insbesondere NK-Aktivität. Zudem gibt es Hinweise auf eine Interaktion zwischen NK-Aktivität und Rezeptorstatus.

Die Hauptgründe für das Fehlen einer klaren Antwort auf die Frage des Zusammenhangs zwischen Krankheitsverarbeitungsprozeß und Überleben sind immer noch methodische Unzulänglichkeiten der vorhandenen Studien, vor allem Probleme der Erfassung der Krankheitsverarbeitung und ungenügendes Erfassen und Kontrollieren von konfundierenden psychosozialen und biomedizinischen Variablen. Kürzlich beschriebene, möglicherweise konfundierende Variablen sind Gewichtszunahme auf der biomedizinischen Seite (Levine et al., 1991) und »life events« auf der psychosozialen Seite (Ramirez et al., 1989). Wie bereits angedeutet, überrascht es, daß die meisten positiven Ergebnisse auf Interviewdaten beruhen. Psychometrische Untersuchungen sagen selten Überleben voraus. Für dieses Phänomen gibt es Erklärungen. Möglicherweise ist für die adäquate Erfassung der Krankheitsverarbeitung eine Arzt-Patient-Interaktion nötig, weil Patienten mehr und andere Information geben und weniger unangenehme Gefühle vermeiden als in psychometrischen Tests. Andererseits könnten geschulte Inerviewer intuitiv und unbewußt prognostische Faktoren erfassen, die nicht unbedingt mit der Krankheitsverarbeitung im Zusammenhang stehen. Dieser Artefakt könnte durch Tonbandaufnahmen der Interviews und Beurteilung durch nicht beteiligte »rater« beseitigt werden.

Die Erfassung von Krankheitsverarbeitung – und damit im Zusammenhang – sozialer Unterstützung muß weiter verfeinert und, wenn möglich, standardisiert werden. Dies dürfte nicht einfach sein, da der Krankheitsverarbeitungsprozeß und das Erleben von sozialer Unterstützung wahrscheinlich hoch individuell ist, auch wenn grobe Muster über die Zeit beobachtbar geworden sind. Die Individualität des Krankheitsverarbeitungsprozesses könnte ein weiterer Grund für die widersprüchlichen Resultate der Studien, die Patientengruppen untersuchen, sein. In kleineren Gruppen können sich in einer Stichprobe Effekte zeigen und in einer vergleichbaren nicht. Eine Möglichkeit, dieses Dilemma zu lösen, wäre, nicht nur die Art und Weise der Krankheitsverarbeitung zu erfassen, sondern Expertenurteile in bezug auf die Adaptativität der individuellen Krankheitsverarbeitung in Anbetracht der Persönlichkeit und der Biographie des Patienten einzuschließen. Adaptation als Äquivalent zur Homöostase könnte sogar einfacher zu erfassen sein.

Die Individualität des Krankheitsverarbeitungsprozesses geht möglicherweise über die psychologische Ebene hinaus. Adler und v. Uexküll (1987) haben eine individuelle Physiologie postuliert, die durch genetische Faktoren, Erleben in der frühen Kindheit, Biographie und Lebensereignisse, definiert ist und in hochspezifischen Interaktionen zwischen dem biologischen, psychologischen und sozialen Niveau resultiert. So könnte z. B. bei der einen Patientin gute soziale Unterstützung mit hohem Östrogenspiegel und tiefer NK-Aktivität, bei einer anderen hohe Östrogenspiegel mit tiefer NK-Aktivität verbunden sein. In diesem Modell sind die individuell-spezifischen Interaktionen Determinanten von Gesundheit und Krankheit.

Biopsychosoziale Interaktionen können nicht länger verneint werden, aber sie sind methodisch sehr schwierig zu erfassen. Eine definierte Methodologie ist noch nicht vorhanden. Wir sind gewohnt, auf einem bestimmten Organisationsniveau, das durch eine bestimmte wissenschaftliche Disziplin definiert wird, zu untersuchen (Soziologie, Psychologie, Immunologie, Molekularbiologie), aber nicht zwischen diesen Ebenen. Anstatt die Frage nach Interaktionen zwischen einem körperlichen (Tumorwachstum) und einem psychischen Bereich (Krankheitsverarbeitung) zu stellen, stehen wir vor dem Problem wie zirkuläre Prozesse die Beziehung zwischen einem Organismus und seiner Umwelt regeln und wie solche Beziehungen auf der Ebene der Zelle, der Ebene der Gewebe und der Organe und der Ebene der Beziehung zwischen dem Organismus und seiner Umwelt sich gegenseitig beeinflussen. Die gegenwärtige Forschungsstrategie einer einmaligen Erhebung auf der psychosozialen Ebene zur Zeit der Diagnose in einer kleinen Patientenstichprobe wird uns die Antwort auf die Frage nicht geben, ob die Krankheitsverarbeitung einen Einfluß auf das Überleben bei Krebspatienten hat oder nicht.

KAPITEL 72

Familienprozesse bei Krebskrankheiten

Werner Geigges

1 Patientengeschichte

Anhand der Krankengeschichte von Frau A. und ihrer Familie wird das zirkuläre Zusammenwirken von Verlaufscharakteristika einer Krebserkrankung, entsprechenden medizinischen Therapiemaßnahmen und den jeweiligen Auswirkungen auf das Familiensystem kurz skizziert; in den folgenden Abschnitten wird auf die konkreten individual-, paar- und familientherapeutischen Interventionen im Behandlungsverlauf sowie auf spontane familiäre Coping-Mechanismen eingegangen.

September 1988 – Erstdiagnose eines Morbus Hodgkin vom nodulär sklerosierenden Typ, Stadium CS IV A, bei Frau A., 33 Jahre alt, verheiratet mit Herrn A., 36 Jahre, Mutter von zwei Söhnen mit sieben und neun Jahren.

Oktober 1988 bis Mai 1989 – Akutbehandlung in Form von sechs Polychemotherapie-Zyklen und anschließend Radiatio der Tumorreste im vorderen oberen Mediastinum sowie im Perikardbereich. Hierunter kommt es zu einer Remission der Lymphogranulomatose, im letzten CT zeigt sich eine persistierende Gewebsvermehrung in der Thymusloge (am ehesten im Sinne eines fibrösen Residuums).

Juni 1989 – Erstes sogenanntes Festigungsheilverfahren von Frau A. in unserer Rehabilitationsklinik für Innere Medizin/Psychosomatik: Bei der Aufnahme finden sich eine ausgeprägte Soorkolpitis, ein Lumboischialgiesyndrom sowie ein Hyperventilationssyndrom als Angstäquivalent. Frau A. konnte die Unsicherheit und Ungewißheit bezüglich einer möglichen Progredienz ihrer Erkrankung zuletzt kaum mehr aushalten, die innere Spannung übertrug sich auf ihre acht und zehn Jahre alten Söhne: Während der 8jährige zunehmend ängstlich/anhänglich reagierte, zog sich der 10jährige von ihr zurück. In den letzten Monaten vor der Aufnahme nahmen sexuelle Probleme in der Partnerschaft zu. Frau A. fürchtete, der Ehemann könnte sich von ihr abwenden und seinerseits mit Ansteckungsängsten reagieren.
    Zum Zeitpunkt der Krebsdiagnose bestanden bei Frau A. kurzzeitig auch Suizidphantasien: Die Vorstellung, allmählich an der Krebserkrankung dahinzusiechen, war für sie unerträglich. Versuche, in dieser ersten Zeit religiösen Rat und Zuspruch zu erhalten, scheiterten. Am ehesten als hilfreich erlebte sie ihr intensives Literaturstudium zum Thema Krebs und Psyche.
    Der Krebsdiagnose vorausgegangen waren die Wiederaufnahme ihrer Berufstätigkeit als Nachtbereitschaft in einem Heim für Mehrfachbehinderte, nachdem sie 10 Jahre zuvor nach der Geburt ihres ersten Sohnes ihren Beruf als Arzthelferin aufgegeben hatte – sowie der plötzliche Tod ihres Vaters, der im selben Jahr mit 56 Jahren an einem Herzinfarkt starb. Mit ihrem Vater war die Patientin während ihrer Kindheit und Jugend innerlich sehr verbunden gewesen. Als Älteste von insgesamt vier Geschwistern (zwei jüngeren Schwestern sowie ein jüngerer Bruder) nahm sie lange Zeit die Position eines Jungen ein. Der Preis für ihre bevorzugte Stellung beim Vater waren ein möglichst perfektes Funktionieren, Verdrängen von Gefühlsimpulsen und einseitiges Leistungsstreben.

Während des stationären Aufenthaltes besteht ein intensiver Kontakt zur Familie, an den Wochenenden kommen stets der Ehemann und in den letzten Tagen vor der Entlassung auch die Kinder für mehrere Tage zu Besuch. In dieser Zeit finden auch zwei familientherapeutische Sitzungen mit der Gesamtfamilie statt: Das emotionale Klima in der Familie ist zu dieser Zeit vor allem davon geprägt, daß Ängste sowie aggressive Gefühle und Wünsche der einzelnen Familienmitglieder nur verdeckt kommuniziert werden können. Das verstärkte Engagement des Ehemannes den Kindern und seiner Ehefrau gegenüber wird von ihr eher im Sinne eigenen Versagens erlebt und abgewertet. Gegenseitige Mißverständnisse und fehlende gegenseitige Anerkennung sind die Folge.

Februar 1990 – Ambulantes Paargespräch auf Wunsch des Ehepaares: Nach einer zunächst sehr positiven Entwicklung innerhalb der Familie und Paarbeziehung treten wieder klinische Symptome bei Frau A. auf, die eine erneute stationäre Rezidivdiagnostik notwendig machen, ohne Anhalt für Befundprogredienz. Der 11jährige Sohn wird in dieser Zeit zunehmend aggressiv und erlebt einen schulischen Leistungseinbruch, seither wird er durch eine Familienberatungsstelle zusätzlich betreut.
    Zwischen den Ehepartnern entfaltet sich eine typische Beziehungsdynamik: Während bei Frau A. ein vorwurfsvoll forderndes Verhalten mit verdeckten symbiotischen Wünschen dominiert, wehrt Herr A. eigene Ängste ab, in die depressive Welt seiner Frau einbezogen zu werden, indem er Distanz sucht, anschließend jedoch wieder Schuldgefühle bekommt und seine Frau zu positivem Denken auffordert.

Juli 1990 – Zweiter stationärer Aufenthalt von Frau A. in unserer Rehabilitationsklinik: Frau A. fühlt sich bei der Aufnahme sehr müde, wenig leistungsfähig und wenig belastbar, Phasen der Verzweiflung wechseln mit glücklichen Zeiten, die Partnerschaft erlebt sie wieder lebendiger, der Ehemann reduziere seine außerhäuslichen Aktivitäten, sie selber betätigt sich trotz Temperaturerhöhung wieder vermehrt sportlich, Freizeitaktivitäten werden inzwischen gemeinsam bestimmt und die Beziehung zwischen Eltern und Kindern entspannte sich zwischenzeitlich deutlich, die schulische Krise des Ältesten scheint überwunden. Inzwischen initiierte Frau A. an ihrem Heimatort mit Hilfe der AOK eine Selbsthilfegruppe für Krebspatienten. Insgesamt scheint die Familie ein neues Gleichgewicht gefunden zu haben.

Juli 1991 – In einem Brief teilt uns Frau A. mit, daß sie sich trotz persistierender klinischer Symptome sehr gut fühle. Als besonderen Erfolg und glücklichen Umstand schildert sie die Wiederaufnahme ihrer Berufstätigkeit: »Ich bin wieder eine unabhängige Frau geworden.«

Mai 1993 – In einem weiteren Brief schildert Frau A. ihr gesundheitliches Befinden als »Auf und Ab«, ohne Anhalt für ein Tumorrezidiv. In der Familie gibt es die üblichen Meinungsverschiedenheiten, alle kommen damit nun aber gut zurecht. Frau A. kann vieles leichter nehmen und bezieht nicht mehr alles auf sich. Herr A. wurde offener und gesprächsbereiter, er ist zuhause präsenter, beteiligt sich an der Kindererziehung und an der Hausarbeit. Sie selber achtet bewußt auf Entspannungsphasen.

Vorausgegangen war eine erneute schwere Familienkrise Ende 1991, in deren Verlauf Frau A. sich von ihrem Mann trennen wollte und bereits konkrete Trennungsschritte einleitete; hierdurch kam es zu einer sehr grundlegenden und konstruktiven Auseinandersetzung der Ehepartner, außerdem konnte Frau A. in dieser Zeit eine langersehnte pädagogische Ausbildung beginnen und inzwischen erfolgreich abschließen. Sie schreibt zum Schluß: »Die Grundsteine zur Veränderung wurden, da bin ich mir sicher, bei den Reha-Aufenthalten gelegt – ›Krankheit als Chance‹.«

2 Der familienzentrierte Ansatz in der Psychoonkologie

Im Zuge der raschen Entwicklung von Familien- und Systemtheorie und Systemtherapie verlagerte sich in den letzten zehn Jahren bei Studien zu Krankheit und Familie der Schwerpunkt von familiären Subsystemen hin zur Betrachtung der Gesamtfamilie als relevanter Behandlungseinheit (Turk und Kerns, 1985; Stierlin et al., 1983; Bahnson 1986, 1990). Gefragt wird vor allem, wie Krebspatienten und ihre Familien auf die Krankheit reagieren, sie bewältigen.

Mit einer Krebsdiagnose, die zumindest initial meist als Todesurteil empfunden wird, erhält die sinnhafte Wirklichkeitskonstruktion, in der man bisher gemeinsam mit den anderen Menschen gelebt hatte, tiefe Risse. Gerdes (1986) spricht vom »Sturz aus der normalen Wirklichkeit«, von Uexküll (1993) von der »besonderen Unheimlichkeits-Aura«, die einer Karzinomerkrankung anhaftet. Diese tiefe Erschütterung von Handlungs- und sinnhaften Deutungsmustern der bestehenden Wirklichkeit betrifft stets auch die gemeinsame, d.h. familiäre Wirklichkeit; individuelle Wirklichkeiten sind nur im Kontext und Schutz von sozialen Wirklichkeiten möglich, beide sind durch Bedrohungen somit wechselseitig gefährdet.

Die aktuell werdende Todesdrohung konfrontiert die Familie eines Krebskranken mit der Aufgabe, Sterben sozial akzeptierbar zu machen und damit mit der Notwendigkeit »der Suche nach Sinn« (Gerdes, 1986). Frühere familiäre Traditionen, in denen sich Geburt und Sterben zu Hause in der Familie vollzog, sind verschwunden, gesellschaftliche Deutungsmuster stehen bei der vorherrschenden Tendenz zur Tabuisierung dieser Wirklichkeitsaspekte kaum zur Verfügung, dadurch ergibt sich zusätzlich die Gefahr der sozialen Stigmatisierung von Krebsfamilien.

Zur Identität einer Familie gehören wesentlich Zukunftspläne, Kontinuitätsvorstellungen, Tradierungen und Vermächtnisse über Generationsgrenzen hinweg (Mehrgenerationen-Perspektive); drohender Verlust und Tod eines Familienangehörigen bedeuten häufig Verlust einer Zukunftsperspektive für die Familie und dadurch eine Bedrohung des »familiären Kohärenz-Gefühls«, der familiären Identität.

Das vielschichtige Netzwerk von Leistung und Gegenleistung, durch das die einzelnen Familienmitglieder wie durch unsichtbare Fäden miteinander verbunden sind, hat für die Gesamtfamilie eine ähnlich vitale Bedeutung wie der »Beziehungs-Mantel« für seine individuellen »Träger«: »Unser Gefühl der Autonomie – d.h. des gesunden »Verfügen-Könnens« über die eigenen Kräfte, setzt – ohne daß wir es bemerken – das harmonische Ergänztwerden unserer Leistungen durch die Gegenleistung der Umgebung voraus« (von Uexküll, 1991).

Im Sinne einer Beziehungsethik sind ein langfristiger Gerechtigkeitsausgleich, eine Balancierung der Schuld- und Verdienstkonten zwischen den Familienmitgliedern Voraussetzungen für das Funktionieren einer Familie; dabei spielen neben aktuellen auch die über mehrere Generationen hin erbrachten Verdienste und Ansprüche eine wesentliche Rolle (Mehrgenerationen-Perspektive). Veränderungen der Rollenmuster innerhalb einer Familie durch Erkrankung eines Familienmitgliedes, vor allem aber der drohende Tod bedeuten einen großen Einschnitt in das familiäre »Beziehungs-Konto« (Boszormenyi-Nagy, 1981). Hieraus resultieren oft belastende Gefühle enttäuschter Hoffnung, Wut und Kummer. Zugleich wird durch diesen Einschnitt in die familiäre Leistungs-/Gegenleistungsdynamik das Autonomie-Gefühl der einzelnen Familienmitglieder bedroht und damit – fassen wir Autonomie als Ausdruck von Gesundheit auf – das »Salutogenese«-Potential innerhalb der Familie zumindest vorübergehend geschwächt, sichtbar an der großen krankheitsepidemiologischen Bedeutung von Verlusten, selbst phantasierten Verlusten naher Angehöriger.

Vor allem Boszormenyi-Nagy (1981) weist auf die therapeutischen Möglichkeiten hin, als Familientherapeut den Prozeß der notwendigen Trauer- und Versöhnungsarbeit innerhalb der Familie zu fördern. Durch das therapeutische Mittel der Beziehungsrekonstruktion wird die Geschichte der einzelnen Herkunftsfamilien während der Familiensitzungen rekonstruiert und emotional zugänglich gemacht, um dadurch gegenseitiges Verständnis und Anerkennung von Leistung und Gegenleistungen zu fördern.

Mit dem Tod von Vater oder Mutter stirbt für die Kinder auch die Chance, noch bestehende Verpflichtungen und Ansprüche gegenüber diesem Elternteil einzulösen. Groll, Enttäuschung, Schuldzuschreibungen, leben in den aktuellen und zukünftigen Beziehungen häufig in projizierter Form weiter, abgelöst von den ursprünglichen Loyalitätskonflikten.

Diese hier kurz skizzierten besonderen Schwierigkeiten unterscheiden Familien mit Krebskranken wesentlich von Familien mit chronisch körperlich kranken Angehörigen. Dennoch lehnen sich die sehr heterogenen theoretischen und praktischen Modelle, die den familienzentrierten Ansätzen in der Psychoonkologie zugrunde liegen, an gut voruntersuchte Charakteristika von Familien mit chronisch körperlich kranken Angehörigen (Wirsching, 1990; Minuchin, 1981) bzw. Aspekte der allgemeinen Familien- und Systemtheorie (Turk und Kerns, 1985) an.

Die folgenden vier Konzepte der insgesamt zahlreichen familientherapeutischen Schulen finden derzeit die größte Verbreitung. Sie bilden gewissermaßen verschiedene Aspekte einer Familie als sich entwickelndes System ab:

1. Das Konzept des Lebenszyklus (Carter und Mc Goldrick, 1980).
2. Das Circumplex-Modell von Olson (1983).
3. Die Bedeutung der Familien-Geschichte, -Mythen und -Traditionen (Penn, 1983).
4. Familie und therapeutisches Setting als neue Systemebene (Imber-Coppersmith, 1985).

2.1 Die Krebserkrankung im Lebenszyklus der Familie

In Anlehnung an Eisenberg und Mitarbeiter (1984) stellten Rait und Lederberg (1989) das Krebsgeschehen in den Zusammenhang typischer Wachstums- oder Reifungsprozesse innerhalb der Familie, wie sie im Konzept des Lebenszyklus von Carter und Mc Goldrick (1980) formuliert wurden. Wenn etwa bei einem jungvermählten Paar, das gerade mit dem Aufbau eines neuen familiären Systems und gleichzeitig mit der Ablösung von den jeweiligen Herkunftsfamilien beschäftigt ist, plötzlich eine Krebsdiagnose gestellt wird, ist die Beziehung häufig sehr bedroht. Der betroffene Partner kann in die Abhängigkeit und Intimität seiner Herkunftsfamilie zurückfallen, die Herkunftsfamilie regelt dann häufig anstehende Entscheidungen, ohne den neuen Lebenspartner adäquat einzubeziehen.

Wieder anders stellt sich die Problematik einer Krebserkrankung bei einer jungen Familie mit kleinen Kindern dar. Familien in diesem Lebenszyklus stehen unter einem großen Aufgabendruck: Es gilt, Kindererziehung, partnerschaftliche und individuelle Bedürfnisse wahrzunehmen und gleichzeitig die externen Beziehungen zu Herkunftsfamilien, Freunden und Umgebung aufrechtzuerhalten. In dieser Situation bedeutet eine Krebserkrankung, daß plötzlich weniger Energie für diese Bedürfnis- und Beziehungsbalance zur Verfügung steht und demzufolge sich z.B. Abhängigkeiten und Isolationstendenzen verstärken.

> Bei unserer exemplarischen Familie A. leidet vor allem Frau A. sehr unter der Angst vor Abhängigkeit, Kontrollverlust und Isolation. Herr A. versucht mühsam Kompromisse zwischen seinem Bedürfnis nach Vereinsaktivitäten und seinem Engagement für die Familie zu finden.

Betrachten wir Familien mit Kindern in der Adoleszenz: Die Hauptaufgabe dieser Entwicklungsphase ist die allmähliche und doch definitive Ablösung der Kinder, die sich mehr und mehr ihrer »Peer«-Gruppe zuwenden und auf der Suche nach eigener Identität und eigenen Lebenszielen sind. In einer solchen Situation führt eine Krebserkrankung eines Familienangehörigen leicht zum Abbruch bzw. Aufschub dieser Ablösungsdynamik; Regressionstendenzen und ein schwerer Abhängigkeits-Autonomie-Konflikt können die Folge sein, Individuationsbemühungen werden oft schuldhaft verarbeitet (Ausbruchsschuld).

Erkrankt ein Elternteil an Krebs, werden heranwachsende Kinder häufig mit entsprechenden Elternfunktionen betraut und damit wieder stark an die Familie gebunden. Dies hemmt ihren Ablösungsprozeß, selbst wenn sie sich diesem Aufgabentransfer verweigern und sich zurückziehen, da erfolgreiche Individuation stets »bezogene Individuation« bedeutet: Wir können uns nur mit und müssen uns gleichzeitig gegen unsere wichtigen Bezugspersonen individuieren (Stierlin et al., 1977, 1983).

Ein Kind kann auch den unbewußten elterlichen Auftrag (Delegation) erhalten, das Leben eines früh verstorbenen Geschwisters weiterzuführen, und die von der Familie in dieses Geschwister gesetzten Erwartungen und Ideale zu erfüllen. Dadurch vermeidet die Familie die notwendige Trauerarbeit.

Erkrankt ein adoleszenter Jugendlicher selbst an Krebs, so wird ihm dadurch die Ablösung von seinen wichtigen Bezugspersonen extrem schwer gemacht. Vor allem der Körper selbst scheint eine solche »Individuation« zu sabotieren, da letztlich der Wille zur Selbstbehauptung, Selbstabgrenzung und Selbstbestimmung wesentlich aus den regenerativen, lebensbejahenden und -ermöglichenden Prozessen dieses Körpers erwächst. Die invasiven therapeutischen Eingriffe, wie Operationen, Strahlen- oder Chemotherapie, bedrohen das Körper-Selbst zusätzlich und beschränken die Möglichkeit einer »Individuation« weiter, das heißt, die Möglichkeit, überfordernde Aufträge zu analysieren, erdrückende Verpflichtungen und Bindungen zu lockern und irreführende, simplifizierende Kausalitätsvorstellungen und Schuldzuschreibung infrage zu stellen; Gefühle von Auswegs- und Hoffnungslosigkeit können sich hierdurch weiter verstärken.

In der Phase des Alterns hängt das partnerschaftliche Miteinander der Eltern und das Miteinander mit den erwachsenen Kindern wesentlich davon ab, wie die Adoleszenzphase und deren Wirren durchlaufen wurden. Das Getrenntsein-Können bei gleichzeitigem Gefühl der Zusammengehörigkeit scheint für diese Phase sehr wesentlich. Enkelkinder übernehmen später häufig die Funktion, die Generationen wieder näher zusammenzubringen.

In der psychosozialen Nachsorge gerade älterer Tumorpatienten wird die Beziehung zu den Enkelkindern sehr häufig als eine der wesentlichsten Bewältigungsressourcen sichtbar, eng verbunden mit dem Gefühl, »noch gebraucht zu werden«.

Durch die zum Teil große räumliche Trennung der Familien und die Tendenz zur Isolation älterer Menschen, verliert in unserer Gesellschaft die Großelternfunktion an Bedeutung: Ältere Tumorpatienten sind immer stärker auf das öffentliche Versorgungssystem angewiesen, fühlen sich häufig sehr isoliert; Ängste, anderen zur Last zu fallen bzw. einsam zu sterben, erschweren die Krankheitsverarbeitung.

2.2 Krebserkrankung und Familienstruktur

In seinem »Circumplexmodell« versuchte Olson (1983) das komplizierte und komplexe Gebilde der Familie auf ein überschaubares familientypologisches Konzept zu reduzieren, um Paar- bzw. Familiensysteme einer empirischen Untersuchung zugänglich zu machen. Er leitete sein Modell aus einer Vielzahl familientheoretischer bzw. familientherapeutischer Konzepte deduktiv ab. Das Modell basiert auf den beiden Dimensionen »Kohäsion« und »Adaptabilität« (»Anpassungsfähigkeit«).

Entsprechend unterschiedlicher Maße an »Kohäsion« und »Anpassungsfähigkeit«, die Familien aufweisen, lassen sich verschiedene familiäre Typensysteme unterscheiden. Das Modell geht davon aus, daß eine bestimmte Balance von Kohäsion und Anpassungsfähigkeit für die Entwicklung und das Funktionieren einer Familie optimal ist.

Auf der **Kohäsionsebene** muß nach dem »Circumplexmodell« ein Gleichgewicht zwischen zu großer Nähe, die zu »Verstrickung« (»Verfilzung«) führt, und fehlender Nähe, die zu »Auflösung« (»Unterorganisation«) führt, gefunden werden.

Auf der **Anpassungsfähigkeits-Ebene** ist ein Gleichgewicht zwischen geringer (Beständigkeit, rigide Familienstruktur) und zu großer Wandlungsfähigkeit (chaotische Familienstruktur) herzustellen.

Die Krebserkrankung bedeutet eine Zerreißprobe für die Familie und ihre Organisationsstruktur (Johnson, 1988). Manche Familien versuchen diese Erschütterung ihrer Lebensstruktur zu verleugnen, indem sie rigide an diesen bisherigen Strukturen festhalten (niedriger Grad an Adaptabilität). Andere zeigen Auflösungstendenzen (niedriger Grad an Kohäsion). In solchen »Familien in Auflösung« (Stierlin et al., 1983) überwiegen anstelle übermäßiger Bindung, Überfürsorglichkeit und Konfliktvermeidung – gegenseitige Isolation, Vernachlässigung und fehlende Loyalitätsverpflichtungen. Selbst Familien mit flexibleren Anpassungsfähigkeiten geraten unter Streß: Oft greifen sie auf in früheren Belastungssituationen bereits bewährte Organisationsmuster bzw. auf ihren dominanten Interaktionsstil

zurück – ein in Krisensituationen nur allzu verständliches Phänomen (Minuchin und Minuchin, 1987).

Mit Hilfe des »Circumplexmodells« Olsons (1983) untersuchten Wirsching und Mitarbeiter (1988) 45 Familien mit einem Bronchialkrebskranken ein bis zwei Wochen, drei Monate, ein Jahr und zwei Jahre nach Beginn der medizinischen Behandlung (Operation oder Chemotherapie) (zum letzten Zeitpunkt konnte wegen zahlreichen Todesfällen und Kontaktabbrüchen allerdings nur noch mit 12 Familien gesprochen werden): Bei 44 der untersuchten Familien fand sich ein bis zwei Wochen nach der medizinischen Behandlung auf der Kohäsionsebene ein starker Zusammenhalt, 41 Familien wurden als »sehr umeinander besorgt« eingestuft. Auf der Ebene der Anpassungsfähigkeit zeigte sich eine sehr geringe »Flexibilität« (»Veränderungsbereitschaft«) in dieser allerersten Krankheitsphase. Alle Kräfte konzentrieren sich auf den Erhalt der Familienhomöostase. Stabilität wurde durch komplementäre Beziehungsformen hergestellt, d. h. die Familienmitglieder ergänzen sich: Wird ein Mitglied hilfsbedürftig oder ängstlich resigniert, dann unterstützen es die anderen, verhalten sich betont optimistisch; die verschiedenen Positionen können häufig auf abrupte Weise vertauscht werden, sogar während eines Gespräches.

Als **erste Krisenreaktion** in dieser ungewöhnlich schwierigen Belastungssituation sind Zusammenrücken, gegenseitige Hilfe, Überwinden von Grenzen in der Familie und Abgrenzung gegen unerwünschte äußere Einmischungen – zusammen mit Stabilisierungsbemühungen und wechselseitiger Ergänzung – möglicherweise unumgänglich oder erweisen sich zumindest als hilfreich. Persistiert dieses Bewältigungsverhalten über die aktuelle Krankheitskrise hinaus, können hieraus folgenschwere Probleme und Belastungen erwachsen: Die Auseinandersetzung mit der Krebskrankheit und die einschneidenden diagnostischen und therapeutischen Maßnahmen – etwa wenn die Familie an Therapieentscheidungen mitwirken kann – erfordern bereits ein hohes Maß an Entwicklungs- und Anpassungsfähigkeit. Stirbt das krebskranke Familienmitglied, so kann eine solche Familie mit einseitig starken Kohäsionskräften und geringer Veränderungsbereitschaft an der Bewältigung dieses Verlustes scheitern und in eine langfristig belastende und krisenanfällige Entwicklung des familiären Systems einmünden.

»Bindung« wird so zum Hindernis unvermeidbarer Entwicklungsaufgaben (Verlustbewältigung, Ablösung), gegenseitige Hilfe zum Aufopfern eigener Bedürfnisse, fehlende Abgrenzung zur Verstrickung im gemeinsamen Konfliktfeld, Abgrenzungen werden zur Isolation (Wirsching, 1988). Erschwerend kommt hinzu, daß es in sehr gebundenen, verstrickten Familien häufig nicht akzeptiert ist, Hilfe außerhalb des Systems zu suchen. Unabhängig vom Ausmaß der Problematik wird eine solche Familie an der Überzeugung festhalten, daß sie die Krise selber bewältigen kann (Johnson, 1988).

Bei ihren katamnestischen Untersuchungen bei Familien mit einem Bronchialkrebskranken drei Monate, ein Jahr und zwei Jahre nach Beginn der medizinischen Behandlung fanden Wirsching und Mitarbeiter (1988, 1990) ein weitgehend stabiles familiäres Bewältigungsmuster mit lediglich leichten quantitativen Veränderungen in Richtung zunehmender Prozesse der Individuation und Bindungsabschwächung im Sinne eines offeneren Kommunikationsstils.

Im Rahmen der familiären Veränderungs- und Anpassungsprozesse bei einer Krebserkrankung durchläuft die Familie häufig Experimentierphasen, in denen vorläufig neue Muster auftauchen, die sich vorübergehend sehr belastend auf die Mitglieder auswirken können und in ihrer Dauerhaftigkeit und möglichen Pathologie erst durch Verlaufsbeobachtungen einzuschätzen sind (Rait und Lederberg, 1989).

Prozeßhaft betrachtet (Minuchin, 1977; Olson, 1970; Wirsching, 1988), liegt die Pathologie familiärer Organisationsformen nicht so sehr in einem speziellen aktuellen Bewältigungsstil, sondern entscheidet sich im Vermögen bzw. Unvermögen einer Familie, sich strukturell – d.h. hinsichtlich der Dimensionen Anpassungsfähigkeit und Kohäsion unter den jeweiligen Streßbedingungen dieser lebensbedrohlichen Krankheit zu verändern.

Bei unserer exemplarischen Familie A. kommt es zu Beginn der Erkrankung an Morbus Hodgkin von Frau A. ebenfalls zu einem starken Zusammenrücken innerhalb der Familie (Zunahme an Kohäsion): Der Ehemann bricht alle Vereins- und Freizeitaktivitäten ab, engagiert sich sehr für seine Kinder und besucht mit ihnen seine Frau während der stationären Aufenthalte regelmäßig. Die Familienhomöostase (Einschränkung der Anpassungsfähigkeit und Entwicklungsmöglichkeiten) wird vor allem durch die Betonung komplementärer Beziehungsformen zu stabilisieren versucht: Zeichen der Schwäche bei Frau A. führen zu ausgesprochener Stärkedemonstration bei Herrn A., der offenbar ganz problemlos mit seiner neuen Aufgabe als Haupterziehungsperson zurechtkommt. Zeigt Frau A. sich etwa entmutigt, verhalten sich vor allem die Kinder betont optimistisch und versorgen ihre Mutter z.B. mit frohstimmenden Kinderzeichnungen. Aus diesen Veränderungen resultiert gleichzeitig eine sehr eingeschränkte Kommunikation in der Familie: Konfliktverleugnung, Gefühlsunterdrückung, Rationalisierung und harmonisierende Aggressionsvermeidung herrschen vor, Frau A. sucht religiösen Rat und Zuspruch und betreibt ein intensives Literaturstudium zum Thema Krebs und Psyche.

Als wir die Familie ca. 10 Monate nach der Krebsdiagnose kennenlernen, zeigen sich deutliche Veränderungen dieses initialen familiären Transaktionsmusters, die vor allem an der Störung der bisherigen Bedürfnis- und Beziehungsbalance symptomatisch werden: Während der jüngste Sohn wieder fast symbiotische Nähe zur Mutter sucht und stellvertretend für sie ängstliches Verhalten zeigt, entfernt sich der Älteste stark von ihr und drückt die emotionale Spannung in der Familie durch sein ausgesprochen aggressives Verhalten und seine Leistungsverweigerung aus (emotionale Bindung). Durch seine Verhaltensauffälligkeiten schafft er indirekt für die Familie einen wichtigen neuen Außenkontakt (»Außen-Perspektive«) in Form einer therapeutischen Beziehung (Erziehungsberatungsstelle) und erhält für sich zugleich

---

Unterstützung für anstehende Individuationsschritte. Herr A. wendet sich wieder verstärkt seinen beruflichen und Vereinsaktivitäten zu.

Die Förderung der Kommunikation über die Krebsängste von Frau A. – eine wesentliche therapeutische Intention in durchgeführten Paar- und Familiengesprächen – helfen dem Paar indirekt zu einer dynamischeren Beziehungsregulation: Diese Ängste führen einerseits zu vermehrter Zuwendung und Nähe in der Paarbeziehung, andererseits verteidigt Frau A. auch den ganz »privaten« Charakter dieser Ängste und wendet sich damit verstärkt betroffenen Krebspatienten im Rahmen einer Selbsthilfegruppe zu, womit neue Distanzierungsmöglichkeiten in der Paarbeziehung verfügbar werden. Gleichzeitig gelingt Frau A. als Initiatorin dieser Selbsthilfegruppe eine Überwindung ihrer Isolationstendenzen und ein deutlicher Zuwachs an Kontrollüberzeugung. Das vorübergehend betont komplementäre Paarbeziehungsmuster differenziert sich wieder in Richtung mehr Symmetrie (Streben nach Gleichheit und nach Verminderung von Unterschieden zwischen den Partnern; G. Bateson, 1981).

Wie weit familiären Strukturmerkmalen auch eine pathogenetische Bedeutung für das Krebsgeschehen selbst zugemessen werden kann, muß derzeit völlig offen bleiben; eine vorschnelle Etikettierung als »Krebsfamilie«, analog zu »Krebspersönlichkeit«, verbietet sich aus vielerlei Erwägungen: Zum einen fehlen kontrollierte prospektive Studien mit einem explizit familienzentrierten Ansatz vollständig, zum anderen folgen Systemprozesse, die auch »Auf- und Abwärtseffekte« zwischen verschiedenen Subsystemen widerspiegeln – etwa einer Familienstruktur und der Aktivierung von Onkogenen – keiner linealen Kausalität (Bateson, 1981). Ein weitgehend mechanistisches Ursache- und Wirkungsdenken führt vor allem auch therapeutisch in eine Sackgasse. Die Notwendigkeit zur tieferen Einsicht in die Dialektik von krankheitsbegünstigenden und protektiven (salutogenen) Faktoren bietet sich sowohl für den Therapeuten als auch Forscher als fruchtbarere Perspektive an.

Zu bedenken ist auch, daß sich derzeit ungefähr 100 verschiedene Formen von Malignomen deskriptiv beschreiben lassen, und daß der komplexe Prozeß der Karzinogenese unterschiedlichste Phasen bereits auf biologischer Ebene umfaßt (s.a. Kap. 71, »Psychische und soziale Faktoren in Entstehung und Verlauf maligner Erkrankungen«). Die vorschnelle psychische Stigmatisierung von Krebskranken und ihren Familien führt lediglich zu raschem Abbruch therapeutischer Gespräche und nicht zu einem hilfreichen Zugang (Buddeberg, 1986; Hürny, 1990).

2.3 Familiengeschichten, -mythen und »Krebs«

Jede Familie verfügt über geschichtlich erworbene Erfahrungen in der Bewältigung von Lebensereignissen und Lebenskrisen (Mehrgenerationen-Perspektive) – eine »Familiengeschichte« analog der individuellen Lebensgeschichte. Um diese Familiengeschichte ranken sich Traditionsbildungen und Familienmythen (z. B. Harmoniemythen, Entschuldigungsmythen, Wiedergutmachungsmythen, Rettungsmythen), die für die Familien eine Abwehr- und zugleich Schutzfunktion erfüllen (Stierlin, 1980). Diese Familiengeschichten (z. B. das tradierte Wissen über Ätiologie, Verlauf und Bewältigung des Krebses) bilden auch eine Art Matrix für aktuelle bzw. künftige Reaktionen einer Familie auf eine Krebserkrankung. Dies ist von ganz zentraler Bedeutung z. B. bei familiär gehäuft auftretenden Malignomen wie Neoplasmen der Brust bzw. multiplen endokrinen Neoplasmen (MEN) (Cleiren et al., 1989; Penn, 1983). Vor allem aus therapeutischen Gründen ist es sehr wichtig, diese Welt der Familiengeschichte, -mythen und -überzeugungen zu erkunden, analog der Beachtung der »individuellen Wirklichkeiten« (vgl. Kap. 24, »Theorie des therapeutischen Geschehens«), denn die Suche nach therapeutischer Hilfe bedeutet für Familien häufig implizit die Suche nach Bestätigung und Fortdauern des familiären Wertesystems.

2.4 Familie und therapeutisches Setting als neue Systemebene

Während der oft langwierigen und einschneidenden Krebstherapie entwickeln sich intensive Beziehungen zwischen Familie und dem therapeutischen Team. Zu Hause wird häufig extensiv über Meinungen und Verhaltensweisen von Teammitgliedern gesprochen, denen großes Gewicht beigemessen wird (Cassileth, 1979); häufig werden Familien auch durch widersprüchliche Auskünfte seitens des Teams geradezu in ihrer eigenen Handlungsfähigkeit gelähmt, erleben sich hilflos, ängstlich und verärgert. Umgekehrt werden häufig Teammitglieder auch in vorbestehende Familienkonflikte verwickelt, indem sie etwa mit den Eltern von krebskranken Kindern implizit um die Erziehungskompetenz konkurrieren, bzw. in sehr verstrickten Familien mit geringer Grenzziehung zu »Quasi-Familienmitgliedern« werden.

> Bei unserer exemplarischen Familie A. wurde die Beziehung zwischen Frau A. und ihrer Stationsärztin während der Chemotherapie stark durch projizierte aggressive Gefühle seitens der Patientin belastet; Gefühle, die zum Schutz der Familienhomöostase innerhalb der familiären Kommunikation unterdrückt wurden.

Familien, die sich nach außen sehr abgegrenzt und mißtrauisch verhalten, induzieren beim professionellen Helferteam wiederum häufig ein sehr distanziertes Verhalten, oft bestätigen sich solche Familien hierdurch auch wieder ihre tiefe Überzeugung außerhalb des eigenen Systems keine adäquate Unterstützung finden zu können. Psychosomatische Liäsondienste finden im Aufzeigen und Supervidieren solcher Interaktionsmuster zwischen Familien und therapeutischem Setting in onkologischen Kliniken eine wichtige und lohnende Aufgabe.

3 Interviewleitfaden für Familiengespräche

Um nun die Situation einer Familie mit einem Krebskranken im klinischen Alltag beurteilen zu können, sind neben den oben dargestellten familientherapeutischen Konzepten zusätzliche Einschätzungsinstrumente hilfreich, wie z. B. das von Hill und Hansen (1964) für Familien mit einem chronisch Kranken entwickelte Fragen-Inventar. Die Fragen beziehen sich auf vier Hauptpunkte des familiären Copings und können als Interviewleitfaden für familienorientierte Anamnesen mit Krebskranken und ihren Angehörigen dienen:
1. Charakteristika der Krebserkrankung:
   - Was versteht die Familie unter der Krebsdiagnose?
   - In welchem Ausmaß werden Schmerz, Behinderung und Lebensbedrohung wahrgenommen?
   - Welches Verständnis der Therapiemaßnahmen und deren Nebenwirkung ist vorhanden?
   - Welche Überzeugungen hinsichtlich der Prognose und Heilbarkeit herrschen vor?
2. Die wahrgenommene Bedrohung für die familiären Beziehungen, den Status und die Zukunftspläne:
   - Wie werden innerhalb der Familie Rollen, Beziehungen und Kommunikationsmuster definiert?
   - Nach welchen Mustern werden innerhalb der Familie Entscheidungen herbeigeführt, aktuell und vor der Erkrankung?
   - Welches sind die Ziele und Pläne einer Familie und wie wirkt sich die Erkrankung darauf aus?
   - Wie sieht jedes einzelne Familienmitglied die Veränderungen, die durch die Erkrankung angestoßen wurden?
3. Verfügbare Ressourcen:
   - Welche finanziellen Ressourcen sind verfügbar, wenn etwa ein Einkommen ausbleiben sollte?
   - Welche Ressourcen im sozialen Netz der Familie stehen zur Verfügung: Verwandte, Freunde, Selbsthilfegruppe usw.?
4. Frühere Erfahrungen mit ähnlichen Situationen:
   - Welche Coping-Strategien benutzte die Familie in früheren Krisen?
   - Wie sieht die Krebsanamnese der Familie und wie sahen die hierin erworbenen Erfahrungen der Familie aus?

4 Familientherapeutische Ansätze

Familientherapeutische Interventionen bei Familien mit einem krebskranken Angehörigen können drei verschiedenen Therapieebenen zugeordnet werden (Rait und Lederberg, 1989):
- Unmittelbare emotionale Entlastung,
- Förderung der familiären Unterstützungsfunktionen,
- Veränderung dysfunktionaler familiärer Bewältigungs- und Interaktionsmuster.

4.1 Unmittelbare emotionale Entlastung

Zur Verwirklichung dieser therapeutischen Intention ist vor allem wichtig, alle Familienmitglieder als Betroffene anzuerkennen und sie dabei zu unterstützen, möglichst alle Gefühle der Betroffenheit zuzulassen. Diese emotionalen Reaktionen induzieren bei Familienangehörigen häufig Ängste: Aus der Rolle zu fallen, psychiatrisch auffällig zu erscheinen, sozial ausgegrenzt zu werden; die Scham, diese emotionale Reaktion sozial nicht kommunizieren zu können, ist meist spürbar und führt dazu, daß Gedanken und Gefühle sowohl den Therapeuten wie den eigenen Familienangehörigen gegenüber zurückgehalten werden. Abgründige Gefühle von Fassungslosigkeit, Verwirrung und Todesangst – sind sie kommunizierbar, für die anderen zumutbar oder verständlich?

Häufig wird daher von betroffenen Einzelnen bzw. ganzen Familien versucht, diese innere Fassungslosigkeit zu verdecken und ein für andere akzeptables Selbstbild vorzuspielen, das eine einigermaßen normale Interaktion z. B. auch Therapeuten gegenüber erlaubt (Gerdes, 1986).

Familienmitglieder haben häufig Schwierigkeiten im Umgang mit heftigen emotionalen Reaktionen des/der primär von einer Krebskrankheit Betroffenen: Sie sind zum einen oft ungeduldig und möchten möglichst rasch den mit der Krebsdiagnose Konfrontierten wieder in der früheren gesunden Rolle erleben. Zum andern erleben sie häufig große Unsicherheit und Hilflosigkeit, wie sie den Betroffenen konstruktiv bei seinen krankheitsbezogenen Gefühlen unterstützen könnten. Hier kann therapeutische Unterstützung ansetzen: Sie kann helfen, den Prozeßcharakter der emotionalen Reaktion und deren Bedeutung für eine erfolgreiche Bewältigung zu vermitteln und die emotionale Labilität des Krebskranken als positiven Bewältigungsaspekt zu deuten. Darüber hinaus profitieren Familien von Hilfen, um adäquate gemeinsame Bewältigungsstrategien zu entwickeln, die einerseits ein positives Unterstützungspotential mobilisieren, andererseits die familiären Kraftressourcen nicht überfordern (Lewis, 1990).

Der akzeptierende Umgang mit direkt oder indirekt geäußerten Gefühlen hilft letztlich den einzelnen Betroffenen aus ihrer individuellen Wirklichkeit wieder in die soziale Wirklichkeit der Familie bzw. der Umgebung zurückzukehren. Alle konfrontierenden Äußerungen sind möglichst zu vermeiden, der Schwerpunkt liegt auf der Betonung und Bejahung der Stärken und Eigenheiten einer Familie.

Bei unserer exemplarischen Familie A. traten, wie oben dargestellt, während der Chemotherapie heftige aggressive Gefühle bei Frau A. auf, die sich interaktionell gegen ihre behandelnde Ärzte richteten. Durch eine sehr verständnisvolle Haltung beim Hausarzt der Patientin sowie seitens des betroffenen Therapeutenteams in der Klinik gelang es, diese Gefühlsreaktionen im Rahmen der Krankheitsbewältigung der Patientin zu sehen und zu akzeptieren. Ein häufig in solchen Fällen zu beobachtender Therapieabbruch bzw. ein depressiver Rückzug seitens der Patientin konnten so vermieden werden. Der Familie gegenüber entstand gleichzeitig ein entängstigendes Modell eines emotionalen Austausches ohne Beziehungsabbruch.

Bei der familientherapeutischen Sitzung mit Familie A. in unserer Klinik war den Therapeuten in diesem Zusammenhang besonders wichtig, das vordergründig dysfunktionale Verhalten der beiden Kinder – Aggressivität und Leistungsverweigerung einerseits, ängstliches Verhalten andererseits – positiv zu deuten: Als unbewußte Fähigkeit, die emotionale Spannung in der Familie zu benennen und damit auf die familiäre Not hinzuweisen. Vor allem beim ältesten Sohn führte diese Intervention zu einer spürbaren emotionalen Entlastung, aber auch die beiden Eltern waren erleichtert in ihrer Sorge und Scham, das Bild einer dysfunktionalen Familie abzugeben und ihren Erziehungsaufgaben nicht mehr gewachsen zu sein. Frau A. hatte Angst, beim Äußern aggressiver Gefühle ihren Mann ganz zu verlieren, und Herr A. fürchtete ein Krankheitsrezidiv bzw. die Suizidgefährdung seiner Frau. Das offene Ansprechen dieser Kommunikationsängste diente ebenfalls der emotionalen Entlastung in der Paarbeziehung.

4.2 Förderung der familiären Unterstützungsfunktionen

Voraussetzung für gegenseitige Unterstützung ist eine möglichst offene Kommunikation zwischen den Familienangehörigen, die Bereitschaft hierzu kann durch Familiengespräche gefördert werden (Worby und Babineau, 1974). Vor allem für Familien mit einem krebskranken Kind wurde vielfach dokumentiert, wie offene Kommunikation – auch unter Einbeziehung der Themen Tod und Sterben – und Ausdruck von Gefühlen entscheidend zur Entwicklung ehelicher und familiärer Kohäsion und Verstärkung von Hoffnung und Optimismus beitragen können (Sholevar und Perkel, 1990). Gerade diese Offenheit wird in der Krisensituation, wie mehrfach gezeigt, selten beobachtet. Hier sind also familientherapeutische Interventionen wichtig: Beispielhaft schlägt Wirsching (1988) bei einer Familie eines Bronchialkrebspatienten, die offenen Gesprächen auswich, Ablenkung in aufopfernder Arbeitsaktivität suchte und jegliche psychosoziale Belastungen aktiv verleugnete, folgende Intervention am Ende eines Familiengespräches vor:

»Manche Menschen, die wir in so schwerer Belastung antreffen, verhalten sich anders. Sie reden miteinander, um sich zu erleichtern und zu unterstützen. Sie versuchen, Ruhe und Erholung zu finden, um die Strapazen der Krankheit und der Behandlung zu ertragen. Sie lassen auch mal den Kopf hängen, wenn ihnen danach zumute ist. Sie aber haben den entgegengesetzten Weg eingeschlagen, weil sie befürchten, reden macht alles noch schlimmer. Wenn sie zur Ruhe kämen, stiegen wieder die Sorgen hoch, und wenn sie sich gehenließen, kämen sie überhaupt nicht mehr auf die Beine. Wahrscheinlich haben sie recht. Auch wenn ihr Weg schwer ist, auch wenn viele ihnen das Gegenteil raten, werden sie auf ihrer Linie bleiben. Weitere Gespräche über Probleme sind nicht angezeigt, könnten sie auch zu stark aufwühlen. Wir wollen nur in einigen Wochen bei ihrem nächsten Besuch in der Nachsorgeambulanz schauen, ob alles gekommen ist, wie sie es sich vorgenommen haben.«

Tatsächlich wirken solche positiven Konnotationen oft paradox und führen manchmal zu einer offeneren Auseinandersetzung mit der eigenen Situation.

Der Förderung der emotionalen Unterstützung und offenen Kommunikation innerhalb der Familie dienen auch Familienwochenenden (»We-can-Week-end«), an denen Krebskranke und ihre Familien einschließlich der Kinder teilnehmen (Johnson und Berendts, 1986; Johnson und Norby, 1981). Neben Gruppengesprächen und Informationsweitergabe werden dort vor allem kunst- und gestaltungstherapeutische Angebote beschrieben. Angeregt durch diese Programme konzipierten Beutel und Sellschopp (1991) ein eigenes Modell von Familienwochenenden für Krebskranke und ihre Angehörigen im Rahmen einer onkologischen Tagesklinik. Als Ziele der Familienwochenenden werden definiert:

- Förderung der gemeinsamen Information der Familie über die Erkrankung, Behandlungs- und Hilfsmöglichkeiten.
- Ermutigung von emotionaler Kommunikation und Austausch, auch in bezug auf angemessenen Ausdruck negativer Gefühle.
- Förderung des Erwerbs von Bewältigungsfertigkeiten durch Kontakt mit anderen Patienten und deren Familien.

Erste Projekt-Erfahrungen zeigen, daß dieses familienorientierte Versorgungsangebot von Patienten und Partnern im Sinne der ursprünglichen Intention als hilfreich erlebt wird.

Einen ähnlichen Ansatz verfolgten Häberle, Weiss und Schwarz (1991) mit ihrem Modellprojekt »Familienkuren als Maßnahmen der Rehabilitation und sekundären Prävention für krebskranke Kinder und deren Familien«. Die Evaluation dieser stationären Rehabilitationsmöglichkeiten für die ganze Familie bestätigte ebenfalls die Erwartung, daß eine solche familienorientierte Nachsorge zu einer deutlichen Verbesserung des physischen und psychischen Befindens der Patienten und ihrer Familien beiträgt. Ganz entscheidend profitieren die gesunden Geschwister und die Väter. Bei den subjektiven Erwartungen der Familie an das Nachsorgeangebot steht der Wunsch, Abstand von der Krankheit zu gewinnen und sich und seine psychischen und physischen Kräfte wieder zu sammeln, ganz im Vordergrund. Dies wird auch darin deutlich, daß die Familien physikalische Anwendungen und Freizeitangebote bevorzugen und konfrontierende psychologische Gespräche während der Familienkur eher ablehnen.

Beide letztgenannten Modelle dienen vor allem der Öffnung der familiären Grenzen nach außen und wirken somit der häufig beobachteten Tendenz zur sozialen Isolation bei Familien mit krebskranken Angehörigen entgegen.

4.3 Veränderung dysfunktionaler familiärer Bewältigungs- und Interaktionsmuster

Vermutlich besteht nur bei wenigen Familien ein besonders hohes Risiko, daß sie im Verlauf der Krebs-

diagnostik oder -therapie aufhören, als Familie zu funktionieren. Bis heute existieren keine verläßlichen Kriterien, wie solche »Risikofaktoren« zu erkennen sind (Lewis, 1990). Minuchin und Minuchin (1987) warnen vor einer vorschnellen Pathologisierung solch vordergründig problematisch erscheinender familiärer Transaktionen und betonen den Durchgangscharakter der Problematik, bezogen auf das Trauma der Erkrankung, stark; die Dysfunktionalität der Familie signalisiert einerseits eine starke Gefährdung, andererseits kann die Erschütterung der gewohnten familiären Strukturen durch die Krebskrise zum Ausgangspunkt eines bedeutsamen Wandels familiärer Dynamik und Struktur werden: Neue familiäre Muster werden erprobt und können sich unter Umständen auch etablieren. Hier wird die grundsätzliche Orientiertheit aller wichtigen familientherapeutischen Schulen an positiven Ressourcen deutlich. Letztlich liegt diesen Therapiemodellen ein dynamischer Gesundheitsbegriff zugrunde, von dem aus Lebenskrisen wichtige Chancen für Entwicklung und Wachstum bieten (s.a. Salutogenese-Konzept, Antonovsky, 1987).

Bei unserer exemplarischen Fallgeschichte regen die Therapeuten in einem Paargespräch Herrn und Frau A. dazu an, die Krebserkrankung in ihrer subjektiven Wahrnehmung zu symbolisieren: Frau A. läßt den »Krebs« zwischen sich und ihren Mann sitzen und schildert ihn fast wie einen nahen Freund, der sie anregt, wieder aktiver zu werden; Herr A. möchte diesen »Krebsfreund« zwischen ihnen entfernen, fühlt sich bedroht durch ihn. Therapeutisch wurde durch diese Anleitung und zusätzliche hypothetische Fragen die Verknüpfung der Ebenen der Interaktionsmuster, Beziehungsprämissen und somatischen Muster angeregt. Dabei wurde deutlich, daß die Krebsängste mit ihren Verhaltens- und Beziehungsimplikationen systemisch betrachtet eine wichtige Funktion bei der Nähe- und Distanzregulation innerhalb der Paarbeziehung erfüllen. Beide Ehepartner führten in ihrer Beziehung vor der Krebserkrankung ein relativ autonomes Leben mit getrennten Aufgaben- und Freizeitbereichen, verstärkt noch durch die Wiederaufnahme der Berufstätigkeit von Frau A. als Nachtwache im Jahr ihrer Erkrankung. Durch die Erkrankung an Morbus Hodgkin wurde das frühere symmetrische Beziehungsmuster*) des Paares tiefgreifend gestört und durch ein komplementäres Muster**) abgelöst, bei dem Frau A. sich abhängig erlebt und sich nach Nähe zu ihrem Mann sehnt.

Durch diese Beziehungsimplikationen erfüllen die Krebsängste die Funktion einer neuen Beziehungsdefinition mit Veränderung der Nähe-/Distanzregulierung. Von den Therapeuten wird in der Abschlußintervention daher dieses vordergründig dysfunktionale Beziehungsmuster positiv konnotiert und das Nachdenken über alternative Regulatoren der Nähe- und Distanzbalance angeregt. In einem weiteren Paargespräch wird der Familie zur Regelung der abendlichen Freizeitaktivitäten ein festes Ritual empfohlen, im Sinne einer alternieren-

---

* Bezeichnung für ein Beziehungsmuster, das auf dem Streben nach Gleichheit und nach Verminderung von Unterschieden zwischen den Partnern beruht (Simon und Stierlin, 1984).
** Beziehungsmuster, bei dem die unterschiedlichen Positionen der Partner sich ergänzen.

den Verantwortung für die konkrete Gestaltung der Abende. Therapeutisch wird mit dieser Verschreibung versucht, den sich auch in früheren Beziehungsmustern des Paares ausdrückenden Kampf um Kontrolle der Beziehung aufzugreifen und durch Offenlegung von »Spielregeln« zu entschärfen sowie zum Experimentieren mit diesen »Regeln« aufzufordern, um so eine neue Balance von Abhängigkeits- und Autonomiewünschen und von Nähe und Distanz anzuregen.

Im weiteren Therapieverlauf berichtet die Familie A., daß zwischenzeitlich einerseits sehr viel mehr Gemeinsamkeiten vor allem zwischen den Ehepartnern entstanden sind und andererseits durch die Wiederaufnahme der beruflichen Tätigkeit von Frau A. im Tagdienst insbesondere auch ihre Autonomiebedürfnisse wieder zur Geltung kommen können.

Wenn sich in den dysfunktionalen Bewältigungs- und Beziehungsmustern frühere Familienkonflikte kristallisieren, bedarf es in der Regel einer expliziten Familientherapie, um Schritte der Veränderung einzuleiten. In anderen Fällen wird immer wieder auf das Veränderungspotential von gemeinsamen Familiengesprächen, manchmal auch nur einem einzigen Gespräch in unterschiedlichen Kontexten hingewiesen (Bahnson, 1986; Wirsching, 1988; Zarit und Zarit, 1984). Wird etwa im klinischen Kontext durch das therapeutische Team ein Familientreffen mit dem Ziel organisiert, ein spezifisches Problem im Behandlungs-Setting zu besprechen, so kann eine gemeinsame Lösung dieses speziellen Problems gleichzeitig andere, unabhängig davon bestehende Familienkonflikte entschärfen (Rait und Lederberg, 1989). Dies unterstreicht die Chance und Notwendigkeit familienorientierte Sichtweisen und Interventionen in das bestehende onkologische Therapie-Setting zu integrieren – wenn nötig in Kooperation mit psychosozialen Diensten etwa im Rahmen eines Liäsonmodells. In jedem Fall muß es Ziel oben genannter Intervention sein, die autonome Fähigkeit des Familiensystems zur Selbstorganisation zu fördern und der Gefahr einer Fixierung an therapeutische Institutionen entgegenzuwirken.

5 Zusammenfassung

Zusammenfassend erscheint aus den dargestellten Gründen die systematische Einbeziehung der Gesamtfamilie bzw. der Partner oder anderer nahestehender Bezugspersonen von Krebskranken innerhalb der medizinischen Versorgung sowie im Rahmen gezielter psychotherapeutischer Hilfen dringlich. Die positiven Erfahrungen mit familienzentrierten bzw. familientherapeutischen Hilfen stützen sich dabei vorwiegend auf Erfahrungsberichte sowie Fallbeschreibungen, kontrollierte bzw. systematisch evaluierte Programme existieren allenfalls ansatzweise (Lewis, 1990).

In einer aktuellen Übersicht über Effekte psychologischer Intervention bei Krebspatienten untersuchten Trijsburg und Mitarbeiter (1992) 22 kontrollierte Studien, dabei fand sich keine einzige Studie mit einem explizit familienzentrierten Ansatz. Informationen darüber, welche der beschriebenen Interventionsformen bei speziellen Bedürfnissen und Problemlagen der unterschiedlichen Familien indiziert sind, fehlen ebenfalls, und es bedarf weiterer Untersuchungen, um sog. Risiko-Familien zu definieren und gezielte Interventionsstrategien anzubieten.

Die therapeutische Haltung, die sich in der konkreten Arbeit mit den Familien Krebskranker bewährt und über viele Forschungs- und Theoriedefizite hinweghilft, sieht im Therapeuten wesentlich einen »Dialogermöglicher«, das heißt, jemanden, der seine Aufgabe darin sieht, in diesen Familien den befreienden Austausch und Dialog und damit bis zuletzt eine bezogene Individuation zu ermöglichen (Stierlin et al., 1983).

KAPITEL 73

Anwendung psychosomatischer Konzepte in der Psychiatrie*

Herbert Weiner
Übertragung aus dem Englischen: *Rolf H. Adler*

1 Vorbemerkung

Die noch weitverbreitete Auffassung, psychosomatische Medizin beschränke sich auf die Untersuchung einer kleinen Zahl von Krankheiten oder die Rolle der Emotionen im Krankheitsgeschehen, ist vollständig veraltet und falsch. Die ursprünglichen Vorstellungen zweier früherer Generationen »psychosomatischer« Forscher sind auch häufig mißverstanden worden: Sie hatten nie behauptet, psychische und/oder soziale Faktoren würden für sich allein (ätiologische oder pathogenetische) Krankheitsursachen darstellen; sie betrachteten sie lediglich als mitentscheidende Faktoren. Spätestens seit 1950 durch Alexander wurden Krankheiten, im Gegensatz zur traditionellen Biomedizin, mit dem heiligen Gral des Glaubens an eine alleinige Ursache jeder Krankheit, als multideterminiert (multikausal) aufgefaßt. Dieser Unterschied der Auffassung stellt nur einen unter vielen dar, welche die traditionelle Biomedizin und psychosomatische Medizin unterscheiden (Ader, 1980; Coulehan, 1980; Engel, 1977; Weiner, 1977, 1978).

In den vergangenen vierzig Jahren haben die Erkenntnisse in der psychosomatischen Medizin eine rasche Ausweitung erfahren. Ihre Konzepte sind überarbeitet und ausgedehnt worden (Hofer, 1984; Taylor, 1987; v. Uexküll, 1963; Weiner, 1977, 1982, 1987). Sie sind mit einer großen Vielfalt traditioneller Krankheiten in Beziehung gebracht worden, aber auch mit den sog. funktionellen Störungen wie beispielsweise der Hyperventilation (Lum, 1976; Magarian, 1982), dem irritablen Kolon (z.B. Weiner, 1988) und dem rheumatischen oder Fibromyositis-Syndrom (Moldofsky, 1989).

Meines Wissens sind die Vorstellungen der heutigen psychosomatischen Medizin noch nicht auf die Psychiatrie angewandt worden. Diese Auslassung ist merkwürdig, denn einer der Eckpfeiler der psychosomatischen Medizin stellt die Auffassung dar, daß

nicht ein krankes Organ oder kranke Zellen im Zentrum des ärztlichen Interesses stehen, sondern Patienten. Eine Theorie der Humanmedizin (v. Uexküll und Wesiack, 1988) integriert alle bedeutsamen Informationen über Patienten in ihren physikalischen und sozialen Umwelten: ihre genetische Ausstattung, ihre Erfahrungen während Reifung und Entwicklung, die Risikofaktoren, welche sie in sich tragen, die alle mit den mitbestimmenden Faktoren der Erfahrung von Krankheit und Leiden in Wechselbeziehung stehen. Die psychosomatische Medizin befaßt sich also mehr mit Ätiologie, unmittelbaren Vorläufern und Pathogenese von Krankheit und Leiden als mit deren Pathophysiologie. Sie untersucht die Auswirkungen von Leiden und Krankheit auf Patienten, deren Familien und deren Leben. Die Rolle der Qualität und Wechselfälle zwischenmenschlicher Beziehungen stehen im Brennpunkt ihres Interesses (Taylor, 1987; Weiner, 1987). Wenn diese Inhalte nicht auch Kern und Substanz der Psychiatrie sind, sollten sie es werden!

Unglücklicherweise steht heute eine Psychiatrie seelenloser und entpersönlichter Gehirne am höchsten im Kurs (Reiser, 1988). Bemühungen um eine integrative Psychiatrie wirken anrüchig (Fink, 1988). Diese neue Psychiatrie preist sich selber als wissenschaftlich an, weil sie sich den Stempel der Biologie aufgeprägt hat. (Vergessen wir aber nicht, daß der Begriff Biologie, wie ihn diese Psychiater gebrauchen, auf Biochemie, Pharmakologie, abbildende Darstellungen des Gehirns und das Messen einzelner Hormone oder das von Neurotransmittern und ihren Stoffwechselprodukten im Blut, Liquor oder Urin beschränkt ist.) »Biologische« Psychiater scheinen die Tatsache vergessen zu haben, daß die ursprüngliche und andere Hauptsäule des Gebäudes der Biologie die Evolutionstheorie ist. Sie handelt von der Geschichte und Vielfalt der Organismen und ihrem Überleben bis zum heutigen Zeitpunkt der Geschichte. Sie befaßt sich auch mit den einmaligen und individuellen Charakteristika der Organismen, die selektiv wegen ihren größeren Anpassungsfähigkeiten ausgewählt wurden. Die Biologie fragt, wie sich Lebewesen unter dem Druck der Selektion verhalten und wie sie sich sozial benehmen. Evolutionsbiologie ist eine organismische Biologie (Mayr, 1982). Die präzise Analyse der Aktivität einzelner Neurone in Gewebsschnitten und Vogelgehirnen

---

* Anmerkung der Herausgeber: Wir bringen ein Kapitel über Psychiatrie in einem Lehrbuch der Psychosomatischen Medizin, weil wir der Meinung sind, daß psychosomatische Medizin Humanmedizin ist, und Psychiatrie daher auch Teil der psychosomatischen Medizin ist. In dem Kapitel wird deutlich, welche neuen Probleme in einer Psychiatrie auftauchen, die von psychosomatischen Konzepten ausgeht und wie wenig fundiert gerade hier einseitig biochemisch orientierte Vorstellungen sind.

verrät uns z. B. nichts über die Rätsel und Präzision der Vogelwanderungen. Tote Vogelgehirne oder isolierte Neuronenzüge wandern nicht! Wissen um Einzelneurone ist notwendig, genügt aber nicht zum Verständnis komplexen Anpassungsverhaltens.

In diesem Kapitel werde ich mich bemühen zu zeigen, wie moderne psychosomatische Konzepte auf die Psychiatrie angewandt werden können.

2 Konzepte von Gesundheit, Leiden und Krankheit in der psychosomatischen Medizin

Psychosomatische Medizin ist eine Alternative zum traditionellen und im Westen vorherrschenden biomedizinischen, krankheitsorientierten Konzept. Sie ist eine patientenorientierte Medizin. Sie versucht die Gefährdung eines Menschen zu Leiden und Krankheit umfassend darzustellen, ihre Auslösung, ihr Anhalten (Mirsky, 1958) und die Reaktionen des Patienten auf sie und die Behandlung. Ihr Blickfeld ist also weiter als das begrenztere des traditionellen Medizinmodells, das sich mit den nächstliegenden Mechanismen des Krankheitsgeschehens befaßt. Ihr ehrgeiziger Entwurf ist so umfassend, daß er unvollständig bleiben muß. Wir besitzen beispielsweise viele Einblicke in die sozialen Einflüsse, die manche Krankheiten fernhalten oder begünstigen – wie die ungleiche Verteilung vieler Krankheiten bei den unterschiedlichen Völkern unserer Erde in den verschiedenen Bevölkerungsschichten zeigt. Viele Beobachtungen sind über Bedingungen gesammelt worden, die den Ausbruch mancher Krankheiten erleichtern. Daß genetische Faktoren zur ätiologischen Varianz mancher Krankheiten beitragen, ist ebenfalls bekannt. In dieses Wissen sind die von der Biomedizin erarbeiteten Einsichten über Pathophysiologie und Anatomie der Krankheiten integriert worden. Was wir häufig noch sehr vermissen, sind tiefe Einsichten in die Pathogenese und die spezifischen Zusammenhänge zwischen den vorangehenden ätiologischen Faktoren einer Krankheit und ihrer Entstehung. Es müssen noch viele Wissenslücken geschlossen werden, bevor das Entstehen einer Krankheit vollständig beschrieben werden kann.

Die psychosomatische Medizin betrachtet es als eines ihrer Ziele, die Ätiologie von Krankheiten umfassend zu beschreiben. Faktoren liegen ihr besonders am Herzen, welche die Fähigkeit beschränken, Belastungen und Bedrohungen zu widerstehen, Faktoren, die, wie erwähnt, Folge der genetischen Ausstattung eines Individuums oder Folge einer Vielfalt von Erlebnissen mit der Umwelt während Reifung und Entwicklung oder Folge von beiden sein können. Die psychosomatische Medizin geht vom Axiom aus, daß die Kombination vieler Faktoren die Anpassungsmöglichkeiten eines Individuums steigern oder behindern kann. Mit anderen Worten vermag sie bei einigen Menschen die Gesundheit zu fördern oder andere dem Risiko zu erkranken auszusetzen, wenn sie Bedrohungen, Belastungen, Infek-

tionen oder Katastrophen gegenüberstehen. Zu den herausragendsten vieler bedeutsamer, die Anpassung beeinflussender Faktoren gehört das Fehlen oder Bestehen und die Qualität einer zwischenmenschlichen Beziehung (House et al., 1988; Weiner, 1987).

Gleichzeitig berücksichtigt die psychosomatische Medizin die Beobachtung, daß das Verhalten und die Handlung eines Individuums es der Gefahr ernsthafter Erkrankungen aussetzen können. Gewisse sexuelle Verhaltensweisen oder intravenöser Drogenmißbrauch ebnen den Boden für das HIV-Retrovirus. Tabakrauchen und -kauen fördert die Gefahr von Atherosklerose, Lungenemphysem und -karzinom und Karzinomen von Mund und Kehlkopf. Schwangere Frauen, die rauchen oder Drogen und Alkohol mißbrauchen, gebären untergewichtige Kinder, die selbst medikamentenabhängig sind und das fetale Alkoholsyndrom erleiden. Alkoholmißbrauch kann zum Erkranken eines jeden Organs führen; er ist aber auch eindeutig mit Trauma, Invalidisierung oder Tod durch Autounfälle, mit körperlichen Gewaltverbrechen und sexuellem Fehlverhalten verbunden.

Die traditionelle Medizin widmet sich der biochemischen Pharmakologie und der Toxikologie von Alkohol, Nikotin und anderen Drogen. Sie versucht, die Schäden zu beheben, die sich eingestellt haben, und kümmert sich weniger um den Schutz vor ihren sozialen, familiären und wirtschaftlichen Vorläufern: Alkohol- und Nikotinmißbrauch nimmt beispielsweise bei männlichen Arbeitern, die unverschuldet arbeitslos geworden sind, erheblich zu (Farrow, 1984).

Die psychosomatische Medizin fragt, warum Menschen zu einem bestimmten Zeitpunkt ihres Lebens krank werden, und warum sie an einer bestimmten Krankheit und nicht an einer andern erkranken. Antworten auf solche Fragen können erst gegeben werden, wenn die Umstände erfaßt werden, in denen Leiden und Krankheiten einsetzen, und durch die Untersuchung der vielfältigen Prädispositionen für eine bestimmte Krankheit. Die individuelle Wirklichkeit läßt einen bestimmten Menschen seine Umgebung als belastend und unkontrollierbar erleben; die Erfahrung kann nicht gemeistert (»bewältigt«) werden. So erlebt das Individuum die belastende Erfahrung oft als unangenehm oder quälend, zum Teil wegen der Bedeutung und den Folgen für den betroffenen Menschen. Bestimmte Gefühle (z. B. Furcht oder Wut) werden geweckt, die Gefahr, Belastung und Widerwärtigkeit anzeigen: Kann die Situation abgewendet oder gemeistert werden, stellt sich Erleichterung ein; bei unsicherem Ausgang kann Hoffnung erlebt werden; sind Belastung, Bedrohung oder Verlust unkontrollierbar (wenn beispielsweise Machtlosigkeit der Situation gegenüber besteht), oder wenn sich die Niederlage einstellt, so werden Hoffnungs- und Hilflosigkeit erlebt und der Patient gibt auf (Engel, 1968).

Kontrollfähigkeit bedeutet in diesem Zusammenhang die Gabe eines Individuums, Antworten zu finden, die Belastung oder Bedrohung abwenden oder meistern. Diese Gabe hängt teilweise von den Kenntnissen ab, wie eine Situation anzugehen ist, und teilweise von der Fähigkeit, kognitive und emotionale Antworten zu steuern. Viele Stressoren, die mit Leidens- und Krankheitsbeginn in Zusammenhang gebracht werden, sind plötzlich und dramatisch; aber auch chronische Unlust, Irritation und Frustration führen zu Ermutigung, einem dauernd gedrückten Zustand und einer Vielfalt von Krankheiten (Brown und Harris, 1978; Hinkle, 1974).

Die Bewältigung von Belastungen und Bedrohungen schwächt die Wirkung dieser Stressoren ab. Alter und Reifungszustand tragen entscheidend zur Fähigkeit bei, sie zu bewältigen (zu kontrollieren). Bewältigungsverhalten umfaßt die realistische Beurteilung der Streßsituation, das Einholen der nötigen Information, um mit ihr umzugehen, und das Entwerfen einer Handlung, die sie überwinden soll (Lazarus, 1966). Nicht immer können die gleichen Strategien benützt werden, um Bedeutung und emotionale Einwirkung eines Ereignisses zu beeinflussen. Bei der Bewältigung von Streß sind Hilfe, Unterstützung, Nähe und Beratung durch andere Menschen von entscheidender Bedeutung – in der Medizin handelt es sich oft um den Arzt, die Krankenschwester usw. So dämpfen soziale Verbundenheit, eine nahe persönliche Beziehung und nur allmähliche soziokulturelle Veränderungen die Auswirkung von traditionellen Risikofaktoren (wie z.B. stark fetthaltige Nahrung und Übergewicht) für die koronare Atherosklerose und den plötzlichen Tod oder Myokardinfarkt (Bruhn et al., 1966; Marmot und Syme, 1976).

Leider wissen wir nocht nicht genug über die genauen Zusammenhänge zwischen dem Verlust der Kontrolle über eine Situation oder dem Versagen, sie zu bewältigen und den physiologischen Veränderungen, die Prozesse in Gang setzen, welche bei prädisponierten Menschen Krankheiten auslösen. Bei Mensch und Tier hängt der Kontrollverlust mit der Zunahme der Sekretion und dem Anstieg der Blutspiegel von Kortikosteroiden zusammen. Versagen und Niederlagen senken den Testosteronspiegel. Die Alarmierung durch Gefahren kann die Adrenalin- und Noradrenalinspiegel anheben (Ursin et al., 1978). Jedoch wissen wir noch sehr wenig über die Psychobiologie persönlich so aufwühlender Erfahrungen wie Trauern (Jacobs, 1987); dies ist um so bedauerlicher, als Trauern eine Kodeterminante des Ausbruchs vieler Krankheiten und veränderten Verhaltens ist (Weiner, 1987).

Die psychosomatische Medizin hat zum Verständnis beigetragen, daß es keine einheitlichen Krankheits-»Kategorien« gibt; die Regel ist vielmehr eine genetische (Rotter und Rimón, 1977) und psychobiologische Heterogenität (Julius und Esler, 1975; Rimón, 1969; Thailer et al., 1985; Vollhardt et al., 1982). Sie hat unser Wissen um die Verschlimmerungen und Rückbildungen von Krankheiten vermehrt (die gewöhnlich »spontane« genannt werden). Solche Beobachtungen entmystifizieren nicht nur solche Ereignisse, sondern erlauben auch genauere Einblicke in die Komplexität der Beziehung zwischen

anatomischen Veränderungen und Symptomen. So weiß man heute, daß nach Einsetzen der Colitis ulcerosa die Schleimhaut des Kolons für immer histologisch abnorm bleibt, die Symptome der Krankheit aber kommen und gehen (Dick et al., 1966). Symptomverschlimmerungen stellen sich ein, wenn die Arzt-Patient-Beziehung auch nur kurz unterbrochen ist oder wenn der Patient aus dem Zustand von Aktivität und Kompetenz in einen Zustand von Hoffnungs- und Hilflosigkeit gerät (Engel, 1956). Die Prognose nach einem Myokardinfarkt hängt zum Teil von der sozialen Situation des Patienten ab: Die Lebensspanne von Ledigen, Geschiedenen oder sozial isolierten Menschen kann verkürzt sein (House et al., 1988).

Es gibt Krankheit nicht als »Sache für sich«. Sie kann von dem Kranken nicht getrennt werden: Die Persönlichkeit des Patienten mit chronischer Polyarthritis ist mitbestimmend für Prognose und Reaktion auf die Behandlung (McFarlane et al., 1987). Zudem reagieren Patienten auf ihre Krankheiten sowohl artspezifisch (z.B. mit Furcht), als auch ganz individuell. Dies hängt von ihren Glaubenssystemen und ihren Vorstellungen ab. Sie bestimmen zum Teil die Behandlungs-»Compliance«; sie tragen zu kürzeren oder längeren Spitalaufenthalten bei, zu Reaktionen auf Operationen und beziehen die Familie des Patienten (und sogar Anwälte) mit ein.

Diese Beispiele belegen, daß Menschen Krankheiten haben und daß es keine Krankheiten per se gibt (Krehl, 1932). Krankheiten sind reine Abstraktionen; sie können nicht wie die konkreten Objekte des Pflanzen- und Tierreichs eingeteilt werden.

Die psychosomatische Medizin ist über den Rahmen des einzelnen Menschen hinaus zu einer Medizin der zwischenmenschlichen Beziehungen geworden. Bis vor kurzem teilte die Psychiatrie diese Auffassung. Sie ist aber zu einem Krankheitsmodell zurückgekehrt, nach dem nicht Menschen, sondern Gehirne psychiatrische Störungen oder Krankheiten haben.

3 Begriffsprobleme in der Psychiatrie

Dieses Kapitel soll darlegen, daß die heutigen Entwicklungen der psychosomatischen Theorienbildung sich ebensogut auf die Psychiatrie anwenden lassen wie auf alle anderen Zweige der Medizin (Engel, 1977; v. Uexküll et al., 1986; Weiner, 1977). Deshalb werde ich es vermeiden, ausführlich auf den traditionellen Begriffskonflikt in der Psychiatrie einzugehen, ob »physikalistische« (organische, biologische, neuropsychiatrische) oder psychologische und soziologische Erklärungen der Ätiologie und Pathogenese psychiatrischer Symptome und Leiden genügen. Wir brauchen nämlich bei psychisch Kranken eine integrative Auffassung über die Rolle all dieser Determinanten.

Die fruchtlose und brisante Kontroverse über entweder »physisch« oder »psychisch« geht in der Psychiatrie geschichtlich auf Bayles Beschreibung von chronischer Meningitis bei gewissen Geisteskranken zurück, auf die Beziehung zwischen einer bestimmten Form von Demenz und Pellagra und auf die Entdeckung von Treponema pallidum im Gehirn von Patienten mit paretischer Neurosyphilis. Bayles Beobachtung wurde verwendet, um Pinel und Esquirol zu widerlegen, die behaupteten, man könne psychiatrische Symptome – und Krankheit – weder verstehen, noch diagnostizieren, noch behandeln, wenn man den einzelnen Patienten nicht psychologisch voll erfasse mitsamt seiner persönlichen Geschichte (Goldstein, 1987): Verdickte Meningen genügen nicht zur Erklärung der Geisteskrankheit eines Menschen. Viele Geschichtsforscher haben belegt, daß der Kampf, der zwischen Bayle und Esquirol begann, nie beigelegt wurde. Die Auffassung, daß die Erklärung einzelner psychiatrischer Symptome oder Syndrome nur auf physikalischen Veränderungen des Gehirns beruhen könne, wird von dem traditionellen biomedizinischen Modell gestützt. Es beschränkt sich ausschließlich auf strukturelle, anatomisch umschriebene »Läsionen«, welche Symptome durch isolierte ätiologische »Ursachen« oder die nächstliegenden molekularen Mechanismen erklären. Es vertraut vollständig auf pharmakologische Stoffe, Chirurgie und Strahlentherapie. Für diese Auffassung ist die paretische Neurosyphilis das Vorbild für alle folgenden »biologischen« und erklärenden Theorien in der Psychiatrie. Dieses grob vereinfachende Konzept möchte das weite Spektrum und die Vielfalt von Verhaltensweisen und Symptomen der Patienten mit Neurolues auf eine einzelne Ursache zurückführen: den Nachweis der Spirochäten im Gehirn. Die Symptome der paretischen Neurosyphilis sind jedoch individuell und idiosynkratisch; zum Teil sind sie Folgen des Versuchs des Patienten, seine kognitiven Defekte zu verdecken, die ihrerseits seine Fähigkeit für Problemlösungen und Arbeit einschränken und seine zwischenmenschlichen Beziehungen grundlegend verändern können (Goldstein, 1939; Schilder, 1951). Zudem können identische Verhaltensweisen und Symptome, die luetische Patienten aufweisen, auf verschiedenen Wegen als Folge anderer Krankheiten des Gehirns auftreten: Sie sind nicht spezifisch für die paretische Neurosyphilis und vermögen ohne Kenntnis der Anamnese des Patienten, seines bisherigen Kampfes mit den Schäden der Krankheit nicht verstanden werden.

Die Suche nach einem physikalischen Grund für jegliches Symptom setzte bereits mit Morgagni ein und wurde von Bichat, Laennec und ihren Geistesgenossen zu Beginn des 19. Jahrhunderts eifrig fortgesetzt. Sie hat seither angehalten. Im 20. Jahrhundert ist die materielle Ebene, auf der solche Erklärungen gesucht werden, immer mikroskopischer und damit eingeschränkter geworden – mit anderen Worten immer molekularer und physikochemischer. Reduktionismus und Materialismus haben sich verbrüdert und sind zum einzigen theoretischen Rahmen der Biomedizin geworden.

Das Fehlen von strukturellen Veränderungen zur »Erklärung« von Symptomen oder Symptombün-

deln und demzufolge von Krankheiten wird entweder auf heute noch fehlende Kenntnisse zurückgeführt (d.h. die strukturellen Veränderungen werden in der Zukunft nachgewiesen werden können), oder die Symptome werden als »eingebildete« erklärt – das wahre Forschungsgebiet der Psychiater! Diese Auffassung übersieht, daß es keine enge Beziehung zwischen Symptomen und strukturellen Veränderungen in Zellen, Geweben oder Organen gibt: Symptome (und Leiden) können ohne Läsionen vorkommen und Läsionen (und Leiden und Krankheit) ohne Symptome. Placebos vermögen Symptome zu beheben, aber sie beeinflussen anatomische Veränderungen nicht (Peterson et al., 1977). Die Wirkung eines Medikaments braucht seiner, uns bekannten, pharmakologischen Wirkungsweise überhaupt nicht zu entsprechen (Luparello et al., 1968, 1970). Physiologische Funktionsänderungen führen ohne Erzeugung anatomischer Defekte zu Symptomen (und Leiden). Symptome von Leiden und Krankheit sind kulturgebunden, werden von Glaubenssystemen beeinflußt, von individuellen Interpretationen und ihnen untergeschobenen Bedeutungen (Fabrega, 1987; Kleinman, 1988). Kurz und gut: Menschen, nicht Organe, haben Symptome.

Symptome sind Wahrnehmungen, und Wahrnehmungen besitzen Bedeutungen für die Menschen. Diese Einsicht führt unvermeidlich zu einer auf Menschen zentrierten Medizin. Sie bemüht sich, die Erkenntnisse der Biomedizin in einen gesetzmäßigen und umfassenden Rahmen zu integrieren und sie damit zu ergänzen und zu erweitern. Sie weiß, daß medizinische Phänomene – Symptome und Veränderungen von physiologischen Funktionen – nicht notwendigerweise die Folgen von Veränderungen der Struktur von Organen oder ihrer Teile zu sein brauchen. Das gleiche Symptom kann durch Veränderungen in der Funktion oder der Struktur oder durch Veränderungen in beiden entstehen. Diese Theorie ist umfassender und versucht Ergebnisse aus verschiedensten Forschungsgebieten zu integrieren. Natürlich muß sie sich noch mit ungelösten Fragen des Dualismus-Rätsels herumschlagen; aber es werden Anstrengungen unternommen, die sich mit diesem zentralen Problem befassen (Engel, 1977; v. Uexküll, 1963, Weiner, 1986, 1989b).

4 Krankheitstheorien und das Problem der Diagnose in der Psychiatrie

Die Aufgaben des Arztes bestehen im Diagnostizieren, Vorbeugen und/oder Behandeln von Krankheiten. Die Behandlung kann in einer Erleichterung von Symptomen, von Schmerzen und Leiden bestehen; am besten wird dieses Ziel durch die Heilung der Krankheit erreicht. Um dieses Ziel zu erreichen, muß der Arzt Konzepte über die Ursachen (Ätiologie und Pathogenese) der Krankheiten und nicht nur über ihre pathologische Anatomie und Physiologie besitzen. Für eine Prävention von Krankheit ist ein Wissen über die Ätiologie von Krankheiten besonders wichtig und Prävention ist der Behandlung nach Krankheitsbeginn vorzuziehen. Da unsere Kenntnisse über die Ätiologie und besonders die Pathogenese der meisten Krankheiten, außer bei bakteriellen, viralen, parasitären Infektionen und Unterernährung, beschränkt sind, sind Vorbeugung und Heilung eher die Ausnahme als die Regel. Da Ärzte zudem ihre Patienten gewöhnlich erst nach Ausbruch der Krankheit sehen, stützen sie ihre Diagnose nicht nur auf Symptome, sondern auch auf Störungen von Struktur und Funktion und müssen herausfinden, wie diese Störungen entstanden sind.

Ob Ärzte es zur Kenntnis nehmen oder nicht, die Konzepte von Krankheiten (Kendell, 1976a; McHugh und Slavney, 1983) sind Angelpunkte der ärztlichen Arbeit, und nicht nur Diagnosen. Biomedizinische Modelle und Konzepte von Krankheit kommen meistens in zwei Formen vor – einer exogenen und einer endogenen Form (Copeland, 1977). Beide beeinflussen Behandlung und Diagnose, Hypothesen über Ätiologie und Pathogenese von Krankheiten und auch die Forschung.

Beflügelt von den erfolgreichen Klassifikationsversuchen für Pflanzen und Tiere von Linnaeus und Buffon, begann Sydenham im 17. Jahrhundert Krankheiten als natürliche (und nicht übernatürliche) Phänomene zu betrachten. Er teilte auch sie in umschriebene Klassen ein – in »definierte und gesicherte Arten« – und gründete sein Vorgehen auf Bündel von Symptomen, die er häufig willkürlich ordnete.

Die von Linnaeus und Buffon begonnene Einteilung in der Biologie hatte als weitreichende Folgen die Evolutionstheorie und die Genetik. Einteilungen in der Biologie sind Theorien, die gleichen Erscheinungen und identischen Eigenschaften gerecht werden, aber nicht identischen Ursachen; sie »schaffen und spiegeln die grundlegende Struktur von Wissenschaft«. Arten sind nicht Wesenheiten: Gemeinsame Erscheinungen und gleiche Eigenschaften verdecken die Variation – das Rohmaterial der natürlichen Auslese. »Variation ist das primäre; Wesenheiten sind illusorisch« (Gould, 1985).

Biologen teilen ein, Ärzte diagnostizieren. Diese Unterscheidung wird selten getroffen. Biologen verfügen über ein einfaches Merkmal, um Mitglieder einer Art zu identifizieren: Die Nachkommen sich paarender Mitglieder der gleichen Art sind fruchtbar, diejenigen aus der Verbindung artfremder Lebewesen sind es nicht. Leider gibt es keine so einfachen Merkmale, Krankheiten zu unterscheiden. So können Mitglieder von zwei verschiedenen Tierarten die gleiche Krankheit aufweisen mit diagnostischen Kriterien, welche die Grenzen der Art überschreiten. Dann unterscheiden sich die Ziele von Diagnose und Klassifizierung: In der Medizin ist die Notwendigkeit nach Krankheiten oder ihren Unterformen einzuteilen ein dringendes Forschungsanliegen, denn gemischte Populationen verwirren die Resultate: Die Verwendung spezifischer HLA-Antigene oder von rheumatoiden Faktoren kann beispielsweise für die Einteilung der Unterformen der chronischen Polyarthritis und ihre Erforschung notwendig

sein. Die chronische Polyarthritis kann jedoch klinisch ohne derart präzise Merkmale diagnostiziert werden.

Die Risikofaktoren (z.B. HLA-Antigene) für diese Krankheiten unterscheiden sich in verschiedenen ethnischen Gruppen, der phänotypische Ausdruck der Erkrankung ist aber sehr ähnlich.

Einteilung in Biologie und Diagnostik der Medizin unterscheiden sich auch sonst noch bedeutsam (Fabrega, 1987). Lebewesen wie Pflanzen und Tiere sind konkrete, ausgeformte Objekte, die man hierarchisch in Klassen, Gattungen und Arten einteilen kann. Krankheit und Leiden aber sind Abstraktionen, die in Lebewesen geschehen, die sich so oder so verhalten, ihre Symptome wahrnehmen und vorweisen, interpretieren, beschönigen, verschieben, übertreiben oder bagatellisieren. Sie teilen sie dem Arzt mit, der sie seinerseits interpretiert, bewertet und zu verifizieren sucht. Symptome neigen also dazu, sich im Verlaufe der Krankheit inhaltlich, in bezug auf die Dauer und Schwere zu verändern. Sie sind keine unveränderlichen Objekte.

Diese Bemerkungen treffen besonders auf die sog. »psychiatrischen« Leiden zu: Patienten mit Bulimia nervosa stellen beispielsweise ihre Freßanfälle im Spital ein und nehmen sie zu Hause wieder auf. Diese Patienten pflegen auch zu lügen, zu stehlen. Sie mißbrauchen Drogen und Alkohol, sind sexuell wahllos aktiv und schämen sich ihrer Verhaltensweisen. Die heutige Verlegung des Schwergewichts auf ihr »Eßverhalten« ist problematisch: eine Abstraktion. Es lenkt vom Bemühen ab, zu verstehen, was diesen Menschen wirklich fehlt.

Leiden und Krankheiten sind vom Menschen entworfene Begriffskategorien, die kranken Individuen übergeworfen werden; sie können angemessen sein, sind es aber nicht immer, weil kranke Menschen sich stark voneinander unterscheiden. Symptome oder Verhaltensweisen können nicht vom Menschen abgelöst werden, mögen die Ärzte noch so sehr danach trachten. Verhalten ist keine konkrete und unveränderliche Sache wie eine bestimmte Pflanze oder ein bestimmtes Tier, es ist vielmehr eine Sammlung von Handlungen mit Zielen, Bedeutungen (Absichten) und Zwecken (Fabrega, 1987; v. Uexküll, 1963). Sie sind alle durch soziokulturelle Gepflogenheiten gefärbt oder konditioniert und diese bestimmen ihrerseits, ob man sie als normales oder abnormales Verhalten beurteilt. Wo hört normales Verhalten auf und wo beginnt abnormales?

Wann betrachtet man ein Symptom als Manifestation eines Leidens und wann nicht? Bestimmte Formen von Sexualverhalten sind aus biologischer Perspektive atavistisch. Aus medizinischer (psychiatrischer) Sicht werden die gleichen Verhaltensweisen heute nicht mehr länger als Störungen oder Leiden betrachtet. Dadurch werden diejenigen, die (aus vielerlei Gründen) mit ihrem Verhalten nicht zu leben vermögen (mit dem derzeitigen Risiko für HIV-Ansteckung), der ärztlichen Betreuung beraubt.

Die Grenzen zwischen Gesundheit, Störungen und Leiden sind also verwischt. Sie sind es auch aus anderen Gründen: Symptome (besonders wenn sie mit Bedeutungen, Glaubensvorstellungen über Leiden und Absichten durchtränkt sind) und Verhalten können nicht von Gepflogenheiten losgelöst betrachtet werden, die ihrerseits vielfältig sind und unter dem Einfluß religiöser, politischer, ökonomischer und sozialer Normen stehen. Normen, seien sie physiologische, immunologische, biochemische oder verhaltensmäßige, sind schwer zu fassen. Sogar diese »harten« (»wissenschaftlichen«) Merkmale wechseln je nach Geschlecht, ethnischer Zugehörigkeit, Alter, Tages- und Jahreszeit. Handlungsweisen sind noch vielfältigeren Normen unterworfen.

Von wenigen Ausnahmen abgesehen sind klinische Zustände, die mit psychiatrischen Störungen oder Leiden gleichgesetzt werden, keine Krankheiten und hängen von historischen, kulturellen und sozialen Bedingungen ab (Fabrega, 1987; Kraupl-Taylor, 1980). Diese Feststellung wird von der Beobachtung gestützt, daß einige der Manifestationen der Schizophrenie (beispielsweise Katatonie und Hebephrenie) sich in unserem Jahrhundert verändert haben und ihre Prognose günstiger geworden ist (Hare, 1988). Ein anderer Irrglaube liegt dem derzeitigen Begriff der psychiatrischen Diagnose zugrunde: Bestimmte Symptombündel (z.B. schwere Depressionen) werden als typischere Beispiele der Kategorie als andere Symptomgruppen der gleichen Kategorie betrachtet; z.B. die »atypischen« Störungen. Das logische Mißverständnis einer solchen Auffassung besteht darin, daß, »wenn Kategorien als andere Symtomgruppen der gleichen Kategorie lediglich durch die allen Mitgliedern gemeinsamen Eigenschaften definiert sind ... (beispielsweise bei depressiven Störungen) ..., keine Mitglieder typischere Beispiele bestimmter Kategorien sein sollten als andere« (Lakoff, 1987).

Diese Bemerkung möchte ich betonen: Der Auffassung, einzelne Krankheiten seien scharf abgegrenzte Einheiten, liegt eine problematische Behauptung über Wesenseigenschaften zugrunde. Diese entscheidende Einsicht haben medizinische Forscher erst in den letzten zwei Jahrzehnten gewonnen: Jede Krankheit ist variabel (d.h. heterogen) und diese Variabilität ist eine grundsätzliche Eigenschaft (Weiner, 1977, 1989a). In der Psychiatrie ist das Konzept der Heterogenität angeblich psychiatrischer Krankheitskategorien bis auf den heutigen Tag umstritten (und abgelehnt). Die Illusion, das identische Aussehen einer ihrer Krankheiten (etwa der Schizophrenie oder der bipolaren »Krankheit«) sei Ausdruck ihrer gemeinsamen Ursache, belastet die Psychiatrie immer noch. Wird erst einmal die Auffassung der Heterogenität zugelassen, wird wahrscheinlich sogar eingesehen werden, daß auch strukturelle Läsionen durch eine Vielzahl von (pathogenetischen) Abläufen entstehen können – es gibt keine unveränderlichen Ursachen; und sie drücken sich nicht einmal in ihrer pathologischen Anatomie aus (Grossmann, 1978).

Die Idealvorstellung von umschriebenen Krankheiten mit umschriebenen zellulären »Ursachen« spukt noch immer im Kopf der heutigen Psychiatrie, die leidenschaftlich versucht, Kategorien im Sinne von Linnaeus zu suchen und zu definieren und ihre anatomischen oder biochemischen (»biologische Marker«) Entsprechungen oder sogar ihre biologische Basis aufzustöbern. Die Suche nach Markern sollte viel bescheidener die Bestätigung für ein besonderes Bündel von Symptomen oder Verhaltensweisen zum Ziele haben: Man sollte ihnen nicht leichtfertig ätiologische oder pathogenetische Bedeutung unterstellen.

Da jede Krankheit oder Störung ein ausgesprochen variables Phänomen ist, kann sie sich in schwerer oder milder Form darbieten. Leidet der Patient mit chronischer Polyarthritis, der nur rheumatische Knoten aufweist, an der gleichen Krankheit wie derjenige mit zunehmenden Erosionen und Deformitäten der Gelenke? Haben Patienten mit milden und kurzdauernden Schüben von Schizophrenie (d.h. »schizophreniformen« Erscheinungen) die gleiche oder eine andere Krankheit als diejenigen mit einem Leiden, das mindestens sechs Monate anhält? Seit wann eröffnet die Dauer einer Krankheit wesentliche Einblicke in ihre Natur? Viele Faktoren tragen zur Prognose bei. Am anderen Ende der Skala stellt sich die Frage, wo Gesundheit aufhört und leichte Krankheit und Leiden beginnen. Stellt ein Blutdruckwert von 140/90 mm Hg eine Krankheit dar in Anbetracht der Willkür, mit der diese Werte festgelegt wurden?

Viele Rätsel und Unvereinbarkeiten bestehen deshalb in unseren Vorstellungen von Diagnose und Krankheit fort. Bisher ist es der Psychiatrie mißlungen, Ätiologie und Pathogenese der meisten Krankheiten durch eine individuelle »Ursache« zu erklären und reine Krankheitskategorien aufzustellen. Sogar das Paradigma der Medizin – die Theorie der Infektionskrankheiten – ist eine grobe Vereinfachung, denn das infektiöse (externe) Agens ist für viele Symptome oder Krankheitszeichen weder notwendig, noch für sich alleine eine genügende Ursache. Die Reaktionsweise des Individuums ist für die Symptombildung und Erscheinungsform der Krankheit ebenso wichtig wie exogene und endogene »Ursachen«.

Die alternative Ansicht, Leiden und Krankheit seien Folgen einer begrenzten Anpassungsfähigkeit des Menschen an belastende Erfahrungen (infektiöse Erreger eingeschlossen), ist von Copeland (1977) als endogenes Krankheitsmodell bezeichnet worden. Symptome stellen nicht nur die direkte Folge externer Ursache(n) oder das Endstadium von Organveränderungen dar. In ihnen kommen zusätzlich die Folgen der Anpassungsbemühungen des Individuums zum Ausdruck. Oft spiegeln sie Funktionsstörungen wider, die den strukturellen Veränderungen gewöhnlich zeitlich vorangehen. Eine vollständige Definition von Leiden und Krankheit setzt Kenntnisse über die Art der Beziehung zwischen Umgebung und Individuum voraus, und die Gesamtheit seiner ererbten und erworbenen Anpassungsfähigkeiten – Informationen, die viele Schichten der biologischen Organisation einbeziehen (Copeland, 1977). Dieses Modell führt den Arzt zu einer patient-

und nicht zu einer krankheitsorientierten Medizin. Krankheit ist ein teilweises oder vollständiges Versagen der Anpassung: Da die Anpassungsmöglichkeiten des Menschen nicht unbeschränkt sind, bündeln sich die Manifestationen versagender oder mißlungener Anpassung in Krankheitskategorien, die individuell stark variieren.

Diese Auffassung ist mit dem derzeitigen diagnostischen Vorgehen in der Psychiatrie nur ein Stück weit vereinbar: Sie erfaßt nur zwei diagnostische Kategorien eines Konzepts der Mensch-Umwelt-Interaktion: die Anpassungsstörungen und das posttraumatische Streßsyndrom. Bei den Anpassungsstörungen ergeben sich Verhalten und Symptome aus den Bemühungen, sich anzupassen. (Es sei angemerkt, daß »adjustment« und »adaptation«, also Angleichung respektive Verarbeitung nicht synonyme Begriffe sind.) Beim traumatischen Streßsyndrom ist das Individuum bei der Verarbeitung von Erlebnissen gescheitert, die oft überwältigend und unausweichlich sind (wie Naturkatastrophen, Krieg, Folterung, Vergewaltigung usw.), mit kurz- und langzeitigen Folgen.

Andere diagnostische Kategorien – vor allem die zwei Hauptpsychosen und die Paniksyndrome – werden als »endogen« betrachtet. Dieses Adjektiv wird dabei aber in einem besonderen und anderen Sinn verwendet, als eben von uns. Es wird unterstellt, daß diese Störungen die Folge von im Körperinnern entstandenen biochemischen Produkten, etwa der Entstehung eines »Psychotogens«, oder einer Stoffwechselstörung usw. sind. Der sozialen oder physischen Umwelt (ausgenommen als Quelle eines hypothetischen Virus) wird keine Bedeutung beigemessen. Das innere Agens soll die Symptome dieser »endogenen« Störung direkt verursachen. Die Rolle der Symptome bei der Einschränkung der Anpassungsmöglichkeiten des Patienten wird nicht gesehen. Physiologische Veränderungen (der Hormonsekretion, des Schlafmusters, der veränderten Rezeptor-»Empfindlichkeit« oder der Bindungseigenschaften), die bei diesen Störungen gefunden werden, werden als Vorläufer der Krankheit und nicht als mögliche Folgen oder Begleitzeichen von Anpassungsbemühungen oder -versagen betrachtet.

Im Falle von Delir oder Demenz sollen die Symptome und Verhaltensweisen, wie schon betont, die direkte Folge infektiöser, metabolischer, physiologischer, pharmakologischer oder anatomischer Gehirnveränderungen sein und zur Erklärung genügen. Diese Hypothese ist falsch, weil Störungen der Kognition, Wahrnehmung, der Emotionen und des Verhaltens, welche Delir und Demenz begleiten, die Fähigkeiten des Patienten zur Anpassung einschränken und die zwischenmenschlichen Beziehungen stören, und so Furcht und Hilflosigkeit erzeugen.

5 Weitere Begriffsprobleme in der modernen Psychiatrie

Die Grenzen, Widersprüche, Einschränkungen und Unzulänglichkeiten usw. des biomedizinischen Modells (besonders in seiner exogenen Form) sind offensichtlich. Dennoch stützt sich die heutige Psychiatrie auf dieses Modell: So seien die klinischen psychiatrischen Störungen, also symptomatische Verhaltensweisen und andere Symptome (Halluzinationen, Wahnbildungen) direkter Ausdruck mutmaßlicher Hirnkrankheiten; sie seien (können? müssen? sollen?) in der Anatomie oder mindestens den physiologischen Prozessen des Gehirns verwurzelt (Scheller und Barchas, 1988). Diese Hirnkrankheiten seien die direkte Folge aberrierender Gene. Prägnant umschrieben, psychiatrische Symptome, auch Verhaltensweisen würden vom kranken Gehirn wie »Dampf aus einer Dampfmaschine« ausgestoßen, wie es T. H. Huxley ausdrückte. Die Behandlung besteht im Unterdrücken von Symptomen wie z. B. Gefühlen und Stimmungen (Angst mit »Anxiolytika«, Depression mit Antidepressiva) und/oder Verhaltensweisen (z. B. »gewalttätige« oder »gefährliche«) und verrückter Denkinhalte mit Neuroleptika.

Psychiatrie betrifft aber notwendigerweise menschliche Not, Gefühle, Gedanken, veränderte (wessen Realität ist die veränderte?) Wahrnehmungen, scheinbar unangepaßte Handlungen und verrückte Menschen. Beträfe sie diese nicht, hätte sie keine Existenzberechtigung. Aber Gehirne fühlen nicht; Menschen fühlen. Gehirne sind nicht verrückt, aber Menschen sind es. Und Verhaltensweisen werden aufgrund von sozialen Normen als normal oder abnormal beurteilt.

Das Neurologisieren von Seele und Geist scheitert an der Frage des Bewußtseins (Searle, 1984). Menschen sind sich bewußt, d. h. selbst-bewußt; Gehirne sind dies nicht. Ein zentrales Anliegen der Psychiatrie ist der veränderte Bewußtseinszustand (beispielsweise beim Delir und in Zuständen von Spaltungen und Depersonalisation).

Das Gehirn ist Grundlage von Verhalten (Handlungen). Handlungen sind zweckgerichtet. Auf ursprünglichster Ebene dienen sie dem Überleben und der Fortpflanzung; auch wenn sie aufgrund von Konventionen als abnormal oder symptomatisch bezeichnet werden, besitzen sie Bedeutung. Sie hätten sonst im natürlichen Ausleseprozeß keinen Bestand gehabt.

Gene sind auf vielfältige und unbekannte Art und Weise an der Entwicklung des Gehirns und an vielen psychiatrischen Störungen und Verhaltensweisen beteiligt. Deshalb müssen sie zu »abnormen«, »schlechtangepaßtem« Verhalten (psychiatrischen Krankheiten) beitragen und tun das auch. Auch sie hätten nicht überlebt, hätten sie den Organismus nicht mit einem entschädigenden Vorteil ausgestattet (Rotter und Diamond, 1987).

»Unangepaßte« Verhaltensweisen sind kohärent, geplant oder organisiert. Diese Behauptung gilt sogar für einfachere Verhaltensebenen (wie z. B. dem Gehen). Die Koordination der Glieder und des Körpers beim Gehen sind das geplante Ergebnis von Millionen zusammenarbeitender Neuronen und von vielen Muskeln und Gelenken: Als Elemente in einer Gesamtheit betrachtet, haben sie »Millionen von Freiheitsgraden.

Aber das Gehmuster bringt sie in eine kohärente niedrig-dimensionale Form, gesteuert von einer niedrig-dimensionalen Kontrolle« (Garfinkel, 1983).

Die geläufige genetische Auffassung psychiatrischer Krankheiten stellt eine übermäßige Vereinfachung dar: Diese Konzepte beinhalten, daß abweichende Gene pleiotrop sind, was sie sein können, aber nicht zu sein brauchen. Gene sind nicht statische, sondern dynamische bewegliche Einheiten. Einige regulieren sich gegenseitig. Andere kodieren Proteine. Proteine sind nicht notwendigerweise das Endprodukt der Gentranslation; das Genprodukt wird oft weiterverarbeitet. Gene sind nicht dauernd aktiv, sondern werden aktiviert oder gehemmt durch die Stoffwechselprodukte der vom Gen induzierten Enzyme und auch durch Hormone aufgrund noch unbekannter Mechanismen. Mehrere Gene können beim Aufbau eines Stoffwechselprodukts zusammenwirken (z.B. bei einem Immunglobulin). Viele Gene sind nur während bestimmter Zeitabschnitte der Reifung und Entwicklung aktiv. Die von ihnen kodierten Strukturen (z.B. Gehirngebiete) sind ihrerseits nicht starr und unflexibel: Neurone können während der Entwicklung zugrunde gehen. Die Neuronenanatomie des visuellen Apparates wird nach der Geburt durch Erfahrungen umgeformt (Wiesel und Hubel, 1965). Erfahrungen vermögen sogar die Steuerung eines Enzyms durch ein Hormon zu beeinflussen (Schanberg et al., 1984). Sich entwickelnde Neurone (beispielsweise des autonomen Nervensystems) sind anfänglich »ungebunden«; sie können je nach den Signalen, die sie von ihrem Zielgewebe und der Umgebung erhalten, durch die sie wandern, adrenergisch oder cholinergisch werden (Patterson, 1978). Also bestimmt sogar auf der Ebene der Neuronen die Umgebung das Endprodukt, dessen Entstehung durch Gene in Gang gesetzt wurde.

Zu diesen Bedenken stößt noch die Tatsache, daß genetische Krankheitsmodelle nicht einheitlich sind. Es gibt:

- Mendels dominante, rezessive und X-gebundene Störungen: Sie sind in abnehmender Reihenfolge mit spezifischen Enzymmängeln gekoppelt (29% die rezessiven; 15% die X-gebundenen; 1,8% die dominanten);
- polygenetische Modelle der Krankheit, bei denen viele Gene mit unterschiedlichen Loci beteiligt sind: Ihre Auswirkungen sind additiv;
- multifaktorielle Modelle versuchen zu erklären, wie multiple genetische und nicht-genetische Faktoren (beispielsweise der Erfahrung, der Ernährung, toxische) bei der Produktion des Phänotyps zusammenwirken. Das genetische Gut ist in der Bevölkerung normal verteilt, die Phänotypen sind es jedoch nicht (also herrscht Diskontinuität). Diese eigenartige Situation hängt von einem Schwelleneffekt ab: Unter dem Schwellenwert ist der Phänotyp normal, oberhalb ist er es nicht;
- mitochondriale Vererbung (beispielsweise mitochrondriale Myopathien, Myoklonus-Epilepsie);

- metabolische Interferenz (zwei verschiedene Allele stören sich und produzieren einen abnormalen Phänotyp).

Es fällt nicht immer leicht zu unterscheiden, ob eine Krankheit auf einem dominanten Gen mit verminderter Penetranz oder auf einer multifaktoriellen Vererbung beruht: Der Unterschied ist ein quantitativer.

Nur zwei psychiatrische Störungen haben einer Mendelschen Art der Vererbung zugeordnet werden können:

- die X-gebundene Form der bipolaren affektiven Störung: Diese Patienten leiden manchmal auch an Farbenblindheit und Glukose-6-Phosphat-Dehydrogenasemangel und sind sephardische Juden (Baron et al., 1987).
- Einige Formen des infantilen Autismus sind auch geschlechtschromosomgebunden, andere sind autosomal-rezessiv, weitere beruhen auf sporadischen chromosomalen Anomalien (Smalley et al., 1988).

Bei bipolaren, unipolaren und schizoaffektiven Störungen in einer Amischen Bevölkerung* ist eine andere Erbform als die Mendelsche entdeckt worden (Egeland et al., 1987): Das Gen ist auf Chromosom 11 lokalisiert worden. Diese Beobachtung legt entweder ein dominantes Gen mit inkompletter Penetranz nahe oder einen einzelnen Hauptgenlocus mit multifaktorieller Vererbung. Schließlich findet sich bei Mitgliedern anderer Bevölkerungsgruppen die Lokalisation auf Chromosom 11 nicht (Hodgkinson et al., 1987). So zeichnet sich ab, daß die schweren affektiven Störungen und die Schizophrenie – bei der Chromosom 5 bei einer besonderen Familie als beteiligt beurteilt wurde (Sherrington et al., 1988) – genetisch heterogen sind (Kennedy et al., 1988). Bei einigen Formen der schweren affektiven Störungen scheint sich der gleiche Erbgang in verschiedenen Phänotypen ausdrücken zu können. Andererseits werden die meisten Schizophrenieformen wahrscheinlich auf multifaktorielle Art vererbt (wie eine große Zahl von anderen »medizinischen« Krankheiten).

Wir wissen noch nicht, wie sich die Gene auf dem kurzen Arm der Chromosomen 11 und 5 ausdrücken. Derzeit gibt es nur schwache Hinweise. Die Ausdehnung des ersteren, 3 Millionen Basenpaare lang, ist zwischen den Genen, die das Insulin und ein zellgebundenes Onkogen (cHarvey-ras-1) kodieren, und andererseits dem für Tyrosin-Hydroxylase kodierenden Gen (Craig et al., 1986) lokalisiert. Ein Gen von Chromosom 5 kodiert auch für den Glukokortikoid-

---

* Nachkommen von Bauern aus dem Kanton Bern, Schweiz. Als Anabaptisten von der Obrigkeit geplagt, wanderten sie im 18. Jahrhundert ins Elsaß aus. Sie beschlossen sich der strengen Lehre Jakob Ammanns, der aus Erlenbach im Berner Simmental stammt, an und wanderten im 19. Jahrhundert aus wirtschaftlicher Not nach Nordamerika aus, wo sie in 22 Staaten der USA und in Kanada leben. Ihre Zahl umfaßt etwa 90 000. Die 3000 Amischen, die in der Umgebung des Städtchens Berne in Indiana (USA) leben, sprechen noch den alten Berner Dialekt und halten sich an die überlieferten Bräuche. Sie verzichten auf alle modernen Geräte, Autos, die Elektrizität und werden heute als Biobauern von den Umweltschutzorganisationen geschätzt (Anmerkungen des Übersetzers).

rezeptor, aber seine Nachbarschaft mit dem und die Bedeutung für das »Schizophrenie«-Gen muß noch erhellt werden.

»Biologische« und psychosoziale Theorien in der Psychiatrie: die Notwendigkeit, sie zu integrieren

Derzeit herrschen sich gegenseitig ausschließende, ätiologische Theorien der psychiatrischen Störungen – die eine wird als »biologische«, in einem eingeschränkten Sinne, und die andere als »psychosoziale« bezeichnet. Die Anhänger dieser »gegensätzlichen« Auffassungen stehen sich gegenüber, ohne den Versuch einer Synthese zu vollziehen. Die Folgen für die Betreuung und Behandlung der Patients sind tragisch. Diese Lage bestand und besteht auch in der übrigen Medizin. Hier eine Synthese zu erzielen, ist das Ziel der modernen psychosomatischen Theorie.

Allgemein gesagt betonen die »biologischen« Theorien, daß einige der schweren psychiatrischen Syndrome (die affektiven, schizophrenen und Angstkrankheiten) Störungen sind, die auf »spontanen« (endogenen) Gehirnzuständen beruhen. Diese sind zurückzuführen auf Veränderungen in der Konzentration von Neurotransmittern, Neuromodulatoren (z.B. Gehirnpeptide) und Hormonen, auf Veränderungen in der elektrischen neuronalen Aktivität oder in der Gehirnstruktur (oder Gehirnregion). Diese Veränderungen werden als Folgen von Vererbungseinflüssen (Genen) betrachtet. Es wird aber nie klar, ob diese »Pathologien« die Syndrome oder Krankheiten erklären, oder alle oder einige ihrer Symptome und unangepaßten Verhaltensweisen. Was sie auch immer erklären mögen, es handelt sich um Entsprechungen zu den Syndromen oder Krankheiten, die als kausale, und nicht als zeitliche, dargestellt werden. Es gibt viele Gründe anzunehmen, daß solche Veränderungen selbst das Produkt einer weiteren Gruppe von Prozessen sind, von psychosozialen und solchen in der Umwelt: So ist die Frage gerechtfertigt, warum 11–30% aller Patienten mit schwerer Depression (vor allem der »nicht-endogenen« Form) auf Placebo ansprechen (Fairchild et al., 1986), oder warum diejenigen mit wiederholter saisonabhängiger Depression auf Lichtexposition reagieren (Lewy et al., 1985). Wären die vermuteten biochemischen oder physiologischen Störungen zeitlich vorangehende »Ursachen« und nicht Ergänzungen oder Folgen der Krankheiten, wie könnten sie dann durch Placebo verändert werden?

Die schweren depressiven Störungen sind durch veränderte vitale biologische Funktionen gekennzeichnet: des Atem- und Schlafrhythmus, der Temperaturregulation, der Nahrungseinnahme, der Herzfrequenz während des Schlafs, der Darmfunktion und -motilität; sie gehen einher mit dem Verlust sexueller Bedürfnisse, Impotenz oder Amenorrhoe, und bei einigen werden Abweichungen des zirkadianen Rhythmus in bezug auf Stimmung und Aktivität beobachtet. Wenn wir annehmen, daß die Nahrungsaufnahme durch eine Vielfalt von Neurotransmittern

und Peptiden gesteuert wird, dann ist nicht zu erwarten, daß Veränderungen bei lediglich einem von ihnen die »Ursache« des Appetitverlusts bei einigen Formen darstellt oder die Ursache der Appetitsteigerung bei anderen Formen von schwerer Depression. (Vitale biologische Funktionen unterstehen immer der Kontrolle multipler regulierender, parallel angeordneter Prozesse.)

Die Untersuchung der Abweichung zirkadianer Vorgänge – besonders von Schlafrhythmen und Hormonsekretionsmustern (anstatt von Veränderungen ihrer Durchschnittsspiegel zu einem gegebenen Zeitpunkt) und der Stimmung und des Verhaltens – stellt eine ergiebigere Basis für das Erfassen von Zusammenhängen dar. Licht ist sicherlich ein wichtiger Synchronisator des Zirbeldrüsenmelatonins und der Schlafrhythmen, soziale Beziehungen sind es aber auch (Hofer, 1984; Weiner, 1985) sowohl bei Tieren als auch beim Menschen. Soziale Beziehungen sind zum Erhalten des psychobiologischen Gleichgewichts junger Tiere und wahrscheinlich auch von Kindern besonders bedeutsam. Eine reiche Literatur legt nahe, daß Menschen mit Neigung zu depressiven Störungen besonders von Mitmenschen abhängig sind. Deshalb stellt der Zusammenbruch einer Beziehung, die für die abhängige Person lebenswichtig ist, einen Faktor im Vorfeld depressiver Störungen dar. Eine integrierte (psychosomatische) Hypothese wurde kürzlich vorgelegt (Ehlers et al., 1988): Sie verbindet Trennung mit dem Stören biologischer Rhythmen.

Nach diesen allgemeinen Bemerkungen sollen Daten besprochen werden, die für solch eine Integration bedeutsam sind. Eine begrenzte Zahl der wichtigsten psychiatrischen Syndrome soll den Anfang machen. (Einige davon, z.B. Konversionsreaktionen, Hypochondrie, die funktionellen (Somatisierungs-)Syndrome – kardiovaskuläre, gastrointestinale, Hyperventilationssyndrome, Schmerz, Kopfschmerz usw. – werden in anderen Kapiteln besprochen.)

6 Die schweren affektiven Störungen*

Sogar die anspruchsvollsten Experten in den USA verdammen den Dualismus, aber schreiben über die zwei Komponenten – »psychologische« (z.B. depressive Stimmungszustände, fehlendes Interesse an der Umwelt, Gefühle von Wertlosigkeit) und »biologische« (z.B. Veränderungen von Schlaf und Nahrungsaufnahme) – dieser Störungen, wie wenn es sich um zwei getrennte Gebiete innerhalb eines einzelnen Menschen handeln würde. Ihre Ambivalenz hinsichtlich der Ätiologie der schweren Depressiven und affektiven Störungen kommt ebenfalls zum Aus-

---

* In diesem Kapitel umgehe ich die großen Probleme, die ihre Definition aufwirft (vgl. Angold, 1988; Kendell, 1976b). Sie betreffen alle Ebenen ihrer Erforschung und stellen eine Hauptquelle der methodischen Fehler dar.

druck: Einerseits handelt es sich um eine »endogene« Störung, andererseits hängt sie mit Streß und dessen Neurobiologie zusammen (Gold et al., 1988).

Derzeit ist es gebräuchlich, die schweren affektiven Störungen in zwei Formen aufzuteilen: unipolare und bipolare. Bei der ersten kommt es zu wiederholten Depressionen; bei der zweiten treten zwischen den depressiven Schüben manische Episoden auf. Ihre klinischen Erscheinungen sind unterschiedlich. Den unipolaren und bipolaren Depressionen ist die melancholische Form gemeinsam, deren Validität fragwürdig ist (Young et al., 1986), deren klinische Merkmale aber recht eindeutig sind. Ihre Hauptzüge sind die Tiefe der Depression mit der größten Intensität am Morgen, die mit wahnhaftem Gefühl von Wertlosigkeit und Schuld einhergeht, der Wunsch Selbstmord zu begehen, die Arbeitsunfähigkeit, eine Verlangsamung von Handlungen und Denkvorgängen bis hin zum Mutismus, Konzentrationsschwierigkeiten, Hoffnungslosigkeit in bezug auf die Zukunft, frühmorgendliches Aufwachen, Appetit- und Gewichtsverlust, Verstopfung, Abnahme der Libido, Impotenz beim Mann und Amenorrhoe bei der Frau. Einige Patienten sind aber ruhelos und ihr motorisches Verhalten ist gesteigert. Es überrascht deshalb nicht, daß die melancholische Form der Depression die in den Spitälern am häufigsten beobachtete ist (Klerman, 1984), denn der Patient ist schwer eingeschränkt und selbstmordgefährdet. Unklar bleibt aber, ob die Melancholie einen Extremzustand oder eine Spezialform einer depressiven Störung darstellt.

Zur oben erwähnten diagnostischen Verwirrung trägt die sog. »atypische« Form der Depression bei, die mit einer Zunahme des Schlafbedürfnisses, der Nahrungsaufnahme und des Gewichts einhergeht. Diese zweite Form kommt bei beiden Arten von schweren affektiven Störungen vor, hauptsächlich bei der bipolaren Störung (Casper et al., 1985).

Man könnte die schweren affektiven Störungen als Störungen der Regulation der Stimmung, des Selbstwertgefühls, des Schlafes, der Nahrungsaufnahme, der Fortpflanzung und der Ausscheidung auffassen, obwohl dies nicht gebräuchlich ist. Jede dieser vitalen Funktionen pendelt (unter Umständen zyklisch) in unterschiedlichen zeitlichen Phasen. Bei den schweren affektiven Störungen haben sich Phasenverschiebungen eingestellt (Garfinkel, 1983). So gesehen können diese Störungen, wie viele andere, als Phasenverschiebungskrankheiten betrachtet werden (Weiner, 1975, 1989b).

Obwohl ein Mensch während seines Lebens auch nur eine manische oder depressive Periode durchmachen kann, läuft die Störung gewöhnlich zyklisch ab. Mit zunehmendem Alter werden die zeitlichen Abstände zwischen den Schüben kürzer, und Schwere und Länge jeder Episode nehmen zu – außer sie würde durch Behandlung beendet (Post et al., 1981). Es ist unklar, ob der Patient außerhalb der Schübe (in tolerablen Grenzen) je ganz von Stimmungsschwankungen oder von depressiven Verstimmungen frei ist: Es wird beispielsweise behauptet,

daß 30% aller Patienten auch zwischen den Schüben phasenweise deprimiert sind (Goodwin und Jamison, 1984).

6.1 Ätiologie

Epidemiologie

Schwere affektive Störungen gibt es bei Kindern. Zahlen zu ihrer Prävalenz sind aber schwer zu finden, weil sie selten bei Bevölkerungsstichproben erhoben worden sind. Man nimmt an, daß ihre Prävalenz mit dem Alter zunimmt. Bei 2199 Kindern von 10–11 Jahren betrug sie 0,14%, und 1,5% bei 2303 Jugendlichen zwischen 14 und 15 Jahren (Rutter et al., 1976). Geschlechtsunterschiede bezüglich der Prävalenz fanden sich nicht. Mittels eines kurzen Frageinstruments stellten Kandel und Davies (1982) bei 4202 Jugendlichen zwischen 14 und 18 Jahren aber eine Prävalenz von 15–28% fest.

Bei Erwachsenen in einer städtischen Bevölkerung tragen die Episoden unipolarer Depression in 3–4% bei Männern und bei Frauen mindestens doppelt so häufig auf (Weissman und Myers, 1978). Dieser Geschlechtsunterschied bei Patienten mit unipolarer Depression hat noch nicht erklärt werden können. Bei bipolaren affektiven Störungen scheint er nicht vorzukommen. Bei diesen schwankt die Punktprävalenz zwischen 0,65–0,88% (Wing et al., 1978) oder ist geringer (Paykel, 1976). Die Punktprävalenz von Depression (verschieden definiert) liegt in einer städtischen Bevölkerung der USA jedoch zwischen 13 und 20% (Weissman und Myers, 1978). In der Primärversorgung oder bei Patienten von Polikliniken (Goldberg und Blackwell, 1970; Nielsen und Williams, 1980) liegt sie wohl noch höher. Bevölkerungsstichproben ergeben ein viel klareres Bild der Prävalenz depressiver Störungen, schwanken aber zwischen etwa 3,5% in Skandinavien (Sorensen und Strömgren, 1961) und 16% in Großbritannien (Brown et al., 1975). Diese Zahlen hängen von den diagnostischen Kriterien ab, die für diese Störungen verwendet werden.

Sozioökonomische und ethnische Faktoren

Bei Jugendlichen finden sich depressive Störungen häufiger in unteren sozioökonomischen Schichten (Kaplan et al., 1984; Schoenbach et al., 1984). Diese Verallgemeinerung gilt aber nicht für jede in den USA vorgenommene Bevölkerungsuntersuchung (Kandel und Davies, 1982). Die zuverlässigsten Untersuchungen in den USA und Großbritannien zeigen ein Überwiegen depressiver Störungen in den unteren sozioökonomischen Gruppen (Bebbington, 1978; Brown und Harries, 1986; Comstock und Helsing, 1976; Dohrenwend, 1975; Surtees et al., 1982).

Wiederholte Schübe affektiver Störungen schwächen eindeutig die Arbeitsleistung und erschweren eine ständige Anstellung. Bekanntlich haben aber begabte und kreative Dichter, Romanschriftsteller und Musiker an bipolaren affektiven Störungen gelitten.

Wie schon erwähnt, gibt es eine besondere Form der bipolaren Störung bei sephardischen Juden, die an das X-Chromosom gebunden ist. In Untersuchungen an schwarzen und weißen amerikanischen Jugendlichen ist aber keine eindeutige Prävalenz depressiver Störungen festgestellt worden (Kandel und Davies, 1982; Schoenbach et al., 1984).

Genetische Aspekte

Zweifellos besteht eine familiäre Häufung von schweren affektiven Störungen. Die Interpretation solcher Beobachtungen ist aber nicht einfach. Im großen und ganzen kann der Schluß gezogen werden, daß Kinder von Eltern mit einer Vielfalt von psychiatrischen Leiden mit einer größeren Wahrscheinlichkeit an verschiedenen psychiatrischen Störungen erkranken können, die aber nicht denjenigen der Eltern entsprechen (Rutter und Quinton, 1984). Eine Anamnese mit »Depression« bei einem Elternteil läßt Psychopathologie (Strober, 1984) bei etwa 40% seiner Kinder voraussagen (Beardslee et al., 1983). Die Verwandten (eingeschlossen die Kinder) von depressiven Menschen zeigen ein erhöhtes Risiko für schwere affektive Störungen (Weissman et al., 1984). Die Verwandten ersten Grades von Menschen mit unipolarer Depression in ihrer Anamnese tragen ein erhöhtes Risiko (14–18%) für gerade diese Störung. Bei Verwandten von Patienten mit bipolaren affektiven Störungen besteht ein gleich starkes Risiko (7 oder 8 bis 10%) für beide Formen, die unipolare und die bipolare (Weissman et al., 1982).

Die Konkordanzrate für bipolare affektive Störungen beträgt bei monozygoten Zwillingen 65–70% und bei dizygoten 10–14% (Bertelson et al., 1977). Bedeutsam könnte das Konkordanzverhältnis monozygot zu dizygot sein, das hier 6–7:1 beträgt und das, wenigstens bei bestimmten Familien, auf ein sehr hohes Vererbungsverhältnis hinweist. Wie schon bemerkt: Bipolare Störungen sind genetisch heterogen und können sich phänotypisch aus unbekannten Gründen in bipolarer und unipolarer Gestalt ausdrücken.

Die Bedeutung all dieser Werte ist nicht klar. So kann die ätiologische Varianz bei bestimmten bipolaren Störungen fast, aber nicht ganz, vollständig genetisch begründet sein, während bei anderen Formen das Übergewicht der Varianz nicht-genetische Kodeterminanten aufweist (beispielsweise bei den jahreszeitabhängigen affektiven Störungen). Auch wissen wir nicht, was vererbt wird: Ist es das Temperament, die Art zu reagieren, ein Syndrom usw.? Die zyklische Natur dieser Störungen spricht für eine Reaktionsneigung, denn diese Störungen sind eindeutig nicht fixierte Züge. Trifft diese Hypothese zu, so sind die physiologischen Kovarianten dieser Tendenz noch zu erklären, die Auslösefaktoren und ihre Kodeterminanten in der Umgebung noch zu bestimmen.

Die Frage ist berechtigt: Was heißt es für ein Kind, bei Eltern aufzuwachsen, die entweder wiederholt depressiv sind oder zwischen depressiven und manischen Zuständen hin und her pendeln? (Wir wissen, daß manische Patienten auch Alkohol und Drogen mißbrauchen.) Depressive Menschen sind düster, pessimistisch, freudlos, klagsam, überkritisch, oft unnahbar oder reizbar, mit sich selbst mehr beschäftigt als mit anderen und strafen oft. Werden sie manisch, ist ihr Verhalten unvoraussagbar, reizbar, unkontrolliert, gewalttätig, gemein, sie lassen sich gehen und sind auf sich selbst bezogen. Die Scheidungsrate bei diesen Patienten ist hoch. Kein Wunder, daß solche Eltern ungenügende »elterliche Kenntnisse« besitzen (Angold, 1988; Weissman und Paykel, 1974). In einem Irrgarten von Zahlen und Fremdwörtern zerstreut finden sich eine Reihe von selbstverständlichen Beobachtungen, von denen einige für unser Verständnis dieser Störungen sehr bedeutsam sind (Cohen et al., 1954). Zu ihnen gehört die Tatsache, daß die Eltern in Familien mit bipolaren Patienten oft verfrühte Erwartungen von Leistung und Erfolg in ihre jungen Kinder setzen. In dieser gestörten Familienatmosphäre wachsen Kinder heran, die während des ganzen Lebens darauf erpicht sind, erfolgreich zu sein, aber dabei oft – mit verheerenden Auswirkungen für ihr Selbstvertrauen – versagen. Das überwältigende Gefühl des Versagens und der Niederlage stellt einen Angelpunkt für unser Verständnis einiger Patienten mit schweren affektiven Störungen dar.

Die Erfahrung läßt weiter erkennen, daß Patienten mit depressiven Störungen Trennung von der Mutter oder deren Tod (dies gilt nicht für die Väter) vor dem 17. Lebensjahr erlitten haben, besonders Patienten mit niedrigerem sozioökonomischem Status (Brown und Harris, 1986). Es wird, wenn auch unrichtigerweise, behauptet, daß solch eine Erfahrung nur den »nicht-endogenen« Formen vorausgeht (Roy, 1987). Nur vereinzelte Untersuchungen haben ihr Augenmerk auf das Familienleben solcher Patienten nach Erleiden des Verlustes gerichtet: Ist es ärmlich, stellt es einen bedeutenden Risikofaktor für Psychopathologie, besonders Depression dar (Breier et al., 1988).

Andere soziale Hintergrundfaktoren, welche Patienten einem Risiko für schwere affektive Störungen aussetzen, sind eine schlechte Ehe (definiert als Unvermögen, dem Ehepartner zu vertrauen) und eine Familienanamnese mit Depression, und zwar sowohl »endogene« als auch »nicht-endogene« Formen betreffend. Bei den letzteren finden sich zusätzlich die Verantwortung für drei oder mehr Kinder unter 14 Jahren und Arbeitslosigkeit (Brown und Harris, 1978, 1986; Roy, 1987).

Diese sog. Verletzlichkeitsfaktoren stützen sich auf große Stichproben. Offensichtlich spielen weitere Faktoren eine Rolle: Einer der wichtigsten ist das Vorliegen eines chronischen somatischen Leidens. Die Prävalenz von Depression bei Patienten mit Krebs (besonders des Pankreas) liegt über 50%. Sie ist auch bei Patienten mit primär chronischer Polyarthritis, systemischem Lupus erythematodes und besonders mit Colitis ulcerosa hoch (Übersicht bei Weiner, 1977, 1989a).

Die Untersuchung großer Stichproben vermag die feinen Einzelheiten individueller Merkmale bei Patienten zwischen den Schüben ihrer manischen oder depressiven Episoden natürlich nicht zu erfassen. Leider wird solchen Beobachtungen nicht das nötige Gewicht zugebilligt; sie wären aber von entscheidender Bedeutung. Sie zeigen, daß diese Patienten auffällig empfindlich für drohende oder tatsächliche Trennung von einem anderen Menschen sind, von dem sie sich fortwährend Liebe, Aufmerksamkeit, Lob, Unterstützung und Ermutigung erhoffen. Ihrerseits geben sie aber wenig zurück und sie scheinen gegenüber den Bedürfnissen und Wünschen anderer blind oder unempfindlich zu sein. Kritik und Vorwürfe verletzen ihre Gefühle tief. Versagen sie, fühlen sie sich wertlos. Werden sie verachtet oder zurückgewiesen, stürzen sie in eine Depression. Sie verlangen »Sonderbehandlung« und reagieren wütend, verletzt oder deprimiert, wenn sie ihnen nicht zuteil wird. Sie neigen zum Moralisieren, kritisieren andere und fühlen sich anderen gelegentlich (moralisch) überlegen (Cohen et al., 1954; Jacobson, 1971).

Auslösende Umstände und Verletzlichkeit

Nach psychosomatischer Theorie lebt der Mensch nicht im Vakuum. Lebenserfahrungen werden individuell bewertet und verarbeitet; Bedeutung wird ihnen zugemessen; und es wird auf sie reagiert oder nicht. Warum sollten sich Patienten, die zu depressiven Störungen neigen, anders verhalten? Wie oben angeführt, sind sie durch besondere Verletzlichkeit ausgezeichnet, zu der sie auf unbekanntem Wege durch Gene, frühe Lebenserfahrung von Verlust, Armut und zueinander lieblosen oder sich in ihrer Ehe wenig stützenden Eltern gekommen sind. Diese Verwundbarkeit (oder Risikofaktoren) äußert sich wie eben dargestellt in besonderer Empfindsamkeit gegenüber Verlust der externen Regler ihrer Selbstachtung und den anderen eben geschilderten Charakterzügen.

Der Verlust kann real oder symbolisch sein. Die Hauptaufmerksamkeit kürzlich unternommener Untersuchungen konzentrierte sich auf die Bedingungen, die einem Ausbruch des Leidens vorangehen (auslösende Kräfte) und die mit den besonderen Verletzbarkeiten der Patienten, d. h. bei anfälligen Menschen (Brown und Harris, 1986) in Wechselbeziehung treten. Gewisse Psychiater geben widerstrebend zu, daß solche Bedingungen beim Ausbruch affektiver Störungen einschließlich der melancholischen oder manischen eine Rolle spielen, aber sie sträuben sich dennoch dagegen: Sie führen an, solche Erlebnisse würden nur bei der Hälfte der Patienten (Patrick et al., 1978) gefunden oder nur beim Ausbruch der ersten Schübe, aber nicht bei späteren (Gold et al., 1988), oder nur bei milderen Formen der Depression und nicht bei unipolaren und biopolaren. Ein anderes, häufig angeführtes Argument lautet, daß diese Erlebnisse nicht »spezifisch« seien oder die Folgen und nicht die Vorläufer der Störungen darstellen würden, oder daß sie, sogar wenn sie lange anhalten, nur eine nebensächliche Rolle spielten (Breslau und Davis, 1986).

Aber selbst die sorgfältigsten Untersuchungen auf diesem Gebiet erwecken schwere Zweifel an diesen

Beteuerungen (Brown und Harris, 1986; Paykel, 1976). Danach spielen die realen Erfahrungen der Patienten kausale Rollen, die zu den verschiedenen Formen depressiver Störungen führen. Solche Erlebnisse wiegen schwer. Sie umfassen Enttäuschungen und Verluste, die Mitmenschen, Rollen (als Frauen und Mütter, bei der Arbeit usw.) und Ideale betreffen. Oft pfropfen sich solche Erfahrungen auf gleichzeitige reale »Schwierigkeiten« auf (z. B. Anzahl der Kinder, finanzielle Schwierigkeiten, ärmliche Wohnbedingungen, Ehestreit usw.). Die verschiedenen Kategorien von Erlebnissen und Schwierigkeiten werden von den späteren Patienten als qualvoll erlebt. Beziehungen zu anderen Menschen, welche stützen, verständig sind oder Abhängigkeitsbedürfnisse stillen, können die Qual lindern (Costello, 1982).

Überwältigende Ereignisse – plötzliche Verluste – können unmittelbar auslösende Wirkung haben: Sie sind »schwer«. Die Belastung durch andere Erlebnisse muß unter Umständen mehrere Tage anhalten. Sie werden als »milder« eingeschätzt. Selbstverständlich können sich beide Kategorien (Ereignisse und Schwierigkeiten) im weiteren Verlauf kombinieren. Beachtet man alle diese Faktoren und ihr Zusammenwirken, so finden sie sich bei 89% aller Patienten vor dem Ausbruch der depressiven Störungen. Brown und Harris (1986) haben eine Anzahl von Studien zusammengefaßt, die zeigen, daß beide Kategorien einander in Art und Zahl sehr ähnlich und sowohl »endogenen« als auch »milderen« Depressionen vorangehen. Bei 73% der Depressionen ging der Beginn mit »schweren« Ereignissen oder einer bedeutsamen Schwierigkeit einher; kamen sie zusammen mit »milderen« vor, nahm der Prozentsatz noch weiter zu.

Diese und andere Daten (Bebbington et al., 1988) strafen die »endogene« Theorie der schweren affektiven Störungen Lüge. Die Vorstellung, eine Familienanamnese mit solchen Störungen genüge, um ihre Ätiologie zu erklären, oder daß es eine »reaktive« Form von schweren affektiven Störungen gebe, stimmt trotz mancher Studien, die diese Unterscheidung immer noch machen (z. B. Feinberg und Carroll, 1982), ebenfalls nicht (Bebbington et al., 1988; McGuffin et al., 1988; Patrick et al., 1978).

Die hier besprochenen Probleme sind aber noch viel komplexer. Die depressiven Störungen sind Prozesse, die sich über eine Zeit erstrecken. Ein Faktor, der zur Verletzbarkeit beiträgt, wie ein dauernder Mangel enger Beziehungen, kann sich im Verlauf einer sich verschlechternden Ehe verstärken: z. B. als Folge der chronischen Depression eines Ehepartners, die in ihrer Intensität schwankt. Viele Untersuchungen haben aber ergeben, daß Frauen mit Depression (unabhängig vom Schweregrad) häufiger als Männer beides – traumatische Ereignisse und chronische Schwierigkeiten – erlebt haben (Bebbington et al., 1988). In Anbetracht der Rollen, welche die britische Gesellschaft den Frauen zubilligt (besonders wenn sie in Armut leben), überrascht das nicht.

Die größte Gefahr (aber nicht die einzige) der depressiven Störungen ist der Selbstmord. Suizidversuche haben in einer Reihe von Ländern dramatisch zugenommen und stehen in enger Beziehung zu unverschuldeter Arbeitslosigkeit (Farrow, 1984; Platt und Kreitman, 1984) und sozialen Umständen (Weissman et al., 1973). Vollzogene Selbstmorde nehmen mit dem Alter an Häufigkeit zu und kommen vor allem bei Männern vor (Paykel, 1976). Menschen, die Selbstmordversuche begehen, hatten signifikant häufiger belastende Erfahrungen als Patienten, die später depressiv werden, und viel häufiger als Zufallsstichproben der Allgemeinbevölkerung. Die häufigsten Belastungen sind Erkrankung oder Tod eines Familienmitgliedes oder Trennung (durch Scheidung oder örtliche Trennung). Aber auch Streit und Dysharmonie mit dem Ehepartner, Arbeitslosigkeit, Gefängnis oder geschäftlicher Mißerfolg spielen eine Rolle. Weitere Faktoren vor einem Suizidversuch sind unbeeinflußbare Ereignisse, von denen ein großer Einfluß auf die Zukunft erwartet wird. Sie traten im Monat vor dem Versuch gehäuft auf (Paykel, 1976).

Über manische Episoden, die als »endogen« betrachtet werden, ist bisher nichts gesagt worden. Dem Schub vorangehende Erlebnisse fanden sich in 66% von 50 untersuchten Patienten. Sie unterschieden sich z.T. von denjenigen, die der Depression vorangehen (obwohl Tod und Trennungen bei 13% dem Schub vorangingen): Bei 11 Patienten waren die Geburt eines Kindes und die Verlobung Auslösungsfaktoren (Ambelas, 1987). Diese Ereignisse wurden bei einigen Patienten von zunehmenden Schlafstörungen begleitet.

Die Rolle sozialer und psychischer Faktoren bei depressiven Störungen wird besonders deutlich, wenn ihr Einfluß auf den Verlauf und das Endergebnis dieser Leiden untersucht wird. Es handelt sich ja um chronische Leiden, die oft nach der Behandlung wieder auftreten und die bei 40–45% der Patienten über ein Jahr anhalten können (Brown und Harris, 1978; Brown et al., 1988; Keller et al., 1982). Die Entlastung von chronischen Lebensschwierigkeiten und/oder belastenden Ereignissen vermag einem depressiven Menschen ein Gefühl der Hoffnung zu vermitteln, das Leben neu beginnen zu können; gesellt sich dazu die Unterstützung durch einen Mitmenschen, so kann ein Schub abklingen und sich die Dauer der chronischen Depression verkürzen (Brown et al., 1988).

Zusammenfassend erbringen die besten und sorgfältigsten Untersuchungen genügend Belege für die Bedeutung einer vielfältigen Kombination von Ereignissen (besonders Verlust und Trennung) als auslösende Faktoren. Oft sind sie mit schwierigen Lebenssituationen gekoppelt, die auf finanziellen, ehelichen und Familienproblemen beruhen. Diese Faktoren treten mit genetischen und entwicklungsbedingten Gegebenheiten und persönlichen Erfahrungen in Wechselbeziehungen. Vor allem aber hängt das psychische »Wohlergehen« des zukünftigen und manischen und/oder depressiven Menschen von anderen Menschen ab, an die er sehr hohe innere Ansprüche und Erwartungen stellt. Tod und Trennun-

gen bringen solche Beziehungen zu einem Ende, wenn Unterstützung und Verständnis nicht durch Ersatzpersonen geleistet werden. Widrige Umstände, die nicht beeinflußt werden können oder zu einem tiefen Empfinden von Versagen oder Niederlage führen, ziehen Depression nach sich. Tatsächliche Wiedervereinigung mit Bezugspersonen oder die Hoffnung darauf ebnet der Manie den Weg.

6.2 Physiologische und hormonelle Entsprechungen der schweren affektiven Störungen

Biogene Amine

Da Reserpin zentral zur Verarmung von Neuronen an biogenen Aminen führt (und bei 15% der Patienten, die das Medikament einnehmen, eine Depression auslöst) (Schildkraut, 1965), da die Monoaminooxidasehemmer den Abbau der Monoamine verlangsamen und antidepressiv wirken, und da die trizyklischen Antidepressiva die Wiederaufnahme der gleichen Amine hemmen (vor allem Noradrenalin), postulierte Schildkraut (1978), daß die schweren Depressionen auf einem Mangel an Noradrenalin in den zentralnervösen Synapsen beruhen.

Noradrenalin- und Adrenalinspiegel sind im Liquor und im Plasma depressiver Patienten, auch der melancholischen, entweder normal oder erhöht (Christensen et al., 1980; Roy et al., 1985). Die Spiegel des Hauptmetaboliten von Noradrenalin, 3-Methoxy-4-Hydroxy-Phenylglycol, sind in Urin und Liquor (Koslow et al., 1983) unbehandelter Patienten erhöht und fallen bei der Behandlung mit Antidepressiva (Linnoila et al., 1982). Aber die Spiegel im Liquor und Blut sind in manischen Zuständen ebenfalls erhöht, und die Urinspiegel sind bei Patienten mit Angstzuständen hoch (Koslow et al., 1983; Sweeney et al., 1978).

Es ist aber unklar, wie diese Veränderungen die Ausscheidung von Noradrenalin in die Synapse, seine Verteilung, Wiederaufnahme oder Abbau im Gehirn widerspiegeln. Die Hauptquelle von Noradrenalin im Plasma und Urin sind die peripheren sympathischen Nervenendigungen, während ein Teil des 3-Methoxy-4-Hydroxy-Phenylglycols im Liquor aus dem Plasma stammt. Man könnte also ruhig behaupten, daß bei schweren affektiven Störungen eine vermehrte sympathische Aktivität vorliegt. Derzeit wird aber angenommen, daß die beobachteten Veränderungen der Noradrenalin- und 3-Methoxy-4-Hydroxy-Phenylglycol-Spiegel eine gesteigerte Aktivität im Locus coeruleus widerspiegeln (Gold et al., 1988). Die Synthese von Noradrenalin und Adrenalin (im Nebennierenmark) ist bei depressiven Patienten tatsächlich gesteigert, und sie sezernieren auch mehr. Die 3-Methoxy-4-Hydroxy-Phenylglycol-Sekretion ist relativ zu diesen Steigerungen vermindert. Diese Unterschiede werden vor allem bei unipolaren und weniger bei bipolaren Depressionen gefunden (Maas et al., 1987).

Das Noradrenalin stellt aber nicht den einzigen Neurotransmitter dar, dem bei schweren affektiven

Störungen Bedeutung zugeschrieben wird. Acetylcholinagonisten scheinen Depressionen induzieren zu können (Janowsky et al., 1980). Der Gammaaminobuttersäurespiegel im Liquor ist niedrig (Berrettini et al., 1982). Die Spiegel des Serotoninmetaboliten 5-Hydroxyindolessigsäure sind sowohl bei depressiven als auch nicht-depressiven suizidalen Patienten tief (Åsberg et al., 1976).

Die Hypothalamus-Hypophysen-Nebennierenrindenachse

Serumkortisol und Kortisolproduktion, Urin- und Liquorkortisolgehalt sind bei vielen, aber nicht allen Patienten mit schweren affektiven Störungen erhöht (Carroll et al., 1976; Rubin et al., 1987; Sachär et al., 1970). Die Serumkortisolspiegel sind altersabhängig; bei älteren Patienten liegen sie höher (Halbreich et al., 1984). Wird das Serumkortisol fortlaufend Tag und Nacht bestimmt, so finden sich gewöhnlich höhere als normale Spiegel, die am Abend nicht zur Ausgangsbasis zurückkehren. Amplitude und Dauer der einzelnen Kortisolsekretionsschübe sind nicht größer als die normalen bei einigen, aber nicht allen Patienten. Es tritt gewöhnlich keine Phasenvorverschiebung des Beginns des nächtlichen Rhythmus des Hormons ein. Im Gegensatz zu Patienten mit Anorexia nervosa und Morbus Cushing bleibt der zirkadiane Kortisolrhythmus erhalten (Rubin et al., 1987).

Eine aufregende Beobachtung wurde kürzlich gemacht. Bei erhöhten Kortisolspiegeln in depressiven Zuständen bildet sich eine Resistenz gegen das Kortisol durch »Inaktivierung« oder »Translokation« der Zytosol-Glukokortikoidrezeptoren auf Lymphozyten (Lowy et al., 1984; Whalley et al., 1986). Sollte dieses Phänomen auch im Hirn und der Hypophyse vorkommen, müßte eine Reihe von Hypothesen über die Aktivierung der Hypothalamus-Hypophysen-Nebennierenrindenachse bei schweren affektiven Störungen überdacht werden.

Dynamische Tests dieser Achse bei diesen Störungen legen nahe:
- Die Rezeptoren für ACTH in der Nebennierenrinde sind »sensitiver« oder in ihrer Zahl vermehrt (Amsterdam et al., 1983).
- Die Freisetzung und Sekretion von ACTH, aber nicht Kortisol, als Reaktion auf injiziertes Kortikotropin-Releasing-Hormon (CRH) ist vermindert (Holsboer et al., 1984), vermutlich durch die erhöhten Serumkortisolspiegel bedingt, die das hypophysäre Kortikotropin niedriger einstellen. Spannender ist die Beobachtung, daß die Frequenz der pulsierenden ACTH-Freisetzung bei depressiven Frauen verglichen mit normalen um 50% erhöht ist (Mortola et al., 1987). Dies könnte bedeuten, daß die CRH-Pulse schneller oszillieren und für höhere CRH-Spiegel im Liquor von Patienten mit schweren affektiven Störungen verantwortlich sind (Nemeroff et al., 1984).

Viele dieser Beobachtungen (z.B. Hyperkortisolämie) sind aber nicht spezifisch für die schweren affektiven Störungen (Christie et al., 1986; Taylor und Fishman, 1988). Diese Bemerkung gilt vor allem für den Dexamethasonsuppressionstest, der bei 70 oder mehr Prozent aller Patienten mit diesen Störungen positiv ist (Arana et al., 1985), aber auch im Verlauf einer Vielfalt von anderen Krankheiten positiv sein kann (Shapiro et al., 1983). Das Problem liegt weder in seiner fehlenden Spezifität für depressive Störungen, noch in der fehlenden Präzision für die Messung der Integrität der Hypothalamus-Hypophysen-Nebennierenrindenachse, sondern in der Bioverfügbarkeit oder der Kinetik des Dexamethasons: Beim Vorliegen hoher Serumkortisolspiegel fallen die Blutspiegel oral verabreichten Dexamethasons tief aus (Arana et al., 1984; Johnson et al., 1984) und es kann zu einem Fehlen der Hemmung des Kortisols kommen.

Was erklären diese Beobachtungen also? Erhöhte Plasmakortisolkonzentrationen kommen bei einer Vielfalt von Psychosen, bei Anorexia nervosa, Morbus Cushing und unter »Streß«-Bedingungen vor. Sie stehen mit dem Verlust der Kontrolle über Umgebungsbedingungen bei Tier und Mensch in Zusammenhang (Henry und Stephens, 1977).

Diese Beobachtungen können also keine Grundlage für eine Theorie der Pathogenese der schweren affektiven Störungen liefern, obwohl sie mit Kontrollverlust oder psychotischer Symptomatologie verbunden sein könnten (Christie et al., 1986). Anstrengungen wurden unternommen, die oben erwähnten Veränderungen der biogenen Amine mit der Aktivierung der Hypothalamus-Hypophysen-Nebennierenrindenachse in Zusammenhang zu bringen (Gold et al., 1988). Man weiß, daß stimulierte beta$_2$-adrenerge Rezeptoren der ACTH-enthaltenden Hypophysenzellen bei der Ratte zur ACTH-Sekretion führen (Mezey et al., 1983). Tatsächlich sind, wie erwähnt, Noradrenalin- und Adrenalinspiegel bei einer Anzahl von psychischen Störungen erhöht: So sind positive Korrelationen zwischen 3-Methoxy-4-Hydroxy-Phenylglycol-Urinspiegeln und Prä- und Post-Dexamethasontest-Konzentrationen von Plasmakortisol gefunden worden (Jimerson et al., 1983). Die Bedeutung solcher Korrelationen ist aber unklar. Vielleicht spiegeln sie einfach den nichtspezifischen psychobiologischen Zustand eines psychotischen Menschen. Im Gegensatz dazu könnten sie aber auch auf eine häufigere oder gesteigerte Freisetzung von CRH in Neuronen des paraventrikulären Nucleus des Hypothalamus hinweisen (Sawchenko, 1989). Die Regulation von CRH- und ACTH-Sekretion ist äußerst komplex und umfaßt eine Vielzahl von Monoaminen und Peptiden (Reisine, 1989). Kurz und gut, wir wissen also noch lange nicht, warum die Oszillationen der CRH-Sekretion häufiger stattfinden.

Dazu kommt, daß CRH die Entladungen des sympathischen Nervensystems stark steigert. Es könnte also für die erhöhten Plasmaspiegel von Noradrenalin und Adrenalin (Brown und Fisher, 1985) und auch für die Hyperkortisolämie verantwortlich sein. Natürlich könnte der einmal erhöhte Katecholaminblutspiegel die ACTH-Sekretion weiter stimulieren.

Für die Beziehung zwischen häufigerer und stärkerer Freisetzung von CRH und damit auch Hyperkortisolämie und Ereignissen in der Umgebung, besonders Verlust und Trennung (Henry und Stephens, 1977; Mason, 1968), liegen reichlich Hinweise vor. Aber nur wenige Untersuchungen haben diese Hypothese bei den schweren affektiven Störungen geprüft: Dolan und Mitarbeiter (1985) haben nachgewiesen, daß sowohl auslösende Ereignisse wie auch Schwierigkeiten mit gesteigerten 24-Stunden-Mengen von freiem Kortisol (ein Maß für die Kortisolproduktion) verbunden waren. Diese Beziehung fand sich sowohl bei den milderen als auch bei den schwereren (»endogenen«) Depressionsformen.

Beta-Lipoprotein und Beta-Endorphin

Beta-Lipoprotein und -Endorphin entstehen wie das ACTH aus dem gleichen Vorläufermolekül. So würde man meinen, daß sie gleichzeitig mit ACTH sezerniert werden (wenigstens beim Tier). Aber bei depressiven Patienten scheint es nicht so zu sein. Die Reaktionen von Beta-Lipotropin und Beta-Endorphin auf Dexamethason korrelieren nicht notwendigerweise mit der Kortisolhemmung (Matthews et al., 1986). Die Bedeutung dieser Beobachtung ist nicht klar; die Ausschüttung dieser drei Hypophysenpeptide wird in depressiven Zuständen wahrscheinlich unterschiedlich gesteuert.

Somatostatin

Die Hauptaufgabe von Somatostatin besteht in der Hemmung des Wachstumshormons (STH); es hemmt aber ebenfalls die CRH-Sekretion (Heisler et al., 1982) und die Ausschüttung der Katecholamine. Somatostatinspiegel sind im Liquor von Patienten mit schweren affektiven Störungen erhöht (Agren et al., 1984; Rubinow et al., 1983) und korrelieren positiv mit dem negativen Dexamethasontest (Doran et al., 1986). Diese Untersuchung hat aber Schwächen: Die Validität des Dexamethasonhemmtests ohne Messung der Serumkortisolspiegel ist verdächtig; und die Befunde sind für die Diagnose der schweren affektiven Störungen nicht spezifisch, weil sie auch bei schizophrenen Patienten, die »Nicht-Suppressoren« waren, gesehen wurden (Doran et al., 1986). Zudem wäre die Interpretation dieser Befunde einfacher, wenn STH-Blutspiegel oder zirkadiane Rhythmen zusätzlich gemessen worden wären.

Wachstumshormone

Die Steuerung der Wachstumshormonproduktion oder -ausschüttung ist komplex. Bei Adoleszenten wird das Wachstumshormon in Wellen während des Tages in den Kreislauf ausgeschüttet. Beim Erwachsenen wird es nur einem sezerniert, und zwar lediglich während der ersten »slow-wave«-Schlafperiode der Nacht. Mendlewicz und Mitarbeiter (1985) haben beim Erwachsenen mit schweren depressiven Störungen eine Umkehrung des Sekretionsmusters beschrieben. Man weiß nicht, ob diese Beobachtungen für die schweren depressiven Störungen spezifisch sind. Bei anderen Krankheiten (z. B. Anorexia

nervosa) ist die verminderte Sekretion anderer Hypophysenhormone beschrieben worden. Dies bildet die Grundlage für eine neue Betrachtungsweise bestimmter Krankheiten.

Arginin-Vasopressin

Sowohl bei Depression als auch bei Manie sind verminderte Arginin-Vasopressin-Spiegel im Liquor beschrieben und bestätigt worden (Gold et al., 1981; Gjerris et al., 1985). Die Interpretation dieser Beobachtung fällt aus drei Gründen schwer:
- Aussagekräftiger wäre es gewesen, wenn das Verhältnis von Serum- zu Liquor-Arginin-Vasopressin vor und nach Salzinfusion gemessen worden wäre.
- Es ist gut bekannt, daß Arginin-Vasopressin mit CRH synergistisch die ACTH- und damit die Kortisolproduktion stimuliert; falls der verminderte Arginin-Vasopressin-Liquorgehalt eine zentrale Hemmung seiner Sekretion spiegelt, dann sollten die ACTH- und Kortisolspiegel tiefer als normal sein. Sie sind es aber nicht.
- Die Arginin-Vasopressin-Verminderung sollte mit einem partiellen Diabetes insipidus vergesellschaftet sein; dieser ist jedoch kein Merkmal der schweren affektiven Störungen.

Hypothalamus-Hypophysen-Schilddrüsenfunktionen

Dieses Gebiet ist verwirrend. Jahrelang haben Pschiater eine vielfältige Interaktion zwischen der Funktion der Schilddrüse und einer depressiven Stimmung vermutet (Whybrow und Prange, 1981). Tatsächlich sind mindestens 50% aller Basedow-Kranken ängstlich, agitiert und deprimiert (Übersicht bei Weiner, 1977). Viele hypothyreote oder myxödematöse Patienten erscheinen ebenfalls deprimiert.

Die Beurteilung wird dadurch erschwert, daß mit Appetit- oder Gewichtsverlust und/oder chronischer Krankheit der Schilddrüsenstoffwechsel eine nicht-spezifische Anpassung erfährt. Thyroxin (T_4) wird in das physiologisch inaktive »inverse« Trijodthyronin (inverses T_3) anstatt in T_3 umgewandelt (Sullivan et al., 1973). Der Stoffwechsel etlicher Steroidhormone wird dadurch verändert (Smith et al., 1975). Appetit- und Gewichtsverlust sind herausragende Merkmale der schweren affektiven Störungen (besonders der Melancholie). Die Akten über das tiefe T_3-Syndrom als nicht-spezifische Folge von schweren affektiven Störungen sind noch nicht geschlossen. Die peripheren Schilddrüsenhormonspiegel (T_3, T_4) sind bei schweren affektiven Störungen gewöhnlich normal (Zach und Ackerman, 1988), aber nicht immer (Kirkegaard und Faber, 1981).

Bei ungefähr 25% der Patienten mit schweren affektiven Störungen findet sich eine verminderte Antwort des Thyreotropins (TSH) auf das Thyreotropin-Releasing-Hormon (TRH) (Loosen, 1985; Loosen und Prange, 1982). Dies ist wiederum nicht spezifisch für schwere affektive Störungen; die gleiche Veränderung findet sich bei betagten Gesunden, abstinenten Alkoholikern, bei Patienten mit Schizophrenie und Anorexia nervosa. Die Interpretation dieser Beobachtung liegt im Dunkeln: Es kann sich um eine »Tieferstellung« der Regulation von Hypophysenhormonen handeln oder um eine Verminderung der hypophysären TSH-Reserve.

Kürzlich sind im Liquor von 14 schwer depressiven Patienten (13 davon waren Frauen) erhöhte TRH-Spiegel gefunden worden. Es fanden sich aber keine Korrelationen zwischen dieser Veränderung und basalen Werten von T_3, T_4, TSH und der TSH-Antwort auf TRH (Banki et al., 1988). Da sich TRH an vielen Stellen im ZNS findet und die verschiedensten Aufgaben hat, kann die Quelle dieser Zunahme nicht bestimmt werden. Erhöhte Liquor-TRH-Spiegel lassen also Hypothesen über eine verminderte TSH-Reaktion auf TRH oder die Rolle von TRH bei schweren affektiven Störungen weder bestätigen noch verwerfen.

Schlaf- und Körpertemperaturrhythmen

Eines der auffälligsten Merkmale schwerer depressiver Störungen stellt das frühmorgendliche Aufwachen (zwischen 3 und 4 Uhr) dar, über das sich viele Patienten bitter beklagen, und das mit der »schwärzesten« Stimmung einhergeht. Die Gesamtschlafzeit ist bei schweren affektiven Störungen ebenfalls vermindert (nur in etwa 15% verlängert). Der depressive Patient hat Schwierigkeiten einzuschlafen und wacht oft auf.

Elektroenzephalographische (EEG)-Untersuchungen des Schlafs bei schweren depressiven Störungen haben ergeben:
- Die Latenz zwischen Einschlafen und erster REM-Phase ist verkürzt.
- Die gewöhnlichen 4 REM-Perioden während der Nacht sind anders verteilt und zwar in Richtung erste Nachthälfte verschoben.
- Die durchschnittliche Dauer des »delta-slow-wave«-Schlafs ist vermindert und der gewöhnliche Ablauf der vier Schlafstadien (besonders REM und Delta) ist verändert (Coble et al., 1976; Kupfer und Foster, 1972).

Die vier Hauptveränderungen im Schlaf-EEG treten nicht unbedingt zusammen auf; sie kommen auch bei der Manie vor, wahrscheinlich mit Ausnahme der Abnahme des Delta-Schlafs (Hudson et al., 1988). Die verkürzte REM-Latenz ist aber auch bei anderen Krankheiten beobachtet worden (z. B. Zwangsleiden).

Obwohl die Veränderungen im Schlaf-EEG als »Marker« für schwere affektive Störungen benützt werden, ist ihre Spezifität keineswegs gesichert. Verkürzte REM-Latenz kann lediglich eine Folge des frühmorgendlichen Erwachens sein, sie kann bei »normalen« Menschen (d. h. nicht-depressiven) erzeugt werden (Mullen et al., 1986) und hängt vermutlich auch von Alter und Gewicht ab. Gewichtsverlust geht mit verminderter Totalschlafzeit einher, mit Schlafunterbrechung und frühzeitigem Erwachen. Vermehrte Zufuhr von Kohlehydraten kann den REM-Schlaf steigern (Crisp, 1986).

Über die Gründe der Schlafstörungen bei schweren affektiven Störungen sind viele Vermutungen geäußert worden. Die faszinierendste bezieht chronobiologische Rhythmen und ihre Veränderungen ein. Bis jetzt kennt man zwei miteinander verbundene Schrittmacher im Hypothalamus, die den Organismus mit einigen dieser Rhythmen ausstatten, aber weitere Schrittmacher finden sich wahrscheinlich noch andernorts! Ein Oszillator kontrolliert hauptsächlich den REM-Schlaf, die Körperkerntemperatur, Plasmakortisol und andere Rhythmen. Der andere steuert Zyklen von Ruhe-Aktivität, »slow-wave«-Schlaf, Plasma-STH und Schwankungen der Körpertemperatur (Moore-Ede et al., 1982).

Bei depressiven Störungen ist die Beziehung der zwei Schrittmacher verändert: Die zirkadiane Temperaturkurve ist flach und die Durchschnittstemperaturen liegen höher; die REM-Schlafstörungen bleiben dabei bestehen (Avery et al., 1982; Beersma et al., 1984). Die chronobiologischen Veränderungen bei schweren affektiven Störungen könnte man sich wie folgt vorstellen: Der erste Schrittmacher ist gegenüber dem zweiten zeitlich vorangestellt worden und führt zu früheren REM-Perioden und dazu, daß Kortisol und Kerntemperatur ihre Gipfelwerte nicht mehr erreichen (Wehr und Goodwin, 1981). Die Beobachtungen über STH passen aber nicht dazu: Sie legen eine »Regression« auf ein früheres Sekretionsmuster nahe.

Zirkadiane Rhythmen sind nicht nur endogen, sondern auch von äußeren Faktoren (Zeitgebern) gesteuert, die einen oder beide Schrittmacher beeinflussen oder die eine Funktion dem einen Schrittmacher und nicht dem anderen unterstellen können.

Licht, flugbedingte Zeitverschiebung, Schichtarbeit, sensorische und soziale Isolation und Medikamente vermögen eine Desynchronisation von Schrittmachern auszulösen (Wever, 1985, 1989). Unter Bedingungen konstanten Lichts kommt es zur Desynchronisation. Licht scheint den zirkadianen Schrittmacher für Körpertemperatur und Kortisol besonders zu beeinflussen (Czeisler et al., 1986).

Eine Unterform von schweren depressiven Störungen tritt jahreszeitlich gebunden auf und wird durch Lichteinfluß korrigiert (James et al., 1985; Lewy et al., 1985), aber bei anderen Formen ist dies nicht der Fall. Die Phasenvorverschiebung des Zubettgehens um sechs Stunden kann bei einigen Patienten die schweren depressiven Störungen beenden, und ein einmaliger nächtlicher Schlafentzug vermag, wenn er mit Antidepressiva kombiniert wird, diese Patienten aus dem depressiven Zustand zu holen (Moore-Ede et al., 1982).

Bei Tieren besteht wenig Zweifel darüber, daß Trennung die chronobiologischen Rhythmen verändert (Hofer, 1984). Bei Menschen kann die Anpassung an die Lebensgewohnheiten anderer Menschen und ihren Zeitplan in bezug auf das Zubettgehen, Aufstehen, Essen, körperliche Betätigung usw., den gleichen Einfluß haben (Ehlers et al., 1988); bei Frauen, die zusammenleben, gleichen sich sogar die menstruellen Zyklen einander an (McClintock, 1971).

7 Schizophrenie

Schizophrenie ist die Geisteskrankheit schlechthin. Sie bringt Patienten und ihren Familien unermeßliches Leid und fügt der Gesellschaft durch Verlust von Produktivität riesigen Schaden zu. Sie ist das menschlichste aller Leiden, denn sie betrifft gerade die Eigenschaften, welche das menschliche am Menschen ausmachen: Denkprozesse und Sprache, die Fähigkeit zu nahen mitmenschlichen Beziehungen und das Selbstgefühl.

Da über die Neurobiologie dieser Kategorien geistigen Funktionierens nichts bekannt ist, ist die Behauptung verfrüht und geht in die falsche Richtung, daß es sich um eine progressive Erkrankung des Gehirns handelt. Dennoch suchen die Psychiater seit Griesinger weiter nach der Gehirnkrankheit, die der Schizophrenie zugrunde liegen soll, ohne sich auch nur die Frage zu stellen, was diese vermutete Störung denn an der Schizophrenie erklären soll.

Jeder Entwurf einer einheitlichen Theorie der Ätiologie und Pathogenese der Schizophrenie läuft Gefahr zu übersehen, daß sich hinter dieser diagnostischen Bezeichnung eine Vielfalt von Störungen verbirgt, deren Ursprünge und Ausbruchbedingungen voneinander abweichen. Um in Erscheinung zu treten, benötigt vermutlich jede einzelne Krankheitsform eine Kombination verschiedener Faktoren: Keine der Theorien wird allen Formen gerecht. Solche Überlegungen sind in der Medizin schon öfters angestellt worden!

Die wahrscheinliche Heterogenität der Schizophrenie läßt die ätiologische Forschung scheitern. Noch schlimmer, die Meinungsverschiedenheiten über die diagnostischen Kriterien der Schizophrenie dauern an: Derzeit wird die Reliabilität der Diagnose betont und nicht ihre Bedeutung oder Validität. Es fehlen die Bemühungen, die Störungen der psychischen und der Verhaltensfunktionen bei dieser Krankheit zu erfassen: Auf jeden Fall gelingt dies nicht durch Ausfüllen von Standardfragebogen, in welchen sie nicht enthalten sind! Ein Beispiel: Die Klage darüber, daß ein anderer Mensch oder eine Maschine die Gedanken des Patienten beeinflußt, blockiert, wegnimmt oder kontrolliert, kann Verschiedenes bedeuten: die Ablehnung, daß die eigenen Gedanken im Selbst entstehen, ein Versagen der Fähigkeit, die eigenen Gedanken von denen einer anderen Person zu unterscheiden, eine Verleugnung der eigenen Gedanken oder den Wunsch, von anderen kontrolliert zu werden.

Ein charakteristischer formaler Aspekt schizophrenen Denkens ist das Fehlen von Grenzen – eine Art von Begriffsvertauschung, bei der den Beziehungen zwischen einem Objekt und seiner symbolischen Vorstellung metaphorische Bedeutung zugeschrieben werden: Ein Teil eines Objektes vermag dann das ganze Objekt zu repräsentieren. Daraus folgt, daß der Schizophrene seine Welt nach eigenen Maßstäben einteilt. Der Kliniker aber scheint sich über diese Art und Weise, der Welt Bedeutung zu erteilen, hinwegzusetzen und behauptet einfach, daß der Patient »unlogisch«, inkohärent oder bizarr denkt!

Noch bedeutsamer als das Fehlen von Grenzen ist die idiosykratische und individuelle Art der Denkprozesse und der logischen Verknüpfungen des schizophrenen Menschen, die bei etwa 40% der erwachsenen Patienten dem offenen Ausbruch der Krankheit vorangeht oder nach ihrem Abklingen bestehenbleibt (Harrow und Marengo, 1986; Parnas und Schulsinger, 1986). Bei anderen Patienten (37%) kommt es nach der ersten Krankheitsperiode zu wiederholten Phasen idiosynkratischen Denkens. Das Anhalten solcher Denkstörungen (die zu einer unverständlichen persönlichen Sprache führen können) behindert offensichtlich die sprachliche Kommunikation zwischen dem Patienten und seiner Umgebung und auch seine Zusammenarbeit mit ihr (Harrow und Marengo, 1987).

Viele – vielleicht sogar die meisten – der schizophrenen Patienten sind im wesentlichen asoziale Menschen (»isoliert«, »zurückgezogen« oder übermäßig scheu usw.) und viele von ihnen waren schon von früher Jugend an so. Diese Beobachtung legt nahe, daß die Fähigkeit, ein sozialer Mensch zu werden, sich nie entwickelte. Andere schizophrene Menschen geben (unbefriedigende) soziale Beziehungen aus einer Vielzahl von Gründen auf.

Entgegen derzeitigen Auffassungen gehören die Störungen der Fähigkeit zu sozialen Beziehungen zu den häufigsten diagnostischen Kernstörungen der Schizophrenie (Lehmann und Cancro, 1985). Sie stehen bei der paranoiden Form weniger im Vordergrund der Störung, die durch Verfolgungswahn, Größen- und/oder Eifersuchtsideen und/oder hypochondrische Befürchtungen mit oder ohne Halluzinationen gekennzeichnet ist. Die paranoide Schizophrenie kann abrupt oder allmählich auftreten und sich aus einem akuten undifferenzierten oder katatonen Beginn entwickeln. Häufig tritt sie später (4. Lebensjahrzehnt, besonders bei Frauen) auf. Patienten mit paranoider Schizophrenie leben in einer Welt, die mit Feinden, Konkurrenten und Rivalen bevölkert ist. Sie verdächtigen deshalb andere Menschen verwerflicher Motive. Männer vor allem befassen sich mit Fragen der Macht – von anderen Männern dominiert zu werden oder sie zu dominieren. Sie benehmen sich häufig feindselig in einer feindseligen Welt. Sie hüten sich vor ihr. Feindseligkeit bei anderen und Zurückweisung durch sie registrieren sie außerordentlich empfindsam.

Am Anfang der paranoiden Schizophrenie steht häufig der Vergiftungswahn oder die wahnhafte Furcht, ermordet zu werden usw., was meistens bedeutet, daß der Patient das Gefühl hat, eine wichtige Bezugsperson sei daran interessiert, ihn loszuwerden. Der Wahn repräsentiert häufig die Unfähigkeit des Patienten, anderen gegenüber zuzugeben, wie sehr der Patient nach einer Zurückweisung, einem Verlust oder einer Trennung den anderen vermißt.

Ob die paranoide Schizophrenie eine Untergruppe eines heterogenen Syndroms darstellt, ist unklar, obwohl einige Fachleute dies annehmen.

Die verschiedenen klinischen Formen von Schizophrenie (Kombinationen von Symptomen und Verhaltensweisen), ihr variabler natürlicher Verlauf und die verschiedenen Endzustände sind nicht nur das Produkt der Störung. Der Verlauf und die Prognose hängen auch vom sozioökonomischen Status des Patienten ab, der Haltung der Familienmitglieder, der Anwesenheit oder dem Fehlen von Familie und Freunden, Arbeitslosigkeit, Armut, sozialer Isolation, Hospitalisation, Vorliegen oder Fehlen von kompetenter Hilfe (sozialer, technischer, beruflicher Art) usw. (Gruenberg, 1967; Day et al., 1987).

So stellt sich folgende Frage: Wie kommt es zur Entwicklung eines Menschen, der nie soziale Beziehungen entwickelt oder ein asozialer oder andere verdächtigender Mensch wird, dessen Denken und dessen Logik eigenen persönlichen Regeln folgen und der unfähig ist, mit seinen Mitmenschen zu kommunizieren? Auf diese Frage kennen wir nur Teilantworten mit Erklärungen, die sich auf Genetik, frühkindliche Erfahrungen, Familienbedingungen, anatomische und physiologische Faktoren stützen.

7.1 Kindheitsanamnese und Prädispositionen

Die Kindheitsanamnese erwachsener Schizophrener

Es gibt keine Königsstraße zum Verständnis der Krankheit Schizophrenie. Verschiedene Routen werden vorangetrieben.
- Ungefähr 40% aller schizophrenen Patienten waren schon Jahre vor Krankheitsausbruch ruhige, einsame, gehorsame und nachgiebige (»gute«), tagträumende, oft »passive« Kinder mit weniger oder überhaupt keinen Freunden, besonders während der Adoleszenz. Sie leisten oft (nur) in einem Fach Überdurchschnittliches. Im Verlauf der Jahre nimmt ihre Schulleistung allmählich ab und eine Lücke klafft zwischen ihren Leistungen und ihren Begabungen. In der Adoleszenz vermeiden sie soziale Aktivitäten, lieben es zu lesen oder Musik zu hören und ziehen sich nach Möglichkeit auf sich selber zurück. Sie erscheinen der Umwelt desinteressiert und ohne Ziele.

  Sie sind auf Aufgaben, wie das Verlassen der Familie, ein Studium oder ein Handwerk zu erlernen oder zu heiraten, schlecht vorbereitet und oft erkranken sie, wenn diese Aufgaben sich ihnen stellen. Das Haupterkrankungsalter an Schizophrenie ist etwa das 20. Lebensjahr. Andere setzen ihr einsames, asoziales Leben einfach fort, bleiben häufig ohne Arbeit und sinken allmählich auf die tiefste sozioökonomische Stufe ab, leben am Rande der Gesellschaft als heimatlose Menschen, Vagabunden oder Prostituierte und treiben sich durch die nächtlichen Straßen. Solche Menschen sind also von früher Jugend an im Temperament anders oder werden später anders und bleiben lebenslang »schizoid« oder leiden an Schizophrenia simplex.
- Einige zukünftige schizophrene Patienten klammern sich als Kinder an ihre Mütter, schlafen im elterlichen Schlafzimmer bis in die späte Adoleszenz, sind Bettnässer und werden ängstlich, wenn sie von zu Hause und ihren Schlüsselfiguren ent-

fernt sind. Die Trennung von ihren Müttern löst die Krankheit aus.
- Einige Kinder waren streitsüchtig, destruktiv, grausam, willensstark, rechthaberisch, ängstlich und reizbar. Sie schwänzten die Schule, benahmen sich asozial und wurden in ihrer frühen Adoleszenz wegen Vergehen oder Verbrechen ins Strafregister eingetragen (Hartmann et al., 1984; O'Neal und Robins, 1958). Werden diese Jugendlichen schizophren, dann in der paranoiden Form.
- Kinder, die in »schlechter Nachbarschaft« aufwachsen, Gefahren, Grausamkeiten und Verletzungen ausgesetzt sind, werden wachsam und beginnen, andere zu verdächtigen.
- Kinder, die von ihren Eltern die Motive, andere zu verdächtigen, übernehmen, lernen die Welt als bedrohlich und Mitmenschen als ihre natürlichen Feinde wahrzunehmen.

Die verschiedenen zu Schizophrenie führenden Wege können ganz unterschiedliche Ursprünge haben: Der gleiche schizophrene Phänotyp kann auf verschiedene Weise entstehen – einige Phänotypen mögen tatsächlich Phänokopien und andere Genotypen Genokopien sein.

Die Ätiologie der zu Schizophrenie führenden kindlichen Verhaltensmuster

Eine Vielfalt von Beobachtungen bezieht sich auf diese zentrale Frage. Sie verknüpfen nicht immer das Verhalten des Kindes (wie oben beschrieben) mit bestimmten Erfahrungen innerhalb der Familie (deren Mitglieder schizophren sein können), mit der sozialen Umwelt oder der genetischen Ausstattung.

Die Beobachtungen lassen sich in 6 Hauptgruppen gliedern:
- Wie erwähnt, kann die soziale Umwelt, in der das Kind aufwächst, unvorhersagbar, bedrohlich oder entmutigend sein (Zubin et al., 1983).
- Die Familie kann zu viel fordern, kritisch und vorwurfsvoll sein. Das Kind findet sich ständigen Leistungsanforderungen in der Schule oder sozial ausgesetzt. Diese Erwartungen stehen im Gegensatz zu den Befürchtungen, Ängsten und Fähigkeiten des Kindes (Hogarty, 1975; Katz und Lyerly, 1963).
- Die Familienmitglieder können offen feindselig, belästigend, zudringlich, rechthaberisch und kritisch sein (diesem Verhalten ist der Name »ausgedrückte Emotionen« verliehen worden). »Ausgedrückte Emotionen« (Brown et al., 1972) sind mit Rückfällen und Wiederauftreten schizophrener Phasen in Zusammenhang gebracht worden (Koenigsberg und Handley, 1986; Leff und Vaughn, 1985). Es liegen keine Befunde vor, daß solche Belästigungen vor dem Ausbruch der Störung vorliegen: warum nicht? Es verlangt wenig Vorstellungskraft anzunehmen, daß das Verhalten von Familienmitgliedern über die Zeit gleichbleibt und sich nicht erst nach Ausbruch des Leidens ändert. Der zukünftige schizophrene Patient ist sehr wahrscheinlich gegenüber Feindseligkeit und Kritik auch anderer Menschen, und nicht nur seiner Fa-

milienmitglieder, sensibel gemacht worden. Tatsächlich sieht die klinische Erfahrung so aus: Die übliche Reaktion des schizophrenen Patienten besteht im Rückzug, in dem Gefühl belästigt und bekämpft zu werden, und/oder er beginnt zu halluzinieren (Beels und McFarlane, 1982).

Häufige Kritik, die auch einen Wesenszug des Verhaltens der Familienmitglieder schwer depressiver Patienten darstellt, läßt den Rückfall voraussagen. Sie ist aber weniger intensiv (Leff und Vaughn, 1985) als in Familien schizophrener Patienten. Der Unterschied zwischen den beiden klinischen Gruppen liegt in der Art, wie sie verhaltensmäßig auf »ausgedrückte Emotionen« reagieren.

– Schizophrenie tritt in einigen Familien gehäuft auf. 3–15% der Verwandten ersten Grades (eingeschlossen die Geschwister) von schizophrenen Patienten sind auch schizophren. Sowohl Zwillings- als auch Adoptionsstudien stützen die Rolle genetischer Faktoren in der Übermittlung und Häufigkeit von Schizophrenie. Diese Rolle ist aber nicht eindeutig: Die meisten zukünftigen schizophrenen Patienten sind nicht adoptierte Kinder. Diese Untersuchungen müssen sich deshalb mit der Möglichkeit abfinden, daß der zukünftige Patient mit einem schizophrenen Verwandten zusammengelebt hat.

Zusätzlich hat sich die Forschung vor allem mit Familien befaßt, in denen die Schizophrenie bei mehr als einem Mitglied vorkommt. Bei der überwiegenden Zahl von Familien aber, d. h. bei 75 bis 80%, ist nur ein Mitglied schizophren. So könnte man folgern, daß Schizophrenie meistens »sporadisch« auftritt; diese Schlußfolgerung kann, muß aber nicht berechtigt sein, weil ein (nicht-schizophrener) Elternteil eines Patienten das Gen (bzw. die Gene) für das Leiden weitergeben könnte (Gottesman, 1987).

In Familien von schizophrenen Patienten sind viele verschiedene Formen von Psychopathologie beobachtet worden. Es wird aber als unzulässig betrachtet, von einer Studie zur anderen zu verallgemeinern und von derzeitigen Beobachtungen in der Zeit rückwärts zu schließen.

– Zwischen den Veränderungen der formalen Aspekte von Denken und Sprache bei Eltern und Kindern besteht ein enger Zusammenhang: Spezifische Arten von Vagheit, bedeutungslose Bemerkungen, Sinnlosigkeit oder fehlende Fokussierung in Denken und Sprache kennzeichnen jede Familie oder Paare von Familienmitgliedern (Singer und Wynne, 1965). (Diese Beobachtungen wurden auf verschiedene Weise interpretiert.)

– Die Kinder schizophrener Mütter zeigten verglichen mit denjenigen nicht-schizophrener Mütter ganz eigene Antworten und eine schwächliche Konzeptbildung in kognitiven Tests. Die häusliche Atmosphäre war stürmisch. Die Mutter wurde vom Kind als unzuverlässig und immer zum Schimpfen bereit erlebt. Die Kinder fühlten sich einsam und zogen sich zurück, wenn sie durch das mütterliche Verhalten beunruhigt waren. Vor Aufgaben gestellt, strengten sie sich nicht an. Wurden die Mütter ins Spital gebracht, dekompensierten etwa 20% dieser Kinder.

In bezug auf diese Beobachtungen ergeben sich sofort eine Reihe konzeptueller Probleme: Welche charakteristischen Verhaltensweisen und Einstellungen des Kindes, das später zum schizophrenen Patienten wird, sollten sie erklären? Es gibt keine einheitlichen Merkmale. Wenn in einer Familie mit mehr als einem Kind nur eines krank wird, dann, so legen die Beobachtungen nahe, wurde es von den Eltern im Unterschied zu den anderen Kindern ungünstig behandelt. Diese Überlegung mag richtig sein. Es gibt aber keine Beweise dafür.

Psychophysiologische Prädispositionen

Eine Hypothese zur Prädisposition für Schizophrenie geht dahin, daß disponierte Menschen Information anders verarbeiten als diejenigen, die kein solches Risiko tragen: Bei Aufgaben, die ein beträchtliches Maß an fortwährender Aufmerksamkeit verlangen, schneiden Menschen mit hohem Schizophrenierisiko schlechter ab (Neuchterlein und Dawson, 1984). Nach einer zweiten Hypothese zeigen gewisse Kinder schizophrener Eltern intensivere und kürzere Latenz elektrodermaler Reaktionen (»galvanic skin response«) auf mäßig lauten Lärm als Kinder ohne Risiko (Mednick und Schulsinger, 1968). Diese Beobachtungen konnten in späteren Studien nur zum Teil bestätigt werden; mitunter wurde sogar Hyporeaktivität gemessen (Kugelmass et al., 1985).

Die Ergebnisse dieser Studien sind dahingehend interpretiert worden, daß Menschen mit Risiko für Schizophrenie »autonom« überreagieren. Elektrodermale Aktivität ist aber ein grobes und schlechtes Maß für allgemeine autonome Funktionen. Zudem müßte belegt werden, daß hyperreaktive Menschen später schizophrene Patienten werden; solche Langzeitstudien sind aber nicht durchgeführt worden. Die Tatsache, daß einige Risikopersonen hyper- und andere hyporeaktiv sind, weist lediglich auf Unterschiede hin, welche Menschen aufweisen, die ein Risiko für Schizophrenie in sich tragen: Es sind eben diese Unterschiede, welche die Erforschung dieser Krankheiten so sehr erschweren.

Extreme Reaktionsunterschiede charakterisieren aber auch akut schizophrene und schizophrene Patienten zwischen den Schüben. Dies gilt nicht nur für die galvanische Hautreaktion (Öhman, 1981), sondern auch für andere Meßwerte. Schizophrene Patienten sind in verschiedenen Beziehungen Außenseiter: Faßt man sie zu einer Gruppe zusammen, dann unterscheiden sich zwar ihre Durchschnittsreaktionen nicht von denjenigen normaler Vergleichsstichproben, wohl aber die Varianz der Reaktionen. Die wirkliche Bedeutung dieser Beobachtung ist nie vollständig geklärt worden. Sie könnte die Grundlage eines Forschungsprogramms abgeben, das autonome (und andere) Meßwerte mit jedem Aspekt der Vorläufer, des Verlaufs, der Verschlimmerung und auch der Erholung vom Leiden verbinden würde. Auf diese Weise könnten auch Unterschiede zwischen den heterogenen Unterformen herausgearbeitet werden (Dawson und Neuchterlein, 1987).

Ein weiteres psychophysiologisches Merkmal zwischen schizophrenen Patienten und ihren nicht-schizophrenen Familienmitgliedern stellt eine Störung der Kontinuität in der Abfolge der Augenbewegungen dar (Holzman et al., 1973): 52–86% aller Schizophreniepatienten folgen einem pendelförmig bewegten Gegenstand mit sakkadierten Bewegungen. Eine Minderzahl (7%) der Allgemeinbevölkerung zeigt die gleiche Störung. 35% der Eltern schizophrener Patienten zeigen sie auch. Beim monozygoten Zwilling findet sich eine 71% betragende Konkordanz für diese Abnormität. Bei dizygoten Zwillingen beträgt sie 54%. Diese Erscheinung ist aber nicht spezifisch für Schizophrenie, denn sie kommt in 15–40% bei schweren affektiven Störungen auch vor (Holzman et al., 1974; Solomon et al., 1987) und ebenfalls bei der »schizotypischen« Persönlichkeitsstörung (Siever et al., 1984).

Die Funktionsstörung sakkadierter Augenbewegungen vererbt sich autosomal-dominant mit beträchtlicher Penetranz. Sie ist der phänotypische Ausdruck einer latenten Eigenschaft, die sich unabhängig von Schizophrenie oder mit ihr manifestiert (Matthysse et al., 1986).

Es ist unklar, wie diese Funktionsstörung zur Schizophrenie und ihrer Psychopathologie beiträgt. Sie korreliert nicht signifikant mit formalen Denkstörungen (Solomon et al., 1987) und auch nicht mit der perzeptuellen Unaufmerksamkeit. Sie ist für die Krankheit nicht spezifisch, sie stellt höchstens einen »Marker« für die Risikopopulation bei Schizophrenie (und schweren affektiven Störungen) dar.

Im folgenden seien die Hauptpunkte dieser Übersicht zusammengefaßt: Die Schizophrenie ist keine homogene Krankheit, und es führt kein einheitlicher Weg zu ihr. Viele Züge der klinischen Erkrankung – Passivität, eine formale Denkstörung, eingeschränkte soziale Beziehungen oder schlechte Steuerung aggressiver Impulse, die zu asozialem Verhalten führen – gehen der Krankheit voraus (Parnas, 1986). Diese Merkmale finden sich besonders bei Kindern, in deren Familien ein Mitglied (meistens die Mutter) schizophren ist. Es sei aber festgehalten, daß Kinder schizophrener Mütter nicht notwendigerweise alle die gleichen Verhaltensweisen und Eigenschaften aufweisen. Die Auswirkungen einer solchen Vererbung sind also nicht linear!

Kinder mit diesen Zügen sind für das Erwachsenenleben schlecht ausgerüstet. Diese Persönlichkeitszüge können genetisch verankert sein oder sich in der frühen Kindheit im Rahmen einer Vielfalt ungünstiger Umgebungen entwickeln. Sie weisen auf die einzigartige Verletzlichkeit und Anpassungsweise vieler schizophrener Patienten hin.

7.2 Ätiologie

Diese Beobachtungen bedürfen der Erklärung: Im Augenblick ist eine rein genetische Erklärung modern. Im besten Falle läßt sich diese einseitige Hypothese aber – und auch darum mit einigem Zögern – in

eine Erklärung einbauen, welche die Prädisposition »Schizophrenie« auf Gene und den Ausbruch der Krankheit auf »Streß« zurückführt. Andere Erklärungen sind aber ebenso möglich.

Epidemiologische und soziale Faktoren

Viele Jahre lang galt die Prävalenzrate der Schizophrenie weltweit als konstant (etwa 1% der Bevölkerung). Diese Zahl fügte dem Rätsel dieser Störung ein weiteres hinzu. Wie Torrey (1987) es ausgedrückt hat: Keine ätiologische Theorie, wie sie auch gelautet haben möge, hätte diese Invarianz vorausgesagt, auch dann nicht, wenn man alle methodologischen Probleme solcher Studien vernachlässigt hätte. Die Tatsache bleibt bestehen, daß Prävalenzraten (Inzidenzraten benehmen sich viel zufälliger) weiten Schwankungen unterworfen sind, und zwar bis zu einem Faktor von ungefähr 50! Bei den Amischen in Pennsylvania beträgt die Prävalenzrate für Schizophrenie 0,03% (Egeland und Hostetter, 1983), in einer abgeschiedenen Gemeinde im nördlichen Schweden 1,7% (Böök et al., 1978). In Gegenden, die so weit auseinanderliegen wie Taiwan (Rin und Lin, 1962) und Teile von Irland (Torrey et al., 1984), sind die Vorkommensraten außerordentlich unterschiedlich. Festgehalten sollte aber werden, daß die Prävalenzzahl in Taiwan die kulturelle Gruppe der Ureinwohner betrifft, die sich stark von der chinesischen Bevölkerung dieser Insel unterscheidet.

In diesen Daten sind wichtige Tatsachen mit tiefgreifender Bedeutung enthalten: Wählt man für epidemiologische Untersuchungen isolierte Populationen aus, bei denen Inzucht herrscht, findert man natürlich extreme Prävalenzen (die neuesten Daten über Molekulargenetik von schweren affektiven Störungen und Schizophrenie stammen aus Studien eben dieser Populationen). Inzucht vergrößert die Wahrscheinlichkeit der Erkrankung an diesen Störungen: Kommen ein bestimmtes Gen oder bestimmte Gene vor, so finden sie sich in solchen Bevölkerungen (Böök et al., 1978). Werden Studien über Morbidität und Prävalenz großer Populationen vorgenommen, gehen die feinen Unterschiede zwischen besonderen Bevölkerungsgruppen verloren: Neue amerikanische Studien über die Prävalenz nach 1 Monat, nach 6 Monaten und während des ganzen Lebens bei insgesamt 18571 Menschen in fünf städtischen Populationen, mit 0,6%, 0,8% und 1,3% (Regier et al., 1988), beleuchten diesen Punkt.

Andere epidemiologische Studien konzentrieren sich auf die Verlaufsformen diagnostizierter Schizophrenien (Torrey, 1987) und auf die Häufigkeit, mit der die Störung bei Patienten aus verschiedenen sozioökonomischen Schichten vorkommt. Über letzteren Punkt ist keine Einigkeit erzielt worden. In den USA und Großbritannien (Freeman und Albert, 1986) ist die Prävalenzrate nur in den armen Schichten der mittelgroßen und großen Städte am höchsten, aber nicht der kleinen (Übersicht bei Weiner, 1985). In Indien trifft aber das Gegenteil zu: Das Vorkommen ist in höheren sozioökonomischen »Klassen« am höchsten (Saxena et al., 1972).

Genetische Theorien zur Ätiologie

Die intensivsten Forschungsbemühungen haben bisher die Aufdeckung einer erblichen Natur der Schizophrenie zum Ziel gehabt. Diese Art Forschung gliedert sich in 3 Hauptkategorien: Blutsverwandtschafts-, Zwillings- und Adoptionsstudien. Die erste konzentriert sich auf das Vorkommen der Störung als Funktion des Verwandtschaftsgrades. Sie beträgt in verschiedenen Untersuchungen bei Verwandten ersten Grades (Eltern, Geschwister) 3–14%; ist ein Elternteil schizophren, steigt die Prävalenz auf 8–18%, sind beide Eltern betroffen erreicht sie 15–55% (Rosenthal et al., 1972).

Die Konkordanzrate für Schizophrenie in 5 Zwillingsstudien betrug 35–58% (durchschnittlich 47%) bei monozygoten und 9–26% (15%) bei dizygoten Zwillingen (Gottesman und Shields, 1972). Diese Zahlen gestatten die Errechnung eines Vererbungsverhältnisses von ungefähr 3:1.

Adoptionsstudien liefern weitere gewichtige Argumente für die Heredität der Schizophrenie. Sie weisen darauf hin, daß es gleichgültig ist, ob man die Prävalenz der Schizophrenie bei Kindern untersucht, die nach der Geburt von einer schizophrenen Mutter abgegeben wurden, oder ob man die Prävalenz bei den Eltern untersucht, die ihre Kinder zur Adoption freigegeben haben, bevor die Krankheit bei den Eltern ausbrach – die Ergebnisse sind ähnlich (Kety et al., 1975; Rosenthal et al., 1972): Eine erhöhte Prävalenz für Schizophrenie (großzügig definiert) findet sich bei adoptierten Kindern. Diese Beobachtungen werfen die Frage nach dem Erblichkeitsmodus auf. Das wahrscheinlichste Modell ist ein multifaktoriell-genetisches (Schwellen-) Modell: Die Neigung für Schizophrenie wird genetisch vermittelt. In diesem Modell erklären die Gene 74% der ätiologischen Varianz, der Rest der Varianz beruht auf unidentifizierten (möglicherweise zufälligen) Umgebungsfaktoren (Gottesman und Shields, 1982; McGue et al., 1983). Die Umgebungsvariablen spielen eine größere Rolle, wenn die Diagnose Schizophrenie nicht ganz sicher ist.

Es ist eine Sache anzunehmen, Gene würden den Phänotyp bestimmen, es ist aber eine ganz andere zu behaupten, sie würden das Risiko oder die Wahrscheinlichkeit für die Krankheit erhöhen: Sogar monozygote schizophrene Vierlinge sind phänotypisch in keiner Beziehung gleich (DeLisi et al., 1984). Bei der Schizophrenie gibt es tatsächlich keinen bekannten Phänotyp (Cancro, 1985). Diese Feststellung wird durch die Beobachtung bekräftigt, daß 74% von 129 Müttern, deren Kinder zur Adoption freigegeben worden waren, 10 Jahre oder noch mehr danach als paranoid-schizophren diagnostiziert wurden. Die Wahrscheinlichkeit, daß ihre Nachkommen schizophren wurden, war aber beträchtlich kleiner als bei Kindern, deren Mütter andere schizophrene Störungen hatten (Jorgensen et al., 1987).

Wir wissen also im Grunde nicht, worin das Risiko eigentlich besteht. (Diese Feststellung entspricht derzeitigen psychosomatischen, theoretischen Vorstellungen.) Es braucht sich jedenfalls nicht phänotypisch auszudrücken: Der normale dizygote Zwilling eines schizophrenen Patienten gibt die Störung gleich häufig an seine Nachkommen weiter wie monozygote Probanden und ihr für Schizophrenie diskordanter Zwilling (Gottesman, 1987).

Einige Vorbedingungen für Schizophrenie sind oben erwähnt worden. Sie sind nicht einheitlich bei allen Patienten oder Stammbäumen vorhanden. Zusätzliche Faktoren könnten auf eine Verletzlichkeit gewisser Patienten hinweisen: Niedrige Plasmaspiegel des Enzyms Aminooxidase und verminderte Aktivität des Enzyms Monoaminooxidase in Blutplättchen (Baron, 1986).

Was diese peripheren Erscheinungen aber für das Gehirn bedeuten, ist unbekannt.

Zu den Möglichkeiten, die mit Vorbedingungen der Krankheit zusammenhängen mögen, gehören Entwicklungs- oder Reifungsdefekte des Gehirns (Weinberger, 1987), die nicht unbedingt genetisch verankert sein müssen, sondern mit intrauterinen Bedingungen, Hirnschäden bei der Geburt (Reveley und Murray, 1984) oder mit Lebenserfahrungen zusammenhängen mögen. Die erfolgversprechendste Forschungsstrategie widmet sich der Entwicklung und kombiniert anatomische und Persönlichkeitsaspekte. Die Suche nach einem einzelnen Faktor – sei er genetisch, enzymatisch, viral, hormonal usw. – wird die Rätsel der Schizophrenie kaum lösen können: Die zur Lösung des Rätsels vorgeschlagene Untersuchungsstrategie ist komplex.

Einige wenige Hinweise für einen Reifungs- oder Entwicklungsdefekt im Gehirn mindestens einiger schizophrener Patienten liegen vor: Er besteht in einer mangelhaften Organisation der Dendriten (vor allem ihrer apikalen Ausläufer) von Pyramidenzellen im Hippocampus. Typischerweise bilden diese Zellen einen Fächer, der senkrecht auf dem Ammonshorn steht; diese Anordnung entsteht im Laufe der Entwicklung. Die entsprechenden Befunde wurden von Kovelman und Scheibel (1986) und Conrad und Scheibel (1987) an einer kleinen Anzahl von Patienten gewonnen, von denen viele unter Medikamenten standen. Dennoch deuten solche Beobachtungen an, daß ein Entwicklungsmangel in der Anatomie eines der kritischen Hirnbezirke vorliegen könnte. Vermutlich besteht dieser Entwicklungsmangel in einer fehlerhaften neuronalen Wanderung und Ausrichtung in einer kritischen Phase der embryonalen Entwicklung. Dies mag auf einer Anzahl von Vorbedingungen beruhen.

Zu diesen Beobachtungen paßt die Feststellung einer verminderten Anzahl von Neuronen um den dritten und die Seitenventrikel sowie ihr Ersatz durch Glia bei schizophrenen Patienten (Kirch und Weinberger, 1986). Diese Beobachtung könnte sich als bedeutsam erweisen, weil aus dem Gebiet um die Ventrikel herum Neurone stammen, die im Verlaufe der fetalen Entwicklung in den Hippocampus und Cortex auswandern (Rakic, 1972).

Es gibt andere ähnliche Hypothesen über die bekannten Wirkungen von Genen und Umwelt auf die

Hirnentwicklung (Haracz, 1984). Es klaffen aber noch beträchtliche Wissenslücken zwischen den anatomischen Beobachtungen und ihrer Bedeutung für die Verhaltensveränderungen von Kindern mit Risiko für Schizophrenie und Patienten, die bereits erkrankt sind.

7.3 Pathophysiologie und Pathobiochemie

Pathogenese der Schizophrenie

Wie bereits geschildert, sind schizophrene Patienten für die Bewältigung der Alltagsrealitäten des Erwachsenenlebens schlecht ausgestattet. Sie sind vor allem äußerst empfindsam für Trennungen und Verluste, Zurückweisungen durch andere (Brown und Harris, 1986), die Übernahme von Verantwortung, Verständnismangel und Feindseligkeit von Mitmenschen (Cancro, 1985).

Keine dieser Erfahrungen ist aber besonders spezifisch für Schizophrenie; sie finden sich auch bei vielen anderen Krankheiten und Störungen (Weiner, 1977, 1987). Sie erlangen für Schizophrene aber weitreichende und sehr persönliche Bedeutungen und lösen ganz spezifische Formen von Antworten aus – z.B. Rückzug oder den Glauben, daß andere Menschen versuchen würden, sie zu beseitigen.

Bei Prädisponierten kann die Störung durch viele zusätzliche Faktoren – Alkohol, LSD, Amphetamine, Cannabis – ausgelöst werden. Sie kann auch im Gefolge des Erlebens von Brutalität oder Vergewaltigung ausbrechen und dem betroffenen Menschen den Verdacht bestätigen, daß die Umwelt gefährlich ist und gemieden werden sollte.

Solche kasuistischen Beobachtungen bedürfen der Bestätigung. Der Sachverhalt ist aber deshalb so komplex, weil schizophrene Patienten sich voneinander unterscheiden und ihre Angaben oft schwer zu verstehen sind. Immerhin treten die Erstkrankheit oder der Rückfall meistens innerhalb weniger Tage oder Wochen nach einem besonders bedrohlichen Lebensereignis auf (Day, 1981; Leff und Vaughn, 1985).

Das Modell für Schizophrenie umfaßt also die Annahme eines verletzlichen Menschen, der mit Aufgaben konfrontiert wird, zu deren Bewältigung er nicht ausgerüstet ist, und der dazu neigt, auf Belastungen mit einem sehr eigenartigen Rückzug in eine ganz eigene Welt zu antworten oder reale oder phantasierte Feinde zu bekämpfen.

*Pathoanatomie und Pathophysiologie
der Schizophrenie*

Unzählige Versuche sind unternommen worden, die Ätiologie und Pathogenese der Schizophrenie auf dem Boden einer Vielfalt einzelner Variablen zu erklären (Weiner, 1985). Keiner war erfolgreich. Solche Bemühungen verwechseln korrelierende Faktoren mit vorangehenden Ursachen; deshalb versagen sie als Erklärungen.

Anatomische In-vivo-Studien

Die Entwicklung bildgebender Verfahren im Bereich des Zentralnervensystems – Computertomographie (CT), magnetische Resonanz (MRI), Positronen-Emissionstomographie (PET) und regionale zerebrale Durchblutung – ermöglicht es Forschern, Veränderungen von Struktur und Funktion des Gehirns bei Schizophrenen und Patienten mit schweren affektiven Störungen im Vergleich zu Normalpersonen zu untersuchen.

Von den technischen Problemen beim Gebrauch von CT-Apparaten (Maser und Keith, 1983) und der Auswahl passender Kontrollpersonen (z.B. Weiner, 1985) abgesehen, weisen die Ergebnisse der meisten von etwa einem Dutzend Untersuchungen bis jetzt darauf hin, daß bei schweren affektiven Störungen und Schizophrenie ungefähr gleich viele Abnormitäten (10–30%) vorliegen dürften. In einer gewissen Zahl beider Patientengruppen ist das Verhältnis Ventrikel zur Gehirnmasse erhöht, die Hirnfurchen sind erweitert und/oder der Kleinhirnwurm ist geschrumpft (Jeste et al., 1988).

Die Bedeutung dieser Befunde ist unklar. Sicher sind sie nicht spezifisch für Schizophrenie. Sie können auch bei normalen Personen vorkommen (3,7%) (Nasrallah et al., 1982), besonders mit zunehmendem Alter.

Untersuchungen des Hirnglukosestoffwechsels bei schweren affektiven Störungen (Jeste et al., 1988) und Schizophrenie (Sheppard et al., 1983) mit PET sind ebenso erstaunlich wie widersprüchlich. Bei kleinen Gruppen akutkranker, unbehandelter schizophrener Patienten fanden sich keine metabolischen Unterschiede; Medikamentengabe veränderte den Glukosestoffwechsel vor allem in den frontalen Hirnabschnitten (Widen et al., 1983).

Mit der Weiterentwicklung der PET-Technik ist es möglich geworden, einige Neurotransmitter mit Positronen zu markieren und ihre Rezeptoren abzubilden (Sedvall et al., 1986). Bei schizophrenen Patienten ist besonders der Dopaminrezeptor untersucht worden, wegen der (kontroversen) Beobachtung erhöhter Dopaminrezeptordichte im Gehirn solcher Patienten bei der Autopsie (Seeman et al., 1984). Die Bedeutung dieses Befundes ist unklar: Es kann sich um ein Artefakt bei Neuroleptikamedikation handeln (Mackay et al., 1982). Mittels PET ist eine 2- bis 3fach größere Dichte des Dopaminrezeptors in den Basalganglien unbehandelter Patienten festgestellt worden (Wong et al., 1986). Diese Beobachtung konnte von Farde und Mitarbeitern (1987) aber nicht bestätigt werden.

Wir wissen nicht, was diese kontroversen Befunde bedeuten. Selbst wenn sie bestätigt würden, bleibt die Frage unbeantwortet, was sie über die Schizophrenie auszusagen vermögen. Relationen zwischen positiven und negativen Symptomen sowie der Prognose und den zerebralen Ventrikelgrößen und der Durchblutung sind untersucht worden (Berman et al., 1987). Wie kann dieser Forschungsansatz aber in Anbetracht der Unspezifität der erweiterten Ventrikel für Schizophrenie fruchtbar sein? Was die regionale Durchblutung betrifft, so verändert sie sich in der Hirnrinde deutlich, je nach dem durch Reize ausgelösten sensorischen Impulszustrom und der Verarbeitung dieses Impulszstroms. Im Rahmen von Untersuchungen der regionalen Durchblutung werden solche Variablen gewöhnlich nicht kontrolliert, so daß sie zu widersprüchlichen Ergebnissen führen könnten (Jeste et al., 1988).

Pathophysiologie der Schizophrenie

Auf der Suche nach dem »pathogenen« Faktor der Schizophrenie ist jeder Winkel der Physiologie, Biochemie, Enzymologie, Neurochemie, Immunologie, Toxikologie usw. ausgeleuchtet worden (Übersicht bei Weiner, 1985). Diese Suche war unfruchtbar, denn sie stützte sich entweder auf ein antiquiertes unikausales Modell (das sich auf Veränderung von einzelnen Variablen ausrichtete und nicht auf ganze Muster von Variablen) oder auf die Annahme, daß die bekannte pharmakologische Wirkung eines Medikamentes die Pathogenese der Krankheit enthüllen werde. (Sagt uns die Pharmakologie von Digitalis irgend etwas über die Ätiologie oder Pathogenese verschiedener Vorläufer der Herzinsuffizienz?)

Dopamine

Wie die schweren affektiven Störungen ihre Amin-Hypothese, so besitzt die Schizophrenie ihre Dopamin-Hypothese (Meltzer und Stahl, 1976). Sie lautet wie folgt: Phenothiazine und Butyrophenone blockieren die Dopaminrezeptoren in vitro; ihre relative Fähigkeit, sich im Striatum des Tierhirns an solche Rezeptoren zu binden, steht in Beziehung zu ihrer klinischen Wirksamkeit bei schizophrenen Patienten (Creese et al., 1976). Darauf stützt sich die Annahme, daß bei der Schizophrenie eine übermäßige Produktion und/oder Sekretion von Dopamin in der präsynaptischen Nervenendigung stattfindet, oder eine erhöhte »Empfindlichkeit« (Affinität für Dopamin) oder eine erhöhte Zahl der postsynaptischen Dopaminrezeptoren vorliegt. Diese zwei Hypothesen schließen sich vordergründig aus: Übermäßige Neurotransmittersekretion führt zu einer »Tieferstellung« der Regulation der Rezeptoren und umgekehrt. Trotzdem wurde die Beobachtung, daß Methamphetamin-HCl und Methylphenidat-HCl (die zur Ausschüttung von Dopamin und Noradrenalin aus den Neuronen führen) bei einigen offen schizophrenen Patienten die Symptome intensivieren, nicht aber bei Patienten zwischen den Schüben, als indirekte Unterstützung dieser Hypothese gewertet. (Andere Patienten aber erholen sich unter diesen Medikamenten!)

Direkte Belege für diese Hypothese sind nicht eindeutig gefunden worden. Untersucht wurde die Frage mittels Hirngewebe von verstorbenen Schizophrenen und mit PET-Studien am lebenden Patienten. Die gesteigerte Produktion und Sekretion von Dopamin im Striatum und limbischen Bezirken des Gehirns bei Schizophrenen wurde mittels Erfassung eines der Hauptmetaboliten des Dopamins – der Homovanillinmandelsäure – im Liquor erfaßt. In einem Abschnitt von 10 Jahren haben 9 verschiedene Untersuchungen (Übersicht z. B. bei Maas et al., 1988) keine gleichsinnigen Veränderungen der Spiegel von Ho-

movanillinmandelsäure oder Dopaminmetaboliten im Liquor schizophrener Patienten gezeigt. Wären niedrige Homovanillinmandelsäure-Spiegel gefunden worden, hätte dies der Hypothese der übermäßigen Dopaminsekretion widersprochen, ganz abgesehen von der Tatsache, daß diese Beobachtung nicht spezifisch für Schizophrene sein muß (Bowers und Swigar, 1987; Davis et al., 1988).

Diese widersprüchlichen Befunde sind damit erklärt worden, daß niedrige Homovanillinmandelsäure-Spiegel im Liquor nur bei einigen schizophrenen Patienten vorkommen – beispielsweise nur bei denjenigen mit erweiterten Ventrikeln im CT. Bei solchen Patienten wurden niedrige Spiegel anderer Homovanillinmandelsäuremetaboliten – von Dihydroxyphenylacetsäure (DOPAS) und von konjugierter DOPAS – sowie von Homovanillinmandelsäure gefunden, während die Spiegel von Dopaminsulfat erhöht waren (van Kammen et al., 1986). Umgekehrt ausgedrückt: Sie spiegeln den Stand der Symptome und des Verhaltens des schizophrenen Patienten (Bowers, 1978). Zur Beurteilung der Homovanillinmandelsäure-Spiegel im Liquor oder Plasma müssen jedoch noch andere Faktoren berücksichtigt werden: Der Homovanillinsäure-liquor- oder -plasmaspiegel wird durch die vom Patienten eingenommene Diät (Kendler et al., 1983), die Tagesschwankungen und durch Geschlechtsunterschiede beeinflußt (Bowers, 1988).

Neuerdings wird Homovanillinmandelsäure im Plasma und Urin gemessen, obwohl bekannt ist, daß Dopamin auch aus anderen Quellen im Körper stammen kann als den sympathischen Neuronen und der Niere. Dennoch werden höhere Plasma-Homovanillinmandelsäure-Spiegel mit der »Intensität« der Symptome (Davidson und Davis, 1988) und mit dem Ansprechen auf Behandlung (Bowers, 1988) in Beziehung gebracht. Allen diesen einander widersprechenden Überlegungen zum Trotz, bleibt es jedoch völlig unklar, wie Plasma- und Urinkonzentration von Homovanillinmandelsäure unser Verständnis der Pathogenese der Schizophrenie fördern sollen. (Für weitere Argumente pro und contra die Dopamin-Hypothese vgl. Weiner, 1985.)

Noradrenalin

Der Schluß von der pharmakologischen Wirkung eines Medikamentes auf die Pathogenese einer Krankheit enthält Fallstricke, denn es gibt kein Medikament, das nur eine einzige Wirkung hat: Phenothiazine blockieren auch Noradrenalinrezeptoren. Dennoch sind Ergebnisse publiziert worden, die nahelegen, daß die Noradrenalinspiegel im Liquor und Hirnstamm von (paranoiden) schizophrenen Patienten erhöht sind (Hornykiewicz, 1982). Das Plasma-3-Methoxy-4-Hydroxy-Phenylglycol spiegelt aber das Ausmaß psychischer Störungen oder von Angst und nicht eine besondere Unterform der Schizophrenie (Ko et al., 1988).

Hypothalamus-Hypophysen-Nebennierenachse

In einer früheren, ausgezeichneten Untersuchung schwankten 17-Hydroxycorticosteroid und Adrenalin im Urin gemeinsam mit dem Verhalten und dem psychischen Zustand junger männlicher Schizophrener: Befanden sich die Patienten in einem stabilen Wahnzustand oder in einer Remission, waren die Werte niedrig. Waren sie ängstlich, in der Wahnstimmung bei Krankheitsausbruch oder depressiv in der Erholungsphase, lagen die Werte hoch (Sachar et al., 1963). Die meisten Studien der letzten Zeit befassen sich mit dem Dexamethason-Suppressionstest. Die Kortisonspiegel können bei 20–30% der Patienten nicht supprimiert werden (Dewan et al., 1982; Targum, 1983). Wie schon erwähnt, ist die Bedeutung dieser Befunde fragwürdig.

Neuere Studien berücksichtigen nicht, daß das Serumkortisol wahrscheinlich mit dem klinischen Zustand des Patienten variiert. So werden die Kortisol- und ACTH-Serumspiegel und ihre Reaktion auf CRH alle als normal angegeben, beziehen sich aber auf die Diagnose und nicht auf den verhaltensmäßigen Zustand des Patienten (Roy et al., 1986).

Beta-Endorphin, Beta-Lipotropin usw.

Die Plasmaspiegel anderer Pro-Opiomelanocortin-(POMC-)Abkömmlinge bei Schizophrenie sind uneinheitlich. Die meisten Untersuchungen fanden keine Abweichungen von der Norm, eine einzige Untersuchung fand eine größere Variabilität der ACTH-, Beta-Endorphin- und Beta-Lipotropin-Spiegel als bei Vergleichspersonen. Die Spiegel der drei POMC-Abkömmlinge veränderten sich aber nicht parallel (Brambilla et al., 1984). In einigen Studien waren die Endorphinspiegel (chromatographisch erfaßt) im Liquor chronisch schizophrener Patienten erhöht, bei denen Neuroleptika abgesetzt worden waren (Lindström et al., 1986). Die hohen Endorphinspiegel waren mit tiefen Homovanillinmandelsäure-Spiegeln korreliert. Die Bedeutung solcher Korrelationen für eine Theorie der Schizophrenie bleibt aber schleierhaft.

Wachstumshormon (STH)

Die meisten Studien über STH-Sekretion bei Schizophrenie haben verschiedenartige Wege zur Stimulation benützt, sei es mit Dopaminagonisten (wie Apomorphin) oder Gammaaminobuttersäure-Agonisten (wie Natriumvalproat). Die Resultate sind uneinheitlich. Unter Dopaminagonisten glichen sich die STH-Reaktionen bei schweren affektiven Störungen und Schizophrenie, übertrafen aber diejenigen bei freiwilligen Versuchspersonen. Bei Schizophrenie standen sie mit der Krankheitsdauer und den negativen Symptomen in Zusammenhang (Meltzer et al., 1984). Die Dopamin-Hypothese wurde dadurch nicht gestützt. In der zweiten Gruppe von Studien traten bei schizophrenen Patienten keine STH-Reaktionen ein, wohl aber bei Kontrollpersonen (Monteleone et al., 1986). Damit ist die Dopamin-Hypothese verworfen. Beide Untersuchungsmethoden sind schwer zu interpretieren, weil die STH-Sekretion von vielen Faktoren angeregt und gehemmt wird: Eine fehlende Reaktion könnte durch eine gesteigerte Hemmung oder verminderte Reizung zu-

stande kommen (in dieser Untersuchung durch einen GABA-Agonisten).

Thyreotropin-Releasing-Hormon (TRH)

Die Zusammenfassung einer umfangreichen Literatur läuft darauf hinaus, daß der gleiche Prozentsatz (35 bis 45%) Schizophrener und Patienten mit schweren affektiven Störungen eine verminderte Reaktion des Thyreotropins auf TRH zeigt. Beziehungen zwischen diesem »verminderten« Ansprechen und der Antwort auf Behandlung sind gefunden worden (Langer et al., 1986), die Bedeutung dieser Befunde für das Verständnis von Ätiologie und Pathogenese dieser Störungen ist aber nicht analysiert worden.

Schlaf

Im Vergleich zu schweren affektiven Störungen sind sehr wenige chronobiologische Untersuchungen bei Schizophrenie unternommen worden, abgesehen von denjenigen des Schlafverlaufs. Viele akut schizophrene Patienten sind nachts wach und schlafen tagsüber oder klagen über schlechtes Schlafen, besonders in Zeiten von Angst. Über das Schlafverhalten chronisch schizophrener Patienten ist weniger bekannt. Medikamente, Alter der Patienten und Phase und Art des Leidens scheinen einen Einfluß auf das Schlafverhalten bei dieser Krankheit auszuüben.

Kupfer und Mitarbeiter (1970) stellten bei akut kranken Patienten gestörten Schlaf fest, und ihre Schlaf-EEG's waren durch verminderte REM- und Nicht-REM-Schlafstadien gekennzeichnet. Bei ruhigen Patienten oder während Remissionen zeigten sich diese Veränderungen nicht. Jüngere Studien berichten aber, daß sich bei akut und chronisch kranken Patienten verkürzte REM-Latenzzeiten finden, wie dies auch bei schizoaffektiven und Patienten mit schweren affektiven Störungen der Fall ist (Hiatt et al., 1985; Zarcone et al., 1987). Zusätzlich wurde bei 40–50% der schizophrenen Patienten ein vermindertes Schlafstadium 4 festgestellt und im allgemeinen weniger Nicht-REM-Schlaf (Hiatt et al., 1985). In einer anderen Untersuchung waren Schlafstadium 4 und die Zahl der langsamen Wellen pro Minute dieses Stadiums vermindert – eine Beobachtung, die bei schweren affektiven Störungen noch ausgeprägter ist. Eine kürzlich publizierte Untersuchung zeigte aber keine Abnormität der REM-Latenz und Dauer der ersten REM-Periode (Ganguli et al., 1987).

Zusammenfassend: Soweit die REM-Latenz verkürzt ist, handelt es sich um eine nicht-spezifische Erscheinung. Da wir die Ursache dieser Veränderung nicht kennen, bleibt ihre Bedeutung schleierhaft.

8 Abschließende Beurteilung

In diesem Beitrag ist versucht worden, die zwei Hauptgruppen schwerer psychiatrischer Störungen von einem psychosomatischen Standpunkt aus zu diskutieren. (Der beschränkte Raum erlaubte die Besprechung anderer Kategorien nicht.)

Es finden sich viele Analogien zwischen den schweren Depressionen, Schizophrenie und verschiedenen Kategorien von Krankheiten, die psychobiologisch untersucht worden sind (Weiner, 1977, 1989a).

Bei allen können ähnliche Verletzlichkeiten gegenüber Verlust, Trennung und Zurückweisung beobachtet werden. Das Angewiesensein auf Unterstützung durch Mitmenschen gehört zu den hervorstechenden Zügen der seelischen Organisation solcher Patienten. Angst und depressive Stimmungen finden sich als häufige Teilerscheinungen, ausgeprägt auch bei den Autoimmunkrankheiten. Bei Colitis ulcerosa kommen Schizophrenie-ähnliche Störungen vermehrt vor. Wo liegt dann der Unterschied? Selbstverständlich umfassen die somatischen Krankheiten eine Vielfalt von spezifischen Prädispositionen: Bei den Autoimmunkrankheiten steigern oder senken spezifische HLA-Antigene das Risiko, aber Geschlecht, ethnische und psychosoziale Faktoren spielen ebenfalls eine Rolle (Weiner, 1989a). Auch für sie brauchen wir ein komplexes multifaktorielles Krankheitsmodell.

Die einzigen gesicherten Prädispositionen für schwere affektive Störungen und Schizophrenie sind genetischer Natur. Wir wissen aber nicht, wie sich die verschiedenen Gene ausdrücken. Jüngere Ergebnisse legen nahe, daß es sich in beiden Fällen um genetisch-heterogene Krankheiten handelt. Außer bei der X-gebundenen Form von schweren affektiven Störungen entspricht ein multifaktorielles genetisches Modell, das einer Anzahl anderer und nicht genetischer Einflüsse auf die Prädisposition und Auslösung von schweren affektiven Störungen und Schizophrenie Rechnung trägt, am ehesten den Beobachtungen. Wie bei den meisten »somatischen« Krankheiten ist die Pathogenese von schweren affektiven Störungen und Schizophrenie unbekannt. Die bei ihnen bekannten ätiologischen Faktoren sind besser begründet. Bei der Erfassung der Pathophysiologie der schweren affektiven Störungen sind Fortschritte zu verzeichnen. Bei der Schizophrenie ist das pathophysiologische Wissen hingegen noch rudimentär. Einblicke in die Veränderungen des Gehirns bei Verlust- und Trennungserlebnissen (besonders in der Kindheit) würden unser Wissen vermehren (bei Tieren besteht eine solche Information). Das Fehlen eines konzeptuellen Rahmens von genügender Breite steht Fortschritten auf diesem Gebiet im Wege. Als Ausdruck eines veralteten medizinischen Modells wird leider die Suche nach dem unikausalen Agens fortgesetzt.

Das psychobiologische (psychosomatische) Modell erfaßt die bekannten Tatsachen von schweren affektiven Störungen und Schizophrenie besser. Bei vielen »somatischen« Krankheiten wird die Wahl der Krankheit durch Regulationsstörungen in bestimmten Organen entschieden (z.B. bronchiale Hyperreaktivität beim Asthma bronchiale; eine Vielfalt von Regulationsstörungen in der Magensäuresekretion bei den verschiedenen Formen des Ulcus pepticum duodeni; das Vorliegen von »stummer« koronarer Arteriosklerose beim Myokardinfarkt usw.). Mit diesen Zuständen treten Verlust- und Trennungserlebnisse in Wechselbeziehung. Verlust und Trennung sind für psychiatrische oder medizinische Krankheiten nicht spezifisch. Sie interagieren beim Herbeiführen der Störungen mit einer vorbestehenden Prädisposition in Form von Regulationsstörungen funktioneller oder struktureller Genese. Bei schweren affektiven Störungen und Schizophrenie sind die Regulationsstörungen aber unbekannt.

Die Symptome einer Krankheit sich schlechte Kriterien für den Krankheitsprozeß: Sie können von diesem dissoziiert oder Ausdruck von Anpassungsversuchen an den Krankheitsprozeß sein (z.B. überschießende polyklonale Antikörperbildung bei Autoimmunkrankheiten oder die übermäßige Freisetzung von Histamin bei den Hypersensitivitätssofortreaktionen) oder sie entsprechen mißlungenen Bemühungen sich anzupassen (z.B. die Clearance von Salz bei der »low-renin«-Hypertension oder von Antigen-Antikörper-Komplexen). Viele Symptome der psychiatrischen Störungen sind Ausdruck von (erfolglosen) Versuchen, sich an Verluste anzupassen oder sie zu bewältigen: ein Gefühl vollständigen Versagens beim depressiven Menschen, Halluzinationen des verlorenen oder entschwundenen Mitmenschen oder die wahnhafte Vorstellung, daß solch ein Mitmensch den schizophrenen Patienten loswerden will (Helmsley, 1977). Viele der Faktoren, welche die Schizophrenie unterhalten, sind tatsächlich von den hypothetischen »Krankheits«-Prozessen unabhängig (Zubin und Spring, 1977).

Bei psychiatrischen Störungen ist das Gehirn das Zielorgan. Vermutlich liegen ihnen Regulationsstörungen im Gehirn zugrunde, die nicht näher bezeichnet werden können. Was in die Augen springt, sind ernsthafte Stillstände in der Persönlichkeitsentwicklung, die (wie eben besprochen) besonders bei der Schizophrenie die Prädisposition für die Erkrankung darstellen. Die Hirnprozesse, die asozialem Verhalten, »skurrilen« Denkprozessen, einer mangelnden Kontrolle von Aggressionen, asozialem, anklammerndem oder ängstlichem Verhalten zugrunde liegen, sind unbekannt. Sie scheinen aber dennoch Prädispositionen für einige Formen der Schizophrenie zu sein. Wahrscheinlich liegen bedeutende (nicht näher spezifizierbare) Reifungs- und Entwicklungsmängel des Gehirns vor, die über eine Vielzahl von epigenetischen und genetischen Abläufen (oder ihre Kombination) zustande kommen.

Dieses Modell ist ein interaktives (Turpin und Lader, 1986; Weiner, 1977): Spezifische Prädispositionen stehen mit seit langer Zeit vorliegenden (nicht krankheitsspezifischen) Schwierigkeiten und persönlichen Verwundbarkeiten in Wechselbeziehung. Wie bei einer Vielzahl anderer Krankheiten haben die Verfügbarkeit oder das Fehlen mitmenschlicher Beziehungen einen Einfluß auf auslösende Erlebnisse und den Verlauf der Krankheiten. Daneben spielen andere Faktoren (z.B. das Licht bei jahreszeitabhängigen affektiven Störungen) ebenfalls eine Rolle.

Abschließend kann nicht genug betont werden, daß Psychiatrie eine humane, patientzentrierte Medizin sein muß: Neurologisieren gefährdet den Patienten.

KAPITEL 74

Chirurgie

Bernd Hontschik

1 Der psychosomatische Weg in der Chirurgie: Probleme der Methodik

Chirurgie und Psychosomatik scheinen zunächst nicht sehr viel gemeinsam zu haben. Während in der Inneren Medizin das psychosomatische Denken bis hin zu in der klinischen Medizin verankerten psychosomatischen Institutionen mehr und mehr Raum gewinnt (zumindest im universitären Bereich), ist in der Chirurgie nur wenig Vergleichbares vorhanden.[1]

Es ist also zu vermuten, daß es bestimmte besondere Probleme gibt, die ein produktives Miteinander von Chirurgie und Psychosomatik stören. Worin könnten diese bestehen?

Die Chirurgie kann keine nur ihr allein zugehörige Krankheitslehre haben: Ein Magengeschwür ist keine »chirurgische« Krankheit. Dennoch muß es oft operiert werden, bei Blutung oder Perforation sogar notfallmäßig.

Noch allgemeiner: Findet man z. B. für Bauchschmerzen keine organische Ursache, so bezeichnet man sie als »funktionell« oder »psychosomatisch«. Es kann aber auch sein, daß eine seit langem oder chronisch andauernde psychosoziale Konfliktsituation zur Entstehung einer organisch faßbaren Krankheit beiträgt (z. B. zu einem Ulcus duodeni), welche wiederum im Falle des Eintritts bestimmter Komplikationen der chirurgischen Therapie bedarf. Ebenso ist beschrieben, wie jahrzehntelang ruhende Krankheitsanlagen im Sinne von vorgegebenen organischen Dispositionen im Zusammenhang mit psychosozialen Krisen plötzlich ausbrechen können, z. B. bei Cholezystolithiasis. Folgt man beispielsweise einer der Hauptlinien der »Life-Event«-Forschung, so kann man davon ausgehen, daß Krankheiten wie die Colitis ulcerosa oder die Enteritis regionalis im Zusammenhang mit Lebenskrisen, z. B. dem plötzlichen Verlust eines nahen Angehörigen, aus dem chronischen in einen akuten Zustand übergehen können, in einen Schub. Auch hier ist aber die seelische Disposition oder der lebensgeschichtlich erkennbare Auslöser des Schubs nicht entscheidend dafür, ob und wann ein Chirurg tätig werden muß, sondern es ist allein der detaillierte organische Ablauf der Krankheit und ihrer Komplikationen; bei Cholezystolithiasis z. B. die Kolik oder das Empyem, bei der Colitis ulcerosa oder der Enteritis regionalis z. B. die Perforation, die Fistelbildung oder der Ileus. Diese Komplikationen korrelieren nur bedingt mit der Schwere der Erkrankung, bzw. ihres Schubes, und sie stehen in keinem unmittelbaren Zusammenhang mit der Schwere des seelischen Auslösers, sofern ein solcher identifiziert werden kann.

Allerdings ist dieser vermeintlich rein organische Ablauf wiederum von der Lebenssituation des Patienten abhängig: Innerseelische Konflikte sind oft mitverantwortlich für komplizierte prä- und postoperative Verläufe. Zu alledem gibt es auch Patienten, denen es so sehr um die Operation als solche geht, daß sie in der Lage sind, Krankheiten vorzutäuschen oder selbst so intensiv zu »wünschen«, daß es zu unnötigen Operationen kommen kann. Als Chirurg ist man oftmals, ohne es zu realisieren, mit dem Münchhausen-Syndrom oder mit Konversionssymptomen, besonders im Bereich des Bewegungsapparates, konfrontiert, während echte Simulationen ausgesprochen selten sind.

Das eigentlich Besondere an der chirurgischen Tätigkeit im Hinblick auf psychosomatisches, integratives medizinisches Handeln ist demnach, daß sich ein chirurgischer Eingriff mit seiner Indikation einschließlich seiner Operationstechnik völlig unabhängig von der Ätiologie der zu operierenden Erkrankung ergibt. Nimmt man z. B. eine komplizierte Radiusfraktur, die mit einer Osteosynthese zu versorgen ist, so kann die gleiche Fraktur durch einen Verkehrsunfall, einen epileptischen Anfall, eine Tätlichkeit, eine psychogene Ohnmacht, eine »Unfallpersönlichkeit« (s. u.), eine hormonell bedingte Osteoporose, durch Glatteis oder durch einen Selbstmordversuch verursacht worden sein.

Dieses vielgestaltige ätiologische Muster, das bei praktisch allen »chirurgischen« Erkrankungen zu finden ist, verbietet es, dem Chirurgen bestimmte psychosomatische Kategorien an die Hand geben zu wollen, die auf die eigentlichen Erkrankungen und deren operative Therapie bezogen sind.

Darüber hinaus ist die konkrete Form, in der die Chirurgie den Patienten gegenübertritt und in das Leben eines Menschen »einschneidet«, vielgestaltig, denn operiert wird in sehr vielen Fächern: Urologie, Gynäkologie, Augenheilkunde, Hals-Nasen-Ohren-Heilkunde, Orthopädie usw. und eben auch in der eigentlichen Chirurgie, wozu heute im deutschsprachigen Raum in erster Linie die Allgemein- und Abdominalchirurgie, die Unfallchirurgie sowie die

---

[1] Erste institutionalisierte Projekte ergaben sich durch die Krebsstation der Chirurgischen Universitätsklinik Köln (Thielemann-Jonen, 1988). Einen Überblick über vergleichbare Institutionen geben Zech und Mitarbeiter (1994).

Thorax- und Gefäßchirurgie gezählt werden. Es ist klar, daß die verschiedenen von diesen operativen Eingriffen betroffenen Organe eine verschiedene Bedeutung für die Betroffenen haben: ein Eingriff an den Genitalien löst andere Phantasien bei Patienten und bei Chirurgen aus als ein Eingriff am Skelettsystem; die Eröffnung eines Körper-Hohlraumes hat andere Bedeutungszusammenhänge für die Beteiligten als die plastische Korrektur einer Hautnarbe. Somit ist in den verschiedenen operativen Disziplinen auf der einen Seite ein Erkennen des fachspezifischen seelischen Ablaufes wichtig, auf der anderen Seite ist allen chirurgischen Eingriffen aber auch so viel gemeinsam, daß das Fachübergreifende des Vorgangs der Operation an sich auch verstanden werden muß.

Da also die psychosomatisch-integrative Denkweise das Verstehen und das Behandeln der chirurgischen Krankheiten nur in jedem **Einzelfall** immer wieder und andersartig bereichert, kann nur das **grundsätzliche** Verstehen des chirurgischen Handelns und der chirurgischen Tätigkeit, unabhängig vom Einzelfall, Gegenstand der Überlegungen sein. Wie also ist das chirurgische Handeln organisiert?

2 Das chirurgische Handeln

Die Chirurgie wird allgemein für ein hochqualifiziertes Handwerk gehalten. Das ist jedoch nur zu einem Teil richtig.

Der erste Teil der Tätigkeit des Chirurgen besteht immer in der Entscheidung, ob und wann ein Patient operiert werden soll oder nicht, der sogenannten Indikation. Für die Entscheidungsfindung und die damit zusammenhängenden innerseelischen Vorgänge bei Chirurg, Patient und Angehörigen ist es dabei von großer Bedeutung, um welche Art der Indikation es sich handelt, wie dringlich und unaufschiebbar der Eingriff also ist (s. a. Tab. 74-1).

Ist es eine absolute Operationsindikation, d. h. eine rasche und zielgerichtete Abwendung eines im weitesten Sinne lebensbedrohlichen Zustandes, oder ist es eine relative Operationsindikation, die auch als Wahleingriff bezeichnet wird? Dabei sind weitere Abstufungen nötig: Als relative Indikation erster Ordnung könnte man diejenigen Zustände bezeichnen, die zwar keine unmittelbare Lebensbedrohung darstellen, mit dem physischen, psychischen und sozialen Wohlbefinden aber unvereinbar sind. Hierzu könnte man eine (noch) nicht eingeklemmte Leistenhernie oder eine knöcherne Extremitätenverletzung zählen. Am anderen Ende dieser Skala, sozusagen als relative Indikation letzter Ordnung, wären die plastisch-chirurgischen Operationen zu sehen, soweit sie Eingriffe in die natürlichen Gegebenheiten vornehmen (womit nicht die Korrekturen von mit dem sozialen Leben unverträglichen angeborenen oder verletzungsbedingten Entstellungen gemeint sind).

Daß Operationen auch ganz ohne Indikation vorgenommen werden, soll an dieser Stelle nicht weiter erörtert werden, denn solche Eingriffe bewegen sich außerhalb der chirurgischen Ethik und Wissenschaft.

Der Extremfall des direkten operativen Eingreifens in die seelische Befindlichkeit eines Menschen, die sog. »Psycho«-Chirurgie als Mißbrauch des neurochirurgischen Könnens, soll an dieser Stelle ebenfalls nicht weiter dargestellt werden (vgl. Sigusch, 1977).

Erst der zweite Teil des »chirurgischen Handwerks« besteht in der eigentlichen Operation, »the bloody surgical attack itself« (Deutsch, 1942). In dieser zweiten Phase der chirurgischen Tätigkeit ist die seelische Befindlichkeit des Patienten zunächst am stärksten auf die Narkoseform und die damit verbundenen Ängste konzentriert, während sich eine Arzt-Patient-Beziehung zwischen dem Chirurgen und dem Kranken in der unmittelbaren Phase der Operation auf den ersten Blick nicht erkennen läßt, dennoch aber vorhanden ist.

Der dritte Abschnitt der chirurgischen Tätigkeit umfaßt die postoperative Behandlung des operierten Patienten einschließlich eventueller Nachsorge – die Restitution.

Ebenso wie im ersten Abschnitt, der Indikation, bestehen hier wiederum ganz andere Qualifikationsnotwendigkeiten zusätzlich zu den eigentlich chirurgisch-handwerklichen. Das sind Qualifikationsansprüche, die viel eindeutiger dem psychischen und psychosozialen Bereich zuzuordnen sind, als dies gemeinhin – auch von vielen Chirurgen selbst – angenommen wird.

Viele chirurgische Eingriffe sind als solche fern der psychosomatischen und psychosozialen Problema-

Tab. 74-1 Indikationen zur Operation.

Absolute Indikation
»Zwei Chirurgen – Eine Entscheidung«

lebensbedrohlicher oder mit dem Weiterleben unvereinbarer Zustand, z. B. arterielle Blutung, Hohlorganperforation, Sepsis durch Abszeß usw.

Relative Indikation
»Zwei Chirurgen – Viele Meinungen«

1. Ordnung, *Konsens* bei Arzt und Patient: möglicherweise später noch bedrohlich werden oder erhebliche Einschränkung der Leistungsfähigkeit, z. B. nicht reponible Hernie oder Fraktur usw.

2. Ordnung, *Prozeß* bei Arzt und Patient: Störungen des psychischen, physischen oder sozialen Wohlbefindens können gegen das Risiko der Operation nicht sicher abgewogen werden, z. B. »entstellende« Narben oder chronische Bauchschmerzen

3. Ordnung, *Dissens* bei Arzt und Patient: die erlebte Störung kann vom Chirurgen nicht oder nur teilweise nachvollzogen werden, die operative Behandlung ist auch innerhalb der Chirurgie umstritten, z. B. plastische Chirurgie als »Schönheitschirurgie« oder andere Eingriffe in die natürlichen Gegebenheiten.

tisierung: Eine Wunde muß genäht werden; die Bruchteile einer Fraktur müssen in ihre ursprüngliche anatomische Stellung zurückgebracht werden; ein durchgebrochenes Magengeschwür muß umgehend verschlossen werden; eine anhaltende arterielle Blutung muß zum Stillstand gebracht werden; eine Eiteransammlung, mit der der Körper nicht selbst fertig werden kann, muß beseitigt werden usw. In dieser Hinsicht hat die Arbeit des Chirurgen etwas ausgesprochen Kompromißloses, es gibt kein wenn und aber, und bei all den aufgezählten Situationen würden zwei Chirurgen sicherlich nicht zwei verschiedene Entscheidungen treffen, da es sich um absolute Indikationen handelt, auch wenn sie sich über die richtige Methode zur Erreichung des Zieles uneinig sein könnten. In Korrelation zu diesen Situationen handelt es sich bei Chirurgen sowohl hinsichtlich der Selbsteinschätzung als auch hinsichtlich der Fremdeinschätzung um »Tatmenschen«, die es gewohnt sind, situationsbedingte Entscheidungen nicht nur rasch zu treffen, sondern diese dann, und das ist eine wichtige Besonderheit, auch selbst in die Tat umsetzen zu müssen.

3 Die Psychosomatik in der Chirurgie

Betrachtet man z.B. das Ulcus duodeni in seiner »unkomplizierten« Form, so ist es heute auch unter Chirurgen eine allgemein verbreitete Erkenntnis, daß es mit dem Etikett der »psychosomatischen« Krankheit versehen werden muß (ähnlich wie z.B. die Colitis ulcerosa oder die Enteritis regionalis Crohn).

Es ist in diesen Fällen also nicht mehr durch die Not und die Zwänge der Situation selbst vollkommen klar, wann eine Operation angezeigt ist, und die diesbezüglichen Konzepte der Chirurgie unterliegen historisch und bis heute einem starken Wandel.

Von Alexander ist beispielsweise bekannt, daß er die Diagnose einer Schilddrüsenerkrankung alleine aus der Kenntnis der Lebensgeschichte eines Patienten zu stellen in der Lage war (v. Uexküll, 1963). Dieser psychische oder psychosomatische Anteil am Entstehen und am Verlauf einer Erkrankung, von dessen Existenz auch der Chirurg weiß, befindet sich im Moment der eigentlichen Operation, hier also der Strumaresektion, ganz außerhalb des Blickfeldes der Beteiligten. Er tritt in der ersten Phase der chirurgischen Tätigkeit (Indikation) und in der dritten Phase (Restitution) aber so stark in den Vordergrund, daß Kenntnisse über die Psychogenese von Krankheiten und die Psychodynamik der Beziehung zwischen Patient und Chirurg in der modernen Chirurgie unverzichtbar sind. Der Einfluß des Medizinstudiums darauf ist allerdings trotz einiger Verbesserungen der letzten Jahrzehnte eher ungünstig (Meyenburg und Sigusch, 1972; Hontschik, 1976).

Dennoch: Es hat immer wieder Chirurgen gegeben, die sehr wohl um die seelische Befindlichkeit ihrer Patienten gewußt haben. Auch haben sich Chirurgen immer wieder damit befaßt, welche seelischen Konflikte ihrer Patienten ihnen das Ausüben ihres Handwerkes gelegentlich schwer oder undurchschaubar machen (vgl. z.B. Isermann, 1972; Joyce et al., 1982; Wachsmuth, 1985; Kern, 1986; Hontschik, 1988 u.a.).

In den 50er Jahren gab es im US-amerikanischen Schrifttum eine Reihe außerordentlich umfangreicher Veröffentlichungen zum Thema Psychosomatik und Chirurgie, wobei namentlich zu erwähnen sind Janis (1974), Dunbar (1954) oder Cantor und Foxe (1956); mit einer späteren und fast universal anmutenden Zusammenschau bei Howells (1976).

Die deutschsprachige Literatur bietet nichts Entsprechendes. Es finden sich einige mehr psychologisch orientierte Forschungen zu Fragen, die entweder aus chirurgischer Sicht keine große Relevanz für den klinischen Alltag haben (Dietrich et al., 1984; Meffert, 1984; Tewes, 1984) oder Adaptionen und Weiterentwicklungen der grundlegenden Gedanken von Janis vornehmen (Davies-Osterkamp, 1977; Chemnitz, 1984; Dony und Böhm, 1984; Krohne 1992).

Auch der Arzt als handelnder Faktor und somit als Quelle seelischer Reaktionen im Ablauf eines operativen Eingriffs ist hin und wieder in den Blickpunkt von Überlegungen zu den Faktoren der Ausübung chirurgischer Tätigkeit geraten (s.a. Bier, 1942; Allgöwer, 1983; Kern, 1986; Hontschik, 1994).

»Forschung und Praxis in bezug auf die psychische Situation von Patienten, die mit medizinischen Maßnahmen konfrontiert werden, sind weiterhin sehr heterogen und unübersichtlich. Allein der Umfang der Maßnahmen, der jährlich in allen größeren Ländern mit hochentwickelten ›Gesundheitssystemen‹ in die Millionen geht, macht die intensive Beschäftigung mit dem Gebiet notwendig. Selbst wenn bei den meisten ›Routinemaßnahmen‹ und -eingriffen relativ geringe Prozentzahlen von Patientinnen und Patienten mit psychischen Komplikationen angegeben werden, ist deren absolute Zahl immer noch enorm groß« (Schmidt, 1992).

Es gibt aber keine systematische, z.B. an einem Lehrstuhl zusammengefaßte Forschung und Lehre über psychosomatische Zusammenhänge der chirurgischen Praxis aus dem Blickwinkel der betroffenen Patienten oder der handelnden Chirurgen.

4 Der chirurgische Patient

Die Ursache für diesen Mangel liegt auch in der speziellen Arzt-Patient-Beziehung, die sich in einem operativen Fach wie der Chirurgie herstellt.

Da ist zum einen der Patient, dem eine Operation bevorsteht: Krankheiten, die einen operativen Eingriff erforderlich machen, können keine harmlosen Krankheiten sein; sie sind somit in ihrem Entstehen und ihrem Verlauf regelhaft mit psychischen Erschütterungen des betroffenen Patienten verbunden. Angst vor dem Ausgeliefertsein, Angst vor Verstümmelung, Angst vor dem Tod bestimmen somit regelhaft die Interaktion zwischen Krankem und Chirurg, ganz gleichgültig, wie weit jedem der beiden dieses in der Situation bewußt ist.

Zwischen der emotionalen Situation des Patienten auf der einen Seite, dessen Gefühle eine Fülle von ausschließlich negativen Affekten (Schmerz, Ausgeliefertsein, Zukunftsangst, Todesangst ...) enthalten, die sich summieren, gegenseitig verstärken oder abschwächen können und im Laufe der operativen Behandlung keinen Stillstand aufweisen, sondern sich höchst dynamisch verhalten, und der emotionalen Situation des Chirurgen auf der anderen Seite, der sein tägliches Geschäft professionell verrichtet und ruhig und selbstbewußt mit unsäglichem Werkzeug (Messer, Zange, Sonde, Hammer, Meißel, Klemme ...) auf einen anderen Menschen zugeht, um ihm zu helfen (!), liegt per se ein so tiefer Graben wie wohl sonst nirgends in der Medizin zwischen Arzt und Patient. Die Rollen sind hart, die Rollen sind fest verteilt, die Personen sind nicht austauschbar.

Schon eher werden die Beteiligten konzedieren, daß möglicherweise Psychisches im Spiel ist, wenn einer der Akteure von dem beschriebenen Schema abweicht: Es sind dies z.B. die Patienten, die scheinbar vor keiner noch so großen Operation Angst haben, oder die sich immer wieder verschiedenen operativen Eingriffen unterziehen; umgekehrt sind es die ängstlichen, zaudernden Chirurgen, die in der Routine eines Operationsbetriebes auffallen und zu Nachdenklichkeiten oder Schwierigkeiten Anlaß geben.

Allgemeiner erklärte es der Ordinarius für Chirurgie Kern 1986 in seiner Eröffnungsrede zum 103. Kongreß der Deutschen Gesellschaft für Chirurgie: »Je relativer die Indikation zu einem operativen Eingreifen ist, desto mehr spielt auch die Struktur des Chirurgen – sein Temperament, seine Erfahrung, sein operatives Können, seine Selbsteinschätzung und Selbstkritik, seine Beurteilung der Person eines Patienten und der äußeren Verhältnisse (...) – eine wichtige Rolle. Öfter als er sich selbst dessen bewußt ist, ist der Chirurg Emotionen unterworfen, eigenen wie solchen, die vom Patienten und von der Umwelt ausgehen (...), aber auch im Willen des Patienten, in Einflußnahme durch Angehörige und Außenstehende u.a.m. (liegen).«

Meyer und Mitarbeiter (1991) zeigten in ihrer Untersuchung ärztlichen Verhaltens bei der Reanimation, daß die psychologischen Variablen in der Person des Arztes bei den sekundenschnellen, schwerwiegenden Entscheidungen während eines Wiederbelebungsversuches, der nicht viel Nachdenken erlaubt und deswegen vergleichbar ist mit intraoperativen Problemsituationen, eine entscheidende Bedeutung haben:

»Die Reanimationsdauer war signifikant kürzer mit zunehmender Zahl von Assistenzarztjahren, zunehmendem Alter des Patienten und weiblichem Patientengeschlecht«, letzteres aber nur bei männlichen Notärzten.

Doch die Bedingungen chirurgischen Handelns werden noch komplizierter, wenn man sich vor Augen hält, wie unklar oft die lebensgeschichtlichen Vorgänge bleiben, durch die der Patient Symptome entwickelt, die ihn zu einem chirurgischen Patienten werden lassen.

> »Ich erinnere mich eines Patienten, der vor langen Jahren von der Versicherung in eine psychiatrische Klinik zur Begutachtung eingewiesen wurde, die feststellen sollte, ob es sich bei dem Patienten um einen Simulanten und Betrüger handele oder nicht. Er hatte einen Unfall nach dem anderen: Kaum war die Behandlung einer Störung zu Ende, so bekam er einen neuen Unfall. Er hatte die merkwürdige Eigenschaft, immer in Eisenbahnabteilen zu reisen, in denen die Beleuchtung nicht funktionierte und sich dann zu verletzen; an Zäunen vorbeizugehen, die defekt waren und an denen er sich an einem heraushängenden Drahtstück oder einem Nagel verletzte, über Treppen zu gehen, die beschädigt waren usw.« (Stern, 1952; S. 187).

Solchen Patienten muß immer und immer wieder chirurgisch geholfen werden. Dennoch ist ihre Krankheit eine ganz andere.

Isermann (1972) berichtet anhand mehrerer Fallbeispiele, wie akute abdominelle Schmerzen und deren operative Behandlung immer wieder seelische Konflikte zum Hintergrund haben.

Schon in der Arbeit von Menninger (1934) finden sich eine Reihe von Fallbeispielen zu dem Thema der chirurgischen Eingriffe, die aus dem Unbewußten heraus eine lokalisierte Selbstverstümmelung, eine symbolische Kastration oder eine Selbstbestrafung zum inszenatorischen Inhalt haben. Menninger spricht in diesem Zusammenhang sogar von »partial suicide«.

Eine weitere Schicht des chirurgischen Handelns ist unmittelbar von Psychischem betroffen, wenn nämlich die chirurgische Konsequenz dieser Konflikte so dominiert, daß die seelischen Determinanten des Weges zu einer Operation fast unsichtbar werden. Bekannt ist die Arbeit »Emotions and bodily changes« von Dunbar (1954). In dieser Arbeit versuchte Dunbar, zwischen bestimmten Erkrankungen und dem Persönlichkeitsprofil der Betroffenen eine Beziehung herzustellen, z.B. bei Herzkranken oder bei Ulkuspatienten:

> »Eine hochinteressante Überraschung aber widerfuhr der Autorin bei der Analyse ihrer Kontrollgruppe, die sie aus den Patienten einer Unfallstation bildete, in der Annahme, daß es sich dabei wohl mit Sicherheit um Patienten handeln müsse, deren Ursache des Leidens rein physischer Natur, abhängig nur vom Zufall und von mechanischen Bedingungen, sei. Die Mehrzahl der Patienten hatte nämlich schon eine Reihe von Unfällen erlebt, jedenfalls wesentlich mehr als es der statistischen Erwartung entsprochen hätte. Es gab also ... einen Unfalltyp, der, wie man weiter feststellte, durch besondere emotionale Gespanntheit und Neigung zu Fehlleistungen und zu kurzschlüssigen Impulsreaktionen gekennzeichnet ist« (Wesiack, 1983, S. 303).

Störring hat 1962 in einem Vortrag vor der Deutschen Gesellschaft für Chirurgie auf die »Lebenskonflikte in Liebe, Ehe oder Beruf, hintergründige Selbstwert- und Existenzkrisen« hingewiesen, die

»sich auf die Bauchorgane verschieben«. Einer seiner Fallvorstellungen zur Appendektomie lautete beispielsweise so:

> »Da kommt eine Frau mittleren Lebensalters zum Chirurgen mit unklaren Bauchbeschwerden, eine stille, vernünftig und besonnen wirkende Frau. Sie drängt zur Operation. Der Internist hat keine rechte Erklärung für die Beschwerden. Der Chirurg zögert zunächst, läßt sich aber schließlich doch ... zur Operation bewegen. Der Bauch ist völlig o.B. Aber nach der Operation sind die Beschwerden verschwunden!
>
> Im analytischen Gespräch ergibt sich, daß diese Frau ein schwerer Gewissenskonflikt belastete – eheliche Untreue! –, der sich im Anschluß an den Unfalltod des Ehemannes dramatisch zugespitzt hatte. Heimliche Todeswünsche waren für sie in Erfüllung gegangen! Ihre Lebenskrise tendierte zunächst auf Selbstmord hin, führte dann aber zur Operation, die für ihr Unbewußtes den Rang eines Gottesurteils gewann.«

Ein anderer Fall:

> »Es handelt sich um einen 50jährigen Mann, der 2 Jahre vor der Untersuchung einen Arm durch einen Unfall an einer Mahlmaschine verloren hatte und bei dem ein ausgesprochener Phantomschmerz besteht. Der Patient leidet an einer Angst, die sich auf seine Familie und seine Tätigkeit bezieht. In der dritten Besprechung sagt er, daß er bisher etwas nicht angegeben habe. Ein Jahr, ehe er seinen Arm verloren hatte, hatte er sich in eine verheiratete Frau verliebt, deren Ehemann hatte den gleichen Arm verloren wie er. Der Patient hatte ihm gegenüber ein deutliches Schuldgefühl. Er betont, daß er nicht an der unüberwachten Maschine hätte arbeiten dürfen; schon andere hätten unter solchen Bedingungen den Arm verloren. Der Verlust des Armes löste die Liebesbeziehung auf; er faßt den Unfall selbst als eine Art Bestrafung auf; er dient der Lösung der Schuldgefühle und der Auflösung der Beziehung« (Stern, 1952, S. 231).

Krankheiten können im Leben eines Menschen nicht nur große Erschütterungen auslösen, sondern große Erschütterungen im Leben eines Menschen können Krankheiten auslösen und in der Weise beeinflussen, daß eine chirurgische Behandlung unumgänglich wird. Die Schwere der Erschütterung steht dabei in keiner Beziehung zur Schwere der Erkrankung. Was aber bedeutet dieses Wissen für die tägliche Arbeit des Chirurgen?

»Für den Chirurgen z.B. scheint die geforderte Unterscheidung nichts abzuwerfen; sein Mittel der Heilung, die Operation, ist bedingt durch eine objektive Technik. Er kann ein Ulcus ventriculi durch Entfernung des erkrankten Magenteiles zum Verschwinden bringen. Aber es wäre naiv zu glauben, daß damit der Ulkusträger geheilt ist. Wenn dem so wäre, dann würde die Krankheit zu einem rein akzidentiellen, zufälligen Ereignis erklärt. Aber in der Situation des Operierens wird nur ein augenblicklicher materieller Zustand erfaßt, in dem sich ein Kranker befin-

det; die dahinter liegende Schicht, die historische Bedeutung seiner Krankheit im Ganzen seines Lebenszusammenhanges, bleibt gänzlich dunkel« (Mitscherlich, 1977).

Daß das ätiologische Kategorisieren der »chirurgischen« Krankheiten dem Verstehen nichts nützt, sollte an verschiedenartigen Beispielen erläutert werden. Im folgenden wird daher das regelhafte Handlungsschema der chirurgischen Tätigkeit der weiteren Betrachtung zugrunde gelegt, das da lautet:

Indikation – Operation – Restitution.

Am Beispiel einiger exemplarischer Untersuchungen soll gezeigt werden, daß es sehr wohl produktive Anstrengungen zwischen Chirurgie und Psychosomatik geben kann, um die bis hierher beschriebenen Faktoren, die sich im chirurgischen Alltag überwiegend als Dilemmata darstellen, besser bewältigen zu können.

5 Indikation

Diese Phase der chirurgischen Tätigkeit umfaßt die Zeitspanne vom ersten Gedanken des Patienten an eine bevorstehende Operation bis zum tatsächlichen Beginn derselben.[2]

In dieser Phase werden auf vielen Ebenen Weichen gestellt, die den ganzen weiteren Ablauf – zum Teil irreparabel – beeinflussen.

Alberts und Mitarbeiter (1989) berichteten, daß eine gelungene Aufklärung in der Phase der Indikation zu einem besseren postoperativen Verlauf (Restitution) führen kann, wobei sie allerdings feststellten, daß »gelungene« Aufklärung für jeden Patienten etwas völlig anderes bedeuten kann, somit allgemeine Regeln nur mit Einschränkungen existieren.

Einen Versuch der Einteilung machte Andrew (1970). Er unterschied empfindliche Menschen (»sensitizers«) von eher verleugnenden Charakteren (»avoiders«) und postulierte eine Mittelgruppe, sozusagen neutral reagierende Menschen in der Situation des drohenden Operations-Stresses. Die Empfindlichen produzierten mit und ohne gründliche Aufklärung die gleiche postoperative Liegezeit und den gleichen postoperativen Analgetikaverbrauch; die Verleugner zeigten ebenfalls keine Reaktion auf gründliche präoperative Aufklärung, hatten aber bei der gleichen postoperativen Liegezeit einen deutlich höheren Medikamentenverbrauch als die Empfindlichen. Hingegen wies die neutrale Mittelgruppe mit einer meßbar kürzeren postoperativen Liegedauer und weniger Medikamentenverbrauch eine deutlich

---

[2] Diese Phase kann sehr kurz sein, z.B. bei Unfällen, wodurch ein Agieren des Patienten unmöglich wird (was dann um so heftiger in der Restitutionsphase nachgeholt wird), oder sehr lang, z.B. bei chronischen Erkrankungen mit relativen, aufschiebbaren Operationsindikationen. Eine interessante Erfahrung wird in diesem Zusammenhang von Mayou und Mitarbeitern (1993) berichtet, der bei Unfallpatienten mit Bewußtlosigkeit und retrograder Amnesie eine wesentlich unkompliziertere Restitutionsphase feststellte als bei solchen, die den Unfall und die präoperative Phase bei vollem Bewußtsein und Schmerzerleben erlitten (s.a. Bisson, 1993).

positive Reaktion auf, wenn präoperativ alle Fragen beantwortet, alle Ängste besprochen worden waren.

Solche Untersuchungen (z.B. auch Auerbach, 1973; Davies-Osterkamp, 1977; Dony und Böhm, 1984; Götze und Huse-Kleinstoll, 1988 usw.) orientieren sich an der Methodik von Spielberger, wie sie Janis (1974) zur Frage der Angst erarbeitet hat, speziell der präoperativen Angst: Unterschieden wird zwischen der Angst als Charakterzug (»trait anxiety«) und der momentanen, situativ bedingten Angst (»state anxiety«). Es konnte gezeigt werden, daß bei Menschen, deren Persönlichkeit eine sehr hohe Angstbereitschaft beinhaltet, die situative, präoperative Angst eine ganz andere Auswirkung auf deren Bewältigungsmechanismen und -möglichkeiten (»coping«) hat als bei Menschen mit niedriger Angstbereitschaft (vgl. auch Schröder und Schumacher, 1992; Johnston und Vögele, 1992). Für den Chirurgen ergibt sich daraus der Hinweis, daß es wichtig ist, mit Empathie diese Angstbereitschaft des Patienten zu erfühlen, um zum Beispiel nicht mit brachialer Aufklärung zusätzliche psychische Traumen zu verursachen.

Die mehr psychoanalytische Verstehensweise nimmt dabei Bezug auf biographische Traumen, die in der präoperativen Angstsituation reaktiviert werden und den weiteren Verlauf bestimmen. Durch die drohende Operation kommt die vorbestehende neurotische Grundstruktur des Patienten zum Vorschein und bestimmt seine Beziehung zum Chirurgen und den postoperativen Verlauf. Die Faktoren sind hier so vielfältig, daß gar nicht alles gleichzeitig bedacht werden kann: Aktualisierung frühkindlicher Gewaltsituationen oder traumatisch erlebter Operationen; Aktualisierung von Verlust-, z.B. auch Kastrationsängsten in bezug auf das zu operierende, häufig ja zu entfernende Organ oder seiner Teile; Aktualisierung von Autoritätskonflikten im Umgang mit den – überwiegend männlichen – Chirurgen usw. (s.a. Deutsch, 1942; Levy, 1945; Tuber et al., 1989). Entscheidend in dieser Phase ist also der Umgang mit der **Angst**.[3]

Nun gibt es auch inverse Situationen, die den Blick für die Vorgänge im präoperativen Ablauf schärfen. Menninger (1934) entwickelte an einigen Fallbeispielen die These, daß Operationen von Patienten in unbewußter Absicht der Selbstbestrafung, Selbstverstümmelung, sogar des von ihm so genannten partiellen Selbstmordes (s.a. Störring, 1962) herbeigeführt werden können. Die psychoanalytischen Thesen von Menninger, denen jeder erfahrene Chirurg zustimmen kann, sind vielfach bestätigt worden; in jüngster Zeit z.B. von Kaplan (1991), King (1992) oder Fink (1992). Ausführlich dargestellt, gerade auch in ihrem fließenden Übergang von Bodybuilding oder Schönheitsoperationen (gesellschaftlich akzeptiert) über Eßstörungen bis hin zu massiver Autoaggression, wo sich (überwiegend Frauen) zum Teil schwere, lebensbedrohliche Verletzungen selbst beibringen oder ›professionell‹ beibringen lassen, berichtet Eckhardt (1994) über die verschiedenen Formen des Münchhausen-Syndroms und dessen Therapie-Möglichkeiten.

»Die Operationsfreudigkeit kann aber auch durch psychopathologische Vorgänge hervorgerufen werden. ... Eine nicht geringe Anzahl von Appendektomien oder anderen ... Eingriffen, vielfache Operationen wegen ›Verwachsungsbeschwerden‹, Kreuzschmerzen, für die Haltungsanomalien des Uterus angeschuldigt werden, oder die Aufhängefixierungen von Organen, von ›Wanderungen‹, ... hätten bei Kenntnis der Zusammenhänge vermieden werden können. Oft ist der Chirurg gegen sein besseres Wissen ... zu solchen Operationen gedrängt worden, um doch noch Hilfe zu bringen, wenn bei einer langen Leidenszeit und beim Versagen jeglicher anderer Therapie durch die Operation eine noch so entfernte Erfolgsaussicht zu bestehen scheint. Oft gab ein über und über mit Narben versehenes Abdomen den Index für die Stärke und Vielfalt der unbewußten Wünsche der bedauernswerten Kranken ab. Hinter diesen verbergen sich die mannigfaltigsten Triebregungen, masochistischer oder exhibitionistischer Art« (Simenauer, 1993, S. 205).

Es ist auch gelungen, diese allgemeinen Überlegungen am Beispiel einer konkreten chirurgischen Operation, der Appendektomie, deutlich zu machen (Hontschik, 1994). Ausgangspunkt dieser chirurgisch-psychosomatischen Untersuchung war die Überlegung, daß im allgemeinen chirurgischen Alltag die Mitteilung, es gäbe keinen Grund zu operieren, es läge keine Operationsnotwendigkeit vor, bei den betroffenen Patienten in der Regel Erleichterung und Freude auslöst: Selbst bei schlechtem Allgemeinbefinden wird der Patient ruhiger, die situative Angst vor drohenden Eingriffen fällt von ihm ab.

Gelegentlich kommt es jedoch vor, daß an diesem Punkt der klinischen Untersuchung genau die gegenteilige Reaktion auftritt: Die Patienten, oft auch ihre Angehörigen, reagieren ärgerlich und vorwurfsvoll, sie seien schließlich keine Simulanten, man hätte ihre Beschwerden ernst zu nehmen, sie hätten schon Schlafanzug, Waschbeutel und sonstige persönliche Dinge zur stationären Aufnahme mitgebracht. Gerne werden auch Verwandte und Bekannte ins Feld geführt, bei denen, nachdem sie auch zunächst »abgewiesen« worden waren, nachher doch und nur unter sehr gefährlichen, weil anfangs verkannten Umständen hätte operiert werden müssen.

Solche Patienten sind also nicht befreit, sondern sie fühlen sich verkannt und zurechtgewiesen. Sie haben ein massives Interesse an der Durchführung einer Operation: Die Zurückweisung erleben sie als konflikthafter für sich selbst als die drohende Operation!

Es fiel dem Autor auf, daß es eine ganz bestimmte Patientengruppe im Ambulanzbetrieb der chirurgischen Klinik gibt, die stereotyp in immer den gleichen Konstellationen und Verhaltensformen in Zusammenhang mit der Indikationsstellung zur Append-

---

[3] In der unmittelbaren präoperativen Phase spielt der Anästhesist eine entscheidende Rolle. Einen monographischen, zugleich aber praxis- und handlungsorientierten Überblick über die Literatur und die modernen Konzepte in der patientenorientierten Anästhesie gibt Tolksdorf (1985); s.a. das entsprechende Kapitel (Kap. 75, »Anästhesiologie«) in diesem Buch.

ektomie derartige paradoxe Verhaltensweisen aufwies: es handelte sich immer um Mädchen oder junge Frauen in Begleitung ihrer Mütter. Hierzu ein typischer Fallbericht, den der Autor 1982 als chirurgischer Assistenzarzt aufgezeichnet hat:

Während ich zu dem Untersuchungszimmer gehe, lese ich auf dem Einweisungsschein die Diagnose »chronisch-rezidivierende Appendizitis«. Im Untersuchungszimmer liegt ein junges Mädchen. Neben der Untersuchungsliege stehen ein Koffer und ein tragbarer Fernseher, darüber liegt ein Bademantel. Am Kopfende der Liege steht eine etwas dickliche 40jährige Frau, nervös und leicht schwitzend. Sie beginnt zu sprechen, kaum daß ich das Zimmer betreten habe. Es handelt sich um die Mutter der Patientin: Was denn das hier noch solle, der Hausarzt sei jetzt schon seit einem halben Jahr vergeblich dabei, die Schmerzen »wegzumachen«, was denn nun noch untersucht werden solle, alles sei gemacht worden, jetzt müsse der Blinddarm endlich raus, und zwar schnell, denn nach Weihnachten müsse das Kind eine Lehrstelle antreten, bis dahin müsse alles in Ordnung sein.

Nachdem ich vorsichtig erwidert hatte, daß wir in der Chirurgie weitgehend selbständig und nach unseren Kriterien entscheiden, wer operiert werden muß und wer nicht, merke ich doch rasch, daß hier mit Vorsicht nichts zu gewinnen ist: Während ich »das Kind« untersuche, redet die Mutter ununterbrochen weiter. »Das Kind« ist kein besonders hübsches Mädchen, hat aber im Gegensatz zur Mutter einen gewissen körperlichen Liebreiz; es kommt mir fast ein bißchen lächerlich vor, von einem »Kind« zu sprechen.

Frage ich die Patientin, seit wann sie denn die Bauchschmerzen habe, antwortet die Mutter sofort: »Seit einem Jahr!«. Frage ich die Patientin, wo im Bauch denn die Schmerzen seien, antwortet die Mutter gleich: »Rechts unten, rechts unten!«. Die Tochter schweigt. Ich habe fast das Gefühl, daß sie interessiert beobachtet, wie denn der beginnende Machtkampf zwischen mir und ihrer Mutter ausgehen werde. Nachdem ich in der Situation selbst keinen Weg gefunden habe, dem Geschehen eine andere Wendung zu geben, entschließe ich mich, sozusagen als Behelf, zur Blutabnahme. Dabei ist die Mutter kurz still, und das Mädchen sagt zum ersten Mal etwas: »Vor einem Jahr habe ich zum ersten Mal meine Periode bekommen.« – »Na und?« sagt die Mutter sofort; ich spüre, daß ich langsam Lust bekomme, unhöflich zu werden und frage das Mädchen, zweifellos etwas nachäffend, aber doch noch zurückhaltend: »Na und?«, worauf sie mich frech anlächelt, aber nicht antwortet. Jetzt schweigt die Mutter endlich wieder.

Nach der chirurgischen Untersuchung des Abdomens, bei der sich keine neuen Gesichtspunkte ergeben, verlasse ich mit dem Laborröhrchen den Raum und bin zunächst erleichtert. Die Patientin und ihre Mutter werden in den Warteraum gebeten, bis das Ergebnis der Laboruntersuchung vorliegt. Mit diesem Ergebnis, notiert auf der Behandlungskarte, kommen wir in einem anderen Untersuchungszimmer erneut zusammen. Beide sitzen jetzt, ich setze mich ebenfalls: hinter den Schreibtisch. Wieder bin ich beeindruckt von dem umfangreichen Gepäck, das zwischen der Patientin und der Mutter aufgebaut ist. Ich komme gar nicht dazu, meine Ablehnung der stationären Aufnahme zur Operation zu erklären, die bei der Patientin selbst einen eigenartig enttäuschten Gesichtsausdruck auslöst, als die Mutter schon empört den Einweisungsschein zurückverlangt, jetzt ginge sie in ein anderes Krankenhaus, vielleicht gebe es ja dort noch

Ärzte, die den Kranken helfen wollten, hier sei man jedenfalls, wenn nicht faul, dann doch an den kleinen Sorgen der Menschen nicht interessiert, wofür habe man eigentlich jetzt fast drei Stunden hier herumgesessen!? Rasch sind alle Sachen zusammengepackt, und die Mutter verläßt wütend den Raum, die Tochter hinterher.

Am nächsten Morgen berichtet der diensthabende Oberarzt in der Besprechung von einer nächtlichen Appendektomie bei einem 15jährigen Mädchen, das am Abend mit seiner Mutter in die Ambulanz gekommen sei. Die Mutter habe gleich nach dem Chefarzt gefragt und mit der Bild-Zeitung gedroht, die bestimmt gerne über ein so schlechtes Krankenhaus schreiben würde, wo man den Kranken nicht helfe. Der Oberarzt meint etwas spöttisch, er habe sich im Interesse unseres guten Rufes zur Operation entschlossen, außerdem hätte das Mädchen nach dem Eingriff bestimmt keine Bauchschmerzen mehr, das sei in diesen Fällen immer so (Hontschik, 1988).

An diesem Fallbericht können eine Reihe von Schwierigkeiten der chirurgischen Tätigkeit illustriert werden: Wie bekommt man heraus, ob es sich überhaupt um eine Krankheit handelt? Wenn ja, ist es eine solche, die einer chirurgischen Therapie bedarf? Gibt es Interessen bei Arzt (Chirurg), Patient/in und Angehörigen, die eine Operation verlangen? Wenn ja, worin bestehen diese Interessen? Ist der mögliche Schaden durch eine Operation größer als die Konflikte, die durch eine Ablehnung der Operation entstehen? Wenn ja, kann man damit eine Operation rechtfertigen? Und schließlich: was kann ein Chirurg für einen Patienten tun, dessen Hilfsbedürftigkeit und Konflikte er zwar erkennt, denen er aber nicht mit einer irgendwie gearteten chirurgischen Methode abhelfen kann?

Auf der Basis solcher Fallberichte wurden zunächst die medizinhistorischen Zusammenhänge erforscht: Die Appendektomie hat erst seit der Jahrhundertwende ihren Platz in der Chirurgie, die Appendizitis war bis dahin als Krankheit gar nicht erkannt. In den zwanziger Jahren kam es im Verein mit der Fokaltheorie, die »Herde« wie erkrankte Zähne, Tonsillen oder die Appendix für viele Allgemeinerkrankungen und Befindlichkeitsstörungen verantwortlich machte, zu einem Boom der Appendektomie, wobei sich bald schon die jungen Frauen als die zahlenmäßig größte Patientengruppe für diese »prophylaktische« Operation herausstellten. Als in den angelsächsischen Ländern in den vierziger Jahren durch wachsende Kritik die sogenannte »chronisch-rezidivierende« Appendizitis als Krankheitsentität ganz gestrichen und nur noch der Verdacht auf das Vorliegen einer akuten Appendizitis als Operationsindikation anerkannt wurde, befand sich Deutschland durch Krieg und Nationalsozialismus auch im kleinen Teilbereich der chirurgischen Wissenschaft vom internationalen wissenschaftlichen Austausch isoliert und verpaßte diese Entwicklung. Daher findet man heute im internationalen Vergleich nur noch die Bundesrepublik Deutschland, die inzwischen ehemalige DDR und Österreich als Vertreter der Appendektomie bei »chronischer« Appendizitis. Dementsprechend ergab die Untersuchung der empirischen Zusammenhänge am Beispiel von 573 Appendektomien eines Operationsjahrganges (Hontschik, 1994) die Erkenntnis, daß die Appendektomie, wiewohl die Appendizitis eine zu zwei Dritteln Männer betreffende Erkrankung ist, zu mehr als drei Vierteln an Frauen ausgeführt wird, und zwar an Mädchen und jungen Frauen, häufig ausgehend von der im Fall beschriebenen, stereotypen Konstellation.

Dieses regelmäßige **Vorspiel** zwischen junger Frau (Patientin), jungem Mann (Chirurg) und älterer Frau (Mutter) ist in der sonstigen chirurgischen Alltagspraxis nicht zu finden. Am Ende wird unter **sterilen** Kautelen der Unterbauch des jungen Mädchens eröffnet, das **unschuldige** Organ wird entfernt, der Körper mit einer Narbe versehen. Die Symbolik des Eingriffs, die unbewußt einer sexuellen Handlung wie Defloration mit Geschlechts- und Schwangerschaftskontrolle oder einer sühnenden Strafe wie Kastration mit unsichtbarer innerer Verstümmelung und sichtbarer äußerer Narbe nahekommt, verrät das aggressive Element in der Mutter, die das vorgegebene Frauenbildideal (jung, schlank, sexuell attraktiv) nicht mehr erfüllen kann, und das selbstbestrafende Element in der – wie im Fall beschrieben – immer schweigenden Tochter, die für die Absolution für die durch ihr sexuelles Erwachen ausgelöste Familienkrise auch den Preis einer Operation mit Entfernung eines Unterbauchorgans zu zahlen bereit ist.

In der Städtischen Klinik Frankfurt/Main-Höchst, in der diese Untersuchung durchgeführt wurde, änderte sich nach diesen Erkenntnissen die Appendektomie-Praxis: es wurde nur noch notfallmäßig und sofort appendektomiert. Die Appendektomie als Wahloperation bei irgendwelchen Unterbauchschmerzen, nach Plan und mit Termin, wurde gänzlich abgeschafft. Damit konnte die jährliche Appendektomieziffer von etwa 600 auf ca. 150 Eingriffe gesenkt werden (Abb. 74-1), also auf ein Viertel. Die Fehldiagnoserate sank von über 50 % auf die wegen der diagnostischen Probleme bei der akuten Appendizitis unvermeidliche Rate von etwa 15 %, und es wurden nun deutlich mehr Männer als Frauen operiert, was der Krankheitsepidemiologie entspricht und ein einfaches Kriterium der chirurgischen Qualitätskontrolle bei der Appendektomie darstellt (Abb. 74-2).[4]
Hier sollte gezeigt werden, daß es im chirurgischen Alltag von großer Wichtigkeit ist, in der präopera-

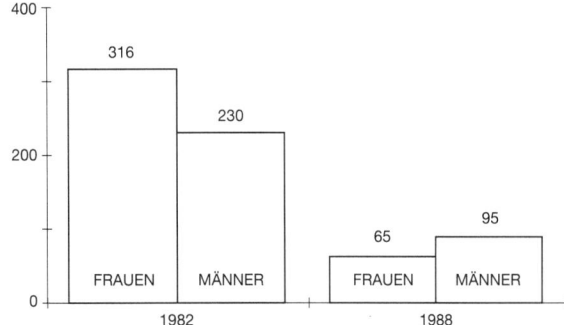

Abb. 74-2 Deutliche Zunahme der relativen Operationshäufigkeit bei Männern bei strenger Indikationspraxis (Hontschik und Stelter, 1991).

tiven Phase der Indikation alle Signale des Patienten und alle Gefühle des Chirurgen ernst zu nehmen und zu verfolgen, bis ausreichende Klarheit über eben diese Indikation herrscht.

Dabei wäre an dem Grundgedanken weiter zu forschen, daß operative Eingriffe mit bestimmten biographischen Phasen und Krisen im Leben von Frauen und Männern in unterschiedlicher Form korrelieren. Gibt man dem Operationswunsch immer nach, wie hier am Beispiel der Appendektomie dargestellt, so sinkt die Chirurgie auf das Niveau einer mechanischen Brachial-»Psycho«therapie herab. Im Fall der unnötigen Appendektomie wird der Chirurg sozusagen als Familientherapeut mißbraucht.

Solche fragwürdigen Indikationen im Zusammenhang mit Lebenskrisen sind auch für viele weitere Operationen zur Diskussion zu stellen[5]: Der Kooperation von Chirurgie und Psychosomatik eröffnet sich hier ein weites Feld.

6 Operation

In der Behandlungsphase der eigentlichen Operation ist seitens des Patienten kein Agieren möglich. Dies gilt sowohl für seinen Bewegungsapparat (Lähmung der Motorik) als auch für den psychischen Apparat (vollständiger Bewußtseinsverlust und Amnesie). Während in der präoperativen Phase der Indi-

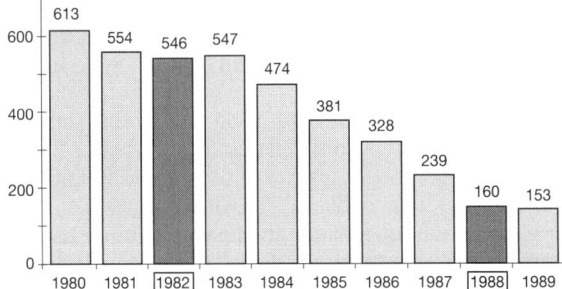

Abb. 74-1 Senkung der jährlichen Appendektomieziffer nach Änderung der Indikationspraxis (Hontschik und Stelter, 1991).

4 Die ausführliche Darstellung der Untersuchung und der vollständige Literaturüberblick findet sich bei Hontschik (1988, 1994). Durch die Einführung der laparoskopischen Operationstechnik ist in jüngster Zeit zunächst die Gefahr einer zu großzügigen Indikationsstellung gewachsen, denn die Laparoskopie ist ein vermeintlich ungefährlicher Eingriff. Wenn sie aber als erster Schritt konsequent nur diagnostisch eingesetzt wird, und dann eine Appendektomie als zweiter Schritt nur bei einem eindeutig krankhaften Befund an der Appendix vermiformis durchgeführt wird, dann ist die laparoskopische Operationstechnik sogar geeignet, die »krankheitsimmanente« Fehldiagnoserate um weitere 5–10% zu senken.
5 Denkt man beispielsweise über die hier beschriebene Konstellation zur unnötigen Appendektomie bei Mädchen und jungen Frauen weiter nach, so kann man zu dem Schluß kommen, daß es wohl nur von den innerfamiliären Machtverhältnissen abhängen dürfte, welche der beiden Frauen in diesem Konflikt zur chirurgischen Patientin wird, denn die Zahl von Gallenblasenoperationen und/oder gynäkologischen Eingriffen ist in dem Alter dieser Mütter eigenartig hoch.

kation die individuellen Abwehrmechanismen und die Regression kontinuierlich zunehmen, kann man in der Phase der Operation vom Verlust aller erwachsenen Möglichkeiten des Umgangs mit der Außenwelt sprechen; hilflos, willenlos bewegungslos, bewußtlos, fast nackt und festgeschnallt: Die vitalen Funktionen werden durch die verschiedenen Nabelschnüre wie Intubations-, Infusions- und Transfusionsbestecke, EKG-Kabel, Temperatur- und Pulssonden kontrolliert und aufrecht erhalten. Das Handeln liegt allein beim Chirurgen, bzw. dem chirurgisch tätigen Team, das oft 5 bis 10 Menschen gleichzeitig einbezieht, jeden mit seiner Qualifikation. Da keiner ohne das zielgerichtete und sinnvolle Handeln des anderen zum Erfolg kommen kann, ist die Fähigkeit zur Teamarbeit eine wichtige Voraussetzung für chirurgisches Handeln.

Setzt man als Selbstverständlichkeit voraus, daß jeder in diesem chirurgischen Team die erforderliche technisch-handwerkliche Qualifikation für seinen Bereich mitbringt, so bleibt die Frage, ob es noch andere Faktoren gibt, die das Handeln des Chirurgen beeinflussen.

Der Schweizer Ordinarius Allgöwer (1983) berichtete, daß es unabhängig von den handwerklichen Fähigkeiten das Phänomen der »Selbstsabotage« des Chirurgen gibt:

> »In meiner eigenen chirurgischen Tätigkeit wie auch in der begleitenden Beobachtung meiner Schüler ... hat mich stets die Frage nach der nicht seltenen »Selbstsabotage« bewegt und fasziniert. ... Nicht selten arbeitet der Chirurg nicht mit dem Optimum seiner gegebenen und erlernten manuellen Fähigkeiten. Am kritischen Punkt eines Eingriffs angelangt, kann es passieren, daß sich der Chirurg gewissermaßen selbst sabotiert. Er wird zittrig, schweißgebadet, motorisch unsicher.«

Eine Art Angst ist also in dieser Phase des chirurgischen Handelns möglich, Angst vor dem Versagen, Angst vor der hohen Erwartung von Patient oder Angehörigen, Angst vor dem Urteil von Beobachtern usw. Die Angst findet sich jetzt aber auf der Seite des Arztes, des Chirurgen. Während Allgöwer für die Bewältigung solcher Probleme die Chirurgen auffordert, den Mut zu haben, »künftig mehr als bisher die Psychologie und ihre Methoden einzusetzen«, um die Selbstsabotage einzugrenzen, spricht Kern (1986) davon, daß nicht nur die Indikation, sondern auch die Operation »zwischen zwei Menschen« stattfindet. Als Chirurg muß man also in der Lage sein, auch während einer Operation seine eigenen Gefühle, sozusagen seine Gegenübertragung zum äußeren und inneren körperlichen Erscheinungsbild des Patienten auf dem Operationstisch, unter Kontrolle zu behalten. Erfahrung und Selbsterfahrung sind dazu nötig.

Bei der Untersuchung des Weges zur unnötigen Appendektomie bei Mädchen und jungen Frauen konnte man auch feststellen, daß es Zusammenhänge zwischen Lebensalter und Geschlecht der

Chirurgen mit den getroffenen Entscheidungen gibt (Hontschik, 1994). Es konnte gezeigt werden, daß die Persönlichkeit des Chirurgen einen teilweise sogar meßbaren Einfluß auf das chirurgische Alltagshandeln hat: An einer großen Chirurgischen Klinik waren von den knapp 30 in der Ambulanz abwechselnd tätigen Chirurgen zum Untersuchungszeitpunkt (1982) 50 % junge männliche Chirurgen in der Facharztausbildung (bis 33 Jahre). An den Untersuchungen aller Patienten mit Unterbauchschmerzen wegen des Verdachts auf Appendizitis hatte diese Gruppe einen Anteil von 57 %, an den Fehldiagnosen von über 60 %. Hingegen stieg ihr Anteil an der Untersuchung und Behandlung junger weiblicher Patientinnen (13–25 Jahre) auf 70 %, übertraf also den ihnen »zustehenden« Anteil um 20 %, so daß man schließen konnte: Junge männliche Chirurgen wiesen eine erhöhte Affinität zu jungen Patientinnen mit Unterbauchschmerzen auf. Ganz entsprechend den allgemeinen Erkenntnissen, die Kern (1986) auf dem Chirurgenkongreß vorgetragen hat, kann hier also an einem Detail des chirurgischen Alltagshandelns erkennbar gemacht werden, daß »außerchirurgische« Faktoren wie Geschlecht und Alter der Patienten eine immer größere Rolle bei chirurgischen Entscheidungen spielen können, je relativer die Indikation zum operativen Eingriff ist.

Präoperative Konflikte in der Arzt-Patient-Beziehung, so z.B. während der Operationsvorbereitung auf der chirurgischen Station, Probleme des Umgangs mit charakterlich oder körperlich »abstoßenden« Patienten, intraoperative technische Schwierigkeiten wie zum Beispiel der handwerkliche Umgang mit erheblicher Adipositas, können intraoperative Entscheidungen negativ beeinflussen und das Behandlungsergebnis in Frage stellen. Wissenschaftliche Untersuchungen liegen hierzu nicht oder nur in Fragmenten vor, so daß die 50 Jahre alte Feststellung von Helene Deutsch bis heute ihre Gültigkeit behalten hat:

> »And the surgeon's own psychic make-up would form another chapter.« (1942)

7 Restitution

August Bier pflegte in seinen Vorlesungen darauf hinzuweisen, daß Knochenbrüche bei solchen Patienten schneller heilen, die ihre gesundheitliche Wiederherstellung aus Gründen der Selbsterhaltung besonders ungeduldig erwarteten (nach Simenauer, 1993).

Alle bisherigen »Fehler« in der Phase der Indikation und der Operation treten in der Phase der Restitution zutage. Abgesehen von technisch-operativen Fehlern, die hier nicht weiter erörtert werden sollen, erweisen sich oberflächlich gestellte Indikationen immer als Bumerang:

Joyce und Mitarbeiter (1981) konnten feststellen, daß nach unnötigen Appendektomien diese Patientinnen im Vergleich zu jenen, deren Appendix akut entzündet war, nicht nur wesentlich häufiger mit den gleichen Beschwerden wieder zur Krankenhausaufnahme kamen, sondern auch signifikant häufiger mit Suizidversuchen (Intoxikation oder Pulsaderschnitt). Dies liegt nicht an der Appendektomie, sondern an der nicht genau überlegten Operationsindikation: Bei genauerem Hinsehen hätte erkannt werden können, daß hier andere Probleme vorliegen, für deren Lösung kein Skalpell gebraucht wird. Diese Ergebnisse sind für den Bereich der unnötigen Appendektomie, insbesondere bei jungen Frauen, vielfach bestätigt (s.a. Lindemann, 1941; Meyer et al., 1964; Eylon, 1967; Hilpert, 1980; Beaurepaire et al., 1992).

Kuhn (1989) schätzt den Anteil erkennbarer psychischer Störungen bei Patienten mit Beinbrüchen auf 80 % und warnt vor Fehlverhalten des behandelnden Personals und unnötigen medizinischen Eingriffen, wenn diese Zusammenhänge nicht erkannt werden.

Vergleichbar dem abwegigen Lösungsversuch der Adoleszenzkrise bei jungen Frauen über Bauchschmerzen und unnötige Blinddarmoperationen, gibt es bei jungen Männern verwandte Vorgänge im Zusammenhang mit Zweiradunfällen (»Der gefallene Ikaros«, vgl. Börner et al., 1982), die eine Vielzahl von z.T. offenen Frakturen mit mehrmonatigen stationären Aufenthalten nach sich ziehen. Zwar kann man gelegentlich beobachten, wie diese jungen Männer ihr ganzes bisheriges Leben neu regeln und das Krankenhaus verlassen mit einer Lehrstelle, einer Freundin und einer eigenen Wohnung, also »abgenabelt« und ins erwachsene Leben eintretend, was ihnen vorher nicht gelungen war. Dies gelingt allerdings nur denen, die die Scheinlösung der Stärke und Unabhängigkeit des Motorrades durch echte Lösungen ihrer biographischen Probleme ersetzen konnten (vgl. Jockenhöver-Poth, 1987). Im gegenteiligen und sehr viel häufigeren Fall wäre mit einem baldigen neuen Unfall zu rechnen, oder es entsteht eine schwere organische Heilungsstörung:

Über diese Problematik liegt eine umfangreiche Arbeit aus dem Gebiet der Knochenbruchheilung, bzw. ihrem gestörten Verlauf vor (Winter-Klemm, 1985). Die Autorin geht der Frage nach, warum es so unerklärlich unterschiedliche Heilungsverläufe geben kann bei gleichartigen Verletzungen, gleichartigen operativen Eingriffen, gleichen Operateuren und gleicher oder vergleichbarer somatischer Ausgangslage der Patienten. Es wurden auf einer Spezialstation für Osteomyelitispatienten der Berufsgenossenschaftlichen Unfallklinik Frankfurt/Main bei 25 Patienten mit Hilfe von Interviews und projektiven Tests Untersuchungen vorgenommen, um zunächst anhand der psychologischen Befunde eine Prognose über das Behandlungsergebnis abzugeben. Diese Prognose stimmte in der Mehrzahl der Fälle mit der von den behandelnden Chirurgen abgegebenen Voraussage überein. Die weitere Begleitung der Patienten erlaubte es, mit der Zunahme der klinischen und psychologischen Untersuchungsergebnisse aus den Verlaufsbeobachtaungen bei drei Patientengruppen so weitgehende Gemeinsamkeiten zu erkennen, daß die verbreitete Annahme, ein Knochenbruch ein-

schließlich seiner Heilung und Heilungskomplikationen, z.B. der bakteriellen Vereiterung, sei eine rein somatische Angelegenheit, widerlegt werden konnte:

> »Eine ungünstige Prognose haben Jugendliche, die auf Grund ihrer besonderen narzißtischen Problematik risikoverleugnend und fast suchtartig motorisierte Zweiräder fahren. Nach eingetretenem Unfall mit entsprechender Verletzung sind sie zutiefst gekränkt und verunsichert ... und neigen mehr als jeder Erwachsene zur Regression. ... bei den Jugendlichen kommt erschwerend hinzu, daß das Motorrad nur eine Scheinlösung in bezug auf Stärke und Unabhängigkeit darstellt. ...
>
> Ungünstig ist auch die Prognose bei Patienten, bei denen das Trauma und die chronische Infektion eine bisher stumme psychosomatische Disposition aktiviert. ...
>
> Eine noch ungünstigere Prognose haben Patienten, die bei ohnehin prämorbid gegebener psychosomatischer Disposition oder sonstiger defizitärer psychischer Entwicklung neben den Kränkungen des Traumas noch schwerwiegende Trennungserlebnisse ... hinzunehmen haben und diesen intensiven psychischen Streß nicht mehr z.B. über Trauerarbeit, sondern nur noch über eine Perpetuierung ihres Krankseins bis hin zur Selbstzerstörung »bewältigen« können. ...
>
> Offenbar wird von einigen Patienten, unübersehbar schon von der Vorpersönlichkeit her von analer Charakterstruktur gekennzeichnet und lebenslang in dyadischen Beziehungen verharrend, das Symptom der eitrigen Infektion in seiner Bedeutungsfunktion erkannt und in der dyadischen Beziehung zum Arzt als Machtmittel benutzt bzw. mißbraucht.«

Ganz im Sinne des integrativen Konzeptes macht Winter-Klemm deutlich, daß die Mehrzahl der »psychosomatischen« Osteomyelitis-Patienten »weder für Psychotherapie geeignet sind, noch ein angestrebtes Angebot akzeptieren würden.« Angestrebt wurde vielmehr die »Sensibilisierung der therapeutischen Gruppe« (Ärzte, Pflegepersonal, Physiotherapeuten usw.) für die psychosomatische Besonderheit dieser Patienten, denn diese psychischen Auffälligkeiten »werden nicht nur in dem Patienten selbst, sondern vor allem in der Interaktion zwischen Patient und Behandlungsgruppe wirksam«.

Es ist also in der Integration der Psychosomatik in die Chirurgie nicht die eigentliche Psychotherapie gefragt, sondern die Sensibilisierung und das Wissen um diese Zusammenhänge, damit die Chirurgen und das Behandlungsteam nicht von der depressiven Hoffnungslosigkeit erfaßt werden und ihr soweit gegensteuern können, daß zumindest in den für eine Beziehung zugänglichen Menschen Selbstheilungskräfte aktiviert werden können, die eine Selbstzerstörung, z.B. Gliedmaßenverlust, verhindern.

Bereits einige Jahre zuvor hatte dieselbe Autorin (Winter, 1977) eine Untersuchung über das Druckgeschwür (Dekubitus) bei Querschnittsgelähmten vorgelegt, die ähnliche Schlußfolgerungen zuließ: Sie ging aus von der Erfahrung, daß Druckgeschwüre, die neben Nieren- und Harnwegsinfekten die häufigste und gefährlichste Komplikation bei Querschnittsgelähmten sind, im Zusammenhang mit bestimmten psychischen Befindlichkeiten aufzutreten schienen. Für ihre Untersuchung mit den Mitteln von Interviews und klinischer Beobachtung wählte sie 10 Patienten aus, deren Lähmung bereits mindestens 2 1/2 Jahre zurücklag, die sich also längst in der Phase der Restitution oder Rekonvaleszenz befanden. Sie konnte unterscheiden zwischen »akuten« Dekubituspatienten, die einmalig oder nur selten und in sehr großen Zeitabständen ein Druckgeschwür entwickelten, das meist schnell und ohne operative Therapie wieder abheilte, und »chronischen« Dekubituspatienten:

Es »zwingt die Extremsituation der Paraplegie zu Abwehrformen, die von dem betreffenden Individuum in einem gesunden Leben, selbst in Krisenzeiten, niemals mobilisiert werden müßten. Bei chronischen Dekubituspatienten scheint es sich in erster Linie um ein Nichtbewältigen-können der Krankheit, eine chronische Unzufriedenheit mit der eigenen Körperlichkeit und damit um einen permanenten intrapsychischen Konflikt zu handeln, dieser Konflikt wird durch das körperliche Symptom ausgedrückt und gleichzeitig abgewehrt.«

Dabei ist nicht von Bedeutung, daß hier etwa eine primär psychisch beeinträchtige Persönlichkeit erkrankt, sondern das massive Trauma und die Schwere der folgenden Erkrankung mit ihrem permanenten körperlichem und seelischem Streß verursacht Umformungen und Veränderungen der Persönlichkeit. Das Entscheidende für die Chirurgie ist auch in diesen Fällen, daß ein völlig gleiches Krankheitssymptom, das Druckgeschwür, völlig verschiedene Bedeutung haben kann; der Chirurg kann nur dann sinnvoll eingreifen, wenn er um diese Zusammenhänge weiß und neben der Anwendung seiner operativen Technik den Patienten zu verstehen sucht.

Mit ähnlichen Problemen ist jeder Chirurg und jedes chirurgische Behandlungsteam konfrontiert, sofern in der Restitutionsphase keine »restitutio ad integrum« erreicht werden kann, sondern beeinträchtigende Defektheilungen vom Patienten akzeptiert werden müssen (s.a. Vögele, 1992, am Beispiel der Hüftgelenksprothetik).

Milano und Mitarbeiter (1987) berichteten, daß der Umgang von Patienten mit einem künstlichen Darmausgang (Kolostomie) von einfacher, ruhiger und sozial ausgewogener Akzeptanz bis hin zu Depressionen, Phobien und Psychosen im jeweiligen Einzelfall deswegen so weit auseinanderklaffte, weil die Patienten durch die schwerwiegende Veränderung ihrer Körperstruktur gezwungen waren, eine Art zweite anale Phase durchzumachen, wobei das Gelingen oder Mißlingen durch die Aktualisierung der früheren »analen« Konflikte mitbestimmt war.

Im Bereich der Restitution gibt es inzwischen einen weiteren Berührungspunkt zwischen Psychosomatik und Chirurgie, der sich am Begriff der Lebensqualität festmacht, hier an der Lebensqualität nach chirurgischen Eingriffen. Seit längerer Zeit liegen hierzu Befunde aus der Herz- und Transplantationschirurgie vor (s.a. Kap. 87, »Organersatz und Transplantation«). Stellvertretend für weitere Forschungen dieser Art sei hier von der Forschung über Polytraumatisierte sowie über Patienten mit Gastrointestinaltumoren berichtet:

Schaefer und Mitarbeiter (1994) gingen in ihrer Untersuchung davon aus, daß von den polytraumatisierten, also schwerstverletzten Patienten an der Universitätsklinik Köln etwa zwei Drittel nach Abschluß der Restitutionsphase entweder gar nicht mehr oder nur noch sehr eingeschränkt arbeitsfähig waren. Diese Zahl steht stellvertretend für die massiven psychosozialen Folgen, die ein Polytrauma für den Betroffenen und seine Angehörigen haben kann. Diese Folgen reichen von ständigen Schmerzen (42%) über eine einschneidende »Reduktion des Freundeskreises« (30%) bis zu »seelischen Problemen« (25%) und »beruflichen Sorgen« (18%). Die wichtige Feststellung aus der Detailuntersuchung aber lautete:

»Der beste Prädiktor für eine posttraumatische Belastungsstörung oder eine psychiatrische Auffälligkeit im Anschluß an den Unfall war die subjektive Beeinträchtigung durch den Unfall und nicht dessen Schwere. Psychiatrische Auffälligkeit und somatische Probleme waren hoch positiv korreliert, aber unabhängig von der Unfallschwere. Bester Prädiktor für den Grad der emotionalen Beeinträchtigung nach einem Jahr war die prämorbide Persönlichkeit. Bester Prädiktor für kurzfristige emotionale Beeinträchtigungen, die Entwicklung einer posttraumatischen Belastungsstörung und Fahrängste war das bewußte Miterleben des Unfalls« (S. 224).

Die Autoren berichten darüber hinaus über eine Zunahme der Hinweise darauf, daß die Art, die Geschwindigkeit und der Erfolg oder Mißerfolg der somatischen Heilungsvorgänge verschränkt seien mit den psychischen Bewältigungsvorgängen. So konnte beispielsweise festgestellt werden, daß bei einigen Patienten ein psychosomatisch/psychovegetativer Beschwerdekomplex wie intensive Schmerzsyndrome oder funktionelle Lähmungen, persistierende Kopfschmerzen, Schwindelgefühle und Bewegungseinschränkungen der Halswirbelsäule, Parästhesien, gestörte postoperative Wundheilung oder Störungen der Mobilisierung bei diffusen Schmerzsyndromen in den Extremitäten mit einer ängstlichen, depressiven oder hysterischen Unfallverarbeitung häufiger gemeinsam auftraten, also eine posttraumatische Belastungsstörung vorlag.

»Es herrscht weitgehend Übereinstimmung darüber, daß die gesundheitsbezogene Lebensqualität mindestens in vier Bereichen gemessen werden sollte. Sie gliedert sich in:
- eine psychische Komponente (Funktionsfähigkeit im Alltag),
- eine psychologische Komponente (psychisches Befinden, Emotionen),
- eine soziale Komponente (soziale Beziehungen) und
- eine symptombeschreibende Komponente (körperliche Verfassung)« (S. 225).

Die Verfasser regen an, »in zukünftigen chirurgischen Studien zum Heilungsverlauf und zum Behandlungserfolg schwerstverletzter Patienten ... die Lebensqualität als ein wichtiges Zielkriterium« mit aufzunehmen.

Dies sollte man noch verallgemeinern: Würde man grundsätzlich in der Chirurgie die vier angesprochenen Bereiche der Lebensqualität nach einer Operation miteinander vergleichen, so wäre es eine große Hilfe im Erkennen derjenigen Patienten, bei denen die Schwere der Erkrankung und der Operation nicht mit der Schwere der Erkrankungs- und Operationsfolgen in Einklang steht. Nur dann kann eine sinnvolle Überlegung angestellt werden, ob solchen Patienten in der Routine des chirurgischen Alltags in ihren Konflikten geholfen werden kann, oder ob etwa auch die Hilfe eines in den klinischen Alltag integrierten psychosomatischen Liaisondienstes konsiliarisch in Anspruch genommen werden muß (wenn es ihn denn gäbe).

Eine vergleichbare Studie wird von Küchler (1992) für Patienten mit gastrointestinalen Tumoren in der postoperativen Phase der Restitution vorgelegt. Zunächst äußert er sich detailliert zur Machbarkeit einer solchen Untersuchung und zum Untersuchungsinstrumentarium unter den Bedingungen des »Alltags der chirurgischen Akutbehandlung« in einer Weise, die verschiedene Teilergebnisse und Vorgehensweisen dieser Studie für interessierte Chirurgen für ähnliche Untersuchungen verfügbar macht. Der Einfluß der chirurgischen Intervention bei Tumoren des Gastrointestinaltraktes auf die Lebensqualität des Patienten ist groß, diese wird postoperativ durchweg als schlechter eingeschätzt als präoperativ. Während die direkten postoperativen Folgen im Sinne von somatischen Beeinträchtigungen »wohl als gegeben hingenommen werden« müssen, sieht Küchler in den erheblichen Ängsten der Patienten zum Entlassungszeitpunkt den entscheidenden Handlungsbedarf für die Chirurgen selbst, unabhängig von jeder medizinpsychologischen Betreuung der Patienten.

Es entsteht die Forderung nach einem »Entlassungsgespräch«, in dem die Fragen nach dem Fortschreiten der Krankheit, den Folgen für Alltag, Beruf und Familie und nach den zu erwartenden weiteren medizinischen Behandlungen von den behandelnden Chirurgen und nur von diesen mit den Patienten besprochen werden müssen. Ein Patient, der weiß, daß ein nun auf ihn zukommender »Absturz« der Lebensqualität auf Grund der Erkrankung und der Operation unvermeidlich ist (z. B. bei der Leberchirurgie), wird dieses Phänomen nicht depressiv als Behandlungsmißerfolg mißdeuten müssen, denn er hat im Entlassungsgespräch hierüber ausreichend Informationen erhalten. Gerade auch Patienten, die einen künstlichen Darmausgang erhalten haben, werden bei klaren Informationen eine höhere Lebensqualität erreichen können.

Über seine Erfahrungen mit einer psychologischen Betreuung der Patienten berichtet Küchler, daß die Ergebnisse » – mit aller Vorsicht – ... auf eine Wirksamkeit der medizinpsychologischen Betreuung im Sinne eines Puffereffektes (hindeuten): Es wird keine Verbesserung (der Lebensqualität) erreicht, aber eine Verschlechterung verhindert« (S. 125).

Aus all den bis hierher aufgeführten Beispielen und Untersuchungsergebnissen ist für die chirurgische Tätigkeit die Schlußfolgerung zu ziehen, daß, entsprechend den Erkenntnissen bezüglich der präoperativen Phase, eine Schematisierung der Krankheitsbilder und ihrer Komplikationen im Zusammenhang mit Operationen nicht möglich ist. Gefordert ist die Empathie. Allerdings müssen die Chirurgen auch selbst dafür sorgen, daß sie unter Bedingungen arbeiten, in denen es überhaupt zu einer »sprechenden« Chirurgie kommen kann. Wenn der Stationsalltag keine Zeit für ein Entlassungsgespräch zuläßt, in dem der Patient ohne Zeitdruck und die äußeren Störfaktoren der chirurgischen Alltagsroutine über seine Ängste nicht nur in bezug auf die Krankheit mit dem behandelnden Chirurgen sprechen kann, dann wird eine noch so exzellente Operationstechnik nicht bis zum kommenden Alltag des Patienten durchschlagen können: Trauer, Versagensangst und Depression können in der Phase der Restitution, des Wiedereintretens in ein manchmal sehr anderes Leben, mehr stören und zerstören als eine tatsächliche schwerwiegende Operationsfolge im engeren somatischen Sinne.

8 Schlußfolgerung: integrative Chirurgie

Aus der Sicht des Patienten ist die präoperative Phase der Indikation eine rückwärts gerichtete. Es werden biographische und charakterliche Probleme reaktiviert. Abwehrmechanismen und Regression stehen im Vordergrund. Das vorherrschende Gefühl ist die Angst. Je schwieriger und angstbesetzter der bevorstehende Eingriff ist, desto eher kommt es an dieser Stelle zu Bilanzierungen des ganzen bisherigen Lebens. Ist die Phase der Operation erst einmal erreicht, so spielt die seelische Befindlichkeit des Patienten kaum noch eine Rolle, im Zustand der Vollnarkose eigentlich gar keine. Dieser Zustand wird auch »der kleine Tod« genannt und von den meisten Patienten auch so erlebt.

In der postoperativen Phase der Restitution ist das anfangs allein vorherrschende Problem der Schmerz. Mit dessen Rückgang treten dann nach vorwärts gerichtete Gefühle und Gedanken an die Zukunft in den Mittelpunkt: körperliches Leistungsvermögen nach dem Eingriff, Wiederherstellung der körperlichen Integrität, insbesondere nach Verlust von Organen, Rückkehr in die vorbestehenden sozialen Zusammenhänge wie Familie und Beruf. Eine sehr eigene Resozialisierung steht dem Patienten bevor.

Aus der Sicht des Chirurgen muß die präoperative Phase der Indikation von dem Ziel bestimmt sein, die wirklich und im engeren Sinne chirurgischen Probleme in der Befindlichkeit, der Gesamtsituation und der Persönlichkeit des Patienten so zu erkennen, daß sie benannt werden können (Diagnose) und ein realisierbarer Operationsvorschlag gemacht werden kann (Indikation). Es gilt hier aber außerdem, einen Umgang mit der Angst (trate- und stateanxiety) zu finden, der es dem Patienten erlaubt, sich auf die kommende Gefahr einlassen zu können. Gefordert sind Empathie, die Fähigkeit, das Gefühl von Sicherheit und Geborgenheit vermitteln zu können, also allgemeine ärztliche Fähigkeiten neben dem eigentlichen chirurgischen Fachwissen.

In der Phase der Operation tritt das technisch-handwerkliche Können im Verein mit der notwendigen Fähigkeit zur Teamarbeit in den Vordergrund chirurgischen Handelns. Auch hierbei aber muß von dem Chirurgen, der sein Handwerk als »sublimiert-sadistische, nicht neurotische Tätigkeit« ausübt (Menninger, 1934), so viel Wissen um die eigene Person verlangt werden, daß es weder zu übervorsichtigen noch zu ausufernden Operationen kommen kann.

In der postoperativen Phase der Restitution ist es erforderlich, neben dem Erkennen, Vorbeugen und Behandeln von möglichen chirurgischen Komplikationen und neben der Reduzierung der Schmerzen den Patienten bei der Rekonvaleszenz so zu begleiten, daß er mit dem Abschluß der chirurgischen Therapie auch seine Patientenrolle wieder verlassen kann, ohne in Furcht vor dieser sehr eigenen »Resozialisierung« verharren zu müssen. Vom Chirurgen wird hier Wissen um die psychosoziale Situation des Patienten gefordert, aber auch rechtzeitige Überleitung dieser Aufgabe an den Hausarzt, der die letzten Schritte des Patienten in dieser Phase zu begleiten hat.

So wird erkennbar, daß dem Chirurgen im idealtypischen Verlauf einer solchen lang andauernden, aber in Anfang und Ende klar begrenzten Arzt-Patient-Beziehung, Fähigkeiten abverlangt werden, die über die eigentlich technisch-handwerklichen weit hinausgehen.

Dazu bedarf es einiger Qualifikationen außer dem eigentlichen Operationskatalog, die sich in einer Integration der Erkenntnisse und Denkweise der Psychosomatik finden lassen (Tab. 74-2).

Die konstruktive Beziehung zwischen Psychosomatik und Chirurgie kann nur in einem sich gegenseitig respektierenden und integrierendem Austausch bestehen, in dem die Identität des anderen nicht gefürchtet, sondern produktiv genutzt wird. Hierfür bedarf es zweier Plattformen.

Die erste Plattform wäre die Integration psychosomatischer Abteilungen in allgemeinen Krankenhäusern. Damit wäre bei der täglichen chirurgischen Arbeit, also bei Indikation, Operation und Restitution, ein Ansprechpartner für den Chirurgen und seine Patienten vorhanden, was zu vielerlei Fortschritten im pflegerischen Bereich, in der Ausbildung der jungen Chirurgen und in der Begleitung von Patienten führen könnte, die sich in konflikthaften Lebenssituationen befinden.

Die zweite Plattform ergäbe sich, wenn die Teilnahme an Balintgruppen sowohl zur Ausbildung als auch zur klinischen Tätigkeit der Chirurgen gehören würde. Sie müßten allerdings in die Lage versetzt werden, in den drei Phasen ihrer Tätigkeit die jeweiligen Konflikte der ihnen anvertrauten Patienten zu erkennen und in die chirurgische Behandlung zu integrieren.

In der Phase der Indikation könnten auf diese Weise schwerwiegende Fehler vermieden werden, da die Chirurgen gelernt hätten, mit einer geschulten Wahrnehmung Fehldiagnosen zu vermeiden, wie dies insbesondere in der Abdominal-Chirurgie häufig vorkommt (Hontschik, 1988).

In der Phase der Operation kann durch die Selbstreflexion, die mit der Teilnahme an einer Balint-Gruppe notwendigerweise verbunden ist, der Umgang mit Sympathie und Antipathie gegenüber einem Patienten gefahrloser für beide Seiten werden (Allgöwer, 1983).

In der Phase der Restitution könnten Chirurgen ihren Patienten bei der Lösung von lebensgeschichtlichen Problemen (Krisen) so beistehen, daß die Katharsis des operativen Eingriffs, dieses »live event« per se, nicht umsonst war (Winter-Klemm, 1985; Küchler, 1992).

Umgekehrt würde der Psychosomatik auf diese Weise ein Zugang zum klinischen Alltag eröffnet, der ein bislang völlig brachliegendes Material zutage fördern und dem gemeinsamen und integrativen Forschen und Nachdenken zugänglich machen würde.

Jeder höhere Anspruch wäre durch die Zwänge des klinischen Alltags zum Scheitern verurteilt. Jeder geringere Anspruch aber ließe das immense Wissen beider Fächer gegenseitig ungenutzt – zum Schaden der Patienten.

Tab. 74-2 Patient und Chirurg in den drei Phasen der chirurgischen Tätigkeit.

	Bewegungsrichtung des Patienten	Befindlichkeit des Patienten	gegebenes Verhalten des Patienten	gefordertes Verhalten des Chirurgen
Indikation	rückwärts	Angst	Abwehr Regression	Empathie, Sicherheit, »richtiger« Eingriff
Operation	Stillstand	»kleiner Tod«, Existenzlücke	keines	technisch-operative Fertigkeit, Teamarbeit
Restitution	vorwärts	Schmerz	»Resozialisierung«: Körper, Familie, Beruf	chir. Aufmerksamkeit, Anwesenheit, Begleitung

KAPITEL 75

Anästhesiologie

Ulf Börner und Anny Seifert-Börner

1 Einleitung

Anästhesiologie ist eine recht junge Disziplin im Fächerkanon der Medizin. Ursprünglich Kind der Chirurgie und beschränkt auf die Schmerzausschaltung während Operationen, hat dieses Fach heute eine fächerübergreifende Funktion in der gesamten perioperativen Betreuung von Patienten. Außerdem betreiben Anästhesisten Schmerztherapie sowie Intensiv- und Rettungsmedizin. Im folgenden soll vor allem die Rede von der ältesten und wichtigsten Aufgabe der Anästhesiologen, der perioperativen Betreuung und Behandlung von Patienten, sein. Daß Anästhesisten einen Großteil ihrer Arbeit im Spannungsfeld der Ängste von Patienten und eigener Ängste leisten müssen, und daß dieser Umgang mit Angst nicht nur ein »Hintergrundrauschen« darstellt, sondern ein Teil der Arbeit selbst ist, ist wesentlicher Bestandteil der folgenden Ausführungen. Zur emotionalen Einstimmung hierauf sollen das folgende Zitat und eine Fallbeschreibung dienen.

> »Ist wohl ein größeres Vertrauen von Menschen zu Menschen denkbar, als daß einer sich vom anderen durch das Einatmen eines betäubenden Giftes in schmerzlosen und bewußtlosen Zustand versetzen läßt und sich ihm so ganz preisgibt?«
> (Billroth; zitiert nach Schmid-Schmidsfelden, 1952).

Auch moderne Anästhesisten, die sich nicht mehr nur als »Narkotiseure«, sondern als perioperativ tätige Ärzte verstehen, erleben weniger Fallgeschichten als vielmehr Ausschnitte. Von Anästhesisten dargestellte Kasuistiken können sehr kurz sein, sind aber, dem Fach entsprechend, mitunter dramatisch und beängstigend:

> Ein 52jähriger Patient, bei dem eine aortokoronare Bypassoperation geplant ist, hat am präoperativen Abend sein abschließendes vorbereitendes Gespräch mit seinem Anästhesisten. Die Aufklärung durch den Chirurgen ist schon erfolgt, auch seinen Anästhesisten hat der Patient am Vortage anläßlich einer Befund-orientierten Vorbesprechung schon kennengelernt. Der Patient lehnt jede detaillierte Aufklärung über Art und Umfang der anästhesiologischen Vorgehensweise und der Überwachungsmaßnahmen ab. Auch Erläuterungen zum post-
> operativen Intensivaufenthalt wünscht der Patient nicht. Nein, er habe keine Angst, er sei ganz ruhig und gefaßt. Er bitte um eine gute Schlaftablette, er wolle morgen frisch sein. Seinem Chirurgen und seinem Anästhesisten wünsche er für den kommenden Tag viel Glück bei ihrer verantwortungsvollen Aufgabe.
>
> Der Anästhesist, bedrückt darüber, daß ein Gespräch mit dem Patienten nicht wirklich zustande kam, verabschiedet sich von seinem Patienten. Nach der Verordnung von 2 mg Flunitrazepam oral für die Nacht und einer Flunitrazepam-Morphin-Kombination für die parenterale Prämedikation am nächsten Morgen, verläßt er die Station. Am nächsten Morgen treffen sich Anästhesist und Patient im Operationssaal wieder: Der Patient ist schläfrig, aber alert genug, seinen Ärzten und dem Pflege- und Technikpersonal seinen Dank für ihre Mühen auszusprechen.
>
> Anästhesie und Operation bereiten keine größeren technischen Probleme. Der Aspekt des Myokards und der Koronargefäße unterscheidet sich nicht von dem vieler anderer Patienten mit koronarer Herzkrankheit. Am Ende des Eingriffs gelingt es trotz mehrfacher Phasen von Reperfusion (das Herz arbeitet hierbei »ohne Last« mit Unterstützung der Herz-Lungen-Maschine) und trotz Installation einer mechanischen Pumphilfe für das Herz nicht, stabile Kreislaufverhältnisse herbeizuführen. Gegen 14.30 Uhr des Operationstages verstirbt der Patient im Operationssaal.

Dieser Patient hat offensichtlich Ängste und Befürchtungen vor dem geplanten lebensbedrohenden Eingriff völlig verleugnet. Die emotionale Befindlichkeit, die mit dieser Bewältigungsstrategie abgewehrt wird, ist lediglich in der Reaktion des Anästhesisten als ängstlich-depressive Verstimmung nach dem präoperativen Gespräch spürbar. Unmittelbar vor dem Eingriff gibt der Patient noch einmal einen verschlüsselten Hinweis auf seine emotionale Verfassung: Er bedankt sich für die Mühen, die er dem Klinikpersonal macht. Hier empfindet sich jemand als Last und überantwortet sich bedingungslos den Ärzten und Schwestern. So ließe sich sein schulmedizinisch-somatisch nicht zu erklärendes Sterben als extreme Somatisation eines durch Angst und Sorge erhöhten Spannungszustandes verstehen. Nach Rendell (1981; s.a. Kap. 42, »Selbstschädigendes Verhalten am Beispiel der koronaren Herzerkrankung«) gehörte der Patient zu der Gruppe der angepaßt-sozialen Herzinfarktpatienten, deren Angstabwehr äußerlich gut reguliert scheint. Möglicherweise hätte das rechtzeitige Erkennen der emotionalen Situation des Patienten eine adäquate Vorbereitung ermöglicht und vielleicht den tragischen Ausgang verhindert.

2 Vor Anästhesie und Operation: Die Situation des Patienten

2.1 Somatische Aspekte

Die Ausgangslage der Patienten vor einer Operation ist sehr unterschiedlich:

- Patienten können **relativ »gesund«** zu einem operativen Eingriff kommen: Hier wäre als Beispiel der Sportler zu nennen, der sich beim Fußballspiel eine Unterschenkelfraktur zugezogen hat und mit einer Osteosynthese versorgt werden soll.
- Ganz anders sind die Bedingungen eines **chronisch kranken** Tumorpatienten, dessen Krankengeschichte bereits seine gesamten Lebensumstände verändert hat.
- Davon abzugrenzen ist der **akut lebensbedrohlich** erkrankte Patient; hierher gehören Patienten mit schweren Verletzungen ebenso wie zum Beispiel solche mit einem Aortenaneurysma, das im Begriff ist, zu perforieren.
- Dann gibt es Patienten, die chronisch krank sind, körperlich kaum belastbar und bei denen **unabhängig von der Grundkrankheit** mehr oder weniger komplexe Eingriffe durchgeführt werden müssen.

Alle diese unterschiedlichen somatischen Gegebenheiten können sich in vielfältiger Weise auf den perioperativen Verlauf auswirken. Während akut Erkrankte, mitunter von der Krankheitssituation überrannt, erst postoperativ Zeit zur Selbstreflexion finden, mögen sich chronisch Kranke schon sehr lange intensiv mit ihrer Krankheit und der drohenden operativen Intervention auseinandergesetzt haben. Im letzteren Fall ist die Operation quasi der Höhepunkt einer Patientenkarriere; alle Hoffnungen auf eine bessere Zukunft sind mit diesem Eingriff verbunden.

Die genannten Aspekte angemessen zu berücksichtigen und den sich daraus ergebenden Störungen des perioperativen Verlaufs vorzubeugen, ist Aufgabe einer psychosomatisch orientierten Anästhesie.

2.2 Soziale Aspekte

Das häufigste soziale Problem, mit dem Patienten in perioperativen Situationen konfrontiert sind, ist die Trennung von ihrem gewohnten Umfeld. Davon sind zwar auch andere Patienten im Krankenhaus betroffen, aber bei denjenigen, bei denen eine Operation ansteht, wird die Angst vor Trennung mitunter größer sein, da mit Operation und Anästhesie auch immer hochsterile Bereiche assoziiert werden, zu denen Angehörige und Freunde in der Regel keinen Zutritt haben.

Dieses Problem entsteht besonders bei der operativen Behandlung von Kindern: Längst bieten viele Krankenhäuser die Möglichkeit, Mutter oder Vater zusammen mit ihren erkrankten Kindern aufzunehmen. Am Tag der Operation jedoch ist spätestens an der OP-Schleuse ein – wenn auch nur vorübergehendes – Abschiednehmen unumgänglich. Allgemein muß sicher bedacht werden, daß für Patienten in der

perioperativen Phase ebenso wie für alle anderen hospitalisierten Menschen die Aufhebung der normalen, individuellen Alltagssituation erheblich mit dem Erleben der eigenen Erkrankung interferiert.

2.3 Affektiver Zustand

In einer Befragung (Ramsay, 1972) von über 300 Patienten, worunter sich weder herzchirurgische noch neurochirurgische Patienten befanden, gaben 62% Angst vor der Anästhesie an, 15% hatten Angst vor der Operation, 23% gaben Ängste anderer Art an. Frauen geben insgesamt häufiger Ängste als Männer an, und Patienten mittleren Lebensalters sind präoperativ ängstlicher als jüngere oder als Patienten > 60 Jahre (Norris und Baird, 1967; Tolksdorf, 1985). Die Ausprägung des Merkmals »Angst« wird durch die Unterschiede im Rollenverständnis erklärt (»Ein Mann weint nicht«), während ein höheres Maß an Eingebundensein in familiäre und berufliche Verpflichtungen die größeren Ängste der Patienten im mittleren Lebensalter bedingen (Tolksdorf, 1985). Daß Patienten, die wegen eines Malignom-Verdachtes operiert werden, ängstlicher sind als andere, erklärt sich von selbst. Aber auch Patienten, deren letzte Erfahrung mit Anästhesie länger als zehn Jahre zurückliegt, geben signifikant häufiger Ängste an als andere (Ramsay, 1972).

Uns erscheint die Reduktion des Themas auf die somatisch faßbare Komponente Streß und die psychische Komponente Angst beim Patienten sowie die mitunter unreflektierte Verknüpfung dieser Phänomene allerdings fragwürdig. Natürlich ist die Angst des Patienten ein *wesentlicher* Punkt; jedoch erscheint diese Fixierung auf *ein* Thema möglicherweise auch herzurühren von der starken Wechselwirkung mit den eigenen Gefühlen der Anästhesisten, wie weiter unten noch ausgeführt wird.

Der **präoperative affektive Zustand** eines Patienten wird überwiegend bestimmt von zahlreichen Ängsten. Es werden unterschiedliche Ängste bezüglich der Anästhesie angegeben:

- Die Angst – nicht wieder aufzuwachen,
  – vor Ende der Operation aufzuwachen und
  – trotz Narkose intraoperativ Schmerzen zu erleiden, sind vorrangig.
- Die Angst – vor Beatmungsmasken und Kanülen,
  – vor postoperativer Übelkeit und Schmerz, oder
  – in Narkose unkontrolliert zu sprechen, sind von untergeordneter Bedeutung (Ramsay, 1972).

Patienten, die vor einer verstümmelnden oder lebensbedrohlichen Operation stehen, sind insgesamt ängstlicher als Patienten vor kleineren Eingriffen. Allerdings haben Patienten vor kleineren Eingriffen größere Angst vor Narkosekomplikationen; hier tritt wohl die Angst vor der Operation in den Hintergrund (Graham und Conley, 1971; Grabow und Buse, 1990).

Empirisch ist belegt, daß hochängstliche Patienten unmittelbar präoperativ tachykarder sind und größere Hypnotikamengen zur Narkoseeinleitung benötigen (Tolksdorf et al., 1984). Desweiteren weisen sie **intraoperativ** höhere systolische und diastolische Blutdruckwerte auf (Berlin et al., 1982).

Der Zusammenhang von präoperativer affektiver Befindlichkeit und postoperativem Heilungsverlauf

Die Literatur darüber, wie die präoperative affektive Befindlichkeit den **postoperativen** Heilungsverlauf beeinflußt, ist widersprüchlich. Janis (1958) hat, ausgehend von einer analytischen Einzelfallstudie, den Zusammenhang zwischen präoperativer Ängstlichkeit und postoperativem Verlauf, parametrisiert durch emotionale Störungen und feindseliges Verhalten gegenüber dem Personal, an über 100 Patienten untersucht. Er fand dabei eine nichtlineare, U-förmige Beziehung zwischen dem Ausmaß präoperativer Ängste und postoperativen Störungen: Sowohl Patienten, die vorher hochängstlich beurteilt wurden, als auch solche, die als extrem wenig ängstlich aufgefallen waren, waren postoperativ überdurchschnittlich oft mit Komplikationen behaftet. Janis schloß daraus, daß ein mittleres Angstniveau erstrebenswert sei und postulierte die Notwendigkeit einer »work of worrying«, einer »Sorgen-Arbeit«, analog zum Konzept der Trauerarbeit, als optimale Vorbereitung auf die Operation und einen ungestörten Heilungsverlauf.

Später erschienen eine Vielzahl von Studien, die sich auf das Angstmodell von Spielberger (1972) bezogen. In diesem Modell wird zwischen einer allgemeinen Angstneigung (anxiety), der »trait-Angst« und der sog. Zustandsangst, der »state-Angst«, unterschieden. Während einige Autoren keinen substantiellen Zusammenhang fanden zwischen der Intensität der präoperativen Zustandsangst und irgendeinem operationalisierten Faktor der postoperativen Erholung (Wolfer und Davis, 1970), der postoperativen Schmerzintensität (Taenzer et al., 1986) oder dem Analgetikaverbrauch (Schonecke et al., 1994), fand sich eine positive Korrelation zwischen hoher präoperativer Ängstlichkeit und hohen Neurotizismus-Werten einerseits und postoperativer Depression und erhöhter Schmerzintensität andererseits (Taenzer et al., 1986).

Da sich die Vielzahl der Arbeiten bezüglich der Fragestellung, des methodischen Zugangs und des theoretischen Hintergrundes unterscheiden, sind die jeweiligen Ergebnisse allerdings nur schwer miteinander zu vergleichen. Zudem erscheint fraglich, ob die wissenschaftliche Konzentration auf die psychometrisch erfaßbare präoperative Angstintensität nicht den Blick verstellt auf die Angstquellen und den Umgang des Patienten mit seinen Ängsten; geht es doch letztendlich um Gelingen oder Mißlingen einer realitätsgerechten Anpassung an eine bedrohliche Situation (Höfling et al., 1988).

Tolksdorf und Mitarbeiter (1984) fanden bei Patienten, die präoperativ überhaupt keine Angst angegeben hatten und offensichtlich einen verleugnenden Abwehrstil aufwiesen, beim Anlegen einer Spinalanästhesie gehäuft vasovagale Synkopen. Weinberger und Mitarbeiter (1979) fanden in einem Versuch mit Probanden, daß diejenigen die meisten Anzeichen von körperlichem Streß aufwiesen, die Ängste repressiv vermieden und sich damit von denen unterschieden, die ein mittleres Angstniveau mitbrachten oder wirklich wenig Ängste hatten.

Dies erhellt, daß präoperative Ängste stets im Zusammenhang mit Persönlichkeitsmerkmalen und Verarbeitungsstil gesehen werden müssen. Vermutlich wird man bei den sehr ängstlichen und bei den die Angst verleugnenden Patienten eher von Distreß ausgehen müssen, während die Gruppe der mäßig Ängstlichen möglicherweise eine physiologische Anpassung zeigt. Die Definitionen von Eustreß und Distreß, wie sie Selye (1974) und von Eiff (1976) geprägt haben, sind zur Differenzierung und Bewertung der körperlichen Folgen von emotionalem Streß wichtig, haben wir doch vielfältige Hinweise dafür, daß Distreß zu erheblichen Belastungen des Organismus führt (Baier-Rogowski, 1988; Tolksdorf, 1985).

3 Die Rolle des Anästhesisten im perioperativen Bereich

*»Das Ende des Lebens ist der Tod.
Um dahin zu gelangen, müssen wir sterben. Im Sterben sind wir noch halb auf dieser, schon halb in jener Welt. Der Mensch fürchtet den Tod nur des Sterbens wegen als etwas Entsetzliches, als etwas Qualvolles. Die Aetherbetäubung gibt hierüber herrliche Aufschlüsse, sie ist ein Sterben mit Rückkehr ins Leben. Im Aetherrausch spiegeln sich die verschiedensten Formen des Sterbens ab, vom sanften Hinüberschlummern mit seeligem Blick bis zum Ausdruck des wildesten Widerstrebens.«
(Dieffenbach, 1847).*

*Die Narkose ist zwar technischer Natur, ihre Ausübung eine große verantwortungsvolle Kunst, aber ihrem Wesen nach ist sie eine unheimliche Macht«
(H. Killian, o. J.).*

Je nach Persönlichkeitsstruktur, nach Ängstlichkeit, somatischer Situation, Dringlichkeit einer operativen Maßnahme und abhängig von der Kommunikationsfähigkeit und -bereitschaft des Patienten erscheint der Behandler dem Behandelten als Freund oder Feind, als Helfer oder Peiniger, als Engel oder Dämon. Dies ist bei Anästhesisten nicht anders als bei Ärzten anderer Profession. Es kommt aber etwas Fachspezifisches hinzu: Anästhesisten haben die Macht über Wachen und Schlaf, damit irgendwie auch, entsprechend dem Dieffenbach-Zitat, womöglich über Leben und Tod.

Wie in Killians Worten dargestellt, ist Narkose eine unheimliche Macht, deren Duldung durch den Patienten, wie Billroth im anfangs wiedergegebenen Zitat formulierte, ein großes Vertrauen voraussetzt. Der Anästhesist hat mitunter nur kurzen, aber sehr intensiven Kontakt zu seinen Patienten.

Baier-Rogowski (1988) schreibt: »Wenn Vertreter anderer medizinischer Disziplinen Anästhesisten fragen, ob sie nicht zu wenig Kontakt mit Patienten hätten, bedenken sie nicht, daß wir Anästhesisten den Patienten meistens in einer Extremsituation treffen und der Kontakt deshalb sehr intensiv und von großer Tragweite sein kann. Schon das Aufspüren der Angst und das Bemühen, ihre Komponenten aufzuschlüsseln, stellen einen Grad von Intimität her, der sich sonst zwischen Fremden nur in der psychotherapeutischen Zweierbeziehung entwickelt.«

3.1 Präoperative Visite und Aufklärung der Patienten

Die präoperative Visite und die Aufklärung des Patienten durch den Anästhesisten sind auch in psychologischer Hinsicht durch ihren Bezug auf die Realsituation des Patienten die am klarsten umrissenen Aufgaben. Der Anästhesist führt sich beim Patienten ein und versucht dann, erst durch bloßes Zuhören etwas über die Befindlichkeit des Patienten, über seine Ängste, seine Betroffenheit und seine Informiertheit bezüglich des geplanten Eingriffs zu erfahren. Danach erklärt er in einer dem Umfang des geplanten Eingriffs angemessenen Ausführlichkeit die zu treffenden prä-, intra- und postoperativen Maßnahmen. Er führt eine orientierende körperliche Untersuchung durch und wertet die vorhandenen Befunde. Mitunter erklärt er dem Patienten (und bespricht dies später auch mit den mitbehandelnden Operateuren), ob und welche zusätzlichen Untersuchungen noch notwendig sind. Er bildet sich ein Urteil über die mögliche Gefährdung des Patienten, auch im Hinblick darauf, daß sich der Operateur mit dem Anästhesisten darüber beraten möchte, ob sein geplantes Vorgehen mit der körperlichen Verfassung des Patienten vereinbar ist.

Schließlich trifft der Anästhesist in Abhängigkeit von der Angst- und Streß-Situation des Patienten Anordnungen für die medikamentöse präoperative Vorbereitung (**Prämedikation** im eigentlichen Sinne). Von vielen Anästhesisten und Nicht-Anästhesisten wird das alles als »Prämedikation« bezeichnet, wobei die noch folgenden Punkte hier ebenfalls großzügig subsumiert werden. Die Bezeichnung »Prämedikation« ist lediglich in ihrer historischen Ableitung verständlich; mit der heutigen Situation hat sie kaum mehr etwas zu tun.

Viele der hier dargestellten Handlungen betreffen inhaltlich ausschließlich somatische Dinge, stellen jedoch im Beziehungsaspekt durch ihr sehr auf den Patienten zentriertes »Kümmern« eine wichtige vertrauensbildende Maßnahme dar. Der Anästhesist führt dabei in Kooperation mit dem Operateur den Informationsaustausch mit dem Patienten über Maßnahmen und Besonderheiten der Behandlung und die spezielle persönliche Situation durch.

Der Gesprächseinstieg über Befindlichkeiten und Befunde gelingt leichter als darüber, ob und wieviel Angst der Patient vor dem Eingriff und/oder der Narkose hat. Auch bespricht der Operateur manchmal mit dem Patienten, daß er erst *nach* dem Urteil des Anästhesisten sagen kann und will, ob er operiert und welche Operation er durchführen will. In diesem Fall wird der Patient dem Besuch des Anästhesisten eine besondere Bedeutung beimessen.

Nach der Klärung der vordergründigen Fakten ist es wichtig, den Patienten über die Maßnahmen aufzuklären, die dem Patienten unbekannt sein werden, deren präoperative Erwähnung aber helfen, postoperative Irritationen abzubauen: Hier ist bei großen Eingriffen zu erklären, daß beim Erwachen auf der Intensivstation ein Trachealtubus am Sprechen hindern wird, daß er aber bald nach dem Aufwachen – gute Atemfunktion vorausgesetzt – entfernt werden wird. Die Störung des körperlichen Befindens durch Sonden und Katheter sollte ebenso besprochen werden wie die Irritation durch Licht und Geräusche. Bei kleineren Eingriffen, die den Patienten nach der Aufwacheinheit wieder auf die Normalstation führen, wird vorrangig über Kältegefühle, Übelkeit, Blasenentleerungsstörungen und dergleichen zu sprechen sein. Hat das Gespräch dieses Stadium erreicht, können Patienten, die weder sehr ängstlich noch vermeintlich angstfrei sind, in der Regel auch die Dinge ansprechen, zu denen ihnen am Anfang des Gesprächs der Mut oder das Konzept gefehlt haben. Wird einem solchen unstrukturierten Gesprächsteil genügend Raum gelassen, oder wird ein weiteres nondirektives Gesprächsangebot – zum Beispiel in Gruppen – gemacht, kann der postoperative Verlauf im positiven Sinne beeinflußt werden (Schmitt u. Wooldridge, 1973).

3.2 Hilfe zur Selbsthilfe

Haben Patienten große Furcht vor den bevorstehenden anästhesiologischen und/oder operativen Maßnahmen und ist diese Furcht für uns erkennbar und mit dem Patienten zu thematisieren, wird es möglich, ein **aktives Bewältigen der Situation** zu besprechen:

- So ist es mehr als Spielerei, Kindern Injektionsspritzen zu geben und sie beispielsweise ihren Teddy »impfen« zu lassen: Hier wird der »Ernstfall« **spielerisch** – mitunter mit vertauschten Rollen – erprobt. Von Sauerbruch stammt die Idee, immer dann, wenn Patienten extremer Sorge bezüglich eines Eingriffs sind, diese zu solchen Patienten zu führen, die einen entsprechenden Eingriff gerade erfolgreich überstanden haben (Sauerbruch, 1951). Dies ist natürlich nicht immer durchführbar und für bestimmte anästhesiologische und operative Maßnahmen unmöglich. In solchen Fällen hilft mitunter die sehr **detaillierte Besprechung** der bevorstehenden Abläufe.

- Man sollte mit den Patienten über **postoperative Verständigungsmöglichkeiten** sprechen und ein einfaches und in der Klinik gebräuchliches Zeichensystem vereinbaren, das es auch dem (noch) Intubierten ermöglicht, sich wenigstens eingeschränkt zu äußern.
- Neben der oben schon erwähnten Vorbereitung auf körperliche Irritationen und Behinderungen, denen der Patient beim Aufwachen begegnen wird, kann es hilfreich sein, den Patienten in kleinen konkreten Dingen um **Mithilfe** zu bitten; hierdurch wird mitunter eine zustimmende Haltung zu subjektiv unangenehmen Prozeduren erreicht.
- Von Nutzen im Sinne einer Hilfe zur Selbsthilfe ist sicher auch die Möglichkeit der postoperativen Analgesie durch »Patienten-kontrollierte Analgesie« **(PCA)**. Nach den Ergebnissen einer Untersuchung von Schonecke und Mitarbeitern (1994) profitieren wenig gehemmte Patienten davon, die dazu neigen, in Streßsituationen kontrollierend zu reagieren. Dies bedeutet, daß Patienten, denen es sowieso leichter fällt, sich mit einer bedrohlichen Situation aktiv auseinanderzusetzen, dies mit Hilfe der PCA effektiver tun können, während Patienten mit negativen Gefühlen und Hoffnungslosigkeit in ihrer so empfundenen Opfer- und Dulderrolle von dem Verfahren weniger profitieren.
- Entscheidend für die Hinwendung des Patienten zu einem Prozeß der Selbsthilfe ist die **Umdeutung der Situation** des körperlichen und seelischen Ausgeliefertseins in eine Position, die durch Entscheidungen, durch Ablehnen und Gewähren also, einen aktiv gestalteten Handlungsraum darstellt; hierdurch können bedrohliche Situationen in ihrer Bedeutung reduziert werden. Baier-Rogowski (1988) schreibt: »Das Wunschziel der Intervention besteht darin, ..., dem Patienten bewußt (aktiv) die regressive Tendenz (zur Passivität) genießen zu lassen«.

3.3 Psychotherapeutische Intervention

Während Strategien für die Hilfe zur Selbsthilfe vor allem Patienten vermittelt werden können, die eine hohe bis mittlere, überwiegend jedoch realitätsbezogene Angst aufweisen, ist die Situation bei emotional labilen Menschen mit neurotischen Ängsten und bei solchen mit verleugneter Angst erheblich komplexer.

Bei den »Verleugnern« muß das Ziel der psychologischen Vorbereitung sein, den Patienten »Mut zur Angst« zu machen. Nach den Erfahrungen der Autoren ist es durchaus möglich, durch ein Ansprechen eigener Gefühle in ähnlicher Situation das Verbalisieren bisher verborgener Ängste zu erleichtern. Ein einfacher Satz wie »*Merkwürdig, daß Sie keine Angst haben, ich hätte Angst, wenn man mir morgen einen Tumor aus dem Gehirn entfernen würde!*« kann bei manchen Patienten die von Janis (1958) so postulierte »work of worrying« initiieren. Dies bedeutet mitunter, daß operative Eingriffe verschoben werden müssen, um Patienten die Zeit zu lassen, die sie benötigen, um sich seelisch auf die bevorstehende bedrohliche Situation vorzubereiten.

Bei den sehr ängstlichen Patienten gilt es, die inadäquaten Ängste auf ein angemessenes Niveau zurückzuführen. Dabei kann es wichtig sein, die unbewußte Bedeutung des geplanten operativen Eingriffs für den Patienten zu erkennen. Der Anästhesist sollte seine Aufgabe auch darin sehen, zusammen mit dem Operateur zu entscheiden, ob im Einzelfall eine psychotherapeutische stützende Intervention, die ja mehrere Tage in Anspruch nehmen kann, nötig und sinnvoll ist, oder ob medikamentös, zum Beispiel durch Applikation von Benzodiazepinen Anxiolyse versucht werden sollte.

In der Literatur findet sich z. B. der Hinweis, daß kardiochirurgische Patienten, mit denen präoperativ ein strukturiertes Interview geführt worden war, und denen postoperativ täglich ein stützendes psychotherapeutisches Gesprächsangebot gemacht wurde, weniger medizinische Komplikationen hatten, weniger Schmerzmedikation benötigten und sogar die Klinik früher verlassen konnten, als Patienten einer Kontrollgruppe ohne psychotherapeutische Interventionen (Schindler et al., 1989).

3.4 Der Sonderfall: Intraoperative Krisenintervention bei Operateur und/oder Team

Wie eingangs schon erwähnt, hat sich die Rolle des Anästhesisten gewandelt. Er ist perioperativ tätig und fühlt sich – überspitzt formuliert – oft als Anwalt der Patienten. Es gibt aber noch andere Aspekte des anästhesiologischen Handelns, die erst zutage treten konnten, nachdem im Operationssaal eine nahezu perfekte Aufgabenteilung zwischen Operateur und Anästhesist Einzug gehalten hatte.

Diese Aufgabenteilung führte dazu, daß vor allem in der jüngeren Generation ein Gefühl von Gleichberechtigung in der Sorge um den Patienten an die Stelle alter Allmachtsansprüche früherer Operateure getreten ist. Partner können sich – wie in einer guten Ehe – in Krisensituationen unterstützen. Die moderne Hochleistungsmedizin, die kaum noch irgendwelche therapeutischen Interventionen prinzipiell unmöglich erscheinen läßt, bringt auch immer wieder Situationen hervor, in denen der Operateur an die Grenzen des Machbaren vorstößt und in solchen Situationen erheblich verunsichert unter stärkster Anspannung eine Lösung seines Problems sucht.

Die Autoren haben oft erlebt, daß – eine langfristige Vertrautheit zwischen Operateur und Anästhesist und Empathie für die Situation vorausgesetzt – einige beruhigende oder auch ablenkende Worte Wunder wirken können. Ebenfalls wichtig kann es in operativen Krisensituationen sein, dem Operateur unaufgefordert mitzuteilen, daß es dem Patient gut geht, und daß er »alle Zeit der Welt habe«, sein Problem zu lösen. Mitunter ist es sogar nötig, bestimmte beunruhigende Befunde des Patienten bewußt nicht mitzuteilen, und zwar dann, wenn der Operateur im Moment sowieso die allgemeine Situation nicht verbessern könnte, und das Wissen um die Bedrohung des Patienten die Anspannung unnötig erhöhen würde.

Solches Krisenmanagement im Operationsbereich fällt dem Anästhesisten heutzutage auch im Bereich des gesamten Teams von Funktionspersonal zu, da Operateure in der Regel nur Patienten- oder Eingriffs-bezogen im Operationssaal anwesend sind, während Anästhesisten zumeist in einem bestimmten Bereich bleiben, bis alle Patienten eines zeitlichen Planungsabschnitts versorgt worden sind.

4 Weitere Aufgaben des Anästhesisten

Dieser Beitrag handelt vor allem von den Aufgaben des Anästhesisten im perioperativen Bereich. Aus Platzgründen können die anderen Bereiche des Faches nur gestreift werden.

4.1 Der Anästhesist als Schmerztherapeut

Da der Schmerz im Kapitel 17 dieses Buches ausführlich besprochen wird, soll hier nur darauf hingewiesen werden, daß die »Schmerzmedizin« heutzutage längst zu einer interdisziplinären Aufgabe geworden ist. Die Anästhesisten stellen in den meisten Fällen den organisatorischen Rahmen und leisten einen Großteil der hier zu bewältigenden Arbeit.

Die Beschäftigung mit Schmerzpatienten in der Anästhesie ist ein Spezialfach geworden, dem man sich am besten ganztags widmet, sich also aus dem normalen Anästhesiebetrieb ausgliedert. Es ist wichtig, darauf hinzuweisen, daß in den Schmerzambulanzen oder mit diesen assoziiert, heute viele andere Disziplinen, vor allem Psychotherapeuten und Psychologen mit Anästhesisten zusammenarbeiten. Die Beschäftigung mit Schmerzpatienten heißt in der Mehrzahl der Fälle, in einer interdisziplinären Besprechungsrunde diagnostische Gedanken und Differentialindikationen zu bestimmten therapeutischen Strategien gemeinsam zu entwickeln.

Eine Sondersituation stellt der »**Acute Pain Service**« dar, der in noch nicht abzuschätzendem Umfang in verschiedenen Kliniken etabliert werden wird. Hierdurch soll der Patient in der postoperativen Phase schmerztherapeutisch effektiver versorgt werden, als dies heute gemeinhin der Fall ist.

Ein Spezialbereich anästhesiologsichen Handelns in der akuten Schmerztherapie ist die Geburtshilfe. Hier bestehen für erfahrene Anästhesisten, eine vertrauensvolle Zusammenarbeit mit den Hebammen und Gynäkologen vorausgesetzt, viele Möglichkeiten, der Gebärenden Schmerzen zu nehmen und damit Ängste abzubauen und ein positives Geburtserleben zu ermöglichen.

4.2 Der Anästhesist als Intensivmediziner

Die psychosomatischen Aspekte der Intensivmedizin werden in diesem Buch in Kapitel 86 besprochen. Die Intensivmedizin ist heute ein Spezialgebiet, dem sich Anästhesisten am besten dann widmen können, wenn sie dies zumindest über einige Zeit ganztägig und ausschließlich tun. Intensivmedizin, vor allem im operativen Bereich, ist interdisziplinär. Da Anästhesiologie ein interdisziplinär angesiedeltes Fach ist, und viele Patienten im Zusammenhang mit operativen Eingriffen intensivpflichtig werden, ergibt sich die Nähe der Anästhesiologie zur Intensivmedizin von selbst.

4.3 Der Anästhesist im Rettungsdienst

Die Notfallmedizin ist eine noch relativ neue Aufgabe der Anästhesiologie, die sich wiederum aus der interdisziplinären Ansiedlung des Faches und aus der Nähe zur Intensivmedizin entwickelt hat. Von den eher seltenen Fällen der akuten psychiatrischen Notfallsituationen abgesehen, ist dieser Bereich der »somatischste« von allen Aufgabengebieten, da psychosoziale Aspekte der Patienten gegenüber der in der Regel vitalen Bedrohung vollkommen in den Hintergrund treten. Die Zusammenhänge mit der psychosomatisch-psychotherapeutischen Medizin sind trotzdem sehr vielfältig.

Zum einen ist das Problem des Umgangs mit wachen, gleichwohl lebensbedrohlich erkrankten Menschen zu nennen, wobei es sich hier oft um Patienten mit akutem Herzinfarkt handelt. Hier geht es nicht nur um die sedativ-analgetische Behandlung und die Beherrschung von auftretenden Rhythmusstörungen und kardialen Insuffizienzzeichen, sondern auch darum, durch richtige Wortwahl und zuversichtliches und geordnetes Auftreten der Angst des Patienten zu begegnen, ihm ein Gefühl von Geborgenheit und Vertrauen zu vermitteln.

Zum anderen besteht das Problem im Umgang mit Angehörigen bzw. Mitbewohnern oder mit Unfallbeteiligten bzw. -gegnern vor allem im Falle des drohenden oder eingetretenen Todes. Meyer hat hierzu Gedanken und Untersuchungen mitgeteilt, die auf die Bedeutung dieser Aufgabe hinweisen und Lösungen vorschlagen (Meyer 1985; Meyer et al., 1992). Gefunden wurde, daß jüngere Notärzte den Umgang mit Angehörigen eher meiden, während ältere Notärzte und -ärztinnen eher das Wort an Angehörige richten. Jedoch schienen Art und Umfang solcher Gespräche unzureichend. Weiterbildung auch in diesem Bereich scheint also erforderlich zu sein.

Problematisch im Rettungsdienst ist die ständige Wiederkehr von Grenzsituationen zwischen Leben und Tod. Eine interessante Zusammenstellung über psychologische Aspekte der Reanimation ist erst kürzlich erschienen (Meyer et al., 1994). Gerade im Bereich der Behandlung von Herz-Kreislauf-Stillständen scheint eine Wechselwirkung zwischen Selbstreflexion und psychischer Belastbarkeit des Behandlungsteams und dem Ausgang von Reanimationsmaßnahmen zu bestehen; Untersuchungen hierzu fehlen allerdings nahezu völlig.

5 Die Ängste des Anästhesisten

*»Es heißt immer, Anästhesie sei
die leichteste Sache der
Welt – bis etwas schief geht. Es
ist 99% Langeweile und 1%
Angst, Scheiß-Angst, was wir zu
vermeiden suchen«
(Crichton, 1977).*

Es zeugt von der wenig entwickelten Selbstreflexion des Ärztestandes überhaupt, daß lediglich psychotherapeutisch tätige Angehörige der Heilberufe zumindest in bestimmten Phasen ihrer Ausbildung genötigt sind, in geeigneten Settings über sich selbst nachzudenken. Daß ärztliche instumentelle Arbeit und sog. Gefühlsarbeit nicht voneinander zu trennen sind, läßt sich schon anhand des eingangs dargestellten Fallbeispiels demonstrieren. In der Gegenübertragung hat der Anästhesist sehr wohl die Ängste und Sorgen des Patienten nach dem Versuch eines Aufklärungsgesprächs als seine eigenen gespürt. Für solche Kommunikation ausgebildet und sensibilisiert, können die eigenen Ängste und Gefühle als diagnostisches Instrument ähnlich wichtig sein wie eine Anzahl von Laborbefunden.

Nicht zuzuordnende Ängste sind allen Menschen eine Belastung. Wenn aber Anästhesisten ständig mit Ängsten konfrontiert werden, deren Ursprung sie nicht zu erkennen gelernt haben, die Ängste aber häufig – dem Fach entsprechend – mit vital bedrohlichen Situationen assoziiert sind, kann dies zu andauernden Überlastungszuständen führen. Möglicherweise ist dies ein Grund dafür, daß viele Berufsaussteiger oder -umsteiger aus dem Bereich der Anästhesiologie kommen. Auch kann die angeblich hohe Selbstmordrate in diesem Fach auf chronisch emotionale Überlastung hinweisen. Daß hier bislang keine Forschung betrieben wurde, kann als Ausdruck einer Vermeidung verstanden werden. So stammt denn auch das Zitat am Anfang dieses Kapitels zur Angst des Anästhesisten nicht von einem bekannten medizinischen Forscher, sondern von einer Figur aus einem Medizinthriller. (Immerhin wurde das Buch zu diesem Film von einem in Harvard ausgebildeten Arzt geschrieben). Lediglich eine Untersuchung an Zahnärzten belegt, daß ca. 75% aller in diesem Bereich Tätigen sich von der Angst ihrer Patienten belastet fühlen (Tönnies et al., 1987).

Für die Autoren des vorliegenden Beitrags bleibt festzuhalten, daß jeder Anästhesist weiß, daß Angst vor kritischen Situationen seinen Tag begleitet, daß sein Problem darin besteht, in 90% seiner Arbeitszeit mit 50% seines Wissens und Könnens auszukommen, und daß er in der Lage sein muß, die anderen 50% innerhalb von Sekunden zu mobilisieren. Die Autoren wissen auch, daß viele Kollegen diese Ängste leugnen, weil sie sie als Schwäche und Ausdruck von Inkompetenz begreifen. Es wäre sicher wichtig, in diesem Bereich mehr zu wissen und Bewältigungsstrategien zu entwickeln.

Schon Schmid-Schmidsfelden (1952), dem wir das am Anfang stehende Billroth-Zitat verdanken, führt in seinem Artikel aus, der sich auf ein Referat beim ersten Österreichischen Kongreß für Anästhesiologie bezieht: »Unser Wissen und damit unsere Fähigkeiten können durch Studium gerade der Grenzwissenschaften Vervollkommnung erlangen. Unter den Grenzgebieten der Anästhesiologie in besonderer Weise der Psychologie und Psychotherapie einen festen Platz zu sichern, müßte künftig eine der dringlichen Aufgaben der Ausbildungsstätten unseres fachärztlichen Nachwuchses sein.« Dem ist im Grunde nichts hinzuzufügen. Balint- und Selbsterfahrungsgruppen, die Vermittlung von Grundkenntnissen in der Diagnostik und (fokalen) Therapie psychischer Ausnahmesituationen zumindest im Rahmen der Facharzt-Weiterbildung gibt es nicht, wenngleich heute viele Anästhesisten diesen Mangel erkennen und sich in Eigeninitiative weiterbilden.

Es gibt noch viel zu tun!

KAPITEL 76

Gynäkologie und Geburtshilfe

Dietmar Richter und Manfred Stauber

1 Gynäkologie

Dietmar Richter

Eine exemplarische Patientengeschichte:
Die 33jährige Frau F., Erzieherin, kommt auf Empfehlung eines Psychiaters in die Kinderwunschsprechstunde. Seit dem 19. Lebensjahr besteht eine sekundäre Amenorrhoe, also seit 14 Jahren. Die sekundäre Amenorrhoe trat kurz nach den ersten intimen Begegnungen mit dem ersten Freund auf. Nach 5jähriger Beziehung zog das Paar in eine gemeinsame Wohnung, um nach weiteren drei Jahren zu heiraten.

Die Patientin entwickelte unmittelbar danach eine anorektische Reaktion und magerte von 52 kg auf 37 kg ab. Sie wird – inzwischen 28jährig – unvorbereitet und unmotiviert zu einer klassischen Psychotherapie überwiesen. Die Patientin äußert über diese Zeit: »...wir haben uns ein Jahr lang nur angeschwiegen...«. Von der aus einfachen Verhältnissen stammenden Patientin erwartet der wohlhabende Familienclan einen Stammhalter. Trotz weiterbestehender Anorexie und sekundärer Amenorrhoe, also deutlichen Symptomen einer tieferliegenden Persönlichkeitsproblematik, wird eine rein endokrinologische Sterilitätsbehandlung begonnen. Mehrere Behandlungsversuche mit Hormontabletten bleiben erfolglos.

Nach Überweisung der Patientin an die reproduktionsmedizinische Abteilung einer Universitätsfrauenklinik wird die Patientin unter HMG-HCG-Therapie schwanger und bekommt nach einem schwierig erlebten Schwangerschaftsverlauf eine Tochter. Da ein weiteres Kind, möglichst ein Stammhalter, erwünscht ist, wird zwei Jahre nach der Geburt des ersten Kindes eine erneute rein endokrinologisch orientierte Sterilitätsbehandlung begonnen. Unter HMG-HCG-Behandlung wird eine Fünflingsschwangerschaft induziert. Nach anfänglicher Ambivalenz tritt bei der Patientin eine zunehmende Angstsymptomatik auf, die Fünflingsschwangerschaft wird abgebrochen. Der Patientin wird danach der Weg zur »sicheren Ovulation« im Sinne einer GnRH-Infusionsbehandlung empfohlen mit der Bemerkung: »Da gibt es keine Mehrlinge.« Obwohl in einem GnRH-induzierten Zyklus sonographisch tatsächlich nur ein Follikel heranreift, läßt sich die erneut psychisch auffällig gewordene Patientin noch vor der Ovulation den Venenkatheter ziehen. Wegen akuter psychischer Probleme wird in der Frauenklinik der psychiatrische Konsiliardienst eingeschaltet. Der psychosomatisch orientierte Kollege erkennt die tieferliegende Problematik und überweist die Patientin nach Abbruch der Behandlung an der Universitätsklinik in eine psychosomatisch arbeitende Kinderwunschsprechstunde.

Bei der ersten Untersuchung dieser 33jährigen ist von seiten der Patientin eine erhebliche Abwehr spürbar. Es gelingt aber, mit ihr ins Gespräch zu kommen und weitere Konsultationen zu vereinbaren. Der bei ihr durchgeführte GnRH-Test zeigt die sehr niedrigen Werte einer präpuberalen Hypophysenreaktion mit umgekehrter FSH/LH-Antwort. Die Hormonwerte bestätigen eine schwere suprahypothalamische psychosomatische Blockierung. Der Ehemann wird in die sich anschließende psychosomatische Behandlung mit einbezogen. Die Paargespräche führen zu einer behutsamen Aufdeckung der tieferliegenden Konfliktsituation.

Frau F. fühlt sich von den als streng und übermächtig erlebten Schwiegereltern nicht akzeptiert. Sie spürt insbesondere den Vorwurf, immer noch keinen Erben für den wohlhabenden Familienclan geboren zu haben. Ihren Mann erlebt sie nicht als Partner, der zu ihr steht, sondern als Erfüllungsgehilfen der schwiegerelterlichen Vorstellungen. Zudem ist sie nicht in der Lage, ihre innere Einsamkeit, ihre tiefe Enttäuschung, ihre ärgerlichen Gefühle mitzuteilen, schon gar nicht ihrem Mann gegenüber, der beruflich durch die Leitung der elterlichen Firma stark beansprucht ist und abends nichts mehr von dem Geschäft hören will. Er erwartet von ihr Liebenswürdigkeit, zärtliche Zuwendung und ein attraktives äußeres Erscheinungsbild bei geschäftlichen Anlässen.

Im Verlauf eines behutsamen Aufdeckens der gegenseitigen Wünsche und Erwartungen erspürt Herr F. zunehmend die Bedürfnisse seiner Frau und »schlägt sich mehr und mehr auf ihre Seite«. Diese lernt – jetzt zusammen mit ihrem Mann – sich gegenüber ihren Schwiegereltern zu behaupten und abzugrenzen. Vier Monate nach Beginn der Behandlung kommt es zur ersten spontanen Menstruation. Im GnRH-Test zeigt sich ein deutlicher Wiederanstieg der LH-Antwort als Ausdruck einer sich normalisierenden hypophysären Funktion. Die Patientin wird spontan schwanger. Der Schwangerschaftsverlauf ist komplikationslos. Sie bekommt einen Sohn und zwei Jahre später ohne jede weitere Behandlung noch eine Tochter.

Diese Patientengeschichte veranschaulicht eindrucksvoll die Schwierigkeiten und Therapiefolgen von Frau F., verursacht durch eine dualistische Betrachtungsweise. Zwar hatte die rein endokrinologische Behandlung einer hochspezialisierten Reproduktionsmedizin Frau F. zu einem ersten Kind verholfen, einer Frau, die tief in ihrem Inneren noch nicht bereit war für Schwangerschaft und Mutterschaft, zumindest nicht unter den bestehenden individuellen psychosozialen Bedingungen, was die durch deutliche psychosomatische Signale wie sekundäre Amenorrhoe, anorektische Reaktion, Sexualstörungen »nach außen« auch mitteilte. So mußte die Wiederaufnahme bzw. Fortsetzung einer rein endokrinologischen Sterilitätsbehandlung unter Ausblendung des »Situationskreises« der Patientin zwangsläufig zu einer Verschärfung ihrer Gesamtsituation führen

(Fünflingsschwangerschaft, Schwangerschaftsabbruch, Abbruch eines GnRH-stimulierten Behandlungszyklus, psycho-physische Schwierigkeiten, Angst und Verweigerung). Andererseits konnte eine formal durchgeführte Psychotherapie keinen Erfolg haben, weil Frau F. (noch) nicht in der Lage war, unter diesen Bedingungen zu sprechen bzw. inneres Erleben wahrzunehmen und zuzulassen. Erst durch die im Verlauf eines »diagnostisch-therapeutischen« Zirkels mögliche Zusammenschau aller Befunde mit Fokussierung auf die Partnersituation konnte Frau F. in einem umfassenden Sinne psychosomatisch geholfen werden.

In der Gynäkologie und Geburtshilfe ist die Berücksichtigung des Situationskreiskonzepts in mehrfacher Hinsicht hilfreich und notwendig. Der Frauenarzt muß sich mit Zeitabschnitten im Leben der Frau beschäftigen, die mit enormen Umstellungsprozessen, mit körperlichen, hormonellen, psychischen und sozialen Reaktionen einhergehen, wie z.B. Pubertät, Adoleszenz, Schwangerschaft, Geburt, Wochenbett oder Klimakterium. Diese Lebensphasen, die von jeder Frau ganz persönlich gelöst werden müssen, was im Einzelfall mehr oder weniger gut gelingt, können auch Krisen darstellen, die zu Störungen und Krankheiten führen können. Grundsätzlich gilt, daß besonders die Lebensphasen, die mit größeren, hormonellen Veränderungen einhergehen, immer auch eine gewisse psychische Labilisierung mit sich bringen, auch wenn sich dies nach außen hin nicht immer bemerkbar machen muß.

Darüber hinaus untersucht bzw. behandelt der Frauenarzt die Geschlechtsorgane der Frau. Eine solche Untersuchung oder gar eine Operation im Bereich der Geschlechtsorgane bedeutet immer einen Eingriff in eine emotional stark besetzte Körperzone. Selbst rein organische Erkrankungen, wie entzündliche oder tumoröse Veränderungen an den Geschlechtsorganen, können daher erhebliche innere seelische Reaktionen auslösen, um so mehr, wenn damit Teil- oder Radikaloperationen verbunden sind, welche das Körperbild und Körpererleben einer Frau zusätzlich beeinträchtigen.

Funktionelle Sexualstörungen nehmen in der Frauenheilkunde einen breiten Raum ein. Dazu zählen nicht nur die sexuellen Dysfunktionen im engeren Sinne, wie Libido- oder Orgasmusstörungen, Dyspareunie oder Vaginismus, sondern auch zahlreiche gynäkologisch-psychosomatische Symptome, wie Fluor, Pruritus, Miktionsstörungen und Unterbauchschmerzen, können Ausdruck einer gestörten Sexualität sein. Diese Störungen werden dann als maskierte, larvierte oder verleugnete Sexualstörungen bezeichnet. Wenn die Patientin überhaupt von sich aus auf Schwierigkeiten im sexuellen Bereich zu sprechen kommt, dann nicht selten dem Frauenarzt gegenüber, welcher aus Sicht der Patientin noch am ehesten als kompetenter Berater in solchen Fragen betrachtet wird.

Darüber hinaus wird der Frauenarzt konfrontiert mit Partnerschaftsproblemen im weiteren Sinne. So kann sich z.B. die – meist unbewußte – Abwehr eines Partners in zahlreichen psychosomatischen Symptomen somatisieren: wie z.B. Kopfschmerzen, Magenfunktionsstörungen, Unterbauchschmerzen, Miktionsstörungen, Fluor, Pruritus, Unverträglichkeitsreaktionen auf verschiedene kontrazeptive Methoden usw. Chronische, nicht organisch bedingte Unterbauchschmerzen, das sog. Pelipathie-Syndrom, sind ein besonders deutliches Beispiel für die Somatisierung solcher Konflikte, ein unbewußter Protest einer sich tief enttäuscht, gekränkt und unverstanden fühlenden Frau.

Ein weiterer Aspekt für die Notwendigkeit einer psychosomatischen Betrachtungsweise in der Gynäkologie und Geburtshilfe liegt in der zweifelsohne schwierigen Rollenerwartung, die heute an die Frau gestellt wird, zumindest in unserer Gesellschaft. Es ist unmöglich, diesen Erwartungen jederzeit und adäquat gerecht zu werden. Es gehört schon eine beträchtliche Autonomieentwicklung dazu, sich von solchen Erwartungszwängen als Frau unabhängig zu machen. Sicher kommt eine Frau – im Gegensatz zum Mann – während ihres Lebens eher in die Situation, ihren Lebensentwurf immer wieder neu zu überdenken, Lebensziele kurz- oder langfristig zu ändern oder gar ganz aufgeben zu müssen. Denken wir nur an eine nicht oder noch nicht geplante Schwangerschaft. Während ein Mann seiner beruflichen Karriere weiter nachgehen kann, bedeutet diese Situation für eine Frau viel mehr, unter Umständen Verzicht auf eine eben begonnene, befriedigende, erfolgreiche Berufstätigkeit. Der Frauenarzt kann damit in die Rolle des Lebensberaters kommen. Manche Kollegin oder mancher Kollege mag sich vielleicht hier unwohl oder überfordert fühlen. Nicht wenige unserer Patientinnen haben aber trotzdem eine gewisse Erwartung an den Frauenarzt, als sei er tatsächlich Experte in Ehe- und Familienfragen, bei Partner- und Sexualproblemen. Faßt man die hier nur kurz angesprochenen Besonderheiten der Tätigkeit des Frauenarztes zusammen, so erfährt dieser Beruf eine beträchtliche Erweiterung hinsichtlich seiner speziellen Anforderungen, die über Operieren, Entbinden, Erkennen und Behandeln von Frauenkrankheiten hinausgehen.

Die Notwendigkeit, sich auch diesen anderen Aufgaben zu stellen, erklärt, warum das Interesse an der gynäkologisch-geburtshilflichen Psychosomatik in jüngster Zeit stark zugenommen hat.

Der folgende Beitrag zur Psychosomatik in Gynäkologie und Geburtshilfe ist systematisch gegliedert. Nicht berücksichtigt wurden die Störungen im Bereich der gynäkologischen Urologie, die eine gesonderte Darstellung erfahren (s. Kap. 77, »Urologie«). Auch auf das umfangreiche Gebiet weiblicher Sexualstörungen wird aus gleichem Grund nur kurz eingegangen (s. Kap. 48, »Sexuelle Störungen«).

1.1 Blutungs- und Zyklusstörungen

Der ovulatorische Menstruationszyklus der Frau ist abhängig von einem ungestörten Zusammenspiel des zentralen Nervensystems, des Hypothalamus, der Hypophyse und des Ovars. Psychische Faktoren können diese funktionelle Einheit in erheblichem Ausmaß beeinflussen.

Corpus-luteum-Insuffizienz, Anovulation, Oligomenorrhoe

Symptome einer Störung dieser Funktionsachse können sein: die Corpus-luteum-Insuffizienz, die Anovulation, die Oligomenorrhoe und – als auffälligstes Symptom – die sekundäre Amenorrhoe.

Während der Pubertät kommt es nach der Menarche zunächst nur zu vereinzelten Blutungen, dann zu anovulatorischen Zyklen und Corpus-luteum-Insuffizienzen, bevor – als Ausdruck voller funktioneller Reife – normale biphasische Zyklen auftreten. Diese Ausreifung der Ovarialfunktion während der Pubertät hängt von der allmählich zunehmenden Stimulation der Hypophyse mit Gonadotropin-Releasing-Hormon (GnRH) ab. In Analogie dazu kann der normale ovulatorische Zyklus jederzeit durch suprahypothalamische Beeinflussung (psychische Faktoren) in alle verschiedenen funktionellen Entwicklungsstadien bis hin zur Amenorrhoe zurückfallen. In Übereinstimmung mit Leyendecker und Mitarbeitern (1981) stellen diese graduell unterschiedlichen Zyklusstörungen ein pathophysiologisches Kontinuum dar, in Abhängigkeit einer mehr oder weniger eingeschränkten hypothalamischen Sekretion von GnRH.

Corpus-luteum-Insuffizienz, Anovulation, Oligomenorrhoe und sekundäre Amenorrhoe – müssen daher als psychosomatisches Symptom aufgefaßt werden. Zu trennen sind davon die hyperprolaktinämische und die hpyerandrogenämische Ovarialinsuffizienz sowie Ovarialinsuffizienzen infolge internistischer Erkrankungen wie z. B. bei Hypothyreose, Morbus Cushing oder Diabetes.

Sekundäres Amenorrhoe-Syndrom

Eine sekundäre Amenorrhoe kann im Verlauf zahlreicher Organerkrankungen oder als Folge einer allgemein gravierenden Streßsituation auftreten. Eine sekundäre Amenorrhoe ist nicht selten Begleitsymptom psychiatrischer Erkrankungen. Am häufigsten findet sich dieses Symptom bei psychosomatischer Ovarialinsuffizienz als Ausdruck einer neurotischen Persönlichkeitsproblematik. Eine als therapeutische Konsequenz heute noch immer überwiegend eingeleitete Hormonbehandlung, bleibt unbefriedigend, da nur symptomatisch wirksam, wenn es darüber hinaus nicht gelingt, den das psychosomatische Symptom »sekundäre Amenorrhoe« auslösenden Grundkonflikt zu lösen oder zumindest zu erhellen.

Hierbei hat sich die Synopsis von gynäkologisch-endokrinologischen und psychosomatischen Untersuchungsschritten bewährt (Peters et al., 1978; Richter, 1980, 1982, 1991).

Für die psychosomatisch bedingte Amenorrhoe existieren zahlreiche Synonyma: suprahypothalamische Amenorrhoe, funktionelle Amenorrhoe, psychische Amenorrhoe, psychoreaktive Amenorrhoe. Wir bezeichnen diese funktionelle Störung als »sekundäres Amenorrhoe-Syndrom« (SAS), da es sich nicht nur um ein einziges Symptom, die Amenorrhoe, handelt, sondern es finden sich auch regelmäßig bei diesen Patientinnen eine ganze Reihe zusätzlicher körperlicher und/oder seelischer Symptome wie Magenfunktionsstörungen, Obstipation, Herz-Kreislauf-Störungen, Gewichtsschwankungen, anorektische Reaktion, rezidivierende Anginen, Myalgien, Kopfschmerzen, ausgeprägte Sexualstörungen, depressive Verstimmungen, Minderwertigkeitsgefühle, Konzentrations- und Arbeitsstörungen. Die psychosomatisch bedingte sekundäre Amenorrhoe (SAS) betrifft ca. 80% aller sekundären Amenorrhoen, die Prävalenzrate beträgt 1,4% (Petterson et al., 1973). Drei Problem- bzw. Konfliktkreise lassen sich beim SAS nachweisen.

Unbewußte Angst vor Verlust an Sicherheit, Geborgenheit und Wärme: Infolge frühkindlicher Erfahrungen spielen Sicherheits- und Geborgenheitswünsche im Erleben dieser Patientinnen eine übergroße Rolle. Demgegenüber wird das heranwachsende Mädchen in der Adoleszenz mit neuen Erlebnisdimensionen konfrontiert, wie Streben nach individueller und sozialer Unabhängigkeit. Das Ausprobieren und Einüben solcher Autonomiebestrebungen kann nicht angstfrei bewältigt werden; es führt zu intrapsychischen Spannungen, zur Mobilisation unbewußter Trennungs- und Verlustängste. Daher können Trennungssituationen von den Eltern, Konflikte mit den Eltern, Ehekonflikte bzw. Scheidung der Eltern, Tod eines Elternteiles zum SAS führen. In modifizierter Weise liegt diese Problematik auch gewissen Partnerkonflikten zugrunde. Ein SAS tritt immer dann auf, wenn diese Partner die von ihnen unbewußt erwartete Rolle eines »ständigen Spenders von Nestwärme« nicht übernehmen können oder wollen oder gar ihrerseits Geborgenheitswünsche gegenüber ihren Partnerinnen zum Ausdruck bringen. Auch die von anderen Autoren wie Rosenkötter und Mitarbeitern (1968) als charakteristisch für das SAS behauptete »Ablehnung der Mutterschaft« gehört zu diesem Problemkreis. Bei diesen Frauen kollidieren die mit Schwangerschaft, Geburt und Kindererziehung verbundenen mütterlichen Aufgaben mit erheblichen eigenen, noch uneingestandenen Wünschen nach Versorgt- und Beschütztwerden.

Ablehnung oder Abwehr des Sexualtriebes: Die Ausbildung des reifen weiblichen Körpers bedeutet Manifestation sexueller Triebansprüche. Hat die vorausgegangene psychosexuelle Entwicklung bereits ungelöste Konflikte zurückgelassen, kann die Auseinandersetzung mit den eigenen andrängenden Triebimpulsen zu unlösbaren Spannungen führen. Sexuelle Triebbedürfnisse können generell als bedrohlich oder schuldhaft erlebt werden. Durch sexuelle Triebimpulse können aber auch Ängste vor Verlust der eigenen Autonomie, vor Abhängigkeit vom Mann oder der eigenen Leidenschaft mobilisiert werden. Sexualität wird nicht als Bereicherung oder Erweiterung der eigenen psychosozialen Existenz, sondern als gefährliche Abhängigkeit erlebt. Ausgangspunkt für derartige Entwicklungen ist häufig eine prüde, asketische, allgemein triebfeindliche Familiensituation. Diese Triebfeindlichkeit steht im Kontrast zur sexuellen Liberalisierung unserer heutigen Zeit, so daß für die heranwachsende Frau Versuchung und Zwang zur Triebabwehr nebeneinander bestehen. Über die sekundäre Amenorrhoe hinaus können anorektische Reaktionen bevorzugt bei den Patientinnen auftreten, die in einer Familienatmosphäre aufwuchsen, die neben einer allgemeinen Triebabwehr durch eine vorherrschende Leistungshaltung geprägt war. Die Auseinandersetzung mit den eigenen andrängenden sexuellen Impulsen bedeutet für diese Patientinnen die Zuspitzung eines Trieb-Geist-Konfliktes. Als Folge verstärkter Triebabwehr werden körperliche Reifezeichen, vor allem die sichtbaren wie Brust und Hüften, zurückgedrängt und ungeschehen gemacht. Bei depressiver Grundproblematik kann so die sexuelle Triebabwehr auf die orale Stufe transformiert werden.

Männliche Rollenidentifikation: Unter Vernachlässigung anderer Möglichkeiten weiblicher Selbstverwirklichung erleben sich diese Frauen vorrangig in ständiger Konkurrenz zum Mann. Alle Kräfte werden für das Ziel eingesetzt, »den Mann« zu erreichen bzw. zu überholen. Infolge kindheitsbedingter ödipaler Fixierungen stellen Eros, Sexualität und Mutterschaft weniger erstrebenswerte weibliche Lebensperspektiven dar. Überkompensatorisch findet sich bei diesen Frauen eine ausgeprägte allgemeine Ehrgeiz- und Leistungshaltung.

Bei der Zusammenschau endokrinologischer und psychosomatischer Befunde zeigt sich, daß bestimmte Hormonprofile mit gleichartigen psychologischen Merkmalen korrelieren. Es lassen sich zwei Patientinnengruppen deutlich voneinander unterscheiden: Die Patientinnen der einen Gruppe reagieren mit einem positiven Gestagentest. Sie zeigen im GnRH-Test eine noch deutliche Stimulierbarkeit der Hypophyse mit maximalen LH-Werten zwischen 10–40 ng/ml. Sie fühlen sich durch die Amenorrhoe in ihrem weiblichen Selbstwertgefühl beeinträchtigt. Eine körperliche Begleitsymptomatik findet sich kaum oder tritt im Krankheitsgefühl deutlich hinter den seelischen Problemen zurück. Da diese Patientinnen einen Zusammenhang von seelischer Konfliktsituation und fehlender Menstruation oftmals ahnen, überrascht es sie nicht, wenn sie vom Arzt in diesem Sinne angesprochen werden.

Der mehr situativ und nicht tiefer liegenden Problematik entspricht eine endokrine Störung leichteren Grades. Infolge des Leidensdruckes und des zumindest in Ansätzen vorhandenen Psychogenieverständnisses werden psychotherapeutische Hilfen von diesen Patientinnen bereitwillig angenommen.

Weitaus schwieriger gestaltet sich die Therapie bei den SAS-Patientinnen, welche eine endokrine Störung größeren Ausmaßes aufweisen. Im GnRH-Test finden sich niedrige LH-Antworten von deutlich unter 10 ng/ml. Der Gestagentest ist negativ oder eben noch positiv. Die niedrige Funktionsreserve der Hypophyse, als Folge ungenügender Stimulierbarkeit durch GnRH, muß hier als somatischer Aus-

Tab. 76-1 Psychosomatisch orientiertes Diagnostik- und Therapiekonzept bei Patientinnen mit sekundärem Amenorrhoe-Syndrom.

1. Konsultation	
• allgemeine gynäkologische Anamnese	• körperliche, seelische Begleitsymptomatik
• gynäkologische Untersuchung Zervixfaktor Funktionszytologie Prolaktin, DHEAS, Testosteron	• Frage: Stört Sie die fehlende Menstruation? (auf Affekte achten)
• Erklärung der Physiologie des Menstruationszyklus (Ovar → Uterus, Östrogene, Gestagene)	• Wie erlebe ich diese Patientin?
• Rp. Medroxyprogesteronacetat 5 mg 20 St.	
2. Konsultation	
• Interpretation des Gestagentests	• psychosoziale Situation der Patientin (Eltern, Partner, Beruf, Pläne usw.
• weitere Erklärung der Physiologie (Hypothalamus-Hypophyse-Ovar, FSH, LH, GnRH)	• Wie empfinde ich die Patientin?
• Rp. GnRH 25 µg (Op)	• Wo liegt ihr Konflikt?
3. Konsultation	
• GnRH-Test: 25 µg i. v. Blutentnahmen –10, 0, 30 min	• Während des Testablaufs Fortsetzung des Gesprächs über die aktuelle Lebenssituation
• weitere Erklärung der Physiologie (ZNS/Psyche-Hypothalamus-Hypophyse)	• Versuchsinterpretation des vermuteten Konflikts und beginnende Durcharbeitung, nur bei Psychogenieverständnis, sonst abwarten!
4. Konsultation	
• Interpretation des GnRH-Tests	• Übergang von der organischen (Hormonstörung) zur psychosomatischen Selbstauffassung der Patientin
• Hinlenkung der Vorstellung der Patientin auf die zentrale Blockierung als Ursache der sekundären Amenorrhoe	• Einbeziehung der Begleitsymptomatik in die Gesamtbetrachtung
Gemeinsame Bearbeitung der Konfliktproblematik während der weiteren Konsultationen	

druck einer tief verdrängten psychischen Konflikt-lage verstanden werden. Neben der Amenorrhoe finden sich regelhaft fast ausschließlich körperliche Beschwerden. Über psychische Beschwerden wird kaum geklagt. Diese SAS-Patientinnen verhalten sich im Vergleich zur erstgenannten Gruppe in ihrer Begleitsymptomatik zur Amenorrhoe nahezu kom-plementär. Sie blocken Gefühle stark ab, seelische Affekte sind tief verdrängt, Konflikte werden nicht wahrgenommen. Das »Fehlen der Periode« stört nicht, sie wird allenfalls aus rationalen Gründen ge-wünscht. Infolge mangelnder Einsichtsfähigkeit in die eigene Konflikthaftigkeit fehlt ein Leidensgefühl fast völlig. Die Therapieerwartung an den Arzt be-steht in einer hormonalen Behandlung. Ein direkter Hinweis auf die kausalen Zusammenhänge der Ame-norrhoe und ein psychotherapeutisches Angebot werden von diesen Patientinnen meist verständnis-los aufgenommen. Andererseits ist aber gerade bei diesen Patientinnen eine psychosomatische Behand-lung um so mehr angezeigt, weil auch auf Jahre hin-aus mit einem Wiederauftreten der spontanen Regel-blutung nicht zu rechnen ist, das Krankheitsbild der SAS sich vielmehr fixiert und chronifiziert. Von die-sen Überlegungen ausgehend, wurde ein kausalthe-rapeutisches Behandlungskonzept für SAS-Patien-tinnen entwickelt. Dabei kommt es zu einer schritt-weisen Auflockerung des neurotischen Konfliktes und in über 90% zum Wiederauftreten ovulatori-scher Zyklen (Richter, 1982, 1991). Im einzelnen wird, wie folgt, vorgegangen (Tab. 76-1).

Die Zeitdauer dieser Behandlung ist, je nach Schweregrad der Störung, mit einem halben bis zu zwei Jahren zu veranschlagen, bei einem 4–6wöchi-gen Sprechstundenintervall mit Konsultationszeiten von etwa 20 Minuten Dauer. In Abständen von ca. einem Vierteljahr werden Gestagen- bzw. GnRH-Tests durchgeführt, welche den psychosomatischen Therapieeffekt endokrinologisch durch einen konti-nuierlichen Anstieg der Funktionsreserve der Hypo-physe dokumentieren, bis wieder regelrechte ovula-torische Zyklen auftreten. Diese im Rahmen des üb-lichen Sprechstunden-Settings durchgeführte psy-chosomatische Behandlungstechnik hat den Vorteil, daß Patientin und Arzt keine Aufspaltung, keinen Identitätsverlust erleiden. Die Patientin wird in ihrer psychischen wie physischen Gesamtheit vom Arzt umfassend angenommen.

Die Abbildungen 76-1 und 76-2 zeigen die endo-krinen Veränderungen im Verlauf der Behandlung von 40 Patientinnen.

Die Gruppe I bilden 22 Patientinnen mit geringer hypophy-särer Antwort im GnRH-Test. Die 30minütigen LH-Werte erreichten nicht 8 ng/ml. 14 Patientinnen hatten einen ne-gativen, 8 Patientinnen einen noch positiven Gestagentest. Bei einem Durchschnittsalter von 22,7 Jahren betrug die Amenorrhoedauer bis zum Behandlungsbeginn 21,2 Mo-nate. Bei den Patientinnen mit positivem Gestagentest trat nach durchschnittlich 4,7 Konsultationen, bei Patientinnen mit negativem Gestagentest nach 10 Konsultationen die er-ste spontane Menstruation auf. Die im Verlauf der Behand-lung durchgeführten GnRH-Tests zeigen einen deutlichen Anstieg der maximalen LH-Antworten aus Ausdruck der zunehmenden Funktionsreserve der Hypophyse infolge ei-ner Abnahme der suprahypothalamischen Blockierung. Die Gruppe II bilden 18 Patientinnen mit einer Amenor-rhoedauer von 16 Monaten bei einem Alter von 22,2 Jah-ren. Die GnRH-Tests zeigen bei der Erstuntersuchung eine deutliche Ansprechbarkeit der Hypophyse. Die 30minüti-

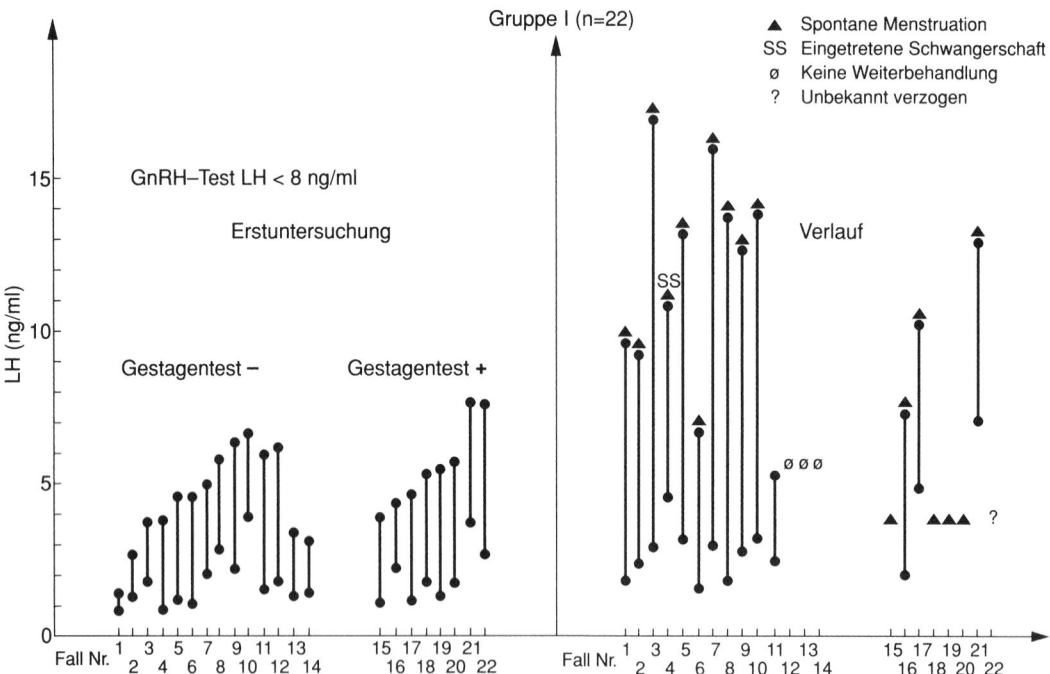

Abb. 76-1 *SAS-Patientinnen-Gruppe I: GnRH-Tests bei der Erstuntersuchung und im Verlauf der psychosoma-tischen Behandlung vor Auftreten der spontanen Menstruation.*

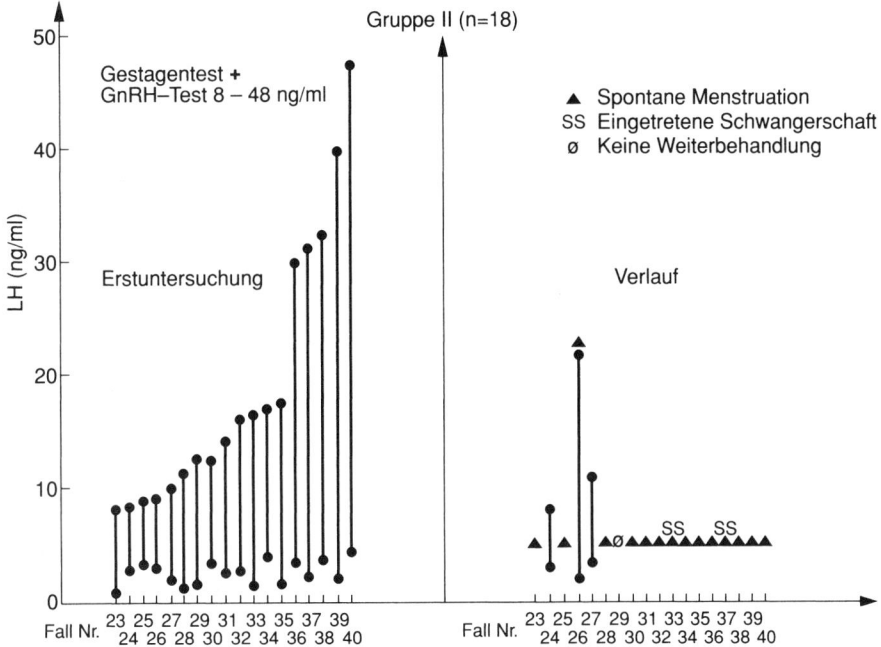

Abb. 76-2 *SAS-Patientinnen-Gruppe II: GnRH-Tests bei der Erstuntersuchung und im Verlauf der psychosomatischen Behandlung vor Auftreten der spontanen Menstruation.*

gen LH-Werte erreichten Plasmaspiegel von 8–48 ng/ml. Da diese Patientinnen einen Zusammenhang von persönlichen Schwierigkeiten und der Amenorrhoe ahnten, konnte ihre Konfliktproblematik sofort angesprochen werden. Schon nach 2,7 Konsultationen bzw. 2,5 Behandlungsmonaten setzte bei 15 Patientinnen die spontane Regelblutung wieder ein, so daß sich weitere GnRH-Tests erübrigten. Zwei Patientinnen mit Kinderwunsch wurden schwanger.

Diese Untersuchungen zeigen, daß beim SAS die endokrine Blockierung mit dem Ausmaß der »psychischen Blockierung« korreliert.

Bemerkungen von Patientinnen am Ende der Behandlung:
- als Kind kannte ich mich aus, von den Eltern wurde ich beschützt, dann kannte ich mich plötzlich nicht mehr aus. Ich glaube, jetzt weiß ich, wie es weitergeht...
- Ich hatte einfach Angst, eine Frau zu werden... Es ist nicht so einfach, wieder eine Frau zu sein, etwas, was man lange nicht gebraucht hat...
- Ich war wie in einem Gefängnis, erst jetzt bin ich bereit für ein Kind...

Scheinschwangerschaft (grossesse nerveuse)

Diese selten gewordene Sonderform einer sekundären Amenorrhoe ist Ausdruck eines fast wahnhaft ausgelebten intensiven Wunsches nach einem Kind. Benedek (1952) deutete die »grossesse nerveuse« als konversionshysterisches Symptom, auf der Triebebene mit dem Wunsch, schwanger zu werden, auf der Abwehrebene mit der Furcht davor. Neben der Amenorrhoe kann es zur Gewichtszunahme, zur Zu-

nahme des Leibesumfanges, zu Haut- und Pigmentveränderungen und zur Galaktorrhoe kommen, wie bei einer echten Schwangerschaft. Die gesamte psychische Energie dieser Frauen scheint auf das »erwartete Kind« ausgerichtet zu sein. Manche Frauen spüren Kindsbewegungen – es handelt sich um Darmperistaltik – kaufen Babywäsche und richten ein Kinderzimmer ein.

Bei der Betreuung solcher Patientinnen ist ein einfühlsamer Umgang besonders wichtig. Als Einstieg empfiehlt sich die vorsichtige Konfrontation mit dem Leidensdruck, der durch den frustranen Kinderwunsch hervorgerufen wird. Es sollte angeboten werden, mit beiden Partnern die Möglichkeit einer gezielten Kinderwunschbehandlung durchzusprechen.

Primäre Amenorrhoe

Die Menarche setzt in Mitteleuropa etwa um das 13. Lebensjahr ein. Wenn bis zum 16. Lebensjahr noch keine spontane Menstruation erfolgt ist, liegt eine primäre Amenorrhoe vor. Die sekundären Geschlechtsmerkmale sind noch gar nicht oder ungenügend entwickelt oder es finden sich äußere Stigmata für eine gravierende endokrine oder chromosomale Störung. Im Gegensatz zur sekundären Amenorrhoe ist die primäre Amenorrhoe in über 80% eine Folge organischer Ursachen, anatomischer oder chromosomaler Anomalien. Heute kann durch gynäkologische Untersuchung, Hormonbestimmungen, Sonographie, ggf. Laparoskopie und Chromosomenanalyse die genaue Diagnose rasch gestellt werden. Die Mitteilung einer unheilbaren Störung kann eine junge Frau zutiefst erschüttern. Dies gilt besonders für die Anlagestörungen der Gebärmutter, wobei meist auch die Scheide ganz oder teilweise fehlt. Therapeutische Maßnahmen wie Hormonsubstitution oder operative Korrekturen anatomischer Anomalien bzw. Entfernung fehlentwickelter Gonaden müssen eingebettet werden in eine einfühlsame, kontinuierliche ärztliche Betreuung der Patientin, um ihr bei der mühsamen, neuen psychosexuellen Identitätsfindung zu helfen (Jürgensen, 1979). Trotz intensiver Bemühungen gelingt es bei einigen Patientinnen nicht oder nur schwer, eine Versöhnung mit dem gestörten Körperbild und eine realitätsgerechte Verarbeitung des narzißtischen Defekts zu erreichen.

Die psychosomatisch bedingte primäre Amenorrhoe ist Ausdruck einer Störung der psychosexuellen Entwicklung. Diese Mädchen kommen häufig aus Familien der ländlichen Bevölkerung, die in einer gewissen sozialen Isolierung leben (z.B. abgelegener Bergbauernhof). Die Mütter sind dominierend und blockieren durch zwanghafte Einengung die Entwicklung ihrer Töchter, insbesondere wenn andere weibliche Identifikationsmöglichkeiten für das heranwachsende Mädchen fehlen. Eine gynäkologische Untersuchung zum Ausschluß organischer Amenorrhoeursachen sollte um das 15. Lebensjahr herum erfolgen. Die Behandlung besteht in beruhigendem Abwarten. Mit zunehmenden sozialen Kontakten außerhalb der Familie kommt es zur allmählichen Nachreifung, in Einzelfällen kann eine intensive psychotherapeutische Behandlung notwendig werden.

Dysmenorrhoe

Die schmerzhafte Regelblutung tritt überwiegend in der Adoleszenz auf und kann zu einer starken Beeinträchtigung der Lebensqualität führen, besonders wenn sie von migräneartigen Kopfschmerzen, Übelkeit, Erbrechen und Kreislaufstörungen begleitet wird. Bei dysmenorrhoischen Frauen kommt es zu meßbaren, länger anhaltenden spastischen Uteruskontraktionen ohne intermittierende Relaxation des Myometriums. Die dadurch bedingte Ischämie korreliert mit den intensivsten Schmerzphasen, wie Blutdurchflußmessungen am Uterus gezeigt haben (Hauksson et al., 1988, Lumsden und Baird, 1985).

Die Uteruskontraktionen während der Regelblutung werden durch Prostaglandine gesteuert, die im Endometrium unter dem Einfluß von Östrogenen und Progesteron synthetisiert werden. Bei dysmenorrhoischen Patientinnen ist die lokale Östradiol-Progesteron-Korrelation zugunsten des Östradiols verschoben (Zahradnik und Breckwoldt, 1984).

Das Ausmaß der Prostaglandinsynthese bestimmt die Intensität der Uteruskontraktionen. Während der Proliferationsphase ist die Prostaglandinproduktion niedrig, sie steigt während der Sekretionsphase an und erreicht ein Maximum kurz vor der Menstruation. Diese Prostaglandine können während der Menstruation in den Kreislauf gelangen und dort systemische Wirkungen entfalten. Darüber hinaus spielen auch veränderte Oxytocin- und Vasopressin-Spiegel eine Rolle (Hauksson et al., 1988). Neuere experimentelle Untersuchungen weisen auf die Bedeu-

tung der Leukotriene bei der Schmerzauslösung während der Menstruation hin (Benedetto, 1989).

Psychologische Faktoren können diese dysmenorrhoischen Schmerzen verstärken oder überhaupt auslösen. Schulische, berufliche, partnerschaftliche und familiäre Belastungen gehören zu den Dysmenorrhoe fördernden Faktoren (Andersch und Milsom, 1982; Asche, 1991).

Bei der *primären Dysmenorrhoe* im adoleszenten Alter finden sich überwiegend Rollenfindungskonflikte. Im Sinne einer Konditionierung ist dabei das Verhalten der Mutter der Patientin von Bedeutung. Leidet diese selbst unter dysmenorrhoischen Beschwerden, hat sie ihre Tochter ungenügend auf die psychosexuellen Reifungsschritte vorbereitet oder reagiert sie sogar negativ auf deren Monatsblutung, wird die junge Frau ebenfalls zur Dysmenorrhoe neigen.

Die symptomorientierte Behandlung besteht in der Gabe von nicht-steroidalen Antiphlogistika, welche die gesteigerte Prostaglandin F2-Alpha-Synthese hemmen oder in der Einnahme von Ovulationshemmern, welche lokal die Relation von Östradiol zu Progesteron verändern. Die gleiche Wirkung kann durch Einlage eines Progesteron-abgebenden Intrauterinpessars erzielt werden. Diese rasch schmerzlindernden medikamentösen Behandlungen sollten durch begleitende ärztliche Gespräche unterstützt werden, um der jungen Patientin zu helfen, eine positivere Einstellung und Neuorientierung gegenüber der als negativ erlebten Geschlechtsrolle zu finden.

Prämenstruelles Syndrom

Beim prämenstruellen Syndrom treten periodisch in einem Zeitraum von 2–12 Tagen vor der Menstruation zahlreiche und verschiedenartige Beschwerden auf, die während der Regelblutung rasch wieder verschwinden. Im körperlichen Bereich kommt es zu einem allgemeinen Spannungsgefühl mit besonderer Ausprägung in den Brüsten, im Unterleib und in den Beinen, zu Kopfschmerzen, zu einer Gewichtszunahme aufgrund vermehrter Wassereinlagerung. Im psychischen Bereich läßt sich eine allgemeine Stimmungslabilität, eine gesteigerte nervöse Reizbarkeit neben depressiven Verstimmungen, Angst- und Minderwertigkeitsgefühlen beobachten. Das PMS kann in bis zu 30 unterschiedlichen Symptomen in Erscheinung treten. Diese in der mittleren Lebensphase der geschlechtsreifen Frau einsetzenden Symptome können im Einzelfall ein schweres Krankheitsgefühl bedeuten. Da nur 18% der Frauen im geschlechtsreifen Alter keinerlei prämenstruelle Beschwerden angeben (Cerutti, 1982), können leichte Veränderungen im Monatszyklus der Frau wohl als physiologisch angesehen werden. Ob primär psychische oder endokrine Faktoren das PMS auslösen, ist bisher unbekannt. So vielgestaltig wie die Symptomatik beim PMS sind auch die somatischen Erklärungsversuche: Dysbalance der ovariellen Sexualsteroide mit relativer Östrogendominanz, passagere Hyperprolaktinämie, Hyperaldosteronismus, Hypoglykämie, Störungen im Renin-Angiotensin-System, Vitamin-B_6-

(Pyridoxin-)Mangel, Prostaglandinmangel, erhöhte Prostaglandinspiegel, Serotoninmangel, instabile Monoaminooxydasespiegel, Schwankungen der endogenen Opiate.

In jüngster Zeit sind weitere interessante Hypothesen hinzugekommen: Viskositätserhöhung des Blutes in der dritten Woche des Menstruationszyklus (Simpson, 1988), subklinische Infektion des Endometriums bzw. der Ovarien mit anaeroben Bakterien, Mykoplasmen oder Chlamydien (Toth et al., 1988).

In der Literatur findet sich keine spezifische Psychogenese oder Psychodynamik für das PMS – sowenig wie es eine einzige somatische Ursache gibt. Cerutti formuliert dieses Dilemma wie folgt: »Die Frau metabolisiert ihre Affekte und Emotionen einerseits und andererseits metabolisiert sie ihre Hormone.«

Frauen mit prämenstruellem Syndrom zeigen ein geringes Selbstwertgefühl. Sie erleben die Menstruation negativ und neigen zu der Annahme, daß ihr persönlicher Einfluß auf wichtige eigene Lebensereignisse gering ist (Spencer-Gardner et al., 1983). Für Molinski (1986) ist das prämenstruelle Syndrom Korrelat einer narzißtischen Problematik, Ausdruck einer ganz bestimmten affektiven Haltung der Frau, die von einem inneren Protest gegenüber der als minderwertig erlebten weiblichen Existenzmöglichkeit bestimmt wird. Auf dem Boden eines geringen Selbstwertgefühls führen Kränkungen und Enttäuschungen in den verschiedenen Lebensbereichen der Frau zu einer allgemeinen Unzufriedenheit, die in die Genitalsphäre projiziert wird. Sie kompensiert dieses beeinträchtigte Selbstwertgefühl durch Aufmerksamkeitsverschiebung auf die zyklischen Menstruationsvorgänge, die nun als Symbol allen weiblichen Eingeschränktseins erlebt werden (Frick-Bruder, 1984). Für Rechenberger (1989) gestaltet sich im PMS das zentrale Problem jeder Frau, nämlich wie sie ihr Leben bewältigt, ihre Weiblichkeit bejaht, dabei zufrieden oder unzufrieden ist. Rechenberger glaubt, daß das PMS der Frau erlaubt, in den zahlreichen somatischen Beschwerden eine tieferliegende Frustration zu verschleiern, eine Unzufriedenheit mit dem Leben allgemein, mit Partnerschaft, Ehe, Ehelosigkeit, Familien-, Berufssituation, Überlastung oder Überforderung. Die Behandlung richtet sich beim PMS nach den vorherrschenden Beschwerden. So können in einem Fall Gestagengaben, Ovulationshemmer oder Bromokriptin hilfreich sein, in einem anderen Fall eher Phytotherapeutika oder Psychopharmaka. Das begleitende ärztliche Gespräch sollte versuchen – von jeweils aktuellen Lebenssituationen ausgehend – den Zusammenhang zwischen der unzufriedenen ärgerlich-gespannten Grundhaltung und der psychosomatischen Reaktion aufzuhellen oder aufzudecken.

Eine 37jährige Betriebswirtin erlebt jeden Monat neu diese innere Ambivalenz. Sie äußert: »In diesen Tagen ist ein Kampf, den ich in mir ausfechte. Dann packe ich es nicht mehr mit dem Kopf, dann kämpfe ich ganz schön 'rum mit mir in meinem Körper.«

Psychosomatische Metrorrhagie

Die psychosomatisch bedingte Metrorrhagie kann auftreten als kurzzeitige Blutung während jeder Zyklusphase, als Tage oder Wochen dauernde leichte Blutung, aber auch als plötzlich einsetzende starke Blutung, welche ein operatives Eingreifen erforderlich macht. Häufig werden diese Blutungen während oder mit dem Koitus beobachtet, ohne daß irgendwelche organischen Veränderungen insbesondere an der Cervix vorhanden sind. Da zunächst meist nicht an psychosomatische Zusammenhänge gedacht wird, finden sich in der Vorgeschichte dieser Patientinnen eine Reihe von erfolglosen Behandlungsversuchen mit Hormonpräparaten und operativen Maßnahmen wie Elektrokoagulation, Kryosation, Lasertherapie, Konisation und Abrasio. Sogar Hysterektomien werden erwogen und durchgeführt.

Für die Mehrzahl dieser Blutungen werden starke Emotionen bzw. plötzliche Affekte verantwortlich gemacht (Prill, 1960; Römer, 1969) oder eine andauernde zwiespältige Einstellung gegenüber der Sexualität oder einem bestimmten Partner (Mayer, 1944; Prill, 1960). Nach Heymann (1959) können auch »ausgefallene Trauerreaktionen« bei larvierter Depression zu sog. Trennungsblutungen führen, z.B. beim Verlust einer geliebten Person. Fremont-Smith und Meigs (1948) beschreiben eine neun Monate therapieresistente Metrorrhagie als Ausdruck akuter Angst bzw. Ambivalenz gegenüber einer Eheschließung. Uns ist in diesem Zusammenhang eine eindrucksvolle Patientengeschichte bekannt.

Eine 24jährige Studentin wurde am Vorabend ihrer standesamtlichen Heirat zunächst mit Kreislaufkollaps und Hyperventilationstetanie notfallmäßig in die Medizinische Universitätsklinik eingeliefert. Nach kurzfristiger Behandlung wurde sie wieder entlassen. Zwei Stunden später kam sie mit derart starker uteriner Blutung in die Frauenklinik, daß noch in derselben Nacht eine Abrasio notwendig wurde. Die Trauung kam nicht zustande.

Sie war die einzige Tochter einer begüterten Kaufmannsfamilie. Während der Kindheit wurde sie überwiegend von einer Gouvernante betreut, da ihre Mutter mit Repräsentationspflichten in Anspruch genommen war. Ihren Partner und »Fast-Ehemann« lernte sie schon mit 10 Jahren in der Schule kennen. Er ist der Erbe einer ebenfalls wohlhabenden Industriellenfamilie. Zu ihm bestand bisher eher eine kameradschaftliche Beziehung. Die Planung der Ehe war durch das Drängen beider Eltern zustande gekommen. Schließlich hatten es die jungen Leute auch richtig gefunden, zu heiraten, da man sich schon solange kannte und alles gut zusammen paßte.

Die Absage der standesamtlichen Hochzeit führte zu einem beträchtlichen gesellschaftlichen Eklat. Die Patientin lag auf der Privatstation. Der Bräutigam und die beiden Eltern gaben sich täglich die Klinke in die Hand. Die Patientin schien die ganze Aufregung irgendwie zu genießen. Eine beträchtliche ödipale Fixierung der Patientin an ihren Vater veranlaßte uns, ihr zu einer psychotherapeutischen Behandlung zu raten, welche sie zu einem späteren Zeitpunkt auch begann. Wir können die Patientin 5 Jahre weiter verfolgen. Ähnliche Blutungen

---

waren nicht mehr aufgetreten. Sie hatte ihr Studium erfolgreich abgeschlossen und lebte zuletzt in der Beziehung zu einem wesentlich älteren Rechtsanwalt.

Bei 22 untersuchten Patientinnen fand Richter (1995) vier unterschiedliche symptomauslösende Konfliktbereiche:
1. eine unbewußte Trennungsangst bzw. Angst vor Verlust eines Partners,
2. eine unbewußte Bindungsangst,
3. eine generelle Abwehr von Sexualität,
4. eine Abwehr eines bestimmten Partners.
Konfliktzentrierte Gespräche können bei relativ offenliegender Problematik ein rasches Verschwinden der Blutungen bewirken. In anderen Fällen gelingt dies u.U. nicht, hier ist eine psychoanalytische Behandlung angezeigt.

1.2 Kontrazeption

Fruchtbarkeit und Sexualität sind wesentliche Grundbedürfnisse des Menschen. Der Wunsch nach oder die Angst vor einem Kind auf der einen, das Bedürfnis nach sexueller Befriedigung auf der anderen Seite sind aber auch konflikthafte Bereiche, die tief in die seelisch-körperliche Befindlichkeit eingreifen. Die heute verfügbaren sicheren Kontrazeptiva ermöglichen eine absolute Loslösung der Sexualität vom Risiko der Zeugung neuen Lebens. Dieser bewußt gewollten Trennung können zahlreiche unbewußte Wünsche oder Befürchtungen entgegenwirken. Der bewußt gewollte und von den realen Lebensumständen her durchaus vernünftige Verzicht auf ein Kind schließt nicht aus, daß gleichzeitig ein starker unbewußter Wunsch nach einem Kind wirksam sein kann (Molinski, 1972; Hertz und Molinski, 1980). Diese Diskrepanz im bewußten und unbewußten Erleben erklärt die zahlreichen Probleme bei der Anwendung gerade sicherer kontrazeptiver Methoden. Die bei regelmäßiger Einnahme von Ovulationshemmern zu beobachtenden Nebenwirkungen sind nur selten spezifische Folge der Hormonwirkung der »Pille«, sondern überwiegend psychosomatischer Ausdruck unbewußter Konflikte der Bereiche von Sexualität und Fertilität. Das Verordnen einer hormonal »anders zusammengesetzten Pille« oder das Übergehen auf eine andere sichere kontrazeptive Methode, wie z.B. das Einlegen eines Intrauterinpessars führt daher meist nicht zum erhofften Erfolg. Die Symptome bleiben oder verschieben sich oder es treten neue Beschwerden auf.

Sichere Kontrazeption kann für eine Frau eine große Chance bedeuten. Sie muß keine Angst mehr vor ungewollter Schwangerschaft haben, emanzipatorische Bestrebungen, wie z.B. die Zuwendung zu einer als befriedigend erlebten Berufstätigkeit, können gefördert werden, die partnerschaftliche Sexualität kann freier, unbehinderter erlebt werden. Sichere Kontrazeption kann also unabhängiger, souveräner, glücklicher machen und das allgemeine Lebensgefühl sowie die weitere Lebensplanung positiv beeinflussen.

Sichere Kontrazeption kann aber auch zu zwiespältigen Gefühlen, zu vielschichtiger Konflikthaftigkeit durch bewußtes Abtrennen von Geschlechtlichkeit und Fruchtbarkeit von der Tiefe des Empfindens und Wahrnehmens führen (Petersen, 1980a).

> Die 36jährige Lehrerin, 2 Kinder, hat große Angst vor einer weiteren Schwangerschaft. Sie hat zahlreiche Vorbehalte gegenüber der Pille, wie: »Dann kommt meine Schilddrüse durcheinander; ich nehme an Gewicht zu; der Busen wird zu groß und tut weh; ich bekomme Kopfschmerzen...« Sie entschließt sich dann aber doch zur Einnahme der »Pille«. Ein Jahr später antwortet sie auf die Frage, ob jetzt ihre Ängste vor einer unerwünschten Schwangerschaft weggefallen seien und sie die Sexualität mehr genießen könne: »Oh je, nun ist es noch schlechter. Wissen Sie, seit ich weiß, daß ich nicht schwanger werden kann, ist der Reiz irgendwie weg...«

Intrauterine Kontrazeption

Außer einer Gruppe von Frauen, die mit dieser Kontrazeptionsmethode zufrieden sind und sie ungestört tolerieren, scheint das IUP von Frauen bevorzugt zu werden, die sich durch die sichere generalisierte hormonelle Wirkung der Ovulationshemmer zu sehr beeinträchtigt fühlen (Jürgensen et al., 1979; Frick-Bruder, 1980). Angst vor Schmerzen bei der Einlage bzw. beim Entfernen des IUP, verstärkte, verlängerte Blutungen, Entzündungen und daraus resultierende Unfruchtbarkeit sind bewußte Vorbehalte gegenüber der intrauterinen Kontrazeption. Darüber hinaus finden sich Vorstellungen wie: Die »Spirale« könnte wandern, verrutschen, einen selbst oder den Partner verletzen. Ein für die kontrazeptive Beratung wichtiger Zusammenhang zwischen emotionaler Einstellung des Arztes und der Akzeptanz bzw. Verträglichkeit des IUP wurde von Reading und Newton (1977) nachgewiesen. War der Arzt beim Einlegen des IUP emotional zugewandt, zuversichtlich und von der kontrazeptiven Methode überzeugt, so verringerten sich die Schmerzen beim Einlegen sowie Zahl und Ausmaß späterer Nebenwirkungen.

Definitive Kontrazeption (Sterilisation)

Die Einstellung gegenüber der Sterilisation hat sich grundlegend verändert. Galt dieser Eingriff früher als sittenwidrige ärztliche Handlung, so wird diese definitive Kontrazeptionsmethode heute von der breiten Öffentlichkeit akzeptiert, von den Krankenkassen als Pflichtleistung übernommen. Zweifellos ist für die Frau im mittleren und höheren Fertilitätsalter diese Methode durch ihre Sicherheit, durch das Fehlen organischer Nebenwirkungen und das inzwischen risikoarme Routineverfahren der laparoskopischen Tubenkoagulation anderen kontrazeptiven Maßnahmen überlegen. In der Bundesrepublik Deutschland werden jährlich ca. 50 000 derartige Eingriffe vorgenommen.

Um gravierende psychische bzw. psychosomatische Reaktionen auf diesen irreversiblen Eingriff zu vermeiden, empfiehlt Petersen (1980b) die folgenden Prognosekriterien zu beachten: eine ausreichende und qualifizierte Beratung, ein freier, wohlüberlegter, mit dem Partner durchdachter und von beiden Partnern getragener Entschluß, klare und eindeutige kontrazeptive Motivation, seelische und partnerschaftliche Ausgewogenheit und ein ausreichender Entscheidungszeitraum. Lebensalter und Kinderzahl – Faktoren, die von den meisten Ärzten als wesentlich für die Entscheidung berücksichtigt werden – haben kaum Einfluß auf die Verarbeitung der Operation. Dies ist für die Beratungspraxis wichtig, denn Lebensalter und Kinderzahl werden allzuleicht fälschlicherweise als die wesentlichen Merkmale für die Reife der Persönlichkeit, die Ausgewogenheit der Entscheidung und die Stabilität der Paarbeziehung unterstellt.

Die früher häufiger durchgeführte Tubensterilisation unmittelbar post partum ist wegen der zahlreichen psychosomatischen Folgeerscheinungen weitgehend aufgegeben worden. Die Wöchnerin befindet sich – nicht nur nach einer schwierigen Schwangerschaft und/oder traumatischen Geburtserlebnissen – in einem Ausnahmezustand. Eine definitive Entscheidung sollte nicht vor Ablauf von 3 Monaten nach der Geburt getroffen werden. Natürlich erleichtert eine aus medizinischen Gründen notwendige Sectio in Einzelfällen die Entscheidung zur gleichzeitigen Tubenligatur. Andererseits sind gerade die wegen zwingender medizinischer Indikation durchgeführten Sterilisationen besonders komplikationsreich hinsichtlich unerwünschter psychosomatischer Nebenwirkungen. Die Patientin kann den Eingriff als zusätzliches Trauma ihrer ohnehin schon verletzten psychophysischen Integrität fehlverarbeiten. Gleiches gilt für die mit einem Schwangerschaftsabbruch durchgeführte Sterilisation, um so mehr, wenn dies von der Patientin als Bedingung für die Abruptio erlebt wird.

1.3 Schwangerschaftsabbruch

Der Schwangerschaftsabbruch steht nach wie vor inmitten kontroverser weltanschaulich-politischer Diskussionen. Für die einen ist er eine Forderung von Liberalität und Emanzipation, für die anderen ein Ärgernis, ein Zeichen zunehmenden moralischen Verfalls. Nach der Reform des § 218 aus dem Jahre 1976 war der Schwangerschaftsabbruch bei bestimmten Indikationen erlaubt. Man unterschied die medizinische, die eugenische, die ethische oder kriminologische und die Notlagenindikation. Die Zahl der aus Notlagenindikation vorgenommenen Schwangerschaftsabbrüche war in den vergangenen Jahren stetig angestiegen. Zuletzt wurden über 80% aller legalen Abruptiones mit einer Notlagenindikation begründet. Während bei der Beratung und Indikationsstellung bei medizinischer, eugenischer und kriminologischer Indikation im allgemeinen keine größeren Probleme auftauchten, kam es im Entschei-

dungsprozeß zur Notlagenindikation in der Praxis zu Schwierigkeiten und Mißverständnissen. Viele Ärzte fühlen sich bei der Aufgabe überfordert, aufgrund der Angaben der Patientin über ihre persönlichen und familiären Verhältnisse zu erkennen, ob eine den Schwangerschaftsabbruch rechtfertigende Notlage vorliegt oder nicht. Andererseits wurde gerade der Schwangerschaftskonfliktberatung vom Gesetzgeber große Bedeutung zugemessen. Sie wurde bindend vorgeschrieben. Es wird verständlich, daß mancher Arzt vor solchen konflikthaften und zeitraubenden Gesprächen zurückschreckt und eine Mitwirkung beim Schwangerschaftsabbruch grundsätzlich ablehnt. Tatsächlich gehört Schwangerschaftskonfliktberatung zu den schwierigsten und verantwortlichsten Beratungsaufgaben, die vom Arzt im psycho-sozialen Bereich geleistet werden müssen.

Die ratsuchende Frau muß zwischen zwei Alternativen entscheiden: Austragen des Kindes oder Schwangerschaftsabbruch. Zusätzlich besteht ein objektiver und subjektiver Zeitdruck. Hinzu kommt in vielen Fällen ein äußerer sozialer Druck durch den Partner, Eltern, Freunde, Bekannte. Ziel der Schwangerschaftskonfliktberatung muß es sein, mit der Frau so zu sprechen, daß sie unter allmählicher Aufgabe aller zunächst vordergründigen Motivationen ihre wahren Tendenzen, Ambivalenzen, Wünsche und Interessen, Kollisionen mit sich selbst, mit dem Partner, mit der Familie, dem Beruf und der Gesellschaft klarer sehen kann. Erst dann wird sie ihre bestmögliche Entscheidung finden können. Eine solche Gesprächsführung setzt voraus, daß der beratende Arzt auf die Haltung verzichtet, daß diese oder jene Entscheidung die richtige Lösung für die Frau ist. Diese individuelle Gesprächsführung hat sich für die seelische Verarbeitung des Schwangerschaftsabbruchs als prognostisch besonders günstig erwiesen (Molinski, 1975; Poettgen, 1977).

In vielen Fällen stellt sich heraus, daß hinter den von der Frau vorgebrachten realen Gründen zum Schwangerschaftsabbruch viel grundsätzlichere und tiefere Konflikte liegen, so daß nicht zu erwarten ist, daß diese Konflikte durch einen Schwangerschaftsabbruch zu lösen sind. Jürgensen (1983) konnte zeigen, daß bei 26% der von ihr tiefenpsychologisch untersuchten Frauen die ungewollte Schwangerschaft einen unglücklichen Konfliktlösungsversuch bei Trennungstraumen darstellt. Die Schwangerschaft, die nach den realen äußeren Verhältnissen unerwünscht war, schien dennoch einem inneren Bedürfnis zu entsprechen, einem zwar unbewußten, aber das Verhalten bestimmenden Kinderwunsch. In die gleiche Richtung weisen die Nachuntersuchungen von Goebel (1984) an 125 Frauen. 39% führten auch kurz nach der Abruptio keine zuverlässige Kontrazeption durch, d.h. der tieferliegende Konflikt ging weiter. Schwendke und Richter (1990) fanden bei 56 tiefenpsychologisch untersuchten Schwangeren mit nachfolgender Abruptio bei 32% einen tieferliegenden Konflikt im Sinne von Jürgensen. Der Schwangerschaftskonfliktberatung kommt somit eine entscheidende Weichenstellung in einer Lebenskrise zu, wenn sie in der Lage ist, auch die tiefenpsychologische Dimension der ratsuchenden Patientinnen zu erfassen.

Durch die Wiedervereinigung von BRD und DDR ist eine erneute, zum Teil leidenschaftlich geführte Diskussion um den Schwangerschaftsabbruch entbrannt. Durch den Einigungsvertrag wurde für den Bereich des Schwangerschaftsabbruchs unterschiedliches Recht in den alten und neuen Bundesländern fortgeschrieben, d.h. Indikationsregelung West, Fristenlösung Ost, allerdings mit dem Auftrag an den Gesetzgeber, bis 31. 12. 1992 eine verfassungskonforme neue gesamtdeutsche Regelung zu treffen. Nach heftigem Parteienstreit wurde am 27. 7. 1992 das »Gesetz zum Schutz des vorgeburtlichen/werdenden Lebens, zur Förderung einer kinderfreundlicheren Gesellschaft, für Hilfen im Schwangerschaftskonflikt und zur Regelung des Schwangerschaftsabbruchs« verabschiedet. Die Bayerische Staatsregierung sowie 249 Abgeordnete des Deutschen Bundestages erwirkten eine verfassungsrechtliche Prüfung. Am 28. 5. 1993 hat das Bundesverfassungsgericht dieses Gesetz in wesentlichen Teilen für verfassungswidrig erklärt. Der Gesetzgeber ist in dem vom Bundesverfassungsgericht vorgegebenen Rahmen erneut gefordert.

1.4 Unterbauchschmerzen

Unterbauchschmerz-Patientinnen gehören zu den wirklichen Problempatientinnen in der gynäkologischen Sprechstunde. Zum einen ist bereits die diagnostische Abgrenzung schwierig, zum anderen bleiben therapeutische Maßnahmen häufig unbefriedigend oder gar erfolglos, weil psychosomatische Aspekte dieser Erkrankung nur ungenügend bekannt sind oder nicht berücksichtigt werden. Der Umgang mit Unterbauchschmerz-Patientinnen wird von Gefühlen der Hilflosigkeit, der Frustration oder der Ärgerlichkeit bestimmt. Das erklärt die häufig zu beobachtende aktiv operative Vorgehensweise von Gynäkologen, welche die Ursache der Unterbauchschmerzen gleichsam »an der Wurzel« packen soll. So begleiten nach erfolglosen Spasmolytika-, Analgetika-, Antibiotika-Behandlungen und physikalischen Maßnahmen nicht selten zahlreiche Operationen den Leidensweg dieser Patientinnen.

Pelipathie-Syndrom

Das Pelipathie-Syndrom galt lange Zeit als ein nur unscharf definiertes, schwer präzisierbares Krankheitsbild mit organisch nicht erklärbaren, meist chronischen Unterbauchschmerzen der Frau. Die Schwierigkeiten, mit diesem Problem zurechtzukommen, zeigen sich eindrücklich in den zahlreichen Bezeichnungen und Interpretationen, welche in der Literatur Eingang gefunden haben, z.B.: Hysteralgie (Scanzoni, 1870), Krankheit mit den 20 Namen (Naujoks, 1920), Beckenneuralgie (Cotte, 1931), Parametropathia spastica (Martius, 1929), schwebende Pein (Sellheim, 1929), Zervikal-Syndrom (Young, 1938), Pelipathia vegetativa (Gauss, 1949; Prill, 1964), pelvic conge-

stion (Taylor, 1949), Pseudoadnexitis spastica, Pelvipathie (Artner, 1982; Römer, 1969), chronic pelvic pain (Sinclair, 1972; Renaer, 1981), chronische Schmerzzustände ohne deutlich organische Pathologie (Renaer, 1980), Unterleibsschmerzen ohne Organbefund (Molinski, 1982; Nijs, 1983), Pelipathie-Syndrom (Richter, 1979, 1993).

Nach Artner (1982) soll es inzwischen 150 Synonyma geben. Wir sprechen vom Pelipathie-Syndrom, weil es sich um ein polysymptomatisches Krankheitsbild mit einer ganzen Reihe zusätzlicher psychosomatischer Symptome handelt.

Organische Schmerzursachen können laparoskopisch ausgeschlossen werden, wie entzündliche Veränderungen, Adhäsionen im Genitalbereich, Varicosis pelvina, Endometriose, Allan-Masters-Syndrom. Allerdings darf bei Vorliegen eindeutiger pathologischer Organbefunde nicht ohne weiteres gefolgert werden, daß diese die eigentliche und alleinige Ursache für die Beschwerden sind, denn organische und psychosomatische Schmerzursachen können gleichzeitig wirksam sein. Zur weiteren Abklärung des Pelipathie-Syndroms gehört der Ausschluß extragenitaler organischer Schmerzursachen, z.B. orthopädisch bedingte Schmerzursachen, neurologische und gastrointestinale Schmerzursachen wie Colon irritabile, Divertikulose, Obstipation, chronische Appendizitis, Morbus Crohn.

Beim Pelipathie-Syndrom handelt es sich um eine neurotische Reaktion auf lebensgeschichtliche Zusammehänge bzw. um die Somatisierung einer ungelösten, unbewußten Konfliktproblematik. Diese Konfliktbereiche können die Partnerbeziehung betreffen, oder wir finden die Schwierigkeit, sich in dem Spannungsfeld zwischen Überforderung auf der einen Seite und ungenügender Abgrenzungsmöglichkeit auf der anderen Seite zurechtzufinden, oder es geht um eine Nichtverarbeitung von Trennungs- oder Verlustsituationen. Vereinfacht gesagt handelt es sich beim Pelipathie-Syndrom um einen dumpfen, unbewußten Protest einer tief enttäuschten, gekränkten Frau.

Dem Pelipathie-Syndrom liegt eine verleugnete Depression zugrunde. Diese Frauen leiden an Unterbauchschmerzen, sie können depressive oder Minderwertigkeitsgefühle oder Versagensängste nicht zulassen; die Unterbauchschmerzen haben manchmal geradezu eine stabilisierende Funktion für ihre depressive Persönlichkeit.

Die 36jährige Metzgersfrau hat eine 7jährige Tochter und einen 4jährigen Sohn. Im Haus wohnen noch die sehr fordernden Schwiegereltern. Ihr Mann beschäftigt in der Metzgerei 12 Mitarbeiter, er betreibt zusätzlich eine Fleisch- und Wurstwarenfabrik. Die Patientin ist um 6.00 Uhr morgens die erste in der Wurstküche, danach leitet sie das Metzgergeschäft, hastet in die Wohnung, um für die Familie zu kochen. Danach steht sie wieder im Geschäft bis zum Abend. Dann muß sie sich um die kranken Schwiegereltern kümmern. Sie erledigt die komplette Buchführung für Geschäft und Fabrik, sinkt um 23.00 Uhr todmüde ins Bett. Ihr Mann ist leidenschaftlicher Jäger und Fußballspieler in der Alte-Herren-

Fußballmannschaft. An 4 Abenden ist er regelmäßig nicht zu Hause. Nach der Kündigung der besten Verkäuferin des Geschäfts vor 3 Jahren begannen die Unterbauchschmerzen.

Die Verleugnung der Depression und seelischer Schwierigkeiten überhaupt, macht einen therapeutischen Ansatz schwierig, weshalb bis vor wenigen Jahren diese Krankheit als nahezu unbehandelbar galt. Erste therapeutische Erfolge gab es durch die Arbeitsgruppen von Molinski (1982), Nijs (1981, 1982c, 1985) und Renaer (1981), sowie Richter (1979, 1983, 1993) und Strunk (1978). Bei dem von Richter entwickelten Therapiekonzept handelt es sich um einen behutsamen schrittweisen Übergang von der organischen zur psychosomatischen Sichtweise der Krankheit, wobei der anfänglich starken Abwehr der Patientin Rechnung getragen wird. Im Rahmen eines dreitägigen stationären Aufenthalts wird eine Laparoskopie durchgeführt und danach die Vorstellung der Patientin von einer organischen Schmerzursache revidiert, bzw. in eine psychologische Sichtweise verändert. Durch eine daran anschließende psychosomatisch orientierte Einzel- bzw. Paarbehandlung konnte bei einem Drittel der Patientinnen Schmerzfreiheit, bei einem weiteren Drittel eine deutliche Besserung der Unterbauchschmerzen erreicht werden.

Adnexitis

Die rein somatische Behandlung der Adnexitis führt meist nur vorübergehend zur Beschwerdefreiheit. Die Adnexitis neigt zur Chronifizierung. Vielfach notwendige Krankenhaus- oder Kuraufenthalte können durch den wiederholten Ausfall der Frau im Haushalt oder am Arbeitsplatz zu sozialen Spannungen führen. Infertilität als Folge postentzündlicher Veränderungen des Tubarapparates kann jahrelange intensive medizinische Bemühungen in Gang setzen, einschließlich operativer Eingriffe, die meist nur geringen Erfolg haben. Ungewollte Kinderlosigkeit und sexuelle Schwierigkeiten infolge andauernder Schmerzzustände im kleinen Becken sind nicht selten Ursache von Partnerkonflikten, oder es droht schon in jungen Jahren die radikale verstümmelnde Operation als letzter Ausweg zur Sanierung ständig aufflackernder Adnexentzündungen.

Die übliche monokausale Adnexitistherapie bringt zwar die aktuelle Entzündung rasch zum Verschwinden, ändert aber nichts an der neurotischen Grundproblematik dieser Frauen (Lemnete et al., 1972; Richter, 1978, 1979, 1983). Daher ist die hohe Wiedererkrankungsrate nicht überraschend. Die Aszensionstheorie dominiert noch weitgehend in den pathogenetischen Überlegungen, obwohl – bei genauer Anamnese – nur in wenigen Fällen ein Zusammenhang mit der Menstruation, mit gynäkologischen Eingriffen, mit Geburten und Fehlgeburten gefunden wird. Auch bei vergleichenden bakteriologischen Untersuchungen von Adnex- bzw. Douglaspunktaten und Zervixschleim findet sich keine signifikante Übereinstimmung im kulturellen Erregerspektrum.

Neuere, mittels verbesserter Abstrichmethoden durchgeführte Untersuchungen zeigen eine große Zahl gonorrhoischer Infektionen der Adnexe. Die Mehrzahl (60–80%) aller urogenitalen Gonorrhoe-Infektionen verläuft jedoch asymptomatisch (Ahmad und Parrish, 1974; Khoury und Linwood, 1974; Noonan, 1974). In jüngster Zeit kommt der Chlamydieninfektion größere Bedeutung zu. Manche Autoren sehen in der Chlamydia trachomatis den gegenwärtig häufigsten Erreger der Salpingitis. Der Nachweis einer Chlamydieninfektion ist schwierig; er gelingt nur in etwa 20% der Fälle.

Aus psychosomatischer Sicht bedeutsam ist die Frage, welche Frau erkrankt unter welchen Lebensumständen an Adnexitis – gibt es tiefere Zusammenhänge, deren Kenntnis einen besseren Zugang zu dieser Patientin und damit bessere Therapiemöglichkeit versprechen.

Tiefenpsychologische Untersuchungen (Richter, 1978, 1983; Bauer, 1982; Föller, 1993) an stationär und ambulant behandelten Adnexitispatientinnen ergaben überraschend häufig gleichartige Konfliktsituationen. Adnexitispatientinnen stehen zwischen zwei oder mehr Partnern, ohne sich letztendlich für einen allein entscheiden zu können. Zwei unterschiedliche Impulse werden bei verschiedenen männlichen Partnern ausgelebt. Bei einem rücksichtsvollen verläßlichen und immer verfügbaren »väterlichen« oder »kameradschaftlichen« Mann finden sie Verständnis und Geborgenheit. Auf der anderen Seite suchen sie jedoch auch Abwechslung, Ungebundenheit, eine Art erotische Spannung. Sie wenden sich daher weiteren Partnern zu, die in der Regel aktiv, dynamisch und kontaktfreudig, oft aber auch egoistisch, unzuverlässig und willkürlich sind. So sind diese Frauen ständig hin- und hergerissen. Das gleichzeitige Erleben von Geborgenheit und sexueller Lust mit einem einzigen Partner ist nicht möglich (Abb. 76-3).

> Eine Patientin drückte diesen Konflikt einmal folgendermaßen aus: »...ich habe mich zu entscheiden für Freiheit und Risiko oder Geborgenheit und Liebe.«

Föller (1993) spricht in diesem Zusammenhang von einem Doppelleben, welches diese Patientinnen führen. Zur Adnexitis kommt es, wenn sich dieses Doppelleben nicht mehr halten läßt und eine Ent-

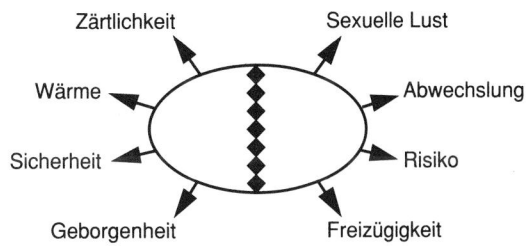

Abb. 76-3 *Zwei zentrifugal desintegrierend erlebte Impulse bei Adnexitispatientinnen.*

scheidung ansteht. Die Adnexitispatientin vermißt in der symbiotischen »Anlehnungsbeziehung« die sexuelle Befriedigung, in der anderen Beziehung vermißt sie Geborgenheit und Stetigkeit. Die gerade bestehende Partnerschaft wird durch die jeweils latenten Sehnsüchte ge- und schließlich zerstört. Die Adnexitispatientin lebt in einem inneren Dauerkonflikt. Unmittelbar vor der Erkrankung finden sich Versuchungs- und Versagungssituationen, in welchen die Patientinnen auf ihre erotisch-sexuellen Sehnsüchte und Wünsche verzichtet hatten.

Eine 24jährige Erzieherin, die seit 3 Jahren einen Kindergarten leitet, lebt nach dem Motto: »…Leben macht nur Spaß mit einem Menschen zusammen, damit meine ich einen Mann. – Es darf nie langweilig sein, man muß immer etwas Neues entdecken, ich bin eine Eroberungsnatur, es muß prickeln, spannend sein.«

Die Patientin ist seit 3 Jahren befreundet mit D., einem Juristen: »…er ist so, wie man sich einen Mann nur vorstellen kann, aufmerksam, taktvoll, herzlich und sensibel, er hat viel Zeit für mich. Wir machen viele gemeinsame Unternehmungen. Er hält sich zurück, um mir alle Freiheiten zu lassen…«

Neben D. hat die Patientin einige kurze Affären, bis sie in einer Diskothek G. kennenlernt, einen Rundfunkreporter: »…Damals war ich fasziniert von ihm, das kannte ich noch nicht, Rundfunk- und Pressewelt. – Anfangs haben wir uns gut verstanden – er kam immer unangemeldet oder rief mich von Paris oder London an, ich saß oft da, nervös und wartete auf seinen Anruf…« Im weiteren Verlauf der Beziehung zu G. läßt die Faszination nach, die Patientin ärgert sich mehr und mehr über seine Unzuverlässigkeit, seine Willkür, seine sporadischen Besuche, und sie beschließt, sich von ihm zu trennen, insbesondere, da auch D. sich von ihr zurückzuziehen beginnt. – »…Es ging mir schlecht in dieser Zeit, da kam G. überraschend am Freitagabend aus München, er wollte zärtlich werden, ich konnte nicht, es kam zum Streit, schließlich ging er verärgert weg. Ich konnte die ganze Nacht nicht schlafen, lag auf meinem Bett, mein Unterleib bebte, gegen Morgen bekam ich Bauchschmerzen und dann kam das Fieber…« Am selben Tag wurde die Patientin unter der Diagnose Adnexitis stationär aufgenommen mit 38,6 °C Fieber, BKS 6/10 mm n.W., einen Tag später 24/40 mm n.W., Leukozyten 11 300.

Warum Geborgenheit und Sexualität nur desintegrierend und nicht bei demselben Partner erlebt werden können, wird aus der Lebensbiographie verständlich.

Psychosomatisch bedeutsam erscheint ein von Adnexitispatientinnen übereinstimmend und wiederholt geschildertes Verhaltensmuster, wie sie in einer Situation quälend erlebter Einengung mit angestauten Wutimpulsen verfahren. Sie entledigen sich ihres Ärgers, indem sie impulsiv eine erotische Situation suchen oder sich auf einen sexuellen Kontakt einlassen. Psychodynamisch betrachtet wird die Sexualität zum Adressaten, psychosomatisch-topographisch wird der Genitalapparat zum Verarbeitungsorgan aggressiver Impulse. Adnexitispatientinnen zeigen diese spezielle Verarbeitungsweise von Wutimpulsen, welche die sexuelle Sphäre gleichsam zur Kampfzone macht.

Je mehr sie sich in den Anlehnungs-Partnerbeziehungen eingeengt empfinden, desto stärker verweigern sie unbewußt ihren Partnern die sexuelle Hingabe – Symptomatik Anorgasmie und Dyspareunie – desto stärker aber spüren sie Sehnsüchte nach einer völlig anderen, überwiegend sexuellen Art von Partnerbeziehung. Die Patientinnen können diese Dynamik in sich nicht steuern. Solange die psychisch »eingespielte« Verarbeitung der Ärgerreaktionen mit Abreaktion in der sexuellen Sphäre gelingt, scheinen keine Adnexitiden aufzutreten. Das erklärt die völlig symptomfreien Phasen mancher Patientinnen bei an »sexuelle Verwahrlosung« grenzenden häufigen Partnerwechseln. Ein Adnexitisrezidiv scheint immer dann aufzutreten, wenn der stark erlebte Wunsch nach sexueller Entlastung nicht erfüllt werden kann, etwa wenn die Patientin aus Rücksicht auf ihre Anlehnungs-Partnerschaft verzichtet oder wenn ein angebahnter sexueller Kontakt aus anderen Gründen scheitert (Bauer, 1982; Richter, 1983).

Angestaute, aggressive Impulse, die an der gewohnten Abfuhr in die Sexualsphäre gehindert werden, führen zu neuromuskulären Fehlinnervationen wie dem Tubenspasmus und zu anhaltenden unphysiologischen Kontraktionen der vegetativen Muskulatur im kleinen Becken mit Sekundärfolgen: Stase-Vorgänge und Hypoxie, Ödembildung in der Perisalpinx, Hypersekretion der Tubenepithelien. Damit wird jene lokale Resistenzminderung bewirkt, die über bereits vorhandene Keime zum Aufflackern einer neuen Entzündung führt.

Therapeutisch hat es sich bewährt, diesen Basiskonflikt anzusprechen und zu bearbeiten, besonders in der Gruppenarbeit mit stationären Adnexitispatientinnen. Dadurch lassen sich über die Zeit der Hospitalisierung hinausgehende psychotherapeutische Impulse setzen und möglicherweise manche Fälle von chronischer Adnexitis vermeiden. Auch in der ambulanten Praxis sollte der Gynäkologe diesen Dauerkonflikt ansprechen und während wiederholter Konsultationen mit der Patientin bearbeiten.

Föller (1993) vertritt die Ansicht, daß ein Gespräch über die Lebenssituation der Patientin während der Erkrankungsphase kontraindiziert sein kann, daß die Erkrankung gerade dazu dient, Abstand von bedrohlichen Gefühlen von Angst und Zweifel zu schaffen.

1.5 Psychogener Fluor genitalis

In der Annahme einer organischen Ursache wird zunächst überwiegend antimikrobiell behandelt. Obwohl sich in vielen Fällen dadurch am Symptom nichts ändert, wird kaum an psychosomatische Zusammenhänge gedacht. Dem psychogenen Fluor genitalis liegt eine übermäßige Sekretion der Vestibularis- und Zervixdrüsen und/oder eine vermehrte Transsudation der Vaginalwände zugrunde. Dieser Fluor kann eine eigenständige psychosomatische Störung darstellen oder als Begleitsymptom anderer psychosomatischer Erkrankungen auftreten.

Bei unerfülltem Wunsch nach sexueller Befriedigung wird der Fluor im Sinne eines permanenten

»sexuellen Bereitstellungsreflexes« durch die eben erwähnte Sekretion der Vestibularis- und Zervixdrüsen und durch vermehrte Transsudation der Scheide infolge Vasokongestion im Parakolpium hervorgerufen. Man unterscheidet den *Libidofluor*, als direkten Ausdruck unerfüllter sexueller Wünsche, vom *Abwehrfluor*. Hier wird eine mögliche sexuelle Befriedigung abgewehrt, weil die Befriedigung sexueller Wünsche grundsätzlich für das bewußte Erleben nicht akzeptabel ist oder weil vorangegangene sexuelle Erfahrungen so unbefriedigend waren, daß die Frau weiteren sexuellen Kontakten durch ausgeprägte Fluorentwicklung auszuweichen sucht. Beim sog. *Gewissensfluor* verhindert eine noch stärker wirksame Abwehr bzw. Über-Ich-Problematik eine konfliktfreie sexuelle Befriedigung. Der gleichsam »als Strafe« hervorgerufene Fluor kann dann von der Angst vor einer venerischen Infektion oder sogar karzinophobischen Phantasien begleitet sein.

Bei einer allgemeinen neurovegetativen Labilität können unspezifische Streßsituationen über Parasympathikusaktivierung zu zervikalem Fluor führen, der in diesen Fällen dann meist ein Begleitsymptom anderer psychosomatischer Störungen darstellt. So klagen Patientinnen mit psychosomatischen Magen-Darm-Störungen überwiegend über einen starken Fluor, oder der Fluor stellt sich ein bei Aufregungen, allgemeiner Anspannung oder Erschöpfung.

Nahezu pathognomonisch findet sich ein psychogener Fluor als Begleitsymptom beim Pelipathie-Syndrom und bei den Sekundäre-Amenorrhoe-Patientinnen, bei denen als auslösende Konfliktursache eine Abwehr des Sexualtriebs oder eine männliche Rollenidentifikation vorliegt. Bei diesem Fluorproblem ist – wie eingangs ausgeführt – eine gestörte Sexualphysiologie im Sinne eines permanenten Bereitstellungsreflexes bei unerfüllter oder abgewehrter sexueller Befriedigung die Ursache.

1.6 Psychogener Pruritus genitalis

Patientinnen mit Pruritus im Genitalbereich gehören – wie die Pelipathie-Syndrom-Patientinnen – zu den am schwierigsten zu behandelnden Patientinnen in der frauenärztlichen Sprechstunde, besonders dann, wenn sich nach anfänglicher Diagnostik herausstellt, daß keine organische Ursache vorliegt.

Häufig werden diese Patientinnen hin und her überwiesen, zwischen Hausarzt, Frauenarzt, Dermatologe, Urologe und Proktologe.

Polypragmatische Behandlungsversuche mit Antimykotika, antibakteriellen oder kortisonhaltigen Salben, mit östrogenhaltigen Cremes und mit Lokalanästhetika sind – wenn überhaupt – nur vorübergehend wirksam. Die vom Juckreiz geplagte Patientin entwickelt nicht selten eine zunehmende Unzufriedenheit mit den sie betreuenden Ärzten. Dies wiederum führt zu einem häufigen Arztwechsel, zu einer Chronifizierung des Leidens, so daß schließlich sogar extreme chirurgische therapeutische Maßnahmen wie die Vulvektomie erwogen und durchgeführt werden.

Der psychogene Pruritus genitalis kann akut und heftig, anfallsweise oder chronisch auftreten und sich als Jucken, Brennen, Stechen an der Vulva, in der Klitorisgegend oder am Perineum bemerkbar machen. Sekundär können Kratzeffekte wie Epithelläsionen, Ekzeme, Follikuliditen oder Pyodermien hinzukommen, insbesondere wenn die Patientin das zum Teil heftige Kratzbedürfnis nicht unterdrücken kann. Der Pruritus kann in jedem Alter auftreten. Allgemein verbreitet ist die Ansicht, beim Pruritus genitalis handle es sich um ein Leiden in der Postmenopause, daher betrachten überwiegend somatisch orientierte Gynäkologen den Pruritus genitalis als Östrogenmangelsymptom. Dieser Ansicht widersprechen allerdings die sehr bescheidenen Erfolge einer lokalen oder systemischen Östrogentherapie.

Zahlreiche exogene und endogene organische Noxen können einen Pruritus genitalis hervorrufen: Vulvitis (Mykose, -bakteriell-, Trichomonaden, Lues, Filzläuse, Oxyuren), Reizvulvitis (mechanische Reize, Manipulationen, übertriebene Hygiene), Kraurosis, Harninkontinenz, Blasen-, Rektum-, Scheidenfistel, Vulvakarzinom, Diabetes mellitus, Alkoholismus, allergische Diathese, Lebererkrankungen, Nierenerkrankungen, Östrogenmangel.

Die spärlichen Arbeiten in der Literatur zum psychosomatischen Pruritus genitalis sind sich in der Beurteilung einig, daß diesem Leiden grundsätzlich sexuelle Konflikte zugrunde liegen. So äußert Prill (1964): »Der Pruritus vulvae ist Ausdruck stärkster sexueller Abwehr und Angst mit Versündigungsideen und Onaniekomplexen bis zum Rechtfertigungssymptom für nicht zu erlangende oder quantitativ pathologische Sexualbegierden und -wünsche.« Ziolko (1978) bezeichnet den Pruritus vulvae als ein masturbatorisches Äquivalent. Schätzing (1954) spricht von einem Onaniekomplex. Der Juckreiz nötige die davon befallenen Frauen in Form des Reibens zu einer Art larvierter Onanie ohne Gewissenszwang. Condrau (1969) kritisiert diesen – seiner Meinung nach – vereinfachten Analogieschluß: Pruritus = Onanie und auch Stauber (1980) weist darauf hin, daß in jedem einzelnen Fall geklärt werden müsse, welchen Stellenwert das Jucken in der psychischen »inneren« Situation der Patientin einnimmt. Für Kemper (1975) ist der Pruritus vulvae die Zerrform einer allgemeinen sexuellen Erregung, der eine geeignete Abfuhr oder Entlastung versagt ist. Kemper wörtlich: »Der Pruritus vulvae ist sinnfälliger Ausdruck einer ständig abgewehrten Dauererregung des weiblichen Genitaltraktes, die mangels adäquater Befriedigung niemals zum Abklingen kommt.«

Überwiegt der Abwehraspekt, findet sich bei diesen Frauen eine Abneigung gegen den Partner, eine Furcht vor Schwangerschaft, eine Aversion gegen sexuelle Praktiken, Angst vor Ansteckung oder Verbotenem. Andererseits können auch Frauen mit allgemeinen und sexuellen Kontaktwünschen an Pruritus leiden. Sie zeigen ein allgemeines Unbefriedigtsein in der Ehe oder unerfüllte Erwartungen an den Partner, etwa bei Impotenz des Mannes.

> Eine 24jährige Zahnarzthelferin kam zweimal unangemeldet in die Sprechstunde wegen extremem Pruritus, Schmerzen und »Ziehen im Unterleib«. »Meine Vulva ist richtig geschwollen.« Beide Male war sie mit einem jungen Mann ausgegangen, hatte sich dann aber vor einer an sich gewünschten intimen Begegnung zurückgezogen. Eine erste kurze Beziehung mit 18 Jahren endete mit dem plötzlichen Tod des Freundes, worauf sie mit einer einjährigen sekundären Amenorrhoe reagierte. 4 Jahre später kommt es zu einigen rasch aufeinanderfolgenden flüchtigen sexuellen Beziehungen, die unbefriedigend verlaufen. Patientin: »Es war immer sehr schmerzhaft, es war wie zwischen Tür und Angel...« Sie hat Angst als Frau in einer sexuellen Beziehung zu versagen, sie verdrängt ihre sexuellen Wünsche. Wenn sie am Nachmittag von der Arbeit nach Hause kommt, hat sie den Drang, auf die Toilette zu gehen, muß sich ausgiebig kratzen und geht dann unter die Dusche, was ihr eine gewisse Erleichterung verschafft.

Um eine Chronifizierung dieser Störung zu vermeiden, ist von Anfang an eine psychosomatische, d. h. ganzheitliche Behandlung erforderlich (Richter, 1991). Selbstverständlich muß eine zuverlässige Abklärung exogener oder endogener Pruritusursachen Hand in Hand gehen, was zunächst der Diagnose- und Therapievorstellung der Patientin ohnehin entgegenkommt. Gleichzeitig wird aber behutsam das psychosoziale Umfeld der Patientin miterfaßt unter besonderer Berücksichtigung der Vita sexualis. Bei älteren Pruritus-Patientinnen muß dies wegen der noch weit verbreiteten Tabuisierung der Alterssexualität sehr behutsam erfolgen und kann sich im Einzelfall als schwierig erweisen.

1.7 Klimakterium

In das Klimakterium, ein Zeitraum, der etwa das 45. bis 55. Lebensjahr umfaßt, fällt als letzte Regelblutung die Menopause. Das durchschnittliche Menopausenalter liegt gegenwärtig bei 51 Jahren. Das Klimakterium wird in eine prä- und postmenopausale Phase eingeteilt. Beginn und Dauer des Klimakteriums können höchst unterschiedlich sein, in Abhängigkeit des allmählichen Verlöschens der Ovarialfunktion. Die Postmenopause ist endokrinologisch charakterisiert durch die hypergonadotrope Amenorrhoe.

Das Klimakterium kann sehr unterschiedlich verlaufen, völlig symptomlos oder mit einer ganzen Reihe charakteristischer körperlicher und seelischer Beschwerden. Diese sind im Einzelfall so gravierend, daß erhebliche psychische und soziale Beeinträchtigungen auftreten können.

An **körperlichen Beschwerden** finden sich: Hitzewallungen, Schweißausbrüche, Schwindelzustände, Blutdruckanstieg, Kopfschmerzen, Schlafstörungen, als Ausdruck eines erhöhten Sympathikotonus. Dieser ist Folge der abnehmenden Östrogenkonzentration im peripheren Blut – Östrogene wirken pharmakokinetisch im Sinne eines Parasympathikotonus.

Der Östrogenmangel wirkt sich vor allem an den Zielorganen aus: Atrophien der Vaginalschleimhaut, der Vulva und der Blasenschleimhaut können zu Sexualstörungen wie Dyspareunie und Blasenstörungen wie der Urge-Harninkontinenz führen.

An **psychischen Symptomen** können auftreten: eine allgemeine Nervosität und innere Unruhe mit gesteigerter Reizbarkeit und depressiven Verstimmungen.

Nach Prill und Lauritzen (1970) zeigen ca. 30% aller Frauen überhaupt keine, ca. 30% leichte und ca. 30% schwere Probleme im Klimakterium. Wenderlein (1977) fand keine oder nur schwächere Symptome bei Frauen oberer sozialer Schichten und Frauen mit höherem I.Q. und erklärte dies mit einem höheren Informationsgrad über die physiologischen Prozesse und einer größeren Bereitschaft zu einer Östrogensubstitutionstherapie. Maas und Kuypers (1974) und Lehr (1980) machen dafür allerdings zusätzliche Bedingungen verantwortlich, die man überwiegend bei dieser Frauengruppe antrifft, wie stärkere außerhäusliche Orientierung, geringere Familienzentriertheit und erweiterter allgemeiner Interessenradius. Auch van Keep und Humphrey (1976) fanden bei Frauen niedriger sozialer Schicht mehr klimakterische Beschwerden im Vergleich zu Frauen höherer Schichtzugehörigkeit, da sie weniger in die Gesellschaft integriert und ausschließlich auf familiäre Rollen beschränkt waren.

Im 5. und 6. Lebensjahrzehnt kommt es im allgemeinen zu einer Reihe von psychosozialen Veränderungen. Frauen befinden sich in dieser Zeit in einem besonderen Spannungsfeld der Neuorientierung, der Umstrukturierung der persönlichen Lebensverhältnisse. Lehr (1983) spricht sogar von einer Lebensphase der »Konfliktkumulation«. Die erwachsen werdenden und das Elternhaus verlassenden Kinder können ein Vakuum in der Sinngebung des bisherigen Lebens auslösen. Die eigenen alternden, eventuell hilfsbedürftigen Eltern verlangen besondere Zuwendung und können auf einmal wieder an die Tochterrolle erinnern; der Partner – häufig auf dem Höhepunkt seiner beruflichen Entwicklung angelangt – kann zunehmend als fremdgewordener oder »entfernter« erlebt werden. Da neue Möglichkeiten der Lebensgestaltung – z.B. Aufnahme einer als befriedigend erlebten Berufstätigkeit – nicht ohne weiteres realisiert werden können, gerät die klimakterische Frau in eine Situation von Gefühlen des »nicht mehr Gebrauchtwerdens« (Dören und Schneider, 1993). Die dann unter Umständen zahlreich auftretenden Beschwerden des klimakterischen Symptomkomplexes können Appellationscharakter annehmen.

Nicht nur Laien, sondern auch Ärzte betrachten das Klimakterium als einen krisenhaften primär endogen bedingten Prozeß und glauben, Probleme im psychosozialen Bereich auf die körperlichen Umstellungsprozesse zurückführen zu müssen. Lebenslaufstudien haben widerlegt, daß die biologisch bedingten Veränderungen des Klimakteriums für eine Einbuße des Lebensgefühls und die vegetativen und psychischen Symptome verantwortlich zu machen sind. Zu warnen ist also vor einer grundsätzlichen Überbewertung biologisch-endokriner Vorgänge als Auslöser von Konflikt- und Belastungssituationen. Frauen, die in diesen Jahren mit irgendwelchen körperlichen oder seelischen Problemen den Arzt aufsuchen, sollten nicht einfach als »klimakterisch« eingestuft und sofort mit Hormonen und/oder Psychopharmaka behandelt werden. Der Arzt sollte sich vielmehr darum bemühen, die individuelle Situation der Patientin in ihrem psychosozialen Umfeld zu erfassen. Im Verlaufe wiederholter Konsultationen kann so eine Bestandsaufnahme der aktuellen Lebenssituation mit der Patientin erarbeitet und nach Wegen einer neuen zukünftigen Lebensgestaltung gesucht werden. Selbstverständlich hilft eine hormonelle Behandlung bei vegetativen Störungen, ein gezielter Einsatz von Antidepressiva bei depressiven Symptomen. Die alleinige Verordnung von Hormonen oder Psychopharmaka ohne ärztliches Gespräch über die aktuellen Schwierigkeiten der Patientin entspricht nicht einer psychosomatisch orientierten Begleitung durch eine für viele Frauen schwierige Lebensphase. Die ärztlich-therapeutische Begleitung während der Wechseljahre umfaßt demnach medizinisch-pharmakologische Hilfen, psychologische Betreuung und soziale Beratung unter Berücksichtigung der jeweiligen individuellen Situation der Frau (Zachgo et al., 1990; Nijs und Leysen, 1992).

1.8 Sexualstörungen

Auf eine systematische Darstellung der Sexualstörungen muß in diesem Zusammenhang verzichtet werden (s. Kap. 48, »Sexuelle Störungen«). Hingewiesen sei allerdings darauf, daß gerade von gynäkologisch psychosomatischer Seite aus erfolgreiche neue Diagnostik- und Therapiekonzepte bei der Behandlung funktioneller Sexualstörungen erarbeitet wurden, welche die therapeutischen Möglichkeiten von Sexualstörungen wesentlich erweitert haben. Diese Therapiekonzepte, welche den verhaltenstherapeutischen Ansatz von Masters und Johnson (1970) um den tiefenpsychologischen Aspekt bereichert haben, erfahren zur Zeit eine größere Verbreitung (Molinski, 1976; Nijs, 1982a; Höffken et al., 1982; Poettgen, 1983).

Sekundäre Sexualstörungen als Folge gynäkologischer Krankheitsbilder

Organische Ursachen können über dyspareunische Beschwerden und nachfolgendes angstvolles Vermeiden der sexuellen Situation zu einer sekundären Libidostörung führen. Organische Faktoren wirken sich jedoch nur dann als Sexualstörung aus, wenn sie auf eine besondere psychische Bereitschaft dazu von seiten der Frau treffen. Wiederholte Schmerzzustände während der Kohabitation können Schmerzängste konditionieren und schließlich zu Libidostörungen führen. Zu nennen sind: anatomische Besonderheiten wie Verwachsungen der Labia minora,

ein rigides Hymen, Episiotomie- oder Dammrißnarben, chronisch-rezidivierende Entzündungszustände der Vulva oder Vagina bei Bakterien-, Pilz-, Trichomonaden-Infektionen oder ausgedehnter Condylomata-acuminata-Befall. Lage- und Halteanomalien der Genitalorgane, eine ausgeprägte Varikosis im kleinen Becken, die Endometriose, besonders bei Befall der Retrozervix und des Douglas-Raums, posttraumatische Zustände im Genitalbereich nach Kohabitations- oder Pfählungsverletzungen können Ursache einer sekundären Sexualstörung sein. Eine ungenügende Lubrifikation der Vagina, eine atrophische Kolpitis infolge postmenopausalen Östrogenmangels führen nicht selten zu einer zunehmenden sexuellen Abwehr der Frau bis hin zum völligen Libidoverlust. Hier muß gefragt werden, inwieweit nicht präformierte Erwartungshaltungen, »daß mit den Wechseljahren die Sexualität ohnehin nachläßt«, die Abnahme der sexuellen Appetenz begünstigen. Bei der Libidostörung während Schwangerschaft und Wochenbett wirken organische, endokrine und psychische Faktoren zusammen, wobei wir den individuellen psychischen Bedingungen der einzelnen Frau die Hauptbeachtung zumessen (Richter, 1978). An organischen Störfaktoren nach operativen Eingriffen sind zu erwähnen: die Parametritis, ein schmerzhafter, zu kurzer Vaginalstumpf, peritoneale Reizerscheinungen, ein dicht über dem Vaginalabschluß fixiertes Ovar, ein zu enger Introitus nach zu hohem Dammaufbau.

1.9 Psychosomatische Probleme bei gynäkologischen Operationen und Genitalkarzinomen

Ungenügende Kenntnisse und falsche Vorstellungen über Lage, Struktur und Funktion der Genitalorgane sind in Laienkreisen weit mehr vorhanden, als selbst Ärzte sich dies immer wieder vergegenwärtigen. Auch bei gut informiert wirkenden Patientinnen stößt man nicht selten auf überraschende Wissenslücken oder erstaunliche Mißverständnisse. Dies trifft besonders zu für die Erwartungen über die Folgen von gynäkologischen Operationen. Am häufigsten werden Ängste vor dem Alt- und Dickerwerden geäußert und zwar unabhängig von dem geplanten Eingriff. Patientinnen vermuten z.B., obwohl sie wissen, daß die Hormone in den Eierstöcken gebildet werden, und sie diese – bei einfacher Hysterektomie – behalten werden, daß dem Organ Gebärmutter doch eine Bedeutung für die Erhaltung von Jugendlichkeit und schlanker Körperform zukommt. In Zusammenhang damit finden sich Vorstellungen, daß es im Körper zu – wahrscheinlich ungesunden – Stauungen kommen müsse, wenn das Menstrualblut vom Körper nicht mehr regelmäßig ausgeschieden wird. Das Ausbleiben der Regelblutung wird dann wieder mit Wechseljahren und beginnendem Alter gleichgesetzt. Weitverbreitet ist eine diffuse Vorstellung von einer allgemeinen Verminderung von Gefühlsempfindungen, besonders im sexuellen Bereich. So erwarten viele Frauen nach gynäkologischen Operationen eine zwangsläufig einsetzende Libidoverminderung oder befürchten, für ihren Partner sexuell nicht mehr attraktiv zu sein. Eine Operation an den Genitalorganen bedeutet immer einen Eingriff in eine emotional stark besetzte Körperzone. Das heißt, daß außer mangelnder Aufklärung auch tieferliegende Ängste oder Konflikte am Zustandekommen dieser Befürchtungen und der falschen Vorstellungen beteiligt sind.

Dem **präoperativen Gespräch** kommt ganz entscheidende Bedeutung zu. Es genügt nicht, nur über die Indikation und die physiologischen Folgen der geplanten Operation aufzuklären, vielmehr muß das Gefühlsleben und Sexualverhalten offen angesprochen werden.

Um auch auf tieferliegende irrationale Ängste und Befürchtungen aufmerksam zu machen, hat es sich bewährt, nach der ärztlichen Erläuterung der Gründe für die Operation die Patientin direkt zu fragen, ob und wenn ja, welche Veränderungen sie danach im körperlichen, seelischen und sexuellen Bereich erwarte. Bei dieser Vorgehensweise kommt einerseits der Wissensstand der Patientin zum Ausdruck, falsche Vorstellungen können korrigiert werden. Andererseits kann der psychosomatisch orientierte Gynäkologe erkennen, ob sich die Patientin von der Operation vielleicht auch die Lösung partnerschaftlicher Probleme oder sexueller Schwierigkeiten erwartet. Aufgrund neurotischer Fehlerwartungen sind es nämlich manche Patientinnen selbst, die zu einer Operation drängen. Werden solche Fehlerwartungen nicht erkannt und korrigiert, eine eventuell medizinisch nicht unbedingt notwendige Operation aufgeschoben oder verhindert, können psychische, psychosomatische oder sexuelle Störungen postoperativ auftreten. Die psychosomatisch orientierte präoperative Aufklärung durch einen darin erfahrenen Arzt ist eine äußerst wichtige präventiv-psychohygienische Maßnahme.

Hysterektomie

Aufgrund der Lokalisation in der Mitte des Unterleibs, durch die Periodik der Menstruationsblutungen und durch seine Funktion als Fruchthalter nimmt der Uterus im Erleben der Frau einen hohen Stellenwert ein. Aus diesem Grund kann die Indikation zur Hysterektomie nicht sorgfältig genug gestellt werden. Belanglose anatomische Veränderungen wie eine Retroflexio uteri, eine geringere Myomatose, Verwachsungen nach Voroperationen oder ein beginnender Deszensus sollten noch kein Grund für die Hysterektomie sein. Wenn allerdings Patientinnen mit solch minimalen anatomischen Befunden Beschwerden vorbringen, wie verstärkte oder unregelmäßige Blutungen, unklare Unterbauchschmerzen, sexuelle Schwierigkeiten, wird sich ein aktiv und operationsfreudig eingestellter Gynäkologe unter Umständen von der Patientin dazu »verführen« lassen, diese Probleme durch eine Operation lösen zu wollen. Eine solche in anatomisch-mechanistischer Denkweise allzu vordergründig gefällte Entscheidung zur Operation unter Mißachtung psychosomatischer Faktoren kann im Einzelfall gravierende

psychosexuelle Folgen haben. Das Nichterkennen neurotischer Probleme im Zusammenhang mit einer Hysterektomie erklärt möglicherweise die von früheren Autoren in 30–40% gefundenen sexuellen Störungen nach Hysterektomie (Richards, 1973; Eicher et al., 1975; Dennerstein et al., 1977; Martin et al., 1980; Zussmann et al., 1981). In einer prospektiven Längsschnittstudie konnten Zintl-Wiegand und Köhler (1987) zeigen, daß über 80% der hysterektomierten Frauen 3 Jahre nach der Operation keinerlei Probleme aufwiesen. Bei ca. 20% der Patientinnen kam es zu einer Zunahme von sexuellen Schwierigkeiten bzw. Partnerkonflikten. Diese hatten allerdings bereits vor der Hysterektomie begonnen.

Bei guter präoperativer Aufklärung und Beratung unter Berücksichtigung emotionaler Aspekte zeigen Patientinnen nach Hysterektomie kaum nennenswerte psychische oder sexuelle Störungen.

Pelviskopisches Operieren

Der verständliche Wunsch vieler Frauen nach möglichst schonender chirurgischer Behandlung im Bereich der Genitalorgane führte zu einer rasanten Entwicklung und kontinuierlichen Verbesserung des pelviskopischen Instrumentariums mit entsprechender Operationstechnik. So kann heute in vielen Fällen auf die Laparotomie mit teilweiser oder vollständiger Entfernung erkrankter Organe verzichtet und durch endoskopisches Operieren nicht nur organ-, sondern auch funktionserhaltend behandelt werden.

Im Rahmen der Sterilitätsbehandlung können Verwachsungen im Bereich der Adnexe gelöst, ein gestörter Eiauffangmechanismus repariert, verschlossene Eileiter wieder durchgängig gemacht werden. Bei frühzeitiger Diagnose der Eileiterschwangerschaft wird diese heute überwiegend endoskopisch tubenerhaltend operiert. Selbst bei ausgedehnter Endometriose, welche früher, nach wenig erfolgreicher hormonaler Therapie, nicht selten zu einer »radikal sanierenden« Operation im kleinen Becken führte, kann heute in Kombination mit GnRH-Analoga Vorbehandlung endoskopisch-chirurgisch organerhaltend vorgegangen werden. Ähnliches gilt für die Behandlung des Uterus myomatosus.

Karzinomtherapie

Eingreifende therapeutische Maßnahmen wie radikale Operation, Strahlen- und Chemotherapie verändern und verunstalten den Körper und führen zu einer schweren Störung des Selbstwertgefühls. Krebspatientinnen empfinden sich als minderwertig, als sozial und emotional nicht mehr kommunikationsfähig, gesellschaftlich isoliert, als sexuell unattraktiv. Tatsächlich werden sie zwar bis zu einem gewissen Grad bemitleidet, oft jedoch am Arbeitsplatz, von Freunden, sogar von der eigenen Familie und dem geliebten Partner gemieden. Krebs zu haben, bedeutet demnach nicht nur Furcht vor Ausgeliefertsein an eine tückische Krankheit, sondern insbesondere auch Angst vor sozialer Vereinsamung, vor Verlust von Anerkennung und Liebe. Über die individuelle psychische Störung der Patientin hinaus führt die

Diagnose Krebs zu einer Störung der Familien- und Umweltsituation. Diese tiefgreifenden Veränderungen in der Patientin selbst und in bezug auf die Familiensituation müssen durch langzeitorientierte psychosoziale Interventionen aufgefangen werden.

Mammakarzinom

Für das Erleben, für die innere Gefühlswelt der Frau hat die Brust einen hohen Stellenwert in mehrfacher Hinsicht. Bei jedem Menschen, Mann oder Frau wird der erste Kontakt durch Berührung überwiegend durch die Brusternährung, das Schmusen und Küssen beim Stillen vermittelt. Im menschlichen Gedächtnis bleibt die Brusternährung als Ersterfahrung der Lebenslust in einem zärtlich-warmen Kontakt verankert. Brüste werden deshalb niemals nur als einfache Milchdrüsen angesehen. Die nährende Funktion der Brust stellt einen wesentlichen Teil der Identität der Frau als Mutter dar. Darüber hinaus besitzt die Brust große Bedeutung für die Körperidentität und Autoerotik. Die Frau muß die Brust in ihr Körperschema integrieren und autoerotisch besetzen, eine Grundvoraussetzung für eine spätere adäquate Beziehung zum Mann und zum Kind. Zu einer positiven Körperbesetzung der Brust trägt in erheblichem Maße die Bestätigung durch die Umgebung bei. Die Frau erlebt durch eigene Lustempfindung und durch die Anziehungskraft auf den Mann eine Bestätigung ihres Körpers. Die Brust ist also in ihrer Funktion als Drüse nicht nur ein nährendes Organ, sondern darüber hinaus bestimmend für das Selbstwertgefühl im Bereich der Geschlechts- und Körperidentität. Durch die Symmetrie der Brüste wird auch weibliche Harmonie symbolisiert. Nicht wenige Frauen fühlen sich allein schon durch geringe morphologische Unterschiede ihrer gesunden Brüste in diesem Harmoniegefühl gestört.

Ein weiterer Anteil der Geschlechtsidentität der Frau wird durch die Funktion der Brust als sexuellem Kontaktorgan vermittelt. Der Anblick der weiblichen Brust kann als Auslöser für ein bestimmtes sexuelles Verhalten wirken, stellt also ein biologisch determiniertes soziales Signal dar. Kinsey hat das Küssen der Brüste als typisches menschliches Merkmal beim Liebesspiel bezeichnet und dies gilt für alle Frauen, unabhängig von Alter, Beruf, Bildungsgrad, Einstellung, Erziehung, Kinderzahl.

Wenn einer Frau wegen eines Mammakarzinoms eine Brust amputiert werden muß, werden ihre geschlechtliche Identität, ihr Körperbild, ihre sexuelle Attraktivität und Stimulierbarkeit, ihre Identität und ihr Ich-Ideal schwerstens erschüttert und in Frage gestellt. Hinsichtlich der Ich-Identität besitzt der Verlust einer Brust einen wesentlich höheren Stellenwert als z. B. der Verlust des Uterus. Die Diskrepanz zwischen dem erheblich veränderten und dem erinnerten Körperbild kann einen vorübergehenden Zustand angstvoller Konfusion hervorrufen. Der Körper wird als fremd, nicht zum Ich gehörig empfunden. Besonders die Frauen, welche ihr Selbstwertgefühl überwiegend aus der Attraktivität ihrer äußeren Erscheinung hergeleitet haben, sind besonders belastet durch Gefühle, keine richtige Frau mehr zu sein (Dmoch und Fervers-Schorre, 1982). Dies gilt überraschenderweise auch für Frauen mit simultaner oder zweizeitiger Augmentationsplastik. Trotz kosmetisch gelungener Wiederaufbauplastik und baldiger sexueller Aktivität nach der Operation zeigen die meisten Frauen erhebliche Probleme: Ängste, vom Partner nicht mehr als Frau akzeptiert oder gar verlassen zu werden, Hemmungen hinsichtlich der Einbeziehung der Brust in das sexuelle Vorspiel, Libido- und Orgasmusstörungen (Perez-Gay, 1981). Eine Wiederaufbauplastik stellt demnach nur einen symbolischen Ersatz für die äußere Form der Brust dar – nicht nur für die Frau, sondern auch für den Partner geht die Bedeutung der Brust als sexuelles Organ in den meisten Fällen verloren. Der brusterhaltenden chirurgischen Therapie des Mammakarzinoms kommt daher allergrößte Bedeutung zu. Zunehmende Erkenntnisse über die Tumorbiologie und verfeinerte Operationsmethoden ermöglichen es heute in über 50% brusterhaltend zu operieren.

Sexuelle Probleme werden gar nicht oder noch zu selten von den behandelnden Ärzten angesprochen. Dabei haben gerade Patientinnen mit Brust- und Genitalkarzinomen ein ausgesprochenes Bedürfnis, darüber zu sprechen. Sexualität als »Ich-nahe« Erlebnisfähigkeit ist für viele Menschen schon im gesunden Zustand eine konflikthafte Sphäre, um so mehr gilt dies für Frauen im Zustand nach radikaler Krebstherapie im Bereich der Sexualorgane. So können z. B. mannigfache Schuldgefühle durch die Karzinomerkrankung mobilisiert werden: »Habe ich etwas Verbotenes getan, daß ich jetzt mit einem Krebs an der Brust bestraft werde...« Mehrere Studien haben gezeigt, daß jede zweite Brustkrebspatientin eine Beeinträchtigung der Partnerbeziehung nach der Operation erwartet. Übereinstimmend finden die Untersucher eine Verschlechterung der sexuellen Beziehung. Am deutlichsten kommt es zu einer Libidoabnahme, zu einer Verminderung der Koitusfrequenz und zu Orgasmusstörungen (Eicher und Herms, 1979; Maguire et al., 1978; Nijs, 1982b). Das größte Problem ist die Angst. Die Brustkrebspatientin lebt in der Tat in einer Art Niemandsland zwischen Angst und Hoffnung; sie muß lernen, diese Ungewißheit zu ertragen. Der betreuende Arzt braucht die Fähigkeit, die Patientin in ihrer ohnmächtigen Lebenskrise zu akzeptieren, zu respektieren, auch wenn sie aggressiv werden sollte, Vorwürfe machen oder mit ihrem Schicksal hadern sollte. Manchmal ist schweigende Anteilnahme besser als sendungsbewußtes Reden.

Eine Brustkrebspatientin, eine ehemalige Krankenschwester, die brusterhaltend operiert worden war, schildert eindringlich diese innere Situation: »Immer wieder kreisen die Gedanken darum, was habe ich falsch gemacht, ich habe nicht auf meinen Körper gehört, seine Signale mißachtet. Dafür bin ich jetzt um so mißtrauischer und achte auf seine Signale. Man jongliert, man sortiert sein Leben neu. – Dann, wenn die Angst kommt, wenn die einen hat, dann ist es am schlimmsten. Wenn mich die Angst gepackt hat, dann brauche ich etwas Konkretes. Dann muß ich unter Umständen auch zu Ihnen kommen, brauche dann einen Leber-Ultraschall, eine Röntgenaufnahme, um zu wissen, dann ist alles in Ordnung...«

Psychosomatisch orientierte Krebsnachsorge

Eine psychosomatisch orientierte Betreuung von Patientinnen mit gynäkologischen Karzinomen sollte folgende Punkte umfassen:
- individuelle, wahrhaftige Aufklärung über die Art der Erkrankung,
- Reduktion von Angst, Depressionen und Schuldgefühlen der Patientin,
- Auseinandersetzung mit den therapiebedingten Veränderungen des Körpers im Sinne einer Stärkung des Selbstwertgefühls und des positiven Körpererlebens,
- Einbeziehung des Partners bzw. der Familie bei der Diagnosestellung und in der Phase der Ersttherapie.

Entscheidend für die individuelle Krankheitsverarbeitung ist das Verhalten der Umgebung, der Familie, der Freunde, der Kollegen am Arbeitsplatz. Eine psychosomatisch geglückte Betreuung krebskranker Frauen sollte eine Neuordnung des Systems Familie unterstützen, indem Rollenerwartungen verändert und gemeinsame Lebensziele neu definiert werden. Voraussetzung dafür ist, daß der betreuende Arzt sich nicht scheut, Ehepaar-Familien-Gespräche zu führen, bei welchen er lernen muß, mit Schuldgefühlen, Vorwürfen, Überengagement oder Enttäuschungen seitens der Familienmitglieder umzugehen. Das gemeinsame Miteinander-Sprechen kann dann zu einem neuen intrafamiliären Gleichgewicht führen. Nicht selten fallen die Familienmitglieder in alte Verhaltensweisen zurück, z. B. in eine Überforderung der krebskranken Mutter oder Partnerin. Fatalerweise versuchen Krebskranke selbst, ihr altes Rollenverhalten mit dem »perfekten Funktionieren« rasch wieder anzunehmen. Hier kommt der psychologisch geschickten Intervention im Rahmen von Familiengesprächen eine entscheidende Weichenstellung zu.

Ein solches psychotherapeutisch orientiertes Rehabilitationskonzept löst die Patientin aus dem Teufelskreis sozialer Isolation, schafft die Möglichkeit, Teilziele, individuelle Lebensperspektiven zu entwickeln. Erstaunlich ist die Erfahrung, daß Krebspatientinnen realistische Lebenserwartungen haben, die verblüffenderweise häufig mit der tatsächlichen biologischen Lebenserwartung übereinstimmen.

Eine psychosomatisch-psychologisch angelegte Führung und Begleitung von gynäkologischen Karzinom-Patientinnen im Rahmen eines Gesamtbehandlungsplanes steckt leider immer noch in den Anfängen. Ihre Notwendigkeit muß um so mehr gefordert werden (s. a. Kap. 71, »Psychische und soziale Faktoren in Entstehung und Verlauf maligner Erkrankungen«).

2 Sterile Partnerschaft

Manfred Stauber

Paare mit unerfülltem Kinderwunsch können unter großem Leidensdruck stehen. Vor allem die Frau in einer solchen Partnerschaft findet sich häufig in ihrer Wirkung auf die Umgebung unattraktiv, mißachtet und unbeliebt. Weiterhin leidet sie oft an reaktiven Depressionen sowie vermehrten psychosomatischen Symptomen. Dieses Beschwerdebild kann auch beim männlichen Partner auftreten, wenn auch meist in abgeschwächter Form.

Bei einer Untersuchung (Schulz-Ruthenberg, 1980) zeigten Paare mit unerfüllt gebliebenem Kinderwunsch gegenüber einem Vergleichskollektiv deutlich mehr psychosomatische Symptome, signifikant größere Schwierigkeiten im Berufsleben und in der Partnerbeziehung. Der nicht erfüllte Kinderwunsch führt zu einer erheblichen Störung im Selbstgefühl dieser Patientinnen und geht häufig mit den äußeren Zeichen einer depressiven Stimmungslage einher. Zur Abwehr der Kränkung werden vor allem zwei Mechanismen beobachtet:
1. Die Verleugnung, die diesen Patientinnen trotz der mitgeteilten pathologischen Befunde völlig unrealistische Hoffnungen auf eine Erfüllung ihres Kinderwunsches beläßt und sie oft von einem Spezialisten zum anderen treibt.
2. Die Projektion – diese Patientinnen schieben ihre innere Unzufriedenheit oft auf die für sie insuffizienten Ärzte oder den subfertilen Partner.

Aufgrund groß angelegter Untersuchungsserien bei sterilen Paaren kann angenommen werden, daß etwa jede vierte Frau, die wegen Kinderwunsch zur Behandlung kommt, aus *psychischen Gründen* steril ist (Stauber, 1979, 1992). Für die Praxis ergeben sich nach Ausschluß organischer Ursachen für diese Form der »psychosomatischen Sterilität« folgende Hinweise: gehäuftes Auftreten psychischer und psychosomatischer Symptome, wie z. B. Amenorrhoe, Anovulation, Folikelinsuffizenz, Sexualstörungen. Beim Mann imponieren meistens große Schwankungen in den Spermiogramm-Parametern (Spermienzahl, -motilität und -morphologie). Psychosozialer Streß im beruflichen und familiären Bereich korreliert hierbei mit subfertilen Werten in der andrologischen Untersuchung. Die Interaktion in den psychogen sterilen Partnerschaften zeigt häufig ein anklammernd-symbiotisches Beziehungsmuster. Diese Beziehungsform ist zwar meist stabil, sie beruht jedoch darauf, daß ein Partner das Verhalten des anderen determiniert, während sich der andere anpaßt.

Die **Behandlung** des Sterilitätsproblems sollte stets gleichzeitig bei beiden Partnern erfolgen. Besonders wichtig erscheint hierbei die Integration psychosomatischer Schritte in die Diagnostik und Therapie von Frau und Mann. Dabei ist die Wertigkeit des Kinderwunsches besonders in der Arzt-Patient-Beziehung zu berücksichtigen. Tabelle 76-2 vermag dem Arzt für die Behandlung steriler Paare einige

Tab. 76-2 Behandlungsaspekte bei unerfülltem Kinderwunsch.

- **Sterile Paare mit »überwertigem« Kinderwunsch**
  - Leidensdruck + + + (anfallsweiser »Kinderhunger«, Spezialistensuche)
  - Agieren vorwiegend der Patientinnen (Ärzteverschleiß)
  - Erschwerte Arzt-Patient-Beziehung (psychologische Führung!)
- **Sterile Paare mit »starkem« Kinderwunsch**
  - Leidensdruck + + (Drängen auf invasive medizinische Eingriffe)
  - Depressive Reaktionen und negative soziale Resonanz
  - In vertrauensvoller Arzt-Patient-Beziehung gut führbar
- **Sterile Paare mit »gesundem« Kinderwunsch**
  - Leidensdruck + (Zögern gegenüber invasiven medizinischen Eingriffen)
  - Frustraner Kinderwunsch wird sozial untergebracht
  - Ausgewogene Arzt-Patient-Beziehung

Hinweise zu geben. Zu Problematisieren ist vor allem der »überwertige« Kinderwunsch, der mit anfallsweisem »Kinderhunger« einhergeht. Solche Patientinnen agieren sehr stark und suchen oft Rat bei verschiedensten Ärzten. In den letzten Jahren wird hier auch ein Tourismus von Kinderwunschpaaren beobachtet. Patientenpaare pilgern nicht selten von einem Reproduktionszentrum zum anderen. Es ist dabei leicht verständlich, daß die Arzt-Patient-Beziehung erschwert ist und daß sich solche Paare einer psychosomatischen Begleitbetreuung entziehen wollen. Psychosomatisch orientierte Abteilungen für Reproduktionsmedizin versuchen jedoch die Motivation zum Kind zu verdeutlichen, um nicht voreilige und sinnlose somatische invasive Strategien einzuleiten.

Grundsätzlich ist festzustellen, daß das Vorgehen bei der Auswahl der diagnostischen und therapeutischen Maßnahmen bei Kinderwunschpaaren individuell gewählt werden muß. In einigen Zentren für Kinderwunschbehandlung wurden in den letzten Jahren vermehrt psychosomatische Aspekte in der Routine einbezogen. Als Beispiel dient das Modell an der Universitäts-Frauenklinik Berlin-Charlottenburg, das in der Tabelle 76-3 dargestellt ist.

Ein wichtiges Ergebnis, das vor der Ära der außerkörperlichen Befruchtungen gewonnen wurde, wird in Abbildung 76-4 dargestellt. Hieraus ist zu ersehen, daß von 1061 eingetretenen Schwangerschaften in der Kinderwunschsprechstunde der Universitäts-Frauenklinik Berlin-Charlottenburg nahezu die Hälfte ohne Behandlung eingetreten sind. Da diese »Erfolge« vorwiegend in der Wartezeit auf einen Behandlungsplatz oder auch in Behandlungspausen registriert wurden, muß man von passageren funktionellen Sterilitäten ausgehen. Dies sind auch die Gründe, warum man besonders vor einer voreiligen invasiven Kinderwunschbehandlung Abstand nehmen sollte (Stauber, 1988).

Ergebnisse aus Nachuntersuchungen von Paaren mit schließlich erfülltem Kinderwunsch sind für das Verständnis der Sterilitätsproblematik hilfreich. Es geht dabei um die Frage: *Wie verlaufen Schwangerschaft, Geburt und Wochenbett bei früher sterilen Paaren?*

Eine Untersuchung mit der Auswertung von 655 Patientenakten im Vergleich zu einem Normalkollektiv zeigte eine behandlungsbedürftige Hyperemesis gravidarum rund 5mal so häufig bei früheren Kinderwunschpatientinnen (s. Stauber, 1992). Die Rate aller **schwangerschaftsbedingten Beschwerden** lag doppelt so hoch wie bei der Vergleichsgruppe. Gerade dieser Befund zeigt in der Verlängerung des oft primär funktionell nicht erfüllten Kinderwunsches die noch innerlich erlebte ambivalente Einstellung zum Kind. Gestose-Symptome wurden ebenfalls in einem deutlich höheren Maße als im Klinikdurchschnitt registriert. Die Rate der mit einem Abort endenden Kinderwunschgraviditäten war mit 26% mehr als doppelt so hoch als beim Klinikdurchschnitt. Hier ist allerdings zu berücksichtigen, daß es sich oft um genetische Probleme in der Fruchtanlage handelt.

Tab. 76-3 Fertilitätssprechstunde für beide Partner (Modell UFK Berlin-Charlottenburg).

	Anamnese	Diagnostik	Therapie
♀	Kinderwunschdauer prim./sek. Sterilität Vorbehandlungen Zyklus	genitaler Befund BTK, Zervixfaktor Hormone, Genetik, US erweiterte Laparoskopie	Entzündungsbehandlung Ovulationsterminierung Insemination, Adoption Mikrochirurgie, IVF
☿	Leidensdruck durch KW Partnerbeziehung (stabil?) KW-Motivation Vita sexualis	psychosom. Symptome Persönlichkeitsstruktur Partnerinteraktion	psychische Führung (z.B. IVF) Behandlungspausen, Entspannung Psychotherapie (AT, Paartherapie) Kontaktangebot (Cave fix. KW)
♂	genitalspez. Erkrankungen Vorbehandlungen, OP Noxen (Nikotin, Medikam.)	genitale Befunde Spermiogramme (Streß?) Hormone, SH, Immunologie Hodenbiopsie	Entzündungsbehandlung Hormontherapie OP, Spermakonservierung für Insem., Adoption

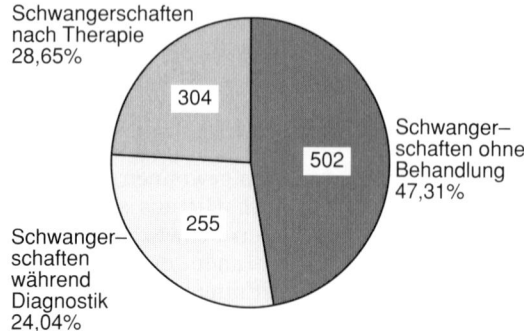

Abb. 76-4 *Therapie und Konzeption bei sterilen Ehepaaren (n = 1061 eingetretene Schwangerschaften).*

Die **Geburt** war bei früheren Kinderwunschpatientinnen in deutlich höherem Maße kompliziert. So wurde gegenüber dem Klinikdurchschnitt eine 3mal so hohe Sektiorate registriert. Auch die Anzahl der operativen vaginalen Entbindungen war gegenüber dem Vergleichskollektiv mehr als doppelt so hoch. Eine Erklärung hierfür liegt sicher sowohl auf Seiten der Patientin, als auch auf Seiten der Ärzte. So werden Patientinnen mit einer starken Ambivalenz zum Kind die Geburt von vornherein ängstlicher und damit verspannter und komplizierter erleben. Zum anderen wird aber auch der Geburtshelfer den Risikofaktor »Kinderwunschpatientin« selbst in seine Überlegungen zur Indikationsfindung eines Kaiserschnittes einfließen lassen. Ein Parallelbeispiel findet sich in der extrem hohen Sektiorate bei extrakorporal fertilisierten Frauen.

In der **Postpartalphase** spiegelt sich die häufig anfangs bestehende Ambivalenz bei früherem Kinderwunsch vor allem im Stillverhalten wider. Sowohl die Stillfrequenz als auch die Stilldauer ist bei Kinderwunschmüttern geringer. Der innere Konflikt einer ambivalent erlebten Schwangerschaft drückt sich so in einer beeinträchtigten Funktion der Laktogenese aus.

3 Überlegungen zur modernen Reproduktionsmedizin

Manfred Stauber

Allgemein ist darauf hinzuweisen, daß durch die moderne Reproduktionsmedizin und hier vor allem durch die außerkörperliche Befruchtung (In-vitro-Fertilisation, IVF) eine neue Dimension in die Medizin gekommen ist. Seit der Geburt des ersten extrakorporal gezeugten Kindes in England (1978), ist es möglich, die unmittelbare Entstehung des Menschen im Labor zu beobachten oder sogar an ihr zu manipulieren. Dabei eröffnen sich Perspektiven, die vor allem dem psychosomatisch denkenden Arzt großes Unbehagen bereiten müssen. Folgende Fragen erscheinen für die Zukunft wichtig:
– Wo sind die Grenzen des technisch Machbaren?
– Ist ein Mißbrauch nicht schon vorprogrammiert?

– Laufen wir nicht Gefahr, daß die technische Entwicklung unserer geistigen Entwicklung und unserer emotionalen Belastbarkeit davonläuft?
– Ist es nicht sinnvoll, die Wünsche der Patienten nach einer grenzenlosen Reproduktionsmedizin mit dem Vorschlag des Verzichts auf ein eigenes Kind zu beantworten?

Der mögliche Mißbrauch und die notwendige Grenzziehung in diesem Bereich der außerkörperlichen Befruchtung werden zur Zeit am häufigsten diskutiert. Sowohl in der Arbeitsgruppe an der Universitäts-Fauenklinik Berlin-Charlottenburg als auch in der Arbeitsgruppe an der Universitäts-Frauenklinik München wird das sog. Berliner Modell als Richtschnur anerkannt. Dieses Modell stellt eine Eigenbeschränkung dar und zeigt die neuralgischen Punkte auf, an denen die vielfältigen theoretischen Überlegungen zusammenlaufen. So werden die modernen Befruchtungstechnologien nach diesem »Berliner Modell« nur innerhalb der Familienstruktur vorgenommen. Es kommt also nicht zur Samenspende, zur Eispende oder zur Leihmutterschaft. Weiterhin werden keine verändernden Manipulationen am Embryo geduldet, also keine verbrauchenden Experimente, keine Embryoteilung, keine Embryofusion und keine Chimärenbildung. Durch eine maßvolle Stimulation bzw. Fertilisation entstehen somit auch keine überzähligen Embryonen. Schließlich sollen alle diese Befruchtungstechnologien nur nach ausgereifter Indikation – auch von psychosomatischer Seite – vorgenommen werden.

Beim Berliner Modell handelt es sich um ein Thesenpapier, das erstmals im deutschen Raum eine ethische Selbstbegrenzung einer Arbeitsgruppe in der modernen Reproduktionsmedizin beinhaltet. Dieses Thesenpapier wurde von der Deutschen Gesellschaft für psychosomatische Geburtshilfe und Gynäkologie diskutiert und als Empfehlung übernommen. Auch in verschiedenen Kommissionen, die sich mit dem Thema der In-vitro-Fertilisation befaßt haben, wurde es als Diskussionsgrundlage verwendet und weitgehend akzeptiert. Die Diskussion an den wenigen, aber sehr konkreten Punkten sollte im psychosomatischen Sinne dazu führen, die außerkörperliche Befruchtung nur patientenorientiert mit klarer Indikation anzuwenden und sie nicht der Eigenmächtigkeit und Experimentierlust einzelner Wissenschaftler zu überlassen.

Der Deutsche Bundestag hat in seiner Sitzung am 24. 10. 1990 aufgrund der Beschlußempfehlung und des Berichtes des Rechtsausschusses den von der Bundesregierung eingebrachten Entwurf eines Gesetzes zum Schutz von Embryonen angenommen. Dieses sog. Embryonenschutzgesetz behandelt folgende Themenkreise:
– die mißbräuchliche Anwendung von Fortpflanzungstechniken,
– die mißbräuchliche Verwendung menschlicher Embryonen,
– die verbotene Geschlechtswahl,

– die eigenmächtige Befruchtung und die künstliche Befruchtung nach dem Tode,
– die künstliche Veränderung menschlicher Keimzellen,
– das Klonen und Chimären- und Hybridbildung.

Dieses neue Embryonenschutzgesetz wurde von vielen Kolleginnen und Kollegen in den Arbeitsgruppen der Reproduktionsmedizin kritisiert. Die Angst, im Bereich der Forschung in der Reproduktionsmedizin durch dieses Gesetz zu stark gehemmt zu werden, wird dabei als Hauptargument angeführt. Ganz anders ist die Argumentation von Befürwortern des Embryonenschutzgesetzes, die hauptsächlich die Erfahrungen zitieren, die man mit einer Reihe von Wissenschaftlern in der Zeit des Nationalsozialismus gemacht habe. Das individuelle Gewissen habe sich oftmals als zu schwach erwiesen, so daß ein großer Mißbrauch möglich gewesen sei. Die revolutionären Möglichkeiten, die die moderne Reproduktionsmedizin geschaffen hat, bedürfen weiterhin einer Denkpause. Ein Nachdenken über jede Neuerung in der reproduktiven Medizin müsse unbedingt Vorrang vor einem »nur Machen« haben, so die weiteren Argumente der Befürworter des aktuellen Embryonenschutzgesetzes. Von psychosomatischer Seite ist zu fordern, daß auch die einzelnen Forscher zunehmend ihre Verpflichtung erkennen, sensibel für die Ängste und Befürwortungen in der Gesellschaft zu werden.

Die Verformbarkeit des Gewissens

Was die neuen Reproduktionstechniken betrifft, so müssen die Ärzte auch an die Verformbarkeit ihres Gewissens denken, da durch die routinemäßige Anwendung dieser Verfahren die Sensibilität für eine Grenzziehung verloren gehen kann. Ein Beispiel hierfür ist die *Indikationsstellung für die In-vitro-Fertilisation* die sich bereits in den letzten 10 Jahren geändert hat. So hatten alle Arbeitsgruppen damit begonnen, die In-vitro-Fertilisation streng an die Indikation irreparabel gestörter Eileiter zu binden. Als plausible Erklärung diente dazu die Feststellung: »Es geht darum, individuelles Leid nach Entzündungen und Operationen zu beseitigen«. Die Indikation dehnte sich dann in vielen Arbeitsgruppen auf »idiopathische« Sterilitäten aus, d.h. jedes Paar mit nicht erfülltem Kinderwunsch kann einer IVF unterzogen werden. Auf der Argumentationsebene: »Wir brauchen eine effektivere Kinderwunschbehandlung« (wobei gemeint ist, daß nur ein Kind einen Erfolg darstellt) wird meist die Tatsache vergessen, daß viele Paare in dieser idiopathischen Gruppe aus psychischen Gründen nicht zu einer Konzeption kommen. Die nächste logische, wenn auch nicht psychologische Argumentationsebene besteht darin, den Patientenwunsch als einzig gültig hinzustellen. Dies hat dann natürlich zur Folge, daß man bereit sein muß zur Eispende, zur Samenspende, zum Embryokauf oder auch zur Surrogatmutterschaft. Die IVF als »Komforteingriff« mit kommerziellen Nebenerscheinungen wäre somit der nächste Schritt einer Revolution auf leisen Sohlen. Und in der Tat gibt es z.B.

australische Arbeitsgruppen, die wenig Probleme in einer derartigen Fortentwicklung sehen und diese auch schon teilweise praktizieren.

Ein weiterer Schritt, der mit einer »Gewissensabschwächung« einhergeht, ist die *Forschung an Embryonen.* Durch das Argument: »Wir wollen doch den Fortschritt für die Methode der IVF, für die Krebsforschung, für genetisch gesunde Kinder« scheint der nächste Schritt dieser Entwicklung ohne großen inneren Widerstand getan. Auch hierfür gibt es bereits in Arbeitsgruppen anderer Länder Stimmen und Taten.

Um diese langsame »Über-Ich-Abschwächung« zu einem möglichen Ende zu führen, soll die Frage aufgeworfen werden, ob nicht in Zukunft auch die Gefahr besteht, daß die In-vitro-Fertilisation nicht mehr nur als Heilungstechnik gebraucht wird, sondern als allgemeines Zeugungsverfahren, das nur noch »zu gesunden, guten neuen Menschen« führt. Auch hier kann man wieder logisch argumentieren, daß es im Interesse der Medizin und natürlich auch der Gesellschaft stehen müßte, Erbkrankheiten gänzlich auszuschalten. Da der soziale Zwang ja auch heute schon in einigen Bereichen zu einer »Gewissenslaxierung« geführt hat, könnte die hier aufgezeigte Revolution in kleinen Schritten eine Entwicklungshilfe in der modernen Reproduktionsmedizin darstellen.

Die Beratung zur künstlichen Befruchtung

Ein großer Schritt zu einer vermehrten Integration psychosomatischer Aspekte in der Reproduktionsmedizin und allgemein in die Gynäkologie war die Einführung einer pflichtmäßigen Beratung ungewollt kinderloser Paare zur künstlichen Befruchtung. Sie wird im Rahmen der Richtlinien geregelt, die über künstliche Befruchtung vom Bundesausschuß der Ärzte und Krankenkassen am 14. 8. 1990 beschlossen wurden. Die Richtlinien traten am 1. 10. 1990 in Kraft. Sie gelten für die Insemination nach hormoneller Stimulation zur Polyovulation, für die IVF mit Embryotransfer, für EIFT und GIFT. Diese neue Beratung ist vor allem für den praktisch tätigen Frauenarzt vorgesehen, der den Nachweis der Berechtigung zur Teilnahme an der psychosomatischen Grundversorgung hat. Sie soll sich gezielt auf die individuellen medizinischen, psychischen und sozialen Aspekte der künstlichen Befruchtung beziehen. Dabei sollen nicht nur die gesundheitlichen Risiken und Erfolgsquoten der Behandlungsverfahren angesprochen werden. Wichtig erscheinen vor allem auch die körperlichen und seelischen Belastungen, die sich bei Frau und Mann aus der modernen Reproduktionsmedizin ergeben. Über die erfolgte Beratung ist eine Bescheinigung auszustellen, die zusammen mit der Überweisung dem Arzt vorgelegt werden soll, der die Maßnahmen der künstlichen Befruchtung durchführt.

Unter Berücksichtigung der individuellen medizinischen, psychischen und sozialen Situation erscheinen folgende Inhalte besonders wichtig. Die medizinische Aufklärung soll die Erfolgsrate der eingesetzten Verfahren sowie die Komplikationsmöglichkeiten der Behandlungsschritte erfassen. Weiterhin ist über die Risiken und Belastungen durch die erhöhte Abortrate, Bauchhöhlenschwangerschaftsrate, Frühgeburten und Mehrlingsrate zu sprechen. Die psychische Seite der Beratung sollte genauer auf die möglichen Auwirkungen auf Sexualität, Stimmungslage und auf Kontraindikationen eingehen. Es sollte auch die Neigung mancher Paare zur grenzenlosen Risikobereitschaft in der Reproduktionsmedizin erkannt werden. Die Erörterung der Kinderwunschmotivation bei überwertigem Kinderwunsch wäre ein weiterer sinnvoller Inhalt dieser Beratung. Die soziale Situation der Patientin ist bei der Gesamteinschätzung zu berücksichtigen, vor allem sollten auch die Möglichkeiten zur Adoption angesprochen werden.

Von psychosomatischer Seite besteht die Hoffnung, daß diese neue individuell angepaßte Zusatzberatung die Chance bietet, eine »Reproduktionsmedizin mit mehr Augenmaß« wachsen zu lassen. Diese Chance betrifft:

- einmal das sterile Paar, das von neutraler Seite eine individuell angepaßte Beratung über die medizinischen, psychischen und sozialen Aspekte der In-vitro-Fertilisation oder ähnliche Verfahren erfährt;
- die behandelnden Ärzte, die mehr Offenheit und Transparenz in ihre Tätigkeit bringen können und schließlich
- unsere Gesellschaft, die das Mißtrauen im sensiblen Bereich der Reproduktionsmedizin zunehmend abbauen und bei einer patientenorientierten Grenzziehung konstruktiv mitwirken kann.

4 Geburtshilfe

Manfred Stauber

In den Jahren von 1965 bis 1975 fanden bahnbrechende somatische Fortschritte Eingang in die Geburtshilfe. Der Zeitraum von der 28. Schwangerschaftswoche bis sieben Tage nach der Geburt wurde als besonders entscheidend für ärztliche Maßnahmen angesehen. Der Ausdruck »perinatale Medizin« wurde Symbol für einen neuen Schwerpunkt in den Forschungsarbeiten, und es wurden Gesellschaften für perinatale Medizin gegründet, die eine Wandlung von der Geburtshilfe hin zur Geburtsmedizin anstrebten. Die Mütter- und Säuglingssterblichkeit ließen sich durch die neugeschaffenen Überwachungsmethoden (Kardiotokographie, Ultraschall, Amnioskopie, Mikroblutuntersuchung usw.) und durch den vermehrten Einsatz operativer Maßnahmen entscheidend senken.

Obwohl diese sicherer gewordene Geburtsmedizin für die Mutter auch einen positiven emotionellen Aspekt im Sinne einer Angstreduktion bedeuten konnte, waren viele Schwangere sehr unzufrieden über die einseitige Betonung der organischen bzw. technischen Seite der Geburtshilfe. Die erste Kritik einer fehlenden emotionalen Ausgewogenheit beim Geburtserleben kam von den Frauen selbst. Der an apparativen Techniken orientierten Geburtshilfe und

Perinatalmedizin wurde vorgeworfen, daß sie auf wesentliche emotionale Werte der werdenden Mutter und des Vaters kaum Rücksicht nimmt, die Eltern ungenügend informiert, sie an medizinischen Entscheidungen nicht mitbeteiligt. Das eigene intime Geburtserlebnis als ein seltenes entscheidendes Lebensereignis sollte nicht einer kühlen Klinikorganisation zum Opfer fallen. So läßt sich, von den Frauen selbst ausgehend und unter einem gewissen Druck der Öffentlichkeit, eine erneute Veränderung der Geburtshilfe beobachten.

Psychosomatisch orientierte Geburtshelfer, Psychoanalytiker und klinische Psychologen, wie z.B. Conrad, Diederichs, Dmoch, Eicher, Fervers-Schorre, Frick, Molinski, Müller, Platz, Poettgen, Prill, Richter, Siedentopf, Stauber, Wenderlein hatten dieses Unbehagen der Mütter aufgegriffen und eine Integration psychosomatischer Aspekte in die Geburtshilfe gefordert. Von ihnen wurde auch die Deutsche Gesellschaft für psychosomatische Geburtshilfe und Gynäkologie ins Leben gerufen, die sich um den emotionalen Anteil von Schwangerschaft, Geburt und Wochenbett bemüht. Ergebnisse aus der Neurosenforschung und der Entwicklungspsychologie haben besonders zum Verständnis von Schwangerschaft, Geburt und Wochenbett beigetragen.

4.1 Schwangerschaft

Während der Schwangerschaft erlebt die Frau eine Reihe von psychischen Veränderungen, die von Molinski (1972) ausführlich zusammengestellt wurden. Im Mittelpunkt dieses Erlebens fällt häufig ein psychischer Rückzug auf, so daß Hilfs- und Anlehnungsbedürftigkeit größer werden. Die körperliche Wahrnehmung ändert sich durch die physiologischen Prozesse in den verschiedenen Schwangerschaftsphasen und erinnert ständig an die zu erwartende neue Rolle. Der Weg von der Zweier- in die Dreierbeziehung wird in der Phantasie durchlebt, und es konstelliert sich ein Bild von der eigenen Mütterlichkeit. Dieses Bild bedeutet auch eine Auseinandersetzung mit der eigenen Mutter, was in einigen der später ausgeführten psychosomatischen Störungen in der Schwangerschaft deutlich wird.

Bereits in der Schwangerschaft besteht eine psychosomatische Wechselwirkung zwischen Mutter und Fötus. Untersuchungen haben bestätigt, daß psychisch belastete Schwangerschaften, z.B. durch sozialen Streß, wie er etwa bei ledigen Müttern beobachtet wurde, ein somatisches Risiko für Mutter und Kind darstellen (Davids und Rosengren, 1962; Benedek, 1971; Heinrichs, 1977; Lukesch, 1983; Weingart, 1983). Zu diesem Themenkreis gibt es auch eindrucksvolle Tierversuche von Bloch (1970), die zeigen, daß emotionelle Traumata, die stark angstbesetzt sind, negative somatische Einwirkungen auf Schwangerschaft und Geburt haben, z.B. in Form von Nidationsstörungen, Aborten, Mißbildungen und Totgeburten.

Vor allem die Vorstellung von der Geburt selbst geht bei jeder Schwangeren mit Phantasien und Ängsten einher. So beobachtet man gerade in der präpartalen Zeit bei vielen Schwangeren verstärkte Ängste, die mit der bevorstehenden Geburt zusammenhängen. Wenn man I-Gavidae nach ihren Ängsten in Zusammenhang mit der Geburt befragt, berichten sie von verschiedenartigsten Ängsten, die teilweise real, teilweise aber auch neurotisch und damit verzerrt und schwer einfühlbar erscheinen. Ein Überblick über häufig vorkommende Ängste findet sich im Versuch der Erstellung einer »Angsthierarchie«, die aus 60 verschiedenen Ängsten von Schwangeren ermittelt wurde (Perrez et al., 1978). Einen Auszug hieraus ziegt die Abbildung 76-5.

Es fallen hier Ängste auf, in die man sich gut einfühlen kann, allen voran die Angst vor einer Mißbildung beim Kind, die Angst vor Komplikationen, die Angst vor Schmerzen usw. Man kann diese Angst als Realängste bezeichnen, wenn sie auch manchmal auf der Basis neurotischer Persönlichkeiten übersteigert empfunden werden. Solche realen Ängste – die teilweise auch auf falschen Vorstellungen beruhen – lassen sich abbauen durch eine fachgerechte Schwangerenberatung sowie durch sicherheitsgebende Untersuchungen. So erscheint es sinnvoll, wenn man die Angst einer älteren Schwangeren vor einem mongoloiden Kind durch eine Amniozentese und eine zytogenetische Untersuchung beseitigt. Ähnlich kann man einer Frau durch wiederholte echographische Untersuchungen Sicherheit geben, wenn sie befürchtet, daß sich ihr Kind nicht termingerecht entwickelt. Allgemein sollten positive Auskünfte bei Schwangeren überwiegen, da die Frau in dieser Zeit besonders sensibel für Ängste ist.

Die zweite Gruppe von Ängsten ist eher zu den neurotischen Ängsten zu rechnen, so die Angst vor dem Verlust der Selbstkontrolle, die Angst vor dem Ausgeliefertsein oder die Angst vor dem eigenen Tod. Meist handelt es sich um Patientinnen, bei denen man Schwierigkeiten bei der Anpassung an die Mutterschaft findet. Eine ambivalente Einstellung zur Schwangerschaft kann sich in den beschriebenen

neurotischen Änsten zeigen. Mit zunehmendem Fortschreiten der Schwangerschaft und positiver Identifikation mit ihr lassen diese Ängste nach. Ebenso verschwinden mit zunehmender Schwangerschaftsdauer Symptome, die oft unter dem Stichwort »Impulsneurosen« subsumiert werden. Es handelt sich dabei meist um die Abfuhr oraler Bedürfnisse. Abnorme Gelüste, Hypersalivation Heißhunger, Fettsucht und Stehlen spiegeln solche nur kurz dauernden Krisen im Erleben der Schwangerschaft wider. Was das Stehlen betrifft, so hat der Gesetzgeber in einigen Ländern bei Schwangeren das Strafmaß dieses »oralen Impulses« entsprechend gemindert (Weingart, 1983).

Hyperemesis gravidarum

Die Hyperemesis gravidarum ist das bekannteste psychosomatische Symptom in der Schwangerschaft, das vor allem im ersten Trimenon auftritt. Die Schwangere erbricht mehrmals täglich, mit der Gefahr der Elektrolytstörung und der Mangelernährung der Frucht. Der psychodynamische Hintergrund wurde umfassend von Molinski (1972) beschrieben. Er hat auf die Schwierigkeiten hingewiesen, in die eine Frau geraten kann, wenn sie mit der Rolle der Mutterschaft konfrontiert wird. Er fand vor allem Ängste bei den Frauen, die im Bereich des oralen und aggressiven Erlebens gehemmt sind. So können verdrängte orale und aggressive Impulse durch die Schwangerschaft aktualisiert werden und die Entwicklung einer befriedigenden Symbiose zwischen Mutter und Kind verhindern. Diese Frauen müssen deshalb den Fötus als oralen Konkurrenten, als »Mitesser« erleben. Die mobilisierten oralen und aggressiven Impulse können so zu einem verstärkten Schwangerschaftserbrechen als somatischem Korrelat führen. Ein Hinweis auf eine orale Störung dieser Schwangeren ist auch der immer wieder verblüffende therapeutische Effekt durch die alleinige stationäre Aufnahme. Bei den allermeisten Schwangeren, die wegen einer Hyperemesis gravidarum stationär aufgenommen werden, kommt es bereits unmittelbar nach der Aufnahme zu einer deutlichen Besserung oder einem Verschwinden des Erbrechens. Die Last ihres oralen Konkurrenten, »ihres Mitessers« wird durch die »Mutter« Klinik – sprich Ärzte und Schwestern – deutlich erleichtert – sie dürfen hier selbst wieder Kind sein, das versorgt wird. Das therapeutische Vorgehen bei Hyperemesis gravidarum besteht also primär in einer haltenden, unterstützenden Zuwendung, die innerhalb der geburtshilflichen Praxis in der Regel gut geleistet werden kann.

Psychogener und habitueller Abort

Das Abortgeschehen hat überwiegend organische Ursachen. Eine exakte sonographische, hormonelle und zytogenetische Begleitdiagnostik ist daher selbstverständlich. Trotzdem bleiben eine Reihe von Aborten ungeklärt und korrelieren mit psychischen Auffälligkeiten bei Frauen, die zumindest einen Risikofaktor für die Schwangerschaft aufweisen. Nach Hertz und Molinski (1980) handelt es sich bei diesen Frauen meist um eine ambivalente Gefühlseinstellung. Einerseits wünschen sich solche Frauen zur

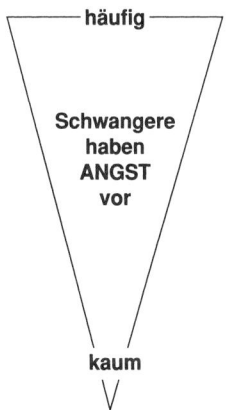

Abb. 76-5 Angsthierarchie bei Schwangeren (nach Perrez et al., 1978).

Bestätigung ihrer Weiblichkeit auf der bewußten Ebene ein Kind, andererseits fühlen sie sich dieser Aufgabe nicht gewachsen. Als pathogenetischer Weg werden aufgrund chronifizierter Streßsituationen vegetative Fehlregulationen (Sympathikotonie) angenommen, die zu Uteruskontraktionen und schließlich zu einer Ablösung der Plazenta führen könnten. Eine vorangegangene Fehlgeburt kann auch eine ängstliche Erwartungshaltung bedingen, die diesen Mechanismus verstärkt. Therapeutisch bewährt hat sich hier – wie auch bei anderen psychosomatischen Störungen – kein aufdeckendes Verfahren, sondern mehr eine unterstützende, Ich-stärkende Arzt-Patientin-Beziehung in der Schwangerenvorsorge.

EPH-Gestose

Diese schwangerschaftsspezifische Erkrankung geht mit Symptomen der Ödembildung, der Proteinurie und der Hypertonie einher. Als pathogenetischer Mechanismus liegt ein generalisierter Arteriolenspasmus zugrunde. Obwohl man noch wenig über die Ätiologie dieses Symptomenkomplexes weiß, wird neben psychischen Faktoren in neueren Arbeiten (Conradt, 1984) ein Magnesiummangel als somatische Ursache diskutiert. In der Klinik kommt man therapeutisch in den meisten Fällen gut mit Diät, Antihypertensiva und Sedativa zurecht. Es fällt aber auch hier auf, daß man durch Schaffung einer ausgewogenen emotionalen Situation dieses Leiden positiv beeinflussen kann. Jäschke und Dmoch (1984) haben ermittelt, daß das Selbstwertgefühl der schwangeren Frau mit EPH-Gestose durch die Konfrontation mit der Schwangerschaft in unterschiedlicher Weise in Frage gestellt wird. Diese Erschütterung des Narzißmus mobilisiert eine narzißtische Wut, die entweder auf zwanghafter oder depressiver Ebene abgewehrt wird. Der Bluthochdruck ist so im Sinne einer körperlichen Bereitstellung im Zusammenhang mit diesen aggressiven Impulsen zu sehen. Bei inkompletter, dauernd in Gang befindlicher Abwehr wird er eher als ein Korrelat zur Abwehr des Impulses angesehen. Die genannten Autoren haben bei den untersuchten 44 Patientinnen folgende sich wiederholende Konstellation beschrieben: das Spiel zwischen der seelische Kraft verzehrenden Abwehr und dem unvollkommen abgewehrten Impuls von Ärger und Affekten des Gekränktseins. Diese bringe die Gestose-Patientin in eine charakteristische Spannung. Die »gestotische Beziehung«, also die Konstellation von Affekt und Abwehr, können sich so über humorale und vasomotorische Veränderungen auf das Kind auswirken.

Berger-Oser und Richter (1985) haben 10 Patientinnen mit EPH-Gestose nach psychoanalytischen Kriterien untersucht. In der Biographie fielen gehäuft Störungen im oralen Bereich auf (gravierendes Über- und Untergewicht). Bei allen Patientinnen fand sich eine »maligne« Symbiose zur Mutter. Die Mütter, die sich objektiv als eher gefühlskalt und desinteressiert erwiesen, hatten sich ihren Töchtern als »ideal« und aufopfernd dargestellt. Etwaige Störungen in der Beziehung zu ihren Müttern konnten die Mädchen daher nur als selbstverursacht ansehen und entwickel-

ten massive Schuldgefühle. Wut auf die tatsächliche Gleichgültigkeit der Mütter mußten die abhängigen Töchter wegen der Gefahr einer unerträglichen Zerreißprobe im Keim ersticken. Zusammen mit dem entstehenden Kind, so hoffe die Schwangere, werde sie nun eine eigene Symbiose aufbauen, die endlich die Loslösung von der Mutter ermöglichen werde. Gleichzeitig treten aber Ängste davor auf, daß das Kind sie »ausbeuten« könne. In dieser Ambivalenz zwischen dem Wunsch nach Selbstverwirklichung und Angst vor Verlust der Mutter und Bedrohung durch das Kind liegt – nach Ansicht der letztgenannten Autoren – die Ursache dieser wichtigsten schwangerschaftsspezifischen Erkrankung.

Vorzeitige Wehen – Frühgeburt

In der geburtshilflichen Klinik gelingt es vermehrt, durch tokolytische Medikamente, Sedierung und Bettruhe eine drohende Fehlgeburt aufzuhalten oder doch zu verzögern. Obwohl diese therapeutischen Maßnahmen einen Fortschritt in der Herabsetzung der perinatalen Mortalität gebracht haben, ist doch hierdurch das Schwangerschaftserleben und eine günstige Vorbereitung auf die extrauterine Mutter-Kind-Beziehung beeinträchtigt. Psychosomatisch orientierte Geburtshelfer betonen hier immer wieder wehenauslösende emotionelle Faktoren. Ching und Newton (1980) haben die angloamerikanische Literatur zu diesem Thema aufgearbeitet und eine prospektive Studie über psychosoziale Faktoren durchgeführt. Sie haben auch die beschriebenen tiefenpsychologischen Hintergründe, wie innere Ablehnung der Schwangerschaft, Schwierigkeiten mit der weiblichen Rolle oder unreife Persönlichkeitsstrukturen, in ihre Untersuchung einbezogen. Obwohl eine große Zahl von Frauen (n = 335) untersucht wurde, fanden sie keinen signifikanten Hinweis für eine Beteiligung psychosozialer Faktoren an der Ursache der Frühgeburtlichkeit. In Arbeiten von Haldemann und Mitarbeitern (1976) und Hoyer und Thalhammer (1968) wurden allerdings gehäuft soziale Risikofaktoren, wie jugendliches Alter, unverheiratet sein und ein niedriger Sozialstatus, beschrieben. Auf tiefenpsychologischer Ebene werden unbewältigte Ängste und Ambivalenzen, die bis in das 3. Trimenon der Schwangerschaft persistieren, bei solchen Patientinnen beschrieben (Prill, 1983). Herms und Mitarbeiter (1982) konnten in einer prospektiven Studie zeigen, daß Berufstätige, besonders wenn es sich um qualifizierte Berufe handelte, eher zur Frühgeburt neigten als die familienorientierten Frauen. Frauen mit Frühgeburten hatten eine höhere Rate an psychosomatischen Symptomen wie Migräne, gastrointestinale Beschwerden und Schlaflosigkeit. Dmoch und Osario (1984) haben vor allem depressive Persönlichkeitsstrukturen beschrieben. Petersen und Teichmann (1984), die eine Studie zu diesem Thema durchführten, haben folgende entscheidenden Punkte hervorgehoben: Die Frühgeburtlichkeit ist eine sehr unspezifische Antwort auf eine allgemeine Überforderung – es gebe keinen spezifischen seelischen Konflikt. Die Frühgeburtlichkeit trage akzidentiellen Charakter, sei also nicht persönlichkeitsspezifisch. Therapeutisch wird von den meisten Autoren als wesentliches Ziel die Hilfe bei der Anpassung an die Schwangerschaft und deren Bewältigung angesehen. Das einfühlsame Visitengespräch steht dabei an erster Stelle. Je nach Indikationskriterien werden noch Einzelgespräche, autogenes Training, Hypnose und das respiratorische Biofeedback empfohlen.

Im Rahmen der Schwangerenberatung lassen sich meist alle hier angeführten Symptomgruppen durch eine intensivere Arzt-Patientin-Beziehung verdeutlichen und in Grenzen halten (Prill, 1976, 1977; Clyne, 1983; Stauber, 1976, 1979, 1983; Richter, 1980, 1982).

4.2 Sucht und Schwangerschaft

Suchterkrankungen sind in der Schwangerschaft nicht selten. Heroin spielt unter den Drogen eine übergeordnete Rolle und soll deshalb akzentuiert werden. Allgemeine Gesetzmäßigkeiten, wie z.B. das Zugrundeliegen einer depressiven Persönlichkeitsstruktur und das Vorhandensein spezieller Verhaltensweisen, betreffen nahezu alle Patientinnen mit Gebrauch von Suchtmitteln, wovon neben Heroin auch Kokain, LSD, Psychopharmaka und Alkohol erwähnt werden sollen.

Unter den heroinkranken Frauen sind 80% im gebärfähigen Alter. Schwangerschaften kommen trotz endokriner Störungen zustande und sind vermehrt kompliziert durch Risiken für Mutter und Kind. Wenn man ein Mittelwertsprofil der heroinkranken Frauen erstellt, so zeigt sich, daß diese Frauen im Durchschnitt 24 Jahre alt, ledig oder geschieden sowie arbeitslos sind. In der Anamnese findet man häufig das Problem der Beschaffungskriminalität, der Prostitution und der Polytoxikomanie. Die Abhängigkeit bestand in der Regel zuvor 5 Jahre lang.

Typische Auffälligkeiten in der Biographie sind neurosenrelevante Daten, frustrane Entzugsversuche und Behandlungsversuche wegen Depression und Suizidalität.

Häufige **Begleiterscheinungen in der Schwangerschaft** sind bei diesen Patientinnen venerische und parasitäre Erkrankungen, Abszesse, Thrombophlebitiden, Hepatitiden, Anämie, eine ungenügende Gewichtszunahme sowie Gestosen. Weiterhin treten vermehrt fetale Retardierungen mit der Gefahr des intrauterinen Fruchttodes auf. Auch vorzeitige Wehen mit einer erhöhten Frühgeburtlichkeit ergeben sich aus den neuesten Arbeiten.

Was die **Betreuung in der Schwangerschaft** betrifft, so ist hier die Substitution mit Polamidon allgemein anerkannt. Diese frühere Streitfrage wurde in den letzten Jahren sowohl aus fetalen Gründen als auch aus suchtbewältigenden Überlegungen heraus entschieden. Dabei ist es das Ziel, nach einer Umstellung der Heroinabhängigkeit in eine Polamidonabhängigkeit diese Ersatzdroge tropfenweise zu entziehen. Dieser Entzug sollte vorwiegend im 2. und beginnenden 3. Schwangerschaftstrimenon – unter regelmäßigen Urinkontrollen – erfolgen, da hier die Toleranz des Feten und die Mitarbeit der Mutter am größten sind. Innerhalb von 1–2 Monaten gelingt es, bei ca. 50% dieser Patientengruppe einen schrittweisen Entzug herbeizuführen. Eine parallel laufende psychotherapeutische Betreuung ist jedoch erforderlich und dürfte die wesentliche Stütze für die Patientin darstellen.

Der schematische Weg der Betreuung liegt zuerst in einer genauen Eruierung der Drogenanamnese. Dann müßte eine intensive Schwangerenvorsorge eingeleitet werden, die auch die HIV-Problematik und die gehäuften Komplikationen durch internistische Erkrankungen (z.B. Hepatosen) erfaßt. Es folgt das individualisierte Polamidon-Entzugsprogramm, das unter strenger Indikation und täglicher ärztlicher Kontrolle sowie wöchentlicher Urinuntersuchung ablaufen sollte. Am günstigsten wird die Patientin primär für 3–10 Tage stationär aufgenommen. Eine ambulante Betreuung kann sich dann anschließen. Da dieses Behandlungsschema auch Konsequenzen für die Geburtsleitung sowie die Wochenbettsbetreuung hat, sollte jede gynäkologische Klinik auf diese Problematik vorbereitet werden.

Was die psychische Betreuung heroinkranker Frauen während der Schwangerschaft betrifft, so scheint es wesentlich zu sein, daß die Sucht der Patientinnen auf dem individuellen Hintergrund ihrer Persönlichkeit gesehen wird. Solche Patientinnen verspüren vermehrt Unlust- und Leeregefühle. Sie machen innere Krisen durch mit dem Gefühl der Enttäuschung, der Wut, der Ohnmacht und des Alleingelassenwerdens. Ein zusätzlicher sekundärer Gewinn durch die Suchtmittel unterstützt den vorhandenen Teufelskreis. Eine stützende psychotherapeutische Behandlung sowie eine psychosomatische Geburtsvorbereitung können bei dieser Patientengruppe besonders wirksam sein.

4.3 Psychosomatische Geburtsvorbereitung

Das Gelingen einer psychologischen Geburtserleichterung kann wesentlich durch eine psychosomatisch orientierte Betreuung der Schwangeren sowie ein psychohygienisches Geburtsvorbereitungsprogramm gefördert werden. Bei intensiver Zusammenarbeit von Geburtshelfer, Hebamme, Krankengymnastin, Kinderschwester und Kinderarzt entsteht die emotionale Atmosphäre, in welcher sich eine natürliche Geburtshilfe mit psychologischer Geburtserleichterung verwirklichen läßt. Die Einbeziehung möglichst aller an der Geburtshilfe beteiligten Personen in die Phase der Geburtsvorbereitung verhindert eine Diskrepanz zwischen den Erwartungen der Schwangeren und den späteren realen Kreißsaal- bzw. Geburtserfahrungen. Eine kontinuierliche Betreuung der Schwangeren während der Schwangerschaftsvorsorgeuntersuchungen durch denselben Arzt schafft Vertrauen und sollte nicht an organisatorischen Schwierigkeiten scheitern. Die psychosomatische Geburtsvorbereitung beginnt nämlich bereits mit einer gelungenen Arzt-Patientin-Beziehung in der Sprechstunde (Krebs, 1983; Perez-Gay, 1983; Prill, 1983; Richter, 1980, 1983; Stauber, 1979, 1983).

Die psychohygienische Geburtsvorbereitung geht heute weit über die Vermittlung biologisch-technischen Wissens oder krankengymnastisch eintrainierte Entspannungs- und Atemübungen hinaus. Auch Read- oder Lamaze-Kurse, die darauf abzielen, neben Vermittlung von Entspannungs- und Atemübungen Geburtsängste durch Aufklärung zu vermindern und Schmerzen zu reduzieren, entsprechen nicht mehr den aktuellen Bedürfnissen und Erfordernissen. Umfassende Geburtsvorbereitung muß nach den Problemen und Konflikten, nach Gefühlen, Ängsten, irrationalen Befürchtungen und Phantasien fragen, die in einem erweiterten Sinne mit Schwangerschaft und Geburt zu tun haben. Viele Eltern geraten unwissend und unvorbereitet in die Konflikt- und Problemkreise von Schwangerschaft, Geburt, Wochenbett und Elternrolle. Sie stehen nicht selten diesem Problem hilflos gegenüber. Andererseits sind Eltern während der Schwangerschaft für diese Fragen besonders aufgeschlossen, ja geradezu sensibilisiert. Es hat sich gezeigt, daß Eltern begierig diese Probleme aufgreifen und daß von solchen Geburtsvorbereitungsprogrammen, die Schwangerschaft und Geburt in einen größeren Zusammenhang menschlicher Grunderfahrung setzen, weitreichende präventiv-psychohygienische Impulse ausgehen können (Richter, 1980, 1982, 1983). Im Rahmen dieser Kurse hat sich die Einbeziehung des Partners sehr bewährt. Die Besichtigung des Kreißsaals, der Wochenstation und der Säuglingseinrichtung unter Kontaktaufnahme zu Hebammen und Schwestern wirkt angstmindernd. Praktische Übungen in Säuglingspflege geben der Schwangeren später mehr Sicherheit in der Versorgung des Neugeborenen. Von der Deutschen Gesellschaft für psychosomatische Geburtshilfe und Gynäkologie sind praktische Vorschläge für eine psychosomatisch orientierte Geburtsvorbereitung gemacht worden, die kursorisch in Tabelle 76-4 dargestellt sind.

4.4 Geburt

Die Geburt ist nicht lediglich das physiologische Ende der Schwangerschaft, sondern ein psychosomatisches Ereignis – ein Erlebnis, das die Frau mit Leib und Seele erfaßt. Wohl kaum ein Ereignis im menschlichen Leben ist von so vielen Geheimnissen umgeben und mit einer solchen Vielfalt an Bedeutungsgehalten versehen worden. So spielt auch der Geburtsvorgang im Denken und Fühlen der Völker eine bedeutsame Rolle, die wiederum je nach weltanschaulicher, rassischer, kultureller und soziologischer Struktur verschieden ist.

In tiefenpsychologischen Arbeiten zur Geburt wird auf den Objektverlust der Frau hingewiesen, der individuell verschieden verarbeitet wird und postpartale Depressionen erklären kann. Die Mutter muß sich schließlich von dem einverleibten Kind trennen, was bei ihr eigene Trennungsängste aktualisieren kann.

Wenn wir uns mehr der geburtshilflichen Praxis zuwenden, so fällt auf, daß man dem Geburtsschmerz unter allen Phänomenen, die mit der Geburt zusammenhängen, von jeher die größte Beachtung schenkte. Zwischen folgenden beiden Extremen lagen die Ansichten: Einmal – der Schmerz gehört wesensmäßig zur Geburt, nachdem es bereits in der Genesis heißt: »Du sollst dein Kind unter Schmerzen gebären.« Zum anderen – der Schmerz sei eine sinnlose und deshalb überflüssige Begleiterscheinung der Geburt.

Die zweite Ansicht hat sich in der Praxis mehr und mehr durchgesetzt – es haben sich Indikationen für die einzelnen geburtserleichternden Methoden herausgebildet, die sich an dem Risiko für Mutter und Kind orientieren.

Geburtsschmerzen und Gebärstörungen

Der Geburtsschmerz setzt sich zusammen aus dem Wehenschmerz der uterinen Kontraktionen, dem Dehnungsschmerz der Zervix und dem Dehnungsschmerz des Beckenbodens. Weitere Schmerzen können vom Peritoneum und den Ligamenten im kleinen Becken ausgehen. Die Intensität und Dauer

Tab. 76-4 Psychosomatische Geburtsvorbereitung.

Geburtshelfer	• Paarweise Vorbereitung in Gruppen • Physiologie und Psychologie der Schwangerschaft, Noxen (Nikotin, Medikamente, Streß) • Angstabbau durch Aufklärung über den natürlichen Geburtsablauf, dabei Vorstellung der apparativ-technischen Überwachungsmethoden lediglich als Sicherheit bringende Hilfsmittel, Operationen, Schmerzerleichterung, ambulante Geburt, Geburtserleben, Partneranwesenheit, Beziehung zum Kind, Besichtigung der für die Geburt ausgewählten Klinik • Wochenbett: Mutter-Kind-Beziehung, Stillen, Signale und Entwicklungsschritte des Säuglings
Hebamme Physiotherapeutin	• Körperarbeit mit Erfahrung der eigenen Leiblichkeit, individuelle Atmung, Entspannungsübungen, Gymnastik, Akzent auf »individueller Geburt«, nicht auf Methoden • Säuglingskurs, Körperpflege, Stillhilfen • soziale Hilfen, Mutterschutzgesetz
Kinderarzt	• Körperliche und seelische Entwicklung des Kindes, Vorsorgeuntersuchungen, Impfungen, Ernährung des Säuglings und Kleinkindes

des Geburtsschmerzes können bei den Gebärenden individuell sehr verschieden sein.

Das »Angst-Spannungs-Schmerz-Syndrom«, das durch Arbeiten von Platanov (1923), Read (1933), Lukas (1968, 1972), Molinski (1968) und anderen zu größerer Klarheit gekommen ist, kann zur Erklärung psychogener Gebärstörungen dienen.

So werden Wehnen oft angstvoll erlebt, was dann mit vermehrter innerer Spannung verbunden ist. Diese Spannung führt auf muskulärem Weg zu einer Verkrampfung, auf vegetativem Weg zu Atmungsstörungen und Vasokonstriktion und affektiv zu einer gesteigerten Empfindlichkeit. Der dadurch verstärkt auftretende Schmerz bedingt eine verzögerte und damit oft komplizierte Geburt.

Zur Verminderung der Geburtsängste und damit der Schmerzen wurden in den letzten Jahrzehnten vermehrt psychologische Vorbereitungsmethoden angewandt. Im deutschsprachigen Raum hat vor allem die Tübinger Schule um Roemer (1977) und das autogene Training von J. H. Schultz (1970) – vertreten durch Arbeiten von Prill (1964, 1967, 1968) und Poettgen (1971, 1973) – großen Aufschwung erlebt. Zuvor hatte die englische Methode nach Dick-Read (1933), die russische Methode durch Velvolvski (1953) und die französische Schule nach Lamaze und Vellay (1952) bereits zahlreiche Anhänger gefunden. Diese Methoden, die, je nach Schwerpunkt, aufklärende, gymnastische, atemtechnische, lerntheoreti-sche und autosuggestive Hilfen zur Geburtsvorbereitung geben, haben nach einer Sammelstatistik zwischen 75–96% Erfolge zu verzeichnen (Ruppin et al., 1977).

Neben diesen psychologischen geburtserleichternden Methoden haben die medikamentösen Verfahren vor allem in den 70er Jahren an Bedeutung gewonnen (Lenz, 1973; Beck und Potthoff, 1976). Aus psychohygienischer Sicht weist von diesen Verfahren vor allem die noch immer in mehreren Kliniken gehandhabte Allgemeinnarkose – die sog. Durchtrittsnarkose – einen großen Nachteil für die Mutter auf, da sie die Geburt selbst nicht bewußt miterleben kann. Dazu berichtet bereits H. Deutsch (1954) von Frauen, die nach einer prolongierten Entbindungsnarkose erklärten, daß das ihnen vorgestellte Kind nicht das ihrige, sondern vertauscht sei. Sie erklärt dieses Phänomen so, daß die ganze an den Geburtsvorgang geknüpfte, von der Außenwelt zurückgezogene psychische Energie im Moment der Entspannung dem Kinde zufließt. Das plötzliche Befreitsein von Schmerz und Angst, das Wissen, es geschafft zu haben, führt zu einem Gefühl des Triumphes und verleiht den ersten Momenten der Mutterschaft den Charakter der Ekstase. Da dieser Prozeß in Vollnarkose beeinträchtigt ist, appelliert sie an den Geburtshelfer, die Frau nicht ohne Grund um den »Lohn ihrer Arbeit« (engl. labour) zu bringen, d.h., um das triumphale Gefühl, es geschafft zu haben.

Tab. 76-5 Geburtserleichternde Methoden im Vergleich.

Analgesie in der Geburtshilfe	Medikamentöse Geburtserleichterung				Psychologische Geburtserleichterung
++ = günstig + = halbgünstig – = ungünstig	Allgemein-anästhesie	Regionalanästhesie		Analgetika Sedativa	(z. B. nach Read, Lamaze, Autogenes Training)
Kriterien	i. v./Inhal.	Peridural-Kaudal	Pudendus Damminfiltration	Opiate Spasmolytika Tranquilizer	Entspannungsübung Atemtechnik Gymnastik Vertrauensverhältnis Arzt – Hebamme – Patientin
I. Analgesie Ausdehnung	++	++	+	+	+
Wirkungsgrad	++	++	+	+	+
II. Geburtsphase Eröffnung	–	++	–	+	+
Austritt	++	++	+	–	+
III. Zeit Zur Vorbereitung	++	+	+	+	–
Wirkungsdauer	–	++	+	+	+
IV. Nebenwirkungen Mutter	+	+	+	+	++
Kind	+	++	++	+	++
V. Geburtserleben der Mutter	–	+	++	+	++

Wenn man die Vor- und Nachteile der psychologischen Vorbereitungsmethoden abwägt, so ist man geneigt, aufgrund der fehlenden Nebenwirkungen für Mutter und Kind sowie der positiven Auswirkungen auf das Geburtserleben und die spätere Mutter-Kind-Beziehung die lange Vorbereitungszeit in Kauf zu nehmen. Die medikamentösen Methoden sollten die psychologische Geburtsvorbereitung folglich nicht ersetzen, beide Methoden können sich jedoch in vielen Fällen sinnvoll ergänzen. Tabelle 76-5 gibt einen kurzen Überblick über die derzeit angewandten Erleichterungsmethoden. Das Geburtserleben erscheint dabei aus psychosomatischer Sicht besonders wichtig, da es die Mutter-Kind-Beziehung positiv beeinflussen kann.

In der Praxis haben sich in den letzten Jahren einige Neuerungen durchgesetzt, die ihren Ursprung in psychohygienischen Überlegungen haben, so z. B. »der Vater bei der Geburt«.

Sieht man den Ehemann nicht als Aufpasser, sondern als Helfer bei der Geburt, so kann er einmal seiner Frau bei der Beibehaltung der richtigen Atemtechnik und zur Verarbeitung der Wehen behilflich sein, er kann weiterhin seiner Frau Sicherheit und Geborgenheit geben, und schließlich kann der Mann als Informationsübermittler zum Personal dienen, vor allem bei gehemmten und ängstlichen Müttern.

Nach Prill (1976) bewirkt das gemeinsame Geburtserlebnis darüber hinaus eine Festigung des emotionalen Familiengefüges. Prill zeigt auch, daß keine sexuellen Funktionsstörungen nach einem negativen Geburtserlebnis beim Mann auftreten. Die Deutsche Gesellschaft für psychosomatische Geburtshilfe und Gynäkologie hat sich bei ihrer Tagung in Freiburg (1982) die Frage gestellt: Welche psychosomatischen Forderungen lassen sich an das Geburtsgeschehen stellen? Der Grund für diese Suche nach wissenschaftlich begründeten psychosomatischen Forderungen waren die zahlreichen oft ideologischen Ansätze in der perinatalen Medizin über das Wie, Wo und Wann der Geburtsmethoden. In der Diskussion wurde deutlich, daß einseitig in die Waagschale ge-

worfene Namen wie Read, Lamaze, Leboyer (1974) usw. dem individuellen Geburtserleben nicht gerecht werden. Eine starre Haltung mit reinem Methodendenken ist im psychosomatischen Sinne nicht vertretbar. So wurden aus diesem Grunde auch nur einige essentielle psychosomatische Forderungen erhoben, die in Tabelle 76-6 zusammengefaßt sind.

Erste Untersuchungen belegen, daß die Einbeziehung psychosomatischer Verfahrensweisen im Sinne einer individuellen Geburtshilfe kein Sicherheitsrisiko darstellt. Kentenich (1983) konnte zeigen, daß die perinatale Morbidität und Mortalität durch eine individualisierte Geburtshilfe nicht negativ beeinflußt wird. Im Gegenteil, die Patientinnen beurteilten ihre Geburt hierdurch sehr positiv, was ihnen wieder eine bessere Motivation für eine gelungene Mutter-Kind-Beziehung gab.

4.5 Wochenbett

Aus psychosomatischer Sicht beginnt mit dem Wochenbett ein Prozeß, den der Psychoanalytiker Fornari (1970) »das zentrale Problem der gesamten Entwicklung des kindlichen psychischen Lebens« nennt: die Beziehung zwischen Mutter und Kind. Diesen Prozeß der frühen Mutter-Kind-Beziehung zu unterstützen, ist im Rahmen einer integrativen psychosomatischen Geburtshilfe die Aufgabe des Geburtshelfers, der Hebamme, des Pädiaters und des Pflegepersonals.

Die Erforschung der frühesten psychischen Entwicklung des Kindes ist eigentlich erst in den letzten Jahrzehnten erfolgt. Auf der einen Seite haben Spitz (1957, 1967), Ainsworth (1972), Bowlby (1952, 1972), Renggli (1974), Müller-Braunschweig (1975) u.a. versucht, durch experimentelle Beobachtungen die Entwicklung des Säuglings zu verfolgen. Auf der anderen Seite wurden aus den Psychoanalysen von Kindern und Erwachsenen durch Freud (1964), Klein (1972), Ferenczi (1913) u.a. Material und Erkenntnisse zusammengetragen, die einen Einblick in die Genese neurotischer Störungen gaben.

Allen Autoren kommt es bei der Beschreibung der Mutter-Kind-Beziehung darauf an zu betonen, daß Mutter und Kind nach der Geburt noch eine Einheit bilden. So rechnet der Biologe Portmann (1963) das erste Lebensjahr des Menschen noch zur Embryonalzeit. Er stützt sich auf Untersuchungen von Lange (1903) und Scammon (1922) und belegt, daß der Mensch gemäß seiner Wuchsform im 1. Lebensjahr sowie seiner Gehirngröße ein Jahr zu früh auf die Welt kommt. Im Vergleich zur Tierwelt nennt er den Menschen einen Nesthocker, der noch der extrauterinen Nabelschnur bedarf. Für diesen zweiten postpartalen Uterus gelten beim Menschen in einem nur geringen Maße die erblich vorgegebenen instinktiven Ordnungen, die eine funktionierende Entwicklung garantieren.

Die Erforschung des besonderen Wahrnehmungsinstrumentes, welches die Mutter befähigt, die neonatale Situation ihres Kindes zu verstehen, liegt

Tab. 76-6 Psychosomatische Forderungen an das Geburtsgeschehen (Basis: »die sichere Geburt«).

Ziel: Sichere, angstfreie, schmerzarme, möglichst natürliche Geburt als individuelles Geburtserlebnis.
- Einfühlsamer Umgang mit der Gebärenden (Angstreduktion):
  - durch die Hebamme (Akzent auf Zuwendung)
  - durch den Arzt (Akzent auf Sicherheit)
- Anwesenheit des Partners/vertrauter Bezugsperson:
  - als Helfer bei der Verarbeitung von Wehen (spart Analgetika)
  - als Vermittler von Geborgenheit
- Individualisierte Schmerzerleichterung: »Geburtserleben« der Gebärenden möglichst erhalten!
- Förderung des sofortigen Kontakts von Mutter und Kind durch intensiven Hautkontakt und frühes Anlegen des Kindes

noch im dunkeln. Die Tatsache, daß dieses Wahrnehmungsinstrument sich kaum in Worte und schon gar nicht in verifizierbare Größen fassen läßt, spricht dafür, daß er in den tiefsten vorsprachlichen Schichten des menschlichen Gefühlslebens angesiedelt ist.

Dieses Phänomen der Beziehung der Mutter zu ihrem Säugling kann nur umschrieben werden. Wir sprechen von mütterlicher Intuition, von Empathie oder von einer gesteigerten Sensibilität. Freud (1964) nannte diese frühe Mutter-Kind-Beziehung eine »Masse zu zweit«. Spitz (1967) spricht von einer Dyade, die er am besten charakterisiert sieht mit dem Dichterwort: »ein Egoismus zu zweit«. Therese Benedek (1971) spricht von der »Mutter-Kind-Zweiheit«. Winnicott (1974) sieht in der Abhängigkeit den Hauptzug des Säuglingsalters. Ein Säugling wird erst zum Säugling, sagt er, wenn er mit der mütterlichen Fürsorge zusammengebracht wird. Säugling und Mutterpflege bilden eine Einheit. Aus den Arbeiten von M. Klein (1972) dürfen wir folgern, daß der Säugling die Außenwelt, so z.B. die Brust der Mutter, als Teil von sich selbst phantasiert.

Wie funktioniert diese Symbiose zwischen Mutter und Kind? Nach Spitz (1967) laufen Mikrointeraktionen zwischen beiden ab. Winnicott (1974) sieht den Säugling als unreifes Wesen, das ständig am Rand unvorstellbarer Angst steht. Er spricht von der »holding function«, die die Mutter einnehmen muß, um dem Kind Halt zu geben. Die Mutter sollte daher wie eine Hülle fungieren, die das Kind vor übermäßigen äußeren und damit auch inneren Spannungen beschützt. Die zunächst diffusen Gefühle beim Säugling wie Lust und Unlust können sich nur entwickeln, wenn die Gefühlsäußerungen jeweils von der Mutter angenommen und wiedergegeben werden. Der Mutter kommt bei diesem Prozeß eine Spiegelfunktion zu, wie Margret Mahler (1972, 1975) es genannt hat. Gelingt es der Mutter nicht, die Signale ihres Kindes zu verstehen, ist der »Dialog« zwischen ihr und dem Kind gestört, tritt beim Kind überstarke Unlust und Desorientiertheit auf. Wird das Kind immer wieder diesen negativen irritierenden Eindrücken ausgesetzt, kann es kein Urvertrauen (Erikson, 1961) entwickeln, das die notwendige Basis für eine weitere gesunde seelische Entwicklung ein »kumulatives Trauma« (Kahn, 1964) mit der Folge oft unbeeinflußbarer neurotischer und psychotischer Krankheitsbilder. Nach Winnicott (1974) bedeutet »die genügend gute mütterliche Fürsorge« für den Säugling eine Ich-Unterstützung. Dadurch wird im Säugling eine Kontinuität des Seins aufgebaut, die die Grundlage der Ichstärke ist, die für eine spätere Bewältigung der einströmenden Belastungen und Versagungen notwendig ist. Versagt die mütterliche Fürsorge in den ersten Wochen und Monaten, dann kommt es zu einer Störung der Integrationsprozesse, die im Individuum ein Selbst aufbauen. Der Säugling kann diesen Ausfall an mütterlicher Qualität nicht selbst ausgleichen, weil er das Stadium der Ich-Strukturierung, die das ermöglichen würde, noch nicht erreicht hat.

Diese frühe Einheit von Mutter und Kind ist vielen Gefährdungen ausgesetzt. Der postpartale Uterus arbeitet nicht mit der gleichen Sicherheit wie der Mutterleib. Dies gilt heute erst recht, wo die ursprünglichen Formen des Familienlebens durch die moderne Arbeitswelt gelockert oder fast aufgehoben sind.

In diesem Zusammenhang soll noch auf die negativen Folgen hingewiesen werden, die eine Mutterentbehrung in frühester Kindheit haben kann. Bowlby (1952, 1972) hat gezeigt, daß die Folgen partieller Deprivation Angst, exzessive Liebesansprüche, starke Haßgefühle und Folgen der letzteren Schuld und Depression sind (Eggers, 1977; E. Freud, 1984). Die totale Deprivation beeinflußt tiefreichend die charakterliche Entwicklung und zerstört die Fähigkeit zum zwischenmenschlichen Kontakt. Einer breiteren Öffentlichkeit wurden diese Folgen der Mutterentbehrung durch die Untersuchungen weiterer genetisch denkender Autoren wie Spitz (1957, 1967), Goldfarb (1955), Ribble (1941, 1944), Anna Freud (1971) u.a. bekannt. Müller-Braunschweig (1975) hat in einer umfangreichen Studie gezeigt, daß für die früheste Kindheit nur die sicherheitgebende kontinuierliche Betreuung durch eine Pflegeperson eine gelungene Ich-Entwicklung ermöglicht. Auch die Konstanz einer Gruppe, wie sie in der Erziehung in den Kibbuzim gegeben war, hat sich nach Bettelheim (1969) als problematisch erwiesen. Man sagt den Kibbuzkindern nach, daß sie in ihren zwischenmenschlichen Beziehungen eine emotionale Tiefe vermissen infolge der fehlenden Zuwendung durch eine Mutter. Inzwischen versucht man diese Mutterentbehrung wieder in einigen Kibbuzim rückgängig zu machen. Der Begriff der »maternal deprivation« hat mittlerweile die Kinderpsychologie und Kinderpsychiatrie stark beeinflußt, und zunehmend ergeben sich daraus auch Konsequenzen für die Sozial- und Gesundheitspolitik (so will z.B. das neue Adoptionsgesetz unterbinden, daß der Säugling zu lange von einer konstanten Pflegeperson getrennt wird).

Den Erkenntnissen über die Deprivation wird erst in den letzten Jahren mehr Verständnis in den geburtshilflichen Abteilungen entgegengebracht – dachte man doch bisher, daß die frühe Wochenbettzeit vorwiegend von somatischen und endokrinologischen Prozessen bestimmt sei.

Maas (1973, 1975) war es schließlich, der eine Bestandsaufnahme in der Deutschen Klinik für Diagnostik vorgenommen hat. Ausgehend von einer Statistik über die Häufigkeit des Auftretens psychoneurotischer und psychosomatischer Symptome, suchte er nach Gründen ihrer Entstehung im Hinblick auf präventivmedizinische Maßnahmen. Er zeigte auf, daß bis zu 60% der Patienten in der Deutschen Klinik für Diagnostik über psychoneurotische und psychosomatische Symptome klagen. Hinzu kommt noch, daß über ein Drittel der Patienten Beruhigungsmittel oder Schmerzmittel nimmt und außerdem die Sucht- und Selbstmordrate ständig zunimmt.

Jetzt ist zu fragen, ob man auf die Qualität der mütterlichen Fürsorge überhaupt Einfluß nehmen kann. Obwohl wir wissen, daß die werdende Mutter aufgeschlossen ist, viel für eine gesunde seelische Entwicklung ihres Kindes zu tun, bleiben bei einigen Frauen diese Hilfen erfolglos. So gibt es neben der Deprivation andere krankmachende Mutter-Kind-Beziehungen, wie z. B. eine »liebevolle« Einstellung der Mutter, unter der sich eine unbewußt ablehnende verbirgt, oder wenn die Mutter selbst ein exzessives Verlangen nach Liebe und Geborgenheit hat.

Von größter Bedeutung ist die Erkenntnis, daß es nach der Geburt eine besonders sensitive Phase gibt, die für die emotionale Beziehung zwischen Mutter und Kind wesentlich ist (Klaus und Kenell, 1974). Den Verhaltensforschern ist eine solche Phase bei einer Reihe von Tieren bekannt. Bei Trennung von Muttertier und Jungen unmittelbar nach der Geburt reagieren diese mit einem abnormen Brutpflegeverhalten. So nimmt z. B. die Mutter das Junge nach einer postpartalen Trennung nicht mehr an. Erfolgt die Trennung jedoch erst am 5. Tag, dann nimmt die Mutter ihr arteigenes, schützendes und pflegendes Verhalten wieder auf.

Marshall und Mitarbeiter (1972) haben zwei Gruppen von Erstgebärenden verglichen. Während die Mütter der ersten Gruppe gleich nach der Geburt ihr Kind für eine Stunde behielten und es während des Klinikaufenthaltes jeweils zusätzlich zu den Stillzeiten fünf Stunden am Nachmittag bekamen, hatten die Mütter der Kontrollgruppe ihr Kind jeweils nur eine halbe Stunde zu den kliniküblichen Stillzeiten bei sich. Bei einer Nachuntersuchung einen Monat später zeigte sich, daß die Mütter mit dem intensiven Kontakt zu ihren Kindern gegenüber den Müttern der Kontrollgruppe deutlich liebevoller und engagierter mit ihren Kindern umgingen. Diese positive Einstellung war auch noch bei einer Nachuntersuchung, ein Jahr später, festzustellen.

Winter (1976) kam in einer weiteren Studie zu ähnlichen Ergebnissen. Vor allem in bezug auf das Stillen zeigte sich, daß die Mütter, die gleich nach der Geburt einen längeren Kontakt zu ihren Kindern hatten, gegenüber einer Kontrollgruppe dem Stillen positiver gegenüberstanden (s. a. Leboyer, 1974).

Über die Mutter-Kind-Situation bei Frühgeborenen hat Kenell (1976) eine Untersuchung durchgeführt. Einer Gruppe von Müttern wurde es erlaubt, sofort nach der Geburt in die Frühgeborenenstation zu kommen und so oft wie möglich bei dem Kind zu bleiben. Der anderen Gruppe wurde der erste Kontakt mit dem Kind erst nach 3 Wochen erlaubt. Nur bei der ersten Gruppe konnte der Autor später ein besonders inniges Verhältnis zwischen Mutter und Kind beobachten.

Es liegen noch weitere Untersuchungen an Frühgeborenen von Barnett (1974) und Sokoloff und Mitarbeitern (1974) vor. Alle diese Autoren kamen zu dem übereinstimmenden Urteil, daß Kinder in der monotonen Umgebung des Brutkastens zusätzlich emotionelle und taktile Zuwendung brauchen. Sie konnten zeigen, daß Frühgeborene besser gedeihen, wenn man sie gleichzeitig in die Hände der Mutter gibt.

Die Tatsache, daß es nach der Geburt eine sensitive Phase gibt, die auf die Bindung zwischen Mutter und Kind von besonderem Einfluß ist, kann man auch aus Fällen ablesen, bei denen Frauen in der Klinik irrtümlich nicht das eigene Kind versorgt haben. Prill (1976) zitiert hierzu einen Fall, der sich in Israel ereignet hat. Hier klärte sich die Verwechslung der Neugeborenen erst nach 14 Tagen auf. Die Mütter beider Kinder waren nur schwer bereit, das jeweils versorgte fremde Kind gegen ihr eigenes einzutauschen.

Aufgrund dieser Erkenntnisse muß es die Aufgabe des Perinatologen sein, Bedingungen zu schaffen, die die kostbare sensitive Phase zwischen Mutter und Kind fördern helfen. Damit ließen sich iatrogene Schäden abwenden, die zur Zeit noch meist aus Unwissenheit oder aufgrund zu großer Abwehr psychosomatischer Erkenntnisse entstehen.

Das »Rooming-in-System« – also das ganztägige Zusammenbringen von Mutter und Kind auf der Wochenbettstation – hat sich als Unterstützung beim Aufbau einer gelungenen Mutter-Kind-Beziehung bewährt. Die Einheit von Mutter und Kind wird dadurch erhalten. Zusätzlich entstehen Vorteile, die der Mutter mehr Sicherheit in dieser Zeit geben. So z. B.:
- die Entwicklung einer besseren pflegerischen Fähigkeit,
- die Entängstigung mancher Erstgebärenden gegenüber ihrem Kind und
- das schnellere Erkennen der normalen und individuellen Reaktionen des Kindes.

Selbstverständlich bewirkt das alleinige räumliche Zusammenbringen von Mutter und Kind noch keine gelungene Dyade, es stellt aber einen Nährboden hierfür dar. Deutsch (1954) glaubt, daß sich die Zahl der versagenden Mütter sehr verringern würde, wenn man die freie Entwicklung der mütterlichen Gefühle weniger reglementieren würde. Das trifft vor allem auf die Frage des Stillens zu, von dem Therese Benedek (1971) sagt, daß es gemeinsam mit dem Hautkontakt (s. a. Montagu, 1974) die extrauterine Nabelschnur zwischen Mutter und Kind darstelle.

Laktationsstörungen

Die Laktation gehört sicher zu jenen physiologischen Prozessen, die wie die Menstruation und alles, was mit Fortpflanzung zusammenhängt, starken psychischen Einflüssen unterliegen. Es war S. Freud 1892, der in einer seiner ersten Publikationen einen Fall von psychogener Agalaktie beschrieb, den er mit Hypnose erfolgreich behandelte (Freud, 1964).

Laktationsschwierigkeiten sind im Wochenbett besonders häufig zu beobachten. Auf tiefenpsychologischer Ebene läßt sich dieses Versagen oft als eine Flucht vor den Pflichten der Mutterschaft erkennen, die der Wöchnerin Angst einflößen. In der heutigen Situation kommt die junge Mutter mit ihrem beruflichen Engagement oft in Konflikt zwischen Ich-Interessen und Mutterschaft. Auf endokrinologischem Wege erscheinen hierdurch Funktionsstörungen in der Laktation möglich.

Ein für Mutter und Kind befriedigendes Stillerlebnis gibt nach den Feststellungen vieler Autoren (Nitsch, 1975, 1977; Meves, 1976, 1977 u.a.) ein tragfähiges Fundament für eine genügend gute emotionelle Beziehung zwischen beiden. Man darf auch annehmen, daß das Stillen der Mutter ein besseres Verstehen der averbalen Signale des Kindes ermöglicht. Nach Winnicott (1974) erfährt die Mutter durch Anerkennung ihrer Leistung leichter eine positive Einstellung zum Muttersein. Es bewahrt sie auch vor der Enttäuschung, in ihren Pflichten als Mutter versagt zu haben und einer glücklichen Erfahrung beraubt zu sein, was die aggressiven Impulse zum eigenen Kind verstärken kann.

Das Kind erhält durch die Muttermilch nicht nur die optimale Nahrung in ernährungsbiologischer und immunologischer Hinsicht (Nitsch, 1975), der gleichzeitig vermittelte Hautkontakt übermittelt ihm zusätzlich das Gefühl der Wärme und Geborgenheit (s.a. Montagu, 1974). Daß diese wärmespendende Nähe zu den elementaren Bedürfnissen zählt, konnte Harlow (1959) im Tierversuch zeigen. Er bot kleinen Affen eine stoffbezogene Affensurrogatmutter an und eine andere aus Draht. Die Stoffmutter wurde von den jungen Affen bei weitem vorgezogen, auch dann, wenn nur die Drahtmutter Milch gab.

Wenn man das Stillen als einen Wegbereiter für eine gelungene Mutter-Kind-Beziehung ansieht, hat auch hier der Geburtshelfer eine präventivmedizinische Aufgabe. Wie eine Untersuchung in Berlin (Goldstein, 1978) ergeben hat, sind 50,3% der Wöchnerinnen mit der Unterstützung beim Stillen und Abpumpen durch das Personal nicht zufrieden. In einigen Kliniken wird dieser Vorwurf sogar von 2/3 der Mütter vorgetragen. In der zitierten Untersuchung wurde auch der Einfluß des Klinikpersonals auf die Stillfrequenz besonders deutlich. Im Vergleich der Kliniken schwankte die Stillhäufigkeit zwischen 56 und 96%. Bei der Nahrungsverabreichung richteten sich nur 39,7% der Mütter nach dem Nahrungswunsch des Kindes. Dieses sog. »self-demand feeding« hat somit bei uns noch nicht die Verbreitung gefunden, die von vielen Autoren gefordert wird. Hier liegt die Vorstellung zugrunde, daß es dem Kind in der stark vulnerablen frühen Wochenbettphase erspart bleiben sollte, Vernichtungsängste durch zu große Spannungen auszuhalten.

Müller (1983) hat versucht, psychosomatische Forderungen für die Wochenbettstationen der geburtshilflichen Kliniken zu erstellen. Es ging ihm dabei vor allem um eine Umstrukturierung von Kinder- und Wochenbettstation durch die routinemäßige Einbeziehung psychosomatischer Aspekte.

Wenn man sich abschließend vergegenwärtigt, wie eminent wichtig die Förderung der sensiblen perinatalen Zeit für die spätere Persönlichkeitsentwicklung des Kindes ist, so kann man sich der hieraus erwachsenden präventivmedizinischen Verantwortung kaum entziehen.

Die für den Perinatologen leistbaren psychosomatischen Aufgaben sind nochmals in der Tabelle 76-7 zusammengefaßt.

Tab. 76-7 Psychohygienische Ansatzpunkte in der perinatalen Medizin.

- **Im Rahmen der Schwangerenberatung**
  - Vertrauensvolle Arzt-Patient-Beziehung (»tender-loving-care«)
  - Auf reale und neurotische Ängste eingehen (Ambivalenz erkennen)
  - Hilfestellung bei sozialen Problemen
  - Geburtsvorbereitung (Informationen, Säuglingskurs, Klinikbesichtigung, psychohygienische Aspekte)

- **Bei der Entbindung (Basis: »die sichere Geburt«)**
  - Einfühlsamer Umgang mit der Gebärenden ⎱ Hebamme: Akzent auf Zuwendung / Arzt: Akzent auf Sicherheit
  - Möglichkeit zur Partneranwesenheit (Geborgenheit, Informationsübermittler)
  - Individualisierte Schmerzerleichterung (»keine Ideologie«)
  - Förderung des sofortigen Kontaktes von Mutter und Kind

- **Auf der Wochenbett- und Säuglingsstation**
  - Möglichkeit zum »Rooming-in« und »Self-demand-feeding«
  - Förderung einer gelungenen Mutter-Kind-Beziehung (individuelle Betreuung)
  - Ermutigende Unterstützung bei der Einbahnung des Stillens
  - Möglichkeit zur frühzeitigen Entlassung (ambulante Klinikgeburt)

4.6 Entwicklungstendenzen in der psychosomatischen Geburtshilfe

Obwohl noch Defizite in der Integration psychosomatischer Aspekte in die Geburtshilfe bestehen, so muß man positiv vermerken, daß in kaum einem anderen primär organischen Medizinfach so viele psychosomatische Forschungsergebnisse in die Praxis eingegangen sind wie in der Geburtshilfe. Gemeint sind damit die nahezu in allen Kliniken praktizierten familienorientierten Möglichkeiten, wie:
- die psychosomatische Geburtsvorbereitung,
- die Einbeziehung des Vaters bei der Geburt,
- die individualisierte Geburtsleitung,
- die an das Geburtserleben angepaßte Schmerzerleichterung,
- der unmittelbare postnatale Kontakt von Mutter und Kind,
- das Rooming-in-System,
- die Möglichkeit zur ambulanten Geburt,
- die vermehrte Einbeziehung der Eltern auf den Frühgeborenenstationen (z.B. »Känguruh-Methode«).

Es besteht kein Zweifel, daß diese psychosomatisch gut fundierten Empfehlungen (E. Freud, 1991, 1992; Zerries und v. Geiso, 1992; Stauber, 1992) an die moderne Geburtshilfe zu besseren psychischen und physischen Startbedingungen für das Neugeborene geführt haben.

Tab. 76-8 Neue Forschungsergebnisse aus der psychosomatischen Geburtshilfe.

Einsatz einer »Doula«, d. h. einer Begleitmutter (Vertrauensperson, woman care giver) für die kontinuierliche psychosoziale Betreuung von I-Gravidae (drei Studien mit n = 1217; zusätzl. parallele Kontrollgruppen).

Ergebnisse
- signifikant kürzere Eröffnungsperiode
- signifikant seltener/weniger Analgetika (Epidural-A) und Wehenmittel
- signifikant weniger vaginale und abdominale Entbindungen
- signifikant weniger Probleme im Wochenbett (z. B. beim Stillen, weniger Ängste/Depressionen, bessere Eltern-Kind-Beziehung)

Neuere Forschungsergebnisse, wie sie auf dem 10. Weltkongreß für psychosomatische Geburtshilfe und Gynäkologie im Juni 1992 in Stockholm vorgestellt wurden, geben die Hoffnung auf weitere positive Entwicklungen in diesem Bereich. Besonderes Aufsehen erregten die Untersuchungen der Arbeitsgruppe um Klaus et al. (1992), die in der Tabelle 76-8 dargestellt werden. Das eindrucksvolle Ergebnis: Daß eine Vertrauensperson während der Schwangerschaft (eine sog. Doula) in einem signifikant höheren Maße zu einer deutlichen Erleichterung der späteren Geburt und des Wochenbetts führt, unterstreicht die große Chance, die die psychosomatische Geburtshilfe bietet. Zu erwähnen ist hier noch, daß diese Ergebnisse auf dem Hintergrund des amerikanischen Gesundheitssystems zu betrachten sind und nur zum Teil auf das deutsche System übertragen werden können. Im deutschen Raum nehmen die Hebammen und die bei Geburt oft anwesenden Vertrauenspersonen einen größeren Raum ein und können somit einen »Doula-Effekt« hervorrufen. Aus der zitierten Untersuchung soll jedoch deutlich werden, welch große Bedeutung dem psychosozialen Beistand während Schwangerschaft, Geburt und Wochenbett zukommt.

Ein weiteres neues Forschungsergebnis soll zum Schluß noch angeführt werden, da es doch für die künftige Entwicklung der psychosomatischen Geburtshilfe praktische Konsequenzen haben sollte. Es handelt sich um eine Untersuchung an der Universität Lundt, die 1992 von Righard publiziert wurde.

Eine kurze Zusammenfassung des Ergebnisses wird in Tabelle 76-9 gegeben.

Die Berücksichtigung der natürlichen Verhaltensweise des Neugeborenen mit wichtigem psychoprophylaktischem Charakter müßte im geburtshilflichen Bereich zu einer weiteren Änderung führen. Die Mütter müßten in der Tat in den geburtshilflichen Abteilungen die Möglichkeit haben, ihr Kind unmittelbar nach der Geburt über längere Zeit als bisher zu behalten. Ein Rückgang der immer noch auftretenden Schwierigkeiten bei der Einbahnung des Stillgeschehens ist zu erwarten.

Auf dem 11. Weltkongreß für psychosomatische Geburtshilfe und Gynäkologie in Basel (Bitzer und Stauber, 1995) wurden eine Reihe neuer Anregungen gegeben. Einmal wurde eine Untersuchung zur ersten Stunde nach der Geburt im Kreißsaal vorgestellt. Mit Hilfe von Videoaufnahmen ließ sich erkennen, daß schon kleinste Störungen der frühesten Mutter-Kind-Beziehung negative Auswirkungen in den ersten Kommunikationsprozessen haben (Kästner et al., 1995). Weiterhin zeigte sich, daß ein besonders »sanfter Umgang mit dem Frühgeborenen« große Relevanz für dessen weitere psychische und körperliche Entwicklung hat (Freud, 1995).

Tab. 76-9 Neues Forschungsergebnis zum frühen Mutter-Kind-Kontakt (Righard, 1992).

Untersuchungsgruppe (n = 34)
- Neonaten mit kurzem postpartalen Mutter-Kind-Kontakt (bis 20 min) zeigen:
  - eingeschränkten Saugreflex bei späterem Anlegen
  - häufigeres Schreien

Kontrollgruppe (n = 38)
- Neonaten mit lang dauerndem postpartalem Mutter-Kind-Kontakt (mehr als 1 h Lagerung auf dem Bauch der Mutter) zeigen:
  - ein aktives Suchen der Brustwarze nach zirka 20 Minuten
  - ein begieriges und starkes Saugen an der Brust nach zirka 50 Minuten

Schlußfolgerung
Harmonischen Ablauf der vererbten Verhaltensweisen unterstützen, möglichst wenig reglementieren!
(Auch Analgetika stören deutlich den Saugreflex.)

KAPITEL 77

Urologie

Psychosomatische Aspekte in der Urologie

Ernst-Albrecht Günthert und Peter Diederichs

1 Einleitung

Die Beschreibung psychosomatisch bedingter Symptome und Erkrankungen des Urogenitaltrakts setzt das Wissen um die Komplexität dieses Organbereichs voraus. Erst die Berücksichtigung der drei ineinandergreifenden und voneinander abhängigen Funktionsaspekte als Produktions-, Reproduktions- und Lustorgan macht seine besondere Anfälligkeit für seelische Einflüsse verständlich. Die unmittelbare anatomische Nachbarschaft von Urogenitaltrakt und Enddarm bzw. Darmausgang ergibt darüber hinaus Wechselbeziehungen zwischen diesen beiden Organbereichen.

Die Psychoanalyse hat schon früh auf die Bedeutung des peripheren Harnapparates (Blase und Harnröhre) als Lust- und Triebzone hingewiesen und damit den dritten Funktionsbereich des Urogenitaltrakts als Lustorgan gewürdigt. Die Schleimhaut der Harnröhre besitzt ebenso wie die des Mundes, der Scheide und des Afters erogenen Charakter. Masturbationspraktiken an der Harnröhre sind daher keine Seltenheit. Aus dem Urinieren oder dem Zurückhalten des Urins zieht schon das Kind einen erotisch zu wertenden Lustgewinn (Libidotheorie). Freud (1905) weist als erster darauf hin, daß die Funktion des Urinierens im Dienst der infantilen Sexualität stehen kann. Sadger führt (1910) analog zur Analerotik den Begriff der Urethralerotik ein. [Siehe auch »urethrales Antriebserleben« (Schultz-Henke, 1927) und »Harntriebhaftigkeit« (Christoffel, 1944).] Die triebtheoretisch orientierten Konzepte bedürfen jedoch der Ergänzung durch neue Erkenntnisse der Selbst- und Objektbeziehungspsychologie (s.a. Kap. 48, »Sexuelle Störungen«).

Die urethrale Phase gestaltet sich entwicklungspsychologisch für Jungen und Mädchen unterschiedlich. Das kleine Mädchen uriniert im Sitzen und erlebt dabei Gefühle der Hingabe, des Fließenlassens und des »Sich-Verströmens«, die im späteren Leben dem »Sich-Hingeben und -Hergeben« entsprechen. Der kleine Junge uriniert im Stehen und erlebt dabei Gefühle der Geltung, der Rivalität und der Selbstdarstellung. Das Urethrale liegt bei ihm in enger Nachbarschaft zum Phallischen (»wer kann den größten Bogen«). Auf die Bedeutung der Miktion für die Entwicklung der Geschlechtsidentität weist Diederichs (1994) hin.

In diesem Kapitel sollen neben einer kritischen Übersicht der bisher vorliegenden Forschungsergebnisse zu psychosomatischen Aspekten in der Urologie und Nephrologie die Erfahrungen des niedergelassenen Urologen in der täglichen Sprechstunde berücksichtigt werden. Besonders wichtig erscheint uns der Hinweis, daß schon bei der Erstbegegnung mit dem Patienten in der urologischen Sprechstunde die Möglichkeit psychosomatischen Geschehens erwogen werden muß, um iatrogene Fixierungen zu vermeiden (s. exemplarische Patientengeschichte).

Epidemiologische Daten über Inzidenz, Prävalenz oder Schichtzugehörigkeit bei psychosomatisch bedingten urologischen Erkrankungen liegen mit Ausnahme einiger Untersuchungen zur Harnsteinbildung bisher nicht vor. Nach Breitwieser und Mitarbeitern (1981) und Günthert (1980) haben 30–50% der Patienten in der Sprechstunde des niedergelassenen Urologen eine psychosomatisch bedingte Erkrankung. Unter »psychosomatisch« verstehen wir ein multifaktorielles, ineinandergreifendes Geschehen im Sinne des bio-psycho-sozialen Modells (s.a. Kap. 1, »Wissenschaftstheorie: ...«).

Wir sprechen bewußt nur von »psychosomatischen Aspekten« in der Urologie, weil über das Ausmaß des seelischen Anteils bei urologischen Erkrankungen noch zu wenige schlüssige Ergebnisse größerer empirischer Untersuchungen vorliegen. Dementsprechend ist die psychosomatische Urologie noch ein weit offenes Forschungsfeld.

2 Psychosomatisch bedingte Erkrankungen des Urogenitaltraktes des Mannes

2.1 Eine exemplarische Patientengeschichte aus der Praxis

Ein 37jähriger Iraner, der seit 12 Jahren in Deutschland lebt, kommt im Oktober 1981 erstmals in die Sprechstunde. Als Beschwerden werden angegeben: »Brennen« in der Harnröhre, sowie ein »Druckgefühl« im Damm und Analbereich. »Ich kann da unten nicht loslassen«. Der Patient war 3 Jahre wegen dieser Beschwerden in der Behandlung eines Urologen, der eine »Prostatitis« feststellte. Nach Durchführung der großen urologischen Diagnostik wurden Prostatamassagen und Harnröhreninstillationen durchgeführt (»Ich kriege Angst und Schmerzen, wenn ich daran denke«), sowie orale und parenterale antibakterielle Medikamente verabreicht und über lange Zeit auch Psychopharmaka verordnet. Eine Besserung der Beschwerden trat zu keinem Zeitpunkt ein.

Ein einmal konsultierter Ordinarius für Urologie sagte nach eingehender Untersuchung, es sei alles psychisch. Wegen der vielen und hohen Arztrechnungen mit der Diagnose »Chronische Prostatitis« muß der Patient einen Risikozuschlag an seine Privatkrankenversicherung zahlen.

Die biographische Anamnese ergibt, daß der Patient als drittes Kind (2 Schwestern, 6 und 8 Jahre älter) geboren wurde und bis zu seinem 12. Lebensjahr in einem iranischen Dorf aufgewachsen ist. Der Vater mußte nach der Geburt des Patienten aus politischen Gründen ins Ausland fliehen. Der Patient hat also den Vater nie kennengelernt. Die erziehenden Bezugspersonen waren die Mutter und die beiden Schwestern. Im Alter von 13 Jahren ist der Patient mit der Familie nach Teheran gezogen. Dort machte er eine Lehre als Teppichknüpfer. Der Lehrherr sei in ihn »verliebt« gewesen. Gezielte, jedoch behutsame Fragen, ob es zwischen dem Lehrherrn und ihm zu sexuellen Kontakten gekommen sei, werden ausdrücklich verneint. Der Patient steht heute noch unter dem Eindruck seiner streng religiösen islamischen Erziehung. Da die mitgebrachten Untersuchungsbefunde alle im Normbereich liegen, wird ein eingehendes therapeutisches Gespräch geführt. Die Mitteilung, daß es sich bei ihm nicht um eine organische Krankheit und schon gar nicht um ein chronisches Leiden handelt, bringt eine deutliche Entlastung, was zu einer spürbaren körperlichen Entspannung führt (s. a. »Der diagnostisch-therapeutische Zirkel« in Kap. 1).

Da bei der rektalen Untersuchung ein erhöhter Sphinktertonus auffällt, werden dem Patienten seine Beschwerden mit dem »Nicht-loslassen-können« und den dadurch ausgelösten Verspannungen im Bereich des kleinen Beckens erklärt. Unter zusätzlicher Anwendung lokaler Wärme mittels heißer Sitzbäder sowie Amoniumbituminosulfat-Suppositorien verschwinden die Symptome nach etwa 10 Tagen völlig.

In einem vom Patienten veranlaßten Brief an die Versicherung wird mitgeteilt, daß die bisher gestellten »somatischen Diagnosen« aufgrund der Untersuchungsergebnisse, auch der vorher konsultierten Ärzte, widerlegt sind, daß es sich hier um ein funktionelles Syndrom im Sinne eines psychosomatischen Urogenitalsyndroms (Beckenbodenmyalgie) handelt und im Hinblick auf die Prostata kein Versicherungsrisiko besteht.

2 Jahre nach seinem ersten Besuch erscheint der Patient erneut in der Sprechstunde mit der Bitte um eine eingehende Kontrolluntersuchung. Die ursprünglichen Beschwerden sind nicht wieder aufgetreten. »Ich kann zwar immer noch nicht da unten loslassen, aber ein heißes Sitzbad hilft sofort«. Die jetzt gewünschte Kontrolluntersuchung geschieht aufgrund der früheren Anforderung der Versicherungsgesellschaft. Falls innerhalb der nächsten 2 Jahre keine Behandlungen der Prostata notwendig werden und ein erneutes fachärztliches Gutachten einen pathologischen Befund der Prostata ausschließt, kann der Risikozuschlag erlassen werden. Erwartungsgemäß ergab die Kontrolluntersuchung keinen krankhaften Befund an der Prostata.

Der Patient gibt jetzt unaufgefordert an, daß er viel über das therapeutische Gespräch vor 2 Jahren nachgedacht habe. Tatsächlich hat er zwischen 4–12 Jahren mehrmals analen Verkehr gehabt, »aber das waren nur Kinderspielereien«. Sein Lehrherr habe ihn jedoch massiv homosexuell belästigt, ihm immer wieder Arbeiten aufgetragen, die ihn in seine Privatwohnung führten. »Er wollte mich anal gebrauchen und vorn mit mir spielen. Es war gegen meinen Willen, er hat meine Ehre verletzt. Ich mußte immer zuzwicken, deshalb kann ich auch heute noch nicht loslassen«.

Kommentar

Im ersten therapeutischen Gespräch konnte der Patient überzeugt werden, daß seine Symptome nicht durch eine krankhafte Organveränderung der Prostata, sondern durch die biographisch bedingten, nunmehr einsehbaren Verspannungen (»Ich kann da unten nicht loslassen«) seiner Beckenbodenmuskulatur ausgelöst werden. Um so mehr wird ihm jetzt verständlich, daß die lokale Anwendung von Wärme (Sitzbad) zu einer raschen Besserung seiner Beschwerden führt.

Das zweite therapeutische Gespräch erbrachte wichtige biographische Einzelheiten, da der Patient in der Zwischenzeit seine Konfliktabwehr gegenüber der damaligen homosexuellen Verführung weitgehend aufgeben konnte. Darüber hinaus macht der Fall deutlich, daß dem Patienten durch den vorbehandelnden Urologen, der für die psychosomatischen Zusammenhänge keinen Blick hatte, eine Organerkrankung (Prostatitis) aufgedrängt wurde, die er nie hatte.

2.2 Das »Prostatitis«-Problem aus psychosomatischer Sicht

Bevor auf das vielschichtige und zugleich eines der *häufigsten Krankheitsbilder des Mannes in der urologischen Sprechstunde* eingegangen wird, ist es notwendig, sich mit den mißverständlichen und irreführenden Diagnosebezeichnungen für das breitgefächerte Beschwerdebild auseinanderzusetzen. Klinisch muß zwischen der »Akuten bakteriellen Prostatitis« und der »Chronischen Prostatitis« unterschieden werden. Während der akute Schub einer bakteriellen Prostatitis weder diagnostische noch therapeutische Probleme bereitet, herrscht bei der sog. Chronischen Prostatitis weltweit Uneinigkeit, nicht nur im Hinblick auf eine übereinstimmende und zutreffende nosologische Einordnung sowie auf eine definitive Diagnosebezeichnung, sondern auch im Hinblick auf den entsprechenden und übereinstimmenden therapeutischen Ansatz. So finden sich in der Fachliteratur für das Krankheitsbild der sog. Chronischen Prostatitis die Diagnosebezeichnungen: »Chronische bakterielle Prostatitis«, »Chronische abakterielle Prostatitis«, »Chronische unspezifische Prostatitis«, »Kongestionsprostatitis«, »Prostatakongestion«, »Prostatisches Syndrom«, »Prostatopathie«, »Prostatodynie« und »Vegetatives Urogenitalsyndrom«. Sie alle *stehen für diffuse Beschwerden im Beckenbereich*, die nachfolgend in der Reihenfolge ihrer Häufigkeit in unserer Sprechstunde aufgeführt werden:

– »Druckgefühl« im Damm, oft bis in den Enddarm und/oder die Adduktoren reichend (häufig Fremdkörpergefühl im Rektum);

- »ziehende Beschwerden« in den Leisten, die bis in die Hoden ausstrahlen können (einseitig oder beidseitig);
- vermehrter Harndrang, gelegentlich erschwertes, verlangsamtes Wasserlassen;
- Brennen in der distalen (Fossa navicularis) oder der gesamten Harnröhre, während und/oder unabhängig von der Miktion;
- »Druckgefühl« oder »Brennen« hinter dem Schambein, häufig als »Blasenschmerz« interpretiert;
- »Spannungsgefühl« im Kreuzbeinbereich, Schwierigkeiten, den Harnstrahl zu starten oder Nachträufeln.

Die Bezeichnung »Schmerz« wird von den meisten Patienten vermieden oder spontan relativiert. Viele Betroffene sagen, daß sich die Beschwerden »nur schwer beschreiben lassen« (s.a. Sinaki et al., 1977).

Da nur bei einer kleinen Minderheit der »Prostatitis«-Patienten (Wilhelm, 1984: 5,1%; Weidner, 1987: 7,3%) ein echtes bakterielles Geschehen in der Prostata nachzuweisen ist, gilt unter Berücksichtigung seltener Fälle mit Clamydien-Befund sowie der Patienten mit einer »abakteriellen Prostatitis« (Nachweis von Mykoplasmen, Ureaplasmen oder lediglich eine erhöhte Leukozytenzahl im Exprimat) als erwiesen, daß bei der großen Mehrzahl der Patienten mit den Symptomen einer sog. Prostatitis ein entsprechendes entzündliches oder bakterielles Geschehen in der Prostata fehlt. Diese Gruppe wurde zunächst als »Vegetatives Urogenitalsyndrom«, später als **Prostatodynie** eingestuft (Weidner et al., 1980, 1984; s.a. Meares, 1983, 1986; Blacklock, 1983).

Seltene oder unregelmäßige Ejakulationen (Sexualanamnese!), Unterkühlung und Bewegungsarmut können sowohl zur **Prostatakongestion** (Vahlensieck, 1988, 1990) als auch zur Verspannung der Beckenbodenmuskulatur und damit zu Symptomen führen. Bei der Prostatakongestion kann es zu einer Erhöhung der Zellzahl (Leukozyten: > 10/Blickfeld) im Prostataexprimat kommen, woraus bisher ein Hinweis auf ein entzündliches Geschehen in der Prostata abgeleitet wurde. Nach Weidner (1984) gilt die Wertigkeit dieser Befunde als umstritten. Eigene Beobachtungen zeigen, daß sich erhöhte Zellzahlen im Prostataexprimat allein nach regelmäßiger Ejakulation im Verlauf von 3–6 Wochen normalisieren können.

Zusammenfassend muß die Frage gestellt werden, ob die Prostata eine primär alleinverursachende Rolle bei der Entstehung des oben beschriebenen Beschwerdebilds spielt. Tatsächlich wird es in Klinik und Praxis, ungeachtet des oft fehlenden Organbefunds, noch viel zu oft als feststehende Diagnose »Prostatitis« vermittelt, ohne dem Patienten diese Diagnosebezeichnung näher zu erklären (s. Abschnitt 2.1 mit der exemplarischen Patientengeschichte).

Die Diagnosebezeichnung **Prostatodynie** schließt nach Weidner einerseits bakterielles Geschehen in der Prostata aus, impliziert aber andererseits, daß die Prostata allein das Beschwerdebild verursacht. Da wir uns dieser Einschätzung nicht anschließen können, betrachten wir die Diagnosebezeichnung »Prostatodynie« als unbefriedigend. Vahlensieck (1990, 1992) bemüht sich derzeit um eine einheitliche Terminologie. Dabei wird angestrebt, alle gutartigen Erkrankungen der Prostata unter dem Oberbegriff **»Prostatopathien«** zusammenzufassen. Hieraus ergibt sich die Notwendigkeit, für das allgemein als »Prostatitis« – Prostatopathie – Prostatodynie – Prostatakongestion bezeichnete Beschwerde- und Krankheitsbild eine neue zutreffende und sinnmachende Diagnosebezeichnung zu formulieren. Da wir, wie erwähnt, die primär alleinverursachende Rolle der Prostata bei der Entstehung der Beschwerden in Frage stellen, schlagen wir die Diagnosebezeichnung **»Urogenitalsyndrom – Beckenbodenmyalgie«** vor.

Das **Urogenitalsyndrom** ist die *typische psychosomatisch bedingte urologische Erkrankung des Mannes* (s.a. exemplarische Patientengeschichte). Ebenso wie Janssen und Mitarbeiter (1983), die »Prostatitis«-Patienten nach triebtheoretischen Kategorien diagnostiziert haben, wobei sie häufig eine psychische Störung auf zwangsneurotischem Niveau fanden, können auch wir bei unseren Urogenitalsyndrom-Patienten ein Überwiegen zwangsneurotischer Persönlichkeitsstrukturen beobachten (Diederichs, 1983). Vor diesem psychodynamischen Hintergrund gewinnen Untersuchungen von Sinaki und Mitarbeitern (1977) an Bedeutung, die für das Zustandekommen der oben beschriebenen Symptome eine *Beckenbodenmyalgie* als Folge muskulärer Verspannungen ursächlich verantwortlich machen. Meares (1986) und Blacklock (1986) finden bei der Mehrzahl ihrer Prostatodynie-Patienten einen verringerten Uroflow und gehen von einer »Blasenhalsspastizität« (»bladder/neck-urethral spasm«) aus, rechnen aber die Befunde dem Krankheitsbild »Prostatodynie« zu. Auch wir finden bei unseren Patienten mit dem Beschwerdebild eines »Urogenitalsyndroms – Beckenbodenmyalgie« (»Prostatodynie«) häufig einen verminderten Uroflow, betrachten diesen Befund jedoch als Folge der Beckenbodenverspannung.

Wilhelm (1984) hat 97 Männer mit den Symptomen einer sog. Prostatitis nach den Kriterien von Sinaki und Mitarbeitern untersucht und konnte nur bei 5 Patienten (5,1%) ein entzündliches bzw. bakterielles Geschehen in der Prostata nachweisen. Bei den Verbleibenden wurden die Beschwerden auf eine Beckenbodenmyalgie zurückgeführt. In Übereinstimmung mit Sinaki und Mitarbeitern fand Wilhelm bei allen Untersuchten eine schmerzhafte Beckenbodenmuskulatur bei der digitalen Rektaluntersuchung, darüber hinaus konnte er bei einigen Patienten eine *einseitige* Druckdolenz des M. levator ani und der Prostata nachweisen. Diese Befunde erklären die gelegentlich beobachtete *Einseitigkeit,* der »Prostatitis«-Beschwerden. Wilhelm macht statische Ursachen (u.a. Beckenschiefstand) für das Entstehen der Beckenbodenmyalgie verantwortlich.

Aus psychosomatischer Sicht möchten wir diese Betrachtungsweise ergänzen: Die zwangsneurotische Persönlichkeitsstruktur geht entwicklungspsychologisch auf eine Störung in der analen und urethralen Phase, also der Zeit der Sauberkeitserziehung (Sphinkterkontrolle), zurück. Im Zentrum dieser Entwicklungsphase steht u.a. der Ambivalenz-Konflikt von »Zurückhaltenwollen« und »Hergebenmüssen«. Durch zu frühe und rigide Sauberkeitserziehung kann es im Enddarm-Beckenbereich zu Störungen des biologischen Rhythmus von Festhalten und Loslassen kommen, die zu Verspannungen in dieser Region führen. Da erfahrungsgemäß zwangsneurotisch strukturierte Menschen häufig zu Erkrankungen im unteren Darmabschnitt und am Muskel-Skelett-System neigen, läßt sich bei Patienten mit einem »Urogenitalsyndrom – Beckenbodenmyalgie« (»Prostatodynie«) sehr oft ein erhöhter Analsphinktertonus, der auch vom mitbehandelnden Proktologen bestätigt wird, finden. Er kann die Entstehung von Hämorrhoiden, Analfisteln und -krypten oder Analfissuren fördern und auf diese Weise nicht nur zum besseren Verständnis des »Anogenitalen Syndroms« beitragen, sondern auch die von vielen Patienten mit einem »Urogenitalsyndrom – Beckenbodenmyalgie« beschriebene Schwierigkeit, den Urinstrahl zu starten, erklären (»nicht aufmachen können« – »nicht loslassen können«).

Schließlich stellt sich im Hinblick auf die Tatsache, daß die erwähnten Untersuchungen von Sinaki und Mitarbeitern an *Männern und Frauen* mit übereinstimmenden Beschwerden im Beckenbereich durchgeführt wurden, die Frage, ob das »Urogenitalsyndrom – Beckenbodenmyalgie« des Mannes nicht das Analogon der »Pelvipathie« der Frau ist (Günthert, 1992).

Das Modell der myalgischen Schmerzen im Beckenbereich durch Verspannung der Beckenbodenmuskulatur läßt die gelegentlich bei Patienten mit einem Urogenitalsyndrom beobachteten funktionellen Sexualstörungen auch als Sekundärgeschehen verstehen: So kann z.B. der Ejakulationsschmerz organbezogenes Korrelat der Angst, mit der Partnerin im Orgasmus zu »verschmelzen«, sein.

Die qualitative Auswertung der *Persönlichkeitsstruktur bei Männern* mit den Symptomen eines psychosomatischen Urogenitalsyndroms nach Ichpsychologischen Aspekten zeigt jedoch, daß hinter der Zwangsstruktur große Unterschiede im Ich-Niveau, in der Stabilität des Selbst und der Qualität der zwischenmenschlichen Beziehungen zu finden sind. So ergaben sich bei der Mehrzahl der von uns untersuchten Urogenitalsyndrom-Patienten Hinweise auf eine gröbere Störung des Ich oder Selbst sowie der Objektbeziehungen (sog. Ich-strukturelle Störungen). Die häufig beobachteten hypochondrischen Befürchtungen können dabei das Ausmaß einer überwertigen Idee annehmen. Daher überrascht es

nicht, daß viele Männer mit Beschwerden oder Erkrankungen im Urogenitaltrakt das Gefühl haben, im »Zentrum« getroffen zu sein (Grosch, 1958). Damit wird auch der Altersgipfel von 40 Jahren für Patienten mit Beschwerden im Urogenitalbereich verständlich, weil sich bei vielen Männern, die sich in diesem Alter an der Grenze ihrer beruflichen und sexuellen Leistungsfähigkeit glauben, das Körpererleben verändert.

Der *Umgang mit Urogenitalsyndrom-Patienten,* die sich häufig als unattraktive, klagsame Patienten mit der Chronizität und der Therapieresistenz ihres Leidens präsentieren, kann beim Arzt zu negativen Gegenübertragungsgefühlen führen, da sie die Grenzen seines medizinischen Wissens und Könnens aufzeigen. *Ungerechtfertigte Maßnahmen wie die Verordnung von antibakteriellen Medikamenten bei fehlendem Bakteriennachweis müssen deshalb strikt vermieden werden, um den Patienten nicht auf eine Organkrankheit zu fixieren, die er gar nicht hat.* Auch ist es falsch, den Patienten mit der Bemerkung, seine Symptome seien »nur psychisch«, allein zu lassen (s.a. exemplarische Patientengeschichte). Das bei vielen Urogenitalsyndrom-Patienten beobachtete häufige Wechseln des Urologen kann als ein Zeichen verstanden werden, daß sich der Patient nicht angenommen, nicht ernstgenommen, ja vielleicht sogar geschädigt fühlt. Darüber hinaus kann der fehlgeleitete Patient den Arzt in die »Schädiger-Rolle« drängen (Janssen, 1983) indem sein neurotischer Wiederholungszwang ihn veranlaßt, den Urologen zu immer neuen diagnostischen und therapeutischen Aktivitäten zu provozieren. Andererseits – wenn auch deutlich seltener – können Patienten durch ungerechtfertigte Maßnahmen (z.B. Prostatamassagen) in ein Abhängigkeitsverhältnis zu ihrem Urologen geraten.

Aus eigener Erfahrung (Günthert, 1983) ist es wichtig, dem Patienten die psychophysiologischen und psychosomatischen Zusammenhänge seines Krankheitsgeschehens verständlich zu machen (s.a. exemplarische Patientengeschichte). Erst dann ist es dem Patienten möglich, sich selbst als einen wichtigen Teil seines Krankseins verstehen zu lernen und die angebotenen flankierenden Maßnahmen (lokale Anwendung von Wärme; Amoniumbituminosulfat-Suppositorien; übende Verfahren; Körpertherapie) als einen sinnvollen Behandlungsvorschlag zur Verspannungslösung und Förderung der Durchblutung anzunehmen.

Ebenfalls aus eigener Praxis (Günthert, 1980, 1986) kann man bei der Mehrzahl der Patienten mit einer »Chronischen bakteriellen Prostatitis« (Bakteriennachweis im Prostataexprimat) ohne antibakterielle Therapie auskommen. Tatsächlich sind pathogene Erreger in pathogener Keimzahl auch bei Männern zu finden (Fertilitätsuntersuchungen), die keinerlei »Prostatabeschwerden« haben. Dementsprechend führt in unserer Erfahrung das oben beschriebene Therapiekonzept sowohl bei Prostatitis-

Patienten als auch bei Patienten mit einem Urogenitalsyndrom zu gleich guten Behandlungsergebnissen.

3 Psychosomatisch bedingte Symptome und Erkrankungen der Niere

Das Sprichwort, »es geht mir an die Nieren«, ist Hinweis, daß seelische Belastungen die Nierenfunktion beeinflussen können (Dobreff, 1926; Blomstrand und Löfgren, 1956; Schwarz, 1928). Nach eigenen Beobachtungen (Günthert, 1986) können seelische Ursachen *polyurische Schübe* auslösen. Dabei werden im Zeitraum von 1–4 Stunden große Mengen eines hochverdünnten Urins ausgeschieden. Frauen sind im eigenen Patientenklientel häufiger betroffen als Männer. »Ich weiß nicht, wo der viele Urin herkommt, ich habe doch gar nicht soviel getrunken« sind häufige Beschreibungen von Betroffenen. Während nephrologische Untersuchungen und Erklärungen dieses Phänomens bisher fehlen, spricht Hoff (1950) von »zentralnervös ausgelösten Polyurien«. Neben Klessmann (1987), die einen Fall von psychogener Polyurie bei einer jungen Frau vor dem Hintergrund einer Konversionsneurose darstellt, beschreibt Benedek (1985) eine Steigerung der Diurese besonders bei Angstzuständen. Sie weist darauf hin, daß Polyurie, als solche, Angst auslösen kann in bezug auf die Beherrschung der Blasenfunktion – das heißt, die Furcht »zu spät zu kommen« – und auf diese Weise zu häufigem vorsorglichem Wasserlassen verleitet. Die rasche Füllung der Blase kann zu irritativen Symptomen führen und so eine Pollakisurie vortäuschen. Dies erklärt, weshalb hier viel zu oft vom Arzt irrtümlich eine Blasenproblematik angenommen und dann therapeutisch am falschen Organ angesetzt wird.

Wichtige Hinweise auf die Beeinflußbarkeit der Nierenfunktion durch psychische Faktoren bietet die jüngere *Nierensteinforschung*. Nach Schneider (1986) stehen weltweit die chemischen Parameter im Vordergrund. Dabei geht man davon aus, daß sich Harnsteine in Krisen bilden, in denen es zu Veränderungen bei den Konzentrations- und Lösungsverhältnissen des Urins kommt. Als eine der Ursachen solcher Steinkrisen wird nach Schneider und Mitarbeitern (1973) »Streß« diskutiert. Streß führt unter anderem zu einer erhöhten Ausschüttung der Nebennierenmarkhormone und damit über eine Beeinflussung der Nierenfunktion zur Veränderung der Harnzusammensetzung im Sinne eines Steinbildungsrisikos (Deetjen, 1979; Brundig et al., 1985). Auch Selye (1956) verweist schon in seinen frühen Streßuntersuchungen auf diesen Vorgang. Epidemiologische Untersuchungen deuten darauf hin, daß Berufsgruppen mit *erhöhtem* Streßrisiko *vermehrt* zur Steinbildung neigen (Schneider, 1973). Fliegendes Personal hat häufiger Nierensteine als Bodenpersonal (Schmucki und Asper, 1977). Ebenso haben mehr Akademiker Nierensteine als Handwerker (Joost et al., 1980). Brundig und Mitarbeiter (1979, 1981) fanden Kalzium-Oxalat-Konzentrationser-

höhungen bei Examenskandidaten. Aus psychosomatischer Sicht gilt das besondere Interesse dem Zeitpunkt des Beginns der Steinbildung. Mit der extrakorporalen Stoßwellenlithotrypsie ist es durch komplette »Entsteinung« möglich geworden, den Zeitpunkt Null der Steingenese festzulegen. Damit wird eine wichtige Grundlage für weitere Untersuchungen über die Bedeutung von psychischen Faktoren bei der Steinbildung geschaffen (Paar, 1986).

Systematische Untersuchungen über das Vorkommen von **Nierenschmerzen** und **Nierenkoliken** fehlen, obgleich Schwarz schon 1928 auf psychische Einflüsse hingewiesen hat. Bei Patienten mit einer bekannten Solitärniere kann ein Schutzbedürfnis der Einzelniere im Sinne einer unbewußten Abwehrhaltung zu Verspannungen der nierenumgebenden Muskulatur und damit zu »Nierenschmerzen« führen.

4 Psychosomatisch bedingte Symptome und Erkrankungen der Blase

Für die Blaseninnervation (Festge, 1980) ist hervorzuheben, daß adrenerge Nervenendigungen im Bereich der gesamten Blase, zahlreicher aber am Blasenhals und im hinteren Harnröhrenbereich zu finden sind (Palmtag, 1981). Niedrige Konzentrationen von Adrenalin und Noradrenalin öffnen, hohe Dosen dieser Sympathikomimetika schließen dagegen den Blasenhals (Festge, 1980). Weiterhin werden Östrogen-Einwirkungen beobachtet. Sie sollen die Ausflußbahn verengen. Gesichert ist ihr Einfluß auf die Schleimhäute von Harnröhre und Blase.

Die typischen psychosomatisch bedingten Krankheitsbilder der Blase betreffen vorwiegend Frauen:
– die »Reizblasen«-Symptomatik (sog. Reizblase), das psychosomatische Urethralsyndrom,
– die Rezidivneigung der Urethrozystitis (chronisch rezidivierende Urethrozystitis),
– die Harnverhaltung,
– die Harninkontinenz.
Entsprechend ergeben sich hier Überschneidungen mit dem Praxisfeld des Gynäkologen. Neuere Hinweise auf die Literatur finden sich bei Diederichs (1994). Auf die Enuresis nocturna et diurna, die vornehmlich im Kindesalter vorkommt, wird im Kapitel 83, »Krankheiten in Kindheit und Jugend«, näher eingegangen.

4.1 Die »Reizblasen«-Symptomatik der Frau

Die »Reizblasen«-Symptomatik, bei der ständiger Harndrang im Vordergrund der Symptome steht, gehört zu den häufigsten psychosomatisch bedingten urologischen Beschwerdebildern der Frau in der urologischen Sprechstunde und gilt als funktionelles Syndrom, da typischerweise ein korrelierender organpathologischer Befund fehlt. Als pathophysiologische Grundlage der »Reizblasen«-Symptomatik ist aus psychosomatischer Sicht eine durch Affekte (u. a. Enttäuschungswut, Angst) oder Sexualstörungen ausgelöste Dyssynergie des Blasenschließmuskels und des M. detrusor vesicae (Blasenmuskel) zu erwägen.

Unter den »Reizblasen«-Patientinnen in unserer urologischen Sprechstunde finden sich vornehmlich 40–60jährige Frauen, von denen die meisten in einer festen Partnerschaft leben. Dabei beobachten wir folgende Varianten der »Reizblasen«-Symptome:

- Einige Patientinnen klagen über einen dauernden, manchmal unerträglichen Drang zu urinieren, wobei nur kleine Urinmengen ausgeschieden werden.
- Häufiger dagegen erleben betroffene Frauen einen verstärkten Harndrang nur in bestimmten Auslösesituationen, besonders dann, wenn eine Toilette nicht vorhanden oder erreichbar ist. Aus diesem Grund sind längere Omnibusreisen, Theater-, Konzert- oder Kinobesuche, also Situationen die klaustro- oder agoraphobische Ängste auslösen, besonders geeignet, die Reizblasensymptome zu verstärken.
- Andere »Reizblasen«-Patientinnen wiederum erwähnen einen gewissen Zeittakt, in dem sie ihre Blase entleeren müssen. Sie sagen: »Ich kann die Uhr nach meiner Blase stellen«.

Die meisten der betroffenen Frauen nehmen ihre Reizblasensymptome nur im Wachzustand wahr. Dabei sind Patientinnen mit typischen psychosomatischen Reizblasensymptomen in der Regel kontinent. Ein weiterer wichtiger Faktor bei der »Reizblasen«-Symptomatik ist die fehlende Strangurie (Brennen beim Wasserlassen), obwohl einige Patientinnen den Dauerreiz, urinieren zu müssen, gelegentlich als schmerzhaft beschreiben.

Nach Chertock (1977) lassen sich im Hinblick auf die Persönlichkeitsstruktur zwei Gruppen von »Reizblasen«-Patientinnen unterscheiden. Die eine Gruppe wird repräsentiert von passiven, depressiven Frauen, die häufig unter phobischen Ängsten leiden und die im Leben schon oft ausgenutzt wurden. Diese Frauen sind meist auch nicht in der Lage, sich durchzusetzen oder Aggressionen zuzulassen.

Patientengeschichte

Nicht selten beschreiben diese Frauen ihre Beschwerden unter Tränen wie eine 42jährige depressive Patientin, die atemlos in die Praxis kam, da sie die vier Etagen zu Fuß gegangen war: »Ich kann keinen Aufzug benützen. In dem engen Fahrstuhl bekomme ich keine Luft. Ich fühle mich zu sehr eingeengt«. Die Patientin leidet offensichtlich an phobischen Ängsten. Ihr zentraler Konflikt war jedoch eine ambivalente Mutterbeziehung (sehr dominierende und einengende Mutter). Während des 6wöchigen Aufenthalts in einer psychosomatischen Klinik fühlte sie sich bei geringsten Anlässen vernachlässigt und reagierte mit Verzweiflung und Depression. Schließlich konnte sie lernen, eigene Wünsche und Bedürfnisse zu äußern und Aggressionen zuzulassen. Nach einem Jahr Psychotherapie mußte sie zwar immer noch ihre Blase alle 1–2 Stunden entleeren, aber sie hat ihre Symptome erst auf Nachfrage erwähnt. »Ich denke kaum mehr an meine Blase. Manchmal vergesse ich sie völlig«.

In der anderen Gruppe von »Reizblasen«-Patientinnen finden sich nach Chertock selbstsichere Frauen, die sich vordergründig als aktive, dominante Personen darstellen.

Bei der ersten Gruppe sind – wie oben beschrieben – die Reizblasenbeschwerden als Äquivalent für phobische Ängste oder vor dem Hintergrund nicht zugelassener Aggressionen zu verstehen. Aufgrund ihres Sicherheitsdenkens können viele dieser Frauen ihre Wohnung nur in Richtung einer Toilette verlassen. Ihr charakteristischer Ausspruch lautet: »Ich kenne alle Toiletten dieser Stadt«.

Die Gruppe selbstsicher erscheinender Patientinnen ist zwar im Hinblick auf die Psychodynamik den »Reizblasen«-Patientinnen zuzuordnen, ihre Beschwerden können sich jedoch deutlich von der typischen Reizblasensymptomatik unterscheiden. Im Mittelpunkt ihres Beschwerdebildes stehen oft krampfartige, brennende und pochende *Schmerzen*, die auf die Harnröhre und den Übergang der Harnröhre in die Scheide – Klitoris-nah – beschränkt sind. Sie können unabhängig von der Miktion oder am Ende der Miktion auftreten und dann bis zu einer halben Stunde anhalten. Auch Schmerzzustände über mehrere Stunden bis zu Tagen werden beschrieben. In Anlehnung an Molinski (1985) bietet sich als Diagnosebezeichnung »psychosomatisches Urethralsyndrom« an. Die Miktion selbst ist in der Regel schmerzlos. Der Reizblasen-typische Harndrang fehlt.

Bei vielen Patientinnen wird trotz eines normalen Urinbefundes, eine Blasenentzündung angenommen und antibakteriell behandelt. Im Gegensatz zur typischen »Reizblasen«-Symptomatik können diese Beschwerden zu erheblichen Schlafstörungen führen. Darüber hinaus können viele der betroffenen Frauen den Beginn oder eine Intensivierung ihrer Symptome mit Konfliktsituationen in Zusammenhang bringen. Manche Patientinnen werden sogar wegen ihrer »Schmerzzustände« stationär aufgenommen.

Patientengeschichte

Eine 35jährige, nicht verheiratete, beruflich erfolgreiche Frau wurde in die psychosomatische Ambulanz überwiesen. Sie hatte wegen ihrer Beschwerden schon Gynäkologen, Urologen, Dermatologen und Neurologen aufgesucht und auch mehrere Krankenhausaufenthalte – zuletzt während der Weihnachtsfeiertage (!) – hinter sich, ohne daß ein organpathologischer Befund erhoben werden konnte.

Sowohl Bougieren der Harnröhre als auch die massive Gabe von Antibiotika halfen nicht weiter. Der Beginn ihrer Symptome stand im zeitlichen Zusammenhang mit dem vor Monaten unternommenen halbherzigen Versuch, sich von ihrem langjährigen Partner zu trennen. Der Trennungswunsch war die Reaktion auf eine massive narzißtische Kränkung durch den Freund, der eine Beziehung zu seiner Sekretärin aufgenommen hatte, sich aber trotz des Drängens der Patientin nicht zwischen beiden Frauen entscheiden konnte. In ihren Harnröhrensymptomen manifestierte sich zum einen ihre Enttäuschung (siehe die aggressive Seite des Urethralen) zum anderen ihre Hingabeproblematik.

Nach unserer Erfahrung (Diederichs, 1983) wird hier mit dem Urethralsymptom eine durch narzißtische Kränkung, insbesondere im Beziehungsbereich entstandene Enttäuschungswut abgewehrt. Hierzu paßt, daß betroffene Frauen häufig über Begleitsymptome mit Spannungscharakter (migräneartige Kopfschmerzen oder Verspannungen im Schulter-Nacken-Bereich) klagen. In ihrer Partnerbeziehung neigen sie zu einer »kämpferischen Kollusion«, die aber vermutlich der Abwehr regressiver Versuchung oder von Verschmelzungswünschen dient und demnach als Hingabestörung zu verstehen ist, ein Hinweis, daß Frauen mit Reizblasensymptomatik – analog zu anderen psychosomatisch bedingten Erkrankungen – keine homogene Gruppe hinsichtlich Charakterstruktur, Psychodynamik und Äthiopathogenese darstellen. So können auch Ängste als Ursachen des psychosomatischen Urethralsyndroms eine wichtige Rolle spielen. Weitere empirische Untersuchungen dieses häufigen, differentialdiagnostisch viel zu oft vernachlässigten Krankheits- und Beschwerdebildes sind notwendig.

Schließlich können Reizblasen- und Harnröhrensymptome auch als psychosomatische Begleitbeschwerden bei agitierten Depressionen vorkommen.

Im Gegensatz zu den organorientierten, symptomatischen **Therapieangeboten,** in deren Mittelpunkt neben dem sogenannten Blasentraining die Verabreichung von anticholinergischen Medikamenten steht, versucht der psychosomatische Therapieansatz, den Hintergrundkonflikt (Sexual- und biographische Anamnese) offenzulegen, um an die Wurzeln der Symptomentstehung zu kommen. Die Erklärung der psychosomatischen Zusammenhänge im therapeutischen Gespräch hilft dann vielen Patientinnen, ihre Ich-Beteiligung als einen untrennbaren Teil ihres Krankseins zu verstehen. Neuerdings erreichen wir mit der Kombination Psychotherapie – Körpertherapie (Feldenkrais, Hanna-Somatics) durch die Verspannungslösung der Beckenbodenmuskulatur in vielen Fällen nicht nur Beschwerdefreiheit, sondern auch eine erhebliche Abkürzung der Behandlungsdauer.

4.2 Die Rezidivneigung der Urethrozystitis (Blasenentzündung) der Frau

Bei dem häufigsten Krankheitsbild der Frau in der urologischen Sprechstunde handelt es sich um eine Organkrankheit, die durch schlagartigen Beginn der Beschwerden, unerträglichen Harndrang, ausgeprägte Strangurie, sehr oft auch durch makroskopische Hämaturie charakterisiert ist. Die akuten, massiv belastenden Beschwerden sprechen erfahrungsgemäß rasch auf gezielte antibakterielle Behandlung mit Verschwinden der Symptome und Normalisierung der Organbefunde an. Die signifikante Rezidivneigung bei vielen Frauen legt allerdings auch psychosomatische Zusammenhänge nahe. Unabhängig von dem von allen Untersuchern angenommenen In-

fektweg: Darmausgang – Damm – Scheide – Harnröhre – Blase werden verschiedene Auslöser, z.B. Unterkühlung diskutiert. Da viele Frauen den Beginn ihrer Zystitis-Beschwerden im zeitlichen Zusammenhang mit Geschlechtsverkehr beschreiben (nach Kilmartin, 1982, bis zu 36 Stunden post coitum), vertreten Urologen und Gynäkologen (Hirsch, 1976; Kunin, 1978) die Theorie, daß es durch den Geschlechtsverkehr zu Mikrotraumen im Urethra-Trigonum-Bereich kommen kann, die durch Verletzung des Mucopolysaccharid-Films (Mulholland, 1977) die Haftfähigkeit von Bakterien und damit das Entstehen einer Entzündung begünstigen. Dieser organbezogene Erklärungsversuch ist aus psychosomatischer Sicht ergänzungsbedürftig, da nach unserer Erfahrung die Blasenentzündung – ähnlich wie andere Symptome oder Erkrankungen des Urogenitaltraktes – mit Konflikten im Beziehungsbereich einhergehen kann.

Patientengeschichte

So trat bei einer, in Psychotherapie befindlichen Studentin die erste Blasenentzündung nach dem Entschluß auf, mit ihrem Partner zusammenzuziehen (Diederichs, 1986). Bis zu diesem Zeitpunkt hatte sie eine sehr befriedigende Sexualität. Nach dem Zusammenzug häuften sich die Blasenentzündungen.

Beziehungsstörungen können eine veränderte Lustphysiologie bedingen, die sich u.a. in einer Einschränkung der Orgasmusfähigkeit oder einer Scheidentrockenheit auswirken kann, wobei letztere die Entstehung der Mikrotraumen fördern würde. Wir beobachten, daß Frauen mit der Neigung zu rezidivierender Urethrozystitis (s.a. Illek, 1984) dazu neigen, den zwischenmenschlichen und sexuellen Bereich zu spalten. Während ihre Sexualität mit Partnern, die sie lieben und von denen sie fasziniert sind, unbefriedigend bleibt, ist sie mit Männern, bei denen sie emotional weniger engagiert sind, unkompliziert. Diese zunächst widersprüchliche Beobachtung wird verständlicher, weil beim geliebten Partner eine stärkere, gefühlsmäßige Abhängigkeit droht. Das Einlassen auf der körperlich-sexuellen Ebene bedeutet dann, sich dem anderen hinzugeben und noch weitgehender auszuliefern (Diederichs, 1986).

Stamey (1984) konnte als einzigen biologischen Unterschied zwischen Frauen mit rezidivierender Urethrozystitis und Frauen ohne Urethrozystitis eine unterschiedliche Bakterienadhärenz (s.a. Mulholland, 1977) nachweisen. Um das Aufwandern von Bakterien aus dem Vulvabereich zu verhindern, empfiehlt er die prophylaktische abendliche Einnahme eines antibakteriellen Medikaments in niedriger Dosis, ein Therapieangebot, das ingesamt enttäuscht und nicht befriedigen kann. Ebenso wie Stamey betonen auch Huland und Mitarbeiter (1984) im Hinblick auf die Anfälligkeit für die Urethrozystitis, daß hier weder ein anatomisches, urodynamisches noch ein mechanisches, also operativ zu behebendes Problem vorliegt.

Es handelt sich aus psychosomatischer Sicht vielmehr um ein biologisch-psychoimmunologisches Problem. Obwohl mit der oralen und parenteralen Immunisierung die Rezidivneigung der Urethrozystitis günstig beeinflußt werden kann, bleibt für viele Frauen das Problem der rezidivierenden Blasenentzündung bestehen. Der Abwehrmechanismus der Blasenschleimhaut bzw. der Vaginalschleimhaut kann offenbar, wie oben dargestellt, durch eine Beziehungsproblematik beeinflußt werden, wobei die einzelnen pathophysiologischen intermediären Prozesse, ebenso wie das Problem der lokalen Immunschwäche noch ungeklärt sind. Zusammenfassend können bei der Pathogenese der rezidivierenden Urethrozystitis der Frau psychosomatische Faktoren eine Rolle spielen. Möglicherweise wirkt neben einer Organdisposition ein bestimmtes retentives Miktionsverhalten im Kindesalter determinierend als psychosomatische Fixierungsstelle (Anders, 1984).

Nach der von Freud aufgezeigten Ergänzungsreihe können im Sinne des bio-psycho-sozialen Modells vier Ebenen für die Pathogenese der Rezidivneigung der Urethrozystitis herausgearbeitet werden:
1. eine Organdisposition (erhöhte Bakterienadhärenz),
2. eine frühe psychosomatische Fixierungsstelle (retentives Miktionsverhalten im Kindesalter),
3. ein intrapsychischer Konflikt (Hingabeangst, Nähe-Distanzproblem),
4. geänderte gesellschaftliche Bedingungen (Geschlechterrolle).

Bei Patientinnen mit signifikanter Rezidivneigung einer Urethrozystitis sollte daher, im Hinblick auf psychosomatische Zusammenhänge, immer neben der Behandlung der akuten Organerkrankung, eine eingehende Sexualanamnese und sorgfältige biographische Anamnese erhoben werden. Die Sexualität dieser Frauen leidet meist erst infolge der wiederholt auftretenden urologischen Beschwerden. Im Sinne eines sekundären Krankheitsgewinnes kann die Blasenentzündung zur Vermeidung des sexuellen Kontakts benützt werden. Im täglichen Umgang mit der »Zystitis«-Patientin vermittelt die gemeinsame Erarbeitung der psychosomatischen Zusammenhänge vielen Patientinnen ein besseres Verständnis ihres Krankheitsgeschehens. Die im therapeutischen Gespräch gewonnenen Einsichten ermöglichen ihnen unter Einhaltung aller vorbeugenden Maßnahmen (Sexualhygiene, Wasserlassen vor und nach dem Koitus), besser mit ihrem Kranksein umzugehen und damit der Rezidivneigung entgegenzuwirken (Günthert, 1984).

5 Rezidivierende Infektionen der Genitalschleimhäute

Die unspezifische Urethritis ist nur beim Mann von klinischer Bedeutung. **Herpes genitalis, Mykosen** und **Condylome** betreffen beide Geschlechter, wobei auslösende psychische Faktoren für die Condylomatose und die unspezifische Urethritis von besonderem Interesse sind. Die Manifestation des Herpes genitalis unter Streß ist bekannt. Condylome können vor dem Hintergrund einer larvierten Beziehungsstörung gesehen werden (Diederichs, 1988). Die Genitalschleimhäute sind bei Mann und Frau das Kontaktorgan zum Partner, über das Nähe erfahren wird. Sie sind Symptomstätte für Beziehungsschwierigkeiten, bzw. erste Signale für Grenzverletzungen zwischen den Partnern (s.a. Kapitel 79, »Dermatologie«).

6 Die Sexualstörungen

Die Sexualstörungen sind in einem eigenen Kapitel abgehandelt (s. Kap. 48). Wir beschränken uns deshalb auf die häufigste Problemstellung in der täglichen Sprechstunde des Urologen, die gestörte Erektion (erektile Dysfunktion).

6.1 Die gestörte Erektion (erektile Dysfunktion)

Aus psychosomatischer Sicht ist die in der Urologie etablierte Diagnosebezeichnung »Erektile Dysfunktion« irreführend, da sie die Funktion oder Nicht-Funktion eines isolierten Körperorgans – des Penis – impliziert. Tatsächlich aber geht es um einen betroffenen Mann, unseren Patienten als ganzheitliches Individuum, der Erektionsschwierigkeiten hat. Wir sprechen deshalb von *gestörter Erektion.*

Bis Anfang der 70er Jahre galten neben den bis dahin bekannten organbedingten Ursachen (u.a. nervale Läsionen, Gefäßveränderungen bei Diabetes mellitus), Nikotin- und Alkoholabusus, die langfristige Einnahme bestimmter Medikamente z.B. Antihypertensiva, Tranquilizer, Antidepressiva, Chemotherapeutika und Hormone, psychische Faktoren als häufigste Ursachen der gestörten Erektion. Einen Überblick der Erektionsstörungen aus psychosomatischer und psychoanalytischer Sicht liefert Becker (1980).

In den letzten 10 Jahren allerdings ist in der Beurteilung der Ursachen der Erektionsstörungen eine Umkehrung erfolgt. Die apparativ-instrumentell orientierte Urologie hat sich der Erektion bemächtigt und sie medikalisiert. Dem entspricht auch die Tatsache, daß nach neuesten Veröffentlichungen, im Gegensatz zu der Einschätzung von Wershub (1957), der von 90% psychischer Ursachen ausgeht, rein psychogene Ursachen für eine gestörte Erektion nur noch bei 15% der Patienten angenommen werden (Stief et al., 1987). Diese letztere Zahl erfordert aus unserer Sicht eine sehr zurückhaltende Beurteilung. Wir sehen uns dabei durch Buvat und Mitarbeiter (1983) bestätigt, die einerseits beweisen, daß auch bei manifesten Läsionen im Gefäßbereich des Beckens Erektionsfähigkeit bestehen kann und daß andererseits bei Männern mit gestörter Erektion, trotz nachgewiesener vaskulärer Defekte im Becken-Schwellkörperbereich, *psychotherapeutische Erfolge* verzeichnet werden können.

Die 1952 von Goodwin und Scott erstmals vorgestellte Penisprothese ist trotz technischer Verbesserungen umstritten. Rentrop (1983) warnt vor einer Anwendung dieser chirurgischen Behandlungsmethode bei Männern mit psychogener Erektionsstörung. Die nicht-invasive Vakuum-Saugpumpe findet trotz gewisser Vorteile in Deutschland bisher viel zu wenig Beachtung.

Die Erforschung der Physiologie der Erektion (Lue et al., 1984) hat die euphorische Entwicklung neuer therapeutischer Möglichkeiten bei der Behandlung der gestörten Erektion eingeleitet. Mit seinem Selbstversuch hat Brindley (1983) bewiesen, daß die Injektion vasoaktiver Substanzen in die Schwellkörper zu einer Erektion führt. Heute hat die Schwellkörper-Autoinjektionstherapie (SKAT) eine rasche Verbreitung gefunden (Stief et al., 1986). Diese Entwicklung kommt dem Bedürfnis vieler Patienten entgegen, ihre Sexualität wie ein Auto reparieren zu lassen.

Da aus psychosomatischer Sicht die Erektionsstörung als körpersprachliches Signal für einen zwischenmenschlichen Konflikt verstanden werden kann, stehen wir einem Therapieansatz, der nur auf das Erfolgsorgan bezogen ist nicht nur kritisch sondern auch skeptisch gegenüber. So haben uns während der letzten Jahre viele Patienten aufgesucht, die schon mit SKAT behandelt wurden, deren gestörte Erektion jedoch in Wirklichkeit auf einen unbewußten Beziehungskonflikt zurückzuführen war. Diese Männer haben typischerweise eine normale Morgen-, Nacht- und Masturbations-Erektion sowie eine normale Erektion beim Liebesspiel. Sie verlieren jedoch ihre Erektion entweder unmittelbar vor oder nach der Penetration.

Patientengeschichte

Ein 55jähriger unter unseren Patienten hatte in seiner 23jährigen Ehe niemals Erektionsprobleme. In außerehelichen Beziehungen jedoch war es schon mehrmals zu Erektionsschwankungen gekommen, indem er unmittelbar vor der Penetration seine zunächst normale und kräftige Erektion verlor. Die psychodynamischen Zusammenhänge sind hier vordergründig mit unbewußten Schuldgefühlen zu erklären. Nach seiner Scheidung hat der Patient jetzt eine sexuell sehr anspruchsvolle und fordernde Partnerin. Schon beim ersten Geschlechtsverkehr kam es zum Erektionsverlust unmittelbar vor der Penetration, der von der Partnerin mit Enttäuschung und verletzenden Bemerkungen kommentiert wurde. Seither leidet der Patient unter einer sehr störenden »Versagensangst«, die nun die neue Beziehung belastet. Er war bereits früher in der Handhabung von SKAT unterwiesen worden, mußte jedoch, wie häufig zu erfahren ist, die Einspritzung vor seiner Freundin geheimhalten, was dann zu einer weiteren Verstärkung seiner Ängste führte.

Wir betrachten diesen Fall als ein Beispiel für die ungerechtfertigte Indikation von SKAT, da weder die biographische, noch die Sexualanamnese ausreichend berücksichtigt wurde. Obwohl alle Publikationen zur Schwellkörper-Autoinjektion auf die Wichtigkeit der vorherigen multidisziplinären Abklärung hinweisen, sind nach unserer Erfahrung viele Urologen versucht, diese neue, nach wie vor mit Nebenwirkungen (u.a. Schwellungen, Hämatome, Priapismus) und bleibenden Folgen (u.a. Fibrotisierung, Peniskrümmung) behaftete Methode, unreflektiert einzusetzen.

7 Die psychische und sexuelle Situation nach Genitaloperationen

Erkrankungen und Operationen des Urogenitaltrakts bedrohen die körperliche Integrität und damit das Selbstgefühl. Im Gegensatz zu psychosomatischen Erkenntnissen in der Gynäkologie liegen für die chirurgische Urologie, abgesehen von postoperativen sexuellen Funktionsstörungen keine Forschungsergebnisse vor (Spengler, 1988). Seine Untersuchungen von 32 Männern nach radikaler Prostatektomie ergaben bei 16% Suizidgedanken; 6 Patienten bedurften einer psychiatrischen Behandlung; 22% wirkten bei der postoperativen Untersuchung deutlich psychisch belastet. Die beobachteten auffälligen Erscheinungen nach urologischen Operationen reichten von Vermeidungsreaktionen (nicht ansehen, nicht berühren, Unterdrückung sexueller Zärtlichkeiten), Libidomangel und aversiven Reaktionen (ängstliche Selbstbeobachtung oder Ekel) bis zu sexuellen Funktionsstörungen (Erektion, Orgasmuserleben, Ejakulationsablauf). Die transvesikale Adenektomie führt ebenso wie die transurethrale Resektion der Prostata mit Verlust des M. sphincter internus in der überwiegenden Mehrzahl der Fälle zur retrograden Ejakulation und damit zum trockenen Orgasmus. Die eingehende und ausführliche Aufklärung vor der Operation und die Führung des Patienten in den Monaten nach der Operation ist dabei von großer Bedeutung. Erfahrungsgemäß führt das Prostataadenom als solches nicht zur Einschränkung der Libido oder der Potentia coeundi. Mayer und Mitarbeiter (1983) haben das Sexualverhalten nach Prostataoperationen untersucht. *Somatopsychische Reaktionen* können u.a. bei postoperativem Erektionsverlust und bei Stomaträgern auftreten.

8 Interaktionelle und therapeutische Aspekte

Auf die Psychodynamik der Arzt-Patient-Beziehung bei Männern mit einem psychosomatischen »Urogenitalsyndrom – Beckenbodenmyalgie« (Günthert, 1983; Janssen et al., 1983) wurde schon hingewiesen. Analoge Interaktionsprobleme sind auch bei Frauen mit urologischen Beschwerden, insbesondere mit

Blasenbeschwerden zu erwarten. Schon Menninger (1941) hat auf den masochistischen oder selbstbestrafenden Aspekt urologischer Symptome hingewiesen. Deshalb empfiehlt sich eine besondere Zurückhaltung im Hinblick auf operative Eingriffe. Häufiges Bougieren der Harnröhre ebenso wie die Harnröhrenschlitzung können Ersatzbefriedigungscharakter bekommen.

Bei therapieresistenten urologischen Symptomen muß auch an den sekundären Krankheitsgewinn gedacht werden, der – wie bei der Rezidivneigung der Urethrozystitis diskutiert wurde – im Vermeidenkönnen von Sexualität liegen kann. Eine längerfristige frequente psychoanalytische, d.h. konfliktaufdeckende Psychotherapie ist – wie auch bei anderen psychosomatisch kranken Patienten – nur bei wenigen indiziert, z.B. bei Frauen mit hoher Rezidivneigung einer Blasenentzündung, da gerade diese Patientinnen nach unserer Erfahrung introspektionsfähig sind.

Die Bearbeitung des Nähe-Distanz-Problems läßt sich nur in einem länger dauernden einzelpsychotherapeutischen Prozeß grundlegend aufarbeiten.

Männer mit einem psychosomatischen »Urogenitalsyndrom – Beckenbodenmyalgie« (Prostatodynie – »Prostatitis«) sind dagegen schwer für eine analytische Einzel- oder Gruppentherapie zu motivieren. Wie jedoch die exemplarische Patientengeschichte zeigt, kann der psychosomatisch orientierte Urologe im therapeutischen Gespräch dem Patienten wichtige Einsichten in Hintergrundkonflikte und psychosomatische Zusammenhänge vermitteln. Daneben können *übende Verfahren* (autogenes Training) sowie *Körpertherapie* (Feldenkrais, Hanna-Somatics) bei diesen Patienten nicht nur muskuläre Entspannung herbeiführen, sondern darüber hinaus einen Schritt hin zu einer ersten Körper-Selbsterfahrung bedeuten (s.a. Kap. 33, »Suggestive und übende Verfahren«, und Kap. 34, »Körperorientierte Psychotherapie«).

KAPITEL 78

Neurologie

Mechthilde Kütemeyer und Ulrich Schultz-Venrath

1 Zur Geschichte der psychosomatischen Neurologie

Eine selbständige, von der Inneren Medizin und von der Psychiatrie unabhängige Neurologie gibt es erst seit der Gründung der Gesellschaft Deutscher Nervenärzte 1907. Obwohl sich bereits um die Jahrhundertwende eine Spaltung in eine seelenlose Neurologie und eine körperlose Psychologie abzeichnete (Sacks, 1985), war die Neurologie konstitutiv für die Psychoanalyse, aber auch eine Schule der psychosomatischen Medizin. Charcot (1825–1893) hatte bereits die Auffassung vertreten, »die Lehre von den organischen Erkrankungen des Nervensystems sei sozusagen fertig; es komme nun die Reihe an die Neurosen« (Freud, 1956 a [1886]). Während Charcot sich mit den »äußeren Erscheinungsweisen« psychogener, neurologisch anmutender Erkrankungen beschäftigte, entdeckte Freud die seelische Dynamik, die den neurologisch anmutenden Symptomen der (hysterischen) Konversionen und Aktualneurosen (Angstneurose, Neurasthenie und Hypochondrie) zu Grunde liegt.

Als Ursprung einer psychoanalytischen Psychosomatik kann die Aphasie-Studie Freuds (1856–1939) gelten (Freud, 1891 b [1992]), in der er, in Anlehnung an den englischen Neurologen Hughlings Jackson (1835–1911), die hirnlokalen Konzepte zu überwinden versucht und dafür Begriffe wie Assoziation, Repräsentanz, Übertragung, Symbol, Ersetzung und Wort-/Sachvorstellungskomplex verwendet (Vogel, 1973 [1992]), die später in der Psychoanalyse zentrale Bedeutung erlangen (Solms und Saling, 1986, 1990). Der in dieser Arbeit konzipierte »Sprachapparat« war die Brücke für die spätere Entwicklung des »seelischen Apparats«; zugleich bahnte dieser Entwurf die Ausarbeitung der »Redekur«, die als ein präzises Erkenntnis- und Behandlungsinstrument den Methoden der klassischen Medizin gegenübergestellt wurde.

Während die Neurologie als organmedizinisches Fach noch um Anerkennung bemüht war, wurde sie mit dem epidemieartigen Auftreten der Kriegsneurosen konfrontiert. Auf der 8. Jahresversammlung Deutscher Nervenärzte 1916 in München kam es zur denkwürdigen Auseinandersetzung zwischen Hermann Oppenheim und Max Nonne. Oppenheim ging bei den Kriegsneurosen von der Vorstellung einer »lokalen Commotion« des Gehirns durch das Trauma aus. Nonne hingegen war von der Psychogenie der Kriegsneurosen überzeugt und propagierte eine sugge-stive Kurzpsychotherapie. Sandor Ferenczi – ursprünglich Neurologe – bemerkte auf dem Kongreß »Zur Psychoanalyse der Kriegsneurosen« 1918 in Budapest ironisch: »Die Erfahrungen an Kriegsneurotikern führten allmählich weiter als zur Entdeckung der Seele – sie führten die Neurologen beinahe zur Entdeckung der Psychoanalyse« (Ferenczi, 1919). Zu einer ersten Integration der Psychoanalyse in die Neurologie kam es im deutschsprachigen Raum vor allem durch Karl Abraham, Rudolf Brun, Kurt Goldstein, Paul Schilder und Viktor von Weizsäcker, außerhalb durch James Jackson Putnam und Smith Ely Jelliffe[*], die seit den 20er Jahren, über die Konversionssyndrome hinaus, neurologische Erkrankungen psychosomatisch erforschten (Trimble, 1989).

Trotzdem waren die Verbindungen zwischen Neurologie und Psychoanalyse getrübt, wobei sich in Deutschland, Europa und Übersee unterschiedliche Entwicklungen abzeichneten (Riese, 1959). Die meisten Neurologen weigerten sich, mit Psychoanalytikern in Verbindung zu treten. Berührungsängste mit der Neurologie hatte bereits Freud 1932 in einem Brief an v. Weizsäcker geäußert: »Von solchen Untersuchungen mußte ich die Analytiker aus erziehlichen Gründen fernhalten, denn Innervationen, Gefäßerweiterung, Nervenbahnen wären zu gefährliche Versuchungen für sie gewesen, sie hatten zu lernen, sich auf psychologische Denkweisen zu beschränken« (v. Weizsäcker, 1947b). Die vermeintliche Gefährdung durch die Neurologie ging so weit, daß Freud, seine Herkunft verleugnend, die neurologischen Publikationen in den Gesammelten Schriften (1924–1936) nicht aufnehmen ließ, sie fehlen auch in den Gesammelten Werken (1940–1952) (Brun, 1936). Ausnahmen bilden die französische, nicht ins Deutsche übersetzte Arbeit über die Unterscheidung hysterischer und organischer Lähmungen (Freud, 1893c)[**] und die im Nachtragsband (Freud, 1987) gesammelten Schriften, in denen die neurologischen Symptome psychogener Störungen einen großen Raum einnehmen.

Die Geschichte der psychosomatischen Neurologie ist von einer unendlichen Kontroverse zwischen

---

[*] Sacks (1989) wies darauf hin, daß Jelliffes Doppelqualifikation in Neurologie und Psychoanalyse verleugnet wurde: Für die Neurologen war er Psychoanalytiker, für die Psychoanalytiker blieb er Neurologe.

[**] In der Standard-Edition (Freud, 1953–1974) ist diese Arbeit übersetzt. Inzwischen sind weitere neurologische Arbeiten von Freud durch Kästner und Schröder (1990) erschienen.

lokalisatorischen und funktionell-holistischen Vorstellungen über das Nervensystem gekennzeichnet und wurde nie zugunsten einer Seite entschieden. Der englische Neurologe und Royalist Hughlings Jackson (1835–1911) hatte sich in der Aphasie-Debatte zwar für die Ablösung des Psychologischen vom Physiologischen eingesetzt, aber trotzdem vertreten, daß aphasische Äußerungen Bedeutung haben und unabhängig von Hirnzentren an unbestimmten physiologischen Orten lokalisiert sind (Leuschner, 1992). Später beschäftigte Kurt Goldstein (1878–1965) das gleichzeitige oder alternierende Auftreten psychischer und somatischer Phänomene. Der Psychoanalyse aufgeschlossen, stellte er die These auf, daß bei lokalisierbaren neurologischen Störungen das Nervensystem immer als körperliche und psychische Einheit in veränderter Weise auf Anforderungen der Umwelt antwortet (Goldstein, 1928; 1934 [1963]). Dies bedeutete den Beginn eines – auch von Weizsäcker und anderen vertretenen – neuen Konzepts von der Tätigkeit des Nervensystems, in dem die Lokalisation, ätiologisch bedeutsam, immer in psychosoziale Gegebenheiten eingebettet ist (Hallen, 1978). Heute legen die Ergebnisse der Positronen-Emissions-Tomographie (PET) ebenfalls eine Modifikation der Lokalisationstheorie nahe: Bei kognitiven Leistungen oder lokalen Erkrankungen werden mehr Hirnareale aktiviert, als nach der klassischen Lokalisationslehre zu vermuten wäre.

Die frühen bahnbrechenden psychosomatisch-neurologischen Ansätze wurden nach der Vertreibung jüdischer Psychoanalytiker, die gleichzeitig Neurologen waren, bis heute in Deutschland kaum aufgegriffen (Kütemeyer und Schultz, 1984). Stattdessen stellten sich die Vertreter der Neurologie, Nervenheilkunde und verbliebenen Psychotherapie als Mitglieder in der Vereinigung »Deutsche Seelenheilkunde« in den 20er und 30er Jahren in den Dienst nationalsozialistischer Gesundheitsutopie (Cocks, 1975). Die Folgen dieser Adaptation für Theorie und Klinik sind noch immer unermeßlich. Zur verdrängten Geschichte der psychosomatischen Neurologie gehört, daß Lurija und Wygotski, anerkannte Neuropsychologen, als Begründer der russischen psychoanalytischen Bewegung unbeachtet geblieben sind (Elrod, 1989). Dafür ist in Deutschland das Gestaltkreis-Modell (v. Weizsäcker, 1933, 1940) für die psychosomatische Neurologie konstitutiv geworden: Neurologische Störungen treten bei der Einordnung in die Umwelt immer als funktionelle Neubildungen in Erscheinung, bei denen nicht nur körperliche und psychische Phänomene, sondern auch Wahrnehmung und Bewegung eine Einheit bilden, d. h. bei scheinbar rein motorischen Störungen sind immer auch Änderungen der Wahrnehmung und des Leiberlebens zu beobachten und umgekehrt (Kraus, 1964, 1974).

Die Entwicklung der Psychosomatik als Spezialdisziplin mit eigenen Institutionen nach 1950 und nach der neuen Approbationsordnung 1970 erlaubte den Neu-

rologen zunehmend die Abspaltung der biographischen Methode. Medikamentöse und operative Möglichkeiten, insbesondere bei Morbus Parkinson, Epilepsien und entzündlichen Nervenkrankheiten, drängten die genaue Beobachtung klinischer Phänomene und psychosomatische Ansätze in den Hintergrund. Im Titel der 1928 gegründeten Zeitschrift »Der Nervenarzt« wurde 1967 der Zusatz »mit besonderer Berücksichtigung der psychosomatischen Beziehungen« gestrichen. Während inzwischen fast alle Disziplinen der Medizin auf ihren Jahrestagungen psychosomatische Sektionen einrichten, fehlt eine solche bisher auf Tagungen der Gesellschaften für Neurologie.

Die enorme Entwicklung bildgebender Verfahren (Ultraschall, CT, NMR) in den letzten zwei Jahrzehnten lenkte den Blick wieder vermehrt auf die Lokalisierung neurologischer Krankheiten. Die neuen Techniken erlauben, pathologische Veränderungen zu entdecken und zu behandeln, bevor sie Beschwerden bereiten. Auf diese Weise werden iatrogen Scheinkrankheiten gefördert (Black und Welch, 1993) und am eigentlichen Leiden vorbeidiagnostiziert: Zum Beispiel werden funktionelle Rückenschmerzen, die mehr als 70% ausmachen (Raspe und Kohlmann, 1993), vorschnell auf eine asymptomatische Diskushernie zurückgeführt. Wegen der apparativ-technischen Orientierung geht auch die Kultur und Fähigkeit des neurologischen Untersuchens zunehmend verloren (Schliack, 1993).

Nur wenige Neurologen wirken der von Lurija (1968) beklagten reduktionistischen naturwissenschaftlichen Entwicklung entgegen, mit der »das reiche und komplexe Bild menschlichen Verhaltens, welches Ende des 19. Jahrhunderts noch existierte, zum Verschwinden gebracht wurde«. K. Goldsteins Prinzip, *alle Erscheinungen*, die ein Kranker bietet, *ohne Vorrang zu berücksichtigen*, und immer in bezug auf den Organismus und die Situation, in der sie zur Beobachtung kommt, zu betrachten, könnte zur Öffnung verschlossener Türen beitragen (1934). Die im selben Sinne erhobene Forderung Vogels (1953, 1956), mit dem ärztlichen Blick »in nystagtischer Bewegung« körperliche und psychische Erscheinungen gleichzeitig zu erfassen, wäre geeignet, die Neurologie zu ihrer ursprünglich psychosomatischen »Eigenart«, aber auch die psychosomatische Forschung von der zunehmend psychologischen Spezialisierung und Isolierung zur klinischen Medizin zurückzuführen.

Ob die von der Computertechnologie induzierte Auffassung des Gehirns als »Parallelrechner« für ein integratives biomedizinisches Modell wegweisend sind (Weiner und Mayer, 1990) oder aber interdisziplinäre Versuche, Neurophysiologie und Psychoanalyse zu verbinden, wird die Zukunft entscheiden. Neurophysiologische Befunde, wie die Abnahme der EEG-Frequenzen von Wach- zu Schlafzustand – und deren Zunahme während der Gehirnreifung – lassen vermuten, daß während des Schlafs physiologische Regressionen auf frühere Entwicklungsstadien stattfinden (Koukkou und Leuzinger-Bohleber, 1991). Entwicklungen neuer Methoden, etwa die mathematischen Verfahren aus der sogenannten Chaosforschung, die eine Unterscheidung von niedrigem und hohen IQ über die dimensionale EEG-Komplexität erlauben (Lutzenberger et al., 1992), könnten die Erforschung weiterer psychosomatischer Zusammenhänge in der Neurologie ermöglichen. Die neurophysiologisch dokumentierte Förderung der Restitution verlorengegangener neuro-psycho-sozialer Kompetenzen durch unkonventionelle Anwendung psychotherapeutischer Verfahren, etwa Musiktherapie bei Komatösen, ist ähnlich vielversprechend (Aldridge et al., 1990; Gustorff, 1992; Hannich, 1993).

Der Neurologe, der »ohne Vorrang« körperliche und psychische (bewußte und unbewußte) Erscheinungen zu erfassen und in seiner organ-, symptom- und konfliktzentrierten Diagnose zu integrieren versucht, muß fünf Phänomengruppen unterscheiden:

1. *psychogene* Störungen, die neurologischen Erkrankungen ähneln, aber affektiven Gesetzmäßigkeiten (unbewußten Erinnerungsspuren) folgen (z. B. Konversionssyndrome);
2. *biographische Auslösung* neurologischer Erkrankungen und situativ-psychogene *Fluktuation* ihrer Symptome;
3. *sekundäre Psychogenisierung*, bei der neurologische Erkrankungen durch Konversion unbewußter Phantasien und Vorstellungen oder durch Somatisierung unbewußter Affekte (besonders Angst und Depression) eine neue Gestalt annehmen, die nicht mehr neurologischen Gesetzmäßigkeiten unterliegt;
4. *psychische Manifestation* zerebraler Erkrankungen (z. B. Initiativelosigkeit bei Frontalhirnsyndrom; Anosognosie bei parietalen Störungen);
5. *reaktive psychische* Störungen, z. B. besonders bei invalidisierenden neurologischen Erkrankungen im Sinne inadäquater Krankheitsverarbeitung.

Die Gruppen können kombiniert vorkommen und ineinander übergehen. Werden diese Gruppen nicht ausreichend differenziert, steigt die Zahl der veranlaßten Zusatzuntersuchungen und der klinisch nicht relevanten pathologischen Befunde (Vogel, 1991).

Im folgenden dürfen wir aus Platzgründen nicht mehr die klassischen neurologischen Krankheiten (Morbus Parkinson, Epilepsien, Multiple Sklerose, Myasthenie, Hirninfarkte) berücksichtigen; es sei auf die 4. Auflage dieses Buches verwiesen. Beispiele für die o.g. Phänomengruppen 2, 4 und 5 finden sich dort. Wir beschränken uns auf die häufigen psychogenen Störungen in der Neurologie, also auf die Phänomengruppen 1 und 3. Der Schwerpunkt der Darstellung liegt auf der neurologischen Symptomatik der psychogenen Störungen; für die Psychodynamik der Konversion und anderer psychogener Störungen sei auf die Kapitel 17, »Schmerz« und 49, »Konversion«, verwiesen.

2 Psychogene Störungen in der Neurologie

Die Häufigkeit psychogener Störungen in der Neurologie schwankt je nach Selektion, nach psychosomatischer Zusatzqualifikation des Untersuchers und Institution (Praxis, Poliklinik, stationäre Einrichtung) zwischen 9–50% des Gesamtklientels. Die Diagnose »psychogene Störung« wird in der Neurologie nur von neurovaskulären Erkrankungen, Epilepsien, Hirntumoren und multipler Sklerose übertroffen (v. Kummer, 1986). Unter den psychogenen Störungen stehen Schmerzsyndrome, Bewegungsstörungen und Schwindel im Vordergrund, gefolgt von Anfällen, Sensibilitätsstörungen und neuroophthalmologischen Störungen (Tab. 78-1).

Für diese Erkrankungen wird der Neurologe weder diagnostisch noch therapeutisch hinreichend ausgebildet; er bleibt auf die unzuverlässige und schädliche Praxis der Ausschlußdiagnose (»es ist nichts Organisches«) und auf Entlarvungstaktik bei der neurologischen Untersuchung angewiesen.

Die positive Diagnose aus Anamnese und neurologischer Untersuchung ist für den Verlauf entscheidend. Die Prognose ist relativ günstig, wenn das psychogene Symptom nicht länger als 2 Wochen besteht (Lempert et al., 1990). Eine frühe Diagnose beugt also Chronifizierungen vor, auch wenn die Disposition ohne analytische Psychotherapie in der Regel nicht beeinflußt wird.

Konversionssymptome können neurologischen Erkrankungen täuschend ähnlich sein; ihre Fehleinschätzung ist für die Betroffenen nicht weniger folgenschwer als das Verkennen einer organischen Krankheit. Ihre Differenzierung von organischen Störungen gehört zu den schwierigsten neurologischen Aufgaben. Wegen der Dramatik der Symptome sowie des plötzlichen Beginns – besonders von Konversionssymptomen und neurologisch imponierenden Angstbeschwerden – kommen die Patienten häufig notfallmäßig in die Klinik. Die neurologischen Kriterien zur Diagnostik von Konversionen und Angststörungen wurden – neben Somatisierung von Depression und Zwang – bereits von Freud (1888b, 1893, 1895d) erarbeitet; sie sind aber kaum bekannt. Noch weniger wird das Phänomen der psychogenen Ausgestaltung neurologischer Krankheiten angemessen beachtet. Die Verleugnung dieser klinischen Systematik führt zu abenteuerlichen somatophilen Verlegenheitsdiagnosen (»vegetative Dystonie«, »primäre Fibromyalgie«, »Weichteilrheumatismus«) und zu einer konstruierten Welt von Scheinkrankheiten.

Die neurologische Beobachtung und Untersuchung verlangt gleichzeitig eine neutrale und empathische Haltung. Sie erfordert minutiöse Registrierung der Symptome (auch ihres Ausdruckgehalts) und souveräne integrierende Bewertung der Phänomene, einschließlich der Affektivität des Patienten und seiner Umgebung, den Untersucher eingeschlossen.

Tab. 78-1 Psychogene Leitsymptome und Beschwerden bei 405 stationären neurologischen Patienten (modifiziert nach Lempert et al., 1990).

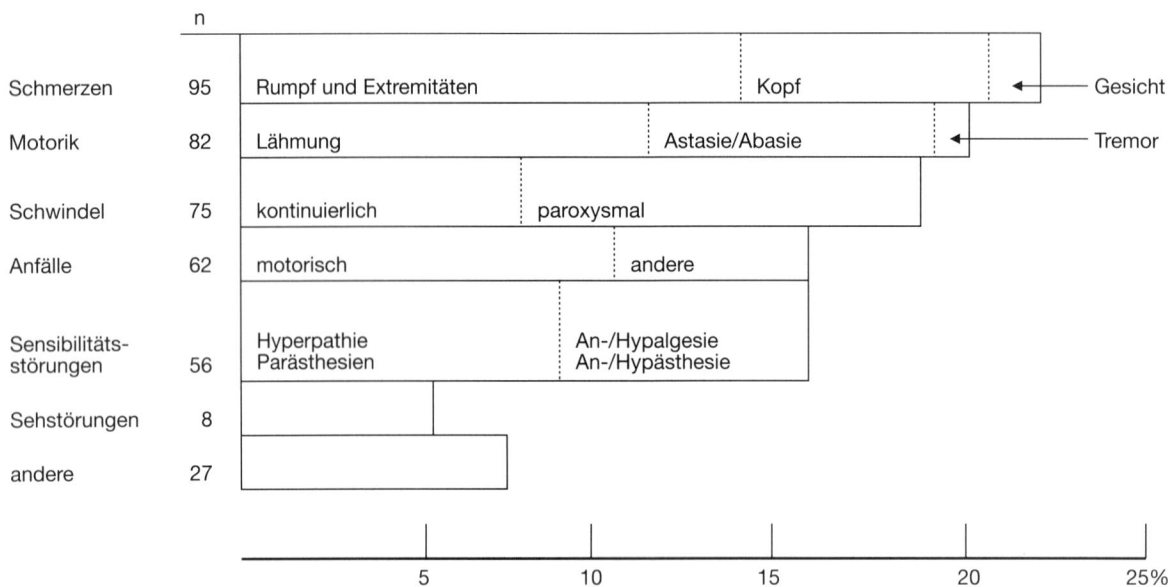

Entgegen verbreiteter Meinung können Patienten mit psychogenen Störungen ihre Diagnose, rechtzeitig und den Widerstand würdigend mitgeteilt, akzeptieren und die Indikation zur psychosomatischen Behandlung nutzen (Schneider et al., 1991). Die Spätwirkung der Diagnosemitteilung ist zu beachten, denn bei Ablehnung des psychosomatischen Zusammenhangs im Erstgespräch kann ein Beziehungskern gesetzt werden, der bei einem Rezidiv den Patienten gerade diesen Arzt aufsuchen läßt.

Die Behandlungskompetenz liegt idealerweise beim psychoanalytischen Therapeuten. Da der Psychotherapeut in der akuten Situation oft nicht erreichbar ist, muß der Neurologe mit den notwendigen Interventionen, aber auch iatrogenen Gefahren vertraut sein: Nüchterne Beobachtung der Symptome mit Respekt vor dem Geheimnis der zugrundeliegenden Affekte, empathische kommunikative Angebote (Gespräche, Physiotherapie, auch wiederholte neurologische Untersuchung) mit dem Ziel einer therapeutischen Beziehung (Arbeitsbündnis) mildern die Symptome; dämpfende Medikamente, invasive Diagnostik und Polypragmasie führen zu Verschlimmerung.

Nach operativen Eingriffen kann es neben Exazerbationen zur Verschiebung von Symptomen kommen: Eine korrigierende Arthrodese eines psychogenen Klumpfußes kann von einer Beugekontraktur des Knies abgelöst werden (Imhäuser, 1977). Diese oft hartnäckigen iatrogenen Ausweitungen müssen von der passageren Symptomverstärkung während aufdeckender psychotherapeutischer Behandlung unterschieden werden, die – leicht als Verschlimmerung mißverstanden – ein prognostisch günstiges Zeichen beginnender Auseinandersetzung mit den unbewußten Affekten darstellen (Ferenczi, 1912).

Konversionssyndrome und somatisierte Angstneurosen imponieren durch die Vielfalt der möglichen Symptome, die einzeln, nacheinander oder gleichzeitig vorkommen; es mischen sich anfallsartige und persistierende, produktive und defizitäre Phänomene. Die Symptome beginnen mehr oder weniger plötzlich und können ebenso plötzlich verschwinden. Dabei läßt sich aber eine klare – je nach zugrundeliegender neurotischer Konfliktverarbeitung unterscheidbare – psychodynamisch verstehbare **Regelhaftigkeit** erkennen.

2.1 Neurologische Konversionssyndrome

Die Symptomatik ist bei einer Reihe von Konversionssymptomen **klassisch**: Ein psychogener Klumpfuß (clubfoot) mit Supinationskontraktur ist unverwechselbar, ebenso eine Camptocormie (hysterical bent back). Ein psychogener Schiefhals unterscheidet sich von einem extrapyramidalen Torticollis spasmodicus durch das Fehlen des antagonistischen Muskelspiels. Patienten mit psychogener Gangstörung (Dysbasie) – grob schwankend und stolpernd – imponieren durch eine Mischung aus Schritthemmung und vertikaler Übermobilität (z.B. Zehenspitzengang): Eine Rollstuhlfahrerin, die zwar nicht laufen, sich aber in der Hocke vorwärts bewegen kann, zeigt eine bizarre Akrobatik, die nur durch den zugrundeliegenden Affekt/Konflikt möglich ist. Dies gilt auch für psychogene Kontrakturen in ausgefallenen Stellungen – am Arm bevorzugt in Flexion, am Bein in Streckhaltung – und für den »arc de cercle« im hysterischen Anfall. Insofern sind Konversionssymptome entgegen verbreiteter Meinung – selbst durch Schauspieler – nicht imitierbar.

Die Symptome äußern sich **exzessiv,** der unbewußte seelische Leidensdruck wird für den Untersucher spürbar, der um so mehr irritiert ist, wenn er eine organische Schädigung nicht findet: Ein psychogener Schmerz wird als im höchsten Grade schmerzhaft geschildert, Anästhesie und Lähmung sind oft absolut, »eine hysterische Kontraktur leistet das Äußerste an Verkürzung, dessen ein Muskel fähig ist« (Freud, 1888b). Charakteristisch ist das Zusammentreffen höchster Intensität bei schärfster Begrenzung: Bei psychogener Plegie des Arms findet sich durchaus ein intaktes Bein auf derselben Körperseite. Eine zentrale Monoparese des Arms ist dagegen nie eine Plegie; sobald der Paresegrad zunimmt, werden Gesicht oder Bein einbezogen.

Die Symptome verhalten sich **unanatomisch**; der Körper wird für die Symbolisierung vom Unbewußten nach laienhaften Vorstellungen benutzt: Das Bein bis zum Ansatz der Hüfte, der Arm bis zur Schulter. Es gibt psychisch keinen Grund, die Lähmung des Arms mit einer des Gesichts zu verbinden wie bei zentraler Schädigung.

Häufige Gelegenheitsursachen für eine Konversion sind ein **Trauma,** eine »functio laesa« (z. B. Spina bifida occulta oder milde kongenitale Paraparese), ein episodisches körperliches Symptom **(somatisches Entgegenkommen)**: Nach einem Sturz mit leichter Quetschung der Hand entwickelt sich eine psychogene Kontraktur dieser Hand oder, unter analogen Bedingungen, eine schmerzhafte Koxalgie. Durch die Einführung von Haftpflicht- und Unfallversicherung zwischen 1860 und 1920 war es zu einem epidemischen Auftreten dieser Störungen gekommen, die als »railway-spine«-Syndrom nach Eisenbahnunfällen oder HWS-Schleudertrauma unter dem Begriff der »traumatischen« oder »posttraumatischen« Neurose einen eigenen Stellenwert erhielten (Fischer-Homberger, 1975; Trimble, 1981). Neurologen treffen auf solche Patienten meistens im Konsiliardienst in der Chirurgie und Orthopädie. »Die Kenntnis dieser hartnäckigen Affektionen hat die größte Bedeutung für den Chirurgen, dessen Eingriff unter solchen Verhältnissen nur schaden kann« (Freud, 1888b). Es ist eine der Hauptaufgaben des Neurologen, den Chirurgen auf solche psychogenen Störungen durch Vermittlung der neurologischen Kriterien aufmerksam zu machen.

Posttraumatisch bedarf es einer **Latenz** (Inkubationszeit) – von Charcot »Zeit der psychischen Ausarbeitung« genannt (Freud, 1895d) – in welcher der Anlaß im Unbewußten fortwirkt: Die Betroffenen begeben sich scheinbar unversehrt nach Hause und entwickeln erst nach Tagen oder Wochen das Konversionssymptom. Bei der Anamnese wird fast regelmäßig der eigentliche, meist plötzliche Beginn auf das Trauma verschoben und diesem angelastet, besonders wenn – in Unkenntnis der Klinik und der Psychodynamik – die Latenz nicht erfragt oder, wenn berichtet, vom Arzt nicht gebührend registriert wird. Gerade die Latenz ist häufig auch rückwirkend in gutachterlichen Fragen entscheidend.

Die folgende Patientengeschichte zeigt die Tendenz zur Exazerbation im Anschluß an iatrogene – oder erneute biographische – Traumen, aber auch zu passageren, einander ablösenden Symptombildungen unter Psychotherapie.

Patientengeschichte

Eine 34jährige ledige Gärtnerin kommt wegen zunehmender Schmerzen im rechten Arm mit Verdacht auf Syringomyelie – bei Spina bifida occulta der HWS – in die Neurologie. Der Schmerz, vor 10 Monaten plötzlich nach »Überarbeitung« aufgetreten, hatte sich seither nicht gebessert.

Eine Lähmung und Sensibilitätsstörung war erst 4 Monate später nach operativer Verlagerung des N. ulnaris hinzugetreten. Die proximale Akzentuierung der Lähmung, die Verteilung der Sensibilitätsstörung – Anästhesie und Analgesie mit hyperpathischen Zonen – über den ganzen Arm bis zum Schultergelenk, das Fehlen von Verbrennungsnarben trotz Thermhypästhesie, von Atrophien und Reflexdifferenzen führen zum Verdacht auf Konversion, der sich im Verlauf bestätigt: Nach den ersten psychotherapeutischen Gesprächen entwickelt die Patientin eine Supinationskontraktur des rechten Fußes, so daß sie auf der Außenkante gehen muß – unterbrochen durch tonische Streckkrämpfe des rechten Beines. Schließlich erleidet sie »Totstell«-Anfälle mit Schürfwunden an Kinn und Bein, deren Heilung sie durch heimliches Aufkratzen verzögert.

Als mittlere dreier Schwestern fühlt sie sich benachteiligt. Ihr Zwillingsbruder war kurz nach der Geburt gestorben. »Du hast Dich breit gemacht, deshalb mußte er sterben«, hatte die Mutter zu ihr gesagt. Sie habe sich klein gemacht, durch Fügsamkeit versucht, diese (implantierte) Schuld abzutragen. Nach zweimal gelöster Verlobung fällt der Vergleich mit den verheirateten Schwestern noch nachteiliger aus. Der Schmerz darüber, der Wunsch, wie die Schwestern geliebt zu werden, sich mit den Ellenbogen Raum zu verschaffen, sowie die phantasierte Strafe für solche »verbotenen« Impulse verdichten sich zum Konversionsschmerz, der sich nach der Operation ausweitet.

Die Schwierigkeit bestand darin, auf die verschiedenen Konversionssymptome nicht mit technischer Diagnostik zu reagieren, sondern besonnen neurologisch zu beobachten, vor allem beharrlich mit Empathie und Verstehen zu antworten: Mit dem psychogenen Klumpfuß machte sie sich zum heiratsunfähigen »Krüppel«; in den Anfällen mit Selbstverletzung kamen eskalierende Strafbedürfnisse und Todeswünsche zum Ausdruck, das spastisch-ausschlagende Bein ging Ausbrüchen von Zorn und Trauer voraus, unter denen die sich ablösenden Symptome jeweils verschwanden.

Die Verschlimmerung des Konversionssymptoms und die Bildung neuer Symptome – bei dieser Patientin besonders ausgeprägt – kann als Zeichen beginnender Auseinandersetzung mit den unbewußten Affekten regelmäßig beobachtet werden.

2.1.1 Spezielle Schmerzsyndrome

Schmerz ist in der Neurologie das häufigste Konversionssymptom (Lempert et al., 1990). Im psychoanalytischen Schrifttum finden sich zahlreiche Beobachtungen und Krankengeschichten zu Schmerz (Kütemeyer und Schultz, 1989); in den »Studien über Hysterie« (Freud, 1895d) spielen sie eine herausragende

Rolle und lassen folgende Regeln erkennen: Bei persistierenden Schmerzen mischt sich eine neurologisch zu verstehende Sensation mit einem (unbewußten) Affekt (z. B. Trauer). Beim akuten »organischen« Schmerz überwiegt der »Sensationsanteil« beim »psychogenen« Schmerz der affektive (Ramzy und Wallerstein, 1958). Obwohl meist aus einem episodisch »organischen« hervorgegangen, stellt der psychogene Schmerz eine eigene Erkrankung dar, die klinisch nicht mehr geläufigen nozizeptiven und/oder neuropathischen Mustern folgt, sondern traumatischen Erinnerungen, Phantasien, Wünschen und pathogenen Vorstellungen. Als Modell kann ebenso der Schmerz einer nahen Bezugsperson dienen. Auch der Schmerzcharakter und die -lokalisation werden durch die unbewußte Schmerzerinnerung bestimmt; der Körper wird dabei zur »Landkarte von Erinnerungssymbolen« (Freud, 1895d).

Patientengeschichte

Ein 19jähriger Mann kommt schreiend vor Kopfschmerz (»als ob mein Kopf platzt«) in die Notfallambulanz. Nachdem ohne apparative Diagnostik eine Subarachnoidalblutung ausgeschlossen ist, ergibt die erweiterte Anamnese, daß die Schmerzlokalisation nach einem episodischen Schmerz retroaurikulär »gewählt« wurde, den der Patient 2 Jahre zuvor bei einem Sturz im »Ringkampf« mit seiner Mutter erlitt (»wir waren beide über die Couch geflogen«). Seit damals äußerten sich seine Kastrationsängste und Schuldgefühle in multiplen Konversionsschmerzen sowie einer Impotenzphantasie (u. a. unklare Abdomianlschmerzen mit der Folge einer Appendektomie) und machten ihn schulunfähig. Jetzt wurde der Konflikt durch die erste erotische Begegnung mit einem gleichaltrigen Mädchen aktualisiert. Eine fokale Psychotherapie, noch auf der neurologischen Station eingeleitet und ambulant fortgesetzt, führt – über eine Phase wandernder Schmerzen vom Schlund zum Brustkorb, Bauch und schließlich Darm mit Ausscheidungsphantasie – zu Schmerzfreiheit.

Neurologische Konversionsschmerzen werden exzessiv und bildhaft, als Mischung aus hyperästhetischen und hypästhetischen Mißempfindungen beschrieben. Bereits der erste Satz des Patienten kann verschlüsselt Hinweise auf die Psychogenie enthalten: zur Beschreibung der persistierenden Sensationen werden eher hypästhetische, »anorganische« Bilder gebraucht (das Bein ist »wie ein Klumpen«, »hölzern«, der Rücken fühlt sich an »wie aus Glas«, »eisig«), die intermittierenden *Schmerzanfälle* werden mehr mit aggressiven Metaphern, szenisch charakterisiert (»wie wenn mir jemand ein Messer in den Rücken sticht«; »als ob mir ein Hai ins Rückgrat beißt«). Die Lokalisation wird meist einseitig nach der Kleiderordnung gewählt: Das ganze Bein bis zur Leiste, der Arm bis zur Schulter oder ein Körperquadrant sind betroffen. Psychogene Schmerzen neigen neben Chronifizierung zu funktioneller Ausgestaltung in Form von Ausweitung auf benachbarte oder entfernte Körperregionen, verbunden mit bisweilen bizarren Bewegungs- und Sensibilitätsstörungen.

Analgetika haben bei psychogenen Schmerzen keine oder nur passagere, chirurgische Eingriffe – nach vorübergehender Besserung – verschlimmernde Wirkung. Bäder, Massagen, Entspannungs- und Bewegungsübungen wirken lindernd aufgrund ihres mütterlich-kommunikativen Charakters, der die körperliche Selbstwahrnehmung und Erinnerung stimuliert. So dienen diese Angebote als präverbaler Einstieg in die kausale, die Schmerzerinnerung aufdeckende Psychotherapie. Die Behandlung psychogener (oder psychogen ausgestalteter) Schmerzen ist zu Beginn in der Regel von vorübergehender Schmerzzunahme begleitet: Die Kenntnis dieser Gesetzmäßigkeit schützt den Arzt vor unnötiger Diagnostik und Änderung des Behandlungsplans (Hirsch, 1989; Kütemeyer und Schultz, 1989; Kütemeyer, 1992).

Ein solches Schmerzverständnis ist mit den bisherigen Klassifikationen chronischer Schmerzen, etwa der Taxonomie der International Association of the Study of Pain (IASP), der International Classification of Diseases der WHO (ICD-10) und des Diagnostic and Statistical Manual of Mental Disorders der American Psychiatric Association (DSM-III/DSM-III-R), nicht in Übereinstimmung zu bringen: Trotz multiaxialer Ausrichtung findet sich eine Dichotomie in somatogene oder psychogene Schmerzsyndrome, die Unterscheidung zwischen »Konversionsstörung« (300.11), »psychogenem Schmerzsyndrom« (307.80) und »somatoformer Schmerzstörung« (300.70/307.80) ist wegen verschiedener Überlappungen kaum möglich, der Begriff Konversionsschmerz ist eliminiert. Die integrativen Klassifikationsansätze, die die Dichotomie zu überwinden versuchen (Klinger et al., 1992), kranken an der Operationalisierung verhaltenstheoretischer Modellvorstellungen und an der ausdrücklichen Eliminierung ätiologischer Annahmen, des Unbewußten und einer psychoanalytisch orientierten Nosologie psychogener Schmerzkrankheiten (Hoffmann und Egle, 1989). Ein von diesen Nachteilen freies Konzept findet sich bei Beyeler und Mitarbeitern (1992).

Inzwischen geht die *psychodynamische Klassifikation* psychogener Schmerzen von vier Erklärungsprinzipien aus, wobei die Reife der Abwehrmechanismen die Prognose entscheidend beeinflußt (Egle und Hoffmann, 1993):
1. narzißtischer Mechanismus (Schmerz als psychoprothetische Funktion),
2. Konversionsmechanismus im engeren Sinne (körpersprachlich ausgedrückte Symbolisierung),
3. psychovegetativer Mechanismus (Umwandlung von Affekten in körperliche Spannungszustände),
4. Schmerz als Folge operanter Konditionierung.

2.1.2 Bewegungsstörungen

In Spezialkliniken für Bewegungsstörungen macht die psychogene Gruppe ca. 20%, in neurologischen Universitätskliniken 1,5% der Patienten aus (Lempert et al., 1990; Monday und Jankovic, 1993). Sie können einem Morbus Parkinson, Spasmus hemifacialis oder essentiellen Tremor täuschend ähnlich sein (Walters et al., 1988). Die Diagnose bleibt zuweilen offen oder klärt sich erst im weiteren Verlauf.

Psychogene Bewegungsstörungen lassen sich von neurologischen in der Regel durch Charakteristika in der Amplitude, Frequenz und Verteilung, besonders durch Fluktuationen und intermittierende bizarre Bewegungen, durch zusätzliche Symptome, etwa inkongruente Sensibilitätsstörungen oder Paresen, durch Evidenz einer zugrundeliegenden Psychodynamik und Symptomverbesserung bei Ablenkung abgrenzen. Situative Fluktuationen sind allerdings auch bei dyskaliämischen Paresen, Parkinson-Syndrom, Dystonien und anderen extrapyramidalen Hyperkinesen, einigen Myoklonusformen, beginnenden Polyradikulitiden und Gangstörungen bei Normaldruck-Hydrozephalus häufig (Phänomengruppe 2) und können leicht zur Annahme einer psychogenen Störung verleiten. Bereits Gowers (1888) waren bestimmte psychogene Bewegungsstörungen als »hysterische klonische Spasmen« und »paroxysmaler Tremor« bekannt; neben »Hyperkinesen« sind psychogene »Hypokinesen« von den extrapyramidalen Bewegungsstörungen abzugrenzen (Zacher, 1989).

Der psychogene **Tremor,** als Begleitphänomen bei psychogener Gangstörung und Lähmung häufig zu beobachten, unterscheidet sich von den organischen Formen (z.B. Parkinson-Syndrom, Morbus Wilson, Hyperthyreose) durch abrupten beidseitigen Beginn, fehlende Verschlechterung im Verlauf, plötzlich wechselnde Frequenz in Ruhe, Haltung und Bewegung, auch im Tremorgramm registrierbar, das ansonsten nur beschränkt aussagefähig ist (Koller et al., 1989). Auch Berührung, passive Bewegung, Ansprache oder Wechsel des Themas im Gespräch können solche Änderungen erzeugen, allerdings auch beim Parkinson-Syndrom und anderen extrapyramidalen Hyperkinesen.

Psychogene Gangstörungen treten als Schwäche, Schritthemmung, Gleichgewichtsstörung und »Zittern« in Erscheinung. In ca. 50% ist die Symptomatik – im Gegensatz etwa zur meist diskreten Steifheit und Unsicherheit bei spastisch-ataktischem Gang –

gravierend; die Betroffenen können nur einige Schritte zurücklegen oder sind unfähig zu stehen und zu gehen, leben als Behinderte im Rollstuhl, vermeiden soziale Aktivität. Durch die Dramatik der Störung wird in besonderer Weise Mitleid und Zuwendung der Umgegung geweckt.

> Ruhig verfolgen die Studenten die Vorstellung einer Patientin mit Gangstörung bei Multipler Sklerose. Als anschließend ein Patient, der schwankt und stolpert (psychogene Dysbasie), vorgestellt wird, kommt große Erregung unter den Studenten auf, die den Professor kritisieren, daß er dem Patienten, der sich doch beim Hinstürzen ein Bein brechen könnte, nicht beispringt.

Imitationen durch Schauspieler fallen weniger charakteristisch aus und sind schwerer von neurologisch bedingten Gangstörungen abzugrenzen (Lempert et al., 1990). Als Hauptkriterium können plötzliche Fluktuationen gelten, die spontan oder durch den Arzt provoziert auftreten. Ermutigung und Ablenkung durch zusätzliche Aufgaben, insbesondere Erschwerung des Gangs (Zehenspitzen-, Hacken-, Seiltänzer-, Rückwärts-, Seitwärtsgehen) können die Störung momentan mildern. Von den Fluktuationen bei Myasthenie und den oben erwähnten neurologischen Erkrankungen ist das plötzliche Auf und Ab der psychogenen Gangstörung meist klar abzugrenzen. Es lassen sich klinisch weitere Merkmale – einzeln oder kombiniert auftretend – für die Diagnose verwenden (Abb. 78-1):

- *Schwanken* beim Stehen oder Gehen, zuweilen mit dem Rumpf allein bei standsicheren Beinen;
- »psychogener« Romberg-Test mit plötzlichem Schwanken nach anfänglich sicherem Stand und *Fallneigung* zum Untersucher – oder von ihm weg – unabhängig von dessen Position; Besserung bei Ablenkung (z.B. Finger-Nase-Versuch, Pupillenprüfung im Stehen);
- exzessive *Langsamkeit* der Lokomotion, die aus gleichzeitiger Innervation antagonistischer Muskeln resultiert – als Abbild von Willen und Gegen-

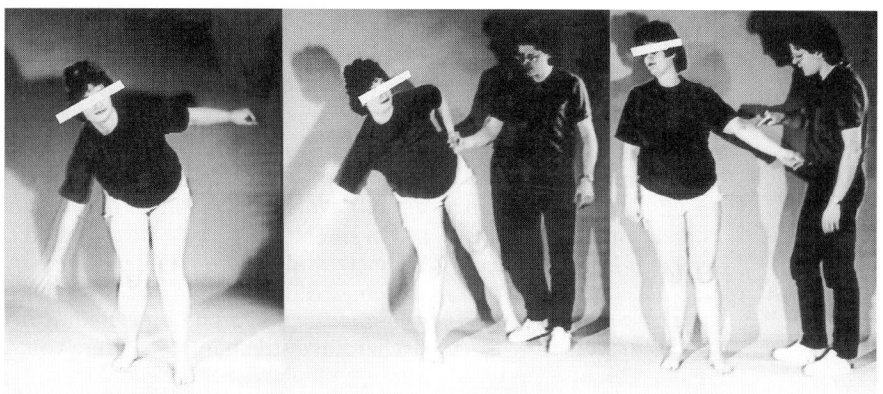

Abb. 78-1 *Ataktisch anmutende Gang- und Standunsicherheit mit wackelndem Oberkörper und bizarrer Arm-Balance, die bei Sensibilitätsprüfung abnimmt (Lempert et al., 1991).*

willen im Konflikt zwischen willkürlicher Intention und unbewußter Hemmung; neurologisch bedingte Tonuserhöhungen erzeugen nicht diese exzessive Langsamkeit;

- *Zögern* bei Bewegungsbeginn – ebenfalls durch Mitinnervation der Antagonisten erzeugt – oft von Vor- und Rückwärtsbewegung des Beines begleitet, während der Fuß auf dem Boden zu kleben scheint; im Gegensatz zum Parkinson-Syndrom wird diese Hemmung nicht nach dem ersten Schritt überwunden, sondern wiederholt sich mit jedem Schritt;
- *unökonomische Haltung* und Bewegung mit verschwenderischem Einsatz von Muskelkraft;
- vorsichtiges *»Gehen-auf-Eis«* in kleinen Schritten mit fixierten Sprung- und Kniegelenken, balancierend abduzierten Armen, schlurfenden Füßen;
- plötzliches *Einknicken* in den Knien, meist ohne hinzufallen;
- Astasie und *Abasie* bei erhaltener Funktion im Liegen;
- vertikaler *Schütteltremor.*

In ca. 75% ist die Diagnose durch die bizarre Symptomatik, die den Eindruck einer »phantasievollen Variation des Fast-Fallens« erweckt, leicht zu stellen. Eine mindestens zehnminütige Gangprüfung, in verschiedenen Situationen wiederholt, verbessert die diagnostische Ausbeute. Die meisten diagnostischen Irrtümer kommen durch mangelndes Insistieren auf ausgiebige Gehversuche zustande. Bei **psychogener Monoparese** wird das betroffene Bein nachgeschleppt, zuweilen die Zehen am Boden schleifend, bei angehobener Ferse, oder nach vorne geschleudert, der Fuß bizarr meist in Equinovarus-Stellung verdreht.

Die Frage nach dem Ausdrucksgehalt sucht man in den meisten Publikationen vergebens oder sie wird ausdrücklich nicht gestellt (Keane, 1989). Bei den Formen mit Zögerlichkeit, »Gehen-auf-Eis« und Schütteltremor scheint die Angstkomponente im Vordergrund zu stehen. Auch für psychogene Mykloni wird in 75% eine Angstabhängigkeit beschrieben (Monday und Jankovic, 1993).

Eine psychogene Gangstörung kann sich zu einem Konversionsschmerz als mehr oder weniger persistierende Exazerbation, z.B. nach invasiven Eingriffen, hinzugesellen oder als passageres Phänomen im Laufe einer Psychotherapie auftreten. Überwiegend handelt es sich dabei aber um eine sekundäre Psychogenisierung von Schmerzsyndromen (Phänomengruppe 3). Bei der Sonderform der Camptocormie treten Kreuzschmerzen und »hysterical bent back« gleichzeitig auf und bilden eine psychogene Einheit (s.a. Kap. 66, »Lumbago-Ischialgie-Syndrome«).

Lähmungen

Zu unterscheiden sind psychogene Lähmungen einzelner Gliedmaßen von einer psychogenen Hemi-, Para- oder Tetraplegie (-parese). Erstere gleichen nie den peripheren Paresen, die einzelne Muskelgrup-

pen betreffen, eher den kortikalen, unterscheiden sich aber in mehreren Punkten von diesen: Es findet sich keine Bevorzugung des Endgliedes gegenüber den rumpfnahen Extremitätenanteilen wie bei zentraler Lähmung; die Schulter, die Hüfte kann mehr gelähmt sein als die Hand, der Fuß; deshalb wird das Bein nicht aus der Hüfte zirkumduziert, sondern wie ein totes Anhängsel nachgeschleift. Aber auch eine isolierte »Handlähmung« mit Plegie für Beugen und Strecken der Finger bei intakter Motorik des Armes, neurologisch extrem unwahrscheinlich, kommt vor (Mumenthaler, 1969). Bei psychogener Hemiparese wird dagegen beim Gehen zuweilen der Arm mitbewegt (Keane, 1989).

Das Verhalten der Muskeleigenreflexe ist inkonstant: Meist sind sie unverändert, können aber auch gesteigert oder abgeschwächt auslösbar sein. Inaktivitätsatrophien, allerdings ohne Progredienz, sind kein verläßliches Ausschlußkriterium. Die Lähmungen können sich auf eine Funktion beziehen (Abasie/Astasie) bei erhaltener Kraft und Sensibilität sowie der Möglichkeit, in horizontaler Lage alle Bewegungen auszuführen. Pseudospastische Paresen (Foerster, 1929), vornehmlich nach Läsionen peripherer Nerven (Phänomengruppe 3), äußern sich in Tonuserhöhung, zuweilen mit Reflexsteigerung und Klonus ohne Pyramidenbahnzeichen. Bei der Untersuchung findet sich eine erhöhte Innervation der Antagonisten: Ein gelähmtes Bein wird auf die Unterlage gepreßt und verhindert so die intendierte Anhebung; im Falle einer hohen psychogenen Querschnittslähmung werden die Arme in »strammer« Haltung dem Rumpf angelegt. Die Pseudospastik kann als Somatisierung von Willen und (unbewußten) »Gegenwillen« (Freud, 1892–1893) in einem seelischen Konflikt angesehen werden. Akute oder persistierende Kontrakturen, wiederum meist exzessiv, weichen nur in tiefster Narkose, um nach dem Erwachen oder nach längerer Schienung erneut – oder an anderer Stelle – aufzutreten.

Psychogene Querschnittslähmungen zeigen in der Regel einen unauffälligen Muskeltonus, die Reflexe sind erhalten, Pyramidenbahnzeichen fehlen, ebenso Sphinkterdysfunktionen, auch wenn der Patient aufgrund einer Fehldiagnose dauerkatheterisiert ist. Selbst bei jahrelangem Verlauf sind keine Atrophien, Dekubitalgeschwüre oder andere Hautveränderungen zu beobachten. Bei Lagewechsel können reflexartig Hüft- oder Kniegelenksflexionen beobachtet werden. Elektrophysiologisch sind die zentralmotorische Laufzeit, somatosensorisch (und visuell) evozierte Potentiale im Normbereich. Nicht selten findet sich in der Anamnese ein chronisches Schmerzsyndrom mit wiederholten operativen Eingriffen (z.B. Diskektomien), deren Indikation selten eruierbar ist. Während eine Reihe psychotherapeutischer Kasuistiken, insbesondere von Adoleszenten, vorliegt (Dubovitz und Hersov, 1976; v. Ungern-Sternberg, 1956; Thomson 1982), sind uns genauere psychodynamische Untersuchungen zur psychogenen Querschnittslähmung nicht bekannt. Angst vor Verlassenwerden scheint ein häufiges unbewußtes Motiv zu sein (Margreiter und Ludin, 1993).

Dystonien

Dystonien sind im strengen Sinne keine Bewegungsstörung, sondern eine Störung des Tonus mit »fixierter oder relativ fixierter Fehlhaltung und zusätzlichen extrapyramidalen Zeichen« (Denny-Brown, 1962). Psychogene Dystonien sind abzugrenzen von extrapyramidalen Dystonien, im angelsächsischen reduziert auf »motor disorders«. Bei letzteren wird pathogenetisch eine Neurotransmitterstörung der basalen Ganglien (Striatum, Pallidum, Nucleus subthalamicus und Substantia nigra) vermutet, denen die automatische Ausführung erlernter motorischer Programme obliegt (Marsden, 1982; Sheehy und Marsden, 1982). Inzwischen wird diese Gruppe in **fokale** (Tic, Blepharospasmus, Meige-Syndrom, Schreibkrampf), **segmentale** (Tortikollis) und **generalisierte Dystonien** (Tourette-Syndrom) unterteilt. Von den extrapyramidalen Bewegungsstörungen haben vor allem der Tic – einschließlich der Sonderformen Blepharospasmus und Maladie de Gilles de la Tourette – der idiopathische Tortikollis und der Schreibkrampf psychosomatisches Interesse gefunden. Die nachweisbaren Stammgangliendegenerationen bei Chorea minor und major, Ballismus und Athetose haben den Impuls zu einem biographischen Zugang schwerer aufkommen lassen. Familiendynamisch fand die Chorea Huntington Beachtung (Martinsdale, 1987; Jarka et al., 1991).

Unter den **fokalen Dystonien** hat der **Tic**, der sich durch plötzliche unrhythmische, in umschriebenen Muskelgruppen stereotyp wiederholende Bewegungen, meist im Bereich des Gesichts, auszeichnet, bereits in den 20er Jahren das Interesse der Psychoanalytiker auf sich gezogen. Tics treten vornehmlich im Kindesalter und 2–3mal häufiger bei männlichen Patienten auf. Nicht selten entwickelt sich ein Tic auf dem Boden einer allgemeinen motorischen Unruhe nach einem Schreckerlebnis. Psychoanalytisch wurde der Tic als motorisches Zwangsphänomen und präverbales Ausdrucksgeschehen gedeutet (Abraham, 1921; Ferenczi, 1921): Das Ich greife auf eine frühe Gebärdensprache zurück, wie sie dem Kleinkind vor der Sprachentwicklung zur Verfügung stehe. Deshalb wurde der Tic auch als »Konversionssymptom auf der sadistisch-analen Stufe« oder als »prägenitale Konversion« den Konversionsphänomenen späterer Entwicklungsphasen gegenübergestellt (Deutsch, 1925; Fenichel, 1932).

Man wertete den Ausdruckgehalt als einen feindseligen Impuls, der sich gegen den Willen des Patienten durchsetze: Bei einer Patientin trat das »verneinende« Kopfschütteln immer dann auf, wenn sie bei Begrüßung mehr Freundlichkeit zu zeigen suchte, als sie innerlich fühlte. Eine andere Patientin wollte durch einen Schnalz-Tic ihren kranken, liebevoll betreuten Vater unbewußt wecken, womit sich gegen sein Leben gerichtete Wünsche durchsetzten (Freud, 1895d). In den Analysen traten neben den aggressi-

ven auch unterdrückte autoerotische Impulse zutage (Deutsch, 1925; Kulovesi, 1929; Reich, 1925).

Beim **Blepharospasmus** kommt es zu einem beidseitigen unregelmäßig-tonischen Zukneifen und Aufreißen der Augenlider, das bei unterdrückter Erregung zunimmt. Zu Beginn kann das Symptom durch Kunstgriffe, etwa Berühren der Stirn, unterdrückt werden. Bei Jugendlichen wird der Blepharospasmus in der Regel dem psychogenen Tic zugeordnet. Die Prognose ist mit 95 % Spontanheilung innerhalb von 2 Jahren günstig (Dichgans und Brinkmann, 1988). Schwöbel (1966) konnte bei einem Patienten den Konflikt zwischen Verheimlichen (Gesichtwahren) und gleichzeitigem Schau- und Bekenntniszwang herausarbeiten. Die Verleugnung von Trauer und Wut illustriert folgendes Beispiel:

> Ein Patient erhält während einer Auseinandersetzung einen Schlag mit der Faust ins Gesicht. Er verteidigt sich nicht und erlebt keine affektive Reaktion. Zwei Tage später tritt ein linksseitiger Fazialis-Tic auf. Wenige Wochen vorher war seine Mutter gestorben, an der er sehr hing. Er brüstete sich nach ihrem Tod: »Ich habe keine einzige Träne geweint. Meine Familie und ich sind kaltschnäuzig« (Mitscherlich, 1973).

Diese Symptomentstehung weckt den Verdacht auf Konversion (s. a. Kap. 49).

Der **Schreibkrampf** wird zu den Beschäftigungsneurosen gerechnet (Rodenberg, 1962), die nur bei Ausführung bestimmter – ambivalent erlebter – Tätigkeiten (Schreiben, Violine- oder Klavierspielen) auftreten. Ätiologisch sind verschiedene Faktoren abzuklären (Abb. 78-2). Die Finger verkrampfen sich um das Schreibgerät, die Hand wird supiniert, das Schreibgerät mit Gewalt gegen die Unterlage gedrückt, geradezu festgebohrt. Andere Verrichtungen mit der Hand, auch das Schreiben mit der Schreibmaschine, an der Tafel, in manchen Fällen sogar Stenographieren, bleiben ungestört.

Später hinzutretende Verkrampfungen des Armes, der Schulter und andere Hyperkinesen (Tremor, Tic) werden – kurzschlüssig – als Argument für eine progrediente Basalganglienstörung und gegen die Psychogenese benutzt (Sheehy und Marsden, 1982). Unberücksichtigt bleiben spezifische Selektionskriterien – in neurologische Kliniken gelangen überwiegend therapieresistente Fälle (akute Schreibkrämpfe remittieren häufig) aus Berufen mit Schreibtätigkeit. Weder eine Therapieresistenz noch eine unauffällige Psychometrie können als Argument gegen eine Psychogenese angeführt werden, weil sich die Zwangsstruktur der Patienten, als sozial angepaßtes Verhalten erfaßt, testpsychologisch nicht abbildet.

> Bei einer Patientin tritt der Schreibkrampf auf, nachdem sie sich unter falschem Namen zu einem Rendezvous in einem Hotel eingetragen hat. Seither verstärkt sich das Symptom, wenn sie etwas unterschreiben muß (Kemper, 1954).

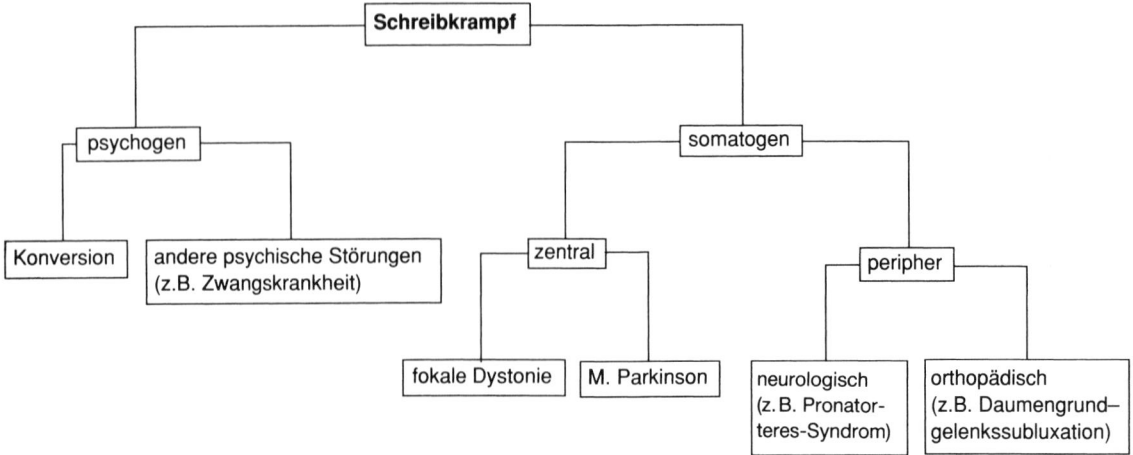

Abb. 78-2 *Differentialdiagnose des Schreibkrampfs (nach Zacher, 1989).*

> Eine andere Patientin entwickelt einen Schreibkrampf, als sie nach jahrelanger Freundschaft mit einem Mann, die nach dessen Heirat brieflich fortgesetzt wird, der Frage nach einer sexuellen Verbindlichkeit nicht ausweichen kann (Stolze, 1953).

Das psychoanalytische Verständnis, daß es sich bei dem Symptom um eine Stellvertretung autoerotischer Ausdrucksbewegungen (Jokl, 1922) oder um eine Hemmung sadistischer Impulse mit konsekutiver Selbstbestrafung handelt (Bergler und Eidelberg, 1933) – nach erfolgreicher Behandlung zweier Fälle – wurde klinisch nicht weiter überprüft. Fenichel (1932) meinte, solche Patienten seien »analytisch undankbare Objekte« und schwer zu heilen.

Die **segmentalen Dystonien,** speziell der **Torticollis spasmodicus (Ts)** werden als »formes frustées« der Torsionsdystonie angesehen (Meares, 1971). Der Ts wird ebenfalls auf eine Störung der Basalgangien mit wahrscheinlicher Dysregulation dopaminerger und/oder cholinerger Neurotransmitterwege zum prämotorischen und motorischen Kortex zurückgeführt (Owens, 1990). Er ist durch wiederholte unwiderstehliche, ruckartige oder tonische Drehung des Kopfes nach einer Seite charakterisiert, mit zuweilen gleichzeitiger Neigung des Kopfes auf dieselbe Seite oder zur Gegenseite, die vorwiegend durch einen »Spasmus« des vom N. accessorius innervierten M. sternocleidomastoideus und oberen Trapeziusrand zustande kommt. Durch Anspannung antagonistischer Muskeln entsteht der Eindruck, als ob zwei Kräfte gegeneinander ankämpfen und die eine die andere allmählich überwinde. Das Hinzutreten einer Retroversion mit blepharospastischen Elementen gilt als prognostisch ungünstig. Entgegen der Auffassung, idiopathische Formen seien klinisch meist nicht vom symptomatischen zu differenzieren (Rentrop und Straschill, 1986, 1987), zeigt der akute Schiefhals sowie der kompensatorische Schiefhals bei zervikalen Läsionen oder Trochlearisparese nicht die typische Konkurrenz antagonistischer Muskeln. Für den Ts wurde eine Psychogenese immer wieder wegen seelischer Auslösung, bizarrer, variabler Symptomatik angenommen, aber auch wegen der Beeinflußbarkeit durch bestimmte Kunstgriffe (Berührung des Kinns mit dem Finger – »geste antagonistique«). Ferenczi (1921) sah im Ts eine ungenügende Integration der Affekte, weshalb nur die archaische Erledigungsart über motorische Entladung oder zwanghafte Affektkontrolle möglich sei. Es scheint keine spezifischen Auslösesituationen zu geben, dennoch dominieren in der Literatur neben mechanischen Momenten (eingeengte Kopfbewegung bei bestimmten Arbeiten) Konflikte, in denen einer visuellen Konfrontation ausgewichen wird.

> Bei einem 64jährigen Schneidermeister tritt der Ts im Laufe gerichtlicher Verhandlungen mit seinem Nachbarn auf. Obwohl er sich im Recht fühlt, kann er zu den Verhandlungen nicht erscheinen. Er verläßt kaum mehr seine Wohnung. »Anfang des Jahres habe ich dem noch frech in die Augen schauen können, wie der mir, jetzt kann ich ihn nicht mehr ansehen. Ich gehe ihm aus dem Weg, wo ich kann« (Bräutigam, 1964).

»Spontane« Remissionen (Tab. 78-2) – ca. 30% nach Psychotherapie, ca. 60% ohne erkennbare Ursache – beweisen nicht eine Psychogenie des Ts. Dennoch kann mit analytischer Psychotherapie, die im Einzelfall auf die unstabile Selbst-Organi-

Tab. 78-2 Verlaufsformen des Torticollis spasmodicus.

Patterson u. Little (1943) (n = 103 Patienten)		Schulze u. Gaebler (1988) (n = 113 Patienten)	
progredient	42%	chronisch	72%
rekurrierend	20%		
intermittierend	5%		
statisch	13%		
Remission	15%	Remission	28%

sation und fixierte Affektentwicklung zielt, ein Ts graduell beeinflußt werden (Taylor, 1993). Die Betonung neurophysiologischer und neurochemischer Ansätze sollte nicht dazu führen, seelische Faktoren geringzuschätzen, wie ein Beispiel karthartischer Ultrakurztherapie belegt (Drees und Schmidt, 1989).

Mitscherlich (1971a, b), die 61 Patienten psychoanalytisch behandelte, hob zunächst die »Körperschemastörungen, gegengeschlechtlichen Identifizierungen und symbiotischen Objektbeziehungen« hervor. Später faßte sie den idiopathischen Ts als eine in der frühkindlichen Entwicklung mangelhaft in das Körperschema integrierte Bewegungsschablone auf (»rooting«), das der Suchbewegung des Babys nach der mütterlichen Brust entspreche.

Faktorenanalytisch ließen sich zwei Manifestationstypen herausarbeiten (Schulze, 1989): ein »organischer« Typ war, trotz »vermehrter Zwanghaftigkeit« als Risikofaktor, im Verlauf von psychischen Momenten relativ unabhängig; beim »psychischen« Typ (Monosymptomatik ohne weitere dystone Symptome) waren psychische Faktoren für Auslösung und Verlauf im hohen Maße verantwortlich.

Das **Tourette-Syndrom** hat die kontroversesten Diskussionen ausgelöst. Ein Jahr nach Gilles de la Tourettes (1885) Beschreibung der **generalisierten Tic-Krankheit** wurden maniforme und hysterische Symptome als psychopathologische »Begleit«-Erscheinungen, wenig später »zahllose Phobien«, »Ängste« und »vorübergehende melancholische Gedanken« beschrieben (Garcia, 1987; Shapiro et al., 1978). Die Auffassung, daß es sich um eine Störung handelt, deren neurologischer Kern psychodynamisch aktiviert wird (Mahler und Rangell, 1943), findet neuerdings wieder Zustimmung (Lawall und Pietzker, 1973; Sacks, 1985, 1989).

Die Symptomatik, die durchschnittlich im Alter von 7 Jahren beginnt (Sandor, 1993), läßt gegensätzliche (»anale«) Impulse in Erscheinung treten: Hemmung autonomen Handelns und Sprechens in Form von Zwangshandlungen und Echolalie, Durchbruch aggressiver Impulse in Form ausfahrender Bewegungen und Koprolalie. Die enthemmten Elemente der Symptomatik werden besonders scham- und schuldhaft, gleichzeitig aber als Befreiung erlebt. Eine Echopraxie kann sich zum virtuosen Imitationsdrang (-zwang) steigern. Einige Patienten unterliegen so bizarren Ritualen und Zwangsvorstellungen, daß sie als psychotisch angesehen werden. Tritt an die Stelle der Koprolalie wiederholtes kurzes Schreien (unseres Erachtens eine sozial angepaßte Spätform), sollen die als entfernt erlebten Mitmenschen erreicht, herbeigeholt und gleichzeitig vertrieben werden (Mitscherlich, 1973). Die Vielfalt und Ausdruckskraft der Symptomatik, insbesondere die maniforme Seite in Form überheller Wahrnehmungs- und Reaktionsfähigkeit, rasender Gedanken und witziger Einfälle, aber auch der Hang zur Selbstschädigung, wird selten gewürdigt. Die Problematik einer die unwillkürlichen Bewegungen und den Einfallsreichtum dämpfenden pharmakologischen Behandlung macht ein differenziertes psychosomatisches Behandlungskonzept erforderlich.

> Der 24jährige Laientrommler »witty ticcy Ray« fühlt eine Analogie zwischen seinem Witz und seinen Tics – er spricht von »ticcy witticism« und »witty ticcicism«, beides Ausdruck plötzlicher, unerwarteter Seitenbewegungen und Verdrehungen, Einbrüche und Unterbrechungen in seinem gedanklichen und motorischen Strom. Wenn er Ping-Pong spielt, gibt er »plötzliche, nervöse, frivole Schüsse« ab, so frivol und unerwartet, daß sie gänzlich unbeantwortbar bleiben. Er hat seine Erkrankung derart virtuos in sein Leben eingebaut, daß er die medikamentöse Einschränkung seiner Tics als schwere Einbuße erlebt und dazu übergeht, durch »Haldol-holidays« an den Wochenenden ein Stück seiner seelischen und motorischen Wildheit und Wendigkeit regelmäßig zuzulassen (Sacks, 1985, 1989).

Obwohl es sich bei der Dystonie fast immer um eine sporadische oder autosomal-rezessive, gelegentlich dominant vererbte neurologische Erkrankung mit Manifestation in 50% vor dem 9. Lebensjahr handelt (Rondot et al., 1991), wird sie häufig fälschlich für psychogen gehalten.

In seltenen Fällen muß dennoch eine psychogene Dystonie angenommen werden. Die wenigen mitgeteilten Fälle unterscheiden sich von den extrapyramidalen durch zusätzliche multiple Selbstbeschädigungen (Fahn et al., 1983; Batshaw et al., 1985); sie sind deshalb eher den neurologischen Artefakt- als den Konversionserkrankungen zuzurechnen.

> Eine 51jährige frühere Bürohilfskraft, nach frühkindlicher Deprivation als Pflegekind zur Annahme eines falschen Namens gezwungen, entwickelt 33jährig erste »torsionsdystone« Symptome nach einem Scheidungsversuch von ihrem alkoholabhängigen Mann, bleibt aber in »somatisierter« Zwangsbeziehung an diesen gebunden. Die seit 18 Jahren undulierende »Dystonie« äußert sich in grotesken Fehlhaltungen – sie ließ ihren Kopf in das Essen fallen – und in Pinoccio-artiger Beweglichkeit. Ihr Mann wirft sie »zur Gymnastik« täglich rücklings auf die Matte. Auf der neurologischen Station spricht sie nur, wenn das Gegenüber ihre steifen Arme auf- und abbewegt. Die Dystonie verschwindet phasenweise beim Schwimmen oder wenn der Mann sich gegen ihren Willen entfernt; dann kann sie ihm joggend ohne Störung hinterherlaufen. Mehrere stationäre psychosomatische Behandlungen bricht sie immer dann ab, wenn die sadomasochistische Kollusion Thema wird.

2.1.3 Schwindel

Schwindel, ein vieldeutiges Symptom mit zahlreichen neurologisch-internistischen und otologischen Ursachen, gehört zu den häufigsten Beschwerden: 10% einer Landbevölkerung und 65% der Patienten einer Allgemeinpraxis geben an, im Jahr vor Befragung unter Schwindel gelitten zu haben (Essen-Möller, 1956; Fischer, 1972). Ein Schwindel-Patient beschäftigt zahlreiche medizinische Fachgebiete. Die meisten Patienten vermuten die Ursache im Kopf und suchen, auch mit nicht neurologisch bedingtem Schwindel, primär den Neurologen auf. Dort werden 23–32% der Schwindel-Patienten – Schwindel bei Hyperventilationstetanie eingerechnet – als psychogen diagnostiziert (Drachmann und Hart, 1972; Mumenthaler, 1981). Unter den psychogenen Störungen in der Neurologie ist Schwindel nach Kopfschmerz die zweit-, bzw. mit 19% die dritthäufigste Störung (Lempert et al., 1994). Angesichts der Häufigkeit wird der psychogene Schwindel in neurologischen, psychiatrischen und psychosomatischen Lehrbüchern, ebenso in interdisziplinären Monographien (Wieck, 1977; Karbowski, 1981) stiefmütterlich behandelt.

Differentialdiagnostisch ergibt die Anamnese erste Hinweise: Je vielfältiger die Beschwerden geschildert werden, um so eher ist ein psychogener Schwindel anzunehmen, selbst beim Drehschwindel, wenn – auch mit Frenzelbrille – kein Spontannystagmus zu beobachten ist. Jeder Dauerschwindel ohne Nachweis einer Ataxie oder Hirnnervenstörung ist psychogen, da eine Schädigung der labyrinthären Funktion nach wenigen Wochen zentral kompensiert wird.

Der psychosomatische Doppelsinn von Schwindel kommt bereits etymologisch zum Ausdruck: Schwindel, vom althochdeutschen swintilod, das zu »swinten« und »schwinden« wurde, hat ursprünglich die Bedeutung von körperlicher Schwäche, Schwinden der Kräfte, der Sinne. Die meisten Sprachen wählen Ableitungen von Drehen, Sich-Drehen, Sich-Wenden, z. B. lat.: vertigo von vertere, franz.: vertige oder étourdissement von tourner, drehen; schweiz.: trümmel von dromeln, im Kreise drehen. »Dizzy«, »lightheaded« bedeutet auch verwirrt, verrückt, »lightheaded« zu dem auch leichtsinnig, bringt die schwebende Sensation, das nicht fest und sicher auf dem Boden Stehen – auch moralisch – besonders zum Ausdruck (Mumenthaler, 1981). Das Wort Schwindel hält nicht auseinander, ob es sich um Irrtum oder Lüge, Verwechslung oder Betrug handelt, ob es einen, den es schwindelt, oder einen, der schwindelt, meint (v. Weizsäcker, 1956).

Schwindel ist die Empfindung gestörter psychophysischer Stabilität und Orientierung im Raum mit der Folge des Verlusts der körperlich-seelischen Standsicherheit. Er hat Warn- und Schutzfunktion bei bedrohtem Gleichgewicht. Schwindel entsteht als »sinnlicher Zweifel« (v. Weizsäcker, 1926), wenn die Kohärenz mit der Umwelt, mit einem festen Punkt der Umgebung verloren geht und eine neue Orientierung noch nicht gefunden ist. Schwindel repräsentiert die kritische Phase des Übergangs, des Haltverlusts. Als Überwältigungserlebnis – »es« ist stärker als »ich« – gehört der Schwindel, neben Schmerz, Angst, Ohnmacht, Schlaf, Wollust, in die Reihe der zwischen Qual und Lust angesiedelten pathischen Krisenerfahrungen (v. Weizsäcker, 1940, 1947a, 1956). Nicht zuletzt bedeutet Schwindel auch »unaufrichtiges und betrügerisches Verhalten des Geistes« (v. Weizsäcker, 1947a, Vorlesung XXXIX), also Bedrohung nicht nur des physischen und psychischen, sondern auch des moralischen Gleichgewichts. Leider ist die komplexe Bedeutung von Schwindel (Modestin, 1983) in der neueren Definition als »unangenehme Verzerrung der Raum- und Bewegungswahrnehmung mit Gleichgewichtsstörungen« (Brandt, 1991) verschwunden.

Schwindel ist immer ein psychophysisches, psychosomatisches Phänomen, bei dem Wahrnehmung der Umwelt, Selbstwahrnehmung und Selbstbewegung nicht gleichzeitig registriert werden können und doch eine Einheit bilden. Lange Zeit wurde deshalb Schwindel entweder reflexphysiologisch als Gleichgewichtsstörung oder sinnesphysiologisch als Empfindungsstörung untersucht. Vogel (1933) beobachtete in einem experimentellen psychosomatischen »Grundversuch« die drei Parameter *Reiz, Bewegung und Empfindung* gleichzeitig: Die Versuchsperson (Vp) steht in einer Trommel, deren Inneres mit weißen und schwarzen Streifen austapeziert ist. Vor die gestreifte Wand wird eine Marke gehalten. Dabei zeigen sich folgende Befunde:

1. Während sich die Vp auf den Drehreiz konzentriert, erlebt sie Schwindel, Unsicherheit und Fallneigung. Vom Beobachter wird Nystagmus und Haltungsänderung mit Kopf- und Rumpfdrehung in Drehrichtung der Trommel wahrgenommen, die der Selbstwahrnehmung der Vp aber verborgen bleibt.
2. Fixiert die Vp die Marke, erlebt sie diese als in Gegenrichtung bewegt, die Trommel als stehend.

Unter identischen Reizbedingungen hängt es lediglich von der Einstellung der Vp ab, ob die erste Reaktion oder aber die Scheinbewegung der Marke (schließlich auch der weiteren Umgebung – mit scheinbarem Stillstand der Trommel – ohne Schwindel und Nystagmus und ohne Dreh- und Fallneigung des Rumpfes wahrgenommen wird. Die Selbstwahrnehmung des Schwindels und die Scheinbewegung der Marke können als spiegelbildliche äquivalente Einordnungen nicht gleichzeitig erlebt werden. Beim Übergang von einer Einordnung in die andere tritt ein kritischer »Augenblick der Leere« mit Schwindel auf, der (umgekehrt zu 1) von der Vp berichtet, nicht aber vom Untersucher wahrgenommen werden kann.

Schwindel tritt also nicht nur als Reaktion auf einen Drehreiz auf, sondern markiert als »Umschlagphänomen« auch die Grenze zwischen zwei Wahrnehmungs- und Bewegungsstrategien.

Die komplementären Elemente des Experiments können als Vorbild der ärztlichen Grundhaltung dienen, denn nur in dieser Weise zwischen Geschichte des Erlebten und Protokoll des Beobachteten »nystagtisch« sich hin- und herbewegend gelingt es, psychophysische Vorgänge wie den Schwindel zu erfassen.

Das Lage- und Bewegungsgefühl des Körpers im Raum kommt als Zusammenspiel optokinetischer, vestibulärer, akustischer und somatosensorischer Bewegungsmelder (Vestibulariskerne, Hirnstamm, Kleinhirn) zustande. Es ist nicht möglich, eines dieser Sinneselemente zu isolieren. So ist vermutlich die

Fülle körperlicher Sensationen zu erklären, die beim somatischen, psychogenen und beim »moralischen« Schwindel zusätzlich erlebt werden. Mit den Empfindungen der Schwäche, Übelkeit, Konzentrationsstörung, des Drehens, Schwankens, Schwebens, Fallens, Versinkens (vestibulär/propriozeptiv) verbinden sich Ohrgeräusche, Hyperakusis und andere akustische Mißempfindungen, Globusgefühl sowie Verschwommen-, Doppeltsehen und andere optische Störungen, auch und besonders wenn propriozeptive, optische, akustische und vestibuläre Systeme neurologisch nicht verändert sind. Der erlebte Schwindel wird fast immer in die Außenwelt projiziert, die – wie die Marke im Experiment – eine Scheinbewegung vollzieht (der Boden schwankt, alles dreht sich). Die verschiedenen Sensationen werden von den Betroffenen in der Vorstellung an einzelne Organe (Auge, Ohr, Kehlkopf) fixiert. Der HNO-, Augen-, Nervenarzt, der das affektive Zentrum des Geschehens verdrängt, agiert – entsprechend der Fixierung der Marke im Experiment – die Projektion des Patienten unbewußt mit, indem er die Sinnestäuschung isoliert untersucht und behandelt. Er findet »nichts«. Beim chronischen Schwindel, als lähmende Müdigkeit und Mattigkeit erlebt, werden in der Regel intermittierende Schwindelanfälle mit Seh-, Hör- und Schluckstörung geschildert.

Freud (1895b) hat klinisch die Verbindung von Schwindel und Angst entdeckt. Schwindel kann Ausdruck des Konflikts zwischen Trennungs-, Autonomie-, Individuationsbestreben, Freiheit einerseits und Geborgenheits-, Sicherheitsbedürfnissen, Anklammerung andererseits sein, ein Konflikt, der in den frühesten Phasen der kindlichen Ablösung aus der Symbiose mit der Mutter seinen Ursprung hat und in späteren Phasen auf verschiedene Weise aktualisiert wird. Schwindel ist die häufigste und gravierendste Manifestation der Angstneurose; er gehört nicht, wie immer wieder ungenau behauptet (Lopez Ibor, 1973, Brandt, 1991), zur Depression, sondern ist bei depressiven Störungen (major depression, Dysthmymie) nur anzutreffen, wenn Angst komorbid wesentlich mitspielt (Frommberger et al., 1993). Schwindel wird auch als Konversionssymptom beschrieben: Freud (1895d).

Die 18jährige Katharina, mit der Freud – als erste dokumentierte psychoanalytische Kurztherapie – ein Gespräch auf einer Berghütte führt, berichtet ihm von einem Schwindelanfall mit tagelangem Erbrechen, nachdem sie als 16jährige ihren Vater – im Text als Onkel chiffriert – koitierend mit ihrer Cousine gesehen hat. Bereits unmittelbar darauf hat sie Standunsicherheit (»mich an die Mauer gelehnt«), Atemnot, Ohnmachtsgefühl (»die Sinne sind mir vergangen«), Sehstörung (»die Augen hat es mir zugedrückt«), Kopfschmerz (»im Kopfe hat es gehämmert und gebraust«) und Übelkeit verspürt, bis mit einer Latenz von 2 Tagen der Schwindel einsetzt (»hab ich wieder den Schwindel gehabt ... und bin zu Bett geblieben und hab' 3 Tage fort und fort gebrochen«). Seitdem sind bis zum Gespräch mit Freud regelmäßig Anfälle aufgetreten: »Es kommt plötzlich über mich. Dann legt's sich zuerst wie ein Druck auf

---

meine Augen, der Kopf wird so schwer und sausen tut's, nicht auszuhalten, und schwindlich bin ich, daß ich glaub', ich fall' um, und dann preßt's mir die Brust zusammen, daß ich keinen Atem krieg' ... Den Hals schnürt's mir zusammen, als ob ich ersticken sollt ... Ich glaub' immer, jetzt muß ich sterben«.

Der Schwindel ist auch hier in eine Fülle anderer Symptome eingebettet. Diese sind nicht »Begleit«-Erscheinungen; dies sind sie nur für den voreingenommenen Arzt. Für den Patienten sind sie Facetten des Schwindels selbst.

Sie sind je verschiedene psychophysisch erlebte, körperlich gedeutete krisenhafte Erfahrungen. »Der Mensch hat nicht Angst, er ist Angst« und kann diese einmal mehr seelisch, ein andermal mehr körperlich empfinden und äußern (Goldstein, 1927). In der Formulierung von Katharina (»*wieder* den Schwindel«) kommt das Wiedererkennen, das Gefühl für die Gemeinsamkeit der verschiedenen Körperempfindungen zum Ausdruck, die üblicherweise von Internisten (Atemnot, Brustenge, Ohnmacht), Ophthalmologen, HNO-Ärzten (Ohrgeräusche) oder Neurologen (Standunsicherheit, Kopfschmerz) isoliert behandelt werden.

Schwindel ist, wie jedes psychogene Symptom, mehrfach determiniert. Nach Modestin (1983) lassen sich beim Schwindel vier Bedeutungslinien erkennen:

1. Schwindel als Ausdruck der plötzlichen Erschütterung der Weltordnung (des Vater- und Mutterbildes);
2. Schwindel als Ausdruck des sensomotorischen Rückzugs (Ohnmachtsgefühl, Sehstörung), der Abweisung und Ausstoßung des Objekts (Ekel und Erbrechen);
3. neben der Abwehrseite kann im Schwindel – als Tricbäquivalent – dic libidinösc Impulsscitc symbolisiert sein (bei Katharina das Lustvolle der inzestuösen Verführung: »die Sinne sind mir vergangen«, Umfallen als Hingabe);
4. Schwindelanfälle können Schuldangst verkörpern (daß Katharina das Geheimnis des Inzests gelüftet, die Scheidung der Eltern ausgelöst hat und deshalb real vom Vater bedroht wird).

Eine Sonderform des psychogenen Schwindels ist der **Höhenschwindel**, der sich an exponierten Orten durch ein extremes Gefühl der Unsicherheit äußert und mit der Angst zu fallen, in den Abgrund zu stürzen, einhergeht. Die Erklärung, daß das Phänomen durch den großen Abstand zwischen Auge und visuellem Fixpunkt entsteht (Brandt, 1991), läßt die inneren Bedingungen außer acht. Baumeyer (1953) nennt hohe Ideale und Ziele, verstiegenen Ehrgeiz im Konflikt mit regressiven Wünschen nach Geborgenheit und Gemeinschaft. Bemerkenswert ist der projektiv-phobische Charakter des Symptoms: Der Abgrund zieht hinab. Goethes Schilderung seiner Akrophobie mit Hyperakusis (»ein starker Schall war mir zuwider«) und Globusgefühl sowie seines (verhaltensmedizinischen) Heilungsversuchs in »Dichtung und Wahrheit«, sind unübertroffen:

»Besonders aber ängstigte mich ein Schwindel, der mich jedesmal befiel, wennn ich von einer Höhe herunter blickte. Allen diesen Mängeln suchte ich abzuhelfen, und zwar, weil ich keine Zeit verlieren wollte, auf eine etwas heftige Weise... ich erstieg ganz allein den höchsten Gipfel des Münsterthurms und saß in dem sogenannten Hals, unter dem Knopf oder der Krone, wie man's nennt, wohl eine Viertelstunde lang, bis ich es wagte wieder heraus in die freie Luft zu treten, wo man auf einer Platte, die kaum eine Elle in's Gevierte haben wird, ohne sich sonderlich anhalten zu können, stehend das unendliche Land vor sich sieht, indessen die nächsten Umgebungen und Zierrathen die Kirche und alles, worauf und worüber man steht, verbergen. Es ist völlig, als wenn man sich auf einer Mongolfiere in die Luft erhoben sähe. Dergleichen Angst und Qual wiederholte ich so oft, bis der Eindruck mir ganz gleichgültig ward, und ich habe nachher bei Bergreisen und geologischen Studien, bei großen Bauten, wo ich mit Zimmerleuten um die Wette über die freiliegenden (d. h. losen) Balken und über die Gesimse des Gebäudes herlief, ja in Rom, wo man eben dergleichen Wagstücke ausüben muß, um bedeutende Kunstwerke näher zu sehen, von jenen Vorübungen großen Vortheil gezogen.«

Die Geschichte eines Menière-Kranken – ein Beispiel für die biographische Auslösung eines neurologischen Leidens (Phänomengruppe 2) – zeigt den Schwindel eingebettet in einen schwer lösbaren ethischen Widerspruch, vielleicht ein Grund, warum der Arzt gemeinhin so wenig davon erfährt:

Ein gewissenhafter Obersteiger erfährt beim Rundgang unter Tage, daß drei Bergleute ihren soeben an Herzschlag gestorbenen Kameraden, der eine große Familie hinterläßt, in den Schacht geworfen haben, um einen Arbeitsunfall vorzutäuschen. Als er Wochen später an dem Schacht wieder vorbeikommt, überfällt ihn der erste Schwindel einer Menièreschen Krankheit. Die sich immer am selben Ort wiederholenden Anfälle verschwinden, als er sich im ärztlichen Gespräch für den höheren Wert der solidarischen Weltordnung gegenüber abstrakter Moral entscheiden kann (Hallgrimsson und Janz, 1966).

2.1.4 Pseudoepileptische Anfälle (PES)

Hysterische (dissoziative) Anfälle (**pseudoepileptic seizures, PES**) bereiten besondere diagnostische und therapeutische Probleme. Der Anteil ungerechtfertigter Epilepsiediagnosen wird auf 20% geschätzt (Jeavons, 1977). In epileptologischen Abteilungen werden PES häufiger als epileptisch, in anderen epileptische Anfälle häufiger als »psychogen« verkannt (Karbowsky et al., 1981). Die erweiterte apparative Zusatzdiagnostik (CT, NMR, EEG, Video-EEG-Telemetrie, PET und 24h-EEG) hat die diagnostischen Schwierigkeiten dieser Gruppe nicht verringert (Rabe, 1970a; Bassetti et al., 1990). Der Serum-Prolaktin-Spiegel ist nach PES unverändert; ein erhöhter Wert (Trimble, 1978) findet sich allerdings nach tonisch-klonischen Anfällen nur in 80%, nach

komplex-fokalen in 43% und nach einfach-fokalen in 10% (Wyllie et al., 1984).

Kein klinisches Einzelmerkmal erlaubt eine sichere Differentialdiagnose. Kommunikative Diagnostik – minutiöse Anamnese der Selbstwahrnehmungen der Patienten einschließlich Fremdanamnese und die genaue Beobachtung des Gesamtablaufs, einschließlich der Reaktionen der Umgebung – führt am weitesten.

PES-Patienten weisen eine durchschnittlich spätere Anfallsmanifestation auf als Epilepsiepatienten (20–23 versus 12–14 Jahre); 75–80% der Patienten sind Frauen (Krumholz und Niedermeyer, 1983; Lelliott und Fenwick, 1991; Lesser, 1985). Die Unterscheidung von Grand mal ist meist leichter zu treffen als von psychomotorischen Anfällen – besonders des Frontallappens – oder von Synkopen (s.a. Kap. 53, »Synkopen«), hypoglykämischen und tetanischen Anfällen (s.a. Kap. 52, »Das Hyperventilationssyndrom«).

Die **prodromalen und iktalen Wahrnehmungen** werden von PES-Patienten nur widerständig und erst nach wiederholtem Befragen mitgeteilt. Die *Auren* werden als Summe verschiedener Empfindungen beschrieben: Druck im Epigastrium, Zuschnüren im Hals mit dem Gefühl zu ersticken, Ohren- und Kopfsausen mit diffusem Schwindel, Pochen in den Schläfen. Sie sind von längerer Dauer und werden bilderreicher, szenischer beschrieben (als ob »eine Kugel vom Magen aufsteigt«, »mich jemand an der Gurgel packt«, »mir jemand in den Nacken greift«) als die epileptischen Auren. Hysterische Auren mit aufsteigenden Parästhesien sind von epigastrischen Auren, ebenso von aufsteigenden Sensationen bei Angstanfällen zu unterscheiden, die eher in den Beinen beginnen und sich, verbunden mit Luftnot und Tachykardie, generalisiert bis in die Arme ausbreiten. Bei sekundärer pseudoepileptischer oder Angstausgestaltung epileptischer (epigastrischer) Auren kann sich die Unterscheidung weiter erschweren. *Iktale Wahrnehmungen* werden in der Regel verneint. Zuweilen deckt jedoch wiederholte Anamnese auf, daß die Patienten Vorgänge aus der Umgebung inselhaft erinnern.

Die *motorischen Erscheinungen* der PES können alle Ausdrucksvarianten zwischen Bewegungssturm und Totstellreflex bieten. In der neueren Literatur werden drei Anfallstypen – Ohnmacht, Wutanfall und sich abreagierende Anfälle – postuliert, wobei Patienten mit Totstellreflex besonders häufig ein Inzesttrauma aufweisen (Betts und Boden, 1992a). Der von Charcot und Freud beschriebene dreiphasige, undulierende Verlauf (»epileptoide Phase«, »grands mouvements« mit »arc de cercle«, »halluzinatorische Phase«) ist immer noch zu beobachten. Da ein PES szenisch-dramatisch, meist in Gegenwart von Publikum auftritt (szenisch anmutende Frontallappenanfälle bevorzugt im Schlaf und ohne Zuschauer) und länger als ein epileptischer Anfall verläuft, pflegt die Umwelt mitzuagieren (Tab. 78-3). Die Augen sind meist geschlossen, in ca. 30% geöffnet

Tab. 78-3 Einige Merkmale zur Unterscheidung pseudoepileptischer (psychogener) Anfälle von generalisierten tonisch-klonischen Anfällen (Grand mal).

Merkmale	generalisierter tonisch-klonischer Anfall (Grand mal)	pseudoepileptischer (psychogener) Anfall
Beginn	plötzlich	allmählich – »einübend«
Verlauf	stereotyp	undulierend, regellos
Augen	meist geöffnet	meist geschlossen
Pupillen	lichtstarr	auf Licht reagierend
Zungenbiß	immer lateral	selten/Zungenmitte oder -spitze
Urin-/Stuhlabgang	häufig	selten
Zyanose	häufig	selten
Anfallsdauer	kurz (< 2 min)	lang
Anfallsmodifikation durch		
a) Verhalten	nicht durch Ansprache	meist durch Ansprache/Nicht-Beachten
b) Antiepileptika	selten resistent	resistent/Verschlimmerung
Postiktal	Verwirrtheit/Nachschlaf	meist wach
Eindruck	furchterregend	szenisch-dramatisch mit Ausdruckscharakter

mit starrem Blick. Das Öffnen der geschlossenen (manchmal zitternden) Lider – und Prüfen der Pupillenreaktion – wird, im Gegensatz zu Synkopen und anderen Anfällen mit Bewußtlosigkeit, durch Zusammenkneifen erschwert.

Da 20% der PES-Patienten Inkontinenz oder Selbstverletzung aufweisen (Meierkord et al., 1991), ist dies ebensowenig ein sicheres Unterscheidungsmerkmal wie ein Zungenbiß, jedoch dessen Lokalisation: Epileptische Zungenbisse treten immer lateral, pseudoepileptische medial, multipel oder an der Zungenspitze auf.

Es fehlen bisher weitgehend Untersuchungen zur Frage, wie man am besten mit PES-Patienten umgeht und welche Prognose zu erwarten ist, hat man die Diagnose erst einmal gestellt. In der Akutsituation führen einfache und klare Interventionen (Ansprechen, Berühren) in der Regel zur Veränderung der pseudoepileptisch-motorischen Äußerungen. PES sind gegenüber antikonvulsiver Therapie resistent oder verschlimmern sich sogar. Die Phenytoin-Serumkonzentration lag bei einer Patientin infolge Resistenz schließlich mit 90,3 µg/ml im letalen Bereich, bevor sie zu uns überwiesen wurde. Antiepileptika-Intoxikation kann hysterisches Verhalten und PES begünstigen oder bizarre Bewegungsstörungen induzieren (s. Abschnitt 2.4), die mit einem Konversionssyndrom verwechselt werden (Ahmad et al., 1975; Niedermeyer et al., 1970).

Mindestens die Hälfte der PES-Patienten nimmt Antiepileptika ein (Lempert und Schmidt, 1990). Nicht selten erreichen PES-Patienten in Epilepsie-Selbsthilfegruppen eine leitende Position. Das Abschiednehmen von der Identität als Epilepsie-Patient und die Annahme der neuen Diagnose PES, verbunden mit dem Absetzen des Antikonvulsivum, kann sich zu einem langwierigen Prozeß gestalten, der vom Arzt hohe psychotherapeutische Kompetenz erfordert. Ein Erfolg wird leider nicht selten durch andere Neurologen vereitelt, die die neue Diagnose verwerfen und erneut antiepileptisch behandeln.

PES setzen sich zuweilen zu Serien zusammen (**Status pseudoepilepticus, SPE**) und können so Stunden bis Tage anhalten, die Sonderform, das psychogene Koma, sogar Wochen und Monate (s.a. Abschnitt 2.4). Nach dem Anfall erholen sich die Patienten meist sofort, ohne Desorientierung und ohne die häufige Schlafneigung wie sonst von vielen epileptischen Anfällen bekannt (Ausnahme: einfach fokale und Frontallappenanfälle).

Seit Freud, über Charcot hinaus, den »psychischen Mechanismus« hysterischer Phänomene erforschte, hat, neben Wulff (1933); Janz (1948/49), Müller-Braunschweig und Möhlen (1980), vor allem Rabe (1970b) das Problem bearbeitet. PES können als ins Motorische übersetzte, auf die Motilität projizierte, pantomimisch dargestellte Phantasien verstanden werden, einer Gebärdensprache von Kindern zwischen 1,5–4 Jahren entsprechend: »Der hysterische Anfall bedarf also der gleichen deutenden Bearbeitung wie wir sie mit den nächtlichen Träumen vornehmen« (Freud, 1909a). Aus dem szenischen Ablauf sind die unbewußten Phantasien und traumatischen Erinnerungen ablesbar, noch bevor der Patient im Gespräch – das sofort nach dem Erwachen am ergiebigsten ist – biographische Anhaltspunkte liefert. In der »Szene« des Anfalls sind häufig libidinöse und aggressive Impulse gleichzeitig erkennbar: im »arc de cercle« z. B. kommt Hingabe, vor allem aber opisthotoner Widerstand – wie bei kleinen Kindern – zum Ausdruck.

> Eine 50jährige Patientin hat im Anfall die rechte Faust geballt, mit der linken Hand sucht sie zärtlich den Arm des Arztes. Im vorangegangenen Streit mit ihrem Mann war sie, wütend und liebebedürftig zugleich, wie gelähmt gewesen.

2.1.5 Sensibilitätsstörungen

Für die psychogene Sensibilitätsstörung ist eine Mischung von Anästhesie und Hyperästhesie charakteristisch. Eine psychogene Hyperästhesie erscheint meist als Parästhesie: Die betroffene Seite empfindet nicht mehr, auch nicht weniger, sondern »anders« (Niedermeyer 1954). Der Lehrsatz, jede Parästhesie sei neurologisch (Schliack und Mumenthaler, 1993), ist leider irreführend (Schilder, 1919).

Die Begrenzung psychogener Sensibilitätsstörungen ist fleckförmig, ringförmig oder nach der Kleiderordnung. Eine Mittellinien-begrenzte Hemihypästhesie ist nicht immer psychogen (Gould et al., 1986), da auch bei organischer Sensibilitätsstörung – durch Suggestibilität oder durch Ausgestaltung – in 7,5% der Fälle die Mitte als Grenze angegeben wird (Rolak, 1988). Für eine psychogene Hemihypästhesie sprechen eher inselförmige Aussparungen sowie das Überschreiten der Mittellinie an unpaaren Körperteilen (z. B. Zunge, Kehlkopf, Genitale). Hyperästhesien finden sich bevorzugt in der Nähe von Triggerpunkten (»tender points«). Diese werden von Orthopäden auf Sehnenansätze, von Rheumatologen auf Myogelosen, von Neurologen und Anästhesisten auf Nervenaustrittspunkte bezogen. Sie finden sich bei genauer Untersuchung an anatomisch indifferenten Zonen und entsprechen vermutlich den Charcot'schen »hysterogenen Zonen«, von denen sich durch Druck Schmerzanfälle auslösen lassen.

Im Unterschied zur organischen Sensibilitätsstörung behindert die psychogene den Kranken in der Regel in keiner motorischen Tätigkeit. Die psychogene Anästhesie muß vom Arzt gesucht werden, weil sie selbst bei großer Ausbreitung der Wahrnehmung des Kranken entgeht. Geführte Bewegungen und auf die Haut geschriebene Zahlen werden gera-ten. Schreibt der Untersucher die erratene Zahl, werden die Antworten korrekter.

2.1.6 Sehstörungen

Psychogene Sehstörungen können sich vielgestaltig in Form einer einfachen Blindheit ein- oder beidseitig, Gesichtsfeldeinschränkungen, Ptose oder gar Nystagmus äußern, der nicht selten mit Konvergenzspasmen verbunden ist (Keane, 1982; Mumenthaler, 1992). Trotzdem sind die Möglichkeiten ophthalmologischer Konversionsstörungen begrenzt und relativ leicht zu diagnostizieren (Tab. 78-4).

Bei organischen Gesichtsfeldausfällen vergrößert sich das intakte Feld mit zunehmender Entfernung wie ein Trichter, bei psychogener Störung bleibt die Größe konstant, die Patienten sehen »wie durch eine Röhre« (tubuläres Sehen). Eine psychogene Hemianopsie ist monokulär. Eine monokuläre Diplopie ist selten neurologisch bedingt, sie ist entweder psychogen – nicht selten mit Makropsie oder Mikropsie einhergehend – oder aber die Folge optischer Irregularitäten zwischen Makula und Kornea. Organisch bedingte Konvergenz- und vertikale Blickparesen treten häufiger im Alter und bei diffusen ZNS-Schädigungen auf; psychogene können durch ein nah an der Nase abzulesendes Zifferblatt einer Uhr verifiziert werden. Eine funktionelle monokuläre Ptose ist mit einer tieferstehenden ipsilateralen Augenbraue verbunden.

Tab. 78-4 Diagnostik psychogener Sehstörungen.

Symptom	Untersuchungsmethode	psychogen	somatogen
Blindheit	schlagende Handbewegung in Richtung des Gesichts	Blinzeln	keine Reaktion
	fulminanter Lichteinfall	Lidschluß	keine Reaktion
	gestreifte Trommel	optokinetischer Nystagmus (OKN) positiv oder asymmetrisch	OKN negativ
Visusabnahme beidseitig	Stereoskopie Farbperzeption Kontraste	unauffällig	pathologisch
monokuläre Blindheit	swinging-flash-light	Pupillomotorik unauffällig	keine oder eingeschränkte Pupillomotorik
Gesichtsfeldeinschränkung	Fingerperimetrie	GF-Ausfall zylindrisch (»Tunnel« in verschiedenen Entfernungen)	trichterförmig
Hemianopsie		monokulär	binokulär/homonym
monokuläre Diplopie		flüchtig	selten (bei pathologischen Brechungsmedien des Bulbus)
horizontale Blickparese	okulozephale Reflexe gestreifte Trommel	intakt OKN intakt	pathologisch OKN fehlend
Konvergenzparese	Uhrzeit-Ablesen dicht vor der Nase	möglich	nicht möglich
Konvergenzspasmus		Miosis	keine Miosis
Nystagmus		mit periorbitalen Mitbewegungen und erschöpflich	unerschöpflich

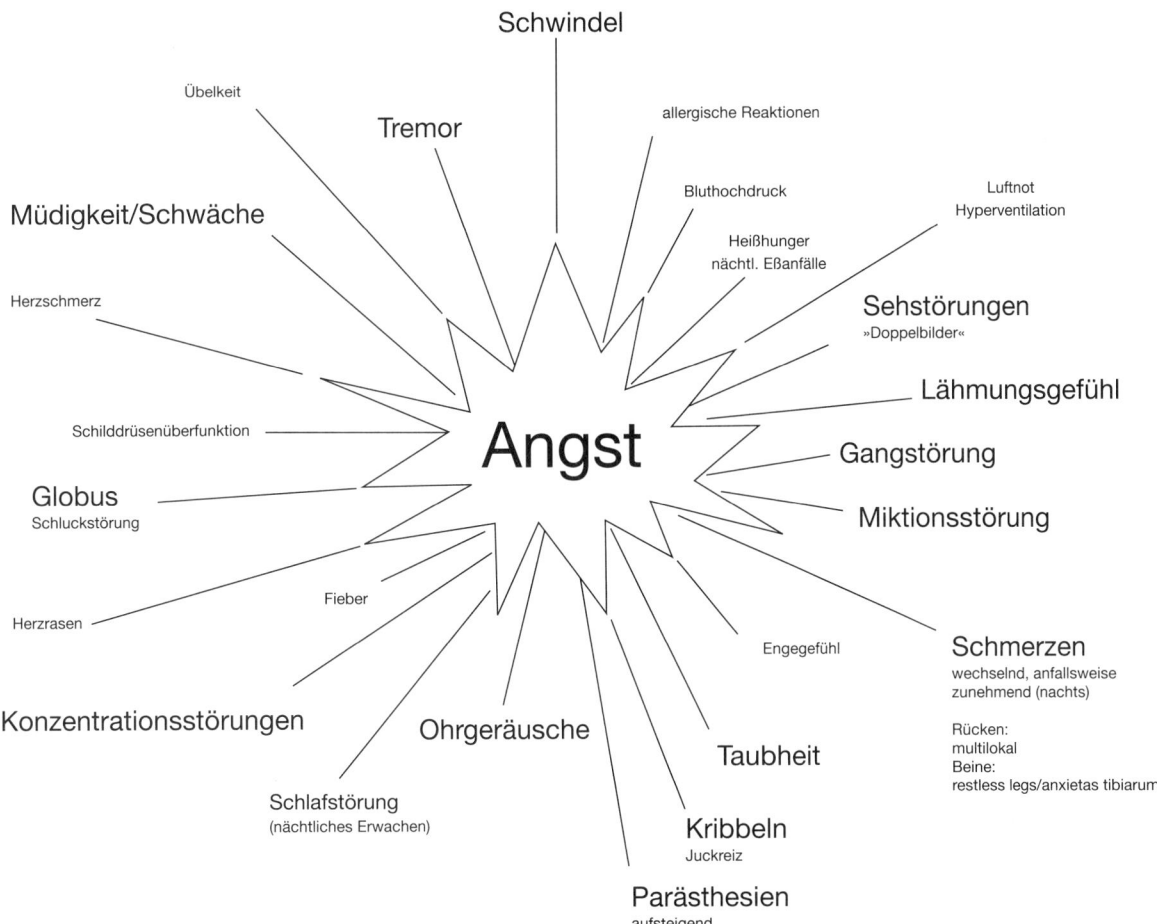

Abb. 78-3 *Neurologische »Angstbeschwerden«.*

Neuro-ophthalmologische Konversionsstörungen sollten, wie alle übrigen Konversionssyndrome in der Neurologie, nur als ultima ratio apparativ verifiziert werden. Geeignete Methoden sind der »on-off«-Effekt im Elektroenzephalogramm und optokinetische Bänder oder Trommeln, die einen Nystagmus (OKN) des betroffenen Auges induzieren; bei willkürlicher Unterdrückung des Nystagmus hilft entweder die transkranielle Dopplersonographie der A. cerebri posterior, die bei Augenöffnung eine Flußzunahme um etwa 30% aufweist, oder die Ableitung visuell evozierter Potentiale (VEP), die normwertige P100-Latenzen zeigen. Durch bewußtes Nicht-Fixieren können allerdings Amplituden und Latenzen beeinflußt werden (Morgan et al., 1985). Unauffällige VEP-Latenzen sprechen nicht in jedem Fall gegen eine organische Läsion (Celesia et al., 1980), nach Lowitzsch (1990) ein Beispiel für die Unzuverlässigkeit apparativer Ausschlußdiagnostik.

2.2 Neurologische Beschwerden bei Angstneurose

Körperbeschwerden bei Angst treten anfallsweise und/oder persistierend auf. Zu Beginn überwiegen die paroxysmalen, im Spätstadium die persistierenden Phänomene. Als »Äquivalente des Angstanfalles« (Hecker, 1893; Freud, 1895b) finden sich multiple neurologisch anmutende Beschwerden. Neben den bekannten kardialen, pulmonalen und vegetativen Symptomen (Dyspnoe, Hyperventilation, Tachykardie, Pseudoangina pectoris, Schweißausbruch, Diarrhoe, Harndrang) werden von den Betroffenen Beschwerden geäußert, die nicht in das bisherige psychophysiologische Angstneurose-Konzept einzuordnen sind, wie Schwindel, Parästhesien, Tremor und Lähmungsgefühl, besonders häufig spezifische Schmerzen, seltener Geräuschüberempfindlichkeit mit Schlaflosigkeit in Form nächtlichen Erwachens (Abb. 78-3).

Der angstneurotische **Schwindel** (»Schwindelanfall« oder persistierendes Taumelgefühl) ist nach Freud (1895b) weder ein »Drehschwindel, noch läßt er, wie der Menièresche Schwindel, einzelne Ebenen und Richtungen hervorheben ... Er besteht in einem spezifischen Mißbehagen, begleitet von den Empfindungen, daß der Boden wogt, die Beine versinken, daß es unmöglich ist, sich weiter aufrecht zu halten, und dabei sind die Beine bleischwer, zittern oder knicken ein. Zum Hinstürzen führt der Schwindel nie ...«.

Angstneurotische **Schmerzen** sind charakteristisch und lassen sich klar von Konversionsschmerz und Schmerz im Rahmen einer Depression unterscheiden. Sie werden als kribbelnd-vibrierend, multilokulär, mit wechselnder Intensität und Lokalisation beschrieben: »Eine ganze Anzahl sogenannter Rheumatiker ... leidet eigentlich an – Angstneurose« (Freud, 1895b). Anfallsartige Schmerzen bei Angstneurose können sich symmetrisch auf- oder absteigend ausbreiten (s.a. Kap. 66, »Lumbago-Ischialgie-Syndrome«). Die Schwierigkeit der Diagnostik besteht darin, daß solche Anfälle von Schwindel, Parästhesien und Schmerzen nicht immer von Angst begleitet sind und nahezu jedes Symptom rudimentär den Anfall allein konstituieren kann (»larvierte Angstzustände«). Noch weniger kenntlich sind die chronischen Angstäquivalente, die sich u.a. durch Hinfälligkeit und Mattigkeit (statt Schwindel) äußern und den Arzt dazu verführen, eine eigenständige neurologische Erkrankung anzunehmen. Neben den somatophilen Verlegenheitsdiagnosen Fibromyalgie und »Rheuma« hat zur Zeit das »chronic fatigue syndrome« (CFS) besondere Bedeutung bekommen (Kütemeyer, 1991). Bei dem vielgestaltigen Beschwerdebild des CFS stehen – meist nach Infekten – Muskel- und Kopfschmerzen, Parästhesien, abnorme Ermüdbarkeit, Konzentrations- und Schlafstörungen im Vordergrund. Die Diagnose Angstneurose wird durch die aufwendige, ergebnislose Suche nach Viren und Immundefekten verschleppt; eine adäquate psychotherapeutische Behandlung kommt – wenn überhaupt – verspätet. Infekte – und postinfektiöse Erschöpfung – sind nicht die Ursache, sondern die somatische »Schiene«, auf der sich die zuvor als Herzrasen, Schwindel oder Nackenschmerz verkleidete Angst in Adynamie verwandelt. Sorgfältiges Befragen deckt den für Angstneurose typischen, unruhig-wechselnden Charakter der Beschwerden auf, ebenso die meist langjährige Anamnese episodischer Angst mit nächtlichen Panikattacken und/oder diffusem Schwindel.

> Ein 39jähriger Versicherungsvertreter leidet seit einer Bronchitis vor einem Jahr unter Erschöpfung und Lähmungsgefühl mit wechselnden krampfartigen Schmerzen in Armen, Beinen, Nacken und Kopf, die nachts exazerbieren und ihm den Schlaf rauben. Persistierende Schmerzen im Ellenbogen 6 Jahre zuvor hatten ihn zum Aufgeben seines Berufs als Koch gezwungen. Aus einer wenig objektkonstanten Familie mit einem alkoholkranken Vater stammend, lebte er damals erstmals von seinem Zwillingsbruder, ebenfalls Koch, getrennt. Nach einer Odyssee mit zahlreichen internistischen und neurologischen Untersuchungen kann er während einer stationären Psychotherapie seine nächtliche Unruhe und das »Klopfen im Ohr« als vom Herzen ausgehende Angst identifizieren und sich dabei an seine »Herzanfälle« vor der Hochzeit vor 2 Jahren erinnern. Die affektive Verarbeitung seiner Ablösungs- und Bindungsangst läßt seine Beschwerden anhaltend verschwinden (Katamnese: 2,5 Jahre).

Die früh mitgeteilte Diagnose (»Ihre Erschöpfung, Ihr Schmerz ist Angst«) kann die verwirrende Vielfalt der Beschwerden strukturieren. Die affektbezogene Deutung führt beim Patienten zur weiteren Erinnerung an frühere episodische Angstphänomene und entsprechende biographische Krisen. Die Erstanamnese wird so zu einer therapeutischen Erfahrung, die den Patienten motiviert, die indizierte Psychotherapie anzunehmen.

2.3 Psychogenisierung neurologischer Krankheiten

Psychogene Ausgestaltungen treten als ernsthafte Komplikationen bei ca. 30% der neurologischen Rehabilitationspatienten auf (Eames, 1992). Sie seien als sekundäre Psychogenisierung (und nicht Hysterisierung) definiert, da sich nicht immer eine »sekundäre Symbolisierung mit erkennbarem Ausdrucksgehalt« (Engel und Schmale, 1967 [1969]) nachweisen läßt. Während bei der Konversion (Phänomengruppe 1), ein ehemaliges – länger oder kürzer zurückliegendes – Trauma oder anderes episodisches Körpersymptom benutzt wird, handelt es sich bei der Psychogenisierung (Phänomengruppe 3) um die Besetzung einer aktuellen – oft chronischen – neurologischen Erkrankung mit unbewußten Phantasien und Vorstellungen (»Freude am Leben habe ich nicht verdient«). Die psychogene Ausgestaltung bringt den Betroffenen meist einen »primären« (Milderung von Schuldgefühlen) und/oder »sekundären« Gewinn (»Je kränker ich bin, desto mehr werde ich umsorgt«). Obwohl die Psychogenisierung die Symptome der neurologischen Erkrankung zwar aufgreift, aber umgestaltet, wird der psychogene Charakter häufig übersehen und die neuen Symptome der Grunderkrankung zugerechnet. Die psychogenen Ausgestaltungen folgen weitgehend den Gesetzen der Konversion (s.a. Kap. 49, »Konversion«); die Abweichungen von der neurologischen Symptomatik sind anamnestisch und durch neurologische Untersuchung zu eruieren. So kann sich ein radikulärer Schmerz eines Depressiven zum dermatomübergreifenden Bein- oder Schulter-Arm- bis zum Ganzkörperschmerz ausweiten. Patienten mit Morbus Parkinson, Mysthenie oder Multipler Sklerose können, vor allem nach wiederholtem Stürzen, eine zusätzliche phobische Gangstörung mit Schwindel entwickeln, die ihre Beweglichkeit meist mehr behindert als die ursprüngliche Akinese, Schwäche oder Ataxie.

> Ein 62jähriger Patient mit medikamentös, krankengymnastisch und durch die Pflege seiner Frau gut kompensiertem Morbus Parkinson kommt 10 Jahre nach Beginn der Erkrankung wegen heftiger Hyperkinesen erstmals ins Krankenhaus. Eine Amantadin-Infusion hat keine Wirkung. Neurologisch findet sich, neben ansonsten unveränderter Symptomatik, ein großschlägiger unregelmäßiger Tremor des linken Arms, der bei Intention zunimmt und schlagenden Charakter annimmt.
>
> Nach Absetzen der Infusion und Exploration der Auslösesituation – der Patient war über eine episodische Erkrankung seiner Frau in ohnmächtige Wut geraten, die mit Mitleid und Angst um sie kollidiert – ist der Tremor am selben Tag beruhigt und der Patient entlassungsfähig.

Besondere diagnostische Schwierigkeiten bereiten pseudoepileptische Anfälle (PES, s.a. Abschnitt 2.1.4) bei Epilepsie (Rabe 1966; 1970b). Sie treten bei etwa 1–5% der Epilepsiekranken zusätzlich auf. In der Regel folgen PES einer bereits länger bestehenden Epilepsie, nicht selten alternativ bei medikamentös oder operativ erreichter Anfallsfreiheit, weil man, so eine Patientin, »Jahre der Deformität nicht einfach mit einem Messer abschneiden kann« (Ferguson und Rayport, 1965). Sie verführen den Arzt, eine Pharmakoresistenz anzunehmen, die zu einer toxischen Höherdosierung der Antiepileptika verleitet.

2.4 Neurologische Artefaktkrankheiten

Treten aktuell oder in der Anamnese multiple Konversionssymptome auf, ist an neurologische Artefaktkrankheiten zu denken, in der spektakulärsten Form als »Munchhausen's Syndrome« (Asher und Lond, 1951; s.a. Kap. 44, »Münchhausen Syndrome und artifizielle Erkrankungen«) bekannt. Es handelt sich um Patienten, die sich selbst – nach ausgedehnten Reisen – wiederholt mit dramatischen Symptomen ins Krankenhaus einweisen (»Krankenhauswanderer«) und/oder Krankengeschichten berichten, die sich später als Mischung aus Fiktion und Wahrheit erweisen (March, 1954). Gelegentlich wird ein falscher Name angegeben. Charakteristisch sind zahllose Symptome, mit denen sich die Patienten invasiven Eingriffen aufdrängen, um beim geringsten Zweifel an der somatischen Genese – gegen ärztlichen Rat oder heimlich – das Krankenhaus zu verlassen. Der Wiederholungszwang kann innerhalb kurzer Zeit zu mehr als 100 (im Rekordfall 423) Krankenhausaufnahmen führen.

Eine Metaanalyse der Literatur (n = 130) ergibt bunte neurologische Beschwerden und eine Vielzahl von Fehldiagnosen.

Nach gastrointestinalen sind neurologische Symptome am zweithäufigsten (Eckhardt, 1989): bevorzugt paroxysmale Kopfschmerzen, Bewußtlosigkeit, »Anfälle«. Unter den neurologischen Artefaktkrankheiten überwiegen phantasievolle Epilepsiediagnosen. Bei 10% der Patienten mit pseudoepileptischen Anfällen (PES) häufen sich diese derart, daß sie fast immer als Status epilepticus (convulsivus) verkannt werden mit der Folge intensivmedizinischer Behandlung (Riley und Roy, 1982).

Diese Anfallsform ist als eigenständige Krankheit nicht bekannt. Sie fehlt im Diagnostischen und Statistischen Manual psychischer Störungen (DSM-III-R) und, als Differentialdiagnose, in der internationalen Klassifikation epileptischer Anfälle (Commission on Classification and Terminology of the International League against Epilepsy).

Während im Status epilepticus convulsivus mehrere große Anfälle nacheinander auftreten, ohne daß der Kranke zwischendurch zu Bewußtsein kommt, sprechen wir von einem **Status pseudoepilepticus (SPE),** wenn nicht-epileptische Anfälle mehr als eine Stunde lang einander folgen, ohne daß der Kranke ansprechbar ist, obwohl er nicht bewußtlos ist (Schultz, 1986). Dem Status fokaler epileptischer Anfälle entsprechend, können Patienten im Status fokaler PES gelegentlich ansprechbar sein. Der folgende Fall kann als typisch gelten:

Von einer Intensivstation wird eine Patientin mit »Status epilepticus« überwiesen, nachdem die Anfälle bereits Tage angedauert und zu Verletzungen (u.a. Radiusfraktur) geführt haben. Wir finden die Patientin nicht ansprechbar, mit Subklavia-, Blasenkatheter und Gipsverband am linken Arm, heftig und unregelmäßig an allen vier Extremitäten zuckend. Kopf und Blick sind extrem nach rechts gewendet; zwischendurch streckt sich der Körper opisthoton; Speichelfluß, Augen geschlossen, durch minutenlanges Sistieren der Atmung zyanotisches Gesicht.

Die Diagnose Status pseudoepilepticus – wegen der bunten Symptomatik erwogen – wird sicher, als die Patientin die Prüfung der Pupillenreaktion durch Zusammenkneifen der Lider vereitelt. Die Anfälle enden nach der Bemerkung des Chefarztes: »Jetzt ist es genug. Wir haben Sie verstanden. Sie können jetzt aufhören«. Die Patientin schlägt die Augen auf, lächelt und beginnt mit kindlicher Stimme von ihrem Pferd »Sari« zu erzählen, indem sie wiederholt den Arm des Arztes an sich zieht und streichelt. In den nächsten Tagen treten zwar noch einzelne Anfälle von 20 Minuten Dauer auf, der Status ist aber auf diese scheinbar einfache Weise unterbrochen.

Eine Neigung zu Selbstbeschädigung, auch außerhalb der Anfälle, sowie chronische Suizidalität und andere psychiatrische Auffälligkeiten, auch in der Familie, sind die Regel. Patienten aus medizinischen Hilfsberufen sind prädisponiert. Ätiologisch werden inzestuöse Beziehungen und Mißhandlungen in der Kindheit angenommen, der SPE und die Selbstmißhandlungen werden als unbewußte Reinszenierung dieser Traumen angesehen (Hirsch, 1986). Simulierte Anfälle treten viel seltener auf als angenommen (Hammond, 1948; Asher und Lond, 1951).

Die Intensität des Wiederholungs- und Inszenierungsdrucks weist darauf hin, daß es sich um das Agieren unbewußter Phantasien am eigenen Körper unter Einbeziehung anderer Personen handelt. Diese sollen sich »den dabei unbewußt bleibenden Phantasien gemäß verhalten« (Plassmann, 1993). Bei Epilepsiepatienten ist ein SPE bisher nicht beschrieben worden.

Der ohnehin dramatische und appellative Charakter eines PES eskaliert im SPE derart, daß die zunächst richtige Annahme nicht-epileptischer Anfälle in der Regel in Zweifel gezogen wird. Offenbar läßt die Anfallsdauer zunehmend Ohnmachts- und Hilflosigkeitsgefühle beim Arzt aufkommen, der diese mit forcierten medizinischen Maßnahmen zu kompensieren versucht. Auffallend häufig entwickelt sich eine Fehldiagnose aus der Fehlbefundung apparativer Zusatzbefunde. So scheint sowohl die weitere Anfallsfrequenz wie die Anfallsdauer bei SPE-Patienten besonders nach intensivmedizinischer Behandlung zuzunehmen, während nach kommunikativer Intervention eine Anfallsreduktion eintritt. Möglicherweise ist ein SPE auch iatrogen als Folge einer aktivistischen, unreflektierten Haltung anzusehen (Torem und Torem, 1983). Es ist ein besonderes Charakteristikum, daß diese SPE-Patienten, trotz richtiger Diagnose, fast immer antiepileptisch weiterbehandelt werden (Schultz-Venrath und Masuhr, 1993).

Das »Mimikry«-Bedürfnis der Patienten im Dienste des Selbstschutzes können Ärzte offenbar nur mitagierend beantworten, solange kein psychodynamisches Verständis entsteht. Nach dem Ende eines SPE, das man ruhig abwarten sollte, ist eine psychotherapeutische Behandlung indiziert, die jedoch wegen des auf Spaltung und Verleugnung beruhenden weiteren Agierens von Patient und Arzt nur selten zustandekommt (Plassmann et al., 1985, 1986). Allein das Absetzen von antikonvulsiven Medikamenten kann Anfallsfreiheit bewirken. Umgekehrt läßt

sich beobachten, daß eine Intoxikation mit Primidon und/oder Diphenylhydantoin das Auftreten hysterischer (dissoziativer) Anfälle begünstigt (Niedermeyer et al., 1970).

Eine zum SPE prädisponierende Sondergruppe stellen Patienten dar, deren Anfälle von den Müttern im Kindesalter, – z.B. durch nächtliche Erstickungsversuche, Karotissinusdruck oder Medikamente – ausgelöst, oder die mit fingierten Anfallsschilderungen jahrelang den Ärzten als Epilepsiekranke präsentiert werden (»fictitious epilepsy«). Einige dieser Kinder halten an einer fingierten Epilepsie auch später fest, was bis zur Invalidisierung führen kann (Meadow, 1984).

KAPITEL 79

Dermatologie

Uwe Gieler und Ulrich Stangier

1 Psychosomatische Dermatologie

Psychosomatische Dermatologie ist durch die Volksweisheit »Die Haut – Spiegel der Seele« schon lange bekannt, in den letzten Jahren jedoch zunehmend aktuell geworden. Sie hat sich heute zu einem Teilgebiet der Dermatologie entwickelt, die einen festen Platz in Diagnostik und Therapie dermatologischer Erkrankungen hat. Wie bei anderen Organsystemen auch, handelt es sich bei Hautkrankheiten grundsätzlich um ein biopsychosoziales Phänomen. Trotzdem gibt es bei der psychosomatischen Betrachtung der Hautkrankheiten insofern eine Besonderheit, als Hautveränderungen primär sichtbar sind und deshalb die Krankheitsverarbeitung eine besondere Rolle spielt. Außerdem gibt es Erkrankungen, die primär als psychogen anzusehen sind und bei denen somatische Faktoren keine oder nur eine geringfügige Rolle spielen. Hierzu gehören insbesondere die somatoformen Störungen mit Bezug auf die Dermatologie, denen deshalb ein eigener Abschnitt gewidmet wurde.

Betrachtet man die Entwicklung der Psychosomatik und der wesentlichen psychosomatischen Theorien, so fällt auf, daß gerade in den viel zitierten Arbeiten von Schur (1980), Mitscherlich (1961), Marty (1958), Alexander (1977) und Thomä (1980) die Theorien meist an Fallbeispielen von Patienten mit Neurodermitis dargestellt wurden. Auch die Verhaltensmedizin blickt auf eine lange Tradition in der Beschäftigung mit Hautkrankheiten zurück (Miltner et al., 1986). Die berühmten tierexperimentellen Studien von Harlow und Harlow (1965) deuteten bereits klar auf den Zusammenhang zwischen Psyche und Haut hin. Montagu (1980) zeigte in seinem Werk »Körperkontakt« die besondere Bedeutung der Berührung für die psychologische Entwicklung des Menschen auf. Die beeindruckende Tradition von Untersuchungen zu Hypnosephänomenen an der Haut, bis hin zur Untersuchungsserie von Black (1963) über die Wirksamkeit von Kognitionen auf immunologische Reaktionen der Haut, spiegelt die lange Beschäftigung von psychologischen Ansätzen in der Dermatologie wider. Da die Krankheitsverarbeitung, also der somatopsychische Aspekt, in der Behandlung von Hautkrankheiten eine zentrale Bedeutung hat, wird bei der Beschreibung der einzelnen Krankheitsbilder jeweils ein eigener Abschnitt diesem Thema gewidmet (Übersicht siehe Hünecke und Bosse, 1980, 1987).

Die sprunghafte Entwicklung der Psychoneuroimmunologie, die immer deutlicher auch die psychosomatischen Zusammenhänge aufzeigen kann, hat ebenso wie die neuen Erkenntnisse der psychoanalytischen Forschung (Objektbeziehungstheorien und Ich-Psychologie), zu einem besseren Verständnis der Interaktionen von Emotionen und somatischen Korrelaten beigetragen. Ohne diese Modelle entwicklungspsychologisch sehr früher, nonverbaler Interaktionen mit Objekten wären Hautveränderungen wohl noch lange Stiefkind der Psychoanalyse geblieben. Gerade bei Artefaktpatienten, die wir heute meist als Borderline-Persönlichkeiten identifizieren, war es erst durch die Narzißmuskonzepte möglich, ein Verständnis dieser, die Körperrepräsentanz Haut zerstörenden Dynamik zu verstehen (s.a. Kap. 44, »Münchhausen-Syndrom und artifizielle Erkrankungen«). Auch die moderne Säuglingsforschung (Lichtenberg, 1991) erlaubt es besser, die Interaktion des offenbar eben **nicht symbiotisch** verschmolzenen Säuglings mit atopischem Ekzem unter dem Aspekt der Beziehungsaufnahme zu betrachten und damit die Störungen in der Entwicklung der Persönlichkeit in dem Sinne eines Nähe-Distanz-Problems zu verstehen, daß die Ambivalenz der Gefühle des liebevollen Berührtwerdens und gleichzeitiger schmerzhafter Wahrnehmung des Eincremens den Juckreiz auslöst.

1.1 Entwicklungspsychologie der Haut

Bei der Betrachtung der taktilen Phase in der psychischen Entwicklung denkt man primär an die Nähe des Säuglings zu seiner Mutter, dieser quasi symbiotischen Nähe, die der Säugling braucht, um sich entwickeln zu können. Battegay (1987) hat dies »symbiotisch-taktile Phase« genannt, um zu betonen, wie wichtig diese Entwicklungsstufe für unser Leben ist. Die Haut spielt bei der Ausreifung der Ich-Funktionen sicher eine wesentliche Rolle. So zeigt die klinische Erfahrung, daß Nävi flammei (Feuermale), die angeboren sind und deshalb bereits mit der Entwicklung des Ichs in dieses eingebaut werden, ohne große Probleme in der Persönlichkeitsentwicklung stehen, während das atopische Ekzem nach seinem Auftreten fast immer zu Nähe-Distanz-Konflikten im späteren Leben führt (s. Gieler und Detig-Kohler, 1994). Gerade das atopische Ekzem (Neurodermitis), das bereits in dieser frühen Lebensphase vorhanden ist, wird die psychische Entwicklung des Betroffenen nachhaltig beeinflussen, da die Objektbeziehungen sich offenbar anders entwickeln als normal. Später wird das Kind mit der Ambivalenz konfrontiert, auszuprobieren, wieweit es sich von Bezugspersonen lösen kann, ohne Gefahr zu laufen, von ihnen verlassen zu werden. Andererseits hat es aber auch das Bedürfnis nach Nähe und Geborgenheit (Pines, 1981). Dieser Ambivalenzkonflikt könnte erklären, weshalb Patienten mit atopischem Ekzem typischerweise in Trennungssituationen oder Veränderung der Nähe-Distanz (z. B. auch Heirat!) besonders häufig Schübe entwickeln. Detig-Kohler (1989) hat in ihrem Buch an Beispielen sehr eindrucksvoll geschildert, wie sich die Wünsche nach Nähe und Distanz bei Hautkranken abwechseln oder gar gleichzeitig bestehen können. Sie spricht von dem »Sich-Nähern-Wollen, aber nicht dürfen«.

Betrachtet man zunächst die Entwicklung des Menschen im Hinblick auf Nähe und Distanz, um die konkreten Auswirkungen bei Hautkrankheiten besser verstehen zu können, so entdeckt man, daß embryologische Untersuchungen gezeigt haben, daß die früheste erkennbare Reaktion auf einen leichten taktilen Stimulus beim menschlichen Lebewesen gegen Ende der 8. Woche des fetalen Lebens auftritt (Montagu, 1980). Ab der 14. Woche kann die Berührungssensibilität über die gesamte Körperoberfläche hinweg nachgewiesen werden. Wie einschränkend es ist, diese Berührungssensibilität zu verlieren, was manchmal bei der sensorischen Polyneuropathie möglich ist, hat Sacks (1989) in seinem Bericht über die »körperlose Frau« eindrucksvoll beschrieben. Die Haut blieb das einzige, womit diese Patientin sich selbst wahrnehmen konnte. Auch die taubstumme und blinde Helen Keller lernte ihre Kommunikation einzig über die Haut!

Die emotionale Entwicklung hängt nach Koblenzer (1991) im wesentlichen von drei Kriterien ab, die von der taktilen Stimulation abhängig sind:
1. der Fähigkeit, Affekte effektiv zu regulieren,
2. dem Körperbild und seinen Grenzen,
3. der Selbstachtung.

Das »Haut-Ich«

Neue Erkenntnisse, die über die Entwicklung des psychischen Ichs Aufschlüsse geben, stammen von Anzieu (1991): Der französische Psychoanalytiker hat sich mit der Entwicklung der Haut befaßt und den Begriff der »Moi-Peau«, des »Haut-Ichs«, geschaffen. Anzieu stellt darin dem körperlichen Organ Haut die Metapher des psychischen »Haut-Ich« gegenüber und beschreibt an Fallbeispielen, wann und wie es zur Störung dieses Haut-Ichs kommt. Er gibt dabei neun Funktionen an, die er sowohl auf die somatische wie auf die psychische Ebene bezieht (Tab. 79-1).

1.2 Psychophysiologie (Juckreiz)

Juckreiz kann psychisch provoziert werden (Rechenberger, 1979). Es wird angenommen, daß eine emotionsbedingte Aktivierung des vegetativen Nervensystems juckreizstimulierende Veränderungen in der Haut bewirken kann. Außerdem läßt sich die Juckreizwahrnehmung, wie jede Sinneswahrnehmung, durch die Art der Aufmerksamkeitsausrichtung steigern oder herabsetzen. Obwohl das Phänomen Juckreiz bisher nicht geklärt ist und vor allem die zentralen Mechanismen weitgehend unbekannt sind, scheint die periphere Seite des Juckreizes nicht vollständig verschieden von Schmerzvermittlungen zu sein. Jucken wird durch primäre Afferenzen hervorgerufen, die eine Subpopulation der polymodalen Nozizeptoren bilden (Handwerker, 1993). In älteren psychophysiologischen Studien, die Borelli (1967) in seiner Übersicht zusammengestellt hat, konnten durch emotionale Belastung Hautreaktionen bei Patienten mit akuten Hautstörungen provoziert werden.

Im Tierexperiment konnte gezeigt werden, daß die Plasmahistaminkonzentration durch klassisches Konditionieren erhöht werden kann (Russell et al., 1984). Die Histaminfreisetzung hat sowohl bei entzündlichen Hautreaktionen als auch bei der Entstehung von Juckreiz einen fördernden Einfluß. Auch konnte gezeigt werden, daß sich bei Patienten mit atopischem Ekzem eine Juckempfindung leichter als bei Kontrollen klassisch konditionieren läßt (Jordan und Whitlock, 1975). Zudem wurde auf den Einfluß operanter Verstärkung des Kratzens hingewiesen (Böddeker und Böddeker, 1976), wobei Reaktionen von Bezugspersonen ebenso wie eine zumindest kurzfristige Spannungsreduktion von Bedeutung

Tab. 79-1 Das »Haut-Ich« (Anzieu 1991).

Das Organ Haut	Das »Haut-Ich«
1. Die Haut als Stützfunktion	1. Zusammenhalt der Psyche
2. Die Haut als Körperoberfläche	2. Die umfassende Funktion des Ichs
3. Die Haut als Schutz vor Reizen	3. Reizschutzfunktion der Psyche
4. Die Haut als Individualität	4. Individuationsfunktion des Ichs
5. Die Haut als Sinnesorgan	5. Intersensorialität des Ichs
6. Die Haut als Kontaktorgan	6. Die libidinöse Funktion des Haut-Ichs
7. Die Haut als Fläche für sensomotorischen Tonus	7. Das Haut-Ich als Aufladen psychischen Funktionen
8. Die Haut als Informationsorgan	8. Die Funktion der »Einschreibung« (Festlegung)
9. Anti-Funktion der Haut (Autoimmunphänomene)	9. Selbstzerstörung des Haut-Ichs (Todestrieb?)

sein können. Der Juckreiz-Kratz-Zirkel stellt die wesentliche Voraussetzung für die Chronifizierung der Störung dar. Der Circulus vitiosus von oft quälendem Juckreiz, Aufkratzen der Haut und verzögert eintretender Verstärkung des Juckreizes durch die sekundären Entzündungsreaktionen schaukelt sich oft zu einem nicht mehr kontrolliert erlebten, selbstzerstörerischen Geschehen auf. Wie Böddeker und Böddeker (1976) zeigen konnten, tritt durch klassische und operante Konditionierungsprozesse eine Ausweitung und Automatisierung des Kratzens ein. Auch emotional anspannende Situationen können, ohne den ursprünglich auslösenden Juckreiz, zu teilweise automatisch und ohne bewußte Kontrolle ausgeführtem Kratzen und Reiben führen.

1.3 »Psychoimmunologie«

Die Bereitschaft, auf psychische Belastungen mit körperlichen Dysfunkionen zu reagieren, kann auf eine körperlich begründete Disposition zu einer erhöhten Streßreagibilität zurückgeführt werden. So fanden Arnetz und Mitarbeiter (1985) in einem kontrollierten Laborexperiment bei Psoriasis-Kranken im Vergleich zu einer Kontrollgruppe stärkere endokrine und vegetative Reaktionen. Andererseits hängt das Risiko einer Krankheitsmanifestation auch von Strategien im Umgang mit psychischen Belastungen ab. Eine häufig zitierte dichotome Dimension zur Einteilung von Bewältigungsreaktionen ist Bedrohung (effort) versus Verlust der Kontrolle (distress) über die belastende Situation (Birbaumer, 1986). Es konnte experimentell belegt werden, daß die subjektive Wahrnehmung von Kontrollverlust (Hilflosigkeit) mit einer verstärkten Aktivierung des Hypophysen-Nebennierenrinden-Systems (u.a. Ausschüttung von Cortisol; s.a. Kap. 9, »Psychoneuroendokrinologie«) verbunden ist; sieht eine Person dagegen aktive Bewältigungsmöglichkeiten (Kampf oder Flucht), so überwiegt eine Stimulierung des sympathisch-adrenomedullären Systems (Adrenalin) (Frankenhaeuser, 1980). Demnach könnten ungünstige, nicht auf aktive Bewältigung der belastenden Situation ausgerichtete Verhaltensmuster zu einer dauerhaften Aktivierung des endokrinen Systems und Beeinträchtigung des Immunsystems beitragen und das Risiko für die Auslösung oder Aufrechterhaltung einer Erkrankung erhöhen.

Black und Mitarbeiter konnten in einer bemerkenswerten, sorgfältig kontrollierten Untersuchungsserie (Black, 1963) nachweisen, daß allergische Überempfindlichkeitsreaktionen durch hypnotische Suggestionen gehemmt werden können. Darüber hinaus gibt es Hinweise, daß die Ausschüttung von Mediatorsubstanzen, die an den Pathomechanismen allergischer Reaktionen beteiligt sind, unter psychischer Belastung deutlich verändert ist. Einen Überblick über psychoimmunologische Aspekte bei Hautkrankheiten beschreibt Farber (1993).

2 Hautkrankheiten als biopsychosoziales Phänomen

2.1 Atopisches Ekzem (Neurodermitis)

Exemplarische Patientengeschichte

Ein 32jähriger Patient in stationärer Behandlung wegen seines atopischen Ekzems berichtet relativ unvermittelt, daß er der Versager der Familie sei. Er habe eine 4 Jahre jüngere Schwester, mit der er zusammen bei seinen Eltern aufgewachsen sei. Mit dem 2. Lebensjahr sei das atopische Ekzem aufgetreten. Nach einer sehr strengen und von ihm recht unemotional erlebten Kindheit war der schwerste Schock für ihn, als sich in seinem 12. Lebensjahr seine Mutter ganz plötzlich wegen einer anderen Beziehung von der Familie trennte. Dies war völlig überraschend und unvorhersehbar für den Patienten, der mittags nach der Heimkehr aus der Schule seine Mutter nicht mehr zuhause vorfand und auch keine Erklärungen bekam. Zu diesem Zeitpunkt besserten sich merkwürdigerweise die Hauterscheinungen des Patienten deutlich, was er selbst auf die vorher erlebte Affektlabilität seiner Mutter zurückführte (»ich wußte nie, woran ich war«), der er nun nicht mehr ausgesetzt war.

3 Jahre später heiratete der Vater erneut und die Stiefmutter wurde als neue und bessere Mutter eingeführt und mußte auch als solche angesprochen werden. Der Patient hatte trotz seiner zunächst vorhandenen Abneigung gegenüber der Stiefmutter später eine sehr intensive, ödipal zu nennende Beziehung aufgebaut. Der Patient beschreibt die Stiefmutter als zäh und dominant. Sie ist wegen einem schweren insulinpflichtigen Diabetes sehr angeschlagen, steckt jedoch alle Gefühle weg. Er hat nach kurzer Zeit die Rolle des Liebhabers der Stiefmutter übernommen und ihr immer Geschenke gemacht, da der Vater dies nicht mehr tat. Zu einem Bruch in dieser Beziehung kam es erst, als der Patient während der Teilnahme in einer Selbsthilfegruppe für Neurodermitiker wieder Kontakt mit seiner leiblichen Mutter aufgenommen hatte und dies Anlaß für die Stiefmutter und den Vater war, den Patienten endgültig zu verstoßen.

Diese Trennungserfahrung führte zu einem schweren Schub des atopischen Ekzems, auch in späteren Situationen hatte er immer wieder deutliche Exazerbationen in solchen Phasen, z.B. anläßlich eines Studienortwechsels. Er spricht auch von seinen Durchbrüchen mit Wutattacken und Beschimpfungen aus nichtigen Anlässen, gleichzeitig wirkt er wiederum fast distanzlos. Seine sexuellen Beziehungen sind durch die Hauterkrankung nachhaltig gestört. Auf die Probedeutung, ob dies auch etwas mit seinen erlebten Beziehungen zu Mutter, Stiefmutter und Schwester zu tun haben könnte, wird er sehr nachdenklich und sieht selbst offenbar Zusammenhänge. Dabei ist nie ganz klar, ob er es aus Anpassung an den Therapeuten tut oder eine echte Introspektion hat.

Die Schilderung der vielen heftigen Beziehungsabbrüche lösen wiederum eine Traurigkeit in der Übertragung aus und die Gegenübertragung ist gekennzeichnet durch den Wunsch ihm zu helfen und gleichzeitigem Empfinden, ihn loswerden zu wollen (Nähe-Distanz-Problematik!). Durch die Probedeutung wurde klar, daß er introspektionsfähig scheint und die Beziehungsprobleme aufarbeiten könnte. Gerade die Angepaßtheit stellt ein typisches Problem dar, weshalb auch in der Psychotherapie der Patient scheinbar gute Fortschritte macht, aber nur aus der Beziehung in der Therapie heraus, die nach der Trennung (Ende der Psychotherapie) oft wieder zu einer Exazerbation führt. Diese Trennungsmomente sollten unbedingt beachtet und schon während der Psychotherapie bearbeitet werden.

Definition: Das atopische Ekzem (Neurodermitis) gehört zu den Erkrankungen, bei denen psychische Faktoren eindeutig als Auslösebedingungen eine wichtige Rolle spielen. Bei einer multifaktoriellen genetischen Disposition ist das atopische Ekzem durch das Hauptsymptom Juckreiz, typische Ekzeme an den Beugeseiten der Extremitäten und eine Assoziation zu anderen atopischen Erkrankungen wie Asthma und Rhinitis allergica gekennzeichnet.

Epidemiologie: In Deutschland leiden ca. 2–3 Millionen Menschen an atopischem Ekzem, die Prävalenz nimmt derzeit kontinuierlich zu. Während in den 60er Jahren noch ca. 4–6% der Kinder an atopischen Erkrankungen (Asthma, Rhinokonjunktivitis und atopisches Ekzem) litten, von denen das atopische Ekzem meist ca. 30% ausmacht, leiden heute nach neueren Untersuchungen 14–16% an diesen Symptomen. Der Anstieg der Erkrankung wird auf die zunehmende Umweltverschmutzung zurückgeführt.

Diagnostik: Die Morphologie unterliegt einem altersmäßigen Wandel: Im Säuglingsalter (typisches Erstmanifestationsalter 3. Lebensmonat) tritt der sogenannte Milchschorf im Gesicht auf; im Kleinkindesalter die Beugenekzeme; im Jugend- und Erwachsenenalter findet sich eine wechselnde Morphe auch an den Streckseiten der Extremitäten. Hinzu kommen noch zahlreiche sogenannte fakultative Symptome wie weißer Dermographismus, hohes IgE, doppelte Lidfalte, Juckreiz beim Schwitzen oder Wollkontakt, Nahrungsmittelunverträglichkeiten etc.

Pathogenetische Konzepte: Das atopische Ekzem wird heute als immunvegetative Dysregulation aufgefaßt, da eine erhöhte IgE-Produktion durch eine vermehrte Aktivität der B-Zelle – über eine Aktivierung von Interleukin 4 – besteht. Gleichzeitig liegt ein Defekt im Arachidonsäuremetabolismus (Delta-6-Denaturase) vor, der einen Einfluß auf die Entzündung haben kann. Psychoimmunologisch interessant sind die Veränderungen in bestimmten Neuropeptiden: So besteht eine Erhöhung des Neuropeptids VIP und »Substance Y«, während »Substance P« bei atopischem Ekzem normal ist. Experimentelle Untersuchungen zeigen, daß diese Neuropeptide wesentlich am Juckreiz und am Entzündungsgeschehen beteiligt sind, so daß ein Zusammenhang zwischen affektivem Erleben und neuroimmunologischen Daten zumindest möglich erscheint.

Bei testpsychologischen Untersuchungen zur Persönlichkeitsstruktur zeigen sich in der Regel keine spezifischen Befunde oder sehr uneinheitliche Ergebnisse, die dafür sprechen, daß keine spezifische Persönlichkeitsstruktur des atopischen Ekzematikers angenommen werden kann (Thomä, 1980). In clu-

steranalytischen Untersuchungen (Gieler et al., 1990) konnten jedoch psychisch auffällige Untergruppen von eher unauffälligen unterschieden werden, auch im Hinblick auf somatische Befunde. Man kann daraus schließen, daß sich ca. 20% der Patienten als psychisch besonders auffällig darstellen oder selbst so empfinden und daß diese Gruppe einer psychotherapeutischen Intervention zugeführt werden sollte.

Klinik: Patienten selbst geben bei Studien häufig Streß oder psychische Belastung als Auslösefaktoren an. Bekannte psychologische Probleme bei atopischem Ekzem sind (Bosse und Hünecke, 1981): Die Auslösung oder Aufrechterhaltung der Erkrankung durch psychische Belastungen, die sekundäre Krankheitsbewältigung und das Kratzen (häufig auch ohne Juckreiz). Untersuchungen zur Kommunikation von Patienten mit atopischem Ekzem zeigten deutliche Defizite der Interaktion mit Bezugspersonen in einem problemorientierten Gespräch im Vergleich zu Kontrollpersonen (Wenniger et al., 1991). Offenbar besteht auch eine Abhängigkeit von dem Zeitpunkt der Erstmanifestation in dem Sinne, daß Patienten, die bereits im ersten Lebensjahr – bei nicht abgeschlossener Ich-Entwicklung – von atopischem Ekzem betroffen sind, deutlich mehr Konflikte in ihren Objektbeziehungen aufweisen als diejenigen, die eine späte Erstmanifestation und möglicherweise auch einen milden Verlauf haben. Diese Befunde weisen darauf hin, daß die psychodynamischen Veränderungen vielleicht doch Folge des genetisch disponierten Ekzems sind. Der Nutzen psychotherapeutischer Interventionen wurde an zahlreichen Stichproben (Koblenzer und Koblenzer, 1988; Walton, 1960) sowohl für analytisch orientierte Therapieverfahren als auch für verhaltensmedizinisch orientierte Verfahren beschrieben.

Krankheitsverarbeitung: Die sekundären Folgen des Juckreizes durch den Schlafentzug nachts lassen sich leicht vorstellen: Konzentrationsschwäche, Müdigkeit, Leistungsabbau mit allen Auswirkungen auf das soziale und berufliche Leben. Panconesi (1984) rechnet bei heftigem Juckreiz mit folgenden psychologischen Konsequenzen: Resignation, depressive Verstimmung, Stoizismus und Indifferenz sowie reaktive Angst (Medansky und Handler, 1981), sogar von Suiziden wird berichtet (Pürschel, 1976).

Viele Hautkranke erleben subjektiv eine Beeinträchtigung ihrer Attraktivität. Diese Wahrnehmung ist jedoch auch immer das Ergebnis der Annahmen über die Wahrnehmung und Bewertung der zunächst neutralen Hautveränderungen durch die Mitmenschen, wie Bosse und Hünecke in zahlreichen Berichten zeigen konnten (Bosse und Gieler, 1987; Hünecke, 1976; Hünecke und Bosse, 1987). Es leuchtet ein, daß dieses Entstellungsempfinden – und damit das Leiden am atopischen Ekzem – durch Persönlichkeitsmerkmale mitbedingt ist, die mit der zugrundeliegenden Erkrankung nicht in Verbindung stehen. Auf diesem Hintergrund läßt sich verstehen, daß gleichermaßen Betroffene die Veränderungen ihrer Erscheinung ganz unterschiedlich bewerten.

Entsprechend unterschiedlich stellen sich die Strategien zur Bewältigung einer wahrgenommenen Entstellung dar: Die Versuche der Patienten, ihre Entstellung zu verbergen, reichen vom Vermeiden von Schwimmbadbesuchen über das Tragen abdeckender Kleidung und das Vermeiden auffallenden Verhaltens bis zur Beschränkung persönlicher Kontakte auf den engsten Familienkreis. Dabei können als Probleme auch Isolation, Situationsvermeidung, Bewegungseinschränkung und der Verlust sozialer wie anderer Kompetenzen auftreten. Auch die Probleme in der sexuellen Interaktion dürfen hierbei nicht übersehen werden (Bryam, 1972).

Therapie und Prognose: Die dermatologische Therapie besteht aus einem multifaktoriellen Ansatz unter Verwendung von Kortison und Ausschluß individueller, teils allergischer Auslösefaktoren. Hierbei spielen psychische Auslösefaktoren sicher die größte Rolle. Patienten, deren somatische Dispositon (gemessen an niedrigem IgE und leichtem Hautbefall) nicht gravierend ist, profitieren von verhaltensmedizinischen Programmen (»Neurodermitis-Schulung«) mehr als schwerer Betroffene. Bei einer vergleichenden prospektiven randomisierten Studie konnten keine Unterschiede in der Effektivität zwischen einem verhaltensmedizinischen Gruppenprogramm, dem autogenen Training und einer edukativen Gruppe gefunden werden (Gieler et al., 1993).

Eine Zusammenfassung der psychosomatischen Aspekte des atopischen Ekzems anhand der vorliegenden Studien findet sich in Tabelle 79-2.

Psychische Probleme bei den Eltern von Neurodermitis-Kindern (Gieler et al., 1992) sind vor allem die Überforderung durch die Krankheit, mangelnde ärztliche Hilfestellung, die Angst vor Kontrollverlust über die Krankheit, mangelnde Information und familiäre Konflikte, die sich durch die Krankheit des Kindes verschlechtern oder erstmalig manifestieren können. Hier sind familientherapeutische Behandlungen bei ca. 30% der Eltern indiziert.

Tab. 79-2 Psychosomatische Aspekte des atopischen Ekzems.

1. Die Ätiopathogenese des atopischen Ekzems ist weitgehend unbekannt.
2. Der Krankheitsverlauf scheint durch subjektive Streßfaktoren beeinflußt zu werden.
3. Einflüsse der frühkindlichen Entwicklung spielen offenbar eine Rolle in den späteren Beziehungen zu sich selbst und zu Mitmenschen.
4. Insbesondere sozialer Streß und Interaktionsprobleme scheinen eine besondere Bedeutung als Krankheitsauslöser zu haben.
5. Vor allem die Bewältigung der Krankheit und der Umgang mit Juckreiz ist ein für die Patienten überaus wichtiges Problem.
6. Psychotherapeutische Behandlungsverfahren haben offenbar eine Wirksamkeit in der Linderung der Juckreizattacken und der Häufigkeit der Exazerbationen.

2.2 Psoriasis

Definition: Die Psoriasis (Schuppenflechte) ist wie auch das atopische Ekzem eine genetisch stark determinierte Erkrankung. Sie geht mit einer Verhornungsstörung einher, weshalb sie durch silbrig-weißliche Schuppen auf gerötetem Grund gekennzeichnet ist. Assoziiert ist in 30% eine Gelenkbeteiligung (Psoriasis arthropathica).

Epidemiologie: Die Psoriasis hat im Gegensatz zum atopischen Ekzem meist ein spätes Manifestationsalter (zwischen 15–25 und 40–50 Jahren) und kommt bei 3–5% der Bevölkerung vor; die Häufigkeit ist in den letzten Jahrzehnten nicht angestiegen.

Diagnostik: Das klinische Erscheinungsbild der Psoriasis ist durch den Schuppensaum etwas überragender Ertheme an den typischen Prädilektionsstellen Ellenbogen, Kniescheiben, behaarter Kopf und Rima ani gekennzeichnet. Auch ein Befall der Nägel (Tüpfelnägel und Ölfleck), der häufig mit Pilzinfektionen verwechselt wird, kommt vor.

Immer wieder wurde in der Literatur auf das Auftreten von Psoriasisschüben in Folge außergewöhnlicher seelischer Belastungen hingewiesen. Psychosomatische Faktoren sind bei Psoriasis-Patienten meist eher versteckt und werden hinter einer Fassade scheinbarer Normalität verborgen, weshalb es auch nur wenige Fallstudien aus psychoanalytischer Sicht gibt (Übersicht s. Gieler, 1992). Hierfür spricht auch die Tatsache, daß es überzufällig häufig eine Assoziation mit Alkoholismus und Depression bei Psoriatikern gibt (Gupta und Habermann, 1987, Gupta et al., 1993). In den letzten Jahren sind zahlreiche Studien publiziert worden, die Huckenbeck-Gödecker (1992) in einer Übersicht zusammengestellt hat.

Pathogenetische Konzepte: Die Psoriasis ist ebenfalls mit immunologischen Veränderungen assoziiert, die eine deutliche Beschleunigung des Wachstums der Keratinozyten (Hornzellen) bewirken, dadurch kommt es zu einer Hyperparakeratose, da die Zellen noch lange an der Epidermis haften.

Klinik: Alle psychosomatisch orientierten Autoren halten eine Störung der frühkindlichen emotionellen Entwicklung für einen pathogenetisch entscheidenden Faktor bei der Entstehung der Psoriasis. Sie betonen die Bedeutsamkeit psychodynamischer Erklärungen der Symptombildung. Für Vogel (1976) steht der Grundkonflikt des Psoriatikers in Zusammenhang mit der Abwehr symbiotischer Wünsche; das Symptom versteht Vogel als somatische Abfuhr aggressiver Impulse. Nach Rechenberger (1979) entstammt das Konfliktmaterial des Psoriasis-Patienten der phallischen und ödipalen Entwicklungsstufe. Auffälliges Merkmal ist offenbar die Angst vor der Stigmatisierung, die sich in fast allen Studien sichern ließ und auch der bekannten psychosozialen Belastung durch die Krankheit bis hin zur völligen Isolierung (Ramsay und O'Reagan, 1988) Rechnung trägt. Selbst die Suizidalität scheint bei Psoriasis gehäuft aufzutreten (Gupta et al., 1993). Eine neuere Studie von Gupta und Mitarbeitern (1989) zeigte bei der Untersuchung von 127 Psoriasis-Patienten, die in Streß-Responder und Nicht-Responder eingeteilt wurden, daß es eine deutliche Korrelation der Streß-Responder mit der Schwere und der Entstellung der Erkrankung gibt.

Krankheitsverarbeitung: Die Psoriasis wurde lange Zeit mit Aussatz gleichgesetzt, da bei dieser Erkrankung die Entstellung eine besondere Bedeutung hat. Die Haut wird vom Psoriatiker nicht nur als unrein, sondern oft auch als Makel empfunden. Durch die belastende Beeinträchtigung des äußeren Erscheinungsbilds erhält die Psoriasis möglicherweise erst ihren Krankheitswert (Stankler, 1981), und im Einzelfall kann sich die Überzeugung herausbilden, körperlich entstellt zu sein. Die Unauffälligkeit in Fragebogen-Untersuchungen sollte nicht dazu verleiten, dieses Problem zu unterschätzen.

Ein weiterer psychischer Belastungsfaktor ergibt sich aus dem Verlauf der Erkrankung: In der behandlungsfreien Zeit erscheint die Auslösung eines erneuten Krankheitsschubes weder vorhersehbar noch kontrollierbar. Deshalb stellt der Krankheitsausbruch mit einem notwendig werdenden stationären Krankenhausaufenthalt, Abwesenheit vom Arbeitsplatz, veränderten sozialen Bedingungen usw. häufig ein bedrohliches, streßerzeugendes Ereignis dar (Cohen und Lazarus, 1979). Für den Kranken ergibt sich die Notwendigkeit, sich nicht nur auf die Anforderungen dieser sich krisenhaft zuspitzenden Situation einzustellen, sondern auch auf eine meist lebenslängliche Krankheit.

Bei chronischen Krankheiten ganz allgemein besteht die Gefahr, sich mit der Krankheit zu identifizieren und sich in allen Lebensbereichen ausschließlich als Kranker zu erleben (Nerenz und Leventhal, 1983). Verleugnung des Krankheitswertes und unrealistische Hoffnungen auf endgültige Heilung sind häufige Bewältigungsmechanismen, die vorübergehend vor Hilflosigkeit und Depression schützen (Bosse et al., 1976, 1978; Hünecke und Bosse, 1980).

Die sekundäre Krankheitsverarbeitung hängt nach klinischer Erfahrung ab von den sozialen Kontakten zum Zeitpunkt der Erstmanifestation der Erkrankung, von der Beziehung zur Sexualität bei Ausbruch der Psoriasis und von der Behinderung im Berufsleben durch die Sichtbarkeit oder Ausfallzeiten. Gerade bei Ausbruch in der Pubertät beobachten wir immer wieder schwere sekundäre Verarbeitungsstörungen, die nicht selten zur Depression und sozialen Isolation führen. So verstärkt sich der Einfluß der Erkrankung durch die sekundäre Krankheitsverarbeitung wieder auf die Psoriasis und der circulus vitiosus beginnt. Folgt man Fallberichten von Psoriatikern selbst, so werden immer wieder gestörte Partnerbeziehungen, Angst vor Isolierung, Probleme mit Alkoholismus und Depressionen genannt. Meist werden die sekundären Krankheitsstörungen verdrängt, so daß die Patienten sich eher kommunikativ und problemlos präsentieren; erst im tiefenpsychologisch orientierten Erstgespräch werden dann weitere Dimensionen der Krankheitsbelastung sichtbar (Gieler et al., 1986).

Therapie und Prognose: Psychotherapeutische Möglichkeiten sind bei der Psoriasis sehr vielfältig und zumindest hinsichtlich der Krankheitsverarbeitung und Verbesserung der Lebensqualität auch bestätigt. Huckenbeck-Gödecker (1985) berichtete über die Anwendung von Streßtraining und Autogenem Training bei mehr als 1000 Patienten einer Psoriasis-Fachklinik, die ein Jahr nach der Therapie katamnestisch untersucht werden (Thesop-Studie). Die Patienten, die das Entspannungsverfahren oder ein Streßtraining mitgemacht hatten, zeigten verzögerte Rezidivzeiten, d. h., die Rezidive der Psoriasis traten im Mittel mit einer Verzögerung von 3–6 Monaten auf.

De Korte (1982) beschreibt seine Erfahrung mit der psychodynamisch orientierten Gruppentherapie, die sich auf »psychische Reaktionsmuster beim Psoriasispatienten richtet und die eine Verminderung der Identifikation mit der kranken Haut und eine Verbesserung der sozialen Fähigkeiten beabsichtigt. Als Folge einer größeren emotionalen Stabilität verbessert sich bei verschiedenen Patienten die Haut«.

Bei der Psoriasis nimmt die Selbsthilfe bei der Bewältigung der Erkrankung eine zentrale Stellung ein. Der in fast allen Ländern mit Psoriasis-Patienten bestehende Selbsthilfeverband Psorasis-Kranker unterstreicht die Bedeutung dieser Einrichtungen (Logan, 1988). Ein besonderes Konzept bei der Psoriasis haben Bremer-Schulte und ihre Mitarbeiter (1985) entwickelt: Das Konzept der Duo-Formel. Hierbei werden je ein im Umgang mit seiner Krankheit erfahrener Patient und ein Dermatologe als fachkompetenter Berater zusammengestellt und leiten die Psoriasis-Gruppe.

2.3 Urtikaria

Definition: Die Urtikaria (Nesselsucht) ist durch die Effloreszenz der Quaddel, einem interstitiellen Ödem des Coriums, gekennzeichnet.

Epidemiologie: Die Urtikaria wird je nach Erscheinungsform in eine akute, meist einmalige Erkrankung und in eine chronische bzw. chronisch-rezidivierende Form bei einer Bestandsdauer von mehr als 6 Wochen, eingeteilt. Die Erkrankung ist relativ häufig, so daß ca. jeder 4. Mensch einmal in seinem Leben von einer Urtikaria betroffen wird.

Diagnostik: Die Urtikaria ist in ihrer typischen Erscheinungsform durch Quaddeln, die disseminiert am gesamten Integument auftreten, in der Regel relativ leicht zu diagnostizieren. Typischerweise werden die Quaddeln trotz subjektiv sehr quälendem Juckreiz nie aufgekratzt.

Pathogenetische Konzepte: Die Ursache der Urtikaria ist ein durch Histamin und andere Mastzellmediatoren ausgelöstes Ödem der Lederhaut (Corium), dessen Ursache in mehr als 50% idiopathisch gesehen wird. Ätiopathogenetisch handelt es sich meist um eine biopsychosoziale Erkrankung im klassischen Sinn, da physikalische Faktoren (Kälte, Wärme, Druck), Neurotransmitter (Azetylcholin), Medikamente und Nahrungsmittel sowie psychische Faktoren wechselseitig ineinandergreifen. Psychologische Faktoren sind von großer Bedeutung für die Manifestation und Aufrechterhaltung insbesondere der chronischen Urtikaria (Whitlock, 1980; Medanksy und Handler, 1981).

Der Versuch, mit Hilfe von Fragebögen oder klinischen Interviews charakteristische Persönlichkeitsmerkmale wie latente Aggressivität, Ängstlichkeit oder Depressivität zu finden, erbrachte inkonsistente Resultate (Überblick s. Stangier, 1989). In einer prospektiv angelegten zeitreihenanalytischen Untersuchung konnte Schubert (1988) Zusammenhänge zwischen Hautzustand und alltäglichen Streßereignissen am Vortage lediglich bei einem von zwei Urtikaria-Patienten nachweisen. Trotzdem kann man bei der Urtikaria davon ausgehen, daß hier psychosomatische Faktoren wesentlich zum Auftreten der Erkrankung beitragen.

Die Urtikaria wird von Rechenberger (1979) als »vorbewußte« Störung aufgefaßt, so daß es immer lohnend ist, den Patienten zumindest nach Streßfaktoren in der Anamnese zu fragen. Hierbei gilt, daß psychische Faktoren durch die Sicherung anderer Faktoren als Auslöser nicht auszuschließen sind und umgekehrt auch, daß nicht immer psychische Auslöser wirksam sein müssen, nur weil kein sonstiges somatisches Korrelat gefunden wurde.

Zusammenfassend legt die Forschungsliteratur einen Zusammenhang zwischen unterschiedlichen psychologischen Aspekten und der Auslösung oder Aufrechterhaltung der Urtikaria nahe (Tab. 79-3).

Therapie und Prognose: Bei allen Untersuchungen zeigte sich eine Aggressionshemmung der Urtikaria-Patienten (Bennemann, 1989; Bone, 1992). Da Streßbelastungen und ungelöste persönliche Konflikte, die häufig mit Ärger und Wut zu tun haben, ein Merkmal vieler dieser Patienten ist, ist auch der psychotherapeutische Einstieg meist relativ leicht möglich und erfolgversprechend. Methoden zur Verbesserung der Streßbewältigung, Entspannungsverfahren und psychoanalytische Psychotherapie (Fokaltherapie) scheinen bei dieser Krankheit hilfreich zu sein. Bone (1992) hat deshalb Diagnosekriterien zur psychotherapeutischen Behandlung der Urtikaria inauguriert (Tab. 79-4).

Tab. 79-3 Psychologische Aspekte der Urtikaria.

- **erhöhte Streßreagibilität:** die Bereitschaft, in interpersonellen Belastungssituationen mit einer verstärkten Ausschüttung von Mediatorsubstanzen und intensiveren emotionalen Reaktionen zu reagieren
- **ungünstige Strategien zur Streßbewältigung:** nicht auf eine aktive Bewältigung abzielende Reaktionen auf psychische Belastungssituationen
- **erhöhte Ängstlichkeit und Depressivität** als situationsunabhängige Persönlichkeitsmerkmale, die mit einer chronischen physiologischen Aktivierung einhergehen

Tab. 79-4 Diagnosekriterien psychischer Urtikaria (nach Bone, 1992).

- erhöhte Ängstlichkeit
- geringe Ich-Stärke
- mangelndes Durchsetzungsvermögen
- belastendes Erziehungsverhalten der Eltern
- starke Streßbelastung des Patienten
- Neigung zu psychosomatischer Reaktionsweise
- Quaddeln hauptsächlich nachts und abends
- gefundene andere Urtikariaursachen schließen eine psychische Mitverursachung nicht aus
- Patient glaubt, daß seine Urtikaria psychisch ausgelöst sei

2.4 Akne

Definition: Akne ist eine meist hormonell in der Pubertät ausgelöste follikuläre Verhornungsstörung.

Epidemiologie: Rechnet man auch die minimalen Formen der Akne, bei der nur Mitesser (Komedonen) vorhanden sind, mit zum Krankheitsbild, so sind fast 100% aller Jugendlichen beiderlei Geschlechts betroffen.

Diagnostik: Die Akne wird heute in Akne comedonica, Akne papulopustulosa und Akne cystica eingeteilt, daneben gibt es einige Sonderformen (Säuglingsakne, genetisch determinierte Akne inversa, Akne medicamentosa etc.).

Pathogenetische Konzepte: Die Akne entsteht durch eine disponierte follikuläre Verhornungsstörung, bei der Corynebakterien der Haut und hormonelle Einflüsse einen verstärkenden Effekt haben.

Klinik: In der Praxis ergeben sich im Umgang mit den Akne-Patienten meist insofern Probleme, als weniger die Akne als der Akne-Patient das therapeutische Problem darstellt. Neben der Abschätzung der Intensität der Akne nach morphologischen und ätiopathologischen Kriterien hat sich deshalb das in Tabelle 79-5 aufgeführte Schema zur Abschätzung psychosomatischer Faktoren bei Akne-Patienten bewährt.

Krankheitsverarbeitung: Die Akne wird in ihrem Entstellungswert für die Betroffenen allgemein akzeptiert. Allerdings hängt die kognitive Bewertung eigener Hautveränderungen von einer Vielzahl Faktoren ab, die Bosse und Hünecke (1980) folgendermaßen beschrieben haben:

Tab. 79-5 Psychosomatische Einteilung der Akne vulgaris.

1. Akne des Pubertätsalters (physiologisch; in der Regel keine Indikation zur psychotherapeutischen Intervention)
2. persistierende Akne (nach dem 25. Lebensjahr beginnend oder eine Pubertätsakne verschlechternd; meist neurotische Hintergründe)
3. Akne excoriée (als Paraartefakt anzusehen, bedarf spezieller psychotherapeutischer Behandlung, s. a. Abschnitt 4.1.3)
4. Dysmorphophobie bei minimaler Akne (hohe Diskrepanz zwischen subjektivem Leidensdruck und objektivem Befund des Arztes, bedarf dringend einer psychotherapeutischen Behandlung wegen Suizidtendenzen; s. a. Abschnitt 4.1.3)

– Lokalisation und Sichtbarkeit,
– Chronizität und Art der Hautveränderung,
– Geschlecht und Alter,
– Anspruch an das Aussehen,
– Vorerfahrung mit der Krankheit,
– Selbstwertgefühl,
– Ängstlichkeit, Hypochondrie, Zwanghaftigkeit und Depression.

Diese Faktoren stehen in komplexer Wechselwirkung und beeinflussen den subjektiven Leidensdruck des Akne-Patienten. Subjektiv ziehen die Hautveränderungen die Aufmerksamkeit des Betrachters auf sich, dies führt wiederum zu Vermeidungsreaktionen des Hautkranken, zum Teil auch antizipierenden Reaktionen, und endet in sozialem Rückzug. Das subjektive Gefühl des Entstelltseins verstärkt wiederum die Annahme des mangelnden Selbstwertgefühls und häufig beginnt ein Circulus vitiosus. Zeigt der Betrachter über das neugierige Betrachten hinaus Ablehnung, Ekel- oder Distanzierungsreaktionen, so finden ohnehin bestehende Ängste eine Grundlage, auf der sich die Überbewertung der somatischen Phänomene, sozialer Rückzug und Befangenheit im Kontakt mit anderen gegenseitig verstärken, so daß man von einer »paranoiden Überschätzung des Störungswertes« (Bosse et al., 1976) sprechen kann, den das Hautleiden für den Hautgesunden nach Meinung des Kranken hat. Zwischen dem subjektiven Krankheitswert und dem vom Arzt eingeschätzten quasi »objektiven« Befund besteht wenig Übereinstimmung, wie sowohl Medansky (1982) als auch Welp und Gieler (1990) nachweisen konnten. Ärzte unterschätzen nach Medansky fast grundsätzlich den Leidensdruck der Akne-Patienten.

Motley und Finlay (1989) haben deshalb einen »Akne-Beeinträchtigungs-Index« (ABI) mit 10 Fragen entwickelt, mit dem die soziale Beeinträchtigung relativ schnell abzuschätzen ist. Dieser Akne-Beeinträchtigungs-Index korreliert mit dem Schweregrad einer Gesichts-Akne, einer Akne im Brustbereich und einer Akne der Rückenhaut.

Therapie und Prognose: Psychotherapeutische Maßnahmen sind sicher besonders bei der Acne ex-

coriée und bei der persistierenden Akne notwendig. Der zweite wesentliche Gesichtspunkt in der Praxis ist das Problem der Compliance bei einer über längere Zeit notwendigen Therapie topischer oder systemischer Art. In Tabelle 79-6 sind die Ratschläge von Stangier (1987) dargestellt, der sinnvolle Vorschläge zur Verbesserung der Arzt-Patient-Beziehung und der Compliance gemacht hat.

Im Sinne der Verhaltenstherapie lohnt sich oft das Durchsprechen der Reinigungsmaßnahmen und das Verhalten vor dem Spiegel. Diese Problemanalyse ist meist dann sehr einfach, wenn die typischen Fehler, die der Akne-Patient fast uniform immer wieder macht, mit ihm durchgesprochen werden können. Hierbei sind sicher Fragen nach dem Zeitraum, den der Akne-Patient vor dem Spiegel zubringt, als orientierende Einschätzung von Wert. Verhaltenstherapeutische Maßnahmen wie einen Wecker auf 5 Minuten einstellen, damit die Manipulation nicht zu lange dauert, das Anzeichnen derjenigen Pickel, die dann ausgedrückt werden dürfen bis hin zum Abhängen des Spiegels sind dabei möglich. Hilfreich ist auch ein Patiententagebuch mit einer vom Patient durchzuführenden Benotung des Hautzustandes in Abhängigkeit von der seelischen Verfassung. Allerdings sollte dieses Tagebuch auch Grundlage der weiteren Therapiebesprechung sein, um den Patienten nicht zu verunsichern.

Unter psychoanalytischen Gesichtspunkten können im Rahmen der psychosomatischen Grundversorgung – in der Regel bei denjenigen Patienten, deren Konflikte nicht einer fachpsychotherapeutischen Intervention bedürfen – aktuelle Probleme in den sozialen Beziehungen angesprochen werden, die häufig durch Fragen nach dem Partner und wie der Partner oder Eltern mit der Akne des Patienten umgehen bereits deutlich werden. Hierbei sind keine schnellen Lösungen gefragt, sondern vielmehr der Aufbau einer tragfähigen Arzt-Patient-Beziehung, die auch die Probleme mit der Akne offen in das Gespräch mit einschließt.

Fragen nach der Bedeutung der Akne im sexuellen Bereich sind sicher dann angebracht, wenn sie nicht

Tab. 79-6 Therapeutische Vorschläge zur psychotherapeutischen Behandlung der Akne (Stangier, 1987).

- Information über die Krankheitsursachen und -verlauf, Behandlungsablauf und Nebenwirkungen auf möglichst einfache und konkrete Weise
- Eingehen auf die subjektiven Vorstellungen der Patienten
- Verständnis für die Belastung durch die Hauterkrankung
- Beachten von Anzeichen für schwerwiegendere psychische Störungen, wie Depression, soziale Ängste und negatives Selbstbild sowie suizidale Tendenzen
- Ansprechen psychischer Veränderungen im Verlauf somatischer Therapie
- Zusammenarbeit mit einem ärztlichen Psychotherapeuten oder klinischen Psychologen bei besonders auffälligen Patienten

zu früh, zu einem Zeitpunkt, an dem noch keine tragfähige Beziehung zum Arzt vorhanden ist, gestellt werden. Der Hautarzt sollte die tiefenpsychologischen Grundsätze der narzißtischen Persönlichkeitsstruktur kennen, um nicht auf die anfängliche Idealisierung durch den Patienten hereinzufallen und sich zu einer allzu eingreifenden Therapie zu entschließen. Vielmehr ist hier die Wahrnehmung der von Patient zu Patient verschieden strukturierten Arzt-Patient-Beziehung grundlegende Voraussetzung für einen psychosomatischen Umgang mit dem Akne-Patienten. Die Erfassung des Krankheitskonzeptes des Patienten und seiner sozialen Umgebung ist dabei genauso wichtig wie die Abschätzung depressiver Reaktionen, die bis zu sozialphobischen Verhaltensweisen und Suizidtendenzen reichen können.

2.5 Periorale Dermatitis

Die periorale Dermatitis ist eine der Akne zwar ähnliche, von ihr aber doch klar abzugrenzende Erkrankung, die in den letzten Jahren vermehrt beobachtet wird und vor allem bei Frauen in der Umgebung des Mundes aber auch in anderen Gesichtsbereichen auftritt. Typisch sind kosmetisch subjektiv meist sehr störende rötliche Papeln ohne Komedonen (im Gegensatz zur Akne). In der Dermatologie wird angenommen, daß die periorale Dermatitis durch Anwendung von topischen Kortikoiden, intensivem Kosmetikagebrauch (Feuchtigkeitscremes) oder Infektion mit einem Hautsaprophyt (Pityrosporum ovale) verursacht wird. Dem steht entgegen, daß durch Veränderung und Therapie dieser Faktoren die Erkrankung meist nicht zum Verschwinden gebracht werden kann und sie den naturwissenschaftlich-kausalen Erklärungsversuchen gegenüber resistent erscheinen. Aus diesem Grund berichteten Hornstein und Mitarbeiter (1976) über die psychosomatischen Aspekte dieser Erkrankung und haben die in Tabelle 79-7 dargestellten Befunde herausgearbeitet.

Tab. 79-7 Psychosomatische Faktoren bei der perioralen Dermatitis (nach Hornstein, 1976).

1. Die Erkrankung betrifft meist Frauen, besonders im geschlechtsreifen Alter.
2. Es handelt sich um besonders gepflegte, psychisch differenzierte Frauen mit höheren sozialen Ansprüchen oder in gehobenen beruflichen bzw. gesellschaftlichen Positionen.
3. Die meisten Patientinnen bieten anamnestische oder klinische Symptome einer verstärkten vegetativen Labilität, z. B. hypotoner Symptomenkomplex, Obstipationsneigung, Kopfschmerzen oder Schlafstörungen. Die Liste entsprechender Medikamente ist meist beträchtlich.
4. Die Dermatitis weist eine eigentümliche Beschränkung oder Akzentuierung auf die zentrofaziale, meist periorale Region auf.
5. Die Hauterscheinungen treten oft unregelmäßig periodisch auf, gelegentlich in kritischem Zusammenhang mit ehelichen (partnerschaftlichen) oder beruflichen Konfliktsituationen, oder Dauerbelastungen.

Hornstein und Mitarbeiter (1976) kommen demnach auch zu dem Schluß: »... nach unserer Auffassung handelt es sich bei der sogenannten perioralen Dermatitis um eine primär psychosomatische Erkrankung, die einer Kurzzeit-Therapie erstaunlich gut zugänglich ist. Die von verschiedenen dermatologischen Autoren erhobenen Befunde, deren kausale Bedeutung und auch primär mikrobiologische Betrachtung umstritten ist, fassen wir als sekundäre, somatisch verstärkende Phänomene und nicht als die entscheidende Ursache der Erkrankung auf. Für diese Ansicht sprechen nicht zuletzt unsere therapeutischen Erfolge, welche die sonst übliche Behandlung mit Tetrazyklinen überflüssig gemacht haben«.

2.6 Alopecia areata

Die Alopecia areata (kreisrunder Haarausfall) bezeichnet eine nicht seltene Form des reversiblen Haarausfalls, der multifaktoriell genetisch determiniert und ätiopathogenetisch völlig unklar ist. Die klinischen Erscheinungsbilder variieren von kleinen, kaum sichtbaren Flecken, die sich häufig auch spontan regenerieren und langjährigen Formen völligen Haarverlustes (Alopecia totalis), der sogar die gesamte Körperbehaarung (Alopecia universalis) betreffen kann.

Die Alpecia areata kann in Separationskonflikten und ambivalenten Objektbeziehungsproblemen auftreten (Perini, 1984). Vor allem die Krankheitsverarbeitung macht vielfältige Probleme, gerade wenn es sich um Jugendliche handelt.

2.7 Sklerodermie und Lupus erythematodes

Auch wenn die Ätiopathogenese der Sklerodermie trotz vieler neuer Erkenntnisse im wesentlichen unklar bleibt, gibt es einige Ansätze, daß die Aktivität und die Entstehung der Sklerodermie mit der Anwesenheit von Streßeinflüssen zusammenhängen. Wie bei jeder anderen chronischen Krankheit, spielen psychosoziale Aspekte vor allem in der Krankheitsverarbeitung eine wesentliche Rolle. Es ist weitgehend akzeptiert, daß die Sklerodermie durch viele Faktoren ausgelöst wird, von denen einige auch psychischen Ursprungs sein können. Vor allem spezifische Streßsituationen wie auch alltägliche Dauerbelastungen können zusammen mit Persönlichkeitsfaktoren die Verarbeitung der Sklerodermie beeinflussen. Diese sind sowohl bei der Entstehung der Sklerodermie (psychogenetischer Aspekt) wie auch bei der Verarbeitung der entstandenen Krankheit (Coping) beteiligt.

Die psychologischen Probleme der Sklerodermie-Patienten lassen sich, wie in Tabelle 79-8 dargestellt, zusammenfassen.

Wekking und Mitarbeiter (1991) fanden bei 21 Patienten mit Lupus erythematodes – einer Erkrankung, die der Sklerodermie in einigen Punkten durchaus ähnlich ist –, daß die Zahl und Intensität von tägli-

Tab. 79-8 Psychosomatische Probleme der Sklerodermie-Patienten.

- Hoffnungslosigkeit, mit der Krankheit fertig zu werden
- Teufelskreis von Schmerz und Depression
- meist sehr gesundes Aussehen, aber die Veränderung ist täglich fühlbar
- negative soziale Reaktionen von Angehörigen oder Verwandten
- Depression und starke Einschränkung der Lebensqualität

---

chen Stressoren mehr mit dem physischen und psychischen Befinden einherging als bei der Kontrollgruppe von 20 Patienten mit rheumatoider Arthritis. Wilson und Mitarbeiter (1983) zeigten, daß Biofeedback die Fingerhauttemperatur bei Patienten mit Raynaud-Symptomen erhöhen konnte. Diese Ergebnisse werden durch neuere Untersuchungen von Seikowski und Mitarbeitern (1993) gestützt, die den Erfolg eines Entspannungstrainings auf die Hautdurchblutung zeigen konnten.

2.8 Lichen ruber

Bei dem Krankheitsbild des Lichen ruber planus (Knötchenflechte) handelt es sich um eine nicht ansteckende, im Aussehen und der feingeweblichen (histologischen) Untersuchung sehr charakteristischen, meist sehr stark juckenden, Hauterkrankung mit kleinen Knötchen (Papeln), deren Ursache bis heute letztlich unklar ist. Tatsächlich tritt der Lichen ruber nicht selten bei übernervösen, zu hektischer Betriebsamkeit neigenden Menschen auf.

Obermayer (1955) äußerte, daß die meisten Patienten »Merkmale emotionaler Instabilität« zeigten und er führte eine Anzahl von Beispielen in der Literatur an, in denen psychische Traumen in Verdacht standen, Ursache der Dermatose gewesen zu sein.

Veltman und Weitz (1966) haben 150 Patienten mit Lichen ruber planus untersucht und in 5 Fällen das Auftreten nach schwerem Schock konstatiert; innere Spannungen wurden bei 39 Patienten festgestellt.

2.9 Sonstige

An dieser Stelle sei darauf hingewiesen, daß hier natürlich nicht alle Dermatosen dargestellt werden können, so daß auf die einschlägigen Fachbücher (Panconesi, 1984; Koblenzer, 1987; Bosse und Gieler, 1987) hingewiesen wird. Selbst bei Virusinfektionen der Haut wie Herpes und Verrucae sind psychosomatische Faktoren in Erwägung zu ziehen, auf die die Rezidivfreudigkeit und das Ansprechen auf Suggestion (bei Warzen) zurückgeführt werden. Auch die Vitiligo und das Granuloma anulare, bei denen es sich um Autoimmungeschehen handelt, haben offenbar psychogenetische Faktoren, die bisher jedoch wenig erforscht sind. Genodermatosen wie die Epidermolysisarten oder Ichthyosisvarianten sind in der

Intensität oder Ausprägung abhängig von den positiven oder negativen Bewältigungsstrategien.

3 Somatoforme Störungen in der Dermatologie

Unter somatoformen Störungen versteht man Beschwerden, die eine somatische Erkrankung nahelegen; der somatische Befund läßt sich jedoch nicht objektivieren oder steht nicht in angemessener Relation zu den vorgebrachten, starken Beschwerden bzw. Symptomen: generell v.a. pseudoneurologische und funktionelle Störungen. In der Dermatologie handelt es sich vor allem um Schmerz und Juckreiz, aber auch Hyperhidrosis, Erröten, Angst vor Haarverlust etc. (Cotterill, 1981; Warwick und Salkovskis, 1990).

Aus Gründen der Übersicht werden im folgenden die somatoformen Störungen in Konversionsstörungen (Abschnitt 3.1), in undifferenzierte somatoforme Störungen (Abschnitt 3.2), in körperdysmorphe Störungen (Abschnitt 3.3) und in soziale Phobien (Abschitt 3.4) eingeteilt.

3.1 Konversionsstörungen (z. B. lokalisierter, auch genitaler und analer Pruritus)

Abgesehen davon, daß selbstverständlich auch typische Hautkrankheiten wie insbesondere die Urtikaria (Stichwort: unterdrückte Aggressivität führt zu Quaddeln!) konversionsmäßig ausgelöst sein können (s. a. Kap. 49, »Konversion«), sind in dieser Gruppe eine Reihe von Hautkrankheiten zu erwähnen, die kein morphologisches Substrat haben. Vor allem lokalisierte Pruritusformen sind hier zu beachten. Der aquagene Pruritus (Greaves et al., 1981) der nach Wasserkontakt ausgelöst wird, tritt offenbar häufig im Zusammenhang mit psychischen Konflikten auf.

Der am häufigsten in der dermatologischen Praxis vorkommende lokalisierte Pruritus ist jedoch der anale und/oder genitale Pruritus (Schultz-Amling und Köhler-Weisker, 1987).

Zu den Konversionsstörungen sollte auch das Erythema e pudore gezählt werden, eine beinahe harmlose Reaktion, die – wie der Name sagt – als Schamröte oder als Erythem in Streß- bzw. Belastungssituationen auftritt und mehr bei Frauen zu sehen ist. Psychosomatisch ist diese Reaktion vor allem deshalb interessant, weil sie ein typisches Beispiel morphologischer Reaktionen (hier: Gefäßreaktion im Sinne einer umschriebenen Vasodilatation) darstellt, die ohne Zweifel von Affekten ausgelöst werden. Leider wurde dieses Phänomen typischer psychosomatischer Reaktion in der Dermatologie bisher nicht näher erforscht.

3.2 Undifferenzierte somatoforme Störungen (generalisierter Pruritus und Glossodynie)

Nicht selten verbergen sich hinter dem »Symptom Hautkrankheit« psychopathologische Symptome,

die im Rahmen der DSM-III-R (1990) als somatoforme Störungen bezeichnet werden sollten. Nach
einer Studie unselektierter Patienten einer Univer-
sitäts-Hautambulanz liegt der Anteil somatoformer
Störungen (Stangier und Gieler, 1994) bei ca.
17–20%, wenn man strenge Meßkriterien anlegt.
Diese Zahl spiegelt auch die klinische Erfahrung in
der psychosomatischen Dermatologie wider.

Der Pruritus sine materia, bei dem internistische
Grundkrankheiten wie Diabetes, Lymphome, Nieren-
oder Leberaffektionen oder Polycythämia vera ausgeschlossen sind, stellt ein häufiges Beispiel undifferenzierter somatoformer Störungen dar. Zum Teil verbergen sich eine larvierte Depression oder angstneurotische Persönlichkeiten dahinter, weshalb gerade Antidepressiva und Neuroleptika, die von seiten der Dermatologen aus Hilflosigkeit sowieso eingesetzt werden, durchaus gute Wirksamkeit zeigen, was das Symptom angeht. Bei dieser Diagnose wäre jedoch eine
psychologische Abklärung dringend indiziert.

Auch die Glossodynia simplex kann unter die undifferenzierten somatoformen Störungen gerechnet
werden. Das Krankheitsbild ist geprägt durch ein
subjektives Wahrnehmen von Brennen oder metalli-
schem Geschmack auf der Zunge oder auch im gesamten Mund. Die Glossodynie wird heute als Teil
des sogenannten orofazialen Schmerzsyndroms gesehen. Haneke (1980) konnte zeigen, daß es sich fast
immer um larvierte Depression handelte. Bei seinen
Untersuchungen an 72 Patienten mit Glossodynie
fand er in der überwältigenden Mehrzahl der Fälle
Symptome einer psychiatrischen Erkrankung. Mindestens 60% der Patienten litten an Depressionen,
wobei die atypischen somatisierten Depressionen
häufiger mit Mundbeschwerden einhergingen als die
klassischen Zyklothymien. Es bestehen nach Haneke sehr enge Beziehungen zwischen der meist psychogenen Prothesenintoleranz und den atypischen
Gesichtsschmerzen.

3.3 Körperdysmorphe Störungen (Dysmorpho-phobie) – das »Entstellungssyndrom«

Patienten mit körperdysmorpher Störung weisen
zunächst keinen oder nur einen minimalen Hautbe-
fund auf, haben ein negatives Körperbild von sich
selbst und beschäftigen sich ständig mit ihrer Haut
vor dem Spiegel, so daß eine zwanghafte Kontrolle
des Aussehens resultiert. Sie haben meist Angst vor
visueller Exposition und eine depressive Stimmung,
manchmal auch Aggression gegen sich selbst oder
andere. Ihr Verhalten ist meist angespannt und aggressiv, auch gegen den Behandler, die Hauterscheinungen durch aggressive Manipulationen (Drücken/
Kratzen) und aggressive Selbstbehandlung (Waschzwang) geprägt. Meist stellen sich diese Patienten
mit dem Wunsch nach radikaler kosmetischer Behandlung bei der Kosmetikerin, dem Schönheits-
chirurg oder dem Hautarzt vor. In ihren sozialen
Beziehungen meiden sie die Öffentlichkeit, haben
Partnerschaftsprobleme und soziale und/oder berufliche Probleme.

Diese Patientengruppe bedarf einer gezielten psychotherapeutischen Behandlung, die natürlich oft
zunächst abgelehnt wird. Hier kann man nur durch
einfühlsames Verstehen der sozialen Problematik
und unter Hinweis darauf die Patienten von der Notwendigkeit einer spezifischen psychotherapeutischen Behandlung überzeugen. In der psychosomatischen Dermatologie ist es wichtig, die körperdys-

Tab. 79-9 Differentialdiagnose zwischen körperdysmorpher Störung und sekundärer Krankheitsverarbeitung bei entstellen-den Dermatosen.

	körperdysmorphe Störung	Krankheitsverarbeitung
somatischer Befund	kein/minimaler Befund	objektiv sichtbarer Befund
Leidensdruck	hoch	unterschiedlich
Verhalten	• aggressive Manipulationen (Drücken/Kratzen) • aggressive Selbstbehandlung (intensive Waschprozeduren) • Wunsch nach radikaler/kosmetischer Behandlung	• selbstunsicher
Bewußtsein	• negatives Körperbild • Angst vor Abwertung • ständige Beschäftigung mit der Haut • zwanghafte Kontrolle des Aussehens im Spiegel	• negatives Körperbild • Angst vor Abwertung • Verleugnung der Entstellung
Emotion	• Angst vor visueller Exposition • depressive Stimmung • Aggression	• generalisierte Ängste • depressive Stimmung • Angst vor Ausbreitung der Erkrankung
soziale Beziehung	• Vermeidung von Öffentlichkeit • Partnerschaftsprobleme • soziale/berufliche Probleme	• Vermeidung von Öffentlichkeit • enge verwandtschaftliche Beziehungen • Partnerschaft oft normal
Therapiestrategie	• konfrontativ • Verständnis, aber bei Negierung des Konfliktes, Hinweis auf psychischen Hintergrund	• kompetenzbezogen • Stärkung der Ich-Funktionen • Zugang durch Akzeptanz

morphe Störung, die sich im Extremfall bis zum hypochrondrischen Wahn erstrecken kann, von der Krankheitsverarbeitung bei bestehenden Dermatosen zu trennen (siehe Tab. 79-9).

3.4 Phobien (Erythrophobie)

Phobien stellen sich in der Dermatologie in der Regel als Erythrophobie (Angst vor Erröten) dar, manchmal werden jedoch auch Phobien im Rahmen einer Hyperhidrosis oder Chromhidrosis entwickelt. Die Erythrophobie kann Zeichen einer generalisierten Angstneurose sein, die psychotherapeutisch gut zu behandeln ist, jedoch vom Dermatologen erkannt werden muß. Andere Phobien der Haut (z.B. AIDS-Phobie) sind häufig mit neurotischen Persönlichkeitskonflikten verbunden oder Ausdruck einer weitergehenden Störung (Depression, Psychose).

4 Manipulationen der Haut

Manipulationen der Haut sind ein häufiges Phänomen; schwere Manipulationen mit entsprechenden Persönlichkeitsstörungen jedoch relativ selten anzutreffen. Deshalb ist es für die Praxis wichtig, die verschiedenen Arten von Hautmanipulationen zu unterscheiden, weil sie auch jeweils andere psychodynamische Aspekte und psychotherapeutische Ansätze haben. Grundsätzlich unterscheiden wir zwischen:
– Paraartefakten (Störungen der Impulskontrolle),
– Simulationen,
– Artefakten (chronisch vorgetäuschte Störung).
Die Störungen der Impulskontrolle sind vor allem dadurch gekennzeichnet, daß der Patient unfähig ist, dem Impuls zur Schädigung der Haut zu widerstehen. Vor der Handlung besteht eine Spannung und/oder Erregung und nach bzw. während der Schädigung der Haut eine Erleichterung/Befriedigung, die als Ich-synton angesehen werden kann.

Unter die Simulation werden diejenigen Dermatosen gerechnet, bei denen der Patient durch externe Anreize (z.B. Rentenbegehren) motiviert, absichtlich körperliche Symptome erzeugt, so daß ein forensisches Umfeld der Symptomdarbietung existiert. Es besteht meist eine deutliche Diskrepanz zwischen subjektiven Beschwerden und objektivem Befund und der Patient zeichnet sich durch eine geringe Kooperation in der Diagnostik und Behandlung aus; teilweise ist eine antisoziale Persönlichkeitsstörung

vorhanden. Dagegen sind die chronisch-vorgetäuschten Störungen (Dermatitis artefacta) Veränderungen, denen in der Regel eine schwere Persönlichkeitsstörung vom Borderline-Typ zugrunde liegt (s.a. Kap. 44, »Münchhausen-Syndrome und artifizielle Erkrankungen«). Differentialdiagnostische Kriterien sind in der Tabelle 79-10 verdeutlicht.

4.1 Störungen der Impulskontrolle

Störungen der Impulskontrolle sind in der Dermatologie Erkrankungen, bei denen Patienten aus einem psychischen Affekt heraus zwangsweise eine hautschädigende Handlung vornehmen, die ihnen zum Teil auch bewußt werden kann. Diese werden in der Dermatologie als Paraartefakte bezeichnet und sind allen Therapeuten bekannt, zählen doch hier minimale Formen wie Nägelkauen, Onychophagien oder auch die Morsicatio buccarum (Wangenbeißen) dazu. Jedoch auch die Trichotillomanie, die Cheilitis factitia (Leckekzem) und die sogenannten neurotischen Exkoriationen zählen zu den Paraartefakten.

Die Paraartefakte zeichnen sich in der Diagnostik vor allem dadurch aus, daß die Selbstbeschädigung in aller Regel zugegeben werden kann – zumindest aber bewußtseinsnah ist –, der Patient selbst einen Hinweis auf die Entstehung der Krankheit liefert und oft auch selbst schon versucht hat, diese unter Kontrolle zu bringen. Dies gelingt wegen der in der Regel unbewußten Seite der Handlung jedoch meist schlecht. Hier sind psychotherapeutische Interventionen notwendig, seien sie psychoanalytisch oder verhaltenstherapeutisch orientiert. Die Patienten sind in der Regel auch relativ leicht zu diesen kausalen Therapieformen zu motivieren.

4.1.1 Neurotische Exkoriationen

Neurotische Exkoriationen sind Manipulationen, die keine Primärefflöreszenzen zeigen und lediglich durch die folgenden Narben zu erkennen sind. Davon abzugrenzen ist die Prurigo simplex subacuta, die zwar einen ähnlichen psychosomatischen Hintergrund hat, sich jedoch durch die Primärefflöreszenz der Seropapel und durch das – auf einen endogenen Mechanismus hinweisendes – Verteilungsmuster (Streckseiten der Extremitäten und Rumpf) von den neurotischen Exkoriationen unterscheidet. Neurotische Exkoriationen sind typische Hautsymptome eines unbewußten meist neurotischen Konflikts, der erfolgreich durch eine tiefenpsychologisch orientierte Psychotherapie bearbeitet werden kann.

Tab. 79-10 Differentialdiagnose der Manipulationen der Haut.

| | Differentialdiagnostische Überlegungen | | |
	nicht vorgetäuscht	vorgetäuscht	
Reduktion **somatischer** Symptomatik	Kratzen aufgrund Juckreiz	Simulation	externer Krankheitsgewinn
Reduktion **psychischer** Spannung	Paraartefakt	Artefakt	interner Krankheitsgewinn (Borderline)

4.1.2 Kratzattacken

Manchmal kommt es bei juckenden Dermatosen zu Kratzattacken, die psychisch ausgelöst sind. Dies ist am häufigsten beim atopischen Ekzem zu finden, bei dem nicht selten Kratzattacken ohne Juckreiz in affektiv schwierigen Situationen zu einer Selbstverletzung und nachfolgenden Entzündungsreaktionen führen, die bis zum echten Artefakt reichen. Aber auch die Neurodermitis circumscripta (Lichen Vidal), die mit der Neurodermitis außer dem Namen nichts gemein hat, ist gekennzeichnet durch ein ständiges Scheuern der Haut an einer bestimmten variablen Körperstelle (meist unbewußt), das durch Störung der Impulskontrolle ausgelöst wird. Außerdem findet man Kratzattacken beim Lichen ruber, bei Psoriasis und bei bullösen Dermatosen.

4.1.3 Acne excoriée

Die »Acne excoriée des jeunes filles« ist ebenfalls eine typische Störung der Impulskontrolle und wurde bereits bei der Darstellung der Akne beschrieben (Abschnitt 2.4), muß jedoch unter die Paraartefakte im Sinne der Impulskontrollstörungen gerechnet werden. Obwohl Musalek und Mitarbeiter (1933) zeigen konnten, daß Acne excoriée in keiner Weise ein psychopathologisch einheitliches Krankheitsbild ist, so kann man doch davon ausgehen, daß bei minimaler Akne ein maximaler Verlust der Impulskontrolle und damit einhergehendes exzessives »Knibbeln« mit nachfolgenden Narben die Krankheit bezeichnet. Nicht selten verbergen sich hinter dieser Erkrankung durchaus schwerwiegende Störungen der Persönlichkeit mit Suizidalität, Borderline-Patienten etc. (Teichmann et al., 1974).

Leichtere Formen der Acne excoriée lassen sich durch verhaltenstherapeutische Maßnahmen (habit reversal), wie sie von Kent und Drummond (1989) dargestellt wurden, behandeln. Häufig ist bei diesen Patientinnen jedoch eine langfristige, psychoanalytisch orientierte Psychotherapie erforderlich.

4.1.4 Trichotillomanie

Die Trichotillomanie ist eine der bekanntesten psychosomatischen Hauterkrankungen und dennoch sehr vernachlässigt. Aus klinischer Erfahrung weiß man, daß sie wesentlich häufiger vorkommt als weithin angenommen. Wie bei anderen Störungen der Impulskontrolle, wird das Verhalten von Betroffenen selbst als »verrückt und unerwünscht« betrachtet, trotzdem ist es meist chronisch und schwierig zu behandeln. Die Komorbidität, das Ansprechen einiger Medikamente, die familiäre Häufung und die Phänomenologie der Trichotillomanie weist darauf hin, daß es sich um eine typische Störung der Impulskontrolle handelt (Winchel et al., 1992).

Auch wenn die Wirksamkeit von Clomipramin wie auch Fluoxamin in einigen Fällen von Trichotillomanie überzeugt, so müssen doch weitere therapeutische Ansätze gefunden werden, um vor allem langfristig die Symptome zu reduzieren. Rechenberger (1976) hat deshalb bereits Konzepte aus der Sicht der dynamischen Psychiatrie dargestellt. Horne (1977) stellte verhaltensmedizinische Möglichkeiten der Behandlung von Trichotillomanie in Fallbeispielen dar. Winchel und Mitarbeiter (1992) haben nunmehr ein Instrument zur Testung des Schweregrades der Trichotillomanie entwickelt: die »Psychiatric Institute Trichotillomania Scale«.

4.1.5 Sonstige Störungen der Impulskontrolle (Onychophagie, Onychotillomanie, Morsicatio buccarum)

Im Prinzip bietet sich jede Hautregion und jedes Hautanhangsgebilde an, durch direkte Manipulation Krankheitssymptome darbieten zu können. Erwähnt werden sollen die Onychophagie (Nägelkauen) oder die Onychotillomanie (Fingerhäutchenmanipulation) (s. Ameen Sait et al., 1985) bzw. die Morsicatio buccarum (Wangenkauen), da sie nicht nur sehr häufig Symptome nervöser Menschen oder Personen in angespannten Situationen sind, sondern auch Ausdruck einer weitergehenden Störung der Persönlichkeit sein können.

Die Cheilitis factitia (Leckekzem) kann sich bei Kindern im Rahmen von Konflikten in Ablösungsphasen oder durch Verlust bzw. Störung des Übergangsobjektes manifestieren; sie ist ebenso ein Paraartefakt wie die durch häufiges Masturbieren ausgelöste Balanitis simplex, die auf sexuelle Probleme hinweisen kann.

4.2 Vorgetäuschte Störungen mit körperlichen Symptomen (Artefakte)

4.2.1 Dermatitis artefacta

Die Dermatitis artefacta wird im Kap. 44 (»Münchhausen-Syndrome und artifizielle Erkrankungen«) dargestellt und soll deshalb hier nur erwähnt werden. Hautartefakte sind in der Regel für den Hautarzt relativ leicht zu diagnostizieren, unterliegen in der Arzt-Patient-Beziehung jedoch einer ähnlichen Problematik wie in anderen Fachdisziplinen.

4.2.2 Simulationen

Simulationen sind ebenfalls chronisch vorgetäuschte Störungen, die in jedem Lebensalter vorkommen können, jedoch im Gegensatz zu den Artefakten im engeren Sinne eher bewußt vom Patienten zur Erlangung eines materiellen oder subjektiv erkennbaren Vorteils durchgeführt werden. Der Patient gibt natürlich die Simulation oder die Aggravation einer bestehenden Krankheit nicht an, so daß nur induktiv wegen der Erlangung von Vorteilen finanzieller oder beruflicher Art auf das Vorliegen einer Simulation geschlossen werden kann. Dies ist natürlich besonders bei der ärztlichen Begutachtung außerordentlich wichtig, es wird von ca. 2% der Patienten ausgegangen, die bei der Begutachtung Simulationen vornehmen.

Das Münchhausen-Syndrom als Sonderform einer Simulation zeichnet sich nach Scharfetter (1985) durch die Symptomentrias aus:

– Automanipulation physischer Symptome, Aggravation, Simulation einer physischen Krankheit zum Zweck wiederholter oder dauernder Hospitalisation;
– Pseudologia phantastica und
– Hospitalismus migrans, Non-Compliance und Querelen.

5 Psychotische Störungen in der Dermatologie

Bei den Wahnstörungen in der Dermatologie unterscheiden wir den körperbezogenen Wahn von den atypischen nichtorganischen Psychosen (sogenannter monosymptomatischer Wahn, z. B. Dermatozoenwahn). Außerdem gibt es auch organische Halluzinosen unter Medikamenten oder durch toxische Substanzen (z. B. durch Hexachlorcyclohexan in Desinfektionsmitteln!) und chronische organische Wahnsyndrome, die sich durch anhaltende und wiederholte Halluzinationen bzw. Wahnvorstellungen auszeichnen, keine Störung der Intelligenz oder des Bewußtseins bzw. der affektiven Stimmung zeigen und bei denen Hinweise auf eine organische Genese gegeben sind.

Demgegenüber ist der körperbezogene Wahn dadurch gekennzeichnet, daß von dem Patienten die Möglichkeit der Übertreibung/Fehleinschätzung seinerseits nicht akzeptiert wird, der Wahn mindestens einen Monat besteht und keine sonstigen Wahnsymptome vorhanden sind. Dies unterscheidet den körperbezogenen Wahn auch von der körperdysmorphen Störung, die durch Psychotherapie behandelbar ist, während der körperbezogene Wahn meist den zusätzlichen Einsatz von Psychopharmaka rechtfertigt.

5.1 Wahnstörungen (Dermatozoenwahn etc.)

Patientengeschichte

Die 70jährige Patientin berichtet, daß sie seit ca. 2 Monaten von »Raubmilben« befallen sei, die sich unter der Haut bewegen und ausbreiten und sie mit Stichen vor allem abends und nachts plagen würden. Auf Nachfrage gab sie an, die Tierchen noch nie gesehen zu haben, was ihr logischerweise auch nicht möglich sei, da diese sich unter der Haut befänden. Es sei ihr nur schwer erklärlich und außerordentlich peinlich von diesen Tieren befallen zu sein, da sie immer sehr auf ihre Körperhygiene geachtet habe. Sie habe zweimal die Wohnung gründlich von einem Kammerjäger desinfizieren lassen, sei die Tierchen aber dennoch nicht losgeworden, obwohl der Kammerjäger ihr versichert habe, daß die Wohnung völlig sauber sei.

In der erweiterten Anamnese erzählt die Patientin, daß sie um ihren Zwergpudel, an dem sie sehr gehangen habe trauere; sie habe das Tier kurz nach Auftreten der Beschwerden 15jährig wegen schwerer Krankheiten einschläfern lassen müssen. Sie habe das Vertrauen zu den Menschen verloren, das ihr durch die Liebe zu ihrem Hund ersetzt worden sei. Seit dem Tod ihres Hundes

hätten sich ihre Beschwerden, vor allem in Form von Juckreiz und Stechen, noch einmal verstärkt und man mache sich verstärkt über sie lustig, z. B. würden Passanten im Vorübergehen über sie lachen und von den Nachbarn werde sie verhöhnt. Ferner beschrieb sie, daß sie seit geraumer Zeit allabendlich von einem Mann belästigt werde, mit dem sie einmal eine »kurze Affäre« gehabt habe. Dieser Mann quäle sie vor allem abends und nachts mit einem gezielten Lichtterror, indem er in Abständen Lichtkegel wie von Autoscheinwerfern in ihre Wohnung werfe, ihr damit bestimmte Nachrichten übermittle, die auf intime Informationen hindeuteten, über die sie verfüge und die sie nicht der Öffentlichkeit preisgeben solle.

Die Patientin lebt seit 25 Jahren alleine und hatte in den letzten 15 Jahren eine partnerähnliche Beziehung zu ihrem Zwergpudel. Sie ist als 5jährige Vollwaise geworden, nachdem der Vater im Krieg fiel und die Mutter bei einem Arbeitsunfall starb. Es folgte eine entbehrungsreiche Kindheit und Jugend, die von harter, unbezahlter Arbeit und körperlicher Mißhandlung geprägt war, z. T. in Waisenheimen, z. T. bei Verwandten, die sie nur aufgrund ihrer Waisenrente aufgenommen hätten. Nach dem 2. Weltkrieg ließ sie sich nach 10jähriger kinderloser und unglücklicher Ehe von ihrem Mann scheiden, der Alkoholiker war und als Spieler alles Geld durchgebracht hatte. Nach einem Umzug in die jetzige Stadt hat sie 28 Jahre als Reinigungsfrau in einem Krankenhaus gearbeitet. In den letzten Jahren hat sie nur spärliche Sozialkontakte gepflegt, in der Regel zu ebenfalls alleinstehenden Frauen, die auch einen Hund besitzen. Ein vertrauensvoller Kontakt bestehe lediglich zu einer ehemaligen Arbeitskollegin, die ihr aber seit einiger Zeit irgendeine Krankheit einzureden versuche und aufgrund ihrer Schulbildung meine, etwas Besseres zu sein. Bisher konnte sich die Patientin in ihrer Wohnung komplett selbst versorgen.

Die offensichtliche wahnhafte Verarbeitung ihrer Hautsensationen wurde als taktile Halluzinose diagnostiziert, wobei in diesem Fall zusätzlich ein Kontaktmangel-Paranoid vorhanden war. Typisch sind dabei die trotz mehrfacher Aufklärung unabänderlichen Annahmen einer Infektion oder Infestation. Die Therapie wurde in diesem Fall mit Haloperidol und stützenden Gesprächen durchgeführt, die der Patientin zu einer deutlichen Verbesserung ihres Zustandes verhalfen.

Die atypischen nichtorganischen Psychosen in der Dermatologie beziehen sich auf Wahnwahrnehmungen der Haut, die in der Regel als Dermatozoenwahn auftreten. Eine Übersicht über den Dermatozoenwahn findet sich bei Musalek (1991). Zu unterscheiden sind vom Dermatozoenwahn die Phobien, die sich auf die Haut beziehen: bezeichnenderweise traten sie früher eher als Syphilophobie auf; heute eher als AIDS-Phobie. Gerade dieser Wechsel weist daraufhin, daß das gewählte Symptom von der gesellschaftlichen Bedeutung abhängt. Meist tritt der Dermatozoenwahn isoliert auf. Wie die Patientengeschichte zeigt, tritt dieser auch im Zusammenhang mit anderen Wahnsymptomen auf. Der Dermatozoenwahn kann auch als induzierter Wahn vorliegen (Folie à deux, trois etc.), der dann die Diagnostik oft besonders schwierig macht (s. Gieler und Knoll, 1990).

Vorschläge zur Behandlung des Dermatozoenwahns machten Gould und Gragg (1976), die zunächst die Etablierung einer guten Arzt-Patient-Beziehung betonten und dann den Einsatz von Neuroleptika (vor allem Pimozid) empfahlen, das heute zur Standardtherapie des Dermtozoenwahns gehört. Der Patient wird

dabei darauf hingewiesen, daß seine Affektionen sich erfahrungsgemäß durch ein Neuroleptikum bessern ließen, auch wenn er selbst keine Psychopharmaka brauche. Damit kann meist eine Motivation gelingen.

KAPITEL 80

Phoniatrie

Hans H. Bauer

1 Funktion und Entwicklung der menschlichen Stimme

Die Bildung einer normalen und leistungsfähigen Stimme setzt einen hochdifferenzierten und exakt koordinierten Ablauf vieler Einzelbewegungen eines morphologisch intakten Stimmapparates voraus. Aus didaktischen Gründen unterscheidet man physiologisch die Teilbereiche Atmung, Stimmgebung und Stimmansatz sowie die zugehörigen nervalen Strukturen. Die Erkrankungen, die mit morphologischen Veränderungen im Bereich des Kehlkopfes einhergehen, sind von der Hals-Nasen-Ohren-Heilkunde klinisch eingehend bearbeitet worden, für die funktionellen Syndrome gab es lange Zeit nur spärliche Ansätze.

Die Stimme ist Träger der menschlichen Sprache, Eigenklang des Individuums und für dieses spezifisch. Sie ist primärer Ausdruck und evolutionär älter als die Sprache, die erworben, nicht instinktiv und somit kulturell ist (Moses, 1956). Die Stimme ist der Spiegel der Persönlichkeit. Der Diskurs stimmlicher Kommunikation hat vor allem mit »Beziehung« zu tun, also mit Liebe, Haß, Angst, Wut, Respekt, Abhängigkeit usw. als affektiven Interaktionen zwischen Selbst und Umgebung. Die stimmliche Kommunikation ist Teil der Interaktion von Kind und Mutter, Basis der Sprachentwicklung und damit der Separations- und Individuationsprozesse.

In der Musik werden Gefühlszustände durch die Sprech- und vor allem die Gesangsstimme durch Komponisten, Interpreten und Schauspieler dargestellt. Sie korrelieren häufig mit musikalischen Elementen wie Tonfolgen, Klängen, Rhythmen, Betonung usw.

Besonders in der Spätklassik und Romantik werden die einzelnen Stimmgattungen bestimmten Persönlichkeitseigenschaften zugeordnet. So werden ältere bzw. würdevolle Personen, aber auch Intriganten von tieferen Stimmen dargestellt (Baß, Alt bzw. Mezzosopran), jüngere Frauen von hohen Stimmen (Sopran). Im Rivalitätskampf siegt meist der durchsetzungsfähigere Bariton über den Tenor usw.

Die Interpretation des Stimmausdrucks wird von Laien mehr von Assoziationen mit früheren Stimmerfahrungen des Hörers bestimmt. So wird die tiefe Stimme einer Frau am Fernsprecher bzw. auf Tonträgern ohne Sichtmöglichkeit in der Regel als typisch männliche Stimme bezeichnet, im Gespräch mit der Frau als weiblich tief. Das gleiche akustische Produkt wird somit je nach Assoziation mit visuellen Eindrücken anders beurteilt.

Moses (1956) verwendet für die Stimmdiagnostik ein System von meßbaren bzw. musikalisch nachvollziehbaren Kategorien: Atmung, Stimmumfang, Register, Resonanz, Rhythmus, ferner Melodie, Stimmstärke, Geschwindigkeit, Akzente, Emphase, auch Pathos, Genauigkeit, Pausen, Maniriertheit, Melismen (das sind diskrete Veränderungen der Sprechmelodie, des zeitlichen Ablaufs und/oder der Lautstärke; sie unterstreichen Willensäußerungen des Sprechers, um eine Reaktion beim Angeredeten zu erzielen).

Ostwald (1973) führte klanganalytische Untersuchungen bei emotionellen Störungen, psychopathologischen Veränderungen und Psychosen durch.

Die Phoniatrie/Pädaudiologie bedient sich heute bei der klinischen Untersuchung von Stimmstörungen immer mehr objektiver Verfahren, die mit Hilfe einer technischen Apparatur reproduzierbare Meßdaten liefern, und »semiobjektiver« Methoden, bei denen die metrisch registrierbaren Ergebnisse der subjektiven Wertung unterliegen. So werden die gebräuchlichen und in vielen Bereichen noch diagnostisch überlegenen rein auditiven Verfahren zunehmend durch zum Teil computergestützte elektroakustische ergänzt (Kittel und Schürenberg, 1988).

2 Entwicklungsstörungen der Stimme

2.1 Definition und Vorkommen

Für das Wachstum des Kehlkopfes, der Resonanzhöhlen und die Beschaffenheit der Schleimhäute sind neben genetischen Faktoren vor allem hormonelle Einflüsse bestimmend, so das hypophysäre Wachstumshormon, die Hormone der Schilddrüse, der Nebennierenrinden und vor allem der Gonaden, besonders auffällig während der Pubertät. Die stimmliche Funktion kann auch von weiteren Komponenten beeinflußt werden. Im besonderen eine Dissoziation zwischen morphologischen Strukturen und willkürlicher bzw. unwillkürlicher Stimmgebung kann zu pathologischen Veränderungen der Stimmlage, des Klanges, des Stimmumfangs usw. sowie zu einer Einschränkung der Belastbarkeit der Stimme führen.

2.2 Pathogenetische Konzepte

Eine bedeutende Rolle spielen Vorbilder von Personen und deren Stimmen, die nachgeahmt werden. So werden besonders im Schlagergesang bisweilen abnorm hohe Männer- und Knabenstimmen von Männern, vielfach auch Männer- und tiefe Frauenstimmen von Frauen nachgeahmt. Verbreitet ist auch die Erhaltung der Kinderstimme durch Chorknaben während und nach dem Stimmwechsel.

Hormonell Stimmgestörte akzeptieren häufig nicht ihre veränderte Stimme: Virilisierte Frauen (s. u.) versuchen oft durch erhöhte muskuläre Kontraktion die Sprechstimme zu erhöhen bzw. durch Engstellen des Ansatzrohres den Stimmklang aufzuhellen, was schließlich zu vorzeitiger Ermüdung der Stimme führt. Ein ähnliches funktionelles Fehlverhalten beobachtet man bei Männern, die sich nicht zur männlichen Rolle bekennen. So entsteht vor dem Hintergrund sexueller Identifikationsprobleme eine nervale Fehlsteuerung im Bereich des Stimmapparates, die daraus resultierende Stimmstörung erhält angesichts der mangelnden stimmlichen Leistungsfähigkeit Krankheitswert.

Bei Stimmwechsel-(Mutations-)Störungen muß stets auch an Unmusikalität gedacht werden, wobei z. B. die männliche Stimme als Vorbild nicht wahrgenommen wird und auch die auditive Kontrolle der eigenen Stimme eingeschränkt ist. Im Einzelfall muß stets abgeklärt werden, ob und wie weit die Mutationsstörung durch hormonelle Abweichungen verursacht wird oder ob sie funktionell bedingt ist.

2.3 Einzelne Störungen

Stimmwechselstörungen fallen durch die inadäquate Sprechstimmlage im Verhältnis zum meist nicht normalen Umfang der Stimme sowie durch veränderten Stimmklang auf. Je nach zeitlichem Verlauf der mittleren Sprechstimmlage unterscheidet man in der Phoniatrie verschiedene Formen (Abb. 80-1).

Mutationsfistelstimme bei Knaben

Obwohl der Kehlkopf bereits normale männliche Dimensionen angenommen hat, liegt die Sprechstimmlage oft noch höher als vor dem Stimmwechsel. Die

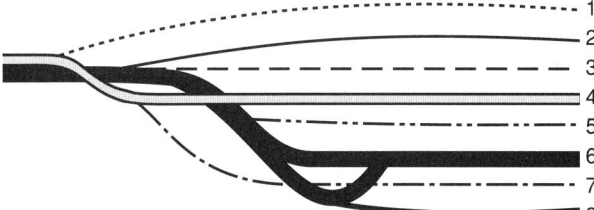

Abb. 80-1 *Die mittlere Sprechstimmlage als Kardinalsymptom der Mutationsstörungen (aus Pascher, 1980).*
1 *Mutationsfistelstimme bei Mädchen*
2 *Mutationsfistelstimme bei Knaben*
3 *persistierende Kinderstimme (männlich und weiblich, endokrin bedingt)*
4 *normale Mutation bei Mädchen*
5 *unvollständige Mutation bei Knaben*
6 *normale Mutation bei Knaben*
7 *perverse Mutation bei Mädchen*
8 *Mutationsbaß beim männlichen Geschlecht*

Stimme klingt hell, ist wenig tragfähig und leicht ermüdbar. Nicht selten wechselt die Stimme bei Männern zwischen dem normalen Brustregister und der hohen Sprechtonlage (»Stimmbruch«). Laryngoskopisch sieht man mitunter eine diffuse Rötung der normallangen Stimmlippen (sekundäre Hyperämie) sowie bisweilen einen dreieckigen Glottisspalt im hinteren Bereich.

Viele der heranwachsenden Männer werden von ihrer Mutter in die Sprechstunde begleitet. Nicht selten ist der Vater verstorben oder es bestehen Aggressionen gegen ihn, bzw. es liegt eine abnorme Mutterbindung vor. Die Identifikation mit der männlichen Rolle ist (noch) nicht erfolgt.

Die Therapie der Mutationsfistelstimme ist beispielhaft für eine phoniatrisch-logopädische Behandlung. Obgleich die Entstehung durch eine Reihe von Faktoren bewirkt werden kann, ist der therapeutische Ansatz ein funktioneller. Die formale Entstehung des Störungsbildes liegt in einer zu intensiven Kontraktion des M. cricothyroideus, wodurch die Stimmlippen zu stark gespannt werden. Durch Druck von vorn auf den Schildknorpel (Bresgenscher Handgriff) sinkt die Sprechstimmlage meist sofort um ca. 1 Oktave zur Norm ab. Stehen der Patient bzw. dessen Angehörige der normalen Stimme ablehnend gegenüber, müssen diese dahingehend beraten werden, daß die neue Stimme die adäquate darstellt und nur eine solche ausreichend belastbar ist. Die Behandlung kann durch eine Anästhesie des N. laryngeus superior unterstützt bzw. eingeleitet werden. Im Verlaufe der logopädischen Behandlung wird die tiefe Stimmlage allmählich fixiert.

Unvollständige Mutation

Leitsymptom ist der verspätete Beginn des Stimmwechsels, seine lange Dauer oder dessen ungenügender Erfolg, bzw. jener bleibt überhaupt aus. Der Kehlkopf ist meist ausgewachsen. Die Sprechstimmlage ist zu hoch und liegt bei den Männern oft zwischen der männlichen und weiblichen Sprechtonhöhe. Bei den Frauen ist die Sprechstimmlage meist ebenfalls zu hoch, der Stimmklang kindlich. Häufig besteht während der Zeit des Stimmwechsels eine Hyperfunktion, die ihre Ursache in anlagebedingten Mängeln des Stimmapparates, mangelnder Stimmschonung, Hörstörungen oder Unmusikalität hat, nicht selten in seelischen Ursachen begründet ist. Ausgeschlossen werden muß stets ein primärer oder sekundärer Hypogenitalismus.

Die Behandlung erfolgt nach den gleichen Prinzipien wie bei der Mutationsfistelstimme, meist erstreckt sie sich über einen längeren Zeitraum. Ihr Erfolg hängt wesentlich davon ab, inwieweit der Stimmumfang nach unten erarbeitet werden kann.

Virilisierung der weiblichen Stimme

Androgene Hormone bewirken bei Frauen und Mädchen nach der Pubertät im Rahmen einer allgemeinen Virilisierung typische Veränderungen seitens der Stimme. Neben dem adrenogenitalen Syndrom findet man (selten) androgenbildende Tumoren im Bereich der Ovarien und der Nebennierenrinde. Eine Virilisierung als Folge androgener Drogen ist durch Testosteron und Anabolika möglich, ferner z. B. bei 19-Nortestosteron-Derivaten, die teilweise in Ovulationshemmern enthalten sind. Die Empfindlichkeit des weiblichen Organismus gegenüber diesen Substanzen ist individuell extrem verschieden.

Die Stimmstörungen sind anfangs nur subjektiv wahrnehmbar und lange Zeit unspezifisch. Später senkt sich der Stimmumfang nach unten, besonders im tieferen Bereich kommt ein männliches Timbre zustande. Vorwiegend musikalische Frauen versuchen lange Zeit, die weiblich Sprechtonhöhe und den weiblichen Klang zu erhalten, was häufig zu Überanstrengungen der Stimme führt.

Im Rahmen der allgemeinen Virilisierung treten Veränderungen der Stimme meistens zuerst auf, später folgen andere Symptome wie Behaarung im Gesicht und an den Beinen, Akne, Klitorishypertrophie und Amenorrhoe.

Die Veränderungen der Stimme sind praktisch irreversibel, die Therapie besteht daher vorrangig in der Einübung einer den neuen und veränderten anatomischen Verhältnissen entsprechenden tieferen Sprechstimmlage, wodurch eine relativ belastbare und tragfähige Stimme erreicht wird. Bei vielen Patientinnen treten psychische Veränderungen auf, zumal sie insbesondere am Telefon als Männerstimmen verkannt werden. Ein wesentliches Ziel der Therapie liegt darin, daß die betroffenen Frauen angesichts der Notwendigkeit einer leistungsfähigen Stimme die neue Sprechstimmlage akzeptieren.

3 Funktionelle Stimmstörungen

3.1 Definition und Vorkommen

Unter dem Begriff »funktionelle Stimmstörungen« faßt man Störungsbilder mit uneinheitlicher Ätiologie zusammen, die mit Beeinträchtigung des Stimmklangs und/oder einer Einschränkung der stimmlichen Leistungsfähigkeit einhergehen, oft verbunden mit lokalen Mißempfindungen, wobei ursächliche organische Veränderungen im Bereich der an der Stimmbildung beteiligten Organe nicht faßbar sind (vgl. z. B. Pascher und Bauer, 1984). Die stimmlichen Symptome können die Sprechstimme und die Gesangsstimme einzeln und gemeinsam betreffen. Ein häufiges Zeichen ist die Ermüdbarkeit der Stimme schon nach geringer Belastung. Die Qualität der Stimme wechselt oft rasch, was auf eine seelische (Mit-)Verursachung hinweist. Klinisch abgrenzbare Manifestationsformen sind die Taschenfaltenstimme (s. u.), die psychogene Aphonie und die spastische Dysphonie. Der Krankheitswert ist individuell sehr verschieden und hängt neben der Ausprägung und Prognose der Stimmstörung vom persönlichen Betroffensein im Berufsleben, in der privaten Sphäre bzw. auch von der kulturellen Bewertung der Stimme ab.

3.2 Epidemiologie

Der Anteil hyperfunktioneller Stimmstörungen (s. u.) ist relativ groß (70 %), hypofunktionelle finden sich häufiger im mittleren und höheren Lebensalter und bei Frauen. Betroffen sind vielfach stimmintensive Berufe, z. B. Lehrer (bis 25 %), die im Verlaufe des Unterrichts-Vormittags über Ermüdungserscheinungen seitens der Stimme, auch mit lokalen Mißempfindungen, klagen. Die Stimmstörung manifestiert sich häufig im Verlaufe eines Infekts oder bei psychischen Belastungen (z. B. Autoritätsprobleme). Bei anlagebedingter Minderwertigkeit des Stimmapparates kann die Stimmstörung schon während der Referendarzeit auftreten und mangels alternativer Verwendungsmöglichkeit die berufliche Eignung in Frage stellen. Nicht selten sind Doppelbelastungen durch außerberufliches Engagement (Sänger, Chor, Nebenämter usw.), bei Frauen durch Beruf und Familie. Anfangs erholen sich die Stimmen bis zu folgenden Tag bzw. während der Ferien, später kommt es zu dauernder Heiserkeit.

Kindergärtnerinnen müssen sich stimmlich gegen den hohen Lärmpegel durchsetzen. Weitere stimmintensive Berufe sind: Schauspieler, Pfarrer, Soldaten, Verkäufer usw.

Sänger bemerken z. B., daß anfangs einzelne Töne insbesondere des oberen Stimmbereichs oder solche am jeweiligen Übergang der Register nur im Forte oder gar nicht gesungen werden können. Häufiger sind Tenöre und Soprane betroffen. Infekte, allgemeine Indisposition, ungeeignete Stimmtechniken und psychosoziale Belastungen (z. B. viele und schwierige Rollen, Probleme in der beruflichen und privaten Sphäre) können zu kürzer oder länger dauernden Stimmschwierigkeiten führen (»Krisen« der Sänger).

3.3 Pathogenetische Konzepte

Im Gegensatz zu den organisch bedingten Stimmstörungen stellen die funktionellen Dysphonien komplexe biologische Vorgänge dar, meist ein unübersehbares Flechtwerk von Korrelationen morphologischer, funktioneller, vegetativer, biochemischer, hormoneller und psychopathologischer Abweichungen (Bauer, 1961). Unter klinischen Aspekten lassen sich für die Ätiopathogenese funktioneller Stimmstörungen sieben Faktorenbündel nachweisen, die einzeln und kombiniert auftreten können (Abb. 80-2, obere Reihe; H. Bauer, 1980).

Bei den stimmlichen Veränderungen unterscheidet man klinisch hyperfunktionelle und hypofunktionelle Zeichen im Bereich der Atmung, der Stimmgebung und des Stimmansatzes. Die Hyperfunktion kann dabei die kompensatorische Reaktion auf die muskuläre Schwäche, die Hypofunktion eine Schonhaltung nach hyperfunktioneller Überbeanspruchung sein, so daß man Zeichen beider Art beim Patienten gleichzeitig oder nacheinander sieht. Die Definition richtet sich nach der Art der primären Fehlfunktion.

Ätiopathogenese der funktionellen Stimmstörungen

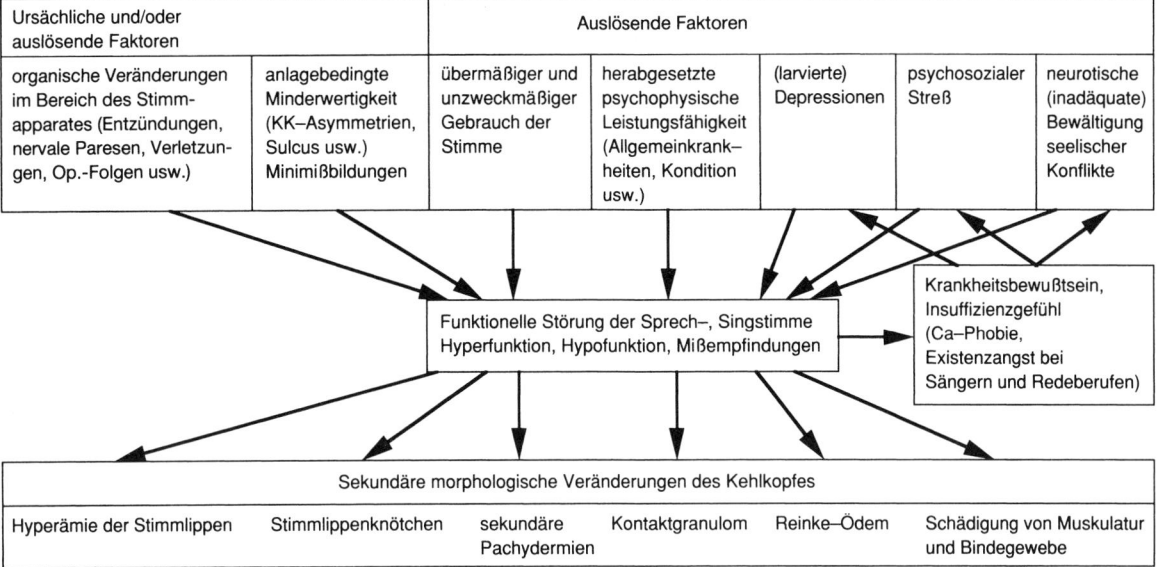

Abb. 80-2 *Psychosomatisches Konzept der Ätiopathogenese funktioneller Stimmstörungen (siehe Text).*

Zeichen einer **Hyperfunktion** sind (Wendler und Seidner, 1987): hastige, zu häufige Atmung, ächzende Einatmung, Ausatmung unter Druck, unphysiologische schnüffelnde Einatmung durch die Nase während des Redens, harte bis knarrende Stimmeinsätze, Vorwölbung der Taschenfalten, teils bis zur Bildung einer Taschenfaltenstimme, Hochziehen des Kehlkopfes, gepreßter Tonansatz Verlagerung der Resonanz in den Rachenraum, Steifhalten des Unterkiefers, Anspannen der Mundbodenmuskulatur, krampfhafte Lippenbewegungen und Stirnrunzeln. Stroboskopisch zeigen die Stimmlippen eingeschränkte Schwingungsamplituden, die auch bei Intensitätssteigerung nicht zunehmen. Die Schlußphase der Glottis ist scheinbar bei geringer Intensität verlängert. Perioden und Phasen sind oft irregulär.

Zeichen einer **Hypofunktion** sind: unzureichende oberflächliche Atmung, hauchiger Stimmeinsatz, leise bis flüsternde Stimmgebung, undeutliche Aussprache, ungenügendes Öffnen des Mundes. Der Stimmlippenschluß ist unvollkommen. Man sieht oft einen spindeligen Spalt oder ein offenes Dreieck im hinteren Bereich. Stroboskopisch finden sich erweiterte Schwingungsamplituden, die auch bei Intensitätsminderung nicht abnehmen. Die Schlußphase ist verkürzt. Amplituden und Phasen sind oft irregulär.

Neben den stimmlichen Symptomen klagen viele Patienten über subjektive Mißempfindungen mit Druckgefühl, Trockenheit oder vermehrtem Schleim, Jucken, Brennen, Kratzen, Fremdkörpergefühl, was zu Räusperzwang führt, eventuell sogar zu Schmerzen. Nicht selten stehen diese Symptome sogar im Vordergrund.

Anlagebedingte Minderwertigkeit des stimmgebenden Organsystems kann zu einer funktionellen Stimmstörung prädisponieren. Die Leistungsfähigkeit der menschlichen Stimme ist individuell sehr verschieden. Bei geringer Belastungsfähigkeit sind die Stimmen vielfach den Anforderungen in Beruf und privater Sphäre nicht gewachsen. Bei größeren Anforderungen, wie sie in vielen Berufen stimmlich und auch seelisch gestellt werden, treten funktionelle Fehlhaltungen auf. Der Funktionsablauf des Stimmapparates tritt aus seinem ökonomischen Arbeitsbereich heraus und löst damit nach Art des Circulus vitiosus weitere Fehlfunktionen aus.

Hinweise für eine konstitutionelle Schwäche sind Asymmetrien des Kehlkopfknorpelgerüsts, der Länge bzw. Höhe der Stimmlippen, ein Sulcus glottidis, Hypoplasien der Stimmlippenmuskulatur usw. Prophylaktische Stimmbelastungstests als Tauglichkeitsuntersuchungen für stimmintensive Berufe finden sich in der zusammenfassenden Darstellung von Heidelbach (1981). In der früheren DDR war das Bestehen derartiger Eignungsprüfungen vor dem Studium vieler Stimmberufe Voraussetzung.

Funktionelle Stimmstörungen werden insbesondere von Sprecherziehern und in der Gesangspädagogik als **stimmtechnische Fehler** bzw. als deren Folge aufgefaßt. Zu einer Überlastung der Stimme führen können u.a.: inadäquate Sprechstimmlage, Überschreiten des Stimmumfangs, Benutzung falscher Register, dauerndes zu lautes Sprechen, bei Sängern falsche Stimmtechniken und ungeeignete Übungs- und Ausbildungsmethoden.

Die Stimme wird von der individuellen Psychodynamik mitdeterminiert und ist normalerweise bereits allgemeinen konditionellen Schwankungen unterworfen. Erkrankungen und Zustände, die mit chronischer körperlicher Erschöpfung einhergehen, führen zu Hypofunktionen im Bereich der Muskulatur. Eine herabgesetzte psychophysische Leistungsbreite findet man häufig bei Kreislaufinsuffizienzen, -hypotonie, Anämie, chronischen Lebererkrankungen, während des Klimakteriums der Frau (ca. 45–55 Jahre), des Involutionsalters des Mannes (ca. 55–60 Jahre), nach Gewichtsverlusten, bei Abmagerungskuren, als Folge von Genußgiften usw. Leitsymptom ist das Gefühl der Erschöpfung; die Patienten fühlen sich von einer Krankheit noch nicht genesen und allgemein wenig leistungsfähig.

3.4 Einzelne Störungsbilder

Funktionelle Stimmstörungen in Verbindung mit organischen Erkrankungen des Stimmapparates

Viele Organerkrankungen im Bereich des Stimmapparates können die Entstehung funktioneller Stimmstörungen begünstigen bzw. veranlassen, die sich so auf die primäre laryngeale Erkrankung aufpfropfen. Sie können zeitlich neben dieser vorhanden sein oder selbst nach Abklingen der organischen Veränderungen bestehenbleiben; z. B. führen entzündliche Erkrankungen der oberen und unteren Luftwege über passagere und bleibende Gewebsabweichungen zu Änderungen in den kinästhetischen Rückkoppelungsmechanismen. Hinweisendes Symptom ist wie bei allen funktionellen Stimmstörungen das Mißverhältnis zwischen den morphologischen Abweichungen einerseits sowie Art und Ausmaß der Stimmstörung andererseits. Die funktionelle Stimmstörung ist hier Teilerscheinung einer komplexen kompensatorischen Reaktion, oft auf das Bewußtwerden einer mangelnden stimmlichen Leistungsfähigkeit. Häufige Kehlkopferkrankungen, die funktionelle Stimmstörungen auslösen, sind: Laryngitiden aller Arten und Verlaufsformen, Kehlkopfnervenlähmungen, Verletzungen und Operationsfolgen im Bereich der Stimmlippen sowie hormonelle Stimmstörungen.

Eine Reihe von Erkrankungen im Bereich des Kehlkopfes sind Gewebsreaktionen auf laryngeale Fehlfunktionen, d. h. ihr Vorhandensein impliziert das Bestehen einer funktionellen Stimmstörung (s. Abb. 80-2, untere Reihe).

Rötung der Stimmlippen. Bereits eine normale intensive stimmliche Tätigkeit führt oft zu vermehrter Rötung der Stimmlippen, meist am freien Rand. Diese Hyperämie darf nicht mit entzündlichen Erscheinungen verwechselt werden.

Stimmlippenknötchen (Schrei- oder Sängerknötchen) sind Verdickungen am freien Rand der Stimmlippen, ein- oder beidseitig, meist im mittleren Drittel. Anfangs sind sie weich und können sich spontan bei Stimmruhe bzw. unter Stimmtherapie wieder zurückbilden. Später werden sie hart und müssen gegebenenfalls operativ entfernt werden.

Kontaktgranulom. Diese Krankheit tritt als Pachydermie, seltener als Kontaktulkus im Bereich der

Processus vocales auf. Bevorzugt sind Männer, der Altersgipfel liegt bei 40–60 Jahren. Formalgenetisch wird ein Hammereffekt der aufeinanderschlagenden Processus vocales angenommen. Miethe (1988) beschreibt eine charakteristische unspezifische Grundstruktur der Patienten: starre, ernste Miene mit fast ängstlichem Gesichtsausdruck, verantwortliche Berufsstellung. Die Körperspannung ist schlaff, aber kontrolliert. »Die Patienten können schlecht aus sich herausgehen, fressen viel in sich hinein, hoher Leistungsanspruch, Zug zur Pedanterie, Schuldgefühle, psychovegetative Symptome.« Als Ursache der Granulome wird auch die Refluxösophagitis diskutiert.

Laryngoskopisch sieht man oft einen spindeligen Spalt der Glottis. Die Stroboskopie zeigt in Analogie zur Körperspannung das Zuviel und Zuwenig: im Bereich der vorderen zwei Drittel der Stimmlippen weite und wechselnde Amplituden, im hinteren Drittel keine oder minimale Schwingungsabläufe.

Über psychosomatische Befunde bei 33 Patienten mit Kontaktgranulomen berichten Mans, Kühn und Lamprecht-Dinnesen (1992). Sie fanden psychosoziale Belastungssituationen, vor allem in persönlichen Bereichen und Verluste von emotional bedeutsamen Personen. Zwei Typen des Funktionsniveaus der Persönlichkeit, ein narzißtischer und ein psychosomatischer Strukturtyp, waren je zur Hälfte vertreten. Es wurden zwanghafte und depressive Züge in der Persönlichkeitsstruktur aufgedeckt. Bei 60% wurde Psychotherapie indiziert.

Weitere **sekundäre morphologische Veränderungen**, die als Folge übermäßiger und fehlerhafter Stimmfunktion auftreten können, sind Ödeme, Polypen sowie Schädigungen im Bereich muskulärer und/oder bindegewebiger Strukturen.

Funktionelle Stimmstörungen als unspezifische Reaktion auf emotionale Belastungen

Bei vielen funktionellen Stimmstörungen deckt die psychosoziale Anamnese Schwierigkeiten im emotionellen und im interaktionellen Bereich auf.

Erwachsene schildern ihre persönliche Lebenssituation meist als unerträglich und aussichtslos. Sie geben Schwierigkeiten im Berufsleben oder in der zwischenmenschlichen Sphäre an: Ehekonflikte, Unzufriedenheit im Berufsleben, Spannungen mit Vorgesetzten und Mitarbeitern, verbunden mit dem Gefühl, nicht zu umgehenden Forderungen oder einem mit Ehrgeiz verfolgten Lebensziel nicht gewachsen zu sein.

Bei **Kindern** erfährt man oft von intrafamiliären Spannungen, abnormer Verwöhnung, mangelnder Nestwärme, uneinheitlichem Erziehungsstil der Eltern, Geschwisterrivalität, Problemen im schulischen Bereich.

Die Erhebung der Anamnese läßt oft deutlich werden, wie unmittelbar die Psychodynamik die Stimmfunktion beeinflußt: Trifft man im Gespräch den störungsauslösenden Komplex, so verändert sich die Stimme. Ihre Spannung nimmt zu, sobald die Lebensschwierigkeiten dem Patienten bewußt werden;

die Spannung löst sich wenigstens vorübergehend, wenn er über seine Schwierigkeiten berichten konnte und die krankmachenden Zusammenhänge selbst erkennt.

Neben der Stimmstörung fallen bei den Patienten Anspannung, gereizte Stimmung und Angst auf. Die Prognose ist oft gut, wenn der Arzt das Problem mit dem Patienten durchspricht und nötigenfalls mit stützenden psychotherapeutischen Maßnahmen eingreift. Die Hintergründe müssen erkannt, Lösungsmöglichkeiten für deren Beseitigung bzw. Überwindung mit dem Patienten erörtert werden.

> Kaufmann, 46 J., seit 2 Jahren rezidivierend heiser, er vertrage das Klima am Wohnort seiner neuen Arbeitsstelle nicht. Sobald er den Urlaub in den Bergen verbringe, sei die Stimme »frei«. Nach Rückkehr in den Wohnort sofort Verschlechterung. Die genaue Anamnese ergibt, daß die Stimme bereits während der Rückfahrt nachläßt. Es zeigt sich, daß der Patient in seinem neuen Arbeitsbereich völlig überfordert ist.

> Lehrer, 53 J., klagt seit 6 Monaten über wechselnde Stimmstörung. Seit dieser Zeit müsse er in einem Klassenraum mit schlechter Resonanz unterrichten. Die Anamnese deckt massive Autoritätsproblematik auf.

Funktionelle Stimmstörungen im Rahmen von Depressionen

Funktionelle Stimmstörungen können Symptome einer (larvierten) Depression sein. Typisch hierfür ist oft der Tagesverlauf der Symptomatik: Während bei den Berufsdysphonien die Stimmstörung im Laufe der Belastung zunimmt, folgt ihre Symptomatik hier der zirkadianen Periodik der Depression. Die alleinige logopädische Therapie ist oft wenig ergiebig.

> Die Stimme wird von einer Lehrerin morgens als ausgesprochen schlecht geschildert, bessere sich aber im Verlaufe der ersten Unerrichtsstunden und sei nachmittags und abends relativ gut.

> Ein Sänger benötigt oft relativ viel Zeit, um sich morgens einzusingen.

Funktionelle Stimmstörungen als Symptomatik neurotischer Erkrankungen

Eine Reihe funktioneller Stimmstörungen lassen sich nur unter **neurosepathogenetischen** Gesichtspunkten interpretieren. Die Aufdeckung der Ätiopathogenese bedarf von seiten des Arztes einer eingehenden biographischen Anamnese, in der Regel ist eine Behandlung durch einen Psychotherapeuten erforderlich, eventuell in Zusammenarbeit mit dem Logopäden.

Erfahrungsgemäß noch wenig beachtet wird, wie der Patient sich zu seiner Stimmstörung verhält. Dies geht als weiterer Faktor in die Krankheit ein und gestaltet deren Symptomatologie, Prognose und Verlauf. Schon das Bewußtwerden mangelnder stimmlicher Leistungsfähigkeit wird oft mit Hyperfunktionen kompensiert, stimmliche Anstrengungen haben oft sekundäre Hypofunktionen zur Folge. Bekannt sind Patienten, die den äußeren und inneren krankmachenden Faktoren konsequent entgegentreten, sich vor Infekten schützen, Fehlbeanspruchungen der Stimme vermeiden, den Einsatz der Stimme auf die berufliche Tätigkeit konzentrieren, auch den Fehlhaltungen und den Fehlspannungen nach Kräften entgegentreten und für eine konsequente Stimmtherapie motiviert sind. Auf der anderen Seite stehen die Patienten, deren Stimmstörungen sich aus einem wenn auch oft unbewußten Streben nach Lebenssicherung und Krankheitsgewinn herleiten, d. h. wo diese zum Anlaß genommen werden, den alltäglichen Schwierigkeiten und den Anforderungen des Lebens auszuweichen, Rentenbegehren bzw. Schadensersatzforderungen zu unterstützen.

Das Bewußtwerden einer Stimmstörung löst bei vielen Patienten auch **sekundäre seelische Symptome** aus, die ihrerseits das Krankheitsgeschehen zusätzlich aufladen können. Verbreitet ist die Angst vor einer malignen Erkrankung, bei Sängern vor Stimmlippenknötchen. Bei vielen Berufsdysphonien ist das Gefühl des Krankheitsbewußtseins nachteilig, auch die Vorstellung, den stimmlichen Anforderungen nicht (mehr) gewachsen zu sein. Hier muß anhand einer eingehenden Diagnostik der Patient vom Nichtvorhandensein einer organischen Erkrankung überzeugt werden. Dieses ärztliche Vorgehen läßt viele aus Angst entstandene Stimmstörungen bald verschwinden; bei anderen Patienten ist es Voraussetzung, um eine eventuell notwendige Psychotherapie einleiten zu können.

Stimmstörungen mit klinisch abgrenzbaren Manifestationsformen

Funktionelle Aphonie. Das klinische Bild ist gekennzeichnet durch einen meist plötzlichen oder rezidivierenden praktisch vollständigen Verlust der Stimme. Die Kommunikation erfolgt ausschließlich flüsternd; hingegen ist der Hustenstoß in der Regel tönend. Oft wechselt die normale Stimme mit der Aphonie ab. Bei der **psychogenen Stummheit** erfolgt von seiten des Patienten keine sprachliche Kommunikation oder die tonlosen Artikulationsbewegungen geschehen demonstrativ verändert mit schwer verständlicher Aussprache. In allen Fällen fehlt ein ursächlicher pathologisch-anatomischer Befund, insbesondere im Bereich des Kehlkopfes. Die psychogene Ursache der funktionellen Aphonie ist schon lange bekannt. Sie wird als Manifestation einer Konversionsneurose angesehen (Aronson et al., 1968). Kinzl et al. (1988) fanden heterogene Persönlichkeitsstrukturen und unspezifische Konfliktsituationen. Für das Verständnis zu berücksichtigen ist – wie bei allen psychogenen Erkrankungen – die

Bedeutung des primären (Symptombildung als psychische Entlastung) und des sekundären Krankheitsgewinns (positive soziale Folgen, wie vermehrte Beachtung und Entlastung von Aufgaben).

Sehr oft gelingt es dem HNO-Arzt, die normale Stimme in einer einzigen Sitzung wiederherzustellen. Hierfür wurden eine Reihe von Interventionen (»Überrumpelungsversuche«) bekannt (vgl. Zusammenfassung von Wirth, 1987). Ihre wesentlichen Elemente sind:

– die Überzeugung des Patienten, daß ein organisches Leiden nicht vorliegt,
– das reflektorische Erzwingen des Glottisschlusses mittels endolaryngealer Reizung,
– Ausschalten der audiophonatorischen Rückkopplung durch Vertäubung der Ohren, z. B. mit zwei Barany-Lärmtrommeln,
– eventuelles Ausschalten der kinästhetischen Eigenkontrolle mittels lokaler Anästhesie des Rachens und Kehlkopfes.

Sobald die tönende Stimme erreicht wurde, ist die Zwecktendenz von dem Symptom Stimmlosigkeit entkoppelt. Anschließend kann der Patient einer Psychotherapie zugeleitet werden.

Spastische Dysphonie. Hierbei handelt es sich um die extreme Form der hyperfunktionellen Stimmstörung. Die Stimme klingt gequält, stöhnend, ächzend, die Stimmeinsätze sind knarrend. Häufig werden die Vokale in mehrere Tonstöße geteilt. Der Stimmritzenkrampf tritt meist nur während der Phonation auf, während die nichtkommunikative Stimmgebung (Flüstern, Lachen, Singen) kaum betroffen ist. Auch die Artikulation ist mühsam, die Ausatmung erfolgt mit Hilfe der Bauchpresse, verbunden mit Spasmen der Thorax- und Abdominalmuskulatur.

Die Entstehung wird durch ein Überwiegen laryngealer Sphinktermechanismen gegenüber der Phonation erklärt. Meist geht der Erkrankung ein längerer Leidensweg seelischer, körperlicher oder sozialer Art voraus. Die spastische Dysphonie wird überwiegend als psychisch bedingte Stimmstörung (Konversionssymptom), die einen Lösungsversuch eines tiefgehenden emotionalen Konfliktes darstellt, angesehen. Manche Patienten können als Grenzfälle zur Psychose angesehen werden (H. Bauer, 1991). Vereinzelt werden auch neurologische Abweichungen und Symptome nachgewiesen und diese ursächlich in Betracht gezogen.

Die Behandlung ist in erster Linie psychotherapeutisch. Häufig kann die Auslösung der charakteristischen Stimmveränderungen auf ein schweres emotionales Trauma bezogen werden, bei manchen Patienten läßt sich jedoch ein psychischer Hintergrund der Krankheit nicht aufdecken. Zweckmäßig ist die Kombination mit einer konsequenten Atem- und Stimmbehandlung.

Neuerdings wurden Erfolge gesehen durch Resektion eines Teilstücks aus dem Nervus recurrens einer Seite, was eine Stimmlippenlähmung zur Folge hat, oder der Nerv wird durch Quetschung temporär ausgeschaltet. Angesichts dieser Behandlungserfolge wird für die Entstehung der spastischen Dysphonie auch eine Störung der propriozeptiven Eigenkontrolle der Stimme, möglicherweise auf dem Boden einer Virusinfektion, diskutiert.

Taschenfaltenstimme. Die Stimmbildung erfolgt hier nicht mittels der beiden Stimmlippen, sondern durch die oberhalb der Glottis zur Mitte vorgerückten Taschenfalten. Sie kann einen kompensatorischen Mechanismus darstellen, wenn die normale Funktion der Stimmlippen infolge Lähmung oder Defekten nicht möglich ist. Sie ist hier »erwünscht« und Ziel einer logopädischen Behandlung.

»Unterwünscht« ist die Taschenfaltenstimme hingegen, wenn die Stimmlippen funktionsfähig sind. Hier ist sie eine Erscheinung extremer laryngealer Hyperfunktion (s. o.), mitunter zum Zeitpunkt einer Kehlkopferkrankung entstanden und habituell fixiert, oder Folge seelischer Einflüsse. Für die Therapie ergeben sich mehrere Ansätze: logopädische Behandlung mittels Lockerungs- und Entspannungsübungen, eventuell Anästhesie der Nn. laryngei superiores oder der stylopharyngealen Muskulatur. Oft gelingt die funktionelle Umstellung auf die Stimmlippen durch Auseinanderhalten der Taschenfalten, z. B. mittels eines Endoskops, so daß diese sich nicht mehr berühren können, mitunter in einer Sitzung.

4 Richtlinien für die Therapie von Stimmstörungen

Die **eingehende Anamnese** und die vollständige Untersuchung stellen die Weichen für eine auch kausal orientierte, effiziente und rationale Behandlung.

Bei Organerkrankungen des Kehlkopfes kommt deren Therapie in der Regel das Primat zu. Die Diagnose »Laryngitis« wird oft zu leichtfertig gestellt und dabei werden dann hormonelle, funktionelle und seelische Ursachen übersehen. Auch der Stellenwert der stimmlichen Belastung wird oft als »Berufsdysphonie« fehleingeschätzt, häufig wurde die psychosoziale Anamnese nicht ausreichend erhoben.

Funktionelle Stimmstörungen haben bei stimmintensiven Berufen, aber auch bei außerberuflich stimmlich Tätigen in der Regel hohen Krankheitswert. Prinzip der logopädischen Behandlung ist die tonusregulierende Basistherapie. Die einzelnen Behandlungsphasen gliedern sich in:

– Einführungsgespräch mit eventuell ergänzender Anamnese
– Wahrnehmungssensibilisierung für körperliche Spannungszustände zwecks Verbesserung der kinästhetischen, aber auch der akustischen Wahrnehmungsfähigkeit
– Atemregulierung
– Dynamische Bewegungsphonation
– Verbalisierung von psychischen Problemen.

Die **logopädische Behandlung** strebt die Schaffung einer ökonomischen Stimmfunktion, das Erreichen einer leistungsfähigen und klangvollen Stimme bei geringem Kraftaufwand an. Es gibt eine Reihe von Methoden in der phoniatrischen und logopädischen Literatur, im Einzelfall werden diese oft kombiniert, modifiziert und individuell auf den Patienten ausgerichtet (vgl. Spiecker-Henke, 1982). Ziel der Therapie ist die Generalisierung der erlernten Übungsabschnitte.

Bei **Störungen der Gesangsstimme** muß oft ein Gesangspädagoge zugezogen werden.

In der Phoniatrie wurden eine Reihe **psychosomatisch orientierter Behandlungskonzepte** entwickelt. Über den therapeutischen Aufbau solcher Stimmheilkuren siehe Gundermann, 1987 (Abb. 80-3).

Psychotherapeutische Maßnahmen sind oft bei einer Reihe von Störungsbildern angezeigt, vor allem bei der funktionellen Aphonie, im besonderen bei den rezidivierenden Verlaufsformen, bei der spastischen Dysphonie und den Kontaktgranulomen.

Mans (1993) stellt eine Reihe von psychoanalytisch begründeten Psychotherapieverfahren mit Zielen, Prinzipien und Indikationskriterien vor:

a) Psychosomatische Grundversorgung durch den primär somatisch orientierten Arzt als psychische Basistherapie in einem ganzheitlichen Krankheitsverständnis zwecks Bearbeitung der aktuellen Krankheitssituation im Sinne der Klärung umgrenzter Konflikt- oder Belastungssituationen, ggf. nach Motivierung des Patienten Weiterleitung an einen Psychotherapeuten.

b) Symptomzentrierte psychoanalytisch orientierte Kurztherapie (ca. 15 Std.) bei starker Fixierung auf die Stimmbeschwerden und geringem Verständnis des Patienten für psychosoziale Zusammenhänge.

c) Kurzpsychotherapie (20–30 Sitzungen) zur Bearbeitung eines abgrenzbaren psychischen Konflikts zwecks Abbauen der neurotischen Einschränkung.

d) Tiefenpsychologisch fundierte Psychotherapie (50–70 Sitzungen) mit dem Ziel der Bearbeitung eines psychischen Konflikts, der zur Ausbildung persistierender Beschwerden und zu einer Beeinträchtigung bestimmter Lebensbereiche geführt hat. Die Indikation setzt voraus, daß der psychische Konflikt sich über die Sprechkonfliktsituation hinaus in andere Lebensbereiche erstreckt und allgemeine intrapsychische oder interpersonelle Schwierigkeiten von Krankheitswert bestehen, auch wenn die Stimmstörungen Symptome einer Neurose oder Persönlichkeitsstörung sind.

e) Psychoanalytische Psychotherapie und Psychoanalyse (240 Std. und mehr), wenn die Stimmstörung Teil einer aktualen Neurose, Konversi-

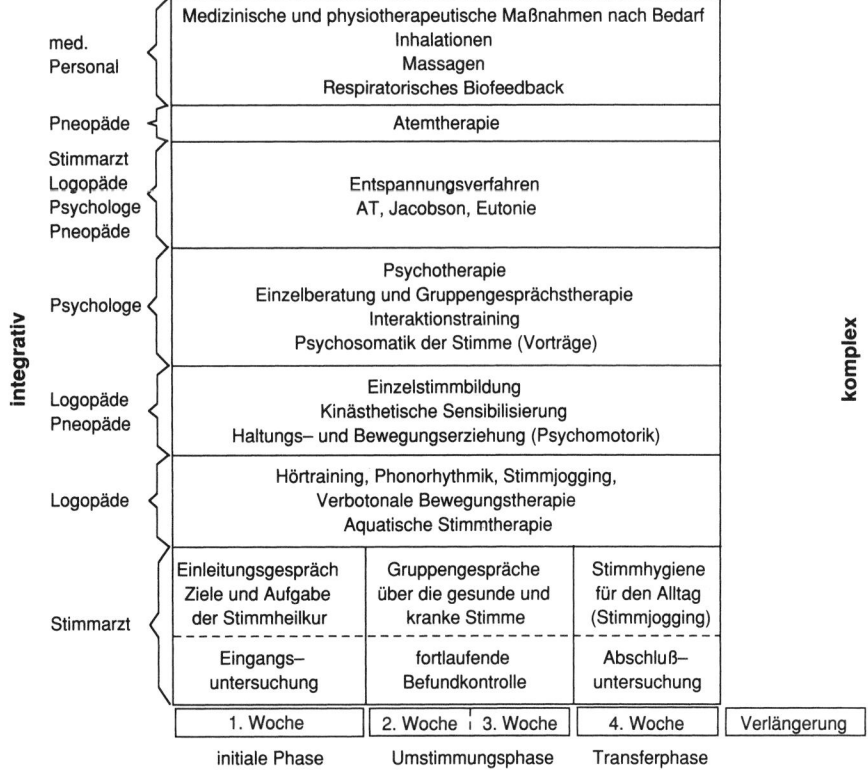

Abb. 80-3 Therapeutischer Aufbau der Stimmheilkur im psychosomatischen Stimmheilzentrum (aus Gundermann, 1987).

ons-, Zwangsneurose oder Charakterneurose ist. Ziel ist die zumindest partielle Umstrukturierung der Persönlichkeit, um eine Veränderung der Abwehrstruktur zu erreichen.

f) Psychoanalytische Gruppentherapie, im besonderen bei Konflikten und Defiziten in den interpersonellen Beziehungen.

g) Stationäre und teilstationäre Psychotherapie in psychotherapeutisch-psychosomatischer Fachklinik, bzw. Tagesklinik.

Angesichts der ätiopathogenetischen Vernetzung organischer Veränderungen, funktioneller und psychischer Abläufe bei funktionellen Stimmstörungen bedarf der laryngoskopische und der funktionelle Befund der regelmäßigen Kontrolle. Im besonderen kann das Auftreten von sekundären Kehlkopferkrankungen und habituellen Fehlfunktionen der Stimme eine Neuorientierung des therapeutischen Vorgehens erfordern.

5 Der kehlkopflose Patient

5.1 Anmerkungen zur Epidemiologie und Pathogenese des Kehlkopfkarzinoms

Das Kehlkopfkarzinom wird überwiegend bei Männern zwischen dem 55. und 70. Lebensjahr manifest. Die Häufigkeit wird im Mittel mit 3,9 auf 100000 Einwohner jährlich angegeben. Die Relation männlicher zu weiblichen Patienten ist in Zunahme begriffen (früher: 20:1, neuere Angaben: 8:1), da offenbar immer mehr rauchende Frauen das Krebsalter erreichen. Kanzerogen sind die bei der Verbrennung des Tabaks entstehenden polyzyklischen aromatischen Kohlenwasserstoffe. Die Indikation für die Totalexstirpation des Kehlkopfs ist das fortgeschrittene Larynxkarzinom, das eine Teilresektion nicht mehr möglich macht.

5.2 Die Bildung der Ersatzstimme

Grundsätzlich ist die Bildung der »Ösophagusstimme« anzustreben, die den Patienten von Zusatzgeräten unabhängig macht. Durch verschiedene Techniken erlernt der Kehlkopflose die Beförderung von Luft in den oberen Teil der Speiseröhre, wo diese willkürlich und dosiert ausgestoßen wird. Etwa in Höhe des Ösophagusmundes bildet sich eine Schleimhautfalte als vikariierende Glottis, die von der Luft in Vibrationen versetzt wird. Die Stimmbehandlung wird von Logopäden anfangs in Einzeltherapie, später in Gruppen durchgeführt (20–120 Sitzungen von 45–60 Minuten Dauer).

Die Anwendung eines Elektrolarynx als Tongenerator kommt in Betracht, wenn die Ösophagusstimme nicht den Anforderungen genügt oder die anatomischen Voraussetzungen nicht gegeben sind (Pharynxfistel usw.). Derartige batteriebetriebene Tongeneratoren werden meist außen an die Halshaut angesetzt und sind neben einer Reihe anderer Hilfegeräte für Kehlkopflose im Handel.

5.3 Psychologische Probleme des kehlkopflosen Patienten

Vor dem operativen Eingriff stehen die Ängste im Vordergrund, die mit der Diagnose »Krebs«, mit der Durchführung von Narkose und Operation, dem anfänglichen Verlust der Stimme, der eventuellen Bestrahlungsbehandlung oder Chemotherapie verbunden sind. Häufig kann selbst bei planmäßigem Behandlungsverlauf der Erkrankung der bisherige Beruf nicht mehr ausgeübt werden. Nach dem operativen Eingriff kann sich der Kehlkopflose zunächst nicht mitteilen, er kann seine aufgestauten Emotionen stimmlich nicht entladen. Es besteht Angst vor Ablehnung seitens der Umgebung und die Ungewißheit über den weiteren Krankheitsverlauf. Viele Patienten sind depressiv, der Alkoholkonsum nimmt oft zu.

5.4 Aufgaben der ärztlichen Betreuung

Vor dem chirurgischen Eingriff erhalten Arzt und Logopäde im Gespräch mit dem Patienten und dessen Angehörigen einen Einblick in die psychische, physische und soziale Situation des Betroffenen. Die im Abschnitt 5.3 genannten psychologischen Probleme müssen eingehend besprochen werden. Einen breiten Raum nimmt die Aufklärung über die verschiedenen Möglichkeiten der stimmlichen Rehabilitation ein. Wichtig ist das persönliche Gespräch mit einem gut sprechenden Kehlkopflosen, wobei sich der Patient ein realistisches Bild von stimmlicher Rehabilitation und dem »Leben danach« machen kann. Durch Kontaktherstellung mit dem Sozialarbeiter müssen persönliche soziale Problemsituationen erörtert werden. Überdies beruhigt es den Patienten, wenn er bei bürokratischen Maßnahmen Unterstützung findet.

Zu den Aufgaben der Nachsorge gehören neben der regelmäßigen HNO-ärztlichen Untersuchung und der stimmlichen Rehabilitation die Zuführung zu regelmäßigen Gruppentreffen der Kehlkopflosen mit ihren Angehörigen, was in der Regel vielerorts monatlich stattfindet. Der Bundesverband der Kehlkopflosen organisiert in Zusammenarbeit mit HNO-Kliniken und Logopäden regionale Selbsthilfegruppen.

KAPITEL 81

HNO-Heilkunde

Joseph Sopko und Hans H. Bauer

1 Einleitung

Die klassische Otorhinolaryngologie als Teilgebiet der Gesamtmedizin befaßt sich seit mehr als 100 Jahren vorwiegend mit den organisch-topographischen Gesichtspunkten der erwähnten Organkreise. Parallel mit dem allgemeinen Lebenswandel in der heutigen industrialisierten Welt beobachtet man aber auch eine Verlagerung der Krankheiten unseres Fachgebietes. Die schweren, lebensbedrohlichen Krankheitsbilder, wie otogener Hirnabszeß, tonsillogene Sepsis, Sinus-cavernosus-Thrombose u. a., sind dank medizinischem Fortschritt ausgesprochen selten geworden. In der Häufigkeit nehmen dafür die sog. Zivilisations- und Verbrauchskrankheiten immer mehr zu: Lärmschwerhörigkeit, Hörsturz, psychogene Aphonie, spastische Dysphonie u. a. Psychische Konfliktsituationen können zu verschiedenen Krankheitsmanifestationen führen, allein (beispielsweise Rhinopathia vasomotoria) oder zusammen mit der physikalischen und bakteriellen Schädigung (beispielsweise sog. Examens-Angina).

Je tiefer der Konflikt einen Menschen trifft, um so genetisch ältere Funktionsstörungen können auftreten. So genügt oft nur ein vorübergehender Liebeskummer, um die entwicklungsgeschichtlich relativ junge Stimmfunktion zu verlieren. Aber es muß schon substantiell am Kern der Persönlichkeit rütteln, wenn jemand unter psychogenem Schwindel leidet; das Gleichgewichtsorgan ist ja das phylogenetisch älteste Orientierungssystem.

In der Diagnostik der funktionellen Störungsbilder ist es sowohl wichtig, eine sorgfältige HNO-fachärztliche Untersuchung vorzunehmen als auch die psychosomatischen Zusammenhänge zu erkennen. Eine gründliche Untersuchung beruhigt den Patienten und erweckt das Vertrauen zum Arzt. Aber nur ein psychosomatisch gebildeter Kliniker vermag die relevanten Daten aus der Anamnese, dem sozialen Umfeld und dem eigentlichen Befund in einem Arbeitsgang zu erfassen und ihre Bedeutung zu erkennen (Adler, 1986).

So pflegt die moderne Otorhinolaryngologie eine interdisziplinäre Zusammenarbeit nicht nur mit den anatomisch benachbarten Disziplinen, Neurologie und Ophthalmologie, sondern auch mit der sinngemäß ergänzenden Psychosomatik, Psychiatrie und Psychologie.

2 Schall, Klang und Lärm in ihrer Bedeutung für den Menschen

Die meisten Erscheinungen in der Natur sind mit Schall verbunden. Der Schall als physikalisches Phänomen entsteht durch die Schwingungen elastischer Körper. Die wohl geringste Intensität entsteht durch die Brownsche Molekularbewegung. Überdurchschnittlich empfindliche Menschen hören selbst dieses Molekularrauschen. In der Regel befindet sich die normale Hörschwelle 10 dB über diesem Molekularrauschen. Nur der sog. selektiven Frequenzempfindlichkeit des Gehörs (Bébésy, 1967) ist es zu verdanken, daß der eigene tieffrequente Pulsschlag nicht immer gehört wird.

Wir sind aber ständig auf eine Schallumgebung angewiesen. Denn so wie die Luft für das biologische Leben, ist der Schall für die geistige und körperliche Gesundheit des Menschen ein unentbehrliches Medium. Ähnlich dem ständigen Wechsel zwischen Inspirium und Exspirium brauchen wir die polaren Gegensätze von Stille und Schall, um seelisch gesund zu bleiben. In einer »camera silens« – mit vollständiger Schallabsorption – eingeschlossen, entwickelt der Mensch bereits nach zwei Stunden psychotische Reaktionen von Verwirrtheit und Desorientierung. Unter der Stille verstehen wir aber keinen schalltoten Raum, sondern einen freiwilligen, ruhigen, innerlich ausgeglichenen Zustand der Erholung an einem schallarmen Ort (Sopko, 1986).

Die verschiedenen Schallqualitäten wie Ton, Klang, Geräusch, Lärm und Knall können physikalisch gemessen werden. Die darin enthaltene Information und der emotionelle Inhalt können aber nur psychologisch und linguistisch mit den bereits vorhandenen Engrammen verglichen werden.

Aufnahme und Transformation des Schalles in bioelektrische Impulse erfolgen im Hörorgan; die Analyse der Information hingegen findet in den Hörbahnen und Hörzentren (akustischer Analysator) statt. Die schädigende Wirkung von physikalisch definiertem Lärm und Knall auf das Hörorgan ist heutzutage genügend erforscht. Die weltweit anerkannten Grenzen der schädlichen Belastung bewegen sich für länger dauernde Lärmeinwirkung um 85 dB, bei dem kurzdauernden Knall oder einer Explosion um 130 dB.

Viel bedeutsamer aber als am Arbeitsplatz ist die Lärmbelastung der breiten Bevölkerung durch den Luft- und Straßenverkehr, sowie durch die ständig zunehmende Industrialisierung.

Die **Schlafstörung** ist die wohl bekannteste Folge von Lärmeinwirkung. Individuelle Unterschiede der Empfindlichkeit sind zwar groß und mit der Zeit tritt auch Gewöhnung (Habituation) an einen gewissen konstanten Schallpegel ein. Doch verursacht bereits jedes vorüberfahrende Auto Veränderungen im Schlaf-EEG und an Flugzeuglärm kann man sich gar nicht gewöhnen (Jansen und Schulze, 1964)!

Daß ein solcher Umgebungslärm – sei es im Schlaf- oder Wachzustand – potentiell gesundheitsschädigend ist, liegt auf der Hand. Die chronische Lärmbelastung kann für das Individuum einen ständigen Streß bedeuten (vgl. Streß-Konzept; Kap. 11, »Psychophysiologie«). Das **vegetative Nervensystem** steht dabei im Kreuzfeuer des Geschehens: Einerseits antwortet es auf die Beschallung mit einer ergotropen Reaktion, andererseits ist diese vegetative Antwort vom Allgemeinzustand abhängig. Die Folgen davon sind vermehrte Schweißproduktion, erhöhter Puls und Blutdruck, erhöhte Muskelspannung und verengte Pupillen. Krankheiten und Müdigkeit akzentuieren die Symptome noch mehr.

Ganz besonders aber leiden Kinder unter Lärmeinwirkung. Negativ beeinflußt werden nicht nur Konzentrationsfähigkeit und Fleiß, sondern auch das Wachstum, die allgemeine Leistungsfähigkeit und die sozialen Beziehungen (Spoendlin, 1980).

Die **subjektive Lästigkeit** des Lärms ist von der **Beschäftigungsart** und der individuellen Einstellung abhängig. Einen intellektuell Arbeitenden kann bereits das leise Summen einer Fliege in seiner Tätigkeit wesentlich stören. Beim manuell Arbeitenden können hingegen die Ermüdungserscheinungen durch passenden Musikhintergrund positiv beeinflußt werden. Es ist dabei wiederum von Bedeutung, welche Art Mustik gehört wird. Durch Aufzeichnung von Atmungs-, Puls- und Blutdruckkurven konnte gezeigt werden, daß diese beim Anhören von moderner, atonaler, in der Lautstärke stark variierender Musik deutlich unregelmäßig werden. Hingegen soll das Anhören der klassischen Musik aus der europäischen Barockzeit die Regelmäßigkeit der Atmung, die Verlangsamung des Pulses und eine Normalisierung des Blutdruckes bewirken (Harrer, 1970). Auch das Fahrverhalten eines Lenkers im Straßenverkehr kann durch die im Fahrzeug gehörte Musik – ruhig bis aggressiv – beeinflußt werden.

Die gesamte **Psychomotorik** wird durch unerwünschten Lärm negativ beeinflußt: Die Reaktionsfähigkeit wird verlangsamt, Fehlleistungen nehmen zu, die Ermüdung stellt sich rascher ein.

Die **individuelle Einstellung** zum vorhandenen Lärm ist entscheidend für den Grad der subjektiven Belästigung: Der Hundezüchter wird das Gebell seiner Vierbeiner nicht als lästig empfinden; sehr wohl aber sein Nachbar, der zu den Tieren keinerlei Zuneigung hegt.

Um die »**Lästigkeit des Lärmes**« zu erfassen, wurden von Kryter und Garinther (1965) folgende Kriterien aufgestellt:

1. statistisch faßbare physikalische Meßgrößen für Belästigung einer Gruppe von Menschen,

2. zeitliche und spektrale Faktoren (z.B. Impulslärm oder ständiger Lärm),
3. Informationsgehalt des Lärms,
4. Allgemeinzustand des Individuums.

Aufgrund subjektiver Urteile wurden Kurven gleicher Lästigkeit (ähnlich der Kurven gleicher Lautheit) erstellt, welche so den Lästigkeitspegel in dB (perceived noise level = PNL) bestimmen können. Die Maßeinheit für die Lästigkeit des Lärms wird »Noy« genannt. 1 Noy entspricht der Lästigkeit eines Rauschens (800–1400 Hz) von 40 dB SPL (sound pressure level). Die Schwelle der Lästigkeit wird untertags im Haus mit 40 PN dB, im Freien mit 60 PN dB, in der Nacht mit 10 PN dB angegeben.

3 Taubheit, Gehörlosigkeit und Schwerhörigkeit

3.1 Definition

Als **Taubheit** wird ein völliges Fehlen von subjektiven Empfindungen und objektivierbaren Reaktionen der Cochlea auf akustische Reize bezeichnet. Die einzige Möglichkeit, diesen Patienten Höreindrücke zu vermitteln, besteht heutzutage in der Implantation von Elektroden (cochlear-implants) in die Schnecke, falls der N. acusticus noch funktionsfähig ist.

Als **gehörlos** bezeichnet man Patienten, bei welchen zwar audiometrisch Hörreste nachweisbar sind, diese aber nicht für den Spracherwerb oder zur verbalen Kommunikation genügen. Diese Patienten benötigen hochleistungsfähige Hörgeräte und jahrelange spezielle audiopädagogische Schulung und Betreuung.

Schwerhörig sind Patienten, welche infolge Abschwächung oder Verzerrung des sprachlichen Signals nur bruchstückhaft die akustische Information ihrer Umgebung aufnehmen können. Mittels Hörgeräten ist es möglich, diese Schwäche ganz oder teilweise auszugleichen.

3.2 Ätiologie

Die Ätiologie der Taubheit und Gehörlosigkeit kann man in ca. 30% nicht eruieren. Von den bekannten Ursachen stehen Infektionen (Meningitis) an erster Stelle (40%), gefolgt von angeborener oder frühkindlich erworbener Taubheit (11%), Trauma (9%), Wirkung ototoxischer Medikamente (5%), Otosklerose und Akustikusneurinom (5%); entsprechend einer Zusammenstellung von Laszig und Luetgebrune (1987) an 237 ertaubten Patienten. Bei ätiologischer Klärung der Schwerhörigkeit richtet man sich nach den allgemeinen otologischen Regeln.

3.3 Häufigkeit

Man schätzt 70–80 Taube auf 100 000 Einwohner (De Reynier, 1970). Diese Zahl hat sich seit dem letzten Jahrhundert weltweit kaum geändert. In der

Schweiz konnte allerdings ein Rückgang von 245 im Jahre 1870 auf 154 im Jahre 1954 verzeichnet werden (Pfändler und Schnyder, 1959), infolge des Verschwindens des endogenen Kretinismus und der seltener werdenden Blutsverwandtschaft.

Hingegen steigt im allgemeinen die Zahl der Schwerhörigen parallel mit der Überalterung der Bevölkerung und der Zunahme der Lärmbelastung an.

3.4 Symptomatologie

Wie wichtig das Gehör für die Integrität des Menschen ist, können sich »Vollsinnige« nur schwer vorstellen. Der Gehörsinn kann im Gegensatz zum Gesichtssinn nicht einmal im Schlaf ausgeschaltet werden. Bereits die Ethymologie des Begriffes »**Person**«, von **per sonum = durch Klang,** veranschaulicht die Bedeutung der akustischen Umwelt für die Persönlichkeit. Es sind sowohl die intellektuellen Fähigkeiten als auch die emotionelle Verbindung mit der Gemütswelt, welche vorzugsweise über das Ohr ihren Weg nehmen. Taub geborene Kinder erreichen niemals die Persönlichkeitsstruktur Vollsinniger oder Blinder. Bei Ertaubten wird man oft eine Senkung des Persönlichkeitsniveaus verzeichnen können. Der Gehörlose oder Ertaubte kann also nicht bloß als »normales Individuum minus Hören« aufgefaßt werden.

In den ersten 6 Lebensmonaten unterscheiden sich zwar normalhörende und taubgeborene Kinder nicht voneinander. Beide können selbst bei erhöhtem Lärmpegel – z. B. bei vorüberfahrenden Lastautos – schlafen. Beide spielen in gleicher Weise mit ihren Extremitäten und Sprechorganen und erzeugen dabei zufällig Laute, die als Lallen bezeichnet werden. Doch nach dem 6. Lebensmonat verläuft die sprachliche und geistige Entwicklung bei beiden diametral verschieden. Wenn das normalhörende Kind stürmisch an der lautsprachlichen Entwicklung teilnimmt und die akustische Umwelt zum wichtigsten Faktor seiner geistigen Entwicklung wird, verstummt das gehörlose Kind allmählich, es bleibt auf der Oberfläche der sichtbaren und greifbaren Gegenstände hängen. Das gleiche Schicksal erleiden auch Kinder, die zwischen dem 4.–7. Lebensjahr – also noch vor der definitiven Sprachfestigung – ertauben. Das höchste Prinzip lautet dann, hörprothetisch und sprachtherapeutisch so rasch wie möglich einzugreifen, um den Zerfall der Sprache zu verhindern. Bei Taubgeborenen erlangen diese Maßnahmen im 3. Lebensquartal eine höchste Dringlichkeit, denn nur durch die adäquate Reizung und Anregung können die Hörbahnen und Hörzentren überhaupt reifen.

Ähnlich wie Gehör und Sprache zusammenhängen, bilden auch Sprache und Denken eine funktionelle Einheit. Die Entwicklung und das Niveau des Denkens sind mit demjenigen der Sprache aufs engste verbunden. Die Sprache ist somit nicht nur das vollkommenste Instrument des Denkens, sondern beide beeinflussen sich gegenseitig. Bei Gehörlosen und Tauben können abstrakte Vorstellungen nur mühsam und unvollständig vermittelt werden.

Der sprachliche Rückstand wird von der Umgebung nicht selten als Zeichen einer Debilität ausgelegt; in Wirklichkeit geht es aber nur um eine sekundäre Beeinträchtigung, die sich nach erfolgreicher Hörgeräteanpassung ausgleicht (Schlorhaufer, 1980). Trotzdem konnten Baar (1957) und Snijders (1967) u. a. mit nichtsprachlichen Tests bei Gehörlosen ohne andere Behinderungen durchschnittlich nur einen IQ von 86–96 bestimmen. Wenn auch diese Kinder eine Lautsprache in den Gehörlosenschulen erlernen, so bleiben ihre Ohren doch für alle affektiven und emotionellen Feinheiten (Sprachmelodie, Dynamik, Tempo) verschlossen. Dies kann auch durch das sog. Vikariat des Gesichts- und Tastsinnes nicht ausgeglichen werden. Die Persönlichkeitsunterschiede zwischen Hörenden und Gehörlosen sind demzufolge nicht nur graduelle, sondern substantielle, wie Kaiser (1962) dargelegt hat.

Die Folgen der Gehörlosigkeit können ihren Niederschlag auch in einer gestörten Eltern-Kind-Beziehung finden. Die gehörlosen Kinder werden zwar heute rasch erfaßt und einer sog. Früherziehung zugeführt. Doch kann gerade das u.U. eine frühe Trennung des Kindes von der Mutter bedeuten. Die Folge davon ist Verlust des Urvertrauens beim Kind. Bereits bei befristeter Trennung von der Mutter entsteht charakteristisches **Trennungsverhalten** mit anfänglicher Aggressivität und späterer Resignation und Depressivität.

All dies soll darauf hindeuten, daß das Problem der Gehörlosigkeit nicht nur medizinisch durch Früherfassung und medizinische Frühbehandlung gelöst werden kann, sondern daß hier eine **interdisziplinäre Zusammenarbeit** und fachliche Betreuung nicht nur durch HNO-Arzt und Phoniater, sondern auch durch Psychologen, Hörgeschädigtenpädagogen und Hörgeräteakustiker notwendig ist. Die Eltern sollten nach Möglichkeit im ganzen Rehabilitationsprozeß aktiv mitarbeiten. Trotz all dieser Bemühungen wird es wohl kaum gelingen, Gehörlose in die normalhörende Gesellschaft voll zu integrieren. Es muß eine Eingliederung in die Schicksalsgemeinschaft der Gehörlosen angestrebt werden.

Wie tragisch der **Hörverlust bei Erwachsenen** sein kann, darüber sprechen Selbstzeugnisse berühmter Persönlichkeiten, wie Beethoven, Schumann und Edison. Am Beispiel von Beethovens Ertaubung versucht Peyser (1942) vier Stadien nachzuweisen, die die Seele durchläuft, wenn der Mensch sein Gehör verliert: das Stadium der Verheimlichung, das Stadium der Verstimmung, das Stadium des Mißtrauens und das Stadium der Resignation (zit. n. Habermann, 1956).

Beethoven überwindet den für Musiker besonders schweren Schicksalsschlag, er stellt sich dem Daseinskampf mit gigantischer Energie und schafft so seine schönsten Kompositionen. Wie viele schwerhörige Patienten aber vereinsamen allmählich, werden verbittert, mißtrauisch und depressiv? Darüber gibt es keine Statistiken.

3.5 Der Hörapparat

Die Hörapparate können bei diesen Patienten Hilfe leisten, bei welchen die Schwerhörigkeit auf beiden Ohren einen Grad erreicht hat, der es ihnen nicht mehr ermöglicht, am beruflichen, gesellschaftlichen oder Familienleben ausreichend teilzunehmen. Es wäre aber falsch anzunehmen, daß Schwerhörigkeit durch Hörapparate völlig auszugleichen ist. Freilich kann das sprachliche Signal verstärkt werden. Den hauptsächlichen Nutzen davon hat der **Schalleitungsschwerhörige**. Aber bei **Innenohrschwerhörigen** ist das Hörfeld eingeschränkt. In diesen Fällen müssen Geräte mit Amplitudenbegrenzung (sog. peak-clipping) oder Dynamikkompression angepaßt werden. Am schlechtesten können Patienten mit der sog. **Nerven-** oder **zentralen Schwerhörigkeit** hörprothetisch versorgt werden. Denn es besteht dabei außer der Hypofunktion (Schwerhörigkeit) auch eine Dysfunktion (Fehlhörigkeit) des Hörorgans. Das stereophone Hören kann nur durch eine beidseitige Versorgung gewährleistet werden. Aber selbst bei beidseitiger Hörgeräteanpassung haben viele alte Menschen ihre Schwierigkeiten. Einerseits sind sie durch Überangebot an Information überbeansprucht, andererseits kann das Hörgerät eine Art Klaustrophobie (mit Druckgefühl in den Ohren, Schwindel und pulssynchronem Ohrensausen) verursachen. Schließlich scheuen sich einige Patienten vor einem Hörgerät, um nicht zum »alten Eisen« zu gehören.

Die Betreuung eines schwerhörigen Patienten beinhaltet nicht nur eine fachärztliche Behandlung und hörprothetische Versorgung, sondern auch eine fachliche Schulung (mit Ableseunterricht), welche oft durch Schwerhörigenvereine übernommen wird. Nur so kann das Optimum für die sprachliche Kommunikation der Schwerhörigen erreicht werden.

3.6 Das Cochlear-Implantat

Patienten mit Cochlear-Implantaten bilden eine ganz besondere Gruppe. Die Motivation für den operativen Eingriff und die postoperative Rehabilitation werden vorausgesetzt. Darüber hinaus muß man die Erwartungen des Patienten dämpfen, denn das Hören mit Implantat muß erst wieder neu erlernt werden. Es bedeutet eine monatelange aktive Lernarbeit. Deshalb sind nicht nur umfassende somatische Abklärungen und Behandlung, sondern auch eine psychologische Untersuchung und Betreuung unumgänglich.

Dort aber, wo es technisch nicht möglich ist, einem Ertaubten oder Schwerhörigen zu helfen, bleibt uns doch noch die Möglichkeit einer humanen, verständnisvollen Begleitung unserer Patienten. Wo dem Arzt das Heilen versagt bleibt, vermag er so weitgehend zu helfen (Habermann, 1956).

4 Tinnitus

4.1 Definition

Tinnitus ist eine vorübergehende oder dauerhafte, ein- oder doppelseitige Hörempfindung von Geräuschen oder Tönen verschiedener Frequenzen und Intensitäten, ohne Einwirkung einer äußeren Schallquelle.

4.2 Häufigkeit

Tinnitus gehört ähnlich wie Juckreiz und Schmerz zu den häufigsten Mißempfindungen des Menschen. Besonders bei Streß oder nach Lärmbelastung werden einige Minuten lang Ohrgeräusche wahrgenommen. Viele Ohrerkrankungen werden fast regelmäßig vom Tinnitus begleitet und dieser oft sogar noch störender als die Schwerhörigkeit selbst empfunden. Aber auch ohne eine erkennbare organische Ursache – monosymptomatisch – kommt Tinnitus relativ häufig vor.

Nach Angaben des National Center for Health Statistics (1980) sind 32% der amerikanischen Bevölkerung von Tinnitus betroffen. Aber nur 7,2% konsultieren den Hausarzt und 2,5% kommen als Patienten direkt ins Spital (Smith und Coles, 1987). Nur bei dieser letzten Gruppe kann man vom sog. klinischen Tinnitus sprechen; allein diese ist von praktischer medizinischer Bedeutung.

4.3 Symptome, Ätiologie

Zur Beschreibung der Klangcharakteristik gebrauchen Patienten Vergleiche aus ihrer gewohnten Umgebung. Beim einen sind es Pfeiftöne, beim anderen Wasserrauschen, Wind, Motorengeräusche usw. Die ganze Tragik des Betroffenen ist auf geniale Art in »Caprichos«, einem Gemälde von Francisco Goya (1746–1828) symbolisiert. In düsterer Atmosphäre bestürmen pfeifende, blasende und schreiende Dämonen den Künstler, der mit 46 Jahren ertaubt war und an quälendem Ohrensausen litt.

Friedrich Smetana (1824–1884), mit ähnlichem Schicksal, beschreibt 1876 seinen Tinnitus im e-Moll-Streichquartett durch das schneidend schrille dreigestrichene e (1318 Hz) der ersten Violine – angehalten über sieben Takte.

Vincent van Gogh (1853–1890) schnitt sich ein Ohr ab, um sich vom quälenden Pfeifton zu befreien. Bisweilen werden Patienten durch das Ohrensausen bis zum Suizidversuch getrieben!

Charakteristisch sind insbesondere die Intensitätsschwankungen. In ruhiger Umgebung wirken diese besonders störend und verursachen so Konzentrations- und Schlafstörungen. Die durch Lautheitsvergleich ermittelte Intensität bewegt sich zwischen 5–15 dB (Opitz, 1980).

Tiefe, geräuschartige Frequenzen werden eher bei Erkrankungen des Mittelohres, hohe Töne fast immer nur bei Innenohrerkrankungen und unbestimmte Frequenzen bei zentralnervösen Erkrankungen angegeben. Doch dürfen diese Angaben nur als Hinweis und nicht als topische Zuordnung verstanden werden.

Nach einer Zusammenstellung von Meikle und Mitarbeitern (1987) werden Geräusche am häufigsten in beiden Ohren zugleich angegeben (61%), seltener links (12%), rechts (9%), im Kopfbereich (3%), im Kopf- und Ohrbereich (10%), mit mehr als drei Lokalisationen (4%) und in anderer Form (2%).

4.4 Befunde

Ein seltenes, **objektiv** nachweisbares, dabei meist pulsierendes Ohrensausen kann auch vom Untersucher mit einem ans Ohr des Patienten angelegten Stethoskop gehört werden (z. B. bei Aneurysma der A. carotis, Tumor des Glomus tympanicum oder iugulare). Die weitere Abklärung und Therapie richtet sich nach den chirurgischen Grundsätzen.

Das viel häufigere **subjektive** Ohrensausen kann nur annähernd genau durch Angaben des Patienten zu den vom Untersucher vergleichsweise dargebotenen Tönen und Geräuschen mit verschiedenen Intensitäten bestimmt werden. Die Grunduntersuchung bietet hier auch die Bestimmung der Hörschwelle. Im allgemeinen wird eine normale Tonschwelle mit der normalen Cochlea gleichgesetzt. Nach Untersuchungen von Beck (1971) treten aber meßbare Auswirkungen auf die Tonschwelle erst dann auf, wenn mehr als 50% der Hörelemente ausgefallen sind. Trotz einer normalen Hörschwelle kann also das Hörorgan bereits erheblich beeinträchtigt sein. Gerade diese geschädigten Zellen können aber aktiv – als ein zusätzlicher Geräuschgenerator – in Erscheinung treten und so Tinnitus verursachen (Meyer zum Gottesberge, 1956; Lehnhardt, 1974). Zwischen den physiologischen spontanen Otoemissionen der gesunden Cochlea, einer aktiven Leistung des Innenohres, welche 1981 von Kemp entdeckt wurden, und dem Tinnitus konnte bis jetzt kein Zusammenhang gefunden werden (Hazell, 1984, Zwicker, 1987).

Außer in der erkrankten Cochlea kann Tinnitus in allen anatomischen Strukturen der Hörbahn (Kerne, aufsteigende Bahnen, Thalamus und Kortex) entstehen. Je höher die Läsion liegt, um so undifferenzierter wird das Geräusch empfunden. Aber selbst bei Durchschneidung des N. cochlearis bleibt der Tinnitus in 50% weiterbestehen (Meyer zum Gottesberge, 1956). Die enge Verbindung der Hörbahn mit dem Thalamus weist geradezu auf die mögliche Beeinflussung durch psychische Reize hin. Bei einer primären Thalamusschwäche (Czernik, 1972), aber auch bei ZNS-Gesunden kann Tinnitus als Antwort auf eine psychophysische Überforderung aufgefaßt werden (Böning, 1981).

In diesem mehrdimensionalen Bedingungsgefüge spielen demnach neben der speziellen Sinnesorgan- und Nervenläsion auch andere psychische Gegebenheiten eine entscheidende Rolle. Es sind dies Persönlichkeitsstruktur, individuelle Konfliktbewältigungsstrategie, konstitutionell vorgegebene oder erworbene zentralnervöse, biologische Strukturen mit thalamischer Reizschwelle und Filtertätigkeit für sensible Afferenzen. Dies alles entscheidet darüber, was an der objektiven Gegebenheit letztlich als »subjektiv« und störend empfunden wird.

In der Praxis bedeutet dies, daß die Patienten mit Ohrensausen ihren Arzt insbesondere zum Zeitpunkt einer erhöhten Streßbelastung aufsuchen. Entweder entsteht der Tinnitus erst im Augenblick der belastenden Situation, oder aber er wird dadurch akzentuiert. Die starke Verbindung mit dem emotionellen Hintergrund findet ihren Ausdruck auch in der umgangssprachlichen Form »es läutet mir in den Ohren«. Die richtige Konsequenz bei Tinnitusabklärung besteht demnach in der Erweiterung der Anamnese, welche nicht nur die akustischen Eigenschaften erfaßt, sondern auch das emotionelle Umfeld und die früheren Erlebnisse berücksichtigt: Die so zusammengefaßten Daten können auf eine Konversion hindeuten. Doch bedeutet der Tinnitus meistens keine »Organsprache«, sondern gehört zu den Symptomen der inneren Spannung, welche durch die Erregung des vegetativen Nervensystems ausgelöst wird. Sekundär können Ohrgeräusche einen starken psychischen Einfluß ausüben und ziehen die Aufmerksamkeit des Patienten in einem übermäßigen Grad auf sich.

Patientengeschichte

> Bei einer 49jährigen Frau trat Tinnitus erstmals beim Tod ihrer Mutter auf. Bemerkenswert ist, daß die alte Mutter nicht nur pflegebedürftig, sondern auch schwerhörig war und demzufolge mußte die Patientin mit ihr sehr laut sprechen. Darüber hinaus geht es in der Familie mit fünf Kindern manchmal »ohrenbetäubend« laut zu. Die Patientin berichtet über Wutgefühle, die sie aber nie öffentlich zeigte.
>
> Der HNO-Befund und das Tonschwellenaudiogramm – 4 Tage seit Beginn der Beschwerden – waren völlig normal. Am linken Ohr konnte aber ein Tinnitus bei 6000 Hz und 30 dB bestimmt werden; er hatte einen pfeifenden Charakter.
>
> Mit der Patientin wurde ein beruhigendes und aufklärendes Gespräch geführt. Die intelligente und einsichtige Patientin hat die Zusammenhänge mit der emotionalen Belastung, dem Zeitpunkt des Auftretens und der versteckten Wut erkannt. Sie wurde mit Trental® behandelt und wöchentlich kontrolliert. Bei den Gesprächen wurde stets die Harmlosigkeit des Symptoms betont. Bereits nach einer Woche besserte sich der Tinnitus und nach einem Monat war er gänzlich verschwunden. Wahrscheinlich war die verständnisvolle Betreuung und empathische Begleitung ebenso wirksam wie das Pentoxiphyllin.

4.5 Therapie

Außer bei kausaler chirurgischer Therapie der kleinen Gruppe von objektivem Tinnitus (infolge Aneurysma und Tumor) sind alle anderen therapeutischen Maßnahmen durch einen bescheidenen Heilungserfolg sowie komplizierte und aufwendige Therapiestrategien charakterisiert. Nach dem heutigen Stand des Wissens gibt es für Tinnitus keine spezifische Behandlungsform.

Die kritische Sichtung des Schrifttums läßt aber eine Vielfalt von vorgeschlagenen und auch angewandten Methoden erkennen. Die Mehrzahl davon strebt eine bessere Durchblutung des Innenohres an. So werden Stellatumblockaden, Infusionen mit beta-Sympathikotonika, Parasympathikolytika, Jontophorese, Physiotherapie, Akupunktur u.a. angewandt.

Die symptomatischste aller Behandlungsformen, aber scheinbar mit gutem Erfolg, ist die Anwendung von sog. Tinnitus-Maskern (Feldmann, 1971). Der Einsatz von Maskern beruht auf der Erkenntnis, daß Tinnitus bei Umweltgeräuschen weniger störend wirkt. Zum gleichen Zweck werden auch »walkman«-Apparate verwendet, wobei man zum Einschlafen Radiogeräusche zwischen zwei Sendern auswählt. Solche Tricks werden in den Laien-Tinnitus-Selbsthilfegruppen erfunden und gegenseitig ausgetauscht. Die Vielzahl der Maßnahmen zeigt aber auch die Notwendigkeit, andere Methoden in Betracht zu ziehen.

Wahrscheinlich wird man Tinnitus, ähnlich wie Schmerz und Juckreiz, nie vollständig beherrschen können. Auch hier sind aber weder der therapeutische Nihilismus noch eine Polypragmasie angezeigt. Das Ziel aller medizinischen Bemühungen wäre erreicht, wenn man den Kranken aus dem Status eines dekompensierten in den Status eines kompensierten Tinnitus mit Akzeptieren der Störung und Herabsetzen der Empfindlichkeitsschwelle überführen könnte. Hierzu eignen sich vor allem psychologische Behandlungsmethoden: Autogenes Training, Biofeedbackverfahren, Suggestion und Hypnose sowie kognitive Verhaltenstherapie. Erste wohlkontrollierte Resultate sind recht ermutigend (Scott et al., 1985). Der HNO-Facharzt kann in seiner andauernden Betreuung verhaltenstherapeutisch einwirken (Schneider, 1986).

Unabhänig von der angewandten therapeutischen Methode sollte man aber stets zwei Gesichtspunkte bedenken:
1. gegenüber dem Patienten keine zu optimistischen Erwartungen in Aussicht stellen und
2. die ungefährlichste und am wenigsten belastende Behandlungsart wählen.

5 Der Hörsturz

5.1 Definition

Der Hörsturz ist ein funktionelles Ohrsymptom, charakterisiert durch eine plötzliche, einseitige, periphere (ausschließlich sensorische) Hörverminderung, ohne erkennbare Ursache.

5.2 Häufigkeit

Seit der Erstbeschreibung 1944 (De Kleyn) beobachtet man eine stetige Zunahme der Morbidität, welche nicht nur der verbesserten Diagnostik, sondern der Wirklichkeit entspricht. Diese Tendenz ist durchaus mit der Zunahme anderer Zivilisationskrankheiten infolge Streß, Bewegungsarmut, Überernährung, Genußmittelkonsum usw. vergleichbar. Heutzutage rechnet man pro Jahr 20 Fälle auf 100 000 Einwohner. Der Hörsturz tritt meist zwischen dem 40. und 60. Lebensjahr (Stange und Neveling, 1980) also in der beruflich und sozial aktivsten Zeit des Lebens auf. Männer und Frauen sind in etwa gleichem Ausmaß betroffen.

5.3 Symptomatologie

Eine literarisch eindrucksvolle und treffende Beschreibung stammt von Jean Jacques Rousseau, der 1736, im Alter von 24 Jahren einen Hörsturz erlitten haben soll (zit. nach Debain, 1957).

> In seinen Lebenserinnerungen schreibt Rousseau: »Als ich eines Morgens, an dem es mir nicht schlechter ging als sonst, eine kleine Tischplatte auf ihrem Fuß richtete, fühlte ich in meinem ganzen Leibe einen plötzlichen, ganz unvorstellbaren Aufruhr. Ich kann es nur mit einer Art Sturm vergleichen, der sich in meinem Inneren erhob und im selben Augenblick durch alle Glieder tobte. Meine Arterien begannen derart heftig zu schlagen, daß ich das Klopfen nicht nur fühlte, sondern sogar hörte, vor allem die Kopfschlagadern. Dazu ein starkes Ohrensausen, so daß es wie ein drei- und vierfacher Lärm war, nämlich ein tiefes, dumpfes Sausen, ein helleres Rauschen, wie von gleißendem Wasser, ein schrilles Pfeifen und das geschilderte Pochen, dessen Schläge ich leicht zählen konnte, ohne mir den Puls zu fühlen oder meinen Körper mit den Händen zu berühren. Dieser innere Lärm war so groß, daß er mir mein bisher gutes Gehör raubte und mich zwar nicht ganz taub, aber so schwerhörig machte, wie ich es seitdem bin«.

Diese **stürmische Symptomatik** des plötzlich aus voller Gesundheit (wie ein Blitz aus heiterem Himmel) aufgetretenen Ereignisses erschreckt den Patienten derart, daß er in der Regel notfallmäßig einen Arzt aufsuchen wird. Seltener verstreichen einige Tage oder Wochen bis zur Erstkonsultation. Außer der einseitigen Hörverminderung mit Druckgefühl im Ohr (das Gefühl, als sei Watte im Ohr) ist ein lästiges Ohrensausen in 60–90% ein häufiges Begleitsymptom (Neveling, 1967; Plester, 1978). Schließlich klagen ca. 30% der Kranken über Unsicherheitsgefühl oder Schwankschwindel (Stange, 1969).

5.4 Befunde

Die einseitige Hörverminderung steht im Vordergrund der Befunde. Dies kann bereits durch Überprüfung der **Flüster-** und **Umgangssprache** wie auch durch **Lateralisation des Stimmgabeltones** ins gesunde Ohr (Prüfung nach Weber) festgestellt werden. Im **Reintonaudiogramm** wird am häufigsten (in 60% nach Eichhorn und Martin, 1984) ein sog. pancochleärer Kurvenverlauf mit Hörverlust um 60 dB für alle Frequenzen angetroffen. Seltener wird der Verlust isoliert nur für die hohen, mittleren oder tiefen Frequenzen festgestellt. Aus otologischer Sicht bedeutet aber ein solcher Befund immer eine ernste Situation, nach dem Grundsatz: »**Jede einseitige Innenohrschwerhörigkeit muß solange auf Akustikusneurinom verdächtig bleiben, bis das Gegenteil bewiesen ist.**« Der Nachweis oder Ausschluß erfolgt mit ERA (electric response audiometry) und Computertomogramm oder NMR (nuklearmagnetische Resonanz) des Schädels. Der Hörsturz bleibt somit vorerst eine **Ausschlußdiagnose.**

Außer dem Akustikusneurinom, in ca. 1%, (Steinert, 1986; Eichhorn und Martin, 1984) wird man insgesamt nur in ca. 10% eine andere konkommittierende Krankheit finden können, wie Hyper- oder Hypotonie, degenerative Veränderungen der HWS, thromboembolische Krankheit oder Diabetes mellitus. Es gibt bereits über 100 verschiedene Ursachen, welche für einen Hörsturz verantwortlich gemacht werden können (Jaffe, 1973).

Die Ansicht, daß Streß eine ausschlaggebende Rolle bei der Pathogenese des Hörsturzes hat, wird von fast allen Autoren geteilt. Greuel (1983, 1986) konnte aufgrund seiner psychologischen Untersuchungen Persönlichkeitsmerkmale des Hörsturzpatienten finden, die wie ein roter Faden bei der tiefenpsychologischen Anamneseerhebung erscheinen. Danach ist der Hörsturzpatient charakterisiert als eine Person, die in einem ständigen emotionalen Spannungszustand lebt, nicht zuletzt deshalb, weil sie in ihrem Leben selektiv nur ungelöste, nicht aber »erfolgreich« abgeschlossene Aufgaben wahrnimmt. Durch eigene ständige Überforderung provoziert die »Hörsturz-Persönlichkeit« selbst belastende Lebensereignisse.

Wenn nun zu diesem Dauerstreßzustand zusätzlich ein schicksalhaftes Ereignis (Unfall, Todesfall oder Erkrankung) hinzutritt, kann eine »vegetative Detonation« erfolgen (Schultz van Treeck, 1956), bei welcher der Hörsturz zu einem unbewußten Ventil wird. Die körperliche Krankheit wird so ein Ausdruck des Erlebens (Beck, 1981).

Wenn auch vieles den Hörsturz auslösen kann, so ist doch letztlich – nach heutiger Ansicht – der pathophysiologische Mechanismus auf eine Mikrozirkulationsstörung in der Cochlea und somit auf eine Hypoxie der Sinneshaarzellen zurückzuführen. Streß kann dabei eine ausschlaggebende Rolle spielen. Das erklärt sich aus der reichlichen vegetativen, vor allem adrenergen Nervenversorgung des Innenohres (Spoendlin und Lichtensteiger, 1967), aber auch aus der Tatsache, daß bei Streß die Trombozytenadhäsivität steigt (Jacobi und Krüskemper, 1977). Somit verlangsamt sich die Mikrozirkulation bis zur völligen Stase – dem »blood-sludging« (Fowler, 1950; Kellerhals, 1977) mit konsekutiver Hypoxie und Hörsturz. Hinzu kommt noch die ungünstige anatomische Gegebenheit, daß das Labyrinth von einer einzigen Endarterie – der A. labyrinthi – versorgt wird, ohne die Möglichkeit einer Kollateralbildung.

5.5 Diagnose

Die Diagnose des Hörsturzes ist primär eine otologische: Bei normalem otoskopischen Befund ist eine einseitige Hörminderung objektivierbar. Die Vielzahl der möglichen konkommittierenden Krankheiten läßt jedoch die weitere Abklärung zu einer interdisziplinären Aufgabe werden. Außer internistischer, neurologischer und radiologischer Untersuchung müssen auch die psychosomatischen Aspekte berücksichtigt werden. Diese sind ursächlich am häufigsten beteiligt, werden aber oft verkannt. Es ist notwendig, nach beweisenden Kriterien, wie Zeitpunkt, Organwahl, primärer und sekundärer Gewinn gezielt zu suchen, um im Hörsturz ein Konversionssymptom zu erkennen (s.a. Kap. 49, »Konversion«).

Die Organwahl des Ohres bei Hörsturz ergibt sich aus dem auslösenden Ereignis und dem Umstand, daß das Ohr ein **Alarmorgan** ist. Auslösend können verschiedene akustische Einwirkungen sein, wie Flugzeuglärm (s. exemplarische Patientengeschichte), Explosionen u.ä. Entscheidend ist aber nicht die physikalisch meßbare Intensität, sondern die dabei entstandene emotionelle Belastung. Oft ist eine Ursache nicht sofort erkennbar. Erst eine gezielte Anamnese und Diagnostik läßt eine prämorbide Persönlichkeit erkennen.

5.6 Therapie

Aus der Vielzahl der angegebenen Therapieformen sind sich verschiedene Autoren nur in einem einzigen Punkt einig, nämlich, daß der Hörsturz notfallmäßig behandelt werden muß. Die Prognose ist – unabhängig von der Behandlungsart – um so besser, je früher die Therapie angesetzt werden kann. Die mancherorts herrschende Polypragmasie ist wohl wissenschaftlich kaum haltbar. Doch haben alle Methoden eine Verbesserung der Innenohrdurchblutung zum Ziel. So werden heutzutage hauptsächlich folgende Therapieformen angewandt: Dextran- und Rheomacrodex®-Infusionen, Trental®, Antikoagulation, CO_2-Inhalationen, Stellatum-Blockaden, Kortison, Azetylsalizylsäure u.a. – nur um die wichtigsten zu nennen.

Spektakulär erscheinen Erfolge, welche Greuel (1983) mit der Suggestiv- und Hypnosebehandlung erreichte. Nachdem er den Patienten das Schwere- und das Wärmegefühl mit sichtbarer Rötung der Ohrmuschel vermittelt hatte, erfolgte audiometrische Kontrolle, welche eine Besserung der Hörschwelle um 20–30 dB aufzeigte. Noch verblüffender als die Suggestiv- und Hypnosebehandlung sind Angaben über Spontanremissionen, welche in ca. 70% eine vollständige Rückbildung, in ca. 90% eine Besserung aufzeigen. Ein Vergleich mit anderen Therapieformen zeigt aber fast gleichartige Hörgewinne.

Diese Angaben berechtigen jedoch ebenso wenig einen therapeutischen Nihilismus wie ein starres Durchführen der Therapie nach einem bestimmten

Schema. Ein anzustrebendes Ziel wäre eine lückenlose Klärung der Ätiologie mit kausaler medikamentöser, chirurgischer oder psychologischer Therapie. Wir müssen für jeden Patienten die individuelle Therapieform finden. Ein psychologischer Faktor ist aber ein wesentlicher Bestandteil einer jeden Therapieform: Es ist die menschliche Zuwendung zum Kranken, seine »Aus-Lösung« aus der alltäglich belastenden Situation. Hierzu bietet die Hospitalisation geradezu ideale Voraussetzungen. Dem Patienten soll seine Problematik aufgezeigt werden, damit er den Heilungsprozeß zur Umstrukturierung seiner Lebenssituation nützen kann.

Die **Prognose** des Hörsturzes ist im wesentlichen vom Alter und vom frühen Therapiebeginn abhängig. Rezidivneigung mit stufenförmiger Gehörverschlechterung kann bei ca. 8% der Patienten erwartet werden (Eichhorn und Martin, 1984).

Im Gegensatz zum akuten Hörsturz ist eine **fluktuierende Hörschwelle** ein völlig unspezifisches Symptom, welches sowohl bei Menièrescher Erkrankung als auch bei Tumoren der hinteren Schädelgrube und Autoimmunerkrankungen auftreten kann (Pfaltz, 1988). Dies ist kein Notfall, verlangt aber zusätzlich nach einer gründlichen neurootologischen Untersuchung.

5.7 Exemplarische Patientengeschichte

Hier geht es um eine 60jährige Patientin, welche nach einer mikrochirurgisch behandelten Leukoplakie des Kehlkopfes in regelmäßiger fachärztlicher Kontrolle steht. Sie leidet sehr unter Karzinophobie, welche sich insbesondere einige Tage vor den bevorstehenden Kontrollen bis zu psychotischen Reaktionen steigert. Es gelang nicht, diese Angst abzubauen, trotz intensivem Zureden, Zeigen und Besprechen des Kehlkopfbefundes auf dem Videomonitor.

Die Patientin besuchte nun 3 Tage vor der Kontrolle eine Flugschau – wider ihren Willen. Es war nur eine Woche nach der Tragödie in Ramstein (28.8.88), als eine Maschine der italienischen Staffel in die Zuschauer stürzte. Es kamen dabei zahlreiche Menschen ums Leben und hunderte wurden verletzt. Die Patientin war – wie sie beschrieb – in einem seelisch aufgewühlten Zustand, voller Angst und Wut. Als die erste Flugzeugformation über die Zuschauer hinwegdonnerte, wurde ihr linkes Ohr wie »zugedeckt«. Sie versuchte, mit dem Kleinfinger im Gehörgang zu manipulieren, doch das Gefühl blieb bestehen. Gleichzeitig hörte sie links einen hohen Pfeifton und realisierte schließlich, daß sie links schlechter hörte. Das war der Grund, sich von der Flugzeugschau zu entfernen und auf die Notfallstation zu kommen. Die audiometrisch aufgenommene Hörkurve ließ eine linksseitige Erhöhung der Hörschwelle um 30–40 dB ab 2000 Hz aufwärts erkennen. Die Patientin wurde hospitalisiert und erhielt insgesamt 10 Infusionen von Rheomacrodex®. Die Hörschwelle normalisierte sich innerhalb einer Woche fast vollständig. Außer einer Verbesserung der Innenohrdurchblutung waren an der Besserung des Zustandes vermutlich die Bettruhe, die pflegerische Zuwendung und der Milieuwechsel mitbeteiligt.

6 Die psychogene Hörstörung

6.1 Definition

Unter psychogener Hörstörung wird eine unbewußte, zentrale, symmetrisch doppelseitige Schwerhörigkeit mittleren bis hohen Grades verstanden. Charakteristisch ist, daß die Störung nur während der Untersuchungssituation, nicht aber während ungezwungener Unterhaltung oder am Telefon auftritt.

6.2 Häufigkeit

Psychogene Hörstörungen sind sicher selten (Lüscher, 1959). Von allen Hörstörungen wird sie bei Erwachsenen in ca. 3% (Doerfler, 1951) und bei Kindern in ca. 2% (Leshin, 1960) angetroffen. In Kriegszeiten steigt die Inzidenz auf 10–15% (Johnson et al., 1956). Im neueren Schrifttum werden lediglich einzelne Falldarstellungen wiedergegeben (Lehnhardt, 1974; Plentz, 1976; Veniar und Salston, 1983).

Vermutlich wird ein Teil der psychogenen Hörstörungen übersehen, weil sie in die Differentialdiagnose gar nicht einbezogen werden.

6.3 Symptomatologie

Die Untersuchung selbst wird erst auf Anraten von den Angehörigen, vom Betrieb oder von der Schule aus durchgeführt. Obwohl die Patienten in ihrer Umgebung als schwerhörig gelten, erfahren sie daraus doch keinerlei Nachteile – etwa sozialen Abstieg oder schulisches Versagen. Sie erzählen bereitwillig ihre Geschichte, aus der zwar lange Zeit zurückliegende Ohrenerkrankungen, Lärmexposition oder Kopfverletzungen, aber keine unmittelbare Ursache für die jetzige Gehörabnahme erkennbar ist. Erst eine erweiterte biographische Anamnese erlaubt den Zusammenhang zwischen der schon lange zurückliegenden, kurzdauernden Schwerhörigkeit und der jetzigen unbewußten Abwendung vom Gehörten aufzudecken.

Nur dann, wenn der Patient die Gelegenheit bekommt, allgemein über seine Probleme und nicht nur über »Schwerhörigkeit« zu erzählen, kommen seine Ängste, Befürchtungen und emotionelle Probleme zutage. Der Patient erlebt sich selbst als taub; er benutzt seine Taubheit, um das nicht zu hören, was er nicht hören will. Es kann sich dabei um ein Verdrängen einer unannehmbaren Situation am Arbeitsplatz, in der Familie u.a. handeln. Dieses unbewußte Verhalten kann Ausdruck einer Flucht aus der Wirklichkeit oder aus einer belastenden Situation sein. All diese Anhaltspunkte weisen somit auf ein Konversionssymptom hin.

6.4 Befunde

Bei **allen psychoakustischen Untersuchungsmethoden** (Hörweitenprüfung mit Flüster- und Umgangssprache, Tonschwellen- und Sprechaudiogramm, Békésy-Audiogramm) ist der **Befund patho-**

logisch, während das **Unterhaltungsgehör völlig normal** erscheint. Diese Diskrepanz ist charakteristisch für die psychogene Hörstörung. Es ist eindrücklich zu beobachten, wie der Patient, mit welchem sich der Untersucher vor kurzem noch völlig mühelos unterhalten konnte, plötzlich – sobald eine Prüfungssituation entsteht – hochgradig pathologische Befunde aufweist. So werden die Flüster- oder die Umgangssprache nicht oder kaum gehört. Die Reintonschwelle verläuft als flache Mulde in allen Frequenzen zwischen 50–90 dB, wobei die Knochenleitung der Luftleitung entspricht (Doerfler, 1951). Nur selten wird eine Schwankung der Hörschwelle zwischen den einzelnen Untersuchungen festgestellt (Lüscher, 1959), dafür aber eine Diskrepanz zu dem relativ besseren Resultat im Sprechaudiogramm.

Bei der automatischen Tonschwellenbestimmung im **Békésy-Audiogramm** sinken sowohl die Dauer als auch die Impulskurve ab. Das beschriebene Kriterium ist auch gegenüber **Simulation** das wichtigste Unterscheidungsmerkmal. Beim Simulanten liegt die Dauertonkurve über der Impulstonkurve, beim psychogenen Hörgestörten liegt sie – wie beim organisch Schwerhörigen – unter der Impulstonkurve und beide Kurven sinken parallel zueinander ab (Lehnhardt, 1974). Die **ERA** (electric response audiometry) ergibt für psychogene Hörstörungen keine spezifischen Befunde, ermöglicht aber die tatsächliche Bestimmung der Hörschwelle bei Aggravation (Burian, 1969; Schmidt et al., 1983).

Von den objektiven audiometrischen Untersuchungsmethoden kann die **Stapediusreflex-Schwelle** normal ausgelöst werden. Das Vorhandensein des Reflexes bestätigt aber nicht, daß der Ton vom Kortex empfangen wurde, denn die Reflexbahnen reichen nur bis zum Niveau des Hirnstammes (Greiner et al., 1980).

6.5 Diagnose

Die Diagnose einer psychogenen Hörstörung kann nur aus der Gesamtheit aller Untersuchungsergebnisse gestellt werden. Hinweisende Anhaltspunkte sind in der biographischen Anamnese zu finden. Beweisend sind:

1. Diskrepanz zwischen normalem Unterhaltungsgehör, aber schwer pathologischem Untersuchungsgehör,
2. Diskrepanz zwischen hochgradig erhöhter Schwelle im Reintonaudiogramm und relativ guter Schwelle im Sprechaudiogramm,
3. pathologisches Békésy-Audiogramm mit Absinken von Dauer- und Impulskurve,
4. normale Stapediusreflex-Schwelle.

Bei Unsicherheit nehme man lieber eine psychogene Hörstörung an als die diskriminierende Simulation.

6.6 Therapie

Steht einmal die Diagnose oder zumindest der Verdacht einer psychogenen Hörstörung fest, so gilt an erster Stelle der Grundsatz »primum nihil nocere«.

Es ist sinnlos, dem Patienten gegenüber unverblümt aufzuzeigen, daß er keinen Hörschaden hat. Damit würde man ihn nur um den primären und sekundären Gewinn seines Konversionssymptoms berauben. Vielmehr sollte man zu erkennen versuchen, welche Notwendigkeit oder welche Rolle die Schwerhörigkeit in seinem Leben erfüllt. Man hüte sich auch vor einer diagnostischen Etikettierung. Deshalb auch die behutsame Nomenklatur »psychogene Hörstörung« und nicht »Schwerhörigkeit« oder gar »Taubheit«. Dem Patienten gegenüber kann ruhig gesagt werden, daß seine Störung mit den zur Verfügung stehenden Untersuchungsmöglichkeiten zwar nicht faßbar ist, daß man ihn aber längerfristig in Kontrolle behält. Anläßlich der Kontrolluntersuchungen kann man besser auf die Probleme des Patienten eingehen.

Langsam vollzieht sich so ein Prozeß der Bewußtwerdung, der es dem Patienten ermöglicht, die Zusammenhänge zwischen der Taubheit und den psychischen Problemen anzunehmen. Das Konversionssymptom der psychogenen Taubheit kann sich auf diese Weise allmählich verflüchtigen.

Obwohl bei Kindern meist eine schwerere Störung vorliegt, empfehlen einige Autoren (Veniar und Salston, 1983) eine suggestive Behandlungsmethode. Eine medikamentöse Therapie erübrigt sich in der Regel. Eine Psychotherapie analytischer Art oder eine Hypnosebehandlung werden wohl nur selten notwendig sein. Die Prognose ist im allgemeinen gut.

7 Der Schwindel

7.1 Definition

Der Schwindel ist eine subjektive Empfindung von Gleichgewichtsstörung in physischer und/oder psychischer Hinsicht.

7.2 Arten von Schwindel

Erwünschter Schwindel wird vom Individuum willkürlich als bewußter Reiz der Labyrinthe herbeigeführt und als lustvolles, berauschendes Gefühl erlebt. Der adäquate Reiz für das Gleichgewichtsorgan kann durch Beschleunigungsbewegung, z. B. bei gewissen drehenden Tanzarten, auf dem Karussell u. ä. ausgelöst werden. Durch Alkohol- und Drogenmißbrauch wird auch ein bewußter Rausch mit Schwindelgefühl und Distanz zur Realität gesucht.

Unerwünschter Schwindel wird als lästige Antwort auf äußere Reize bei individuell empfindlichen Labyrinthen ausgelöst, beispielsweise bei der Seekrankheit. Bei Höhenschwindel und im Traumerleben kann ein unerwünschtes Schwindelgefühl auch ohne den äußeren Bewegungsreiz empfunden werden.

Pathologischer Schwindel hingegen ist ein krankhaftes Symptom bei unterschiedlichsten Erkrankun-

gen, ohne äußere Krafteinwirkung, meistens mit sei-
tenunterschiedlicher Reaktion der Labyrinthe.

7.3 Häufigkeit

Schwindel ist im allgemeinen eine außerordentlich
häufige Klage. Der Allgemeinarzt wird deshalb von
2–5% seiner Patienten konsultiert (Hagnell, 1966;
Rubin, 1976). HNO-Ärzte und Neurologen begegnen
2–3mal so vielen Schwindelpatienten. Der Psychiater aber hört sich dieselbe Klage bei fast allen Neurotikern, Psychotikern und bei Patienten mit Einnahme
von Psychopharmaka (als deren Nebenwirkung) an.

7.4 Pathophysiologische Bemerkungen

Schwindel kann durch Bewegungsinformationen vom
Labyrinth, von den **Augen** und von den **Somatosen-
soren** in Gelenken, Muskeln und Haut ausgehen.
Diese Sinnesinformationen laufen im **Hirnstamm** zusammen und werden von der Formatio reticularis und
dem Zerebellum beeinflußt. Über den **Thalamus** werden sie schließlich in die **vestibulären kortikalen Ge-
hirnareale** projiziert.

7.5 Symptome

Die Palette der Mißempfindungen bei Schwindel ist
groß. Aber bereits aus der subjektiven Beschreibung
und der Art der Schilderung kann der Läsionsort
vermutet werden.

7.5.1 Peripher-vestibulärer Schwindel

Bei peripher-vestibulärem Schwindel berichten die
Patienten über eine Scheinbewegung der eigenen
Person oder der Umgebung. Das ist das typische Vertigo (vertere, lat.: drehen) mit Drehschwindel, Lift-
und Schwankschwindel. Falls noch gleichzeitig über
Hörprobleme (Schwerhörigkeit, Ohrensausen) geklagt wird, so besteht kaum noch Zweifel am sog.
spezifischen otogenen Schwindel infolge einer Innen-
ohrläsion. Charakteristisch ist dabei eine starke Beteiligung des Vegetativums mit Übelkeit, Blässe, kal-
tem Schweiß und vor allem der Nausea mit Erbrechen (»Patient mit der Brechschale«). Bei ca. 30%
aller Schwindelpatienten wird eine otogene Ursache
gefunden.

7.5.2 Zentral bedingter Schwindel

Bei zentral bedingtem Schwindel werden die Beschwerden viel ungenauer beschrieben. Die Patienten sprechen von der Benommenheit, Taumeligkeit,
Schweben im Raum, Verwirrtheit, Schwarzwerden
oder Flimmern vor den Augen; im Schweizer-deut-
schen spricht man vom »Sturm« im Kopf u.ä. Allen
diesen Erkrankungen ist aber das Gefühl der Desorientierung und der Unsicherheit der ganzen Person
gemeinsam (Lüscher, 1959). Vegetative Begleiterscheinungen fehlen in der Regel. Dieser unspezifische Schwindel kommt vor allem bei internistischen
und neurologischen Erkrankungen vor. Mit ca. 60%
ist es die am häufigsten geklagte Schwindelart.

7.5.3 Psychogen bedingter Schwindel

Bei psychogen bedingtem Schwindel werden die Beschwerden noch unbestimmter und ungenauer formuliert. Oft geschieht dies sehr maniriert, mit wechselnden Angaben über die Art, Schwere und Dauer
des Schwindels. Darüber hinaus sind diese Patienten
suggestibel. Anzutreffen ist diese Schwindelart vor
allem bei psychiatrischen Erkrankungen. In diese
Gruppe gehören ca. 10% aller Schwindelpatienten.
Viel häufiger wird Schwindel als Ausdruck der emotionellen Spannung oder als Konversionssymptom
erlebt. Bereits die umgangssprachliche Formel: »Bei
diesem Gedanken wird mit schwindlig« weist darauf
hin (s.a. Kap. 49).

7.6 Befunde und Diagnose

Die diagnostischen Schwierigkeiten bei den Patienten
mit Schwindel sind nicht nur durch die oft sehr ungenaue und unterschiedliche Schilderung der Beschwerden bedingt, sondern auch durch deren Flüchtigkeit. Meistens dauern die Schwindelanfälle nur einige Minuten bis Stunden. Demzufolge wird auch der
erstuntersuchende Arzt nur gelegentlich einen Spontannystagmus nachweisen können. Der fehlende Nystagmus darf aber nicht eo ipso zur Annahme eines
psychogenen Schwindels verleiten. Bei jedem Patienten, der Schwindel angibt, muß eine sorgfältige allgemeine und otoneurologische Untersuchung durchgeführt werden. Denn nur so können Innenohrerkrankungen, Kleinhirnbrückenwinkeltumor, funktionelle
HWS-Erkrankungen, Multiple Sklerose und andere
Erkrankungen des ZNS frühzeitig erkannt werden.
Selbst wenn der Patient an einer Neurose leidet, kann
er trotzdem noch somatisch krank sein.

Bei **psychogenem Schwindel** hingegen fehlen objektive Zeichen einer Vestibularisstörung. Dies steht
im Widerspruch zu den oft demonstrativen »Gleichgewichtsstörungen«, beispielsweise bei »Kollaps«-
Neigung, Hyperventilation und Schwindel bei Klaustrophobie, Agoraphobie u.ä. Streß- und Angstsituatio-
nen können über Adrenalinausschüttung vegetative
Reaktionen mit Schwindel verursachen, insbesondere
bei blockierter motorischer Abfuhr (Radanov, 1984).

Der Zeitpunkt, in welchem ein psychogen bedingter Schwindelanfall auftritt, erfolgt in der Regel in einem kritischen Lebensabschnitt, in welchem »das
ganze Dasein seinen Boden verliert« (Jaspers, 1953).

Die Organwahl zu bestimmen, ist bei Schwindel
schwierig, weil das Gleichgewicht nicht nur vom Innenohr, sondern auch vom visuellen propriozeptiven
System gesteuert wird. Der Schwindel kann aber
ohne Rücksicht auf anatomische Grenzen in einer
symbolischen Art als Konversionsneurose völlig
selbständig auftreten und bewirkt dadurch eine emotionelle Entladung.

7.7 Menièresche Erkrankung

Die Menièresche Erkrankung bietet geradezu exemplarisch die Möglichkeit, psychosomatische Zusam-

menhänge bei Patienten mit Schwindel aufzuzeigen. Ein erster massiver Anfall ist für den Patienten vernichtend, er steht Todesangst aus (Escher, 1984) und gerät in Panik, denn er empfindet dabei nicht nur Drehschwindel, sondern erlebt gleichzeitig starkes Ohrensausen, verbunden mit einer Höreinbuße und starker vegetativer Begleitsymptomatik mit Erbrechen, Schwitzen und Kollaps. Der Anfall dauert zwar nur einige Minuten, er kann sich jedoch in belastenden Lebenssituationen über Jahrzehnte hinweg wiederholen. Solche belastenden Lebenssituationen werden hauptsächlich mit Veränderungen am Arbeitsplatz – etwa durch Versetzung auf einen unbeliebten Posten, Chef-Wechsel u.ä. – in Verbindung gebracht.

Zahlreiche Untersuchungsergebnisse (Groen, 1983; Lüscher, 1959) lassen für die Menièresche Erkrankung folgende Persönlichkeitsstruktur erkennen:
- überdurchschnittlich intelligente Menschen mit ausgeprägter Tendenz zur Zurückgezogenheit,
- Perfektionismus in Arbeit und Hobby,
- sehr ernsthaft,
- unfähig zu einer lockeren Unterhaltung,
- starr im Lebensstil,
- mit übertriebenem Über-Ich.

Sie leben unter Zeitdruck im Zustand einer ständigen Überforderung. Auffallend gleichförmig werden auch die frühkindlichen Erlebnisse geschildert. Aus sehr wohl geordneten Familienverhältnissen stammend, erlebten diese Kinder zwar eine kühle Korrektheit, niemals aber die notwendige »Nestwärme«. Es besteht jedoch keine Spezifität zwischen den aufgeführten Persönlichkeitsmerkmalen und den frühkindlichen Erlebnissen. Auch in der Pubertät bleiben die üblichen Generationsprobleme aus. Als Musterschüler sollen sie keine Konflikte mit den Lehrern gehabt haben.

Diese Erkenntnisse sollen illustrieren, daß es bei der Menièreschen Erkrankung eine spezifische psychische Struktur gibt, welche im Sinne eines Triggermechanismus den Anfall auslösen kann.

Therapie

Die Therapie im Anfall muß sich symptomatisch auf die Notfallsituation konzentrieren: Bettruhe, Antivertiginosa, niedermolekulare i.v.-Dextran-Infusionen. Im beschwerdefreien Intervall sind regelmäßige Kontrolluntersuchungen in engster Zusammenarbeit des HNO-Spezialisten und des psychosomatischen Klinikers angezeigt. Ein ruhiges, verständnisvolles Zuhören und Aufklärung des Patienten über die Pathophysiologie seiner Erkrankung sowie eine taktvolle Anleitung zur Änderung seiner Lebensgewohnheiten sind entscheidend. Diese Bemühungen können medikamentös durch Betablocker und Kalziumantagonisten unterstützt werden. In jedem Fall sollten diese konservativen Behandlungsmöglichkeiten vor der ultima ratio – einer Neurektomie des N. vestibuli oder der Ausschaltung des Labyrinthes mittels lokaler Applikation von Gentamycin – ausgeschöpft werden. Patienten mit Berufen im öffentlichen Straßenverkehr oder einer Tätigkeit, bei welcher Absturzgefahr droht, müssen ihren Arbeitsplatz wechseln.

8 Psychosomatische Zusammenhänge bei Nasenerkrankungen

Die Nase ist im psychischen Geschehen des Menschen auf vielfältige Weise beteiligt. Bereits ihre äußere **Form** erfüllt bisweilen eine Symbolfunktion und ihre Deformitäten können Anlaß für psychische Fehlreaktionen sein. Der **Geruchssinn** als einer der Nahsinne erfüllt keine vitale Funktion; die verschiedenen Gerüche verursachen aber stark gefühlsbetonte Sinneseindrücke, deren lust- oder unlustbetonte Stimmung auch im Gesichtsausdruck und im Verhalten (Schnüffeln, Abwehrreaktionen usw.) seinen Ausdruck findet.

Zahlreiche aus der Nase auslösbare **Reflexe,** wie der nasopulmonale, der nasokardiale und der nasookulare, deuten auf die enge Verknüpfung mit anderen Organen, aber auch mit dem gesamten autonomen Nervensystem hin (z.B. K.o.-Boxschlag). Die Nasenschleimhaut und insbesondere die kavernösen Schwellkörper der Nasenmuscheln reagieren empfindlich sowohl auf äußere, atmosphärische wie auch auf innere, nervale Reize. Ihre unmittelbare Auswirkung äußert sich dann in der unterschiedlichen Luftdurchgängigkeit. Der Sympathikotonus bewirkt nasale Vasokonstriktion mit Erweiterung der Nasenräume, der Parasympathikotonus bewirkt hingegen nasale Vasodilatation mit Verengung der Nasenräume. Verschiedene Nasenerkrankungen verursachen unspezifische pathologische, dabei funktionelle Symptome, wie Obstruktion, Rhinorrhoe, Niesreiz, Hyposmie und Näseln.

8.1 Hyperreaktivität der Nasenschleimhaut

Die Hyperreaktivität der Nasenschleimhaut steht unter dem starken Einfluß von Emotionen. Sie kann sowohl bei Allergikern wie auch bei Nichtallergikern gefunden werden (Zenner, 1987) und zeichnet sich dadurch aus, daß bereits gewöhnliche Stimuli zu einer Reaktion führen, welche beim Gesunden nur durch massive Reize entstehen. Der Unterschied besteht darin, daß bei der allergischen Rhinitis eine vorausgehende Immunisierung mit Allergen (Pollen, Hausstaub, Tierhaare u.a.) nachweisbar ist, wohingegen diese bei der vasomotorischen Rhinopathie vermißt wird. Beiden Geschehen ist jedoch die sog. biochemische Phase mit Freisetzung von Mediatoren – Histamin, Leukotrienen und Substanz P – aus der Mastzelle gemeinsam (Wolf, 1988). Diese bewirken dann in der Nasenschleimhaut Hyperämie mit Schwellung und Hypersekretion. Aufgrund dieser pathophysiologischen Erkenntnisse werden die zwei Krankheitsbilder auch als die hyperergische (allergische) bzw. hyperreflektorische Rhinopathie bezeichnet (Terrahe, 1985).

Hyperergische (allergische) Rhinopathie

Über die Bedeutung der Psyche bei hyperergischer (allergischer) Rhinopathie bestehen in der Literatur gegenteilige Ansichten. Doch ist der Verlauf der allergischen Reaktion bei Patienten in Konfliktsituationen deutlich heftiger. Außer Nasenobstruktion, Rhinorrhoe und Kettenniesen ist das Krankheitsbild regelmäßig mit Konjunktivitis und Tränenfluß, seltener auch mit Pharyngotracheitis verbunden. Die Patienten fühlen sich allgemein krank.

Hyperreflektorische (vasomotorische) Rhinopathie

Bei der hyperreflektorischen (vasomotorischen) Rhinopathie ist die Auslösung der Symptome durch psychische Reize offenbar. Oft genügt nur der Anblick einer unerwünschten Person und der Betreffende hat »die Nase voll«, wäßrige Sekretion gesellt sich dazu (sog. Stundenschnupfen), weniger häufig folgt der Niesreiz. Augen- und Rachensymptome fehlen.

Meistens betrifft das Krankheitsbild besonders sensible, vasolabile und vegetativ gestörte Patienten.

Die Symptome einer **Nasen-Neurose** äußern sich hauptsächlich in der rezidivierend verstopften Nase und dem zwanghaften Schniefen. Diese Patienten reagieren auf den emotionellen Streß mit gehäuft auftretendem Schnupfen. Einerseits handelt es sich dabei um eine erhöhte Infektanfälligkeit, andererseits aber auch um einen jahrein, jahraus ständig rezidivierenden, therapieresistenten Schnupfen.

Therapie bei Hyperreaktivität der Nasenschleimhaut

Die Therapie der hyperergischen (allergischen) Rhinitis besteht in der Desensibilisierung, Behandlung mit Antihistaminika und Kortison, allgemein und lokal. Bei der hyperreflektorischen (vasomotorischen) Rhinopathie erfüllen kortikosteroidhaltige Nasentropfen und -sprays auch eine stabilisierende Wirkung auf die Zellmembran der Nasenschleimhaut. Der therapeutische Akzent sollte jedoch mehr auf die Änderung der Lebensgewohnheiten gesetzt werden: Vermeidung von Genußgiften, Ausübung von Sport, Abhärtung und allgemeine körperliche und psychische Roborierung.

Der Therapieplan aber muß immer auch die lokalen rhinologisch-anatomischen Verhältnisse berücksichtigen. So werden allfällig vorhandene basale Cristae und Unregelmäßigkeiten des Nasenseptums korrigiert, denn diese unterhalten den Circulus vitiosus des Schwellungszustandes. Oft muß auch eine rhinologische Entwöhnungskur von den jahrelang in Selbstmedikation eingenommenen Nasentropfen durchgeführt werden (Schnieder, 1986). In solchen Fällen sind gelegentlich die hyperplastischen Nasenmuscheln chirurgisch zu verkleinern.

Patientengeschichte

> Ein Siebzehnjähriger erlitt mit 11 Jahren einen Motorradunfall mit Polytrauma und Bewußtlosigkeit. Während einer Woche mußte er durch eine pernasal eingelegte Magensonde ernährt werden.
>
> Er lebt mit seiner Mutter allein, nachdem der Vater von der Familie weggegangen war. Seit der Entfernung der Sonde reagiert der Patient auf schulischen Streß mit verstopfter Nase, Nasenfluß und Schniefen. Sämtliche

> allergologischen Abklärungen waren negativ. Rhinoskopisch erscheinen die Nasenmuscheln geschwollen, aber blaß und mit wäßrigem Sekret gefüllt (Pendant zu kalten, nassen Händen bei Streß), sonst fanden sich keine anatomischen Abnormitäten.
>
> Dem vernünftigen Gymnasiasten wurden die Zusammenhänge seiner Nasenreaktion mit dem vor Jahren erlebten Unfallstreß und dem jetzigen Schulstreß aufgezeigt. Therapeutisch wurden »Kneipkuren der Nase« mit abwechslungsweisem Ein- und Ausspülen von warmem und kaltem Wasser durchgeführt. Durch diese »Abhärtung« besserten sich die Beschwerden, insbesondere was die Häufigkeit der vasomotorischen Reaktion betraf, so daß er der Umgebung nicht mehr lästig auffiel und subjektiv nur gelegentlich gestört ist.

8.2 Atopie

Eine anlagemäßige, vererbte Bereitschaft zur Überempfindlichkeit mit einer bestimmten Überreaktion wird Atopie genannt. Außer der hyperreflektorischen Rhinopathie (Rhinopathia vasomotoria) gehören dazu Asthma bronchiale und die Neurodermitis – in absteigender Häufigkeit (Schnyder, 1960). Die Rhinopathie und das Asthma sind parasympathikomimetisch stigmatisiert, dagegen haben die atopischen Hauterscheinungen einen sympathikomimetischen Charakter. Diese Unterschiede erklären auch, daß bei einem Patienten bei Verschlechterung seiner asthmatischen Beschwerden sich eine Besserung der Hauterscheinungen zeigt und umgekehrt eine Rhinopathie mit ihren Symptomen schwächer wird, wenn die Hauterscheinungen verstärkt auftreten (Ruppert und Rüdiger, 1971).

8.3 Nasennebenhöhlen

Alle lokalen Erkrankungen und Veränderungen der Nasenhaupthöhle stehen in engem Zusammenhang mit denjenigen der Nasennebenhöhlen. Dies ist bereits aus der gemeinsamen Bedeckung mit respiratorischer Schleimhaut einleuchtend. So wird man bei jeder Rhinitis, aber auch bei hypererger und hyperreflektorischer Rhinopathie eine klinisch vorerst irrelevante Begleitsinusitis oder Schleimhautschwellung beobachten können. Dieser Zustand erlangt erst dann praktische Bedeutung, wenn eine bakterielle Superinfektion hinzutritt. Dann wird der Verlauf ausgesprochen protrahiert und ist durch Antibiotikatherapie und Kieferhöhlenspülungen schlecht oder gar nicht zu beeinflussen. Oft entwickelt sich daraus eine Infektallergie. Die Schleimhaut verändert sich zusehends polypös. Die in der Nase sichtbaren Polypen sind nur der obere Teil des Eisbergs, dessen Basis versteckt in den Siebbeinzellen oder der Kieferhöhle liegt.

Durch diesen pathophysiologischen Prozeß chronifiziert die anfänglich nur anfallsweise auf emotionelle Belastung hin auftretende Erkrankung der hyperreflektorischen Rhinopathie. Die praktische therapeutische Konsequenz muß dann chirurgisch gelöst werden. In der Nachbetreuung sollen jedoch auch die ursprünglich auslösenden seelischen Probleme psychotherapeutisch gelöst werden.

9 Globus pharyngeus

9.1 Definition

Globus pharyngeus ist eine völlig unspezifische Mißempfindung im Hals, verursacht durch eine Reihe von **organischen, funktionellen und psychischen** Erkrankungen und Störungen. Bereits aus dieser Aufzählung der großen Gruppen von möglichen Ursachen ist ersichtlich, daß sich der Begriff »Globus hystericus« erübrigt, ganz abgesehen von seinem abwertenden Beigeschmack (Schnieder, 1986). Hingegen ist die Differenzierung einer Dysphagie – also einer Schluckbehinderung – notwendig, aber nicht immer leicht, da beide Störungen gleichzeitig vorkommen können.

Häufigkeit

Globusbeschwerden sind außerordentlich häufig. In einer Reihenuntersuchung von 3176 Patienten zwecks Früherkennung von HNO-Karzinomen konnte Schnieder (1986) feststellen, daß über 50% der weiblichen und über 40% der männlichen Untersuchten schon einmal Globusbeschwerden hatten; hingegen fand er kein einziges Karzinom.

Symptome

Folgende subjektiven Empfindungen werden von den Patienten geschildert: Kloß im Hals, Fremdkörpergefühl, Kratzen, Brennen, Schmerzen u.a.

9.2 Das organisch bedingte Globusgefühl

Das organisch bedingte Globusgefühl kann durch entzündliche oder tumoröse Prozesse verursacht sein.

Entzündliche Veränderungen werden bereits durch einen chemischen Reiz, beispielsweise bei Konsum von scharfen Speisen, konzentriertem Alkohol oder Nikotin verursacht und sind weitgehend von der individuellen Empfindlichkeit abhängig. Die mikrobielle Pharyngitis verursacht die gleiche Symptomatik von brennenden **Schluckschmerzen.** Beim Schlucken der Speisen nehmen die Schmerzen zu. Nach der Sprayanästhesie der Rachenschleimhaut verschwinden sie, solange das Anästhetikum wirkt.

Das **tumorös bedingte** Globusgefühl bleibt trotz der Rachenanästhesie bestehen. Doch betrifft es meistens indolente Personen, welche sich im Verlauf von vielen Jahren an dieses Gefühl gewöhnt haben. Sie suchen den Arzt erst bei massiver Zunahme der Beschwerden auf. Zu diesen gehört vor allem die **Irradiationsotalgie bei Larynx- und Hypopharynxkarzinom.** Der negative otoskopische Befund mit Otalgie (Ohrenschmerzen) ist immer ein ernstes Symptom, welches einer Klärung bedarf. Im übrigen gilt nach wie vor der Grundsatz: **Ein Globusgefühl bleibt solange tumorverdächtig, bis das Gegenteil bewiesen wird!** Dies verpflichtet immer zu einer sorgfältigen HNO-Untersuchung. Hingegen verursacht eine Struma oder gar ein Schilddrüsenkarzinom nur selten oder überhaupt kein Globusgefühl (Wey, 1977).

9.3 Das funktionell bedingte Globusgefühl

Das funktionell bedingte Globusgefühl entsteht durch Verspannung der Schluck- und Halsmuskulatur. Bekannt ist dies vor allem nach extremer körperlicher Belastung, beispielsweise bei »body-building«. Der gleiche Mechanismus kann aber auch durch extreme Reklination des Kopfes, mit der damit verbundenen Überdehnung der Halsmuskulatur hervorgerufen werden (Seifert, 1988). Es bestehen auch engste Zusammenhänge mit der reflektorisch hervorgerufenen Verspannung der Halsmuskulatur bei den Erkrankungen der Halswirbelsäule (Seifert, 1988). Fast regelmäßig wird Globusgefühl bei **funktionellen Stimmstörungen** empfunden (Habermann, 1986); dieses ist mit einem Muskelkater bei untrainierter, übermäßiger Muskelanstrengung vergleichbar.

9.4 Das psychisch bedingte Globusgefühl

Das psychisch bedingte Globusgefühl kann ein Ausdruck von unbewußten Konflikten, Depressionen, Überforderung und Streß sein. Das »zuschnürende« Gefühl im Hals kann das erste Mal durchaus anläßlich einer organischen Halserkrankung auftreten, von welcher sich der Patient mit Räuspern und Hüsteln zu befreien versucht. Sehr rasch kann das Räuspern und Hüsteln zur Gewohnheit werden und bleibt auch nach Abheilen der Grundkrankheit bestehen. Treten dann Probleme auf, so verlagert sie der Patient in seinen Hals, er kann den Konflikt »nicht schlucken« – im Sinne eines Konversionssymptoms.

Durch rein mechanische Reizung können dabei im Rachen sogar kleinere Schleimhautläsionen mit Blutungen auftreten. Charakteristisch ist aber ein Aspekt von streifiger Rachenschleimhaut mit Silberglanz (Lüscher-Zeichen) und schaumigem Speichel. Daß jemandem bei Aufregung und Streß der Hals austrocknet ist genauso verbreitet wie die kalten und feuchten Hände. Interessant ist dabei die negative Beeinflussung der lokalen Abwehrmechanismen mit konsekutiven Halsentzündungen und Angina – sog. Examens-Angina (Lüscher, 1959).

Es gibt aber auch das Globusgefühl als monosymptomatische Form der Depression. Mittels MMPI (Minnesota Multiphasic Personality Inventory) konnte dies nachgewiesen werden (Pratt et al., 1976).

Für das psychogen bedingte Gloubsgefühl ist ein Verschwinden der Beschwerden beim Essen und Trinken charakteristisch. Darüber hinaus werden die Symptome mit unterschiedlicher Qualität und an verschiedenen Lokalisationen wechselnd beschrieben. Diese Patienten sind sehr suggestibel.

9.5 Therapie

Bei organisch und funktionell bedingtem Globusgefühl ist wohl eine ursächliche Therapie (chirurgische, logopädische, physiotherapeutische, manualmedizinische) unumgänglich. Beim psychogenen Globusgefühl wirkt bereits eine sorgfältige Untersuchung therapeutisch. Doch ist es mit einem Mal nicht getan. Der Patient muß regelmäßig fachärztlich kontrolliert und begleitet werden. Die Rachenpinselung mit einer auffällig farbigen Flüssigkeit hat sich seit Generationen bewährt. Diese äußere Handlung ist gleichsam ein Zeichen der inneren Zuwendung des Arztes zu seinem Patienten. Wesentlich ist dabei die suggestive Beeinflussung, das Ernstnehmen und Anhalten des Patienten zur Änderung von schädlichen Gewohnheiten. Nur so können unnötige chirurgische Eingriffe des in der Regel sehr operationsbereiten Patienten mit Konversion vermieden werden.

Medikamentöse Therapie mit Anxiolytika ist nur selten für eine kurze Zeit notwendig. Auch eine Psychotherapie bleibt nur ausnahmsweise für schwere Fälle vorbehalten. Schließlich ist die Tendenz zur Spontanheilung erfreulich hoch.

KAPITEL 82

Zahnheilkunde

Hans-Joachim Demmel und Friedhelm Lamprecht

Patientengeschichte

Ein Patient kommt zum Zahnarzt, weil sein Zahnfleisch leicht blutet, er einen Zahn durch Lockerung zu verlieren befürchtet und Fehlstellungen durch Zahnwanderungen in der Oberkieferfront bemerkt. Die intraorale Inspektion ergibt eine profunde, marginale Parodontitis. Fünf Zähne sind gelockert, der Patient hat Zahnstein und subgingivale Konkremente. Diese Symptome führen in der Regel lediglich zur klassischen Parodontaltherapie.

Die erweiterte Untersuchung zeigt markante Facetten auf den Zähnen vom Knirschen. Die Palpation der Kaumuskeln ergibt druckdolente Muskeln, die dem Bewegungsbild der

Facetten auf den Zähnen entsprechen. Die erweiterte Anamnese ergibt: »häufig dröhnende Kopfschmerzen«; vor neun Monaten ein Schulter-Arm-Syndrom rechts mit Paraesthesien; drei Kuren wegen »arthrotischer LWS-Veränderung«, häufige Magenkrämpfe, die über den Rücken ausstrahlen. Am Ende der ersten Exploration durch den Zahnarzt fragt der Patient von sich aus, ob für einen Teil seiner Leiden auch psychische Ursachen ausschlaggebend seien könnten. Andererseits sei er aber erschrocken bei dem Gedanken, »eine Macke zu haben«. Er nimmt das Angebot der Überweisung an eine psychosomatische Fachklinik dankend an.

1 Die Bedeutung der Psychosomatik für die Zahnmedizin

Für den Zahnarzt kommt es darauf an, auch in diesem Bereich den »diagnostisch-therapeutischen Zirkel« nicht auf die organismischen Funktionen des Kauapparates zu beschränken, sondern über die Erhellung der Motivationskonflikte auf der interpersonellen Ebene das präsentierte Symptom im Situationskreis-Zusammenhang zu verstehen. Die diagnostisch-therapeutische Verquickung für Arzt und Patient wird um so deutlicher, je mehr der Zahnarzt seine gefühlsmäßige Resonanz auf den Patienten in seinen diagnostischen Bemühungen mit einzubeziehen lernt. Die zahlreichen sich auf die Zähne oder den Beißvorgang beziehenden umgangssprachlichen Ausdrücke geben Hinweis darauf, in welchen emotionalen Bereichen die Motivationskonflikte zu suchen sind (Lamprecht et al., 1986). Ein dafür notwendiges Wahrnehmungs- und Explorationstraining sollte in das Curriculum der zahnärztlichen Ausbildung einbezogen werden. Zur Aufnahme der psychosozialen Fächergruppe in den zahnmedizinischen Studiengang liegt ein Votum des Arbeitskreises Psychologie und Psychosomatik in der Deutschen Gesellschaft für Zahn-, Mund- und Kieferheilkunde vor. Auch sollte dem Zahnarzt eine qualifizierende, psychosomatische Fortbildung ermöglicht werden. Dies ist nötig, damit etwas, das verlorengegangenes ärztliches und damit auch zahnärztliches Allgemeingut darstellt, nicht abgespalten als Spezialdisziplin wiedererscheint (Winnberg, 1969) und dann wieder mühsam integriert werden muß. Man kann zwar durch Fragen Probleme einengen, aber auch ausgren-

zen, oder, wie Balint sagt, auf Fragen bekommt man Antworten, sonst nichts. Läßt man den eingangs erwähnten Patienten zu Wort kommen durch offene Fragen, so wird der Patient als Mensch mit seinen Problemen spürbar und es ergeben sich andere Handlungsanweisungen.

Der 52 Jahre alte, sich betont jugendlich gebende, salopp gekleidete Patient berichtet zunächst über sein Zähneknirschen und fährt dann fort: »Ich verkrampfe die Muskulatur im Körper, Mutter hat immer gesagt, Zähne zusammenbeißen und durch«. Bei Prüfungen hätte er immer Durchfälle und Magenbeschwerden bekommen. Wenn er jetzt Ärger mit seiner Frau habe, würde es ihm »auf den Magen schlagen«. Er hätte auch Schmerzen am After und häufig Blut im Stuhl; außerdem Verspannungen im Nacken und Kribbeln im rechten Arm, er würde sich da gern massieren lassen. Er müsse einigermaßen alles im Griff haben.

Morgens früh würde er immer mit Zahnschmerzen aufwachen, er hätte auch Durchschlafstörungen. Seine Selbstbeschreibung lautet wie folgt: »Ich bin mit mir unzufrieden; der, der ich war, kotzt mich an. Früher bin ich nur Funktion gewesen.« Als Kind sei er sehr ängstlich und zurückhaltend gewesen. Seine Mutter habe die drei Söhne und den Vater total beherrscht, »ich habe immer gelernt Contenance zu bewahren«. In seiner Ehe sei dann alles umgekehrt, er würde alles machen, seine Frau wäre die Doofe, er hätte zu Hause die Patriarchen-Rolle. Mit 4–5 Jahren wäre er wegen einer Meningitis lange im Krankenhaus gewesen, und er hätte seither häufiger unter Kopfschmerzen gelitten.

Er hätte panische Angst vor brüllenden Menschen und auch Schwierigkeiten, insbesondere Frauen gegenüber, etwas zu entgegnen, wenn diese ihm gegenüber aggressiv sind. Häufig müsse er viel Süßigkeiten essen, sozusagen, um sich zu belohnen. Die früheste Erinnerung seines Lebens ist, wie er munter wird, aufwacht und eine Krankenschwester ihn fragt, ob er sie erkennt, nachdem er drei Tage bewußtlos gewesen ist. Er bezeichnet seine Erziehung durch seine Mutter als formalisiert, ebenso die Gute-Nacht-Küsse. Er könne sich mit seiner Frau nicht streiten. »Ich habe noch nie zu meiner Frau etwas Abfälliges gesagt, wenn ich zu Hause ärgerlich werde, ziehe ich mich zurück.« Er habe Schwierigkeiten, sich zu konzentrieren, sie würden zu Hause nebeneinanderherleben. Seine Bedürfnisse nach Zärtlichkeit befriedigt er in einer Außenbeziehung.

Die Kindheit des Patienten ist charakterisiert durch Ohnmacht, Liebesarmut und Einschränkung sich entwickelnder motorischer Expansivität mit Heranbildung eines sensiblen Wahrnehmungsvermögens und einer stark ausgeprägten rezeptorischen Sphäre ohne affektorische Einflußmöglichkeit, was ein Problembewußtsein schafft ohne Problemlösungsmöglichkeiten. Diese verletzliche Situation versucht der Patient durch ein Streben nach Unabhängigkeit (meist eine Pseudounabhängigkeit) zu meistern, indem er sich kontraphobisch in Aktivitäten flüchtet und Leistung einen übermäßigen Stellenwert bekommt. Diese früher lebensnotwendige Haltung fordert ihren Tribut bei dem Patienten in Form von Schmerzen im Schulter- und LWS-Bereich, Magenkrämpfen und Zähneknirschen. Die beschriebene Reaktionsbildung hat zur Folge, daß der Patient jetzt in der Beziehung zu seiner Frau den Haustyrannen spielt, also die Einfluß- und Einwirkungsmöglichkeiten überbetont. Dabei ist aber die früher sensible Wahrnehmung weitgehend ausgeschaltet, das heißt, er hätte jetzt die Problemlösungsmöglichkeiten, erkennt aber sein Problem nicht mehr, was sich nach Anwendung des diagnostisch-therapeutischen Zirkels etwa wie folgt darstellt: Der Patient verhält sich gegenüber seiner Frau, wie er sich gegenüber seiner Mutter nicht verhalten konnte, und so, wie er sich seiner Frau gegenüber verhalten sollte, verhält er sich gegenüber seiner Freundin. Reaktionsbildung zur Mutter und Inzesttabu bestimmen also das Verhältnis des Patienten zu seiner Frau. Er selbst äußert dann die Realisierung des Wunsches, in der Paarbeziehung glücklich zu werden, so daß die psychosomatische Konsultation mit der gemeinsam erarbeiteten Therapieempfehlung für eine Paartherapie endet.

2 Die psychosomatische Besetzung in der Mundregion

Die libidinöse Besetzung in der Mundregion war in einer frühen ontogenetischen Entwicklungsphase des Menschen so vorherrschend, daß diese Entwicklungsphase als »orale« bezeichnet wird (Abraham 1982; Freud, 1968). Die Mundregion ist der erste Körperbereich, mit dem zwischenmenschliche Beziehung hergestellt wird. Eine regressive Antwort auf eine verunsicherte Situation kann im späteren Leben zu einer Reaktivierung des ursprünglichen Bedeutungsgehaltes führen. Die ausgedehnte zentralnervöse Repräsentanz von Mundschleimhaut, Kaumuskulatur und Zunge, die Dichte der nervösen Versorgung und Rezeptorenbesetzung machen dieses Gebiet extrem empfindlich gegenüber Störgrößen, die

aus umfassenden Systembezügen einwirken können. Die Mundregion ist Ausführungsort einer Reihe von biologischen Akten (V. von Weizsäcker, 1947), wie zum Beispiel des Kauens, Beißens, Saugens, Schmeckens, Sprechens, Lächelns, Drohens, Küssens etc. In diesen biologischen Akten sind Stimmungen und Affekte unlösbar gekoppelt mit endokrinen, vegetativen und motorischen Bereitstellungsreaktionen, die wiederum durch die »Bedeutungserteilung« und durch die »Bedeutungsverwertung« über den Situationskreis die Verbindung und Kommunikation zu der individual-spezifischen Umwelt des Patienten ermöglichen. Erschwerend kommt hinzu, daß in der Mundregion phylogenetisch ableitbare außersprachliche Verhaltensresiduen zum Ausdruck kommen (Darwin, 1872; Every, 1965).

3 Das orofaziale Schmerz-Dysfunktions-Syndrom

Die besondere Bedeutung der orofazialen Region für den Ausdruck psychischer Situationen (Ekman, 1988) und den zwischenmenschlichen Kontakt läßt diesen Körperbereich geradezu prädestiniert erscheinen für psychophysiologische Syndrome und Konversionssyndrome (s. Kap. 49, »Konversion«). Differenzierte Untersuchungen über orofaziale Konversions-Syndrome fehlen bisher in der zahnärztlichen Literatur. Egle (1985) hat für die orofazialen Schmerzsyndrome eine erste Einordnung entsprechend dem DMS-III veröffentlicht.

In der ärztlichen oder zahnärztlichen Praxis erscheinen oft Patienten, ähnlich dem eingangs geschildertem Fallbeispiel, mit der Verdachtsdiagnose »Trigeminusneuralgie«, mit einem Symptombild, das den klassischen Zeichen der Neuralgie entspricht. Sie klagen über Schmerzen im Kopfbereich, die ständig oder wellenförmig anhalten, nicht die Grenzen der Rami des Nervus trigeminus einhalten, oft auch beidseitig auftreten, mit Kopfschmerzen einhergehen und tageszeitlichen Schwankungen unterliegen. Nach heutigen medizinischen Erkenntnissen muß der Begiff des »Costen-Syndroms« (Costen, 1934) als Bezeichnung für eine klinische Entität fallengelassen werden (Motsch, 1980; Siebert 1981). Die fachärztliche differentialdiagnostische Abklärung hat unter anderem insbesondere zu berücksichtigen: Pulpitis, dentogene Ostitiden, Perikoronitis retinierter Weisheitszähne, Sinusitiden, Otitis media, Parotitis, Herpes zoster, akutes Glaukom, Tumoren, Erstsymptome der MS, Horten-Syndrom, andere Neuralgien im Kopfbereich, intramuskuläre Fibrositis, rheumatoide Arthritis (Blackwood, 1969; Cohen et al., 1979), entzündliche osteoarthrotische Veränderungen, Depressionsäquivalent, Konversionssyndrom (Engel, 1951), Phantombiß-Syndrom (Marbach, 1976).

Es finden sich bei der Mehrzahl dieser Patienten als somatische Zeichen oft nur deutliche Schliffacetten auf den Zähnen, Störungen der Kiefergelenkbewegung (wie Seitenabweichung, eingeschränkte Mundöffnung und Gelenkgeräusche) und insbesondere Druckdolenz bestimmter Kaumuskeln (Krogh-Poulsen, 1980; Solberg, 1981). Eine genaue Funktionsanalyse des stomatognathen Systems zeigt fast immer eine Differenz zwischen der habituellen Unterkieferposition und der physiologisch günstigen Position des Kiefergelenkes. Weiter sind Fehl- bzw. Frühkontakte einzelner Zähne zu finden (Krogh-Poulsen, 1967). Einer somatisch-mechanistischen Betrachtungsweise folgend werden diese Patienten oft nur mittels Aufbißschienen mandibulär repositioniert und anschließend mittels Einschleiftherapie oder Onlays und Kronen aufwendig versorgt, das heißt durch spezielle Gestaltung der Höcker-Fossa-Beziehung und der Führungsflächen der Canini und Incisivi wird eine stabile maxilläre Abstützung erreicht (Bauer und Gutowski, 1984). Für eine ausführliche Darstellung dieser Okklusionskonzepte muß auf Slavicek (1982) verwiesen werden. Die monokausale, mechanistische, sich auf den Okklusionsvorgang beschränkende Betrachtungsweise des orofazialen Schmerz-Dysfunktions-Syndroms ist für die Diagnose und somit auch für die Therapie nicht ausreichend. Zum einen finden sich solche okklusalen Dysharmonien bei über 80% aller Menschen, ohne daß diese über Schmerzen im Sinne dieses Syndroms klagen, zum anderen wechseln die Beschwerden häufig oder verschwinden manchmal auch ganz ohne zahnärztliche Therapie (Bell, 1969; Desjatnikow et al., 1978). Darüber hinaus können die Schmerzen nach idealer funktionstherapeutischer, okklusaler Rekonstruktion in unveränderter Form weiterbestehen (Dworkin und Marbach, 1974). Erst ein mehrdimensionales Krankheitsverhältnis schafft einen psychosomatischen Zugang zu diesen schwierigen Patienten (Kaban und Belfer, 1981; Meerwein, 1967), die oft feindselig gegenüber aufdeckender Psychotherapie eingestellt sind. Laskin (1969) begründete die psychophysiologische Theorie des orofazialen Schmerz-Dysfunktions-Syndroms. Zahlreiche Publikationen (u.a. Frei und Graber, 1977; Gold et al., 1974; Gold et al. 1975; Graber, 1978; Lefer, 1968; Lipton et al., 1974; Lupton, 1969; Permann et al., 1992; Pomp, 1974; Rugh und Solberg, 1976; Rugh 1981; Violon, 1980), die diese Betrachungsweise stützen, folgten.

Schon einfache explorative Gespräche im Sinne Balints (1980) zeigen beim orofazialen Schmerz-Dysfunktions-Syndrom immer einen psychisch auffallenden Hintergrund. Die Triggerfunktion der okklusalen Fehlkontakte und die Dispositionierung der Mandibula begünstigen Bruxismus und Parafunktion (Knirschen und Pressen) bei psychischer Belastung (Heegendorn et al., 1979). Psychodiagnostische Untersuchungsverfahren zeigen Diskrepanzen zwischen Selbst- und Idealbild, diese Patienten leiden unter Minderwertigkeitsgefühlen und opfern sich oft für andere auf, ihre Wunschphantasien tendieren zur Norm, sie konkurrieren stärker, sind ungeduldig und häufig in Auseinandersetzungen verstrickt. Sie sind weniger durchsetzungsfähig und

selbstkritischer. In einer Auseinandersetzung mit sozial belastenden Situationen haben diese Patienten infantile Riesenansprüche an andere. Im Vergleich zu Patienten mit anderen psychosomatischen Störungen beschreiben sie sich als vertrauensvoller im zwischenmenschlichen Kontakt. Sie sind depressiver als die Norm (Cathomen-Rötheli, 1979; Heiberg, 1980; Lamprecht et al., 1986; Staats und Graber, 1983).

Eine weitere Differenzierung des orofazialen Schmerz-Dysfunktions-Syndroms erscheint möglich: Ätiologisch kann unterschieden werden zwischen dem durch okklusale Fehlkontakte induzierten Bruxismus und dem frontolateralen Bruxismus (Knirschen oder Pressen nur über die Front- und Eckzähne) ohne diese Fehlkontakte. Die Psychodynamik dieser zweiten Form wird als Angstäquivalent gedeutet (Demmel et al., 1988). Hier werden Ansätze für begleitende psychische Therapien für diese zahnärztlichen Problempatienten deutlich.

Die Begriffe »orofaziales Schmerz-Dysfunktions-Syndrom« und »atypischer Gesichtsschmerz« werden häufig synonym verwendet. Dabei müssen zwei Mechanismen unterschieden werden: Bei der überwiegenden Mehrheit der Patienten, bei denen pathogenetisch zentrale Faktoren im Vordergrund stehen, liegt der Mechanismus psychovegetativer Spannungszustände zugrunde. Bei einer kleineren Subgruppe, bei der keine Muskelverspannungen nachweisbar sind, ist psychodynamisch eher vom Mechanismus der Konversion auszugehen. Auch hier sind zwar in engem zeitlichen Zusammenhang vorausgegangene psychische Belastungssituationen vorhanden, doch können Wahl und Lokalisation aufgrund von konflikthaften Wünschen und Vorstellungen oder einem Krankheitsmodell in der eigenen Anamnese oder bei wichtigen Bezugspersonen erklärt werden. Darüber hinaus dient das Symptom der Neutralisierung des zugrundeliegenden Konfliktes.

Verwirren kann eine weitgehende Übereinstimmung der Symptome mit bekannten somatischen Erkrankungen, die aber letztendlich nie schlüssig bleibt. Die Ähnlichkeit ist bedingt durch Projektion, familiäre oder medizinische Vorerfahrung (»Patientenkarriere«). Wir würden vorschlagen, dieses Krankheitsbild als »atypischen Gesichtsschmerz« zu bezeichnen. Dagegen sollte der Begriff »orofaziales Schmerz-Dysfunktions-Syndrom« nur bei jenen Patienten Verwendung finden, bei denen Muskelverspannungen und Dysfunktionen belegbar sind und psychodynamisch der Mechanismus psychovegetativer Spannungszustände im Vordergrund steht (Demmel und Egle, 1992).

Wir haben uns (s. Fallbeispiel am Beginn dieses Kapitels) aus dem Patientengut einen Mann herausgegriffen, da es häufig schwieriger ist, das zugrundeliegende Problem bei Männern zu entdecken. Sie kommen selten mit dem Leitsymptom in die Praxis, zeigen mehr Haltung und verbergen ihr Leiden. Entsprechend fallen sie im Sinne des orofazialen

Schmerzsyndroms fast nur bei zahnärztlicher Routinekontrolle auf. Das zahlenmäßige Überwiegen der Frauen bei diesem Syndrom könnte sich teilweise dadurch erklären, daß die Männer erwartungsgemäß häufiger die Zähne zusammenbeißen müssen, obwohl sie »auf dem Zahnfleisch laufen« und sie dafür seltener zahnmedizinische Hilfe in Anspruch nehmen. Zum anderen ist auch bei der gesunden Frau die Muskelspannung im fazialen Bereich deutlich höher als beim Mann. Der erhöhte Tonus wird bei okklusaler Dysharmonie und Dyskinese eher zu Myogelose und Schmerz führen. Der Mann hat deutlich häufiger im lumbosakralen Bereich eine erhöhte Muskelspannung und folglich hier häufiger ein Schmerz-Dysfunktions-Syndrom (Sundsvold et al., 1981).

4 Streß und Parafunktion (Auswirkung auf das Parodont)

Maxilläre Dysharmonien durch okklusale Interferenzen können durch Abnutzung zur Adaptation führen und somit als Trigger ausgeschaltet werden (Graber et al., 1980). Solche autoadaptiven Vorgänge durch Zähneknirschen oder durch die mastikatorische Funktion gehören aber zu den Seltenheiten, da in der Regel hierdurch keine stabile zentrische Okklusion erreicht werden kann. Die Bewegungsbahn auf den Bruxofacetten kann als neuer Trigger dienen, soweit der Streß anhält. Wo die Erschöpfung der Adaptationsreserven des stomatognathen Systems zuerst auftritt und so zur chronischen Krankheit führt, hängt weitgehend von den Bedingungen des Individuums ab (Stallard, 1969). Die Mitbeteiligung psychischer Faktoren bei der Ätiologie der Dyskinesien beziehungsweise Parafunktionen kann heute als gesichert angesehen werden (Belting und Gupta, 1960; Fallschlüssel, 1983; Glaros und Rao, 1977; Graber, 1989; Mikami, 1977; Schultz, 1961; Weinberg, 1977). Der Kausalitätszusammenhang zwischen Parafunktion und Schmerz ist begründet (Kaban und Belfer, 1981; Siebert, 1992). Vieles spricht für einen Zusammenhang zwischen Parafunktion und Veränderung im parodontalen Gewebe, zumal Zahnwanderungen bei Zähne- und Zungenpressen beobachtet werden und ebenso Veränderungen im Sinne der Parodontitis (Hoppenstedt, 1992; Ott und Wöhr, 1982).

Morphologische Veränderungen der oralen Gewebe unter Streß sind beschrieben worden (Raetzke, 1985). Die Zahl der Untersuchungen über diese Zusammenhänge ist aber noch zu gering und lückenhaft, und so muß der Zusammenhang zwischen Parodontalerkrankung und Streß noch hypothetisch formuliert werden (Baker et al., 1961; Grant et al., 1969; Manhold, 1953; Milgram et al., 1983), da die Publikationen sich zum Teil widersprechen (Hanamura, 1987). Zumindest aggraviert aber die Parafunktion eine bestehende, marginale Parodontitis (Albers, 1992). In diesem Zusammenhang scheint auch die Beobachtung bemerkenswert, daß Streß die

Resistenz gegenüber Infektionen vermindert (Hoppenstedt, 1992).

5 Zahnverlust als erstes Zeichen der Hinfälligkeit und der Erneuerungswunsch in der zahnärztlichen Prothetik

Lippenhaltung und Zahnstellung sind nonverbale Ausdrucksformen im sozialen Verhalten bei Mensch und Tier (Darwin, 1872; Every, 1965). Zahnverlust wird im Milchgebiß als sicheres Zeichen des Erwachsenwerdens begrüßt. Vom Erwachsenen wird der Zahnverlust der zweiten Zähne aber als entwaffnend empfunden (Meerwein, 1967). Es wird als erstes Zeichen der Hinfälligkeit gewertet, und von der zahnärztlich-prothetischen Kunst wird die Wiederherstellung der Normalität erwartet; oft verbunden mit dem Wunsch, das Übel mit der Verwirklichung phantasierter Idealvorstellungen ins scheinbar Positive zu verkehren. In diesem Zusammenhang ist auch die sog. psychogene Prothesenunverträglichkeit von Bedeutung (Drost, 1978; Marxkors und Müller-Fahlbusch, 1976). Festsitzender Brückenersatz wird noch eher toleriert, da er auch subjektiv als Wiederherstellung gefühlt werden kann.

Herausnehmbarer Zahnersatz erneuert aber zumindest bei der täglichen Zahnpflege immer wieder das Bewußtsein des Verlustes der körperlichen Integrität. Der Zahnverlust kann unbewußt als Sterben auf Raten empfunden werden und erinnert an die Endlichkeit des Körperlichen. Auf seinen symbolischen Bedeutungsgehalt als Kastrationsangst hat schon Freud (1968) hingewiesen. Das Erkennen der Problematik im Einzelfall und die psychische Betreuung dieser Patienten stellen Anforderungen an den Zahnarzt, die eine qualifizierende Fortbildung sinnvoll erscheinen lassen.

6 Das Compliance-Problem bei Ernährung und Pflege (Karies)

Wie in vielen Bereichen der Medizin ist die Motivierbarkeit für ein Verhalten sehr schwierig, wenn der Erfolg des angestrebten Verhaltens im Nichteintreffen einer Krankheit liegt. Es ist bemerkenswert, daß trotz allgemeiner Kenntnis über die Wichtigkeit oraler Hygiene und Ernährung für die Vermeidung von Karies die überwiegende Mehrheit der Bevölkerung in nur ungenügendem Ausmaß die Zähne putzt und auch bei der Ernährung kariogene Substanzen nicht meidet. Diese Form der Non-Compliance gründet sich auf die allgemein unzureichende Motivierbarkeit für prophylaktische Maßnahmen bei nicht vorhandenem Leidensdruck. Die Compliance nach eingetretenem Zahnschaden ist trotz des dann vorhandenen Leidensdruckes ebenfalls häufig unzureichend, da die oralhygienischen Maßnahmen nur den weiteren Zahnverfall aufhalten, nicht aber den vorherigen Zustand wiederherstellen. Eine akzeptierte prothetische Arbeit wird unter Umständen wieder als erhaltenswert betrachtet und nicht nur als Zwischenstadium zur Zahnlosigkeit empfunden.

Nur ein erheblicher finanzieller und zeitlicher Aufwand in der Gesundheitsfürsorge kann die Compliance wesentlich verbessern.

7 »Habits« und kieferorthopädische Problematik

Seit Struwwelpeters Zeiten werden Daumenlutschen, Nägelbeißen, Lippensaugen und ähnliche Gewohnheiten (»Habits«) als kindische Unarten mit erzieherischer Macht bekämpft. Häufig muß auch der Zahnarzt als Autorität herhalten, der dem Kind erklären soll, wie schädlich Daumenlutschen ist. Obwohl das psychische Äquivalent für derartige Angewohnheiten nicht mehr unbekannt ist (Biermann, 1982; Fleischer-Peters und Zschiesche, 1980), ist eine Kieferorthopädie, bei der psychoanalytische Gesichtspunkte mit berücksichtigt werden, noch eine extreme Ausnahme (Fleisch-Peters, 1985). Bei Zahn- und Kieferfehlstellungen, wie auch bei anderen Haltungsschäden des Körpers, muß mehr als bisher bedacht werden, daß sie auch psychisch bedingt bzw. verstärkt sein können (Sergl, 1967).

Balters (1954) sieht die Kieferanomalie als psychophänomenologische Korrelation. So hat zum Beispiel der Zahnengstand durch frühzeitigen Milchzahnverlust seine psychische Mitbedingtheit, wenn mit der Ursachenforschung nicht im somatischen (floride Milchzahnkaries) haltgemacht wird, sondern die Gründe für mangelnde Selbstpflege und übermäßigen Zuckerkonsum im familiären Umfeld gesucht werden.

8 Angst in der Behandlungssituation

Das Gefühl der Angst bzw. Angstvermeidung ist ein wesentliches menschliches Motiv für Verhalten. Die ausgedehnte Repräsentanz sich von Zunge und Lippen herleitender Schmerzfaserprojektionen im Thalamus bildet ein physiologisches Korrelat für die Schmerzempfindlichkeit. Antizipierte Schmerzen fördern Angst und Angstabwehrmechanismen. Diese werden nun ihrerseits durch zahnärztliches Verhalten verstärkt und tragen zur Schmerzintensivierung bei. »Hau-ruck«-Verhalten und billiger Trost »das tut nicht weh, das haben wir gleich« etc. sind hier weniger gefragt als ein Ernstnehmen des Patienten bei ihm zumutbarer größtmöglicher Mündigkeit. Bei der Betrachtung der Zahnbehandlungsangst ist zu vergegenwärtigen, daß es sich bei der Behandlung beim Zahnarzt in der Regel um Eingriffe in die körperliche Integrität dreht. Es geht »an die Substanz«. Die Angst vor Verlust der körperlichen Integrität kann beim Kind so weit gehen, daß es den Zahnarzt bei routinemäßigen Kontrollen nicht einmal in den Mund sehen lassen möchte. Die intime Sphäre der Mundhöhle bleibt dem Fremden verschlossen. Bei Erwachsenen kann es zur Projizierung tieferer Äng-

ste vor Verlust und Trennung kommen. Die Verletzung der körperlichen Integrität kann als Hinweis auf die Endlichkeit des Lebens empfunden werden. So kann die empfundene Bedrohung des Daseins auch mit beitragen zu der häufigen Kollapsneigung in einer als ausweglos erlebten Situation.

Eine Vielzahl von Patienten entspricht den Forderungen der Autorität des Zahnarztes im Sinne eines internalisierten autoritären Gewissens (Fromm, 1982) und ist »tapfer«, fügt sich der vom Zahnarzt verordneten Therapie. Diese Patienten kommen regelmäßig zur Kontrolle, zeigen nach außen Einsicht in die Notwendigkeit der Zahnbehandlung, ohne Wunsch nach ausführlicher Erläuterung der einzelnen Therapien. Die feuchte Hand, der Schweiß auf der Stirn, die veränderte Stimme und der Bewegungsablauf zeigen lediglich die psychophysiologischen Angstäquivalente. Aus dem Gefühl des Bedrohtwerdens, der Angst, die Haltung zu verlieren, sind auch aggressive Verhaltensweisen des Patienten verständlich. Oft sind diese auf das Hilfspersonal des Zahnarztes verschoben, denn der Zahnarzt wird als zu mächtig erlebt und könnte sich ja mit grober Behandlung »rächen«. In die Angst fließen hier auch Schuldgefühl und Strafbedürfnis wegen mangelnder Zahnpflege mit ein. Nicht die Bagatellisierung der Angst, sondern das Ernstnehmen der Angst und das Gespräch darüber erleichtern den Umgang mit dem Patienten.

9 Therapeutische Konsequenzen

Die kartesianische Spaltung von Psyche und Soma ist in der Zahn-, Mund- und Kieferheilkunde noch vorherrschend, obwohl in Einzelbereichen in den letzten Jahren vermehrt Publikationen erschienen sind, die die biopsychosoziale Betrachtungsweise des Krankheitsgeschehens berücksichtigen. Es kann nicht bestritten werden, daß die rein somatisch begründeten Therapieansätze auch zu Erfolgen geführt haben.

Es ist aber deutlich geworden, daß sie insbesondere im Bereich der Krankheitsvermeidung immer wieder an Grenzen stoßen und auch zu Mißerfolgen führen müssen. Ob es sich zum Beispiel um parodontale Probleme, Kiefergelenkschmerzen, Karies, den Ersatz von Zähnen oder um Zahnfehlstellungen handelt, erst die explorative Darstellung der Lebenssituation wird dem Zahnarzt Therapiekonzepte im Einzelfall ermöglichen, die eine Linderung der Leiden durch Einsicht des Patienten in seine Mitbeteiligung am Symptom sichern. Nicht die Psychotherapie für jeden Zahnpatienten ist die Forderung, sondern die Einbeziehung der Psyche des Menschen »Patient« in die Therapie des Zahnarztes, wie wir an unserem Beispiel gesehen haben.

Eine katamnestische Untersuchung, ein Jahr nach dem Explorationsgespräch, als der Patient zu einer Routinekontrolle in die Praxis kam, zeigte einen entspannten, sich wohlfühlenden Patienten, der keine Kopfschmerzen mehr hatte und auch im Zahnbereich schmerzfrei war. Die Untersuchung ergab eine wesentliche Verbesserung der Druckdolenz der Muskeln. Beiläufig erwähnt er, daß er seine Frau ganz anders wahrnehme und eine neue Qualität in die Beziehung gekommen sei. Der therapeutische Erfolg war hier sicher den explorativen Gesprächen und der Paartherapie zuzuschreiben, da die rein zahnärztlichen Maßnahmen (Einschleifen, Rekonstruktion) noch nicht durchgeführt waren.

Die Identität des Zahnarztes wird sich wesentlich ändern, wenn er vom bisher vorherrschenden biomedizinischen zum biopsychosozialen Krankheitskonzept übergeht. Erfolg für sich und Nutzen für den Patienten kann vom Zahnarzt mit biomedizinischem Konzept nur in medizinisch-technischer Perfektion gesehen werden. Aber »wer nur am Körper arbeitet, verfehlt die volle Hälfte der Wirklichkeit« (v. Weizsäcker, 1986).

Das biopsychosoziale Konzept ermöglicht ihm zum einen, die Wirklichkeit des Kranken zu erfassen und ihm im weitesten Sinne ärztliche Hilfe anzubieten, und zum anderen ermöglicht es dem Zahnarzt, seine Rolle als Therapeut – und damit auch seine eigene Wirklichkeit – neu zu definieren. Hierdurch kann der engagierte Zahnarzt auch seinem »burnout« (Aronson et al., 1983) entgehen, denn er wird vom Patienten nicht mehr die fachlich-technische Anerkennung verlangen, die dieser ihm objektiv nicht geben kann, sondern die menschliche Anerkennung erhalten, wenn dieser sich verstanden fühlt. Auch wird der psychosomatisch weitergebildete Zahnarzt eigene gesundheitliche Probleme besser verstehen lernen.

Eine österreichische Erhebung bei Zahnärzten über Belastungsfaktoren im Beruf (Kreyer, 1992) zeigt einen erheblichen Nachholbedarf. Nur der seiner eigenen Problematik bewußte Zahnarzt – deshalb auch die Forderung nach Selbsterfahrung in der Weiterbildung – wird seinen Patienten gegenüber aufgeschlossen sein können. Die Forderung nach einer Integration der biopsychosozialen Zahnmedizin dient also sowohl dem Zahnarzt als auch dem Patienten.

KAPITEL 83

Krankheiten in Kindheit und Jugend

Dieter Bürgin und Barbara Rost

1 Allgemeine Gesichtspunkte

Psychosomatische Symptome können reine Nebengeräusche einer durchaus normalen Entwicklung sein, die belanglos sind und spontan verschwinden, oder aber die bestmögliche Konfliktlösung repräsentieren, die vom Kind oder Jugendlichen selbst ohne Hilfe in der jeweiligen Entstehungssituation gefunden wurde. Als eine Art Selbstheilungsversuch lassen sie sich als kreative Akte betrachten, die meist zwiespältige Tendenzen in sich vereinen.

Entsprechend den jeweils gebrauchten **Modellvorstellungen** ergeben sich verschiedene Verständniskonzepte für psychosomatische Störungen. Im folgenden wird hauptsächlich auf den Erfahrungsbereichen der psychoanalytischen Entwicklungspsychologie, der Psychoanalyse, der Kinderpsychiatrie und der Pädiatrie aufgebaut. Neben den neueren Ergebnissen der Arbeitsgruppen um Emde und Stern, welche vor allem für das Gebiet der Entwicklungspsychologie fruchtbar waren, haben im Bereich der klinischen Psychosomatik die Mitglieder der »Société psychanalytique de Paris« (P. Marty, M. Fain, C. David, M. de M'Uzan, L. Kreisler, M. Soulé und S. Lebovici), sowie für Kleinkinder und Kinder die Mitarbeiter des »Institut psychosomatique de Paris« viel beigetragen.

Jede **Belastung** des Ichs, welche seine momentane Verarbeitungsfähigkeit überschreitet, stellt eine Überforderungssituation dar. Es handelt sich dabei um einen relativen Begriff, der von der Art der Belastung ziemlich unabhängig ist, hingegen vom Alter des Patienten, von seiner Ich- (d.h. Verarbeitungs-) Stärke und von der puffernden Wirkung der Umwelt mitbestimmt wird. Dennoch gibt es relativ klassische Belastungssituationen, beispielsweise: jeder Entwicklungsschritt (z.B. der Eintritt in den Kindergarten, die Schule, die Manifestation der Pubertät oder auch ein Wechsel des Wohnorts bzw. der Sprache); jeder Verlust eines realen äußeren Objektes durch Tod, Trennung oder Scheidung der Eltern; viele Krankheiten; schwerer Schmerz; und schließlich auch die Entbehrung entwicklungsnotwendiger Kontinuität der emotionalen Fürsorge (emotionale Deprivation). Die Belastung selbst ist in ihrer Auswirkung außerordentlich abhängig von der Erwartungslage des Kindes, von der Möglichkeit einer vorwegnehmenden Verarbeitung (worry work) und auch von der stützenden Hilfsfunktion, die Erwachsene ausüben können. Eine Bewältigung im voraus kann wie eine Art psychologischer Immunisierung (Kliman, 1973)

verstanden werden, bei der die traumatisierenden Belastungsfaktoren in zuträglichen Dosen mittels der Phantasie bearbeitet werden können. Wie eine potentiell traumatisierende Situation in der Phantasie vorstrukturiert werden kann, ist im psychosomatischen Modell des Situationskreises zusammengefaßt (s.a. Kap. 1, »Wissenschaftstheorie: ein bio-psycho-soziales Modell«). Je nach Art der Anpassungs- oder Abwehrleistungen, welche durch die Belastungen ausgelöst werden, sprechen wir von psychiatrischen, psychosomatischen Symptomen/Syndromen oder von Verhaltensstörungen.

1.1 Symptombeurteilung

Bei der Beurteilung von psychosomatischen Symptomen im Kindes- oder Jugendlichenalter ist immer davon auszugehen, daß die Betroffenen, infolge ihrer raschen seelischen Entwicklung, Zeiten spezifischer Verletzlichkeit durchlaufen. Folgende Punkte verdienen Beachtung, um die Wertigkeit eines Symptoms abschätzen zu können:

- Alter und Geschlecht des Patienten (z.B. hat es keinen Sinn, von einer Enuresis nocturna vor dem Ablauf des 4. Lebensjahres zu sprechen. Eine Trennungsangst ist bei einem 2jährigen durchaus angemessen, bei einem 10jährigen nicht mehr);
- Dauer, Häufigkeit und Intensität eines Symptoms;
- besondere Lebensumstände (z.B. die Geburt eines Geschwisters, der Schuleintritt eines Kindes etc.);
- Art des sozio-kulturellen Milieus, in welchem ein Kind aufwächst;
- Zahl der psychischen Bereiche, welche durch die Symptomatik betroffen sind;
- Verbindung eines Symptoms mit anderen psychischen Störungen (z.B. hat Nägelbeißen keinen signifikanten Hinweischarakter, hingegen sind Beziehungsstörungen sehr wohl häufig mit anderen Symptomen verknüpft) (Rutter, 1975);
- Verknüpfungen der vorliegenden psychosomatischen Symptome mit Verhaltensänderungen;
- situationsspezifisches Auftreten (z.B. eine Enuresis diurna nur zu Hause, nie im Kindergarten);
- Miteinbezug anderer psychischer, somatischer oder sozialer Funktionsbereiche (z.B. eine hysterische Beinlähmung, welche einen Schulbesuch unmöglich macht);
- subjektives Leiden des Kindes oder der Eltern unter der Symptomatik;
- soziale Restriktionen im Zusammenhang mit der psychosomatischen Symptomatik;

– Beeinträchtigung der psychischen Entwicklung des Kindes und/oder der Familie durch die vorliegende Symptombildung;
– Beeinträchtigung der weiteren Umgebung durch die psychosomatischen Symptome (z. B. bei Enkopresis).
– Was soll das Symptom wem sagen? Wem dient es wozu?

Psychosomatische Erscheinungen beim Kind und Jugendlichen können nicht verstanden werden, wenn nicht der Entwicklungsstand der Emotionen, Affekte und Stimmungen und ihre Bedeutung in der Persönlichkeitsorganisation des Patienten berücksichtigt werden; wenn nicht ein Bild über die Rolle entsteht, welche die bedeutungsvollen Dialogpartner für den Ausdruck der Gefühle spielen; wenn nicht eine qualitative und quantitative Abschätzung der Bedeutung des emotionalen Dialoges im Hinblick auf die Ich-Funktionen erfolgen kann; wenn nicht deutlich werden kann, welche vor- oder frühzeitigen Phantasiebildungen über den Körper vom Kind aufgebaut worden sind.

1.2 Zur Definition und Klassifikation

Wird Psychosomatik definiert als ein Konzept, das psychische Faktoren und Konflikte in der Entstehung und/oder der Entwicklung organbezogener, läsioneller oder funktioneller physischer Krankheiten anerkennt und einbezieht, so ist eine anhaltende Oszillation zwischen der direkten Beobachtung des Patienten und dem progredienten Verständnis der klinischen Phänomene im Rahmen einer bestimmten Orientierung oder Theorie notwendig. Nur durch diese steten Bewegungen ist eine Dechiffrierung von Verhalten auf der einen Seite und auf der anderen die Vermeidung des Entstehens eines mythischen, d. h. ganz von der Theorie her gestalteten Patienten möglich. Hierdurch besteht aber auch die Gefahr eines epistemologischen Durcheinanders zwischen einer somatischen, einer psychiatrischen und einer sozialen Nosologie. Die Pathophysiologie gibt teilweise Antworten auf das »Wie«, die Psychopathologie manchmal auf das »Warum« der Entstehung einer Störung.

Werden Konzeptualisierungen auf der Achse **narzißtische Besetzung/Objektbesetzung** vorgenommen, so bewegt man sich im Bereich eines dynamischen Gleichgewichtes der Besetzungsmodalitäten und ihrer Regressionen und gelangt zu Aussagen über Beziehungsqualitäten innerer oder äußerer Art. Konzeptualisierungen auf der Achse **Es/Ich/Über-Ich** bewegen sich vor allem im Bereich der klassischen Frühstrukturen und komplexer infantiler Phantasmen und umfassen das Modell der Konversion, welches sich auch auf prägenitale Konfliktkonfigurationen erstreckt, aber stets die relativ elaborierte Struktur eines neurotischen Ichs beansprucht. Konzeptionen auf der Achse des **Unbewußten/Vorbewußten/Bewußten** kümmern sich in erster Linie um Funktionen und Strukturdefekte im Vorbewußtsein und damit besonders um die ökonomischen

Aspekte des psychosomatischen Geschehens. Das Vorbewußte als Drehscheibe psychischer Abläufe bestimmt mit seiner Struktur auch die Organisation der Abwehrvorgänge (Kreisler, 1981). Bei Borderline-Patienten sind die vorbewußten Strukturen fragil und durchlässig, so daß es zu wechselnden Ich-Funktionszuständen kommt. Größere Defekte und Funktionsstörungen im Vorbewußten, welche bis zur Isolierung unbewußter Vorgänge vom Bewußtsein führen, stellen die Basis der sog. »pensée opératoire« dar (Marty et al., 1963).

Die **Klassifikation** psychosomatischer Störungen beim kindlichen und jugendlichen Patienten ist noch bedeutend komplexer als beim Erwachsenen, weil sich die Patienten in rascher psychophysischer und sozialer Entwicklung mit Zeiten spezifischer Verletzlichkeit befinden und der Grad der Desomatisierung von Affekten/Konflikten entsprechend unterschiedlich ist. Aber auch, weil es für die Symptomatik des Kindes von eminenter Bedeutung ist, wie die Eltern auf körperliche Symptome reagieren und in welchem Maße sie selber seelische Befindlichkeit in körperlichen Ausdruck umsetzen.

1.3 Kinderwunsch, Schwangerschaft, Entwicklung des emotionalen Dialogs, primäre Mütterlichkeit

Die Erforschung psychosomatischer Störungen beim Kind und Jugendlichen hat auf früheste Wurzeln der Entwicklung zurückgeführt. Bereits bei der **Vorstellung eigener Elternschaft** treffen kulturelle, historische, familiäre und individuelle (psychische und somatische) Faktoren aufeinander. Bei den potentiellen Eltern mischen sich u. a. Phantasmen und Wünsche aus der frühkindlichen und postpubertären Sexualität mit Strebungen nach Unsterblichkeit oder Weitergabe eigener Werte und Erfahrungen, die zur Ausgestaltung eines inneren Bildes vom zukünftigen Kind beitragen. Im Laufe der Schwangerschaft entwickelt sich in beiden Eltern ein imaginiertes Kind (Ross, 1967), das nicht selten einem idealen Komplement des eigenen Selbst entspricht. Das Neugeborene trifft als Person mit eigener Realität mit diesen beiden imaginierten Kindern (»Kind im Kopf«, wie Soulé [1989] dies nennt) zusammen. Es muß diese Konfrontation bestehen oder wird nach dem einen oder anderen imaginären Modell, dem es nie entsprechen kann, umzuformen versucht. Im allgemeinen ist die Realität des Kindes stark genug, um die Phantasien der Eltern in den Hintergrund zu drängen. Ist im Extrem die Diskrepanz zwischen imaginiertem und realem Kind zur Zeit der Geburt aber noch groß, so sind Enttäuschung und Abweisung fast unvermeidbar; oder entspricht das reale Kind dem imaginierten allzusehr, so ist der Weg für eine übermäßige Idealisierung geebnet. Beide Eltern müssen also bei der Geburt einen Besetzungsabzug von ihrem imaginierten Kind vornehmen und, neben der Freude über ihr Neugeborenes, eine Art Verlustarbeit leisten und das Ende einer Illusion anerkennen. Nur dann gelingt es ihnen, den

emotionalen Dialog mit ihrem realen, in seiner Einzigartigkeit festgelegten Kind aufzubauen und zu ihrem neuen Status der »Elternschaft« zu stehen.

Die Aktivierung eines Zustandes, den Winnicott (1960) die »**primäre Mütterlichkeit**« nannte, der von außen gesehen fast einem pathologisch gesteigerten Einfühlungsvermögen gleichkommt und der mit einer Tendenz zu verstärktem, primärprozeßartigem Denken verknüpft ist (Condon, 1987), macht die Mutter für die Signale des realen Kindes besonders empfänglich. Wenn es sich aber z. B. um ein sehr aktives Kind handelt und die Mutter ein ruhiges Wesen erwartete, das sanft und gemächlich seine Umwelt erkundet, so fühlt sie sich durch seine Triebhaftigkeit, sein Schreien, seine Saug- und Gliederbewegungen bald invadiert und beeinträchtigt. Ist der reale Säugling bewegungsarm, still und wenig aktiv und hatte die Mutter, entsprechend einem imaginierten Kind, ein real sehr forderndes, oral zupackendes Kind erwartet, so läßt die Enttäuschung nicht lange auf sich warten. In beiden Extremfällen ist die Störung des emotionalen Dialoges rasch etabliert.

1.4 Das Neugeborene, der Säugling

Das Neugeborene zwingt durch seine Realität die Mutter zum Handeln, zu Neubesetzungen olfaktorischer, taktil-kinästhetischer, akustischer und visueller Art, und erreicht bestenfalls, daß bestimmte Anteile des realen emotionalen Dialoges mit der Mutter Ähnlichkeiten tragen mit dem zwischen dem idealisierten imaginierten Kind und der Mutter. In nicht wenigen Fällen erhält das reale Kind auf diese Weise ein Stück idealisierter Besetzung, die aus der Beziehung der Mutter zum imaginierten Kind stammt (»mein Kind ist der schönste Säugling der Welt«). Dies gibt beiden Partnern Zeit, um die Idealisierung allmählich abzubauen und den realen Zügen mehr Platz einzuräumen, ein Vorgang, der oft bis zum Abschluß der Adoleszenz dauert!

Der Säugling kommt, von der Evolution vorangepaßt, mit einem beachtlichen Repertoire von Verhaltensweisen zur Welt, die im Kontext der Beziehung zu den primären Pflegepersonen aktiviert werden. Seine Entwicklung wird zwar durch genetische Faktoren organisiert, er selbst ist aber auch ein aktiv mitorganisierendes Wesen. Viele Entwicklungsabläufe in den ersten Jahren weisen auf angeborene und damit genetische Faktoren hin. Der Aktivitätszustand der Gene ist in der Entwicklung größtenteils genetisch festgelegt, wird aber auch durch Wechselwirkungen des Individuums mit der Umwelt mitgestaltet. Nicht die Muster eines kindlichen Verhaltens entwickeln sich in einer bleibenden Art, sondern die Muster der Beziehung zwischen dem Säugling und der primären Pflegeperson, welche später als Ganzes vom Kind internalisiert werden. Es werden also Beziehungsaspekte verinnerlicht, die während der gesamten Kindheit eine starke Auswirkung haben und über das ganze Leben hinweg in entsprechenden Beziehungskontexten reaktiviert werden können. Auf diese Art und Weise können Beziehungsformen zwischen Kleinkind und Mutter über mehrere Generationen hinweg weitergegeben werden.

1.5 Grundgegebenheiten der frühesten Kindheit

Zu den angeborenen, universal vorhandenen und zeitlebens wirksamen Grundgegebenheiten der frühesten Kindheit gehören

– Aktivität,
– die Fähigkeit zur Selbstregulation,
– die Bereitschaft für soziale Interaktion und
– die Gliederung der Gefühlserfahrungen (Emde, 1988).

Aktivität: Der Säugling wird mit einem Entwicklungsplan geboren, der sich systematisch entfaltet und zu immer höheren Integrationen, sowohl im neurophysiologischen als auch im Bereich des Verhaltens, führt. Er ist z. B. biologisch darauf vorbereitet, visuelle Reize zu suchen, um das Gehirn zu stimulieren, neuronale Verbindungen zu fördern und die Reifung des Zentralnervensystems zu beschleunigen. (Mit seinem Blick tastet er z. B. einen optischen Stimulus regelrecht ab.) Bereits ab der 7. Woche organisiert er seine optischen Eindrücke in eigentliche Gestaltungen oder Ganzheiten, erkennt Gesichter, richtet sein Hauptaugenmerk auf die Augen, besonders, wenn aus dem Gesicht noch eine Stimme spricht. Mit 2 Monaten, unabhängig von jeglicher Verstärkung durch die Außenwelt, beginnt er mit einer räumlichen und zeitlichen Gliederung seiner Welt, was sich in antizipatorischen Augenbewegungen zeigt, wenn attraktive Bilder links oder rechts, in einem bestimmten Rhythmus, gezeigt werden. Der Säugling sucht eine Gesetzlichkeit und Regelmäßigkeit solcher Abläufe zu erkennen, baut darauf eine vorwegnehmende Erwartung auf und richtet seine Aktivität dieser entsprechend aus. Aktivität entspricht also einem Bedürfnis, sensorisch-motorische Systeme anzuregen, sie zu üben.

Selbstregulation: Eine solche findet statt im Bereich der Physiologie, aber auch im Verhalten (z. B. Wachheit, Aufmerksamkeit, Schlaf-Wach-Zyklus, Wachstum, Entwicklung). Das Kind besitzt zudem eine Fähigkeit zur Selbstkorrektur, die sich auf wichtige Funktionen bezieht und die bei großen Mankos oder Herausforderungen aktiviert werden kann (z. B. kann eine schwere Deprivation in früher Kindheit unter günstigen Umständen später zum Teil noch korrigiert werden [Emde, 1982]).

Bereitschaft für soziale Interaktion: Das Kind kommt mit einer angelegten Bereitschaft für solche Interaktionen zur Welt. Es besitzt eine organisierte Fähigkeit, eine Interaktion mit anderen menschlichen Wesen anzufangen, sie aufrechtzuerhalten oder sie zu beenden. Es kann schon kurz postnatal sequentielle Reize integrieren, eine Art Mittelwert bilden und sich auf diesen einstellen, und es vermag gewisse Charakteristika von Erfahrungen aus einer perzeptiven Modalität in eine andere zu transponieren sowie komplexe motorische Abläufe zu imitieren (z. B. Zunge herausstrecken). Da sich auch auf der Seite der primären Pflegeperson, insbesondere der

Mutter, eine solche Bereitschaft verstärkt ausbildet (z. B. Augenkontakt unterstützen, Gesichtsausdruck und Töne des Säuglings imitieren), kann von einer eigentlichen Verhaltenssynchronizität gesprochen werden (Emde, 1988). Vom 6. Monat an folgt das Kind oft dem Blick der Mutter. Es besteht also auch ein angeborenes Vermögen für ein gemeinsames Betrachten einer optischen Realität.

Gliederung der Gefühlserfahrung: Auch die Fähigkeit, Erfahrungen nach ihrer affektiven Qualität von Lust oder Unlust zu gliedern, scheint hereditär angelegt zu sein. Für die Mutter sind die Gefühlsäußerungen des Kindes entscheidende Wegleiter ihrer Pflegeleistungen; für das Kind spielt in der Wahl seines Verhaltens zunehmend eine Rolle, ob die Mutter lust- oder unlustvoll auf seine Aktivität reagiert oder nicht (Bürgin, 1989b).

2 Psychodynamische Hypothesen zur Selbstentwicklung

Die Selbstrepräsentanz steht in einem fortgesetzten Entwicklungsprozeß, in dem, durch den ganzen Lebenszyklus hindurch, zunehmend komplexe Erfahrungs- und Erlebnisanteile synthetisiert und integriert werden müssen. Die Entfaltung angeborener Fähigkeiten durch Reifung und Entwicklung (optimale Stimulation, Aufbau von Erwartung und geringfügige Abweichung von dieser) läßt ein **Kernselbst** entstehen, das folgende Anteile umfaßt (Stern, 1985):

- Ein Gefühl von **Eigenaktivität,** das auf der Basis von Propriozeptivität dort entsteht, wo eigene Intentionalität erlebt, überschaubare Ursache-Wirkungs-Zusammenhänge erkennbar und die eigene Motorik zur Erweiterung des Erfahrungsbereiches gebraucht werden kann.
- Ein Gefühl von **Kohärenz** in psychischen, zeitlichen Bewegungs- und Intensitätsabläufen.
- Ein Gefühl von **Kontinuität,** das an die Gedächtnisentwicklung gebunden ist.
- Ein **affektives Signalsystem**, welches die Einschätzung von Wahrnehmung, die Gliederung der Verarbeitungswege von Information und die Auswahl von Aktivität entlang den Kraftlinien des Lust-Unlust-Prinzips mitgestaltet.

Es gibt eine Gruppe von grundlegenden Emotionen, die bereits im 1. Lebensjahr vorhanden, biologisch vorgegeben sowie ubiquitär zu beobachten sind und im Gesicht ausgedrückt und erkannt werden können (z. B. Freude, Wut, Traurigkeit, Ekel, Überraschung und Interesse). Sie bilden die Grundlage einer allgemein menschlichen Kommunikation, eines emotionalen Kontaktes mit dem anderen, und werden vom 1. Lebensjahr an bis zum Tod mit der Umwelt geteilt. Im 3. Monat ist der emotionale Ausdruck bereits entsprechend Lust/Unlust-Aspekten, Aktivität/Passivität und Innen- oder Außenwendung anhaltend organisiert. Diese Affekte geben dem Erleben Kontinuität und stellen emotionale Signale zwischen Säugling und primärer Pflegeperson dar. Sie sind

Grundelemente für die Übermittlung von Bedürfnissen, Absichten und Befriedigungen. Positive Emotionen (Freude, Überraschung, Interesse) sind für die Entwicklung extrem wichtig und werden getrennt von den negativen organisiert. Sie können als Aktivatoren für soziale Interaktion, Exploration und Lernen bezeichnet werden und bedürfen eines umschriebenen Kontextes, um verstanden zu werden. Diese Grundemotionen sind für die »affektive Einstimmung« (affect attunement) und die »Erkundung im Sozialbezug« (social referencing) von zentraler Bedeutung (Bürgin, 1987).

2.1 Erkundung im Sozialbezug

Die Erkundung im Sozialbezug (Emde, 1988) ist ein emotionaler Prozeß, bei dem eine Person irgendwelchen Alters emotionale Information von einem bedeutungsvollen anderen sucht, um eine Gegebenheit oder Befindlichkeit zu verstehen, die unklar oder vieldeutig ist und über dem eigenen Klärungsvermögen liegt. Es besteht eine Situation von Unsicherheit, welche durch die eingeholte emotionale Information vom signifikanten anderen verringert werden soll. Dieses emotionale Kommunikationsphänomen ist wichtig über das ganze Leben hinweg. Mittels der Gefühle des anderen kommt es zu einer vikarierenden Lernerfahrung. Der affektive Kern des einen kommt in Kontakt mit dem des anderen. So entsteht Konstanz und Umformung zugleich in zwei sich verschränkenden affektiven Selbst. Die Erkundung im Sozialbezug ist in den ersten 6 Lebensmonaten eines Kindes in erster Linie eine, die von der Mutter ausgeht. Diese versucht sich zu orientieren, in welchem inneren Zustand, in welcher emotionalen Befindlichkeit sich der Säugling befindet. Vom 6. bis zum 18. Monat kehrt sich die Situation weitgehend um. Das Kind braucht emotionale Signale von der Mutter, um seine Unsicherheit zu reduzieren und sich zu orientieren. Wenn solche Situationen von Unsicherheit experimentell geschaffen werden, so zeigt sich, wie sehr der Ausdruck von Angst im Gesicht der Mutter prohibitiv, der von Freude und Interesse stimulativ für die weiteren exploratorischen Aktivitäten des Kindes ist. Wenn z. B. ein Kleinkind ein Zimmer exploriert und dabei auf eine Situation trifft, die ihm unvertraut ist, so schaut es zur primären Pflegeperson. Zeigt diese im Gesicht Angst oder Wut, so vermeidet das Kind die neue Situation. Zeigt sie Freude oder Interesse, so wagt sich das Kind weiter und untersucht die neue Situation. Unter bestimmten Bedingungen können auch Substitutspersonen vom Kind als »affektive Informanten« genutzt werden. Nicht nur der Gesichtsausdruck, sondern auch die Stimme kann prohibitiv oder encouragierend wirken. Wenn allerdings die Aussage des Gesichtes und die der Stimme widersprüchlich sind, so entsteht ein Dilemma für das Kind, das oft nur schlecht zu lösen ist und, wenn internalisiert, entwicklungsbeeinträchtigend wirken kann. Daß ein Kind beim Kontakt mit einer schwer depressiven oder psychotischen Mutter bezüglich seinen Erkundungen im

Sozialbezug massiv eingeschränkt ist, liegt auf der Hand. Aktiv abweisende oder in hohem Ausmaß widersprüchliche emotionale Echosignale dürften bei der Entwicklung eines »falschen Selbst« eine nicht unwesentliche Rolle spielen. Zwischen dem 18. und 36. Monat wird das bei der Erkundung im Sozialbezug erhaltene emotionale Signal insbesondere vom Kind weiter auf seine Bedeutsamkeit und Intensität experimentell handelnd getestet. Es wird, gleichsam konflikthaft verhandelnd, vom Kind gefragt: Meinst du das wirklich? Je mehr Internalisierungen und Identifikationen stattfinden, desto mehr wird ein Teil dieser Erkundungen im Sozialbezug auch in den Innenraum des Kindes, in die inneren phantasmatischen Dialoge verlegt: die Selbstrepräsentanz orientiert sich in Unsicherheitssituationen am Über-Ich – ein lebenslanger Vorgang.

2.2 Affektive Einstimmung

Neben der Erkundung im Sozialbezug kommt der affektiven Einstimmung (Stern, 1984) für den Aufbau und die Konsolidierung der Selbstrepräsentanz eine weitere besondere Bedeutung zu. Damit der psychische Zustand eines Menschen für einen anderen erkennbar werden kann, ist es nötig, wenn der eine Partner ein Kleinkind ist, daß die emotionale Information auf nichtverbalem Wege übermittelt wird. Hierzu muß der seelische Zustand erst in Form eines offen sichtbaren Verhaltens manifest werden, und dann muß diese Art von Verhalten übersetzbar sein. Neben der »Empathie«, der »phantasierten Interaktion« und dem »Spiegeln« dürfte das affektive Sich-Einstimmen ein weiterer Weg sein, um über eine Gefühlsqualität in einem Austauschdialog zu stehen. Vor dem 9. Lebensmonat, solange es in der Innenwelt des Kindes noch keine ausgeformten Repräsentanzen gibt und kein eindeutiges Gefühl für Getrenntheit besteht, existiert nur eine Art indirekte Identifikation des Säuglings mit den Gefühlen der Mutter und umgekehrt, eine reziproke affektive Bezogenheit zwischen beiden. Die affektive Einstimmung bezeichnet ein Geschehen, das die Qualität von Gefühlen eines gemeinsam erlebten Gefühlszustandes reflektiert, aber keine identische Wiedergabe des inneren Zustandes des einen durch den anderen Partner bedeutet. Die Ausdrucksmodalität, welche die Mutter zum Reflektieren gebraucht, ist bezüglich gewisser Eigenschaften zwar derjenigen, die das Kind gebraucht, ähnlich, aber auch klar unterschieden davon. Sie entspricht nicht so sehr einer Reaktion auf das Verhalten des Kindes, als vielmehr auf gewisse Aspekte seines inneren Gefühlszustandes. Diese Einstimmung ist abzugrenzen von der Imitation (möglichst originalgetreue Reproduktion des Verhaltens von einem der Austauschpartner durch den anderen) und vom Spiegeln (völlige Gleichzeitigkeit der Geschehnisse). Sie stellt eine besondere Form der **Intersubjektivität** dar. Die meisten Gefühlseinstimmungen der Mütter erfolgen in einer anderen sensorischen Modalität als der Ausdruck des Kindes. Wenn z. B. das Baby sich oral manifestiert, so reagie-

ren die Mütter z. B. gestisch oder mimisch oder vice versa. Die Einstimmung erfolgt vor allem in bezug auf die Intensität des Gefühlsausdrucks, den Zeitverlauf oder das Profil. Hauptmotiv der Mütter für eine affektive Gefühlseinstimmung ist der Wunsch nach einer interpersonalen Gemeinsamkeit. Das gemeinsam Geteilte treibt die Entwicklung voran. Die transmodale Umformung des Gefühlsausdrucks des Kindes durch die Mutter gibt dem Kind ein Gefühl des emotionalen Wahrgenommenwerdens durch den anderen. Gefühlszustände eines Kleinkindes, auf die nie eine affektive Gefühlseinstimmung der Mutter erfolgte, bleiben eine Erfahrung, die nur allein gemacht werden konnte und die von einem interpersonalen Kontext ausgespart war. Das Kind besitzt ein gewisses Sensorium für das Ausmaß und die Güte einer geteilten emotionellen Erfahrung und kann zum Ausdruck bringen, daß die Störung der Gemeinsamkeit bedeutungsvoll ist.

2.3 Teilen/Wir-Gefühl

Vom 6. Lebensmonat des Kindes an lenken die Eltern mit Lob und Anerkennung einen Teil seiner Aktivitäten in der Weise, daß es Ziele und Erwartungen der Eltern erfüllen soll. Schließlich beherrscht das Kind die Verfolgung eigener Zielsetzungen und auch die der Eltern. Zwischen Beginn und Mitte des 2. Lebensjahres ist ein Bedürfnis des Kindes zu beobachten, positive Affekte mit der primären Pflegeperson zu **teilen.** Das Teilen negativer Emotionen ist in Populationen, die unter Belastung oder Risiken stehen, bedeutend häufiger. Beide Interaktionsabläufe können internalisiert werden. Im Alter von 36 Monaten sind Verbote bereits so internalisiert, daß sie auch dann eingehalten werden, wenn die primären Pflegepersonen für kürzere Zeit abwesend sind oder wenn die Gebote durch andere Personen im spielerischen Kontext in Frage gestellt werden. In einer Situation, in der zwischen einer prosozialen Handlung und einer anders lautenden, verbindlichen Regel gewählt werden soll, entsteht ein moralisches Dilemma. Vielfach entscheidet sich das Kind dann für die prosoziale Handlung. Auch wenn ein von der primären Pflegeperson ausgesprochenes Verbot in Abwesenheit dieser in Frage gestellt wird, entsteht eine Konfliktsituation. Widersteht das Kind der Versuchung, so dokumentiert es ein **»Wir«-Gefühl** zwischen sich und der primären Pflegeperson, das ihm die Empfindung einer gesteigerten Beherrschung und Kontrolle vermittelt. Internalisierte Regeln schaffen somit eine zwischenmenschliche Welt mit **gemeinsam geteilten Bedeutungen.** Emde (1988) spricht von der Notwendigkeit, neben der Selbst- und der Ich-Psychologie auch eine »Wir«-Psychologie aufzubauen. Das Wir-Gefühl entspricht einer aktiven Erfahrung gemeinsam geteilter Wirklichkeit mit einem bedeutungsvollen anderen. Sein Anfang liegt dort, wo sich eine Intersubjektivität zu entwickeln begonnen hat, also zwischen dem 7. und 9. Lebensmonat. Etwa ab dem 12. Monat verschränken sich zwei psychische Welten, Absichten und Zielsetzungen des einen beginnen sich mit denen des anderen abzugleichen, sofern ein Kontext gemeinsamer Aufmerksamkeit und gemeinsamen Fühlens etabliert worden ist. Emotionen haben nun nicht mehr nur Signalcharakter, sondern werden auch gebraucht, um entsprechende Antworten zu bekommen und um bestimmte Dinge mit dem bedeutungsvollen anderen auszuhandeln.

2.4 Wahres und falsches Selbst

Das Selbst des Säuglings ist im ersten Halbjahr seiner Existenz nur potentiell vorhanden, man könnte sagen, es sei mit dem der Mutter verschmolzen. Im emotionalen Dialog mit der primären Pflegeperson erwacht gleichsam das **wahre Selbst** zum Leben. »Das wahre Selbst erscheint, sobald es auch nur irgendeine psychische Organisation des Individuums gibt, und es bedeutet wenig mehr als die Gesamtheit der sensomotorischen Lebendigkeit« (Winnicott, 1974a). Im wahren Selbst wird nach Winnicott eine Kontinuität des Seins erlebt. Diese erst macht, in eigener Weise und Geschwindigkeit, den Erwerb einer personalen seelischen Realität und eines eigenen inneren Raumes möglich. Übergriffe bedrohen dieses Sein mit Vernichtung oder nötigen das Kind zum Reagieren und unterbrechen damit die Kontinuität des Seins. Die Hauptfunktion der haltenden Außenwelt besteht darin, Übergriffe auf ein Minimum zu reduzieren. Die Mutter verhilft dem Säugling durch ihre Fürsorge (z. B. angemessene affektive Einstimmung, Möglichkeit zu Konstanz in der Erkundung im Sozialbezug) zum Erleben der Illusion und der Omnipotenz. Störungen der Anpassung der Umwelt an die frühkindlichen Bedürfnisse des Kindes können zum Aufbau einer falschen Existenz führen. Ein falsches System von Beziehungen, das sich den Gegebenheiten der Umwelt übermäßig fügt, wird mit dem Ziel aufgebaut, das wahre Selbst zu schützen und zu verbergen. Auf diese Art und Weise ermöglicht das **falsche Selbst** dem wahren Selbst zu überleben und der Vernichtung zu entgehen. »Wenn die Umwelt sich nicht gut genug verhält, wird das Individuum zu Reaktionen auf Übergriffe veranlaßt, und die Prozesse des Selbst werden unterbrochen. ... Während das wahre Selbst geschützt wird, entwickelt sich ein falsches Selbst, das auf der Grundlage von Abwehr und Gefügigkeit, auf der Annahme der Reaktion auf Übergriffe aufgebaut ist. Die Entwicklung eines falschen Selbst ist eine der erfolgreichsten Abwehrorganisationen, die den Kern des wahren Selbst schützen soll, und ihr Vorhandensein ruft das Gefühl der Vergeblichkeit hervor« (Winnicott, 1976). »Wenn sich ein falsches Selbst in einem Individuum mit einem hohen intellektuellen Potential aufbaut, besteht eine starke Tendenz, daß der Intellekt der Ort des falschen Selbst wird, und in diesem Falle entwickelt sich eine Dissoziation zwischen intellektueller Aktivität und psychosomatischer Existenz« (Winnicott, 1974b). Das daraus entstehende klinische Bild täuscht. Hohe schulische Erfolge können dann schweres reales Leiden kaschieren. Die defensive Verwendung eines erfolgreichen falschen

Selbst »befähigt manche Kinder, so zu erscheinen, als seien sie vielversprechend, aber am Ende offenbart ein Zusammenbruch den Umstand, daß das wahre Selbst nicht vorhanden ist« (Winnicott, 1974c). Die Funktion des falschen Selbst besteht darin, das wahre Selbst verborgen zu halten. Das Indivivuum existiert dadurch, daß es nicht gefunden wird. »Ein falsches Selbst kann sich gut in die Familienstruktur einfügen oder vielleicht zu einer Krankheit der Mutter passen, und man kann es sehr leicht mit Gesundheit verwechseln. Es trägt jedoch Instabilität und eine Neigung zu Zusammenbrüchen in sich« (Winnicott, 1978). Ein Zusammenbruch seelischer Funktionen kann dann ein gesundes Zeichen sein, ein Hinweis auf die Hoffnung, eine neuerlich verfügbare Umwelt benützen zu können, um eine Existenz auf einer Grundlage wieder aufzubauen, die sich real anfühlt.

2.5 Entwicklungspsychologie und Psychosomatik

Der Einbezug solcher entwicklungspsychologischer Aspekte ist insbesondere für die Beurteilung psychosomatischer Geschehnisse beim Säugling und Kleinkind unumgänglich. Da der Säugling in konstanter zwischenmenschlicher Interaktion mit der Mutter oder der sie ersetzenden primären Pflegeperson steht, gibt es eigentlich keine Psychosomatik des Säuglings, sondern nur eine solche der Dyade Mutter/Kind, die eine Art psychophysische Einheit bildet. Für die Entstehung einiger psychosomatischer Krankheiten müssen bestimmte strukturelle Voraussetzungen im seelischen Bereich eines Kleinkindes entwickelt worden sein (z. B. die Trennung der Repräsentanzen von Selbst und Nicht-Selbst, von Innen und Außen).

Psychosomatische Krankheiten sind beim Kind verhältnismäßig häufig, einerseits wegen der Asymmetrie in der Eltern-Kind-Beziehung mit ungleicher Verteilung von Macht, Abhängigkeit und Formbarkeit sowie den größeren Möglichkeiten des Erwachsenen zur Manipulation. Andererseits aber auch, da die Desomatisierung, d. h. die Ablösung von seelischen Konflikten aus dem Bereich des Körperlichen, beim Kind noch nicht so weit fortgeschritten ist wie beim Ewachsenen. Und schließlich, weil Kinder durch Objektverluste, die immer einer seelischen Belastung gleichkommen, grundsätzlich verletzbarer sind als Erwachsene.

2.6 Selbstentwicklung in der Adoleszenz

Adoleszenz als psychische Entwicklungsphase beginnt ungefähr mit der physischen und sexuellen Reife, dem Anfang der Pubertät. Ihr Ende ist etwa dann erreicht, wenn eine sexuelle Identität etabliert und die Art, mit Belastungen oder Angst umzugehen, weitgehend fixiert ist. Auch machen die psychologischen Einstellungen auf die physische Fähigkeit, Vater oder Mutter zu werden, einen nicht kleinen Teil dessen aus, um das es in der Adoleszenz geht. Zudem beginnt der Adoleszente sozial als unabhängige Person zu funktionieren.

Zu den **spezifischen Aufgaben,** die für den Adoleszenten typisch sind, gehören Umarbeitungsprozesse über viele Jahre auf dem Gebiet der Objektbeziehungen, die einerseits eine kritische Distanzierung von den primären Liebesobjekten (Mutter und Vater, bzw. ihren Substituten) und die allmähliche Neudefinition der Beziehungen zu ihnen umfassen (Prozeß, der üblicherweise als »Ablösung« bezeichnet wird), andererseits eine experimentierende Verbreiterung der Beziehungsfähigkeit mittels vielgestaltiger Kontakte zu Gleichaltrigen zur Folge haben. Die Beziehung zu den Eltern wird also von emotionaler Abhängigkeit zu Unabhängigkeit umgestaltet. Gedanken, Gefühle und Handlungen müssen notwendigerweise von einer Reaktion der Eltern unabhängig werden. Die Umgestaltung der Beziehungen zu bedeutungsvollen anderen ist auch mit einer Neuumschreibung sowohl des Ichs als auch des Selbst, einer Neueinstellung zu frisch gewonnenen aktuellen Werten (Über-Ich) und einer Modifikation in den Triebimpulsen verbunden. Ein Identitätswandel schließt die Vergewisserung ein, daß der sexuell reif gewordene Körper dem Adoleszenten selbst gehört, er auch dafür verantwortlich ist, und schafft die Voraussetzung für eine allmähliche Einfügung in den gesellschaftlichen Kontext (z. B. veränderte Art der Aggressionsverarbeitung).

Die Adoleszenz kann als eine Neuauflage der frühkindlichen Probleme, aber mit einem anderen Körper und einer anderen psychischen Organisation, angesehen werden. Bezüglich dieser Neuauflage ist es sehr wichtig, wie die früheren Entwicklungsphasen gemeistert worden sind. In vielen Kulturen gibt es Rituale, welche die Identitätsfindung und Eingliederung in den gesellschaftlichen Kontext, d. h. den Übergang vom Kind-Sein zum Erwachsen-Sein erleichtern. Bei uns fehlen sie zum größten Teil. Während der Adoleszenz kommt es üblicherweise zu einer verstärkten Ausgestaltung zentraler Konzepte wie z. B. solcher über Sexualität, Geburt, Leben, Krankheit, Tod und Religion (Bürgin, 1986b).

Mit dem Terminus **Narzißmus** werden Zustände des Selbstwertgefühls, der affektiven Einstellung eines Menschen zu sich selbst beschrieben. Ist diese realitätsgerecht, so spricht man von gesundem Narzißmus, ist sie es nicht, von einer narzißtischen Störung. Diese kann sich in einem übertriebenen Selbst- oder einem übermäßigen Minderwertigkeitsgefühl äußern. Ebenso wie es ein System der Triebregulation gibt, existiert ein narzißtisches Regulationssystem. Unter Regulation des Narzißmus wird die Aufrechterhaltung eines affektiven Gleichgewichtes bezüglich der Gefühle von innerer Sicherheit, Wohlbehagen, Selbstwertgefühl und Selbstsicherheit verstanden. Das narzißtische System ist sehr störanfällig, insbesondere in der Adoleszenz.

Der Adoleszente befindet sich in seiner Ablösungsentwicklung in einem außerordentlich verletzlichen Zustand, besonders dann, wenn er die Bindungen zu den primären Liebesobjekten, den Eltern, lockert, sich durch Erhöhung der eigenen Grandiosität zu stabilisieren versucht und tastend erste neue

Beziehungen aufnimmt. Diese Beziehungen haben in der Regel eine narzißtische Qualität, d. h. der andere wird gesucht und geliebt, weil er in irgendwelchen Aspekten dem Bild der eigenen Person entspricht, man sich in ihm wiederfindet. Solche narzißtischen Beziehungen werden von den Beteiligten lange Zeit als ideal empfunden, zeichnen sie sich doch durch rasche Kontakte, Unkompliziertheit, gegenseitige Bestätigung und das Fehlen von größeren aggressiven Spannungen aus. Aber sie basieren zumeist auf einer Illusion, da der Partner in erster Linie eine Funktion für das eigene Selbstgefühl erfüllt und nicht als eigenständiger anderer Mensch erlebt wird. Bei Trennungen und Verlust des Beziehungspartners und beim Versagen der Kompensationsmechanismen läuft der Adoleszente Gefahr, daß es zu einem völligen Zusammenbruch seines narzißtischen Gleichgewichtes kommt, mit sehr heftigen Regressionen bis zum Verlust des Gefühls der eigenen Identität.

3 Psychosomatische Störungen und Familiendynamik

3.1 Rückkoppelungsprozesse

Kind, Eltern und Familie sind in unserer Gesellschaft nicht voneinander zu trennen. Die Familie ist ein gesellschaftliches Subsystem, das eine innere und erforschbare Gesetzmäßigkeit besitzt. Jedes Kind wird in ein spezifisches familiäres System hineingeboren und befindet sich vom Beginn seiner intra- und extrauterinen Existenz an in einem höchst komplizierten Kräftefeld. Die Familie ist ein System gegenseitiger zwischenmenschlicher Interaktionen, die in Form anhaltender **intrapsychischer und interpersoneller Rückkoppelungsprozesse** ablaufen. Jedes Mitglied beeinflußt die anderen und wird zugleich von den anderen beeinflußt (Stierlin, 1975). Es findet eine dauernde Entwicklung in Form von Kreisprozessen statt, die allerdings meist nach bestimmten gleichbleibenden intrafamiliären Mustern ablaufen. Letztere wiederum sind durch weitere äußere Felder, wie z. B. die soziale Schicht, die kulturellen Werte, die historischen Gegebenheiten etc., geprägt. Das übliche Ursache-Wirkungs-Denken erweist sich als willkürliche Abgrenzung, vergleichbar der Interpunktion bei sprachlichen Konventionen. Dies gilt sowohl für die intrapsychische Welt jedes Individuums wie auch für die interpersonalen Interaktionen zwischen Individuen, welche für einander bedeutungsvoll sind. Innerhalb eines solchen Interaktionsfeldes macht ein Kind viel mehr an seelischer Entwicklung (sowohl kognitiver wie emotionaler) durch als seine Erzieher, die Partner im familiären Gefüge sind ungleich. Eltern haben einen unaufholbaren zeitlichen sowie Macht- und Erfahrungsvorsprung. In unzähligen Lernschritten erwirbt das Kind, in konstanter kognitiver und emotionaler Interaktion und damit mitgeformt durch die Persönlichkeitsstruktur seiner Umgebungspersonen, diejenigen

Kenntnisse und Erfahrungen, welche es für eine zunehmende Eigenständigkeit braucht.

3.2 Identifikationen

Alle Eltern/Erzieher haben bewußte und nicht bewußte Persönlichkeitsanteile. Als Erziehende stehen sie mit ihrer ganzen Person in Beziehung und Interaktion mit dem Kind. Gewollt oder ungewollt sind somit auch alle unbewußten Persönlichkeitsanteile der Eltern in diese kreisförmigen Beziehungsabläufe miteinbezogen. In den unabsehbar vielen verinnerlichten Interaktionen wird das Kind mit seiner gesamten, enormen Anpassungsfähigkeit sowohl durch die bewußten als auch durch die unbewußten Persönlichkeitsanteile der Eltern tief beeinflußt. (Es übernimmt z. B. Gefühle, Einstellungen, Ängste, Abwehren, Wertvorstellungen, Charakterhaltungen, Lebensziele oder Sinngebungen.) Mittels **partieller** oder **totaler Identifikation,** d. h. Vorgängen, durch welche ein Mensch eine Eigenschaft, ein Attribut oder sonst einen Aspekt eines anderen assimiliert und sich unbewußt diesem Vorbild im positiven oder negativen Sinne angleicht, übernimmt das Kind solche Anteile direkt oder ins Gegenteil verkehrt, oder es stößt sie zur Abgrenzung von sich weg. Solche Identifizierungsprozesse sind beim Kleinkind meist **global**, später sehr viel **selektiver** und verlaufen in den verschiedenen Abschnitten des kindlichen Lebens oft krisenhaft.

3.3 Intrapsychisch – intrafamiliär

Neben den Fragen der Heredität und der Auswirkung belastender äußerer Ereignisse ist eine zentrale Frage bei der Untersuchung von Kindern/Jugendlichen mit psychosomatischen Störungen die, ob eine vorliegende Symptomatik hauptsächlich Ausdruck eines in der Person des Kindes zentrierten, nicht anders verarbeitbaren, **interpersonellen,** d. h. familiären Konfliktes ist, oder ob es sich mehr um eine internalisierte, d. h. tief in der psychischen Struktur des Kindes verankerte, **intrapsychische** Störung handelt. Es kann sich bei dieser Frage nicht um ein Entweder/Oder handeln, sondern immer nur um ein mehr oder weniger gewichtetes Sowohl/Als-Auch, da intrapsychische und interpersonelle Abläufe wiederum nur idealtypische Konfigurationen innerhalb von Kreisprozessen darstellen. Bei der vorwiegend familiären Symptomatik kann der Konflikt von irgendeinem der Familienmitglieder ausgehen, die Symptomatik des Kindes aber auf eine andere Person des Familienverbandes zurückverweisen. Bei der vorwiegend intrapsychischen Problematik handelt es sich zumeist um eine Folgeerscheinung einer frühkindlich beeinträchtigten, in der Innenwelt des Kindes strukturell fixierten, durch Affekte und Phantasmen mitausgeformten Interaktion, die vom Kind (Anlage, organische Störung) oder von den Erziehern (Deprivation, Störung der Separation/Individuation) oder von beiden (neurotische Beziehungsstörung) mitverursacht worden ist. Bei den meisten Störbildern handelt es sich um gemischte Formen.

3.4 Rollenzuschreibung, Parentifikation

Das Kind als der formbarste Teil eines familiären Systems wird durch pathogene Modalitäten der Beziehung oder der Rollenzuschreibung, infolge des unleugbaren Machtgefälles, am nachhaltigsten in seiner Entwicklung beeinträchtigt. Dies ist am deutlichsten, wenn es zum Sündenbock auserkoren worden ist, aber auch schon sehr klar erkennbar, wenn eine die Persönlichkeitsentwicklung des Kindes hemmende Parentifizierung vorliegt, d. h., daß das Kind Aufgaben und Funktionen für einen oder beide Elternteile übernehmen muß, die mit der Realität seiner Existenz nicht vereinbar sind (z. B. als Tochter eine gute Mutter für die Mutter zu sein). Es entwickelt dann oft ein »falsches Selbst« und wird auf Kosten seiner Eigenständigkeitsentwicklung zum Erzieher der Eltern, die ihre Entwicklung zu Autonomie und Identität noch nicht zu einem postadoleszenten Abschluß gebracht haben. Die Eltern/Erzieher mit ihren wesentlich gefestigteren Persönlichkeitsstrukturen kennen wohl zumeist ihre bewußten Erziehungsziele und Interaktionsformen, sind definitionsgemäß aber blind für die **Übertragung** ihrer unbewußten Persönlichkeitsanteile auf die Kinder. (Als Übertragung wird ein unwillkürlicher, unbewußter Vorgang bezeichnet, durch welchen infantile Verhaltens- und Erziehungsmuster, Phantasien oder Wünsche innerhalb einer bestimmten Beziehung aktualisiert werden. Das früher Geschehene wird, auf die neue Beziehung transformiert, im gegenwärtigen Erleben wiederholt.)

3.5 Grenzen, Loyalitäten, Kräftegleichgewicht, Vermächtnisse

Jede Familie ist ein System, das sich in verschiedene Subsysteme unterteilt (z. B. jung/alt, Kinder/Eltern/ Großeltern, Frauen/Männer etc.). Die Grenzen einer Familie können sowohl nach außen wie auch nach innen gegenüber den Subsystemen so geartet sein, daß sie eine entwicklungsungünstige Auswirkung haben, z. B. wenn sie durchlöchert oder fast aufgehoben sind (was gegen außen keine innere Kohärenz und gegen innen keine Individuation ermöglicht) oder wenn sie völlig rigide, undurchlässig, unveränderbar oder spezifisch verzerrt sind (was Sonderlingshaftigkeit, autistische Abkapselung oder mangelnde Anpassung an neue Situationen nach sich zieht). So geartete Systeme erlauben dem Kind keine altersgemäßen Entwicklungs- und Ablösungsschritte. Auch kann das intrafamiliäre, verbale oder averbale **Kommunikationssystem** so beschaffen sein, daß jeweilige Bedürfnisse eines Einzelnen, infolge mangelnder Authentizität, gar keinen angemessenen Ausdruck finden können.

In jeder Familie gibt es auch ein konstantes Kräftegleichgewicht, das aus **zentrifugalen** und **zentripetalen Kräften** zusammengesetzt ist. Dies gilt sowohl für die horizontale Ebene der jeweils gleichen Generation als auch für die vertikale, welche eine Mehrgenerationenperspektive umfaßt. Überwiegen die zentripetalen Kräfte, so sind die Beziehungsmuster vor allem solche der gegenseitigen Bindung, was eine altersgemäße Ablösung erschweren bis verhindern kann. Infolge der **unsichtbaren Loyalitäten** (Boszormenyi-Nagy, 1980) entstehen so z. B. bei Adoleszenten übermäßige Ausbruchsschuldgefühle. Dominieren die zentrifugalen Kräfte, so müssen Ablösungen zu früh vollzogen werden, Loyalitäten bilden sich schwach aus, und es besteht eine Gefahr emotionaler Vernachlässigung. Oft können projektive Zuschreibungen oder Unterstellungen dazu führen, daß ein Kind von den Eltern zur Konfliktbewältigung gebraucht wird. Nicht selten wird eine solche Rollenzuschreibung sekundär als Krankheitsgewinn vom Kind ausgenützt, was dann bald zu einer schwer neurotischen, gegenseitigen Verstrickung führt. Bestimmte Rollenzuschreibungen und Beziehungsmodalitäten kennzeichnen jede Familie (Bauriedl, 1980). Es kommt vor allem dort zu Störungen, wo diese Gegebenheiten zu stark, zu schwach oder verzerrt vorhanden sind. Dies zeigt sich beim Kind in einer Einschränkung seiner autonomen intrapsychischen Entwicklung. Denn es kommt zur Konfliktbildung zwischen den eigenständigen Wünschen des Kindes und den Zuschreibungsanforderungen durch die Eltern. **Transgenerationale Vermächtnisse** sowie **Verschleierungen** von Bedeutungen (Mystifikationen) können latente intrafamiliäre Konflikte weiterhin verschlimmern. Desgleichen **Familienmythen,** d. h. gemeinsame, oft nicht oder nur halb bewußte Phantasmen über familiäre Funktionen oder Geschehnisse, die nicht mehr hinterfragt werden dürfen.

3.6 Vulnerabilität, interaktionelle Spezifika

Interpersonale, familiäre Interaktionen beeinflussen die Psychophysiologie eines Kindes. Es sind aber nicht so sehr spezifische auslösende Situationen, sondern vielmehr bestimmte Interaktionsprozesse, die die Somatisierung oder den somatischen Ausdruck von Konflikten fördern. Wenn ernsthafte psychosomatische Störungen sich beim Kind oder Jugendlichen entwickeln, treffen häufig folgende Faktoren zusammen:

- Eine spezifische **physiologische Vulnerabilität** und/oder **organische Dysfunktion,** sei diese primär oder sekundär.
- Spezifische **interaktionelle Eigenheiten** innerhalb der Familie, insbesondere eine zu schwache oder zu starke Abgrenzung jedes einzelnen oder von familiären Subsystemen, ein übermäßiges gegenseitiges Ausmaß von Besorgnis über das körperliche Wohlbefinden des anderen, eine ungenügende Fähigkeit zur Adaptation, d. h. die Tendenz, mittels starrer intrafamiliärer Strukturen eines Status quo zu erhalten, was in Zeiten wie z. B. der Adoleszenz, in welchen Veränderung und Wachstum unumgänglich sind, zu Schwierigkeiten führt, und die Tendenz, Konflikte in der Familie nicht auszuhandeln, sie nicht zu lösen, sondern sie zu vermeiden. Das Kind und der Jugendliche werden dann für die

Vermeidung von elterlichen Konflikten oder als Zusammenhalt der Familie ge- (bzw. miß-)braucht (Minuchin, 1974, 1975, 1978; Kog et al., 1987). Die Symptomwahl erfolgt oft nach familiär vorgegebenen Mustern. Bildet sich eine ernsthafte psychosomatische Symptomatik als Ausdruck einer systemimmanenten Störung der Familie aus, so ist die Autonomieentwicklung des Kindes stets gestört, da die Familie, kaum hat sich das psychosomatische Symptom entwickelt, eine verstärkte Kontrolle über das kranke Kind ausübt und umgekehrt. Krankheit wird dann wie eine Art substantielle Währung in der gegenseitigen Interaktion gebraucht.

4 Das chronisch kranke (behinderte) Kind

Es erlebt sich selbst anders als die anderen Kinder, nimmt eine Sonderstellung ein und wird zu einer besonderen seelischen Arbeit genötigt, für die das gesunde Kind viele Jahre bis zur Pubertät und zum Abschluß der Adoleszenz Zeit hat. Unter dem Druck der Krankheit bzw. Behinderung muß es sich oft verfrüht mit den Grundphänomenen der menschlichen Existenz auseinandersetzen. Es bildet so bewußte und unbewußte Phantasien über die Zusammenhänge zwischen seinen Einschränkungen und den möglichen Ursachen aus. Krankheit wird oft als ein Geschehen erlebt, das einem durch einen äußeren Aggressor auferlegt wird. Normalerweise hat ein Kind genügend lange Zeit, seine Vorstellungen über Krankheit, über die Frage: »Was ist das Leben?« und über den Tod auszugestalten. Erst nach 14–16 Jahren, d. h. in der Adoleszenz, hat es seine entsprechenden Vorstellungen soweit entwickelt, daß sie denjenigen gleichen, die die Erwachsenen in seinem Kulturkreis aufweisen. Das chronisch kranke Kind hingegen ist genötigt, diesen Prozeß viel rascher zu vollziehen, ihn gleichsam im Eilzugtempo zu durchlaufen. Gelingt ihm das mit Hilfe seiner Eltern, dann kommt es zu einer Art inneren Frühreife.

Zu den Besonderheiten, die chronisch kranken Kindern auferlegt sind, gehört eine **längere Abhängigkeitszeit** als die, welche ein gesundes Kind zu durchlaufen hat. In der Adoleszenz muß es sich in der Regel aus engeren Bindungen lösen. Der Ablösungsprozeß wird somit für alle Beteiligten komplizierter, insbesondere aber für die chronisch kranken Jugendlichen, die sich ihre Eigenverantwortlichkeit zumeist hart erkämpfen müssen. Als weitere Belastung kommt ein zumeist **fluktuierender Gesundheitszustand** hinzu, welcher das Selbstwertgefühl konstanten Schwankungen und Einbrüchen unterwirft. Es ist auf diese Art und Weise viel schwieriger, sich eine innere Konstanz des Selbsterlebens aufzubauen. Verweigerung, Verleugnung, aggressives Verhalten, Regressionen, Reaktionsbildungen und Überkompensationen legen, als häufig erkennbare Abwehraktivitäten, Zeugnis von den entsprechenden Belastungen ab. Die Beeinträchtigungen lösen oft auch heftige Aufwallungen negativer Affekte aus (z. B. Angst, Wut, Ärger, Haß). Da diese auf niemanden zu richten sind, ihnen gleichsam eine Art **Schicksalsungerechtigkeit** zugrunde liegt, also kein Anspruch auf gegen eine Person gerichtete Rache besteht, werden sie leicht gegen das Selbst gewendet und manifestieren sich als Selbsthaß. Auch das erschütterte Vertrauen in die Verläßlichkeit des eigenen Körpers erschwert den Aufbau einer zuverlässigen Selbstrepräsentanz. Leicht entstehen Desorientierung, Konfusion, Resignation und Depression, dann aber auch wieder Erholung und Hoffnung. Diese Wechselhaftigkeit des Allgemeinzustandes macht die Entwicklung einer hohen Flexibilität und Elastizität im Psychischen notwendig.

Im weiteren können die Symptome selbst, die Erfordernisse der Therapie, die Sekundärerscheinungen der Krankheit, ihr wechselnder Verlauf und auch die Unsicherheiten im Hinblick auf die Zukunft (denn oft ist keine klare Voraussage möglich) besondere Belastungsmomente darstellen. Der gesunde Mensch geht mit mehr oder weniger Berechtigung und Wahrscheinlichkeit davon aus, daß seine Zukunft frei und offen sei. Das chronisch kranke Kind (bzw. Adoleszente) aber kann die Tatsache seiner behindernden Krankheit nie aus der Welt schaffen, was eine grundsätzlich andere Ausgangsposition darstellt. Diese muß allerdings nicht unbedingt ein Handicap sein, sondern kann auch zu einem konzentrierteren und intensiveren Erleben führen als bei jemandem, der sich noch nie damit auseinandersetzen mußte und alles fraglos akzeptierte. Probleme im Hinblick auf Berufstätigkeit, Partnerschaft (Ist ein Partner überhaupt zu finden? Was bedeutet die Behinderung für ihn? Aus welchen Motiven geht er eine solche Beziehung ein?), der Generativität (Frage der Weitergabe einer Krankheit; Problem, ob genügende Fürsorge für ein potentielles Kind möglich ist; mögliche Infertilität) und die Angst vor einer eventuellen Progression, zunehmender Abhängigkeit oder gar weiterer Einschränkungen mit verkürzter Lebenserwartung beschäftigen naturgemäß diese Jugendlichen. Wenn also eine Krankheit nicht direkt oder definitiv heilbar ist, so hat sich das Kind (bzw. der oder die Jugendliche) in jedem Fall mit dem Sinn seines Lebens und dem, was darin lebenswert ist, was eine optimale Lebensqualität ermöglicht, wenn der Körper nur eingeschränkte Möglichkeiten für Aktivität, Genuß und Lust vermittelt, auseinanderzusetzen. Es ist darauf angewiesen, kompensatorisch in jenen Bereichen eine besondere Entwicklung durchzumachen, in denen es durch seine Krankheit nicht eingeschränkt ist.

Während sich die psychosomatische Medizin bisher mit der Erfassung körperlich-seelischer Wechselwirkungen bei der Entstehung, im Verlauf und in der Behandlung von Krankheiten befaßte, erfährt sie heute durch die Entwicklung der modernen Medizin dahingehend eine Erweiterung, daß sie sich im Falle des Überlebens durch moderne Behandlungsmöglichkeiten mit den **Fragen des Wie-Überlebens** auseinandersetzen muß (Hoffmann, 1987); z. B. in der Onkologie (Bürgin, 1978), bei zystischer Fibrose, chronischen Nierenpatienten oder Unfallopfern (mit z. B. konsekutiver Para-/Tetraplegie). Eine wesentliche Aufgabe des jugendpsychiatrischen Spezialisten in diesem Kontext ist die Weiterbildung und Supervision des Behandlungs-/Rehabilitationsteams. Die direkte Arbeit mit dem Patienten und seiner Familie ist in den Situationen relevant, in denen, in der Regel durch vorbestehende psychosoziale Belastungsfaktoren, die Bewältigungs- und Anpassungsmöglichkeiten des Kindes und/oder seiner Familie unzureichend sind.

Für Kinder mit den klassischen, läsionellen psychosomatischen Krankheiten (z. B. Colitis ulcerosa, Morbus Crohn, Dermatitis atopica u. a.) gilt weitgehend das gleiche wie für das chronisch kranke Kind, da bis heute die ätiologische Rolle bestimmter Persönlichkeitsmerkmale/Konfliktkonstellationen offengelassen werden muß und sich die psychotherapeutische Begleitung dieser Kinder und ihrer Familien im Falle eines Versagens der Bewältigungs- und Adaptationsmechanismen außerordentlich bewährt hat.

5 Psychophysische Übergangsbereiche

Der **Spannungsabfuhr** über den Körper kommt bei Kindern und Jugendlichen eine große Bedeutung zu. Sie ist in Form von Störungen im Bereich der Motorik, bei den Dekompensationen mit regressiver Reaktivierung archaischer körperlicher Reaktionsmuster und beim Konversionsvorgang zu beobachten. Da sich bei den ersten zwei Formen wenig symbolerfüllte Phänomene zeigen, erscheinen viele psychosomatische Störungen im Hinblick auf ein vertieftes psychodynamisches Verständnis nicht sehr ergiebig.

5.1 Ausdruck über den Körper, Homöostase

Der unmittelbare Ausdruck über den Körper ist eine sehr ursprüngliche Form der Abfuhr, die zwar an Affekte gebunden ist, aber mit dem Körper verknüpft bleibt. Sie erfolgt mehr oder weniger automatisch. Hierzu sind die Zustände der Hyperaktivität oder Apathie zu rechnen, der autoerotischen oder autoaggressiven Aktivitäten (z. B. Masturbation und Mutilation), der rhythmischen Geschehnisse (Jaktationen) und der Stereotypien.

Die intrapsychische wie auch die interpersonale Homöostase ist durch die Neigung zur Wiederkehr des Verdrängten, bzw. den natürlichen Auftrieb von vorbewußten Beziehungskonflikten ungelöster Art ins bewußte Erleben, stets gefährdet. Die Entwicklung einer psychosomatischen Krankheit kann unter diesem Aspekt einen sinnvollen Versuch, Konflikte mit Hilfe einer körperlichen Erkrankung zu lösen, darstellen, im Sinne einer Anpassungsleistung (bei mehr dauerhafter Fehlverarbeitung) oder eines Selbstheilungsversuches (bei Überforderungen, akuten Konflikten oder Lebenskrisen).

5.2 Traumatisierende Faktoren, übermäßige Reizzufuhr, emotionales Manko, Strukturdefekte

Die Wirkung der **pathogenen, traumatisierenden Faktoren** ist immer abhängig von der Vulnerabilität der seelischen Strukturen und Dynamiken, auf die sie Einfluß nehmen. Gewisse Strukturen, d. h. psychische Funktionseinheiten mit größerer zeitlicher Persistenz, die im Verlaufe der Entwicklung eines Individuums, nämlich bevor die Bildung der erwachsenen Persönlichkeit durch die Beendigung der Adoleszenz abgeschlossen ist, allerdings noch verändert werden können, schaffen eine Art Disposition zur Traumatisierung. Das trifft z. B. zu bei gewissen Frühgeburten, Patienten mit einer Hirnreifungsstörung, mit allergischer Atopie sowie bei Kindern mit sehr schwach ausgebildeten Regulationsmechanismen, niedriger Reizschwelle und ungenügender Ich-Integration. Je ausgewogener die Qualität der Abwehrorganisation, desto geringer die Dekompensation ins Somatische.

Zwei Gegebenheiten haben eine verhältnismäßig verbreitete traumatisierende Wirkung: Einerseits die **übermäßige Reizzufuhr,** welche beim Säugling und Kleinkind ein primäres Potential zur Entladung in den Körper enthält. Die Mutter oder ihr Substitut funktionieren in gewissen Fällen in den ersten beiden Lebensjahren, bevor die Psyche des Kindes autonom zu funktionieren gelernt hat, nicht als gute Abwehr und bewirken somit eine Überflutung des in Entwicklung befindlichen Ichs mit Reizen verschiedenster Art oder eine Inkohärenz der Reizzufuhr. Diese Form findet sich bei vielen Störungen (z. B. Schlafstörungen, Kopf- und Bauchschmerzen, der Drei-Monats-Kolik, dem psychogenen Erbrechen oder den Affektkrämpfen). Andererseits gehören die Formen des **emotionalen** (und/oder sensorischen) **Mankos** bzw. der Karenz mit ihren Unterformen des Ungenügens, der Dyskontinuität und der Verzerrung dazu. Auch sie sind bei vielen psychosomatischen Störungen nachzuweisen (z. B. schweren Eßstörungen, psychogenem Erbrechen, Rumination), aber auch bei Trennungen ohne Substitute in der frühen Kindheit, wechselnden Bezugspersonen, beim Hospitalismus und ungünstigen sozioökonomischen Verhältnissen.

Entsprechend der französischen Schule kann die Hypothese formuliert werden, daß solche traumatisierenden Faktoren dazu führen, daß die Strukturierung im vorbewußten Ich-Anteil defektuös oder auf primitiven Stufen stehenbleibt und daraus ein funktionelles Ungenügen der Abwehr resultiert, das beim Kind wegen seiner Beeinflußbarkeit aber noch reversibel ist. Es charakterisiert sich durch ein Unvermögen zur phantasmatischen Elaboration. Unbewußte Triebimpulse fließen bei diesen Kindern nicht wie üblich in ihre Handlungen ein. Die gesamte Aktivität wird durch Tatsächliches bestimmt, durch die gerade gegenwärtige materielle Umgebung, durch die momentan vorhandene Situation oder durch die gegenwärtigen Personen. Hierdurch entsteht eine gewisse Kargheit der innerseelischen Repräsentanzen (Kreis-

ler, 1985a). Beim Erwachsenen zeigt sich dieses Syndrom als »pensée opératoire«, welche permanent oder episodisch als Dekompensationszeichen auftreten kann (Marty und de M'Uzan, 1963).

Zustände mit wenig seelischer Ausstrukturierung finden wir auch bei den massiven Strukturdefiziten, welche fast sämtliche Bereiche der Entwicklung beeinträchtigen und z. B. bei massiver Privation, schweren Familienstörungen oder sozialen Defektentwicklungen oder auch beim psychosozialen Minderwuchs zu beobachten sind. Neben der Dekompensation mit psychosomatischen Krankheitserscheinungen kann sich der Zustand des Kindes noch verschlechtern, bis hin zu einer leeren, **depressiven Atonie,** in welcher die Kinder indifferent, ohne Angst oder wahrnehmbare Affekte erscheinen, wie mit eingefrorenen psychischen Funktionen ausgestattet. Dort zeigt sich ein völliges Absinken der Lebensantriebe, ein Libidorückzug vom Selbst und von den Objekten, mit zum Teil devitalisiertem, automatisiertem und »leerem« Verhalten als postregressive Organisationsstruktur.

5.3 Grundlinien psychosomatischer Krankheitsentstehung

Neben den Anschauungen der französischen Schule lassen sich zwei weitere Konzepte der psychosomatischen Krankheitsentstehung hervorheben:

Dekompensation und Regression

Die Dekompensation im Sinne einer regressiven Reaktivierung archaischer körperlicher Reaktionsmuster bei erheblichen frühen Persönlichkeitsstörungen, die sich in **Ich-Defekten** und **Störungen der Objektbeziehungen** ausdrücken: Unter länger anhaltenden oder schweren Belastungen kommt es zu unspezifischen Dekompensationen des psychischen Funktionierens mit Mobilisierung reflexhafter körperlicher Abwehrmuster, die habituell in Spannungssituationen auftreten und entweder durch psychosomatische Fixierungen in der frühen Kindheit, welche im Zusammenhang mit Krankheit entstehen, oder durch Abspaltung von Affekt- oder Erlebnisbereichen bei der Desomatisierung zustande kommen. Ist dieser »psychosomatische Funktionssektor« im Ich sehr groß, so genügen bereits kleinere Belastungen, um Reaktionen auf körperlicher Ebene, unter Umgehung einer psychischen Verarbeitung, auszulösen. Bei solchen Patienten ist die Repräsentanz des Körperselbst oft erheblich gestört (z. B. Beeinträchtigungen im Empfinden von Raum, Zeit, Temperatur oder Lateralität). Sie erscheinen im regressiven Zustand verarmt im Ausdruck von innerseelischen Vorgängen (z. B. der Symbolisierung, der Fähigkeit, Gefühle wahrzunehmen und der Bereitschaft, innerhalb einer Beziehung situationsadäquat zu kommunizieren). Wahrscheinlich liegen bei diesen Patienten frühe Ich-Defekte und archaische Abwehrformen vor. Diese Funktionsmodalitäten dürften in der frühen Separations-/Individuationsphase erworben worden sein. Sie sind immer verbunden mit einer narzißtischen Beziehungsform und der Unfähigkeit zu angemessener Aggressionsverarbeitung. Als interaktionales Verhaltensmuster, das sich in bestimmten Situationen einstellt, sind sie kein starres Persönlichkeitsmerkmal, sondern verändern sich im Laufe eines psychotherapeutischen Prozesses. Bei dieser narzißtischen Objektbeziehungsart wird der bedeutungsvolle andere in fast symbiotischer Form für die Regulation des eigenen Selbstwertgefühls, für Sicherheit und Wohlbefinden und für das narzißtische Gleichgewicht (z. B. als Spiegel des eigenen Selbst) in unentbehrlicher Art gebraucht. Der mögliche Verlust des Objektes mobilisiert heftigste regressive Trennungs- und Vernichtungsängste. Das Kind bzw. der Jugendliche sorgt deshalb manipulativ für die Realpräsenz solcher Selbstobjekte, da sonst Hilf- und Hoffnungslosigkeitsgefühle entstehen, und gebraucht demnach eine Art interpersonaler Abwehr. Kinder und Jugendliche, welche so geartete »psychosomatische Neurosen« entwickeln, stehen in ihrer Struktur den Patienten mit narzißtischen Neurosen oder Borderline-Syndrom recht nahe.

Konversion

Die neurotischen Konfliktlösungen auf der Körperebene bei relativ reifen Persönlichkeitsstrukturen nach dem Modell des Konversionsvorganges: Der Konversionsvorgang (s. a. Kap. 49, »Konversion«) ist ein aktiver Prozeß in Richtung auf eine Symptombildung hin, bei welchem widersprüchliche Impulse intrapsychisch symbolisiert und mittels entsprechender Phantasmen in einer Art Körpersprache ausgedrückt werden. Es handelt sich hierbei um funktionelle Störungen ohne anatomisch-pathologisches Substrat, die sich in motorischen, sensorischen, somatoviszeralen und anderen Funktionsbereichen zeigen können. Konversionssymptome sind häufig vorübergehender Natur und können sich auf sehr unterschiedliche psychopathologische Strukturen aufpropfen. Der Konversionsmechanismus erfolgt unbewußt und automatisiert und ist von der bewußten Simulation abzugrenzen. Unbewußte Vorgänge, die mittels der Konversion körperlich für andere wahrnehmbar werden, entsprechen unbewußten Bedürfnissen und ihrer Abwehr zugleich. Es handelt sich um eine Art Appell ohne Schrei, um einen Wunsch ohne Bitte. Bei etwa 2–3% aller Patienten im kinder- und jugendpsychiatrischen Krankengut handelt es sich um solche mit Konversionssymptomen. Während der Pubertät ist das Konversionssyndrom besonders häufig zu beobachten. In der Vorpubertät ist die Geschlechtsverteilung ausgeglichen, während und nach der Pubertät überwiegen die Mädchen mit einem Verhältnis von etwa 4:1 (Bürgin, 1982a).

Jeder Teil des Körpers kann zum Ort der Konversion ausgewählt werden. Für die Organwahl besteht möglicherweise ein somatisches Entgegenkommen (genetische Disposition, aktuelle Überbeanspruchung, frühkindliche Bahnung). Nicht selten werden auch durch familiäre Konstellationen Symptomtraditionen geschaffen (z. B. Kopfwehfamilien). Wurde

früher die Konversion ganz der phallischen Phase zugeordnet, so ist in den letzten 20 Jahren zunehmend deutlicher geworden, daß es Konversionsmodalitäten auf allen Ebenen der seelischen Entwicklung gibt, d.h., daß Konflikte aus dem phallisch-genitalen oder aus dem prägenitalen (d.h. oralen oder analen) Stadium mittels des Konversionsmechanismus zu lösen versucht werden (Rangell, 1969).

Ausgeprägte sensomotorische Funktionsausfälle im Rahmen von Konversionsneurosen (z. B. Mono-, Para- oder Tetraplegien, z. B. nach Bagatellunfällen im Verlaufe schwerer Adoleszenzkrisen) können in der Adoleszenzentwicklung die offenbar »beste Lösung« bei sonst unlösbar scheinenden, intrapsychischen oder interpersonellen Konflikten darstellen. Die Lähmungen ermöglichen den von massiven Schuldgefühlen gequälten Jugendlichen (z. B. wegen der Ablösung oder infolge inzestuöser Beziehungen), zu überleben, ohne im Selbstmord Sühne leisten zu müssen.

Simulation und Konversion können wie Extreme derselben Dimension betrachtet werden. Allerdings sind sie klar voneinander zu trennen, wenngleich es auch Übergänge gibt. Bei der Simulation handelt es sich um eine bewußte Vortäuschung (mit entsprechenden Schuldgefühlen), bei der Konversion um einen Verlust der bewußten Kontrolle und Automatisierung eines Ablaufs (oft mit einer »belle indifférence« verbunden, da vom Bewußten her das Ich ja keine Schuld trifft). Soll das Symbol aus der »Körpersprache« heraus wieder entschlüsselt werden, so kann dies nur entgegen dem ökonomischen Gefälle der bisherigen intrapsychischen Verarbeitung geschehen. Dies wird somit Widerstand und Abwehrvorgänge mobilisieren und nur bei einer guten therapeutischen Allianz zwischen Patient und Therapeut möglich sein. Eine Symptombeseitigung gelingt im allgemeinen bei über zwei Drittel dieser Fälle recht gut, die Veränderung der neurotischen Fehlentwicklung allerdings ist bedeutend komplexer.

Zusammenbruch eines falschen Selbst, pathologische projektive Identifikation

Bei der Entwicklung ernsthafter psychosomatischer Krankheiten in der **Adoleszenz** sind neben komplexen familiären Faktoren folgende zwei psychologischen Konstellationen besonders häufig anzutreffen:

– Der Zusammenbruch eines »falschen Selbst«. Dieser defensive fragile Überbau zerbricht unter dem Triebansturm. Das völlig überangepaßte Kind (Sonnenschein der Familie) regrediert auf frühe Entwicklungsstufen und reorganisiert sich, zumeist unter Verwendung primitiver Abwehrmechanismen und nicht unbeträchtlichem sekundärem Krankheitsgewinn, neu auf dieser Ebene. Es geht dabei (notwendigerweise) das Risiko ein, daß aus funktionellen Störungen solche mit Läsionen werden.

– Der anhaltende Gebrauch von pathologischen projektiven Identifikationen: Beim Vorgang der Projektion werden, als intrapsychische Phantasie, bestimmten Objektrepräsentanzen abgespaltene

Anteile der Selbstrepräsentanz zugesprochen (umgekehrt beim Vorgang der Introjektion). Das reale äußere Objekt ist nicht betroffen. Im therapeutischen Ablauf finden wir dieses Geschehen in der Phantasie über den Therapeuten. Es kann leicht vorkommen, daß sich Mitglieder eines therapeutischen Teams mit solchen Phantasien identifizieren. Wird nun vom Patienten, in der äußeren Welt, durch eine Handlung – oder auch durch ein »Tun des Nicht-Tuns« (Laotse) – etwas aktiv unternommen, um solche abgespaltenen Affekte oder andere Selbstanteile in die Person von anderen zu »injizieren«, so daß sich diese mindestens partiell und temporär damit identifizieren müssen, so spricht man von einer Nötigung zu einer **projektiven Identifikation** (Ogden, 1982; Zwiebel, 1988; Sandler, 1987/88).

Dieser Mechanismus ist zugleich eine **Abwehroperation,** indem er unliebsame abgespaltene Selbstanteile in reale, bedeutungsvolle andere Personen verlegt (allerdings um den Preis einer dadurch erfolgenden Beziehungsstörung), wie auch eine **pathogene Kommunikationsform,** da er es dem Gegenüber ermöglicht, Erlebniskonfigurationen des Patienten direkt oder in modifizierter Form selbst erlebend wahrzunehmen. Oft erfolgen bei den Mitgliedern eines Behandlungsteams verschiedene projektive Identifikationen, die, statt agiert, in den regelmäßigen gemeinsamen Besprechungen reflektiert, relativiert und integriert werden können (Bürgin, 1990a).

5.4 Bio-psycho-soziales Feld

Obwohl die Gesetze der biologischen, der psychologischen und der sozialen Welt ungleich und in weitgehend unbekannter Weise miteinander verknüpft sind, besteht eine Art Getrenntheit zwischen diesen Bereichen sowie ein sich gegenseitig beeinflussender Austausch. Dem bio-psycho-sozialen Feld mit seinen Wechselwirkungen muß in flexibel-dynamischer Weise Rechnung getragen werden, will man dem psychosomatisch kranken Kind und Adoleszenten als Arzt ganzheitlich entgegentreten. Analog zur Heisenbergschen Unschärferelation gibt es etwas Ähnliches bezüglich des ganzheitlichen Zugangs zum Patienten. Hat man sich auf einen der drei Aspekte Körper/Psyche/Umwelt, bzw. auf eine duale Interaktionsmodalität, genau eingestellt, so kann man die beiden anderen dualen Interaktionsmodalitäten nur mehr unscharf wahrnehmen, ist also genötigt, in einem Nacheinander die Perspektiven zu wechseln, muß aber das Ganze stets in einem labilen Gleichgewicht zu integrieren versuchen. Das Kind oder der Jugendliche hat ein Vorstellungsbild davon entwickelt, was Körper und Krankheit sind und sich ein Phantasma darüber aufgebaut, was die Seele oder das Psychische ist. Im allgemeinen hat es/er auch (ein zumeist unbewußtes) Konzept darüber entwickelt, wie Körper und Seele zur Umwelt in Beziehung stehen. Die Phantasmen des Arztes und des Patienten bzw. seines Umfeldes über das, was Krankheit bedeutet, brauchen ein Minimum geteilter gemeinsamer Wirklichkeit und somit eine gewisse gegenseitige Angleichung, wenn eine therapeutische Kooperation entstehen soll.

Zusammenarbeit von Spezialisten

Im Bereich der Psychosomatik von Säuglingen, Kleinkindern, Kindern und Jugendlichen arbeiten notwendigerweise meist mehrere Spezialisten verschiedener Fachgebiete zusammen. Im medizinisch-psychosomatischen Feld herrscht eine Denkweise mit räumlich-operativen Denkmodellen vor, welche durch Konzepte des Un- und Vorbewußten und durch zeitlich-systemische Perspektiven zu ergänzen sind. Im psycho-edukativen Feld steht eine Förder- und Forderpädagogik mit allgemeinen oder normierten Erziehungszielen im Vordergrund. Im psychosozialen Feld liegt der Schwerpunkt der Arbeit in der zum Teil aufsuchenden fürsorgerischen Hilfe im Sinne einer stützenden und führenden Verbesserung der Lebensumstände.

Pädiatrie und Kinder- bzw. Jugendpsychiatrie stehen in einem komplementär sich ergänzenden Verhältnis zueinander. Erst wenn die Diagnose über die Art und die Struktur von Funktionsstörungen oder Läsionen vom Somatischen und vom Psychischen her erfolgt ist, läßt sich in der bi- oder pluridisziplinären Kooperation, welche sich in einem kooperativen Kontext abspielen sollte, eine Gewichtung ätiologischer Faktoren und therapeutischer Wege erarbeiten. Die organischen und die psychischen Dysfunktionen können wie zwei Ufer des gleichen Lebensstromes betrachtet werden.

In derselben Krankheit finden sich verschiedenste psychische Strukturen und Konflikte widergespiegelt. Bei der gleichen psychischen Struktur und Konfliktart sind verschiedene somatische Krankheitsmanifestationen möglich (Bürgin, 1988). Obwohl es kein Standardprocedere der Abklärungsuntersuchung gibt, sollten in jedem Fall eine sorgfältige körperliche Untersuchung und ein oder mehrere Gespräche mit dem Kind, die Beobachtung und das Verstehen der Interaktionen zwischen Kind und Eltern, die Erfassung der persönlichen Charakteristika der Eltern (mit Hilfe von Gesprächen) und ihrer Beziehung zueinander und schließlich eine Evaluation des Gesamtfunktionierens der Familie erfolgen. Erst danach läßt sich das geeignete therapeutische Vorgehen festlegen. Bei allen funktionellen Störungen muß daran gedacht werden, daß sie sich auf Läsionen aufpfropfen können, die nicht erkannt worden sind. Auf der anderen Seite ist es unnötig, übermäßig lange auf der Suche nach Läsionen zu sein, wenn die primäre Funktionsstörung sehr offensichtlich ist.

Zeitliche Aspekte, projektive Faktoren

Den zeitlichen Aspekten ist besondere Bedeutung zuzumessen, haben doch z. B. Anorexien und Schlafstörungen bei Säuglingen, Kleinkindern, Kindern und Jugendlichen eine völlig unterschiedliche Bedeutung. Denn Entwicklung ist nicht nur eine Summierung im Sinne linearer Addition, sondern die anhaltende Umwandlung und Neuorganisation alter und neuer Erfahrungsinhalte, innerhalb welcher frühere Erlebnisinhalte in komplexere hierarchisch integriert werden. In Zeiten seelischer Belastung werden frühere Funktionsmodalitäten rasch wieder manifest. Die zuletzt integrierten Muster sind im Hinblick auf die regressive Auflösung am anfälligsten.

Bei Diskontinuitäten im Entwicklungsprozeß ist daran zu denken, daß diese entweder aufgrund von Reifungsprozessen, von interaktionsbedingten Erfahrungsprozessen oder von beiden zusammen herrühren können (Quinton et al., 1984). Innerhalb der für die Entwicklung bedeutsamen Interaktionsprozesse sind nicht nur die Belastungs-, sondern auch die Schutzfaktoren abzuschätzen. Zu den gesicherten **protektiven Faktoren** können gezählt werden:
– ein seelisch gesunder primärer Beziehungspartner;
– Aufbau und Erhaltung einer guten Beziehung zu mindestens einem Elternteil;
– familiäre Harmonie;
– »easy temperament« (Rutter, 1985).

6 Spezifische Gesichtspunkte beim Säugling und Kleinkind

Auch der ausgeglichenste Säugling bringt mittels seines Körpers Unbehagen oder Konflikte zum Ausdruck. Entwickelt sich eine psychosomatische Symptomatik, so kann unterschieden werden zwischen der einfachen Funktionsstörung, bei welcher eine Konfliktdynamik mit Reizüberflutung vorliegt oder welche Ausdruck von Mangel und Frustration ist, der schweren funktionellen Störung, welche eine Tendenz zum Auslaufen in automatisierte Wiederholungszwänge hat, und schließlich der organischen Läsion, wie wir sie z.B. bei Infektionen, dem Asthma bronchiale oder beim psychosozialen Minderwuchs sehen. Wie beim Trauma wirken Belastungsfaktoren nur als Belastung, wenn die jeweilige Verarbeitungskapazität der vorbewußten und bewußten Ich-Anteile des Kindes überfordert ist. Psychosomatische Störungen beim Säugling und Kleinkind bringen im allgemeinen eine Überflutung des Ichs durch Triebimpulse, d.h. eine Überforderung der zur Verfügung stehenden Verarbeitungsfunktionen mit sich und enthalten zumeist kein symbolisches Äquivalent. Man kann in diesem Bereich also kaum von Konversionen sprechen, sondern vielmehr von **Folgen pathogener Interaktion.** Zu diesen gehören die bereits genannte Reizüberlastung, welche beim Kind immer eine Tendenz zur psychosomatischen Dekompensation, zum Funktionszusammenbruch als Folge zu hoher Inputs fördert, aber auch Mangelzustände mit schweren Frustrationen (z.B. wiederholte Trennungen, wechselnde Bezugspersonen oder gespannte Familienverhältnisse).

Triebimpulse sind objektbezogene Begehren, welche durch ihre Ausrichtung auf das Objekt die seelischen Funktionen ordnen. Sie brauchen hierzu aber eine emotionale Resonanz, ein lebendiges, den Säugling selbst besetzendes Objekt. Wird das aufkei-

mende Selbst des Säuglings nur mangelhaft besetzt (sei dies anhaltend oder wechselnd), so kann sich der emotionale Dialog nicht etablieren, die Ich-Funktionen laufen infolge qualitativen und quantitativen Besetzungsmangels leer und münden im automatisierten Wiederholungszwang oder in autodestruktiven Abläufen. Denn der Säugling besitzt bereits eine reiche kommunikative Ausstattung auf allen sensorischen Kanälen (visuell, auditiv, olfaktorisch, kinästhetisch), er ist keinesfalls ein passiver Reizempfänger, sondern ein Individuum mit großen eigenen Kompetenzen. Er kann Signale der Mutter wahrnehmen, auf diese reagieren und selbst stimulierende Signale aussenden. Er ist somit ein initiatives Wesen mit der Fähigkeit und Neigung, innerhalb angeborener Programme das Objekt zu besetzen und eine Beziehung aufzubauen (Bürgin, 1982b). Hierbei ist er auf die Mutter bzw. ihre Substitutsperson in hohem Maße angewiesen, insbesondere auf deren koordinative Fähigkeiten und auf das Besetztwerden durch sie, ohne welches seine eigenen Besetzungen im Dialogversuch ins Leere gingen. Er ist aber auch auf sie angewiesen, da sie für einen Großteil der Abwehr, welche später von seinem Ich übernommen wird, mittels der Gesamtheit ihrer mütterlichen Fürsorge aufkommt.

6.1 Frühgeborene und überansprechbare Säuglinge

Frühgeborene Kinder zeigen eine noch ungenügende Ausreifung im kommunikativen Bereich, mit einer gewissen Zurückhaltung, was das Bedürfnis nach Körperkontakt angeht, und mit der Tendenz, den Blick abzuwenden. Manchmal ist bereits bei der Geburt eine gewisse Dysharmonie in der Triebanlage und dadurch eine erhöhte Gefährdung des primären Narzißmus zu beobachten. Hieraus resultiert eine große Verletzlichkeit. Durchschnittliche mütterliche Fürsorge reicht dann nicht, damit sich die angeborenen, interaktiven Muster und die Bewegungen von Reifung und Entwicklung ungestört entfalten können.

Bei nicht wenigen psychosomatisch auffälligen Säuglingen (z.B. beim Vorliegen von Schlafstörungen oder Drei-Monats-Koliken) finden sich Angaben über eine Schwangerschaft, die voll Angst und Spannung war, und es zeigen sich Charakteristika eines überansprechbaren Säuglings (Hypertonus, Hypervigilität, Überreizbarkeit). Die angeborenen Abwehrfähigkeiten sind geschmälert. Solche Kinder bedürfen übermäßigen Geschicks, um einen ausreichenden Schutz vor Reizüberlastung zu erfahren und den notwendigen emotionalen Dialog in Gang zu bringen. Baut sich auf dieser übermäßig verletzbaren seelischen Struktur noch ein konfliktuelles Beziehungsnetz auf, so entsteht bald eine entsprechende psychosomatische Dekompensation.

6.2 Privation/Deprivation

Besteht eine Privation, d.h. ein Ungenügen von seiten des Dialogpartners von Beginn ab, so entwickelt sich der Säugling kümmerlich, zeigt ein Bedürfnis nach konstanter motorischer Aktivität, eine Armut des emotionalen Ausdrucks (weint fast nie, ist ziemlich schmerzunempfindlich), baut keine spezifische Objektbeziehung auf, tritt zu jedem in Kontakt und zeigt auch keine Acht-Monats-Angst. Es findet keine dauerhafte Internalisierung einer Mutterrepräsentanz statt. Das psychosomatische Erkrankungsrisiko ist bei diesem mechanistischen seelischen Funktionieren hoch. Allerdings ist das Zustandsbild bei einem den Dialog fördernden Beziehungsangebot reversibel, da die Grundbedürfnisse nur wie verschüttet sind.

Bei schwerer emotionaler Deprivation, d.h. bei Zerreißung einer Objektbeziehung im Aufbau (z.B. durch Trennung oder durch depressive Dekompensation der Mutter) ohne Angebot einer Substitutsbeziehung, entsteht eine zentral ausgelöste Bremsung aller Aktivitäten mit Hypermotorik und verminderter Reagibilität/Kommunikativität. Nach der Phase des Protestes macht sich eine allgem eine Hemmung mit Besetzungsrückzug Platz, im Extrem bis zum Verlust des Interesses an der Außenwelt und der Entwicklung einer **anaklitischen Depression.** Das fehlende Objekt, der nicht mehr vorhandene Beziehungspartner, hat gleichsam alles Lebenswerte weggenommen, Schmerz und ein Loch im seelischen Erleben hinterlassen, das vom Säugling allein nicht ausgeglichen werden kann, sondern höchstens mittels einer depressiven Schutzbildung zu vernarben vermag. Kommt es zur anaklitischen Depression, so wird eine damit verknüpfte psychosomatische Dekompensation erleichtert (Kreisler, 1985b).

Viele psychosomatische Erscheinungen beim Säugling und Kleinkind sind kurzfristig, d.h. es findet eine regressive Dekompensation mit einer restitutio ad integrum statt. Bei anderen kommt es zur Ausbildung einer unspezifischen Psychopathologie. Wiederum bei anderen kann sich eine psychosomatische Pathologie bis in die Kindheit hineinziehen. Ein geringerer Teil der Störungen (z.B. gewisse Formen von Asthma; s.a. Kap. 61, »Asthma bronchiale«; oder Adipositas; s.a. Kap. 45, »Adipositas«) zieht sich bis ins Erwachsenenalter durch (Bürgin, 1987).

Die holothyme Abfuhr über den Körper ist beim Kleinkind eine häufige Form der Abwehr. Findet eine Fixierung statt, so bleibt diese Abwehrform bis in weitere Entwicklungsphasen hinein erhalten, während der eigentlich günstigere Formen gefunden werden könnten. Eine Regression auf diese frühen Muster der Beziehung und des Ich-Funktionierens ist von jedem Alter aus möglich.

Bei jeglicher derartiger Regression ist entscheidend, wieviel Ressourcen zur Progression in welcher Zeit mobilisiert werden können, wie die Gesamtreorganisation der Ich-Strukturen auf dem regressiven Niveau erfolgt und wie die Adaptationsvorgänge innerhalb der Familie an die regressive Dekompensation des betroffenen Familienmitglieds sind.

7 Krankheitsbilder

7.1 Schlafstörungen

Für das Verständnis von Schlafstörungen ist das komplizierte Zusammenspiel von psychischen und zentralnervösen Wirkungs- und Entwicklungsfaktoren von zentraler Bedeutung.

Der **Schlaf-Wach-Rhythmus** gehört zu den fundamentalen, hereditär angelegten, biologischen Rhythmen des menschlichen Organismus. Ein Ruhe-/Aktivitätswechsel entwickelt sich bereits intrauterin zwischen der 13. und 36. Schwangerschaftswoche. Von der 32. Schwangerschaftswoche an zeichnet sich immer deutlicher ein Schlaf-Wach-Rhythmus mit einer Periodizität von ca. $3^1/_2$ Stunden ab. In den Schlafphasen sind von dieser Zeit ab auch zunehmend klassische REM-Phasen zu erkennen, welche beim Neugeborenen über 50% der Gesamtschlafzeit ausmachen (Bürgin, 1982).

Bis etwa zum 3. postnatalen Monat ist das Muster der Schlaf-Wach-Aktivität vor allem durch die biologische Reifung des Zentralnervensystems geregelt. Von frühester Zeit an und vor allem nach dem 3. Monat ist die Vernetzung von psychischen und physiologischen Reifungsschritten höchst intensiv. Um etwa den 3. Monat herum schlafen 70% der Säuglinge von Mitternacht bis zum frühen Morgen durch. Nach diesem Zeitpunkt spielen Umweltfaktoren wie Stimulation, Bedürfnisbefriedigung, Frustration, Aktivität und Fütterungsgewohnheiten eine zunehmend größere Rolle in der Gestaltung des Schlaf-Wach-Musters. Mit etwa 6 Monaten schlafen 83% der Kleinkinder bei Nacht (Moore und Ocko, 1957).

Über **Schlafstörungen** wird in der pädiatrischen Praxis häufig geklagt. Hierbei gibt es verschiedene entwicklungspsychologische Determinanten zu berücksichtigen:

- äußere Faktoren, welche das Gefühl von Sicherheit und Grundvertrauen bedrohen (interpersonale Störungen);
- traumatische Geschehnisse oder Erinnerungen;
- entwicklungspsychologische Belastungen im Zusammenhang mit Separation, Individuation, Autonomie- und Unabhängigkeitsentwicklung;
- Schwierigkeiten infolge von Triebkonflikten;
- verzögerte Entwicklung von Ich-Funktionen, vor allem der Realitätsprüfung und der kognitiven Entwicklung;
- unausgewogene Abwehrstrukturen, insbesondere ein Überwiegen der oft eng mit dem Schlafzustand verbundenen Regression.

1. Lebensjahr

Die Entwicklung eines individuellen Schlafmusters in den ersten 3 Lebensmonaten ist eng mit der Ich-Entwicklung verkoppelt. Sie ist das Produkt einer angeborenen biologischen Reifung und von Umweltfaktoren wie Stimulation, Befriedigung und Frustration. Schädigungen des Kindes schaffen eine Prädisposition für eine verzögerte Entwicklung des Schlaf-Wach-Rhythmus. In den ersten 3 Lebensmonaten ist der Schlaf-Wach-Rhythmus eng mit anderen Bedürfnissen, vor allem der Ernährung, verkoppelt. Erwachen wird durch Hunger provoziert, Einschlafen durch Sattheit. Zwei anfängliche Befindlichkeitszustände, nämlich Spannung und Entspannung, gliedern sich der Wachheit und dem Schlaf zunehmend an. Die Infiltration des Schlafes durch Triebimpulse ist somit eine vitale Unumgänglichkeit. Nach dem 3. Lebensmonat ist das Schlaf-EEG in seinem Grundmuster dem des Erwachsenen bereits angeglichen (klare Trennung in REM- und N-REM-Schlafstadien).

Die motorischen und psychischen Entwicklungen (z. B. Aufbau eines spezifischen Signalsystems mit der Mutter [Stern, 1979], das blickerwidernde Lächeln, die Konstituierung des Objektes um den 8. Monat herum, die symbiotische Phase mit der Mutter) des ersten Lebensjahres sind mit einer raschen Zunahme sensorischer Erfahrungen und Stimulationen aus der Außenwelt verbunden. Diese Außenfaktoren spielen eine zunehmend größere Rolle bei der Mitgestaltung des Schlaf-Wach-Musters. Trennungen von der Mutter oder deutliche Änderungen in ihrem Gefühlszustand (z. B. bei Spannungen in der Ehe, Scheidung, Verlust von bedeutungsvollen Personen, neuen Schwangerschaften, bei Depression oder Vernachlässigung) beeinflussen die Mutter-Kind-Beziehung in hohem Maße und können vorübergehende oder anhaltende Schlafstörungen verursachen.

Ein gut funktionierender Schlaf-Wach-Rhythmus entspricht einem mühelosen Rückzug der Libido von den Objekten auf das Selbst. Vom Psychologischen her sind zwei Arten Schlaf zu unterscheiden: der erste, der nach einer Befriedigung auftritt und einen fast vollständigen Rückzug der objektgerichteten Libido zuläßt; der andere, der auf Frustration folgt und sich erst nach Erschöpfung einstellt. Eine übermäßige Spannung, welche keine Möglichkeit der Besänftigung gefunden hat, zieht ein totales Unvermögen zum Rückzug der Besetzung von den Objekten auf das Selbst nach sich. Sie erlaubt nicht, daß sich eine halluzinatorische Aktivität ausbildet, sondern hat eine autodestruktive, motorische Aktivität zur Folge (Fain, 1974). Der **Sättigungsschlaf** folgt nach einer »guten« Ernährung und entspricht einer ganz frühen und fast idealen Abwehraktivität. Die psychischen Prozesse lehnen sich an die physiologischen an. Unter günstigen Bedingungen wird der Schlaf rasch zu einem System der Autoregulation des Narzißmus. Beim **Erschöpfungsschlaf** ist das Kind oft gezwungen aufzuwachen, weil es durch die heftigen Frustrationen zum Träumen genötigt wird, zu einem Zeitpunkt, in dem es noch nicht vollständig dazu imstande ist. Bekommt es dann im Wachzustand Befriedigung, z. B. durch Wiegen, so kann es zur libidinösen Entspannung gelangen und daraufhin physiologische Ruhe finden.

Auf die innerseelischen Funktionsstrukturen, die sich unter dem Entwicklungsdruck dauernd verändern, wirken äußere Elemente ein, die den Schlaf verändern: der Tagesrhythmus und die Familienat-

mosphäre, die psychomotorischen Akquisitionen, die Ernährungsbedingungen und die Umstände und Qualitäten der zwischenmenschlichen Beziehungen.

Der Körper ist der Ort und das Mittel, über welches der Säugling sein Unbehagen ausdrückt. Er kann dies nur tun über Veränderungen in einer Grundfunktion, wie z. B. der Nahrungsaufnahme, der Ausscheidung, der Atmung oder des Schlaf-Wach-Rhythmus. Die libidinöse Besetzung des Kindes durch die Mutter erstreckt sich nicht nur auf den ganzen Körper und die erogenen Zonen, sondern auch auf funktionelle Mechanismen. Kann die Mutter nicht die genügenden Schutzmechanismen geben oder sind die angeborenen Abwehrmöglichkeiten besonders schwach, so bewirkt eine physiologische Belastung, daß ein frei flottierender Reiz bestehenbleibt, weil er noch nicht vom Kind selbst libidinös strukturiert werden kann. Die Mutter ist für das Kleinkind eine Hüterin des Schlafes. Das Kleinkind selbst dürfte den Schlaf als Äquivalent der primären Fusion mit der Mutter erleben.

Beim Übergang vom Wachsein zum Schlaf geschehen beim Kleinkind drei Dinge: Die Libido zieht sich von den Objekten zurück, ebenso die Interessen des Ichs von der Außenwelt, und das noch wenig differenzierte Ich funktioniert mehr in vorbewußten Strukturen. All diese Vorgänge erregen die Angst des Kindes (Freud, 1965). Autoerotische Betätigungen und der Gebrauch von Übergangsobjekten sind dem Kind eigene Hilfsmittel, um diesen Übergang zustande zu bringen.

Die Schlafstörungen sind wegen ihrer Häufigkeit an erster Stelle der psychosomatischen Krankheiten der frühen Kindheit zu nennen (Kreisler, 1985c). Sie bewirken Störungen im Schlaf der Eltern mit heftigen Reaktionen (Eltern werden oft enorm wütend. Sie haben den Eindruck, als Eltern zu versagen und fühlen sich entmutigt) bis zur Erschöpfung und Dekompensation. Fast immer haben sie eine Auswirkung auf das Familienleben und beziehen die Väter bedeutend stärker ein als viele andere Störungen.

Die meisten Schlafstörungen treten erst einige Wochen nach der Geburt auf, am häufigsten im 2. und 3. Monat. Nicht selten stecken Ernährungsfehler dahinter oder die erwähnte Reizüberlastung (Ajurriaguerra, 1970). Zwischen dem 3. und 12. Monat werden Schlafstörungen oft dem Zahnen zugesprochen, stehen aber doch wohl häufiger mit dem affektiven Zustand der Mutter in Zusammenhang. Schwere Schlafstörungen, die wegen ihrer besonderen Dauer, Intensität oder starken motorischen Symptome wie Schreien, Agitation oder Apathie besonders auffallen, können manchmal erste Hinweise auf eine frühkindliche Psychose geben. Im Vergleich zum ersten Halbjahr sind die Schlafstörungen im zweiten Halbjahr des 1. Lebensjahres selten. (In jener Zeit finden sich bevorzugt Ernährungsstörungen, frühkindliche Anorexien, Rumination etc.).

Ein in dieser Zeit künstlich, d. h. mit medikamentöser Hilfe, induzierter Schlaf trägt ein großes Risiko in sich, nämlich, daß er auf eine Funktion ohne libidinösen Gehalt reduziert wird. Je mehr die primären Pflegepersonen also auf die körperlichen und seelischen Bedürfnisse des Kindes in befriedigender Art und Weise eingehen können, desto hilfreicher sind sie für die Behebung der Schlafstörung. Bereits Wiegen kann sehr beruhigend sein. Auch die Anerkennung der Belastung der Eltern und ihrer Ängste durch empathisches Zuhören bringt häufig eine so starke Entspannung mit sich, daß sie sich direkt auf die Kinder auswirkt. Gewisse Veränderungen in der Umgebung, wie z.B. die Verhinderung von Überstimulation beim Zurruhelegen des Kindes, haben oft eine günstige Wirkung.

2. und 3. Lebensjahr

Der monozyklische Schlaf-Wach-Wechsel des Erwachsenen wird allmählich, unter zeitweiliger Erhaltung eines Mittagsschlafes, erreicht.

Ätiologisch ist auch in dieser Zeit zu unterscheiden zwischen Gründen für Schlafstörungen, die in der Außenwelt liegen und solchen aus der Innenwelt des Kindes. Das Kleinkind schreitet in der Entwicklung seiner zwischenmenschlichen Beziehungen fort von einem Stadium der Bedürfnisbefriedigung zu einem der Objektkonstanz. Innerhalb des Separations-/Individuationsvorganges wird es nun durch Trennungen vom Primärobjekt sehr verwundbar. Es gilt die Trennungsangst zu ertragen. **Angst** selbst ist aber ein generalisierter Weckreiz mit sympathikotoner Reaktion des Vegetativums und somit ein dem Schlaf entgegengesetzter Stimulus. Je mehr sich die kognitive und emotionale Objektpermanenz etabliert, insbesondere in der zweiten Hälfte des 2. Lebensjahres, desto geringer wird die Trennungsangst. Überstimulation und erschreckende Erfahrungen in der Außenwelt (z.B. Unfälle, Operationen, verlängerte Trennungserlebnisse) erzeugen Angst und Spannung, welche in die Nacht hinein anhalten und im regressiven Ich-Zustand des Schlafes wiedererlebt werden können.

Zu den mehr internalisierten Konflikten gehören die der analen Phase, die mit Unterwerfung oder Trotz gegen verschiedene äußere Zwänge und Forderungen (z.B. Motorik, Sprache, Sauberkeit), aber auch mit der Autonomieentwicklung zu tun haben. Auch erzeugen eigene aggressive Impulse Angst. Oft besteht im regressiven Zustand des Schlafes Angst vor Kontrollverlust. Der Verlust des Vaters im Alter von 2 bis 4 Jahren durch Trennung oder Tod erzeugt, aufgrund des entwicklungspsychologisch bedingten, gesteigerten und gleichzeitig frustierten Bedürfnisses nach dem Vater (»Vaterhunger«), nicht selten Schlafstörungen (Herzog, 1980). Man könnte von einer freudigen Schlaflosigkeit des besonders lebhaften, von einer trotzigen des opponierenden und von einer ängstlichen des irritierten Kindes sprechen (Kreisler, 1976).

3. bis 6. Lebensjahr

Zu den Entwicklungsaufgaben des Vorschulkindes, das die Sprache schon recht gut meistert, individuiert ist und die entsprechende Ich-Entwicklung durchgemacht hat, gehören die triebbedingten Aus-

einandersetzungen mit heftigen Liebes- und Haßgefühlen, die im triangulären Beziehungsnetz dem Kind erste Lösungen des sog. ödipalen Konfliktes aufnötigen und es damit zur Auseinandersetzung drängen mit seinen Konzepten über Leben, Tod und besonders die Sexualität (d.h. die Frage, woher die Kinder kommen). Es erfolgen heftige Internalisierungsbewegungen von familiären und elterlichen Wert- und Rechtssystemen, was dem Kind zwar eine größere äußere Unabhängigkeit ermöglicht, dafür verstärkte innere Konflikte beschert. Milde und vorübergehende Schlafstörungen sind in diesem Lebensabschnitt in unserer Kultur häufig vorhanden (Sperling, 1955). Sie sind gleichsam Nebengeräusche der Konfliktbewältigungsversuche dieses Alters. Sind die Störungen aber tiefgehend oder länger anhaltend, führen sie zu starker Müdigkeit oder Angst, beeinträchtigen sie die Beziehung zu den Eltern, Geschwistern oder Gleichaltrigen und vermindern sie Aufmerksamkeit und Entwicklungsfortschritt, so ist eine psychiatrische Untersuchung unbedingt angezeigt (Nagera, 1966).

Entsprechend der Entwicklung des Todeskonzeptes und der Nähe von Vorstellungen über Tod und Schlaf wird Einschlafen in vorbewußten Ich-Anteilen oft mit dem Sterben und Nicht-mehr-Erwachen gleichgesetzt. Neugierde und konfliktuöse Konfrontation innerer Vorstellungen mit äußeren Realitäten stellen, zusammen mit traumatischen familiären Konfliktsituationen, weitere Ursachen für Ängste und damit von Schlafstörungen dar. Die Schlafstörungen dieses Zeitabschnittes sind im allgemeinen mit einigen therapeutischen Familien- oder Eltern-Kind-Gesprächen und nachfolgender Elternberatung gut zu beheben, es sei denn, das familiäre Beziehungsnetz sei sehr dysfunktional oder die intrapsychischen Konflikte des Kindes sehr tiefgehend, d.h. auf solchen aus vorherigen Entwicklungsabschnitten aufbauend.

Spezifische Formen

Einschlafängste und spezifische Einschlafrituale: Sie treten etwa zwischen 2 und 2½ Jahren auf, halten oft nicht sehr lange an, sind dann ein harmloses Begleitphänomen der seelischen Entwicklung und treten als Ängste vor dem Dunkeln (2–3jährige), vor Tieren im Bett (3–5jährige), vor Einbrechern oder bösen Menschen unter dem Bett (vor allem bei Mädchen von ca. 6 Jahren) oder vor Schatten, die seltsame Formen annehmen können, in Erscheinung. Komplexe Rituale können dazu dienen, die in den Übergangsphasen zwischen Wachsein und Schlafen deutlicher hervortretenden Ängste magisch zu bannen. Sie haben oft Zwangscharakter (Uniformität, Repetition) und weisen manchmal auf eine leicht verzögerte Ich-Entwicklung hin.

Der Alptraum: Während beim Erwachsenen ein Druckgefühl auf der Brust mit Atemschwierigkeiten und Gefühlen von Hilflosigkeit und Lähmung im Vordergrund steht, gehört beim Kind vor allem eine ausgeprägte Angst zum Alptraum. Alpträume kommen insbesondere während der REM-Phasen des Schlafes vor. Sie sind meist mit starkem Anstieg der Atem- und Herzfrequenz verbunden, treten besonders häufig in der Vorschulzeit auf und werden nach dem Alter von 6 Jahren seltener (Ablon, 1979). Sie sind häufig mit anderen Schlafstörungen verknüpft.

Der Pavor nocturnus: Bei ungefähr 3% aller Kinder nachzuweisen, ist er bei Knaben etwas häufiger als bei Mädchen und kommt bevorzugt zwischen dem 5. und 7. Lebensjahr vor, gegen die Pubertät zu wird er praktisch nicht mehr gesehen. Der Pavor nocturnus ist charakterisiert durch heftige Angst, Schreien, oft Halbwachwerden, manchmal Schlafwandeln und immer durch eine retrograde Amnesie für die gesamte Episode. Sehr häufig sind auch Zeichen einer heftigen Mitbeteiligung des vegetativen Nervensystems vorhanden. Der klassische Pavor nocturnus tritt auf bei der Aufwachbewegung aus Stadium 4.

Die Kinder erwachen mit einem lauten, höchst erschreckten Schreien, stark erhöhter kardiorespiratorischer Aktivität, rufen nach Hilfe, sitzen auf dem Bett und starren mit weit geöffneten Augen wie auf etwas extrem Bedrohliches. Oft sprechen sie auf die Gesichter, die beruhigenden Worte oder die Umarmungen der Eltern zuerst nicht an. Sie können wie verzweifelt umhergehen, sich selbst verletzen und heftig sein. Es ist, also ob sie Illusionen oder Halluzinationen hätten. Die Herzfrequenz kann bis auf 180 Schläge pro Minute ansteigen.

Es können mehrere Pavor-nocturnus-Anfälle pro Nacht auftreten. Falls das Kind wirklich aufwachen kann, ist der Inhalt seines Erlebens meist nicht sehr komplex oder elaboriert, sondern eher von einem einzelnen, sehr lebhaften Bild, das mit einer physischen Erfahrung wie Fallen oder Erdrücktwerden verbunden ist, dominiert. Bedrohliche Gefühle werden in über 58% erinnert (Fisher, 1974). Die Auslösung eines Pavor nocturnus erfolgt häufig durch äußere Elemente wie Hospitalisierung, längere Trennung von der Mutter oder Todesfälle in der Familie.

Bei der diagnostischen Evaluation sind der Stand der Ich-Entwicklung, die Art aktueller traumatischer Geschehnisse sowie entsprechende intrapsychische oder intrafamiliäre Konflikte und Belastungen abzuschätzen. Erst dann kann entschieden werden, ob diese Schlafstörung mit einer Einschränkung der Entwicklung des Kindes verbunden und damit therapiebedürftig ist oder ob sie mittels der Ressourcen des Kindes oder seiner Umgebung überwunden werden kann.

Der Somnambulismus: Bei ca. 1 bis 15% aller Kinder ist irgendwann ein Schlafwandeln zu beobachten (Ablon, 1979). Der Somnambulismus ist oft verbunden mit Pavor nocturnus und Enuresis nocturna. Er beginnt meist mit einem Aufsitzen im Bett. Das Kind hat die Augen offen mit glasigem Blick, es steht auf und bewegt sich plump, stößt aber kaum je irgendwo an. Die Episode kann von einer Minute bis zu einer halben Stunde oder länger dauern. Sie endet meist damit, daß das Kind ins Bett zurückkehrt.

Manchmal werden einige kaum verständliche Worte gemurmelt. Nach dem Erwachen besteht eine Amnesie für die gesamte Periode. Auch der Somnambulismus tritt beim Aufwachen aus dem N-REM-Schlafstadium 3 und 4 auf, somit in den ersten Schlafstunden, und wird oft als eine Unreife des Zentralnervensystems verstanden. Vom Psychologischen her entspricht er etwa einem dissoziierten, hysterischen Symptom, dem Ausagieren eines Traumes. Auf jeden Fall ist er sehr oft mit Spannungen intrapsychischer oder intrafamiliärer Art verbunden.

Bei der Abklärungsuntersuchung sind Häufigkeit des Auftretens und Gefährlichkeit der motorischen Akte (de Villard, 1980), vergangene und gegenwärtige Entwicklungsschwierigkeiten, familiäre Probleme, aktuelle traumatische, intrapsychische und/oder intrafamiliäre Belastungen abzuschätzen.

Schulzeit und Adoleszenz

Das Latenzkind hat die ersten Stromschnellen seiner Trieborganisation in irgendeiner Art und Weise hinter sich gebracht. Mit dem Aufbau des Über-Ichs und damit des Gewissens ist es nach außen bedeutend unabhängiger geworden. Die Opposition beim Sichschlafenlegen, die vor allem im 2. und 3. Lebensjahr zu bemerken war, mit ihrer Weigerung, den Wutausbrüchen, dem Wiederaufstehen und dem Kampf gegen Passivität, ist überwunden. Das Kind hat gelernt zu akzeptieren, daß es die Besetzung von der Außenwelt abziehen und sich in den Schlaf gehen lassen kann, ohne daß Schlimmeres passiert. Trennungsangst, Angst vor den Bildern der eigenen Traumwelt, Gefühle des Ausgeschlossenseins vom Erwachsenenleben und Gefühle der Passivität bei nicht beherrschbaren Abläufen sind nicht mehr so angsterzeugend. Auch an die hypnagogen Phänomene beim Einschlafen hat es sich bereits ein Stück weit gewöhnt. Schlafrituale, welche vom 2. Lebensjahr ab zu beobachten sind und vor allem zwischen dem 4. und 6. eine Häufung zeigen, haben hierbei mitgeholfen. Die anscheinend unnützen, unverändert täglich wiederholten Abläufe bringen das Bedürfnis des Kindes zum Ausdruck, sich der Kontinuität seiner Umgebung zu versichern, und zwar in den Momenten, in welchen es zu einem Besetzungsabzug genötigt ist. Schlafrituale entsprechen einer Art Beschwörungsgesten bei bedrohlichen Phantasien. Auch die Schlafphobien, welche oft in der ödipalen Phase mit Dunkelangst, dem Wunsch nach offen gelassener Tür und einer Forderung des Neben-sich-ins-Bett-Legens verbunden sind, werden jetzt seltener.

Der Traum bindet Triebregungen und verhindert so die Überflutung des psychischen Apparates. Mittels der Abwehrvorgänge in der Traumarbeit wird das Begehren unkenntlich gemacht. Der Traum hilft somit, Angst zu desomatisieren, welche als Frucht eines Konfliktes zwischen dem Unbewußten, dem Sitz des Begehrens, und dem Vorbewußten, dem Sitz der Abwehr, notwendigerweise entsteht. Der Traum als Prozeß ist eine biologische Gegebenheit, der Traum als Erlebnis eine entwicklungspsychologische Tatsache, die Traumerzählung ein Hinweis dafür, wie sehr das Selbst in den Traumablauf verwoben ist (Houzel, 1985). Träumen kann nun klar von der äußeren Realität unterschieden werden. Die magischen Denkstrukturen weichen rationaleren Prozessen. Damit verändern sich auch die Inhalte möglicher Angstträume. Hauptsächlichste Gründe für die Nachtängste beim Kind sind die jedem Entwicklungsschritt innewohnenden Konflikte, traumatisierende Erlebnisse oder aber Beziehungskonflikte in der Familie. Wenn in dieser Zeit Schlafstörungen auftreten, die anhalten oder in Ausmaß und Tiefe zunehmen, so dürfen sie als Indikatoren eines tieferen pathologischen Geschehens intrapsychischer oder intrafamiliärer Art betrachtet werden. Sie weisen dann darauf hin, daß entweder das Kind oder die Familie als Ganzes vorhergehende Konflikte nur ungenügend gemeistert haben (Bürgin, 1986a). Leichte Schlafstörungen waren bei einem Kollektiv von 9jährigen Schweizer Schülern und Schülerinnen in 45 bis 50% der Fälle vorhanden (Bettschart, 1978). In einer früheren Studie (Harnack, 1958) wurden bei Hamburger Schülern von 10 bis 11 Jahren in rund 15 bis 27% der Kinder Schlafstörungen diagnostiziert. Der Schule als äußerer Belastungssituation kommt für die Entstehung von Schlafstörungen in diesem Lebensabschnitt eine nicht geringe Bedeutung zu, da Kompetition, Kränkungen und Scheitern von Größenvorstellungen mit dem Gruppengeschehen und den pädagogischen Forderungen eng verbunden sind.

Die Jactatio capitis (bis zur Abschabung der Haare am Hinterkopf) und die **Jactatio corporis,** stereotype, streng rhythmisierte Bewegungen beim Einschlafen oder im Zustand des Alleinseins, die gelegentlich tranceartige oder hypnoide Zustände nach sich ziehen, werden bereits im 1. Lebensjahr gesehen. Ihre Häufigkeit zu Beginn des Schulalters liegt bei 2 bis 4%. Oft sind die Jaktationen mit Daumenlutschen oder Saugen an einem Tuch/Zipfel verbunden. Nach der Pubertät sind sie meist verschwunden oder nur selten noch festzustellen. Sie treten bei Knaben doppelt so häufig wie bei Mädchen auf. Für die Eltern gewinnen sie zumeist dann die Qualität von Symptomen, wenn die Begleitgeräusche für sie selbst oder für die Nachbarschaft störend werden. Die Jaktationen dienen nicht nur der einfachen motorischen Erregungsabfuhr, sondern auch der Selbstbeschaffung von Reizen, der Selbstberuhigung (Ersatz von Wiegen) oder auch der Selbstbefriedigung. Es besteht eine deutliche Beziehung zur kindlichen Onanie. Beim Auftreten der Adoleszentenmasturbation hören sie auf. Die Häufigkeit, mit der sie bei Heimkindern angetroffen werden, weist darauf hin, wie sehr es sich um Ersatz- und Trostbefriedigungen für ein Manko an emotionaler Zuwendung handelt. Bei Kindern mit leichter Hirnreifungsstörung sind Jaktationen gehäuft zu verzeichnen. Werden sie als Signal für vermehrte Zuwendung emotionaler und körperlicher Art verstanden und können die familiären Situationen saniert werden, so ist die Prognose insgesamt gut.

Alpträume, Pavor nocturnus, Somnambulismus und Schlafstörungen mit Enuresis nocturna gibt es auch in der Adoleszenz, wenngleich viel weniger häufig. Meist begleiten Schlafstörungen in diesem Lebensabschnitt andere psychische oder psychosomatische Symptome. Insbsondere sind solche bei Jugendlichen mit Angstneurosen, Phobien oder hysterischen Neurosen zu beobachten. Manchmal treten Schlafstörungen auch infolge von Schuldgefühlen wegen Masturbation auf. Hypersomnien als regressive Flucht vor Konflikten sind für die Adoleszenz recht typisch. Schlafstörungen finden nicht selten ihre Ursache auch im Geschehen des Tages: »unvernünftiger« Lebensrhythmus mit Übermüdung, übermäßige Stimulation mit Überreizung (Tee, Kaffee, Tabak, Alkohol, Pharmaka, Drogen) oder exzessive Aktivität mit Überforderung (Kreisler, 1981). Sie können, sofern sie persistieren und durch ihre Schwere weitere psychische Funktionen beeinträchtigen, erste Signale eines neurotischen Geschehens, einer latenten depressiven oder einer psychotischen Erkrankung sein und bedürfen einer sorgfältigen fachärztlichen Evaluation, oft unter Einbezug der übrigen Familienmitglieder.

Die Narkolepsie mit den tagsüber unbezwingbaren, 10 bis 15 Minuten dauernden Schlafattacken, der Kataplexie, welche emotional ausgelöst sein kann, den Schlaflähmungen und den hypnagogen Halluzinationen kann bereits in der Mittadoleszenz beginnen.

Das Klein-Lévin-Syndrom, welches sich durch hypersomnische Perioden von 1 bis 3 Wochen mit extremem Hunger und zum Teil Adipositas, psychischer Labilität, depressiven oder Verwirrungszuständen äußert, die zwei- bis dreimal pro Jahr auftreten können, ist vor allem bei Knaben zu beobachten und kann auch schon in der Mitte der Adoleszenz auftreten.

Diagnostik und Therapie

Es gilt als erstes, die Schlafstörung genau zu bestimmen, ihre Intensität, Dauer, Verbindung mit weiteren psychischen Symptomen und die Folge- bzw. Sekundärerscheinungen abzuschätzen. Organische Gründe müssen sodann ausgeschlossen werden.

Die Mehrzahl von Kindern und Jugendlichen mit Schlafstörungen wird von Allgemeinpraktikern und Pädiatern gesehen. Der behandelnde Arzt muß den Weg suchen zwischen der Skylla, Organisches zu »psychologisieren«, und der Charybdis, soziale oder psychologische Gegebenheiten zu »somatisieren«. Einschlafstörungen weisen häufig auf Ängste, Durchschlafstörungen eher auf eine Problematik im Traumgeschehen hin, wogegen ein zu frühes Erwachen oft mit depressiven Phänomenen einhergeht.

Wenn immer möglich, sollte die Symptomatik ihre Auflösung im ärztlichen Gespräch und Dialog mit dem Kind, den Eltern oder der Familie finden. Manchmal müssen Veränderungen in der Umwelt und Lebensweise der Betroffenen vorgenommen werden. Ist auf eine Pharmakotherapie nicht zu verzichten, so muß man sich dennoch vergegenwärtigen, daß ein recht tiefgreifender Eingriff in die zerebrale Rhythmik und Physiologie von Schlaf und Traum vorgenommen wird. Es sollten deshalb in erster Linie Medikamente verwendet werden, mit denen auf Ängste und depressive Verstimmungen eingewirkt werden kann (Anxiolytika, Antidepressiva). Gegebenenfalls kann es auch dienlich sein, schlafanstoßende Effekte zu erzielen (Neuroleptika). Schlaferzwingende Medikamente (z. B. Barbiturate) sollten, wenn immer möglich, vermieden werden. Eine nur pharmakologische Behandlung von Schlafstörungen ohne eine gewisse, wenigstens minimale psychotherapeutische Betreuung ist zu vermeiden.

7.2 Die Drei-Monats-Kolik (Nabelkolik)

Etwa vom 15./20. Lebenstag an bis gegen Ende des 2. oder 3. Lebensmonates, in welchem plötzlich eine spontane Besserung auftritt, schreien Säuglinge vor allem am späten Nachmittag und nach Nahrungsaufnahme, wahrscheinlich infolge viszeraler Dysfunktion. Ihr Abdomen ist aufgebläht. Es handelt sich um sehr lebhafte, nervöse, extrem leicht stimulierbare Kinder. Ernährungsänderungen erbringen kaum eine Besserung. Oft ist die ganze Familie in das Krankheitsgeschehen miteinbezogen. Schnuller und Wiegen beruhigen solche Säuglinge.

Die Säuglinge selbst zeigen meist einen starken Hypertonus, leicht auslösbare primitive Reflexe und ein gieriges Saugen mit schnellem Schlucken. Es handelt sich wahrscheinlich um besonders vitale Kinder mit niedriger Reizschwelle (Spitz, 1967; Kreisler, 1976, 1981).

Auffällige Haltungen der Eltern, die in ihrer Fürsorge und Säuglingspflege eine etwas inkohärente, widersprüchliche und zum Teil überfürsorgliche Haltung einnehmen, sind nicht selten sekundär. Die Eltern sind erheblich dadurch verunsichert, daß es ihnen nicht gelingt, eine diffuse Überreizung des Säuglings abzumildern.

Wenn man davon ausgeht, daß die Regulationsvorgänge des Säuglings in diesem Alter noch außerordentlich schwach sind und den primären Pflegepersonen als äußeren Instanzen diejenigen regulativen Funktionen obliegen, die später durch Internalisierung vom Kleinkind selbst übernommen werden, so liegt auf der Hand, daß die Entwicklung des emotionalen Dialoges störanfällig ist. Das Wiegen oder die Saugbefriedigung haben zwar eine gewisse beruhigende Wirkung, sind allein aber nicht ausreichend, um beginnende Schwierigkeiten im emotionalen Dialog zu überwinden.

Neben der sorgfältigen Abklärung und dem Ausschluß einer organischen Krankheit ist bei leichteren Fällen keine Behandlung notwendig, da um den 3. Lebensmonat herum, wenn es zum blickerwidernden Lächeln kommt, sich auch andere Abwehrmöglichkeiten im Innenleben des Säuglings entwickeln. Frühzeitig einsetzende klärende Gespräche mit der Mutter, mit dem Ziel der Information über die großen Anpassungsleistungen, die ihr Kind infolge des raschen Zuwachses an Wahrnehmungen leisten

muß, sind meist ausreichend, tragen zur Verbesserung des emotionalen Dialoges bei und haben in der Regel eine rasche Beruhigung des Geschehens zur Folge. Bei schwereren Situationen mit beginnender Dystrophie kann eine Hospitalisation notwendig sein.

7.3 Psychogenes Erbrechen beim Säugling und Kleinkind

Sporadisch kann das Symptom bei verschiedenen affektiven Belastungen vorkommen. Habituell zeigt es sich im Rahmen der Anorexie des Kleinkindes und als funktionelles Erbrechen. Es wird digital provoziert und ist Ausdruck einer regressiven Zersetzung der Objektbeziehung. Die Nahrung wird zum schlechten Objekt, das auf diese Art und Weise ausgestoßen versucht wird. Bei den schweren Formen des habituellen funktionellen Erbrechens findet man häufig nicht nur eine Reizüberlastung, sondern auch eine Reizinkohärenz, d. h. eine inkonstante Besetzung des Kindes durch die primäre Pflegeperson oder schwerer gestörte, bis ins Chaotische gehende Lebensformen (Kreisler, 1985f).

7.4 Rumination

Als Rumination wird die Regurgitation von Speisebrei mit partiellem oder totalem Wiederverschlucken nach kauähnlichen Bewegungen bezeichnet. Sie tritt vor allem in der zweiten Hälfte des ersten Lebensjahres auf, Knaben sind bevorzugt betroffen. Das Erbrechen kann durch Einführung eines Fingers in den Hals herbeigeführt werden, oder aber durch Muskelaktivitäten im Pharynx, Thorax, Abdomen und Zwerchfell. Das Kind spielt mit dem hochgestiegenen Mageninhalt und braucht, damit es nicht zum Erbrechen kommt, eine Fähigkeit, die regurgitierte Menge genau zu dosieren. Die anfängliche Mißstimmung weicht beim Ruminieren dem Ausdruck einer entspannten Zufriedenheit. Während des Ruminierens ist das Kind aber wie von der Außenwelt abgewendet, ganz auf sich bezogen, es erzeugt den Eindruck einer affektiven Leere. Bei Stimulation oder Präsenz von Menschen hört es sofort auf zu ruminieren. Fließt vielfach ein Teil der regurgitierten Nahrung aus dem Mund, kommt es zu Exsikkose, Dystrophie, vermehrter Infektanfälligkeit und selten auch zu Wachstumsrückstand. Die Kinder sind kontaktgierig, insbesondere mit den Augen, aber ihr Kontakthunger ist unspezifisch. Sie zeigen keine Acht-Monats-Angst, d. h. keine anhaltende Introjektion des Objektes. Nicht selten ist ein hohes motorisches Aktivitätsniveau mit hektischer oder zappeliger Gespanntheit zu beobachten. Rumination wird sehr oft bei emotionaler (De-)Privation, bei wechselnder Intensität der Besetzung durch die Mutter oder bei völligem Besetzungsentzug gesehen. Sie gehört zum großen Gebiet des psychogenen Erbrechens, wird nicht selten beobachtet nach einem gewaltsamen Unterbinden des Daumenlutschens, hat aber keine spezifisch auslösenden Determinanten.

Die Mütter dieser Säuglinge sind häufig depressiv oder dem Kind gegenüber sehr ambivalent, können auf die neuen Bedürfnisse und Kontaktanforderungen ihrer Kinder nicht eingehen, sondern halten an der für sie einfacheren, frühen Beziehungsform fest (Kreisler, 1985e).

Psychodynamisch kommt die Rumination einer zwanghaft repetitiven Regression auf eine orale Autoerotik zuungunsten der Objektbeziehung gleich. Die sensorischen Besetzungen werden aus ihrer primären Nachaußengerichtetheit auf die Sensationen aus dem Körperinneren zurückgezogen. Es handelt sich um die Kompensation einer narzißtischen Zufuhr, die üblicherweise durch die vielfältigen sensorischen und emotionalen Stimulationen der Mutter erfolgt, und um ein nachfolgendes, erotisiertes Spiel mit dem Nahrungsbrei. Diese perverse Handlung hat zum Ziel, das Manko nicht wahrzunehmen. Der regurgitierte Mageninhalt wird zum guten Objekt, das das Kind ernährt, ihm lustvolle Gefühle vermittelt, jederzeit verfügbar ist und damit scheinbar die Autonomie erhöht. Die Befriedigung bleibt aber unvollständig, hält nicht lange an. Wegen der steigenden Intensität der Bedürfnisse muß das Kind immer häufiger ruminieren. Rumination wird schließlich zu einer stereotypen Reaktion auf jede Mißempfindung, läuft aber zunehmend motorisch leer und vermittelt dann kaum mehr Funktionslust. Wird die Rumination zu unterdrücken versucht, bleibt nur noch das Abgleiten in eine depressive Dekompensation.

Gelingt es, eine entwicklungsgemäße Beziehung, d.h. einen lebendigen emotionalen Dialog mit affektiver Einstimmung herzustellen, so wird das autoerotische Objekt mit seinen oralen und muskulären Befriedigungen zugunsten der Objektbeziehung aufgegeben. Oft ist hierzu und zur Korrektur der metabolischen Lage eine Hospitalisation unumgänglich. Dort kann ein entsprechendes Beziehungsangebot gemacht und mit der Mutter an der Wiederherstellung der Beziehung und des emotionalen Dialogs, d.h. an der Reparatur des Mankos, gearbeitet werden. Über die Langzeitprognose dieser Kinder ist nur wenig bekannt.

7.5 Anorexie beim Säugling und Kleinkind

Nach Ausschluß einer organischen Krankheit ist die **essentielle** Säuglingsanorexie von den Anorexien der zweiten Hälfte des 1. Lebensjahres abzugrenzen. Die essentielle Form ist rar, besteht von Geburt an und entspricht wahrscheinlich einer speziellen Konstitutionsvariante. Es handelt sich um kleine, nervöse, außerordentlich schwache Kinder, die sehr passiv sind (»trinkfaul«) und bei denen sich eine eigentliche Opposition gegen die Nahrungsaufnahme erst nach einigen Wochen einstellt.

Bei den Anorexien, welche sich erstmals zwischen dem 6. und 12. Lebensmonat manifestieren, kann zwischen einer **inerten** Form mit großer Passivität, wenig direkt sichtbarer aktiver Beteiligung von seiten des Kindes, und der **oppositionellen** Form un-

terschieden werden. Die erste ist oft mit Erbrechen verbunden. Statt der Ausbildung einer Art Acht-Monats-Angst projiziert das Kind die frustrierenden Anteile der Mutterrepräsentanz nicht auf den Dritten, den Fremden, sondern spaltet sie ab und projiziert sie auf die Nahrung, welche dann phobisch vermieden wird.

Bei der oppositionellen Form ist die aggressive Vermeidung sehr viel aktiver, die Kinder schreien, sind agitiert, wenden sich ab und entwickeln, insbesondere nach dem 1. Lebensjahr, ein trotzig-oppositionelles Verhalten gegenüber der Nahrung, das hungerstreikähnliche Züge trägt. In den schweren Kampfsituationen um das Essen bleibt das Kind meist Sieger. Die Reaktionen des Kindes sind Reaktionen auf Verhaltensweisen der Mutter oder umgekehrt. Hat sich der Circulus vitiosus einmal installiert, ist Kausalität nur noch in zirkulärem Sinne möglich.

Im allgemeinen sind mehr Mädchen als Knaben betroffen. Diese Kleinkinder sind überwach und treten extrem schnell in Kontakt. Anamnestisch wird über alle Formen der Verweigerung, der Verführung, der Gewalt und der Zwangsanwendung berichtet. Zumeist ist die ganze Familie in das Geschehen einbezogen. Das Trinken bleibt normal. Die auslösenden Faktoren sind unspezifisch (bei Kleinkindern oft Abstillen oder Trennung, bei größeren mehr Konflikte der Eifersucht, z.B. Geburt eines Geschwisters). Neben Faktoren der Beziehung gibt es noch endogene, z.B. eine vorzeitige oder verzögerte Ich-Entwicklung, die für die Ausbildung der Krankheit mitverantwortlich sein dürften.

Einfache Formen klingen rasch ab, da die besorgte Mutter üblicherweise schnell entsprechende Hilfe sucht. Je mehr die Störung sich organisiert und strukturiert, die Fronten sich verhärten, desto schwieriger ist es, ein Abklingen des Symptoms zu erreichen. So gibt es prolongierte Formen, bei denen anorektische Störungen bis in die Adoleszenz fortbestehen oder sich Symptomverschiebungen einstellen. Wie bei allen anderen frühen Störungen der Nahrungsaufnahme (z.B. den Kau-, Beiß- oder Schluckstörungen) sind hinter dem gleichen Symptom sehr unterschiedliche intrapsychische und intrafamiliäre Mechanismen am Werk. Prophylaktisch ist es immer günstig, wenn vermieden wird, Appetit zu erzwingen.

Schwere, komplexe Formen der frühkindlichen Anorexie sind kaum durch die üblichen Methoden zu verändern. Die Kinder verhalten sich so, als interessierten sie sich nicht für die Nahrung. Es scheint, als wäre das Hungergefühl direkt betroffen. Solche gravierenden Situationen sind bei dysharmonischen, präpsychotischen oder psychotischen Entwicklungen zu beobachten und zumeist mit Beiß- oder Kauhemmungen verbunden, aber auch bei akut phobischen Erscheinungen am Ende des 1. Lebensjahres zu sehen, begleitet von Schlafstörungen, anderen Phobien und der Verweigerung der Flüssigkeitsaufnahme bis hin zur Gefahr der Dehydrierung. Aber auch bei schweren depressiven Erscheinungen der frühen Kindheit mit massiver psychosomatischer Dekompensation sind anorektische Erscheinungen nicht selten. Bei diesen ernsthaften Formen besteht meist ein evidenter Konflikt zwischen Mutter und Kind. In der späteren Entwicklung dieser Kinder zeigen sich bevorzugt Symptome wie Enuresis, Enkopresis, Schlafstörungen, Abdominalspasmen, Verhaltensstörungen oder Störungen in der Charakterentwicklung (Kreisler, 1985d).

Bezüglich der **Behandlung** ist bei den leichteren Formen eine Indifferenz gegenüber dem Symptom mit Überwachung des körperlichen Zustandes anzustreben. Das Kind sollte dekonditioniert und klar abgelehnte Nahrung ausgelassen werden. Bei der Umgebung ist eine Verhaltensänderung unumgänglich. Das anorektische Kleinkind darf nicht mit Tricks oder Zwängen überlistet werden. Die Nahrungsquantität sollte gering sein, so daß allmählich wieder ein Bedürfnis bzw. Hunger entstehen kann. Wenn immer möglich, ist auch eine Klärung der Beziehungsstrukturen zwischen Mutter und Kind anzustreben. Schwerere Fälle brauchen eine Hospitalisation und vereinzelt auch medikamentöse Unterstützung (Sedativa, Antihistaminika und eventuell auch Anabolika).

7.6 Psychosoziale Gedeihstörung und Minderwuchs

Dieses Syndrom kommt in allen Altersklassen bis zur Adoleszenz vor. Es ist gekennzeichnet durch einen »harmonischen« Wachstumsrückstand (mehr als 3 Standardabweichungen von der Norm) mit klarem Knick in der Wachstumskurve. Die Wachstumshormonsekretion erweist sich bei Stimulierung als blockiert. Sämtliche hypophysären Hormone sind verringert. Bei Trennung dieser Kinder von den Müttern zeigt sich bereits nach 10 Tagen eine Normalisierung der Hormonwerte, nach 4 Wochen eine solche des Wachstums.

Die Wachstumblockierung hält so lange an, wie die Säuglinge oder Kleinkinder mit ihren Müttern zusammen sind. Die Störung ist oft mit Schlafstörungen, Erbrechen, verzögerter Sprachentwicklung und Sphinkterkontrolle, Jaktationen oder psychomotorischen Störungen kombiniert. Die Kinder sind gekennzeichnet durch eine enorme affektive Gier. Auf Trennung reagieren sie leicht mit depressiven Symptomen. In Substitutsbeziehungen, die aufgebaut werden, manifestieren sich als Übertragungsäquivalente bald große Aggressionen bis hin zu sadomasochistischen Interaktionen. Es besteht bei diesen Patienten ein großes Bedürfnis nach Kontrolle. Der Wachstumsrückstand läßt sich nur bei Säuglingen durch eine hypokalorische Situation erklären (Sibertin-Blanc, 1985).

In der Familie gibt es meist mehrere Kinder. Dasjenige mit dem Minderwuchs zieht als Sündenbock und Ursache steter Enttäuschung den Haß der Familie auf sich. Die Beziehungen zwischen Kind und Mutter oder Kind und Eltern sind verzerrt und oft durch emotionalen Mangel bestimmt. Die Eltern erwarten vom Kind diejenige Zuwendung und Befriedigung, dasjenige Verständnis, das sie in ihrer Kindheit selbst nicht bekommen haben. Die Patienten haben die Funktion von Stabilisatoren des Familiengleichgewichtes, da die Eltern selbst psychisch meist nur knapp kompensiert sind. Die Mütter sind oft depressiv, manchmal unterintelligent oder leiden an psychotischen Störungen.

Die Therapie besteht einerseits aus der Trennung des Kindes von der Familie bzw. der Mutter, andererseits aus einer intensiven therapeutischen Arbeit mit den Eltern/der Mutter. Wegen rigider Strukturen bei den Müttern entstehen in den Institutionen oft auch rigide Gegenübertragungsreaktionen.

Auch für andere Wachstumsstörungen unklarer Ätiologie können psychosomatische Zusammenhänge angenommen werden, vor allem wenn ein Knick in der Wachstumskurve und Verhaltens- oder Funktionsstörungen beim Kind auftreten, ohne daß entsprechende organische Ursachen dafür vorlägen.

Der psychosoziale Minderwuchs ist ein klassisches Beispiel für die vitale Rolle der Beziehung zwischen Kind und Umgebung für die somatische Entwicklung und weist auf die enorme Verflochtenheit des neuroendokrinen Systems mit den psychobiologischen Geschehnissen hin (s. a. Kap. 9, »Psychoneuroendokrinologie«, und Kap. 67, »Klinische Psychoneuroendokrinologie«).

7.7 Respiratorische Affektkrämpfe

Sowohl die blasse wie auch die **zyanotische** Form des Anfalls treten vorwiegend zwischen dem 6. und 18. Lebensmonat auf. Der Affektkrampf wird durch einen Verdruß oder einen Vorwurf, der Wut erzeugte, ausgelöst. Das Kind weint laut, atmet immer schneller, blockiert schließlich die Respiration und hört auf zu atmen. Es wird blau, verliert das Bewußtsein und fällt schlaff dahin. Unter der bis zu einer Minute dauernden Atemlosigkeit können Krämpfe auftreten. Die **blasse** Form wird eher von Schmerz oder Angst ausgelöst. Bei ihr fällt das Kind nach einem kaum angedeuteten Schei in Ohnmacht. Es manifestieren sich symmetrische Streckkrämpfe oder einseitige Zuckungen. Die Kinder kommen meist rasch wieder zu sich, sind nachher etwas niedergeschlagen und schlafen bald ein. Die Krämpfe sind Folge einer vorübergehenden zerebralen Anoxie, entweder infolge kurzdauernder Asystolie oder Apnoe. Bei länger dauernden Anfällen findet man nicht selten Urin- und Kotabgang. Das EEG ist in den Intervallen unauffällig.

Die respiratorische Funktion wird hier libidinös besetzt. Der asphyktische Zustand bewirkt einen veränderten Zustand des Bewußtseins, der als Verlockung erlebt werden kann und zugleich die Elimination eines unangenehmen Affektes ermöglicht. Die vitale Funktion des Atmens wird nach der Überreizung blockiert und stellt sich mit dieser Blockade in den Dienst der Verdrängung. Es gibt keinen Affektkrampf ohne Zuschauer. Dieses Geschehen hat eine Neigung zu raschem Sich-Einschleifen und zu

Wiederholungen. Die Reaktion der Umwelt ist für solche Verstärkungen nicht unwichtig (Kreisler, 1976).

Üblicherweise verhindern die Abwehrmechanismen eine solche Gefährdung von Vitalfunktionen für die Spannungsabfuhr. Entwickelt sich eine derartige Fähigkeit zur abnormen Spannungsabfuhr, so zumeist aufgrund eines dissonanten emotionalen Dialogs und einer ungenügenden narzißtischen Unterstützung des Kindes, welche es ihm verunmöglicht, günstigere Auswege aus Kränkungs- und Machtkampfsituationen zu finden. Das dramatische Agieren der Allmacht hat erpresserischen Charakter und ist ein ungünstiger Weg, um die eigenen Bedürfnisse kundzutun. Diese Kinder entwickeln später nicht selten eine erhöhte seelische Labilität, eine Schwierigkeit beim Aufbau von Regulationsmechanismen (Neigung zu Jähzornanfällen) und wenig Konstanz im Gleichgewicht zwischen objektalen und narzißtischen Besetzungen.

Die Prognose für das Verschwinden der Symptomatik ist günstig, da die Anfälle meist im 4. Lebensjahr aufhören. Therapeutische Gespräche mit den Eltern, manchmal eine leichte medikamentöse Sedierung des Kindes und soziale Maßnahmen bei groben Fehlhaltungen der Eltern haben sich als günstig erwiesen.

7.8 Asthma bronchiale (s. a. Kap. 61)

Diese Reaktionsform des Bronchialsystems, welche durch rezidivierende, reversible Obstruktionen gekennzeichnet ist und durch unterschiedliche Ursachen und Auslösemechanismen in Gang gesetzt wird, gilt als eine der häufigsten chronischen Krankheiten im Kindesalter (ca. 1–2%) (v.d. Hardt et al., 1985). Bei 10jährigen Kindern sollen zwischen 4 und 10% an asthmoiden Beschwerden leiden. Vor der Pubertät sind die Jungen etwas häufiger betroffen als die Mädchen, bis zur Pubertät hin verliert sich die Symptomatik spontan bei etwa der Hälfte der Fälle. Bei 10% der Patienten dauert das Asthma bronchiale bis in die Adoleszenz hinein und weiter. Eine Kombination mit atopischer Dermatitis macht die Prognose ungünstiger.

Die klinische **Symptomatik** besteht in einer anfallsweisen Obstruktion der Bronchien, welche infolge eines Spasmus der Bronchialmuskulatur und der Produktion eines zähflüssigen Sekretes sowie durch eine ödematös-hyperämische Schwellung der Bronchialschleimhaut zustande kommt. Beim Säugling und Kleinkind manifestiert sich das Asthma meist im Rahmen einer infektiösen Lungenaffektion oder als asthmoide Bronchitis mit schleichendem Beginn. Nicht selten ist das Asthma mit den anderen Symptomen des Atopie-Syndroms (Dermatitis atopica, Rhinitis vasomotorica) verbunden, deren Erstmanifestation etwa zur gleichen Zeit wie die des Asthmas (zwischen dem 6. und 12. Lebensmonat) zu verzeichnen ist. Die exspiratorisch-obstruktiven Krisen erfolgen mit Vorliebe nachts. Während des Anfalls sind die Kinder infolge der Erstickungsangst un-

ruhig. Die Angst selbst verstärkt in einem Kreisprozeß die Atemnot. Als leicht gelten bis zu 5, als mittelschwer bis zu 10 und als schwer bis zu 20 Anfälle pro Jahr (Hofman, 1983). Bei schwerem Asthma bestehen meist Infekte der Luftwege und eine respiratorische Insuffizienz.

Wahrscheinlich multifaktoriell vererbt, kann man sich fragen, ob das Asthma bronchiale wirklich eine Krankheitseinheit ist. Praktisch immer besteht eine **bronchiale** Übererregbarkeit, kombiniert mit einer **psychischen Übererregbarkeit.** Die Stimulationsbereitschaft der Mastzellen ist gesteigert. Zu den ursächlichen Faktoren gehören solche, die primär immunologische Reaktionen auslösen, und solche, welche mit unspezifischen Reaktionen verbunden sind. Vielfach gibt es auch gemischte Formen.

Das Asthma beim Säugling oder Kleinkind beginnt häufig zwischen dem 6. und 12. Lebensmonat und verschwindet im Verlaufe des 3. Lebensjahres. Diese Säuglinge zeigen zumeist eine auffällig leichte und gute Kontaktfähigkeit, auch zu Fremden, sind in ihrer übrigen Entwicklung unauffällig, aber durch eine fehlende Acht-Monats-Angst gekennzeichnet (Foliot, 1985).

Kreisler und Mitarbeiter (1974) haben bei diesen Kindern zwei Auffälligkeiten hervorgehoben:
- Die **Überlastung der Zweierbeziehung** durch die vorzeitige Einführung eines Dritten (z.B. bei wechselnden Pflegepersonen). Die Mutter leistet hier nicht den genügenden Schutz und die genügende Kontinuität. Das Kind regrediert auf die Dualbeziehung und fixiert sich dort.
- Die Mutter bietet eine sehr **exklusive Beziehung** mit besonders großem Einfühlungsvermögen und übersteigerter Fähigkeit zu affektiver Einstimmung an, die einen überbehütenden Charakter besitzt. Befriedigungen sollen nur im Kontakt zu ihr erlangt werden können. So wird das Kind von der Triangulation ferngehalten, progressive Tendenzen werden blockiert. Es erfolgt eine Verwöhnung durch übermäßige narzißtische Befriedigung, welche die Individuation und die Autonomieentwicklung behindert. Die Mütter dieser Kinder haben eine Tendenz, in der primären Mütterlichkeit zu verharren und besetzen ihre Identität als Partnerin des Mannes kaum mehr. Sie behalten ihr Kind auf dem Niveau eines Babys.

Es gibt keine besondere Persönlichkeitsstruktur asthmakranker Kinder. Dennoch lassen sich nach Kreisler (1974, 1985a) Unterschiede zwischen den Kindern **mit** und **ohne Allergien** festhalten. Das 1. Lebensjahr ist sowohl die kritische Zeit der Reifung des Immunsystems wie auch ein entscheidender Abschnitt für die Strukturierung der Objektbeziehung (blickerwiderndes Lächeln als erster und Acht-Monats-Angst als zweiter Organisator [Spitz, 1967]). Die Säuglinge und Kleinkinder mit Allergien zeigen ein enormes Kontaktbedürfnis, aber keine Wünsche nach längerdauernden und ausschließlichen Beziehungen. Sie wechseln und ersetzen die äußeren Objekte leicht mit neuen, zeigen keine Acht-Monats-Angst, verweilen etwa auf dem Niveau des ersten Organisators und vermeiden auf diese Art und Weise mittels einer generellen Blockierung teilweise den Separations-/Individuationsprozeß, die Triangulierung und die Elaboration aggressiver Impulse. Das Verharren auf diesem bezüglich Objektbeziehungen frühkindlichen Entwicklungsniveau wirkt wie eine Vermeidung, um nie in die depressive Position zu gelangen, in welcher das Objekt zugleich bekannt und unbekannt, geliebt und gehaßt wird. Auf diese Art und Weise erreichen diese Kinder scheinbar nie eine Entwicklungsebene, auf der Verluste erlebt werden konnten. In der Zeit zwischen der Entwicklung des ersten und des zweiten Organisators, d.h. rund um den 6. Monat, erfolgt meist der Versuch, die Realität der Frustration (z.B. die zeitweilige Absenz der Mutter) durch eine halluzinatorische Wunscherfüllung zu verleugnen. Dies gelingt den allergischen Säuglingen nicht gut. Die objektunspezifische Beziehungsart ermöglicht es ihnen, nie einen »Fremden« entstehen zu lassen. Statt einer autoerotischen Aktivität bildet sich infolge Triebblockierung auf dieser frühen Stufe eine Funktionsstörung (Atopie) aus. Der Preis für diese »Lösung« ist aber eine enorme Vulnerabilität, da später keine gut strukturierten Neurosen, sondern prägenitale Funktionsmuster entwickelt werden. Der Mechanismus der Verschiebung wird besonders häufig eingesetzt. Wenn der Aufbau einer Beziehung zum ganzen äußeren Objekt vermieden wird, so kann auch keine entsprechende Introjektion stattfinden. So ist für diese Kinder kein Verlaß auf ihre Fähigkeit, zu einem ganzen inneren Objekt in einer kontinuierlichen Beziehung zu stehen. Sie stützen sich deshalb auf die Außenwelt, auf Dinge, Situationen oder Personen, welche als Hilfs-Ich zu fungieren haben. Hieraus resultiert ihre große Verletzlichkeit und ihre Neigung, bei Trennungen von Dingen, Situationen oder funktionell gebrauchten Personen in schwere seelische Dekompensationen bis zur Depression zu geraten. Kreisler beobachtete, daß die Mütter dieser Kinder völlig unabsichtlich die schwachen integrativen Funktionen ihrer Kinder überforderten. Obwohl vielfach eine Störung der Mutter-Kind-Beziehung beobachtet werden kann (Biermann, 1977), gibt es keine spezifische Persönlichkeitsstruktur, d.h. keine »asthmatogene Mutter«.

Allergische Kinder sind also schnell überfordert, versuchen, auf regressivem Niveau ein neues Funktionsgleichgewicht herzustellen und enden schließlich, wenn das nicht gelingt, in einer somatischen Dekompensation, die keine symbolische Dynamik aufweist. Affekte wie Wut und Angst, aber auch Familienkonflikte oder Schulprobleme können auslösend sein.

Tritt das Asthma nicht schon beim Säugling oder Kleinkind, sondern erst im Schulalter auf, so hält es oft bis zur Pubertät an. Regressionen auf eine frühe fusionelle Beziehungsmodalität mit dem Versuch einer primären Identifikation mit der Mutter sind immer wieder zu beobachten. Manifestiert sich das Asthma erst beim Erwachsenen, so ist auch dort beim Auftreten der Symptome eine Dekompensation in der Beziehungsmodalität festzustellen, wobei vor-

gängig das Objekt vor allem funktional gebraucht wurde und dann aus irgendeinem Grund in dieser Funktion ausfiel.

Therapeutisch ist es sinnvoll, zweigleisig vorzugehen: einerseits die Behandlung somatischer Art durchzuführen, andererseits eine genaue Psychodiagnostik vorzunehmen. Psychotherapeutische Maßnahmen, wie sie im Bereich der Kinder- und Jugendpsychiatrie allgemein angewandt werden (insbesondere auch familientherapeutische Verfahren [Steinhausen, 1981]), sollten aber rechtzeitig beginnen und nicht erst beim Vorliegen sekundärer somatischer Störungen mit Chronifizierung. Durch vorschnelle Anwendung und unkontrollierten Gebrauch von Tascheninhalatoren kann, vor allem in der Adoleszenz, eine Sucht und Abhängigkeit von Sympathikomimetika entstehen (bis zum Tod bei schwerem Abusus).

7.9 Dermatitis atopica

Neben einer hereditären Basis spielen bei der Entstehung der Neurodermitis allergische, infektiöse, klimatische, psychische und psychosoziale Einflüsse eine Rolle. Drei Viertel der Fälle manifestieren sich bereits im ersten Lebensjahr. Spezifische Persönlichkeitsmerkmale oder typische Mutter-Kind-Interaktionen können beim an Neurodermitis erkrankten Kind nicht nachgewiesen werden, wohl aber kann z.B. der Juckreiz, das Kardinalsymptom der Neurodermitis, für den Patienten eine Funktion im Dienste seiner zwischenmenschlichen Auseinandersetzung gewinnen, insbesondere bei Problemen der Autonomie, der Nähe- und Distanzregulation (Schleiffer, 1988). Chronischer quälender Juckreiz erschwert in hohem Maße die Entwicklung einer innerseelischen Eigenständigkeit, da er den Betroffenen das Erleben einer Abhängigkeit vom Symptom dauernd aufzwingt.

Psychotherapeutische Hilfe ist, wie bei vielen chronisch-läsionellen Krankheiten des psychosomatischen Formenkreises (z.B. den anderen chronischen Krankheiten der Haut, der Colitis ulcerosa, dem Ulkus, dem Morbus Crohn etc.), vor allem dann angezeigt, wenn Kinder, Jugendliche und/oder Eltern nicht in der Lage sind, die Krankheit psychisch zu verarbeiten und individuelle oder familiäre Probleme (z.B. depressive oder regressive Störungen) mit der somatischen Krankheit klar verkoppelt sind, was sich z.B. in ungenügender Kooperation bei der Behandlung, d.h. einem beeinträchtigten Gesundungswillen, zeigen kann.

7.10 Funktionelle Kopfschmerzen

Funktionelle Kopfschmerzen sind in der pädiatrischen Praxis recht häufig. Sie manifestieren sich bevorzugt in Übergangszeiten, die mit Neuintegration verbunden sind (Anfang von Schule, Mittelschule, Universität oder Berufseintritt) (Sirol, 1985). Die Diagnose kann erst nach Ausschluß einer organischen Ursache (z.B. einer subakuten oder chronischen Sinusitis, Konvergenz- oder Akkomodationsstörungen, eines erhöhten intrakraniellen Drucks bei Hirntumor) gestellt werden.

Migräne

Zumeist hereditär-familiär vorkommend (70% der Mütter und 20% der Väter sind auch betroffen). Es kann von einer weitgehend unklaren Ätiologie bei gut bekannter Pathophysiologie (Zusammenspiel von endokrinen, vaskulären und psychischen Faktoren) gesprochen werden. Auf 20 Schulkinder leidet eines zeitweilig an Migräne. Mehrfach ist auf eine atopisch-allergische Komponente im Krankheitsgeschehen hingewiesen worden. Der Kopfschmerz tritt verhältnismäßig plötzlich auf. Nach einigen Prodromalerscheinungen (z.B. Übelkeit, Sehstörungen bis zum Flimmerskotom) stellt sich ein pulsierendes Kopfweh mit Licht-, Lärm- und Bewegungsscheu und nicht selten auch Erbrechen und Bauchweh ein. Nach einem erholsamen Schlaf sind die gesamten Beschwerden oft vorbei. Die **abdominelle Form** kann sich wie ein akutes Abdomen manifestieren.

Die Kinder haben in ihrem Verhalten gewisse Ähnlichkeiten mit den Asthmatikern: Sie sind meist intelligent, lebendig, kontaktsuchend, gute Schüler, perfektionistisch, mit stark überbesetzten intellektuellen Funktionen und wenig spürbarer Phantasieaktivität. Die Kapazität der Verdrängung ist offensichtlich überschritten. Diese Kinder vermeiden oft die Triangulierung und bringen mit ihrem Weh verschiedenste intrapsychische oder interpersonale Probleme zum Ausdruck. Die Familien sind sehr leistungsbetont.

Einfach-rezidivierende Kopfschmerzen

Die Schmerzen treten langsamer auf, sind viel diffuser, wechselnder, zeigen keinerlei Situationsspezifität, manifestieren sich aber vermehrt bei emotionalen oder intellektuellen Spannungszuständen. Im Rahmen einer **neurotischen Entwicklung** identifizieren sich Kinder manchmal mit den Kopfschmerzen ihrer Eltern. Beim **Dominieren von Hemmungen** werden meist auch die intellektuellen und emotionalen Abläufe gehemmt. Diese Formen sind dann mit Leistungsabfällen verknüpft. Funktionelle Kopfschmerzen werden auch bei beginnenden Depressionen, infolge massiver äußerer Zwänge und Einschränkungen (z.B. rigid-perfektionistische, strenge Eltern mit hohen Leistungsanforderungen und Überbehütung), bei Überbelastung schulischer oder körperlicher Art und bei Versagensangst (vor allem bei narzißtischen oder zwanghaft-perfektionistischen Jugendlichen) gesehen. In diesen Fällen kapituliert das Ich gleichsam vor den Forderungen des Über-Ichs (Boudier, 1962; Sirol 1985).

Alle schweren Kopfschmerzen bewirken eine schmerzliche Unterbrechung (Hemmung bis Blockierung) der intrapsychischen Funktionen. Als regressiver Ausdruck eines dann sich manifestierenden Strukturdefektes in vorbewußten Ich-Anteilen stehen sie im Dienste der Vermeidung und Verlegung innerer Phantasieabläufe. Bezüglich **Therapie** gelangen alle in der Kinder- und Jugendpsychiatrie typischen Behandlungs- und Therapieformen zur Anwendung.

7.11 Tic-Störungen

Als Tics werden monoton wiederkehrende, unwillkürliche, plötzlich einschießende Muskelzuckungen (ohne zentralnervöse oder muskuläre Krankheit) bezeichnet. Ihre Erstmanifestation in Form von einzelnen, multiplen, motorischen und/oder vokalen Tics liegt im Bereich von 2–15 Jahren. Tics zeigen oft große Schwankungen in ihrer Intensität, deren Ursachen weitgehend unklar sind, mit wiederholten stummen Perioden. Willkürlich können sie nur für kürzere Zeit unterdrückt werden, und sie wechseln leicht ihre Erscheinungsform.

Bei 10 bis 24% aller Kinder kommen irgendwann in der Entwicklung einmal Tics vor (Rothenberger, 1984, 1988). Unspezifische, chronische emotionale Belastungen (gekoppelt mit Unterdrückung aggressiver Strebungen) in Kombination mit einer organischen (hereditären?) Disposition werden ätiologisch für das Entstehen der Tic-Krankheiten verantwortlich gemacht. Immer wieder wurden auch bei der Tic-Entwicklung Konversionsmechanismen bei prägenitalen Konflikten beschrieben.

Rein phänomenologisch werden die **einfachen, vorübergehenden** von den **chronischen multiplen** Tics und dem **Gilles-de-la-Tourette-Syndrom** (multiple Tics mit Vokalisationen und z.T. Koprolalie und Echolalie) abgegrenzt. Zwischen diesen Formen gibt es fließende Übergänge, dennoch ist die Unterscheidung von Untergruppen der Tic-Störungen entlang eines Kontinuums sinnvoll, da dem rechtzeitigen Einsatz einer medikamentösen Therapie neben psychotherapeutischen und psychosozialen Hilfestellungen bei den chronischen multiplen Tics und beim Tourette-Syndrom große Bedeutung zukommt. Bei unzureichender, z.B. ausschließlich psychotherapeutischer Behandlung eines schweren Tic-Leidens besteht die Gefahr, daß sekundäre psychoreaktive Störungen bei den betroffenen Kindern und ihren Familien gefördert werden.

7.12 Bauchschmerzen beim Kleinkind, in Latenz und Adoleszenz

Nach Ausschluß organischer Krankheiten (wie z.B. Appendizitis, nephrologisch-urologischen Störungen, Ovulationsproblemen bei jungen Mädchen oder Hirntumoren, vor allem der hinteren Schädelgrube) lassen sich die abdominelle Migräne, die funktionelle Obstipation und das funktionelle Bauchweh voneinander abgrenzen. Diese Funktionsstörungen können bei verschiedensten seelischen Krankheitsbildern gefunden werden und auch beim Megakolon und der Colitis ulcerosa.

Funktionelle Bauchschmerzen, die um das 3. Lebensjahr herum auftreten, haben oft eine Vorgeschichte von Nabelkoliken. Diejenigen, welche sich erst in der Latenz oder Präpubertät manifestieren, lassen zumeist keine solche Vorgeschichte erkennen.

Die Gefühlsbindungen in den betroffenen Familien sind zumeist eng, oft überbehütend. Bauchweh kann unter solchen Aspekten als Versuch der Schaffung eines autonomen Bereiches verstanden werden. Zumeist besteht ein anal-sadistisches Organisationsniveau im Ich mit Problemen der Kontrolle/Unterwerfung, der Aktivität/Passivität. Angst vor ödipalen Positionen bewirkt eine Regression auf prägenitale Stadien. Das Bauchweh kann als Indikator von Angst und Unwohlsein fungieren (Sirol, 1985). Es bringt viel Ambivalenz zum Ausdruck und bewirkt oft die Einführung eines Arztes in die Szenerie des Familiendramas.

Die **abdominelle Migräne** ist meist hochaktiv, verläuft ohne Kopfschmerzen und tritt tagsüber in Erscheinung. Erst während der Pubertät erfolgt die Umwandlung in eigentliche Migräneattacken.

Bei der **funktionellen Obstipation** handelt es sich um wechselnde Schmerzen entweder bei einem Colon spasticum (dort plötzlich einsetzend; die Verstopfung ist nur von kurzer Dauer und es besteht kein Fieber) oder um eine chronische Obstipation im Wechsel mit Diarrhö (hier nicht selten Laxanzien- oder Suppositorienabusus). Vielfach sind die entsprechenden Familien fast zwanghaft mit den Erscheinungen der Obstipation beschäftigt. Den Kindern wird oft durch minutiöse Defäkationskontrollen jegliche Intimität geraubt. Die Defäkation wird zum öffentlichen Akt und kann eine Defäkationsphobie mit sekundärem Krankheitsgewinn nach sich ziehen.

Funktionelle Bauchschmerzen, wie sie in der pädiatrischen Praxis häufig anzutreffen sind, dauern Stunden bis Tage (guter Allgemeinzustand). Sie sind mehrheitlich periumbilikal lokalisiert, oft mit Enuresis, Schlafstörungen, manchmal mit Anorexie, Abfall der Schulleistungen und äußeren Zwängen verknüpft. Bei den Eltern sind oft auch ambivalente Züge zu beobachten, z. B. sind sie bezüglich Zuwendung und Interesse am Kind wechselnd und widersprüchlich. Rigide Familienstrukturen überdecken oft nur mühsam die stark mit Sadismus durchsetzten Emotionen. Die Kinder selbst schwanken ambivalent zwischen Opposition und Anpassung, zwischen Abhängigkeit und Unabhängigkeit und weisen manchmal eine gewisse Entwicklungsverzögerung auf. Entsprechend ihrem verhaltenen Sadismus entwerten sie schnell die bedeutungsvollen Objekte. Als sekundären Krankheitsgewinn verfügen sie über die Kontrolle der Aufmerksamkeit und Zuwendung ihrer Eltern.

Funktionelle Bauchschmerzen sind oft Vorläufer späterer Beziehungskrisen in der Adoleszenz. Neben diesen mehr neurotischen Formen zeigen sich die gleichen Beschwerden auch bei Kindern mit Entwicklungsdysharmonien in der Präpubertät. Bei diesen besteht ein sehr labiles Selbstwertgefühl, sie sind eher passiv und schutzsuchend, vermeiden Rivalität, ihr Körperselbst ist sehr ambivalent besetzt, und sie klagen zumeist über diverse andere somatische Beschwerden, die nicht selten auf der Basis eines Konversionsmechanismus ablaufen und ein somatisches

Sich-Sträuben gegen die beginnenden pubertären Umwandlungen zum Ausdruck bringen.

Die Symptome stellen teils Anpassungsphänomene an das familiäre Milieu dar, teils bringen verschiedene Konversionsmechanismen eine konflikthafte Vergangenheit in Form einer gestörten Gegenwart zum Ausdruck; z. B. wird auf diese Weise manchmal die Möglichkeit der Kastration verleugnet und die Angst, hoch besetzte Objekte zu zerstören, abgewehrt. Als Folge dieser Konversionsvorgänge kommt es gerade dort zur Regression auf anale und orale Ebenen in der Trieb- und manchmal auch in der Beziehungsorganisation, wo progressive Bewegungen sich einzustellen beginnen. Die Bauchschmerzen fungieren dann nicht nur als eine masochistische Form der Kontrolle über die Umwelt, sondern auch als ein Appell nach medizinischem Schutz und Hilfe.

Das therapeutische Vorgehen bedarf oft einer vertieften fachärztlichen Untersuchung als Grundlage und richtet sich nach den üblichen Methoden der Kinderpsychiatrie/-psychotherapie.

7.13 Enuresis

Als Enuresis wird eine nach der somatischen Funktionsreife primär oder sekundär auftretende, unkontrollierte, unwillkürliche, gehäuft im Schlaf vorkommende Miktion ohne organische Funktionsstörung bezeichnet. Abgegrenzt von der Inkontinenz, die eine organische Läsion beinhaltet, handelt es sich bei der Enuresis um eine funktionelle Störung. Die Retention wie auch die Expulsion von Harn wird sowohl durch glatte (Blase, glatter Sphinkter) als auch durch quergestreifte Muskulatur (Damm, quergestreifter Sphinkter) reguliert. Die Funktion der glatten Muskulatur kann durch unbewußte Phantasien beeinfluß werden, die der quergestreiften durch unbewußte oder bewußte Vorstellungen. Hierdurch entstehen unzählige Nuancen zwischen Absicht, Geschehenlassen, unabsichtlichem Tun und Tun, ohne davon wissen zu wollen (Schmit et al., 1985). Die Miktion, für deren harmonischen Ablauf es der Kontraktion der Blase, der Öffnung der Sphinkteren und der Entspannung des Beckenbodens bedarf, erfolgt erst reflexhaft und unwillkürlich, dann allmählich bewußt-aktiv und willkürlich. Die Sphinkterkontrolle installiert sich erst etwa am Ende des 1. Lebensjahres, automatisiert sich dann zunehmend und wird gegen das 3.–4. Lebensjahr autonom, d. h. unabhängig von Triebkonflikten.

Bei der Entwicklung der Miktionskontrolle ist zu unterscheiden zwischen der Reifung der somatisch-reflektorischen Funktionen, ihrer emotionalen Besetzung (Genuß, Beherrschung, Angst, Abwehr) und ihrer Bedeutung für die interpersonale Beziehung zur primären Pflegeperson. Bei der Sauberkeitsentwicklung verzichtet das Kind allmählich und um der Liebe des Objektes willen auf die mit der Miktion verbundene Lust. Dies erfolgt um so leichter, je mehr die Wünsche der Umwelt mit den Möglichkeiten des Kindes übereinstimmen, sich ihm anpassen. Daraus geht hervor, wie zentral die emotionale Bedeutung der Trockenheit bzw. Sauberkeit für die Mutter ist, eine wie kohärente oder widersprüchliche Haltung sie diesbezüglich einnehmen kann. Aber auch hereditäre Faktoren spielen eine Rolle, zeigen doch monozygote Zwillinge in ²/₃ der Fälle eine Konkordanz bezüglich des Einnässens, was mit dem familiär gehäuften Auftreten der Enuresis gut in Übereinstimmung zu bringen ist. Erst nach Abschluß des 4. Lebensjahres haben ca. 90% der Kinder in unserem Kulturkreis tags und nachts Trockenheit erreicht. Von einer Enuresis kann vorher also nicht gesprochen werden. Die Häufigkeit der Störung (bei Knaben eindeutig häufiger als bei Mädchen) nimmt im Verlauf der Latenz ab. Nach der pubertären Reifung ist sie von etwa 10 auf ca. 1% abgesunken. Rund ⁴/₅ sind **primäre** Enuretiker. Die Dauer des Intervalls bei der **sekundären** Enuresis ist sehr variabel. In etwa 80% handelt es sich um eine Enuresis **nocturna,** in etwa 15% um eine **gemischte** nocturna/diurna-Form und nur etwa in 5% um eine reine Enuresis **diurna.** Bezüglich Intensität kann die Enuresis episodisch bei Belastungen mit nachfolgender Regression (z.B. Familienkonflikten und Schulproblemen) auftreten. Eine Enuresis kann als schwer bezeichnet werden, wenn sie mehr als dreimal pro Woche auftritt.

Ein tieferer Schlaf als bei den Geschwistern konnte bei sorgfältiger Überprüfung nur in ²/₅ der Fälle gefunden werden. Er dient oft als Vorwand und Entschuldigung. Bei der Schwierigkeit zu erwachen, handelt es sich um einen aktiven Vorgang regressiver Art, der möglicherweise eine gemeinsame Wurzel mit der Enuresis selbst besitzt. Das EEG zeigt kaum einen Unterschied zu dem normaler Kinder. Höchstens besteht eine Tendenz zu einer längeren Dauer von Stadium 4. Die Miktion im Schlaf erfolgt in weitaus den meisten Fällen im Stadium 1b, folgend auf eine Tiefschlafphase. Selten ergibt sich auch eine Enuresis im REM-Schlaf. Es bleibt unklar, ob es sich hierbei um ein klinisch unterschiedliches Bild handelt oder nicht (zu den Schlafstadien s.a. Kap. 57, »Schlaf und Schlafstörungen«).

Hinter der gleichförmigen enuretischen Symptomatik treten höchst unterschiedliche psychische Strukturen in Erscheinung. Die wirklichen Reaktionen und Einstellungen eines Kindes zu seinem Symptom sind oft sehr schwer zu eruieren. Meistens übernimmt es die Haltung der Eltern. Es oszilliert zwischen regressiven Befriedigungen (Aufrechterhalten eines Reizes, autoerotischer Funktion der Retention, symbolischen Äquivalenten eines Orgasmus: Laufenlassen, wenn es nicht mehr zu halten ist) und dem Wunsch nach Funktionskontrolle. Die Kinder verhalten sich so, als könnten sie die Signale des Miktionsbedürfnisses nicht wahrnehmen, d.h. dieses und die mittels des Symptoms unbewußt erreichten Befriedigungen werden beide verleugnet. Der Schlaf erleichtert die Verleugnung. Enuretiker leeren ihre Blase vor dem Zubettgehen fast nie vollständig. Der Kampf gegen das Erwachen steht im Dienste der Verleugnung. Der primäre, unbewußte Krankheits-

gewinn besteht im unmittelbaren, passiv-regressiven Genuß der Entlastung beim Laufenlassen des Harns und vorgängig in der hinausgezögerten masturbatorischen Reizung bei urethraler Fixierung. Bei dieser wird durch zunehmende Blasenfüllung die Spannung zwischen expulsiven und retentiven Tendenzen immer höher, bis sie sich durch das Einnässen orgastisch löst. Vorbewußt kann ein sekundärer Krankheitsgewinn aus der Auswirkung des Symptoms auf die Umgebung gezogen werden. Die Symptomatik wird gleichsam interpersonal genutzt, z.B. durch Vermeidung von Trennungen, durch engeren Kontakt zur Mutter, durch masochistische Befriedigungen beim familiären Ärger oder durch Vermeidung adoleszenter Reifungs- und Entwicklungsprozesse mit Fixierung in ödipaler Komplizenschaft. Das ambitendente Spiel des Kindes trägt zu einem gewissen Ausmaß perverse Züge. Bei der sekundären Enuresis findet man oft auslösende Ursachen wie Verluste, Familienkonflikte, Geschwisterrivalitäten, Schulprobleme, Krankheiten oder Trennungen.

Die betroffenen Kinder zeigen zwei Hauptauffälligkeiten:
– Eine **Tendenz zu emotionaler Abhängigkeit und depressiver Reaktion** mit übermäßiger Bindung an die Mutter, wenig Beziehung zu Gleichaltrigen, regressive Spiele und kindliche Gewohnheiten. Die Mütter haben eine Neigung, solche Kinder klein zu behalten und eine sehr enge Körperpflegebeziehung zu installieren. Das Kind versucht sich dann mittels seiner regressiv-depressiven Abhängigkeit soviel wie möglich vom »Vorenthaltenen« zu holen, ohne die Trauerarbeit um das Unwiederbringliche geleistet zu haben.
– **Probleme in der altersadäquaten Äußerung aggressiver Impulse** sind oft in verstärkter Opposition, offener Aggression oder aber vertuscht-aggressiven Verhaltensweisen erkennbar. Die Enuresis erlaubt als Symptom zugleich den getarnten Ausdruck aggressiver Impulse und die Demonstration regressiver Abhängigkeit.

Enuretische Knaben wirken eher ängstlich, passiv und abhängig, enuretische Mädchen eher ehrgeizig und nach Unabhängigkeit strebend. In vielen Fällen aber sind nur wenige direkt faßbare, psychische Phänomene zu erheben.

Auf einem **präödipalen** Niveau gibt die Enuresis dem Kind die Möglichkeit, sich passiv-regressive Befriedigungen zu erlauben, die Urethralerotik aktiv auszuprobieren, sadistisch-destruktive Impulse verdeckt zu agieren, Macht zu fühlen (Knaben) oder die Penislosigkeit zu verleugnen (Mädchen). Auf einem **ödipalen** Niveau bringt die Enuresis manchmal den Zwiespalt zwischen dem Wunsch, groß zu werden und seine Genitalität zu genießen (was aber zu Kastrationsangst führt) und dem Wunsch, klein und damit enuretisch zu bleiben, aber von regressiven Befriedigungen zehren zu können, zum Ausdruck. In der **Präadoleszenz** dient sie immer wieder der Vermeidung genital-masturbatorischer Impulse durch Regression, was gleichzeitig die Abfuhr von Aggressionen erlaubt, die nicht in der Beziehung zum Ausdruck kommen dürfen. Es ist wie eine gespielte Autokastration mit gleichzeitiger Selbstversicherung der Nicht-Kastriertheit (mit »Wasser« das »Feuer der Erregung« löschen) (Freud).

Die Symptomwahl kommt wahrscheinlich durch eine organische Disposition und regressiv gelöste Konflikte zwischen dem 1. und 3. Lebensjahr zustande. Immer konfrontiert das Kind mit seinem enuretischen Symptom die Eltern mit ihren eigenen, verdrängten, präödipalen und regressiven Tendenzen. Viele ehemals enuretische Eltern bringen ihre Kinder gerade in dem Alter zur Konsultation, in welchem sie selbst ihre Enuresis loswurden. Kinder mit geistiger Behinderung, emotionaler Deprivation und auch minimaler zerebraler Dysfunktion sind etwas gehäuft unter den Enuretikern zu finden. Enuretische Kinder bleiben vulnerabel bezüglich ihrer Oppositionsneigung, den Konflikten zwischen Autonomie und Abhängigkeit, der Inbesitznahme des eigenen Körpers, der Entwicklung einer eigenen sexuellen Identität und der Beziehungsfähigkeit auf objektalem Niveau (Regressionsanfälligkeit).

Als **Therapieziel** ist das Aufgeben der regressiven Befriedigungen und die Veränderung der intrafamiliären Beziehungen anzustreben. Dies ist fast nur möglich, wenn ein Ersatz dafür angeboten wird, z.B. eine tragfähige therapeutische Beziehung. Gesundungstendenzen sowohl des Kindes wie auch der gesamten Familie sollten, wo immer möglich, unterstützt werden, um das Herausfinden aus der Ambivalenz zu erleichtern. Der Aufbau einer vertrauensvollen Beziehung, die Vermeidung von sadistischen oder unnütz-strengen Haltungen in der Gegenübertragung, die Aufklärung über normale Miktionsabläufe und die Vermeidung eines starren, unkreativen Vorgehens sind grundsätzlich wichtige Haltungen. Medikamentöse Hilfen (vor allem Imipramin) können zur Unterstützung, nicht aber zur alleinigen Symptombeseitigung eingesetzt werden. So appliziert fungieren sie manchmal als goldene Brücke für alle. Die zum Teil verbreitete Weckmatratze (Sorotzkin, 1984) (elektrisch ausgelöstes Wecksignal bei ersten Flüssigkeitstropfen) ist nur anzuwenden, wenn das Kind dafür motiviert ist und ihr Gebrauch die Autonomie des Kindes fördert. Alternativbefriedigungen wie sportliche Betätigungen können hilfreich sein. Grundsätzlich sollten unnötige Überreizung, Müdigkeit, Anstrengungen und Angst vermieden werden. Bei der Wahl des geeigneten psychotherapeutischen Vorgehens ist zu unterscheiden zwischen der Enuresis als Ausdruck einer allgemeinen Regression, als eines Symptoms schwerer Psychopathologie oder als Hinweis auf eine ungünstige psychosoziale Situation.

7.14 Enkopresis (Einkoten)

Als Enkopresis wird ein psychogen bedingtes, funktionelles Einkoten oder Einschmutzen nach dem 4. Lebensjahr bezeichnet. Das Symptom kann vom Beschmutzen bis zur völligen Stuhlentleerung in die Hosen variieren. Es ist etwa zehnmal seltener als die

Enuresis (in der westlichen Welt ca. 1,5–3% der Primarschüler). Am häufigsten wird eine Enkopresis im Grundschulalter gesehen. Danach nimmt ihre Häufigkeit bis zum völligen Verschwinden in der Spätadoleszenz konstant ab. Knaben sind deutlich häufiger betroffen als Mädchen (ca. 3,5:1). Die Enkopresis, ein anhaltender »passage à l'acte« im Bereich der analen Körperfunktion, erfolgt meist tagsüber. Sie ist in $1/3$ bis $1/2$ der Fälle mit einer Enuresis verkoppelt. Gleichzeitig bestehen oft Schlafstörungen, aggressive Verhaltensweisen, Ängste und Eßprobleme. Den retentiven, häufiger vorkommenden Formen der Enkopresis liegt oft eine habituelle Obstipation oder ein funktionelles Megakolon zugrunde. Der Defäkationsmechanismus (Arhahn, 1974) besteht aus einer unwillkürlich-reflexhaften Kolon- und Sigmoidkontraktion, durch welche die Fäzes in die Ampulla recti gedrückt werden, und danach der Öffnung des äußeren analen Sphinkters mit Evakuation. Sowohl der unmittelbar motorische Vorgang als auch die Reizung der Mukosa und ebenso die Gefühle von Füllung und Entleerung können libidinös besetzt oder gegenbesetzt werden. In den ersten 3 Lebensmonaten gibt es keinen willentlichen Anteil bei der Defäkation. Erst danach entwickelt sich allmählich die Möglichkeit einer funktionellen Beherrschung.

Neben dem **organischen Megakolon** (Hirschsprungsche Krankheit), das durch eine sehr frühe, hartnäckige und schwere Verstopfung schon kurz nach der Geburt gekennzeichnet ist und auf einer Aplasie der nervösen Ganglienzellen im Plexus submucosus beruht, läßt sich das **funktionelle Megakolon,** eine erworbene Dysfunktion auf der Ebene der Defäkation, abgrenzen. Hier tritt die Verstopfung erst zwischen dem 6. und 12. Monat in allmählich progressiver Weise auf und bewirkt zuerst eine reflektorische Dilatation des Rektums und später des gesamten Kolons mit Ausbildung von sog. Kotsteinen. Durch eine aktive Kontraktion des Anus werden die Fäzes ins Sigmoid und ins Kolon zurückbefördert. Dieser gegenläufig zur üblichen Bewegung erfolgende Ablauf wird sekundär erotisiert. Nach unendlich wiederholten Bewegungen vor- und rückwärts, die einen gewissen masturbatorischen Charakter haben (heimlicher, unsichtbarer, innerer Ablauf, der erst noch erlaubt, die gesamte Familie zu manipulieren) und als Vorform eines perversen Vorganges bezeichnet werden können, kommt es schließlich zur zunehmenden Erschöpfung der Rektum- und Kolonmuskulatur. Parallel dazu erfolgt eine atonische Darmdilatation. Die Fäzes werden nun oft an den verhärteten Kotmassen vorbei vor- und zurückgedrückt. Die Defäkation oder das Schmieren in die Hose stellt dann gleichsam einen Betriebsunfall dar und erfolgt, so gesehen, bei diesen Fällen wirklich unwillkürlich (sog. Überlaufenkopresis).

In der Ätiologie und Pathogenese summieren sich in den meisten Fällen eine besondere Irritabilität des Ausscheidungstraktes, pathogene Effekte einer verfrühten, erzwungenen oder sonstwie unangemessenen Sauberkeitsentwicklung, zerebrale Reifungsverzögerungen und schädigende soziale Einflüsse. Schon daraus ist ersichtlich, daß die Enkopresis ein Indikator einer eher schweren Pathologie ist. Sehr oft finden sich schwerwiegende Eltern-Kind-Beziehungsstörungen, familiär belastende Verhältnisse und intrusive, in ihrem eigenen Selbstwertgefühl stark verunsicherte Mütter. Soulé und Mitarbeiter (1985) unterscheiden vier Formen:

- Enkopresis als aktiver, willentlich-aggressiver Akt.
- Enkopresis als Folge eines Mankos bei ungünstigen Familienverhältnissen. Der Körper des Kindes wird durch die Mutter schlecht besetzt, Retention bedeutet gar nichts Lustvolles. Hingegen besteht ein Bedürfnis nach sofortiger fäkaler Entlastung. Diese Form ist oft kombiniert mit Mutismus oder Sprachverzögerung und großem Sammelbedürfnis. Die Kinder zeigen wenig Symbolisierungsfähigkeit und eine Schwierigkeit, Neues zu besetzen.
- Enkopresis als Spiel mit der Fäkalsäule, ein perverser Masturbationsersatz. Die Enkopresis ist hierbei ein Ausrutscher. Sie erfolgt aktiv und passiv zugleich, da die entsprechenden Patienten, im virtuosen Spiel mit ihren Omnipotenzgefühlen, nicht defäzieren wollen, um sich dem autoerotischen Vergnügen möglichst lange hingeben zu können.
- Enkopresis als Folge enteraler Krankheiten (z.B. einer längerdauernden Diarrhö oder operativer Eingriffe [Kreisler et al., 1974]), durch welche eine Erotisierung von retentiven und expulsiven Vorgängen stattfand. Diese Form ist meist sekundär und manifestiert sich als regressives Phänomen bei kleineren Belastungen (z.B. Geburt eines Geschwisters, Eintritt in den Kindergarten).

Enkopretiker sind oft unerwünschte, unehelich geborene, Scheidungs-, Pflege- oder Heimkinder, haben wenig Liebe und Geborgenheit oder eine inkonsequente Erziehung erfahren und oft die Rolle eines Sündenbocks erfüllt. Sie bewirken mit ihrem Symptom immer massive Reaktionen bei den Eltern (zumeist sind die Väter bei den Konsultationen anwesend, oft sind sie übermäßig beunruhigt durch die Verstopfung, verlangen zusätzliche Untersuchungen und brechen die Beziehung ab, wenn psychische Bereiche tangiert werden), welche oft eine sehr aggressive Qualität haben oder Verzweiflung und Hilflosigkeit zum Ausdruck bringen. Der sekundäre Krankheitsgewinn, ein enormes Machtgefühl, wird von den Kindern nur sehr ungern aufgegeben. Hinter dem Symptom können sich sehr unterschiedliche Persönlichkeitsstrukturen verbergen.

Angesichts der großen Sekundärschäden ist eine möglichst rasche Symptomheilung anzustreben. Innerhalb einer Einzelbehandlung besteht das Ziel darin, daß das Kind auf seine autoerotischen, analen Masturbationsvergnügen verzichtet und akzeptiert, daß es sich um ein aktives, von ihm gemachtes Symptom handelt. Sobald die Kinder gesunden möchten, sollten sie akzeptieren können, am Morgen das Rektum zu entleeren, um der Masturbationsversuchung zu entgehen. Elternarbeit und ein familienorientier-

tes Vorgehen berücksichtigen die Tatsache, daß die Symptomatik zumeist auch ein Ausdruck innerfamiliärer Ereignisse, Spannungen und ungelöster interpersoneller Konflikte darstellt (Wille, 1984; Krisch, 1985). Physiotherapeutische Hilfen wie Bauchmassagen und organmedizinische Eingriffe bis zur digitalen Ausräumung aufgestauter, verhärteter Kotmassen können unterstützende Erleichterung schaffen. Das Symptom selbst aber wird nicht gerne aufgegeben, da es eine Autoerotik ohne Sublimation und Verdrängung ermöglicht, damit selbstfabrizierten Trost spendet und als sekundärer Gewinn eine große Machtausübung in der Familie zur Folge hat. Die Entwicklung verläuft äußerlich gesehen vielfach nicht sehr günstig ab (ca. $1/3$ der Patienten muß eine Klasse wiederholen, $1/5$ wird in eine Sonderklasse eingewiesen, die Hälfte »fremdplaziert«. Bei $3/5$ traten während einer Katamnesedauer von 7 Jahren neue aggressive oder depressive Symptome auf, bei rund 15% persistierten Enuresis und Enkopresis [Wille, 1984]). Der Krankheitsverlauf kann einerseits in Richtung einer Normalisierung der Entwicklung gehen, andererseits aber auch in eine vermehrte Tendenz zum »passage à l'acte«, mit Entwicklung entweder perverser Strukturen oder einer erhöhten Tendenz zu dissozial-delinquentem Verhalten.

7.15 Diabetes mellitus

Auch der Diabetes mellitus zählt zu den häufigen chronischen Krankheiten des Kindesalters (ca. ein Fall auf 600 bis 1200 Kinder unter 16 Jahren) und tritt bevorzugt zwischen dem 8. und 10. Lebensjahr auf. Die Manifestation erfolgt meist langsam zwischen dem 4. und 12. Lebensjahr, manchmal auch schon früher (zur Pathophysiologie s.a. Kap. 68, »Diabetes mellitus«).

Die Diagnose trifft die Eltern und Kinder meist aus heiterem Himmel. Wie bei jeder chronischen Krankheit hat sie eine narzißtische Verunsicherung, das Auftreten von Schuld-, Wut- oder heftigen Trauergefühlen, wenn nicht gar eine depressive Dekompensation bei Patient und Eltern zur Folge. Die betroffenen Kinder werden plötzlich zu Repräsentanten des Mangels, des Verlustes, des Versagens, verlieren kurz- oder längerfristig die Qualität, für die Eltern auch eine Quelle von Freude sein zu können. Sind sie bereits vor der Manifestation des Diabetes psychisch auffällig gewesen, so erleben sie ihr Anderssein und die mit der Therapie verbundenen Einschränkungen in der Lebensführung als noch belastender und können mit einer Intensivierung vorbestehender Symptome reagieren. Langzeitfolgen der Krankheit werden von der Familie in adaptiver Kollusion sowohl aus Angst vor wie auch zwecks Vermeidung von depressiven Zusammenbrüchen oft verleugnet. Nahrungsprobleme und Diätmaßnahmen können zu Kristallisationspunkten innerfamiliärer, oraler Kontrollkonflikte werden (Cramer, 1979). Tägliche Insulininjektionen und die mehrfach täglichen Urinkontrollen haben die Qualität auferlegter Zwänge. Schwere Hypoglykämien bzw. Komata werden von den Familien und den betroffenen Patienten oft wie Äquivalente des Todes erlebt und werden damit für die Umgebung zum Motiv für eine entsprechende Überbehütung.

In der Adoleszenz mit ihrem leicht störbaren seelischen Gleichgewicht wirft der Diabetes nicht nur Probleme des Selbstwertes, sondern auch solche der Triebregulation (Freßsucht) auf. Oppositionelle Tendenzen können zur Diätverweigerung und zum Nicht-Einhalten von Mahlzeitterminen führen, wenn die Behandlungsmaßnahmen dem Wunsch nach Selbstbestimmung entgegenlaufen.

Der Diabetes mellitus macht es dem Patienten schwer, sich ein angemessenes inneres Bild von seiner Krankheit zu machen. Er ruft deshalb unzählige Phantasmen bei den Patienten und ihren Eltern hervor. Vielfach besteht Unklarheit darüber, was von der Symptomatik somatisch und was psychisch bedingt ist. Es läßt sich keine typische Persönlichkeitsstruktur oder Konfliktkonfiguration des diabetischen Kindes oder Jugendlichen beschreiben. Stets besteht eine starke Abhängigkeit vom Körper, welche dem Kind durch die Krankheit auferlegt ist.

Knapp kompensierte Familiensysteme können unter dem Einfluß einer Zuckerkrankheit eines ihrer Kinder dekompensieren. Hierbei brechen schwere innerfamiläre Beziehungskonflikte auf mit heftigen Eifersuchts-, Protest-, Manipulations- und Kontrollmanifestationen. Ausgeprägte Verleugnungsmechanismen können die Lernfähigkeit des Kindes beeinträchtigen. Die Informationspolitik ist deshalb zentral. Repetitiv, einzeln und in Gruppen erfolgende Informationen reduzieren die Zahl der Hospitalisationen und verbessern das Selbstgefühl durch Förderung der Autonomie bei den Kindern. Die kollusive Vermeidung schwieriger Themen zwischen dem behandelnden Arzt und dem Kind bzw. seiner Familie dient oft der Aufrechterhaltung von Allmachtsphantasien, der Vermeidung von depressiven Zusammenbrüchen und dem Versuch, starken Übertragungsabhängigkeiten zu entgehen. Je mehr es dem Kind gelingt, Sorgfalt und Eigenverantwortlichkeit bezüglich Insulinsubstitution, Diät und körperlicher Aktivität zu übernehmen, und je mehr es ihm und der Familie möglich wird, mit der Krankheit zu leben, desto besser ist die Gesamtprognose.

7.16 Gestörtes Eßverhalten

Anorexia nervosa: Zu den Kardinalsymptomen dieses Syndroms, das viel häufiger bei Mädchen als bei Jungen auftritt (30 : 1), eine maximale Häufigkeit zwischen 14 und 18 Jahren aufweist, aber auch bereits zwischen dem 10. und 11. Lebensjahr und bis in die fünfte Lebensdekade hinein beobachtet werden kann, gehören die Anorexie (aktive Weigerung einer genügenden Kalorienaufnahme mit intensiver Angst vor dem Dickwerden), nachfolgender Gewichtsverlust von ca. 20 bis 25% ohne entsprechende somatische Erkrankung, sekundäre Amenorrhö (sofern bereits eine Menstruation bestand), Obstipation und motorische Überaktivität. Eine große Zahl se-

kundärer somatischer Erscheinungen (z. B. verstärkte Lanugobehaarung, Bradykardie, livide Akren und diverse Stoffwechselstörungen) sind je nach Hungerzustand zu beobachten. Andere psychiatrische Störungen (z. B. Depressionen, Schizophrenien, Zwangsneurosen oder somatische Krankheiten wie z. B. Hirntumor) müssen vor der Diagnosestellung einer Anorexie ausgeschlossen werden. Die Gewichtsabnahme wird entweder durch Beschränkung der Nahrungsaufnahme, Erbrechen oder Abusus von Laxanzien bzw. Diuretika erzielt.

Liegen beim anorektischen Syndrom zusätzlich noch Heißhunger-, d. h. Eß-Brech-Attacken vor, so spricht man von **Bulimarexie.** Mit einer Mortalitätsrate, über längere Zeit gesehen, zwischen 5 und 15% ist die Anorexie/Bulimarexie eine schwere psychosomatische Erkrankung mit Tendenz zur Chronifizierung, obwohl es ein breites Spektrum von kurzzeitigen, oft spontan heilenden anorektischen Reaktionen bis zu schwer beeinflußbaren, progredient verlaufenden Krankheitsbildern gibt. Dementsprechend kann hinter dem anorektischen Syndrom eine individuelle Psychopathologie stehen, die sich von psychotischen Strukturen über Borderline-Syndrome, narzißtische Neurosen und Symptomneurosen bis zur einfachen Adoleszentenkrise erstreckt.

Die **Eßsymptomatik ist auch ein Familiensymptom,** ebenso wie der hohe Stellenwert des Leistungsstrebens. In den Familien, in denen sich bevorzugt Kommunikations- und Interaktionsstrukturen zeigen, die durch auffällig fehlende Eigen-, jedoch intensive Fremddefinition, Aggressionshemmung und heimliche Koalitionen gekennzeichnet sind und in denen traditionelle Rollenverteilungen vorherrschen, versuchen magersüchtige Töchter mit ihrer Eßstörung Anstoß zu Wandel und Veränderung zu geben. Bis zum Krankheitsausbruch hingegen waren sie besonders bemüht und meistens auch fähig, sich den Erwartungen ihrer Eltern entsprechend zu entwickeln. Die später magersüchtigen Töchter hatten von Anfang an oder haben im Verlaufe ihres Heranwachsens eine besondere Begabung entwickelt, die narzißtischen Bedürfnisse ihrer Eltern wahrzunehmen und ihren Eltern das Gefühl zu geben, gute Eltern zu sein – unter Verzicht auf oder Vermeidung altersadäquaten, eigenständigen Experimentierens. Folge ist, daß später magersüchtige Patientinnen eine überragende Fähigkeit haben, sich in gewisse Empfindungsbereiche des anderen einzufühlen, sie bleiben aber in bezug auf die Wahrnehmung eigener Bedürfnisse extrem unsicher und wenig fähig, diese in ausreichendem Maße zu realisieren. In der Adoleszenz, wenn es darum geht, eigene Zielvorstellungen in Abgrenzung von den Eltern zu entwickeln und in Solidarisierung mit Gleichaltrigen neue Lebensformen zu erproben, sind diese Mädchen unvorbereitet, voller Lebensangst und schwerer Zweifel, ob sie je imstande sein werden, eigenständig denkende und handelnde Erwachsene zu werden.

Die intrapsychische Situation der Jugendlichen, die bis zum Eintritt der Pubertät durch ein falsches

Selbst geschützt waren und mit Beginn der hormonellen Umstellung einen tiefgehenden Entwicklungszusammenbruch erfahren (Bürgin, 1988), ist charakterisiert durch eine höchstgradige Ambivalenz und Ambitendenz (Progression versus Regression, Loslösungs- versus Bindungsstreben, Anpassung an Umwelterwartungen versus Eigenständigkeit). Anale Kontroll- und Manipulationsmechanismen und die Verleugnung der eigenen Befindlichkeit (Hunger, vitale Körperbedürfnisse, Sexualität) unter Zuhilfenahme projektiver Identifikationen sollen ein weiteres Absinken in depressive Hilflosigkeit verhindern. Hierbei besteht die Gefahr, daß die Jugendlichen ihre seelischen Energien in ambivalenten Absicherungskämpfen verzehren, wenn nicht möglichst frühzeitig intensive Hilfe angenommen werden kann – Gefahr der Chronifizierung (zu den therapeutischen Bemühungen und weiteren Einzelheiten s. Kapitel 46, »Anorexia nervosa«).

Bei der reinen **Eß-Brech-Sucht (Bulimia nervosa)** bleibt das Gewicht weitgehend konstant. Obwohl in der Spätadoleszenz häufig, bleibt sie oft lange verborgen, da die Schamschwelle sehr hoch ist und die Symptome nicht manifest werden, es sei denn durch Stehlen (sehr hohe Kosten für den Nahrungsmittelerwerb) oder panische Ängste, gepaart mit Selbstverachtung. Attacken gierigen Essens wechseln mit sofortigem Erbrechen. Die Beziehungsfähigkeit ist eingeschränkt. Bezüglich Pathogenese, Ätiologie und Therapie gilt ähnliches wie bei der Anorexie und der Bulimarexie, zu denen es fließende Übergänge gibt (s. a. Kap. 47, »Bulimia nervosa«).

Adipositas: Übergewicht von mehr als 20%, bezogen auf Alter und Geschlecht, hat in den industrialisierten Ländern stark zugenommen. Bei 50% beginnt sie in den ersten 2 Lebensjahren, bei den anderen in der Schulzeit oder Pubertät. Etwa 2 von 10 Schulkindern gelten als übergewichtig. Kinder aus unteren Sozialschichten sind bedeutend häufiger betroffen. Ätiologisch liegt auch hier eine Plurikausalität vor. Familiäre Dispositionen sind häufig (bei 80% fettsüchtiger Kinder sind auch Vater oder Mutter übergewichtig). Mögliche hereditäre Faktoren, Eigenheiten des Fettgewebes und die Regulation der Energiebilanz werden immer wieder als ätiologisch relevante Punkte genannt (Schmit, 1985). Aber auch familiäre Eßgewohnheiten mit einem kalorischen Überangebot spielen eine Rolle, ebenso wie eine gewisse konstitutionelle Neigung zur Passivität, die Verwendung von Nahrungsmitteln als Ersatz für emotionale Zuwendung, dominierendes Verhalten der Mutter, Submissivität des Vaters, Aggressionshemmung, Frustrationsintoleranz und eine deutliche Beeinträchtigung des Selbstwertgefühls der Kinder. Sekundäre Fehlverarbeitung der Folgen der Adipositas (z. B. körperliche Schwerfälligkeit, Bequemlichkeit, Gehänseltwerden, Kontaktstörungen) und sekundärer Krankheitsgewinn verschlimmern oft die primäre Pathologie.

Die Prognose bezüglich des Gewichts ist nicht sehr günstig: 7–8 von 10 Kindern bleiben dick. Ein Therapieprogramm, das einen gewissen anhaltenden Erfolg erzielen will, muß sich über lange Zeit (mindestens 1–2 Jahre) erstrecken. Es muß Einfluß nehmen auf den körperlichen Bereich (Förderung der Bewegung), auf das Verhalten (Eß- und Kochsitten) und auf die Förderung der Selbstwahrnehmung, um zu einer Stabilisierung im Selbstgefühl beizutragen, damit dann erst, mittels individueller oder familiärer Therapie, neben der Diät Konflikte bearbeitet und weitere Einstellungsveränderungen erzielt werden können.

KAPITEL 84

Psychosomatische Sicht Alternder*

Hartmut Radebold

1 Definition, Kenntnis- und Forschungsstand

Erkrankungen über 60jähriger werden im ärztlichen Alltag noch immer weitgehend als alters(-organisch) bedingt und dazu aus einer defizitorientierten Perspektive angesehen. Der Prozeß des Alterns wird hierbei auf seine körperlichen Anteile reduziert und nicht mehr als einer verstanden, in dem körperliche, psychische und soziale Aspekte untrennbar miteinander verbunden sind.

Bisher wurde der Begriff psychosomatisch fast ausschließlich für unterschiedliche Störungen und Erkrankungen jenseits des 60. Lebensjahres verwandt (Mittelmann, 1956; Kleemeier, 1958; Ernst, 1959; Condrau, 1966; Müller, 1967; Stenback, 1975).

Verstärkt wird er jetzt benutzt (Krakowski, 1976; Nowlin und Busse, 1976; Groen, 1982), um gegenüber einer biologischen und defizitorientierten Sicht gleichberechtigt psychosoziale Einflüsse – parallel zu physikalischen, chemischen und mikrobiologischen Faktoren – für die Entstehung, den Verlauf und die Endzustände der Erkrankungen Alternder einzubeziehen und zu gewichten (v. Uexküll, 1979).

Unter dem Blickwinkel von Gesundheit versus Krankheit lassen sich die Konzepte »psychosomatisch« und »somato-psycho-somatisch« in dreifacher Hinsicht verstehen (Gathmann, 1987):

- für zeitlebens bestehende psychosomatische Muster, zu denen additiv die spezifische Altersmorbidität hinzukommt;
- für psychosomatische Muster in Form dysfunktionaler Störungen oder organischer Substratschäden als Reaktion auf problematische Alterssituationen;
- für somato-psychische Muster als mißglückte psychische Adaption auf ein somatisches Geschehen, dessen Verlauf dadurch im Sinne eines pathologischen psychosomatischen Reaktionsmusters bei Alternden negativ beeinflußt wird.

Bisher haben die für die diesbezügliche psychosomatische Forschung relevanten Disziplinen (Psychoanalyse, Verhaltensforschung, Sozialpsychologie, Psychophysiologie, Psychoimmunologie u.a.m.) die

Determinanten »Altern« und »höheres und hohes Alter« kaum berücksichtigt. Die Wahrnehmung psychosomatischer Erkrankungen und Zusammenhänge variiert in der Gerontopsychiatrie beträchtlich: Teilweise werden diese Aspekte weitgehend bis völlig vernachlässigt (z. B. Häfner, 1986; Häfner et al., 1986; Kisker et al., 1989; Jacoby und Oppenheimer, 1991), teilweise werden sie berücksichtigt oder sogar nachdrücklich einbezogen (z. B. Oesterreich, 1981, 1993; Platt und Oesterreich, 1989; Kipp und Jüngling, 1991). Wahrscheinlich werden in Kürze größere Behandlungserfahrungen vorliegen, nachdem die psychosomatischen Kliniken jetzt beginnen, auch über 60jährige, sei es nach einem psychoanalytischen (Peters, 1992), sei es nach einem verhaltensmedizinischen Konzept (Tonscheidt, 1992) zu behandeln.

Die Geriatrie in der Bundesrepublik Deutschland betont neuerdings die Bedeutung psychosomatischer Zusammenhänge (Bruder et al., 1991).

Trotz dieses Interesses fehlen bisher systematische, umfassende und längerfristige Forschungen zur psychosomatischen Medizin im höheren und hohen Alter fast völlig. Der auf der 1. Konferenz des »National Institute of Mental Health« konstatierte »überraschende Mangel« an Daten aus Klinik und Forschung über psychosomatische Krankheitsbilder (Miller und Cohler, 1984) besteht unverändert weiter. Geriatrische und gerontopsychiatrische Forschungsprogramme (z. B. Häfner, 1986) berücksichtigen psychosomatische Aspekte bisher nicht. Entsprechend stellte der wissenschaftliche Beirat der Bundesärztekammer 1992 fest, daß »die auf den gesamten Organismus des Individuums einschließlich seiner psychosozialen Dimension gerichtete Forschung gegenüber der organorientierten Forschung« in der Bundesrepublik Deutschland vernachlässigt werde.

Der von Bergener und Kark 1985 herausgegebene Band »Psychosomatik in der Geriatrie« erlaubte für den deutschsprachigen Raum eine erste Standortbestimmung. Wenige weitere Publikationen (Rassek, 1984; Speidel, 1985; Gathmann, 1987; Jansen und Radebold, 1989; Radebold, 1989; Lamprecht, 1990; Heuft, 1990, 1993; Hirsch et al., 1992; Petzold, 1992) folgten bisher. Ebenso berücksichtigen deutschsprachige geriatrische Lehrbücher nur zögernd psychosomatische Aspekte (z. B. Lang, 1988). Das Deutsche Kollegium für Psychosomatische Medizin bezog Altersfragen auf seinen Tagungen 1987 und 1989 ein

---

* Der Begriff alternd beschreibt – im Gegensatz zu der statischen Aussage des Begriffs »alt« – den Prozeßcharakter; hier allerdings reserviert für die Lebensabschnitte nach dem 60. Jahr. Weitgehend werden in diesem Artikel die (bekannten) männlichen Formen wie Patient, Partner benutzt, obwohl mit ansteigendem Alter der Frauenanteil immer größer wird, d. h. in Wirklichkeit ist die Gerontologie als Wissenschaft weitgehend die Wissenschaft über Frauen nach ihrem 60. Jahr.

(Speidel et al., 1989). Seit 1992 findet jährlich in Essen die »Arbeitstagung zur Gerontopsychosomatik« statt (Heuft et al., 1995). Außerdem wurde 1994 ein »Arbeitskreis Gerontopsychosomatik und Alterspsychotherapie« innerhalb der Deutschen Gesellschaft für Gerontologie und Geriatrie gegründet.

2 Begegnung mit dem älteren Patienten

2.1 Patientengeschichte (1. Teil)

Eine 76jährige Patientin wird nach 9wöchigem Aufenthalt auf der internistischen Station einer Universitätsklinik mit ihrem Einverständnis dem psychiatrischen Konsiliarius vorgestellt, da »kein nennenswerter organischer Befund besteht und die bisherige Behandlung nicht angeschlagen hat, sondern im Gegenteil zu einer erheblichen Verschlechterung führte«.

Die Patientin wird im Rollstuhl hereingefahren. Sie wirkt einerseits müde-resignierend, andererseits aufgrund ihrer Sprache, ihres Verhaltens und Auftretens relativ aktiv und insgesamt jünger.

A: Können Sie mir erzählen, was Sie für Probleme und Schwierigkeiten haben, oder was überhaupt mit Ihnen los ist?

P: Ja, ich könnte nicht sagen, was weiter los ist. Allerdings, wir hatten einen Todesfall, aber das habe ich schon so weit klar, daß das nicht mehr ins Gewicht fallen könnte. Ich hab einfach keinen Appetit, gar keinen! Ein wenig Flüssigkeit, ja, aber weiteres kann ich gar nicht so gebrauchen. Mit einem Mal kam es. Ich hatt früher sonst immer einen guten Appetit.

A: Und wann hat das angefangen mit dem schlechten Appetit?

P: Seit ich da bin.

A: Wie lange sind Sie jetzt hier?

P: Neun Wochen.

A: Neun Wochen. Und war das schon vor der Aufnahme mit dem schlechten Appetit?

P: Da war's etwas besser, am Anfang, ja, da war's etwas besser! Aber einmal so zu Hause, da hatte ich ein Gefühl, ich kann die Butter nicht mehr sehen. Aber ich hab immer ordentlich gegessen. Fleisch, Wurst, alles kann ich gar nicht sehen.

A: Ein Ekelgefühl davor?

P: Ein Ekelgefühl! Und dann ist alles trocken, und ich habe immer Durst. Bei mir ist in der Früh alles trocken, da kann ich am Anfang gar nicht reden, ich hab kein bißchen Speichel.

A: Weswegen sind Sie denn hier eingewiesen worden?

P: Wegen dem, weil ich zuerst immer hier Schmerzen hatte (zeigt auf den Leib). Dann hat mich der Herr Dr. B. behandelt, da war mir immer schwindlig oder halt immer übel geworden. Dann hat er damals, als er nach Karlsruhe ging (Therapiekongreß), gesagt, es wäre gut, wenn ich mal in die Klinik ging, und hat mir 'ne Überweisung geschrieben, und so bin ich hierher gekommen. Er sagte mir noch beim Gehen, da liegt nichts Gefährliches vor, Sie sind in acht bis vierzehn Tagen wieder da. Und jetzt bin ich neun Wochen hier.

A: Und was hat sich bisher an den Beschwerden geändert?

P: Der Druck ist geblieben. Nun hatt ich am Anfang auch einen gebrochenen Arm, der hier behandelt wurde. Das war schon zu Hause, wo eigentlich der Arm gebrochen wurde. Acht Tage hatte ich den, und so mußte ich den eben hier ausheilen. Und der Gips kam vor acht Tagen weg.

A: Und wie geht's Ihnen mit dem Arm?

P: Gut! Ich geh immer in die Massage runter, da hab ich keine Beschwerden, gar nicht. Ich bin bloß recht müd und kein Appetit dazu, gar nichts.

A: Wie geht's denn so mit dem Schlafen?

P: Ja, mit Schlafmitteln ganz gut. Aber ohne hab ich hier noch nicht geschlafen.

A: Und zu Hause, wie ging's da mit dem Schlafen?

P: Da nehm' ich keine Schlafmittel.

A: Da haben Sie gut geschlafen?

P: Ja, ordentlich. Schon lang hab ich keine mehr genommen. Früher mal, wo ich die Grippe hatte. Ich hatte allerdings im Dezember 'ne schwere Grippe, und in dieser Zeit kam so vieles, da starb meine Tochter, noch dazu an Grippe. Dann ging es noch ganz ordentlich Januar/Februar durch, bis zum März, da merkte ich, ich bin einfach nicht in Ordnung. Immer das Gefühl, aber nicht Schmerzen. Keine Schmerzen.

A: Sondern nur so ein Druck.

P: Ja, ich hab auch jetzt keine Schmerzen. Bloß die Müdigkeit, ich möchte den ganzen Tag schlafen. Ich geh schon raus, jeden Tag, so um die Klinik. Aber das Allerschlimmste ist, nichts zu essen sehen. Kann ich einfach nicht sehen. So ein bißchen bring ich schon zurecht, was sein muß.

A: Kennen Sie solche Zustände von früher, daß Sie auch solchen Ekel hatten gegenüber Essen und so lustlos waren?

P: Gegen Essen nie. Ich hatte immer guten Appetit und auch Stuhlgang ordentlich, immer, im Magen noch nie was gehabt. Mit Medikamenten hatt ich's nie. Ich hab von Herrn Dr. B. auch verschiedene Medikamente schon gehabt, aber hier hab ich halt so viele. Ich hab hier morgens um sieben, und mittags glaub ich fünf oder sechs, und abends nochmals vier.

A: Und Sie haben das Gefühl, daß das für Ihren Magen zuviel ist?

P: Ich glaub das, weil's immer so, wie will ich sagen, so ein unguter Geschmack, also aufstößt und so sauer, einfach sauer, gar nicht so, daß ich immer denk, nehm ich dieses Medikament zuerst oder das, ist es vielleicht so besser, wenn ich dies erst nehme? Und es ist immer gleich. Ja, das kommt immer gleich hinterher, das Trockene im Mund, so daß ich manchmal kaum reden kann. In der Früh überhaupt ist es so schlimm.

A: Daß Sie also auch Ihre ganzen Wünsche und Sorgen gar nicht richtig vorbringen können, weil Sie kaum reden können.

P: Ja, überhaupt bin ich so, daß ich zu wenig spreche, das liegt mir nicht. Manch, die sagen das und das und das, und was will ich noch. Da sagen sie eben immer, ich sollte mich mehr regen. Aber das liegt mir einfach nicht.

A: Sie lassen so alles über sich ergehen?

P: Und was gefragt wird, ja, so ist das. Weiter kann ich nichts sagen.

A: Daß Sie so wenig von sich erzählen können, worauf beruht denn das?

P: Ach, das ist mir alles fremd. Und zweitens reden die anderen Insassen immer. Ich hab zuviel Angst. vor was ich Angst habe, weiß ich auch nicht. So oft ich raus mußte, irgendwohin gebracht wurde, dann hatte ich Angst.

A: Das passiert jetzt wieder?

P: Ja. Jetzt passiert wieder etwas. Ich bin nicht empfindlich, Schmerz empfinde ich gar nicht. Mir kann hier reinstechen, man kann's so machen oder so, das ist ganz egal. Das macht mir gar nichts aus. Die Infusionen oder sonst was, die Blutabnahme, das kann nochmal kommen, das stört mich nicht. Bei mir war nur lediglich das so schlimm, weil ich mit dem Gips bis hier oben immer nur einen Arm bewegen konnte.

Ist diese 76jährige Patientin aufgrund ihres Alters, ihrer beklagten Symptomatik, ihrer Lebenssituation und ihrer Erwartungen an den behandelnden Arzt für die Praxis eine Ausnahme?

2.2 Alternde als Kranke und Patienten

Die sich immer stärker auswirkenden – zunehmend auch der allgemeinen und politischen Öffentlichkeit bewußter werdenden – demographischen Veränderungen haben langanhaltende Auswirkungen auf den **Altersaufbau der Bevölkerung** der Bundesrepublik Deutschland (Tab. 84-1). Die Bevölkerungsvorausberechnungen des Statistischen Bundesamtes weisen auf eine allmähliche Abnahme der Gesamtbevölkerung bei prozentualem Anstieg der über 60jährigen bis zum Jahre 2030 hin (Abb. 84-1). Die durchschnittliche Lebenserwartung 1986/88 betrug für die 60jährigen Männer 17,55 Jahre und für die 60jährigen Frauen 21,95 Jahre (Pressedienst KDA, 1992).

Bei der Mikrozensus-Erhebung 1989 (Pressedienst KDA, 1989) gaben von den 9,86 Mio. über 65jähriger 2,49 Mio. an, krank zu sein; dazu kamen 119 000 Unfallverletzte. Bei den 4,61 Mio. über 75jährigen wiesen bereits 1,36 Mio. auf ihr Kranksein hin. Einen genaueren Zugang zur Krankheitssituation im Alter erlaubt eine Untersuchung aus West-Berlin (Becker et al., 1991) mit wichtigen Hinweisen auf geschlechtsspezifische Unterschiede. 1989 waren von der West-Berliner Wohnbevölkerung 298 800 (= 15,5%) krank und unfallverletzt; 42,4% waren über 65jährige (51,5% der Frauen, 28,2% der Männer). Mit 60% dominierten die langfristigen oder chronischen Erkrankungen, deren Bedeutung mit steigendem Alter kontinuierlich zunahm; so litten bei den über 65jährigen ca. 89% daran.

Die inzwischen speziell für Ältere ausgewertete EVAS-Studie (Fischer, 1990) belegt, daß die ärztliche Krankenversorgung zu 90% ambulant stattfand, wobei die allgemeinärztliche 38% und die fachärztliche 52% betraf. Für die über 65jährigen wurde die herausragende Stellung der Allgemeinärzte dadurch dokumentiert, daß 56,8% aller Praxiskontakte auf sie entfielen. Im Arbeitsfeld des Augenarztes, des Internisten, des Urologen und eben des Allgemeinarztes machten die über 65jährigen etwa 30% aller

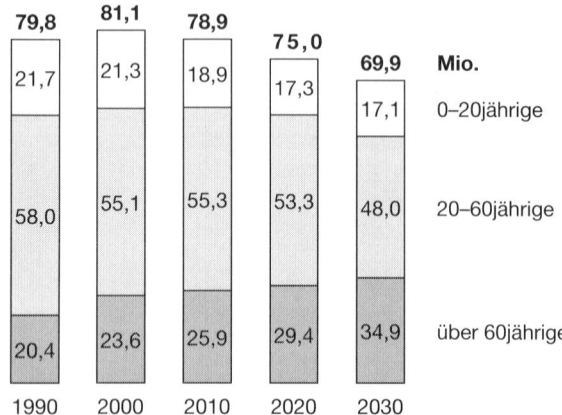

Abb. 84-1 *Bevölkerungsvorausberechnungen des Statistischen Bundesamtes (aus: Pressedienst KDA, 1992).*

Krankenkontakte aus; dabei variierte der Anteil der Rentner in den untersuchten Praxen von 20–60%. Beim Allgemeinarzt ergab sich eine mittlere Kontaktdauer von 11,1 Minuten. Dabei erhöhte sich der Anteil der Hausbesuche bei den Arztkontakten bei den über 80jährigen Patienten auf mehr als die Hälfte. Vor allem für Heimbewohner war der Hausbesuch mit 83% der Arztkontakte die dominierende Versorgungsform (Zintl-Wiegand und Bickel, 1992).

Bei einer Gemeindestichprobe zeigte sich außerdem, daß sich auch über 90% der als psychisch krank Definierten in regelmäßiger hausärztlicher Behandlung befanden (Cooper und Sosna, 1983).

2.3 Die Fülle (veränderter) Beschwerden

Geklagte Beschwerden als Ausdruck des eigenen Befindens stellen in der Regel das Angebot des Patienten beim (Erst-)Kontakt mit dem behandelnden Arzt dar (wie auch das Erstgespräch in der Patientengeschichte in Abschnitt 2.1 verdeutlicht).

Die bei einer Untersuchung einer repräsentativen ländlichen Alterspopulation (Jansen und Radebold, 1989) aufgefundenen Beschwerden weisen sowohl auf ihre Häufigkeit als auch auf wichtige Unterschiede zu den Beschwerden einer Gesamtstichprobe (Grunow-Lutter, 1984) hin. Bei der Repräsentativ-Haushaltsstudie 1980 zeigten ca. 30% der gesamten angegebenen 60 Beschwerden eine Zunahme in der Altersgruppe 51–80 Jahre. Die Studie von 1989 ergab, daß sich die Symptome Glieder-, Rückenschmerzen, Herzbeschwerden, Kälteempfindlichkeit, Wetterfühligkeit und nervöse Unruhe nicht nach dem 60. Lebensjahr in der Häufigkeit veränderten (Tab. 84-2). Dagegen zeigten die Sym-

Tab. 84-1 Ergebnisse der Volkszählung vom 25. 5. 1987 (aus: Pressedienst KDA, 1989).

Altersbevölkerung	Volkszählung 27. 5. 1970		Volkszählung 25. 5. 1987	
Gesamtbevölkerung	60 650 600	100%	61 077 042	100%
60 und älter	11 677 746	19,3%	12 669 092	20,7%
65 und älter	7 990 584	13,2%	9 347 709	15,3%
70 und älter	4 827 534	8,0%	6 698 327	11,0%
75 und älter	2 559 370	4,2%	4 376 664	7,2%
80 und älter	1 129 921	1,9%	2 150 039	3,5%
85 und älter	289 354	0,5%	774 975	1,3%

Tab. 84-2 Rangfolgen der Beschwerden in einer repräsentativen ländlichen Alterspopulation (1987) und in einer repräsentativen städtischen Population zwischen 15 und 80 Jahren (1980) (die Zahlen in Klammern beziehen sich auf die Rangplätze, die die Beschwerden bei der Altenpopulation erzielten) (aus: Jansen und Radebold, 1989).

1980	1987 (gerontologische Studie)
1. Erkältung, Schnupfen	1. Rückenschmerzen
2. Kopfschmerzen (10)	2. Wetterfühligkeit
3. Husten	3. Herzbeschwerden
4. Zahnschmerzen	4. Gliederschmerzen
5. Halsschmerzen	5. Gedächtnisstörungen
6. Kreuz-/Rücken- schmerzen (1)	6. Übergewicht
7. innere Unruhe, nervöse Unruhe (14)	7. Schlafstörungen
8. Fieber	8. Kälteempfindlichkeit
9. Bauchschmerzen/ Magenbeschwerden	9. Schwindel
10. Übergewicht (6)	10. Kopfschmerzen
11. Gliederschmerzen (4)	11. häufiges Wasserlassen
12. Schlafstörungen (7)	12. Unsicherheit im Gehen und Greifen
13. Schwäche/Ermüdungs- zustände (15)	13. Sehstörungen
14. Blähungen	14. nervöse Unruhe
15. Herzbeschwerden (3)	15. Erschöpfung
16. Wetterfühligkeit (2)	16. Gleichgewichts- störung

...ptome Kopfschmerz, Unsicherheit im Gehen und Greifen sowie Schwindel einen kontinuierlichen Zuwachs mit ansteigendem Alter. Keineswegs ergab sich mit zunehmendem Alter jedoch auch ein zunehmender Beschwerdedruck.

Insgesamt klagten die über 60jährigen Frauen deutlich häufiger über Rückenschmerzen, Wetterfühligkeit, Gliederschmerzen, Herzbeschwerden, Schlafstörungen und Kopfschmerzen. Dabei wies das psychosomatisch wichtige Item »nervöse Unruhe« in der Altersgruppe 70–79 Jahre eine Diskrepanz von 3,3 : 1 bei Frauen im Vergleich zu Männern auf.

In der EVAS-Studie (Fischer, 1990) bestanden an Hauptbeschwerden in der Allgemeinpraxis: Schmerz (45%), Schwindel (20%), Kurzatmigkeit (15%), allgemeine Schwäche, Müdigkeit (9%), Husten (7%) und Schlafstörung (2%). Bei den Schmerzformen überwogen Halsschmerzen (21%), Kopfschmerzen (12%), Rückenschmerzen (12%) und Schmerzen im Beinbereich (11%).

2.4 Unzutreffende Sichtweisen

2.4.1 Annahme I: »normaler« Altersprozeß

Der menschliche Organismus erfährt zwischen dem 30.–80. Lebensjahr deutliche, prozentual faßbare, Veränderungen (Abb. 84-2). Diese führen zu einer Abnahme der Leistungsfähigkeit und i.d.R. zu Funktionseinschränkungen. Weitere Veränderungen betreffen z.B. die Sexualität (Kockott, 1985). Ebenso tritt ein altersbedingter Verlust der »fluiden« Intelligenz auf (bedingt durch Verlangsamungsprozesse, die insbesondere Informationsverarbeitung und Reaktionsgeschwindigkeit betreffen). Demgegenüber kann die sogenannte »kristallisierte« Intelligenz (Wissen, Erfahrung, insbesondere spezialisiertes Erfahrungswis-

sen) bis ins hohe Alter wachsen und liefert Kompensationsmechanismen, die Verluste in anderen kognitiven Bereichen mildern oder sogar auffangen können. Diese »normalen«, statistisch faßbaren Befunde erlauben einerseits eine entpathologisierende Sichtweise (Ruhl, 1992), d.h. geklagte Beschwerden und sogar faßbare Symptome werden als Folge des »normalen« Alterungsprozesses und damit als nicht behandlungsbedürftig angesehen. Dem Arzt bleibt nur noch die Möglichkeit der tröstenden Anteilnahme.

Andererseits erlauben diese mit dem Älterwerden einhergehenden physischen und psychischen Veränderungen, Altern und Alter aus einer defizitorientierten Perspektive weitgehend mit (negativen) körperlichen Veränderungen gleichzusetzen. Sie werden somit als Ausdruck eines unabänderlichen und unaufhaltsam fortschreitenden, in sich schon gestörten organischen Prozesses interpretiert, der als »Verfall« angesehen wird. Auch diese Diagnose erfordert wiederum keine Konsequenz für ärztliches Handeln. Gefordert wird jetzt pflegerische, versorgende, unterstützende oder sogar kontrollierende Maßnahmen durch andere Berufsgruppen; u.U. ist eine institutionelle Unterbringung nötig.

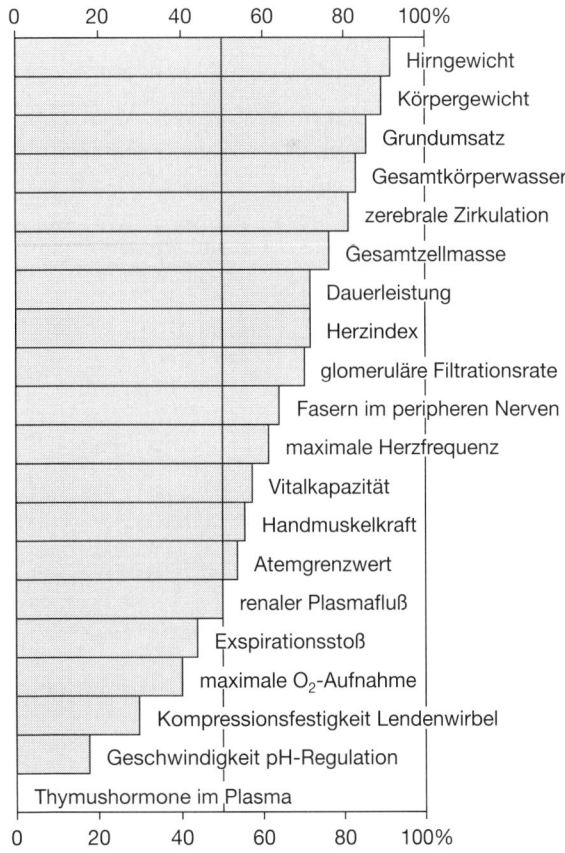

% Erhaltene Funktion oder Substanz im 80. Lebensjahr (Wert im 30. Lebensjahr = 100%)

Abb. 84-2 *Regressive Veränderungen des menschlichen Organismus zwischen dem 30.–80. Lebensjahr (Daten aus Masoro, 1981).*

Beide Sichtweisen übersehen, daß die zwischen dem 30. und 80. Lebensjahr nachweisbaren Veränderungen insgesamt stetig und langsam erfolgen, d.h. nicht in Form von Sprüngen oder in Form von innerhalb eines kurzen Zeitraumes faßbaren Veränderungen. Geklagte Beschwerden beziehen sich dagegen auf eine aktuell wahrgenommene Veränderung des Befindens.

2.4.2 Annahme II: »chronische und organische« Erkrankung

Der augenblickliche Erkenntnis- und Forschungsstand erlaubt heute in der Regel deutlich besser als vor 20 Jahren zwischen normalen und pathologischen Alterungsprozessen zu unterscheiden. Derzeit ist von der Annahme auszugehen, daß der überwiegende Teil von Organfunktionsstörungen im Alter nicht durch die morphologischen Altersvorgänge an sich, auch nicht durch die alterstypischen Regelmechanismen und die verminderte Adaptationsfähigkeit des alternden Organismus verursacht werden, sondern vor allem durch krankhafte Prozesse. Sie werden als »alternde Krankheiten« bezeichnet, wenn ihr Verlauf chronisch ist, d.h. wenn sie den Menschen aus früheren Lebensabschnitten bis in das hohe Alter kontinuierlich begleiten. Dagegen treten die primären Alterskrankheiten erstmals im Alter auf und sind in ihrer Häufigkeitsverteilung eng an das höhere Alter geknüpft.

Verglichen mit der Situation vor 20 Jahren hat die Geriatrie (auch in der Bundesrepublik Deutschland) eine rasche Entwicklung durchlaufen. Heute steht ihr ein breites Spektrum diagnostischer Möglichkeiten in den unterschiedlichen Fachdisziplinen zur Verfügung. Dazu verfügt sie über vielfältige und differenzierte (medikamentöse, physikalische und operative) Behandlungsmöglichkeiten, die selbstverständlich auch für 80–90jährige genutzt werden. Werden geklagte Beschwerden nun doch als Ausdruck einer diagnostizierbaren und behandelbaren Erkrankung angesehen, so erlaubt das Wissen um die Häufigkeit teilweise mehrerer nebeneinander bestehender chronischer Erkrankungen zu schnell ihre Zuordnung im Rahmen der bekannten Multimorbidität (mit dem Alter ansteigende Häufigkeit von Diagnosen). Diese Zuordnung ist charakterisiert durch die Etiketten »chronisch« und »organisch«.

Damit wächst die Gefahr, daß die gerade bei Alternden unspezifische, schleichende und häufig wenig schmerzhafte Anfangssymptomatik einer neuen Erkrankung übersehen wird oder Verschlechterungen ausschließlich als Krankheitsschub bestehender chronischer Erkrankungen verstanden werden, ohne psychosomatische oder somatopsychische Zusammenhänge zu berücksichtigen.

Unter dieser Sicht bleibt als Behandlungszugang lediglich die Pharmakotherapie. Entsprechend fand sich bei der EVAS-Studie (Fischer, 1990), daß sich die Allgemeinärzte in 67,6% auf ein Rezept, in 48,6% auf eine Beratung, in 30,5% auf andere Maßnahmen und lediglich in 6,2% auf therapeutisches Zuhören stützten.

Gemessen an der heute unverändert beklagten, qualitativ unbefriedigenden geriatrischen ambulanten

und stationären Versorgung über 60jähriger würde allerdings schon eine konsequente **»organische«** **Krankheitssicht** dazu verhelfen, bestehende Mängel zu verringern. Voraussetzung wären allerdings eine konsequente diagnostische und differentialdiagnostische Abklärung, eine adäquate, dem Alter angemessene Pharmakotherapie (Dosierung und Dauer) und eine stärkere Nutzung von Präventions-, Trainings- und Rehabilitationsmöglichkeiten. Aber auch die festgestellte organische Multimorbidität stellt eine Herausforderung für eine zusätzliche psychosomatische Sicht und damit für eine psychotherapeutische Hilfestellung dar (Hirsch et al., 1992).

2.4.3 Annahme III: »hirnorganische« Sicht

Auf psychische Veränderungen hinweisende geklagte Beschwerden (Gedächtnisstörungen, Schlafstörungen, Schwindel, Kopfschmerzen, nervöse Unruhe und Erschöpfung) und meßbare psychopathologische Befunde und Verhaltensauffälligkeiten werden aus einer »hirnorganischen« Sicht irreversiblen, unabänderlich fortschreitenden (normalen oder krankhaften) Abbauprozessen (Stichworte: Involution, Degeneration oder »Verkalkung«) zugeordnet bzw. darauf zurückgeführt.

Allgemein werden die dementiellen Erkrankungen als die größte Gruppe psychischer Alterserkrankungen angesehen. Die inzwischen auch für die Bundesrepublik Deutschland vorgelegten Prävalenzuntersuchungen zur gerontopsychiatrischen Morbidität (Cooper und Sosna, 1983; Dilling et al., 1984) gehen von einer Gesamtrate von 25% an psychischen Störungen/Erkrankungen im weitesten Sinne bei den über 65jährigen aus (Tab. 84-3). Nimmt man die Gruppe der altgewordenen psychisch Kranken und der psychisch Alterskranken (d.h. erstmals nach dem 60./65. Jahr erkrankt) zusammen, so stellen die neurotisch/psychoreaktiv/psychosomatisch Kranken mit 10,2–10,8% die weitaus größte Gruppe. Bei den psychisch Alterskranken bestehen depressive Syndrome wohl im gleichen Umfang wie dementielle. Letztere zeigen jedoch mit zunehmendem Alter eine ausgeprägte Zunahme: so von 0,2–2% bei den 60jährigen auf 25–30% bei den über 80jährigen.

Diese ausschließlich »hirnorganische« Sicht hat wiederum fatale Folgen. Selbst wenn Symptome als Anzeichen einer Krankheit angesehen werden, erfolgen unter der Perspektive eines irreversiblen, unaufhaltsam fortschreitenden (Krankheits-)Prozesses wiederum weder die notwendige differentialdiagnostische Abklärung (entdifferenzierende Sicht), noch werden bestehende Behandlungsmöglichkeiten (Behandlung von Grunderkrankungen, operative Eingriffe, Rehabilitationsprogramme und Soziotherapie einschließlich Unterstützung der pflegenden Angehörigen) genutzt. Die unter dieser Perspektive noch verbleibenden Aufgaben der Betreuung, Versorgung, Hilfestellung und Kontrolle können dann wiederum an andere Berufsgruppen und an die Angehörigen delegiert werden.

2.4.4 Verhängnisvolle Konsequenzen

Begreift man den Griff zum Rezeptblock als am häufigsten genutzte Maßnahme des Allgemeinarztes als

Tab. 84-3 Prävalenz psychischer Störungen in der Bevölkerung über 65; berechnet aufgrund von Feldstudien (aus: Cooper und Sosna, 1983).

Autoren	Untersuchungs-gebiet	Anzahl der Probanden	Schwere organische Psycho-syndrome (%)	Leichte organische Psycho-syndrome (%)	Funktionelle Psychosen (%)	Neurosen und Persön-lichkeits-störungen (%)	Ge-samt (%)
Sheldon, 1948	Wolverhampton, England (städtisch)	369	3,9	11,7	–	12,6	28,2
Primrose, 1962	N. Schottland (ländlich)	222	4,5	–	1,4	12,6	–
Nielsen, 1962	Samsø (ländlich)	978	3,1	15,4	3,7	6,8	29,0
Kay et al., 1964	Newcastle, England (städtisch)	443	5,6	5,7	2,4	12,5	26,3
Parsons, 1965	Swansea, Wales (städtisch)	228	4,4	–	2,6	4,8	–
Dilling u. Weyerer, 1980	Oberbayern (halbländlich)	295	–	8,5	3,4	10,2	23,1
Cooper u. Sosna, 1983	Mannheim (städtisch)	519	6,0	5,4	2,2	10,8	24,4

Antwort auf geklagte Beschwerden bzw. wahrgenommene Befunde, so fällt auf, daß von den 50 Präparaten, die am häufigsten an ältere Menschen verordnet wurden, sieben Medikamente (mit insgesamt 10 Mio. Verordnungen) Benzodiazepin-Derivate enthielten. Insgesamt wird geschätzt, daß 10% (ca. 1,2 Mio. Ältere) täglich Beruhigungs- und Schlafmittel einnehmen. Dabei ist die Gesamtmenge der bei den 75–79jährigen verordneten Benzodiazepin-haltigen Schlafmittel oder Tranquilizer ausreichend, um fast 20% der Patienten dieser Altersgruppe in Dauertherapie zu behandeln. Dabei werden 70% aller Benzodiazepin-Tagesdosierungen von praktischen Ärzten und Allgemeinmedizinern, 25% von Internisten und nur 3,3% von Nervenärzten rezeptiert (Glaesken, 1991). Weiterhin werden im hohen Ausmaß Antidepressiva und Neuroleptika verordnet. Dazu nehmen Alternde in großem Umfang nicht-rezeptpflichtige Schlaf-, Schmerz- und Beruhigungsmittel ein. Der Verdacht liegt nahe, daß die niedergelassenen Ärzte mit Hilfe von Psychopharmaka und Schmerzmitteln auf vielfältige Symptome und auf Veränderungen von Befinden und Stimmungslagen reagieren, ohne diese weiter diagnostisch abzuklären und möglicherweise psychosomatischen oder somatopsychischen Zusammenhängen oder psychosozialen Einflüssen zuzuordnen.

2.5 Patientengeschichte (2. Teil)

Läßt man sich mit der 76jährigen Patientin (s. Abschnitt 2.1) auf einen weitergehenden Kontakt ein, so ergibt sich plötzlich ein anderer Zugang.

A: Aber Sie meinen doch, daß Sie jetzt ängstlich sind gegenüber allem Neuen, was da kommt. Ist das zuhause und draußen auch so?

P: Also früher nicht. Aber jetzt, durch so viele Fälle. Wenn's bei mir zu Hause stramm klingelt, was ist jetzt passiert? Herzklopfen, dabei war gar nichts.

A: Aber haben Sie jetzt so viel Verluste außer Ihrer Tochter erlitten? Denn der Postbote bringt ja nun diese beunruhigenden Nachrichten.

P: Ja.

A: Sie sagten, es sei soviel los gewesen zu Hause?

P: Ja, es war so viel. Mit den Autos, die Jungens, meine Söhne usw., aber außer diesem Fall, da lag ich selber schwerkrank an Weihnachten, wo meine Tochter starb – an einer Grippe, und kein Arzt kam, und doppelseitige Lungenentzündung hatte sie, sie war nicht mehr zu retten.

A: Lag sie bei Ihnen?

P: Nein, in S.

A: In S.

P: Und das ist gerade die gewesen, die am meisten für mich gesorgt hätte. Sie waren in S. verheiratet und hatten keine Kinder, und sie kam so alle 14 Tage runter und ich rauf. Und dann sagte sie immer, so lange du lebst, hast du mich.

A: Und das war auch Ihre Lieblingstochter?

P: Meistens, weil sie mir am meisten an die Hand ging.

A: Mit der Sie sich auch besser verstanden hatten?

P: Ich versteh mich mit meinen Kindern, mit allen versteh ich mich. Aber sie hat sich am meisten um uns gekümmert, mein Mann ist jetzt 3 Jahre tot, und ich lebe hier allein. Aber ich kam gut zurecht, ich bin nicht unselbständig gewesen, nie. Aber gerade durch diese Sache hab ich mich etwas geändert.

A: Sie sind also trauriger geworden und offenbar bedrückter und haben zu allem seitdem keine Lust mehr.

P: Lust schon, wenn's etwas besser ginge. Ich dachte jeden Tag, wenn's morgen etwas leichter ist, vielleicht komme ich doch endlich so weit, daß ich zu Hause mich so ein bißchen fassen kann. Wie die Herren sagten, es lägen keine wesentlichen Krankheiten vor.

Die Patientin, die sich lebenslang als psychisch stabil und energisch erlebte, hatte den Verlust ihres Mannes vor 3

Jahren ohne ausgeprägte depressive Verstimmung überstanden. Ihre zwei Söhne lebten verheiratet in entfernter Nachbarschaft und hatten mehrfach angeboten, die Mutter zu sich zu nehmen. Sie selbst wollte aber in gewisser Distanz zu ihren Kindern leben.

Sie führte ihren Haushalt allein mit Hilfe einer Haushaltshilfe. Die verheiratete, in einer weitab liegenden Stadt lebende Tochter kam über das Wochenende nach Hause und versorgte die Mutter zusätzlich. Dabei bestand die stillschweigende Verabredung, daß die einzige Lieblingstochter bei einer Erkrankung der Mutter ihre Stelle wechseln und die Mutter bis zu ihrem Tode versorgen würde. Diese Tochter erkrankte akut mit 48 Jahren an einem Virusinfekt und verstarb innerhalb von 8 Tagen. Zwei Monate später entwickelte sich die beschriebene Symptomatik, nachdem die Patientin jede Trauerreaktion verdrängt hatte. Zusätzlich fühlte sie sich von ihrem Hausarzt verlassen, der sie aufgrund eines Kongreßbesuchs für »zehn Tage zur Durchuntersuchung« einwies. Nach Ansprache der Trauerreaktion und Zulassen eines Teils des Kummers konnte mit der Patientin im Erstgespräch eine Lösung erarbeitet werden, die ihr zu Hause eine größere Sicherheit und Verwöhnung bei Erhaltung der Selbständigkeit versprach. Dazu bestand die Möglichkeit, später in der Nähe der Söhne eine Wohnung zu beziehen. Unter dieser Lösung kam es kurzfristig zum Verschwinden der obigen Symptomatik und so weitgehender Wiederherstellung der Patientin, daß sie nach 14 Tagen wieder voll aktiv nach Hause entlassen werden konnte. Nach einer katamnestischen Information blieb sie auch die nächsten 3 Jahre so stabil.

Welche Gründe könnten uns als ärztliche Behandler dazu veranlassen, diese 76jährige Frau nicht als eine durch den Verlust ihrer Tochter tief verunsicherte und bedrohte alte Frau zu erleben und die geklagten Beschwerden nicht ursächlich darauf zurückzuführen?

3 Der Behandler: seine Wahrnehmung und seine möglichen Reaktionen

Das wiedergegebene Erstinterview (s. Abschnitt 2.1) zeigt einige spezifische Interaktionsmuster der behandelnden Ärzte mit dieser Patientin: Die Patientin steht seit vielen Jahren wegen verschiedener Bagatellerkrankungen bei dem gleichen Arzt in Behandlung, der auch den verstorbenen Ehemann betreute. Er behandelt sie wegen einer nicht näher definierten körperlichen Erkrankung bei mitlaufendem Verdacht auf ein Krebsleiden. Gleichzeitig verordnet er Tranquilizer und Schlafmittel. Auch die Ärzte in der Klinik sind eindeutig auf eine »körperliche Ursache« der geklagten Beschwerden fixiert.

Auch der dann konsultierte Psychiater geht – wie das Erstinterview belegt – nicht auf das sofort erfolgende Angebot dieser Patientin ein, über den Tod ihrer Tochter zu sprechen. Er versucht zunächst, ihre Beschwerden zu sichten und ist erst nach dem dritten Hinweis bereit, ihre Angst und die abgewehrte Trauer anzusprechen.

Unterstellen wir die optimistische Annahme, daß eine 30- oder 50jährige Patientin mit dieser Vorge-

schichte aufgrund adäquater Schlußfolgerungen entsprechend therapeutisch behandelt worden wäre: Könnte es das chronologische Alter von 76 Jahren sein, daß sich aufdrängende Zusammenhänge nicht gesehen und abgewehrt werden müssen (z. B. durch Weiterverweisung mit Versprechungen)?

3.1 Vorkenntnisse und Erfahrungen mit »Älteren«

Geriatrische und sozialgerontologische Kenntnisse gehören aufgrund der bisherigen Approbationsordnung nicht zum Pflicht-Curriculum der medizinischen Ausbildung. Unverändert werden von medizinischen Fakultäten nur in geringem Umfang (sozial-)gerontologische, geriatrische und gerontopsychiatrische Lehrveranstaltungen angeboten (Tokarski, 1989). Ebenso ist bisher die Bereitschaft zur geriatrischen Fortbildung, geschweige denn zur gerontopsychiatrischen, auffallend gering. Die zur Behandlung Alternder für erforderlich gehaltenen Erkenntnisse stützen sich weitgehend auf die von Jüngeren übernommenen und auf das erworbene Erfahrungswissen. Außerdem orientiert sich das vermittelte oder erworbene Wissen bisher fast ausschließlich an dem Defizitmodell des Alterns.

So stützt sich der Arzt in der Regel für die Interaktion mit und die Behandlung von alternden Patienten auf seinen »gesunden Menschenverstand« und seine eigenen Erfahrungen mit Älteren (Radebold, 1992). Zu diesen Älteren zählen zunächst Erwachsene, die er in seiner Kindheit aufgrund der bestehenden Altersdifferenz – nicht aufgrund ihres chronologischen Lebensalters – subjektiv als »alt« erlebt hat. Dazu gehören die eigenen Eltern, die Geschwister der Eltern, aber auch ältere wichtige Bezugspersonen wie Kindergärtnerinnen, Lehrer, Krankenschwestern, Ärzte, Pfarrer und Hausbewohner. Dazu treten Erinnerungen an in Wirklichkeit – also chronologisch – alte Menschen wie Großeltern, alte Verwandte, aber auch Hausnachbarn. Es handelt sich also um Erfahrungen mit früheren Kohorten Älterer, die unzutreffend auf die heutigen übertragen werden. Diese Kindheitserinnerungen werden später durch die Erfahrungen mit den alternden Eltern und weiteren alternden wichtigen Bezugspersonen überlagert.

3.2 Umgekehrte unbewußte Übertragungskonstellation und bedrohte eigene Stabilität

Alle aus der Kindheit stammenden und durch Abwehr mehr oder weniger unbewußt gehaltenen Ängste, Befürchtungen, Wünsche, Sehnsüchte und Konflikte werden in jeder Interaktion mit Älteren reaktiviert und unbewußt gefühlsmäßig auf diese übertragen. Damit kommt es zu einer Umkehrung der klassischen Übertragungskonstellation. In ihr erlebt der jüngere oder gleichaltrige Patient den in der Realität oder Phantasie älteren Behandler in der unbewußten Wiederholung einer Kind-Eltern-Beziehung. Jetzt begegnet der in der Regel sogar viel jüngere Behandler einem älteren Patienten und wiederholt damit eine Kind-Eltern- bzw. Enkelkind-Großeltern-Beziehung. Entsprechend sieht auch der Ältere den jüngeren Behandler als sein reales oder phantasiertes Kind an, auf das ebenso frühere Wünsche, Vorstellungen, Ängste und Konflikte unbewußt übertragen werden. Damit befindet sich der jüngere Behandler nicht mehr in der Sicherheit, Anerkennung und Stabilität vermittelnden Position eines Elternteils, wie es seinen Vorstellungen über seine Position als Arzt entspricht (Radebold, 1979, 1992; Hinze, 1987; Kemper, 1990).

Weiterhin sieht sich der Arzt durch seine alternden Patienten mit ihren zahlreichen, meist negativen und unübersehbaren Veränderungen konfrontiert (s. Abschnitt 4.2). Schließlich muß er seine alternden Patienten wegen langfristiger, oft schwerer und wenig beeinflußbarer Krankheiten behandeln, die letztlich zum Tode führen. Er erlebt durch seine alternden Patienten Kummer, Verzweiflung und Resignation, wobei er oft nur hilflos reagieren kann. So sind ausgeprägte narzißtische Kränkungen vorprogrammiert (Kastenbaum, 1963).

Schließlich fordert ihn die Wahrnehmung des Älterwerdens seiner Patienten heraus, sich seinen eigenen Vorstellungen, Phantasien, aber auch Ängsten bezüglich seines eigenen Alters zu stellen. Der Umgang mit jüngeren oder gleichaltrigen Patienten erlaubt es dem Arzt mehr, sich mit ihrer Entwicklung, ihren Erfolgen und Fortschritten zu identifizieren und ermöglicht es ihm gleichzeitig, Fragen nach dem eigenen Älterwerden abzuwehren und zu verdrängen.

3.3 Reaktionen der Behandler

So werden die Reaktionen verständlich, die sich bei der Interaktion mit alternden Patienten in Klinik und Praxis beobachten lassen (Radebold, 1972, 1992):
- Eine Behandlung findet nicht statt, da jegliche Interaktion mit alternden Patienten vermieden wird.
- Findet sie statt, so wird von vornherein rationalisierend (i.S. einer Abwehr) argumentiert, daß Ältere nur »geringe Erfolgschancen« haben, »Jüngere bevorzugt zu behandeln seien«, »die geringe Lebenserwartung eine intensive Behandlung verbiete« usw. Damit ist durch die unbewußt ablehnende Erwartung bereits der ungenügende Therapieerfolg vorausgesagt.
- Bei Alternden erscheinen die diagnostischen und therapeutischen Bemühungen oft verändert abzulaufen. Entweder wird schnell, fast ungeduldig und überstürzt diagnostiziert und behandelt mit auffallend schnellen Entschlüssen zur Entlassung oder Verlegung ins Pflegeheim, oder Diagnostik und Behandlung wirken auffallend umfassend, strapaziös und eingreifend, ohne große Rücksichtnahme auf den körperlichen und seelischen Zustand.
- Die Behandlung ist weitgehend medikamentös ausgerichtet unter Zurückstellung aktivierender, rehabilitativer und erst recht sozio- oder psychotherapeutischer Maßnahmen. Rehabilitationsversuche werden in deutlich geringerem Umfang unternommen.
- Die verbalen Äußerungen beinhalten oft sehr deutlich aggressive und ablehnende Züge. Massive Vorwürfe werden wegen »fehlender Mitarbeit«, wegen »zu langsamen Verhaltens« oder wegen des »typischen Vergessens« erhoben. Dazu rechnen auch infantilisierende Umgangsformen mit Duzen, Anrede in der dritten Person, Erzählen entsprechender Witze und Anzüglichkeiten bei deutlichen Bemühungen um (Nach-)Erziehungsmaßnahmen. Nicht selten ist die Visitendauer im Vergleich zur Visite bei jüngeren Patienten verkürzt.
- Versprechungen bezüglich »neuer, großartiger Behandlungen« oder »phantastisch wirksamer Medikamente« sollen offenbar unbewußt die guten Absichten des Behandlers demonstrieren und gegenseitigen Enttäuschungen vorbeugen. Können die entsprechenden Erwartungen nicht befriedigt werden, liegt es häufig am »Alter« der betreffenden Patienten. Dazu werden diese Patienten häufig mit Versprechungen anstatt Informationen über die weitere Hilfestellung vertröstet, die dann nicht eingehalten werden.
- Eine Überschätzung mit der Unfähigkeit, deutliche hirnorganische Veränderungen, Abhängigkeit oder Hilflosigkeit wahrzunehmen, kann auf unterschiedliche Schwierigkeiten des Behandlers zurückgeführt werden: Entweder wünscht er sich noch »großartige und mächtige Eltern«, die nicht abgebaut und altersverändert sein dürfen, oder seine Alterspatienten sollen seinen Idealvorstellungen vom Alter mit Weisheit, Abgeklärtheit und Selbständigkeit entsprechen. Die idealisierende Sicht kann auch eine Verkehrung ins Gegenteil zur Abwehr eigener aggressiver Impulse bedeuten.
- Die Unterschätzung von Fähigkeiten und Möglichkeiten alternder Patienten spricht für eine vorweggenommene Abwertung.
- Die fast ausschließlich »organische Sicht« des Alters vermeidet die Notwendigkeit der Einbeziehung psychosozialer Aspekte. Häufiger treffen sich hierbei Arzt und Patient in einem unbewußten Bündnis. Der Patient kann sein Selbstbild eines unabhängigen, auch im Alter zurechtkommenden Menschen aufrechterhalten. Der Arzt vermeidet die Begegnung mit beunruhigenden oder beängstigenden Gefühlen und Ereignissen.
- Sehr bemühte, teilweise warmherzige, liebevolle Interaktionsformen sprechen teilweise für den unbewußten Wunsch nach einer Wiedergutmachung oder für die Suche nach »neuen« (d.h. besseren und liebevolleren) »Eltern« und »Großeltern«. Wenn die Patienten diese Wünsche nicht befriedigen können, kann es zu ausgeprägten Enttäuschungen mit Abbruch der Behandlungsbemühungen kommen.
- Sich dagegen auf gute Erfahrungen mit den Eltern und Großeltern stützende warmherzige und liebevolle Interaktionsformen erlauben dann einen langfristig guten Zugang zu alternden Patienten, wobei sie weder unterfordert, aber auch nicht

überfordert werden dürfen. Die Suche nach der biographischen Identität und nach den Ich-Fähigkeiten (Kompetenz) erweist sich dabei als zusätzlich hilfreich.

Die sich in diesen Interaktionsformen widerspiegelnden gefühlsmäßigen Schwierigkeiten erschweren den Aufbau einer Beziehung zu alternden Patienten und die Einbeziehung und Verarbeitung von Konflikten und psychosozialen Schwierigkeiten.

4 Alternde Erwachsene und ihre neurotischen und psychoreaktiven Erkrankungen

Der 2. Teil des Erstgesprächs (s. Abschnitt 2.5) mit der 76jährigen Patientin weist auf die entscheidende Frage hin: Gelingt es, über das vielfältige und diffuse Angebot an Beschwerden hinaus einen anderen Zugang zu ihrer psychischen Situation und ihrer derzeitigen Lebenslage zu finden und zu verstehen, was dieser plötzliche Verlust der Tochter als der für ihr Alter wichtigsten Bezugsperson bedeutet, um hierauf aufbauend Behandlungsstrategien abzuleiten? Bisherige Alterstheorien erlauben unterschiedliche Verstehens- und Behandlungszugänge (Shanan, 1986). Die schon angeführten biologischen, weitgehend **defizitorientierten Theorien** gehen von unaufhaltsam fortschreitenden irreversiblen (krankhaften) Altersveränderungen aus, so daß auch auftretende Krankheiten an sich nicht ärztlich behandelbar sind; andere Strategien wie Pflege, Versorgung, Betreuung, Unterbringung und u.U. Verwahrung/Kontrolle sind angebracht. Die **soziologischen Theorien** zählen Ältere zu den Randgruppen der Gesellschaft, die (gerade in Not- und Krisenzeiten dieser Gesellschaft) keinen Anspruch auf adäquate Hilfestellung und damit auch ärztliche Behandlung haben. Zu den früheren **psychologischen Theorien** gehören insbesondere die »Disengagement-« und Aktivitätstheorie. Erstere würde den von der Patientin eingeleiteten Rückzug als normal und notwendig fördern und unterstützend eine Heimaufnahme nahelegen. Letztere würde als Ausdruck einer erforderlichen Polypragmasie die schon in der Klinik begonnenen vielfältigen Maßnahmen ambulant fortsetzen (Teilnahme am Seniorenclub, Interessengruppen etc.).

4.1 Alternde als psychosexuell und psychosozial Erwachsene

Aus psychoanalytischer Sicht (Colarusso und Nemiroff, 1981; Gutmann, 1981; Pollock, 1981; Radebold, 1992) sind Alternde primär psychosexuell und psychosozial Erwachsene, für die das höhere und hohe Alter Abschnitte der zweiten Hälfte ihrer Erwachsenenzeit darstellen. Dabei stellen sie kein Ergebnis einer abgeschlossenen Entwicklung dar, sondern sie schreitet als dynamischer Prozeß während des gesamten Erwachsenenlebens fort. Während die Entwicklung des Kindes primär auf die Ausbildung der psychischen Struktur ausgerichtet war, ist der Er-

wachsene mit ihrer ständigen Weiterentwicklung und ihrer Nutzung befaßt. Das heißt, daß Entwicklung sowohl durch die Krankheit als auch durch die bisherige Vergangenheit dieser Erwachsenen geprägt werden. Entwicklung ist hierbei nicht als ein globaler oder umfassender Prozeß zu verstehen, sondern findet auf unterschiedlichen Entwicklungslinien oder in unterschiedlichen Entwicklungsfeldern statt. Die psychische Struktur erscheint durch das Erleben des Alterns und durch die das Alter begleitenden Veränderungen/Prozesse unterschiedlich betroffen zu werden. Libidinöse, aggressive und narzißtische Impulse bleiben offenbar bis in das hohe Alter hinein weitgehend unverändert. Selbst wenn es zu einer Abschwächung genitaler Triebimpulse kommt (biologische Einflüsse und Krankheiten, Gewöhnung oder fehlende Möglichkeiten, Erziehung, Einnahme von Medikamenten) bleiben ihre psychischen Derivate und ihre Repräsentanz im Unbewußten erhalten; entsprechend erscheinen dann die oralen und analen Partialtriebstrebungen verstärkt. Über-Ich- und Ich-Ideal-Aspekte können sich verstärken oder abschwächen. Aufgrund der weitgehenden Zeitlosigkeit des Unbewußten müssen weiterbestehende ungelöste pathologische Konflikte ebenfalls als zeitlos angesehen werden. Wie in anderen Lebensabschnitten erleben und erleiden alternde Erwachsene unbewußte pathologische innerpsychische sowie inter- und intragenerative Konflikte. Diese können mehrfach im Lebensablauf (also auch jetzt im Altern) auftreten, sich erneut erstmals nach Kindheit/Adoleszenz zeigen oder sich im Zusammenhang mit der Alternssituation verstärken. Diese müssen bewältigt und nach Möglichkeit verarbeitet werden. Gleichzeitig haben sich Alternde mit vielfachen Veränderungen (psychoanalytisch verstanden als auferlegte Bedrohungen, Verluste, Enttäuschungen, Kränkungen und Attacken) zu befassen und mit Hilfe von Trauerprozessen bewältigen. Das näherrückende Lebensende verdeutlicht die Begrenztheit des Lebens und erfordert, sich mit dem eigenen Sterben und Tod auseinanderzusetzen.

Um nicht die psychoanalytische Sicht ebenfalls zu einer defizitorientierten zu machen (s. a. den früheren Begriff der »Libidoinvolution«), wird es einerseits notwendig, sich des Ausmaßes von Bedrohungen, Verlusten, Enttäuschungen, Kränkungen und Attacken und der damit möglicherweise verbundenen regressiven Schritte bewußt zu werden und andererseits gezielt nach den Ich-Fähigkeiten und Ich-Stärken (im Sinne der aktuellen sozialgerontologischen Kompetenz-These) zu suchen.

Diese Sicht stützt sich dabei insbesondere auf das psychoanalytisch beeinflußte Konzept der Entwicklungsstufen (eingeführt durch Erikson, 1950), welches von der im Verlauf der Zeit erfolgenden Integration von Entwicklungsschritten einschließlich der dabei zu lösenden (psychosozialen oder Entwicklungs-)Aufgaben ausgeht. Während für Kindheit und Jugendzeit von einer hierarchischen Integration auszugehen ist, können das mittlere, höhere und hohe Alter nicht mehr unter einer derartigen sowohl globalen als auch gesetzmäßigen Entwicklung gesehen werden. Das damit verbundene Konzept des Entwicklungsstillstandes (Erikson, 1950; Colarusso und Nemiroff, 1981) aufgrund der mißglückten Lösung einer psychosozialen Aufgabe oder aufgrund eines mißglückten Übergangs von einem Entwicklungsschritt zum anderen erlaubt, aus dieser Sicht bestimmte Störungen/Erkrankungen Alternder zu verstehen (z.B. pathologische Trauer beim Ausscheiden aus dem Arbeitsprozeß oder bei Partnerverlust). Im ungünstigen Falle und unter übermäßigen Belastungen – ob sie nun von internalen oder externalen Traumatisierungen herrühren – erfolgen dann Regressionen auf frühere Stufen der Ich-Entwicklung und der damit verbundenen Persönlichkeitsorganisation. Das bedeutet, daß Abweichungen von der Altersnorm und andere pathologische Erscheinungen in ihrer Abhängigkeit von Entwicklungsaufgaben und Konflikten des Alterns und Alters ebenso wie auch abhängig von der persönlichen Geschichte, dem individuellen Stil und dem Niveau der Bewältigungsmechanismen betrachtet werden müssen. Darüber hinaus erlaubt eine derartige Sichtweise, Möglichkeiten der Reintegration zu suchen (Progressionsschritte).

Gleichzeitig darf nicht vergessen werden, daß die heutigen über 60jährigen parallel zu ihrer individuellen Entwicklung in Kindheit und bisherigem Erwachsenenleben auf eine durch die deutsche Geschichte (Abb. 84-3) geprägte soziale und historische Vergangenheit zurückblicken.

4.2 Unterschiedliche Eintrittsbedingungen in das Alter und zunehmende Veränderungen während des Alterns

Das Lebenslagenkonzept (Naegele und Tews, 1993) verdeutlicht unter Berücksichtigung einer differenzierenden Sicht, daß 60jährige unter auffallend unterschiedlichen Bedingungen in ihr Altern eintreten und dieses höchst unterschiedlich verläuft. Das Spektrum reicht von den sogenannten »neuen jungen Alten« (gesellschaftlich und sozial anerkannt; aktiv bei gutem physischen und psychischen Gesundheitszustand; befähigt, ihren Interessen und Wünschen gezielt und autonom nachzugehen; materiell gut bis sehr gut ausgestattet) über Ältere mit Einschränkungen in unterschiedlichen Teilbereichen bis hin zu lebenslang bildungsmäßig, sozial und materiell Benachteiligten, lebenslang Behinderten oder schon jahrzehntelang chronisch Kranken oder Abhängigen, aufgrund von Krankheiten frühzeitig oder unter ungünstigen Bedingungen (langfristig arbeitslos) aus dem Arbeitsprozeß Ausgeschiedenen, lebenslang Isolierten oder schon langfristig Verwitweten.

Diese Benachteiligungen und Einschränkungen betreffen insbesondere die Frauen und dazu insbesondere die der höheren Altersgruppen (in denen sie bekanntlich zahlenmäßig überwiegen!).

Gleichzeitig erleben und erleiden die über 60jährigen zahlreiche **Veränderungen** in unterschiedlichen Bereichen: Die Veränderungen des menschlichen Organismus (s.a. Abb. 84-2) und die Multimorbidität können zu zahlreichen Einschränkungen von physischen (Leistungsfähigkeit, Potenz, Beweglichkeit, Hören und Sehen) und psychischen (Erinnerungsvermögen, Intelligenz, Kontrolle) Fähigkeiten führen. Durch diese Krankheiten wird zunehmend auch das eigene Leben bedroht. Intra- und intergenerative Beziehungen verändern sich oder werden beendet. Krankheiten des Partners/der Partnerin, das Erwachsenwerden der Kinder oder ihr Wegzug verändern Beziehungen entscheidend. Auch 60jährige können noch ihre eigenen Eltern verlieren. Mit zunehmendem Alter verwitwen viele; Freunde und Bekannte sterben. Ebenso können sie schon eigene Kinder und sogar Enkelkinder verlieren. Das (eigene oder das des Partners) Ausscheiden aus dem Arbeitsprozeß bedingt häufiger finanzielle Einschränkungen mit entsprechenden Auswirkungen auf die Lebensqualität (u.a. für aktive Lebensgestaltung mit Realisierung von Interessen, Hobbys, für Reisen, für Kontakte/Geselligkeiten, für Ernährung und gesundheitliche Versorgung, für die brauchbare bis gute wohnliche Unterbringung [Raumgröße, Wärme, Licht und Schallschutz]). In Konsequenz können soziale und gesellschaftliche Kontakte entscheidend eingeschränkt oder ganz beendet werden.

Das erzwungene (infolge Krankheit, Langzeitarbeitslosigkeit, zu durch die Rentengesetzgebung festgelegten Terminen) Ausscheiden aus dem Arbeitsprozeß vermindert die bisher durch die berufliche Identität ermöglichte Stabilität und konfrontiert gleichzeitig mit der Nicht-Rolle eines Rentners oder Pensionärs. In Zeiten einer durch physische, psychische und soziale Veränderungen bedrohten Stabilität kommt der häuslichen und sozialen Umwelt entscheidende Bedeutung zu. Erzwungener Wechsel (Umzug, Übersiedlung ins Heim) führt zu einer weiteren bedrohlichen Destabilisierung.

Bestimmt stehen diesen als negativ erlebten Veränderungen auch positiv erlebte anläßlich des Ausscheidens aus dem Arbeitsprozeß durch eigenbestimmte autonome Lebensgestaltung für weitere 10–15 Jahre aufgrund befriedigender sozialer und materieller Lebenslage oder durch Beendigung von Pflegeaufgaben nach dem Verlust des Partners u.a.m. gegenüber. Insgesamt nehmen aber mit dem Alter potentiell die negativ erlebten Veränderungen zu. Generell hat so der über 60jährige – wie auch in anderen Abschnitten des Lebenszyklus – die Aufgabe, sie mit Hilfe eines Trauer- und Befreiungsprozesses zu bewältigen (Pollock, 1981).

4.3 Neurotische und psychoreaktive Erkrankungen

Die inzwischen auch für die Bundesrepublik Deutschland vorliegenden Prävalenzuntersuchungen zur gerontopsychiatrischen Morbidität (s. Tab. 84-3) weisen für die Gruppe der neurotischen, psychoreaktiven, psychosomatischen Störungen/Erkrankungen einschließlich der Charakterstörungen eine Rate von 10,2–10,8% aus; damit stellen diese Kranken eine

Jahrgangsgruppen / Zeitereignisse	I. Die älteren Arbeitnehmer geb. 1930 bis 1939	II. Vorruheständler und Frührentner geb. 1920 bis 1929	III. Jüngere Rentner geb. 1910 bis 1919	IV. Die Ältesten geb. 1900 bis 1909	geb. 1885 bis 1899
			Alter in Jahren		
1. Der Erste Weltkrieg 1914 bis 1919			0 bis 8	6 bis 19	15 bis 34
2. Die Weimarer Republik 1920 bis 1932		0 bis 12	1 bis 22	11 bis 32	21 bis 47
3. NS-Staat erste Phase 1933 bis 1938	0 bis 8	4 bis 18	14 bis 28	24 bis 38	34 bis 53
4. NS-Staat – Zweiter Weltkrieg 1939 bis 1945	0 bis 15	10 bis 25	20 bis 35	30 bis 35	40 bis 60
5. Erste Nachkriegsphase 1946 bis 1948	7 bis 18	17 bis 28	27 bis 38	37 bis 48	47 bis 63
6. Erste Aufbauphase 1949 bis 1960	10 bis 30	20 bis 40	30 bis 50	40 bis 60	50 bis 75
7. Wohlstandsphase bis zur Ölkrise 1961 bis 1974	22 bis 44	32 bis 54	42 bis 64	52 bis 74	62 bis 89
8. Wohlstand und Wachstumskrise 1975 bis 1985	36 bis 55	46 bis 65	56 bis 75	66 bis 85	76 bis 100
			im Jahrzehnt		
9. Eintritt in die Altersgruppe der »Ältesten« (75 Jahre und mehr)	2005 bis 2014	1995 bis 2004	1985 bis 1994	1975 bis 1984	1960 bis 1974
			Bezugsjahr*)		
	2014	2004	1994	1984	
10. Anzahl als »Älteste« (in Tausend)	4 971,1	4 401,2	3 883,4	4 067,0	

	M	F	M	F	M	F	M	F	M	F
Ausbildungszeit	1820,1	3151,0	1415,0	2986,2	1116,7	2766,7	116,9	2291,8	164,5	494,8
	100	173	100	211	100	248	100	205	100	301

	M	F
*) Zahlen nach der Vorausschätzung des Statistischen Bundesamtes vom November 1984 (Modell 1)	1281,4	2786,6
	100	217

Legende:
- ┌ ┄ ┐ Ausbildungszeit
- ┌ ∙∙∙ ┐ Reproduktionszeit
- ┌───┐ Vermögensbildung

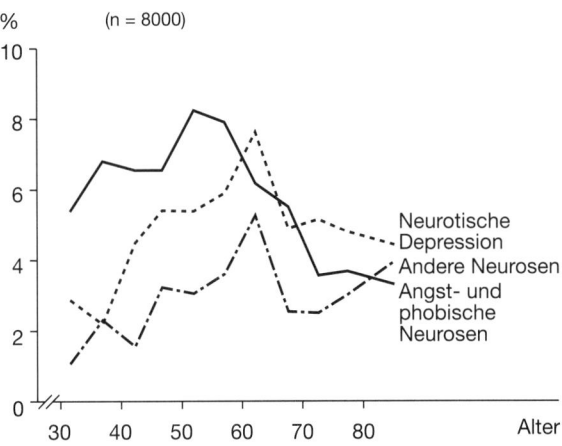

große Teilgruppe dar. Diese bisher wenig erforschte Gruppe umfaßt aus ätiologischer Sicht zunächst die von Kindheit/Jugendzeit an bestehenden neurotischen Erkrankungen. Sie manifestieren sich zu unterschiedlichen Zeitpunkten im Lebenszyklus. Sie können nach Kindheit und Jugendzeit anläßlich spezifischer Konfliktkonstellationen immer wieder, also auch nach dem 60. Lebensjahr auftreten oder erneut in (wahrscheinlichem) Zusammenhang mit der Alterungssituation erstmals wieder nach dem 60. Lebensjahr. Als zweite Gruppe sind davon erstmals nach dem 60. Lebensjahr auftretende psychoreaktive Erkrankungen (meist depressiver Ausprägung) abzugrenzen, die in engem Zusammenhang mit unbewältigten Bedrohungen, Verlusten, Enttäuschungen, Kränkungen und Attacken stehen (Radebold, 1989a, b, 1992).

Bisher wurde angenommen, daß sich diese Erkrankungen in der Regel erstmals im jüngeren und mittleren Alter manifestieren und ihr Häufigkeitsgipfel somit eindeutig vor dem 60. Lebensjahr liegt. Neuere Untersuchungen wie der »Mini-Finland-Health Survey« (Häfner, 1989) belegen, daß zwar die Häufigkeitsgipfel für Angst- und phobische Neurosen zwischen dem 50./60. Lebensjahr, für neurotische Depressionen und andere Neurosen aber erst zwischen dem 60. und 70. Lebensjahr liegen bei einer weiter bestehenden relativ hohen Rate aller neurotischen Formen bis zum 80. Lebensjahr (Abb. 84-4). Das Ausmaß der erst nach dem 60. Lebensjahr auftretenden psychoreaktiven Erkrankungen ist bisher schwer abzuschätzen.

Mehrere Erklärungsmodelle für die abnehmende Rate entsprechender Morbidität zwischen dem 70. und 80. Lebensjahr werden diskutiert:

– sich einstellende dementielle Erkrankungen überlagern und verändern die neurotische Symptomatik (Häfner, 1986);
– abnehmende (unbewußte innerpsychische) Triebkonflikte bedingen eine geringere Anzahl derartiger Erkrankungen
– und/oder die Alternssituation führt zu einem Symptomwandel weg von angstneurotischen, phobischen und hysterischen hin zu eher zwanghaften/depressiven Symptomen (Müller, 1981, 1989).

5 Psychosomatische und somatopsychosomatische Reaktionen und Erkrankungen Alternder

Die psychosomatische Sicht alternder Patienten wird – abgesehen von den dargestellten Schwierigkeiten der Behandler selbst – durch eine Reihe von Aspekten erschwert; teilweise unmöglich gemacht. Die geklagten Beschwerden weisen mit ansteigendem Alter weniger auf bekannte funktionelle Syndrome hin, sondern erhalten eine stärkere pathophysiologische Ausrichtung. Für ihr diffuses, vielfältiges, nicht in typischen Beschwerdekombinationen faßbares Bild läßt sich im Rahmen der bestehenden Multimorbidität oft scheinbar ein organisches Substrat auffinden. Selbst bestehende klassische funktionelle Syndrome oder psychosomatische Krankheitsbilder verändern sich unspezifisch und bekommen eine diffusere Symptomatik. Ebenso gestaltet sich die Symptomatik psychischer Erkrankungen; gerade depressive Erkrankungen treten häufiger in larvierter oder somatogener Form auf, d.h. die im jüngeren/mittleren Alter für die Diagnose relevanten psychischen Leitsymptome schwächen sich ab oder entfallen. Die alternden Patienten selbst sind in mehrfacher Weise (über das bei Patienten im jüngeren/mittleren Alter hinaus bekannte Ausmaß) »stumm«, so bezüglich ihrer eigenen (verdrängten, umgedeuteten und zugunsten der Stabilität des eigenen Ichs immer wieder umgeschriebenen) Biographie und bezüglich der anstehenden oder eingetretenen Veränderungen und deren innerpsychischer Bedeutung. Dazu lassen sie keine Affekte (oft noch nicht einmal diffuse Angstzustände) zu oder berichten zumindest darüber. Trauer, Neid, Rivalität, Haß oder erneute Bedürfnisse nach Zärtlichkeit, Zuneigung und weitere Triebbedürfnisse scheinen nicht vorhanden zu sein.

Wenn der alternde Patient aufgrund seiner diffusen, nicht mehr zuordenbaren Symptomatik und seiner zunächst fehlenden affektiven und inhaltlichen Hinweise keine Hilfestellung für eine positive Diagnose psychosomatischer bzw. somatopsychosomatischer Reaktionen gibt, muß diese mit Hilfe einer biopsychosozialen Gesamtsicht im Querschnitt unter Einbeziehung einer biographischen Längsschnittbetrachtung erreicht werden (s.a. Abschnitt 6.1).

Die anschließend dargestellten Krankheitsbilder wurden und werden bei durchgeführten epidemiologischen Untersuchungen aus mehreren Gründen kaum erfaßt. Bei diesbezüglichen psychosomatischen Prävalenz- und Verlaufsuntersuchungen werden die über 60jährigen in der Regel kaum berücksichtigt; der Einfluß der Altersvariable wurde lediglich bis zum 60. Lebensjahr und dazu noch mit unterschiedlichen und teilweise widersprüchlichen Ergebnissen untersucht (Radebold, 1989c, 1992; Tress et al., 1990). Bei Untersuchungen zur gerontopsychiatrischen Morbidität werden sie offenbar entweder den »neurotischen, funktionellen Erkrankungen sowie Charakterstörungen« oder den »depressiven Syndromen« zugeordnet. Daher liegen bisher keine relevanten Untersuchungen zur Prävalenz geschweige denn zur Inzidenz vor.

5.1 Nach dem 60. Lebensjahr fortbestehende funktionelle Syndrome und psychosomatische Erkrankungen

Bekanntlich liegt der zweite Häufigkeitsgipfel für psychosomatische Erkrankungen zwischen dem 50.–60. Lebensjahr und damit eindeutig vor dem Eintritt ins Alter. In einem gewissen Umfang (5–10%?) lassen sich Erstmanifestationen noch jenseits dieses Zeitpunktes beobachten (s. entsprechende Kapitel zu den einzelnen Krankheitsbil-dern). Auf jeden Fall bestehen während des Alters im größeren Umfang klassische psychosomatische Erkrankungen weiter. Diese werden dann bei Wiederauftreten bzw. Verstärkung zu schnell auf organische Ursachen bezogen, wie es sich z.B. bei der Anorexia nervosa, der Colitis ulcerosa, beim Asthma bronchiale oder bei Potenzstörungen zeigt. Eine bei einem 45jährigen als psychosomatisch bedingt angesehene Hypertonie wird bei einem 70jährigen eindeutig als organisch bedingt eingestuft; mögliche psychosomatische Zusammenhänge entfallen. Ebenso lassen sich funktionelle Syn-

drome in großem Umfang bei alternden Patienten finden. Bekannt ist die zunehmende Rate an Schlafstörungen mit ansteigendem Alter (Regestein, 1980; Lund und Rüther, 1985).

An Obstipation litten allgemein 20–25%, bei gezielter Befragung jedoch 40% der über 65jährigen (Lang, 1976). Ebenso fanden sich funktionelle Störungen, insbesondere in Form von Sodbrennen, Aufstoßen, Magenbeschwerden, Übelkeit, Erbrechen, Durchfall, Verstopfung und Blähungen nach Sklar (1972) bei 60% seiner 300 über 65jährigen Patienten.

Auch die Schmerzzustände Alternder erweisen sich oft als psychosomatische (Herzmann, 1985). Die Ergebnisse der Wiener Gesundheitsstudie (Biron et al., 1980) belegen, daß bestimmte funktionelle Störungen und psychosomatische Erkrankungen unverändert häufig im 60. Lebensjahr vorhanden sind (Tab. 84-4). Welchen Veränderungen funktionelle Syndrome und/oder psychosomatische Krankheiten unterliegen, wenn additiv die Altersmorbidität hinzutritt, ist weitgehend unerforscht.

5.2 Unspezifische Reaktionen

5.2.1 Verlustbedingte (Re-)Traumatisierung während des Alterns

Erwachsene erleben und erleiden in der zweiten Hälfte ihres Erwachsenenalters, also insbesondere während des Alterns, vielfältige Veränderungen und insbesondere Verluste (s. Abschnitt 4.2), so an physischen und psychischen Fähigkeiten, an wichtigen älteren, gleichaltrigen oder jüngeren Beziehungspersonen, an sozialem Status, materieller Absicherung sowie befriedigender Umwelt. Schwere und/oder langfristige Erkrankungen bedrohen schließlich das eigene Leben. Während des Alterns handelt es sich in

Tab. 84-4 Ärztliche Diagnose; angegeben durch den Arzt, nach Alter und Geschlecht (aus Biron et al., 1980).

	Männer (%)			Frauen (%)		
	60j.	40j.	25j.	60j.	40j.	25j.
• Übergewicht						
– »mittelgradig«	18	11	3	16	8	3
– »stark«	10	4	2	25	7	2
• Hypertonie						
– »leicht«	22	9	6	21	5	2
– »mittel«	12	4	4	13	4	–
– »schwer«	2	4	2	2	3	–
• psychovegetative Symptomatik und dgl.	7	11	15	16	22	17
• Gastritis chronica	16	10	7	13	10	10
vermutl. »funktionelle« Herzbeschwerden	5	14	7	18	24	11
Hypotonie	0 (2)	4	3	2	10	17
Ulkuskrankheit	4	5	1	3	3	2
Bronchitis spastica, Asthma bronchiale	6	3	2	3	1	2
Verdacht auf chron. Alkoholismus	7	6	1	0 (2)	1	–
Debilität, Demenz	0 (2)	0 (2)	1	1	0 (2)	0 (1)

der Regel um auferlegte Verluste (Kipp und Jüngling, 1991) im Gegensatz zu in Adoleszenz, jüngeren und mittleren Alter selbst gesuchten.

Einige wenige Untersuchungen befassen sich mit den spezifischen Reaktionen Alternder auf Verluste, insbesondere auf die Verwitwung. Bereits 1951 fand Stern bei älteren Witwen einen »Mangel an sichtbaren mentalen Manifestationen von Gram«. Nachfolgende Untersuchungen stimmten weitgehend darin überein, daß über 60jährige Witwen im Vergleich zu jüngeren Frauen stärker zur Somatisierung neigen (Neugarten, 1968; Blau, 1975; Parkes, 1974; Ball, 1976; Carey, 1977). Bei Stappen (1988) klagten 56% der Witwen über eine Verschlechterung ihres Gesundheitszustandes in den ersten 6 Monaten nach Partnerverlust.

Weiterhin stellt sich eine erhebliche (vorübergehende) Verschlechterung des objektiven Gesundheitszustandes ein, insbesondere bei älteren verwitweten Männern (Marris, 1958; Clayton, 1974).

Epidemiologische Verlaufsanalysen (Young et al., 1963; Rees und Lutkins, 1967) belegen ein erhöhtes Sterblichkeitsrisiko Verwitweter, insbesondere für ältere Männer. In der Bundesrepublik Deutschland findet sich bei älteren verwitweten Männern (vor allem bei über 75jährigen) im Vergleich zu den verheirateten eine deutlich erhöhte Sterblichkeit: Zur Zeit beträgt die Differenz zwischen verheirateten und verwitweten Männern dieser Altersgruppen 6 Jahre (Stappen, 1988).

Auch die erzwungene Beendigung von für die eigene Identität entscheidenden Funktionen/Aufgaben kann als Verlust erlebt werden. Neben Variablen wie sozioökonomischer Status und Bildungsniveau, Gesundheitszustand, zu erwartende Rentenhöhe, Einstellung des Ehepartners und der bestehenden Freizeitinteressen (Lehr, 1979; Tews, 1979) hat das subjektive Erleben entscheidenden Einfluß auf die »Ruhestands«-Situation. Schon früh wurden unter den Stichworten »Pensionierungsbankrott« und »Pensionierungstod« entsprechende Krankheitsverläufe beschrieben (Stauder, 1955; Jores und Puchta, 1959).

Ebenso können aufgrund von Krankheiten nachlassende oder verloren gegangene physische und/oder psychische Funktionen als Verlust erlebt werden. Unter den über 65jährigen in Privathaushalten lebenden Mannheimern fanden sich (Cooper und Sosna, 1983) 26% mit mäßiger oder schwerer Gehbehinderung, 17% mit vergleichbarer Hör- und 13% mit Sehbehinderung. Insgesamt wurden 9,6% der Untersuchten als schwer und 25,4% als mäßig körperlich behindert eingeschätzt. 45,2% der mäßig bis stark und 23,1% der leicht Behinderten wurden gegenüber einem Zehntel (= 11,3%) der nicht Behinderten als psychisch krank diagnostiziert. Mit der Schwere der Behinderung nahm also die Häufigkeit psychischer Störungen deutlich zu. Dieser Zusammenhang ist sowohl für organische als auch für funktionelle psychische Störungen signifikant. Damit erscheinen mäßige bis schwere körperliche Behinderungen – Sehbehinderung, Hörbehinderung, vor allem aber Bewegungsbehinderung – als gewichtige Risikofaktoren für die psychiatrische Morbidität im Alter (Häfner, 1986).

Schließlich führt auch der Verlust der bisherigen schützenden und damit Sicherheit gebenden Umwelt zu entsprechenden somatischen Reaktionen. Friedsam (1962) beschrieb Ältere, die bei Wirbelstürmen in den USA im Vergleich zu Jüngeren fast ausschließlich mit Apathie und Hoffnungslosigkeit reagierten. Bekannt sind die körperlichen Dekompensationserscheinungen nach Aufnahmen Älterer in die Klinik. Nach einem Brand in einer geriatrischen Abteilung kam es innerhalb kurzer Zeit zu einem si-

gnifikanten Anstieg von Todesfällen der auf andere Abteilungen verlegten Insassen (Aleksandrowitsch, 1961). In einem großen Altenheim zeigte jeder vierte bis fünfte Einziehende in zeitlichem Zusammenhang damit vielfältige funktionelle und vegetative Störungen, Schmerzzustände ebenso wie Orientierungsstörungen und Unruhezustände (Solms-Wildenfels, 1985). Eine transkulturelle Studie mit Vergleich dreier Altersheime in Mannheim, London und New York (Mann et al., 1984) ergab, daß die doppelt so hohe Rate depressiver Verstimmungszustände in einem Heim bei Vergleich aller Variablen auf die rigide Heimordnung und die fehlende Ausbildungsqualität des Personals zurückzuführen war, d.h., daß der sichere stabilisierende Rahmen fehlte.

Entsprechend identifiziert auch die WHO (1977) sieben Gruppen Alternder als **Risikogruppen für psychische Erkrankungen:** über 80jährige, Verwitwete, Ledige, Alleinlebende, sozial Isolierte ohne Kinder und Ältere unter unzureichenden sozialen Verhältnissen. Zusätzlich ergeben sich (Arie, 1981): Kürzlich aus dem Krankenhaus Entlassene oder kürzlich Umgezogene.

Nach Taylor (1986) sind drei Kategorien von Risikogruppen zu unterscheiden: Personen mit minimaler Behinderung (sozial Isolierte, Ledige und Kinderlose), mit geringer Unterstützung (gerade Verwitwete, Alleinlebende und Arme) und mit deutlichen Einschränkungen (kürzlich Umgezogene, kürzlich aus dem Krankenhaus Entlassene und sehr Alte). Dabei wird die dritte Gruppe als die risikoreichste angesehen.

Die wiedergegebenen Untersuchungsergebnisse erlauben m.E. folgende **zusammenfassende Interpretation:** Bestimmte Angehörige bisheriger Alterskohorten zeigen in Verlustsituationen – nachgewiesen für die Verwitwung, für den Verlust von physischen und psychischen Funktionen und für den Verlust der schützenden Umwelt – keine affektiven Trauerreaktionen, die einen Verarbeitungs- und Bewältigungsprozeß einleiten und ermöglichen würden. Ihre aufgefundene Reaktionsbreite hängt offenbar von zusätzlichen spezifischen Bedingungen ab: Sie reicht von äußerlich weitgehend unauffälligem Weiterleben mit verstärktem Arztbesuch und höherem Medikamentenverbrauch über unspezifische Beschwerden als Ausdruck eines larvierten oder somatogenen depressiven Syndroms über Verschlechterung bestehender organischer Krankheiten bis zu Erstarrungszuständen als Ausdruck einer Deprivation. Insbesondere die Verschlechterung vorhandener organischer Erkrankungen führt – statistisch nachgewiesen – in den nachfolgenden Jahren zu einem erhöhten Sterblichkeitsrisiko. Dazu wird bei depressiven Verstimmungszuständen oft der Suizid durchgeführt. Insbesondere alternde Männer erscheinen unfähig, Trauer und damit Gefühle auszudrücken.

Unklar bleibt bisher, warum es diesen Älteren unmöglich ist, Gefühle und Affekte bei sich zuzulassen und in einem Trauerprozeß auszudrücken. Nach dem Konzept der Alexithymie könnte es sich bei ihnen um diejenigen Alternden handeln, die lebenslang noch nie in der Lage waren, entsprechende Gefühle auszudrücken. Für die bisherige Generation Alternder bestand – insbesondere für die Männer – die Devise, angst- und gefühlsfrei alle Lebenssituationen zu bewältigen. Wahrscheinlich kommt es als Ausdruck einer verstärkten Abwehr unter bestimmten Bedingungen in der Verlustsituation zu einer Erstarrungsreaktion mit Leugnung aller Gefühle (s. a. Abschnitt 5.2.1).

Es stellt sich die Frage: Unter welchen Bedingungen steigt das Risiko, auf die hier geschilderte Art zu erkranken, d. h. unter welchen Bedingungen können auferlegte Verluste nicht durch Trauerarbeit bewältigt werden?

5.2.2 Psychodynamische Sicht

Das Ich des psychosexuell und psychosozial reifen Erwachsenen hat während der Abschnitte des Alterns – genauso wie in den zurückliegenden Abschnitten des Lebensverlaufs – zwischen libidinösen, aggressiven und narzißtischen Impulsen und den Ansprüchen des Über-Ichs zu vermitteln und gemäß dem Lust-Unlust-Prinzip unter Einbeziehung seiner Realität und der gegebenen Umwelt Befriedigungsmöglichkeiten zu suchen und die beschriebenen anstehenden psychosozialen Aufgaben zu lösen. Die jetzt eintretenden und mit zunehmendem Alter sich potentiell häufenden Veränderungen (s. a. Abschnitt 4.2) erscheinen fast schon als normale Bestandteile des höheren und hohen Alters. Bei weitem nicht alle, aber dennoch viele über 60jährige zeigen anläßlich derartiger Veränderungen die beschriebenen Reaktionen. Damit stellen sich folgende Fragen:

1. Wie werden diese Veränderungen innerpsychisch erlebt und welche subjektive Bedeutung kommt ihnen zu?
2. Über welche Verarbeitungs- und Bewältigungsmöglichkeiten verfügt das Individuum einerseits bei unverändert vorhandenen und erprobten Ich-Funktionen oder andererseits bei aufgrund oder im Zusammenhang mit der Alterungssituation geschädigten Ich-Funktionen?
3. Mit Hilfe welcher Abwehrvorgänge versucht sich das Individuum neu zu stabilisieren und wie manifestieren sich diese klinisch?
4. Bestehen präventive Möglichkeiten und welche Behandlungsmaßnahmen haben sich bei entsprechenden Störungen/Erkrankungen bewährt?
5. Warum häufen sich psychosomatische Krankheitsbilder bei über 60jährigen?

Ad (1): Bei denen meist negativ erlebten Veränderungen handelt es sich um auferlegte Veränderungen im Bereich physischer und psychischer Funktionen, in den Beziehungen, beim sozialen Status, der materiellen Versorgung und Unterbringung; die letztendlich das eigene Sterben und den nahen Tod näher rücken lassen. Sie werden subjektiv als Bedrohungen, Verluste, Kränkungen/Enttäuschungen und Attacken erlebt, denen je nach innerpsychischer Besetzung schwerwiegende bis lebensbedrohliche Bedeutung zukommt.

Sich ankündigende oder bevorstehende Veränderungen, z. B. durch einen erkrankenden Partner, aufgrund einer sich abzeichnenden Seh- oder Hörverschlechterung, infolge der bevorstehenden Beren-

tung, oder eines Umzuges kommt im Vorausdenken bereits eine gefährliche, bedrohliche Bedeutung zu, die die bisher bestehende psychosoziale Sicherheit weitgehend in Frage stellen kann. Die häufiger werdenden Verluste betreffen ältere Familienangehörige, Gleichaltrige, Partner und Familienangehörige sowie bereits schon Kinder und Enkelkinder; dazu weitere Verwandte, Freunde und Bekannte. Trennungen müssen aufgrund von Wegzügen von Kindern, Aufnahme ins Krankenhaus/Heim oder eigenem Wohnungswechsel erfolgen. Verluste können ebenso hochbesetzte physische (Beweglichkeit, Leistungsfähigkeit, Potenz, Hören und Sehen), psychische (Gedächtnisleistungen, Kritikfähigkeit, Denkprozesse) wie auch soziale (berufliche und außerberufliche Funktion/Rollen, Einkommen, Wohnung/Umwelt) betreffen. Diese Verluste können gleichzeitig teilweise als schwere narzißtische Kränkungen, insbesondere bei Leistungsfähigkeit, Aussehen, Potenz, Einfluß, Rollen/Funktionen erfahren werden, die ebenso tiefgreifende Enttäuschungen über sich selbst, die Umwelt und die eigene Biographie mit sich bringen. Bei zunehmender Abhängigkeit erleben sich Alternde häufig – teilweise durch Revanche-Verhalten – direkten und indirekten Attacken, teilweise mit Gewalt einhergehend, ausgesetzt (Radebold, 1979, 1992; Teising, 1992).

Ad (2): Für ihre Bewältigung bzw. Verarbeitung stützt sich das Ich des Erwachsenen auf seine bisherige Entwicklung, seine integrierten (Lebens-)Erfahrungen und seine erprobte Abwehrstruktur. In der Regel schafft das Individuum dadurch auch im höheren und hohen Alter den notwendigen Trauerprozeß zu durchleben und zu durchleiden. Diese Aufgabe kann jedoch von Alternden – auch mit weitgehend unneurotischer Vorgeschichte – bei bestimmten (re-)traumatisierenden Konstellationen nicht (mehr) geleistet werden:

– Der Verlust wiederholt und reaktiviert damit einen früher nicht durch Trauerarbeit bewältigten, traumatisch erlebten Verlust in Kindheit/Jugendzeit.
– Ältere verlieren die einzig wichtige hochbesetzte Beziehungsperson (sei es einen noch aus der Kindheit stammenden Elternteil oder einen Geschwisterteil, sei es die symbiotisch gestaltete Partnerbeziehung ohne weitere freundschaftliche Beziehungen) plötzlich und dazu noch ohne innere Vorbereitung.
– Der Verlust erfolgt außerhalb des erwarteten Verlaufs (Neugarten, 1970), z. B. wenn das einzige oder wichtige hochbesetzte Kind anstelle des kranken Partners oder der alten Eltern stirbt (s. Erstgespräch mit der 76jährigen Patientin in Abschnitt 2.1).
– Bedrohungen, Verluste, Kränkungen treten innerhalb eines kurzen Zeitraums in mehreren Bereichen (These der Kumulation) auf: physische und psychische Funktionen, Beziehungen und soziale Sicherheit (s. nachfolgende Patientengeschichte).

Auch und gerade bei Alternden kann man nicht selbstverständlich davon ausgehen, daß ihre Ich-

Funktionen ungestört zur Bewältigung von Verlusten zur Verfügung stehen. Ich-Funktionen können bereits seit Geburt ebenso von früher Kindheit/Adoleszenz oder seit dem jüngeren oder mittleren Alters aufgrund von Schädigungen, Unfällen, Abusus oder Erkrankungen defizitär sein. Neurotische, psychosomatische, aber auch psychotische Erkrankungen früherer Lebensjahrzehnte führen oft dazu, daß Ich-Funktionen nur eingeschränkt zur Verfügung stehen und gleichzeitig zum Ausgleich keine Ich-Stärken und konfliktfreien Bereiche vorhanden sind und nur noch wenige und dazu gestörte Beziehungen bestehen. Schließlich kann auch die Alterungssituation aufgrund von Unfällen, organischen und hirnorganischen Erkrankungen sowie Abusus erstmalige oder weitere Schädigungen von Ich-Funktionen bewirken.

Schon unter bestimmten, traumatisch erlebten Konstellationen wird es dem Individuum schwer oder kaum möglich, den Trauerprozeß zuzulassen. Fast unmöglich erscheint es zunächst, wenn diese besonders traumatisch erlebte Konstellation auf ein Ich mit defizitären, eingeschränkten oder geschädigten Funktionen trifft (These des eingeschränkten Puffers).

Ad (3): So muß die Wahrnehmung des auferlegten Verlusts zunächst verstärkt abgewehrt werden. Teilweise resultiert das klinische Bild einer pathologischen Trauerreaktion (Bron, 1990). Dazu werden zunächst die lebenslang bestehenden Abwehrmechanismen und weitere zu Abwehrzwecken genutzte Verhaltensweisen eingesetzt. Konservatives Verhalten z.B. vermeidet neue Erfahrungen (und Verführungen) durch Rückgriff auf alte. Weiterhin läßt sich eine Verschärfung, teilweise sogar Karikierung bestimmter Charakterzüge beobachten, die bisher eher hirnorganisch begründet angesehen wurde, wie der Übergang von sorgsamen Verhalten zu zwanghafter Pedanterie, von Vorsicht zu Mißtrauen und von Sparsamkeit zu Geiz. Weiterhin können körperliche Veränderungen und Störungen zu Abwehrzwecken genutzt werden, so z.B. das Nicht-Hören-, das Nicht-Sehen-, das Nicht-Schreiben- oder das Nicht-Bewegen-Können. Reichen diese Möglichkeiten der Abwehr nicht mehr aus, um fortbestehende oder sich verstärkende Bedrohungen und Trennungen zu bewältigen, zeigen sich regressive Phänomene (Radebold, 1972, 1979, 1992), die zunächst als adaptive regressive Schritte im Dienste des Ichs zu verstehen sind. Diese können unterschiedliche Aspekte des Es, des Ichs und des Über-Ichs betreffen. Zu ihnen gehören folgende:
– das Auftreten »primitiver«, kindlicher Verhaltensweisen und Interaktionsformen der verschiedenen psychosexuellen Entwicklungsformen mit stärkerem Hervortreten diesbezüglicher Phantasien, Gefühle, Träume;
– das Auftreten von Partialtriebbefriedigungen (entsprechend früherer Fixierungen) im genitalen, analen und oralen Bereich in Abhängigkeit von verschärftem oder eingeschränktem Über-Ich-Einfluß;

– der Rückzug von der Außenwelt mit stärkerer (i.S. einer narzißtischen Regression; Levin, 1963) Besetzung der Körperfunktionen (oft im Zusammenhang mit den Partialtriebbefriedigungen);
– das Auftreten »primitiver« Abwehrmechanismen wie Identifizierung mit dem Aggressor, Verleugnung und Projektion;
– die Rückkehr zu früheren Gedächtnisinhalten, speziell aus Kindheit und Jugendzeit.

Dazu zählt die identifikatorische Übernahme der Symptomatik verstorbener Lebenspartner als Ausdruck der unbewußten Phantasie der Vereinigung in der gleichen Krankheit: Der Tote wird gleichsam im körperlichen Leiden des Trauernden wiederbelebt. Diese schützt ihn vor Gefühlen von Einsamkeit und Getrenntsein und den angstbesetzten Vorstellungen vor Hilflosigkeit und Ohnmacht. Ebenso kann ein Alternder eine narzißtische Restitution mit hypochondrischem Rückzug in die Krankheit dadurch erreichen, daß er seine Beziehungen aufgibt und sie durch seinen Körper ersetzt (Haag, 1985). Bekannt ist die Verleugnung bei der Ehefrau des Verstorbenen, die mit ihm in der Phantasie Monate bis viele Jahre weiterlebt, so als ob kein Verlust erfolgt sei. Wohnungseinrichtung, Verhaltensweisen und alltägliche Lebensabläufe werden so gestaltet, als ob der Verstorbene noch da ist. Bei nicht zu weit gehender Leugnung wird sein Grab täglich stundenlang auf dem Friedhof besucht und der Verstorbene durch regelmäßige lange Zwiesprache »lebendig« erhalten.

Ad (4): Reichen diese Abwehrprozesse zur Bewältigung nicht mehr aus, so kann die Kombination einer Kumulation von Verlusten und gleichzeitig bestehenden eingeschränkten und/oder geschädigten Ich-Funktionen zu einer pathologischen Regression (Weismann, 1970) kommen:
– Die Reaktionsweisen sind unangemessen, wirken undifferenziert im Vergleich mit früheren, sorgfältig ausgeführten Handlungen und Verhaltensweisen.
– Die Möglichkeiten zur Abwehr wirken geschwächt, mehr begrenzt und sind unflexibler; dazu bestehen geringe Möglichkeiten zum Erkennen und zum Umgang mit neuen Erfahrungen und Veränderungen.
– Die Realitätsprüfung ist eingeschränkt oder zeigt schnellere Dekompensation.
– Die Kommunikation zur Umwelt ist weniger symbolisch und mehr konkret. Ansichten werden generalisiert und sind nicht mehr differenziert. Konzepte und Ideen führen zu einer sofortigen sensomotorischen Bewältigung (Agieren). Die verringerte interne Verarbeitungsmöglichkeit ist ausgetauscht durch frühere Externalisation von Gefühlen, Affekten und Motiven.
– Die Realitätsbeziehung beruht auf dem Hier-und-Jetzt-Prinzip bei jeglicher sich bietender Gelegenheit und bezieht sich nicht mehr auf die Wirklichkeit einer vergangenen und zukünftigen Zeitdimension.
– Die persönliche Autonomie ist deutlich stärker bezogen auf den gegenwärtigen Einfluß externer Personen, Dinge und Institutionen.

Klinisch manifestieren sich derartige pathologische Regressionen als Deprivationsphänomene, als akute hirnorganische Verwirrtheitszustände oder vorübergehende wahnhafte Episoden.

Manchmal läßt sich bei derartigen Bedrohungen und Verlusten bei scheinbar selbständig und in äußerlich befriedigenden Lebenssituationen lebenden Menschen als Reaktion eine Erstarrung mit völligem Rückzug beobachten, der schließlich über ein »Erlöschen« vielfältiger Funktionen zum relativ raschen Todeseintritt ohne organische Ursache führt.

Ungeklärt ist bisher, welches Ausmaß an Bedrohungen und Verlusten ein alternder Mensch ertragen kann. Möglicherweise verfügten Alternde mit derartigen pathologischen Erscheinungen in Wirklichkeit nur über eine Scheinautonomie aufgrund stabiler symbiotischer Beziehungen in einer sicheren Umwelt, d.h. daß die äußere Stabilität ihre innere gewährleistete.

(Zur Möglichkeit einer Prävention durch regressionsvermeidende Maßnahmen s. Abschnitt 6.1 bis 6.3.)

Eine 66jährige Patientin hatte zusammen mit ihrem Mann nach seiner langersehnten Pensionierung eine komfortable Neubauwohnung fernab des bisherigen Bekanntenkreises bezogen.

Die seit 45 Jahren bestehende kinderlose Ehe wurde von Außenstehenden als unkompliziert, befriedigend, sehr eng und sich gegenseitig stützend beschrieben. Weitergehende Außenkontakte bestanden bis auf Bekanntschaften mit mehreren Ehepaaren nicht. Die neue, ebenfalls langerwünschte Wohnung sollte zur »Verwöhnung« in der Alterssituation beitragen.

Kurz nach dem Umzug erlitt der gleichaltrige Mann einen Herzinfarkt und verstarb innerhalb von 2 Tagen. Kurze Zeit darauf wurde bei der Patientin ein Genitalkarzinom diagnostiziert, welches vollständig operativ entfernt wurde. Die Patientin erholte sich jedoch nur sehr allmählich. Sie wurde apathisch nach Hause entlassen, wobei sie aufgrund fortbestehender Beschwerden weiterhin fest davon überzeugt war, daß das Karzinom operativ nicht völlig entfernt wäre und die Ärzte ihr nicht die Wahrheit sagten.

Nach Berichten aus ihrer Umgebung lebte sie während der nächsten 2 Monate in ihrer komfortablen, neu bezogenen Wohnung wie in einer »gläsernen Welt voller Spinngewebe«, ohne daß es ihren behandelnden Arzt, der betreuenden Sozialarbeiterin oder den Bekannten gelang, einen intensiven Kontakt aufrechtzuerhalten oder die Patientin zu neuen Interessen oder Aktivitäten zu bewegen. Dann wurde sie aufgrund allgemeiner Apathie, zunehmender Resignation und starkem Gewichtsverlust erneut ins Krankenhaus eingewiesen, wobei sich ihre Gedanken ausschließlich mit der als fortbestehend vermuteten Krebserkrankung und dem verstorbenen Mann beschäftigten. Nach weiteren 3 Wochen verstarb sie ohne Hinweis auf ein metastasierendes Karzinom oder eine andersartige organische Erkrankung (Obduktionsbefund).

Ad (5): Warum wird der dargestellte Weg der Somatisierung gerade bei über 60jährigen häufiger genutzt und ist möglicherweise als für die Lebensabschnitte

nach dem 60. Lebensjahr charakteristisch anzusehen? Bereits Müller (1967) hatte diskutiert, ob psychosomatische Krankheiten im Alter ihre relative Spezifität gerade deshalb verlieren, weil als Substrat vermehrt abnutzungsbedingte körperliche Erkrankungen zur Verfügung stehen. Polypathie und Multimorbidität stellen dafür ein breites Spektrum sowie unspezifische Möglichkeiten zur Verfügung. Nach Haag (1985) haben sich im Alter organische Prozesse starker verselbständigt, indem »die organischen Veränderungen zu einer biologischen Konstante« werden. Dazu führt die Regression im Dienste des Ichs zu einem Rückzug von der Außenwelt mit starker Besetzung der Körperfunktionen, wodurch häufiger gleichzeitig entsprechende Partialtriebbefriedigungen zur Verfügung stehen. Wie bedrohlich muß sich die innerpsychische Situation gestalten, wenn der (dazu noch narzißtisch hoch besetzte) eigene Körper nicht mehr als »letzter verläßlicher Partner« zur Verfügung steht. Gleichzeitig bedeutet der Rückzug in die Innenwelt eine Rückkehr zu den verinnerlichten »guten« Objektbeziehungen (Kernberg, 1988). Schließlich wünschen viele Ältere – insbesondere die Männer – dem Ich-Ideal eines »ohne Gefühle alles bewältigenden Älteren« zu entsprechen; teilweise identifizieren sie sich auch mit den diesbezüglichen Normen und Ansichten ihrer Altersgruppe und Umwelt.

Zugelassene körperliche Symptome stellen unbewußt offenbar häufig die einzig verbleibende Möglichkeit dar, auf die erlittenen Verluste aufmerksam zu machen: Sei es, um durch die Wiederbelebung einer »guten« Objektbeziehung private oder professionelle Hilfe und Versorgung zu bekommen und Kontakte zu schaffen, sei es, durch auf andere (meist Professionelle) verschobene Wut, Zorn und Enttäuschungen die vorhandene, der ursprünglichen Objektbeziehung geltenden Vorwürfe auszudrücken. So gesehen stellt schließlich die Somatisierung auch einen Selbstheilungsversuch dar (Beck, 1981; Haag, 1985; Kipp und Jüngling, 1991).

Bisher wurden die auftretenden Symptome als relativ unspezifisch und weitgehend durch das vorhandene organische Substrat geformt angesehen. Heuft (1993) konnte erstmals bei akuten funktionellen Somatisierungen sich aus der Biographie ergebende Determinanten der Symptomwahl nachweisen.

5.3 Psychosoziale Einflußfaktoren in der Genese (hirn-)organischer Alterskrankheiten

Inzwischen liegen ausreichende Untersuchungen über den Einfluß und die Bedeutung psychosozialer Belastungs- bzw. Streßfaktoren bezüglich der Genese der Arteriosklerose vor (s. a. Kap. 59, »Arterielle Verschlußkrankheiten ...«). Schon die bekannten Risikofaktoren und die damit in Verbindung stehenden Verhaltensweisen/Abusus weisen sie als klassische psychosomatische Erkrankung aus. Es wird geschätzt, daß 20–30% aller dementiellen Erkrankungen auf einer Multi-Infarkt-Demenz (MID) beruhen. Erst in den letzten Jahren wird verstärkt untersucht, inwieweit psychosoziale Belastungsfaktoren im Rahmen eines Vulnerabilitäts-Streß-Modells zur Geltung kommen können und hinzutretend zu neuropathologischen Veränderungen zu einer Demenz vom Alzheimer-Typ (DAT) beitragen können. Dabei belegen experimentelle Untersuchungen, daß psychosoziale Faktoren nicht nur als Zusatzbelastung im Rahmen dieses Modells in Betracht zu ziehen sind, sondern auch selbst zum Ausgangspunkt morphologischer Veränderungen des Kortex werden können. »Es erscheint denkbar, daß eine Entwicklung, die der gelernten Hilflosigkeit nicht unähnlich ist, zu einer dysfunktionalen Bedienung neuronaler Netze führte und einen Rückzug neuronaler Plastizität zur Folge hat. Dies könnte den Rückgang der mit der Demenzentwicklung eng korrelierten kortikalen Synapsendichte zur Folge haben« (Bauer und Berger, 1993).

6 Hilfestellung und (psycho-)therapeutische Behandlungsmöglichkeiten

6.1 Erforderliche Gesamtsicht

Unter Berücksichtigung geriatrischer Aspekte (Störmer, 1983) bedarf es bei über 60jährigen mit funktioneller, organischer oder psychischer Symptomatik einer biopsychosozialen Gesamtsicht (Radebold, 1992, S. 204–206), um den Einfluß physischer, psychischer und sozialer Faktoren und ihre Wechselwirkungen kennenzulernen und zu würdigen.

Der behandelnde Arzt für Allgemeinmedizin/Innere Medizin verfügt meist aufgrund seiner langen Behandlungszeit über umfassende Kenntnisse der Krankengeschichte seiner über 60jährigen Patienten. Zusätzliche Informationen erbringen Hausbesuche, Partnerin/Partner und Familienangehörige sowie die weitere Umwelt (z.B. Mitarbeiter ambulanter Dienste oder von Alten- und Pflegeheimen).

In einem ersten Schritt wird es notwendig, die bisherige krankheitszentrierte in eine personenzentrierte Sicht zu verändern. Kann ich mir als Behandler aufgrund meiner Kenntnisse ein umfassendes Bild über die Lebenssituation, die Beziehungen, die sozialen Umstände wie auch über mögliche Probleme/Konflikte meiner alternden Patienten machen oder kenne ich diese kaum oder nur teilweise?

Sucht der Behandler in dieser Weise einen anderen Zugang, so kann er zunächst auf Abwehr stoßen: Alternde Patienten »wissen« vorbewußt aufgrund langjähriger Erfahrungen, daß sich ihre Ärzte nur durch das »Angebot« von körperlichen Beschwerden ansprechen lassen. Neue und andersartige Beschwerden führen zu einem erneuten längeren Kontakt und weiteren Untersuchungen, bei langfristig schon bekannten Beschwerden wird häufig nur ein Wiederholungsrezept durch die Sprechstundenhilfe ausgehändigt. Außerdem fällt es über 60jährigen aufgrund ihres Selbstbildes oft schwer, über Belastungen, Krisen oder Schwierigkeiten zu sprechen.

Die biopsychosoziale Gesamtsicht erfordert Kenntnisse aus folgenden Teilbereichen:
- Welche (physischen, psychischen und sozialen) Einschränkungen ergeben sich aufgrund der jetzigen Krankheit?
- Welche Behinderungen bestehen bei körperlicher Leistungsfähigkeit, bei Beweglichkeit, beim Hören und Sehen?
- Wie hoch sind diese Einschränkungen innerpsychisch besetzt?

Die Fragestellung führt von einer symptomorientierten zu einer funktionsorientierten Sicht.

Eine leichte Hemiplegie kann für eine Sportlerin den Verlust ihrer in der Beweglichkeit gesehenen Unabhängigkeit bedeuten und sich dadurch katastrophal auswirken. Ein Mann, der an Bewegung weniger interessiert ist und sich gern umsorgen läßt, wird dieser Hemiplegie geringere Bedeutung zumessen. Eine Arthrose im Handbereich bedeutet für einen musisch oder künstlerisch Tätigen den Verlust entscheidender Lebensinhalte; für eine Hausfrau dagegen ergibt sich die Möglichkeit, nun endlich die schon lange innerlich abgelehnte Hausarbeit aufzugeben. Schwerhörigkeit kann sich für kontaktfreudige Menschen als lebensbeeinträchtigend auswirken; Menschen, die Kontakte ablehnen, sich aus der Umwelt zurückziehen möchten oder unter einem hohen Geräuschpegel leiden, wird sie eher willkommen sein.

Welche **Aktivitäten, Interessen und Fähigkeiten** (Ich-Stärken als Ausdruck der Kompetenz) und welche konfliktfreien Bereiche bestehen zum Ausgleich? Diese Fragestellung beugt einer durch die Multimorbidität nahegelegten, ausschließlich defizitorientierten Sicht vor.

Über welche **Beziehungen** verfügen die über 60jährigen (Partner, Familie, Verwandte, Freunde und Umgebung)? In welcher sozialen Situation (Status, Einkommen, Wohnung, Versorgung) leben sie zur Zeit? Problematische, konfliktträchtige oder sich reduzierende Beziehungen ebenso wie Armut, schlechte Wohn- und Versorgungsverhältnisse gestatten oft nicht, bestehende Autonomie zu erhalten und vorhandene Ich-Funktionen zu nutzen.

Drohen **Veränderungen der Ich-Funktionen,** in den Beziehungen oder bei den sozialen Lebensumständen bzw. sind diese bereits eingetreten? Handelt es sich um unvorhergesehene Ereignisse oder bestand eine längere Anpassungszeit? Treten die Bedrohungen/Verluste kumuliert auf? Wie erleben und beurteilen die über 60jährigen selbst ihre augenblickliche Situation? Wie stellen sie sich ihre weitere Entwicklung vor und welches Ziel streben sie mit einer (möglichen) Behandlung an? Wie sind sie früher mit ähnlichen Schwierigkeiten umgegangen? Einerseits lassen sich dadurch die »privaten« Ziele und die aus der Sicht der Patienten notwendige Reihenfolge von Behandlungsschritten und andererseits frühere Bewältigungsstrategien im Sinne von Coping-Stilen (Beutel, 1988) kennenlernen, die jetzt genutzt werden können.

In der Regel stehen diese Kenntnisse dem behandelnden Arzt für seine Gesamtsicht nicht zur Verfügung. Seine hierfür notwendigen Gespräche schaffen eine Atmosphäre des Interesses, bauen ein Arbeitsbündnis auf oder stabilisieren es. Damit wird gleichzeitig eine qualitativ andere Beziehung geschaffen, die sich – mehr oder weniger bewußt – auf folgende Annahmen und Erwartungen stützt:

- Die Beziehung besteht zwischen zwei psychosozial und psychosexuell Erwachsenen unterschiedlicher Entwicklungs- und Altersstufen mit unterschiedlichen Lebenserfahrungen.
- Die meist langfristige Beziehung ist die zwischen jüngeren Behandlern und alternden Patienten, wodurch sich bestimmte Gefühlsübertragungskonstellationen ergeben können.
- Die Behandlung wird von seiten der Älteren bis zum Lebensende (d. h. auch bei schweren Erkrankungen und in der Sterbesituation) gewünscht.
- Dem Behandler wird eine hohe psychosoziale Kompetenz zugewiesen. Gleichzeitig bestehen durch das psychotherapeutisch/psychosomatische und psychiatrische Behandlungssystem zur Zeit und auch in naher Zukunft kaum psychotherapeutische Behandlungsmöglichkeiten; d. h. eine diesbezügliche Hilfe kann nur durch den ärztlichen Behandler selbst erfolgen.

Erst eine Teilidentifizierung erlaubt, sich wirklich in die Krankheits- und Lebenssituation Alternder hineinzufühlen. Wie empfindet man es, viele Tage bettlägerig und ständig auf fremde Hilfe angewiesen zu sein, eingeschränkt (Hören, Sehen) seine Umwelt wahrzunehmen oder dauernd Hilfsmittel (z. B. einen Stock oder einen Rollstuhl) benutzen zu müssen? Wie belastet fühlt man sich durch die große Anzahl verordneter Medikamente oder durch die durchgeführten Untersuchungen? Wie erlebt man ständige Verluste an wichtigen Beziehungspersonen?

6.2 Psychosomatische Hilfestellung

Aufbauend auf das so geschaffene, anders strukturierte Arbeitsbündnis läßt sich auch in der Praxis des niedergelassenen Arztes ein breites Spektrum nachfolgend dargestellter Hilfsmöglichkeiten verwirklichen. Als gemeinsame Zielvorstellung gilt, daß Alternde durch eine möglichst weitgehende, langanhaltende – und immer wieder neu zu schaffende – Ich-Stabilität und Autonomie als Erwachsene in der gewohnten Umgebung in die Lage versetzt werden, ihre Lebenssituation – und damit auch ihre Krankheiten – erneut zu bewältigen (Radebold, 1992, S. 206–208).

Stabilisierung von Ich-Funktionen

Unter einer funktionsorientierten Sicht erscheint es entscheidend, eingeschränkte oder geschädigte körperliche (Leistungsfähigkeit, Hören, Sehen, Beweglichkeit, Blasen- und Darmkontrolle), psychische (Orientierung, Stimmungslage, Gedächtnisleistungen) und soziale (Wohnsituation, Versorgung, materielle Lebensumstände sowie Kontakte, Interessen etc.) Funktionen zu verbessern bzw. zu stabilisieren. Dies geschieht durch zusätzliche Behandlungen,

Verordnungen von Hilfsmitteln, Training entsprechender Fertigkeiten, Nutzung von sozialen und weiteren ambulanten Diensten, Wohnberatung etc. Oft können auch Ich-Stärken (Interessen und Fähigkeiten) zum Ausgleich reaktiviert werden: Information, Beratung, Weiterverweisung und Vermittlung erweisen sich dabei als geeignete Instrumente. Ich-Funktionen können umgekehrt durch die in hohem Umfang verordneten Psychopharmaka, Schlaf- und Schmerzmittel negativ beeinflußt werden.

Vermeidung regressionsfördernder Einflüsse in der Interaktion

Die Interaktion mit Alternden kann hierarchisch, infantilisierend, pädagogisierend oder abhängig machend gestaltet werden. Einwände, Überlegungen und Wünsche der Älteren werden dabei kaum respektiert, eigene Meinungen nicht gefragt. Fördernde, aktivierende oder rehabilitative Maßnahmen unterbleiben und an ihrer Stelle werden pflegende, bewahrende oder sogar kontrollierende Vorgehensweisen (durch Partner, Familie und/oder professionelle Umwelt) unterstützt. Ältere werden nicht (mehr) als Gesprächspartner akzeptiert; diagnostische Eingriffe und Behandlungsmaßnahmen werden eher mit den Familienangehörigen oder den professionellen Mitarbeitern »über den Kopf der Älteren hinweg« verabredet und durchgeführt. Gespräche erfolgen nicht in ihrer Gegenwart oder mit ihrem Einverständnis. Die (noch) bestehende Teil-Autonomie wird nicht respektiert (s. a. Abschnitt 6.3).

Gezielte Ansprache

Oft wird es notwendig, ärztlicherseits bei bestehendem Arbeitsbündnis gesehene Probleme, Konflikte und Schwierigkeiten, drohende oder eingetretene Verluste ebenso wie soziale Notstände direkt und offen anzusprechen. Alternden wird es dadurch möglich, in augenblicklich gewünschtem Umfang darauf einzugehen. Kummer, Trauer und Verzweiflung können zugelassen werden und gleichzeitig erfährt der Arzt, welche Verarbeitungs- und Bewältigungsmöglichkeiten bestehen. Oftmals werden alternative Lösungsmöglichkeiten gesehen, die dann im Gespräch mit dem Arzt abgeklärt und gegeneinander abgewogen werden können. So wird es ihnen möglich, Lösungen für anstehende Schwierigkeiten und Konflikte zu finden oder sich stärker auf einen Trauerprozeß einzulassen.

»Symbolische« Gabe

Gezeigtes Interesse, Ansprache, vermehrt zur Verfügung gestellte Gesprächszeit, Teilidentifizierung sowie Anerkennung der gezeigten Aktivitäten und rehabilitative Hilfe bei oft unerträglichen und schwierigen Lebens- und Krankheitssituationen stellen einen wichtigen Behandlungsbeitrag im Sinne einer »symbolischen« Gabe des Arztes dar, deren Bedeutung oft unterschätzt wird. Gerade bei vereinsamten Alternden kommt dem so gestalteten Kontakt zum behandelnden Arzt hohe Bedeutung zu. Sie erlaubt gleichzeitig eine Reduzierung der Medikamentengabe.

Benötigte Zeit

Obwohl diese Patienten eher zu wenig Zeit erhalten, benötigen sie im Gegenteil vermehrt Zeit. Der Arzt braucht Zeit, um ihre Biographie und ihre Lebenssituation kennenzulernen. Sie selbst benötigen Zeit, um über Probleme, Kümmernisse und Sorgen zu sprechen, sich an verändernde oder geänderte Lebensumstände zu gewöhnen, Konfliktlösungen im Gespräch zu finden oder einen Trauerprozeß zu durchleben.

Erforderliche Kenntnisse und Kooperation

Um dieses Spektrum der Hilfsmöglichkeiten zu realisieren, bedarf es umfassender Kenntnisse über lokale und regionale Hilfs- und Versorgungssysteme und weitreichender Kooperation. Der Arzt benötigt Wissen darüber, welche Möglichkeiten an Information, an Beratung (Altenberatungsstellen und spezifische Beratungsangebote), an ambulanten (Essen auf Rädern, Versorgungsdienste, Pflegeangebote) und stationären (Tagespflegeeinrichtungen, Alten- und Pflegeheime, Kurzzeitunterbringungsmöglichkeiten) Diensten der Altenhilfe sowie an Angeboten der Altenarbeit (Altenclubs, Altenzentren, Altenerholungsmaßnahmen, Volkshochschule und weitere Bildungsangebote etc.) lokal und regional bestehen. Ebenso bedarf es der Kooperation mit unterschiedlichen Berufsgruppen, z.B. Altenpflege-, Krankenpflege- und Rehabilitationskräften, Sozialarbeitern und Sachbearbeitern unterschiedlicher Behörden/Ämter sowie ehrenamtlicher Mitarbeiter der unterschiedlichen Wohlfahrtsverbände/Kirchen.

6.3 Zum Umgang mit spezifischen Schwierigkeiten

Das geschaffene Arbeitsbündnis kann durch bestimmte Schwierigkeiten immer wieder in Frage gestellt werden (Radebold, 1992, S. 208–226): Die beschriebene umgekehrte Übertragungskonstellation führt häufig zu Beziehungsstörungen. Wenn der Arzt es bei sich zuläßt, kann er häufiger ihm unverständliche Gefühle und Handlungen gegenüber bestimmten Patienten beobachten. Diese werden mit Hilfe der eigenen Erinnerungen an die Kindheits- und Entwicklungsgeschichte zugänglicher. Welche Erwartungen, Befürchtungen, Vorstellungen und Wünsche habe ich bei diesen Patienten, welche Konflikte und Schwierigkeiten vermeide ich? An welche Kindheitspersonen erinnert mich dieser Patient?

Diese Übertragungskonstellation ändert sich bei fortschreitender Behandlung, teilweise sogar sehr schnell. Aufgrund der erfolgreichen Hilfestellung und der erlebten Kompetenz entwickelt der Patient trotz des großen Altersunterschiedes die bekannte klassische Übertragung. Nur bei ausgeprägten Schwierigkeiten wird er den Arzt wieder als den »jungen Menschen« ansehen, »der doch nichts von den Alten versteht«.

Regressive Patienten erwarten von vornherein als Ausdruck der klassischen Übertragungskonstella-

tion von ihrem Arzt die Handlungsweise eines mächtigen Elternteils. Im »Hier und Jetzt« lebend, suchen sie eine tatkräftige Unterstützung, zum Teil auch gegen die Umwelt. In der Regel akzeptiert der Behandler dieses unbewußte Übertragungsangebot gern, da sie seiner Vorstellung der Arzt-Patient-Beziehung entspricht. Die Stabilisierung regressiver Tendenzen durch den Arzt kann in vielfältiger Form erfolgen: So z.B. durch eine langfristige Versorgung und Betreuung anstatt entsprechender Aktivierung; durch die Verlagerung von alltäglichen Entscheidungen von dem Patienten weg auf seine Umwelt; durch die Festlegung von Behandlungen und Verordnungen zusammen mit den Angehörigen ohne Berücksichtigung der Wünsche des alternden Patienten etc.

Die häufig anzutreffende Ansicht vom Alter als »zweiter Kindheit« verstärkt noch diese Tendenz. Wenn alternde Patienten »Kinder« sind, dann müssen sie eben »versorgt«, »betreut«, »verwöhnt«, aber auch »erzogen« und »beaufsichtigt« werden. Die unbewußte Identifizierung des Patienten mit diesen Ansichten schränkt die noch bestehenden Möglichkeiten einer zumindest teilweisen Verselbständigung fast völlig ein. Die zunächst so einleuchtende Gleichsetzung von Altern mit (umgekehrt verlaufender) zweiter Kindheit trifft auch deswegen nicht zu, weil auch bei Kindern das Wissen um die gegebene weitere Entwicklung zum Erwachsenen hilft, alle vorübergehenden Entwicklungsschwierigkeiten zu bewältigen. Dagegen führen dementielle Krankheitsbilder zu einer weiteren Verschlechterung, ausgeprägter Hilflosigkeit und schließlich zum Tode.

Unverändert hat daher die Leitvorstellung zu gelten, daß auch alternde Patienten mit ausgeprägtem physischen und psychischen Krankheitssymptomen und Ausfällen Erwachsene im höheren und hohen Alter mit langjährigen Erfahrungen sind.

Jüngere, aber auch ältere Behandler reagieren häufig unsicher, hilflos oder ablehnend, wenn ihre alternden Patienten libidinöse oder aggressive Triebimpulse zeigen oder diesbezügliche Konflikte haben. Intensive Vorwürfe, Wut, Haß- und Neidgefühle gegen Jüngere, Gleichaltrige oder sogar noch Ältere; Rivalitätsempfindungen ebenso wie Wünsche nach Zärtlichkeit; Probleme mit Potenz und Selbstbefriedigung oder Wünsche nach neuen befriedigenden sexuellen Beziehungen entsprechen nicht dem Bild des »abgeklärten«, »weisen« oder »jenseits von Gut und Böse« gewünschten alternden Patienten. Jüngere können und dürfen sich nicht vorstellen, daß ihre Eltern und Ältere ebenfalls gleichartige Konflikte haben oder sie selbst eines Tages mit derartigen Problemen konfrontiert sein könnten. Gleichaltrige vermeiden die Frage, ob sie selbst derartige Gefühle und Konflikte haben und bewältigen müssen (Radebold, 1992, S. 14–19, 37). Mögliche Reaktionen der Behandler werden in Abschnitt 3.3 beschrieben.

Verordnung, Änderung oder Absetzen eines Medikaments bekommen gerade für den alternden Patienten und seinen Arzt eine wichtige zusätzliche innerpsychische Bedeutung (Hirsch und Schneider, 1990;

Radebold, 1992, S. 173). Das Rezept erlaubt dem Behandler eine distanzierte indirekte Beziehung zu seinem Patienten und dient ihm gleichzeitig als Beweis seiner Bemühungen.

Die so häufig verordneten Hypnotika, Sedativa, Tranquilizer und Neuroleptika schützen einerseits den Patienten vor seinen Ängsten, Kümmernissen und seiner Traurigkeit (nehmen ihm damit auch die Chance der Auseinandersetzung und Bewältigung!) und verhindern andererseits, daß diese an den Arzt herangetragen werden.

Weiterhin erlebt der Patient die regelmäßige Verordnung als ständige Zuwendung und gleichzeitig als Beweis, daß der Arzt ihn noch nicht aufgegeben hat. Die Beendigung einer medikamentösen Behandlung ohne Ersatz heißt dann unbewußt für ihn, daß sein Arzt ihn aufgegeben hat, wobei die Beendigung Unheilbarkeit und Sterben bedeutet. Die Einnahme langjährig erprobter und vertrauter Medikamente – selbst bei ausgeprägter Placebowirkung – stützt offenbar bei sich regressiv verhaltenden Patienten als äußere strukturierende Maßnahme die innere Stabilität. Gut bekannt ist, daß Patienten in großem Umfang nicht-rezeptpflichtige Medikamente und Hausmittel einnehmen: Einerseits glauben sie offensichtlich im Sinne einer magischen Vorstellung eine Stabilisierung, wenn nicht gar eine Verjüngung zu erreichen (dem entspricht auch die dazugehörige Reklame) und andererseits betonen sie damit ihre Unabhängigkeit von der Umwelt. Diese vielfältige Bedeutung macht den oft so vehementen und intensiven Widerstand der Patienten gegen Veränderung oder sogar Absetzung eines langfristig vertrauten Medikamentes verständlich. Erst eine durch andere Maßnahmen erreichte Sicherheit erlaubt es dem Patienten selbst, das Medikament zu reduzieren oder sogar abzusetzen (s.a. Abschnitt 6.2, »Symbolische Gabe«).

Schwierigkeiten treten auch dadurch auf, daß über das anzustrebende Behandlungsziel unterschiedliche Vorstellungen bestehen. Die Familie wünscht sich einen ruhigen, anspruchslosen und sich fügenden Familienangehörigen; die Krankenschwester geht von dem Idealbild eines pflegebedürftigen, zu versorgenden und Dankbarkeit zeigenden Kranken aus; andere Mitarbeiter wünschen sich einen aktiven, wieder selbständig werdenden und damit in Konflikt mit seiner Umwelt kommenden Patienten. Er selbst spürt diese unterschiedlichen Anforderungen und wählt die ihm zusagende Möglichkeit.

In der Regel hat der Patient im Alter schon zahlreiche Verluste an wichtigen Bezugspersonen erlebt und kennt seine zunehmende Vereinsamung. So kommt jeder Unterbrechung einer Behandlung (z.B. durch den Urlaub oder Kongreßbesuch des behandelnden Arztes oder durch eine Krankenhauseinweisung) wichtige Bedeutung zu. Gerade regressive Patienten setzen oft die ihnen immer wieder zugemutete Trennung von einer wichtigen – möglicherweise »letzten« – Bezugsperson (Arzt und Pflegepersonal stellen öfter die einzigen Kontakte dar) unbewußt mit dem Tod gleich. Ähnlich wie bei Kindern zeigen

sie dann Deprivationserscheinungen, reagieren mit einer Verschlechterung ihrer Symptomatik, klammern sich an oder wenden sich resigniert ab. Daher muß eine Unterbrechung der Behandlung oder sogar eine manchmal erforderliche Trennung langfristig angekündigt und immer wieder angesprochen werden. Die Aufrechterhaltung der Kontakte durch entsprechende Besuche, auch z.B. des Arztes im Krankenhaus oder die Fortführung der Behandlung zu einem bereits fest verabredeten Termin haben sich als hilfreich erwiesen.

Das Verbleiben in regressiven Verhaltensweisen erlaubt dem Patienten einen zusätzlichen sekundären Krankheitsgewinn. Jede erneute Verselbständigung, jede Aktivierung und damit jeder Appell an seine Erwachsenen-Seite fordert seine oft mühselige, schmerzhafte und langfristige Mitarbeit ein und nimmt ihm gleichzeitig ein großes Stück an Verwöhnung, ständiger Hilfe, Fürsorge sowie Entlastung. Als oft auch unbewußte Reaktion Alternder lassen sich dann mißmutiges Verhalten, Ärger und ständige Vorwürfe registrieren, die genau diejenigen betreffen, die sich »doch so um ihn bemühen«, d.h. Familienangehörige, Pflegekräfte, Ärzte. In Unkenntnis der Folgen des Entzugs der regressiven Verwöhnung und Fürsorge reagieren diese umgekehrt vorwurfsvoll und verärgert oder »bestrafen« durch Liebesentzug, moralische Appelle etc. Gerade in derartigen Situationen wird oft eine Beratung der Familienangehörigen und der professionellen Mitarbeiter benötigt, damit weder ein Liebesentzug erfolgt noch aufgrund vielfältiger Schuldgefühle erneut verwöhnend und damit regressionsfördernd reagiert wird.

6.4 Psychotherapeutische Behandlungsmöglichkeiten

Die seit 1980 vorgelegten (inzwischen auch im deutschsprachigen Raum umfangreichen) Behandlungserfahrungen (Petzold und Bubolz, 1979; Radebold, 1981, 1989a, b, 1992; Radebold und Schlesinger-Kipp, 1983; Hirsch, 1990; Hirsch et al., 1992; Radebold und Hirsch, 1993) erlauben folgende Aussagen über bestehende psychotherapeutische Behandlungsmöglichkeiten:

Die *psychoanalytisch orientierte Einzelbehandlung* hat sich unter Berücksichtigung üblicher Indikationskriterien bis mindestens zum 80. Lebensjahr bei neurotischen und reaktiven Erkrankungen als erfolgreich erwiesen: Als Krisenintervention (3–5 Behandlungen) dient sie zur akuten Hilfestellung; bei pathologischen Trauerreaktionen haben sich 15–20 Einzelbehandlungen (im Verlauf mehrerer Monate) bewährt; erstmals auftretende schwere reaktive und wiederauftretende neurotische Erkrankungen bedürfen einer längeren Behandlungszeit (1–2 Wochenstunden über bis zu 1–2 Jahre). Psychoanalysen (mehrjährig 3–4 Wochenstunden Behandlung) wurden bisher kaum durchgeführt.

Die Gruppe – hier als *Gruppenpsychotherapie* – bietet offensichtlich gerade für psychisch Alterskranke mit ihrer häufigen Vereinsamung und ihren Kontaktstörungen die Möglichkeit zu neuen Kontakten, zum Austausch von Erfahrungen, zur gegenseitigen Hilfestellung und Verständnisfindung. Sie bietet bei ausgeprägten regressiven Erscheinungen Schutz gegen ansteigende Angst oder Isolierung und läßt ein besseres Ertragen von Übertragung und Gegenübertragung im Sinne der Aufspaltung der aggressiven oder libidinösen Impulse auf einzelne Gruppenmitglieder und den Therapeuten zu. Zudem fällt eine Identifizierung mit der Gruppe häufig leichter als mit dem Einzelnen.

Psychoanalytisch orientierte Gruppenpsychotherapie dient in Form von 1-, 2–3jährig laufenden ambulanten Langzeitgruppen (einmal wöchentlich mit mindestens 90minütiger Dauer) zur Behandlung von psychoreaktiven/neurotischen Alterskranken. Psychodynamisch orientierte Gruppenpsychotherapie findet in ambulanter Praxis, in Tageskliniken sowie in psychosomatischen, geriatrischen Rehabilitationskliniken und gerontopsychiatrischen stationären Einrichtungen statt. Sie ermöglicht die Behandlung von psychoreaktiv Erkrankten und von Patienten mit Abhängigkeitsproblematik und die Auseinandersetzung und Bewältigung von andersartigen psychischen oder chronischen körperlichen Erkrankungen im Alter. Derartige Gruppen werden ebenso in Beratungseinrichtungen, in sozialpsychiatrischen Diensten sowie in Heimen durchgeführt.

Ebenso hat sich das Instrument *Gruppe im Rahmen der kognitiven Verhaltenstherapie* für depressiv Erkrankte, beim Autogenen Training, in der Gestalttherapie sowie bei allen nicht-verbalen Verfahren (z. B. konzentrative Bewegungstherapie, Musiktherapie) bewährt.

Über spezifische Behandlungserfahrungen mit psychosomatisch Alterskranken wurde bisher wenig berichtet (Schwöbel, 1965; Paley und Luparello, 1973; Garfinkel, 1980; Radebold und Rassek, 1985; Wilke, 1985; Gathmann, 1987; Heuft, 1993). Zusätzlich wurde aber beobachtet, daß sich bei der psychoanalytischen Psychotherapie einer depressiven Symptomatik mehrfach organische Erkrankungen deutlich verbesserten bzw. verschwanden (Radebold, 1992).

Aufgrund seiner fokaltherapeutischen Behandlungserfahrungen (Heuft und Senf, 1992) wurde es Heuft (1993) möglich, differentielle Psychotherapieindikationen für Patienten mit funktionellen Somatisierungen zu entwickeln.

Paar- und familientherapeutische Erfahrungen liegen bisher nur in geringem Umfang für den Altersbereich vor. Ältere werden in die Familientherapie meist zugunsten der jüngeren Kernfamilie einbezogen. Kaum hat sich die Familientherapie bisher der Hilfestellung für den Älteren unter Einbeziehung seiner Familie gewidmet.

Manchmal wird auch eine Veränderung des therapeutischen Ansatzes erforderlich, der jetzt zweiseitig einerseits auf die Bearbeitung von aktuellen innerpsychischen Konflikten und andererseits auf Beratung, Behandlung und Hilfestellung im körperlichen und sozialen Bereich (Radebold et al., 1973, 1981) ausgerichtet sein muß.

KAPITEL 85

Körperlich begründbare psychische Störungen

Ekkehard Gaus und Karl Köhle

1 Patientengeschichte

Die 52jährige Patientin, die sich seit ungefähr 6 Jahren wegen einer chronischen dialysepflichtigen Niereninsuffizienz in ambulanter Dialysebehandlung befand, wurde stationär in eine psychiatrische Klinik eingewiesen. Zu Beginn der Erkrankung hatte als Ursache des Nierenversagens erst nachträglich ein Lupus erythematodes festgestellt werden können. Jetzt war bei ihr vor der Einweisung seit Monaten eine zunehmende ängstlich-depressive Verstimmung mit einem ausgeprägten sozialen Rückzug aufgefallen. Die Patientin, die früher den Haushalt alleine versorgt hatte, mußte jetzt durch ihren Ehemann und ihren Sohn abwechselnd betreut und beaufsichtigt werden und traute sich zuletzt nicht mehr, alleine in ihrer Wohnung zu bleiben. Etwa ein Jahr zuvor war sie wegen einer Herzschwäche ins Krankenhaus aufgenommen worden. Schon damals war sie sehr depressiv gewesen und hatte anschließend Antidepressiva verordnet bekommen, worauf sich die depressive Verstimmung nur kurzfristig besserte. Wegen ihrer Grunderkrankung (Lupus erythematodes) wurde sie mit Steroidhormonen behandelt. Etwa ein halbes Jahr zuvor war sie erneut wegen einer Zunahme ihrer depressiven Symptomatik und eines leicht erhöhten Serumkalziumspiegels in eine Klinik gekommen. Es wurde unter der Annahme eines tertiären Hyperparathyreoidismus eine Epithelkörperchen-Exstirpation durchgeführt. Nach einer einige Monate anhaltenden Besserung verschlechterte sich der Zustand der Patientin fortlaufend.

Bei der ersten Untersuchung war die Patientin bei klarem Bewußtsein, wirkte aber phasenweise substuporös, dabei ratlos, teils abweisend, teils anklammernd. Sie war zwar in allen Qualitäten orientiert, aber stark verlangsamt, erschien tief depressiv, verängstigt, im Antrieb und in ihrer Spontaneität erheblich vermindert, in ihrer Konzentrations- und Aufmerksamkeitsfähigkeit eingeschränkt. Im Gespräch zeigte sie sich schwerbesinnlich, im Denkablauf haftend, zäh. Für Halluzinationen fand sich kein Anhalt. Ihre Ängste schienen eine paranoide Färbung aufzuweisen. Insbesondere das Kurzzeitgedächtnis war stark gestört.

An Medikamenten hatte die Patientin über lange Zeit ein Kortisonpräparat in gleichbleibender Dosierung und ein Präparat zur Ulkusprophylaxe (Cimetidin) eingenommen.

Vom Körperlichen her fanden sich Zeichen einer chronischen Nieren- und kompensierten Herzinsuffizienz, neurologisch Hinweise für eine beginnende Polyneuropathie. Das Ergebnis des kurz nach der Aufnahme durchgeführten Benton-Tests war hochpathologisch.

Insgesamt fiel neben der ängstlich-depressiven Verstimmung und dem Rückzugsverhalten der Patientin eine erhebliche Hirnleistungsschwäche auf. Eine Stoffwechseldekompensation, beispielsweise durch unzureichende Dialyse, oder eine Störung des Kalziumhaushalts konnten ausgeschlossen werden, ebenfalls fand sich kein Anhalt für eine Exazerbation der Autoimmunerkrankung. Im kranialen Computertomogramm zeigten sich keine über der Norm liegenden atrophischen Veränderungen.

Die Lebenssituation der Patientin war durch eine Kette von Verlusten und Entbehrungen geprägt. Nach Ausbruch ihrer schweren Nierenerkrankung vor 6 Jahren, die sie lange verleugnet hatte, mußte sie sehr rasch ins Hämodialyseprogramm aufgenommen werden. Während der letzten Jahre hatte es erhebliche Probleme mit dem Sohn der Patientin gegeben, der alkoholabhängig war und zuletzt seine Arbeit verloren hatte. Die Patientin hatte diesen Sohn jahrelang mit großer Aufopferung und Selbstverleugnung versorgt. Zuletzt war sie selbst völlig auf die Versorgung durch andere angewiesen. Im Gespräch zeigte sie sich darüber tief verzweifelt. Sie hatte sich bis zuletzt einer erneuten Aufnahme ins Krankenhaus widersetzt. Dort steigerte sich ihre Angst zunächst zur Panik; später, als sie darüber erzählen konnte, sagte sie, sie habe sich erst völlig hilflos und ausgeliefert erlebt und manches wie im Traum wahrgenommen. Sie habe immer Angst gehabt, irgendwohin gebracht zu werden, ohne zu wissen, wohin, und habe sich insbesondere vor der unvertrauten Umgebung in der neuen Dialysestation gefürchtet, wohin sie dreimal pro Woche gebracht wurde.

Es lag nicht fern, eine reaktive Komponente bei der depressiven Verstimmung zu vermuten. Insgesamt deutete aber das gesamte Bild mit Verlangsamung und, neben der affektiven Symptomatik, der im Vordergrund stehenden Beeinträchtigung ihrer geistigen Funktionen auf eine organische Entstehung hin. Dabei kamen aufgrund der Kollagenerkrankung, der Niereninsuffizienz mit begleitender Anämie und Einnahme verschiedener Pharmaka eine Reihe von Möglichkeiten in Betracht.

Da von Anfang an der Verdacht auf ein medikamenteninduziertes Psychosyndrom bestand, wurde zunächst das Ulkuspräparat abgesetzt und später die Kortisondosis schrittweise reduziert. Erst dann besserten sich innerhalb von Wochen Angst und Depression und die Auffassungsstörungen der Patientin. Der Benton-Test war bei späterer Wiederholung unauffällig. Im reduzierten Wechsler-Intelligenztest wies sie eine durchschnittliche intellektuelle Leistungsfähigkeit auf.

Nach Aufhellung der depressiv-ängstlichen Verstimmung kam es zu einer hypoman anmutenden Stimmungsschwankung der Patientin. Dabei wirkte sie überdreht, flirtend-kokettierend, neigte zur übermäßigen Flüssigkeitszufuhr, so daß in dieser Phase mehrfach eine Überwässerung auftrat.

Das akute organische Psychosyndrom, das vornehmlich als depressiver Verstimmungzustand aufgefallen war, der sich über viele Monate entwickelt hatte, hatte dazu geführt, daß die Patientin zu Hause vollständig auf die Hilfe anderer angewiesen und die Dialysebehandlung bei ihr erheblich erschwert, ja sogar gefährdet gewesen war. Da ein Suizidrisiko angenommen wurde, hatte das Dialysepersonal sich zuletzt nicht mehr getraut, die Patientin aus den Augen zu lassen, was den Arbeitsablauf auf der Dialysestation erheblich erschwert hatte. Der weitere Verlauf unter einer niedrigen Erhaltungsdosis mit Nebennierenrindenhormonen war komplikationslos.

Es war im folgenden möglich, mit ihr die konflikthafte familiäre Situation, ihre Unsicherheit, wie es mit dem Sohn weitergehen werde, auch unter Einbeziehung der Angehörigen, zu bearbeiten.

Der beschriebene Ablauf ist bezeichnend dafür, wie bei Entstehung und Ausprägung eines akuten organischen Psychosyndroms Schädigungen durch die Erkrankung, Medikamenteneinflüsse, Persönlichkeitseigenschaften und situationsspezifische Merkmale zu berücksichtigen sind und den Krankheitsverlauf insgesamt beeinflussen.

Das Beispiel zeigt, wie vielfältig die in Frage kommenden pathogenen Faktoren sind, die wir berücksichtigen müssen, wenn wir solchen Patienten begegnen.

2 Einführung und Problemstellung

Mit organischen Psychosyndromen als körperlich begründbaren psychischen Störungen bei somatischen Erkrankungen befassen sich neben der Psychiatrie auch die jeweiligen organmedizinischen Fächer wie Innere Medizin, Chirurgie, Neurologie. Obwohl solche Störungen bei Patienten beispielsweise mit internen und chirurgischen Erkrankungen nicht selten auftreten, erfahren sie dort meist wenig Beachtung. In den Lehrbüchern dieser Disziplinen finden sich, wenn überhaupt, meist nur kurze Hinweise. Auch in der psychosomatischen Literatur werden sie, von wenigen Ausnahmen (z. B. Adler, 1986) abgesehen, wenig gewürdigt. Hingegen finden sie sich in den Lehr- und Handbüchern der Psychiatrie und psychiatrischen Übersichten und Monographien ausführlich abgehandelt (Bleuler et al., 1966; Bleuler, 1983; Huber, 1987; Burchard, 1980; Conrad, 1960; Battegay et al., 1984; Lipowski, 1980a, b, 1989; Hunger et al., 1987) .

Patienten mit hirnorganischen Psychosyndromen im Krankenhaus, die dem Psychiater vorgestellt oder überwiesen werden, zeigen meist besonders eindrückliche, oftmals dramatisch und bedrohlich erscheinende Symptome von Unruhe und Agitiertheit, so daß die Behandlung der Grunderkrankung erschwert oder verunmöglicht wird. Dies hat dazu geführt, daß sich die Psychiatrie über lange Zeit vorwiegend mit diesen und weniger mit den leichten und unauffälligen Störungen psychischer Funktionen körperlich Kranker beschäftigt hat, die zahlenmäßig bei weitem überwiegen. Oft werden die Patienten, bei denen Stimmungsveränderungen und eine Verlangsamung der kognitiven Funktionen bestehen, auf Station als apathisch, uninteressiert und unkooperativ oder als leicht erregbar und aggressiv angesehen. Dabei wird nicht selten fälschlicherweise eine psychische Genese angenommen und das auffällige Verhalten dem Charakter zugeschrieben. Zum Teil werden die Störungen, insbesondere bei ruhigen und zurückgezogenen Patienten, übersehen. Dabei spielt auch die im Unterschied zu den meisten psychogenen Störungen feststellbare Tendenz der Patienten eine Rolle, das Ausmaß ihrer Einschränkungen zu überspielen und zu bagatellisieren. So kann man bei Visiten auf internen und chirurgischen Stationen immer wieder Patienten erleben, die ein verbindliches Lächeln und höfliche Floskeln mit dem Arzt austauschen, aber bei näherer Untersuchung grobe Orientierungsstörungen erkennen lassen.

Patienten mit einer so gearteten Störung stellen einen nicht unerheblichen Teil derer dar, die im psychosomatischen Konsiliar- und Liaisondienst versorgt werden müssen (Krakowski, 1979). Neben reaktiv ausgelösten Angst- und Depressionszuständen handelt es sich um die häufigste Form psychischer Störungen bei körperlichen Erkrankungen (Schwab, 1982).

Unter körperlich Kranken in stationärer Behandlung wurden 10 bis 45% der Patienten mit Depressionen (je nach berücksichtigtem Schweregrad) angetroffen (Übersichten bei Tölle, 1990, und Rodin, 1986) und zusammenfassend als »depression in medically ill« bezeichnet. Insbesondere bei Patienten mit gastrointestinalen neoplastischen Erkrankungen und Kollagenosen ist der Prozentsatz von Patienten mit affektiven und kognitiven Störungen hoch (Cavanaugh und Wettstein, 1989).

Neben diesen praktischen Momenten stellt sich in der engen Verflechtung somatischer und seelischer bzw. erlebnisreaktiver Faktoren bei körperlich Erkrankten ein interessantes theoretisches Problem der Psychiatrie und klinischen Psychosomatik dar. Dabei hat der Psychosomatiker oder Liaison-Psychiater gerade bei den leichteren Formen oft die Aufgabe, dafür zu sorgen, daß sowohl die körperliche als auch die psychische Seite der Störung diagnostiziert und behandelt werden.

Das vorliegende Kapitel beschränkt sich auf eine überblickhafte Darstellung akuter hirnorganischer Psychosyndrome, wobei für die klinische Psychosomatik relevante Aspekte besonders betont werden.

Im Hinblick auf Einzelheiten der Psychopathologie, Ätiopathogenese und Systematik sei auf entsprechende Darstellungen im psychiatrischen Schrifttum verwiesen. Darin finden wir eine für den Außenstehenden erstaunliche und möglicherweise oftmals verwirrende nomenklatorische Vielfalt.

3 Definition und Begriffe

Zur Orientierung sollen einige häufig verwandte Begriffe mit Herkunft und Entstehung vorgestellt werden:

Wir verwenden im weiteren die Bezeichnung **organisch bedingte psychische Syndrome und Störungen** als Folge einer entweder primär, d. h. das Gehirn direkt, oder sekundär, d. h. beispielsweise bei einer körperlichen Allgemeinerkrankung, das Gehirn indirekt beeinträchtigenden Erkrankung oder Schädigung. Dieses ist zumindest potentiell reversibel.

Synonym, zum Teil ähnlich, mit einer gewissen Differenzierung, werden Begriffe wie »körperlich begründbare Psychosen« (K. Schneider, 1980), »organische Psychosen«, »exogene Psychosen«, »akute exogene Reaktionstypen« (nach Bonhoeffer, 1912), »symptomatische Psychosen« und »Funktionspsychosen« (Wieck, 1956, 1977), in der angelsächsischen Literatur auch »Delirium« (Lipowski, 1980a, b, 1985) verwandt, wobei der Begriff einen viel weiteren Bereich umfaßt, als dies im deutschsprachigen Raum der Fall ist.

Davon abgegrenzt wurden **chronische organische Psychosyndrome** (auch organisches Defektsyndrom) als **irreversible** psychische Veränderungen aufgrund zerebraler Schädigung, zum Teil auch hirnlokale Psychosyndrome bei umschriebener lokalisierter Schädigung des Gehirns, die allerdings nur in Einzelfällen eine spezifische prägnante Differenzierung aufgrund von Veränderungen von Stimmung, Antrieb und kognitiven Leistungen erlauben, wie es auch für die endokrinen Psychosyndrome gilt. Auch die genaue Abgrenzung von akut und chronisch bzw. reversibel und irreversibel im Querschnittsbild ist nicht in allen Fällen möglich.[*]

Alle Erkrankungen des Körpers und des Gehirns können grundsätzlich zu organischen Psychosyndromen führen, wenn wir sie auch bei bestimmten Erkrankungen besonders häufig beobachten. Die heutigen Anschauungen leiten sich von den Erkenntnissen Bonhoeffers her (1912), der, anstelle der auf Kraepelin zurückgehenden Meinung, jede Hirnnoxe habe ein spezifisches Syndrom zur Folge, seine **fünf akuten exogenen Reaktionstypen** (mit den Möglichkeiten Delir, epileptiforme Erregung, Halluzination, Amentia und Dämmerzustände) als unspezifische Folgen verschiedener Schädigungsmöglichkeiten postulierte. Das bedeutet ein Abrücken von dem Versuch, unterschiedliche

psychopathologische Bilder nach ätiologischen und pathogenetischen Gesichtspunkten zu klassifizieren.

Obwohl die einzelnen Syndrome Bonhoeffers verändert, zum Teil durch andere ersetzt wurden, orientieren sich spätere Vorstellungen an der Lehre vom exogenen Reaktionstyp (Übersicht bei Neumärker, 1989). Zwar können bestimmte Färbungen auf spezifische Noxen bzw. Erkrankungen hinweisen (Medikamente, Drogen), doch betreffen die kennzeichnenden Züge, z. B. beim Delirium tremens, mehr die vegetative Begleitsymptomatik als das psychopathologische Syndrom. Typisch für das akute organische Psychosyndrom ist das Fließende des Zustandsbildes, an dem sich oft Gesetzmäßigkeiten des Ablaufs des zugrundeliegenden organischen Prozesses erkennen lassen (Conrad, 1960).

Als zentrales Symptom wird dabei die **Bewußtseinstrübung** dargestellt, die allerdings von Anfang an nicht als obligatorisch in jedem Fall angesehen wurde.

Bewußtseinsstörungen lassen sich in verschiedene Typen einteilen:
- nach dem Grad der Herabsetzung der Vigilanz,
- nach der Einengung des Bewußtseinsfeldes,
- nach der Lösung der Zusammenhänge seelischer Inhalte (C. Müller, 1973).

Dies entspricht einer idealtypischen Einteilung, wobei wir es häufig mit einer Mischung aus verminderter Vigilanz, Einengung des Bewußtseinsfeldes und gestörten Zusammenhängen zu tun haben.

Es werden auch quantitative Bewußtseinsstörungen mit der Übergangsreihe Koma-Sopor-Somnolenz-Verhangenheit und qualitative Bewußtseinsstörungen, z. B. mit produktiv-psychotischer Symptomatik, unterschieden. Wieck (1956, 1977), der den Begriff **Funktionspsychose** synonym mit den akuten exogenen Reaktionstypen verwandte, hat für diese leichteren Formen die Bezeichnung **Durchgangssyndrome** eingeführt. Er bezeichnet dabei die **Minussymptomatik** an kognitiven und intellektuellen Funktionen als gemeinsames Achsensymptom von Durchgangssyndromen und Funktionspsychosen. Im Situationskreismodell von v. Uexküll (Kap. 1) bedeutet dies, daß die gewohnten Programme, mit denen Probleme gelöst und Umweltbezüge hergestellt werden, nicht mehr oder nur noch teilweise zur Verfügung stehen und durch einfachere Programme ersetzt werden müssen.

Bei den Durchgangssyndromen handelt es sich um die Störungsformen ohne nachweisbare Bewußtseins-

---

[*] Dies hat dazu geführt, daß im Diagnostic and Statistical Manual der American Psychiatric Association (DSM-III-R; Wittchen, 1989) nicht mehr streng zwischen akuten und chronischen Formen unterschieden und eine Einteilung in Gruppen vorgenommen wird, je nachdem, ob globale (Delir, Demenz) oder umschriebene kognitive Einschränkungen bzw. Abnormalitäten (amnestisches Psychosyndrom, organische Halluzinose, organisches Wahnsyndrom) oder aber organische Persönlichkeitsveränderungen bestehen (s. a. Möller, 1986). Ähnlich verfährt die 10. Revision der Internationalen Revision der Krankheiten (ICD-10; Dilling et al., 1991).

trübung. Im Verlauf einer progredienten primären Hirnerkrankung oder einer sekundär im Rahmen einer Körpererkrankung entstehenden Hirnfunktionsstörung nimmt ein Durchgangssyndrom häufig an Schwere zu und geht fließend in die Bewußtseinstrübung über. Nach Vergiftungen oder Hirntraumen finden wir meist eine umgekehrte Abfolge. Gering ausgeprägte Durchgangssyndrome als Zeichen einer körperlichen Erkrankung, die sich z. B. nur in ängstlicher oder depressiver Verstimmung, erhöhter Reizbarkeit oder Antriebsschwäche äußern, sind oft schwer zu erkennen, von psychoreaktiven Veränderungen kaum abzugrenzen und imponieren als pseudoneurasthenische Syndrome.

4 Häufigkeit

Häufigkeitsangaben über das Vorkommen organisch bedingter psychischer Störungen in der Literatur sind sehr unterschiedlich. Dies rührt daher, daß sie sich oft auf nicht vergleichbare Gruppen untersuchter Patienten beziehen. So spielt beispielsweise das Alter für die Wahrscheinlichkeit des Auftretens eine wesentliche Rolle, da mit steigendem Alter eine rapide Zunahme zu verzeichnen ist und insbesondere Patienten über 60 Jahre besonders gefährdet sind. Bestimmte Erkrankungen, z. B. mit metabolischen Veränderungen, und einzelne therapeutische Verfahren stellen ein besonderes Risiko dar. Schließlich sind Häufigkeitsangaben, die sich beispielsweise auf nichtpsychiatrische Populationen beziehen, oft durch diagnostische Unsicherheiten und Anwendung unterschiedlicher definitorischer Regeln zweifelhaft. So werden zum Teil nur eindrückliche Varianten mit produktiv-psychotischer Symptomatik oder psychomotorischer Unruhe berücksichtigt (z. B. bei Willi, 1966).

Im folgenden seien einige Literaturangaben zur Häufigkeit referiert: Nach Willi (1966) sollen etwa 30% der Bevölkerung zwischen 20 und 70 Jahren eine exogene Psychose durchmachen. Dabei handelt es sich sicherlich um die häufigste Form einer Psychose, der wir in der ärztlichen Praxis begegnen. Ihr Vorkommen bei nichtpsychiatrischen Krankenhauspatienten wird von Willi (1966) mit 5 bis 10% angegeben. In einer Literaturübersicht (Lipowski, 1980a, S. 53–60) finden sich, abhängig von Institution und durchschnittlichem Patientenalter, Angaben von 5 bis 30%, bei über 60jährigen hingegen 40 bis 50% (Lipowski, 1983). Im Konsiliardienst chirurgischer und internistischer Abteilungen bezogen sich bei über 60jährigen 65% der Konsiliaranforderungen auf diese Krankheitsgruppe (Krakowksi, 1979). Die Häufigkeit organischer Psychosyndrome insgesamt unter Einschluß leichter reversibler und der irreversiblen Formen wird nach einer Untersuchung in Allgemeinpraxen in Mannheim mit 17% angegeben (Zintl-Wiegand, 1979), in einer anderen Untersuchung in einer süddeutschen Kleinstadt mit 13% (Dilling et al., 1975).

Während der letzten Jahrzehnte haben akute organische Psychosyndrome vermutlich zugenommen. Neben dem zunehmenden Durchschnittsalter der Bevölkerung hängt dies sicherlich auch mit veränderten Lebensgewohnheiten, z. B. steigendem Medika-

menten-, Drogen- und Alkoholkonsum (vgl. Thompson et al., 1983), und der Einführung neuer invasiver therapeutischer Verfahren zusammen (s. a. Kap. 86, »Intensivmedizin«). Schließlich dürfte auch eine verbesserte Diagnostik, z. B. durch zunehmende konsiliarische psychiatrische Betreuung der Patienten, und eine bessere Ausbildung während des Studiums zur häufigeren Diagnose beitragen.

5 Symptomatik

Entsprechend den unspezifischen Reaktionstypen (Bonhoeffer) lassen die einzelnen Formen bzw. Prägnanztypen organischer Psychosyndrome meist keine Rückschlüsse auf Art und Lokalisation der körperlichen Erkrankung zu. Es gilt das Prinzip der **Unspezifität organischer Psychosyndrome.**

Phänomenologisch unterscheiden sich die verschiedenen Psychosyndrome neben dem Bewußtseinsgrad insbesondere nach dem Grad der psychomotorischen Erregung und dem Ausmaß und Aussehen produktiv-psychotischer Symptome. Vorwiegend nachts prägen sich diese häufig stärker aus und es kommt zu **deliranten Erscheinungsbildern,** die näher beschrieben werden sollen, mit ängstlich gefärbter psychomotorischer Unruhe, einer qualitativen Bewußtseinsstörung mit abnormem Bedeutungserleben, erhöhter Suggestibilität, Wahrnehmungsstörungen und illusionären Verkennungen, verändertem Zeiterleben und einer Inkohärenz des Denkens. Dazu finden sich dann meist Merk- und Orientierungsstörungen. Bei der Untersuchung der Orientierungsfähigkeit erweist sich die zeitliche Orientierung als zuerst gestört, am wenigsten die Orientierung zur Person. Patienten haben bei Orientierungsstörungen die Neigung, Nicht-Vertrautes zu Vertrautem zu verändern, indem sie beispielsweise behaupten, an ihrem Heimatort zu sein, unbekannte Personen als Angehörige verkennen.

Bei den **Halluzinationen** dominieren optische Phänomene, oft mit szenischem Charakter. Willi (1966) stellte in einer Untersuchung von 100 Patienten mit exogenen Psychosen bei 73% optische Halluzinationen fest, bei 23% akustische, beide Formen bei 17% der Untersuchten. Es treten auch osmotische, gustatorische und haptische Halluzinationen auf.

Häufig kommen **Wahneinfälle** und **Wahnwahrnehmungen** vor. Die paranoiden Symptome sind meist fließend, zeigen wenig systematische Tendenzen und sind oft durch situationsspezifische Merkmale beeinflußt. Die **affektiven Störungen** können zu aggressiven Ausbrüchen und zur Verweigerung jeglicher pflegerischer oder ärztlicher Maßnahme oder, wie im Falle unserer Patientin, zur suizidalen Gefährdung führen. Die einzelnen Symptome fluktuieren, zum Teil kommt es zu luziden Intervallen. Gelegentlich überlagern sich verschiedene Formen. Dies kann nach einer abendlichen Tranquilizergabe bei älteren Menschen passieren, wo es nachts zur funktionspsychotischen Dekompensation mit psychomotorischer Unruhe kommen kann, die dann häufig als »paradoxe Reaktion« angesehen wird. Besteht eine Bewußtseinstrübung, findet sich später meist eine partielle oder komplette Amnesie. Interessant ist dabei die Frage, in welchem Maße psychische Abwehrvorgänge am Vergessen der meist unangenehmen Erfahrungen im Rahmen der exogenen Psychose beteiligt sind.

Willi (1966) untersuchte bei 100 Patienten mit exogenen Psychosen Erlebnisinhalt und Erscheinungsbild. Danach hat die aktuelle Lebenssituation für die Psychose oft eine »pathoplastische« Bedeutung, denn in ihrer Ausformung zeigt sich häufig die »Auseinandersetzung eines Schwerkranken mit der durch die Krankheit bestimmten Lebenssituation« (S. 57–72).

Dies unterstreicht die Bedeutung eines Verständnisansatzes, der psychodynamische Denkweisen einbezieht und zu einem tieferen Verständnis der Krankheitssituation des Patienten beitragen kann.

Dabei beeinflussen Persönlichkeit des Kranken mit den zur Verfügung stehenden Abwehr- und adaptiven (»coping«) Mechanismen, seine Biographie und seine aktuelle Lebenssituation die Ausgestaltung des organischen Psychosyndroms. Diese Einflüsse können sich thematisch in psychotischen Symptomen, im vorherrschenden Affekt oder in der Krankheitsreaktion wiederfinden. So sind die Strategien von Patienten, mit Defiziten und Behinderungen umzugehen, sehr unterschiedlich (Säring, 1988 zum Problem der Anosognosie und Anosodiaphorie bei hirngeschädigten Patienten; Tölle, 1987 zur Wahnentwicklung bei körperlich Behinderten; Küchenhoff, 1986 bei Patienten mit Lähmungen; Zeiler, 1989 bei Multipler Sklerose). Manche Patienten reagieren auf Fragen mit Scherzen, Sarkasmen und verstecken damit ihre kognitive Beeinträchtigung, andere mit Ausweichen oder mit explosivem Ärger. Gelegentlich werden prämorbide Persönlichkeitszüge im organischen Psychosyndrom ins Groteske verzerrt.

6 Schweregrad und Verlauf

Zur Einschätzung des Schweregrades sind die Beeinträchtigung kognitiver Funktionen, affektive und produktiv-psychotische Störungen zu berücksichtigen. Diese lassen sich in der Regel im Gespräch mit dem Patienten erfassen. Umfangreiche Tests eignen sich nicht als diagnostische Maßnahmen, denn Patienten mit organischen Psychosyndromen sind in der Regel zu krank, zu leicht ablenk- und ermüdbar, um einer längeren Testprozedur ausgesetzt zu werden. Einfache Tests sollen am Bett durchgeführt werden können und eine grobe Quantifizierung für den intra- und interindividuellen Vergleich erlauben.

Orientierung, Kurzzeitgedächtnis, Aufmerksamkeits- und Konzentrationsvermögen, abstrakte Denkfähigkeit und Geschwindigkeit und Dynamik von Denkvorgängen werden geprüft. Zur Quantifizierung kann z.B. der Benton-Test (1963) verwendet werden. Meist genügt das Gespräch mit dem Patienten, um das Ausmaß seiner zerebralen Beeinträchtigung festzustellen. Man läßt den Patienten z.B.

Daten aus seinem Leben berechnen, kommt auf seine Angaben über Ort, Zeitpunkt und Art von Geschehnissen zurück und vergleicht sie.

Abhängig von der Schwere organischer Psychosyndrome findet sich meist parallel eine diffuse Verlangsamung der Grundtätigkeit im EEG, die sich in der Regel mit klinischer Besserung normalisiert. Dabei ist in der Verlaufskontrolle der Grad der Verlangsamung wichtig.[*]

Akute organische Psychosyndrome können zu einer restitutio ad integrum führen. Möglich ist auch, daß sie irreversibel in ein chronisches hirnorganisches Psychosyndrom, bei dem verschiedene Prägnanztypen zu unterscheiden sind (Pseudoneurasthenie – organische Wesensänderung – Demenz), münden. In der Terminalphase einer schweren Erkrankung finden wir sie häufig als Zeichen des herannahenden Todes. Nahezu alle Patienten in der Agonie weisen ein hirnorganisches Psychosyndrom auf (Massie et al., 1983).

7 Diagnose und Differentialdiagnose

Die **Diagnose** eines organischen Psychosyndroms stützt sich auf die psychopathologischen Auffälligkeiten und den Nachweis einer vorausgehenden oder gleichzeitigen körperlichen Funktionsstörung. Bilder mit ausgeprägter Bewußtseinstrübung haben in der Regel eine relativ eindeutige Zuordnung zu den Formen körperlich begründbarer psychischer Störungen. Bei den Durchgangssyndromen hingegen mit beispielsweise depressiven oder ängstlichen Verstimmungen, Antriebsstörungen oder produktiv-psychotischer, z.B. paranoid-halluzinatorischer, oder katatoner Symptomatik läßt sich von der psychopathologischen Erscheinungsform nicht auf die Zugehörigkeit schließen. Eine organische Genese wird durch folgende Kriterien wahrscheinlich:

- den Nachweis einer körperlichen Schädigung oder geeigneten Noxe, die der psychischen Störung vorausgeht oder parallel zu ihr verläuft;
- die psychische Störung variiert nach Grad und Schwere der Schädigung bzw. Noxe;
- mit erfolgreicher Behandlung der körperlichen Schädigung oder Abklingen der Noxe (z.B. bei Dosisreduzierung von Kortison; Übersicht bei Bräunig, 1988) oder erfolgtem Entzug kommt es zur Verbesserung der psychischen Symptomatik.

Diese kann allerdings das Vorhandensein der körperlichen Störung erheblich überdauern. Die klinische Erfahrung lehrt auch, daß die psychischen Veränderungen den feststellbaren körperlichen Störungen gelegentlich vorausgehen, so bei Avitaminosen, beim Pankreaskarzinom, beim Morbus Parkinson und der Chorea Huntington (s.a. Schifferdecker und Schmidt, 1992 bei Olfaktoriusmeningeomen).

---

[*] Beim Delirium tremens findet sich meistens eine schnelle Grundtätigkeit.

Hinsichtlich der **Differentialdiagnose** lassen sich bei leichten Formen **psychoreaktive** Veränderungen auf die körperliche Erkrankung oft nicht mit Sicherheit abgrenzen. Hinzu kommt, daß die Wahrnehmung der Behinderung durch das organische Psychosyndrom beim Patienten zusätzlich zu reaktiven Veränderungen kognitiver Vorgänge, emotionaler und verhaltensmäßiger Äußerungen führt (s. a. Kap. 18, »Bewältigungsstrategien (Coping)«). **Neurotische** Symptome können ähnlich aussehen. Man kann bei den affektiven Durchgangssyndromen, wie auch bei unserer Patientin, oft einen abrupten Wechsel, z. B. zwischen depressiven und hypoman erscheinenden Episoden beobachten, die gelegentlich an das Verhalten hysterischer Persönlichkeiten erinnern. Auch eine Angstsymptomatik kann im Vordergrund stehen mit der Notwendigkeit der Abgrenzung zu neurotisch bedingten Angstzuständen. Über Verlangsamung, Denkschwierigkeiten und Gedächtnisschwäche klagen oft auch Patienten mit einer **endogenen depressiven Erkrankung**.

Bedacht werden muß, daß Patienten mit einer beginnenden Demenz oft auch eine begleitende depressive Symptomatik aufweisen, bei der sich reaktive und somatogene Momente schlecht trennen lassen. Phänomenologisch fällt bei den chronischen hirnorganischen Veränderungen ein wesentlich geringeres Fluktuieren der Symptomatik auf. Es ist darauf zu achten, daß Patienten mit neurologischen Krankheitsbildern, die eine »Werkzeugstörung« aufweisen, z. B. eine sensorische oder motorische **Aphasie,** abgegrenzt werden, um Verwechslungen mit Verwirrtheitszuständen oder »negativistischem« Verhalten zu vermeiden. Funktionspsychosen können unter **schizophrenieähnlichen** Bildern verlaufen (Lipowski, 1989; Neumärker, 1989a; Wiegand u. Soyka, 1990, bei Morbus Addison; Modell et al., 1993; Thiel, 1993 bei der amyotrophen Lateralsklerose). Zur Differenzierung mag helfen, daß bei den exogenen Psychosen optische Halluzinationen, bei schizophrenen Psychosen akustische und leibliche häufiger sind.

Auch der Verlauf kann zur Differentialdiagnose beitragen: Primär durch Alkohol- oder durch Medikamentenabusus bedingte Syndrome lassen sich in der Regel medikamentös innerhalb weniger Tage zum Verschwinden bringen.

8 Ätiologie und Pathogenese

Das organische Psychosyndrom kann als gemeinsame Endstrecke einer Vielzahl pathophysiologischer Prozesse und Mechanismen angesehen werden. Viele Faktoren können Entstehung und Verlauf beeinflussen. Die folgende Abbildung 85-1 gibt dazu einen Überblick.

8.1 Somatische Faktoren

Einzelne Erkrankungen

Nahezu alle körperlichen Erkrankungen und Schädigungen können, indem sie direkt am ZNS ablaufen

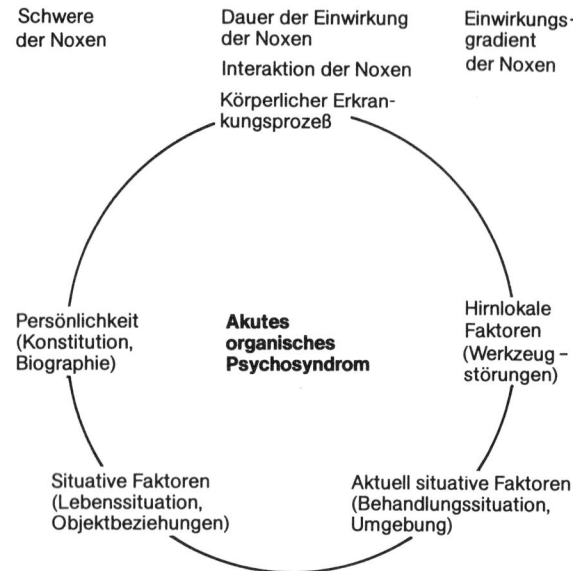

Abb. 85-1 *Ätiopathogenese und prägende Faktoren bei der Entstehung akuter organischer Psychosyndrome (in Anlehnung an Wieck, 1977).*

oder seine Funktion indirekt beeinträchtigen, zu organischen Psychosyndromen führen. Die nachfolgende Tabelle 85-1 soll einen orientierenden, wenn auch unvollständigen Überblick über einzelne organische Ursachen geben.

Statistisch läßt sich sagen, daß hirnorganische Psychosyndrome, die aufgrund extrakranieller Erkrankungen entstehen, meist solche vom reversiblen Typ sind und mit der Besserung der körperlichen Erkrankung verschwinden oder zumindest sich zurückbilden. Es gilt der Grundsatz einer **multifaktoriellen Genese**. Der schädlich einwirkende organische Faktor muß einen bestimmten kritischen, individuell

Tab. 85-1 Organische Ursachen akuter organischer Psychosyndrome (nach Lipowski, 1985, S. 535–536).

- Intoxikation durch Medikamente, Alkohol, Drogen, gewerbliche und sonstige Giftstoffe
- Alkohol-, Medikamenten- und Drogenentzug
- metabolische Störungen (Organinsuffizienz, Vitaminmangel, Störungen des endokrinen Systems, des Wasser- u. Elektolythaushalts, Stoffwechseldefekte)
- Infektionskrankheiten (systemisch, intrakraniell)
- Schädel-Hirn-Verletzungen
- Epilepsie
- vaskuläre Erkrankungen (zerebro-, kardiovaskulär, Migräne)
- intrakranielle raumfordernde Prozesse (Tumoren, Abszesse, Hämatome, Parasiten)
- degenerative Erkrankungen mit Hirnbeteiligung
- paraneoplastische Syndrome
- Verletzungen durch physikalische Noxen (Verbrennungen, Erfrierungen, Strom)
- allergische Erkrankungen
- Bluterkrankungen

variablen Grenzwert überschreiten, um ein Durchgangssyndrom oder eine Funktionspsychose zu erzeugen. Dieses hängt von zahlreichen körperlichen wie auch sonstigen Faktoren ab. So kann die Empfänglichkeit spezifisch gegen bestimmte Noxen erhöht sein, wie z. B. bei der Auslösung der Symptomatik einer akuten intermittierenden Porphyrie durch Medikamente, bei idiosynkratischen Reaktionen gegen bestimmte Stoffe, z. B. Acetylsalicylsäure, bei allergischen Prädispositionen, z. B. gegenüber Antibiotika.

Oft kommt das akute organische Psychosyndrom erst dann zustande, wenn mehrere Faktoren zusammenwirken, wie es häufig bei schweren Erkrankungen und in hohem Alter der Fall ist. Bei älteren Patienten finden wir oft, daß beispielsweise eine Herzerkrankung gemeinsam mit einer Infektion bei gleichzeitiger Störung des Flüssigkeits- und Elektrolythaushalts vorkommt. Zusätzlich bestehen dann meist auch noch vaskuläre Schädigungen. Es sollte immer versucht werden, die verschiedenen pathogenetisch wirksamen Faktoren zu identifizieren und sich nicht auf eine bekannte Erkrankung oder Noxe zu beschränken. Das Zusammenwirken verschiedener Noxen läßt sich beispielsweise nach ausgedehnten Verbrennungen zeigen. Andreasen und Mitarbeiter (1972) fanden in einer Untersuchung Häufigkeit und Schwere der Psychosyndrome mit dem Ausmaß der Verbrennungen korreliert. Delirien nach schweren Brandverletzungen weisen oft zwei Häufigkeitsgipfel auf, in der ersten Woche aufgrund der metabolischen Veränderungen, in der zweiten bis dritten Woche unter dem Einfluß von Infektionen. Häufig treten Psychosyndrome auf, wenn der Ausfall einer Organfunktion, z. B. der Nieren (s. a. Kap. 87, »Organersatz und Transplantation …«) oder der Leber, zu multiplen Stoffwechselveränderungen und zur Beeinträchtigung anderer vitaler Organe führt. Die Regelhaftigkeit des Auftretens psychopathologischer Symptome bei einzelnen Störungen hat dazu geführt, daß man beispielsweise von einer urämischen oder hepatischen Enzephalopathie spricht. Es ist auch bekannt, daß bestimmte internistische Erkrankungen, wie beispielsweise der Lupus erythematodes, aber auch andere Kollagenosen, besonders häufig mit psychischen Symptomen verlaufen. Beim Lupus erythematodes sollen im Längsschnitt bei zwei Dritteln der Patienten neuropsychiatrische Symptome auftreten, die häufig uncharakteristisch sind, zum Teil der Diagnosestellung um Jahre vorausgehen können (Übersicht bei Krüger, 1984).

Sehr häufig finden wir schwere Psychosyndrome in der Behandlung von Patienten mit hämatologisch-onkologischen Erkrankungen, was durch die Vielzahl von Noxen und gestörter Funktionen erklärt werden kann. So treten bei vielen Zytostatika zentralnervöse Nebenwirkungen (Übersicht bei Strian und Maurach, 1980) gemeinsam mit den Folgen der Knochenmarksinsuffizienz und den Erscheinungen paraneoplastischer Syndrome auf.

Bei HIV-Infizierten erwiesen sich ca. 70% in den Frühstadien als kognitiv unauffällig, in Spätstadien nur ca. 40%. Allerdings zeigte sich das neuropsychologische Defizit nur bei 10–20% der Patienten als klinisch relevant (Heaton et al., 1994; Mai, 1994). Möglicherweise spielt der Gewichtsverlust eine wesentliche Rolle dabei (Krahforst, 1994). Die häufig zu beobachtenden ängstlichen und depressiven Beschwerden mit den subjektiven Einschränkungen der Konzentration dürften zu einem erheblichen Teil durch die Krankheitsbelastungen bedingt sein (Naber et al., 1989; Stieglitz et al., 1988).

Bei etwa 10% der mit dem AIDS-Virus Infizierten sind ZNS-Symptome erstes Zeichen der manifestwerdenden Erkrankung (Möller, 1990), gelegentlich wurden organische Psychosen beschrieben (Mayer et al., 1991). Ein Großteil der festgestellten Wesensänderungen bis hin zu der im Endstadium anzutreffenden Demenz wird durch opportunistische Infektionen und/oder Tumoren des ZNS ausgelöst.

Rolle von Medikamenten

Grundsätzlich muß man immer daran denken, daß die zur Behandlung der Grunderkrankung angewendeten Medikamente (z. B. Antihypertensiva, Antiarrhythmika, Herzglykoside, Diuretika, sedierende Pharmaka) die psychischen Störungen verursachen können, auch wenn sie im normalen therapeutischen Dosierungsbereich verwandt werden.

Dabei ist insbesondere bei Verwendung mehrerer Präparate zu berücksichtigen, daß gehäuft unerwünschte Wechselwirkungen auftreten können.

Insbesondere bei älteren Patienten muß damit gerechnet werden, daß Medikamente sehr viel häufiger organische Psychosyndrome verursachen. Sie weisen oft mehrere körperliche Erkrankungen gleichzeitig auf. Sie unterscheiden sich im Verteilungsmuster, der Eliminationsgeschwindigkeit und der Empfindlichkeit gegenüber Medikamenten stark von jüngeren Menschen (Greenblatt et al., 1982). Empfohlen wird, Dosierungen durchschnittlich auf 30–50% der Dosis, die für Erwachsene üblich ist, zu reduzieren. Bei psychotropen Medikamenten sind psychopathologische Nebenwirkungen doppelt so häufig wie bei anderen (Thompson et al., 1983). Das Ausmaß des Problems mag dadurch illustriert werden, daß beispielsweise in den USA die über 65jährigen 11% der Bevölkerung ausmachen, aber 30% der Verschreibungen erhalten (Thompson et al., 1983). In einer amerikanischen Untersuchung, (Hales et al., 1988) wurden von den konsiliarisch wegen der Diagnose »Delirium« überwiesenen Patienten durchschnittlich 7 (!) unterschiedliche Medikamente eingenommen. Es ist wichtig, gerade bei älteren Patienten sich besonders streng an die definierten Zielsymptome zu halten, die kleinstmögliche Dosis zu verschreiben und besonders häufig und sorgfältig eine Nutzen-Risiko-Abwägung vorzunehmen. Es sollte auch in Abständen ein Absetzversuch gemacht werden. Dieser empfiehlt sich überhaupt bei ungeklärten organischen Psychosyndromen, wie dies auch an unserem Fallbeispiel illustriert werden kann. Besonderes Augenmerk ist auf solche Medikamente zu richten, bei denen die Auslösung organischer Psychosyndrome relativ häufig ist (Zusammenstellung Hoffmann und Faust, 1983; Lipowski, 1989).

Bei bestimmten Grunderkrankungen, z. B. Lupus erythematodes oder Colitis ulcerosa, sollen Steroidpsychosen häufiger auftreten (Bräunig, 1988). Diese können zum Teil eine ungewöhnliche psychopathologische Ausprägung besitzen und beispielsweise bei längerem Verlauf und voller Reversibilität ohne produktiv-psychotische Symptomatik eine Demenz imitieren (Varney et al., 1984; Haupt et al., 1991). Unter den Medikamenten, die besonders häufig zu Psychosyndromen führen, sind solche mit anticholinergen Nebenwirkungen (Übersicht bei Lipowski, 1989); z. B. die trizyklischen Antidepressiva und Neuroleptika.

Prädestinierende Variablen

Zu den für die Auslösung in besonderem Maße begünstigenden Faktoren gehören der Literatur nach neben dem erwähnten höheren Alter Sucht, das Bestehen einer chronisch-konsumierenden Erkrankung und vorausgegangene zerebrale Schädigungen.

8.2 Sonstige Faktoren

Allgemeiner Streß

Klinische Beobachtungen deuten darauf hin, daß das Auftreten akuter organischer Psychosyndrome oft mit Veränderungen der Lebenssituation, der Umgebung und anderen aktuellen psychischen Streßsituationen zusammenfällt (Engel, 1959). So scheint der Wechsel in ein unvertrautes Milieu bei Abwesenheit von Bezugspersonen Häufigkeit und Schwere zu fördern. Dies deutet auf die Wichtigkeit interpersonaler Beziehungen hin. Patienten, die sich in der Dunkelheit schlechter zu orientieren vermögen oder deren Umweltbezug beispielsweise durch Erblindung oder Ertaubung schwer beeinträchtigt ist, sind besonders gefährdet (Cooper und Curry, 1976). Die Umgebung in Intensivbehandlungseinheiten kann dazu beitragen, den Schlaf-Wach-Rhythmus zu stören (s. a. Kap. 86).

Sensorische Deprivation

Viele Untersuchungen zur »sensorischen Deprivation« haben das Auftreten psychopathologischer Symptome bei einem Mangel an Sinnesreizen untersucht. Der Begriff, ursprünglich nur auf absolute sensorische Deprivation unter experimentellen Bedingungen angewandt, wurde später auch bei Zuständen partieller oder temporärer Reizverminderung, wie sie zahlreichen klinischen Situationen entspricht, z. B. bei Patienten in der »Eisernen Lunge« (Leiderman et al., 1958) oder im »Life Island«, untersucht (s. a. Kap. 86).

Unter experimentellen Bedingungen wurden von zahlreichen Autoren Halluzinationen und Körperschemastörungen beschrieben (Zubek, 1969; Zuckerman, 1969a und b; Gross und Svab, 1969). Art und Ausmaß der Deprivation, der Persönlichkeitsmerkmale der Versuchspersonen und des Experimentators spielen als intervenierende Variablen eine Rolle. Visuelle Deprivation allein kann z. B. eine gesteigerte Sensibilität gegenüber Berührungsreizen, gesteigerte Schmerzempfindlichkeit, verstärktes Unterscheidungsvermögen für akustische, olfaktorische und gustatorische Reize schaffen. Insgesamt ist die Sensibilität gegenüber Deprivationsmaßnahmen individuell variabel und von bestimmten Persönlichkeitsmerkmalen abhängig. Probanden, die aufgrund testpsychologischer Ergebnisse zur **Verstärkung** von Sinnesreizen, z. B. zu verstärkten Schmerzwahrnehmungen neigen, sind gegenüber Reizentzug **wider-**standsfähiger** als Probanden, die zur Gruppe derer gehören, die zur Reizverminderung tendieren (Petrie, 1967). Reizverminderer erhalten weniger Reize bei Sinnesentzug, Reizverstärker können bei Reizverarmung der Umgebung die wenigen Reize von außen und aus dem Körper noch ausnützen. Bei Überstimulation (z. B. Tieffluglärm) sind letztere mit ihren Schwierigkeiten der Abgrenzung vermehrt gefährdet (Küchenhoff, 1987). Empfindlichkeit gegenüber Schmerz und Empfindlichkeit gegenüber Reizentzug verhalten sich, wie mit Testpersonen in der »Eisernen Lunge« experimentell nachgewiesen werden konnte, umgekehrt proportional. Versuchspersonen, die im Embedded-Figures-Test (Witkin, et al., 1962) »feldabhängiger« sind und primitivere Abwehrmechanismen benutzen als »feldunabhängige« Menschen, dekompensieren schneller in der Situation der sensorischen Deprivation.

Solche Untersuchungen vermögen, obwohl sie im einzelnen bruchstückhaft sind, doch Hinweise für den klinischen Umgang mit den Patienten zu geben. Zu berücksichtigen ist, daß ein ausgeprägtes organisches Psychosyndrom schon eine sensorische Deprivation durch den Krankheitsvorgang als Ausdruck einer Informationsschwäche bedeutet (Burchard, 1980). Von daher wird es verständlich, daß eine durch die Behandlungssituation verstärkte Deprivation die Symptomatik akzentuieren kann, wie es der klinischen Beobachtung entspricht (Klein und Moses, 1974). Soziale Isolation (Linn und Kahn, 1956; Ziskind, 1958) und eine längerdauernde Immobilisation (Levy, 1966) sollen den Ausbruch organischer Psychosyndrome fördern.

9 Therapie

An erster Stelle der Behandlung steht das Bemühen um **Beseitigung** der als **ursächlich** angesehenen **Faktoren** und die möglichst **kausale Behandlung** der zugrundeliegenden intra- oder extrakraniellen Erkrankung. Ergänzend dazu ist es wichtig, bei schweren Psychosyndromen eine ausreichende Ernährung und ausgeglichene Flüssigkeits- und Elektrolytbilanz sicherzustellen. Wichtig ist auch, für die Patienten **symptomatische Erleichterung** zu schaffen und Komplikationen wie beispielsweise Verletzungen bei unruhigen Patienten vorzubeugen. Optimal ist eine Sitzwache. Maßnahmen wie Immobilisieren oder die Verordnung sedierender Medikamente führen häufig zu einer Vermehrung der Unruhe. Es ist nowendig, die beschriebenen Störungen möglichst frühzeitig zu erkennen und zu behandeln. Bei agitierten und hochgradig verängstigten Patienten kann eine Sedierung und medikamentöse Behandlung notwendig sein.

Immer bedacht werden muß, daß ein pharmakologisch ausgelöstes Psychosyndrom vorliegen kann. Wenn beispielsweise Verdacht auf eine Deliraulösung durch Medikamente mit ausgeprägt anticholinergen Eigenschaften besteht, sollten keine anderen Pharmaka mit solchen Nebenwirkungen benutzt werden. Insbesondere bei älteren Patienten mit ausgeprägter Unruhe empfehlen sich hochpotente Neuroleptika. Niederpotente Neuroleptika können erhebliche Nebenwirkungen auf das Herz-Kreislauf-System haben und müssen in kleinen Dosen verabreicht werden. Die Gabe von Barbituraten zur Sedierung sollte vermieden werden. Die psychopathologischen Erlebnisinhalte sind häufig sehr angsterregend, weswegen stark anxiolytisch wirksame Medikamente wie Tranquilizer kurzzeitig angebracht sein können.

Hinsichtlich **allgemeiner supportiver Maßnahmen** sollte versucht werden, eine möglichst optimale Umgebung für die Patienten mit einem organischen Psychosyndrom zu gewährleisten. Dies schließt einen ruhigen, aber nicht zu grell beleuchteten Raum ebenso ein wie ein Kalender und Uhr in Sichtweite, um die Orientierung zu fördern. Schwestern und Pfleger sollten sich bemühen, mit den Patienten möglichst viel in Kontakt zu treten, sie notfalls wiederholt über alle Maßnahmen zu informieren und Orientierungshilfen zu geben. Verrichtungen wie Pulszählen oder Blutdruckmessen sollte erklärt werden. In der Literatur werden Versuche beschrieben, durch ständig wiederholtes Ansprechen und einfache Erklärungen die Orientierung zu fördern (Garner, 1970). Es ist darauf zu achten, daß zu einem Zeitpunkt jeweils nur eine Information gegeben wird. Anweisungen sollten langsam und in ruhigem Ton vermittelt werden, damit sie der Patient besser aufnehmen kann (Hackett und Cassem, 1978). Gerade bei bewußtseinsgetrübten Patienten ist es wichtig, bei der Einteilung der Pflege darauf zu achten, daß die Pflegepersonen nicht zu häufig wechseln, was durch das Konzept der Zimmerpflege besser gewährleistet ist als durch die Funktionspflege. Eine vertraute Umgebung und vertraute Bezugspersonen können entlasten und zur Einsparung von sedierenden Medikamenten führen. Bei ängstlichen und depressiven Patienten ist es wichtig, ihnen emotionale Zuwendung anzubieten und sie gegebenenfalls mit stützendem psychotherapeutischem Vorgehen zu entlasten, wozu auch die Möglichkeit kathartischer Abreaktion gehört (»Notfall-Psychotherapie«). Ausmaß und Dauer einer Zwangsfixierung sollten auf das absolute Mindestmaß beschränkt und, wenn möglich, die Patienten fortlaufend durch Sichtkontakt überwacht werden. Die Anwesenheit von Angehörigen kann ein wichtiger Beitrag dazu sein, den Patienten die Orientierung zu erleichtern und sie emotional zu unterstützen. Gerade bei ausgeprägten Körperschemastörungen können korrigierende, geduldige Erklärungen für die Krankheitsverarbeitung hilfreich sein.

Im therapeutischen Vorgehen erweist sich die Berücksichtigung psychodynamischer Zusammenhänge in mehrfacher Hinsicht als sinnvoll und notwendig. Mit der Erfassung des Einflusses lebensgeschichtlicher und aktuell situativer Momente auf die Ausgestaltung der Symptomatik läßt sich so ein besseres Verständnis der Situation des Kranken gewinnen. Zudem stellt die durch die akute Erkrankung bedingte psychische Veränderung eine zusätzliche Belastung des Patienten dar, die ihn in seinen Möglichkeiten zur Krankheitsbewältigung einschränkt und zu weiteren psychoreaktiven Störungen, z.B. zu vermehrter Angst oder Depressivität, beeinträchtigtem Selbstwertgefühl, führen kann. Dies erläutert, warum häufig ein stützendes psychotherapeutisches Vorgehen angebracht ist.

KAPITEL 86

Intensivmedizin

Ekkehard Gaus und Karl Köhle

1 Vorbemerkungen

Bei Patienten in Intensivstationen bedürfen vitale Körperfunktionen infolge akuter Lebensgefahr einer dauernden Kontrolle und apparativen Überwachung. Neben der ständigen Kontrolle der Vitalfunktionen sind bilanzierte Infusions- und Transfusionstherapie, Korrektur metabolischer Abweichungen und besonders eingehende pflegerische Maßnahmen notwendig. Intensivtherapie stellt eine Extremsituation für die Patienten dar mit besonderen Anforderungen an Abwehr- und Anpassungsstrategien der betroffenen Patienten (s.a. Kap. 18, »Bewältigungsstrategien (Coping)«).

Internistische Intensivstation und **interdisziplinäre Wachstation** unterscheiden sich zwar in vielerlei Hinsicht, aber der besondere Schweregrad der Erkrankung der Patienten, eine intensive, aufwendige Therapie und hohe Mortalitätsraten gehören zu den gemeinsamen Merkmalen, so daß eine zusammenfassende Darstellung der klinisch-psychosomatischen Gesichtspunkte berechtigt erscheint.

Oft werden künstliche Beatmung durch Respiratoren, Herzstimulation durch temporäre oder permanente Herzschrittmacher und Maßnahmen wie Hämodialyse, Peritonealdialyse oder Hämoperfusion notwendig.

Diese Entwicklung der Medizin führt den Arzt in Grenzsituationen ärztlichen Handelns – etwa bei der Frage, in welchen Situationen und um welchen Preis es gerechtfertigt ist, durch lebensverlängernde Maßnahmen das Leiden von Patienten zu verlängern. Dies stellt extreme Anforderungen an die Ärzte, die durch ihre Ausbildung meist nur ungenügend vorbereitet sind. Intensiveinheiten verkörpern dabei eine moderne und hochtechnisierte Medizin und ihnen wird innerhalb der Institution »Klinik« häufig ein elitärer Anspruch zuerkannt. Gleichzeitig wird an ihnen aber deutlich, wie ergänzungsbedürftig die Spitzentechnologien in der Medizin sind. Interessant ist, daß es immer wieder Ärzte waren, die aus ihrer Erfahrung als Patienten heraus heftige Kritik gerade daran geübt haben, daß neben dem technisierten Ablauf die Versorgung emotionaler Patientenbedürfnisse leicht zu verkümmern droht (Robinson, 1975; Kautzky, 1976; Heinecker, 1980). Obwohl die körperlichen Probleme und die Gefährdung schwerstkranker, oft bewußtseinsgetrübter Patienten im Vordergrund stehen, findet sich auch auf der psychologischen Seite meist eine schwere Störung des seelischen Gleichgewichtes. So erleben viele Infarkt-patienten mit der vitalen Bedrohung die Befürchtung schwerer sozialer Einbußen und des Verlustes von Kompensationsmöglichkeiten (s.a. Kap. 60, »Krankheitsverarbeitung und Psychotherapie nach Herzinfarkt«). Noch evidenter wird die Bedeutung parallel verlaufender seelischer Störungen bei Patienten nach einem Suizidversuch (Böhme, 1981).

> Reich und Gold (1983b) berichteten in einem kasuistischen Beitrag von einem Patienten, bei dem es auf der kardiologischen Wachstation zu einem Circulus vitiosus von Angst und schweren Rhythmusstörungen gekommen war, der mehrfache Defibrillationen erforderlich machte. Im psychiatrischen Interview und im Rahmen eines notfallpsychotherapeutischen Vorgehens konnte verstanden werden, daß zu diesem Teufelskreis der Umstand beitrug, daß der Patient die Behandlungssituation als Wiederholung eines biographisch bedeutsamen, schwer traumatisierenden Erlebnisses erfuhr. Erst die Bearbeitung dieses Zusammenhanges ermöglichte eine Entlastung und Unterbrechung des verhängnisvollen Geschehens.

Insgesamt können wir davon ausgehen, daß psychische Störungen bei lebensbedrohlichen Erkrankungen regelmäßig vorkommen und sich neben einer häufig festzustellenden Bewußtseinstrübung auch Rückzug und Depression finden können. Entsprechend kann man immer wieder eine überraschend schnelle Besserung des Zustandsbildes solcher Patienten bei ausreichender Zuwendung und verständnisvollem Umgang erleben. Daher ist es sicher nicht gerechtfertigt, bei der Intensivbehandlung einseitig die körperlichen Probleme zu berücksichtigen und eine Fülle diagnostischer und therapeutischer Verrichtungen durchzuführen, ohne die psychischen Bedürfnisse der Patienten zur Kenntnis zu nehmen. Dies gilt um so mehr, als Intensivtherapie einen hohen personellen Aufwand bedeutet und der Stellenschlüssel es ermöglichen würde, einzelnen Patienten mehr Zeit zu widmen. Wenn sich dennoch häufig eine Tendenz beobachten läßt, den Umgang bevorzugt auf technische Verrichtungen an Patienten zu beschränken, muß dies auch als Folge besonderer Distanzierungstechniken zur Entlastung von Ärzten und Pflegepersonal erklärt werden. In diesem Zusammenhang ist auch die hohe Fluktuationsrate, die man beim Personal von Intensivstationen findet, zu sehen.

Eine solche Distanzierung bedeutet notgedrungen auch eine Reduktion menschlicher Phänomene. Sie kann die affektive Belastung des untersuchenden und behandelnden Mediziners vermindern. Das Objekt, hier der Kranke, wird reduziert, um die Handlungsfähigkeit des Arztes zu verbessern. So sind in der Intensivmedizin diagnostische und therapeutische Maßnahmen leichter durchführbar, wenn die emotionale Seite im Umgang ausgeklammert bleiben kann. Eine auf die psychischen Bedürfnisse ihrer Patienten besonders eingehende Schwester reflektierte ihre eigene Abwehr: Am liebsten seien ihr die Bewußtlosen, die könnten wie ein Stück Holz behandelt werden, an ihnen seien all die nötigen Maßnahmen ohne weitere Rücksicht durchführbar, im Gegensatz etwa zu den Dialysepatienten, die sie gut kenne. Die verstorbenen Dialysepatienten würden sie oft noch monatelang in ihren Träumen beschäftigen.

Auch den Ärzten geht es so: Schon kleinere Eingriffe wie eine Lumbalpunktion fallen ihnen oft beim Bewußtlosen wesentlich leichter. Die Ausschaltung affektiver Beziehungen kann jedoch die Zusammenarbeit zwischen den Schwestern, Ärzten und Patienten beeinträchtigen. Der Patient, der seinen Schmerz und seine Ängst nicht schildern kann, kann z.B. zu wenig Schmerz- und Beruhigungsmittel erhalten, also nicht ausreichend behandelt werden. Die Krankenschwester, die bei der Reanimation eines Patienten eine Rippenfraktur verursacht hat, kann eventuell voller Schuldgefühle sein und Hemmungen haben, das Zimmer des Patienten wieder zu betreten. Sie ist damit in ihrer Fähigkeit, neue Symptome beim Patienten wahrzunehmen, erheblich beeinträchtigt.

2 Psychische Störungen auf Intensivstationen – Übersicht

2.1 Häufigkeit

Die Zusammenfassung schwerkranker Patienten in eigens eingerichteten Stationen hatte zur Folge, daß man vermehrt auf eine große Zahl psychopathologischer Phänomene aufmerksam wurde, wie man sie bislang so gehäuft nur in psychiatrischen Institutionen gesehen hatte. Zunächst wurden vor allem krasse psychische Störungen wie delirante Bilder oder Formen mit einer schweren affektiven Symptomatik beschrieben. In der Anfangszeit der offenen Herzchirurgie wurde man besonders häufig auf Psychosen aufmerksam, die als »post-cardiotomy delirium« (Blachly und Starr, 1964), »cardiac psychosis« (Abram, 1965) und »postoperative psychosis« (Egerton und Kay, 1964) in der angelsächsischen Literatur beschrieben wurden. Dabei schwanken die Häufigkeitsangaben psychopathologischer Zustände nach Herzoperationen zwischen einigen wenigen und 100%. Trotz eines Rückgangs der Häufigkeit, insbesondere schwerster Formen (Layne und Yudofsky, 1971; Rabiner et al., 1975), ist die Quote ungleich höher als bei allgemeinchirurgischen Eingriffen (1:1500 nach Knox, 1963).

Auch in internistischen Intensivstationen wurde man auf häufige psychopathologische Phänomene aufmerksam, was manche Autoren dazu veranlaßte, von einem »**Intensive-Care-Unit-Syndrome**« (»ICU-Syndrom«) zu sprechen (B. C. Meyer et al., 1961; Nahum, 1965; McKegney, 1966). Hier waren neben Funktionspsychosen mit produktiver Symptomatik und Bewußtseinstrübung vor allem schwere Angst- und Depressionszustände aufgefallen. Insbesondere wurde dies bei Infarktpatienten beobachtet (Hackett et al., 1968; Freyberger et al., 1969; Klapp und Freyberger, 1981). Dabei stellen ausgeprägte Psychosyndrome bei kardialen Patienten ein erhebliches Risiko besonders für Arrhythmien dar (Fricchione und Vlay, 1986).

2.2 Allgemeine Überlegungen zur Pathogenese

Im Rahmen von Überlegungen zur Pathogenese der beschriebenen psychischen Symptome stellte sich die Frage, in welchem Maß Grunderkrankung, therapeutische Maßnahmen und das gesamte Setting einer solchen Situation zur Entstehung und zur speziellen Ausformung organischer Psychosyndrome und psychoreaktiver Störungen bei Patienten in intensivmedizinischer Betreuung beitrugen. Es wurde kritisch gefragt, ob der verstärkte Aufwand apparativer Überwachung und Therapie und eine möglicherweise damit verbundene »Entfremdung« des Patienten eine pathogenetisch bedeutsame psychologische Noxe darstelle. Viele Untersuchungen belegen, daß die Intensivbehandlung **keine Noxe** per se darstellt, sondern im Gegenteil eine Möglichkeit für Patienten bietet, in emotionaler Hinsicht Sicherungs- und Haltefunktionen angeboten zu bekommen (Klapp et al., 1981, 1982; Klapp, 1984).

2.3 Therapeutische Richtlinien im Umgang mit intensivmedizinisch betreuten Patienten

Eine psychotherapeutische Hilfe für Patienten in Intensivstationen muß mehrere Gesichtspunkte berücksichtigen: Der meist schlechte körperliche Zustand, eine vitale Gefährdung und die seelische Ausnahmesituation der Patienten erfordern Hilfe, die sich an den Regeln einer **stützenden** psychotherapeutischen Intervention orientiert (Freyberger und Speidel, 1977). Eine eingehende Erörterung stützender psychotherapeutischer Maßnahmen findet sich in Kapitel 27, »Psychoanalyse und psychoanalytisch orientierte Therapieverfahren«, über psychoanalytisch orientierte Therapieverfahren. Hier sei an einige Grundsätze erinnert: Neben den gemeinsamen Voraussetzungen stellen in der Intensivbehandlung unterschiedliche Behandlungsmaßnahmen auch unterschiedliche Belastungen dar, die zum Teil spezifisch sind. Prophylaktische, diagnostische und therapeutische Maßnahmen müssen sich daher neben der Beachtung allgemeiner Grundsätze auch nach den spezifischen Anforderungen einzelner Verfahren richten. Konsiliarische Anforderungen werden meist gestellt, wenn Patienten auf Intensiveinheiten delirant oder so depressiv oder ängstlich werden, daß ihre Kooperation in Frage gestellt ist. Schließlich beziehen sich Anfragen auch oft darauf, die mögliche Psychogenese eines Symptoms oder die Bedeutung mitverursachender psychologischer Faktoren zu klären.

Schwere körperliche Beeinträchtigungen und Krisen, wie sie sich bei den intensivmedizinisch behandelten Patienten meist finden, überfordern häufig individuelle Fähigkeiten in der **Bewältigung und Anpassung** (»**Coping**«, s.a. Kap. 18). Nach den Vorstellungen der psychoanalytisch orientierten Persönlichkeitstheorie bedingen sie oft eine Schwächung der »**Ich-Funktionen**« (vgl. Bellak et al., 1973; Janis, 1958). Psychotherapeutische Behandlungsmaßnahmen müssen daher anstreben, den Aufbau einer stabilen Objektbeziehung und effizientere Abwehrstrategien angesichts der vitalen Bedrohung zu fördern und individuelle Fähigkeiten im Sinne des »Coping« zu stärken. Ein wichtiger Schritt im therapeutischen Vorgehen ist das Angebot einer Haltefunktion im Sinne Winnicotts (1976).

Bei einer »anaklitischen« oder »**Notfallpsychotherapie**« (Freyberger, 1975a, b) kann der Therapeut mehrfach täglich kurze Besuche am Krankenbett eines besonders bedrohten Patienten machen, ihn ermutigen, ihn seines Beistands versichern und ihm Gelegenheit zur Abreaktion von Gefühlen geben. Dabei kann der Therapeut als Elternersatz erlebt werden. Eine Identifikation des Patienten mit dem Therapeuten sollte in der akuten Notsituation gefördert werden, ebenso können vorübergehend Omnipotenzvorstellungen des Patienten über den Arzt ebenso akzeptiert werden wie eine regressive Beziehung zum Therapeuten. Wichtig ist neben einer möglichst ausreichenden Verfügbarkeit eine große Frustrationstoleranz des Behandelnden. Der der Krankheit gegenüber oft hilf- und hoffnungslose Patient muß sich dem Therapeuten in der Krise anvertrauen können. **Äußere Hilfsmaßnahmen**, z.B. durch gezielte Orientierungshilfen bei bewußtseingetrübten Patienten, die es ihnen erleichtern, ihre Umgebung zu strukturieren, können zur Stützung von Ich-Funktionen beitragen, und es kann auch der Versuch gemacht werden, innere Reserven bei den Patienten zu mobilisieren, z.B. dadurch, daß an Erinnerungen angeknüpft wird, in denen die Patienten erfolgreich Konflikte und Schwierigkeiten bewältigt haben.

Der Zustand schwerkranker Patienten in Intensivstationen steht häufig auch in krassem Widerspruch zu ihrem »idealen Selbst«, d.h. der Wunschvorstellung, die sie von sich selbst haben. Je weiter diese Wunschvorstellung von der Wirklichkeit entfernt ist, desto größer ist die Kränkung und Beeinträchtigung ihres Selbstwertgefühls. Eine Möglichkeit, die Kränkung zu verringern, besteht darin, positive Aspekte des momentanen und künftigen Selbst zu betonen, z.B. bei tracheotomierten Patienten, die nicht sprechen, sich aber durch Gesten und Bilder und eventuell schriftlich ausdrücken können, verbliebene Ausdrucksmöglichkeiten zu fördern und mit Rehabilitationsvorstellungen zu verknüpfen, ihnen Interesse und Mitgefühl zu zeigen, Anerkennung zu spenden und Gelegenheit zu geben, ihre Gefühle auszudrücken.

Alle diese therapeutischen Bemühungen setzen voraus, daß man über die medizinische, soziale und psychologische Vorgeschichte eines Patienten informiert ist. Zu berücksichtigen ist, daß Schwestern, Pfleger und Ärzte in der Regel zu dem Vorurteil neigen, daß Schwerkranke in erster Linie in Ruhe gelassen werden sollten. Demgegenüber wissen wir, daß gerade Schwerkranke im Vergleich zu Gesunden verstärkt emotionelle Bedürfnisse haben. Die Gefährdung von Infarktpatienten durch Depression sowohl hinsichtlich des Überlebens als auch der sozialen Rehabilitaiton (Ladwig et al., 1992, Ladwig 1993; Schleifer et al., 1989; s.a. Kap. 60, »Krankheitsverarbeitung und Psychotherapie nach Herzinfarkt ...«) unterstreicht die besondere Dringlichkeit entsprechender Behandlungsmaßnahmen.

3 Internistische Intensivstationen

3.1 Vorbemerkungen

1958 wurden die ersten internistischen Intensivstationen in den USA eingerichtet. In der Folge setzte sich in der Intensivmedizin die Einführung der externen Herzmassage, der Kardioversion und der externen Schrittmacherbehandlung mit Elektrodenkatheter durch. Das Zusammentreffen der Belastungen und Einschränkungen der Intensivbehandlung mit den Persönlichkeits- und Konfliktmerkmalen, wie sie für Herzinfarktpatienten als typisch beschrieben wurden, ist im Hinblick auf psychosomatische Fragestellungen von besonderem Interesse (s.a. Kap. 59, »Arterielle Verschlußkrankheiten ...«und Kap. 60).

3.2 Psychopathologie bei Intensivpatienten

Autoren aus der Zeit der »Pionierphase« der Einrichtung von Intensivstationen, die von den dort zu beobachtenden häufigen psychischen Störungen wie Funktionspsychosen und Durchgangssyndromen beeindruckt waren, gingen so weit, von einem »Intensive-Care-Unit-Syndrome« als nosologischer Einheit (McKegney, 1966; Nahum, 1965, »ICU-Syndrom«) zu sprechen, wobei sie einen eigenen pathogenen Einfluß des Milieus dieser Intensiveinheiten postulierten. Systematische Untersuchungen erfolgten dabei im Hinblick auf Infarktpatienten.

In psychologischer Hinsicht besonders pathogen wurden sensorische Monotonie, Schlafdeprivation, die Vielzahl technischer Apparaturen, die Nähe zu anderen schwerkranken Patienten und das Miterleben von Todesfällen und Verschlechterung von Mitpatienten angesehen (Hackett et al., 1968; Kornfeld et al., 1965; Kornfeld 1969a; Parker und Hodge, 1967). So wurden zahlreiche Vorschläge gemacht, die das Milieu der Intensivstation für die Patienten weniger bedrohlich machen sollten, z.B. die Einrichtung von separaten Kabinen, Auflockerung durch Bilder, Radio, möglichst geringe Störung der Nachtruhe, Berieselung mit beruhigender Musik.

Sensorische Deprivation – das haben theoretische und klinische Studien gezeigt – kann Sensibilität, Schmerzempfindung, das Entstehen von produktiven Symptomen wie Halluzinationen und primärprozeßhaftes Denken fördern (s.a. Kap. 85, »Körperlich begründbare psychische Störungen«; Zubek, 1969).

Vergleichende Studien (Leigh et al., 1972; Holland et al., 1973) konnten keine sicheren Auswirkungen des unterschiedlichen Milieus verschiedener Stationen feststellen. Auch andere Autoren bestätigen, daß das Personal von Intensivstationen die Behandlungsumgebung eher als angsterregend einschätzt als die Patienten selbst (Klapp, 1984). Für die Patienten spielt offensichtlich das durch die intensive Überwachung vermittelte Moment zusätzlicher Sicherheit eine wesentliche Rolle. Technische Apparaturen wie Monitoren können bei entsprechender Information und Motivierung der Patienten als »mechanischer Schutzengel und Leibwächter« und so auch gefühlsmäßig als Sicherungsmoment empfunden werden, ebenso wie die in Intensivstationen bessere personelle Ausstattung und die technische Kompetenz des Personals.

3.3 Prophylaktische und psychotherapeutische Maßnahmen

Als therapeutische Konsequenz können wir ableiten, gerade im Umgang mit Schwerkranken, Apparate und Eingriffe jeweils genau, dem krankheitsbedingten Zustand entsprechend, zu erklären und möglichst viel Kontakt zu den Patienten aufzunehmen. Beim Umgang mit den für die Intensivstation spezifischen Problemen sollten ähnliche Regeln und Grundsätze gelten, wie sie für Infarktkranke während der Intensivbehandlungsphase dargestellt sind (s.a. Kap. 60). Dazu gehören z.B. Entängstigung, Depressionsbearbeitung, Errichtung eines Arbeitsbündnisses und emotionale Stützung, insbesondere auch bei der Verlegung von der Intensivstation. Gelegentlich erfolgen Verlegungen nachts infolge Bettenmangels und werden dann, falls keine Vorbereitung des Patienten erfolgte, auch als besonders traumatisch erlebt. Kimball (1976) hat in diesem Zusammenhang von »Verlegungsarrhythmien« gesprochen. Es empfiehlt sich, mit den Patienten gezielt eine Art von »Verlegungsgespräch« zu führen. Die Sicherheit vermittelnden Funktionen von Intensivstationen machen es verständlich, daß die Verlegung auf eine Allgemeinstation bei manchen Patienten Ängste und Befürchtungen auslöst, was insbesondere auf eine Untergruppe von depressiven, sich als machtlos erlebenden Infarktpatienten zutreffen soll (Simml et al., 1990).

In einer Studie (Toth, 1980) wurden zwei Gruppen von Infarktpatienten verglichen, von denen die erste unstrukturiert auf die Verlegung vorbereitet, die zweite Gruppe speziell über die Verlegungspraxis informiert wurde. Bei der Kontrolle physiologischer Angstindizes fanden sich diese im Verlauf von 24 Stunden am Verlegungstag in der ersten Gruppe signifikant erhöht.

Befragungen von Patienten auf Intensivstationen ergaben ein großes Informationsbedürfnis. Informations- und Kommunikationsdefizite gehören zu den wichtigsten Streßfaktoren im Intensivmilieu (Klapp, 1984).

Wichtig sind auch vorwegnehmende Erklärungen über den Fehlalarm von Monitoren bei Bewegungen des Patienten, wobei man auf die Demonstration dieses Vorganges besonderen Wert legen sollte. Die Angst, die bestimmte Ereignisse, z.B. große Visiten usw., auslösen können, kann durch vorherige Information vermindert werden (Wise et al., 1985). So wird verhindert, daß diese Vorgänge im Patientenerleben eine ungewöhnliche, bedrohliche Bedeutung erlangen. Vermögen schon medizinische Dispute, die am Krankenbett die bisherigen Therapiemaßnahmen skeptisch diskutieren, bei vielen Patienten Ängste und Zweifel auszulösen, so können sie bei Intensivpatienten zu Katastrophenreaktionen und akuten Todesängsten führen. Auch eine falsche Vorstellung des Patienten über seine Erkrankung kann zu ausgeprägten Beschwerden beitragen und die Rehabilitation erschweren.

Oberste Maxime aller psychotherapeutischen Maßnahmen muß daher sein, alle Vorgänge zu fördern, die einer intrapsychischen Verarbeitung der Erkrankung und ihrer Folgen dienlich sind und äußere Hilfs- und Unterstützungsressourcen zu mobilisieren. Informationen über Patienten sollen innerhalb des Behandlungsteams ausgetauscht werden und es ermöglichen, für Problempatienten, z.B. solche, deren Verhalten unkooperativ erscheint, gemeinsame Strategien zu entwickeln (vgl. Koumans, 1965; Köhle et al., 1973). Dabei sollten alle Interaktionen in den Therapieplan miteinbezogen werden. Den organisatorischen Rahmen können Fallbesprechungen des Teams, die der Balint-Gruppenarbeit nachempfunden sind, herstellen. Die Wirksamkeit eines so auf den Patienten zugeschnittenen Vorgehens zeigt das folgende kasuistische Beispiel. Aus ihm geht hervor, wie Wahrnehmungsänderungen beim Personal durch sorgfältige Betrachtung des Patientenverhaltens selbst in der Lage sind, eine Änderung des Patientenverhaltens zu induzieren.

> Zwei Schwestern der Intensivstation klagten darüber, daß ein Patient, der seit Wochen wegen einer aufsteigenden Lähmung beatmet worden war und der erst am Vortag extubiert werden konnte, immer noch nicht auf eine normale Station verlegt worden sei. Auf die fortbestehende Gefährdung des Patienten aufmerksam gemacht, begannen sie über sein ständiges Läuten und Quengeln zu klagen. Der Patient hätte weiter paranoide Befürchtungen geäußert und u.a. behauptet, es würde ihm von den Schwestern Gift in die Infusion getan. Schließlich habe er darüber geklagt, daß er der am schlechtesten versorgte Patient der Station sei. Man spürte, daß die Schwestern den Patienten verlegen wollten, weil er für sie nur noch schwer zu ertragen war. Die extreme Abhängigkeit des Patienten und seine Versuche, damit umzugehen, wurden dann mit den Schwestern durchgesprochen. Erstaunlich war, daß der Patient den Schwestern während der nächsten Schicht »wie

verwandelt« erschien – ohne daß sich ihr Verhalten dem Patienten gegenüber für sie selbst erkennbar geändert hatte. Alle Klagen und paranoiden Befürchtungen waren verschwunden. Er bedankte sich dafür, daß er der bestversorgte Patient auf der Station sei. Etwas am Verhalten des Stationspersonals hatte sich als Folge der Besprechung verändert und dem Patienten gezeigt, daß er sich verstanden fühlen konnte. Das Beispiel belegt, wie Patienten veränderte Einstellungen des therapeutischen Teams wahrzunehmen und darauf zu reagieren vermögen.

4 Psychosyndrome nach Herzoperationen

4.1 Phänomenologie und Verlauf

Psychische Störungen treten nach Operationen am offenen Herzen in einer besonderen Häufung und Intensität auf. Dies hat, obwohl Herzoperationen, verglichen mit allgemeinchirurgischen Eingriffen, quantitativ wenig ins Gewicht fallen, dazu geführt, daß an vielen Zentren Gruppen mit psychiatrischen und psychosomatischen Fragestellungen sich mit herzoperierten Patienten befaßt haben. Abram (1965), Blachly und Starr (1964), Blachly (1967), Egerton und Kay (1964), und Kornfeld und Mitarbeiter (1965) gehörten zu den ersten Autoren, die auf die besondere Häufigkeit und Schwere von Funktionspsychosen nach Herzoperationen hinwiesen.

Die Befunde in der Literatur belegen, daß sich ein breites Spektrum psychopathologischer Auffälligkeiten finden läßt, für die in den zahlreichen Unterversuche unternommen worden sind (s.a. Kap. 85).

Aus den Resultaten der von einer Hamburger Arbeitsgruppe durchgeführten Untersuchungen über psychopathologische Auffälligkeiten nach Herzoperationen (Speidel et al., 1979b) geht hervor, daß nach den Rhythmusstörungen Psychosyndrome an zweiter Stelle der postoperativen Komplikationen bei Herzoperierten stehen (Götze, 1980). Dabei wurden in einer Übergangsreihe vom leichten Durchgangssyndrom bis zu schwer deliranten Zuständen mit Bewußtseinstrübungen einschließlich Koma alle Formen beobachtet.

Nach den Ergebnissen der Hamburger Arbeitsgruppe können psychische Störungen nach Herzoperationen meist schon sehr frühzeitig ohne freies postoperatives Intervall beobachtet werden (Speidel et al., 1979b).

Dabei steht in einem frühen Stadium meist eine Minussymptomatik im Vordergrund, nach 5–7 Tagen überwiegt oft die affektive Symptomatik mit einem zurückgezogen-depressiven Verhalten. Paranoid-halluzinatorische Bilder treten meist später als Orientierungsstörungen auf. Bei drei Vierteln der Patienten, die postoperativ auffällig werden, waren schon an ersten postoperativen Tag Störungen vorhanden. Bei der Hälfte der auffälligen Patienten dauerten die Symptome 1–2 Tage, bei einem Viertel 3–4 Tage, bei 12% 10 Tage und länger, wie anhand der Beobachtung von 209 Fällen festgestellt werden konnte (Speidel et al., 1979a). Am häufigsten fanden sich die Symptome zwischen dem 2. und 7. Tag. Der Schweregrad der Störungen bei Patienten wies folgendes

Verteilungsmuster auf: unauffällig = 59%, leicht psychopathologisch auffällig = 21%, mittel = 11%, schwer = 9% (Dahme et al., 1977).

4.2 Exemplarische Patientengeschichte

Als Beispiel sei eine unserer Patientinnen angeführt, die eine durch ihre prämorbide Struktur deutlich beeinflußte Ausgestaltung einzelner Wahrnehmungen im postoperativen Verlauf nach Operation eines Mitralvitiums zeigte.

> Postoperativ berichtete die Patientin als Eindruck aus dem Wachraum u.a. von einer ihr endlos scheinenden Prozession junger und gutaussehender Ärzte, die sich stundenlang um ihr Bett bewegt haben. Das habe ihr einerseits Genugtuung und Sicherheit verschafft, sie aber irgendwie auch geängstigt.
>
> Die Patientin vermittelte schon präoperativ den Eindruck einer hysterisch strukturierten Persönlichkeit, die sich beispielsweise in kokettem und verführerischem Verhalten gegenüber den Ärzten und in der Abwertung des eigenen Ehemannes kundtat, was in krassem Widerspruch stand zu ihrem eigenen miserablen körperlichen Zustand. Unsere psychodynamische Erklärung dafür war, daß die Koketterie der Patientin ihre Minderwertigkeitsgefühle angesichts ihres kranken Körpers kompensieren helfen sollte. Die postoperativen Wahrnehmungen der Patientin deuteten wir als in diesem Sinn konsequentes Phantasieerleben, das die ärztlichen Visiten in einer ihren Persönlichkeitseigentümlichkeiten gemäßen Weise umgestaltete.

4.3 Ätiologie und Pathogenese

Weitgehend übereinstimmend werden in der Literatur vorher bestehende **zerebrale Organschädigungen** und **neurologische Auffälligkeiten** als Risikofaktoren für das Auftreten postoperativer Psychosyndrome angenommen (Kimball, 1976; Speidel et al., 1978, 1979a, b, 1980), ebenfalls der **präopera-tive kardiale Status** (Blachly und Starr, 1964; Heller et al., 1970; Kornfeld et al., 1965; Kornfeld 1967; Quinlan et al., 1974; Huse-Kleinstoll et al., 1976). Mitralklappenersatz prädisponiert im Vergleich zu anderen operativen Eingriffen (Egerton und Kay, 1964). Als weitere Risikofaktoren werden genannt: die extrakorporale Zirkulation und ihre Dauer und eine zu schnelle postoperative Dehydratation.

Bei vielen Herzkranken sind schon präoperativ psychische Störungen anzutreffen (Kampman et al., 1980). Patienten, die bereits präoperativ psychopathologische Auffälligkeiten zeigten, hatten in der Hamburger Studie eine höhere Rate postoperativer Störungen. Danach waren (Götze, 1980) nur 30% der präoperativ Unauffälligen, hingegen drei Viertel der präoperativ Auffälligen auch postoperativ gestört.

4.4 Bedeutung psychischer Faktoren

Ausgehend von den Beobachtungen über mutmaßliche pathogene Einflüsse der Wachraumatmosphäre, wurden psychologische Gesichtspunkte und atmosphärische Merkmale in einer Reihe von Arbeiten untersucht. Ihnen lag die hypothetische Vorstellung zugrunde, daß, ohne daß die einzelnen organischen Veränderungen als Wegbereiter geleugnet würden, die psychischen Symptome auch als besondere Form der Antwort auf die Herzoperation, beispielsweise als »Katastrophenreaktion«, erklärbar wären (Blacher, 1972; Abram, 1965; Kornfeld et al., 1965, 1969b; Kornfeld, 1967, 1972).

Besonders erwähnenswert sind Untersuchungen von Kimball (1972, 1976) und Mitarbeitern (1973) an der Yale-Universität, bei denen von 1968 bis 1971 180 Patienten mit Herzoperationen einer bis zu 30 Monate dauernden Verlaufsbeobachtung und ausführlicher psychiatrischer Exploration und psychologischer Testung unterzogen wurden.

Für das längerfristige Überleben und die spätere Rehabilitation erwies sich der Aussagewert psychischer Faktoren als sehr groß. Die 36 von den insgesamt 109 Patienten, die präoperativ aufgrund des Interviews als depressiv und ohne Hoffnung eingestuft worden waren, hatten, was die psychiatrische und sonstige postoperative Prognose und ihre Rehabilitationsaussichten betraf, eindeutig die schlechteste Prognose.

Einen analogen Zusammenhang zwischen Depression und Hoffnungslosigkeit auf der einen Seite und vermehrter Mortalität auf der anderen Seite fand Morgan (1971) bei vergleichbaren Ausgangsdaten bei der Untersuchung von 72 herzoperierten Patienten.

In der Hamburger Untersuchung wurden drei Patientengruppen mit offenen Herzoperationen untersucht: Patienten mit Mitral-, Aortenklappenersatz und mit aortokoronarem Bypass.

Aus den erhobenen Befunden seien im folgenden einige wesentliche genannt (Speidel et al., 1981, 1982):

- Bei koronarchirurgischen Eingriffen haben psychosoziale Faktoren einen besonders großen Einfluß auf postoperative psychische Störungen (Meffert et al., 1983).
- Patienten mit Partnerschafts- und Familienkonflikten zeigen unabhängig von der Diagnosegruppe häufiger postoperative Psychosyndrome.
- Extremformen von sensitivem und repressivem Umgang mit präoperativer Angst zeigten keinen Einfluß auf die Häufigkeit, aber auf den Schweregrad der psychischen Störungen.
- Es findet sich der schon beschriebene Zusammenhang vorher bestehender präoperativer und postoperativer psychischer Gestörtheit.
- Im zeitlichen Verlauf nimmt die stimmungsmäßige Labilität der Patienten oft zu.

Wenn auch einzelne Befunde in verschiedenen Arbeiten unterschiedlich, teils sogar widersprüchlich sind und in der faktorenanalytischen Untersuchung bei der Komplexität der Anordnung mit der Zahl der Faktoren auch verstärkt methodenkritische Einwände berücksichtigt werden müssen (Dahme et al., 1982), scheint der Einfluß psychosozialer Faktoren aus den vorliegenden Ergebnissen doch ausreichend belegt. Diese Faktoren scheinen auch auf das Langzeitergebnis der Operation einen wesentlichen Einfluß zu haben.

Schon Frank und Mitarbeiter (1979) stellten in einer Nachuntersuchung von 800 herzoperierten Patienten fest, daß der Langzeiterfolg oft durch psychische Probleme gefährdet ist. Ähnlich fanden Heller und Mitarbeiter (1974)

ein Jahr nach der Herzoperation bei 90% der Operierten eine somatische Besserung, aber häufig eine psychische Verschlechterung. Auch Blacher (1978) und Lützenkirchen und Mitarbeiter (1980) stellten im weiteren postoperativen Verlauf oft depressive Verstimmungen fest.

Diese Befunde unterstreichen die Notwendigkeit einer psychiatrischen Evaluation und im Bedarfsfall die Notwendigkeit eines Angebots psychotherapeutischer Hilfestellung nach der Operation. Die Bedeutungen psychiatrischer Auffälligkeiten für die Langzeitprognose werden durch die Befunde Rabiners und Willners (1980) unterstrichen, die einen Zusammenhang zwischen der Häufigkeit psychiatrischer Komplikationen vor Entlassung und einer schlechteren Fünf-Jahres-Überlebensrate bei Herzoperierten fanden.

4.5 Allgemeine Bemerkungen zur Psychologie operativer Eingriffe

Versucht man, am Modellfall von Herzoperationen psychisch besonders belastende Momente zu isolieren, sind zunächst Erkenntnisse über die psychodynamische Interpretation des Operationserlebnisses als solches zu berücksichtigen.

Schon H. Deutsch (1942) hat dazu in ihrem Artikel »Some psychoanalytic observations in surgery« den individuellen Stellenwert von Krankheit und Operation und Besonderheiten der Persönlichkeitsstruktur des Patienten, beispielsweise neurotische Anteile, als wichtige Hinweise für die postoperative Reaktion bezeichnet. Narkoseerlebnis und operativer Eingriff selbst seien dabei gesondert zu bewerten. Anästhesie entspreche häufig unbewußt einem Konfrontationserlebnis mit dem Tod und werde als Trennung erlebt; der Eingriff selber könne Kastrationsängste wiederbeleben als Folge der Bedrohung eines Organs und entsprechend psychodynamischen Konstellationen beispielsweise als Strafe empfunden werden für ambivalente Impulse.

Janis (1958) stellte in seiner Monographie über Operationsstreß fest, daß Patienten mit einem »vigilanten«, d.h. auf Aufmerksamkeit fokussierten Bewältigungsstil eher postoperativ durch psychiatrische Komplikationen gefährdet sind. Möglicherweise hängt dies damit zusammen, daß diesen Patienten durch die postoperative Situation gewohnte Coping-Stile vorenthalten sind, was zu einer vermehrten Vulnerabilität führt (vgl. Cohen und Lazarus, 1973; Sime, 1976; Davies-Osterkamp und Möhlen, 1978).

4.6 Prophylaxe und Therapie

Der derzeitige Forschungsstand läßt sich so zusammenfassen, daß hinsichtlich der bewußten und unbewußten präoperativen Ängste die Unterstützung des Patienten in der ihm eigenen Angstabwehr zentral ist (Götze und Huse-Kleinstoll, 1988). Das glaubwürdige Angebot einer hilfreichen Beziehung könnte dabei wirksamer sein als methodenspezifische Differenzen.

Die tägliche Einschätzung des psychischen Befindens sollte einen ähnlichen Stellenwert einnehmen wie beispielsweise die Bestimmung biophysikalischer und biochemischer Parameter, z. B. Blutdruck, Elektrolyte usw. Ein wichtiges Problem besteht darin, das Personal so zu schulen, daß es Patientenverhalten adäquater zu beobachten, bewerten und die Beobachtungen zu dokumentieren versteht. Aus diesen Beobachtungen sollen für die Patienten therapeutische Maßnahmen abgeleitet werden.

Folgende Hinweise sprechen dafür, daß sich die postoperative Häufigkeit von Durchgangssyndromen und Funktionspsychosen durch einfache **psychoprophylaktische Maßnahmen** günstig beeinflussen läßt:

Nach präoperativen Interviews und sorgfältiger postoperativer psychischer Betreuung wurden nach Herzoperationen weit weniger Funktionspsychosen beobachtet als in einer vergleichbaren Kontrollgruppe (Lazarus und Hagens, 1968). Auch Layne und Yudofsky (1971) konnten beim Vergleich zweier Gruppen herzoperierter Patienten mit und ohne präoperativ geführte psychiatrische Interviews analoge Feststellungen machen. Charakteristisch ist dabei, daß die Schwestern regelrecht überredet werden mußten, mit den schwerkranken Patienten nach der Operation zu sprechen.

Information allein vermöge die Angstindizes operierter Patienten nicht zu senken, wohl aber eine Kombination von Information und Stützung (Andrew, 1970). Information und Zuwendung konnten auch den postoperativen Verbrauch schmerzstillender Medikamente verringern und die Entlassung aus dem Krankenhaus beschleunigen (nach Egbert et al., 1964). Sie berichteten über einen Vergleich randomisierter Gruppen bei 97 Patienten mit intraabdominalen Operationen, daß sich durch Aufklärung und postoperative Führung der durchschnittliche postoperative Morphiumverbrauch um die Hälfte reduzieren ließ.

Aus der Praxis ihrer Konsiliartätigkeit geben Hackett und Weisman (1960) in ihrem Bericht über 400 konsiliarisch betreute Patienten auf allgemeinchirurgischen Stationen ihre Erfahrungen wieder, daß plötzlich auftretende emotionale Störungen nach der Operation häufig daraus resultieren, daß chronische Konflikte durch das psychische Trauma der Operation neu entfacht und ihre Lösung erschwert worden sei, beispielsweise dadurch, daß Fähigkeiten, Motivation oder wichtige Teile des Ich-Ideals betroffen wurden. Die Autoren fanden auch einen auffallenden Zusammenhang zwischen präoperativ antizipierten Vorstellungen, beispielsweise über Beeinträchtigung der Wahrnehmung bei Augenoperationen, der Geschicklichkeit bei Amputation, der Kommunikation bei Kehlkopfoperationen und der symbolischen Bedeutung postoperativer psychischer Reaktionen.

Nach Erfahrungen aus anderen chirurgischen Bereichen scheinen die emotionale Besetzung des operierten Organs, der Grad der Verstümmelung, das Ausmaß der Beeinträchtigung von Sinneswahrnehmungen als Operationsfolge (z. B. bei Augenoperationen, insbesondere nach Ablatio retinae (Jackson, 1969; Klein und Moses, 1974)), im Hinblick auf die postoperative Reaktion prognostisch relevant zu sein.

Hinsichtlich der **Organisation** der Zusammenarbeit und **Institutionalisierung** psychosomatischer Ansätze in der Herzchirurgie empfiehlt sich die direkte Mitarbeit eines Psychosomatikers oder Psychiaters im Team. Nur so erscheint es möglich, frühzeitig, eventuell präventiv zu intervenieren und psychiatrische Komplikationen sowohl direkt im postoperativen als auch im späteren Verlauf rasch zu behandeln. Einzelne Erfahrungsberichte belegen die Möglichkeiten, aber auch Schwierigkeiten der Kooperation (Jordan et al., 1983; Speidel et al., 1981; Freyberger, 1975).

5 Patienten nach Reanimation

5.1 Vorbemerkungen

Externe Herzmassage, die Anwendung transvenöser Schrittmacher zur Herzstimulation und elektrische Defibrillation haben zusammen mit der Monitorüberwachung die Reanimation bei Kreislaufstillstand zu einer wirksamen Methode der Lebensverlängerung gemacht.

Nach einer Untersuchung in einem amerikanischen Lehrkrankenhaus wurden von 294 Reanimierten 14% entlassen. Die übrigen Patienten verstarben im Krankenhaus. Nach 6 Monaten waren davon noch drei Viertel am Leben. Unter ihnen waren 93% nach 6 Monaten nicht hirnorganisch beeinträchtigt. Bei Entlassung waren fast alle Patienten depressiv (Bedell et al., 1983). Auch Eisenberg und Mitarbeiter (1982) stellten in einer Untersuchung über einen längeren Zeitraum eine gute Langzeitprognose von außerhalb von Krankenhäusern erfolgreich reanimierten und dann hospitalisierten Patienten fest. Nach 4 Jahren war von den entlassenen Patienten fast die Hälfte noch am Leben.

Studien über psychologisch-psychiatrische Auffälligkeiten bei reanimierten Patienten befassen sich mit den akuten Syndromen nach der Reanimation und der Beeinflussung der Langzeitrehabilitation dieser Patienten (Dlin et al., 1966; Druss und Kornfeld, 1967; Falicki und Sepp-Kowalk, 1969; Dupont et al., 1969; Minuck und Perkins, 1970; Dobson et al., 1971; White und Liddon, 1972; Dlin et al., 1974; Krakowski und Krakowski, 1975; Drühe und Hartje, 1989).

Herr M., ein etwa 50jähriger Patient mit kombiniertem Aortenvitium, befand sich seit längerem an der Grenze zur kardialen Dekompensation. Im täglichen Leben und im Beruf war der Patient bestrebt, von seiner Krankheit möglichst wenig Notiz zu nehmen. Stattdessen belastete er sich immer wieder bis zur Erschöpfung, indem er sich z. B. als Pannenhelfer betätigte. Er hatte während einer Herzkatheteruntersuchung, die wegen seines Vitiums erfolgte, eine Episode von Kammerflimmern erlitten. Dabei war der Blutdruck nie unter die kritische Grenze abgefallen. Nach dem Ereignis folgte auf der Intensivstation eine Phase, in der der Patient mit geschlossenen Augen dalag und schwer bewußtseinsgetrübt schien.

Auffallend war, daß er nur auf laute Anrufe reagierte, wobei, je nachdem, wer ihn ansprach, seine Aufmerksamkeit variabel erschien. Darauf folgte eine Phase häufiger Tagträume, in der der Patient sehr unruhig war und oft aufschrie. Während der folgenden Nacht war er delirant, riß die Infusionen heraus und erlebte sich im Schaufenster einer Schlächterei, wobei er die Infusionsflasche als Teil der Geschäftsauslagen ansah. Am nächsten Tag berichtete er über zahlreiche Träume, die sich meist mit Kriegserlebnissen beschäftigten und beunruhigende Gewaltszenen enthielten. Erlebnisse mit Inhalt eigener Schuld, zum Beispiel als Angehöriger der deutschen Armee in Italien während des 2. Weltkrieges, erschienen dem Patienten als Alpträume schlimmsten Ausmaßes. Er war in dieser Phase sehr erregt, berichtete über seine Empfindungen während der Reanimationsmaßnahmen, die er vage als Gefühl des »Pumpens« erlebt hatte. Als ein Nachbarpatient im selben Zimmer starb, stellte sich Herr M. schlafend und äußerte, von dem Geschehen nichts wahrgenommen zu haben, als er von Mitpatienten später darauf angesprochen wurde. Er döste vor sich hin. Er begann dann aber, über den Tag mehrfach zu erbrechen und konnte schließlich in einem Gespräch seine ganzen Befürchtungen, die durch den Todesfall ausgelöst waren, zum Ausdruck bringen. Dabei wurde deutlich, daß sein erneuter Rückzug Teil seines Abwehrverhaltens war gegenüber den schweren Todesängsten.

5.2 Akute Reaktionen

Inwieweit Patienten die Reanimationsmaßnahmen selbst empfinden, wird in der Literatur widersprüchlich beurteilt. Nach Angaben von Dlin und Mitarbeitern (1974) scheinen Patienten Reanimationsmaßnahmen häufig wenigstens akustisch oder taktil mitzuerleben, ohne daß über Schmerzen berichtet wird. Meist wird im Anschluß daran eine initiale Schockreaktion beschrieben mit ausgeprägter Störung von Wahrnehmungs-, Aufmerksamkeits- und Denkfunktionen (Druss und Kornfeld, 1967; Dlin et al., 1966, 1974; Hackett et al., 1968). Zur Erklärung dient zum einen die Annahme einer Funktionspsychose, zum Teil wird auch zusätzlich eine primär vorliegende emotionale Schockreaktion mit einem dem »Totstellreflex« analogen Verhalten angenommen (Dlin et al., 1966; Biörck und Edhag, 1973). Auffallend ist, daß diese Reaktion auch in Fällen auftritt, in denen der Kreislaufstillstand innerhalb von kürzester Zeit behoben werden kann. Viele Patienten geben in der ersten Phase nach dem Herzstillstand den Eindruck an, »tot« zu sein. Sie empfinden auch nachher keine Schmerzen und äußern keine Gefühle, was als wirksamer Selbstschutzmechanismus im Augenblick höchster Gefahr interpretiert werden kann. Vorhandene Erinnerungsfragmente der Patienten an das Ereignis können in ihrer Inkohärenz und mit ihren erschreckenden Einzelheiten jedoch auch später Angst auslösen und zu psychopathologischen Reaktionen führen. Dabei ist die Rolle organischer und psychoreaktiver Momente kaum voneinander zu trennen.

Schwere Alpträume mit aggressiven und brutalen Trauminhalten, wie auch bei unserem Patienten Herrn M., sind häufig in der Literatur beschrieben (Druss und Kornfeld, 1967; Dobson et al., 1971). Die Alpträume der Patienten sind auch als Affektabfuhr aufgefaßt worden, indem sie den Patienten erlauben sollen, sich von Erinnerungen zu trennen, d.h. als Bewältigungsversuche des Ichs interpretiert werden könnten. Die Erinnerung der Patienten sind durch Abwehrvorgänge beeinflußt. Auch Verleugnungsvorgänge der Ärzte verhindern, daß über das bedrohliche Erlebnis gesprochen wird.

> So erfuhr ein Infarktpatient in der Intensivstation nach erfolgreicher Reanimation nur durch Andeutungen, daß etwas Besonderes vorgefallen sein mußte. Als er sich bei der Visite schlafend stellte, wurde ihm aus der Unterhaltung der Ärzte am Krankenbett das Geschehene klar.

5.3 Auswirkungen auf die Rehabilitation

Auch in den späteren Rehabilitationsphasen scheint das Vorkommen eines Herzstillstandes das Auftreten psychischer Symptome zu fördern.

Als besonders häufig werden aufgrund lange fortbestehender Ängste ausgeprägte Abhängigkeits- und Versorgungswünsche beschrieben (Dobson et al., 1971), die durch überprotektives Verhalten von Partnern unterstützt werden (White und Liddon, 1972). Sie können zu einem Anklammerungsverhalten an die Familie führen, das häufig bei Postinfarktpatienten mit einem ungünstigen Rehabilitationsverlauf korreliert ist (Freidl et al., 1992).

Ebenso wird eine radikale Veränderung von Lebensgewohnheiten im Sinne einer vermehrten Schonhaltung beschrieben, die weit über das allgemein übliche und erforderliche Maß hinausgehen (Druss und Kornfeld, 1967).

Auch Bedell und Mitarbeiter (1983) stellten fest, daß das Ausmaß der langfristigen funktionellen Einschränkung nach der Reanimation mehr durch das Angstniveau bestimmt war als durch physiologische Parameter.

5.4 Therapeutische Gesichtspunkte

Ärzte sollten Patienten auf Fragen, die den Herzstillstand betreffen, offen antworten und im Gespräch die Abreaktion all der Gefühle ermöglichen, die mit dem Ereignis verbunden werden. Hinweise auf eine Gefährdung der Patienten durch solche Gespräche ließen sich nicht finden (Dlin et al., 1974). In der Fachwelt und in der Laienpresse sind Berichte erschienen über Empfindungen von Patienten, die wiederbelebt werden mußten. Sehr häufig werden dabei von den Patienten angenehme Gefühle und Bilder angegeben (Moody, 1977, »Todesnäheerlebnisse«). Es empfiehlt sich, in der akuten Phase sehr stützend vorzugehen. Im weiteren Verlauf sollte frühzeitig die nachstationäre Behandlung geklärt und Einzelheiten einer etwaigen beruflichen Rehabilitation ausgesprochen werden. Dabei muß man sich auch beispielsweise mit hypochondrischen Befürchtungen von Patienten, die durch das Reanimationserlebnis ausgelöst wurden, auseinandersetzen.

> Als Beispiel sei einer unserer Patienten angeführt, der nach einem Infarkt reanimiert werden mußte und bei dem sich bei einer Nachuntersuchung ergab, daß sich nach dem Ereignis eine Impotenz entwickelt hatte, die den Patienten und seine Beziehung zu seiner wesentlich jüngeren Frau belastete. Ein klärendes Gespräch mit dem Patienten mit dem Ziel, seine Ängste auf ein realistisches Maß zu reduzieren, hatte den Erfolg, daß der Patient sein lästiges Symptom verlor.

6 Patienten mit Herzschrittmacher

6.1 Vorbemerkungen

Die ersten Herzschrittmacher wurden 1959 implantiert. In den meisten psychologisch orientierten Arbeiten wird über leichte Angst- und Depressionszustände nach der Implantation berichtet, wie sie für Kranke mit der Erfahrung der Unzuverlässigkeit einer Organfunktion typisch sind.

> Herr A., ein 70jähriger Patient, erhielt wegen eines progredienten Blockbildes im EKG bei koronarer Herzerkrankung mit schweren Angina-pectoris-Anfällen einen permanenten Schrittmacher. Schon vor Auftreten gelegentlicher bradykarder Rhythmusstörungen hatte der Patient unter häufigen Schwindelattacken gelitten, die als Folge der allgemeinen Gefäßerkrankung aufgefaßt wurden. Er war zeitlebens sehr ordnungsbewußt gewesen. Die Ehefrau des Patienten war seit etlichen Jahren selber Schrittmacherpatientin gewesen und hatte eine Reihe von Schrittmacherkomplikationen erlitten, die sie äußerst verunsichert hatten, so daß sie selten wagte, ohne ihren Mann etwas zu unternehmen, beispielsweise kleine Besorgungen zu machen. Unser Patient war daher von Anfang an dem Schrittmacher gegenüber sehr skeptisch eingestellt. Er begründete dies mit den Erfahrungen seiner Ehefrau und seiner allgemeinen Lebenserfahrung, daß er nie ein Glückspilz gewesen und es häufig noch schlimmer gekommen sei, als er vorhergesehen hatte. Vor und nach der Operation war der Patient stark verängstigt und verunsicherte die betreuenden Ärzte durch zahlreiche, ständig wechselnde Beschwerden, die er teils triumphierend, teils vorwurfsvoll hervorbrachte.
>
> Postoperativ wiederum gehäuft auftretende Angina-pectoris-Anfälle, eine Venenentzündung mit septischer Streuung und kurzfristig hohe Temperaturen bestätigten ihn in seinen Befürchtungen. Obwohl diese Komplikationen rasch behoben werden konnten, war die Rekonvaleszenz verzögert, da er nun immer häufiger über Schwindelgefühle klagte, die er auf die Narkose zurückführte. Die Beschwerden traten vor den jeweils vorgesehenen Entlassungsterminen verstärkt auf. Im Gespräch ergab sich, daß der Patient völlig verunsichert und verzweifelt darüber war, wie er nun mit seiner Frau, die jetzt zusätzlich Beschwerden im Genitaltrakt äußerte, und ihren weitgehenden Versorgungswünschen umgehen sollte, da er sich als Schrittmacherträger selber als hochgradig verletzlich und gefährdet erlebte. Diese Angst zeigte sich überspitzt in der Frage, wer denn nun wen beim Spaziergang stützen solle. In dieser Situation war deutlich die Konkurrenz der Partner um Zuwendung und Unterstützung zu empfinden. Erst nach mehreren Gesprächen mit beiden Partnern konnte eine Entlastung des Patienten erreicht werden, ohne daß in den folgenden Monaten größere Schwierigkeiten auftraten. Trotz der unzweifelhaft weiterbestehenden hirnorganischen Beeinträchtigung bei Zeichen einer zerebrovaskulären Insuffizienz zeigen der Verlauf der Symptomatik und die Reaktion beider Partner auf, wie die Veränderung der familiären Rollen und die Beschwerden des Patienten von seiner Unsicherheit und Angst vor seiner neuen Situation gefördert wurden.

6.2 Anpassungsprobleme

Eine Reihe psychologischer Untersuchungen ergab, daß Patienten nach anfänglicher Skepsis ihren Herz-schrittmacher relativ gut zu tolerieren pflegen (Galdston und Gamble, 1969; Greene und Moss, 1969, Kortmann, 1974; Doenecke et al., 1974, Hesse, 1975; Alt et al., 1983; Friedrich et al., 1983). Während der akuten Phase kurz nach der Implantation finden sich bei vielen Patienten Angst- und Depressionszustände, gelegentlich auch Panik mit Ablehnung des Schrittmachers. Im späteren Verlauf traten bei ca. einem Viertel der Patienten in den ersten Monaten depressive Verstimmungen, zum Teil als Folge von Enttäuschungsreaktionen, ambivalenten Einstellungen und Ablehnungsgefühlen auf, insbesondere bei Auftreten von Komplikationen. Bei den meisten Patienten erfolgte später eine relativ komplikationslose Integration ins Körperschema. Gelegentlich kann es zu einer ausgesprochenen Fehladaptation kommen.

Der Prozeß der Integration der Prothese ins Körperbild scheint bei den meisten Patienten in einer Weise zu erfolgen, daß das internalisierte Objekt Hilfe, Stütze und Sicherheit gewährt und vom Träger idealisiert wird. Auch der Arzt erhält oft die Rolle eines allmächtigen Objektes. Fast alle Patienten erscheinen sehr zuverlässig zu ihren Kontrolluntersuchungen in der Ambulanz. Erst Schrittmacherkomplikationen vermögen die mehr abstrakt erlebte Abhängigkeit in eine als konkret und belastend erlebte zu verwandeln. Aus diesem Grund werden in früheren Arbeiten (z. B. Becker et al., 1967), als Schrittmacherkomplikationen noch wesentlich häufiger waren, psychosoziale Anpassungsstörungen öfter angegeben. Neben dem Auftreten von Komplikationen sind auch prämorbide Persönlichkeitszüge und Anpassungsmuster, die interpersonalen Beziehungen und das Alter der Patienten für die Gewöhnung an den Schrittmacher prognostisch bedeutsam (Greene und Moss, 1969; Hesse, 1975). Bei jungen Patienten treten postoperative Ängste und Depressionszustände häufiger auf, bei älteren Patienten, die die Prothese passiver ertragen, traten erwartungsgemäß mehr Durchgangssyndrome und Funktionspsychosen auf (Hesse, 1975). Kinder tolerieren Schrittmacher offenbar relativ problemlos (Galdston und Gamble, 1969).

6.3 Therapeutische Gesichtspunkte

Schon allein die sorgfältige Information der Schrittmacherpatienten und ihrer Familien über die Funktion des Schrittmachers, Komplikationen und Möglichkeiten der Vorbeugung und Behandlung können die Anpassung der Patienten erleichtern. Auch sollten Patienten allgemein über die Herzfunktion, über den Begriff der »Blockbilder«, über die Indikation zur Schrittmacherbehandlung im jeweiligen Fall, über Einzelheiten der Schrittmacherfunktion, die medikamentöse Behandlung und die Pulsmessung Bescheid wissen. Es gibt Patienten, die mit dem Begriff »Herzblock«, den sie im Laufe ihrer Behandlung hören, häufig etwas verbinden, was der umgangssprachlichen Bedeutung, beispielsweise dem mechanischen Bild des Versiegens des Blutflusses, entspricht und verständliche Ängste auslöst. Entsprechendes gilt für Begriffe wie z. B. »Betablocker«.

Zu beachten ist das hohe Durchschnittsalter der häufig multimorbiden Schrittmacherpatienten, bei denen oft auch die geistige Auffassungsgabe beeinträchtigt ist; d.h., daß die Unterrichtung besondere Ausführlichkeit, Geduld und Zuwendung erfordert. Unbedingt muß dem Schrittmacherpatienten auch vermittelt werden, daß der Schrittmacher zwar eine Hilfe, aber kein neues Herz bedeutet, d.h., daß sich auch nach der Implantation eines Schrittmachers Symptome einer Herzinsuffizienz ausbilden können und ein Abbruch der medikamentösen Behandlung nicht erfolgen darf. Bei passageren Schrittmachern ist darauf zu achten, daß die Wegnahme des Schrittmachers ohne entsprechende Rückversicherung und Stützung des Patienten zu psychologischen Komplikationen führen kann.

7   Psychologische Gesichtspunkte zur Situation der künstlichen Beatmung

7.1   Vorbemerkungen

Künstliche Beatmung bedeutet totale Abhängigkeit, Hilflosigkeit, ständige Bedrohung durch Pannen und ausgeprägte Kommunikationsbehinderung. Panikartige Angstzustände, die sich aus teilweise geringfügigen Störungen des technischen Ablaufes ergeben, psychische Labilität mit einer deutlichen Tendenz zu schwerer depressiver Verstimmung und eine emotionale Besetzung des lebensnotwendigen Apparates finden sich häufig bei beatmeten Patienten.

7.2   Exemplarische Patientengeschichte

Frau M., eine 70jährige Patientin mit Cor pulmonale bei Lungenemphysem, mußte wegen einer akuten Verschlechterung ihrer chronischen Bronchitis mit Ausbildung einer Lungenentzündung in der Intensivstation künstlich beatmet werden. Die Frau hatte, während sich ihr Gesundheitszustand ständig verschlechterte, alleine in einem großen Miethaus gelebt, dessen Wohnung nach und nach in Gastarbeiterappartements umgewandelt wurden. Ihre Kontakte beschränkten sich auf gelegentliche Besuche von Sohn und Schwiegertochter und Kontakte mit ihrer »Telefon-Freundin«, die kurz vor dem jetzigen stationären Aufenthalt der Patientin erkrankt war. Sie hatte das Gefühl, daß niemand, auch der Hausarzt nicht, ihre ständige gesundheitliche Verschlechterung bemerkt hatte. Auf der Intensivstation erholte sich die Patientin nur ganz langsam. Der Zustand blieb äußerst labil, und sie litt an einem schweren organischen Psychosyndrom. Es hatte zunächst Uneinigkeit zwischen den Ärzten bestanden, ob die Prognose nicht überhaupt infaust sei.

Nachdem die Patientin in einem noch sehr schlechten Zustand auf die Allgemeinstation verlegt worden war, wobei man mit ihrem baldigen Sterben rechnete, konnte nach Abklingen des Psychosyndroms eine langsame Stabilisierung ihres Zustandes erreicht werden. Anfangs bestanden große Schwierigkeiten bei der assistierten Beatmung; allmählich lernte die Patientin, mit dem Gerät umzugehen. Da sie über längere Zeit Tag und Nacht intermittierend einen Beatmungsapparat be-

nutzen mußte, fanden mit Schwestern und Nachtwachen intensive Gespräche statt, und es entwickelte sich eine tragfähige Beziehung. Nach einiger Zeit war die Patientin vom Respirator fast unabhängig geworden und konnte kleinere Spaziergänge unternehmen. Zu dieser Zeit verschlechterte sich das Befinden ihrer Mitpatientin, die an einem metastasierenden Karzinom mit Querschnittslähmung litt, und es entwickelte sich ein langsames, quälendes Sterben. Da Bettenmangel herrschte, konnte die Patientin erst während der unmittelbaren Sterbephase an einem Wochenende in ein anderes Zimmer verlegt werden. Auffallend war, daß sich unsere Patientin M. in dieser Zeit, während mit der Sozialarbeiterin schon Pläne für einen Umzug in ein Altersheim vorbereitet wurden, fast völlig aus der Kommunikation zurückzog und wie zu Anfang ihres Aufenthaltes auf der Station wieder verlernte, mit dem Respirator umzugehen. In ihrem körperlichen Befinden kam es zu einer Verschlechterung, die, parallel zum Sterben der Mitpatientin, in einen plötzlichen dramatischen Rückfall mündete.* Im Verlauf eines Tages nach dem Tod der Mitpatientin mußte sie erneut auf die Intensivstation verlegt werden, wo sie innerhalb von Stunden verstarb.

An dieser Patientengeschichte fällt auf, daß sich die langsame und ständige Verschlechterung des Befindens der Patientin nahezu unbemerkt durch den Hausarzt entwickelt hatte, bis ein Zustand erreicht war, der fast hoffnungslos schien. Es bietet sich die Hypothese an, daß es der Patientin an Möglichkeiten gefehlt hat, nachdrücklich genug auf ihre Bedürfnisse und ihren Zustand aufmerksam zu machen. Das schließlich erreichte labile Gleichgewicht wurde dann wieder empfindlich gestört durch das für die Patientin erschreckende Erlebnis des quälenden Sterbens der Mitpatientin, der eigenen Hilflosigkeit und der der Ärzte und Schwestern. Auch jetzt wurde zunächst der Bedrohung des emotionalen Gleichgewichtes der Patientin, schließlich den erneuten Zeichen somatischer Verschlechterung erst verhältnismäßig spät Aufmerksamkeit gewidmet. Parallel mit dem depressiven Rückzug kam es zu verstärkter Atemnot, die das Beatmungsgerät wieder erforderlich machte und schließlich sogar zum Verlust der Fähigkeit, mit dem Gerät umzugehen, führte. Auch jetzt hatte es der Rückzug der Patientin erschwert, rasch auf ihre Gefährdung und die Bedrohung ihrer Bedürfnisse aufmerksam zu machen.

7.3   Psychische Probleme beatmeter Patienten

Da beatmete Patienten in der Regel nicht frei kommunizieren können und der Arzt auf averbale Ausdrucksweisen angewiesen ist, wird gerade bei diesen Patienten das Ausmaß von Angst und Depression meist unterschätzt. Besonders die Patienten, die infolge einer allgemeinen Lähmung beatmet werden müssen, bedürfen infolge der Kommunikationsbarrieren besonderer Zuwendung. Patienten, die tracheotomiert wurden, haben meist die Angst, nie mehr richtig sprechen zu können. Durch ihr schlech-

---

* Erinnert sei an das Konzept von »Conservation-Withdrawal«.

tes Befinden leidet auch ihre Aufnahmefähigkeit, so daß sie häufiger Versicherung bedürfen, daß sie nicht dazu verurteilt sind, stumm zu bleiben (Blacher, 1975).

Viele psychologische Erkenntnisse bei beatmeten Patienten wurden während der großen Polioepidemien der 50er Jahre in den USA gewonnen. Dabei waren Menschen von medizinischen Apparaten völlig abhängig. Aus den Veröffentlichungen geht hervor (Prugh und Tagluri, 1954; Holland und Coles, 1957; Mendelson et al., 1958), daß Patienten, die am schlimmsten durch Lähmungen betroffen waren, ihren Zustand am meisten verleugneten. Bei vielen Patienten beobachtete man eine sehr starke Gewöhnung an die »Eiserne Lunge«, die die Entwöhnung langwierig machte und viel Geduld und Eingehen auf die Patienten erforderte.

In der Literatur werden bei intubierten und maschinell behandelten Patienten mit panplegischer Radikulitis oneiroide Erlebnisformen wohl als Bewältigungsversuch der Extremsituation beschrieben (Schmidt-Degenhard, 1986).

Bei Patienten mit chronischem Cor pulmonale, die dauernd oder intermittierend eine assistierende Respiratorbehandlung erfahren, fand man, daß die subjektive Atemnot von bestimmten emotionalen Zuständen wie Depression, Wut usw. abhängig war. Danach scheinen sowohl Aktivierungszustände wie Angst, Wut als auch Zustände des Rückzugs wie Depression, Verzweiflung subjektiv die Empfindung Dyspnoe auslösen und verstärken zu können (Dudley et al., 1968). Diese Patienten entwickeln ähnlich wie Schrittmacherpatienten ein ausgeprägtes Gefühl von Abhängigkeit gegenüber der technischen Apparatur. Insgesamt sind sie aber sehr viel stärker als jene in ihrer Lebensqualität beeinträchtigt (McSweeney, 1982).

7.4 Möglichkeiten der Prophylaxe und Therapie

Als therapeutische Konsequenz im Umgang mit beatmeten Patienten sollten folgende Gesichtspunkte berücksichtigt werden:
– Gerade bei diesen Patienten, die teilweise oder (bei generalisierten Lähmungen) vollständig ihrer Ausdrucksmöglichkeiten beraubt sind, besonders auf diskrete Zeichen psychischer Störungen zu achten (Blick, vegetative Zeichen etc.).
– Entsprechend den regressiven Bedürfnissen der beatmeten Patienten für eine Atmosphäre zu sorgen, die durch Stützung, Ermunterung und Hilfsbereitschaft gekennzeichnet ist.
– Zu beachten, daß auch kleinere und unbedeutend erscheinende technische Pannen von den Patienten in ihrer Hilflosigkeit als maximale Lebensbedrohung erlebt werden.
– Die Patienten häufig anzusprechen und ausreichenden Sozialkontakt zu ermöglichen (z.B. Verwandtenbesuche).
– Die verbliebenen Kommunikationsmöglichkeiten zu nutzen. Das ist besonders wichtig bei Patienten, die beispielsweise bei paralytischen Zuständen unterschiedlicher Ursache beatmet werden und neben der Sprache auch anderer Audrucksmög-

lichkeiten, z.B. der Gestik, beraubt sind. Eine besondere Grenzsituation stellt das Locked-in-Syndrom dar als Zustand völliger Bewegungslosigkeit und Sprechunfähigkeit des nur noch zu vertikalen Blick- und Blinzelbewegungen fähigen Patienten mit erhaltenem Bewußtsein. Auch hier bieten sich Möglichkeiten der Kommunikation unter systematischer Ausnutzung der verbliebenen Fähigkeiten an (Frank et al., 1988).
– Für die technische Möglichkeit zu sorgen, daß die Patienten jederzeit auf sich aufmerksam machen können (z.B. Glocke, Schrifttafel). Dadurch können die Ängste vor Pannen in Grenzen gehalten werden.
– Den Patienten alle Handlungen zu gestatten, die so viel wie möglich Unabhängigkeit demonstrieren, um die persönliche Abhängigkeitsproblematik zu entschärfen.
– Verständnis dafür zu empfinden, daß die Patienten vieler Möglichkeiten zur Abreaktion von Spannungen beraubt sind und Zeichen von Aggressivität Ausdruck sowohl dieser Spannungen als auch ihres Selbstbehauptungswillens sein können.
– Die Patienten **schrittweise** vom Beatmungsgerät zu entwöhnen, sie auf die Trennung vorzubereiten und zu demonstrieren, daß im Bedarfsfall jederzeit erneut eine apparative Beatmung möglich ist.
– Auch bei konfliktbearbeitendem psychotherapeutischem Vorgehen sollten die supportiven Momente nicht vernachlässigt werden. So kann beispielsweise eine zu tiefgehende Mobilisierung von Affekten gefährlich sein, da die damit verbundenen physiologischen Begleiterscheinungen eine Dekompensation hervorrufen könnten.

8 Psychologische Gesichtspunkte zur Arbeitssituation des Personals von Intensivstationen

8.1 Vorbemerkungen

Es gibt viele Hinweise auf die besonderen Belastungen für das Personal von Intensivstationen. Eine Reihe von Autoren hat sich mit diesen Problemen befaßt (Cassem et al., 1970; Cassem und Hackett, 1972; Freyberger et al., 1972; Vreeland und Ellis, 1969; Hay und Oken, 1972; Klapp et al., 1981, 1982, 1984; Caldwell und Weiner, 1981; Weiner und Caldwell, 1981; Koran et al., 1983; Bernhard, 1984).

8.2 Belastende Faktoren der Arbeitssituation auf Intensivstationen

Als besonders belastende Faktoren werden genannt:
– Die **hohe Mortalitätsrate** mit den Folgen sich ständig wiederholender Objektverluste, die das Gefühl therapeutischen Erfolgs schmälern. Schließlich wird meist der Tod eines Patienten, entsprechend dem berufsethischen Grundsatz der Verpflichtung zum Heilen, als Niederlage oder Mißerfolg empfunden. Wichtig ist dabei, daß es,

vor allem bei jungen Patienten, zu Identifikationsvorgängen des zumeist jungen Personals in Intensivstationen kommt. Bei älteren Patienten finden wir Identifikationen auf der Ebene der Elternbeziehung.

- Die ständige **Konfrontation mit schwerkranken Patienten,** d. h. der Zwang, in einer Atmosphäre bedrückenden menschlichen Leidens zu arbeiten. Dazu gehören u. a.:
- Der hohe Prozentsatz bewußtloser und bewußtseinsgetrübter Patienten, mit denen der Kontakt behindert oder nicht möglich ist.
- Die häufige Verstümmelung und Verunstaltung schwerkranker Patienten (»Schläuche aus jeder Körperöffnung«), die den Vorstellungen von der Integrität des menschlichen Körpers zuwiderläuft.
- Die ständige Kontrolle der Körperfunktionen, die als lähmende Routine erlebt werden kann und der Notwendigkeit der »Gefühlsarbeit« entgegengesetzt ist.
- Die Notwendigkeit für das Pflegepersonal, bei akuten Noteinweisungen zunächst, wie es die Situation erfordert, weitgehend autonom zu handeln, was im Widerspruch zu einem sonst oft vermitteltem hierarchischen Rollenverständnis steht.
- Die Angst, durch Fehler gravierende Folgen für die schwerkranken Patienten zu verursachen. Sie provoziert Unsicherheit und kann im Rahmen eines »Circulus vitiosus« zu neuen Fehlern führen.
- Die Tatsache, daß Reanimationsmaßnahmen nicht selten Verletzungen von Patienten zur Folge haben, was zu Hemmungen und nachfolgenden Schuldgefühlen führen kann.
- Die Schwierigkeiten im Umgang mit den Todesängsten von Patienten (Campbell, 1980) führen zu charakteristischen, häufig zu beobachtenden **Abwehrmanövern.** Dazu gehören die Flucht in eine **kontraphobische Hyperaktivität** ebenso wie der häufig anzutreffende rauhe Ton, der einer **Abwehr** auf der **affektiven Ebene** entspricht, oder die Distanzierung. Dies wiederum kann dazu führen, daß sich das Team als »emotional verödet« (Klapp und Scheer, 1982) erlebt und noch mehr unter dem Eindruck von Schuldgefühlen leidet. Die Hektik der Aufnahmesituation bedeutet dabei einen erheblichen Rollenschutz; mit dem Tod eines Patienten bricht dieser Rollenschutz zusammen.
- Nicht selten entstehen komplizierte Übertragungs/Gegenübertragungsverstrickungen. So können im Umgang mit heranwachsenden Suizidpatienten Probleme der eigenen Adoleszenz aktiviert werden.
- Die hohe Fluktuationsrate stellt ein besonderes Problem von Intensivstationen dar. Es gibt Hinweise dafür, daß unter dem Personal solcher Stationen Beziehungsprobleme überproportional häufig auftreten.
- Die anfänglich bei fast allen Patienten bestehende Hilflosigkeit und völlige Abhängigkeit fordern

überprotektives Verhalten des Pflegepersonals geradezu heraus. Bei Besserung des Zustandes der Patienten ergeben sich daraus immer wieder Konflikte zwischen den wiedererwachenden gesunden Autonomiebestrebungen der Patienten und den überfürsorglichen Tendenzen ihrer Betreuer, die häufig aggressiv wirken.

- Die meist rasche Trennung von genesenden Patienten, d. h. der Verzicht darauf, den Heilungsverlauf als für Heilberufe typische Befriedigungsmöglichkeit, z. B. in Form des Dankes von Patienten und Angehörigen, zu erleben. Dies wird verstärkt durch die Beobachtung, daß diese Patienten nicht selten die Intensivstation im späteren Genesungsverlauf meiden.
- Der Umgang mit meist schwer beunruhigten und verstörten Angehörigen, wobei deren Dank teilweise makabre Qualität erlangt: »Sie taten alles, was Sie konnten«.
- Ähnlich wie in onkologischen Stationen sind innerhalb des Personals in Zeiten besonderer Belastung und Anspannung Reaktionen zu beobachten, die auf onkologischen Stationen als »burnout«-Syndrom beschrieben worden sind und die zu erheblichen Störungen auf der Gefühlsebene und der Effizienz der Arbeit führen können.
- Das im Sinne einer institutionalisierten Abwehr zu verstehende gesteigerte »Elitebewußtsein«, das oft auf solchen Stationen anzutreffen ist, verstärkt die Abschottung, die durch eine restriktive Handhabung der Besuchsregelung und des Zugangs häufig noch weiter verstärkt wird.

8.3 Präventive und therapeutische Möglichkeiten

Die Auseinandersetzung mit besonders ausgeprägten Streßfaktoren, wie sie für Intensivstationen als typisch angenommen werden, kann zu verschiedenen Symptombildern führen. Als häufigste werden depressive Verstimmungszustände, Arbeitsstörungen und besonders als inadäquat empfundene Verhaltensweisen genannt, wie das schon beschriebene laute, polternde, burschikose Handeln, welches das Resultat einer Abwehrform ist, aber der Umgebung, z. B. den Angehörigen der Patienten, unverständlich erscheint, schließlich auch der Rückzug auf eine rein technische Beziehung im Umgang mit schwerkranken Patienten.

Als therapeutische Möglichkeiten bieten sich organisatorische Lösungsversuche an im Sinne veränderter Stationskonzepte, die beispielsweise teamorientierte Konsiliarpsychiatrie und regelmäßige Gruppensitzungen einschließen, wie sie allerdings bislang meist nur im Rahmen von Forschungsvorhaben realisiert werden konnten. Bei der Mitarbeiterauswahl sollten auch Gesichtspunkte der Befähigung zur Teamarbeit und der psychischen Belastbarkeit eine Rolle spielen.

KAPITEL 87

Organersatz und Transplantation
Beispiel: die Behandlung der chronischen
terminalen Niereninsuffizienz

Ekkehard Gaus, Karl Köhle, Uwe Koch, Manfred Beutel und Fritz A. Muthny

1 Vorbemerkungen

Der alte Wunschtraum, funktionsuntüchtige Organe durch eine apparative Prothese bzw. durch die Übertragung von funktionstüchtigen Zellen, Geweben und Organen zu ersetzen, ist in den letzten zwei Jahrzehnten in den Bereich des Möglichen gerückt. Dabei haben der apparative Ersatz der Nierenfunktion durch verschiedene Verfahren ebenso wie die Nierentransplantation bahnbrechend gewirkt und sind seit langem zum klinischen Routineverfahren geworden, dessen psychosomatische Aspekte ausführlich untersucht wurden. Mittlerweile sind auch andere Verfahren wie die Transplantation des Herzens, der Leber, des Knochenmarks und des Pankreas dem Stadium einer experimentellen Therapie entwachsen. Neben den Gemeinsamkeiten im Erleben der Patienten führen die besonderen Umstände der jeweiligen klinischen Situation bei der Transplantation unterschiedlicher Organe auch zur spezifischen Ausgestaltung von Belastungen, Reaktionen, Anpassungsmustern und Komplikationen. Sie resultieren aus der Verschiedenartigkeit der Grunderkrankung und der angewandten therapeutischen Verfahren. Wir möchten daher nach der exemplarischen und ausführlichen Darstellung von Dialyse und Nierentransplantation wenigstens einige Besonderheiten weiterer Transplantationsverfahren skizzieren.

1.1 Häufigkeit, Behandlungsformen und Prognose der chronischen Niereninsuffizienz

Derzeit werden in der BRD ca. 25000 an chronischem Nierenversagen leidende Patienten mit einer Nierenersatztherapie behandelt.

Die terminale chronische Niereninsuffizienz entwickelt sich je nach Ätiologie sehr unterschiedlich rasch und läßt so auch dem Patienten unterschiedlich viel Zeit, sich auf den lebensbedrohlichen irreversiblen Krankheitszustand einzustellen. So kann ein akut innerhalb von Stunden einsetzendes Nierenversagen nach einem Unfall mit Kreislaufschock oder nach einer schweren Verbrennung weiter andauern und zur »Dialysepflichtigkeit« führen. Unter den Ursachen des chronischen Nierenversagens stehen Erkrankungen im Vordergrund, die unter Um-

ständen erst nach einem über Jahre dauernden pathogenetischen Prozeß zur chronischen terminalen Niereninsuffizienz führen: Immunologische Krankheitsprozesse (hauptsächlich Glomerulonephritiden), entzündliche (z. B. Pyelonephritiden) und mechanische Ursachen (Nierensteine), Mißbildungen (z. B. familiäre Zystennieren), nierentoxische Ursachen (z. B. langdauernder Schmerzmittelabusus) sowie pathologische Gefäßprozesse als Diabetes-Spätfolge.

Mit dem Absinken der Nierenfunktion unter einen kritischen Wert kommt es zum Anstieg harnpflichtiger Substanzen im Blut (Urämie) und zur Flüssigkeitsretention, so daß schließlich eine Nierenersatztherapie erforderlich wird. Die wichtigsten Behandlungsverfahren sollen kurz dargestellt werden.

Bei der **Hämodialyse,** der häufigsten Behandlungsform, wird Blut aus einer in der Regel am Arm angelegten arteriovenösen Fistel, dem sog. »Shunt«, entnommen und durch die Dialysemaschine einem Dialysator mit einer selektiv-permeablen künstlichen Membran zugeleitet. Dort werden dem Blut durch Diffusionsvorgänge gegen eine Dialyseflüssigkeit harnpflichtige Substanzen entzogen und Elektrolyte ausgeglichen, das »gereinigte« Blut wird über den Shunt wieder dem Körper zugeführt. Die technische Durchführung jeder Dialysesitzung (3mal wöchentlich 4 bis 7 Stunden) kann in Form der Zentrumsdialyse vom Klinikpersonal durchgeführt werden, in Form der sog. Limited-Care-Dialyse auch den geeigneten Patienten stärker einbeziehen oder nach entsprechendem Training von Patient und Partner auch zu Hause erfolgen.

Bei der **Peritonealdialyse** (EDTA*-Statistik, 1986: 2% der dialysepflichtigen Patienten) wird das Bauchfell als Austauschfläche benutzt, d. h., es wird über einen Dauerkatheter eine Dialyseflüssigkeit in den Bauchraum eingefüllt, die hier über eine bestimmte Verweilzeit verbleibt und durch Diffusion über die Peritonealgefäße dem Blut harnpflichtige Stoffe entzieht bzw. einen Ausgleich der Elektrolyte herbeiführt.

Bei der **Nierentransplantation,** die bei uns die zweithäufigste Therapieform der chronischen Nieren-

---

* EDTA = European Dialysis and Transplant Association.

insuffizienz darstellt (in der BRD wurden 1989 1960 Nierentransplantationen durchgeführt; ungefähr 15 bis 20% der Patienten mit terminaler Niereninsuffizienz verfügen über ein funktionierendes Transplantat), übernimmt das Transplantat, das in der Regel von einem gewebstypisch weitgehend übereinstimmenden toten Spender übertragen wird, die Nierenfunktion. Übertragungen von einem verwandten **Lebendspender** sind in der BRD mit ingesamt 3% der Transplantationen selten. Eine Abstoßung des Organs muß durch eine Dauermedikation von Immunsuppressiva verhindert werden (Cortison, Azathioprin, Ciclosporin A). Die Ein-Jahres-Funktionsrate bei transplantierten Leichennieren ist auf über 85% angestiegen. 10-Jahres-Patienten-Überlebensraten von 80% sind möglich geworden. Mit der Überwindung vieler technischer Probleme in Dialyse und Transplantation sind die Überlebensmöglichkeiten des chronisch niereninsuffizienten Patienten deutlich gestiegen, bzw. die Behandlungsindikation konnte auf Patienten mit höherem Alter und größeren medizinischen Risiken erweitert werden.

Andererseits hat diese Lebensverlängerung psychosoziale Gesichtspunkte, vor allem die Belastung von Patient und sozialem Umfeld durch Erkrankung und Behandlungsverfahren, in den Vordergrund rücken lassen. Die psychischen Probleme, die bei diesen Patienten je nach Krankheitsverlauf, individuellen Voraussetzungen und sozialer Unterstützung auftreten können und in vielen Fällen psychotherapeutische Hilfen notwendig machen, sind zum einen typisch für chronisch Kranke im allgemeinen, zum Teil aber auch spezifisch für die jeweiligen Behandlungsformen und medizinischen Komplikationen.

1.2 Methodische Probleme der psychosomatischen Forschung bei Dialyse- und Transplantationspatienten

Die Gruppe der Dialysepatienten stellt sicher neben den Herzinfarkt- und Krebspatienten die am besten untersuchte Population chronisch Kranker dar. Lange Zeit galt die Dialysesituation als geradezu paradigmatisch für psychische Beeinträchtigungen als Folge der Fortschritte der technologischen Medizin.

Das Themenspektrum der psychonephrologischen Forschung reicht von Beiträgen zu psychischen und sozialen Faktoren in der Ätiologie der Krankheit über psychopathologische Beeinträchtigung bis hin zu Analysen des Einflusses einer langjährigen Berufstätigkeit in einem Dialysezentrum auf die Befindlichkeit des Personals.

In der Literatur finden sich wenige gut belegte Kasuistiken ebenso wie experimentelle Studien. Das Methodenspektrum weist ebenfalls eine erhebliche Variation auf. Man findet klassische Persönlichkeitsfragebögen wie den MMPI, selbstentwickelte Coping-Fragebögen und projektive Verfahren als Grundlage der empirischen Beiträge mit einem sehr unterschiedlichen wissenschaftstheoretischen Hintergrund.

Aus der Vielzahl der Publikationen darf aber keineswegs geschlossen werden, daß die Untersuchungs-

möglichkeiten bei Patienten mit chronischer Niereninsuffizienz besonders günstig seien, oder daß ein besonders breiter Fundus gesicherten Wissens inzwischen gebildet werden konnte. Es ist vielmehr so, daß Forschung im Dialyse- und Transplantationsbereich durch eine ganze Reihe von Faktoren erheblich erschwert wird:

– Da es sich doch letztlich um eine seltene Erkrankung handelt, müssen die meisten Untersuchungen mit kleinen Fallzahlen auskommen. Wünschenswerte prospektive Untersuchungen, z.B. zum Einfluß psychosozialer Faktoren auf Krankheitsentstehung und Verlauf sind kaum realisierbar. Das Fehlen prospektiver Untersuchungen führt dazu, daß z.B. Fragestellungen zur prämorbiden Persönlichkeitsstruktur nur retrospektiv betrachtet werden können. Damit läßt sich aber nicht klären, ob eine Auswirkung im psychischen Bereich Ursache oder Folge der Erkrankung ist.

– Da es sich bei Dialysepatienten um Schwerkranke handelt, sind schon aus forschungsethischen Gründen den Untersuchungsmöglichkeiten enge Grenzen gesetzt. Unterschiedlichkeit der Betreuungsbedingungen in verschiedenen Zentren erschwerten oder machten gar die Bildung von Kontrollgruppen unmöglich.

– In der Praxis begegnet der Forscher zahlreichen Kooperationsproblemen mit Ärzten und Dialysepersonal. Skepsis gegenüber der psychosomatischen Forschung bzw. dem Forscher selbst ist häufig. Die Forschung wird dabei leicht als Störfaktor erlebt: Sie ist oft nur realisierbar, wenn von seiten einer psychosozialen Forschungsgruppe gleichzeitig ein Betreuungsangebot erbracht wird.

Vergleiche zwischen verschiedenen Behandlungsformen der Dialyse, z.B. Zentrumsdialyse, Limited-Care- und Heimdialyse sind von einer schwierigen Selektionsproblematik überlagert.

1.3 Exemplarische Patientengeschichte

Krisenintervention bei einem extrem zurückgezogenen Heimdialysepatienten:
Der 23jährige Germanistikstudent wurde uns auf eigenen Wunsch von seinem Nephrologen zur Mitbehandlung überwiesen. Seit dem 15. Lebensjahr leidet der Patient an einer terminalen Niereninsuffizienz auf dem Boden einer chronischen Glomerulonephritis; seit dem 18. Lebensjahr bedarf er einer chronischen Heimdialysebehandlung, die seit seinem 19. Lebensjahr zu Hause durch seine Mutter durchgeführt wird. Zwei Jahre vor der Überweisung traten zunehmend Allgemeinbeschwerden auf, die im Verlauf eines Jahres in ein schweres Krankheitsbild mit Fieberschüben, Perimyokardbeteiligung und peripherer Neuropathie mündeten. Die Ätiologie dieses Zustandsbildes konnte trotz intensiver stationärer und ambulanter Diagnostik nicht endgültig abgeklärt werden. Auffallend war der zeitliche Zusammenhang der Krankheitsmanifestation mit einer bevorstehenden Zwischenprüfung. Die Allgemeinbeschwerden des Patienten, insbesondere seine Appetitlosigkeit, eine chronische Neigung zu erbrechen, allgemeine Schwäche und Kraftlosigkeit, aber auch ein pathogenetisch ungeklärter rezidivierender Aszites bildeten sich nach Abklingen des akuten schweren Krankheitszustandes nicht zurück. Der Wunsch nach zusätzlicher psychosomatischer Diagnostik und Therapie entstand, als der Gesamtzustand sich nach Jahresfrist wiederum vor dem

neu angesetzten Zwischenprüfungstermin erheblich verschlechterte, und der Patient sein Studium wieder unterbrechen mußte. Inzwischen waren die Spannungen in der Familie eskaliert. Auch die engagiert-fürsorgliche Mutter fühlte sich durch die ständigen Forderungen ihres einzigen Kindes zunehmend überlastet und in ihren eigenen Entfaltungsmöglichkeiten ebenso wie der Vater unerträglich eingeschränkt. Die Indikation zu einer Behandlung mit psychoanalytisch orientierten Gesprächen und – parallel dazu – mit funktioneller Entspannung nach M. Fuchs (1976) (s. a. Kap. 33, »Suggestive und übende Verfahren«) stellten wir aufgrund des zeitlichen Zusammenhangs zwischen Auftreten und Verschlechterung des Zustandsbildes mit den Prüfungsterminen, vor allem aber aufgrund der vom Patienten berichteten extremen Abhängigkeitsproblematik gegenüber seinen Eltern in Verbindung mit einer totalen Isolation gegenüber seiner übrigen Umwelt. Dabei war nicht klar zu trennen, inwieweit die Problematik bei dem leidgeprüften Patienten erst als Folge der schweren körperlichen Komplikation aufgetreten war oder inwieweit die bevorstehende Zwischenprüfung eine Krise im Konflikt zwischen seinen Wünschen nach Verselbständigung einerseits und seinen realen Abhängigkeitswünschen andererseits hat entstehen lassen, der dann die Entwicklung der körperlichen Krankheit förderte.

Die Behandlung hatte etwa in gleichem Maße eine Ermutigung des Patienten zu eigener Aktivität und die vorsichtige Bearbeitung seiner Abhängigkeitsproblematik zum Ziel. Es wurde bald deutlich, in welchem Ausmaß sich die reale versorgungsbedingte Abhängigkeit, aber auch die eigenen regressiven Abhängigkeitswünsche des Patienten sowie die in dieser Situation notwendig gewordene Unterdrückung heftigster aggressiver Regungen, insbesondere gegenüber dem Vater, gegenseitig verstärkten. Diese Prozesse blockierten jede Initiative und Eigenaktivität des Patienten, der sich zudem ja in einem sehr schlechten Allgemeinzustand befand. In psychologischer Hinsicht hatte er sich in diesem Konflikt extrem narzißtisch zurückgezogen (»als Weltraumpilot hinter dem Mond«), die körperliche Schwäche wurde durch extremen Bewegungsmangel perpetuiert. Im Verlauf von etwa 15 Gesprächen gelang es, diese Situation in einem ersten Ansatz zu bearbeiten und den Patienten zu ermutigen, gleichzeitig ein systematisches körperliches Trainingsprogramm zu beginnen. Erste Erfolge stützten das verständlicherweise tief beeinträchtigte Selbstgefühl und entschärften die häusliche Situation. Am Studienort fand der Patient unerwartet hilfreiche Unterstützung von Kommilitonen und Lehrern. Es gelang ihm schließlich auch, die erhebliche Diskrepanz zwischen den tatsächlichen Studienanforderungen und seinen diese verharmlosenden Phantasien bzw. Erwartungen durch konsequente und intensive Prüfungsvorbereitung ausreichend zu überbrücken. Die psychotherapeutische Begleitung konnte am Studienort fortgesetzt werden. Der Patient bestand die Zwischenprüfung und konnte das Hauptstudium erfolgreich abschließen. Das Entgegenkommen von Kommilitonen und Lehrern verhalf dem Patienten aus seiner Isolation und Anonymität heraus und unterstützte ihn dabei, in Problem- und Konfliktsituationen mit anderen vermehrt zu kommunizieren. Der günstige Rahmen in diesem Studienabschnitt hat dazu beigetragen, daß der Patient aus seinem depressiven Rückzugsstand wieder herausfand und einen Teil seiner familiären Ablösungsproblematik lösen konnte. Parallel dazu haben sich der körperliche Gesamtzustand und die Allgemeinbeschwerden – soweit dies bei der Grunderkrankung möglich ist – weitgehend gebessert. Daraufhin brach der Patient die psychotherapeutische Begleitung ab. Er hatte

inzwischen alle Examensprüfungen bestanden, lediglich die schriftliche Examensarbeit war noch anzufertigen; jetzt traten die als überwunden und gelöst geglaubten Konflikte allerdings wiederum in Form einer depressiven Rückzugstendenz, mit starkem Rückgang seiner Eigenaktivität und vermehrter Wahrnehmung der Abhängigkeitskonflikte, erneut auf. Neben der bevorstehenden endgültigen Beendigung des Studiums hatte aus der Sicht des Patienten auch eine Verschlechterung des Behandlungsklimas in der betreuenden Dialyseklinik zu dieser Entwicklung beigetragen. Das Resultat war eine erhebliche Arbeitshemmung, hinzu kamen die bereits bekannten körperlichen Beschwerden wie Appetitlosigkeit, Erbrechen und Müdigkeit. Jetzt konnte sich der Patient zu einer psychoanalytischen Behandlung mit dem Ziel entschließen, seine Abhängigkeits- und Verselbständigungsprobleme vertieft zu verstehen.

2 Hämodialyse

2.1 Belastungen für Dialysepatienten

Konzentrierten sich Untersuchungen anfänglich fast ausschließlich auf die Patienten, sind mittlerweile zunehmend auch Probleme der betroffenen Partner und des Personals von Diaylsestationen mit den komplexen Interaktionsschwierigkeiten in den Blickpunkt des Interesses gerückt.

2.1.1 Verlust der Körperfunktionen und der körperlich-seelischen Integrität

Patienten mit einer chronischen terminalen Niereninsuffizienz haben oft eine lange Zeit chronischer Krankheit hinter sich, in der sie unter vielen Symptomen zu leiden hatten, die ihren Lebensalltag beeinträchtigten. Zu diesen gehören körperliche Schwäche, Schmerzen, Appetitlosigkeit, Erbrechen, Juckreiz, Schlaf- und Konzentrationsstörungen. Hinzu kommen diätetische Einschränkungen und häufig die Notwendigkeit, Medikamente einzunehmen. Die Intoxikation durch retinierte Substanzen führt zu vielfältigen und anfänglich uncharakteristischen Störungen unterschiedlicher Körperfunktionen mit zunehmender Intensität. Im Stadium der kompensierten Retention läßt sich bei 90% der Patienten eine hirnorganische Beeinträchtigung, meist in Form einer Minderung von Aufmerksamkeit, Konzentration, der visuell-motorischen Koordination und des verbalen Abstraktionsvermögens feststellen. Mit der Anlage eines Shunts wird der Organschaden für den Patienten äußerlich sichtbar.

Nach Aufnahme ins chronische Hämodialyseprogramm in der Klinik oder einer Praxis muß sich der Patient an die neuen **Einschränkungen seiner Lebenssituation** gewöhnen: meist dreimal pro Woche ist er für mehrere Stunden an den Dialyseapparat gebunden, was zusammen mit den Wegzeiten gut dem zeitlichen Aufwand einer Halbtagsbeschäftigung entspricht und eine grundlegende Veränderung seiner bisherigen Lebensweise erfordert. Zahlreiche **körperliche Beschwerden** können als Folge der biochemischen Veränderungen und als Reaktion auf die mit der Dialyseprozedur verbundenen körperlichen und seelischen Belastungen auftreten. Dazu zählen beispielsweise Appetitstörungen, Schwindel, Erbrechen, Kopfschmerzen, Schlafstörungen, Wadenkrämpfe.

Obwohl die Dialyseprozedur vergleichsweise sicher ist – binnen 10 Jahren soll das Mortalitätsrisiko aufgrund technischer Defekte nur 2% betragen (Friedman und Lundin, 1982) – erleben viele Patienten neben physischem Unwohlsein während der Dialyse, insbesondere zur Zeit des Anschlusses an den Apparat, angstvolle Momente.

Trotz der gestiegenen Überlebensraten und Verbesserungen der Behandlung, z.B. der Anämie durch Erythropoietin (Evans, 1990), sind die Patienten von zahlreichen Risiken und **Komplikationsmöglichkeiten** bedroht, die eine Quelle zusätzlicher seelischer Belastungen sind. Eine besondere Risikogruppe stellen niereninsuffiziente Diabetiker dar, die insgesamt eine deutlich schlechtere Prognose haben (Eggers, 1990). Der ständig steigende Anteil der über 65jährigen hat zur Folge, daß Probleme der geriatrischen Medizin immer wichtiger werden (Held et al., 1990). Der Tod von Mitpatienten, mit denen sie oft eine enge und langwährende »Leidensgenossenschaft« verbindet, führt den Patienten ihre Bedrohung immer wieder neu vor Augen.

Alle Dialysepatienten sind vom Verlust ihrer körperlichen Integrität betroffen. **Veränderungen des Körperschemas** gehen auf äußere Merkmale wie beispielsweise Narben, Shunt, fahlgraues Hautkolorit und Vollmondgesicht zurück. Der Verlust der Fähigkeit zu urinieren kann im Sinne einer Frustration urethraler libidinöser Wünsche (Kaplan De-Nour, 1969) das Körperschema verändern (s.a. Kap. 77, »Urologie«). So wurden bei Patienten Phänomene im Sinne eines »Phantom-Urinierens« beobachtet, indem Patienten mit Anurie über entsprechende Sensationen des Urinierens berichteten. Die Einbeziehung des Diaylseapparates vermag eine Erweiterung des Körperschemas zu bedingen (Abram, 1968, 1972; Kaplan De-Nour, 1969; Short und Wilson, 1969).

2.1.2 Verlust von sozialen Bindungen, Triebbefriedigungsmöglichkeiten und Frustration von Triebbedürfnissen

Mit der Dialysebehandlung gehen meist die Einbuße oder ausgeprägte **Veränderung von Rollen** und ein **Rückzug aus sozialen Bindungen** einher. Viele Patienten wie auch ihre Partner weisen, wie sich in Fragebogenuntersuchungen herausstellte, ein ausgeprägtes Gefühl mangelnder sozialer Potenz auf. Angst vor weiteren Verlusten und Komplikationen beeinflußt ihr Leben. Dabei findet sich die globale Angst häufig auf dem Weg der Verschiebung in eine Angst vor einzelnen behebbaren Störungen umgewandelt. Auffallend ist, daß die Partner von Patienten mehr Ängste um ihre Gesundheit und Komplikationsmöglichkeiten zugeben als die Patienten selber (Koch, 1984a). Dies entspricht einem Modus der Delegation von Ängsten. Oft befürchten die Angehörigen, daß die Patienten eine Verschlechterung ver-

schweigen. Sie nehmen mehr Rücksicht auf die Patienten als umgekehrt, neigen dazu, Konflikten auszuweichen und sich bei Auseinandersetzungen zurückzuziehen. Dieses Schonverhalten hat einen verstärkten sekundären Krankheitsgewinn der Patienten zur Folge.

Das Ausmaß sozialer Einbußen variiert dabei in Abhängigkeit vom Dialyse-Setting. Patienten in der Praxisdialyse und ihre Partner geben beispielsweise mehr Verluste an als Patienten und Angehörige in der Heimdialyse (Speidel et al., 1981; Koch et al., 1982; Koch, 1984).

Verlust oder Einschränkung von Hobbies behindern Patienten in ihrer Autonomie, auch wenn durch Dialysemöglichkeiten an Urlaubsorten, transportable Dialysesysteme und gemeinsame Urlaubsveranstaltungen von Dialysepatienten erhebliche Verbesserungen im Vergleich zu früher erreicht werden konnten. Dialyseintervalle können im Sprachgebrauch der Patienten die Qualität eines neuen Zeitmaßes gewinnen.

Eine Minderung des **sozialen Status** der Familie führt in der Regel auch zu **Veränderungen** innerhalb des **Familiengefüges**, z.B. zu einem Wechsel der Position in der Rangordnung einzelner Familienmitglieder. Systemisch betrachtet, ändern sich sowohl die extra- als auch die intrasystemischen Grenzen der Familie. Zunächst bedingt die terminale Niereninsuffizienz eines Familienmitgliedes mit der Abhängigkeit von der Maschine und vom medizinischen Personal eine Einschränkung der Möglichkeit, sich abzugrenzen und damit eine erhöhte Durchlässigkeit der Familiengrenzen. So beeinflußt das Verhalten von Partnern, je nachdem, ob es mehr identifikatorisch oder antagonistisch geprägt ist, die Stellung der Dialysepatienten in der Familie. Wichtig ist dabei die prämorbide Rollenverteilung, beispielsweise die Frage, ob es sich bei dem Erkrankten um den Brotverdiener gehandelt hat, ob die Flexibilität der ehelichen Beziehungen überhaupt eine neue Definition von Rollen zulassen kann (Gerhardt und Heberling, 1982), oder ob das erkrankte Familienmitglied die narzißtischen Bedürfnisse eines Elternteils in starkem Maße verkörpert hatte. Ist die Beziehung schon zuvor hauptsächlich durch einen Dissens über die Rollenverteilung geprägt, wird die Anpassung komplizierter. Obwohl die Patienten ihre sozialen Aktivitäten erhalten wollen, kontrastiert dies mit deren tatsächlicher Abnahme bei Patienten und Partnern, wie viele Autoren feststellen konnten (Kaplan De-Nour, 1982; Speidel et al., 1981; Koch et al., 1982; Koch, 1984b).

Eine überprotektive Haltung der Familie kann die Regressionsneigung eines Patienten verstärken, sein Selbstwertgefühl und seine Autorität innerhalb der Familie schmälern, das familiäre Gleichgewicht bedrohen und zu erheblichen intrafamiliären Spannungen beitragen. Viele betroffene Familien versuchen, die Krankheit und die damit verbundenen Probleme so weit wie möglich aus dem Alltag herauszuhalten, Spannungen durch eine erhöhte Kongruenz der Meinungen und die damit verbundenen Gefühle wie Trauer, Ärger und Unzufriedenheit zu unterdrücken (Czaczkes und Kaplan De-Nour, 1978). Insbesondere Kindern wird oft möglichst viel Information vorenthalten (Maurin und Schenkel, 1976). Immer wieder wird auch beobachtet, wie eine Trauerreaktion von Angehörigen bei Verschlechterungen und Komplikationen vorweggenommen wird und zur gegenseitigen Distanzierung beiträgt.

Nicht selten reagiert die Familie als Ganzes auf den Schock der Erkrankung, was sich auch in den **psychiatrischen Morbiditätsziffern** ihrer Mitglieder niederschlägt. Für Dialysepatienten werden sehr unterschiedliche Häufigkeiten für das Vorkommen **depressiver Syndrome** angegeben. In älteren Arbeiten finden sich bei bis zu 60% der Patienten depressive Syndrome, zum Teil finden sich Angaben, die der Häufigkeit psychiatrischer Symptome in der Allgemeinpraxis entsprechen (Livesley, 1982; Übersicht bei Kaplan De-Nour, 1983; Shea et al., 1965; Farmer et al., 1979: 31%; Lowrie, 1979: 22%).

Sowohl im Stadium der kompensierten Retention als auch unter Dialysebedingungen erwies sich unter der Langzeitbeobachtung Niereninsuffizienter die Depressivität als wichtiger Prädiktor einer günstigen Adaptation (Driessen, 1991).

Bei Kindern von Heimdialysepatienten wurde eine hohe Rate depressiver Symptome beschrieben (Tsaltas, 1976). Von der untersuchten Gruppe mußte bei zwei Dritteln der Kinder der Schulpsychologe in Anspruch genommen werden. Beobachtet wurde auch ein häufiger emotionaler Rückzug der Kinder von den Patienten (Speidel et al., 1978; Friedlander und Viederman, 1983).

In der psychoanalytischen Literatur wird auf den Einfluß chronisch kranker und körperlich schwer behinderter Väter auf Entwicklungsdefizite und pathologische Entwicklungsverläufe bei Kindern hingewiesen (vgl. Lussier, 1980; Yorke, 1980; Castelnuovo-Tedesco, 1981). Angenommen wird, daß unter dem Druck verstärkter Kastrations- und Desintegrationsängste, insbesondere auch während der Adoleszenz, die Identitätsbildung als phasenspezifische Aufgabe erschwert ist (Blos, 1978; Krejci und Bohleber, 1982).

2.1.3 Sexuelle Probleme

Libido, Potenz und sexuelle Erlebnisfähigkeit sind bei einem Großteil der Patienten, aber auch in einem geringeren Maß bei ihren Partnern gemindert (Steele et al., 1976). Mit diesem Problem befassen sich eine Reihe von Übersichtsarbeiten (Levy, 1974, 1981, 1984; Milne et al., 1978; Czaczkes und Kaplan De-Nour, 1978; Speidel et al., 1983; Degen et al., 1983; Kaplan De-Nour, 1978; Lim und Fang, 1975).

Levy und Wynbrandt haben in einer Fragebogenuntersuchung bei 429 Hämodialyse- und transplantierten Patienten bei 70% der Befragten eine Störung der sexuellen Erregung und Erlebnisfähigkeit festgestellt. Viele Untersuchungen schon in der Anfangsphase der Hämodialyse befaßten sich mit diesem Thema (Abram et al., 1973; Harari et al., 1971; Freyberger und Bauditz, 1969; Cazzullo et al., 1973; Speidel et al., 1970; Friedman et al., 1970). Testpsychologisch konnten Hinweise auf eine sexuelle Versagensangst gefunden werden (Vollrath et al., 1976). Einzelne Studien wiesen auf einen Zusammenhang von ehelichen Problemen, Depression und Störungen sexueller Funktionen hin (Steele et al., 1976; Finkelstein und Steele, 1978). Dabei blieb aber die Frage der ursächlichen Beziehungen und der Gewichtung einzelner Faktoren für gestörte Teilfunktionen wie Libido, Orgasmus- und Erektionsfähigkeit noch weitgehend offen.

Gelegentlich läßt sich die Angst von Patienten und Partnern feststellen, den Shunt beim Verkehr zu beschädigen. Es sollte auch nicht übersehen werden, daß unter den niereninsuffizienten Patienten und ihren Partnern sich schon primär solche mit neurotischen Störungen und Beeinträchtigungen der Sexualität finden, die gelegentlich durch die Erkrankung und durch virulent werdende Partnerschaftskonflikte eine Aktualisierung erleben (Watts, 1983).

Als möglichen **organischen Faktoren** für eine Störung sexueller Funktionen bei den Dialysepatienten werden neben Medikamenten, z.B. Antihypertensiva, insbesondere hormonelle Veränderungen (Sexualhormone, Hyperprolaktinämie, Hyperparathyreoidismus), Anämie und Neuropathie genannt.

Zur Differenzierung organischer und psychischer Faktoren kann die automatische Messung nächtlicher Erektionen, die bei Männern in 80% während der ersten Phase des REM-Schlafes auftreten (NPT, Nocturnal Penile Tumescence) und bei Dialysepatienten viel seltener sind (Karacan et al., 1978; Procci et al., 1983), benutzt werden.

2.1.4 Einschränkung von Flüssigkeit, Diät

Die meisten Dialysepatienten leiden unter **Einschränkung von Flüssigkeit und Diäterfordernissen.** Diese Erfordernisse kollidieren mit zumeist verstärkten oralen Bedürfnissen dieser Patienten, wie sie sich aus den regressiven Tendenzen im Zusammenhang mit der Erkrankung und der Behandlungssituation ergeben.

In der Literatur wird ein suchthaftes Nahrungs- und Trinkverlangen beschrieben, was immer wieder tödliche Komplikationen zur Folge hat. Nach solchen Exzessen (»food kleptomania«, Schreiner und Maher, 1965) folgt teilweise eine schlagartige Besserung der Depression (Villard, 1969). Bei manchen Patienten drückt sich der übermächtige Essens- und Trinkwunsch in Träumen, beispielsweise mit Banketten in luxuriöser Umgebung, aus (Cramond et al., 1967, 1968), ähnlich wie das auch bei Kriegsgefangenen und bei Hungerexperimenten beobachtet wurde.

2.1.5 Beziehungen zum Dialysepersonal

Die langdauernde Beziehung und der ständige Umgang des Personals mit den Dialysepatienten führen notwendigerweise zu intensiven gefühlsmäßigen Bindungen. Kaplan De-Nour (1983) nennt als wichtigste **Streßfaktoren** im Umgang mit Dialysepatienten: Unkooperatives, feindseliges Verhalten, frustrierte Erwartungen, beispielsweise durch psychische und physische Komplikationen, Zweifel über den Sinn der Behandlung, Aggression und Spannung.

Die Reaktionen des Personals entsprechen den vorherrschenden Abwehr- und Anpassungsprozessen der einzelnen Mitglieder und der Gruppe. Sie können sich sowohl in übertriebener Fürsorge, Betroffenheit wie in Ärger und Zurückweisung der unkooperativ erscheinenden Patienten, in einer Indifferenz als Ausdruck eines gefühlsmäßigen Rückzugs äußern. Dieser Rückzug entspricht der Abwehr eigener Gefühle von Hilf- und Hoffnungslosigkeit (vgl. Abram, 1982). Die mangelnde Kooperation eines Patienten, ebenso wie seine aggressiven Verhaltensweisen, kann als persönliche Kränkung und Frustration des engagierten Personals erlebt und so verarbeitet werden, daß die Beziehung zum Patienten gestört wird oder aber die eigene Belastung bei der Arbeit unerträglich wird. Beispiele sind eine Verleugnung der Aggressivität und der fehlenden Compliance des Patienten. Führt die Enttäuschung zum Rückzug, zur Distanzierung und Abwendung, bleibt der Patient in einer kritischen Situation alleingelassen. Das verstärkt seine maladaptiven Verhaltensweisen in der Regel. Oft läßt sich dann eine noch gesteigerte Fürsorglichkeit und Opferbereitschaft des Personals als Reaktionsbildung auf eigene aggressive Regungen beobachten (Abb. 87-1).

Eine häufige Sequenz einzelner Reaktionen sei im folgenden beschrieben: Ist die Verleugnung maladaptiven Krankheitsverhaltens des Patienten nicht aufrechtzuerhalten und mißlingt es, Ärger und Enttäuschung zu unterdrücken, resultieren Schuldgefühle, auf die das Personal häufig mit Vermeidung des Patienten antwortet. Alleingelassen, wird dieser um so feindseliger und vorwurfsvoller, was Wut und Enttäuschung der Behandelnden verstärkt. Dabei kommt es oft zu Spaltungsvorgängen. Psychogenetisch spricht man von Spaltung, wenn primitive Aggression es verhindert, daß ausschließlich gute und böse Selbst- und Objektrepräsentanzen in ein Konzept des Selbst und der Objekte mit guten und bösen Teilrepräsentanzen integriert werden. Die Identifikation mit den Patienten und ihren gespaltenen Selbst- und Objektrepräsentanzen kann beim Personal dazu führen, die Patienten in »gute« und »böse« aufzuteilen. Derartige Beziehungskonflikte können für die Versorgung der Patienten und den weiteren Erkrankungsverlauf folgenreich sein.

Selbstgefährdende Verhaltensweisen der Patienten können beim Personal zu ausgeprägten Ohnmachtsgefühlen führen und latente Todesängste aktivieren. Die Patienten können Frustration und Ärger, die beispielsweise ihrer Familie, der Erkrankung oder der Behandlungssituation gelten, auf das Personal richten, wobei häufiger Schwestern oder Pfleger als die Ärzte betroffen sind. Auf die Ambivalenz eines Patienten, die Dialysebehandlung fortzusetzen, reagieren Schwestern oder Pfleger nicht selten mit panischem Rückzug und Ärger, um der Diskussion über den Wunsch eines Patienten, zu sterben, aus dem Weg zu gehen. Dabei erlauben professionelle Distanzierungstechniken es den Ärzten eher, den Todeswunsch eines Patienten zu verleugnen. Nicht selten führt das zu Spannungen innerhalb des Teams, wenn der bedrohlich erlebte Patientenwunsch nicht offen besprochen, sondern dieser zum Anlaß heftiger medizinischer Kotroversen über Detailprobleme genommen wird. Die Belastungen von Dialyseschwestern und -pflegern finden u. a. auch in ihren Träumen Ausdruck, z. B. Träumen, daß bereits verstorbene, früher von ihnen betreute Dialysepatienten wieder aus ihren Gräbern auferstehen würden.

Zur gegenseitigen Unzufriedenheit mag beitragen, daß oft **unterschiedliche Vorstellungen und Erwartungen** auf seiten der Patienten und des Personals existieren, die pathologisch überdeterminiert sind. Eine Reihe von Untersuchungen haben die Verläßlichkeit von Einschätzungen des Teams über das Befinden von Dialysepatienten problematisiert (Kaplan De-Nour und Czaczkes, 1971, 1972b, 1974a und b). Ärzte sollen häufiger im Team zu Rückzug aus Schuldgefühlen, Schwestern und Pfleger zu Überprotektion von Patienten, zum Besitzdenken neigen (Kaplan De-Nour und Czaczkes, 1968a). Infolge der engen Bindung und Abhängigkeit werden immer wieder heftige Trennungsreaktionen beim Weggang eines Arztes oder einer betreuenden Schwester mit Depression und Selbstaufgabetendenzen beobachtet. Da sich solche langfristigen und intensiven Beziehungen zwischen Personal und Patient nur in wenigen anderen Bereichen der Medizin finden, verdienen die hier auftretenden Trennungsprobleme und Trauerreaktionen besondere Beachtung. Das Ausmaß und die Komplexität der Probleme in Dialysestationen lassen, ebenso wie die intensiven emotionalen Beziehungen, es geraten erscheinen, für das Personal ein Angebot in Form von Balint-Gruppen oder in ähnlicher Weise konzipierten Teamkonferenzen zu schaffen (Drees, 1976; Leonard, 1981).

2.2 Besondere Konfliktbereiche

Abhängigkeit – Unabhängigkeit, Aggression – Unterwürfigkeit

Der Verlust einer Organfunktion führt, je nach Ersatz, zu unterschiedlichen Formen der **Abhängigkeit.** Auf einer unbewußten Ebene kann die »Prothese« von ihrem Träger nach dem Modell früher Objektbeziehungen und deren innerer psychischer Repräsen-

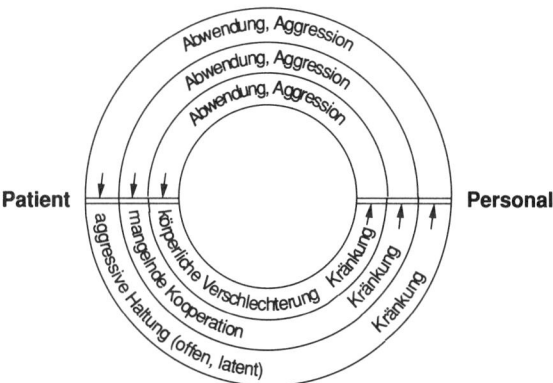

Abb. 87-1 *Einige Möglichkeiten pathologischer Interaktion von Dialysepatienten und Stationspersonal.*

tanz erlebt werden. Die Situation der Hämodialysebehandlung wird dabei von einer Beziehung zu einem intermittierend angewandten äußeren Objekt bestimmt, die für den Patienten Zwang bedeutet und mit Gefühlen von Ohnmacht und Ambivalenz besetzt ist. Abhängigkeit von der Maschine oder der Verlust des Lebens ist die brutale Alternative.

Zunächst wurde von vielen Autoren Abhängigkeit von der Dialyseapparatur, der Prozedur und den Behandlern als das zentrale Problem für Hämodialysepatienten bezeichnet (Kaplan De-Nour et al., 1968b; Czaczkes und Kaplan De-Nour, 1978). Dies wurde mit zunehmender Erfahrung dahingehend modifiziert, daß Abhängigkeit, je nach Persönlichkeitsstruktur, sehr unterschiedlich erlebt werden und beispielsweise Patienten mit ausgeprägten Abhängigkeitswünschen sehr entgegenkommen kann.

Zur Aktualisierung solcher Wünsche kommt es häufig im Zuge der regressiven Entwicklung, die ein schweres chronisches Organleiden (vgl. Viederman, 1974) begleitet. Besonders eindrucksvoll sind solche Phänomene beispielsweise in der Adoleszenzphase zu beobachten (Ganowsky et al., 1983), wo wir ohnehin häufig einen raschen Wechsel zwischen progressiven und regressiven Vorgängen beobachten können (vgl. die Patientengeschichte).

Viele Schrittmacherpatienten vermögen Ängste abzuwehren, indem sie die »Prothese« wie ein idealisiertes inneres Objekt behandeln, analog einer idealisierten Elternfigur beim kleinen Kind, das auf diese Weise Ohnmacht in Allmacht zu verwandeln vermag. Nicht selten ist auch bei Dialysepatienten ein Beziehungsmuster zu beobachten, das den Charakter einer symbiotischen Bindung hat.

Die **Auswirkungen** des **Konfliktes** um **Abhängigkeit** und **Unabhängigkeit** sind, je nach der Behandlungsphase, dabei unterschiedlich: Verallgemeinert ist anzunehmen, daß Patienten mit einer besonderen Tendenz zum Ausleben von Unabhängigkeitsstrebungen am Anfang der Dialysebehandlung die größten Probleme haben, Patienten mit Abhängigkeitstendenzen eher in der Phase der Rehabilitation (Blodgett, 1981/82). Patienten in der Heimdialyse oder Patienten, die mittels der chronischen ambulanten Peritonealdialyse (CAPD) behandelt werden, sind weniger durch den Verlust ihrer Autonomiebedürfnisse bedroht (Baum et al., 1982).

Immer wieder ist in der Literatur (Kaplan De-Nour und Shanan, 1980) auf die Bedeutung der **Aggression** für das Entstehen vieler Probleme von Dialysepatienten aufmerksam gemacht worden. Die vielfältigen Abhängigkeitsbeziehungen stellen dabei eine wichtige Quelle aggressiver Gefühle dar.

Klinisch führt die projektive Verarbeitung der Aggression eher zu Schwierigkeiten mit der Umgebung. Stehen die introjektiven Mechanismen der Verarbeitung im Vordergrund, so ist eine Neigung zu depressiven Erlebnisweisen anzunehmen.

Koch und Mitarbeiter (Koch, 1984b) stellten fest, daß Patienten mit längerer Dialysebehandlung depressiver, ungeselliger, zurückgezogener sind und ein geringeres Selbstvertrauen haben. Die Hypothese einer Beziehung dieses Phä

nomens zur depressiv verarbeiteten Dialysesituation ließ sich dabei testpsychologisch stützen: Patienten mit einer längeren Dialysedauer wenden die Aggression eher gegen die eigene Person (standardisierter Aggressionsfragebogen, SAF) und nicht gegen äußere Objekte. Sie sind depressiver und klagen mehr über psychosomatische Beschwerden.

Compliance von Dialysepatienten

Darunter verstehen wir die Fähigkeit und Bereitschaft von Patienten, sich an einen Therapieplan zu halten und aktiv an der Wiederherstellung der Gesundheit mitzuarbeiten. Zur Compliance gehören das Befolgen ärztlicher Anordnungen bezüglich Medikamenten und Diät, aber auch der allgemeinen Lebensführung, das Vermeiden von schädlichen Aktivitäten und allgemein die Kooperation bei der Behandlung, z. B. auch das pünktliche Erscheinen zur Dialyse.

Die Compliance ist dabei, wie sich aus vielen Untersuchungen zeigen läßt, in ihren unterschiedlichen Dimensionen häufig sehr verschieden ausgeprägt und jeweils von anderen Bedingungsfaktoren beeinflußt. Am häufigsten beschäftigten sich die Untersucher mit der medikamentösen und Diät-Compliance. Deren gravierende Mängel lassen oft Behandlungen scheitern und beeinflussen das Überleben auch von Dialysepatienten ungünstig (Calsyn et al., 1978).

Die Situation der Hämodialyse ermöglicht es, die Kooperation von Patienten exakt zu beobachten (strikte Bindung an ein Zentrum, Objektivierbarkeit von Fehlern durch Gewichts- und Elektrolytschwankungen).

Kaplan De-Nour und Mitarbeiter (Kaplan De-Nour und Czaczkes, 1972a) haben in einer der wenigen multizentrischen Studien zu diesem Problem die Kooperation von Dialysepatienten und ihre Beziehungen zu einzelnen Persönlichkeitsmerkmalen untersucht (Abb. 87-2).

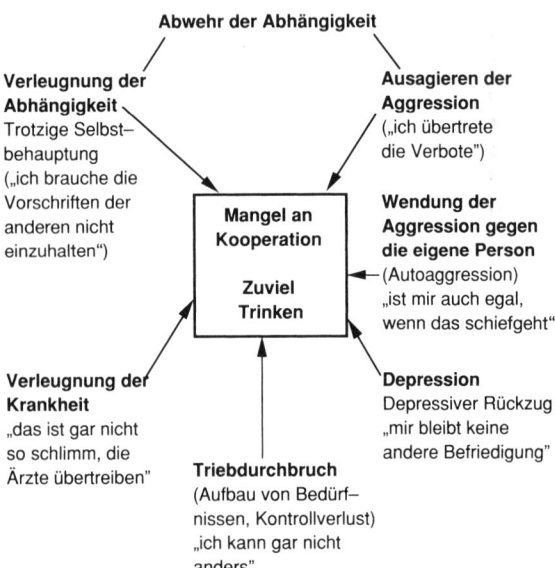

Abb. 87-2 *Wichtige Anpassungsvorgänge, die zu gestörtem Krankheitsverhalten (zuviel trinken) beitragen können (vgl. Kaplan De-Nour und Czaczkes, 1974b).*

Bei folgenden Persönlichkeitszügen und situativen Merkmalen waren Diätfehler signifikant häufiger:
- niedrige Frustrationstoleranz mit prämorbiden Verhaltensmustern von Ungeduld, Zuspätkommen, schnellem Mißmut;
- Ausagieren aggressiver Tendenzen im Sinne einer mangelnden Fähigkeit zur Kontrolle aggressiver Impulse, z. B. Diätfehler während des Urlaubs des betreuenden Arztes;
- Wendung aggressiver Gefühle gegen die eigene Person, beispielsweise im Rahmen depressiver und suizidaler Impulse;
- Ausagieren von Unabhängigkeitsstrebungen im Sinne: »Ich lasse mir nicht alles vorschreiben«;
- sekundärer Krankheitsgewinn.

Oft sind Compliancefehler nur aus der komplizierten individuellen Familienpathologie verständlich, wie bei Patienten, die nach erfolgreicher Transplantation Immunsuppressiva absetzten, gezeigt wurde (Armstrong und Weiner, 1981/82).

Wiederholte gravierende Compliancefehler machen bei Dialysepatienten eine psychotherapeutische Intervention dringend erforderlich. Sie müssen auch die Planung des geeigneten Therapieverfahrens bei terminaler Niereninsuffizienz beeinflussen. Je nachdem, welche Dimension der Compliance gestört ist, sind unterschiedliche psychodynamische Faktoren zu berücksichtigen und andersgeartete therapeutische Strategien zu verfolgen (Diät, Flüssigkeit, Medikamente, Verhalten bei den Dialysen, Pünktlichkeit etc.). Compliancefehler können Ausdruck des Bedürfnisses von Patienten sein, die der depressiven Stimmung zugrundeliegenden aggressiven Gefühle zu äußern (Procci, 1981).

Suizidale Handlungen

Gelegentlich werden in der Literatur gravierende Diätfehler generell als Ausdruck suizidaler Impulse bei Dialysepatienten interpretiert. Dies ist sicherlich nicht gerechtfertigt. Zum Teil dürften schwere Diätfehler, die bei depressiven Dialysepatienten häufiger sind, Ausdruck suizidaler Wünsche sein, doch sollten zur diagnostischen Klärung eine Reihe weiterer Kriterien wie Interessenverarmung, Aufgabe von Zukunftsplänen und -gedanken, auch von Beziehungen, berücksichtigt werden. Zu bedenken ist, daß Dialysepatienten der Suizid besonders leicht zugänglich ist.

2.3 Psychische Anpassungsprozesse bei Dialysepatienten

Zahlreiche Autoren gehen aufgrund von klinischer Erfahrung, Fallstudien und klinischem Rating davon aus, daß Dialysepatienten, u.a. aufgrund ihrer hohen krankheitsbezogenen Belastung, in besonderem Maße Abwehrmechanismen einsetzen (Armstrong, 1978; Beard und Sampson, 1981; Freyberger, 1983; Norton, 1969; Reichsman und Levy, 1977; Wilson et al., 1974). Darin nimmt **Verleugnung** einen zentralen Stellenwert ein, oft als einzige untersuchte Strategie der Adaptation (zusammenfassend Blodgett, 1981/82).

Häufig wird in testpsychologischen Untersuchungen auf die Anwesenheit von Verleugnung geschlossen, wenn Reaktionen von Patienten auf Persönlichkeitsinventarien sich nicht von der Normalbevölkerung unterscheiden, die Autoren jedoch der Ansicht sind, die Patienten lebten unter schwerwiegendem Streß und daher sei das Auftreten von psychopathologischen Reaktionen zu erwarten (vgl. Blodgett, 1981/82). Als weitere Abwehrmechanismen werden u.a. **Verdrängung, Reaktionsbildung, Projektion** und **Regression** genannt (Adler, 1972; Viederman, 1974).

Einige Arbeiten betonen die Bedeutung von **aktiven, realitätsorientierten Bewältigungsbemühungen (Coping).** Der Sprachgebrauch ist jedoch uneinheitlich. Viele Autoren (z. B. Adler, 1972; Yanagida et al., 1981) setzen Abwehrmechanismen mit »Coping-Strategien« oder »Coping-Mechanismen« gleich. Wenige Untersuchungen erfassen tatsächlich Coping-Strategien bei Dialyse- und Nierentransplantationspatienten.

Konzepte der Kontrollüberzeugung bzw. Kausalattribution haben zunehmend Anwendung gefunden (vgl. Strickland, 1978; Armstrong und Woods, 1983). Kontrollüberzeugungen beziehen sich auf generalisierte Erwartungen eines Individuums, ob es durch sein eigenes Verhalten wichtige Ereignisse in seinem Leben beeinflussen kann (internale Kontrolle) oder nicht (externale Kontrolle). Es zeigt sich, daß Dialysepatienten eher externale Kontrollüberzeugung haben als gesunde Vergleichsgruppen (Goldstein, 1976; Wenerowicz et al., 1978; zusammenfassend Strickland, 1978). Limited-Care- und Heimdialysepatienten berichteten über ein höheres Ausmaß an internaler Kontrolle als Zentrumsdialysepatienten (Devins et al., 1981). Es zeigte sich, daß internale Kontrollüberzeugung einen positiven Zusammenhang zur Compliance aufweist (Poll und Kaplan De-Nour, 1980; Wenerowicz et al., 1978; Strickland, 1978).

Trotz inhaltlich-konzeptueller und methodischer Mängel zeigt die gegenwärtige Forschung, daß Dialysepatienten ein breites Spektrum von Abwehr- und Bewältigungsstrategien anwenden, um mit den beträchtlichen Belastungen umzugehen, die mit ihrer Krankheit verbunden sind. Gemessen an dem gegenwärtigen Stand der Theoriebildung des Coping-Konzepts ist der Forschungsstand in diesem Bereich jedoch als wenig fortgeschritten zu bezeichnen.

2.4 Determinanten der Adaptation

In der Literatur werden eine Reihe von **psychischen Determinanten** von Adaptationsprozessen diskutiert. Diese sind teils globaler Natur und versuchen, Anpassung im allgemeinen vorherzusagen (z. B. Viederman, 1974), teils wird versucht, in quasi-prospektiven Untersuchungen Anpassungen in spezifischen Bereichen vorherzusagen (z. B. Kaplan De-Nour, 1981; s.a. Kap. 18, »Bewältigungsstrategien (Coping)«). Als wichtige Faktoren der Adaptation werden genannt:
- **Frühkindliche Sozialisation des Patienten** (z. B. Carey, 1976; Viederman, 1974). Viederman führt in Kasuistiken Adaptationsprozesse auf befriedigende bzw. unbefriedigende Mutter-Kind-Beziehungen zurück.

– Faktoren der **prämorbiden** oder **aktuellen Persönlichkeit:**

Beard und Sampson (1981) nennen als günstige Voraussetzungen der Adaptation die Fähigkeit zu befriedigenden, tiefen Objektbeziehungen, Levy und Wyndbrandt (1975) gute Objektbeziehungen und Sublimierungsfähigkeiten. Malmquist und Mitarbeiter (1972) betonen die Bedeutung des Fehlens neurotischer Beschwerden vor Dialysebeginn. Gegen die Annahme, daß die Adaptation an die Dialysebehandlung überwiegend durch die sog. prämorbide Persönlichkeitsstruktur determiniert wird, spricht aber u.a. die Untersuchung von Streltzer und Mitarbeitern (1977). Die Autoren fanden, daß selbst bei schweren vorbestehenden psychiatrischen Erkrankungen gute Langzeitdialyseresultate erzielt werden konnten. In einer quasi-prospektiven Untersuchung fanden Hagberg und Malmquist (1974) als positive Prädiktoren der Adaptation: stabile Persönlichkeitsstruktur, Konstanz des Lebensstils, regelmäßige soziale Außenkontakte, das Überwiegen reiferer Abwehrmechanismen (z.B. Verdrängung anstelle von Isolierung), als negative Prädiktoren den Mangel an Sozialkontakten, eine negative Reaktion auf die Nierenerkrankung sowie schlechte berufliche Chancen. **Intelligenz** hatte nur einen geringen prädiktiven Wert und korrelierte nur mit der Rehabilitationsgeschwindigkeit, nicht jedoch mit dem erreichten Rehabilitationsniveau (zusammenfassend Kaplan De-Nour, 1984).

– Von zahlreichen Autoren wird die Bedeutung der **Vorerfahrung** in der **Bewältigung von belastenden Lebensereignissen** und **Krankheit** betont (Hagberg und Malmquist, 1974; Carey, 1976; Anderson, 1975; Joel und Wieder, 1973).
– Als wesentliche Determinante der Adaptation erweist sich die **Unterstützung** des Patienten **durch sein soziales Umfeld** (Maurin und Schenkel, 1976; Palmer et al., 1983), vor allem durch eine tragfähige Partnerbeziehung (Speidel et al., 1979).

2.5 Psycho- und soziotherapeutische Maßnahmen bei Dialysepatienten

Die Vielfalt psychologischer, sozialer und psychiatrischer Probleme bei Patienten mit chronischer terminaler Niereninsuffizienz macht es notwendig, ein Angebot an psychiatrischen, psycho- und soziotherapeutischen Hilfen zur Verfügung zu stellen. Psychosoziale Hilfsangebote sind nur partiell und ansatzweise in Dialysezentren verwirklicht. In der Regel sind systematische psycho- und soziotherapeutische Betreuungsangebote ausschließlich im Rahmen oder im Zusammenhang mit universitären Einrichtungen und Forschungsvorhaben realisiert. Die Hinternisse, die einer weiteren Verbreitung und systematischen Integration im Wege stehen, sind vielfältig, so z.B. beschränkt der wachsende Kostendruck personell aufwendige Maßnahmen.

Organisationsformen

Als Organisationsformen bieten sich ein Konsultationsmodell und ein am Liaison-Service orientiertes Modell an (s.a. Kap. 40, »Die Institutionalisierung im klinischen Bereich«). Im ersten Fall wird der Psychosomatiker, Psychiater oder Psychologe konsi-

liarisch im Bedarfsfall zugezogen, im zweiten Fall arbeitet ein psychologisch geschulter Kollege als Voll- oder Teilzeitmitarbeiter direkt auf der Station mit. Dabei bietet ein Liaisonansatz den Vorteil kontinuierlicher Arbeit auf einer Dialyseeinheit, die Möglichkeit, Patienten frühzeitig, bevor sie eine besondere psychische Auffälligkeit entwickeln, zu untersuchen und von Anfang an einen Kontakt zu ihnen herzustellen. Dies erleichtert den Aufbau einer therapeutischen Beziehung bei Komplikationen und Krisen und vermindert die Traumatisierung des Patienten, die dann entsteht, wenn bei Schwierigkeiten ein ihm unbekannter Spezialist für psychologisch-psychiatrische Probleme hinzugezogen wird. Der Liaisonansatz bietet bessere Möglichkeiten, dem Dialyseteam den Blick für psychologische Zusammenhänge zu schärfen. Besonders bewährt haben sich dabei regelmäßige Teamkonferenzen. Angesichts der Vielfalt sozialer Probleme ist die Mitarbeit eines Sozialarbeiters dringend notwendig.

Psychotherapie bei Dialysepatienten

Form und Zeitpunkt psychotherapeutischer Interventionen bei Dialysepatienten werden von der Zielsetzung, z.B. der Frage, ob es sich um eine akute Belastungs- oder Konfliktreaktion handelt oder um das Resultat einer Entwicklungsstörung, von der Krankheitsphase und von spezifischen Indikationen bestimmt. So können beispielsweise Zeichen einer psychoneurotischen Störung, die den Krankheitsverlauf ungünstig beeinflußt, Suchtverhalten, suizidale Tendenzen, Komplikationen oder sonstige Behandlungskrisen Anlaß zu therapeutischen Interventionen geben, ebenso wie Störungen des Krankheitsverhaltens auf dem Hintergrund ungelöster Konflikte. Mehr Personen mit chronischen Schmerzsyndromen und entsprechendem Abusus zeigen schon prämorbid ein auffälliges Persönlichkeitsprofil mit einer Neigung zu maladaptiven Verhaltensweisen in der späteren Behandlung. Psychotherapeutische Ansätze müssen der Suchttendenz dieser Patienten Rechnung tragen.

Grob schematisch läßt sich hinsichtlich der wichtigsten **Problembereiche** folgende Einteilung **psychotherapeutischer Indikationsbereiche** treffen:
– psychoreaktive Störungen im Gefolge der Nierenerkrankung
– Beziehungsprobleme mit Angehörigen
– Beziehungsprobleme mit dem Personal
– Noncompliance.

Es existiert eine große Anzahl von Berichten über psychotherapeutische Behandlungsversuche mit Dialysepatienten. Es handelt sich jedoch meist um kleine Fallzahlen ohne randomisierte Kontrollgruppe, so daß allenfalls tendenzielle Wertungen angebracht sind. Nach Kaplan De-Nour und Czaczkes (1976) beispielsweise ließen sich in einer Einheit mit ständiger psychiatrischer Betreuung psychologische Komplikationen präziser vorhersagen als in einer Dialysestation ohne konsiliarische Versorgung.

In einem **supportiven** therapeutischen Ansatz kommt neben der Möglichkeit zur kathartischen Abreaktion der Präsenz des Therapeuten eine besondere Funktion zu. Er kann sich als Objekt, von dem der Patient nicht vital abhängig ist, für die narzißtischen Bedürfnisse der Patienten anbieten, sie zu gefühlhaft differenzierten Äußerungen anregen. Beispielsweise kann dazu gehören, offensichtlich maladaptives Verhalten zu problematisieren und nach seiner psychodynamischen Bedeutung zu fragen, ebenso Fehlvorstellungen hinsichtlich des Körperschemas und unbegründete Ängste, z.B. bezüglich Vererbbarkeit von Nierenkrankheiten, zu korrigieren und Abwehrfunktionen der Patienten einzuschätzen.

Im Falle eines ausreichenden Konfliktbewußtseins und genügender Fähigkeiten zur Selbstreflexion sollte angestrebt werden, oberflächen- und bewußtseinsnahe **Konflikte** mit dem Patienten zu **bearbeiten.** Dabei sollte der besonders in der Anfangsphase häufig starke Widerstand von Patienten berücksichtigt und gegebenenfalls vorübergend auf eine weitere Konfliktbearbeitung verzichtet werden. Möglicherweise ist die Abneigung vieler Patienten, psychotherapeutische Angebote anzunehmen, eine Folge der krankheitsimmanenten regressiven Entwicklung. Insgesamt sind die Voraussetzungen für eine konfliktbearbeitende Psychotherapie häufig nicht günstig, da die chronische körperliche Erkrankung und die Behandlungssituation wenig Freiheitsgrade für die Umstrukturierung der Persönlichkeit bieten, so daß Stützung, Ermutigung und direktes Eingreifen im Vordergrund stehen. Allerdings ist auch bei diesen Patienten die flexible Handhabung des Wechsels zwischen der stützenden und mehr Einsicht vermittelnden Intervention vorzuziehen. Dieser Wechsel muß sich insbesondere auch an den einzelnen Krankheitsphasen und eintretenden Krisen und Komplikationen orientieren.

Eine besonders intensive Betreuung, die auch die Eltern einzubeziehen hat, ist bei der psychotherapeutischen Behandlung von **Kindern** und **Jugendlichen** mit terminaler Niereninsuffizienz nötig (Drotar und Ganowsky, 1976/77, 1981). Analog zu den Formen der Kinderpsychotherapie sind besondere Modifikationen der psychotherapeutischen Techniken vonnöten, die den spielerischen Umgang einbeziehen (Sampson, 1981). Auf dem Hintergrund der Ohnmacht der Eltern sind Schuld- und Enttäuschungsreaktionen der Eltern besonders häufig (Wolff et al., 1984). Dabei ist, analog zu anderen Erkrankungen und Gebrechen, die Einstellung der Eltern zum Defekt besonders wichtig für das kindliche Erleben und die Entwicklung der Persönlichkeit (Castelnuovo-Tedesco, 1981). Psychotherapeutische Interventionen bei adoleszenten niereninsuffizienten Patienten müssen den besonderen phasenspezifischen Konflikten und Problemen dieser Altersgruppe Rechnung tragen (Ganowsky et al., 1983).

Familien- und paartherapeutische Ansätze

Die Erkrankung eines Patienten an einer Niereninsuffizienz verändert meist die Homöostase im Familiensystem (s.a. Kap. 32, »Familiendynamik und Familientherapie«). Auch eine therapeutische Intervention kann als bedrohlich erlebt und von den Angehörigen mit Abwehr und Ablehnung beantwortet werden. Neben anderem spricht dieser Umstand für eine systematische Einbeziehung der Familie in die therapeutischen Aktivitäten (Balck, 1982, 1988).

Gruppentherapeutische Ansätze

Gruppentherapeutische Behandlungsversuche werden, vor allem im Hinblick auf den Gruppeneffekt und den Erfahrungsaustausch, häufig relativ günstig beurteilt (Wijsenbeck und Munitz, 1970; Hollan, 1972; Buchanan, 1975, 1981; Sorensen, 1972; Steinglass et al., 1982; Campbell und Sinha, 1980; Bolm et al., 1979). Dabei ist es sicher nicht unproblematisch, die emotionale Nähe von Patienten mit begrenzter Lebenserwartung zu fördern. Da Patienten häufig mit der Erkrankung und deren Behandlung thematisch befaßt sind, empfiehlt sich die Teilnahme eines Arztes. Buchanan (1981) verweist darauf, daß mit Gruppen mit mehr pädagogischer Zielrichtung weniger Schwierigkeiten auftraten als mit Gruppen, deren Ziel primär an der Konfliktbearbeitung ausgerichtet war. Allerdings sollten gruppendynamische Prozesse, z.B. wenn aggressive Affekte einzelner Patienten gegen das Personal Autoritätsängste in der Gruppe auslösen, nicht vernachlässigt werden.

Externe Supervisionsmöglichkeiten und eine langfristige Etablierung der Gruppen sind von Wichtigkeit. Als therapeutisch fruchtbar erwies es sich (Buchanan, 1981), in einer ersten Phase die Informationsvermittlung und die Förderung der Kommunikation, auch unter Einbeziehung der Angehörigen, in den Mittelpunkt zu stellen, in einer späteren Phase mit motivierten Patienten der Gruppendynamik mehr Aufmerksamkeit zu widmen (s.a. Steinglass et al., 1982).

Andere Therapieformen

Als weitere therapeutische Möglichkeiten sind das autogene Training und die Hypnose (Scott, 1973; Surmann und Tolkoff-Rubin, 1984) zu nennen (s.a. Kap. 33). Bei Sexualstörungen wurden spezifische, an Masters und Johnson ausgerichtete Techniken (Berkman, 1978) erprobt. Bei Kopfschmerzen, Verspannungen und Schlafstörungen können auch verhaltenstherapeutische Techniken angewendet werden (Basler et al., 1979). Zu erwähnen sind dabei insbesondere Selbstkontrollansätze, vergleichbar der Verhaltenstherapie bei Adipösen und Alkoholikern.

2.6 Besonderheiten bei Heimdialysepatienten

Überlebensquote und berufliche Rehabilitation von Heimdialysepatienten sind im Durchschnitt etwas günstiger als bei Patienten in Zentrums- und Praxisdialyse, was sicher auch Folge der Selektion ist.

In psychologischer Hinsicht verlangt die Heimdialyse durch den Verbleib im häuslichen Milieu weniger Anpassungsleistungen, ermöglicht den Patienten mehr Autonomie, liberalere Diätregeln, bürdet ihnen andererseits, wie auch den Partnern, eine größere Verantwortung auf. Der Patient ist geradezu gezwungen, beim Wechsel von der Zentrums- zur Heimdialyse eine duldend-passive Haltung zugunsten eines möglichst autonomen Umgangs mit der Krankheit und der Behandlungssituation aufzugeben, was im Gegensatz zu den zumeist aktivierten regressiven Bedürfnissen steht. Patienten mit langer Praxis in der Zentrumsdialyse scheinen für den Wechsel weniger geeignet. Zum Teil setzen Patienten und Angehörige diesem Wechsel erheblichen Widerstand entgegen und erzwingen durch häufige Fehler eine Rückkehr in das gewohnte Behandlungssetting (Shimizu und Richardson, 1981). Schon während der Trainingsphase sollte den Patienten möglichst viel Verantwortung übertragen werden. Es konnte beobachtet werden, daß in der Dreiecksbeziehung beim Heimdialysetraining (Patient – Partner – Dialyseschwester/Pfleger) leicht Rivalitätssituationen entstehen können (Speidel et al., 1978). An das betreuende Personal wird die Forderung gestellt, sich anstatt in einer zentralen Rolle als entfernte Berater zu erleben.

Allgemein formuliert, prädisponiert die Situation der Heimdialyse eher zum Auftreten von **familiären Konflikten,** während sich in der Zentrums- und Praxisdialyse häufiger Konflikte mit den Vertretern der jeweiligen Institution abspielen. Die Heimdialysesituation stellt besondere Anforderungen an die Partnerbeziehung. Auch in medizinischer Hinsicht wird der Partner zur wichtigsten Bezugsperson. Verschiebungen familiärer Rollenverteilungen können zu verstärkten Konflikten in der Familie (Swanson und Afflitti, 1974) und zur Überlastung des Systems Familie führen (Stewart und Johansen, 1976/77). So können beispielsweise Partner, die früher vom Patienten sehr abhängig waren, die geforderte Rollenumkehr oft nicht ertragen. Auffallend ist, wie gerade zuvor äußerlich »unauffällig« wirkende Dialysepaare in der Heimdialyse dekompensieren (Levenberg et al., 1978).

In einer Fragebogenuntersuchung bei Partnern von Heimdialysepatienten wurden weniger Ängste (Koch et al., 1982) festgestellt als bei Partnern von Patienten in anderen Therapiesettings, ebenfalls niedrigere Werte bei den Faktoren Objektverlust, Belastung und depressive Reaktion und eine geringer ausgeprägte Verschlechterung der Sexualbeziehungen (Koch, 1984a, b). Heimdialysepatienten werden als aktiver, optimistischer beschrieben, sie wagten eher körperliche Anstrengungen und interessierten sich aktiver für den Kontakt zur Umwelt. Hinsichtlich der Persönlichkeitsstruktur erwiesen sich im FPI (Freiburger Persönlichkeitsinventar) Patienten und Partner in der Heimdialyse als weniger psychosomatisch gestört, weniger aggressiv, weniger dominant und extravertiert, verglichen mit Patienten und Partnern der Zentrums- und Praxisdialyse (Koch et al., 1982).

Da zwischen den verschiedenen Dialysesettings und der Transplantation keine wesentlichen prognostischen Unterschiede bestehen, sollte die Wahl der Behandlungsmethode von der Evaluation des Lebensstils, den Rehabilitationsmöglichkeiten, den zu erwartenden Komplikationen und Merkmalen der Familie abhängen (Vollmer et al., 1983). Die Auswahl für die Heimdialyse sollte eine sorgfältige Beurteilung der familiären Situation einschließen. Wenig tragfähige Partnerbeziehungen sind in der Regel als

eine Kontraindikation für die Heimdialyse zu werten. Therapieangebote sollten die Partner einbeziehen (Conley et al., 1981).

3 Peritonealdialyse

An dieser Stelle soll auch auf die Behandlungsform der Peritonealdialyse eingegangen werden, zum einen, weil dieses Verfahren in den letzten Jahren weltweit zahlenmäßig an Bedeutung gewonnen hat (Ende 1988 gab es weltweit über 40 000 mit CAPD behandelte Patienten [Nebel, 1991]); von einigen Autoren werden psychologische Vorzüge des Verfahrens betont (z. B. Oreopoulos, 1981); und auch besondere Anforderungen an die psychischen Voraussetzungen des Patienten gestellt werden (z. B. Gonsalves-Ebrahim et al., 1981).

Die Peritonealdialyse wird in zwei Formen durchgeführt: Früher ausschließlich in Form der sog. **intermittierenden Peritonealdialyse (IPD),** wobei der Patient in der Regel stationär oder ambulant jeden 2. Tag 10 bis 15 Stunden mit einem Dialysegerät dialysiert wurde, das Ein- und Auslauf der Dialyseflüssigkeit regelte. Eine weitere Indikation wurde durch den Tenckoff-Verweilkatheter (der die Peritonitisrate senkte) und durch die Entwicklung der **chronisch ambulanten Peritonealdialyse (CAPD)** durch Popovich möglich, bei der der Patient in einer Art Heimdialyse die Dialyseflüssigkeit aus einem sterilen Beutel (2 l Flüssigkeit) einlaufen läßt und alle 4 bis 6 Stunden den Beutel wechselt, so daß über 24 Stunden eine relativ kontinuierliche Dialyse erreicht und damit einer der Hauptnachteile, die geringe Entgiftungseffizienz des Verfahrens, durch erhöhte Dialysezeiten ausgeglichen wird.

Den medizinischen Vorteilen der CAPD (gute Kontrolle der Hypertonie und Anämie, kontinuierliche Dialyse, gute Entgiftung vor allem im Bereich der sog. »Mittelmoleküle« und geringe Kosten) wird auf der anderen Seite die hohe Inzidenzrate gefährlicher Peritonitiden gegenübergestellt, die immer noch relativ häufig einen längeren Klinikaufenthalt, unter Umständen auch einen Abbruch des Verfahrens erforderlich machen können. Aus finanziellen Gründen ist die CAPD in vielen Ländern der »dritten Welt« die einzig mögliche Behandlung bei chronischer Niereninsuffizienz.

Psychologische Vorteile der CAPD (Oreopoulos, 1981) sahen die Vertreter dieser Behandlungsmethode vor allem in der gewonnenen Unabhängigkeit von einer Maschine, der größeren Mobilität und Reisemöglichkeiten sowie in den geringeren diätetischen Einschränkungen im Vergleich zur Hämodialyse.

Psychische Voraussetzungen des Patienten werden vor allem im Hinblick auf die kognitiven Fähigkeiten, die Kooperationsfähigkeit und Compliance gemacht, da das Peritonitis-Risiko als Hauptbedrohung nur durch ein konsequent hygienisches Vorgehen bei Beutel- und Systemwechsel in akzeptablen Grenzen gehalten werden kann. Hier werden unter Umständen zwanghafte Persönlichkeitszüge für vorteilhaft gehalten.

Neben den für viele niereninsuffiziente Patienten ähnlichen Belastungen durch die Erkrankung werden von einigen Autoren **CAPD-spezifische Belastungen und Probleme** angeführt und zum Teil auch empirisch untersucht, so vor allem die Beeinflussung des Körperschemas durch den Verweilkatheter sowie die Auswirkungen der Behandlungsprozedur auf die Partner- und sexuelle Beziehung. Die Ergebnisse sind hier widersprüchlich (z. B. Lindsay et al., 1980; Singh et al., 1980). Zusätzliche Probleme werden vor allem bei Diabetespatienten unter CAPD beschrieben. Diese Patienten wählen zum Teil die CAPD als Behandlungsform, um damit eventuell ein rasches Fortschreiten der Erblindung aufzuhalten, sind aber insgesamt besonders belastet durch die oft stark eingeschränkte Sehfähigkeit (die die Durchführung der CAPD nur mit einem verläßlichen Partner sinnvoll erscheinen läßt) und durch die Angst vor einer Verschlechterung derselben. Sie unterliegen einer Reihe zusätzlicher Complianceanforderungen, wie Einhalten einer Diabetesdiät und Durchführung der Insulintherapie (die bei der CAPD auch über das Dialysat erfolgen kann). Die Diabetespatienten unter CAPD gelten so als eine besondere Risikogruppe unter medizinischem und auch psychosozialem Aspekt (z. B. Comty et al., 1974; Sensky, 1993). Ergebnisse von Vergleichsstudien zwischen Hämodialyse und CAPD sind häufig durch den höheren Anteil von besonders risikoträchtigen Diabetespatienten in der CAPD-Stichprobe nur eingeschränkt interpretierbar.

Da das Wissen des Patienten über das Verfahren, seine Erwartungen an bzw. seine Widerstände gegen die Methode wie auch die Qualität des Trainingsprogramms beträchtlichen Einfluß auf den Anpassungsprozeß und die erzielte Behandlungsqualität haben dürften (s.a. Jeffrey et al., 1982; Burton et al., 1983), erscheinen die psychologische Vorbereitung des Patienten und die Unterstützung des trainierenden Personals durch psychosoziale Fortbildung als wichtige flankierende Maßnahmen zur Gewährleistung einer guten Adaptation und Compliance. Die Einschätzung des Verfahrens durch die behandelnden Ärzte und die Indikationsstellung hängen stark von deren persönlicher Erfahrung und Vertrautheit mit der CAPD als Behandlungsmethode ab (Muthny et al., 1988).

4 Nierentransplantation

Vorbemerkung

In der Bundesrepublik Deutschland sind nur 15–20% der Patienten mit terminaler Niereninsuffizienz mit einem funktionierenden Transplantat versorgt. Mit diesem vergleichsweise geringen Anteil der Nierentransplantation an der Behandlung chronisch Niereninsuffizienter liegt die BRD in der europäischen Statistik im unteren Drittel.

Ein Vergleich der Häufigkeit von Totnierentransplantation mit der von Lebend-(Verwandten-)Transplantation zeigt ebenfalls starke regionale Differenzen schon in der europäischen Statistik. Obwohl die Lebendnierenspende – betrachtet man die Transplantatüberlebenszeit – nur für den Fall entscheidende medizinische Vorteile gegenüber der Totnierenspende bietet, in dem Empfänger und Spender eineiige Zwillinge sind, so hat sie doch auch noch den Vorteil der Planbarkeit der Operation (bedeutsam vor allem in den Fällen, wo andere Behandlungsverfahren der chronischen Niereninsuffizienz nicht mehr möglich sind). Andererseits führt die Lebendnierentransplantation zu einer Ge-

fährdung und Belastung einer weiteren Person, was viele Chirurgen vor allem in der BRD zur Zurückhaltung veranlaßt.

4.1 Psychische und psychosomatische Aspekte über den Verlauf der Transplantation

Eine Übersichtsdarstellung hierzu findet sich in Tabelle 87-1.

Patienten, die zur Nierentransplantation kommen, haben in der Regel eine mehrjährige traumatische Erfahrung mit der Entwicklung der Erkrankung und der Dialysebehandlung hinter sich, selten auch bereits eine vorangegangene Nierentransplantation.

Viele Patienten verbinden mit dem Gedanken an die Transplantation große Hoffnungen und Erwartungen, die sich auf den Rückgang der physischen Belastung, Unabhängigkeit von der Maschine, das Wegfallen vieler Zwänge bezüglich Zeit, Ort und Ernährungsweise beziehen und hoffen, nach der

Tab. 87-1 Psychische Probleme im Umfeld der Transplantation.

Ergebnisse im Verlauf	Mögliche psychische Reaktionen und Probleme
Entscheidung zur Transplantation	• Entscheidungskonflikt
Transplantations-vorbereitung	• Angst vor erforderlichen Operationen bzw. psychische Belastung durch Eingriffe wie z. B. Nephrektomie
Wartezeit	• Anspannung durch ständiges Verfügbar-Sein-Müssen
Transplantation (mögl. med. Komplikationen: – Nierenarterien-stenose – Infektionen – Abstoßungs-reaktionen – Nebenwirkungen der immun-suppressiven Medikamente)	• Angst vor der Operation und Narkose • Angst vor den Schmerzen • Unrealistische Erwartungs-haltung • Banges Erwarten des Funktionsbeginns • Belastung durch postoperative Komplikationen • Psychische Belastung durch Abstoßungsreaktionen • Angst vor Verlust der Niere • Psychische Belastung durch Morbus Cushing • Compliance-Problematik (spez. bezogen auf Immun-suppressiva) • Fremdkörpererlebnisse • Integrationsprobleme
Endgültige Abstoßung Explantation Rückkehr zur Hämo-dialyse	• Trauer, Depression, Hoffnungslosigkeit, »giving up« • Suizidalität • Psychische Belastung durch erneute Operation • Suche der »Schuld« bei anderen oder bei sich selbst

Transplantation wieder ein aktiveres Leben (berufliche Möglichkeiten, familiäre Aktivitäten, Freizeitgestaltung, Reisemöglichkeiten usw.) führen zu können. Für diese Patienten ist die Wartezeit oft sehr belastend, zumal sie mit der Anspannung des ständig Verfügbar-Sein-Müssens verbunden ist.

Für andere Patienten, die sich zwar für die Transplantation entschieden haben, aber gleichzeitig Angst vor der Operation bzw. den damit verbundenen Schmerzen haben, kann eine ausgesprochen ambivalente Gefühlslage entstehen. In einigen Fällen ist der Entscheidungskonflikt so ausgeprägt, daß psychotherapeutische Intervention notwendig wird.

Im folgenden sollen Ergebnisse einer Längsschnittstudie zur Erfassung der emotionalen Befindlichkeit der Patienten in der Phase der Transplantation dargestellt werden (Muthny, 1983). Das Projekt »Psychische Probleme im Umfeld der Nierentransplantation und Möglichkeiten psychotherapeutischer Interventionen« hatte sowohl eine Betreuungsaufgabe (Kriseninterventionen, psychologische Beratung, längerfristige Psychotherapien und Personalfortbildung) als auch einen Forschungsauftrag (Querschnittstudie zur Ausgangssituation vor der Transplantation, Längsschnittstudie zum Verlauf der Transplantation und über die mittelfristige Rehabilitation).

Die folgende Kurzdarstellung des psychologischen Verlaufsaspekts bezieht sich im wesentlichen auf die Ergebnisse von klinischen Ratings an 33 Patienten (ausführliche Darstellung bei Koch et al., 1983; Muthny et al., 1989).

In der **Situation, in der der Patient das Nierenangebot erhält** (in der Regel telefonische Nachricht durch den Dialysearzt), äußerten fast die Hälfte der Patienten Erschrecken im ersten Augenblick. Ca. 40% der Patienten äußerten Angst, zwei Drittel zeigten Unruhe, ca. 20% konnten sich nicht sofort entscheiden. Trotz dieser häufigen initialen Schreckreaktion äußerten 80% der Patienten noch in der präoperativen Phase auch Gefühle der Freude.

Nach dem **Aufwachen aus der Narkose** äußerten 60% der Patienten Glücksgefühle und Dankbarkeit, aber 55% gaben auch Gefühle von Angst, Furcht und Pessimismus für diese Phase an.

In den ersten 5 postoperativen Tagen war Hoffnung die dominierende Gefühlsäußerung der Patienten. Ca. 20% verleugneten mögliche Risiken und Komplikationen und etwa derselbe Prozentsatz von Patienten reagierte regressiv in dieser Zeit. 40% gaben an, von Partner und Familie die bedeutendste emotionale Unterstützung zu erhalten, ca. 20% erwähnten Ärzte und Personal als wichtigste psychosoziale Hilfe.

Während des stationären Aufenthalts nach der Transplantation (Dauer 18–50 Tage) ergaben sich sehr unterschiedliche Verläufe in Abhängigkeit von der präoperativen Ausgangssituation, der Zeitspanne bis zum Funktionsbeginn der Niere, dem Auftreten von Abstoßungskrisen und dem Gesamterfolg der Transplantation.

Drei Verläufe sollen im folgenden exemplarisch skizziert werden:

Eine 49jährige Patientin zeigte einen besonders günstigen medizinischen Verlauf mit extrem frühem Ausscheidungsbeginn (unmittelbar postoperativ) und einer raschen somatischen Besserung nach der Operation. Die

bereits im Erstinterview bei der Dialyse ausgesprochene optimistische Einstellung der Patientin zeigte sich auch nach der Nierentransplantation in ausgeprägten Hoffnungs- und Freudegefühlen (die Patientin sprach von »Wiedergeburt«) und war durch 2 Abstoßungskrisen nicht wesentlich erschüttert. Obwohl die Patientin zu keinem Zeitpunkt einer Krisenintervention ernsthaft bedurft hätte, nahm sie doch bereitwillig unser Gesprächsangebot wahr, und der Therapeut sah im wesentlichen seine Aufgabe darin, sicherzustellen, daß die Hochstimmung der Patientin keine Gefahr für die Medikamentencompliance (Immunsuppressiva) nach der Entlassung darstellte, und sie sich der Alarmsignale einer Abstoßungskrise bewußt blieb und adäquat handeln konnte.

Ein 46jähriger alleinstehender Patient war demgegenüber durch einen besonders ungünstigen medizinischen Verlauf psychisch sehr belastet. Zwar kam die Urinausscheidung recht früh in Gang, der Patient wurde jedoch nie dialysefrei und mußte schließlich nach 34 Tagen im Anschluß an eine finale starke Abstoßungskrise explantiert werden. Der in seiner Grundhaltung eher skeptische und mißtrauische Patient schöpfte nach Beginn der Ausscheidung etwas Hoffnung, diese wurde aber im ungünstigen weiteren somatischen Verlauf schnell zunichte. Da der Patient aufgrund seiner verschlossenen und ängstlichen Art wenig Kontakt zu Mitpatienten und Personal fand, war hier ein intensiver Betreuungsaufwand erforderlich, um dem Patienten über die psychischen Krisen, die stark durch Angst und Depressivität bestimmt waren, hinwegzuhelfen. Bei diesem Patienten war bereits beim Erstinterview ein geringes Coping-Repertoire eingeschätzt worden. Nach der besonders angstbesetzten Explantation reagierte der Patient eher erleichtert. Er kehrte in ein für ihn im Gegensatz zur Transplantationssituation gewohntes soziales Umfeld (Mutter, Schwester) und in eine eher vertraute Dialysesituation zurück.

Ein 38jähriger Patient steht für einen ebenfalls häufigen dritten Verlaufstypus, den man als »medizinisch und psychisch problematisch« bezeichnen könnte. Nach anfänglichem Optimismus und beträchtlichen Ausgangshoffnungen reagierte der Patient zunehmend ungeduldig und ängstlich gespannt auf das Ausbleiben der Nierenfunktion, zum Teil wohl auch aus den traumatischen Erfahrungen der ersten fehlgeschlagenen Transplantation heraus, als die finale Abstoßung und die Trennung von der Ehefrau ihn während des stationären Aufenthalts extrem belastet hatten. Die Spannungen des Patienten wirkten sich auch auf die Patient-Personal-Interaktion aus und erforderten zusätzlich zur intensiven Betreuung des Patienten (26 Gespräche über den stationären Aufenthalt hinweg) auch Gespräche mit dem Personal. In der Entlassungssituation wurde noch einmal ein beträchtliches Ausmaß an Angst und Spannung sichtbar, obwohl der Patient mit guter Nierenfunktion entlassen werden konnte. Aus diesem Grund fanden weitere Nachgespräche statt, bis der Patient Vertrauen in das transplantierte Organ und die neue Lebenssituation gewonnen hatte.

4.2 Besondere Probleme im Umfeld der Nierentransplantation

Probleme der Organintegration

Im Gegensatz zu anderen Operationen, bei denen ein krankes Organ entfernt wird, handelt es sich bei der Transplantation um eine lebenserweiternde (»life-extending«) Operation, d.h. ein neues Organ kommt hinzu (Castelnuovo-Tedesco, 1981). Dies erfordert eine Integration des neuen Organs (das zudem der Selbstuntersuchung des Patienten zugänglich ist) in das Körperbild. Der Prozeß der Integration wird von verschiedenen Autoren an Kasuistiken im Rahmen psychotherapeutischer Betreuung untersucht (Basch, 1973; Lefebvre et al., 1973; Viederman, 1974). Übereinstimmend gehen die Autoren davon aus, daß die psychische Repräsentanz des Fremdorgans als ein vom Selbst getrenntes Objekt zunächst mit Objektlibido besetzt und schrittweise in das Körperbild integriert wird. Dieser Prozeß kann zahlreichen Störungen unterworfen sein, die sich u.a. in hypochondrischer Beobachtung des Organs, besonderer Ängstlichkeit nach Bagatelltraumen sowie Mißempfindungen im Bereich des Organs äußern können (Cramond, 1971).

Besondere Probleme werden bei gegengeschlechtlichen Spendern berichtet (Cramond, 1971). Bei Kadavernierenempfängern werden Schuldgefühle berichtet und Phantasien – insbesondere bei Kindernierentransplantaten –, dem Spender ein vitales Teil gestohlen zu haben, so daß jener verletzt oder getötet wurde (Castelnuovo-Tedesco, 1981). Bei der Lebendnierenspende wird dem Verhältnis zum Spender zum Teil große Bedeutung beigemessen (z.B. Viederman, 1974). Systematische Untersuchungen an größeren Stichproben fehlen bislang allerdings zum Problem der Organintegration.

Belastungen durch Medikation, medizinische Komplikationen und Compliance

Neben Abstoßungskrisen (s.u.) sind Nierentransplantierte in vielen Fällen einer Reihe medizinischer Komplikationen ausgesetzt. Als Frühkomplikationen werden Blutungen, Urinfisteln, Magen-Darm-Ulzera sowie Zytomegalie-Virus-Infektionen beschrieben. Spätkomplikationen umfassen chronische Abstoßungsreaktionen, Nierenarterien- und Ureterstenose sowie die Aktivierung präexistenter Infektionsherde (Tbc, Hepatitis). Die Patienten reagieren auf derartige Komplikationen zum Teil sehr heftig mit Depressionen, Angst, Agitiertheit bzw. Ärger (Chambers, 1982; McKegney et al., 1981).

Voraussetzung für das Überleben des Transplantats ist die regelmäßige Einnahme von Immunsuppressiva über den gesamten Zeitraum der Transplantatfunktion, die mit zahlreichen Nebenwirkungen behaftet sind. Insbesondere die zahlreichen Kortikosteroidnebenwirkungen (u.a. cushingoide Fazies, gastroduodenale Ulzera, Osteoporosen, Katarakt, Hautveränderungen sowie steroidinduzierte Psychosen werden von Patienten sehr belastend erlebt. Vor allem bei jüngeren Patienten können Symptome wie Stammfettsucht und Vollmondgesicht zu beträchtlichen Störungen von Körperbild und Selbstwertgefühl beitragen (Muthny et al., 1989). Die Noncompliance – nach erfolgter Nierentransplantation – wird niedrig eingeschätzt (nach Arm-

strong und Weiner, 1981/82 auf 1–4%). Die Autoren verweisen auf die besondere Bedeutung der Beachtung von Noncompliance bei Kindern und Jugendlichen. In der Literatur werden bislang lediglich Einzelfälle von Transplantatabstoßung aufgrund von Noncompliance berichtet (z.B. Basch, 1980). Mit der Verwendung von Cyclosporin als alleinigem oder in Kombination verwendetem Immunsuppressivum sind langfristig eine leichte Erhöhung der Transplantat- und Patientenüberlebensrate sowie Verbesserungen der Rehabilitationsaussichten (Simmons und Abress, 1990) möglich. Durch Verzicht auf Steroide oder deren Dosisreduktion lassen sich viele unangenehme Nebenwirkungen vermeiden, allerdings ist Cyclosporin selbst nephrotoxisch und hat eine nur geringe therapeutische Breite.

Abstoßungsreaktionen, Rückkehr zur Dialyse

Im ersten Jahr nach der Transplantation ist mit akuten Abstoßungskrisen zu rechnen, die für den Patienten zum Teil massive Bedrohungen darstellen. Wichtig ist auch hier die Kooperation des Patienten zur rechtzeitigen Diagnosestellung und hochdosierten immunsuppressiven Therapie, die wiederum mit erheblichen und belastenden Nebenwirkungen verbunden sein kann.

Die Gewißheit der endgültigen Abstoßung bzw. das Ende der Hoffnung auf den Funktionsbeginn nach zum Teil wochenlangem Warten bei funktionsloser Niere wird häufig als Schock erlebt. Schwere Depressionen und Gefühle von Verzweiflung bis hin zur Selbstaufgabe werden beschrieben (Milne, 1977; Freebury, 1974). Der Versuch des Patienten, Erklärungen für dieses Ereignis zu finden, kann zur Überzeugung führen, selbst etwas falsch gemacht zu haben oder falsch behandelt worden zu sein und zu vorwurfsvollen Reaktionen gegenüber dem Personal Anlaß geben. Die Aussicht auf Rückkehr zur Dialyse und das damit verbundene Scheitern der Erwartungen und Hoffnungen kann schwere psychische Reaktionen bis hin zur Selbstaufgabe und zu erhöhter Suizidalität nach sich ziehen (zusammenfassend Buchanan, 1975).

Lebendspendenproblematik, Spendersuche und -selektion

Untersuchungen zur Nierenspende lebender Verwandter stammen überwiegend aus den USA, da diese in Europa weit weniger durchgeführt werden, und sind daher auch nur begrenzt übertragbar. Die Spendersuche erfolgt durch eine komplexe familiäre Interaktion, in deren Verlauf die Ausübung von sozialem Druck auf potentielle Spender beschrieben wird. In diesem Prozeß werden häufig Verwandte als Vermittler eingeschaltet. Der Spender nimmt in der Familie eher eine Randposition ein (Buchanan, 1976; Milne, 1977). Die Nierenspende von der Mutter an ihr Kind wird als besonders reibungslos dargestellt, da sie sozialen Erwartungen entspricht (Kemph, 1970).

Reaktionen des Spenders

Frühere Arbeiten berichten über Konflikte zwischen Altruismus und unbewußter Feindseligkeit (Kemph, 1970) sowie dem postoperativen Auftreten von Depressionen und Ängsten beim Spender.

Eine breit angelegte Untersuchung von Bennett und Harrison (1974) an 300 Nierenspendern fand jedoch bei 295 keine gravierenden psychischen oder physischen Veränderungen durch die Spende. Simmons (1983) fand in ihrer Langzeitstudie an 135 Lebendnierenspendern ein erhöhtes Selbstwertgefühl, eine positive Einstellung und wenig Bedauern über ihre Spende. Erfolglose Spender berichteten dabei mehr Bedauern, Schwierigkeiten in der Beziehung zum Empfänger und weniger Nähe zu dem Empfänger.

Reaktionen des Empfängers

Psychische Symptome werden häufiger bei Lebend- als bei Kadavernierenempfängern berichtet. Die Abstoßung des Lebendtransplantats geht gehäuft mit Schuldgefühlen und Selbstvorwürfen einher.

Die dargestellten Ergebnisse weisen auf die Bedeutung der Beachtung der Familiendynamik bei der Spendersuche sowie intensiver Vor- und Nachbetreuung von Spender und Empfänger hin.

5 Psychosoziale und berufliche Rehabilitation nach Dialysebehandlung und Nierentransplantation

Vergleichsuntersuchungen zur Rehabilitation nach Hämodialyse und Transplantationsbehandlung sind methodisch nicht unproblematisch, weil die Ergebnisse häufig überlagert sind von spezifischen Selektionsprozessen bei der Zuweisung zu der einen oder anderen Behandlung. Darüber hinaus ist festzustellen, daß prospektiv angelegte Längsschnittuntersuchungen zum Rehabilitationsverlauf fehlen und sich die bisherigen Aussagen im wesentlichen auf retrospektive Untersuchungen stützen.

Bereits Beard (1971) verweist darauf, daß **seelische Belastungen** nach der Transplantation bei zuvor hämodialysierten Patienten nicht prinzipiell verschwunden sind. Seiner Untersuchung zufolge läßt sich die während der Hämodialyse verlorengegangene Lebensqualität durch Transplantation nur bedingt wiederherstellen, die Patienten fühlen sich auch als Transplantierte chronisch krank, behindert und minderwertig.

Kaplan De-Nour und Shanan (1980) finden, daß zwei Drittel der transplantierten Patienten im Gegensatz zu nur einem Drittel der Dialysepatienten frei von psychiatrischen Komplikationen waren. Auch nach der Studie von Burdett (1978) weisen Nierentransplantationspatienten weniger Einbußen im sozialen Leben auf, sie fühlen sich seltener isoliert. Katschnig und Konieczna (1982) kommen in ihrer sorgfältig angelegten Vergleichsstudie (Zweipunkt-Befragung) zu folgenden Resultaten:
– 80% der Nierentransplantationspatienten bezeichnen ihren körperlichen Zustand als sehr gut oder mindestens gut, während dies bei Dialysepatienten nur bei 33% der Fall ist.
– Ihren seelischen Zustand beschreiben 60% der Nierentransplantationspatienten als sehr gut oder gut; von den Dialysepatienten stellen dies nur 30% fest.
– Wie Dialysepatienten berichten auch Transplantations-

patienten über psychische Beeinträchtigungen wie Reizbarkeit (72 versus 66%), Sorgen und Grübeln (73 versus 59%), Deprimiertheit (76 versus 43%), fehlende Zukunftsorientierung (70 versus 46%).

Interessant ist auch, wie nach der Untersuchung von Katschnig und Konieczna (1982) die Patienten selbst ihre gegenwärtige Behandlungsform einschätzen. So äußern 45% der Dialysepatienten, daß eine Transplantation ihre **Lebensqualität** entscheidend verbessern würde, und 51% würden sich prinzipiell einer Transplantation unterziehen. Fast die Hälfte der Dialysanden hält die Transplantation für die bessere Behandlungsform, dies, obwohl nur ein kleiner Teil von ihnen auf der Transplantationsliste steht. Die zur Zeit mit einem Transplantat lebenden Patienten bewerten dagegen ihre jetzige Situation deutlich positiver. So berichten 97% von einer entscheidenden Verbesserung der Lebensqualität gegenüber der Dialysezeit. 100% halten sogar die Nierentransplantation für die bessere Behandlungsform, 94% würden sich auch dann einer erneuten Transplantation unterziehen, wenn das Transplantat abgestoßen würde. Nierentransplantierte sollen im Vergleich zu Dialysepatienten eine höhere allgemeine Lebenszufriedenheit und ein besseres emotionales Wohlbefinden aufweisen (Evans et al., 1985); ähnliche Befunde erhoben Muthny und Mitarbeiter (1989) durch eine Befragung von insgesamt 1119 Patienten über verschiedene Behandlungsverfahren (Transplantation, Hämodialyse, CAPD). Dabei nahmen die Angaben der CAPD-Patienten hinsichtlich der Lebensqualität eine Mittelstellung ein zwischen der Gruppe der Transplantierten und der Patienten an der Dialyse. Möglicherweise tragen aber auch Selektionseffekte dazu bei, daß CAPD-Patienten ihre Lebenssituation besser einschätzen als Dialysepatienten. Kalman und Mitarbeiter (1983) hatten im Gegensatz zu den erwähnten Befunden festgestellt, daß sich Transplantatempfänger und Dialysepatienten nicht wesentlich in der Häufigkeit psychischer Probleme unterscheiden.

Die vorliegenden Untersuchungen zur **beruflichen Rehabilitation** von Dialyse- und Transplantationspatienten deuten insgesamt darauf hin, daß die Häufigkeit der Wiederaufnahme der Berufstätigkeit bei Transplantationspatienten höher ist als bei Dialysepatienten (Evans et al., 1985; Muthny et al., 1989).

Ahlmen und Olander (1973) finden allerdings, daß diejenigen transplantierten Patienten, die vor der Transplantation bereits berentet waren, in keinem Fall ihre Berufstätigkeit wieder aufnahmen, obwohl sie überwiegend berufsfähig waren. Nicht berentete Dialysepatienten nahmen immerhin in 60% der Fälle nach der Transplantation wieder ihre berufliche Tätigkeit auf.

Eine Analyse der EDTA-Statistik (1980) zeigt, daß die Erwartungswerte (bezogen auf den Anteil der Bevölkerung, der in der entsprechenden Lebenssituation überhaupt berufstätig wäre) bei 52% für Dialysepatienten und 70% für Transplantationspatienten liegen. Hierin spiegelt sich im wesentlichen eine unterschiedliche Alterszusammensetzung der Dialyse- und Transplantationspopulation wider, ein Faktor, der bei den meisten oben zitierten Untersuchungen vernachlässigt wurde. Die weitere Analyse zeigt, daß der Anteil Arbeitsunfähiger in der Dialysegruppe bei 13,7%, in der Transplantationsgruppe bei 6,2% liegt. Ebenfalls höher ist der Anteil Arbeitsloser bei den Dialysepatienten (10,1%) gegenüber den Transplantationspatienten (6,1%). 82,3% der Transplantationspatienten sind ganz- oder halbtags beschäftigt (oder in Ausbildung oder voll in der Haushaltstätigkeit stehend) gegenüber 65% bei den Dialysepatienten.

Vergleicht man den Grad der beruflichen Rehabilitation nach klinischer Hämodialyse sowie nach Nierentransplantation über verschiedene Industrienationen, so zeigt sich eine große Schwankungsbreite. Der Prozentsatz Rehabilitierter liegt in Schweden mit 39,2% für Hämodialyse am niedrigsten, in Italien mit 80,4% am höchsten, die Bundesrepublik Deutschland liegt mit 46,4% an zweitletzter Stelle. Bei der Transplantation hat Dänemark mit 62% die niedrigste, Italien wiederum mit 94% die höchste Quote, die Bundesrepublik Deutschland bewegt sich hier wiederum eher im unteren Drittel. Unterschiedliche Systeme sozialer Sicherung, unterschiedliche Strukturen des Arbeitsplatzangebotes und unterschiedliche Indikationsstellungen für Hämodialyse- und Transplantationsbehandlung, aber auch unterschiedlich gut mit der Arbeitszeit abgestimmte Dialysepläne dürften hier eine Rolle spielen.

6 Weitere Transplantationsverfahren (Herz, Leber, Knochenmark, Lungen, Pankreas)

Auch Patienten, die einer **Herztransplantation** bedürfen, haben meist eine längere Zeit chronischen Krankseins mit reduziertem Leistungsvermögen und vielfältigen Einschränkungen, vergleichbar mit niereninsuffizienten Patienten, hinter sich. In dieser Zeit ist es bei vielen zu seelischen Veränderungen im Sinne reaktiver Ängste und Depressionen, aber auch zu hirnorganisch bedingten Störungen und Fehlanpassungen gekommen (s.a. Kap. 59, »Arterielle Verschlußkrankheiten...«; Kap. 18, »Bewältigungsstrategien (Coping)«; Kap. 85, »Körperlich begründbare psychische Störungen«). Ähnlich wie bei Dialysepatienten führt die Zeit des Wartens auf ein geeignetes Transplantat oft zu einer großen Spannung und Belastung. Bei der Transplantation des Herzens imponiert insbesondere die Bedeutung des Organs als »Sitz des Lebens«, »Verkörperung der Gefühle«, die sich in vielerlei Redewendungen und Sprichwörtern ausdrückt. Dies erklärt sicherlich zum Teil den sensationellen Aspekt der ersten durchgeführten Herztransplantationen. Bereits 1985 waren mehr als 1200 Herztransplantationen in neun Ländern weltweit durchgeführt worden (Firth, 1987).

In der psychosomatischen Forschung konzentrierte sich das Interesse auf die Evaluation präoperativer Reaktionen, z.B. von Angst und Depressivität, bei Transplantationskandidaten (Freeman et al., 1984) und auf die Feststellung postoperativer psychischer Komplikationen, insbesondere deliranter Zustände (vgl. Hotsen und Pedley, 1976; s.a. Kap. 86, »Intensivmedizin«). Über den psychiatrischen Verlauf des Patienten Barney Clark, der ein künstliches Herz erhalten hatte, wurde eine detaillierte psychiatrische Krankengeschichte publiziert. An zahlreichen Transplantationszentren, die Herztransplantationen durchführen, wurden psychosomatische bzw. psychiatrische Konsiliar- und Liaisondienste eingerichtet (vgl. Mai und Burley, 1985; Mai et al., 1986a; Künsebeck, 1987) mit dem Ziel, durch präoperative Diagnostik und Begleitung postoperative Komplikationen zu verhindern bzw. zu mildern.

Auf die Bedeutung einer schonenden Information präoperativ, um den häufig anzutreffenden seelischen Schock der Patienten zu mildern, wird in der Literatur hingewiesen (Bunzel, 1991). In der Literatur wird angegeben, daß sich viele Transplantatempfänger intensiv mit dem Schicksal des Spenders befassen. Darüber kommen auch Gefühle von Angst, Schuld und ambivalente Einstellungen zutage. Verleugnung tritt dabei als häufig vorkommender Abwehrmechanismus in Erscheinung (Mai, 1986b).

Die Ein-Jahres-Überlebensrate herztransplantierter Patienten liegt mittlerweile bei über 80%, die Fünf-Jahres-Überlebenszeit bei 70% (Figulla, 1994). Lebensqualitätsstudien zeigen, daß die Operation nicht nur eine Verlängerung, sondern auch eine qualitative Verbesserung des Lebens für die Patienten bedeutet (z.B. Brennan et al., 1987; Bunzel, 1994). Hingegen wird eine Tendenz zur Unzufriedenheit in finanzieller und beruflicher Hinsicht erwähnt (Künsebeck, 1987). Möglicherweise könnte dies aber auch Ausdruck einer Abwehr der Bedrohung sein, im Sinne einer Verschiebung, da für die Patienten die Gefahr einer Abstoßungsreaktion doch allgegenwärtig ist und sie sich immer wieder eingreifenden, beispielsweise bioptischen Untersuchungen unterziehen müssen. In ähnlicher Weise verbesserten sich in den letzten Jahren die Aussichten für Patienten, die sich einer Lungen- oder kombinierten Herz-Lungentransplantation unterzogen (Theodore, 1990).

Patienten, bei denen eine **Lebertransplantation** durchgeführt wird, sind bereits präoperativ oft erheblich psychoorganisch beeinträchtigt und durch schwere Komplikationen wie Blutung bedroht. Das Ausmaß der psychoorganischen Veränderungen beeinflußt die postoperative Anpassung ebenso wie die Art der Grunderkrankung, z.B. die Frage, ob ein Malignom vorliegt (s.a. Kap. 88, »Zum Umgang mit unheilbar Kranken«), ebenso wie die Frage der Verantwortlichkeit des Patienten oder anderer für den Krankheitsprozeß, z.B. bei einer toxischen Genese.

Starzl und Mitarbeiter (1989) verweisen in einer Übersicht der Literatur auf die insgesamt gute psychosoziale Anpassung nach Lebertransplantation; 85% der Patienten könnten wieder zur Arbeit gehen.

Patientengeschichte: Lebertransplantation

Für einen 52jährigen leitenden Angestellten, der nach einem akuten Leberversagen mit Ösophagusvarizenblutungen (infolge chronischer Alkoholabhängigkeit) lebertransplantiert worden war, wurde ein Konsil wegen »allgemeiner Interesselosigkeit« angefordert. Der zurückgezogene, mürrisch-abweisende, deutlich herabgestimmte Patient bot ein schweres depressives Syndrom mit konkreten Suizidimpulsen (sich aus dem Fenster seines Krankenzimmers zu stürzen), die er vor dem behandelnden Personal verborgen hatte. Im Gespräch äußerte er, er habe das Gefühl, die (chirurgisch optimal verlaufene) Transplantation bringe garnichts, er habe keine Gelegenheit gehabt, sich eingehender über die Transplantation zu orientieren und zuzustimmen. Es war schwierig, den auch zur Suizidprophylaxe erforderlichen stabilen therapeutischen Kontakt aufzubauen, da der Patient über mehrere Wochen hinweg immer wieder hirnorganische Zeichen (insbesondere wechselnde Desorientiertheit, Unruhe und Stimmungsschwankungen) aufwies.

Entgegen der Vereinbarung nahm er später zunächst keinen ambulanten Kontakt auf, vielmehr kam nach kurzer Zeit ein »Notruf« der langjährigen Lebensgefährtin, da er erneut mit Selbstmord drohe. Auf deren Drängen kommt er ambulant zu dem Psychotherapeuten, der ihn auf Station betreute, was er als beschämend erlebt (»so weit ist es mit mir schon gekommen«). Trotz stabiler und guter Organfunktion, die es ihm ermöglichte, seine Tätigkeit wieder halbtags auszuüben, beharrt er darauf, das Leben sei für ihn wertlos geworden, da er nur noch eine »halbe Portion« sei. Er könne sich schlecht konzentrieren, sei nicht einmal mehr in der Lage, andere im Tennis zu schlagen. Er habe sich nie als Alkoholiker gesehen und es sich bewiesen, indem er immer wieder für kurze Zeit aufgehört habe, zu trinken. Da er seit der Operation nicht trinke, glaubt er, er brauche keine Psychotherapie.

Daß der Therapeut seine große Ambivalenz gegenüber einer Psychotherapie erträgt und verbalisiert, statt ihn, wie erwartet, wegen mangelnder Kooperation gleich wieder wegzuschicken, ermutigt den Patienten zur Teilnahme an einer Krisenintervention. In den folgenden fünf Therapiestunden schwankt er zwischen Selbstmitleid, Suizidimpulsen und aggressiven Ausbrüchen gegenüber seiner langjährigen Lebensgefährtin mit Trennungsdrohungen. Deutlich wird, daß die co-alkoholische Beziehung zu seiner Partnerin unverändert fortgesetzt wird. Der Patient stellt sich ihr gegenüber als völlig hilflos, ohne jegliche Kontrolle seiner Affekte dar und fordert von ihr (wie in der Eingangsszene), die Verantwortung für sein Leben zu übernehmen (so wie sie früher seine Defizite infolge seines Alkoholismus zu vertuschen half). Sobald er sich aber von ihr in dieser Weise »bemuttert«, eingeengt bzw. gekränkt fühlt, wird er äußerst aggressiv.

Die Intervention richtet sich zunächst auf eine Klärung der Situation, der krankheits- und operationsbedingten Einbußen (z.B. Neuropathie) und eine Konfrontation mit seiner Alkoholabhängigkeit und den sozialen Folgen. Hierzu wurde auch die Alkoholkarriere des Patienten nach der Scheidung von seiner Ehefrau vor 12 Jahren und der von ihm als großen Verlust erlebten Trennung und Entfremdung von seinen beiden Kindern rekonstruiert, was bei ihm mit starken Schuldgefühlen, erstmals aber auch mit authentischen Gefühlen von Trauer verbunden ist. Ansatzweise kann mit ihm sein destruktives Agieren als Abwehr von Scham- und Schuldgefühlen verstanden werden. Im Rahmen dieser Krisenintervention kommt es zu einer Stabilisierung seines Befindens und Selbstwertgefühls, einem Abklingen der Suizidalität und einer größeren Offenheit in seinen sozialen Beziehungen (zu seiner Partnerin und am Arbeitsplatz). Eine intensivere Behandlung, die auch auf die tieferen biographischen Konflikte Bezug nehmen könnte, wird vom Patienten nicht gewünscht.

Das Beispiel zeigt einige typische Komplikationen nach einer Lebertransplantation bei einer alkoholischen Grunderkrankung. Der Patient wurde in einer vitalen Notsituation operiert, was ihm keine Möglichkeit gab, sich auf die Operation und die Folgen vorzubereiten. Die Auseinandersetzung mit der Erkrankung und der Transplantation wurde in der postoperativen Phase durch das Auftreten eines organischen Psychosyndroms erschwert. Da »nur« die somatischen Folgeschäden, nicht aber die Grunder-

krankung behandelt wurde, konnte der Patient die Verleugnung seiner Alkoholabhängigkeit aufrecht erhalten. Obgleich er nicht rückfällig wurde, verleugnete er somit auch die psychischen und sozialen Ursachen und Folgeschäden seines Alkoholismus. Bei solchen Patienten ist es unumgänglich, eine Suchttherapie in die Transplantationsbehandlung einzubeziehen. Diese sollte, sofern möglich, unbedingt **vor** der Transplantation in die Wege geleitet werden. Auf die Problematik der Indikationsstellung zur Transplantation soll hier nicht näher eingegangen werden.

Die **Knochenmarktransplantation** hat bei einer Reihe von Erkrankungen, z.B. aplastischen Anämien verschiedener Genese, Immunglobulinmangelsyndromen, Stoffwechseldefekten sowie insbesondere akuten und chronischen Leukämien, eine zunehmende Bedeutung gewonnen. Die Übertragung von Knochenmark bietet im Unterschied zur Transplantation von Organen keine operationstechnischen Probleme. Knochenmark wird durch die mehrfache Aspiration aus dem Beckenkamm des Spenders gewonnen und nach Zubereitung intravenös infundiert. Das Risiko für den Spender ist sehr gering. Nach ca. 2 Wochen beginnen die ins Knochenmark gewanderten Stammzellen mit der hämatopoetischen Differenzierung. Vor der Transplantation wird der Patient hochdosiert mit Chemo- und Radiotherapie behandelt (»Konditionierung«). Danach ist er existentiell davon abhängig, Spendermark zu erhalten. Es gibt kein Zurück mehr. Zur Verminderung der Infektionsgefahr ist der Patient in der Regel in einer sterilen Einheit. Zur Wiederherstellung des erythropoetischen und megakaryozytären Systems werden 4–6 Wochen benötigt, dabei bedürfen die Patienten intensiver supportiver Maßnahmen. Die Zeit bis zur Wiederherstellung der vollständigen Immunkompetenz beträgt im allgemeinen 3–4 Monate. In dieser Zeit ist der Patient durch vielfältige Komplikationen, insbesondere infektiöser Art, z.B. durch Herpes zoster, Zytomegalie-Virus etc. bedroht, ebenso durch eine akute und chronische GVH-Reaktion (graft versus host) auch im weiteren Verlauf.

Patienten, denen wegen einer Leukämie eine Knochenmarktransplantation vorgeschlagen wird, mußten sich meist plötzlich mit der Realität der lebensbedrohlichen Erkrankung auseinandersetzen. Die Entscheidung zur Transplantation wird oft schnell getroffen, sie sollte bei den Leukämien möglichst in der ersten Remissionsphase erfolgen. Meist ist auch die Bereitschaft der Familienmitglieder zur Spende groß (Hörner et al., 1987c). Die Phase der Konditionierung wird von den Patienten meist als schlimmste Zeit erlebt (Hörner et al., 1987a, b), wobei körperliche Beschwerden wie Erbrechen und Übelkeit im Vordergrund stehen. Im weiteren Verlauf kommt es bei Komplikationen wie Infektionen und GVH-Erkrankungen oft zu Krisen. Neuser und Mitarbeiter (1988) fanden bei 20% der Patienten klinisch relevante affektive Störungen, überwiegend im Zusammenhang mit medizinischen Komplikationen (Übersicht bei Neuser, 1990), zum Teil sind auch hirnorganische Psychosyndrome zu beobachten. Bei der Untersuchung der Spender fiel auf, in welchem Maß sie sich mit den Wechselfällen der Behandlung der Patienten identifizieren (Hörner et al., 1988). Eine besondere Risikogruppe hinsichtlich psychischer Probleme, aber auch Complianceschwierigkeiten, stellen Adoleszente dar (Alby et al., 1987), was sowohl den Einbezug der Familie als auch eine spezielle Betreuung oft notwendig macht.

Nach einem Bericht der Leukemia Working Party 1987, der Daten über 2224 in 52 europäischen Zentren zwischen 1979 und 1986 transplantierte Patienten umfaßt (Gratwohl et al., 1987), ist die chronische myeloische Leukämie (CML) mittlerweile die häufigste Indikation zur Knochenmarktransplantation geworden. Ca. 45% der Patienten mit akuter Leukämie und 75% der Patienten mit aplastischer Anämie können nach der Knochenmarktransplantation mit lang-

fristiger Remission bzw. als wahrscheinlich geheilt entlassen werden. Weltweit sind bis 1989 ca. 20000 Patienten knochenmarktransplantiert worden.

Insgesamt ist die Knochenmarktransplantation nicht nur eine »ultima ratio« bei Patienten mit aplastischer Anämie und Leukämie, sondern bei geeigneten Patienten eine »Frühtherapie der Wahl« (Übersicht bei Thiele, 1985). Allerdings ist sie immer noch ein quoad vitam mit hohem Risiko behafteter Eingriff. Insbesondere ist die im Vergleich zu anderen therapeutischen Verfahren erhöhte Frühsterblichkeit problematisch, ebenso wie die Massivität der möglichen Komplikationen. Die Anwendung supraletaler Dosen bei der Konditionierung, die kein Zurück mehr erlaubt und eine existentielle Abhängigkeit vom Knochenmarkspender schafft, ist eine Grenzsituation des Lebens für Patienten und Behandelnde, die alle Beteiligten auf eine harte Probe stellt.

KAPITEL 88

Zum Umgang mit unheilbar Kranken

Karl Köhle, Claudia Simons und Bernhard Kubanek
mit einem Beitrag von Jutta Zenz

Saluti et solatio aegrorum
Josef II
(Inschrift über dem Tor des Allgemeinen
Krankenhauses der Stadt Wien).

1 Cure and Care?

Josef II wünschte, daß die eben begründete wissenschaftliche Heilkunde Kranke heilen *und* tröstend begleiten sollte, sie nicht nur »am Leben, sondern auch im Leben halten« (Sellschopp, 1989). Die Entwicklung der modernen Medizin entsprach diesem Wunsch nicht. Noch heute fehlt ein umfassendes Verständnis- und Handlungskonzept, aus dem sich Regeln für die Praxis sowohl instrumenteller als auch kommunikativer Arbeit ableiten lassen.

Wer versucht, »cure and care« in der Praxis zu verbinden, gerät häufig in ein Dilemma: Heilen bedeutet heute, die bisherige Normalität so weit wie möglich wieder herzustellen. Tröstend im Leben halten hieße, Kranke in eine möglicherweise radikal andere Lebens- und Sterbenswirklichkeit zu begleiten.

Patientengeschichte

Eine 40jährige Patientin mit akuter myeloischer Leukämie wird zytostatisch behandelt. Neben Erbrechen und Haarausfall erleidet sie fast alle nur erdenklichen Komplikationen: Abrasio wegen einer Hypermenorrhö, Pleuropneumonie mit Ergüssen, die punktiert werden; Leber- und Milzabszesse machen einen operativen Eingriff nötig; wegen eines septischen Schocks wird sie auf die Intensivstation verlegt. Eine Candida-Sepsis mit ZNS-Beteiligung folgt. Auch nach klinischer Besserung und Rückverlegung von der Intensivstation treten immer wieder septische Temperaturen auf. Ein Pneumothorax erfordert eine Thoraxdrainage.

Sie war bisher nie ernsthaft krank gewesen. Während des Krankheitsverlaufs verschwand ihre anfängliche Unbekümmertheit. Den Ärzten gegenüber verhält sie sich tapfer, geduldig und befolgt alle Therapieanweisungen. Den Schwestern klagt sie ihre körperliche und seelische Not, spricht von ihren Sorgen, die um die Zukunft ihrer drei Söhne aus erster Ehe kreisen, aber auch von ihrer seit 5 Jahren bestehenden, glücklichen zweiten Ehe.

Die Schwestern erleben, wie die lange Erkrankung, die vielen leidvollen Erfahrungen der Patientin »etwas sehr Erhabenes und Wissendes« gegeben haben. »An einem trüben, nassen Herbstmorgen, als der Sturm die Blätter an den Fenstern des Bettenhochhauses vorbeitreibt, sagt sie: »Der Herbst ist gekommen, die Blätter fallen, es wird kälter und dunkler. Die Natur wird kraftloser und kahl, alles stirbt ab ... so wie ich.« Als ihr Trä-

nen über die Wange laufen, nimmt eine der Schwestern ihre Hand. »Es bleibt sehr still im Zimmer für eine ganze Weile.«

»Ganz anders hingegen« - so erleben es die Schwestern - »verläuft die Visite an diesem Morgen, bei der der Oberarzt sich sehr erfreut über die steigenden Zellzahlen zeigt und fast euphorisch auf Frau B. einredet, daß sie es jetzt bald geschafft habe und daß das Schlimmste jetzt wohl vorbei sei.«

Einige der Schwestern waren froh darüber, daß Frau B. hatte anfangen können, über einen möglichen Tod und das Sterben nachzudenken und zu sprechen. Niemand hatte erwartet, »daß sie zu solch lyrischen Worten finden würde«. Sie fühlten sich in der Begleitung dieses Prozesses durch das Verhalten des Oberarztes während der Visite schwer gestört.

Der resultierende z.T. heftige Konflikt konnte im Rahmen von Stationsbesprechungen soweit geklärt werden, daß allen Beteiligten das Spannungsfeld, in dem die Patientin und sie selbst lebten, deutlicher wurde. Der Arzt konnte die emotionale Bewegung der Patientin und die Arbeit der Schwestern differenzierter wahrnehmen, die Schwestern sein verzweifeltes Bemühen, das Leben der Kranken zu retten. Dennoch kommt es zu einer Zeit »quälender Gleichförmigkeit«: »Keiner will mehr so recht freiwillig ihr Zimmer betreten, in ihre Augen blicken, die in tiefen Höhlen liegen, zum Fenster gerichtet. Kein Wort kommt mehr über ihre Lippen, doch gibt es wohl viele unausgesprochene Fragen« - auf beiden Seiten. »Frau B. verschwindet hinter einer Wand aus Schweigen und auch wir Schwestern versenken uns in wortkarge Geschäftigkeit.«

»Frau B. ist es schließlich, die das nicht mehr aushält. Eines Morgens nach der Visite bricht sie in Tränen aus, die Spannung löst sich und wir können mit dem Theaterspielen aufhören. In einem langen Gespräch, das immer wieder durch ihre Tränenausbrüche ins Stocken gerät, erzählt sie über ihre Einsamkeit und das Gefühl, auch von uns allein gelassen zu sein. Wie sehr beschämt sie uns! Die lange Zeit des intensiven Einlassens auf sie hat uns wohl auch überfordert und zur Abwehr gezwungen.

Sie berichtet über ihr Unvermögen, ihrem Mann weiterhin die tapfere ... Frau vorzuspielen. Sie fühlt sich schuldig, ihn mit den drei Söhnen alleinzulassen und ihm mit ihrer schweren Erkrankung zur Last zu fallen. Jetzt, wo sie endlich seit 5 Jahren eine glückliche Ehe führe und alles so schön hätte weitergehen können, müsse sie wohl Abschied nehmen.

Nachdem sie sich all das von der Seele geredet hat und ein gemeinsames Gespräch mit dem Ehemann vereinbart ist, staunen alle über die weitere Entwicklung. Der Zustand von Frau B. beginnt sich deutlich zu bessern; sie lacht wieder und beginnt, das Bett für Stunden zu verlassen.

Sie selbst formuliert später einmal die Dialektik aus ihrem Erleben: »Nachdem ich mich ganz aufgegeben hatte, konnte ich wieder weiterleben.« Nach insgesamt 6monatigem stationären Aufenthalt konnte Frau B. entlassen werden (Petzold und Frehen, 1987).

Das Dilemma zwischen »cure and care« bestimmt Zielvorstellungen und Methodenwahl auch in der psychoonkologischen Forschung mit. Selbsteinschätzungsinstrumente für Lebensqualität und Coping-Strategien orientieren sich weitgehend am Ziel der gesunden Normalität, der Wertewandel während des Krankheitsverlaufs bleibt meist unberücksichtigt. Die Ergebnisse – Krebskranke schätzen ihre Lebensqualität oft gleich gut oder besser ein als Gesunde – widersprechen dem »Begegnungswissen« von Klinikern; sie stützen einseitig die herrschende Auffassung klinischer Therapie und Versorgung (s. a. Sellschopp, 1989; Gerdes, 1989).

2 Die Kommunikation über die Diagnose

»Die Hauptqual für Iwan Iljitsch war die Lüge – jene aus irgendeinem Grunde von allen anerkannte Lüge, daß er nur krank sei, nicht aber sterbe, und daß er sich nur ruhighalten und die Kur durchführen müsse, damit alles wieder sehr gut werde. Er aber wußte: sie konnten tun, was sie wollten, es würde doch nicht mehr herauskommen als noch qualvollere Leiden und der Tod. Und ihn quälte diese Lüge, es quälte ihn, daß man nicht eingestehen wollte, was alle wußten, und was auch er wußte, und daß man ihn über seine entsetzliche Lage belügen und ihn zwingen wollte, an dieser Lüge teilzunehmen. Die Lüge, die Lüge, dieser an ihm am Vorabend seines Todes verübte Betrug, die Lüge, welche dieses schreckliche, feierliche Ereignis seines Todes auf das Niveau aller ihrer Besuche und Gardinen sowie des Störs zum Mittagessen herabdrücken sollte ... das war schrecklich, qualvoll für Iwan Iljitsch. Und seltsam! Es war viele Male, während sie mit ihm alle diese ihre törichten Dinge anstellten, um ein Haar nahe daran, sie anzuschreien: So hört doch auf zu lügen, ihr wißt es, und ich weiß es, daß ich sterbe, so hört doch wenigstens auf zu lügen! Aber er hatte nie den Mut, dies zu tun. Der schreckliche, entsetzliche Vorgang seines Sterbens – er sah es – wurde von den Seinigen auf die Stufe einer zufälligen Unannehmlichkeit, zum Teil sogar einer Unschicklichkeit herabgesetzt (in der Art, wie man mit einem Menschen umgeht, der beim Betreten des Salons einen üblen Geruch um sich verbreitet); man verfuhr gemäß derselben ›Schicklichkeit‹, der er sein ganzes Leben lang gedient hatte; er sah, daß niemand mit ihm Mitleid hatte, weil niemand seine Lage auch nur verstehen wollte.«

»Außer oder infolge dieser Lüge war für Iwan Iljitsch am quälendsten, daß ihn niemand so bemitleidete, wie er sich wünschte, bemitleidet zu werden: in manchen Augenblicken, nach langen Schmerzen, wünschte Iwan Iljitsch mehr als alles, so sehr er sich schämte, es einzugestehen, daß ihn jemand wie ein krankes Kind bemitleide. Er wollte, daß man zu ihm zärtlich sei, ihn küsse und über ihn weine, wie man Kinder liebkost und tröstet. Er wußte, daß er ein hoher Gerichtsbeamter war, daß sein Bart schon zu ergrauen anfing und daß infolgedessen dies alles unmöglich

war; und dennoch verlangte ihn danach.« ... »Diese Lüge rings um ihn und in ihm selbst vergiftete am meisten die letzten Lebenstage Iwan Iljitschs.«

»... daß er einen berühmten Arzt aufsuche. Er fuhr hin. Alles war, wie er erwartet hatte. Alles war so, wie es immer gemacht wird. Auch die Erwartung war dieselbe, die er bei sich im Gericht kannte und das Beklopfen und Behorchen und die Fragen, die wohl im voraus bestimmte und darum unnötige Antworten verlangten, und die bedeutsame Miene, die zu verstehen gab: ›Sie müssen sich nur uns überantworten, und wir werden es schon machen. – Wir wissen, und daran ist nicht zu zweifeln, wie alles gemacht werden muß, alles auf die eine Art bei jedem Menschen, bei wem Sie wollen‹ ... Es war alles genau wie beim Gericht. Dieselbe wichtige Miene, die er im Gericht den Angeklagten zeigte – hier wurde sie von dem berühmten Arzt ihm selber gezeigt. Der Arzt sagte: ›Das und das weist darauf hin, daß in Ihrem Innern das und das vorhanden ist; wenn aber das nach den Untersuchungen von dem und dem sich nicht bestätigt, dann wird man bei Ihnen das und das annehmen. Wenn man aber das und das annimmt..., dann...‹ Für Iwan Iljitsch war nur die eine Frage wichtig: ob sein Zustand gefährlich sei oder nicht. Der Arzt ignorierte diese unangebrachte Frage. Vom Standpunkt des Arztes war es eine müßige Frage, die nicht zur Erörterung stand; für ihn gab es nur das Abwägen der Wahrscheinlichkeiten, ob es eine Wanderniere, ein chronischer Darmkatarrh oder eine Erkrankung des Blinddarms war. Für ihn gab es keine Frage nach dem Leben Iwan Iljitschs, sondern es gab nur einen Streit zwischen der Wanderniere und dem Blinddarm. Und diesen Streit entschied der Doktor vor den Augen Iwan Iljitschs aufs glänzendste, zugunsten des Blinddarms, unter dem Vorbehalt, daß die Harnuntersuchung neue Indizien ergeben könne und das Urteil revidiert werden müsse. Alles das war ganz genau dasselbe, was Iwan Iljitsch selbst tausendmal an den Angeklagten in so glänzender Weise vollbracht hatte. Ebenso glänzend machte der Arzt sein Resumée und sah dabei triumphierend, sogar fröhlich über die Brille hinweg den Angeklagten an. Aus dem Resumée des Doktors folgerte Iwan Iljitsch, daß es um ihn schlecht stehe, daß dies aber ihm, dem Doktor, und vielleicht auch allen anderen gleichgültig sei, er aber leiden müsse. Und diese Schlußfolgerung traf Iwan Iljitsch schmerzlich, indem sie in ihm das Gefühl des großen Mitleids mit sich selbst und der großen Wut gegen diesen Doktor, dem eine so wichtige Frage gleichgültig war, erregte.

Er sagte aber nichts, sondern stand auf, legte das Geld auf den Tisch und sagte mit einem Seufzer: ›Wir Kranke richten wohl oft unangebrachte Fragen an Sie ... überhaupt ist es eine gefährliche Krankheit, oder nicht? ...‹ Der Arzt sah ihn streng mit einem Auge über die Brille hinweg an, als wolle er gleichsam sagen: ›Angeklagter, wenn Sie sich nicht in den Grenzen der an Sie gerichteten Fragen halten wollen, werde ich gezwungen sein, anzuordnen, daß man Sie aus dem Sitzungssaal entfernt.‹

›Ich habe Ihnen bereits gesagt, was ich zu sagen für notwendig und passend hielt‹, sagte der Doktor. ›Das weitere wird die Untersuchung ergeben.‹ Und der Doktor verbeugte sich.«

Leo Tolstoi: »Der Tod des Iwan Iljitsch«

2.1 Die Wandlung ärztlicher Einstellung

Noch vor 30 Jahren lehnten es die meisten Ärzte ab, Malignom-Kranke über ihre Diagnose zu informieren. Sie argumentierten – oft von tradierten Einzelerfahrungen ausgehend – ideologisch verfestigt mit Hufeland: »Den Tod verkünden, heißt den Tod geben«. Bemerkenswert war allerdings die Diskrepanz zwischen Fremd- und Selbsteinschätzung: Im Falle eigenen Betroffenseins wollten die befragten Ärzte selbst in der Mehrzahl offen informiert werden! Heute besteht weitestgehend Übereinstimmung darüber, auch Krebskranke offen zu informieren. Zu diesem Einstellungswandel haben der allgemeine Demokratisierungsprozeß mit seinem Einfluß auch auf die Rollen von Patient und Arzt, der steigende Anspruch an die Mitarbeit des Patienten in eingreifenden Therapieprogrammen, die juristische Diskussion um die Aufklärungspflicht und auch die empirische Evaluation offener Kommunikation beigetragen.

»Now we tell – but how well?«

Mit dieser pointierten Formulierung kommentieren Holland und Rowland (1989) empirische Befunde über die gegenwärtige Praxis: Die Patienten werden zwar routinemäßig über die Diagnose informiert, die Information erfolgt jedoch häufig unter ungünstigen Umständen: 42% der Patienten eines führenden amerikanischen Krankenhauses erfuhren ihre Krebsdiagnose entweder im Aufwachraum oder über das Telefon (Lind et al., 1989) durch hierfür unzureichend ausgebildete Ärzte. Häufig wird die Information zu forsch vermittelt; die Patienten erhalten nicht ausreichend Gelegenheit, Fragen zu stellen. »Informationsvermittlung« ist nicht in eine empathische Beziehung eingebettet, in kreisförmige Austauschprozesse mit jeweiliger Rückmeldung an den Partner (v. Uexküll): »Aufklärung« wird nach dem Modell instrumentellen Handelns »appliziert«, kommunikative Arbeit weiter gemieden.

Wer diese Mängel beklagt, sollte sich zunächst allerdings das Ausmaß der historischen Veränderung vergegenwärtigen.

> »Die behandelnden Ärzte waren am 20. Mai 1887 im Begriff, den Kronprinzen bewußtlos zu machen und die Exstirpation des Kehlkopfes auszuführen, ohne ihm ihre Absicht angekündigt zu haben. Ich erhob Einspruch, verlangte, daß nicht ohne Einwilligung vorgegangen und, da es sich um den Thronfolger handele, auch die Zustimmung des Familienhauptes eingeholt werde. Der Kaiser, durch mich unterrichtet, verbot, die Operation ohne Einwilligung seines Sohnes vorzunehmen« (Bismarck, »Gedanken und Erinnerungen«).

Noch 1923 wurde selbst Sigmund Freud von seinem Hausarzt, dem Psychoanalytiker Felix Deutsch, über den malignen Charakter seiner Gaumenerkrankung nicht informiert. 1956 erläutert Deutsch seine früheren Überlegungen und berichtet von einem Brief Freuds, in dem dieser sich über die Täuschung beklagt:

> »Ich konnte mich immer jeder Art von Realität anpassen und sogar Unsicherheit ertragen, sofern sie durch die Realität erzwungen war. Aber alleingelassen sein mit der eigenen Unsicherheit, ohne die Stütze und das Kissen der Ananke, der unerbittlichen und unausweichlichen

> Notwendigkeit, bedeutet, die Beute der erbärmlichen menschlichen Feigheit und ein unwürdiges Schauspiel für andere zu werden« (Deutsch, 1956).

2.2 Auf dem Weg zu dialogischer Kommunikation

Ärzte, die eine »Aufklärung« möglicherweise unheilbar Kranker ablehnten, nahmen an, daß diese Patienten unfähig seien, ihre Situation selbst zureichend zu interpretieren. Ihrer Argumentation lag zudem ein technischer Informationsbegriff zugrunde, der Wissensvermittlung mit Datenimplementierung gleichsetzt. Inzwischen ergab die empirische Prüfung, daß beide Annahmen unzutreffend sind:

– die Frage, »aufklären oder nicht« war falsch gestellt, da Patienten nicht allein auf die Information durch ihre Ärzte angewiesen sind;
– die Frage verkürzt das Problem: Der Patient benötigt vom Arzt weit mehr als »Daten«, um seine Wirklichkeit umbauen bzw. neu konstruieren zu können.

Alle Patienten bringen bereits ein Vorwissen um die mögliche Lebensbedrohlichkeit ihrer Erkrankung mit, wenn sie zum niedergelassenen Arzt oder ins Krankenhaus kommen. Charakteristische Beispiele sollen dies illustrieren.

> Eine 53jährige, äußerlich undifferenziert wirkende Geschirrspülerin beklagt sich im Erstgespräch darüber, daß sie vom Hausarzt und von den Ärzten auswärtiger Krankenhäuser mit ihren Fragen nach dem Wesen der vorliegenden Erkrankung nur abgewiesen worden sei. Ich spreche sie darauf an, daß ihr doch sicher selbst viele Gedanken durch den Kopf gegangen seien. Darauf meint die Patientin: »Wissen Sie, ich bin halt immer blutärmer geworden. Da ich nach außen kein Blut verloren habe, habe ich mir gedacht, das kann nur innerlich von einer Art Krebs aufgefressen werden.« Die Mitteilung der Diagnose einer akuten Leukämie konnte bei dieser Patientin ohne weiteres an ihr eigenes Vorwissen anknüpfen.

> Vor der Tür einer 19jährigen, erst seit wenigen Tagen erkrankten Patientin unterhielten sich Ärzte und Angehörige darüber, ob und wie man der Patientin die Diagnose einer akuten Leukämie mitteilen sollte. Als ich die Patientin im ersten Gespräch fragte, was sie sich denn selbst für Gedanken über ihre Erkrankung gemacht habe, meinte sie: »Ich kenne die Diagnose schon.« Auf der Toilette stand ein Urinkrug, an dem ein Zettel mit dem Namen der Patientin und der Diagnose »Verdacht auf akute Leukämie« angebracht war.

> Einer anderen Kranken mit akuter Leukämie wurde von Ärzten und Schwestern eines auswärtigen Krankenhauses keine Information über ihre Erkrankung gegeben. Vor der Verlegung in die Ulmer Klinik empfiehlt ihr jedoch die Stationsschwester, besser noch zu beichten und vermittelt ihr so die krankheitsbedingte Bedrohung.

Die Wahrnehmung Kranker ist geschärft; schon kleine Verhaltensänderungen werden für sie zu Signalen; dies gilt insbesondere für vermeidendes oder ausweichendes Verhalten.

Ein Patient: »Als der Professor sich bei mir aufs Bett setzte, habe ich gewußt, jetzt muß ich sterben.«

B. Harker (1972), eine Sozialwissenschaftlerin mit Mammakarzinom: »Die erste intensive emotionale Reaktion trat bei mir genau in dem Moment ein, als der Arzt bei der Untersuchung eines Knotens meiner Brust innehielt und dann die Untersuchung fortsetzte.«

Eine zum Infektionsschutz in einem Isolierbettsystem behandelte jugendliche Leukämiekranke berichtete, daß sie am Abend nach der Knochenmarkspunktion das Ergebnis vorhersagen könne: »Einen guten Befund erfahre ich immer am selben Tag bis 17 Uhr, einen schlechten erst am nächsten Tag.« Dieselbe Patientin beobachtete, daß der behandelnde Arzt bei einem guten Befund näher an ihr Bett trat, bei einem schlechteren größere Distanz hielt.

Fachkompetente Hilfe benötigen unheilbar Kranke für die **Verarbeitung** der »Fakten«. »Wahrheit am Krankenbett« meint den Versuch, gemeinsam mit dem Patienten in einer solchen empathischen Beziehung die Wirklichkeit neu aufzubauen, neu zu konstruieren. Ziel ist, dem Patienten zu helfen, die Krankheit in sein Leben zu integrieren, Krankengeschichte zu einem Teil der Lebensgeschichte zu machen.

Im Dialog mit dem Arzt lernt der Kranke die **Bedeutung** von Diagnose und Befunden, die Wertigkeit seiner Beschwerden einzustufen. Befürchtungen, die sich auf die Prognose beziehen, kann er dann immer wieder in Beziehung zur realen Bedrohung setzen. Der Arzt lernt so Fehlbewertungen kennen und kann sie korrigieren.

Ein mehrfach zu Radioisotopenuntersuchungen geschickter Patient fragte während der Visite stereotyp immer wieder nach dem Zweck dieser Untersuchung; dieser wurde ihm immer wieder geduldig erklärt. Der behandelnde Arzt versuchte insoweit durchaus auf die offen geäußerten Patientenbedürfnisse einzugehen. Erst nach längerer Zeit sprach der Arzt den Patienten darauf an, *warum* er denn immer wieder dieselbe Frage stelle. Jetzt berichtete der Kranke, daß auf der Tür des Untersuchungsraumes ein Totenkopf-Zeichen (»Vorsicht Radioaktivität«) angebracht gewesen sei und er deshalb mit der Durchführung der Untersuchung angstvolle Vorstellungen verbinde.

»Wahrheit« am Krankenbett *entsteht* also erst im Rahmen eines geduldigen Übersetzungs- und Verständigungs*prozesses* in einer kreisförmigen Beziehung mit ständiger gegenseitiger Rückmeldung.

2.3 Ziele, die sich in der klinischen Praxis erreichen lassen

»Aufklärungsgespräche« sollten:
- das Gefühl verringern, allein und isoliert zu sein. Während der Arzt Information vermittelt und Äußerung von Emotionen erleichtert, sollte er dem Kranken seine Bereitschaft zur kontinuierlichen Präsenz anbieten und ihm helfen, sein soziales Unterstützungssystem zu mobilisieren;
- eine gemeinsame Wahrnehmung der Problemsituation möglich machen. Verbindet der Arzt seine medizinische Bewertung mit der subjektiven Wahrnehmung des Patienten, so ermöglicht er die Entwicklung einer tiefen Verbindung, die eine Basis für spätere gemeinsame Entscheidungen schafft und Isolation weiter vermindert;
- die Mitteilung eines Plans für das weitere diagnostische und therapeutische Vorgehen enthalten; auch dies festigt die Beziehung zwischen Arzt und Patient. Hierzu gehört auch die Besprechung evtl. sofort erforderlicher Maßnahmen, wie einer angemessenen Schmerzbehandlung und der kurzfristigen Gabe von Psychopharmaka bei Angst, Unruhe und Schlafstörungen (Quill und Townsend, 1991).

Patienten wünschen offene Kommunikation

Bei Krankenhausaufnahme befragte Krebskranke wünschen ganz überwiegend offene Information; lediglich 3–5% möchten nicht über die Art ihrer Erkrankung informiert werden.

Informierte Patienten heben hervor, daß sie so ihre eigene Krankheit besser verstehen, sich an der Behandlung aktiv beteiligen und ihre Zukunft verantwortlich planen können. Sie betonen, sie könnten so einerseits der Bedrohung gefaßter gegenüberstehen, andererseits freier mit Angehörigen und Freunden sprechen und leichter von ihnen Hilfe erhalten und annehmen.

Dies entspricht unserer Erfahrung seit 1967: Dialogisch vermittelte Information vermindert Angst. Der Patient kann seine Erkrankung – zumindest vorübergehend – gemeinsam mit dem Arzt, d. h. aus professioneller Distanz mitbeurteilen. Er gewinnt an Autonomie. Depressiver Rückzug und verzweifelte Autarkie-Abgrenzungsversuche werden seltener. Der Arzt lernt die emotionalen Reaktionen des Patienten kennen und kann ihn angemessener auch bei der Regulation seiner Emotionen unterstützen. Auch im Rückblick nach längerem Krankheitsverlauf sprechen sich 90% der Patienten für offene Kommunikation aus (Köhle et al., 1990). Allerdings: Die Nachfrage nach weiterer Information hängt stark von der Dialogbereitschaft des Arztes ab: Etwa die Hälfte der Patienten wendet sich nicht spontan von sich aus mit Fragen an ihren Arzt!

Kommunikation fördert rationale Diagnostik und Therapie

Informierte Krebskranke benutzen seltener andere Informationsquellen (Auftrags- und Befundformulare, die eigene Krankenakte oder – oft veraltete –

Gesundheitslexika etc.). Sie besprechen solche Informationen eher mit dem Arzt. Informierte Patienten möchten die Kommunikation mit ihrem Arzt auch nach dem Krankenhausaufenthalt fortsetzen. Der Arzt kann seinerseits Symptome und Beschwerden, emotionale Reaktionen – und damit u. a. auch eine Suizidgefährdung – angemessen einschätzen und rechtzeitig entsprechend intervenieren.

Gibt es negative Folgen?

Emotionale Reaktionen sind zu erwarten. Auffallen sollte, wenn sie angesichts der Lebensbedrohung *nicht* auftreten (s. a. Abschnitt 8.3). Emotionale Zusammenbrüche oder schwerwiegende Verzweiflungsreaktionen haben auch erfahrene Onkologen nur extrem selten erlebt (van de Loo und Wörmann, 1992).

Eingehenderer Diskussion bedarf das Argument, Information würde die **Hoffnung** der Kranken **vermindern** und die **Suizidgefahr erhöhen**. Ihm liegt ein eingeschränkter Hoffnungsbegriff zugrunde.

In der klinischen Diskussion wird **Hoffnung** zu Unrecht lediglich als Hoffnung auf Verlängerung der Lebenserwartung, als Hoffnung trotz aller Bedrohung zu überleben verstanden. Bei ungünstigem Krankheitsverlauf wird diese Form der Hoffnung zwangsläufig abnehmen.

Die Hoffnung Kranker bezieht sich nicht ausschließlich aufs Überleben. Für sie ist die Entwicklung von Beziehungen und die Aufrechterhaltung der persönlichen Integrität entscheidend. Ihr Selbstgefühl hängt davon ab, ob sie auch und gerade angesichts des Todes sozial integriert bleiben und – soweit wie möglich – sich selbst verwirklichen können. Es geht darum, das Kohärenz-Gefühl im Sinne der psychoanalytischen Selbstpsychologie bzw. im Sinne Antonovskys (s. Kap. 3, »Gesundheit und Krankheit«) aufrechterhalten zu können. Der Theologe Böckle sprach vom Bedürfnis, nicht Fragment zu bleiben, von der Suche nach Vollendung, vom Bemühen um Gültigkeit der eigenen Person. Es geht nicht um eine »extension of time«, sondern um eine »extension of values« (Le Shan, 1969).

Ärzte und Pflegepersonal können entscheidend zur Aufrechterhaltung, ja zur Vermehrung dieser zweiten Form der Hoffnung beitragen. Antithese hierzu wäre die Verzweiflung; sie entsteht aus dem Erleben von Wertlosigkeit und Alleingelassenwerden. Kranke fürchten den sozialen Tod. Unter den gegebenen Verhältnissen geht er noch oft genug dem Körperlichen voraus. Ärztliche Intervention kann Selbstentwertungsprozesse abmildern, gute innere Bilder vom eigenen Selbst und von den Beziehungen zu anderen wiederbeleben (Meerwein, 1981). Dies erhält die Integration der Kranken in die Gemeinschaft der Lebenden und stärkt ihr Selbstgefühl.

Suizide und Suizidversuche beobachteten wir bei informierten und von uns im Rahmen von Liaison-Diensten betreuten onkologischen Patienten im Zeitraum von 1968–1994 nicht. Die Berichte erfahrener Kliniker und empirische Studien sprechen ebenfalls gegen eine stärkere Erhöhung der Suizidhäufigkeit bei Krebskranken (Köhle et al., 1990). Eine leichte Erhöhung fand sich in zwei größeren Studien bei männlichen Krebskranken in Skandinavien und in den USA (Allebeck et al., 1989; Fox et al., 1983).

> Eine Suizidhandlung mit Todesfolge beging im genannten Zeitraum ein Privatpatient, dessen behandelnder Arzt offene Information auch nach eingehender Diskussion mit dem mitbehandelnden Onkologen abgelehnt hatte: Der Patient stach sich mit einem Messer ins Herz.

Suizidphantasien sind bei unheilbar Kranken häufig: Sie finden sich bei jedem 7. bzw. jedem 10. Patienten mit fortgeschrittener Krebserkrankung (Weismann, 1979; Plumb und Holland, 1981). Lassen sich Ärzte und Pflegepersonal auf offene Kommunikation ein, werden sie vermehrt mit solchen Phantasien und Absichtserklärungen konfrontiert. Im Gespräch wird meist ihre Herkunft aus tiefgehender Verzweiflung im Zusammenhang mit der krankheitsbedingten Verletzlichkeit erkennbar. Hinweise auf Isoliertheit, Wertlosigkeit, Hilflosigkeit, Erschöpfung und Angst sollten als Signale für erhöhtes Suizidrisiko verstanden werden. Die Äußerung von Suizidphantasien erleichtert und stärkt die Beziehung. Im Gespräch wird die Funktion dieser Phantasien deutlich: Schutz vor dem absoluten Ausgeliefertsein an den Verlauf der Krankheit, Schutz vor Hilflosigkeit und Kontrollverlust.

2.4 Primäre Ablehnung von Information

Kranken, die nicht informiert werden möchten, soll »Wissen« nicht aufgedrängt werden. Allerdings sind dies oft sehr einsame Menschen, die sich verzweifelt darum bemühen, sich in Autarkie – die sie als Autonomie erleben – selbst zu stabilisieren. Ohne Unterstützung müssen sie die bedrohliche Bedeutung ihres Wissens mittels Verleugnung abschwächen.

2.5 Sekundäre Abwehr: »Wiederverleugnung«

Kliniker sind oft überrascht, wenn offen informierte Patienten sich später wieder so verhalten, als hätten sie nie etwas von der Bedrohlichkeit ihrer Situation erfahren.

> So rief mir nach einem langen Gespräch über ihre eingeschränkte Lebensperspektive eine 40jährige Kranke mit Wirbel- und Gehirnmetastasen bei Bronchialkarzinom nach der Verabschiedung noch nach: »Ich bin doch überhaupt nicht krank«, und drängte auf Bestätigung, als ich schon in der Zimmertür stand.

Niemand kann ständig im Bewußtsein tödlicher Bedrohung leben. Dieses Wissen wird situationsabhängig zugelassen oder abgewehrt; das jeweilige Ergebnis ist das von Weisman benannte »middle knowledge«.

Verleugnende Abwehr und ergänzende Coping-Prozesse (s. a. Kap. 18, »Bewältigungsstrategien (Coping)« ermöglichen uns das Wissen um unsere Sterblichkeit aufzuheben. Diese Illusion entsteht aus unserem menschlichen Grundbedürfnis nach Sicherheit. Meerwein (1981) vergleicht die Funktion dieser Illusion mit derjenigen des »Übergangsobjektes« beim Kind: Mit Hilfe z. B. einer Stoffpuppe »erschafft« sich das Kind ein Surrogat für die abwesende Mutter und kann so die ursprünglich nur im Zusammensein mit der Mutter erlebte Sicherheit aufrechterhalten (Winnicott; s.a. Kap. 13, »Die früheste Kindheitsentwicklung ...«). Es ist wichtig, »Wiederverleugnung« nicht nur als Abwehr, sondern auch als kreative Leistung im Prozeß der Umarbeitung individueller Wirklichkeit zu verstehen.

> Auch die erwähnte Patientin hat die Konfrontation mit der krankheitsbedingten Bedrohung nur während des Gesprächs mit mir an ihrem Bett zulassen können. Beim Abschied aktiviert sie die Verleugnung wieder und greift auf die Möglichkeit zur Illusionsbildung zurück. Bei ihr ist die Beziehung zum Übergangsobjekt deutlich: Seit vielen Jahren hat sie als wichtigsten Gesprächs-»Partner« einen Stoffhasen – er liegt auch im Krankenhaus unter ihrem Kopfkissen. Ihm vertraut sie ihre persönlichsten Gedanken und Sorgen an, nicht wirklichen Bezugspersonen.
>
> Als Regieassistentin am Theater ist es zudem ihr Beruf, kreativ illusionäre Welten für andere, aber auch für sich selbst zu gestalten. Mehrfach betont sie, außerhalb der Berufstätigkeit nicht existieren zu können.

2.6 Intervention von Angehörigen

Häufig bitten Angehörige, Patienten nicht zu informieren, sie »schonend zu betrügen«. Derartige Interventionsversuche entstehen meist aus eigener Unsicherheit, Schuldgefühlen oder aus dem Wunsch, schon länger schwelende familiäre Konflikte auch weiterhin nicht auszutragen. Der Arzt kann solchen Vorschlägen nicht folgen; er wird vielmehr versuchen, die Motive der Angehörigen zu verstehen und auch ihnen Entlastung anzubieten.

Es bewährt sich, informierten Patienten vorzuschlagen, Angehörige in die gemeinsamen Überlegungen einzubeziehen und ein gemeinsames Gespräch anzubieten.

Für einen Fehler – nicht nur in rechtlicher Hinsicht – halten wir es, Angehörige vor Patienten zu informieren. Dies schwächt die Rolle des Patienten in der Familie und belastet die Angehörigen selbst unzumutbar.

2.7 Aus- und Fortbildung, Qualitätssicherung

Der Arzt ist häufig Überbringer »schlechter Nachrichten«, für diese Aufgabe jedoch in der Regel nicht ausgebildet. Die Qualität kommunikativer Arbeit läßt sich durch Trainingsprogramme, Supervision und einfache Maßnahmen wie kollegialen Austausch im Rahmen von Stationsbesprechungen verbessern (s.a. Kap. 40, »Die Institutionalisierung im klinischen Bereich«).

3 Längerfristige Betreuung

3.1 Die Auseinandersetzung mit der Erkrankung – normale und psychopathologische Reaktionen

Wir gehen davon aus, daß die Krebserkrankung in der Regel psychisch Gesunde trifft (Schwarz, 1989;

Moorey und Greer, 1989; Fawzy et al., 1995; Massie, 1989). Die Konfrontation mit einer lebensbedrohlichen Erkrankung gefährdet unser basales Sicherheitsgefühl. Unsere alltägliche, idealisierende Grundannahme einer Konstanz der Lebenswelt mit der Illusion des »Ich-Kann-Immer-Wieder« und des »Und-So-Weiter« (Schütz und Luckmann, 1979) wird plötzlich in Frage gestellt. Dies erschüttert unser Selbst- und Weltverständnis: Kognitive Einschränkung, emotionale Erstarrung, psychophysiologische Aktivierung und unkoordiniertes Verhalten können wie bei jeder Traumatisierung als Folgen auftreten (s.a. Kap. 41, »Psychotraumatologie ...«, Krystal, 1988). Die psychischen Reaktionen sind sehr unterschiedlich. Sie hängen vom Krankheitsverlauf und von der subjektiven Evaluation der Bedeutung der Erkrankung einerseits und der Einschätzung eigener Ressourcen (Ich-Funktionen, narzißtisches Regulationssystem, soziale Unterstützung) andererseits ab. Ist die Bedrohung mit früheren, insbesondere infantilen Traumen unbewußt assoziiert, kann dies die Reaktionen erheblich beeinflussen. Reichen die persönlichen und sozialen Schutzmöglichkeiten aus, fühlt das Ich sich der Gefahr gewachsen. Ist dies nicht der Fall, kann Angst manifest werden, sich bis zur Panik steigern und in einem Circulus vitiosus die psychischen Schutzmöglichkeiten lähmen.

Abbildung 88-1 erlaubt eine Orientierung über die Interaktion zwischen der Bedrohung durch die Krankheit und den persönlichen Ressourcen im Prozeß der Verarbeitung der existentiellen Krise, der »Anpassung« an die neue Lebenssituation.

Die Untersuchung von 215 Krebskranken im Rahmen einer Verbundstudie (Derogatis et al., 1983; Massie, 1989) ergab, daß es etwa 50% der Patienten gelingt, die Konfrontation mit der Krebserkrankung ohne psychopathologische Reaktionen zu verarbeiten. Bei der anderen Hälfte der Erkrankten führt die Belastung zu ausgeprägteren »Anpassungsstörungen« (DSM-III). Im Vordergrund der Symptomatik stehen Depression und Angst. Der Häufigkeit nach geordnet folgen schwere Depressionen und organische Psychosyndrome (Delirium) als Krankheits- oder Behandlungsfolge. Ein Schema nach Massie (1989) ermöglicht eine rasche Orientierung (Abb. 88-2).

Die »unauffälligen« Patienten verarbeiten die Konfrontation mit der Erkrankung in der Regel innerhalb von ca. 2 Wochen. In einer ersten Phase von wenigen Tagen herrschen Ungläubigkeit oder Verleugnung vor, während 1–2 Wochen kommt es zu dysphorischer Verstimmung mit Einschränkung der kognitiven Leistungsfähigkeit und Unterbrechung von Alltagsaktivitäten; nach etwa 2 Wochen zeigen sich dann meist erste Zeichen einer gelingenden Anpassung an die neue Situation (Massie, 1989).

3.2 Psychische Reaktionen im Verlauf – Verständnis- und Betreuungsmöglichkeiten

Überleben hat zwei Dimensionen. Der Arzt setzt alles für das körperliche Weiterleben ein, der Patient

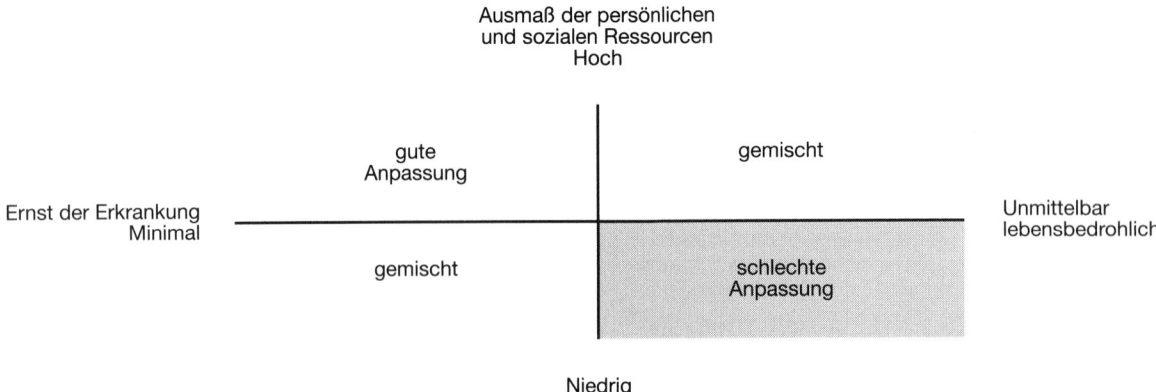

Abb. 88-1 *Interaktion zwischen medizinischen und psychosozialen Variablen bei der Verarbeitung der Krebserkrankung (Holland und Rowland, 1989).*

kämpft auch um sein psychisches Überleben. Er kämpft gegen die Überwältigung durch die Bedrohung, gegen Kontrollverlust und Hilflosigkeit, gegen den traumatischen Untergang seines Selbst. »Cure und care« zu verbinden heißt, auch diesen Kampf ums psychische Überleben zu erkennen und zu unterstützen.

Ärzte und Pflegepersonen benötigen für diesen Teil ihrer Tätigkeit Orientierungshilfen. Dafür hat sich seit der Pionierarbeit von Frau Kübler-Ross (1969) die Darstellung »typischer« Reaktionsweisen bewährt, auch wenn wir nicht davon ausgehen, daß diese regelhaft im Sinne von »Phasen« ablaufen. »Frühere« und »spätere« Reaktionen können sich auch in umgekehrter Reihenfolge rasch ablösen; konträr erscheinende Reaktionen schließen sich gegenseitig nicht aus: Ein Patient kann sich mit der Situation konfrontieren und gleichzeitig Fluchtreaktionen zeigen (Kagawa-Singer, 1993).

Der Fachpsychotherapeut wird sich bei der Betreuung einzelner Patienten individuell an der Psychodynamik orientieren. Kenntnisse zur Psychologie und Psychobiologie traumatischer Prozesse (s. a. Kap. 41, »Psychotraumatologie ...«; Krystal, 1988) sind dabei hilfreich. Kenntnisse der (unbewußten) Abwehrmechanismen (Gauss und Köhle, 1990)

und der (bewußtseinsnäheren) Coping-Prozesse (s. a. Kap. 18, »Bewältigungsstrategien (Coping)«; Muthny, 1994) sensibilisieren für die Komplexität der Zusammenhänge beim einzelnen Kranken. Vor einer vorschnellen Annahme einfacher regelhafter Beziehungen zwischen Coping-Prozessen und Gelingen von Anpassung ist zu warnen.

Schock und Verleugnung

Das Mißverhältnis zwischen Bedrohung und eigenen Bewältigungsmöglichkeiten im Erleben ist unmittelbar nach der Konfrontation mit der Erkrankung am größten. Gefühle von Ohnmacht, von Hilflosigkeit und Kontrollverlust können zu emotionaler Erstarrung, Angst- und Unruhezustände und zur Einschränkung kognitiver Funktionen führen – wie in allen traumatischen Situationen.

Ungläubigkeit (»das kann doch bei mir nicht möglich sein«) und Verleugnung sollen die Bedeutung der Bedrohung vermindern, das psychische Funktionssystem vor dem Zusammenbruch schützen; so wird Zeit gewonnen; alltägliche Funktionen können, wenn auch auf eingeschränktem Niveau, erst einmal fortgeführt werden.

Weitergehende Verleugnung kann dysfunktional sein: Arztbesuch, Diagnosestellung und Behand-

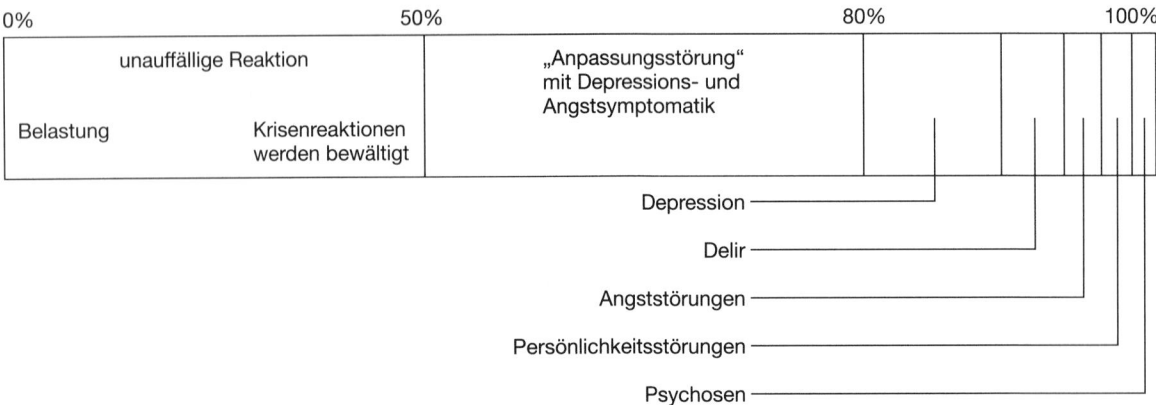

Abb. 88-2 *Psychopathologie bei Krebskranken (nach Massie, 1989).*

lungsbeginn werden aufgeschoben, therapeutische Maßnahmen nicht befolgt, evtl. alternative Heiler aufgesucht.

Traumatische Reaktionen und verleugnende Abwehr verhalten sich invers zu sozialer Unterstützung. Auch Verleugnung ist ein »sozialer Akt« (Weisman und Hackett, 1967): Je tragfähiger die Beziehungen, um so weniger muß verleugnet werden. Umgekehrt nehmen Patienten auf die Belastbarkeit ihrer Bezugspersonen Rücksicht.

> So meinte ein Leukämiepatient, mit dem in Ulm offen über seine unheilbare Erkrankung gesprochen worden war, vor seiner Rückkehr an eine andere Universitätsklinik, wo er auf seine krankheitsbezogenen Fragen keine Antwort erhalten hatte: Der dortige Arzt sei so nett und väterlich zu ihm gewesen, daß er *ihm* die Konfrontation mit seinem jetzigen Wissen nicht zumuten wolle. Er werde dort Gespräche über seine Erkrankung wie früher vermeiden.

Beim Versuch, sich an die Realität anzunähern, testen Patienten ihre eigene Belastbarkeit oft erst einmal bei »ungefährlichen Gesprächspartnern«:

> Ein 42jähriger Patient mit Kolonkarzinom hatte 2 Jahre vor der eigenen Erkrankung seinen Vater und seinen älteren Bruder unter der gleichen Symptomatik an dieser Krankheit verloren. Ärzten gegenüber äußerte er niemals auch nur die leisesten Beschwerden. Gegenüber den Schwestern klagte er über die heftigsten Leibschmerzen, das Hausmädchen fragte er: »Gell, ich habe Krebs?« Die Mitteilung des Hausmädchens ist leichter zu entschärfen als eine Bestätigung des Arztes. Die Ärzte der betreffenden Station waren gegen offene Kommunikation eingestellt. Sie konnten deshalb auch nicht wissen, in welchem Ausmaß der alleingelassene Patient seinen angstvollen Phantasien ausgeliefert war: In hochdramatischen Szenen träumte er immer wieder vom Weltuntergang.

Für den Aufbau eines langfristig tragfähigen Arbeitsbündnisses ist das Angebot einer entsprechenden Beziehung mit geduldiger Unterstützung aller Informationsbemühungen des Patienten entscheidend.

> Ein an akuter Leukämie leidender älterer Landwirt droht nach der 20. Knochenmarkspunktion: »Wenn das jetzt immer noch nichts geholfen hat, lasse ich das nicht mehr machen.« Er hatte bis dahin angenommen, daß der Knochenmarksaspiration therapeutische Funktion zukomme; von ihrer diagnostischen Bedeutung hatte er nichts gewußt.

Den Arzt können während dieser ersten Reaktionsphase übergroße Erwartungen von Patienten belasten, die aus dem Gefühl der Hilflosigkeit resultieren: Sie belebt kindliche Erwartungen wieder, wie sie einst gegenüber den Eltern bestanden. Der Arzt wird »omnipotent« erlebt, von ihm erwartet der Kranke Heilung und Heil. Die Förderung der Autonomie des Patienten und die frühzeitige Einbeziehung von Familie und Freunden sollen dieser Tendenz entgegenwirken und damit Enttäuschungen vorbeugen.

Wir veranschaulichen charakteristische Reaktionen am Beispiel eines 35jährigen Patienten mit akuter Leukämie.

> Ich erlebe den Patienten im Erstgespräch extrem verunsichert, stark anklammernd; hilfesuchend orientiert er sich an meinen Bewegungen, versucht mit allen Mitteln, an mir Halt zu finden. Dabei will er nichts von dem, was ich ihm mitteilen könnte, erfahren. Ich fühle mich von seinen übergroßen Erwartungen erschreckt und ebenfalls verunsichert.
>
> Er war vom behandelnden Onkologen über Diagnose und Prognose – er hatte »etwas von einer mittleren Lebenserwartung von 3 Monaten« verstanden – informiert worden.
>
> Während des ersten Tages wirkte er hypomanisch aktiv: Er schien völlig von Gedanken über die Versorgung seiner Familie beherrscht. Erst danach konnte er allmählich von seinem Betroffensein, seiner Angst, seiner inneren Unruhe sprechen. Langsam wurde dabei deutlich, daß die übersteigerte Sorge für die Familie auch ein Resultat von Reaktionsbildung war, auch der Abwehr seiner Wut darüber diente, daß gerade ihn die Krankheit getroffen hatte. »Da darf man nicht an sich selbst denken, das wird gefährlich.« Dazu fiel ihm eine Episode ein, die er vor 2 Jahren mit einem Freund erlebt hatte: Nach reichlichem Alkoholgenuß sei das Gespräch darauf gekommen, was sie wohl im Falle einer unheilbaren Krankheit tun würden. Der Freund habe ihm gesagt, er würde Amok laufen; er würde alle, auch seine eigene Familie erschießen, dann sich selbst. Damals hatte der Patient ungewöhnlich heftig ablehnend reagiert, jede Beziehung zu seinem Freund abgebrochen. Fragen des Patienten hatten denselben Hintergrund: Ob Leukämie erblich und ansteckend sei. Das wäre für ihn das schlimmste, wenn seine Kinder diese Krankheit von ihm bekommen könnten.

Zorn und Wut

Der Angriff auf die körperliche Sicherheit und die Regulation des Selbstgefühls wird als ungerecht erlebt. Wut und Zorn sind Reaktionen auf die Bedrohung dieser Sicherheit; sie vitalisieren, verlagern den Angriff nach außen und lenken von der eigenen Verletzlichkeit und Unzulänglichkeit ab (Moorey und Greer, 1989): Die Patienten äußern Enttäuschung über ihr Schicksal, über Gott und die Mitmenschen. Wut und Zorn können aber auch dem eigenen Selbst gelten: Sie sprechen dann über versäumte Möglichkeiten und mangelndes Gesundheitsverhalten.

Für Ärzte und Pflegepersonen ist offen geäußerte Aggressivität leichter zu ertragen als ein Zustand »feindseliger Abhängigkeit«: Der sich abhängig fühlende Patient vermeidet oft, aggressive Impulse direkt zu äußern, zieht sich jedoch aus der Kommunikation zurück; übrig bleibt eine stille, »aggressive Gereiztheit«. Fühlt sich der Arzt in seinem Hilfsangebot zurückgewiesen, erscheint ihm der Patient

»undankbar«. Schränkt er daraufhin auch selbst die Kommunikation ein, so kann ein Circulus vitiosus entstehen.

Wichtig ist, daß es dem Arzt gelingt, Zugang zu den subjektiven Krankheitstheorien, den gedanklichen Konstruktionen über Wesen, Entstehung und Behandlung der Erkrankung (Faller, 1993) und damit Einblick in emotionales Erleben und Bewältigungsversuche des Kranken zu gewinnen. Gleichzeitig sollte es ihm möglich sein, eigene Affekte zu reflektieren. Gelingt solche kommunikative und emotionale Arbeit, können Arzt und Pflegepersonen eigenes Betroffensein als Indikator für Prozesse im Patienten reflektieren, so kann der Situationskreis mit dem Patienten aufrechterhalten oder wieder geschlossen und auch die Aggressionsproblematik mit ihm besprochen werden.

> Der Leukämiekranke sprach in dieser Phase beunruhigt von aggressiven Phantasien gegenüber den Mitgliedern seiner Familie, z.B. von Phantasien, alle Familienangehörigen, für die er bisher in übertrieben aufopfernder Weise gesorgt hatte, zu erschießen. Aber auch die Beziehung zum Arzt wird nun deutlich von aggressiven Impulsen gefärbt: Als das Gespräch auf die weitere Zusammenarbeit kommt, beteuert der Patient ganz unvermittelt: »Ja, da muß man sich doch vertragen, zum Raufen darf es nicht kommen.«

Aggressive Kritik wird vom Patienten oft verschoben, sie gilt dann dem Essen in der Klinik oder Verhaltensweisen anderer, weniger angepaßter Patienten oder in der Hierarchie niedriger stehenden Klinikmitarbeitern.

Patienten versuchen auch eigenes Erschrecken dadurch zu vermindern, daß sie andere erschrecken. Reflektieren die Betroffenen das Ausmaß ihrer Reaktionen, können sie die Not des Patienten erkennen:

> Ein junger Leukämiekranker, der zum Infektionsschutz während der Chemotherapie in einem Isolierbettsystem behandelt wird, begrüßt eines Morgens die ihn betreuende Krankenschwester mit dem Hinweis: »Sie sehen aber *auch* sehr blaß aus.« Die in der Betreuung onkologischer Patienten sehr erfahrene Krankenschwester befürchtet daraufhin tagelang, selbst an Leukämie erkrankt zu sein; sie beobachtet sich nicht nur genau im Spiegel, sondern läßt eine Reihe von Laboruntersuchungen durchführen.

> Ein 40jähriger Patient mit Morbus Hodgkin berichtet, daß ihn ein alter Bekannter auf der Straße gefragt habe, wie es ihm gehe. Er habe geantwortet: »Mir geht es gut. Ich weiß, daß ich Krebs habe.« Daraufhin sei der Bekannte erschrocken und habe erstaunt nachgefragt. Er habe ihm dann erklärt: »Sehen Sie, ich weiß, wie ich dran bin. Aber wissen Sie, wenn Sie jetzt gleich über die Straße gehen, ob Sie nicht von einem Auto überfahren werden?« Der Patient berichtet weiter, wie er sich gefreut habe, als er »bemerkte, wie der andere erschrak und bei ihm der Groschen fiel«.

Depression

Die Beschädigung des Körpers, Funktionseinbußen, der Verlust von Befriedigungsmöglichkeiten, soziale Stigmatisierung bzw. Veränderungen in familiären und beruflichen Rollen beeinträchtigen das Selbstgefühl. Der Patient fragt sich, »was bin ich jetzt, als Kranker, noch wert«.

Der Depressive belastet den Arzt mit seinen diffusen und unbeeinflußbaren Klagen. Obwohl er ständig Hilfe zu fordern scheint, kann er Hilfe nicht wirklich annehmen: In seiner Enttäuschung weist er die Bemühungen der Helfer zurück. Wieder kann gegenseitiger Rückzug eskalieren. Verunsicherung und Hilflosigkeit des Patienten können sich dann zu »existentieller Verzweiflung« steigern (Weisman, 1979). Aber auch Depression kann adaptive Funktion haben: Die Realität wird allmählich realistischer eingeschätzt; sie kann in Trauer übergehen.

Schon die Beziehung zu Arzt und Pflegeperson kann das Selbstgefühl stützen. Der Arzt sollte innere Bilder von positiven Aspekten der eigenen Person, »Selbstrepräsentanzen« und der Beziehung zu anderen, »Beziehungs-« bzw. »Objektrepräsentanzen«, vor der Entwertung schützen. Er kann auf den Wert früherer eigener Leistungen hinweisen und auf neue Möglichkeiten zum Wertvollsein aufmerksam machen. Die Integration guter und böser Anteile der Person fördert das Erleben von Selbstkohärenz und mindert Beziehungsprobleme, die oft über Abspaltung und Projektion eigener negativer Anteile entstehen.

> Der Leukämiekranke entwickelte eine Tendenz zum Rückzug aus der Kommunikation. Er fühlte sich jedoch erleichtert, als er auch dann akzeptiert wurde, als er »den Moralischen« bekam und längere Zeit weinte. Daraufhin vermochte er über sein Gefühl von Wertlosigkeit zu klagen; schließlich konnte er erstmals über seine Impotenz, die mit der Krankheit aufgetreten war, sprechen. Als ich ihm sagte, daß seine Potenz in dieser Situation nicht ausschließlich im sexuellen Bereich, sondern in einem umfassenderen Sinn, nämlich in der gemeinsamen Planung mit seiner Familie für die Zeit nach seinem Tod gesehen werden könne, hellte sich seine Depression auf. Später sprachen beide Ehepartner davon, daß das letzte Jahr des gemeinsamen Lebens zu ihrer schönsten Zeit gehört habe – trotz aller Probleme.

Die Depression kann in **vorwegnehmende Trauer** übergehen. Sie betrifft dann nicht mehr die Vergangenheit, sondern den künftigen durch den Tod bestimmten Abschied. Sie verläuft eher still, im günstigsten Fall gemeinsam mit den Angehörigen.

Feilschen oder Handeln

Der Patient hat jetzt – soweit dies möglich ist – die Unheilbarkeit seiner Erkrankung anerkannt. Er versucht jedoch, Aufschub zu erreichen: »Noch nicht jetzt.«

Das »Feilschen um Aufschub«, das ständige »Fragen nach neuen Behandlungsmöglichkeiten« kann dem Arzt lästig werden. Er benötigt Geduld, um das Arbeitsbündnis aufrecht zu erhalten, auch wenn der Patient wieder stärker verleugnet oder Zuflucht bei anderen Ratgebern, z. B. Heilpraktikern, sucht. Oft versuchen Patienten ihre Behandlung zu kontrollieren. Wir sollten dies als Bemühen verstehen, Autonomie trotz Kontrollverlust über den Körper aufrecht zu erhalten.

Unseren Leukämiekranken beschäftigte über lange Zeit ein Traum, in dem er Schach spielte, wobei seine Partner sowohl die Ärzte als auch der Tod waren. Als ich mit dem Patienten über diesen Traum sprach, konnte er nach langem Zögern erstmals offen mit seinen Todesvorstellungen verbundene Ängste äußern. Insbesondere beunruhigte ihn auch die Tatsache, daß er auf den Krankheitsverlauf selbst so wenig Einfluß nehmen konnte.

Das Ausmaß der real erlebten Ohnmacht bestimmt die Wünsche nach Macht und Kontrolle auch in der Arzt-Patient-Beziehung.

So träumte ein 40jähriger Leukämiekranker, er habe im Lotto den Hauptgewinn erhalten. Mit diesem Geld baute er eine riesige Spezialklinik mit einer Reihe neuer Behandlungsmöglichkeiten. Seinen Arzt bestellte er im Traum zum Chefarzt, selbst behielt er sich jedoch die Gesamtleitung der Klinik als Direktor vor. Offensichtlich werden angesichts der Bedrohung frühe Omnipotenzphantasien wiederbelebt: Er stattet seinen Arzt mit großer Potenz aus, vermag ihn jedoch zu kontrollieren. Dies hilft ihm sowohl die Abhängigkeit vom Arzt als auch die Ohnmacht gegenüber der Krankheit ein wenig zu kompensieren.

Gelegentlich versuchen Patienten während dieser Reaktionsform, sich Aufschub über zu große Opfer »zu erkaufen«.

*Bien mourir, c'est la plus
grande et la plus importante
action del'homme*
(Französischer »Catéchisme«, 1676).

4 Die Situation Sterbender

Die Vorstellungen über einen »angemessenen Tod« (Weisman, 1974, 1976) oder – wie schon in der *ars moriendi* des Barock – einen »guten Tod« (McNamara et al., 1994) bewegen sich zwischen zwei Polen: Einerseits dem Anspruch, jedem Kranken zu ermöglichen, seinen Tod zu akzeptieren (Kübler-Ross, 1973), ihn im Sterbeprozeß im Sinne einer Selbstfindung und Selbsterweiterung zu unterstützen (Le Shan, 1969); andererseits einer eher resignativen Haltung gegenüber den zerstörerischen Prozessen beim Sterben (Bleeker, 1978).

Wir sind skeptisch gegenüber überschwenglichen Forderungen, jeder Kranke müsse seinen Tod akzeptieren können; wir vertreten aber mit vielen anderen, daß es zur ärztlichen Aufgabe gehört, alle Bemühungen um ein Sterben in Übereinstimmung mit dem eigenen Selbstverständnis zu unterstützen.

Ein »angemessener« oder »guter« Tod steht am Ende eines sozialen Prozesses, in dem der Patient sich trotz extremer körperlicher Beeinträchtigung als »gesund«, weil »sozial integriert« erleben kann (Kagawa-Singer, 1993). In unterschiedlichem Ausmaß gehören bewußte Wahrnehmung, Akzeptieren, Lösung und Erleichterung zu diesem Tod. Dabei geschieht die Annahme des Todes nur selten in vollem bewußten Einverständnis. Oft bleibt der Tod letztlich erschreckend und unannehmbar und kommt – wie ein Patient meinte – »immer zu früh«. Seine Annahme erfolgt häufiger im Verlauf eines stillen, mehr resignierenden Nachgebens, eines Sich-Anpassens an das näher kommende Ende. Allmählich verkürzt sich die Zeitperspektive, weiterreichende Zielvorstellungen und Pläne verlieren an Bedeutung. Ein Bedürfnis nach Nähe nimmt gegenüber Angehörigen, Ärzten und Pflegepersonal zu. Einfache alltägliche Bedürfnisse treten in den Vordergrund. Hinzu kommt ein Bedürfnis, sich gleichsam in eine Art sublimierte Liebe eingehüllt zu fühlen, ohne daß Gegenleistungen erwartet werden (Eissler, 1955). Die Sehnsucht nach frühen Zuständen von Sicherheit und lustvoller Befriedigung kann sich wiederbeleben, deshalb ist es wichtig, Todkranken die Regression in Abhängigkeit und Unselbständigkeit zu gestatten (J. E. Meyer, 1974). Jetzt steht das tröstende Begleiten ganz im Vordergrund.

Uns Ärzten kann die Umstellung auf palliative Ziele schwerfallen. Die Konfrontation mit Sterbenden zwingt uns darüber hinaus, unsere eigene Bewertung von Leben und Tod zu klären.

Die oben erwähnte querschnittsgelähmte Künstlerin mit metastasierendem Bronchialkarzinom berichtete, daß sie während der Visite ihren Stationsarzt gefragt habe, ob sie auf seiner Station – und sie meinte positiv: in seiner Obhut – auch sterben könne. Unmittelbar auf diese Frage hin habe der Arzt ohne Antwort abrupt das Zimmer verlassen; am Abend habe er sie dann noch einmal besucht und ihr ausdrücklich gesagt, daß er über dieses Thema nicht mir ihr sprechen wolle; mit Sterben und Tod wolle er nichts zu tun haben, dieses Thema möchte er vermeiden.

Die Möglichkeiten verbaler (psychotherapeutischer) Unterstützung mögen abnehmen. Arzt und Pflegepersonen können jedoch die Patienten in den Gebrauch von Analgetika und Sedativa zur Minderung der Beschwerden einbeziehen und vor allem die Befriedigung ihrer Grundbedürfnisse sicherstellen. Unaufdringliche Sorge hält die Beziehung aufrecht, fördert Vertrauen und Mut, spendet Trost und wirkt Kummer und Verzweiflung entgegen (Eissler, 1978).

Die Kranken beginnen vom bevorstehenden Ende nicht selten in Metaphern zu sprechen. Sie planen eine »Reise«, möchten »nach Hause« oder klagen, daß »die Kohle« oder »das Geld« nicht mehr lange reichen (Piper, 1977; Kübler-Ross, 1982). Auch scheinbar noch hoffnungsvolle Bilder können schon weiterreichende Botschaften enthalten (Bliesener, 1987).

> Ein Leukämiekranker: »Die Therapien bilden für mich eine Heilungschance... Ich bin in einen Sumpf gefallen und habe irgendwo eine Leiter gefunden. Diese Leiter ist die Therapie. Und diese Leiter kletter' ich hoch, ... bis ich wieder oben bin, aber im Moment sehe ich wieder Tageslicht.«
>
> Die bewußte »offizielle« Botschaft sagt, daß die in regelmäßigen Intervallen angesetzte Chemotherapie – analog den Sprossen einer Leiter – aus der Krankheit heraus in die Gesundheit führt. Phantasiert man jedoch das Bild zuende, so stößt man auf einen anders akzentuierten latenten Gehalt: Die Leiter droht beim Besteigen mit abzusinken (Rückfall und Tod); sie führt andererseits wie die biblische Jakobs-Leiter nach oben ins Licht (Himmel und wiederum Tod).

Der Theologe Michael Nüchtern (1981) hat in einer Betrachtung über Emil Noldes Bild »Der Arzt, der Kranke, der Tod und der Teufel« (Abb. 88-3) eindrucksvoll herausgearbeitet, wie wichtig es für den Todkranken ist, daß der Arzt bei ihm bleibt. Der Arzt kann dazu beitragen, daß der Tod nicht zu unermeßlichem Schrecken, nicht zu »katastrophischen« traumatischen Situationen führt, die das Selbst des Kranken – wie der Teufel – zu vernichten drohen (Krystal, 1988):

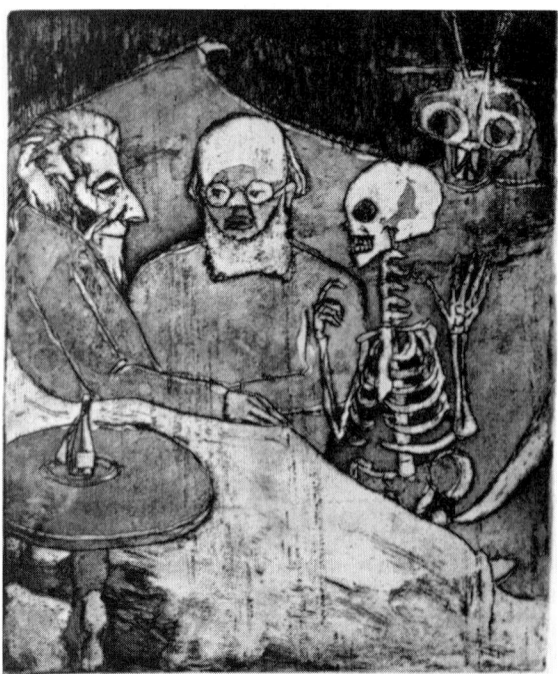

Abb. 88-3 Emil Nolde: »Kranker, Arzt, Tod und Teufel« (1911), Stiftung Seebüll.

»Ganz vorne auf dem Tischchen steht eine Arznei. Die braucht der alte Mann jetzt nicht mehr. Ganz ruhig blickt er den Tod an. Auf seiner Decke schiebt er ihm die Hand entgegen. Die Knochenhand des Todes winkt: Komm. Der Arzt, der so eigentümlich dazwischen steht, sieht den Tod nicht an. Er blickt auf den Sterbenden, die Nase, den Mund, die Augen und weiß, weiß mit Trauer fast, wie es um den alten Mann steht. Er kann nichts mehr machen, er tritt einen Schritt zurück – und bleibt doch da. Wozu soll der Arzt, wo er doch nichts mehr machen kann, noch dabeibleiben? Hat er nicht seine Schuldigkeit getan? Ich versuche mir vorzustellen, wie das Bild aussehen würde, wäre der Arzt nicht mit auf dem Bild.

Der Sterbende wäre allein mit dem Tod, und allein vor allem ausgesetzt der teuflischen Fratze, die im Hintergrund gemalt ist. Ich glaube, wer allein dem Tod ist, den schützt niemand vor dem Teufel, das heißt vor Schrecken und Verzweiflung. Wo der Kranke die Hand nach dem Tod ausstreckt, greift der Arzt nicht ein, er bleibt stehen zwischen dem Sterbenden und dem Teufel. Der Arzt scheint gar nicht zu wissen, was er durch sein Dasein für den Sterbenden tut: er hält ihm den Teufel vom Leibe. Er trennt Tod und Teufel für den Sterbenden, damit dieser ja sagen kann zu seinem Tod. Sterbehilfe heißt – im mythischen Bilde – Tod und Teufel trennen für den, der stirbt. ...

Der Tod sieht den Sterbenden an. Im Gesicht des Kranken sieht er den Tod wie in einem Spiegel. Im Gesicht des Kranken sieht er nichts vom Teufel, nicht Schrecken, nicht Verzweiflung. Nur weil der Arzt dableibt, nicht davonläuft vor dem Sterben und somit Tod und Teufel für den Sterbenden trennt, kann er auch selbst etwas von dem Sterbenden lernen, was er nicht erfahren könnte, würde er nicht dabeibleiben: daß ein Mensch in Frieden sterben kann und seinen Tod bejaht. Der Arzt hilft dem Kranken, und der Sterbende hilft dem Arzt. Die dämonische Fratze hat das Spiel verloren.«

Gelingt es, eine solche Beziehung herzustellen, können Arzt und Pflegepersonen mit den Kranken auch über ihr bevorstehendes Sterben sprechen. Oft erweist sich dann, daß die Ängste der Kranken nicht dem Tod als solchem, sondern dem Leiden beim Sterben, unerträglichen Schmerzen, Ersticken oder Verbluten gelten. Manchmal können Patienten erst dann beruhigt sterben, wenn sie Lebensprobleme, wie schuldbesetztes Verhalten, erzählen und so in ihre Lebensgeschichte integrieren oder »unerledigte Geschäfte«, wie z.B. Konflikte mit Angehörigen, noch abschließen konnten.

Oft ist aber schon viel gelungen, wenn ein »schlechter Tod«, ein Tod in Verzweiflung und Isolation vermieden oder nur die Andeutung einer Versöhnung erreicht werden kann.

> Während der Stationskonferenz auf einer hämatologisch-onkologischen Station wird ein 20jähriger Leukämiekranker als extrem zurückgezogen erlebt, jeden Näherungsversuch hat er bisher zurückgewiesen. Bei den Schwestern hat diese Zurückweisung heftigen Ärger und Ablehnung hervorgerufen. Während der Konferenz gelingt es, das Verhalten des Patienten wenigstens zum Teil als Folge eines Konfliktes zwischen spätadoleszenten Verselbständigungswünschen und regressiven Versorgungswünschen in der Folge des krankheitsbedingten Zustandes zu verstehen. Danach ergab sich folgende Entwicklung: Diejenige Schwester, die sich besonders um den Patienten zu kümmern versuchte,

wollte sich am Wochenende von ihm bis zum folgenden Montag verabschieden. Der bis dahin schroff abweisende Patient meinte darauf: »Da sehen wir uns nicht wieder.« Zur Überraschung der Schwester gab er ihr die Hand zum Abschied und bedankte sich für die gute Versorgung. Als die Schwester am Montag zurückkam, war der Patient verstorben.

Auch beim Sterben ist die Einbeziehung der Angehörigen für beide Teile wichtig: Der Kranke kann leichter Abschied nehmen, wenn seine Angehörigen dies akzeptieren, ihn »gehenlassen« können. Bei Angehörigen kommt es nach einem solchen Abschied während der Trauerzeit seltener zu psychopathologischen Reaktionen (Parkes, 1974) und psychophysiologischen Störungen (Theorell et al., 1987).

> Der mehrfach genannte Leukämiekranke litt während seiner letzten Lebensstunden unter heftigen, kaum beeinflußbaren Schmerzen und deutlicher Angst. Ich injizierte ihm ein Neuroleptikum, er wurde bewußtlos. Ich befürchtete, er würde nicht wieder zu sich kommen. Ich schlug der Familie vor, sich zu ihm zu setzen. Nach einiger Zeit erwachte der Patient noch einmal, winkte jeden der Angehörigen zu sich heran, verabschiedete sich von jedem mit einem Händedruck. Dann sank er zurück und verstarb nach einigen Atemzügen.

4.1 Euthanasiewünsche

Ärzte und Pflegepersonen, die sich intensiver in die Beziehung mit unheilbar Kranken einlassen, werden immer wieder mit Wünschen nach aktiver Sterbehilfe konfrontiert. Der Wunsch, in aussichtsloser Situation endgültig von Schmerzen, Angst und Verzweiflung befreit zu werden, erscheint oft unmittelbar nachvollziehbar. Wie bei Suizidphantasien empfiehlt sich jedoch eine sorgfältige Klärung der Situation und der Motive. Nach unseren Erfahrungen erwiesen sich solche Wünsche immer als verzweifelte Wünsche nach Befreiung aus einem traumatischen Zustand, der zum *psychischen Tod* zu führen drohte. Der aktiv herbeigeführte Tod soll – so paradox das klingt – psychisches Überleben ermöglichen: Der Betroffene versucht, den Zustand von Hilflosigkeit, Kontrollverlust und Selbstaufgabe zu überwinden, indem er sein Schicksal selbst bestimmt. In der traumatischen Situation sind zudem die kognitiven Funktionen oft erheblich eingeschränkt: Die Entscheidung des Patienten scheint frei, entsteht jedoch in größter Not und Unfreiheit.

In der klinischen Situation ist nicht die Argumentation um die Berechtigung der Euthanasie vordringlich, sondern die Klärung und positive Beeinflussung derjenigen Faktoren, die die traumatische Situation bestimmen: unbefriedigte Bedürfnisse, Schmerzen, soziale Isolation und Angst. Gelingt es dem Arzt, sich zwischen die überwältigende Bedrohung und den Patienten zu stellen, braucht der Patient die Euthanasiewünsche nicht mehr.

Auch wenn wir andere Entscheidungen am Ende eines langen Leidens respektieren, stellen Euthanasiewünsche für uns immer einen alarmierenden Notruf dar. Wir sind ihnen nie gefolgt, die Situation war – wie wir meinen – zum Vorteil des Patienten immer auf andere Weise lösbar. Suizidversuche sind bei diesem Vorgehen nicht aufgetreten.

4.2 Reaktionen von Ärzten und Pflegepersonen

Die Betreuung unheilbar Kranker und Sterbender ist belastend: Viele Ärzte und Krankenschwestern onkologischer Stationen berichten, sich phasenweise »wie ausgebrannt« zu fühlen. Die Fähigkeit, flexibel zwischen Nähe und Distanz, zwischen vorübergehender Identifizierung mit dem Kranken und professioneller Reflexion zu wechseln, wird kaum gelehrt. Die Belastung durch instrumentelle Arbeit nimmt ständig zu, die äußeren Bedingungen behindern kommunikative Tätigkeit. Hierdurch werden Schutz- und Abwehrhaltungen bei allen an der Versorgung Beteiligten verstärkt. Ihre Kenntnis erleichtert das Verständnis von Beziehungskrisen mit Patienten.

Vermeidung

Unheilbar Kranke bemerken, wenn wir ihnen ausweichen.

> Ein Malignom-Kranker zu einer Krankenschwester: »Sie können mir ruhig alles sagen; ich habe ganz bestimmt Krebs...«. Die Schwester: »Wie kommen Sie darauf?« »Weil sie mir dauernd ausweichen. Keiner hat mir etwas gesagt. Sie haben aber immer versucht, ein anderes Gesprächsthema zu finden oder sind mit irgendwelchen Worten über meine Frage hinweggegangen.«

Ärzte und Schwestern meiden Patienten vor allem in Krisensituationen und wenn sie sich selbst mit ihren Kräften am Ende fühlen.

> In einer Balintgruppe berichten Schwestern davon, daß sie die Zuständigkeit für neuaufgenommene Schwerkranke durch Losverfahren entscheiden.

Verleugnung

Frau Kübler-Ross berichtete noch 1971, daß die ärztlichen Kollegen einer amerikanischen Universitätsklinik auf ihre Bitte, mit sterbenden Patienten in Seminaren sprechen zu können, entgegneten: In ihrer Klinik gäbe es keine Sterbenden – entgegen aller täglichen Evidenz.

Häufig verleugnen Patienten und Personal gemeinsam. Frühere eigene traumatische Erfahrung kann zur Verleugnung beitragen.

> Ein Stationsarzt hielt gemeinsam mit einer an einem metastasierenden Pankreaskarzinom leidenden älteren Kollegin über Wochen die Illusion aufrecht, daß ein operativer Eingriff Heilung bringen könnte.

In einer Balint-Gruppe berichtet eine Krankenschwester davon, daß es sie jedesmal erleichtere, wenn sie einer zytostatisch behandelten Malignomkranken, die sich angstvoll mit Fragen an sie klammere, sage: »So sicher ist das mit Ihrer Diagnose ja noch gar nicht.« Als die Patientin schließlich vom Arzt ausführlich informiert wurde, fragte sie die Schwester vorwurfsvoll, warum sie ihr denn immer wieder Hoffnung gemacht habe. Die Schwester sagte der Patientin, wie schwer es ihr selbst gefallen sei, ihr Wissen wegzuschieben. Nach diesem Gespräch hatte die Schwester zum erstenmal das Gefühl wirklicher Verständigung mit dieser Kranken.

Die Motive für die Verleugnung der Schwester konnten wir in der Balint-Gruppe verstehen. Sie hatte sich in der Gruppe zunächst darüber empört, daß die Frau als Malignomkranke therapiert werde, obwohl die Diagnose noch nicht hundertprozentig gesichert sei. Gleichzeitig berichtete sie, daß sie sich, im Unterschied zu anderen Kranken, im Umgang mit der Malignomkranken jedesmal besonders hilflos fühle und wohl deshalb versuche, die Diagnose in Frage zu stellen. Die Schwester wünschte sich eine heilbare Krankheit der Patientin, um sich selbst nicht so hilflos zu erleben. Dieses Gefühl der Hilflosigkeit reichte bei der Schwester weit zurück: Sie hatte als Kind früh ihre eigene Mutter infolge einer Karzinomerkrankung verloren.

Flucht in Überaktivität

Hilflosigkeit und Ohnmacht sind schwer zu ertragen. Als Kompensationsversuch entsteht diagnostische und therapeutische Überaktivität. Sie verstärkt die Asymmetrie in den Beziehungen: Arzt und Pflegepersonen werden aktiver, der Patient wird in eine passive Rolle gedrängt.

Krankenschwestern berichten, daß sie Schlafmittel oft mindestens so sehr zur eigenen Beruhigung wie zur Beruhigung der Patienten austeilen.

Ein Patient wird gebettet, die Schwester begleitet ihre Handlungen mit sanften Worten: »So, jetzt schütteln wir eben noch das Kissen, und die Bettflasche legen wir ihm unter die Füße – so, und dann ist alles recht.« Der Patient, der, wie es schien, bisher teilnahmslos im Bett gelegen hatte, setzt den Kommentar der Schwester ebenso sanft im gleichen Tonfall fort: »Dann bringen wir ihm noch einen Sarg.«
Die Beziehung wird von den Aktivitäten der Schwester beherrscht, der Kranke hat in ihr keinen Raum mehr, Gefühle mitzuteilen. Er kann der Schwester aber noch sarkastisch das Spiegelbild ihrer eigenen Handlungen vor Augen führen und damit ausdrücken, daß er sich »zu Tode gepflegt« fühlt.

Entmündigung, Verkindlichung, Versachlichung

Ärzte und Pflegepersonen engen das Interaktionsfeld des Patienten weiter ein. Statt ihn zu unterstützen, seine Bedürfnisse zu äußern und gemeinsam mit ihm nach Lösungsmöglichkeiten zu suchen, meinen

sie genau zu wissen, was er benötigt, um sich wohlzufühlen. Oft resigniert der Patient und äußert seine Sorgen und Wünsche nicht mehr. Er läßt sich pflegen, füttern und wärmen.

Während der Visite wird mehr *über* als *mit* dem Patienten gesprochen. In diagnostische und therapeutische Fragen wird er nicht einbezogen, er wird eher wie ein »Objekt« behandelt. Die Situation kann manchmal groteske Gestalt annehmen – wie während einer Konsiliarvisite bei dem leukämiekranken Maurer, dessen Krankheitsverlauf wir in Kapitel 40 darstellen.

Zwei Ärzte untersuchen das Ohr des todkranken Leukämiepatienten, das phlegmonös entzündet ist und wiederholt geblutet hat. Einer meint etwas jovial zum Patienten: »Ja, Meister, am besten schneiden wir das Ohr doch wohl ab!« Darauf der andere Arzt: »Aber nein, wir wollen es doch heilen!« Und der Patient: »Von mir aus, schneiden Sie's halt ab, darauf kommt es auch nicht mehr an!«
Die Situation ist um so grotesker, als der Patient an einem Bein bereits zweimal amputiert werden mußte und jetzt das Ohr wie ein Gegenstand betrachtet wird, der eigentlich schon keine Verbindung mehr mit einem lebendigen Menschen hat. Es scheint, als fühlten sich die beteiligten Ärzte und Schwestern so sehr durch die Krankheit und den Patienten bedroht, daß sie in dieser Situation nur dann stark bleiben können, wenn sie den Patienten kleiner machen.

Überidentifikation

Setzen wir uns zu sehr an die Stelle des Patienten, gelingt es uns nicht, nach dem Bemühen um Einfühlung wieder Distanz herzustellen, so besteht die Gefahr, daß professionelle Tätigkeit durch unreflektiertes, »spontanes« Handeln ersetzt wird.

Mehrere Schwestern einer onkologischen Abteilung heiraten terminal Kranke und sind bald darauf Witwen.

Eine ältere Krankenschwester, Mutter von drei Kindern, hatte ihre Berufstätigkeit nach langer Unterbrechung wieder aufgenommen, nachdem die Tochter einer befreundeten Familie an Leukämie verstorben war. Wiederholt sprach sie in der Balint-Gruppe davon, daß dieses Mädchen einer ihrer eigenen Töchter sehr ähnlich war. Ihr war die magische Vorstellung gekommen, durch ihre eigene Berufstätigkeit eine ähnliche Erkrankung von ihren Töchtern fernzuhalten. Im Umgang mit jungen Leukämie-Patientinnen hatte sie regelmäßig besondere Schwierigkeiten. Sie brachte es trotz allen Bemühens nicht fertig, sich mit diesen Kranken in ein Gespräch einzulassen. Sie erlebte sich derart verunsichert, daß sie jede Gelegenheit benutzte, um diese Patientinnen zu meiden.

Resignation, Abbruch der Therapie

Bei resignativen Reaktionen von Ärzten und Pflegepersonal – »ist es sinnvoll, die Therapie fortzusetzen?«; »werden die Patienten nicht nur gequält?« – spielt die Enttäuschung über die eigenen therapeutischen Möglichkeiten eine wesentliche Rolle; sie erschwert es, die Bedürfnisse und Gefühle der Patienten wahrzunehmen.

Wir berichten in Kapitel 40 über einen 58jährigen Maurer mit akuter Leukämie, der am rechten Bein zweimal amputiert werden mußte, dabei einen Herzstillstand erlitt und sich zunächst nicht an den Rehabilitationsmaßnahmen beteiligte. Als die Amputationswunden und eine eitrige Otitis media nicht heilten und die Grunderkrankung keine positive Entwicklung erkennen ließ, kam bei Schwestern und Ärzten der Station immer wieder die Diskussion über den Sinn ihres Tuns, über den Sinn einer weiteren »supportiven« Therapie mit Bluttransfusionen und Antibiotika auf: »Soll man nicht endlich die Therapie abbrechen?« – »Nun haben wir wieder angefangen, jetzt müssen wir auch weitermachen!« – »Welchen Sinn hat so ein Leben, wenn einer nur noch im Bett existieren kann?« – »Soll man ewig so weiterbehandeln?« – »Wir können aber doch nicht einfach gar nichts mehr tun!« – »Wir dürfen doch die Hoffnung nicht aufgeben. Wer kann schon entscheiden, wann es Zeit ist zu sterben?«

In der Stationsbesprechung wurde allmählich klar, daß die Tendenz zur Resignation, zum Abbruch der Therapie bei einem Teil der Ärzte und Schwestern auch eine Reaktion auf die Belastung durch diesen Kranken und sein Schicksal war. Sie erschwerte es, auf die Bedürfnisse des Patienten einzugehen. Sein Verhalten veränderte sich grundlegend, nachdem er in die Entscheidung über das weitere Vorgehen einbezogen wurde. Er entschied sich fürs Weiterleben. Danach begann er, sich intensiv an seiner Rehabilitation zu beteiligen. Die wiedergewonnene Autonomie hatte möglicherweise auch »Abwärtseffekte«: Nun heilten auch Otitis und Amputationswunde.

Die Situation kann nicht mit Hilfe moralischer Forderungen an schon überlastete Helfer verbessert werden. Erforderlich ist eine höhere Gewichtung kommunikativer Arbeit in Aus- und Fortbildung, in den Bedingungen und in der Organisation klinischer Tätigkeit. Die Institution sollte die Entwicklung von primärem Engagement zu einer Haltung von »detached compassion« (Patteson, 1981) unterstützen, will sie Überlastung und »Burn-out-Syndrom« bei ihren Mitarbeitern vorbeugen (Aronson et al., 1983; Burisch, 1994).

4.3 Zum Umgang mit Angehörigen

Kliniker und Forscher haben lange nicht ausreichend erkannt, wie sehr Angehörige von chronisch und unheilbar Kranken mitbelastet sind – mit Folgen bis in die immunologischen Regulationsvorgänge (s.a. Kap. 11, »Psychophysiologie«). Diese Belastungen resultieren aus der Beteiligung an der Pflege, den Veränderungen im Lebensalltag, in der Partner- und evtl. auch der Berufsrolle; sie entstehen unter Umständen aber auch durch Schuldgefühle, Enttäuschungserlebnis und vorwegnehmende Trauer.

Schuldgefühle

Ärzte und Pflegepersonal werden oft durch überkritisch und vorwurfsvoll erlebte Angehörige irritiert. Es bewährt sich, dieses Verhalten als charakteristische Reaktion auf die Belastungen der Angehörigen zu verstehen: Sie fühlen sich hilflos und ohnmächtig, oft sinnen sie darüber nach, ob sie an der Erkrankung mitschuldig sein könnten. Dabei geht es selten um reale Schuld: Ambivalenz spielt in allen Beziehungen eine Rolle; im Falle einer Erkrankung des Partners werden negative Wünsche und Phantasien unbewußt mit dem Auftreten der Erkrankung assoziiert.

Der Ehemann einer Malignomkranken erkundigte sich unmittelbar nach der stationären Aufnahme bei der Schwester nach den verantwortlichen Ärzten und wie er sie telefonisch erreichen könne. Die Schwester hatte dabei den Eindruck, der Ehemann versuche sie einzuschüchtern, um eine möglichst vollkommene Versorgung seiner Frau sicherzustellen. Dies und das weitere Verhalten des Mannes irritierte die Schwester und sie spürte, daß sie begann, die Patientin abzulehnen.

Von der Patientin erfährt sie dann, daß sie zusammen mit dem Ehemann unter Aufnahme eines hohen Kredits ein Mietshaus erworben habe. Der Ehemann hatte die Patientin gedrängt, im Erdgeschoß ein Einzelhandelsgeschäft einzurichten und so zur Schuldentilgung beizutragen. Die Frau war mit diesen Plänen zunächst nicht einverstanden, sie hatte gehofft, sich nach dem Hauserwerb ganz der Erziehung der Kinder widmen zu können. Schließlich hat sie sich jedoch überreden lassen. Seinerzeit bei der Entscheidung habe der Mann geäußert: Alles wäre zu realisieren, wenn sie innerhalb der nächsten Jahre nicht krank würde.

Es ist einfühlbar, daß der Ehemann nun gegenüber seiner Frau Schuldgefühle empfindet und seinerseits versucht, Schwestern und Ärzte unter Kontrolle zu bringen. Nachdem der Schwester diese Zusammenhänge deutlich wurden, empfand sie der Patientin gegenüber keine Ablehnung mehr, sie sah jetzt, daß diese Ablehnung durch das Verhalten des Ehemanns ausgelöst worden war. Sie konnte mit der Kranken freier sprechen und ließ sich vom Verhalten des Ehemanns nicht mehr irritieren.

Schuldgefühle können auch zu überhöhten Engagement in der Mitbetreuung der Patienten motivieren. Angehörige, die keine Rücksicht auf ihre Bedürfnisse und die Regeneration ihrer Kräfte nehmen, bedürfen besonderer Unterstützung.

Enttäuschung

Krankheit und Tod einer Bezugsperson hinterlassen bei Angehörigen Schmerz, Trauer, oft auch große Enttäuschung. Solche Enttäuschung kann ihr Verhalten gegenüber den Mitarbeitern im Krankenhaus beeinflussen.

Die Frau eines Malignompatienten hatte bis zu seiner Erkrankung gehofft, sich nach erfülltem gemeinsamen Leben jetzt bald zur Ruhe setzen zu können. Sie hatte sich in ihrem Erleben bisher für die Erziehung ihrer Kinder »aufgeopfert« und meinte, daß sie gewissermaßen jetzt erst hätte beginnen können, ihr eigenes Leben zu leben. Zusammen mit ihrem Mann hatte sie sich ein Haus gebaut, die Kinder waren nun erwachsen, ein friedlicher Lebensabend schien greifbar nahe. Nun erkrankte der Mann, in der Klinik wurde ein Karzinom diagnostiziert. Die Frau sagte: »Jetzt stirbt er. Warum muß ausgerechnet uns das passieren?« Die Chemotherapie brachte nicht den erhofften Erfolg, der Mann starb tatsächlich. Die Ehefrau war nun maßlos enttäuscht, daß er sie so »im Stich gelassen hatte« und versuchte in ihrer ohnmächtigen Wut, die Klinik für den Tod ihres Mannes verantwortlich zu machen.

Vorwegnehmende Trauerreaktionen

Angehörige können ihren Trauerprozeß schon vor dem Tod des Patienten abschließen. Sie haben sich innerlich von ihm getrennt und möchten evtl. neue Beziehungen eingehen. Grausame gegenseitige Quälerei kann die Folge sein.

So meinte der Ehemann einer Dialysepatientin, als sie in ihrem Garten Beerensträucher pflanzte: Das sei doch sinnlos, sie würde die Früchte doch nicht mehr ernten können. Derselbe Ehemann beklagte sich nach Aussagen der Patientin am Telefon bei ihrer eigenen Mutter darüber, daß sie nun schon länger lebe, als die Ärzte vorausgesagt hätten.

Immer ist es erforderlich, **Angehörige** in die Betreuung unheilbar Kranker **einzubeziehen.** Wir empfehlen, schon bei der Aufnahme von Malignompatienten mit ihnen zu klären, in welcher Form sie ihre Angehörigen einbeziehen möchten. Bei Einverständnis empfiehlt sich ein Gespräch zu dritt oder, falls der Patient dies vorzieht, ein Gespräch nur mit dem nächsten Angehörigen – zum frühestmöglichen Zeitpunkt.

Gelegentlich ist ärztliche Intervention zugunsten von Angehörigen auch nach dem Tod des Patienten erforderlich.

Der wiederholt geschilderte Leukämie-Patient hatte vor seinem Tod immer wieder Sorge darüber geäußert, wie seine Frau die Trennung überstehen würde. Die Ehefrau hatte früher bei anderen Belastungen mit starken Depressionen reagiert. Nach dem Tod des Patienten bat uns die Ehefrau um ein Gespräch. Ihr selbst ginge es einigermaßen gut, aber die 13jährige Tochter sei krank, sie leide unter starken Konzentrationsstörungen und Halluzinationen, vor allem abends berichte sie davon, daß sie den Vater leibhaftig in der Wohnung stehen sehe. Es zeigte sich, daß die Frau nach dem Verlust des Ehemanns die Tochter als ihren Partner noch enger an sich zu binden versucht hatte. Bei der Tochter waren im Zuge der pubertären Entwicklung ödipale Wünsche wiederbelebt worden, die sie in der jetzigen Situation vermehrt abwehren mußte. Es genügte, der Mutter die Entwicklungsprobleme der Tochter in der Pubertät aufzuzeigen. Die Mutter konnte die Notwendigkeit einer unabhängigen Entwicklung der Tochter akzeptieren, worauf sich die Symptomatik bei der Tochter vollständig zurückbildete. Ein Jahr später allerdings kam die Mutter selbst und suchte wegen neurotischer Ängste psychotherapeutische Hilfe.

Hauptsächlich bei jüngeren Frauen beobachteten wir nach dem Tod des Ehemanns wiederholt den Wunsch, selbst in einem sozialen Beruf, z. B. als Krankenschwester, zu arbeiten. Da solche Wünsche so unmittelbar nach dem Tod häufig auch aufgrund von Schuldgefühlen zustande kommen, raten wir diesen Angehörigen, mit solchen Entscheidungen zunächst einige Zeit zu warten.

5 Palliative Therapie in der Klinik und durch den Hausarzt

Klinische Arbeit ist meist einseitig unter kurativer Zielvorstellung organisiert. Dadurch gelingt es nur schwer, im Krankenhaus »einen eigenen Tod zu sterben«. Man stirbt dort eher »den Tod, der zu der Krankheit gehört, die man hat«, »einen von den an der Anstalt angestellten Toten« (Rilke: Die Aufzeichnungen des Malte Laurids Brigge, 1909).

Die Verhältnisse in der klinischen Routineversorgung haben sich in dieser Hinsicht nur ausnahmsweise als grundlegend verbesserungsfähig erwiesen; nur selten gelingt es, dauerhaft den gesamten Versorgungsansatz im Sinne einer »integrierten Medizin« zu erweitern (s. a. Kap. 40, »Die Institutionalisierung im klinischen Bereich«; Kappauf und Gallmeier, 1994; Köhle et al., 1994).

Eine neue Kultur tröstenden Begleitens entwickelte sich außerhalb der institutionalisierten Medizin. Das von C. Saunders gegründete St. Christopher's Hospiz in London wurde zum Ausgangspunkt weltweiter Verbreitung moderner Schmerztherapie, Symptomkontrolle und Sterbebegleitung. Die Hospiz-Bewegung breitete sich zunächst rasch in englischsprachigen Ländern aus, seit 1983 über die von der Stiftung »Deutsche Krebshilfe« geförderte Modelleinrichtung an der Chirurgischen Universitätsklinik Köln auch in der Bundesrepublik Deutschland. Bewährt hat sich eine Verbindung einer stationären Einheit mit Nachsorgeeinrichtung und Hauspflegedienst (Doyle, 1993; Pichlmaier, 1991). Wer eine kritische Einstellung gegenüber der Ausgliederung des Sterbens aus dem klinischen Alltag hat, sollte sich mit den heutigen Möglichkeiten der Sterbebegleitung in Palliativ-Einrichtungen vertraut machen, um die hier gegebenen menschlichen Entwicklungsmöglichkeiten auch im Sterbeprozeß kennenzulernen. Auch wenn offenbleiben muß, ob der Idealismus der Hospiz-Bewegung die zunehmende Institutionalisierung, Routinisierung und Bürokratisierung überstehen wird, scheint uns dieser Ansatz wegen seines Modellcharakters und seiner Möglichkeiten für Aus- und Fortbildung und auch Forschung unverzichtbar (James und Field, 1992).

Auch die Bereitschaft von Hausärzten, Sterbende zu Hause zu betreuen, nimmt wieder zu – z. T. in Verbindung mit der Hospiz-Betreuung. Weisner und Vagn-Hansen (1986) haben für eine deutsche und eine dänische Praxis gezeigt, daß Sterbebegleitung zu Hause ohne Überlastung des Arztes möglich ist.

In der häuslichen Umgebung verlaufen Abschied-nehmen und Sterben meist weniger »verschleiert« und friedlicher als in der medikalisierten Kranken-hauswelt. Hier kann die Konfrontation mit dieser »Grenzsituation« (Jaspers, 1953) unseres Daseins eher zugelassen werden, hier ist es eher möglich, im Sterben seine Lebensgeschichte abzuschließen und dabei neue Authentizität zu gewinnen. Darüber hin-aus erweist sich Sterbehilfe zu Hause oft gleichzeitig als Lebenshilfe für die zurückbleibenden Familien-mitglieder (Seale, 1991; s.a. Feyen, 1994).

6 Psychotherapie für unheilbar Kranke?

Noch während der 70er Jahre haben prominente Fachvertreter in der Bundesrepublik Deutschland bestritten, daß formalisierte Psychotherapie bei kör-perlich Schwerstkranken sinnvoll sein kann. Diese Haltung hat vor allem den psychoanalytischen Ver-ständnisansatz von wichtigen Anwendungsgebieten in der klinischen Praxis weitgehend abgeschnitten.

Inzwischen wurden von psychoonkologischen Ar-beitsgruppen psychotherapeutische Konzepte er-probt und systematisch evaluiert (Übersicht bei Fawzy et al., 1995). Die Wirksamkeit solcher Inter-ventionen auf die psychologische Verfassung und die Lebensqualität scheint gesichert. Die Studien von Spiegel (1989, 1993) und Fawzy (1993) sprechen dafür, daß psychologische Intervention auch lebens-verlängernd wirken könnte. Diese Fragestellung be-darf jedoch weiterer eingehender Prüfung (s.a. Kap. 71, »Psychische und soziale Faktoren in Entstehung und Verlauf maligner Erkrankungen«).

Indikationsstellung und Inanspruchnahme

Einige Kliniker bieten Psychotherapie nur bei bereits manifester Psychopathologie an (Greer et al., 1992). Die Mehrzahl empfiehlt eine frühzeitige prophylakti-sche Intervention bei allen Patienten, die ein solches Angebot annehmen. Dabei erscheint es wichtig, daß ein solches Angebot möglichst selbstverständlich in die klinische Versorgung integriert angeboten wird, z.B. im Rahmen eines in die Stationsarbeit integrier-ten Liaisondienstes. So kann von Anfang an eine Beziehung aufgebaut werden, auf die im Falle von Komplikationen bzw. bei insgesamt negativem Ver-lauf zurückgegriffen werden kann. Die Kranken müssen dann nicht in ein »Psych«-Fachgebiet über-wiesen werden, was sie oft als weitere Stigmatisie-rung erleben. Empirische Untersuchungen zeigen, daß auch ein solches Liaisonangebot durchaus ent-sprechend den »individuellen Bedürfnissen« in An-spruch genommen wird: Patienten mit langen Liege-zeiten im Krankenhaus und/oder geringer sozialer Unterstützung in ihrem alltäglichen Umfeld nutzen dieses Angebot wesentlich häufiger (Thomas et al., 1995).

Therapieformen und Setting

Aus früheren unspezifischeren Ansätzen in der sup-portiven Therapie wurden inzwischen spezielle Psy-chotherapieformen für Krebskranke entwickelt und z.T. in Form von Manualen systematisiert (Fawzy et al., 1994; Moorey und Greer, 1989; Spiegel, 1989, 1993). Es handelt sich um hochstrukturierte Kurz-psychotherapieformen (6–12 Stunden). Neben ein-zelpsychotherapeutischen Ansätzen ist auch Grup-penpsychotherapie erprobt – bei Neuerkrankung ebenfalls als Kurztherapie, bei chronischer Erkran-kung wenigstens über 1 Jahr (Spiegel, 1981, 1989). All diese Behandlungskonzepte enthalten einen In-formations- bzw. Schulungsteil, einen spezifischen psychotherapeutischen Ansatz im engeren Sinne – kognitiv (Moorey und Greer, 1989) bzw. psychody-namisch (Spiegel, 1993) orientiert, sowie einen Übungsteil mit Entspannungs- und Imaginationsver-fahren.

Interventionsziele

Unter erfahrenen Klinikern besteht Übereinstim-mung über die wesentlichen Zielvorstellungen, auch wenn diese im praktischen Vorgehen unterschied-lich gewichtet werden. Psychotherapeutische Inter-ventionen sollen:

- **soziale Isolation vermindern und (erlebte) so-ziale Unterstützung verbessern:** Angebot der the-rapeutischen Beziehung; Klärung des sozialen Be-zugssystems; Förderung des Umgangs mit Fami-lienmitgliedern; ggf. Versuch, gestörte Beziehun-gen zu verbessern; entsprechende Arbeit an inne-ren Objekt- und Beziehungsrepräsentanzen.
- **Hilflosigkeit und Kontrollverlust im Erleben ver-mindern:** Psychotherapeuten können zur Infor-mation beitragen, Patienten ermutigen, vermehrt mit Ärzten und Pflegepersonen zu kommunizieren und sich an Entscheidungen in Diagnostik und Therapie zu beteiligen. Dies fördert das Erleben von Autonomie und Effizienz. Die Unterstützung bei der Optimierung von Abwehr- und Bewälti-gungsprozessen wirkt in dieselbe Richtung.
  Besonders wichtig ist es, das Sterben zu »entgiften« (detoxifying dying): Wie auch sonst in kognitiver Psychotherapie werden ängstigende Vorstellungen individuell untersucht, detailliert hinsichtlich ihres Realitätsgehaltes geklärt und anschließend (Selbst-) Interventionsmöglichkeiten erarbeitet.
  Vermittlung von Entspannungsverfahren, imagina-tiven Techniken und Selbsthypnose kann die Selbstkontrolle von Schmerzen und Therapiene-benwirkungen fördern.
- **den Ausdruck von Emotionen fördern:** Der Pati-ent soll erleben können, daß er negative Emotio-nen, insbesondere Angst, Depression, Trauer und Wut ausdrücken kann, ohne die therapeutische Beziehung zu gefährden. Gleichzeitig können ver-bliebene Möglichkeiten zum Erleben positiver Af-fekte ventiliert werden.
- **die Umbildung und Erholung von Selbstver-ständnis und Kohärenzerleben fördern:** Ermuti-gung, die (verbliebene) Zeit neu zu nutzen – nicht »business as usual« – Hilfe bei der Erarbeitung ei-nes Krankheits- und Lebensverständnisses, das sinnvolles Weiterleben ermöglicht.

7 Die Behandlung von Schmerzen

7.1 Allgemeines

Wenige Aufgaben des Arztes bei unheilbar Kranken sind wichtiger als die Linderung von Schmerzen. Die Schmerzbehandlung wird jedoch häufig unsystematisch und unzulänglich durchgeführt. Ihr sollte bei Krebskranken von vornherein ein klar definierter Stellenwert im therapeutischen Konzept zukommen – schon weil bei diesen Patienten die Furcht, mit Schmerzen alleingelassen zu werden, von Anfang an eine große Rolle spielt (Catalano, 1975).

Der Schmerz des Krebspatienten im fortgeschrittenen Stadium ist in der Regel chronisch; er ist ursächlich oft nicht beeinflußbar und gilt häufig – zu unrecht – als therapieresistent. Das Problem »Schmerz« beim Karzinompatienten ist durch die Vielfalt der Symptomatik bei den fast unbegrenzten Möglichkeiten von Infiltration und Destruktion von Organstrukturen durch den Tumor, aber auch durch die Einflüsse der psychischen und sozialen Situation komplex. In der Endphase der Erkrankung leiden etwa 70% aller Patienten an chronischen Schmerzen, die durch eine antineoplastische Therapie nicht mehr zu beeinflussen sind und daher einer symptomatischen medikamentösen Therapie bedürfen. Die Tatsache, daß heute noch 25% der Krebspatienten zum Zeitpunkt des Todes starke Schmerzen erleiden, sollte eine Herausforderung sein.

Chronische Schmerzen beim Karzinompatienten bessern sich ohne intensive Behandlung nur selten. Die Schmerztherapie beim Malignomkranken sollte nach standardisierten Richtlinien durchgeführt werden (WHO, 1986). Eine angemessene Therapie ist für den einzelnen Patienten nur dann möglich, wenn eine exakte Diagnose gestellt und dabei Lokalisation und Typ des Schmerzes sowie die individuelle Verbindung von somatischen, psychischen und sozialen Faktoren in der Pathogenese bedacht wurden. Die therapeutischen Möglichkeiten reichen von systemischer medikamentöser Behandlung über lokale Bestrahlung bis zu neurochirurgischen und anästhesiologischen Eingriffen; auch eine Kombination dieser Maßnahmen kann erforderlich sein. Die Festlegung einer angemessenen individuellen Schmerztherapie sollte daher interdisziplinär, z. B. in einer Schmerzambulanz, erfolgen. Die Durchführung der Therapie sollte dann allerdings, soweit irgend möglich, vom »behandelnden Arzt« geleitet werden, um die so wichtige Kontinuität in der Arzt-Patient-Beziehung zu gewährleisten.

7.2 Wechselwirkungen von somatischen und psychischen Faktoren bei der Schmerzentstehung

Der Neurophysiologie des Schmerzes bei Krebspatienten ist nicht verschieden von der allgemeinen Pathophysiologie des Schmerzes (s.a. Kap. 17, »Schmerz«). Sie wird aber durch die besondere Situation des Krebspatienten beeinflußt. Schmerz ist eine subjektive, emotionale Erfahrung, die vom glei-

chen Patienten in verschiedenen Situationen und zu verschiedenen Zeiten unterschiedlich stark empfunden werden kann (Melzack, 1973). Emotionale Einflüsse – insbesondere bei Angst, Depressionen, Unsicherheit – sensibilisieren für die Schmerzempfindung. Schmerz und emotionale Reaktionen können sich gegenseitig verstärken, aber auch gegenseitig vertreten.

> Eine 17jährige Leukämiekranke mit ungünstiger Prognose kommt während eines Gesprächs mit Schwestern im Stationszimmer auf ihren bevorstehenden Geburtstag zu sprechen. Traurige Gefühle klingen an. Bald danach läutet die Patientin von ihrem Zimmer aus und klagt über heftigste Schmerzen.

Bei Kranken mit heftigen, auch mit hohen Analgetikadosen nicht beherrschbaren Schmerzen und bei Patienten mit stark wechselnden Schmerzen kann oft die sorgfältige Klärung der psychischen und sozialen Situation zur Lösung des Problems beitragen. Verzweifelte Patienten, die sich nach längerer Krankheitsdauer bereits aus ihrem Berufsfeld und/oder aus der Gemeinschaft ihrer Angehörigen ausgeschlossen fühlen und keine sinnvolle Perspektive für ihr weiteres Leben sehen, haben nicht selten nur noch den körperlichen Schmerz, um sich selbst lebendig zu spüren und anderen ihre Not mitteilen zu können. Kommt den Schmerzen diese Funktion zu, so lassen sie sich häufig erst dann lindern, wenn der Umgang mit Ärzten und Pflegepersonal den Patienten aus ihrer verzweifelten Isolation herausgeholfen hat. Dies gelingt oft erst nach Teambesprechungen nach dem Modell von Balint-Gruppen (s.a. Kap. 40, »Die Institutionalisierung im klinischen Bereich«). Die Minderung der Schmerzen bei gleichzeitiger Abnahme des Analgetikabedarfs nach gezielten Gesprächen mit dem Patienten kann sehr eindrucksvoll sein. Umgekehrt können langanhaltende Schmerzen das emotionale Verhalten von Patienten stark beeinflussen; sie tragen häufig zur Entwicklung einer depressiven Stimmung bei, die dann ihrerseits wieder negative Auswirkungen auf das Schmerzerleben hat.

Die von Engel (1969a) gegebene **Definition des Schmerzes** wird am ehesten all diesen Phänomen gerecht: »Schmerz ist eine grundlegend unangenehme Empfindung, die dem Körper zugeschrieben wird und dem Leiden entspricht, das durch die psychische Wahrnehmung einer realen, drohenden oder phantasierten Verletzung hervorgerufen wird.«

Schmerz kann daher auch den Charakter einer Mitteilung, eines Notrufes (z.B. der Folge einer Kränkung) haben, die gehört werden muß, soll Schmerztherapie effektiv sein. Bei der Schmerzentstehung können auch individuelle bewußte oder unbewußte Phantasien bezüglich des Krankheitsverlaufes und Nebenwirkung der Therapie eine Rolle spielen.

Der Erfolg der Schmerztherapie hängt wesentlich mit von der Qualität der Arzt-Patient-Beziehung und der sicheren Handhabung eines systematischen Therapiekonzeptes ab. Ärztliche Hilflosigkeit und Ängstlichkeit wird vom Patienten erspürt und verstärkt seine Furcht und Hoffnungslosigkeit. Schmerztherapie bei Krebskranken ist zum Scheitern verurteilt, wenn die emotionalen Bedürfnisse des Patienten und seine subjektiven Krankheitsvorstellungen nicht in das Behandlungskonzept einbezogen werden und, wenn sich der Arzt nicht ständig über die Wirksamkeit der Therapie rückversichert.

7.3 Diagnostik und Bemessung des Schmerzes

Schmerz ist nur ein Symptom, dessen Verursachung sorgfältiger Klärung bedarf:

»Kreuzschmerzen« bei einem malignen Tumor können durch eine Knochenmetastase mit Infiltration des Endosts oder Periosts bedingt sein. Sie können aber auch erstes Symptom einer drohenden Querschnittslähmung, verursacht durch eine epidurale Metastase sein. Das Ausmaß der Beschwerden kann auch von Muskelspasmen herrühren, die die Schmerzen am Knochen begleiten.

Immer ist zu berücksichtigen, daß psychische Faktoren Schmerzen mitverursachen oder verstärken können. Vor allem sollten die individuellen Vorstellungen, die sich auf die Schmerzsymptomatik beziehen, mit in die diagnostischen Überlegungen einbezogen werden: Starke Schmerzen aufgrund von Ulzerationen im Pharynx können z. B. zu Erstickungsfurcht führen. Solche Ängste steigern wiederum die Schmerzempfindlichkeit und führen zu einer relativen Therapieresistenz.

Voraussetzung für die Wahl und Verlaufsbeurteilung einer adäquaten Schmerzlinderung ist eine Bemessung und Dokumentation der Intensität (»keine Schmerzen« bis »kaum auszuhalten«) und der Dauer (»nie« bis »die ganze Zeit«) der Schmerzen. Hierfür stehen heute Einschätzskalen zur Verfügung; sie erlauben eine subjektive Bewertung des Schmerzes durch den Patienten und – ergänzend – durch den Arzt (Abb. 88-4).

7.4 Anleitung zur Schmerztherapie

Ziele sind weitgehende Schmerzfreiheit und Erhaltung der größtmöglichen Aktivität, sowie Unabhängigkeit bei geringstmöglicher Störung des Sensoriums und des affektiven Verhaltens. Das Vorgehen kann in zwei prinzipiell verschiedene Maßnahmen aufgeteilt werden.

7.4.1 Spezifische Therapiemodalitäten

Sie sollen die schmerzverursachende Tumorläsion beseitigen oder zurückdrängen.

Auch in der Terminalphase sollte immer erwogen werden, ob durch spezifische Therapiemodalitäten wie chirurgische Eingriffe, Bestrahlung oder zytostatische und/oder hormonelle Therapie der schmerzverursachende Tumor beeinflußt werden kann, bevor eine ausschließlich symptomatische analgetische Therapie angewandt wird. Dabei sind die Nebenwir-

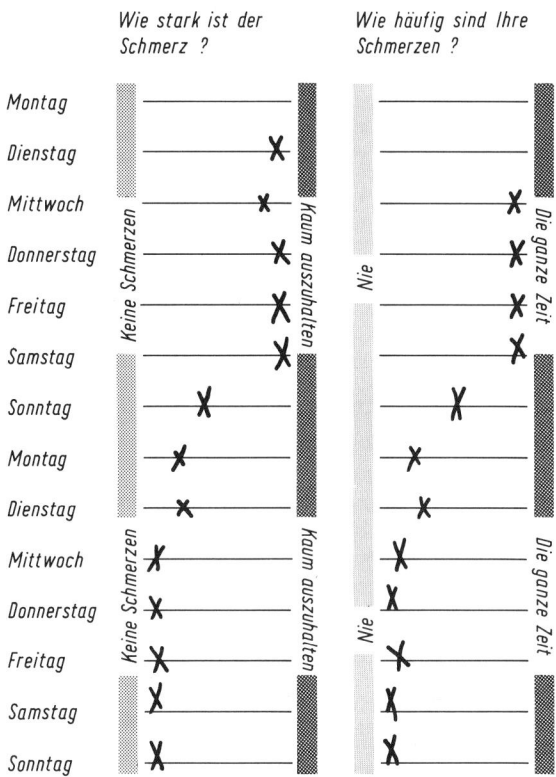

Abb. 88-4 *Beispiel einer Beurteilung der Schmerzempfindung durch den Patienten auf einer visuellen Analogskala (freundlicherweise überlassen von Prof. Schreml, Günzburg).*

kungen der palliativen Therapie gegen den zu erwartenden Nutzen für den Patienten sehr sorgfältig abzuwägen. Tumorspezifische Schmerztherapie, falls erforderlich, kombiniert mit einer symptomatischen analgetischen Behandlung, kann auch hoffnungslosen, von Schmerzen geplagten Patienten noch zu einer Phase sinnvollen Weiterlebens verhelfen.

7.4.2 *Symptomatische medikamentöse Therapie*

Sie erfolgt durch eine periphere oder zentralnervöse Beeinflussung der Schmerzempfindung oder seltener durch eine Unterbrechung und Manipulation der Schmerzleitung.

Wir gehen nicht auf spezielle Methoden ein, sondern beschränken uns auf die medikamentöse Schmerzbehandlung (s. a. Zimmermann und Arnau, 1994).

Analgetika

»Analgetika« ist ein Oberbegriff für mehrere heterogene Pharmaka, die an verschiedenen Strukturen des Systems ansetzen, welches die Schmerzwahrnehmung und Schmerzleitung steuert (Burton und Ray, 1982).

Die gebräuchlichsten Medikamente sind:

a) Analgetika, die eine antiinflammatorische und antipyretische Wirkung haben, wie Acetylsalicylsäure (ASS) oder Paracetamol sowie nichtsteroidale Antirheumatika (NSAID; Tab. 88-1).

Tab. 88-1 Analgetika (antiinflammatorische).

Medikament	Analge-tischer Effekt	Anti-pyretischer Effekt	Antiinflam-matorischer Effekt	Einzeldosis (mg)	Dosierungs-intervall (in Std.)	Nebenwirkungen
Acetylsalicyl-säure (ASS) (Aspirin®) (Colfarit®)	++	++	+++	500–1000	4	Magenirritation, Übelkeit, Erbrechen, gastrointestinale Blutungen, Störung der Thrombozytenfunktion
Paracetamol (Benuron®) (Enelfa®)	++	++	0	500–100	4	Selten! Kopfschmerz, Hautallergien, hämo-lytische Anämien, Nierenschäden
Metamizol (Novalgin®)	+++	+++	+	500–1000	4	Hautallergien, Agranulozytose (< 1 : 200 000)
Ibuprofen (Imbun®)	++	++	+++	200–800[1]	4	gastrointestinale Blutungen, Thrombozytenfunktionsstörung
Naproxen (Proxen®)	++	++	+++	250–500[2]	6	gastrointestinale Blutungen, Thrombozytenfunktionsstörung

[1] maximal 2,4 g/die   [2] maximal 1,25 g/die

b) Adjuvante schmerzlindernde Medikamente: Ihre Wirkungsmechanismen sind heterogen; sie wurden primär nicht als Analgetika entwickelt und eingesetzt. Es handelt sich um Psychopharmaka, Antikonvulsiva, Kortikoide u.a.m.

c) Opiate, welche vor allem an den Opiatrezeptoren des zentral absteigenden nozizeptischen Systems eingreifen (Tab. 88-2).

Ad a) Antiinflammatorische, also aspirinähnliche Medikamente gelten als schwache bis mittelstarke

Analgetika und haben einen »Ceiling-Effekt«: Eine Steigerung der Dosis über einen bestimmten Wert bewirkt keine zusätzlichen analgetischen Effekte (Catalano, 1976; Reuler et al., 1980). Sie werden in der WHO-Nomenklatur auch als »Nicht-Opioide« bezeichnet. Ihre Wirkung beruht auf der Verminderung nozirezeptiver Stimuli an den peripheren Schmerzrezeptoren durch Hemmung der Prostaglandinsynthese. Ihre Langzeitanwendung wird durch gastrointestinale und hämatologische Nebenwirkungen eingeschränkt. Sie sind besonders bei Schmerzen durch Tumorinfil-

Tab. 88-2 Analgetika (Opiate und Opioide).

Analgetikum	Äquianalgetische Dosis (mit 10 mg Morphium in mg)		Wirkungsdauer (verglichen mit Morphium)	Wirkungsbeginn (min)	Verabreichungsform Dosis
	Parenteral	Oral			
Morphium HCl (Morphin Merck®)	10	60	4 Std.	15–20	Amp. 10 mg, 20 mg
Morphinsulfat-Pentahydrat (MST®)	–	60	8–12 Std.	30–120	Retard-Tabletten 10 mg, 30 mg, 60 mg, 100 mg Supp. 10 mg, 20 mg, 30 mg
Hydromorphon (Dilaudid®)	1,5	6,5	4 Std.	15–30	Amp. 2 mg und 4 mg Supp. 4 mg
L-Methadon (L-Polamidon®)	5	10	4–6 Std.	30–60	Amp. 5 mg und 10 mg Tropfen
Buprenorphin (Temgesic®)	0,3	0,8	6–8 Std.	30–60	Amp. 0,3 mg Tabl. 0,2 mg
Codein	in Deutschland nur als Tablette verfügbar	120	4 Std.	15–30	Tab. 30 mg, 50 mg

tration von Weichteilen indiziert, die häufig durch begleitende entzündliche Prozesse verursacht werden.

Ad b) Adjuvante Analgetika können zur Behandlung von Schmerzen eingesetzt werden, die gegenüber Opiaten schlecht ansprechen oder resistent sind:
- **Neuroleptika** wie Haloperidol (Haldol®) können bei agitierten Patienten im Stufenschema (Tab. 88-3) oder als Antiemetika, z.B. Metoclopramid (Paspertin®) während einer Zytostatikatherapie verordnet werden. **Tranquilizer** (meist Benzodiazepin-Derivate) haben anxiolytische, sedative und muskelrelaxierende Wirkung. Bei Angst und Schlaflosigkeit haben sie – für eine kurzfristige Anwendung – durchaus ihren Platz in der Schmerztherapie.
- **Zyklische Antidepressiva** haben unabhängig von ihrer antidepressiven eine analgetische Wirkung. Sie modulieren Neurotransmitter und verstärken darüber die Impulsleitung in den absteigenden, schmerzhemmenden Bahnen. Außerdem können sie die Morphinanalgesie verstärken. Eine spezifische Indikation für Antidepressiva sind Deafferentierungsschmerzen. Diese Schmerzen nach traumatischer Nervenschädigung durch Tumordestruktion, Operation oder Herpes zoster sprechen auf Analgetika nicht an, können aber durch Antidepressiva günstig beeinflußt werden. In der Regel ist dabei nur eine geringere Dosierung als für die Depressionsbehandlung erforderlich. Die Behandlung sollte mit niedriger Dosierung einschleichend begonnen werden. Zu beachten ist, daß häufig anfänglich Sedierung eintritt und die analgetische Wirkung erst nach Tagen zu erwarten ist. Bei älteren Patienten sind die kardiotoxischen Nebenwirkungen der trizyklischen Antidepressiva zu beachten.
- **Kortikoide** können beim Kompressionsschmerz von Nervenstrukturen durch Tumormassen eingesetzt werden. Dexamethason reduziert die Entzündung um und im Tumor und führt zu einer Verminderung der Kompression, besonders in geschlossenen anatomischen Strukturen. Es ist daher (bis zu 6×4 mg pro Tag) bei intrakraniellen Tumoren indiziert, aber auch bei Schmerzen durch Druck auf periphere Nerven. Wann immer entzündliche Mechanismen bei der Entstehung von Tumorschmerzen eine Rolle spielen, ist ein Versuch mit hochdosierten Kortikoiden sinnvoll. Zusätzlich günstige Effekte der Kortikosteroide, auch in relativ niedriger Dosierung, sind ihre appetitanregende und euphorisierende Wirkung bei terminalen Tumorpatienten.

Ad c) Opiate sind am wirkungsvollsten zur Behandlung chronischer Schmerzen, insbesondere bei terminalen Patienten. Sie beeinflussen nicht nur die Schmerzempfindung günstig, sie können auch eine euphorische Indifferenz gegenüber Ängsten und Anspannungen bewirken. Diese euphorisierende Wirkung wird auch heute noch selbst bei Patienten mit chronisch therapieresistenten Schmerzen ungerechtfertigterweise mit dem Problem Sucht und Abhängigkeit in Verbindung gebracht. Sucht- und Gewöhnungsprobleme sind bei diesen Patienten jedoch von sehr nachgeordneter Bedeutung. Die Erfahrung zeigt, daß sie nur sehr selten (0,1%) echte Abhängigkeit entwickeln und nach Absetzen der Opiate ohne diese Medikamente auskommen (Miller, 1976; Porter und Jick, 1980). Zudem handelt es sich häufig um terminale Patienten mit geringer Lebenserwartung, die unter unerträglichen Schmerzen leiden.

Kriterien für die Wahl eines bestimmten opioidhaltigen Analgetikums sind: die erwünschte Zeit-Wirkung-Kurve, die günstigste Verabreichungsart und die geringsten Nebenwirkungen (Tab. 88-2). Vereinfachend ist festzustellen, daß die Nebenwirkungen verschiedener Opiate und Opioide etwa vergleichbar sind, wenn äquianalgetische Dosen, bezogen auf 10 mg Morphiumhydrochlorid, gegeben werden (Beaver, 1980). Bei älteren Patienten ist eine Akkumulation von Opiaten zu beachten. Atemdepressorische Nebenwirkungen, vor denen immer wieder gewarnt wird, treten bei Beachtung gravierender Kontraindikationen und oraler Applikation nur selten (1%) auf (Miller, 1976). Wegen der fast regelmäßigen Obstipation bei länger andauernder Opioidtherapie sollte routinemäßig ein Laxativum verabreicht werden.

Opiate sollten solange wie möglich **oral** gegeben werden, da die Dosisanpassung einfacher und die Wirkungsdauer günstiger ist als bei der parenteralen Gabe; gleichzeitig wird dadurch die Unabhängigkeit des Patienten gefördert.

Der rasche Wirkungseintritt – wesentlicher Vorteil der parenteralen Gabe – ist bei der Behandlung von Patienten mit

Tab. 88-3 Stufenplan der Schmerztherapie (modifiziert nach WHO, 1986).

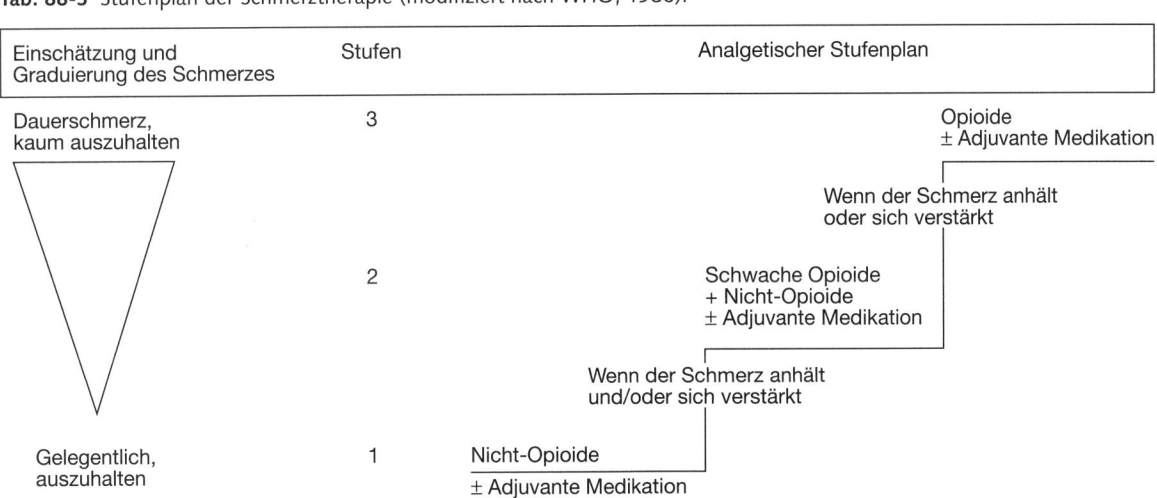

Einschätzung und Graduierung des Schmerzes	Stufen	Analgetischer Stufenplan
Dauerschmerz, kaum auszuhalten	3	Opioide ± Adjuvante Medikation
		Wenn der Schmerz anhält oder sich verstärkt
	2	Schwache Opioide + Nicht-Opioide ± Adjuvante Medikation
		Wenn der Schmerz anhält und/oder sich verstärkt
Gelegentlich, auszuhalten	1	Nicht-Opioide ± Adjuvante Medikation

chronischen Tumorschmerzen ohnehin unwichtig, weil ja eine Schmerzprophylaxe angestrebt wird. Die nicht ganz ungefährliche intravenöse Verabreichung von Opioiden ist bei chronischen Schmerzzuständen im Verlauf einer wohlgeplanten Therapie nur in den seltensten Fällen notwendig. Die kontinuierliche, patientengesteuerte Infusion von Opioiden subkutan oder über ein Portsystem erlaubt eine verminderte Dosis bei geringeren Nebenwirkungen. Ähnliches gilt für die epidurale oder intrathekale Applikation von Opioiden. Doch sollten solche invasiven Verfahren nur nach Versagen der systemischen, vorzugsweise oralen Opioidtherapie angewendet werden.

7.4.3 Planung der Schmerztherapie

Um die Schmerztherapie effektiv und für alle Beteiligten durchsichtig zu gestalten, sollte ein standardisierter, gestufter Therapieplan aufgestellt werden. Das »WHO Cancer Relief Programme« empfiehlt die »analgetische Leiter« (WHO, 1986; Ventafridda, 1987). In diesem Therapieplan werden nicht-opioide, opioide und adjuvante Analgetika einzeln oder in Kombination auf die Bedürfnisse des individuellen Patienten titriert (Tab. 88-3). Ziel dieses **Stufenplans** ist eine weitgehende und andauernde *Schmerzfreiheit*, d.h. eine *Prävention des Schmerzes*. Die Anordnung der Analgetikagaben sollte *regelmäßig nach festem Zeitschema* und in *ausreichender Dosierung* so erfolgen, daß Schmerzen nicht mehr auftreten bzw. auf niedrigem Niveau eingestellt werden. Eine individuelle optimale Dosierung wird durch die Berücksichtigung des Schmerzerlebens des Patienten bei der *Titrierung* des Analgetikums erreicht.

Die Intensität und die Qualität des Schmerzes und nicht die geschätzte Prognose der Erkrankung bestimmen, ob schwache oder starke Analgetika verwendet werden. Schwache Analgetika sollten in der Regel nicht abgesetzt werden, da sie aufgrund der unterschiedlichen pharmakologischen Wirkungsmechanismen zusammen mit Morphinderivaten einen therapeutischen Kombinationseffekt bewirken können. Beim agitierten Patienten kann adjuvant Haloperidol (0,5–1 mg bis zu 3 ×täglich), bei depressiven ein trizyklisches Antidepressivum in niedriger Dosierung (Amitryptilin 2–3 ×25 mg p.o.) gegeben werden.

Mit der üblichen Schmerztherapie – die Medikamente werden »nach Bedarf« angeordnet und nach Abpackungsmengen dosiert – ist die erwünschte Schmerzprävention meist nicht zu erzielen. Häufig wird nicht nur eine zu niedrige Dosierung angesetzt, sondern es werden auch gedankenlos (»3 × 1«) fixierte Zeiten gewählt, ohne die individuelle Schmerzintensität und die Wirkungsdauer des verordneten Analgetikums zu berücksichtigen. Bei einem solchen Vorgehen wird vom Patienten erwartet, daß er den Zeitraum bis zur nächsten Medikamentengabe abwartet, ungeachtet der von ihm erlittenen Schmerzen. Dadurch kann sich aus Angst vor dem Schmerz und aus der Sorge, die nächste Medikation nicht rechtzeitig zu erhalten, der Schmerz bis ins Unerträgliche steigern. Erfolgt die Schmerztherapie nach einem solchen Schema, wird dem Patienten gleichzeitig Wohlverhalten und Disziplin verordnet – einem Patienten, der häufig wegen unerträglicher Schmerzen die Minuten bis zur nächsten Medikation zählt. Hiermit wird lediglich die Abhängigkeit des Patienten von Analgetika und Pfle-

genden gefördert, er wird in die demütigende Rolle eines Bittstellers gedrängt.

Bei einer stufenweisen präventiven Schmerzbehandlung wird dem mitbestimmenden Patienten die Angst vor den Schmerzen genommen. Er wird der Sorge enthoben, rechtzeitig die nächste Medikation zu erhalten; eine »operante Konditionierung« wird verhindert.

Ein Problem einer sehr konsequenten präventiven Schmerzbehandlung ist die Ausschaltung des Symptoms Schmerz als Signal für ernsthafte Komplikationen (z.B. Ileus). Dies spielt nur in der wirklich terminalen Phase der Erkrankung keine Rolle mehr.

Die Anwendung des Schemas soll zu weitgehender Schmerzfreiheit führen, dabei jedoch die Schmerzempfindung des Patienten individuell berücksichtigen und ihm so auch Eigenbestimmung ermöglichen: Zunächst wird eine initial optimal erscheinende Dosierung von Analgetika mit fixierten Zeiten verschrieben. Dann wird der Patient immer wieder befragt, ob und in welchem Ausmaß er weitere Schmerzlinderung benötigt; danach wird die Dosis optimal titriert. Dies garantiert eine weitgehende Schmerzfreiheit, ohne die Mit-Entscheidungsmöglichkeit des Kranken einzuschränken. Notwendige Korrekturen und auch Fehlverhalten können im Gespräch geklärt werden. Nachdrücklich ist darauf hinzuweisen, daß bei einem solchen Vorgehen der Analgetikaverbrauch, z.B. im Kardex-System genau protokolliert werden muß.

In der Endphase einer Krebserkrankung ist das Gespräch über die Schmerzbehandlung auch ein wichtiger Anknüpfungspunkt für die Fortsetzung der Kommunikation. Es vermittelt dem Patienten das Gefühl, einerseits nicht verlassen zu werden und andererseits doch auch selbst Kontrollmöglichkeiten zu behalten. Für die Pflegenden ergibt sich bei diesem Vorgehen die Notwendigkeit, das Gespräch mit dem Kranken nie abbrechen zu lassen; sie können so auch Komplikationen im emotionalen Bereich, wie etwa eine stärkere depressive Verstimmung, rechtzeitig erkennen.

Widerstände gegen eine wirksame Schmerzkontrolle

Die systematische und rationale Therapie chronischer Tumorschmerzen wird immer noch durch die einleitend diskutierte Unterbewertung palliativer Tätigkeit in der Medizin erschwert. Hieraus kann eine Überforderung vor allem des Pflegepersonals, aber auch von Ärzten resultieren. So erklärt sich oft die Tendenz zu unzulänglicher Schmerztherapie einerseits durch Plazebogaben, andererseits durch Überdosierung von Analgetika und Psychopharmaka. Der Patient wird ruhiggestellt, weil sein Leiden für die Umgebung unerträglich ist.

Bürokratische Hürden bei der Verschreibung von »Betäubungsmitteln« sind ebenfalls häufige Ursache nicht ausreichender Schmerzbehandlung.

Patienten können eine systematische Schmerzprophylaxe ablehnen, weil sie Angst vor Sucht und Gewöhnung haben, aber auch weil bei ihnen die Vorstellung besteht, Schmerzen ertragen zu müssen, um Schuld abzubauen (Angell, 1982). Nicht selten findet sich auch die Furcht, daß eine zu früh einsetzende Unterdrückung von Schmerzen durch starke Medikamente später bei terminalen Schmerzen keine ausreichende Therapie mehr zuläßt. Die Ablehnung der Schmerztherapie aus solchen Gründen muß mit jedem Patienten im einzelnen geklärt werden. Nicht selten ergeben sich in einem solchen Gespräch Hinweise auf weitergehende Ängste oder Schwierigkeiten in den sozialen Beziehungen.

8 Meine Zuwendung schlägt um in Haß – Bericht über die Betreuung eines jugendlichen Krebskranken

Einführung

Jutta Zenz, damals als Krankenschwester und Leiterin eines einjährigen Vollzeitweiterbildungskurses patientenzentrierter Pflege/Psychosomatischer Medizin auf der internistisch-psychosomatischen Krankenstation der Ulmer Universitätsklinik (s.a. Kap. 40, »Die Institutionalisierung im klinischen Bereich«) tätig, berichtet über die Betreuung eines 16jährigen Krebskranken. Viele der bisher dargestellten Probleme werden hier noch einmal veranschaulicht.

Die Betreuung von Stefan

(Beitrag von Jutta Zenz)

Irgendwann sprach er mich mal auf dem Flur der Station an: »Was machen Sie hier eigentlich? Laufen immer ohne Kittel rum, dürfen trotzdem in jedes Zimmer?«

Er lief immer mit Krücken und war mir auch aufgefallen. Ich habe mir Zeit genommen und mich zu ihm gesetzt. Ich habe erklärt, was ich tue und es schien ihm zu gefallen.

»Und was machen Sie hier?« – »Ich? Ich habe einen Tumor im Fuß gehabt, jetzt ist er raus. Man hat nach Information von Ärzten Knochenkalk eingesetzt.« – »Was für ein Tumor war es denn?« – »Ein Osteosarkom.« – »Aha, tut das noch weh?« – »Wieso?« – »Weil Sie Krücken brauchen?« – »Ja, es tut noch weh. So hat es auch angefangen. Ich konnte nur noch schlecht Fußball spielen. Dann auch beim Laufen Beschwerden. Da hat mich mein Hausarzt mal her überwiesen. Da hat man dann alles festgestellt.« – »Ach, Sie spielen gerne Fußball?« – »Ja, ich schaue auch gerne zu, ich bin ein Fan. Ich bin auch gerne mit meinen Kumpels zusammen zum Fußball und Schafkopfen, so am Wochenende auf ein Bier. Die nehmen mich so, wie ich bin. Leider kann ich nicht mehr so wie die.« – »So, ich muß jetzt weiter!« – »Kommen Sie mal öfter hier vorbei?« – »Ja, Sie können mich auch gerne wieder ansprechen, wenn Sie mich sehen.« – »Tschüß.«

Vielleicht habe ich noch zwei- oder dreimal mit ihm gesprochen, ich weiß es nicht mehr so genau. Dabei ging es meist um seinen Fuß und daß er immer noch schmerzt. Ängstlich wirkt er und meint, da ist doch was nicht in Ordnung. Die Ärzte sagen ihm, daß der Knochenkalk locker ist, das verursache diese Schmerzen. Aber er ist mißtrauisch.

»Meine Schmerzen sind zu stark und es tut so, als ob da wieder ein Tumor sei.«

Er besteht auf Klärung, auch wenn's Bein ab muß!« »Aber vielleicht ist es doch nichts? Was soll ich ohne Bein machen?«

Soviel Energie und soviel Angst vor der Konsequenz. Ich finde ihn mutig, wie er sich so um sich selbst kümmert, trotz der Angst, die er dabei hat, daß man vielleicht dabei was findet!

»Was denn?« – »Na einen neuen Tumor! Und dabei bin ich so jung und habe von meinem Leben noch nichts gehabt.«

Bestimmtheit und Enttäuschung, als ob die Diagnose schon von ihm gestellt worden wäre. Das ist sogar mir ein wenig unheimlich.

»Sie gehen also davon aus, daß man was findet bei Ihnen?« – »Ja, was soll ich denn sagen, ich habe doch nun mal die Schmerzen! Solche Schmerzen hat einfach kein normaler Mensch!«

Die erste Amputation

Beim nächsten Treffen ist er schon auf einer chirurgischen Station. Ich suche sein Zimmer, er ist nicht da.

»Hallo, schön daß Sie kommen.«

Er sitzt mit einem Rollstuhl auf dem Flur. Der linke Unterschenkel fehlt. Er sieht so schlecht aus und die Augen voller Angst. Er faßt mich an und zieht mich auf einen Stuhl. Er spricht nichts und ich sage:

»Sie sehen so angstvoll aus. Was ist denn mit Ihnen?« – »Oh, hier ist alles so schrecklich. Alle wollten immer wieder so schnell von meinem Bett weg, als hätt' ich Aussatz. Und als ich aufgewacht bin, war mein Bein weg. Das wußte ich ja, aber es war doch sehr schlimm.« – »Und was sagen die Ärzte?« – »Ja, wie ich gesagt habe, ich habe einen neuen Tumor. Jetzt hofft man, daß alles weg ist.«

Er faßt mich wieder an. Das berührt mich, er war sonst so zurückhaltend und oft sogar abweisend. Ich weiß nicht recht, was ich sagen soll. Da hilft er mir auf die Sprünge.

»Wie ist es denn oben auf der Station, ist alles beim alten?« – »Ja, warum? Haben Sie ein bißchen Sehnsucht nach uns?« – »Ja!« – »Soll ich denn oben mal fragen, ob wir Sie nicht übernehmen können?«

Es scheint das Richtige gewesen zu sein. Er lacht.

»Aber das wird schlecht gehen, die Wunde, die Fäden?« – »Ach, das können wir oben auch, sonst holen wir einen Chirurgen.«

Nach der Verabschiedung auf dem Weg zur Station wird mir heiß, meine Güte, was hab' ich versprochen? Ich bin weder der Stationsarzt, der ihn aufnimmt, noch die Schwester, die ihn pflegt, und habe doch so getan, als könnte ich alles entscheiden und habe Hoffnung gemacht. Mein Herz klopft, als ich in der Konferenz meinen Wunsch vorbringe.

»Na klar, das geht, warum nicht?«

So kann es einem auch mal gehen, denke ich und freue mich. »Wir rufen mal unten an.« – »Nein, dafür bin ich nicht.« Stefan soll das selbst bei den Ärzten vorbringen, ich finde nicht, daß man ihn behandeln soll wie ein Kind, das nicht für sich selbst sorgen kann. Er fragt und kommt nach oben. Beim nächsten Treffen scheint er viel ausgeglichener. Ich komme ins Zimmer und frage, ob ich mich aufs Bett setzen darf. Ein bißchen fühle ich mich wie eine Mutter, die es geschafft hat, daß er sich ein wenig besser fühlt – Ich? – na ja.

Er zieht die Decke weg und präsentiert mir sein Bein. Eingewickelt in Verbände, stupst er immer wieder mit dem Finger dagegen und fragt:

»Wie finden Sie das denn? Einfach weg, man hat mir schon eine Prothese angeboten, aber ich laufe doch nicht damit, ich bin meine Krücken gewöhnt.«

Er will gar keine Antwort, er fragt mehr sich selbst, dann spricht er weiter.

»Was werden meine Kumpels sagen, die wissen das sicher schon, aber nur zwei waren da, warum wohl?« Dann die Erklärung: »Na ja, die haben wenig Zeit, die haben ja auch ihren Job. Aber die Langeweile hier im Krankenhaus.«

Ich sag so an ihn hin: »Ja, Sie können jetzt nicht mehr so weglaufen, wie Sie das vor der OP noch konnten, und hier ist alles noch so mühsam und das Krankenhaus deprimiert Sie auch?«

Er schaut mich an und antwortet, im ersten Augenblick für mich nicht klar.

»Sie können mich ruhig duzen, das machen alle, da fühle ich mich wohler. Ich bin ja noch keine 17. Ich wollte Sie noch um etwas bitten, können Sie nicht mal fragen, ob ich am Wochenende immer nach Hause darf? Da sehe ich mal was anderes.«

Ich will seinen Wunsch gerne auf Station unterstützen, aber fragen soll er doch lieber selbst, ich komme mir sonst zu mütterlich vor und eigentlich wirkt er nicht besonders unselbständig. Das leuchtet ihm ein, er probiert es und es klappt. Das war ein wichtiger Schritt. Wieder nach draußen. Er hat mir doch eine gute Antwort gegeben, er hat einen Kumpel mehr gewonnen und ist öfter raus aus der deprimierenden Umgebung. Immer wieder sprech' ich mit ihm, dabei hab' ich das Gefühl, daß ich auf ihn angewiesen bin.

Er bringt durch seine Spontanität und Offenheit Klarheit in unseren Kontakt, er setzt mich instand, Schwerkranke besser zu verstehen. Zwischenzeitlich wird er immer mal wieder entlassen. Aber auch eine Chemotherapie wird angesetzt. Es geht ihm häufig sehr schlecht – alles will er hinschmeißen – weg – nach Hause – zu seiner Mutter. Die versteht ihn. Aber immer ist da auch der Vater, den er haßt. Er ist immer betrunken und schlägt ihn noch immer, der sieht nicht, wie krank er schon ist. Ein Konflikt, wo er besser aufgehoben ist. Überall sind schlechte und gute Anteile. Ausschlaggebend sind meist seine Freunde, nach denen er sich sehnt.

Manchmal, wenn ich bei ihm und seinen Infusionen sitze, weint er, manchmal ist er aggressiv und nicht zugänglich. Dann macht er mir wegen Kleinigkeiten Vorwürfe. Er habe die Nase voll, ich würde mich mit allen verbünden, nur nicht mit ihm. Am anderen Tag eine andere Einstellung. Plötzlich sagt er, er hätte mal richtig mit dem Arzt gesprochen.

»Über was?« – »Was die schlimmsten Folgen meiner Krankheit wären, er hat mir alles so erklärt, daß ich es verstehen konnte.« – »Was hat er denn gesagt?« – »Daß der Tumor Metastasen machen kann, die zum Schluß auch in die Lunge gehen können, deswegen will ich auch therapiert werden, ich will nicht ersticken. Wissen Sie, ich habe solche Angst vor den Schmerzen! Angst, daß ich ersticke. Ich will soviel Medikamente, daß ich keine Schmerzen mehr spüre. Sie müssen mir dann helfen, daß ich soviel Schmerzmittel bekomme, wie ich will. Außerdem will ich bis zum Schluß immer nach Hause! Man darf mich aber nie in einem Krankenwagen fahren, die Nachbarn sollen nicht erfahren, wie schlecht es um mich steht, die zerreißen sich sonst das Maul.«

Dabei hat er schon kein Haar mehr auf dem Kopf!
Die Fußballweltmeisterschaft will er noch sehen: »Meinen Sie, ich schaffe das?«

Bis jetzt sei doch noch alles drin, warum er mich fragt, ob er keine Hoffnung mehr habe? »Nein.« – »Warum nicht?« – »Ich habe wieder solche Schmerzen an meinem Stumpf. Wissen Sie, das macht mir schon die ganze Zeit Angst, aber ich konnte das nicht sagen.« – »Warum nicht?« – »Weil die Ärzte immer gemeint hätten, daß die Knubbel an der OP-Naht auch Blutergüsse sein könnten, das habe ich gehofft, aber die Schmerzen, die kenne ich, das sind Tumorschmerzen.

Ich bekomme Angst, er wird recht haben, er hat bis jetzt immer gut beurteilen können, wie es um ihn steht. Ich will alles beschönigen, aber ich lasse es lieber. Ich will keine falsche Aussage machen, weil ich weiß, daß Schwerkranke noch schneller als andere Patienten nicht ertragen können, wenn man sie aus Angst vor der Wahrheit belügt.

Der Kontakt zu mir wäre schnell beendet und das will ich nicht. So verabschiede ich mich und sehe zu, daß ich mich fange. Ein Profi verleugnet eben manchmal auch gerne mit, denke ich und ärgere mich über mich selbst.

Die zweite Amputation

Nach Untersuchungen und langem Hin und Her muß das Bein ab. Stefan hadert und zankt. Man hätte das doch gleich machen sollen, so scheibchenweise, das sei doch schrecklich, gleich von Anfang an hätte man das richtig machen sollen. Er will seine Befunde nicht mehr von einem Arzt mitgeteilt bekommen. Ich soll das tun, ihm alles erklären.

Vielleicht soll ich der Filter sein; die Angst ist bei mir die gleiche, aber vielleicht darf er bei mir eher mal die Fassung verlieren und muß nicht immer seine Männlichkeit und seine Fassung zeigen.

Ich weiß nicht – ich tu's mit Einverständnis des Arztes. Es sind Metastasen im Bein, die Histologie hat's gezeigt, doch zuvor gehen schrecklicherweise die Befunde verloren. Er glaubt, daß wir ihn belügen, er hat mehr Angst vor der Ungewißheit als vor einem schlechten Befund, da weiß man wenigstens, wo man dran ist. Das Vertrauen scheint zu verschwinden, ich kämpfe drum, die andern sicher auch, aber mich strengt das an und ich frage mich, ob ich nicht auch gegen die Gleichgültigkeit eines anonymen Krankenhauses kämpfe. Keiner fühlt sich für den Befund verantwortlich, keiner hat ihn gesehen, der Pathologe, der ihn erhoben hat, ist nicht da. »Wie, die Gewebeprobe ist noch gar nicht bei uns gelandet, da kann man verrückt werden!« Der Patient glaubt es nicht.

Er kommt zurück mit einer Amputation bis zum Becken. Beim ersten Besuch ist er fast nicht zu sehen. So weiß, so still und so klein scheint er geworden zu sein. Er spricht kaum, fast ist der Kontakt zu ihm abgebrochen.

Doch er schlägt die Bettdecke zurück und wie beim ersten Mal schnippt er wieder mit den Fingern an seiner verbundenen OP-Narbe und sagt:

»Stecken Sie mir doch mal mein Schlafanzugbein hoch, das Bein brauch' ich ja jetzt nicht mehr, ich hab' nichts mehr zum reintun.« Er lacht.

Wieder eine lange Zeit die gleichen Fragen und die Angst, die Übelkeit, das Erbrechen und die Schmerzen. Zwischendurch immer die Hoffnung auf Heilung. Mit Zytostatika muß behandelt werden, weil sonst Metastasen in die Lunge kommen. Bluttransfusionen verweigert er, da er aber blutet, braucht er sie. Was ist los?

Mit viel Geduld bekomme ich heraus, daß er Angst hat, daß das frische Blut nicht nur ihn wieder belebt, sondern auch das Wachstum des Tumors beeinflussen könnte. Die Phantomschmerzen nehmen zu. Er spürt wieder seinen Fuß. Er braucht viel Medikamente. Die Gesprächsthemen bestimmt er. Manchmal ist die Angst vor Schmerzen, der Tod, das Sterben und das Alleinsein im Mittelpunkt und manchmal geht es um Fußball, von dem ich Gott sei Dank was verstehe, und manchmal um Mädchen und Heirat. Er findet eine Schwester auf der Station sei ein Klasseweib! Daran spielt sich eine ganze Auseinandersetzung mit seiner Sexualität ab. Er macht einen Prozeß der Verliebtheit bis hin zum resignativen Verzicht durch und ist oft deprimiert. Und plötzlich spricht mich seine Mutter gehäuft an. Sie braucht jemand, der sie versteht. Sie traut sich nicht heran an die Doktors und überhaupt sei sie nur eine Bauersfrau und verstünde nicht viel, aber ihr Stefan, der spricht so viel über mich, da wollte sie doch mal sehen, wer das ist. Was er mir denn so erzählen würde?

»Ja wissen Sie, ich glaube, das sollten Sie Ihren Sohn selbst fragen, ich weiß nicht, ob er will, daß ich es Ihnen erzähle. Es hat meist mit seiner Krankheit zu tun und seiner Angst vor'm Sterben.« Davon will sie nichts wissen, sie erschrickt, das soll er ruhig mit mir besprechen, sie würde das nicht aushalten. Sie will so tun, als sei nichts, die Fassung behalten. Ihr Sohn braucht so eine starke Unterstützung, die könnte sie ihm dann nicht mehr geben. Sie will so tun, als ob nichts sei, sie will die Fassung vor ihrem Sohn nicht verlieren. Der braucht doch jemand, der ihn gegenüber dem Vater in Schutz nimmt, der schon oft im Delir seinen Sohn, der so krank sei, verprügelt hätte. Ob ich verstünde, daß das mit dem Mann die Strafe für ihre Sünde sei? Ich fragte, was sie meint. Ja, daß sie ihn eigentlich nie geliebt habe, und daß sie sich oft gewünscht hat, daß sie kein Kind von diesem Mann hätte. Das sei eine Sünde und vielleicht sei das jetzt die Strafe Gottes, ihr den Sohn zu nehmen, wo sie ihn liebt und auf keinen Fall hergeben möchte. Sie weint hemmungslos und ich versuche zu erfahren, was sie denn so quält. Da sagt sie leise, daß sie sich manchmal gewünscht hätte, früher, daß der Stefan tot sein sollte, weil sie das Leben zu Hause nicht mehr ertragen habe, weil sie kein Kind von so einem Mann haben wollte. Ihr ältester Sohn, der sei von einem anderen Mann, der sei doch auch so krank, er habe Asthma, sie hätte schon gehört, daß das auch was mit der Psyche zu tun habe, das stimme auch, immer wenn er sich aufregt, oder wieder ein Kind kommt, sei das Asthma besonders schlimm. Ich habe das Gefühl, sie schüttet ihre Seele aus, und nehme sie einfach mal in meine Arme. Was ich denn zu ihren Verrücktheiten sagen würde, fragt sie. Ich meine, daß wohl jede Mutter mal das Gefühl hat, daß sie ihr Kind nicht mag, daß sie aber deswegen noch keine schlechte Mutter sei, sondern nur ehrlich. Sie strahlt mich an und schildert ihren Lebenslauf. Sie meint, daß ihr Vater, obwohl schon lange tot, noch immer ihre Stütze sei, sie sei wie er, gut und ruhig. Er habe immer vermittelt. Die Mutter sei eher hektisch gewesen, und zudem war sie noch leidend und habe damit die ganze Familie schikaniert. Der Vater sei ein ruhiger Pol gewesen, von ihm habe sie die Kraft, das alles durchzustehen. Sie hat auch Fragen, die ich gar nicht beantworten muß.

»Warum will mein Sohn, daß ich mich von meinem Mann scheiden lassen soll, das geht doch nicht; er aber quält und quält mich damit. Sie sind doch studiert, was meinen Sie denn? Ich habe ihm erklärt, daß ich ihn nach so langer Ehe und nach dem, was er schon alles durchgemacht hat, auch als junger Mann, nicht im Stich lassen kann! Eigentlich hat er das verstanden, aber er drängt mich immer wieder, meinen Sie, er will nicht, daß ich all meine Liebe nach seinem Tod meinem Mann zuwende und für ihn dann wie eine Mutter bin?« – Ich frage: »Warum meinen Sie das?« – »Ja er sieht doch schon häufig, daß ich mich intensiv um meinen Mann kümmern muß, wenn er im Delir tut und auf dem Ofen sitzt und weint, wenn er Tiere durchs Zimmer krabbeln sieht, oder wenn er alles unter sich läßt. Vielleicht denkt der Stefan dann, ich hätte für meinen Mann mehr Zeit als für ihn und ist eifersüchtig.« Ihre Augen strahlen mich an, als ich nicke und meine: »Da können Sie recht haben.«

Vor lauter Freude erzählt sie mir dann noch die Geschichte, wie Stefan seinem Vater den Arm in der Luft festgehalten hat, als dieser ihn in seinem kranken Zustand schlagen wollte, er hätte den Vater angeblitzt und gesagt, du schlägst mich nie wieder! Und das alles, obwohl er auf Krücken gehen mußte. Da hätte ihr Mann aber mal geschluckt und hätte seit der Zeit den Bub nie mehr angegriffen. Das gleiche erzählt mir Stefan, für ihn ist es noch wich-

tiger, er freut sich wie ein Mann nach einer Schlägerei, die er gewonnen hat, so meint er. Trotz objektiver Schwäche jetzt stärker zu sein als früher, bedeutet für ihn Hoffnung, Dinge in seinem Leben noch bewältigen zu können. Er darf nach Hause. Er kommt glücklich zurück. Es war so schön, seine Mutter hat ihn verwöhnt und ihn bekocht bis zum Gehtnichtmehr. Jetzt hat er Angst vor dem Einheitsbrei und den Befunden!

Die Beschwerden nehmen zu

In kurzen Abständen wird die Lunge geröntgt. Er bittet mich, mit ihm die Befunde zu besprechen, ich tue es, allerdings nach Absprache mit dem Stationsarzt und nicht ohne ihn zu fragen, warum er mich dazu braucht. Seine Antwort ist ganz schnell da und klar:

»Warum eigentlich nicht? Sie betreuen mich doch.« – Mich packt die Furcht vor meiner eigenen Courage. Möglichst locker meine ich zu ihm: »Ich komme dann, da können wir ja drüber sprechen.«

10 Sekunden später stürzt er mit seinen Krücken auf den Flur; er humpelt hinter mir her, mit kahlem Kopf voller Grinde und aufgebrochenen Geschwüren, einem ›abben‹ Bein und einem Zungenkrampf. Wie eine ›erstickende Leiche‹ kommt er mir vor, und ich fürchte mich vor ihm, will für Sekunden so tun, als ob ich ihn nicht gesehen habe. Er folgt mir keuchend ins Stationszimmer. Mit angstvoll aufgesperrten Augen und wild gestikulierend grunzt er mich an: »Angst – gelähmt –«. Er zeigt auf seinen Hals und der Kopf ist nach hinten gebogen; er weint und ich ekle mich; ich glaube, daß dauert nur Sekunden, ich empfinde aber eine Ewigkeit. Dann habe ich Mitleid und nehme seinen grindigen Kopf in die Hände und spreche beruhigend auf ihn ein; ich versuche sein Kinn nach unten zu drücken und die Halsmuskeln zu entspannen; ich rede und rede, er brauche keine Angst zu haben, ich sei doch da und glaube fast, ich sage es zu mir selbst. Ich merke, wie alle fluchtartig den Raum verlassen und sogar die Türe hinter sich zumachen; ich komme mir alleingelassen vor; ich lasse ihn nicht los und streiche so lange über seinen Kopf, bis die Spannung im Mund nachläßt und er wieder sprechen kann, er ist völlig erschöpft und ich auch. Tapfer meine ich: »Na, sehen Sie, es geht ja wieder.« – Er schaut mich an und meint: »Ja, was war das?« – »Ich weiß es nicht, was meinen Sie?« – »Ja, ich bin so erschrocken, daß ich mir vorstellte, daß Sie mir was von neuen Metastasen sagen könnten, da hab' ich plötzlich keine Luft mehr bekommen.«

Er lacht und ich frage warum, ich verstünde jetzt seine Reaktion nicht. Ich bin auch etwas befreit, als er sagt, ja vielleicht hat es mir vor Angst die Sprache verschlagen, aber damit hatte er sicher recht. Ein paar Minuten später das gleiche noch einmal, aber so kurz und dann nie mehr. Dann sind immer diese Schmerzen da. Stationsarzt, Oberarzt, Schwestern und ich, wir geben uns doch sehr Mühe, Stefan einigermaßen beschwerdefrei zu halten, zumal er sich das in einem früheren Gespräch gewünscht hat. Doch es gelingt einfach nicht. Ja, es wird sogar zu einem Problem. Eine Schwester ärgert sich bei mir: »Der schikaniert mich ja. Kaum hat er den Doktors versprochen, ein bestimmtes Medikamentenschema einzuhalten, schreit er nach mir und will eine Spritze. Was soll das? Gebe ich sie nicht, wird er aggressiv.«

Ich versuche zu trösten, mir geht es genauso, kaum setze ich einen Fuß über die Schwelle, will er ein Medikament oder ab und lehnt ab, was ich bringe. Das hilft der Schwester aber nichts, sie will die Sache geklärt haben, und zwar sofort. Wir gehen also zu ihm. Er sagt zu allem ja, will morgen bei der Visite das Problem besprechen. Morgen ist dasselbe in Grün. Also wieder hin. Wir sind beide gegen ihn sehr aufgebracht. Wir beruhigen uns, auch wenn jemand so schwer krank ist, hat er doch nicht das Recht, uns auf der Nase rumzutanzen. Zu zweit stehen wir am Bett und reden auf ihn ein. So geht das einfach nicht, Stefan! Einmal hü, einmal hott und so weiter und so weiter; wir sind zu zweit in Fahrt, wie mag er sich da fühlen?

Ich werde laut, als er widerborstig widerspricht: »Wir sind doch hier nicht in einem Kindergarten, wenn du nicht die Medikamente so nehmen willst, wie sie angeordnet werden, dann besprich das gefälligst auch mit dem Doktor und dem Oberarzt.«

Es ist eine harte Auseinandersetzung wegen einer Kleinigkeit. Sie endet mit einer Demutsgeste von Stefan, und die Schimpfe wird mir fad im Mund. Kann man einen Schwerkranken so fertigmachen, warum tun wir das? Diese Gedanken gehen mir durch den Kopf, als ich vor der Türe stehe, und ich fühle mich mies. Drei Tage mache ich ein Gesprächsangebot, und er nimmt nicht an. Da steht doch was. Am 4. Tag mache ich einen Sprung vorwärts und lasse mich nicht mehr abweisen, ich spreche die Sache noch mal an. Und siehe da, ich bin erleichtert, daß ich nicht verletzt habe, sondern eine offenere Situation entstanden ist.

Er sagt gelassen: »Ja, ich wollte mal sehen, wie Sie auf mich reagieren, wie weit ich bei euch gehen kann!« – »Warum? Hast du uns also bewußt geärgert? Das kann ich kaum glauben.« – »Na ja, ein wenig anders ist es schon, wissen Sie, ich muß eigentlich immer fühlen, wo meine Schmerzen sind in meinem Körper, wieviel Schmerz ich noch aushalten kann; aber wenn es dann eben zu stark wird, dann brauche ich sofort was dagegen.«

Ich verstehe plötzlich sein Handeln, er will sich empfinden, er will nicht jeden Tag gleichförmig erleben, er will sich spüren, auch wenn es Schmerzen macht, auch wenn er spürt, hier sind meine Metastasen. Wie einleuchtend, aber auch wie schrecklich, Schmerzen als etwas Positives zu erleben, was Lebendiges. Ich habe so was theoretisch im Kopf wie sekundärer Krankheitsgewinn oder andere schöne Bezeichnungen, aber in der Realität ist es für mich doch neu.

Vorahnung des Todes

An einem anderen Tag überrascht er mich mit dem Ausspruch: »Wenn eins kommt, muß eins gehen.« Ich frage ihn, was er damit meint. »Eine Bauernweisheit, wissen Sie das nicht. Mein Bruder hat zwei Kinder; als das erste kam, ist seine Schwiegermutter gestorben, jetzt ist das zweite da, jetzt sterbe ich.«

Ich weiß dazu nichts sagen, weil ich glaube, daß er sich Brücken baut, um zu verstehen, daß er jetzt bald sterben muß, und ich wüßte nicht, ob ich das so gut könnte. Er sieht es vielleicht so, daß er eine Chance hat, in dem neuen Kind weiterzuleben. Ich weiß nicht, was einem so alles durch den Kopf geht, aber kann man überhaupt konkreter sehen, daß man stirbt? Kann man nicht!

Er hustet Blut, er kann nichts essen, er hat zunehmend Schmerzen. Er fragt mich, woher das Blut kommt, aus dem Magen oder aus der Lunge? Ich zögere; wenn ich sage, aus der Lunge, weiß er, wie schnell er stirbt. Ich habe mehr Angst, ihm alles zu sagen, als er, alles zu erfahren. Er herrscht mich an: »Ich warte auf Antwort!« Ich greife hilfesuchend zu meiner Gesprächsführung – ziehe mich zurück und fühle mich schlecht dabei: »Was meinst du denn?« – »Ich glaube, es kommt aus der Lunge!« – Ich meine zaghaft: »Ich glaube das auch, aber vielleicht kannst du den Doktor nochmal fragen?« – »Ach der, der zeichnet doch schon Striche auf meinen Rücken, wo die Metastasen sitzen. Wo der Erguß ist, das weiß ich selbst. Aber gut, ich frage bei der Visite, wenn Sie dabei sind!«

Er fordert mehr Nähe als früher, zwischendrin auch Abstand, wo er Tage nicht mit mir sprechen will. Er will dann schlafen, aber ich soll ruhig sitzen bleiben an seinem Bett. Manchmal möchte er aufsitzen, er kann das aber nicht mehr allein, weil er so starke Schmerzen hat. Ich soll ihm

eine Stütze geben. Ich schlage ihm vor, eine breite Binde um seinen Brustkorb zu wickeln, damit er ein festes Gefühl hat. Das geht gut und er will, daß ich das öfter mit ihm mache, die Krankengymnasten hätten nicht so viel Zeit und verstünden nicht, wenn er meckert und ein bestimmtes Verhalten fordert. Ich habe das Gefühl, ich lebe für seine Wünsche, ich bin ausführendes Organ. Telefonisch versuchen wir, im Winter Zitroneneis zu bekommen. Das geht so weit, daß eine Dame aus unserer Küche ihren Eismacher mitbringt von zu Hause; denn Zitroneneis ist das einzige, was er bei sich behält.

Er schreit häufig seine Mutter an, ohne Grund, einfach so. Sie kommt aus dem Zimmer, ganz bleich und zermürbt. »Ich habe das Gefühl, Stefan rückt immer weiter von mir weg. Das macht mir zu schaffen, und zwar nicht, weil Stefan sich zurückzieht, sondern, und jetzt muß ich Ihnen mal was ganz Verrücktes erzählen, weil alle Bekannten im Dorf sich von uns zurückziehen! Wissen Sie, man gewöhnt sich an alles, auch daß einem ein Kind stirbt, aber daß man selbst so vergessen wird von den anderen, das ist schlimmer. Im Dorf fragt uns keiner mehr, ob wir bei der Ernte helfen. Sie wissen ja, daß wir jede freie Minute bei Stefan sind. Sie haben vergessen, mich für meine 35jährige Mitgliedschaft bei den Landfrauen zu ehren! Kein Gruß und nichts, das macht mich fix und fertig! Ist das nicht verrückt?« – »Nein, das finde ich nicht.« Ich finde, das ist ein sozialer Tod, der vielleicht nicht mehr aufzuholen ist von den Angehörigen. Sie weint, weil sie es versteht.

Ich gehe in Urlaub und sage Stefan, daß er mich auch telefonisch erreichen kann. Das will er aber nicht, was ich auch verstehe, es klingt ja fast so, als ob ich Angst hätte, daß er sterben könnte.

Nach Weihnachten kommt er wieder mit sehr viel Angst. Er will, daß ich ihm die Haare bürste, das kann er aber eigentlich selbst, warum also ich? Ja also, er ekelt sich so vor seinen eigenen Haaren, die ihm büschelweise ausgehen, er kann die Situation besser meistern, wenn er nicht allein ist. »Eine Perücke, ja das geht in Ordnung!«

Immer die gleiche Angst, vor jedem Befund, immer wieder Angst. Einmal sagt er trotzdem: »Ich müßte mich doch schon dran gewöhnt haben!« Manchmal scheint das so. Er sagt, es brodle bei ihm in der Lunge, er würde hören wo, und würde seinen Wasserstand messen. Ich soll oft bei ihm sein, wenn er schläft, ich könne dann aufpassen, daß er nicht einfach stirbt. Ich denke, er hat gar nicht so unrecht. Einmal, als ich bei ihm sitze, schreckt er nach einer Weile auf und meint: »Ist das denn bei normalen Menschen auch so, daß sie alle Geräusche so intensiv wahrnehmen und sich damit beschäftigen?«

Ein langes Gespräch kommt in Gang über Kranke und Krankenhaus. Der muß doch Sinne ausbilden, wie Taube oder Blinde, weil sie so abgeschnitten sind von der Außenwelt. Häufig läßt er mich nur vom Bett weg, wenn ich ihm verspreche, daß ich morgen wiederkomme. Als ob ich die Garantie sei, daß er bis dahin nicht stirbt.

Eines Morgens erzählt er mir verschmitzt, daß er und sein Zimmerkollege einen Test gemacht hätten. »Was für einen?« – »Ja, mit den Pfarrern« – »Wie war das?« – »Ja, der evangelische hat gewonnen.« – »Wieso?« – »Der hatte die Flasche Sekt mitgebracht, die wir uns gewünscht hatten. Der katholische Geistliche hat nur etwas konsterniert geschaut. Wie finden Sie das? Der Pfarrer ist doch ein pfundiger Kerl, bringt Kranken einfach einen Sekt mit.« – Ich finde das insgeheim auch. Sage aber nicht, daß ich denke, wie wichtig es für die Patienten sei, noch als vollwertige Trinker gesehen zu werden. Auch das ist ein Stück normales Leben, auch wenn man den Sekt hinterher nicht mehr trinken kann!

Er entdeckt jetzt jeden Tag neu, wie man die Welt aus seinem Bett heraus entdecken kann. Ich glaube, das füllt ihn richtig aus. Manchmal so stark, daß die Schwestern sich dagegen wehren. Das erträgt er dann aber ganz gut, wenn auch mit lauthalsem Protest. Sein Lieblingswort ist Scheiße. Er ist sehr empfindlich, wenn sich Menschen von ihm zurückziehen. So schimpft er auf den Hämatologen, der sich vor ihm drückt! Immer wieder zeigt er seine starken Seiten. Er versetzt Ärzte, wenn sie mit einer Medikation nicht pünktlich an seinem Bett erscheinen. Wenn seine Mutter nicht kommt, läßt er sie am nächsten Tag buchstäblich an seinem Bett verhungern und spricht kein Wort mit ihr. Auch mich schickt er mit den Worten weg: »Ich habe heute keinen Sprechtag.«

Er wirkt nicht mehr passiv. Er motiviert seine Mitpatienten, ihn aus der Klinik zu begleiten, ins Kino zu humpeln und vieles mehr. Er wirkt so, als ob er die Station führt und geht oft zu weit. Eines Tages kann er dann nicht mehr, seine Kraft ist zu Ende. Er beschimpft noch Mitpatienten, die zuviel rauchen, und verbannt sie ins Treppenhaus oder gibt anderen Patienten von seinem Medikamenten ab, aber das dauert nur kurze Zeit.

Das Ende naht

Er kann immer schlechter atmen, aber Sauerstoff will er auf keinen Fall, dann weiß er, daß er stirbt. Er will lieber ein Spray, so wie Asthmapatienten, keine Sauerstoffsonde, so wie die alten Männer, die schon neben ihm gestorben sind. Aber manches Mal braucht er sie doch, was für eine Niederlage für ihn! Er weint deswegen oft. Wieder und wieder hält er mich an seinem Bett fest. Er versucht, sich am Leben zu halten. »Alles kommt jetzt so viel zu schnell«, sagt er wütend. Oft kann er nicht mehr gelassen sein, wo er es will, er hat Angst und Schmerzen, daß er hemmungslos weint: »Ich will doch noch so viel!« Zwischendurch denkt er nach und meint, er wisse gar nicht, warum er jetzt so aufgelöst sei, er hätte ja schon lange gewußt, wie schwer seine Erkrankung ist und daß er sterben müsse.

Dann will er wieder nach Hause, alles mit den Augen mitnehmen, wie er sagt. Am liebsten will er zu Hause sterben. Die Mutter am Bett sieht fassungslos zu mir und meint: »Aber Junge, wie soll ich das denn schaffen?« Das ist ihm jetzt egal; er will, daß alle für ihn da sind, er schreit: »Du kannst mich nicht leiden, du läßt mich ja im Stich. Du mußt eben lernen zu spritzen! Ich will das so.« Die Mutter ist fast am Ende, sie weint auf dem Flur und meint zu mir hin: »Aber sagen Sie doch mal, ich kann das doch wirklich nicht! Ich habe Angst! Das schaffe ich nicht, das Pflegen und so!«

Die Mutter ist weg und Stefan holt mich. Er hat Angst, wenn er nach Hause muß, daß er dann nicht so gut versorgt ist wie hier, wenn er plötzlich blutet, wenn er erbricht und erstickt, keiner ist dann da. Ich frage ihn, warum er dann nach Hause möchte, er gibt mir die richtige Antwort: »Weil ich dahin gehöre!«

In der Nacht tobt er und schlägt auf den Arzt ein, der von den Schwestern geholt wird. Am nächsten Tag bekommt er das über seinen Mitpatienten mit und ist völlig verstört. Er kann sich an nichts mehr erinnern als an eine furchtbare Angst. Davor hat er jetzt die meiste Furcht. Er will in der Nacht nicht mehr allein bleiben, weil er Angst vor solchen Zuständen hat. Die Station ermöglicht, daß er ein paar Tage eine Sitzwache erhält.

Plötzlich sagt er zu mir, ich solle das Fell aus seinem Bett wegnehmen, das sei zu weich, er könne sich nicht mehr spüren. Ich tue das, obwohl er dann eher einen Dekubitus bekommen kann.

Ich war einen Tag nicht da, und ausgerechnet in dieser Zeit sollte sein Bettnachbar verlegt werden. Er hatte das Gefühl, daß ich das angeordnet hätte, und stellt sich am nächsten Tag zur Rede. Ich weiß von den anderen, daß der Bettnachbar nicht mehr zusehen kann, wie Stefan stirbt, und seinen Auszug selbst mit dem Arzt besprochen hat. Ich versichere Stefan, daß ich damit nichts zu tun habe, meine aber, daß das gar nicht das Wichtigste an dieser Situation sei, sondern vielleicht, daß es vorkommt, daß er im Stich gelassen würde. Er weint und weint und kann sich gar nicht beruhigen, die Zeiten an seinem Bett werden immer länger.

Ich freue mich, daß er die Beziehung nicht abgebrochen hat, sondern weiter den Kontakt mit mir sucht. Ich habe das Gefühl, er nimmt Abschied in allen möglichen Formen. Er erlebt jede noch so kleine Trennung. Er macht Pläne, mehr als früher – ich mache sie mit ihm – so wie er kann, so mach' ich es auch. Er will ein Spanferkelessen organisieren, ehe er stirbt; einen Leichenschmaus, wo er noch dabeisein kann, wie er sagt. Er fragt mich, ob ich glaube, daß er das noch schaffen kann? »Ich weiß das genauso gut oder schlecht wie du; ich weiß doch über dich nicht besser Bescheid als du.« – »Ja, das stimmt! Selbst die Ärzte mit ihrer ganzen Diagnostik können keine genauen Zeitangaben über meinen Tod machen. Ja, da haben sie recht, das weiß ich besser.«

Immer wieder will er nicht allein sein. Die Tür bleibt häufig offen, damit er die Geräusche der Station hören kann, was ihn manchmal beruhigt. Sein Halt ist eine 1-Liter-Cola-Flasche, die er täglich kauft. Ich habe das Gefühl, daß er denkt, »solang ich die nicht ausgetrunken habe, kann ich nicht sterben«. Er reagiert erbost, als seine Mutter einmal zu ihm sagt: »Aber Bub, so viel kannst du doch sowieso nicht trinken.«

Jetzt tut ihm sein Herz so furchtbar weh. Das muß zuviel leisten. Ich soll bleiben und zählen, wie oft er hustet, auch wenn er dabei schläft. »Warum?« – »Damit ich weiß, ob ich mich verschlechtere.« Ich schau wohl ein wenig betroffen, denn er sagt, er hätte keine Angst mehr vorm Sterben, denn jetzt sei es doch bald so weit? Er schont sich für den Kontakt mit seinen Eltern, hält seinen Kontakt zu mir auf Sparflamme. Nur nicht stören, da sein soll ich schon.

Er will nach Hause, alle versuchen, das mit Mühe zu organisieren, denn es ist demnächst Ostern. Dann ist alles geregelt: eine Schwester aus einem nahe gelegenen Krankenhaus soll kommen, um ihn zu spritzen. Das ist sehr beruhigend.

Die Unruhe nimmt von Tag zu Tag zu. Am Nachmittag vom 24. 3. sitze ich mit seiner Mutter am Bett, und er schläft; wir unterhalten uns leise. Ich will ihm den Schweiß abwischen, der ihm von der Stirn rinnt. Da schreckt er auf und schreit: »Lassen Sie mich in Ruhe, das kann ich nicht brauchen.« Ich habe ihn wohl beim Sterben gestört. Ich bin ganz verstört. Ich kann nicht mehr helfen. Wie ungewohnt, daß Stefan alles selbst macht.

Meine Zuwendung schlägt um in Haß, als ich Stunde für Stunde sehen muß, wie er nicht sterben kann. Ich will, daß er endlich tot ist.

Sein Vater kommt betrunken und faßt zum erstenmal zärtlich seine Hand an, die schon ganz kalt ist. Da läuft er hinaus und holt sich ein Bier, wie seine Frau sagt.

Am nächsten Tag ist Stefan tot.

Die Mutter erinnert mich in einem zweistündigen Gespräch immer an Stefan. Ich gehe nach Hause und werde erst einmal krank. Ich bin so heiser, daß ich glaube, mir hat es die Sprache verschlagen.

KAPITEL 89

Die Einführung der psychosomatischen Betrachtungsweise als wissenschaftstheoretische und berufspolitische Aufgabe – Gedanken zum Problem der ärztlichen Verantwortung

Thure von Uexküll

1 Die Utopie einer Humanmedizin und die Wirklichkeit der Heilkunde

Wir verknüpfen mit dem Begriff Utopie gewöhnlich die Vorstellung von etwas Wirklichkeitsfremdem. Um die Undurchführbarkeit eines Plans oder eines Vorschlags zu unterstreichen, sagen wir, sie seien utopisch. Damit verdecken wir aber den wirklichen Inhalt des Begriffs; denn Utopie und Wirklichkeit definieren und – was noch wichtiger ist – korrigieren sich gegenseitig. Da diese Wechselwirkung die Welt verändert, haben sie eine gemeinsame Geschichte, in deren Verlauf Utopien wirklichkeitsnäher und Wirklichkeiten utopienäher werden können.

Wenn wir die Einführung der psychosomatischen Betrachtungsweise in die Heilkunde als Geschichte der Utopie einer Humanmedizin sehen, können wir einen Weg erkennen, auf dem sich sowohl die psychosomatische Betrachtungsweise wie die Wirklichkeit der Heilkunde verändert haben und auch in Zukunft verändern werden.

Die Gründungsväter der psychosomatischen Medizin, oder die Wiederentdecker einer psychosomatischen Betrachtungsweise in einer inzwischen sehr technisch gewordenen Heilkunde, waren noch Bilderstürmer. Sie wollten die Medizin durch die Psychoanalyse, d.h. die naturwissenschaftliche Theorie der Krankheitsursachen, durch die psychoanalytische Lehre der unbewußten Krankheitsmotive ersetzen. Einführung der psychosomatischen Betrachtungsweise bedeutete für sie, Krankheit als Konversionsgeschehen zu deuten. Sie sahen noch nicht die Gefahren unkritischen Symboldeutens, obgleich sie bei Georg Groddeck (1866–1934) schon offenkundig waren.

In der nächsten Generation begann sich die psychosomatische Betrachtungsweise zu differenzieren. Mit der Einsicht in die Eigengesetzlichkeit körperlicher Vorgänge gegenüber dem psychischen Geschehen wurde die Utopie ein Stück wirklichkeitsnäher. Das drückte sich, wenn auch auf verschiedene Weise, in den Entwürfen aus, mit denen *Franz Alexander* (1950) und *Viktor von Weizsäcker* (1949) die psychosomatische Betrachtungsweise in die Medizin einführen wollten.

Aber die Konfrontation mit den Problemen des Körpers wirkte auch als ein Schock. Sie hinterließ das Dualismus-Trauma. Damit begann eine Epoche, die nicht nur erkenntnistheoretisch, sondern auch in der Organisation des Gesundheitswesens von der **Leib-Seele-Problematik** überschattet war – und weitgehend heute noch ist. Während man innerhalb der psychosomatischen Medizin bemüht war, den Dualismus durch Konzepte zu überwinden, die eine Brücke zwischen zwei heterogenen Seinsbereichen schlagen sollten, schrieb die gesundheitspolitische Wirklichkeit den Dualismus als ein System der Krankenversorgung fest – allerdings mit einem sehr einseitigen Übergewicht der somatischen Seite.

Dabei spielte sich im einzelnen folgendes ab: In der somatischen Medizin führte die rasch fortschreitende Spezialisierung zu einem Zerfall der großen Fächer, vor allem der Inneren Medizin. In ihr hatte noch bei Klinikern wie L. von Krehl, G. von Bergmann, R. Siebeck, A. Jores, L. Heilmeyer und anderen nicht nur Interesse, sondern auch die Bereitschaft für eine Einführung der psychosomatischen Betrachtungsweise bestanden (Th. v. Uexküll, 1984). Das hörte mit der Entstehung der Subdisziplinen auf. Die Spezialisierung auf ein Organ verführt zu einseitiger somatischer Betrachtungsweise und zwingt zu Konzentration auf immer komplizierter und technischer werdende Spezialmethoden eines immer begrenzteren Gebietes.

In der psychosomatischen Medizin provozierte diese Entwicklung zwei gegensätzliche Tendenzen. Man könnte sie die Tendenz zum Spezialisten und zum Generalisten nennen. Die Spezialisten sehen das Ziel in einer elitären Weiterentwicklung psychotherapeutischer Methoden zur Behandlung neurotischer Patienten. Die Bezeichnung »psychosomatisch« wird von ihnen nur noch aus taktischen Gründen beibehalten. Die Einführung psychosomatischer Betrachtungsweise in die somatische Medizin ist für sie weder möglich noch erstrebenswert. Bei den Generalisten führte die Trennung von den somatischen Kliniken und ihren Problemen zu einer Tendenz, Modelle von hoher Subtilität für den psychischen Bereich, aber relativ primitive, oft naive Vorstellungen für das Körpergeschehen zu entwickeln. Auch das verhindert letzten Endes die Einführung der psychosomatischen Betrachtungsweise in die Heilkunde. Wer glaubt, mit Hilfe des Konzepts der Resomatisierung von Max Schur (1955) oder der zweiphasigen Verdrängung von Alexander Mitscherlich (1966) psychosomatische Betrachtungsweise in die Medizin einführen zu können, erfährt, daß die Wirklichkeit der Heilkunde dieser Utopie davongelaufen ist.

Die Utopie einer Humanmedizin muß sich wiederum verändern; denn Hämatologen, Kardiologen, Gastroenterologen oder Endokrinologen wissen sehr viel mehr über den menschlichen Körper als Psychosomatiker, die sich außerhalb der Organkliniken angesiedelt haben. Wenn sie von dort aus psychosomatische Probleme untersuchen wollen, müssen sie sich bei den Organspezialisten über Immunvorgänge, Herz- und Kreislaufprozesse und Abläufe im Magen-Darm-Trakt informieren lassen, ohne zu den einseitigen Körpervorstellungen der Organspezialisten kritisch Stellung nehmen zu können. Das aber wäre für eine Integration psychosomatischer Betrachtungsweise unerläßlich; denn die somatischen Spezialisten haben im Zuge der zunehmenden Fraktionierung der Heilkunde das Mosaik, das den kranken Menschen darstellen soll, über den Einzelheiten ihrer Facetten aus den Augen verloren. So ist Heilkunde heute zu einem Milchstraßensystem von Spezialdisziplinen geworden, in dem sich nicht nur Patienten, sondern auch Ärzte verirren können. Diese Wirklichkeit der Heilkunde ruft nach einer anderen Utopie: Sie muß Modelle zur Lösung der Frage anbieten, wie Teile in einem Ganzen integriert sind. Das sind andere Modelle als die, welche versuchen, Körper und Seele aus zwei heterogenen Seinsbereichen über »Zwischenstufen« zu verbinden, in denen psychische Vorgänge auf undurchsichtige Weise in »Mechanismen« umgeformt werden, die dann in das Räderwerk der Körpermaschine eingreifen sollen. Die Aufgabe, die sich einer dritten Generation von Psychosomatikern stellt, lautet nicht mehr Einführung der psychosomatischen Betrachtungsweise

in eine mechanistische Medizin, sondern Entwicklung der Theorie und Praxis einer Heilkunde, die psychische und somatische Abläufe als interdependente und interaktive Funktionen (Weiss und English, 1949) eines einheitlichen Systems begreifen kann.

2 Paradigmawechsel als Begriff und als praktische Konsequenz

2.1 Die ethische Orientierungslosigkeit der modernen Medizin

Wir haben in Kapitel 1 ausgeführt, daß diese Theorie einen Paradigmawechsel (vgl. Anmerkung 1 am Ende des Kap.) in der Medizin voraussetzt, und haben in Teil II und III versucht, die erkenntnis- und wissenschaftstheoretischen Konsequenzen darzustellen. Nachdem in den Teilen IV bis VII die praktischen Konsequenzen einer Einführung der psychosomatischen Betrachtungsweise für die pathogenetischen Konzepte, für die diagnostischen und therapeutischen Verfahren, für die Organisationsformen der Krankenversorgung und für die Interpretation der verschiedensten Krankheitsbilder aufgezeigt wurden, ist es die Aufgabe eines Schlußkapitels, die Konsequenzen aufzuzeigen, die sich für die berufspolitischen Probleme und das Problem der Verantwortung des Arztes ergeben.

Wer die Situation der Medizin unvoreingenommen betrachtet, stellt überrascht und beunruhigt fest, daß sie für das Problem der ärztlichen Ethik einen blinden Fleck entwickelt hat. Weder aus Anatomie, noch aus Physiologie, noch aus Pathologie, noch aus Genetik oder Molekularbiologie lassen sich Richtlinien für ärztliche Entscheidungen ableiten, die über technische Anweisungen hinausgehen und an denen sich der Arzt in Situationen orientieren kann, in denen es um die Zulässigkeit von technisch Möglichem geht. Das ist in einer Zeit, in der die Medizin über nie dagewesene Möglichkeiten verfügt, in menschliches Leben einzugreifen, eine erschreckende Feststellung. Ein Symptom des »Ethik-Mangelsyndroms« der modernen Medizin ist die Einrichtung von Ethik-Kommissionen. Sie sollen das »substituieren«, was der Medizin abhanden gekommen ist. Der Grund für diesen Defekt ist unschwer auszumachen: Die Medizin verfügt über kein verbindliches Menschenbild. Sie schwankt zwischen zwei einander ausschließenden Konzepten, die wir vereinfachend strukturell und funktionell nennen können.

Die Geschichte der Medizin lehrt uns, daß sich die beiden einander scheinbar entgegengesetzten Ansätze zu allen Zeiten im ärztlichen Denken ergänzten, daß aber die Art und Weise, wie dies geschah, in verschiedenen Epochen sehr verschieden war. Die Lehre von dem Primat der Struktur konnte erst seit dem 17. Jahrhundert konsequent an Boden gewinnen. Damit entstand das Paradigma der Maschine als Erklärungsmodell für Lebensvorgänge (vgl. Anmerkung 2 am Ende des Kap.), und das Primat der Struktur war zum Prinzip erhoben: Funktionsstörungen waren eine Folge von Strukturschäden.

So entstand das Menschenbild, dem der französische Philosoph Julien Offray de Lamettrie (1709 bis 1751) schon früh die griffige Formel des »L'homme machine« gegeben hatte. Der Glaube an dieses Menschenbild fand durch den Bau automatischer Maschinen eine neue Bestätigung. Die Vision des Maschinenmenschen wandelte sich zur Vision eines Roboters, den ein künstliches Gehirn zur Produktion einer »künstlichen Intelligenz« befähigen soll, die der »natürlichen Intelligenz« des heutigen Menschen weit überlegen sein wird. Damit beginnen die Grenzen zwischen Wissenschaft und Science-fiction bedenklich zu verschwimmen (vgl. Weizenbaum, 1977; vgl. Anmerkung 3 am Ende des Kap.).

Demgegenüber machten Ärzte, die von dem Bild des Maschinenmenschen nicht geblendet waren, schon immer darauf aufmerksam, daß Maschinen keine Gefühle haben, daß sie weder Hoffnung noch Verzweiflung kennen und keine Schmerzen empfinden. Sie warnten vor der gefährlichen Verkürzung der Probleme des Kranken, wenn man die Bedeutung des Gefühlslebens für Gesundheit und Krankheit ignoriert. Diese Warnungen bekamen durch die Entdeckungen Sigmund Freuds über die Bedeutung seelischer Konflikte für die Entstehung und den Verlauf neurotischer Erkrankungen besonderes Gewicht. Seine Methode, mit Kranken zu sprechen, erweiterte die diagnostischen und therapeutischen Möglichkeiten der Medizin um eine neue Dimension. Aber Freud scheute sich, die Einsichten, die er an psychisch Kranken gewonnen hatte, auch für organische Leiden nutzbar zu machen.

Diese Zurückhaltung war auch ein Grund dafür, daß die Medizin lange Zeit die revolutionäre Konsequenz nicht sah, welche die Entdeckung Freuds für ihr Menschenbild bedeutete: Statt der Einsicht zum Durchbruch zu verhelfen, daß das Bild des Maschinenmenschen als Gesundheits- und Krankheitsmodell versagt, verirrte sie sich in der Sackgasse des dualistischen Denkens, und das Paradigma der Maschine blieb das offizielle Dogma der Berufs- und Wissenschaftspolitiker.

Dabei hatte schon 1932 Gustav von Bergmann gezeigt, daß am Anfang der Krankheit nicht die lädierte Struktur steht, die der Pathologe postmortal in Leichen findet, sondern die gestörte Funktion, die früher oder später zu einem Strukturschaden führen kann, aber nicht muß. Er hatte an zahlreichen klinischen Beispielen und eindrucksvollen Tierversuchen eine »Funktionelle Pathologie« (1932), eine Pathologie der Funktionen entwickelt, welche die einseitige Pathologie der Strukturen ablösen sollte.

Seine These, daß Krankheit mit einer Funktionsstörung beginnt, wurde dann durch Viktor von Weizsäcker einen Schritt weitergeführt. Er stellte die Frage: Wenn am Anfang der Krankheit die Funktionsstörung steht, was steht dann am Anfang der Funktionsstörung? Er gab die Antwort: Die Person des Kranken mit ihren psychischen und sozialen

Konflikten, und forderte als Konsequenz die Einführung des Menschen als Subjekt in die Medizin. Er hatte schon früh erkannt, daß die Entdeckungen der Psychoanalyse dazu führen müßten, das einseitig von der Pathologie geprägte Menschenbild durch ein neues zu ersetzen, in dem die mechanistischen Vorstellungen vom menschlichen Körper neu interpretiert sind. Schon 1925 schrieb er:

»Wenn sich die Entdeckungen der Psychoanalyse in Forschung, in Wissenschaft und Lehre mit dem naturwissenschaftlichen Bestande in einer organischen und sinnvollen Weise zusammenschließen« sollen, sei »eine medizinische Anthropologie, eine allgemeine Lehre vom Menschen als Grundwissenschaft der Heilkunde« vonnöten.

Nur, die Frage, wie dieser organische und sinnvolle Zusammenschluß aussehen sollte, blieb unbeantwortet; und so fand auch die Einführung des Menschen als Subjekt in die Medizin bis heute nicht statt. Solange die Medizin an einem mechanistischen Körperbild festhält, bleibt sie in der dualistischen Vorstellung von zwei einander ausschließenden Seinsweisen gefangen. Ein seelisches Subjekt läßt sich durch keinen Kunstgriff in eine Maschine installieren. Entweder man beginnt mit einer Interpretation der körperlichen Vorgänge nach einem anderen Modell – oder das Menschenbild der Medizin bleibt zwiespältig, in sich widerspruchsvoll und unverbindlich – wie Spötter gesagt haben: das Bild von einem Gespenst in einer Maschine.

Für das Problem der ethischen Maßstäbe ist das Menschenbild von zentraler Bedeutung; denn von ihm hängt es ab, wie ich mich selbst und den anderen sehe. Die ethische Orientierungsfunktion, die ein Menschenbild für das Zusammenleben von Menschen hat, wird in der Medizin besonders deutlich, weil die Ziele, die sie erreichen will, und die Verfahren, die sie dafür verwendet, der Gesundheit und dem Leben von Menschen gelten, die sich einem Arzt – im Vertrauen auf zwei Dinge – ausliefern:

– Im Vertrauen auf seine Fähigkeit, die Probleme des Kranken so zu verstehen, als ob es seine eigenen wären, d.h. seine Sensibilität und seine Bereitschaft, sich in die Lage des Kranken zu versetzen, und

– im Vertrauen auf seine Fähigkeit, durch medizinisches Wissen und Können zu helfen.

Die Bedeutung des ersten Punktes ist heute so deutlich geworden wie nie zuvor; denn mit den Möglichkeiten, durch medizinisches Wissen und Können zu helfen, haben sich auch die Gefahren dieser Hilfe vervielfacht.

Das Fehlen eines verpflichtenden Menschenbildes, an dem sich der Arzt für seine Entscheidungen zwischen technisch möglichen und ethisch verantwortbaren Maßnahmen orientieren kann, führt in der täglichen Berufspraxis immer wieder zu bedrückenden Situationen. Das gilt besonders für die Intensivstationen (vgl. Kap. 86, »Intensivmedizin«). Seit es möglich geworden ist, Funktionen lebenswichtiger Organe wie Herz, Lunge oder Niere durch elektronisch gesteuerte Apparate zu ersetzen, ist die

Grenze zwischen Leben und Tod verschiebbar geworden, verschiebbar durch Ärzte, welche die Entscheidung treffen müssen, ob diese Apparate eingesetzt werden sollen, und wenn sie einmal eingesetzt sind, ob und wann sie abgestellt werden. Damit hört der Tod auf, persönliches Schicksal des Sterbenden zu sein, und wird zu einem ärztlich zugelassenen oder vorenthaltenen Betriebsunfall. Nur wenn ein lebensbedrohlich Erkrankter begründete Hoffnung auf die Wiederherstellung eines menschenwürdigen Lebens hat, ist diese Situation ethisch konfliktfrei. Aber schon die Frage, was unter einem menschenwürdigen Leben zu verstehen ist, stellt den Arzt vor ethische Probleme.

Auch der unheilbar Kranke braucht den Arzt als Vertrauensperson und Ratgeber, ja er braucht ihn sogar besonders dringend (vgl. Kap. 88, »Zum Umgang mit unheilbar Kranken«). Aber welchen Rat soll ein Arzt geben, der kein anderes Menschenbild kennt als das einer Medizin, von der Paul Martini vor ca. 40 Jahren sagte:

»Wer eine kontinuierliche Reihe vom Atom bis zum Menschen annimmt, wird, indem er im Experiment vom Leblosen zum Lebendigen schließlich bis zum Menschen fortschreitet, keine unübersteigbaren Schranken, weil keine grundsätzlichen Unterschiede, finden können« (1948).

Für den Arzt, der sich an einem solchen Menschenbild orientiert, bleiben Begriffe wie Seele, Bewußtsein, Schicksal und Sinn leere Worthülsen.

Geradezu gespenstisch wird die Situation in der Forschung. Der Internist Diehl (1984) schildert, wie die Visionen, die Aldous Huxley 1936 in seinem Zukunftsroman »Brave New World« dargestellt hat, durch die heutige Wirklichkeit längst überholt sind. Er schreibt:

»Embryotransfer, Genklonierung mit Reproduktion identischer Lebewesen beliebiger Zahl, Produktion von Embryonen für ›organverbrauchende‹ Experimente‹, bei denen Föten regelrecht ›geschlachtet‹ werden, um einzelne Organe nach Belieben zu gewinnen, Samen-, Ei- und Embryonenbanken, Herstellung von Menschen-Tier-Hybriden, künstliche Geschlechtswahl und Vermarktung von Samen- und Eizellen sowie von Embryonen sind nicht utopische Horrorbilder, sondern Realitäten unseres Lebens geworden ... Noch an keiner Stelle medizinisch-wissenschaftlicher Forschung ist der einzelne Wissenschaftler und der beteiligte Arzt in seiner ethischen Verantwortung so unmittelbar gefordert worden.« ...

»Drohendes Unheil können wir in fünf Jahren nicht als ›ungewollten Schaden‹ apostrophieren, den wir hätten verhindern können. Unsere Aufgabe ist es, unsere ethischen Normen zu überprüfen, angesichts dieser naturwissenschaftlichen Entwicklung, die einigen betroffenen Menschen nützt, aber unabsehbaren Schaden für die gesamte Menschheit bringen kann.«

2.2 Der Wandel in den Voraussetzungen der Naturwissenschaften und der Nachholbedarf der Medizin

Das Menschenbild, das sich von dem Maschinenparadigma ableitet, kennt keinen ins Gewicht fallenden Unterschied zwischen Humanmedizin und Veterinärmedizin (vgl. Anmerkung 4 am Ende des Kap.). Es gibt dem Arzt keine Richtlinien, an denen er sich in kritischen Situationen, z.B. für oder gegen die Weiterführung einer Therapie bei einem unheilbar Kranken, oder in Fragen der Zulässigkeit oder Unzulässigkeit biologischer oder medizinischer Versuche orientieren könnte. Ich sprach von einem blinden Fleck der Medizin für ethische Probleme und davon, daß man versucht, dieses Vakuum durch sog. Ethik-Kommissionen auszufüllen.

Die Medizin ist dem Menschen gegenüber in das gleiche Dilemma geraten wie die Naturwissenschaften gegenüber der Natur. In beiden Fällen haben die technischen Auswirkungen der Forschungsergebnisse zu Problemen geführt, über die wir die Kontrolle verloren haben. Man hat der Medizin den Vorwurf gemacht, sie sei zu sehr Naturwissenschaft geworden, daher habe sie den Menschen aus dem Blick verloren. Wir haben aber schon in Kapitel 1, »Wissenschaftstheorie: ein bio-psycho-soziales Modell«, betont, daß dieser Vorwurf an dem Kern des Problems vorbeigeht, weil die Medizin nicht zu viel, sondern zu wenig Naturwissenschaft, oder genauer gesagt, im 20. Jahrhundert eine Naturwissenschaft des 19. Jahrhunderts geblieben sei. Sie habe einen Nachholbedarf aufzuarbeiten, da die Naturwissenschaften die Voraussetzungen, von denen sie an die Natur herantreten, radikal geändert hätten, ohne daß die Medizin die notwendigen Konsequenzen gezogen habe.

Die radikale Änderung der Voraussetzungen zeigt sich in dem scharfen Einschnitt, der die moderne Physik von der klassischen Physik trennt; denn er symbolisiert die Erkenntnis, »daß wir niemals mit dem Objekt unserer Vorstellung in direkte Beziehung treten, sondern daß wir es immer nur mit der Vorstellung dieses Objekts zu tun haben« (J. v. Uexküll, 1936).

Was bedeutet diese Änderung in einem scheinbar weit von den praktischen Problemen des ärztlichen Berufs entfernten Bereich abstrakter Theorienbildung für das Problem der ärztlichen Verantwortung? Zunächst scheinbar gar nichts. Dann aber etwas entscheidend Wichtiges: Solange der Blick des Forschers magnetisch auf das Objekt der Forschung fixiert ist, solange er von dort alle Antworten auf seine Probleme erwartet, bleibt die kritische Reflexion seines Erklärungsmodells auf die Frage eingeengt, wie gut oder wie schlecht es geeignet ist, die verborgene Realität des Objekts zu enthüllen. Nur die Verifikations- und Falsifikationsmöglichkeiten des Erklärungsmodells sind von Interesse (Popper, 1973). Die Frage, was es für den Forscher, für seine Art zu fragen und für seinen Umgang mit sich selbst, seinen Mitmenschen und den Objekten seiner Forschung bedeutet, ist durch die zwanghafte Fixierung des Blicks blockiert.

Die Bedeutung des Paradigmawechsels in der Physik für das Problem der menschlichen Verantwortung – auch für das der Verantwortung des Arztes – liegt also in der Befreiung unseres Blickes aus einer magischen Gefangenschaft. Wir beginnen Zusammenhänge zu sehen, die durch eine Fata Morgana von Objekten verborgen waren, die sich unserem Zugriff entzogen, sobald wir ihnen ganz nahe gekommen zu sein schienen. Nicht das Objekt, sondern die Vorstellung, die wir von ihm haben, entscheidet über unser Verhalten ihm gegenüber. Die Verantwortung für unser Verhalten verschiebt sich von den Objekten auf unsere Vorstellung und damit auf die Erklärungsmodelle, die unsere Vorstellung von den Objekten prägen. Damit tauchen lange verschüttete Inhalte eines Wissens um Verantwortung des Menschen sich selbst, seinen Mitmenschen und der Natur gegenüber wieder auf. Es ist kein Zufall, daß der Paradigmawechsel in der Physik und die Entdeckung der Ökologie in das gleiche Jahrhundert fallen.

Sobald der Arzt die Abhängigkeit von den Erklärungsmodellen zu durchschauen beginnt, in die er mit ihrer Übernahme gerät, zeigen sich ihm die drei Aspekte menschlicher Verantwortung in zugespitzter Form: als Verantwortung für den Kranken, für die eigene individuelle Wirklichkeit und für die Medizin als gesellschaftliche Institution. Gleichzeitig beginnt er aber auch die Gegenkräfte zu spüren, die in jedem gesellschaftlichen System die Änderung traditioneller Erklärungsmodelle zu verhindern trachten, weil jede Neubewertung der Zusammenhänge auch eine Neuverteilung von Einflußbereichen und Machtpositionen bedeutet. Die gleichen Probleme zeigen sich auch in den Naturwissenschaften – und vor allem in der mit ihnen eng verbundenen Technik. Der enge Zusammenhang zwischen Erkenntnis- bzw. Wissenschaftstheorie auf der einen und Wissenschafts- und Berufspolitik auf der anderen Seite wird sichtbar.

3 Das Paradigma der Medizin und die Spielregeln für das ärztliche Handeln

Jedes Paradigma in dem hier verwendeten Sinn hat einen doppelten Aspekt: Als wissenschaftliches Erklärungsmodell strukturiert es die Auseinandersetzung des Wissenschaftlers mit dem Objekt seiner Forschung und in der Medizin die Interaktion des Arztes mit dem Patienten; als Organisationsprinzip für die Zusammenarbeit mit anderen Wissenschaftlern bestimmt es die Form der Wissenschaft als Institution und in der Medizin die Struktur des Gesundheitssystems. Den ersten Aspekt kann man den »mikrostrukturellen«, den zweiten den »makrostrukturellen« Aspekt nennen.

Ich will zunächst von dem mikrostrukturellen Aspekt als Ausdruck der strukturierenden Macht sprechen, die das Paradigma als Erklärungsmodell auf das Handeln des Arztes und seine Interaktion mit dem Kranken ausübt. Dieser Aspekt müßte – so würde man meinen – jedem Arzt aus seiner täglichen Berufspraxis geläufig sein. Das ist aber nicht der Fall; denn die Selbstverständlichkeit beruflicher Routine

verhindert die Reflexion der Spielregeln, die das ärztliche Handeln bestimmen.

Erst die Möglichkeit, das traditionelle Paradigma durch das Erklärungsprinzip der psychosomatischen Betrachtungsweise zu ersetzen, gibt dem Arzt die Möglichkeit einer vergleichenden Reflexion seines Tuns. Dabei erfährt er zu seinem Erstaunen, in welchem Ausmaß seine Interaktion mit dem Kranken, dessen Angehörigen und dem Pflegepersonal bis in Einzelheiten nicht nur der Diagnostik und Therapie, sondern auch der Kommunikation zwischen den Beteiligten, durch das Paradigma der Medizin, die er ausübt, vorprogrammiert ist. Damit wird die abstrakte These von einem Paradigmawechsel in der Medizin konkret.

M. Balint hat dem Buch, in dem er über seine gemeinsame Forschung mit niedergelassenen Ärzten über deren Beziehungen zu ihren Patienten berichtet, den Titel: »Der Arzt, sein Patient und die Krankheit« gegeben (1983). Damit hat er zum Ausdruck gebracht, daß es sich bei der Interaktion zwischen Arzt und Patient um einen Zusammenhang zwischen drei Akteuren handelt, den man als ein System bezeichnen kann, weil das Verhalten eines jeden durch das Verhalten der anderen bestimmt wird. Dabei spielt die Krankheit – dem Objekt in der modernen Physik vergleichbar – eine besondere Rolle, weil sie sowohl den Arzt wie den Patienten zwingt, sich eine Vorstellung von dem rätselhaften Geschehen zu machen, das sich hinter dem Namen »Krankheit« verbirgt. Krankheit ist eine unserer direkten Beobachtung verschlossene Realität, von der uns nur das Symptom Kunde gibt.

Ähnlich hat es Foucault (1973) formuliert:

»Das Symptom«, schreibt er, »ist die Form, in der sich die Krankheit präsentiert. Daher seine wichtige Rolle. Von allem Sichtbaren ist es dem Wesentlichen am nächsten; es ist die erste Umschreibung der unzugänglichen Natur der Krankheit. Husten, Fieber, Seitenschmerz und Atembeschwerden machen nicht selber die Brustfellentzündung aus – diese ist nämlich den Sinnen niemals zugänglich, sondern ›entdeckt sich nur der Verstandestätigkeit‹.«

Die Bilder, welche die Medizin für die »den Sinnen niemals zugänglichen« Krankheiten entworfen hat, nennen wir Diagnosen. Sie sind Produkte der Verstandestätigkeit scharfsinniger Ärzte, die sich – wie alle Wissenschaftler – auf die Zielsetzung, Fragestellung und Methodik ihrer Beobachtungen und, was nicht minder wichtig ist, auf eine gemeinsame Sprache geeinigt haben. Daher ergeben Diagnosen intersubjektiv übereinstimmende Bilder, über die sich Ärzte untereinander verständigen können. Diagnosen begründen so eine gemeinsame Wirklichkeit der Medizin, an der sich die individuellen Beobachtungen des einzelnen Arztes orientieren können. Diagnosen sind Mittel, mit deren Hilfe der Arzt eine undurchsichtige Wirklichkeit strukturieren kann.

Kranke erwarten von ihrem Arzt Hilfe bei der Deutung ihrer für sie unheimlich und undurchsichtig gewordenen individuellen Wirklichkeit. Sie wünschen sich von dem Arzt eine Diagnose, welche die Vorstellungen bestätigt oder korrigiert, die sie sich selbst von ihrer Krankheit machen; denn auch Kranke stellen Diagnosen, welche die unzugängliche Realität ihrer Krankheit deuten. So betont Raspe (1985):

»Alle Untersuchungen belegen, daß wir kaum einen Kranken antreffen werden, der sich nicht schon bestimmte Vorstellungen darüber gebildet hat, woher seine Krankheit kommt und wie sie sich weiter entwickeln und auf sein Leben auswirken wird. ... Diese Vorstellungen sind unterschiedlich weitläufig, bestimmt und in sich geschlossen.«

Diagnosen sind daher nicht nur Deutungen für die dem Arzt unzugängliche Realität der Krankheit, sondern auch Schlüssel, die ihm die individuelle Wirklichkeit eines Kranken erschließen können. Wenn wir die Diagnose kennen, mit der ein Kranker seine Krankheit deutet, können wir die individuelle Wirklichkeit, in der er lebt und die sein Erleben und sein Handeln bestimmt, ein Stück weit rekonstruieren. Deshalb ist es wichtig, daß Ärzte sich nach den subjektiven Vorstellungen erkundigen, die sich Patienten über ihre Krankheiten gebildet haben.

Erklärungsmodelle erlauben uns aus zwei Gründen eine Orientierung in undurchsichtigen Situationen: Sie geben uns **Deutungsanweisungen,** die uns sagen, wie wir undurchsichtige Phänomene ordnen und in eine Beziehung zueinander und zu uns setzen sollen. Gleichzeitig geben sie uns **Handlungsanweisungen,** wie wir aktiv oder passiv mit ihnen umgehen sollen. Daraus erhellt die Wichtigkeit, die Erklärungsmodelle für Patienten haben, deren individuelle Wirklichkeit durch die Krankheit, die in einer für sie undurchsichtigen und unheimlichen Weise verändert ist.

Für den Arzt sind seine medizinischen Diagnosen die Erklärungsmodelle, und da er unter einem mikrostrukturellen Aspekt in dem System »Arzt-Patient-Krankheit« andere Aufgaben hat als der Patient, unterscheiden sich die Deutungs- und Handlungsanweisungen medizinischer Erklärungsmodelle von denen der Patienten.

In dem Beispiel Foucaults gibt das Erklärungsmodell »Brustfellentzündung« dem Arzt die Deutungsanweisung, Husten, Fieber, Seitenschmerz und Atembeschwerden als »Symptome« zu identifizieren und zu einem Krankheitsbild zu vereinigen. Aus dieser Deutungsanweisung ergibt sich für ihn dann die Handlungsanweisung der einzuschlagenden Therapie. Für das Erklärungsmodell, mit dem der Patient seine Beschwerden als Symptome einer Krankheit deutet, interessiert sich Foucault weniger. Es genügt, daß es ihn veranlaßt, einen Arzt aufzusuchen.

Auf diese Weise strukturiert das Erklärungsmodell des Arztes die Struktur des sozialen Mikrosystems »Artz-Patient-Krankheit«. Immerhin ist es wichtig, daß das ärztliche Erklärungsmodell mit dem des Patienten zusammenstimmt oder sich wenigstens mit ihm verträgt (Kleinman, 1980).

Hinter den Erklärungsmodellen der Diagnosen, die scharfsinnige Ärzte erfunden haben, steht als gemeinsamer Bezugsrahmen eine allgemeine Gesundheits- und Krankheits-Theorie oder – wie wir sagten –

ein bestimmtes Paradigma. Für das traditionelle Paradigma, das den Organismus des Kranken als eine Maschine auffaßt, die aus vielen kleinen Maschinen zusammengesetzt ist, bedeutet »Gesundheit« den einwandfreien Zustand der Körpermaschine und »Krankheit« eine Störung ihres Mechanismus. Die Konsequenzen, die sich daraus für die Struktur des sozialen Mikrosystems »Arzt-Patient-Krankheit« ergeben, habe ich dargestellt. Auch die Konsequenzen für die dualistische Struktur des sozialen Makrosystems der »Gesundheitsversorgung unserer Gesellschaft« mit seiner hochentwickelten und hochdotierten Körpermedizin neben einer unterprivilegierten Seelen-Heilkunde werden unter dem Aspekt dieses Paradigmas verständlicher.

Wie sieht demgegenüber das allgemeine Erklärungsmodell oder Paradigma aus, das die psychosomatische Betrachtungsweise ihren Diagnosen zugrunde legt? Welche Konsequenzen ergeben sich aus ihm für das soziale Mikrosystem »Arzt-Patient-Krankheit« und für das soziale Makrosystem »Gesundheitsversorgung der Gesellschaft«?

Betrachten wir zunächst dieses Erklärungsmodell etwas genauer, so sehen wir, daß der Paradigmawechsel zwei Aspekte hat:
– Lebewesen werden nicht als Maschinen (mit mehr oder weniger fertigen Strukturen), sondern als »autopoietische«, d.h. sich ständig selbst aufbauende und selbst entwickelnde Systeme (Maturana, 1982) gedeutet. Damit läßt sich »Gesundheit« nicht als ein (mehr oder weniger fertiger) Zustand oder Besitz verstehen, sondern muß als Prozeß der Erzeugung von Gesundheit (Salutogenese; Antonowsky, 1987) aufgefaßt werden. Erzeugung von Gesundheit entspricht dem Prozeß, in dem das System sich selbst erzeugt.
– »Pathogenese« ist dann nicht mehr ein Prozeß, der eine vorgefundene Gesundheit abbaut oder zerstört, sondern eine Blockierung der Gesundheitserzeugung, die mehr oder weniger ausgedehnt, mehr oder weniger langdauernd sein kann und dementsprechend mehr oder weniger schwerwiegende Konsequenzen hat.
– Lebewesen sind nicht nur autopoietische, sondern auch hierarchisch gegliederte Systeme, d.h. der autopoietische Prozeß spielt sich gleichzeitig auf einer biotischen, einer psychischen und einer sozialen Integrationsebene ab. Auf jeder dieser Ebenen treten »emergent« neue Phänomene (Eigenschaften und Fähigkeiten) auf (vgl. Anmerkung 5 am Ende des Kap.).

Die Modelle Funktionskreis und Stituationskreis beschreiben Gesundheitserzeugung (Salutogenese = Autopoiese) als Prozesse, in denen der Organismus auf der biotischen und das Individuum auf der psychischen und sozialen Integrationsebene bestimmten Ausschnitten der Umgebung eine (ihren Bedürfnissen entsprechende) Bedeutung erteilen und diese Ausschnitte (durch ein bedeutungsverwertendes Verhalten) als Teile des Systems »assimilieren«.

Die verschiedenen Ebenen sind ständig durch somato-psycho-soziale »Aufwärts-Effekte« (von der

Zelle zum sozialen System) und gegenläufige sozio-psycho-somatische »Abwärts-Effekte« (vom sozialen System zur Zelle) miteinander verbunden.

4 Ärztliches Handeln und das Problem der Ethik

Das Paradigma der Maschine und die von ihm abgeleiteten Diagnosen als Erklärungsmodelle für Krankheiten geben dem Arzt, wie wir gesehen haben, keine ethischen Orientierungshilfen. Es kennt nur eine »Ethik des Kunstfehlers«. Ich sprach von dem Skotom der Medizin für die ethischen Probleme unserer Zeit und habe Diehl (1984) zitiert, um die Gefahren deutlich zu machen, die uns durch dieses Defizit drohen.

Kann das Paradigma des hierarchisch gegliederten, lebenden Systems diese Lücke füllen? Ehe wir in dieser entscheidenden Frage ein Urteil fällen, müssen wir klarstellen, was in diesem Zusammenhang mit dem Begriff »Ethik« gemeint ist. Wir können auf die Feststellung Kants zurückgreifen, daß für den Menschen die Pflichten der Ethik auf die »für uns begreiflichen« moralischen Verhältnisse »des Menschen gegen den Menschen« beschränkt sind (Ritter, 1971).

Für den Arzt geht es bei »den moralischen Verhältnissen des Menschen gegen den Menschen« um die Verpflichtung, durch seine Handlungen die Gesundheit des anderen zu vermehren und nicht zu mindern.

Dieser Satz klingt banal. Auch der Arzt, der sich mit Hilfe des Maschinen-Paradigmas orientiert, will die Gesundheit seiner Patienten vermehren. Der Satz bekommt aber eine andere Bedeutung, wenn wir ihn im Zusammenhang mit dem Konzept der Salutogenese betrachten. Nach diesem Konzept sind Gesundheit und Krankheit – trotz der Betonung, die das Modell der Autopoiese auf Autonomie und Selbstverantwortung legt – nicht Angelegenheit des Organismus bzw. des Individuums allein. Gesundheit und Krankheit entstehen auf der biotischen, psychischen und sozialen Integrationsebene aus der Interaktion zwischen dem Individuum und seiner Umgebung. Auf jeder dieser Ebenen setzen die Leistungen des Organismus und die Rollen des Individuums Gegenleistungen und Gegenrollen der Umgebung voraus.

Nach dem Modell, das wir im Kapitel 1 daraus abgeleitet haben, ist Gesundheit, die als ein Gefühl der Autonomie und Leistungsfähigkeit erlebt wird, gleichzeitig ein Indikator für soziale Integration. Soziale Integration wiederum meint einen Zustand, in dem man sich, ohne darüber nachdenken zu müssen, auf die Gegenleistungen und Gegenrollen der Umgebung verlassen kann.

Diese Definitionen lassen uns verstehen, wie es möglich ist, daß Kranke und chronisch Behinderte bei entsprechenden Gegenleistungen der Umgebung trotz ihrer krankheitsbedingten Einschränkungen Autonomie und Gesundheit erleben können. Das

macht die ethische Bedeutung des Grundsatzes der Solidargemeinschaft mit Kranken und Hilfsbedürftigen sichtbar.

Für das Problem Ethik und ärztliches Handeln folgt daraus die Forderung, den Begriff »Solidarität« genauer zu erfassen und die Gegenleistungen und Gegenrollen zu definieren, die erforderlich sind, um die Gesundheitserzeugung eines Patienten zu unterstützen. Die Aufgaben, die sich hier stellen, lassen sich unter dem Begriff »Rehabilitation« zusammenfassen; denn Rehabilitation besagt: Leistungsdefekte durch Gegenleistungen der Umgebung kompensieren und dadurch eine blockierte Salutogenese wieder in Gang bringen. Umgekehrt wissen wir aus vielen eindrucksvollen Untersuchungen, daß gestörte soziale Integration durch den Ausfall wichtiger Gegenleistungen der Umgebung – z.B. bei Objektverlust (Tod des Ehepartners, Arbeitslosigkeit, sozialer Abstieg usw.) – die Salutogenese Gesunder blockieren und zu erhöhter Morbidität und Mortalität führen kann.

Diese Zusammenhänge werden auf dem Hintergrund des neuen Paradigmas noch deutlicher, wenn wir uns klarmachen, daß Gesundheit und Krankheit keine Gegensätze in dem Sinne sind, daß Gesundheit Krankheit und Krankheit Gesundheit ausschließt. Sie bezeichnen Endpunkte eines Kontinuums, auf dem sich jeder Mensch während seines Lebens hin und her bewegt. Dazu stellt Antonowsky (1987) fest:

»Zu jedem Zeitpunkt kann mindestens ein Drittel, möglicherweise mehr als die Hälfte der Bevölkerung jeder Industrienation aufgrund des einleuchtenden Parameters eines pathologischen Merkmals als krank bezeichnet werden. Das zeigt, daß Krankheit keine relativ seltene Abweichung von irgendeiner Norm (sondern ein ubiquitäres Phänomen) ist. Man kann diese Tatsache unter zwei Gesichtspunkten betrachten: Die pathogenetische Betrachtungsweise muß erklären, warum Menschen krank wurden, warum sie eines der festgestellten Krankheitsmerkmale erworben haben. Die salutogenetische Betrachtung konzentriert sich auf die Entstehung von Gesundheit und stellt die radikal andere Frage: Warum befinden sich Menschen auf der positiven Seite des ›Gesundheits/Krankheits-Kontinuums‹? Oder warum bewegen sie sich in Richtung auf den Gesundheits-Pol, wo immer ihre Position sich zu einem gegebenen Zeitpunkt auch befunden haben mag?«

Diese Frage zwingt uns den Begriff »Rehabilitation« grundsätzlich zu überdenken und neu zu definieren. Das hat theoretische und praktische Konsequenzen: Wenn auch der unheilbar Kranke am äußersten Ende dieses Kontinuums noch über salutogenetische Potenzen verfügt, die es zu fördern gilt, solange es möglich ist, so definiert der Begriff »Rehabilitation« theoretisch den ethischen Hintergrund, auf dem sich jede ärztliche Handlung orientieren muß (s.a. Kap. 36, »Rehabilitation aus biopsychosozialer Sicht«). Praktisch gewinnt der Begriff in einer Gesellschaft mit einer ständig wachsenden Zahl geriatrisch und chronisch Kranker eine immer größere Bedeutung.

In diesem Zusammenhang sind die Feststellungen eindrucksvoll, die zwei Sozialarbeiterinnen im Rahmen ihrer Betreuungsberichte über Patienten einer onkologischen Krankenstation gemacht haben (Diehl und Köhle, 1989). Darin werden die theoretischen und praktischen Konsequenzen am Beispiel des Krankheitsverlaufs der 27jährigen, unheilbar krebskranken Studentin Ute deutlich gemacht:

»Der spezifische Verlauf von Utes Erkrankung veranlaßt uns auch, den Begriff Rehabilitation in bezug auf Patienten mit palliativem Behandlungsschema zu überdenken. Während bei kurativ zu behandelnden Patienten die Zielsetzung der Rehabilitation darin besteht, eine dauerhafte Beeinträchtigung der persönlichen, sozialen und beruflichen Lebensumstände durch die Erkrankung zu verhindern, mußten wir uns am Beispiel Ute auf den stufenweise fortschreitenden Verschlechterungsprozeß einstellen. Die Interventionen waren immer darauf abgezielt, ihren Wunsch nach Autonomie bestmöglich zu unterstützen. ... Die Realisation der Rehabilitationsschritte im Sinne unseres Verständnisansatzes möchten wir ... insofern als gelungen bezeichnen, als die subjektiven und objektiven Bedürfnisse der Patientin erkannt werden konnten; eine gemeinsame Suche nach Möglichkeiten der Realisation stattfand; Unterstützung bei der Verwirklichung gewährt wurde; ... Durch die Realisation dieser (und anderer genau definierter) Rehabilitationsziele war es möglich, depressive Phasen während der Krankheitsverschlechterung bei Ute so gut es ging aufzufangen, um ihr während der abschließenden Phase ihres Lebens noch ein individuell höchstmögliches Maß an Lebensqualität zu erhalten.

Die Frage, was die Position eines Menschen zur positiven oder negativen Seite des Gesundheits/Krankheits-Kontinuums verschiebt, scheint im konkreten Umgang mit Patienten aufgrund der unmittelbaren Erfahrung relativ einfach beantwortbar zu sein. Unverhältnismäßig schwieriger wird diese Antwort jedoch, wenn es darum geht, epidemiologische Daten zu ihrer Erhärtung vorzulegen. Das ist nicht verwunderlich, wenn man bedenkt, daß auf jeder Integrationsebene jede einzelne Leistung zu ihrer optimalen Realisierung eine oder mehrere Gegenleistungen erfordert, und daß darüber hinaus die verschiedenen Integrationsebenen ständig durch ein Netz von Aufwärts- und Abwärts-Effekten verknüpft sind. Beides erklärt, warum der statistisch gesicherte Nachweis eines positiven oder negativen Einflusses bestimmter Faktoren auf die Entstehung und den Verlauf von Krankheiten so kompliziert und aufwendig zu sein pflegt. Beides macht aber gleichzeitig deutlich, daß Untersuchungen, die sich nur auf eine – und bevorzugterweise die biotische – Integrationsebene beschränken, unzureichend und letztlich unwissenschaftlich sind. Exemplarisch ist das in Kapitel 71 über die Rolle »psychischer und sozialer Faktoren in der Entstehung und im Verlauf maligner Erkrankungen« dargelegt.

Wenn ich versuche, diese Überlegungen zu dem neuen Paradigma und seinem Gesundheitsbegriff in einem Satz zusammenzufassen, so würde er etwa so lauten: Die Erzeugung von Gesundheit, Autonomie und Selbstverwirklichung eines Menschen ist (auf eine ihm verborgene Weise) zugleich Erzeugung von Gesundheit, Autonomie und Selbstverwirklichung des anderen.

Für das Problem der Ethik folgt aus dieser Feststellung ganz allgemein ein Prinzip gegenseitiger Verantwortung für unser Handeln, das in einer realistischen, d.h. durchaus unsentimentalen Weise, dem »Tat twam asi« (Das bist Du) der Upanischaden und dem »Liebe Deinen Nächsten wie Dich selbst« der christlichen Lehre entspricht.

Für das Problem der Ethik in der Medizin als Wissenschaft der Salutogenese des Menschen folgt aus den Thesen die Forderung, daß Störungen in den Beziehungen des Individuums zu seiner psychosozialen Umgebung ebenso ernstgenommen werden müssen wie Störungen in den Beziehungen des Organismus zu seiner biotischen Umgebung.

Der Arzt hat die Aufgabe, über Gegenleistungen und Gegenrollen der Umgebung eines Kranken als eines Menschen zu wachen, dessen Leistungen und Rollen den salutogenetischen Prozeß nicht mehr ohne zusätzliche Unterstützung aufrechterhalten können. Als Teil der Umgebung des Kranken muß der Arzt diese zusätzliche Unterstützung auf der biotischen, der psychischen und sozialen Ebene sicherzustellen suchen, und auf der psychischen und sozialen Ebene unter Umständen deren Gegenleistungen und Gegenrollen zeitweise sogar selbst übernehmen.

Das verbietet ihm, den diagnostischen und therapeutischen Prozeß in der Weise zu trennen, wie es die objektivistisch-biotechnische Medizin verlangt. Ihre Forderung, am Objekt Patient müsse zuerst der »Krankheitsprozeß« diagnostiziert sein, ehe die Therapie beginnen dürfe, ist nur für solche Bereiche des Menschen sinnvoll und durchführbar, die sich tatsächlich weitgehend objektivieren lassen. So kann z. B. ein Karzinom erst operativ entfernt werden, nachdem es genau diagnostiziert worden ist. Sobald es jedoch nicht vollständig entfernt werden kann und allmählich weiterwächst, müssen Diagnose und Therapie als diagnostisch-therapeutischer Zirkel unter Umständen bis zum Lebensende des Patienten rückgekoppelt bleiben. Der Arzt muß sich fragen: Welche Organe sind bereits, und wie stark, von der Krankheit (durch Metastasenbildung) befallen? Wie widerstandsfähig ist der Patient noch? Welche diagnostischen und therapeutischen Eingriffe kann er ungefährdet ertragen? Wie können sein Leben, seine Leistungsfähigkeit verlängert und sein Leiden vermindert werden? Was bedeutet sein Leiden für ihn, wie kann er es sinnvoll verarbeiten, d.h. doch noch in seinen salutogenetischen Prozeß einbeziehen?

All das sind diagnostische Fragen, d.h. Fragen des Erklärungsmodells, das dem Arzt Deutungsanweisungen geben muß, um die undurchsichtige Situation der Erkrankung eines Menschen so zu strukturieren, daß sich daraus Handlungsanweisungen ergeben. Bricht der Arzt den diagnostischen Prozeß etwa mit der Feststellung »inoperables Karzinom« ab, so bricht er auch den therapeutischen Prozeß ab und überläßt den Patienten sich selber, dem Schicksal und irgendwelchen mehr oder weniger mitfühlenden und in der Regel wenig kompetenten Pflegepersonen. Dieses Zerbrechen des diagnostisch-therapeutischen Zirkels und seine Folgen für den Kranken kann man in manchen Kliniken und Facharztpraxen sehr genau beobachten. Die Konsequenzen, die sich daraus für die Verpflichtung der Gesellschaft auch chronisch und unheilbar Kranken gegenüber ergeben, liegen auf der Hand.

5 Die individuelle und die soziale Wirklichkeit

Die aufgezeigte Interdependenz zwischen individuellem Handeln, ethischer Verantwortung und gesellschaftlichen Belangen wird noch deutlicher, wenn man sich klarmacht, daß jeder Mensch in einer, letztlich nur ihm selbst zugänglichen, individuellen Wirklichkeit lebt. Wollen wir etwas über einen anderen Menschen erfahren oder ihm etwas von uns mitteilen, so müssen wir mit ihm, wenigstens partiell, eine gemeinsame Wirklichkeit aufbauen. Diese Forderung gilt in besonderer Weise für den Arzt. Nur wenn der Arzt bereit und in der Lage ist, mit dem Kranken eine gemeinsame Wirklichkeit aufzubauen, kann er entscheiden, welche Krankheitsfaktoren auf Störungen der individuellen Wirklichkeit des Kranken beruhen, ob diese (über Abwärts-Effekte) psychosomatisch zu körperlichen Störungen geführt haben, und/oder ob und wieweit die individuelle Wirklichkeit des Kranken aufgrund primär somatischer Prozesse (durch Aufwärts-Effekte) somatopsychisch verändert ist. Seine Entscheidungen zwischen verschiedenen diagnostischen Möglichkeiten oder sein Entschluß, dem Patienten zu oder gegen einen diagnostischen oder therapeutischen Eingriff zu raten, setzen Informationen über das Wirklichkeitserleben des Kranken voraus.

Die Kenntnis der individuellen Wirklichkeit des Kranken ist auch eine unabdingbare Voraussetzung für eine, dem Fassungsvermögen und der emotionalen Belastbarkeit des Kranken angepaßte, möglichst vollständige Aufklärung. Erst sie setzt den Patienten in die Lage, Entscheidungen, die sein Leben und sein Wohl betreffen, selber zu fällen. Nur so wird es möglich, einen, auch juristisch geforderten, »informed consent« und nicht den »confused consent« eines verwirrten und verängstigten Patienten zu erlangen.

Diese Überlegungen zeigen die Notwendigkeit, den Begriff des »Scharlatan« neu zu definieren. Bisher verstand man unter einem »Scharlatan« einen Arzt, der sich nicht an die Regeln der biotechnischen Medizin hielt. Heute müssen wir einen Arzt Scharlatan nennen, der ohne Kenntnis der individuellen Wirklichkeit seiner Patienten und ohne ausreichende Informationen über eventuelle Folgen medizinischer Maßnahmen für deren individuelle Wirklichkeiten »wissenschaftlich anerkannte« Heil- und Operationsverfahren zur Anwendung bringt.*

---

* Die Ausführungen dieses Abschnitts folgen Gedanken, die in Uexküll und Wesiack »Theorien der Humanmedizin« (1988) genauer dargelegt sind.

6 Psychosomatische Medizin als Humanmedizin

Wir haben das Konzept der individuellen Wirklichkeit in den Mittelpunkt unserer Überlegungen über die Aufgaben einer psychosomatisch orientierten Heilkunde gestellt. Der Grund dafür ist leicht einzusehen; denn der Mensch verwirklicht sich nicht nur durch die Entwicklung seines Körpers, sondern durch seine kreative Leistung, die vorgefundene Umgebung in eine individuelle Wirklichkeit zu transponieren. Bei seinen Überlegungen über die Möglichkeit einer medizinischen Anthropologie stellt Viktor von Weizsäcker (1956) fest:

»Was mir dabei den größten Eindruck macht, ist das, daß trotz ihrer anatomischen Ähnlichkeit verschiedene Menschen so ungeheuer verschieden sind.«

Aber durch die Entdeckung der individuellen Wirklichkeit oder des Menschen als Subjekt (v. Weizsäcker) allein, wird Medizin noch nicht Humanmedizin. Solange sie nur somatopsychische Aufwärts-Effekte erkrankter Zellen und Organe auf die individuelle Wirklichkeit eines Menschen zur Kenntnis nimmt und von den Problemen psychosomatischer Abwärts-Effekte nichts wissen will, bleibt die Bezeichnung »human« etwas Äußerliches. Man verwechselt dann den Begriff mit einer »Humanität«, von der man meint, sie sei für die Medizin eine zwar wünschenswerte Beigabe, auf die man aber zur Not auch verzichten könne, ohne daß die Effektivität der Medizin darunter leiden würde. Für diese Auffassung ist das Quantum an Humanität, das man Kranken in der Praxis oder in der Klinik bietet, nur eine Frage des Pflegesatzes.

Medizin wird erst Humanmedizin, wenn sie beides sieht: die Bedeutung körperlicher Krankheiten für die individuelle Wirklichkeit des Menschen und die Bedeutung seiner individuellen Wirklichkeit für die Gesundheit oder Krankheit seines Körpers und dessen Organe.

Mit der Entdeckung der individuellen Wirklichkeit als medizinisch relevantes »Organ« entsteht ein neues Menschenbild. Mit ihm tritt die Heilkunde aus dem ethischen Niemandsland in einen Bereich, in dem sich für die Entscheidungsprobleme des Arztes Orientierungspunkte zeigen – in dem aber auch neue Aufgaben und auch neue Probleme sichtbar werden. Die Einsicht, daß die individuelle Wirklichkeit eines Menschen Voraussetzung für seine Fähigkeit zum Handeln – für seine Autonomie – ist, besagt, daß ärztliche Hilfe Hilfe zur Selbsthilfe sein muß, daß – salopp formuliert – die Krankheit dem Kranken, aber nicht dem Arzt gehört, und daß der Kranke über existentielle Fragen, die ihn betreffen, selbst entscheiden muß.

Der Arzt kann bei solchen Entscheidungen nur Berater sein. Er darf Entscheidungen nur abnehmen, wenn der Kranke entscheidungsunfähig ist oder wenn er einen Kranken vor sich selbst schützen muß. Beides erfordert eine sehr kritische Prüfung der Frage, ob, und wenn ja wo, der Autonomie des Kranken durch seine Krankheit Grenzen gezogen sind. Das scheinen für den Außenstehenden Selbstverständlichkeiten zu sein. Sie sind es aber nicht für den, der in kritischen Situationen handeln muß und der die Hilflosigkeit, aber auch die Überheblichkeit von Ärzten in solchen Situationen erlebt hat.

Verantwortung dem Kranken gegenüber ist aber nur ein Aspekt des ethischen Problems in der Medizin, wenn auch ein besonders wichtiger. Zu dem Komplex der Verantwortungsproblematik gehört auch die Verantwortung des Arztes der Medizin gegenüber, die er ausübt und – nicht zuletzt – die Verantwortung für sich selbst, für seine eigene individuelle Wirklichkeit.

7 Das Paradigma der Medizin und die Struktur des Gesundheitswesens

Wir kommen jetzt zu der Frage nach den Konsequenzen des Paradigmawechsels für das »Makrosystem« der Gesundheitsversorgung einer Gesellschaft.

Wir haben festgestellt, daß ein Paradigma in der Heilkunde nicht nur die Spielregeln für ärztliches Handeln festlegt, sondern als Organisationsprinzip für die Zusammenarbeit zwischen Forschern und Ärzten (sowie Ärzten und Politikern) auch die Struktur der Medizin als Institution, und damit des Gesundheitswesens, bestimmt.

Damit stehen wir vor der Frage nach den Konsequenzen, die ein Paradigmawechsel, wie ihn die Einführung der psychosomatischen Betrachtungsweise bedeutet, für die Struktur unseres Gesundheitswesens haben muß. Einzelheiten solcher Konsequenzen sind im Kapitel 40 über die »Institutionalisierung im klinischen Bereich« dargestellt. Sie behandeln vor allem organisatorische Fragen, die sich für psychosomatische Abteilungen und ihre Beziehungen zu den traditionellen großen Kliniken stellen. Ich will im folgenden die Frage diskutieren, wie sich ein Paradigmawechsel in dem hier verstandenen Sinn auf die Medizin als Ganzes, einschließlich der traditionellen Großkliniken, auswirken würde. Ich will, mit anderen Worten, den Gedanken der Utopie einer Humanmedizin ernst nehmen.

Dafür gibt es realistische Gründe, die damit zusammenhängen, daß die strukturellen Konsequenzen des Paradigmas der Maschine, die aus immer zahlreicheren kleinen Maschinen zusammengesetzt ist, an organisatorische, finanzielle und psychologische Grenzen stoßen.

Nach einem Paradigma, für das ein Ganzes nur aus einer Summe von Einzelteilen besteht, muß sich die Medizin auf die Organe konzentrieren und kann den Menschen als deren zufälligen Träger vernachlässigen. Die Aufteilung der Heilkunde in immer zahlreichere, hochtechnisierte Organkliniken, die nur noch aus verwaltungstechnischen Gründen zusammengefaßt sind, ist die logische Konsequenz, die sich im modernen Krankenhausbau am sinnfälligsten zeigt: Wer ein modernes Großklinikum betritt,

findet das Paradigma der Maschine, die aus vielen kleinen Maschinen zusammengesetzt ist, ins Monumentale transponiert. Er betritt eine Maschinenhalle, deren gigantische Ausmaße an die Gefängnisse erinnern, die Piranesi dargestellt hat. Der Eindruck nackter Grausamkeit dieser Landschaft aus Stahl und Beton wird durch Hinweisschilder unterstrichen, deren Aufschriften (»Niere rechts«, »Herz links«, »Lunge im ersten Obergeschoß«) an einen labyrinthischen Schlachthof erinnern.

Man erlebt, daß hier eine unaufhaltsame Dynamik der Zerstückelung am Werk ist, eine spezifische Tendenz zur Fraktionierung. Sie drängt dazu, Organkliniken wieder in Spezialkliniken für bestimmte Gewebe, diese wieder in Kliniken für bestimmte Zellarten und schließlich für Zellbestandteile aufzugliedern. Am konsequentesten wird dieser Anspruch bereits in der Soziobiologie von Dawkins (1982) vertreten. Danach ist das Individuum nur die Replikationsmaschine selbstsüchtiger Gene, seine Person und sein persönliches Schicksal sind völlig gleichgültig. Die Forderung nach Kliniken für Gene wäre die folgerichtige Konsequenz.

Wir haben an Beispielen konkreter Modelle in der Praxis niedergelassener Ärzte und klinischer Einrichtungen Veränderungen beschrieben, die sich mit der Einführung der psychosomatischen Betrachtungsweise in der Wirklichkeit der medizinischen Versorgung ergeben. Dabei zeigt sich, daß dieser Paradigmawechsel keine »alternative Medizin« bedeutet, wohl aber einen alternativen, d.h. menschengerechteren Gebrauch der Möglichkeiten, welche die moderne Medizin für kranke Menschen gebracht hat. In diesem Zusammenhang wurden auch die ökonomischen Konsequenzen untersucht, die sich aus dieser Veränderung des Konzepts für den Arzt und für das Gesundheitswesen ergeben. Dabei stellte sich heraus, daß Ärzte als Preis für eine Form der Berufsausübung, die sie persönlich als befriedigender erlebten, auf etwa ein Drittel der Einkünfte ihrer konventionell arbeitenden Kollegen verzichten mußten. Auf der anderen Seite belegen die wiedergegebenen Erfahrungen eindrucksvoll, welche Kosteneinsparung eine Krankenversorgung erreichen kann, die durch rechtzeitige Berücksichtigung psychosozialer Komplikationen Chronifizierungen verhindert, nutzlose, unter Umständen schädliche und immer von neuem wiederholte somatische Untersuchungen unnötig macht und den Medikamentenverbrauch auf ein sinnvolles Maß einschränkt (Th. v. Uexküll, 1981; Haag und Stuhr, 1993). Eine Heilkunde, die sich an einem derartigen Modell orientiert, ist auch keine Rückkehr zu einer Medizin ohne Spezialisten. Die Vorstellung von Supraordinarien, die alle Spezialmethoden der somatischen und psychologischen Medizin beherrschen, entspringt Omnipotenzphantasien, die schon lange den Kontakt mit der Wirklichkeit der Heilkunde verloren haben.

Eine an einem integrativen Modell orientierte Heilkunde müßte – allgemein formuliert – das additive Nebeneinander von Organfächern und psychotherapeutischen Disziplinen durch ein System klar gegliederter Integrationsebenen ersetzen, in dem Spezialisten noch insoweit Generalisten sind, daß sie die psychosozialen Zusammenhänge sehen und deren Bedeutung für die Probleme ihres Fachgebietes, sowie vor allem die Bedeutung der Probleme ihres Fachgebietes für die psychosozialen Zusammenhänge ihrer Patienten beurteilen können. Sie müßten, anders formuliert, soweit Allgemeinmediziner sein, daß sie den diagnostisch-therapeutischen Zirkel (Wesiack, 1984) von der Ebene der Interaktionen zwischen Patient und Arzt bis hinunter zu den Ebenen der Organe, Gewebe und Zellen der Spezialität, die sie vertreten, verfolgen können. Auf diese Weise wären sie in der Lage, in großen Zügen die Aufwärts- und Abwärts-Effekte zu übersehen und zu beurteilen, die für das Krankheitsbild eines Patienten entscheidend sind.

Damit ist das Problem einer »Allgemeinmedizin« angesprochen, unter der mehr als nur eine Gruppe standespolitisch definierter Ärzte, die eine Art Alibifunktion für den Rest nur noch spezialisierter Ärzte übernehmen, gemeint ist. Das Problem der Integration kann in einem arbeitsteiligen Gesundheitswesen nur gelöst werden, wenn alle Ärzte, die kranke Menschen alleinverantwortlich betreuen, neben ihren spezialistischen Kenntnissen auch allgemeinmedizinisches, d.h. psychosomatisches oder biopsycho-soziales Wissen haben (Pauli, 1984).

Die Notwendigkeit, ein neues Gleichgewicht zwischen spezialistischen und »generalistischen« Kenntnissen und Fertigkeiten zu finden, wird heute von allen einsichtigen Ärzten und Gesundheitspolitikern gesehen. Siegenthaler hat diese Notwendigkeit 1984 auf dem Deutschen Internistenkongreß eindringlich betont. 1993 hat Schuster sie auf diesem Kongreß wieder eindrucksvoll beschworen. Aber solche Proklamationen bleiben Rhetorik, solange man meint, jeder gute Arzt sei von Natur aus schon Generalist und könne, wenn man ihm nur die dafür aufgewendete Zeit vergütet, mit Freundlichkeit und gesundem Menschenverstand auch die komplexen bio-psycho-sozialen Probleme seiner Patienten lösen.

Auch die oft geäußerte Meinung, welche die Technisierung der Medizin für das Schwinden an Humanität verantwortlich machen will, geht an dem Kern des Problems vorbei. Sie unterstellt, die Konzentration auf technische Verfahren würde den Ärzten und dem Pflegepersonal die Zeit rauben, die für Zuwendung, Wärme und menschliches Verstehen notwendig ist. Im Kapitel 86, »Intensivmedizin« wird deutlich, daß der Zeitfaktor zwar eine limitierende, aber keineswegs entscheidende Rolle spielt, wenn technische Verfahren in der Medizin inhuman werden.

Ahnefeld (1984) hat zweifellos recht, wenn er die Technisierung der Medizin mit dem Hinweis verteidigt, daß technische Verfahren nicht per se inhuman seien, daß im Gegenteil neue technische Errungenschaften, angefangen vom Beatmungsgerät über den Herzschrittmacher bis zur Hüftprothese, Fortschritte für die Rettung von Leben und die Minderung von Leiden gebracht haben, die vorher undenkbar waren; wenn er betont, daß neue technische Entwicklungen, wie die Computertomographie, dem Kranken unendlich viel an Schmerzen und Komplikationen erspart und bessere und frühzeitigere Diagnosen ermöglicht haben. Überdies bürden neue technische Verfahren Ärzten und Pflegepersonal nicht nur neue Aufgaben auf, sondern entlasten sie auch von früheren, die oft noch zeitraubender und kaum weniger technisch waren.

Der entscheidende Punkt liegt woanders: Ahnefeld formuliert ihn, indem er feststellt, daß ein Mehr an Technik nicht ein Weniger, sondern ein Mehr an Arzt erfordert. Dieses Mehr ist schon deshalb kein bloßes Zeitproblem, weil Zuwendung, Wärme und menschliches Verstehen keine spezifisch ärztlichen Fähigkeiten sind. Ärzte werden darin oft genug von den Angehörigen der Kranken übertroffen. Das »Mehr an Arzt« ist seine Bereitschaft und seine Fähigkeit, sich selbst als diagnostisches und therapeutisches Instrument einzusetzen und der Versuchung zu widerstehen, sich in diesen Funktionen durch technische Verfahren ersetzen zu lassen.

Wenn wir versuchen, diese abstrakten Überlegungen in ein konkretes Modell umzusetzen, stellt sich auf der ärztlichen Ebene die Forderung, daß die Organspezialisten mehr von der psychosozialen Wirklichkeit des Menschen und ihren Wechselwirkungen mit seinem Körper wissen müssen, als es heute der Fall ist. Kardiologen, Gastroenterologen, Endokrinologen und die anderen Organspezialisten müssen lernen, den Einfluß der Vorgänge, die sich in den individuellen Wirklichkeiten ihrer Patienten ereignen, auf die Organe, die sie behandeln, in Rechnung zu stellen. Sie müssen die zahlreichen Untersuchungen zur Kenntnis nehmen, die nachweisen, daß Schicksalsschläge, welche die individuelle Wirklichkeit eines Menschen erschüttern, mit einer erhöhten Rate von Organkrankheiten einhergehen, daß hoher Blutdruck, Herzinfarkt, Magengeschwüre, Erkranken der Schilddrüse und andere körperliche Leiden mit dem Tod naher Angehöriger, dem Scheitern von Lebensplänen, Arbeitslosigkeit, Isolierung und anderen psychosozialen Belastungen zu tun haben. Dies setzt voraus, daß sie bereit sind, die Bilder zu ändern, die sie sich nach dem herrschenden Paradigma von der verschlossenen Realität der Krankheit gemacht haben.

Dazu kommt die Forderung, daß der Spezialist die Grenzen und die Ergänzungsbedürftigkeit seines Fachs im Rahmen eines Gesundheitssystems erkennen muß, in dem Kranke integriert psychosomatisch betreut werden sollen. Das erfordert die Bereitschaft zur Kooperation, nicht nur mit anderen Spezialisten, sondern auch mit anderen Berufsgruppen, Psychologen, Sozialarbeitern usw., eine Kooperation, die damit beginnen muß, eine gemeinsame Sprache für den Aufbau einer gemeinsamen Wirklichkeit auch unter den Mitarbeitern z.B. einer Krankenstation zu entwickeln. Mit der Erfüllung dieser Forderung steht und fällt jeder Versuch einer Integration als Gegengewicht und Ergänzung der notwendigen Spezialisierung.

Wir wissen noch nicht, welche Organisationsform diesem Modell am besten entspricht. In der Praxis erprobte Versuche beweisen jedoch, wie oben erwähnt, daß dieses Modell in einem kleineren oder größeren Rahmen verwirklicht werden kann (Th. v. Uexküll, 1981). Der Erfolg oder Mißerfolg solcher Modelle hängt von einer Reihe verschiedener, zum Teil innerer, zum Teil äußerer Faktoren ab, zu denen vor allem der Widerstand der »Normalmedizin« (vgl. Anmerkung 6 am Ende des Kap.) gehört, der von Situation zu Situation, von Landschaft zu Landschaft wechseln kann.

Ein in der praktischen Erprobung sieben Jahre erfolgreicher Großversuch wurde mit einem Departmentsystem in Ulm gemacht. Er beruhte auf dem Konzept, daß alle Kranken auf Allgemeinstationen betreut wurden, deren Chefärzte Kliniker waren, die neben ausreichenden Kenntnissen als Allgemeininternisten (oder Allgemeinchirurgen) über Kenntnisse auf einem Spezialgebiet verfügten. Den reinen Spezialisten standen demgegenüber nur die Einrichtungen zur Verfügung, die für ihre Funktion als spezialistische Konsiliarien mit diagnostischen und therapeutischen Aufgaben notwendig waren. Sie hatten keine eigenen Bettenabteilungen.

Anstelle der so oft geübten »Aufteilung der Verantwortung« (Balint) unter verschiedene Spezialisten, mit der Gefahr der Entstehung eines »Verantwortungs-Vakuums«, sollte das Prinzip eingeübt werden, daß jeder Kranke während seines Aufenthaltes im Klinikum seinen prsönlichen Arzt hat, der für ihn verantwortlich ist. Dieser Arzt – gewöhnlich der Stationsarzt – sollte unter Leitung des zuständigen Oberarztes und Chefarztes lernen, wann ein Spezialist zugezogen werden muß, und wie man ihn zuzieht, ohne die Verantwortung für den Kranken zu delegieren. Mit dieser Regelung sollte auch die heute von Ärzten und Laien meist kritiklos hingenommene Vorstellung einer Prestigeskala abgebaut werden, an deren Spitze der Spezialist steht.

Dieses Departmentsystem – und die mit ihm geplante Einführung der psychosomatischen Betrachtungsweise durch das Beispiel einer Modellstation (Köhle et al., 1977) – scheiterte schließlich an den Gegenkräften, die in jedem gesellschaftlichen System Änderungen der traditionellen Erklärungsmodelle – und der ihnen entsprechenden Organisationsformen – zu verhindern trachten (Th. v. Uexküll, 1977). Andere Versuche mit weniger ehrgeizigen Zielsetzungen konnten sich dagegen trotz größerer oder geringerer Schwierigkeiten behaupten.

Inzwischen wächst bei einsichtigen Internisten das Bewußtsein der Notwendigkeit, »das psychosomatische Versorgungsangebot in der inneren Medizin zu erhöhen und die psychosomatische Betrachtungsweise sowohl wissenschaftlich-psychophysiologisch weiter zu fundieren, wie praktisch als ärztliche Anthropologie zu verwirklichen« (Buchborn, 1984). Zur Frage, wie dieses Programm organisatorisch gelöst werden kann, meint Buchborn:
»Das kann zwar im Hinblick auf die immer noch wachsenden Ansprüche an spezialistisches Wissen

und Können nicht bedeuten, daß der Internist auch noch die Methoden der Psychodiagnostik und der Psychotherapie erlernen und beherrschen soll. Ideal wäre vielmehr die **gemeinsame** und **gleichzeitige** Betreuung psychosomatischer Kranker in kombiniert internistisch-psychotherapeutischen Behandlungseinheiten, wie sie modellhaft an einigen Medizinischen Universitätskliniken (z. B. Hannover, Heidelberg, Ulm) erprobt wurde.«

Diese Feststellung kann durch den Hinweis auf andere universitäre (und kommunale) Kliniken ergänzt werden, in denen psychosomatische Betreuung organisch Kranker auch von Internisten durchgeführt wird, die zusätzlich psychotherapeutische Kompetenzen erworben haben, z.B. in Bern (vgl. Kap. 21, »Anamnese und körperliche Untersuchung«) und in Lübeck (Feiereis, 1982).

Zu der Frage nach den Konsequenzen des Paradigmawechsels für die Struktur des sozialen Makrosystems »Gesundheitswesen« gehört auch – und zwar mit großem Gewicht – die Frage nach den Konsequenzen für die Struktur medizinischer Fakultäten und ihren Zusammenhang mit den Problemen der Ausbildung zum Arzt. Da diese Probleme schon in Kapitel 4, »Die Ausbildung zum Arzt«, behandelt sind, genügt hier der Hinweis, daß als Konsequenz des Paradigmawechsels die Fakultäten in ihrer derzeitigen Struktur und Aufgabenstellung die Position als Vorbild und Muster für das Gesundheitssystem unserer Gesellschaft verlieren werden und verlieren müssen. Durch ihre Entwicklung zu Zentren hochqualifizierter biotechnischer Forschung und der Maximalversorgung einer relativ kleinen, hochselektierten Gruppe von Behandlungsbedürftigen haben sie weltweit die Fähigkeit eingebüßt, Ärzte auszubilden, die in der Lage sind, die Aufgaben der Primärversorgung einer Bevölkerung wahrzunehmen (Bloom, 1988; Uexküll, Th. v., 1993).

8 Die Heilkunde als Teilbereich der Industriegesellschaft

Ich sprach von der Verantwortung, die der Arzt der Medizin gegenüber hat, die er ausübt und der er als Mitglied einer gesellschaftlichen Institution mit einer Jahrtausende alten Geschichte angehört. Das Bewußtsein einer Verantwortung dieser Institution gegenüber, die keine nationalen, politischen oder religiösen Grenzen kennt, hat sich in Bekenntnissen und Eiden niedergeschlagen, die von den Hindu-Ärzten bis in die Gegenwart reichen (Kleeberg, 1979). Wir können dieser Verantwortung nur genügen, wenn wir bereit sind, die Einrichtungen unserer zeitgenössischen Medizin und deren Entwicklungen unter dem Aspekt einer Humanmedizin zu bewerten.

Dazu gehört auch eine illusionslose Einschätzung der Kräfte, die Veränderungen der bestehenden Verhältnisse zu verhindern trachten und die sich vor allem gegen eine Entwicklung stemmen, die zu einem Paradigmawechsel in dem hier definierten Sinne führt.

Die Medizin ist ein Teilgebiet der Gesamtgesellschaft und besitzt daher nur eine begrenzte Autonomie. Aber sie ist ein wichtiges Teilgebiet, von dem auch Anstöße für die Entwicklung der zeitgenössischen Gesellschaft ausgehen. Von Ferber (1971) hat auf die enge Verflechtung der modernen Medizin mit der Industriekultur hingewiesen und gezeigt, wie Grundprinzipien für die Deutung von Krankheit als ein Geschehen, das von der Person des Kranken abgelöst im Tierversuch und im Laboratorium reproduziert werden kann, den Grundprinzipien der technischen Produktion entsprechen.

Zu den strukturbildenden Faktoren unserer Industriegesellschaft gehören auch wirtschaftliche Interessen, die in kapitalistischen und sozialistischen Staatsformen einen Machtfaktor bilden, der auch die Entwicklung der Medizin beeinflußt. Dieser Punkt ist historisch und berufspolitisch von besonderem Interesse. Eine Schrift der WHO (1984) stellt diesen Zusammenhang folgendermaßen dar:

»Als Virchow 1849 schrieb, ›Medizin ist eine soziale Wissenschaft und Politik ist Medizin im Großen‹, nahm er den Weitblick auf das Problem der Gesundheit voraus, wie es heute gesehen werden muß. Durch die Arbeiten von Pasteur, Koch und anderen, die zur Theorie der Verursachung von Krankheit durch Erreger führten, ging in der zweiten Hälfte des 19. Jahrhunderts viel von dieser weiten Sicht verloren. Man konzentrierte sich auf die konsequente Verfolgung neuer medizinischer Entdeckungen und die Entwicklung der technischen Möglichkeiten, spezifische Krankheiten zu bekämpfen. Der krönende Erfolg dieser Strategie war vielleicht die kürzlich gelungene Auslöschung der Pocken als Gefahr für die Menschheit.

Im Zuge dieser Entwicklung wurden Kliniken und Laboratorien zu den Zentren der Medizin und des wissenschaftlichen Fortschritts. Schließlich sah man in ihnen das Herzstück des Gesundheitswesens überhaupt. In vielen nationalen Systemen wurden sie darüber hinaus Mittel für Kapitalinvestition zum Erzielen von finanziellem Gewinn, ohne Rücksicht darauf, ob die angewandten Techniken nachweislich notwendig oder effektiv waren. Weltweit konnte das gleiche profitorientierte Denken hinter der Werbung für Medikamente und technische Entwicklungen beobachtet werden, die nicht immer von sozialem Nutzen waren.

Die hochtechnisierte Medizin scheint den Menschen aus der Hand zu gleiten und sich in die falsche Richtung zu entwickeln: weg von dem Ziel einer Gesundheit für viele und hin zu einer kostspieligen Behandlung für die wenigen, die es sich leisten können.«

Hier wird ein anderer Aspekt der Technisierung der Medizin angesprochen als der, den Ahnefeld im Auge hat. Seine Gefahr liegt in einer Entwicklung, für die der biomedizinische Bereich unter dem Gesichtspunkt seiner wirtschaftlichen Verwertbarkeit besonderes Gewicht erhält, während der psychosoziale uninteressant oder sogar nur negativ bewertet wird. Diese Entwicklung führt nicht zu dem »Mehr an Arzt«, das Ahnefeld für die Anwendung technischer Verfahren fordert, sondern zu einem immer »Weniger an Arzt«, das die technischen Verfahren inhuman werden läßt.

Pauli (1984) stellt fest, daß diese Sicht auch die Gewichtung der Fächer in Lehre und Forschung bestimmt:

»Die Hindernisse gegenüber einer Neuorientierung von Lehre und Forschung sind politisch-struktureller Natur. Es haben sich machtvolle Institutionen im biomedizinischen Bereich gebildet, die sowohl die vorhandenen Mittel binden, als auch eine Entwicklung in den übrigen Anteilen des Handlungsfeldes im Gesundheitsbereich blockieren.«

Hier wird die begrenzte Autonomie der Medizin als Teilbereich einer Gesellschaft augenfällig, der es noch nicht gelungen ist, ein Gleichgewicht zwischen ökonomischen Forderungen und ökologischer Verantwortung vor der Natur – auch der Natur des Menschen – zu finden.

9 Die individuelle Wirklichkeit des Arztes und die erkenntnistheoretischen und berufspolitischen Entscheidungen

Auf dem Hintergrund dieser Situation der Medizin in dem Kräftefeld gesellschaftlicher Entwicklungen wird das Problem der ärztlichen Verantwortung in seinen drei Aspekten deutlich: dem Patienten, der Medizin als gesellschaftlicher Institution und sich selbst gegenüber. In dem letzten Aspekt konzentrieren sich die Widerstände gegen einen Paradigmawechsel wie in einem Brennpunkt: daß die derzeitigen Formen der Aus- und Weiterbildung und die »finanziellen Entlohnungs- und sozialen Anreizsysteme dem Bestreben einer humanen Krankenversorgung entgegenstehen« (Infas, 1983), daß die standespolitischen Strukturen die Integration einer psychosomatischen Betrachtungsweise erschweren und daß kognitive und emotionale Widerstände überwunden werden müssen, die im einzelnen selbst liegen.

Wer der Meinung ist, die Übernahme der psychosomatischen Betrachtungsweise sei nur eine Frage der Überzeugungskraft der vorgebrachten Argumente, übersieht nicht nur die gesellschaftlichen Gegenkräfte, sondern auch die Bedeutung der Zugehörigkeit zu einer etablierten Gruppe für die Identitätsfindung des einzelnen und die Effektivität von Repressalien gegen Abtrünnige; er unterschätzt auch die Bedeutung eines herrschenden Paradigmas für die kognitiven und affektiven Strukturen des Arztes. Diesen letzten Punkt hat Thomas Kuhn (1973) sehr deutlich gemacht:

»Die Arbeit im Zeichen des Paradigmas kann auf keine andere Weise durchgeführt werden, und das Paradigma im Stich lassen, hieße die Wissenschaft, die es definiert, nicht mehr ausüben.«

Trotzdem hat es, wie er sich ausdrückt, immer wieder »Deserteure« gegeben, die ein herrschendes Paradigma im Stich gelassen und das Abenteuer eines Paradigmawechsels auf sich genommen haben. Sie sind, wie er schreibt, »die Angelpunkte, um die die wissenschaftliche Revolutionen sich drehen«. Damit ist der Spielraum für individuelle Entscheidungen angesprochen, die, wenn auch gegen innere und äußere Widerstände und unter der ständigen Gefahr des Scheiterns, bestehende Strukturen ändern können.

Wissenschafts- und berufspolitische Entscheidungen sind keine Automatismen. Man kann bestehenden Institutionen Immobilismus vorwerfen. Man kann die Forderung aufstellen, die Medizin müsse »ihr reduktionistisches multidisziplinäres Modell durch ein interdisziplinäres anthropologisches ersetzen« (Pauli, 1984); nur – »die Medizin« sind letztlich wir selbst – die Ärzte als Studenten von gestern und die Studenten als die Ärzte von morgen.

Wissenschafts- und berufspolitische Entscheidungen sind nicht nur anonyme Systemzwänge. Sie sind auch Sache des einzelnen. Jeder von uns trägt Verantwortung für die Medizin, die wir haben, und für das, was morgen aus ihr wird. Jeder muß sich entscheiden, ob er das Abenteuer des Paradigmawechsels auf sich nehmen oder dem herrschenden Paradigma weiterhin Gefolgschaft leisten will.

Mit dem Entschluß, die psychosomatische Betrachtungsweise in die Medizin einzuführen, handelt sich jeder Arzt und bereits jeder Student Schwierigkeiten ein, die es nötig machen, daß er sich frühzeitig klar wird, wofür er sie auf sich nimmt. Hier ist die Einsicht entscheidend, daß es nicht nur um eine mehr oder weniger abstrakte Verantwortung für »die Medizin«, sondern auch um die sehr konkrete Verantwortung für sich selbst geht, für die Entwicklung der eigenen individuellen Wirklichkeit und der Fähigkeit, gemeinsame Wirklichkeiten aufzubauen, in denen der Arzt mit Kranken kommunizieren kann.

Damit ist eine Fähigkeit angesprochen, ohne die weder Ausbildung noch Weiterbildung noch Forschung die Utopie einer Humanmedizin jemals verwirklichen können.

Der Historiker Carlo Ginzburg (1983) nennt diese Fähigkeit »moralische Vorstellungskraft« und schreibt, sie sei die »grundlegendste Sache« für junge Menschen, die Geschichte studieren wollen. Er rät ihnen, viele Romane zu lesen, weil dadurch die Fähigkeit entwickelt werde, »sein Leben zu vervielfachen und beispielsweise der Fürst Andrey in Tolstois Krieg und Frieden oder der Mörder der alten Wucherin in Dostojewskis Schuld und Sühne zu sein«. »Moralische Vorstellungskraft«, fügt er hinzu, »hat nichts mit Träumerei zu tun«. Sie sei vielmehr ein unentbehrliches Mittel gegen die weitverbreitete Neigung, »sich andere Menschen als alter ego – und das heißt, als äußerst langweilige Personen vorzustellen«.

Was für angehende Historiker gilt, das gilt in einem noch höheren Maße für angehende Ärzte. Auch ein junger Mensch, der Medizin studieren will, sollte Romane lesen und prüfen, ob seine moralische Vorstellungskraft ausreicht, um beispielsweise Hans Castorp in Thomas Manns Zauberberg; Wadim, Dr. Donnavan oder Schulubin in Solchenizyns Krebsstation; der Fürst Myschkin in Dostojewskis Idiot oder der Kranke in Tolstois Tod des Ivan Iljitsch zu sein.

Im Unterschied zu dem angehenden Historiker muß sich der angehende Arzt, der bei der Schilderung menschlicher Schicksale die Erfahrung macht, ein anderer Mensch zu sein und eine ihm vorher unbekannte Wirklichkeit zu betreten, aber zwei Fragen vorlegen: Was geschieht mit mir, während ich das erlebe, und was fange ich in der ärztlichen Situation mit diesem Erleben an?

Wenn er diesen Fragen nachgeht, wird er feststellen, daß es in ihm eine Instanz gibt, die seine Empfindungen in einer Weise ordnet, daß sie für ihn lesbar werden. Er entdeckt, mit anderen Worten, daß sich diese Instanz als Übersetzer betätigt und bekannte Zeichen in dem Kontext einer neuen Stimmung interpretiert: Die Stimmung, die bisher seine Motivationen und Einstellungen zu sich selbst und zu seiner Umgebung getragen hatte, schlägt um und damit verändern sich auch die Bilder, die seine Phantasie von ihm selbst in seiner individuellen Wirklichkeit entwirft.

Die geheimnisvolle Verzauberung, welche die Grundstimmung jeder echten Erfahrung ausmacht, hat Winnicott (1973) beim kleinen Kind als Subjekt-Objekt-Identität beschrieben und dargestellt, wie die Fähigkeit, den anderen als vom eigenen Selbst abgelöste Person zu erleben, eine lange, für jeden Menschen verschieden verlaufende Entwicklung voraussetzt. Es gibt überzeugende Hinweise, daß jede neue Erfahrung wieder mit dem Erleben einer Subjekt-Objekt-Identität beginnt und dann in großen Zügen den Entwicklungsgang der Trennung in Subjekt und Objekt wiederholen muß. Nach diesen Hinweisen ist jeder, den das Schicksal eines anderen bewegt, zunächst der andere. Je stärker und unmittelbarer ein angehender Arzt diese Identität erlebt, um so wichtiger ist für ihn die kritische Reflexion, die ihn befähigt, sich in dem Zustand der Identifikation mit einem Kranken, seiner Verzweiflung, seiner Depression oder seiner Euphorie als Instrument zu beobachten, das im Mitschwingen die Stimmung des anderen registriert.

Aus diesem kritischen Abstand kann er seine emotionale Betroffenheit auf dem Hintergrund der ärztlichen Aufgabe betrachten und erkennen, was er bisher nur mehr oder weniger dunkel geahnt hatte: daß emotionale Betroffenheit rationales Urteilen und Handeln verhindern kann. Damit sieht er ein allgemeines Problem, das jede Ausbildung zum Arzt auf die eine oder andere Weise lösen muß, und das die Persönlichkeitsbildung jedes jungen Menschen berührt, der sich auf diese Ausbildung einläßt.

Die meisten beginnen das Medizinstudium, ohne dies Problem zu sehen und ohne sich Gedanken zu machen, wie sie es lösen könnten. Sie haben auch kaum eine Vorstellung, wie dies Problem im Rahmen der Ausbildung, die sie beginnen, gelöst werden wird. Die Tatsache, daß sie ein konsequent aufgebautes Desensibilisierungsprogramm erwartet, gehört zu den streng tabuierten Themen unserer Industriekultur.

So beginnen viele ihr Studium mit dem Wunsch nach Nähe zum Patienten (vgl. Kap. 4, »Die Ausbildung zum Arzt«) und wissen nicht, wie es geschieht, daß ihnen dieser Wunsch mehr und mehr abhanden kommt. Sie durchschauen nicht, daß eine Ausbildung, die zur Vorbereitung auf den Umgang mit kranken Menschen mit Physik, Chemie und dem Sektionskurs an der Leiche beginnt, die im klinischen Teil die psychosozialen Probleme der Kranken weitgehend ignoriert (Adler, 1981), in der über die Frage, was Sexualität, Abhängigkeit, Sucht und Sterben bedeuten, nicht gesprochen wird, und die statt dessen das Ideal des unbeteiligten wissenschaftlichen Beobachters einübt, in der Betroffenheit für den ärztlichen Beruf disqualifiziert – daß eine solche Ausbildung zu einer merkwürdigen Schizophrenie führt: Sie erreicht einen weitgehenden Abbau der Tabuschranken vor der Intimsphäre des Körpers bis zur Indifferenz gegenüber verletzenden und eindringenden Verfahren, die mit einer irrationalen Scheu vor einem Eindringen in die psychische Intimsphäre eines Kranken gekoppelt ist.

Im Verlauf dieses Desensibilisierungsprozesses lösen sich wissenschafts- und berufspolitische Probleme wie von selbst und die Entwicklung der Persönlichkeit des zukünftigen Arztes verläuft nach dem uniformen Muster, das die Rollen vorprogrammiert, die er später als Arzt in der Makrostruktur des Gesundheitssystems spielen wird.

In Kapitel 4 werden Versuche dargestellt, in denen Studenten das Problem ihrer Sozialisation zum Arzt nicht durch passive Desensibilisierung zu lösen suchen, sondern sich bemühen, das Problem ihrer Persönlichkeitsbildung selbst in die Hand zu nehmen. Es wird gezeigt, wie man die Fähigkeit erwerben kann, mit seiner emotionalen Betroffenheit kritisch umzugehen, wie emotionales Beteiligtsein am Erleben des Kranken den Arzt nicht urteils- und handlungsunfähig zu machen braucht, sondern im Gegenteil Informationen über den Patienten und sein Kranksein vermitteln kann, die für Urteilsfindung und Handlungsentscheidung unerläßlich sein können.

Der Arzt muß lernen, in der professionellen Beziehung zum Patienten zwischen Nähe und Distanz zu »pendeln«. Zunächst muß er sich in den Patienten einfühlen, ja sich mit ihm identifizieren, um dessen individuelle Wirklichkeit kennenzulernen. Um dieses Erleben aber reflektiert zum Nutzen des Patienten verwenden zu können, benötigt er danach wieder Distanz; d.h., er muß in der Lage sein, seine Identifikation flexibel zurückzunehmen, um die Konsequenzen seiner Erfahrung für die Diagnostik und Therapie erfassen und abwägen zu können. Daher unterscheidet sich die professionelle ärztliche Beziehung von den Alltagsbeziehungen zwischen Menschen, z.B. einer Freundschaft, durch die Fähigkeit, reflektiert zwischen Nähe und Distanz zu wechseln. Damit werden vom Arzt neben einer unspezifischen Kompetenz zur Kommunikation spezifische Lernschritte einer Aus- und Weiterbildung gefordert.

Wie schwer es den Studierenden gemacht wird, diese Lernschritte schon während ihrer Ausbildung zurückzulegen, ist in Kapitel 4 dargestellt worden. Aber wie schwer es ist, das herrschende Paradigma auch während der Berufsausübung zu verlassen und sich an dem Paradigma zu orientieren, das mit der Einführung der psychosomatischen Betrachtungsweise verbunden ist, erfahren Studierende und junge Ärztinnen und Ärzte, die in Balint-Gruppen für die Beziehungen zwischen Patient und Arzt sensibilisiert wurden, an dem Widerstand der Ärzte und des Pflegepersonals, mit denen sie zusammenarbeiten müssen und von denen sie zum Teil abhängig sind. Wenn sie erleben, wie Schwestern und Kollegen die Vermittlung der Stimmung eines Kranken feindselig abwehren oder ihre Versuche einer Zuwendung zu Kranken boykottieren oder lächerlich machen, erfahren sie die wissenschafts- und berufspolitischen Probleme der Integration psychosomatischer Betrachtungsweise am eigenen Leibe.

Auch auf dem Hintergrund dieser Erfahrungen muß man die kritische Frage nach der Validität einer Ausbildung zum Arzt stellen, die, wie Pauli (1984) betont, etwa zehn Jahre zur Vermittlung spezialistischer Kenntnisse beansprucht, aber für »eine synthetisch und systemisch orientierte Sicht umfassender Probleme kaum Raum und Zeit läßt«.

Um zu verstehen, was die Forderung bedeutet, daß der Arzt auch Verantwortung für sich selbst und seine eigene individuelle Wirklichkeit zu übernehmen hat, muß man sich klarmachen, daß nur ein zufriedener, ausgeglichener und in sich gefestigter Arzt wirklich in gleichberechtigter Zusammenarbeit mit anderen Ärzten und Angehörigen anderer Gesundheitsberufe seinen Patienten helfen kann. Die Forderung, in Selbstverleugnung nur für andere zu leben und zu handeln, die so oft erhoben wird, entspricht einem einseitigen Zerrbild ärztlicher Tätigkeit.

Anders formuliert: Um sich selbst als diagnostisches und therapeutisches Werkzeug in die Interaktion mit dem Patienten einbringen und mit ihm eine gemeinsame Wirklichkeit aufbauen zu können, trägt der Arzt auch Verantwortung für die Entwicklung und die Effektivität dieses Werkzeugs.

10 Anmerkungen

Anmerkung 1:

In Kapitel 1 haben wir den Paradigmabegriff genauer definiert und daran erinnert, daß »**Paradigma**« sprachwissenschaftlich ein auswechselbares Element in einem »**Syntagma**« und Syntagma die Beziehung zwischen den Teilen eines Satzes, der eine Aussage macht, bezeichnet. Man muß daher zwischen dem Wechsel einer Aussage (z.B. über die Regeln des Wissenserwerbs) und dem Wechsel eines Elementes innerhalb einer solchen Aussage unterscheiden. Im ersten Fall haben wir es mit einem »**Syntagmawechsel**« im zweiten mit einem »**Paradigmawechsel**« zu tun. Das hat zur Folge, daß wir auch zwischen einem »Paradigmawechsel« innerhalb des gleichen Syntagmas und einem »Paradigmawechsel« als Folge eines »Syntagmawechsels« unterscheiden müssen.

Im Anschluß an diesen sprachwissenschaftlichen Versuch einer Klärung der Begriffe haben wir ausgeführt, daß die Entdeckung des Beobachterproblems in der Physik nicht nur zu einem Paradigmawechsel in der Quantenphysik, sondern darüber hinaus zu einem Syntagmawechsel geführt hat, der die Fesseln sprengt, die unsere Vorstellungen von Wissenschaft und Medizin seit dem 17. Jahrhundert in einer restriktiven Weltanschauung gefangen hielten. Es wurde notwendig den Prozeß des Wissenserwerbs und damit Wissen und Wissenschaft neu zu definieren.

Dieser Syntagmawechsel, der zu einer Neubewertung von Wissenschaft führt, zwingt die einzelnen Wissenschaften, zu einem Paradigmawechsel innerhalb ihres Wissensgebietes. Das gilt in besonderem Maße für Biologie und Medizin. Von diesem Paradigmawechsel ist in dem Kapitel die Rede.

Anmerkung 2: Struktur

»Anfänge dieses Modells (oder dieser Art von Modellen) gehen zweifellos auf sehr frühe Epochen der Heilkunde zurück und sind wahrscheinlich als Bestandteile aller Heilbehandlungssysteme zu finden; denn es interpretiert den Körper als räumliches Orientierungsschema für die Möglichkeiten von ›Eingriffen‹ der menschlichen Hand. Das Körpermodell der chinesischen Volksmedizin für Akupunktur ist ein Beispiel für solch ein räumliches Orientierungsschema für Handgriffe von Heilbehandlern. Solche Körpermodelle waren früher in Vorstellungen über die Bedeutung von Körperteilen, Organen oder Säften für kosmische, religiöse oder magische Zusammenhänge eingebettet. In den westlichen Kulturen hat sich das räumliche Orientierungsschema für manuelle Eingriffe in den Körper eines Kranken seit etwa 150 Jahren zu ›der wissenschaftlichen Theorie‹ der Kausalzusammenhänge von Strukturen und Prozessen in einem hochkomplexen Mechanismus verselbständigt. ...

Von Ferber (1971) hat auf den inneren Zusammenhang dieser Entwicklung mit dem Entstehen der Industriekultur hingewiesen. Dieser Aspekt läßt uns besser verstehen, wie es möglich war, den Grundsatz der räumlichen Orientierung für manuelle Eingriffe der menschlichen Hand im Verlauf der stürmischen Entwicklung zu dem hochkomplexen Theoriengebäude der modernen Medizin konsequent durchzuhalten. Die zunehmende Verfeinerung der Möglichkeiten für direkte Eingriffe der menschlichen Hand durch technische Apparaturen und für indirekte Eingriffe durch Pharmaka erzwang eine fortschreitende Differenzierung des Körpermodells, das umgekehrt wieder die Verfeinerung der Technik für Eingriffe vorantrieb. So entstand das imponierende Gebäude der modernen Medizin, das den menschlichen Körper nach dem Paradigma einer hochkomplexen physikalisch-chemischen Maschine interpretiert. Krankheit ist danach eine räumlich lokalisierbare Störung in einem technischen Betrieb, der zwar eine sehr komplizierte, aber mit Hilfe des technischen Vorbilds doch überschaubare Struktur besitzt. Von diesem allgemeinen Paradigma lassen sich die Diagnosen für konkrete Krankheiten als spezielle Spielregeln für den Umgang mit Kurzschlüssen, Rohrbrüchen, Transportproblemen oder ähnlichen technischen Fragen ableiten. Wie ein Techniker auf der Basis eines Schaltplans den Betriebsschaden eines Autos, eines Fernsehers oder Computers lokalisieren und danach die Reparatur planen kann, so kann der Arzt eine Krankheit, die als Betriebsschaden im menschlichen Körper – als Klappenfehler im Herzen, als Geschwür im Magen oder als Enzymdefekt in einem Gewebe oder Transportsystem – interpretiert ist, durch entsprechende technische Eingriffe reparieren« (Th. v. Uexküll, 1986).

Anmerkung 3: L'homme machine

Zu der Frage, ob und wieweit Computerprogramme mit Programmen menschlichen Denkens und Fühlens gleichgesetzt werden können, sagt Grant Johnson (1984):

»... und wenn er (der Computer) Witze macht, dann kann man sicher sein, es sind nicht seine Witze. (Es gibt natürlich auch Menschen, die unentwegt Witze erzählen, die nicht

die ihrigen sind, doch dies sagt etwas über sie aus. Die Tatsache, daß ein Rechner programmiert werden kann, um dasselbe zu tun, sagt über ihn überhaupt nichts aus.)«

Bateson (1985) formuliert das Problem folgendermaßen:

»Wir wollen nun für einen Augenblick die Frage erwägen, ob ein Computer denkt. Ich würde sagen, daß er das nicht tut. Was ›denkt‹ und sich auf ›Versuch und Irrtum‹ einläßt, ist der Mensch **plus** Computer **plus** Umgebung. Und die Grenzen zwischen Mensch, Computer und Umgebung sind rein künstliche, rein fiktive Linien. Sie sind Linien durch die Wege, auf denen Informationen oder Unterschiede übertragen werden. Sie sind keine Grenzen des Denksystems. Was denkt, ist das Gesamtsystem, das sich auf Versuch und Irrtum einläßt, nämlich der Mensch plus Umgebung.« (s.a. Dreyfuss, 1985)

Anmerkung 4: Humanmedizin versus Veterinärmedizin

Wieweit die Aufhebung eines Unterschiedes zwischen Human- und Veterinärmedizin tatsächlich als Programm einer wissenschaftlichen Entwicklung aufgefaßt wird, zeigt der folgende Passus aus der Eröffnungsrede des Kongresses der Deutschen Gesellschaft für Innere Medizin von Franz Volhard 1930:

»Man kann es geradezu als Kriterium und höchste Leistung der rationellen Therapie bezeichnen, daß sie in einer Gruppe von Fällen ohne Rücksicht auf den individuellen Kranken, seine Persönlichkeit, seine seelische Verfassung, seine Konstitution mit seiner Krankheit fertig wird. ... Das bitter gemeinte Wort von Dubois aus der Zeit vor der Wiederentdeckung der Seele: ›Zwischen Medizin und Tierheilkunde besteht nur noch ein Unterschied bezüglich der Kundschaft‹, trifft heute im Gegensatz zu früher tatsächlich für eine ganze Reihe von Krankheiten zu, bei denen aufgrund wissenschaftlicher Erkenntnis Heilung sozusagen garantiert werden kann, unabhängig von der Individualität der Kranken und der Persönlichkeit des Arztes. Das Ziel der Forschung kann nur sein, die Zahl dieser rationell angreifbaren Krankheitszustände zu vergrößern.«

Die Medizin hat es noch nicht zur Kenntnis genommen, daß die Hoffnung, die Volhard auf das Maschinenmodell setzte, nicht in Erfüllung gegangen ist. Zwar gelang es bei einigen akuten, vor allem infektiösen Krankheiten mit diesem Modell noch beachtliche Erfolge zu erringen und durch den Einsatz von Geräten zum Ersatz biologischer Funktionen Leben zu verlängern. Aber die Zunahme der Krankheiten durch selbstverschuldete Schäden wie Alkohol und Drogen, Übergewicht, Bewegungsmangel, Straßenverkehrsunfälle u.a.m. machte die Erfolge bald mehr als wett, und der Einsatz lebensverlängernder Geräte bei chronisch Kranken macht das Ungenügen eines Menschenbildes, aus dem die persönlichen Faktoren und das Vorhandensein von Gefühlen ausgeklammert sind, besonders offensichtlich.

Anmerkung 5: Emergenz/Dialektik

Die Entdeckung, daß in der Beziehung zwischen einem Ganzen und seinen Teilen eine Fülle theoretischer und praktischer Probleme steckt, ist ebensowenig neu, wie der Versuch, diese Probleme begrifflich zu fassen. Dafür spielt der Begriff der »Dialektik« von Plato über Aristoteles, das Mittelalter bis zu Kant und schließlich zu Hegel und Marx eine wichtige, oft genug widersprüchliche Rolle. In dem historischen Wörterbuch der Philosophie (1972) sind ihm 60 Seiten gewidmet!

Der Grund, warum der Begriff »Emergenz« dem der »Dialektik« vorzuziehen ist, hat zunächst mit dieser schillernden Geschichtlichkeit und den verschiedenartigen und oft gegensätzlichen Konnotationen zu tun, die mit dem Dialektik-Begriff verknüpft sind. Der Begriff Emergenz erlaubt Definitionen, die das Gemeinte schärfer fassen und die Beziehungen zwischen Element und System (Teil und Ganzem) genauer definieren. Vor allem beschreibt er den wesentlichen Punkt: das sprunghafte (emergente) Auftreten neuer Phänomene, deren Eigenschaften sich nicht auf ihre Teilkomponenten reduzieren lassen.

Für das Verständnis dieser Zusammenhänge ist der von Medawar und Medawar (1977) gegebene Hinweis auf die Bedeutung der **Restriktionen,** denen die Möglichkeiten der Elemente im Rahmen eines Systems unterliegen, besonders fruchtbar. Sie machen darauf aufmerksam, daß die Restriktion der Aktionsmöglichkeiten, die isolierte Gebilde haben, Voraussetzung für deren Integration zu einem einheitlichen Gebilde und für das Auftreten neuer Eigenschaften ist. Damit werden zwei Phänomene verständlich:
- daß jede Integration von Elementen zu einer **Reduktion von Komplexität** als Ausdruck einer neuen Ordnung auf einer höheren Stufe führt;
- daß ein Versagen der Restriktionen und die Freisetzung von Aktionsmöglichkeiten, welche Elemente auf der Elementar-Ebene haben, zu einer Verletzung der höheren Ordnung führt und ein Grundvorgang jeder Pathologie ist.

Beispiele gibt es auf jeder Integrationsebene: Auf der Ebene sozialer Gebilde finden wir Gesetze und moralische Normen als Restriktionen der Aktionsmöglichkeiten der Individuen, auf der Ebene der Organismen sehen wir die erwähnten Beispiele für die Restriktion der Zellteilungen frei lebender Einzeller im Verband eines Gewebes, Organs oder Organismus oder Restriktion der Bewegungsmöglichkeiten einzelner Muskeln im Rahmen koordinierter Bewegungen der Gliedmaßen.

Die ursprünglichste und einfachste Form dieser neuen Ordnung ist auf jeder Ebene die **Stimmung.** Sie manifestiert sich als eine Struktur der **Entsprechungen,** die mehr oder weniger differenziert, mehr oder weniger flüchtig als ein Sich-Ergänzen von Leistung und Gegenleistung, Rolle und Gegenrolle, von Umwelt und »Nische« (z. B. bei Flügel und Luft, Flosse und Wasser, Fuß und Boden) in Erscheinung tritt. Die Feststellung der Entsprechungen ist für J. v. Ucxküll die eigentliche Aufgabe der Biologie, deren Ziel eine »Kompositionslehre der Natur« (1940, 1980) sein muß.

Plessner (1976) spricht von einer »Entsprechungsregel«: »Nach dem Prinzip, das v. Uexküll einmal so formuliert hat:

›Wo ein Fuß ist, da ist auch ein Weg, wo ein Mund ist, da ist auch Nahrung, wo eine Waffe ist, da ist auch ein Feind‹, sollten sich diese Entsprechungen (auch für den Menschen) leicht und eindeutig angeben lassen.«

Warum das weder leicht noch eindeutig möglich ist, stellt das Problem der Conditio humana dar. (s. a. Uexküll, J. v., 1940 und 1980.)

Anmerkung 6: »Normalmedizin«

Der Begriff »Normalmedizin« wird hier in dem gleichen Sinn verwendet wie der Begriff »Normalwissenschaft«, den Th. Kuhn (1973) geprägt hat, und an dem er den Widerstand einer etablierten Wissenschaft gegen jeden Paradigmawechsel erläutert. Er führt aus, daß ein Paradigma seinen Status durch die Tatsache erlangt, daß es bei der Lösung einiger Probleme, welche ein Kreis von Fachleuten als brennend definiert hat, erfolgreicher war als andere, mit ihm konkurrierende Theorien.

Der Erfolg eines Paradigmas, schreibt er dann, sei zu Anfang weitgehend eine Verheißung auf Erfolg, bei ausgesuchten und noch unvollkommen definierten Beispielen. Er fährt dann fort:

»Die normale Wissenschaft besteht in der Verwirklichung jener Verheißung, einer Verwirklichung, die durch Erweiterung der Kenntnis der vom Paradigma als besonders aufschlußreich offenbarten Fakten, durch Verbesserung des Zusammenspiels dieser Fakten mit den Voraussagen des Paradigmas sowie durch weitere Präzisierung des Paradigmas selbst herbeigeführt wird.

Von denen, die nicht tatsächlich Fachleute in einer ausgereiften Wissenschaft sind, erkennen nur wenige, wieviel ›Aufräumarbeit‹ solcher Art ein Paradigma übrigläßt und wie faszinierend diese Arbeit tatsächlich sein kann. Das aber gilt es zu verstehen. Aufräumarbeiten sind das, was die meisten Wissenschaftler während ihrer gesamten Laufbahn beschäftigt, und sie machen das aus, was ich hier normale Wissenschaft nenne. Bei näherer Untersuchung ... erscheint dies Unternehmen als Versuch, die Natur in die vorgeformte und relativ starre Schublade, welche das Paradigma darstellt, hineinzuzwängen. In keiner Weise ist es das Ziel der normalen Wissenschaft, neue Phänomene zu finden; und tatsächlich werden die nicht in die Schublade hineinpassenden oft überhaupt nicht gesehen. Normalerweise erheben die Wissenschaftler auch nicht den Anspruch, neue Theorien zu finden, und oft genug sind sie intolerant gegenüber den von anderen gefundenen.«

Literatur

Aaronson, N.K., W. Bakker, A.L. Stewart et al.: A multidimensional approach to the measurement of quality of life in lung cancer clinical trials. In: Aaronson, N.K., J. Beckmann (eds.): Quality of Life in Cancer Patients. EORTC Monograph series. Raven Press, New York 1987.

Abbot, J., C. Sutherland, D. Watt: Cooperative dyadic interactions, perceived control and task difficulty in type A and Type B individuals: A cardiovascular study. Psychophsyiol. 24 (1987) 1–13.

Abe, K., M. Shimakawa: Predisposition to sleepwalking. Psychiat. Neurol. Jap. 152 (1966) 306–312.

Ablon, S.L., J.E. Mack: Sleep disorders. In: Noshpitz, J. (ed.): Basic Handbook of Child Psychiatry, vol. 2, pp. 643–660. Basic Books, New York 1979.

Abraham, K.: Beitrag zur Tic-Diskussion. Int. Z. Psychoanal. 7 (1921) 393–395.

Abraham, K.: Über Ejaculatio praecox (1917). Psychoanalytische Studien I, S. 43–60. Fischer, Frankfurt 1971.

Abraham, K.: Versuch einer Entwicklungsgeschichte der Libido auf Grund der Psychoanalyse seelischer Störungen (1924). Fischer, Frankfurt 1971.

Abraham, K.: Beiträge der Oralerotik zur Charakterbildung (1925). Gesammelte Schriften, Bd. 2. Fischer, Frankfurt 1982.

Abraham, S.F., P. Beumont: How patients describe bulimia or binge eating. Psychol. Med. 12 (1982) 625–635.

Abrahams, V.C., S.M. Hilton, A. Zbrozyna: Active muscle vasodilatation produced by stimulation of the brain stem: its significance in the defense reaction. J. Physiol. (Lond.) 154 (1960) 491–513.

Abram, H.S.: Adaptation to open heart surgery: psychiatric study of response to threat of death. Amer. J. Psychiat. 122 (1965) 659–667.

Abram, H.S.: The psychiatrist, the treatment of chronic renal failure and the prolongation of life. Amer. J. Psychiat. 124 (1968) 1351–1358; 126 (1969) 157–167.

Abram, H.S.: The psychiatrist, the treatment of chronic renal failure and the prolongation of life. Amer. J. Psychiat. 128 (1972) 1534–1539.

Abram, H.S., L.R. Hester, A. Epstein: Sexual activity and renal failure. Proc. 5th Int. Congr. Nephrol. Karger, Basel 1973.

Abteilung Innere Medizin III: Richtlinien zur Diagnose und Therapie hämatologischer und onkologischer Erkrankungen. Klinikum der Universität Ulm, 5. Aufl. Ulm 1981.

Accarino, A.M., F. Azpiroz, J.R. Malagelada: Symptomatic responses to stimulation of sensory pathways in the jejunum. Amer. J. Physiol. 263 (1992) 673.

Ackerman, S., H. Weiner: Peptic ulcer disease: some considerations for psychosomatic research. In: Hill, O.W. (ed.): Modern Trends in Psychosomatic Medicine, pp. 363–381. London 1976.

Ackerman, S.H., M.A. Hofer, H. Weiner: Early maternal separation increases gastric ulcer risk in rats by producing a latent thermore gulatory disturbance. Science 201 (1978).

Ackerman, S.H.: Premature weaning, thermoregulation and the occurence of gastric pathology. In: Weiner, H., M.A. Hofer, A. J. Stunkard (eds.): Brain, Behaviour and Bodily Disease. Raven, New York 1981.

Adams, R.: Internal-Mammeria-Artery Ligation for Coronary Insufficiency. An Evaluation. New Engl. J.Med. 258 (1958) 113–115.

Adelmann, S.: Pills as transitional objects: A dynamic understanding of the use of medication in psychotherapy. Psychiatry 48 (1985) 246–253.

Adelson, L., W. Hoffmann: Sudden death from coronary disease related to lethal mechanism arising independently of vascular occlusion of myocardial damage. J. Amer. med. Ass. 176 (1961) 129.

Ader, R.: Letter to the editor. Psychosom. Med. 36 (1974) 183–184.

Ader, R.: Conditioned adrenocortical steroid elevations in the rat. J. Comp. Physiol. Psych. 90 (1976) 1156–1163.

Ader, R.: Psychosomatic and psychoimmunologic research. Psychosom. Med. 42 (1980) 307–322.

Ader, R.: Behavioral influences on immune responses. In: Weiss, S.M., J.A. Heard, B.H. Fox (eds.): Perspectives on Behavioral Medicine, pp. 163–182. Acad. Press, New York 1981.

Ader, R. (ed.): Psychoneuroimmunology. Acad. Press, New York 1981a.

Ader, R.: A historical account of conditioned immunologic responses. In: Ader, R. (ed.): Psychoneuroimmunology, pp. 321–352. Acad. Press, New York 1981b.

Ader, R.: Conditioned taste aversions and immunopharmacology. Ann. N. Y. Acad. Sci. 443 (1985a) 293–307.

Ader, R.: Conditioned immunopharmacological effects in animals: Implications for a conditioning model of pharmacotherapy. In: White, L., B. Tursky, G.E. Schwartz (eds.): Placebo: Theory, Research and Mechanisms, pp. 306–323. Guilford, New York 1985b.

Ader, R., N. Cohen: Behaviorally conditioned immunosuppression. Psychosom. Med. 37 (1975) 333–340.

Ader, R., N. Cohen: Conditioned immunopharmacologic responses. In: Ader, R. (ed.): Psychoneuroimmunology, pp. 281–319. Acad. Press, New York 1981.

Ader, R., N. Cohen: Behaviorally conditioned immunosuppression and murine systemic lupus erythematosus. Science 215 (1982) 1534–1536.

Ader, R., N. Cohen: CNS-immune system interactions: conditioning phenomena. Behav. Brain Sci. 8 (1985) 379–394.

Ader, R., N. Cohen: The influences of conditioning on immune responses. In: Ader, R., D.L. Felten, N. Cohen (eds.): Psychoneuroimmunology, 2nd ed., pp. 611–646. Acad. Press, New York 1991.

Ader, R., N. Cohen: Psychoneuroimmunology: conditioning and stress. Ann. Rev. Psychol. 44 (1993) 53–85.

Ader, R., N. Cohen, L.J. Grota: Adrenal involvement in conditioned immunosuppression. Int. J. Immunopharmacol. 1 (1979) 141–145.

Ader, R., L.J. Grota, N. Cohen: Conditioning phenomena and immune function. Ann. N. Y. Acad. Sci. 496 (1987) 532–544.

Ader, R., D.L. Felten, N. Cohen: Psychoneuroimmunology, 2nd ed. Acad. Press, New York 1991.

Adler, G.: Morbus Crohn – Colitis ulcerosa. Springer, Berlin 1993.

Adler, M.L.: Kidney transplantation and coping mechanisms. Psychosomatics 13 (1972) 337–341.

Adler, R.: Therapieresistente Schmerzen. Medikamentöse Therapie des Karzinomschmerzes. Schweiz. med. Wschr. 108 (1978) 456–461.

Adler, R.: Schmerzen bei Tumorpatienten – Diagnostik und medikamentöse Therapie. Schweiz. Rundsch. Med. 72 (1983) 1301–1306.

Adler, R.: Verhalten und Immunsystem. Konditionierung und ihre Auswirkung. In: Adler, R. et al (Hrsg.): Psychosomatische Medizin, 3.Aufl., S.171–181. Urban & Schwarzenberg, München 1986.

Adler, R.: Der Kliniker als Psychosomatiker. In: Adler, R., J.M. Herrmann, K. Köhle, O.W. Schonecke, W. Wesiack, Th. v. Uexküll (Hrsg.): Psychosomatische Medizin, 3. Aufl. Urban & Schwarzenberg, München–Wien–Baltimore 1986.

Adler, R.: Die Verwirklichung des biopsychosozialen Modells – Erfahrungen seit 1978. In: Adler, R., W. Bertram, A. Haag, J.M. Herrmann, K. Köhle, Th. v. Uexküll (Hrsg.): Integrierte Psychosomatische Medizin in Praxis und Klinik, 2. Aufl., S. 211–225. Schattauer, Stuttgart 1992.

Adler, R., F. Lomazzi: Die Bedeutung der individuellen Schmerzempfindlichkeit für die Beurteilung von Schmerzzuständen. Schweiz. med. Wschr. 104 (1973) 1192–1195.

Adler, R., F. Lomazzi: Perceptual style and pain tolerance, I. The influence of certain psychological factors. J. psychosom. Res. 17 (1973) 369–379.

Adler, R., F. Lomazzi: Mild analgesics evaluated with the »Submaximum Effort Tourniquet Method«. I. The influence of psychological factors on their effect. Psycholopharmacologia 38 (1974) 352–356.

Adler, R., W. Hemmeler: Praxis und Theorie der Anamnese, 2. Aufl. Fischer, Stuttgart 1988.

Adler, R., A. Gervasi, B. Holzer: Perceptual style and pain tolerance, II. The influence of an anxiolytic agent. J. psychosom. Res. 17 (1973) 381–387.

Adler, R.H.: Die Mißachtung der Gefühle – ein Hindernis für die Entwicklung einer Patient-orientierten Medizin. Schweiz. med. Wschr. 111 (1981) 1245–1249.

Adler, R.H.: The differentiation of organic and psychogenic pain. Pain 10 (1981) 249–252.

Adler, R.H.: Schmerzen bei Tumorpatienten – Diagnostik und medikamentöse Therapie. Schweiz. Rundsch. Med. 72 (1983) 1301–1307.

Adler, R.H., W. Hemmler: Praxis und Theorie der Anamnese, 3. Aufl. Fischer, Stuttgart–New York 1992.

Adler, R.H., Th. v. Uexküll: Individuelle Physiologie als Zukunftsaufgabe der Medizin. Schweiz. Rundsch. Med. (Praxis) 76 (1987) 1275–1280.

Adler, R.H., K. Macritchie, G.L. Engel: Psychologic processes and ischemic stroke (occlusive cerebrovascular disease). I. Observations on 32 men with 35 strokes. Psychosom. Med. 33 (1971) 1–29.

Adler, R.H., S. Zlot, Ch. Hürny, Ch. Minder: Engel's »Psychogenic pain and the pain-prone patient«: A retrospectiver, controlled clinical study. Psychosom. Med. 51 (1989) 87–101.

Adlersberg, D., O. Porges: Die neurotische Atmungstetanie, eine neue klinische Tetanieform. Wien. Arch. Inn. Med. 8 (1924) 185–238.

Adlersberg, D., L. Schaefer, S.R. Drachman: Development of hypercholesteremia during cortisone and ACTH therapy. J. Amer. med. Ass. 144 (1950) 909–914.

Aduan, R.P., A.S. Fauci et al.: Factitious fever and self-induced infection. Ann. intern. Med. 90 (1979) 230–242.

Aerztezeitung 73 (1992) 171–172.

Affleck, G., C. Pfeiffer, H. Tennen, J. Fifield: Attributional processes in rheumatoid arthritis. Arthr. and Rheum. 30 (1987) 927–931.

Affleck, G., S. Urrows, H. Tennen, P. Higgins: Daily coping with pain from rheumatoid arthritis: patterns and correlates. Pain 51 (1992) 221–229.

Agnew, D.C., H. Merskey: Words of chronic pain. Pain 2 (1976) 73–81.

Ago, Y. et al.: A comparative study on somatic treatment and comprehensive treatment of bronchial asthma. J. Asthma Res. 14 (1976) 37–43.

Ago, Y. et al.: Psychosocial factors influencing intractability of bronchial asthma and psychosomatic approach. Shinshin Igaku 20 (1980) 403–409.

Agras, W.S., C. Barr Taylor, H.C. Kraemer, M.A. Southam, J.A. Schneider: Relaxation Training for Essential Hypertension at the Worksite: II. The Poorly Controlled Hypertensive Psychosom. Med. 49 (1987) 264–284.

Agren, H., G. Lundqvist: Low levels of somatostatin in human CSF mark depressive episodes. Psychoneuroendocrinology 9 (1984) 233–248.

Ahles, T.A., M.B. Yunus, A.T. Masi: Is chronic pain a variant of depressive disease? The case of primary fibromyalgia syndrome. Pain 29 (1) (1987) 105–111.

Ahles, T.A., M.B. Yunus, S.D. Riley, J.M. Bradley, A.T. Masi: Psychological factors associated with primary fibromyalgia syndrome. Arthr. Rheum. 33 (1990) 160–172.

Ahles, T.A., A.K. Shaukat, M.B. Yunus, D.A. Spiegel, A.T. Masi: Psychiatric status of patients with primary fibromyalgia, patients with rheumatoid arthritis and subjects without pain: a blind comparison of DSM-III Diagnoses. Am J. Psychiatry 148 (1991) 1721–1726.

Ahlmen, J., R. Olander: The influence of preoperative tension on vocational rehabilitation following renal transplantation. Acta med. scand. 194 (1973) 13–16.

Ahlmen, M., M. Sullivan, A. Bjelle: Team vs. non-team outpatient care in rheumatoid arthritis. A comprehensive evaluation including an overall health measure. Arthr. and Rheum. 31 (1988) 471–479.

Ahmad, M., V.W. Parish: Study of the occurence of gonorrhea in postpartum women. Amer. J. Obstet. Gynec. 118 (1974) 368.

Ahmed, S., J. Laidlau, G.W. Houghton, A. Richens: Involuntary movements caused by phenytoin intoxication in epilepectic patients. J. Neurol. Neurosurg. Psychiatry 38 (1975) 225–231.

Ahnefeld, F.W.: Ansprache zur Eröffnung des Anästhesisten-Kongresses, 1984.

Ahrens, S.: Experimentelle Untersuchungen kognitiver Funktionen bei Ulcus-Patienten. In: Zander, W. (Hrsg.): Experimentelle Forschungsergebnisse in der Psychosomatischen Medizin, S. 29–44. Vandenhoeck & Ruprecht, Göttingen 1981.

Ahrens, S.: Konsultationsverhalten psychosomatischer Patienten. Z. psychosom. Med. Psychoanal. 28 (1982 a) 242–254.

Ahrens, S.: Empirische Ergebnisse zum Konsultationsverhalten neurotischer, psychosomatischer und somatisch kranker Patienten II. Z. psychosom. Med. Psychoanal. 28 (1982 b) 335–346.

Ahrens, S., G. Deffner, H. Feiereis: Zur Differenzierung von Colitis- und Morbus Crohn-Kranken anhand psychosozialer Variablen. Z. psychosom. Med. Psychoanal. 32 (1986) 301–315.

AIDS-Enquete-Kommission: AIDS: Fakten und Konsequenzen. Endbericht der AIDS Enquetet Komission des 11. Deutschen Bundestages. Bonn 1990.

Aimez, P., M. Tutin, B. Guy-Grand, F. Desme, H.Bour: Étude psycho-sociologique des contraintes thérapeutiques du diabète sucré. La Presse Médicale 79 (1971) 1149–1152.

Aimez, P., P. Ferrari, B. Guy-Grand: Facteurs psycho-émotionnels dans le diabète sucré. Diabète et Métab. 2 (1976) 73–79.

Ainsworth, M.: Object relations depending and attachment. A review of the infant-mother relationship. Child Development 40 (1969) 969–1025.

Ainsworth, M.: Weitere Untersuchungen über die schädlichen Folgen der Mutterentbehrung. In: Bowlby, J. (Hrsg.): Mutterliebe und kindliche Entwicklung. Reinhardt, München–Basel 1972.

Ainsworth, M., M. Blehar, E. Waters, S. Wall: Patterns of Attachment: A Psychological Study of the Strange Situation. Lawrence Erlbaum, Hillsdale/N. J. 1978.

Ajuriaguerra, J.: Manuel de la psychiatrie de l'enfant, p. 181. Masson, Paris 1970.

Al-Damluji, S.: Adrenergic control of the secretion of anterior pituitary hormones. Bailière's Clin. Endocrinol. Metabol. 7 (1993) 355–392.

Albanese, A., G. Hamill, J. Jones, D. Skuse, D.R. Matthews, R. Stanhope: Reversibility of physiological growth hormone secretion in children with psychosocial dwarfism. Clin. Endocr. (Oxf.) 40 (1994) 687–692.

Albers, H.K: Parafunktionen – Schliffacetten – Myoarthropathien. In: Segl, H.G., H. Müller-Fahlbusch (Hrsg.): Jahrbuch der Psychologie und Psychosomatik in der Zahnheilkunde, Bd. 2, S. 123. Quintessenz-Verlag, Berlin 1992.

Albers, L.: Untersuchungen zum »Kulturgebundenen Syndrom«. Naeng. Dissertation, Heidelberg 1988.

Alberts, M.S., J.S. Lyons, R.J. Moretti: Psychological interventions in the presurgical period. Int. J. Psychiat. Med. 19 (1989) 91–106.

Albright, C.L., A.C. King, C.B. Taylor, W.L. Haskell: Effect of six month aerobic exercise training program on cardiovascular responsivity in healthy middle-aged adults. J. Psychosom. Res. 36 (1992) 25–36.

Albutt, C.: Disease of the heart, including angina pectoris, II. MacMillan, London 1915.

Alby, N., A. Devergie, E. Vilmer et al.: Adolescents: a population at risk for psychopathological complications after BMT: 46 cases. Bone Marrow Transplant. 2 (Suppl. 1) (1987) 248.

Aldridge, D., D. Gustorff, H.-J. Hannich: Where am I? Music Therapy applied to coma patients. J. Roy. Soc. Med. 83 (1990) 2624/3.

Aldwin, C.M., T.A. Revenson: Does coping help? A reexamination of the relation between coping and mental health. J. Pers. soc. Psychol. 53 (1987) 337–348.

Aleksandrowicz, D.R.: Fire and its aftermath on a geriatric ward. Bull. Menninger Clin. 25 (1961).

Alexander, F.: Functional disturbances. J. Amer. med. Ass. 100 (1933) 469–473.

Alexander, F.: The influence of psychologic factors upon gastrointestinal disturbances: a symposium. General principles, objectives and preliminary results. Psychoanal. Quart. 3 (1934) 501–539.

Alexander, F.: Five-years report 1932–1937. Institute for Psychoanalysis, Chicago 1937.

Alexander, F.: Psychosomatic study of a case of hypertension. Psychosom. Med. 1 (1939) 139–152.

Alexander, F.: Emotional factors in essential hypertension. Psychosom. Med. (1939) 173–179.

Alexander, F.: Fundamentals of psychoanalysis. London 1949.

Alexander, F.: Psychosomatic medicine. Its principles and application. Allen & Unwin, London 1950.

Alexander, F.: Psychosomatic Medicine. Norton, New York 1950.

Alexander, F.: Psychosomatic medicine (1950). Dtsch.: Psychosomatische Medizin. Grundlagen und Anwendungsgebiete. De Gruyter, Berlin 1951.

Alexander, F.: Psychosomatic medicine (1959). Dtsch.: Psychosomatische Medizin. Grundlagen und Anwendungsgebiete. De Gruyter, Berlin–New York 1971; 3. Aufl. De Gruyter, Berlin–New York 1977.

Alexander, F., Th.M. French, G.H. Pollock: Psychosomatic Specificity. Experimental Study and Results, vol. 1. University Chicago Press, Chicago 1968.

Alexander, L., L. Luborsky, A. Auerbach, M. Cohen, H. Ratner, P. Schreiber: The effect of match between patient and therapist: Findings from a re-pairing study. In: Annual meeting of the Society for Psychotherapy Research, 1982.

Alexander, N., L.B. Hinshaw, D.R. Drury: Development of a strain of spontaneously hypertensive rabbits. Proc. Soc. exp. biol. Med. 86 (1954) 855.

Allan, D.B., G. Waddell: An historical perspective on low back pain and disability. Acta Orthop. Scand. Suppl. 234 (1989) 1–23.

Allebeck, P., C. Bolund, G. Bungpäck: Increased suicide rate in cancer patients. A cohort study based on the Swedish Cancer-environment Register. J. Clin. Epidemiol. 4 (1989) 611–616.

Allgöwer, M.: Chirurgie wohin? Schweiz. Ärztezeitung 64 (1983) 1508–1517.

Allyon, T., N.H. Azrin: The measurement and reinforcement of behavior of psychotics. J.exper. Anal. Behav. 8 (1965) 357–383.

Almacan McDonald Douglas Corporations`s EAP produces hard data, pp. 18–26. 1989.

Almay, B.G.L., F. Johannson, L. v. Knorring, L. Terenius, A. Wahlström: Endorphines in chronic pain, I. Differences in LFS endorphine levels between organic and psychogenic pain syndromes. Pain 5 (1968) 153–162.

Almy, T.P.: The gastrointestinal tract in man under stress. In: Sleisenger, M.H., J.S. Fordtran (eds.): Gastrointestinal Disease. Saunders, Philadelphia–London–Toronto 1973.

Almy, T.P.: Clinical features and diagnosis of function GT disorders. In: Chey, W.Y. (ed.): Functional Disorders of the Digestive Tract, pp. 7–11. Raven, New York 1983.

Almy, T.P.: Management of the irritable bowel syndrome: different views of the same disease. Ann. intern. Med. 116 (1992) 1027–1028.

Almy, T., P. Sherlock: Genetic aspects of ulcerative colitis and regional enteritis. Gastroenterology 51 (1966) 757–761.

Almy, T.P., M. Tulin: Alterations in colonic function in man under stress: I. Experimental production of changes simulating the »irritable colon«. Gastroenterology 8 (1947) 616.

Almy, T.P., F. Kern, F.K. Abbott: Constipation of diarrhea as reactions to life stress. Res. Publ. Ass. Res. ner. ment. Diss. 29 (1949a) 724–730.

Almy, T.P., F. Kern, M. Tulin: Alterations in colonic function in man under stress: II. Experimental production of sigmoid spasms in healthy persons. Gastroenterology 12 (1949b) 425.

Almy, T.P., L.E. Hinkle, B. Berle, K. Kern: Altration in colonic function in man under stress: III. Experimental production of sigmoid spasm in patients with spastic constipation. Gastroenterology 12 (1949c) 437.

Almy, T.P., F.K. Abbott, L. Hinkle jr.: Alterations in colonic function in man under stress. Gastroenterology 15 (1950) 95–103.

Alonso, A., E. Garcia-Ausst: Neuronal sources of theta-rhythm in the entorhinal cortex of the rat. I. Liminar distribution of theta field potentials. Exp. Brain Res. 67 (3) (1987) 493–501.

Alonso, A., R.R. Llinás: Subthreshold Na$^+$-dependent theta-like rhythmicity in stellate cells of entorhinal cortex layer II. Nature (Lond.) 342 (1989) 175–177.

Alonso, A., M. deCurtis, R.R. Llinás: Postsynaptic Hebbian and non-Hebbian long-term potentiation of synaptic efficacy in the entorhinal cortex in slices and in the isolated adult guinea pig brain. Proc. nat. Acad. Sci. (Wash.) 87 (1990) 9280–9284.

Alonzo, A., A. Simon, M. Feinleib: Prodromata of myocardial infarction and sudden death. Circulation 52 (1975) 1056–1072.

Alt, E., H. Müller, A. Wirtzfeld: Schrittmachertherapie aus der Sicht des Patienten. Med. Klinik 78 (1983) 598–600.

Althoff, P.-H., C. Rosak, K. Schöffling: Die Selbstkontrolle des Diabetes mellitus durch den Patienten. Dtsch. Ärztebl. 22 (1982) 31–45.

Ambelas, A.: Life events and mania: a special relationship? Brit. J. Psychiat. 150 (1987) 235–240.

Ameen Sait, M., B. Reddy, B. Garg: Onychotillomania – 2 case reports. Dermatologica (Basel) 171 (1985) 200–202.

American Psychological Association: Technical Recommendations for psychological Tests and diagnostic Techniques. Washington 1954.

American Psychiatric Association: Diagnostic and statistical manual of mental disorders, 2nd ed. Washington, D.C. 1968.

American Psychiatric Association: Diagnostic and statistical manual of mental disorders, 3rd ed. Washington, D.C. 1980.

American Psychiatric Association: Diagnostic and statistical manual of mental disorders (DSM-III), 3rd ed., revised; pp. l247ff. Washington, D.C. 1987.

Amir, S., Z. Amir: the pituitary gland mediates acute and chronic pain responsiveness in stressed and nonstressed rats. Life Sci. 24 (1978) 439–448.

Amkraut, A.A., G.F. Solomon, H.C. Kraemer: Stress, early experience and adjuvant-induced arthritis in the rat. Psychosom. Med. 33 (1971) 203–214.

Ammon Cavanaugh, S.: Depression in the hospitalized inpatient with various medical illnesses. Psychother. and Psychosom. 45 (1986) 97–104.

Ammon Cavanaugh, S.: Future Directions in C-L Psychiatry. Psychother. and Psychosom. 48 (1987) 68–77.

Amsel, A.: Frustrative nonreward in partial reinforcement and discrimination learning: some recent history and theoretical extension. Psychol. Rev. 69 (1962) 306–328.

Amsterdam, J.D., A. Winokur, E. Abelman, I. Lucki, K. Rickels: Cosyntropin (ACTHa 1–24) stimulation test in depressed patients and healthy subjects. Amer. J. Psychiat. 140 (1983) 907–909.

Anand, B.K., J.R. Brobeck: Localization of a »feeding center« in the hypothalamus of the rat. Proc. Soc. Exp. Biol. Med. 77 (1951) 323–324.

Anastasiades, P., D.M. Clark, P.M. Salkovskis, H. Middleton, A. Hackman, M.G. Gelder, D.W. Johnston: Psychophysiological responses in panic and stress. J. Psychophysiol. 4 (1990) 331–338.

Anders, D.: Mädchen mit rekurrierenden Harnweginfekten. Therapiewoche 34 (1984) 907.

Andersch, B., J. Milsom: An epidemiologic study of young women with dysmenorrhoea. Amer. J. Obstet. Gynecol. 144 (1982) 665.

Andersen, A.E.: Practical comprehensive treatment of anorexia nervosa and bulimia. Johns Hopkins Univ. Press, Baltimore 1985.

Andersen, P., S.A. Andersson: Physiological Basis of the Alpha-Rhythm. Appleton-Century-Crofts, New York 1968.

Anderson, C.D.: Expression of affect and physiological response in psychosomatic patients. J.psychosom. Res. 25 (1981) 143–149.

Anderson, D.E.: Cardiovascular adaptation to behavioral stress mediated by salt intake. In: Schmidt, T., T. Dembroski, G. Blümchen (eds.): Biobehavioral Factors in Coronary Heart Disease. Springer, Berlin–Heidelberg–New York 1984.

Anderson, E.E., J.V. Brady: Prolonged pre-avoidance effects upon blood pressure and heart rate in the dog. Psychosom. Med. 35 (1973) 4–12.

Anderson, K.: The psychological aspects of chronic hemodialysis. Canad. psychiat. Ass. J. 20 (1975) 385–391.

Anderson, K.J.: Arousal and the inverted-U Hypothesis: A critique of Neiss's Reconceptualizing Arousal. Psychol. Bull. 107 (1990) 96–100.

Anderson, K.O., L.A. Bradley, L.D. Young, L.K. McDaniel: Rheumatoid arthritis: review of psychological factors related to etiology, effects and treatment. Psychol. Bull. 39 (1985) 358–387.

Anderson, R.B., R.A. Needleman, R.A. Gatter, R.P. Andrews, J.A. Scarola: Patient outcome following inpatient vs. outpatient treatment of rheumatoid arthritis. J. Rheum. 15 (1988) 556–560.

Anderson, R.W.: The relation of life situations, personality features and reactions to the migraine syndrome. In: Dalessio, D.J. (ed.): Wolff 's Headache and Other Head Pain, pp. 403–417. 4th ed. Oxford Univ. Press, New York–Oxford 1980.

Andolfi, M.: Familientherapie – Das systemische Modell und seine Anwendung. Lambertus, Freiburg 1982.

Andrasik, F.: Biofeedback applications for headache. In: Bischoff, C., H.C. Traue, H. Zenz (eds.): Clinical Perspectives on Headache and Low Back Pain, pp. 181–200. Hogrefe & Huber, Toronto 1989.

Andrasik, F., E.B. Blanchard: The biofeedback treatment of tension headache. In: Hatch, J.P., J.G. Fischer, J.C. Rugh (eds.): Biofeedback – Studies in Clinical Efficacy, pp. 281–321. Plenum Press, New York 1987.

Andrasik, F., E.B. Blanchard, J.G. Arena, S.J. Teders, R.C. Teevan, L.D. Rodichok: Psychological functioning in headache sufferers. Psychosom. Med. 44 (1982) 171–182.

Andrasik, F., K.A. Holroyd, F. Abell: Prevalence of headache within a college student population: a preliminary analysis. Headache 19 (1979) 384–387.

Andreani, D., U. Di Mario, P. Pozzilli: Prediction, prevention, an early intervention in insulin-dependent diabetes. Diabetes/Metabolism Reviews 1 (1991) 61–77.

Andreasen, N.J., N. Russel, C.E. Hartford: Factors influencing adjustment of burn patients during hospitalization. Psychosom. Med. 34 (1972) 517–525.

Andreason, N.C.: Posttraumatische Belastungsreaktion. In: Freedman, A.M., H.I. Kaplan, B.J. Sadock, U.H. Peter (Hrsg.): Psychiatrie in Praxis und Klinik, Bd. 3: Neurosen, S. 326–339. Thieme, Stuttgart 1988.

Andresen, B.: Differentielle Psychophysiologie valenzkonträrer Aktivierungsdimensionen. Lang, Frankfurt 1987.

Andrew, J.M.: Recovery from surgery, with and without preparatory instruction, for three coping styles. J. Personality and Social Psychol. 15 (1970) 223–226.

Angell, M.: The quality of merci. New Engl. J. Med. 306 (1982) 98–99.

Angell, M.: Disease as a reflection of the psyche. New Engl. J. Med. 312 (1985) 1570–1572.

Angleitner, A.: Methodische und theoretische Probleme bei Persönlichkeitsfragebogen unter besonderer Berücksichtigung neuerer deutschsprachiger Fragebogen. Habilitationsschrift, unpubliziert, Bonn 1976.

Angold, A.: Childhood and adolescent depression. I. Epidemiological and etiological aspects. Brit. J. Psychiat. 152 (1988) 601–607.

Anschütz, F.: Ärztliches Handeln – Grundlagen, Möglichkeiten, Grenzen, Widersprüche. Darmstadt 1987.

Anschütz, F. (Hrsg.): Anamneseerhebung und allgemeine Krankenuntersuchung, 5. Aufl. Heidelberg 1992.

Anthony, M.: Individual free acids and migraine. Clin. exp. Neurol. 15 (1978) 190.

Anthony, M.: Biochemical indices of sympathetic activity in migraine. Cephalalgia 1 (1981) 83.

Antonovsky, A. siehe: Antonowsky.

Antonowsky, A.: Health, Stress and Coping: New Perspectives on Mental and Physical Well Being. Josey Brass, San Francisco 1979.

Antonowsky, A.: Unraveling the Mystery of Health. How People Manage Stress and Stay Well. Jossey-Bass, San Francisco 1987.

Antonowsky, A.: The salutogenetic perspective: toward a new view of health and illness. Advances 4 (1987) 47–55.

Antonowsky, P.W. Balsinger, L. Foss, H.G. Pauli, Th. v. Uexküll: Theorie und Theoriedefizit in der Medizin. Ein Projekt zur Untersuchung der wissenschaftlichen Paradigmen. Arbeitspapier, Bern 1992.

Anzieu, D.: Das Haut-Ich. Suhrkamp, Frankfurt 1991.

APA Commission on Psychotherapies: Psychotherapy research – methodological and efficacy issues. APA, Washington 1982.

Apfel, R.J., B. Simon: Patient – therapist sexual contact. J. Psychother. Psychosom. 43 (1985) 57–62.

Apley, J., B. Hale: Children with recurrent abdominal pain: how do they grow up? Brit. med. J. 3 (1973) 7–9.

Appelbaum, S.A.: The anatomy of change. Plenum Press, New York 1977.

Appels, A.: Myocardial infarction and depression. A crossvalidation of Dreyfuss' findings. Act. nerv. sup. 21 (1979) 65–66.

Appels, A.: Vitale Erschöpfung und Depression als Vorboten des Herzinfarkts. In: Langosch, W. (Hrsg.): Psychosoziale Probleme und psychosoziale Interventionsmöglichkeiten bei Herzinfarktpatienten, S. 33–46. Minerva, München 1980.

Appels, A.: The syndrome of vital exhaustion and depression and its relationship to coronary heart disease. In: Siegrist, J., M.J. Halhuber (eds.): Myocardial Infarction and Psychosocial Risks, pp. 116–119. Springer, Berlin–Heidelberg–New York 1981.

Appels, A.: Das Jahr vor dem Herzinfarkt. In: Köhle, K. (Hrsg.): Zur Psychosomatik von Herz-Kreislauf-Erkrankungen. Springer, Berlin–Heidelberg–New York 1982.

Appels, A.: The year before myocardial infarction. In: Dembroski, T.M., T.H. Schmidt, G. Blümchen (eds.): Biobehavioral Bases of Coronary Heart Disease, pp. 19–37. Karger, Basel–München–Paris 1983.

Appels, A.: Loss of Control, Vital exhaustion and coronary heart disease. In: Steptoe, A., A. Appels (Hrsg.): Stress, Personality and Health. Wiley, Chichester 1989.

Appels, A., M.A. Mulder: Excess fatique as a precursor of myocardial infarction. Europ. Heart J. 9 (1988) 758.

Appels, A., J. Poole, J. Lubsen, E. van der Does: Psychological prodromata of myocardial infarction. J. psychosom. Res. 23 (1979) 405–421.

Appels, A., P. Mulder, M. van't Hof: The predictive power of the A/B typology in Holland. Results of a 10-year follow-up study. Paper presented at the conference »Biobehavioral factors in coronary heart disease«, Winterscheid 1984.

Appels, A., P. Mulder, M. van't Hof, C. Jenkins, J. van Houten, F. Tan: The predictive power of the A/B typology in Holland. Results of a 10-year follow-up study. In: Schmidt, T., T. Dembroski, G. Blümchen (eds.): Biological and Psychological Factors in Cardiovascular Disease, pp. 56–62. Springer, Berlin–Heidelberg–New York 1986.

Appels, A., P. Höppener, P. Mulder: A questionnaire to assess premonitory symptoms of myocardial infarction. Int. J. Cardiol. 17 (1987) 15–24.

Appels, A., P.R.J. Falger, E.G.W. Schouten: Vital exhaustion as risk indicator for myocardial infarction in women. J. Psychosom. Res. 37 (1993) 881–890.

Arana, G.W., R.J. Workman, R.J. Baldessarini: Association between low plasma levels of dexamethasone and elevated levels of cortisol in psychiatric patients given dexamethasone. Amer. J. Psychiat. 141 (1984) 1619–1620.

Arana, G.W., R.J. Baldessarini, M. Ornsteen: The dexamethasone suppression test for diagnosis and prognosis: commentary and review. Arch. gen. Psychiat. 42 (1985) 1193–1204.

Araujo, G. da, P.O. van Arsdel, T.H. Holmes, D.L. Dudley: Life change, coping ability and chronic intrinsic asthma. J. psychosom. Res. 17 (1973) 359–363.

Arbeitskreis Medizinstudenten zur Verbesserung der Lehre. Medizinische Fachschaft Marburg 1994.

Arbib, M.A.: Memory limitations of stimulus response models. Psychol. Rev. 75 (1969) 507–510.

Arentewicz, G., G. Schmidt (Hrsg.): Sexuell gestörte Beziehungen, 3. Aufl. Enke, Stuttgart 1993.

Aresin, L.: Über Korrelationen zwischen Persönlichkeit, Lebensgeschichte und Herzkrankheit. VEB Fischer, Leipzig 1960.

Argelander, H.: Die szenische Funktion des Ichs. Psyche 24 (1970) 325.

Argelander, H.: Gruppenprozesse. Wege zur Anwendung der Psychoanalyse in Behandlung, Lehre und Forschung. rororo studium 5. Rowohlt, Reinbek–Hamburg 1972.

Arhahn, P.: L'exploration fonctionelle de la motricité du rectum et de l'anus. Rev. pédiat. 10 (1974) 281–290.

Arie, T. (ed.): Health Care of the Elderly, Cromm Helm, London 1981.

Ariès, P.H.: Eine Geschichte der Kindheit. dtv, München 1980.

Arlow, J.A.: Identification mechanisms in coronary occlusion. Psychosom. Med. 7 (1945) 195–209.

Arluke, A.: Judging drugs: patient's conceptions of therapeutic efficacy in the treatment of arthritis. Human Organization 39 (1980) 84–88.

Armentrout, D.P.: The impact of chronic pain on the self concept. J. clin. Psychol. 35 (1979) 517–521.

Armstrong, A., B. Duncan, M.F. Oliver: Natural history of acute coronary heart attacks: a community study. Brit. Heart J. 34 (1972) 67.

Armstrong, D.: Sociological aspects of rheumatic patients. In: Balliere's Clinical Rheumatology pp. 455–466. Balliere Tindall, London 1987.

Armstrong, S.H.: Psychological maladjustment in renal dialysis patients. Psychosomatics 19 (1978) 169–171.

Armstrong, S.H., M.F. Weiner: Noncompliance with post-transplant immunsuppression. Int. J. Psychiat. Med. 11 (1981/82) 89–95.

Armstrong, S.H., A. Woods: Patient self-reported adjustment and health beliefs in compliant vs. non-compliant hemodialysis patients. In: Levy, N.B. (ed.): Psychonephrology 2, pp. 79–92. Plenum, New York 1983.

Arnett, F.C., S.M. Edworthy, D.A. Bloch, D.J. McShane, J.F. Fries, N.S. Cooper, L.A. Healey, S.R. Kaplan, M.H. Liang, H.S. Luthra, R.A. Medsger, D.M. Mitchell, D.H. Neustadt, R.S. Pinals, J.G. Schaller, J.T. Sharp, R.L. Wilder, G.G. Hunder: The American Rheumatism Association 1987; revised criteria for the classification of rheumatoid arthritis. Arthr. and Rheum. 31 (1988) 315–324.

Arnetz, B., B. Fjellner, P. Eneroth, A. Kallner: Stress and psoriasis: Psychoendocrine and metabolic reactions in psoriatic patients during standardized stressor exposure Psychosom. Med. 47 (1985) 528–541.

Arnold, W.: Der Pauli Test. Anweisung zur sachgemäßen Durchführung, Auswertung und Anwendung des Kraepelinschen Arbeitsversuchs; 4. Aufl. Barth, München 1970.

Aronson, A.E., J.R. Brown, E.M. Litin, J.S. Pearson: Spastic dysphonia.I. Voice, neurologic and psychiatric aspects. J. Speech Hear. Dis. 33 (1968) 203.

Aronson, E., A.M. Pines, D. Kafry: Ausgebrannt. Vom Überdruß zur Selbstentfaltung. Klett-Cotta, Stuttgart 1983.

Arrowood, M., K. Uhlrich, C. Gomillion et al.: New markers of coronary-prone behavior in a rural population. Psychosom. Med. (Abstr.) 44 (1982) 119.

Artner, J.: Funktionelle Unterleibsbeschwerden der Frau. Med. Klinik 77 (1982) 683.

Artola, A., W. Singer: Long-term depression of excitatory synaptic transmission and its relationship to long-term potentiation. Trends Neurosci. 16 (1993) 480–487.

Åsberg, M., L. Träksman, P. Thorén: 5-HIAA in cerebrospinal fluid: a biochemical suicide predictor. Arch. gen. Psychiat. 33 (1976) 1193–1197.

Asche, B.: Psychologische Lernmechanismen, spezifische Belastungsfaktoren und Prostaglandinspiegel bei der primären Dysmenorrhoe. Diplomarbeit Psycholog. Institut der Albert Ludwig Universität Freiburg i. Bgr. (1991).

Ascher, P., L. Nowak: The role of divalent cations in the N-methyl-D-aspartate responses of mouse central neurones in culture. J. Physiol. (Lond.) 399 (1988) 247–266.

Aserinsky, E., N. Kleitman: Regulary occuring periods of eye motility and concomitant phenomena during sleep. Science 118 (1953) 273–274.

Asher, R.: Münchhausen Syndrome. Brit. med. J. 19 (1955) 1271.

Asher, R., M.D. Lond: Munchhausen's Syndrome. Lancet I (1951) 339–341.

Ashton, R., K.D. White, G. Hodgson: Sensitivity to heart rate: A psychophysical study. Psychophysiology 16 (1979) 463–466.

Assmann, G., G. Breithardt, U. Gleichmann, M. Halhuber, U. Keil, J. Kochsiek, P. Kruse-Jarres, P. Lichtler, G. Schlierf, P. Schwandt, H. Weidemann, H. Wisser: Nationale Cholesterin-Initiative. Dtsch. Ärzteblatt 87 (1990) 1358.

Association for American Medical Colleges (AAMC): Physicians for the 21st century. The GPEP Report. AAMC, Washington 1984.

Association of Sleep Disorders Centers: Diagnostic classification of sleep and arousal disorders. Sleep 2 (1979) 1–137.

Astrup, A.: Macronutrient balance of obesity. International Monitor on eating Patterns and Weight Control 2 (1994) 2–5.

Atkinson, J.H., S. Ancoll-Israel, M.A. Slater, S.R. Garfin, J.C. Gillin: Subjective sleep disturbance in chronic back pain. Clin. J. Pain 4 (1988) 225–232.

Auer, I.O.: Immunology in Crohn's disease. Z. Gastroenterol. 17 (Suppl.) (1979) 83–93.

Auerbach, S.M.: Trait-state anxiety and adjustment to surgery. J. consult. clin. Psychol. 40 (1973) 264–271.

Avery, D.H., G. Wildschitz, O.J. Rafaelson: Nocturnal temperature in affective disorder. J. affective Disord. 4 (1982) 61–71.

Ax, A.F.: The physiologic differentiation between fear and anger in humans. Psychosom. Med. 15 (1953) 433–442.

Axelrod, S., M. Noonen, B. Atanacio: On the laterality of psychogenic somatic symptoms. J. Nerv. Ment. Dis. 168 (1980) 517–525.

Ayllon, T., N.H. Azrin: Reinforcement and instruction with mental patients. J. exp. Anal. Behav. 7 (1964) 327–331.

Aymanns, P.: Krebserkrankung und Familie. Zur Rolle familialer Unterstützung im Prozeß der Krankheitsbewältigung. Huber, Bern 1992.

Aymanns, P., T. Klauer, S.-H. Filipp: Bewältigungsverhalten von Krebspatienten als Bedingung familialer Unterstützung. In: A. Laireiter (Hrsg.): Soziale Netzwerke und Soziale Unterstützung, S. 154–166. Huber, Bern 1993.

Azima, H.: Changes in organization of mood as a therapeutic and research problem in psychopharmacology. Neuropsychopharmacology (1959) 491.

Baar, E.: Sprachfreie Entwicklungsteste für taube, schwerhörige und sprachlich speziell gestörte Kinder im Alter von 1–7 Jahren. Karger, Basel 1957.

Babor, T.F., M. Hofmann, F.K. BelBoca, V. Hesselbrock, R.E. Meyer, Z.S. Dolinsky, B. Rounsaville: Types of Alcoholics – I. Evidence for an empirically derived typology based on indicators of vulnerability and severity. Arch. gen. Psychiat. 49 (1992) 599–608.

Backe, L.: Sexueller Mißbrauch von Kindern in Familien. Deutscher-Ärzte-Verlag Köln 1986.

Badenhorst, J.C.C.: Psychotherapeutic approach to the management of the severeley injured patient. Psychother. and Psychosom. 53 (1990) 156–160.

Badger, L.W., F.V. de Gruy, J. Hartman, M.A. Plant, J. Leeper, R. Anderson, R. Ficken, S. Gaskins, A. Maxwell, E. Rand et al.: Patient presentation, interview content and the detection of depression by primary care physicians. Psychosom. Med. 56 (1994) 128–135.

Badura, B. (Hrsg.): Soziale Unterstützung und chronische Krankheit. Suhrkamp, Frankfurt 1981.

Badura, B., G. Kaufhold, H. Lehmann, H. Pfaff, Th. Schott, M. Waltz: Leben mit dem Herzinfarkt. Eine sozialepidemiologische Studie. Springer, Heidelberg 1987.

Badura, H.O., H. Wundlich: Begegnung mit dem sogenannten Münchhausen-Syndrom in der psychiatrischen Klinik. Psychiat. Prax. 12 (1985) 194–199.

Bär, P.E., J. Reed, P.C. Bartlett, J.P. Vincent, B.J. Williams, G.G. Bourianoff: Studies of gaze during induced conflicts in families with a hypertensive father. Psychosom. Med. 45 (1983) 233–242.

Baeyer, W. v., H. Häfner, K.P. Kisker: Psychiatrie der Verfolgten. Springer, Berlin 1964.

Baeyer, W. v., W. Binder: Endomorphe Psychosen bei Verfolgten. Springer, Berlin 1982.

Bahnson, C.B.: Stress psychologique familial et problème des antécédents psycho-affectifs du cancer, p. 13. Masson, Paris 1978.

Bahnson, C.B.: Körperliche Krankheit in der Familie: Der Skorpion »sticht sich selbst«. In: Derbolowsky, J., I. Middendorf (Hrsg.): Psychosomatische Störungen, S. 67–79. Fischer, Heidelberg 1986.

Bahnson, C.B.: Familientherapie bei Krebskranken – unter Berücksichtigung von Objektverlust und Verdrängung. In: Klußmann, R., B. Emmerich (Hrsg.): Der Krebskranke, S. 70–82. Springer, Berlin–Heidelberg–New York 1990.

Bahnson, C.B., M.B. Bahnson: Cancer as an alternative to psychosis: a theoretical model of somatic and psychologic regression. In: Kissen, D.M., L.L. Le Shan (eds.): Psychosomatic Aspects of Neoplastic Disease, pp. 184–202. Pitman, New York 1964.

Bahnson, C.B., M.B. Bahnson: Ego defenses in cancer patients. Ann. N. Y. Acad. Sci. 164 (1969) 546–559.

Bahrs, O., J. Szecsenyi: Patientensignale – Arztreaktionen. Analyse von Beratungsgesprächen in Allgemeinpraxen. In: Rehbein, J., P. Löhnig (Hrsg.): Arzt-Patienten-Gespräche. Kommunikationsanalysen zu einem interdisziplinären Problem, S. 1–26. De Gruyter, Berlin 1993.

Bahrs, O., E.M. Gerlach, J. Szecsenyi (Hrsg.): Ärztliche Qualitätszirkel: Leitfaden für den niedergelassenen Arzt. Deutscher Ärzteverlag, Köln 1994.

Baider, L.: The silent message: communication in a family with a dying patient. Journ. Marriage and Fam. Counseling 3 (1977) 23.

Baier-Rogowski, V.: Angst, Magie, Suggestion, Hypnose und was der Anästhesist damit zu tun hat. Anästh. Intensivther. Notfallmed. 23 (1988) 73–76.

Baird, I.M., J.T. Silverstone, J.I. Grimshaw et al.: Prevalence of obesity in a London borough. Practitioner 212 (1974) 706–714.

Bakal, D.A.: The Psychobiology of Chronic Headache. Springer, New York 1982.

Bakal, D.A., J.A. Kaganov: Symptom characteristics of chronic and non-chronic headache sufferers. Headache 19 (1979) 285–289.

Baker, E.G., G.H. Crook, E.D. Schwabacher: Personality correlates of periodontal disease. J. dent. Res. 40 (1961) 396.

Baker, G.H., D.A. Brewerton: Rheumatoid arthritis: a psychiatric assessment. Brit. med. J. 282 (1981) 2014.

Baker, G.H.B.: Life events before the onset of rheumatoid arthritis. Psychother. and Psychosom. 38 (1982) 173–177.

Baker, L., A. Barcai, R. Kaye, N. Haque: Beta-adrenegic blockade and juvenile diabetes: Acute studies and long-term therapeutic trial. J. Pediatr. 75 (1969) 19–25.

Balck, F.B.: Hämodialyse und Partnerschaft. Thieme, Stuttgart 1988.

Balck, F.B.: Zufriedenheit in der Zweierbeziehung. Med. Diss. Hamburg 1982.

Baldamus, W.: Der gerechte Lohn. Duncker & Humblot, Berlin 1960.

Baldamus, W.: Efficiency and effort. Tavistock, London 1961.

Baldigo, J. et al.: Impression formation in the patient interview: a training experience with first year medical students. AAMC-RIME Conference 1975, 206.

Balint, E.: The Doctor, his Patient and the Illness. Piman, London 1957.

Balint, E., J.S. Norell: Six minutes for the patient. London 1973. Dtsch.: Fünf Minuten pro Patient. Suhrkamp, Frankfurt 1975.

Balint, M.: Primary love and psychoanalytic technique. London (1952). Dtsch.: Die Urformen der Liebe und die Technik der Psychoanalyse. Huber, Göttingen 1966; Klett, Stuttgart 1966.

Balint, M.: The Basic Fault. Therapeutic Aspects of Regression. London (1952); Tavistock Publications, London 1968. Dtsch.: Therapeutische Aspekte der Regression. Die Theorie der Grundstörung. Klett, Stuttgart 1970.

Balint, M.: Der Arzt, sein Patient und die Krankheit. Klett-Cotta, Stuttgart 1957, 1965, 1980, 1983.

Balint, M.: Angstlust und Regression. Klett, Stuttgart 1959, 1960.

Balint, M., P.H. Ornstein, E. Balint: Focal psychotherapy. London 1972. Dtsch.: Fokaltherapie. Suhrkamp, Frankfurt 1972.

Balint, M., J. Hunt, D. Joyce, J. Marinker, J. Woodcock: Das Wiederholungsrezept – Behandlung oder Diagnose. Klett, Stuttgart 1975.

Ball, J.F.: Widows' grief: the impact of age and mode of death. Omega: J. Death Dying 7 (1976/77) 307–333.

Balters, W.: Zur Kunst der Menschenbehandlung. In: Deutscher Zahnärztekalender, S. 165. Hanser, München 1954.

Balzer, K., S. Förster, H. Goebell, V. Seifert, I. Köcker: Demographische und soziale Charakteristik von Patienten mit Morbus Crohn in einer Großstadtregion. Eine Studie mit Nachbarschafts- und Krankenhauskontrollen. Z. Gastroenterol. 23 (1985) 347–354.

Bamberger H.: Symbolbildung in der stationären Psychotherapie mit Alkohol-, Medikamentenabhängigen und Spielsüchtigen. Z. psychoanal. Theorie und Praxis 7 (1992) 27–44.

Bandura, A.: Principles of Behavior Modification. Holt, Rinehart and Winston, New York 1969.

Bandura, A.: Self-efficacy: Toward a unifying theory of behavioral change. Psychol. Rev. 84 (1977) 191–215.

Bandura, A.: Sozial-kognitive Lerntheorie. Klett, Stuttgart 1979.

Bandura, A., F.L. Menlove: Factors determining vicarious extinction af avoidance behavior through symbolic modeling. J. pers. Soc. Psychol. 8 (1968) 99–108.

Bangerter, Ch., H. Noack: Der klinische Gruppenunterricht im Urteil von Studenten und Tutoren. Inst. f. Ausbildungs-, und Examensforschung. Med. Fakultät der Univ. Bern, 2. Aufl. Bern 1983.

Banki, C.M., G. Bissette, M. Arato, C.B. Nemeroff: Elevation of immunoreactive CSF-TRH in depressed patients. Amer. J. Psychiat. 145 (1988) 1526–1531.

Banks, B., B. Korelitz, L. Zetzel: The course of non-specific ulcerative colitis: review of 20 years' experience and late results. Gastroenterology 32 (1957) 983–1012.

Barbour, B., H. Brew, D. Attwell: Electrogenic glutamate uptake in glial cells is activated by intracellular potassium. Nature (Lond.) 335 (1988) 433–435.

Barchilon, J.: Analysis of a woman with incipient rheumatoid arthritis. Int. J. Psychoanal. 44 (1963) 163–177.

Barchilon, J., G.L. Engel: Dermatitis: An hysterical conversion symptom in a young woman. Psychosom. Med. 14 (1952) 295–305.

Barcroft, H., O.G. Edholm, J. McMichael, E.P. Sharpey-Schafer: Post hemorrhagic fainting. Study by cardiac output and forearm flow. Lancet 15 (1944) 489.

Bard, P.: A diencephalic mechanism for the expression of rage with special reference to the sympathetic nervous system. Amer. J. Physiol. 84 (1928) 490–515.

Barefoot, J.C., W.G. Dahlstrom, R.B. Williams: Hostility, CHD incidence and the total mortality: a 25-year follow-up of 255 physicians. Psychosom. Med. 45 (1983) 59–63.

Barendregt, J.T., J. Groen: Een statischische Beweking van het Rorschach-Materiaal van Patienten met Colitis ulcerosa. Ned. Tijdschr. Psychol. 8 (1953) 469–489.

Bargen, J.A.: The management of colitis. National Medical Monographs, National Medical Book Comp., New York 1935; zit. nach: White, B.V., S. Cobb, C.M. Jones: Mucous colitis. A psychological medical study of 60 cases. Psychosom. Med., Monograph I. NRC 1939.

Bargen, J.A., W.G. Sauer, W.P. Sloan, R.P. Gage: The development of cancer in chronic ulcerative colitis. Gastroenterology 26 (1954) 32–37.

Barglow, P., R. Hatcher, J. Wolston, R.Phelps, W. Burns, R. Depp: Psychiatric risk factors in the pregnant diabetic patient. Amer. J. Obstet. Gynec. 140 (1981) 46–52.

Barker, C.F., M.D. Naji, M.D. Ali: Perspectives in pancreatic and islet transplantation. New Engl. J. Med. 4 (1992) 271–273.

Barlow, D.H.: Anxiety and its disorders. The nature and treatment of anxiety and panic. Guilford, New York–London 1988.

Barnert, C.: Conversion reactions and psychophysiologic disorders: A comparative study. Psychiat. in Med. 2 (1971) 205–220.

Barnes, P.J.: New concepts in the pathogenesis of bronchial hyper-responsiveness and asthma. J. Allergy Clin. Immunol. 83 (1989) 1013–1026.

Barnett, A.H., C. Eff, R.D.G. Leslie, D.A. Pyke: Diabetes in identical twins. A study of 200 pairs. Diabetologia 20 (1981 a) 87–93.

Barnett, A.H., A.J. Spiliopoulos, D.A. Pyke, W.A. Stubbs, J. Burrin, K.G.M.M. Alberti: Metabolic studies in unaffected co-twins of non-insulin dependent diabetics. Brit. med. J. 282 (1981 b) 1656–1658.

Barnett, C.R.: zit. nach: Montagu, A.: Körperkontakt. Klett, Stuttgart 1974.

Baroldi, G., G. Falzi, F. Mariani: Significance of morphological changes in sudden coronary death. In: Manninon, Halonen: Sudden Coronary Death. Advanc. Cardiol. 25 (1978) 82–95.

Baroldi, G., G. Falzi, F. Mariani: Sudden coronary death. A postmortem study in 208 selected cases compared to 97 'controlled' subjects. Amer. Heart J. 98 (1979) 20–31.

Baron, M.: Genetics of schizophrenia: II. Vulnerability traits and gene markers. Biol. Psychiat. 21 (1986) 1189–1211.

Baron, M., N. Risch, R. Hamburger, B. Mandel, S. Kuschner, M. Newman, D. Drumer, R. Bellmaker: Genetic linkage between X-chromosome markers and bipolar affective illness. Nature (Lond.) 326 (1987) 289–292.

Barr, R., V. Abernethy: Single case study. Conversion reaction. Differential diagnosis in the light of biofeedback research. J. Nerv. Ment. Dis. 164 (1977) 287–292.

Barrett-Conner, E.L.: Obesity, artherosclerosis and coronary artery disease. Ann. intern. Med. 103 (1985) 1010–1019.

Barsky, A.J.: The paradox of health. New Engl. J. Med. 318 (1988) 414–418.

Bárta, K., L. Benysek, B. Rotrekl: Zirkulierende antinukleäre Globuline bei der Colitis ulcerosa. Gastroenterologia 102 (1964) 16–22.

Bartels, E.-J., H. Feiereis, J. Horn, Th. Mansky, G. Martini, M. Otte, O. Samland, H.-M. Schuchardt: Morbus Crohn. Dtsch. Ärztebl. 86 (1989) 1772–1779.

Barton, D., M.T. Kelso: The nurse as a psychiatric consultation team member. Psychiat. Med. 2 (1971) 108–115.

Bartrop, R.W., E. Luckhurst, L. Lazarus, L.G. Kiloh, R. Penny: Depressed lymphocyte function after bereavement. Lancet 1 (1977) 834–836.

Basch, M.: Die Kunst der Psychotherapie. Neueste theoretische Zugänge zur psychotherapeutischen Praxis. Pfeiffer, München 1992.

Basch, M.F.: Empathic understanding. A review of the concept and some theoretical considerations. J. Amer. psychoanal. Ass. 31 (1983) 101–126.

Basch, S.H.: The intrapsychic integration of a new organ. Psychoanal. Quart. 42 (1973) 364–384.

Basch, S.H.: Emotional dehiscence after successful renal transplantation. Kidney Int. 17 (1980) 388–396.

Basler, H.D., H. Otte, T. Schneller, D. Schwoon: Verhaltenstherapie bei psychosomatischen Erkrankungen. Kohlhammer, Stuttgart 1979.

Basler, H.D., C. Franz, B. Kroener-Herwig, H.P. Rehfisch, H. Seeman (Hrsg.): Psychologische Schmerztherapie, S. 328–347. Springer, Berlin 1990.

Basler, H.D., H.P. Rehfisch, A. Zink (Hrsg.): Jahrbuch der medizinischen Psychologie. Springer, Berlin 1992.

Basseti, C., E. Pablincova, K. Karbowski, R. Burkhalter, M. Ratti: Vorgetäuschte epileptische Anfallsentladungen bei Wiedergabe einer Langzeit-EEG-Aufzeichnung. Z. EEG. EMG. 21 (1990) 42–44.

Bastiaans, J.: Emotiogene Aspekte der essentiellen Hypertonie. Verh. Dtsch. Ges. Inn. Med. 69 (1963) 7.

Bateson, G.: Ökologie des Geistes. Suhrkamp, Frankfurt 1981.

Bateson, G.: Geist und Natur. Eine notwendige Einheit. Suhrkamp, Frankfurt 1982.

Bateson, G.: Ökologie des Geistes, S. 614–626. Suhrkamp, Frankfurt 1985.

Batshaw, M.L., R.C. Wachtel, A.W. Deckel, P.J. Whitehouse, H. Moses, L.J. Fochtman, R. Eldridge: Munchhausens's syndrome simulating torsion dystonia. New Engl. J. Med. 312 (1985) 1437–1439.

Battegay, R.: Depression. Psychophysische und soziale Dimension – Therapie. Huber, Bern 1987.

Battegay, R., J. Glatzel, W. Pöldinger, U. Rauchfleisch: Handwörterbuch der Psychiatrie, S. 340–344. Enke, Stuttgart 1984.

Bauer, A., A. Gutowski: Gnathologie. Quintessenz-Verlag, Berlin 1984.

Bauer, H.: Ätiologie und Pathogenese der funktionellen Stimmstörungen im Blickfeld der Erb- und Konstitutionsforschung. Dtsch. med. J. 12 (1961) 599.

Bauer, H.: Die Bedeutung der Anamnese für die Therapie von funktionellen Stimmstörungen. Sprache – Stimme – Gehör 4 (1980) 93.

Bauer, H.H.: Zur Definition psychogener Stimmstörungen. Laryngol. Rhinol. Otol. 70 (1991) 102.

Bauer, J.: Psychosomatik der Adnexitis. Gynäk. Prax. 6 (1982) 725.

Bauer, J., M. Berger: Neuropathologische, immunologische und psychobiologische Aspekte der Alzheimer-Demenz. Fortschr. Neurol. Psychiat. 61 (1993).

Baum, M.: Extinction of avoidance responding through response prevention (flooding). Psychol. Bull. 74 (1970) 276–284.

Baum, M., D. Powell et al.: Continuous ambulatory peritoneal dialysis in children. New Engl. J. Med. 307 (1982) 1538–1542.

Baumann, U., B. von Wedel: Stellenwert der Indikationsfrage im Psychotherapiebereich. In: Baumann, U. (Hrsg.): Indikation zur Psychotherapie, S. 1–36. Urban & Schwarzenberg, München–Wien–Baltimore 1981.

Baumeyer, F.: Der Höhenschwindel. Nervenarzt 24 (1953) 467–473.

Baumeyer, F.: Der psychogene akute Herzanfall. Psychosom. Med. 12 (1966) 1.

Bauriedl, T.: Beziehungsanalyse. Suhrkamp, Frankfurt 1980.

Bayens, F., P. Eelen, G. Crombez, Van den Bergh: Human evaluative conditioning: Acquisition trials, presentation schedule, evaluative style and contingency awareness. Tes. Ther. Behav. 30 (1992) 133–142.

Beaglehole, R., C.E. Salmond, A. Hooper, J. Huntsman, J.M. Cassel, J.A. Prior: Blood pressure and social interaction in Tokelauan migrants in New Zealand. J. chron. Dis. 30 (1977) 803–812.

Beahrs, J.O.: The hypnotic psychotherapy of Milton H. Erickson. Amer. J.clin. Hypnosis 14 (1971) 73–90.

Bean, W.B.: Oslers Aphorisms, p. 136. Schuman, New York 1950.

Bear, M.F., A. Kleinschmidt, Q. Gu, W. Singer: Disruption of experience-dependent synaptic modifications in striate cortex by infusion of an NMDA receptor antagonist. J. Neurosci. Res. 10 (1990) 909–925.

Beard, B.H.: The quality of life before and after renal transplantation. Dis. nerv. Syst. 32 (1971) 24–31.

Beard, B.H., T.F. Sampson: Denial and objectivity in hemodialysis patients. In: Levy, N.B.(ed.): Psychonephrology 1, pp. 169–176. Plenum, New York 1981.

Beardslee, W.R., J. Bemporad, M.B. Keller, G.L. Klerman: Children of parents with major affective disorder: a review. Amer. J. Psychiat. 140 (1983) 825–832.

Beasley, R., W.R. Roche, J.A. Roberts, S.T. Hogate: Cellular events in the bronchi in mild asthma and after bronchial provocation. Amer. Rev. Respir. Dis. 139 (1989) 806–817.

Beaumont, G.: The use of psychotropic drugs in other painful conditions. J. int. med. Res. (Suppl. 2) 2 (1976) 56–57.

Beaumont, W.: Experiments and Observations on the Gastric Juice and the Physiology of Digestion. Allen, Plattsburgh 1833.

Beaurepaire, J.E., M. Jones, R.P. Eckstein, R.C. Smith, D.W. Piper, C. Tennant: The acute appendicitis syndrome: Psychological aspects of the inflamed and non inflamed appendix. J. psychosom. Res. 36 (1992) 425–437.

Beaver, W.T.: Management of cancer pain with parenteral medication. J. Amer. med. Ass. 244 (1980) 2653–2657.

Bebbington, P.E., T. Brugha, B. MacCarthy, J. Potter, E. Sturt, T. Wykes, R. Katz, P. McGuffin: The Camberwell Collaborative Depression Study I. Depressed probands: adversity and the form of depression. Brit. J. Psychiat. 152 (1988) 754–756.

Bebbington, P.E.: The epidemiology of depressive disorder. Culture, Medicine and Psychiatry 2 (1978) 297–341.

Bébésy, G.: Sensory Inhibition. Princeton University Press, Princeton/N.J. 1967.

Bechterew, W. v.: Was ist Suggestion? J. Psychol. Neurol. 3 (1904) 110–111.

Beck, A.T.: Cognitive therapy and the emotional disorders. Int. Univ. Press, New York 1976.

Beck, A., T.A. Freeman: Cognitive Therapy of Personality Disorders. The Guilford Press, New York 1990.

Beck, A.T., A.J. Rush, B.F. Shaw, G. Emery: Kognitive Therapie der Depression. Psychologie Verlagsunion, Weinheim 1992.

Beck, C.: Funktionsstörungen des Innenohrs aus morphologischer Sicht. Z. Hörgeräte-Akustik, Sonderheft 1971.

Beck, D.: Die Kurzpsychotherapie. Huber, Bern 1974.

Beck, D.: Krankheit als Selbstheilung. Insel, Frankfurt/a.M. 1981.

Beck, L., S. Potthoff: Zusammenfassende Übersicht über die praktische Anwendung der medikamentösen Analgesie bei der Geburt. Gynäkologe 9 (1976) 223.

Becker, B., R. Kramer, G. Meinlschmidt: Zur subjektiven Morbidität der Berliner Bevölkerung – eine statistische Analyse. In: Backes, G.: Ältere und alte Frauen in Berlin(West). Geschlechtsspezifische Alter(n)sproblematik in der Großstadt. Kasseler Gerontologische Schriften 12, Gesamthochschulbibliothek, Kassel 1991.

Becker-Carus, C.: Grundriß der physiologischen Psychologie. Quelle und Meyer, Heidelberg 1981.

Becker, D.: Ohne Haß keine Versöhnung. Das Trauma der Verfolgten. Kore, Freiburg 1992.

Becker, E.: Histopathologie degenerativer Bandscheibenerkrankungen. Inaug. Diss., Berlin 1984.

Becker, E.P.: Persönlichkeit und Neurosen in der Zwillingsforschung. Ein historischer Überblick. In: Heigl-Evers, A., H. Schepank (Hrsg.): Ursprünge seelisch bedingter Krankheiten, Bd. 1, S. 177–181. Vandenhoeck & Ruprecht, Göttingen 1982.

Becker, H.: Die Vater-Tochter-Beziehung in der Familiendynamik bei Anorexia nervosa-Patientinnen. Nervenarzt 51 (1980) 568.

Becker, H.: Konzentrative Bewegungstherapie. Integrationsversuch von Körperlichkeit und Handeln in den psychoanalytischen Prozeß. Thieme, Stuttgart–New York 1981

Becker, H.: Psychoanalyse, Handlung und Körper. Prax. Psychother. and Psychosom. 32 (1987) 170–177.

Becker, H., H. Lüdecke: Erfahrungen mit der stationären Anwendung psychoanalytischer Therapie. Psyche 32 (1978) 1–20.

Becker, H., W. Senf (Hrsg.): Praxis der stationären Psychotherapie. Thieme, Stuttgart 1988.

Becker, H.S., B. Geer: The fate of idealism in medical school. Amer. soc. Rev. 23 (1958) 50–56.

Becker, M.C., I.R. Zucker, V. Parsonnet, L. Gilbert: Rehabilitation of the patient with a permanent pacemaker. Geriatrics 22 (1967) 106–111.

Becker, M.H., J.G. Joseph: AIDS and behavioral change to reduce risk: a review. Amer. J. publ. Health 78 (1988) 394–410.

Becker, N.: Psychoanalytische Ansätze bei der Therapie sexueller Funktionsstörungen. In: Sigusch, V. (Hrsg.): Therapie sexueller Störungen, 2. Aufl. Thieme, Stuttgart 1980.

Becker, P.: Seelische Gesundheit als protektive Persönlichkeitseigenschaft. Z. klin. Psychol. 21 (1992) 64–75.

Becker, P.E.: Literaturübersicht. In: Heigl-Evers, A., H. Schepank: Ursprünge seelisch bedingter Krankheiten, Bd. I, S. 9–218. Vandenhoeck & Ruprecht, Göttingen 1980.

Becker, S.: AIDS – die Krankheit zur Wende? Psychologie heute 11 (1985) 60–65.

Becker, S.: Die Annahme der eigenen Homosexualität. In: Jäger, H. (Hrsg.): AIDS – Psychosoziale Betreuung von AIDS- und AIDS-Vorfeldpatienten, S. 68–80. Thieme, Stuttgart 1987.

Becker, S.: Die Krankheit AIDS in der Medizin. Über den Umgang mit Angst und Tabu. In: Sigusch, V., S. Fliegel (Hrsg.): AIDS. DGVT, Tübingen 1988.

Becker, S., U. Clement: HIV-Infektion und Sexualität. Dtsch. Ärztebl. 84 (1987) 1980–1984.

Becker, S., U. Clement: HIV-Infektion – Psychische Verarbeitung und politische Realität. Psyche 43 (1989) 698–709.

Beckmann, D., H.E. Richter: Gießen-Test. Huber, Bern 1972.

Beckmann, O., M.L. Moeller, E. Richter, J.W. Scheer: Studenten-Urteile über sich selbst, über ihre Arbeit und über die Universität. Aspekte, Frankfurt 1972.

Bedell, S.E., T.L. Delbanco, E.F. Cook, F.H. Epstein: Survival after cardiopulmonary resuscitation in the hospital. New Engl. J. Med. 309 (1983) 569–576.

Beecher, H.K.: The powerfull placebo. J. Amer. Med. Ass. 159 (1955) 1602–1606.

Beecher, H.K.: Relationship of significance of wound to pain experienced. J. Amer. med. Ass. 161 (1956) 1609–1613.

Beecher, H.K.: Increased Stress and Effectiveness of Placebos and »Active« Drugs. Science 132 (1960) 91–92.

Beecher, H.K.: Surgery as placebo. J. Amer. Med. Ass. 176 (1961) 1102–1107.

Beecher H.K.: Pain, placebos and physicians. Practitioner 189 (1962) 141–155.

Beels, C.C., W.R. McFarlane: Family treatment of schizophrenia: background and state of the art. Hosp. Community Psychiat. 33 (1982) 541–550.

Beere, P.A., S. Glagov, C.K. Zarins: Retarding effect of lowered heart rate on coronary atherosclerosis. Science 226 (1984) 180–182.

Beersma, D.G.M., S. Daan, R.H. van den Hoofdakker: Distribution of REM latencies and other sleep phenomena in depression as explained by a single ultradian rhythm disturbance. Sleep 7 (1984) 126–136.

Beese, W.: Was ist Psychotherapie? Verlag für med. Psychologie, Göttingen 1975.

Begemann-Deppe, M.: Im Krankenhaus sterben: Das Problem der Wissenskonstitution in einer besonderen Situation. In: Begemann, H. (Hrsg.): Patient und Krankenhaus. Urban & Schwarzenberg, München 1976.

Begemann-Deppe, M.: Sprechverhalten und Thematisierung von Krankheitsinformation im Rahmen von Stationsvisiten. Phil. Dissertation, Universität Freiburg 1978.

Behrendt, J.U., R. Kegler: »Uns liegt nicht daran, die Medizin zu verteufeln...«. Selbsthilfegruppen und professionelle Helfer. In: Trojan, A. (Hrsg.): Wissen ist Macht. Eigenständig durch Selbsthilfe in Gruppen, S. 211–249. Fischer, Frankfurt/a.M. 1986.

Behrendt, J.U., C. Dennecke, R. Itzwerth, A. Trojan: Selbsthilfegruppen vor der Vereinnahmung. Zur Verflechtung von Selbsthilfe-Zusammenschlüssen mit staatlichen und professionellen Sozialsystemen. In: Badura, B., C. v. Ferber, (Hrsg.): Selbsthilfe und Selbsthilfeorganisationen im Gesundheitswesen, S. 91. Oldenburg, München–Wien 1981.

Beischer, W.: Regulation der Insulinsekretion. In: Bachmann, W., H. Mehnert (Hrsg.): Kombinationstherapie Insulin/Sulfonylharnstoff, S. 31–42. Karger, Basel 1983.

Beischer, W., J.J.Hoet, E.F. Pfeiffer: Diabetes und Schwangerschaft. Dtsch. Ärztebl. 82 (1985) 727.

Beischer, W.: Diabetes mellitus und Makroangiopathie. Z. Geriat. 4 (1991) 76–83.

Beischer, W., E.F. Pfeiffer: Zur Prognose des Diabetes mellitus. Teil I: Bisherige Prognose und neue Möglichkeiten für Stoffwechselkontrolle und Therapie. Fortschr. Med. 103 (1985a) 501.

Beischer, W., E.F. Pfeiffer: Zur Prognose des Diabetes mellitus. Teil II: Zukünftige Prognose, Chancen, Realität und Hoffnungen. Fortschr. Med. 103 (1985b) 506.

Beischer, W., E. Dittus, M. Pfeiffer, B. Beischer, E.F. Pfeiffer: Therapeutic and prognostic relevance of fast beta-cell stimulation capacity. In: Melchionda, N., D.L. Horwitz, D.S. Schade (eds.): Recent Advances in Obesity and Diabetes Research, pp. 1–18. Raven, New York 1984.

Beischer, W., R. Brachmann, H. Zier, R. Koberstein, C. Schomann-Ziesenböck, M. Pfeiffer, W. Kerner, U. Loos: Selbstkontrolle der Blutglukose mittels visueller und reflektrometrischer Auswertung von Haemo-Glukotest® 20–800: Objektive Befunde und Urteil der Patienten. Münch. med. Wschr. 19 (1985) 481.

Beitl, R.: Deutsche Volkskunde, S. 425. Dtsch. Buch-Gemeinschaft, Berlin 1933.

Bell, G.R., R.H. Rothman: The conservative treatment of sciatica. Spine 9 (1984) 54–56.

Bell, H.W.: Nonsurgical management of the pain-dysfunction syndrome. J. Amer. dent. Ass. 79 (1969) 161.

Bell S.M., M.D.S. Ainsworth: Infant crying and maternal responsiveness. Child Development 43 (1972) 1171–1190.

Bellack, L., M. Hurvich, H.K. Gediman: Ego functions in schizophrenics, neurotics and normals. Wiley, New York 1973.

Bellak, L., J.B. Chassan, H.K. Gediman, M. Hurvich: Ego function assessment of analytic psychotherapy combined with drug therapy. J. nerv. ment. Dis. 157 (1973) 465–469.

Bellak, L., L. Small: Kurzpsychotherapie und Notfallpsychotherapie. Suhrkamp, Frankfurt 1972.

Belting, Ch.M., P. Gupta: Incidence of periodontal disease among persons with neuropsychiatric disorders. J. dent. Res. 39 (1960) 744.

Ben-Eliyahu, S., R. Yirmiya, Y. Shavit, J.C. Liebeskind: Stress-induced suppression of natural killer cell cytotoxicity in the rat: a naltrexone-insensitive paradigm. Behav. Neurosci. 104 (1990) 235–238.

Ben Jelloun, T.: Die tiefste der Einsamkeiten. Das emotionale und sexuelle Elend nordafrikanischer Immigranten; a.d. Französischen von D. Schnyder. Stroemfeld/Roter Stern, Frankfurt 1986.

Bender, S.W.: Crohn's disease in children. Z. Gastroenterol. 17 (Suppl.) (1979) 164–170.

Benedek, Th.: The functions of the sexual apparatus and their disturbances. In: Alexander, F. (ed.): Psychosomatic

Medicine. Allen & Unwin, London 1952. Dtsch.: Die Funktionen des Sexualapparates und ihre Störungen. In: Alexander, F. (Hrsg.): Psychosomatische Medizin. De Gruyter, Berlin–New York 1971; 4. Aufl., S. 170. De Gruyter, Berlin–New York 1985.

Benedetto, C.: Eicosanoids in primary dysmenorrhoea, endometriosis and menstrual migraine. Gynecol. Endocrinol. 3 (1989) 71.

Benkert, O., H. Hippius: Psychiatrische Pharmakotherapie. Springer, Berlin 1992.

Bennemann, S.: Die psychische Disposition der chronischen Urticaria. Ein Vergleich von Urticaria-Patienten mit Normalpersonen. Dissertation am Fachbereich Humanmedizin der Universität Marburg 1989.

Bennet, A.E.: J. Amer. Ass. 130 (1936) 1203.

Bennet, A.H., J.H. Harrison: Experience with living familial renal donors. Surg. Gynecol. Obstet. 139 (1974) 894–989.

Bennet, W.: Dietary Treatment of obesity. Ann. N. Y. Acad. Sci. 499 (1987) 250–63.

Bennet, W.B., I. Gurin: The Dieter's Dilemma: Eating less and Weighing more. Basic Books, New York 1982.

Bennett, R.M.: Beyond fibromyalgia: Ideas on etiology and treatment. J. Rheum. 16 (Suppl.) (1989) 185–191.

Benos, J.: Psychische Störungen, ein Frühkriterium des Pankreaskarzinoms. Med. Welt 25 (1974) 952–953.

Benson, H., B.A. Rosner, B.R. Marzetta, H.M. Klemchuk: Decreased blood-pressure in pharmacologically treated hypertensive patients who regulary elicited the relaxation response. Lancet 23 (1974) 289.

Benson, H., S. Alexander, C.L. Feldman: Decreased premature ventricular contractions through the use of the relaxation response in patients with stable ischemic heart disease. Lancet 2 (1975) 380.

Benson, H.: The relaxation response: physiologic bases, history and clinical usefulness. In: Dembroski, T.M., T.H. Schmidt, G. Blümchen (eds.): Biobehavioral Bases of Coronary Heart Disease. Karger, Basel–München–Paris 1983.

Benton, A.L.: The visual retention test: clinical and experimental explications. 3rd ed. Psychological Corporation, New York 1963.

Benveniste, E.N.: Lymphokines and monokines in the neuroendocrine system. Progr. Allergy 43 (1988) 84–120.

Bepperling, W., M. Klotz: Analytische Psychotherapie und Funktionelle Entspannung als kombinierte Behandlungsmethode. Hippokrates, Stuttgart 1978.

Berczi, I., K. Kovacs (eds.): Hormones and immunity. MTP, Lancaster 1987.

Beresford, T.P., F.C. Blow, K.J. Brower: Alcoholism in the elderly. Comprehens. Ther. 16 (1990) 38–43.

Berg, J.W., R. Ross, H.B. Latourette: Economic status and survival of cancer patients. Cancer 39 (1977) 467–477.

Bergener, M., B. Kark (Hrsg.): Psychosomatik in der Geriatrie. Steinkopff, Darmstadt 1985.

Berger-Oser, R., D. Richter: Zur Psychosomatik der EPH-Gestose. In: Jürgensen, O., D. Richter (Hrsg.): Psychosomatische Probleme in der Gynäkologie und Geburtshilfe. Springer, Berlin 1985.

Berger, P., Th. Luckmann: Die gesellschaftliche Konstruktion der Wirklichkeit. Fischer, Frankfurt 1969.

Bergeron, C.M., G.L. Monto: Personality patterns see in irritable bowel syndrome patients. Amer. J. Gastroent. 80 (1985) 448–451.

Bergin, A.E., M.J. Lambert: The evaluation of therapeutic outcomes. In: Garfield, S.L., A.E. Bergin (eds.): Handbook of psychotherapy and behavior change: An empirical analysis. Wiley, New York 1978.

Bergler, E.: Counterfeit-Sex. Homosexuality, Impotence, Frigidity. Grune & Stratton, New York 1958.

Bergler, E., L. Eidelberg: Der Mammakomplex des Mannes. Fall 2. Int. Z. Psychoanal. 19 (1933) 547–583.

Berglund, G., B. Larsson, O. Andersson, O. Larsson, K. Suärdsudd, P. Björntorp, L. Wilhelmsen: Body composition and glucose metabolism in hypertensive middle-aged males. Acta med. scand. 200 (1976) 163–169.

Berglund, M.: Suicide in male acoholics with peptic ulcers. Alcoholism. 10 (1986) 631–634.

Bergmann, G. v.: Das vegetative Nervensystem und seine Störungen. In: Bergmann, G. v., B. Staehelin (Hrsg.): Handbuch der Inneren Medizin. Springer, Berlin 1926.

Bergmann, G. v.: Funktionelle Pathologie. Springer, Berlin 1932.

Bergmann, K.E., R. Menzel, E. Bergmann, K. Tietze, H. Stolzengerg, H. Hoffmeister: Verbreitung von Übergewicht in der erwachsenen Bevölkerung der Bundesrepublik Deutschland. Aktuelle Ernährungsmedizin 14 (1989) 205–208.

Berkenbosch, F., J. van Oers, A. del Rey, F. Tilders, H. Besedovsky: Corticotropin-releasing factor-producing neurons in the rat activated by interleukin-1. Science 238 (1987) 524–526.

Berkman, H.A.: Sex counseling with hemodialysis patients. Dial. Transplant. 7 (1978) 924–927.

Berkman, L.F., S.L. Syme: Social network, host illness and mortality. A nine year follow-up study of Almeda county residents. Amer. J. Epidem. 109 (1979) 186–204.

Berlin J., W. Tolksdorf, U. Schmollinger, B. Berlin, J. Pfeiffer, E.R. Rey: Die Wirkung des präoperativen psychischen Befindens auf den intra- und postoperativen Verlauf. Anästhesie und Intensivmedizin 23 (1982) 9–14.

Berliner, J.: Zur Theorie des Übergangsobjektes und des Übergangsraumes in der analytischen körpervermittelten Psychotherapie; und: Psychoanalyse, Bioenergetiscche Analyse, analytische körpervermittelte Psychotherapie: Konzepte und Praxis. Ähnlichkeiten, Unterschiede und Besonderheiten. In: Geißler, P. (Hrsg.): Psychoanalyse und Bioenergetische Analyse. Lang, Frankfurt/a.M.–Berlin–Bern–New York–Paris 1994.

Berlyne, D.E.: Novelty and curiosity as determinants of exploratory behavior Brit. J. Psychol. 41 (1950) 68–80.

Berman, K.F., D.R. Weinberger, R.C. Shelton, R.F. Zec: A relationship between anatomical and physioogical brain pathology in schizophrenia: lateral cerebral ventricular size predicts cortical blood flow. Amer. J. Psychiat. 144 (1987) 1277–1282.

Bernard, C.: Leçons sur les phénomènes de la vie communs aux animaux et aux végétaux. Baillière, Paris 1878.

Bernhard, P.: Angst und Angstbewältigung von Patient und Personal einer medizinischen Intensivstation. Psychother. med. Psychol. 34 (1984) 50–55.

Bernheim, H.: Die Suggestion und ihre Heilwirkung. (Übers. S. Freud). Deuticke, Leipzig-Wien 1888.

Bernreuter, R.G.: The Personality Inventory. Consulting Psychologists Press. Palo Alto, California.

Bernstein, D.A., T.D. Borkovec: Entspannungs-Training. Handbuch der progressiven Muskelentspannung. Pfeiffer, München 1975. 3. Aufl. Pfeiffer, München 1982.

Bernstein, J.J.A.W.: Johns Hopk. Mag. 37 (1985) 23–33.

Bernstein, L., M. Frank, L. Brandt, S. Boleyn: Healing of perianal Crohn's disease with metronidazole. Gastroenterology 79 (1980) 357–365.

Berren, M.R., A. Beigel, S. Ghertner: A typology for the Classification of disasters. Community Mental Health Journal 16 (1980) 103–111.

Berrettini, W.H., J.I. Nurnberger jr., T.A. Hare, E.S. Gershon, R.M. Post: Plasma and CSF-GABA in affective illness. Brit. J. Psychiat. 141 (1982) 483–487.

Bertalanffy, L. v.: General systems theory; p. 227. Braziller, New York 1968.

Bertel, O., R. Stauber, U.C. Dubach: Diagnostische Abklärung und Verlauf bei 105 Patienten mit Synkopen. Schweiz. med. Wschr. 115 (1985) 439–441.

Bertelson, A., B. Harvald, M. Hauge: A Danish twin study of manic-depressive disorder. Brit. J. Psychiat. 130 (1977) 330–351.

Besedovsky, H.O., A. del Rey: Immune-neuroendocrine network. Prog. Immunol. 6 (1986) 578–587.

Besedovsky, H.O., E. Sorkin, D. Felix, H. Haas: Hypothalamic changes during the immune response. Europ. J. Immunol. 7 (1977) 323–325.

Besedovsky, H.O., A. del Rey, E. Sorkin, W. Lotz, U. Schwulera: Lymphoid cells produce an immunoregulatory glucocorticoid increasing factor (GIF) acting through the pituitary gland. Clin. exp. Immunol. 59 (1985) 622–628.

Besedovsky, H.O., A. del Rey, E. Sorkin, C.A. Dinarello: Immunoregulatory feedback between interleukin-1 and glucocorticoid hormones. Science 233 (1986) 652–654.

Besems, Th., G. van Vugt: Wo Worte nicht reichen. Kögel, München 1990.

Best, W.R., J.M. Becktel, J.W. Singleton, F. Kern jr.: Development of a Crohn's disease activity index. Gastroenterology 70 (1976) 439–444.

Best, W.R.: Design and analysis of clinical trials in Crohn's disease. Z. Gastroenterol. 17 (suppl.) (1979) 29–36.

Beta-Blocker Heart Attack Trial Research Group:
A randomized trial of propranolol in patients with acute
myocardial infarction: I. Mortality results. J. Amer. med.
Ass. 247 (1982) 1707–1714.

Bettelheim, B.: Die Kinder der Zukunft. Molden, Wien 1969.

Betts, T., S. Boden: Diagnosis, management and prognosis
of a group of 128 patients with non-epileptic attack
disorder. Part I. Seizure 1 (1992a) 19–26.

Betts, T., S. Boden: Diagnosis, management and prognosis
of a group of 128 patients with non-epileptic attack
disorder. Part II. Previous childhood sexual abuse in the
aetiology of these disorders. Seizure 1 (1992b) 27–32.

Bettschart, W. et al.: L'enfant de 9 ans. Séries paedopsychiat.,
Fasc. 5. Schwabe, Basel 1978.

Beutel, M.: Bewältigungsprozesse bei chronischen
Erkrankungen. Edition Medizin, Weinheim 1988.

Beutel, M., A. Sellschopp: Erfahrungen und Ergebnisse mit
Familienwochenenden für Krebskranke. In: Schwarz, R.,
S. Zettl (Hrsg.): Psychosoziale Krebsnachsorge in
Deutschland. Fischer, Heidelberg 1991.

Beutler, L.E., J.F. Clarkin: Systematic treatment selection.
Brunner/Mazel, New York 1990.

Beyeler, Chr., H.-U. Fisch, R. Preisig: The disulfiram-alcohol
reaction: factors determining and potential tests severity.
Alcoholism 9 (1985) 118–124.

Beyeler, Chr., H.-U. Fisch, R. Preisig: Kardiovaskuläre und
metabolische Veränderungen während der Disulfiram-
Alkohol-Reaktion: Grundlagen zur Erfassung des
Schweregrades. Schweiz. med. Wschr. 117 (1987) 52–60.

Beyeler, K.L., R.H. Adler, Ch. Hürny: The IASP-Classification
of pain and the bio-psycho-social model of medicine.
Europ. J. Pain 12 (1992) 54–57.

Beyer, J., Th. Junginger, H. Lehnert, S. Walgenbach:
Diagnostische und chirurgische Aspekte bei endokrinen
Erkrankungen. Sympomed, München 1993.

Biasco, G., G.M. Paganelli, D. Vaira, J. Holton, G. di Febo,
S. Brillanti, M. Miglioli, L. Barbara, I.M. Samloff: Serum
pepsinogen I and II concentrations and IgG antibody to
Helicobacter pylori in dyspeptic patients. J. Coin Pathol.
46 (1993) 826–828.

Bibring, G.: Some considerations of the psychological
processes in pregnancy. Psychoanal. Study Child 14 (1959)
113–121.

Bick, E.: The experience of the skin in early object relations.
Int. J. Psychoanal. 49 (1968) 484–486.

Bickel, H., B. Cooper, J. Wancata: Psychische Erkrankungen
von älteren Allgemeinkrankenhauspatienten: Häufigkeit
und Langzeitprognose. Nervenarzt 64 (1993) 53–61.

Biebl, W., T. Platz, J. Kinzl, G. Judmaier: Psychosomatische
Untersuchung bei Patienten mit Colitis ulcerosa und
Morbus Crohn. Prax. Psychother. and Psychosom.
29 (1984) 184–190.

Bier, A.: Die Seele; 9. Aufl. Lehmanns, München–Berlin 1942.

Biermann, B.: Autogenes Training mit Kindern und
Jugendlichen, 2. Aufl. Reinhardt, München–Basel 1978.

Biermann, G.: Das kindliche Bronchialasthma aus
psychosomatischem Blickwinkel. Diagnostik 10 (1977)
16–20.

Biermann, G.: Die Mundwelt des Kindes. Fortschr.
Kieferorthop. 43 (1982) 91.

Bijur, P.E., M. Kurzon, M.D. Overpeck, P.C. Scheidt:
Parenteral alcohol use, problem drinking and children's
injuries. J.Amer. Med. Ass. 267 (1992) 3166–3171.

Bille, B.: Migraine in childhood and its prognosis. Cephalalgia
1 (1981) 71–75.

Bilz, R.: Psychogene Angina. Epikritische Betrachtungen über
eine Mandelentzündung und ihre Psychopathologie.
1. Beitr. Zbl. Psychother. Hirzel, Leipzig 1936.

Bilz, R.: Der Vagus-Tod. Eine anthropologische Erörterung
über die Situation der Ausweglosigkeit. Med. Welt
17 (1966) 117–122; 163–170.

Binder, H., K. Binder: Autogenes Training –
Basispsychotherapeutikum, 2. Aufl. Dtsch. Ärzteverlag,
Köln 1993.

Binder, V.: Epidemiology, course and socio-economic
influence of inflammatory bowel disease. Schweiz. med.
Wschr. 118 (1988) 738–742.

Binger, C.A.L., N.W. Ackerman, A.E. Cohn: Personality in
arterial hypertension. Psychosom. Med. Monogr. Brunner,
New York 1945.

Biniek, E.M.: Psychotherapie mit gestalterischen Mitteln.
Wiss. Buchgesellschaft, Darmstadt 1982.

Biörck, G., O. Edhag: Loss of consciousness from arrhythmia:
the patient's experience. Acta med. scand. 193 (1973)
201–205.

Bion, W.R.: Attention and Interpretation. Tavistock, London
1970.

Birbaumer, N.: Physiologische Psychologie. Springer, Berlin
1975.

Birbaumer, N.: Psychophysiologische Ansätze. In:
Euler, H.A., H. Mandel (Hrsg.): Emotionspsychologie,
S. 54. Urban & Schwarzenberg, München–Wien–Baltimore
1983.

Birbaumer, N.: Psychologische Analyse und Behandlung von
Schmerzzuständen. In: Zimmermann, M.,
H.O. Handwerker (Hrsg.): Schmerz. Berlin, Springer 1984.

Birbaumer, N.: Psychophysiologische Grundlagen. In:
Miltner, W., N. Bierbaumer, W.-D. Gerber (Hrsg.):
Verhaltensmedizin, S. 61. Springer,
Berlin–Heidelberg–New York–Tokyo 1986.

Birbaumer, N., R.F. Schmidt: Physiologische Psychologie.
Springer. Berlin–Heidelberg–New York 1975.

Birnbaumer, L., E. Perez-Reyes, P. Bertrand, T. Gudermann,
X.-Y. Wei, H. Kim, A. Castellano, J. Codina: Molecular
diversity and function of G proteins and calcium channels.
Biol. Reprod. 44 (1991) 207–224.

Biron, F., A. Eder, M. Frass, I. Frassine, I. Grunmiller,
E. Herndl, H. Klima, E. Kremeier, R. Kuzmits, P. Lorant,
M.M. Müller, E. Trombik: Ergebnisse der Wiener
Gesundheitsstudie 1979. Inst. f. Stadtforschung, Wien
1980.

Bischof, N.: Das Rätsel Ödipus. Piper, München 1985.

Bischoff, C.: Wahrnehmung der Muskelspannung. Hogrefe,
Göttingen 1989.

Bischoff, C.: Verhaltenstherapeutische Exploration und
Beratung. In: Mark, N., C. Bischoff (Hrsg.): Psycho-
somatische Grundversorgung – verhaltenstherapeutische
Konzepte und Empfehlungen für die Praxis, S. 75–93.
Dtsch. Ärzte-Verlag, Köln 1994a.

Bischoff, C.: Krankheitstheorien und Behandlungserwartungen von Patienten. In: Mark, N., C. Bischoff
(Hrsg.): Psychosomatische Grundversorgung – verhaltenstherapeutische Konzepte und Empfehlungen für die Praxis,
S. 94–106. Dtsch. Ärzte-Verlag, Köln 1994b.

Bischoff, C.: Chronischer Schmerz. In: Mark, N., C. Bischoff
(Hrsg.): Psychosomatische Grundversorgung –
verhaltenstherapeutische Konzepte und Empfehlungen für
die Praxis, S. 176–192. Dtsch. Ärzte-Verlag, Köln 1994c.

Bischoff, C.: Biofeedbacktherapie. Der Psychotherapeut
(1995; in Druck).

Bischoff, C., E. Dahlinger: Behandlung von
Spannungskopfschmerz mit EMG-Biofeedback im Feld –
ein Effizienzvergleich mit traditionellem EMG-
Biofeedback. Verhaltenstherapie 3 (1993) 286–295.

Bischoff, C., M. Lê Hô'ng: Physiodiagnostische Indikatoren
bei Spannungskopfschmerz. Der Schmerz 5 (1991)
219–225.

Bischoff, C., K.-J. Müller: Portable EMG-biofeedback –
a single case study with a muscle contraction headache
sufferer. In: Bischoff, C., H.C. Traue, H. Zenz (eds.):
Clinical Perspectives on Headache and Low Back Pain,
pp. 201–218. Hogrefe & Huber, Toronto 1989.

Bischoff, C., H.C. Traue: Myogenic headache. In: Holroyd,
K.A., B. Schlote, H. Zenz (eds.): Perspectives in Research
on Headache, pp. 66–90. Hogrefe, Lewiston–New York
1983.

Bischoff, C., H.C. Traue, H. Zenz: Muskelspannung und
Schmerzerleben von Personen mit und ohne
Spannungskopfschmerzen bei experimentell gesetzter
aversiver Reizung. Z. exp. angew. Psychol. 29 (1982)
357–385.

Bischoff, C., H.C. Traue, H. Zenz: Spannungskopfschmerz.
In: Basler, H.-D., C. Franz, B. Kröner-Herwig,
H.P. Rehfisch, H. Seeman (Hrsg.): Psychologische
Schmerztherapie. Springer, Berlin 1989.

Bishop, D., A. Green, S. Cantor, W. Torresin: Depression,
anxiety and rheumatoid arthritis. Clin. exp. Rheum.
5 (1987) 147–150.

Bishop, E.R.: Monosymptomatic hypochondriasis.
Psychosomatics 21 (1980) 731–741.

Bisson, J.: Early psychological interventions after traumatic
events. Brit. med. J. 307 (1993) 737.

Bitzer, J., M. Stauber (eds.): Psychosomatic Obstetrics and
Gynecology. Monduzzi Editore, Bologna 1995.

Bixler, E.O. et al.: Prevalence of sleep disorders in the Los Angeles metropolitan area. Amer. J. Psychiat. 136 (1979) 1257–1262.

Björntrop, P.: Classifaction of obese patients and complications related to the distrubution of surplus fat. Amer. J.clin. Nutr. 45 (1987) 1120–1125.

Blacher, R.S.: The hidden psychosis of open-heart surgery. J. Amer. med. Ass. 222 (1972) 305–308.

Blacher, R.S.: The meaning of heart valve surgery to the patient. Int. J. Psychiat. Med. 6 (1975) 517–521.

Blacher, R.S.: Paradoxical depression after heart surgery: a form of survivor syndrome. Psychoanal. Quart. 47 (1978) 267–283.

Blachly, P.H.: Open-heart surgery. In: Abram, H.S. (ed.): Psychological Aspects of Surgery. Int. Psychiat. Clinics, Boston, vol. 4 No. 2 (1967) 133–153.

Blachly, P.H., A. Starr: Post-cardiotomy delirium. Amer. J. Psychiat. 121 (1964) 371–375.

Black, S.: Inhibition of immediate-type hypersensitivity response by direct suggestion under hypnosis. Brit. med. J. 1 (1963) 925–929.

Black, S.: Shift in dose-response curve of Prausnitz-Küstner reaction by direct suggestion under hypnosis. Brit. med. J. 1 (1963) 990–992.

Black, S., M. Friedman: Adrenal function and the inhibition of allergic responses under hypnosis. Brit. med. J. 3 (1965) 562–567.

Black, W.C., G. Welch: Advances in the diagnostic imaging and overestimation of disease prevalence and the benefits of therapy. New Engl. J. Med. 328 (1993) 1237–1243.

Black, S., J.H. Hymphrey, J. Niven: Inhibition of mantoux reaction by direct suggestion under hypnosis. Brit. med. J. 1 (1963) 1649–1652.

Blacklock, N.J.: Chirurgische Konzepte in der Behandlung der chronischen bakteriellen Prostatitis. In: Brunner, H., W. Krause, C.F. Rothauge, W. Weigner (Hrsg.): Chronische Prostatitis, S. 17. Schattauer, Stuttgart 1983.

Blacklock, N.J.: Urodynamic and psychometric observations and their implication in the management of prostatodynia. In: Weidner, W., H. Brunner, W. Krause, C.F. Rothauge (eds.): Therapy of Prostatitis, p. 201. Zuckschwerdt, München–Bern–Wien–San Francisco 1986.

Blackmore, J.: Are police allowed to have problems of their own? Police Magazine 1 (1978) 47–55.

Blackwood, H.J.J.: Pathology of the temporomandibular joint. J. Amer. dent. Ass. 79 (1969) 118.

Blaha, F.: Arteriosklerose, Hypertension und Herzinfarkt bei Kriegsbeschädigten. In: Herberg, H.-J. (Hrsg.): Spätschäden nach Extrembelastungen, S. 109–114. Nicolaische Verlagsbuchhandlung, Herford 1971.

Blalock, S.J., R.F. DeVellis: Rheumatoid arthritis and depression: an overview. Bull. Rheum. Dis. 41 (1992) 6–8.

Blalock, S.J., B.M. DeVellis, R.F. DeVellis, S. van H. Sauter: Self-evaluation processes and adjustment to rheumatoid arthritis. Arthr. and Rheum. 31 (1988)6–8.

Blalock, S.J., B.M. DeVellis, R.F. DeVellis, K.B. Giorgino, S. Van H. Sauter, J.M Jordan, F.J. Keefe, E.J. Mutran: Psychological well-being among people with recently diagnosed rheumatoid arthritis. Arthr. and Rheum. 35 (1992) 1267–1272.

Blanchard, E.B., F. Andrasik: Biofeedback treatment of vascular headache. In: Hatch, J P., J.G. Fisher, J.C. Rugh (eds.): Biofeedback – Studies in Clinical Efficacy, pp. 1–79. Plenum Press, New York 1987.

Blanchard, E.B., S.P. Schwarz: Psychological assessment and treatment of irritable bowel syndrome. Behavior Modification 11 (1987) 348–372.

Blanchard, E.B., D. O'Keefe, D. Neff, S. Jurish, F. Andrasik: Interdisciplinary agreement in the diagnosis of headache type. J. Behav. Assess. 3 (1981) 5–9.

Blanchard, E.B., F. Andrasik, D.F. Neff, S.J. Teders, T.P. Pallmeyer, J.B. Arena, S.E. Jurish, N.L. Saunders, T.A. Ahles, L.D. Rodichok: Sequential comparisons of relaxation training and biofeedback in the treatment of three kinds of chronic headache or, other machines may be necessary some of the time. Behav. Res. Ther. 20 (1982) 1–13.

Blanchard, E.B., K.A. Appelbaum, C.L. Radnitz, J. Jaccard, M.P. Dentinger: The refractory headache patient – 1. Chronic daily high intensity headache. Behav. Res. Ther. 27 (1989) 403–410.

Blanchard, E.B., K.A. Appelbaum, C.L. Radnitz, D. Michultka, B. Morrill, C. Kirach, J. Hillhouse, D.D. Evans, P. Guanieri, V. Attanasio, F. Andrasik, J. Jaccard, M.P. Dentinger: Placebo-controlled evaluation of abbreviated progressive relaxation and or relaxation combined with cognitive therapy in the treatment of tension headache. J. Consult. Clin. Psychol. 58 (1990a) 210–215.

Blanchard, E.B., K.A. Appelbaum, C.L. Radnitz, B. Morrill: A controlled evaluation of thermal biofeedback and thermal biofeedback combined with cognitive therapy in the treatment of vascular headache. J. Consult. Clin. Psychol. 58 (1990b) 216–224.

Blankenburg, W.: Der Leib als Partner. Psychother. med. Psychol. 33 (1983) 206.

Blaser, A.: Der Urteilsprozeß bei der Indikationsstellung zur Psychotherapie. Huber, Bern 1977.

Blatt, C.M., S.H. Rabinowitz, B. Lown: Central serotonergic agents raise the repetitive extrasystole threshold of the vulnerable period of the canine ventricular myocardium. Circulat. Res. 44 (1979) 723–730.

Blau, D.: On widowhood. J. geriat. Psychiat. 8 (1975) 29–40.

Blau, J.N.: Pathogenesis of migraine: initiation. J. R. Coll. Phys. 19 (1985) 166–168.

Blau, J.N.: Migraine: theories of pathogenesis. Lancet 339 (1992) 1202–1206.

Bleecker, J.A.C.: Brief psychotherapy with lung cancer patients. Psychother. and Psychosom. 29 (1978) 282–287.

Bleeker, E.R., B.T. Engel: Learned control of ventricular rate in patients with atrial fibrillation. Psychosom. Med. 35 (1973) 161.

Bleijenberg, G., J.F.M. Fennis: Funktionelle gastrointestinale Beschwerden. In: Meermann, R., W. Vandereykken (Hrsg.): Verhaltenstherapeutische Psychosomatik in Klinik und Praxis, S. 237–256. Schattauer, Stuttgart 1991.

Bleuler, E. (Hrsg.): Lehrbuch der Psychiatrie. Springer, Berlin 1918; 15. Aufl. Springer, Berlin 1983.

Bleuler, M., J.Willi, H.P. Bühler: Akute psychische Begleiterscheinungen körperlicher Krankheiten. Thieme, Stuttgart 1966.

Bliesener, Th.: Erzählen unerwünscht. Erzählversuche von Patienten in der Visite. In: Ehlich, K. (Hrsg.): Erzählen im Alltag, S. 27–36. Suhrkamp, Frankfurt 1980a.

Bliesener, Th.: Wie kann man als Patient in der Visite zu Wort kommen? In: Tschauder, G., E. Weigand (Hrsg.): Perspektive textextern. Akten des 14. linguistischen Kolloquiums Bochum, Bd. 2, S. 27–36. Niemeyer, Tübingen 1980b.

Bliesener, Th.: Die Visite – ein verhinderter Dialog. Initiativen von Patienten und Abweisungen durch das Personal, S. 162. Narr, Tübingen 1982a.

Bliesener, Th.: Konfliktaustragung in einer schwierigen »therapeutischen Visite«. In: Köhle, K., H.-H. Raspe (Hrsg.): Das Gespräch während der ärztlichen Visite, S. 249–268. Urban & Schwarzenberg, München 1982b.

Bliesener, Th.: Die Therapie ist meine Leiter nach oben. Bildhafte Redeweisen von Leukämiekranken als Zugang zu ihrer Lebenswelt. In: Spillner, B. (Hrsg.): Perspektiven der angewandten Linguistik, Bd. 12, S. 60–61. Narr, Tübingen 1987.

Bliesener, Th., J. Siegrist: Greasing the wheels. J. Pragmatics 5 (1981) 181–204.

Bliss, T.V.P., T. Lomo: Long-lasting potentiation of synaptic transmission in the dentate area of the anaesthetized rabbit following stimulation of the perforant path. J. Physiol. (Lond.) 232 (1973) 331–356.

Blizzard, R.N.: Psychosocial short stature. In: Lifschitz, F. (Hrsg.): Pediatric Endocrinology, p. 87. Marcel Dekker, New York 1985.

Bloch, D.A.: Family systems medicine: The field and the journal. Family Systems Medicine 1 (1983) 3.

Bloch, S.: Beobachtungen über den Einfluß einiger vor der Gravidität applizierter emotioneller Traumata auf die nachfolgende Trächtigkeit und die postnatale Entwicklung der Jungen der auf das Trauma folgenden Trächtigkeit bei der Laboratoriums-Maus. Z. psychosom. Med. 16 (1970) 360.

Bloch, S., E. Cronch, J. Reibstein: Therapeutic factors in group psychotherapy. Gen. Psychiat. 38 (1981) 519–526.

Bloch, S., P. Orthous, G. Santibanez: Effector patterns of basic emotions. A psychophysiological method for training actors. J. Social Biol. Struct. 10 (1987) 1–19.

Block, J.: Parents of schizophrenic, neurotic, asthmatic and congenitally ill children. Arch. gen. Psychiat. 20 (1969) 659.

Block, J., P.H. Jenning, E. Harvey, E. Simpson: Interaction between allergic potential and psychopathology in childhood asthma. Psychosom. Med. 26 (1964) 307–320.

Blodgett, C.: A selected review of the literature of adjustment to hemodialysis. Int. J. Psychiat. Med. 11 (1981/82) 97–124.

Blohmke, M., B. Koschorrek, O. Stelzer: Häufigkeit von Risikofaktoren der koronaren Herzkrankheit in verschiedenen Altersgruppen und sozialen Schichten bei Männern. Z. Gerontol. 3 (1970) 201–209.

Blohmke, M., B. Depner, B. Koschorrek, O. Stelzer: Soziale Faktoren und Krankheit bei Arbeitnehmern. Gentner, Stuttgart 1975.

Blohmke, M., Chr. v. Ferber, K.P. Kisker, H. Schaefer (Hrsg.): Handbuch der Sozialmedizin. Enke, Stuttgart 1975–1977.

Blomstrand, F., F. Löfgren: Influence of emotional stress on the renal circulation. Psychosom. Med. 18 (1956) 420.

Bloom, B.: Stability and change in Human Development. Wiley, New York–London–Sydney 1964.

Bloom, S.W.: Power and Dissent in the Medical School. Free Press, New York 1973.

Bloom, S.W.: The process of becoming a physician and the context of medical education. In: Noack, H.: Medical Education and Primary Health Care, pp. 144–160. London 1980.

Bloom, S.W.: Structure and ideology in medical education: an analysis of resistance to change. J. Health soc. Behav. 29 (1988) 294–306.

Bloom, S.W., E.J. Speedling: The education of physicians: training for what? In: Saladin, P., H.J. Schaufelberger, P. Schlappi (Hrsg.): Festschrift zur Emeritierung von Prof. H.G. Pauli. Bern 1989.

Blos, P.: Adoleszenz: eine psychoanalytische Interpretation (1974, 1978); 5. Aufl. Klett-Cotta, Stuttgart 1992.

Bluestone, H.: DSM-III und die Psychoanalyse. Forum Psychoanal. 1 (1985) 157–160.

Blumenthal, J.A., R.B. Williams, Y. Kong, S.M. Shanberg, L.W. Thompson: Type A behavior pattern and coronary atherosclerosis. Circulation 58 (1978) 634–639.

Blumenthal, J.A., R.S. Williams, R.B. Williams et al.: Effects of exercise on the Type A (coronary-prone) behavior pattern. Psychosom. Med. 42 (1980) 289–320.

Blumer, D., M. Heilbronn: Chronic pain as a variant of depressive disease. The pain-prone disorder. J. Nerv. Ment. Dis. 170 (1982) 381–406.

Boadella, D.: Biosynthese-Therapie. Trans Form, Oldenburg 1989.

Bochow, M.: Wie leben schwule Männer heute? Bericht über eine Befragung im Auftrag der deutschen AIDS-Hilfe. AIDS-Forum D.A.H., Bd. II. Berlin 1988.

Bock, K.D., F. Overkamp: Vorgetäuschte Krankheit. Klin. Wschr. 64 (1986) 149–164.

Bockus, H.L.: Present status of chronic regional or cicatrizing enteritis. J. Amer. med. Ass. 127 (1945) 449–456.

Bockus, H.L., J. Bank, A.A. Wilkinson: Neurogenic mucous colitis. Amer. J. med. Soc. 176 (1928) 813–829.

Bockus, H.L., J. Roth, E. Buchman, M. Kalser, W. Staub, A. Finkelstein, A. Valdes-Dapena: Life history of non-specific ulcerative colitis: relation of prognosis to anatomical and clinical varieties. Gastroenterologia 86 (1956) 549–581.

Boden, S.D., D.O. Davis, T.S. Dina, N.J. Patronas, S.W. Wiesel: Abnormal magnetic resonance scans of lumbar spine in asymptomatic patients. J. Bone Jt. Surg. A. 72 (1990) 403–408.

Bodman, F.: The psychologic background of colitis. Amer. J. med. Sci. 190 (1935) 535–545.

Böddeker, K., M. Böddeker: Verhaltenstherapeutische Ansätze bei der Behandlung des endogenen Ekzems unter besonderer Berücksichtigung des zwanghaften Kratzens. Z. Psychosomat. Psychoanal. 22 (1976) 85–92.

Böhle, A., J. Wietersheim, E. Wilke, H. Feiereis: Soziale Integration bei Anorexia nervosa und Bulimie. J. Psychoanal. 37 (1991) 282–291.

Böhler, U.: Gestaltungstherapie. In: Schepank, H., W. Tress (Hrsg.): Die stationäre Psychotherapie und ihr Rahmen. Springer, Berlin 1988.

Böhme-Bloem, C., M.J. Schulte: Bulimie: unterschiedliche Psychogenese, Symptomwahl und Therapie. In: Speidel, H., B. Strauß (Hrsg.): Zukunftsaufgaben der psychosomatischen Medizin. Springer, Berlin 1989.

Böhme, K.: Psychiatrische Aufgaben und Erfahrungen auf einer internistischen Intensivstation. Internist 22 (1981) 32–38.

Böning, J.: Klinik und Psychopathologie von Ohrgeräuschen aus psychiatrischer Sicht. Z. Laryng. Rhinol. 60 (1981) 101.

Bönsch, C., G. Rathner: Schlankheitswahn, Frauenrolle und Eßstörungen: Soziokulturelle Aspekte der modernen Frauenkrankheiten Anorexie und Bulimie. Psychol. Med. 3 (1992) 18–22.

Böök, J.A., L. Wetterberg, K. Modrzewka: Schizophrenia in a North Swedish geographical isolate 1900–1977: Epidemiology, genetics and biochemistry. Clin. Genetics 14 (1978) 373–394.

Börner, M., B. Winter-Klemm, K. Klemm: Der gefallene Ikaros oder der schwerverletzte jugendliche Motorradfahrer. Unfallchirurgie 8 (1982) 1–7.

Boethins, J., U. Lindblom, B.A. Meyerson, L. Widen: Effects of multifocal brain stimulation on pain and somatosensory functions. In: Zottermann, Y. (ed.): Sensory functions of the skin. pp. 531–548. Pergamon Press, Oxford 1976.

Bötticher, R.: Langzeitprognose von Morbus Crohn und Colitis ulcerosa. Fortschr. Med. 95 (1977) 1623–1624.

Boissevain, M.D., G.A. McCain: Toward an integrated understanding of fibromyalgia syndrome. I. Medical and pathophysiological aspects. Pain 45 (1991) 227–238.

Boissevain, M.D., G.A. McCain: Toward an integrated understanding of fibromyalgia syndrome. II. Psychological and phenomenological aspects. Pain 45 (1991) 239–248.

Bolk, R.: Gibt es »Erste-Hilfe-Patienten« im Allgemeinen Krankenhaus, die in den psychiatrischen und psychosomatischen Aufgabenbereich fallen? Spektrum 5 (1985) 263–270

Bolm, G., H. Jaekel, U. Holtschoppen: Gruppenpsychotherapie von Dialysepatienten. Psychother. med. Psychol. 29 (1979) 105–112.

Bommelaer, G., M. Rouch, M. Dapoigny, D. Pais, P. Loisy, M. Gualino et al.: Epidemiology of intestinal functional bowel disorders in apparently helathy people. Gastroenterol. Clin. Biol. 10 (1986) 7–12.

Bond, A.J., D.C. James, M.H. Lader: Physiological and psychological measures in anxious patients. Psychol. Med. 4 (1974) 364–373.

Bondoulas, H., H.S. Schmidt, R.W. Clark, P. Geleris, S.F. Schaal, R.P. Lewis: Anthropometric characteristics, cardiac abnormalities and adrenergic activity in patients with primary disorders of sleep. J. Med. 14 (1983) 223–238.

Bone, H.-G.: Psychische Faktoren bei chronischer Urticaria – Eine Literatutübersicht und Untersuchung an 53 ambulanten Patienten. Dissertation des Fachbereichs Humanmedizin, Universität Münster 1992.

Bongartz, B., W. Bongartz: Hypnose: Wie sie wirkt und wem sie hilft. Rororo Sachbuch 9133. Rowohlt, Reinbek–Hamburg 1992.

Bonhoeffer, K.: Beurteilung, Begutachtung und Rechtsprechung bei der sogenannten Unfallneurose. Dtsch. med. Wschr. 52 (1926) 179.

Bonica, J.J.: Importance of the problem. In: Bonica, J.J., V. Ventafridda (eds.): Advances in Pain Research and Therapy, vol. 2. Raven, New York 1979.

Bonica, J.J.: Introduction to management of pain of advanced cancer. In: Bonica, J.J., V. Ventafridda (eds.): Advances in Pain Research and Therapy, vol. 2, pp. 115–130. Raven, New York 1979.

Bonica, J.J.: The Management of Pain, vol. I, pp. 311–319. 1990.

Bonshey, H.A.: Neural mechanisms in asthma. In: Weiner, H., M.A. Hofer, A.J. Stunkard (eds.): Brain, Behaviour and Bodily Disease, pp. 27–44. Raven, New York 1981.

Boor, C. de: Über psychosomatische Aspekte der Allergie insbesondere des Asthma bronchiale. Huber, Bern; Klett, Stuttgart 1965.

Booth, G.C.: Personality and chronic arthritis. J. nerv. ment. Dis. 85 (1937) 637–662.

Booth, I.W., J.T. Harries: Inflammatory bowel disease in childhood. Gut 25 (1984) 188–202.

Booth-Kewley, S., H.S. Friedman: Psychological predictors of heart disease: a quantitive review. Psychol. Bull. 101 (1987) 343–362.

Booth, R.J., K.R. Ashbridge: A fresh look at the relationship between the psyche and immune system: technological coherence and harmony of purpose. Advances 9 (1993) 4–23.

Boothe, B.: Grenzen psychotherapeutischer Wirksamkeit bei magersüchtigen Patientinnen. Z. psychosom. Med. Psychoanal. 37 (1991) 249–253.

Boranic, M., D. Pericic, M. Radacic, M. Poljak-Blazi, V. Sverko, G. Miljenovic: Immunological and neuroendocrine responses of rats to prolonged or repeated stress. Biomedicine 36 (1982) 23–28.

Borel, J.F., C. Feurer, H.U. Gubler, H. Stähelin: Biological effects of cyclosporin A: A new antilymphocytic agent. Agents Actions. 6 (1976) 468–475.

Borelli, S.: Haut und Psyche: In: Gottron, H. (Hrsg.): Handbuch der Haut- und Geschlechtskrankheiten, Ergänzungsband VIII: Grundlagen und Grenzgebiete, S. 264–568. Springer, Heidelberg–New York–Tokyo 1967.

Borelli, S.: Haut und Psyche. Z. Allgemeinmedizin 46 (1970) 354–358.

Borgeat, F., B. Hade, R. Elie, L.M. Larouche: Effects of voluntary muscle tension increases in tension headache. Headache 7 (1984) 199–202.

Borgeat, F., R. Elie, L.G. Castonguay: Muscular response to the therapist and symptomatic improvement during biofeedback for tension headache. Biofeedback and Self-Regulation 16 (1991) 147–155.

Bormann, M., S. Schneeberg-Kirchner, H. Weber: Streß und Krankheitsbewältigung bei Migräne. Der Schmerz 3 (1989) 195–203.

Bortner, R.W.: A short rating scale as a potential measure of pattern A behavior. J. chron. Dis. 22 (1969) 87–91.

Boss, M.: Die Blutdruckkrankheit als menschliches Problem. Psyche 2 (1949) 499–517.

Bosse, K., U. Gieler: Seelische Faktoren bei Hautkrankheiten. Huber, Bern–Stuttgart–Toronto 1987.

Bosse, K., P. Hünecke: Entstellung – Erleben und Verarbeitung der äußeren Erscheinung. In: Whitlock, F.A. (Hrsg.): Psychophysiologische Aspekte bei Hautkrankheiten. Perimed, Erlangen 1980.

Bosse, K., P. Hünecke: Der Juckreiz des endogenen Ekzematikers. Münch. med. Wschr. 123 (1981) 1013–1016.

Bosse, K., P. Fassbender, P. Hünecke, A. Teichmann, J. Zauner: Zur sozialen Situation des Hautkranken als Phänomen interpersoneller Wahrnehmung. In: Bosse, K., P. Hünecke (Hrsg.): Psychodynamik und Soziodynamik bei Hautkranken. Verlag für Medizinische Psychologie im Verlag Vandenhoeck und Ruprecht, Göttingen 1976.

Boszormenyi-Nagy I., G.M. Spark: Invisible Loyalties. Harper & Row, New York 1973. Dtsch.: Unsichtbare Bindungen. Klett-Cotta, Stuttgart 1981.

Bouchard, C., A. Tremblay: Genetic effects in human energy expanditure components. Int. J.Obes. (suppl. 1) 14 (1990) 49–55.

Bouchard, C., A. Tremblay, J.-P. Deprés, A. Nadeau, P.J. Lupien, G. Thériault, J. Dussault, S. Moorjani, S. Pinault, G. Fournier: The response to long-term over-feeding in identical twins. New Engl. J. Med. 322 (1990) 1477–1482.

Bouchard, T.J., M. McGue: Genetic and rearing environmental influences on adult personality: An analysis of adopeted twins reared apart. J. Pers. 58 (1990) 263–292.

Bouchard, T.J., P. Propping: Twins as a Tool of Behavioural Genetics. Report on the Dahlem Workshop. Wiley, Chichester–New York–Brisbane 1993.

Boudier, P.: La céphalée de l'enfant ou contribution à l'étude des états prémorbides de l'enfance. Rev. fr. psychoanal. 26 (1962) 633–654.

Bourne, H.R., L.M. Lichtenstein, K.M. Melmon: Modulation of inflammation and immunity by cyclic AMP. Science 184 (1974) 9–28.

Bovbjerg, D.: Interleukin 1 induces taste aversion as well as decreased food and water consumption in mice. Psychosom. Med. 50 (1988) 196.

Bovbjerg, D., Cohen, N., R. Ader: The central nervous system and learning – A strategy for immune regulation. Immunol. Today 3 (1982) 287–291.

Bovbjerg, D., R. Ader, N. Cohen: Acquisition and exinction of conditioned suppression of a graft-versus-host response in the rat. J. Immunol. 132 (1984) 111–113.

Bovbjerg, D., Y.T. Kim, G.W. Siskind, M.E. Weksler: Conditioned suppression of plaque-forming cell responses with cyclophosphamide: The role of taste aversion. Ann. N. Y. Acad. Sci. 496 (1987) 588–594.

Bovbjerg, D.H., W.H. Redd, L.A. Maier, J.C. Holland, L.M. Lesko, D. Niedzwiecki, S.C. Rubin, T.B. Hakes: Anticipatory immune suppression and nausea in women receiving cyclic chemotherapy for ovarian cancer. J. Consult. Clin. Psychol. 58 (1990) 153–157.

Bovbjerg, D.H., W.H. Redd, P.B. Jacobsen, S.L. Manne, K.L. Taylor, A. Surbone, J.P. Crown, L. Norton, T.A. Gilewski, C.A. Hudis, B.S. Reichman, R.J. Kaufman, V.E. Currie, T.B. Hakes: An experimental analysis of classical conditioned nausea during cancer chemotherapy. Psychosom. Med. 54 (1992) 623–637.

Bovensiepen, R., R. Oesterreich, K. Wilhelm, M. Arndt: Die elterliche Erziehungseinstellung als Ausdruck der Familiendynamik bei Kindern mit Asthma bronchiale. Prax. Kinderpsych. Kinderpsychiatr. 28 (1980) 163.

Bowers jr., M.B.: CSF acid monoamine metabolites in psychotic syndromes: what might they signify? Biol. Psychiat. 13 (1978) 375–383.

Bowers jr., M.B.: Plasma monoamine metabolites in psychotic disorders. Arch. gen. Psychiat. 45 (1988) 595–596.

Bowers jr., M.B., M.E. Swigar: Acute psychosis and plasma catecholamine metabolites. Arch. gen. Psychiat. 44 (1987) 190.

Bowers, K.S.: Situationism in psychology: An analysis and a critique. Psychol. Rev. 80 (1973) 307–336.

Bowers, M., E.N. Jackson, J.A. Knight, L. LeShan: Wie können wir Sterbenden beistehen? Kaiser, München 1971.

Bowlby, J.: Maternal care and mental health. WHO, Geneva 1952.

Bowlby, J. (Hrsg.): Mutterliebe und kindliche Entwicklung. Reinhardt, München–Basel 1972.

Bowlby, J.: Bindung. Kindler, München 1975.

Bowlder, J., B. Kossmann: Drug therapy and chronic headache. In: Holroyd, K.A., B. Schlote, H. Zenz (eds.): Perspectives in Research on Headache, pp. 115–125. Hogrefe, Lewiston–New York 1983.

Boyd, W.: The Spontaneous Regression of Cancer, vol. III. Thomas, Springfield/Ill. 1966.

Braak, H., E. Braak: Neurofibrillary changes confined to the entorhinal region and an abundance of cortical amyloid in cases of presenile dementia. Acta neuropath. (Berl.) 80 (1990) 479–486.

Braak, H., E. Braak: Entorhinal-hippocampal interaction in mnestic disorders. Hippocampus 3 (suppl.) (1993) 239–246.

Brackett, C.D., L.H. Powell: Psychosozial and physiological predictors of sudden cardiac death after healing of acute myocardial infarction. Amer. J. Cardiol. 61 (1988) 979–983.

Bradbeer, C.: Disulfiram treatment for alcoholism. Deserves re-examination. Brit. med. J.298 (1989) 342–343.

Bradette, M., P. Pare, P. Douville, A. Morin: Visceral perception in health and functional dyspepsia. Dig. Dis. Sci. 36 (1991) 52.

Bradley, B., K. Mogg, M. Galbraith, A. Perret: Negative recall biass and neuroticicsm: State vs. trait effects. Beh. Res. Ther. 31 (1993) 125–127.

Bradley, J.J.: Severe localized pain associated with the depressive syndrome. Brit. J. Psychiat. 109 (1963) 741–745.

Bradley, M.M., B.N. Cuthbert, P.J. Lang: Pictures as prepulse: Attention and emotion in startle modification. Psychophsysiol. 30 (1993) 541–545.

Bradley, M.M., B.N. Cuthbert, P.J. Lang: Tracking affect and attention through time. Psychophysiol. 30 (suppl. 1) (1993) 12.

Brady, J.V.: Conditioning and emotion. In: Levi, L. (ed.): Emotions: Their Parameters and Measurement. Raven, New York 1975.

Brady, J.V., R.W. Porter, D.G. Conrad, J.W. Mason: Avoidance behavior and the development of gastrointestinal ulcers. J. exp. Anal. Behav. 1 (1958) 69–73.

Brähler, E., J. Scheer: Der Gießener Beschwerdebogen (GBB). Huber, Bern 1983.

Bräunig, P., J. Bleistein: Kortisoninduzierte Psychosen. Nervenarzt 59 (1988) 596–602.

Bräutigam, W.: Über die psychosomatische Spezifität des Asthma bronchiale. Psyche (1954/55) 481.

Bräutigam, W.: Beitrag zur Psychosomatik der Lungentuberkulosen. Fortschr. Tuberk.-Forsch. 7 (1956) 184.

Bräutigam, W.: Beobachtungen zur Erkrankungssituation und zur Psychotherapie bei Lungentuberkulosen. Z. Psychother. med. Psychol. 7 (1957) 104.

Bräutigam, W.: Typus, Psychodynamik und Psychotherapie herzophobischer Zustände. Z. psychosom. Med. 10 (1964) 276–285.

Bräutigam, W.: Grundlagen und Erscheinungsweise des Torticollis spasticus. Nervenarzt 25 (1964) 451–462.

Bräutigam, W.: Kooperationsformen somatischer und psychosomatischer Medizin. Aufgaben, Erfahrungen, Konflikte. Springer, Heidelberg 1988.

Bräutigam, W., P. Christian: Psychosomatische Medizin. Thieme, Stuttgart 1975.

Bräutigam, W., P. Christian: Psychosomatische Medizin, S. 191. Thieme, Stuttgart–New York 1986.

Bräutigam, W., U. Clement: Sexualmedizin im Grundriß. Eine Einführung in Klinik, Theorie und Therapie der sexuellen Konflikte und Störungen, 3. Aufl. Thieme, Stuttgart 1989.

Bräutigam, W., W. Senf, H. Kordy: Wirkfaktoren psycho-analytischer Therapien aus der Sicht des Heidelberger Katamnesenprojektes. In: Lang, H. (Hrsg.): Wirkfaktoren der Psychotherapie, pp. 189–208. Springer, Berlin–Heidelberg–New York 1990.

Braid, J.: Neurohypnology or the rationale of nervous sleep considered in relation with animal magnetism. Churchill, London 1843.

Brambilla, F., F. Facchinetti, F. Petraglia, L. Vanzulli, A.R. Genazzani: Secretion pattern of endogenous opiods in chronic schizophrenia. Amer. J. Psychiat. 141 (1984) 1183–1189.

Brammel, H.L., S.A. Niccoli: A physiological approach to cardiac rehabilitation. Nurs. Clinics N. Amer. 11 (1976) 223–236.

Brand, R.: Coronary-prone behavior as an independent risk for coronary heart disease. In: Dembroski, T.M., S.M. Weiss, J.L. Shields, S.G. Haynes, M. Feinleib (eds.): Coronary-Prone Behavior. Springer, New York 1978.

Brand, R.J., R.H. Rosenman, R.J. Sholtz, M. Friedman: Multivariate prediction of coronary heart disease in the Western Collaborative Group Study to the findings of the Framingham Study. Circulation 53 (1976) 355–438.

Brandes, J.-W., F. Eulenburg: Der lange Weg zur Diagnose Morbus Crohn. Z. Gastroenterol. 14 (1976) 400–406.

Brandlmeier, P.: Die Allgemeinpraxis. Springer, Berlin–Heidelberg–New York 1974.

Brandt, L., L. Bernstein, S. Boley, M. Frank: Metronidazole therapy for perianal Crohn's disease: a follow-up study. Gastroenterology 83 (1982) 383–387.

Brandt, Th.: Vertigo. Its multisensory syndrome. Springer, London–Berlin–New York–Tokyo 1991.

Brandtzaeg, P., K. Baklien: Immunopathology of the intestinal lesion in Crohn's disease. Z. Gastroenterol. 17 (Suppl.) (1979) 77–82.

Brasche, S., H. Holtz, G. Voigt, M. Bock: Kardiovaskuläres Risikofaktoren-Profil. Unterschiede zwischen den MONICA-Studienregionen Erfurt/Chemnitz (Ost) und Augsburg (West). Münch. med. Wschr. 135 (1993) 431–435.

Brashear, R.E.: Hyperventilation syndrome. Lung 161 (1983) 257–273.

Braukmann, W., S.-H. Filipp: Strategien und Techniken der Lebensbewältigung. In: Baumann, U., H. Berback, G. Seidenstücker (Hrsg.): Klinische Psychologie: Trends in Forschung und Praxis, Bd. 6, S. 52–87. Huber, Bern 1984.

Braun, B.G.: Multiple personality disorder and posttraumatic stress disorder: similarities and differences. In: Wilson, J.P., B. Raphael (eds.): International handbook of traumatic stress syndromes, pp. 35–48. The Plenum Press (Series on Stress and Coping), New York–London 1993.

Braun, J., U. Kettler (Hrsg.): Praxishandbuch für Selbsthilfe-kontaktstellen, ISAB, 3. Aufl., Köln und Leipzig, 1994.

Braun, R.N.: Die Allgemeinpraxis als Zeitfaktor. Dtsch. med. Wschr. 88 (1965) 2084.

Braun, R.N.: Lehrbuch der ärztlichen Allgemeinpraxis. Urban & Schwarzenberg, München–Berlin–Wien 1970.

Bray, G.A.: Definition, measurement and classification of the syndromes of obesity. Int. J. Obes. 2 (1978) 99–112.

Bray, G.A.: Effect of obesity on health and happiness. In: Brownell, K.D., J.P. Foreyt (eds.): Handbook of Eating Disorders, pp. 3–44. Basic Books, New York 1986.

Breckwoldt, M., P. Wieacker: Ovarialinsuffizienz. In: Käser, O., V. Friedberg, K.G. Ober, K. Thomsen, J. Zander (Hrsg.): Gynäkologie und Geburtshilfe, Bd. I/2, S. 7.52–7.72. Thieme, Stuttgart–New York 1992.

Brede, K.: Psychoanalyse zwischen Therapie und Wissenschaft. In: Lohmann, H.-M. (Hrsg.): Das Unbehagen in der Psychoanalyse. Eine Streitschrift, S. 93–103. Qumran, Frankfurt/a.M.–Paris 1983.

Bredt, D.S., S H. Snyder: Nitric oxide, a novel, neuronal messenger. Neuron 8 (1992) 3–11.

Breier, A., J.P. Kelsoe jr., P.D. Kirwin, S.A. Beller, O.M. Wolkowitz, D. Pickar: Early parental loss and development of psychopathology. Arch. gen. Psychiat. 45 (1988) 987–993.

Breitwieser, P., O. Sareyka: Häufigkeit psychosomatischer Fälle in der urologischen Prax. Urologe B 21 (1981) 14.

Bremer, F.: Nouvelles recherches sur le mécanisme du sommeil.C. R. Seances Soc. Biol. Fil. (Paris) 122 (1936) 460–464.

Bremer-Schulte, M., R. Cormane, E. van Dijk, J. Wuite: Gruppenbehandlung der Psoriasis nach der Duo-Formel. Hautarzt 36 (1985) 617–621.

Brener, J., J.M. Jones: Interoceptive discrimination in intact humans: Detection of cardiac activity. Physiology and Behavior 13 (1974) 763–767.

Brener, J.: A general model of voluntary control applied to the phenomena of learned cardiovascular change. In: Obrist, P.A., A.H. Black, J. Brener, L.V. DiCara (eds.): Cardiovascular Psychophysiology. Aldine, Chicago 1974.

Brener, J.: Sensory and perceptual determinants of voluntary visceral control. In: Schwartz, G.E., J. Beatty (eds.): Biofeedback: Theory and Research. Acad. Press, New York 1977.

Brennan, A.F., M.H. Davis, D. J. Buchholz et al.: Predictors of quality of life following cardiac transplantation. Psychosomatics 28 (1987) 566–571.

Brenner, C., A.P. Friedman, S. Carter: Psychologic factors in the etiology and treatment of chronic headache. Psychosom. Med. 11 (1949) 53–56.

Breslau, N., G.C. Davis: Chronic stress and major depression. Arch. gen. Psychiat. 43 (1986) 309–314.

Bretherton, I.: Open communication and internal working models. Their role in the development of attachment relationships. In: Thomson, R.A. (ed.): Socioemotional development, S. 57–113. 1988.

Brett, E.A.: Psychoanalytic contributions to a theory of traumatic stress. In: Wilson, J.P., B. Raphael (eds.): International Handbook of Traumatic Stress Syndromes, pp. 61–68. The Plenum Press (Series on Stress and Coping), New York–London 1993.

Breuer, J., S. Freud: Studien über Hysterie. Deuticke, Leipzig–Wien 1895.

Brewer, C.: Combining pharmacological antagonists and behavioral psychotherapy in treating addictions. Why it is effective but unpopular. Brit. J.psychiat. 157 (1990) 34–40.

Brickenkamp, R.: Handbuch psychologischer und pädagogischer Test. Hogrefe, Göttingen–Toronto–Zürich 1975.

Bridges, K.W., D.P. Goldberg: Somatic presentation of DSM-III psychiatric disorders in primary care. J. psychosom. Res. 29 (1985) 563–569.

Brindley, G.S.: Cavernosal alpha-blockade. Brit. J. Psychiat. 143 (1983) 332.

British Thoracic Society: Guidelines for the management of asthma. Brit. Med. J. 300 (1993) 776–782.

Broca, P.: Anatomic comparée de circonvolutions cérébrales. Le grand lobe limbique et la scissure limbique dans la série des mammifères. Rev. Anthropol. 1 (1878) 385–498.

Brod, J., V. Fencl, A. Hejl, J. Jirka: Circulatory changes underlying blood pressure elevation during acute emotional stress in normotensive and hypertensive subjects. Clin. Sci. 18 (1959) 269–279.

Brody, H.: The systems view of man: Implications for medicine, science and ethics. Perspect. Biol. Med. 17 (1978) 71–92.

Brom, D., R.J. Kleber, M.C. Hofman: Victims of traffic accidents: incidence and prevention of post-traumatic stress disorder. J.clin. Psychol. 49 (1993) 131–140.

Bron, B.: Trauer und Depression im höheren Lebensalte. Zur Bedeutung von Verlusten naher Bezugspersonen bei endogenen und neurotisch-reaktiven Depressionen. Fortschr. Neurol. Psychiat. 58 (1990) 460–472.

Bronson, G.W.: Fear of visual novelty. Developmental Psychology, 2 (1970) 33–40.

Broström, O.: The role of cancer surveillance in long-term prognosis of ulcerative colitis. Scand. J. Gastroenterol. 88 (1983) 40–42.

Broughton, R.J.: Sleep disorders: disorders of arousal? Science 159 (1968) 1070–1078.

Brown, E., J. Bain, P. Lerner, D. Schau: Psychological hormonal and weight disturbances in functional amenorrhoe. Amer. J. Psychiat. 28 (1983) 624.

Brown, F.W., J.M. Golding, R. Smith: Psychiatric comorbidity in primary care somatization disorder. Psychosom. Med. 52 (1990) 445–451.

Brown, G.K., K.A. Wallston, P.M. Nicassio: Social support and depression in rheumatoid arthritis: a one-year prospective study. J. Appl. Soc. Psychol. 19 (1989) 1164–1181.

Brown, G.K., P.M. Nicassio, K.A. Wallston: Pain coping strategies and depression in rheumatoid arthritis. J. Consult. and Clin. Psych. 57 (1989) 652–657.

Brown, G.W., T. Harris: Social Origins of Depression. Tavistock, London 1978.

Brown, G.W., T. Harris: Establishing causal links: the Bedford College studies of depression. In: Katsching, H. (ed.): Life Events and Psychiatric Disorders: Controversial Issues. Cambridge Univ. Press, Cambridge 1986.

Brown, G.W., J.L.T. Birley, J.K. Wing: Influence of family life on the course of schizophrenic disorder, a replication. Brit. J. Psychiat. 121 (1972) 241–258.

Brown, G.W., M. Ní Bhrolcháin, T.O. Harris: Social class and psychiatric disturbance among women in an urban population. Sociol. 9 (1975) 225–254.

Brown, G.W., Z. Adler, A. Bifulco: Life events, difficulties and recovery from chronic depression. Brit. J. Psychiat. 152 (1988) 487–498.

Brown, J.D., K.L. McGill: The cost of good fortune: When positive life events produce negative health consequences. J. Pers. soc. Psychol. 57 (1989) 1103–1110.

Brown, M., L. Fisher: Corticotropin-releasing factor: effects on the autonomic nervous system and visceral systems. Fed. Proc. 44 (1985) 243–248.

Brown, M.R.: Neuropeptide-mediated regulation of the neuroendocrine and autonomic responses to stress. In: McCubbin, J.A., P.G. Kaufmann, C.B. Nemeroff (Hrsg.): Stress, Neuropeptides and systemic Disease. pp. 74–93 Acad. Press, San Diego 1991.

Brown, W.T., B.S. Hetzel: Stress, personality and thyroid disease. J. psychosom. Res. 7 (1967) 223.

Brownell, K.B., J.H. Kelman, A.J. Stunkard: Treatment of obese children with and without their mothers: changes in weight and blood pressure. Pediatrics 71 (1983) 515–523.

Brownwell, K.D., J.P. Foreyt (eds): Handbook of Eating Disorders. Basic Books, New York, 1986.

Brownell, K.D., C.L. Heckerman, R.J. Westlake: The effect of couples training and partner cooperativeness in the behavioral treatment of obesity. Behav. Res. Ther. 16 (1978) 323–33.

Bruce, T.: Emotional sequelae of chronic inflammatory bowel disease in children and adolescents. Clin. Gastroenterol. 15 (1986) 89–104.

Bruch, H.: Eating Disorders: Obesity, Anorexia Nervosa and the Patient within, pp. 309–387. Basic Books, New York 1973.

Bruch, H.: Der goldene Käfig. Das Rätsel der Magersucht. Fischer, Frankfurt 1980 (Originalausgabe 1978).

Bruch, H.: Anorexia nervosa: therapy and theory. Amer. J. Psychiat. 139 (1982) 1531–1538.

Bruch, H.: Four decades of eating disorders. In: Garner, D.M., P.E. Garfinkel (eds.): Handbook of Psychotherapy for Anorexia Nervosa and Bulimia. Guilford, New York 1985.

Bruder, J., C. Lucke, A. Schramm, H.P. Tews, H. Werner: Was ist Geriatrie? Expertenkommission der Deutschen Gesellschaft für Geriatrie und der Deutschen Gesellschaft für Gerontologie, Rügheim 1991.

Brückner, M.: Zwischen Kühnheit und Selbstbeschränkung. Von der Schwierigkeit weiblichen Begehrens. Z. Sexualforsch. 3 (1990) 195–217.

Bruhn, J.G., B. Chandler, M.C. Miller, J. Wolf, T.N. Lynn: Social aspects of coronary heart disease in two adjacent, ethnically different communities. Amer. J. publ. Health 56 (1966) 1493–1506.

Bruhn, J.G., B. Chandler, S. Wolf: A psychological study of survivors and nonsurvivors of myocardial infarction. Psychosom. Med. 31 (1969) 8.

Bruhn, J.G., A. Paredes, C.A. Adsett, S. Wolf: Psychological predictors of sudden death in myocardial infarction. J. psychosom. Res. 18 (1974) 187–191.

Bruhn, P., J. Olesoen, B. Melgaard: Controlled trial of EMG feedback in muscle contraction headache. Ann. Neurol. 6 (1979) 34–36.

Brun, R.: Sigmund Freuds Leistungen auf dem Gebiete der organischen Neurologie. Schweiz. Arch. Neurol. Psychiat. 37 (1936) 200–207.

Brundig, P., W. Berg, H.-J. Schneider: Untersuchungen zum Bildungsrisiko von Kalzium-Oxalat-Harnsteinen unter besonderer Berücksichtigung von Streßmomenten. Urol. int. (Basel) 34 (1979) 105.

Brundig, P., W. Berg, H.-J. Schneider: Streß und Harnsteinbildungsrisiko, II. Der Einfluß von Streß auf litholytische Harnsubstanzen. Urol. int. (Basel) 36 (1981) 265.

Brundig, P., R.-H. Börner, E. Schulz, W. Pirlich: Über die Beeinflussung des Harnsteinbildungsrisikos durch Veränderung der Magnesium- und Calciumkonzentration im Urin unter Streßbedingungen. Z. Urol. Nephrol. 78 (1985) 245.

Bruner, J.S.: Über kognitive Entwicklung. In: Bruner, J.S., R.R. Oliver, P.M. Greenfield (Hrsg.): Studien zur kognitiven Entwicklung, S. 33. Klett, Stuttgart 1971.

Brunner, H., U. Misgeld: Muscarinic amplification of fast excitation in hilar neurones and inhibition in granule cells in the guinea-pig hippocampus. J. Physiol. (Lond.) 480 (1994) 513–526.

Bruntsch, U., W.M. Gallmeier: Schmerztherapie im fortgeschrittenen Krebsstadium. Münch.med. Wschr. 112 (1980) 7–9.

Bryam, W.: Sexual problems encountered with patrients suffering from asthma and eczema. J. Amer. Inst. Hypnosis 13 (1972) 26–34.

Buchanan, D.C.: Group therapy for kidney transplant patients. Int. J. Psychiat. Med. 6 (1975) 523–531.

Buchanan, D.C.: Psychotherapeutic intervention in the kidney transplant service. In: Levy, N.B.(ed.): Psychonephrology 1, pp. 265–278. Plenum, New York 1981.

Buchbinder, S. et. al.: Healthy long term positives: Men infected with HIV for more than 10 years with CD4 counts > 500 cells. VIII International Conference on AIDS, July 18–24. Amsterdam/The Netherlands. Abstract TuC 51. 1992

Buchborn, E.: Ergebnisse der Psychotherapieforschung bei psychosomatischen Erkrankungen. Der Internist 25 (1984) 674–681.

Buchinger, B., W. Schüffel: Entwicklung eines Untersuchungsinstrumentes zur Beurteilung des ärztlichen Gespräches. Verh. Ges. Inn. Med. Bergmann, München 1983.

Buck, L.: Emotional education and mass communication. In: Hawkins, R.P., J.M. Weimann, H. Pine, S. Tree (eds.): Advancing Communication Science. Merging Mess and Interpersonal Perspectives, pp. 44–76. Sarge Publications, Beverly Hills 1988.

Buddeberg, B., C. Buddeberg: Familientherapie bei Anorexia nervosa. Prax. Kinderpsych. Kinderpsychiatr. 28 (1979) 37.

Buddeberg, C.: Ehen krebskranker Frauen. Urban & Schwarzenberg, München–Wien–Baltimore 1985.

Buddeberg, C., J. Merz, R. Frei, B. Limacher: Ehen krebs-kranker Frauen. Realitäten und Wunschvorstellungen in der psychosomatischen Krebsforschung. Psychother. med. Psychol. 36 (1986) 110–113.

Budzynski, T.H., J.M. Stoyva, C.S. Adler: Feedback-induced muscle relaxation: application to tension headache. J.behav. exper. Psychiat. 1 (1970) 205–211.

Budzynski, T.H., J.M. Stoyva, C.S. Adler, D.M. Mullaney: EMG biofeedback and tension headache: A controlled outcome study. Psychosom. Med. 35 (1973) 484–496.

Bühler, F.R., A.S. De Lèche, G. Schüler, F. Gutzwiller, F. Baumann, W. Schweizer: Das Hypertonieproblem in der Schweiz. Schweiz. med. Wschr. 106 (1976) 99–107.

Bühler, K.-E., H. Haltenhof: Leistungsmotivation bei essentieller Hypertonie. Münch. med. Wschr. 135 (1993) 425–428.

Bühringer, G., K. Hahlweg: Kosten-Nutzen-Aspekte psychologischer Behandlung. Psychol. Rundschau 37 (1986) 1–19.

Bürgin, D.: Das Kind, die lebensbedrohende Krankheit und der Tod. Huber, Bern 1978.

Bürgin, D.: Konversionsneurosen. Kassenarzt 22/44 (1982a) 5066–5078.

Bürgin, D.: Über einige Aspekte der pränatalen Entwicklung. In: Nissen, G. (Hrsg.): Psychiatrie des Säuglings- und frühen Kindesalters. Huber, Bern 1982b.

Bürgin, D.: Schlafstörungen in Kindheit und Adoleszenz. Münch. med. Wschr. 128 (1986a) 127–132.

Bürgin, D.: Entwicklungsstörungen in der Adoleszenz. Zbl. Jugendrecht 73 (1986b) 128–137.

Bürgin, D.: Psychische Störungen bei Kindern und Jugendlichen. Vorübergehende Episoden oder Fatum? In: Nissen, G. (Hrsg.): Prognose psychischer Krankheiten im Kindes- und Jugendalter. Huber, Bern 1987.

Bürgin, D.: Die Bedeutung der affektiven Austauschvorgänge für den Aufbau des Selbst in der Kindheit. In: Rauchfleisch, U. (Hrsg.): Allmacht und Ohnmacht. Huber, Bern 1987.

Bürgin, D.: Beziehungskrisen in der Adoleszenz. Huber, Bern 1988.

Bürgin, D.: Liaisonpsychiatrische Aspekte im Bereich der Kinder- und Jugendpsychiatrie. Schweiz. Rundschau Med. (Praxis) 79 (1990a) 804–808.

Bürgin, D.: Die Bedeutung der prä- und postnatalen Bewegungsentwicklung für die Etablierung des Mutter-Kind-Dialogs. In: Strassburg, H.M., M. Pachler (Hrsg.): Der unruhige Säugling. Fortschr. Soz. Päd. Hanse'sches Verlagskontor, Lübeck 1990b.

Buescher, K.L., J.A. Johnston, J.C. Parker, K.L. Smarr, S.P. Buckelew, S.K. Anderson, S.E. Walker: Relationships of self-efficacy to pain behavior. J. Rheum. 18 (1991) 968–972.

Bullinger, M., D.C. Turk: Selbstkontrolle: Strategien zur Schmerzbewältigung. In: Keeser, W., E. Pöppel, P. Mitterhusen (Hrsg.): Schmerz. Urban & Schwarzenberg, München1982.

Bulman, R.J., C.B. Wortman: Attribution of blame and coping in the 'real world': Severe accident victims react to their lot. J. Pers. soc. Psychol. 35 (1977) 351–363.

Bumke, O.: Lehrbuch der Geisteskrankheiten, 4. Aufl. Bergmann, München 1936.

Bundesärztekammer: Der gegenwärtige Stand der Gerontologie und Geriatrie – Empfehlungen zu ihrer künftigen Entwicklung. Deut. Ärztebl. 89 (1992) 4025–4029.

Bundesärztekammer: Gesundheitspolitisches Programm der Deutschen Ärzteschaft. Beschluß des 97. Deutschen Ärztetages vom 11. bis 14. Mai 1994 in Köln, Abschnitt 14,5. Deutscher Ärzte-Verlag, Köln 1994.

Bundesfamilienministerium: Vierter Familienbericht: Die Situation der älteren Menschen in der Familie, S. 55. Dtsch. Bundestag, 10. Wahlperiode, Drucksache 10/6145. BMJFFG, Bonn 1986.

Bundesgesundheitsministerium: Diskussionsentwurf eines Gesetzes zur änderung der Bundesärzteordnung und zur Änderung der Approbationsordnung für Ärzte. Bonn, 21.2.1993.

Bundesminister für Forschung und Technologie (Hrsg.): Wohnortnahe Versorgung von Rheumakranken. Bonn, 1988.

Bundespflegesatzverordnung 1994.

Bundeszentrale für gesundheitliche Aufklärung, Gesundheitsförderung in der Arbeitswelt – Konferenzbericht. Fränkische Nachrichten, Tauberbischofsheim 1992.

Bunzel, B., G. Titscher, A. Grundböck, G. Wollenek: »Sie brauchen ein neues Herz.« Das Problem der Diagnoseübermittlung aus der Sicht. Psychother. Psychosom. med. Psychol. 41 (1991) 419–428.

Bunzel, B., G. Wollenek, A. Zuckermann: Veränderungen der Lebensqualität nach Herztransplantation: die subjektive Sicht der betroffenen Patienten. Herz/Kreisl. 4 (1994) 113–118.

Burack, B.: The hypersomnia-sleep apnea syndrome: its recognition in clinical cardiology. Amer. Heart J. 107 (1984) 543–548.

Burch, P.: Ischemic heart disease: epidemiology, risk factors and causes. Cardiovasc. Res. 14 (1980) 307–338.

Burchard, J.M.: Lehrbuch der systematischen Psychopathologie. Schattauer, Stuttgart 1980.

Burdett, C.: Personal and social gains and losses during treatment by dialysis and transplantation. Unpublished Diss., 1978.

Burian, K.: Mtschr. Ohrenheilk. 103 (1969) 414.

Burisch, M.: Das Burnout-Syndrom. Therapie der inneren Erschöpfung. Springer, Berlin–Heidelberg–New York 1989.

Burish, T.G., M.P. Carey: Conditioned aversive responses in cancer chemotherapy patients: Theoretical and developmental analysis. J.consult. clin. Psychol. 54 (1986) 593–600.

Burnet, F.M.: Immunological surveillance. Pergamon, Oxford 1970.

Burns, J.W., J. Hutt, G. Weidner: Effects fo demand and decision latitude on cardiovascular reactivity among coronary-prone women und men. Behav. Med. 19 (1993) 122.

Burrow, T.: The group method analysis. Psychoanal. Rev. 14 (19236) 268.

Burton, C.V., C.D. Ray: Neurostimulation. In: De Vita jr., V.T., S. Hellman, S.A. Rosenberg (eds.): Cancer. Principles and Practice of Oncology, pp. 1670–1676. Lippincott, Philadelphia 1982.

Burton, H.J., L. Canzona, L. Way, R.R. Holden, J. Conley, R.M. Lindsay: Determinants for successful adaptation of patients on CAPD. In: Levy, N.B. (ed.): Psychonephrology 2. Plenum, New York 1983.

Bush, K.N., N. Cowan, D.E. Katz, Ph. Gishen: The natural history of sciatica associated with disc pathology. A prospective study with clinical and independent radiologic follow-up. Spine 17 (1992) 1205–1210.

Buske-Kirschbaum, A., C. Kirschbaum, D. Hellhammer: Psychoneuroimmunologie. In: Schwarzer, R. (Hrsg.): Gesundheitspsychologie. Ein Lehrbuch, S. 35–43. Hogrefe, Göttingen 1990.

Buske-Kirschbaum, A., C. Kirschbaum, H. Stierle, H. Lehnert, D. Hellhammer: Conditioned increase of natural killer cell activity (NKCA) in humans. Psychosom. Med. 54 (1992) 123–132.

Buss, L.: The Evolution of Individuality. Princeton University, Princeton 1987.

Busse, R., I. Schwinge: Vom »Berliner Modell« zum Reformstudiengang Medizin. In: Medizinische Reformstudiengänge, S. 19–34. Frankfurt/a.M. 1994.

Butler, R.D., J.M. Weiss, J.C. Stout, C.B. Nemeroff: Corticotropin-releasing factor produces fear-enhancing and behavioral activating effects following infusion into the locus coeruleus. J. Neurosci. 10 (1990) 176–183.

Butollo, W.: Chronische Angst. Theorie und Praxis der Konfrontationstherapie. Lernpsychologische Konzepte zur Angst. Urban & Schwarzenberg, München 1979.

Butow, P., A. Coates, S. Dunn et al.: On the receiving end. IV. Validation of quality of life indicators. Ann. Oncol. 2 (1991) 597–603.

Buvat, J., L. Dehaene, A. Lemaire, M. Buvat-Herbaut: Arteriell bedingte erektile Impotenz. Sexualmedizin 12 (1983) 248.

Buvat, J., M. Buvat-Herbaut, A. Lemaire, G. Marcolin, E. Quittelier: Recent developments in the clinical assessment and diagnosis of erectile dysfunktion. Ann. Rev. Sex. Res. 1 (1990) 265–308.

Buzzi, M.G., M.A. Moskowitz, S.J. Peroutka, B. Byun: Further characterization of the putative 5-HT receptor which mediates blockade of neurogenic extravasation in rat dura mater. Brit. J. Pharmacol. 103 (1991) 1421–1428.

Byrne, D.: Repression-sensitization as a dimension of personality. In: Maher, B. (ed.): Progress in Experimental Personality Research. Acad. Press, New York 1964.

Byrne, D.G., H.M. Whyte: Life events and myocardial infarction revisited: the role of measures of individual impact. Psychosom. Med. 42 (1980) 1–10.

Cade, B.: Strategic therapy. Journ. Fam. Therapy 2 (1980) 89.

Caffey, J., R. Silbey: Regrowth and overgrowth of the thymus after atrophy induced by the oral administration of adrenocorticosteroids to human infants: Benjamin Knox Rachford lecture. Pediatrics 26 (1960) 762–770.

Cahoon, D.D., A.J. Turner,A.J.: Three hypotheses concerning the establishment and maintenance of psychosomatic processes. Beh. Ther. 2 (1971) 97–100.

Caldwell, T., M.F. Weiner: Stresses and coping in ICU-nursing, I. A review. Gen. Hosp. Psychiat. 3 (1981) 119–127.

Callahan, L.F., L.F. Brooks, T. Pincus: Further analysis of learned helplessness in rheumatoid arthritis using a »rheumatology attitudes index«. J. Rheum. 15 (1988) 418–426.

Calsyn, D.A., J. Louks, C.W. Freeman: The use of the MMPI with low back patients with a mixed diagnosis. J. clin. Psychol. 32 (1976) 532–536.

Calsyn, D.A., D.J. Sherrad, C.W. Freeman: Vocational adjustment, psychological assessment and survival on hemodialysis. Trans. Amer. Soc. artif. intern. Org. 24 (1978) 125–126.

Campbell, A., P.H. Converse, E. Rodgers: The Quality of American Life. Perceptions, Evaluations und Satisfactions. Sage, New York, 1976.

Campbell, D.R., B.K. Sinha: Brief group psychotherapy with chronic hemodialysis patients. Amer. J. Psychiat. 137 (1980) 1234–1237.

Campbell, L.V., S.M. Aushwell, M. Borkman, D.J. Chisholm: White coat hyperglycaemia: disparity between clinic and home blood glucose concentrations. Brit. med. J. 305 (1992) 1194–1196.

Campbell, S.M., S. Clark, E.A. Tindall, M.E. Forehand, R.M. Bennett: Clinical characteristics of fibrositis. I.A. blinded controlled study of symptoms and tender points. Arthr. Rheum. 26 (1983) 817–824.

Campbell, T.L.: Family's impact on health: A critical review. Family Systems Medicine 4 (1986) 135–191.

Campbell, T.W.: Death anxiety on a coronary care unit. Psychosomatics 21 (1980) 127–136.

Campos, J., C. Stenberg: Perception, appraisal and emotion: The onset of social referencing. In: Lewis, M.E., L.R. Sherrock (eds.): Infant Social Cognition. Empirical and Theoretical Considerations. Erlbaum, Hillsdale N. J. 1981.

Cancro, R.: History and overview of schizophrenia. In: Kaplan, H.I., B.J. Sadock (eds.): Comprehensive Textbook of Psychiatry IV. Chapt. 15.1. Williams & Wilkins, Baltimore 1985.

Canning, C., R.L. Kane, R. Gray: Curricular change and medical student attitudes. AAMC-RIME Conference 1973, 24.

Cannon, W.B.: Bodily Changes in Pain, Hunger, Fear and Rage. Appleton, New York, 1920, 1929. Branford, Boston 1953. Dtsch.: Urban & Schwarzenberg, München 1975.

Cannon, W.B.: The James Lange theory of emotions: a critical examination and alternation. Amer. J. Psychol. 39 (1927) 106–124.

Cannon, W.B.: The mechanism of emotional disturbance of bodily functions. New Engl. J. Med. 198 (1928) 877–884.

Cannon, W.B.: Again the James Lange and the thalamic theories of emotion. Psychol. Rev. 38 (1931) 281–295.

Cannon, W.B., A.T. Shol, W.S. Wright: Emotional glycosuria. Amer. J. Physiol. 29 (1911) 280–287.

Canter, A.: Changes in mood during incubation of acute febrile disease and the effects of prexposure psychological status. Psychosom. Med. 34 (1972) 424–425.

Cantor, A., A.N. Foxe (eds.): Psychosomatic aspects of surgery. Grune & Stratton, New York–London 1956.

Captan, R.L., Th. Nadelson: The Oklahoma complex. A common form of conversion hysteria. Arch. intern. Med. 140 (1980) 185–186.

Carette, S., G.A. McCain, D.A. Bell, A.G. Fam: Evaluation of amitriptyline in primary fibrositis. Arthr. Rheum. (1986) 655–659.

Carette, S., S. Marcoux, R. Truchon, Ch. Grondin, J. Gagnon, Y. Allard, M. Latulippe: A controlled trial of corticosteroid injections into facet joints for chronic low back pain. New Engl. J. Med. 324 (1991) 1002–1007.

Carey, M.E.: A child's struggle for independence following kidney transplantation. Maternal Child Nurs. J. 5 (1976) 45–55.

Carey, M.P., T.G. Burish: Etiology and treatment of the psychological side effects associated with cancer chemotherapy: A critical review and discussion. Psychol. Bull. 104 (1988) 307–325.

Carey, R.G.: The widowed: a year later. J. couns. Psychol. 24 (1977) 125–131.

Carey, R.M., C.R. Reid, C.R. Ayers, S.S. Lunch, W.L. McLain, E.D. Vaughan: The Charlottesville blood pressure survey: value of repeated blood pressure measurements. J. Amer. med. Ass. 236 (1976) 847–851.

Carl, A., J. Fischer-Antze, H. Gaedtke, S.O. Hoffmann, W. Wendler: Vergleichende Darstellung gruppendynamischer Prozesse bei Konzentrativer Bewegungstherapie und Analytischer Gruppentherapie. – Zugleich ein Versuch zur formalen Beschreibung dieser Prozesse (1982). In: Stolze, H. (Hrsg.): Konzentrative Bewegungstherapie, 2. Aufl., S. 167. Springer, Berlin–Heidelberg–New York 1989.

Carleson, R., B. Fristedt, J. Philipson: Ulcerative colitis. A follow-up investigation of a 20-year primary material. Acta med. scand. 172 (1962) 647–656.

Caro, X.J., M.A. Kinstead, I.J. Russell, F. Wolfe: Increased sensitivity to health-related questions in patients with primary fibrositis syndrome. Arthr. Rheum. (abst.) 30 (1987) 63.

Carr D.J.J., J.E. Blalock: Neuropeptide hormones and receptors and receptors comon to the immune and the neuroendocrine systems: Bidirectional pathway of intersystem communication. In: Ader, R., D.L. Felten, N. Cohen: Psychoneuroimmunology, 2nd ed., pp. 573–588. Acad. Press, San Diego 1991.

Carroll, B.J., G.C. Curtis, J. Mendels: Cerebrospinal fluid and plasma free cortisol concentrations in depression. Psychol. Med. 6 (1976) 235–244.

Carroll, D., M.P. Roy: Cardiovascular activity during prolonged mental arithmetic challenge: Shifts in Haemodynamic control of blood pressure. J. appl. Physiol. 3 (1989) 669–672.

Carter, E.A., M. McGoldrick (eds.): The Family life Cycle: A Framework for Family Therapy. Gardner, New York 1980.

Carter, W.R., J. Herrman, K. Stokes, D.J. Cox: Promotion of diabetes onset by stress in the BB rat. Diabetologia 30 (1987) 674–675.

Caruso, S., C. Agnello, M.G. Campo, F. Nicoletti: Oxytocin reduces the activity of N-methyl-D-aspartate receptors in cultured neurons. J. Endocrinol. Invest. 16 (1993) 921–924.

Case, R.B., S.S. Heller: Letter to the editor – reply. New Engl. J. Med. 313 (1985) 451.

Case, R.B., S.S. Heller, N.B. Case, A.J. Moss: Multicenter Post-Infarction Research Group: Type A behavior and survival after acute myocardial infarction. New Engl. J. Med. 313 (1985) 737–741.

Case, R.B., A.J. Moss, N. Case, M. McDermott, S. Eberly: Living alone after myocardial infarction – impact on prognosis. J. Amer. med. Ass. 267 (1992) 515–519.

Casey, K.L.: The neurophysiologic basis of pain. Postgrad Med. 53 (1973) 58–63.

Cashion, E.L., W.J. Lynch: Personality factors and results of lumbar disc surgery. Neurosurgery 4 (1979) 141–145.

Casper, R.C., E. Redmond jr., M.N. Katz, C.B. Schaffer, V.M. Davis, S.H. Koslow: Somatic symptoms in primary affective disorder: presence and relationship to the classification of depression. Arch. gen. Psychiat. 42 (1985) 1098–1104.

Cassel's German Dictionary. Macmillan, London 1978.

Cassell, E.J.: Changing ideas of causality in medicine. Soc. Res. 46 (1979) 728–743.

Cassem, N.H., T.P. Hackett: Sources of tension for the CCU nurse. Amer. J. Nurs. 72 (1972) 1426–1430.

Cassem, N.H., T.P. Hackett, C. Buscom: Reactions of coronary patients to the CCU nurse. Amer. J. Nurs. 70 (1970) 319–324.

Cassem, W.A., T.P. Hackett: Psychiatric consultation in a coronary care unit. Ann. intern. Med. 75 (1971) 9.

Cassileth, B.R.: The cancer patient, social and medical aspects of care. Lea and Febiger, Philadelphia 1979.

Cassileth, B.R., E.J. Lusk, D.S. Miller, L.L. Brown, C. Miller: Psychological correlates of survival in advanced malignant disesase? New Engl. J. Med. 312 (1985) 1551–1555.

Cassileth, B.R., D.S. Miller, C. Miller, E.J. Lusk, L. Brown: Reply to letters to the editor. New Engl. J. Med. 313 (1985) 1356.

Cassileth, B.R., W.P. Walsh, E.J. Lusk: Psychosocial correlates of cancer survival: a subsequent report 3 to 8 years after cancer diagnosis. J. clin. Oncol. 6 (1988) 1753–1759.

Castelnuovo-Tedesco, P.: Psychological consequences of physical defects. A psychoanalytic perspective. Int. Rev. Psychoanal. 8 (1981) 145–154.

Castelnuovo-Tedesco, P.: Transplantation: psychological implications of changes in body image. In: Levy, N.B. (ed.): Psychonephrology 1, pp. 219–226. Plenum, New York 1981.

Catalano, R.B.: The medical approach to management of pain caused by cancer. Semin. Oncol. 2 (1975) 379–392.

Catania, J.A., T.J. Coates, R. Stall, H. Turner, J. Petersen, N. Hearst, M.M. Dolcini, E. Hudes, J. Gagnon, J. Wiley, R. Groves: Prevalence of AIDS-related risk factors and condom use in the United States. Science 258 (1992) 1101–1106.

Cathomen-Rötheli, M.: Untersuchungen über die Persönlichkeitsstruktur an Myoarthropathie erkrankter Patienten. Schweiz. Mschr. Zahnheilk. 86 (1979) 29.

Cattel, R.B.: The description of personality: basic traits resolved into clusters. J. Abnorm. Soc. Psychol. 38 (1943) 476–506.

Cattell, J. McK.: Mental tests and measurement. Mind 15 (1890).

Cattell, R.B., H.W. Eber: The Sixteen Personality Factor Questionaire. Institute for Personality and Ability Testing, Champain, III., 1964.

Caul, W.F., D.C. Buchnan, R.C. Hays: Effects of unpredictability of shock on incidence of gastric lesions and heart rate in immobilized rats. Physiol. Beh. 8 (1972) 669–672.

Cavanaugh, S.: Depression in the hospitalized inpatient with various medical illnesses. Psychother. and Psychosom. 45 (1986) 97–104.

Cavanaugh, S.: Future Directions in C-L Psychiatry. Psychother. and Psychosom. 48 (1987) 68–77.

Cavanaugh, S., R.M. Wettstein: Emotional and cognitive dysfunction associated with medical disorder. J. Psychosom. Res. 33 (1989) 505–514.

Cay, E.L.: Psychological problems in patients after a myocardial infarction. Advanc. Cardiol. 24 (1982) 108–112.

Cay, E.L., N. Vetter, A.E. Philip, P. Dugard: Psychological status during recovery from an acute heart attack. J. psychosom. Res. 16 (1972) 425–435.

Cay, E.L., P. Dugard, A.E. Philip: Return to work after a heart attack. J. psychosom. Res. 17 (1973) 1–13.

Cay, E.L., A.V. Gardner, N. Vetter, A.E. Philip: Rehabilitation after a heart attack; the team approach. Proc. 3rd Congr. Int. College Psychosom. Med., Rome 1975.

Cay, E.L., A.E. Philipp, C. Aitken: Psychological aspects of cardiac rehabilitation. In: Hill, O.W. (ed.): Modern Trends in Psychosomatic Medicine. Butterworth, London 1976.

Cazzullo, C., G. Invernizzi, R. Ventura et al.: Psychosomatic implications in chronic hemodialysis. Psychother. and Psychosom. 22 (1973) 341–346.

Cebelin, M.S., C.S. Hirsch: Human stress cardiomyopathy. Hum. Path. 11 (1980) 123–132.

Cerasi, E., R. Luft: Insulin secretion and the development of diabetes mellitus in the adult. Acta med. scand. (Suppl.) 601 (1976) 109–148.

Cerroni, L., D. Kopera, H.P. Soyer, H. Kerl: Notalgia parästhetica, »posterior pigmented pruritic patch« und makulöse Amyloidose. Hautarzt 44 (1993) 777–780.

Cerutti, R.: The Premenstrual Syndrome. In: Prill, H.J., M. Stauber (eds.): Advances in psychosomatic obstetrics and gynecology, pp. 159. Springer, Berlin, Heidelberg 1982.

Chakraborty, R., W.J. Schull, E. Harburg, M.A. Schork, P. Roeper: Hereditary stress and blood pressure. A family set method. V. Heritability estimates. J. chron. Dis. 30 (1977) 683–699.

Chambers, M.: Psychological aspects of renal transplantation. Int. J. Psychiat. Med. 12 (1982) 229–236.

Chambers, W.N., M. Rosenbaum: Ulcerative colitis. Psychosom. Med. 15 (1953) 523–532.

Chandebois, R., J. Faber: Automation in Animal Development. Karger, Basel 1983.

Charcot, J.M.: Klinische Vorträge über Krankheiten des Nervensystems. Verlag der Metzlerschen Buchhandlung, Stuttgart 1874.

Charcot, J.M.: Poliklinische Vorträge. (Übers. S. Freud). Deuticke, Leipzig-Wien 1889.

Charvat, J., P. Dell, B. Folkow: Mental factors and cardiovascular disesases. Cardiologia 44 (1964) 124.

Chaudhary, N., S. Truelove: Human colonic motility: a comparative study of normal subjects, patients with ulcerative colitis and patients with the irritable colon syndrome. Gastroenterology 40 (1961) 1–36.

Chaudhary, N., S.C. Truelove: The irritable colon syndrome. A study of clinical features, predisposing causes and prognosis in 130 cases. Quart. J. Med. 31 (1962) 307–322.

Chazan, J.A., W. Winkelstein: Household aggregation of hypertension. J. chron. Dis. 17 (1964) 9–18.

Chemnitz, G.: Narkose- und Operationsängste. In: Tewes, U. (Hrsg.): Angewandte Medizinpsychologie, S. 317–321. Fachbuchhandlung für Psychologie (Verlagsabteilung), Frankfurt/a.M. 1984.

Chernyak, L., A.I. Tauber: The dialectical self. In: Tauber, A.I. (ed.): Organism and The Origins of Self. Boston Studies in the Philosophy of Science. Kluwer, Dordrecht 1991.

Chertock, L., O. Bourguignon, F. Guillon, A. Guillon, P. Boulker: Urethral syndrome in the female (»irritable bladder«). Psychosom. Med. 39 (1977) 1.

Chesney, M.A., P. Ekman, W.V. Friesen, G.W. Black, M.H.L. Hecker: Type A behavior pattern: facial behavior and spreech components. Psychosom. Med. 52 (1990) 307–319.

Chiang, B.W., L.V. Perlman, M. Fulton et al.: Predisposing factors in sudden cardiac death in Tecumseh, Michigan. Circulation 41 (1970) 31.

Chiasson, R.E., A.R. Moss, R. Onishi, D. Osmond, J.R. Carlson: Human immunodeficiency virus infection in heterosexual intravenous drug users in San Francisco. Amer. J. publ. Health 77 (1987) 169–172.

Chiles, J.A., A.S. Carlin, G.A.H. Benjamin, B.D. Beitmann: A Physician, a Nonmedical Psychotherapist and a Patient: The Pharmacotherapy-Psychotherapy Triangle. In: Beitmann, B.D., G.L. Klerman: Integrating Pharmacology and Psychotherapy. American Psychiatric Press, Washington D.C. 1991.

Ching, J., N. Newton: A prospective study of psychological and social factors in pregnancy related to preterm and low-birthweight deliveries. Vortr. 6. int. Kongr. psychosom. Geburtshilfe u. Gynäkologie, Berlin, Sept. 1980.

Chiodo, J., P.R. Latimer: Hunger perception and satiety responses among normal-weight bulimics and normals to a high-calorie, carbohydrate-rich food. Psychol. Med. 16 (1986) 343–349.

Christensen, J.K., P. Rousted, U.H. Vaag: Side effects after disulfiram. Acta. psychiatr. scand. 69 (1984) 265–273.

Christensen, N.J., P. Vestergaard, T. Sørensen, O.J. Rafaelson: Cerebrospinal fluid adrenaline and noradrenaline in depressed patients. Acta Psychiat. scand. 61 (1980) 178–182.

Christian, P.: Die Atembewegung als Verhaltensweise. Nervenarzt 28 (1957) 243–247.

Christian, P.: Psychohygiene der Zivilisationskrankheiten. Ärztl. Mitteil. 2 (1960) 2406.

Christian, P.: Anthropologische Medizin. Springer, Heidelberg–New York–London 1989.

Christian, P., R. Haas: Wesen und Formen der Bipersonalität. Grundlagen für eine medizinische Soziologie. Beiträge aus der Allgemeinen Medizin, Bd. 7. Enke, Stuttgart 1949.

Christian, P., P. Mohr, M. Schrenk, W. Ulmer: Zur Phänomenologie der abnormen Atmung beim sogenannten »Nervösen Atmungssyndrom«. Nervenarzt 26 (1955) 191–197.

Christian, P., R. Kropf, H. Kurth: Eine Faktorenanalyse der subjektiven Symptomatik vegetativer Herz- und Kreislaufstörungen. Arch. Kreislaufforschung 45 (1965) 171–194.

Christian, P., K. Fink-Eitel, W. Huber: Verlaufsbeobachtungen über 10 Jahre bei 100 Patienten mit vegetativen Herz-Kreislaufstörungen. Z. Kreislaufforschung 55 (1966) 342–357.

Christiansen, K.: Die Hypophysen-Gonaden-Achse beim Mann. In Hellhammer, D.H., C. Kirschbaum (Hrsg.): Psychoendokrinologie und Psychoimmunologie, Enzyklopädie der Psychologie. Hogrefe, Göttingen 1995 (in Druck).

Christie, D., R. Logan, J. Lake, J. Dutch: Patient and spouse responses to education early after myocardial infarction. J. psychosom. Res. 32 (1988) 321–335.

Christie, J.E., L.J. Whalley, H. Dick, D.H.R. Blackwood, I.M. Blackburn, G. Fink: Raised plasma cortisol concentrations: a feature of drug-free psychotics and not specific for depression. Brit. J. Psychiat. 148 (1986) 58–65.

Christie, R., R.K. Merton: Procedures for the sociological study of the values climate in medical schools. J. med. Educ. 33 (1958) 125–153; zit. nach: Bloom, S.W. Power and dissent in the medical school. Free Press, New York 1973.

Christoffel, H.: Trieb und Kultur. Zur Sozialpsychologie, Physiologie und Psychohygiene der Harntriebhaftigkeit mit besonderer Berücksichtigung der Enuresis. Schwabe, Basel 1944.

Cierpka, M.: Der juvenile Diabetiker und seine Familie. Z. psychosom. Med. Psychoanal. 28 (1982) 363–384.

Cinciripini, P.A., D.A. Williamson, L.H. Epstein: Behavioral treatment of migraine headaches. In: Ferguson, J.M., C.B. Taylor (eds.): The Comprehensive Handbook of Behavioral Medicine, vol. 2: Syndromes and Special Areas, pp. 207–227. MTP Press, Lancaster 1981.

Ciompi, L.: Affektlogik. Klett-Cotta, Stuttgart 1982.

Claessens, D.: Das Konkrete und das Abstrakte. Suhrkamp, Frankfurt 1980.

Clark, D.C.: Oral complications of anorexia nervosa and/or bulimia. With a review of the literature. J.oral. Med. 40 (1985) 134.

Clark, N.M., C.H. Feldman, D. Evans, E.J. Millman, Y. Wailewski, I. Valle: The effectiveness of education for family management of asthma in children: a preliminary report. Health Educ. Quart. 8 (1981) 166–174.

Clark, P., S.P. Glasser, E. Spoto: Arrhythmias detected by ambulatory monitoring. Lack of correlation with symptoms of dizziness and syncope. Chest 77 (1980) 722–725.

Clark, S., S.M. Campbell, M.E. Forehand, E.A. Tindall, R.M. Bennett: Clinical characteristics of fibrositis in a »blinded« controlled study using standard psychological tests. Arthr. and Rheum. 28 (1985) 132–136.

Clauser, G.: Das Anorexia nervosa-Problem unter besonderer Berücksichtigung der Pubertätsmagersucht und ihrer klinischen Bedeutung. Ergeb. inn. Med. Kinderheilk. 21 (1964) 97–164.

Clayton; P.F.: Mortality and morbidity in the first year of widowhood. Arch. gen. Psychiat. 30(1974) 747–750.

Cleiren, M.P., W. Oskam, C.J. Lips: Living with a hereditary form of cancer: experiences and needs of MEN: 2 patients and their families. Henry-Ford-Hosp. Med. J. 37 (1989) 164–166.

Clemens, W.J.: Assessment, learning and retention of heart-beat discrimination. Psychophysiology 16 (1979) 333–338.

Clement, U.: Höhenrausch. In: Sigusch, V. (Hrsg.): AIDS als Risiko. Konkret Literatur Verlag, Hamburg 1987.

Clement, U.: HIV-positiv. Psychische Verarbeitung, subjektive Infektionstheorien und psychosexuelle Konflikte. Enke, Stuttgart 1992.

Clement, U., S. Bilger, B. Heselmann, K. Schürhoff-Haxel: Testmotive und antizipierte Sexualverhaltensänderungen von HIV-Testwilligen. Z. Sexualforschung 3 (1990) 124–139.

Clifford Rose, F.: The pathogenesis of migraine. J. roy. Soc. Med. 84 (1991) 519–521.

Cloninger, C.R.: Neurogenetic adaptive mechanisms in alcoholism. Science 237 (1987) 410–416.

Cloninger, C.R., S. Sigvardsson, A.L. von Knorring, M. Bohman: An adoption study of somatoform disorders. II: Identification of two discrete somatoform disorders. Arch. Gen. Psychiat. 41 (1984) 863–871.

Cluch, K., M. Kirby, R.P. Swinson: Posttraumatic stress disorder after car accidents. Canad. J.Psychiatry 30 (1985) 426–427.

Clyne, M.: Änderungen des ärztlichen Umgangs mit Patienten. Balint-Gruppen. In: Prill, H.J., D. Langen (Hrsg.). Der psychosomatische Weg zur gynäkologischen Praxis. Schattauer, Stuttgart 1983.

Coates, A., V. Gebski, D. Signorini, P. Murray, D. McNeil, M. Byrne, J.F. Forbes (for the Australian New Zeeland Breast Cancer Trials Group): Prognostic value of quality of life scores during chemotherapy for advanced breast cancer. J. Clin. Oncol. 10 (1992) 1833–1838.

Cobb, L.A., G.I. Thomas, D.H. Dillhard, K.A. Merendino, R.A. Bruce: An Evaluation of Internal-Mammeria-Artery Ligation by a Double-Blind Technic. New Engl. J. Med. 260 (1959) 1115–1118.

Cobb, L.A., R.S. Braun, H. Alvarez, W.A. Schaffer: Resuscitation from out-of-hospital ventricular fibrillation: 4-year follow-up. Circulation 51/52 (suppl. 3) (1975) 223–228.

Cobb, L.A., J.A. Werner, G.B. Trobaugh: Sudden cardiac death: I. A decade's experience with out-of-hospital resuscitation. Modern Concepts Cardiovasc. Dis. 49 (1980) 31–36.

Cobb, S.: Contained hostility in rheumatoid arthritis. Arthr. and Rheum. 2 (1959) 419–425.

Cobb, S., R.M. Rose: Hypertension, peptic ulcer and diabetes in air traffic controllers. J. Amer. med. Ass. 224 (1973) 489–492.

Cobb, S., W. Bauer, I. Whiting: Environmental factors in rheumatoid arthritis. J. Amer. med. Ass. 113 (1939) 668–670.

Coble, P., F.G. Foster, D.J. Kupfer: Electroencephalographic sleep diagnosis of primary depression. Arch. gen. Psychiat. 33 (1976) 1124–1127.

Cochrane, R.: Neuroticism and the discovery of high blood pressure. J. psychosom. Res. 13 (1969) 21–25.

Cochrane, R.: Hostility and neuroticism among unselected essential hypertensives. J. psychosom. Res. 17 (1973) 215–218.

Cocks, G.C., Psyche and Swastika: Neue Deutsche Seelenheilkunde 1933–1945. Phil. Diss. University of California, Los Angeles 1975.

Coculescu, M.: Psychoneuroendocrine stress-induced syndromes. Physiology 26 (1989) 233–250.

Coe, R.M., M. Pepper, M. Mattis: The »new« medical student: another view. J. med. Educ. 52 (1977) 89–98.

Cohen, E., R. Hillis: The use of hypnosis in treating the temporomandibular joint pain dysfunction syndrome. Oral Surg. 48 (1979) 193.

Cohen, F., R.S. Lazarus: Active coping processes, coping dispositions and recovery from surgery. Psychosom. Med. 35 (1973) 375–389.

Cohen, F., R.S. Lazarus: Coping with the stresses of illness. In: Stone, G., N. Adler, F. Cohen (eds.): Health Psychology. Jossey-Bass, San Francisco 1979.

Cohen, H.D., D.R. Goodenough, H.A. Witkin, P. Oltman, H. Gould, E. Shulman: The effects of stress on components of the respiration cycle. Psychophysiol. 12 (1975) 377–380.

Cohen, L.H.: Life Events and Psychological Functioning. Theoretical and methodological issues. Sage, London 1988.

Cohen, M.B., G. Baker, R.A. Cohen, F. Fromm-Reichman, E.V. Weigert: An intensive study of 12 cases of manic depressive psychosis. Psychiatry 17 (1954) 103–107.

Cohen, M.E., F. Conzolazzio, R.E. Johnson: Blood lactate response during moderate exercise in neurocirculatory asthenia, anxiety neurosis, or effort syndrome. J. clin. Invest. 26 (1947) 339–342.

Cohen, M.E., P.D. White, R.E. Johnson: Neurocirculatory asthenia, anxiety neurosis, or the effort syndrome. Arch. intern. Med. 81 (1948) 260–281.

Cohen, N., R. Ader, N. Green, D. Bovbjerg: Conditioned suppression of thymus-independent antibody response. Psychosom. Med. 41 (1979) 487–491.

Cohen, S., G.M. Williamson: Stress and infectious disease in humans. Psychol.Bull. 109 (1991) 5–24.

Cohen, S., G.W. Evans, D.S. Krantz, D. Stokols: Physiological, motivational and cognitive effects of aircraft noise on children. Amer. Psychol. 35 (1980) 231–243.

Cohen, S., D.A.J. Tyrell, A.P. Smith: Psychological stress and susceptibility to the common cold. New Engl. J. Med 325 (1991) 606–612.

Cohn, E.M., I.I. Lederman, E. Shore: Regional enteritis and its relation to emotional disorders. Amer. J. Gastroent. 54 (1970) 378–387.

Cohn, R.: Themenzentrierte Interaktion. In: Heigl-Evers, A. (Hrsg.): Die Psychologie des 20. Jahrhunderts, Bd. VIII. Kindler, Zürich 1979.

Cohn, R.: Von der Psychoanalyse zur themenzentrierten Interaktion. 6. Aufl. Klett, Stuttgart 1984.

Colarusso, C.A., R.A. Nemiroff: Adult Development, Plenum Press, New York 1981.

Collings, F., R. Roessler: Intellectual and attitudinal characteristics of medical students selecting family practice. J. Fam. Pract. 2 (1975) 431–432.

Collins, F.H., P.E. Baer, G.G. Bourianoff: Orienting behavior of children with hypertensive fathers. Soc. psychophysiol. Res., Vancouver 1980.

Combrinck-Graham, L.: Structural family therapy in psychosomatic illness: Treatment of anorexia nervosa and asthma. Clin. Pediat. 13 (1974) 827.

Comfort, A.: On physics and biology. Getting our act together. Perspect. Biol. Med. 29 (1985) 1–9.

Compernolle, T., K. Hoogduin, L. Joele: Diagnosis and treatment of the hyperventilation syndrome. Psychosomatics 20 (1979) 612–625.

Comroe, J.H.: Some theories of the mechanisms of dyspnea. In: Howell, J.B.L., E.J.M. Campbell: Breathlessness. Blackwell, Oxford 1966.

Comstock, G.W., K.J. Helsing: Symptoms of depression in two communities. Psychol. Med. 6 (1976) 551–563.

Comty, C.M., A. Leonard, F.L. Shapiro: Psychosocial problems in dialysed diabetic patients. Kidney Int. 6 (Suppl. 1) (1974) 144.

Condon, J.T.: Altered cognitive functioning in pregnant women: a shift towards primary process thinking. Brit. J. med. Psychol. 60 (1987) 329–334.

Condrau, G.: Zur Psychosomatik des alternden Menschen. Ther. Umschau 23 (1966) 458–467.

Condrau, G.: Psychosomatik der Frauenheilkunde. Huber, Bonn 1969.

Conen, D., D. Frey: Colon irritabile – Ja oder nein? Ist die Anamnese eine Entscheidungshilfe? Schweiz. med. Wschr. 15 (1982) 531–534.

Conetta, R., F.M. Tamarin, D. Wogalter, R.D. Brandstetter: Liqueur lung. New Engl. J. Med. 316 (1987) 348–349.

Conley, J.A., H.J. Burton, A. Kaplan-De Nour et al.: Support systems for patients and spouses on home dialysis. Int. J. Fam. Psychiat. 2 (1981) 45–54.

Connors, B.W., M.J. Gutnick: Intrinsic firing patterns of diverse neocortical neurons. Trends Neurosci. 12 (1989) 99–104.

Conrad, A.J., A.B. Scheibel: Schizophrenia and the hippocampus: the embryological hypothesis extended. Schizophrenia Bull. 13 (1987) 577–587.

Conrad, K.: Die symptomatischen Psychosen. In: Gruhle, H.W., R. Jung, W. Mayer-Groß, M. Müller (Hrsg.): Psychiatrie der Gegenwart, Bd. II, S.369–436. Springer, Berlin 1960.

Conradt, A.: Neuere Modellvorstellungen zur Pathogenese der Gestose unter besonderer Berücksichtigung eines Magnesium-Mangels. Z. Geburtsh. Perinatol. 188 (1984) 49.

Contrada, R.J., W.F. Hilton, D.C. Glass: Effects of emotional imagery on physiological and facial responses in type A and type B individuals. J. Psychosom. Res. 35 (1991) 391–397.

Cook, I.J., A. Van Eeden, S.M. Collins: Patients with irritable bowel syndrome have a greater pain tolerance than normal subjects. Gastroenterology 93 (1987) 727–733.

Cook, W., D. Medley: Proposed hostility and pharisaic-virtue scales for the MMPI. J. appl. Psychol. 38 (1954) 414–418.

Coombs, D.W., R.L. Saunders, M. Gaylor, M.G. Pagean: Epidural narcotic infusion reservoir: implantation technique and efficacy. Anaesthesiol. 56 (1982) 469–473.

Cooper, A.F., A.R. Curry: The pathology of deafness in the paranoid and affective psychoses of later life. J. psychosom. Res. 20 (1976) 97–105.

Cooper, B., H.G. Morgan: Epidemiologische Psychiatrie. Urban & Schwarzenberg, München–Wien–Baltimore 1977.

Cooper, B., U. Sosna: Psychische Erkrankungen in der Altenbevölkerung. Nervenarzt 54 (1983) 239–249.

Cooper, C.L.: Stress and Breast Cancer. Wiley, Chichester 1988.

Cooper, C.L., R.F. Davis Cooper, E.B. Faragher: A prospective study of the relationship between brest cancer and life events, type A behavior, social support and coping skills. Stress Med. 2 (1986) 271–277.

Cooper, P.J., C.G. Fairburn: The depressive symptoms of bulimia nervosa. Brit. J.Psychiat. 148 (1986) 268–274.

Cooper, P.J., D.J. Charnock, M.J. Taylor: The prevalence of bulimia nervosa. A replication study. Brit. J.Psychiat. 151 (1987) 684–686.

Copeland, D.D.: Concepts of disease and diagnosis. Perspect. Biol. Med. 20 (1977) 528–538.

Corbalan, R., R.L. Verrier, B. Lown: Psychologic stress and ventricular arrythmia during myocardial infarction in the conscious dog. Amer. J. Cardiol. 34 (1974) 692–696.

Corley, K.C., H.P. Mauk, F.O.M. Shiel: Cardiac responses associated with »yoked-chair« shock avoidance in squirrel monkeys. Psychophysiol. 12 (1975) 439–444.

Cormier, B., E. Wittkower, V. Marcotte, F. Forget: Psychological aspects of rheumatoid arthritis. Canad. med. Ass. J. 7 (1957) 533–541.

Cornelissen, P.G.J., J.J. Rakser, H.A. Valkenburg: The arthritis sufferer and the community: a comparison of arthritis sufferers in rural and urban areas. Ann. Rheum. Dis. 47 (1988) 150–156.

Cosgriff, S.W., A.J. Diefenbach, W. Vogt jr.: Hypercoagulability of the blood associated with ACTH and cortisone therapy. Amer. J. Med. 9 (1950) 752–756.

Costa, P.T.: Is neuroticism a risk factor for CAD? Is Type A a measure of neuroticism? In: Schmidt, T., T. Dembroski, G. Blümchen (eds.): Biological and Psychological Factors in Cardiovascular Disease, pp. 85–95. Springer, Berlin–Heidelberg–New York 1986.

Costa, P.T., R.R. McCrae: Hypochondriasis, neuroticism and aging: When are somatic complaints unfounded? Amer. Psychol. 40 (1985) 19.

Costa, P.T., A.B. Zonderman, B.T. Engel, W.F. Baile, D.L. Brimlow, J. Brinker: The relation of chest pain symptoms to angiographic findings of coronary artery stenosis and neuroticism. Psychosom. Med. 47 (1985) 285.

Coste, J., J.B. Paolaggi, A. Spira: Classification of nonspecific low back pain.I. Psychological involvement in low back pain. A clinical, descriptive approach. Spine 17 (1992) 1028–1037.

Costello, C.G.: Social factors associated with depression: a retrospective community study. Psychol. Med. 12 (1982) 329–339.

Costen, J.B.: Syndrome of ear and sinus symptoms dependent on disturbed function of the temporomandibular joint. Ann. Otol. 43 (1934) 1.

Cotte, G., J. Dechaume: Les plexalgies hypogastriques. Documents histopathologiques, considérations pathogéniques. Presse méd. 39 (1931) 373.

Cotterill, J.: Dermatological non-disease: a common and potentially fatal disturbance of cutaneous body image. Brit. J. Derm. 104 (1981) 611–619.

Cottier, C., R.H. Adler, H. Vorkauf, R. Gerber, T. Hofer-Meyer, C. Hürny: Pressured pattern or type A behavoir in patients with peripheral arteriovascular disease: controlled retrospective exploratory study. Psychosom. Med. 45 (1983) 187–193.

Cottington, E.M., K.A. Matthews, E. Talbott, L.H. Kuller: Environmental events preceding sudden death in women. Psychosom. Med. 42 (1980) 567–574.

Cotugno, D.: De Ischiade nervosa commentarius novis curis auctior. Secunda ed. Simoniana, Napoli 1779.

Coulehan, J.L.: Human illness: cases, models, paradigms. The Pharos 43 (1980) 2–8.

Cousins, N.: Anatomy of an illness (as perceived by the patient). New Engl. J. Med. 295 (1976) 1458–1463.

Cousins, N.: Anatomy of an illness as perceived by the patient: Reflections on healing and regeneration. Norton, New York 1979.

Cousins, N.: Anatomy of an Illness. Reflections on healing and regeneration. Bantam, Toronto 1979.

Coutinho, A., L. Forni, D. Holmberg, F. Ivars, N. Vaz: From an antigen-centered, clonal perspective of immune responses to an organism-centered, network perspective of autonomous activity in a self-referential immune system. Immunol Rev. 79 (1984) 151–168.

Couturier, E G., R. Hering, T.J. Steiner: Weekend attacks in migraine patients: caused by caffeine withdrawal? Cephalalgia 12 (1992) 99–100.

Cowey, A., C.G. Gross: Effects of foveal prestriate and inferotemporal lesions on visual discrimination by rhesus monkeys. Exp. Brain Res. 11 (1970) 128–144.

Cowley, D.S., T.S. Hyde, S.R. Dager, D.L. Dunner: Lactate infusions: The role of baseline anxiety. Psychiat. Res. 21 (1987) 169–179.

Cox, B.M., K.E. Ophein, H. Teschemacher, A. Goldstein: A peptide-like substance from pituitary that acts like morphine. Life Sci. 16 (1975) 1777–1782.

Cox, G.B., C.R. Chapman, R.G. Black: The diagnosis of psychogenic pain. J. Behaviour. Med. 1 (1978) 437–443.

Coyne, J.C., G. Downey: Social factors and psychopathology: Stress, social support and coping processes. Ann. Rev. Psychol. 42 (1991) 401–425.

Coyne, J.C., C.B. Wortman, D.R. Lehman: The other side of support. Emotional overinvolvement and miscarried helping. In: Gottlieb, B.H. (ed.): Marshalling Social Support. Formats, processes and effects, pp. 305–330. Sage, Newbury Park 1988.

Craig, S.P., V.J. Buckle, A. Lamouroux, J. Mallet, I. Craig: Localization of the human tyrosine hydroxylase gene to 11p15: gene duplication and evolution. Cytogenet. cell. Genet. 42 (1986) 29–32.

Cram, J.: Patterns of neuromuscular activity in pain-related disorders. In: Bischoff, C., H.C. Traue, H. Zenz (eds.). Clinical Perspectives on Headache and Low Back Pain, pp. 3–12. Hogrefe & Huber, Toronto 1989.

Cramer, B., M.R. Gershberg, M. Stern: Münchhausen's syndrome: Its relationship to malingering, hysteria and the physician-patient relationship. Arch. gen. Psychiat. 24 (1971) 573–578.

Cramer, B., F. Feihl, F. Palacio Espasa: Le diabète juvenile, maladie difficile à vivre et à penser. Etude psychiatrique multifocale d'enfants diabétiques. Psychiat. de l'Enfant 12 (1979) 5–66.

Cramond, W.: Renal transplantation: experiences with recipients and donors. Sem. Psychiat. 3 (1971) 116–132.

Cramond, W., P. Knight, J. Lawrence: The psychiatric contribution to a renal unit undertaking chronic hemodialysis and renal homotransplantation. Brit. J. Psychiat. 113 (1967) 1201–1212.

Cramond, W., P. Knight, J. Lawrence: Psychological aspects of the management of chronic renal failure. Brit. med. J. (1968) 539–543.

Creed, F.: Psychological disorders in rheumatoid arthritis: a growing consensus? Ann. Rheum. Dis. 49 (1990) 808–812.

Creed, F., St. Murphy, M.V. Jayson: Measurement of psychiatric disorder in rheumatoid arthritis. J. Psychosom. Res. 34 (1990) 79–87.

Creese, I., D.R. Burt, S.H. Snyder: Dopamine receptor binding predicts clinical and pharmacological potencies of anti-schizophrenic drugs. Science 192 (1976) 481–483.

Cremerius, J.: Rheumatische Muskel- und Gelenkerkrankungen als funktionelles Geschehen. Psychosom. Med. 3 (1955) 173–181.

Cremerius, J.: Freuds Konzept über die Entstehung psychogener Körpersymptome. Psyche 9 (1957) 125.

Cremerius, J.: Die Beurteilung des Behandlungserfolges in der Psychotherapie. In: Monographien aus dem Gesamtgebiet der Neurologie und Psychiatrie 99. Springer, Berlin– Göttingen–Heidelberg 1962.

Cremerius, J.: Die Prognose funktioneller Syndrome. Enke, Stuttgart 1963.

Cremerius, J.: Zur Frage der nosologischen Einordnung funktioneller Syndrome. Med. Welt 19 (1968) 689–692.

Cremerius, J.: Die Prognose funktioneller Syndrome. Ein Beitrag zu ihrer Naturgeschichte. Enke, Stuttgart 1968.

Cremerius, J.: Zur Dynamik des Krankenhausaufenthaltes von Ulcuskranken. Z. psychosom. Med. Psychoanal. 17 (1971) 282–293.

Cremerius, J.: Zur Theorie und Praxis der Psychosomatischen Medizin. Suhrkamp, Frankfurt 1978.

Cremerius, J.: Die psychoanalytische Abstinenzregel. Psyche 38 (1984) 769–800.

Crespi, L.P.: Quantitative variation of incentive and performance in the white rat. Amer. J. Psychol. 55 (1942) 467–517.

Creutzfeldt, O., J. Houchin: Neuronal basis of EEG-waves. In: Renand, A. (ed.): Handbook of EEG-Waves and Clinical Neurophysiology, pp. 2C–5–2C–55. Elsevier, Amsterdam 1988.

Crichton, M.: Anästhesist im Gespräch mit Medizinstudenten in dem Film »Coma«. USA 1977.

Crismer, R., C. Drèze: La recto-colite ulcéro-hémorrhagique. Etude statistique et clinique de 120 observations. Acta gastro-enterol. belg. 24 (1961) 476–506.

Crisp, A.: Social factors in disease, the education of doctors in the UK and in Europe. 15th European Conf. Psychosom. Res., London 1984.

Crisp, A.H.: The prevalence of anorexia nervosa and some of its associations in the general population. Adv. psychosom. Med. 9 (1977) 38–47. Karger, Basel 1977.

Crisp, A.H.: Let me be. Grune & Stratton, New York 1980.

Crisp, A.H.: Some aspects of the psychopathology of anorexia nervosa. In: Darby, P.I., P.E. Garfinkel, D.M. Garner, D.V. Coscina (eds.): Anorexia nervosa. Recent Developments in Research, pp. 15–28. Liss, New York 1983.

Crisp, A.H.: »Biological« depression: because sleep fails. Postgrad. Med. J. 62 (1986) 179–185.

Crisp, A.H., T. Burns: The clinical presentation of anorexia nervosa in the male. Int. J. Eat. Dis. 2 (1983).

Crisp, A.H., R.S. Kalucy: Aspects of the perceptual disorder in anorexia nervosa. Brit. J.med. Psychol. 47 (1974) 349–361.

Crisp, A.H., D.A. Toms: Primary anorexia nervosa on weight phobia in the male. Brit. med. J. 47 (1972) 334–338.

Crisp, A.H., R.S. Kalucy, J.H. Lacey, B. Harding: The long-term prognosis in anorexia nervosa. In: Vigersky, R.A. (ed.): Anorexia nervosa. Raven, New York 1977.

Crisp, A.H., A. Hall, R. Murray, G.M.F. Russel, A.J. Holland: Nature and nurture in anorexia nervosa: A study of 34 pairs of twins, 1 set of triplets and an adoptive family. Brit. J. Psychiat. 145 (1985) 414–419.

Crohn, B.B.: Regional Enteritis. Grune & Stratton, New York 1949.

Crohn, B.B.: Granulomatous diseases of the small and large bowel. A historical survey. Gastroenterology 52 (1967) 767–772.

Crohn, B.B., H. Yarnis: Regional Ileitis, 2nd ed. Grune & Stratton, New York 1966.

Crohn, B.B., L. Ginzburg, G.D. Oppenheimer: Regional ileitis. A pathologic and clinical entity. J. Amer. med. Ass. 99 (1932) 1323–1328.

Croiset, G., H.D. Veldhuis, R.E. Ballieux, D. DeWied, C.J. Heijnen: The impact of mild emotional stress induced by the passive avoidance procedure on immune reactivity. Ann. N. Y. Acad. Sci. 496 (1987) 477–484.

Cronbrach, L.J., P.E. Meehl: Construct Validity in psychological Tests. Psychol. Bull. 52 (1955) 281.

Crown, J.M., S. Crown: The relationship between personality and the presence of rheumatoid factor in early rheumatoid disease. Scand. J. Rheum. 2 (1973) 123–126.

Crown, J.M., S. Crown: Personality in early rheumatoid disease. J. psychosom. Res. 17 (1973) 189–196.

Crown, J.M., S. Crown, A. Fleming: Aspects of the psychology and epidemiology of rheumatoid disease. Psychol. Med. 5 (1975) 291–299.

Croyle, R.T., P.H. Ditto: Illness cognition and behavior: An experimental approach. J. Behav. Med. 13 (1990) 31.

Croyle, R.T., G.N. Sande: Denial and confirmatory search: Paradoxical consequences of medical diagnosis. J.Appl. Soc. Psychol. 18 (1988) 473.

Cruz-Coke, R.: Environmental influences and arterial blood pressure. Lancet 2 (1960) 885–886.

Csef, H.: Zur Psychosomatik des Zwangskranken. Klinik, Psychodynamik, Psychopathologie, Therapie. Springer, Berlin–Heidelberg–New York–London–Paris–Tokyo–Hong Kong 1988.

Cull, R.E.: Barometric pressure and other factors in migraine. Headache 21 (1981) 102–104.

Cumes-Rayner, D.P., J. Price: Blood pressure reactivity: pitfalls in methodology. J. Psychosom. Res. 32 (1988) 181–190.

Cunnick, J.E., D.T. Lysle, A. Armfield, B.S. Rabin: Shock-induced modulation of lymphocyte responsiveness and natural killer activity: Differential mechanisms of induction. Brain Behav. Immun. 2 (1988) 102–113.

Curtius, F.: Individuum und Krankheit. Springer, Berlin 1959.

Curtius, F.: Die Colitis ulcerosa und ihre konservative Behandlung. Springer, Berlin 1962.

Curtius, F.: Zur kombinierten pharmako- und psychotherapeutischen Behandlungsmethode der Colitis ulcerosa. Prax. Psychother. 13 (1968) 81–83.

Curtius, F., H.G. Rohrmoser: Zur Psychotherapie der Colitis ulcerosa. Dtsch. med. Wschr. 80 (1955) 105–108.

Czaczkes, J.W., A. Kaplan De-Nour: Chronic hemodialysis as a way of life. Brunner/Mazel, New York 1978.

Czeisler, C.A., J.S. Allan, S.H. Strogatz, J.M. Ronda, R. Sánchez, C.D. Ríos, W.O. Freitag, G.S. Richardson, R.E. Kronauer: Bright light resets the human circadian pacemaker independent of the timing of the sleep-wake cycle. Science 233 (1986) 667–671.

Czernik, A.: Zur Psychopathologie und Persönlichkeitsstruktur der »primären Thalamusschwäche«. Arch. Psychiat. 216 (1972) 101.

D'Atri, D.A., A.M. Ostfeld: Crowding: its effects on the elevation of blood pressure in a prison setting. Prev. Med. 4 (1975) 550–566.

Da Costa, J.M.: An irritable heart, a clinical study of a form of functional cardiac disorder and its consequence. Amer. J. (January, 1871).

Da Costa, J.M.: Membranous enteritis. Amer. J. med. Soc. 62 (1871) 321–335.

Dager, S.R., A. Khan, K.A. Comess, V. Raisy, D.L. Dunner: Mitral valve abnormalities and catecholamine activity in anxious patients. Psychiat. Res. 20 (1987) 13–18.

Dahl, H.: The appetite hypothesis of emotions. A new psycho-analytic model of motivation. In: Izard.C.E. (ed.): Emotions in Personality and Psychopathology, Plenum, New York 1979.

Dahl, H., H. Kächele, H. Thomä (eds.): Psychoanalytic process research strategies. Springer, Heidelberg–New York 1988.

Dahl, L.K.: Der mögliche Einfluß der Salzzufuhr auf die Entwicklung der essentiellen Hypertonie. In: Bock, K.P., P. Cottier (Hrsg.): Essentielle Hypertonie. Springer, Berlin 1960.

Dahlbender, R.W., G. Allert, G. Martin, M. Steidel-Röder, H.-G. Berger, H. Kächele: Multimodale Konsiliar- und Liaisonarbeit. Psychotherapeut 4 (1994) 230–220.

Dahlem, N.W., R.A. Kinsman, D.J. Horton: Panic-fear in asthma: requests for as-needed (PRN) medications in relation to pulmonary function measurements. J. Allergy clin. Immunol. 60 (1977) 295.

Dahlmann, W.: Psychische Unfallfolgen. In: DAR 9/92, Akte 215–225.

Dahlstrom, W.G., G.S. Welsh, L.E. Dahlstrom: An MMPI Handbook, vol. II: Research Applications. A revised Edition. University of Minnesota Press, Minneapolis 1975.

Dahme, B., R. Richter: Einige Anforderungen an psychosomatische Aktivationsdiagnostik. Med. Psychol. 6 (1980) 103–122.

Dahme, B., R. Richter: Zur Psychophysiologie des Asthma bronchiale. Therapiewoche 31 (1985) 935–942.

Dahme, B., B. Flemming, P. Götze, H.J. Meffert, G. Huse-Kleinstoll, H. Speidel: Psychosomatik der Herzchirurgie. In: Beckmann, D., S. Davies-Osterkamp, J.W. Scheer (Hrsg.): Medizinische Psychologie. Springer, Heidelberg 1982.

Dahme, B., R. König, B. Nußbaum, R. Richter: Haben Asthmatiker Defizite in der Symptomwahrnehmung? Quasi-experimentelle und experimentelle Befunde zur Interozeption der Atemwegsobstruktion. Psychother. Psychosom. Med. Psychol. 41 (1991) 490–499.

Dalessio, D.J.: Mechanisms and biochemistry of headache. Postgrad. Med. 56 (1974) 55–62.

Dalessio, D.J.: Mechanisms of headache. Med. Clin. N. Amer. 62 (1978) 429–442.

Dalessio, D.J. The pathology of migraine. Clin. J. Pain 6 (1990) 235–239.

Danckwardt, J.F.: Zur Interaktion von Psychotherapie und Psychopharmakotherapie. Psyche 32 (1978) 111–154.

Danckwardt, J.F.: Psychopharmaka – ein Problem für Psychotherapeuten. Prax. Psychother. Psychosom. 25 (1980) 99–113.

Daniels, G.E.: Psychiatric factors in ulcerative colitis. Gastroenterology 10 (1948) 59–62.

Dannecker, M.: Homosexuelle Männer und AIDS – Eine sexualwissenschaftliche Studie zu Sexualverhalten und Lebensstil. Schriftenreihe des Bundesministers für Jugend, Familie, Frauen und Gesundheit, Bd. 252. Kohlhammer, Stuttgart 1990.

Dannecker, M.: Der homosexuelle Mann im Zeichen von AIDS. Kleine, Hamburg 1991.

Dannecker, M., R. Reiche: Der gewöhnliche Homosexuelle. Fischer, Frankfurt 1974.

Dantlgraber, J.: Bemerkungen zur subjektiven Indikation für Psychoanalyse. Psyche 36 (1988) 191–225.

Dantzer, R., E. Satinoff, K.W. Kelley: Cyclosporine and alpha-interferon do not attenuate morphine withdrawal in rats but do impair thermoregulation. Physiol. Behav. 39 (1987) 593–598.

Darwin, C.: Der Ausdruck der Gemütsbewegungen bei den Menschen und den Tieren. Schweizerbart, Stuttgart 1872.

Darwin, C.: The Expression of the Emotions in Man and Animals. Appleton, New York 1896.

Dattore, P.J., F.C. Shantz, L. Coyne: Premorbid personality differentiation of cancer and noncancer groups: A test of the hypothesis of cancer proneness. J. Consult. Clin. Psychol. 48 (1980) 388–394.

Daum, K.W.: Selbsthilfe-Gruppen. Eine empirische Untersuchung von Gesprächs-Selbsthilfegruppen. Psychiatrie-Verlag. Rehburg-Locum 1984.

Daum, K.W., A. Leszczynska-Koenen: Die therapeutische Anleitung einer Bulimie-Selbsthilfegruppe. In: Balke, K., W. Thiel (Hrsg.): Jenseits des Helfens. Professionelle unterstützen Selbsthilfegruppen, S. 93–105. Lambertus, Freiburg 1991.

Davey, G.C.L., F. Tallis, S. Hodgson: The relationship between information-seeking and information-avoiding coping styles and the reporting psychological and physical symptoms. J. Psychosom. Res. 37 (1993) 333–344.

Davids, P.D., W.R. Rosengren: Social stability and psychological adjustment during pregnancy. Amer. psychosom. Med. 24 (1962) 579.

Davids, R.C.: The stimulus trace in effectors and its relation to judgement responses. J. exp. Psychol. 44 (1952) 377–397.

Davidson, J.R., E.B. Foa: Diagnostic issues in post-traumatic stress disorder: Consideration for the DSM-IV. J. clin. Psychiat. 42 (1991) 4–13.

Davidson, M., K.L. Davis: A comparison of plasma homovanillic acid concentrations in schizophrenic patients and normal controls. Arch. gen. Psychiat. 45 (1988) 561–563.

Davies, J.O.: The control of renin release. Amer. J. Med. 55 (1973) 333–350.

Davies-Osterkamp, S.: Angst und Angstbewältigung bei chirurgischen Patienten. Med. Psychol. 3 (1977) 169–184.

Davies-Osterkamp, S.: Angst und Angstbewältigung bei chirurgischen Patienten. Therapiewoche 28 (1978) 8253–8261.

Davies, R.J.: Allergy and the skin. In: Lessof, M.H. (ed.): Immunological and Clinical Aspects of Allergy, pp. 217–295. MTP, Lancaster 1981.

Davis, D.M., J.C. Schipp, E.G. Pattishall: Attitudes of diabetic boys and girls toward diabetes. Diabetes 14 (1965) 106–109.

Davis, J.M., S.H. Koslow, R.D. Gibbons, J.W. Maas, C.L. Bowden, R. Casper, I. Harin, J.I. Javaid, S.S. Chang, P.E. Stokes: Cerebrospinal fluid and urinary biogenic amines in depressed patients and healthy controls. Arch. gen. Psychiat. 45 (1988) 705–717.

Davis, P.M., E. Sherwood-Jones: A service for the adult asthmatic. Thorax 35 (1980) 111–113.

Davitz, J.R.: The Language of Emotion. Acad. Press, New York 1969.

Dawkins, R.: The extended phenotype: the gene as the unit of selection. Freeman, Oxford 1982.

Dawson, M.E.: Time course of attentional modualtion of startle eye-blink modification. Psychophysiol. (suppl. 1) 30 (1993) 12.

Dawson, M.E., K.H. Neuchterlein: The role of autonomic dysfunctions within a vulnerability-stress model of schizophrenic disorders. In: Magnusson, D., A. Öhman (eds.): Psychopathology: An interactional perspective. Acad. Press, Orlando/Fl. 1987.

Day, R.: Life events and schizophrenia: the »triggering hypothesis«. Acta Psychiat. scand. 64 (1981) 97–112.

Day, R., J. Zubin, S.R. Steinhauer: Psychosocial factors in schizophrenia in light of vulnerability theory. In: Magnusson, D., A. Öhman (eds.): Psychopathology: An interactional perspective. Acad. Press, Orlando/Fl. 1987.

Day, S.C., E.F. Cook, H. Funkenstein: Evaluation of emergency room patients with transient loss of consciousness. Amer. J. Med. 73 (1982) 15–23.

Deak, D.: Familientherapie bei Kindern und Jugendlichen mit Typ-I-Diabetes. In: Roth, R., M. Borkenstein (Hrsg.): Psychosoziale Aspekte in der Betreuung von Kindern und Jugendlichen mit Diabetes, S. 168–176. Karger, Basel 1991.

Dean, C., P.G. Surtees: Do psychological factors predict survival in breast cancer? J. psychosom. Res. 33 (1989) 561–569.

Deany, I.J., F.G.R. Fowokes, P.T. Dounen, E. Housley: Hostile personality and risks of peripheral arterial disease in the general population. Psychosom. Med. 56 (1994) 197–202.

Deanz, I.J., F.G.R. Fowkes, P.T. Donnan, E. Housley: Hostile personality and risk of peripheral arterial disease in the general population. Psychosom. Med. 56 (1994) 197–202.

Debain, J.J.: Les surdités brusques. Zit. nach: Stange, G., R. Neveling, 1957. In: Berendes, J., R. Links, F. Zöllner (Hrsg.): Hals-Nasen-Ohrenheilkunde in Praxis und Klinik, Bd. 6//Ohr II. Thieme, Stuttgart–New York 1980.

DeBakey, M., A. Gotto: The living heart. Charter, New York 1977.

DeBoor, C.: Die Colitis ulcerosa als psychosomatisches Syndrom. Psyche 18 (1964) 107–119.

DeBoor C., E. Künzler: Die psychosomatische Klinik und ihre Patienten. Klett, Stuttgart 1962.

Decastro, F.J., R. Biesbrock, C. Erikson, P. Farrell, W. Leong, D. Murphy, R. Green: Hypertension in adolescents. Clin. Pediat. 15 (1976) 24–26.

Deetjen, P.: Diskussionsbemerkung. In: Gasser, G., W. Vahlensieck (Hrsg.): Pathogenese und Klinik der Harnsteine VII, S. 168. Steinkopff, Darmstadt 1979.

Deetjen, P., E.-J. Speckmann (Hrsg.): Physiologie, 2. Aufl. Urban & Schwarzenberg, München–Wien–Baltimore 1994.

DeFrance, J.F. (ed.): The septal nuclei. Plenum, New York 1976.

DeFronzo, R.A.: Glucose intolerance and aging. Evidence for tissue insensitivity to insulin. Diabetes 28 (1979) 1095–1101.

Degen, K., J.J. Strain, B. Zumoff: Biopsychosocial evaluation of sexual function in end-stage renal disease. In: Levy, N.B. (ed.): Psychonephrology 2, pp. 223–234. Plenum, New York 1983.

DeHaas, W.H.D., W. de Boer, F. Griffioen, P. Oosten-Elst: Rheumatoid arthritis and the robust reaction type. Ann. rheum. Dis. 33 (1974) 81–85.

Dekker, E., H.E. Pelser, J. Groen: Conditioning as a cause of asthmatic attacks: A laboratory study. J. Psychosom. Res. 2 (1957) 97–108.

DeKlein, A.: Sudden complete or partial loss of function of the octavus-system in apparently normal persons. Acta oto-laryng. (Stockholm) 32 (1944) 407.

DeKorte, J.: Psychotherapeutische Möglichkeiten bei Psoriasis. Akt. Dermatologie 8 (1982) 160–162.

Delbruck, M.: Mind from Matter? An Essay on Evolutionary Epistemology. Blackwell Scientific, Palo Alto 1986.

Delgado, J.M.: Effect of brain stimulation on task-free situations. In: Hernendez-Peon, R. (ed.): The Physiological Basis of Mental Activity. Elsevier, Amsterdam 1963.

Delgado, J.M.: Aggression and defense under cerebral ratio control. In: Clemente, C.D., D.B. Lindsley (eds.): Aggression and Defense. Univ. of California Press, Los Angeles 1967.

Delgado, J.M.: Gehirnschrittmacher. Ullstein, Frankfurt 1971.

DeLisa, J.A., B.M. Gans: Rehabilitation medicine. Principles and practice. 2nd. ed. Lippincott, Philadelphia 1982.

DeLisi, L.E., A.F. Mirsky, M.S. Buchsbaum, D.P. van Kammen, K.F. Berman, C. Caton, M.S. Kafka, P.T. Ninan, B.H. Phelps, F. Karoum, G.N. Ko, E.R. Korpi, M. Linnoila, M. Sheinan, R.J. Wyatt: The Genain quadruplets 25 years later: a diagnostic and biochemical follow-up. J. psychiat. Res. 13 (1984) 59–76.

Delius, L.: Psychosomatische Aspekte bei Herz-Kreislaufstörungen. Psychosom. Med. 10 (1964) 242.

Delius, L., J. Fahrenberg: Ein kritischer Beitrag zur Psychosomatik der essentiellen Hypertonie. Med. Klinik 27 (1963) 1102–1107.

Delius, L., J. Fahrenberg: Funktionelle kardiovaskuläre Störungen. Internist 13 (1972) 1–6.

Delius, L., J. Fahrenberg: Psychovegetative Syndrome. Thieme, Stuttgart 1966.

Delius, L., P. Christian, H. Enke, A. Jores, H.P. Koepchen, C. Kulenkampf, F. Labhardt, O. Meier, H. Schaefer, Th. v. Uexküll: Ordnung und Störung der Herz-Kreislaufregulation im Zusammenhang mit emotionalen Vorgängen. Verh. Dtsch. Ges. Inn. Med. 70 (1964) 255.

Dell, P.F., H.A. Goolishian: Ordnung durch Fluktuation: Eine evolutionäre Epistemologie für menschliche Systeme. Familiendynamik 6 (1981) 104–122.

Dembroski, T.M.: Cardiovascular reactivity in type A coronary-prone subjects. In: Oborne, D.J., M.M. Gruneberg, J.R. Eiser (eds.): Research in Psychology and Medicine, Vol I: Physical Aspects: Pain, Stress, Diagnosis and Organic Damage. Acad. Press, New York 1979.

Dembroski, T.M.: Zusammenhang zwischen Psychophysiologie und Verhalten bei Typ-A-Personen. In: Dembroski, T.M., M.J. Halhuber (Hrsg.): Psychosozialer »Stress« und koronare Herzkrankheit: 3. Verhalten und koronare Herzkrankheit, S. 47–82. Springer, Berlin– Heidelberg– New York 1981.

Dembroski, T.M., P.T. Costa: Coronary prone behavior: Components of the type A pattern. J. Pers. 55 (1987) 211–236.

Dembroski, T.M., J.M. MacDougall: Stress effects on affiliation preferences among subjects possessing the Type A coronary-prone behavior pattern. J. Pers. soc. Psychol. 36 (1978a) 23–33.

Dembroski, T.M., J.M. MacDougall: Behavioral and psychophysiological perspectives on coronary-prone behavior. In: Dembroski, T.M., T.H. Schmidt, G. Blümchen (eds.): Biobehavioral Bases of Coronary Heart Disease. Karger, Basel–München–Paris 1983.

Dembroski, T.M., J.M. MacDougall: Beyond global Type A: relationships of paralinguistic attributes, hostility and anger – in relationship to coronary heart disease. In: Field, T., P. MacCabe, N. Schneiderman (eds.): Stress and Coping, pp. 223–242. Erlbaum, Hillsdale 1985a.

Dembroski, T.M., S.M. Weiss, J.L. Shields, S.G. Haynes, M. Feinleib (eds.): Coronary-prone Behavior. Springer, Berlin–Heidelberg–New York 1978b.

Dembroski, T.M., J.M. MacDougall, J.L. Shields et al.: Components of Type A coronary-prone behavior pattern and cardiovascular responses to psychomotor performance challenge. J. behav. Med. 2 (1978c) 159–176.

Dembroski, T.M., J.M. MacDougall, R. Lushene: Interpersonal interaction and cardiovascular response in Type A subjects and coronary patients. J. hum. Stress (Dec. 1979a) 28–36.

Dembroski, T.M., J.M. MacDougall, J.A. Herd, J.L. Shields: Effect of level of challenge on pressure and heart rate responses in type A and type B subjects. J. appl. Soc. Psychol. 9 (1979b) 209–228.

Dembroski, T.M., J.M. MacDougall, J.A. Herd, J.L. Shields: Die Erforschung des Verhaltensmusters Typ A zur koronaren Herzkrankheit. Einr problemgeschichtliche

Literaturübersicht. In: Dembroski, T.M., M.J. Halhuber (Hrsg.): Psychosozialer »Stress« und koronare Herzkrankheit: 3. Verhalten und koronare Herzkrankheit, S. 194–264. Springer, Berlin–Heidelberg–New York 1981.

Dembroski, T.M., J.M. MacDougall, R.B. Williams et al.: Components of Type A, hostility and anger – in relationship to angiographic findings. Psychosom. Med. 47 (1985b) 219–233.

Dembroski, T.M., J.M. MacDougall, P.T. Costa, G.A. Grandits: Antagonistic hostility as a predictor of coronary heart disease in the Multiple Risk Factor Intervention Trial. Psychosom. Med. (1989)

Dement, W.C.: The effect of dream deprivation. Science 131 (1960) 1705–1707.

Dement, W.C.: Normal sleep, disturbed sleep, transient and persistent insomnia. Acta psychiat. scand. (suppl. 332) 74 (1986) 41–46.

Dement, W.C., N. Kleitman: Cyclic variations in EEG during sleep and their relations to eye movements, body motility and dreaming. Electoenceph. clin. Neurophysiol. 9 (1957) 673–690.

Demling, L., G. Hegemann, M. Claassen, J. v.d. Emde: Die Prognose der Colitis ulcerosa. Dtsch. med. Wschr. 94 (1969) 247–253.

Demmel, H.-J., U.T.Egle: Ätiologie und Pathogenese von orofazialem Schmerz-Dsyfunktionssyndrom und atypischem Gesichtssmerz aus psychodynamischer Sicht. In: Segl, H.G., H. Müller-Fahlbusch (Hrsg.): Jahrbuch der Psychologie und Psychosomatik in der Zahnheilkunde, Bd. 2, S. 111. Quintessenz-Verlag, Berlin 1992.

Demmel, H.-J., R. Neubauer: Chronische Myalgie bei frontolateralem Bruxismus; Abstr. Internat. Arbeitstagung d. Dtsch. Kollegiums f. Psychosom. Med, S. 28. Innsbruck 1988.

DeM'Uzan; M., s. Bonfils: Étude et classifiction des aspect psychosomatiques de l'ulcére gastrodeuodénal en milieu hospitalier. Rev. Franc. Clin. Biol. 6 (1961) 46–58.

DeMausse, L.: Foundations of Psychohistory. Creative Roots, New York 1982.

Deneke, F.W., R. Müller: Selbstwert und dessen Regulation in der Selbstbeschreibung von Patienten. In: Czogalik, D., W. Ehlers, R. Teufel (Hrsg.): Perspektiven der Psychotherapieforschung: Einzelfall-Gruppe-Institut. Hochschul-Verlag, Freiburg 1984.

Deneuberg, J.-L., G. Theraulaz, R. Beckers: Swarm-made architecture. In: Varela, F., P. Bourgine (eds): Toward a Practice of Autoimmunous Systems. Proceedings of the First European Conference on Artificial Life. MIT Press, Mass. 1992.

DeNike, L.D.: The temporal relationship between awareness and performance in verbal conditioning. J. exp. Psychol. 68 (1964) 521–529.

Dennerstein, L., C. Wood, G.D. Durrows: Sexual response following hysterectomy and oophorectomy. Obstet. Gynec. 49 (1977) 92.

Denny-Brown, D.: The Basal Ganglia. Oxford University Press, London 1962.

DeReynier, J.P.: Deafness in the world today. Wld. Hlth. Org. Chron. 24 (1970) 3.

DeRivera, J.: A structural theory of the emotions. Psychological issues, vol. 10. International University Press, New York 1977.

Derogatis, L.R., M.D. Abeloff, N. Melisaratos: Psychological coping mechanisms and survival time in metastatic breast cancer. J. Amer. Med. Ass. 242 (1979) 1504–1508.

Derogatis, L.R., G.R. Morrow, J. Fetting: The prevalence of psychiatric disorder among cancer patients. J. Amer. med. Ass. 249 (1983) 751–757.

Deschenes, M., M. Paradis, J.P. Roy, M. Steriade: Electrophysiology of neurons of lateral thalamic nuclei in cat: resting properties and burst discharges. J. Neurophysiol. 51 (1984) 1196–1219.

Desharnais, R., J. Jobin, Ch. Côté, L. Lèvesque, G. Goding: Aerobic exercise and the placebo effect: A controlled study. Psychosom. Med. 55 (1993) 149–154.

DeSilva, R.: Psychological stress and sudden cardiac death. In: Schmidt, T., T. Dembroski, G. Blümchen (eds.): Biological and Psychological Factors in Cardiovascular Disease. Springer, Berlin–Heidelberg–New York 1986.

DeSilva, R.A., B. Lown: Ventricular premature beats, stress and sudden death. Psychosomatics 19 (1978) 649–656.

DeSilva, R.A., R.L. Verrier, B. Lown: Protective effect of the vagotonic effect of morphine sulfate on vulnerability to ventricular fibrillation. Cardiovascul. Res. 12 (1976) 161–172.

DeSilva, R.A., R.L. Verrier, B. Lown: Effects of psychologic stress and vagal stimulation on vulnerability to ventricular fibrillation in the conscious dog. Amer. Heart J. 95 (1978) 197–203.

Desjatnikov, V.F., T.V. Nikitina, N.I. Chartulari, I.I. Pavlova: Pain in dental patients as an expression of depression. Quintessence Int. 9 (1978) 81.

DSM-III: American Psychiatric Association: Diagnostic and statistical manual of mental disorders (DSM-III), 3rd ed. revised. Washington, DC 1987.

Deter, H.C.: Psychosomatische Behandlung des Asthma bronchiale. Springer, Berlin–Heidelberg–New York 1986.

Deter, H.C.: Die krankheitsorientierte Gruppentherapie im Rahmen der psychosomatischen Behandlung des Asthma bronchiale. In: Deter, H.C., W. Schüffel (Hrsg.): Gruppen mit körperlich Kranken, S. 67–83. Springer, Berlin–Heidelberg–New York 1988.

Deter, H.C.: Kosten-Nutzen-Analyse der tiefenpsychologisch orientierten Gruppentherapie bei Patienten mit Asthma bronchiale. Praxis der Klinischen Verhaltensmedizin und Rehabilitation 2/7 (1989) 154–162.

Deter, H.C., C. Heintze-Hook: Möglichkeiten der Einbeziehung körpertherapeutischer Verfahren in die tiefenpsychologisch fundierte, krankheitsorientierte Gruppentherapie von Asthmapatienten. In: Brähler, E. (Hrsg.): Körpererleben, S. 90. Springer, Berlin–Heidelberg–New York 1986.

Deter, H.C., W. Herzog: Anorexia nervosa in a long-term perspective: results of the Heidelberg–Mannheim study. Psychosom. Med. 56 (1994) 20–27.

Deter, H.C., W. Schüffel (Hrsg.): Gruppen mit körperlich Kranken. Eine Therapie auf verschiedenen Ebenen. Springer, Berlin–Heidelberg 1988.

Detig-Kohler siehe: Detig, C.: Hautkrank: Unberührbarkeit aus Abwehr? Psychodynamische Prozesse zwischen Nähe und Distanz. Verlag für Medizinische Psychologie im Verlag Vandenhoeck & Ruprecht, Göttingen 1989.

Deucher, F.: Die Colitis ulcerosa. Ergeb. Chir. Orthop. 39 (1955) 69–197.

Deutsch, H.: Zur Psychogenese eines Ticfalles. Int. Z. Psychoanal. 11 (1925) 325–332.

Deutsch, H.: Some psychoanalytic observations in surgery. Psychosom. Med. 4 (1942) 105–115.

Deutsch, H.: Applied Psycho-analysis. New York 1949.

Deutsch, H.: Psychologie der Frau, 2. Bd. Huber, Bern–Stuttgart 1954.

Deutsch, F.: Reflections on Freud's one hundredth birthday. Psychosom. Med. 18 (1956) 279–283.

Deutsch, F.: Symbolization as a formative stage in the conversion process. In: On the Mysterious Leap from the Mind to the Body. New York 1959.

Deutsche Gesellschaft für Ernährung (DGE): Ernährungsbericht. Druckerei Henreich, Frankfurt 1980.

Deutsche Liga zur Bekämpfung der Atemwegserkrankungen e.V.: Empfehlungen zur Behandlung von akuten und chronischen Atemwegsobstruktionen mit Bronchospasmolytika in der Praxis. Dtsch. med. Wschr. 105 (1980) 1189–1191.

DeValle, M., P. Norman: Causal attributions, health locus of control beliefs and lifestyle changes among pre-operative coronary patients. Psychology and Health 7 (1992) 201.

Devereux, R.B.: Mitral valve prolaps. Primary care 12 (1985) 39–54.

Devereux, R.B., T.G. Pickering, G.A. Harshfield, H.D. Kleinert, L. Denby, L. Clark, D. Pregibon, M. Jason, B. Kleiner, J.S. Borer, H.H. Laragh: Left ventricular hypertrophy in patients with hypertension: Importance of blood pressure response to regularly recurring stress. Circulation 3 (1983) 470–476.

Devins, G.M., Y.M. Binik, D.B. Hollomby, P.E. Barré, R.D. Guttman: Helplessness and depression in end-stage renal disease. J. abn. Psychol. 90 (1981) 531–545.

Devor, D., R.D. Knauft: Exploratory laparotomy for abdominal pain of unknown etiology. Diagnosis, management and follow-up of 40 cases. Arch. Surg. 96 (1968) 836–839.

Devroede, G., W. Taylor, W. Sauer, R. Jackmann, G. Strickler: Cancer risk and life expectancy of children with ulcerative colitis. New Engl. J. Med. 285 (1971) 17–21.

Dewan, M.J., A.K. Pandurangi, M.L. Boucher, B.F. Levy, L.F. Major: Abnormal dexamethasone suppression test results in chronic schizophrenic patients. Amer. J. Psychiat. 139 (1982) 1501–1503.

Deyo, R.A.: Conservative therapy for low back pain. Distinguishing useful from useless therapy. J. Amer. med. Ass. 250 (1983) 1057–1062.

Deyo, R.A., Y.-J. Tsui-Wu: Descriptive epidemiology of low back pain and its related medical care in the United States. Spine 12 (1987) 264–268.

Deyo, R.A., Th.S. Inui, B. Sullivan: Noncompliance with arthritis drugs. J. Rheum. 8 (1981) 931–936.

Deyo, R.A., A.K. Diehl, M. Rosenthal: How many days of bed rest for acute low back pain? A randomized clinical trial. New Engl. J. Med. 315 (1986) 1064–1070.

Deyo, R.A., D. Cherkin, D. Conrad, E. Volinn: Cost, controvery, crisis: low back pain and the health of the public. Ann. Rev. Publ. Health 12 (1991) 141–156.

Diagnostisches und statistisches Manual psychischer Störungen DSM (1952).

Diagnostisches und statistisches Manual psychischer Störungen DSM-II (1968).

Diagnostisches und statistisches Manual psychischer Störungen DSM-III (1980). Beltz, Weinheim 1984.

Diagnostisches und statistisches Manual psychischer Störungen DSM-III-R (1987). Beltz, Weinheim 1989.

Diamond, E.L.: The role of anger and hostility in essential hypertension and coronary heart disease. Psychol. Bull. 92 (1982) 410–433.

Diamond, S.: Depression and headache. Headache 23 (1983) 122–126.

DiCara, L.V., N.E. Miller: Instrumental learning of systolic blood pressure responses by curarized rats: dissociation of cardiac and vascular changes. Psychosom. Med. 30 (1968) 489–494.

Dichgans, J., A. Brinkmann: Dystonien und Athetosen. In: Brandt, Th., J. Dichgans, H.C. Diener (Hrsg.): Therapie und Verlauf neurologischer Erkrankungen. Kohlhammer, Stuttgart–Berlin–Köln-Mainz 1988.

Dick, A.P., L.P. Holt, E.R. Dalton: Persistence of mucosal abnormality in ulcerative colitis. Gut 7 (1966) 355–360.

Dick-Read, G. (1933): Mutterwerden ohne Schmerz. Die natürliche Geburt. Hoffmann & Campe, Hamburg 1971.

Dickes, R.A.: Brief therapy of conversion reactions: An inhospital technique. Amer. J. Psychiat. 131/5 (1974) 584–586.

»Die Bedeutung funktioneller Syndrome in der Allgemeinpraxis.« Ärztl. Wschr. 14 Heft 30/31 (1957) 573.

Diederichs, P.: Zur Psychosomatik der Miktionsstörungen. Habilitationsschrift, Berlin 1983.

Diederichs, P.: Sexualität und Miktionsstörung. Gynäkologe 19 (1986) 37.

Diederichs, P.: Körpererleben von Männern mit Prostatopathie. In: Brähler, E. (Hrsg.): Körpererleben, S. 125. Springer, Berlin 1986.

Diederichs, P.: Zur Relevanz narzißmusteoretischer Aspekte in der psychosomatischen Medizin. In: Rudolf, G., U. Rüger, H.H. Studt (Hrsg.): Psychoanalyse der Gegenwart, S. 223. Vandenhoeck & Ruprecht, Göttingen 1987.

Diederichs, P.: Psychosomatische Störungen des männlichen Urogenitaltrakts. In: Brähler, E., A. Meyer (Hrsg.): Partnerschaft, Sexualität und Fruchtbarkeit, S. 207. Springer, Berlin, 1988.

Diederichs, P.: Zur Psychosomatik der Miktion. In: Kentenich, H., M. Rauchfuß, P. Diederichs (Hrsg.): Psychosomatische Gynäkologie und Geburtshilfe 1993/94, S. 49. Springer Berlin–Heidelberg–New York 1994.

Dieffenbach, J.F.: Der Aether gegen den Schmerz, S. 133f. Hirschfeld, Berlin 1847.

Diehl, V., A. Diehl: Medizin zwischen Heil und Unheil. Antrittsvorlesung, Köln 1984.

Diehl, V., K. Köhle: Antrag an die Robert-Bosch-Stiftung auf Verlängerung des Projekts: Integration des psychosomatischen Arbeitsansatzes in die I. Med. Klinik der Universität zu Köln. 1989.

Diener, H.D.: Klinik des Analgetikakopfschmerzes. Dtsch. med. Wschr. 109 (1988) 472–476.

Dienstbier, R.A.: Mutual impacts of toughening on crises and losses. In: Montada, L., S.-H. Filipp, M.J. Lerner (eds.): Life Crises and Experiences of Loss in Adulthood, pp. 367–384. Erlbaum, Hillsdale/NJ 1992.

Dietrich, B., G. Chemnitz, U. Müller: Präoperative Ängste bei orthopädischen Patienten in Abhängigkeit von den Narkoseformen Leitungsanästhesie und Vollnarkose. In: Tewes, U. (Hrsg.): Angewandte Medizinpsychologie, S. 342–353. Fachbuchhandlung für Psychologie (Verlagsabteilung), Frankfurt/a.M. 1984.

Dietzel, I., U. Heinemann, H.D. Lux: Relations between slow extracellular potential changes, glial potassium buffering and electrolyte and cellular volume changes during neuronal hyperactivity in cat brain. Glia 2 (1989) 25–44.

Digman, J.M.: Personality structure: emergence of the five-factor model. Ann. Rev. Psychol. 41 (1990) 417–440.

Dilling, H.: Epidemiologie. In: Häfner, H. (Hrsg.): Forschung für die seelische Gesundheit, S. 201- 213 Springer, Berlin– Heidelberg–New York 1983.

Dilling, H., S. Weyerer: Epidemiologie psychischer Störungen und psychiatrischer Versorgung. Urban & Schwarzenberg, München–Wien–Baltimore 1978.

Dilling, H., S. Weyerer, H. Lisson: Zur ambulanten psychiatrischen Versorgung durch niedergelassene Nervenärzte. Soz. Psych. 10 (1975) 111–131.

Dilling, H., S. Weyerer, R. Castell: Psychische Erkrankungen in der Bevölkerung. Enke, Stuttgart 1984.

Dilling, H., W. Mombour, M.H. Schmidt (Hrsg.): Internationale Klassifikation psychischer Störungen – ICD 10 [Kap. V (F), klinisch-diagnostische Leitlinien]. Huber, Bern–Göttingen–Toronto 1991.

Dimberg, U., A. Oehman: The effects of directional facial cues on electrodermal conditioning to facial stimuli. Psychophysiol. 20 (1983) 160–167.

Dimond, E.G., C.F. Kittle, J.E. Crocett: Comparison of Internal-Mammeria-Artery Ligation and Sham Operation for Angina Pectoeis. Amer. J.Cardiol. (1960) 483–486.

Dimsdale, J.E., T.P. Hackett, A.M. Hutter et al.: Type A personality and extent of coronary atherosclerosis. Amer. J. Cardiol. 42 (1978) 583–586.

Dimsdale, J.E., T.P. Hackett, P.C. Block et al.: Emotional correlates of Type A behavior pattern. Psychosom. Med. 40 (1978) 580–583.

Dippel, B., E. Schnabel, S. Bossert, J.-C. Krieg, M. Berger: Vom Lernprozeß im Umgang mit bulimischen Patienten. Prax. Psychother. Psychosom. 33 (1988) 21–34.

Dirks, J.F., R.A. Kinsman, N.F. Jones, S.L. Spector, P.T. Davidson, N.W. Evans: Panic-fear: a personality dimension related to length of hospitalization in respiratory illness. J. Asthma Res. 14 (1977) 61–71.

Dirks, J.F., D.J. Horton, R.A. Kinsman, K.H. Fross, N.F. Jones: Patient and physician characteristics influencing medical decisions in asthma. J. Asthma Res. 15 (1978) 171–178.

Dirks, J.F., A. Paley, K.H. Fross: Panic-fear research in asthma and the nuclear conflict theory of asthma: similarities, differences and clinical implications. Brit. J. med. Psychol. 52 (1979) 71–76.

Dirks, J.F., J.C. Shraa, E.L. Brown, R.A. Kinsman: Psychomaintenance in asthma: hospitalization rates and financial impact. Brit. J. med. Psychol. 53 (1980) 349–354.

Dirks, J.F., K.R. Sharon, P.N. Moore: The prediction of psychomaintenance in chronic asthma. Psychother. and Psychosom. 36 (1981) 105–115.

Dirnagl, K., J. Kugler: Wetter und Kopfschmerz. In: Barolin, G.S. (Hrsg.): Kopfschmerz 1981/1, S. 55–66. Braun, Karlsruhe 1981.

Ditto, B.: The application of the twin design to the study of individual differences in psychophysiological measures. Psychophysiol. 25 (1988) 423.

Ditto, P.H., J.B. Jemmott, J.M. Darley: Appraising the threat of illness: A mental representational approach. Health Psychol. 7 (1988) 183.

Ditto, P.H., J.B. Jemmott: From rarity to evaluative extremity: Effects of prevalence information on the evaluation of positive and negative characteristics. J. Personal. Soc. Psychol. 57 (1989) 16.

Dixhoorn, J. van, H.J. Duivenvorden, J.A. Staal, J. Pool, V. Verhage: Cardiac events after myocardial infarction: possible effect of relaxation therapy. Europ. Heart J. 8 (11) (1987) 1210–1214.

Dixon, A.S.J.: Diagnosis of low back pain – sorting the complainers. In: Jayson, M. (ed.): The Lumbar Spine and Back Pain, pp. 135–156. Grune & Stratton, New York 1976.

Dlin, B.M., W. Winters, K. Fischer, P. Koch: Psychological adaptation to pacemaker following cardiac arrest. Psychosomatics 7 (1966) 73–80.

Dlin, B.M., A. Stern, S.J. Poliakoff: Survivors of cardiac arrest. Psychosomatics 15 (1974) 61–67.

Dmoch, W., B. Fervers-Schorre: Psychische Probleme bei Brutoperationen. Gynäkologe, 15 (1982) 216.

Dmoch, W., C. Osario: Untersuchungen zur Psychodynamik und Persönlichkeitsstruktur bei Frauen mit vorzeitigen Wehen. In: Frick-Bruder, V., P. Platz (Hrsg,): Psychosomatische Probleme in der Gynäkologie und Geburtshilfe. Springer, Berlin 1984.

Dobreff, M.: Experimenteller Beitrag über den Einfluß von Affekten und Muskelarbeit auf die Urinausscheidung. Arch. ges. Physiol. 213 (1926) 511.

Dobson, M., A.E. Tattersfiels, N.W. Adler et al.: Attitudes and long-term adjustment of patients surviving cardiac arrest. Brit. Med. J. 24 (1971) 207–212.

Docherty, J., S. Fiester: The therapeutic alliance and compliance with psychopharmacology. In: Hales, R.E., S.J. Frances (eds.): Annual Review. Amer. Psychiat., Washing./DC 1985.

Docherty, J.S.: Managing Compliance Problems in Psychopharmacology. In: Flad, F. (ed.): Psychobiology and Psychopharmacology. Norton, New York 1989.

Dodes, L.M.: The psychology of combining dynamic psychotherapy and Alcoholics Anonymous. Bull. Menninger. Clin. 52 (1988) 283–293.

Dölle, W.: Funktionelle Syndrome (Reizmagen, Colon irritabile, Obstipation). Konsequenzen und praktisches Vorgehen. In: Goebell, H., J. Hotz, E.H. Farthmann (Hrsg.): Der chronisch Kranke in der Gastroenterologie. Springer, Berlin–Heidelberg–New York–Tokyo 1984.

Dölle, W., H. Wiedmann: Das Colon irritabile. Excerpta Medica, Amsterdam 1978.

Doenecke, P., R. Föthner, G. Harbauer, L. Bethe: Medizinische und soziale Rehabilitation von Schrittmacherträgern. Münch. med. Wschr. 116 (1974) 983–986.

Dören, M, H.P.G., Schneider: Therapie des Klimakteriums. Speculum 11 (1993) 20–29.

Doerfler, L.G.: Psychogenic deafness and its detection. Ann. Otol. 60 (1951) 1045.

Dörner, D., T.H. Stäudel: Emotion und Kognition. In: Scherer, K.R. (eds.): Psychologie der Emotion (Motivation & Emotion. Enzyklopädie der Psychologie), Bd. III, S. 293–345. Hogrefe, Göttingen 1990.

Doghramji, K.: Sleep disorders – a selective update. Hosp. Community Psychiat. 40 (1989) 29–40.

Doherty, W.J., M.A. Baird: Family Therapy and Family Medicine. Guilford, New York–London 1983.

Dohrenwend, B.P.: Sociocultural and social-psychological factors in the genesis of mental disorders. J. Health soc. Behav. 16 (1975) 365–392.

Dohrenwend, B.P., B.S. Dohrenwend: Social status and psychological disorder. a casual inquiry. Wiley, New York 1969.

Dohrenwend, B.P., B.S. Dohrenwend: Sex differences in psychiatic disorders. Amer. J. Sociol. 81 (1976) 1447–1459.

Dohrenwend, B.S., B.P. Dohrenwend: Some issues in research on stressful life events. J. nerv. ment. Dis. 166 (1978) 7–15.

Dolan, R.J., S.P. Calloway, P. Fonagy, F.V.A. De Souza, A. Wakeling: Life events, depression and hypothalamic-pituitary-adrenal axis function. Brit. J. Psychiat. 147 (1985) 429–433.

Dollard, J., N.E. Miller: Personality and Psychotherapy: An Analysis in Terms of Learning, Thinking and Culture. McGraw-Hill, New York 1950.

Donnison, C.P.: Blood pressure in the African native. Its bearing on the etiology of hypertension and arteriosclerosis. Lancet 1 (1929) 6–7.

Donovan, J.M.: An etiologic model of alcoholism. Amer. J.Psychiat. 143 (1986) 1–11.

Dony, M., A. Böhm: Angstverarbeitung in der präoperativen Phase. In: Tewes, U. (Hrsg.): Angewandte Medizinpsychologie, S. 322–332. Fachbuchhandlung für Psychologie (Verlagsabteilung), Frankfurt/a.M. 1984.

Doran, A.R., D.R. Rubinow, A. Roy, D. Pickar: CSF somatostatin and abnormal response to dexamethasone administration in schizophrenic and depressed patients. Arch. gen. Psychiat. 43 (1986) 305–373.

Dorian, B., P. Garfinkel, E. Keystone, R. Gorczyinski, P. Darby, D. Garner: Occupational stress and immunity. Psychosom. Med. 47 (1985) 77.

Dornes, M.: Der kompetente Säugling. Fischer TB 1993.

Douglas, D., H. Anisman: Helplessness or expectancy incongruency: effects of aversive stimulation on subsequent performance. J. exp. Psychol. (Hum. Percept. Perform.) 1 (1975) 411–417.

Dowling, S.: Going forth to meet the environment: A developmental study of seven infants with esophageal atresia. Psychosom. Med. 42. suppl. (1980) 153–161.

Downing, G.: The body and the world: A direction of psychotherapy (in Vorbereitung).

Doyle, D.: Oxford Textbook of Palliative Medicine. Oxford Univ. Press., Oxford 1993.

Doyle, J.T., W.B. Kannel, P. McNamara et al.: Factors related to sudden death from coronary disease: combined Albany-Framingham studies. Amer. J. Cardiol. 37 (1976) 1073.

Drachmann, D.A., C.W. Hart: An approach to the dizzy patient. Neurology 22 (1972) 323–334.

Draijer, N.: Sexksueel misbruik van meisjes door verwanten. Ministerie van Sociale Zaken en Werkgelegenheid, 1988.

Drayer, J.I.M, M.a. Weber, E.R. Chard: Non-invasive automated blood pressure monitoring in ambulatory normotensive men. In: Weber, M.A., J.I.M. Drayer (eds.): Ambulatory Blood Pressure Monitoring. Steinkopff, Darmstadt 1984.

Drees, A.: Konfliktbearbeitung, Beratung und Psychotherapie in Dialyse-Einrichtungen. Gr. Ther. Gr. Dy. 11 (1976) 150–157.

Drees, A.: Psychosomatische Aspekte der Colitis ulcerosa. Therapie Gegenw. 116 (1977) 1330–1346.

Drees, A.: Folter, Opfer, Therapeuten (Vortrag). Lateinamerika-Institut der Universität Wien 1992.

Drees, A., F.J. Schmidt: Entkopplung oder Ultrakurztherapie des Torticollis. Z. psychosom. Med. 35 (1989) 38–47.

Dreher, F., P. Woods: Strategic Hypnotherapy. Handout, Berkeley CA 1989.

Drenich, E.J., S.B. Gurunanjappa, F.S.A. Seltzer, D.G. Johnson: Excessive mortality and causes of death in morbidly obese men. J.Amer. med. Ass. 243 (1980) 443–445.

Drewes, C., J. v. Wietersheim: Themenzentrierte Gruppentherapie. In: Feiereis, H. (Hrsg): Diagnostik und Therapie der Magersucht und Bulimie. Marseille, München 1989.

Dreyfuss, F., H. Dasberg, M.I. Assael: The relationship of myocardial infarction to depressive illness. Psychother. and Psychosom. 17 (1969) 73–81.

Dreyfuss, H.L.: Die Grenzen künstlerischer Intelligenz. Athenäum, Frankfurt 1985.

Driessen, M., F. Balck: Chronische Niereninsuffizienz: Prädiktoren für eine günstige Adaptation . Psychother. Psychosom. med. Psychol. 41 (1991) 362–371.

Drigalski, D. v.: Blumen auf Granit. Eine Irr- und Lehrfahrt durch die deutsche Psychoanalyse. Ullstein, Frankfurt/a.M.-Berlin–Wien 1979.

Drizol, T., A.L. Dannenberg, A. Engel, National Center for Health Statistics: Blood pressure levels in persons 18–74 years of age in 1976–1980 and trends in blood pressure from 1960 to 1980 in the United States. Vital and Health Statistics. Series 11, No. 234. Hyatsville, Md.: Government Printing Office 1986 (DHSS Publication No. (PHS) 86–1684).

Drossmann, D.A.: Psychogenic abdominal pain. In: Chey, W.Y. (ed.): Functional Disorders of the Digestive Tract, pp. 252–258. Raven, New York 1983.

Drossman, D.A., W.G. Thompson: The irritable bowel syndrome: Review and a graduated multicomponent treatment approach. Ann. intern. Med. 116 (1992) 1009–1016.

Drossman, D.A., R.S. Sandler, D.C. McKee, A. J. Lovitz: Bowel dysfunction among subjects not seeking health care. Gastroenterology 83 (1982) 529–534.

Drossman, D.A., J. Leserman, G. Nachman, Z. Li, H. Gluck, T.C. Toomey, C.M. Mitchell: Sexual and physical abuse in women with function or organic gastrointestinal disorders. Ann. intern. Med. 113 (1990a) 828–833.

Drossman, D.A., W.G. Thompson, N. J. Talley, P. Funch-Jensen, J. Janssens, W.E. Whitehead: Identification of subgroups of functional gastrointestinal disorders. Gastroenterol. Int 3 (1990b) 159–172.

Drost, R.: Sogenannte Prothesenunverträglichkeit. Zahnärztl. Welt 87 (1978) 848–907.

Drotar, D., M.A Ganowsky: Mental health intervention with children and adolescents with end-stage renal failure. Int. J. Psychiat. Med. 7 (1976/77) 179–192.

Drotar, D., M.A. Ganowsky: A family oriented supportive approach to dialysis and renal transplantation in children.

In: Levy, N.B. (ed.): Psychonephrology 1, pp. 79–92. Plenum, New York 1981.

Drühe, C., W. Hartje: Hypoxische Amnesie nach Herzstillstand. Nervenarzt 60 (1989) 280–283.

Drummond, P.D.: Vascular responses in headache-prone subjects during stress. Biol. Psychol. 21 (1985) 11–25.

Druss, R.G., D.S. Kornfeld: The survivors of cardiac arrest. J. Amer. Med. Ass. 201 (1967) 291–296.

DSM-III-R: American Psychiatric Association (APA): Diagnostic and Statistical Manual of Mental Disorders, 3rd ed. Washington 1987; Dtsch.: Diagnostisches und statistisches Manual psychischer Störungen. Beltz, Weinheim 1989.

Dubos, R.: Hippocrates in modern dress. Proc. Inst. Med. 25 (1965) 242–251.

Dubowitz, V., L. Hersov: Management of children with non-organic (hysterical) disorders of motor function. Develop. Med. Child Neurol. 18 (1976) 358–368.

Duden, Band 7: Etymologie, Herkunftswörterbuch der deutschen Sprache. Bibliographisches Institut, Mannheim–Wien–Zürich 1963.

Dudley, D.L., T.H. Holmes, C.J. Martin, H.S. Ripley: Changes in respiration associated with hypnotically induced emotion, pain and exercise. Psychosom. Med. 26 (1964) 46–57.

Dudley, D.L., C.J. Martin, T.H. Holmes: Dyspnea: psychological and physiologic observations. J. psychosom. Res. 11 (1968) 325–339.

Dührssen, A.: Katamnestische Ergebnisse bei 1004 Patienten nach analytischer Psychotherapie. Z. Psychosom. Med. 8 (1962) 94–113.

Dührssen, A.: Psychogene Erkrankungen bei Kindern und Jugendlichen. Verlag für med. Psychol., Göttingen 1974.

Dührssen, A., E. Jorswieck: Eine empirisch-statistische Untersuchung zur Leistungsfähigkeit psychoanalytischer Behandlung. Nervenarzt 36 (1965) 166–169.

Duerr, H.P.: Der Mythos vom Zivilisationsprozeß. Suhrkamp, Frankfurt/a.M. 1990.

Duffy, E.: Activation. In: Greenfield, N.S., R.A. Sternbach (eds.): Handbook of Psychophysiology. Holt, Rinehart and Winston, New York 1972.

Dumitrascu, D.L., A. Baran: Irritable bowel syndrome complaints following the uprising of December 1989 in Romania. Medicine and War 7 (1991) 100–104.

Dunbar, F.: Psychoanalytic notes relating to syndromes of asthma and hay fever. Psychoanal. Quart. (1938) 25.

Dunbar, F.: Psychosomatic Diagnosis. Hoeber, New York 1943, 1948.

Dunbar, F.: Mind and body. Random House, New York 1948.

Dunbar, F.: Psychiatry in the Medical Specialitites. Hoeber, New York 1959.

Dunbar, H.F., T.P. Wolfe, J.M. Rioch: Psychiatric aspects of medical problems: the psychic component of the disease process (including convalescence) in cardiac, diabetic and fracture patients. Amer. J. Psychiatr. 93 (1936) 649–679.

Dunbar, H.F.: Emotions and bodily changes; 4th edition. Columbia University Press, New York 1954.

Dunn, A.J., C.W. Berridge: Physiological and behavioral responses to corticotropin-releasing factor administration: is CRF a mediator of anxiety or stress responses? Brain Res. Rev. 15 (1990) 71–100.

Dupont, B., E. Flenstedt-Jensen, E. Sandoe: The long-term prognosis for patients after cardiac arrest. Amer. Heart J. 78 (1969) 444–449.

Dupuis, A.: Assessment of the psychological factors and responses in self-managed patients. Diabetes Care 3 (1980) 117–120.

Dusch, T. v.: Lehrbuch der Herzkrankheiten, S. 334. Engelmann, Leipzig 1868.

Dustan, H.P.: Obesitas and hypertension. In: Lauer, R.M., R.B. Shekelle (eds.): Childhood Prevention of Atherosclerosis and Hypertension, pp. 305–312. Raven, New York 1980.

Dvorak, J., M.H. Gauchat, L. Valach: The outcome of surgery for lumbar disc herniation. A 4–17 years' follow-up with emphasis on somatic aspects. Part I. Spine 13 (1988a) 1418–1422.

Dvorak, J., L. Valach, P. Fuhrimann, E. Heim: The outcome of surgery for lumbar disc herniation. A 4–17 years' follow-up with emphasis on psychosocial aspects. Part II. Spine 13 (1988b) 1423–1427.

Dworkin, B.: Hypertension as a learned response: The baroreceptor reinforcement hypothesis. In: Elbert, T., W. Langosch, A. Steptoe, D. Vaitl (eds.): Behavooural Medicine in Cardiovasculer Disorders, p. 17. Wiley, Chichester 1988.

Dworkin, B.R., R.J. Filewich, N.E. Miller, N. Craigmyle, T.G. Pickering: Baroreceptor activation reduces reactivity to noxious stimulation: implications for hypertension. Science 205 (1979) 1299–1301.

Dworkin, S., J. Marbach: Group therapy with chronic MPD patients. J. dent. Res. (spec. issue) (1974) 126.

Dyck, D.G., A.H. Greenberg, T.A.G. Osachuk: Tolerance to drug-induced (Poly I:C) natural killer cell activation: Congruence with a Pavlovian conditioning model. J. Exp. Psychol. (Anim. Behav.) 12 (1986) 25–31.

Dyck, D.G., S.M. Driedger, R. Nemeth, T.A.G. Osachuk: Conditioned tolerance to drug-induced (Poly I:C) natural killer cell activation: Effects of drug-dosage and context-specifity parameters. Brain Behav. Immun. 1 (1987) 251–266.

Dyck, D.G., A.H. Greenberg, T.A. Osachuk: Drug-induced (Poly I:C) pyrexic responses. Congruence with a compensatory conditioning analysis. Psychobiology 17 (1989) 171–178.

Dyck, D.G., L. Janz, T.A.G. Osachuk, J. Falk, J. Labinsky, A.H. Greenberg: The Pavlovian conditioning of IL–1-induced glucocorticoid secretion. Brain Behav. Immun. 4 (1990) 93–104.

Eagle, K.: Evaluation of patients with syncope. New Engl. J. Med. 29 (1983) 1630.

Eaker, E.D., M. Feinleib: Psychological factors and the 10-year incidence of cerebrovascular accident in the Framingham Heart Study. Psychosom. Med. 45 (1981) 84.

Eames, P.: Hysteria following brain injury. J. Neurol. Neurosurg. Psychiatry 55 (1992) 1046–1053.

Eastman, J., G.B. Mesibov: Family intervention in a private pediatric practice. Journ. Marital and Fam. Therapy 7 (1981) 461.

Ebbinghaus, H.: Über eine neue Methode zur Prüfung geistiger Fähigkeiten und ihrer Anwendung bei Schulkindern. Z. f. Psysologie 13 (1897).

Eberbach, W.H.: Die ärztliche Schweigepflicht. In: Jäger, H. (Hrsg.): Aids und die HIV-Infektionen. ecomed, Landsberg 1988.

Eberspächer, H.E.: Über die Integration von Psyche und Soma im methodischen Vorgehen der Funktionellen Entspannung. In: Lamprecht, F. (Hrsg.): Spezialisierung und Integration in Psychosomatik und Psychotherapie, S. 160. Springer, Berlin–Heidelberg–New York 1987.

Eccles, J.C.; in: Popper, K.R., J.C. Eccles: Das Ich und sein Gehirn, S. 428–452. Piper, München 1982.

Eckensberger, D., G. Overbeck, E. Wolff: Ein objektivierendes Verfahren zur diagnostischen Untergruppenbildung von Ulkuskranken. Z. psychosom. Med. Psychoanal. 23 (1977) 371–386.

Eckert, E.D., Th.J. Bouchard, J. Ohlen, L.L. Heston: Homosexuality in monozygotic twins reared apart. Brit. J. Psychiat. 148 (1986) 421–425.

Eckert, J., E.M. Biermann-Ratjen, S. Tönnies, W. Wagner: Heilfaktoren in der Gruppenpsychotherapie. Gruppenpsychother. Gruppendyn. 17 (1981) 142–162.

Eckhardt, A.: Die Dynamik der Arzt-Patient-Beziehung bei vorgetäuschter Störung (heimliche Artefaktkrankheit). Psychother. Med. Psychol. 38 (1988) 352–358.

Eckhardt, A.: Das Münchhausen-Syndrom. Formen der selbstmanipulierten Krankheit. Urban & Schwarzenberg, München–Wien–Baltimore 1989.

Eckhardt, A.: Im Krieg mit dem Körper – Autoaggression als Krankheit. rororo Sachbuch Bd. 9508. Rowohlt, Reinbek 1994.

Edelman, G.: Topobiology. Sci. Amer. May (1989) 44–52.

Editorial: Benzodiazepine: kein Mittel gegen Alltagsärger. Dtsch. Ärztebl. (1981) 2229.

Edmeads, J.: Migraine – resuscitation of the vascular theory. Headache 29 (1989) 55–56.

Edmeads, J.: What is migraine? Controversy and stalemate in migraine pathophysiology. J. Neurol. 238 (1991) 52–55.

Edwards, E.A., R.H. Rahe, P.M. Stephens, I.P. Henry: Antibody response to bovine serum albumin in mice: The effects of psychosocial environmental change. Proc. Soc. Exp. Biol. 164 (1980) 478–481.

Edwards, F., S. Truelove: The course and prognosis of ulcerative colitis. Gut 4 (1963) 299–308; 309–315. Gut 5 (1964) 1–22.

Edwards, M.H., J.J. Calabro, M.E. Wied: Patients' attitudes and knowledge concerning arthritis. Arthr. and Rheum. 7 (1964) 425–435.

Egbert, L.D., S.E. Battit, C.E. Welch, M.K. Bartlett: Reduction of postoperative pain by encouragement and instructions of patients. A study of doctor-patient-rapport. New Engl. J. Med. 270 (1964) 825–827.

Egeland, J.A., A.M. Hostetter: Amish study, I. Affective disorders among the Amish, 1976–1980. Amer. J. Psychiat. 140 (1983) 56–61.

Egeland, J.A., D.S. Gerhard, D.L. Pauls, J.N. Sussex, K.K. Kidd, C.R. Allen, A.M. Hostetter, D.A. Housman: Bipolar affective disorders linked to DNA markers on chromosome 11. Nature (Lond.) 325 (1987) 783–787.

Egerton, N., J.H. Kay: Psychological disturbances associated with open-heart surgery. Brit. J. Psychiat. 110 (1964) 433–439.

Egger, M., G.D. Smith, A.U. Teuscher, A. Teuscher: Influence of human insulin on symptoms and awareness of hypoglycaemia: a randomized, double-blind, crossover trial. Brit. med. J. 308 (1991) 622–626.

Eggers, C.: Depressive Kleinkinder. Welche Rolle spielt die Mutter-Kind-Beziehung? Medical Tribune 16 (1977) 54.

Eggers, P.W.: Mortality rates among dialysis patients in Medicare's endstage renal disease program. Amer. J. Kidney Dis. 15 (1990) 414–421.

Egle, T., K. Heucher, S.O. Hoffmann, U. Porsch: Psychoanalytisch orientierte Gruppentherapie mit psychogenen Schmerzpatienten. Ein Beitrag zur Behandlungsmethodik. Psychother. Psychosom. med. Psychol. 42 (1992) 79–90.

Egle, U.: Die Arzt-Patient-Beziehung als affektives Lernziel im Medizinstudium – Konzept und Evaluation der Anamnesegruppe. Dissertation, Marburg 1982a.

Egle, U.: Patientenorientierte Medizinerausbildung – Reader zur studentischen Selbsthilfe. Marburg 1982b (unveröffentlicht).

Egle, U.T.: Auf der Suche nach den Wurzeln psychogen bedingter Mund-Krankheiten. Zahnärztl. Mitt. 75 (1985) 2413.

Egle, U.T., S.O. Hoffmann (Hrsg.): Der Schmerzkranke. Grundlagen, Pathogenese, Klinik und Therapie chronischer Schmerzsyndrome aus bio-psycho-sozialer Sicht. Schattauer, Stuttgart–New York 1993.

Egle, U.T., U. Porsch: Psychogene Schmerzzustände. Abwehrstruktur und taxonomische Subgruppen. Nervenarzt 63 (1992) 281–288.

Egle, U.T., M.L. Rudolf, S.O. Hoffmann, K. König, M. Schöfer, R. Schwab, H. v. Wilmowsky: Persönlichkeitsmerkmale, Abwehrverhalten und Krankheitserlcbcn bei Patienten mit primärer Fibromyalgie. Z. Rheum. 48 (1989) 73–78.

Egle, U.T., R. Schwab, U. Porsch, S.O. Hoffmann: Ist eine frühe Differenzierung psychogener von organischen Schmerzpatienten möglich? Literaturübersicht und Ergebnisse einer Screeningstudie. Nervenarzt 62 (1991) 148–157.

Egle, U.T., K. Heucher, S.O. Hoffmann, U. Porsch: Psychoanalytisch orientierte Gruppentherapie mit psychogenen Schmerzpatienten. In: Egle, U.T., S.O. Hoffmann: Der Schmerzkranke, S. 380–394. Thieme, Stuttgart–New York 1993.

Ehlers, A., J. Margraf, W.T. Roth, C.B. Taylor, R.J. Maddock, J. Sheikh, M.L. Kopell, K.L. McClenahan, D. Gossard, G.H. Blowers, W.S. Agras, G.H. Kopell: Lactate infusion and panic attacks: Do patients and controls respond differently? Psychiat. Res. 17 (1986) 295–308.

Ehlers, C.L., E. Frank, D.J. Kupfer: Social zeitgebers and biological rhythms. An unified approach to understanding the etiology of depression. Arch. gen. Psychiat. 45 (1988) 948–952.

Ehlich, K.: Zur Struktur der psychoanalytischen Deutung. Unveröffentl. Aufsatz, Universität Tilburg 1981.

Ehrenfels, C.H. v.: Historisches Wörterbuch der Philosophie, Bd. 3, S. 546, S. 550. Schwabe, Basel–Stuttgart 1969.

Ehrensperger, Th.: Bioenergetische Analyse. In: Maurer, Y. (Hrsg.): Bedeutende Psychotherapieformen der Gegenwart. Hippokrates, Stuttgart 1985.

Ehrensperger, Th.: Bioenergetic Analysis in Psychosomatic Medicine – Short Term Bioenergetic Therapy Presentation at the 8th International Conference, May 25–31 of the International Institute for Bioenergetic Analysis, p. 21. Ismonde/Belgium 1986.

Ehrensperger, Th.: Psychosomatische Medizin und Bioener-getische Analyse. In: Hoffmann-Axthelm, D. (Hrsg.): Der Körper in der Psychotherapie. Transform, Oldenburg 1991.

Ehrström, M.C.: Psychogene Blutdrucksteigerung. Kriegshypertonien. Acta med. scand. 122 (1945) 546–570.

Eibach, H.: Die Psychodynamik einer chronischen Herzneurose im Lichte des Katathymen Bilderlebens – Behandlung und zugleich ein Beitrag zur 'endlichen Analyse'. In: Leuner, H., O. Lang (Hrsg.): Psychotherapie mit dem Tagtraum, S. 203–228. Huber, Bern 1982.

Eibl-Eibesfeldt, I.: Die Biologie des menschlichen Verhaltens. Grundriß der Humanbiologie. Piper, München 1984.

Eichenbaum, H., T. Otto, N.J. Cohen: Two functional components of the hippocampal memory system. Behav. Brain Sci. 17 (1994) 449–518.

Eicher, W., V. Herms: Zur Epidemiologie des Mamma-Carcinoms. Fortschr. Med. 97 (1979) 1683.

Eicher, W., V. Herms, C. Repschläger, F. Kubli: Psychosomatik der Hysterektomie. Sexualmed. 4 (1975) 351.

Eichhorn, T., G. Martin: Verlauf und Prognose beim Hörsturz. HNO 32 (1984) 341.

Eiff, A.W. v.: Zur Physiologie des emotionalen Streß. In: Eiff, A.W. v. (Hrsg.): Seelische und körperliche Störungen durch Streß. Fischer, Stuttgart–New York 1976.

Eiff, A.W. v., H. Neus: Verkehrslärm und Hypertonie-Risiko. Münch. med. Wschr. 122 (1980) 894–896.

Eiff, A.W. v., C. Piekarski: Stress reactions of normotensives and hypertensives and the influence of female sex hormones on blood pressure regulation. In: De Jong, W., A.P. Provoost (eds.): Progress in Brain Research, vol. 47: Hypertension and Brain Mechanisms, pp. 289–299. Elsevier, Amsterdam–Oxford–New York 1977.

Eiff, A.W. v., G. Kloska, H. Quint: Essentielle Hypertonie. Klinik, Psychophysiologie und Psychopathologie. Thieme, Stuttgart 1967.

Eiguer, A., A. Ruffiot: Das Paar und die Liebe. Psychoanalytische Paartherapie. Klett-Cotta, Stuttgart 1991.

Eikelboom, R., J. Stewart: Conditioning of drug-induced physiological responses. Psychol. Rev. 89 (1982) 507–528.

Einstein, A.: Out of My Later Years. Philosophical Library, New York 1950.

Einstein, A., L. Infeld: The Evolution of Physics. Simon & Schuster, New York 1938.

Eisenberg, D.M., T.L. Delbanco, C.S. Berkey, T.J. Kaptchuk, B. Kupelnick, J. Kuhl, T.C. Chalmers: Cognitive behavioral techniques for hypertension: Are they effective? Ann. intern. Med. 118 (1993) 964–972.

Eisenberg, L.: Science in medicine: too much or too little and too limited in scope? Amer. J. Med. 84 (1988) 483–491.

Eisenberg, L.: Treating depression and anxiety in primary care. New Engl. J. Med. (April) (1992).

Eisenberg, M.G., L.C. Sutkin, M.A. Jansen (eds.): Chronic Illness and Disability through the life span: Effects on Self and Family, vol. 4. In: T.E. Backer (ed.): Springer Series in Rehabilitation. Springer, New York 1984.

Eisenberg, M.S., A. Hallstrom, L. Bergner: Long-term survival after out-of-hospital cardiac arrest. New Engl. J. Med. 306 (1982) 1340–1344.

Eissler, K.R.: The Psychiatrist and the Dying Patient. Int. Univ. Press, New York 1955. Dtsch.: Der sterbende Patient: Zur Psychologie des Todes. Frommann-Holzboog, Stuttgart 1978.

Eitinger, L.: Concentration Camp Survivors in Norway and Israel. Universitetsforlager, Oslo. Allen & Unwin, London 1964.

Ekman, P.: Universal and cultural differences in facial expression of emotion. In: Nebraska Symposium on Motivation 1971, pp. 207–283.

Ekman, P.: Telling Lies. Clues to Deceit. Norton, New York 1985.

Ekman, P.: Gesichtsausdruck und Gefühl. Junfermann, Paderborn 1988.

Elbert, T., B. Rockstroh, W. Lutzenberger, M. Kessler, R. Pietrowsky, N. Birbaumer: Baroreceptor stimulation alters pain sensation depending upon tonic blood pressure. Psychophysiol. 25 (1988) 25–29.

Elder, R.G.: Social class and lay explanations of the etiology of arthritis. J. Health Social Behavior 14 (1973) 28–38.

Elder, S.T., Z.R. Ruiz, H.L. Deabler, R.L. Dillenkofer: Instrumental conditioning of diastolic blood pressure in essential hypertensive patients. J.appl. anal. Behav. 6 (1973) 377–382.

Elias, N.: Über den Prozeß der Zivilisation. Soziogenetische und psychogenetische Untersuchungen (1936). Suhrkamp, Frankfurt 1976.

Eliasson, K., P. Hjemdahl, T. Kahan: Circulatory and sympatho-adrenal responses to stress in borderline and established hypertension. J. Hypertension 1 (1983) 131–139.

Eliasson, S., B. Folkow, P. Lindgren, B. Uvnäs: Activation of sympathetic vasodilator nerves to the skeletal muscles in the cat by hypothalamic stimulation. Acta physiol. scand. 23 (1951) 333–351.

Eliot, R.S., J.C. Buell: Role of the central nervous system in sudden cardiac death. In: Dembroski, T.M., T.H. Schmidt, G. Blümchen (eds.): Biobehavioral Bases of Coronary Heart Disease, pp. 257–270. Karger, Basel–München–Paris–London–New York–Tokyo–Sydney 1983.

Eliot, R.S., A.D. Forker, R.J. Robertson: Aerobic exercises as a therapeutic modality in the relief of stress. Advanc. Cardiol. 18 (1976) 231–242.

Elkin, I., M.B. Parloff, S. Hadley, J. Autry: NIMH Treatment of Depression Collaborative Research Program: Background and research plan. Arch. Gen. Psychiatry 42 (1985) 305–316.

Elkin, I., P.A. Pilkonis, J.P. Docherty, S.M. Satsky: Conceptual and methodological issues in comparative studies of psychotherapy and pharmacotherapy, I: Active ingredients and mechanisms of change. Amer. J. Psychiat. 145 (1988) 909–917.

Elkin, I., M.T. Shea, J.T. Watkins, S.D. Imber, S.M. Sotsky, J.F. Collins, D.R. Glass, P.A. Pilkonis, W.R. Leber, J.P. Docherty, S.J. Fiester, M.B. Parloff: NIMH Treatment of Depression Collaborative Research Program: General effectiveness of treatments. Arch. Gen. Psychiatry 46 (1989) 971–983.

Ellenberg, M.R., M.L. Ross, J.C. Honet, M. Schwartz, G. Chodoroff, S. Enochs: Prospective evaluation of the course of disc herniations in patients with proven radiculopathy. Arch. Phys. Med. Rehabil. 74 (1993) 3–8.

Ellgring, J.H.: Nonverbal Communication in Depression. Cambridge University Press, Paris 1989.

Elliot R.: The motivational significance of heart rate. In: Obrist, P.A., A.H. Black, J. Brener, L.V. Dicara (eds.): Cardiovascular psychophysisology. Aldine, Chicago 1974.

Elliott, G.R., C. Eisdorfer: Stress and human health. Springer, New York 1982.

Elrod, N.: Freud und Lurija und Wygotski. Psychoanalytiker und Kritiker der Psychoanalyse in der Sowjetunion, S. 181–190. In: Nitschke, B. (Hrsg.): Freud und die akademische Psychologie. Beiträge zu einer historischen Kontroverse. Psychologie Verlags-Union, München 1989.

Elst, P., T. Sybesma, J. van der Stadt, A.P.A. Prins, W. Hissink Muller, A. den Butter: Sexual problems in rheumatoid arthritis and ankylosing spondylitis. Arthr. and Rheum. 27 (1984) 217–220.

Ely, D.L., J.P. Henry: Ethological and physiological theories. In: Kutash, I.L., L.B. Schlesinger et al. (eds.): Handbook on Stress and Anxiety. Jossey Bass, San Francisco 1980.

Emde, R.: Anaclitic depression. A follow-up from infancy to puberty. Psychoanal. Study Child 37 (1982) 67–94.

Emde, R.: Development terminable and interminable.I. Innate and motivational factors from infancy. Int. J. Psychoanal. 69/1 (1988) 23–42. II. Recent psychoanalytic theory and therapeutic considerations. Int. J. Psychoanal. 69/2 (1988) 283–296.

Emmeche, C.: A semiotical reflection on biology, living systems and artificial life. Biol. Phil. 6 (1991) 325–340.

Emmeche, C.: Modeling life: a note on the semiotics of emergence and computation in artificial and natural living systems. In: Sebeok, T.A., J. Umiker-Sebeok (eds.): The Semiotic Web 1991: Biosemiotics. De Gruyter, Berlin–New York 1992.

Emmelkamp, P.M.G.: Treatment of obsessive compulsive patients: The contribution of self-instructional training to the effectiveness of exposure. Behav. Res. Ther. 18 (1980) 61–66.

Emmett, S.W. (ed.): Theory and Treatment of Anorexia and Bulimia. Brunner/Mazel, New York 1985.

Empson, R.M., U. Heinemann: The perforant path projection to hippocampal area CA1 in the rat hippocampal-entorhinal cortex combined slice. J. Physiol. (Lond.) 448 (1995) 707–720.

Enck, P., F. Musial, U. Wallstein, C. Lefhalm, K. Bielefeld, J.F. Erckenbrecht: Perception of rectal distension: Influence of stimulus location and local and systemic anesthesia. Gastroenterology 98 (1990a) A3487 (abstract).

Enck, P., H.J. Lübke: Medikamente, Diät und Psychotherapie bei funktionellen Magen-Darm-Erkrankungen. Verdauungskrankheiten 6 (1990b) 217–222.

Enck, P., J. Herdmann, K. Börgermann, V. Theisen, P. Zacchi, H.J. Lübke: Up and down the spinal cord: afferent and efferent innervation of the external anal sphincter in humans. J. Gastrointest. Mot. 4 (1992) 271–277.

Enck, P., T. Frieling: Human gut-brain interactions. J. Gastrointest. Mot. 5 (1993) 77–87.

Enders, U.: Zart war ich, bitter war's: Sexueller Mißbrauch an Mädchen und Jungen. Kölner Volksblatt-Verlag, Köln 1990.

Endler, N.S., J. McV. Hunt, A.J. Rosenstein: An S-R-Inventory of Anxiousness. Psychological Monographs (1962) 76.

Engel, A.K., P. König, A.K. Kreiter, W. Singer: Interhemispheric synchronization of oscillatory neuronal responses in cat visual cortex. Science 252 (1991) 1177–1179.

Engel, B.T.: Clinical applications of operant conditioning techniques in the control of cardiac arrhythmias. Semin. in Psychiat. 5 (1973) 433.

Engel, B.T., A.F. Bickford: Response specifity, stimulus-response and individual-response specifity in essential hypertension. Arch. gen. Psychiat. 5 (1961) 478–489.

Engel, B.T., K.R. Gaarder, M.S. Glasgow: Behavioral treatment of high blood pressure: I. Analysis of intra- and interdaily variations of blood pressure during a 1-month baseline period. Psychosom. Med. 43 (1981) 255–270.

Engel, B.T., K.R. Gaarder, M.S. Glasgow: Behavioral treatment of high blood pressure: III. Follow-up results and treatment recommendations. Psychosom. Med. 45 (1983) 23–29.

Engel, G.L.: Primary atypical facial neuralgia. An hysterical conversion symptom. Psychosom. Med. 13 (1951) 375–396.

Engel, G.L.: Studies of ulcerative colitis. Amer. J. Med. 19 (1955) 231–256.

Engel, G.L.: Studies of ulcerative colitis. III. The nature of the psychological processes. Amer. J. Med. 19 (1955) 231–256.

Engel, G.L.: Studies of ulcerative colitis. IV. The significance of headaches. Psychosom. Med. 18 (1956) 334–346.

Engel, G.L.: Psychogenic pain and the pain prone patient. Amer. J. Med. 26 (1959) 899–918.

Engel, G.L.: Pseudo-angina. Amer. Heart J. 59 (1960) 325–328.

Engel, G.L.: Is grief a disease? A challenge for medical research. Psychosom. Med. 23 (1961) 187.

Engel, G.L.: Psychological Development in Health and Disease. Saunders, Philadelphia 1962. Dtsch.: Psychisches Verhalten in Gesundheit und Krankheit. Huber, Bern–Stuttgart–Wien 1970.

Engel, G.L.: Fainting, 2nd ed. Thomas, Springfield/Illinois 1962.

Engel, G.L.: Grief and grieving. Amer. J. Nurs. 64 (1964) 93–98.

Engel, G.L.,: Clinical observation. The neglected basic method of medicine. J. Amer. med. Ass. 192 (1965) 842–852.

Engel, G.L.: The psychoanalytic approach to psychosomatic medicine, in modern psychoanalysis.I. Marmor, J. (ed.): New Directions and Perspectives, pp 251–273. Basic Books, New York 1968.

Engel, G.L.: A life setting conducive to illness: the giving-up, given-up complex. Arch int. Med. 69 (1968) 293–300.

Engel, G.L.: Nervousness and fatique. In: Macbride, C.M., (ed.): Signs and Symptoms: Applied Physiology and Clinical Interpretation, 5th. ed. Lippincott, Princeton/NJ 1969.

Engel, G.L.: Psychisches Verhalten in Gesundheit und Krankheit. Huber, Bern–Stuttgart–Wien 1969.

Engel, G.L.: Psychological processes and gastrointestinal disorders. In: Paulson, M. (ed.): Gastroenterologic Medicine. Lea & Febiger, Philadelphia 1969.

Engel, G.L.: Pain. In: MacBryde, G.M., R.S. Blacklow (eds.): Signs and Symptoms: Applied Physiology and Clinical Interpretation, chap. 30, 5th ed. Lippincott, Philadelphia 1970.

Engel, G.L.: Conversion symptoms. In: MacBryde, C.M., R.S. Blacjlow (eds.): Signs and Symptoms: Applied Physiology and Clinical Interpretation, chap. 30, 5th ed. Lippincott, Philadelphia 1970.

Engel, G.L.: Psychological aspects of illness. Unpublished manuscript 1970.

Engel, G.L.: Some limitations of the case presentation method for clinical teaching. An alternative approach. New Engl. J. Med. 284 (1971) 20–24.

Engel, G.L.: Sudden and rapid death during psychological stress. Folklore or folk wisdom? Ann. intern. Med. 74 (1971) 771–782.

Engel, G.L.: Diskussionsbeitrag. In: Weiss, J.M. (ed.): Influence of psychological variables on stress-induced pathology. In: Ciba Foundation Symposium 8: Physiology, Emotion and Psychosomatic Illness. Elsevier, North Holland–London–Amsterdam 1972.

Engel, G.L.: The education of the physician for clinical observation. The role of the psychsomatic (liaison) teacher. J. nerv. ment. Dis. 154 (1972) 159–164.

Engel, G.L.: Enduring attributes of medicine relevant to the education of the physician. Ann. intern. Med. 78 (1973) 587–593.

Engel, G.L.: Signs of giving up. In: Troup, S.B., W.A. Greene (eds.): The Patient, Death and the Familiy. Ch. Scribner's Sons, New York 1974.

Engel, G.L.:Identification, inspiration and learning. Arch. intern. Med. 135 (1975) 1981–1983.

Engel, G.L.: Psychisches Verhalten in Gesundheit und Krankheit, 2. Aufl. Huber, Bern–Stuttgart–Wien 1976.

Engel, G.L.: Are medical schools neglectging clinical skills? J. Amer. med. Ass. 236 (1976) 861–863.

Engel, G.L.: The care of the patient: Art or science? Johns Hopk. med. J. 140 (1977) 222–232.

Engel, G.L.: The need for a new medical model: A challenge for biomedicine. Science 196 (1977) 129–136.

Engel, G.L.: Psychologic stress, vasodepressor (vasovagal) syncope and sudden death. Ann. intern. Med. 89 (1978) 403.

Engel, G.L.: The biopsychosocial model and the education of health professionals. Ann. N. Y. Acad. Sci. 310 (1978) 169–181.

Engel, G.L.: Colitis ulcerosa. In: Adler, R. et al. (Hrsg.): Lehrbuch der Psychosomatischen Medizin, 1. Aufl. Urban & Schwarzenberg, München–Wien–Baltimore 1979.

Engel, G.L.: The clinical application of the biopsychosocial model. Amer. J. Psychiat. 137 (1980) 535–544.

Engel, G.L.: Commentary on Schwartz & Wiggins: Science, humanism and the natur of medical practice. Perspect. Biol. Med. 28 (1985) 362–365.

Engel, G.L.: Misapplication of a scientific paradigm. Integrative Psychiat. 3 (1985) 9–11.

Engel, G.L.: Physician-scientists and scientific physicians: Resolving the humanism-science dichotomy. Amer. J. Med. 82 (1987) 107–111.

Engel, G.L.: How much longer must medicine's science be bound by a 17th century world view? In: White, K.L. (ed.): The Task of Medicine. Dialogue at Wickenburg. The Henry J. Kaiser Family Foundation, Menlo Park/Cal. 1988.

Engel, G.L., G.F. Reichsman: Spontaneous and experimentally induced depression in an infant with a gastric fistula: a contribution to the problem of depression. J. Amer. psychoanal. Ass. 4 (1956) 428–452.

Engel, G.L., G.F. Reichsman: Monica: an infant with a gastric fistula. Some lessons from 32 years of continuous observations. II. Croiss-generational influences. »It feels natural«. 44th Annual Meeting, American Psychosomatic Society, Philadelphia, Pennsylvania, March 28, 1987.

Engel, G.L., J. Romano: Delirium, a syndrome of cerebral insufficiency. J. chron. Dis. 9 (1959) 260–277.

Engel, G.L., A.H. Schmale jr.: Psychoanalytic Theory of somatic disorder. Conversion, specificity and the disease onset situation. J. Amer. psychooncol. Ass. 15 (1967) 344–365.

Engel, G.L., A.H. Schmale: Eine psychoanalytische Theorie der somatischen Störung. J. Amer. Psychoanal. Ass. 15 (1967) 344–365.

Engel, G.L., A.H. Schmale: Eine psychoanalytische Theorie der somatischen Störung. Psyche 23 (1969) 241–261.

Engel, G.L., A.H. Schmale: Conservation – withdrawal: a primary regulatory process for organismic homeostasis. Ciba Found. Symp. 8 (1972) 52–75.

Engel, G.L., A.H. Schmale jr.: Conservation – withdrawal, dysphoria and depression. A biopsychosocial model. Unpublished 1977.

Engel, G.L., E.B. Ferris, M. Logan: Hyperventilation: analysis of clinical symptomatology. Ann. int. Med. 27 (1947) 683–704.

Engel, G.L., F. Reichsman, H.L. Segal: A study of an infant with a gastric fistula. I. Behavoir and the rate of total hydrochloric acid secretion. Psychosom. Med. 18 (1956) 374–398.

Engel, K.: Testing cooperation in parents with children destined for home dialysis. Psychother. and Psychosom. 30 (1978) 28.

Engel, K., A.E. Meyer: Therapie schwer erkrankter Anorexie-Patienten (Zusammenfassender Bericht über ein Forschungsprojekt). Z. psychosom. Med. Psychoanal. 37 (1991) 220–248.

Engel, P.: Geriatrie, der biopsychosoziale Gesichtspunkt. In: Adler, R.H. et al. (Hrsg.): Psychosomatische Medizin, 5. Aufl. Urban & Schwarzenberg, München 1996.

Engelhardt, K.: Kranke im Krankenhaus. Enke, Stuttgart 1973.

Engelhardt, K.: Morbus Crohn. Schlesw.-Holst. Ärztebl. 35 (1982) 734–741; 838–843.

Engelhardt, K., A. Wirth, L. Kindermann: Kranke im Krankenhaus. Enke, Stuttgart 1973.

Ennulat, A.: Zur sozialen Integration von Patientinnen mit Anorexie und Bulimie. Med. Diss., Lübeck 1989.

Eppinger, G., G. Endsberger: Kreuzschmerzen, Hinweis und Ablenkung von Grundleiden. Z. Allgemeinmed. 31 (1975) 1423–1425.

Epstein, F.H.: Die Epidemiologie des Hochdrucks. Verh. Dtsch. Ges. Inn. Med. 80 (1974) 36–42.

Epstein, S.: Toward an unified theory of anxiety. In: Maher, B. (ed.): Progress in Experimental Personality Research. Acad. Press, New York 1967.

Epstein, S., W.D. Fenz: Steepness of approach and avoidance gradients in humans as a function of experience. Theory and experiment. J. exp. Psychol. 70 (1965) 1–12.

Eraker, St.A., J.P. Kirscht, M.H. Becker: Understanding and improving patient compliance. Ann. intern. Med. 100 (1984) 258–268.

Erckenbrecht, J.F.: Noise and intestinal motor alterations. In: Bueno L., S. Collins, J.L. Junien (eds.): Proceedings of the International Workshop on Stress and Digestive Motility pp. 93–96. John Libbey, London 1989.

Erdely, M.H.: A new look at the new look: Perceptual defence and vigilance. Psychological Review 81 (1974) 1.

Erdheim, M.: Menschenopfer gegen die Angst. Körper und Kultur bei den Azteken. Journal für Geschichte 2 (1980) 2–7.

Erdheim, M.: Die gesellschaftliche Produktion von Unbewußtheit. Eine Einführung in den ethnopsychoanalytischen Prozeß. Suhrkamp, Frankfurt 1982.

Erdmann, G., W. Janke: Interaction between physiological and cognitive determinants of emotional state: experimental studies on Schachter's theory of emotion. Biol. Psychol. 6 (1978) 61–74.

Erdmann, H., H.G. Overrath, W. Adam, Th. v. Uexküll: Organisationsprobleme der ärztlichen Krankenversorgung. Dtsch. Ärztebl. – Ärztl.Mitt. 71 (1974) 3421–3426.

Erichsen, J.E.: On railway and other injuries of the nervous system. Six lectures on certain obscure injuries of the nervous system commonly met with as a result of shock to the body received in collisions on railways. Walton & Maberly, London 1866.

Erickson, M.H.: The collected papers of M.H. Erickson on hypnosis, vol. I-IV. Edited by E.L. Rossi. Irvington, New York 1980.

Erickson, M.H., E.L. Rossi: Hypnotic Realities. Irvington, New York 1976.

Erickson, M.H., E.L. Rossi: Autohypnotic experiences of Milton H. Erickson. Amer. J. clin. Hypnosis 20 (1977) 36–54.

Erickson, M.H., E.L. Rossi: Hypnose. Induktion, psychotherapeutische Anwendung, Beispiele. Pfeiffer, München 1978.

Erickson, M.H., E.L. Rossi: Hypnotherapie. Aufbau, Beispiele, Forschungen. Pfeiffer, München 1981.

Erikson, E.H.: Childhood and Society. Norton & Comp., New York 1950. Dtsch: Kindheit und Gesellschaft. Klett, Stuttgart 1961; 1965; 3. Aufl., 1968.

Ermann, M.: Die Grundstörung bei depressiven Neurosen und psychosomatischen Störungen. Z. psychosom. Med. 26 (1980) 316–328.

Ermann, M.: Zum ichpsychologischen Verständnis der vegetativen psychosomatischen Störungen. In: Studt, H.H. (Hrsg.): Neue Ergebnisse der Psychosomatik. Urban & Schwarzenberg, München–Wien–Baltimore 1983.

Ernst, C.: Alkoholmißbrauch, Alkoholabhängigkeit, Alkoholismus. Bundesamt für Gesundheitswesen Bern 1989.

Ernst, K.: Die Prognose der Neurosen. Springer, Berlin–Stuttgart–Heidelberg 1959.

Ernst, K., G.A. Schoenenberger: DSIP: basic findings in human beings. In: Inoue, S., D. Schneider-Helmert (eds.): Sleep Peptides: Basic and Clinical Approches, pp. 131–173. Japan. Sci. Soc. Press, Tokyo/Springer, Berlin 1988.

Ernst, S., W. Klosterhalfen, S. Klosterhalfen: Examination stress and salivary immunoglobulin A. J. Psychophysiol. 1 (1987) 297.

Eron, L.D.: Effect of medical education on medical students' attitudes. J. med. Educ. 10 (1955) 559–566.

Eron, L.D.: The effect of medical education on attitudes. A follow-up study. J. med. Educ. 33 (1958) 25–33.

Errington, M.L., M.A. Lynch, T.V.P. Bliss: Long-term potentiation in the dentate gyrus: induction and increased glutamate release are blocked by D-(-)-aminophosphonovalerate. Neuroscience 20 (1987) 279–284.

Erskine-Millis, J., M. Schonell: Relaxation therapy in asthma: a critical review. Psychosom. Med. 43 (1981) 365–372.

Escher, F.: Psychosomatik in der ORL-Praxis. In: Kellerhals, B. et al. (Hrsg.): Aktuelle Probleme der Otorhinolaryngologie 8 (1984) 322. Huber, Bern 1984.

Esler, M., S. Julius, O. Randall, V. DeQuattro, A. Zweifler: High-renin essential hypertension: adrenergic cardiovascular correlates. Clin. Sci. Mol. Med. 51 (suppl. 3) (1976) 181s–184s.

Esler, M.D., KJ.J. Gouldston: Levels of anxiety in colonic disorders. New Engl. J. Med. 288 (1973) 16–20.

Espie, C.A., W.R. Lindsay, D.N. Brooks, E.M. Hood, T. Turvey: A controlled comparative investigation of psychological treatments for chronic sleep-onset insomnia. Beh. Res. Ther. 27 (1989) 79–88.

Essen-Möller, E.: Individual traits and morbidity in a swedish rural population. Acta psychiat. neurol. Scand. (Suppl.) 100 (1956).

Estes, W.K., B.F. Skinner: Some quantitative properties of anxiety. J. exp. Psychol. 29 (1941) 390–400.

Esteve, L.G., M. Valdés, N. Riesco, I. Jódar, T. DeFlores: Denial mechanisms in myocardial infarction: Their relations with psychological variables and short-term outcome. J. Psychosom. Res. 36 (1992) 491–496.

Etzel, B.C., J.L. Gewirtz: Experimental modification of caretaker-maintained high-rate operant crying in a 6 and a 20 week old infant (Infants tyrannotearus): Extinction of crying with reinforcement of eye contact and smiling. J. exp. Child Psychol. 5 (1967) 303–317.

Evangelium Marcus 16 (17, 18).

Evans, D.A., M.R. Block, E.R. Steinberg, A.M. Penrose: Frames and heuristics in doctor-patient discourse. Soc. Sci. Med. 22 (1986) 1027–1034.

Evans, J., E. Acheson: An epidemiological study of ulcerative colitis and regional enteritis in the Oxford area. Gut 6 (1965) 311–324.

Evans, J.G., G. Rose: Hypertension. Brit. med. Bull. 27 (1971) 37–42.

Evans, M.B., G.L. Paul: Effects of hypnotically suggested analgesia on physiological and subjective response to cold stress. J. consult. Psychol. 35 (1970) 362–371.

Evans, R.W.: The quality of life of hemodialysis recipients treated with recombinant human erythropoietin. J. Amer. med. Ass. 263 (1990) 825–830.

Evans, R.W., A.M. Maier: Outcome of patients referred for cardiac transplantation. J. Amer. Coll. Cardiol. 8 (1986) 1312–1317.

Evans, R.W., D.L. Manninen, L.P. Garrison et al.: The quality of life of patients with end-stage renal disease. New Engl. J. Med. 312 (1985) 553–559.

Evarts, E.V.: Temporal patterns of discharge of pyramidal tract neurons during sleep and waking in the monkey. J. Neurophysiol. 27 (1964) 152–171.

EVaS-Studie: Eine Erhebung über die ambulante medizinische Versorgung in der Bundesrepublik Deutschland. Wissenschaftliche Reihe, Bd. 39.1. Deutscher Ärzte-Verlag, Köln 1989.

Every, R.G.: The teeth as weapons – their influence on behavior. Lancet 7387 (1965) 685.

Export, V.: Das Reale und sein Double: Der Körper. Benteli, Bern 1987.

Eylon, E.: Birth events, appendicitis and appendectomy. Brit. J. med. Psychol. 40 (1967) 317–332.

Eysenck, H.J.: Dimensions of personality. London 1947.

Eysenck, H.J.: The effects of psychotherapy: An evaluation. J. Consult. Psychol. 16 (1952) 319–324.

Eysenck, H.J: The Dynamics of Anxiety and Hysteria. London 1957.

Eysenck, H.J.: The scientific study of personality. London 1958.

Eysenck, H.J.: The effects of psychotherapy. Internat. Science Press, New York 1966.

Eysenck, H.J.: A theory of the incubation of anxiety/fear responses. Behav. Res. Ther. 6 (1968) 309–321.

Eysenck, H.J.: An exercise in mega-silliness. Amer. Psychol. 33 (1978) 517.

Ezriel, H.: Notes on psycho-analytic grouptherapy: interpretation and research. Psychiatry 15 (1952) 119–126.

Faber, F., R. Haarstrick: Kommentar Psychotherapie-Richtlinien. Jungjohann, Neckarsulm–Stuttgart 1989; 3. Aufl., 1994.

Fabrega jr., H.: Psychiatric diagnosis. A cultural perspective. J. nerv. ment. Dis. 175 (1987) 383–394.

Fagerhaugh, Sh.Y., A. Strauss: Politics of pain management: staff-patient interaction. Addison Wesley Publishing, Menlo Park/Cal. 1977.

Fahn, S., D. Williams, A. Reches, R.P. Lesser, J. Janokovic, S.D. Silberstein: Hysterical dystonia, a rare disorder: report of five documented cases. Neurology 33 (Suppl 2) (1983) 161.

Fahrenberg, J.: Das Komplementaritätsprinzip in der psycho-phsyiologischen Forschung und psychosomatichen Medizin. Z. klin. Psychol. Psychother. 27 (1979) 151–167.

Fahrenberg, J.: Empirische Beiträge zur multivariaten Aktivierungstheorie. Med. Psychol. 6 (1980) 95–102.

Fahrenberg, J., P. Walschburger, F. Foerster, M. Myrtek, W. Müller: Psychophysiologische Aktivierungsforschung – Ein Beitrag zu den Grundlagen der multivariaten Emotions-, und Streßtheorie. Minerva, München 1979.

Fahrenberg, J., F. Foerster, W. Müller, M. Myrtek, H.J. Schneider: Aktivierungsforschung im Labor-Feld-Vergleich. Zur Vorhersage von Intensität und Mustern psychophysischer Aktivierungsprozesse während wiederholter psychischer und körperlicher Belastung. Minerva, München 1984.

Fahrenberg, J., R. Hampel, H. Selg: Das Freiburger Persönlich-keitsinventar. Handanweisung, 4. Aufl. Hogrefe, Göttingen 1984.

Fahrenberg, J., F. Foerster, W. Müller, M. Myrtek, H.J. Schneider: Adequate scaling of heart-rate reactions – a comparative study based on resting levels, measures of basal (sleep) state, vita maxima and individual range. In: Orlebeke, J.F., W. Mulder, L. van Doornen (eds.): Psychophysiology of Cardiovascular Control. Modells, Methods and Data, pp. 479–490. Plenum, London 1985.

Fahrenberg, J., M. Myrtek, I. Trichtinger: Die Krankheits-ursache aus der Sicht des Koronarpatienten. In: Langosch, W. (Hrsg.): Psychische Bewältigung der chronischen Herzkrankung, S. 32. Springer, Berlin–Heidelberg–New York 1989.

Fahrländer, H.: Die chronisch-entzündlichen Darmkrank-heiten: Colitis ulcerosa und Enterocolitis regionalis Crohn. Verh. Dtsch. Ges. Inn. Med. 85 (1979) 52–65.

Fain, M.: In: Kreisler, L., M. Fain, M. Soulé: L'Enfant et son Corps. PUF, Paris 1974.

Fairburn, C.G.: The current status of the psychological treatments for Bulimia nervosa. Pschol. Med. 11 (1981) 635–645.

Fairburn, C.G.: Binge eating and its management. Brit. J. Psychiat. 141 (1982) 631–633.

Fairburn, C.G.: Cognitive-behavioral treatment for bulimia. In: Garner, D.M., P.E. Garfinkel (eds.): Handbook of Psychotherapy for Anorexia Nervosa and Bulimia. Guilford, New York 1985.

Fairburn, C.G.: The current status of the psychological treatments for Bulimia nervosa. Journal of Psychosomatic Research 32 (1988) 635–645.

Fairburn, C.G., P.J. Cooper: Self-induced vomiting and bulimia nervosa: an undetected problem. Brit. med. J. 284 (1982) 1153–1155.

Fairburn, C.G., P.J. Cooper: The clinical features of bulimia nervosa. Brit. J. Psychiat. 144 (1984) 238–246.

Fairburn, C.G., J. Kirk, M. O'Connor, P.J. Cooper: A comparison of two psychological treatments for bulimia nervosa. Behav. Res. Ther. 24 (1986) 629–643.

Fairburn, C.G., J. Steere, P.J. Cooper: Die Diagnose der spezifischen Psychopathologie bei Bulimia nervosa. In: Fichter, M.M. (Hrsg.): Bulimia nervosa. Enke, Stuttgart 1989.

Fairburn, C.G., R. Jones, R.C. Peveler, R.A. Hope, M. O'Connor: Psychotherapy and Bulimia Nervosa. Arch. Gen. Psychiatry. 50 (1993) 413–428.

Fairchild, C.J., J. Rush, N. Vasavada, D.E. Giles, M. Khatami: Which depressions respond to placebos? J. psychiat. Res. 18 (1986) 217–226.

Falger, P., A. Appels: Psychological risk factors over the life course of myocardial infarction patients. Advanc. Cardiol. 29 (1982) 132–139.

Falicki, Z., B. Sep-Kowalk: Psychic disturbances as a result of cardiac arrest. Polish med. J. 8 (1969) 200–206.

Falise, P.: Les occlusions méchaniques du grêle par adhérance, brides, étranglements internes et volvulus. Acta chir. belg. 9 (1960) 985–1014.

Falk, C.: Erwachsen genug zum Reformantrieb oder basisdemokratisches Angebot für den Einzelnen? POM 12 (1994)125–129.

Falkner, B., G. Onesti, E.T. Angelakos, M. Fernandes, C. Langman: Cardiovascular response to mental stress in normal adolescents with hypersentive parents. Hypertension 1 (1979) 23–30.

Falkner, B., H. Kushner, G. Onesti, E.T. Angelakos: Cardiovascular characteristics in adolescents who develop essential hypertension. Hypertension 3 (1981) 521–527.

Fallenbacher, B.: Autogenes Training und progressive Muskel-relaxation: psychophysiologische Befunde bei psycho-somatischen Krankheiten. Med. Diss., Lübeck 1989.

Faller, H.: Subjektive Krankheitstheorien: Determinanten oder Epiphänomene der Krankheitsverarbeitung? Eine methodenvergleichende Untersuchung an Patienten mit Bronchialkarzinom. Z. psychosom. Med. Psychoanal. 39 (1993) 356–374.

Fallik, A., M. Sigal: Hysteria – the choice of symptoms. A review of 40 cases of conversion hysteria. Psychother. and Psychosom. 19 (1971) 310–318.

Fallschlüssel, G.: Persönlichkeitsprofil und Persönlichkeitsentwicklung von Patienten mit Funktionsstörungen im Kausystem. Dtsch. zahnärztl. Z. 38 (1983) 670.

Fallstrom, K.: On the personality structure in diabetic school-children aged 7–15 years. Acta paediat. scand. (Suppl.) 251 (1974) 1–71.

Farber, E.M.: Psychoneuroimmunology and dermatology. Int. J. Derm. 32 (1993) 93–94.

Farde, L., F-A. Wiesel, H. Hall, C. Halldin, S. Stone-Elander, G. Sedvall: Letter to the editors: no D 2 receptor increase in PET study of schizophrenia. Arch. gen. Psychiat. 44 (1987) 671–672.

Farmer, C.J., S.A. Snowden, U. Parsons: The prevalence of psychiatric illness among patients on home dialysis. Psychol. Med. 9 (1979) 509–514.

Farrow, S.C.: Unemployment and health: a review of methodology. In: Cullen, J., J. Siegrist (eds.): Breakdown in Human Adaptation to Stress, vol. 1. Nijhoff, Boston 1984.

Fassbender, H.G.: Pathologie des Weichteilrheumatismus. Ärztl. Praxis 51 (1973) 2497–2501.

Fauler, J., P. Safian. Visitengespräche. Internistische und psychosomatische Krankenstation. Ein methodischer und inhaltlicher Vergleich. Abschlußbericht 2, Teilprojekt B 5/SFB 129, Universität Ulm 1987.

Fawzy, F.I, N.W. Fawzy: Psychoeducational interventions and health outcomes. In Glaser, R., J.K. Kiecolt-Glaser (eds.): Handbook of Human Stress and Immunity, pp. 365–402. Acad. Press, Orlando 1994.

Fawzy, F.I, N.W. Fawzy, C.S. Hyun, R. Elashoff, D. Guthrie, J.L. Fahey, D. Morton: Malignant melanoma: Effects of an early structured psychiatric intervention, coping and affective state on recurrence and survival 6 years later. Arch. Gen. Psychiatry 50 (1993) 681–689.

Fawzy, F.I., N.W. Fawzy, L.A. Arndt, R.O. Pasnau: Critical review of psychosocial interventions in cancer care. Arch. Gen. Psychiatry 52 (1995).

Featherstone, H.J., B.D. Beitman: Diabetic hyperglycemia and glycosuria as a manifestation of bulimia. Sth. med. J. (Bgham, Ala.) 77 (1984) 936–937.

Federlin, K., R.G. Bretzel, B.J. Hering: Recent achievements in experimental and clinical islet transplantation. Diabetic Med. 8 (1991) 5–12.

Federschmidt, H.: Morbus Crohn aus psychosomatischer Sicht. Lang, Frankfurt/a.M. 1993.

Fehlenberg, D.: Die empirische Analyse der Visitenkommunikation: Institutionskritik und Ansätze für eine reflektierte Veränderung institutioneller Praxis. Osnabrücker Beiträge zur Sprachtheorie 24 (1983) 29–56.

Fehlenberg, D.: Kommunikation zwischen Arzt und Patient. Gesprächsstrukturen der psychosomatischen Krankenvisite. Brockmeyer, Bochum 1987.

Fehlenberg, D., C. Simons, K. Köhle: Doctor-patient communication during ward rounds: II.Investigation of psychotherapeutic intervention. Paper read at the 14th Europ. Conference on Psychosomatic Research, Noordwijkerhout (NL) 1982.

Fehlenberg, D., C. Simons, K. Köhle: Ansätze zur quantitativen Untersuchung ärztlicher Interventionen im Visitengespräch. In: Köhle, K., H.-H. Raspe (Hrsg.): Das Gespräch während der ärztlichen Visite, S. 232–248. Urban & Schwarzenberg, München 1982.

Fehm-Wolfsdorf, G.: Streß und Wahrnehmung. Psychobiologie der Glucocorticoide. Huber, Bern 1994.

Feiereis, H.: Klinik und Therapie der Colitis ulcerosa. Marseille, München 1970.

Feiereis, H.: Klinik und Prognose der Colitis ulcerosa. Lebensversicherungsmedizin 27 (1975) 62–69.

Feiereis, H.: Psychodynamik des Konfliktes und psychosomatische Therapie bei Colitis ulcerosa. Schlesw.-Holst. Ärztebl. 30 (1977) 658–667.

Feiereis, H.: Langzeitverlauf und Prognose der Colitis ulcerosa unter kombinierter konservativer Therapie. Verh. Dtsch. Ges. Inn. Med. 85 (1979) 208–211.

Feiereis, H.: Scheinlösung Krankheit – der somatisierte Konflikt. In: Feiereis, H., H.-J. Thilo (Hrsg.): Basiswissen Psychotherapie. Vandenhoeck & Ruprecht, Göttingen 1980.

Feiereis, H.: Integrierte psychosomatische Diagnostik und Therapie am Beispiel der inneren Medizin. Schleswig-Holstein. Ärztebl. 10 (1982) 823.

Feiereis, H.: Zur Psychotherapie des Morbus Crohn. Langenbecks Arch. Chir. 364 (1984) 407–411.

Feiereis, H.: Morbus Crohn. In: Feiereis, H., H.-J. Kabelitz (Hrsg.): Internistische Pharmakotherapie. Marseille, München 1985.

Feiereis, H.: Colitis ulcerosa – Morbus Crohn. Kombinierte Langzeitführung mit Medikation und Psychotherapie. Therapiewoche 35 (1985) 3075–3083.

Feiereis, H.: Diabetes mellitus Typ I und Bulimie – eine bedrohliche Doppelkrankheit. Dtsch. med. Wschr. 113 (1988) 1876–1878.

Feiereis, H.: Bauchschmerzen aus psychosomatischer Sicht. Therapiewoche 38 (1988) 1452–1460.

Feiereis, H.: Diagnostik und Therapie der Magersucht und Bulimie. Marseille, München 1989.

Feiereis, H.: Wirksamkeit psychotherapeutischer Maßnahmen bei Morbus Crohn – eine multizentrische Studie. In: Projektträger »Forschung im Dienste der Gesundheit« (Hrsg.): Klinische Studien in der Psychiatrie, S. 94–96. Bd. 14. Wirtschaftsverlag, Bremerhaven 1990.

Feiereis, H.: Der schmerzende Dialog oder »Vom heillosen Sprechen«. In: Feiereis, H., R. Saller (Hrsg.): 3 heiße Eisen. Marseille, München 1992.

Feiereis, H.: Das biopsychosoziale Modell in der zweiten Generation. In: Adler, R., W. Bertram, A. Haag, J.M. Herrmann, K. Köhle, Th. v. Uexküll (Hrsg.): Integrierte Psychosomatische Medizin in Praxis und Klinik, 3. Aufl., S. 237–248. Schattauer, Stuttgart 1993.

Feiereis, H.: Das Gespräch mit somatisch und psychosomatisch Kranken. In: Reimer, C. (Hrsg.): Ärztliche Gesprächsführung, 2. Aufl. Springer, Berlin 1994.

Feiereis, H.: Psychotherapie in der psychosomatischen Medizin. In: Feiereis, H., R. Saller (Hrsg.): Psychosomatische Medizin und Psychotherapie. Marseille, München 1995.

Feiereis, H., M. Otte: Der endoskopische Befund bei Enteritis granulomatosa regionalis Crohn. internist. prax. 23 (1983a) 65–73.

Feiereis, H., M. Otte: Der endoskopische Befund bei entzündlichen Dickdarmkrankheiten. Internist. Prax 23 (1983b) 651–662.

Feiereis, H., M. Wetzel: Ergebnisse einer Langzeitbeobachtung von 279 Patienten mit schwerer Colitis ulcerosa, besonders unter sozialmedizinischem Aspekt. Kassenarzt 29 (1989) 44–48.

Feiereis, H., K. Kamrowski, H.G. Rohrmoser: Colitis ulcerosa und Psyche. Arch. Psychiat. Z. ges. Neurol. 202 (1962) 657–677.

Feiereis, H., F. Janshen, V. Sudau: Assoziative Maltherapie. In: Feiereis, H. (Hrsg): Diagnostik und Therapie der Magersucht und Bulimie. Marseille, München 1989.

Feiereis, H., und die Mitarbeiter der Morbus Crohn Studie: Wirksamkeit psychotherapeutischer Maßnahmen bei Morbus Crohn – eine multizentrische Studie. 5. Statuskolloquium BMFT-Studien 10./11. 3. 1994, Tübingen.

Feighner, J., E. Robins, S. Guze: Diagnostic criteria for use in psychiatric research. Arch. gen. Psychiat. 26 (1972) 57–63.

Feinberg, M., B.J. Carroll: Separation of subtypes of depression using discriminant analysis: I. Separation of unipolar endogenous depression from non-endogenous depression. Brit. J. Psychiat. 140 (1982) 384–391.

Feinleib, M., R. Garrison, N. Borhan, R. Rosenman, J. Christian: Studies of hypertension in twins. In: Paul, O. (ed.): Epidemiology and Control of Hypertension, pp. 3–17. Stratton, New York 1975.

Feinstein, A.R.: Zit. nach: Lewis, A.J.: Diagnosenschlüssel und Glossar psychiatrischer Krankheiten. 5. Aufl, korrigiert nach der 9. Revision der ICD. Springer, Berlin 1980. Vorwort der englischen Ausgabe (1974).

Feinstein, A.R.: Clinimetric perspectives. J. chron. Dis. 40 (1987) 635–640.

Feinstein, A.R.: Clinimetrics. Yale Univ. Press, New Haven 1987.

Feldenkrais, M.: Bewußtheit durch Bewegung. Suhrkamp, Frankfurt 1978.

Feldenkrais, M.: Abenteuer im Dschungel des Gehirns. Der Fall Doris. Suhrkamp, Frankfurt 1981.

Feldenkrais, M.: Die Entdeckung des Selbstverständlichen. Suhrkamp, Frankfurt 1985.

Feldman, F., D. Cantor, S. Soll, W. Bachrach: Psychiatric study of a consecutive series of 19 patients with regional ileitis. Brit. med. J. IV (1967) 711–714.

Feldman, M., P. Walker, J.L. Green, K. Weingarten: Life events stress and psychosocial factors in men with peptic ulcer disease. A multidimenstional case-controlled study. Gastroenterol. 91 (1986) 1370–1379.

Feldman, M.P. Walker, M. Goldschmiedt, D. Cannon: Role of affect and personality in gastric acid secretion and serum gastrin concentration. Gastroenterol. 102 (1992) 175–180.

Feldmann, H.: Homolateral and contralateral masking on tinnitus by noise bands and pure tones. Audiology (Basel) 10 (1971) 138.

Felson, D.T., D.L. Goldenbreg: The natural history of fibromyalgia. Arthr. Rheum. 29 (1986) 1522–1526.

Felten, S.Y., D.L. Felten: Innervation of lymphoid tissue. In: Ader, R., D.L. Felten, N. Cohen (eds.): Psychoneuroimmunology, 2nd ed., pp. 27–69. Acad. Press, San Diego 1991.

Felton, B.J., T.A. Revenson, G.H. Hinrichsen: Stress and coping in the explanation of psychosocial adjustment among chronically ill adults. Soc. Sci. Med. 18 (1984) 889–898.

Fenichel, O.: Über organlibidinöse Begleiterscheinungen der Triebabwehr. Int. Z. f. Psychoanal. XIV (1928).

Fenichel, O.: Statistischer Bericht über die therapeutische Tätigkeit 1920–1930. In: Rado, S., O. Fenichel, C. Müller-Braunschweig (Hrsg.): Zehn Jahre Berliner Institut. Poliklinik und Lehranstalt. Internat. Psychoanal. Verlag, Wien 1930.

Fenichel, O.: The Psychoanalytic Theory of Neurosis. Routledge, London 1946.

Fenichel, O.: The Psychoanalytic Theory of Neurosis. Norton, New York 1945. Dtsch.: Psychoanalytische Neurosenlehre, Bd. I (1945). Walter, Olten 1974.

Fenichel, O.: Prägenitale Konversionsneurosen. In: Spezielle psychoanalytische Neurosenlehre. Wien (1932). Nachgedruckt in: Psychoanalytische Neurosenlehre, Bd. II, S. 168–183. Walter, Olten, Freiburg 1975.

Fentiman, I.S., J. Cuzick, R.R. Millis, J.L. Hayward: Which patients are cured of breast cancer? Brit. med. J. 289 (1984) 1108–1111.

Literatur

Ferber, C. v.: Gesundheit und Gesellschaft. Kohlhammer, Stuttgart 1971.

Ferber, C. v.: Medizinkultur und Laienkultur nebeneinander – gegeneinander – miteinander. In: Markuard, O., E. Seidler, O. Staudinger (Hrsg.): Medizinische Ethik und soziale Verantwortung. Schöningh, Paderborn 1989.

Ferber, C. v.: Subjektive und objektive Arbeitssituation – wo stehen wir in der phänomenologischen Analyse heute? In: G. Peter (Hrsg.): Arbeitsforschung? Methodologische und theoretische Reflexion und Konstruktion. Montana, Dortmund 1991.

Ferber, C. v.: Betriebliche Gesundheitsförderung. Psychomed. Zeitschrift für Psychologie in der Praxis 4 (1992a) 269–273.

Ferber, C. v.: Arbeitswissenschaft – psychosozialer Stress – gesundheitsgerechte Arbeitsgestaltung. Arbeit 1 (1992b) 123–143.

Ferber, C. v.: Die Befunde des Bundesmodellprogramms zur Selbsthilfeförderung in Städten und Kreisen aus der Sicht der wissenschaftlichen Begleitung. Selbsthilfegruppen-Nachrichten. Deutsche Arbeitsgemeinschaft Selbsthilfegruppen, Gießen 1993.

Ferber, C. v.: Fehlzeiten und Krankenstand – Forschungsansätze und offene Probleme. Arbeit. 3 (1994a) 40–66.

Ferber, C. v.: »... damit die Arbeit menschlicher wird« – Phänomenologische Arbeitssoziologie – Positionen und Perspektiven. In: Krahn, K., G. Peter, R. Skrotzki (Hrsg.): Immer auf den Punkt. Beiträge zur Arbeitsforschung, Arbeitsgestaltung, Arbeitspolitik. Montana, Dortmund 1994b.

Ferber, C. v., I. Köster: Ärztlich behandelte Krankheit – ein Potential der Arbeitsunfähigkeit? In: Ferber, L. v. (Hrsg.): Häufigkeit und Verteilung von Erkrankungen und ihre ärztliche Behandlung S. 413–453. ISAB, Köln–Leipzig 1994.

Ferber, C. v., L. v. Ferber, W. Pöhler: Gesundheitsgerechte Arbeitsgestaltung – eine soziologische Utopie? In: Baethge, M., W. Eßbach (Hrsg.): Soziologie: Entdeckungen im Alltäglichen. Campus, Frankfurt/a.M.–New York 1983.

Ferber, L. v. (Hrsg.): Häufigkeit und Verteilung von Erkrankungen und ihre ärztliche Behandlung. Epidemiologische Grundlagen eines Qualitätsmonitorings. ISAB, Köln–Leipzig 1994.

Ferenczi, S.: Die Psychoanalyse der Hypnose und Suggestion. Gyógyászat, Budapest 1910. Ref. Zb. ges. Neurol. 30 (1911) 734.

Ferenczi, S.: Entwicklungsstufen des Wirklichkeitssinnes. Int. J. Psychonanal. 1 (1913).

Ferenczi, S.: Die Psychoanalyse der Kriegsneurosen. In: Internationale Psychoanalytische Bibliothek, Bd. I, S. 9–30. Int. Psychoanal. Verlag, Wien 1919.

Ferenczi, S.: Psychoanalytische Betrachtungen über den Tic. Int. Z. Psychoanal. 7 (1921) 33–62.

Ferenczi, S.: Über passagère Symptombildungen während der Analyse. Passagère Konversion, Substitution, Illusion, Halluzination., »Charakterregeression« und »Ausdrucksverschiebung« (1912). In: Bausteine zur Psychoanalyse, 3. Aufl., Bd. II, S. 9–25. 3. Huber, Bern–Stuttgart–Wien 1984.

Ferenczi, S.: Weiterer Ausbau der aktiven Technik in der Psychoanalyse (1939). In: Ferenczi, S. (Hrsg.): Bausteine der Psychoanalyse, Bd.II. Huber, Göttingen 1984.

Ferguson, A., W. Sirkus, M.A. Eastwood: Frequency of »functional« gastrointestinal disorders [Letter]. Lancet II (1977) 613–614.

Ferguson, S.M., M. Rayport: The adjustment to living without epilepsy. J. Nerv. Ment. Dis. 140 (1965) 26–37.

Ferner, H., A. Reindell: Familientherapie bei Colitis ulcerosa und Morbus Crohn. Therapiewoche 29 (1979) 6314–6319.

Ferraccioli, G., L. Ghirelli, F. Scita, M. Nolli, M. Mozzani, s. Fontana, M. Scorsonelli, A. Tridenti, C. de Risio: EMG-biofeedback training in fibromyalgia sndrome. J. Rheum. 14 (1987) 820–825.

Ferrannini, E., G. Buzzigoli, R. Bonnadonna, M.A. Gioricco, M. Oleggini, L. Graziadei, R. Pedrinelli, L. Brandi, S. Bevilacqua: Insulin resistance in essential hypertension. New Engl. J. Med. 317 (1987) 350–357.

Ferring, D., S.-H. Filipp: Teststatistische Überprüfung der Impact of Event-Skala: Befunde zu Reliabilität und Stabilität. Diagnostica 40 (1994) 344–362.

Fessel, W.J., R.P. Forsyth: Hypothalamic role in control of gamma globulin levels. Arthr. and Rheum. 6 (1963) 771.

Festge, O.A.: Neue Aspekte der Harnblasenphysiologie. Urol. int. (Basel) 35 (1980) 28.

Fetterman, J.L.: Vertebral neuroses. Psychosom. Med. 11 (1940) 265–275.

Feurle, G.E.: Berücksichtigung epidemiologischer Erkenntnisse bei der Therapie des Morbus Crohn. Dtsch. med. Wschr. 111 (1986) 835–838.

Feurle, G.E., O. Keller, K. Hassels, H. Jesdinsky: Soziale Auswirkungen des Morbus Crohn. Dtsch. med. Wschr. 108 (1983) 971–975.

Feurle, G.E., W. Kruschitz, J. Küchenhoff, D. Normann: Colitis – Morbus Crohn. In: Bräutigam, W. (Hrsg.): Kooperationsformen somatischer und psychosomatischer Medizin. Springer, Berlin 1988.

Feyen, H.: Ambulante Betreuung Tumorkranker und Sterbender. In: Adler, R., W. Bertram, A. Haag, J.M. Herrmann, K. Köhle, Th. v. Uexküll (Hrsg.): Integrierte Psychosomatische Medizin in Praxis und Klinik, 3. Aufl., S. 127–134. Schattauer, Stuttgart 1993.

Fichez, L.F.: Die chronische progressive Asthenie. Internationale Föderation der Widerstandskämpfer, Wien 1957.

Fichter, M.M.: Magersucht und Bulimia. Springer, Berlin 1985.

Fichter, M.M.: Psychologische Therapien bei Bulimia. In: Fichter, M.M. (Hrsg.): Bulimia nervosa. Enke, Stuttgart 1989a.

Fichter, M.M.: Bulimia nervosa und bulimisches Verhalten. In: Fichter, M.M. (Hrsg.): Bulimia nervosa. Enke, Stuttgart 1989b.

Fichter, M.M., W. Keeser: Das Anorexia-nervosa-Inventar zur Selbstbeurteilung (ANIS). Europ. Arch. Psychiat. Neurol. Sci. 228 (1980) 67–89.

Fichter, M.M., K.M. Pirke: Somatische Befunde bei Anorexia nervosa und ihre differentialdiagnostische Wertigkeit. Nervenarzt 53 (1983) 635–643.

Fichter, M.M., K.M. Pirke: Hormonelle Dysfunktionen bei Bulimia. In: Fichter, M.M. (Hrsg.): Bulimia nervosa. Enke, Stuttgart 1989.

Fichter, M.M., W. Witzke, S. Weyerer, I. Meller, J. Rehm, H. Dilling, H. Hippius: Ergebnisse der oberbayerischen Verlaufsuntersuchung. In: Schmidt, M.H. (Hrsg.): Fortschritte in der Epidemiologie. VCH Verlagsgesellschaft, Weinheim 1990.

Fiedler, P.A.: Diagnostische und therapeutische Verwendbarkeit kognitiver Verhaltensanteile. In: Hoffmann (Hrsg.) 1979. Grundlage kognitiver Therapie. Huber, Bern.

Fiegenbaum, W., M. Freitag, B. Frank: Konfrontative Behandlung: Erfolg ohne Akzeptanz in der Praxis. Verhaltenstherapie 2 (1992) 339–340.

Fielding, R.: Depression and acute myocardial infaction: A review and reinterpretation. Soc. Sci. Med. 32 (1991) 1017–1027.

Figulla, H.R., H. Kreuzer: Indikation zur Herztransplantation. Dt. Ärztebl. 91 (1994) B451-B456.

Filipowski, D.M., R.S. Jorgensen, A.W. Langer, P.D. Gelling: Cardiovascular reactivity in cognitive challenge: the moderating influence of anger expression. Psychophysiol. 25 (1988) 445.

Filipp, G., A. Szentivanyi: Anaphylaxis and the nervous system, Part III. Ann. Allergy 16 (1958) 306–311.

Filipp, S.-H.: Could it be worse? The diagnosis of cancer as a prototype of traumatic life events. In: Montada, L., S.-H. Filipp, M.J. Lerner (eds.): Life Crises and Experiences of Loss in Adulthood, pp. 23–56. Erlbaum, Hillsdale/NJ 1992.

Filipp, S.-H.: Subjektive Theorien zu Krebserkrankungen. Hogrefe, Göttingen 1995 (in Vorbereitung).

Filipp, S.-H., P. Aymanns: Die Bedeutung sozialer und personaler Ressourcen in der Auseinandersetzung mit kritischen Lebensereignissen. Z. klin. Psychol. 16 (1987) 1–14.

Filipp, S.-H., E. Freudenberg: Der Fragebogen zur Erfassung dispositionaler Selbstaufmerksamkeit (SAM). Hogrefe, Göttingen 1989.

Filipp, S.-H., T. Klauer: Ein dreidimensionales Modell zur Klassifikation von Formen der Krankheitsbewältigung. In: Kächle, H., W. Steffens (Hrsg.): Bewältigung und Abwehr. Beiträge zur Psychologie und Psychotherapie schwerer körperlicher Krankheiten, S. 51–69. Springer, Heidelberg 1988.

Filipp, S.-H., T. Klauer: Subjective well-being in the face of critical life events: The case of successful copers. In: Strack,

F., M. Argyle, N. Schwarz (eds.): The Social Psychology of Subjective Well-Being, pp. 213–235. Pergamon Press, Oxford 1991.

Filipp, S.-H., T. Klauer, D. Ferring: Self-focused attention in the face of adversity and threat. In: Krohne, H.W. (ed.): Attention and Avoidance, pp. 267–294. Hogrefe & Huber Publishers, Seattle 1993.

Filler, D., K. Schwemmle: Die Langzeitprognose der Colitis ulcerosa. Lebensversicherungsmedizin 28 (1976) 47–51.

Finch, S.M., J.H. Hess: Ulcerative colitis in children. Amer. J.Psychiat. 118 (1962) 819.

Finger-Trescher, U.: Wirkfaktoren der Einzel- und Gruppenanalyse. Frommann-Holzboog, Stuttgart–Bad Cannstatt 1991.

Fink, P.: Surgery and medical treatment in persisitent somatizing patients. J. Psychosom. Res. 36 (1992) 339–447.

Fink, P.J.: Response to the presidential address: is »biopsychosocial« the psychiatric shibboleth? Amer. J. Psychiat. 145 (1988) 1061–1067.

Fink, R.I., O.G. Kolterman, M. Kao, J.M. Olefsky: The role of the glucose transport system in the postreceptor defect in insulin action associated with human aging. J. clin. Endocr. 58 (1984) 721–725.

Finkelhor, D.: A sourcebook on child sexual abuse. Sage, Beverly Hills 1986.

Finkelhor, D.: Sexually Victimized Children. Free Press, New York 1979.

Finkelstein, F.O., T.E. Steele: Sexual dysfunction and chronic renal failure. Dialys. Transplant. 7 (1978) 877–878.

Finnerty, F.A., E.C. Mattie, F.A. Finnerty III: Hypertension in the inner city, I.: Analysis of clinical drop-outs. Circulation 47 (1973) 73–75.

Firth, B.G.: Southwestern internal medicine conference: replacement of the failing heart. Amer. J. Med. Sci. 293 (1987) 50–65.

Fisch, H.-U., I. Duss Oehninger, R. Preisig: Was braucht der Alkoholiker von seinem Hausarzt? Schweiz. med. Wschr. 122 (1992) 619–627.

Fischer, A.A., Ch.H. Chang: Electromyographic evidence of paraspinal muscle spasms during sleep in patients with low back pain. Clin. J. pain 1 (1985) 147–154.

Fischer, E.: Survival(s) after < 200 CD4 (NA) and 1987 CDC definition AIDS (OA). VIII International Conference on AIDS, July 18.–24. Amsterdam/The Netherlands. Abstract PUC 8076, 1992.

Fischer, G. (zusammen mit Prof. Dr. M. Berger): Risikofaktor Deprivation. Der Kinderarzt 4 (1988) 513–516.

Fischer, G.: Dialektik der Veränderung in Psychoanalyse und Psychotherapie. Modell, Theorie und systematische Fallstudie. Asanger, Heidelberg 1989.

Fischer, G.: Die Fähigkeit zur Objektspaltung. Ein therapeutischer Veränderungsschritt bei Patienten mit Realtraumatisierung. Forum der Psychoanalyse 6 (1990) 189–212.

Fischer, G.: Betreuung älterer Patienten in der Allgemeinpraxis. Enke, Stuttgart 1990.

Fischer, G.: Lebensgeschichte – Therapieverlauf – Ergebnisbewertung. Das Bewertungskriterium »Integrität« in der qualitativen Psychotherapieforschung. In: Faller, H., J. Frommer (Hrsg.): Qualitative Psychotherapieforschung. Grundlagen und Methoden, S. 329–347. Asanger, Heidelberg 1994.

Fischer, G., P. Riedesser: Allgemeine und spezielle Psychotraumatologie. Ullstein TB, München 1994.

Fischer-Homberger, E.: Die traumatische Neurose. Vom somatischen zum sozialen Leiden. Huber, Bern, Stuttgart, Wien 1975.

Fischer, P.A.: Schwindel: Neurologische Aspekte. Dtsch. Ärztebl. 69 (1972) 2533–2537.

Fischer, R., M. Schumacher, U. Thoden: Verlauf nicht operierter lumbaler Bandscheibenvorfälle. Radikuläre Störungen und computertomographische Befunde. Schmerz 2 (1988) 26–32.

Fischer, S., R.P. Greenberg (eds.): The Limits of Biological Treatments for Psychological Distress. Lawrence Earlbaum Press, Hillsdale 1990.

Fisher, C. et al.: A psychophysiological study of night mares and night terrors. J. nerv. ment. Dis. 158 (1974) 174.

Fisher, S.: Institutional authority and the structure of discourse. Discourse Processes 7 (1984) 201–224.

Fiske, D.W.: Consistency of factorial structures of personality ratings form different sources. J. Abnorm. Soc. Psychol. 44 (1949) 329–344.

Fiske, D.W.: The meta-analytic revolution in outcome research. J.Consult. Clinic. Psychol. 51 (1983) 65–70.

Fitterling, J.M., J.E. Martin, S. Gramling, P. Cole, M.A. Milan: Behavioral management of exercise training in vascular headache and headache activity. J. appl. Behav. Anal. 21 (1988) 9–20.

Fitzpatrick, R., S. Newman, R. Archer, M. Shipley: Social Support, disability and depression: A longitudinal study of rheumatoid arthritis. Soc. Sci. Med., 33 (1991) 605–611.

Flader, D., W.D. Grodzicki: Die psychoanalytische Deutung – eine diskursanalytische Fallstudie. In: Flader, D., W.D. Grodzicki, K. Schröter (Hrsg.): Psychoanalyse als Gespräch, S. 139–193. Suhrkamp, Frankfurt 1982.

Flatten, G. (Geschäftsführer des Zentralinstituts für die kassenärztliche Versorgung der Bundesrepublik Deutschland): Persönliche Mitteilung vom 28.2.1992.

Fleck, H.C.: Über psychodynamische Faktoren bei Wurzelreizerscheinungen. Z. psychosom. Med. 21 (1975) 118–128.

Fleck, L.: Die Beurteilung der orgastischen Kapazität der Frau und ihrer Störungen aus psychoanalytischer Sicht. Psyche 23 (1969) 58–74.

Fleck, L., J. Lange, H. Thomä: Verschiedene Typen von Anorexia nervosa und ihre psychoanalytische Behandlung. In: Meyer, J.E., F. Feldmann (Hrsg.): Anorexia nervosa, S. 87. Thieme, Stuttgart 1965.

Fleck, S.: A general systems approach to severe family pathology. Amer. J.Psychiat. 133 (1976) 669.

Fleischer-Peters, A.: Psychologie und Psychosomatik in der Kieferorthopädie. Hanser, München–Wien 1985.

Fleischer-Peters, A., S. Zschiesche: Ist Lutschen wirklich schädlich? Fortschr. Kieferorthop. 41 (1980) 563.

Flexner, A.: Medical Education. A Comparative Study. MacMillan, New York 1925.

Floderus, B.: Psychosozial factors in relation to coronary heart disease and associated risk factors. Nord. Hyg. Tidster (suppl.) 6 (1974).

Flor, H.: Psychobiologie des Schmerzes. Huber, Bern 1991.

Flor, H., D.C. Turk: Etiological theories and treatments for chronic back pain I. Somatic models and interventions. Pain 19 (1984) 105–121.

Flor, H., D.C. Turk: Chronic back pain and rheumatoid arthritis: predicting pain and disability from cognitive variables. J. Behav. Med. 11 (1988) 251–265.

Flor, H., D.C. Turk: Psychophysiology of chronic pain: Do chronic pain patients exhibit symptom-specific psychophysiological responses? Psychol. Bull. 105 (1989) 215–259.

Flor, H., R.D. Kerns, D.C. Turk: The Role of spouse reinforcement, perceived pain and activity levels of chronic pain patients. J.psychosom. Res., 31 (1987) 251–259.

Flor, H., D.C. Turk, T.E. Rudy: Relationship of pain impact and significant other reinforcement of pain behaviors: The mediating role of gender, marital status and marital satisfaction. Pain 38 (1989) 45–50.

Florin, U., F. Gerhards, M. Knispel, M. Koch: Objektive Belastung, subjektives Belastungserleben und Formen des Umgangs mit Belastung bei Migränepatienten und kopfschmerzfreien Patienten. In: Vaitl, D., T.W. Knapp, N. Birbauer (Hrsg.): Psychophysiologische Merkmale klinischer Symptome. Band 1: Psychophysiologische Dysfunktionen, S. 221–243. Beltz, Weinheim 1985.

Flynn, J.T., M.A.K. Kennedy, S. Wolf: Essential hypertension in one of identical twins. Res. publ. Ass. nerv. ment. Dis. 29 (1949) 954–961.

Foa, E.B., R. McNally, T.B. Murdock: Anxious mood and memory. Beh. Res. Ther. 2 (1989) 141–147.

Föller, B.: Die Adnexitis aus psychologischer Sicht – Chance in einer Lebenskrise. TW Gynaecol. 6 (1993) 269–274.

Foerster, H. v.: Entdecken oder erfinden. Wie läßt sich Verstehen verstehen. In: Gumin, H., H. Maier (Hrsg.): Einführung in den Konstruktivismus; S. 74. Piper, München 1992.

Foerster, O.: Symptomatologie der Schußverletzungen. In: Bumke, O., O. Foerster (Hrsg.): Handbuch der Neurologie, Ergänzungsband, 2. Teil, S. 995–1508. Springer, Berlin, 1929.

Fogle, D.O., J.A. Dyal: Paradoxical giving up and the reduction of sleep performance anxiety in chronic insomniacs. Psychotherapy 20 (1983) 21–30.

Folgering, H., A. Cox: Beta-blocker therapy with metoprolol in the hyperventilation syndrome. Respiration 41 (1981) 33–39.

Foliot, C.: L'asthme de l'enfant. In: Lebovici, S., R. Diatkine, M. Soulé (eds.): Traité de psychiatrie de l'enfant et de l'adolescent, vol. II., pp. 571–578. PUF, Paris 1985.

Folkins, C.H., A. Amsterdam: Control and modification of stress emotions through chronic exercise. In: Amsterdam, A., J.H. Wilmore, A.N. DeMaria (eds.): Exercise in Cardiovascular Health and Disease. Yorks, New York 1977.

Folkow, B.: Nervous control of the blood vessels. Physiol. Rev. 35 (1955) 629.

Folkow, B.: Physiological aspects of primary hypertension. Physiol. Rev. 62 (1982) 347–503.

Folkow, B.: Vascular changes in hypertension – review and recent animal studies. In: Berglund, G., L. Hansson, L. Werkö (eds.): Pathophysiology and Management of Arterial Hypertension, pp. 95–113. Lindgren & Söner, Mölndal /Sweden 1975.

Folkow, B., E. Neil: Circulation. Oxford Univ. Press, London 1971.

Folkow, B., E.H. Rubinstein: Cardiovascular effect of acute and chronic stimulations of the hypothalamic defense area in the rat. Acta physiol. scand. 28 (1966) 48–57.

Folkow, B., B. Uvnas: Discussion of sympathetic vasodilator system and blood flow. Physiol. Rev. 40 (Suppl. 4) (1966) 77.

Folkow, B., P. Hedner, B. Lisander, E.H. Rubinstein: Release of cortisol upon stimulation of the hypothalamic defense area in cats. Försvarsmed. 3 (Suppl. 2) (1967) 114–119.

Folkow, B., M. Hallbäck, Y. Lundgren, R. Siverston, L. Weiss: Importance of adaptive changes in vascular design for establishment of primary hypertension. Studies in man and in spontaneously hypertensive rats. Circulat. Res. (suppl. 1) 32/33 (1973).

Folkow, B., G. Göthberg, S. Lundin, S.W. Ricksten: Structural »resetting« of the renal vascular bed in spontaneously hypertensive rats (SHR). Acta physiol. scand. 100 (1977) 270–272.

Follik, M.J., L. Gorkin, R.J. Capone et al.: Psychological distress as a predictor of ventricular arrhythmias in a post-myocardial infarction population. Amer. Heart J. 116 (1988) 32–36.

Fonagy, P., H. Steele, M. Steele.: Maternal representations of attachment during pregnancy predict the organization of infant-mother attachment at one year of age. Child Develop. 62 (1991) 891–905.

Foppa, K.: Lernen, Gedächtnis, Verhalten. Ergebnisse und Probleme der Lernpsycholgie Kiepenheuer u. Witsch Köln, 1968

Ford, C.: The Somatizing Disorders, chap. 8–10. Elsevier, Amsterdam 1982.

Ford, C., G. Glober, P. Castelnuovo-Tedesco: A psychiatric study of patients with regional enteritis. J. Amer. med. Ass. 208 (1969) 311–315.

Ford, M.J., P. Miller, J. Eastwood, M.A. Eastwood: Life events, psychiatric illness and the irritable bowel syndrome. Gut 28 (1987) 160–165.

Fordyce, W.E.: Behavioral Concepts in Chronic Pain and Illness. Mosby, St. Louis 1976.

Fordyce, W.E.: Learning processes in pain. In: Sternbach R.A. (ed.): The Psychology of Pain. Raven, New York 1978.

Fordyce, W.E., J.C. Steger: Chronischer Schmerz. In: Keeser, W., E. Pöppel, P. Mitterhusen (Hrsgg.): Schmerz. Urban & Schwarzenberg, München 1982.

Fordyce, W.E., F.S. Brena, R.J. Holcomb, B.J. DeLateur, J.D. Loeser: Relationship of patient semantic pain descriptions to physician diagnostic judgements, activity level measures and MMPI. Pain 5 (1978) 2293–303.

Forester, B., D. Kornfeld, J. Fleiss: Psychotherapy during radiotherapy: Effects on emotional and physical distress. Amer. J.Psychat. 142 (1985) 22–27.

Fornari, F.: Psychoanalyse des ersten Lebensjahres. Fischer, Frankfurt 1970.

Forschungsverbund Laienpotential, Patientenaktivierung und Gesundheitsselbsthilfe (Hrsg.): Gesundheitsselbsthilfe und professionelle Dienste. Soziologische Grundlagen einer bürgerorientierten Gesundheitspolitik. Integrierter Abschlußbericht. Springer, Heidelberg 1987.

Foss, L., K. Rothenberg: The Second Medical Revolution. From Biomedicine to Infomedicine. New Science Library, Shambala–Boston–New York–London 1987.

Foss, L.: The challenge to biomedicine: a foundation´s perspective. J. Med. Philos. 14 (1989) 165–191.

Foster, G.M.: Concepts of health and disease in cultural perspective. In: Nizetic, B.Z., H.G. Pauli, P.-G. Svensson (eds.): Scientific Approaches to Health and Health Care. WHO, Copenhagen 1986.

Fothergill, J.: Complete collection of the medical and philosophical works. London 1781.

Foucault, M.: Die Geburt der Klinik. Eine Archäologie des ärztlichen Blicks. Hanser, München 1973.

Foucault, M.: Die Geburt der Klinik. Eine Archäologie des ärztlichen Blicks, S. 104. Ullstein, Frankfurt-Berlin–Wien 1981.

Foulkes, D., G.W. Vogel: The current status of laboratory dream research. Psychiat. Ann. 4 (1974) 7–27.

Foulkes, S.H.: Gruppenanalytische Psychotherapie. Fischer Taschenbuch, Frankfurt/a.M. 1986.

Fowler, E.P.: Sudden deafness. Ann. Otol. (St. Louis) 59 (1950) 980.

Fowles, D.C.: The three arousal model: implications of Gray's two-factor learning theory for heart rate, electrodermal activity and psychopathy. Psychophysiol. 17 (1980) 87–104.

Fowles, D.C.: Psychophysiology and psychopathology: a motivational approach. Psychophysiol. 25 (1988) 373–391.

Fox, B.H.: Premorbid psychological factors as related to cancer incidence. J. behav. Med. 1 (1978) 45–133.

Fox, B.H.: Psychosocial factors and the immune system in human cancer. In: Ader, R. (ed.): Psychoneuroimmunology, pp. 103–157. Acad. Press, New York 1981.

Fox, B.H., E.J. Stanek, S.C. Boyd: Suicide rates among cancer patients in Conneticut. Manuscript 1983 (National Cancer Institute, Bethesda).

Fox, B.H., D.R. Ragland, R.J. Brand, R.H. Rosenman: Type A behavior and cancer mortality: Theoretical considerations and preliminary data. Ann. N. Y. Acad. Sci. 496 (1987) 620–627.

Fox, R.: Training for uncertainty. In: Merton, R., G.C. Reader, P.L. Kendell (eds.): The Student Physician, pp. 207–241. Harvard Univ. Press, Cambridge/Mass. 1957.

Foy, D.: Treating PTSD. New York–London 1992.

Frances, A.J., T.A. Widiger, H.A. Pincus: The development of DSM-IV. Arch. Gen. Psychiatry 46 (1989) 373–375.

Franck, M., H. Schäfer, J.M. Herrmann: Unerwünschte Wirkungen von Tranquilizern. Extracta Psychiatrica 8 (1994) 16–22.

Franck, M., H. Schäfer, W. Stiels, J.M. Herrmann: Welche Patienten profitieren von einer Behandlung mit respirato-rischen Feedback (RFB)? Psychother. Psychosom. med. Psychoanal. 44 (1994) 390–395.

Frank, C., G. Harrer, G. Ladurner: Locked-in Syndrom – Erlebnisdimensionen und Möglichkeiten eines erweiterten Kommunikationssystems. Nervenarzt 59 (1988) 337–343.

Frank, F., D.J. Kupfer, J.M. Perel, C. Cornes, D.B. Jarrett, A.G. Mallinger, M.E. Thase, A. McEachran, V. Grochocinski: Three-year outcomes for maintenance therapies in recurrent depression. Arch. gen. Psychiat. 47 (1990) 1093–1099.

Frank, J.: Persuasion and Healing. A Comparative Study of Pharmacotherapy. Johns Hopkins Press, Baltimore 1965.

Frank, J.: Therapeutic Components of Psychotherapy. J. Nerv. and Ment. Disease 159 (1974) 325–342.

Frank, J.: Psychotherapy of Bodily Diseases: An Overview. Psychother. and Psychosom. 26 (1975) 192–202.

Frank, J.: Persuasion and Healing: A Comparative Study of Psychotherapy. Johns Hopkins Press, Baltimore 1982. Dtsch.: Die Helfer. Klett-Cotta, Stuttgart 1985.

Frank, K.A., S. Heller, D.S. Kornfeld: Psychological intervention in coronary heart disease. Gen. Hosp. Psychiat. 1 (1979) 18–23.

Frank, L.K.: Projective Methods. Springfield III., 1948.

Frank, R.G., N.C. Beck, J.C. Parker, J.H. Kashani, T.R. Elliott, A.E. Haut, E. Smith, C. Atwood, M. Brownlee-Duffeck, D.R. Kay: Depression in rheumatoid arthritis. J. Rheum. 15 (1988) 920–925.

Franke, H., H. Bracharz, H. Laas, E. Moll: Studie an 148 Hundertjährigen. Dtsch. med. Wschr. 31 (1970) 1950f.

Frankenhaeuser, M.: Experimental approaches to the study of human behavior as related to neuroendocrine functions. In: Levi, L. (ed.): Society, Stress and Disease, vol. I. Oxford Univ. Press, London 1971.

Frankenhaeuser, M.: Challenge-control interaction as reflected in sympathetic-adrenal and pituitary-adrenal activity: comparison between the sexes. Scand. J. Psychol. (suppl. 1) (1982) 158–164.

Frankenhaeuser, M.: The sympathetic-adrenal and pituitary-adrenal response to challenge. Comparison between the sexes. In: Dembroski, T.M., T.H. Schmidt, G. Blümchen (eds.): Biobehavioral Bases of Coronary Heart Disease, pp. 91–105. Karger, Basel–München–Paris 1983.

Frankenhaeuser, M., A. Rissler: Effects of punishment on catecholamine release and efficiency of performance. Psychopharmacol. 17 (1970) 378–390.

Frankenhaeuser, M., L.L. Lundberg, L. Forsman: Note on arousing type-A persons by depriving them of work. Reports from the Department of Psychology, Univ. Stockholm, No. 539, 1978.

Frankenstein sen., R.: Installation eines Meßplatzes zur Abschreckung vor psychophysiologischer Forschung. Brain and Psychophysics 703 (1897) 1–13.

Franz, I.W.: Belastungsblutdruck bei Hochdruckkranken. Springer, Berlin–Heidelberg–New York 1981.

Franz, M.: Die Ablehnung psychotherapeutischer Hilfe – empirische Konturen eines destruktiv-narzißtischen Phänomens. Forum Psychoanal. 10 (1994) 175–187.

Franz, M., N. Schiessl, R. Manz, R. Fellhauer, H. Schepank, W. Tress: Zur Problematik der Psychotherapiemotivation und der Psychotherapieakzeptanz. Psychother. Psychosom. med. Psychol. 40 (1990) 369–374.

Franz, M., H. Schepank, G. Reister, D. Schnellberg: Epidemiologische Befunde zum Langzeitspontanverlauf psychogener Erkrankungen über 10 Jahre. Psychother. Psychosom. med. Psychol. 44 (1994) 22–28.

Franz, M., D. Schellberg, H. Schepank: Indikatoren und Einflußfaktoren des Langzeitspontanverlaufs psychogener Erkrankungen. Psychother. Psychosom. med. Psychol. 45 (1995) 41–51.

Franzke, E.: Der Mensch und sein Gestaltungserleben. Huber, Bern 1977.

Frasure-Smith, N., K. Prince: Long term follow-up of the ischemic heart disease life-stress monitoring program. Psychosom. Med. 51 (1989) 485–513.

Frasure-Smith, N., F. Lesperance, M. Talajie: Depression following myocardial infarction. J. Amer. Med. Ass. 270 (1993) 1819–25.

Fredrickson, M.: Behavioral aspects of cardiovascular reactivity in essential hypertension. In: Schmidt, T., T. Dembroski, G. Blümchen (eds.): Biological and Psychological Factors in Cardiovascular Disease, pp. 418–446. Springer, Berlin–Heidelberg–New York 1986.

Fredrikson, M., M. Tuomisto, U. Jundberg, B. Melin: Blood pressure in healthy men and women under laboratory and naturalistic conditions. J. Psychosom. Res. 34 (1990) 675–686.

Freebury, D.R.: The psychological implications of organ transplantation. A selective review. Canad. Psychiat. Ass. J. 19 (1974) 593–597.

Freedman, A.M., H.I. Kaplan, B.J. Sadock (eds.): Modern synopsis of psychiatry II, Chap. 13: Classification. Williams & Wilkins, Baltimore 1978.

Freedman, L.Z., A.B. Hollingshead: Neurosis and social class. Amer. J. Psychiat. 113 (1956/57) 769–775.

Freeman, A., D. Watts, R. Karp: Evaluation of cardiac transplant candidates. Psychosomatics 25 (1984) 197–207.

Freeman, C., D. Calsyn, J. Louks: The use of the MMPI with low back pain patients. J. clin. Psychol. 32 (1976) 294–298.

Freeman, H., M. Alpert: Prevalence of schizophrenia in an urban population. Brit. J. Psychiat. 149 (1986) 603–611.

Freeman, W.J.: Mass Action in the Nervous System, p. 175. Academic, New York.

Frei, P., G. Graber: Der Kaumuskelsynchronisator. Schweiz. Mschr. Zahnheilk. 86 (1977) 1195.

Freidl, W., J. Egger, J. Schratter: Gesundheitspsychologische Behandlung und soziale Unterstützung in der Herzinfarkt-Rehabilitation. Prax. Pschother. Psychosom. 37 (1992) 157–163.

Freidman, M., C.E. Thoresen, J.J. Gill, L.H. Powell, D. Ulmer, L. Thompson: Feasibility of altering Type A behavior pattern after myocardial infarction patients. Amer. Heart J. 108 (1984) 237–248.

Freis, E.D.: Effects of treatment on morbidity in hypertension. Results in patients with diastolic blood pressures averaging 115 through 129 mm Hg. J. Amer. med. Ass. 202/11 (1976) 116.

Freis, E.D.: Salt, volume and the prevention of hypertension. Circulation 53 (1976) 589–594.

Freiwald, M., R. Liedtke, S. Zepf: Die Imagination des erkrankten Organs von Patienten mit Colitis ulcerosa und

funktionellen Herzbeschwerden im experimentellen katathymen Bilderleben. Psychother. med. Psychol. 25 (1975) 15–24.

Fremont-Smith, A. Meigs: Amer. J. Obstet. 55 (1948) 1042.

French-Belgium Collaborative Group: Ischemic heart and psychological patterns. Advanc. Cardiol. 29 (1982) 25–31.

Frese, M.: Plea for realistic pessimism: On objective reality, coping with stress and psychological dysfunction. In: Montada, L., S.-H. Filipp, M.J. Lerner (eds.): Life Crises and Experiences of Loss in Adulthood, pp. 81–94. Erlbaum, Hillsdale/NJ 1992.

Freud, A.: Das Ich und die Abwehrmechanismen (1936). 15. Aufl. Fischer, Frankfurt 1992.

Freud, A.: Role of bodily illness in the mental life of children. In: Eissler, R., A. Freud, H. Hartmann, E. Kris (eds.): Psychoanalytic Study of the Child, vol. 7. Univ. Press, New York 1952.

Freud, A.: Das Ich und die Abwehrmechanismen. Kindler, München 1959.

Freud, A.: Die Schriften der Anna Freud, Bd. VIII, S. 2274. Kindler, München 1965.

Freud, A.: Wege und Irrwege der Kinderentwicklung. Klett, Stuttgart 1971.

Freud, E.: Mutter-Kind-Beziehung bei Frühgeburten. Persönliche Mitteilung, 1984.

Freud, E.: »Das Whose-Baby-Syndrom«. Ein Beitrag zum psychodynamischen Verständnis der Perinatologie: In: Stauber, M., F. Conrad, G. Haselbacher: Psychosomatische Gynäkologie und Geburtshilfe, Springer, Berlin 1991.

Freud, E.: Prä- und postnatales Bonding- Schlussfolgerungen. Fortbildungsveranstaltung der Deutschen Gesellschaft für psychosomatische Gynäkologie, München, 7. Nov. 1992.

Freud, S.: Bericht über meine mit Universitäts-Jubiläums-Reisestipendium unternommene Studienreise nach Paris und Berlin October 1885-Ende März 1886 (1956a[1866]). Ges. Werke, Nachtr., S. 31, 34–44.

Freud, S.: Hysterie (1888b). In: Villaret, A.: Handwörterbuch der gesamten Medizin, Bd. 1, Stuttgart 1888, S. 886–892. Ges. Werke, Nachtr., S. 72–90.

Freud, S.: Zur Auffassung der Aphasien. Eine kritische Studie, Wien (1891). Hrsg.: Vogel, P.; bear. von I. Meyer-Palmedo, Einleitung von W. Leuschner. Fischer, Frankfurt/a.M. 1992.

Freud, S.: Ein Fall von hypnotischer Heilung (1892). Ges. Werke, Bd. 1, S. 3–17. Fischer, Frankfurt 1964.

Freud, S.: Ein Fall von hypnotischer Heilung, nebst Bemerkungen über die Entstehung hysterischer Symptome durch den »Gegenwillen« (1892–1893). Ges. Werke, Bd. 1, S. 315–342.

Freud, S.: Quelques considérations pour une étude comparative des paralysies motrices organiques et hystériques (1893). Ges. Werke, Bd. 1, S. 37–45.

Freud, S.: Über die Berechtigung, von der Neurasthenie einen bestimmten Symptomenkomplex als »Angstneurose« abzutrennen (1894). In: Studienausgabe, Bd. 6, S. 25ff. Fischer, Frankfurt 1971.

Freud, S., J. Breuer: Studien über die Hysterie (1895). Fischer TB 6001, Frankfurt/a.M. 1970.

Freud, S.: Entwurf einer Psychologie (1895). In: An den Anfängen der Psychoanalyse. Fischer, Frankfurt 1975.

Freud, S.: Über die Berechtigung von der Neurasthenie einen bestimmten Symptomenkomplex als Angstneurose abzutrennen (1895b). Ges. Werke, Bd. 1, S. 313–342. Fischer, Frankfurt 1952.

Freud, S.: Studien über Hysterie (zusammen mit: J. Breuer). B.W. I (1895d), S. 75–312 (ohne Breuers Beiträge) und: Nachtragsband, S. 221–310 (Breuers Beiträge). Fischer, Frankfurt/a.M. 1987.

Freud, S.: Die Traumdeutung (1900). In: Studienausgabe, Bd. 2. Fischer, Frankfurt 1972.

Freud, S.: Drei Abhandlungen zur Sexualtheorie (1905). In: Freud, S.: Sexualleben. Studienausgabe Bd. 5, S. 37. Fischer, Frankfurt 1972.

Freud, S.: Zur Dynamik der Übertragung (1905). Ges. Werke, Bd. 3. Fischer, Frankfurt.

Freud, S.: Allgemeines über den hysterischen Anfall (1909a). Ges. Werke, Bd. 7, S. 234–240.

Freud, S.: Beiträge zur Psychologie des Liebeslebens (1910). Ges. Werke Bd. 8.

Freud, S. In: Steiner, M.: Die psychischen Störungen der männlichen Potenz, S. 451–452. Ges. Werke, Bd. 10. Fischer, Frankfurt/a.M. 1913.

Freud, S.: Erinnern, Wiederholen und Durcharbeiten (1914). Ges. Werke, Bd. 10. Fischer, Frankfurt 1969.

Freud, S.: Das Unbewußte (1915). Ges. Werke, Bd. 10, 3. Aufl. Fischer, Frankfurt 1969.

Freud, S.: Vorlesungen zur Einführung in die Psychoanalyse (1916). Ges. Werke, Bd. 11. Fischer, Frankfurt 1976.

Freud, S.: Vorlesungen zur Einführung in die Psychoanalyse (1917). Ges. Werke, Bd. 11. Fischer, Frankfurt 1976.

Freud, S.: Wege der psychoanalytischen Therapie (1918). Ges. Werke Bd. 12.

Freud, S.: Massenpsychologie und Ich-Analyse (1921). Fischer TB 6054, Frankfurt/a.M. 1970.

Freud, S.: Hemmung, Symptom und Angst (1926). Ges. Werke, Bd. 14; 4. Aufl., S. 112–205. Fischer, Frankfurt 1972 b. Sowie: Fischer, Frankfurt 1976.

Freud, S.: Die endliche und die unendliche Analyse. Ges. Werke Band 16. Fischer, Frankfurt 1937.

Freud, S.: Abriß der Psychoanalyse. Imago 25 (1938).

Freud, S.: Die Ichspaltung im Abwehrvorgang (1938). Ges. Werke, Bd. 17. Imago, London 1950.

Freud, S.: Ges. Werke, Bd. 14. Imago Publishing, London 1948.

Freud, S.: zit. nach: Uexküll, Th. v.: Psychologische Aspekte der essentiellen Hypertonie. Verh. Dtsch. Ges. Inn. Med. 69 (1963) 496.

Freud, S.: Ges. Werke. Fischer, Frankfurt 1968.

Freud, S.: Ges. Werke, Bd. 11, S. 158, 167. Fischer, Frankfurt 1968.

Freud, S.: Ges. Werke, Bd. 12, S. 331. Fischer, Frankfurt 1968.

Freud, S.: Zur Einführung des Narzißmus. Ges. Werke, Bd. 10, Fischer, Frankfurt 1969.

Freud, S.: Quelques considérations pour une étude comparative des paralysies motrices organiques et hystériques. Ges. Werke, 4. Aufl., Bd. 1, S. 51. Fischer, Frankfurt 1972.

Freud, S.: Studien über Hysterie. Ges. Werke, 4. Aufl., Bd. I., S. 197 und 278. Fischer, Frankfurt, 1972.

Freud, S.: Studien über Hysterie. Über den psychischen Mechanismus hysterischer Phänomene. Ges. Werke, 4. Aufl., Bd. I, S. 81–312. Fischer, Frankfurt 1972.

Freud, S.: Über die Berechtigung von der Neurasthenie einen bestimmten Symptomenkomplex als »Angstneurose« abzutrennen. III. Ansätze zu einer Theorie der Angstneurose. Ges. Werke, 4. Aufl., Bd. I, S. 333–339. Fischer, Frankfurt 1972 a.

Freud, S.: Ges. Werke, Nachtr. Fischer, Frankfurt/a.M. 1987.

Freud, S.: Jenseits des Lustprinzips. Massenpsychologie und Ich-Analyse. In: Freud, A. et al. (Hrsg.): Gesammelte Werke in Einzelbänden. Freud, Sigmund. 9. Aufl., Bd. 13. Fischer, Frankfurt/a.M. 1987.

Freud, W.E.: Attempts at understanding the most promising paradigm of neonatal intensive care: some essential though less tangible aspects of the Marcovich model. In: Bitzer, J., M. Stauber (eds.): Psychosomatic Obstetrics and Gynecology. Monduzzi Editore, Bologna 1995.

Freund, W.: Merkmale von Patienten einer psychotherapeutischen Ambulanz. Medizinische Dissertation. Universität Ulm 1990.

Freyberger, H.: Psychosomatik und Psychotherapie – Colitis ulcerosa. In: Krauspe, C., K. Müller-Wieland, F. Stelzner (Hrsg.): Colitis ulcerosa und granulomatosa. Urban & Schwarzenberg, München 1972.

Freyberger, H.: Psychosomatik. In: Lawin, P. (Hrsg.): Praxis der Intensivbehandlung. Thieme, Stuttgart 1975a.

Freyberger, H.: Topic: intensive care unit. Psychother. and Psychosom. 26 (1975b) 337–343.

Freyberger, H.: Psychosomatische Aspekte bei Durchfallerkrankungen. Klinikarzt 5 (1976) 971–974.

Freyberger, H.: Psychosomatic aspects of an intensive care unit. In: Havells, J.G. (ed.): Modern Perspectives in the Psychiatric Aspects of Surgery. Brunner/Mazel, New York 1976b.

Freyberger, H.: Psychosomatik der Colitis ulcerosa und des Morbus Crohn. Therapiewoche 27 (1977) 6675–6682.

Freyberger, H.: The renal transplant patient: three-stage model and psychotherapeutic strategies. In: Levy, N.B. (ed.): Psychonephrology 2. Plenum, New York 1983.

Freyberger, H., W. Bauditz: Psychosyndrome und somatische Reaktionen bei chronisch Nierenkranken im Hämodialysedauerprogramm. Verh. Dtsch. Ges. Inn. Med. 75 (1969) 971–977.

Freyberger, H., K. Müller-Wieland: Kombinierter internistisch-psychosomatischer Therapieansatz bei Colitis ulcerosa. Med. Klinik 61 (1966) 228–230.

Freyberger, H., H. Speidel: Die supportive Therapie in der klinischen Medizin. Bibl. Psychiat. Neurol. (Basel) 152 (1976a) 141–169.

Freyberger, H., H. Speidel: Psychosomatik des Erwachsenen. In: Klinik der Gegenwart, Bd. 9, S. 613–675. Urban & Schwarzenberg, München–Wien–Baltimore 1977.

Freyberger, H., D. Haan, K. Müller-Wieland: Psychosomatische Aufgabenbereiche auf Intensivbehandlungsstationen. Internist 10 (1969) 240–243.

Freyberger, H., B. Porschek, H. Bödeke et al.: Das Berufsbild der Intensivschwester und des Intensivpflegers. Z. prakt. Anästh. 7 (1972) 123–140.

Freyberger, H., R. Liedtke, W. Wellmann: Möglichkeiten und Grenzen der Psychotherapie bei Colitis ulcerosa und Morbus Crohn. Dtsch. Ärztebl. 77 (1980) 2731–2734.

Freyberger, H., J.P. Nordmeyer, H.J. Freyberger, J. Nordmeyer, H.J. Avenarius: Patients suffering from factitious disorders in the clinico-psychosomatic consulation liaison service: Psychodynamic processes, psychotherapeutic initial care and clinicointerdisciplinary cooperation. In: Plassmann, R. (ed.): Factitious Disease. Karger, Basel. Psychother. and Psychosom. 62 (1994) 108–122.

Freyberger, H.J., V. Dittmann, R.D. Stieglitz, H. Dilling: ICD–10 in der Erprobung: Ergebnisse einer multizentrischen Feldstudie in deutschsprachigen Ländern. Nervenarzt 61 (1990) 271–275.

Frezza, M., C. DiPadova, G. Pozzato, M. Terpin, E. Baraona, C.S. Lieber: High blood alcohol levels in women. The role of decreased gastric alcohol dehydrogenase activity and first-pass metabolism. New Engl. J.Med. 322 (1990) 95–99.

Friar, L.R., J. Beatty: Migraine: management by trained control of vasoconstriction. J. consult. clin. Psychol. 44 (1976) 46–53.

Friberg, L., T. Shihoj-Olsen, N.A. Lassen: Cerebrovascular tone instability caousing focal ischemia during attacks of hemiplegic migraine. Brain 110 (1987) 917–934.

Friccione, G.L., S.C. Vlay: Psychiatric aspects of patients with malignant ventricular arrythmie. Amer. J. Psychiat. 143 (1986) 1518–1526.

Frick-Bruder, V.: Intrauterinpessar. Psychologische Aspekte des Für und Wider. Gynäk. Praxis 4 (1980) 103.

Frick-Bruder, V.: Das prämenstruelle Syndrom. Sexualmed. 3 (1984) 153.

Fricke, R., G. Treinies: Einführung in die Meta-Analyse. Huber, Bern 1985.

Fricke, U.: Placebo – ein Aspekt der Pharmakotherapie. Med. Mo. Pharm. 6 (1983) 356–369 und 12 (1983) 359.

Friedenwald, J., M. Feldman, L.J. Rosenthal: Mucous colitis, observations in 500 cases. Ann. intern. Med. 3 (1929) 521–545.

Friedlander, H.J., M. Viederman: Children of dialysis patients. In: Levy, N.B. (ed.): Psychonephrology 2, pp. 93–105. Plenum, New York 1983.

Friedman, A.P.: Ad hoc committee on classification of headache. J. Amer. med. Ass. 179 (1962) 717–718.

Friedman, A.P., H.H. Merritt: Headache: Diagnosis and Treatment. Davis, Philadelphia 1959.

Friedman, E., N. Goodwin, L. Chandhry: Psychosocial adjustment to maintenance hemodialysis. N.Y. St. J. Med. I (1970) 629–637; II (1970) 767–774.

Friedman, E., A. Katcher, V. Brightman: Incidence of recurrent herpes labialis and upper respiratory infection: a prospective study of the influence of biologic, social and psychologic predictors. Oral Surg. 43 (1977) 873–878.

Friedman, E.A., A.P. Lundin: Environmental and iatrogenic obstacles to long life on hemodialysis. New Engl. J. Med. 306 (1982) 167–169.

Friedman, G.: Der Mensch in der mechanisierten Produktion. Bund, Köln 1952.

Friedman, G.D., H.K. Ury, A.L. Klatsky, M.S. Siegelaub: A psychological questionnaire predictive of myocardial infarction. Psychosom. Med. 36 (1974) 327–343.

Friedman, H.S. (ed.): Personality and Disease. Wiley, New York 1990.

Friedman, H.S., S. Booth-Kewley: Validity of the type A construct: a reprise. Psychol. Bull. 104 (1988) 284–381.

Friedman, M.: Type A behavior and myocardial infarction: Reply. Letter to the editor. Amer. Heart J. 111 (1986) 1216.

Friedman, M., J.S. Kadanin: Hypertension in only one of identical twins. Report of a case with consideration of psychosomatic factors. Arch. intern. med. 72 (1943) 767–774.

Friedman, M., R.H. Rosenmann: Association of specific overt behavior pattern with blood and cardiovascular findings. J. Amer. Med. Ass. 169 (1959) 1286–1295.

Friedman, M., R.H. Rosenman: Type A Behavior and your Heart. Knopf, New York 1974.

Friedman, M., J.H. Manwarning, R.H. Rosenman et al.: Instantaneous and sudden deaths. Clinical and pathological differentiation in coronary artery disease. J. Amer. med. Ass. 225 (1973) 1319–1328.

Friedman, M., S.O. Byers, J. Diamant, R.H. Rosenman: Plasma catecholamine response of coronary-prone subjects (Type A) to a specific challenge. Metabolism 24 (1975) 205–210.

Friedman, M., C.E. Thoresen, J.J. Gill, L.H. Powell, D. Ulmer, L. Thompson: Feasibility of altering Type A behavior pattern after myocardial infarction. Recurrent Coronary Prevention Project Study. Circulation 66 (1982) 83.

Friedman, M., C.E. Thoresen, J.J. Gill, L.H. Powell, D. Ulmer, L. Thompson, V.A. Price, D.D. Rabin, W.S. Breall, T. Dixon, R. Levy, E. Bourg: Alteration of Type A behavior and reduction in cardiac recurrences in postmyocardial infarction patients. Amer. Heart J. 108 (1984) 237–248.

Friedman, M., C.E. Thoresen, J.J. Gill, L.H. Powell, D. Ulmer, L. Thompson, V.A. Price, D.D. Rabin, W.S. Breall, T. Dixon, R. Levy, E. Bourg: Alteration of Type A behavior and its effect on cardiac recurrences in postmyocardial infarction patients. Summary results of the Recurrent Coronary Prevention Project. Amer. Heart J. 112 (1986) 653–665.

Friedman, R., L.K. Dahl: Psychic and genetic factors in the etiology of hypertension. In: Wheatley, D. (ed.): Stress and the Heart. Raven, New York 1977.

Friedman, S.B.: The concept of marginality applied to psychosomatic medicine. Psychosom. Med. 50 (1988) 447–453.

Friedman, S.B., L.A. Glasgow: Psychologic factor and resistance to infectious disease. Pediat. Clin. N. Amer. 13 (1960) 315.

Friedman, S.B., R. Ader, L.A. Glasgow: Effects of psychological stress in adult mice inoculated with Coxsackie B viruses. Psychosom. Med. 27 (1965) 361–368.

Friedman, S.B., L.A. Glasgow, R. Ader: Psychosocial factors modifying host resistance to experimental infections. Ann. N. Y. Acad. Sci. 164 (1969) 381–393.

Friedman, S.B., R. Ader, L.A. Glasgow: Differential susceptibility to a viral agent in mice housed alone or in groups. Psychosom. Med. 32 (1970) 285–299.

Friedman, S.R., D.C. Des Jarlais, J.L.Sotheran: AIDS health education for intravenous drug users. Health Educ. Quart. 13 (1986) 383–393.

Friedman, L.S., J.H. Samet, M.S. Roberts, M. Hudlin, P. Hans: Inquiery about victimisation experiences. A survey of patient preferences and physician practises. Arch. intern. Med. 152 (1992) 1186–1190.

Friedrich, R., J. Jordan, C. Schlienf, G. Overbeck, W. Dehe: Psychische Adaptation an einen implantierten Herzschrittmacher. Münch. med. Wschr. 125 (1983) 193–196.

Friedsam, H.: Reactions of older persons to disaster-caused losses – a hypothesis of relative deprivation. In: Tibbits, C., W. Donahue (eds.): Social and Psychological Aspects of Aging. Columbia Univ. Press, New York 1962.

Frieling, T., P. Zacchi, R. Kuhlbusch, K. Wilhelm, P. Enck, H.J. Lübke: Elektrische und mechanische Stimulation der Speiseröhre bei Gesunden und Patienten mit nicht-kardialem Thoraxschmerz. Kontinenz 1 (1992) 44 (Abstrakt).

Fries, J.F., P. Spitz, R.G. Kraines, H.R. Holman: Measurement of patient outcome in arthritis. Arthr. and Rheum. 23 (1980) 137–145.

Frijda, N.H.: The Emotions. University Press, Cambridge 1986.

Frijda, N.H.: The laws of emotion. American Psychologist 43 (1988) 349–358.

Frijda, N.H., J. Swagermann: Can computers feel? Theory and design of an emotional system. Cognition Emotion 1 (1987) 235–257.

Fröhlich, E., F. Hamacher, J.M. Herrmann, B.D. Naundorf, G. Schildwächter, G. Sieber, W. Tittor: Basiskonzept zur medizinischen Rehabilitation bei chronischen Krankheiten. Präv.-Rehab. 3 (1991) 119–127.

Froelich, R.E., F.M. Bishop: Die Gesprächsführung des Arztes. Springer, Heidelberg 1973.

Froelicher, V.T.: Exercise and the prevention of the atherosclerotic heart disease. In: Wanger, N.K. (ed.). Davis, Philadelphia 1978.

Fromm, E.: Über den Ungehorsam. Dtsch. Verlagsanstalt, Stuttgart 1982.

Frommberger, U., S. Hurth-Schmidt, H. Dieringer, B. Tettenborn, R. Bullert, O. Benkert: Panikstörung und Schwindel. Zur psychopathologischen Differenzierung zwischen neurologischer und psychiatrischer Erkrankung. Nervenarzt 64 (1993) 377–383.

Frotscher, M., P. Kugler, U. Misgeld, K. Zilles: Neurotransmission in the Hippocampus. Springer, Berlin–Heidelberg–New York–London–Paris–Tokyo 1988.

Frymoyer, J.W.: Back pain and sciatica. New Engl. J. Med. 318 (1988) 291–300.

Fuchs, M.: Das leibliche und seelische Unbewußte, die Funktionelle Entspannung und das therapeutische Gespräch. Prax. Psychother. and Psychosom. 33 (1988) 120.

Fuchs, M.: Funktionelle Entspannung. Hippokrates, Stuttgart 1974, 1976, 1989; 5. Aufl. 1994.

Fuchs, M.: Funktionelle Entspannung. Theorie und Praxis einer organismischen Entspannung über den rhythmisierten Atem, 2. Aufl. Hippokrates, Stuttgart 1979.

Fürmaier, A.M.: Zur Psychodynamik des Morbus Crohn. Med. Diss., Tübingen 1979.

Fürstenau, P.: Entwicklungsförderung durch Therapie. Grundlagen psychoanalytisch-systemischer Psychotherapie. Pfeiffer, München 1992.

Fürstenau, P., E. Mahler, H. Morgenstern, H. Müller-Braunschweig, H.E. Richter: Untersuchungen über Herzneurose. Psyche 3 (1964) 177.

Fukudo, S., J. Suzuki: Colonic motility, autonomic function and gastrointestinal hormones under psychological stress on irritable bowel syndrome. Tohoku J. Exp. Med. 151 (1987) 373–375.

Fuller, J.H., M.J. Shipley, G.Rose, R.J. Jarrett, H. Keen: Mortality from coronary heart disease and stroke in relation to degree of glycaemia: Whitehall Study. Brit. med. J. 287 (1983) 867–870.

Fullerton, D.T., E.J. Kollar, A.B. Caldwell: A clinical study of ulcerative colitis. J. Amer. med. Ass 181 (1962) 463–471.

Funch, D.P., C. Mettlin: The role of support in relation to recovery from breast cancer. Soc. Sci. Med. 16 (1982) 91–98.

Funch, D.P., J. Marshall: The role of stress, social support and age in survival from breast cancer. J. psychosom. Res. 27 (1983) 77–83.

Funch, D.P.: Psychosocial variables and the course of cancer. New Engl. J. Med. 313 (1985) 1354.

Funk, G.A., M.M. Jensen: Influence of stress on granuloma formation. Proc. Soc. Exp. Biol. 124 (1967) 653–655.

Funkenstein, D.P.: Nor-epinephrine-like and epinephrine-like substances in relation to human behavior. J. nerv. ment. Dis. 124 (1956) 58–68.

Fuster, J.M.: The Prefrontal Cortex. Raven Press, New York 1982.

Fydrich, T., P. Scheib, G. Sommer: Soziale Unterstützung und Belastungen bei Patienten mit Ulcus duodeni. Psychother. med. Psychol. 38 (1988) 159–166.

Gabbard, G.O.: Psychodynamic Psychiatry in Clinical Practice. American Psychiatric Press, Washington D.C.-London 1990.

Galatzer, A., M. Frish, Z. Laron: Changes in self-concept and feelings toward diabetic adolescents. In: Laron, Z. (ed.): Psychological aspects of balance of diabetes in juveniles. Pediatr. Adolesc. Endocrinol., vol. 3, 1977.

Galdston, R., W.J. Gamble: On borrowed time. Observations on children with implanted cardiac pacemakers and their families. Amer. J. Psychiat. 126 (1969) 104.

Gall, F.P., E. Mühe, B. Angermann: Resultate operativer Therapie des Morbus Crohn. In: Ottenjann, R., H. Fahrländer (Hrsg.): Entzündliche Erkrankungen des Dickdarms. Springer, Berlin 1983.

Gallo, P.S.: Meta-analysis – A missed metaphor? Amer. Psychol. 33 (1978) 515–517.

Galton, F.: Inquiries into human Faculty and its Development. London 1883.

Gandras, G.: Konzentrative Bewegungstherapie. In: Feiereis, H. (Hrsg.): Diagnostik und Therapie der Magersucht und Bulimie. Marseille, München 1989.

Gandras, G.: Progressive Relaxation. In: Feiereis, H. (Hrsg.): Diagnostik und Therapie der Magersucht und Bulimie. Marseille, München 1989.

Gandras, G., B. Schäfer, J. Petri, E. Wilke, H. Feiereis: Autogenes Training und Progressive Relaxation bei psychosomatischen Krankheiten: Ergebnisse einer vergleichenden Untersuchung. Klin. Wschr. (Suppl. XIII) 66 (1988) 66.

Ganguli, R., C.F. Reynolds II, D.J. Kupfer: Electroencephalographic sleep in young, never-medicated schizophrenics. Arch. gen. Psychiat. 44 (1987) 36–44.

Ganong, W.F.: Neurophysiologic basis of instinctual behavior and emotions. In: Ganong, W.F. (ed.): Review of Medical Physiology, pp. 173–185. Lange, Los Altos/Calif. 1971.

Ganowsky, M.A., D. Drotar, S. Makker: Growing up with renal failure. In: Levy, N.B. (ed.): Psychonephrology 2, pp. 195–206. Plenum, New York 1983.

Garcia, C.: Über die klinischen Grenzen des Gilles de la Tourette-Syndroms. Nervenarzt 58 (1987) 748–753.

Garcia, J.: Autogenes Training und Biokybernetik. Hippokrates, Stuttgart 1983.

Garcia, J., R.A. Koelling: Relation of cue to consequence in avoidance learning. In: Seligman, M.E.P., J.L. Hager: Biological Boundaries of Learning. Appleton Century Crofts, New York 1972.

Garcia, J., F.R. Ervin, R.A. Koelling: Very long CS-US intervals in taste-aversion learning. In: Seligman, M.E.P., J.L. Hager (eds.): Biological Boundaries of Learning. Appleton Century Crofts, New York 1972.

Gardiner, B.M.: Psychological aspect of rheumatoid arthritis. Psychol. Med. 10 (1980) 159–163.

Garfin, S.R., B.L. Rydevik, R.A. Brown: Compressive neuropathy of spinal nerve roots – a mechanical or biological problem? Spine 16 (1991) 162–166.

Garfinkel, A.: A mathematics for physiology. Amer J. Physiol. 245 (1983) R 455 – R 466.

Garfinkel, P.E., D.M. Garner: The multidetermined nature of anorexia nervosa. In: Darby, P.L., P.E. Garfinkel, D.M. Garner, D.V. Coscina (eds.): Recent Developments in Research, pp. 3–14. Liss, New York 1983.

Garfinkel, R.; Treatment of a psychosomatic ailment in an elderly women. Psychosomatics 21 (1980) 1015–1016.

Garner, D.M.: Soziokulturelle Aspekte bei Eßstörungen. In: Jacobi, C., T. Paul (Hrsg.): Bulimia und Anorexia nervosa. Springer, Berlin 1991.

Garner, D.M., M.P. Olmstedt: Manual for the Eating Disorder Inventory (EDI). Psychological Assessment Resources, Odessa 1984.

Garner, D.M., P.E. Garfinkel, M.P. Olmsted: An overview of sociocultural factors in the development of anorexia nervosa. In: Darby, P.L., P.E. Garfinkel, D.M. Garner, D.V. Coscina (eds.): Anorexia nervosa. Recent Developments in Research, pp. 65–82. Liss, New York 1983a.

Garner, D.M., M.P. Olmsted, J. Polivy: The Eating Disorder Inventory: a measure of cognitive-behavioral dimensions of anorexia nervosa and bulimia. In: Darby, P.L., P.E. Garfinkel, D.M. Garner, D.V. Coscina (eds.): Anorexia nervosa. Recent Developments in Research, pp. 173–184. Liss, New York 1983b.

Garner, D.M., W. Rockert, R. Davis, M.V. Garner, M.P. Olmsted, M. Eagle: Comparison of Cognitive-Behavioral and Supportive-Expressive Therapy for Bulimia Nervosa. Amer. J. Psychiatry 150 (1993) 37–46.

Garner, H.H.: Confrontation technique. Ill. med. J. (1970) .

Garrison, R.J., W.P. Castelli: Weight and thirty-year mortality of men in the Framingham study. Ann. intern. Med. 103 (1985) 1006–1009.

Garrison, R.J., M. Feinleib, W.P. Castelli, P.M. McNamara: Cigarette smoking as a confounder of the relationship between relative weight and long-term mortality. The Framingham heart study. J.Amer. med. Soc. 249 (1983) 2199–2293.

Gartner, A., F. Riessman: Self-Help in the Human Services. Jossey Bass, New York 1977.

Gast, L.: Libido und Narzißmus: vom Verlust des Sexuellen im psychoanalytischen Diskurs. Ed. diskord, Tübingen 1992.

Gastorf, J.W.: Physiologic reactions of Type A's to objective and subjective challenge. J. hum. Stress 7 (1981) 16–20.

Gathmann, P.: Das pathologische psychosomatische Reaktionsmuster beim Alternden: Epidemiologische, diagnostische, präventive und therapeutische Bemerkungen. Z. Geront. 20 (1987) 210–218.

Gathmann, P., A. Friedmann: Differential-diagnostical and management difficulties in 3354 psychosomatic/psychiatric Patients referred to a psychosomatic department in a general hospital setting. In: Christodoulou, G.N. (Hrsg.): Psychosomatic Medicine. Plenum, New York 1987.

Gathmann, P., L. Linzmayer, J. Grünberger: Colitis ulcerosa – eine Studie zur Objektivierung der Persönlichkeitsmerkmale des Kolitispatienten. Wien. med. Wschr. 131 (1981) 421–425.

Gaus, E., B. Kubanek: Psychosoziale Faktoren und Immunkompetenz. Internist 25 (1984) 667–673.

Gaus, E., M. Klingenburg, K. Köhle: Psychosomatische Gesichtspunkte in der Behandlung von Hypertoniepatienten. Psychother. med. Psychol. 33 (Sonderheft) (1983) 53.

Gaus, E., K. Köhle: Psychische Anpassungs- und Abwehrprozesse bei körperlichen Erkrankungen. In: Adler, R., J.M. Hermann, K. Köhle, O.W. Schonecke, Th. v. Uexküll, W. Wesiack (Hrsg.): Psychosomatische Medizin. Urban & Schwarzenberg, München–Wien–Baltimore 1990.

Gaus, E., K. Bechter, K.-H. Freyer, W. Merkle, A. Rein: Untersuchungen zur Bedeutung und Rolle von Medikamenten. In: Quint, H., P.L. Janssen (Hrsg.): Psychotherapie in der psychosomatischen Medizin. Springer, Berlin 1987.

Gauss, C.J.: Eine häufig vorkommende, mehrfach beschriebene, meist verkannte und oft operativ umsonst angegangene Erkrankung: die Pelipathia vegetativa. Dtsch. med. Wschr. 74 (1949) 1288.

Gauthier, J.G. et al.: The differential effect of biofeedback in the treatment of menstrual and non-menstrual migraine. Headache 31 (1991) 82–90.

Gawatz, R., P. Novak (Hrsg.): Soziale Konstruktionen von Gesundheit. Wissenschaftliche und alltagspraktische Gesundheitskonzepte. Universitätsverlag, Ulm 1993.

Gazzaniga, M.S.: The Social Brain. Basic Books, New York 1985.

Gazzard, B.G., H.L. Price, G.W. Libby, A.M. Dawson: The social toll of Crohn's disease. Brit. med. J. II (1978) 1117–1119.

Gehrmann, J., S.W. Schoen, G.W. Kreutzberg: Lesion of the rat entorhinal cortex leads to a rapid microglial reaction in the dentate gyrus. A light and electron microscopical study. Acta neuropath. (Berl.) 82 (1991) 442–455.

Geissner, E., G. Jungnitsch: Psychologie des Schmerzes. Psychologie Verlags Union, Weinheim 1992.

Gentry, W.D., S. Foster, T. Haney: Denial as a determinant of anxiety and perceived health status in the coronary care unit. Psychosom. Med. 34 (1972) 39–44.

George, V., A. Tremlay, J.P. Despres, M. Landry, L. Allard, C. Leblanc, C. Bouchard: Further evidence for the presence of »small eaters« and »large eaters« among women. Amer. J.clin. Nutr. 53 (1991) 425–429.

Geracioti, T.D., R.A. Liddle, M. Altemus, M.A. Demitrack, P.W. Gold: Regulation of appetite and cholecystokinin secretion in anorexia nervosa. Amer. J. Psychiat. 149 (1992) 958–961.

Gerber, W.D.: Verhaltensmedizin der Migräne. edition medizin, Weinheim 1986.

Gerber, W.D., D. Fuchs: Streß und Migräne – Psychobiologische Untersuchungen zu einem Diathese-Streß-Modell der Migräne. Der Schmerz 3 (1989) 189–194.

Gerber, W.D., G. Haag (Hrsg.): Migräne. Springer, Berlin 1982.

Gerber, W.D., W. Miltner, H. Gabler, E. Hildenbrand, W. Larbig: Bewegungs- und Sporttherapie bei chronischen Dauerkopfschmerzen. In: Gerber, W.D., W. Miltner, K. Meyer (Hrsg.): Verhaltensmedizin: Ergebnisse und Perspektiven interdisziplinärer Forschung, S. 55–66. edition medizin, Weinheim 1987.

Gerber, W.D., W. Miltner, N. Birbaumer, G. Haag: Konkordanztherapie. Röttger, München 1989.

Gerbert, B.: Psychological aspects of Crohn's disease. J. behav. Med. 3 (1980) 41–58.

Gerdes, N.: Der Sturz aus der normalen Wirklichkeit und die Suche nach Sinn. In: W. Schmidt (Hrsg.): Jenseits der Normalität. Leben mit Krebs. Chr. Kaiser Verlag, München 1986.

Gerdes, N.: Desiderate an die künftige psychoonkologische Forschung. In: Verres, R., M. Hasenbring (Hrsg.): Jahrbuch der Medizinischen Psychologie 3, S. 274–284. Springer, Berlin–Heidelberg 1989.

Gerhards, F., I. Florin, J. Rojahn: Biofeedback zur Vasotonuskontrolle und kognitive Streßbewältigung in der Migränebehandlung. Ein Vergleich zweier Trainingsprogramme. Fortschr. Med. 103 (1985) 861–864.

Gerhards, S.F., J. Rojahn, K. Boxan, C. Gnade, M. Petrik, I. Florin: Biofeedback vs. cognitive stress-coping therapy in migraine headache patients. In: Holroyd, K.A., B. Schlote, H. Zenz (eds.): Perspectives in Research on Headache, pp. 171–182. Hogrefe, Lewiston–New York 1983.

Gerhardt, U., R. Heberling: Rehabilitation und Familie bei terminaler Niereninsuffizienz. In: Angermeyer, M.C., H. Freyberger (Hrsg.): Chronisch kranke Erwachsene in der Familie, S. 95–107. Enke, Stuttgart 1982.

Gerich, L.: Ein Beitrag zur psychosomatischen Betrachtung der Enteritis regionalis. Z. klin. Psychol. Psychother. 28 (1980) 350–369.

Gerin, W., C. Pieper, R. Levy, T.G. Pickering: Social support in social interaction: A moderator of cardiovascular reactivity. Psychosom. Med. 54 (1992) 324–336.

Gerin, W., C. Pieper, L. Marchese, T.G. Pickering: The multi-dimensional nature of active coping: Differential effects of effort and enhanced control on cardiovascular reactivity. Psychosom. Med. 54 (1992) 707–719.

Gerlinghoff, M.: Magersucht. Psychologie Verlagsunion, München 1988.

Gershon, E., J. Schreiber, J. Hamovit, E. Dibble, W. Kaye, J. Nurnberger, A. Andersen, M. Ebert: Clinical findings in patients with anorexia nervosa and affective illness in their relatives. Amer. J. Psychiat. 141 (1984) 1419–1422.

Geus, E.J.C., J.J.P. Doornen, J.F. Orlebeke: The effects of aerobic fitness training on cardiovascular reactivity. Psychophysiol. (Suppl.) 27 (1990) 25.

Gewirtz, J.L.: Soziales Lernen. In: Zeier, H. (Hrsg.): Pawlow und die Folgen. Psychologie des 20. Jahrhunderts, Bd IV. Kindler, Zürich 1977.

Geyer, S.: Life events prior to manifestation of breast cancer: A limited prospective study covering eight years before diagnosis. J. Psychosom. Res. 35 (1991) 355–363.

Gfeller, R., J.-Ph. Assal: Une expérience-pilote en diabétologie clinique et en psychologie médicale: l'unité de traitement et d'enseignement pour malades diabétiques de l'Hôpital cantonal de Genève. Médecine et Hygiène (Genève) 1346 (1979) 2966–2970.

Gfeller, R., J.-Ph. Assal, J.U. Ekoe: Les problèmes sexuels des diabétiques. Therapeutische Umschau/ Revue thérapeutique 38 (1981) 1069–1074.

Ghanta, V., N.S. Hiramoto, H.B. Solvason, S.K. Tyring, N.H. Spector, R.N. Hiramoto: Conditioned enhancement of natural killer cell activity, but not interferon, with camphor or saccharin-LiCl conditioned stimulus. J. Neurosci. Res. 18 (1987a) 10–15.

Ghanta, V., R.N. Hiramoto, H.B. Solvason, N.H. Spector: Influence of conditioned natural immunity on tumor growth. Ann. N. Y. Acad. Sci. 496 (1987b) 637–646.

Ghanta, V., N.S. Hiramoto, H.B. Solvason, S.-J. Soong, R.N. Hiramoto: Conditioning: A new approach to immunotherapy. Cancer Res. 50 (1990) 4295–4299.

Gianturco, O.T., M.S. Breslin, A. Heyman, W.D. Gentry, C.D. Jenkins, B. Kaplan: Personality pattern and life stress in ischemic cerebrovascular disease, I. Psychiatric findings. Stroke 5 (1974) 453–460.

Gibbons, F.X., M. Gerard: Effects of upward and downward social comparison on mood states. J. soc. clin. Psychol. 8 (1989) 14–31.

Gibbs, D.M.: Hyperventilation-induced cerebral ischemia in panic disorder and effect of nimodipine. Amer. J. Psychiat. 149 (1992) 1589–1591.

Gieler, U.: Übermäßiges Schwitzen unter Streß: Was tun? Ärztl. Praxis 44 (1992) 12–13.

Gieler, U., Ch. Detig-Kohler: Nähe und Distanz bei Haut-kranken. Psychotherapeut 39 (1994) 259–263.

Gieler, U., M. Knoll: Delusion of Parasitosis of »Folie à trois«. Dermatologica (Basel) 181 (1990) 122–125.

Gieler, U., R. Ernst, J. Fritz: Mein Schuppenpanzer schützt mich! Persönlichkeitsbild und Körperbeschwerden bei Psoriasis-Patienten. Z. Hautkrankh. 61 (1986) 572–576.

Gieler, U., I. Effendy, U. Stangier: Kutane Artefakte – Behandlungsmöglichkeiten und ihre Grenzen. Z. Hautkr. 62 (1987) 882–890.

Gieler, U., A. Ehlers, T. Höhler, G. Burkard: Die psychosoziale Situation der Patienten mit enodgenem Ekzem. Hautarzt 41 (1990) 416–423.

Gieler, U., B. Köhnlein, U. Schauer, G. Freiling, U. Stangier: Eltern-Beratung bei Kindern mit atopischer Dermatitis. Hautarzt (Suppl. XI) 43 (1992) 37–42.

Gieler, U., U. Stangier, J. Bräuer und A. Ehlers: Atopisches Ekzem – Psychische Bedingungen als Auslösefaktor. Derma. Mschr. 179 (1993) 10–12.

Gilbert, S.F.: Cells in search of community: Critiques of weismannism and selectable units in ontogeny. Biol. Phil. 7 (1992) 473–487.

Giles, T.: A team approach: bulimia. Diab. Educ. 12 (1986) 69.

Giligan, I., L. Fung, D. Piper, C. Tennant: Life event stress and chronic difficulties in duodenal ulcer: a case control study. J. psychosom. Res. 31 (1987) 117–123.

Gill, J.J., V.A. Price, M. Friedman, C.E. Thoresen, L.H. Powell, D. Ulmer, B. Brown, F.R. Drews: Reduction of Type A behavior in healthy middle-aged American military officers. Amer. Heart J. 110 (1985) 503–514.

Gilles de la Tourette, G.: Etude sur une affection nerveuse caractérisée par de l'incoordination motrice accompagnée d'écholalie et de coprolalie. Arch. Neurol. 9 (1885) 19–42; 158–200.

Ginzburg, C.: Spurensicherungen. Über verborgene Geschichte, Kunst und soziales Gedächtnis, S. 22. Wagenbach, Berlin 1983.

Giordani, B., S.B. Manuck, J.K. Farmer: Stability of behaviorally-induced heart rate changes in children after one week. Child Dev. 52 (1981) 533–537.

Giron, L.T., K.A. Crutcher, J.N. Davis: Lymph nodes – A possible site for sympathetic neuronal regulation of immune response. Ann. Neurol. 8 (1979) 520–525.

Gitelson, N.: The first phase in psychoanalysis. Int. J.Psychoanal. (1962).

Gitlin, M.J.: The Psychotherapist's Guide to Psychopharma-cology. The Free Press, New York 1990.

Gjerris, A., M. Hammer, P. Vendsborg, N.J. Christiensen, O.J. Rafaelson: Cerebrospinal fluid vasopressin – changes in depression Brit. J. Psychiat. 147 (1985) 696–701.

Glaesken, G.: Arzneimittelverbrauch von Menschen im höheren Lebensalter unter besonderer Berücksichtigung von Arzneimitteln mit Abhängigkeitspotential. In: Ministerium für Arbeit (Hrsg.): Gesundheit und Soziales des Landes NRW, Düsseldorf 1991.

Glaros, A.G., S.M. Rao: Bruxism: A critical review. Psychol. Bull. 84 (1977) 767.

Glas, R.J., M.N. Mulvihill, H. Smith, R. Peto: The 4 Score: An index for predicting a patient's non medical hospital days. Amer. J. Public Health 67 (1978) 751–755.

Glaser, R., J.K. Kiecolt-Glaser, J.C. Stout, K.L. Tarr, C.E. Speicher, J.E. Holliday: Stress-related impairments in cellular immunity. Psychiatry Res. 16 (1985) 233–239.

Glasgow, M.S., K.R. Gaarder, B.T. Engel: Behavioral treatment of high blood pressure, II: Acute and sustained effects of relaxation and systolic blood pressure biofeedback. Psychosom. Med. 44 (1982) 155–170.

Glasmacher, A., B. Krusenotto, R. Gugler: Selbsteinschätzung und Elternbild bei Patienten mit Morbus Crohn: Eine kontrollierte Untersuchung mit dem Gießen-Test. Klin. Wschr. 66 (Suppl. 13) (1988) 66–67.

Glass, D.C.: Behavior Patterns, Stress and Coronary disease. Erlbaum, Hillsdale/NJ 1977.

Glass, G.V., R.M. Kliegl: An apology for research integration in the study of psychotherapy. J.Consult. Clinic. Psychol. 511 (1983) 28–41.

Glickman, L.S.: Psychiatric Consultation in the General Hospital. Marcel Dekker, New York 1980.

Godai, U., R. Tatarelli: Stuttering and ties: A twin study. Rom: Vortrag auf dem »1st International Congress on Twin Studies«, 1974.

Goddard III., W.A.: Theoretical chemistry comes alive: the full partner with experiment. Science 227 (1985) 917–923.

Göbel, E.S., J.H. Remstedt: Leitfaden zur Studienreform für Medizinstudierende. Frankfurt/a.M. 1991.

Göbel, E.S., J.H. Remstedt (Hrsg.): Medizinische Reform-studiengänge. Frankfurt/a.M. 1994.

Göbel, H., L. Weigel: Effect der perikranialen Muskelempfind-lichkeit auf die klinische Kopfschmerzsymptomatik bei Kopfschmerzen vom Spannungstyp. Nervenheilkunde 10 (1991) 51–56.

Göbel, H., V. Lindner, D. Soyka, T. Weinschütz: Die neue Kopfschmerzklassifikation der Internationalen Kopf-schmerzgesellschaft. Der Schmerz 5 (1991) 15–21.

Göbel, H., M. Peterson-Braun, D. Soyka: Die Prävalenz von Kopfschmerzen in Deutschland. Der Schmerz 7 (1993) 287–297.

Goebel, P.: Ein Vergleich der psychosozialen Situation von 125 Interruptio-Patientinnen vor und nach einem

Schwangerschaftsabbruch. Z. psychosom. Med. 30 (1984) 270.

Goethe, J.W. v.: Kampagne in Frankreich (1792).

Goetz, S., R.H. Adler, R. Weber, J. Siegrist: High need for control as a psychological risk in women suffering from stroke. Psychosom. Med 52 (1990) 231.

Goetz, S., R.H. Adler, R. Weber, J. Siegrist: High »need for control« as a psychological risk in women suffering from ischemic stroke: a controlled retrospective exploratory study. Int. J. Psychiat. Med. 22 (1992) 119–129.

Götze, P.: Psychopathologie der Herzoperierten. Enke, Stuttgart 1980.

Götze, P., G. Huse-Kleinstoll: Präoperative Angst und Angstbewältigung: Psychodiagnostische Probleme und therapeutische Implikationen aus psychoanalytischer Sicht. Psychother. med. Psychol. 38 (1988) 232–239.

Gold, P.W., F.K. Goodwin, R.M. Post, G.L. Robertson: Vasopressin function in depression and mania. Psychopharmacol. Bull. 17 (1981) 7–9.

Gold, P.W., H. Gwirtsman, P.C. Avgerinos et al.: Abnormal hypothalamic-pituitary-adrenal function in anorexia nervosa. New Engl. J. Med. 314 (1986) 1355–1341.

Gold, P.W., F.K. Goodwin, G.P. Chrousos: Clinical and biochemical manifestations of depression: relation to the neurobiology of stress (first of two parts). New Engl. J. Med. 319 (1988) 348–353.

Gold, P.W., F.K. Goodwin, G.P. Chrousos: Clinical and biochemical manifestations of depression: relation to the neurobiology of stress (second of two parts). New Engl. J. Med. 319 (1988) 413–420.

Gold, S., J. Lipton, J. Marbach, S. Dworkin, B. Gurion: Sites of psychophysiologic complaints in MPD patients: I. The orofacial region. J. dent. Res. 53 (spec. issue) (1974) 127.

Gold, S., J. Lipton, J. Marbach, S. Dworkin, B. Gurion: Sites of psychophysiologic complaints in MPD patients: II. Areas remote from orofacial region. J. dent. Res. 54A (1975) 165.

Gold, W.M., G.F. Kessler, D.Y.C. Yu: Role of vagus nerves in experimental asthma in allergic dogs. J. appl. Physiol. 33 (1972) 719–725.

Goldband, S.: Stimulus specifity of physiological response to stress and the Type A coronary-prone behavior pattern. J. pers. soc. Psychol. 39 (1980) 670–679.

Goldberg, D.: A psychiatric study of patients with diseases of the small intestine. Gut 11 (1970) 459–465.

Goldberg, D.P., P. Blackwell: Psychiatric illness in general practice. Brit. J. Psychiat. 2 (1970) 439–443.

Goldberg, D.P., K. Bridges: Invited review: Somatic presentations of psychiatric illness in primary care setting. J. psychosom. Res. 32 (1988) 137–144.

Goldberg, D.B., B. Cooper, M.R. Eastwood, H.B. Kedward, M. Sheperd: A standardized psychiatric interview for use in community surveys. Brit. J. prevent. soc Med. 24 (1970) 18–23.

Goldberg, E.M.: Family Influences in Psychosomatic Illness. London 1958.

Goldfarb, W.: Emotional and intellectual consequences of psychologic deprivation in infancy. In: Hoch, P.H., J. Zubin (eds.): Psychopathology of Childhood. Grune & Stratton, New York 1955.

Goldfried, M.R., R.N. Kent: Herkömmliche gegenüber verhaltenstheoretischer Persönlichkeitsdiagnostik. In: Schulte, D. (Hrsg.): Diagnostik in der Verhaltenstherapie. Urban und Schwarzenberg, München 1976.

Goldmann, S.F.: Das Haupt-Histokompatibilitätssystem HLA und die Genetik der Zuckerkrankheit. Dtsch. Ärztebl. 79 (1982) 45–48.

Goldner, J.L.: Musculoskeletal aspects of emotional problems. Sth. med. J. (Bgham., Ala.) 69 (1976) 6–8.

Goldschmidt, O.: Vorgeschichte und Entwicklung. Psyche 27 (1973) 1022.

Goldsmith, G., J.S. Levin: Effect of sleep quality on symptoms of irritable bowel syndrome. Dig. Dis. Sci. 38 (1993) 1809–1814.

Goldstein, A.M.: Denial and external locus of control as mechanisms of adjustment in chronic medical illness. Essence 1 (1976) 5–22.

Goldstein, A.P., N. Stein: Prescriptive Psychotherapy. Pergamon, New York 1976.

Goldstein, F.J., P. Mojaverian, M.H. Ossipov, B.M. Swanson: Evaluation in analgesic effect and plasma levels of morphine by desipramine in the rat. Pain 14 (1982) 279–282.

Goldstein, J.: Console and Classify: the french psychiatric profession in the nineteenth century. Cambridge Univ. Press, Cambridge 1987.

Goldstein, K.: Zum Problem der Angst. Allg. ärztl. Z. Psychother. 2 (1927) 409–437.

Goldstein, K.: Beobachtungen über die Veränderungen des Gesamtverhaltens bei Gehirnschädigung. Mschr. Psychiat. Neurol. 68 (1928) 217–242.

Goldstein, K.: The Organism. American Book Company, New York 1939.

Goldstein, K.: Der Aufbau des Organismus. Einführung in die Biologie unter besonderer Berücksichtigung der Erfahrungen am kranken Menschen. Nijhoff, Den Haag 1934; Reprint 1963.

Goldstein, M.: Untersuchung über die Häufigkeit und Dauer des Stillens und den Einfluß psychosozialer Faktoren in West-Berlin. Diss., FU Berlin 1978.

Goldstein, S., A.J. Moss, W. Greene: Sudden death in acute myocardial infarction; relationship to factors affecting delay in hospitalization. Arch. intern. Med. 129 (1972) 720–724.

Goligher, J., F. de Dombal, J. McK. Watts, G. Watkinson: Ulcerative Colitis. Ballière, Tindall & Cassell, London 1968.

Gomborone, J.E., P.A. Dewsnap, G.W. Libby, M.J.G. Farthing: Selective effective controlling in recognition memory in the irritable bowel snydrome. Gut 34 (1993) 1230–1233.

Gonsalves-Ebrahim, L., A.D. Gulledge, S. Miga: Continuous ambulatory peritoneal dialysis: psycholgical factors. Psychosomatics 23 (1982) 944–949.

Gonzales, J.J., K.M. Magruder, S.J. Keith: Mental disorders in primary care services: an update. Public Health Rep. 109 (1994a) 251–258.

Gonzales, J.J.: Psychiatric problems in primary care: what are the problems, how will we recognize them and how can we treat them? [editorial]. Psychosom. Med. 56 (1994b) 94–96.

González, E.R.: Stressed whites especially prone to 'trench mouth'; study finds. J. Amer. med. Ass. 249 (1983) 157–158.

Gonzalez, J.J.: Outpatient consultation-liaison psychiatry. Gen. Hosp. Psychiat. 15 (1993) 360–362.

Good, B.J.: The heart of what's the matter. The semantics of illness in Iran. Culture, Medicine and Psychiatry 1 (1977) 25–58.

Goodfield, J.: Humanitiy in science: A perspective and a plea. Science 198 (1977) 580–585.

Goodkin, K., N.T. Blaney, D. Feaster, M.A. Fletcher, M.K. Baum, E. Matero-Atienza, N.G. Klimas, C. Millon, J. Szapocznik, C. Eisdorfer: Active coping style is associated with natural killer cell cytotoxicity in asymotomatic HIV–1 seropostive homosexual men. J. Psychosom. Res. 36 (1992) 635–650.

Goodkin, K., M.H. Antoni, B. Scvin, B.H. Fox: A partially testable, predictive model of psychosocial factors in the etiology of cervical cancer I and II. Psycho-Oncology 2 (1993) 79–121.

Goodwin, F.K., K.R. Jamison: The natural course of manic depressive illness. In: Post, R.M., J.L. Ballenger (eds.): Neurobiology of Mood Disorders. Williams & Wilkins, Baltimore 1984.

Goodwin, J.: Sexual Abuse: Incest Victims and their Families. John-Wright-Psg., Boston 1982.

Goodwin, J.: Post-traumatic symptoms in abused children. J. Traumatic Stress 1 (1988) 475–488.

Goodwin, W.E., W.W. Scott: Phalloplasty. J. Urol. 68 (1952) 903.

Gorczynski, R.M., S. MacRae, M. Kennedy: Conditioned immune response associated with allogeneic skin grafts in mice. J. Immunology 129 (1982) 704–709.

Gordon, J.V., J.H. Mench: Values of medical students at different levels of training. J. educ. Psychol. 53 (1962) 48–51; zit. nach: Bloom, S.W.: Power and Dissent in the Medical School. Free Press, New York 1973.

Gorman, J.M., K. Shear, R.B. Devereux, D.L. King, D.F. Klein: Prevalence of mitral valve prolapse in panic disorder: Effect of echocardiographic criteria. Psychosom. Med. 48 (1986) 167–171.

Gotay, C.C.: Why me? Attributions and adjustment by cancer patients and their mates at two stages in the disease process. Soc. Science Med. 20 (1985) 825–831.

Gottesman, I.I., J. Shields: Schizophrenia and Genetics: a twin study vantage point. Acad. Press, New York 1972.

Gottesman, I.I., J. Shields: Schizophrenia: the epigenetic puzzle. Cambridge Univ. Press, Cambridge 1982.

Gottesman, I.I.: The psychotic hinterlands or the fringes of lunacy. Brit. med. Bull. 43 (1987) 557–569.

Gould, R., B.L. Miller, M.A. Goldberg, D.F. Benson: The validity of hysterical signs and symptoms. J. Nerv. Ment. Dis. 174 (1986) 593–597.

Gould, S.J.: The Flamingo's Smile. Norton, New York 1985.

Gould, W., T. Gragg: Delusions of parasitosis. Arch. Derm. 112 (1976) 1745–1748.

Gowers, W.R.: Diseases of the nervous system. Blakiston, Philadelphia 1888.

Goyeche, J.R., Y. Ago, Y. Ikemi: Breathing and psychosomatic medicine. Asian med. J. 21 (1978) 53–60.

Goyeche, J.R., Y. Ago, Y. Ikemi: Asthma: the Yoga perspective. Part I: The somatopsychic imbalance in asthma: towards a holistic therapy. J. Asthma Res. 17 (1980) 111–121.

Graber, G.: Psychosomatik und Okklusion. In: Singer, F., F. Schön: Europäische Prothetik heute, S. 169. Quintessenz, Berlin 1978.

Graber, G.: Der Einfluß von Psyche und Streß bei dysfunktionsbedingten Erkrankungen des stomatogenen Systems. In: Hupfauf, L.E. (Hrsg.): Funktionsstörungen des Kauorgans, S. 52. Urban & Schwarzenberg, München 1989.

Graber, G., H.P. Vogt, W. Müller, J. Bahous: Weichteilrheumatismus und Myoarthropathien des Kiefer- und Gesichtsbereiches. Schweiz. Mschr. Zahnheilk. 90 (1980) 609.

Grabow, L., R. Buse: Präoperative Angst – Angst vor der Operation, Angst vor der Narkose, Angst vor Schmerzen? Psychother. Med. Psychol. 40 (1990) 255–263.

Grace, W.J.: Life stress and regional enteritis. Gastroenterology 23 (1953) 542–553.

Grace, W.J., S. Wolff, H.G. Wolff: Life situations, emotions and colonic function. Gastroenterology 14 (1950) 93–108.

Grace, W.J., S. Wolff, H.G. Wolff: Life situations, emotions and ulcerative colitis. J. Amer. med. Ass. 142 (1950) 1044–1048.

Grace, W.J., S. Wolff, H.G. Wolff: The Human Colon. Hoeber, New York 1951.

Graessner, S.: Tinnitus in torture survivors. Torture RCT/IRCT, vol. 4, No. 1, Kopenhagen 1994.

Graessner, S.: Zu kognitiven Problemen bei Folterüberlebenden. Unveröffentlichtes Manuskript eines Seminars an der Freien Universität Berlin 1994.

Graham, J.P.D.: High blood pressure after battle. Lancet 1 (1945) 239–240.

Graham, L.E., E.M. Conley: Evaluation of anxiety and fear in adult surgical patients. Nurs. Res. 20 (1971) 113–122.

Graham, N.M.H., R.M. Douglas, P. Ryan: Stress and acute respiratory infection. Amer. J. Epidem. 24 (1986) 389–401.

Graham, S., I.M. Snell, J.B. Graham, L. Ford: Social trauma in the epidemiology of cancer of the cervix. J. chron. Dis. 24 (1971) 711–725.

Grande, T., U. Porsch, G. Rudolf: Die biografische Anamnese als Ergebnis der Therapeut-Patient-Interaktion und ihr Einfluß auf die Prognose und Interaktionsentscheidungen. In: Lamprecht, F. (Hrsg.): Spezialisierung und Integration in Psychosomatik und Psychotherapie, S. 231–237. Springer, Berlin–Heidelberg–New York 1987.

Grant, D.A.: A preliminary model for processing information conveyed by verbal conditioned stimuli in classical conditioning. In: Black, A.H., W.F. Prokasy (eds.): Classical Conditioning II. Aplleton Century Crofts, New York 1972.

Grant, D.A., I.B. Stern, F.G. Everett: Periodontics. Mosby, St. Louis 1979.

Grant, I., G.C. Kyle, A. Teichman, J. Mendels: Recent life events and diabetes in adults. Psychosom. Med. 36 (1974) 121–128.

Grant, R., P. Lindgren, A. Rosen, B. Uvnäs: The realease of catecholamines from the adrenal medulla on activation of the sympathetic vasodilatator nerves to the skeletal muscles in the cat by hypothalamic stimulation. Acta physiol. scand. 43 (1958) 135–154.

Grasse, P.-P.: La reconstruction du nid et les coordinations interindividuelles. La théorie de la stigmergie. Insectes Sociaux 6 (1959) 41–84.

Gratwohl, A., J. Hermans, A. Lyklema, F.E. Zwaan: Bone marrow transplantation for leukemia in Europe. Bone Marrow Transplant. 2 (Suppl. 1) (1987) 15–18.

Graves, P.L., M. Phil, L.A. Mead, T.A. Pearson: The Rorschach interaction scale as a potential predictor of cancer. Psychosom. Med. 48 (1986) 549–563.

Grawe, K., F. Bernauer, R. Donati: Psychotherapien im Vergleich. Haben wirklich alle einen Preis verdient? Psychother. Psychosom. med. Psychol. 40 (1990a) 102–114.

Grawe, K., F. Caspar, H. Ambühl: Differentielle Psychotherapieforschung: Vier Therapieformen im Vergleich. Z. Klin. Psychol. 19 (1990b) 292–376.

Grawe, K.: Zurück zur psychotherapeutischen Einzelfallforschung. Z. Klin. Psychol. 17 (1988) 1–7.

Grawe, K.: Psychotherapieforschung der neunziger Jahre. Psychol. Rundschau 43 (1992) 132–162.

Gray, C.M., W. Singer: Stimulus-specific neuronal oscillations in orientation columns of cat visual cortex. Proc. nat. Acad. Sci. (Wash.) 86 (1989) 1698–1702.

Gray, D.W.R., J.M. Dixon, J. Collin: The closed eyes sign: An aid to diagnosing non-specific abdominal pain. Brit. med. J. 297 (1988) 837.

Gray, J.A. (Hrsg.): Angst und Streß. Kindler, München 1971.

Gray, J.A.: Ein konzeptuelles Nervensystem für Vermeidungsverhalten. In: Birbaumer, N. (Hrsg.): Neuropsychologie der Angst. Urban & Schwarzenberg, München 1972.

Gray, J.A.: The structure of the emotions and the limbic system. In: Ciba Foundation Symposium 8: Physiology, Emotion and Psychosomatic Illness. Elsevier, Amsterdam 1972.

Greaves, M.W., A.K. Black, R.A. Eady, A. Coutts: Aquagenic pruritus. Brit. med. J. 282 (1981) 2008–2011.

Greaves, W., T. Gragg: Delusions of parasitosis. Arch. Derm. 112 (1976) 1745–1748.

Greco, R.S., R.A. Pittenger: One man's practice. Tavistock, London 1966.

Green, A.: Childhood sexual and physical abuse. In: Wilson, J.P., B. Raphael (eds.): International Handbook of Traumatic Stress Syndromes, pp. 577–592. Plenum (Series on Stress and Coping), New York–London 1993.

Greenberg, L.S., W. Pinsof: The psychotherapeutic process: A research handbook. Guilford, New York 1986.

Greenblatt, D., E.M. Sellers, R.I. Shader: Drug disposition in old age. New Engl. J. Med. 306 (1982) 1081–1087.

Greene, W.A., S. Goldstein, A.J. Moss: Psychological aspects of sudden death. Arch. intern. Med. 129 (1972) 725–731.

Greene, W.A., A.J. Moss: Psychosocial factors in the adjustment of patients with permanently implanted cardiac pacemakers. Ann. int. Med. 70 (1969) 897–902.

Greenfield, N.S., R. Roessler, A.P. Crosley: Ego strength and length of recovery from infectious mononucleosis. J. nerv. ment. Dis. 128 (1959) 125–128.

Greenson, R.: Technik und Praxis der Psychoanalyse. Klett, Stuttgart 1967.

Greenson, R.: The Technique and Praxis of Psychoanalysis. New York 1967. Dtsch.: Technik und Praxis der Psychoanalyse. Klett, Stuttgart 1973.

Greenson, R.R.: Praxis und Technik der Psychoananlyse, S. 237, 407, 415–416. Klett, Stuttgart 1975.

Greenspan, S.: The Development of the Ego. International Universities Press, Madison/Conn. 1989.

Greer, S.: Psychological response to cancer and survival. Psychol. Med. 21 (1991) 43–49.

Greer, S., T. Morris: Psychological attributes of women who develop breast cancer: A controlled study. J. Psychosom. Res. 19 (1975) 147–153.

Greer, S., M. Watson: Towards a psychobiological model of cancer: Psychological considerations. Soc. Sci. Med. 20 (1985) 773–777.

Greer, S., M. Watson: Mental adjustment to cancer: its measurement and prognostic importance. Cancer Surv. 6 (1987) 439–453.

Greer, S., T. Morris, K.W. Pettingale: Psychological response of breast cancer: effect of outcome. Lancet 13 (1979) 785–787.

Greer, S., S. Moorey, J.D.R. Baruch, M. Watson, B.M. Robertson, A. Mason, L. Rowden, M.G. Law, J.M. Bliss: Adjuvant psychological therapy for patients with cancer: a prospective radomised trial. Brit. med. J. 304 (1992) 675–680.

Gregoire, A.: New treatments of erectile impotence. Brit. J. Psychiat. 160 (1992) 315–326.

Greiner, G.F., C. Conraux, P. Feblot: Zentrale und psychogene Hörstörungen. In: Berendes, J., R. Link, F. Zöllner (Hrsg.): Hals-Nasen-Ohrenheilkunde in Praxis und Klinik, Bd. 6/ Ohr II. Thieme, Stuttgart–New York 1980.

Grennan, D.M., S. Taylor, D.G. Palmer: Doctor-patient communication in patients with arthritis. N. Z. med. J. 87 (1978) 431–434.

Greuel, H.: Suggestivbehandlung beim Hörsturz. HNO 31 (1983) 136.

Greuel, H.: Persönlichkeitsmerkmale als Hörsturzrisiko. HNO 34 (1986) 146.

Greuel, J.M., H.J. Luhmann, W. Singer: Pharmacological induction of use-dependent receptive field modifications in the visual cortex. Science 242 (1988) 74–77.

Grochowicz, P.M., M. Schedlowski, A.J. Husband, M.G. King, A.D. Hibberd, K.M. Bowen: Behavioral conditioning prolongs heart allograft survival in rats. Brain Behav. Immun. 5 (1991) 349–356.

Groddeck, G.: Das Buch vom Es. Wiesbaden, 1962.

Groddeck, G.: Psychoanalytische Schriften zur Psychosomatik. Herausgegeben von G. Clauser. Limes, Wiesbaden 1966.

Groddeck, G., S. Freud: Briefe über das Es. Kindler, München 1974.

Groeben, N., B. Scheele: Argumente für eine Psychologie des reflexiven Subjekts. Steinkopff, Darmstadt 1977.

Groen, J.J.: Persönliche Mitteilung, 1974.

Groen, J.J.: Psychosomatic aspects of ischemic (coronary) heart disease. In: Hill, O.W. (ed.): Modern Trends in Psychosomatic Medicine 3, p. 976. Butterworth, London 1976.

Groen, J.J.: Psychosomatic aspects of aging. In: Groen, J.J. (ed.): Clinical Research in Psychosomatic Medicine. Van Gorkum, Assen 1982.

Groen, J.J.: Psychosomatic aspects of Menière's disease. Acta oto-laryng. (Stockholm) 95 (1983) 407.

Groen, J.J.: From clinical experience to tested hypothesis: the role of psychological factors in coronary heart disease. In: Schmidt, T., T. Dembroski, G. Blümchen (eds.): Biological and Psychological Factors in Cardiovascular Disease, pp. 3–12. Springer, Berlin–Heidelberg–New York 1986.

Groen, J.J., W.S. de Loos: Psychosomatische aspecten van diabetes mellitus. De Erven Bohn BV, Amsterdam 1973.

Groen, J.J., H.E. Pelser: Experiences with and results of group psychotherapy in patients with bronchial asthma. J. psychosom. Res. 4 (1960) 191–205.

Groen, J.J., J.M. van der Valk: Psychosomatic aspects of ulcerative colitis. Gastroenterologia 86 (1956) 591–608.

Groen, J.J., J.H. Medalie, H. Neufeld, E. Rijs: On epidemiological investigation of hypertension and ischemic heart disease in Israel. Israel J. med. Sci. 4 (1968) 775.

Groen, J.J., J.M. van der Valk, A. Wellner, D. Ben-Ishay: Psychobiological factors in the pathogenesis of essential hypertension. Psychother. and Psychosom. 19 (1971) 1–26.

Groen, J.J., B. Hansen, J.M. Herrmann, H. Schäfer, T.H. Schmidt, K.H. Selbmann, Th. v. Uexküll, P. Weckmann: Effects of experimental emotional stress and physical exercise on the circulation in hypertensive patients and control subjects. J. psychosom. Res. 26 (1982) 141–154.

Grol, R.P.T.M.: Die Prävention somatischer Fixierung. Springer, Heidelberg 1985.

Grollnick, L.: A family perspective of psychosomatic factors in illness; a review of the literature. Family Process 11 (1972) 457–486.

Gromotka, R., N. Henning: Vegetatives Nervensystem und Krankheiten der Verdauungsorgane. Bibl. psychiat. (Basel) 130/4 (1966) 16–97.

Gromus, B., W. Kahlke, U. Koch: Möglichkeiten einer Gruppentherapie durch interdisziplinäre Kooperation von Ernährungsberatern, Internisten und Psychologen bei Übergewichtigen ohne und mit weiteren ernährungsabhängigen Risikofaktoren. Kohlhammer, München 1984.

Grosch, M.: Über Hypochondrie. Z. psychosom. Med. 4 (1958) 195.

Gross, J., L. Svab: Die experimentelle sensorische Deprivation als Modellsituation der psychotherapeutischen Beziehung. Nervenarzt 40 (1969) 21–25.

Gross, J.J., R.W. Levenson: Emotional suppression: physiology, self report and expressive behavior. Psychophsyiol. (Suppl.) 27 (1990) 36.

Grossman, A.: What is the cause of Cushing'sa disease? Clin. Endocr. (Oxf.) 36, (1991) 451–452.

Grossman, M.I.: Abnormalities of acid secretion in patients with duodenal ulcer. Gastroenterol. 75 (1978) 524–526.

Grossmann K.E., K. Grossmann: Attachment qualtiy as an organizer of emotional and behavioral responses in a longitudinal perspective. In: Parkes, C.M.J. Stevenson-Hinde, P. Marris (eds.): Attachment across the Life Cycle, pp. 93–114. Routledge, London 1991.

Grossmann K.E., P. August, E. Fremmer-Bombik, A. Friedl, K. Grossmann, H. Scheurer-Englisch, G. Spangler, Ch. Stephan, G. Suess: Die Bindungstheorie: Modell und entwicklungspsychologische Forschung. In: Keller, H. (Hrsg.) Handbuch der Kleinkindforschung, S. 31–55. Springer, Berlin–Heidelberg 1989.

Grota, L.J., R. Ader, N. Cohen: Taste aversion learning in autoimmune Mrl-lpr and Mrl +/+ mice. Brain Behav. Immun. 1 (1987) 238–250.

Grota, L.J., T.R. Schachtman, J.A. Moynihan, N. Cohen, R. Ader: Voluntary consumption of cyclophosphamide by Mrl mice. Brain Behav. Immun. 3 (1989) 263–273.

Grota, L.J., R. Ader, J.A. Moynihan, N. Cohen: Voluntary consumption of cyclophosphamide by nondeprived Mrl-Ipr/Ipr and Mrl +/+ mice. Pharmacol. Biochem. Behav. 37 (1990) 527–530.

Grotemeyer, K.-H.: Medikamentöse Kopfschmerztherapie. Migräne-Behandlung und -Prophylaxe. Der Schmerz 6 (1992) 82–91.

Grotemeyer, K.-H., I.W. Husstedt, H.-P. Schlake: Pathophysiologische Mechanismen des Migränekopfschmerzes unter klinischen Gesichtspunkten. Der Schmerz 3 (1989) 180–188.

Gruen, W.: Effects of brief psychotherapy during the hospitalization period on the recovery process in heart attacks. J. consult. clin. Psychol. 43 (1975) 223–232.

Gruenberg, E.: The social breakdown syndrome: some origins. Amer. J. Psychiat. 123 (1967) 1481–1489.

Grunert, J. (Hrsg.): Körperbild und Selbstverständnis. Psychoanalytische Beiträge zur Leib-Seele-Einheit. Kindler, München 1977.

Grunhaus, L., S. Gloger, A. Rein, B.S. Lewis: Mitral valve prolaps and panic attacks. Israel J. med. Sci. 18 (1982) 221–223.

Grunow, D., H. Breitkopf, H.J. Dahme, R. Engfer, V. Grunow-Lutter, W. Paulus: Gesundheitsselbsthilfe im Alltag. Enke, Stuttgart 1983.

Grunow-Lutter, V.: Krankheiten und Beschwerden in den Haushalten der Bundesrepublik. Mensch Med. Ges. 9 (1984) 258–280.

Grunow-Lutter, V., D. Grunow: Möglichkeiten und Grenzen alltäglicher Krankheitsbewältigung durch cP-Patienten. Z. Rheumatol (Suppl. 1) 51 (1992) 1–6.

Gschwind, H.: Die HIV-Infektion und ihre Verlaufsformen. In: Sigusch, V., S. Fliegel (Hrsgg.): AIDS. DGVT, Tübingen 1988.

Gudat, U., D. Kubierschky: Bioenergetische Analyse in der psychotherapeutischen Praxis. Vortrag auf dem 15. Kongreß für Angewandte Psychologie, München Oktober 1989.

Gudat, U.: Die Wirksamkeit der Bioenergetischen Analyse als ambulanter Psychotherapie. Zwischenbericht zum Forschungsprojekt des DVBA. Forum d. Bioenerget. Analyse Heft 1 (1994) 49–75.

Gück, J., E. Matt, E. Weingarten: Zur alltagssprachlichen Repräsentation intensivmedizinischer Behandlungsroutinen. Zwischenbericht zum Forschungsvorhaben »Die sprachliche Herstellung und Aufrechterhaltung von Normalität in intensivmedizinischen Extremsituationen.« FU Berlin, Fachbereich Medizin. Grundlagenfächer 1981.

Gück, J., E. Matt, E. Weingarten: Zur interaktiven Ausgestaltung der Arzt-Patient-Beziehung in der Visite. In: Gerhardt, U. et al. (Hrsg.): Jahrbuch Medizinische Soziologie 3. Campus, Frankfurt 1983a.

Gück, J., E. Matt, E. Weingarten: Sprachliche Realisierung von hierarchischen Kontexten – Eine konversationsanalytische Untersuchung intensivmedizinischer Visitenkommunikation. In: Soeffner, H.G. (Hrsg.): Ansätze und Materialien zu einer Soziologie der Interaktion. Campus, Frankfurt 1983b.

Günther, V.G., P. Schett, U. Kinigadner, E. Mur: Streß- und Krankheitsbewältigungsverhalten von Patienten mit chronischer Polyarthritis. Psychother. Psychosom. med. Psychol. 41 (1991) 372–378.

Günthert, E.-A.: Psychosomatische Probleme in der urologischen Sprechstunde. Erfahrungen aus der Tätigkeit des niedergelassenen Urologen. Urologe A 19 (1980) 232.

Günthert, E.-A.: Psychosomatische Aspekte der männlichen Adnexerkrankungen. In: Verhandlungsbericht der Deutschen Gesellschaft für Urologie, S. 57. Springer, Berlin 1980.

Günthert, E.-A.: Prostatitis aus psychosomatischer Sicht. In: Brunner, H., W. Krause, C.F. Rothauge, W. Weidner (Hrsg.): Chronische Prostatitis, S. 255. Schattauer, Stuttgart 1983.

Günthert, E.-A.: Psychosomatische Aspekte der Zytitis der Frau aus der Sicht des niedergelassenen Urologen. In: Verhandlungsbericht der Deutschen Gesellschaft für Urologie, S. 323. Springer, Berlin 1985.

Günthert, E.-A.: Der Problemfall in der urologischen Sprechstunde: »Symptome der sogenannten Reizblase der Frau«. Urologe A 25 (1986) 82.

Günthert, E.-A.: Die urologische Anamnese aus psychosomatischer Sicht. In: Sitzungsbericht: Psychosomatische Aspekte in der Urologie. Würzburg 1986.

Günthert, E.-A.: Psychosomatic aspects of prostatitis. In: Weidner, W., H. Brunner, W. Krause, C.F. Rohauge (eds.): Therapy of Prostatitis, p. 161. Zuckschwerdt, München 1986.

Günthert, E.-A.: Prostatabeschwerden – Da wird viel zu selten psychosomatisch gedacht. Sexualmedizin 21 (1992) 268.

Guggenheim, F.G.: A marketplace model of consultation psychiatry in the general hospital. Amer. J.Psychat. 135 (1978) 1380–1383.

Guilleminault, G., E. Lugaresi (eds.): Sleep/wake disorders: natural history, epidemiology and long-term evaluation. Raven, New York 1983.

Guilleminault, G., S.J. Connolly, R.A. Winkle: Cardiac arrhythmia and conduction disturbance during sleep in 400 patients with sleep apnoe syndrome. Amer. J. Cardiol. 52 (1983) 490–494.

Gull, W.: Anorexia nervosa. Lancet I (1888) 516.

Gull, W.: The address in medicine. Lancet II (1888) 171.

Gundermann, H.: Die kommunikative Stimmtherapie. In: Gundermann, H. (Hrsg.): Aktuelle Probleme der Stimmtherapie, S. 61. Fischer, Stuttgart 1987.

Gupta, M.A., H. Haberman: Psoriasis and psychiatry: an update. General Hospital Psychiatry 9 (1987) 157–166.

Gupta, M.A., A. Gupta, S. Kirkby, N.J. Schork, S. Gorr, C.N. Ellis, J. Voorhees: A psychocutaneous profile of psoriasis – patients who are stess reactors. General Hospital Psychiatry 11 (1989) 166–173.

Gupta, M.A., N.J. Schork, A.K. Gupta, C.N. Ellis: Alcohol intake and treatment responsiveness of psoriasis: a prospective study. J. Amer. Acad. Derm. 28 (1993) 730–732.

Gupta, M.A., N.J. Schork, A.K. Gupta, S. Kirkby, C.N. Ellis: Suicidal ideation in psoriasis. Int. J. Derm. 32 (1993) 188–90.

Gurman, A.S., D.P. Kniskern: Handbook of Family Therapy. Brunner/Mazel, New York 1981.

Gurris, N.: Die Psychologie der Folter (Vortrag). Lateinamerika-Institut der Universität Wien 1993.

Gurris, N.: Die sexuelle Folter von Männern als weltweit systematische Methode der Folter (Referat). Kongreß für Klinische Psychologie und Psychotherapie DGVT, Berlin 1994.

Gurtner, H.P.:Kardiovaskuläre Synkopen. Schweiz. med. Wschr. 144 (1984) 1514–1525.

Gussow, Z., G.S. Tracy: Voluntary Self-Help Health Organisations: A Study in Human Systems. Lousiana State University, New Orleans 1973.

Gustorff, D.: Musiktherapie mit komatösen Patienten auf der Intensivstation. Darstellung von Möglichkeiten eines künstlerischen Therpieansatzes in der Betreuung komatöser Intensivpatienten. Inaug.-Diss. rer. med., Universität Witten/Herdecke 1992.

Guth, U.: Beziehungsbildung im psychosomatischen Visitengespräch. Abschlußbericht 5, Teilprojekt B5/SFB 129, Universität Ulm 1985.

Gutheil, T.G.: The psychology of psychopharmacology. Bull. Menninger Clin. 46 (1982) 321–330.

Guthrie, E., F. Creed, D. Dawson, B. Tomenson: A randomised controlled trial of psychotherapy in patients with refractory irritable bowel syndrome. Brit. J. Psychiat. 163 (1993) 315–320.

Gutjahr, K., A. Schrader: Sexueller Mädchenmißbrauch. Papyrossa, Köln 1990.

Gutmann, D.: Psychoanalysis and Aging: A Developmental View. In: Greenspan, St., G. Pollock (ed.): The Course of life, vol. III: Adulthood and the Aging Process. Nat. Institute of health, Maryland 1981.

Guyton, A.C., D.B. Young, J.W. Declue, J.D. Ferguson, R.E. McCaa, A. Cevese, N.C. Trippodo, J.E. Hall: The role of the kidney in hypertension. In: Berglund, G., L. Hansson, L. Werkö (eds.): Pathophysiology and Management of Arterial Hypertension. Lindgren & Söner, Mölndal/ Sweden 1975.

Guze, S.: Secondary depression: observations in alcoholism, briquet's syndrome, anxiety disorder, schizophrenia and antisocial personality. A form of comorbidity? Psychiat. Clin. North Amer. 13 (1990) 651–659.

Guze, S.B.: The role of follow-up studies: Their contribution to diagnostic classification as applied to hysteria. Semin. Psychiat. 2 (1970) 392–402.

Haag, A.: Psychosomatische Aspekte funktioneller Störungen bei der Bewältigung von Verlusten im Alter. In: Bergener, M., B. Kark (Hrsg.): Psychosomatik in der Geriatrie, Darmstadt 1985.

Haag, A., U. Stuhr: Über den Nutzen integrierter Psychosomatik im Allgemeinen Krankenhaus. In: Adler, R., W. Bertram, A. Haag, J.M. Herrmann, K. Köhle, Th. v. Uexküll: Integrierte Psychosomatische Medizin in Praxis und Klinik, 3. Aufl., S. 43–52. Schattauer, Stuttgart 1992, 1993, 1994.

Haag, A., W.D. Gerber, N. Birbaumer, K. Mayer, W. Lutzenberger, G. Schroth: Differentielle Indikation zur Psychotherapie der Migräne. In: Huber, H.P. (Hrsg.): Migräne, S. 205–232. Urban & Schwarzenberg, München–Wien–Baltimore 1982.

Haan, N.: Coping and Defending: Processes of selfenvironment organization. Acad. Press, New York 1977.

Habel, H.: Zwillingsuntersuchungen an Homosexuellen. Z. Sex. Forsch. 1 (1950) 168–180.

Haberland, H.F.O.: Infektion und Nervensystem. Münch. med. Wschr. 34 (1926) 1389–1393.

Habermann, G.: Zur Psychologie und Soziologie des Schwerhörigen. Wiss. Z. Univ. Halle 5 (1956) 1089.

Habermann, G.: Stimme und Sprache, 2. Aufl. Thieme, Stuttgart–New York 1986.

Habermas, T.: Heisshunger. Historische Bedingungen der Bulimia nervosa. Fischer, Frankfurt 1990.

Hackett, T.P.: Myocardinfarkt: Emotionale Faktoren, die die Prognose verschlectern (Interview). Tempo Medical 1 (1977) 7–12.

Hackett, T.P.: Consultation Psychatry. Paper presented at the Annual Meeting of the Academy of Psychosomatic Medicine, Dallas 1981.

Hackett, T.P., N.H. Cassem: Development of a quantitative rating scale to assess denial. J. psychosom. Res. 18 (1974) 413–420.

Hackett, T.P., N.H. Cassem (eds.): Massachussetts General Hospital Handbook of General Hospital Psychiatry. Mosby, St. Louis 1978.

Hackett, T.P., A.D. Weisman: Psychiatric management of operative syndromes I, II. Psychosom. Med. 22 (1960) 267–282, 356–372.

Hackett, T.P., N.H. Cassem, L.A. Wishnie: The coronary-care-unit. An appraisal of its psychological hazards. New Engl. J. Med. 279 (1968) 1365.

Hackett, T.P., N.H. Cassem, L.A. Wishnie: Detection and treatment of anxiety in the coronary care. Amer. Heart J. 78 (1969a) 727–730.

Hackett, T.P., N.H. Cassem: Factors contributing to delay in responding to the signs and symptoms of myocardial infarction. Amer. J. Cardiol. 24 (1969b) 651–658.

Hadden, J.W., E.M. Hadden, E. Middleton jr.: Lymphocyte blast transformation: I. Demonstration of adrenergic receptors in human peripheral lymphocytes. J. cell. Immunol. 1 (1970) 583–595.

Hadfield, J.A.: Treatment by suggestion and hypnoanalysis. In: Miller, E. (ed.): Neurosis in war. Macmillan, New York 1940.

Häberle, H., H. Weiss, R. Schwarz: Familienkuren als Maßnahmen der Rehabilitation und sekundären Prävention für krebskranke Kinder und deren Familien. Bericht an die Deutsche Leukämie-Forschungshilfe Aktion für krebskranke Kinder e.V. Bonn 1991.

Haefliger: Therapieresistente Unfallpatienten und die Posttraumatische Belastungsstörung (PTBS). Zeitschrift für Unfallchirurgie und Versicherungsmedizin 85 (1993) 27–34.

Häfner, H. (Hrsg.): Psychiatrische Epidemiologie. Springer, Berlin–Heidelberg–New York 1978.

Häfner, H.: Psychische Gesundheit im Alter. Fischer, Stuttgart 1986.

Häfner, H.: Psychiatrische Aspekte: Epidemiologie und Klinik. In: Karl, F., W. Tokarski (Hrsg.): Die »neuen Alten«, S. 100–125. Kasseler Gerontologische Schriften 6, Kassel, Gesamthochschulbibliothek 1989.

Häfner, H., H. Freyberger: Ikterus als psychosomatisches Krankheitsbild. Beitrag zur speziellen Psychosomatik bei Lebererkrankungen. Psychother. med. Psychol. 5 (1955) 107–116.

Häfner, H., G. Moschel, N. Sartorius (eds.): Mental health in the elderly. Springer, Berlin, Heidelberg 1986.

Hänsel, D.: Eßstörungen. Die Bedeutung des Problems. Übersicht zu den Erscheinungsbildern. In: Brakhoff, J. (Hrsg.): Eßstörungen, 2. Aufl. Lambertus, Freiburg 1987.

Häußler, S.: Der praktische Arzt heute und morgen. Gentner, Stuttgart 1967.

Hagan, J.J., E.E. Verheijck, M.H. Spigt, G.S.F. Ruigt: Behavioural and electrophysiological studies of entorhinal cortex lesions in the rat. Physiol. Behav. 51 (1992) 255–266.

Hagberg, B., A. Malmquist: A prospective study of patients in chronic hemodialysis: IV. Pretreatment psychiatric and psychological variables predicting outcome. J. psychosom. Res. 18 (1974) 315–319.

Hagedorn, E.: Psychosomatische Aspekte bei Funktions-störungen und Erkrankungen der Leber. Z. psychosom. Med. Psychoanal. 15 (1969) 1–31.

Hagglund, K., W.E. Haley, J.D. Reveille, G.S. Alarcon: Predicting individual differences in pain and functional impairment among patients with rheumatoid arthritis. Arthr. and Rheum. 32 (1989) 851–858.

Hagnell, O.: A prospective study of the incidence of mental disorder. Scandinavian Univ. Books, Stockholm 1966.

Hagnell, O.: The incidence and duration of episodes of mental illness in a total population. In: Hare, E.H., J.K. Wing (eds.): Psychiatric Epidemiology. Oxford Univ. Press, London 1970.

Hahn, P.: Zur Analyse der auslösenden Situation bei der sog. Herzphobie. Psychosom. Med. 11 (1965) 264.

Hahn, P.: Die Bedeutung des »somatischen« Entgegenkommens für die Symptombildung bei der Herz-neurose. Therapiewoche 26 (1976) 963–969.

Hahn, R.C., D.B. Petitti: Minnesota multiphasic personality inventory-rated depression and the incidence of breast cancer. Cancer 61 (1988) 845–848.

Haider, M., E. Groll, G. Studynka: Orientierungs- und Bereit-schaftspotentiale bei unerwarteten Reizen. Exp. Brain Res. 5 (1968) 45–54.

Hakelius, A.: Prognosis in sciatica. A clinical follow-up of surgical and non-surgical treatment. Acta Orthop. Scand. (Suppl.) 129 (1970) 3–76.

Hakenbroch, M.H., B. Waldecker, C. Prömper: Verlaufsbeo-bachtungen bei konservativ behandelten computer-tomographisch diagnostizierten Bandscheibenvorfällen. Orthop. Prax. 20 (1984) 298–303.

Haland-Wirth, I., H. Wirth: Über die familientherapeutische Behandlung eines 13jährigen asthmakranken Jungen und seiner Familie. Familiendynamik 6 (1981) 275.

Halbreich, U., G.M. Asnis, B. Zumoff, R.S. Nathan, R. Schindeldecker: Effect of age and sex on cortisol secretion in depressives and normals. J. psychiat. Res. 13 (1984) 221–229.

Haldemann, R., U. Gigon, B. Baur, E. Pusterla, D. Sidiropoulos: Statistische Auswertung bei einem Frühgeburtenkollektiv von 245 Fällen. Zbl. Gynäk. 98 (1976) 468.

Hales, R.E., S. Polly, D. Orman: An evaluation of patients who received an organic mental disorder diagnosis on a psychiatric consultation-liaison service. Gen. Hosp. Psychiat. 11 (1988) 88–94.

Haley, J.: Research on family patterns: An instrument measurement. Family process 3 (1964) 48.

Haley, J.: Die Psychotherapie Milton H. Ericksons. Pfeiffer, München 1978.

Haley, J.: Milton Ericksons Beitrag zur Psychotherapie. Hypnose und Kognition 5 (1988) 19–33.

Hall, A., A.H. Crisp: Brief psychotherapy in the treatment of anorexia nervosa: preliminary findings. In: Darby, P.L., P.E. Garfinkel, D.M. Garner, D.V. Coscina (eds.): Anorexia nervosa. Recent Developments in Research, pp. 427–439. Liss, New York 1983.

Hall, R.D., F.E. Bloom, J. Olds: Neuronal and neurochemical substrates of reinforcement. Neuroscience Research Program Bulletin. MIT Press, Cambridge/Mass. 1977.

Hall, A., E. Slim, F. Hawker, C. Salmond: Anorexia nervosa: long-term outcome in 50 female patients. Brit. J. Psychiat. 145 (1984) 407–414.

Hall, R., L. Tice, T. Beresford, B. Wooley, A. Klassen Hall: Sexual abuse in patients with anorexia nervosa and bulimia. Psychosomatics 30 (1989) 73–79.

Hallen, O.: Der Einfluß psychologischer Lehren auf naturwissenschaftliche Theoriebildung (dargestellt am Beispiel der cerebralen Lokalisationslehre). Nervenarzt 49 (1978) 734–736.

Hallgren, B.: Nocturnal enuresis. Acta psychiat. scand. 35 (1960) 73–90.

Hallgrimsson, O., D. Janz: Zum Verlauf der Meniéreschen Krankheit. Nervenarzt 37 (1966) 285–290.

Halliday, J.L.: Psychological aspects of rheumatoid arthritis. Proc. roy. Soc. Med. 35 (1942) 455–457.

Halmi, K.A.: Anorexia nervosa: demographic and clinical features in 94 cases. Psychosom. Med. 36 (1974) 18–26.

Halmi, K.A.: The diagnosis and treatment of anorexia nervosa. In: Zales, M.R.: (ed.): Eating, Sleeping and Sexuality, pp. 43–58. Brunner/Mazel, New York 1982.

Halmi, K.A.: Classification of eating disorders. J. psychiat. Res. 19 (1985) 113–119.

Halmi, K.A.: Die Wahrnehmung von Sättigung bei Bulimia. In: Fichter, M.M. (Hrsg.): Bulimia nervosa. Enke, Stuttgart 1989.

Halmi, K.A., J.R. Falk, E. Schwartz: Binge eating and vomiting; a survey of a college population. Psychol. Med. 11 (1981) 697–796.

Halsted, J.A., R. Schwarz, S.R. Rosen, H. Weinberg, S.M. Wyman: Correlated gastroscopic and psychiatric studies of soldiers with chronic non-ulcerative dyspepsia. Gastroenterology (1946) 177–190.

Halter, F.: Spontanverlauf des peptischen Ulkus. Schweiz. Rundschau Med. 67 (1978) 1869–1870.

Halter, F., S. Hurliman, W. Inauen: Pathophysiology and clinical relevance of helicobacter pylori. Yale J. Biol. Med. 65 (1992) 625–638.

Ham, G.H., F. Alexander, H.T. Carmichael: A psychosomatic theory of thyrotoxicosis. Psychosom. Med. 13 (1951) 18–35.

Ham, T.H.: Methods in development and revision of a program of medical education. J. med. Educ. 31 (1956) 519–521.

Hamacher, F.: Therapiekonzept der Klinik für Rehabilitation Überruh der LVA Württemberg. Mitteilungen der LVA Württemberg 12 (1993) I-XIX.

Hamilton; zit. nach Paar, H.G., U. Bezzenberger, H. Lorenz-Meyer: Über den Zusammenhang von psychosozialem Stress und Krankheitsaktivität bei Patienten mit Morbus Crohn und Colitis ulcerosa. Z. Gastroenterol. 26 (1988) 648–657.

Hamlett, K., E. Eaker, J. Stokes III: Psychosocial corelates of alcohol intake among women aged 45 to 64 years: the Framingham study. J.Behav. Med. 12 (1989) 525–542.

Hamm jr., T.E., J.R. Kaplan, T.B. Clarkson, B.C. Bullock: Effects of gender and social behavior on the development of coronary artery atherosclerosis in cynomolgus macaques. Atherosclerosis 48 (1983) 221.

Hammer, B.: Assoziierte Erkrankungen bei Patienten mit Colitis ulcerosa und deren Verwandten ersten Grades. Med. Diss., Kiel 1968.

Hammer, J.S., B.A. Bellina, J.S. Lyons, E.A. Plant, J.J. Strain: Toward the integration of psychosocial services in the general hospital. The human service department. Gen. Hosp. Psychiat. 7 (1985) 189–194.

Hammer, J.S., J.W. Jones, J.S. Lyons, D. Sixsmith, E. Afficiando: Measurment of occuptional stress in hospital settings: Two vality studies ofmeasure of self-reported stress in medical emergency rooms. Gen. Hosp. Psychat. 7 (1985) 156–162.

Hammer, J.S., J.J. Strain, J.S. Lyons: Health service delivery and research within a common departmental structure for psychatry. C-L and social work services at a university hospital. Gen. Hosp. Psychiat. 13 (1991) 95–105.

Hammer, J.S., J.J. Strain, M. Lyverly: An optical scan/statistical package for clinical data management in C/L psychatry. Gen. Hosp. Psychat. 15 (1993) 95–101.

Hammond, R.D.: Simulated epilepsy: Report of a case. Arch. Neurol. Psychiat. 60 (1948) 327–328.

Hampel, P.: Cyclosporin A und Adjuvans-Arthritis. Unveröffentlichte Diplomarbeit. Düsseldorf. Universität Düsseldorf 1986.

Hanamura, H.: Periodontal status and bruxism. J. Periodont. 58 (1987) 173.

Handwerker, H.: Neurophysiologische Mechanismen des Juckens. Z. Hautkrankh. 68 (1993) 730–735.

Handwerker, H.O., M. Zimmermann: Schmerz und vegetatives Nervensystem. In: Sturm, A., W. Birkemayer (Hrsg.): Klinische Pathologie des vegetativen Nervensystems, Bd. 1, S. 468–497. Fischer, Stuttgart 1976.

Haneke, E.: Zungen- und Mundschleimhautbrennen. Hanser, München–Wien 1980.

Hanna, Th.: Beweglich sein – ein Leben lang. Die heilsame Wirkung körperlicher Bewußtheit. Kösel, München 1990.

Hannich, HJ.: Bewußtlosigkeit und Körpersprache. Überlegungen zu einem Handlungsdialog in der Therapie komatöser Patienten. Prax. Psychother. Psychosom. 38 (1993) 219–226.

Hansen, O., T. Küchler, G. Lotz, R. Richter, A. Wilckens: Es juckt mich an den Fingern, aber mir sind die Hände gebunden. Zeitschrift für Psychosomatische Medizin und Psychoanalyse 27 (1981) 275–290.

Hansson, L., R. Sivertson: Rückbildung struktureller Gefäßveränderungen nach antihypertensiver Therapie. In: Dietz, R., D. Ganten, K.G. Hofbauer, J.B. Lüth (Hrsg.): Essentieller Hochdruck und seine Behandlung. Schattauer, Stuttgart–New York 1977.

Hanvik, L.J.: MMPI profiles in patients with low back pain. J. Consult. Psychol. 15 (1951) 350–355.

Hanvik, L.J.: Profiles in patients with low back pain. J. Consult. Psychol. 15 (1951) 350–353.

Happich, C.: Das Bildbewußtsein als Ansatzstelle psychischer Behandlung. Zbl. Psychother. 5 (1932) 633.

Haracz, J.L.: A neural plasticity hypothesis of schizophrenia. Neurosci. Biobehav. Rev. 8 (1984) 55–71.

Harari, A., H. Munitz, H. Wijsenbeck et al.: Psychological aspects of chronic hemodialysis. Psychiat. Neurol. Neurochir. 74 (1971) 219–223.

Harbitz, T.B., O.A. Haugen: Histology of the prostate in elderly men. Analysis in an autopsy series. Acta path. microbiol. scand. 80 A (1972) 756–768.

Harburg, E., J.C. Erfurt, L.S. Hauenstein, C. Chape, W.J. Schull, M.A. Shork: Socio-ecological stress, suppressed hostility, skin color and black-white male blood pressure: Detroit. Psychosom. Med. 35 (1973) 276–296.

Harding, H.E.: A notable source of error in the diagnosis of appendicitis. Brit. Med. J. 2 (1962) 1028–1029.

Hare, E.: Schizophrenia as a recent disease. Brit. J. Psychiat. 153 (1988) 521–531.

Hare-Mustin, R.T.: Family therapy following the death of a child. Journ. Marital and Fam. Therapy 5 (1979) 51.

Haring, C.: Lehrbuch des autogenen Trainings. Enke, Stuttgart 1979.

Harker, B.L.: Cancer and communication problems: a personal experience. Psychiatry Med. 3 (1972) 163–171.

Harlow, H.F.: Learning and satiation of response in intrinsically motivated complex puzzle performance by monkeys. J. compar. physiol. Psychol. 43 (1950) 289–294.

Harlow, H.F.: Basic social capacity of primates. Hum. Biol. 31 (1959) 40.

Harlow, H.F., Harlow M.K.: The affectional systems. In: Schrier, A.M., H.F. Harlow, F. Stellnitz (eds.): Behavior of Nonhuman Primates, vol. 2. Acad. Press, New York 1965.

Harlow, H.F., R.R. Zimmermann: Affectional responses in infant monkey. Science 130 (1959) 421.

Harnack, G.A.: Nervöse Verhaltensstörungen beim Schulkind. Thieme, Stuttgart 1958.

Harrer, G.: Somatische Aspekte des Musikerlebens. Med. Mon. Sp. 6/70 (1970) 124.

Harrington, L., F. Affleck, S. Urrows, H. Tennen, P. Higgins, A. Zautra, S. Hoffmann: Temporal convariation of soluble interleukin–2 receptor levels, daily stress and disease acitivity in rheumatoid arthritis. Arthr. and Rheum. 3 (1993) 199–203.

Harris, A.G.: Acromegaly. Sandoz, Basel 1991.

Harris, A.H., J.V. Brady: Animal learning – visceral and auto-nomic conditioning. In: Rosenzweig, M.R., L.W. Porter (eds.): Annual Review of Psychology. Annual Reviews, Palo Alto 1974.

Harris, C.M.: Tiredness and headaches. In: Munro, A. (ed.): Psychosomatic Medicine, pp. 40–45. Churchill Livingstone, Edinburgh-London 1973.

Harris, T., P. Creed, T.S. Brughy: Stressful life events and Graves' disease. Brit. J. Psychiat. 161 (1992) 535–541.

Harrison, A.S.: Common elements and interconnections. Science 224 (1984) 939–942.

Harrison, W.J.: Autoantibodies against intestinal and gastric mucous cells in ulcerative colitis. Lancet I (1965a) 1346–1350.

Harrison, W.J.: Thyroid, gastric (parietal-cell) and nuclear antibodies in ulcerative colitis. Lancet I (1965b) 1350–1352.

Harrow, M., J.T. Marengo: Schizophrenic thought disorder at follow-up: its persistence and prognostic significance. Schizophrenia Bull. 12 (1986) 373–393.

Harrow, M., J.T. Marengo: Schizophrenic thought disorder at follow-up. Arch. gen. Psychiat. 44 (1987) 651–659.

Harsh, H.H., L.M. Koran, L.D. Young: A profile of academic medical-psychiatric units. Gen. Hosp. Psychiat. 13 (1991) 291–5.

Hart, K.E.: Anxiety management training and anger control for Type A individuals. J. Behav. Ther. Exp. Psychiatry 15 (1984) 133–139.

Hartmann, A., T. Herzog, A. Drinkmann: Psychotherapy of Bulimia nervosa: what is effective? a Meta-Analysis. J. psychosom. Res. 36, (1992) 159–167.

Hartmann, E., E. Milofsky, G. Vaillant, M. Oldfield, R. Falke, C. Ducey: Vulnerability to schizophrenia: prediction of adult schizophrenia using childhood information. Arch. gen. Psychiat. 41 (1984) 1050–1056.

Hartmann, F.: Krankheitgeschichte und Krankengeschichte. Naturhistorische und personale Krankheitsauffassung. Marburger Sitzungsberichte 87 (1966) 17–32.

Hartmann, F.: Von der Diagnose zum problemoffenen Krankenblatt. Therapiewoche 26 (1976) 916–920.

Harvey, R.F., E.C. Mauad, A.M. Brown: Prognosis in the irritable bowel syndrome: A 5-year prospective study. Lancet 17 (1987) 963–965.

Hase, H.D., L.R. Goldberg: The comparative validity of different strategies of deriving personality inventory scales. Psychological Bulletin 67 (1967) 231–248.

Hasenbring, M.: Chronifizierung bandscheibenbedingter Schmerzen. Risikofaktoren und gesundheitsförderndes Verhalten. Schattauer, Stuttgart, New York 1992.

Hasenbring, M.: Zur Spezifität der subjektiven Wahrnehmung und Verarbeitung von Alltagsbelastungen bei Ulcus-Patienten. Z. f. klin. Psychol. 1 (1987) 43–57.

Hasenbring, M., S. Ahrens: Depressivität, Schmerzwahr-nehmung und Schmerzerleben bei Patienten mit lumbalem Bandscheibenvorfall. Psychother. med. Psychol. 37 (1987) 149–155.

Hassler, R.: Zur funktionellen Anatomie des limbischen Sy-stems. Nervenarzt 35 (1964) 386–396.

Hathaway, S.R., J.C. McKinlay: Manual for the Minnesota Multiphasic Personality Inventory. Psychological Corporation, New York 1943.

Hatton, D.C., E.R. Gilden, M.E. Edwards, J. Cutler, J. Kron, J.H. McAnulty: Psychophysiological factors in vertricular arrhythmias and sudden cardiac death. J. Psychosom. Res. 33 (1989) 621–631.

Hauksson A., M. Akerlund, P. Melin: Uterine blood flow and myometrial activity at menstruation and the action of vasopressin and synthetic antagonist. Brit. J. Obstet. Gynaecol. 95 (1988) 898.

Hauner, H., W.F. Pfeiffer: Artiosklerose. Beduetung von Kör-perfettverteilung und Hyperinsulinämie. Dtsch. Ärzteblatt 86 (1989) B1484–1486.

Haupt, M., A. Kurz, B. Romero, R. Zimmer: Demenz bei Hypothyreose. Nervenarzt 62 (1991) 187–189.

Hauschild, H.P., R. Heikamp, M. Hübner, O. Leser, G. Vael: Der Test. D:A:H: aktuell, S. 64–66. November 1992.

Havik, O.E., J.G. Maeland: Verbal denial and outcome in myocardial infarction patients. J. psychosom. Res. 32 (1988) 145–157.

Havlik, R.J., R.J. Garrison, M. Feinleib, S. Padgett, W.P. Castelli, P.M. McNamara: Evidence for additional blood pressure correlates in adults 20–56 years old. Circulation 61 (1980) 710–715.

Hawkins, R.D., E.R. Kandel, S.A. Siegelbaum: Learning to modulate transmitter release: Themes and variations in synaptic plasticity. Ann. Rev. Neurosci. 16 (1993) 625–665.

Hawley, D.J., F. Wolfe: Anxiety and depression in patients with rheumatoid arthritis: a prospective study of 400 patients. J. Rheum. 15 (1988) 932–941.

Hawley, D.J., F. Wolfe: Pain, disability and pain/disability relationships in seven rheumatic disorders. a study of 1,522 patients. J. Rheum. 18 (1991) 1552–1557.

Hawley, D.J., F. Wolfe, M.A. Cathey: The sense of coherence questionnaire in patients with rheumatic disorders. J. Rheum. 19 (1992) 1912.

Hawton, K.: The long-term outcome of psychiatric morbidity detected in general medical patients. J. psychosom. Res. 25 (1981) 237–243.

Hay, D., D. Oken: The psychological stresses of intensive care unit nursing. Psychosom. Med. 34 (1972) 109–118.

Hayn, H.: Das Hyperventilationssyndrom. Der Prakt. Arzt 1 (1974) 34–36.

Haynes, S.G., S. Levine, N. Scotch et al.: The relationship of psychosocial factors to coronary heart disease in the Framingham Study, I. Methods and risk factors. Amer. J. Epidemiol. 107 (1978a) 362–383.

Haynes, S.G., M. Feinleib, W.B. Kannel et al.: The relationship of psychosocial factors to coronary heart disease in the Framingham Study, II. Prevalence of coronary heart disease. Amer. J. Epidemiol. 107 (1978b) 384–402.

Haynes, S.G., M. Feinleib, W.B. Kannel et al.: The relationship of psychosocial factors to coronary heart disease in the Framingham Study, III. 8-year incidence of coronary heart disease. Amer. J. Epidemiol. 111 (1980) 37–58.

Hazell, J.W.P.: Spontaneous cochlear acoustic emissions and tinnitus. Clinical experience on the tinnitus patient. J. Laryngol. Suppl. 9 (1984) 106.

Heading, R.C.: Definitions of dyspepsia. Scand. J. Gastroent. 26 (suppl. 182) (1991) 1–6.

Healey, E.S. et al.: Onset of insomnia: role of life stress events. Psychosom. Med. 43 (1981) 439–451.

Heaton, K., J. Thornton, P. Emmet: Dietary factors in Crohn's disease. Z. Gastroenterol. 17 (Suppl.) (1979) 140–144.

Heaton, K.W., D. Parker, H. Crips: Bowel function and irritable bowel symptoms after hysterectomy and cholezystectomy. A population based study. Gut 34 (1993) 1108–1111.

Heaton, R.K., R.A. Velin, J.A. McCutchan et al.: Neuropsychological impairment in human immunodeficiency virus-infection: implications for employment. Psychosom. Med. 56 (1994) 8–17.

Heberden, W.: Some account of a disorder of the breast. Med. Transactions roy. Coll. Physicians 2 (1772) 59.

Hecker, E.: Über larvierte und abortive Angstzustände bei Neurasthenie. Vortrag der Jahressitzung. Verein der südwestdtsch. Irrenärzte in Karlsruhe. Centralbl. Neurol. Psychiat. 16 (1893) 565–572.

Hecker, M., M. Chesney, G. Black, N. Frautschi: Components of type A behavior and coronary heart disease. Psychosom. Med. 50 (1988) 153–164.

Heckhausen, H.: Motivation und Handeln, S. 22. Springer, Berlin 1980.

Hees, P. van: An index of inflammatory activity in patients with Crohn's disease. Acta gastro-ent. belg. 47 (1984) 282–288.

Hees, P. van, P. van Elteren, H. van Lier, J. van Tongeren: An index of inflammatory activity in patients with Crohn's disease. Gut 21 (1980) 279–286.

Hefferline, R.F., L.J.J. Bruno: The psychophysiology of private events. In: Shapiro, D., T.X. Barber, L.V. DiCara, J. Kamiya, N.E. Miller, J. Stoyva: Biofeedback and Self-Control. Aldine, Chicago 1973.

Hefferline, R.F., T.B. Perrera: Proprioceptive discrimination of a covert operant without its observation by the subject. Science 139 (1963) 834–835.

Hefti, M.L.: Risiko- und Invaliditätsbeurteilung bei Morbus Crohn. Lebensversicherungsmedizin 33 (1981) 106–112.

Heggendorn, H., H.P. Voigt, G. Graber: Experimentelle Untersuchungen über die orale Hyperaktivität bei psychischer Belastung, im besonderen bei Aggression. Schweiz. Mschr. Zahnheilk. 89 (1979) 1148.

Hegglin, R.: Differentialdiagnose innerer Krankheiten, 12. Aufl. Thieme, Stuttgart 1972.

Hehl, F.J., U. Makowka, R. Schleberger: Zur Psychosomatik des Operationserfolges bei Bandscheibengeschädigten. Z. klin. Psychol. Psychopath. Psychother. 31 (1983) 53–66.

Heiberg, A.N.: Alexithymic characteristics and somatic illness. Psychother. and Psychosom. 34 (1980) 261.

Heidelbach, J.G.: Über unsere Erfahrungen bei der Eignungsbeurteilung für den Sängerberuf und ihre weitere Bedeutung aus stimmärztlicher Sicht. In: Spitzer, L.: Probleme der Sängerausbildung, S. 27. Mechitharisten-Druckerei, Wien 1981.

Heigl-Evers, A.: Konzepte der analytischen Gruppenpsychotherapie. Verlag für Medizinische Psychologie. Vandenhoeck & Ruprecht, Göttingen 1978.

Heigl-Evers, A., F. Heigl: Gesichtspunkte zur Indikationsstellung für die kombinierte Einzel- und Gruppenpsychotherapie. Gruppenpsychother. Gruppendyn. 4 (1970) 82–99.

Heigl-Evers, A., J. Kruse: Frühkindliche gewalttätige und sexuelle Traumatisierungen. Praxis der Kinderpsychologie und Kinderpsychiatrie 40 (1991) 122–128.

Heigl-Evers, A., H. Schepank (Hrsg.): Ursprünge seelisch bedingter Krankheiten, 2 Bde. Vandenhoeck & Ruprecht, Göttingen 1980/81.

Heigl-Evers, A., E. Heigl, J. Ott: Lehrbuch der Psychotherapie. Gustav Fischer, Stuttgart–Jena 1993.

Heigl, F.: Indikation und Prognose in Psychoanalyse und Psychotherapie (1972). 3. Aufl. Vandenhoeck & Ruprecht, Göttingen 1978.

Heigl, F.: Interaktion und Prognose in Psychoanalyse und Psychotherapie, 3. Aufl. Vandenhoeck & Ruprecht, Göttingen 1987.

Heijningen, H. van, N. Treurniet: Psychodynamic factors in acute myocardial infarction. Int. J. Psychoanal. 47 (1966) 370–374.

Heim, E.: Coping und Adaptivität: Gibt es geeignetes oder ungeeignetes Coping? Psychother. Psychosom. med. Psychol. 38 (1988) 8–18.

Heim, E., A. Blaser, E. Waidelich: Dyspnea: psychphysiologic relationships. Psychosom. Med. 34 (1972) 405–423.

Heim, E., K.F. Augustini, A. Blaser, C. Bürki, D. Kühne, M. Rothenbühler, L. Schaffner, L. Valach: Coping with breast cancer – longitudinal prospective study. Psychother. and Psychosom. 48 (1988) 44–59.

Heineberg, H., E. Gold, F.C. Robbins: Differences in interferon content in tissues of mice of various ages infected with Coxsackie B 1 virus. Proc. Soc. exp. Biol. (N.Y.) 115 (1964) 947.

Heinecker, R.: Erfahrungen als Patient einer Intensivstation und Vorschläge zur Humanisierung einer solchen Station. Dtsch. med. Wschr. 12 (1980) 417.

Heinemann, U., R.S.G. Jones: Neurophysiology of epilepsy. In: Gram, L., M. Dam (eds.): Perspectives of Epilepsy. Raven Press, New York 1989.

Heinemann, U., R.S.G. Jones: Neurophysiology. In: Dam, M., L. Gram (eds.): Comprehensive Epiletology, pp. 17–42. Raven Press, New York 1990.

Heinichs, O.: Die Relevanz psychosozialer Faktoren für die Schwangerschaft und die perinatale Periode bei ledigen und geschiedenen Müttern. Diss., FU Berlin 1977.

Heinl, H.: Groddeck und die Integrative Leibtherapie, S. 179–185. In: Siefert, H., F. Kern, B. Schuh, H. Grosch (Hrsg.): Groddeck-Almanach. Stroemfeld/Roter Stern, Frankfurt 1986.

Heintze-Hook, C.: Analytische Psychotherapie und Funktionelle Entspannung bei Asthmapatienten. Vortrag auf der Tagung »Asthma – eine Beziehungsstörung«, Bad Orb, 7.–9.11.1986, Kurzreferat von C. Heuer. In: A.F.E. INTERN 4 (1986) 15.

Heiny, B.M.: Zur Persönlichkeitsstruktur des Patienten mit »reizbarem Darm«. Med. Klin. 72 (1977) 2170–2173.

Heisel, J.S., S.E. Locke, L.J. Kraus, R.M. Williams: Natural killer cell activity and MMPI scores of a cohort of college students. Amer. J. Psychiat. 143 (1986) 1382–1386.

Heisenberg, W.: Physics and Philosophy. The Revolution in Modern Science. Harper, New York 1958.

Heisler, S., T.D. Reisine, V.Y.H. Hook, J. Axelrod: Somatostatin inhibits multireceptor stimulation of cyclic AMP formation and corticotropin secretion in mouse pituitary tumor cells. Proc. Natl. Acad. Sci. (Wash.) 79 (1982) 6502–6506.

Heiss, W.: Medikamentenmißbrauch und -abhängigkeit bei chronischen Schmerzstörungen: Entwicklung Diagnostik und Therapie. In: Basler, H.D., C. Franz, B. Kröner-Herwig, H.P. Rehfisch, H. Seemann (Hrsg.): Psychologische Schmerztherapie, S. 578–591. Springer, Berlin 1990.

Heisterkamp, G.: Heilsame Berührungen. Praxis leibfundierter analytischer Psychotherapie. Pfeiffer, München 1993.

Held, P.J., F.P. Brunner, M. Odaka et al.: Five-year survival for end-stage renal disease patients in the United States, Europe and Japan, 1982 to 1987. Amer. J. Kidney Dis. 15 (1990) 451–457.

Helewa, A., C. Bombardier, C.H. Goldsmith, B. Menchions, H.A. Smythe: Cost-effectiveness of inpatient and intensive outpatient treatment of rheumatoid arthritis. Arthr. and Rheum. 32 (1989) 1506–1515.

Heller, S., K.A. Frank, I.R. Malin et al.: Psychiatric complications of open heart surgery. A reexamination. New Engl. J. Med. 283 (1970) 1015–1020.

Heller, S., K.A. Frank, D.S. Kornfeld, J.R. Malm, F.O. Bowman: Psychological outcome following open-heart surgery. Arch. int. Med. 134 (1974) 908–914.

Hellhammer, D.H., A. Buske-Kirschbaum: Psychobiologische Aspekte protektiver und regenerativer Krankheitsbewältigungsmechanismen. In: Lamprecht, F., R. Johnen (Hrsg.): Salutogenese – Ein neues Konzept in der Psychosomatik, S. 95–105. Verlag für Akademische Schriften, Frankurt (1994).

Hellhammer, D.H., U. Ehlert: Psychoneurobiologie der Angst. In: Hellhammer, D.H., U. Ehlert (Hrsg.): Verhaltensmedizin – Ergebnisse und Anwendungen, S. 85–96. Huber, Bern–Göttingen–Toronto 1991.

Hellhammer, D.H., C. Kirschbaum (Hrsg.): Psychoendokrinologie und Psychoimmunologie, Enzyklopädie der Psychologie. Hogrefe, Göttingen 1995 (in Druck).

Hellhammer, D.H., K.M. Pirke: Psychoneuroendokrinologische Grundlagen. In: Ehlers, A., K. Hahlweg (Hrsg.): Grundlagen der Klinischen Psychologie. Enzyklopädie der Psychologie. Hogrefe, Göttingen 1995 (in Druck).

Hellhammer, D.H., I. Gutberlet, M. Kreutz, H. Traube, S. John: Psychobiologie der männlichen Sterilität. In: Wahl, R., M. Hautzinger (Hrsg.): Verhaltensmedizin: Konzepte, Anwendungsgebiete, Perspektiven, S. 105–112. Deutscher Ärzte-Verlag, Köln 1989.

Hellhammer, D.H., C. Kirschbaum, U. Ehlert: Psychoendokrinologische Studien zur Streßreagibilität. In: Berger, M.H.-J. Möller, H.-U. Wittchen (Hrsg.): Psychiatrie als empirische Wissenschaft, S. 111–118. Zuckschwerdt, München–Bern–Wien–New York 1993.

Helmchen, H., U. Rüger: Neurosen und psychosomatische Erkrankungen als klassifikatorisches und diagnostisches Problem. Z. psychosom. Med. 26 (1980) 205–216.

Helmich, P., E. Hesse, K. Köhle, H.J. Mattern, H. Pauli, Th. v. Uexküll, W. Wesiack: Psychosoziale Kompetenz in der ärztlichen Primärversorgung. Springer, Berlin–Heidelberg 1991.

Helsing, K.J., M. Szklo: Mortality after bereavement. Amer. J. Epidemiol. 114 (1981) 41–52.

Helsing, K.J., G.W. Comstock, M. Szklo: Causes of death in a widowed population. Amer. J. Epidemiol. 116 (1981) 524–532.

Helzer, J., S. Chamas, C. Norland, W. Stillings, D. Alpers: A study of the association between Crohn's disease and psychiatric illness. Gastroenterology 86 (1984) 324–330.

Helzer, J.E., L.N. Robins, J.R. Taylor, C.K. Miller et al.: The extent of long-term moderate drinking among alcoholics discharged from medical and psychiatric treatment facilities. New Engl. J.Med. 312 (1985) 1678–1682.

Hemsley, D.R.: What have cognitive defects to do with schizophrenic symptoms? Brit. J. Psychiat. 130 (1977) 167–173.

Hendrie, H.C., F. Paraskevas, F.D. Baragar, J.D. Adamson: Stress, immunglobulin levels and early polyarthritis. J. psychosom. Res. 15 (1971) 337–342.

Hendriksen, C., S. Kreiner, V. Binder: Long-term prognosis in ulcerative colitis. Gut 26 (1985) 158–163.

Henley, N.M.: Body Politics, Power, Sex and Nonverbal Communication. Prentice Hall, New Jersey 1977.

Henry, I.P., P.M. Stephens: Stress, health and the social environment, a sociobiologie approach to medicine. Springer, New York–Heidelberg–Berlin 1977.

Henry, J.: The relation of social to biological processes in disease. Soc. Sci. Med. 16 (1982) 369–380.

Henry, J.P.: Mechanisms of psychosomatic disease in animals. In: Brandly, C.A., C.E. Cornelius, W.I.B. Beveridge (eds.): Advances in Veterinary Science and Comparative Medicine 20 (1976) 115–145.

Henry, J.P.: Present concept of stress theory. In: Usdin, E. et al. (eds.): Catecholamines and Stress: Recent Advances. Elsevier, New York 1980.

Henry, J.P.: Coronary heart disease and arousal of the adrenal cortical axis. In: Dembroski, T.M., T.H. Schmidt, G. Blümchen (eds.): Biobehavioral Bases of Coronary Heart Disease, pp. 365–381. Karger, Basel–München–Paris 1983.

Henry, J.P., J.C. Cassel: Psychosocial factors in essential hypertension: recent epidemiologic and animal experimental evidence. Amer. J. Epidemiol. 90 (1969) 171–200.

Henry, J.P., J.C. Cassel: Psychosocial factors in essential hypertension. Recent epidemiologic and animal experimental evidence. Amer. J. Epidemiol. 90 (1971) 171–200.

Henry, J.P., P.M. Stephens: The social environment and essential hypertension in mice: possible role of the innervation of the adrenal cortex. In: De Jong, W., A.P. Provoost (eds.): Progress in Brain Research, vol. 47: Hypertension and Brain Mechanisms, pp. 263–276. Elsevier, Amsterdam–Oxford–New York 1977.

Henry, J.P., P.M. Stephens: Stress, health and the social environment. A socio-biologic approach to medicine. Springer, New York 1977a.

Henry, J.P., P.M. Stephens: The social environment and essential hypertension in mice: possible role of the innervation of the adrenal cortex. Progr. Brain Res. 47 (1977b) 263–276.

Henry, J.P., J.P. Meehan, P.M. Stephens: The use of psychosocial stimuli to induce prolonged systolic hypertension in mice. Psychosom. Med. 29 (1967) 408–432.

Henry, J.P., P.M. Stephens, J. Axelbrod, R.A. Mueller: Effect of psychosocial stimulation on the enzymes involoved in the biosynthesis and metabolism of noradrenaline and adrenaline. Psychosom. Med. 33 (1971) 227–237.

Henry, J.P., D.L. Ely, P.M. Stephens, H.L. Ratcliffe, G.A. Santisteban, A.P. Shapiro: The role of psychosocial factors in the development of arteriosclerosis in CBA mice: observations on the heart, kidney and aorta. Atherosclerosis 14 (1971) 203–218.

Henry, J.P., D.L. Ely, P.M. Stephens: Changes in catecholamine-controlling enzymes in response to psychosocial activation of defense and alarm reactions. In: Physiology, Emotion and Psychosomatic Illness. Excerpta Medica, Amsterdam 1972.

Henryk-Gutt, R., W.L. Rees: Psychological aspects of migraine. J. psychosom. Res. 17 (1973) 141–153.

Henseler, H.: Narzißtische Krisen. Zur Psychodynamik des Selbstmordes. Rowohlt, Hamburg 1974.

Hensen, J.: Hypo- und Hypernatriämie. In: Allolio, B., J. Hermann, Th. Olbricht, K.H. Rudorff, H. Schulte (Hrsg.): Intensivkurs für Klinische Endokrinologie, S. 69–81. pmi Verlag, Frankfurt 1993.

Hepke, M.: Bioenergetische Körperdiagnostik. Eine Kontrolle der Therapieübereinstimmung. In: Hoffmann-Axthelm, D. (Hrsg.): Körper und Seele, Bd. 1. Verlag Dr. B. Bierhoff, Dortmund 1989.

Herberg, H.-J.: Psychische Belastungen und erlebnisreaktive Störungen in der Pathogenese innerer Krankheiten. In: Paul, H., H.J Herberg (Hrsg.): Psychische Spätschäden nach politischer Verfolgung, S. 351–352. Karger, Basel 1967.

Herberg, H.-J. (Hrsg.): Spätschäden nach Extrembelastungen. Nicolaische Verlagsbuchhandlung, Herford 1971.

Herbison, A.E.: Immunocytochemical evidence for oestrogen receptors within GABA neurones located in the perinuclear zone of the supraoptic nucleus and GABA A receptor b2/b3 subunits on supraoptic oxytocin neurones. J. Neuroendocrinol. 6 (1994) 5–11.

Herd, J.A.: Behavioral factors in the psychology mechanism of cardiovascular disease. In: Weiss, S.M., J.A. Herd, B.H. Fox (eds.): Perspectives on Behavioral Medicine, pp. 55–66. Acad. Press, New York 1981.

Herlitz, J., D. Elmfeld, S. Holmberg, I. Malek, G. Nyberg, K. Pennert, L. Ryden, K. Swedenberg, A. Vedin, F. Waagstein, J. Waldenström et al.: Göteborg Metoprolol Trial: mortality and cause of death. Amer. J. Cardiol. 53 (1984) 9D–14D.

Herman, C.P., J. Polivy: A boundary model for the regulation of eating. In: Stunkard, A.J., E. Stellar (eds.): Eating and Its Disorders, pp. 141–156. Raven Press, New York 1984.

Herman, C.P., J. Polivy: From dietary restraint to binge eating: attaching causes to effects. Appetite 14 (1990) 123–125.

Herman, J.L.: Father-daughter incest. In: Wilson, J.P., B. Raphael (eds.): International Handbook of Traumatic Stress Syndromes, pp. 593–600. Plenum (Series on Stress and Coping), New York–London 1993.

Herman, J.L., B.A. van der Kolk: Traumatic antecedents of borderline personality disorder. In: van der Kolk, B.A. (ed.): Psychological Trauma, pp. 111–126. American Psychiatric Press, Washington 1987.

Herman, V., J. Fagin, R. Gonsky, K. Kovacs, S. Melmed: Clonal origin of pituitary adenomas. J. Clin. Endocrinol. Metabol. 71 (1990) 1427–1433.

Herms, V., J. Gabelmann, F. Kubli: Psychosomatic aspects of premature labor. In: Prill, H.J., M. Stauber (eds.): Advances in Psychosomatic Obstetrics and Gynecology. Springer, Berlin 1982.

Herpertz-Dahlmann, B., H. Remschmidt: Schlußwort. Dtsch. Ärzteblatt 92 (1995) 371–372.

Herrmann, J.M.: Psychosomatische Therapie bei Hypertonie. Münch. med. Wschr. 128 (1986) 869–872.

Herrmann, J.M., W. Schüffel: Das ärztliche Interview. Rocom, Basel 1983.

Herschbach, P., G. Henrich: Probleme und Problembewältigung von Tumorpatienten in der stationären Nachsorge. Psychother. med. Psychol. 37 (1987) 185–192.

Hertoft, P.: Klinische Sexologie. Deutscher Ärzte-Verlag, Köln 1989.

Hertz, D.G., H. Molinski: Psychosomatik der Frau. Springer, Berlin 1980.

Herzmann, C.E.: Die psychosomatische Problematik des Schmerzes bei alten Menschen. In: Bergener, M., B. Kark (Hrsg.): Psychosomatik in der Geriatrie. Steinkopff, Darmstadt 1985.

Herzog, D.B.: Are anorexic and bulimic patients depressed? Amer. J. Psychiat. 141 (1984) 1594–1597.

Herzog, D.B., M.B. Keller, P.W. Lavori: Outcome in anorexia nervosa and bulimia nervosa. J. nerv. ment. Dis. 176 (1988) 131–143.

Herzog, D.B., M.B. Keller, P.W. Lavori, I. Bradburn, L.Ott: Ergebnisse zum Krankheitsverlauf der Bulimia nervosa. In: Fichter, M.M. (Hrsg.): Bulimia nervosa. Enke, Stuttgart 1989.

Herzog, J.M.: Sleep disturbances and father hunger in 18 to 28 months old boys. Psychoanal. Study Child 35 (1980) 219–233.

Herzog, T., A. Hartmann: Psychiatrische, psychosomatische Konsiliar- und Liaisontätigkeit in der Bundesrepublik Deutschland – Ergebnisse einer Umfrage. Nervenarzt 61 (1990) 281–293.

Herzog, T., B. Stein: Forschungsvorhaben zur psychiatrischen und psychosomatischen Konsiliar-Liaisontätigkeit in Deutschland. Spektrum 5 (1994) 176–184.

Herzog, W., H.-C. Deter, W. Vandereycken (eds.): The Course of Eating Disorders. Long-Term Follow up. Studies of Anorexia and Bulimia Nervosa. Springer, Berlin–Heidelberg–New York–Tokio 1992.

Hesch, R.D. (Hrsg.): Endokrinologie, Bd. A, B. Urban & Schwarzenberg, München–Wien–Baltimore 1989.

Hess, G.: Psychologische Korrelate langfristiger Operationseffekte bei Ulcuspatienten. Psychol. Diplomarbeit, Marburg 1983.

Hess, W.R.: Die funktionelle Organisation des vegetativen Nervensystems. Schwabe, Basel 1948.

Hess, W.R.: Das Zwischenhirn (1949), 2. Aufl. Schwabe, Basel 1954.

Hess, W.R.: Beziehungen zwischen psychischen Vorgängen und Organisation des Gehirns. Studium Generale 9 (1956) 467.

Hess, W.R.: The Funtional Organisation of the Diecenphalon. Grune and Stratton, New York 1957.

Hesse, E.: Hilfe zur Selbsthilfe durch den Hausarzt. Therapiewoche 30 (1980) 3951–3961.

Hesse, H.: Kurgast und die »Aufzeichnung bei einer Kur in Baden«. Suhrkamp, Frankfurt 1975.

Hesse, K.A.F.: Meeting the psychological needs of pacemaker patients. Int. J. Psychiat. Med. 6 (1975) 359–372.

Hetmann, F.: Keltische Märchen. Fischer, Frankfurt 1975.

Hetzel, W., H. Monitor: Paresen, Schmerzsyndrome, Bewußtseinsstörungen: Zum neurologischen Erscheinungsbild des Bartter-Syndroms. Nervenarzt 62 (1991) 500–505.

Heuft, G.: Zukünftige Forschungsperspektiven einer psychoanalytischen Geronto-Psychosomatik -Persönlichkeit und Alternsprozeß. Z. Geront. 23 (1990) 262–266.

Heuft, G.: Psychoanalytische Gerontopsychosomatik – Zur Genese und differentiellen Therapieindikation akuter funktioneller Somatisierung im Alter. Psychother. Psychosom. med. Psychol. 43 (1993) 46–54.

Heuft, G., W. Senf: Stationäre fokaltherapeutische Behandlung Älterer – Konzeption und erste Ergebnisse. Z. Geront. 25 (1992) 380–385.

Heuft, G., A. Kruse, H.G. Nehen, H. Radebold (Hrsg.): Interdisziplinäre Gerontopsychosomatik. MMV Medizin-Verlag-Vieweg, München 1995.

Heumann, R.: Regulation of the synthesis of nerve growth factor. J. exp. Biol. 132 (1987) 133–150.

Heyer, G.R.: Die Atmung (1925). In: Heyer-Grote, L. (Hrsg.): Atemschulung als Element der Psychotherapie, S. 54. Wiss. Buchgesellschaft, Darmstadt 1970.

Heyne, C.: Täterinnen. Kreuz, Zürich 1994.

Hiatt, J.F., T.C. Floyd, P.H. Katz, I. Feinberg: Further evidence of abnormal non-rapid-eye-movement sleep in schizophrenia. Arch. gen. Psychiat. 42 (1985) 797–802.

Hickson, G.B. et al.: Parental administration of chemical agents: a cause of apparent life-threatening events. Amer. Acad. Pediat. 83 (1989) 772–776.

Higgins, D.L., C. Galavotti, K.R. O´Reily, D.J. Schnell, M. Moore, D.L. Rugg, R. Johnson.: Evidence for the effects of HIV antibody counseling and testing on risk behaviors. J. Amer. med. Ass. 266 (1991) 2419–2429.

Higgins, M., W. Kannel, R. Garrison, J. Pinsky, J. Strokes: Hazards of obesity – The Framingham experience. Acta med. scand. (Suppl.) 723 (1988) 23–36.

Hildebrand, E.: Laufen als Bewegungs- und Sporttherapie bei Migräne – eine vergleichende Therapiestudie. Sportwissenschaft 17 (1987) 201–208.

Hilgard E.R.: A quantitative study of pain and its reduction through hypnotic suggestion. Proc. nat. Acad. Sci. (Wash.) 57 (1967) 1581–1586.

Hilgard, E.R.: The alleviation of pain by hypnosis. Pain 1 (1975) 213–231.

Hilgard, E.R.: Hypnosis and pain. In: Sternbach, R.A. (ed.): The Psychology of Pain. Raven, New York 1978.

Hilgard, E.R., G.H. Bower: Theories of learning. Appleton Century Crofts, New York 1966.

Hilgard, E.R., G.H. Bower: Theorie des Lernens, Bd. I. Klett-Cotta, Stuttgart 1971.

Hill, D.L.: A review of cyclophosphamide Thomas, Springfield/Ill 1975.

Hill, D.W., L. Blendis: Physical and psychological evaluation of »non-organic« abdominal pain. Gut 8 (1967) 221–229.

Hill, R., D.A. Hansen: Families under stress. In: Christensen H.T. (ed.) Handbook of marriage and the family. Rand McNally, Chicago 1964.

Hillard, J., P. Hillard: Bulimia, anorexia nervosa and diabetes. Deadly combinations. Psychiat. Clin. North Amer. 7 (1984) 367–379.

Hillard, J., M. Lobo, R. Keeling: Bulimia and diabetes: a potentially life-threatening combination. Psychosomatics 24 (1983) 292–295.

Hilpert, H.: Über den Einfluß familiärer Faktoren auf die Epidemiologie der Appendektomie. Nervenarzt 51 (1980) 417–422.

Himsworth, H.P.: Diet in the aetiology of human diabetes. Proc. roy. Soc. med. 43 (1949) 323.

Hinckle jr., L.E., H.T. Thaler: The clinical classification of cardiac deaths. Circulation 65 (1982) 457–464.

Hinckle jr., L.E., B. Benjamin, W.N. Christenson: Coronary heart disease: 30-year experience of 1160 men. Arch. Environm. Health 13 (1966) 312–321.

Hinkle jr., L.E.: The effect of exposure to culture change, social change and changes in interpersonal relationships on health. In: Dohrenwend, B.S., B.P. Dohrenwend (eds.): Stressful Life Events: Their Nature and Effects. Wiley, New York 1974.

Hinkle jr., L.E., H.G. Wolff: The nature of man's adaptation to his total environment and the relation of this to illness. Arch. int. Med. 99 (1957) 442–460.

Hinkle, L.E., S. Wolf: Importance of life stress in course and management of diabetes mellitus. J. Amer. med. Ass. 148 (1952) 513–520.

Hinkle, L.E., H.G. Wolff: The nature of man's adaptation to his total environment and the relation of this to illness. Arch. int. Med. 99 (1957) 442.

Hinkle, L.E., C. Conger, S. Wolf: Studies on diabetes mellitus: relation of stressful life situations to the concentration of ketone bodies in the blood of diabetic and nondiabetic humans. J. clin. Invest. 29 (1950) 513–520.

Hinkle, L.E., F.M. Evans, S. Wolf: Studies in diabetes mellitus III. Psychosom. Med. 13 (1951) 160–183.

Hinze, E.: Übertragung und Gegenübertragung in der psychoanalytischen Behandlung älterer Patienten. Psyche 41 (1987) 238–253.

Hinze, E., H. Krüger: Das Herzangstsyndrom bei alten Patienten. Z. Gerontol. 14 (1981) 34–39.

Hiramoto, R.N., N.S. Hiramoto, M.E. Rish, S.-J. Soong, D.M. Miller, V.K. Ghanta: Role of immune cells in the Pavlovian conditioning of specific resistance to cancer. Int. J. Neurosci. 59 (1991) 101–117.

Hirsch, E.Z., J.A. Maksem, D. Gagen: Effects of stress and propranolol on the aortic intima of rats. Arteriosclerosis 4 (1984) 526.

Hirsch, H.A.: Bakterielle und mykotische Erkrankungen der ableitenden Harnwege bei der Frau. In: Verhandlungsbericht der Deutschen Gesellschaft für Urologie, S. 310. Springer, Berlin 1976.

Hirsch, M.: Psychogener Schmerz als Repräsentant des Mutterobjektes. Psychother. med. Psychol. 39 (1989) 202–208.

Hirsch, M.: Realer Inzest. Psychodynamik des sexuellen Mißbrauchs in der Familie. Springer, Berlin–Heidelberg–New York–London–Paris–Tokyo 1986; 2. Aufl. 1990.

Hirsch, M., J.M. Herrmann: Hypochondrie und Objektbeziehungstheorie am Beispiel der AIDS-Phobie. In: Schüffel, W. (Hrsg.): Sich gesund fühlen im Jahre 2000. Thure von Uexküll zum 80. Geburtstag gewidmet, S. 191–198. Springer, Berlin 1988.

Hirsch, R. (Hrsg.): Psychotherapie im Alter. Huber, Bern 1990.

Hirsch, R., H.K. Schneider: Psychopharmaka und Psychotherapie im Alter. In: Hirsch, R. (Hrsg.): Psychotherapie im Alter, S. 43–54. Huber, Bern 1990.

Hirsch, R.D., J. Bruder, H. Radebold, H.K. Schneider (Hrsg.): Multimorbidität im Alter – Herausforderung für die Psychotherapie. Huber, Bern 1992.

Hishikawa, Y.: Appropriate use of benzodiazepines in insomnia: Clinical update. J. Clin. Psychiat. 52 (1991) 10–13.

Hislop, I.G.: Psychological significance of the irritable colon syndrome. Gut 12 (1971) 452–457.

Hislop, I.G.: Onset setting in inflammatory bowel disease. Med. J. Aust. I (1974) 981–984.

Hislop, T.G., N.E. Waxler, A.J. Coldman, J.M. Elwood, L. Kan: The prognostic significance of psychosocial factors in women with breast cancer. J. chron. Dis. 40 (1987) 729–735.

Historisches Wörterbuch der Philospohie, Bd. 2, S. 163–235. 1972.

Hjortsjö, C.H.: Men's Face and Mimic Language. Student literatur, Lund/Schweden 1969.

Hobson, J.A., M. Steriade: Neuronal basis of behavioral state control. In: Bloom, F.E. (ed.): The Handbook of Physiology, Section 1: The Nervous System, vol. IV., pp. 701–823. Intrinsic Regulatory Systems of the Brain. American Physiological Society, Bethesda 1986.

Hobson, R.P.: Concerning knowledge of mental states. Brit. J. Develop. Psychol. Bd. 63 (1990) 199–213.

Hochberg, M.C., T.D. Spector: Epidemiology of rheumatoid arthritis: Update. Epidemiology Review 12 (1990) 247–252.

Hochschild, A.R.: Emotion work, feeling rules and social structure. American Journal of Sociology, 75 (1979) 551–575.

Hochschild, A.R.: Das gekaufte Herz. Zur Kommerzialisierung der Gefühle. Campus, New York–Frankfurt 1990.

Hodapp, V., G. Weyer: Zur Streß-Hypothese der essentiellen Hypertonie. In: Vaitl, D. (Hrsg.): Essentielle Hypertonie. Springer, Berlin–Heidelberg 1982.

Hodges, H., J.J Kline, G. Barbero, R. Flanery: Life events occuring in families of children with recurrent abdominal pain. J. psychosom. Res. 28 (1984) 185–196.

Hodginson, S., R. Sherrington, H. Gurling, R. Marchbanks, S. Reeders, J. Mallet, M. McInnis, H. Petursson, J. Brynjolfsson: Molecular genetic evidence for heterogeneity in manic depression. Nature (Lond.) 325 (1987) 805–806.

Hodgins, E.: Episode. A report on an accident which occured inside my head. Atheneum 1964.

Höffken, K.D., L. Beusen, W. Dmoch, H. Molinski, P. Nijs: Modifizierte Paar-Therapie. Die tiefenpsychologische Variante der Masters- und Johnson-Therapie. Sexualmed. 11 (1982) 501.

Höfling, S., G. Hutner, H. Ott, K. Fichte, A. Doenicke: Subjektiv-verbale Methoden der präoperativen Angstmessung. Anaesthesist 37 (1988) 374–380.

Hoelscher, T.J., K.L. Lichstein, T.L. Rosenthal: Home relaxation practice in hypertension treatment: objective assessment and compliance induction. J. consult. clin. Psychol. 54 (1986) 217–221.

Hönmann, H.: Zur Psychosomatik der Colitis ulcerosa. Therapiewoche 32 (1982) 2740–2746.

Hönmann, H.: Epidemiologie. In: Adler, R., J.M. Herrmann, K. Köhle, O.W. Schonecke, Th. v. Uexküll, W. Wesiack (Hrsg.): Psychosomatische Medizin, 3. Aufl., S. 378–388. Urban & Schwarzenberg, München–Wien–Baltimore 1986.

Hörner, W., B. Osen, E. Hannemann et al.: Psychosoziale Situation erwachsener Knochenmarkempfänger. (Abstr.) Psycho 13 (1987a) 760.

Hörner, W., E. Hannemann, M. Haen et al.: Organic brain syndrome in BMT: reversible or irreversible deterioration of intellectual function? Bone Marrow Transplant. 2 (suppl. 1) (1987b) 257.

Hörner, W., S. Ammann, K. Foerster: Zur psychosozialen Situation erwachsener Knochenmarkspender, deren Empfänger rezidivfrei leben. Vortr. 26. Tag. Dtsch. Koll. Psychosom. Med., Bad Dürkheim 1987c.

Hörner, W., B. Osen, G. Ehninger, K. Foerster: Life-situation of adult bone marrow transplant recipients. J. Canc. Res. clin. Oncol. 114 (Suppl.) (1988) 115.

Hofecker, G.: Die »neuen« Alten aus der Sicht der experimentellen Gerontologie. In: Karl, F., W. Tokarski (Hrsg.): Die »neuen« Alten, Kasseler Gerontologische Schriften 6. Gesamthochschulbibliothek, Kassel 1989.

Hofer, M.A.: The organisation of sleep and wakefullness after maternal separation in young rats. Dev. Psychobiol. 9 (1976) 189–206.

Hofer, M.A.: The Roots of Behavior. Freeman, San Francisco 1981.

Hofer, M.A.: On the relationship between attachment and separation process in infancy. In: Plutchik, R. (ed.): Emotion, Theory, Research and Experience: Emotion in Early Development. Acad. Press, New York 1982.

Hofer, M.A.: Relationships as regulators. Psychosom. Med. 44 (1984) 183–187.

Hofer, M.A.: Presidental address; Relationships as regulators. A psychological perspective on bereavement. Psychosom. Med. 46 (1984) 183–199.

Hofer, M.A.: Hidden regulators in attachment, separation and loss. In: Fox, A. (ed.): The Development of Emotion regulation. Biological and Behavioral Considerations, pp. 192–208. Soc. for Res. in Child Dev. 1994.

Hofer, M.A., H. Weiner: Mechanism for nutritional regulation of automatic cardiac control in early development. Psychosom. Medicine 37 (1972).

Hofer-Mayer, Th., F. Mahler, R.H. Adler: Is specificity back? This inner thrombangiitis obliterans. Psychosom. Med. 55 (1993) 114–115.

Hoff, E.-H., W. Lempert, L. Lappe: Persönlichkeitsentwicklung in Facharbeiterbiographien. Huber, Bern–Stuttgart–Toronto 1991.

Hoff, F.: Klinische Physiologie und Pathologie. Thieme, Stuttgart 1950.

Hoff, H.: Der psychische Faktor bei Schmerzen und Veränderungen der Wirbelsäule. Wien. klin. Wschr. 66 (1954) 632–635.

Hoff, H., R. Clotten, W. Thurner: Zur Frage des Hyperventilationssyndroms. Wien. med. Wschr. 46 (1952) 917.

Hoffman, A.L.: Psychological factors associated with rheumatoid arthritis. Nurs. Res. 23 (1974) 218–234.

Hoffmann, B.: Handbuch des autogenen Trainings. 3. Aufl. DTV, München 1981.

Hoffmann, C., V. Faust: Psychische Störungen durch Arzneimittel. Thieme, Stuttgart 1983.

Hoffmann, L.: Foundations of Family Therapy. A conceptual Framework of Systems Change. Basic Books, New York 1981. Dtsch.: Grundlagen der Familientherapie. Isko, Hamburg 1982.

Hoffmann, S.O.: Zum psychoanalytischen Verständnis von Schlafstörungen. Psychother. Med. Psychol. 25 (1975) 51–58.

Hoffmann, S.O.: Psychodynamik und Therapie von Schlafstörungen. Internist. Prax. 20 (1980) 495–500.

Hoffmann, S.O.: Können wir mit dem DSM-III leben? Forum Psychoanal. 1 (1985) 320–323.

Hoffmann, S.O., U.T. Egle: Der psychogen und psychosomatisch Schmerzkranke. Entwurf zu einer psychoanalytisch orientierten Nosologie. Psychother. med. Psychol. 39 (1989) 193–201.

Hoffmann, S.V., G. Hochapfel: Einführung in die Neurosenlehre und psychosomatische Medizin. Schattauer, Stuttgart 1987.

Hoffmeyer, J.: Some semiotic aspects of the psycho-physical relation: the endo-exosemiotic boundary. In: Sebeok, T.A., J. Umiker-Sebeok (eds): The Semiotic Web (1991). Biosemiotics. De Gruyter, Berlin–New York 1992.

Hoffmeyer, J.: En snegl på vejen. Betydningens naturhistorie. Rosinante/Munksgaard, Copenhagen 1993 (In Dänisch).

Hoffmeyer, J.: Semiotic aspects of biology: biosemiotics. In: Posner, R., K. Robering, T.A. Sebeok (eds.): Semiotics: A Handbook of the Sign-theoretical Foundations of Nature and Culture. De Gruyter, New York (1995, in press).

Hoffmeyer, J., C. Emmeche: Code-duality and the semiotics of nature. In: Anderson, M., F. Merrell (eds.): On Semiotic Modeling. De Gruyter, New York 1991.

Hofman, D.: Die Klinik des Asthma bronchiale im Kindesalter. Mschr. Kinderheilk. 131 (1983) 125–127.

Hogarty, G.: Informant ratings of community adjustment. In: Waskow, I., M. Parloff (eds.): Psychotherapy Change Measures. NIMH, Rockville MD 1975.

Hohage, R., L. Klöss, H. Kächele: Über die diagnostisch-therapeutische Funktion von Erstgesprächen in der psychotherapeutischen Ambulanz. Psyche 35 (1981) 544–556.

Hohage, R., H. Kächele, I. Hößle: Die Dokumentation des Interview-Ausganges in einer psychotherapeutischen Ambulanz. Psychother. Med. Psychol. 37 (1987) 244–247.

Hoheisl, U., S. Mense: Long-term changes in discharge behavior of cat dorsal horn neurons following noxious stimulation of deep tissues. Pain 36 (1990) 239–247.

Holden, C.: Is alcoholism treatment effective? Science 236 (1987) 20–22.

Holderegger, H.: Der Umgang mit dem Trauma. Klett-Cotta, Stuttgart 1993.

Holland, J., S. Sgroi, S. Marwit, N. Solkoff: The ICU syndrome. Fact or fancy? Int. J. Psychiat. Med. 4 (1973) 241.

Holland, J., S.M. Sgroi, S.J.I. Morwit: The ICU-syndrome: fact or fancy. Psychiatry in Medicine 4 (1973) 241–249.

Holland, J.C.: Psychologic aspects of cancer. In: Holland, J.F., E. Frei (eds.): Cancer Medicine, p. 1176. Lea & Febinger, Philadelphia 1982.

Holland, J.C., J.H. Rowland (eds.): Handbook of Psychooncology. Oxford University Press, New York–Oxford 1989.

Holland, J.C., A.H. Korzun, S. Tross, D.F. Cella, L. Norton, W. Wood: Psychosocial factors and disease free survival (DFS) in stage II breast carcinoma. ASCO Proc. 5 (1986) 237.

Holland, J.C.B., M.R. Coles: Neuropsychiatric aspects of acute poliomyelitis. Amer. J. Psychiat. 114 (1957) 54–63.

Holland, Zittoun (eds.): Psychosocial Aspects of Oncology. European School of Oncology (ESO). Springer, Berlin 1990.

Hollmann, W., R. Rost, B. Dufaux, H. Liesen: Prävention und Rehabilitation von Herz- und Kreislaufkrankheiten durch körperliches Training. Hippokrates, Stuttgart 1983.

Hollon, T.H.: Modified group therapy in the treatment of patients on chronic hemodialysis. Amer. J. Psychother. 26 (1972) 501–510.

Hollyday, H.W., J.D. Hardcastle: Delay in diagnosis and treatment of symptomatic colorectal cancer. Lancet I (1979) 309–311.

Holm, J.E., K.A. Holroyd, K.G. Hursey, D.B. Penzien: The role of stress in recurrent tension headache. Headache 26 (1986) 160–167.

Holme, J., A. Helgeland, J. Hjierman, P. Leren: Socioeconomic status as a coronary risk factor: the Oslo Study. Acta med. scand. (suppl.) 660 (1982) 147–151.

Holmes, T.H., E.M. David (eds.): Life Change, Life Events and Illness: Selected papers. Praeger, New York 1989.

Holmes, T.H., R.H. Rahe: The social readjustment rating scale. J. psychosom. Res. 11 (1967) 213–218.

Holmes, Th.H., H.G. Wolff: Life situations, emotions and backache. Psychosom. Med. 14 (1952) 18–33.

Holroyd, K.A., F. Andrasik: A cognitive-behavioral approach to recurrent tension and migraine headache. Advanc. cognitive-behav. Res. Ther. 1 (1982) 275–320.

Holroyd, K.A., R.S. Lazarus: Stress, coping and somatic adaptation. In: Goldberger, L., S. Breznitz (eds.): Handbook of Stress. Theoretical and Clinical Aspects, pp. 21–35. Free Press, New York 1982.

Holroyd, K.A., D.B. Penzien: Client variables and the behavioral treatment of recurrent headache: a meta-analytic review. Unpublished, 1985.

Holroyd, K.A., D.B. Penzien: Pharmacological versus nonpharmacological prophylaxis of recurrent migraine headache: A meta-analytic review of clinical trials. Pain 42 (1990) 1–13.

Holroyd, K.A., F. Andrasik, T. Westbrook: Cognitive control of tension headache. Cogn. Ther. Res. 1 (1977) 121–133.

Holroyd, K.A., D.B. Penzien, K.G. Hursey, D.L. Tobin, L. Rogers, J.E. Holm, P.J. Marcille, J.R. Hall, A.G. Chila: Change mechanisms in EMG-biofeedback training: cognitive changes underlying improvements in tension headache. J. consult. clin. Psychol. 52 (1984) 1039–1053.

Holroyd, K.A., J.F. Holm, K G. Hursey, D.B. Penzien, G.E. Cordingley, A.G. Theofanus, S.C. Richardson, D.L. Tobin: Recurrent vascular headache: Home behavioral treatment versus abortive pharmacological treatment. J. Consult. Clin. Psychol. 6 (1988) 218–223.

Holroyd, K.A., J.F. Holm, D.B. Penzien, K.L. Hursey, N.J. Martin, A.G. Theofanus: Long-term maintenance of improvements achieved with (abortive) pharmacological and non-pharmacological treatments for migräne: Preliminary findings. Biofeedback and Self-Regulation 14 (1989) 301–308.

Holsboer, F., U. v. Bardesleben, A. Gerken, G.K. Stalla, O.A. Müller: Blunted corticotropin and normal cortisol response to human corticotropin-releasing factor in depression. New Engl. J. Med. 311 (1984) 1127.

Holt, R.R.: Imagery: the return of the ostracized. Amer. Psychologist 19 (1964) 254.

Holtermüller, K.-H.: Natürlicher Verlauf der Ulcuskrankheit. In: Blum, A.L., J.R. Siewert (Hrsg.): Ulcus-Therapie, S. 123–137. 2. Aufl. Springer, Heidelberg 1982.

Holtmann, G., P. Enck: Stress and gastrointestinal motility in human. A review of the literature. J. Gastrointest. Mot. 3 (1991) 245–254.

Holtzman, J.M., C.H. Toewe, J.D. Beck: Specialty preference and attitudes toward the aged. J. Fam. Pract. 9 (1979) 667–672.

Holzgreve, H.: Die Kooperation des Patienten bei der Hochdrucktherapie. Münch. med. Wschr. 122 (1980) 267.

Holzgreve, H.: Alkohol und Blutdruck. Münch. med. Wschr. 134 (1992) 340–343.

Holzman, P.S., L.R. Proctor, D.W. Hughes: Eye-tracking patterns in schizophrenia. Science 181 (1973) 179–180.

Holzman, P.S., L.R. Proctor, D.L. Levy, N.J. Yasillo, H.Y. Meltzer, S.W. Hurt: Eye-tracking dysfunctions in schizophrenic patients and their relatives. Arch. gen. Psychiat. 31 (1974) 143–151.

Hontschik, B.: »Die Zelle ist dem Gewebe gegenüber hyponom so wie das Individuum gegenüber Volk, Familie und Staat« – Zur Inhaltsanalyse medizinischer Lehrbücher. Jahrbuch für kritische Medizin 1, Argument Sonderbd. 8, S. 107–112. Argument-Verlag, Berlin 1976.

Hontschik, B.: Fehlindizierte Appendektomien bei jungen Frauen. Psychosexuelle Krisen und chirurgische Interventionen. Z. Sexualforsch. 1 (1988) 313–326.

Hontschik, B.: Indikation zur Appendektomie – in der Praxis zu wenig restriktiv? Chir. Praxis 40 (1989) 221–227.

Hontschik, B.: Theorie und Praxis der Appendektomie – Eine historische, psychosoziale und klinische Studie; 2. Aufl. Reihe Wissenschaft, Bd. 3. Mabuse, Frankfurt/a.M. 1994.

Hontschik, B., W.J. Stelter: Bemerkungen zur Praxis der Appendektomie. Chirurg 61 (1991) 906–908.

Hoppe, K.D.: The emotional reactions of psychiatrists when confronting holocaust survivors of persecution. In: Lindon, J. (ed.): Psychoanalytic Forum, vol. III, p. 187. Science House, New York 1969.

Hoppe, A.: Anorexia nervosa. Eine klärende Diskussion des derzeitigen Wissensstandes. Selbstverlag, Berlin 1982.

Hoppenstedt, W.: Beeinflussen biographische Faktoren den Verlauf einer Parodontitis? In: Segl, H.G., H. Müller-Fahlbusch (Hrsg.): Jahrbuch der Psychologie und Psychosomatik in der Zahnheilkunde, Bd. 2, S. 203. Quintessenz-Verlag, Berlin 1992.

Horal, J.: The clinical appearance of low back disorders in the city of Gothenburg, Sweden. Acta Orthop. Scand. (Suppl.) 118 (1969) 8–108.

Horn, J., C. Herfarth: Das Gastarbeiterulcus. Med. Klin. 73 (1978) 1417–1421.

Horne, D.: Behaviour therapy for trichotillomania. Behav. Res. Ther. 15 (1977) 192–196.

Horne, D.J. de L.: Traumatic stress reactions to motor vehicle accidents. In: Wilson, J.P., B. Raphael (eds.): International Handbook of Traumatic Stress Syndromes, pp. 499–506. Plenum (Series on Stress and Coping), New York–London 1993.

Horne, J.: Why We Sleep. The Functions of Sleep in Humans and Other Mammals. Oxford Univ. Press, Oxford–New York–Tokyo 1988.

Horning, S.J., J.D. Levine, R.a. Miller: Clinical and immunologic effects of recombinant leukocyte. A interferon in eight patients with advanced cancer. J. Amer. med. Ass. 247 (1982) 1718–1722.

Hornstein, O.: Die Entwicklung des psychosomatischen Konzepts von der perioralen Dermatitis. In: Bosse, K., P. Hünecke (Hrsg.): Psychodynamik und Soziodynamik bei Hautkranken. Verlag für medizinische Psychologie im Verlag Vandenhoeck & Ruprecht Göttingen 1976.

Hornstein, O., G. Brückner, V. Graf: Über die soziale Bewertung von Hautkrankheiten in der Bevölkerung – Methodik und Ergebnisse einer orientierenden Befragung. Hautarzt 24 (1973) 230–235.

Hornykiewicz, O.: Brain catecholamines in schizophrenia: a good case for noradrenaline. Nature (Lond.) 299 (1982) 484–486.

Horowitz, M.J.: Intrusive and repetitive thoughts after experimental stress: a summary. Arch. gen. Psychiat. 32 (1975) 1457–1463.

Horowitz, M.J.: Psychological responses to serious life events. In: Hamilton, V., D.M. Warburton (eds.): Human Stress and Cognition: An Information Processing Approach, pp. 235–263. Wiley, Chichester 1979.

Horowitz, M.J.: States of Mind: Configurational Analysis of Individual Psychology, 2nd ed. Plenum, New York 1987.

Horowitz, M.J.: Person schemas and maladaptive interpersonal behavior. Univ. Chicago Press, Chicago 1991.

Horowitz, M.J.: Stress-response syndromes: a review of posttraumatic stress and adjustment disorders. In: Wilson, J.P., B. Raphael (eds.): International Handbook of Traumatic Stress Syndromes, pp. 49–60. Plenum (Series on Stress and Coping), New York–London 1993.

Horwitz, R.I. et al.: Treatment adherence and risk of death after a myocardial infarction. Lancet 336 (1990) 542–545

Hotsen, J., T. Pedley: The neurological complications of cardiac transplantation. Brain 99 (1976) 673–694.

Houde, R.W.: Systemic analgesics and related drugs: narcotic analgesics. In: Bonica, J.J., V. Ventafridda (eds.): Advances in Pain Research and Therapy, vol. 2. Raven, New York 1979.

House, J.: Occupational stress and coronary heart disease: a review and theoretical integration. J. Health soc. Behav. 15 (1974) 12–27.

House, J., C. Robbins, H.L. Metzner: The association of social relationships and activities with mortality: prospective evidence from the Tecumseh Community Health Study. Amer. J. Epidemiol. 116 (1982) 123–140.

House, J.S.: Zum sozialepidemiologischen Verständnis von Public Health: Soziale Unterstützung und Gesundheit. In: Badura, B., T. Elkeles, B. Grieger, W. Kammerer (Hrsg.): »Zukunftsaufgabe Gesundheitsförderung«, Berlin 29. 4. 1989 (Manuskript).

House, J.S., K.R. Landis, D. Umberson: Social relationships and health. Science 241 (1988) 540–545.

Houston, B.K.: Viability of coping strategies, denial and response to stress. J. Pers. 41 (1973) 50–58.

Houston, B.K., M.A. Chesney, G.W. Black, D.S. Cates, M.H. Hecker: Behavioral clusters and coronary heart disease risk. Psychosom. Med. 54 (1992) 447–461.

Houzel, D.: Les troubles du sommeil de l'enfant et de l'adolescent. In: Lebovici, S., R. Diatkine, M. Soulé (eds.): Traité de psychiatrie de l'enfant et de l'adolescent, vol. II., pp. 445–465. PUF, Paris 1985.

Hovendal, C.P., O. Kronberg, J. Hem, P. Grinsted, C. Fenger: Rectoscopy and Hemoccult II in irritable colon. A prospective study. Ugeskr-Laeger. 152 (1990) 2732–2734.

Howard, H.I., S.M. Kopta, M.S. Krause, D.E. Orlinsky: The dose-effect relationship in psychotherapy. Amer. Psycholog. 41 (1986) 159–164.

Howard, K.I., S.M. Kopta, M.S. Krause, D.E. Orlinsky: The dose-effect relationship in psychotherapy. Amer. Psychol. 41 (1986) 159–164.

Howard, K.I., R.J. Lueger, M.T. O'Mahoney: The Howard Outpatient Tracking System (HOT). Integra, Philadelphia 1991.

Howard, K.I., R.J. Lueger, D. Schank: The psychotherapeutic service delivery system. Psychother. Res. 2 (1992) 1–17.

Howells, J.G.: Modern Perspectives in the Psychiatric Aspects of Surgery. Brunner Maazel, New York 1976.

Hoyer, D.: Colitis ulcerosa. Med. Diss., Essen 1983.

Hoyer, H., O. Thalhammer: Geburtshilfliche und sozioökonomische Faktoren in der Genese der Frühgeburt. Geburtsh. Frauenheilk. 28 (1968) 709.

Hoyt, C.J.: The test reliability obtained by analysis of variance. Psychometrika 6 (1941) 153.

Hsu, K., D. Holder: Bulimia nervosa: treatment and short-term outcome. Psychol. Med. 16 (1986) 65–70.

Hsu, L.: Outcome of anorexia nervosa. A review of the literature. Arch. gen. Psychiat. 37 (1980) 1041–1046.

Hsu, L., A.H. Crisp, B. Harding: Outcome of anorexia nervosa. Lancet 1 (1979) 61–65.

Hualla, T., H. Jäger: Die Schwabinger AIDS-Phobiker-Studie. In: Jäger, H. (Hrsg.): AIDS-Phobie. Thieme, Stuttgart 1988.

Huber, G.: Psychiatrie. Schattauer, Stuttgart 1987.

Huber, G.: Organische und symptomatische Psychosen. In: Battegay, R., J. Glatzel, W. Pöldinger, U. Rauchfleisch: Handwörterbuch der Psychiatrie. Enke, Stuttgart 1984.

Hubert, H.B., M. Feinleib, P.M. McNamara, W.P. Castelli: Obesity as an independent risk factor for cardiovascular disease: A 26-year follow-up of participants in Framingham heart study. Circulation 67 (1983) 968–977.

Huckenbeck-Gödecker, B.: Verhaltenstherapie für Psoriasis-Patienten Erfahrungen innerhalb eines Forschungs-projektes in Bad Bentheim. Psoriasis-Magazin (1985) 998–1005.

Hudson, J., H. Pope: Psychopharmakologische Behandlung der Bulimia. In: Fichter, M.M. (Hrsg.): Bulimia nervosa. Enke, Stuttgart 1989.

Hudson, J., H. Pope, J. Jonas, D. Yurgelun-Todd: Phenomenologic relationship of eating disorders to major affective disorder. Psychiat. Res. 9 (1983a) 345.

Hudson, J., H. Pope, J. Jonas, D. Yurgelun-Todd: Family history study of anorexia nervosa and bulimia . Brit. J. Psychiat. 142 (1983b) 133–138.

Hudson, J.I., D.L. Goldenberg, H.G. Pope, P.E. Keck, L. Schlesinger: Comorbidity of fibromyalgia with medical and psychiatric disorders. Amer. J. Med. 92 (1992) 363–367.

Hudson, J.I., M.S. Hudson, L.F. Pliner, D.L. Goldberg, H.G. Pope: Fibromyalgia and major depressive disorder: A controlled phenomenology and family history study. Amer. J. Psychiat. (1985) 441–446.

Hudson, J.I., J.F. Lipinski, F.R. Frankenburg, V.J. Grochocinski, D.J. Kupfer: Electroencephalic sleep in mania. Arch. gen. Psychiat. 45 (1988) 267–273.

Hudson, M., S. Wentworth, J. Hudson: Self-induced glykosuria. A novel method of purging in bulimia. J. Amer. med. Ass. 249 (1983c) 2501.

Hudzinski, L.G., H. Levenson: Biofeedback behavioral treatment of headache with locus of control pain analysis: A 20-month retrospective study. Headache 25 (1985) 380–386.

Huebschmann, H.: Psyche und Tuberkulose. Enke, Stuttgart 1952.

Huebschmann, H.: Vom Leiden organischer Herzkranker. Landarzt 42 (1966) 677–682.

Huebschmann, H.: Zur Psychopathologie von Patienten mit Herzinfarkt. Landarzt 43 (1967)1152–1157.

Huebschmann, H.: Krankheit, ein Körperstreik, S. 79–80. Herder, Freiburg 1974.

Huebschmann, H.: Bewußte und unbewußte Erwartungen der Patienten am Beispiel zweier Hepatitiskranker. Niedergelass. Arzt (1977) 1–6.

Hünecke, P.: Variabilität in der sozialen Beurteilung von Hautkranken. Med. Psychologie 2 (1976) 121–144.

Hünecke, P., K. Bosse: Entstellung – Erleben und Verarbeitung der äußeren Erscheinung. In: Whitlock, F. (Hrsg.): Psychophysiologische Aspekte bei Hautkrankheiten. Perimed, Erlangen 1980.

Hünecke, P., K. Bosse: Entstellungsgefühl – eine Variante in der Verarbeitung des äußeren Erscheinungsbildes. In: Bosse, K., U. Gieler (Hrsg.): Seelische Faktoren bei Hautkrankheiten. Huber, Bern–Stuttgart–Toronto 1987.

Hürny, C.: Critical review of quality of life: psychosocial aspects of adjuvant therapy in breast cancer. In: Senn, H.J.,

A. Goldhirsch, B. Osterwalder (eds.): Adjuvant therapy of primary breast cancer. Rec. Res. Cancer Res. 155 (1989) 279–282.

Hürny, C.: Psyche and cancer. Odyssey of an old idea in the troubled waters of modern science. Ann. Oncol. 1 (1990) 6–8.

Hürny, C.: Psychische und soziale Faktoren in Entstehung und Verlauf maligner Erkrankung. In: Adler, R. et al. (Hrsg.): Lehrbuch der Psychosomatischen Medizin, 4. Aufl. Urban & Schwarzenberg, München–Wien–Baltimore 1990.

Hürny, C.: Is coping a prognostic factor in breast cancer? Abstract book (4th International Conference on Adjuvant Therapy of Primary Breast Cancer, St. Gallen) (1992b) 30.

Hürny, C. (for the International Breast Cancer Study Group IBCSG): Psychosocial correlates of estrogen receptor status in breast cancer (Abstr). Proc. Amer. Soc. Clin. Oncol. 11 (1992c) 57.

Hürny, C.: Coping and survival in early breast cancer: an update. In: Senn, H.J., G. Thürlimann, A. Goldhirsch, R. Gelber (eds.): Adjuvant therapy of primary breast cancer IV. Rec. Res. Cancer Res. 127 (1993b) 211–220.

Hürny, C., R. Adler: Psychoonkologische Forschung. In: Meerwein, F. (Hrsg.): Einführung in die Psycho-Onkologie, 4. Aufl., S 15–57. Huber, Bern–Stuttgart–Wien 1991.

Hürny, C., J. Bernhard: Coping and survival in patients with primary breast cancer: a critical analysis of current research strategies and proposal for a new approach integrating biomedical, psychological and social variables. In: Senn, H.J., A. Goldhirsch, R.D. Gelber, B. Osterwalder (eds.): Adjuvant therapy of primary breast cancer. Rec. Res. Cancer Res. 115 (1989) 255–271.

Hürny, C., J.C. Holland: Letter to the editor. Gen. Hosp. Psychiat. 5 (1983) 301–303.

Hürny, C., J. Bernhard, R.D. Gelber, A. Coates, M. Castiglione, M. Isley, D. Dreher, H. Peterson, A. Goldhirsch, H.J. Senn (for the International Breast Cancer Study Group): Quality of life measures for patients receiving adjuvant therapy for breast cancer: an international trial. Europ. J. Cancer 28 (1992a) 118–124.

Hürny, C., J. Bernhard, M. Bacchi, B. van Wegberg, M. Tomamichel, V. Spek, A. Coates, M. Castiglione, A. Goldhirsch, H.J. Senn (for the Swiss Group for Clinical Cancer Research (SAKK) and the International Breast Cancer Study Group (IBCSG)): The perceived adjustment to chronic illness scale (PACIS): a global indicator of coping for operable breast cancer patients in clinical trials. Support Care Cancer 1 (1993a) 200–208.

Hürny, C., J. Bernhard, A. Coates, M. Castiglione, H. Peterson, R.D. Gelber, C.M. Rudenstam, A. Goldhirsch, H.J. Senn (for the International Breast Cancer Study Group): Timing of baseline quality of life assessment in an international adjuvant breast cancer trial: its effect on patient estimation. Ann. Oncol. 5 (1994) 65–74.

Hufnagel, H., E. Steimer-Krause, R. Krause: Mimisches Verhalten und Erleben bei schizophrenen Patienten und bei Gesunden. Z. Klin. Psychol. 20 (1991) 356–370.

Hug, C., N.J. Gerber: Fribromyalgiesyndrom – oft verkannte Realität. Schweiz. med. Wschr. 120 (1990) 395–401.

Hughes, J., T.W. Smith, H.W. Kosterlitz, C.A. Fothergill, B.A. Morgan, H.R. Morris: Identification of two related pentapeptides from the brain with potent agonist activity. Nature 258 (1975) 577–579.

Huland, H., R. Busch; H. Klosterhalfen: Über die Ätiologie von Harnwegsinfekten. Dtsch. med. Wschr. 109 (1984) 1370.

Hull, C.L.: A behavior system. Yale Univ. Press, New Haven 1952.

Hulse, S.S., H. Fowler, W.K. Honig (eds.): Cognitive processes in animal behavior. Erlbaum, Hillsdale 1978.

Hult, L.: The munkfors investigation. A study of the frequence and courses of the stiff neck-brachialgia and lumbago-sciatica syndromes, as well as observations on certain signs and symptoms from the dorsal spine and the joints of the extremities in industrial and forest workers. Acta Orthop. Scand. (Suppl.) 16 (1954) 1–76.

Hunger, J., B. Leplow, J. Keim: Zur Struktur des hirnorganischen Psychosyndroms. Nervenarzt 58 (1987) 603–609.

Hunt, J.: Intrinsic motivation: information and circumstance. In: Schroder, H.M., P. Suedfeld (eds.): Personality Theory and Information Processing. Ronald, New York 1971.

Hurni, M., G. Stoll: Nouvelle approche en sexothérapie clinique; apercu d'une recherche en cours. Medicine et Hygiène 45 (1987) 1089–1093.

Hurni, M., G. Stoll: Processus psychodynamiques en sexothérapie. Rev. Med. Suisse Rom 108 (1988) 319–325.

Hurni, M., G. Stoll: A la limite de la sexologie et de la médicine: les perversions narcissiques. Médicine et Hygiène 49 (1991) 946–950.

Hurni, M., G. Stoll: Les interactions perverses. Rev. Méd. Rom. 112 (1992) 303–305.

Hurst, P., J. Lacey, A. Crisp: Teeth, vomiting and diet: a study of the dental characteristics of 17 anorexia nervosa patients. Postgrad. med. J. 53 (1977) 298–305.

Hurwitz, N.: Peer self-help psychotherapy groups: Psychotherapy without psychotherapists. In: Roman, P.M., H.M. Trice (eds.): The Sociology of Psychotherapy, p. 85. Jason Aronson, New York 1974.

Huse-Kleinstoll, G., B. Dahme, B. Flemming, A. Haag, H.J. Meffert, M.J. Polonius, G. Rodewald, H. Speidel: Einige somatische und psychologische Prädiktoren bei psychopathologischen Auffälligkeiten nach Herzoperationen. Thoraxchir. 24 (1976) 386–389.

Huth, K., Ch. Bräuning (Hrsg.): Pflanzenfasern – Neue Wege in der Stoffwechsel-Therapie. Karger, Basel 1983.

Huygen, F.J.A., A.J.A. Smits: Family therapy, family somatics and family medicine. Family Systems Medicine 1 (1983) 23.

Ibrahim, M.A., J.G. Feldman, H.A. Sultz: Management after myocardial infarction: a controlled trial of the effect of group therapy. Int. J. Psychiat. Med. 5 (1974) 253–269.

ICD–10: Internationale statistische Klassifikation der Krankheiten und verwandter Gesundheitsprobleme. 10. Revision, Bd. 1. Hrsg. vom Deutschen Institut für medizinische Dokumentation und Information (DIMDI) im Auftrage des Bundesgesundheitsministeriums. Urban & Schwarzenberg, München–Wien–Baltimore 1994.

Ignelzy, R.J., R.A. Sternbach, G. Timmermans: The pain ward follow-up analyses. Pain 3 (1977) 277–280.

Ikemi, Y., T. Nagakawa, M. Sutiga: Psychosomatic considerations on cancer patients who have made a narrow escape from death. Dynam. Psychiat. 8 (1975) 77–93.

Illek, S.: ... auf die Blase geschlagen? Empirische Untersuchung zum Zusammenhang zwischen Beziehungserleben und rezidivierenden Harnweginfekten bei Frauen. Unveröffentlichte Diplomarbeit. Psychologisches Institut der FU, Berlin 1984.

Illich, I.: Nemesis der Medizin. Kritik der Medikalisierung des Lebens. Beck, München 1995.

Illig, H.: Symptomatologie der funktionellen Syndrome des Gastrointestinaltrakts. Münch. Med. Wschr. 43 (1961) 2082–2086.

Imber-Coppersmith, E.: Families and multiple helpers. In: Campbell, D., R. Draper (eds.): Applications of Systemic Family Therapy: The Milan Approach, pp. 203–212. Grune and Stratton, London 1985.

Imber, S.D., P.A. Pilkonis, S.M. Motsky, T.J. Watkins, M.T. Shea, I. Elkin, J.F. Collins, W.R. Leber, D.R. Glass: Mode-specific effects among three treatments for depression. J.Consult. Clinic. Psychol. 58 (1990) 352–359.

Imhäuser, G.: Der psychogene Klumpfuß. Eine in Vergessenheit geratene posttraumatische Kontraktur. Arch. orthop. Unfall-Chir. 89 (1977) 199–209.

Imura, H., J. Fukata, T. Mori: Cytokines and endocrine function: an interaction between the immune and neuro-endocrine systems. Clin. Endocr. (Oxf.) 35 (1991) 107–115.

Ingram, P.W., G. Evans: Right iliac fossa pain in young women. Brit. med. J. 2 (1965) 149–151.

Ingvar, D.H., N. Lassen: Cerebral function metabolism and circulation. Acta neurol scand 55 (1977) Suppl. 64.

International Commission on Radiological Protection: Protection of the patient in X-ray diagnosis. Publication no. 6. Pergamon Press, Oxford 1970.

Ireland, C.E., P.H. Wilson, J.P. Tonkin, S. Platt-Hepworth: An evaluation of relaxation training in the treatment of tinnitus. Beh. Res. Ther. 23 (1985) 423–431.

Irvin, M., M. Daniels, E.T. Bloom, T.L. Smith, H. Weiner: Life events, depressive symptoms and immune function. Amer. J. Psychiat. 144 (1987) 437–461.

Isermann, H.: Akute Bauchsymptome bei psychischen Erkrankungen. Med. Klin. 67 (1972) 55–60.

Iversen, G.: Erfahrungen mit dem autogenen Training in der Gruppenarbeit. Dtsch. Ärztebl. 66 (1969) 1924–1929.

Iversen, H.K., T.H. Nielsen, J. Olesen, P. Tfelt-Hansen: Arterial responses during migraine headache. Lancet 336 (1990) 837–839.

Izard, C.: Die Emotionen des Menschen. Beltz, Weinheim–Basel 1981.

Izard, C., S. Buechler: Aspects of consciousness and personality in terms of differential emotion theory. In: Plutchik, R., H. Kellerman (eds.): Emotion – Theory, Research and Experience, vol. I: Theories of Emotion. Acad. Press, New York 1980.

Izard, C.A.: Four systems for emotion activation: Cognitive and noncognitive processes. Psychol. Rev. 100 (1993) 68–90.

Jabaaij, L., P.M. Grosheide, R.A. Heijtink, H.J. Duivenvoorden, R.E. Ballieux, A.J. Vingerhoets: Influence of perceived psychological stress and distress on antibody response to low dose rDNA hepatitis vaccine. J. Psychosom. Res. 37 (1993) 361–369.

Jackson, C.W.: Clinical sensory deprivation. A review of hospitalized eye-surgery patients. In: Zubek, J.P. (ed.): Sensory Deprivation: 15 Years of Research. Appleton, New York 1969.

Jackson, D.D., J. Yalom: Family research on the problem of ulcerative colitis. Archs. gen. Psychiat. 15 (1966) 410–418.

Jackson, D.D., J. Yalom: Family research on the problem of ulcerative colitis. Arch. gen. Psychiat. 15 (1966) 410. Dtsch.: Familiale Interaktionsmuster und Colitis ulcerosa. In: Brede, K.: Einführung in die psychosomatische Medizin, S. 242. Fischer, Frankfurt 1974.

Jackson, R.P.: The facet symdrome – myth or reality. Clin. Orthop. Rel. Res. 279 (1992) 110–121.

Jacobi, E., G. Krüskemper: Thrombozyten-Adhäsivität und thrombozytäre CAMD unter Streß. Med. Welt (Stuttgart) 28 (1977) 888.

Jacobs, S., A. Ostfeld: An epidemiological review of the mortality of bereavement. Psychosom. Med. 39 (1977) 344–357.

Jacobs, S.C.: Psychoendocrine aspects of bereavement. In: Zisook, S. (ed.): Biopsychosocial Aspects of Bereavement, Chapt. 9. American Psychiatric Press, Washington D.C. 1987.

Jacobson, A.M., L.I. Rand, S.T. Hauser: Psychologic stress and glycemic control: a comparison of patients with and without proliferative diabetic retinopathy. Psychosom. Med. 47 (1985) 372–381.

Jacobson, E.: Depression. Int. Univ. Press, New York 1971.

Jacobson, E.: Progressive Relaxation. University of Chicago Press, Chicago 1938.

Jacobson, N.S., P. Truax: Clinical significance: A statistical approach to defining meaningful change in psychotherapy research. J.Consult. Clinic. Psychol. 59 (1991) 12–19.

Jacoby, R., C. Oppenheimer (ed.): Psychiatry in the elderly, Oxford Univ. Press, Oxford 1991.

Jäger, H. (Hrsg.): AIDS-Phobie. Thieme, Stuttgart 1988.

Jährig, C., U. Koch: Die Arzt-Patient-Interaktion in der internistischen Visite eines Akutkrankenhauses – Eine empirische Untersuchung. In: Köhle, K., H.-H. Raspe (Hrsg.): Das Gespräch während der ärztlichen Visite. Urban & Schwarzenberg, München 1982.

Jäschke, B., W. Dmoch: Der psychische Befund bei Frauen mit verschiedenen Formen der EPH-Gestose. Persönliche Mitteilung, 1984.

Jaffe, B.F.: Clinical studies in sudden deafness. Fortschr. Hals-Nasen-Ohrenheilk. 20 (1973) 220.

Jagoda, Z., St. Klodzinski, J. Maslowski: Verhaltensstereotype ehemaliger Häftlinge des Konzentrationslagers Auschwitz. In: Die Auschwitz-Hefte, Texte der polnischen Zeitschrift »Przeglad Lekarski« über historische, psychische und medizinische Aspekte des Lebens und Sterbens in Auschwitz, Bd. I, S. 13ff.; Bd. II, S. 25–59. Beltz, Weinheim 1987.

Jakobson, R.: Main Trends in the Science of Language. Harper, New York 1970.

Jakobson, R.: Language in Relation to other Communication Systerms. In: Collected Writings II. Mouton, The Hague, Paris 1971.

Jalan, K., R. Prescott, W. Sircus, W. Card, J. McManus, C. Falconer, W. Small, A. Smith, J. Bruce: An experience of ulcerative colitis – long-term outcome. Gastroenterol. 59 (1970) 598–608.

James, N., D. Field: The routinization of hospice: charisma and bureaucratization. Soc. Sci. Med. 34 (1992) 1363–1375.

James, S.P., T.A. Wehr, D.A. Sack, B.L. Parry, N.E. Rosenthal: Treatment of seasonal affective disorder with light in the evening. Brit. J. Psychiat. 147 (1985) 424–428.

James, W.: What is emotion? Mind 9 (1884) 188–295.

Jamison, R.N., T.G. Burish, K.A. Wallston: Psychogenic factors in predicting survival of breast cancer patients. J. clin. Oncol. 5 (1987) 768–772.

Jamison, R.N., D.A. Matt, W.C.V. Parris: Effects of time-limited vs unlimited compensation on pain behavior and treatment outcome in low back pain patients. J.psychosom. Res. 32 (1988) 277–283.

Janis, I.L.: Psychological stress – Psychoanalytic and behavioral studies of surgical patients (1958). Reprint: Acad. Press, New York 1974.

Janke, W.: Psychophysiologische Grundlagen des Verhaltens. In: Kerekjarto, M. v. (Hrsg.): Medizinische Psychologie. Springer, Berlin 1974.

Jankovic, B.D., B.M. Marcovic, N.H. Spector: Neuroimmune interactions: Proceedings of the Second International Workshop on Neuroimmunomodulation. Ann. N. Y. Acad. Sci. 496 (1987).

Jankowski, R.F., E. Robinson, S. Paterson, W.C. Dick: Patient's expectations of health care: fulfilled and unfulfilled. Practitioner 224 (1980) 351–353.

Janoff-Bulman, R.: Characterological versus behavioral self-blame: Inquiries into depression and rape. J. Pers. soc. Psychol. 37 (1979) 1798–1809.

Janoff-Bulman, R.: Shattered Assumptions. Towards a New Psychology of Trauma. The Free Press, New York 1992.

Janowsky, D.S., S.C. Risch, D. Parker, L. Huey, L. Judd: Increased vulnerability to cholinergic stimulation in affective disorder patients. Psychopharmacol. Bull. 16 (1980) 29–31.

Jansen, B., H. Radebold: Beschwerden einer repräsentativen Stichprobe über 60jähriger in einer ländlichen Region. In: Speidel, H., B. Strauss (Hrsg.): Zukunftsaufgaben der psychosomatischen Medizin. Springer, Berlin–Heidelberg 1989.

Jansen, G., J. Schulze: Beispiele für Schlafstörungen durch Geräusche. Klin. Wschr. 3 (1964) 3.

Janssen, P.L.: Psychoanalytische Therapie in der Klinik. Klett-Cotta, Stuttgart 1987.

Janssen, P.L.: Von der Zusatzbezeichnung »Psychotherapie« zur Gebietsbezeichnung »Psychotherapeutische Medizin«. Z. Psychosom. Med. 39 (1993) 95–117.

Janssen, P.L., S.O. Hoffmann: Profil des Facharztes für Psychotherapeutische Medizin. Psychotherapeut 39 (1994) 195–201.

Janssen, P.L., R. Kukahn, K.-H. Spieler, L. Weißbach: Psychosomatische Untersuchungen zur chronischen Prostatitis. Z. psychosom. Med. 29 (1983) 253.

Jantsch, E.: Die Selbstorganisation des Universums. Vom Urknall zum menschlichen Geist. Deutscher Taschenbuch Verlag, München 1982.

Jantschek, G.: Jugendliche Morbus Crohn-Kranke und ihre Familien. VAS, Frankfurt/a.M. 1993.

Jantschek, G., I. Jantschek: Familientherapie. In: Feiereis, H. (Hrsg.): Diagnostik und Therapie der Magersucht und Bulimie. Marseille, München 1989.

Jantschek, G., I. Jantschek, J. v. Wietersheim: Einzel- und Familientherapie bei Patientinnen mit Eßstörungen. In: Lamprecht, F. (Hrsg.): Spezialisierung und Integration in Psychosomatik und Psychotherapie. Springer, Berlin 1987.

Jantschek, G., I. Jantschek, J. v. Wietersheim, C. Drewes, U. Drossard, F. Kröger, E. Petzold, S. Becker: Familienuntersuchungen bei chronisch-entzündlichen Darmkrankheiten. In: Speidel, H., B. Strauß (Hrsg.): Zukunftsaufgaben der psychosomatischen Medizin. Springer, Berlin 1989.

Janus, L.: Persönlichkeitsstruktur und Psychodynamik bei dermatologischen Artefakten. Z. psychosom. Med. Psychoanal. 18 (1972) 21–28.

Janus, L.: Psychoanalytisch-psychophysiologische Untersuchungen bei Patienten mit funktionellem Cervicalsyndrom. Z. psychosom. Med. Psychoanal. 24 (1978) 101–115.

Janz, D.: Wut und Anfallsgeschehen. Psyche 2 (1948/49) 97–120.

Japanese Society of Psychosomatic Medicine (eds.): Guidelines on Diagnosis and Treatment of Psychosomatic Medicine. Tokyo, Fukuoka 1994.

Jarka, M., B. Brosig, H.-E. Richter, E. Brähler: Unterstützung von Familien mit Huntingtonscher Chorea – Eine Gruppe für Söhne und Töchter von Erkrankten. In: Brähler, E., M. Geyer, M.M. Kabanow (Hrsg.): Psychotherapie in der Medizin, S. 334–347. Westdeutscher Verlag, Opladen 1991.

Jaspers, K.: Einführung in die Philosophie. Piper, München 1953.

Jaspers, K.: Allgemeine Psychopathologie, 6. Aufl. Springer, Berlin–Heidelberg 1953; 8. Aufl. Springer, Berlin–Heidelberg–New York 1965.

Jeavons, P.M.: Choice of drug therapy in epilepsy. Practitioner 219 (1977) 542–556.

Jefferies, W. McK.: Cortisol and immunity. Med. Hypo. 34 (1991) 198–208.

Jeffery, P.K., A.J. Wardlaw, F.C. Nelson, J.V. Collins, A.B. Kay: Bronchial biopsies in asthma. Amer. Rev. Respir. Dis. 140 (1989) 1745–1753.

Jeffrey, J.E., H.J. Burton, A.P. Heidenheim, R.M. Lindsay: A comparison of home training and problems encountered with initial home dialysis. Hemodialysis vs. CAPD. AANNT J. 9 (1982) 56–62.

Jemmott, J.B., S.E. Locke: Psychological factors, immunologic mediation and human susceptibility to infectious diseases: How much do we know?. Psychol. Bull. 95 (1984) 78–108.

Jemmott, J.B., J.Z. Borysenko, M. Borysenko, D.C. McClelland, R. Chapman, D. Meyer, H. Benson: Academic stress, power motivation and decrease in salivatory secretory immunoglobulin A secretion rate. Lancet 1 (1983) 1400–1402.

Jemmott, J.B., C. Hellman, D.C. McClelland, S.E. Locke, L. Kraus, R.M. Williams, C.R. Valeri: Motivational syndromes associated with natural killer cell activity. J. Behav. Med. 13 (1990) 53–73.

Jenkins, C.D.: Psychologic and social precursors of coronary disease. New Engl. J. Med. 284 (1971) 244–255; 307–317.

Jenkins, C.D.: Recent evidence supporting psychologic and social risk factors for coronary disease. New Engl. J. Med. 294 (1976) 987–994; 1033–1038.

Jenkins, C.D.: Behavioral risk factors in coronary artery disease. Ann. Rev. Med. 29 (1978) 543–562.

Jenkins, C.D.: Kritische Betrachtungen des Zusammenhangs zwischen Typ-A-Verhalten und verschiedenen Manifestationen koronarer Herzkrankheiten. In: Dembroski, T.M., M.J. Halhuber (Hrsg.): Psychosozialer »Stress« und koronare Herzkrankheit: 3. Verhalten und koronare Herzkrankheit, S. 83–111. Springer, Berlin–Heidelberg–New York 1981.

Jenkins, C.D.: Psychosocial risk factors for coronary heart disease. Acta med. scand. (suppl.) 660 (1982) 123–136.

Jenkins, C.D.: Social environment and cancer mortality in men. New Engl. J. Med. 308 (1983) 395–398.

Jenkins, C.D.: The epidemiology of sudden cardiac death: incidence, clinical features, biomedical and psychosozial risk factors. In: Beamish, R.E., P.K. Singal, N.S. Dhalla (eds.): Stress and Heart Disease, pp. 17–43. Nighoff, Boston 1985.

Jenkins, C.D., R.H. Rosenman, M. Friedman: Replicability of rating the coronary-prone behavior pattern. Brit. J. prev. soc. Med. 22 (1968) 16–22.

Jenkins, C.D., R.H. Rosenman, S.J. Zysanski: Prediction of clinical coronary heart disease by a test for the coronary-prone behavior pattern. New Engl. J. Med. 290 (1974) 1271–1275.

Jenkins, C.D., R.H. Rosenman, S.J. Zysanski: Coronary-prone behavior: one pattern or several? Psychosom. Med. 40 (1978) 25–43.

Jenkins, C.D., R.H. Rosenman, S.J. Zysanski: Jenkins activity survey. Psychol. Corp., New York 1979.

Jenkins, C.D., S.J. Zysanski: Behavioral risk factors and coronary heart disease. Psychother. and Psychosom. 34 (1980) 149.

Jenkins, C.D., B.A. Stanton, R.T. Jono: Psychosocial variables predict physical recovery from heart surgery. Psychosom. Med. 55 (1993) 104.

Jenkins, P.E., R.A. Chadwick, J.A. Nevin: Classical conditioned enhancement of antibody production. Bull. Psychonomic Soc. 21 (1983) 485–487.

Jenny, S., P. Deyhle: Ulcus duodeni. Endoskopiebefund und psychosozialer Status. Z. Gastroenter. 14 (1976) 728.

Jensen, M.R.: Psychobiological factors predicting the course of breast cancer. J. Pers. 55 (1987) 317–342.

Jerne, N.K.: Towards a network theory of the immune system. Ann. Immunol. Inst. Pasteur. 125 C (1974) 373–389.

Jerne, N.K.: The generative grammar of the immune system. Science 229 (1984) 1059–1067.

Jessup, B.A., R.W.J. Neufeld, H. Merskey: Biofeedback therapy for headache and other pain: An evaluative review. Pain 7 (1979) 225–270.

Jeste, D.V., J.B. Lohr, F.K. Goodwin: Neuroanatomical studies of major affective illness: a review and suggestions for further research. Brit. J. Psychiat. 153 (1988) 444–459.

Jette, A.M.: Improving patient co-operation with arthritis treatment regimens. Arthr. and Rheum. 25 (1982) 447–453.

Jimerson, D.C., T.R. Insel, V.I. Reus, I. J. Kopin: Increased plasma MHPG related to dexamethasone-resistant depressed patients. Arch. gen. Psychiat. 40 (1983) 173–176.

Jockenhövel-Poth, A.: Untersuchungen über Selbstkonzepte von posttraumatischen Osteomyelitispatienten. Diplomarbeit am Fachbereich Psychologie der Johann Wolfgang Goethe-Universität, Frankfurt/a.M. 1987.

Joels, M., E.R. DeKloet: Mineralocorticoid receptor-mediated changes in membrane properties of rat CA1 pyramidal neurons in vitro. Proc. nat. Acad. Sci. (Wash.) 87 (1990) 4495–4498.

Jörg, J.: Therapie des akuten »Bandscheibenvorfalls«. Dtsch. med. Wschr. 107 (1982) 465–467.

Jörgens, H., K. Dieckhöfer: Internistische und psychopathologische Aspekte zur Colitis ulcerosa (mit kasuistischen Beiträgen). Z. psychosom. Med. 18 (1972) 305–323.

Joesoet, M.R., S.F. Wetterhalt, F. De Stefano, N.E. Stroup, A. Tronck: The association of peripheral arterial disease with hostility in a young healthy veteran population. Psychosom. Med. 51 (1989) 285–289.

Johannesson, M.H. Aberg, L. Agreus, L. Borgquist, B. Jonsson: Cost-benefit analysis of non-pharmacological treatment of hypertension. J. int. Med. 230 (1991) 307–321.

Johansson, F.: Differences in serum cortisol concentrations in organic and psychogenic chronic pain syndromes. J. psychosom. Res. 26 (1982) 351–358.

Johnen, R.: Funktionelle Entspannung im stationären Setting. Erste Ergebnisse einer explorativen Vorstudie. In: Lamprecht, F. (Hrsg.): Spezialisierung und Integration in Psychosomatik und Psychotherapie, S. 167. Springer, Berlin–Heidelberg–New York 1987.

Johnen, R., H. Müller-Braunschweig: Psychoanalytische Aspekte der Funktionellen Entspannung. In: Fuchs, M. (Hrsg.): Funktionelle Entspannung, 4. Aufl. Hippokrates, Stuttgart 1989.

Johnsen, B.H., K. Hugdahl: Preparedness and electrodermal fear-conditioning: an old problem revisited. Psychophysiol. 25 (1988) 157.

Johnson, A., L.B. Sharpiro, F. Alexander: Preliminary report on a psychosomatic study of rheumatoid arthritis. Psychosom. Med. 9 (1947) 230–295.

Johnson, C., D. Berndt: Preliminary investigation of bulimia and life adjustment. Amer. J. Psychiat. 140 (1983) 774–777.

Johnson, C., S. Love: Bulimia: multivariate predictors of life impairment. J. psychiat. Res. 19 (1985) 343–347.

Johnson, G.: ...und wenn er Witze macht, sind es nicht die seinen – Dialog mit dem Computer. Kursbuch 75 (1984) 38–56.

Johnson, G.F., G. Hunt, K. Kerr, I. Caterson: Dexamethasone suppression test (DST) and plasma dexamethasone. J. psychiat. Res. 13 (1984) 305–313.

Johnson, J.: Cancer: A Family Disruption. Recent Results Cancer Res. 108 (1988) 306–310.

Johnson, J., I.G. Sarason: Life stress depression and anxiety: Internal-external control as a moderator variable. J. Psychosom. Res. 22 (1978) 205–298.

Johnson, J.L., P.A. Norby: We can weekend: A program for cancer families. Cancer News 9 (1981) 23–28.

Johnson, J.L., A. Berendts: The »we can weekend«. Amer. J. Nurs. (1986) 164–166.

Johnson, K.O., W. Work, G. Maccoy: Functional deafness. Ann. Otol. 65 (1956) 154.

Johnson, L.C., A. Lubin: On planning psychophysiological experiments: design, measurement and analysis. In: Greenfield, N.S., R.A. Sternbach (eds.): Handbook of Psychophysiology. Holt, Rinehart and Winston, New York 1972.

Johnson, S.B.: Psychosocial factors in juvenile diabetes: a review. J. Behav. Med. 3 (1980) 95–116.

Johnson, T., J.F. Lavender, E. Hultin, A.F. Rasmussen: The influence of avoidance-learning stress on resistance to Coxsackie B virus in mice. J. Immunol. 91 (1963) 569.

Johnson, W., K. Hoffman: Medical students' attitudes towards patient's physical, psychological and health state characteristics. AAMC-RIME Conference 269, 1980.

Johnston, D.W.: How does relaxation training reduce blood pressure in primary hypertension? In: Schmidt, T., T. Dembroski, G. Blümchen (eds.): Biobehavioral Factors in Coronary Heart Disease. Springer, Berlin–Heidelberg–New York 1984.

Johnston, D.W., P. Anastasiades, P. Vogele, C. Kitson, A. Steptoe: the relationship between cardiovascular responses in the laboratory and in the field: The importance of active coping. J. Psychophysiol. 4 (1990) 188.

Johnston, D.W., P. Anastasiades: The relationship between heart rate and mood in real life. J. Psychsom. res. 34 (1990) 21–27.

Johnston, M., C. Vögele: Welchen Nutzen hat psychologische Operationsvorbereitung? Eine Metaanalyse der Literatur zur psychologischen Operationsvorbereitung Erwachsener. In: Schmidt, L.R. (Hrsg.): Jahrbuch der medizinischen Operationsvorbereitung Erwachsener. In: Schmidt, L.R. (Hrsg.): Jahrbuch der medizinischen Psychologie, Bd. 7, S. 215–246. Springer, Berlin–Heidelberg–New York 1992.

Jokl, R.H.: Zur Psychogenese des Schreibkrampfes. Int. Z. Psychoanal. 8 (1922) 168–190.

Jones, E.: Papers of psychoanalysis. London 1936.

Jones, E.: Sigmund Freud. Life and Work, vol. I, pp. 227–232, 261–263, 422. The Hogarth Press, London 1956.

Jones, M.: Prinzipien der therapeutischen Gemeinschaft. Huber, Bern–Stuttgart 1976.

Jones, R.: Dyspeptic symptoms in the community. Gut 30 (1989) 893–898.

Jones, R., S. Lydeard: Prevalence of symptoms of dyspepsia in the community. Brit. med. J. 298 (1989) 30–33.

Jones, R., R.C. Peveler, R.A. Hope, C.G. Fairburn: Changes during treatment for Bulimia nervosa: A comparison of three psychological treatments. Behav. Res. Ther. 31 (1993) 479–485.

Jones, R.S.G.: Synaptic and intrinsic properties of neurons of origin of the perforant path in layer II of the rat entorhinal cortex in vitro. Hippocampus 4 (1994) 335–353.

Jones, T., G.C. Davey: The effects of cued Ucs rehearsal on the retention of differential fear conditioning: An experimental analogue of the worry process. Beh. Res. Ther. 28 (1990) 159–164.

Joost, J., G. Egger, G. Hohlbrugger, H. Marberger: Epidemiologie des Nierensteinleidens in Tirol. Oest. Ärztetg. 35 (1980) 1016.

Joraschky, P.: Das Körperschema und das Körper-Selbst. In: Brähler, E. (Hrsg.): Körpererleben, S. 34. Springer, Berlin–Heidelberg–New York–Tokyo 1986.

Jordan, J., F. Whitlock: Atopic dermatitis anxiety and conditioned scratch responses. J. psychosom. Res. 18 (1975) 297–299.

Jordan, J., M. Schmidt: Rehabilitationspsychologische Aspekte bei Erkrankungen des rheumatischen Formenkreises. In: Koch, U., G. Lucius-Hoene, R. Stegie (Hrsg.): Handbuch der Rehabilitationspsychologie, S. 455–478. Springer, Heidelberg 1988.

Jordan, J., G. Overbeck, W. Joos: Psychische Bewältigungsmechanismen bei offenen Herzoperationen in Abhängigkeit von der Persönlichkeitsstruktur des Patienten. Z. psychosom. Med. 29 (1983) 380–403.

Jordan, J., H. Sapper, H. Schimke, W. Schulz: Zur Wirksamkeit des patientenzentrierten psychosomatischen Konsiliardienstes. Psychother. med. Psychol. 39 (1989) 127–134.

Jordan, S.M., E.D. Kiefer: The irritable colon. J. Amer. med. Ass. 93 (1929) 592–595.

Jores, A.: Vom kranken Menschen. Thieme, Stuttgart 1960.

Jores, A.: Zivilisationskrankheiten Französisch-Westafrikas. Med. Klinik 48 (1960) 2145.

Jores, A.: In dauernder Angst. Elf Jahre Einzelhaft. Der »Voodoo«-Tod:. In: March, H. (Hrsg.): Verfolgung und Angst in ihren leiblichen Auswirkungen, S. 41–51. Klett, Stuttgart 1960.

Jores, A.: Der Kranke mit psychovegetativen Störungen. Vandenhoeck & Ruprecht, Göttingen 1973.

Jores, A., M. v. Kerekjarto: Der Asthmatiker. Ätiologie und Therapie des Asthma bronchiale in psychologischer Sicht. Huber, Bern 1967.

Jores, A., H. Puchta: Der Pensionierungstod. Med. Klinik 54 (1959) 1158–1164.

Jørgensen, Å., T.W. Teasdale, J. Parnas, F. Schulsinger, H. Schulsinger, S.A. Mednick: The Copenhagen high-risk project. The diagnosis of maternal schizophrenia and its relation to offspring diagnosis. Brit. J. Psychiat. 151 (1987) 753–757.

Jorswieck, E., J. Katwan: Neurotische Symptome. Eine Statistik über Art und Auftreten in den Jahren 1947, 1956 und 1965. Z. psychosom. Med. 13 (1967) 12.

Joukamaa, M.: Low back pain and psychological factors. a social psychiatric study of the population of working age. Psychother. and Psychosom. 55 (1991) 186–190.

Jouvet, M.: The role of monoamines and acetyl-choline-containing neurons in the regulation of the sleep-waking cycle. Erg. Physiol. 64 (1972) 166–307.

Joyce, P.R., J.B. Walshe, J.A. Bushnell, J.B. Morton: Readmissions to hospital after appendectomy for non-specific abdominal pain. Austr. N. Z. J. Surg. 51 (1981) 465–467.

Jürgensen, O.: Gynäkologische Endokrinologie. In: Die Psychologie des 20. Jahrhunderts, Bd. 9. Kindler, Zürich 1979.

Jürgensen, O.: Schwangerschaftskonfliktberatung. Abtreibung als wiederholter Trennungsversuch. Sexualmed. 12 (1983) 15–26.

Jürgensen, O., W. Klein, H.G. Siedentopf: Psychologie der intrauterinen Kontrazeption. Sexualmed. 8 (1979) 49.

Julius, S.: The psychophysiology of borderline hypertension. In: Weiner, H., M.A. Hofer, A.J. Stunkard (eds.): Brain, Behaviour and Bodily Disease. Raven, New York 1981.

Julius, S.: The blood pressure seeking properties of the central nervous system. Hypertension 6 (1988) 177–185.

Julius, S., J. Conway: Hemodynamic studies in patients with borderline blood pressure elevation. Circulation 38 (1986) 282–288.

Julius, S., C. Cottier: Behavior and hypertension. In: Dembroski, T.M., T.H. Schmidt, G. Blümchen (eds.): Biobehavioral Bases of Coronary Heart Disease, pp. 271–289. Karger, Basel–München–Paris 1983.

Julius, S., M.D. Esler: Autonomic nervous cardiovascular regulation in borderline hypertension. Amer. J. Cardiol. 36 (1975) 672–685.

Julius, S., M.A. Schork: Borderline hypertension – a critical review. J. chron. Dis. 23 (1971) 723–754.

Julius, S., A.V. Paskual, R. London: Role of parasympathetic inhibition in the hyperkinetic type of borderline hypertension. Circulation 44 (1971) 413–418.

Julius, S., A.B. Weber, A.L. Hinderliter: Does behaviorally induced blood pressure variability lead to hypertension? In: Matthews, K.A., S.M. Weiss, T. Detre, T.M. Dembroski, B. Falkner, S.B. Manuck, R.B. Williams jr. (eds.): Handbook of Stress, Reactivity and Cardiovascular Disease, pp. 71–82. Wiley, New York 1986.

Jung, C.G.: Psychoanalyse und Assoziationsexperiment. In: Jung, C.G. (Hrsg.): Diagnostische Assoziationsstudien. 1 (1906) 258–281.

Jung, C.G.: Über psychische Energetik und das Wesen der Träume. Rascher, Zürich 1948.

Jungnitsch, G.: Psychologisches krankheitsbewältigungstraining bei Patienten mit chronischer Polyarthritis. Präv. Rehab. 3 (1991) 93–103.

Justice, A.: Review of the effects of stress on cancer in laboratory animals: Importance of time of stress application and type of tumor. Psychol. Bull. 98 (1985) 108–138.

Justus, P., S. Kreutzinger, C. Kitchens: Probing the dynamics of Münchhausen's syndrome. Detailed analysis of a case. Ann. intern. Med. 93 (1980) 120–127.

Kaada, B.: Brain mechanisms related to aggressive behavior. In: Lindsley, D.B. (ed.): Aggression and Defense. Univ. of California Press, Los Angeles 1967.

Kaban, L.B., M.L. Belfer: Temporomandibular joint dysfunction: An occasional manifestation of serious psychopathology. J. oral Surg. 39 (1981) 742.

Kabiersch, A., A. del Rey, C.G. Honegger, H.O. Besedovsky: Interleukin-1 induces changes in norepinephrine metabolism in the rat brain. Brain Behav. Immun. 2 (1988) 267–274.

Kadis, A.L., J.D. Krasner, M.F. Weiner, C. Winick, S.H. Foulkes: Practicum of Group Psychotherapy. Harper & Row, New York 1974.

Kächele, H.: Der Begriff »psychogener Tod« in der medizinischen Literatur. Z. psychosom. Med. Psychoanal. 16 (1970) 105–129.

Kächele, H.: Zum Begriff »psychogener Tod« in der medizinischen Literatur. Z. psychosom. Med. 16 (1970) 105–222.

Kächele, H.: Die Beurteilung des Behandlungserfolges in der Psychotherapie. Materialien zur Psychoanalyse und analytisch orientierten Psychotherapie. Materialien Sektion C. 12 (1975) 1–102.

Kächele, H.: Wie lange dauert Psychotherapie? Psychother. Med. Psychol. 40 (1990) 148–151.

Kächele, H.: Planungsforum »Psychodynamische Therapie von Eßstörungen«. Psychother. Psychosom. med. Psychol. Disk. J. 3 (1992a) 1–33.

Kächele, H.: Une nouvelle perspective de recherche en psychothérapie – le projet PEP. Psychothérapies 2 (1992b) 73–77.

Kächele, H.: Die therapeutische Umwelt in der stationären Therapie. In: Seifert, T., G. Schmitt, H. Kächele (Hrsg.): Stationäre analytische Psychotherapie. Schattauer, Stuttgart 1993.

Kächele, H., I. Fiedler: Ist der Erfolg einer psychotherapeutischen Behandlung vorhersagbar? Med. Psychol. 35 (1985) 201–206.

Kächele, H., R. Hettinger: Bulimie – Ein Rückblick auf eine Behandlung und ein Ausblick auf offene Fragen. Prax. Psychother. Psychosom. 38 (1993) 151–160.

Kächele, H., H. Kordy: Psychotherapieforschung und therapeutische Versorgung. Nervenarzt 63 (1992) 517–526.

Kästner, R., A. Ginglmeier, M. Stauber: Study on the early mother-child-relationship. In: Bitzer, J., M. Stauber (eds.): Psychosomatic Obstetrics and Gynecology. Monduzzi Editore, Bologna 1995.

Kafka, J.S.: Jenseits des Realitätsprinzips. Multiple Realitäten in Klinik und Theorie der Psychoanalyse. Springer, Berlin–Heidelberg–New York 1991.

Kagaminori, S.: Occupational life tables for cerebrovascular disease and ischemic heart disease in Japan compared with England and Wales. Jap. Circulat. J. 45 (1981) 195.

Kagan, A.R., L. Levi: Health and environment – psychosocial stimuli. A review. In: Levi, L. (ed.): Society, Stress and Disease 2, pp. 241–260. Oxford Univ. Press, London 1975.

Kagawa-Singer, M.: Redefining health: living with cancer. Soc. Sci. Med. 37 (1993) 295–304.

Kahana, B., E. Kahana, Z. Harel, M. Segal: The victim as helper: Prosocial behavior during the Holocaust. Humboldt J. soc. Rel. 13 (1986) 357–373.

Kahn, E., S.L. Lass, R. Hartley, H.K. Kornreich: Affective learning in medical education. J. med. Educ. 56 (1981) 646–652.

Kahn, M.R.: Ego distortion. Cumulative trauma and the role of the reconstruction in the analytic situation. Int. J. Psychoanal. 45 (1964) 272.

Kahn, R.J., D.M. McNair, R.S. Lipman, L. Covi, K. Rickels, R. Downing, S. Fisher, L.M. Frankenthaler: Imipramin and chlordiazepoxide in depressive and anxiety disorders. Arch. gen. Psychiat. 43 (1986) 79–85.

Kaiser, E.: Über die Bedeutung des Hörens für die Entwicklung der Persönlichkeit. N. Bl. Taubst.-Bild. 6/7 (1962) 169.

Kalbak, K.: Incidence of atherosclerosis in patients with rheumatoid arthritis receiving long-term corticosteroid therapy. Ann. rheum. Dis. 31 (1972) 196–200.

Kales, A., C.R. Soldatos, A.B. Caldwell et al.: Nightmares: clinical characteristics and personality patters. Amer. J. Psychiat. 137 (1980a) 1197–1201

Kales, A., C.R. Soldatos, A.B. Caldwell et al.: Sleepwalking. Arch. Gen. Psychiat. 37 (1980b) 1406–1410.

Kales, J.D., A. Kales, C.R. Soldatos et al.: Night terrors: clinical characteristics and personality patterns. Arch. Gen. Psychiat. 37 (1980) 1413–1417.

Kallmann, F.J.: Comparative twin study on the genetic aspects of male homosexuality. J. ment. Diseases 115 (1952) 283–298.

Kalman, T.P., P.G. Wilson, C.M. Kalman: Wie häufig sind psychische Veränderungen bei Nierentransplantat-Empfängern und Patienten unter Langzeitdialyse-behandlung? J. Amer. med. Ass. (1983) 771–775.

Kamarck, T.W., S.B. Manuck, J.R. Jennings: Social support reduces cardiovascular reactivity to psychological challenge: A laboratory model. Psychosom. Med. 52 (1990) 42–58.

Kamen-Siegel, L., J. Rodin, M.P.E. Seligman, J. Dwyer: Explanatory style and cell-mediated immunity in elderly men and women. Health Psychol. 10 (1991) 229–235.

Kamin, L.J.: Attention-like processes in classical conditioning. In: Jones, M.R. (ed.): Miami Symposium on the Prediction of Behavior: Aversive Stimulation. Univ. of Miami Press, 1968.

Kaminer, Y., M. Feingold, K. Lyons: Bulimia in a pair of monozygotic twins. J. nerv. ment. Dis. 176 (1988) 246–247.

Kaminska, B., R.K. Filipkowski, G. Zurkowska, W. Lason, R. Przewlocki, L. Kaczmarek: Dynamic changes in the composition of the AP-1 transcription factor DNA-binding activity in rat brain following kainate-induced seizures and cell death. Eur. J. Neurosci. 6 (1994) 1558–1566.

Kaminski, G.: Diskussionsbeitrag zum Symposion. In: Hörmann, H. et al.: Die Beziehung zwischen psychologischer Diagnostik und Grundlagenforschung, S. 128. Bericht 25. Kongr. Dtsch. Ges. Psychol. Hogrefe, Göttingen 1967.

Kampman, R., R. Hirvenoja, A. Juolasmaa et al.: Psychic complications following open-heart surgery. In: Speidel, H., G. Rodewald (eds.): Psychic and Neurological Dysfunctions after Open-Heart Surgery. Thieme, Stuttgart 1980.

Kandel, D.B., M. Davies: Epidemiology of depressive mood in adolescents: an empirical study. Arch. gen. Psychiat. 43 (1982) 1205–1212.

Kandel, E.R., J.H. Schwartz: Molecular biology of learning: Modulation of transmitter release. Science 218 (1982) 433–443.

Kandel, E.R.: Disorders of mood: Depression, mania and anxiety disorders. In: Kandel, E.R., J.H. Schwartz, T.M. Jessel (eds.): Principles of neural Sciences, pp. 869–883. Elsevier, New York–Amsterdam–London–Tokyo 1991.

Kanfer, F.H., J.S. Phillips: Learning, Foundations of Behavior Therapy. Wiley, New York 1970.

Kanfer, F.H., G. Saslow: Behavioral analysis. Arch. gen. Psychiat. 12 (1965) 529–538.

Kanfer, F.H., G. Saslow: Behavioral diagnosis. In: Francks, C.M. (ed.): Behavioral Therapy: Appraisal and Status. McGraw-Hill, New York 1969.

Kanfer, F.H., G. Saslow: Verhaltenstheoretische Diagnostik. In: Schulte, D. (Hrsg.): Diagnostik in der Verhaltenstherapie. Urban & Schwarzenberg, München 1976.

Kannel, W.B.: Assessment of hypertension as a predictor of cardiovascular disease: the Framingham study. Symposium Malta 1974, pp. 69–86. Ciba, Horsham (England) 1975.

Kannel, W.B., T.R. Dawber: Hypertensive cardiovascular disease: the Framingham study. In: Onesti, G., E. Kim, J.H. Moyer (eds.): Hypertension: Mechanisms and Management, pp. 93–110. Grune & Stratton, New York 1973.

Kannel, W.B., H.E. Jr. Thomas: Sudden coronary death: The Framingham Study. In: Greenberg, H.M., E.M. Jr. Dwyer (eds.): Sudden coronary death, vol. 382. New York Academy of Scienes, New York 1982.

Kannel, W.B., T.R. Dawber, M.E. Cohen: The electrocardiogram in neurocirculatory asthenia (anxiety neurosis or neurasthenia): A study of 203 neurocirculatory asthenia patients and 757 healthy controls in the Framingham study. Ann. intern. Med. 49 (1958) 1351–1360.

Kano, M., U. Rexhausen, J. Dreessen, A. Konnerth: Synaptic excitation produces a long-lasting rebound potentiation of inhibitory synaptic signals in cerebellar Purkinje cells. Nature (Lond.) 356 (1992) 601–604.

Kant, I.: Kritik der reinen Vernunft. Insel, Leipzig 1913.

Kaplan De-Nour, A.: Some notes on the psychological significance of urination. J. nerv. ment. Dis. 148 (1969) 615–623.

Kaplan De-Nour, A.: Hemodialysis: sexual functioning. Psychosomatics 19 (1978) 229–235.

Kaplan De-Nour, A.: Prediction of adjustment to chronic hemodialysis. In: Levy, N.B. (ed.): Psychonephrology 1, pp. 117–132. Plenum, New York 1981.

Kaplan De-Nour, A.: Psychosocial Adjustment to Illness Scale (PAIS): a study of chronic hemodialysis patients. J. psychosom. Res. 26 (1982) 11–22.

Kaplan De-Nour, A.: An overview of psychological problems in hemodialysis patients. In: Levy, N.B. (ed.): Psychonephrology 2, pp. 3–14. Plenum, New York 1983.

Kaplan De-Nour, A.: Persönlichkeitsfaktoren und Adaptation. In: Balck, F.B., U. Koch, H. Speidel (Hrsg.): Psychonephrologie. Springer, Heidelberg 1984.

Kaplan De-Nour, A., J. Czaczkes: Emotional reactions and problems of the medical team in a chronic hemodialysis unit. Lancet II (1968a) 987–991.

Kaplan De-Nour, A., J. Schaltiei, J. Czaczkes: Emotional reactions of patients on chronic hemodialysis. Psychosom. Med. 30 (1968b) 521–533.

Kaplan De-Nour, A., J. Czaczkes: Professional team opinion and personal bias – a study of a chronic hemodialysis unit team. J. chron. Dis. 24 (1971) 533–541.

Kaplan De-Nour, A., J. Czaczkes: Personality factors in chronic hemodialysis patients causing noncompliance with medical regimen. Psychosom. Med. 34 (1972a) 333–344.

Kaplan De-Nour, A., J. Czaczkes, P. Lilos: A study of chronic hemodialysis teams – differences in opinions and expectations. J. chron. Dis. 25 (1972b) 441–448.

Kaplan De-Nour, A., J. Czaczkes: Bias in assessment of patients on chronic dialysis. J. psychosom. Res. 18 (1974a) 217–221.

Kaplan De-Nour, A., J. Czaczkes: Personality and adjustment to chronic hemodialysis. In: Levy, N.B. (ed.): Living or Dying. Thomas Publisher, Springfield 1974b.

Kaplan De-Nour, A., J. Czaczkes: The influence of patient's personality on adjustment to chronic dialysis. J. nerv. ment. Dis. 162 (1976) 323–333.

Kaplan De-Nour, A., J. Shanan: Quality of life of dialysis and transplanted patients. Nephron 25 (1980) 117–120.

Kaplan, G.A., P. Reynolds: Depression and cancer morality and morbidity: Prospective evidence from the Alameda Country Study. J. behav. Med. 11 (1988) 1–13.

Kaplan, H.S.: Sexualtherapie. Ein neuer Weg für die Praxis. Enke, Stuttgart 1979.

Kaplan, J.R., S.B. Manuck: The effect of Propranolol on behavioral interactions among adult male Cynomolgus monkeys (Macaca fascicularis) housed in disrupted social groupings. Psychosm. Med. 51 (1989) 449–462.

Kaplan, J.R., S.B. Manuck: The effects of fat and cholesterol on aggressive behavior in monkeys. Psychosom. Med. 52 (1990) 226–227.

Kaplan, J.R., S.B. Manuck, T.B. Clarkson et al.: Social stress and atherosclerosis in normocholesteronemic monkeys. Science 13 (1983) 733–735.

Kaplan, J.R., S.B. Manuck, M.R. Adams, K.W. Weingand, T.B. Clarkson: Inhibition of coronary atherosclerosis by propranolol in behaviorally predisposed monkeys fed an atherogenic diet. Circulation 76 (1987) 1364–1372.

Kaplan, L.J.: Weibliche Perversionen – Von befleckter Unschuld und verweigerter Unterwerfung. Hoffmann und Campe, Hamburg 1991.

Kaplan, N.M.: The deadly quartette: upper-body obesity, glucoseintolerence and hypertension. Arch. intern. Med. 149 (1989) 1514–1520.

Kaplan, S.L., G. Hong, C. Weinhold: Epidemiology of depressive mood in adolescents: an empirical study. J. Amer. Acad. Child Psychiat. 23 (1984) 91–98.

Kapoor, W.N., M. Karpf, S. Wieand, J. Peterson, G.S. Levey: A prospective evaluation and follow-up of patients with syncope. New Engl. J. Med. 309 (1983) 197–204.

Kapoor, W.N., M. Karpf, Y. Maher, R.A. Miller, G.S. Levey: Synkope of unknown origin. The need for a more cost-effective approach to its diagnostic evaluation. J. Amer. med. Ass. 247 (1983) 2687–2691.

Kapp, F.T., M. Rosenbaum, J. Romano: Psychological factors in men with peptic ulcers. Amer. J. Psychiat. 103 (1947) 700–704.

Kappauf, H., W.M. Gallmeier: Schwerpunkt Onkologie an der 5. Medizinschen Klinik Nürnberg. In: Adler, R., W. Bertram, A. Haag, J.M. Herrmann, K. Köhle, Th. v. Uexküll (Hrsg.): Integrierte Psychosomatische Medizin in Praxis und Klinik, 3. Aufl., S. 201–220. Schattauer, Stuttgart 1993, 1994.

Kaprio, I., M. Koskenvno, H. Rita: Mortality after bereavement: a prospective study of 95 647 widowed persons. Amer. J. Public Health 77 (1987) 283–287.

Karacan, L., A. Dervent, G. Cunningham et al.: Assessment of NPT as an objective method of evaluating sexual functioning in ESRD patients. Dial. Transplant. 7 (1978) 872–877.

Karasek, R.: Job demands, job decision latitude and mental strain: Implications for job redesign. Admin. Science Quarterly 24 (1979) 285.

Karasek, R.A., R.S. Russell, T. Theorell: Physiology of stress and regeneration in job-related cardiovascular illness. J. hum. Stress 1 (1982) 29–42.

Karasu, T.B.: Psychotherapy and pharmacotherapy: toward an integrative model. Amer. J.Psychiat. 139 (1982) 1102–1113.

Karbowski, K. (Hrsg.): Der Schwindel aus interdisziplinärer Sicht. Springer, Berlin–Heidelberg–New York 1981.

Karcher, S.: Konzentrative Bewegungstherapie im Behandlungszentrum für Folteropfer. Seminarvorlage Freie Universität Berlin 1994.

Karcher, S.: Schmerzen begreifen, Schmerzen auflösen? Jahresbericht 1993 des Behandlungszentrums für Folteropfer. Berlin 1994.

Kardener, S.H., M. Tuller, T.N. Mensh: A survey of physicians attitudes and non-erotic contact with patients. Amer. J. Psychiat. 130 (1973) 1977–1088.

Kardiner, A.: The Traumatic Neuroses of War. Hoeber, New York–London 1941.

Karnofsky, D.A., W.H. Abelman, L.F. Craver, J.H. Burchenal: The use of nitrogen mustards in the palliative treatment of carcinoma. Cancer (1948) 634–656.

Karren-Derber, U.: Sexueller Mißbrauch von Kindern und Jugendlichen und Suchtmittelmißbrauch. Prax. Klin. Verhaltensmed. Rehab. 7 (1989) 174–178.

Karush, A., G. Daniels: Colitis ulcerosa. Psychoanalyse zweier Fälle. Psyche 7 (1953) 401–452.

Karush, A., R. Hiatt, G. Daniels: Psychophysiological correlations in ulcerative colitis. Psychosom. Med. 17 (1955) 36–56.

Karush, A., G. Daniels, C. Flood, J. O'Connor: Psychotherapy in Chronic Ulcerative Colitis. Saunders, Philadelphia 1978.

Kaschka, W.P., H.N. Aschauer: Psychoimmunologie. Thieme, Stuttgart 1990.

Kasl, S.V., S. Cobb: blood pressure changes in men undergoing job loss: a preliminary report. Psychosom. Med. 32 (1970) 19–38.

Kasl, S.V., A.S. Evans, J.C. Niederman: Psychosocial risk factors in the development of infectious mononucleosis. Psychosom. Med. 41 (1979) 445–466.

Kasparowicz, A.L., S.B. Manuck, S.B. Malkoff, D.S. Krantz: Individual differences in behaviorally evoked cardiovascular response: Temporal stability and hemodynamic patterning. Psychophysiol. 27 (1990) 605–619.

Kastenbaum, R.: The reluctant therapist. Geriatrics 18 (1963) 296–301.

Katcher, A., A. Honori, V. Brightman, L. Luvorsky, I. Ship: Prediction of the incidence of recurrent herpes labialis and systemic illness from psychological measurements. J. dent. Res. 52 (1973) 49–58.

Kathol, R.G.: Medical psychatry units: The wave of the future. Gen. Hosp. Psychiat. 16 (1994) 1–3.

Kathol, R.G., H.H. Harsch, R.C. Hall, A. Shakespeare, T. Cowart: Categorization of types of medical/psychiarty units based on level of acuity. Psychosomatics 33 (1992) 376–88.

Katkin, E.S., E.N. Murray: Instrumental conditioning of autonomically mediated behavior: theoretical and methodological issues. Psychol. Bull. 70 (1968) 52–68.

Katkin, E.S., J. Blascovich, S. Goldband: Empirical assessment of visceral self-perception: Individual and sex differences in the aquisition of heart beat discrimination. J. Personal.Soc. Psychol. 40 (1981) 1095–1101.

Katon, W., J. Gonzales: A review of randomized trials of psychiatric consultation-liaison studies in primary care. Psychosomatics 35 (1994) 268–278.

Katschnig, H., T. Konieczna: Die psychosoziale Situation chronisch hämodialysierter und nierentransplantierter Patienten sowie ihrer Angehörigen Unveröffentl. Forschungsbericht, Ludwig Boltzmann-Institut, Wien 1982.

Katz, A.H., E.J. Bender: The Strength in US Self-Help (eds.): Groups in the Modern World. New Viewpoint, New York 1976.

Katz, M., S. Lyerly: Methods of measuring adjustment and social behavior in the community. Psychol. Rep. 13 (1963) 237–243.

Kaufmann, M.R.: The psychiatric unit in a general hospital. Int. Univ. Press, New York 1965.

Kautzky, R. (Hrsg.): Sterben im Krankenhaus. Herder, Freiburg 1976.

Kawade, Y.: A molecular semiotic view of biology. Interferon and »homeokine« as symbol. Rivista de Biologia – Biology Forum 85 (1992) 71–78.

Kazak, A.E.: Families of chronically ill children. J. consul. clin. Psychol. 57 (1989) 540.

Kazis, C.: Dem Schweigen ein Ende. Sexuelle Ausbeutung von Kindern in der Familie, 2. Aufl. Lenos, Basel 1989.

Kazis, L.E., J.J. Anderson, R.F. Meenan: Health status as a predictor of mortality in rheumatoid arthritis: a five-year study. J. Rheumatol (1990) 609–613.

Keane, J.R.: Neuro-opthalmic signs and symptoms of hysteria. Neurology 32 (1982) 757–762.

Keane, J.R.: Hysterical gait disorders: 60 cases. Neurology 39 (1989) 586–589.

Keefe, F.J., G.K. Brown, K.A. Wallston, D. Caldwell: Coping with rheumatoid arthritis pain: catastrophizing as a maladaptive strategy. Pain 37 (1989).

Keefe, F.J., D.S. Caldwell, S. Martinez, J. Nunley, J. Beckham, D.A. Williams: Analyzing pain in rheumatoid arthritis patients. Pain coping strategies in patients who have had knee replacement surgery. Pain 46 (1991) 153–160.

Keilson, H.: Sequentielle Traumatisierung bei Kindern. Enke, Stuttgart 1979.

Keller, K.: Psychosomatik. Eine Bestätigung der Allgemeinmedizin. Z. f. Allgemeinmedizin 14 (1975).

Keller, M.B., R.W. Shapiro, P.W. Lavori, N. Wolfe: Recovery in major depressive disorder – analysis with the life table and regression models. Arch. gen. Psychiat. 39 (1982) 905–910.

Keller, S.E., J.M. Weiss, S.J. Schleifer, N.E. Miller, M. Stein: Suppression of immunity by stress: Effect of a graded series of stressors on lymphocyte stimulation in the rat. Science 213 (1981) 1397–1400.

Keller, S.E., J.M. Weiss, S.J. Schleifer, N.E. Miller, M. Stein: Stress-induced suppression of immunity in adrenalectomized rats. Science 221 (1983) 1301–1304.

Keller, S.E., S.J. Schleifer, A.S. Liotta, R.N. Bond, N. Farhoody, M. Stein: Stress-induced alterations of immunity in hypophysectomized rats. Proc. nat. Acad. Sci. (Wash.) 85 (1988) 9297–9301.

Keller, W., W. Schneider: Veränderung interpersoneller Probleme im Verlauf ambulanter und stationärer Gruppentherapie. Gruppenpsychother. Gruppendyn. 29 (1993) 308–323.

Kellerhals, B.: Die Behandlung der akuten Innenohrschwerhörigkeit (Hörsturz) und akustisches Trauma. Z. Laryng. Rhinol. 56 (1977) 357.

Kelley, K.W., R. Dantzer: Growth Hormone and Prolactin as natural antagonists of glucocoraticoids in immunoregulation. In: Plotnikoff, N., A. Murgo, R. Faith, J. Wybran (eds.): Stress and Immunity. CRC Press, Boca Raton 1991.

Kelley, K.W., R. Dantzer, P. Mormede, H. Salmon, J.M. Aynaud: Conditioned taste aversion induces immunosuppression in the absence of an immunosuppressive drug. Comptes Rendus Acad. Sc. Paris, Série III 299 (1984) 123–126.

Kelley, K.W., R. Dantzer, P. Mormede, H. Salmon, J.M. Aynaud: Conditioned taste aversion suppresses induction of delayed-type hypersensitivity immune reactions. Physiol. Behav. 34 (1985) 189–193.

Kellner, R.: Family Ill Health. An Investigation in General Practice. Tavistock, London 1963.

Kellow, J.E., G.M. Eckersley, M. Jones: Enhanced perpeption of physiological intestinal motility in the irritable bowel syndrome. Gastroenterology 101 (1991) 1621–1627.

Kellow, J.E., G.M. Eckersley, M. Jones: Enteric and central contributes to intestinal dysmotility irritable bowel syndrome. Gastroenterology 37 (1992) 168–174.

Kelly, G.A.: The psychology of personal constructs, vol. I/II. Norton, New York 1955.

Kelsey, J.L.: An epidemiological study of acute herniated lumbar intervertebral discs. Rheumatol. Reh. 14 (1975a) 144–159.

Kelsey, J.L.: An epidemiological study of the relationship between occupations and acute herniated lumbar intervertebral discs. Int. J. Epidemiol. 4 (1975b) 197–205.

Kelsey, J.L.: Epidemiology of Radiculopathies. Adv. Neurol. 19 (1978) 385–396.

Kemeny, M.E., J.L. Fahey, S. Schneider, H. Weiner, S. Taylor, B. Visscher: Bereavement-associated alterations in phenotypes of lymphocytes in HIV+ and HIV-homosexual men. Proc. IV. Int. Conf. on AIDS. Stockholm, June 12–16, 1988.

Kemeny, M.E., F. Cohen, L.S. Zegans, M.A. Conant: Psychological and immunological predictors of genital herpes recurrence. Psychosom. Med. 51 (1989) 195–208.

Kemmer, F.W.: Einflüsse von Stresshormonen und psychischen Belastungen auf die diabetische Stoffwechsellage. Urban & Schwarzenberg, München 1988.

Kemp, D.T.: Physiologically active cochlear micromechanic – one source of tinnitus. In: Tinnitus. Ciba Foundation Symposium 85 (1981) 54.

Kempe, C., F. Silverman, B. Steele, W. Droegemüller, H. Silver: The battered-child syndrome. J.Amer. Med. Ass. 181 (1962) 105–112.

Kemper, J.: Alternde und ihre jüngeren Helfer. Reinhardt, München–Basel 1990.

Kemper, T.D.: The socio-bio-social chain: essays in social structure and testosterone. Unpublished, 1989.

Kemper, W.: »Organwahl« und psychosomatische Medizin. Z. Psychother. Med. Psychol. 4 (1954) 101–113.

Kemper, W.: Die Störungen der Liebesfähigkeit beim Weibe. Wiss. Buchgesellschaft, Darmstadt 1975.

Kemph, J.P.: Observations of the effects of kidney transplant on donors and recipients. Dis. nerv. Syst. 31 (1970) 323–325.

Kendell, R.E.: The concept of disease and its implication for psychiatry. Brit. J. Psychiat. 128 (1976a) 588–594.

Kendell, R.E.: The classification of depressions: a review of contemporary confusion. Brit. J. Psychiat. 129 (1976b) 15–28.

Kendler, H.H., T.S. Kendler: Developmental processes in discrimination learning. Hum. Develop. 13 (1970) 65–89.

Kendler, K.S., R.C. Mohs, K.L. Davis: The effects of diet and physical activity on plasma homovanillic acid in normal subjects. J. psychiat. Res. 8 (1983) 215–224.

Kendler, K.S., Ch. McLean, M. Neale, R. Kessler, A. Heath, L. Eaves: The genetic epidemiology of bulimia nervosa. Amer. J. Psychiat. 148 (1991) 1627–1637.

Kenell, J.H.: zit. nach Prill, H.J.: Neuere Erkenntnisse der Mutter-Kind-Beziehung nach der Geburt. Vortr. 41. Tag. Dtsch. Ges. Gynäkologie Geburtshilfe, Hamburg 1976.

Kennedy, F.P.: Recent developments ininsulin delivery techniques. Current status and futue potential. Drugs 42 (1991) 213–217.

Kennedy, J.A., H. Bakst: The influence of emotion on the outcome of cardiac surgery: a predictive study. Bull. N. Y. Acad. Med. 42 (1966) 811–845.

Kennedy, J.L., L.A. Giuffra, H.W. Moises, L.L. Cavalli-Sforza, A.J. Pakstis, J.R. Kidd, C.M. Castiglione, B. Sjögren, L. Wetterberg, K.K. Kidd: Evidence against linkage of schizophrenia to markers on chromosome 5 in a north Swedish pedigree. Nature (Lond.) 336 (1988) 167–170.

Kent, A., L.M. Drummond: Acne excoriée – a case report of treatment using habit reversal. Clin. exp. Derma. 14 (1989) 163–164.

Kentenich, H.:: »Natürliche Geburt« in der Klinik. Diss., FU Berlin 1983.

Kenyon, F.E.: Review-Article: »Hypochondrial States«. Brit. J. Psychiat. 129 (1976) 1–14.

Kepes, E.R., P.S. Thomas: Continous intravenous (i.v.) morphine to evaluate oral methadone requirement in cancer pain. Pain (Suppl. 1) Abstract No. 116. Abstracts of the 3rd World Congr. on Pain. Edinburgh, Scotland, Sept. 4–11, 1981.

Kepinski, A.: Das sogenannte »KZ-Syndrom«, Versuch einer Synthese. In: Die Auschwitz-Hefte, Texte der polnischen Zeitschrift »Przeglad Lekarski« über historische, psychische und medizinische Aspekte des Lebens und Sterbens in Auschwitz, Bd. II, S. 7–13. Beltz, Weinheim 1987.

Kerekjarto, M. v., B. Dahme, O. Hansen, T. Küchler, D. Phillip-Dormston, R. Richter, K. Schulz, F. Wistuba: Vergleichende klinische Studien zu psychosomatischen Erkrankungen – insbesondere zum Asthma bronchiale. Abschlußbericht über das DFG-Forschungsprojekt A6 im Sonderforschungsbereich 115, Hamburg 1981.

Kerekjarto, M. v.: Psychoneuroimmunology. Plenary Lecture, 17th Europ. Conf. on Psychosom. Res., Marburg, 4th–9th September 1988.

Kern, E.: Die Bedeutung der Persönlichkeit des Chirurgen für die Indikationsstellung (Kongreßbericht). Langenbecks Arch. Chir. 369 (1986) 35–41.

Kernberg, O.F.: A systems approach to priority setting of interventions in groups. Int. J. Group Psychother. 25 (1975) 251–275.

Kernberg, O.F.: Borderline Conditions and Pathological Narcissism. Jason Aronson, New York 1975. Dtsch.: Borderline-Störungen und pathologischer Narzißmus. Suhrkamp, Frankfurt 1978.

Kernberg, O.F.: Objektbeziehungen und Praxis der Psychoanalyse. Klett-Cotta, Stuttgart 1981.

Kernberg, O.F.: Schwere Persönlichkeitsstörungen. Theorie, Diagnose, Behandlungsstrategien. Klett-Cotta, Stuttgart 1984.

Kernberg, O.F.: Innere Welt und äußere Realität. Verlag Internationale Psychoanalyse, München–Wien 1988.

Kernberg, O.F.: Aggression und Liebe in Zweierbeziehungen. Psyche 46 (1992) 795–820.

Kernberg, O.F., E.D. Burstein, L. Coyne, A. Appelbaum, L. Horwitz, H. Voth: Psychotherapy and psychoanalysis: Final report of the Menninger Foundation's Psychotherapy Research Project. Bull. Menn. Clin. 36 (1972) 1–275.

Kernberg, O.F., M.A. Selzer, H.W. Königsberg, A.C. Carr, A.H. Appelbaum: Psychodynamische Therapie bei Borderline-Patienten. Huber, Bern 1993.

Kerr, W.J., J.W. Dalton, P.A. Gliebe: Some physical phenomena associated with the anxiety states and their relation to hyperventilation. Ann. int. Med. 11 (1937) 961–992.

Kessler, M., J.R. Cram, H.C. Traue: EMG muscle scanning in pain patients and controls: A replication and extension. Amer. J. Pain Management 3 (1993) 20–28.

Kety, S.S., D. Rosenthal, P.H. Wender, F. Schulsinger, B. Jacobsen: Mental illness in the biological and adoptive families of adopted individuals who have become schizophrenic. In: Fieve, R.R., D. Rosenthal, H. Brill (eds.): Genetic Research in Psychiatry. Johns Hopkins Univ. Press, Baltimore 1975.

Keys, A.: Coronary heart disease in 7 countries. Circulation (suppl. 1) 41 (1970) 138–144.

Keys, A.: Overweight, obesity, coronary heart disease and mortality. Nutr. Rev. 38 (1980) 297–307.

Keys, A., J. Brozeck, A. Henschel, O. Mickelsen, H.L. Taylor: The Biology of Human Starvation. University of Minnesota Press, Minneapolis 1950.

Keys, A., H.L. Taylor, H. Blackburn, J. Brozek, J.T. Anderson, E. Simonson: Mortality and coronary heart disease among men studied for 23 years. Arch. intern. Med. 128 (1971) 201–214.

Khan, M.M.R.: The concept of cumulative trauma. In: Khan, M.M.R. (ed.): The Privacy of the Self. Hogarth, London 1963.

Khan, M.M.R.: Das kumulative Trauma. In: Khan, M.M.R. (Hrsg.): Selbsterfahrung in der Therapie, S. 50–70. Kindler, München 1977.

Khoury, S.A., C.J. Linwood: Administration problems and solutions in screening for gonorrhea. Health Serr. Res. 89 (1974) 286.

Kickbusch, I., A. Trojan (Hrsg.): Gemeinsam sind wir stärker. Selbsthilfe-Gruppen und Gesundheit. Selbstdarstellungen, Analysen, Forschungsergebnisse. Fischer, Frankfurt/a.M. 1981.

Kidd, B.L., P.I. Mapp, D.R. Blake, S.J. Gibson, J.M. Polak: Neurogenic influences in arthritis. Ann. Rheum. Dis. 49 (1990) 649–652.

Kiecolt-Glaser J.K., R. Glaser: Stress and immune function in humans. In: Ader, R., D.L. Felten, N. Cohen (eds.): Psychoneuroimmunology, pp. 849–867. Acad. Press, New York 1991.

Kiecolt-Glaser, J.K., W. Garner, C. Speicher, G.M. Penn, J. Holliday, R. Glaser: Psychosocial modifiers of immunocompetence in medical students. Psychosom. Med. 46 (1984a) 7–14.

Kiecolt-Glaser, J.K., D. Ricker, J. George: Urinary cortisol levels, cellular immunocompetency and loneliness in psychiatric inpatients. Psychosom. Med. 46 (1984b) 15–23.

Kiecolt-Glaser, J.K., R. Glaser, D. Williger, J. Stout, G. Messick, S. Sheppard, D. Ricker, S.C. Romisher, W. Briner, G. Bonnell, R. Donnerberg: Psychosocial enhancement of immunocompetence in a geriatric population. Health Psychol. 4 (1985) 25–41.

Kiecolt-Glaser, J.K., L.D. Fisher, P. Ogrocki, J.C. Stout, C.E. Speicher, R. Glaser: Marital quality, marital disruption and immune function. Psychosom. Med. 49 (1987) 13–34.

Kiecolt-Glaser, J.K., R. Glaser, E.C. Shuttleworth: Chronic stress and immunity in family care givers of Alzheimer's diasease victims. Psychosom. Med. 49 (1987) 523–535.

Kiener, F.: Untersuchungen zum Körperbild (body image), Teil 1: Z. klin. Psychol. Psychother. 21 (1973) 335; Teil 2: Z. klin. Psychol. Psychother. 22 (1974) 23.

Killian, H.: Solange das Herz schlägt, S. 1. Kindler, München

Killip, Th.: Twenty Years of Coronary Bypass Surgery. New Engl. J.Med. 319 (1988) 366–368.

Kilmartin, A.: Blasenentzündung. Zystitis – Urethritis. Ehrenwirth, München 1982.

Kimball, C.P.: The experience of open-heart surgery. III. Toward a definition and understanding of postcardiotomy delirium. Arch. gen. Psychiat. 27 (1972) 57–63.

Kimball, C.P.: Medical psychotherapy. Psychother. and Psychosom. 25 (1975) 193–200.

Kimball, C.P.: The experience of cardiac surgery and cardiac transplant. In: Howells, J.G. (ed.): Modern Perspectives in the Psychiatric Aspects of Surgery. Brunner/Mazel, New York 1976.

Kimball, C.P., D. Quinlan, F. Osborne, B. Woodward: The experience of cardiac surgery, V. Psychological patterns and prediction of outcome. Psychother. and Psychosom. 22 (1973) 310–319.

Kimmel, H.D.: Instrumental conditioning of autonomically mediated responses in human beings. Amer. Psychologist 29 (1974) 325–335.

Kindt, W.: Zur interaktiven Behandlung von Deutungen in Therapiegesprächen. J.Pragmatics 8 (1984) 731–751.

King, A.C., B.C. Taylor, C.A. Albright, W.L. Haskell: The relationship between repressive and defensive coping styles and blood pressure response in healthy, middle aged men and women. J. Psychosom. Res. 32 (1990) 461–471.

King, M.G., A.J. Husband, A.W. Kusnecov: Behaviorally conditioned immunosuppression using anti-lymphocyte serum: Duration of effect and role of corticosteroids. Med. Sci. Res. (Biochemistry). 15 (1987) 407–408.

King, S.H.: Psychosocial factors associated with rheumatoid arthritis. J. chron. Dis. 2 (1955) 287–302.

King, V.: Geburtswehen der Weiblichkeit – verkehrte Entbindungen. Zur Konflikthaftigkeit der psychischen Aneignung der Innergenitalität in der Adoleszenz. In: Flaake, K., V. King (Hrsg.): Weibliche Adoleszenz/Zur Sozialisation junger Frauen. Campus, Frankfurt/a.M.– New York 1992.

Kinsman, R.A., S.L. Spector, D.W. Shucard, T.J. Luparello: Observations on patterns of subjective symptomatology of acute asthma. Psychosom. Med. 36 (1974) 129–143.

Kinsman, R.A., J.F. Dirks, J.C. Schraa: Psychomaintenance in asthma. Personal styles affecting medical management. Respir. Therapy 4 (1981) 39–46.

Kinzl, J., W. Biebl, H. Rauchegger: Functional aphonia: psychosomatic aspects of diagnosis and therapy. Fol. phoniat. 40 (1988) 131.

Kipnis, D.M.: Insulin secretion in diabetes mellitus. Ann. intern. Med 69 (1968) 891–901.

Kipnowski, H.J.: Biographische und testpsychologische Untersuchungen an Colitis ulcerosa-Patienten. Med. Diss., Bonn 1978.

Kipnowski, J., A. Kipnowski: Psychosomatischer Beitrag zur Ätiopathogenese der Colitis ulcerosa. Z. psychosom. Med. 27 (1981) 372–380.

Kipnowski, J., A. Kipnowski: Biographische und testpsychologische Ergebnisse bei Patienten mit chronisch-rezidivierender Colitis ulcerosa. Psychother. med. Psychol. 32 (1982) 31–34.

Kipnowski, J., C. Schmidt, S. Miederer, A. Kipnowski: Konservativ-medikamentöse und psychosomatische Aspekte in der Behandlung der Colitis ulcerosa – ein integratives Therapiekonzept. Med. Welt 39 (1988) 182–186.

Kipp, J., G. Jüngling: Verstehender Umgang mit alten Menschen. Springer, Heidelberg 1991.

Kirch, D.G., D.R. Weinberger: Post-mortem histopathological findings in schizophrenia. In: Nasrallah, H.A., D.R. Weinberger (eds.): The Neurology of Schizophrenia. Elsevier, New York 1986.

Kirkegaard, C., J. Faber: Altered serum levels of thyroxine, triiodothyronines, diiodothyronines in endogenous depression. Acta endocr. (Kbh.) 96 (1981) 199–207.

Kirschbaum, D.S., P.M. Stalonas, T.R. Zastowny, A.J. Tomarken: Behaviorial treatment of adult obesity:

attentional controls and a 2-year follow-up. Behav. Res. Ther. 23 (1985) 675–682.

Kirschbaum, C., G.F. Read, D.H. Hellhammer (eds.): Assessment of Hormones and Drugs in Saliva in Biobehavioral Research. Hogrefe & Huber, Seattle–Toronto–Bern–Göttingen 1992.

Kirschbaum, C., K.M. Pirke, D.H. Hellhammer: The »Trier Social Stress Test« – A tool for investigating psychobiological stress in a laboratory setting. Neuropsychobiology 28 (1993) 76–81.

Kirschner, Th.: Wenn der Körper krank ist, sind Körper und Psyche falsch erzogen. Psychologie heute 12 (1985) 31–37.

Kirsner, J.B.: Experimental hypersensitivity reactions in the colon and the problem of ulcerative colitis. Amer. J. digest. Dis. 5 (1960) 868–879.

Kirsner, J.B.: Experimental »colitis« with particular reference to hypersensitivity reactions in the colon. Gastroenterology 40 (1961) 307–312.

Kirsner, J.B.: The immunologic response of the colon. J. Amer. med. Ass. 191 (1965) 809–814.

Kirsner, J.B.: Genetic aspects of inflammatory bowel disease. Clin. Gastroenterol. 2 (1973) 557–575.

Kirsner, J.B.: Inflammatory bowel disease. Considerations of etiology and pathogenesis. Amer. J. Gastroent. 69 (1978) 253–271.

Kirsner, J.B.: The irritable bowel syndrome. Arch. intern. Med. 141 (1981) 635–639.

Kirsner, J.B., R.G. Shorter: Inflammatory bowel disease, 2nd ed. Lea & Febiger, Philadelphia 1980.

Kisely, S.R., F.H. Creed, L. Cotter: The course of psychiatric disorder associated with non-specific chest pain. J. Psychosom. Res. 36 (1992) 329–335.

Kish, G.B.: Studies of sensory reinforcement. In: Honig, W.K.: Operant Behavior: Areas of Research and Application. Appleton Century Crofts, New York 1966.

Kish, J., J. Kroll: Meaningfulness versus effectiveness: Paradoxical implications in the evaluation of psychotherapy. Psychotherapy: Theory, Research and Practice 17 (1980) 401–413.

Kisker, K.P., H. Lauter, J.E. Meyer, C. Müller, E. Strömgren (Hrsg.): Psychiatrie der Gegenwart Bd. 8. Alterspsychiatrie. Springer, Berlin, Heidelberg 1989.

Kissen, D.M.: The influance of some invironmental factors on personality scores in psychosomatic research. J. psychosom. Res. 8 (1964) 145–149.

Kissileff, H.R., T.B. Van Itallie: Physiology of the control of food intake. Ann. Rev. Nutr. 2 (1982) 371–418.

Kissileff, H., B. Walsh, J. Krall, S. Cassidy: Laboratory studies of eating behavior in women with bulimia. Physiol. Behav. 38 (1986) 563–570.

Kitagawa, E.M., P.M. Hauser: Differential mortality in the United States: a study in socio-economic epidemiology. Harvard Univ. Press, Cambridge/Mass. 1973.

Kittel, F.: Type A and other psychological factors in the relation to CHD. In: Schmidt, T., T. Dembroski, G. Blümchen (eds.): Biological and Psychological Factors in Cardiovascular Disease, pp. 61–84. Springer, Berlin–Heidelberg–New York 1986.

Kittel, G., B. Schürenberg: Objektive und semiobjektive Untersuchungsmöglichkeiten von Stimme, Sprache und Gehör. Proc XV. Congr. UEP Erlangen, 14.– 18. 9.1988. Dtsch. Ärzte-Verlag, Köln 1988.

Klages, L.: Grundlegung der Wissenschaft vom Ausdruck. 7.Aufl. Bouvier, Bonn 1950.

Klapp, B.: Psychosoziale Intensivmedizin. Springer, Berlin–Heidelberg–New York 1984.

Klapp, B., H. Freyberger: Psychosomatik der Intensivmedizin. Dtsch. med. Wschr. 106 (1981) 227–229.

Klapp, B.F., J.W. Scheer: Psychologische Aspekte der intensivmedizinischen Betreuung. In: Beckmann, D., S. Davies-Osterkamp, J.W. Scheer (Hrsg.): Medizinische Psychologie. Springer, Heidelberg 1982.

Klauer, T., S.-H. Filipp: Formen der Krankheitsbewältigung bei Krebspatienten. In: Schwarzer, R. (Hrsg.): Gesundheitspsychologie. Ein Lehrbuch, S. 333–363. Hogrefe, Göttingen 1990.

Klaus, H.M., J.H. Kenell: Auswirkungen früher Kontakte zwischen Mutter und Neugeborenem auf die spätere Mutter-Kind-Beziehung. In: Biermann, G. (Hrsg.): Jahrbuch der Psychohygiene. Reinhardt, München 1974.

Klaus, M.H., J. Kennel, S. Robertson, S. McGrath, C. Hinkley: Continuous emotional support during labour- an essential

ingredient of birth rediscovered? In: Wiljme, K., B. von Schoultz: Reproductive Life. Parthenon, New Jersey 1992.

Klausner, A.G., W.A. Vorderholzer, C.A. Heinrich, N.E. Schindelbeck, S.A. Müller-Lissner: Behavior modification of colonic function – Can constipation be learned? Dig. Dis. 35 (1990) 1271–1275.

Kleeberg, J.: Eide und Bekenntnisse in der Medizin. Karger, Basel 1979.

Kleemeier, R.W.: Somatopsychological effects of illness in the aged person. Geriatrics 13 (1958) 441–449.

Klein, D.F.: Delineation of two drug-responive anxiety syndromes. Psychopharmacology 5 (1964) 397–408.

Klein, H., R. Moses: Psychological reaction to sensory deprivation in patients with ablatio retinae. Psychother. and Psychosom. 24 (1974) 41–52.

Klein, M.: Neid und Dankbarkeit. In: Das Seelenleben des Kleinkindes. Klett, Stuttgart 1962.

Klein, M.: Über das Seelenleben des Kleinkindes. In: Das Seelenleben des Kleinkindes und andere Beiträge zur Psychoanalyse. rororo-Studium 1972.

Klein, P.: Tanztherapie. Eine einführende Betrachtung im Vergleich mit Konzentrativer und Integrativer Bewegungstherapie. Pro Janus, Suderburg 1983.

Klein, R., B.E.K. Klein, S.E. Moss, M.D. Davis, D.L. Demets: The Wisconsin epidemiologic study of diabetic retinopathy. II. Prevalence and risk of diabetic retinopathy when age at diagnosis is less than 30 years. Arch. Ophtalmol. 102 (1984) 520–526.

Klein, R.F., T.F. Garrity, J. Gelein: Emotional adjustment and catecholamine excretion during early recovery from myocardial infarction. J. psychosom. Res. 18 (1974) 425–433.

Kleinmann, A.M.: Patients and Healers in the Context of Culture. An Exploration of the Borderland between Anthropology, Medicine and Psychiatry. Univ. of California Press, Berkeley-Los Angeles-London 1980.

Kleinman, A.M.: The Illness Narratives. Suffering, healing and the human condition. Basic Books, New York 1988.

Kleinsorge, H.: Hypnose. Methodik und Indikation. Fischer, Stuttgart–New York 1986.

Kleinsorge, H.: Selbstentspannung. Taschenbuch für das autogene Training. 8. Aufl. Fischer, Stuttgart–New York 1991.

Klerman, G.L.: History and development of modern concepts of affective illness. In: Post, R.M., J.L. Ballenger (eds.): Neurobiology of Mood Disorders. Williams & Wilkins, Baltimore 1984.

Klerman, G.L.: Drugs and psychotherapy. In: Garfield, S.L., A.E. Bergin (eds.): Handbook of Psychotherapy and Behavior Change, 3rd ed. Wiley, New York 1986.

Klerman, G.L., M.M. Weissman, B. J Rounsaville, E.S. Chevron: Interpersonal psychotherapy of depression. Basic Books, New York 1984.

Klessmann, E.: Psychogene Polyurie – ein anachronistisches Konversionssyndrom? Psychother. med. Psychol. 37 (1987) 205.

Klessmann, E., H.A. Klessmann: Ambulante Psychotherapie der Anorexia nervosa unter Anwendung des Katathymen Bilderlebens. In: Leuner, H., G. Horn, E. Klessmann (Hrsg.): Katathymes Bilderleben mit Kindern und Jugendlichen. Reinhardt, München 1978.

Klessmann, E., H.A. Klessmann: Heiliges Fasten – Heilloses Fressen. Huber, Stuttgart 1988.

Kliesch, G., M. Nöthlichs, R. Wagner: Arbeitssicherheitsgesetz - Kommentar. Erich Schmidt, Berlin 1978.

Kliman, G.: Notfälle in der pädiatrischen Praxis. Hippokrates, Stuttgart 1973.

Kling, M.A., P.W. Gold: Psychiatric-hormonal interrelationships. In: Becker, K.L. (Hrsg.): Principles and Practice of Endocrinology and Metabolism. Lippincott, Philadelphia (1990) 1483–1488.

Klinger, R., M. Hasenbring, M. Pfingsten: Klassifikationsansätze bei chronischem Schmerz. In: Geissner, E., G. Jungnitsch (Hsrg.): Psychologie des Schmerzes. Diagnose und Therapie, S. 205–223. Psychologie Verlags Union, Weinheim 1992.

Klosterhalfen, S., W. Klosterhalfen: Conditioned immunopharmacologic effects and adjuvant arthritis: further results. In: N.H. Spector (ed.): Proceedings of the First International Workshop on Neuroimmunomodulation, pp. 183–187. IWGN, Bethesda 1985.

Klosterhalfen, S., W. Klosterhalfen: Classically conditioned effects of cyclophosphamide on white blood cell counts in rats. Ann. N. Y. Acad. Sci. 496 (1987a) 569–577.

Klosterhalfen, S., W. Klosterhalfen: Potentiation of drug induced leukopenia in rats by conditioning. J. Psychophysiology 1 (1987b) 299.

Klosterhalfen, S., W. Klosterhalfen: Conditioned cyclosporine effects but not conditioned taste aversion in immunized rats. Behav. Neurosci. 104 (1990) 716–724.

Klosterhalfen, S., W. Klosterhalfen: The conditioning of immunopharmacologic effects: Critical remarks and perspectives. In: Husband, A.J. (ed.): Psychoimmunology, pp. 149–162. CRC, Boca Raton 1993.

Klosterhalfen, W.: Experimenteller Streß und Adjuvans-Arthritis: Ein Beitrag zur Psychoimmunologie. Athenäum, Frankfurt 1987.

Klosterhalfen, W., S. Klosterhalfen: Pavlovian conditioning of immunosuppression modifies adjuvant arthritis in rats. Behav. Neurosci. 97 (1983) 636–666.

Klüver, H.: The temporal lobe syndrome produced by bilateral ablations. In: Wolsterholm, E.E., C.M. O'Connor (eds.): Neurological Basis of Behavior, pp. 175–182. Churchill, London 1958.

Klüver, H., P.C. Bucy: Preliminary analysis of the temporal lobes in monkeys. Arch. Neurol. Psychiatry 42 (1939) 979–1000.

Klumbies, G.: Psychotherapie in der Inneren und Allgemeinmedizin. Hirzel, Leipzig 1983.

Knapp, P.H., C. Mushatt, S.J. Nemetz: Asthma, melancholia and death: I. Psychoanalytic considerations. Psychosom. Med. 28 (1966 a) 114.

Knapp, P.H., E.C. Herman, C. Mushatt, S.J. Nemetz: Asthma, melancholia and death. Psychosom. Med. 28 (1966 b) 134–154.

Knapp, P.H.: Free association as a biopsychosocial probe. Psychosom. Med. 1 (1980) 197–219.

Knapp, T.J., L.A. Wells: Behavior therapy for asthma: a review. Behav. Res. Ther. 16 (1978) 103–115.

Knapp, T.W.: Ein »Kognitiv-Behaviorales Streßbewältigungstraining« (KBST) zur Behandlung von Migräne: Eine kontrollierte verhaltenstherapeutische Fallstudie. Z. klin. Psychol. Psychother. 29 (1981) 238–246.

Knapp, T.W.: Migräne 1: Symptomatologie und Ätiologie. Beltz, Weinheim 1983a.

Knapp, T.W.: Migräne 2: Psychologische Therapie. Beltz, Weinheim 1983b.

Knickenberg, R., R. Meerman: Psychopharmakotherapie und Verhaltenstherapie. In: Meermann, R., W. Vandereicken: Verhaltenstherapeutische Psychosomatik in Klinik und Praxis. Schattauer, Stuttgart 1991.

Knipschild, P.: Medical effects of aircraft noise. Int. Arch. occup. environm. Health 40 (1977) 185–190.

Knölker, U.: Psychotherapie bei Colitis ulcerosa in der Adoleszenz. Prax. Kinderpsychol. Kinderpsychiat. 35 (1986) 8–16.

Knop, J., A. Fischer: Duodenal ulcer, suicide, psychopathology and alcoholism. Acta psychiat. scand. 63 (1981) 346–355.

Knox, C.J.: Psychiatric aspects of mitral valvotomy. Brit. J. Psychiat. 109 (1963) 656–668.

Ko, G.N., D.C. Jimerson, R.J. Wyatt, L.B. Bigelow: Plasma 3-methoxy-4-hydroxyphenylglycol changes associated with clinical state and schizophrenic subtype. Arch. gen. Psychiat. 45 (1988) 842–846.

Kobasa, S.C.: Stressful life events, personality and health: An inquiry into hardiness. J. Pers. soc. Psychol. 37 (1979) 1–11.

Koblenzer, C.: Psychocutaneous Disease. Grune & Stratton, Orlando–New York–London–Tokyo 1987.

Koblenzer, C.: Die Bedeutung der Berührung in der Kindheit: Ihre wichtige Rolle der Entwicklung späterer Hauterkrankungen; Vortrag anl. der 2. Jahrestagung des Arbeitskreises Psychosomatische Dermatologie 24./15. 9. 1991, Göttingen 1991.

Koblenzer, C., P. Koblenzer: Chronic intractable atopic eczema. Its occurence as a physical sign of impaired parent-child relationships and psychologic development arrest: improvement through parent insight and education. Arch. Derm. 124 (1988) 1673–1677.

Koch, L.: Psychosomatische Erkrankungen von Frauen und Körperpsychotherapie (Konzentrative Bewegungstherapie). Vortrag auf der Internat. Arbeitstagung des DKPM, Innsbruck 1988.

Koch, R.: Die ärztliche Diagnose. Wiesbaden 1920.

Koch, U.: Erleben der Dialysesituation. In: Balck, F.B., U. Koch, H. Speidel (Hrsg.): Psychonephrologie. Springer, Heidelberg 1984a.

Koch, U.: Selbst- und Fremdbildveränderungen unter der Dialyse. In: Balck, F.B., U. Koch, H. Speidel (Hrsg.): Psychonephrologie. Springer, Heidelberg 1984b.

Koch, W., E. Kriener: Langzeitverlauf beim Morbus Crohn. Therapiewoche 31 (1981) 8159–8166.

Koch, U., F. Potreck-Rose: Chronifizierungsprozesse bei Psychsomatischen Patienten. 1. Expertengespräch. Abt. f. Rehab.-Psychol. Univ. Freiburg, 1992.

Koch, U., H. Speidel, F. Balck: Psychische Problem von Hämodialysepatienten und ihren Partnern. In: In: Beckmann, D., S. Davies-Osterkamp, J.W. Scheer (Hrsg.): Medizinische Psychologie. Springer, Heidelberg 1982.

Koch, U., M. Beutel, M. Broda, F.A. Muthny: Psychische Probleme vor und nach einer Nierentransplantation und Möglichkeiten psychologischer Interventionen. Projektzwischenbericht, Abt. Rehabilitationspsychologie der Univ. Freiburg 1983.

Kochanowski-Wilmink, J., W. Belschner: Lebensperspektiven Drogenabhängiger nach einer HIV-Infektion. In: Sigusch, V., S. Fliegel (Hrsgg.): AIDS. DGVT, Tübingen 1988.

Kocher, R.: Psychopharmakotherapie bei Schmerzzuständen. In: Langer, E., H. Heimann (Hrsg.): Psychopharmaka – Grundlagen und Therapie. Springer, Wien 1983.

Kockott, G.: Psychiatrische Aspekte bei der Entstehung und Behandlung chronischer Schmerzzustände. Nervenarzt 53 (1983) 365–376.

Kockott, G.: Die Sexualität im höheren Lebensalter. In: Bergener, M., B. Kark (Hrsg.): Psychosomatik in der Geriatrie, Darmstadt 1985.

Koe, B.K., A. Weissman: P-chlorophenylalanine: a specific depletor of brain serotonin. J. Pharmacol. exp. Ther. 154 (1966) 499–516.

Köhle, K.: Psychosomatische Untersuchungen an Patienten mit Gliedmaßenarterienverschlüssen. Med. Diss., München 1969.

Köhle, K.: Ein Konzept zur Bearbeitung von psychologischen Problemen auf Schwerkrankenstationen. In: Böhnisch, E., J.E. Meyer (Hrsg.): Psychosomatik in der klinischen Medizin, S. 118–139. Springer, Berlin 1983.

Köhle, K., B. Kubanek: Zur Zusammenarbeit von Psychosomatikern und Internisten. Erfahrungen aus zwölf Jahren. In: Uexküll, Th. v. (Hrsg.): Integrierte Psychosomatik, S. 17–54. Schattauer, Stuttgart 1981.

Köhle, K., H. Mall: Follow-up study of 36 anorexia nervosa patients treated on an integrated intenistic-psychosomatic ward. Int. J. Eat. Dis. 2 (1983) 215–219.

Köhle, K., E. Gaus, R. Karstens, D. Ohlmeier: Ärztliche Psychotherapie bei Herzinfarktkranken während der Intensivbehandlungsphase. Therapiewoche 22 (1972) 4379–4382.

Köhle, K., K.H. Schultheis, C. Simons, B. Scholich: Bedingungen und Möglichkeiten psychosomatischer Krankenbehandlung auf internistischen Stationen. Verh. Dtsch. Ges. Inn. Med. 79 (1973) 1444–1447.

Köhle, K., D. Böck, A. Grauhan: Die internistisch-psychosomatische Krankenstation. Editiones Roche, Basel 1977.

Köhle, K., C. Simons, D. Böck, A. Grauhan (Hrsg.): Angewandte Psychosomatik. Die internistisch-psychosomatische Krankenstation – Ein Werkstattbericht. Rocom, Basel 1980.

Köhle, K., C. Simons, B. Kubanek: Zum Umgang mit unheilbar Kranken. In: Adler, R., J.M. Hermann, K. Köhle, O.W. Schonecke, Th. v. Uexküll, W. Wesiack (Hrsg.): Psychosomatische Medizin, 4. Aufl., S. 1199–1244. Urban & Schwarzenberg, München–Wien–Baltimore 1990.

Köhle, K., W. Thomas, G. Adler, E. Behnke, S. Dirhold, A. Frenck, D. Fritsch-Horn, H. Glier, B. Hager, A. Reckels, R. Schrader: Emotionale Arbeit in der internistischen Onkologie – Integration oder Kooperation? In: Adler, R., W. Bertram, A. Haag, J.M. Herrmann, K. Köhle, Th. v. Uexküll (Hrsg.): Integrierte Psychosomatische Medizin in Praxis und Klinik, 3. Aufl., S. 291–310. Schattauer, Stuttgart 1993, 1994.

Koehler, K., H. Saß (Hrsg.): Diagnostisches und Statistisches Manual Psychischer Störungen (Deutsche Bearbeitungen und Übersetzung). Beltz, Weinheim 1984.

Köhler, L.: Formen und Folgen früher Bindungserfahrungen. Forum Psychoanal. 8 (1992) 263–280.

Köhler, T.: Zur Psychogenese der rheumatoiden Arthritis – was wissen wir wirklich? Z. Rheum. 46 (1987) 183–188.

Köhler, T.: Psychosomatische Krankheiten. Kohlhammer, Stuttgart 1989.

Köhler, T.: Zum Stellenwert der Begriffe Ätiologie, Pathogenese und Psychogenese in der Psychorheumatologie. Akt. Rheumatol. 14 (1989) 102–105.

Köhler, T., U. Speier, R. Richter: Der Zusammenhang zwischen Blutdruckwerten und Persönlichkeitsscores im FPI-R bei einer nicht klinischen Stichprobe. Psychother. and Psychosom. med. Psychol. 44 (1994) 84–88.

Koehler, W.: Nachweis einfacher Strukturfunktionen beim Schimpansen und beim Haushuhn: Über eine neue Methode zur Untersuchung des bunten Farbsystems. Abh. Preuss. Akad. d. Wiss. Berlin 1929, 51–101.

Kölbel, C., H. Goebell: Konservative Therapie der Colitis ulcerosa – Langzeiterfahrungen. Internist 32 (1991) 530–539.

König, K.: Angst und Persönlichkeit, 3. Aufl. Vandenhoeck & Rupprecht, Göttingen 1991.

König, K., W.V. Lindner: Psychoanalytische Gruppentherapie. Vandenhoeck & Ruprecht, Göttingen 1991.

Koenigsberg, H.W., R. Handley: Expressed emotion: from predictive index to clinical construct. Amer. J. Psychiat. 143 (1986) 1361–1373.

Köpp, W.: Bedeutung seelischer Faktoren bei der Behandlung des Diabetes mellitus. Münch. med. Wschr. 131 (1989) 58–62.

Koerfer A, K. Köhle: Zur Evaluation von Arzt-Patient-Kommunikation – Perspektiven einer angewandten Diskursethik in der Medizin. Aus: Köhle, K., R. Obliers, J. Faber, A. Koerfer, R. Schwan, D.Th. Waldschmidt u.a.: Balint-Projekt; Beispiele aus dem Kölner Korpus zur Arzt-Patient-Kommunikation (KK-APK). Institut für Psychosomatik und Psychotherapie, Köln 1993.

Koerfer, A., C. Neumann: Alltagsdiskurs und psychoanalytischer Diskurs. In: Flader, D., W.D. Grodzicki, K. Schröter (Hrsg.): Psychoanalyse als Gespräch, S. 97–137. Suhrkamp, Frankfurt 1982.

Koerfer, A., K. Köhle, J. Faber, H. Kaerger, R. Obliers: Zwischen Verhören und Zuhören. In: Bahrs, O., W. Fischer-Rosenthal, J. Szecsenyi (Hrsg.): Vom Ablichten zum Im-Bilde-Sein. Video-Dokumentation von Arzt-Patienten-Gesprächen im ärztlichen Qualitätszirkel. Königshausen & Neumann, Würzburg 1995.

Körner, P.: Zur Prognose der Anorexia nervosa: Verlaufsstudien mit 38 Patienten. Med. Diss., Heidelberg 1978.

Kog, E., R. Pierloot, W. Vandereycken: Methodical considerations of family research in anorexia nervosa. Int. J. Eating Dis. 2 (1983) 79–84.

Kog, E., H. Vertommen, W. Vandereycken: Minuchin's psychosomatic family model revised: a concept-validation study using a multitrait-multimethod approach. Fam. Process 26 (1987) 235–253.

Kohut, H.: The Analysis of the Self: A Systematic Approach to the Psychoanalytic Treatment of Narcissistic Personality Disorder. International Universities Press, New York, 1971. Dtsch.: Narzißmus. Suhrkamp, Frankfurt 1973.

Kohut, H.: Narzißmus. Eine Theorie der psychoanalytischen Behandlung narzißtischer Persönlichkeitsstörungen. Suhrkamp, Frankfurt 1974.

Kohut, H.: The Restoration of the Self. New York, 1977. Dtsch.: Die Heilung des Selbst. Suhrkamp, Frankfurt 1979.

Koivisto, V.A., V. Soman, P. Conrad, R. Hendler, E. Nadel, Ph. Felig: Insulin binding to normocytes in trained athletes. J. clin. Invest. 64 (1979) 1011–1015.

Koller, E.A.: Atmung und Kreislauf im anaphylaktischen Asthma bronchiale des Meerschweinchens, III. Die Lungenveränderungen im Asthmaanfall und die inspiratorische Reaktion. Helv. Physiol. Pharmacol. Acta 26 (1968) 153–170.

Koller, W., A. Lang, B. Vetere-Overfield, L. Findley, L. Cleeves, S. Factor, C. Singer, W. Weiner: Psychogenic tremors. Neurology 39 (1989) 1094–1089.

Kolterman, O.G., J.A. Scarlett, J.M. Olefsky: Insulin resistance in non-insulin dependent type II diabetes mellitus. Clin. Endocr. Metabol. 11 (1982) 363–388.

Konttinen, Y.T., V.E.A. Honkanen, M. Grnblad, M. Keinonen, N. Santavirta, S. Santavirta: The relation of extraarticular tenderness to inflammatory joint disease and personality in patients with rheumatoid arthritis. J. Rheum. 19 (1992) 851–855.

Kop, W.I., A.P. Appels, C.F. Meades de Leon, H.B. de Swart, F.W. Bar: Vital exhaustion predicts new cardiac events after successful coronary angioplasty. Psychosom. Med. 56 (1994) 281–287.

Koran, L.M., R.H. Moos, B. Moos, M. Zasslow: Changing hospital work environments: an example of a burn unit. Gen. Hosp. Psychiat. 5 (1983) 7–13.

Korchin, S.J.: Nonspecific factors in psychotherapy. In: Minsel, W.-R., W. Herff (eds.): Methodology in psychotherapy research, pp. 1–13. Peter Lang, Frankfurt/a.M. 1983.

Kordy, H.: Über den Umgang mit Beobachtungen in der Psychologie. Lang, Frankfurt–Bern–New York 1986.

Kordy, H.: Qualitätssicherung: Erläuterungen zu einem Reiz- und Modethema. Z. Psychosom. Med. 38 (1992) 310–324.

Kordy, H., D. Normann: Psychische und somatische Faktoren des Krankenheitsverlaufes bei Morbus Crohn. Psychother. Psychosom. med. Psychol. 42 (1992) 141–149.

Kordy, H., D. Scheibler: Individuumsorientierte Erfolgsforschung: Erfassung und Bewertung von Therapieeffekten anhand individueller Therapieziele. Z. klin. Psychol. Psychopath. Psychother. 32 (1984) 218–233, 309–318.

Kordy, H.: Bemerkungen zur empirischen Erforschung von Einflußgrößen bei Indikationsentscheidungen Z. personenzentr. Psychol. Psychother. (1983) 119–131.

Kordy, H., W. Senf: Überlegungen zur Evaluation psychotherapeutischer Behandlung. Psychother. Psychosom. med. Psychol. 35 (1985) 207–212.

Kordy, H.W. Senf: Evaluationsforschung: End- oder Anfangspunkt empirischer Ergebnisforschung? In: Lamprecht, F. (Hrsg.): Spezialisierung und Integration in Psychosomatik und Psychotherapie. Springer, Berlin, Heidelberg, New York 1987.

Kordy, H., M. v. Rad, W. Senf: Success and failure in psychotherapy: hypotheses and results from the Heidelberg Follow-Up Project. Psychother. and Psychosom. 40 (1983) 211–227.

Kordy, H., M. v. Rad, W. Senf: Time and its relevance for a successful psychotherapy. Psychother. and Psychosom. 49 (1988) 212–222.

Kordy, H., M. v. Rad, W. Senf: Empirical hypotheses on the psychotherapeutic treatment of psychosomatic patients in short- and long-term time-unlimited psychotherapy. Psychother. and Psychosom. 52 (1989) 155–163.

Kordy, H., F. Lolas, W. Senf: Zur Beziehung zwischen Krankheitsbildern und Persönlichkeitsstruktur. Z. Psychosom. Med. 37 (1991) 77–88.

Korelitz, B., D. Gribetz, I. Danziger: The prognosis of ulcerative colitis with onset in childhood, I. The pre-steroid era. Ann. intern. Med. 57 (1962) 582–591.

Korff, M. v., E.H. Wagner, S.F. Dworkin, K.W. Saunders: Chronic Pain and use of ambulatory health care. Psychosom. Med. 53 (1991) 61–79.

Korneva, E.A., L.M. Khai: Effect of destruction of hypothalamic areas on immunogenesis. Fizio Zh. SSSR Sechenov 49 (1963) 42.

Kornfeld, D.S.: Psychiatric complications of cardiac surgery. Int. Psychiat. Clinics, Boston 4 (1967) 115–131.

Kornfeld, D.S.: Psychiatric view of the intensive care unit. Brit. J. Med. 1 (1969a) 108–110.

Kornfeld, D.S.: Psychiatric aspects of patient care in the operating suite and special areas. J. Anaesthesiol. 31 (1969b) 166–171.

Kornfeld, D.S.: The hospital environment: its impact on the patient. Advanc. psychosom. Med. 8 (1972) 252–270.

Kornfeld, D.S., S. Zimberg, J.R. Malm: Psychiatric complications of open-heart surgery. New Engl. J. Med. 273 (1965) 287–293.

Kornhuber, H.H., L. Deecke: Hirnpotentialänderungen bei Willkürbewegungen und passiven Bewegungen des Menschen: Bereitschaftspotentiale und reafferente Potentiale. Pflügers Archiv 284 (1965) 1–17.

Kornitzer, M., F. Kittel, M. Dramaix, G. DeBacker: Job stress and coronary heart disease. Advanc. Cardiol. 29 (1982) 56–61.

Kortmann, R.: Beobachtungen zur Rehabilitation von Schrittmacherpatienten. Med. Welt 25 (1974) 579–582.

Kosbab, F.B.: Symbolismus, Selbsterfahrung und die didaktische Anwendung des Katathymen Bilderlebens in der psychiatrischen Ausbildung. Z. Psychother. med. Psychol. 22 (1972) 210–224.

Koskenvuo, M., J. Caprio, A. Kesaniemi, S. Sarna: Differences in mortality from ischemic heart disease by marital status and social class. J. chron. Dis. 33 (1980) 95.

Koski, M.L.: The coping processes in childhood diabetes. Acta paediat. scand. (Suppl.) 198 (1969) 1–52.

Koslow, J.H., J.W. Maas, C.L. Bowden, J.M. Davis, I. Hanin, J. Javaid: CSF and urinary biogenic amines and metabolites in depression and mania: a controlled, univariate analysis. Arch. gen. Psychiat. 40 (1983) 999–1014.

Kossmann, B., I. Bowlder: Alternative treatments in chronic headache. In: Holroyd, K.A., B. Schlote, H. Zenz (eds.): Perspectives in Research on Headache, pp. 126–136. Hogrefe, Lewiston–New York 1983.

Kost, U.: Pränatale Psychologie. Vortrag in Bad Gastein 1985.

Kost, U.: Vom Erkennen der Erlebnisstörung in der Konzentrativen Bewegungstherapie (1979). In: Stolze, H. (Hrsg.): Konzentrative Bewegungstherapie, 2.Aufl., S. 460. Springer, Berlin–Heidelberg–New York 1989.

Kotses, H., K.D. Glaus, St.K. Bricel, J.E. Edwards, P.C. Crawford: Operant muscular relaxation and peak expiratory flow rate in asthmatic children. J. psychosom. Res. 22 (1978) 17–23.

Kottje-Birnbacher, L.: Paartherapie mit dem Katathymen Bilder-leben – eine Falldarstellung. Familiendynamik 6 (1981) 260.

Kottke, F.J., G.K. Stillwell, J.F. Lehmann (eds.): Krusen's Handbook of physical medicine and rehabilitation, 3rd ed. Saunders, Philadelphia 1982.

Koukkou, M., M. Leuzinger-Bohleber: Psychoanalaysis and Neuropsychophysiology: A look at case material from the two theoretical perspectives. An interdisciplinary under-standing of some basic psychoanalytic concepts. In: Leuzinger-Bohleber, M., H. Schneider, R. Pfeifer (eds): »Two butterflies on my head...« -Psychoananlysis in the interdisciplinary scientific dialogue, S. 133–177. Springer, Berlin–Heidelberg–New York 1991.

Koumans, A.J.R.: Psychiatric consultation in an intensive care unit. J. Amer. Med. Ass. 194 (1965) 633–637.

Kovelman, J.A., A.B. Scheibel: Biological substates of schizophrenia. Acta neurol. scand. 73 (1986) 1–32.

Krämer, J.: Bandscheibenbedingte Erkrankungen. Ursachen, Diagnose, Behandlung, Vorbeugung, Begutachtung. 2. Aufl. Thieme, Stuttgart 1986.

Kraepelin, E.: Der psychologische Versuch in der Psychiatrie. Psychologische Arbeiten 1 (1895).

Kraepelin, E.: Psychiatrie: Ein Lehrbuch für Studierende und Ärzte, 5. Aufl. Barth, Leipzig 1896.

Kraft, H.: Autogenes Training. Methodik, Didaktik und Hippokrates, Stuttgart 1989.

Krahforst, (1994): siehe: Thomas, W., M.C. Krahforst, K. Köhle: Neuropsychische Leistungsfähigkeit HIV-infizierter Patienten. Med. Klinik (1995; in Druck).

Krakowski, A.J.: Psychosomatic aspects of aging. Psychiat. J. Univ. Ottawa 1 (1976) 151–157.

Krakowski, A.J.: Psychiatric consultations for the geriatric population in the general hospital. Bibl. Psychiat. 159 (1979) 163–185.

Krakowski, A.J., A.J. Krakowski: Long-range psychosomatic effects on cardiac arrest survivors. 3rd Congr. Int. Coll. Psychosom. Med., Rome 1975.

Krank, M.D., M.G. MacQueen: Conditioned compensatory responses elicited by environmental signals for cyclophosphamide-induced suppression of antibody production in mice. Psychobiology 16 (1988) 229–235.

Krank, M.D., J. Jacob, O'Neill S., G. Finley: Pavlovian conditioning with cyclosporin enhances survival from infectious peritonitis. Bull. Psychonomic Soci. 30 (1992) 71–73.

Krantz, D.S., S.B. Manuck: Acute psychophysiologic reactivity and risk of cardiovascular disease: a review and methodologic critique. Psychol. Bull. 96 (1984) 435–464.

Krapf, G.: Autogenes Training aus der Praxis, 4. Aufl. Springer, Berlin–Heidelberg–New York 1991.

Krasner, L.: Personality differences between patients classified as psychosomatic and as nonpsychosomatic. J. abnorm. soc. Psychol. 48 (1953) 190–198.

Krasner, L.: The therapist as a social reinforcement machine. In: Strupp, H.H., L. Luborski (eds.): Research in Psychotherapy, vol. II, p. 61–94. APA 1962.

Kraupl-Taylor, F.: The concepts of disease. Psychol. Med. 10 (1980) 419–424.

Kraus, A.: Biographische und verhaltenspsychologische Untersuchungen beim postenzephalitischen Parkinsonismus. Ein Beitrag zur Psychosomatik extrapyramidaler Erkrankungen. Med. Diss, Heidelberg 1964.

Kraus, A.: Störungen der Wahrnehmung und des Leiberlebens beim Parkinsonismus. Nervenarzt 45 (1974) 639–646.

Krause, R.: Zur Onto- und Phylogenese des Affektsystems und ihrer Beziehung zu psychischen Störungen. Psyche 37 (1983) 1016.

Krause, R.: Emotionsstörungen. In: Scherer, K.U. (Hrsg.): Psychologie der Emotion, Bd. C/IV/3. Enzyklopädie der Psychologie. Verlag für Psychologie Dr. Hogrefe, Göttingen 1988a.

Krause, R.: Eine Taxonomie der Affelte und ihre Anwendung. Psychother. med. Psychol. 138 (1988b) 77.

Krause, R.: Zur Psychodynamik der Emotionsstörungen In: Scherer, K. (Hrsg.): Enzyklopädie der Psychologie (Emotionen, C/IV/3), S. 630–705. Hogrefe, Göttingen 1990.

Krause, R.: Mimisches Verhalten und Erleben. In: Neuser, J., R. Kriebel (Hrsg.): Projektion. Grenzprobleme zwischen innerer und äußerer Realität, S. 173–186. Hogrefe, Göttingen 1992.

Krebs, G.: Die Geburtsvorbereitung nach G. Dick-Read und ihre Weiterentwicklung bis in die Gegenwart. In: Prill, H.J., D. Langen (Hrsg.): Der psychosomatische Weg zur gynäkologischen Praxis. Schattauer, Stuttgart 1983.

Krehl, L. v.: Die Entstehung und Behandlung innerer Krankheiten, Bd. 1: Die Entstehung innerer Krankheiten. Vogel, Leipzig 1930.

Krehl, L. v.: Entstehung, Erkennung und Behandlung innerer Krankheiten. Vogel, Berlin 1932.

Krehl, L. v.: Die Entstehung und Behandlung innerer Krankheiten, Bd. 3: Die Behandlung innerer Krankheiten. Vogel, Leipzig 1933.

Kreisberg, R.A.: A votre santé. Arch. intern. Med. 152 (1992) 263–65.

Kreische, R.: Stören und Stabilisieren – Zur Frage der Wirkfaktoren in der Gruppenpsychotherapie aus analytischer und systemtheoretischer Sicht. In: Tschuschke, V., D. Czogalik (Hrsg.): Psychotherapie – Welche Effekte verändern? S. 288–297. Springer, Berlin–Heidelberg 1990.

Kreisler, L.: L'enfant psychosomatique. PUF, Paris 1976.

Kreisler, L.: Conduite à tenir devant l'insomnie d'un adolescent. Der informierte Arzt 1 (1981) 55–58.

Kreisler, L.: L'enfant du désordre psychosomatique. Communication pers., Toulouse 1981.

Kreisler, L.: (a) La pathologie psychosomatique, pp. 423–443. (b) La clinique psychosomatique du nourrisson, pp. 695–712 (c) L'insomnie du nourrisson, pp. 713–722. (d) L'anorexie mentale du nourrisson, pp. 723–732. (e) La rumination ou mérycisme, pp. 733–739. (f) Les vomissements psychogènes, pp. 741–743. In: Lebovici, S., R. Diatkine, M. Soulé (eds.): Traité de psychiatrie de l'enfant et de l'adolescent, vol. II. PUF, Paris 1985.

Kreisler, L., M. Fain, M. Soulé: L'enfant et son corps. PUF, Paris 1974.

Krejci, E.: Anamneseerhebung als Gespräch, Lernprozesse auf dem Weg zum »Psychosomatischen Arzt« – Erfahrungen mit einer freiwilligen Studentengruppe in Freiburg/Breisgau. In: Schüffel, W. (Hrsg.): Sprechen mit Kranken – Erfahrungen studentischer Anamnesegruppen. Urban & Schwarzenberg, München 1983.

Krejci, E., W. Bohleber: Spätadoleszente Konflikte. Vandenhoeck & Ruprecht, Göttingen 1982.

Kretschmer, E.: Psychotherapeutische Studien. Thieme, Stuttgart 1949.

Kretschmer, E.: Gestufte Aktivhypnose – Zweigleisige Standardmethode. In: Frankl, V.E., V. v. Gebsattel, J.H. Schultz (Hrsg.): Handbuch der Neurosenlehre und Psychotherapie, Bd. IV, S. 130–141. Urban & Schwarzenberg, München–Berlin 1959.

Kretschmer, E.: Medizinische Psychologie, 14. Aufl. Thieme, Stuttgart 1975.

Kreutz, M., D.H. Hellhammer, R. Murison, H. Vetter, U. Krause, H. Lehnert: Pavlovian conditioning of corticotropien-relasing-hormone-induced increase of blood pressure and corticosterone secretion in the rat. Acta physiol. scand 145 (1992) 59–63.

Kreyer, G.: Zur Inzidenz und Wertigkeit von psychischen, somatischen und psychosomatischen Belastungsfaktoren bei österreichischen Zahnbehandlern. Öst. Z. Stomt. 89 (1992) 319.

Krieg. In: Rohen, J.W. (Hrsg.): Funktionelle Anatomie des Nervensystems. Schattauer, Stuttgart 1975.

Krieger, D.: Healing by the »laying on« of hands as a faciliator of bioenergetic change: the response of in-vivo human hemoglobin. Psychoenergetic system. 1 (1976) 121–129.

Krietsch, S.: Funktionelle Entspannung bei Psychosen. Funkt. Entspannung 16 (1993) 12–19 (Festschrift f. Marianne Fuchs).

Krisch, K.: Enkopresis. Huber, Bern 1985.

Krishnamurthy, S., D.M. Schüffler: Pathology and neuro-muscular disorders of the small intestine and colon. Gastroenterology 93 (1987) 610–639.

Kröner, B.: The empirical validity of clinical headache classification. In: Holroyd, K.A., B. Schlote, H. Zenz (eds.): Perspectives in Research on Headache, pp. 56–65. Hogrefe, Lewiston–New York 1983.

Kröner-Herwig, B.: Die Schmerzpersönlichkeit – eine Fiktion? In: Basler, D., C. Franz, B. Kröner-Herwig, H.P. Rehfisch, H. Seemann (Hrsg.): Psychologische Schmerztherapie, S. 125–134. Springer, Berlin 1990.

Kröner-Herwig, B.: Kopfschmerz und psychologische Kopfschmerzbehandlung: Übersicht und kritische Würdigung von Biofeedbackverfahren. In: Geissner, E., G. Jungnitsche (Hrsg.): Psychologie des Schmerzes. Diagnose und Therapie, S. 329–348. Psychologie-Verlags-Union, Weinheim 1992.

Kröner-Herwig, B., K.W. Weich: Untersuchungen zur Prädiktion des Erfolgs verhaltensmedizinischer Interventionen bei chronischem Kopfschmerz. Z. klin. Psychol. 17 (1988) 55–69.

Krönig, B.: Blutdruckvariabilität bei Hochdruckkranken; Ergebnisse telemetrischer Langzeitmessung. Hüthig, Heidelberg 1976.

Krogh-Poulsen, W.: Zusammenhänge zwischen Lokalisation von Abrasionsfacetten und Schmerzen in der Kaumuskulatur und deren Bedeutung für Diagnostik und Behandlung. Öst. Z. Stomat. 64 (1967) 402.

Krogh-Poulsen, W.: Orthofunktion und Pathofunktion des mastikatorischen Systems unter Berücksichtigung der beteiligten Muskelgruppen. In: Drücke, W., B. Klempt: Kiefergelenk und Okklusion, S. 13. Quintessenz, Berlin 1980.

Krohne, H.W.: Streßbewältigung bei Operationen. In: Schmidt, L.R. (Hrsg.): Jahrbuch der medizinischen Psychologie, Bd. 7, S. 55–73. Springer, Berlin–Heidelberg–New York 1992.

Krohne, H.W.: Attention and avoidance. Two central strategies in coping with aversiveness. In: Krohne, H.W. (ed.): Attention and Avoidance, pp. 3–15. Hogrefe & Huber Publishers, Seattle 1993.

Kronenfeld, J.J., C. Wasner: The use of unorthodox therapies and marginal practitioners. Soc. Sci. Med. 16 (1982) 1119–1125.

Krueger, J.M., M.L. Karnovsky: Sleep and the immune response. Ann. N. Y. Acad. Sci. 496 (1987) 517–521.

Krüger, K.W.: Lupus erythematodes und Zentralnervensystem. Nervenarzt 55 (1984) 165–172.

Krüskemper, G., H.L. Krüskemper: Neurotische Tendenzen und Extraversion bei Hyperthyreose, Psychosom. Med. 16 (1970) 178–189.

Krüskemper, G.: Patienten mit rheumatischen Beschwerden. In: Basler, H.-D., I. Florin (Hrsg.): Klinische Psychologie und somatische Krankheit, S. 146–161. Kohlhammer, Stuttgart 1985.

Krüskemper, G.M., P. Schejbal: Kranksein als Streß. In: Eiff, A.W. v. (Hrsg.): Streß, S. 154–164. Thieme, Stuttgart 1980.

Krug, H., F. Krug, P. Cuatrecasas: Emergence of insulin receptors on human lymphocytes during in vitro transformation. Proc. nat. Acad. Sci. (Wash.) 69 (1972) 2604–2608.

Krumholz, A., E. Niedermeyer: Psychogenic seizures. A clinical study with follow-up data. Neurology 33 (1983) 498–502.

Kruse, W.: Entspannung. Autogenes Training für Kinder, 5. Aufl. Dtsch. Ärzteverlag, Köln 1988.

Kruse, W.: Einführung in das autogene Training mit Kindern, 4. Aufl. Dtsch. Ärzteverlag, Köln 1992.

Krystal, H.: Massive Psychic Trauma. International Universities Press, New York 1968.

Krystal, H. (ed.): Integration and Self-healing. Acad. Press, New York 1988.

Krystal, H., W.G. Niederland: Psychic Traumatization. Little & Brown, Boston 1971.

Krystal, H.: Beyond the DSM-III-R: Therapeutic considerations in posttraumatic stress disorder. In: Wilson, J.P., B. Raphael (eds.): International Handbook of Traumatic Stress Syndromes, pp. 841–854. Plenum (Series on Stress and Coping), New York–London 1993.

Krystal, J. Assessing alexethymia. In: Krystal, H. (ed.): Integration and Self-healing. Acad. Press, New York 1988.

Kryter, K.D., G.R. Garinther: Auditory effects of acoustic impulses from firearms. Acta oto-laryng. (Stockh.) 211 (1965) 1.

Kubany, A.J., T.S. Danowski, C. Moses: The personality and intelligence of diabetics. Diabetes 5 (1956) 462–467.

Kubie, L.S.A.: A psychoanalytic approach to the pharmacology of psychological processes. In: Uhr, L., J.G. Miller (eds.): Drugs and Behavior. Wiley, New York 1960.

Kuder, G., M.W. Richardson: The theory of estimation of test Reliability. Psychometrica 2 (1937) 151.

Kübler-Ross, E.: On Death and Dying. What the dying have to theach doctors, nurses, clergy and their own families. McMillan, New York 1969.

Kübler-Ross, E.: Interviews mit Sterbenden. Kreuz Verlag, Stuttgart 1973.

Kübler-Ross, E.: Die geheime Sprache sterbender Kinder. Dtsch. Ärztebl. 79 (1982) 55–67.

Kübler-Ross, E.: AIDS – The ultimate challenge. MacMillan, New York 1987.

Küchenhoff (1986): siehe: Küchenhoff, J.: Oneiroides Erleben bei intensivbehandelten panplegischen Polyradikulitis-Patienten. Nervenarzt 58 (1987) 524.

Küchenhoff, J., H. Kordy, W. Kruschitz, W. Senf: Persönlichkeit, Krankheitsverarbeitung und Krankheitsverlauf bei Morbus Crohn. In: Speidel, H., B. Strauß (Hrsg.): Zukunftsaufgaben der psychosomatischen Medizin. Springer, Berlin 1989.

Küchenhoff, J.: Psychosomatik des Morbus Crohn. Enke, Stuttgart 1993.

Küchler, T.: Lebensqualität post operationem – Eine klinisch-empirische Studie am Beispiel von Patienten mit Tumoren des Gastrointestinaltraktes. Habilitationsschrift am Fachbereich Medizin der Universität Hamburg, 1992.

Kühn, H., E. Nägele: Colitis ulcerosa. Ergeb. inn. Med. Kinderheilk. 25 (1967).

Künsebeck, H.W.: Psychosoziale Situation und Lebenszufriedenheit bei Herztransplantierten. Psycho 13 (1987) 760.

Künsebeck, H.W.: Morbus Crohn und Persönlichkeit. Roderer, Regensburg 1993.

Künsebeck, H.W., W. Lemper, H. Freyberger: Häufigkeit psychischer Störungen bei nichtpsychiatrischen Klinikpatienten. Dtsch. med. Wschr. 109 (1984) 1438–1442.

Künsebeck, H.W., W. Lempa, H. Freyberger: Kurz- und Langzeiteffekte ergänzender Psychotherapie bei Patienten mit Morbus Crohn. In: Lamprecht, F. (Hrsg.): Spezialisierung und Integration in Psychosomatik und Psychotherapie. Springer, Berlin 1987.

Küster, W., W. Lenz: Morbus Crohn und Colitis ulcerosa – Häufigkeit, familiäres Vorkommen und Schwangerschaftsverlauf. Ergeb. inn. Med. Kinderheilk. 53 (1984) 103–132.

Küster, W., J. Purrmann, S. Funk, G. Strohmeier: Zur Genetik des Morbus Crohn. Med. Klinik 82 (1987) 679–682.

Kütemeyer, M.: Das Chronic-fatigue-Syndrom: Eine Form der Angstneurose. Akt. Neurol. 18 (1991) 188–191.

Kütemeyer, M.: Schwerpunkt psychosomatische Neurologie. In: Adler, R., W. Bertram, A. Haag, J.M. Herrmann, K. Köhle, Th. von Uexküll (Hrsg.): Integrierte Psychosomatische Medizin in Praxis und Klinik, 2. Aufl., S. 327–340. Schattauer, Stuttgart–New York 1992.

Kütemeyer, M., U. Schultz: Verlauf des akuten Wurzelkompressionssyndroms (WKS) nach dreistufiger konservativer Therapie. In: Seitz, D., P. Vogel (Hrsg.): Hämoblastosen. Zentrale Motorik. Iatrogene Schäden. Myositiden, S. 699–701. Springer, Berlin–Heidelberg–New York 1983.

Kütemeyer, M., U. Schultz: Kurt Goldstein (1878–1965): Begründer einer psychosomatischen Neurologie? In: Pross, C., R. Winau (Hrsg.): Nicht mißhandeln. Das Krankenhaus Moabit 1920–1945, S. 133–139. Edition Hentrich, Berlin 1984.

Kütemeyer, M., U. Schultz: Frühe psychoanalytische Schmerzauffassungen. Psychother. med. Psychol. 39 (1989) 185–192.

Kütemeyer, W.: Die Krankheit in ihrer Menschlichkeit. Vandenhoeck & Ruprecht, Göttingen 1963.

Kugelmass, S., J. Marcus, J. Schmueli: Psychophysiological reactivity in high-risk children. Schizophrenia Bull. 11 (1985) 66–73.

Kuhn, H., R. Engel, U. King, G. Höring: Psychophysiologische Untersuchungen beim Asthma bronchiale. In: Zander, W. (Hrsg.): Experimentelle Forschungsergebnisse in der psychosomatischen Medizin, S. 129–140. Vandenhoeck & Ruprecht, Göttingen 1981.

Kuhn, T.S.: The Structure of Scientific Revolutions. 2nd ed. Universitiy of Chicago Press, Chicago 1970.

Kuhn, T.H.: Die Struktur wissenschaftlicher Revolutionen. Suhrkamp, Frankfurt 1973.

Kuhn, W.F., R.A. Bell, R.E. Netscher, D. Seligson, S.J. Kuhn: Psychiatric aspects of leg fracture patients: a pilot study. Int. J. Psychiat. Med. 19 (1989) 145–155.

Kuhne, A., E. Baraga, J. Czekala: Completeness and internal consistency of DSM-III criteria for post-traumatic-stress disorder. J.Clin. Psychol. 44 (1988) 717–722.

Kuiper, P.C.: Die seelischen Krankheiten des Menschen. Huber, Bern–Stuttgart–Wien. Klett-Cotta, Stuttgart 1968.

Kuller, L., M. Cooper, J. Perper: Epidemiology of sudden death. Arch. intern. Med. 129 (1972) 714–719.

Kulovesi, Y.: Zur Entstehung des Tics. Int. Z. Psychoanal. 15 (1929) 82–95.

Kumar, D., P.D. Thompson, D.L. Wingate, C.K. Vesselinowa-Jenkins, G. Libby: Abnormal REM sleep in the irritable bowel syndrome. Gastroenterology 103 (1992) 12–17.

Kummer, R. v.: Psychogene Reaktionen aus der Sicht des Neurologen, S. 78–90. In: Schmitt, W. (Hrsg.): Systemtheorie und Psychiatrie. Janssen, Neuss, 1986.

Kunin, C.M.: Sexual intercourse and urinary infections. New Engl. J. Med. 298 (1978) 336.

Kupfer, D.J., F.G. Foster: Interval between onset of sleep and rapid-eye-movement sleep as an indicator of depression. Lancet II (1972) 684–686.

Kupfer, D.J., R.J. Wyatt, J. Scott, F. Snyder: Sleep disturbance in acute schizophrenic patients. Amer. J. Psychiat. 126 (1970) 1213–1223.

Kupfermann, I.: Hypothalamus and limbic system I: Peptidergic neurons, homeostasis and emotional behaviour. In: Kandel, E.R., J.H. Schwartz, T.M. Jessel (eds.): Principles of Neural Sciences., pp. 611–635; 750–761. Elsevier, New York–Amsterdam–London–Tokyo 1991.

Kurth, U.E., I. Gohler, H. Knaape: Untersuchungen über den Pavor nocturnus bei Kindern. Psychiat. Neurol. Med. Psychol. 17 (1965) 1–7.

Kushner, M., K. Sher, B. Betiman: The relation between alcohol problems and the anxiety disorders. Amer. J. Psychiat. 147 (1990) 685–695.

Kushner, M.G., D.S. Riggs, E.B. Foa, S.M. Miller: Perceived controllability and the development of post-traumatic stress disorder (PTD) in crime victims. Beh. Res. Ther. 31 (1993) 195–110.

Kusnecov, A.W., M. Sivyer, M.G. King, A.J. Husband, A.W. Cripps, R.L. Clancy: Behaviorally conditioned suppression of the immune response by antilymphocyte serum. J. Immunol. 130 (1983) 2117–2120.

Kusnecov, A.W., A.J. Husband, M.G. King: Behaviorally conditioned suppression of mitogen-induced proliferation and immunoglobulin production: Effect of time span between conditioning and reexposure to the conditioned stimulus. Brain Behav. Immun. 2 (1988) 198–211.

Kusnecov, A.W., A.J. Husband, M.G. King: The influence of dexamethasone on behaviorally conditioned immunomodulation and plasma corticosterone. Brain Behav. Immun. 4 (1990) 50–66.

Kutner, N.G.: Medical students' orientation toward the chronically ill. J. med. Educ. 53 (1978) 111–118.

Kutter, P.: Psychoanalytische Ansätze. In: Euler, H.A., H. Mandel (Hrsg.): Emotionspsychologie, S. 52. Urban & Schwarzenberg, München–Wien–Baltimore 1983.

Kutter, P. (Hrsg.): Methoden und Theorien der Gruppenpsychotherapie. Frommann-Holzboog, Stuttgart–Bad Cannstatt 1985.

Kvale, G., K. Hugdahl, A. Asbjornsen, B. Rosengren, K. Lote, H. Nordby: Anticipatory nausea and vomiting in cancer patients. J. Consult. Clin. Psychol. 59 (1991) 894–898.

L'Abate, L.: The Handbook of Family Psychology and Therapy. Vol.I. Dorsey, Chicago 1985.

L'Etang, H.: Fit to lead? Heinemann Medical Books, London 1980.

Labhardt, A.: Psychosomatische und psychodynamische Aspekte weichteilrheumatischer Erkrankungen. Referat, 17. Tagung d. Dtsch. Ges. Rheumatologie, Regensburg 1976.

Lacey, J.: Bulimia nervosa, binge eating and psychogenic vomiting: a controlled treatment study and long-term outcome. Brit. med. J. 286 (1983) 1609–1613.

Lacey, J.H., D.E. Bateman, R. v. Lehn: Autonomic response specifity. Psychosom. Med. 15 (1953) 8.

Lacey, J.I.: The evaluation of autonomic responses: toward a general solution. Ann. N. Y. Acad. Sci. 67 (1956) 123–164.

Lacey, J.I.: Psychophysiological approaches to the evaluation of psychogenetic process and outcome. In: Rubinstein, E.A., M.B. Parloff (eds.): Research in Psychotherapy. APA, Washington 1962.

Lacey, J.I.: Somatic response patterning and stress: some revisions of activation theory. In: Appley, M.A., R. Trumbell (eds.): Psychological Stress: Issues in Research, pp. 14–42. Appleton, New York 1967.

Lacey, J.I., B.C. Lacey: Some automatic central nervous system interrelationships. In: Black, P. (ed.): Physiological Correlates of Emotion. Acad. Press, New York 1970.

Lacey, J.I., B. Lacey: On heart rate responses and behavior. A reply to Elliott. J. pers. soc. Psychol. 30 (1974a) 1–18.

Lacey, J.I., B. Lacey: Studies of heart rate and other bodily processes in sensomotor behavior. In: Obrist, P.A., A.H. Black, J. Brener, L.V. Dicara (eds.): Cardiovascular Psychophysiology. Aldine, Chicago 1974.

Lacey, J.I., J. Kagan, B. Lacey, H.A. Moss: The visceral level in situational determinants and behavioral correlates of autonomic response patterns. In: Knapp, P.H. (ed.): Expressions of Emotions in Man. Int. Univ. Press, New York 1963.

Lachauer, R., H. Neun, W. Dahlmann: Psychosomatische Einrichtungen in Deutschland – Eine Bestandsaufnahme. Psychother. Psychosom. Med. Psychol. 42 (1992) 1–10.

Lachelin, G.C., S.S. Yen: Hypothalamic chronic anovulation. Amer. Obstet. Gynec. 130 (1978) 825.

Lacks, P., K. Powlishta: Improvement following behavioral treatment for insomnia: clinical significance, long-term maintenance and predictors of outcome. Behav. Res. Ther. 20 (1989) 117–134.

Lader, M.H.: Palmar skin conductance measures in anxiety and phobic states. J. psychosom. Res. 11 (1967) 271–281.

Lader, M.H., N. Sartorius: Anxiety in patients with hysterical conversion symptoms. J. Neurol. Neurosurg. Psychiat. 31 (1968) 490–495.

Lader, M.H., L. Wing: Physiological Measures, Sedative Drugs and Morbid Anxiety. Oxford Univ. Press, London 1966

Ladwig, K.H.: Klinisch und prognostische Bedeutung der Postinfarkt-Depression. Bay. Int. 13 (1993) 49–54.

Ladwig, K.H., W. Lehmacher, R. Roth et al.: Factors which provoke post-infarction depression. J. Psychosom. Research 36 (1992) 723–729.

Laessle, R.G.: Eßstörungen und Depression. Psychobiologische Studien bei Anorexia nervosa und Bulimie. Lang, Frankfurt 1987.

Laessle, R.G.: Affektive Störungen und bulimische Syndrome. In: Fichter, M.M. (Hrsg.): Bulimia nervosa. Enke, Stuttgart 1989.

Laessle, R.G.: Eßstörungen. In: Reinecker, H. (Hrsg.): Lehrbuch der Klinischen Psychologie. Modelle psychsicher Störungen, S 222–250. Hogrefe, Göttingen 1990.

Lagercrantz, R.: Ulcerative Colitis. In: Linneweh, F. (Hrsg.): Prognose chronischer Erkrankungen. Springer, Berlin 1960.

LaHood, B.J.: Parental attitudes and their influences on the medical management of diabetic adolescents. Clin. Pediat. 9 (1970) 468–471.

Lakoff, G.: Women, Fire and Dangerous Things. Univ. of Chicago Press, Chicago 1987.

Lamaze, F., P. Vellay: L'accouchement sans douleur par la méthode psychophysique. Premiers résultats portant sur 500 cas. Gaz. méd. Fr. 59 (1952) 1445.

Lambert, M.J., D.A. Shapiro, A.E. Bergin: The effectiveness of psychotherapy. In: Garfied, S.L., A.E. Bergin (eds.): Handbook of Psychotherapy and Behavior Change, 3rd ed. Wiley, New York 1986.

Lammers, C.A., B.D. Naliboff, A.J. Straatmeyer: The effects of progressive relaxation on stress and diabetic control. Behav. Res. Ther. 22 (1984) 641–651.

Lamprecht, F.: Plädoyer für eine Gerontopsychosomatik. Psycho 16 (1990) 902–908.

Lamprecht, F., J. Schmidt: Das Zauberbergprojekt: Zwischen Verzauberung und Ernüchterung. In: Ahrens, S. (Hrsg.): Entwicklung und Perspektiven der Psychosomatik in der Bundesrepublik Deutschland, S. 97–115. Springer, Heidelberg 1990.

Lamprecht, F., H.-J. Demmel, A. Riehl: Psychosomatische Befunde bei orofacialem Schmerzdysfunktionssyndrom. Z. Psychosom. Med. 32 (1986) 382.

Lamprecht, F. v.: Neurologie. In: Hahn, P. (Hrsg.): Psychologie des 20. Jahrhunderts, Bd. IX: Ergebnisse für die Medizin (1), S. 538–598. Kindler, Zürich 1979.

Lance, J.W., V. Pfaffenrath (eds.): Sumatriptan. From molecule to man. Europ. Neurol. 31 (1991) 279–344.

Landau, E.: Sterbehilfe mit dem Katathymen Bilderleben. In: Leuner, H. (Hrsg.): Katathymes Bilderleben, S. 255–262. Huber, Bern 1980.

Landgraf, H.R. (Guest editor): Secondary complications and quality of life after successful pancreatic transplantation in type 1 (insulin-dependent) diabetes. Report from the 3rd Spitzingsee-meeting held in Kühtai, Austria, 6–9 January, 1991. Diabetologia 34 (Suppl. 1) (1992) 159.

Landman, J.T., R.M. Dawes: Psychotherapy outcome: Smith and Glass' conclusions stand up under scrutiny. Amer. Psychol. 37 (1982) 504–516.

Landsberg, L., D.R. Krieger: The sympathoadrenal system and homeostasis: Coping with changes in the internal and external environment. In: Palermo, D.S. (ed.): Coping with Uncertainty. Behavioral and Developmental Perspectives, pp. 39–59. Erlbaum, Hillsdale/NJ 1989.

Lang, E.: Geriatrie – Grundlagen für die Praxis. Fischer, Stuttgart 1976.

Lang, E. (Hrsg.): Praktische Geriatrie, Enke, Stuttgart 1988.

Lang, P.J.: Die Anwendung psychophysiologischer Methoden in Psychotherapie und Verhaltensmodifikation. Birbaumer, N. (Hrsg.): Psychophysiologie der Angst. Urban & Schwarzenberg, München 1977.

Lang, P.J.: Cognition in emotion: concept and action. In: Izard, C.E., J. Kagan, R.B. Zajonc (eds.): Emotions, cognitions and behavior. Cambridge University Press, New York 1985.

Lang, P.J., M.M. Bradley, B.N. Cuthbert: Emotion, attention and the startle reflex. Psychol. Rev. 97 (1990) 377–395.

Langbein, K., H.-P. Martin, P. Sichrowsky, H. Weiss: Bittere Pillen. Kiepenheuer & Witsch, Köln 1983.

Lange (1903): zit. nach Portmann, A., in: Flanagan, G.L. (Hrsg.): Die ersten neun Monate des Lebens. Rowohlt, Reinbek 1963.

Lange, C.G.: Om Sindsbevaegelser et psykofysiolog. Studie. Kronar., Kopenhagen 1885.

Lange, M. et al.: Cohort of gay men in New York: Ten year follow-up. VIII International Conference on AIDS, July 18–24. Amsterdam/The Netherlands. Abstract MoC 88. 1992.

Langeluddecke, P., K. Goulston, C. Tennant: Psychological factors in dyspepsiea of unknown cause: a comparison with peptic ulcer disease. J. psychosom. Res. 34 (1990) 215–222.

Langen, D.: Gestufte Aktivhypnose, 3. Aufl. Thieme, Stuttgart 1969.

Langen, D.: Psychodiagnostik, Psychotherapie. Thieme, Stuttgart 1969.

Langen, D., U. Hartmann: Psychosomatik der Impotenz. Enke, Stuttgart 1992.

Langer, E., H. Heimann (Hrsg.): Psychopharmaka – Grundlagen und Therapie. Springer, Wien 1983.

Langer, G.: Medikament und Scheinmedikament (Placebo). »Aura curae« und die therapeutische Wirkung. In: Wiener Studien zur Wissenschaftstheorie 3, 1989.

Langer, G., G. Koinig, R. Hatzinger, G. Schönbeck, F. Resch, H. Aschauer, M.S. Keshaven, W. Sieghart: Response of thyrotropin to thyrotropin-releasing hormone as predictor of treatment outcome: prediction of recovery and relapse in treatment with antidepressants and neuroleptics. Arch. gen. Psychiat. 43 (1986) 861–868.

Langer, H.E., U. Birth: Probleme und Interessenschwerpunkte von Rheumapatienten und Planung von Patienteninformation. Rheuma 7 (1987) 7–16.

Langewitz, W.: Persönliche Mitteilung, 1993.

Langner, T.S., S.T. Michael: Life stress and mental health. The Midtownn Manhattan Study. In: Thomas, A.C. (ed.): Rennie Series in Social Psychiatry, vol. II. Glencoe-Collier-Macmillan, London 1963.

Langohr, H.D., M. Stoher, F. Petruch: An open and double-blind cross-over study on the efficacy of clomipramine (anafranil) in patients with painfull mono- and polyneuropathies. Europ. Neurol. 21 (1982) 309–317.

Langosch, W.: Psychosomatik der koronaren Herz-krankheiten. VCH Verlagsgesellschaft, Weinheim 1989.

Langosch, W.: Welche psychosozialen Aspekte sind in der Herzinfarkt-Nachsorge besonders wichtig? In: Halhuber, M.J. (Hrsg.): Umfassende Herzinfarkt-Nachsorge in Klinik und Praxis, S. 65. Huber, Bern–Stuttgart–Toronto 1989.

Langton, C. (ed.): Artificial Life. Addison-Wesley, Redwood City 1989.

Lankon, S., C. Lankon: The Answer Within: A Clinical Frame-work of Ericksonian Hyponotherapy. New York 1983.

Lapidus, L., C. Bengtsson, B. Larsson, K. Pennert, E.Rybko, L. Sjöström: Distributions of adipose tissue and risk of cardiovascular disease and death: a 12 year follow-up of participants in the population of study of women in Gothenburg, Sweden. Brit. med. J.289 (1894) 1257–11261.

Laplanche, J., J.B. Pontalis: Das Vokabular der Psychoanalyse. Wiederholungszwang, S. 627–631. Suhrkamp, Frankfurt/a.M. 1982.

Laragh, J.: Conquering the quiet killer. Time, January (1975) 30.

Larbig, W.: Schmerz. Grundlagen – Forschung – Therapie. Kohlhammer, Stuttgart–Berlin–Köln-Mainz 1982a.

Larbig, W.: Psychoanalytische Therapieansätze. In: Gerber, W.D., G. Haag (Hrsg.): Migräne, S. 223–233. Springer, Berlin–Heidelberg 1982b.

Larbig, W., T. Elbert, B. Rockstroh, W. Lutzenberger, N. Birbaumer: Elevated blood pressure and reduction in pain sensitivity. In: Orlebeke, J., G. Mulder, L. van Doornen (eds.): Psychophysiology of Cardiovascular Control. Plenum, New York 1985.

Larsson, B., K. Svärdsudd, L. Welin, L. Wilhelmsen, P. Björntorp, G. Tibblin: Abdominal adipose tissue distribution, obesity and risk of cardiovascular disease and death: 13 year follow-up of participants in the study of men born in 1913. Brit. med. J.288 (1984) 1401–1404.

Lary, D., N. Goldschlager: Electrocardiographic changed during hyperventilation resembling myocardial ischemia in patients with normal coronary arteriograms. Amer. Heart J. 87 (1974) 383–390.

Lasagna, L., F. Mosteller, J.M. v. Felsinger et al.: A Study at the Placebo Response. Amer. J.Med. 16 (1954) 770–779.

Lascelles, P.T., P.R. Evans, H. Merskey, M.A. Sabur: Plasma cortisol in psychiatric and neurologic patients with pain. Brain (1974) 533–538.

Lasègue, E.C.: De l'anorexie hystérique. Arch. gén. méd. 21 (1873) 385; sowie: Med. Times Gaz. II (1873) 265; 367.

Lask, B., M. Kirk: Childhood asthma: Family therapy as an adjunct to routine management. Journal Fam. Therapy 1 (1979) 33.

Lask, W.: Psychological aspects of inflammatory bowel disease. Wien. Klin. Wschr. 98 (1986) 544–547.

Laskin, D.: Etiology of the pain dysfunction syndrome. J. Amer. dent. Ass. 79 (1969) 147.

Laszig, R., T. Luetgebrune: Klinische Topodiagnostik der Ertaubung. In: Lehnhardt, E., M.S. Hirshorn (ed.): Cochlear Implantat. Springer, Berlin–Heidelberg–New York 1987.

Latimer, P.R.: Crohn's disease: a review of the psychological and social outcome. Psychol. Med. 8 (1978) 649–656.

Latimer, P., S. Sarna, D. Campbell, M. Latimer, W. Waterfall, E.F. Daniel: Colonic motor and myoelectrical activity: A comparative study of normal subjects, psychoneurotic patients and patients with irritable bowel syndrome. Gastroenterology 80 (1981) 893–901.

Laudenslager, M.L., M. Fleshner, P. Hofstadter, P.E. Held, L. Simons, S.F. Maier: Suppression of specific antibody production by inescapable shock: Stability under varying conditions. Brain Behav. Immun. 2 (1988) 92–102.

Laufer, N., M.E. Laufer: Adoleszenz und Entwicklungskrise. Klett-Cotta, Stuttgart 1989.

Lausberg, H., J. v. Wietersheim, E. Wilke, H. Feiereis: Bewegungsbeschreibung psychosomatischer Patienten in der Tanztherapie. Psychother. med. Psychol. 38 (1988) 259–264.

Laux, G., O. Dietmaier, W. König: Psychopharmaka. Fischer, Stuttgart 1993.

Laux, L.: The multitrait-multimethod rationale in stress research. In: Sarason, C.U., C.D. Spielberger (eds.): Stress and anxiety III. Wiley, New York 1976.

Laux, L., P. Glanzmann, P. Schaffner, C.D. Spielberger: Das State-Trait-Angstinventar. Beltz, Weinheim 1981.

Law, S.W., W. Gibbons, A.N. Poindexter: Patient co-operation. A determinant of perinatal outcome in the pregnant diabetic. J. reprod. Med. 24 (1980) 197–201.

Lawall, P. Ch., A. Pietzker: Das Gilles de la Tourettsche Sydrom (GTS). Fortschr. Neurol. Psychiat. 5 (1973) 281–298.

Layne, O.L., S.C. Yudowsky: Postoperative psychosis in cardiotomy patients. The role of organic and psychic factors. New Engl. J. Med. 284 (1971) 518–520.

Lazarus, A.A.: Behavior Therapy and beyond. McGraw-Hill, New York 1971.

Lazarus, A.A.: Multidimensional Behavior Therapy. Springer, New York 1976.

Lazarus, H.R., J.H. Hagens: Prevention of psychosis following open-heart surgery. Amer. J. Psychiat. 124 (1968) 1190–1195.

Lazarus, R.S.: Psychological Stress and the Coping Process. McGraw-Hill, New York 1966.

Lazarus, R.S.: The self-regulation of emotion. In: Levi, L. (ed.): Emotions: Their parameters and measurement. Raven, New York 1975.

Lazarus, R.S.: The costs and benefits of denial. In: Breznitz, S. (ed.): The Denial of Stress, pp. 1–30. International Universities Press, New York 1982.

Lazarus, R.S.: Coping theory and research: Past, present and the future. Psychosom. Med. 55 (1993) 234–247.

Lazarus, R.S.: From psychological stress to the emotions: A history of changing outlooks. Ann. Rev. Psychol. 44 (1993) 1–21.

Lazarus, R.S., E. Alfest: Short circuiting on threat by experimentally altering cognitive appraisal. J. abnorm. soc. Psychol. 69 (1964) 195–205.

Lazarus, R.S., S. Folkman: Stress, Appraisal and Coping. Springer, New York 1984.

Lazarus, R.S., A.D. Kanner, S. Folkman: Emotions: A cognitive phenomenological analysis. In: Plutchnik, R., H. Kellerman (eds.): Emotion – Theory, Research and Experience, vol. I: Theories of Emotion. Acad. Press, New York 1980.

Le Shan, L.L.: Untersuchungen zur Persönlichkeit der Krebskranken. Z. psychosom. Med. Psychoanal. 9 (1963) 246–253.

Le Shan, L.L.: An emotional life-history pattern associated with neoplastic disease. Ann. N. Y. Acad. Sci. 125 (1966) 780–793.

Le Shan, L.L.: Mobilizing the life force. Ann. N. Y. Acad. Sci. 164 (1969) 847–861.

Le Shan, L.: A new question in studying psychosocial interventions and cancer. Advances 7 (1991) 69–71.

Le Shan, L.L., M.L. Gassman: Some observations on psychotherapy with patients suffering from neoplastic disease. Amer. J. Psychother. 12 (1958) 723–734.

Le Shan, L.L., R.E. Worthington: Loss of cathexes as a common psychodynamic characteristic of cancer patients. An attempt of a clinical hypothesis. Psychol. Rep. 2 (1956) 183–193.

Leào, A.A.P.: On the inferred realtionship of migraine and spreading depression. In: Clifford Rose, F. (ed.): Advances in Headache Research, pp. 19–24. Libbey, London 1987.

Leavitt, F.: Value of the MMPI conversion 'V' in the assessment of psychogenic pain. J. Psychsom. Res. 29 (1985) 125–131.

Leavitt, F., D.C. Garron, C.M. D'Angelo, T.W. McNeil: Low back pain in patients with and without demonstrable organic disease. Pain 6 (1979) 191–200.

Leavitt, F., D.C. Garron: The detection of psychological disturbance in patients with low back pain. J. psychosom. Res. 23 (1979) 149–154.

Lebovits, B.Z., R.B. Shekelle, A.M. Ostfeld, P. Oglesby: Prospective and retrospective psychological studies in coronary heart disease. Psychosom. Med. 29 (1967) 265–272.

Leboyer, F.: Der sanfte Weg ins Leben. Desch, München 1974.

LeDoux, J.E.: Cognitive-emotional interactions in the brain. Cognition Emotion 3 (1989) 267–289.

Lee, A.: Helicobacter pylori: Microbiological aspects. In Malfertheimer, P., H. Ditschuneit (eds.): Helicobacter pylori, Gastritis and Peptic Ulter, pp. 9–18. Springer, Berlin–Heidelberg 1990.

Lee, C.K., N.A. Langrana, J.R. Parsons, M.C. Zimmerman: Development of prosthetic disc. Spine 16 (1991) 253–235.

Lefebvre, P., J.C. Crombez et al.: Psychological dimension and psychopathological potential of acquiring a kidney. Canad. psychiat. Ass. J. 18 (1973) 495–500.

Lefer, J.: Fusion and rheumatoid arthritis. Contemp. Psychol. 9 (1972) 63–78.

Lefer, L.: The patient with the temporomandibular joint pain dysfunction syndrome. Fortschr. Psychoanal. 3 (1968) 69.

Leff, J.P., C.E. Vaughn: Expressed Emotions in Families. Guilford, New York 1985.

Lehmann, H.E., R. Cancro: Schizophrenia: clinical features. In: Kaplan, H.I., B.J. Sadock (eds.): Comprehensive Textbook of Psychiatry, IV, vol. 1, Chapt. 15.4. Williams & Wilkins, Baltimore 1985.

Lehnert, H., R.J. Wurtman: Amino acid control of neurotransmitter synthesis and release. Psychother. and Psychosom. 60 (1993) 18–32.

Lehnert, H., M. Nink, K. Mann, J. Röschke, D. Hellhammer: Extrahypothalamic effects of corticotropin- and thyrotropin releasing hormone. Neurpsychobiology 28 (1993) 54–61.

Lehnert, H., C. Schulz, Ch. Hiemke: Neuroendokrine Kontrolle des autonomen Nervensystems. In: Hellhammer, D.H., C. Kirschbaum (Hrsg.): Psychoendokrinologie und Psychoimmunologie. Enzyklopädie der Psychologie (1995, in Druck).

Lehnhardt, E.: Zur Abgrenzung der psychogenen Hörstörung von der aggravierten Schwerhörigkeit. HNO 22 (1974) 134.

Lehr, U.: Psychologie des Alterns. Quelle & Meyer, Heidelberg 1979.

Lehr, U.: Altersstereotypen und Altersnormen – das Bild des alten Menschen in unserer Gesellschaft. In: Hartmann, K.D., K.F. Köppler (Hrsg.): Fortschritte der Markt-psychologie. Fachbuchhandl. Psychologie, Frankfurt 1980.

Lehr, U.: Klimakterium – sozialpsychologische Aspekte. In: Richter, D., M. Stauber (Hrsg.): Psychosomatische Probleme in Geburtshilfe und Gynäkologie. Kehrer, Freiburg 1983.

Leibig, T., E. Wilke, H Feiereis: Zur Persönlichkeitsstruktur von Patienten mit Colitis ulcerosa und Morbus Crohn. Eine testpsychologische Untersuchung während der Krankheitsremission. Z. psychosom. Med. Psychoanal. 31 (1985) 380–392.

Leiderman, P.H. et al.: Sensory deprivation: clinical aspects. Arch Med. 101 (1958) 289–290.

Leigh, H.: Multidisciplinary teams in consultation-liason psychatry: The Yale model. Psychother. and Psychosom. 48 (1987) 83–89.

Leigh, H., M.A. Hofer, J. Cooper: A psychological comparison of patients in »open« and »closed« CCU. J. psychosom. Res. 16 (1972) 449–457.

Leigh, J.P., J.F. Fries: Education level and rheumatoid arthritis: evidence from five data centers. J. Rheum. 18 (1991) 24–34.

Leigh, J.P., J.F. Fries: Mortality predictors among 263 patients with rheumatoid arthritis. J. Rheum. 18 (1991) 1307–1312.

Leigh, J.P., J. Fries: Predictors of disability in a longitudinal sample of patients with rheumatoid arthritis. Ann. Rheum. Dis. 51 (1992) 581–587.

Leighton, D.C., J.S. Harding, D.B. McLin, C.C. Hughes, A.H. Leighton: Psychiatric findings of the Stirling County Study. Amer. J. Psychiat. 119 (1963) 1021–1026.

Leitfaden »Weiterbildungsordnung 4/93 der Verbindung der Schweizer Aerzte«.

Leithoff, P.: Die paradigmatische Bedeutung der Psychosomatik von Thure von Uexküll. Eine nach Thomas Kuhn geführte wissenschaftstheoretische Untersuchung. Diss. Köln 19, 20; 1992.

Leitz, T.: Eine Langzeitkatamnese von 163 stationär behandel-ten Patientinnen mit Bulimie. Med. Diss., Lübeck 1994.

Lelliot, P.T., P. Fenwick: Cerebral pathology in pseudoseizures. Acta Neurol. Scand. 83 (1991) 129–132.

Lémann, M., J.P. Dederding, B. Florie, C. Frachisseur, J.C. Rambaud, R. Jian: Abnormal perception of visceral pain in response to gastric distension in chronic idiopathic dyspepsia. The irritable stomach syndrome. Dig. Dis. Sci. 36 (1991) 1249.

Lemnete, E., V. Valeanu, C. Daniel: Pyschosomatic disorders commitant with pelvic inflammation in women.

Psychosomatic Medicine in Obstetrics and Gynecology, 3rd Int. Congr. 1971. Karger, Basel 1972.

Lempa, W., W. Wellmann, H. Künsebeck, H. Freyberger: Ergebnisse der kombinierten internistisch-psychosomatischen Behandlung bei Morbus Crohn-Patienten (kontrollierte Studie). Verh. Dtsch. Ges. Inn. Med. 90 (1984) 1086–1089.

Lempert, T., D. Schmidt: Natural history and outcome of psychogenic seizures: a clinical study in 50 patients. J. Neurol. 237 (1990) 35–38.

Lempert, T., M. Dieterich, D. Huppert, T. Brandt: Psychogenic disorders in neurology: frequency and clinical spectum. Acta Neurol. Scand. 82 (1990) 335–340.

Lempert, T., T. Brandt, M. Dietrich, D. Huppert: How to identify psychogenic disorders of stance and gait. A video study in 37 patients. J. Neurol. 238 (1994) 140–146.

Lennard-Jones, J.: The clinical outcome of ulcerative colitis depends on how much of the colonic mucosa is involved. Scand. J. Gastroenterol. 88 (1983) 48–53.

Lennox, S.S., J.R. Bedell, A.A. Stone: The effect of exercise on normal mood. J. Psychosom. Res. 34 (1990) 629–636.

Lenz, D.: Die Bedeutung des Plazentasitzes für das Auftreten einer fetalen Bradycardie nach Paracervicalanästhesie. Diss., FU Berlin 1973.

Leonard, M.O.: Professional stress and the response of nurses caring for patients with chronic renal failure. In: Levy, N.B. (ed.): Psychonephrology 1, pp. 35–42. Plenum, New York 1981.

Lerman, R.H., D.R. Cave: Medical and surgical Managment of obesity. Advanc. intern. Med. 34 (1989) 127–164.

Leshin, G.J.: Childhood non-organic hearing loss. J. Speech Dis. 25 (1960) 290.

Lesniak, M.A., J. Roth, P. Gordon, J.R. Gavin: III. Human growth hormone radioreceptor assay using cultured human lymphocytes. Nature (New Biol.) 241 (1973) 20–22.

Lesser, R.P.: Psychogenic seizures. In: pedley, T.A., B.S. Medrum (eds.): Recent advances in epilepsy, pp. 273–296. Churchill Livingstone, Edinburgh 1985.

Lessing, D.N., P.G. Swift, M.A. Metcalfe, J.D. Baum: Newly diagnosed diabetes: a study of parenteral satisfaction. Arch. Dis. Childh. 67 d(1992) 1011–1013.

Leth, I.: Sexual abuse of children and adolescents: results from a Scandinavian research concerning the extent and character of sexual abuse. University of Copenhagen, Unpublished manuscript. Copenhagen 1989.

Lethinen, V., E. Väisänen: Epidemiology of psychiatric disorders in Finland. A fife year follow-up. Soc. Psychiat. 16 (1981) 171–180.

Leuner, H.: Kontrolle der Symbolinterpretation im experimentellen Verfahren. Z. Psychother. med. Psychol. 4 (1954) 201.

Leuner, H.: Symbolkonfrontation – ein nicht-interpretierendes Vorgehen in der Psychotherapie. Arch. Neurol. Psychiat. 76 (1955) 23–49.

Leuner, H.: Das assoziative Vorgehen im Symboldrama. Z. Psychother. med. Psychol. 14 (1964) 196–211.

Leuner, H.: Basic principles and therapeutic efficacy of guided affective imagery (GAI). In: Singer, J., K. Pope (eds.): The Power of Human Imagination. Plenum, New York 1978.

Leuner, H.: Grundlinien des Katathymen Bilderlebens aus neuerer Sicht. In: Leuner, H. (Hrsg.): Katathymes Bilderleben. Huber, Bern 1980.

Leuner, H.: Katathymes Bilderleben. Grundstufe. Thieme, Stuttgart 1981.

Leuner, H.: Katathymes Bilderleben. Unterstufe. Thieme, Stuttgart 1981.

Leuschner, G., H. Geidel: Bedeutung von Arbeits-Gesundheits- und Lebenszufriedenheit im Bewältigungsprozeß rheumatischer Beschwerden. Z. gesmate Hyg. 36 (1990) 440–442.

Leuschner, W.: Einleitung. In: Sigmund Freud: Zur Auffassung der Aphasien. Eine kritische Studie, Wien. Hrsg. von P. Vogel; bear. von I. Meyer-Palmedo, S. 7–31. Fischer, Frankfurt/a.M. 1992.

Leutz, G.: Psychodrama. Springer, Berlin–Heidelberg–New York 1986.

Leuzinger-Bohleber, M., H. Kächele: Von Calvin zu Freud: 5 aggregierte Einzelfallstudien zur Veränderung kognitiver Prozesse in Psychoanalysen. Z. Klin. Psychol. 19 (1990) 111–122.

Leuzinger, M.: Psychotherapeutische Denkprozesse. Kognitive Prozesse bei der Indikation psychotherapeutischer Verfahren. PSZ, Ulm 1984.

Levenberg, S.B., C. Jenkins, D.J. Wendorf: Studies in family-oriented crisis intervention with hemodialysis patients. Int. J. Psychiat Med. 9 (1978) 83–92.

Levenkron, J.D., J.D. Cohen, H.S. Mueller, E.B. Fisher: Modifying the Type A coronary-prone behaviour pattern. J. Consult. Clin. Psychol. 51 (1983) 192–204.

Levenson, J.L., A. Mishra, R.M. Hamer, A. Hastillo: Denial and medical outcome in unstable angina. Psychosom. Med. 51 (1989) 27–35.

Levenson, R.W.: Effects of thematically relevant and general stressors on specifity of responding in asthmatic and nonasthmatic subjects. Psychosom. Med. 41 (1979) 28–39.

Levenson, R.W., P. Ekman, W.V. Friesen: Voluntary facial action generates emotion-specific autonomic nervous system activity. Psychophysiol. 27 (1990) 363–384.

Leventhal, H., P.A. Mosbach: The perceptual-motor theory of emotion. In: Cacioppo, J.T., R.E. Petty, D. Shapiro (Hrsg.): Social psychophsysiology. Guilford Press, New York 1983.

Leventhal, H., K.R. Scherer: The relationship of emotion to cognition. A functional approach to a semantic controversy. Cognition and Emotion (1987) 3–28.

Leventhal, H., D. Meyer, D. Nerenz: The commonsense representation of illness danger. In: Rachman, S. (ed.): Medical Psychology 2. Pergamon, New York 1980.

Levi, L.: The human factor – and the inhuman. In: Levi, L. (eds.): Society, Stress and Disease. Oxford Medical Publications, Oxford 1971.

Lèvi-Strauss, C.: Strukturale Anthropologie. Suhrkamp, Frankfurt 1967.

Levin, A., S. Hyler: DSM-III personality diagnosis in bulimia. Comprehens. Psychiat. 27 (1986) 47–53.

Levin, R.B., A.M Gross: The role of relaxtion in systematic desensitization. Beh. Res. Ther. 23 (1988) 187–196.

Levin, S.: Libido equilibrium. In: Zinberg, N.E., I. Kaufman (eds.): Normal Psychology of the Aging Process, pp. 160–168. Int. Univ. Press, New York 1963.

Levine, E.G., J.M. Raczynski, J.T. Carpenter: Weight gain with breast cancer adjuvant treatment. Cancer 67 (1991) 1954–1959.

Levine, H.B.: Adult Analysis and Childhood Sexual Abuse. The Analytic Press, Hillsdale 1990.

Levine, J., S. Warrenburg, R. Kerns, G. Schwartz, R. Delaney, A. Fontana, A. Gradman, S. Smith, S. Allen, R. Cascione: The role of denial in recovery from coronary heart disease. Psychosom. Med. 49 (1987) 109–117.

Levine, J.D., N.C. Gordon, H.L. Fields: The mechanism of placebo analgesia. Lancet II (1981) 654–657.

Levine, J.D., E.J. Goetzel, A.I. Basbaum; contribution of the nervous system to the pathophysiology of rheumatoid arthritis and other polyarthritides. Rheum. Dis. Clinics North America 13 (1987) 369–383.

Levins, R., R.C. Lewontin: The Dialectical Biologists. Harvard University, Cambridge/Mass. 1985.

Levitan, H.L.: Patterns of hostility revealed in the fantasies and dreams of women with rheumatoid arthritis. Psychother. and Psychosom. 35 (1981) 34–43.

Levitan, S.J., O.S. Kornfeld: Clinical and cost benefits ot liaison psychiatry. Amer. J.Psychiat. 138 (1981) 790–793.

Levy, D.M.: Psychic trauma of operations in children and a note on combate neurosis. Amer. J. Dis. Child. 69 (1945) 7–25.

Levy, L.: Mutual support groups in Great Britain. Soc. Sci. Med. 16 (1982) 1265–1275.

Levy, N.B.: Sexual adjustment to maintenance hemodialysis and renal transplantation. In: Levy, N.B. (ed.): Living or Dying, pp. 127–141. Thomas Publisher, Springfield 1974.

Levy, N.B. (ed.): Psychonephrology 1. Plenum, New York 1981.

Levy, N.B.: What's new on cause and treatment of sexual dysfunction in end-stage renal disease. In: Levy, N.B. (ed.): Psychonephrology 1, pp. 43–48. Plenum, New York 1981.

Levy, N.B.: Sexuelle Probleme von Dialysepatienten. In: Balck, F.B., U. Koch, H. Speidel (Hrsg.): Psychonephrologie. Springer, Heidelberg 1984.

Levy, N.B., G.D. Wynbrandt: The quality of life on maintenance hemodialysis. Lancet 1 (1975) 1328–1330.

Levy, P.E.: Die Rolle der Psychotherapie in der Behandlung der Ischias. Über die Notwendigkeit einer Kombination der Physio- und Psychotherapie. Zbl. Psychoanal. 4 (1913) 1–9.

Levy, R.: The immobilized patient and his psychologic well-being. Postgrad. Med. 40 (1966) 73–77.

Levy, S.M., R. Herberman, M. Lippman, T. d'Angelo: Prognostic risk assessment in primary breast Cancer by behavioral and immunological parameters. Health Psychol. 4 (1985) 99–113.

Levy, S.M., J. Lee, C. Bagley et al.: Survival hazards analysis in first recurrent breast cancer patients: seven years follow-up. Psychosom. Med. 50 (1988) 520–528.

Levy, S.M., R.B. Herberman, T. Whiteside, K. Sanzo, J. Lee, J. Kirkwood: Perceived social support and tumor estrogen/progesterone receptor status as predictors of natural killer cell activity in breast cancer patients. Psychosom. Med. 52 (1990) 73–85.

Lew, E.A., L Garfinkel: Variation in mortality by weight among 750,0 men and women. J.chron. Dis. 32 (1979) 563–576.

Lewis, A.J.: Diagnosenschlüssel und Glossar psychiatrischer Krankheiten. 5. Aufl, korrigiert nach der 9.Revision der ICD. Springer, Berlin 1980. Vorwort der englischen Ausgabe (1974). 15

Lewis, B.I.: Hyperventilation syndromes: clinical and physiologic observations. Postgrad. Med. 21 (1957) 259–271.

Lewis, F.M.: Strengthening Family Supports. Cancer and the Family. Cancer 1 (Suppl.) (1990) 753–759 .

Lewis-Faning, E.: Report on an enquiry into the aetiological factors associated with rheumatoid arthritis. Ann. Rheum.Dis. 9 (1950) 1–94.

Lewis, J.W., J.T. Cannon, J.C. Liebeskind: Opioid and non-opoid mechanisms of stress analgesia. Science. 208 (1980) 623–625.

Lewis, W.C., M. Berman: Studies of conversion hysteria, I. Operational study of diagnosis. Arch. gen. Psychiat. 13 (1965) 275–282.

Lewontin, R.C.: The dream of the human genome. N. Y. Rev. Books 28 (1992) 31–40.

Lewy, A.J., R.L. Sack, C.M. Singer: Treating phase-typed chronobiological sleep and mood disorders using appropriately timed artificial light. Psychopharmacol. Bull. 21 (1985) 368–372.

Leyendecker, G., L. Wildt, E.J. Plotz: Die hypothalamische Ovarialinsuffizienz. Gynäkologe 14 (1981) 84.

Liang, B., R.L. Verrier, J. Melman, B. Lown: Correlation between circulating catecholamine levels and ventricular vulnerability during psychological stress in conscious dogs. Proc. soc. exp. Biol. 161 (1979) 266–269.

Liberthson, R.R., D.V. Sheehan, M.E. King, A.E. Weyman: The prevalence of mitral valve prolapse in patients with panic disorders. Amer. J. Psychiat. 134 (1986) 511–515.

Libet, B.: Neural destiny. The Sciences March/April 1989.

Libman, E.: Observations on individual sensitiveness to pain. J. Amer. med. Ass. 102 (1934) 335–341.

Lichtenberg, I.: Psychoanalysis and infant research. Psychoanalytic inquiry book series 2. Analytic Press, New Jersey 1983.

Lichtenberg, I.: Einige Analogien zwischen Befunden der Säuglings- und Kleinkindforschung und klinischen Beobachtungen an Erwachsenen, insbesondere bei Patienten mit borderline- und narzißtischen Persönlichkeitsstörungen. Vortrag vor der Renü-Spitz-Gesellschaft, München 1984.

Lichtenberg, I.: Psychoanalyse und Säuglingsforschung. Springer, Berlin–Heidelberg–New York 1991.

Lichtenberg, J.: The testing of reality from the standpoint of the body-self. J.Amer. psychoanal. Ass. 26 (1978) 357.

Lichtenberg, J.: Psychoanalysis and Motivation. The Analytic Press, Hillsdale/N. J. 1989.

Lichtwitz, L.: Pathologie der Funktionen und Regulationen. Sijthoff's, Leiden 1936.

Lieberman, M.A., G.R. Bond: The problem of being a woman. A survey of 1700 women in consciousness raising groups. J.Appl. Behav. Science 12 (1976) 363.

Lieberman, M.A., L.D. Borman (eds.): Self-help Groups for Coping with Crisis. Jossey-Bass, San Francisco 1979.

Lieberman, P.: Uniquely Human. The Evolution of Speech, Thought and Selfless Behavior. Harvard University, Cambridge/Mass. 1991.

Lieberz, K.: Zur Psychodynamik der Rentenneurose. In: Willert, H.-G., G. Wetzel-Willert (Hrsg.): Psychosomatik in der Orthopädie, S. 77–82. Huber, Bern–Stuttgart–Wien 1991.

Liebeskind, J.C., D.J. Mayer, H. Akil: Central mechanisms of pain inhibition: Studies of analgesia from focal brain stimulation. In: Bonica, J.J.: International Symposium on Pain. Advances in Neurology 4. pp. 261–273. Raven, New York 1974.

Liebman, R., S. Minuchin, L. Baker: The use of structural family therapy in the treatment of intractable asthma. Amer. J.Psychiat 131 (1974) 535.

Liedtke, R.: Familiäre Sozialisation und psychosomatische Krankheit. Springer, Berlin–Heidelberg–New York 1987.

Liedtke, R., K. Schemmel, S. Zepf: Behandlungsmodalität der Colitis ulcerosa und symptomfreies Intervall. Med. Klinik 67 (1972) 1666–1671.

Liedtke, R., H. Freyberger, S. Zepf: Personality features of patients with ulcerative colitis. Psychother. and Psychosom. 28 (1977) 187–192.

Lienert, G.A.: Testaufbau und Testanalyse. 3. Aufl. Julius Beltz, Weinheim-Berlin–Basel 1969.

Light, K., P. Obrist: Cardiovascular reactivity to behavioral stress in young males with and without marginally elevated casual systolic pressures. Comparison of clinic, home and laboratory measures. Hypertension 2 (1980) 802–808.

Light, K.C., P.A. Obrist: Cardiovascular response to stress: Effects of opportunity to avoid shock experience and performance feedback. Psychophysiology 17 (1980) 243–252.

Light, K.G., J.P. Koepke, P.H. Obrist, P.W. Willis: Psychological stress induces sodium retention and fluid restriction in men at high risk for hypertension. Science 220 (1983) 429–431.

Lightman, S.W., K. Pisarska, E.R. Bermann, M. Pestone, H. Dowling, E. Offenbacher, H. Weisel, S. Heshka, D.R. Matthews, S.B. Heymsfield: Discrepancy between self-reported and actual caloric intake and exercise in obese subjects. New Engl. J.Med. 327 (1992) 1893–1898.

Lim, V.S., V.S. Fang: Gonadal dysfunction in uremic men. Amer. J. Med. 58 (1975) 655.

Lind, S.E., M.J. DelVecchio Good, S. Seidel: Telling the diagnosis of cancer. J. clin. Oncol. 7 (1989) 583–589.

Lindberg, N., E. Lindberg: Experiences in the psychotherapy of rheumatoid arthritis. Psychother. and Psychosom. 50 (1988) 157–163.

Lindemann, E.: Observations on psychiatric sequelae to surgical operations in women. Amer. J. Psychiat. 98 (1941) 132–139.

Linden, G.: The influence of social class in the survival of cancer patients. Amer. J. publ. Health 59 (1969) 267–274.

Linden, M., M. Hautzinger (Hrsg.): Verhaltenstherapie. Springer, Berlin 1993.

Linden, W.: Psychologische Perspektiven des Bluthochdrucks. Karger, Basel 1983.

Linden, W., M. Whittal: Alexithymia: An attempt at psychophysiological validation. Psychophysiol. (Suppl.) 27 (1990) 48.

Linder, M.E., A.G. Gillman: G proteins. Sci. Amer. July (1992) 36–43.

Lindsay, R.M., D.G. Oreopoulos, H. Burton, J. Conley, G. Wells, S.S.A. Fenton: Adaptation to home dialysis: a comparison of continuous ambulatory peritoneal dialysis and hemodialysis. In: Legrain, M. (ed.): Continuous Ambulatory Peritoneal Dialysis, p. 120. Excerpta Medica, Amsterdam–Oxford–Princeton 1980.

Lindsley, O.R.: Direct measurement and prothesis of retarded behavior. J.Education 147 (1964) 62–81.

Lindström, L.H., G. Besev, L.M. Gunne, L. Terenius: CSF levels of receptor-active endorphins in schizophrenic patients: correlations with symptomatology and monoamine metabolites. J. psychiat. Res. 19 (1986) 93–100.

Lindy, J.D.: Focal psychoanalytic psychotherapy of posttraumatic stress disorder. In: Wilson, J.P., B. Raphael (eds.): International Handbook of Traumatic Stress Syndromes, pp. 803–810. Plenum (Series on Stress and Coping), New York–London 1993.

Lingens, E.: Die Begutachtung arteriosklerotischer Herz-Kreislaufleiden. In: Herberg, H.-J. (Hrsg.): Spätschäden nach Extrembelastungen, S. 115–118. Herford 1971.

Linn, R., R.L. Kahn: Patterns of behavior disturbance following cataract extraction. Amer. J. Psychiat. 110 (1956) 251–259.

Linneweh, F.: Die Prognose chronischer Erkrankungen. Springer, Berlin–Göttingen–Heidelberg 1960.

Linnoila, M., F. Karoum, H.M. Calil, I.J. Kopin, W.Z. Potter: Alteration of norepinephrine metabolism with desipramine and zimelidine in depressed patients. Arch. gen. Psychiat. 39 (1982) 1025–1028.

Lipkin, M., G.S. Lamb: The couvade syndrome: an epidemiological study. Ann. intern. Med. 96 (1982) 509–511.

Lipowski, Z.J.: Review of consultation psychiatry and psychosomatic medicine I: General principles. Psychosom. Med. 29 (1967a) 153–171.

Lipowski, Z.J.: Review of consultation psychiatry and psychosomatic medicine II: Clinical aspects. Psychosom. Med. 29 (1967b) 201–224.

Lipowski, Z.J.: Review of consultation psychiatry and psychosomatic medicine, II. /III. Psychosom. Med. 29 (1967) 201; 30 (1968) 395.

Lipowski, Z.J.: Physical illness, the individual and the coping process. Psychiat. Med. 1 (1970) 91–102.

Lipowski, Z.J.: Current trends in psychosomatic medicine II. Psychiat. Med. 6 (1975) 3–311.

Lipowski, Z.J.: Psychosomatic medicine in the seventies: an overview. Amer. J.Psychiat. 134 (1977) 233–244.

Lipowski, Z.J.: Delirium – Acute Brain Failure in Man. Thomas, Springfield 1980a.

Lipowski, Z.J.: Delirium updated. Comprehens. Psychiat. 21 (1980b) 190–196.

Lipowski, Z.J.: The need to integrate liaison psychiatry and geropsychiatry. Amer. J. Psychiat. 140 (1983) 1003–1005.

Lipowski, Z.J.: Delirium (acute confusional state). In: Vinken, P.J., G.W. Bruyn, H.L. Klawans (eds.): Handbook af Clinical Neurology, vol. 2. Elsevier Science Publishers, New York 1985.

Lipowski, Z.J.: Consulting-liason psychatry: the first half century. Gen. Hosp. Psychatry 8 (1986) 305–315.

Lipowski, Z.J.: Somatization. Psychother. and Psychosom. 47 (1987) 160–167.

Lipowski, Z.J.,: Somatization: the concept and its clinical application. Amer. J. psychiat. 145 (1988) 1358–1368.

Lipowski, Z.J.: Delirium in the elderly patient. New Engl. J. Med. 320 (1989) 578–582.

Lipowski, Z.J.: Somatisation and depression. Psychosomatics 31 (1990) 13–21.

Lipowski, Z.J.: Consulting-liaison psychiatry 1990. Psychother. and Psychosom. 55 (1991) 62–68.

Lippman, M., R. Haltermann, S. Perry, B. Leventhal, E.B. Thompson: Glucocorticoid proteins in human leukaemic lymphoblasts. Nature (New Biol.) 242 (1973) 157–158.

Lipsitt, D.R.: The enigma of factitious illness. In: Med. and Health Annual, pp. 114–127. Eneydopedia Brittanica, 1982.

Lipsitt, D.R.: Upstream, downstream or mainstream: Which way have we been swimming in the past decade. Gen. Hosp. Psychiat. 11 (1989) 229–230.

Lipton, J., S. Dworkin, J. Marbach, S. Gold, B. Gurion: Psychosocial considerations in the MPD syndrome. J. dent. Res. 53 (spec. issue) (1974) 127.

Lipworth, L., T. Abelin, R.R. Connelly: Socioeconomic factors in the prognosis of cancer patients. J. chron. Dis. 23 (1970) 105–116.

Lisberger, S.G.: The neural basis for learning of simple motor skills. Science 242 (1988) 728–735.

Lischka, A., C. Groh, H. Frisch, M.T. Schubert, E. Tatzer: Psychosozialer Minderwuchs – eine seltene Form der Wachstumsstörung. Wien. klin. Wschr. 96 (1984) 294–298.

Litt, M.D., T.F. Barbor, F.K. DelBoca, R.M. Kadden, N.L. Cooney: Types of Alcoholics – II. Application of an empirically derived typology to treatment matching. Arch. gen. Psychiat. 49 (1992) 609–614.

Little, B.C., P. Benson, R.W. Beard, J. Hayworth, F. Hall, J. Dewhurst, R.G. Priest: Treatment of hypertension in pregnancy by relaxation and biofeedback. Lancet 1 (1984) 865–867.

Littler, W.A., A.J. Honour, P. Sleight, F.D. Stott: Continuous recording of direct arterial pressure and electrocardiogram in unrestricted man. Brit. med. J. 3 (1972) 76–78.

Littlewood, J.T., C. Gibb, V. Glover, M. Sandler, P.T. Davies, F. Clifford Rose: Red wine as a cause of migraine. Lancet 1 (1988) 558–559.

Liu, S.J., R.J.H. Wang: Increased analgesia and alterations in distribution and metabolism of methadone by desipramine in rat. J. Pharmacol. exp. Ther. 195 (1975) 94–104.

Livesley, W.J.: Symptoms of anxiety and depression in patients undergoing chronic hemodialysis. J. psychosom. Res. 26 (1982) 581–584.

Llinás, R., S.A. Greenfield, H. Jahnsen: Electrophysiology of pars compacta cells in the in vitro substantia nigra – a possible mechanisms for dendritic release. Brain Res. 294 (1984) 127–132.

Lloyd, G.: Alcoholic doctors can recover. Brit. med. J. 300 (1990) 728–730.

Lloyd, G.G.: Psychological problems and the intensive care unit. Brit. med. J. 307 (1993) 458–459.

Lo, S.S.S., R.Y.M. Tun, M. Hawa, R.D.G. Leslie: Studies of Diabetic Twins. Diabetes/Metabolism Reviews 4 (1991) 223–238.

Loader, P.J., W. Kinston, J. Stratford: Is there a »psychosomatogenic« family? Journ. Fam. Therapy 2 (1980) 311.

Lobitz, W., H. Brammel: Anxiety management training vs. aerobic conditioning for cardiac stress management. Annual meeting APA, Los Angeles 1981.

Lobitz, W.C., J. Lo Piccolo, G. Lobitz, J. Brockway: A closer look at the simplistic behavior therapy for sexual dysfunction. Two case studies. In: Eisenck, H.J. (ed.): Case studies in behavior therapie. Routledge & Kegan, London 1974.

Loch, W.: Voraussetzungen, Mechanismen und Grenzen des psychoanalytischen Prozesses. Huber, Bern–Stuttgart–Wien 1965. Klett-Cotta, Stuttgart 1965.

Loch, W.: Die Krankheitslehre der Psychoanalyse, 3. Aufl. Hirzel, Stuttgart 1967a.

Loch, W.: Über die theoretischen Voraussetzungen einer psychoanalytischen Kurztherapie. Jahrbuch der Psychoanalyse, Band IV. Huber, Bern–Stuttgart–Wien 1967b.

Loch, W.: Seelische Ursachen psychischer Störungen. Praxis der Psychotherapie, Band XV (1970) 49.

Loch, W.: Sprechstunde-Psychotherapie. In: Loch, W. (Hrsg.): Theorie, Technik und Therapie der Psychoanalyse, S. 283. Suhrkamp, Frankfurt 1972.

Loch, W.: Die Balintgruppe. In: Loch, W. (Hrsg): Über Begriffe und Methoden der Psychoanalyse, S. 159. Huber, Bern–Stuttgart–Wien 1975.

Locke, S.E: Stress adaptation and immunity: studies in humans. Gen. Hosp. Psychiat. 4 (1982) 49–58.

Locke, S.E., R. Ader, H. Besedovsky, N. Hall, G. Solomon, T. Strom (eds.): Foundations of psychoneuroimmunology. Aldine, New York 1985.

Loebert, L.: Kenntnisse des Diabetikers über seine Krankheit. Dtsch. med. Wschr. 97 (1972) 1055–1057.

Loehlin, J.C.: Genes and Environment in Personality Development. Sage Publications, Newark Park 1992.

Loew, F., K.A. Jochheim, R. Kivelitz: Klinik und Behandlung der lumbalen Bandscheibenschäden. In: Handbuch der Neurochirugie, Bd. VII/1, S. 164–237. Springer, Berlin–Heidelberg–New York 1969.

Loew, T.H., A. Weber, M. Fuchs, S. Seidemann, E.G. Hahn, W. Siegfried: Reproduzierbare Broncholyse durch funktionelle Entspannung bei Patienten mit obstruktiven Atemwegserkrankungen. Atemwegs- und Lungenerkrankungen 7 (1993) 374–375.

Loew, T.H., D. Heinrich, A. v. Arnim: Effekte einer 10stündigen Kurztherapie bei Colon-irritabile-Patienten in Kleinstgruppen mit Funktioneller Entspannung im Vergleich zu Placebo: In: H. Lamprecht, F.R. Johnen (Hrsg.): Salutogenese, ein neues Konzept in der Psychosomatik, S. 621–628. Verl. für Akademische Schriften, Frankfurt 1994.

Loew, T.H., W. Siegfried, P. Martus, A. Weber, K. Tritt, E.G. Hahn: A new physical relaxation technique reduces acute bronchospasm as effectively as inhaled terbutaline. (eingereicht, 1994).

Loew, T.H., W. Siegfried, P. Martus, K. Tritt, E.G. Hahn: Functional relaxation reduces acute airway-obstruction in asthmatics as effectively as inhaled terbutaline. Psychother. and Psychosom. (1995, in Druck).

Logan, R.: Self help groups for patients with chronic skin diseases. Brit. J. Derm. 118 (1988) 505–507.

Logan, R.P.H., P.A. Gummett, J.J.Misiewicz, Q.N. Karim, M.M. Walkter, J.H. Baron: One week's anti-Helicobacter pylori treatment for duodenal ulcer. Gut 35 (1994) 15–18.

Lohaus, A.: Kontrollüberzeugungen von Gesundheit und Krankheit. Z. Klin. Psychol. 21 (1992) 76.

Lohmann, R.: Autogenes Training. Dtsch. Ärztekalender 1981, S. 316–323. Urban & Schwarzenberg, München–Berlin–Wien 1980.

Lohmer, M.: Stationäre Psychotherapie bei Borderlinepatienten. Springer, Berlin–Heidelberg–New York 1988.

Lomax, A.: Culture style factors in face to face interaction. In: Kendon, A. et al. (eds.): Organization of Face to Face Interaction. The Hague, pp. 457–477. Mouton, Paris 1975.

Lonergan, E.C.: Group Intervention. How to Begin and Maintain Groups in Medical und Psychiatric Setting. Copyright by Jason Awnson, 1982.

Longstreth, G.F., G.P. Shragg: Irritable bowel syndrome and childhood abuse in HMO health examinees. Gastroenterology 39 (1990) 1688–1704.

Loo, J. v. d., B. Wörmann: Ärztl. Aufklärung über die Krankheit zum Tode. Dtsch. Ärztebl. 16 (1992) 889–893.

Loosen, P.T.: The TRH-induced TSH response in psychiatric patients: a possible neuroendocrine marker. Psychoneuroendocrinology 10 (1985) 237–260.

Loosen, P.T., A.J. Prange jr.: Serum thyrotropin response to thyrotropin-releasing hormone in psychiatric patients. Amer. J. Psychiat. 139 (1982) 405–416.

Lopes da Silva, F.H., M.P. Witter, P.H. Boeijinga, A.H.M. Lohman: Anatomical organisation and physiology of the limbic cortex. Physiol. Rev. (1988) 1–145.

López Ibor, J.J.: Depressive Äquivalente. In: Kielholz, P. (Hrsg.): Die larvierte Depression, S. 102–130. Huber, Bern–Stuttgart–Wien 1973.

Lord, F.M., M.R. Novick: Statistical Theories of Mental Test Scores. Addison Wesley, London 1968.

Lorenz, K.: Das sogenannte Böse. Borotha-Schöler, Wien 1963.

Lorig, K.R., T. Cox, Y. Cuevas, R.G. Kraines, M.C. Britton: Converging and diverging beliefs about arthritis: caucasian patients, spanish speaking patients and physicians. J. Rheum. 11 (1984) 76–79.

Lorig, K.R., R.L. Chastain, E. Ung, St. Shoor, H.R. Holman: Development and evaluation of a scale to measure perceived self-efficacy in people with arthritis. Arthr. and Rheum. 32 (1989) 37–44.

Lorig, K.R., P.D. Mazonson, H.R. Holman: Evidence suggesting that health education for self-management in patients with chronic arthritis has susutained health benefits while reducing health care costs. Arthr. and Rheum. 36 (1993) 439–446.

Lorish, C.D., N. Abraham, J. Austin, L.A. Bradley, G.S. Alarcon: Disease and psychosocial factors related to physical functioning in rheumatoid arthritis. J. Rheum. 18 (1991) 1150–1157.

Lotman, Y.M.: Universe of the mind. A semiotic theory of culture. I.B. Taurus, London 1990.

Louhivuori, K., T. Huupponen, T. Riita, E. Sormunen: Leukemic children and their families. Psychiatria Fennica Helsinki 8 (1976) 113.

Lourens, P.J.D.: Crohn's Disease, ulcerative colitis and psychology. Ala. J. med. Sci. 10 (1973) 285–293.

Lovallo, W.R., G.A. Pincomb, M.F. Wilson: Heart rate reactivity and Type A behavior as modifiers of physiological response to active and passive coping. Psychophysiol. 23 (1986a) 105–112.

Lovallo, W.R., G.A. Pincomb, M.F. Wilson: Predicting response to a reaction time task: heart rate reactivity compared with Type A behavior. Psychophysiol. 23 (1986b) 648–656.

Lovelock, J.: Gaia: A New Look at Life on Earth. Oxford University, Oxford 1979.

Lovibond, P.F., R.M. Rapee: The representation of feared outcomes. Beh. Res. Ther. 31 (1993) 595–608.

Lowitzsch, K.: Visuell evozierte Potentiale. In: Maurer, K.; K. Lowitzsch, M. Stöhr: Evozierte Potentiale. AEP-VEP-SEP, 2. Aufl., S. 67–129. Enke, Stuttgart 1990.

Lown, B., R.A. DeSilva: Roles of psychologic stress and autonomic nervous system changes in provocation of ventricular premature complexes. Amer. J. Cardiol. 41 (1978) 979–985.

Lown, B., M. Wolf: Approaches to sudden death from coronary heart disease. Circulation 44 (1971) 130.

Lown, B., R.L. Verrier: Neural activity and ventricular fibrillation. New Engl. J. Med. 294 (1976) 1165–1170.

Lown, B., R.L. Verrier, R. Corbalan: Psychologic stress and threshold for repetitive ventricular response. Science 182 (1973) 834.

Lown, B., M. Tykocinski, A. Garfein et al.: Sleep and ventricular premature beats. Circulation 48 (1973) 691–701.

Lown, B., J.V. Temte, P. Reich et al.: Basis for recurring ventricular fibrillation in the absence of coronary heart disease and its management. New Engl. J. Med. 294 (1976) 623–629.

Lown, B., R.L. Verrier, S.H. Rabinowitz: Neural and psychological mechanisms and the problems of sudden cardiac death. Amer. J. Cardiol. 39 (1977) 890–902.

Lowrie, M.R.: Frequence of depressive disorder in patients entering hemodialysis. J. nerv. ment. Dis. 167 (1979) 199–204.

Lowy, M.T., A.T. Reder, J.P. Antel, H.Y. Meltzer: Glucocorticoid resistance in depression: the dexamethasone suppression test and lymphocyte sensitivity to dexamethasone. Amer. J. Psychiat. 141 (1984) 1365–1370.

Luborsky, L.: Principles of Psychoanalytic Psychotherapy. Dtsch.: Einführung in die analytische Psychotherapie – Ein Lehrbuch. Springer, Berlin–New York 1988.

Luborsky, L., J. Schimek: Psychoanalytic theories of therapeutic and developmental change implications for assessment. In: Worchel, P., D. Byrne (eds.): Personality Change. Wiley, New York 1964.

Luborsky, L., B. Singer, L. Luborsky: Comparative studies of psychotherapy: Is it true that »everyone has won and all must have prizes?« Arch. Gen. Psychiatry 32 (1975) 995–1008.

Luborsky, L., J. Mintz, P. Christoph: Are psychotherapeutic changes predictable? Comparisons of a Chicago Counseling Project with a Penn Psychotherapy Project. J. Consult. Clin. Psychol. 47 (1979) 469–473.

Luborsky, L., P. Crits-Christoph, J. Mintz, A. Auerbach: Who Will Benefit from Psychotherapy? Predicting therapeutic outcomes. Basic Books, New York 1988.

Ludwig, A.: Psychiatric considerations in rheumatoid arthritis. Med. Clin. N. Amer. 39 (1955) 447–458.

Lue, T.F., T. Takamura, M. Umraiya, R.A. Schmidt, E.A. Tanagho: Hemodynamics of canine corpora cavernosa during erection. Urology 24 (1984) 347.

Lüscher, E.: Psychische Faktoren bei Hals-, Nasen-, und Ohrenkrankheiten. Arch. Ohren-, Nas.- u. Kehlk.-Heilk. 175 (1959) 69.

Lüscher, H.R.: Selbstorganisation als Ordnungsprinzip im Zentralnerven System, S. 167. Vierteljahresschrift der Naturforsch. Ges., Zürich 128 (1983) 3.

Lützenkirchen, J., K. Lamprecht, J. Walter, A. Dietz: The sociomedical situation and personality after heart surgery. In: Speidel, H., G. Rodewald (eds.): Psychic and Neurological Dysfunctions after Open-Heart Surgery. Thieme, Stuttgart 1980.

Lugaresi, E., G. Coccagna, M. Mantovani: Hypersomnia with periodic apneas. In: Weitzman, E.D. (ed.): Advances in Sleep Research, vol. 4. Spectrum Publications, New York 1978.

Lukas, K.H.: Die psychologische Geburtserleichterung. Schattauer, Stuttgart 1968.

Lukas, K.H.: Psychologische Aspekte der Geburtshilfe. Dtsch. Ärztebl. 10 (1972) 555.

Lukesch, H.: Der Einfluß sozialer Beziehungen auf das Schwangerschaftserleben. In: Prill, H.J., D. Langen (Hrsg.). Der psychosomatische Weg zur gynäkologischen Praxis. Schattauer, Stuttgart 1983.

Lum, L.C.: The syndrome of chronic habitual hyperventilation. In: Hill, O.W. (ed.): Modern Trends in Psychosomatic Medicine. Butterworth, London 1976.

Lumpkin, M.D.: The regulation of ACTH secretion by IL–1. Science 238 (1987) 452–454.

Lumsden, M.A., D.T. Baird: Intrauterine pressure in dysmenorrhoea. Acta Obstet. Gynecol. Scand. 65 (1985) 1983.

Lund-Johansen, P.: Hemodynamics in early essential hypertension. Acta med. scand. (Suppl.) 482 (1967) 1–15.

Lund-Johansen, P.: Hemodynamic trends in untreated essential hypertension. Acta med. scand. (Suppl.) 602 (1976) 68–81.

Lund, R., E. Rüther: Schlafstörungen und ihre psychosomatische Bedeutung bei alten Menschen. In: Bergener, M., B. Kark (Hrsg.): Psychosomatik in der Geriatrie. Steinkopff, Darmstadt 1985.

Lundberg, U., T. Theorell, E. Lind: Life changes and myocardial infarction: individual differences in life change scaling. J. psychosom. Res. 19 (1975) 27–32.

Luparello, T.J., H.A. Lyons, E.R. Bleecker, E.R. McFadden jr.: Influences of suggestion on airway reactivity in asthmatic subjects. Psychosom. Med. 30 (1968) 819–825.

Luparello, T.J., N. Leist, C.H. Lourie, P. Sweet: The interaction of psychologic stimuli and pharmacologic agents on airway reactivity in asthmatic subjects. Psychosom. Med. 32 (1970) 509–513.

Lupton, D.: Psychosocial aspects of temporomandibular joint pain dysfunction. J. Amer. dent. Ass. 79 (1969) 131.

Lurija, A.R.: The mind of mnemonist. Basic Books, New York 1968.

Lussier, A.: The physical handicap and the body ego. Int. J. Psychoanal. 61 (1980) 179–185.

Luthe, W. (ed.): Autogenic therapy, vol. I–IV. Grune & Stratton, New York–London 1969–1973.

Lutzenberger, W., N. Birbaumer, H. Flor, B. Rockstroh, T. Elbert: Dimensional analysis of the human EEG and intelligence. Neurosci. Letters 143 (1992) 10–14.

Lynch, J.J.: The Broken Heart. Medical Consequences of Loneliners. Basic Books, New York 1977.

Lynch, J.J., S.A. Thomas, D.A. Paskewitz et al.: Human contact and cardiac arrythmia in a coronary care unit. Psychosom. Med. 39/3 (1977) 188.

Lyons, J.S., J.S. Hammer, J.J. Strain, G. Fulpo: The timing of psychiatric consultation in a general hospital and length of hospital stay. Gen. Hosp. Psychiat. 8 (1986) 159–162.

Lysle, D.T., M. Lyte, H. Fowler, B.S. Rabin: Shock-induced modulation of lymphocyte reactivity: Suppression, habituation and recovery. Life Sci. 41 (1987) 1805–1814.

Lysle, D.T., J.E. Cunnick, H. Fowler, B.S. Rabin: Pavlovian conditioning of shock-induced suppression of lymphocyte reactivity: Acquisition, extinction and preexposure effects. Life Sci. 42 (1988) 2185–2194.

Lysle, D.T., J.E. Cunnick, B.J. Kucinski, H. Fowler, B.S. Rabin: Characterization of immune alterations induced by a conditioned aversive stimulus. Psychobiology 18 (1990) 220–226.

Lysle, D.T., L.J. Luecken, K.A. Maslonek: Suppression of the developmennt of adjuvant arthritis by a conditioned aversive stimulus. Brain Behav. Immun. 6 (1992) 64–73.

Maalseed, R.T., F.J. Goldstein: Enhancement of morphine analgesia by tricyclic antidepressants. Neuropharmacol. 18 (1979) 827–829.

Maas, G.: Praktisches Vorgehen bei Herzneurose. Med. Welt 26 (1975) 592.

Maas, J.W., S.H. Koslow, J. Davis, M. Katz, A. Frazer, C.L. Bowden, N. Berman, R. Gibbons, P.E. Stokes, H. Landis: Catecholamine metabolism and disposition in healthy and depressed subjects. Arch. gen. Psychiat. 44 (1987) 334–337.

Maas, J.W., S.A. Contreras, E. Seleshi, C.L. Bowden: Dopamine metabolism and disposition in schizophrenic patients: studies using debrisoquin. Arch. gen. Psychiat. 45 (1988) 553–559.

Maas, S., J. Kuypers: From Thirty to Seventy. Jossey-Bass, San Francisco 1974.

Maaser, R., F. Besuden, F. Bleichner, R. Schütz: Theorie und Methode der körperbezogenen Psychotherapie. Ein Leitfaden für die klinische Praxis. Kohlhammer, Stuttgart 1994.

MacDougall, J.M., T.M. Dembroski, L. Musante: The structured interview and questionnaire methods of assessing coronary-prone behavior in male and female college students. J. behav. Med. 2 (1979) 71–83.

MacDougall, J.M., T.M. Dembroski, J. Dimsdale, T. Hackett: Components of Type A, hostility and anger – further relationship to angiographic findings. Health Psychol. 4 (1985) 137–152.

MacFarlane, A.J.: Olfaction in the development of social preferences in the human neonate. Ciba Found Symposium 1975, 33 (1975) 103–117.

Mackay, A.V.P., L.L. Iversen, M. Rossor, E. Spokes, E. Bird, A. Arregui, I. Creese, S.H. Snyder: Increased brain dopamine receptors in schizophrenia. Arch. gen. Psychiat. 39 (1982) 991–997.

MacKenzie, J.N.: The production of the so-called »rose cold« by means of an artificial rose. Amer. J. med. Sci. 91 (1886) 45–57.

Mackintosh, N.J.: A theory of attention: variations in the associability of stimuli with reinforcement. Psychol. Rev. 82 (1975) 276–298.

Mackintosh, N.J.: Kognitive Lerntheorien. In: Zeier, H.: Die Psychologie des XX. Jahrhunderts, Bd. IV. Kindler, Zürich, 1977.

Mackintosh, N.J.: Cognitive or associative theories of conditioning: implications of an analysis of blocking. In: Hulse, S.S., H. Fowler, W.K. Honig: Cognitive Processes in Animal Behavior. Erlbaum, Hillsdale 1978.

MacLean, P.D.: Psychosomatic disease and the »visceral brain«. Recent developments bearing on the Papez theory of emotion. Psychosom. Med. 11 (1949) 338–353.

MacLean, P.D.: The limbic system (»visceral brain«) and emotional behavior. Arch. Neurol. Psychiatry 73 (1955) 130–134.

Macleod, C., E.M. Rutherford: Anxiety and the selective processing of emotional information: Mediating roles of awareness, trait and state variables and personal relevance of stimulus materials. Beh. Res. Ther. 30 (1992) 479–491.

MacMahon, S., R. Peto, J. Cutler, R. Collins, P. Sorlie, J. Neaton, R. Abbott, J. Godwin, A. Dyer, J. Stamler: Blood pressure, stroke and coronary heart disease. Part 1, Prolonged differences in blood pressure: Prospective observational studies corrected for the regression dilution bias. Lancet 335 (1990) 765–774.

MacQueen, G.M., S. Siegel: Conditional immunomodulation following training with cyclophosphamide. Behav. Neurosci. 103 (1989) 638–647.

MacQueen, G.M., J. Marshall, M. Perdue, S. Siegel, J. Bienenstock: Pavlovian conditioning of rat mucosal mast cells to secrete rat mast cell protease II. Science 243 (1989) 83–85.

MacQueen, G.M., S. Siegel, J.O. Landry: Aquisition and extinction of conditional immunoenhancement following training with cyclophosphamide. Psychobiology 18 (1990) 287–292.

Macris, N.T., R.C. Schiavi, M.S. Camerino, M. Stein: Effect of hypothalamic lesions on immune processes in the guinea pig. Amer. J. Physiol. 222 (1970) 1054–1057.

Macy and Allen, zit. nach: Weiss, E., O.S. English: Psychosomatic Medicine, p. 9. Saunders, Philadelphia-London 1949.

Madanes, C.: Strategic Family Therapy. Jossey-Bass, San Francisco 1981.

Madden, J., H. Akil, R.L. Patrick, J. Backsas: Stress-induced parallel changes in central opoid levels and pain responsiveness in the rat. Nature 265 (1977) 358–360.

Madeya, S., G. Börsch: Zur Differentialdiagnose des Morbus Crohn: Segmentale intestinale Metastasierungen bei Mamma- und Magencarcinom. Leber, Magen, Darm 19 (1989) 140–152.

Madow, L.: Sleep disorders. Introduction and overview. Psychiat. Ann. 17 (1987) 433–436.

Magarian, G.J.: Hyperventilation syndromes: infrequently recognized common expressions of anxiety and stress. Medicine 61 (1982) 219–236.

Magnus, G., M. Cavallini, F. Halberg, G. Cornelissen, D.E.R. Sutherland, J.A. Najarian, W.J.M. Hrushesky: Circadian toxicology of cyclosporin. Toxicol. Appl. Pharmacol. 77 (1985) 181–185.

Magnusson, H., D. Nowack, K. Rabe, A. Iwantschef: Internationaler Konsensus-Bericht zur Diagnose und Behandlung des Asthma bronchiale. Pneumologie 47/Sonderheft 2 (1993) 245–288.

Magnusson, D., N.S. Endler (Hrsg.): Personality at the Crossroads: Current Issues in interactional Psychology. Erlbaum, Hillsdale/N.Y. 1977.

Magora, A.: Investigation of the relation between low back pain and occupation. 6. Medical History and Symptoms. Scand. J. Rehab. Med. 6 (1974) 81–88.

Magora, A., A. Schwartz: Relation between the low back pain syndrome and X-ray findings. 3. Spina bifida occulta. Scand. J. Rehab. Med. 12 (1980a) 9–15.

Magora, A., A. Schwartz: Relation between the low back pain syndrome and X-ray findings. 4. Lysis and olisthesis. Scand. J. Reh. Med. 12 (1980b) 47–52.

Maguire, G.P., D.L. Julier, K.E. Hawton, J.H. Bancroft: Psychiatric morbidity and referral on two general medical wards. Brit. Med. J.1 (1974) 268–270.

Maguire, G.P., E.G. Lee, D.J. Bevington, C.S. Küchemann, R.J. Crabtree, C.E. Cornell: Psychiatric problems in the first year after mastectomy. Brit. med. J. 1 (1978) 963.

Mahl, B.F.: Anxiety, HCl-secretion and peptic ulcer etiology. Psychosom. Med. 12 (1950) 158.

Mahler, E., D. Köhle, D. Ohlmeier: Zur psychoanalytischen Gruppentherapie und Persönlichkeitsstruktur von Herzinfarktpatienten In: Luft, H., G. Maaß (Hrsg.): Psychoanalytische Psychosomatik und aktuelle Probleme der Psychoanalyse: Arbeitstagung der DPV in Wiesbaden 1983, Frankfurt/a.M. 1986.

Mahler, M.: Symbiose und Individation. Klett, Stuttgart 1972.

Mahler, M.: Symbiose und Individuation. Die psychische Geburt des Menschekindes. Psyche 7 (1975) 609.

Mahler, M., F. Pine, A. Bergman.: Die psychische Geburt des Menschen. Fischer, Frankfurt/a.M. 1978.

Mahler, M.S.: Über Psychose und Schizophrenie im Kindesalter, autistische und symbiotische frühkindliche Psychosen. Psyche 21 (1952) 895.

Mahler, M.S., L. Rangell: A psychosomatic study of 'maladie des tics' (Gilles de la Tourette disease). Psychiat. Quart. 17 (1943) 579–603.

Mahler, M.S., F. Pine, A. Bergman: The psychologic birth of the human infant. New York 1975. Dtsch.: Die psychische Geburt des Menschen – Symbiose und Individuation. Fischer, Frankfurt 1980.

Mahoney, M.J.: Cognition and Behavior Modification. Ballinger Publication, Cambridge/Mass. 1974.

Mahoney, M.J., E. Thoresen: Self-Control. Power to the person. Brooks & Cole, Monterey 1974.

Mai, F.: Graft and donor denial in heart recipients. Amer. J. Psychiat. 143 (1986b) 1159–1161.

Mai, F., J. Burley: The psychosocial aspect of heart transplantation. Transplant. Today 2 (1985) 16–21.

Mai, F., N. McKenzie, W. Kostuk: Psychiatric aspects of cardiac transplantation: preoperative evaluation and postoperative sequelae. Brit. med. J. 292 (1986a) 311–313.

Maier, W.: Der Beitrag der Genetik zur Erforschung der Ursachen depressiver Erkrankungen. Z. Klin. Psychol., Psychopath. und Psychiat. 38 (1990) 37–45.

Maier, W., R. Buller, H. Rieger, O. Benkert: The cardiac anxiety syndrome – a subtype of panic attacks. Europ. Arch. Psychiat. Neurol. Sci. 235 (1985) 146–152.

Main, T.F.: The hospital as a therapeutic institution. Bull. Menninger Clin. 10 (1946) 66.

Mains, R.E., B.A. Eipper, N. Ling: Common precursor to corticotropins and endorphins. Proc. nat. Acad. Sci. (Wash.) 74 (1977) 3014–3018.

Maj, M., R. Janssen, F. Starace et al.: WHO neuropsychiatric AIDS study, cross-sectional phase I and II. Arch. Gen. Psychiat. suppl. 1 (1994) 39–49, 51–61.

Malamud, D., L. Tabak: Saliva as a Diagnostic Fluid. Ann. N. Y. Acad. Sci. 694 (1993). New York Acad. of Sciences, New York 1993.

Malan, D.H.: A study of brief psychotherapy. London 1963. Dtsch.: Psychoanalytische Kurztherapie. Klett, Stuttgart 1965.

Malatesta, C., C. Culver, J. Tesman, B. Shepard: The development of emotion expression during the first two years of life. Monographs of the Society for Research in Child Development; Serial No. 219, vol. 54 1–2, 1989.

Malatesta, C.Z.: The role of emotions in the development and organization of personality in socio-emotional development. In: Thomson, R.A. (ed.): Nebraska Symposium on Motivation 1988, pp. 1–56. University of Nebraska Press, Lincoln 1990.

Malatesta, C.Z., J.M. Haviland: Learning display rules (The socialization of emotion expression in infancy). Child Development 53 (1982) 991–1003.

Malchow, H.: Morbus Crohn. In: Caspary, W.F. (Hrsg.): Handbuch der inneren Medizin, Bd. III/3: Dünndarm. 5. Aufl. Springer, Berlin 1983.

Malchow, H., U. Riker, K. Dietz: Lebenserwartung bei Morbus Crohn. Lebensversicherungsmedizin 33 (1981) 27–30.

Malcuit, G.: Cardiac responses in aversive situations with and without avoidance possibility. Psychophysiology 10 (1973) 295–306.

Maler, T.: Musiktherapie. In: Feiereis, H. (Hrsg.): Diagnostik und Therapie der Magersucht und Bulimie. Marseille, München 1989.

Mall, H.: Katamnesen eines integrierten internistisch-psychosomatischen Behandlungskonzeptes zur Anorexia nervosa. Med. Diss., Ulm 1983.

Mallet, S., J. Lennard-Jones, J. Bingly, E. Gilon: Colitis: living with disease. Lancet II (1978) 619–621.

Malmo, R.B., C. Shagass: Physiologic studies of symptom mechanisms in psychiatric patients under stress. Psychosom. Med. 11 (1959) 25–29.

Malmquist, A. et al.: Factors in psychiatric prediction of patients beginning hemodialysis: a follow-up of 13 patients. J. psychosom. Res. 16 (1972) 19–23.

MALT bei: Beltz Test GmbH, Weinheim (Best.-Nr. 0); 1979.

Maneros, A., A. Rohde, K.M. Otto: Infektionsbedingte psychische Störungen. Dtsch. med. Wschr. 112 (1987) 796–800.

Manhold, J.H.: Report of a study on the relationship of personality variables to periodontal conditions. J. Periodont. 24 (1953) 248.

Mann, A., K. Wood, P. Cross, B. Gurland, P. Schieber, H. Häfner: Institutional care of the elderly: a comparison of the cities of New York, London and Mannheim. Social Psychiatry 19 (1984) 97–102.

Mann, Th.: Der Zauberberg. Fischer, Berlin 1924.

Mann, Th.: Buddenbrooks, S. 277. Fischer, Frankfurt 1960.

Manne, S.L., A.J. Zautra: Coping with arthritis. Arthr. and Rheum. 35 (1992) 1273–1280.

Manning, A.P., W.G. Thompson, K.W. Heaton, A.F. Morris: Towards positive diagnosis of irritable bowel. Brit. med. J. 2 (1978) 653–654.

Mans, E.J.: Das psychosomatische Interview in der Diagnostik funktioneller Stimmstörungen. Fol. phoniat. 45 (1993) 105.

Mans, E.J.: Indikationen zur psychotherapeutischen Behandlung bei funktionellen Stimmstörungen. HNO 41 (1993) 371.

Mans, E.J., A.G. Kühn, A. Lamprecht-Dinnesen: Psychosomatischer Befund bei Patienten mit Kontaktgranulom – erste Ergebnisse. HNO 40 (1992) 346.

Mansfield, L.E.: The role of food allergy in migraine: a review. Ann. Allergy 58 (1987) 313–317.

Manuck, S.B., B. Giordani: Heart rate reactivity, blood pressure and report of parental hypertension. Soc. psychophysiol. Res., Vancouver 1980.

Manuck, S.B., J.M. Proietti: Parental hypertension and cardiovascular response to cognitive and isometric challenge. Psychophysiol. 19 (1982) 481–489.

Manuck, S.B., D.S. Krantz: Psychophysiologic reactivity in coronary heart disease. Behav. Med. Update 6 (1984) 11–15.

Manuck, S.B., J.R. Kaplan, T.B. Clarkson: Atherosclerosis, social dominance and cardiovascular reactivity. In: Schmidt, T., T. Dembroski, G. Blümchen (eds.): Biological and Psychological Factors in Cardiovascular Disease, pp. 459–475. Springer, Berlin–Heidelberg–New York 1986.

Manuck, S.B., J.R. Kaplan, M.R. Adams, T.B. Clarkson: Behaviorally elicited heart rate reactivity and atherosclerosis in female Cynomolgus monkeys (Macaca fascicularis). Psychosom. Med. 51 (1989) 306–318.

Manz, R.: Gütekriterien der Instrumente zur Fallidentifikation. In: Schepank, H. (Hrsg.): Psychogene Erkrankungen der Stadtbevölkerung, S. 235–238. Springer, Berlin–Heidelberg– New York 1987.

Mappes, G.: Zur Klinik und Therapie des Morbus Crohn. Therapiewoche 29 (1979) 1028–1034.

Marbach, J.J.: Phantom bite. J. Amer. Orthodont. 70 (1976) 190.

Marble, A.: The natural history of diabetes. Horm. metab. Res. (Suppl.) 4 (1974) 153–158.

March, H.: Menschenschicksale in Gutachten (Teil III). Psyche 7 (1954) 711–720.

Marcovic, B.M., V.J. Djuric, M. Lazarevic, B.D. Jankovic: Anaphylactic shock-induced conditioned taste aversion. I. Demonstration of the phenomenon by means of three modes of CS-US presentations. Brain Behav. Immun. 2 (1988) 11–23.

Margolin, S.G.: The behavior of the stomach during psychoanalysis. A contribution to a method of verifying psychoanalytic data. Psychoanal. Quart. 20 (1951) 349.

Margolin, S.G.: Genetic and dynamic psychophysiological determinants of pathophysiological processes. In: Deutsch, F. (ed.): The Psychosomatic Concept in Psychoanalysis. New York 1953.

Margraf, G., S. Schneider: Panik-Angstanfälle und ihre Behandlung. Springer, Berlin 1992.

Margraf, J., K. Heidmeier, H. Sporkel: Psychische Störungen bei internistisch.psychosomatischen Patienten. Nervenarzt 61 (1990) 658–666.

Margreiter, I., H.P. Ludin: Psychogene Querschnittslähmungen. Schweiz. Med. Wschr. 123 (1993) 1591–1597.

Margulis, L., D. Sagan: Microcosmos. Four billion years of evolution from our microbial ancestors. Allen & Unwin, Boston 1987.

Mariotti, S., E. Martino, C. Cupini, R. Lari, C. Giani, L. Baschieri, A. Pinchera: Low serum thyroglobulin as a clue to the diagnosis of thyreotoxicous factitia. New Engl. J. Med. 307 (1982) 410–412.

Marizi, L., F. DiFelice, V. Celiberti, M.G. Lacio: Effects of cold pressure test on gallbladder contraction induced by a standardized meal in healthy normal human subjects. In: L. Bueno, S. Collins, J.L. Junien (eds.): Proceedings of the International Workshop on Stress and Digestive Motility, pp. 105–107. Libbey, London 1989.

Mark, N., C. Bischoff (Hrsg.): Psychosomatische Grundversorgung. Deutscher Ärzte-Verlag, Köln 1994.

Mark, N., C. Bischoff: Psychosomatische Grundversorgung auf der Basis der Verhaltenstherapie. Deutscher Ärzte Verlag, Köln 1994.

Markowitz, J.S., M.M. Weisman, R. Quelette et al.: Quality of live in panic disorder. Arch. Gen. Psychiatry 46 (1989) 984–992.

Marks, R.M., E.J. Sachar: Undertreatment of medical inpatients with narcotic analgesics. Ann. int. Med. 78 (1973) 173–181.

Markson, E.W.: Patient semiology of a chronic disease. Rheumatoid arthritis. Soc. Sci. Med. 5 (1971) 159–167.

Marlatt, G.A.: Relapse prevention: Theoretical rationale and overview of the model. In: Marlatt, G.A., J.R. Gordon (eds.): Relapse Prevention, p. 3. Guilford, New York 1985.

Marlowe, N.I.: Pain sensitivity and headache: an examination of the central theory. J. Psychosom. Res. 36 (1992) 17–24.

Marmot, M.G.: Socio-economic and cultural factors in ischaemic heart disease. Advanc. Cardiol. 29 (1982) 68–75.

Marmot, M.G., W. Winkelstein: Epidemiological observations on intervention trials for prevention of coronary heart disease. Amer. J. Epidemiol. 101 (1975) 177–181.

Marmot, M.G., S.L. Syme: Acculturation and coronary heart disease in Japanese-Americans. Amer. J. Epidemiol. 104 (1976) 225–247.

Marmot, M.G., A. Adelstein, N. Robinson, G. Rose: Changing social distributions of heart disease. Brit. med. J. 76 (1978a) 1109–1112.

Marmot, M.G., G. Rose, M. Shiple, P.J. Hamilton: Employment grade and coronary heart disease in British civil servants. J. Epidemiol. Comm. Health 32 (1978b) 244–249.

Marris, P.: Widows and their families. Routledge & Kegan, London 1958.

Marsden, C.D.: The mysterious function of the basal ganglia: the Robert Wartenberg Lecture. Neurology 32 (1982) 514–539.

Marsh, J.T., J.F. Lavender, S.-S. Chang, A.F. Rasmussen: Poliomyelitis in monkeys: decreased susceptibility after avoidance stress. Science 140 (1963) 1414.

Marshall, G.D., P.G. Zimbardo: Affective consequences of inadequately explained physiological arousal. J. Pers. soc. Psychol. 37 (1979) 970–988.

Marshall, H.K., R. Jerauld, N.C. Kreger, W. McAlpine, M. Steffa, J. Kenell: Maternal attachment. Importance of the first post-partum days. New Engl. J. Med. 286 (1972) 460.

Marshall, L.S.A.: Soldaten im Feuer. Frauenfeld, Zürich 1951.

Marston, A.R., J. Criss: Maintainance of successful weight loss: Incidence and prediction. Int. J.Obes. (1984) 435–39.

Martin, P.R., A.M. Mathews: Tension headache: psychophysiological investigation and treatment. J. psychosom. Res. 22 (1978) 389–399.

Martin, P.R., P.R. Nathan, D. Milech, M. Van Keppel: The relationship between headache and mood. Behav. Res. Ther. 26 (1988) 353–356.

Martin, R.L., W.V. Roberts, P.J. Clayton: Psychiatric status after hysterectomy. J. Amer. med. Ass. 244 (1980) 350.

Martini, G.A.: Morbus Crohn. Dtsch. Ärztebl. 85 (1988) 1796–1801.

Martini, P.: Eröffnungsansprache des Intenistenkongresses (1948). In: Lasch, H.G., B. Schlegel (Hrsg.): Hundert Jahre Deutsche Gesellschaft für Innere Medizin. Bergmann, München 1982.

Martinsdale, B.: Huntington's Chorea: Some psychodynamics seen in those at risk and the responses of the helping professions. Brit. J. Psychiat. 150 (1987) 319–323.

Martius (1929): zit. nach: Artner, J.: Funktionelle Unterleibs-beschwerden der Frau. Med. Klinik 77 (1982) 683.

Marty, P.: La realtion objectale allergique. Rev. franç. psychoanalyse 22 (1958) 5–35.

Marty, P., M. de M'Uzan: La pensée opératoire. Rev. franc. Psychanal. 27 (1963) 345–356 (Suppl.). Deutsch in: Psyche 32 (1978) 974–984.

Maruta, D., D.W. Swanson, W.M. Swenson: Chronic pain: which patients may a pain-management programm help? Pain 7 (1979) 321–329.

Marxkors, R., H. Müller-Fahlbusch: Psychogene Prothesenunverträglichkeit. Hanser, München–Wien 1976.

Maschewsky, W.: Zwischenauswertung der schriftlichen Befragung des Herzinfarktprojekts am Wissenschaftszentrum Berlin. In: Friczewski, F., W. Maschewsky, F. Naschold, P. Wotschack, W. Wotschack (Hrsg.): Arbeitsbelastung und Krankheit bei Industriearbeitern, S. 85–126. Campus, Frankfurt–New York 1982.

Mascia, A.V. et al.: Manual on the standardization of care of the severely asthmatic child. J. Asthma Res. 13 (1976) 115–127.

Måseide, P.: Sincerity may frighten the patient: medical dilemmas in patient care. J.Pragmatics 5 (1981) 145–167.

Maser, J.D., S.J. Keith: CT scans and schizophrenia: report on a workshop. Schizophrenia Bull. 9 (1983) 265–283.

Mash, E.J., L.G. Terdal: Kompendium der verhaltenstherapeutischen Diagnostik. Fachbuchhandlung für Psychologie-Verlagsabteilung, Frankfurt/a.M. 1980.

Maslach, C.: Negative emotional biasing of unexplained arousal. J. Pers. soc. Psychol. 37 (1979) 953–969.

Mason, J.W., J.V. Brady, W.W. Tolson: Behavioral adaptations and endocrine activity. In: Levine, R. (ed.): Proc. of the Association for Research in Nervous and Mental Diseases. Williams & Wilkins, Baltimore 1966.

Mason, J.W.: A review of psychoendocrine research on the pituitary-adrenal cortical axis. Psychosom. Med. (suppl.) 30 (1968) 576–607.

Mason, J.W.: Organization of psychoendocrine mechanisms: a review. In: Greenfield, N.S., R.A. Sternbach (eds.): Handbook of Psychophysiology. Holt, Rinehart and Winston, New York 1972.

Mason, J.W.: Emotions as reflected in patterns of endocrine integration. In: Levi, L. (ed.): Emotions: Their Parameters and Measurement. Raven, New York 1975.

Masoro, E.J.: CRC Handbook of Physiology in Aging. DRD, Boca Raton 1981. Zit. in: Hofecker, C.: Die »neuen« Alten aus der Sicht der experimentellen Gerontologie. In: Karl, F., W. Tokarski (Hrsg.): Die »neuen« Alten, Kasseler Gerontologische Schriften 6. Gesamthochschulbibliothek, Kassel 1989.

Maß, R., H. Harden, M. Ramm, R. Simeit, R. Richter, B. Dahme: Evaluation of an airway resistance biofeedback training for asthmatics. J.Psychophysiol. 2 (1988) 144–145.

Maß, R., H. Harden, B. Leplow, M. Wessel, R. Richter, B. Dahme: A device for functional residual capacity controlled biofeedback of respiratory resistance. Biomed. Technik 36 (1991) 78–85.

Maß, R., R. Wais, M. Ramm, R. Richter, B. Dahme: Frontal muscle activity: a mediator in operant reduction of respiratory resistance? J. Psychophysiol. 6 (1992a).

Maß, R., B. Dahme, R. Richter: Vergleich zweier unterschiedlicher Meßmethoden zur Interozeption von Obstruktionen bei Asthma-Patienten. Pneumologie 46 (1992b) 183–189.

Maß, R., B. Dahme, R. Richter: Clinical evaluation of a respiratory resistance feedback training. Biofeedback and Self-Regulation (1992c).

Massie, M.J.: Depression. In: Holland, J.C., J.H. Rowland (eds.): Handbook of Psychooncology. Oxford University Press, New York–Oxford 1989.

Massie, M.J., J. Holland, E. Glass: Delirium in terminally ill cancer patients. Amer. J. Psychiat. 140 (1983) 1048–1050.

Masters, W.H., V.E. Johnson: Human Sexual Response. Little, Brown & Company, Boston 1970.

Masters, W.H., V.E. Johnson: Impotenz und Anorgasmie. Goverts, Krüger Stahlberg, Frankfurt 1973.

Masters, W.H., V.E. Johnson: Spaß an der Ehe. Molden, Wien–München–Zürich 1976.

Materialen zur Gesundheitsforschung – Forschung im Dienste der Gesundheit Bd. 14: Klinische Studien in der Psychiatrie. Wirtschaftsverlag, Bremerhaven 1990.

Mathews, A.: Why Worry? The cognitive function of anxiety. Beh. Res. Ther. 28 (1990) 455–468.

Matta, R.J., J.E. Lawler, B. Lown: Ventricular electrical instability in the conscious dog. Effects of psychologic stress and beta-adrenergic blockade. Amer. J. Cardiol. 34 (1974) 692.

Matthews, J., H. Akil, J. Greden, D. Charney, V. Weinberg, A. Rosenbaum, S. J. Watson: B-endorphin/ b-lipoprotein immunoreactivity in endogenous depression: effect of dexamethasone. Arch. gen. Psychiat. 43 (1986) 374–381.

Matthews, K.A.: Psychological perspectives on the Type A behavior pattern. Psychol. Bull. 91 (1982) 293–323.

Matthews, K.A.: What is the type A (coronary-prone) behavior pattern from a psychological perspective? Psychol. Bull. 91 (1982) 293–323.

Matthews, K.A.: Assessment issues in coronary-prone behavior. In: Dembrowski, T.M., T.H. Schmidt, G. Blümchen (eds.): Biobehavioral Basis of Coronary Heart Diseases. Karger, Basel 1983.

Matthews, K.A.: Coronary heart disease and Type A behaviors: update on and alternative to the Booth-Kewley and Friedman (1987) quantitative reviews. Psychol. Bull. 104 (1988) 373–380.

Matthews, K.A., J. Angulo: Measurement of type-A behavior pattern in children: assessment of children's competitiveness, impatience, anger and aggression. Child Dev. 51 (1980) 466–475.

Matthews, K.A., S.G. Haynes: Type A behavior and coronary disease risk – update and critical evaluation. Amer. J. Epidemiol. 123 (1986) 923–960.

Matthews, K.A., C.J. Rakaczky: Familial aspects of the Type A behavior pattern and physiologic reactivity to stress. In: Schmidt, T., T. Dembroski, G. Blümchen (eds.): Biological and Psychological Factors in Cardiovascular Disease, pp. 228–245. Springer, Berlin–Heidelberg–New York 1986.

Matthews, K.A., C.M. Stoney: Familial influences on cardiovascular response to behavioral stress. Psychophysiol. 25 (1988) 423.

Matthews, K.A., D.C. Glass, R.H. Rosenman, R.W. Bortner: Competitive drive, pattern A and coronary heart disease: a further analysis of some data from the Western Collaborative Group Study. J. chron. Dis. 30 (1977) 489–498.

Matthews, K.A., R.H. Rosenman, D.M. Dembrosky, E.L. Harris, J.M. MacDougall: Familial resemblance in components of the type-A behavior pattern: A reanalysis of the California type-A twin study. Psychosom. Med. 46 (1984) 512–522.

Matthews, K.A., S.M. Weiss, T. Detre, T.M. Dembroski, B. Falkner, S.B. Manuck, R.B. Williams jr. (eds.): Handbook of Stress, Reactivity and Cardiovascular Disease. Wiley, New York 1986.

Matthews, K.A., J.F. Owens, M.T. Allen, C.M Stoney: Do cardiovascular responses to laboratoy stress relate to ambulatory blood pressure levels: Yes, in some of the people some of the time: Psychosom. Med. 54 (1992) 686–697.

Matthysse, S., P.S. Holzman, K. Lange: The genetic transmission of schizophrenia: application of Mendelian latent structure analysis to eye tracking dysfunctions in schizophrenia and affective disorders. J. psychiat. Res. 20 (1986) 57–67.

Mattussek, S.: Die »cP-Schule Hannover«: Entwicklung eines Curriculums und Durchführung einer kontrollierten Studie zur Schulung von Patienten mit einer chronischen Polyarthritis. Z Rheumatol, Suppl. 1 (1992) 41–50.

Maturana, H.R., F.J. Varela: Der Baum der Erkenntnis. Wie wir die Welt durch unsere Wahrnehmung erschaffen – die biologischen Wurzeln des menschlichen Erkennens. Scherz, Bern–München–Wien 1987.

Maturana, H.R.: Die Organisation des Lebendigen. In: Maturana, H.R.: Erkennen: Die Organisation und Ver-körperung von Wirklichkeit. Vieweg, Braunschweig 1982.

Matussek, P.: Die Konzentrationslagerhaft und ihre Folgen. Springer, Berlin 1971.

Matzat, J.: Zum Verhältnis von Profession, Laienhilfe und Selbsthilfe. Drogalkohol. 9 (1985) 181–193.

Mau, W., A. Wasmus, H.H. Raspe: Epidemiologie und Versorgung der rheumatoiden Arthritis (rA) in Stadtgebiet von Hannover. München: GSF Forschungszentrum für Umwelt und Gesundheit Forschungsberichtes des Projektträgers. 1991.

Maur, K. v., K.R. Wasson, M.J.W. DeFord, G.J. Caranasos: Munchhausen's Syndrome: A thirty-year history of peregrination par exellence. Southern Med. J. 66 (1973) 629–632.

Maurer, G., G. Rathner, H.M. Walter, W. Söllner: Anleiten ohne zu leiten. Das Innsbrucker Modell »Angeleitete Selbsthilfegruppen für Frauen mit Eßstörungen«. In: Balke, K., W. Thiel (Hrsg.): Jenseits des Helfens. Professionelle unterstützen Selbsthilfegruppen, S. 105–115. Lambertus, Freiburg 1991.

Maurer, Y.: Der Körper in der psychiatrischen und psychotherapeutischen Behandlung. Schweizer Arch. Neurol. u. Psychiat. 138 (1987a) 49.

Maurer, Y.: Körperzentrierte Psychotherapie. Hippokrates, Stuttgart 1987b.

Maurin, J., J. Schenkel: A study of the family unit's response to hemodialysis. J. psychosom. Res. 20 (1976) 163–168.

Max, M.B., M. Culnane, S.C. Schafer et al.: Amitriptyline relieves diabetic neuropathy pain in patients with normal or depressed mood. Neurology 31 (1987) 589–596.

Max, M.B., R. Kishore-Kumar, S.C. Schafer et al.: Efficacy of Desipramine in painful diabetic neuropathy: a placebo-controlled trial. Pain 45 (1991) 3–9.

Maxton, D.G., J. Morris, P.J. Whorwell: More accurate diagnosis of irritable bowel syndrome by the use of ›non-colonic‹ symptomatology. Gut 32 (1991) 784–786.

May, P.R.A.: Psychotherapy and ataraxic drugs. In: Bergin, A.E., S.L. Garfield (eds): Handbook of Psychotherapy and Behavioral Change: An Empirical Analysis. Wiley, New York 1971.

Mayer, A.: Über seelisch bedingte Menstruationsstörungen. Geburtshilfe Frauenheilk. 6 (1944) 178.

Mayer, B., F.J. Marx, T. Spiro: Sexualverhalten nach Prostata-operation. Sexualmedizin 12 (1983) 366.

Mayer, C., H.P. Kapfhammer: Couvade Syndrom, ein psychogenes Beschwerdebild am Übergang zur Vaterschaft. Fortschr. Neurol. Psychiat. 61 (1993) 354–360.

Mayer, C., M. Soyka, D. Naber: Paranoid-halluzinatorische Psychose bei einem HIV-Infizierten unter Ozontherapie. Nervenarzt 62 (1991) 194–197.

Mayer, D.J., D.D.Price: Central nervous system mechanisms of analgesia. Pain 2 (1976) 379–404.

Mayer, D.J., D.D. Price, A. Rafii: Antagonism of acupuncture analgesia in man by the narcotic antagonist naloxone. Brain Res. 121 (1977) 368.

Mayer, E.: The Growth of Biological Thought. Diversity, evolution and inheritance. Harvard Univ. Press, Cambridge/Mass. 1982.

Mayer, H., B. Stanek, P. Hahn: Biometric findings on cardiac neurosis: II. ECG and circulation findings of cardiophobic patients during standardized examination of the circulatory system. In: Freyberger, H. (ed.): Topics of Psychosomatic Research, pp. 283–288. Karger, Basel 1973.

Mayo, J.P., J.J. Haggerty: Long-term psychotherapy of Munchhausen Syndrome. Amer. J.Psychother. 4 (1984) 571–579.

Mayou, R., K. Hawton, E. Feldman: What happens to medical patients with psychatric disorders? J. Psychosom. Res. 32 (1988) 541–549.

Mayou, R., B. Bryant, R. Duthie: Psychiatric consequences of road traffic accidents. Brit. med. J. 307 (1993) 647–651.

Mayr.J.: Handbuch der Artefakte. Fischer, Jena 1937.

Mayr, J.: Artefakte. In: Dermatologie und Venerologie, Bd. 3, S. 92–106. Thieme, Stuttgart 1959.

McCain, G.A., R.A. Scudds: The concept of primary fibromyalgia and significance to other chronic musculoskeletal pain syndromes. Pain 33 (1988) 273–287.

McCall, W.A.: Measurement. New York 1939.

McCann, B., K.A. Mathews: Influences of potential for hostility, type A behavior and parental history of hypertension on adolescents' cardiovascular responses during stress. Psychophysiol. 25 (1988) 503–511.

McCaul, K.D., J.M. Malott: Distraction and coping with pain. Psychol. Bull. 95 (1984) 516.

McClelland, D.C., D. Burnham: Power is the great motivator. Harvard Business Rev. 25 (1975) 159–166.

McClelland, D.C., E. Floor, R.J. Davidson, Saron.C.: Stressed power motivation, sympathetic activation, immune function and illness. J. Hum. Stress 6 (1980) 11–19.

McClintock, M.K.: Menstrual synchrony and suppression. Nature (Lond.) 229 (1971) 244–245.

McCombs, R.P., F.C. Lowell, J.L. Ohmann: Myths, morbidity and mortality in asthma. J. Amer. med. Ass. 242 (1979) 1521–1524.

McConnell, R.B.: Genetics in Crohn's disease. Z. Gastroenterol. 17 (Suppl.) (1979) 61–65.

McCoy, D.F., T.L. Roszman, J.S. Miller, K.S. Kelly, M.J. Titus: Some parameters of conditioned immunosuppression: Species difference and CS-US delay. Physiol. Behav. 36 (1986) 731–736.

McCoy, G.C., S. Fein, E.B. Blanchard, D.A. Wittrock, R.J. McCaffrey, L. Pangburn: End organ changes associated with the self-regulatory treatment of mild hypertension? Biofeedback & Selfregul. 13 (1988) 39–46.

McCranie, E.W., L.O. Watkins, J.M. Brandsma, B.D. Sisson: Hostility, coronary heart disease (CHD) incidence and total mortality: lack of association in a 25-year follow-up study of 478 physicians. J. behav. Med. 9/2 (1986) 119–225.

McCraw, R., J. Tuma: Rorschach content categories of juvenile diabetics. Psychol. Rep. 40 (1977) 818.

McCreary, C., J. Turner, E. Dawson: Differences between functional versus organic low back pain patients. Pain 4 (1977) 73–78.

McDaniel, S.H., L.C. Wynne, T.T. Weber: The territory of systems consultation. In: Wynne, L.C., S. McDaniel, T.T. Weber (eds.): Systems Consultation, pp. 16–28. Guilford, New York–London 1986.

McDonald, P.W., K.M. Prkachin: The expression and perception of facial emotion in Alexithymia: A pilot study. Psychosom. Med. 52. (1990) 199–210.

McDonald, R., I. Marks: Qualitätssicherung im Gesundheitswesen – ein Modell zur routinemäßigen Behandlungsauswertung. In: Fiegenbaum, W., J. Markgra, I. Florin, A. Ehlers (Hrsg.): Zukunftsperspektiven der Klinischen Psychologie, S. 21–34. Springer, Heidelberg–Berlin–New York 1992.

McDougall, J.: The »disaffected« patient: Reflections on affect pathology. The Psychoanalytic Quarterly, 53 (1984) 386–409.

McEwen, B.S.: Steroid hormone receptors and the brain: Linking the genome with the environment in health and disease. In: Lakoski, I.M. (ed.): Neural Control of Reproductive Function, pp. 5–31. Liss, New York 1989.

McFarland, R.A.: Heart rate perception and heart rate control. Psychophysiology 12 (1975) 402–405.

McFarlane, A.C., P.M. Brooks: An analysis of the relationship between psychological morbidity and disease activity in rheumatoid arthritis. J. Rheum. 15 (1988) 926–931.

McFarlane, A.C., P.M. Brooks: Psychoimmunology and rheumatoid arthritis: concepts and methodolgies. Int'l. J. Psychiatry in Medicine 20 (1990) 307–322.

McFarlane, A.C., R.S. Kalucy, P.M. Brooks: Psychological predictors of disease course in rheumatoid arthritis. Psychosom. Res. 31 (1987) 757–764.

McGee, R., S. Williams, M. Elwood: Depression and the development of cancer: a meta-analysis. Soc. Sci. Med. 38 (1994) 187–192.

McGlashan, T.H., F.J. Evans, M.T. Orne: The nature of hypnotic analgesia and the placebo response to experimental pain. Psychosom. Med. 31 (1969) 227–246.

McGrath, J.: Settings, measures and themes. An integrative review of some research on social and psychological factors in stress. In: McGrath, J. (ed.): Social and psychological factors in stress. Holt, Rinehart & Winston, New York 1970.

McGue, M., I.I. Gottesman, D.C. Rao: The transmission of schizophrenia under a multifactorial threshold model. Amer. J. hum. Genet. 35 (1983) 1161–1178.

McGuffin, P., R. Katz, P. Bebbington: The Camberwell Collaborative Depression Study III. Depression and adversity in the relatives of depressed probands. Brit. J. Psychiat. 152 (1988) 775–782.

McHugh, P.R., P.R. Slavney: The Perspectives of Psychiatry. Johns Hopkins Univ. Press, Baltimore 1983.

McKegney, P.F.: The intensive care syndrom: the definition, treatment and prevention of a new »disease of medical progress«. Connect. Med. 30 (1966) 633.

McKegney, F.P.: The incidence and characteristics of patients with conversion reactions. A general hospital consultation service sample. Amer. J. Psychiat. 124 (1967) 542–545.

McKegney, P.F.: Consultation-liason teaching of psychosomatic medicine: oportunities and obstacles. J. nerv. ment. Dis. 154 (1972) 198–205.

McKegney, F.P., R.O. Gordon, S.M. Levine: A psychosomatic comparison of patients with ulcerative colitis and Crohn's disease. Psychosom. Med. 32 (1970) 153–166.

McKegney, F.P., C. Runge, R. Bernstein et al.: Severe psychiatric disorder in dialysis-transplant patients. In: Levy, N.B. (ed.): Psychonephrology 1, pp. 49–60. Plenum, New York 1981.

McKeown, T.: Die Bedeutung der Medizin. Traum, Trugbild oder Nemesis. Suhrkamp, Frankfurt 1982.

McMahon, A.W., P. Schmitt, J.F. Patterson, E. Rothman: Personality differences between inflammatory bowel

disease patients and their healthy siblings. Psychosom. Med. 35 (1973) 91–103.

McNally, R.J.: Preparedness and phobias: a review. Psychol. Bull. 101 (1987) 283–303.

McNamara, B., C. Waddell, M. Colvin: The institutionalization of the good death. Soc. Sci. Med. 39 (1994) 1501–1508.

McNaughton, B.L., C.A. Barnes, J. Meltzer, R.J. Sutherland: Hippocampal granule cells are necessary for normal spatial learning but not for spatially-selective pyramidal cell discharge. Exp. Brain. Res. 76 (1989) 485–496.

McNeilly, C., K.I. Howard: The effects of psychotherapy: A reevaluation based on dosage. Psychotherapy Research 1 (1991) 74–78.

McSweeney, A.J.: Life quality of patients with chronic obstructive pulmonary diseases. Arch. int. Med. 142 (1982) 473–478.

Meadow, R.: Münchhausen syndrome by proxy: The hinterland of child abuse. Lancet 2 (1977) 343–346.

Meadow, R.: Fictitious epilepsy. Lancet II (1984) 25–28.

Meares, A.: A regression of osteogenic sarcoma metastases associated with intensive medication. Med. J. Aust. 2 (1978) 433.

Meares jr., E.M.: Chronische bakterielle Prostatitis. In: Brunner, H., W. Krause, C.F. Rothauge, W. Weidner (Hrsg.): Chronische Prostatitis, S. 3. Schattauer, Stuttgart 1983.

Meares jr., E.M.: Prostatodynia: Clinical findings and rationale for treatment. In: Weidner W., H. Brunner, W. Krause, C.F. Rothauge (eds.): Therapy of Prostatitis, p. 207. Zuckschwerdt, München–Bern–Wien–San Francisco 1986.

Meares, R.: Features which distinguish groups of spasmodic torticollis. J. psychosom. Res. 15 (1971) 1–11.

Medalie, J.H., H.A. Kahn, H.N. Neufeld et al.: Five-year myocardial infarction incidence. Association of single variables to age and birthplace. J. chron. Dis. 26 (1973) 329.

Medalie, J.H., M. Snijder, J.J. Groen et al.: Angina pectoris among 100 men. Five-year incidence and univariate analysis. Amer. J. Med. 55 (1973) 583.

Medansky, R.: Self-evaluation of acne and emotion: a pilot study. Psychosomatics 22 (1982) 379–383.

Medansky, R., R. Handler: Dermatopsychosomatics: Classification, Physiology and therapeutic approaches. J. Amer. Acad. Derm. 5 (1981) 125–136.

Medawar, P.B., J.S. Medawar: The life Science. Harper & Row, New York–Hagerstown–San Francisco–London 1977.

Medico-Actuarial Mortality Investigation, Vol.I. Association of Life Insurance Medical Directors and the Actuarial Society of America, New York 1912 (Zit. nach Keys, 1980).

Mednick, S.A., F. Schulsinger: Some premorbid characteristics related to breakdown in children with schizophrenic mothers. In: Rosenthal, D., S.S. Kety (eds.): Transmission of Schizophrenia. Pergamon, New York 1968.

Meenan, R.F., P.M. Gertman, J.H. Mason: Measuring health status in arthritis. Arthr. and Rheum. 23 (1980) 146–152.

Meenan, R.F., J.H. Mason, J.J. Anderson, A.A. Guccione, L.E. Kazis: The content and properties of a revised and expanded arthritis impact measurement scales health status questionnaire. Arth. and Rheum. 35 (1992) 1–9.

Meermann, R., W. Vandereycken: Therapie der Magersucht und Bulimia nervosa. De Gruyter, Berlin 1987.

Meermann, R., C. Napierski, W. Vanderheycken: Experimental body image research in anorexia nervosa patients. In: Blinder, B.J., B.F. Chaitin, R. Goldstein (eds.): The Eating Disorders, pp. 177–195. PMA Publications, New York 1989.

Meerwein, F.: Tiefenpsychologische Aspekte der zahnärztlichen Tätigkeit. Schweiz. Mschr. Zahnheilk. 77 (1967) 776.

Meerwein, F.: Die Grundlagen des ärztlichen Gesprächs. Eine Einführung in die psychoanalytische Psychosomatik, S. 100. Huber, Bern–Stuttgart–Wien 1969.

Meerwein, F.: Die Arzt-Patienten-Beziehung des Krebskranken. In: Meerwein, F. (Hrsg.): Einführung in die Psycho-Onkologie, 2. Aufl., S. 84–156. Huber, Bern–Stuttgart–Wien 1981.

Meerwein, F.: Probleme und Konflikte des Onkologen und seiner Mitarbeiter. Münch. med. Wschr. 126 (1984) 219–222.

Meffert, H.J.: Angstreduktion bei chirurgischen Patienten – Kritische Überlegungen und Fallbeispiele zur medizinpsychologischen Forschung für Klinik und Praxis.

In: Tewes, U. (Hrsg.): Angewandte Medizinpsychologie; S. 360–367. Fachbuchhandlung für Psychologie (Verlagsabteilung), Frankfurt/a.M. 1984.

Meffert, H.J., A. Boll, B. Dahme et al.: Der relative Anteil somatischer und psychischer Befunde an der Vorhersage psychopathologischer Auffälligkeiten nach Herzoperationen. In: Studt, H.H. (Hrsg.): Psychosomatik – Forschung und Praxis. Urban & Schwarzenberg, München 1983.

Mehan, H.: Learning lessons. Harvard Univ. Press, Cambridge 1979.

Meichenbaum, D.: Cognitive behavior modification. Plenum, New York 1977.

Meichenbaum, D.: Kognitive Verhaltensmodifikation. Urban & Schwarzenberg, München 1979.

Meichenbaum, D., R. Cameron: Stress inoculation training – toward a general paradigm for training coping skills. In: Meichenbaum,D., M.E. Jaremko (eds.): Stress reduction and prevention. Plenum, New York 1983.

Meierkord, H., B.Will, D. Fish, S. Shorvon: The clinical features and prognosis of pseudoseizures diagnosed using video-EEG telemetry. Neurology 41 (1991) 1643–1646.

Meikle, M., S. Griesst: The perceived localization of tinnitus. In: Feldmann, H. (ed.): Proceedings of the International Tinnitus Seminar Münster 1987, S. 183. Harsch, Karlsruhe 1987.

Meissner, W.W.: Family dynamics and psychosomatic processes. Family Process 5 (1966) 142. Dtsch.: Familiendynamik und psychosomatische Prozesse. In: Brede, K.: Einführung in die psychosomatische Medizin, S. 193. Fischer, Frankfurt 1974.

Mekhjian, H., D. Switz, C. Melnyk, G. Rankin, R. Brooks: Clinical features and natural history of Crohn's disease. Gastroenterology 77 (1979) 898–906.

Meltzer, H.Y., S.M. Stahl: The dopamine hypothesis of schizophrenia: a review. Schizophrenia Bull. 2 (1976) 19–76.

Meltzer, H.Y., T. Kolakowska, V.S. Fang, L. Fogg, A. Robertson, R. Lewine, M. Strahilewitz, D. Busch: Growth hormone and prolactin response to apomorphine in schizophrenia and major affective disorders: relation to duration of illness and depressive symptoms. Arch. gen. Psychiat. 41 (1984) 512–519.

Meltzoff, A., A. Goprink: The role of imitation in understanding persons and developing a theory of mind. In: Baron-Cohen, S., H. Tager-Flusbery (eds.): Understanding other Minds, pp. 335–366. Oxford University Press, Oxford 1993.

Meltzoff, J., M. Kornreich: Research in psychotherapy. Atherton Press, New York 1970.

Melzack, R.: Pain perception. Res. Publ. Ass. nerv. ment. Dis. 48 (1970) 272–285.

Melzack, R.: The Puzzle of Pain. Basic Books, New York 1973.

Melzack, R., T. Scott: The effects of early experience on the response of pain. J. comp. physiol. Psychol. 50 (1957) 155.

Melzack, R., P.D. Wall: Pain mechanisms: A new theory. Science 150 (1965) 971–979.

Melzack, R., W.S. Torgerson: On the language of pain. Anethesiology 34 (1971) 50–59.

Melzack, R.A., P.D. Wall: The Challenge of Pain. Basic Books, New York 1983.

Melzer, E.: Psyche und Tuberkulose. Hippokrates 28 (1957) 1; 35.

Mendell, L.M., P.D. Wall: Presynaptic hyperpolarisation: A role for fine afferent fibers. J. Physiol. 172 (1964) 274–294.

Mendeloff, A.I.: Epidemiology of Crohn's disease. Z. Gastroenterol. 17 (Suppl.) (1979) 61–65.

Mendeloff, A.I.: The epidemiology of inflammatory bowel disease. Clin. Gastroenterol. 9 (1980) 259–270.

Mendelson, J., P. Solomon, E. Lindemann: Hallucinations of poliomyelitis patients during treatment in a respirator. J. nerv. ment. Dis. 126 (1958) 421–428.

Mendlewicz, J., P. Linkowski, M. Kerkhofs, D. Desmedt, J. Golstein, G. Copinschi, E. Van Ceuter: Diurnal hypersecretion of growth hormone in depression. J. clin. Endocr. 60 (1985) 505–512.

Meng, H.: Das Problem der Organpsychose. Int. Z. Psychoanal. 20 (1934) 443.

Menninger, K.A.: Polysurgery and the polysurgery addiction. Psychoanal. Quart. 3 (1934) 173–199.

Menninger, K.A.: Some observations on the psychological factors in urination and genitourinary afflictions. Psychoanal. Rev. 28 (1941) 117.

Mense, S.: Sensitization of group IV muscle receptors to bradykinin by 5-hydroxytryptamine and prostaglandin E2. Brain Res. 225 (1991) 95–105.

Mense, S., H. Meyer: Bradykinin-induced modulation of the response behavior of different types of feline group III and IV muscle receptors. J. Physiol. 398 (1988) 49–63.

Mensen, H.: ABC des autogenen Trainings. Goldmann, München 1988.

Mensen, H.: Autogenes Training in Prävention und Rehabilitation. Ein physiologisch-rationales Naturheilverfahren. Perimed, Erlangen 1988.

Mentzos, St.: Neurotische Konfliktverarbeitung. Fischer Taschenbuch, Frankfurt/a.M. 1982.

Menzel, W.: Über labile und paroxysmale Hypertonie. Med. Welt 12 (1961) 560–565.

Merl, H.: Das Problem der Indikationsstellung in der Familientherapie. Voraussetzungen und methodische Überlegungen. Material. Psychoanal. 9 (1983) 167–241.

Mersereau, B.S.: Regional ileitis in depressed patients. Amer. J. Psychiat. 119 (1963) 1099–1100.

Merskey, H.: The role of the psychiatrist in the investigation and treatment of pain. In: Bonica, J.J. (ed.): Pain. Raven, New York 1980.

Merskey, H. (ed.): Chronic pain syndromes and definition of pain terms. International Association for the Study of Pain. Subcommittee on Taxonomy. Pain Suppl. 3 (1986) 1–225.

Merskey, H.: Classification of chronic pain. Descriptions of chronic pain syndromes and definitions of pain terms prepared by the International Association for the Study of Pain. Subcommittee on Taxonomy. Pain (suppl.) 3 (1986) 1–220.

Merskey, H., D. Boyd: Emotional adjustment and chronic pain. Pain 5 (1978) 173–178.

Merskey, H., N.A. Buknih: Hysteria and organic brain disease. Brit. J. med. Psychol. 48 (1975) 359–366.

Merten, J., R. Krause: DAS (Differentielle Affekt Skala). Arbeiten der Fachrichtung Psychologie, Universität des Saarlandes, 25, 1993.

Merten, J., Th. Anstadt, B. Ullrich, R. Krause: Affektausdruck und Erleben im psychotherapeutischen Prozeß. Eine Methodenstudie an zwei Fällen. Z. Psychother. Res. (1993).

Merton, R.K.: Social Theory and Social Structure. The free press, New York 1957.

Merton, R.K., G.G. Reader, P.L. Kendall (eds.): The Student Physician. Harvard Univ. Press, Cambridge/Mass. 1957.

Mesmer, F.A.: zit. in: Schultz, J.H.: Psychotherapie. Hippokrates, Stuttgart 1952.

Metal'nikov, S., V. Chorine: Rôle des reflexes conditionnels dans l'immunité. Ann.Inst. Pasteur 40 (1926) 893–900.

Meves, C.: Die Verantwortung des Arztes im Hinblick auf die frühe Kindheit. Berl. Ärztebl. 89/11 (1976) 550.

Meves, C.: Der Weg in die neurotische Verwahrlosung. Vorschläge zu Heilung und Vorbeugung. Berl. Ärztebl. 19 (1977) 874.

Mewes, J.: Testpsychologische Untersuchung der Persönlichkeitsstruktur Colitis ulcerosa-Kranker. Med. Diss., Lübeck 1973.

Meyenburg, B., V. Sigusch: Sexualität der Frau und Gynäkologie. Eine Umfrage zur sexualmedizinischen Ausbildung. Sexualmedizin 2 (1972) 382–385.

Meyer, A.-E.: Eine Taxonomie der bisherigen Psychotherapieforschung. Z. Klin. Psychol. 19 (1990) 287–291.

Meyer, A.-E.: Eine kurze Geschichte der Psychosomatik. In: Adler, R., W. Bertram, A. Haag, J.M. Herrmann, K. Köhle, Th. v. Uexküll (Hrsg.): Integrierte Psychosomatische Medizin in Praxis und Klinik, 3. Aufl., S. 35–42. Schattauer, Stuttgart 1993.

Meyer, A.-E., W. Weitemeyer: zur Frage krankheitsdependenter Neurotisierung. Psychometrisch-varianzanalytische Untersuchungen an Männern mit Asthma bronchiale, Lungentuberkulose oder mit Herzvitien. Arch. Psychiat. u. Z. ges. Neurol. 209 (1967) 21.

Meyer, A.-E. et al.: The Hamburg short psychotherapy comparison experiment. Psychother. and Psychosom. 35 (1981) 81–207.

Meyer, A.-E., R. Richter, K. Grawe, J.-M. Graf von der Schulenburg, B. Schulte: Forschungsgutachten zu Fragen des Psychotherapeutengesetzes i.A. des Bundesministeriums für Jugend, Familie, Frauen und Gesundheit. Hamburg–Eppendorf 1991.

Meyer, A.E.: Die Anorexia nervosa und ihre für die Allgemeinmedizin wichtigen Aspekte. Z. Allgemeinmed. 46 (1970) 1782–1786.

Meyer, A.E.: Persönliche Mitteilung. 1984.

Meyer, A.E.: Das Leib-Seele-Problem aus der Sicht des Psychosomatikers. Modelle und ihre Widersprüche. Psychother. med. Psychol. 37 (1987) 367–375.

Meyer, A.E.: Über die Wirksamkeit psychoanalytischer Therapie. In: Strauß, B., A.E. Meyer (Hrsg.): Psychoanalytische Psychosomatik, S. 137–151. Schattauer, Stuttgart 1994.

Meyer, B.C., R.S. Blacher, F. Brown: A clinical study of psychiatric and psychological aspects of mitral surgery. Psychosom. Med. 23 (1961) 194–218.

Meyer, E., H.T. Unger, R. Slaughter: Investigation of a psychosocial hypothesis in appendectomies. Psychosom. Med. 26 (1964) 671–681.

Meyer III, E., L.R. Derogatis, M.J. Miller, A.J. Reading, J.H. Cohen, L.C. Park, G.A. Withmarsh: Addition of time-limited psychotherapy to medical treatment in a general medical clinic. J. nerv. ment. Dis. 169 (1981) 780–790.

Meyer, J.E.: Einstellung zu Tod und Sterben in der Gegenwart. In: Bitter, W. (Hrsg.): Alter und Tod – annehmen oder verdrängen? S. 49–58. Klett, Stuttgart 1974.

Meyer, J.E.: Die Aufklärung des unheilbar Kranken. In: Bönisch, E., J.E. Meyer (Hrsg.): Psychosomatik in der klinischen Medizin, S. 140–148. Springer, Berlin 1983.

Meyer, R., D. Beck: Zur Frage des psychogenen Fiebers. Schweiz. Rundsch. Med. 64/50 (1975) 1599.

Meyer, W.: Über den Umgang mit dem Tod bei der Arbeit auf dem Notarztwagen. Der Notarzt 1 (1985) 99–103.

Meyer, W., F. Balck, H. Speidel, H. Hopf, E. Siegmund-Schultze: Zur Psychologie des ärztlichen Verhaltens bei der Reanimation. Der Notarzt 7 (1991) 5–9.

Meyer, W., F. Balck, H. Speidel, E. Siegmund-Schultze, H. Hopf: Zur Psychologie des notärztlichen Verhaltens in der Konfrontation mit dem Tod: Notärztlicher Umgang mit den Angehörigen. Der Notarzt 8 (1992) 66–71.

Meyer, W., F. Balck, V.-E. Kollenbaum: Medizinisch-psychologische Aspekte der Reanimation in der Notfallmedizin. Z. Med. Psych. 1 (1994) 7–13.

Meyer zum Gottesberge, A.: Über Ohrgeräusche. Arch. Ohren-, Nas.- u. Kehlk.-Heilk. 169 (1956) 344.

Meyerowitz, S.: The continuing investigation of psychosocial variables in rheumatoid arthritis. In: Hill, A. (ed.): Modern trends in rheumatology, vol. 2, pp. 92–105. Butterworth, London 1971.

Meyerowitz, S., R.F. Jacox, D.W. Hess: Monozygotic twins discordant for rheumatoid arthritis: a genetic, clinical and psychological study of 8 sets. Arthr. and Rheum. 11 (1968) 1–21.

Meyers, O.L., A.G. Hall: Talking to patients with arthritis. S. Afr. med. J. 52 (1977) 673–676.

Meyers, S., H.D. Janowitz: Natural history of Crohn's disease: an analytical review of the placebo lesson. Gastroenterology 87 (1984) 1189–1192.

Meyers, S., J. Walfish, D. Sachar, A. Greenstein, A. Hill, H. Janowitz: Quality of life after surgery for Crohn's disease: a psychosocial survey. Gastroenterology 78 (1980) 1–6.

Mezey, E., T. Reisine, M. Palkovits, M.J. Brownstein, J. Axelrod: Direct stimulation of b2-adrenergic receptors in rat anterior pituitary induces the release of adrenocorticotropin in vivo. Proc. Natl. Acad. Sci. (Wash.) 80 (1983) 6728–6731.

Miall, W.E., H.G. Lovell: Relation between change of blood pressure and age. Brit. med. J. 2 (1967) 660.

Miall, W.E., P.D. Oldham: The hereditary factor in arterial blood pressure. Brit. med. J. 12 (1963) 75.

Michaelis, M.: Beitrag zur Kenntnis ätiologisch-pathogenetischer Faktoren der essentiellen juvenilen Hypertonie. Z. psychosom. Med. 12 (1966) 1.

Michel, E., R.H. Adler, Ch. Hürney, W. Hemmeler, C. Minder: Comparison of childhood-experiences and adult behavior in male and female patients with »Psychogenic Pain«. A retrospectice clinical study. Amer. Psychosom. Soc. 50th Anniversary. Abstract Nr. 47 (1992) 45.

Michel, L.: Allgemeine Grundlagen psychometrischer Tests. In: Heiss, R., K.J. Grossmann, L. Michel (Hrsg.): Psychologische Diagnostik, Handbuch der Psychologie, 3. Aufl., Bd. 6, S. 19. Verlag für Psychologie, Hogrefe, Göttingen 1971.

Michel, M.: Gesundheitsschäden durch Verfolgung und Gefangenschaft und ihre Spätfolgen. Röderberg, Frankfurt 1955.

Michel, S.: HIV-Antikörpertest und Verhaltensänderungen. Literaturstudie. Wissenschaftszentrum, Berlin 1988.

Michulka, D.M., E.B. Blanchard, K.A. Appelbaum, J. Jaccard, P. Dentinger: The refractory headache patient – 2. High medication consumption (analgesic rebound). Behav. Res. Ther. 27 (1989) 411–420.

Midlarsky, E.: Helping as coping. In: Clark, M.S. (ed.): Review of Personality and Social Psychology, vol. 12: Prosocial Behavior, pp. 238–264. Sage, Newbury Park/Ca. 1991.

Midlarsky, E., M.E. Hannah: The generous elderly: Naturalistic studies of donations across the life span. Psychol. Aging 4 (1989) 346–351.

Miehlke, K.: Der Weichteilrheumatismus unter besonderer Berücksichtigung des sogenannten Muskelrheumatismus. Therapiewoche 8 (1973) 598–608.

Miehlke, K.: Zur Ätiologie und Pathogenese rheumatischer Erkrankungen. Therapiewoche 26 (1976) 2855.

Miethe, E.: Das Kontaktgranulom. Vortrag, II. Kommunikationsmedizinische Tage, 15.–17. 4.1988, Bad Rappenau.

Mikami, D.B.: A review of psychogenic aspects and treatment of bruxism. J. prosth. Dent. 37 (1977) 411.

Milano, F., G. Munegato, F. Fasolo, L. Gracco, A. Bortoletto, E.F. Zotti: Psychoanalytic evaluation of a case study: Does the colostomy reproduce the problems of childhood »anal phase«? J. Enterostoma Ther. 14 (1987) 240–242.

Miles, L.E., W.C. Dement: Sleep and aging. Sleep 3 (1980) 119–220.

Milgram, P., M. Marder, B. Williams, R. Beaton, P. Weinstein: Stress and gingivitis. J. dent. Res. 62 (1983) 187.

Miller, D., J. Green, D.J. Jeffries, A.J. Pinching, J.R.W. Harris: HTLV-III: Should testing ever be routine? Brit. med. J. 292 (1986) 941.

Miller, G.A., E. Galanter, K.H. Pribram: Plans and the Strucure of Behavior. Holt, Rinehart and Winston, New York 1960.

Miller, G.L., T. Fülöp: Educational strategies for the health professions. WHO, Geneva No. 52. 1974.

Miller, N.E., B.J. Cohler: Psychodynamic research perspectives on development, psychopathology and treatment in later life. Psychoanal. Psychol. 1 (1984) 77–82.

Miller, R.E.: Experimental approaches to the physiological and behavioral concomitants of affective communication in rhesus monkeys. In: Altmann, S.A. (ed.): Social Communication among Primates. Univ. of Cincago Press, Chicago 1967.

Miller, R.R.: Analgetics. In: Miller, R.R., D.J. Greenblatt (eds.): Drug Effects in Hospitalized Patients, pp. 133–164. Wiley, New York 1976.

Miller, S.M.: Monitoring and blunting in the face of threat: Implications for adaptation and health. In: Montada, L., S.-H. Filipp, M.J. Lerner (eds.): Life Crises and Experiences of Loss in Adulthood, pp. 255–273. Erlbaum, Hillsdale/N. J. 1992.

Miller, S.M., C.E. Mangan: Interacting effects of information and coping style in adapting to gynaecologic stress: Should the doctor tell all? J. Pers. soc. Psychol. 45 (1983) 223–236.

Miller, S.M., C. Combs, L. Kruus: Tuning in and tuning out: Confronting the effects of confrontation. In: Krohne, H.W. (ed.): Attention and Avoidance, pp. 51–69. Hogrefe & Huber Publishers, Seattle 1993.

Miller, W.B., R. Rosenfeld: A psychophysiological study of denial following acute myocardial infarction. J. psychosom. Res. 19 (1975) 43–54.

Millhorn, D.E., D.A. Bayliss, J.T. Erickson, E.A. Gallman, C.L. Szymeczek, M. Czyzyk-Krzeska, J.B. Dean: Cellular and molecular mechanisms of chemical synaptic transmission. Amer. J. Physiol. 257 (1989) 289–310.

Mills, J.E., J.G. Widdicombe. Role of the vagus nerves in anaphylaxis and histamine-induced bronchoconstriction in guinea pigs. Brit. J. Pharmacol. 39 (1970) 724–731.

Milman, L., T.C. Todd: Families of children with psychosomatic problems. Amer. J.Orthopsychiat. 43 (1973) 243.

Milne, J.F.: Psychosocial aspects of renal transplantation. Urology (Suppl.) 9 (1977) 82–88.

Milne, J.F., J.S. Golden, L. Fibus: Sexual dysfunction in renal failure. Int. J. Psychiat. Med. 8 (1978) 335–345.

Milner, B.: Amnesia following operation on the temporal lobes. In: Whitty, C.W.M., O.L. Zangwill (eds.): Amnesia, pp. 109–133. Butterworths, London 1966.

Milner, B.: Memory and the medial temporal regions of the brain. In: Pribram, K.H., D.E. Broadbent (eds.): Biology of Memory, p. 29. Acad. Press, New York–London 1970.

Milner, P., R. Crowe, J.E. Lennard-Jones, G. Burnstock: Vasoactive intestinal polypeptide levels in sigmoid colon in idiopathic constipation and diverticular disease. Gastroenterology 99 (1990) 666–675.

Miltner, W.: Verhaltensanalyse in der Verhaltensmedizin. In: Miltner, W., N. Birbaumer, W.-D. Gerber (Hrsg.): Verhaltensmedizin. Springer, Berlin 1986.

Miltner, W., N. Birbaumer, W.-D. Gerber: Verhaltensmedizin. Springer, Berlin–Heidelberg 1986.

Mindham, R.H.S., A. Bagshaw, S.A. James, A.J. Swannell: Factors associated with the appearance of psychiatric symptoms in rheumatoid arthritis. J. psychosom. Res. 25 (1981) 429–435.

Minuchin, P., S. Minuchin: Family as the context for patient care. In: Bernstein, L.H., H.J. Grieco, M. Dete (eds.): Primary care in the home, pp. 83–94. Lippincott, Philadelphia 1987.

Minuchin, S.: Families and Family Therapy. Harvard Univ. Press, Cambridge/Mass. 1974. Dtsch.: Familie und Familientherapie. Lambertus, Freiburg 1974.

Minuchin, S.: Familie und Familientherapie. Lambertus, Freiburg 1977.

Minuchin, S., H.C. Fishman: Family Therapy Techniques. Harvard Univ. Press, Cambridge/Mass. 1981.

Minuchin, S., L. Baker, B. Rosman, L. Liebman, L. Milman, T. Todd: A conceptual model of psychosomatic illness in children. Arch. gen. Psychiat. 32 (1975) 1031.

Minuchin, S., L. Baker, B.L. Rosman: Psychosomatische Krankheiten in der Familie. Klett-Cotta, Stuttgart 1981.

Minuchin, S., L. Baker, B.L. Rosman: Psychosomatic Families. Anorexia nervosa in context. Harvard Univ. Press, Cambridge/Mass. 1978. Dtsch.: Psychosomatische Familie. Klett, Stuttgart 1982.

Minuchin, S., B.L. Rosmann, L.Baker: Psychosomatische Krankheiten in der Familie. Klett-Cotta, Stuttgart 1986.

Minuck, M., R. Perkins: Long-term study of patients successfully resuscitated following cardiac arrest. Anesth. Analg. 49 (1970) 115–118.

Mirsky, H.A.: Körperliche, seelische und soziale Faktoren bei psychosomatischen Störungen. Psyche 15 (1960) 24.

Mirsky, I.A.: Physiologic, psychologic and social determinants in the etiology of duodenal ulcer. Amer. J. digest. Dis. 3 (1958) 285–314.

Mirsky, I.A., P. Futterman, S. Kaplan: Blood plasma pepsinogen: II. The activity of the plasma from »normal« subjects, patients with duodenal ulcer and patients with pernicious anemia. J. Lab. clin. Med. 40 (1952) 188.

Mischel, W.: Personality and Assessment. Wiley, New York 1968.

Mischel, W., E. Straub: Effects of expectancy on working and waiting for larger rewards. J.Pers. soc. Psychol. 2 (1965) 625–633.

Misgeld, U., M. Frotscher: Postsynaptic-GABAergic inhibition of non-pyramidal neurons in the guinea-pig hippocampus. Neuroscience 19 (1986) 193–206.

Mishkin, M.: Analogous neural models for tactile and visual learning. Neuropsychologia 17 (1979) 139–152.

Mishkin M.: A memory system in the monkey. Philos. Trans. roy. Soc. Lond. [Biol.] 298 (1982) 85–95.

Mishkin, M., T. Appenzeller: Die Anatomie des Gedächtnisses. In: Singer, W. (ed.): Gehirn und Kognition, S. 94–105. Spektrum der Wissenschaft, Heidelberg 1990.

Mishler, E.G.: Viewpoint: critical perspectives on the biomedical model. In: Mishler, E.G., L.R. AmaraSingham, S.T. Hauser, R. Liem, S. Osherson, N.E. Waxler (eds.): Social contexts of health, illness and patient care. Cambridge Univ. Press, Cambridge 1981.

Mishler, E.G.: The discourse of medicine. Dialectics of medical interviews. Ablex, Norwood 1984.

Misiewicz, J.J.: Aetiological factors in duodenal ulcer: In: Malfertheiner, P., H. Ditschuneit (eds.): Helicobacter pylori, Gastritis and Peptic Ulcer, pp. 271–278. Springer, Berlin–Heidelberg 1990.

Mitchell, C.M., D.A. Drossman: Survey of the AGA membership relation to patients with functional gastrointestinal disorders [Letter]. Gastroenterology 92 (1987) 1282–1284.

Mitchell, J.E., J.P. Bantle: Metabolic and endocrine investigations in women of normal weight with the bulimia syndrome. Biol. Psychiat. 18 (1983) 355–365.

Mitchell, J.E., D.C. Laine: Monitored binge-eating behavior in patients with bulimia nervosa. Int. J. Eat. Dis. 4 (1985) 177.

Mitchell, J.E., C. Pomeroy: Medizinische Komplikationen der Bulimia nervosa. In: Fichter, M.M. (Hrsg.): Bulimia nervosa. Enke, Stuttgart 1989.

Mitchell, J.E., D. Hatsukami, E.D. Eckert, R.L.Pyle: Characteristics of 275 patients with bulimia. Amer. J. Psychiat. 142 (1985) 482–485.

Mitchell, J.E., D. Hatsukami, L. Davis, G. Goff, E.D. Eckert, R.L.Pyle: Intensive outpatient group treatment for bulimia. In: Garner, D.M., P.E. Garfinkel (eds.): Handbook of Psychotherapy for Anorexia Nervosa and Bulimia. Guilford, New York 1985.

Mitchell, J.E., L. Davis, G. Goff, R. Pyle: A follow-up study of patients with bulimia. Int. J. Eat. Dis. 5 (1986) 441.

Mitchell, J.T.: Emergency medical stress. APCO Bulletin, Journal of Association of Public Safety Communications Officers (1993) 14–16.

Mitchell, J.T., G.P. Bray: Emergency Services Stress. Prentice Hall, Englewood Cliffs, New York 1989.

Mitchell, J.T., A. Dyregrov: Traumatic stress in disaster workers and emergency personnel: prevention and intervention. In: Wilson, J.P., B. Raphael (eds.): International Handbook of Traumatic Stress Syndromes, pp. 904–914. Plenum (Series on Stress and Coping), New York–London 1993.

Mitchell, S.J., J.B. Ranck jr.: Generation of theta rhythm in medial entorhinal cortex of freely moving rats. Brain Res. 189 (1980) 49–66.

Mitscherlich, A.: Anmerkung über die Chronifizierung psychosomatischen Geschehens. Psyche 15 (1961) 1–25.

Mitscherlich, A.: Krankheit als Konflikt. Studien zur psychosomatischen Medizin. Suhrkamp, Frankfurt 1966.

Mitscherlich, M.: Zur Psychoanalyse des Torticollis spasticus. Nervenarzt 42 (1971a) 420–426.

Mitscherlich, M.: Spasmodic Torticollis. Psychother. and Psychosom. 19 (1971b) 62–75.

Mitscherlich, M.: Analytische Behandlung von Hyperkinesen. Med. Welt 24 (1973) 1058–1062.

Mitscherlich, A.: Freiheit und Unfreiheit in der Krankheit. Suhrkamp, Frankfurt 1977.

Mittelmann, B.: Psychosomatic medicine and the older patient. In: Kaplan, O.J. (ed.): Mental Disorders in Later life, 2nd ed. Univ. of Stanford Press, Stanford CA 1956.

Mixter, W.J., J.S. Barr: Rupture of the intervertebral disc with involvement of the spinal canal. New Engl. J. Med. 211 (1934) 210–215.

Modell, S., D. Naber, F. Müller-Spahn: Paranoide Psychose bei einem Patienten mit Hypothyreose und Vitamin-B12-Mangel. Nervenarzt 64 (1993) 340–342.

Modestin, J.: Schwindel als psychosomatisches Phänomen. Psychother. med. Psychol. 33 (1983) 77–86.

Möhlen, K., S. Davies-Osterkamp: Psychische und körperliche Reaktion bei Patienten der offenen Herzchirurgie in Abhängigkeit von präoperativen psychischen Befunden. Z. psychosom. Med. Psychoanal. 25 (1979) 128.

Möhlen, K., E. Brähler, H. Rohde, G. Overbeck: Zur Psychosomatik des operierten Ulkuskranken – eine 4-Jahres-Katamnese. Psychother. med. Psychol. 32 (1982) 19–26.

Möhring, P.: Mit Krebs leben – maligne Erkrankungen aus therapeutischer und persönlicher Perspektive. Springer, Berlin 1988.

Möller, A.: Körperlich begründbare Psychosen – traditionelles Verständnis und DSM-III-Nomenklatur. Fortschr. Neurol. Psychiat. 54 (1986) 318–320.

Möller, A.: Psychiatrische Aspekte der HIV-Infektion. Nervenarzt 61 (1990) 519–526.

Möller, H.C.: Treatment of the irritable colon. Modern Treatment 2 (1965) 988–1002.

Moeller, M.L.: Selbsthilfegruppen in der Psychotherapie. Prax. Psychother. Psychosom. 20 (1975) 181–193.

Moeller, M.L.: Wodurch wirken Selbsthilfe-Gruppen? Zu einigen therapeutischen Prinzipien der Gruppenbehandlung. Gruppenpsychol. Gruppendyn. 8 (1977) 337–357.

Moeller, M.L.: Selbsthilfegruppen. Rowohlt, Reinbek–Hamburg 1978.

Moeller, M.L.: Anders Helfen – Selbsthilfe-Gruppen und Fachleute arbeiten zusamen. Klett-Cotta, Stuttgart 1981.

Moeller, M.L.: Widerstandsbewußtes Zusammenarbeiten. Übertragung und Gegenübertragung in der Selbsthilfegruppen-Unterstützung. In: Balke, K., W. Thiel (Hrsg.): Jenseits des Helfens. Professionelle unterstützen Selbsthilfegruppen, S. 61–78. Lambertus, Freiburg 1991.

Mörl, F., P. Matis: Die Colitis ulcerosa aus der Sicht der Chirurgen. Med. Welt 18 (1967) 2844–2852.

Mörl, M., H. Koch, W. Rösch, P. Frühmorgen, J. Zeus: Familiäre Enterocolitis regionalis Crohn. Dtsch. med. Wschr. 101 (1976) 493–496.

Moerman, D.E.: Anthropology of Symbolic Healing. Current Anthropology 20 (1979) 1, 59–80.

Moerman, D.E.: Physiology and Symbols: The Anthropological Implicationsof Placebo Effect. In: The Anthropology of Medicine. Praeger, 1983.

Moertel, G., W.T. Taylor, A. Roth, F.A.J. Tyce: Who Responds to Sugar Pills? Mayo Clin. Proc. 51 (1976) 96–100.

Mogg, K., A. Mathews, M. Eysenck, J. May: Biased cognitive operations in anxiety: Artefact, processing priorites or attentional search? Beh. Res. Ther. 29 (1991) 459–467.

Mohr, F.: Psychotherapie bei organischen Erkrankungen. Thieme, Leipzig 1930.

Moldofsky, H.: Sleep-wake mechanism in fibrositis. J. Rheum. 16 (Supp. 16) (1989) 185–191.

Moldofsky, H.: Stress, disordered sleep and fibrositis syndrome. In: Weiner, H., D. Hellhammer, I. Florin, R.C. Murison (eds.): Neuronal Control of Bodily Function: Basic and Clinical Aspects: Vol IV: Frontiers of Stress Research. Huber, Toronto 1989.

Moldofsky, H., W.J. Chester: Pain and mood patterns in patients with rheumatoid arthritis. Psychosom. Med. 32 (1970) 309–318.

Moldofsky, H., A.I. Rothman: Personality, disease parameter and medication in rheumatoid arthritis. J. chron. Dis. 24 (1971) 363–372.

Molinski, H.: Bilder der eigenen Weiblichkeit. Ärger während der Geburt und Rigidität des Muttermundes. Z. psychosom. Med. Psychoanal. 14/2 (1968) 90.

Molinski, H.: Archaische Mütterlichkeit, Grundlage psychogener Störungen von Schwangerschaft und Geburt. Sexualmed. 3 (1972) 140.

Molinski, H.: Die unbewußte Angst vor dem Kind. Kindler, München 1972.

Molinski, H.: Gesprächsführung bei Schwangerschafts-konflikten. Dtsch. Ärztebl. 46 (1975) 3183.

Molinski, H.: Die fokussierende Deskription. Praktische Hinweise für die Behandlung funktioneller Sexualstörungen aus analytischer Sicht. Sexualmed. 5 (1976) 712.

Molinski, H.: Unterleibsschmerzen ohne Organbefund und eine Bemerkung zum pseudoinfektiösen Syndrom der Scheide. Gynäkologe 15 (1982) 207.

Molinksi, H.: Sexualstörungen der Frau. Sexualmedizin 12 (1985) 182.

Molinski, H.: Das urethral-erotische Syndrom. In: Jürgensen, Richter (Hrsg.): Psychosomatische Probleme in der Gynäkologie und Geburtshilfe, S. 26. Springer, Berlin–Heidelberg 1985.

Molinski, H., D.G. Hertz: Psychosomatik der Frau, S. 39. Springer, Berlin–Heidelberg–New York 1986.

Monday, K., J. Jankovic: Psychogenic myoclonus. Neurology 43 (1993) 349–352.

Monjan, A.A., M.I. Collector: Stress-induced modulation of the immune response. Science 196 (1977) 307–308.

Monk, M., A.I. Mendeloff, C.I. Siegel, A. Lilienfeld: An epidemiological study of ulcerative colitis and regional enteritis among adults in Baltimore. III. Psychological and possible stress-precipitating factors. J. chron. Dis. 22 (1970) 565–578.

Monroe, S.M., A.D. Simons: Diathesis-stress theories in the context of life stress research. Implications for depressive disorders. Psychol. Bull. 110 (1991) 406–425.

Montada, L.: Life stress, injustice and the question »Who is responsible?«. In: Vermunt, R., H. Steensma (eds.): Social Justice in Human Relations, pp. 9–30. Plenum, New York 1991.

Montada, L.: Attribution of responsibility for losses and perceived injustice. In: Montada, L., S.-H. Filipp, M.J. Lerner (eds.): Life Crises and Experiences of Loss in Adulthood, pp. 133–161. Erlbaum, Hillsdale/N.J. 1992.

Montagu, A.: Körperkontakt. Klett, Stuttgart 1974.

Montagu, A.: Körperkontakt. Klett-Cotta, Stuttgart 1980.

Monteleone, P., M. Maj, M. Iovino, L. Steardo: Growth hormone response to sodium valproate in chronic schizophrenia. Biol. Psychiat. 21 (1986) 588–594.

Moody, R.A.: Leben nach dem Tod. Rowohlt, Hamburg 1977.

Moore, C., L. Ocko: Night walking in early infancy. Arch. Dis. Childhood 32 (1957) 333–342.

Moore-Ede, M.C., F.M. Suzlman, C.A. Fuller: The Clocks that Time Us. Harvard Univ. Press, Cambridge/Mass. 1982.

Moore, N.: Behavior therapy in bronchial asthma: a controlled study. J. psychosom. Res. 9 (1965) 257–276.

Moore, R.D., L.R. Bone, G. Geller, J.A. Mamon, E. Stokes, D.M. Levine: Prevalence detection and treatment of alcoholism in hospitalized patients. J.Amer. Med. Ass. 261 (1989) 403–407.

Moorey, S., S. Greer: Psychological Therapy for Patients with Cancer: A New Approach. Heineman Medical Books, Oxford–London–Singapore-Nairobi-Ibadan-Kingstone 1989.

Moos, R.H.: Personality factors associated with rheumatoid arthritis: a review. J. Chronic Dis. 17 (1964) 41–55.

Moos, R.H., G.F. Solomon: Minnesota Multiphasic Personality Inventory response patterns in patients with rheumatoid arthritis. J. psychosom. Res. 8 (1964a) 17–28.

Moos, R.H., G.F. Solomon: Psychologic comparisons between women with rheumatoid arthritis and their non-arthritic sisters, Parts I, II. Psychosom. Med. 27 (1965) 135–149, 150–164.

Moras, K., H. Strupp: Pre-therapy, interpersonal relations, patient´s alliance and outcome in brief therapy. Arch. Gen. Psychiat. 39 (1982) 405–409.

Morgan, D.H.: Neuro-psychiatric problems of surgery. J. psychosom. Res. 15 (1971) 41–46.

Morgan, H.G., G.M.F. Russel: Value of family background and clinical features as predicotrs of long term outcome in anorexia nervosa four year follow-up study of 41 Patient. Psychological Medicine 5 (1975) 355–371.

Morgan, H.G., J. Purgold, J. Welbourne: Management and outcome in anorexia nervosa. A standardised prognostic study. Brit. J.Psychiat. 149 (1983) 282–287.

Morgan, R.K., B. Nugent, J.M. Harrison, P.S. O' Conner: Voluntary alteration of pattern visual evoked responses. Ophthalmology 92 (1985) 1356–1363.

Morgan, W.L., G.L. Engel: The clinical Approach to the Patient. Saunders, Philadelphia–London–Toronto 1969.

Morgan, W.L., G.L. Engel: Der klinische Zugang zum Patienten. Huber, Bern–Stuttgart–Wien 1977.

Morgenstern, H., G.A. Gellert, S.D. Walter, A.M. Ostfeld, B.S. Siegel: The impact of a social support program on survival with breast cancer: the importance of selection bias in program evaluation. J. chron. Dis. 37 (1984) 273–282.

Morgenthaler, F.: Homosexualität, Heterosexualität, Perversion; S. 137–165. Qumran, Frankfurt 1984.

Morowitz, H.J.: Myasthenia gravis and arrows of fortune. Hosp. Pract. 21 (1986) 179–192.

Morris, T., K. Pettingale, J. Haybittle: Psychological esponse to cancer diagnosis and disease outcome in patients with breast cancer and lymphoma. Psycho-Oncology 1 (1992) 105–114.

Morrison, A.R.: Paradoxical sleep without atonia. Arch. ital. Biol. 126 (1988) 275–289.

Morrison, D.P.: Occupational stress in migraine – is weekend headache a myth or reality? Cephalalgia 10 (1990) 189–193.

Morrison, F.R., P.A. Paffenbarger: Epidemiological aspects of bio-behavior in the etiology of cancer. A critical review. In: Weiss, S.M., J.A. Herd, B.H. Fox (eds.): Perspectives on Behavioral Medicine. Acad. Press, New York 1981.

Morse, R.M., M.A. Martin, W.M. Swenson, R.G. Niven: Prognosis of physicians treated for alcoholism and drug dependence. J.Amer. med. Ass. 251 (1984) 743–46.

Morse, S.J.: Structure and reconstruction: a critical comparison of Michael Balint and D.W. Winnicott. Int. J. Psychoanal. 53 (1972) 487–500.

Mortola, J.F., J.H. Liu, J.C. Gillin, D.D. Rasmussen, S.S.C. Yen: Pulsatile rhythms of adrenocorticotropin (ACTH) and cortisol in women with endogenous depression: evidence for increased ACTH pulse frequency. J. clin. Endocr. 65 (1987) 962–968.

Morton, R.: Phtisiologia sen exencitationes de phtisi, p. 5. Frankfurt-Leipzig 1691. (Erstdruck London 1689).

Moser, T.: Körpertherapie innerhalb der Psychoanalyse. In: Rechenberger, H.-G., H.-V. Werthmann (Hrsg.): Psychotherapie und Innere Medizin. Grundlagen und Anwendungen, S. 126. Pfeiffer, München 1988.

Moser, T.: Körpertherapeutische Phantasien. Suhrkamp, Frankfurt/a.M. 1989.

Moser, T.: Formen der Gegenübertragung in der psychoanalytisch orientierten Körperpsychotherapie. In: Hoffmann-Axthelm, D. (Hrsg.): Der Körper in der Psychotherapie. Transform, Oldenburg 1991.

Moser, U.: Beiträge zu einer psychoanalytischen Theorie der Affekte. Teil 1. Berichte aus der Interdisziplinären Konfliktforschungsstelle der Uni Zürich Nr.10. Interdisziplinäre Konfliktforschungsstelle der Uni Zürich, Zürich 1983.

Moser, U.: Beiträge zu einer psychoanalytischen Theorie der Affekte. Teil 2. Ein Interaktionsmodell. Berichte aus der Interdisziplinären Konfliktforschungsstelle der Uni Zürich Nr.14. Interdisziplinäre Konfliktforschungsstelle der Uni Zürich, Zürich 1985.

Moser, U., I. v. Zeppelin, W. Schneider: The regulation of cognitive, affective processes. A new psychoanalytic model. In: Moser, U., I. v. Zeppelin (eds.): Cognitive-affective Processes, pp. 89–135. Springer, Berlin–New York 1991.

Moses, P.H.: Die Stimme der Neurose. Thieme, Stuttgart 1956.

Mossi, S., B. Meyer-Wyss, E.L. Renner, H.S. Merki, G. Gamboni, C. Beglinger: Influence of Helicobacter pylori, sex and age on serum gastrin and pepsinogen concentrations in subjects without systems and patients with duodenal ulcers. Gut 34 (1993) 752–756.

Motley, R.J., Y.Y. Finlay: How much disability is caused by acne? Clin. exp. Derma. 14 (1989) 194–198.

Motsch, A.: Das sogenannte Costen-Syndrom – Neue Erkenntnisse. In: Drücke, W., B. Klemt: Kiefergelenk und Okklusion, S. 99. Quintessenz-Verlag, Berlin 1980.

Moulton, J.M., D.M. Sweet, L. Temoshok, J.S. Mandel: Attributions of blame and responsibility in relation to diistress and health behavior change in people with AIDS and AIDS-related complex. Journal of Applied Social Psychology 17 (1987) 493–506.

Mowrer, O.H.: Two-factor learning theory reconsidered with special reference to secondary reinforcement and the concept of habit. Psychol. Rev. 63 (1956) 114.

Moynihan, J., D. Koota, G. Brenner, N. Cohen, R. Ader: Repeated intraperitoneal injections of saline attenuate the antibody response to a subsequent intraperitoneal injection of antigen. Brain Behav. Immun. 3 (1989) 90–96.

Moynihan, J., G. Brenner, D. Koota, S. Breneman, N. Cohen, R. Ader: The effects of handling on antibody production, mitogen responses, spleen cell number and lymphocyte subpopulations. Life Sci. 46 (1990) 1937–1944.

Mühlleitner, E.: Bigraphisches Lexikon der Psychoanalyse. Die Mitglieder der psychologischen Mittwoch-Gesellschaft und der Wiener Psychoanalytischen Vereinigung 1902–1938. edition Diskord, Tübingen 1992.

Müller-Braunschweig, H.: Zur Genese der Ichstörungen. Psyche 24 (1970) 657–677.

Müller-Braunschweig, H.: Die Wirkung der frühen Erfahrung. Das erste Lebensjahr und seine Bedeutung für die psychische Entwicklung. Ergebnisse und Probleme. Klett, Stuttgart 1975.

Müller-Braunschweig, H.: Die Wirkung der frühen Erfahrung. Klett, Stuttgart 1975.

Müller-Braunschweig, H.: Gedanken zum Einfluß der frühen Mutter-Kind-Beziehung auf die Disposition zur psychosomatischen Erkrankung. Psychother. med. Psychol. 130 (1980) 48.

Müller-Braunschweig, H.: Rezension zu Becker, H.: Konzentrative Bewegungstherapie. Integationsversuch von Körperlichkeit und Handeln in den psychoanalytischen Prozessen. Psyche 40 (1986) 1038.

Müller-Braunschweig, H.: Körperorientierte Psychotherapie. In: Adler, R. et al. (Hrsg.): Psychosomatische Medizin, 4. Aufl. Urban & Schwarzenberg, München–Wien–Baltimore 1990.

Müller-Braunschweig, H.: Zur Frage der wirkenden Faktoren in der verbalen und der körperorientierten Psychotherapie. In: Uexküll, Th. v., M. Fuchs, H. Müller-Braunschweig, R. Johnen (Hrsg.): Subjektive Anatomie. Schattauer, Stuttgart 1994.

Müller-Braunschweig, H.: Psychoanalyse und Körper. In: Brähler, E. (Hrsg.): Körpererleben. Ein subjektiver Ausdruck von Leib und Seele. Psychosozial-Verlag, Gießen 1995.

Müller-Braunschweig, H., K. Möhlen: Bericht über die stationäre Behandlung eines Patienten mit einem psychogenen Anfallsleiden unter besonderer Berücksichtigung der averbalen Therapieformen. Psyche 34 (1980) 1973–1091.

Müller, C.: Alterspsychiatrie. Thieme, Stuttgart 1967.

Müller, C. (Hrsg.): Lexikon der Psychiatrie. Springer, Berlin 1973.

Müller, C.: Psychische Erkrankungen, ihr Verlauf und ihre Beeinflussung durch das Alter, Huber, Bern 1981.

Müller, C.: Altersveränderungen vorausgegangener psychischer Erkrankungen. In: Kisker, K., H. Lauter, J.E. Meyer, C. Müller, E. Strömgren (Hrsg.): Alterspsychiatrie. Psychiatrie der Gegenwart, S. 397–410, Bd. 8, 3. Aufl., Springer, Berlin 1989.

Müller, C.M., J. Best: Ocular dominance plasticity in adult cat visual cortex after transplantation of cultured astrocytes. Nature (Lond.) 342 (1989) 427–430.

Mueller, D.P.: Social networks: A promising direction for research on the relationship of the social environment to psychiatric disorders. Social Science and Medicine 14A (1980) 147–161.

Müller, J.: Handbuch der Physiologie des Menschen, Bd. 2. Koblenz 1840.

Müller-Lissner S., H.R. Koelz: Dyspepsie: Definition, Ursachen und Vorgehen. Dt. Ärztebl. 89 (1992) 2297–2301.

Müller, P.: Organisation des Wochenbettes aus psychosomatischer Sicht. In: Richter, D., M. Stauber (Hrsg.): Psychosomatische Probleme in Geburtshilfe und Gynäkologie. Kehrer, Freiburg 1983.

Müller, W.: Der Weichteilrheumatismus. In: Kaganas, G. et al. (Hrsg.): Der Weichteilrheumatismus. Karger, Basel 1971.

Müller-Wieland, K.: Das Beschwerdebild des Pankreaskranken. Dtsch. med. Wschr. 32 (1968) 391–394.

Müller-Wieland, K. (Hrsg.): Handbuch der inneren Medizin, Bd. III/4: Dickdarm. 5. Aufl. Springer, Berlin 1982.

Muhs, A., H. Schepank: Diskordanzanalyse bei eineiigen Zwillingen. Z. psychosom. Med. Psychoanal. 2 (1993) 174–190.

Muhs, A., R. Manz, H. Schepank: 20-Jahres-Follow-up-Studie eines Samples von 50 neurotisch-psychosomatisch kranken Zwillingspaaren. Z. Psychosom. Med. Psychoanal. 1 (1990) 1–20.

Mulert, R., W. Stille: Untersuchungen zu selbstinduzierten Infektionen. Die häufigste Manifestation des Münchhausen-Syndroms. In: Schulte, R.M. (Hrsg.): Intrakorporale Fremdkörper und Münchhausen-Syndrom, S. 13–55. Zuckerschwerdt, München–Bern 1988.

Mulholland, S.G., H. Kiesswetter: Abwehrmechanismen der Harnblase. In: Verhandlungsbericht der Deutschen Gesellschaft für Urologie, S. 26. Springer, Berlin–Heidelberg–New York 1977.

Mullen, B., Suls, J.: The effectiveness of attention and rejection as coping styles: A meta-analysis of temporal differences. J. Psychosom. Res. 26 (1982) 43–49.

Mullen, P.E., C.R. Linsell, D. Parker: Influence and sleep disruption and calorie restriction in biological markers of depression. Lancet II (1986) 1051–1055.

Muller, E.: Auswirkungen des Berührens. In: Sollmann, U. (Hrsg.): Bioenergetische Analyse. Synthesis, Essen 1984.

Multicenter International Study: Improvement in prognosis by long-term beta-adrenoreceptor blockade using practolol. Brit. med. J. 2 (1975) 735.

Mumenthaler, M.: Psychogene Störungen der Sensibilität und der Motorik und ihre Differentialdiagnose. Schweiz. med. Wschr. 99 (1969) 1376–1380.

Mumenthaler, M.: Der neurologische Patient und der Schwindel. In: Karbowski, K (Hrsg.): Der Schwindel aus interdisziplinärer Sicht, S. 37–59. Springer, Berlin–Heidelberg–New York 1981.

Mumenthaler, M.: Nachweis neurologischer Symptome psychogenen Ursprungs. Schweiz. Rundschau Med. (Praxis) 81 (1992) 1446–1451.

Mumenthaler, M., F. Regli: Kopfschmerzen. Sandoz, Nürnberg 1981.

Mumford, E., H.J. Schlesinger, G.V. Glass, C. Patrick, T. Cuerdon: A new look at evidence about reduced cost of medical utilisation following mental health treatment. Amer. J.Psychiat. 141 (1984) 1145–1158.

Munck, A., P.M. Guyre: Glucocorticoids and immune function. In: Ader, R., D.L. Felten, N. Cohen (eds.):

Psychoneuroimmunology, pp. 447–474. Acad. Press, San Diego 1991.

Munro, S.: Musiktherapie bei Sterbenden. Fischer, Stuttgart 1986.

Munson, S.: Family-oriented consultation in pediatrics.In: Wynne, L.C., S. McDaniel, T.T. Weber (eds.): Systems Consultation, pp. 219–239. Guilford, New York–London 1986.

Murphy, A.U., P.M. Lehrer, S. Jurish: Cognitive coping skills training and relaxation training as tratments for tension headaches. Behav. Ther. 21 (1990) 89–98.

Murray, C.D.: A brief psychological analysis of a patient with ulcerative colitis. J. nerv. ment. Dis. 72 (1930) 617–627.

Murray, H.A.: Thematic Apperception Test Manual. Harvard University Press, Cambridge 1943.

Murrell, St.A., S. Himmelfarb, K. Wright: Prevalence of depression and its correlates in older adults. Amer. J. Epidem. 117 (1983) 173–185.

Musalek, M.: Der Dermatozoenwahn. Thieme, Stuttgart–New York 1991.

Musalek, M., W. Gebhart, S. Zadro-Jaeger, C. Brössner, W. Jurecka, J. Schmidt: Acne excoriée – a psychiatric disorder? Vortrag anläßl. der EADV-Tagung 26.–30. 9. 1993, Copenhagen 1993.

Musante, L., J.M. MacDougall, T.M. Dembroski, A.E. van Horn: Component analysis of the Type A coronary-prone behavior pattern in male and female college students. J. Pers. soc. Psychol. 45 (1983) 1104–1117.

Musher, D.M., V. Fainstein, E.J. Young, T.L. Pruett: Fever patterns. Their lack of clinical significance. Arch. int. Med. 139 (1979) 1225–1228.

Musial, F., P. Enck: Stress effects on gastrointestinal motility. In: Kumar, D., D.L. Wingate (eds.): An Illustrated Gate to Gastrointestinal Motility, 2nd ed. Churchill Livingston, Edinburgh, 1993.

Musial, F., M. Freiss, P. Enck, M.D. Cowell, K.T. Kalveram: Eating induced increase in peripheral heat-pain threshhold. J. Gastrointest. Mot. 4 (1992) 234 (Abstrakt).

Muslin, H.L., K. Gyarfas, W.J. Pieper: Separation experience and cancer of the breast. Ann. N. Y. Acad. Sci. 164 (1969) 802–806.

Muster, E.: Zahlen und Fakten zu Alkohol- und anderen Drogen. Schweizerische Fachstelle für Alkoholprobleme. Lausanne 1993.

Musterweiterbildungsordnung der Bundesärztekammer, Sonderdruck 1992.

Musterweiterbildungsordnung der Bundesärztekammer, Sonderdruck 1994.

Muthny, F.A.: Postoperative course of patients during huspitalization following kidney transplantation. VII. World Congr. Int. Coll. Psychosom. Med., Hamburg 1983.

Muthny, F.A.: Forschung zur Krankheitsverarbeitung und psychosomatische Anwendungsmöglichkeiten. Dtsch. Ärztebl. 45 (1994) 3090–3107.

Muthny, F.A., B. Häusler, U. Koch: Psychosoziale Aspekte der CAPD im Urteil von Dialyse-Ärzten. Nieren- und Hochdruckkr. 17 (1988) 306–314.

Muthny, F.A., M. Broda, A. Dinger, U. Koch, B. Stein: Aspekte der Lebensqualität bei verschiedenen Behandlungsverfahren der chronischen Niereninsuffizienz – ein empirischer Vergleich. In: Franz, H.E. (Hrsg.): Blutreinigungsverfahren – Technik und Klinik. Thieme, Stuttgart–New York 1989.

Myers, A., H.A. Dewar: Circumstances attending 100 sudden deaths from coronary artery disease with coroners' necropsies. Brit. Heart J. 37 (1975) 1133.

Myers, D.E, W.D. McCall: Head pain as a result of experimental ischemic exercise of the temporalis muscle. Headache 23 (1983) 43–46.

Myers, J., J. Lindenthal, M. Pepper: Life events, social intergration and psychiatric symptomatology. J. Health hum. Behav. 16 (1975) 421–427.

Myers, J.K., M.M. Weissmann, C.L. Tischler, C.E. Holzer III, P.J. Leaf, H. Orvaschel, J.C. Anthony, J.H. Boyd, J.D. Burke, M. Kramer, R. Stolzmann: Six-month prevalence of psychiatric disorders in three communities. Arch. gen. Psychiat. 41 (1984) 959–967.

Myrtek, M.: Psychophysiologische Konstitutionsforschung – Ein Beitrag zur Psychosomatik. Hogrefe, Göttingen 1980.

Myrtek, M.: Typ-A-Verhalten. Untersuchungen und Literaturanalysen unter besonderer Berücksichtigung der psychophysiologischen Grundlagen. Minerva, München 1983.

Myrtek, M.: Erwiderung auf den Leserbrief von M.J. Halhuber (zum Beitrag: Myrtek, M.: Streß und Typ-A-Verhalten, Risikofaktoren der koronaren Herzkrankheit? Eine kritische Bestandsaufnahme. Psychother. med. Psychol. 35 (1985) 54–61). Psychother. med. Psychol. 35 (1985) 54–61.

Myrtek, M.: Psychophysiologische Persönlichkeitsforschung – Ergebnisse einer Metaanalyse. Forschungsberichte des Psycholog. Inst. der Univ. Freiburg 1993.

Myrtek, M., F. Förster: The law of intial value: A rare exception. Biol. Psychol 22 (1986) 227–237.

Myrtek, M., M. Welsch: Comparison of rehabilitation outcome between parients with psychophysiologic disorders and organic diseases. Brit. J. med. Psychol. 60 (1987) 245–252.

Myrtek, M., P. Walschburger, G. Kruse: Psychophysiologie der orthostatischen Kreislaufreaktionen. Z. Kardiol. 63 (1974) 1034–1050.

Myrtek, M., F. Foerster, W. Wittmann: Das Ausgangswertproblem. Theoretische Überlegungen und empirische Untersuchungen. Z. exp. angew. Psychol. 24 (1977) 463–491.

Myrtek, M., A. Fichterl, K. König, G. Brügner, W. Müller: Psychophysiological differences between asymoptomatic myocardial infarction patients. J. Psychophysiol. 5 (1991) 121.

Naber, D., C. Perro, U. Schick et al.: Psychiatrische Symptome und neuropsychologische Auffälligkeiten beim HIV-Infizierten. Nervenarzt 60 (1989) 80–85.

Nace, E.P., J.J. Saxon, N. Shore: A comparison of borderline and non-borderline alcoholic patients. Arch. gen. Psychiat. 20 (1983) 74–56.

Nachemson, A.: A critical look at the treatment for low back pain. Scand. J. Rehab. Med. 21 (1979) 143–136.

Nachemson, A.L., B.J. Andersson: Classification of low back pain. Scand. J. Work Environm. Health 8 (1982) 134–136.

Nadelson, T.: The Munchhausen spectrum. Gen. Hosp. Psychiat. Vol. 1, pp. 11–17. Elsevier, N. Holland 1979.

Nadelson, C., M.T. Notman, D.W. Preven: Medical student stress, adaptation and mental health. In: Scheiber, S., B. Doyle (eds.): The Impaired Physician. Plenum, New York 1983.

Nadler, A.: Help-seeking behavior. Psychological costs and instrumental benefits. Rev. Pers. soc. Psychol. 12 (1991) 290–311.

Naegele, G., H.P. Tews: Lebenslagen im Strukturwandel des Alters. Westdeutscher Verlag, Opladen 1993.

Nagera, H.: Sleep and its disturbances. Psychoanal. Study Child 21 (1966) 393–447.

Nahum, L.H.: Madness in the recovery room from open-heart surgery or »they kept waking me up«. Connect. Med. 29 (1965) 771.

Nakashimma, K., K. Takahashi: Exteroceptive suppression of the masseter, temporalis and trapezius muscles produced by mental nerve stimulation in patients with chronic headache. Cephalalgia 11 (1991) 23–28.

Naliboff, B.D., D. Benton, G.F. Solomon, J.E. Morley, J.L. Fahey, E.T. Bloom, T. Makinodan, S.L. Gilmore: Immunological changes in young and old adults during brief laboratory stress. Psychosom. Med. 53 (1991) 121–132.

Nalven, F.B., J.F. O'Brien: Personality patterns of rheumatoid arthritic patients. Arthr. and Rheum. 7 (1964) 18–28.

Nappi, G., F. Facchinetti, E. Martignoni, F. Petraglia, G.C. Manzoni, G. Sances, G. Sandrini, A.R. Genazzani: Endorphin patterns within the headache spectrum disorders. Cephalalgia 5 (1985) 201–210.

Nasrallah, H.A., M. McCalley-Whitters, C.G. Jacoby: Cortical atrophy in schizophrenia and mania: a comparative CT study. J. clin. Psychiat. 43 (1982) 439–441.

Nathamson, C.A.: Learning the doctor's role, a study of first and forth year medical students. M. A. (unpublished), Chicago 1958.

National Care and Utilization and Expenditure Survey (NMCUES): 1980–1981.

National Center for Health Statistics: Basic data on hearing levels of adults 25–74 years. United States 1925–1971. Vital and Health Statistics Publication Series 11, No. 215. U.S. Department of Health, Education and Welfare, Hyattsville/Md. 1980.

National Diabetes Data Group: Classification and diagnosis of diabetes mellitus and other categories of glucose intolerance. Diabetes 28 (1979) 1039.

Nationale Verzehrsstudie: Ergebnisse der Basisauswertung. Schriftenreihe zum Programm der Bundesregierung, Bd. 18. Forschung und Entwicklung im Dienste der Gesundheit, Bonn, 1991.

Naujoks (1920): zit. nach Artner, J.: Funktionelle Unterleibsbeschwerden der Frau. Med. Klinik 77 (1982) 683.

Nebel, M.: Behandlung der terminalen Niereninsuffizienz: CAPD versus Hämofiltration. Dt. Ärztebl. 88 (1991) 656–662.

Nedbal, J., Z. Maratka: Ulcerative proctocolitis in Czechoslovakia. Amer. J. Proctol. 19 (1968) 106–114.

Neiss, R.: Reconceptualizing Arousal: Psychobiological states in motor performance: Psychol. Bull. 103 (1988) 345–366.

Neiss, R.: Ending Arousal's Reign of Error: A reply to Anderson. Psychol. Bull 107 (1990) 101–105.

Nemeroff, C.B.: New vistas in neuropeptide research in neuropsychiatry: focus on corticotropin-releasing factor. Neuropsychopharmacology 6 (1992) 69–75.

Nemeroff, C.B. (ed.): Neuroendocrinology. CRC Press, Boca Raton 1992.

Nemeroff, C.B., E. Widerlöv, G. Bissette, H. Walleus, I. Karlsson, K. Eklund, C.D. Kilts, P.T. Loosen, W. Vale: Elevated concentrations of CSF corticotropin-releasing factor-like immunoreactivity in depressed patients. Science 226 (1984) 1342–1344.

Nemiah, J.C.: Conversion, fact or chimera. Int. J. Psychiat. Med. 5 (1974) 443–448.

Nemiah, J.C., P.E. Sifneos: Affect and fantasy in patients with psychosomatic disorders. In: Hill, O.W.: Modern Trends in Psychosomatic Medicine. Butterworth, London 1970.

Neraal, A.: Das Asthma bronchiale aus familiendynamischer Sicht, dargestellt an einem exemplarischen Fall. Monatsschr. Kinderheilk. 128 (1980) 476–479.

Nerenz, D., H. Leventhal: Self-Regulation theory in chronis illness. In: Burish T., L. Bradley (eds.): Coping with Chronic Diseases. Acad. Press, New York 1983.

Netter, P.: Psychological aspects of catecholamine response patterns to pain and mental stress in essential hypertensive patients and controls. J. clin. Hypertens. 3 (1987) 727–742.

Neuchterlein, K.H., M.E. Dawson: Information processing and attentional functioning in the developmental course of schizophrenic disorders. Schizophrenia Bull. 10 (1984) 160–203.

Neugarten, B.L.: Middle age and aging. Univ. of Chicago Press, Chicago 1968.

Neugarten, B.L.: Adaptation and the life cycle. J. Geriat. Psychiat. 4 (1970) 71–87.

Neugebauer, R., B.P. Dohrenwend, B.S. Dohrenwend: Formulation of hypotheses about the true prevalence of functional psychiatric disorders among adults in the United States. In: Dohrenwend, B.P., B.S. Dohrenwend, M. Schwarz-Gould, L. Kirm, R. Neugebauer, R. Wunsch-Hitzig (eds.): Mental illness in the United States, pp. 45–94. Praeger, New York 1980.

Neumärker, K.J.: Karl Bonhoeffer und die Stellung der symptomatischen Psychosen – Organische Psychosen – in Klinik und Forschung. Nervenarzt 60 (1989b) 593–602.

Neumärker, K.J., U. Dudeck, P. Plaza: Borrelien-Enzephalitis und Katatonie im Jugendalter. Nervenarzt 60 (1989a) 115–119.

Neumann, P.B., H. Henriksen, N. Grosman, C.B. Christensen: Plasma morphine concentrations during chronic oral administration of patients with cancer pain. Pain 13 (1982) 247–252.

Neumayer, E.: Wirbelsäule, Nervensystem und Psyche. Wien. med. Wschr. 45 (1974) 61–67.

Neuser, J.: Psychosomatische Forschung zur Belastung unter Knochenmarkstransplantation. Psychother. med. Psychol. 40 (1990) 136–142.

Neuser, J., U.W. Schäfer, K.H. Stäcker: Psychological stress under bone marrow transplantation: prevalence of mood disturbance. J. Canc. Res. clin. Oncol. 114 (suppl.) (1988) 115.

Neveling, R.: Die akute Ertaubung. Universitäts-Verlag, Köln 1967.

Newman, F.L.: Therapist's evaluation of psychotherapy. In: Lambert, M.J., E.R. Christensen, S.S. DeJulio (eds.): The assessment of psychotherapy outcome. Wiley, New York 1983.

Newman, F.L., K.I. Howard: Therapeutic effort, treatment outcome and national health policy. Amer. Psychol. 41 (1986) 181–187.

Newman, St.P., R. Fitzpatrick, R. Lamb, M. Shipley: The origins of depressed mood in rheumatoid arthritis. J. Rheum. 16 (1989) 740–744.

Newmark, S.R., B. Williamson: Survey of very-low-calorie weight reduction diets.I. Novelty diets. Arch. intern. Med. 143 (1983) 1195–1198.

Nicassio, P.M., K.A. Wallston: A longitudinal relationship among pain, sleep problems and depression in rheumatoid arthritis. J. Abnormal Psychology 101 (1992) 514–520.

Nicassio, P.M., K.A. Wallston, L.F. Callahan, M. Herbert, T. Pincus: The measurement of helplessness in rheumatoid arthritis. The development of the Arthritis Helplessness Index. J. Rheum. 12 (1985) 426–467.

Nicholson, W.D., B.C. Long: Self-esteem, social support, internalized homophobia and coping strategies of HIV+ gay men. J. consult. clin. Psychol. 58 (1990) 873–876.

Niebling, W., J. Geldmacher, G. Dieter, R. Vauth, M. Berger: Qualitätszirkel in der hausärztlichen Versorgung. Dtsch. Ärzteblatt 91 (1994) 341–342.

Niederer,F.: Zur Ethnographie und Soziographie nichtverbaler Dimensionen der Kommunikation. Zeitschrift für Volkskunde, I (1975) 1–20.

Niederland, W.G.: Folgen der Verfolgung: Das Überlebenden-Syndrom. Seelenmord. Suhrkamp, Frankfurt 1980.

Niedermeyer, E.: Über eine Sonderform psychogener Sensibilitätsstörungen. Nervenarzt 25 (1954) 285–287.

Niedermeyer, E., D. Blumer, E. Holscher, B.A. Walker: Classsical hysterical seizures facilitated by anticonvulsant toxicity. Psychiat. clin 3 (1970) 71–84.

Nielsen, A., T. Williams: Depression in ambulatory medical patients. Arch. gen. Psychiat. 37 (1980) 999–1004.

Nieuwenhuys, R., J. Voogd, C. van Huijzen: Das Zentralnervensystem des Menschen. Springer, Berlin 1980.

Nieuwenhuys, R., J. Voogd, C. Van Huijzen: The human Central Nervous System. Springer, Berlin–Heidelberg–New York 1981.

Nijs, P.: Psychological aspects of the pain experience. In: Renaer, M. (ed.): Chronic Pelvic Pain in Women. Springer, Berlin 1981.

Nijs, P.: Sexualmedizin im ärztlichen Alltag. Sexualmed. 11 (1982a) 86.

Nijs, P.: Sexualität nach einer Brustoperation. notabene medici 12 (1982b) 1022.

Nijs, P.: Psychological aspects of gynecological pain experience. In: Prill, H.J., M. Stauber (eds.): Advances in Psychosomatic Obstetrics and Gynecology. Springer, Berlin 1982c.

Nijs, P.: Unterleibsschmerzen ohne Organbefund sind Klagen/Anklagen bei psychosozialen, beruflichen, familiären oder sexuellen Schwierigkeiten. Gynäk. 6 (1985) 12.

Nijs, P., B. Leysen: Die Frau in Klimakterium – diagnostiche Schwerigkeiten und therapeutische Möglichkeiten. Notabene Medici 11 (1992) 493–496.

Nink, M., U. Krause, H. Lehnert, J. Beyer: Safety and side effects of human and ovine corticotropin-releasing hormone administration in man. Klin. Wschr. 69 (1991) 185–195.

Nirkko, O., M. Lauroma, P. Siltanen, H. Tuominen, K. Vanhaler: Psychological risk factors related to coronary heart disease. Prospective studies among policemen in Helsinki. Acta med. scand. (suppl.) 660 (1982) 137–146.

Nitsch, K.: Babys haben ein Recht auf die Mutterbrust. Pirmasenser Z. 22.3.1975.

Nitsch, K.: Die Bedeutung der Deprivation für Entwicklung und Leben des Menschen. Berl. Ärztebl. 19 (1977) 88.

Nixon, B.G.F., H.J.N. Bethell: Preinfarction ill health. Amer. J. Cardiol. 33 (1974) 446–449.

Nögel, R.: Die Bulimia nervosa bei Zwillingen. Med. Diss., München 1988.

Nöring, R., J. Stork, J. Schrader: Arbeitsassoziierter Blutdruckanstieg. Arbeitsmed. Sozialmed. Präventivmed. 27 (1992) 385–388.

Nöth, W.: Handbuch der Semiotik. Metzler, Stuttgart 1985.

Nolte, D.: Asthma. Das Krankheitsbild. Der Asthmapatient. Die Therapie; 5. Aufl. Urban & Schwarzenberg, München–Wien–Baltimore 1991.

Nolte, D., V. Korn: Oszillatorische Messungen des Atemwiderstandes. Dustri, München–Deisenhofen 1979.

Noonan, A.S.: Gonorrhea screening in an urban hospital family planning program. Amer. J. publ. Health 64 (1974) 700.

Nordmeyer, J.: Formal-quantitative Aspekte der Arzt-Patient-Beziehung während der Visite. In: Köhle, K., H.-H. Raspe (Hrsg.): Das Gespräch während der ärztlichen Visite, S. 58–69. Urban & Schwarzenberg, München 1982.

Norman, D., D. Herzog: Persistent social maladjustment in bulimia: a 1-year follow-up. Amer. J. Psychiat. 141 (1984) 444–446.

Norman, W.T.: Toward an adequate taxonomy of personality attributes: replicated factor structure in peer nomination personality ratings. J. Abnorm. Soc. Psychol. 66 (1963) 574–583.

Normann, D., H. Kordy: Coping bei Morbus Crohn-Patienten unter differenzieller Perspektive: Ein Beitrag zur Spezifitätsdiskussion. Psychother. Psychosom. med. Psychol. 41 (1991) 11–21.

Norris, R., D. Carroll, R. Cochraine: The effects of physical activity and exercise training on psychological stress and well-being in an adolescent population. J. Psychosom. Res. 36 (1992) 55–65.

Norris, W., W.L.M. Baird: Pre-operative anxiety: A study of the incidence and aetiology. Brit. J. Anaesth. 39 (1967) 503–509.

North, W.G., A.M. Moses, L. Share: The Neurohypophysis: A Window on Brain Function. Ann. N. Y. Acad. Sci. 689 (1993). New York Acad. of Sciences, New York 1993.

Norton, C.: Attitudes toward living and dying in patients on chronic hemodialysis. Ann. N. Y. Acad. Sci. 164 (1969) 720–732.

Norwegian Multicenter Study Group: Timolol-induced reduction in mortality and reinfarction in patients surviving acute myocardial infarction. New Engl. J. Med. 304 (1981) 801–807.

Noschis, K., R. Müller, W. Weiss: Selbstkontrolle des Alkoholkonsums bei Hausärzten. Vorstellung eines Forschungsprojektes. Sozialarbeit und Suchtprobleme 57 (1989) 134–144.

Nothdurft, W.: Aspekte der Undurchlässigkeit in Visiten. Eine Untersuchung zu den kommunikativen Schwierigkeiten von Patienten, in Krankenhausvisiten einzugreifen. Psychol. Diplomarbeit, Universität Bonn 1978.

Nothdurft, W.: »Ich komme nicht zu Wort«. Austausch-Eigenschaften als Ausschluß-Mechanismen des Patienten in Krankenhaus-Visiten. In: Frier, W. (Hrsg.): Pragmatik/Theorie und Praxis. Amsterdamer Beiträge zur Neueren Germanistik, Bd. 13, S. 321–342. Rodopi, Amsterdam 1981.

Nothdurft, W.: Zur Undurchlässigkeit von Krankenhaus-Visiten. In: Köhle, K., H.-H. Raspe (Hrsg.): Das Gespräch während der ärztlichen Visite, S. 23–35. Urban & Schwarzenberg, München 1982.

Novaes Soares de, C.: Premenstrual syndrome: A multidimensional psychiatric approach. Fortschr. Neurol. Psychiat. 61 (1993) 6 (Abstrakt).

Novalis, P.N., S.J. Rojcewicz, R. Peele: Clinical Manual of supportive Psychotherapy. Amer. Psychiatry Press, Washington 1993.

Nowlin, J., E. Busse: Psychosomatic problems in the older person. In: Wittkower, E., H. Warnes (eds.): Psychosomatic Medicine. Its Clinical Applications. 1976.

Nüchtern, M: Der Arzt, der Kranke, der Tod und der Teufel (Bild von Emil Nolde). In: Böhme, W. (Hrsg.): Der Arzt und das Sterben. Herrenalber Texte 37 (1981) 29–30.

Nüssel, E., W. Morgenstern: Epidemiologie der Risikofaktoren. In: Roskamm, H. (Hrsg.): Koronarerkrankungen, Handbuch der inneren Medizin, Bd. 9, S. 175. Springer, Berlin–Heidelberg–New York 1984.

Nunberg, H.: Allgemeine Neurosenlehre. Bern 1959. 4. Aufl. Huber, Göttingen, 1975.

Nunes, E.V., K.A. Frank, D.S. Kornfield: Psychologic treatment for the Type A behavior pattern and for coronary heart disease: a meta-analysis of the literature. Psychosom. Med. 48 (1987) 159–173.

Nutzinger, D., M. de Zwaan: Verhaltenstherapie bei Bulimia: Rückblick und Ausblick anhand der bisherigen Forschung. In: Fichter, M.M. (Hrsg.): Bulimia nervosa. Enke, Stuttgart 1989.

Nutzinger, D.O., H.G. Zapotoczky, S. Cayiroglu, G. Gatterer: Panikattacken und Herzphobie. Wien. klin. Wschr. 99 (1987) 545–560.

O'Connor, J.F., G. Daniels, A. Karush, L. Moses, C. Flood, L.O. Stern: The effects of psychotherapy on the course of ulcerative colitis. Amer. J. Psychiat. 120 (1964) 738.

O'Malley, S., A.J. Jaffe, G. Chang, R.S. Schottenfeld, R.E. Meyer, B. Rounsaville: Naltrexone and coping skills therapy for alcohol dependence. A controlled study. Arch. gen. Psychiat. 49 (1992) 881–887.

O'Neal, P., L.N. Robins: Childhood patterns predictive of schizophrenia. Amer. J. Psychiat. 114 (1958) 961–969.

O'Reilly, C.A., J.H. Exon: Cyclophosphamide-conditioned suppression of the natural killer cell response in rats. Physiol. Behav. 37 (1986) 759–764.

Obermayer, M.: Psychocutaneous Medicine. Thomas, Springfield 1955.

Obliers R, K. Köhle, H. Kaerger, J. Faber, A. Koerfer, T. Mendler, D. Waldschmidt: Video-Dokumentation als Instrument der Qualitätssicherung: Evaluation der Entwicklung ärztlichen Gesprächsverhaltens nach Balint Gruppenteilnahme. In: Bahrs, O., W. Fischer-Roesenthal, J. Szecsenyi (Hrsg.): Vom Ablichten zum Im-Bilde-Sein: Video-Dokumentation von Arzt-Patient-Gesprächen im ärztlichen Qualitätszirkel. Königshausen & Neumann, Würzburg, 1994.

Obrist, P.: Blood pressure control and stress: a necessary dimension in understanding the etiology of coronary heart disease. In: Schmidt, T., T. Dembroski, G. Blümchen (eds.): Biobehavioral Factors in Coronary Heart Disease. Springer, Berlin–Heidelberg–New York 1984.

Obrist, P.A.: The cardiovascular behavioral interaction – as it appears today. Psychophysiol. 13 (1976) 95–107.

Obrist, P.A.: Cardiovascular Psychophysiology. Plenum, New York 1981.

Obrist, P.A., D.M. Wood, M. Perez-Reyes: Heart rate during conditioning in humans: effects of UCS intensity, vagal blockade and adrenergic block of vasomotor activity. J. exp. Psychol. 70 (1965) 32–42.

Obrist, P.A., R.A. Webb, J.R. Sutterer, J.L. Howard: The cardiac-somatic relationship: some reformulations. Psychophysiol. 6 (1970) 569–587.

Obrist, P.A., J.E. Lawler, J.L. Howard, K.W. Smithson, P.I. Martin, J. Manning: Sympathetic influences on cardiac rate and contractility during acute stress in humans. Psychophysiol. 11 (1974) 405–427.

Ochberg, F.M.: Posttraumatic therapy. In: Wilson, J.P., B. Raphael (eds.): International Handbook of Traumatic Stress Syndromes, pp. 773–784. Plenum (Series on Stress and Coping), New York–London 1993.

Odegaard, C.E.: Dear Doctor. A Personal Letter to a Physician. Henry J. Kaiser Familiy Foundation, Menlo Park/Calif. 1986.

Oehler, G.: Ernährungstherapie bei chronisch-entzündlichen Darmerkrankungen. Med. Welt 35 (1984) 1547–1551.

Oehler, J., R.G. Fitzgerald: Group therapy with blind diabetics. Arch. gen. Psychiat. 37 (1980) 463–467.

Oehler, J.W.: An exploratory study of psychological reactions to visual loss and blindness in patients with diabetic retinopathy. PhD thesis. Boston, MA, Boston Univ., D.A. 0, Univ. Microfilms 1980.

Oehler, K.: Vorwort. In: Zeichen und Realität, Akten des 3. semiotischen Kolloquiums, Hamburg. Stauffenberg, Tübingen 1984.

Öhman, A.: Electrodermal activity in schizophrenia. Biol. Psychol. 12 (1981) 87–145.

Oesterreich, K.: Psychiatrie des Alterns, 2. Aufl. Quelle & Meyer, Heidelberg 1981.

Oesterreich, K.: Gerontopsychiatrie. Quintessenz, Berlin–München 1993.

Ogden, T.H.: Projective identification and psychotherapeutic technique. Aronson, New York 1982.

Ohlmeier, D.: Worüber sich die Fachleute einig, die therapeutisch oder nicht therapeutisch Gruppen anwenden? Gruppenpsychother. Gruppendyn. 19 (1983) 111–119.

Ohlsson, L.-O., B. Larsson, K. Svärdsudd, L. Welin, H. Eriksson, P. Björntorp, G.Tibblin: The influence of body fat distribution on the incidence of diabetes mellitus. 13,5 years of follow-up of the participants in the study of men born in 1913. Diabetes 34 (1985) 1955–1058.

Ohly, A.: Gedanken zum Phänomen der Diagnose. In: Begemann, H., P. Voswinckel (Hrsgg.): Identifikationen. Arzt und Patient unter Erfolgszwang. Urban & Schwarzenberg, München 1988.

Ohm, D., G. Krampen, R. Heger: Kontrollüberzeugungen und Wertorientierungen von Herzinfarktpatienten in der Rehabilitation. Med. Psychol. 8 (1982) 131.

Okamoto, K., K. Oaki: Development of a strain of spontaneously hypertensive rats. Jap. Circulat. J. 27 (1963) 282–293.

Olbrisch, M.E., S.W. Ziegler: Psychological adjustment and patient information in inflammatory bowel disease: development of two assessment instruments. J. chron. Dis. 35 (1982a) 649–658.

Olbrisch, M.E., S.W. Ziegler: Psychological adjustment to inflammatory bowel disease. Informational control and private self-consciousness. J. chron. Dis. 35 (1982b) 573–580.

Olds, J.: Self-stimulation experiments and differentiated reward systems. In: Jasper, H.H. (ed.): Reticular Formation of the Brain. Little, Brown & Co., Boston 1958.

Olds, J.: Pleasure centers in the brian. In: McGaugh, J.L., N.M. Weinberger, R.E. Whalen (eds.): Psychobiology. Freeman, San Francisco 1966.

Olds, J.: Drives and Reinforcements. Behavioral Studies of Hypothalamic Functions. Raven Press, New York 1977.

Olds, J., P. Milner: Positive reinforcement produced by electrical stimulation of septal area and other regions of rat brain. J. comp. physiol. Psychol. 47 (1954) 419–427.

Olefsky, J.M., O.G. Kolterman: Mechanisms of insulin resistance in obesity and noninsulin-dependent (type II) diabetes. Amer. J. Med. 70 (1981) 151–168.

Oleson, J. et al.: International headache society: Classification and diagnostic criteria for headache disorders, cranial neuralgia and facial pain. Cephalgie 8 (Suppl. 7) 1988.

Oleson, J., J.J. Bonica: Headache. In: Bonica, J.J. (ed.): The Management of Pain, vol. I, 2nd ed., pp. 687–726. Lea & Febiger, Philadelphia 1990.

Oleson, J.: Migraine and regional blood flow. Trends Neuroscience 8 (1987) 318.

Oliveira, G., R. Krause: Reagieren Kleinkinder auf affektive mimische Reize affektiv? Acta Paedopsychiatrica, 52 (1989) 26–35.

Olmos, P., R.A. Hern et al.: The significance of the concordance rate for type 1 (insulin-dependent) diabetes in indentical twins. Diabetologia 31 (1988) 747–750.

Olness, K., R. Ader: Conditioning as an adjunct in the pharmacotherapy of lupus erythematosus. J. Develop. Behav. Pediatrics 13 (1992) 124–125.

Olsen, E.H.: The impact of serious illness on the family system. Postgrad. Med. (1970) 169–174.

Olson, D.H., C.S. Russel, D.H. Sprenkle: Circumplex-Model of marital and family system: VI. Theoretical update. Fam. Proc. 22 (1983) 69–84.

Olson, D.H., H.I. McCubbin, H.L. Barnes, A.S. Larson, M.J. Muxen, M.A. Wilson: Families – what makes them work. Sage Publ., Beverly Hills–London–New Delhi 1983.

Olson, G.A., R.D. Olson, A.J. Kastin: Endogenous opiates: 1992. Peptides 14 (1993) 1339–1378.

Onel, Y., A.P. Friedman, J. Grossman: Muscle blood flow studies in muscle-contraction headaches. Neurology 11 (1961) 935–939.

Opitz, H.J.: Tinnitusentstehung und Beeinflussung. Z. Laryng. Rhinol. 59 (1980) 522.

Oppenheim, H.: Wie sind die Erkrankungen des Nervensystems aufzufassen, welche sich nach Erschütterung des Rückenmarks, insbesondere Eisenbahnunfällen, entwickeln? Berl. Klin. Wschr. 25 (1888) 166–170.

Oppenheimer, R., K. Howells, R. Palmer, D. Chaloner: Adverse sexual experience in childhood and clinical eating disorders: a preliminary description. J. Psychiatr. Res. 19 (1985) 357–361.

Oppermann, M., B. Dahme, B. Leplow, R. Richter: Zur Auslösung asthmatischer Anfälle durch psychologische Faktoren. Prax. Psychother. Psychosom. 36 (1990) 148–159.

Oppolzer, J.: Erkrankungen des Herzens und der Gefäße. Enke, Stuttgart 1867.

Oreopoulos, D.G.: Kontinuierliche ambulante Peritonealdialyse (CAPD). In: Franz, H.E. (Hrsg.): Blutreinigungsverfahren – Technik und Klinik. Thieme, Stuttgart–New York 1981.

Orkand, R.K., J.G. Nicholls, S.W. Kuffler: Effects of nerve impulses on the membrane potential of glial cells in the central nervous system of amphibia. J. Neurophysiol. 29 (1966) 788–806.

Orlinsky, D.E., K.I. Howard: The relation of process to outcome in psychotherapy. In: Garfield, S.L., A.E. Bergin (eds.): Handbook of Psychotherapy Outcome and Behavior Change. Wiley, New York 1986.

Ornish, D.: Revolution in der Herztherapie. Kreuz, Stuttgart 1992.

Ornish, D., L.W. Scherwitz, R.S. Doody, D. Kesten, S.M. McLanahan, S.E. Brown, E.G. DePuey, R. Sonnemaker, C. Haynes, J. Lester, G.K. McAllister, R.J. Hall, J.A. Burdine, H.M. Gotto: Effects of stress management training and dietary changes in treating ischemic heart disease. J. Amer. med. Ass. 249/1 (1983) 54–59.

Ornish, D., S. Brown, L. Scherwitz, J. Billings, W. Armstrong, T. Ports, S. McLanahan, R. Kirkeeide, R. Brand, K. Gould: Can life style changes reverse atherosclerosis? Circulation 78 (suppl. 2) (1988) 11.

Ornish, D., S.E. Brown, L.W. Scherwitz, J. Billings, W. Armstrong, T. Ports, S. McLanahan, R. Kirkeeide, R. Brand, K. Gould: Can life style changes reverse coronary heart disease? Lancet 336 (1990) 129–133.

Ornish, D., S. Brown, L.W. Scherwitz, J. Billings, W. Armstrong, T. Ports, S. McLanahan, R. Kirkeeide, R. Brand, K. Gould: Can life style changes reverse coronary atherosclerosis? - Four year results of the lifestyle Heart Trial. J. Amer. Med. Ass. 88 (suppl. I) (1993) 385.

Orr, E., M. Westman: Does hardiness moderate stress and how? In Rosenbaum, M. (ed.): Learned Resourcefulness: On coping skills, self-control and adaptive behavior, pp. 64–94. Springer, New York 1990.

Orr, S.P., J.T. Lanzetta,: Extinction of an emotional response in the presence of facial expressions of Emotion. Motivation and Emotion, 8 (1984) 55–66.

Orth, D.N.: Medical progress: Cushing's syndrome. New Engl. J. Med. 332 (1995) 791–803.

Orth-Gomer, K., M.E. Edwards, M.E. Erhardt et al.: Relation between ventricular arrhythmias and psychologic profile. Acta med. scand. 207 (1980) 31–36.

Osler, W.: The lumleian lectures on angina pectoris. Lancet 1 (1910) 697–702.

Ostendorf, U.: Einfluß des sozialen Umfeldes auf die Stärke der Asthmasymptomatik. Diplomarbeit, Marburg 1994.

Oster, M.W., M. Vizel, L.R. Turgeon: Pain of terminal cancer patients. Ann. intern. Med. 138 (1978) 1801–1802.

Ostfeld, A., D.A. d'Atri: Rapid sociocultural change and high blood pressure. Advanc. psychosom. Med. 9 (1977) 20–37. Karger, Basel.

Ostfeld, A.M.: What's the pay off in hypertension research? Psychosom. Med. 35 (1973) 1.

Ostfeld, A.M., B.Z. Lebovitz, R.B. Shekelle et al.: A prospective study of the relationship between personality and coronary heart disease. J. chron. Dis. 17 (1964) 265.

Ostkirchen, G.; Chronischer rheumatischer Schmerz. BI Wissenschaftsverlag, Mannheim, Wien, Zürich 1991.

Ostow, W.: Psychopharmaka in der Psychotherapie. Stuber, Stuttgart 1962.

Ostow, W. (ed.): The psychodynamic approach to drug therapy. Psychoanalytic Research and Development Found, New York 1979.

Ostwald, P.F.: The semiotics of human sound. Paris 1973.

Ott, K., E. Wöhr: Klinische Untersuchungen über funktionelle Störungen bei Patienten mit marginaler Parodontitis. Dtsch. zahnärztl. Z. 37 (1982) 643.

Otte, M., D. Normann, H. Bellinger, H.J. Friedrich, G. Jantschek, J. Studt, D. Waller, W.G. Wood: 25 (OH)-Vitamin D3 und Parathormon im Serum bei Morbus Crohn oder Colitis ulcerosa. Verh. Dtsch. Ges. Inn. Med. 89 (1983) 883–885.

Otte, M., W. Stöcker, W.G. Wood: Chronisch-entzündliche Darmerkrankungen: Vitamin D-Mangel und immunologische Aspekte. Nordwestdtsch. Ges. Inn. Med., 101. Tagung, Lübeck 1983.

Otto, H.F., J.O. Gebbers: Pathomorphologie des Morbus Crohn. In: Müller-Wieland, K. (Hrsg.): Handbuch der inneren Medizin, Bd. III/4: Dickdarm. 5. Aufl. Springer, Berlin 1983.

Otto, H.F., J.O. Gebbers, S. Kügler: »Miliarer« Morbus Crohn. Dtsch. med. Wschr. 100 (1975) 505–507.

Overbeck, G.: Psychosomatische Aspekte bei unklaren Fieberzuständen. Z. psychosom. Med. 19 (1973) 145.

Overbeck, G.: Objektivierende Beiträge zur Pensée opératoire der französischen Psychosomatik. Habilitationsschrift, Gießen 1975.

Overbeck, G.: Familien mit psychosomatisch kranken Kindern. Vandenhoeck und Ruprecht, Göttingen 1985.

Overbeck, A., G. Overbeck: Das Asthma bronchiale im Zusammenhang familiendynamischer Vorgänge. Psyche 32 (1978) 929.

Overbeck, G., K. Möhlen, E. Brähler: Die Ulcus-Krankheit – Psychodiagnostik, kontrasoziales Arrangement und Prognose bei Ulcus duodeni. Kritische Retrospektive. Vandenhoeck & Ruprecht, Göttingen 1990.

Owens, D.G.C.: Dystonia – a potential psychiatric pitfall. Brit. J. Psychiat. 156 (1990) 620–634.

Owens, M.J., C.B. Nemeroff: Physiology and pharmacology of corticotropin-releasing factor. Pharmacol. Rev. 43 (1991) 425–473.

Paar, G.: Psychosomatische Aspekte der Nierenstein-erkrankung. In: Sitzungsbericht: Psychosomatische Aspekte in der Urologie. Würzburg 1986.

Paar, G.H.: Psychosomatische Aspekte bei Patienten mit Morbus Crohn – Versuch einer Standortbestimmung. Psychother. med. Psychol. 38 (1983) 376–389.

Paar, G.H.: Selbstzerstörung als Selbsterhaltung. Mat. Psychoanal. analyt. orient. Psychother. 1 (1987) 1–55.

Paar, G.H., A. Schaefer, W. Drexler: Über das Mitwirken psychosozialer Faktoren bei Ausbruch und Verlauf der akuten Virushepatitis – Bericht über eine Pilotstudie. Psychother. med. Psychol. 37 (1987) 23–30.

Paar, G.H., U. Bezzenberger, H. Lorenz-Meyer: Über den Zusammenhang von psychosozialem Streß und Krankheitsaktivität bei Patienten mit Morbus Crohn und Colitis ulcerosa. Z. Gastroenterol. 26 (1988) 648–657.

Packard, R.C.: Conversion headache. Headache 5 (1980) 266–268.

Paiva, T., S. Nunes, A. Moreira, J. Santos, J. Rixeira, A. Varvosa: Effects of frontalis EMG biofeedback and diazepam in the treatment of tension headache. Headache 22 (1992) 217–220.

Paley, A., T. Luparello: Understanding the psychologic factors in asthma. Geriatrics 28 (1973) 54–62.

Palmblad, J., K. Cantell, H. Strander, J. Fröberg, C.G. Karlsson, L. Levi, M. Ganström, P. Unger: Stressor exposure and immunological response in man: Interferon-producing capacity and phagocytosis. J. Psychosom. Res. 20 (1976) 193–199.

Palmblad, J., B. Petrini, J. Wassermann, T. Akerstedt: Lymphocyte and granulocyte reactions during sleep deprivation. Psychosom. Med. 41 (1979a) 273–278.

Palmblad, J., C.G. Karlsson, L. Levi, L. Lidberg: The erythrocyte sedimentation rate and stress. Acta med. scand. 205 (1979b) 517–520.

Palmer, A.J., J. Yoshimura: Munchhausen syndrome by proxy. J. Amer. Acad. Child Psychiat. 23 (1984) 503–550.

Palmer, R., R. Oppenheimer, A. Dignon, D. Chaloner, K. Howells: Childhood sexual experiences with adults reported by women with eating disorders: an extended series. Brit. J. Psychiatry 156 (1990) 699–703.

Palmer, R.L., E. Stonehill, A.H. Crisp, S.L. Waller, J.J. Misiewicz: Psychological characteristics of patients with the irritable bowel syndrome. Postgrad. med. J. 50 (1974) 416–419.

Palmer, S., L. Canzona, J. Conley, G. Wells: Vocational adaptation of patients on home dialysis: its relationship to personality, activities and support received. J. psychosom. Res. 27 (1983) 201–207.

Palmer, W.L.: Chronic ulcerative colitis. Gastroenterology 10 (1948) 767–781.

Palmtag, H.: Neurophysiologie und Pharmakologie der Blaseninnervation. Pharmakother. 4 (1981) 52.

Panayi, G.S.: Neuroendocrine Modualtion of disease expression in rheumatoid arthritis. In: Schattenkirchner, M., ed. Congress Reports, VIIth EULAR Symposium, London. Basel: EULAR pulbishers, (1992) 2–12.

Pancheri, P., S. Teodori, U.L. Aparo: Psychological aspects of rheumatoid arthritis vis-à-vis osteoarthritis. Scand. J. Rheum. 7 (1978) 42–48.

Panconesi, E.: Streß and skin disease – psychosomatic dermatology. In: Parish L.C. (ed.): Clinics in Dermatology. Lippincott, Philadelphia 1984.

Pape, H.-C., D.A. McCormic: Noradrenaline and serotonin selectively modulate thalamic burst firing by enhancing a hyperpolarization-activated cation current. Nature (Lond.) 340 (1989) 715–718.

Papez, J.W.: A proposed mechanism of emotion. Arch. Neurol. Psychiatry 38 (1937) 725–743.

Papousek, H.: Soziale Interaktion als Grundlage der kognitiven Frühentwicklung. In: Fortschritte der Sozialpädiatrie. Urban & Schwarzenberg, München 1975.

Papyrus Ebers (1552 v. Chr.), G.M.: Univ. Bibl. Leipzig. Handschriftenabteilung.

Pardatscher, K., K.L. Fiore, A. Barbiero: The natural history of lumbar disc herniations assessed by a CT follow-up study. Neuroradiology 33 (suppl.) (1991) 84–85.

Parin, P.: Die Verflüchtigung des Sexuellen in der Psycho-analyse. In: Sexualität. Herausgegeben vom Psycho-analytischen Seminar Zürich. Syndikat, Frankfurt 1986.

Pariser, S.F., E.R. Pinta, B.A. Jones: Mitral valve prolaps syndrome, anxiety neurosis and panic disorder. Amer. J. Psychiat. 13 (1978) 246–247.

Parker, C.W.: Adrenergic responsiveness in asthma. In: Austen, K.F., L.M. Lichtenstein (eds.): Asthma: Physiology, Immunopharmacology and Treatment, pp. 185–210. Acad. Press, New York 1973.

Parker, D.L., J.R. Hodge: Delirium in a coronary care unit. J. Amer. med. Ass. 201 (1967) 132–133.

Parker, J., C. McRae, K. Smarr, N. Beck, R. Frank, S. Anderson, S. Walker: Coping strategies in rheumatoid arthritis. J. Rheum. 15 (1988) 1376–1383.

Parkes, C.M.: Bereavement. Studies of Grief in Adult Life. Travistock, London 1972. Dtsch.: Vereinsamung. Die Lebenskrise bei Partnerverlust. Psychologisch-soziologische Untersuchung des Trauerverhaltens. Rowohlt, Reinbek 1974.

Parkes, C.M.: The effects of bereavement on physical and mental health: a study of the case records of widows. Brit. med. J. 2 (1974) 274.

Parkes, C.M., B. Benjamin, R.G. Fitzgerald: A broken heart: a statistical study of increased mortality among widowers. Brit. med. J. 1 (1969) 740–743.

Parloff, M.B.: Can psychotherapy research guide the policymaker? A little knowledge may be a dangerous thing. Amer. Psychol. 34 (1979) 296–306.

Parloff, M.B., P. London, B. Wolfe: Individual psychotherapy and behavior change. Ann. Rev. Psychol. 37 (1986) 321–349.

Parnas, J.: Risk factors in the development of schizophrenia: contributions from a study of schizophrenic mothers. Dan. med. Bull. 33 (1986) 127–133.

Parnas, J., H. Schulsinger: Continuity of formal thought disorder from childhood to adulthood in a high-risk sample. Acta psychiat. scand. 74 (1986) 246–251.

Partinen, M., P. Putkonen, J. Kaprio, M. Koskenvuo, J. Hilakivi: Sleep disorders in relation to coronary heart disease. Acta med. scand. (suppl.) 660 (1982) 69–83.

Pascher, W.: Funktionelle Krankheiten der Stimme. In: Berendes, J., R. Link, F. Zöllner (Hrsg.): Hals-Nasen-Ohrenheilkunde in Praxis und Klinik, S. 7, Bd. IV/1. Thieme, Stuttgart–New York 1980.

Pascher, W., H. Bauer: Funktionelle Stimmstörungen. In: Pascher, W., H. Bauer (Hrsg.): Differentialdiagnose von Sprach-, Stimm-, und Hörstörungen, S.8. Thieme, Stuttgart 1984.

Paskuda, P., M. Birk, S. v. Sommoggy, G. Henckel-Donnersmark, G. Proschka, G. Blümel: Frequenzanalyse der Darmgeräusche. Med. Welt 30 (1979) 687–688.

Pasnau, R.O.: Consulting-liason psychiatry. Grune & Stratton, New York 1975.

Passchier, J., H. v.d. Helm-Hylkema, J.F. Orlebeke: Personalty and headache type: a controlled study. Headache 24 (1984) 140–146.

Patel, C.: A new dimension in the prevention of coronary heart disease. In: Schmidt, T., T. Dembroski, G. Blümchen (eds.): Biobehavioral Bases of Coronary Heart Disease. Karger, Basel 1983.

Patel, C., M.G. Marmot: Stress management, blood pressure and quality of life. J. Hypertension 5 (Suppl. 1) (1987) 521–528.

Patel, C., W.R.S. North: Randomized controlled trial of Yoga and biofeedback in the management of hypertension. Lancet II (1975) 93–99.

Patel, C., M.G. Marmot, D.J. Terry, M. Carruthers, B. Hunt, M. Patel: Trial of relaxation in reducing coronary risk: 4-years follow-up. Brit. med. J. 290 (1985) 1103–1106.

Patrick, A.W.C.W. Bodmer, K.L. Tieszen, M.C. White, G. Williams: Human insulin and awareness of acute hypoglycaemic symptoms in insulin-dependent diabetes. Lancet 338 (1991) 528–532.

Patrick, V., D.L. Dunner, R.R. Fieve: Life events and primary affective illness. Acta psychiat. scand. 58 (1978) 48–55.

Patterson, P.H.: Environmental determination of neurotransmitter function. Trends in Neurosci. 1 (1978) 126–128.

Pattison, E.M.: The fatal myth of death in the family. Amer. J.Psychiat. 133 (1976) 674.

Pattison, E.M.: Detached compassion and its detortions in thanatology. In: Schoneberg, B. et al. (eds.): Education of the Medical Student in Thanatalogy. Arno Press. New York 1981.

Paul, G.: Behavior modification research: Design and tactics. In: Franks, C.M. (ed.): Behavior Therapy: Appraisal and Status, pp. 29–62. McGraw-Hill, New York 1986.

Paul, L.: Psychosomatic aspects of low back pain. Psychosom. Med. 12 (1950) 116–124.

Paul, T.: Der langfristige Verlauf der Bulimia nervosa. In: Jacobi, C., T. Paul (Hrsg.): Bulimia und Anorexia nervosa. Springer, Berlin 1991.

Pauli, H.G.: Konflikte zwischen psychosozial und somatisch orientierter Medizin. Standpunkte und Verständigungswege. Überlegungen zur medizinischen Aus- und Weiterbildung. Vortrag, 21.4.1978. Inst. f. Ausbildungs., und Examensforschung. Med. Fakultät der Univ. Bern, Bern 1978.

Pauli, H.G.: Social versus institutional and professional approaches to medical licensure: the case of the swiss national system. Assess. and Ecal. in Higher Educ. 7 (1982) 245–256.

Pauli, H.G.: Begriffe von Gesundheit und Krankheit als Grundlagen der ärztlichen Versorgung und Ausbildung sowie der medizinischen Wissenschaft und Forschung. Medizin Mensch Gesellschaft 8 (1983a) 223–233.

Pauli, H.G.: Ärztliche Ausbildung und ärztlicher Beruf: Elf Jahre Curriculumreform an der medizinischen Fakultät Bern. Bull. der Vereinigung Schweiz. Hochschuldozenten 9 (1983b) 34–44.

Pauli, H.G.: Wissenschaftstheorie und Allgemeinmedizin. 10. Bundesdeutsches medizinisches Dekan-Symposion, München 1984.

Pauli, H.G.: Versuch einer Systemsicht von Krankensituationen und Krankheitsverläufen. Symposium »Zur Wissenschaftstheorie Medizin-Realität für Patient und Arzt«. Univ. Frankfurt 1984.

Pauli, H.G.: Summing up the Workshop. In: Nizetic B.Z., H.G. Pauli, P.G. Svensson: Scientific Approaches to Health and Health Care. WHO, Copenhagen 1986.

Pauli, H.G.: Versuch einer Systemsicht von Krankheitssituationen und Krankheitsverläufen. Frankfurt. In: Jork, K., W. Schüffel (Hrsg.): ärztliche Erkenntnis, Heidelberg 1987.

Pauli, H.G.: Von der Bekämpfung der Krankheit zur Erhaltung der Gesundheit – Paradigmenwechsel? In: Schüffel, W. (Hrsg.): Sich gesund fühlen im Jahre 2000, S. 34–48. Springer, Berlin 1988a.

Pauli, H.G.: Der biopsychosoziale Kontext der ärztlichen Betreuung: ein theoretischer oder praktischer Studieninhalt? Therapeutische Umschau 45 (1988b) 264–267.

Pauli, H.G.: Biopsychosoziales Medizinmodell und Reform der ärztlichen Ausbildung: Von der Tat zur Idee – von der Idee zur Tat? Medizinsoziologische Informationen, Ludwig Boltzmann Institut, 3 (1988) 7–30.

Pauli, H.G.: Models of medicine: from a biomechanical to a biopsychosocial view. In: Shea, W.R., B. Sitter (eds.): Scientists and Their Responsibility. Watson Publishing International, Nantucket, Mass. 1989.

Pauli, H.G.: Wandel des Denkens in der Medizin – eine Chance für Wissenschaft und Praxis. In: Germann H.U., H. Kaiser, H. Leibundgut, H.R. Schär (Hrsg.): Das Ethos der Liberalität. Universität Freiburg; Herder, Wien 1993a.

Pauli, H.G.: Stehen wir vor einem Wandel des Denkens in der Medizin? In: Schüffel, W. (Hrsg.): Wartburggespräche: Gesundheitsförderung jenseits von Trauma und Neurose? Ärzt. Akademie, Bad Nauheim 1994.

Pauli, H.G., P.W. Balsinger, Th. v. Uexküll: Wandel des Denkens und Handelns in der Medizin – eine Chance, Schweiz. Ärztezeitung 73 (1992) 986–992.

Pauli, H.G., T. Zaman, D. Habeck: Ein experimentelles Curriculum in ärztlicher Ausbildung im europäisch-deutschsprachigen Raum. In: Habeck D., D. Schagen, G. Wagner: Reform der Ärzteausbildung. Neue Wege in den Fakultäten. Blackwell, Berlin 1993b.

Paulley, J.W.: Psychotherapy in ulcerative colitis. Lancet II (1956) 215–218.

Paulley, J.W.: Crohn's disease. Lancet II (1958) 959–960.

Paulley, J.W.: Crohn's disease. Psychother. and Psychosom. 19 (1971) 111–117.

Paulley, J.W.: Psychological management of Crohn's disease. Practitioner 213 (1974) 59–64.

Paulley, J.W.: Psychological management of spastic (irritable) colon (Abstr.). 7th World Congress Gastroenterol. Stockholm. Abstr. Nr. 1206 (1982) 303.

Paulley, J.W.: The psychological management of the irritable colon. Hepatogastroenterol. 30 (1984) 53–54.

Paulus, H.E., M.J. Egger, J.R. Ward, H.J. Williams, Cooperative systematic studies of rheumatic diseases group: Analysis of improvement in individual rheumatoid arthritis patients treated with disease modifying antirheumatic drugs, based on the findings on patients treated with placebo. Arthr. and Rheum. 33 (1990) 477–484.

Pavlow, I.P.: Conditioned Reflexes: An Investigation of the Physiological Activity of the Cerebral Cortex. G.V. Anrep (trans.). Oxford University Press, London 1927.

Pawlow, I.: Sämtliche Werke. Akademie Verlag, Berlin 1953.

Payk, T.R.: Möglichkeiten der psychiatrischen Schmerzbehandlung. Med. Klinik 78 (1983) 331–333.

Paykel, E.S.: Life stress, depression and attempted suicide. J. hum. Stress 2 (1976) 3–12.

Payson, H.E., J.D. Barchas: A time study of medical teaching rounds. New Engl. J. Med. 273 (1965) 1468–1471.

Pearce, J., J.M.H. Moll: Conservative treatment and natural history of acute lumbar disc lesions. J. Neurol., Neurosurg., Psychiat. 30 (1967) 13–17.

Pearlin, L., C. Schooler: The structure of coping. J. Health soc. Behav. 19 (1978) 2–21.

Peck, J.R., T.W. Ward, J.R. Ward, R. Milano: Disability and depression in rheumatoid arthritis. Arthr. and Rheum. 32 (1989) 1100–1106.

Pedersen, A., J.D. Caldwell, G.F. Jirikowski, T.R. Insel: Oxytocin in maternal, sexual and social behaviors. New York Academy of Sciences, New York 1992.

Peeke, H.V.S., K. Dark, G. Ellman, C. McCurry, M. Salfi: Prior stress and behaviorally conditioned histamine release. Physiol. Behav. 39 (1987) 89–93.

Peirce, C.S.: Vorlesungen über Pragmatismus, S. 25–26. Meiner, Hamburg 1991.

Peirce, Ch.S.: Collected Papers (CP) 2.228/2.303. Harvard University Press, Cambridge (Mass).

Peirce, Ch.S.: What Is a Sign? Reprinted in: Buchler, J. (ed.): Philosophical writings of Peirce, pp. 98–101. Dower Publications, New York 1955.

Pelser, H.E.: Psychological aspects of the trearment of patients with myocardial infarction. J. psychosom. Res. 11 (1967) 47–49.

Pendery, M., I.M. Maltzmann, L.J. West: Controlled drinking by alcoholics? New findings and a reevaluation of a major affirmative study. Science 217 (1982) 169–175.

Penfield, W., B. Milner: Memory deficit produced by bilateral lesions in the hippocampal zone. Arch. Neurol. Psychiatry 79 (1958) 475–497.

Penn, P.: Coalitions and binding interactions in families with chronic illness. Fam. Systems Med. 1 (1983) 16–25.

Pennebaker, J.W.: Putting stress into words: health, linguistic and therpeutic implications. Beh. Res. Ther. 31 (1993) 539–548.

Pennebaker, J.W., J.R. Susman: Disclosure of traumas and psychosomatic processes. Social Science Medicine 25 (1988) 327–332.

Pennebaker, J., J.K. Kiecolt-Glaser, R. Glaser: Disclosure of traumas and immune function: health implications for psychotherapy. J. Consult. Clin. Psychol. 56 (1988) 239–245.

Pennebaker, J.W., S.D. Barger, J. Tiebout: Disclosure of traumas and health among holocaust survivors. Psychosom. Med. 51 (1989).

Penzholz, H.: Ergebnisse der operativen und konservativen Behandlung der Ischialgien bei Bandscheibenprolaps. Nervenarzt 22 (1951) 441–444.

Perez-Gay, B.: Psychosoziale Aspekte nach subkutaner Mastektomie mit Augmentationsplastik bei Präkanzerosen der Mamma. Arch. Gynec. 228 (1979) 295.

Perez-Gay, B.: Was bedeutet Schwangerschaftsbetreuung aus psychosomatischer Sicht? In: Richter, D., M. Stauber (Hrsg.): Psychosomatische Probleme in Geburtshilfe und Gynäkologie. Kehrer, Freiburg 1983.

Perinelli, K., C. Günther: Unverarbeitete Trauer in Familien mit einem psychosomatisch kranken Kind. Prax. Kinderpsychol. 32 (1983) 89.

Perini, C., F.R. Bühler: Psychophsyiological responses to mental stress in type A and type B subjects with and without a family history of hypertension. Paper presented at the conference »Biobehavioral factors in coronary heart disease«, Winterscheid 1984.

Perini, C., F.W. Amann, P. Bolli, F.R. Bühler: Personality and adrenergic factors in essential hypertension. Contr. Nephrol., vol. 30, pp. 64–69. Karger, Basel 1982.

Perini, C., U. Rauchfleisch, F.R. Bühler: Personality characteristics and renin in essential hypertension. Psychother. and Psychosom. 43 (1985) 44–48.

Perini, C., F.B. Müller, F.R. Bühler: Suppressed aggression accelerates early development of essential hypertension. J. Hypertens. 9 (1991) 499–503.

Permann, R., R.O. Bratschko, M. Pflügl, G. Wieselmann, E. Pielinger: Diagnose und Therapie von psychosomatisch bedingten Symptomen im stomatognathen System. Zahnärztl. Welt/Reform 101 (1992) 352.

Perrez, M., H. Schenkel, M. Stauber: Eine experimentelle Untersuchung zur psychologischen Geburtsvorbereitung. Z. Geburtsh. Perinatol. 182 (1978) 149.

Perrez, M., U. Baumann: Lehrbuch Klinische Psychologie. Bd. 2: Intervention. Huber, Bern–Stuttgart–Toronto 1991.

Perri, M.G., R.M. Shapiro, W.W. Ludwig: Maintainance strategies for the treatment of obesity. J.consult. clin. Psychol. 52 (1984) 404–413.

Perri, M.G., W.G. McAdoo, D.A. McAllister: Effects of peer support and therapist contact on long-term weight loss. J.consult. clin. Psychol. 55 (1987) 615–617.

Perry, F., P.H. Heller, J.D. Levine: Differing correlations between pain measures in syndromes with or without explicable organic pathology. Pain 34 (1988) 185–189.

Persky, V.W., J. Kempthorne-Rawson, R.B. Shekelle: Personality and risk of cancer: 20-year follow-up of the Western Electric Study. Psychosom. Med. 49 (1987) 435–439.

Pert, C.B., S. Synder: Opiate receptor: Demonstration in nervous tissue. Science 179 (1973) 1011–1014.

Pert, C.B., M. Ruff, R.J. Weber, M. Herkenheim: Neuropeptides and their receptors: A psychosomatic network. J. Immunol. 135 (1985) 820s–826s.

Peshkin, M.M., I. Friedman: Residential asthma treatment centers in the United States and problems in relation to them. J. Asthma Res. 12 (1975) 129–175.

Pesso, A.: Dramaturgie des Unbewußten. Klett-Cotta, Stuttgart 1986.

Peter, R., Siegrist: Der Einfluß von sozio-emotionalem Distress am Arbeitsplatz auf das Herz-Kreislauf-Risiko: empirische Befunde und praktische Konsequenzen. In: Hempel, V. (Hrsg.): Forschungsergebnisse auf der Fachmesse »Arbeitsschutz + Arbeitsmedizin 93«, S. 13. Düsseldorf 1993.

Peters, F., D. Richter, M. Breckwoldt: Sekundäre Amenorrhoe. Zusammenhänge zwischen endokrinologischen und psychosomatischen Befunden. Dtsch. med. Wschr. 103 (1978) 898.

Peters, M.: Stationäre Psychotherapie Älterer in einer psychoanalytisch ausgerichteten psychosomatischen Klinik. Z. Geront. 25 (1992) 360–364.

Peters, U.H.: Die erfolgreiche Therapie des chronischen Kopfschmerzes. Perimed, Erlangen 1983.

Peters, U.H.: Vorwort des deutschen Herausgebers. In: Freedman, A.M., H.I. Kaplan, B.J. Sadock, U.H. Peters (Hrsg.): Psychiatrie in Praxis und Klinik, Bd. 1. Thieme, Stuttgart 1984.

Petersen, P.: Kontrazeption und Ursprung. Trennung von Fruchtbarkeit und Geschlechtlichkeit – Risiko und Chance. Sexualmed. 9 (1980a) 407.

Petersen, P.: Endgültige Fruchtbarkeitsverhütung in der Familienplanung. Zur Psychologie der freiwilligen Sterilisation. Münch. med. Wschr. 15 (1980b) 122.

Petersen, P., Teichmann: Persönliche Mitteilung, 1984.

Peterson, W.L., R.A.L. Sturdevant, H.D. Frankl, C.T. Richardson, J.I. Isenberg, J.D. Elashoff, J.Q. Sones, R.A. Gross, R.W. McCallum, J.S. Fordtran: Healing of duodenal ulcer with an antacid regimen. New Engl. J. Med. 297 (1977) 341–345.

Petrides, P.: Sozialmedizinische Probleme. In: Oberdisse, K. (Hrsg.): Handbuch für Innere Medizin, Diabetes mellitus, S. 1147–1177. Springer, Berlin–Heidelberg–New York 1977.

Petrie, A.: Individuality in Pain and Suffering. University of Chicago Press, Chicago-London 1967.

Pette, H., P.E. Becker: Zur Symptomatologie und Pathogenese der Neuritis lumbosacralis. Dtsch. Z. Nervenheilk. 147 (1938) 1–25.

Pette, H.: Kritische Bemerkungen zum Kapitel des Bandscheibenprolapses. Münch. med. Wschr. 95 (1953) 1145–1148.

Petterson, F., H. Fries, S.J. Nillius: Epidemiology of secondary amenorrhea. Amer. J. Obstet. Gynec. 80 (1973) 117.

Pettingale, K.W., T. Morris, S. Greer, J.L. Haybittle: Mental attitudes to cancer: an additional prognostic factor. Lancet 8431 (1985) 750.

Pettingale, K.W., M. Watson, H.L. Bhakri, H. Jones, D.E.H. Tee: Changes in hormonal, immunological and autonomic measures during the performance of a laboratory stress task. Stress Med. 5 (1989) 9–15.

Petzold, E.: Familienkonfrontationstherapie bei Patienten mit Anorexia nervosa. Vandenhoeck und Ruprecht, Göttingen 1979.

Petzold, E.: Eine psychosomatische Betrachtung der Multimorbidität. In: Hirsch, R.D., J. Bruder, H. Radebold, K.H. Schneider (Hrsg.): Multimorbidität im Alter – Herausforderung für die Psychotherapie, S. 36–38. Huber, Bern 1992.

Petzold, E., A. Reindell: Psychosomatische Diagnostik und Therapie bei Herzinfarkt, Colitis ulcerosa und Morbus Crohn. Prax. Psychother. 22 (1977) 109–115.

Petzold, H.: Integrative Bewegungstherapie. In: Petzold, H. (Hrsg.): Psychotherapie und Körperdynamik, S. 289. Junfermann, Paderborn 1977.

Petzold, U., A. Frehen: Die Pflege im Spannungsfeld zwischen kurativem und palliativem Ansatz in der Onkologie. Dtsch. Krankenpflege-Z. 40 (1987) 848–850.

Peyser, A.: Vom Labyrinth aus gesehen. Zürich, 1942.

Pfändler, U., E. Schnyder: Die rezessive Taubstummheit im Werdenberg (St. Gallen). Bull. Schweiz. med. Wiss. 15 (1959) 178.

Pfaff, H.: Streßbewältigung und soziale Unterstützung. Deutscher Studienverlag, Weinheim 1989.

Pfaffenrath, V.: Spannungskopfschmerz durch Streßsituationen. Med-Report 16 (1992) 3–7.

Pfaffenrath, V., W.D. Gerber: Chronische Kopfschmerzen. Kohlhammer, Stuttgart 1992.

Pfaffenrath, V., H.C. Diener, H. Isler, C. Meyer, E. Scholz, Z. Taneri, P. Wessely, H. Zaiser-Kaschel, W. Haase, W. Fischer: Wirksamkeit und Verträglichkeit von Amitriptylinoxid beim chronischen Spannungskopfschmerz – eine multizentrische Doppelblindstudie versus Amitriptylin versus Placebo. Der Nervenarzt 64 (1993) 114–120.

Pfaltz, C.R.: Sudden and fluctuant hearing loss. In: Alberti, P.W., R.J. Ruben (eds.): Otologic Medicine and Surgery, vol. 2. Churchill Livingstone, New York–Edinburgh-London 1988.

Pfeiffer, E.F., W.Kerner: Diabetestherapie: Künstliches endokrines Pankreas und tragbare Insulinpumpen. Dtsch. Ärztebl. 81 (1984) 3495–3503.

Pfeiffer, E.F., M. Pfeiffer, H. Ditschuneit, Chang-Su-Ahn: Über die Bestimmung von Insulin im Blute am epididymalen Fettanhang der Ratte mit Hilfe markierter Glukose. II: Experimentelle und klinische Erfahrungen. Klin. Wschr. 37 (1959) 1239.

Pfingsten, M., M. Bautz, D. Eggebrecht, J. Hildebrandt: Soziale Interaktion bei Patienten mit chronischen Rückenschmerzen. Psychother. med. Psychol. 38 (1988) 328–332.

Pfingsten, M., F.B. Ensink, C. Franz, J. Hidebrandt, P. Saur, G. Schwibbe, U. Steinmetz, A. Straub: Erste Ergebnisse eines mulitmodalen Behandlungsprogramms für Patienten mit chronischen Rückenschmerzen. Das Göttinger Rücken-Intensiv-Programm. Z. Gesundheitswiss. 3 (1993) 224–244.

Pflanz, M.: Sozialer Wandel und Krankheit. Ergebnisse und Probleme der medizinischen Soziologie. Enke, Stuttgart 1962.

Pflanz, M.: Der Entschluß zum Arzt zu gehen. Hippokrates, 35 (1964) 894–897. Aufgenommen in: Pflanz, M.: Die soziale Dimension der Medizin, S. 32–37. Hippokrates, Stuttgart 1975.

Pflanz, M.: Sozialanthropologische Aspekte der Anorexia nervosa. In: Meyer, J.E., H. Feldmann (Hrsg.): Anorexia nervosa, S. 146–150. Thieme, Stuttgart 1965.

Pflanz, M.: Psychosomatische Aspekte der essentiellen Hypertonie. In: Heintz, R., H. Losse (Hrsg.): Arterielle Hypertonie. Thieme, Stuttgart 1969.

Pflanz, M.: Allgemeine Epidemiologie. Aufgaben, Techniken, Methoden. Thieme, Stuttgart 1973.

Pflanz, M.: Psychologische und sozialmedizinische Aspekte der Hypertonie. Verh. Dtsch. Ges. Inn. Med. 80 (1974) 42–49.

Pflanz, M.: Epidemiologie des essentiellen Hochdrucks. Verh. Dtsch. Ges. Kreislaufforsch. 43 (1977).

Pflanz, M., E. Rosenstein, Th. v. Uexküll: Socio-psychological aspects of peptic ulcer. J. psychosom. Res. 1 (1956) 68.

Pfrang, H., J. Schenk: Nachsorge bei Alkoholabhängigen. Bedingungen der Bereitschaft zur Teilnahme an Selbsthilfegruppen. Suchtgefahren 28 (1982) 297–310.

Philips, C.: Headache and personality. J. psychosom. Res. 20 (1976) 535–542.

Philips, C.: A psychological analysis of tension headache. In: Rachman, S. (ed.): Contributions to Medical Psychology. Pergamon, Oxford–New York 1977.

Phlaum, S.R.: Normale narzißtische Entwicklung und das Selbst in der Bioenergetsichen Analyse. Energy and Character 1984.

Piaget, J.: Das Erwachen der Intelligenz beim Kinde. Klett, Stuttgart 1969.

Piaget, J.: Einführung in die genetische Erkenntnistheorie. Suhrkamp, Frankfurt 1973.

Piaget, J.: Der Aufbau der Wirklichkeit beim Kinde. Ges. Werke, Bd. 2. Klett, Stuttgart 1974.

Piaget, J.: Der Aufbau der Wirklichkeit beim Kinde. Ges. Werke, Bd. 2. Klett, Stuttgart 1975.

Piaget, J.: Six Psychological Studies. Random House, New York 1967.

Piaget, J.: Psychologie der Intelligenz. Kindler, München 1976.

Piazza, E.U.: Comprehensive therapy of chronic asthma on a psychosomatic unit. Adolescence XVI/61 (1981) 139–144.

Pichlmaier, H. (Hrsg.): Palliative Krebstherapie. Springer, Berlin–Heidelberg–New York 1991.

Pichot, P., J. Perse, M.O. Lekeoux, J.L. Dureau, C.I. Perez, A. Rychewaert: La personalité des sujets presentents des douleurs dorsales fonctionelles. Valeurs de l'Invitaire Multiphasic de Personalité de Minnesota. Rev. Psychol. Appl. 22 (1972) 145–172.

Pickering, G.W.: Die Erblichkeit der Hypertonie. In: Bock, K.P., P. Cottier (Hrsg.): Essentielle Hypertonie. Springer, Berlin 1960.

Pickering, T.G., N.E. Miller: Learned voluntary control of heart rate and rhythm in two subjects with premature ventricular contractions. Brit. Heart J. 39 (1977) 152.

Pickering, T.G., I. Goulding, B.A. Cobern: Diurnal variations in ventricular ectopic beats and heart rate. Cardiovascul. Med. 2 (1977) 1013.

Pickering, T.G., G.A. Harshfield, R.B. Devereux, J.H. Laragh: What is the role of ambulatory blood pressure monitoring in the management of hypertensive patients? Hypertension 7 (1985) 171–177.

Piechowiak, H. (1983); zit. nach Fricke: Fricke, U.: Placebo – ein Aspekt der Pharmakotherapie. Med. Mo. Pharm. 6 (1983) 356–369 und 12 (1983) 359.

Pieringer, W.: Psychosomatische und somatopsychische Aspekte der progressiv chronischen Polyarthritis. Wien. klin. Wschr. 90 (1978) 17–20.

Pierloot, R.A., W. Wellens, M.E. Houben: Elements of resistance to a combined medical and psychotherapeutic program in anorexia nervosa. An overview. Psychother. and Psychosom. 26 (1975) 101–117.

Pierloot, R., W. Vandereycken, S. Verhaest: An inpatient treatment program for anorexia nervosa patients. Acta psychiat. scand. 66 (1982) 1–8.

Pierpaoli, W., E. Sorkin: Relationship between thymus and hypophysis. Nature (Lond.) 246 (1973) 405–409.

Pietrowsky, R., R. Krug, H.L. Fehm, J. Born: Der Einfluß von »Streßhormonen« auf die emotionale Empfindlichkeit. Z. exp. angew. Psychol. 39/2 (1992) 278–298.

Pikoff, H.: Is the muscular model of headache still viable? A review of conflicting data. Headache 24 (1984) 186–198.

Pincus, T., L.F. Callahan: Formal education as a marker for increased mortality and morbidity in rheumatoid arthritis. J. Chron. Dis. 38 (1985) 973–984.

Pincus, T., L.F. Callahan: Rheumatology Funtion tests: grip strenth, walking time, button test and questionnaires document and predict longterm morbidity and mortality in rheumatoid arthritis. J. Rheum. 19 (1992)1051–1057.

Pincus, T., L.F. Callahan, L.A. Bradley, W.K. Vaughn, F. Wolfe: Elevated MMPI scores for hypochondriasis, depression and hysteria in patients with rheumatoid arthritis reflect disease rather than psychological status. Arthr. and Rheum. 29 (1986) 1456–1466.

Pines, D.: Skin communication: early skin disorders and their effect on transference and countertransference. Int. J. Psychoanal. 61 (1981) 315–323.

Pinkerton, P.: The influence of sociopathology in childhood asthma. Psychother. and Psychosom. 18 (1970) 231.

Piper, H.C.: Gespräche mit Sterbenden. Vandenhoeck & Ruprecht, Göttingen 1977.

Pirke, K.M.: Störungen zentraler Neurotransmitter bei Bulimia. In: Fichter, M.M. (Hrsg.): Bulimia nervosa. Enke, Stuttgart 1989.

Plassmann, R.: Die heimliche Selbstmißhandlung. Z. psychosom. Med. Psychoanal. 4 (1986) 316–336.

Plassmann, R.: Der Arzt, der Artefaktpatient und der Körper. Psyche 41 (1987) 883–899.

Plassmann, R.: Artifizielle Krankheiten und Münchhausen-Syndrome. In: Hirsch, M. (Hrsg.): Der eigene Körper als Objekt. Springer, Berlin–Heidelberg–New York 1989.

Plassmann, R.: Psychoanalyse artifizieller Krankheiten. Habilitationsschrift. Med. Hochschule Hannover 1991. Shaker, Aachen 1993.

Plassmann, R.: Organwelten: Grundriß einer analytischen Körperpsychologie. Psyche 47 (1993) 261–282.

Plassmann, R., M. Teising, H. Freyberger: Ein 'Mimikry'-Patient: Bericht über den Behandlungsversuch einer selbstgemachten Krankheit. Prax. Kinderpsychol. Kinderpsychiat. 34 (1985) 133–141.

Plassmann, R., B. Wolff, H. Freyberger: Die heimliche Selbsmißhandlung, eine psychosomatische Krankheit. Z. psychosom. Med. 32 (1986) 316–336.

Platanov, K.J. (1923): zit. nach: Molinski, H.: Bilder der eigenen Weiblichkeit, Ärger während der Geburt und Rigidität des Muttermundes. Z. psychosom. Med. Psychoanal. 14/2 (1968) 90.

Platt, D., K. Oesterreich (Hrsg.): Neurologie, Psychiatrie. handbuch der Gerontologie Bd. 5. Gustav Fischer Verlag, Stuttgart 1989.

Platt, R.: Das Wesen der essentiellen Hypertonie. In: Bock, K.P., P. Cottier (Hrsg.): Essentielle Hypertonie. Springer, Berlin 1960.

Platt, S., N. Kreitman: Trends in parasuicide and unemployment among men in Edinburgh 1968–82. Brit. med. J. 289 (1984) 1029–1032.

Platte, P., K.M. Pirke: Validity of self-reported energy intake in patients with eating disorders. Advanc. Biosciences 90 (1991) 215–218.

Platte, P., K.M. Pirke, S. Wade, P. Trimborn, M.M. Fichter: Physical activity, total energy expenditure and food intake in grossly obese and normal weight women. Int. J. Eating Disorders 1994 (in press).

Plaut, S.M., Friedman, S.B.: Psychosocial factors in infectious disease. In: Ader, R. (ed.): Psychoneuroimmunology, pp. 3–30. Acad. Press, New York 1981.

Plaut, S.M., R. Ader, S.B. Friedman, A.L. Ritterson: Social factors and resistance to malaria in the mouse: effects of group versus individual housing on resistance to Plasmodium berghei infection. Psychosom. Med. 31 (1969) 536–552.

Plentz, R.-J.: Psychogene Hörstörungen im Kindesalter. Fortschr. Med. 94 (1976) 134.

Plessner, H.: Die Frage nach der Conditio humana. Suhrkamp, Frankfurt 1976.

Plester, D.: Die einseitige Hörstörung. Arch. Oto-Rhino-Laryng. 219 (1978) 451.

Plomin, R., C.S. Bergemann: The nature of nurture: Genetic influences on »environmental«. Behav. Brain Sci. 14 (1991) 373–427.

Plovnick, M.S.: Career orientations in the primary care specialties. J. med. Educ. 54 (1979) 655–657.

Plügge, H.: Anthropologische Beobachtungen bei primär-chronischen Arthritikern. Z. Rheum 12 (1953) 231–246.

Plumb, M., J. Holland: Comparative studies of psychological functions in patients with advanced cancer, II. Interviewer-rated current and past psychological symptoms. Psychosom. Med. 43 (1981) 243–254.

Plutchik, R.: Cognition in the service of emotions: an evolutionary perspective. In: Candland, D.K., J.P. Fell, E. Keen, A.I. Leshner, R. Plutchik, R.M. Tarpy: Emotions. Brooks-Cole, Belmont 1977.

Plutchik, R.: A general psychoevolutionary theory of emotion. In: Plutchik, R., H. Kellerman (eds.): Emotion – Theory, Research and Experience, vol. I: Theories of Emotion. Acad. Press, New York 1980.

Plutchik, R., H. Kellerman (eds.): Emotion – Theory, Research and Experience, Vol.I: Theories of Emotion. Acad. Press, New York 1980.

Poddig, K.: Erstellung eines Fragebogens zur Messung veränderlicher Persönlichkeitsmerkmale bei Patienten mit Colitis ulcerosa und Morbus Crohn. Med. Diss., Lübeck 1987.

Pöhler, W. (Hrsg.): Information und Verwaltung. Enke, Stuttgart 1969.

Pöhler, W.:» ... damit die Arbeit menschlicher wird«. Neue Gesellschaft, Bonn 1979.

Pöhler, W.: Arbeit und Subjekt. In: Nippert, R.P., W. Pöhler, W. Slesina (Hrsg.): Kritik und Engagement. Soziologie als Anwendungswissenschaft, S. 75–85. Oldenbourg, München 1991.

Pöhler, W., G. Peter: Erfahrungen mit dem Humanisierungsprogramm. Von den Möglichkeiten und Grenzen einer sozial orientierten Technologiepolitik. Bund, Köln 1982.

Poettgen, H.: Die Integration des autogenen Trainings in die geburtshilfliche Psychoprophylaxe. Geburtsh. Frauenheilk. 31/2 (1971) 150.

Poettgen, H.: Die Geburtsvorbereitung mit autogenem Training und analytisch orientierten Gruppendiskussionen. Vortr. gynäkol.-Psychosom. Kongr., Gießen 1973.

Poettgen, H.: Schwangerschaftskonfliktberatung bei der »Notlagen-Indikation«. Dtsch. Ärztebl. 8 (1977) 515.

Poettgen, H.: Larvierte Sexualstörungen unter der »Flagge« gynäkologischer Symptome. Gyne 8 (1983) 8.

Poettgen, H.: Paartherapie: Die Bedeutung des interaktionellen Aspekts. Gyne 11 (1983) 6.

Pohlmann, H., W. Schramm: Erfahrungen in der psychosozialen Betreuung von Hämophilen. Stellungnahme vor der Enquête-Kommission AIDS des Deutschen Bundestages. Kommissionsarbeitsunterlage Nr. 270. 1988.

Poll, I.B., A. Kaplan De-Nour: Locus of control and adjustment to chronic hemodialysis. Psychol. Med. 10 (1980) 153–157.

Polley, H.F., W.M. Swenson, R.M. Steinhilber: Personality characteristics of patients with rheumatoid arthritis. Psychosomatics 11 (1970) 45–49.

Pollock, G.H.: Aging or aged: development or pathology. In: Greenspan, S.I., G.H. Pollock (eds.): The Course of Life, vol. III. Adulthood and the Aging Process. Mental Health Study Center, Maryland 1981.

Pomp, A.M.: Psychotherapy for the myofacial pain dysfunction syndrome: A study of factors coinciding with symptom remission. J. Amer. dent. Ass. 89 (1974) 629.

Pongratz, J.: Leitsymptom: Wirbelsäulenschmerz – Eine psychosomatische Studie. Z. psychosom. Med. 26 (1980) 12–39.

Pontalis, J.B.: Jeu et réalité, préface. Gallimard, Paris 1975.

Pontzen, W.: Bemerkungen zur Integration Psychosomatischer Medizin in das Allgemeine Krankenhaus. In: Adler, R., W. Bertram, A. Haag, J.M. Herrmann, K. Köhle, Th. v. Uexküll (Hrsg.): Integrierte Psychosomatische Medizin in Praxis und Klinik, 3. Aufl., S. 63–72. Schattauer, Stuttgart 1993.

Popitz, H., H.P. Bahrdt, E.A. Jüres, H. Kesting: Das Gesellschaftsbild des Arbeiters. Mohr-Siebeck, Tübingen 1957.

Popitz, H., H.P. Bahrdt, E.A. Jüres, H. Kesting: Technik und Industriearbeit. Mohr-Siebeck, Tübingen, 1957.

Popper, K.R.: Objektive Erkenntnis. Ein evolutionärer Entwurf. Hoffmann & Campe, Hamburg 1973.

Popper, K.R.: Kritik des Materialismus. In: Popper, K.R., J.C. Eccles: Das Ich und sein Gehirn. Piper, München 1977.

Popper, K.R.: Materialism ciriticized. In: Popper, K.R., J.C. Eccles (eds.): The Self and its Brain. Springer, New York 1977.

Popper, K.R.: Der Materialismus überwindet sich selbst. In: Popper, K.R., L.C. Eccles: Das Ich und sein Gehirn. Piper Verlag, München, Zurich 1982.

Popper, K.R., J.C. Eccles: The Self and its Brain. Springer, Berlin–London–New York 1981.

Porter, J., H. Jick: Addiction rate in patients treated with narcotics. New Engl. J. Med. 302 (1980) 123.

Portis, S.A.: Idiopathic ulcerative colitis. Newer concepts concerning its cause and management. J. Amer. med. Ass. 139 (1949) 208–214.

Portmann, A.: Biologische Fragmente einer Lehre vom Menschen. Schwabe, Basel–Stuttgart 1969.

Portmann, A.: Nachwort in Flanagan, G.L. (Hrsg.): Die ersten neun Monate des Lebens. Rowohlt, Reinbek 1963.

Post, R.M., J.C. Ballenger, A.C. Roy, W.E. Bunney jr.: Slow and rapid onset of manic episodes: implications for underlying biology. J. psychiat. Res. 4 (1981) 229–237.

Pothmann, R.: Kopfschmerzen bei Kindern. Der Schmerz 4 (1990) 7–13.

Potreck-Rose, F.: Anorexia nervosa und Bulimia. Deutscher Studienverlag, Weinheim 1987.

Potreck-Rose, F., U. Koch: Chronifizierungsprozesse bei psychosomatischen Patienten. Schattauer, Stuttgart 1994.

Potts, M., M. Weinberger, K.D.Brandt: Views of patients and providers regarding the importance of various aspects of an arthritis treatment program. J. Rheum. 11 (1984) 71–75.

Pow, J.M.: The role of psychological influences in rheumatoid arthritis. J. Psychosom. Res. 31 (1987) 223–229.

Powers, P., R. Fernandez: Current Treatment of Anorexia Nervosa and Bulimia. Karger, Basel 1984.

Prader, A.: Growth and development. In: Labhart, A. (Hrsg.): Clinical Endocrinology, pp. 1013–1059. Springer, Berlin 1986.

Pratt, L.W., H.T. Wayne, R.A. Gallagher: Globus hystericus – office evaluation by psychological testing with the MMPI. Laryngoscope (St. Louis) 86 (1976) 1540.

Preisig, R., H.-U. Fisch, J. Nelles, J. Raisin: Lack of aversive effect of disulfiram in alcoholics cirrhosis. Hepatology 10 (1989) 650.

Premack, D.: On the abstractness of human concepts:why it would be difficult to talk to a pigeon. In: Hulse, S.S., H. Fowler, W.K. Honig: Cognitive Processes in Animal Behavior. Erlbaum, Hillsdale 1978.

Prentice, A.M., A.E. Black, A.E. Coward, H.L. Davies, G.R. Goldberg, P.R. Murgatroyd, J. Ashford, M. Sawer, R.G. Whitehead: High levels of energy expenditure in obese women. Brit. Med. J.292 (1986) 983–987.

Pressedienst KDA: hrsg. von der Pressestelle Kuratorium Deutsche Altershilfe, Folge 6, S. 9. Köln 1989.

Pressedienst KDA: hrsg. von der Pressestelle Kuratorium Deutsche Altershilfe, Folge 5, S. 4. Köln 1992.

Pries, K., W. Wellmann, H. Freyberger: Kombinierter gastroenterologisch-psychosomatischer Therapieansatz bei Morbus Crohn-Patienten mit Anorexia nervosa-Symptomatik. In: Meermann, R. (Hrsg.): Anorexia nervosa. Enke, Stuttgart 1981.

Prigogine, I.: Time, structure and fluctuation. Science 201 (1978) 43–58, 777–785.

Prigogine, I.: From Being to Becoming. Freeman, San Francisco 1980. Dtsch.: Vom Sein zum Werden. Piper, München 1982.

Prigogine, I., I. Stengers: Order out of Chaos. Man´s new Dialogue with Nature. Flamingo, London 1987.

Prill, H.J.: Zur Psychosomatik der funktionellen gynäkologischen Blutungsstörungen. Z. Psychother. med. Psychol. 10/1 (1960) 15.

Prill, H.J.: Psychosomatische Gynäkologie. Urban & Schwarzenberg, München–Berlin 1964.

Prill, H.J.: Geburtsstörungen sind oft die Folge von diversen psychischen Fehlhaltungen. Medical Tribune, Sondernummer Gynäkologie, Okt. 1968.

Prill, H.J.: Fortschritte der Psychosomatik in der Gynäkologie. In: Schwalm, H., G. Döderlein (Hrsg.): Klinik der Frauenheilkunde und Geburtshilfe IV. Urban & Schwarzenberg, München 1977 (Ergänzung).

Prill, H.J.: Psychosomatik und Psychopathologie der Schwangeren, Gebärenden und Mutter. In: Martius, G. (Hrsg.): Hebammenlehrbuch. Thieme, Stuttgart 1979.

Prill, H.J.: Psychosomatik der vorzeitigen Wehentätigkeit. In: Grospietsch, G., W. Kuhn (Hrsg.): Tokolyse mit Betastimulatoren. Thieme, Stuttgart 1983.

Prill, H.J., C. Lauritzen: Das Klimakterium. In: Schwalm, H., G. Döderlein (Hrsg.): Klinik der Frauenheilkunde und Geburtshilfe. Urban & Schwarzenberg, München 1970.

Prins, Rienk: Sickness absence in Belgium, Germany (FR) and the Netherlands. A comparative study. Diss. Rijksuniversiteit Limburg, Maastricht 1990.

Prior, A., P.J. Whorwell: Gynaecological consultations in patients with the irritable bowel syndrome. Gut 30 (1989) 996–998.

Prior, A., K.M. Stanley, A.R.B. Smith, M.W. Reed: Relation between hysterectomy and the irritable bowel: A prospective study. Gut 33 (1992) 814–817.

Prior, I.: Civilization and cardiovascular changes – a pacific viewpoint. In: Doc. Geigy, pp.2–3. Ciba-Geigy, Basel 1976.

Pritchard, M.: Psychological Aspects of Rheumatoid Arthritis. Springer, New York 1989.

Probst, B.: Soziale Integration von Morbus Crohn- und Colitis ulcerosa-Patienten. Studie zur Wechselwirkung somatischer, psychischer und sozialer Faktoren. Med. Diss., Lübeck 1989.

Probst, B., J. v. Wiersheim, E. Wilke, H. Feiereis: Soziale Integration von Morbus Crohn- und Colitis ulcerosa-Patienten. Z. psychosom. Med. Psychoanal. 36 (1990) 258–291.

Probst, G.B.: Selbst-Organisation. Paul Parey, Berlin–Hamburg 1987.

Procci, W.: Psychological factors associated with severe abuse of the hemodialysis diet. Gen. Hosp. Psychiat. 3 (1981) 111–118.

Procci, W., D.A. Goldstein, O.A. Kletzky: Impotence in uremia. In: Levy, N.B. (ed.): Psychonephrology 2, pp. 235–246. Plenum, New York 1983.

Propping, P.: Genetic control of ethanol action on the central nervous system: An EEG study in twins. Hum. Genet. 35 (1977) 309–334.

Propping, P.: Psychiatrische Genetik. Befunde und Konzepte. Springer, Berlin–Heidelberg–New York 1989.

Pross, Ch.: Wiedergutmachung: Der Kleinkrieg gegen die Opfer. Athenäum, Frankfurt 1988.

Proust, M.: Die Suche nach der verlorenen Zeit (7 Bände). Bd. 1 Swanns Welt. Suhrkamp, Frankfurt 1953–1957.

Prugh, D.G.: The influence of emotional factors on the clinical course of ulcerative colitis in children. Gastroenterology 18 (1951) 339–354.

Prugh, D.G.: Toward an understanding of psychosomatic concepts in relation to illness in children. In: Solmit, A.J., S.A. Provence: Modern Perspectives in Child Development. Int. Univ. Press, New York 1963.

Prugh, D.G., C.K. Tagluri: Emotional aspects of the respirator care of patients with poliomyelitis. Psychosom. Med. 16 (1954) 104–128.

Pszywyj, A.: Die imaginative Anwendung des Wassers im Katathymen Bilderleben. In: Leuner, H. (Hrsg.): Katathymes Bilderleben, S. 216–223. Huber, Bern 1980.

Pudel, V.: Zur Psychogenese und Therapie der Adipositas. Springer, Berlin–Heidelberg–New York 1982.

Pudel, M.G., J. Westenhöfer: Fragebogen zum Eßverhalten: Handanweisung. Hogrefe, Göttingen 1989.

Pudel, M.G., J. Westenhöfer: Ernährungspsychologie. Eine Einführung. Hogrefe, Göttingen 1991.

Pudel, M.G., J. Westenhöfer: Dietary behavioral principles in the treatment of obesity. International Monitor on eating Patterns and Weight Control 2 (1993) 349–59.

Pürschel, W.: Neurodermitis und Psyche. Z. Psychosom. Psychoanal. 22 (1976) 62–70.

Pullar, T., H.A. Capell, A. Millar, R.G. Brooks: Alternative medicine: costs and subjective benefit in rheumatoid arthritis. Brit. Med. J. 285 (1982) 1629–1631.

Pullar, T., V. Wright, M. feely: What do patients and rheumatologists regard as an acceptable risk in the treatment of rheumatic disease? Brit. J. Rheum. 29 (1990) 215–218.

Puntis, J., A. McNeish, R. Allan: Long-term prognosis of Crohn's disease with onset in childhood and adolescence. Gut 25 (1984) 329–336.

Purrmann, J., B. Miller, G. Strohmeier: Zur Ätiologie chronisch-entzündlicher Darmerkrankungen. Z. Gastroenterol. 24 (1986) 375–363.

Pyke, D.: Pancreas transplantation. Diabetes/Metabolism Review 1 (1991) 3–14.

Pyle, R., J. Mitchell, E. Eckert: Bulimia: a report of 34 cases. J. clin. Psychiat. 42 (1981) 60–64.

Pynoos, R.S.: PTSD in children and adolescents. In: Garfinkle, B.D. et al. (eds.): Psychiatrics disorders in children and adolescents, pp. 48–63. Saunders, New York 1990.

Quasthoff-Hartmann, U.M.: Frageaktivitäten von Patienten in Visitengesprächen: Konversationstechnische und diskursstrukturelle Bedingungen. In: Köhle, K., H.-H. Raspe (Hrsg.): Das Gespräch während der ärztlichen Visite, S. 70–101. Urban & Schwarzenberg, München 1982.

Quasthoff, U.M.: Eine interaktive Funktion von Erzählungen. In: Soeffner, H.G. (Hrsg.): Interpretative Verfahren in den Sozial- und Textwissenschaften, S. 105–126. Metzler, Stuttgart 1979.

Quastler, H. (ed.): Information Theory in Biology. University of Illinois, Urbana 1953.

Querido, A.: Forecast and follow-up: an investigation into the clinical, social and mental factors determining the results of hospital treatment. Brit. J.Prevent. Soc. Med. 13 (1959) 33–49.

Quill, T.E., P. Townsend: Bad news: delivery, dialogue and dilemmas. Arch. intern. med. 151 (1991) 463–468.

Quindlen, E.A.: Neurosurgical approaches. In: De Vita jr., V.T., W. Hellman, S.A. Rosenberg (eds.): Cancer. Principles and Practice of Oncology, pp. 1666–1700. Lippincott, Philadelphia 1982.

Quinlan, D.M., C.P. Kimball, F. Osborne: The experience of open-heart surgery. Arch. gen. Psychiat. 31 (1974) 241.

Quint, H.; in: Eiff, A.W. v., G. Kloska, H. Quint (Hrsg.): Essentielle Hypertonie. Klinik, Psychophysiologie und Psychopathologie. Thieme, Stuttgart 1967.

Quinton, D., M. Rutter: Parenting behavior of children raised »in care«. In: Nicol, A.R. (ed.): Longitudinal Studies in Child Psychology and Psychiatry. Wiley, Chichester 1984.

Raab, W.: Emotional and sensory stress factors in myocardial pathology. Amer. Heart J. 72 (1966) 538–564.

Rabavilas, A., G. Christodoulou, J. Lappas, C. Perissaki, C. Stefanis: Relation of obsessional traits to anxiety in patients with ulcerative colitis. Psychother. and Psychosom. 33 (1980) 155–159.

Rabe, F.: Hysterische Anfälle bei Epilepsie. Nervenarzt 37 (1966) 141–150.

Rabe, F.: Diagnostische Probleme bei der Unterscheidung von hysterischen und epileptischen Anfällen. Nervenart 41 (1970a) 426–429.

Rabe, F.: Die Kombination hysterischer und epileptischer Anfälle. Das Problem »Hysteroepilepsie« in neuer Sicht. Springer, Berlin–Heidelberg–New York 1970b.

Rabiner, J.C., H.E. Willner, G. Fishman: Psychiatric complications following bypass surgery. J. nerv. ment. Dis. 160 (1975) 342–348.

Rabiner, J.C., H.E. Willner: Differential psychopathological and organic mental disorder at follow-up five years after coronary bypass and cardiac valvular surgery. In: Speidel, H., G. Rodewald (eds.): Psychic and Neurological Dysfunctions after Open-Heart Surgery. Thieme, Stuttgart 1980.

Rabinowitz, S.H., B. Lown: Central neurochemical factors related to serotonine metabolism and cardiac ventricular vulnerability for repetitive electrical activity. Amer. J. Cardiol. 41 (1978) 516–522.

Rabinowitz, S.H., R.L. Verrier, B. Lown: Muscarinic effect of vagosympathetic trunk stimulation on the repetitive extrasystole threshold. Circulation 53 (1976) 622–672.

Rabkin, S.W., F. Mathewson, R.B. Tate: Chronobiology of cardiac sudden death in men. J. Amer. med. Ass. 244 (1980) 1357–1358.

Racamier, P.C.: Le terrain psychologique des tuberculeux pulmonaires. Chantenay, Paris 1950.

Rachman, S.: The effects of psychotherapy. Pergamon Press, Oxford 1971.

Rad, G. v.: Das Erste Buch Mose, Genesis. In: Das Alte Testament, deutsch. Teilband 2/4, 10. Aufl. Vandenhoeck & Ruprecht, Göttingen 1976.

Rad, M. v., R. Schors, G. Henrich: Stationäre psychoanalytische Psychosomatik. Konzepte – Basisdaten – Therapieziele. In: Strauß, B., A.E. Meyer (Hrsg.): Psychoanalytische Psychosomatik, S. 152–164. Schattauer, Stuttgart 1994.

Radanov, B.: Schwindel mit dem Schwindel? Psychiatrische Aspekte. Ther. Umschau 41 (1984) 75.

Radebold, H.: Der psychotherapeutische Zugang zu Patienten mit einer cerebralen Gefäßinsuffizienz. Z. präklin. Geriat. 2 (1972) 195–200.

Radebold, H.: Der psychoanalytische Zugang zu dem älteren und alten Menschen. In: Petzold, H., E. Bubolz (Hrsg.):

Psychotherapie mit alten Menschen. Junfermann, Paderborn 1979.

Radebold, H.: Psychotherapeutische Möglichkeiten im höheren und hohen Lebensalter. In: Mester, H., R. Tölle (Hrsg.): Neurosen, S.146–152. Springer, Berlin–Heidelberg–New York 1981.

Radebold, H.: Neurotische, reaktive und psychosomatische Erkrankungen. In: Platt, D., K. Oesterreich (Hrsg.): Handbuch der Gerontologie, Bd. 5: Neurologie, Psychiatrie. Fischer, Stuttgart–New York 1989a.

Radebold, H.: Psychotherapie. In: Kisker, K.P., H. Lauter, J.E. Meyer, C. Müller, E. Strömgren (Hrsg.): Psychiatrie der Gegenwart, 3.Aufl., Bd. 8: Alterspsychiatrie, Springer, Berlin–Heidelberg–New York 1989b.

Radebold, H.: Psycho- und soziotherapeutische Behandlungsverfahren. In: Platt, D., K. Oesterreich(Hrsg.): Handbuch der Gerontologie, Bd. 5: Neurologie, Psychiatrie. Fischer, Stuttgart–New York 1989c.

Radebold, H.: Altern und Alter – psychosomatischer Forschungsstand. In: Speidel, H., B. Strauss (Hrsg.): Zukunftsaufgaben der psychosomatischen Medizin. Springer, Berlin–Heidelberg 1989d.

Radebold, H.: Psychodynamik und Psychotherapie Älterer. Springer, Berlin, Heidelberg 1992.

Radebold, H., R.D. Hirsch: Altern und Psychotherapie. Huber, Bern 1993.

Radebold, H., G. Schlesinger-Kipp: Gruppenpsychotherapie im Alter. Vandenhoeck & Ruprecht, Göttingen 1983.

Radebold, H., M. Rassek: Zur Psychotherapie psychosomatischer Syndrome bei alten Menschen. In: Bergener, M., B. Karlk (Hrsg.): Psychosomatik in der Geriatrie. Steinkopff, Darmstadt 1985.

Radebold, H., H. Bechtler, I. Pina: Psychosoziale Arbeit mit älteren Menschen. Lambertus, Freiburg 1973.

Radebold, H., H. Bechtler, I. Pina: Therapeutische Arbeit mit älteren Menschen. Lambertus, Freiburg 1981.

Radvila, A.: Das Hyperventilationssyndrom. Schweiz. med. Wschr. 114 (1984) 562–565.

Radvila, A., H.P. Bruggisser, D. Hess: Kutan gemessenes pCO2 beim Hyperventilationssyndrom. Schweiz. med. Wschr. 113 (1983) 1943.

Radvila, A., K.H. Adler, R.L. Galeazzi, H. Vorkauf: The development of a german language (Berne). Pain questionnaire and its application in a situation causing acute pain. Pain 28 (1987) 185–195.

Radvila, A., R.H. Adler, Ch. Hürny: Interview-derived variables and countertransference reactions in the differentiation of psychogenic versus organic pain. Psychosom. Med. 51 (1989) 263.

Raedler, A., S. Schreiber: Ist die Colitis ulcerosa eine Autoimmunerkrankung? Dtsch. med. Wschr. 117 (1992) 1333–1338.

Raedler, A., W.-H. Schmiegel, H.-G. Thiele: Sind Morbus Crohn und Colitis ulcerosa Folgen einer immunregulatorischen Störung? Immun. Infekt. 10 (1982) 175–179.

Raether, M.: Über psychogene »Ischias-Rheumatismus« – und »Wirbelsäulenerkrankungen«. Arch. Psychiat. 57 (1917) 772–791.

Raetzke, P.: Einfluß von Stress auf die oralen Strukturen. In: Schneller, T., A. Fleischer-Peters (Hrsg.): Anwendung psychologischer Methoden in der Zahnmedizin, S. 173. Fachbuchhandlung für Psychologie, Frankfurt 1985.

Rahe, R.: Life change measurement clarification. Psychosom. Med. 49 (1987) 95–98.

Rahe, R., J.L. Mahan, R.J. Arthur: Prediction of near-future health change from subjects preceeding life change. J. Psychosom. Res. 14 (1970) 401–406.

Rahe, R.H.: Group therapy in the outpatient management of postmyocardial infarction patients. Int. J. Psychiat. Med. 4 (1973) 77–88.

Rahe, R.H.: A liaison psychiatrist on the coronary care unit. In: Pasnau, R.O. (ed.): Consultation Liaison Psychiatry, pp. 115–122. Grune & Stratton, New York 1975c.

Rahe, R.H.: Life change and illness studies: past history and future directions. J. hum. Stress 4 (1978) 3–14.

Rahe, R.H., J. Paasiviki: Psychosocial factors and myocardial infarction. J. psychosom. Res. 15 (1971) 33–39.

Rahe, R.H., M. Romo, L. Bennet, P. Siltanen: Recent life changes, myocardial infarction and abrupt coronary death. Arch. intern. Med. 133 (1974) 221–228.

Rahe, R.H., C. Scalzi, K. Shine: A teaching evaluation questionnaire for postmyocardial infarction patients. Heart and Lung 4 (1975a) 759–766.

Rahe, R.H., T.O. O'Neill, A. Hagan, R. J. Arthur: Brief group therapy following myocardial infarction: 18 months follow-up of a controlled trial. Int. J. Psychiat. Med. 6 (1975b) 349–358.

Rahe, R.H., H.W. Ward, V. Hayes: Brief group therapy in myocardial infarction rehabilitation. Three to four year follow-up of a controlled trial. Psychosom. Med. 41 (1979) 229–241.

Rahm, D., H. Otte, S. Bosse, H. Ruhe-Hollenbach: Einführung in die Integrative Therapie. Grundlagen und Praxis. Junfermann, Paderborn 1993.

Rait, D., M. Lederberg: The Family of the Cancer Patient. In: Holland, J.C., J.H. Rowland (eds.): Handbook of Psychooncology. Oxford University Press, New York–Oxford 1989.

Rakic, P.: Mode of cell migration of the superficial layers of fetal monkey neocortex. J. comp. Neurol. 145 (1972) 61–84.

Rakic, P.: Principles of neural cell migration. Experientia 46 (1990) 882–891.

Rakoff, V.: Multiple determinants of family dynamics in anorexia nervosa. In: Darby, P.L., P.E. Garfinkel, D.M. Garner, D.V. Coscina (eds.): Anorexia nervosa. Recent Developments in Research, pp. 29–40. Liss, New York 1983.

Ramirez, A.J., P.K. J. Craig, J.P. Watson: Stress and relapse of breast cancer. Brit. med. J. 298 (1989) 291–293.

Ramsay, B., M. O'Reagan: A survey of the social and psychological effects of psoriasis. Brit. J. Derm. 118 (1988) 195–201.

Ramsay, M.A.E.: A survey of pre-operative fear. Anaesthesia 27 (1972) 396–402.

Ramzy, J.R., R.S. Wallerstein: Pain, fear and anxiety: a study in their interrelations. Psychoanal. Study Child 13 (1958) 147–189.

Rangell, L.: Die Konversion. Psyche 23 (1969) 121–147.

Ransford, A.O., D. Cairns, V. Mooney: The pain drawing as an aid to the psychologic evaluation of patients with low-back pain. Spine 1 (1976) 127–134.

Ransom, D.C.: Research on the family in health, illness and care – state of the art. Family Systems Medicine 4 (1986) 329–336.

Rapp, J.P., K. Knudsen, J. Iwai, L.K. Dahl: Genetic control of blood pressure and corticosteroid production in rats. Circulat. Res. 32 and 22 (Suppl. 1) (1973) 139.

Raskin, H.H.: Headache, 2nd ed. Churchill Livingstone, New York 1988.

Raskin, M., J.A. Talbott, A.T. Meyerson: Diagnosis of conversion reactions. Predictive value of psychiatric criteria. J. Amer. med. Ass. 197 (1966) 530–534.

Rasmussen, A.F., J.T. Marsh, N.Q. Brill: Increased susceptibility to Herpes simplex in mice subjected to avoidance-learning stress of restraint. Proc. Soc. exp. Biol. (N.Y.) 96 (1957) 183.

Rasmussen, O.C., F. Bonde-Petersen, L.V. Christensen, E. Moller: Blood flow in human mandibular levators at rest and during controlled biting. Arch. oral. Biol. 22 (1977) 539–543.

Raspe, H.-H.: Aufklärung und Information im Krankenhaus. Vandenhoeck & Ruprecht, Göttingen 1983.

Raspe, H.-H.: Chronische Polyarthritis, Kap. 45. In: Adler, R. et al. (Hrsg.): Psychosomatische Medizin, 3. Aufl. Urban & Schwarzenberg, München–Wien–Baltimore 1986.

Raspe, H.-H.: Social and emotional problems in early rheumatoid arthritis. 75 patients followed-up for two years. Clin. Rheum. Suppl. 2 (1987) 20–26.

Raspe, H.-H.: Chronische Polyarthritis und ankylosierende Spondylitis als chronische und schmerzhafte Erkrankungen. In: Rheflische, H.P., H.D. Basler, H. Seemannn: Psychologische Schmerzbehandlung bei Rheuma, S. 27–35. Springer, Berlin 1989.

Raspe, H.-H.: Die chronische Polyarthritis aus psychosomatischer Sicht unter besonderer Berücksichtigung epidemiologischer und soziologischerZusammenhänge. In: Klußmann, R., M. Schattenkirchner (Hrsg.): Der Schmerz- und Rheumakranke, S. 36–47. Springer, Heidelberg 1989.

Raspe, H.-H.: Deskriptive Schmerzepidemiologie. In: Egle, U.T., S.O. Hoffmann (Hrgs.): Der Schmerzkranke, S. 69–77. Stuttgart 1993.

Raspe, H., Th. Kohlmann: Rückenschmerzen – eine Epidemie unserer Tage? Dtsch. Ärztebl. 90 (1993) B–2165–2169.

Raspe, H.-H., S. Mattussek: Magische Vorstellungen zwischen Arzt und Patient in der Rheumatologie. Fortbildungskurse Rheumatologie 7 (1985) 41–64.

Raspe, H.-H., J. Siegrist: Zur Gestaltung der Arzt-Patient-Beziehung im stationären Bereich. In: Siegrist, J. (Hrsg.): Wege zum Arzt, S. 113–138. Urban & Schwarzenberg, München 1979.

Raspe, H.-H., S. Mattussek, R. Scheiblich: Zur sozialen Isolation von Patienten mit einer chronischen Polyarthritis. Med. Klin. 78 (1983) 60–67.

Raspe, H.-H., F. Ensslen, S. Mattussek: Significant life events (LE): do they modify the short- and medium-term course of rheumatoid arthritis? In: Balint, G., B. Goemer, L. Hodinka, (Hrsg.): Rheumatology – State of the Art. Amsterdam: Elsevier, (1992) 404–407.

Raspe, H.-H., U. Hagedorn, T. Kohlmann, S. Mattussek: der Funktionsfragebogen Hannover (FFbH): Ein Instrument zur Funktionsdiagnostik bei polyartilulären Gelenkerkrankungen. In: Siegrist, J. (Hrsg.): Wohnortnahe Betreuung Rheumakranker, S. 164–182. Schattauer, Stuttgart 1990.

Rassek, M.: Psychosomatische Syndrome im Alter aus psychoanalytischer Sicht. In: Radebold, H. (Hrsg.): Gerontopsychiatrie, Janssen, Neuss 1984.

Rathmann, W., P. Enck, T. Frieling, F.A. Gries: Visceral afferent neuropathy in diabetic gastroparesis. Diabetes Care 14 (1991) 1086.

Rathner, G., C. Bönsch, G. Maurer, M.H. Walter, W. Söllner: The impact of a »Guided self-help group« on bulimic women: A prospectiv 15 months study of attenders and non-attenders. J.Psychosom. Res. 37 (1993) 389–396.

Rauchfleisch, U., R. Schuppli, T. Haenel: Zur Persönlichkeit von Patienten mit dermatologischen Artefakten. Z. psychosom. Med. 29 (1983) 76–84.

Rausche, G., J.M. Sarvey, U. Heinemann: Slow synaptic inhibition in relation to frequency habituation in dentate granule cells of rat hippocampal slices. Exp. Brain Res. 78 (1989) 233–242.

Rausche, G., J.P. Dreier, C.L. Zhang, U. Heinemann: Prevention of spread of seizure-like activity from the entorhinal cortex to the hippocampus. In: Speckmann, E.-J., M.J. Gutnick (eds.): Epilepsy and Inhibition. Urban & Schwarzenberg, München 1991.

Raviv, A., A. Raviv, R. Yunovitz: Radio psychology and psychotherapy: A comparison of client attitudes and expectations. Prof. Psychol. Res. Prac. 20 (1989) 1–7.

Razavi, D., D. Farvacques, N. Delvaux: Psychosocial correlates of estrogen and progesterone receptors in breast cancer. Lancet 2 (335) (1990) 931–933.

Razran, G.: Semantic and phonetographic generalizations of salivary conditioning to verbal stimuli. J. exp. Psychol. 39 (1949) 642–652.

Razran, G.: Mind in Evolution: An East West Synthesis of Learned Behavior and Cognition. Houghton Mifflin, Boston 1971.

Read, D.G.: Natural childbirth. Heinemann, London 1933.

Reading, A.E., J.R. Newton: Psychological factors in IUD use. A review. J. biosoc. Sci. 9 (1977) 317.

Reaven, G.M.: Role of insulin resistance in human disease. Diabetes 37 (1988) 1595–1607.

Rechenberger, H.G.: Die Auffassung der dynamischen Psychiatrie zum Krankheitsmodell der Trichotillomanie. In: Bosse, K., P. Hünecke (Hrsg.): Psychodynamik und Soziodynamik bei Hautkranken. Verlag Medizinische Psychologie im Verlag Vandenhoeck & Ruprecht, Göttingen 1976.

Rechenberger, I.: Prurigo bei Atopie. Materialien zur Psycho-analyse und analytischen, Psychotherapie 5 (1979) 67–96.

Rechenberger, I.: Tiefenpsychologisch ausgerichtete Diagnostik und Behandlung von Hautkrankheiten. Verlag für Medizinische Psychologie im Verlag Vandenhoeck & Ruprecht, Göttingen 1979.

Rechenberger, J.: Psychosomatik des Premenstruellen Syndroms. Gynäkologe 22 (1989) 332–338.

Rechlin, E.: Psychologische Aspekte der Enteritis regionalis Crohn. Hausarbeit Dipl. Psych., Kiel 1977.

Reed, R.R.: G protein diversity and the regulation of signaling pathways. New Biologist 2 (1990) 957–960.

Rees, W.-D., S.G. Lutkins: Mortality of bereavement. Brit. med. J. 4 (1967) 13.

Regestein, Q.: Sleep and insomnia in the elderly. J. geriat. psychiat. 13 (1980) 153–171.

Regier, D.A., J.K. Myers, M. Kramer, L.N. Robbins, D.G. Blazer, R.L. Hough, W.W. Eaton, B.Z. Locke: The NIMH epidemiologic catchments area program. Arch. gen. Psychiat. 41 (1984) 934–941.

Regier, D.A., J.H. Boyd, J.D. Burke jr., D.S. Rae, J.K. Myers, M. Kramer, L.N. Robins, L.K. George, M. Karno, B.Z. Locke: One-month prevalence of mental disorders in the United States. Based on five epidemiological catchment area sites. Arch. gen. Psychiat. 45 (1988) 977–986.

Reich, G.: Identitätskonflikte bulimischer Patientinnen. Forum Psychoanal. 8 (1992) 121–133.

Reich, P., L.A. Gottfried: Factitious disorders in a teaching hospital. Ann. intern. Med. 99 (1983) 240–247.

Reich, P., P.W. Gold: Interruption of recurrent ventricular fibrillation by psychiatric intervention. Gen. Hosp. Psychiat. 5 (1983b) 255–257.

Reich, P., R.A. DeSilva, B. Lown, B.J. Murawski: Acute psychological disturbances preceding life-threatening ventricular arrhythmias. J. Amer. med. Ass. 246 (1981) 233–235.

Reich, W.: Der psychogene Tic als Onanieäquivalent. Z. Sexualwiss. 11 (1925) 302–313.

Reich, W.: Charakteranalyse (1933). Kiepenheuer & Witsch, Köln 1970.

Reiche, R.: AIDS im individuellen und kollektiven Unbewußten. Z. Sexualforsch. 1 (1988) 113–122.

Reiche, R.: Geschlechterspannung. Fischer Taschenbuchverlag, Frankfurt 1990.

Reiche, R.: Triebkonflikte und ihre Masken. Z. Sexualforsch. 3 (1990) 218–230.

Reichenbak, D.D., N.S. Moss, E. Meyer: Pathology of the heart in sudden cardiac death. Amer. J. Cardiol. 39 (1977) 865.

Reichlin, S.: Prolactin and growth hormone secretion in stress. In: Chrousos, G.P., D.L. Loriaux, P.W. Gold (eds.): Mechanismen of Physical and Emotional Stress, p. 245. Plenum, New York 1988.

Reichlin, S.: Mechanisms of disease. Neuroendocrine-immune interactions. New Engl. J. Med. 329 (1993) 1246–1253.

Reichsman, F., N.B. Levy: Problems in adaptation to mainten-ance hemodialysis. In: Moos, R.H. (ed.): Coping with Physi-cal Illness, pp. 311–328. Plenum, New York 1977.

Reichsman, F., F.E. Browning, J.R. Hinshaw: Observation of undergraduate clinical teaching in action. J. med. Educ. 39 (1964) 147–163.

Reid, D.D., W. Holland, S. Humerfeldt, G.A. Rose: Cardiovascular survey of British postal workers. Lancet 1 (1966) 614–618.

Reiman, E.M., M.E. Raichle, F.K. Butler, P. Herscovitch, E. Robins: A focal brain abnormality in panic disorder, a severe form of anxiety. Nature (Lond.) 310 (1984) 683–685.

Reiman, E.M., M.E. Raichle, E. Robins, M.A. Mintun, M.I. Fusselman, P.T. Fox, J.L. Price, K.A. Hackman: Neuroanatomical correlates of a lactate-induced anxiety attack. Arch. gen. Psychiat. 46 (1989) 493–500.

Reiman, E.M., M.J. Fusselman, P.T. Fox, M.E. Raichle: Neuroanatomical correlates of anticipatory anxiety. Science 243 (1989) 1071–1074.

Reimann, B.W., H. Bardeleben: Permissive Sexualität und präventives Verhalten. Sigma, Berlin 1992.

Reimann, H.A.: Periodic fever, an entity. A collection of 52 cases. Amer. J. med. Sci. 243 (1962) 162.

Reimers, C. et al.: Iatrogene Chronifizierung in der Vorbehandlung psychogener Erkrankungen. Prax. Psychother. Psychosom. 24 (1979) 123–133.

Reindell, A.: Körperdynamik der Angst. Prax. Psychother. Psychosom. 26 (1981) 265–273.

Reindell, A., H. Ferner: Psychosomatische Aspekte zur Langzeitbehandlung der Colitis ulcerosa und granulomatosa. Therapiewoche 29 (1979) 6307–6313.

Reindell, A., H. Ferner, K. Gmelin: Zur psychosomatischen Differenzierung zwischen Colitis ulcerosa und Ileitis terminalis (Morbus Crohn). Z. psychosom. Med. 27 (1981) 358–371.

Reinhardt and Gray, 1972: zit. nach: Rezler, A.G.: Medical student's attitudes, 1970–1980; AMEE Pre-conference workshop on attitudinal aspects of medical education, London 1982 (unpublished).

Reinhart, J., R. Succop: Regional enteritis in pediatric patients. J. Amer. Acad. Child Psychiat. 71 (1968) 252–281.

Reis, D.J., J.E. LeDoux: Some central neural mechanisms governing resting and behaviorally coupled control of blood pressure. Circulation 76 (1987) 1–2.

Reiser, M.F.: Are psychiatric educators »losing the mind«? Amer. J. Psychiat. 145 (1988) 148–153.

Reiser, M.F., A.A. Brust, A.P. Shapiro, H.M. Baker, W. Rauschoff, E.B. Ferris: Life situations, emotions and the course of patients with arterial hypertension. Proc. Ass. Res. nerv. ment. Dis. 29 (1950) 870.

Reiser, S.J.: Medicine and the Reign of Technology. Cambridge University Press, Cambridge 1978.

Reisine, D.T.: Molecular mechanisms controlling ACTH release. In: Weiner, H., D. Hellhammer, I. Florin, R.C. Murison (eds.): Neuronal Control of Bodily Function: Basic and Clinical Aspects. vol. IV: Frontiers of Stress Research. Huber, Toronto 1989.

Reiter, L.: Zur Bedeutung der Sprache und Sozialisation für die Psychotherapie von Patienten aus der sozialen Unterschicht. In: Strotzka, H. (Hrsg.): Neurose, Charakter, soziale Umwelt, S. 157–179. Kindler, München 1973.

Rekola, J.K.: Rheumatoid arthritis and the family. Suppl. 3. Keskuskirjapaino, Helsinki 1973.

Remschmidt, H., B. Herpertz-Dahlmann: Bulimia und Bulimarexie im Jugendalter. In: Fichter, M.M. (Hrsg.): Bulimia nervosa. Enke, Stuttgart 1989.

Renaer, M.: Chronic pelvic pain without obvious pathology in women. Eur. J. Obstet. Gynec. reprod. Biol. 10 (1980) 415.

Renaer, M. (ed.): Chronic pelvic pain in women. Springer, Berlin 1981.

Renggli, F.: Angst und Geborgenheit. Soziokulturelle Folgen der Mutter-Kind-Beziehung im ersten Lebensjahr. Rowohlt, Reinbek 1974.

Renn, O.: Risk analysis-prospects an limitations. In: Otway, H., M. Peltu (eds.): Regulating Industrial Risks, p. 111. Butterworth, London 1985.

Renn, O.: Risk perception and risk management: A Review. Part 1: Risk perception. Risk Analysis, Quarterly Journal of Abstracts, Reviews and References 7 (1990) 1.

Rentrop, E.: Die Bedeutung der Penisprothese im Paarkonflikt. Materialien Psychoanalyse 9 (1983) 70.

Rentrop, E., M. Straschill: Der Einfluß emotionaler Faktoren beim Auftreten des idiopathischen Torticollis spasmodicus. Z. psychosom. Med. 32 (1986) 44–59.

Rentrop, E., M. Straschill: Über die Wirkung emotionaler Einflüsse auf den Verlauf des idiopathischen spasmodischen Torticollis. Z. psychosom. Med. 33 (1987) 42–51.

Rescorla, R.A.: Some implications of a cognitive perspective on pavlovian conditioning. In: Hulse, S.S., H. Fowler, W.K. Honig (eds.): Cognitive Processes in Animal Behavior. Erlbaum, Hillsdale 1978.

Rescorla, R.A.: Pavlovian Second order Conditioning: Studies in Associative Learning. Erlbaum, Hillsdale 1980.

Rescorla, R.A.: Pavlovian conditioning: It's not what you think it is. Amer. Psychol. 43 (1988) 151–160.

Rescorla, R.A., D.R. Furrow: Stimulus similarity as a determinant of Pavlovian conditioning. J. exp. Psychol. Anim. Beh. 3 (1977) 203–215.

Rescorla, R.A., P.C. Holland: Behavioral studies of associative learning in animals. In: Rosenzweig, M.R., L.W. Porter (eds.): Annual Review of Psychology, vol. 33. Annual Reviews, Palo Alto 1982.

Rett, K., M. Wicklmayr, G. Dietze, H. Mehnert: The misconstructed metabolic syndrome essential hypertension. Chronology of interdisciplinary change in attitude. Med. Klin. 86 (1991) 86–91.

Rett, K., M. Wicklmayr: Das metabolische Syndrom. Eine neue Aufgabe für die Präventivmedizin. Dtsch. med. Wschr. 118 (1993) 1407–1411.

Reubi, J.C.: Biochemie des Schmerzes. Über einige Neurotransmitter des Schmerzsystems: Biochemische Aspekte und Interaktionen. In: Kocher, R., D. Gross, H.E. Kaeser (Hrsg.): Nacken-Schulter-Arm-Syndrom, S. 294–297. Fischer, Stuttgart 1980.

Reuler, J.B., D.E. Girad, D.A. Nardone: The chronic pain syndrom: misconceptions and management. Ann. intern. Med 93 (1980) 588–596.

Reveley, A.M., R.M. Murray: Cerebral ventricular enlargement in nongenetic schizophrenia: a controlled twin study. Brit. J. Psychiat. 144 (1984) 89–93.

Revenson, T.A., B.J. Felton: Disability and coping as predictors of psychological adjustment to rheumatoid arthritis. J. Consult. and Clin. Psych. 57 (1989) 344–348.

Review Panel on Coronary-Prone Behavior and Coronary Heart Disease: Coronary-prone behavior and coronary heart disease: A critical review. Circulation 63 (1981) 1199.

Revusky, S.: Drug interactions measured through taste aversion procedures with an emphasis on medical implications. Ann. N. Y. Acad. Sci. 443 (1985) 250–271.

Revusky, S.H.: The role of interference in association over a delay. In: Honig, W.K., P.H.R. James (eds.): Animal memory. Acad. Press, New York 1971.

Revusky, S.H., E.W. Bedarf: Association of illnes with prior ingestion of novel foods. In: Seligman, M.E.P., J.L. Hager (eds.): Biological Boundaries of Learning. Appleton Century Crofts, New York 1972.

Reynolds, D.V.: Surgery in the rat during electrical analgesia induced by focal brain stimulation. Science 164 (1969) 444–445.

Reynolds, P., G.A. Kaplan: Social connections and risk for cancer: Prospective evidence from the Alameda County Study. Behav. Med. 16 (1990) 101–110.

Rezler, A.G.: The assessment of attitudes. In: WHO: Public Health Paper 52 (Development of Educational Programmes for the Health Professions, Geneva 1973).

Rezler, A.G.: Medical student's attitudes, 1970–1980; AMEE Pre-conference workshop on attitudinal aspects of medical education, London 1982 (unpublished).

Ribble, M.A.: Disorganizing factors in infant personality. Amer. J. Psychiat. 98 (1941) 459.

Ribble, M.A.: Infantile experience in relation to personality development. In: Hunt, J.M.V. (ed.): Personality and the Behavior Disorders. Ronald, New York 1944.

Rich, A.R., T.H. Cochran, D.C. McGoon: Marked lipemia resulting from the administration of cortisone. Johns Hopkins med. J. 88 (1951) 101–109.

Richards, D.H.: Depression after hysterectomy. Lancet 2 (1973) 430.

Richardson, H.B.: Patients Have Families. Common Wealth Found, New York 1948.

Richter, C.P.: On the phenomenon of sudden death in animals and man. Psychosom. Med. 19 (1957) 91.

Richter, D.: Die Adnexitis aus psychosomatischer Sicht. Therapiewoche 28 (1978) 9508.

Richter, D.: Schwangerschaft und Sexualität. Diagnostik 11 (1978) 423; 487.

Richter, D.: Diagnostik und Psychodynamik beim Pelipathiesyndrom. Vortr. 1. Seminar Univ. Frauenklinik ü. Psychosomatik in Geburtshilfe und Gynäkologie. Düsseldorf 1979.

Richter, D.: Psychosomatische Differentialdiagnose des Pelipathie-Syndroms und der Adnexitis. In: Oeter, K., M. Wilken (Hrsg.): Frau und Medizin. Hippokrates, Stuttgart 1979.

Richter, D.: Psychoanalytic differential diagnosis of the different neurotic disturbances in patients with pelvic pain and adnexitis. In: Carenza, L., L. Zichella (eds.): Emotion and Reproduction. 5th Int. Congr. Psychosomatic Obstet. Gynec. 8. Acad. Press, London 1979.

Richter, D.: Geburtsvorbereitung – eine präventiv-psychologische Aufgabe familienorientierter Geburtshilfe. Therapiewoche 30 (1980) 612.

Richter, D.: Psychosomatisch und endokrinologisch orientierte Diagnostik und Therapie des Sekundäre-Amenorrhoe-Syndroms. Behandlungsergebnisse von 100 Amenorrhoe-Patientinnen. Habilitationsschrift, Freiburg 1980.

Richter, D.: Psychologische Geburtserleichterung. In: Beck, L., H. Albrecht (Hrsg.): Analgesie und Anästhesie in der Geburtshilfe. Thieme, Stuttgart 1982.

Richter, D.: Psychosomatisch und endokrinologisch orientierte Diagnostik und Therapie des Sekundäre-Amenorrhoe-Syndroms. Behandlungsergebnisse von 100 Amenorrhoe-Patientinnen. Gynäkologe 15 (1982) 173.

Richter, D.: Schwangeren- und Elternberatung aus der Sicht des ungeborenen Kindes. In: Hau, T.F., S. Schindler (Hrsg.): Pränatale und perinatale Psychosomatik. Hippokrates, Stuttgart 1982.

Richter, D.: Die Adnexitis aus psychosomatischer Sicht. In: Prill, H.J., D. Langen (Hrsg.): Der psychosomatische Weg zur gynäkologischen Praxis. Schattauer, Stuttgart 1983.

Richter, D.: Geburtsvorbereitung – präventiv-psychohygienische Aufgabe familienorientierter Geburtshilfe. In: Hillemanns, H.G., H. Steiner, D. Richter (Hrsg.): Die humane, familienorientierte und sichere Geburt. Thieme, Stuttgart 1983.

Richter, D.: Recurrence of adnexitis-specific conflict. In: Dennerstein, L., M. de Senarclens (eds.): The Young

Woman. Psychosomatic Aspects of Obstetrics and Gynecology. Excepta Medica 618 (1983) 65.

Richter, D.: Was bedeutet Geburtsvorbereitung aus psychosomatischer Sicht? In: Richter, D., M. Stauber (Hrsg.): Psychosomatische Probleme in Geburtshilfe und Gynäkologie. Kehrer, Freiburg 1983.

Richter, D.: Was bedeutet umfassende Geburtsvorbereitung? In: Prill, H.J., D. Langen (Hrsg.): Der psychosomatische Weg zur gynäkologischen Praxis. Schattauer, Stuttgart 1983.

Richter, D.: Secondary Amenorrhoea Syndrome. Diagnosis and psychosomatic treatment. In: Richter, D., J. Blitzer, P. Nijs (eds.): Advanced Psychosomatic Research in Obstetrics and Gynecology, pp. 155–167. Springer, Berlin–Heidelberg–New York 1991.

Richter, D.: Pelipathiesyndrom. In: Petersen, P., B. Fervers-Schorre, J. Schwerdtfeger (Hrsg.): Psychsomatische Gynäkologie und Geburtshilfe, S. 146–155. Springer, Berlin, Heidelberg, New York 1992/93.

Richter, D.; Zur Psychosomatischen Therapie bei psychogenem Pruritus genitalis. Vortrag: 20. Tagung der Deutschen Gesellschaft für psychosomatische Geburtshilfe und Gynäkologie. Heidelberg 13.–16.2.1993.

Richter, D.: Die Psychosomatische Metrorrhagie. Gynäkol. Prax. (1995; in Druck).

Richter, H.E.: Zur Psychodynamik der Herzneurose. Z. psychosom. Med. 10 (1964) 253.

Richter, H.E.: Eltern, Kind und Neurose. Klett, Stuttgart 1963. 2. Aufl. Rowohlt, Reinbek 1967.

Richter, H.E.: Patient Familie. Entstehung, Struktur und Therapie von Konflikten in Ehe und Familie. Rowohlt, Reinbek 1970.

Richter, H.E.: Statement zur Sachverständigenanhörung der AIDS-Enquête- Kommission des Deutschen Bundestages am 29.9.1987.

Richter, H.E., D. Beckmann: Herzneurose, 2. Aufl. Thieme, Stuttgart 1973.

Richter-Heinrich, E., U. Knust, W. Müller, K.H. Schmidt, H. Sprung: Psychophysiological investigations in essential hypertensives. J. psychosom. Res. 19 (1975) 251–258.

Richter-Heinrich, E., V. Homuth, H.R. Gohlke, B. Heinrich, K.H. Schmidt, R. Wiedemann, H. Heine: Effectiveness of behavioral treatment methods compared to pharmacological therapy and self-recordings of blood pressure in essential hypertensives. Act. Nerv. Super. Suppl.3 (1982) 422–427.

Richter, J.E., C.F. Barish, D.O. Castell: Abnormal sensory perception in patients with esophageal chest pain. Gastroenterology 91 (1986) 845.

Richter, J.E., W.F. Obrechtfeger, L.A. Bradley, L.D. Young, K.O. Anderson: Psychological comparison of patients with nutcracker esophagus and irritable bowel syndrome. Dig. Dis. Sci. 31 (1988) 131–138.

Richter, R.: Zur Psychophysiologie der obstruktiven Atemnot – Untersuchungen der Atemmuskelaktivität unter flußresistiver Atmung bei Gesunden und Asthmatikern. Habilitationsschrift Medizin, Universität Hamburg 1985.

Richter, R., B. Dahme, A. Kohlhaas: Bemühungen zu einer cluster-analytischen Taxonomie des Asthma bronchiale. Psychother. med. Psychol. 35 (1985) 320–328.

Richter, R.: Erfahrungen mit Asthmapatienten auf einer internistischen Station. In: Rechenberger, H.-G., H.-V. Werthmann (Hrsg.): Psychotherapie und Innere Medizin, S. 145–159. Pfeiffer, München 1988.

Richter, R., S. Ahrens: Psychosomatische Aspekte der Allergie. In: Fuchs, E., K.-H. Schulz: Manuale allergologicum, Kap. VIII. Dustri, Frankfurt 1988.

Richter, R. et al.: Changes in total respiratory resistance during a noise-avoidance task. Biol. Psychol. 11 (1980) 280.

Richtlinien für die Weiterbildung in Psychiatrie (FMH): Schweiz. Aerztezeitung 66 (1985) 749–750 und 70 (1989) 673–674.

Riedl, R.: Biology and Knowledge. The Evolutionary Bases of Reason. Wiley, New York, 1984.

Riemer, M.D.: Ileitis-underlying aggressive conflicts. N. Y. St. J. Med. 60 (1960) 552–557.

Riese, W.: A history of neurology. MD Publications, New York 1959.

Riess, B.F.: Genetic changes in semantic conditioning. J. exp. Psychol. 36 (1946) 143–152.

Rifkin, G.B.: The treatment of cardiac neurosis using systematic desensitization. Beh. Res. and Ther. 6 (1968) 239–241.

Riley, T.L., A. Roy: Pseudoseizures. Williams & Wilkins, Baltimore-London 1982.

Riley, V.: Psychoneuroendocrine influences on immunocompetence and neoplasia. Science 212 (1981) 1100–1109.

Rimón, R.: A psychosomatic approach to rheumatoid arthritis. Acta rheum. scand. 13, Suppl. (1969) 1–154.

Rimón, R.: Depression in rheumatoid arthritis. Ann. clin. Res. 6 (1974) 171–175.

Rimón, R., R.-L. Laakso: Overt psychopathology in rheumatoid arthritis. Scand. J. Rheumatology 13 (1984) 324–328.

Rimón, R.A.: Psychosomatic approach to rheumatoid arthritis. A clinical study of 100 female patients. Acta rheum. scand. Suppl. 13 (1969) 1–154.

Rin, H., T.-Y. Lin: Mental illness among Formosan aborigines as compared with the Chinese in Taiwan. J. ment. Sci. 108 (1962) 134–146.

Rinaldo, J.A., P. Scheinuk, C.E. Rupe: Symptom diagnosis. A mathematical analysis of epigastrical pain. Ann. Int. Med. 59 (1963) 145–154.

Rish, B.L.: A critique of the surgical management of lumbar disc disease in a private neurosurgical practice. Spine 9 (1984) 500–504.

Rissanen, V., M. Romo, P. Siltanen: Premonitory symptoms and stress factors preceding sudden death from ischemic heart disease. Acta med. scand. 204 (1978) 389–396.

Ritchie, J.K., J. Powell-Tuck, J. Lennard-Jones: Clinical outcome of the first ten years of ulcerative colitis and proctitis. Lancet I (1978) 1140–1143.

Ritter, J. (Hrsg.): Historisches Wörterbuch der Philosophie. Schwabe, Basel 1971.

Ritter, J., K. Gründer (Hrsg.): Historisches Wörterbuch der Philosophie, Bd. 7, S. 1119. 1989.

Robert-Bosch-Stiftung (Hrsg.): Das Arztbild der Zukunft – Abschlußbericht des Murrharäter Kreises. In: Beiträge zur Gesundheitsökonomie 26, Gerlingen 1989.

Roberts, A.H., L. Reinhard: The behavioural management of chronic pain: Longterm follow-up with comparison groups. Pain 8 (1980) 151–162.

Roberts, N., S. Bennett, R. Smith: Psychological factors associated with disability in arthritis. J. psychosom. Res. 30 (1986) 223–231.

Robertson, G.L., P. Aycinena, R.L. Zerbe: Neurogenic disorders of osmoregulation. Amer. J. Med. 72 (1982) 339–353.

Robins, L.N., D.A. Regier (eds.): Psychiatric Disorders in America. Free Press, New York 1991.

Robins, L.N., J.E. Helzer, M.M. Weissman, H. Orvaschel, E. Gruenberg, J.D. Burke, D.A. Regier: Lifetime prevalence of specific psychiatric disorders in three sites. Arch. gen. Psychiat. 41/10 (1984) 949–958.

Robinson, A.G.: Disorders of antidiuretic hormone secretion. In: Ney, R.L., W.B. Saunders (Hrsg.): Clinics in Endocrinology and Metabolism, pp. 55–88. Saunders, London 1985.

Robinson, E.T., L.A. Hernandez, W.C. Dick, W.W. Buchanan: Depression in rheumatoid arthritis. J. roy. College Gen. Practitioners 27 (1977) 423–427.

Robinson, J.C., N. Gitlin, H.F. Morrelli, L.J. Mann: Facticious hyperamylasuria: A trap in the diagnosis of pancreatitis. New Engl. J. Med. 306 (1982) 1211–1212.

Robinson, J.S.: Psychologische Auswirkungen der Intensivpflege (pers. Erfahrungsbericht). Anaesthesist 24 (1975) 416–418.

Rockstroh, B., T. Elbert, N. Birbaumer, W. Lutzenberger: Slow Cortical Potentials and Behavior. Urban & Schwarzenberg, München–Wien–Baltimore 1989.

Rodenberg, L. v.: Psychische Faktoren bei einigen motorischen Störungen (Tic, Torticollis, Schreibkrampf, Tremor, allgemeine motorische Unruhe, Gangstörungen). Z. psychosom. Med. 8 (1962) 1–11; 77–94.

Rodin, G., K. Voshart: Depression in the medically ill: an overview. Amer. J. Psychiat. 143 (1986) 696–705.

Rodin, G., D. Daneman, L. Johnson, A. Kenshole, P. Garfinkel: Anorexia nervosa and bulimia in female adolescents with insulin-dependent diabetes mellitus: a systematic study. J. psychiat. Res. 19 (1985) 381–384.

Römer, H.: Das Sexualleben der Frau und seine Störungen. In: Käser, O. et al. (Hrsg.): Gynäkologie und Geburtshilfe I. Thieme, Stuttgart 1969.

Römer, H.: zit. nach Ruppin, E. et al. (Hrsg.): Deutscher Kongreß für Perinatale Medizin 1977.

Rösch, W.: Ulcusrezidiv-Prophylaxe – konservativ oder operativ? Dtsch. Ärztebl. 81 (1984) 26–27.

Rösch, W.: Reizmagen, was tun? Dt. Ärztebl. 87 (1990) 57–63.

Roethlisberger, F.J., W.J. Dickson: Management and the Worker. Harvard University press Cambridge/Mass. 1950.

Roffwarg, H.P., J.N. Muzio, W.C. Dement: Ontogenetic development of the human sleep-dream cycle. Science 152 (1966) 604–619.

Rogers, B.C., M.I. Barnes, C.L. Mitchell, H.A. Tilson: Functional deficits after sustained stimulation of the perforant path. Brain Res. 493 (1989) 41–50.

Rogers, C.R.: The necessary and sufficient conditions of therapeutic personality change. J.Consult. Psychol. 21 (1957) 95–103.

Rogers, C.R.: Die Klient-bezogene Gesprächstherapie. Fischer, Frankfurt 1978.

Rogers, M.P., P. Reich: On the health consequences of bereavement. New Engl. J. Med. 319 (1988) 510–512.

Rogers, M.P., P. Reich, T.B. Strom, C.B. Carpenter: Behaviorally conditioned immunosuppression: Replication of a recent study. Psychosom. Med. 38 (1976) 447–451.

Rogers, M.P., D. Dubey, P. Reich: The influence of the psyche and the brain on immunity and disease susceptibility: a critical review. Psychosom. Med. 41 (1979) 147–164.

Rogner, O., D. Frey, D. Havemann: Der Genesungsverlauf von Unfallpatienten aus kognitionspsychologischer Sicht. Z. klin. Psychol. 16 (1987) 11–28.

Rohde-Dachser, Ch.: Das Borderline-Syndrom (1979). 4. Aufl. Huber, Göttingen 1989.

Rohde, J.J.: Veranstaltete Depressivität: Über strukturelle Effekte von Hospitalisierung auf die psychische Situation des Patienten. Internist 15 (1974) 277–282.

Rohrmeier, F.: Langzeiterfolge psychosomatischer Therapien. Springer, Berlin 1982.

Rohrmoser, H.G.: Zur Psychogenese und Psychotherapie der Colitis ulcerosa. Psychotherapie 1 (1956) 105–114.

Roithmaier, A., W. Diess, M. Kopecky, G. Fuhrmann, O. Butenandt: Psychosozialer Minderwuchs. Mschr. Kinderheilk. 133 (1985) 760–763.

Roitt, I.: Essential Immunology. Blackwell, London 1977.

Rolak, L.A.: Psychogenic sensory loss. J. Nerv. Ment. Dis. 176 (1988) 686–687.

Rolf, I.P.: Rolfing: The Integration of Human Structures. Harper & Row, New York 1977.

Rolland, J.S.: Families, Illness and Disability. An Integrative Treatment Model. Basic Books, New York 1994.

Rolls, B.J., E.T. Rolls: Thirst. Cambridge University Press, Cambridge (England) 1982.

Rolls, E.T.: Central nervous mechanisms related to feeding and appetite. Brit. Med. Bull. 37 (1981) 131–134.

Romeder, J.M.: Self Help Way: Mutual Aid and Help. Canadian Council on Social Development Publications, Ottawa 1989.

Romeis, J.C.: Alienation as a consequence of disability: Contradictory evidence and its interpretations. Sociology Health and Illness 5 (1983) 25–41.

Rondont, P., N'G. Bathien, M. Ziegler: Bewegungsstörungen in der Neurologie. Grundlagen, Klinik und Therapie. Enke, Stuttgart 1991.

Rooney, P.J., W.W. Buchanan: In rheumatoid arthritis is compliance more of a problem than compliance in patients? Clin. Rheumatol. 9 (1990) 315–318.

Rorschach, H.: Psychodiagnostik, 8. Aufl. Huber, Bern–Stuttgart–Wien 1962.

Rosa, K.R.: Das ist autogenes Training. Kindler, München 1973.

Rosa, K.R.: Das ist die Oberstufe des autogenen Trainings. Kindler, München 1975.

Rosahl, W.: Fehldiagnosen bei Morbus Crohn. Dtsch. Gesundh.- Wes. 37 (1982) 2108–2110.

Rose, G., M.G. Marmot: Social class and coronary heart disease. Brit. Heart J. 45 (1981) 13–19.

Rose, R.J., C.D. Jenkins, M.W. Hurst: Health change in air traffic controllers: a prospective study. Psychosom. Med. 40 (1978) 142–165.

Rose, R.J.: Familial influences on cardiovascular reactivity to stress. In: Matthews, K.A., S.M. Weiss, T. Detre, T.M. Dembroski, B. Falkner; S.B. Manuck, R.B. Williams jr. (eds.): Handbook of Stress, Reactivity and Cardiovascular Disease, pp. 259–272. Wiley, New York 1986.

Rose, R.M.: Overview of endocrinology of stress. In: Brown, G.M., S.H. Koslow, S. Reichlin (eds.): Neuroendocrinology and Psychiatric Disorder. Raven Press, New York 1984.

Rosen, A.: Psychotherapy and Alcoholics Anonymous: can they be coordinated? Bull. Menninger. Clin. 45 (1981) 229–246.

Rosen, J. et al.: Sleep disturbances in survivors of the nazi holocaust. Amer. J. Psychiat. 148 (1991) 62–66.

Rosen, J.L., G.L. Bibring: Psychological reactions of hospitalized male patients to a heart attack. Psychosom. Med. 28 (1966) 808–821.

Rosen, R.: On Information and complexity. In: Casti, J.L., A. Karlqvist (eds.): Complexity, Language and Life: Mathematical Approaches. Springer, Berlin 1985.

Rosen, R.: Life Itself: A Comprehensive Inquiry into the Nature, Origin and Fabrication of Life. Columbia University, New York 1991.

Rosen, R.C., J.G. Beck: Patterns of Sexual Arousal. Guilford Press, New York 1988.

Rosen, S.: Philosophie und Wertesystem Milton H. Ericksons. In: Peter, B. (Hrsg.): Hypnose und Hypnotherapie nach Milton H. Erickson, S. 98–110. Pfeiffer, München 1985.

Rosenbaum, M. (ed.): Learned Resourcefulness: On coping skills, self-control and adaptive behavior. Springer, New York 1990.

Rosenberg, M., L. Pearlin: Social class and self-esteem among children and adults. Amer. J. Soc. 84 (1978) 53–77.

Rosenblum, L.A.: Management of spastic, irritable colon, with a note on ulcerative colitis. Amer. J. Gastroent. 29 (1958) 407–411.

Rosenbrock, R.: AIDS kann schneller besiegt werden. Gesundheitspolitik am Beispiel einer Infektionskrankheit. VSA-Verlag, Hamburg 1986.

Rosenbrock, R.: HIV positivismus. Plädoyer für die Einhaltung der Kunstregeln. Kursbuch 94 (1988) 21–42.

Rosenfeld, J., M.R. Rosen, B.F. Puffman: Pharmacologic and behavioral effects of arrhythmias that immediately follow abrupt coronary occlusion: a canine model of sudden coronary death. Amer. J. Cardiol. 41 (1978) 1075.

Rosenkötter, L., C. de Boor, Z. Erdely, J. Matthes: Psychoanalytische Untersuchungen von Patientinnen mit funktioneller Amenorrhoe. Psyche 22 (1968) 838.

Rosenman, R.H.: The interview method of assessment of the coronary-prone behavior pattern. In: Dembroski, T.M., S.M. Weiss, J.L. Shields, S.G. Haynes, M. Feinleib (eds.): Coronary-Prone Behavior. Springer, New York 1978.

Rosenman, R.H.: Einleitende Anmerkungen zur Bedeutung des Typ-A-Verhaltens bei der koronaren Herzkrankheit. In: Dembroski, T.M., M.J. Halhuber (Hrsg.): Psychosozialer »Stress« und koronare Herzkrankheit: 3. Verhalten und koronare Herzkrankheit, S. 31–42. Springer, Berlin–Heidelberg–New York 1981.

Rosenman, R.H.: Current status of risk factors and Type A behavior pattern in the pathogenesis of ischemic heart disease. In: Dembrowski, T.M., T.H. Schmidt, G. Blümchen (eds.): Biobehavioral Bases of Coronary Heart Disease. Karger, Basel 1983.

Rosenman, R.H., M. Friedman: Neurogenic factors in pathogenesis of coronary heart disease. Med. Clin. N. Amer. 58 (1975) 259–269.

Rosenman, R.H., M. Friedman: Modifying Type A behavior pattern. J. Psychosom. Res. 21 (1977) 323–331.

Rosenman, R.H., M.A. Chesney: Psychological profiles and coronary heart disease. In: Kielholz, P., W. Siegenthaler, P. Taggart, A. Zanchetti (eds.): Psychosomatic Cardiovascular Disorders – When and How to Treat. Huber, Bern 1981.

Rosenman, R.H., M. Friedman et al.: Coronary heart disease in the Western Collaborative Group Study. A follow-up experiment of 4,5 years. J. chron. Dis. 23 (1970) 173.

Rosenman, R.H., R.J. Brand, C.D. Jenkins, M. Friedman, R.B. Straus, M. Wurm: Coronary heart disease in the Western Collaborative Group Study: final follow-up experience of 8,5 years. J. Amer. med. Ass. 233 (1975) 872–877.

Rosenman, R.H., R.J. Brand, R.J. Sholtz, M. Friedman: Multivariate prediction of coronary heart disease during 8,5 year-follow-up in the Western Collaborative Group Study. Amer. J. Cardiol. 37 (1976) 903–910.

Rosenow, J.: Personalanpassung durch Verrentung. Arbeit 1 (1992) 144–165.

Rosenqvist, S., C. Bolund, T. Fornander, L.E. Rutqvist, L. Skoog, N. Wiling: Lack of correlation between anxiety parameters and estrogen receptor status in early breast cancer. Europ. J. Cancer 29A (1993) 1325–1326.

Rosenthal, R.: Meta-Analysis: A review. Psychosomatic Medicine 53 (1991) 247–271.

Rosenthal, D., P.H. Wender, S.S. Kety, F. Schulsinger, J. Weiner, L. Östergaard: Schizophrenics offspring reared in adoptive homes. In: Rosenthal, D., S.S. Kety (eds.): The Transmission of Schizophrenia. Pergamon, Oxford 1972.

Roskies, E.: A stress management programme for healty type As: The Montreal Type A Intervention Project. In: Elbert, T., W. Langosch, A. Steptoe, D. Vaitl (eds.): Behavioural Medicine in Cardiovascular Disorders, p. 175. Wiley, Chichester 1988.

Roskies, E., M. Spevack, A. Surkis: Changing the Type A coronary-prone behavior pattern in a nonclinical population. J. behav. Med. 1 (1978) 202–216.

Roskies, E., H. Kearney, M. Spevack: Generalizabity and durability of the treatment effects in an intervention program for coronary-prone (Type A) managers. J. behav. Med. 2 (1979) 195–207.

Rosman, B.L., S. Minuchin, R. Liebman: Der Familien-Lunch. Familiendynamik 1 (1976) 334.

Ross, A.O.: Das Sonderkind. Hippokrates, Stuttgart 1967.

Ross, C.A., D.S. Bredt, S.H. Snyder: Messenger molecules in the cerebellum. Trends Neurosci. 13 (1990) 216–222.

Ross, M.W., W.E.M. Tebble, D. Viliunas: Staging of psychological reactions to HIV infection in asymptomatic homosexual men. Journal of Psychology & Human Sexuality 2 (1989) 93–104.

Ross, R., J.A. Glomset: The pathogenesis of atherosclerosis. New Engl. J. Med. 295 (1976) 369–377; 420–425.

Rossiter, E.M., G.T. Wilson: Cognitive restructuring and response prevention in the treatment of Bulimia nervosa. Behav. Res. Ther. 23 (1985) 349–359.

Rost, W., M. Neuhaus, I. Florin: Bulimia nervosa: sex role attitude, sex role behavior and sex role-related locus of control in bulimarexic women. J. psychosom. Res. 26 (1982) 403–408.

Rost, W.D.: Psychoanalyse des Alkoholismus. Klett-Cotta, Stuttgart 1987.

Roth, D.L., D.S. Holmes: Influence of physical fitness in determining the impact of stressful life events on physical and psychologic health. Psychosom. Med. 47 (1985) 164–173.

Roth, D.L., D.S. Holmes: Influence of aerobic exercise training and relaxation training on physical and psychologic health following stressful life events. Psychosom. Med. 49 (1987) 355–365.

Roth, H.P.: The peptic ulcer personality. Science 56 (1955) 32.

Roth, J.W.: Katathymes Bilderleben als Kurzpsychotherapie in der psychosomatischen Gynäkologie. Schweiz. Rundsch. Med. 65 (1976) 252–256.

Roth, J.W.: Über die Bedeutung der introspektiven Imagina-tion des Katathymen Bilderlebens, dargestellt am Beispiel des Spannungskopfschmerzes. In: Leuner, H. (Hrsg.): Katathymes Bilderleben, S. 224–234. Huber, Bern 1980.

Roth, J.W. (Hrsg.): Konkrete Phantasie. Huber, Bern 1984.

Rothenberger, A.: Therapie der Tic-Störungen. Z. Kinder- Jugendpsychiat. 12 (1984) 284–301.

Rothenberger, A.: Tic-Störungen erkennen – verstehen – behandeln. Kinderarzt 19 (1988) 1196.

Rotter, J.B.: Social Learning Theory and Clinical Psychology. Prentice Hall, Englewood Cliffs 1954.

Rotter, J.B.: An introduction to social learning theory. In: Rotter, J.B., J.E. Chance, E.J. Phares (eds.): Applications of a Social Learning Theory of Personality. Holt, Rinehart and Winston, New York 1972.

Rotter, J.I., D.L. Rimoin: Peptic ulcer disease – a heterogenous group of disorders? Gastroenterol. 73 (1977) 604–607.

Rotter, J.I., J.M. Diamond: What maintains the frequencies of genetic diseases? Nature (Lond.) 329 (1987) 289–290.

Rotter, J.I., C.E. Anderson, D.L.Rimoin: Genetics of diabetes mellitus. In: Ellenberg, M., H.Rifkin (eds.): Diabetes mellitus, Theory and Practice, pp. 481–503. Medical Examination Publishing, New York 1983.

Roudebush, R., H.U. Bryant: Conditioned immunosuppression of a murine delayed type hypersensitivity response: Dissociation from corticosterone elevation. Brain Behav. Immun. 5 (1991) 308–317.

Rousseau, A., B. Hermann, S. Whitman: Effects of progressive relaxation of epilepsy: analysis of a series of cases. Psychol. Rep. 57 (1985) 1203–1212.

Rout, U., J.K. Rout: Stress and general Practitioners. Dordrecht/Boston/London 1993.

Routtenberg, A.: The two-arousal hypothesis: reticular formation and limbic system. Physiol. Rev. 75 (1968) 51–80.

Rowlands, D.B., M.A. Ireland, D.R. Glover, R.A.B. McLeay, T. J. Stallard, W.A. Littler: The relationship between ambulatory blood pressure and echocardiographically assessed left ventricular hypertrophy. Clin. Sci. (suppl.) 61 (1981) 101–103.

Roy, A.: Five risk factors for depression. Brit. J. Psychiat. 150 (1987) 536–541.

Roy, A., D. Pickar, M. Linnoila, W.Z. Potter: Plasma norepinephrine level in affective disorders: relationship to melancholia. Arch. gen. Psychiat. 42 (1985) 1181–1185.

Roy, A., D. Pickar, A. Doran, O. Wolkowitz, W. Gallucci, G. Chrousos, P.W. Gold: The corticotropin-releasing hormone stimulation test in chronic schizophrenia. Amer. J. Psychiat. 143 (1986) 1393–1397.

Roy, M.P., A. Steptoe: The modulation of psychophysiologcal stress responses by aerobic exercise. J. Psychophysiol. 4 (1990) 195–196.

Roy, M.P., A. Steptoe: The inhibition of cardiovascular responses to mental stress following aerobic exercise. Psychophysiol. 28 (1991) 689–700.

Rubenstein, H.S.: Behavior in a medical clinic of patients with well-controlled bronchial asthma. Lancet I (1976) 1011–1012.

Ruberman, W., E. Weinblatt, J.D. Goldberg et al.: Ventricular premature beats and mortality after myocardial infarction. New Engl. J. Med. 297 (1977) 750.

Ruberman, W., E. Weinblatt, J.D. Goldberg, B.S. Chaudhary: Psychosocial influences on mortality after myocardial infarction. New Engl. J. Med. 311 (1984) 552–559.

Rubin, R.T., R.E. Poland, I.M. Lesser, R.M. Winston, A.L. Nelson Blodgett: Neuroendocrine aspects of primary endogenous depression.I. Cortisol secretory dynamics in patients and matched controls. Arch. gen. Psychiat. 44 (1987) 328–336.

Rubin, W.: Evaluation and treatment of dizziness. Modern Treatment 6 (1976) 504.

Rubinow, D.R., P.W. Gold, R.M. Post, J.C. Ballenger, R. Cowdry, J. Bollinger, S. Reichlin: CSF-somatostatin in affective illness. Arch. gen. Psychiat. 40 (1983) 409–412.

Ruch, W., R. Bubl, E. Eggli: Psychosozialer Kleinwuchs bei drei Geschwistern. Helv. paediat. Acta 43 (1988) 233–239.

Rudolf, G.: Die therapeutische Arbeitsbeziehung. Untersuchungen zum Zustandekommen, Verlauf und Ergebnis analytischer Psychotherapie. Springer, Berlin–Heidelberg–New York 1991.

Rudolf, G., T. Grande, U. Porsch, S. Wilke: Prognose und Indikation – Von der Objektivierung der Patienteneigen-schaften zur Analyse der Arzt-Patient-Interaktion, S. 225–230. In: Lamprecht, F. (Hrsg.): Spezialisierung und Integration in Psychosomatik und Psychotherapie Springer, Berlin–Heidelberg–New York 1987.

Rüddel, H., W. Langosch, T.H. Schmidt, G. Brodner, H. Neus: Ist das Typ-A-Verhalten spezisch für den Herzinfarkt? In: Langosch, W. (Hrsg.): Psychische Bewältigung der chronischen Herzkrankheit, S. 73–78. Springer, Berlin–Heidelberg–New York 1985.

Rühmann, F.: AIDS – Eine Krankheit und ihre Folgen. Qumran Frankfurt 1985.

Ruesch, J., G. Bateson: Communication, the Social Matrix of Psychiatry. Norton, New York 1951.

Ruesch, J., R.E. Harris, C. Christiansen, M.B. Loeb, S. Dewees, A. Jacobson: Duodenal Ulcer. A socio-psychological study of naval enlisted personnel and civilians. Univ. of California Press, Berkeley 1948.

Rugh, J.D.: Psychological stress in orofacial neuromuscular problems. Int. dent. J. 31 (1981) 202.

Rugh, J.D., W.K. Solberg: Psychological implications in temporomandibular pain and dysfunction. Oral Sci. Rev. 1 (1976) 3.

Ruhl, K.H.: Bedeutung der medikamentösen Therapie dementieller Prozesse. In: Lungershausen, G. (Hrsg.): Demenz – Herausforderungfür Forschung, Medizinund Gesellschaft. S. 316–325. Springer, Berlin, Heidelberg 1992.

Runnebaum, B., T. Rabe: Gynäkologische Endokrinologie. Springer, Berlin 1993.

Ruppert, V., W. Rüdiger: Rhinitisfibel. Schwarzeck, München 1971.

Ruppin, E., S. Bäßmann, C. Dreessen, J. Ruppin, H.H. Chelius, H. Meier: Testpsychologische Unter-suchungen über den Effekt der Psychoprophylaxe nach

Read. In: Ruppin, E. et al. (Hrsg.): Deutscher Kongreß für Perinatale Medizin 1977.

Russek, H.I.: Role of heredity, diet and emotional stress in heart disease. J. Amer. med. Ass. 171 (1959) 503–508.

Russel, D.H.: The Secret Trauma: Incest in the Lives of Girls and Women. Basic Books, New York 1986.

Russel, R.T., J. Sipich: Cue-controlled relaxation in the treatment of test anxiety. J. behav. Ther. exp. Psychiat. 4 (1973) 47–49.

Russell, G.: General management of anorexia nervosa and difficulties in assessing the efficacy of treatment. In: Vigersky, R.A. (ed.): Anorexia nervosa, pp. 277–289. Raven, New York 1977.

Russell, G.: Bulimia nervosa: an ominous variant of anorexia nervosa. Psychol. Med. 9 (1979) 429–448.

Russell, G.F.M.: Diagnostik und klinische Meßverfahren bei Bulimia nervosa. In: Fichter, M.M. (Hrsg.): Bulimia nervosa. Enke, Stuttgart 1989.

Russell, M., K.A. Dark, R.W. Cummins, G. Ellman, E. Callaway, H.V.S. Peeke: Learned histamine release. Science 225 (1984) 733–734.

Russell, R.P., A.T. Masi: Significant associations of adrenal cortical abnormalities with »essential« hypertension. Amer. J. Med. 54 (1973) 44–51.

Rutter, B.M.: Emotional factors in arthritis. Curr. med. Res. Opin. 6 (suppl. 2) (1979) 33–41.

Rutter, M.: Helping troubled children. Plenum, New York 1975.

Rutter, M.: Resilience in the face of adversity: protective factors and resistence to psychiatric disorder. Brit. J. Psychiat. 147 (1985) 598–611.

Rutter, M., P. Graham, F.D. Chadwick, W. Yule: Adolescent turmoil: fact or fiction? J. Child Psychol. Psychiat. 17 (1976) 35–56.

Rutter, M.L., D. Quinton: Parental psychiatric disorder: effects on children. Psychol. Med. 14 (1984) 853–880.

Ryan, Th.A.: Work and Effort. Ronald Press, New York 1947.

Ryan, W.: Blaming the Victim. Pantheon, New York 1971.

Rydevik, B., M.D. Brown, G. Lundborg: Pathoanatomy and pathophysiology of nerve root compression. Spine 9 (1984) 7–15.

Saal, J.A., J.S. Saal, R.J. Herzog: The natural history of lumbar intervertebral disc extrusions treated nonoperatively. Spine 15 (1990) 683–686.

Sabbioni, M.: Cancer and stress: a possible role for psychoneuroimmunology in cancer research? In: Cooper, C.L., M. Watson (eds.): Cancer and Stress, pp. 3.26. Wiley, Chichester 1991.

Sachär, E.J., J.W. Mason, H.S. Kilmer jr., K.L. Artiss: Psychoendocrine aspects of acute schizophrenic reactions. Psychosom. Med. 25 (1963) 510–537.

Sachär, E.J., L. Hellman, D.K. Fukushima, T.F. Gallagher: Cortisol production in depressive illness: a clinical and biochemical clarification. Arch. gen. Psychiat. 23 (1970) 289–298.

Sachdev, P., C. Loneragan: The present status of akathisia. J. Nerv. ment. Dis. 179 (1991) 381–391.

Sachsse, U.: Symbolgestalten in der Gruppenimagination. In: Roth, J.W. (Hrsg.): Konkrete Phantasie, S. 81–87. Huber, Bern 1984.

Sachverständigenrat für die Konzertierte Aktion im Gesundheitswesen: Jahresgutachten des Sachverständigenrates für die Konzertierte Aktion im Gesundheitswesen. Nomos, Baden-Baden 1987ff.

Sachverständigenrat für die Konzertierte Aktion im Gesundheitswesen: Jahresgutachten 1989: Qualität, Wirtschaftlichkeit und Perspektiven der Gesundheitsversorgung. Nomos, Wiesbaden 1989.

Sackett, D.L., R.B. Haynes, E.S. Bibson et al.: Randomized clinical trial of strategies for improving medication compliance in primary hypertension. Lancet 1 (1975) 1205–1207.

Sacks, M., E.A. Schegloff, G. Jefferson: A simplest systematics for the organization of turn taking for conversation. In: Schenkein, J. (ed.): Studies in the Organization of Conversational Interaction, pp. 7–55. Acad. Press, New York 1978.

Sacks, O.W.: The man who mistook his wife for a hat. Summit Books/Simon & Schuster, New York 1985.

Sacks, O.W.: Der Mann, der seine Frau mit einem Hut verwechselte. Rohwolt, Reinbek 1989.

Sacks, O.W.: Neuropsychiatry and Tourette's syndrome. In: Mueller, J. (ed.): Neurology and Psychiatry. A Meeting of Minds, pp. 156–174. Karger, Basel–München–Paris–London–New York–New Dehli-Singapore–Tokyo–Sydney 1989.

Sacks, O.W.: Der Tag, an dem mein Bein fortging. Rowohlt, Reinbek 1989.

Sacks, O.W.: Die körperlose Frau. In: Sacks, O.: »Der Mann der seine Frau mit einem Hut verwechselte«. Rowohlt, Reinbek 1990.

Sadger, J.: Über Urethralerotik. Jb. Psychoanal. Psychopath. Forsch. 2 (1910) 409.

Säring, W., M. Prosiegel, D. v. Cramon: Zum Problem der Anosognosie und Anosodiaphorie bei hirngeschädigten Patienten. Nervenarzt 59 (1988) 129–137.

Safian, P., J. Fauler, U. Koch, C. Jährig, K. Köhle: Inhaltliche und methodische Analyse von Visitengesprächen zweier klinischer Populationen mittels unterschiedlicher Rating-Verfahren. In: Köhle, K., H.-H. Raspe (Hrsg.): Das Gespräch während der ärztlichen Visite, S. 140–177. Urban & Schwarzenberg, München 1982.

Sakai, F., J.S. Meyer: Regional cerebral hemodynamics during migraine and cluster headaches measured by the 133Xe inhalation method. Headache 18 (1978) 122–133.

Sakai, F., J.S. Meyer: Abnormal cerebrovascular reactivity in patients with migraine and cluster headache. Headache 19 (1979) 257–266.

Sakmann, B., E. Neher: Single-channel Recording. Plenum, New York–London 1983.

Salkovskis, P.M., D.R.O. Jones, D.M. Clark: Respiratory control in the treatment of panic attacks: Replication and extension with concurrent measurment of behavior and pCO2. Brit. J. Psychiat. 148 (1986) 526–532.

Saltz, E.: Higher mental processes as the bases for the laws of conditioning. In: McGuigan, F.J., D.B. Lumsden (eds.): Contemporary Approaches to Conditioning and Learning. Wiley, New York 1973.

Salvisberg, H.: Therapie von Zwangsneurosen mit dem Katathymen Bilderleben – ein Beitrag zu Kasuistik und Theorie. In: Leuner, H., O. Lang (Hrsg.): Psychotherapie mit dem Tagtraum, S. 94–111. Huber, Bern 1982.

Sameroff, A.J., R.N. Ende: Relationship disturbances in early childhood. Basic Books. New York 1989.

Samloff, I.M., G.N. Stemmermann, L.K. Heilbrun, A. Nomura: Elevated pepsinogen I and II levels differ as risk factors for duodenal ulcer and gastric ulcer. Gastroenterol. 90 (1986)

Sampson, T.F.: Use of fantasy for conflict resolution in the pediatric hemodialysis patient. In: Levy, N.B. (ed.): Psychonephrology 1, pp. 177–184. Plenum, New York 1981.

Sandler, J. (ed.): Projection, identification, projective identification. IUP, Conn. 1987.

Sandler, J.: Das Konzept der projektiven Identifizierung. Z. psychoanal. Theorie und Praxis 3/2 (1988) 147–164.

Sandler, J., C. Dare, A. Holder: Die Grundbegriffe der psychoanalytischen Therapie. Klett-Cotta, Stuttgart 1973.

Sandler, J., Ch. Dare, A. Holder: The patient and the analyst. The basis of the psychoanalytic process. London 1973. Dtsch.: Die Grundbegriffe der psychoanalytischen Therapie. Klett-Cotta, Stuttgart 1973.

Sandler, R.S., D.A. Drossman, H.P. Nathan, D.C. McKee: Symptom complaints and health care seeking behaviour in subjects with bowel dysfunction. Gastroenterology 87 (1984) 314–318.

Sandler, S.A.: Camptocormia, or the functional bent back. Psychosom. Med. 9 (1947) 197–204.

Sandner, D.: Modelle der analytischen Gruppenpsychotherapie – Indikation und Kontraindikation. Gruppenpsychother. Gruppendyn. 26 (1990) 87–100.

Sandor, P.: Gilles de la Tourette Syndrome: a neuropsychiatric disorder. J. Psychosom. Res. 37 (1993) 211–226.

Sandweg, R.: Zur Psychodynamik und Therapie chronisch-entzündlicher Darmerkrankungen. Prax. Psychother. Psychosom. 34 (1986) 73–81.

Sanes, S.: A Physician Faces Cancer in himself. State Univ. of New York Press, Albany 1979.

Sanes, S.: A physician faces cancer in himself. State University of New York Press, Albany 1979.

Sannerstedt, R., R. Sivertson, Y. Lundgren: Hemodynamic studies in young men with mild blood pressure elevation. Acta med. scand. 200 (suppl. 602) (1976) 61.

Sapira, J.D., S. Eileent, B.A. Heib, R. Moriarty, A.P. Shapiro: Differences in perception between hypertensive and normotensive populations. Psychosom. Med. 33 (1973) 3.

Sarason, I.G., B.R. Sarason, E.H. Potter, M.H. Antoni: Life events, social support and illness. Psychosom. med. 47 (1985) 156–163.

Sarason, B.R., I.G. Sarason, G.R. Pierce (eds.): Social support: An interactional view. Wiley, New York 1990.

Sargent, H.D., L. Horowitz, R.S. Wallerstein, A. Appelbaum: Prediction in Psychotherapy Research. Method for the transformation of clinical judgements into testable hypotheses. Int. Univ. Press, New York 1968.

Sargent, J.D., E.E. Green, E.D. Walters: The use of autogenic feedback training in a pilot study of migraine and tension headaches. Headache 12 (1972) 120–124.

Sarre, H.J.: Arterielle Hypertonie. Sandoz AG, Nürnberg 1971.

Sarrieau, A., S. Sharma, M.J. Meaney: Postnatal development and environmental regulation of hippocampal glucocorticoid and mineralocorticoid receptors. Develop. Brain Res. 43 (1988) 158–162.

Sartory, G., I. Daum: Effects of controllability on subjective and cardiac responses in phobics. J. Psychophysiol. 6 (1992) 131–139.

Sartory, G., W.T. Roth, M.L. Kopell: Psychophysiological assessment of driving phobia. J. Psychophysiol. 6 (1992) 379–399.

Sarwer-Foner, G.J. (ed.): The dynamics of psychiatric drug therapy. Thomas, Springfield 1960.

Sarwer-Foner, G.J.: Psychiatric symptomatology: its meaning and function in relation to the psychodynamic actions of drugs. In: Deuber, H.C.B. (ed.): Psychopharmacological Treatment: Theory and Practice. New York 1975.

Sass, H.: Operationalisierte Diagnostik in der Psychiatrie. Nervenarzt 61 (1990) 255–258.

Satinsky, J., B. Kosowsky, B. Lown: Ventricular fibrillation induced by hypothalamic stimulation during coronary occlusion (abstr.). Circulation 44 (suppl. 2) (1971) 2.

Sattler, G.: Colitis ulcerosa, Colitis mucosa, Ileitis terminalis. Med. Diss., Freiburg 1960.

Sauerbruch, F.: Das war mein Leben. Kindler & Schiermeyer, Bad Wörishofen 1951.

Saul, L.J.: A clinical note on a mechanism of psychogenic back pain. Psychosom. Med. 3 (1941) 190–191.

Saunders, S.M., K.I. Howard, F.L. Newman: Evaluating the clinical significance of treatment effects: norms and normality. Behavioral Assessment 10 (1988) 207–218.

Sauvant, J.D., Ch. Hürny, W. Hemmeler, R.H. Adler: Validität der Diagnose »Psychogener Schmerz« bei der Kontrolle nach fünf Jahren. Schweiz. Rundsch. Med. 1988.

Sawchenko, P.E.: Functional anatomy of peptidergic neurons. In: Weiner, H., D. Hellhammer, I. Florin, R.C. Murison (eds.): Neuronal Control of Bodily Function: Basic and Clinical Aspects. vol. IV: Frontiers of Stress Research. Huber, Toronto 1989.

Saxena, B.M., K. Bhaskaran, J.V. Anath: Social class and schizophrenia: a study based on the caste system in India. Transcultural Psychiatry Res. Rev. 9 (1972) 130–133.

Scadding, J.G.: Mechanism of bronchial asthma – definition and clinical categorization. In: Weiss, E.B., M.S. Segal (eds.): Bronchial Asthma. Mechanisms and Therapeutics, pp. 19–31. Little, Brown & Co., Boston 1979.

Scammon (1922) zit. nach Flanagan, G.L.: Die ersten neun Monate des Lebens. Rowohlt, Reinbek 1963.

Scanzoni (1870): zit. nach Artner, J.: Funktionelle Unterleibsbeschwerden der Frau. Med. Klinik 77 (1982) 683.

Schaaf, L., K.H. Usadel: Hypophysen-Schilddrüsen-Achse. In: Hellhammer, D.H., C. Kirschbaum (Hrsg.): Psychoendokrinologie und Psychoimmunologie, Enzyklopädie der Psychologie. Hogrefe, Göttingen 1995 (in Druck).

Schacht, L.: Subjekt gebraucht Subjekt. Psyche 27/2 (1973) 151–168.

Schachter, S.: The Psychology of Affiliation. Stanford University Press, Stanford/Ca. 1959.

Schachter, S., J.E. Singer: Cognitive, social and psychological determinants of emotional state. Psychol. Rev. 69 (1962) 379–399.

Schachter, S., J.E. Singer: Comments on the Maslach and Marshall-Zimbardo experiments. J. Pers. soc. Psychol. 37 (1979) 989–995.

Schadewaldt, H.: Medizingeschichtliche Betrachtungen zum Anorexia nervosa-Problem. In: Meyer, J.E., H. Feldmann (Hrsg.): Anorexia nervosa. Thieme, Stuttgart 1965.

Schaefer, A., E. Neugebauer, B. Bouillon, T. Tilin, H. Troidl: Instrumente zur Messung der Lebensqualität bei Schwerstverletzten. Unfallchirurg 97 (1994) 223–229.

Schaefer, H., M. Blohmke: Epidemiologie der koronaren Herzkrankheiten. In: Blohmke, M. et al. (Hrsg.): Handbuch der Sozialmedizin, Bd. II, S. 1–67. Enke, Stuttgart 1977.

Schäfer, H., M. Blohmke: Sozialmedizin. Thieme, Stuttgart 1972.

Schäfer, N.: Umwelt und Blutdruck. Das Konzept des großen Regelkreises. Habilitationsschrift, Ulm 1976.

Schäffer, M.A., W. McKinnon, A. Baum, C.P. Reynolds, P. Rikli, L.M. Davidson, I. Fleming: Immune status of chronic stress at Three Miles Island. Psychosom. Med. 47 (1985) 85.

Schätzing, E.: Die verstandene Frau. Lehmanns, München 1954.

Schaffner, L.: Psychosoziale Interventionen bei Krebspatienten – Eine Übersicht. In: Heim, E., M. Perenz (Hrsg.): Krankheitsverarbeitung; Jb. Med. Psychol. 10, S. 170–191. Hoepfe, Göttingen–Bern–Toronto–Seattle 1994.

Schanberg, S.T. Field: Sensory deprivation stress and supplemental stimulation in the rat pup and preterm human neonate. Child Develop. 58 (1987) 1431–1447.

Schanberg, S., G. Evoniuk, C. Kuhn: Tactile and nutritional aspects of maternal care: specific regulators of neuroendocrine function and cellular development. Proc. Soc. exp. Biol. (N.Y.) 175 (1984) 135–146.

Schandry, R.: Psychophysiologie. Körperliche Indikatoren menschlichen Verhaltens. Urban & Schwarzenberg, München 1981.

Scharf, M.B., L. Brown: Hypnotic drugs: use and abuse. Clin. Psychol. Rev. 6 (1986) 39–50.

Scharfetter, C.: Selbstmanipulierte Krankheit. Dtsch. med. Wschr. 110 (1985) 685–687.

Schauwecker, G.C.: Selbsthilfegruppen bei körperlich Kranken. In: Deter, C. (Hrsg.): Gruppen mit körperlich Kranken. Springer, Berlin–Heidelberg–New York 1988.

Schedlowski, M., U. Tewes: Physiological arousal and perception of bodily state during parachute jumping. Psychophysiol. 29 (1992) 95–103.

Scheer, J.W., M.J. Moeller: Krankheitskonzepte psychothera-peutischer Patienten. Med. Psychol. 21 (1976) 13–29.

Scheferling, B.: Vorkommen von sexuellem Mißbrauch bei Patientinnen mit Eßstörungen – Ergebnisse und Probleme einer Studie. In: Feiereis, H., R. Saller (Hrsg.): Psychosomatische Medizin und Psychotherapie. Marseille, München 1995.

Scheib, P.: Familientherapie im Konsiliar/Liaison Setting am Beispiel der Morbus Crohn Erkrankung. In: Möhring, P., T. Neraal: Psychoanalytisch orientierte Familien- und Sozialtherapie. Das Gießener Konzept in der Praxis, S. 148. Westdeutscher Verlag, Opladen 1991.

Scheibe, E.: Kausalgesetz. Historisches Wörterbuch der Philosophie. Schwabe, Basel–Stuttgart 1976.

Scheier, M.F., C.S. Carver: Dispositional optimism and physical well-being: The influence of generalized outcome expectancies on health. J. Pers. 55 (1987) 169–210.

Schellack, D.: Neurosenpsychologische Faktoren in der Ätiologie und Pathogenese der afebrilen Colitis ulcerosa chronica. Z. psychosom. Med. 1 (1954) 28–38.

Schellack, D.: Neurosenpsychologische Faktoren in der Ätiologie und Pathogenese der Tonsillitis. Z. psychosom. Med. 4 (1957/58) 15.

Scheller, R.N., J.D. Barchas: Molecular neurobiology – a conference sponsored by the NIMH. Science 242 (1988) 13–14.

Schepank, H.: Erb- und Umweltfaktoren bei Neurosen. Tiefenpsychologische Untersuchungen an 50 Zwillings-paaren. Springer, Berlin–Heidelberg–New York 1974.

Schepank, H.: Diskordanzanalyse eineiiger Zwillingspaare. Z. psychosom. Med. Psychoanal. 21 (1975) 215–242.

Schepank, H.: Anorexia nervosa. Zwillingskasuistik über ein seltenes Krankheitsbild. In: Heigl-Evers, A., H. Schepank (Hrsg.): Ursprünge seelisch bedingter Krankheiten Bd. 2, S. 705–719. Vandenhoeck & Ruprecht, Göttingen 1981.

Schepank, H.: Anorexia nervosa in twins: Is the etiology psychotic or psychogenic? In: Krakowski, A.J.,

C.P. Kimball (eds.): Psychosomatic Medicine, pp. 161–169. Plenum Publ., New York 1983.

Schepank, H.: Epidemiology of Psychogenic Disorders. The Mannheim Study – results of a Field Study in the Federal Republic of Germany. Springer, Berlin–Heidelberg–New York 1986.

Schepank, H.: Die stationäre Psychotherapie in der Bundesrepublik Deutschland. Z. Psychosom. Med. 33 (1987) 363.

Schepank, H.: Epidemiologie psychogener Störungen. In: Kisker, K.P., H. Lauter, J.E. Meyer, C. Müller, E. Stroemgren (Hrsgg.): Pychiatrie der Gegenwart I, S. 1–27. Springer, Berlin–Heidelberg–New York 1987.

Schepank, H.: Psychogene Erkrankungen der Stadtbevölkerung. Eine epidemiologisch-tiefenpsychologische Feldstudie in Mannheim. Springer, Berlin–Heidelberg–New York 1987.

Schepank, H. (Hrsg.): Verläufe. Springer, Berlin–Heidelberg–New York 1990.

Schepank, H.: Erbdeterminanten bei der Anorexia nervosa. Ergebnisse von Zwillingsuntersuchungen. Z. psychosom. Med. Psychoanal. 37 (1991a) 265–281.

Schepank, H.: Anmerkungen zum Faszinosum »Anorexia nervosa«. Z. psychosom. Med. Psychoanal. 37 (1991b) 215–219.

Schepank, H.: Why are MZ twins so different in personality? In: Bouchard, T.J., P. Propping: Twins as a tool of behavioural genetics. Report on the Dahlem Workshop. Wiley, Chichester–New York–Brisbane 1993.

Schepank, H.: Der Beeinträchtigungsschwere-Score (BSS). Ein Instrument zur Bestimmung der Schwere einer psychogenen Erkrankung. Beltz Test, Göttingen 1995a.

Schepank, H.: Zwillingsschicksale: Seelische Gesundheit und psychogene Erkrankung im Verlauf über ein Vierteljahrhundert. Enke, Stuttgart 1995b (in Druck).

Schepank, H.: Psychisch versus psychogen. Z. psychosom. Med. Psychoanal. (1995c) (in Druck).

Schepank, H., W. Tress: Häufigkeit und Bedingungen psychogener Erkrankungen in der Stadtbevölkerung. Nervenheilkunde 6 (1987) 23–26.

Scherer, K.R.: Theorien und aktuelle Probleme der Emotions-psychologie. In: Scherer, K.R. (Hrsg.): Psychologie der Emotion, S. 2–40. Hogrefe, Göttingen 1990.

Scherg, H.: Zur Kausalitätsfrage in der psychosozialen Krebsforschung. Psychother. Psychosom. Med. Psychol. 36 (1986) 91–109.

Scherwitz, L., K. Berton, H. Leventhal: Type A behavior, self-involvement and cardiovascular response. Psychosom. Med. 40 (1978) 593–609.

Scherwitz, L., R. McKelvain, C. Laman et al.: Type A behavior, self-involvement and coronary atherosclerosis. Psychosom. Med. 45 (1983) 47–57.

Scherwitz, L., L.E. Graham, G. Grandits, J. Buehler, J. Billings: Self-involvement and coronary heart disease incidence in the Multiple Risk Factor Intervention Trial. Psychosom. Med. 48 (1986) 187–199.

Scherwitz, L.W., D. Ornish: The impact of major lifestyle changes on coronary stenosis, CHD risk factors and psychological status: Results from the San Francisco lifestyle heart trial. Homeostasis 35 (1994) 190–197.

Schifferdecker, M., R. Schmidt: Lokalisationsbezogene psychopathologische Symptome bei Hirntumoren am Beispiel der Olfaktorius-Meningeome. Nervenarzt 63 (1992) 175–179.

Schiffter, R.: Neurologie des vegetativen Systems. Springer, Berlin–Heidelberg–New York–Tokyo 1985.

Schild, R.: Psychiatrische Aspekte des Muskelschmerzes. Therapiewoche 33 (1973) 2665–2672.

Schilder, P.: Psychogene Parästhesien. Dtsch. Z. Nervenheilk. 64 (1919) 221–233.

Schilder, P.: The analysis of ideologies as a psychotherapeutic method especially in group treatment. Amer. J. Psychiatr. 93 (1936) 601.

Schilder, P.: Introduction to a Psychoanalytic Psychiatry. Int. Univ. Press, New York 1951.

Schildkraut, J.J.: The catecholamine hypothesis of affective disorders: a review of supporting evidence. Amer. J. Psychiat. 122 (1965) 509–522.

Schildkraut, J.J.: Current status of the catecholamine hypothesis of affective disorders. In: Lipton, M.A., A. DiMascio, K.F. Killam (eds.): Psychopharmacology: A Generation of Progress. Raven, New York 1978.

Schindler, B.A., J. Shook, G.M. Schwartz: Beneficial effects of psychiatric intervention on recovery after coronary artery bypass graft surgery. Gen. Hosp. Psychiat. 11 (1989) 358–364.

Schlebusch, H., M. Sorger, A. Voll, I. Paffenholz: Netzunabhängige Kleingeräte zur Blutzuckerbestimmung im Krankenhaus – Präzision, Richtigkeit, Hämatokrit- und Temperatureinfluß. Lab. med. 15 (1991) 535–540.

Schleifer, S.J., S.E. Keller, M. Camerino, J.C. Thornton, M. Stein: Suppression of lymphocyte stimulation following bereavement. J. Amer. Med. Ass. 250 (1983) 374–377.

Schleifer, S.J., M.M. Macary-Itinson, D.A. Coyle et al.: The nature and course of depression following myocardial infarction. Arch. Intern. Med. 149 (1989) 1785–1789.

Schleiffer, R.: Zur Indikation einer Psychotherapie bei atopischer Dermatitis im Kindesalter. Akt. Derm. 14 (1988) 17–20.

Schlesser, M.A., G. Winokur, B.M. Sherman: Hypothalamic-pituitary-adrenal axis activity in depressive illness. Arch. gen. Psychiat. 37 (1980) 737–743.

Schliack, H.: Bewährtes bewahren. Ist die neurologische Untersuchung im Zeitalter der Kernspintomographie Zeitverschwendung? Dtsch. Ärztebl. 90 (1993) B 1502–1504.

Schlorhaufer, W.: Das hörgeschädigte Kind (Pädaudiologie). In: Berendes, J., R. Link, F. Zöllner (Hrsg.): Hals-Nasen-Ohrenheilkunde in Praxis und Klinik, Bd. 6. Thieme, Stuttgart–New York 1980.

Schlote, B.M.: Long-term registration of muscle tension among office workers suffering from tension headache. In: Bischoff, C., H.C. Traue, H. Zenz (eds.): Clinical Perspectives on Headache and Low Back Pain, pp. 46–63. Hogrefe & Huber, Toronto 1989.

Schlump-Urquart, S.R.: Families experiencing a traumatic accident: implications and nursing management. AACN Clinical Issues in Critical Care Nursing 1 (1990) 522–534.

Schmale, A.H.: Relationship of separation and depression to disease. A report on a hospitalized medical population. Psychosom. Med. 20 (1958) 259–272.

Schmale, A.H.: Needs, gratifications and the vicissitudes of the selfrepresentation. A developmental concept of psychic object relationships. Psychoanal. Study Soc. 2 (1962) 9–41.

Schmale, A.H.: Importance of life setting for disease onset. Modern Treatment 6 (1969) 643–654.

Schmale, A.H., G.L . Engel: The given-up complex, illustrated in film. Arch. gen. Psychiat. 17 (1967) 135–145.

Schmale, A.H., H. Iker: The affect of hopelessness and the development of cancer. Psychosom. Med. 28 (1966) 714–721.

Schmale, A.H., H. Iker: The psychological setting of uterine cervical cancer. Ann. N. Y. Acad. Sci. 125 (1966) 807–813.

Schmale, A.H., D. Tinling, L. Eby: Experimental induction of affects. Acta med. Psychosom. 1 (1967) 1–8.

Schmale, A.H. jr., H. Jker: Hopelessness as a predictor of cervical cancer. Soc. Sci. Med. 5 (1971) 95–100.

Schmeling-Kludas, C., B.M. Niemann, K. Jager, H. Wedler: Das Konzept der integrierten internistisch-psychosomatischen Patientenversorgung – Erfahrungen und Ergebnisse bei der Umsetzung im Allgemeinen Krankenhaus. Psychother. and Psychosom. med. Psychol. 41 (1991) 257–266.

Schmid-Schmidsfelden, O.: Zur Problematik der prä- und postoperativen psychologischen Beeinflussung. Zit. von Th. Billroth. Anaesthesist 2 (1952) 106–109.

Schmidt, Cath., L. Klee, G. Ames: Review and analysis of literature on indicators of women's drinking problems. Brit. J.Addict. 85 (1990) 179–192.

Schmidt, D., E. Wölke: Morbus Crohn – eine Übersicht. Dtsch. Gesundh.- Wes. 36 (1981) 721–731.

Schmidt, D.D.: Family determinants of disease: depressed lymphocyte function following the loss of a spouse. Family Systems Medicine 1 (1983) 33.

Schmidt, D.D., S. Zyanski, J. Ellner, M.L. Kumar, J. Arno: Stress as precipitating factor in sujects with recurrent herpes labialis. J. Family Prac. 20 (1985) 359–366.

Schmidt-Degenhard, M: Oneiroides Erleben bei intensiv-behandelten panplegischen Polyradikulitis-Patienten. Nervenarzt 57 (1986) 712–718.

Schmidt, G.: Gedanken zum Ericksonschen Ansatz aus einer systemorientierten Perspektive. In: Peter, B. (Hrsg.): Hypnose und Hypnotherapie nach Milton H. Erickson, S. 31–57. Pfeiffer, München 1985.

Schmidt, G.: Tendenzen und Entwicklungen. Einleitung zur 3. Aufl. In: Arentewicz, G., G. Schmidt (Hrsg.): Sexuell gestörte Beziehungen. Enke, Stuttgart 1993.

Schmidt, G., D. Klusmann, U. Zeitschel: Veränderungen der Jugendsexualität zwischen 1970 und 1990. Zeitschrift für Sexualforschung 3 (1992) 191–218.

Schmidt, H.: Verlaufsuntersuchungen bei Patienten mit Colitis ulcerosa, Schweregrad II, unter Berücksichtigung sozial-medizinischer Aspekte. Med. Diss. Lübeck 1994.

Schmidt, J., R. Nübling, F. Lamprecht: Möglichkeiten klinikinterner Qualitätssicherung (QS) auf der Grundlage eines Basis-Dokumentations-Systems sowie erweiterter Evaluationsstudien. Gesundh.-Wes. 54 (1992) 70–80.

Schmidt, L.R.: Psychologische Aspekte medizinischer Maßnahmen – Umfang, Bedingungen, Forschungs- und Praxisprobleme. In: Schmidt, L.R. (Hrsg.): Jahrbuch der medizinischen Psychologie, Bd. 7, S. 3–30. Springer, Berlin–Heidelberg–New York 1992.

Schmidt, T.H.: Tagesperiodische und situative Veränderungen des Kreislaufverhaltens. In: Palm, D., W. Rudolph (Hrsg.): Symposion über den Beta-Rezeptorenblocker Carazolol, S. 112–135. Excerpta Medica, Amsterdam 1980.

Schmidt, T.H.: Die Situationshypertonie als Risikofaktor. In: Vaitl, D. (Hrsg.): Essentielle Hypertonie. Springer, Berlin–Heidelberg 1982.

Schmidt, T.H.: Koronares Risiko und Typ-A-Verhalten. In: Köhle, K. (Hrsg.): Forum Galenus Mannheim 8: Zur Psychosomatik von Herz-Kreislauf-Erkrankungen. Springer, Berlin–Heidelberg 1982.

Schmidt, T.H.: Cardiovascular reactions and cardiovascular risk. In: Dembroski, T.M., T.H. Schmidt, G. Blümchen (eds.): Biobehavioral Bases of Coronary Heart Disease, pp. 130–174. Karger, Basel–München–Paris 1983.

Schmidt, T.H.: Verhaltenskorrelate kardiovaskulärer Reaktionen. Ein Beitrag zu den psychosozialen Aspekten kardiovaskulärer Risikofaktoren mit besonderer Berücksichtigung des Typ-A-Verhaltensmusters. Habilitationsschrift, Hannover 1988.

Schmidt, T.H., H. Rüddel, W. Langosch, K. Undeutsch, H. Neus, R. Hahn, T.M. Dembroski, J.M. MacDougall: Psychphysiologische Untersuchung zum Typ-A-Verhalten und seine Beziehung zu traditionellen kardiovaskulären Risikofaktoren bei Polizeibeamten aus dem Raum Köln. In: Langosch, W. (Hrsg.): Psychische Bewältigung der chronischen Herzkrankheit, S. 79–113. Springer, Berlin–Heidelberg–New York 1985.

Schmidt, T.H., T.M. Dembroski, J.M. MacDougall, P. Leidig, J. Eschweiler, H. Thierse, S. Schug: Various perspectives on cardiovascular reactivity and the Type A behavior pattern. In: Orlebeke, J.F., W. Mulder, L. van Doornen (eds.): Psychophysiology of Cardiovascular Control. Modells, Methods and Data, pp. 745–766. Plenum, London 1985.

Schmidt, T.H., W. Thomas, H. Thierse, E. Scharf-Bornhofen, G. Blümchen: Koronarangiographische Befunde. Myokardinfarkt und koronargefährdende Verhaltensweisen. Klin. Wschr. (Suppl. 4) (1985) 9–10.

Schmidt, W., E. Lehnhardt, R.-D. Battmer: Die Bedeutung der ERA für die Differenzierung von Hörstörungen unterschiedlicher Genese. HNO 31 (1983) 109.

Schmidtbauer, W.: Die hilflosen Helfer. Rowohlt, Reinbek 1977.

Schmit, G., M. Soulé: L'énurésie. In: Lebovici, S., R. Diatkine, M. Soulé (eds.): Traité de psychiatrie de l'enfant et de l'adolescent, vol. II., pp. 507–526. PUF, Paris 1985.

Schmit, G.: L'obésité infantile. In: Lebovici, S., R. Diatkine, M. Soulé (eds.): Traité de psychiatrie de l'enfant et de l'adolescent, vol. II., pp. 487–506. PUF, Paris 1985.

Schmitt, F.E., P.J. Wooldridge: Psychological preparation of surgical patients. Nursing Research 22 (1973) 108–116.

Schmitt, G., Th. Seifert, H. Kächele: Stationäre analytische Psychotherapie. Schattauer, Stuttgart 1993.

Schmitt, G.M.; Colitis ulcerosa und Morbus Crohn aus psychosomatischer Sicht. Monatsschr. Kinderheilk. 133 (1985) 119–122.

Schmoll, H.-J., U. Tewes, N.P. Plotnikoff (eds.): Psychoneuroimmunology: Interactions between Brain, Nervous System, Behavior, Endocrine and Immune System. Hogrefe & Huber, Lewiston/N. Y. 1992.

Schmucki, O., R. Asper: Qualitative und quantitative Urin- und Serumuntersuchungen unter Extrembedingungen. In: Gasser, G., W. Vahlensieck (Hrsg.): Pathogenese der Harnsteine V, S. 35. Steinkopff, Darmstadt 1977.

Schneider, D.E.: The Image of the Heart. Internat. Universities Press, New York 1956.

Schneider, H.-J., S. Heyne, G. Dittrich, E. Riedel: Untersuchungen zur soziologischen Struktur der Harnsteinpatienten. Z. ärztl. Fortbild. 67 (1973) 735.

Schneider, H.-J.: Zur psychischen Situation der Harnsteinpatienten. In: Sitzungsbericht: Psychosomatische Aspekte in der Urologie, Würzburg 1986.

Schneider-Helmert, D.: DSIP: Clinical application of the programming effect. In: Inoue, S., D. Schneider-Helmert (eds.): Sleep Peptides: Basic and Clinical Approaches, 175–198. Japan. Sci. Soc. Press, Tokyo/Springer, Berlin 1988.

Schneider, J.A., A. O'Leary, W.S. Agras: The role of perceived self-efficacy in recovery from Bulimia: A preliminary examination. Behav. Res. Ther. 25 (1987) 429–432.

Schneider, K. (Hrsg.): Klinische Psychopathologie, 12. Aufl. Thieme, Stuttgart 1980.

Schneider, W., H.J. Freyberger, Ch. Kessler: Krankheitserleben und Behandlungserwartungen bei Patienten mit funktionellen Störungen und Patienten mit neurologischen Organerkrankungen. Akt. Neurol. (Sonderheft 1) 18 (1991) 30–31.

Schneiderman, N.: Behavior, automatic function and animal models of cardiovascular pathology. In: Dembroski, T.M., T.H. Schmidt, G. Blümchen (eds.): Biobehavioral Bases of Coronary Heart Disease, pp. 304–364. Karger, Basel–München–Paris 1983.

Schnieder, E.A.: Funktionelle Syndrome in der HNO-Heil-kunde. In: Uexküll, T. v., R. Adler, J.M. Hermann, K. Köhle, O.W. Schonecke, W. Wesiack (Hrsg.): Psychosomatische Medizin, 3. Aufl. Urban & Schwarzenberg, München 1986.

Schnyder, U.W.: Neurodermitis-Asthma-Rhinitis. Karger, Basel 1960.

Schömig, A., B. Lüth, R. Dietz, F. Gross: Changes in vascular smooth muscle sensitivity to vasoconstrictor agents induced by corticosteroids, adrenalectomy and differing salt intake in rats. Clin. Sci. Mol. Med. 51 (1976) 51–63.

Schoenbach, V.J., C.Z. Garrison, B.H. Kaplan: Epidemiology of adolescent depression. Publ. Health Rev. 12 (1984) 159–189.

Schoenen, J., B. Jamart, P. Gerard, P. Lenarduzzi, P.J. Delwaide: Exteroceptive suppression of temporalis muscle activity in chronic headache. Neurol. 37 (1989) 134–136.

Schoenhals, H., M. Bernatz: Asthma als Symptom – Darstellung einer Familientherapie. Fachbuchhandlung f. Psychologie, Eschborn 1984.

Schöttler, C.: Zur Behandlungstechnik bei psychosomatisch schwergestörten Patienten. Psyche 35 (1981) 111–141.

Schonauer, K.: Das Placebo-Problem: Geschichte und Klinik eines Begriffs. Dt. Ärztebl. 89 (1992) 48, 2289–2290.

Schonecke, O.W.: Wissenschaftstheoretische und methodologische Probleme der Psychosomatischen Forschung und Theoriebildung. Z. Psychosom. Med 18 (1972) 352–368.

Schonecke, O.W.: Psychosomatik funktioneller Herz-Kreislauf-Störungen. Springer, Berlin 1987.

Schonecke, O.W.: Zur Bedeutung der Psychophysiologie für die Psychosomatische Medizin. Münch. med. Wschr. 43 (1988) 305–308.

Schonecke, O.W., Ch. Muck-Weich, K.A. Lehmann: Schmerzverhalten während der postoperativen »Patienten-kontrollierten Analgesie« (PCA). II. Prädiktoren von Schmerzverhalten und Schmerzerleben. Z. med. Psychol. 3 (1994) 28–38.

Schonfield, J.: Psychological and life experience differences between Israeli women with benign and cancerous breast lesions. J. Psychosom. Res. 19 (1975) 229–234.

Schorsch, E.: Die Medikalisierung der Sexualität. Über Entwicklungen in der Sexualmedizin. Z. Sexualforsch. 1 (1988) 95–112.

Schousboe, A., J. Bachevalier, H. Braak, U. Heinemann, R. Nitsch, H. Schröder, C. Wetmore: Structural correlates and cellular mechanisms in entorhinal-hippocampal dysfunction. Hippocampus 3 (1993) Suppl. 293–302.

Schraml, W.J.: Abriss der Klinischen Psychologie. Stuttgart, Kohlhammer 1969.

Schramm, J., F. Oppel, W. Umbach, R. Wüllenweber: Komplizierte Verläufe nach lumbalen Bandscheibenoperationen. Nervenarzt 49 (1978) 26–33.

Schreiber, C., I. Florin, W. Rost: Psychological correlates of functional secondary amenorrhea. Psychother. and Psychosom. 39 (1983) 106.

Schreiner, G.E., J.F. Maher: Hemodialyses for chronic renal failure. Medical, moral, ethical and socioeconomic problems. Ann. int. Med. 62 (1965) 509–518; 551–557.

Schreml, W., W. Hugl, B. Kossmann, H. Heimpel: Stufenplan der medikamentösen analgetischen Therapie für Tumorpatienten – eine prospektive Studie. Tumordiagnostik und Therapie 4 (1983) 189–196.

Schröder, H., J. Schumacher: Bewältigung von chirurgischen Operationsanforderungen in differentieller, subjektorientierter Sicht. In: Schmidt, L.R. (Hrsg.): Jahrbuch der medizinischen Psychologie, Bd. 7, S. 33–54. Springer, Berlin–Heidelberg–New York 1992.

Schroeder, J.S., J. Motta, G. Guilleminault: Hemodynamic studies in sleep apnea. In: Guilleminault, G., W. Dement (eds.): Sleep Apnea Syndromes, pp. 177–196. New York 1978.

Schröer, A.: Soziologie und menschengerechte Arbeitsgestaltung. Inauguraldissertation am Fachbereich Sozialwissenschaft der Ruhr Universität, Bochum 1989.

Schröter, E.: Langzeitverlauf und Prognose der Colitis ulcerosa unter kombinierter konservativer Therapie. Med. Diss., Lübeck 1977.

Schubert, F.C.: Kognitive Therapie psychogener Schlafstörungen – ein Erklärungs- und Handlungsansatz. Psychiat. Prax. 13 (1986) 1–9.

Schubert, H.-J.: Psychosoziale Faktoren bei Hauterkrankungen. Vandenhoek & Ruprecht, Göttingen 1988.

Schucman, H., W. Thetford: A comparison of personality traits in ulcerative colitis and migraine patients. J. abn. Psychol. 76 (1970) 443–452.

Schüffel, W.: Psychosomatic medicine III: Patients of the psychosomatic consultant. Psychother. and Psychosom. 22 (1973) 192–195.

Schüffel, W.: Patienten mit funktionellen Abdominalbeschwerden. Unveröffentlichte Habilitationsschrift, Ulm 1976.

Schüffel, W.: Training in anger: how not to communicate with one's medical seniors. Bibl. psychiat., Vol.159, pp. 39–47. Karger, Basel 1979.

Schüffel, W. (Hrsg.): Sprechen mit Kranken – Erfahrungen studentischer Anamnesegruppen. Urban & Schwarzenberg, München 1983.

Schüffel, W.: Inhalte des Lernens in der Anamnesegruppe und das Ziel einer integrationsorientierten Psychosomatik: Die Entwicklung eines individuellen und eines professionellen Situationskreises. In: Schüffel, W. (Hrsg.): Sprechen mit Kranken – Erfahrungen studentischer Anamnesegruppen. Urban & Schwarzenberg, München 1983a.

Schüffel, W.: The mining diseaster of borken, the implementation of a 3-year support programme and the help through EuroActDIS. J. roy. Soc. Med. 86 (1993) 625–627.

Schüffel, W.: Zur langfristigen Begleitung von Anamnesegruppen. POM 13, Frankfurt/a.M. 1995.

Schüffel, W., O.W. Schonecke, W. Wolfert: Patienten mit funktionellen Beschwerden im Abdominalbereich – Psychologische Charakteristik und Konsequenzen für Behandlung und Umgang mit diesen Patienten. Verh. Dtsch. Ges. Inn. Med. 77 (1971) 118–119.

Schüffel, W., E. Ulrich, U. Schairer, A. Schneider: Does history taking affect learning of attitudes? Psychother. and Psychosom. 31 (1979) 81–92.

Schüffel, W., U. Egle, A. Schneider: Studenten sprechen mit Kranken. Anamnesegruppen als Ausbildungsform. Münch. med. Wschr. 39 (1983) 845–848.

Schüffel, W., J.M. Herrmann, B. Dahme, R. Richter: Asthma bronchiale. In: Uexküll, Th. v., R. Adler, J.M. Schonecke, K. Köhle, O.W. Schonecke, W. Wesiack (Hrsg.): Psychosomatische Medizin, 4. Aufl. Urban & Schwarzenberg, München 1990.

Schüffel, W., G. Maas, U. Brucks: Psychosomatische Grundversorgung – Curriculum 1993/94. Hessisches Ärzteblatt 10 (1992) 449–456.

Schüffel, W., F. Anschütz, J. Furtwängler, R. Johnen, V. Köllner, B. Schade: Die Wartburggespräche: Gesundheit als Grundrecht in Europa – eine Utopie? Pom 12 (1994) 100–102.

Schüßler, G.: Rheumatoide Arthritis. Psychsomatische Faktoren in Entstehung, Verlauf und Therapie. Münch. med. Wschr. 131 (1989).

Schüßler, G.: Coping strategies and individual meanings of illness. Soc. Sci. Med. 34 (1992) 427–432.

Schüßler, G., K. Spiess, U. Rüger: Krankheitbewältigung bei der rheumatoiden Arthritis. Z. psychosom. Med. 34 (1988) 291–305.

Schütz, A., Th. Luckmann: Strukturen der Lebenswelt, Bd. 1. Suhrkamp, Frankfurt/a.M. 1979.

Schütz, R.: Körperbezogene Therapien in einer psychosomatischen Klinik. In: Studt, H.H. (Hrsg.): Psychosomatik in Forschung und Praxis. Urban & Schwarzenberg, München–Wien–Baltimore 1983.

Schütz, R., S. Besuden, S. Mang: Das körperliche Selbsterleben als Differenzierungshilfe bei der Colitis ulcerosa vs. Morbus Crohn. In: Rechenberger, H.-G., H.-V. Werthmann (Hrsg.): Psychotherapie und Innere Medizin. Pfeiffer, München 1988.

Schulte, D.: Der diagnostisch-therapeutische Prozeß in der Verhaltenstherapie. In: Schulte, D. (Hrsg.): Diagnostik in der Verhaltenstherapie, Urban & Schwarzenberg, München 1976a.

Schulte, D.: Ein Schema für Diagnose und Therapieplanung in der Verhaltenstherapie. In: Schulte, D. (Hrsg.): Diagnostik in der Verhaltenstherapie. Urban & Schwarzenberg, München 1976b.

Schulte, D.: Diagnostik in der Verhaltenstherapie. In: DGVT (Hrsg.): Theorien und Methoden der Verhaltenstherapie. Mitteilungen der DGVT, Sonderheft II 1980.

Schulte, D.: Verhaltenstherapeutische Diagnostik. In: DGVT (Hrsg.): Verhaltenstherapien – Theorien und Methoden. Forum für Verhaltenstherapie und psychosoziale Praxis, 1986, Bd. 11.

Schulte, D.: Reizkonfrontation: Standardtherapie nur für Standardpatienten? Verhaltenstherapie 2 (1992) 335–338.

Schulte-Herbrüggen, O.: Historische Aspekte der Gruppentherapie. In: Heigl-Evers, A. (Hrsg.): Psychologie des 20. Jahrhunderts, Bd. 8. Kindler, München 1979.

Schulte, W., H. Neus, A.W. v. Eiff: Blutdruckreaktivität unter emotionalem Streß bei unkomplizierten Formen des Bluthochdrucks. Klin. Wschr. 59 (1981) 1243–1249.

Schultheis, K.-H., Th. v. Uexküll: Psychosomatische Aspekte des Morbus Crohn. In: Uexküll, Th. v. et al. (Hrsg.): Lehrbuch der Psychosomatischen Medizin. Urban & Schwarzenberg, München–Wien–Baltimore 1979.

Schultz-Amling, W., A. Köhler, Weisker: Psychosomatische Aspekte der Therapie des Pruritus ani. In: Bosse, K., U. Gieler (Hrsg.): Seelische Faktoren bei Hautkrankheiten. Huber, Bern–Stuttgart–Toronto 1987.

Schultz-Hencke, H.: Einführung in die Psychoanalyse. Thieme, Jena 1927.

Schultz, J.H.: Die konstitutionelle Nervosität. In: Bumke, O. (Hrsg.): Handbuch der Geisteskrankheiten, Bd. V, S. 28. Springer, Berlin 1928.

Schultz, J.H.: Psychotherapie. Hippokrates, Stuttgart 1952.

Schultz, J.H.: Arzt und Neurose, 2. Aufl. Thieme, Stuttgart, 1953.

Schultz, J.H.: Psyche und Parafunktionen. Dtsch. zahnärztl. Z. 16 (1961) 14.

Schultz, J.H.: Das Autogene Training. Konzentrative Selbstentspannung. Thieme, Stuttgart 1970.

Schultz, J.H.: Das autogene Training. Thieme, Stuttgart 1976.

Schultz, J.H.: Das autogene Training, 15. Aufl. Thieme, Stuttgart 1978.

Schultz, J.H.: Hypnose-Technik, 8. Aufl. Fischer, Stuttgart–New York 1982.

Schultz, J.H.: Übungsheft für das autogene Training, 22. Aufl. Thieme, Stuttgart 1989.

Schultz, J.H.: Das autogene Training. Konzentrative Selbstentspannung: Versuch einer klinisch-praktischen Darstellung, 19. Aufl. Thieme, Stuttgart 1991.

Schultz-Ruthenberg, C.: Untersuchung über die Auswirkung und Verarbeitung eines nicht erfüllten Kinderwunsches. Diss., Berlin 1980.

Schultz, U.: Status pseudoepilepticus. In: Studt, H.H. (Hrsg.): Psychosomatik in der inneren Medizin. 1 Symptome und Syndrome. 109–119. Springer, Berlin–Heidelberg–New York 1986.

Schultz, U., D. Köhler, M. Kütemeyer, A. Stäbler-Lehr: Zum Spontanverlauf des lumbalen Discusvorfalls. Eine CT-kontrollierte prospektive Studie. Nervenarzt 59 (1988) 661–668.

Schultz-Venrath, U.: Chronische Lumbo-Ischialgie-Syndrome. In: Egle, U.T., S.O. Hoffmann (Hrsg.): Der Schmerzkranke

– Grundlagen, Pathogenese, Klinik und Therapie chronischer Schmerzsyndrome aus bio-psycho-sozialer Sicht, S. 460–488. Schattauer, Stuttgart–New York 1993.

Schultz-Venrath, U., K.F. Masuhr: Psychogene und nicht-epileptische Anfälle. In: Nissen, G. (Hrsg.): Anfalls-krankheiten aus interdisziplinärer Sicht, S. 151–163. Quintessenz, München 1993.

Schultze-Werninghaus, G.: Prävalenz des Asthmas. In: Schultze-Werninghaus, G., M. Debelic (Hrsg.): Asthma. Grundlagen – Diagnostik – Therapie, S. 3–9. Springer, Berlin–Heidelberg 1988.

Schulz van Treek, A.: Neuro-vegetative Hörstörungen und ihre Behandlung. Wiss. Z. Univ. Halle 5 (1956) 1059.

Schulze, A.: Psychosomatische Merkmalskonstellationen beim Torticollis spasmodicus. Teil 1 und 2. Diss. sc. med. Humboldt-Univ. Berlin (DDR), 1989.

Schulze, G.E., R.W. Benson, M.G. Paule, D.W. Roberts: Behaviorally conditioned suppression of murine T-cell dependent but not T-cell independent antibody responses. Pharmacol. Biochem. Behav. 30 (1988) 859–865.

Schumacher, W.: Das hirnorganische Psychosyndrom in Klinik und Praxis. Therapiewoche 33 (1983) 4159.

Schumann, J., E.M. Fahrner, U. Niemeck: Beschreibung und Tätigkeiten der Einrichtungen im Modellprogramm »Drogen und AIDS«. IFT-Berichte, Bd. 58. München 1992.

Schunk, J.: Emotionale Faktoren in der Pathogenese der essentiellen Hypertonie. Klin. Med. 152 (1954) 251.

Schur, M.: Zur Metapsychologie der Somatisierung (1955). In: Brede, K. (Hrsg.): Einführung in die Psychosomatische Medizin. Fischer, Frankfurt 1974.

Schur, M.: Zur Metapsychologie der Somatisierung. In: Brede, K. (Hrsg.): Einführung in die Psychosomatische Medizin. Syndikat-Verlag, Frankfurt/a.M. 1980.

Schuster-Erfmann, J.: Die Hypertoniepatienten in psychologischer Sicht. In: Eiff, A.W. v., G. Kloska, H. Quint: Essentielle Hypertonie. Klinik, Psychophysiologie und Psychopathologie. Thieme, Stuttgart 1967.

Schuster, H.P.: Zur Zukunft der Inneren Medizin. Eröffnungsrede des Vorsitzenden der 99. Jahrestagung der Deutschen Gesellschaft für Innere Medizin. Med. Klinik 88 (1993) 347–357.

Schuster, M.: Kunsttherapie. Die heilende Kraft des Gestaltens. DuMont, Köln 1986.

Schuster, P., H. Strotzka: Diskussionsbeiträge zu Harvey Bluestones Aufsatz. Forum Psychoanal. 1 (1985) 318–320.

Schwab, F., I. Frisch, R. Krause: Affektives Ausdrucksverhalten gesunder und an Colitis erkrankter männlicher und weiblicher Erwachsener. Studien zur Psychosomatik. Zeitschrift für Psychotherapie und Psychosomatik (1993)

Schwab, J.J.: Psychiatric illness in medical patients: why it goes undiagnosed. Psychosomatics 23 (1982) 225–229.

Schwartz, D.M., M.G. Thompson, C.L. Johnson: Anorexia nervosa and bulimia: the socio-cultural context. Int. J. Eat. Dis. 3 (1982) 20–36.

Schwartz, D., M. Thompson, C. Johnson: Eating disorders and the culture. In: Darby, P.L., P.E. Garfinkel, D.M. Garner, D.V. Coscina (eds.): Anorexia nervosa. Recent Developments in Research, pp. 83–94. Liss, New York 1983.

Schwartz, E., L.Fair, S. Greenberg, M.R. Mandel, G.L. Klermann: Facial expression and depression. An electromyographical study. Amer. Psychosom. Soc., Annual Meeting, Philadelphia 1974.

Schwartz, G.E., P.L. Fair, P.S. Greenberg, M.R. Mandel, G.L. Klermann: Facial expression and depression. An electromyographic study. Ann Meeting Amer. Psychsom. Soc., Philadelphia, March 29–31, 1974.

Schwartz, K.: Über penetrierende Magen- und Jejunalgeschwüre. Beitr. klin. Chir. 67 (1910) 96–128.

Schwartz, M.A., O.P. Wiggins: Systems and the structuring of meaning: Contributons to a biopsychosocial medicine. Amer. J. Psychiat. 143 (1986) 1213–1221.

Schwartz, R.C.: Bulimia and family therapy: a case study. Int. J. Eat. Dis. 2 (1982) 75–82.

Schwartz, W.J., H. Gainer: Suprachiasmatic nucleus: Use of 14C-labeled deoxyglucose uptake as a functional marker. Science 197 (1977) 1089–1091.

Schwarz, D.: Verhaltensanalyse und Verhaltenstherapie bei Patienten mit funktionellen Herzbeschwerden. In: Köhle, K. (Hrsg.): Zur Psychosomatik von Herz- Kreislauf-erkrankungen. Springer, Berlin 1982.

Schwarz, O.: Psychogenese und Psychotherapie körperlicher Symptome. Springer, Wien 1925.

Schwarz, O.: Über psychogene Nierenschmerzen. Allg. ärztl. Z. Psychother. 1 (1928) 28.

Schwarz, R.: Psychologische Hilfen zur Verarbeitung von Chemotherapie und Strahlenbehandlung. In: Verres, R., M. Hasenbring (Hrsg.): Jahrbuch der Medizinischen Psychologie 3, S. 30–42. Springer, Berlin–Heidelberg 1989.

Schwarz, R.: Die Krebspersönlichkeit – Mythos und klinische Realität. Schattauer, Stuttgart, 1994.

Schwarzer, R.: Psychologie des Gesundheitsverhaltens. Hogrefe, Göttingen–Toronto–Zürich 1992.

Schwarzer, R., A. Leppin: Sozialer Rückhalt und Gesundheit. Hogrefe, Göttingen 1989.

Schweiger, U., K.M. Pirke: Die Hypothalamus-Hypophysen-Gondadenachse bei der Frau. In: Hellhammer, D.H., C. Kirschbaum (Hrsg.): Psychoendokrinologie und Psychoimmunologie, Enzyklopädie der Psychologie. Hogrefe, Göttingen 1995 (in Druck).

Schweizerischer Bundesrat: Allgemeine Medizinalprüfungs-verordnung und Verordnung über die Prüfung der Ärzte vom 19.11.1980.

Schwendke, A., D., Richter: Alltag der Schwangeren-Konfliktberatung. Vortrag: IV. Symposium der Gesellschaft für psychosmatische Gynäkologie und Geburtshilfe. Schöneck 14.–15.12.1990.

Schwind, P.: Alles im Lot: Rolfing. Goldmann, München 1991.

Schwinge, I., I. Stiegler: Privatuniversität Witten/Herdecke. In: Göbel, E., S. Remstedt (Hrsg.): Medizinische Reformstudiengänge, S. 37–54, Frankfurt/a.M. 1994.

Schwöbel, A.: Analyse einer 60jährigen Migräne-Kranken. Z. psychosom. Med. 11 (1965) 164.

Schwöbel, G.: Der Blinzeltic und seine phänomenologische Bedeutung. Z. psychosom. Med. 12 (1966) 264–275.

Scotch, N.A., H.J. Geiger: The epidemiology of rheumatoid arthritis. J. chron. Dis. 15 (1962) 1037–1067.

Scotch, N.A., J.H. Geiger: Epidemiology of essential hypertension: psychology and sociocultural factors in etiology. J. chron. Dis. 16 (1963) 1183–1213.

Scott, B., P. Lindberg, L. Lyttkens, L. Melin: Psychological treatment of tinnitus. Scand. Audiol. 14 (1985) 223.

Scott, D.L.: Psychiatric problems of hemodialysis: their treatment by hypnosis. Brit. J. Psychiat. 122 (1973) 91–92.

Scott, N.A., R.A. DeSilva, B. Lown, R.J. Wurtman: Tyrosine administration decreases vulnerability to ventricular fibrillation in the normal canine heart. Science 211 (1981) 727–729.

Scrignar, C.B.: Post-traumatic Stress Disorder – Diagnosis, Treatment and Legal Issues. Bruno Press, New Orleans 1990.

Scudds, R.A., G.B. Rollman, M. Harth, G.A. McCain: Pain perception and personality measures as discriminators in the classification of fibrositis. J. Rheum. 14 (1987) 563–569.

Seale, C.: A comparison of hospice and conventional care. Soc. Sci. Med. 32 (1991) 147–152.

Searle, J.: Minds, Brains and Science. Harvard Univ. Press, Cambridge/Mass. 1984.

Sebastian, U.: Bioenergetische Analysen nach Lowen und Reich. In: Toman, W., R. Egg (Hrsg.): Psychotherapie. Ein Handbuch. Bd. I, S. 152. Kohlhammer, Stuttgart–Berlin–Köln–Mainz 1985.

Sebeok, Th.A.: Contributions to the Doctrine of Signs. Indiana University, Bloomington 1976.

Sebeok, Th.A.: Neglected figures in the history of semiotic inquiry: Jakob v. Uexküll. In: Sebeok, Th.A. (ed.) The sign and its masters. University of Texas Press, Austin-London 1978.

Sebeok, Th.A.: Contribution to a Doctrine of Signs. Indiana Univ. Press and Peter de Ridder, Lisse 1976. Dtsch.: Theorie und Geschichte der Semiotik, S. 91–92. Rowohlt, Reinbek 1979.

Sebeok, Th.A., J. Umiker-Sebeok (eds.): The Semiotic Web 1991: Biosemiotics. De Gruyter, Berlin–New York 1992.

Sedvall, G., L. Farde, A. Persson, F.-A. Wiesel: Imaging of neurotransmitter receptors in the living human brain. Arch. gen. Psychiat. 43 (1986) 995–1005.

Seeley,T.D.: The honey bee colony as a superorganism. Amer. Scient. 77 (1989) 546–553.

Seeman, H., M. Zimmermann: Kybernetische Schmerzkonzepte – eine Standortbestimmung. In: Basler, H., C. Franz (Hrsg.): Psych. Schmerztherapie – Grund-lagen, Diagnostik, Krankheitsbilder; S. 17–45. Springer, Berlin–Heidelberg 1990.

Seeman, P., C. Ulpian, C. Bergeron, P. Riederer, K. Jellinger, E. Gabriel, G.P. Reynolds, W.W. Tourtellotte: Bimodal distribution of dopamine receptor densities in brains of schizophrenics. Science 225 (1984) 728–731.

Seeman, T.E.: Personal control and coronary artery disease: How generalized expectancies about control may influence disease risk. J. Psychosom. Med. 35 (1991) 661–669.

Segal, L.: Das achtzehnte Kamel. Zum Konstruktivismus Heinz von Foersters. Piper, München–Zürich, 1988.

Seidel, A.: Beschwerden am Bewegungsapparat ohne ausgeprägten organischen Befund. Z. Allgemeinmed. 51 (1975) 1356–1359.

Seifert, K.: Funktionelle Störungen der vorderen Halsorgane im ursächlichen Zusammenhang mit Funktionsstörungen des zervikokranialen Überganges. Neuroorthopädie 4 (1988) 211.

Seikowski, K., U.F. Haustein, A. Weber: Zum Einfluß der Hypnose und des Autogenen Trainigs auf die akrale Durchblutung bei Sklerodermie-Patienten. Vortrag anl. der 37. Tagung der DDG, Düsseldorf 14. 7. 1993.

Seitz, R.J., A.G.M. Canavan, L. Yágüez, H. Herzog, L. Tellmann, U. Knorr, Y. Huang, V. Hömberg: Successive roles of the cerebellum and premotor cortices in trajectorial learning. NeuroReport 5 (1994) 2541–2544.

Selby, G., J.W. Lance: Observations on 500 cases of migraine and allied vascular headache. J. Neurol., Neurosurg., Psychiat. 23 (1960) 23–32.

Seligman, M.E.P.: Phobias and preparedness. Beh. Ther. 2 (1971) 307–320.

Seligman, M.E.P.: Helplessness – On Depression, Development and Death. Freeman, San Francisco 1975.

Seligman, M.E.P., D. Groves: Non-transient learned helplessness. Psychosom. Sci. 19 (1970) 191–192.

Seligman, M.E.P., J.L. Hager: Biological Boundaries of Learning. Appleton Century Crofts, New York 1972.

Seligman, M.E.P., R.A. Rossellini, U.M. Kozak: Learned helplessness in the rat: reversibility, time course and immunization. J. comp. physiol. Psychol. 88 (1974) 542–547.

Sellers, E.M., G.A. Higgins, M.B. Sobell: 5-HT and alcohol abuse. TIPS 13 (1992) 69–75.

Sellheim (1929): zit. nach Artner, J.: Funktionelle Unterleibsbeschwerden der Frau. Med. Klinik 77 (1982) 683.

Sellschopp, A.: Die gegenwärtige Lage der Psychoonkologie. In: Verres, R., M. Hasenbring (Hrsg.): Jahrbuch der Medizinischen Psychologie 3, S. 3–18. Springer, Berlin–Heidelberg 1989.

Selvini-Palazzoli, M.: Die Familie des Anorektikers und die Familie des Schizophrenen. Ehe, Zentralblatt für Ehe und Familienkunde 12 (1976) 107.

Selvini-Palazzoli, M.: Self-starvation: From the Intrapsychic to the Transpersonal Approach to Anorexia Nervosa. Chaucer, London 1974. Dtsch.: Magersucht. Klett-Cotta, Stuttgart 1982.

Selvini-Palazzoli, M., L. Boscolo, G. Cecchin, G. Prata: Paradosso e controparadosso. Feltrinelli, Mailand 1975. Dtsch.: Paradoxon und Gegenparadoxon. Klett, Stuttgart 1977.

Selvini-Palazzoli, M., L. Boscolo, G. Cecchin, G. Prata: Hypothezising – circularity – neutrality: three guidelines for the conductor of the session. Family process 19 (1980) 3. Dtsch.: Hypothetisieren – Zirkularität- Neutralität: Drei Richtlinien für den Leiter der Sitzung. Familiendynamik 6 (1981) 123.

Selye, H.: A syndrome produced by diverse noxious agents. Nature (Lond.) 32 (1936) 138.

Selye, H.: The general adaptation syndrome and the diseases of adaptation. J. clin. Endocr. 6 (1946) 117–230.

Selye, H.: The evolution of the stress concept – stress and cardiovascular disease. In: Levi, L. (ed.): Society, Stress and Disease, vol. I. Oxford Univ. Press, London 1971.

Selye, H.: The evolution of the stress concept. Amer. Scientist 61 (1973) 692–699.

Selye, H.: Stress without Distress. Lippincott, Philadelphia 1974.

Selye, H.: The stress concept today. In: Kutash, I.L., L.B. Schlesinger et al. (ed.): Handbook on Stress and Anxiety. Jossey Bass, San Francisco 1981.

Selye, H. (ed.): The Stress of Life (1956). Mc Graw-Hill, New York 1982.

Senf, W.: Theorie der stationären Psychotherapie. In: Becker, H., W. Senf (Hrsg.): Praxis der stationären Psychotherapie, S. 2–34. Thieme, Stuttgart 1988.

Senf, W., M. v. Rad: Ergebnisforschung in der Psychosomatischen Medizin. In: Adler, R. et al. (Hrsg.): Psychosomatische Medizin, S. 382–399. Urban & Schwarzenberg, München 1990.

Senf, W., H. Kordy, m. v. Rad, W. Bräutigam: Indication in psychotherapy on the basis of a follow-up project. Psychother. and Psychosom. 42 (1984) 37–47.

Senn, H.J., A. Glaus: Schmerzen und Schmerzbekämpfung bei Tumorkrankheiten. Schweiz. med. Wschr. 112 (1982) 1158–1164.

Sensky, T.: Psychosomatic aspects of end-stage renal failure. Psychother. and Psychosom. 59 (1993) 56–68.

Sensky, T., T. Cundy, S. Greer, K. Pettingale: Referrals to psychiatrists in a general hospital – comparison of to methods of liaison psychiatry: preliminary communication. J.R. Soc. Med. 78 (1985) 463–468.

Seres, J.L., R.I. Newman: Results of treatment of chronic low-back pain at the Portland Pain Center. J. Neurosurg. 45 (1976) 437–441.

Sergl, H.G.: Zusammenhang zwischen psychischen Schwierigkeiten und dem Auftreten von Kieferanomalien. Fortschr. Kieferorthop. 28 (1967) 57.

Severs, W.B., J.Y. Summy-Long, L.C. Keil (1982): The brain renin-angiotensin system. Drug. Dev. Res. 2 (1982) 231–239.

Seville, J., S. Ray, D. Penzien, C. Johnson: Psychophysiological responses of recurrent headache sufferers. Headache 30 (1990) 316.

Seward, G.H. et al.: Personality structure in a common form of colitis. Psychol. Monogr. 65 (1965) 1–26.

Shaffer, J.W., P.L. Graves, R.T. Swank, T.A. Pearson: Clustering of personality traits in youth and the subsequent development of cancer among physicians. J. Behav. Med. 10 (1987) 441–447.

Shagaas, C., R.B. Malmo: Psychodynamic themes and localized muscular tension during psychotherapy. Psychosom. Med. 16 (1954) 295.

Shahidi, S., P. Salmon: contingent and non-contingent biofeedback training for type A and Type B healthy adults: Can type-As relax by competing? J. Psychosom. Res. 36 (1992) 477–483.

Shainess, N.: Authentic feminine orgastic response. In: Adelson, E.T. (ed.): Sexuality and psychoanalysis. Brunner/Mazel, New York 1975.

Shanan, J.: Konsequenzen psychologischer Alterstheorien für die Psychogeriatrie. In: Bergener, M. (Hrsg.): Depressionen im Alter, Steinkopff, Darmstadt 1986.

Shands, H.,C.: How are psychosomatic patients different from psychoneurotic patients? Psychother. and Psychosom. 26 (1975) 270–285.

Shanfield, S.B.: Predicting bereavement outcome: marital factors. Family Systems Medicine 1 (1983) 40.

Shankel, S.W., E.L. Mazzaferri: Teaching the resident in internal medicine. Present practices and suggestions for the future. JAMA 256 (1986) 725–729.

Shannon, C.E., W. Weaver: The mathematical theory of communication. University of Illinois, Urbana 1949.

Shannon, C.F.: The mathematical theory of communication. Urbana, Illinois 1948.

Shapiro, A.K., E.S. Shapiro, R.D. Brown, R.D. Sweet: Gilles de la Tourette syndrome. Raven, New York 1978.

Shapiro, M.F., A.F. Lehman, S. Greenfield: Biases in the laboratory diagnosis of depression in medical practice. Arch. int. Med. 143 (1983) 2085–2088.

Sharov, A.A.: Biosemiotics: a functional-evolutionary approach to the analysis of the sense of information. In: Sebeok, T.A., J. Umiker-Sebeok (eds.): The Semiotic Web 1991: Biosemiotics. De Gruyter, Berlin–New York 1992.

Sharpe, E.F.: Psychophysiological problems revealed in language. An examination of metaphor. Int. J. Psychoanal. 21 (1940) 201–213.

Shavit, Y., J.W. Lewis, G.W. Terman, R.P. Gale, J.C. Liebeskind: Opioid peptides mediate the suppressive effect of stress on natural killer cell cytotoxicity. Science 233 (1984) 188–190.

Shaw, E.B.: The outbreak of meningitis (editorial). Calif. Med. 102 (1965) 234.

Shaw, R.E., F. Cohen, B. Doyle, J. Palesky: The impact of denial and repressive style on information gain and rehabilitation outcomes in myocardial infarction patients. Psychosom. Med. 28 (1966) 808–821.

Shaw, R.E., F. Cohen, B. Doyle, J. Palesky: The impact of denial and repressive style on information gain and rehabilitation outcomes in myocardial infarction patients. Psychosom. Med. 47 (1985) 262–273.

Shaye, R.: Bewältigungsstrategien bulimischer Frauen. In: Speidel, H., B. Strauß (Hrsg.): Zukunftsaufgaben der psychosomatischen Medizin. Springer, Berlin 1989.

Shea, B. et al.: Hemodialysis for chronic renal failure. Ann. int. Med. 62 (1965) 558–563.

Shea, M.T., I. Elkin, S.D. Imber, S.M. Sotsky, J.T. Watkins, J.F. Collins, P.A. Pilkonis, E. Beckham, D.R. Glass, R.T. Dolan, M.B. Parloff: Course of depressive symptoms over follow-up. Arch. Gen. Psychiatry 49 (1992) 782–787.

Shealy, C.N., J.T. Mortimer, J.B. Reswick: Electrical inhibition of pain by stimulation of dorsal columns: Preliminary clinical report. Anaesth. Analg. Curr. Res. 46 (1967) 489–491.

Sheehan, D.V.: Current concepts in psychiatry: panic attacks and phobias. New Engl. J. Med. 307 (1982) 156–158.

Sheehy, M.P., C.D. Marsden: Writer's cramp – a focal dystonia. Brain 105 (1982) 461–480.

Sheffield, B.F., M. Carney: Crohn's disease: a psychosomatic illness? Brit. J. Psychiat. 128 (1976) 446–450.

Shekelle, R.B.: Educational status and risk of coronary heart disease. Science 163 (1969) 97–98.

Shekelle, R.B., W.J. Raynor, A.M. Ostfeld, D.C. Garron, L.A. Bieliauskas, C. Liu, C. Maliza, O. Paul: Psychological depression and 17-year risk of death from cancer. Psychosom. Med. 43 (1981) 117–125.

Shekelle, R.B., M. Gale, A.M. Ostfeld, O. Paul: Hostility, risk of coronary heart disease and mortality. Psychosom. Med. 45 (1983a) 109–114.

Shekelle, R.B., S. Hulley, J. Neaton et al. for the MRFIT Research Group: The MRFIT behavior pattern study: II. Type A behavior pattern and incidence of coronary heart disease. CVD Epidemiol. Newsletter Jan. (1983b) 34.

Shekelle, R.B., S.B. Hulley, J.D. Neaton: Type A behavior and risk of coronary heart disease in MRFIT. Paper presented at the conference »Biobehavioral factors in coronary heart disease«, Winterscheid 1984.

Shekelle, R.B., S. Hulley, J. Neaton et al. for the MRFIT Research Group: Type A behavior and risk of coronary heart disease in MRFIT. In: Schmidt, T., T. Dembroski, G. Blümchen (eds.): Biological and Psychological Factors in Cardiovascular Disease, pp. 41–55. Springer, Berlin–Heidelberg–New York 1986.

Sheldon, A., C. Ryser, P. Krant, J. Melvin: An integrated family orientated cancer care program. J.chron. Dis. 22 (1970) 743.

Shengold, L.L.: Child abuse and deprivation: soul murder. J.Amer. psychoanal. Ass. 27 (1979) 533–557.

Shenk, D., E. Vora: Friendship patterns of the elderly. Paper presented at the meeting of the International Congress of Gerontology. New York 1985 (cited after Midlarsky, 1991).

Shenkin, H.A.:The effect of pain on the diurnal pattern of plasma corticoid levels. Neurology 14 (1964) 1112–1117.

Sheperd, M., B. Cooper, A.C. Brown, G. Kalton: Psychiatric illness in general practice. Oxford University Press, Oxford 1966.

Sheppard, G., J. Gruzelier, R. Manchanda, S.R. Hirsch, R. Wise, R. Frackowiak, T. Johnson: 15O-positron emission tomographic scanning in predominantly never-treated acute schizophrenic patients. Lancet II (1983) 1448–1452.

Sherrer, Y.S., D.A. Bloch, D.M. Mitchell, S.H. Roth, F. Wolfe, J.F. Fries,: Disability in rheumtoid arthritis: Comparison of prognostic factors across three populations. J. Rheumatol. 14 (1987) 705–709.

Sherrington, R., J. Brynjolfsson, H. Petursson, M. Potter, K. Dudleston, B. Barraclough, J. Wasmuth, M. Dobbs, H. Gurling: Localization of a susceptibility locus for schizophrenia on chromosome 5. Nature (Lond.) 336 (1988) 164–167.

Sherwood, A., J.R. Turner: Postural stability of hemodynamic responses during mental challenge. Psychophysiol. 39 (1993) 237–244.

Shiffman, S. (ed.): Coping and Substance Use. Acad. Press, Orlando/Fla. 1985.

Shimizu, A., M.S. Richardson: Spouse relief program for home dialysis patients. Dial. Transplant. 10 (1981) 428–433.

Shimm, D.S., G.L. Logue, A.A. Maltbie, S. Dugan: Medical management of chronic cancer pain. J. Amer. med. Ass. 241 (1979) 2408–2412.

Shmerling, D.H.: Ileocolitis granulomatosa Crohn. Pädiat. Prax. 20 (1978) 197–205.

Shochet, B.R., E.T. Lisansky, A.F. Schubart, V. Fiocco, Sh. Kurland, M.Pope: A medical-psychiatric study of patients with rheumatoid arthritis. Psychosom. 10 (1969) 271–279.

Sholevar, G.P., R. Perkel: Family Systems Intervention and Physical Illness. General Hospital Psychiatry 12 (1990) 363–372.

Short, M.J., W.P. Wilson: Roles of denial in chronic hemodialysis. Arch. gen. Psychiat. 20 (1969) 433–437.

Shorter, E.: Bedside Manners: The Troubled History of Doctors and Patients. Simon & Schuster, New York 1985.

Shorter, R.G., M. Chiba, W. Thayer, W. Bartnik, S. Remine: Further studies of cell-mediated immunity in inflammatory bowel disease – a preliminary report. Z. Gastroenterol. 17 (Suppl.) (1979) 72–76.

Shuval, J.: Professional socialization and medical care. In: Noack, H. (ed.): Medical Education and Primary Health Care. Croom Helm, London 1980.

Sibertin-Blanc, D.: Le nanisme psychogène. In: Lebovici, S., R. Diatkine, M. Soulé (eds.): Traité de psychiatrie de l'enfant et de l'adolescent, vol. II., pp. 561–569. PUF, Paris 1985.

Sich, D.: Naeng.: Begegnung mit einer Volkskrankheit in der modernen frauenärztlichen Praxis in Korea. Curare 2 (1979) 87–96.

Sicuteri, F.: Endorphines, opiate receptors and migraine headache. Headache 17 (1978) 253–256.

Sicuteri, F.: Emotional vulnerability of the antinoceptive system: relevance in psychosomatic headache. Headache 21 (1981) 113–115.

Sicuteri, F., B. Anselmi, P.L. Del Bianco: 5-hydroxy-tryptamine supersensitivity as a new theory of headache and central pain: A clinical pharmacological approach with p-chlorophenylalanine. Psychopharmacologia 29 (1973) 347–356.

Siebert, G.: Kopfschmerz in der Zahnheilkunde. In: Gross, D., R.Frey (Hrsg.): Kopfschmerz, S. 68. Fischer, Stuttgart 1981.

Siebert, G.: Gesichts- und Kopfschmerzen. Hanser, München 1992.

Siegel, D., H. Tucker, P. Enck, W.E. Whitehead, M.M. Schuster: Symptoms differentiating irritable bowel syndrome from other G.I. disorders. Gastroenterology 86 (1984) 1251.

Siegel, E.V.: Tanztherapie. Klett-Cotta, Stuttgart 1986.

Siegenthaler, W.: Klinische Pathophysiologie. Thieme, Stuttgart 1973.

Siegman, A., T.M. Dembroski, N. Ringel: Components of hostility and the severity of coronary artery disease. Psychosom. Med. 49 (1987) 127–135.

Siegrist, J.: Lehrbuch der medizinischen Soziologie. Urban & Schwarzenberg, München 1975.

Siegrist, J.: Asymetrische Kommunikation bei der klinischen Visite. Med. Klinik 45 (1976) 1962–1966.

Siegrist, J.: Arbeit und Interaktion im Krankenhaus. Enke, Stuttgart 1978.

Siegrist, J.: Die Bedeutung von Lebensereignissen für die Entstehung körperlicher und psychosomatischer Erkrankungen. Nervenarzt 51 (1980) 313–320.

Siegrist, J.: Asymmetrische Kommunikation bei klinischen Visiten. In: Köhle, K., H.-H. Raspe (Hrsg.): Das Gespräch während der ärztlichen Visite, S. 16–22. Urban & Schwarzenberg, München 1984.

Siegrist, J.: Threat to social status and cardiovascular risk. Psychother. and Psychosom. 42 (1984) 90–96.

Siegrist, J.: Fragebogen zur Schlaf- und Belastungsanamnese bei Patienten mit koronarer Herzkrankheit bzw. koronaren Risikofaktoren (SBA): Information für den Arzt. Pharma-Schwarz Gmbh, Monheim 1985.

Siegrist, J., K. Dittmann: Lebensveränderungen und Krankheitsausbruch: Methodik und Ergebnisse einer medizinsoziologischen Studie. Kölner Z. f. Soziol. u. Sozialpsychol. 1 (1981) 132–147.

Siegrist, J., H. Matschinger: Distreß-karriere und koronares Risiko. In: Brähler, E., B. Dahme, B.F. Klapp (Hrsg.): Jahrbuch der medizinschen Psychologie 1, S. 87–99. Springer, Berlin 1988.

Siegrist, J., J.H. Peter: Schlafstörungen und kardiovaskuläres Risiko. Med. Klinik 81 (1986) 429–432.

Siegrist, J., K. Dittmann, K. Rittner, I. Weber: Soziale Belastungen und Herzinfarkt. Enke, Stuttgart 1980.

Siegrist, J., K. Dittmann, K. Rittner, I. Weber: Psychosocial risk constellations and first myocardial infarction. In:

Siegrist, J., M. J. Halhuber (eds.): Myocardial Infarction and Psychosocial Risks, pp. 41–57. Springer, Berlin–Heidelberg–New York 1981.

Siegrist, J., K. Dittmann, K. Rittner, I. Weber: The social context of active distress in patients with early myocardial infarction. Soc. Sci. Med. 16 (1982) 443–453.

Siegrist, J., H. Matschinger, I. Weber, K. Siegrist, K. Dittmann, P. Brockmeier, D. Klein: Der Einfluß sozialer Belastungen und ihrer Verarbeitung auf die Entwicklung kardiovaskulärer Risiken – eine Längsschnittstudie an berufstätigen Männern. Arbeitsbericht zum DFG-Projekt Si 236/5–2, Marburg 1984 (unveröffentlicht).

Siegrist, J., H. Matschinger, P. Cremer, D. Seidel: Atherogenic risk in men suffering from occupational stress. Atherosclerosis 69 (1988) 211.

Siever, L.J., R.D. Coursey, J.S. Alterman, M.S. Buchsbaum, D.L. Murphy: Impaired smooth pursuit eye movement: vulnerability marker for schizotypal personality disorder in a normal volunteer population. Amer. J. Psychiat. 141 (1984) 1560–1565.

Siewert, J.R., F.E. Isemer: Prinzipien operativer Behandlung von Colitis ulcerosa und Morbus Crohn. In: Ottenjann, R., H. Fahrländer (Hrsg.): Entzündliche Erkrankungen des Dickdarms. Springer, Berlin 1983.

Sigusch, V.: Medizinische Experimente am Menschen: Das Beispiel Psychochirurgie. Beilage zum Argument – Sonderbd. 17. Argument-Verlag, Berlin 1977.

Sigusch, V.: Sexualität und Medizin. Kiepenheuer und Witsch, Köln 1979.

Sigusch, V.: AIDS als Risiko. In: Sigusch, V. (Hrsg.): AIDS als Risiko. Konkret Literatur Verlag, Hamburg 1987.

Sigusch, V.: Über die Vergesellschaftung der Krankheit AIDS. In: Sigusch, V., S. Fliegel (Hrsg.): AIDS. DGVT, Tübingen 1988.

Sigusch, V.: Therapie sexueller Störungen, 3. Aufl. Thieme, Stuttgart (1995, in Druck).

Silvers, I.J., M.F. Hovell, M.H. Weisman, M.R. Mueller: Assessing physician/patient perceptions in rheumatoid arthritis. Arthr. and Rheum. 28 (1985) 300–307.

Silverstein, M.D., D.E. Singer, A.G. Muky, G.E. Thibault, G.O. Barnett: Patienten mit Synkopen auf internistischen Intensivstationen. J. Amer. med. Ass. D 2/7 (1983) 239–243.

Silverstone, J.T., R.P. Gordon, A.J. Stunkard: Social factors in obesity in London. Practitioner 202 (1969) 682–688.

Silverstone, P.H.: Depression increases mortality and morbidity in acute life-threatening medical illness. J. Psychosom. Res. 34 (1990) 651–657.

Sime, A.M.: Relationship of preoperative fear, type of coping and information received about surgery to recovery from surgery. J. Pers. soc. Psychol. 34 (1976) 716–724.

Simenauer, E.: Psychoanalyse und Chirurgie. In: Simenauer, E.: Wanderungen zwischen Kontinenten. Gesammelte Schriften zur Psychoanalyse, Bd. 1, S. 189–209. Frommann-Holzboog, Stuttgart 1993.

Simkina, E.S., A.V. Dubinin, T.P. Gorbeshko, L.V. Maksimova: The risk of the occurrence of polyps and diverticulosis of the large intestine in patients with the irritable bowel syndrome. Vop Onkol. 37 (2) (1991) 190–192.

Simmet, H.: Wechselwirkung von Katathymem Bilderleben und kreativem Prozeß bei einem Fall von Enteritis regionalis (Morbus Crohn). In: Leuner, H. (Hrsg.): Katathymes Bilderleben, S. 312–322. Huber, Bern 1980.

Simml, M., W. Enenkel, H. Pollak: Psychische Reaktionen bei Herzinfarktpatienten in der Akutphase in Bezug zum Schweregrad des Infarktes. Herz-Kreisl. 22 (1990) 68–75.

Simmons, R.G.: Long-term reactions of renal recipients and donors. In: Levy, N.B. (ed.): Psychonephrology 2, pp. 275–284. Plenum, New York 1983.

Simmons, R.G., L. Abress: Quality-of-life issues for end-stage renal disease patients. Amer. J. Kidney Dis. 15 (1990) 201–208.

Simms, R.W., D.L. Goldenberg, D.T. Felson, J.H. Mason: Tenderness in 75 anatomic sites: Distinguishing fibromyalgia patients from controls. Arthr. Rheum. 31 (1988) 182–187.

Simon, F.B., H. Stierlin: Die Sprache der Familientherapie. Ein Vokabular. Klett, Stuttgart 1984.

Simons, D.H., E. Day, H. Goodell, H.G. Wolff: Experimental studies on headache: muscles of the scalp and neck as sources of pain. Ass. Res. nerv. Dis. Proc. 23 (1943) 228.

Simpson, L.O.: The etiopathogenesis of premenstrual syndrome as a consequence of altered blood rheology; a new hypothesis. Med. Hypotheses 25 (1988) 189–195.

Sims, A.: Neurosis and mortality: Investigation on association. J. psychosom. Res. 28 (1984) 353–362.

Sims, J.: Job stress: an aetiological factor in hypertension development? J. Psychophysiol. 2 (1988) 81.

Sims, J., D. Carroll, R. Turner, J.K. Hewitt: Cardiac and metabolic activity in mild hypertensive and normotensive subjects. Psychophysiol. 25 (1988) 172–178.

Sinaki, M., J.L. Merrit, G.K. Stillwell: Tension myalgia of the pelvic floor. Mayo Clin. Proc. 52 (1977) 717.

Sinclair, W.Y.: Chronic pelvic pain in young women. In: Psychosomatic Medicine in Obstetrics and Gynecology, 3rd Int. Congr. London (1971), p. 457. Karger, Basel 1972.

Sinden Spiegel, J.S., T. Spiegel, N.B. Ward: Are rehabilitation programs for rheumatoid arthritis patients effective? Seminars in Arthr. and Rheum. 16 (1987) 260–270.

Singer, H.C., J. Anderson, H. Frischer, J. Kirsner: Familial aspect of inflammatory bowel disease. Gastroenterology 61 (1971) 423–430.

Singer, M.: Man´s Glassy Essence: Explorations in Semiotic Anthropology. Indiana Univ. Press, Bloomington 1984.

Singer, M.T., L.C. Wynne: Thought disorder and family relations of schizophrenics: IV. Results and implications. Arch. gen. Psychiat. 12 (1965) 201–212.

Singh, V., C. Saiphoo, D. Oreopoulos: Psychosocial and sexual aspects of diabetes on chronic peritoneal dialysis. Peritoneal Dialysis Bull., 1980.

Singleton, J.W.: Results of the National Cooperative Crohn's Disease Study USA. Z. Gastroenterol. 17 (Suppl.) (1979) 37–50.

Sinha, R., W.R. Lovallo, O.A. Parsons: Cardiovascular differentiation of emotions. Psychosom. Med. 54 (1992) 422–435.

Sirol, F.: Les céphalées récurrentes de la grande enfance et de l'adolescence. In: Lebovici, S., R. Diatkine, M. Soulé (eds.): Traité de psychiatrie de l'enfant et de l'adolescent, vol. II., pp. 537–548. PUF, Paris 1985.

Sirol, F.: Les douleurs abdominales récurrentes de la grande enfance et de l'adolescence. In: Lebovici, S., R. Diatkine, M. Soulé (eds.): Traité de psychiatrie de l'enfant et de l'adolescent, vol. II., pp. 551–560. PUF, Paris 1985.

Sittaro, N.: Selbstwertgefühl und Verhaltensnormalität bei Patienten mit Colitis ulcerosa. Med. Diss., Hannover 1980.

Sivik, T.M., E. Gustafsson, K. Klingberg-Olsson: Differential diagnosis of low back pain patients. A simple quantification of the pain drawing. Nord. J. psychiatry 46 (1992) 55–62.

Sjoberg, L., L. Persson: A study of attempts by obese persons to regulate eating. Addictive Behavior 4 (1979) 349–59.

Skanse, B., W. v. Studnitz, N. Skoog: The effect of corticotropin and cortisone on serumlipids and lipoproteins. Acta endocr. (Copenh.) 31 (1959) 442–450.

Skevington, S.M., F. Blackwell, N.F. Britton: Self-esteem and perception of attractiveness: an investigation of early rheumatoid arthritis. Brit. J. Med. Psychology 60 (1987) 45–52.

Skihoj-Olsen, T., N.A. Lassen: Blood flow and vascular reactivity during attacks of classic migraine – limitations of the Xe-133 intraarterial technique. Headache 29 (1989) 15–20.

Skinner, B.F.: The Behavior of Organisms. Appleton Century Crofts, New York 1938.

Skinner, B.F.: Are theories of learning necessary? Psychol. Rev. 57 (1950) 193–216.

Skinner, B.F.: Science and Human Behavior. Free Press, New York 1953.

Skinner, J.E., J.C. Reed: Blockade of frontocortical-brainstem pathway prevents ventricular fibrillation of ischemic heart. Amer. J. Psysiol. 240 (1981) 156.

Skinner, J.E., J.T. Lie, M.L. Entman: Modification of ventricular fibrillation latency following coronary artery occlusion in the conscious pig: the effect of psychological stress and beta-adrenergic blockade. Circulation 51 (1975) 656–667.

Sklar, M.: Functional bowel distress and constipation in the aged. Geriatrics 27 (1972) 79–85.

Sklar, L.S., H. Anisman: Stress and coping factors influence tumor growth. Science 205 (1979) 513–515.

Skodol, A.E., Pl.E. Srout: Use of DSM-III axis IV in clinical practice: rating etiologically significant stressors. Amer. J.Psychiat. 146 (1989) 61–66.

Slade, P.: Towards a functional analysis of anorexia nervosa and bulimia nervosa. Brit. J. clin. Psychol. 21 (1982) 167–179.

Slater, P. (ed.): The measurement of interpersonal space by grid technique, Vol.I/II. London–New York 1977.

Slavicek, R.: Okklusionskonzept. Inf. aus Orthod. u. Kieferorth. 14 (1982) 171.

Slavson, S.R.: Analytische Gruppentherapie. Theorie und praktische Anwendung, Fischer, Frankfurt/a.M. 1977.

Slawson, P.F., W. Flynn, E.J. Kollar: Psychological factors associated with the onset of diabetes mellitus. J. Amer. med. Ass. 185 (1963) 166–170.

Slesina, W.: Arbeitsbedingte Erkrankungen und Arbeitsanalyse. Enke, Stuttgart 1987.

Slesina, W.: Arbeitsschutz – ein Berufsfeld für Medizinsoziologen? Medizinsoziologie, 2 (1988) 8–21.

Slesina, W., M. Broekmann: Gesundheitszirkel zur Verstärkung des Gesundheitsschutzes im Betrieb. Arbeit 1 (1992) 166–186.

Sloane, R.B., F.R. Staples, A.H. Cristol, N.J. Yorkston, K. Whipple: Psychotherapy versus Behavior Therapy. Harvard Univ. Press, Cambridge 1975.

Sloth, H., L.S. Jorgensen: Predictors for the course of chronic non-organic upper abdominal pain. Scand. J. Gastroent. 24 (1989) 440–444.

Sloviter, R.S., G. Valiquette, G.M. Abrams, E.C. Ronk, A.L. Sollas, L.A. Paul, S. Neubort: Selective loss of hippocampal granule cells in the mature rat brain after adrenalectomy. Science 243 (1989) 535–538.

Sluzki, C.E.: Family consultation in family medicine. In: Wynne, L.C., S. McDaniel, T.T. Weber (eds.): Systems Consultation, pp. 168–180. Guilford, New York–London 1986.

Smalley, S.L., R.F. Asarnow, M.A. Spence: Autism and genetics: a decade of research. Arch. gen. Psychiat. 45 (1988) 953–961.

Smart, H.L., J.F. Mayberry, M. Atkinson: Alternative medicine consultations and remedies in patients with the irritable bowel syndrome. Gut 27 (1986) 826–828.

Smedslund, J.: Are Frijda's »Laws of Emotion« Empirical? Cognition and Emotion 6 (1992) 435–456.

Smith, G.R., S.M. McDaniel: Psychologically mediated effect on the delayed hypersensitivity reaction to tuberculin in humans. Psychosom. Med. 45 (1983) 65–70.

Smith, G.R., R.A. Monson, D.C. Ray: Psychiatric consultation in somatization disorder. A randomized controlled study. New Engl. J.Med. 314 (1986) 1407–1413.

Smith, G.R., K. Rost, M. Kashner: A trial of the effect of a standardized psychiatric consultation on health outcomes and cost in somatizing patients. Arch. Gen. Psychiatry 52 (1995) 238–243.

Smith, J.E., D.J. Levis: Maximizing individual autonomic reactivity: A general operating procedure for pre-selecting the most responsive autonomic channel. J. Psychophysiol. 5 (1991) 281–288.

Smith, M.L., G.V. Glass, T. Miller: The Benefits of Psychotherapy. Johns Hopkins, Baltimore 1980.

Smith, P., R. Coles: Epidemiology of tinnitus. In: Feldmann, H. (ed.): Proceedings of the International Tinnitus Seminar Münster 1987, S. 183. Harsch, Karlsruhe 1987.

Smith, S.R., T. Bledsoe, M.K. Chnetri: Cortisol metabolism and the pituitary-adrenal axis in adults with protein-calorie malnutrition. J. clin. Endocr. 40 (1975) 43–52.

Smithers, D.W.: Maturation in human tumors. Lancet II (1969) 949–952.

Smits, A.: Familie und Krankheit: Eine theoretische Übersicht. Psychosozial 3 (1981) 66.

Smokler, L.A., H. Shevrin: Cerebral lateralization and personality style. Arch. gen. Psychiat. 36 (1979) 949–954.

Smythe, H.A.: Fibrositis as a disorder of pain modulation. Clin. rheum. Dis. 5 (1979) 823–832.

Smythe, H.A.: Fibrositis and other diffuse muscolosketal syndrome. In: Kelley, W.N., E.D. Harris, S. Ruddy, C.B. Sledge (eds.): Textbook of Rheumatology, pp. 481–489. Saunders, Philadelphia 1985.

Snell, L., S. Graham: Social trauma as related to cancer of the breast. Brit. J. Cancer 25 (1971) 721–734.

Snijders, J.T., N. Snijders-Oomen: Nichtverbale Intelligenzuntersuchungen für Hörende und Taube, 3. Aufl. Wolters, Groningen 1967.

Snow, H. (1893), zit. in: Baltrusch, H.J.F.: Psyche – Nervensystem – neoplastischer Prozeß. Z. psychosom. Med. 9 (1963) 229; 10 (1964) 157.

Soares, J.J.F., A. Öhman: Backward making and skin conductance responses after conditioning to nonfeared but fear-relevant stimuli in fearful subjects. Psychophysiol. 30 (1993) 460–466.

Society of Actuaries and Association of Life Insurance Medical Directors of America: Build Study. Society of Actuaries, Chicago 1979.

Sodemann, U., J. Toerkott, K.Köhle: Affekt-Themen in Visiten bei Patienten mit ungünstiger Prognose auf einer internistisch-psychosomatischen Krankenstation. In: Köhle, K., H.-H. Raspe (Hrsg.): Das Gespräch während der ärztlichen Visite, S. 210–231. Urban & Schwarzenberg, München 1982.

Söderberg, L., S. Sjöberg: On operated herniated lumbar discs. Acta Orthop. Scand. 31 (1961) 146–152.

Söllner, W.: Selbsthilfe-Gruppen. In: Eser, A., M. v. Lutterotti, P. Sporken (Hrsg.): Lexikon Medizin-Ethik-Recht, S. 1021–1030. Herder, Freiburg 1989.

Söllner, W., K. Hörtnagl: Zur Integration von Selbsthilfe-Gruppen in die Arbeit des Allgemeinarztes. Allgemeinmedizin 16 (1987) 84–89.

Söllner, W., W. Wesiack: Zur Effizienz koordinierter Selbst-hilfegruppen in der Behandlung psychosomatischer Störungen. In: Lamprecht, F. (Hrsg.): Spezialisierung und Integration in Psychosomatik und Psychotherapie, S. 71–82. Springer, Berlin 1987.

Söllner, W., F. Kessler, M.H. Walter, G. Purtscheller, G. Kemmler, W. Wesiack: Persönlichkeitsveränderungen in Selbsthilfegruppen und Semiselbsthilfegruppen. In: Söllner, W., W. Wesiack, B. Wurm (Hrsg.): Sozio-Psycho-Somatik. Gesellschaftliche Entwicklungen und psychosomatische Medizin, S. 327–335. Springer, Berlin–Heidelberg 1989.

Soerensen, L.V.: Preoperative psychological testing with the MMPI at first operation for prolapsed lumbar disc. Five-year follow up. Dan. med. Bull . 39 (1992) 186–190.

Sofia, R.D.: The effect of overcrowding stress on the development of adjuvant-induced polyarthritis in the rat. J. Pharm. Pharmacol. 32 (1980) 874–875.

Sokoloff, N. et al. zit. nach: Montagu, A.: Körperkontakt. Klett, Stuttgart 1974.

Sokolow, E.N.: Perception and the Conditioned Reflex. Pergamon Press, New York 1963.

Sokolow, M., D. Wedegar, H.K. Kain, A.T. Hinman: Relationship between level of blood pressure measured casually and by portable recorder and severity of complications in essential hypertension. Circulation 34 (1966) 279–298.

Solberg, W.K.: Neuromuscular problems in the orofacial region: diagnosis – classification, signs and symptoms. Int. dent. J. 31 (1981) 206.

Soll, A.H.: Pathogenesis of peptic ulcer and implications for therapy. New Engl. J. Med. 13 (1990) 909–916.

Solms, M., M. Saling: On Psychosanalysis and neuroscience: Freud's attitude to the localizationist tradition. Int. J. Psycho-Anal. 67 (1986) 397–416.

Solms, M., M. Saling: A moment of transition. Two neuroscientific articles by Sigmund Freud. Karnac, London 1990.

Solms-Wildenfels, I.: Psychosomatische Probelme im Alten-heim. In: Bergener, M., B. Kark (Hrsg.): Psychosomatik in der Geriatrie. Steinkopff, Darmstadt 1985.

Solomon, C.M., P.S. Holzman, S. Levin, H.J. Gale: The association between eye-tracking dysfunctions and thought disorder in psychosis. Arch. gen. Psychiat. 44 (1987) 31–35.

Solomon, G.F.: Stress and antibody response in rats. Int. Arch. Allergy 35 (1969) 97–104.

Solomon, G.F.: Emotional and personality factors in the onset and course of autoimmune disease, particularly rheumatoid arthritis. In: Ader, R. (ed.): Psychoneuroimmunology, pp. 159–182. Acad. Press, New York 1981.

Solomon, G.F.: Immunologic abnormalities in mental illness. In: Ader, R. (ed.): Psychoneuroimmunology, pp. 259–278. Acad. Press, New York 1981.

Solomon, G.F., R.H. Moos: Emotions, immunity and disease. Arch. gen. Psychiat. 11 (1964) 657.

Solomon, G.F., S. Levine, J.K. Kraft: Early experience and immunity. Nature 220 (1968) 821–822.

Solomon, M.A., L.B. Hersch: Death in the family. Journ. Marital and Fam. Therapy 5 (1979) 43.

Solomon, P.: Insomnia. New Engl. J. Med. 255 (1956) 755.

Solomon, S., D.S. Holmes, K.D. McCaul: Behavioral control over aversive events: does control that requires effort reduce anxiety and physiogical arousal? J. Pers. soc. Psychol. 39 (1980) 729–736.

Solvason, H.B., V.K. Ghanta, R.N. Hiramoto: Conditioned augmentation of natural killer cell activity – Independence from nociceptive effects and dependence on interferon-ß. J. Immunol. 140 (1988) 661–665.

Solvason, H.B., V.K. Ghanta, J.F. Lorden, S.J. Soong, R.N. Hiramoto: A behavioral augmentation of natural immunity-odor specificity supports a Pavlovian conditioning model. Int. J. Neurosci. 61 (1991) 277–288.

Solvason, H.B., V.K. Ghanta, S.J. Soong, C.F. Rogers, C.M. Hsueh, N.S. Hiramoto, R.N. Hiramoto: A simple, single-trail learning paradigm for conditioned increase in natural killer cell activity. Proc. Soc. Exp. Biol. Med. 199 (1992) 199–203.

Sommer, M., G. Overbeck: Zur Psychodynamik der Kopfschmerzen. Prax. Psychother. 22 (1977) 117–127.

Sonino, N., G.A. Fara, S. Grandi, P. Mantero, M. Boscaro: Stressful life events in the pathogenesis of Cushing's syndrome. Clin. Endocr. (Oxf.) 21 (1988) 617–623.

Sonino, N., M.E. Girelli, M. Boscaro, F. Fallo, B. Busnardo, G.A. Fava: Life events in the pathogenesis of Graves' disease. An controlled study. Acta endocr. (Kbh.) 128 (1993) 293–296.

Sonnenberg, A., H. Müller: Birth-cohort analysis of peptic ulcer mortality in Europe. J. chron. Dis. 38 (1985) 309–317.

Sonnenberg, A., J. Haas: Joint effect of occupation and nationality on the prevalence of peptic ulcer in German workers. Brit. J. industr. Med. 43 (1986) 490–493.

Sonnenberg, A., R. Arnold, A. Fritsch: Epidemiologie und Genetik der Ulcuskrankheit. In: Blum, A.L., J.R. Siewert (Hrsg.): Ulcus-Therapie, 2. Aufl., S. 3–22. Springer, Heidelberg 1982.

Sontag, S.: Krankheit als Metapher. Hanser, München 1978.

Sopko, J.: Die Welt des Klanges und der Stille. Schweiz. Ärztezeitung 67 (1986) 8.

Sopp, H.: Soziologie des Krankenstandes. Münch. med. Wschr. 100 (1958) 489.

Sopp, H.: Was der Mensch braucht ... . Econ, Düsseldorf 1958.

Sorbi, M., B. Tellegen: Stress-coping in migraine. Soc. Sci. Med. 26 (1988) 351–358.

Sørensen, A., E. Strömgren: Frequency of depressive states within geographically delimited population groups. 2. Prevalence (The Samsø investigation). Acta psychiat. scand. 37 (1961) Suppl. 162.

Sorensen, E.T.: Group therapy in a community hospital dialysis unit. J. Amer. med. Ass. 221 (1972) 899–901.

Sorensen, T.I.A., A.J. Stunkard: Does obesity run in familes because of genes? Acta psychiat. scand. (Suppl.) 370 (1993) 67–72.

Sorotzkin, B.: Nocturnal enuresis: current perspectives. Child clin. Rcs. 4 (1984) 293–316.

Sotsky, S.M., D.R. Glass, M.T. Shea, P.A. Pilkonis, J.F. Collins, I. Elkins, J.T. Watkins, S.D. Imber, W.R. Leber, J. Moyer, M.E. Oliveri: Patient predictors of response to psychotherapy and pharmacotherapy: Findings in the NIMH Treatment of Depression Collaborative Research Program. Amer. J.Psychiatry 148 (1991) 997–1007.

Soulé, M., K. Lauzanne: Le troubles de la défécation: encoprésie, mégacolon fonctionnel de l'enfant. In: Lebovici, S., R. Diatkine, M. Soulé (eds.): Traité de psychiatrie de l'enfant et de l'adolescent, vol. II., pp. 527–535. PUF, Paris 1985.

Soulé, M.: Das Kind im Kopf. In: Storck, J. (Hrsg.): Neue Wege im Verständnis der allerfrühesten Entwicklung des Kindes. Frommann & Holzboog, Stuttgart 1989.

Souques, M.A., C. Rosanoff-Saloff: La camptocormie. Incurvation du tronc, consécutive aux traumatismes du dos et des lombes. Considérations morphologiques. Rev. neurol. 27 (1915) 937–939.

Sovak, M., D.J. Dalessio, M. Künzel, R.A. Sternbach: Current investigations in headache. In: Bonica, J.J. (ed.): Pain, pp. 261–280. Raven, New York 1980.

Soyka, D., H.C. Diener, W.D. Gerber, V. Pfaffenrath, A. Ziegler: Behandlung des Spannungskopfschmerzes, Empfehlungen der Deutschen Migränegesellschaft. Arzneimitteltherapie 8 (1990) 330.

Spain, D.M., V.A. Brades: Sudden death from coronary heart disease. Chest 58 (1970) 107.

Spangfort, E.V.: The lumbar disc herniation. A computer-aided analysis of 2504 operations. Acta Orthop. Scand. (Suppl.) 142 (1972) 1–95.

Spangler, G., K.E. Grossmann: Biobehavioral organization in securely and insecurely attached infants. Child Develop. 64 (1993) 1439–1450.

Sparacino, J.: Type A behavior pattern: a critical assessment. J. hum. Stress 5 (1979) 37–51.

Spearman, Ch.: Correlations calculated from faulty data. Brit. J.Psychol. 3 (281) 1910.

Speck, R.V., C.L. Attneave: A family networks – a new approach to family problems. Pantheon Books, New York 1973. Dtsch.: Die Familie im Netz sozialer Beziehungen. Lambertus, Freiburg 1976.

Spector, N.H., K. Bulloch, B.H. Fox, B.D. Jankovic, A.P. Kerza-Kwiatecki, A.A. Monjan, W. Pierpaoli: Neuroimmuno-modulation: Proceedings of the First International Work-shop on Neuroimmunomodulation. Gordon & Breach, New York 1988.

Speer, C.D.: Clinically significant change: Jacobson and Truax (1991) revised. J.Consult. Clinic. Psychol 60 (1992) 402–408

Speidel, H.: Die Beziehung chronischer körperlicher Krankheit zum Altern. In: Balck, F., U. Koch, H. Speidel (Hrsg.): Psychonephrologie, S. 602. Springer, Berlin 1985.

Speidel, H., B. Strauss (Hrsg.): Zukunftsaufgaben der psychosomatischen Medizin, Springer, Berlin, Heidelberg 1989.

Speidel, H., W. Bauditz, P. Bürger et al.: Beitrag zur Psychopathologie der Dauerdialysepatienten. Verh. Dtsch. Ges. Inn. Med. 76 (1970) 1040–1042.

Speidel, H., B. Dahme, B. Flemming et al.: Psychosomatische Probleme in der Herzchirurgie. Therapiewoche 28 (1978) 8191–8210.

Speidel, H., F. Balck, U. Koch: Psychische und psychosoziale Probleme der chronischen Hämodialyse. Therapiewoche 28 (1978) 8262–8279.

Speidel, H., F. Balck, U. Koch, J. Kniess: Problems in inter-action between patients undergoing long-term hemodialysis and their partners. Psychother. and Psychosom. 31 (1979) 235–242.

Speidel, H., B. Dahme, B. Flemming, P. Götze, G. Huse-Kleinstoll, H.J. Meffert, G. Rodewald: Psychische Störungen nach offenen Herzoperationen. Nervenarzt 50 (1979a) 85–91.

Speidel, H., B. Dahme, B. Flemming, P. Götze, G. Huse-Kleinstoll, H.J. Meffert, G. Rodewald: Probleme der Klassifizierung psychopathologischer Auffälligkeiten nach Herzoperationen mit extrakorporaler Zirkulation. Psychiat. Clinics 12 (1979b) 57–59.

Speidel, H., B. Dahme, B. Flemming, P. Götze, G. Huse-Kleinstoll, H.J. Meffert, G. Rodewald, W. Spehr: Open-heart surgery unit. In: Freyberger, H. (ed.): Psycho-therapeutic Intervention in Life Threatening Illness. Advanc. psychosom. Med. 20, pp. 30–56. Karger, Basel 1980.

Speidel, H. et al.: Analyse von Behandlungsfaktoren der postoperativen psychopathologischen und neurologischen Auffälligkeiten bei Herzoperierten mit extrakorporaler Zirkulation. Bericht an die DFG, Hamburg 1981.

Speidel, H., F. Balck, U. Koch: Empirical questionnaire survey of the situation of hemodialysis patients and their partners in various dialysis settings. In: Levy, N.B. (ed.): Psychonephrology 1, pp. 147–168. Plenum, New York 1981.

Speidel, H., A. Boll, B. Dahme, P. Götze et al.: Der herz-chirurgische Patient und seine Familie. In: Angermeyer, M.C., H. Freyberger (Hrsg.): Chronisch kranke Erwachsene in der Familie. S. 63–75. Enke, Stuttgart 1982.

Speidel, H., F. Balck, M. Dvorak: Die Sexualität unter chronischer Hämodialyse und nach Nierentransplantation. Sexualmed. 12 (1983).

Speirer, T.W., I. Weidelt: Wie Medizinstudenten sich selbst und ihre Kommilitonen sehen. Münch. med. Wschr. 40 (1984) 4–6.

Speizer, F.B.: Epidemiology, prevalence and mortality in asthma. In: Weiss, E.B., M.S. Segal (eds.): Bronchial Asthma. Mechanisms and Therapeutics, pp. 43–53. Little, Brown & Co., Boston 1979.

Spence, J., W.S. Walton, F.J.M. Miller, S.D.M. Court: A thousand families in Newcastle-upon-Tyne. An approach to the study of health and illness in children. Oxford Univ. Press, London 1954.

Spence, K.W.: The differential response in animals to stimuli varying within a single dimension. Psychol. Rev. 44 (1937) 430–444.

Spence, K.W., J.A. Taylor: Anxiety and strength of the UCS as determiners of amount of eyelid conditioning. J. exp. Psychol. 42 (1951) 183–188.

Spencer-Gardner, C., L. Dennerstein, G.D. Burrows: Premenstrual tension and female role. J. Psychosom. Obstet. Gynec. 2/1 (1983) 27.

Spengler, A.: Psychische und sexuelle Störungen nach Genitaloperationen in der Urologie. Wien. med. Wschr. 138 (1988) 81.

Spera, S., E. Buhrfeind, J.W. Pennebaker: Expressive writing and coping with job loss. (Submitted for print).

Spergel, Ph., G.E. Ehrlich, D. Glass: The rheumatoid arthritis personality: a psychodiagnostic myth. Psychosom. 19 (1978) 79–86.

Sperling, E.: Die Magersucht-Familie und ihre Behandlung. In: Meyer, J.E., H. Feldmann (Hrsg.): Anorexia nervosa, S.156. Thieme, Stuttgart 1965.

Sperling, E., A. Massing: Besonderheiten in der Behandlung der Magersuchtsfamilie. Psyche 26 (1972) 357–369.

Sperling, E., A. Massing, H. Georgi, G. Reich, E. Wöbbe-Mönks: Die Mehrgenerationen – Familientherapie. Vandenhoeck und Ruprecht, Göttingen 1982.

Sperling, M.: Psychoanalytic study of ulcerative colitis in children. Psychoanal. Quart. 15 (1946) 302–329.

Sperling, M.: Etiology and treatment of sleep disturbances in children. Psychoanal. Quart. 24 (1955) 358.

Sperling, M.: The psychoanalytic treatment of a case of chronic regional ileitis. Int. J. Psychoanal. 41 (1960) 612–618.

Sperry, R.: A modified concept of consciousness. Physiol. Rev. 76 (1969) 532.

Sperry, R.W.: Chemoaffinity in the orderly growth of nerve fiber patterns and connections. Proc. nat. Acad. Sci. (Wash.) 50 (1963) 703–719.

Spevack, M.: Behavior therapy treatment in bronchial asthma: a critical review. Canad. psychol. Rev. 19 (1978) 321–327.

Spicer, J., W. Mc Leod, K. O'Brien, P. Scott: Psychosomatic patterns of coronary risk in a community sample of New Zealand men. J.chron. Dis. 34 (1981) 271–284.

Spiecker-Henke, M.: Logopädische Behandlung von Stimmstörungen. In: Biesalski, P., F. Frank (Hrsg.): Phoniatrie-Pädaudiologie, S. 302. Thieme, Stuttgart 1982.

Spiegel, 1987; siehe: Sinden Spiegel, J.S., T. Spiegel, N.B. Ward: Are rehabilitation programs for rheumatoid arthritis patients effective? Seminars in Arthr. and Rheum. 16 (1987) 260–270.

Spiegel, D.: Living Beyond Limits: New Help and Hope for Facing Life-threatening Illness. Times Books/Random House, New York 1993.

Spiegel, D., J.R. Bloom, I.D. Yalom: Group support for patients with metastatic breast cancer. Arch. Gen. Psychiat. 38 (1981) 527–533.

Spiegel, D., J.R. Bloom, H.C. Kraemer, E. Gottheil: Effect of psychosocial treatment on survival of patients with metastatic breast cancer. Lancet 10/II (1989) 888–891.

Spielberger, C.D.: Current trends in theory and research on anxiety. In: Spielberger, C.D. (ed.): Anxiety. Current Trends in Theory and Research, vol. 1, pp. 3–9. Acad. Press, New York 1972.

Spielberger, C.D., L.D. De Nike: Descriptive behavorism versus cognitive theory in verbal operant conditioning. Psychol. Rev. 73 (1966) 306–326.

Spieles, S.: Anamnestische Untersuchung zum Verlauf der Lumbago-Ischias-Erkrankung. Inaug.-Diss. FU Berlin 1993.

Spielman, A.J. et al.: A behavioural perspective on insomnia treatment. Psychiat. Clin. North. Amer. 10 (1987a) 541–553.

Spielman, A.J., P. Saskin, M.J. Thorpy: Treatment of chronic insomnia by restriction of time in bed. Sleep 10 (1987b) 45–56.

Spiro, H.M.: Doctors, Patients and Placebos. Yale Univ Press, New Haven-London 1986.

Spiro, H.R.: Chronic facticious illness. Munchhausen syndrome. Arch. gen. Psychiat. 18 (1968) 569–579.

Spitz, R.A.: Die Entstehung der ersten Objektbeziehungen. Klett, Stuttgart 1957.

Spitz, R.A.: The first year of life. New York 1965. Dtsch.: Vom Säugling zum Kleinkind. Naturgeschichte der Mutter-Kind-Beziehung im ersten Lebensjahr. Klett, Stuttgart 1965, 1967, 1969, 1983, 1985.

Spitz, R.A.: Nein und Ja. Klett, Stuttgart 1967.

Spitz, R.A.: Eine Genetische Feldtheorie der Ich-Bildung. Fischer, Frankfurt/a.M. 1972.

Spitzer, L., J. Rodin: Human eating behavior: a critical review of studies in normal weight and overweight individuals. Appetite 2 (1981) 293–329.

Spitzer, R.L., J.B.W. Williams, M. Gibbon: Structured clinical interview for DSM-III, version NP-V. New York: New York State Psychiatric Institute, Biometrics Research Department 1987.

Spoendlin, H.: Akustisches Trauma. In: Berendes, J., R. Link, F. Zöllner (Hrsg.): Hals-Nasen-Ohrenheilkunde in Praxis und Klinik, Bd. 6. Thieme, Stuttgart-New York 1980.

Spoendlin, H., W. Lichtensteiger: The sympathetic nerve supply to the inner ear. Arch. klin. exp. Ohr.-, Nas.-, und Kehlk.-Heilk. 189 (1967) 346.

Spry, C.J.F.: Inhibition of lymphocyte recirculation by stress and corticotropin. Cell Immunol. 4 (1972) 86.

Srole, L.: Measurement and classification in socio-psychiatric epidemiology: The Midtown Manhattan Study (1954) and Midtown Manhattan Restudy (1974). J. Health soc. Behav. 16 (1975) 347–364.

Srole, L., T.S. Langner, S.T. Michael, M.K. Opler, T.A.C. Rennie: Mental health in the metropolis. The Midtown Manhattan Study. McGraw-Hill, New York-Toronto-London 1962.

Staats, J., G. Graber: Myoarthropathien unter individualpsychologischen Aspekten. Schweiz. Mschr. Zahnheilk. 92 (1982) 921.

Staemmler, F.M., W. Bock: Neuentwurf der Gestalttherapie. Ganzheitliche Veränderung im therapeutischen Prozeß. Pfeiffer, München 1987.

Stallard, R.E.: Relation of occlusion to temporomandibular joint dysfunction: the periodontic viewpoint. J. Amer. dent Ass. 79 (1969) 142.

Stalmann, H., L. Hartl, P. Pauli, F. Strian, R. Hölzl: Perception of arrhythmias in mitral vale prolaps, cardiac phobia and panic attacks. J. Psychophysiol. 2 (1988) 160.

Stamey, T.A.: Pathogenese und Behandlung rezidivierender Harnwegsinfekte bei Frauen. In: Verhandlungsbericht der Deutschen Gesellschaft für Urologie, S. 263. Springer, Berlin 1984.

Stamler, J., D.M. Berkson, A. Dyer et al.: Relationship of multiple variables to blood pressure. In: Paul, O. (ed.): Epidemiology and Control of Hypertension, pp. 41–48. Stratton, New York 1975.

Stamler, R.: Implications of the INTERSALT study (comment). Hypertension 17 (Suppl. 1) (1991) 116–120.

Stange, G.: Behandlungsergebnisse bei Hörstürzen. Arch. klin. exp. Ohr.-, Nas.-, und Kehlk.-Heilk. 194 (1969) 538.

Stangier, U.: Einstellung zur Akne und psychische Krankheitsverarbeitung – Ansätze für eine verbesserte Aknetherapie. Ärztl. Kosmetologie 17 (1987) 407–408.

Stangier, U.: Chronic urticaria. In: Paulley, J.W., H.E. Pelser (eds.): Psychological Management for Psychosomatic Disorders. Springer, Berlin 1989.

Stangier, U., U. Gieler: Somatoforme Störungen in der Dermatologie – Untersuchung zur Häufigkeit in einer Universitäts-Hautpoliklinik. Unveröffentlichtes Manuskript 1994.

Stankler, L.: The effect of psoriasis on the sufferer. Clin. exp. Derm. 6 (1981) 303–306.

Stanton, M.D.: Strategic approaches to family therapy. In: Gurman, A.S., D.P. Kniskern: Handbook of Family Therapy. Brunner/Mazel, New York 1981.

Stanton, P.K., J.M. Sarvey: Depletion of norepinephrine, but not serotonin, reduces long-term potentiation in the dentate gyrus of rat hippocampal slices. J. Neurosci. Res. 5 (1985) 2169–2176.

Stanton, P.K., T.J. Sejnowski: Associative long-term depression in the hippocampus induced by hebbian covariance. Nature (Lond.) 339 (1989) 215–218.

Stanton, P.K., I. Mody, U. Heinemann: A role for N-methyl-D-aspartate receptors in norepinephrine-induced long-lasting potentiation in the dentate gyrus. Exp. Brain Res. 77 (1989) 517–530.

Stappen, B.: Formen der Auseinandersetzung mit Verwitwung im höheren Alter. Roederer, Regensburg 1988.

Starzl, T.E., A.J. Demetris, D. van Thiel: Liver transplantation. New Engl. J. Med. 321 (1989) 1092–1097.

Stauber, M.: Aktuelle Situation und Empfehlungen. Fortbildungsveranstaltung der Deutschen Gesellschaft für psychosomatische Gynäkologie, München, 7. Nov. 1992.

Stauber, M.: in: Prill, H.J. (Hrsg): Das Sprechstundengespräch. Ein schriftliches Symposion. Geburtshilfe Frauenheilk. 36 (1976) 461.

Stauber, M.: Psychosomatische Aspekte in der Geburtshilfe. Dtsch. Ärztebl. (1979) 797.

Stauber, M.: Psychohygienische Forderungen an die heutige Geburtshilfe. In: Hillemanns, H.G., H. Steiner, D. Richter (Hrsg.): Die humane, familienorientierte und sichere Geburt. Thieme, Stuttgart 1983.

Stauber, M.: Psychosomatische Forderungen an das Geburtsgeschehen. In: Richter, D., M. Stauber (Hrsg.): Psychosomatische Probleme in Geburtshilfe und Gynäkologie. Kehrer, Freiburg 1983.

Stauber, M.: Psychosomatik der sterilen Ehe. Grosse, Berlin 1988.

Stauber, M.: Psychsomatische Geburtshilfe und Gynakologie. In: Käser, O., V. Friedberg, K.G. Ober, K. Thomsen, J. Zander, M. Breckwoldt: Gynäkologie und Geburtshilfe, vol. I. Thieme, Stuttgart, 1992.

Stauber, M., B.C. Hahlweg: Psychosomatische Probleme in der Gravidität. Internist 33 (1992) 504–508.

Stauber, M., C. Haupt: Pruritus vulvae als psychosomatische gynäkologische Erkrankung. Therapiewoche 30 (1980) 599.

Stauder, K.H.: Über den Pensionsbankrott. Psyche 9 (1955) 481.

Stavraky, K., C. Buck, J. Lott, N.J. Wanklin: Psychological factors in the outcome of human cancer. J. Psychosom. Res. 12 (1968) 251–259.

Stead jr., E.A., J.V. Warren: Clinical significance of hyperventilation. The role of hyperventilation in the production, diagnosis and treatment of certain anxiety symptoms. Amer. J. med. Sci. 206 (1943) 183–190.

Stearns, P.N.: Gender and emotion: a twentieth-century transition. In: Franks, D., E.D. McCarthy (eds.): Social Perspectives on Emotion, vol. 1, pp. 127–160. JAI Press, Greenwich CT 1992.

Stearns, P.N.: Problems of historical causation in emotion research. Amsterdams Sociologisch Tijdschrift (1993).

Steele, T.E., S.H. Finkelstein, F.O. Finkelstein: Hemodialysis patients and spouses – marital discord, sexual problems and depression. J. nerv. ment. Dis. 162 (1976) 225–237.

Stefansson, J.G., J.A. Messina, S. Meyerowitz: Hysterical neurosis, conversion type: Clinical and epidemiological considerations. Acta psychiat. scand. 53 (1976) 119–138.

Steinart, R.: Hörsturz heute – eine Übersicht. HNO 34 (1986) 453.

Steinberg, R., K. Einhäupl, H. Hippius, P. Hoff, N. Nedopil, K. Oefele, E. Rüther: Chronische Hypersomnien in einer Schlafambulanz. Nervenarzt 55 (1984) 471–474.

Steiner, E.: Pragmatische Kurzzeittherapie von zwei Herzneurosen (Herzphobien) mit dem Katathymen Bilderleben. In: Leuner, H., O. Lang (Hrsg.): Psychotherapie mit dem Tagtraum, S. 190–202. Huber, Bern 1982.

Steinglass, P.: The conceptualization of marriage from a systems theory perspective. In: Paolino, T.J., B.S. McCrady (eds.): Marriage and Marital Therapy. Psychoanalytic, Behavioral and Systems Theory Perspectives, p. 298. Brunner/Mazel, New York 1978.

Steinglass, P., S. Gonzales, I. Dosovitz et al.: Discussion groups for chronic hemodialysis patients and their families. Gen. Hosp. Psychiat. 4 (1982) 7–14.

Steinhausen, H.C.: Psychosomatische Störungen und Krankheiten bei Kindern und Jugendlichen. Kohlhammer, Stuttgart 1981.

Steinhausen, H.-C., H. Kies: Comparative studies of ulcerative colitis and Crohn's disease in children and adolescents. J. Child Psychol. Psychiat. 23 (1982) 33–42.

Steinmann, R., D.M. Traunstein: Redefining deviance: The self-help challenge of the human services. J.Appl. Behav. Sci. 12 (1976) 347–361.

Stekel, W.: Die Impotenz des Mannes. Urban & Schwarzenberg, Berlin 1920.

Stekel, W.: Technik der analytischen Psychotherapie. Huber, Bern 1938.

Stellar, J.R., E. Stellar: The Neurobiology of Motivation and Reward. Springer, New York, 1985.

Stellungnahme des Vorstands der Deutschen Diabetesgesellschaft zu den internationalen Vorschlägen für die Diagnostik des Diabetes mellitus. Diabetologie-Information 2 (1980) 6–10.

Stemmler, G.: Psychophysiologische Emotionsmuster: Ein empirischer und methodologischer Beitrag zur inter-, und intraindividuellen Begründbarkeit spezifischer Profile bei Angst, Ärger und Freude. Lang, Frankfurt–Bern 1984.

Stemmler, G.: The vagueness of specificity: Models of peripheral physiological emotion theories and their experimental discriminability. J. Psychophysiol. 6 (1992) 17–28.

Stemmler, G., J. Fahrenberg: Psychophysiological assessment: Conceptual, psychometric and statistical issues. In: Turpin, G. (ed.): Handbook of clinical Psychophysiology. Wiley, Chichester, New York 1989.

Stenback, A.: Psychosomatic states. In: Howee, J. (ed.): Modern Perspectives in the Psychiatry of Old Age. Brunner/Mazel, New York 1975.

Steptoe, A., A. Ross: Psychophysiological reactivity and the prediction of cardiovascular disorders. J. psychosom. Res. 25 (1981) 23–31.

Steptoe, A., A. Ross: Voluntary control of cardiovascular reactions to demanding tasks. Biofeedback & Self-Regul. 7 (1982) 149–166.

Steptoe, A.: Invited review: The links between stress and illness. J.Psychosom. Res. 35 (1991) 633.

Steptoe, A., J. Moses, A. Mathes, S. Edwards: Aerobic fitness, physical activity and psychophysiological reactions to mental tasks. Psychophysiol. 3 (1990) 264–274.

Steriade, M.: Mechanism underlying cortical activation: neuronal organization and properties of the midbrain reticular core and intralaminar thalamic nuclei. In: Pompeiano, O., C.A. Ajmone Marsan (eds.): Brain Mechanisms of perceptual Awareness and purposeful Behavior, pp. 327–377. Raven Press, New York 1981.

Steriade, M., R.W. McCarley: Brainstem Control of Wakefulness and Sleep. Plenum, New York 1990.

Stermer E., H. Bar, N. Levi: Chronic functional gastrointestinal symptoms in Holocaust survivors. Amer. J. Gastroent. 86 (1991) 417–422.

Stern, D.: Mutter und Kind. Die erste Beziehung. Klett, Stuttgart 1979.

Stern, D.: Affect attunement. In: Call, J.D. et al. (eds.): Frontiers of Infant Psychiatry, vol. II, pp. 3–13. Basic Books, New York 1984.

Stern, D.: Tagebuch eines Babys. Piper, München 1991.

Stern, D.: Die Lebenserfahrung des Säuglings. Klett-Cotta, Stuttgart 1992.

Stern, D.N.: The Interpersonal World of the Infant. Basic Books, New York 1985.

Stern, E.: Lebenskonflikte als Krankheitsursachen. Rascher, Zürich 1952.

Stern, E.: Zum Problem der Spezifität der Persönlichkeits-typen und der Konflikte in der psychosomatischen Medizin. Z. psychosom. Med. 4 (1957/58) 153.

Stern, K., M. Gwendolyn, B.A. Williams, M. Prados: Grief reactions in later life. Amer. J. Psychiat. 108 (1951/52) 289–294.

Stern, T.A.: Munchhausen's syndrome revisited. Psychosom. 21 (1980) 329–336.

Sternbach, R., S.R. Wolf, R.W. Murphy, W.H. Akeson: Aspects of chronic low back pain. Psychosomatics 14 (1973) 52–56.

Sternbach, R.A., R.W. Murphy, W.H. Akeson, S.R. Wolf: Chronic low-back pain. Postgrad. Med. 53 (1973) 135.

Sternbach, R.A., S.R. Wolf, R.W. Murphy, W.H. Akeson: Traits of pain patients: the low back »loser«. Psychosomatics 14 (1973) 226–229.

Sternbach, R.A., D.S. Janowsky, L.Y. Huey: Effects of altering brain serotonine activity on human chronic pain.I. World Congress on Pain, Florence (1975) 249.

Sternbach, R.A., G. Zimmermans: Personality changes associated with reduction of pain. Pain 1 (1975) 177–181.

Sternkopf, A.: Veränderungen im physichen, psychischen und sozialen Wohlbefinden bei Bürgern der neuen Bundesländer im Alter zwischen 40 und 60 Jahren. Diss. med. Humboldt Universität, Berlin 1995.

Stettler, C.: Zur Indikation des Katathymen Bilderlebens bei Suchtpatienten. In: Roth, J.W. (Hrsg.): Konkrete Phantasie, S. 47–52. Huber, Bern 1984.

Stevens, J.H., C.V. Turner, F. Rhodewalt, S. Talbot: The Type A behavior pattern and carotid artery sclerosis. Psychosom. Med. 46 (1984) 105–113.

Stevens, L.A., P.R. Muskin: Techniques for reversing the failure of empathy towards AIDS patients. J. Amer. Acad. psychoanal. 15 (1987) 539–551.

Stevenson, I., H.S. Ripley: Variations in respiration and in respiratory symptoms during changes in emotion. Psychosom. Med. 14 (1952) 476–490.

Stewart, M., S.E. Fox: Do septal neurons pace the hippocampal theta rhythm? Trends Neurosci 13 (1990) 163–169.

Stewart, P.M., R. Penn, R. Gibson, R. Holder, A. Parton, J.G. Ratcliffe, D.R. London: Hypothalamic abnormalities in patients with pituitary-dependent Cushing's syndrome. Clin. Endocr. (Oxf.) 36 (1992) 453–458.

Stewart, S., R. Johansen: A family systems approach to home dialysis. Psychother. and Psychosom. 27 (1976/77) 86–92.

Stewart, W.A.: Psychosomatic aspects of regional ileitis. N. Y. St. J. Med. 49 (1949) 2820–2824.

Stief, C.G., W. Bähren, H. Gall, W. Scherb, A. Gallwitz, J.E. Altwein: Schwellkörper-Autoinjektions-Therapie (SKAT). Urologe A 25 (1986) 63.

Stief, C.G., W. Bähren, H. Gall, W. Scherb, J.-E. Altwein: Erektile Dysfunktion. Dtsch. Ärztebl. – Ärztl. Mitteilungen 18 (1987) 41.

Stieglitz, R.D., J. Albrecht, A. Lundt et al.: Psychopathometrie bei HIV-infizierten Patienten. Nervenarzt 59 (1988) 330–336.

Stier, E.: Über die sogenannten Unfallneurosen. Leipzig 1926.

Stierlin, H.: Eltern und Kinder im Prozeß der Ablösung. Suhrkamp, Frankfurt 1975.

Stierlin, H.: Die Anpassung an die Realität der »stärkeren Persönlichkeit«. Einige Aspekte der symbiotischen Beziehung der Schizophrenen. In: Stierlin, H.: Von der Psychoanalyse zur Familientherapie, S. 50–64. Klett-Cotta, Stuttgart 1980.

Stierlin, H.: Von der Psychoanalyse zur Familientherapie, S. 150–163. Klett-Cotta, Stuttgart 1980.

Stierlin, H., J. Rücker-Embden, N. Wetzel, M. Wirsching: Das erste Familiengespräch. Theorie – Praxis – Beispiele. Klett-Cotta, Stuttgart 1977; 2. Aufl. 1980.

Stierlin, H., M. Wirsching, B. Haas, F. Hoffmann, G. Schmidt, G. Weber, B. Wirsching: Familienmedizin mit Krebskranken. Familiendynamik 1 (1983) 48–68.

Stierlin, H., M. Wirsching, B. Haas, F. Hoffmann, G. Schmidt, G. Weber, B. Wirsching: Familienmedizin mit Krebskranken. Familiendynamik 8 (1983) 46.

Stiles, W.B., D.A. Shapiro: Abuse of the drug metaphor in psychotherapy process-outcome research. Clin. Psychol. Rev. 9 (1989) 521–543.

Stille, D., G. Rudolf: Krankheitsbild und Krankheitsverhalten bei 615 ambulanten psychoneurotischen und psychosomatischen Patienten. Z. psychosom. Med. 28 (1982) 150–159.

Stjernfelt, F.: Categorial perception as a general prerequisite to the formation of signs. In: Sebeok, T.A., J. Umiker-Sebeok (eds.): The Semiotic Web 1991: Biosemiotics. De Gruyter, Berlin–New York 1992.

Stober, B., W. Nützenadel, F. Ullrich: Elementardiät bei Morbus Crohn. Monatsschr. Kinderheilk. 131 (1983) 721–724.

Stockhorst, U., S. Klosterhalfen, W. Klosterhalfen, M. Winkelmann, H.-J. Steingrüber: Problematik und psychologische Behandlungsansätze der antizipatorischen Übelkeit. In: Nagel, G.A., H.J. Schmoll, P. Ulmer (Hrsg.): Zofran. Die Innovation in der antiemetischen Therapie, S. 41–51. Zuckschwerdt, München 1992.

Stöcker, W., M. Otte, P.C. Scriba: Zur Immunpathogenese des Morbus Crohn. Dtsch. med. Wschr. 109 (1984a) 1984–1986.

Stöcker, W., M. Otte, S. Ulrich, D. Normann, K. Stöcker, G. Jantschek: Autoantikörper gegen exokrines Pankreas und gegen intestinale Becherzellen in der Diagnostik des Morbus Crohn und der Colitis ulcerosa. Dtsch. med. Wschr. 109 (1984b) 1963–1969.

Störmer, A.: Geriatrie in der täglichen Praxis. In: Platt, D. (Hrsg.): Handbuch der Gerontologie, Bd. 1 Innere Medizin. Fischer, Stuttgart 1983.

Störring, G.: Der Nutzen eines Konsiliums mit dem Psychiater. Langenbecks Arch. Chir. 301 (1962) 173–185.

Stokvis, B.: Hypnose in der ärztlichen Praxis. Karger, Basel–New York 1955.

Stokvis, B.: Hypnose, Suggestion, Entspannungstherapie. In: Stern, E. (Hrsg.): Die Psychotherapie der Gegenwart, Bd. II, S. 143–184. Rascher, Zürich 1958.

Stokvis, B.: Psychosomatik. In: Frankl, V.E., V. v. Gebsattel, J.H. Schultz (Hrsg.): Handbuch der Neurosenlehre und Psychotherapie. Bd. III. Urban & Schwarzenberg, München–Berlin 1959.

Stokvis, B.: Suggestion. In: Frankl, V.E., V. v. Gebsattel, J.H. Schultz (Hrsg.): Handbuch der Neurosenlehre und Psychotherapie, Bd. IV, S. 1–59. Urban & Schwarzenberg, München–Berlin 1959.

Stokvis, B.: Allgemeine Überlegungen zur Hypnose. In: Frankl, V.E., V. v. Gebsattel, J.H. Schultz (Hrsg.): Handbuch der Neurosenlehre und Psychotherapie. Bd. IV, S. 71–121. Urban & Schwarzenberg, München–Berlin 1959.

Stokvis, B., D. Langen: Lehrbuch der Hypnose, 2. Aufl. Karger, Basel–New York 1965.

Stokvis, B., M. Pflanz: Die Psychologie der Suggestion. Karger, Basel–New York 1961.

Stoller, R.J., G.H. Herdt: The development of masculinity. A cross-cultural contribution. J. Amer. psychoanal. Ass. 30 (1982) 29–59.

Stolze, H.: Das obere Kreuz. Psychotherapie bei Erkrankungen der Halsregion. Krankengeschichte 4. Lehmanns, München 1953.

Stolze, H.: Zur Geschichte der Konzentrativen Bewegungstherapie (1981). In: Stolze, H. (Hrsg.): Konzentrative Bewegungstherapie, 2.Aufl., S. 278. Springer, Berlin–Heidelberg–New York 1989.

Stolze, H.: »Agieren« und »Erinnern« in der Konzentrativen Bewegungstherapie (1984). In: Stolze, H. (Hrsg.): Konzentrative Bewegungstherapie, 2. Aufl., S. 121. Springer, Berlin–Heidelberg–New York 1989.

Stone, M.H.: Factitious illness. Pathological findings and treatment recommendations. Bull. Menn. Clin. 41 (1977) 239–254.

Stonehill, E., A.H. Crisp: Psychoneurotic characteristics of patients with anorexia nervosa before and after treatment and at a follow-up 4–7 years later. J.Psychosom. Res. 21 (1977) 187–193.

Strain, J.J.: The Development and Practice of L. Psychiatry. In: Finkel, J.B. (ed.): Current Trends and New Perspectives, pp. 209–212. Grune & Stratton, New York 1983.

Strauß, A., S. Fagerhaugh, B. Suczek, C. Wiener: Gefühls-arbeit – Ein Beitrag zur Arbeits- und Berufssoziologie. Z. Soz. Sozialpsychologie 32 (1980) 630–651.

Streek, U. et al.: Der lange Weg zur Psychotherapie. Zur »Patientenkarriere« von psychoneurotisch und psychosomatisch Kranken. Z. f. Psychosom. Med. 32 (1986) 103–116.

Streltzer, J., R.A. Markoff, B. Yano: Maintenance hemodialysis in patients with severe pre-existing psychiatric disorders. J. nerv. ment. Dis. 164 (1977) 414–418.

Strian, F., R. Maurach: Zytostatische Therapie: Neurologische und psychiatrische Syndrome. Med. Klin. 75 (1980) 478–484.

Strian, F., R. Maurach, C. Klicpera: Das Mitralklappenprolapssyndrom als ätiologischer Faktor bei Herzphobie und juvenilem Insult. Fortschr. Neurol. Psychiat. 49 (1981) 200–203.

Strickland, B.R.: Internal-external expectancies and health-related behavior. J. consult. clin. Psychol. 46 (1978) 1192–1211.

Striegel-Moore, R.H., L.R. Silberstein, J. Rodin: Towards an understanding of risk factors for bulimia. Amer. Psychol. 41 (1986) 246–263.

Strobel, W., G. Huppmann: Musiktherapie: Grundlagen – Formen – Möglichkeiten. Vandenhoeck & Ruprecht, Göttingen 1978.

Strober, M.: Familial aspects of depressive disorder in early adolescence. In: Weller, E.B., R.A. Weller (eds.): Current Perspectives on Major Depressive Disorders. American Psychiatric Press, Washington 1984.

Strober, M., J.L. Katz: Do eating disorders and affective disorders share a common etiology? A dissenting opinion. Int. J. Eat. Dis. 6 (1987) 171–180.

Strober, M., L.L. Humphrey: Familial contributions to the etiology and course of anorexia nervosa and bulimia. J. consult. clin. Psychol. 55 (1987) 654.

Strober, M., B. Salkin, J. Burroughs, W. Morrell: Validity of the bulimia-restrictor distinction in anorexia nervosa. Parental personality characteristics and family psychiatric morbidity. J. nerv. ment. Dis. 170 (1982) 345–351.

Strotzka, H., I. Leitner, G. Czerwenka-Wenkstetten., S.R. Graupe, M.D. Simon: Kleinburg. Eine sozialpsycho-logische Feldstudie. Österreichischer Bundesverlag für Unterricht. Wissenschaft und Kunst, Wien–München 1969.

Strotzka, H.: Psychotherapie und Tiefenpsychologie. Ein Kurz-lehrbuch. Springer, Berlin–Heidelberg–New York 1982.

Strunk, C.: Die Pelipathie. Therapiewoche 28 (1978) 9523.

Strupp, H.H.: Suffering and psychotherapy. Contemp. Psychoanal. 14 (1978) 73–97.

Strupp, H.H., J.L. Binder: Psychotherapy in a New Key.
A Guide to Time Limted Dynamic Psychotherapy. Dtsch.:
Kurzpsychotherapie. Klett-Cotta, Stuttgart 1991.

Strupp, H.H., S.W. Hadley: A tripartite model of mental health
and therapeutic outcome. Amer. Psychol. 32 (1977) 187–195.

Strupp, H.H., K.I. Howard: A brief history of psychotherapy
research. In: Freedheim, D.K. (ed.): A history of
psychotherapy. APA, Washington D.C. 1992.

Struthers, G.R., D.L. Scott, D.G.I. Scott: The use of
»alternative treatments« by patients with rheumatoid
arthritis. Rheum. International 3 (1983) 151–152.

Stryers, L.: Biochemistry. Freeman, San Fransisco 1981.

Stuart, R.B.: Behavioral control of overeating. Behav. Res.
Ther. 5 (1967) 257–265.

Studt, H.H.: Zur Problematik psychischer Faktoren bei der
Lungentuberkulose, I–IV. Z. psychosom. Med.
19 (1973) 101; 201.

Studt, H.H.: Die Psychosomatik der Infektionskrankheiten.
In: Jores, A. (Hrsg.): Praktische Psychosomatik. Huber,
Bern 1976.

Studt, H.H.: Herzneurose. Med. Klin. 74 (1979) 1302–1305.

Studt, H.H., H. Mast: Zur Ätiopathogenese der Colitis
ulcerosa und des Morbus Crohn. In: Studt, H.H (Hrsg.):
Psychosomatik der inneren Medizin. Springer, Berlin 1986.

Stübinger, D.: Psychotherapeutische Selbsthilfe-Gruppen in
der BRD. Eine Untersuchung der Sozialstruktur und
therapeutischen Prozesse in Gruppen. Dissertation, Univ.
Gießen 1977.

Stühmer, W., J.P. Ruppersberg, K.H. Schröter, B. Sakmann,
M. Stocker, K.P. Giese, A. Perschke, A. Baumann, O.
Pongs: Molecular basis of functional diversity of voltage-
gated potassium channels in mammalian brain. EMBO J.
8 (1989) 3235–3244.

Stuhr, U., A. Haag: Eine Prävalenzstudie zum Bedarf an
psychosomatischer Versorgung in den allgemeinen
Krankenhäusern Hamburgs. Psychother. med. Psychol.
39 (1989) 273–281.

Stumpfe, K.-D.: Der Psychogene Tod. Hippokrates, Stuttgart
1973.

Stunkard, A.: New therapies for the eating disorders: behavior
modification of obesity and anorexia nervosa. Arch. gen.
Psychiat. 26 (1972) 391–398.

Stunkard, A.J.: The Pain of Obesity. Bull Publishing, Palo Alto
1976.

Stunkard, A.J.: From explanation to action in psychosomatic
medicine: the case of obesity. Psychosom. Med. 37 (1975)
195–236.

Stunkard, A.J.: The salmon lecture – some perspectives on
human obesity: treatment. Bull. N. Y. Acad. Med. 64 (1988)
924–40.

Stunkard, A.J. : Genetic contributions to human obesity. In:
McHugh, P.R., V.A. McKusick (eds.): Genes, brain and
behavior. vol. 69, pp. 205–218. Raven, New York 1991.

Stunkard, A.J., E. d'Aquili, S. Fox, R. Filion: The influence of
social class on obesity and thinness in children. J.Amer.
med. Ass. 221 (1972) 579–584.

Stunkard, A.J., L.W. Craighead, R. O'Brien: The treatment of
obesity: a controlled trial of behavior therapy,
pharmacotherapy and their combination. Lancet I (1980)
1045–1047.

Stunkard, A.J, T.I.A. Sörensen, C. Hanis, T.W. Teasdale,
R. Chakraborty, W.J. Schull, F. Schulsinger: An adoption
study of human obesity. New Engl. J. Med. 314 (1986)
193–198.

Stunkard, A.J., J.L Stinnett, S.W. Smollerm: Psychological and
social aspects of the surigcal treatment of obesity. Amer.
J.Psychiat. 143 (1986) 417–429.

Stunkard, A.J., J.R. Harris, N.L. Pedersen, G.E. McClearn:
The body-mass index of twins who have been reared apart.
New Engl. J.Med. 322 (1990) 1438–1487.

Sturm, J, M. Zielke: »Chronisches Krankheitsverhalten«: Die
klinische Entwicklung eines neuen Krankheitsparadigmas.
Prax. klin. Verhaltensmed. Rehab. 1 (1988) 17–27.

Suarez, E.S., A. McRae, R.B. Williams: High scores on the
Cook-Medley Hostility (Ho) Scale predict increased
cardiovascular responses to harassment. Ann. meeting
Amer. psychosom. Soc., Toronto 1988.

Süddeutsche Zeitung Nr. 122 (1982) 10.

Suess, W.M., B. Alexander, D.D. Smith, H.W. Sweeney,
R.J. Marion: The effects of psychological stress on
respiration: A preliminary study of anxiety and
hyperventilation. Psychophysiol. 17 (1980) 535–540.

Sugar, S.J.: Herniated discs. In: Mandell, H., H. Spiro (eds.):
When doctors get sick, pp. 105–118. Plenum medical Book
company, New York 1987.

Suhonen,O.: Sudden coronary death in middle age and
characteristics of its victims in Finland. Acta med. scand.
214 (1983) 207–214.

Suinn, R.M.: The cardiac stress management program for Type
A patients. Cardiac Rehab. 5 (1975) 13–15.

Suinn, R.M.: The coronary-prone behavior pattern: a
behavioral approach to intervention. In: Dembroski, T.M.,
S.M. Weiss, J.L. Shields, S.G. Haynes, M. Feinleib (eds.):
Coronary-Prone Behavior. Springer, New York 1978.

Suinn, R.M.: Intervention with Type A behaviors. J. consult.
clin. Psychol. 50 (1982) 933–949.

Suinn, R.M., L.J. Bloom: Anxiety management training for
pattern A behavior. J. behav. Med. 1 (1978) 25–36.

Sullivan, A., C. Chandler: Ulcerative colitis of psychogenic
origin: a report of six cases. Yale J. Biol. Med.
4 (1932) 779–796.

Sullivan, P.R.C., J.A. Bollinger, S. Reichlin: Selective
deficiency of tissue triiodothyronine: a proposed
mechanism of elevated free thyroxine in the euthyroid sick.
J. clin. Invest. 52 (1973) 83.

Sullivan, R.M., S. Taborsky-Barbar, R. Mendoza, A. Itino,
M. Leon: Olfactory classical conditioning in the neonates.
Pediatrics 87 (1991) 511–518.

Sullivan, S.N.: Disc with L–5 root compression. In: Mandell,
H., H. Spiro (eds.) When Doctors Get Sick, pp. 95–103.
Plenum medical Book company, New York 1987.

Suls, J., B. Fletcher: Self-attention, life stress and illness:
A prospective study. Psychosom. Med. 47 (1985) 469–481.

Suls, J., C.K. Wan: The relationship between trait hostility and
cardiovascular reactivity: a quantitative review and
analysis. Psychophysiol. 30 (1993) 615–626.

Summergrad, P.: Medical psychatry units and the roles of the
impatient psychatric service in the general hospital.
Gen. Hosp. Psychiat. 16 (1994) 20–31.

Summerskill, J., C.G. Darling: Group differences in the
incidence of upper respiratory complaints among college
students. Psychosom. Med. 19 (1957) 315.

Summit, R.C.: The child sexual abuse accomodation
syndrome. Child Abuse and Neglect 7 (1983) 177–193.

Sundsvold, M.O., P. Vaglum, B. Ostberg: Movements, lumbar
and temporomandibular pain and psychopathology.
Psychother. and Psychosom. 35 (1981) 1.

Suppes, V.: Stimulus-response theory of finite automata
J. math. Psychol. 6 (1969) 327–355.

Surman, O.S., N. Tolkoff-Rubin: Use of hypnosis in patients
receiving hemodialysis for end-stage renal disease.
Gen. Hosp. Psychiat. 6 (1984) 31–35.

Surtees, P.G., C. Dean, J.G. Ingham, N.B. Kreitman,
P. McC. Miller, S.P. Sashidharan: Psychiatric disorder in
women in an Edinburgh community: association with
demographic factors. Brit. J. Psychiat. 142 (1982) 238–246.

Susser, M.: Causes of peptic ulcer. A selective epidemiologic
review. J. chron. Dis. 20 (1976) 435–456.

Svedlund, J., I. Sjodin, J.G. Olleson, G. Doteval: Controlled
study of psychotherapy in the irritable bowel syndrome.
Lancet II (1983) 589–591.

Swanson, D., J.D. Affliti: Group couples treatment. Dial.
Transplant. 3/2 (1974) 23.

Swanson, O.W., T. Maruta, W.M. Swenson: Results of
behaviour modification in the treatment of chronic pain.
Psychosom. Med. 41 (1979) 55–61.

Sweeney, D.R., A.H. Schmale, D.C. Tincing: Differentiation of
the giving-up affects, helplessness and hopelessness. Arch.
gen. Psychiat. 32 (1970) 378–382.

Sweeney, D.R., J.W. Maas, G.R. Heninger: State anxiety,
physical activity and urinary 3-methoxy-4-hydroxy-
phenylglycol excretion. Arch. gen. Psychiat. 35 (1978)
1418–1423.

Swift, C.R., F. Seidman, H. Stein: Adjustment problems in
juvenile diabetes. Psychosom. Med. 29 (1967) 555–571.

Swift, W.J., M. Ritholz, N.H. Kalin, N. Kaslow: A follow-up
study of 30 hospitalized bulimics. Psychosom. Med.
49 (1987) 45–55.

Sykes, D.H., A.E. Evans, D. McBoyle, E.L. McIlmoyle,
K.S. Salathia: Discharge from a coronary care unit:
Psychological factors. J. psychosom. Res. 33 (1989)
477–488.

Szasz, T.S.: Pain and Pleasure. A study of bodily feelings.
Basic Books, New York 1957.

Szekely, B.: Nonpharmacological treatment of menstrual headache: Relaxation-biofeedback, behavior Therapy and personcentered insight Therapie. Headache 26 (1986) 86–92.

Szentivanyi, A.: The beta-adrenergic theory of the atopic abnormality in bronchial asthma. J. Allergy 42 (1968) 203.

Szentivanyi, A., G. Filipp: Anaphylaxis and the nervous system, Part II. Ann. Allergy 16 (1958) 143–151.

Szmukler, G.I., G.F.M. Russell: Diabetes mellitus, anorexia nervosa and bulimia. Brit. J. Psychiat. 142 (1983) 305–308.

Szmukler, G.I.: The epidemiology of anorexia nervosa and bulimia. J. psychiat. Res. 19 (1985) 143–153.

Szonn, G.: Trauerarbeit mit dem Katathymen Bilderleben. In: Leuner, H. (Hrsg.): Katathymes Bilderleben, S. 263–271. Huber, Bern 1980.

Taenzer, P., R. Melzack, M.E. Jeans: Influence of psychological on postoperative pain, mood and analgesic requirements. Pain 24 (1986) 331–342.

Taggart, P., D. Gibbons, W. Somerville: Some effects of motor-car driving on the normal and abnormal heart. Brit. med. J. 4 (1969) 130.

Takeshima, T., K. Takahashi: The relationship between muscle contraction headache and migraine: A multivariate analysis study. Headache 5 (1988) 272–277.

Talley, N.J., S.F. Phillips, B. Bruce, C.K. Twomey, A.R. Zinsmeister, L.J. Melton III: Relation among personality and symptoms in nonulcer dyspepsia and the irritable bowel syndrome. Gastroenterology 99 (2) (1990) 327–333.

Talley, N.J., A.R. Zinsmeister, C. Van Dyke, L.J. Melton III: Epidemiology of colonic symptoms and the irritable bowel syndrome. Gastroenterology 101 (1991) 927–934.

Talley, N.J., A.L. Weaver, A.R. Zinsmeister, L.J. Melton III: Onset and disappearance of gastrointestinal symptoms and functional gastrointestinal disorders. Amer. J. Epidem. 136 (1992) 165–177.

Tammen, A.T., G. Bierck, T. Fentrop, G. Blümchen: Prognostische Bedeutung des Belastungsblutdrucks bei Herzinfarktpatienten. In: Anlauf, M., K.D. Bock (Hrsg.): Blutdruck unter körperlicher Belastung. Steinkopff, Darmstadt 1984.

Tammen, H.: Katamnestische Untersuchungen von stationär oder ambulant behandelten Patienten mit Ulcus duodeni und/oder ventriculi in der Psychosomatischen Klinik Heidelberg. Unveröffentl. Diss 1988.

Tauber, A.I. (ed.): Organism and the origins of self. Boston Studies in the Philosophy of Science. Kluwe, Dordrecht 1991.

Tavormina, J.B., L.S.Kastner, P.M. Slater, S.L. Watt: Chronically ill children: a psychologically and emotionally deviant population. J. Abnorm. Child Psychol. 4 (1976) 95–110.

Taylor, A.L., L.M. Fishman: Corticotropin-releasing hormone. New Engl. J. Med. 319 (1988) 213–222.

Taylor, G.: Psychosomatics and self-regulation. In: Barron, J., M. Eagle, D. Wolitzkiy (eds.): Interface of Psychoanalysis and Pschology, pp. 464–468. American Psychological Association, Washington D.C. 1992.

Taylor, G.J.: Psychosomatic Medicine and Contemporary Psychoanalysis. Int. Univ. Press, Madison CT 1987.

Taylor, G.J.: Clinical application of a dysregulation model of illness and disease: a case of spasmodic torticollis. Int. J. Psycho-Anal. 74 (1993) 581–595.

Taylor, H.C.: Vascular congestion and hyperemia. Amer. J. Obstet. Gynec. 57 (1949) 222.

Taylor, R.C.: Environmental and Behavioral Factors in Psychiatric Disorders in the Elderly. In: Häfner, H., G. Moschel, N. Sartorius (eds.): Health in the Elderly, S. 88–98. Springer, Berlin, Heidelberg 1986.

Taylor, S.E.: Hospital patient behavior: Reactance, helplessness, or control? J. soc. Iss. 35 (1979) 156–184.

Taylor, S.E.: Adjustment to threatening events: A theory of cognitive adaptation. Amer. Psychologist 41 (1983) 1161–1173.

Taylor, S.E., J. Brown: Illusion and well-being: A social psychological perspective on mental health. Psychol. Bull. 103 (1988) 193–210.

Taylor, S.E., M. Lobel: Social comparison activity under threat: Downward evaluation and upward contact. Psychol. Rev. 96 (1989) 569–575.

Taylor, S.E., R.L. Falke, S.J. Shoptaw, R.R. Lichtman: Social support, social groups and the cancer patient. J. Consult. clin. Psychol. 54 (1986) 608–615.

Taylor, S.E., B.P. Buunk, R.L. Collins, G.M. Reed: Social comparison and affiliation under threat. In: Montada, L., S.-H. Filipp, M.J. Lerner (eds.): Life Crises and Experiences of Loss in Adulthood, pp. 213–227. Erlbaum, Hillsdale/N.J. 1992.

Tchang, S.P.K., W.H. Kirkaldy-Willis: Spontaneous regression of herniated nucleus pulposus. Amer. J. Radiol. 146 (1986) 882–883.

Tecker, G. (Hrsg.): Morbus Crohn – Colitis ulcerosa, 2. Aufl. Thieme-Hippokrates-Enke, Stuttgart 1989.

Teichmann, A., K. Bosse, F. Ahrens: Acne excoriee und Artefakt. Hautarzt 25 (1974) 494–497.

Teising, M.: Alt und lebensmüde. Reinhardt, München, Basel 1992.

Telch, M.J., W.S. Agras, C.B. Taylor: Combined pharmacological and behavioral treatment for agoraphobia. Behav. Res. Ther. 23 (1985) 325–335.

Tembrock, G.: Biokommunikation. Rowohlt, Reinbek 1975.

Temoshok, L., B.W. Heller: On comparing apples, oranges and fruit salad: A methodological overview of medical outcome studies in psychosocial oncology. In: Cooper, C.L. (ed.): Psychosocial Stress and Cancer, pp. 231–260. Wiley, Chichester 1984.

Teplick, J.G., M.E. Haskin: Spontaneous regression of herniated nucleus pulposus. Amer. J. Radiol. 145 (1986) 371–375.

Terenius, L.: The effect of peptides and amino-acids on dihydro-morphine binding to the opiate receptor. J. Pharm. Pharmacol. 27 (1975) 540–541.

Terrahe, K.: Hyperergische und hyperreflektorische Rhinopathie. Therapiewoche 35 (1985) 447.

Teufel, M., H. Meyer-Hohnloser, E. Mörcke, U. Stubig, K. Niessen: Nachuntersuchungen bei 60 Kindern mit Colitis ulcerosa und Morbus Crohn. Monatsschr. Kinderheilk. 136 (1988) 378–383.

Tewes, U. (Hrsg.): Angewandte Medizinpsychologie. Fachbuchhandlung für Psychologie (Verlagsabteilung), Frankfurt/a.M. 1984.

Tews, H.: Soziologie des Alterns. Quelle & Meyer, Heidelberg 1979.

Thailer, S.A., R. Friedman, G.A. Harshfield, T.G. Pickering: Psychologic differences between high-, normal-, low-renin hypertensives. Psychosom. Med. 47 (1985) 294–297.

The Concise Oxford Dictionary, 6th ed. Oxford 1976.

The Coronary Drug Project Research Group: Prognostic importance of premature beats following myocardial infarction. J. Amer. med. Ass. 223 (1973) 1116.

The Network of Community Oriented Educational Institutions for Health Science. Universität Limburg, Maastricht 1994.

The Robert Wood Johnson Commission on Medical Education (ed.): Medical Education in Transition. The Sciences of Medical Practice. Princeton, New Jersey 1992.

Theander, S.: Anorexia nervosa. Monograph. Acta psychiat. scand. (Suppl.) 214 (1970).

Theander, S.: Research on outcome and prognosis of anorexia nervosa and some results from a Swedish long-term study. Int. J.Eat. Dis. 2 (1983) 167–174.

Theander, S.: Long-term prognosis of anorexia nervosa: a preliminary report. In: Darby, P.L., P.E. Garfinkel, D.M. Garner, D.V. Coscina (eds.): Anorexia nervosa. Recent Developments in Research, pp. 441–442. Liss, New York 1983.

Theander, S.: Outcome and prognosis in anorexia nervosa. Some results of previous investigations, compared with those of a Swedish long-term study. J.Psychiat. Res. 19 (1985) 493–508.

Thefeld, W., H. Hoffmeister: Sozialmedizinische Aspekte beim Diabetes mellitus. Z. allg. Med. 58 (1982) 1396–1403.

Theodore, J., N. Lewinston: Lung transplantation comes of age. New Engl. J. Med. 322 (1990) 772–774.

Theorell, T.: On risk factors for premature myocardial infarction in middle-aged building construction-workers, a comparison with other selected illness. In Halhuber, M.J. (Hrsg.): Psychosocialer Streß und koronare Herzkrankheit, S. 33–66. Springer, Berlin–Heidelberg–New York 1979.

Theorell, T.: Life events, job stress and coronary heart disease. In: Siegrist, J., M.J. Halhuber (eds.): Myocardial Infarction and Psychosocial Risks, pp. 1–17. Springer, Berlin–Heidelberg–New York 1981.

Theorell, T., N. Emlund: On physiological effects of positive and negative life changes – a longitudinal study. J. Psychosom. Res. 37 (1993) 653–659.

Theorell, T., B. Floderus-Myrhed: Workload and risk of myocardial infarction. Int. J. Epidemiol. 6 (1977) 17–21.

Theorell, T., P. Wester: The significance of psychological events in a coronary care unit. Acta med. scand. 193 (1973) 207–210.

Theorell, T, C. Häggmark, P. Eneroth: Psycho-endo-crinological reactions in female relatives of cancer patients: effects of an activation programme. Acta. Oncologica 6 (1987) 419–424.

Thetford, W.N., H. Schucmann.: Weitere Persönlichkeits-theorien. In: Freedman, A.M., H.I. Kaplan, B.J. Sadock, U.H. Peters (Hrsg.): Psychiatrie in Klinik und Praxis, Bd. 4: Psychosomatische Störungen, S. 26. Thieme, Stuttgart–New York 1988.

Thiel, A., E. Pilichowska, B. Hemmerlein et al.: Demenz und psychotische Symptome bei der amyotrophen Lateral-sklerose. Nervenarzt 64 (1993) 618–622.

Thiel, H.G., D. Parker, T.A. Bruce: Stress factors and the risk of myocardial infarction. J. psychosom. Res. 17 (1973) 43–57.

Thiele, H.G.: Zum heutigen Stand der Knochenmark-transplantation. Immun. Infekt. 13 (1985) 237–244.

Thiele, H.-G., W.-H. Schmiegel, F. Bläker: Immunphänomene bei chronisch entzündlichen Darmerkrankungen. In: Müller-Wieland, K. (Hrsg.): Handbuch der inneren Medizin, Bd. III/4: Dickdarm. 5. Aufl. Springer, Berlin 1982.

Thielemann-Jonen, I., H. Pichlmaier: Terminale Pflege Krebskranker. Münchner Med. Wschr. 130 (1988) 279–283.

Thoits, P.A.: Coping, social support and psychological outcomes. Rev. Pers. soc. Psychol. 5 (1985) 219–238.

Thomä, H.: Anorexia nervosa. Geschichte, Klinik und Theorien der Pubertätsmagersucht. Huber-Klett, Stuttgart 1961.

Thomä, H.: Anorexia nervosa: treatment. In: Reichsman, F. (ed.): Advances in Psychosomatic Medicine, vol. 7, pp. 300–315. Karger, Basel 1972.

Thomä, H.: Über die Unspezifität psychosomatischer Erkrankungen am Beispiel einer Neurodermitis mit zwanzigjähriger Katamnese. Psyche 24 (1980) 589–624.

Thomä, H.: Erleben und Einsicht im Stammbaum psychoanalytischer Techniken und der »Neubeginn« als Synthese im »Hier und Jetzt«. In: Hoffmann, S.O. (Hrsg.): Deutung und Beziehung. Fischer, Frankfurt 1983.

Thomä, H., H. Kächele: Lehrbuch der psychoanalytischen Therapie. Bd. 1: Grundlagen. Springer, Berlin–Heidelberg–New York–Tokyo 1985.

Thomä, H., H. Kächele: Lehrbuch der psychoanalytischen Therapie. Bd. 2: Praxis. Springer, Berlin–Heidelberg–New York–Tokyo 1988.

Thomas, A., S. Chess: Temperament and development. Brunner/Mazel, New York 1977.

Thomas, C., B. Duszynski, R. Karen: Closeness to parents and the familiy constellation in a prospective study of five disease states: suicide, mental illness, malignant tumor, hypertension and coronary heart disease. Hopkins Med. J.134 (1974) 251.

Thomas, C., P. Turner, F. Madden: Coping and the outcome of stoma surgery. J. Psychosom. Res. 32 (1988) 457–456.

Thomas, C.B., R.L. Greenstreet: Psychobiological characteristics in youth as predictors of five disease states: suicide, mental illness, hypertension, coronary heart disease and tumor. Johns Hopk. med. J. 132 (1973) 16–43.

Thomas, C.B., D.C. Ross, K.R. Duszynski: Useful hypercholesteremia: its associated characteristics and role in premature myocardial infarction. Johns Hopkins med. J. 136 (1975) 193–208.

Thomas, C.B., K.R. Duszynski: Blood pressure levels in young adulthood as predictors of hypertension and the fate of the cold pressor test. Johns Hopkins med. J. 151 (1982) 93–100.

Thomas, G.W.: Psychic factors in rheumatoid arthritis. Amer. J. Psychiat. 93 (1936) 693–710.

Thomas, K.: Praxis der Selbsthypnose und des autogenen Trainings (nach J.H. Schultz): Formelhafte Vorsatzbildung und Oberstufe. 3. Aufl. Thieme, Stuttgart 1972.

Thomas, W., D. Fritsch-Horn, K. Köhle, A. Reckels, R. Schrader: Integration des psychosomatischen Verständnisansatzes in die internistische Akutversorgung von Malignomkranken. Abschlußbericht 1, Köln 1994 (unveröffentl. Forschungsbericht).

Thomas, W., E. Behnke, S. Dirhold, K. Köhle: Integration des psychosomatischen Verständnisansatzes in die internistische Akutversorgung von Malignomkranken. Abschlußbericht 2, Köln 1995 (unveröffentl. Forschungsbericht).

Thomas, W., M.C. Krahforst, K. Köhle: Neuropsychische Leistungsfähigkeit HIV-infizierter Patienten. Med. Klinik (1995; in Druck).

Thomas, W., S. Dirhold, E. Behnke, K. Köhle: Psychosoziale Rehabilitation onkologischer Patienten in der stationären Akutversorgung: Belastungen, Bedarf, Lebensqualität, Krankheitsbewältigung (Abschlußbericht). Institut und Poliklinik für Psychosomatik und Psychotherapie der Universität zu Köln, Köln 1995.

Thompson, Ch.E.: Hysterical paralysis. J. Fam. Practice 15 (1982) 1169–1172.

Thompson, D.R., R. Meddis: A prospective evaluation of in-hospital counselling for first time myocardial infarction men. J. psychosom. Res. 34 (1990) 237–248 (received 1989).

Thompson, M.G., D.M. Schwartz: Life adjustment of women with bulimia nervosa and anorexic-like behavior. Int. J. Eat. Dis. 1 (1982) 47–60.

Thompson, R.F., D.A. McCormick, D.G. Lavond, G.A. Clark, R.E. Kettner, M.D. Mauk: The engram found? Initial localization of the memory trace for a basic form of associative learning. Prog. Psychobiol. Physiol. Psychol. 10 (1983) 167–196.

Thompson, S.C.: Will it hurt less if I control it? a comlplex answer to a simple question. Psychol. Bull. 90 (1981) 89–101.

Thompson, T.L., M.G. Moran, A.S. Nies: Psychotropic drug use in the elderly. New Engl. J. Med. 308 (1983) 134–138; 194–198.

Thompson, W.G.: Irritable bowel syndrome: Prevalence, prognosis and consequences. Canad. med. Ass. J. 134 (1986) 111–113.

Thompson, W.G., K.W. Heaton: Functional bowel disorders in apparently healty people. Gastroenterology 79 (1980) 283–288.

Thompson, W.H., J. Grusec: Studies of early experience. In: Museen, P.H. (ed.): Carmichaels Manuel of Child Psychology, vol. 1. Wiley, New York 1970.

Thorndike, E.L.: Educational Psychology. Teachers College, Columbia Univ., New York 1913.

Thygesen, P., J. Kieler: The musulman. Famine disease in German Concentration Camps. Kopenhagen 1949.

Tibblin, G., B. Lindström, S. Ander: Emotions and heart disease. In: Physiology, Emotion and Psychosomatic Illness. Excerpta Medica, Amsterdam 1972.

Tinbergen, N., K. Lorenz; in: Schiller, Cl. (ed.): Instinctive Behaviour. Internat. Universities Press, New York 1975.

Titchener, J.L., J. Riskin, R. Emerson: The family in psychosomatic process. In: Hendel, G. (ed.): The Psychosocial Interior of the Family, p. 461. Aldine, Chicago 1967. Dtsch.: Die Familie im Psychosomatischen Prozeß. In: Brede, K.: Einführung in die psychosomatische Medizin, S. 214. Fischer, Frankfurt 1974.

Tjelveit, A.: The ethics of value conversion in psychotherapy: Appropriate and inappropriate therapist influence on client varables. Clin. Psychol. Rev. 6 (1986) 515–537.

Todd, A.D.: The prescription of contraception: negotiations between doctors and patients. Discourse Processes 7 (1984) 171–200.

Tölle, R.: Wahnentwicklung bei körperlich Behinderten. Nervenarzt 58 (1987) 759–763.

Tölle, R.: Organisch bedingte Depressionen. Nervenarzt 61 (1990) 176–182.

Tönnies, S., Heering-Sick, H. Joost; zit. nach G. Eisentraut: Die Zahnärzte haben Angst vor der Angst der Patienten. Zahnärztl. Mitteilungen 77 (1987) 1643.

Tokarski, W.: Zur Situation von Lehre und Studium in der Gerontologie an den Hochschulen der Bundesrepublik. In: Karl, F., W. Tokarski (Hrsg.): Die »neuen Alten«. Beiträge der XVII. Jahrestagung der Dtsch. Ges. f. Gerontologie 1988. Kasseler Gerontol. Schriften 6, Gesamthochschulbibliothek Kassel 1989.

Tolksdorf, W.: Der präoperative Streß. Springer, Berlin–Heidelberg–New York 1985.

Tolksdorf, W., J. Berlin, E.R. Rey et al.: Der präoperative Streß. Anästhesist 33 (1984) 212–217.

Tolksdorf, W., G. Merkel, H. Rehder, E.R. Rey, J. Berlin: Psychologische Aspekte der Spinalanästhesie. Anaesthesist 33 (1984) 307–310.

Tolman, E.C.: Purposive Behavior in Animal and Men. Appleton, New York 1932.

Tomkins, S.S.: Affect, Imagery and Consciousness, vol. 1. Springer, New York 1962.

Tomkins, S.S.: Affect, Imagery and Consciousness, vol. 2: The negative Affects. Springer, New York 1963.

Tomkins, S.S.: Affect, Imagery and Consciousness, vol. 3. Springer, New York 1991.

Toner, B.B., P.E. Garfinkel, K.N. Jeejeebhoy, H. Scher, D. Shulhan, I.D. Gasbarro: Self-schema in irritable bowel syndrome and depression. Psychosom. Med. 52 (1990) 149–155.

Tonnesen, E., J. Tonnesen, N.J. Christensen: Augmentation of cytotoxicity by natural killer (NK) cells after adrenaline administration in man. Acta path. microbiol. scand. 92 (1984) 81–83.

Tonscheidt, S.: Stationäre Verhaltenstherapie bei depressiven älteren Menschen. Z. Geront. 25 (1992) 365–368.

Torem, M., J. Torem: Pseudoepilepsy. Iatrogenic aspects in diagnosis and treatment. In: Gross, M. (ed): Pseudoepliepsy. The clinical aspects of false seizures, pp. 227–235. Lexington Books, Toronto/Mass. 1983.

Torrey, E.F.: Prevalence studies in schizophrenia. Brit. J. Psychiat. 150 (1987) 598–608.

Torrey, E.F., M. McGuire, A. O'Hare, D. Walsh, M.P. Spellman: Endemic psychosis in Western Ireland. Amer. J. Psychiat. 141 (1984) 966–969.

Toth, A., M.L. Lesser, G. Nars, C. Brooks, D. Adams: Effect of doxycycline on premenstrual syndrome: a double-blind randomized clinical trial. J. Int. Med. Res. 16 (1988) 270–279.

Toth, J.C.: Effect of structured preparation for transfer on patients' anxiety on leaving coronary care unit. Nurs. Res. 29 (1980) 28–34.

Totman, R.G., J. Kiff: Life stress and susceptibility to colds. In: Oborne, D.J., M.M. Gruneberg, J.R. Eiser (eds.): Research in Psychology and Medicine, vol. 1, pp. 141–149. Acad. Press, New York 1979.

Totman, R., J. Kiff, S.E. Reed, J.W. Craig: Predicting experimental colds in volunteers from different measures of recent life stress. J. psychosom. Res. 24 (1980) 155–163.

Touyz, S.W., P.J.V. Beumont: Body image and its disturbance. In: Beumont, P.J.V., G.D. Burrows, R.C. Casper: Handbook of Eating Disorders, part 1, pp. 171–187. Science Publishers, Amsterdam 1987.

Trainer, P.J., A. Grossman: The diagnosis and differential diagnosis of Cushing's syndrome. Clin. Endocr. (Oxf.) 34 (1991) 317–330.

Trappe, H.J., H. Klein, P.R. Lichtlen: Ursachen des akuten Herz-Kreislauf-Stillstandes. Internist 33 (1992) 289–294.

Traue, H.C.: Gefühlsausdruck, Hemmung und Muskelspannung unter sozialem Streß. Hogrefe, Göttingen 1989.

Traue, H.C., W. Kraus: Ausdruckshemmung als Risikofaktor: Eine verhaltensmedizinische Analyse. Praxis der angewandten Verhaltensmedizin und Rehabilitation 2 (1988) 85–95.

Traue, H.C., M. Kessler: Myogene Schmerzen. Z. Med. Psychol. 1 (1992) 10–22.

Traue, H.C., C. Lötsch-Pötsch: Effects of visual stress in tension type headache. Biofeedback and Self-Regulation (1995, in Druck).

Traue, H.C., A.M. Mahoney, C. Bischoff: Toward a new understanding of tension headache. In: Papakostopoulos, D. et al. (eds.): Clinical and Experimental Neuropsychophysiology. Croom Hehn, Kent 1984.

Traue, H.C., A. Gottwald, P.R. Henderson, D.A. Bakal: Nonverbal expressiveness and activity in tension headache sufferers and controls. J. psychosom. Res. 29 (1985) 375–381.

Traue, H.C., A.M. Michael: Behavioral and emotional inhibition in head pain. In: Traue, H.C., J.W. Pennebaker (eds.): Emotion, Inhibition and Health, pp. 226–246. Hogrefe & Huber, Seattle 1993.

Traue, H.C., C. Bischoff, H. Zenz: Psychophysiologie und Verhaltensmedizin von Spannungskopfschmerzen. In: Wahl, R., M. Hautzinger (Hrsg.): Klinische Verhaltensmedizin des Schmerzes. Deutscher Ärzte-Verlag, Köln (1995, in Druck).

Travell, J.G., D.G. Simons: Myofascial Pain and Dysfunction. The Trigger Point Manual. Williams & Wilkins, Baltimore 1983.

Trelawny-Ross, C., O. Russel: Social and psychological responses to myocardial infarction: multiple determinants of outcome at six months. J. psychosom. Res. 31 (1987) 125–130.

Tress, W.: Psychoanalyse als Wissenschaft. Psyche 39 (1985) 385–412.

Tress, W.: Prävalenz und Behandlung psychischer Erkrankungen in der Allgemeinbevölkerung – Ergebnisse einer Feldstudie in 3 Gemeinden Oberbayerns. Bemerkungen zur Arbeit von S. Weyerer und H. Dilling. Nervenarzt 56 (1985) 50–51.

Tress, W.: Das Rätsel der seelischen Gesundheit. Traumatische Kindheit und früher Schutz gegen psychogene Störungen. Eine retrospektive epidemiologische Studie an Risikokindern. Verlag für Medizinische Psychologie, Vandenhoeck & Ruprecht, Göttingen 1986.

Tress, W.: Das Rätsel der seelischen Gesundheit. Vandenhoeck und Ruprecht, Göttingen 1986.

Tress, W.: Die internationale Beschreibung als Grundlage psychoanalytischer Erkenntnis. Psychother. med. Psychol. 37 (1987a) 133–141.

Tress, W.: Schweregradkriterien für psychogene Erkrankungen. In: Schepank, H. (Hrsg.): Psychogene Erkrankung der Stadtbevölkerung. Eine epidemiologisch-tiefenpsychologische Untersuchung in Mannheim, S. 79–82. Springer, Berlin–Heidelberg–New York 1987b.

Tress, W. (Hrsg.): Psychosomatische Grundversorgung. Schattauer, Stuttgart 1994.

Tress, W., R. Mantz, B. Sollors-Mossler: Epidemiologie in der psychosomatischen Medizin. In: Adler, R. et al. (Hrsg.): Psychosomatische Medizin, 4. Aufl. Urban & Schwarzenberg, München 1990.

Triadafilopoulos, G., R.W. Simms, D.L. Goldenberg: Bowel dysfunction in fibromyalgia syndrome. Dig. Dis. Sci. 36 (1991) 59–64.

Trice, H.M., P.M. Roman: Sociopsychological predictors of affilation with Alcoholics Anonymous: A longitudinal study of »treatment success«. Social Psychiatry 5 (1970) 51–59.

Trijsburg, R.W., F.C.E. van Knippenberg, S.E. Rijpma: Effects of Psychological Treatment on cancer Patients: A critical Review. Psychosomatic Medicine 54 (1992) 489–517.

Trimble, M.R.: Serum prolactin in epilepsy and hysteria. Brit. med. J. 4 (1978) 1682–1683.

Trimble, M.R.: Post-traumatic Neurosis. From railway spine to whiplash. Wiley, Chichester–New York–Brisbane–Toronto 1981.

Trimble, M.R.: The relationship between psychiatry and neurology. A British perspective with particular reference to neuropsychiatry. In: Mueller, J. (ed.): Neurology and Psychiatry. A Meeting of Minds, pp. 14–30. Karger, Basel–München–Paris 1989.

Trojan, A., C. Deneke, H. Guderian, E.M. Schorsch: »Seitdem ich diese Gruppe habe, lebe ich richtig auf.« Aktivitäten, Ziele und Erfolge von Selbsthilfegruppen. In: Trojan, A. (Hrsg.): Wissen ist Macht. Eigenständig durch Selbsthilfe in Gruppen, S. 163–210. Fischer, Frankfurt 1986.

Troschke, J. v., J. Siegrist: Das Krankenhaus-Patientenheft in der Erprobung. Befragungsergebnisse über die Anwendungsmöglichkeiten eines Patientenleitfadens. Dtsch. Ärztebl. 40 (1977) 2393–2396.

Trotman, I.F., C.C. Price: Bloated irritable bowel syndrome defined by dynamic 3mTc bran scan. Lancet 33 (1986) 365–366.

Troxler, R.G., E.A. Sprague, R.A. Albanese, R. Fuchs, A.J. Thompson: The association of elevated plasma cortisol and early atherosclerosis as demonstrated by coronary angiography. Atherosclerosis 26 (1977) 151–162.

Tsaltas, M.O.: Children of hemodialysis patients. J. Amer. med. Ass. 236 (1976) 2764–2766.

Tschuschke, V.: Spezifische und/oder unspezifische Wirkfaktoren in der Psychotherapie: Ein Problem der Einzelpsychotherapie oder auch der Gruppenpsychotherapie. In: Tschuschke, V., D. Czogalik, (Hrsg.): Psychotherapie-Welche Effekte verändern? Springer, Berlin–Heidelberg 1990.

Tschuschke, V. et al.: Wirkfaktoren stationärer analytischer Gruppenpsychotherapie. PmP Psychotherapie und Psychosomatische Medizin. Psychologie 42 (1992) 91–101.

Tsien, R.W., R. Malinow: Long-term potentiation: Presynaptic enhancement following postsynaptic activation of Ca^+-dependent protein kinases. Cold Spr. Harb. Symp. quant. Biol. 55 (1990) 147–159.

Tsouyopoulos, N.: Das Menschenbild der modernen Medizin und seine wissenschaftstheoretischen Voraussetzungen. In: Die Beiträge des XII. Deutschen Kongresses für Philosophie, Innsbruck 1981. Solaris, Innsbruck, 1983.

Tuber, S.B., M.A. Frank, S. Santostefano: Children's anticipation of impending surgery. Shifts in objects-representional paradigms. Bull. Menninger Clin. 53 (1989) 501–511.

Tucker, N., J.R. Kirwan: Does patient education in rheumatoid arthritis have therapeutic potential? Ann. Rheum. Dis. 59 (1991) 422–428.

Tulen, J.H.M., P. Moleman, P.J. Blankestijn, A.J. Manin, T. Veld, H.G. Steenis, F. Boomsma: Psychological cardiovascular and endocrine changes during continuous infusion of Epinephrine or Norepinephrine in healthy volunteers. Psychosom. Med. 55 (1993) 61–69.

Tunis, M.M., H.G. Wolff: Studies on headache. Long-term observations of the reactivity of the cranial arteries in subjects with vascular headache of the migraine type. Arch. Neurol. Psychiat. 70 (1953) 551–557.

Tunis, M.M., H.G. Wolff: Studies on headache. Cranial artery constriction and muscle contraction headache. Arch. Neurol. Psychiat. 71 (1954) 425–434.

Turk, D.C., D.H. Meichenbaum, W.H. Berman: Die Anwendung von Biofeedback bei der Schmerzkontrolle: Ein kritischer Überblick. In: Keeser, W., E. Pöppel, P. Mitterhusen (Hrsg.): Schmerz. Urban & Schwarzenberg, München 1982.

Turk, D.C., D. Meichenbaum: A cognitive-behavioural approach to pain management. In: Wall, P.D., R. Melzack: Textbook of pain. Livingstone, New York 1984.

Turk, D.C., R.D. Kerns: The family in health and illness. In: Turk, D.C., R.D. Kerns (eds.): Health, Illness and Families: A Life-span Perspective, pp. 1–22. Wiley, New York 1985.

Turner, J.A., C.R. Chapman: Psychological interventions for chronic pain: a critical review. Pain 12 (1982) 1.

Turner, S.M., M. Hersen, A.S. Bellack, K.C. Wells: Behavioral treatment of obsessive-compulsive neurosis. Behav. Res. Ther. 17 (1979) 95–106.

Turpin, G., M. Lader: Life events and mental disorders: biological theories of their mode of action. In: Katschnig, H. (ed.): Life Events and Psychiatric Disorders: Controversial Issues. Cambridge Univ. Press, Cambridge 1986.

Tuschl, R.J.: From dietary restraint to binge eating: Some theoretical considerations. Appetite 14 (1990) 105–109.

Tustin, F.: Comments of psychogenic autism. Psyche 47 (1993) 1172–1183.

Twycross, R.B.: Overview of analgesia. In: Bonica, J.J., V. Ventafridda (eds.): Advances in Pain Research and Therapy, vol. 2, pp. 617–633. Raven Press, New York 1979.

Twycross, R.G.: Choice of strong analgesics in terminal cancer. Diamorphine or morphine? Pain 3 (1977) 93–104.

Twycross, R.G.: Overview of analgesia. In: Bonica, J.J., V. Ventafridda (eds.): Advances in pain research and therapy, vol. 2. Raven, New York 1979.

U.S. Department of Health and Human Services: Alcohol and Health: Seventh Special Report to the U.S. Congress on Alcohol and Health, chapter VII. Adverse Social Consequences (1990) 163–179.

Udelman, D.L.: Stress and immunity. Psychother. and Psychosom. 37 (1982) 176–184.

Uexküll, J. v.: Theoretische Biologie, 1. Aufl. Springer, Berlin 1920. Neudruck: Suhrkamp, Frankfurt/a.M. 1973.

Uexküll, J. v.: Nie geschaute Welten. Die Umwelten meiner Freunde. Fischer, Berlin 1936.

Uexküll, J. v.: Bedeutungslehre, , S.107–108. Barth, Leipzig 1940. In: Uexküll, J. v., G. Kriszat: Streifzüge durch die Umwelten von Tieren und Menschen. Fischer, Frankfurt/a.M. 1970.

Uexküll, J. v.: Der Sinn des Lebens (1947). Klett, Stuttgart 1977.

Uexküll, J. v.: Kompositionslehre der Natur. Biologie als undogmatische Naturwissenschaft (1940). In: Uexküll, Th. v. (Hrsg): Ausgewählte Schriften. Propyläen-Ullstein, Frankfurt-Berlin–Wien 1980.

Uexküll, J. v.: The theory of meaning. Semiotica 42 (1982) 25–82.

Uexküll, J. v., G. Kriszat: Streifzüge durch die Umwelten von Tieren und Menschen, S. 36f (1936). Neudruck: Fischer, Frankfurt/a.M. 1983.

Uexküll, Th. v.: Die Religion und die Naturwissenschaften. Die Erziehung 12 (1936) 328–379.

Uexküll, Th. v.: Untersuchungen über das Phänomen der »Stimmung« mit einer Analyse der Nausea nach Apomorphingaben verschiedener Größe. Z. klin. Med. 149 (1952) 132–210.

Uexküll, Th. v.: Funktionelle Syndrome in psychosomatischer Sicht. Klinik der Gegenwart IX (1960) 299–340.

Uexküll, Th. v.: Funktionelle Herz- und Kreislaufstörungen, II. Internistentagung Jena-Halle-Leipzig. VEB Thieme, Leipzig 1962.

Uexküll, Th. v.: Grundfragen der psychosomatischen Medizin. Rowohlts deutsche Enzyklopädie Bd. 179/189. Rowohlt, Reinbek 1963. Sowie: Hamburg1965.

Uexküll, Th. v.: Grundfragen der Psychosomatischen Medizin, Kap. IV, S. 121–154. Rowohlt, Hamburg 1963.

Uexküll, Th. v.: Gescheiterte Reform der Medizinischen Ausbildung. Ein Rückblick auf das Schicksal der Nachbaruniversität Ulm. In: Galle, R. (Hrsg.): Gebremste Reform, ein Kapitel deutscher Hochschulgeschichte. Universitäts-Verlag, Konstanz 1977.

Uexküll, Th. v.: 40 Jahre Psychosomatische Medizin. Münch. med. Wschr. 119 (1977) 795–800.

Uexküll, Th. v.: Die Chefarztvisite als Problem. Med. Klinik 72 (1977) 269–276.

Uexküll, Th. v.: Psychophysiologie – Historische und wissenschaftstheoretische Probleme. In: Uexküll, Th. v. et al. (Hrsg.): Lehrbuch der Psychosomatischen Medizin, 1. Aufl. Urban & Schwarzenberg, München 1979.

Uexküll, Th. v. (Hrsg.): Integrierte Psychosomatische Medizin. Modelle in Praxis und Klinik. Schattauer, Stuttgart 1981.

Uexküll, Th. v.: Einführung. In: Uexküll, Th. v (Hrsg.): Integrierte Psychosomatische Medizin. Modelle in Praxis und Klinik. Schattauer, Stuttgart–New York 1981.

Uexküll, Th.v: Die Zeichenlehre Jakob von Uexkülls. In: Krampen, M. et al. (Hrsg.): Die Welt als Zeichen. Klassiker der modernen Semiotik, S. 232–279. Severin & Siedler, Berlin 1981. Englisch: Classics of Semiotics. Plenum, New York 1987.

Uexküll, Th. v.: Geleitwort. In: Köhle, K., H.-H. Raspe (Hrsg.): Das Gespräch während der ärztlichen Visite, S. X–XII. Urban & Schwarzenberg, München 1982.

Uexküll, Th. v.: Responses of the health care system to maintain and restore health: Psychological considerations: The problem of bio-psycho-social models. Workshop on Scientific Analysis of Health and Health Care: Paradigms, Methodologies and Organisation, WHO Ulm 1983.

Uexküll, Th. v.: Historische Überlegungen zu dem Problem einer Medizinsemiotik. Zeitschr. f. Semiotik 6 (1984) 53–58.

Uexküll, Th. v.: Zehn Jahre Deutsches Kollegium für psychosomatische Medizin. Versuch einer Standortbestimmung. Prax. Psychother. Psychosom. 29 (1984) 157–162.

Uexküll, Th. v.: Zeichen und Realität als anthroposemiotisches Problem. In: Oehler, K. (Hrsg.): Zeichen und Realität. Akten des 3. semiotischen Kolloquiums, Hamburg. Stauffenberg, Tübingen 1984.

Uexküll, Th. v.: Der Körperbegriff als Problem der Psychoanalyse und der Psychosomatischen Medizin. Prax. Psychother. Psychosom. 30 (1985) 95–103.

Uexküll, Th. v.: Geschichte der deutschen Psychosomatik. Psychother. med. Psychol. 36 (1986) 18.

Uexküll, Th. v.: Was weiß die Medizin vom Menschen? In: Rössner, H. (Hrsg.): Der ganze Mensch, S. 146–168. Deutscher Taschenbuch Verlag, München 1986.

Uexküll, Th. v.: Bilanz der Curriculum-Entwicklung in der BRD – Rückschau und Ausblick eines Beteiligten. Referat anläßlich des 20. Jahrestages des Bestehens der Anamnesegruppen. Student. Reader, Marburg 1989.

Uexküll, Th. v.: Patientenkarrieren. In: Nedelmann, C., H. Ferstl (Hrsgg.): Die Methode der Balint Gruppe, S. 55–70. Klett-Cotta, Stuttgart 1989.

Uexküll, Th. v.: Rückmeldung als Modell interpersonaler Beziehungen: Psychosomatische Medizin als Beziehungsmedizin. Referat auf der Tagung der DKPM in Heidelberg, 1991.

Uexküll, Th. v.: Die Bedeutung der Semiotik für die Medizin. In: Rusterholtz, P. et al. (Hrsg.): Welt der Zeichen – Welt der Wirklichkeit. Berner Universitätsschriften 38 (1992) 85–100.

Uexküll, Th. v.: Was ist und will »Integrierte Psychosmatische Medizin«? In: Adler, R., W. Bertram, A. Gaag, J.M. Hermann, K. Köhle, Th. v. Uexküll (Hrsg.): Integrierte

psychosomatische Medizin in Praxis und Klinik, 2. Aufl,
S. 17–34. Schattauer, Stuttgart 1992.

Uexküll, Th. v.: Was ist und was will »Integrierte
psychosomatische Medizin«? In: Adler, R., W. Bertram,
A. Haag, J.M. Hermann, K. Köhle, Th. v. Uexküll (Hrsg.):
Integrierte Psychosomatische Medizin in Praxis und Klinik,
3. Aufl., S. 17–34. Schattauer, Stuttgart 1993.

Uexküll, Th. v.: Persönliche Mitteilung, 1993.

Uexküll, Th. v.: Von der Unfähigkeit der medizinischen
Fakultäten zur Reform. Die Curriculum-Entwicklung in der
BRD. Psychomed 5/4 (1993) 254–258.

Uexküll, Th. v., M. Pflanz: »Entlastung« als pathogenetischer
Faktor. Klin. Wschr. 414 (1952).

Uexküll, Th. v., W. Wesiack: Wissenschaftstheorie und
Psychosomatische Medizin, ein bio-psycho-soziales
Modell. In: Adler, R. et al. (Hrsg.): Psychosomatische
Medizin, 3. Aufl., S. 1–29. Urban & Schwarzenberg,
München 1986.

Uexküll, Th. v., W. Wesiack: Theorie der Humanmedizin,
S. 257ff. Urban & Schwarzenberg, München–Wien–
Baltimore 1988.

Uexküll, Th. v., E. Wick: Die Situationshypertonie. Arch.
Kreislaufforsch. 39 (1962) 236–271.

Uexküll, Th. v., M. Fuchs, H. Müller-Braunschweig, R. Johnen
(Hrsg.): Subjektive Anatomie. Schattauer, Stuttgart 1994.

Uexküll, Th. v. et al.(Hrsg.): Lehrbuch der Psychosomatischen
Medizin, 1. Aufl. Urban & Schwarzenberg, München 1979.

Uexküll, Th. v. et al. (Hrsg.): Lehrbuch der psychosomatischen
Medizin, 2. Aufl. Urban & Schwarzenberg,
München–Wien–Baltimore 1981.

Uexküll, Th. v., R. Adler, J.M. Hermann, K. Köhle,
O.W. Schonecke, W. Wesiack (Hrsg.): Psychosomatische
Medizin, 3. Aufl. Urban & Schwarzenberg,
München–Wien–Baltimore 1986.

Uexküll, Th. v., R. Adler, J.M. Hermann, K. Köhle,
O.W. Schonecke, W. Wesiack (Hrsg.): Psychosomatische
Medizin, 4. Aufl. Urban & Schwarzenberg,
München–Wien–Baltimore 1990.

Uhlenberg, P.: Death and the family. Journ. of Family History
3 (1980).

Ulich, E.: Arbeitspsychologie. Schaeffer & Poeschel, Zürich
1994a.

Ulich, E.: Gruppenarbeit gestern und heute. In: Krahn, K.,
G. Peter, R. Skrotzki (Hrsg.): Immer auf den Punkt.
Beiträge zur Arbeitsforschung, Arbeitsgestaltung,
Arbeitspolitik. Montana, Dortmund 1994b.

Ullmann, H.: Der Morbus Crohn aus psychosomatischer
Sicht. Med. Klinik 77 (1982) 782–788.

Ullmann, St.: Semantics: An Introduction of the Science of
Meaning. Oxford 1962.

Ulreich, A., F. Rainer, K.P. Pfeiffer: Compliance und chronische
Polyarthritis. Therapiewoche 32 (1982) 5915–5919.

Ungern-Sternberg, O. v.: Heilung einer hysterichen Lähmung
durch Kurztherapie. Psyche 9 (1956) 634–640.

Uno, H., R. Tarara, J.G. Else, M.A. Suleman, R.M. Sapolsky:
Hippocampal damage associated with prolonged and fatal
stress in primates. J. Neurosci. Res. 91 (1989) 1705–1711.

Ursin, H., E. Baade, S. Levine: Psychobiology of Stress.
A study of coping men. Acad. Press, New York 1978.

Ursin, H., R. Mykletun, O. Tonder, R. Vaernes, G. Relling,
R. Isaksen, R. Murison: Psychological stress-factors and
concentrations of immunoglobulins and complement
components in humans. Scand. J. Psychol. 25 (1984)
340–347.

US National Center for Health Statistics: Vital and health
statistics. Heart disease in adults 1960–62. Blood pressure
of adults by race and area. Public Health Service Publ. No.
1000, Ser. 11 No 5. US Government Printing Office,
Washington 1964.

Utiger, R.S.: The pathogenesis of autoimmune thyroid disease.
New Engl. J. Med. 235 (1991) 278–279.

Uvnäs-Moberg, K., I. Arn, T. Theorell, C.O. Jonsson: Gastrin,
somatostatin and oxytocin levels in patients with functional
disorders of the gastrointestinal tract and their response to
feeding and interaction. J. psychosom. Res. 35 (1990)
525–533.

Vachon, L., E.S. Rich: Visceral learning in asthma.
Psychosom. Med. 38 (1976) 122–129.

Vägerö, D., G. Persson: Cancer survival and social class in
Sweden. J. Epidemiol. Community Health 41 (1987)
204–209.

Vague, J.: La differenciation sexuelle. Facteur déterminant des
formes de l'obésité. Presse med. 55 (1947) 339–340.

Vague, J.: The degree of masculine differenciation of obesities.
A factor determing predisposition to diabetes,
artherosclerosis, gout and uric calculous disease.
Amer. J. clin. Nutr. 4 (1959) 20–34.

Vahlensieck, W.: Histologische Differenzierung von
Prostatakongestion und Prostatitis. Niere, Blase, Prostata –
aktuell 13 (1988) 4.

Vahlensieck, W.: Vorwort. In: Rohwedder, D., M. Hacks
(Hrsg.): Benigne Prostatopathien. Grundlegende und
therapeutische Aspekte. Schriftenreihe Experten im
Gespräch, Bd. 11. Wissenschaftsverlag Wellingbüttel,
Hamburg 1990.

Vahlensieck, W., G. Rutishauser: Einführung. In: Valensieck,
W., G. Rutishauser (Hrsg.): Benigne Prostatopathien.
Thieme, Stuttgart–New York 1992.

Vaillant, G.E.: Natural history of male psychological health,
II. Some antecedents of healthy adult adjustment. Arch.
gen. Psychiat. 31 (1974) 15–22.

Vaillant, G.E.: Natural history of male psychological health,
III. Empirical dimensions of mental health. Arch. gen.
Psychiat. 32 (1975) 420–426.

Vaillant, G.E.: Natural history of male psychological health:
effects of mental health on physical health. New Engl. J.
Med. 301 (1979) 1249–1254.

Vaillant, G.E.: The Natural History of Alcoholism: Causes,
Patterns and Paths to Recovery. Harvard University Press,
Cambridge/Mass. 1983.

Vaitl, D.: Kontrolle der essentiellen Hypertonie durch
Entspannungstechniken. In: Vaitl, D. (Hrsg.): Essentielle
Hypertonie. Springer, Berlin–Heidelberg 1982.

Valkonen, T.: Psychosocial stress and sociodemographic
differentials in mortality from ischemic heart disease in
Finland. Acta med. scand. (suppl.) 660 (1982) 152–164.

Van Cauter, E., S. Refetoff: Evidence for two subtypes of
Cushing's disease based on the analysis of episodic cortisol
secretion. New Engl. J. Med. 312 (1985) 1343–1349.

Van Doorn, P., H. Folgering, P. Colla: Control of the end-tidal
pCO2 in the hyperventilation syndrome: effects of
biofeedback and breathing instructions compared. Bull.
europ. Physiopath. respir. 18 (1982) 829–836.

Van Kammen, D.P., W.B. van Kammen, L.S. Mann,
T. Seppala, M. Linnoila: Dopamine metabolism in the
cerebrospinal fluid of drug-free schizophrenic patients with
and without cortical atrophy. Arch. gen. Psychiat. 43 (1986)
978–983.

Van Keep, P.A., M. Humphrey: Psychosocial aspects of
climacteric. In: Van Keep, P.A. et al. (eds.): Consensus
on Menopause Research. MTP, London 1976.

van der Kolk, B.A., M.S. Greenberg: The psychobiology of
the trauma response. In: van der Kolk, B.A. (ed.):
Psychological Trauma, pp. 63–88. American Psychiatric
Press, Washington 1987.

van der Kolk, B.A.: Psychological Trauma. American
Psychiatric Press, Washington 1987.

van der Kolk, B.A.: The separation cry and the trauma
response. In: van der Kolk, B.A. (ed.): Psychological
Trauma, pp. 31–62. American Psychiatric Press,
Washington 1987.

van der Valk, J.M., J.J. Groen: Personaity structure and
conflict situation in patients with myocardial infarction.
J. psychosom. Res. 1 (1967) 41–46.

Vandereycken, W.: Körperschemastörungen und ihre Relevanz
für die Behandlung der Bulimia. In: Fichter, M.M. (Hrsg.):
Bulimia nervosa. Enke, Stuttgart 1989.

Vandereycken, W., E. Kog, J. Vanderlinden: The Family
Approach to Eating Disorders: Assessment and Treatment
of Anorexia Nervosa and Bulimia. PMA Publications,
New York 1989.

Vandereycken, W., R. van Deth, R. Meermann:
Hungerkünstler, Fastenwunder, Magersucht. Eine
Kulturgeschichte der Eßstörungen. dtv, München 1992.

Vanderlinden, J., W. Vandereycken: The use of hypnotherapy
in the treatment of eating disorders. Intern. J. Eat. Dis.
7 (1988) 673–679.

Vanderlinden, J., W. Vandereycken: The use of hypnosis in the
treatment of bulimia nervosa. Int. J. Clin. Exp. Hypn.
38 (1990) 101–111.

Vanderlinden, J., W. Vandereycken: Familientherapie bei
Bulimia nervosa. In: Jacobi, C., R. Paul (Hrsg.): Bulimia
und Anorexia nervosa. Springer, Berlin 1991.

Vanderlinden, J., J. Norré, W. Vandereycken, R. Meermann:
Die Behandlung der Bulimia nervosa. Schattauer. Stuttgart
1992.

Vardi, P., R. Brik, D. Barzilai: Insulin autoantibodies:
reflection of disturbed self-identification and their use in
the prediction of type I diabetes. Diabetes/metabolism
Reviews 4 (1991) 209–222.

Varela, F.G.: Steps to cybernetics of autonomy. In: Trappl,
R. (ed.): Power and Autonomy: New Ideas on Complexity.
London 1985.

Varela, F.J.: Organism: a meshwork of selfless selves. In:
Tauber, A. (ed.): Organsm and the origins of self. Boston
Studies in the Phiulosophy of Science. Kluwer, Dordrecht
1991.

Varney, N.R., B. Alexander, J.H. MacIndoe: Reversible steroid
dementia in patients without steroid psychosis.
Amer. J. Psychiat. 141 (1984) 369–372.

Vasella, D.: Psychologische Aspekte der Körperuntersuchung.
In: Uexküll, T. v. (Hrsg.): Lehrbuch der Psychsomatischen
Medzin, 3. Aufl., S. 201–206. Urban & Schwarzenberg,
München–Wien–Baltimore 1986.

Veltman, G., R. Weitz: Über die Bedeutung psychosomatischer
Einflüsse auf die Entstehung des Lichen ruber planus.
Hautarzt 17 (1966) 7–16.

Velvolvski, I.S.: Erfahrungen mit der psychoprophylaktischen
Methode zur Schmerzausschaltung bei der Geburt auf der
Grundlage der Lehre I.P. Pawlows. In: Schmerzaus-
schaltung bei der Geburt. Volk und Ges., 1953.

Veniar, F.A., R.S. Salston: An approach to the treatment of
pseudohypocusis in children. Amer. J. Dis. Child
137 (1983) 34.

Ventafridda, V., M. Tamburini, A. Caraceni et al.: A validation
study of the WHO method for cancer pain relief. Cancer
59 (1987) 850–856.

Venzlaff, U.: Die psychoreaktiven Störungen nach ent-
schädigungspflichtigen Ereignissen. Springer, Berlin 1958.

Venzlaff, U.: Erlebnishintergrund und Dynamik seelischer
Verfolgungsschäden. In Paul, H., H.J Herberg (Hrsg.):
Psychische Spätschäden nach politischer Verfolgung,
S. 107. Karger, Basel 1967.

Verdoorn, T.A., A. Draguhn, S. Ymer, P.H. Seeburg,
B. Sakmann: Functional properties of recombinant rat
GABA A receptors depend upon subunit composition.
Neuron
4 (1990) 919 928

Verhagen, F., C. Nass, A. Appels: Cross-validation of the A/B
typology in the Netherlands. Psychother. and Psychosom.
34 (1980) 178–186.

Verrier, R.L., B. Lown: Influence of neural activity on
ventricular electrical stability during acute myocardial
ischemia and infarction. Excerpta Medica, Amsterdam
1978.

Versteegen, U.: Risikowahrnehmung und Gesundheit.
Z. Klin. Psychol. 21 (1992) 28.

Vessey, J., K. Howard, R. Lueger, H. Kächele, E. Mergenthaler:
The clinician's illusion and the psychotherapy practice. An
application of stochastic modeling. J.cons. clin. psychol.
62 (1994) 679–685.

Vesti, P., G. Somnier, M. Kastrup: Psychotherapeutische
guidelines. Rehabilitation and Research Centre for Torture
Victims, Juliane Maries Vej 34, P.O. Box 2672, DK–2100
Copenhagen, 1992.

Viederman, M.: Adaptive and maladaptive regression in
hemodialysis. Psychiatry 37 (1974) 283–290.

Villard, H.P.: Consultation psychiatrique dans un service de
dialyse et de greffe rénale. Union méd. Canada 98 (1969)
233–238.

Villard, R. de et al.: Le somnambulisme de l'enfant.
Neuropsychiat. de l'Enfance 28 (1980) 222–224.

Vincent, S., H. Kaczkowski: Bulimia: sign, symptom, or entity.
Int. J. Eat. Dis. 3 (1984) 81–95.

Violon, A.: The onset of facial pain. A psychological study.
Psychother. and Psychosom. 34 (1980) 11.

Virchow, R.: Die Not im Spessart. Mitteilungen über die in
Oberschlesien herrschende Typhus-Epidemie. Hildesheim
1868.

Visintainer, M.A., J.R. Volpicelli, M.E.P. Seligman: Tumor
rejection in rats after inescapable or escapabble shock.
Science 216 (1982) 437–439.

Vögele, C.: Perioperativer Streß. In: Schmidt, L.R. (Hrsg.):
Jahrbuch der medizinischen Psychologie, Bd. 7, S. 74–96.
Springer, Berlin–Heidelberg–New York 1992.

Vogel, F., A.G. Motulski: Human genetics. Springer,
Berlin–Heidelberg–New York 1979.

Vogel, H.-P.: Diagnostische Maßnahmen in der klinischen
Neurologie. Analyse von Reliabität, Validität und
Effizienz. Hippokrates (Copythek), Stuttgart 1991.

Vogel, P.: Studien über den Schwindel. Sitzungsber. Heidelb.
Akad. Wiss. Math. Naturwiss. Kl., 5. Abh. Heidelberg 1933.

Vogel, P.: Von der Eigenart der Neurologie. Dtsch. med.
Wschr. 78 (1953) 527–530.

Vogel, P.: Grundfragen der klinischen Neurologie. In: Vogel,
P. (Hrsg.): Viktor von Weizsäcker: Arzt im Irrsal der Zeit.
Eine Freundesgabe zum 70. Geburtstag am 21.4.1956;
S. 179–189. Vandenhoeck & Ruprecht, Göttingen 1956.

Vogel, P.: Von der Selbstwahrnehmung der Epilepsie – Der
Fall Dostojewskij. Nervenarzt 32 (1961) 438–441.

Vogel, P.: Psychosomatische Aspekte der Psoriasis vulgaris.
Z. psychosom. Psychoanal. 22 (1976) 177–189.

Vogel, P.: Editorische Vorbemerkung zu Sigmund Freud: Zur
Auffassung der Aphasien. Eine kritische Studie. (1973).
Herausgegeben von P. Vogel. Bearbeitet von I. Meyer-
Palmedo. Einleitung von Wolfgang Leuschner, S. 36–38.
Fischer, Frankfurt/a.M. 1992.

Vogt, H., M. Blohmke: Häufigkeit psychischer und sozialer
Problemfälle in einer Allgemeinpraxis. Der praktische Arzt
22 (1974).

Volger, J.: Indications for client-centered psychotherapy with
headache patients. In: Holroyd, K.A., B. Schlote, H. Zenz
(eds): Perspectives in Research on Headache, pp. 198–203.
Hogrefe, Lewiston–New York 1983.

Volhard, F.: Eröffnungsrede (1930). In: Lasch, H.G.,
B. Schlegel (Hrsg.): Hundert Jahre Deutsche Gesellschaft
für Innere Medizin. Bergmann, München 1982.

Volhard, F.: Hundert Jahre Deutsche Gesellschaft für Innere
Medizin. Bergmann, München 1982.

Vollhardt, B.R., S.H. Ackerman, A.I. Graysel, P. Barland:
Psychologically distinguishable groups of rheumatoid
arthritis patients: a controlled single blind study.
Psychosom. Med 44 (1982) 353–362.

Vollmer, W.M., P.W. Wahl, C.R. Blagg: Survival with dialysis
and transplantation in patients with end-stage renal
disease. New Engl. J. Med. 308 (1983) 1553–1558.

Vollrath, P., H. Ferner, P. Vetter et al.: Sexualverhalten
hämodialysierter Patienten. Inn. Med. 3 (1976) 349.

Volpé, R.: Autoimmune Diseases of the endocrine System.
CRC Press, Boca Raton 1990.

Von der Hardt, H., D. Hoffman: Das Asthmasyndrom.
In: Fenner, A., H. von der Hardt (Hrsg.): Pädiatrische
Pneumonologie, pp. 297–346. Springer, Berlin 1985.

Voß, K.-D.: Voraussetzungen und Organisationsformen einer
betrieblichen Gesundheitsförderung. Die Betriebskranken-
kasse. 79 (1991) 315–322.

Voukydis, P., S. Forwand: The effect of elicitation of the
relaxation response in patients with intractable ventricular
arrhythmias. Circulation 55, 56 (suppl. 3) (1977) 111–157.

Vox, B.H.: Depressive symptoms and cancer. J. Amer. Med.
Ass. 262 (1989) 1231.

Vrana, S.R.: The psychophysiology of disgust: Differentiating
negative emotional contexts with facial EMG.
Psychophysiol. 30 (1993) 279–286.

Vreeland, R., G. Ellis: Stresses on the nurse in an intensive
care unit. J. Amer. med. Ass. 208 (1969) 332–334.

Wachsmuth, W.: Reden und Aufsätze (1930–1984). Springer,
Berlin–Heidelberg–New York 1985.

Waddell, G.: A new clinical model for the treatment of low
back pain. Spine 12 (1987) 632–644.

Wadden, T.A., A.J. Stunkard: Controlled trial of very low
calorie diet, behavior therapy and their combination in the
treatment of obesity. J. consult. clin. Psychol. 54 (1986)
482–88.

Waddington, C.H.: Towards a Theoretical Biology. University
Press, Edinburgh 1968–1972.

Wächter, H.M.: Psychosomatische Aspekte des Streßulcus.
In: Becker, H.D. (Hrsg.): Streßulcus. Thieme, Stuttgart 1981.

Wagner, A.R., F.A. Logan, K. Haberland, T. Price: Stimulus
selection in animal discrimination learning. J. exp. Psychol.
76 (1968) 171–180.

Wagner, A.R.: Expectancies and the priming of STM. In:
Hulse, S.S., H. Fowler, W.K. Honig (eds.): Cognitive
Processes in Animal Behavior. Erlbaum, Hillsdale 1978.

Walker, E.A., W.J. Katon, R.P. Jemelka, P.P. Ripbyrne:
Comorbidity of gastrointestinal complaints, depression and

anxiety in the epidemiologic catchment area (ECA) study. Amer. J. Med. 92 (Suppl. 1A) (1992) 26–30.

Walker, H.E.: How to manage the hyperventilation syndrome. Behav. Med. 5 (1978) 30–37.

Walker, P., J. Luther, I.M. Samloff, M. Feldman: Life event stress and psychological factors in men with peptic ulcer disease. Gastroenterol. 94 (1988) 323–330.

Wallace, D.J.: The role of stress and trauma in rheumatoid arthritis and systemic lupus erythematosus. Semin. Arthr. Rheum. 16 (1987) 153–157.

Wallace, D.J., R. Bowman, S.B. Wormsley, J.B. Peter: Cytokines and immune regulation in patients with fibrositis (letter). Arthr. Rheum. 32 (1989) 1334–1335.

Wallace, P., S. Cutler, A. Haines: Randomised controlled trial of general practitioner intervention in patients with excessive alcohol consumption. Brit. Med. J.297 (1988) 663–668.

Waller, G.: Sexual abuse as a factor in eating disorders. Brit. J. Psychiatry 159 (1991) 664–671.

Waller, S.L., J.J. Misiewicz: Prognosis in the irritable bowel syndrome. Lancet II (1969) 753–756.

Wallerstein, R.S.: Forty-two lives in treatment: A study of psychoanalysis and psychotherapy. Guilford Press, New York 1986.

Wallerstein, R.S.: The psychotherapy research project of the Menninger Foundation: An overview. J.Consult. Clinic. Psychol. 57 (1989) 195–205.

Wallis, H.: Psychosomatische Behandlungskonzepte der Adipositas im Kindesalter. Mschr. Kinderheilk. 123 (1975) 264–272.

Wallnöfer, H.: Gesund mit autogenem Training. Umschau, Frankfurt 1979.

Walschburger, P.: Zur Beschreibung von Aktivierungsprozessen. Dissertation, Freiburg 1976.

Walsh, B.T., S.P. Roose, A.H. Glassman, M. Gladis, C. Sadik: Bulimia and depression. Psychosom. Med. 47 (1985) 123–131.

Walsh, D., R.W. Hingson, D.M. Merrigan, S. Levenson, A. Cupples, T. Heeren, G.A. Coffman, C.A. Becker, T.A. Barker, S. Hamilton, T.G. McGuire, C.A. Kelly: A randomized trial of treatment options for alcoholabusing workers. New Engl. J.Med. 325 (1991) 775–782.

Walter, B., H. Rüddel, A.W. v. Eiff: Efficiency of behavioral intervention in hypertension. In: Elbert, T., W. Langosch, A. Steptoe, D. Vaitl: Behavioural Medicine in Cardiovascular Disorders. Wiley, New York 1988.

Walters, A.W., J.Boudwin, D. Wright, K. Jones: Three hysterical movement disorders. Psychol. Rep. 62 (1988) 979–985.

Walton, D.: The application of learning theory to the treatment of a case of neuro-dermatitis. In: Eysenck, H. (ed.): Behavior Therapy and the Neuroses. Pergamon Press, Oxford 1960.

Walton, H., R. Kalucy: The extent of agreement about the nature of anorexia nervosa. Unpublished, 1975.

Waltz, G.M.: Soziale Faktoren bei der Entstehung und Bewältigung von Krankheit. In: Badura, B. (Hrsg.): Soziale Unterstützung und chronische Erkrankung, S. 40–119. Ed. Suhrkamp, Frankfurt/a.M. 1981.

Wang, Z., D.A. McCormick: Control of firing mode of corticotectal and corticopontine layer V burst-generating neurons by norepinephrine, acetylcholine and 1S,3R-ACPD. J. Neurosci. Res. 14 (1993) 2199–2216.

Ward, D.J.: Rheumatoid arthritis and personality: a controlled study Brit. med. J. 1 (1971) 297–299.

Ward, N.G: Pain and depression. In: Bonica, J.J.: The management of Pain, vol. I, pp. 311–319. Lea & Febiger, Philadelphia-London 1990.

Ward, N.G.: Psychosocial Approaches to Pharmacotherapy. In: Beitmann, B.D., G.L. Klerman (eds.): Integrating Pharmacotherapy and Psychotherapy. American Psychiatric Press, Washington D.C. 1991.

Ward, N.G., V.L. Bloom, R.O. Friedel: The effectiveness of tricyclic antidepressants in the treatment of coexisting pain and depression. Pain 7 (1979) 331–341.

Wardrop, J.: Diseases of the heart. London, 1851.

Wardwell, W.J., C.B. Bahnson: Behavioral variables and myocardial infarction in the Southeastern Connecticut Heart Study. J. chron. Dis. 26 (1973) 447–461.

Ware, J.C., J. Morewitz: Diagnosis and treatment of insomnia and depression. J. Clin. Psychiat. (suppl. 6) 52 (1991) 55–61.

Ware, R.C.: C.G. Jung und der Körper: Vernachlässigte Möglichkeiten der Therapie? In: Sollmann, U. (Hrsg.):

Bioenergetische Analyse. Weiterentwickelte Konzepte und Praxisbeispiele. Synthesis, Essen 1984.

Waring, E.M.: Family therapy and psychosomatic illness. Int. J. Fam. Therapy 2 (1980) 243.

Warner, G., J. Lance: Relaxation therapy in migraine and chronic tension headache. Med. J. Aust. 1 (1975) 293–301.

Wartegg, E.: Schichtdiagnostik. Hogrefe, Göttingen 1953.

Wartenberg, R.: Neuritis, Sensible Neuritis, Neuralgie. Thieme, Stuttgart 1959.

Warwick, H., P. Salkovskis: Hypochondriasis. Beh. Res. Ther. 28 (1990) 105–117.

Waters, W.E.: Migraine: intelligence, social class and familial prevalence. Brit. med. J. 38 (1971) 77–81.

Watson, C.G., C. Buranen: The frequency and identification of false positive conversion reactions. J. Nerv. Ment. Dis. 167 (1979) 243–247.

Watson, D., L.A. Clark: Negativity affectivity: the disposition to experience aversive emotional states. Psychol. Bull. 96 (1984) 465–90.

Watson, D., J.W. Pennebaker: Health complaints, stress and distress: exploring the central role of negative affectivity. Psychol Rev. 96 (1989) 234–254.

Watts, J., F. de Dombal, G. Watkinson, J. Goligher: Long-term prognosis of ulcerative colitis. Brit. med. J. I (1966) 1447–1453.

Watts, R.J.: The patient on renal dialysis. Strategies for sexual counseling. In: Levy, N.B. (ed.): Psychonephrology 2, pp. 107–115. Plenum, New York 1983.

Watzlawick, P., J.H. Beavin, D.D. Jackson: Pragmatics of Human Communication. Norton, New York 1967. Dtsch.: Menschliche Kommunikation. Huber, Bern–Stuttgart–Wien 1969.

Watzlawick, P., J.H. Weakland, R. Fisch: Lösungen – zur Theorie und Praxis menschlichen Wandels. Huber, Bern–Stuttgart–Wien 1974.

Wayner, E.A., G.R. Flannery, G. Singer: Effects of taste aversion conditioning on the primary antibody response to sheep red blood cells and Brucella abortus in the albino rat. Physiol. Behav. 21 (1978) 995–1000.

Weakland, J.H.: Family somatics – a neglected edge. Family Process 16 (1977) 263.

Webb, H.E., R.G. Lascelles: Treatment of facial and head pain associated with depression. Lancet I (1962) 355–356.

Weber, B.H., D.J. Depew.C. Dyke, S.N. Salthe, E.D. Schneider, R.E. Ulanowicz, J.S. Wicken: Evolution in thermodynamic perspective: An ecological approach. Biol. Phil. 4 (1989) 373–405.

Weber, E.: Grundriß der biologischen Statistik, 5. Aufl. G. Fischer, Jena 1964.

Weber, G., H. Stierlin: In Liebe entzweit. Rowohlt, Reinbek 1989.

Weber, H.: The effect of delayed disc surgery on muscle paresis. Acta Orthop. Scand. 46 (1975) 631–642.

Weber, H.: Lumbar disc herniation. A controlled, prospective study with 10 years of observation. Spine 8 (1983) 131–140.

Weber, J.J., H.M. Bachrach, M. Solomon: Factors associated with the outcome of psychoanalysis: report of the Columbia Psychoanalytic Center Research Project (II-III). Int. Rev. Psycho.-Anal 12 (1985) 127–141/251–262.

Weber, R.G.: The effects of curriculum change on the »new« medical student. AAMC-RIME Conference 1972, 55.

Wechsler, D.: Die Messung der Intelligenz Erwachsener, Textband zum HAWIE, 3. Aufl. Huber, Bern–Stuttgart 1964.

Weder, A.B., S. Julius: Behavior, blood pressure variability and hypertension. Psychosom. Med. 47 (1985) 406–414.

Wedler H.: Ansätze zu einer integrierten Psychosomatischen Medizin im Krankenhaus. In: Adler, R., W. Bertram, A. Haag, J.M. Hermann, K. Köhle, Th. v. Uexküll (Hrsg.): Integrierte psychosomatische Medizin in Praxis und Klinik, 3. Aufl., S. 179–190. Schattauer, Stuttgart 1993.

Weed, L.L.: Medical records, medical education and patient care. The Press of the Western Reserve University, Cleveland 1969.

Wehr, T.A., F.K. Goodwin: Biological rhythms and psychiatry. In: Ariety, S.H., H.K.H. Brodie (eds.): The American Handbook of Psychiatry. vol. 2. 2nd ed. Basic Books, New York 1981.

Weidner, W.: Moderne Prostatadiagnostik. Habilitationsschrift. In: Klinische und experimentelle Urologie, Bd. 7. Zuckschwerdt, München–Bern–Wien–San Francisco 1984.

Weidner, W., W. Krause, H. Brunner, H.G. Schiefer: Zur Differentialdiagnose von chronischer Prostatitis und vegetativem Urogenitalsyndrom – Langzeitbeobachtungen an 267 Männern. Verhandlungsbericht der Deutschen Gesellschaft für Urologie, S. 25. Springer, Berlin 1980.

Weidner, W., H.G. Schiefer, A. Dalhoff: Treatment of chronic bacterial prostatitis with Ciprofloxacin. Amer. J. Med. 27 (1987).

Weimann, G.: Das Hyperventilationssyndrom. Urban & Schwarzenberg, München 1968.

Weinberg, L.A.: An evaluation on stress in temporomandibular joint dysfunction-pain syndrome. J. prosthet. Dent. 38 (1977) 192.

Weinberger, D.A., G.E. Schwartz, R.J. Davidson: Low-anxious, high-anxious and repressive coping styles: Psychometric patterns and behavioral and physiological responses to stress. J. Abnorm. Psych. 88 (1979) 369–380.

Weinberger, D.R.: Implications of normal brain development for the pathogenesis of schizophrenia. Arch. gen. Psychiat. 44 (1987) 660–669.

Weinblatt, E., W. Ruberman, J.D. Goldberg et al.: Relation of education to sudden death after myocardial infarction. New Engl. J. Med. 299 (1978) 60.

Weinel, E.: Übertragungs- und Gegenübertragungsprobleme bei der Behandlung von AIDS-Patienten. Psyche 43 (1989) 710–719.

Weiner, H.: Are psychosomatic diseases diseases of regulation? Psychosom. Med. 37 (1975) 289–291.

Weiner, H.: Psychobiology and human disease. Elsevier, New York 1977.

Weiner, H.: Bronchial asthma. In: Weiner, H. (ed.): Psychobiology and Human Disease. Elsevier, New York 1977.

Weiner H.: Psychobiology and human Disease, p. 46. Elsevier, New York–Oxford–Amsterdam, 1977.

Weiner, H.: Essential hypertension. In: Weiner, H. (ed.): Psychobiology and Human Disease. Elsevier, New York 1977.

Weiner, H.: The illusion of simplicity: the medical model revisited. Amer. J. Psychiat. 135 (suppl.) (1978) 27–33.

Weiner, H.: Brain, behaviour and bodily disease: a summary. In: Weiner, H., M.A. Hofer, A.J. Stunkard (eds.): Brain, Behaviour and Bodily Disease. Raven, New York 1981.

Weiner, H.: The prospects for psychosomatic medicine: selected topics. Psychosom. Med. 44 (1982) 488–517.

Weiner, H.: The hypothalamic-pituitary-ovarian axis in anorexia and bulimia nervosa. Int. J. Eat. Dis. 2 (1983) 109–116.

Weiner, H.: The concept of »stress« in the light of studies on disasters, unemployment and loss. A critical analysis. Ann. Meeting of the American College of Psychiatrists, San Diego 1984.

Weiner, H.: Schizophrenia: Etiology. In: Kaplan, H.I., B.J. Sadock (eds.): Comprehensive Textbook of Psychiatry IV. Chapt. 15.3. Williams & Wilkins, Baltimore 1985.

Weiner, H.: Die Geschichte der Psychosomatischen Medizin und das Leib-Seele-Problem in der Medizin. Psychother. med. Psychol. 36 (1986) 361–391.

Weiner, H.: Human relationships in health, illness and disease. In: Magnusson, D., A. Öhman (eds.): Psychopathology: An Interactional Perspective. Acad. Press, Orlando Fl. 1987.

Weiner, H.: The concept of stress and its role in disease onset. In: Lolas, F., H. Mayer (eds.): Perspectives on Stress and Stress-related Topics. Springer, Berlin–Heidelberg–New York–Tokyo 1987.

Weiner, H.: Life events, depressive symptoms and immune function. Amer. J. Psychiatry 4 (1987) 144.

Weiner, H.: Some unexplored regions of psychosomatic medicine. Psychother. and Psychosom. 47 (1987) 153–9.

Weiner, H.: Stress, relaxation and asthma. Int. J. Psychosom. 34 (1987) 21–24.

Weiner, H.: The functional bowel disorders. In: Weiner, H., A. Baum (eds.): Perspectives in Behavioral Medicine: Eating Regulation and Discontrol. Erlbaum, Hillsdale 1988.

Weiner, H.: The Dynamics of the Organism Implications of Recent Biological Theory and Research. Psychosom. Med. 51 (1989) 608–635.

Weiner, H.: Eine Medizin der menschlichen Beziehungen. Psychother. med. Psychol. 39 (1989) 96–102.

Weiner, H.: Psychosocial factors in autoimmune disease: In: Ader, R., D.L. Felten, N. Cohen (eds.): Psychoneuroimmunology II. Acad. Press, San Diego 1989a.

Weiner, H.: The dynamics of the organism. Psychosom. Med. 51 (1989b) 608–635.

Weiner, H.: Anwendung psychosomatischer Konzepte in der Psychiatrie. In: Adler, R. et al. (Hrsg.): Psychosomatische Medizin, 4. Aufl., S. 917. Urban & Schwarzenberg, München–Wien–Baltimore 1990.

Weiner, H.: Social and psychobiological factors in autoimmune disease. In: Ader, R., N. Cohen, D. Felten (eds.): Psychoneuroimmunology, 2nd ed., pp. 955–1012. Acad. Press, New York 1991.

Weiner, H.: From simplicity to complexity (1950–1990): The case of peptic ulceration – I. Human studies. Psychosom. Med. 53 (1991a) 467–490.

Weiner, H.: From simplicity to complexity (1950–1990): The case of peptic ulceration – I. Human studies. Psychosom. Med. 53 (1991b) 491–516.

Weiner, H.: From simplicity to complexity (1950–1990): The case of peptic ulceration – II. Animal studies. Psychosom. med. 53 (1991) 491–516.

Weiner, H.: Perturbing the organism. University of Chicago Press, Chicago 1992.

Weiner, H., E. Mayer: Der Organsimus in Gesundheit und Krankheit. Auf dem Weg zu einem integrierten biomedizinischen Modell: Folgerungen für die Theorie der psychosomatischen Medizin. Psychother. med. Psychol. 49 (1990) 81–101.

Weiner, H., M. Thaler, M.F. Reiser, I.A. Mirsky: Etiology of duodenal ulcer: I. Relation of specific psychological characteristics to rate of gastric secretion (serum pepsinogen). Psychosom. Med. 19 (1957) 1–12.

Weiner, M.F., T. Caldwell: Stresses and coping in ICU-nursing, II. Nurse support groups on intensive care units. Gen. Hosp. Psychiat. 3 (1981) 129–134.

Weiner, M.F., J. Sadler, B.J. Fenton, M.C. Fitzpatrick, D.J. Crowder, K. Goodkin: A very modest proposal for 1990s C/L psychiatry. Gen. Hosp. Psychiatry 11 (1989) 231–234.

Weingart, B.: Schwangerschaft und Geburt bei inhaftierten Frauen in Berlin (West). Diss., FU Berlin 1983.

Weinstein, J., M. Pope, R. Schmidt, R. Seroussi: Neuropharmacologic effects of vibration on the dorsal root ganglion. An animal model. Spine 13 (1988) 521–525.

Weinstein, N.D.: Unrealistic optimism about susceptibility to health problems. J.Behav. Med. 5 (1982) 441.

Weinstein, N.D.: Why ist won't happen to me: perceptions of risk factors and illness susceptibility. Health Psychology 3 (1984) 431.

Weinstein, N.D.: Unrealistic optimism about illness susceptibility: Conclusions from a community-wide-sample. J.Behav. Med. 10 (1987) 481.

Weinstein, N.D.: Optimistic biases about personal risks. Science. 246 (1989) 1232.

Weinstock, H.I.: Successful treatment of ulcerative colitis by psychoanalysts: A survey of 28 cases with follow-up. J. Psychosom. Res. 6 (1962) 243–249.

Weintraub, A.: Beitrag zur Psychosomatik der progredient chronischen Polyarthritis.Therapeutische Umschau 24 (1967) 368–372.

Weintraub, A.: Psychorheumatologie. Karger, Basel 1983.

Weintraub, A.: 1985, 1989; siehe: Krüskemper, G.: Patienten mit rheumatischen Beschwerden. In: Basler, H.-D., I. Florin (Hrsg.): Klinischen Psychologie und körperliche Krankheit, S. 146–161. Kohlhammer, Stuttgart 1985.

Weisenberg, M.: Schmerz und Schmerzkontrolle. In: Keeser, W., E. Pöppel, P. Mitterhusen (Hrsgg.): Schmerz. Urban & Schwarzenberg, München 1982.

Weisman, A.: Discussion: Modell: aging and psychoanalytic theories of regression. J. geriat. psychiat. 3 (1970) 147–152.

Weisman, A.D.: On Dying and Denying. Behavioral Publications, New York 1972.

Weisman, A.D.: The Realization of Death. Jason Aroson, New York–London 1974.

Weisman, A.D.: Appropriate and appropiated death. In: Shneidman, E.S. (ed.): Death: Current Perspectives, pp. 502–506. Mayfield, Palo Alto 1976.

Weisman, A.D.: Coping behaviour and suicide in cancer. In: Cullen, J.E. et al. (eds.): Cancer: The Behavioral Dimensions. Raven Press, New York 1976.

Weisman, A.D.: Coping with Cancer. McGraw-Hill, New York 1979.

Weisman, A.D., T.P. Hackett: Denial as a social act. In: Lewin, S., K.J. Kahana (eds.): Psychodynamic Studies on Aging. Int. Univ. Press, New York 1967.

Weisner, E., C. Vagn-Hansen: Betreuung von Sterbenden in der Allgemeinpraxis. Allgemeinmed. 15 (1986) 184–186.

Weiss, E., O.S. English: Psychosomatic Medicine – the Clinical Application of Psychopathology to General Medical Problems. Saunders, Philadelphia 1943.

Weiss, E., O.S. English: Psychosomatic Medicine – the Clinical Application of Psychopathology to General Medicine; 3rd ed. Saunders, Philadelphia-London 1949.

Weiss, E., O.S. English, H.K. Fisher, M. Kleinbart, J. Zatuchni: The emotional problems of high blood pressure. Arch. intern. Med. 37 (1952) 677.

Weiß, H., A. Zacher: Konfliktstrukturen und Biographie bei Morbus Crohn-Kranken. II. Konflikte in den Bereichen Abhängigkeit/Unabhängigkeit, Nähe / Distanz. Z. klin. Psychol. Psychopath. Psychother. 34 (1986) 69–82.

Weiss, J.M.: Somatic effects of predictable and unpredictable shock. Psychosom. Med. 32 (1970) 208–397.

Weiss, J.M.: Influences of psychological variables on stress-induced pathology. In: Ciba Foundation Symposium 8: Physiology, Emotion and Psychosomatic Illness. Elsevier, North Holland-London-Amsterdam-New York 1972a.

Weiss, J.M.: Psychological factors in stress and disease. Sci. Amer. 222 (1972b) 104–113.

Weiss, S.: Instantaneous physiological death. New Engl. J. Med. 223 (1940) 793.

Weiss, T., B.T. Engel: Operant conditioning of heart rate in patients with premature ventricular contractions. Psychosom. Med. 33 (1971) 301.

Weiss, W.: Persönliche Mitteilung, 1952.

Weissman, M.M., J.K. Myers: Rates and risks of depressive symptoms in an United States urban community. Acta psychiat. scand. 57 (1978) 219–231.

Weissman, M.M., E.S. Paykel: The Depressed Woman: a study of social relationships. Univ. of Chicago Press, Chicago 1974.

Weissman, M.M., E.S. Paykel, R. French, H. Mark, K. Fox, B.A. Prusoff: Suicide attempts in an urban community: 1955–1970. Soc. Psychiat. 8 (1973) 82–89.

Weissman, M.M., K.K. Kidd, B.A. Prusoff: Variability in rates of affective disorders in relatives of depressed and normal probands. Arch. gen. Psychiat. 39 (1982) 1397–1403.

Weissman, M.M., E.S. Gershon, K.K. Kidd, B.A. Prusoff, J.F. Leckman, E. Dibble, J. Hamovit, W.D. Thompson, D.L. Pauls, J.J. Guroff: Psychiatric disorder in relatives of probands with affective disorders. Arch. gen. Psychiat. 41 (1984) 13–21.

Weissman, M.M., P. Wickramantne, K.R. Merikangas, J.F. Leckman, B.A. Prusoff, K.A. Karuso, K.K. Kidd, G.D. Gammon: Onset of major depression in early adulthood: increased familial loading and specifity. Arch. gen. Psychiat. 41 (1984) 1136–1143.

Weissmann, E.: Tanztheater. Inszenierung in Therapie und Alltag (in Vorbereitung).

Weisz, G., B. Bucher: Involving husbands in the treatment of obesity: Effects on weight loss, depression and marital satisfaction. Behav. Ther. 11 (1980) 643–50.

Weiterbildungsordnung zum Spezialarzt FMH Allgemeine Medizin, Schweiz.

Weiterbildungsordnung zum Spezialarzt FMH Innere Medizin. Schweiz. Aerztezeitung 63 (1982) 345–348.

Weitzman, E.D., C.P. Pollak: Disorders of the circadian sleep-wake cycle. Med. Times 107 (1979) 83–94.

Weizenbaum, J.: Die Macht der Computer und die Ohnmacht der Vernunft. Suhrkamp, Frankfurt 1977.

Weizsäcker, C.F. v.: Zum Weltbild der Physik (1958). Hirzel, Stuttgart 1970.

Weizsäcker, V. v.: Dtsch. Z. Nervenheilkunde 88 (1925) 264.

Weizsäcker, V. v.: Psychotherapie und Klinik. Therapie der Gegenwart 65 (1928) 241–248.

Weizsäcker, V. v.: Randbemerkungen über Aufgabe und Begriff der Nervenheilkunde. Deutsch. Z. Nervenheilkunde 87 (1928) 1–22.

Weizsäcker, V. v.: Studien zur Pathogenese. Thieme, Leipzig 1935.

Weizsäcker, V. v.: Studien zur Pathogenese, S. 11. Thieme, Wiesbaden 1946.

Weizsäcker, V. v.: Der Begriff der allgemeinen Medizin. In: Weizsäcker, V. v. (Hrsg.): Beiträge aus der Allgemeinen Medizin. Heft 1 (1947) 1–44.

Weizsäcker, V. v.: Der Gestaltkreis, S. 9–24. Thieme, Stuttgart 1947.

Weizsäcker, V. v.: Psychosomatische Medizin. Psyche 3 (1949/50) 331–341.

Weizsäcker, V. v.: Soziale Krankheit und soziale Gesundung. Vandenhoeck & Ruprecht, Göttingen 1955.

Weizsäcker, V. v.: Pathosophie. Göttingen 1956.

Weizsäcker, V. v.: Der Gestaltkreis. Theorie der Einheit von Wahrnehmen und Bewegen (1940), 4. Aufl. Thieme, Stuttgart 1959. Auch: taschenbuch wissenschaft, Suhrkamp, Frankfurt 1973.

Weizsäcker, V. v.: Gesammelte Schriften, Bd. 6, S. 508. Suhrkamp, Frankfurt 1986.

Weizsäcker, V. v. (1955): Soziale Krankheit und soziale Gesundung. In: Weizsäcker, V. v.: Gesammelte Schriften 8, S. 94. Suhrkamp, Frankfurt 1986.

Weizsäcker, V. v.: Körpergeschehen und Neurose. Klett, Stuttgart 1947b. In: Gesammelte Schriften, Bd. 6. Suhrkamp, Frankfurt 1986.

Weizsäcker, V. v.: Die Schmerzen. Kreatur 1 (1926) 315–335. In: Gesammelte Schriften, Bd. 5, S. 27–47. Suhrkamp, Frankfurt 1987.

Weizsäcker, V. v.: Grundfragen medizinischer Anthropologie (1948). In: Weizäcker, V. v. (Hrsg.): Dieseits und Jenseits der Medizin (1950). Sowie in: Weizsäcker, V. v.: Gesammelte Schriften, Bd. 7, S. 135–146. Suhrkamp, Frankfurt/a.M. 1987.

Weizsäcker, V. v.: Fälle und Probleme. Enke, Stuttgart 1947a. In: Gesammelte Schriften, Bd. 9. Suhrkamp, Frankfurt 1988.

Weizsäcker, V. v.: Klinische Vorstellungen. Vorlesung I (1943). In: Gesammelte Schriften, Bd. 9. Suhrkamp, Frankfurt 1988.

Weizsäcker, V. v.: Der Gestaltkreis, dargestellt als psychophysiologische Analyse des optischen Drehversuchs. Pflügers Arch. ges. Physiol. 231 (1933) 630–661. In: Gesammelte Schriften, Bd. 4. Suhrkamp, Frankfurt (1995; in Druck).

Weizsäcker, V. v.: Der Gestaltkreis. Theorie der Einheit von Wahrnehmen und Bewegen. Thieme, Leipzig 1940. In: Gesammelte Schriften, Bd. 4. Suhrkamp, Frankfurt (1995; in Druck).

Weizsäcker, V. v.: Pathosphie; Kap. 36. Vandenhoeck & Ruprecht, Göttingen 1956. In: Gesammelte Schriften, Bd. 10. Suhrkamp, Frankfurt (1995; in Druck).

Wekking, E., A. Vingerhoets, A. van Dam, J. Nossent, A. Schwaak: Daily stressors and systemic lupus erythematosus: A longitudinal analysis – first findings. Psychotherapy and Psychosomatics 55 (1991) 108–113.

Welch, G.W., L.C. Hillmann, E.W. Pomare: Psychoneurotic symptomtology in the irritable bowel syndrome: a study of reporters and non-reporters. Brit. Med. J. Clin. Res. 291 (1985) 1382–1384.

Welch, K.M.A.: The search for a universal hypothesis of migraine mechanism? The Cummings lecture – 1988. In: Clifford Rose, F. (ed.): New Advances in Headache Research, p. 15. Smith-Gordon & Nishimora, London 1989.

Wellish, D.K., M.M. Cohen: The family therapist as systems consultant to medical oncology. In: Wynne, L.C., S. McDaniel, T.T. Weber (eds.): Systems consultation, pp. 199–218. Guilford, New York–London 1986.

Wellish, D.K., M.B. Mosher, C. van Scoy: Management of family emotion stress: family group therapy in a private oncology practice. Int. J.of Gr. Psychother. 28 (1978) 225.

Wellmann, W., K. Pries, H. Freyberger: Die Kombination von Morbus Crohn und Anorexia nervosa-Symptomatik. Dtsch. med. Wschr. 106 (1981) 1499–1502.

Welp, K., U. Gieler: Akne vulgaris: Morphologische, endokrinologische und psychosomatische Aspekte. Z. Hautkrankh. 65 (1990) 1139–1145.

Welter-Enderlin, R.: Streß und Coping im Familiaerer Kontext von Patienten mit chronischer Polyarthritis. In: Eich, W. (Hrsg.): Psychosomatische Rheumatologie. Spinger, Berlin 1991.

Wenderlein, J.M.: Psychologische Aspekte bei der Hormonsubstitution im Klimakterium. In: Zander, J., R. Goebel (Hrsg.): Psychologie und Sozialmedizin in der Frauenheilkunde. Springer, Berlin–Heidelberg 1977.

Wener, J., A. Polonsky: The reaction of the human colon to naturally occuring and experimentally induced emotional states: observations through a transverse colostomy on a patient with ulcerative colitis. Gastroenterology 15 (1950) 84–93.

Wenerowicz, W.J., J.H. Riskind, P.G. Jenkins: Locus of control and degree of compliance in hemodialysis patients. J. Dial. 2 (1978) 495–505.

Wenninger, K., A. Ehlers, U. Gieler: Kommunikation von Neurodermitis-Patienten mit ihren Bezugspersonen: eine empirische Analyse. Z. klin. Psychologie 20 (1991) 251–264.

Werkö, L.: Risk factors and coronary heart disease – fact or fancy? Amer. Heart J. 91 (1976) 87–98.

Werkstattgespräche zum Thema Körperbild mit Beiträgen von R. Schütz, E. Bay, F. Besuden, H. Freyberger, O.W. Schulte-Herbrüggen, I. Rechenberger, Th. v. Uexküll und P. Fürstenau. In: Mat. z. Psychoanal. und analyt. orient. Psychother. IX, H. 1 (1983).

Werner, H.: Einführung in die Entwicklungspsychologie, 4. Aufl. Barth, München 1959.

Wershub, L.P.: Sexual Impotence. Thomas, Springfield 1957.

Wesiack, W.: Grundzüge der psychosomatischen Medizin; Becksche Schwarze Reihe Nr. 15, S. 85. Beck, München 1974.

Wesiack, W.: Realitäten der psychotherapeutischen Versorgung. Praxis der Psychotherapie, Bd. XX H. 4 (1975) 194.

Wesiack, W.: Möglichkeiten der Früherkennung und Prophylaxe psychoneurotischer und psychosomatischer Erkrankungen in der internistischen Sprechstunde. Psychother. med.Psychol. 27 (1977) 31–34.

Wesiack, W.: Einführung in die psychosomatische Medizin. In: Loch, W. (Hrsg.): Die Krankheitslehre der Psychoanalyse – Eine Einführung, 4. Aufl. Hirzel, Stuttgart 1983.

Wesiack, W.: Grundzüge der Psychosomatischen Medizin. Springer, Berlin 1984.

Wesiack, W.: Psychosomatische Medizin in der ärztlichen Praxis. Urban & Schwarzenberg, München–Wien–Baltimore 1984.

Wesiack, W.: Grundzüge der Psychosomatischen Medizin, 2. Aufl. Springer, Heidelberg 1985.

Wesiack, W.: Störungen der Ausscheidungsfunktionen. In: Loch, W. (Hrsg.): Die Krankheitslehre der Psychoanalyse, S. 338–340. Hirzel Wissenschaftl. Verlagsges., Stuttgart 1988.

West, K.L.: MMPI correlates of ulcerative colitis. J. clin. Psychol. 26 (1970) 214–229.

West, K.M. (ed.): Epidemiology of Diabetes and its Vascular Lesions. Elsevier, New York 1978.

West, M., M. O'Donnel: Personality type and curriculum preference in primary care. Med. Educ. 16 (1982) 91–96.

Westenhöfer, J.: Gezügeltes Essen und Störbarkeit des Eßverhaltens. Hogrefe, Göttingen 1992.

Westenhöfer J., V. Pudel: Einstellung der deutschen Bevölkerung zum Essen. Ernährungsumschau 37 (1990) 311–316.

Westmeyer, H.: Die rationale Rekonstruktion einiger Aspekte psychologischer Praxis, S. 139–161. In: Albert, H., K.H. Stapf (Hrsg.): Theorie und Erfahrung. Klett-Cotta, Stuttgart 1979.

Westmeyer, H.: Allgemeine methodologische Probleme der Indikation in der Psychotherapie, S. 187–198. In: Baumann, U. (Hrsg.): Indikation zur Psychotherapie. Urban & Schwarzenberg, München–Wien–Baltimore 1981.

Westphale, C., K. Köhle: Gesprächssituation und Informationsaustausch während der Visite auf einer internistisch-psychosomatischen Krankenstation. In: Köhle, K., H.-H. Raspe (Hrsg.): Das Gespräch während der ärztlichen Visite. S. 120–139. Urban & Schwarzenberg, München 1982a.

Westphale, C., K. Köhle: Visitengespräche: Gesprächssituationen und Informationsaustausch. Abschlußbericht 1, Teilprojekt B5/SFB 129. Teilprojekt B 5, Universität Ulm 1982b.

Wever, R.A.: Man in temporal isolation: basic principles of the circadian system. In: Folkard, S., T.H. Mark (eds.): Hours of Work: Temporal Factors in Work-Scheduling. Wiley, New York 1985.

Wever, R.A.: Order and disorder in human circadian rhythmicity: possible relations to mental disorders. In: Kupfer, D.J., T. Mark, J.D. Barchas (eds.): Biological Rhythms and Mental Disorders. Guilford, New York 1989.

Wey, W.: Schilddrüsenkrankheiten. In: Berendes, J., R. Link, F. Zöllner (Hrsg.): Hals-Nasen-Ohrenheilkunde in Praxis und Klinik, 2. Aufl. Bd. 2. Thieme, Stuttgart–New York 1977.

Whalley, L.J., N. Borthwick, D. Copolov, H. Dick, J.E. Christie, G. Fink: Glucocorticoid receptors and depression. Brit. med. J. 292 (1986) 859–861.

Wheaton, B.: The sociogenesis of psychological disorder. J. Health soc. Behav. 20 (1980) 100–124.

White, B.V., S. Cobb, C.M. Jones: Mucous colitis. A psychological medical study of 60 cases. Psychosom. Med., Monograph I. NRC 1939.

White, D.J.G.: Cyclosporin A. Elsevier, Amsterdam 1982.

White, K.L.: Historical Preface. In: Lamberts, H., M. Wood: International Classification of Primary Care. Oxford University Press, Oxford 1987.

White, P.D.: Delusional depression after infectious mononucleosis. Brit. med. J. 295 (1987) 97.

White, R.L., S.C. Liddon: The survivors of cardiac arrest. Psychiat. Med. 3 (1972) 219–225.

Whitehead, W.E., B. Holtkoetter, P. Enck, R. Hoelzl, K.D. Holmes, J. Anthony et al.: Tolerance for rectosigmoid distention in irritable bowel syndrome. Gastroenterology 98 (1990) 1187–1192.

Whitlock, E., C. Belar, R. Panush, M. Ettinger: Marked digital skin temperature increase mediated by thermal biofeedback in advanced scleroderma. J. Rheum. 10 (1983) 167–168.

WHO-Expert Committee on diabetes mellitus. Second Report. WHO Technical Report Series 646, Geneva 1980.

WHO Public Health Papers: Health system support for primary health care. Geneva 1984.

WHO: World Health Organization: Expert Group on Mental Disorders in the Elderly, Kopenhagen 1977.

WHO: International Classification of Diseases. Geneva 1977 (vol. I), 1978 (vol. II).

WHO: International Classification of Impairments, Disabilities and Handicaps. Geneva 1980.

WHO: International Classification of Impairment, Disabilities and Handicaps. Govi, Eschborn 1980.

WHO: Gesundheitsdienste in Europa, Bd. 1 und 2. WHO, Copenhagen 1983.

WHO: Cancer Pain Relief. World Health Organization, Geneva 1986.

WHO: Subcommittee of WHO/ISH Mild Hypertension Liaison Committee: Summary of 1993 World Health Organisation – International Society of Hypertension Guidelines for the Management of Mild Hypertension. Brit. med. J. 307 (1993) 1541–1546.

Whorwell, P.J.: Infectious agents in Crohn's disease – fact or artefact? Scand. J. Gastroent. 16 (1981) 161–166.

Whorwell, P.J., A. Prior, E.B. Faragher: Controlled trial of hypnotherapy in the treatment of severe, refractory irritable bowel syndrome. Lancet II (1984) 1232–1234.

Whorwell, P.J., M. McCallum, F.H. Creed, C.T. Roberts: Non-colonic features of irritable bowel syndrome. Gut 27 (1986) 37–40.

Whybrow, P.C., A.J. Prange jr.: A hypothesis of thyroid-catecholamine-receptor interaction. Its relevance to affective illness. Arch. gen. Psychiat. 38 (1981) 106–113.

Whybrow, P.C., F.J. Kane, M.A. Lipton: Regional ileitis and psychiatric disorder. Psychosom. Med. 30 (1968) 209–221.

Whybrow, P.C., R.B. Ferrell: Psychic factors and Crohn's disease. An overview. In: Lindner, A.E. (ed.): Emotional Factors in Gastrointestinal Illness. Excerpta Medica, Amsterdam 1973.

Wichert, P. v., C.O. Feddersen: Kontroversen in der Therapie des Asthma bronchiale. Internist 35 (1994) 376–384.

Wicker, H.R.: Die Sprache extremer Gewalt – Studie zur Situation von gefolterten Flüchtlingen in der Schweiz und zur Therapie von Folterfolgen. Institut für Ethnologie der Universität Bern (Schweiz), Arbeitsblätter Nr. 6, 1993.

Wicki, W., J. Angst: Funktionelle Magen- und Darmbeschwerden bei Erwachsenen: Vorkommen, Verlauf, Persönlichkeit und psychosoziale Faktoren. Psychother. Psychosom. Med. Psychol. 42 (1992) 371–380.

Widdicombe, J.G.: Regulation of tracheobronchial smooth muscle. Physiol. Rev. 43 (1963) 1–37.

Widen, L., G. Blomqvist, T. Greitz, J.E. Litton, M. Bergström, E. Ehrin, K. Ericson, L. Eriksson, D.H. Ingvar, L. Johansson, L.G. Nilsson, S. Stone-Elander, G. Sedvall, F. Wiesel, G. Wük: PET studies of glucose metabolism in patients with schizophrenia. Amer. J. Neuroradiol. 4 (1983) 550–552.

Widok, W.: Die Colitis ulcerosa – ein Beitrag aus psychoanalytischer Sicht. Prax. Psychother. 21 (1976) 274–277.

Wieck, H.H.: Zur Klinik der sogenannten symptomatischen Psychosen. Dtsch. med. Wschr. 81 (1956) 1343–1345.

Wieck, H.H. (Hrsg.): Schwindelzustände, Diagnostik und Therapie in der Praxis. Schattauer, Stuttgart–New York, 1977.

Wieck, H.H.: (Hrsg.) Lehrbuch der Psychiatrie, 2. Aufl. Schattauer, Stuttgart 1977.

Wiedenfeld, S.A., A. O'Leary, A. Bandura, S. Brown, S. Levine, K. Raska: Impact of perceived self-efficacy in coping with stressors on components of the immune system. J. Pers. soc. Psychol. 59 (1990) 1082–1094.

Wiedersheim, R.: Persönlicher überblick über Reformentwicklungen. In: Göbel, E., S. Remstedt (Hrsg.): Medizinische Reformstudiengänge, S. 11–16, Frankfurt/a.M. 1994.

Wiegand, C., M. Soyka: Paranoid-halluzinatorische Psychose bei M. Addison. Nervenarzt 61 (1990) 312–314.

Wiener, C.: The burden of rheumatoid arthritis: tolerating the uncertainty. Soc. Sci. Med. 9 (1975) 97–104.

Wiesel, S.W., J.M. Cuckler, F.Deluca, F. Jones, M.S. Zeide, R.H. Rothman: Acute low back pain.: An objective analysis of conservative therapy. Spine 5 (1980) 324–330.

Wiesel, S.W., N. Tsourmas, H.L. Feffer, C.M. Citrin, N. Patronas: A study of computer-assisted tomography. The incidence of positive CAT scans in an asymptomatic group of patients. Spine 9 (1984) 549–551.

Wiesel, T.N., D.H. Hubel: Comparison of the effects of unilateral and bilateral eye closure on cortical unit response in kittens. J. Neurophysiol. 28 (1965) 1029–1040.

Wiesenhütter, E.: Vorwort zu: Gräff, Ch.: Konzentrative Bewegungstherapie in der Praxis. Hippokrates, Stuttgart 1983.

Wietersheim, J. v.: Morbus Crohn-Persönlichkeit: Zusammenfassende Ergebnisse eines hypothesengeleiteten Interviews. Symposion Morbus Crohn und Colitis ulcerosa. 31. Arbeitstagung der DKPM, 9.–11. 11. 1989, Gießen.

Wietersheim, J. v.: Zum Problem der Spezifität bei Morbus Crohn-Patienten – Ergebnisse einer Cluster-Analyse über Persönlichkeitsmerkmale. Klin. Wschr. (Suppl. XIX) 68 (1990) 92–93.

Wietersheim, J. v.: Die Bedeutung belastender Lebensereignisse für die Rezidivauslösung bei Colitis ulcerosa und Morbus Crohn. Lang, Frankfurt/a.M. 1991.

Wietersheim, J. v., A. Overbeck, K. Kiel, Th. Köhler, G. Jantschek, H. Feiereis: Bedeutung rezidivauslösender Ereignisse bei Patienten mit chronisch entzündlichen Darmerkrankungen. Ergebnisse einer prospektiven Längsschnittstudie über 3 Jahre. Psychother. Psychsom. med. Psychol. 44 (1994) 58–64.

Wietersheim, J. v.: Zur Frage der Spezifität des Morbus-Crohn-Patienten – Ergebnisse einer Clusteranalyse über Persönlichkeitsmerkmale. Zsch. psychosom. Med. 40 (1994) 68–76.

Wiggins, O.P., M.A. Schwartz: Techniques and persons. Habermasean reflections on medical ethics. Hum. Stud. 9 (1986) 365–377.

Wijsenbeck, H., H. Munitz: Group treatment in a hemodialysis center. Psychiat. Neurol. Neurochir. 7 (1970) 213–220.

Wijsenbeek, H., B. Maoz, I. Nitzan, R. Gill: Ulcerative colitis. Psychiat. Neurol. Neurochir. 71 (1968) 409–420.

Wilde, K.: Über die Zuverlässigkeit psychologischer Untersuchungsmethoden. Psychologische Rundschau 2 (1951) 187–193.

Wilder, J.: Das »Ausgangswert-Gesetz« – ein unbeachtetes biologisches Gesetz; seine Bedeutung für Forschung und Praxis. Klin. Wschr. 10 (1931) 1889–1893.

Wildgrube, K.: Medikamentenentzug bei Schmerzpatienten. In: Basler, H.B., C. Franz, B. Kröner-Herwig, H.P. Rehfisch, H. Seemann (Hrsg.): Psychologische Schmerztherapie, S. 592–601. Springer, Berlin 1990.

Wilhelm, E.: Die Beckenbodenmyalgie, keine Prostatitis. In: Verhandlungsbericht der Deutschen Gesellschaft für Urologie, S. 494. Springer, Berlin 1985.

Wilhelm, R., G. Hertel: Über Artefakte der Haut. Zugleich ein kasuistischer und psychodiagnostischer Beitrag. Med. Welt. 2; 3; 4 (1961) 81–867; 145–152; 184–187.

Wilhelm, R.: Elsa Gindler. Eine große Pädagogin besonderer Art (1961). In: Stolze, H. (Hrsg.): Konzentrative Bewegungstherapie, 2.Aufl., S. 234. Springer, Berlin–Heidelberg–New York 1989.

Wilhelmsson, C., J. Vedin, L. Wilhelmsen et al.: Reduction of sudden deaths after myocardial infarction by treatment with alprenolol. Lancet 2 (1974) 1157.

Wilke, E.: Die Wertigkeit des Katathymen Bilderlebens innerhalb der kombinierten konservativen Behandlung der Colitis ulcerosa. Med. Diss., Lübeck 1978.

Wilke, E.: Das Katathyme Bilderleben bei der konservativen Behandlung der Colitis ulcerosa. In: Leuner, H. (Hrsg.): Katathymes Bilderleben, S. 186–208. Huber, Bern 1980.

Wilke, E.: Diagnostische und therapeutische Aspekte der Arbeit mit dem Katathymen Bilderleben bei Patienten mit Colitis ulcerosa und Morbus Crohn. In: Studt, H.H. (Hrsg.): Psychosomatik in Forschung und Praxis. Urban & Schwarzenberg, München 1983a.

Wilke, E.: Möglichkeiten und Grenzen der Therapie mit dem Katathymen Bilderleben bei chronisch-entzündlichen Darmerkrankungen – Colitis ulcerosa und Morbus Crohn – unter Berücksichtigung einer 5-Jahres-Katamnese. 3. Wiss. Tagung Int. Ges. Katathymes Bilderleben, München 1983b.

Wilke, E.: Das Katathyme Bilderleben in der Therapie des Asthma bronchiale. In: Roth, J.W. (Hrsg.): Konkrete Phantasie, S. 103–116. Huber, Bern 1984.

Wilke, E.: Therapieverlauf bei einer 60jährigen Patientin mit Colitis ulcerosa. In: Schütz, R.M. (Hrsg.): Praktische Geriatrie 5, Lübeck 1985.

Wilke, E.: Tiefenpsychologisch fundierte (analytisch orientierte) Therapie und Katathymes Bilderleben. In: Feiereis, H. (Hrsg.): Diagnostik und Therapie der Magersucht und Bulimie. Marseille, München 1989.

Wilke, E.: Die spezifische Wirkung der KB-Therapie bei psychosomatisch Kranken. In: Wilke, E., H. Leuner (Hrsg.): Psychosomatische Medizin und Katathymes Bilderleben. Huber, Bern–Stuttgart 1990.

Wilke, E., H. Leuner (Hrsg.): Psychosomatische Medizin und Katathymes Bilderleben. Huber, Bern–Stuttgart 1989.

Wilke, W.S., A.H. Mackenzie: Proposed pathogenesis of fibrositis. Cleveland Clin. Quart. 52 (1984) 147–154.

Wilkin, J. Terence: Autoantibodies as mechanisms, markers and mediators of B-cell disease. Diabetes/Metabolism Reviews 2 (1991) 105–120.

Wilkinson, J.B.: Hypnotherapy in the psychosomatic approach to illness: a review. J. Res. soc. Med. 74 (1981) 525–530.

Wille, A.: Die Enkopresis im Kindes- und Jugendalter. Springer, Berlin 1984.

Willi, J.: Zur Pathogenese des exogenen akuten Reaktionstypus bei körperlicher Krankheit. In: Bleuler, M., J.Willi, H.P.Bühler: Akute psychische Begleiterscheinungen körperlicher Krankheiten. Thieme, Stuttgart 1966.

Willi, J.: Die Zweierbeziehung. Rowohlt, Reinbek 1975

Williams, G.H., R.H.N. Wood: Coming to terms with Chronic illness: The negotatiation of autonomy in rheumatoid arthritis. Int. Disabil. Studies 10 (1988) 128–133.

Williams, H.J., J.R. Wards, S.L. Dahl, D.O Clegg, F.R. Wilkens, T. Oglesby, M.H. Weisman, S. Schlegel, R.M. Michaels, M.E. Luggen, R.P. Polisson, J.Z. Singer, S.M. Kantor, J.B. Shiroky, N.O. Gomez, J.C. Reading, M.J. Egger: A controlled trail comparing sulfasalazine, gold sodium thiomalate and placebo in rheumatoid arthritis. Arthr. and Rheum. 31 (1988) 702–713.

Williams, R.B.: The Trusting Heart. Times Books, Random House, New York 1989.

Williams, R.B., T.L. Hanes, K.L. Lee, Y. Kong, J.A. Blumenthal, R.E. Whalen: Type-A-behavior, hostility and coronary atherosclerosis. Psychosom. Med. 42 (1980) 539–549.

Williams, R.B., J.D. Lane, C.M. Kuhn, W. Melosh, A.D. White, S.M. Schanberg: Type A behavior and elevated physiological and neuroendocrine responses to cognitive tasks. Science 218 (1982) 483–485.

Williams, R.B., J.C. Barefoot, F.E. Haney, J.A. Blumenthal, D.B. Pryor, B. Peterson: Type A behavior and angiographically documented coronary atherosclerosis in a sample of 2289 patients. Psychosom. Med. 50 (1988) 139–152.

Williams, R.R., S.C. Hunt, S.J. Hasstedt, P.N. Hopkins, L.W. Wu, T.D. Berry, B.M. Stults, G.K. Barlow, M.C. Schumacher, H. Kuida: Current knowledge regarding the genetics of human hypertension. J. Hypertens. (suppl.) (1989) 8–13.

Williams, R.B., J.C. Barefoot, R.M. Califf, T.L. Haney, W.B. Saunders, D.B. Pryor, M. Ithalky, I.C. Siegler, D.B. Mark: Prognostic importance of social and economic resources among medically treated patients with angiographically documented coronary artery disease. J. Amer. Med. Ass. 267 (1992) 520–524.

Williams, S.L., G. Zane: Guided mastery and stimulus exposure treatments for severe performance anxiety in agoraphobics. Behav. Res. Ther. 27 (1989) 237–245.

Williams, T.: Trauma in the workplace. In: Wilson, J.P., B. Raphael (eds.): International Handbook of Traumatic Stress Syndromes, pp. 925–934. Plenum (Series on Stress and Coping), New York–London 1993.

Williams, T., J.P. Zorley: The management of chronic illness. In: Conn (ed.): Family Practice, pp. 103–117. Saunders, Philadelphia 1973.

Wills, T.A.: Help-seeking as a coping mechanism. In: Snyder, C.R., C.E. Ford (eds.): Coping with Negative Life Events, pp. 19–50. Plenum, New York 1987.

Wills, T.A., B.M. DePaulo: Interpersonal analysis of the help-seeking process. In: Snyder, C.R., D.R. Forsyth (eds.): Handbook of Social and Clinical Psychology. The health perspective, pp. 350–375. Pergamon, New York 1991.

Wilson, C.J., S.A. Schneps, L.H. Muzekari, D.M. Wilson: Time-limited group counseling for chronic home hemo-dialysis patients. J. counsel. Psychol. 21 (1974) 376–379.

Wilson, G.T.: Alcohol and anxiety. Behav. Res. Ther. 26 (1988) 369–381.

Wilson, G.T., G.C. Davison: Processes of fear reduction in systematic desensitization. Psychol. Bull. 76 (1971) 1–14.

Wilson, G.T., E. Rossiter, E.I. Kleifield, L. Lindholm: Cognitive-behavioral treatment of bulimia nervosa: a controlled evaluation. Behav. Res. Ther. 24 (1986) 277–288.

Wilson, J.M.G., G. Jungner: Principles and practice of screening of disease. WHO, Geneva 1968.

Wilson, J.P., B. Raphael (eds.): International Handbook of Traumatic Stress Syndromes. Plenum (Series on Stress and Coping), New York–London 1993.

Winchel, R.M., J.S. Jones, A. Molcho, B. Parsons, B. Stanley, M. Stanley: Rating the severity of trichotillomania: methods and problems. Psychopharmacology Bulletin 28 (1992) 457–62.

Winchel, R.M., J.S. Jones, A. Molcho, B. Parsons, B. Stanley, M. Stanley: The Psychiatric Institute Trichotillomania Scale (PITS). Psychopharmacology Bulletin 28: (1992) 463–476.

Winckelmann, G., A. Lütke, J. Löhner: Über sechs Monate bestehendes rezidivierendes Fieber ungeklärter Ursache. Bericht über 85 Patienten. Dtsch. med. Wschr. 107 (1982) 1003–1007.

Winckelmann, N.W.: The use of chlorpromazine and prochlorperazine as adjuncts to psychoanalytic psychotherapy – general principles for combined therapy. In: Sarwer-Foner, G.J. (ed.): The dynamics of psychiatric drug therapy. Thomas, Springfield 1960.

Winefield, H.R., M. Katsikitis: Medical professional support and cardiac rehabilation of males and females. J. psychosom. Res. 31 (1987) 567–573.

Wing, K.J. (ed.): What is a case? The problem of definition in psychiatric community surveys. McIntire, London 1981.

Wing, J.K., S.A. Mann, J.P. Leff, J.M. Nixon: The concept of a »case« in psychiatric population studies. Psychol. Med. 8 (1978) 203–217.

Winnberg, G.: Psykodonti. Scandinavian University Books, Stockholm 1969.

Winnicott, D.W.: Collected papers. London 1958.

Winnicott, D.W.: Primäre Mütterlichkeit (1954). Deutsch in: Von der Kinderheilkunde zur Psychoanalyse, S. 270–293. Kindler, München 1976.

Winnicott, D.W.: Primäre Mütterlichkeit. Psyche 14 (1960) 393–399.

Winnicott, D.W.: Ego Distorsion in Terms of the True and False Self. In: The Maturational Processes and the Facilitating Environment. Hogarth Press, London 1965.

Winnicott, D.W.: Die therapeutische Arbeit mit Kindern. Kindler (Studienausgabe), München 1973.

Winicott, D.W.: Reifungsprozeß und fördernde Umwelt (1965). Kindler, München 1974.

Winnicott, D.W.: Reifungsprozesse und fördernde Umwelt, S. 194. Kindler, München 1974a.

Winnicott, D.W.: Reifungsprozesse und fördernde Umwelt, S. 177–178. Kindler, München 1974b.

Winnicott, D.W.: Reifungsprozesse und fördernde Umwelt, S. 76. Kindler, München 1974c.

Winnicott, D.W.: Vom Spiel zur Kreativität, S. 10, 13 u.a. Klett, Stuttgart 1971, 1973, 1987.

Winnicott, D.W.: Von der Kinderheilkunde zur Psychoananlyse. Kindler, München 1976.

Winnicott, D.W.: Familie und individuelle Entwicklung, S. 148. Kindler, München 1978.

Winnicott, D.W.: Die Beziehung zwischen dem Geist und dem Leibseelischen. In: Winnicott, D.W.: Von der

Kinderheilkunde zur Psychoanalyse. Fischer Taschenbuch, Frankfurt/a.M. 1983.

Winnicott, D.W. (1931): A note on normality and anxiety. In: Collected Papers: Through Paediatrics to Psycho-Analysis. Tavistock, London 1958.

Winnicott, D.W. (1941): The observation of infants in a set situation. Ibid.

Winnicott, D.W. (1945): Primitive emotional development. Ibid.

Winnicott, D.W. (1948): Paediatrics and psychiatry. Ibid.

Winnicott, D.W. (1949): Birth memories, birth trauma and anxiety. Ibid.

Winnicott, D.W. (1951): Transitional objects and transitional phenomena. In: Playing and Reality. Tavistock, London 1971.

Winnicott, D.W. (1952a): Anxiety associated with insecurity. Ibid.

Winnicott, D.W. (1952b): Psychosis and child care. Ibid.

Winnicott, D.W. (1954): Metapsychological and clinical aspects of regression within the psycho-analytical set-up. Ibid.

Winnicott, D.W. (1956): Primary maternal preoccupation. Ibid.

Winnicott, D.W. (1960a): The theory of the parent-infant-relationship. In: The Maturational Processes and the Facilitating Environment. Hogarth Press and the Institute of Psycho-Analysis, London 1965.

Winnicott, D.W. (1960b): Ego distortion in terms of True and False Self. Ibid.

Winnicott, D.W. (1960c): Counter-Transference. Ibid.

Winnicott, D.W. (1962a): Ego integration in child development. Ibid.

Winnicott, D.W. (1962b): Providing for the child in health and crisis. Ibid.

Winnicott, D.W. (1963a): Communicating and not communicating leading to a study of certain opposites. Ibid.

Winnicott, D.W. (1967): Mirror-role of mother and family in child development. In: Playing and Reality. Tavistock, London 1971.

Winnicott, D.W. (1968): Communication between infant and mother and mother and infant, compared and contrasted. In: What is Psychoanalysis. Institute of Psychoanalysis, published by Ballière, Tindall & Cassel, London 1968.

Winnicott, D.W. (1969): The use of an object and relating through identifications. In: Playing and Reality. Tavistock, London 1971.

Winnicott, D.W. (1970): The mother-infant experience of mutuality. In: Benedek, E.J.A., T.Benedek (eds.): Parenthood: Its Psychology andPsychopathology. Little, Brown & Co., Boston 1970.

Winnicott, D.W. (1971a): Letter to Mme. Jeannine Kalmanovitch. In: Nouvelle Revue de Psychanalyse, vol. 3, pp. 47–48.

Winnicott, D.W. (1971b): Playing and Reality. Tavistock, London 1971.

Winnicott, D.W. (1972): The basis for self in body. Int. J. Child Psychotherapy, Vol.1, No.1.

Winnicott, D.W. (1973a): Die therapeutische Arbeit mit Kindern. Kindler (Studienausgabe), München 1973.

Winnicott, D.W. (1973b): Vom Spiel zur Kreativität. Klett, Stuttgart 1973.

Winnicott, D.W. (1974): Reifungsprozesse und fördernde Umwelt. Kindler, München 1974.

Winnicott, D.W. (1976): Von der Kinderheilkunde zur Psychoanalyse. Kindler, München 1976.

Winnicott, D.W. (1977): Le concept d'individu sain. In: L'Arc, 2e trimestre 1977, No. 1496, pp.13–26. Mistral, Cavaillon 1977.

Wint, G.: The Third Killer. Meditations on a Stroke. Abelard-Schulman, New York 1965.

Winter, B.: Psychosomatische Symptome bei Wirbelsäulenverletzung mit Querschnittslähmung – Das Druckgeschwür als Beispiel. Hippokrates, Stuttgart 1977.

Winter-Klemm, B.: Psychosomatische Aspekte bei chronischer Osteomyelitis – Theoretische Überlegungen und erste Ergebnisse. Inaugural-Dissertation, Fachbereich Humanmedizin der Johann Wolfgang Goethe-Universität, Frankfurt/a.M. 1985.

Winter: zit. nach: Prill, H.J.: Neuere Erkenntnisse der Mutter-Kind-Beziehung nach der Geburt. Vortr. 41. Tag. Dtsch. Ges. Gynäkologie Geburtshilfe, Hamburg 1976.

Wirsching, M.: Unmöglicher Auftrag – Psychosomatische Konsiliararbeit aus analytisch-systemischer Sicht. Familiendynamik 8 (1983a) 3.

Wirsching, M.: Familiendynamische Aspekte im psychosomatischen Konsiliardienst. Prax. Psychother. Psychosom. 28 (1983b) 209.

Wirsching, M.: Familientherapeutische Aspekte bei Colitis ulcerosa und Morbus Crohn. Z. psychosom. Med. 30 (1984) 238–246.

Wirsching, M.: Krebs im Kontext. Patient, Familie und Behandlungssystem. Klett-Cotta, Stuttgart 1988.

Wirsching, M., H. Stierlin: Krankheit und Familie. Klett-Cotta, Stuttgart 1982.

Wirsching, M., W. Georg, F. Hoffmann, J. Riehl, P. Schmidt: Psychosocial factors influencing health development in breast cancer and mastopathia: a systemic study. In: Cooper, C.L.: Stress and Breast Cancer, pp. 97–107. Wiley, Chichester–New York–Brisbane 1988.

Wirsching, M., P. Drings, P. Schmidt, W. Georg, J. Riehl: Die ersten beiden Jahre einer Bronchialkrebserkrankung. Münch. med. Wschr. 132 (1990) 97–102.

Wirth, G. v: Stimmstörungen. Dtsch. Ärzte-Verlag, Köln 1987.

Wise, T.N.: Segmenting and accessing the market in consulting-liason psychatry. Gen. Hosp. Psychiatry 9 (1987) 354–359.

Wise, T.N., D. Feldheim, Ł. Mann: Patients' reactions to house staff ward rounds. Psychosomatics 26 (1985) 669–672.

Wissenschaftsrat: Leitlinien zur Reform des Medizinstudiums, Bremen 1992.

Witkin, H.A., R.B. Dyk, H.F. Faterson, D.R. Goodenough, S.A. Karp: Psychological Differentiation Studies of Development. Wiley, New York–London 1962.

Wittchen, H.U.: A biobehavioral treatment program (SEP) for chronic migraine patients. In: Holroyd, K.A., B. Schlote, H. Zenz (eds.): Perspectives in Research on Headache, pp. 183–197. Hogrefe, Lewiston–New York 1983.

Wittchen, H.U., D. von Zerssen: Verläufe behandelter und unbehandelter Depressionen und Angststörungen. Eine klinisch-psychiatrische und epidemiologische Verlaufsuntersuchung. Springer, Berlin–Heidelberg–New York–Tokyo 1988.

Wittchen, H.U., H. Saß, M. Zandig, K. Koehler,: Diagnostisches und Statistisches Manual Psychischer Störungen. DSM-II-R. Beltz, Weinheim 1989.

Wittchen, H.U., H. Saß, K. Koehler, M. Zaudig: Diagnostisches und statistisches Manual psychischer Störungen DSM-III-R. Deutsche Bearbeitung und Einführung. Beltz, Weinheim–Basel 1989. sowie: 3. Aufl. 1991.

Wittkower, E.: Ulcerative colitis: personality studies. Brit. med. J. II (1938) 1356–1360.

Wittkower, E.: A Psychiatrist Looks at Tuberculosis. London 1949.

Wittmann, W.W.: Evaluationsforschung: Aufgaben, Probleme und Anwendungen. Springer, Heidelberg–Berlin–New York 1985.

Wittmann, W.W., G.E. Matt: Meta-Analyse als Integration von Forschungsergebnissen am Beispiel deutschsprachiger Arbeiten zur Effektivität von Psychotherapie. Psychol. Rundschau 37 (1986) 20–40.

Wörz, R., R. Lendle: Schmerz. Fischer, Stuttgart 1980.

Wolcott, D.L., F.I. Fawzy, R.O. Pasnau: Acquired immune deficiency syndrome (AIDS) and consultation-liaison psychiatry. General Hospital Psychiatry 7 (1985) 280–293.

Wolf, E., K.M. Spencer, A.G. Cudworth: The genetic susceptibility to type 1 (insulin-dependent) diabetes – analysis of the HLA-DR association. Diabetologia 24 (1983) 224–230.

Wolf, P.: Neue Aspekte zur Pathogenese und Therapie der hyperreflektorischen Rhinopathie. Z. Laryng. Rhinol. 67 (1988) 138.

Wolf, S., H.G. Wolff: Human Gastric Function. Oxford Univ. Press, New York 1947.

Wolf, S.: Cardiovascular reactions to symbolic stimuli. Circulation 18 (1958) 287–292.

Wolf, S.: The central nervous system regulation of the colon. Gastroenterology 51 (1966) 810–821.

Wolf, S.: The bradycardia of the dive reflex – a possible mechanism of sudden death. Cond. Reflex 2 (1967) 89.

Wolf, S., H.G. Wolff: A summary of experimental evidence relating life stress to the pathogenesis of essential hypertension in man. In: Bell, E.T. (ed.) Essential Hypertension. University of Minnesota Press, Minneapolis 1951.

Wolf, S., H. Goodell: Causes and mechanisms in psychosomatic phenomena. J. hum. Stress, March (1979a) 9–18.

Wolf, S., T.P. Lamy, W.H. Bachrach, H.M. Spiro, R. Sturdevant, H. Weiner: The role of stress in peptic ulcer disease. J. hum. Stress, June (1979b) 27–37.

Wolfe, F., M.A. Cathey: The assessment and predicting of functional disability in rheumatoid arthritis. J. Rheum. 19 (1991).

Wolfe, F., M.A. Cathey, S.M. Kleinheksel: Fibrositis in rheumatoid arthritis. J. Rheumatol. 11 (1984) 814–818.

Wolfe, F., S.M. Kleinheksel, M.A. Cathey, D.J. Hawley, P.W. Spitz, J.F.Fries: The clinical value of the Stanford Health Assessment Questionnaire Functional Disability Index in patients with rheumatoid arthritis. J. Rheum. 15 (1988) 1480–1488.

Wolfe, F.: Fibromyalgia: The clinical syndrome. Rheum. Dis. clin. N. Amer. 15 (1989) 1–18.

Wolfe, F., H.A. Smythe, M.B. Yunus et al.: The American College of Rheumatology 1990 criteria for the classification of fibromyalgia: report of the multicenter criteria commitee. Arthr. Rheum. 33 (1990) 160–172.

Wolfer, J.A., C.E. Davis: Assessment of surgical patients' preoperative emotional condition and postoperative welfare. Nurs. Res. 19 (1970) 402–414.

Wolff, B.B.: Current psychosocial concepts in rheumatoid arthritis. Bull. rheum. Dis. 22 (1971/72) 656–661.

Wolff, C.T., S.B. Friedman, N.A. Hofer, J.W. Mason: Relationship between psychological defenses and mean urinary 17-hydrocorticosteroid excretion rates: I, II. A predictive study of parents of children with leukemia. Psychosom. Med. 26 (1964) 576–591.

Wolff, G., J. Brix, E. Ostermann: Psychosoziale Probleme bei der Hämodialyse und Transplantation von Kindern und Jugendlichen. In: Balck, F.B., U. Koch, H. Speidel (Hrsg.): Psychonephrologie. Springer, Heidelberg 1984.

Wolff, H.G.: Headache and other head pain, pp. 18–48. Oxford Univ. Press, New York 1963.

Wolff, S.G., S. Wolff: The management of hypertensive patients. Observations on the pertinence of life situations, attitudes and emotions to variations in the sourse of essential hypertension and to the occurrence of associated symptoms. In Bell, E. (ed.): Hypertension. Univ. of Minn., Minneapolis 1951.

Wolfram, G.: Fettsucht: Neubewertung des Risikos. Abhängigkeit vom relativen Körpergewicht, Lebensalter, und Fettgewebsverteilung. Ernährungsumschau 37 (1990) 347–354.

Wolinsky, H.: Long-term effect of hypertension on the rat aortic wall and their relation to concurrent aging changes. Circulat. Res. 30 (1972) 301.

Wolpe, J.: Psychotherapy by Reciprocal Inhibition. Stanford University Press, Stanford 1958.

Wong, D.F., H.N. Wagner, L.E. Tune, R.F. Dannals, G.D. Pearson, J.M. Links, C.A. Tamminga, E.P. Broussolle, H.T. Ravert, A.A. Wilson, T.K. Young, J. Malat, J.A. Williams, L.A. O'Tuama, S.H. Snyder, M.J. Kuhar, A. Gedde: Positron emission tomography reveals elevated D2 dopamine receptors in drug naive schizophrenics. Science 234 (1986) 1558–1563.

Wood, D., S. Sheps, L. Elveback, A. Schirger: Cold pressor test as a predictor of hypertension. Hypertension 6 (1984) 301–305.

Wood, J.V., S.E. Taylor, R.R. Lichtman: Social comparison in adjustment to breast cancer. J. Pers. soc. Psychol. 49 (1985) 1169–1183.

Wood, J.V.: Theory and research concerning social comparisons of personal attributes. Psychol. Bull. 106 (1989) 231–248.

Woodruff, R.A.: An evaluation of objective diagnostic criteria by the study of women with chronic medical illness. Brit. J. Psychiat. 114 (1968) 1115–1119.

Woodruff, R.A., P.J. Clyton, S.B. Guze: Hysteria. An evaluation of specific diagnostic criteria by the study of randomly selected psychiatric clinic patients. Brit. J. Psychiat. 115 (1969) 1243–1248.

Woods, P.A., P.J. Higson, M.M. Tannahill: Token-economy programmes with chronic psychiotic patients: the imporantance of direct measurement and objective evaluation for long-term maintenance. Behav. Res. Ther. 22 (1984) 41–52.

Woodworth, R.S.: Personal Data Sheet. Stoelting, Chicago 1917.

Woody, C.D.: Understanding the cellular basis of memory and learning. Annu. Rev. Psychol. 37 (1986) 433–493.

Worby, C., R. Babineau: The family interview: Helping patients and families cope with metastatic disease. Geriatrics 29 (1974) 83–94.

World Federation of Medical Education: The Edinburgh Declaration. World Conference on Medical Education, Edinburgh, Aug. 12, 1988.

World Health Organisation: International classification of impairment, disabilities and handicaps. Govi, Eschborn 1980.

World Health Organization: Cancer Pain Relief. World Health Organization, Geneva 1986.

World Health Organization: Expert Group on Mental Disorders in the Elderly, Kopenhagen 1977.

Wright, R.A., R.J. Contrada, D.C. Glass: Psychophysiologic correlates of Type A behavior. In: Katkin, E.S., S.B. Manuck (eds.): Advances in Behavioral Medicine. Greenwich/CT 1984.

Wright, R.A., B. J. Williams, J.C. Dill: Interactive effects of diffculty and instrumentality of avoidant behavior on cardiovascular reactivity. Psychophysiol. 29 (1992) 677–686.

Wulff, M.: Über den hysterischen Anfall. Int. Z. Psychoanal. 19 (1933) 584–612.

Wulsin, L.R., A.M. Jacobson, L.I. Rand: Psychosocial aspects of diabetic retinopathy. Diabetes Care 10 (1987) 367–373.

Wyke, R., F. Edwards, R. Allan: Employment problems and prospects for patients with inflammatory bowel disease. Gut 29 (1988) 1229–1235.

Wyllie, E., H. Lüders, J. MacMillan, M. Gupta: Serum prolactin levels after epileptic seizures. Neurology 34 (1984) 1601–1604.

Wynne, L.C., S. McDaniel, T.T. Weber (eds.): Systems Consultation, pp. 16–28. Guilford, New York–London 1986.

Wyss, D.: Psychosomatische Aspekte der juvenilen Hypertonie. Nervenarzt 26 (1955).

Yager, J., J. Landsverk, C.K. Edelstein: A 20-month follow-up study of 628 women with eating disorders, I: Course and severity. Amer. J. Psychiat. 144 (1987) 1172–1177.

Yalom, J.D.: Theorie und Praxis der Gruppenpsychotherapie. Ein Lehrbuch. Leben lernen 66. Pfeiffer, München 1989.

Yamada, A., M.M. Jensen, A.F. Rasmussen: Stress and susceptibility to viral infections, III. Antibody response and viral retention during avoidance-learning stress. Proc. Soc. exp. Biol. (N.Y.) 116 (1964) 677.

Yanagida, E.H., J. Streltzer, A. Siemsen: Denial in dialysis patients. Relationship to compliance and other variables. Psychosom. Med. 43 (1981) 271–280.

Yassa, R.: Münchhausen syndrome: A successfully treated case. Psychosom. 19 (1978) 242.

Yates, A.J., F. Sambrailo: Bulimia nervosa: A descriptive and therapeutic study. Behav. Res. Ther. 22 (1984) 503–517.

Yates, B.T., F.L. Newman: Approaches to cost-effectiveness analysis and cost-benefit analysis of psychotherapy. In: Vandenbos, G.R. (ed.): Psychotherapy: Practice, research, policy, pp. 103–162. Sage Publ., Beverly Hills (1980a).

Yates, B.T., F.L. Newman: Findings of cost-effectiveness and cost-benefit analyses of psychotherapy. In: Vandenbos, G.R. (ed.): Psychotherapy: Practice, research, policy, pp. 163–184. Sage Publ., Beverly Hills (1980b).

Yates, E.F.: Semiotics as bridge between information (biology) and dynamics (physics). Recherches Sémiotique/Semiotic Inquiry 5 (1985) 347–360.

Yates, F.E. (ed.): Self-organizing Systems: The emergence of order. Plenum, New York 1987.

Yates, E.F.: On the emergence of chemical languages. In: Sebeok, T.A., J. Umiker-Sebeok (eds.): The Semiotic Web 1991: Biosemiotics. De Gruyter, Berlin–New York 1992.

Yates, E.F.: Order and complexity in dynamical systems: homeodynamics as general mechanism for biology. In: Mikulecky, D.C., M. Witten (eds.): Dynamics and Thermodynamics of Complex Systems. Pergamon, New York 1992.

Yates, F.E.: Pharmacosemiotics: Where is the message in the drug? In: Litowitz, B.E., Ph.S. Epstein (eds.): Semiotic Perspectives in Clinical Theory and Practice. Mouton de Gruyter, Berlin–New York 1991.

Yorke, C.: Some comments on the psychoanalytic treatment of patients with physical disabilities. Int. J. Psychoanal. 61 (1980) 187.

Yorkston, N.J., E. Eckert, R.B. McHugh, D.A. Philader, M.N. Blumenthal: Bronchial asthma: improved lung function after behavior modification. Psychosomatics 20 (1979) 325–331.

Young, D.B., B.N. Van Vliet: Migraine with aura: a vicious cycle perpetuated by potassium-induced vasoconstriction. Headache 32 (1992) 24–34.

Young, E.: Reading DSM-III on PTSD: an anthropological account of a core text in american psychiatry. Vortrag: Anthropologies of Medicine: A Colloquium on West European and North American Perspectives. Hamburg 1988.

Young, J.: Lower abdominal pains of cervical origin. Their genesis and treatment. Brit. med. J. 1 (1938) 104.

Young, L.D.: Psychological factors in rheumatoid arthritis. J. Consult and Clin. Psych. 60 (1992) 619–627.

Young, M., B. Benjamin, C. Wallis: Mortality of widowers. Lancet 2 (1963) 454.

Young, M.A., W.A. Scheftner, G.L. Klerman, N.A. Andreasen, R.M. Hirschfeld: The endogenous sub-type of depression: a study of its internal construct validity. Brit. J. Psychiat. 148 (1986) 257–267.

Yu, H.S., R.J. Reiter: Melatonin. Biosynthesis, Physiological Effects and Clinical Applications. CRC Press, Boca Raton 1993.

Zach, J., S.H. Ackerman: Thyroid function, metabolic regulation and depression. Psychosom. Med. 50 (1988) 454–468.

Zacher, A., H. Weiß: Konfliktstrukturen und Biographie bei Morbus Crohn-Kranken.I. Einleitung. Z. klin. Psychol. Psychopath. Psychother. 33 (1985) 259–269.

Zacher, A., U. Becker: Zur Psychosomatik des Morbus Crohn aus allgemein-ärztlicher, internistischer und chirurgischer Sicht. In: Rechenberger, H.-G., H.-V. Werthmann (Hrsg.): Psychotherapie und Innere Medizin. Pfeiffer, München 1988.

Zacher, A.: Der Schreibkrampf – fokale Dystonie oder psychogene Bewegungsstörung? Eine kritische Literaturstudie. Fortschr. Neurol. Psychiat. 57 (1989) 328–336.

Zachgo, C., O. Jürgensen, B. Arnold: Erfahrungen aus einer Menopausensprechstunde. Sexualmedizin 19 (1990) 270–279.

Zahradnik, H.P., M. Breckwoldt. Contribution to the pathogenensis of Dysmenorrhoea. Arch. Gynecol. 236 (1984) 99.

Zalcman, S., L. Kerr, H. Anisman: Immunosuppression elicited by stressors and stressor-related odors. Brain Behav. Immun. 5 (1991) 262–273.

Zanchetti, A., A. Stella: Neural control of renin release. Clin. Sci. Mol. Med. 48 (1975).

Zander, E., R.R. Engel, M. Kitscha, G. Wiedemann: Psychophysiologische Korrelationsuntersuchungen während eines halbstandarisierten Interviews bei Patienten mit Ulcus duodeni und Hypertonie. In: Zander, W. (Hrsg.): Experimentelle Forschungsergebnisse in der psychosomatischen Medizin, S.120–128. Vandenhoeck & Ruprecht, Göttingen 1981.

Zander, W.: Psychosomatische Forschungsergebnisse bei Ulcus duodeni. Vandenhoeck & Ruprecht, Göttingen 1977.

Zander, W.: Streß und Strain. In: Soma und Psyche. Ciba-Geigy, Basel 1978.

Zander, W., F. Lehner, M. Birk, G. Blümel: Colitis ulcerosa und Morbus Crohn aus psychosomatischer Sicht. Med. Welt 33 (1982a) 948–950.

Zander, W., F. Lehner, M. Birk, G. Blümel: Experimentelle Untersuchungen zur Psychodynamik der Colitis ulcerosa und des Morbus Crohn. Prax. Psychother. Psychosom. 27 (1982b) 161–172.

Zaphiropoulos, G., H.C. Burry: Depression in rheumatoid disease. Ann. Rheum. Dis. (1974) 132–135.

Zarcone jr., V.P., K.L. Benson, P.A. Berger: Abnormal rapid eye movement latencies in schizophrenia. Arch. gen. Psychiat. 44 (1987) 45–48.

Zarit, S.H., J.M. Zarit: Psychological approaches to families of the elderly. In: Eisenberg, M.G., L.C. Sutkin, M.A. Jansen (eds.): Chronic Illness and Disability through the life span: Effect on Self and Family, vol. 4, pp. 269–288. In: Baker, T.E. (ed.): Springer Series on Rehabilitation. Springer, New York 1984.

Zauner, J.: Grundsätzliche Möglichkeiten der Entstehung psychogener Herzsymptome mit Indikation zur Psychotherapie. Psychosom. Med. 13 (1967) 4.

Zauner, J.: Psychosomatische Aspekte der Adoleszenz. Med. Psychoanal. 24 (1978) 17.

Zautra, A.J., M.A. Okun, S.E. Robinson, D.Lee, S.H. Roth, J. Emmanual: Life stress and lymphocyte alerations among patients with rheumatoid arthritis. Health Psych. 8 (1989) 1–14.

Zech, D., R. Sabatowski, L. Radbruch: Hospize und Palliativeinrichtungen in Deutschland – Intensive Patienten- und Angehörigenbetreuung. Dtsch. Ärzteblatt 91B (1994) 619–621.

Zeig, J.K. (Hrsg.): Meine Stimme begleitet Sie überallhin. Ein Lehrseminar mit Milton H. Erickson. Klett-Cotta, Stuttgart 1985.

Zeig, J.K.: Therapeutische Muster der Ericksonschen Kommunikation der Beeinflussung. Hypnose und Kognition 5 (1988) 5–18.

Zeiler, J.: Zur Schichtung psychopathologischer Syndrome. Nervenarzt 60 (1989) 647–650.

Zeitz, M., K. Hartmann, C. Emde, J. Karow, H. Menge, E.O. Riecken: Untersuchungen zur Thrombozytose als Aktivitätsparameter bei Morbus Crohn. Verh. Dtsch. Ges. Inn. Med. 90 (1984) 565–567.

Zenner, H.P.: Diagnostik und Therapie allergischer Erkrankungen der Schleimhaut des oberen Respirationstraktes. Arch. Ohr.-, Nas.-, Kehlk.-Heilk. Suppl. 1 (1987) 85.

Zepf, S.: Das Katathyme Bilderleben in der Erforschung der Psychodynamik des Asthma bronchiale. In: Leuner, H. (Hrsg.): Katathymes Bilderleben, S. 105–123. Huber, Bern 1980.

Zepf, S., H.-W. Künsebeck, N. Sittaro: Untersuchungen zum Selbstwertgefühl von Patienten mit Colitis ulcerosa. Psyche 35 (1981a) 142–156.

Zepf, S., H.-W. Künsebeck, N. Sittaro: Körperbeschwerden und narzißtische Objektbeziehung bei Patienten mit Colitis ulcerosa. Z. psychosom. Med. 27 (1981b) 59–72.

Zerbin-Rüdin, E.: Vererbung und Umwelt bei der Entstehung psychischer Störungen. Wiss. Buchgesellschaft, Darmstadt 1985.

Zerries, Ch., T. v. Geiso: Neue Konzepte der psychosozialen Arbeite mit Familien frühgeborener Kinder. Fortbildungsveranstaltung der Deutschen Gesellschaft für psychosomatische Gynäkologie, München, 7, Nov. 1992.

Zerssen, D. v.: Klinische Selbstbeurteilungs-Skalen (KSb-S) aus dem Münchner Psychiatrischen Informations-System. Beltz, Weinheim 1976.

Ziegler, F.J., J.B. Imboden, E. Meyer: Contemporary conversion reactions: A clinical study. Amer. J. Psychiat. 116 (1959) 901–910.

Ziegler, R.: Krisenhafte Zustände bei Störungen des Kalziumstoffwechsels. Der Krhs. Arzt 49 (1976) 2–8.

Zielke, M.: Kosten-Nutzen-Analysen bei stationären psychosomatischen Behandlungen. In: Lösel, F., H. Skowronek (Hrsg.): Beiträge der Psychologie zu politischen Planungs- und Entscheidungsprozessen, S. 105–117. Deutscher Studienverlag, Weinheim 1988.

Zielke, M., C. Kopf-Mehnert: VEV – Veränderungsfragebogen des Erlebens und Verhaltens. Manual. Beltz, Weinheim 1978.

Zielke, M., N. Mark: Effizienz und Effektivität stationärer psychosomatischer Behandlungen. Praxis d. klin. Verhaltensmed. und Rehabil. 2 (1990) 132–147.

Zielke, M., N. Mark: Handbuch der stationären Verhaltentherapie. Springer, Heidelberg 1992.

Zielke, M., N. Mark: Verhaltenstherapie. In: Adler, R., W. Bertram, A. Haag, J.M. Herrmann, K. Köhle, Th. v. Uexküll (Hrsg.): Integrierte Psychosomatische Medizin in Praxis und Klinik, 3. Aufl., S. 395–424. Schattauer, Stuttgart 1993.

Zimmer, J.: Length of stay and hospital bed misutilization. Medical Care 14 (1974) 453–462.

Zimmermann, D.W.: A note on the completeness of the scientific method. Psychol. Rec. 34 (1984) 175–179.

Zimmermann, M.: Dorsal root potentials after C-fiber stimulation. Science 160 (1968) 896–898.

Zimmermann, M.: Neurogene Fehlregulationen der Mikrozirkulation als Ursache chronischer Schmerzen. Vasa (Bern) 32 (suppl.) (1992) 572–588.

Zimmermann, M., H. Arnau: Schmerztherapeutische Versorgung von Tumorpatienten. Schattauer, Stuttgart 1994.

Zimmermann, M., C. Jampala, F.S. Sierles, M.A. Taylor: DSM-IV: a nosology sold before its time? Amer. J.Psychiatry 148 (1991) 463–467.

Zimmet, P.: Epidemiology of diabetes mellitus. In: Ellenberg, M., H.Rifkin (eds.): Diabetes mellitus, pp.451–468. Medical Examination Publishing, New York 1983.

Zinberg, N.E.: Psychiatry and medical practice in a general hospital. Int. Univ. Press, New York 1964.

Zintl-Wiegand, A., F. Köhler: Die langfristige Bewältigung einer Gebärmutteroperation. Prax. Psychother. Psychosom. 32 (1987) 266–273.

Zintl-Wiegand, A., H. Bickel: Inanspruchnahme von Allgemeinpraxen durch ältere Patienten. MMG 17 (1992) 303–311.

Zintl-Wiegand, A. et al.: Psychische Erkrankungen in Mannheimer Allgemeinpraxen. In: Häfner, H. (Hrsg.): Psychiatrische Epidemiologie. Springer, Berlin 1979.

Zintl-Wiegand, A., B. Cooper, B. Krumm: Psychisch Kranke in der Allgemeinpraxis. Eine Untersuchung in der Stadt Mannheim. Beltz, Weinheim–Basel 1980.

Ziolko, H.U.: Persönliche Mitteilung. Berlin, 1978.

Ziskind, E.: Isolation stress in medical and mental illness. J. Amer. med. Ass. 1968 (1958) 1427–1431.

Zola, I.K.: Culture and symptoms – an analysis of patients' presenting complaints. Amer. Sociol. Rev. 31 (1966) 615.

Zubek, J.P. (ed.): Sensory deprivation: 15 Years of Research. Appleton, New York 1969.

Zubin, J., B. Spring: Vulnerability: a new view of schizophrenia. J. abnorm. Psychol. 86 (1977) 103–126.

Zubin, J., J. Magaziner, S. Steinhausel: The metamorphosis of schizophrenia. Psychol. Med. 13 (1983) 551–571.

Zuckerman, M.: Hallucinations, reported sensations and images. In: Zubek, J.P. (ed.): Sensory deprivation – 15 years of research, pp. 85–125. Appleton, New York 1969a.

Zuckerman, M.: Variables affecting deprivation results. In: Zubek, J.P. (ed.): Sensory deprivation – 15 years of research, pp. 47–84. Appleton, New York 1969b.

Zurawski, R.M., T.W. Smith, B.K. Houston: Stress management for essential hypertension: comparison with a minimally effective treatment, predictors of response to treatment and effects on reactivity. J.psychosom. Res. 31 (1987) 453–462.

Zussmann, L., S. Zussmann, R. Sunley, E. Bjornson: Sexual response after hysterectomy-oophorectomy: recent studies and consideration of psychogenesis. Amer. J. Obstet. Gynec. 140 (1981) 725.

Zweig, S.: Die Heilung durch den Geist. Insel, Leipzig 1932.

Zwetsloot, C.P., J.F.V. Caekebeke, J.C. Jansen, J. Odink, M.D. Ferrari: Blood flow velocity changes in migraine attacks – a transcranial Doppler study. Cephalalgia 11 (1991) 103–107.

Zwicker, E.: Objective otoacoustic emissions and their correlation to tinnitus. In: Feldmann, H. (ed.): Proceedings of the International Tinnitus Seminar Münster 1987, S. 75. Harsch, Karlsruhe 1987.

Zwiebel, R.: Einige klinische Anmerkungen zur Theorie der projektiven Identifizierung. Z. psychoanal. Theorie und Praxis 3 (1988) 165–186.

Zyzanski, S.J., J. Wrzesniewski, C.D. Jenkins: Cross-cultural validation of the coronary-prone behavior pattern. Soc. Sci. Med. 13 (1979) 405–412.

Personenverzeichnis

Grabow 920, 1018
Grace 467, 706, 841, 858
Gradiner 874
Gragg 1100
Graham 150, 467, 752, 956,
 963, 1018
Grande 357
Grant 231, 244, 924, 1128
Grassé 59
Grathwohl 1223
Graughan 528
Grauhan 529
Graves 153, 903
Grawe 357, 491–493,
 496–497
Gray 75, 127, 134, 143,
 172–173, 176, 183, 705,
 903
Greaves 1096
Greco 515
Gredes 971
Green 546, 551–552
Greenberg 477, 497
Greenblatt 1191
Greene 776, 801, 1202
Greenfield 929
Greenson 268, 320, 372
Greenspan 222
Greenstreet 782
Greer 151, 154, 278,
 963–966, 1229, 1231,
 1239
Gregoire 638
Greiner 1119
Grennan 877
Greuel 129, 1117
Grochowicz 158
Groddeck 199, 527, 1251
Grodzicki 402
Groeben 340
Groen 92, 751, 757, 770,
 781, 816, 819–820, 823,
 841–842, 923, 1121, 1162
Grol 512
Grollnick 441, 659
Gromotka 841
Gromus 594
Grosch 1060
Gross 130, 178, 1192
Groß 418
Grossman 899
Grossmann 224, 227, 900,
 984
Grota 157
Grotemeyer 718, 721–722,
 725
Groves 191
Gruen 807
Grün 837
Gruenberg 996
Gründer 21
Grunert 465
Grunhaus 676
Grunow 435–436, 439, 869
Grunow-Lutter 869, 1164
Grusec 475
Gschwind 939
Gudat 467–468
Gück 389–391
Günther 444, 449, 869
Günthert 1057, 1060–1061,
 1064–1065
Guggenheim 526
Guilleminault 782
Gull 600
Gundermann 1109
Gupta 1091–1092, 1128
Gurin 604
Gurman 446
Gurris 543, 548
Gurtner 693
Gussow 435

Gustorff 1069
Guth 397
Gutheil 480
Guthrie 712
Gutjahr 552
Gutmann 1170
Gutnick 124
Gutowski 1127
Guyre 147
Guyton 746, 756
Guze 560, 651

H

Haag 109, 502, 504–505,
 656–657, 720, 727,
 1177–1178, 1260
Haan 283
Haarstrick 93–94
Haas 45, 49, 668, 827
Habel 117
Haberland 150
Habermann 1091,
 1113–1114, 1123
Habermas 600
Hackenbroch 894
Hackett 526, 798–802,
 805–806, 1193,
 1195–1196, 1200–1201,
 1204, 1231
Hadden 958
Hadley 490
Häberle 977
Haefliger 550
Häfner 107, 936, 1162,
 1173, 1175
Hänsel 617
Häußler 509
Hagan 130
Hagberg 1214
Hagedorn 936
Hagens 1200
Hager 240
Haggerty 569
Hagglund 878
Hagnell 106, 1120
Hahlweg 498
Hahn 671, 674–675, 677,
 957
Haider 131
Hakelius 893
Halbreich 992
Haldemann 1048
Hale 711
Hales 1191
Haley 442, 462–463
Hall 132, 614, 624, 877
Hallen 1068
Hallgren 118
Hallgrimsson 1080
Halliday 826, 871
Halmi 600, 604–605, 617,
 619
Halsted 701
Haltenhof 751
Halter 826, 834
Ham 74, 903
Hamacher 489
Hamilton 363
Hamlett 561
Hamm 792
Hammer 519, 521, 528, 841
Hammond 1085
Hampel 158
Hanamura 1128
Handler 1090, 1093
Handley 996
Handwerker 262, 1088
Haneke 1097
Hannah 289
Hannich 1069

Hansen 975
Hansson 758
Hanvik 271, 887
Happich 458–459
Haracz 1000
Harari 1210
Harbitz 960
Harburg 750
Hardcastle 953
Harding 648
Hare 984
Hare-Mustin 444
Haring 457
Harington 875
Harker 1227
Harland-Wirth 444
Harlow 40–41, 243, 1055,
 1087
Harnack 1149
Harrer 1112
Harries 855, 988
Harris 247, 727, 775, 903,
 906, 981, 989–991, 1000
Harrison 10, 841, 1220
Harrow 995
Harsh 519
Hart 794, 1078
Hartje 1200
Hartmann 293, 505, 635,
 638, 879, 996
Harvey 704, 706, 712
Hase 323
Hasenbring 835, 887–888
Haskin 894
Hassler 130
Hathaway 324
Hatton 192
Haugen 960
Hauksson 1030
Hauner 582
Haupt 1192
Hauschild 942
Hauser 776, 779
Hautzinger 479
Havik 178, 802
Haviland 257–258
Havlik 747
Hawkins 129
Hawley 874–875, 877, 879
Hawton 504, 525
Hay 1204
Hayn 687, 691
Haynes 784, 787
Hazell 1115
Heading 704
Healey 741
Heaton 705, 856, 1191
Heberden 770
Heberling 1209
Hecker 786, 1083
Heckhausen 336
Heegendorn 1127
Hees, van 854
Hefferline 250–251
Hefti 865
Hegel 32, 367, 1266
Hegglin 938
Hehl 887
Heiberg 1127
Heidelbach 1105
Heigl 356, 431–432
Heigl-Evers 116, 429, 431,
 551
Heijnen 159
Heijningen, van 770
Heilbronn 887
Heilmeyer 1251
Heim 288, 818, 961–962
Heimann 477
Heineberg 932
Heinecker 1194
Heinemann 131

Heinl 891
Heinrichs 1046
Heintze-Hook 472
Heiny 707
Heisel 153
Heisenberg 5
Heisler 993
Heiss 726
Heisterkamp 469
Held 1209
Helewa 880
Heller 151, 465,
 1198–1199
Hellhammer 137–141, 143,
 278
Helmchen 106
Helmholtz 64
Helmich 95, 437, 519
Helmsley 1003
Helsing 957, 988
Helzer 563, 857
Hemmeler 140, 311, 388,
 891
Hendrie 152, 874
Hendriksen 843
Henley 260
Henning 841
Henrich 961
Henry 40–41, 66, 185–186,
 749–750, 754–755,
 789–790, 992–993
Henryk-Gutt 721
Henseler 803
Hensen 901
Hepke 467–469
Heraklit 51
Herberg 548
Herbison 133
Herd 789
Herfarth 826
Herlitz 779
Herman 551, 596, 634, 900
Herms 1041, 1048
Herpertz-Dahlmann 606,
 635
Herrmann 488, 765, 925
Hersch 444
Herschbach 961
Herskey 714
Hersov 1074
Hertel 574
Hertoft 637
Hertz 1032, 1047
Herzmann 1174
Herzog 505, 526, 603,
 614–615, 619, 623, 635,
 1147
Hesch 137
Hess 66, 122, 442, 444, 662,
 696, 835
Hesse 437, 884, 1202
Hetmann 636
Hettinger 353
Hetzel 903
Heuft 1162–1163, 1178,
 1183
Heumann 126
Heyer 464
Heyer-Grote 464
Heymann 1031
Heyne 551
Hiatt 1002
Hickson 569–570
Higgins 582, 942
Hildebrand 726
Hilgard 232–234, 237, 257,
 273
Hill 157, 707, 975
Hillard 620
Hilpert 444, 1013
Himsworth 921
Hinckle 774, 779

Sachverzeichnis